DICCIONARIO TERMINOLÓGICO DE CIENCIAS MÉDICAS

13.ª Edición

MASSON

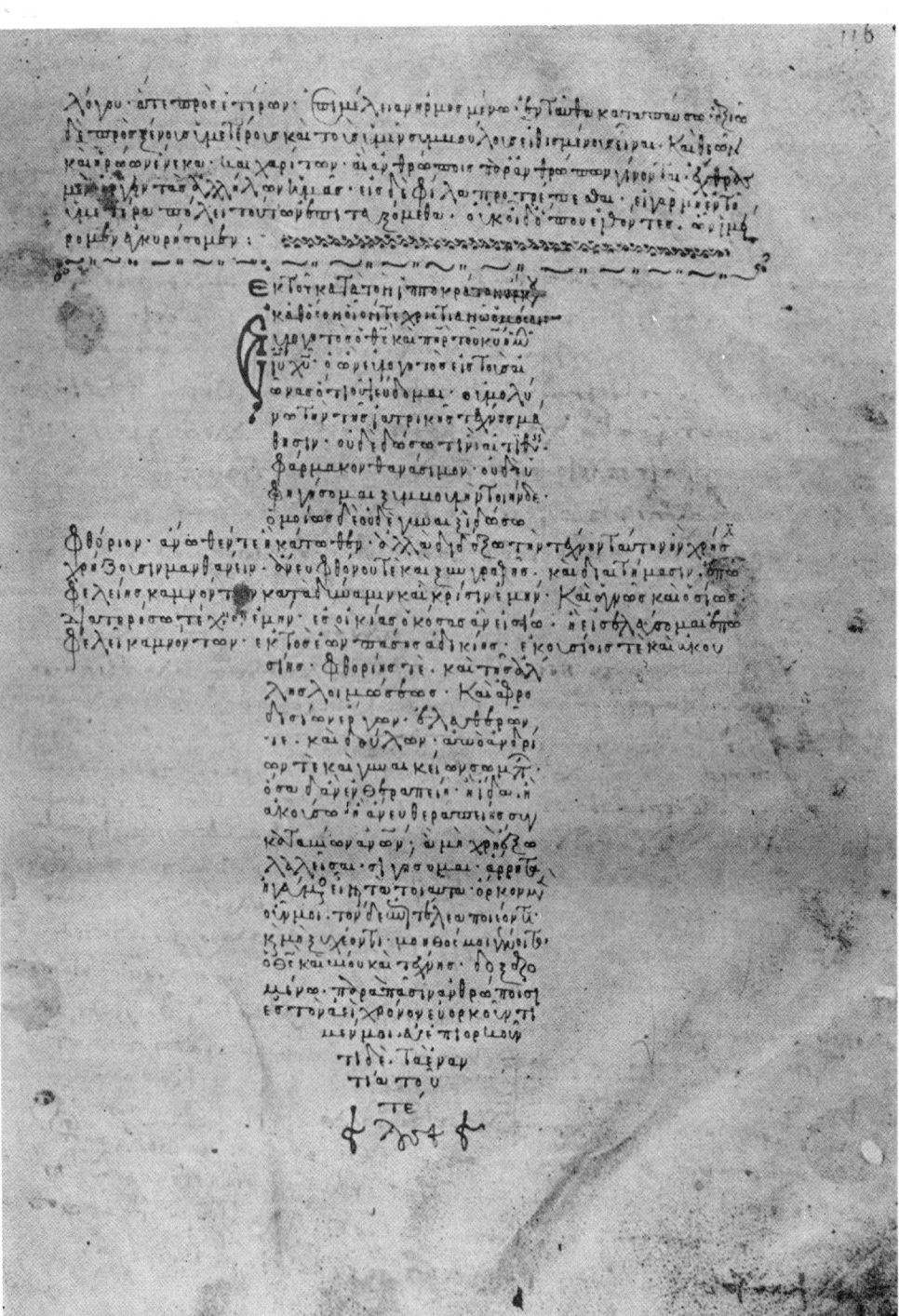

Juramento hipocrático. Manuscrito bizantino del s. XII en forma de cruz. Biblioteca Vaticana.

DICCIONARIO TERMINOLÓGICO DE CIENCIAS MÉDICAS

13.ª Edición

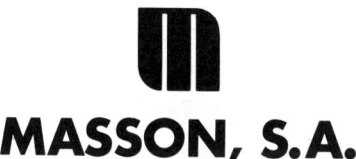

MASSON, S.A.

Barcelona - Madrid - Paris - Milano - Asunción - Bogotá - Buenos Aires - Caracas - Lima
Lisboa - México - Montevideo - Rio de Janeiro - San Juan de Puerto Rico - Santiago de Chile

MASSON, S.A.
Avda. Príncipe de Asturias, 20 - 08012 Barcelona

MASSON, S.A.
120, Bd. Saint-Germain - 75280 Paris Cedex 06

MASSON S.P.A.
Via Statuto, 2 - 20121 Milano

Impreso en papel especialmente fabricado
por Miquel y Costas & Miquel, S.A. - Barcelona (España)

Reservados todos los derechos.
No puede reproducirse, almacenarse en un sistema de recuperación,
o transmitirse en forma alguna por medio de cualquier procedimiento,
sea éste mecánico, electrónico de fotocopia, grabación o cualquier otro,
sin el previo permiso escrito del editor.

Primera edición	1918
Segunda edición	1926
Tercera edición	1945
Cuarta edición	1952
Quinta edición	1954
Sexta edición	1958
Séptima edición	1960
Octava edición	1963
Novena edición	1966
Décima edición	1968
Undécima edición	1974
Duodécima edición	1984
Reimpresión	1989
Reimpresión ampliada	1990
Reimpresión	1991
Decimotercera edición	1992
Reimpresión	1995

© 1992. MASSON, S.A.
     Avda. Príncipe de Asturias, 20 - Barcelona (España)
ISBN 84-458-0095-7
Depósito Legal: B. 24.911 - 1995
Ilustraciones de la portada extraídas de los tomos 1-1 y 5 de la Colección
Ciba de Ilustraciones Médicas (F. H. Netter) © MASSON, S.A.
Diseño de la portada: STV Disseny
Impresión: Talleres Gráficos Dúplex, S.A. - Ciudad de Asunción, 26 D - Barcelona (1995)
Printed in Spain

Prólogo a la decimotercera edición

Cuando en 1918 se escribía el prólogo a la primera edición de este DICCIONARIO TERMINOLÓGICO DE CIENCIAS MÉDICAS se apuntaban dos razones para justificar la aparición de la obra: De una parte, «el portentoso desenvolvimiento realizado durante estos últimos años en todas las ramas de las Ciencias Médicas, ..., ha dado origen a un número extraordinario de voces nuevas...», y de otra «la convicción que tenemos de que vamos a prestar un señalado servicio a la clase médica hispanoamericana».

Ambos motivos han impulsado a lo largo de estos setenta y cuatro años trece ediciones y una amplísima difusión en el mundo médico castellano-parlante.

MASSON en su propósito de ofrecer al lector un diccionario médico actualizado, ha realizado la importante tarea de publicar la decimotercera edición del DICCIONARIO TERMINOLÓGICO DE CIENCIAS MÉDICAS. Esta obra, manteniéndose fiel a su origen, ha ido evolucionando a través de las diferentes ediciones hasta llegar a la actual, en la que con casi 100.000 definiciones constituye el diccionario médico más completo y moderno editado en lengua castellana.

En esta edición se han incorporado numerosas voces nuevas aparecidas en los últimos años y pertenecientes a las diferentes especialidades médicas, así como se han corregido y ampliado otras ya existentes.

Se han revisado a fondo todos los términos anatómicos, adaptando su terminología a la utilizada en la última *Nómina Anatómica*. También se ha prestado un especial cuidado a la revisión y actualización de todas las voces relacionadas más directamente con la medicina interna.

Se han revisado cuidadosamente todas las etimologías, agregando numerosas de ellas.

Además del glosario inglés, introducido ya en la última reimpresión, se ha añadido un glosario francés con más de 18.000 vocablos.

Se ha introducido un conjunto de tablas que contiene un sumario de constantes biológicas con los valores normales.

Se han cambiado las ilustraciones anatómicas por otras consideradas más precisas y claras de los elementos anatómicos que se ilustran.

MASSON desea agradecer a todos los colaboradores científicos y técnicos su valiosa aportación sin la cual esta importante obra no se habría podido realizar. Tratándose de una obra dinámica en continuo cambio por los avances de la medicina, es nuestra intención seguir en una revisión y actualización continuada con el deseo de ofrecer al lector-consultor el mejor diccionario médico en lengua castellana.

A este respecto MASSON ha realizado un gran esfuerzo en informatizar en una base de datos toda la obra con el fin de que el soporte informático facilite dicha revisión y actualización continuada.

MASSON, S.A.

Colaboradores

Coordinación

Dr. Estanislao Navarro-Beltrán Iracet

Anatomía

Prof. Domingo Ruano Gil

Catedrático de Anatomía Humana de la Facultad de Medicina de la Universidad de Barcelona.

Dr. Víctor Gotzens García

Profesor Titular de Anatomía Humana de la Facultad de Medicina de la Universidad de Barcelona.

Anatomía patológica y Biología

Dra. Natalia Tallada Serra

Departamento de Anatomía Patológica de la Ciudad Sanitaria Valle de Hebrón, Barcelona.

Dr. Antonio Salas Caudevilla

Departamento de Anatomía Patológica de la Ciudad Sanitaria Valle de Hebrón, Barcelona.

Prof. Horacio Oliva Aldamiz

Catedrático de Anatomía Patológica de la Universidad Autónoma de Madrid.

Anestesiología

Dr. Mauricio Pacheco García

Profesor de Anestesiología y Reanimación de la Facultad de Medicina de la Universidad de Barcelona.
Médico adjunto del Servicio de Anestesiología y Reanimación del Hospital Clínico y Provincial de Barcelona.

Bioquímica y Fisiología

Prof. Ramón Segura Cardona

Catedrático de Bioquímica y Director del Departamento de Ciencias Fisiológicas de la Facultad de Medicina de la Universidad Autónoma de Barcelona.

Cardiología

Dr. Mario Petit Guinovart

Jefe del Departamento de Cardiología del Centro Quirúrgico San Jorge, Barcelona.

Cirugía

Dr. Tomás Amat Puértolas

Jefe de Sección del Servicio de Cirugía (Director Prof. C. Pera) del Hospital Clínico y Provincial de Barcelona.
Profesor ayudante del Departamento de Cirugía de la Facultad de Medicina de la Universidad de Barcelona.

Dermatología

Prof. Josep M. Moragas Viñas

Catedrático de Dermatología de la Facultad de Medicina de la Universidad Autónoma de Barcelona.
Jefe del Servicio of Dermatología del Hospital de la Santa Cruz y San Pablo, Barcelona.

Endocrinología

Dr. José Rodríguez Espinosa

Jefe de Sección del Servicio de Bioquímica del Hospital de la Santa Cruz y San Pablo, Barcelona.

Estomatología

Dr. Francisco Pina Ramón

Profesor ayudante de Estomatología Quirúrgica de la Facultad de Medicina de la Universidad de Barcelona.
Servicio de Estomatología del Hospital Clínico y Provincial de Barcelona.

Farmacología

Prof. Jesús Flórez Beledo

Director del Departamento de Fisiología y Farmacología de la Facultad de Medicina de la Universidad de Cantabria, Santander.

Prof. Francisco Jané Carrencá

Catedrático de Farmacología de la Facultad de Medicina de la Universidad Autónoma de Barcelona.
Jefe de la Unidad de Farmacología Clínica del Hospital de la Santa Cruz y San Pablo, Barcelona.

Genética

Dr. Andrés Sánchez Cascos

Profesor titular de Genética Médica de la Facultad de Medicina de la Universidad Complutense de Madrid.

Ginecología

Prof. Jesús González Merlo

Catedrático de Obstetricia y Ginecología de la Facultad de Medicina de la Universidad de Barcelona.

Hematología

Prof. Ciril Rozman Borstnar

Catedrático de Patología y Clínica Médicas de la Facultad de Medicina de la Universidad de Barcelona.

Historia de la medicina

Prof. Elvira Arquiola Llopis

Catedrática de Historia de la Medicina de la Facultad de Medicina de la Universidad Complutense de Madrid.

Medicina interna

Prof. José Perianes Carro

Catedrático de Patología General de la Facultad de Medicina de la Universidad Autónoma de Madrid.
Ex-Director de la Fundación Jiménez Díaz, Madrid.

Dr. Joan Manuel Salmerón Bargo

Servicio de Hepatología del Hospital Clínico y Provincial de Barcelona.

Prof. Joan Rodés Teixidor

Catedrático de Medicina de la Facultad de Medicina de la Universidad de Barcelona.
Jefe del Servicio de Hepatología del Hospital Clínico y Provincial de Barcelona.

Medicina legal

Prof. Juan Antonio Gisbert Calabuig

Catedrático de Medicina Legal y Toxicología.
Presidente de Honor de la Sociedad Mediterránea de Medicina Legal, de la Sociedad Española de Medicina Legal y Forense y de la Asociación Española de Toxicología.

Dr. Antonio Piga Rivero

Profesor adjunto de Medicina Legal de la Facultad de Medicina de Alcalá de Henares, Madrid.

Microbiología

Dra. Clara Roy Avenosa

Profesora adjunta de Microbiología de la Facultad de Medicina de la Universidad Autónoma de Barcelona.

Neurología

Prof. Luis Barraquer Bordas

Catedrático asociado de Neurología de la Facultad de Medicina de la Universidad Autónoma de Barcelona.
Profesor extraordinario de Neurología de la Facultad de Medicina de la Universidad de Navarra.

Dr. José L. Martí Vilalta

Profesor de Neurología de la Facultad de Medicina de la Universidad Autónoma de Barcelona.
Jefe Clínico del Servicio de Neurología del Hospital de la Santa Cruz y San Pablo, Barcelona.

Neuropsicología

Dr. Jordi Peña Casanova

Profesor del Departamento de Farmacología y Psiquiatría de la Facultad de Medicina de la Universidad Autónoma de Barcelona.
Jefe de la Sección de Neuropsicología del Hospital Universitario del Mar.

Obstetricia

Dr. José María Carrera Maciá

Jefe del Servicio de Obstetricia y Medicina Perinatal del Instituto Dexeus, Barcelona.

Oftalmología

Dr. Fernando Palomar Petit

Jefe del Servicio de Oftalmología del Hospital del Sagrado Corazón-Quinta de Salud «La Alianza», Barcelona.

Oncología

Unidad de Oncología del Hospital de la Santa Cruz y San Pablo, Barcelona.

Ortopedia y traumatología

Prof. Fernando Collado Herrero

Profesor de Patología Quirúrgica II de la Facultad de Medicina de la Universidad de Barcelona.
Jefe del Departamento de Traumatología y Cirugía Ortopédica del Hospital de Traumatología y Rehabilitación, Ciudad Sanitaria Valle de Hebrón, Barcelona.

Otorrinolaringología

Prof. Joaquín Poch Broto

Catedrático de Otorrinolaringología de la Facultad de Medicina de la Universidad Complutense de Madrid.

Pediatría

Dr. Rafael Jiménez González

Profesor titular de Pediatría de la Facultad de Medicina de la Universidad de Barcelona.
Jefe del Servicio de Pediatría del Hospital Clínico y Provincial de Barcelona.

Perinatología

Prof. Juan Esteban Altirriba

Catedrático de Ginecología y Obstetricia de la Facultad de Medicina de la Universidad Autónoma de Barcelona.
Jefe del Servicio de Ginecología y Obstetricia del Hospital de la Santa Cruz y San Pablo, Barcelona.

Psicoanálisis

Dr. Valentín Barenblit

Psicoanalista, Miembro de la Asociación Psicoanalítica Argentina.
Ex-Jefe del Servicio de Psicopatología del Policlínico «Prof. Dr. Gregorio Araoz Alfaro», Lanús, Argentina.
Ex-Docente de psiquiatría y psicología médica de la Facultad de Medicina, Universidad de Buenos Aires.

Psiquiatría

Prof. Juan Obiols Vié †

Catedrático de Psiquiatría de la Facultad de Medicina de la Universidad de Barcelona.

Radiología

Dr. Francesc X. Alegret Bardí

Jefe de Sección del Servicio de Radiodiagnóstico del Hospital de la Santa Cruz y San Pablo, Barcelona.

Radioterapia y Medicina nuclear

Dr. Luis-Alfonso Solé Calvo

Jefe de Sección del Servicio de Radioterapia de la Ciudad Sanitaria Valle de Hebrón, Barcelona.

Semiología

Dr. Antonio Surós Batlló

Servicio de Gastroenterología del Hospital de Bellvitge «Príncipes de España», Hospitalet del Llobregat, Barcelona.

Toxicología

Dr. Guillermo Tena Núñez

Director General del Instituto Nacional de Toxicología.

Urología y Nefrología

Dr. Gerardo del Río Pérez

Jefe del Servicio de Nefrología de la Fundación Puigvert y Hospital de la Santa Cruz y San Pablo, Barcelona.

Indicaciones para el uso de este diccionario

Las voces de entrada principales, simples y compuestas y las secundarias se incluyen en letra **negrita.**

Los términos en letras VERSALITAS indican remisión a otra voz de entrada, en la que se encontrará la definición correspondiente.

La letra *cursiva* se utiliza para los términos griegos, latinos, voces extranjeras, apellidos, géneros y especies taxonómicos y para destacar palabras dentro del contexto de una definición.

La doble pleca (||) separa las diversas acepciones de una misma entrada y las diferentes entradas secundarias.

El asterisco (*) señala aquellas etimologías que no ha sido posible documentar con absoluta certeza.

Entre corchetes ([]) se han colocado ciertos adjetivos derivados, sinónimos y análogos, al lado del correspondiente sustantivo.

Los términos médicos actualmente en desuso, pero que se han mantenido en esta edición, van seguidos de calificativo «anticuado» (ant.) o «desusado» (desus.).

Lista de abreviaturas

A., al.	alemán	It., ital.	italiano
acep.	acepción	lat.	latín
adj.	adjetivo	m.	masculino
adv.	adverbio	n.	nacido; neutro
amb.	ambiguo	occ.	occitano
angl.	anglicismo	P.	portugués
ant.	anticuado, antiguo	p. ej.	por ejemplo
ár., árab.	árabe	pl.	plural
art.	artículo	p.p.	participio pasado
Biol.	biología	pres. indic.	presente del indicativo
cat.	catalán	®	marca registrada
com.	género común	s.	sustantivo
desus.	desusado	Sin.	sinónimo
dim.	diminutivo	sing.	singular
ent.	entonces	sp.	especie
etim.	etimología	spp.	especies
ext.	extensión	suf.	sufijo
f.	femenino	tr.	verbo transitivo
F., fr.	francés	Ú.m. en pl.	Úsase más en plural
gén.	género	Ú.t.c.pr.	Úsase también como pronominal
gót.	gótico		
gr.	griego	Ú.t.c.s.	Úsase también como sustantivo
hin.	hindí		
In., ingl.	inglés	V.	Véase
intr.	verbo intransitivo		

a

A. Abreviatura de *amperio*.
a. Abreviatura de *arteria*.
Å. Abreviatura de unidad Ångström.
a- o an-. Prefijo que significa *sin* o *no*, principalmente en las palabras de origen griego. || Prefijo derivado del latín, que implica separación.
A-V. Abreviatura de auriculoventricular y arteriovenoso.
α. Primera letra del alfabeto griego. V. ALFA. ||**-(Rayos).** V. RAYOS.
ⓐ o **aa** (del gr. *aná*, cada). Abreviatura empleada en las recetas, que significa «de cada uno».
Aarón de Alejandría. Sacerdote y médico que vivió en la primera mitad del siglo VII. Escribió una obra en 30 partes, denominada *Pandectas*, que sólo se conoce por una mención de Rhazés. Parece que fue el primero en tratar sobre la viruela.
Aaron (Signo de) (Charles D. *Aaron*, médico norteamericano, 1866-1951). V. SIGNO.
ab-. Forma prefija, de la preposición latina *ab*, que significa separación.
abacteriemia. f. Ausencia de bacterias en la sangre.
Abadie (Signo de) (Charles A. *Abadie*, oftalmólogo de París, 1842-1932). || (Jean *Abadie*, neurólogo francés, 1873-1946). V. SIGNO.
abalienación (del lat. *abalienatio* [*mentis*, enajenación]). f. A., *Geisteskrankheit;* F., *aliénation mentale;* In., *abalienation;* It., *alienazione;* P., *alienação*. Desarreglo mental; insania.
Abano (Pedro de). Médico y astrólogo, conocido también como *Petrus Apponus*, profesor de Medicina en la universidad de Padua (1250-1316). Quiso conciliar la filosofía escolástica con la medicina en su obra *Conciliator controversiarum quae inter philosophos et medicos versantur*. Escribió además, entre otras obras, *De remediis venenorum*.
abaptista o **abaptiston** (de *a-* y *báptein*, sumergir). m. F., *trépan pourvu d'une pointe conique;*In., *abaptiston*. Trépano cuya forma especial le impide penetrar en el encéfalo.
abarognosia o **abarognosis** (de *a-*, el gr. *báros*, peso, y *gnôsis*, percepción). f. A., *Abarognose;* F., *abarognose;* In., *abarognosis;* It., *abarognosi;* P., *abarognosia*. Pérdida del sentido de percepción del peso.
abarticulación (del lat. *ab*, separación, y *articulatio*, articulación). f. LUXACIÓN. || DESARTICULACIÓN. || DIARTROSIS.
abarticular. adj. Que no afecta una articulación, o está situado lejos de ella.
abartrosis (de *ab-* y el gr. *árthron*, articulación, y el sufijo *-osis*). f. DIARTROSIS.
Abascal (Tríada de) (Horacio *Abascal*, dermatólogo cubano contemporáneo). V. TRÍADA.
abasia [**abásico**] (de *a-* y el gr. *básis*, paso). f. A., *Abasie;* F., *abasie;* In., It. y P., *abasia*. Imposibilidad de la marcha por defecto de coordinación. ||**-astasia.** Pérdida de la facultad de estar de pie y de andar. ||**-atáctica.** Abasia caracterizada por incertidumbre en el movimiento. ||**-coreica.** Forma debida a la corea. || ABASIA PAROXISMAL TREPIDANTE. ||**-paralítica.** Forma debida a la parálisis, en la que las piernas se desvían por el peso del cuerpo. ||**-paroxismal** trepidante. La producida por la rigidez espasmódica de las piernas. ||**-trémula.** Abasia debida al temblor de las piernas.
abatiestesia. f. desus. Pérdida del sentido de las actitudes segmentarias del cuerpo.

abatimiento (del lat. *battuere*, batir). m. A., *Entkräftung;* F., *abattement;* In., *prostration;* It., *abbattimento;* P., *abatimento*. Estado en el que las fuerzas físicas y morales disminuyen considerablemente. Adinamia, decaimiento, depresión, desaliento, extenuación, postración.
abaxil o **abaxial** (de *ab-* y el lat. *axis*, eje). adj. A., F., In. y P., *abaxial;* It., *abassiale*. Situado fuera del eje del cuerpo, de una parte u órgano.
Abaza (Síndrome de). V. SÍNDROME.
Abbé (Anillo, operación de) (Robert *Abbé*, cirujano de Nueva York, 1858-1928). V. ANILLO, OPERACIÓN. ||**-(Condensador de)** (Ernst Karl *Abbé*, físico y reformador social n. en Eisenach, 1840-1905). V. CONDENSADOR.
Abbott (Método de) (Alexander C. *Abbott*, bacteriólogo norteamericano, 1860-1935). V. COLORACIÓN (MÉTODOS DE). || (Edville G. *Abbott*, cirujano ortopédico norteamericano, 1870-1938). V. MÉTODO.
ABC (Linimento). V. LINIMENTO. ||**-(Método).** V. MÉTODO.
Abderhalden (Reacción de) (Emil *Abderhalden*, fisiólogo alemán, 1877-1946). V. REACCIÓN. ||**-Fanconi (Síndrome de)** (Guido *Fanconi*, pediatra suizo, n. en 1892). V. SÍNDROME.
abdomen [abdominal] (del lat. *abdomen, -inis*, de *abdere*, esconder). m. A., *Abdomen, Bauch;* F., *abdomen, ventre;* In., *abdomen, belly;* It., *addome, ventre;* P., *abdome, abdómen*. Parte del cuerpo comprendida entre el tórax y la pelvis. Consiste en una cavidad *(cavidad abdominal)* separada de la cavidad torácica por el diafragma y tapizada por una membrana serosa, el peritoneo. En ella están contenidas la mayor parte de las vísceras de los aparatos digestivo y genitourinario. Está limitada por una pared *(pared abdominal)*, formada por los músculos abdominales, columna vertebral y huesos ilíacos. Se divide imaginariamente, por dos líneas longitudinales y dos transversales, en nueve regiones: tres superiores: hipocondrio izquierdo, epigastrio e hipocondrio derecho; tres medias: lumbar izquierda (o vacío izquierdo), umbilical o mesogastrio y lumbar derecha (o vacío derecho); tres inferiores: inguinal o ilíaca izquierda, hipogastrio e inguinal o ilíaca derecha. *Sin.:* Vientre. ||**-agudo.** Cualquier estado morboso agudo del vientre que requiere la intervención inmediata. ||**-en acordeón.** seudotimpanismo nervioso; hinchazón del abdomen, que aparece y desaparece rápidamente. ||**-en tablero de damas.** En los derrames líquidos inflamatorios del peritoneo, la percusión de zonas mates alternadas con zonas de timpanismo; en los cambios de posición del paciente, no se observa una modificación de la sonoridad, como en los derrames mecánicos. ||**-escafoideo o navicular.** Abdomen hundido, estado que se observa en los niños con ciertas enfermedades cerebrales; se llama también *carinado*. ||**-obstipum.** Cortedad congénita de los músculos rectos del abdomen. ||**-péndulo.** Estado de relajación de la pared abdominal.
abdominalgia (del lat. *abdomen* y el gr. *álgos*, dolor). f. F., *douleur abdominale;* In., *abdominalgia*. Dolor abdominal.
abdomino-. Forma prefija del lat. *abdomen, -inis*, abdomen.
abdominoanterior. adj. Con el abdomen hacia delante; dícese de una posición del feto en el útero.
abdominocardíaco (Signo). SIGNO DE LIVIERATO.

abdominocentesis (de *abdomino-* y el gr. *kéntesis*, punción). f. F., *paracentèse abdominale;* In., *abdominocentesis.* Paracentesis de la cavidad abdominal.

abdominocístico (de *abdomino-* y el gr. *kýstis,* vejiga). adj. Relativo al abdomen y a la vejiga o vesícula biliar.

abdominogenital. adj. Relativo al abdomen y los órganos genitales. || m. V. Nervios (tabla de los).

abdominohisterectomía o **abdominohisterotomía.** f. F., *hystérectomie abdominale;* In., *abdominohysterectomy.* Histerectomía o histerotomía practicada a través de una incisión abdominal.

abdominoscopia (de *abdomino-* y el gr. *skopeîn,* observar). f. In., *abdominoscopy.* Inspección o examen del abdomen, especialmente por endoscopia; peritoneoscopia.

abdominoscrotal. adj. Relativo al abdomen y el escroto. || m. Músculo cremáster.

abdominotorácico. adj. Relativo al abdomen y el tórax. || m. Nervio esplácnico.

abdominovaginal. adj. Relativo al abdomen y la vagina; como: *palpación abdominovaginal.*

abdominovesical (de *abdomino-* y el lat. *vesica,* vejiga). adj. Relativo al abdomen y la vejiga urinaria.

abducción (del lat. *abductio, -onis,* separación). f. A., *Abduktion;* F. e In., *abduction;* It., *abduzione;* P., *abdução.* Acto de separar una parte del eje del cuerpo; acto de volver hacia fuera.

abducens (lat.). m. Músculo recto externo del ojo. || Sexto par craneal. || **-labiorum oris.** Músculo elevador del ángulo de la boca o canino. || **-oculi.** Músculo recto externo del ojo.

abductor (del lat. *abductor, -oris,* que separa). adj. y s. m. A., *Abduktor;* F., *abducteur;* In., *abducens;* It., *abduttore;* P., *abdutor.* Aplícase al músculo o nervio cuya función es la abducción. V. Músculos (tabla de los).

Abeatici y Campi (Método de). V. Método.

abedul (del lat. *betulla*). m. A., *Birke;* F., *bouleau;* In., *birch;* It., *betulla;* P., *bétula.* Árbol del género *Betula.* Del abedul de Europa (*B. alba*) se usan las hojas, en cocimiento, como diuréticas, y la corteza y el leño para obtener brea. De la *B. lenta,* que crece en América del Norte, se obtiene, destilando la corteza, una esencia muy rica en salicilato de metilo. Aliso blanco.

abeja (del lat. *apicula,* dim. de *apis,* abeja). f. A., *Biene;* F., *abeille;* In., *bee;* It., *ape;* P., *abelha.* Insecto himenóptero (*Apis mellifica,*) que suministra la *miel* y la *cera.* Las hembras y neutras (reinas y obreras) van armadas de un aguijón conductor de un veneno secretado en dos vesículas situadas a los lados del conducto intestinal. Aguijón y glándulas suelen quedar en la piel después de la picadura, la cual produce una inflamación más o menos intensa. Se ha preconizado la picadura o la inyección del veneno de estos insectos en el tratamiento del reumatismo crónico.

Abel (Bacilo de) (Rudolf *Abel,* bacteriólogo alemán, 1868-1942). Klebsiella ozaenae.

abelmosco. m. Planta malvácea (*Hibiscus abelmoschus*) que se empleaba en medicina como antiespasmódica. Ambarilla.

abentérico (de *ab-* y el gr. *énteron,* intestino). adj. Situado en otra parte que en el intestino; *tifus abentérico.*

abepitimia (de *ab-* y el gr. *epithymía,* deseo). f. A., *Abepithymie;* F., *Paralysie du plexus solaire;* In., *abepithymia;* It., *paralisi del plesso solare;* P., *abepitimia.* Parálisis del plexo solar.

Abercrombie (Degeneración de) (J. *Abercrombie,* médico escocés, 1780-1844). V. Degeneración.

Abernethy (Aponeurosis, operación de) (John *Abernethy,* cirujano y anatomista inglés, 1764-1831). Véanse estos términos.

aberración (del lat. *aberratio, -onis,* alejamiento). f. A., *Aberration;* F. e In., *aberration;* It., *aberrazione;* P., *aberração.* Desviación del curso normal. || Imperfecta refracción o focalización de una lente. Anomalía. || **-cromática.** Desigual refracción de los rayos de distintos colores, que producen una imagen confusa; los rayos violeta, más refringentes que los rojos, forman un foco más cercano a la lente. || **-dióptrica.** Aberración esférica. || **-distancial.** Confusión de la visión debida a la distancia. || **-esférica.** Exceso de refracción de la parte periférica de una lente convexa, que produce un foco imperfecto y una imagen confusa. || **-hística.** Heterotopia. || **-lateral.** Desviación de un rayo del foco, medida sobre una línea perpendicular al eje en el foco. || **-longitudinal.** Desviación de un rayo del foco, medida en el eje. || **-meridional.** La variación del poder refractor en diferentes partes del mismo meridiano de una lente. || **-newtoniana.** Aberración cromática. || **-sexual.** Degeneración psicopatológica relativa al acto sexual, como la pederastia, bestialidad, fetichismo, etc.

aberrans (lat.). m. El vaso aberrante del epidídimo.

aberrante (del lat. *aberrans, -antis,* p. a. de *aberrare,* desviarse). adj. A., F. e In., *aberrant;* It., *aberrante.* Desviado del curso normal o del tipo regular; dícese de un órgano o tejido fuera de su lugar.

aberrantitis. f. Inflamación del *vas aberrans* de Haller.

aberratio (lat.). f. Aberración. || **-lactis.** Metástasis láctea; galactoplania. || **-mensium.** Menstruación vicaria. || **-testis.** Presencia de los testículos en un lugar distinto del trayecto normal de su descenso; ectopia testicular.

abertura (del lat. *aperire,* abrir). f. A., *Öffnung;* F., *ouverture;* In., *orifice;* It., *stoma;* P., *abertura.* Agujero, orificio, cisura, algo que está abierto. || Diámetro del diafragma anular que se coloca entre las lentes para detener los rayos periféricos que harían confusa la imagen. || **-angular.** Ángulo formado en un punto focal entre los rayos más divergentes que pueden pasar por el objetivo de un microscopio. || **-de la laringe.** Abertura que lleva al interior de la laringe, limitada por la epiglotis, aritenoides y repliegues aritenoepiglóticos. || **-de una lente.** Ángulo de abertura. || **-numérica.** Relación del diámetro del diafragma que cubre la lente, con la distancia focal. || **-piriforme.** Dícese de los orificios nasales anteriores en el cráneo óseo. || **-safena.** Abertura oval en la fascia de la parte superior del muslo, debajo del ligamento de Poupart, que da paso a la vena safena. Llámase también *fossa ovalis.*

abetalipoproteinemia. f. In., *abetalipoproteinemia.* Enfermedad hereditaria debida a la ausencia de apoproteína B, constituyente principal de las lipoproteínas ß, de las lipoproteínas pre-ß y de los quilomicrones. Presenta marcada hipolipidemia, ataxia neuromuscular progresiva, retinitis pigmentosa, acantocitosis y generalmente esteatorrea.

abeto (del lat. *abies, -etis*). m. A., *Tanne;* F., *sapin;* In., *fir tree;* It., *abete;* P., *abeto.* Árbol del género *Abies.* Del abeto común (*A. pectinada*) se usan las yemas como estimulantes, diuréticas y diaforéticas, y se extrae la trementina de Estrasburgo; el abeto falso (*A. excelsa, Picea excelsa*) de la pez de Borgoña; un abeto de la América del Norte (*A. balsamea*) produce el bálsamo del Canadá.

abierto (del lat. *apertus*). adj. Expuesto al aire, sin cubrir por la piel. || Dícese del circuito interrumpido, por el que no puede pasar la corriente eléctrica.

Abies. Género de plantas coníferas abietíneas. V. Abeto.

abietato. m. Sal de ácido abiético.

abieteno. m. Hidrocarburo líquido incoloro destilado de la resina del abeto. Heptano.

abiético (Ácido). Sustancia cristalina, de la abietina, que constituye la mayor parte de la resina o colofonia.

abietina. f. Resina neutra cristalina de varias especies de abetos y pinos, que se emplea como balsámica. Coniferina, laricina.

abietita. f. Azúcar del abeto común (*Abies pectinata*).

abiofisiología (de *a-,* el gr. *bíos,* vida, y de *fisiología*). f. F., *abiophysiologie.* In., *abiophysiology.* Estudio de los procesos inorgánicos en los seres vivos.

abiogenesia, abiogénesis o **abiogenia** (de *a-*, el gr. *bíos*, vida, y *génesis*, generación). f. A., *Urzeugung*; F., *abiogenèse*; In., *abiogenesis*; It., *abiogenesi*; P., *abiogenesia*. Origen de cuerpos vivos sin actividad germinativa de cuerpos vivos preexistentes. Arquebiosis, heterogénesis; generación espontánea, automática, equívoca.

abiología (de *a-*, el gr. *bíos*, vida, y *lógos*, tratado). f. In., *abiology*. Estudio de la materia inerte. Anorganología.

abionarcia (de *a-*, el gr. *bíos*, vida, y *narké*, estupor). f. Inactividad debida a la enfermedad.

abioquímica (de *a-*, el gr. *bíos*, vida, y de *química*). f. QUÍMICA INORGÁNICA.

abiosis (de *a-* y el gr. *bíos*, vida). f. In., *abiosis*. Sin vida, más especialmente, suspensión aparente de la vida. Nombre dado por Gowers a ciertos estados patológicos debidos a la muerte individual de simples elementos orgánicos, como la degeneración de algunos fascículos de fibras nerviosas medulares en la tabes. ABIOTROFIA.

abiotrofia (de *a-*, el gr. *bíos*, vida, y *trophé*, alimentación). f. In., *abiothropy*. Degeneración de la vitalidad, disminución de la resistencia. HIPOTROFIA. ||-**retinal.** Denominación para ciertas afecciones degenerativas de la retina: idiocia amaurótica familiar, retinosis pigmentosa, etc.

abirritación (de *ab-*, y el lat. *irritatio, -onis*, estimulante). f. Atenuación de la irritabilidad de los tejidos; disminución de la reacción a los estímulos. ATONÍA, ASTENIA.

abiuret (de *a-* y *biuret*). adj. F., *abiurétique*. In., *abiuret*. Que no da la reacción del biuret; dícese especialmente de los productos digestivos de las proteínas que han pasado de las peptonas y no dan ya la reacción del biuret.

ablación (del lat. *ablatio, -onis*, separación). f. A., *Abtragung*; F. e In., *ablation*; It., *ablazione*; P., *ablação*. Extirpación de una parte del cuerpo, por sección quirúrgica. *Sin.*: AMPUTACIÓN, DESARTICULACIÓN, EXÉRESIS. ||-**placentaria.** V. ABRUPCIÓN, ABRUPTIO PLACENTAE, ABLATIO PLACENTAE.

ablactación. (de *ab-* y el lat. *lactatio, -onis*, acción de lactar). f. A., *Milchentwöhnung*; F. e In., *ablactation*; It., *slattamento*; P., *ablactação*. Cesación del período de lactancia. || DESTETE.

ablandamiento. m. Reblandecimiento.

ablandante o **ablandativo.** adj. Que tiene virtud de ablandar. EMOLIENTE.

ablastémico (de *a-* y el gr. *blástema*, germen). adj. Lo que no germina; sin relación con la germinación.

ablastina. f. In., *ablastin*. Anticuerpo que inhibe la multiplicación específica de microorganismos invasores al combinarse con los antígenos de superficie.

ablatio (lat.). f. Ablación, desprendimiento. ||-**placentae.** Desprendimiento prematuro de la placenta. ||-**retinae.** Desprendimiento de la retina.

ablefaria o **abléfaron** (de *a-* y el gr. *blépharon*, párpado). f. y m. A., *Ablepharie*; F., *abléphane*; In., *ablephary*; It. y P., *ablefaria*. Ausencia parcial o total de los párpados, congénita o adquirida.

ablepsia (de *a-* y el gr. *blépsis*, vista). f. In., *ablepsia*. Falta o pérdida de la vista. CEGUERA.

ablución (del lat. *ablutio, -onis*). f. A., *Abwaschung*; F. e In., *ablution*; It., *abluzione*; P., *ablução*. Loción o lavado. || Operación que consiste en separar de un cuerpo las materias extrañas mediante lavado.

abluente (del lat. *abluens, -entis*, p. a. de *abluere*, lavar). adj. Que lava o limpia.

ablutomanía (del lat. *ablutus*, p. p. de *abluere*, lavar, y de *manía*). f. Manía de lavarse o bañarse.

abmortal. adj. F., *abmortel*. In., *abmortal*. Que proviene de un organismo muerto o de un tejido necrótico; se aplica especialmente a las corrientes eléctricas producidas en tejidos lesionados.

abnormalidad. f. Anormalidad, anomalía.

ABOB. Moroxidina (N^1, N^1 –anhidrobis– (2-hidroximetil) biguanida). Compuesto capaz de inhibir la reproducción de ciertos virus gripales por perturbar el ciclo de la replicación.

abocamiento. m. A., *Einmündung*; F., *abouchement*; In., *embouchure*; It., *abboccamento*; P., *abocamento*. ANASTOMOSIS, en particular del tipo terminolateral o lateroterminal. || Implantación quirúrgica de un conducto en una víscera hueca, cavidad natural u otro conducto. || Terminación o desembocadura de un vaso en otro mayor.

abooclusión. f. Falta de contacto entre los dientes superiores e inferiores.

abollado o **abollonado** (del lat. *bulla*, ampolla). adj. Que hace o forma bolsas.

abolladura (de *ab-* y *bullatio, -onis*, formación de bolas). f. A., *Beule*; F., *bosse*; In., *bulge, embossment*; It., *gobba*; P., *amolgadura*. Prominencia esferoidea. || Cuando se aplica a los hematomas traumáticos de la cabeza es sinónimo de chichón. ||-**del colon.** V. HAUSTRA, HAUSTRO.

abollonadura. f. *Sudamér.* ABOLLADURA.

abomasitis. f. Inflamación del abomaso.

abomaso (de *ab-* y el lat. *omasum*, panza de buey). m. F. e In., *abomasum*. Cuarto estómago de un rumiante. *Sin.*: Cuajar.

abominación (del lat. *abominatio, -onis*). f. Disgusto, repugnancia a los alimentos. || Acción de condenar o maldecir a personas o cosas por malas o perjudiciales.

aboral (de *ab-* y el lat. *os, oris*, boca). adj. Opuesto o distante de la boca.

aborción (del lat. *abortio, -onis*). f. Acción y efecto de abortar. || ABORTO.

abordaje (del fr. *abordage*). m. A., *Zugang*; F., *abordage*; In., *approach*; It., *approdo*. En cirugía, vía del acceso al órgano que va a ser operado, o vía de entrada quirúrgica en una cavidad somática. || ACCESO.

abortamiento. m. ABORTO.

abortifaciente o **abortante.** adj. ABORTIVO.

abortina. f. In., *abortin*. Extracto glicerinado obtenido de la *Brucella abortus*, que se emplea como medio diagnóstico del aborto contagioso del ganado vacuno.

abortivo. adj. A., *abortiv*; F., *abortif*; In., *abortive*; It. y P., *abortivo*. Nacido antes de tiempo. || Que tiene virtud para causar el aborto. || m. pl. Sustancias y prácticas capaces de producir el aborto.

aborto (del lat. *abortus*; de *ab-*, y *ortus*, nacimiento). m. A., *Abort*; F., *avortement*; In., *abortion*; It. y P., *aborto*. Pérdida del producto de la concepción antes de que sea viable. El peso del feto debe ser inferior a 500 g y el tiempo de gestación inferior a 20 semanas completas (139 días) contadas a partir del primer día de la última regla. || Detención o desaparición de un proceso morboso. || Producto de la aborción. ||-**accidental.** El casual, fortuito o accidental. ||-**ampollar.** Variedad de aborto tubárico, que ocurre en la ampolla del oviducto. || ABORTO PROVOCADO. ||-**artificial.** ||-**contagioso.** Enfermedad infecciosa de las vacas, caracterizada por inflamación de la mucosa uterina y de las membranas fetales, de la que resulta el aborto; producida por la *Brucella abortus* o bacilo de Bang. Una infección análoga se observa en las yeguas, producida por la *Salmonella abortus equi*, y en las ovejas, causada por la *S. abortus ovis*. ||-**diferido.** Aquel en que entre la muerte del fruto y la expulsión existe un lapso de tiempo. ||-**epizoótico.** ABORTO CONTAGIOSO. ||-**espontáneo.** El que ocurre naturalmente. ||-**habitual.** El que se repite en tres o más embarazos sucesivos. ||-**incompleto.** El que va seguido de retención de la placenta. ||-**inevitable.** Aquel cuyo curso no puede detenerse. ||-**infeccioso.** ABORTO CONTAGIOSO. ||-**infectado.** El asociado con la infección de los órganos genitales. ||-**inminente.** Amenaza de aborto. ||-**ovular.** El que ocurre en la primera o segunda semanas del embarazo. ||-**provocado.** El que se practica artificialmente. ||-**séptico.** El infectado, con diseminación de los gérmenes y sus toxinas en la circulación materna. ||-**terapéutico.** El que se practica por indicación médica. ||-**tubárico.** Caída del huevo en desarrollo en la cavidad abdominal, a partir de un embarazo tubárico. ||-**vibriónico.** Aborto contagioso de vacas y ovejas, producido por el *Vibrio fetus*.

abotagado o **abotargado.** adj. Dícese del individuo o animal afecto de abotagamiento.
abotagamiento. m. Hinchazón, especialmente de la cara, en la nefritis y mixedema. EDEMA, HINCHAZÓN, TUMEFACCIÓN.
ab ovo. Frase latina que significa *desde el huevo* o *desde el principio*.
Abrahams (Signo de) (Robert *Abrahams,* médico de Nueva York, 1861-1935). V. SIGNO.
Abrami (Enfermedad de) (Pierre *Abrami,* médico francés, 1879-1943). V. ENFERMEDAD. ||**-Fauvert (Síndrome de).** V. SÍNDROME. ||**-Frumusan (Síndrome de).** V. SÍNDROME. ||**-Parlier (Síndrome de).** V. SÍNDROME.
Abrams (Reflejo, tratamiento de) (Alberto *Abrams,* médico de San Francisco de California, 1863-1924). Véanse estos términos.
abraquia (de *a-* y el gr. *brachíon,* brazo). f. In., *abrachia.* Falta congénita de los brazos.
abraquiocefalia (de *a-*, el gr. *brachíon,* brazo, y el gr. *kephalé,* cabeza). f. F., *abrachiocéphalie.* In., *abrachiocephalia.* Ausencia congénita de brazos y cabeza.
abraquiocéfalo. m. F., *abrachiocéphale.* In., *abrachiocephalus.* Monstruo fetal que presenta abraquiocefalia.
abrasio (lat.). f. V. ABRASIÓN. ||**-corneae.** Ulceración del epitelio corneal producida por fricción. ||**-dentium.** Desprendimiento, por desgaste, del esmalte dentario.
abrasión (del lat. *abrasio, -onis,* acción y efecto de raspar). f. A., *Abrasion, Ausschabung, Auskratzung;* F. e In., *abrasion;* It., *abrasione;* P., *abrasão.* Acción de raspar o frotar con un objeto duro. || Exulceración de la piel o mucosas por raspado. || En odontología, desgaste de los dientes o de sus bordes cortantes. || Acción irritante de los purgantes enérgicos. || ATRICIÓN. ||**-corneal.** Abrasión del epitelio corneal. ||**-dentaria.** Desgaste fisiológico o patológico de los dientes. ||**-quirúrgica.** RASPADO, LEGRADO.
abrasor. m. A., *Abrasor;* F., *abraseur;* In. y P., *abrasor;* It., *abrasore.* Instrumento para raspar o limar una superficie dental u ósea. V. también, LEGRA, PERIOSTÓTOMO.
abreacción (de *ab-* y *reacción).* f. A., *Abreagieren;* F., *abréaction;* In., *abreaction;* It., *abreazione;* P., *abreacção.* Descarga emocional por la cual se libera el afecto ligado al recuerdo de una experiencia dolorosa. Término introducido por Freud para designar el proceso de evocar una situación traumática en el curso de una psicoterapia. V. CATARSIS.
abrebocas. m. F., *ouvre-bouche.* In., *gag.* Instrumento para mantener la boca abierta. Los hay de varios modelos; los más usados son los de Heister, O'Dwyer, Roser-König.
abreugrafía. f. Reproducción fotográfica de la imagen radioscópica, generalmente del tórax. Este método se usa en la investigación de grandes masas de población (escuelas, cuarteles, etc.) debido a su poco coste.
Abrikossov (Tumor de) (A. I. *Abrikossov,* patólogo ruso, 1875-1955). V. MIOBLASTOMA.
abrina. f. A., *abrine.* In., *abrin.* Toxialbúmina muy venenosa de las semillas del *Abrus precatorius* o jequirití.
abrismo. m. F., *abrisme.* In., *abrism.* Intoxicación por el jequirití.
abro (del lat. *abrus,* y éste del gr. *habrós,* delicado, tierno). m. Planta leguminosa (*Abrus precatorius*), llamada también *abro de cuentas;* los tallos, hojas y raíces contienen glicirricina, por lo cual las raíces se han empleado en vez de las de regaliz. Las semillas (llamadas *jequirití*) son venenosas y su maceración acuosa es fuertemente irritante para los ojos. V. JEQUIRITÍ.
abroma (de *a-* y el gr. *brôma,* alimento). f. F., *abroma.* In., *devil's cotton.* Género de plantas esterculiáceas. La *A. augusta* del S de Asia suministra un zumo viscoso, que se emplea en la dismenorrea.
abrosia (del gr. *abrosía,* ayuno). Falta de alimentación. || AYUNO.

abrótano. m. V. ARTEMISIA.
abrotina. f. Principio cristalizado de la *Artemisia abrotanum.*
abrupción (del lat. *abruptio, -onis,* rotura). f. A., *Abruptio;* F. e In., *abruption;* It., *abrupzione;* P., *abrupção.* Desgarro o rotura. || Fractura transversal. ||**-placentaria.** Desprendimiento prematuro de una placenta normalmente implantada. V. ABLACIÓN, ABLATIO PLACENTAE, ABRUPTIO PLACENTAE.
abruptio placentae (lat.). Desprendimiento prematuro de la placenta. ABLATIO PLACENTAE.
abscedación. f. Transformación de un proceso inflamatorio (linfangitis, p. ej.) o de una lesión piógena (furúnculo, acné) en absceso. V. ABSCESO.
absceso (del lat. *abscessus,* acción y efecto de separarse, aislarse o encerrarse). m. A., *Abszess;* F., *abcès;* In., *abscess;* It., *ascesso;* P., *abcesso.* Acumulación localizada de pus en una cavidad orgánica noviformada. *Sin.:* Apostema, ecpiema. Recibe diferentes nombres según su *topografía;* p. ej. : alveolar, anorrectal, apendicular, cerebral, mamario, pulmonar, subfrénico, etc., y según su *naturaleza* o *etiología:* amebiano, estreptocócico, gaseoso, sifilítico, urinoso. ||**-agudo o caliente.** El de curso breve, con signos inflamatorios locales y reacción general febril. ||**-alveolar.** El localizado en el reborde alveolar por infección del periodontio y tejido óseo perialveolar y perirradicular. *Sin.:* Púrulis, periodontitis supurada. V. también FLEMÓN DENTARIO, FLUXIÓN DENTARIA y OSTEOFLEMÓN. ||**-amebiano.** Generalmente localizado en el hígado, producido por la *Entamoeba histolytica. Sin.:* A. endamebiano, entamebiano o tropical. ||**-amigdalino.** El situado en una o ambas amígdalas, complicación de una amigdalitis supurada. ||**-anorrectal o perirrectal.** El localizado en el tejido celular situado alrededor del ano o recto. ||**-anular.** Infiltración purulenta pericorneal. ||**-apendicular.** Formación de pus en la periferia de un absceso ileocecal inflamado, generalmente por perforación en el magma adherencial periapendicular. V. PLASTRÓN APENDICULAR ABSCESADO. ||**-apical.** El situado en el vértice de una raíz dentaria, órgano o víscera. ||**-artrifluente.** Absceso emigrante a partir de una articulación afecta de artritis supurada. ||**-ateromatoso.** Área reblandecida en la pared de un vaso sanguíneo, resultante de una endarteritis esclerosa. ATEROQUEMA. ||**-bicameral.** El que tiene dos cavidades comunicantes; llamado también EN ALFORJA O BISACO. ||**-bilharziótico.** El situado en la pared intestinal, debido al *Schistosoma mansoni.* ||**-canalicular.** Absceso mamario comunicante con un conducto galactóforo. ||**-caseoso.** El que contiene cáseum, de ordinario tuberculoso. ||**-ciego.** Absceso dentario apical; granuloma dental. ||**-circunscrito.** El limitado por una capa abundante en fibroblastos. ||**-colangítico.** El localizado en un conducto biliar. ||**-congestivo** o **por congestión.** Absceso generado en un lugar distante al asiento de la inflamación. ||**-constitucional.** El resultante de una enfermedad general, como la tuberculosis, caquexia neoplásica o erisipela. ||**-crítico.** El que parece señalar o determinar la crisis. ||**-crónico.** ABSCESO FRÍO. ||**-de Bezold.** Absceso originado de una mastoiditis supurada que, por perforación de la pared mastoidea, se extiende a la fosilla digástrica y de aquí a los tejidos de la cara lateral del cuello. ||**-de Brodie.** Forma monostótica y monotópica de osteomielitis crónica, de localización metafisaria, generalmente en la tibia. ||**-de Delpech.** Absceso de formación fulminante, con gran postración y escasa fiebre. ||**-de Desault.** El formado después del reblandecimiento de una tumefacción ósea tuberculosa. ||**-de Dubois.** Absceso del timo, en la sífilis congénita. ||**-de fijación.** Absceso de pus aséptico provocado artificialmente, p. ej., mediante inyección de aceite de trementina, con la idea de atraer y fijar en el sitio del absceso las bacterias virulentas causantes de una infección aguda. ||**-de Fochier.** ABSCESO DE FIJACIÓN. ||**-de gravitación.** Absceso emigrante, de curso determinado por la ley de la gravedad. ||**-de Monro.** (pl). Ni-

dos intraepidérmicos de restos celulares necróticos, en la psoriasis. ‖ **-de Paget.** ABSCESO RESIDUAL. ‖ **-de Pott.** El que aparece en el triángulo de Scarpa, en la coxalgia. ‖ **-del psoas.** Absceso ocupante de la vaina del psoas, de ordinario procedente de un proceso piógeno vertebral, cuyo descenso se lleva a emerger por debajo del arco crural, en el triángulo de Scarpa. ‖ **-diatésico.** Absceso favorecido en su formación por una diátesis. ‖ **-difundido.** El que se extiende por los tejidos próximos. ‖ **-embólico.** El generado a expensas de un émbolo séptico. ‖ **-en botón de camisa.** Absceso superficial comunicante, a lo largo de un segmento estrechado, con otra cavidad abscesal profunda. ‖ **-endamebiano, entamebiano.** ABSCESO AMEBIANO. ‖ **-enfisematoso.** ABSCESO TIMPÁNICO. ‖ **-enquistado.** El circunscrito por una cavidad serosa. ‖ **-epidural.** ABSCESO EXTRADURAL. ‖ **-epiploico.** El formado en los epiplones. ‖ **-errante o emigrante.** El que se abre camino por los tejidos y emerge a cierta distancia del lugar de formación; llamado también HIPOSTÁTICO o MIGRATORIO. ‖ **-escrofuloso.** Absceso formado a consecuencia de una adenitis y periadenitis supuradas tuberculosas. ADENOFLEMÓN TUBERCULOSO. ‖ **-espermático.** El formado en los tubos seminíferos. ‖ **-espinal.** El generado por la necrosis supurada de una vértebra. ‖ **-estercoráceo.** Absceso parietoabdominal o perineal que comunica con el intestino grueso y contiene materia fecal. ‖ **-estéril.** Absceso exento de gérmenes microbianos. ‖ **-extradural.** El situado entre la duramadre y la tabla interna. ‖ **-fecal.** ABSCESO ESTERCORÁCEO. ‖ **-flemonoso.** V. FLEMÓN CIRCUNSCRITO. ‖ **-frío.** El de curso crónico, origen habitual tuberculoso y manifestaciones atenuadas, con signos locales de Celso reducidos al tumor y ausencia de fiebre. ‖ **-gangrenoso.** El complicado con gangrena de las partes vecinas. ‖ **-gaseoso.** ABSCESO TIMPÁNICO. ‖ **-helmíntico.** El generado por nematodos de los órdenes filarioideos y rabdítidos. ‖ **-hemático.** El producido por infección secundaria de un hematoma a cargo de gérmenes piógenos. ‖ **-hemorrágico.** Absceso con gran cantidad de sangre. ‖ **-hipostático.** ABSCESO ERRANTE. ‖ **-idiopático.** El de origen desconocido. ‖ **-lácteo.** Absceso intramamario formado durante la lactancia, con salida de pus mezclado con leche por los galactóforos. ‖ **-lacunar o lagunar.** Absceso formado en las lagunas de la uretra. ‖ **-lagrimal.** DACRIOCISTITIS SUPURADA. ‖ **-marginal.** El situado cerca del orificio anal. ‖ **-metastásico.** Absceso secundario, de origen bacteriémico, embólico o séptico, cuyos microorganismos productores los ha transportado la sangre a partir de un foco distante. ‖ **-migratorio.** ABSCESO ERRANTE. ‖ **-miliar.** Agrupación en un órgano o área somática de numerosos microabscesos múltiples del tamaño de un grano de mijo. ‖ **-múltiple.** PIEMIA. ‖ **-mural.** Absceso parietal o de pared. ‖ **-osifluente.** Absceso migratorio o de gravitación, originado y alimentado por un foco supurado óseo. ‖ **-palatino.** El localizado en el paladar, producido de ordinario por la propagación de una periodontitis supurada. ‖ **-parafrenular.** Absceso de la glándula de Tyson. ‖ **-peribronquiales.** (pl) Formados en la peribronquitis, llamados también gránulos de Fauvel o vacuolas de Barrier. ‖ **-pericemental.** El localizado en el periodontio, que no ha experimentado una pérdida previa de continuidad y no tiene relación con el absceso apical. ‖ **-pericoronario.** El dispuesto alrededor de la corona de un diente erupcionado en forma parcial. ‖ **-periodóntico.** PERIODONTITIS SUPURADA. ‖ **-peripleurítico.** El situado por debajo de la pleura parietal. ‖ **-perirrectal.** ABSCESO ANORRECTAL. ‖ **-peritonsilar o periamigdalino.** El consecutivo a la propagación al tejido periamigdalar de la amigdalitis pultácea, supurada o flemonosa. ‖ **-poscecal.** ABSCESO RETROCECAL. ‖ **-prelagrimal.** Absceso del hueso lacrimal o unguis, manifestado por una tumefacción del ángulo interno del ojo, debajo del borde superior de la órbita. ‖ **-premamario.** Pequeño absceso subcutáneo extraglandular de la mama, por abscedación de linfangitis supurada. ‖ **-primario.** El formado en una lesión piógena primitiva. ‖ **-residual.** El formado por el residuo de una inflamación primitiva. ‖ **-retrocecal.** El situado por detrás del ciego, complicación de la apendicitis aguda. ‖ **-retromamario.** El situado entre la pared torácica y la glándula mamaria. ‖ **-satélite.** Absceso secundario originado a expensas de otro primitivo vecino o cercano. ‖ **-seco.** El que desaparece sin abrirse. ‖ **-secundario.** Absceso aparecido a alguna distancia del primario, por emigración de las bacterias de este foco a consecuencia de linfangitis, bacteriemia o sepsis. ‖ **-septal.** El situado en la superficie proximal de una raíz dentaria. ‖ **-seroso.** El formado por la positis albuminosa (excepcional en la actualidad). ‖ **-simpático.** El formado a distancia del foco inflamatorio o piógeno principal. ‖ **-subdural.** El localizado entre la duramadre y la superficie cerebral. ÊÊ**-subescapular.** El situado entre el serrato mayor y la superficie torácica posterior. ‖ **-subfrénico.** El constituido en cualquiera de las celdas subdiafragmáticas del compartimiento supramesocólico del abdomen, generalmente complicación de un proceso intraabdominal supurado. ‖ **-subhepático.** Variedad de absceso subfrénico, donde la colección purulenta se localiza en los espacios subhepáticos. ‖ **-submamario.** ABSCESO RETROMAMARIO. ‖ **-subperitoneal.** El localizado inmediatamente por fuera del peritoneo, en el tejido celular retroperitoneal o preperitoneal. ‖ **-tecal.** El situado en la cavidad sinovial o vaginal de un tendón. ‖ **-tímico.** ABSCESO DE DUBOIS. ‖ **-timpánico.** El que contiene aire o gases. ‖ **-traumático.** El producido por infección secundaria de un hematoma o restos necróticos. ‖ **-tropical.** ABSCESO AMEBIANO. ‖ **-tuberoso de Velpeau.** Absceso de las glándulas sudoríparas. HIDROSADENITIS SUPURADA. ‖ **-urinoso.** El que contiene pus mezclado con orina, o producido por la extravasación de orina, infectada secundariamente.

abscisa (del lat. *abscissa*, p. p. f. de *abscindere*, cortar). f. F., *abscisse*. In., *abscissa*. Coordenada horizontal en un plano cartesiano rectangular. Es la distancia entre un punto y el eje vertical, medida sobre una paralela al eje horizontal. Se emplea para el registro de fenómenos que ocurren en un tiempo determinado.

abscisión (del lat. *abscissio, -onis*, cortadura). f. ESCISIÓN.

absconsio (del lat. *abscondere*, esconder). m. F., e In., *absconsio*. Cavidad de un hueso que recibe y oculta la cabeza de otro hueso, como la cavidad cotiloidea o acetábulo.

Absidia. Género de hongos ficomicetos. La especie *A. ramosa*, patógena, se ha encontrado en animales: lesiones nasales del caballo, tumores en el cerdo y placenta infectada de las vacas.

absintina. f. F., *absinthine;* In., *absinthin*. Principio amargo, tóxico, del ajenjo.

absintismo. m. A., *Absinthsucht;* F., *absinthisme;* In., *absinthism*, It., y P., *absintismo*. Intoxicación producida por el abuso del licor denominado ajenjo; se caracteriza por debilidad muscular general, trastornos mentales y convulsiones; a veces manía aguda y parálisis general.

absintol. m. Isómero líquido del alcanfor, procedente de la esencia de ajenjo.

absoluto (del lat. *absolutus*). adj. F., *absolu*. In., *absolute*. Ilimitado, libre, no combinado, incondicional. ‖ **-(Alcohol).** Que no contiene agua. V. ALCOHOL. ‖ **-(Cero).** Temperatura de 273 °C en la cual cesa todo movimiento molecular. ‖ **-(Dieta).** DIETA ABSOLUTA.

absorbefaciente (del lat. *absorbere*, absorber, y *facere*, hacer). adj. Que favorece o promueve la absorción. ‖ m. Remedio o agente con esta acción.

absorbente (del lat. *absorbens, -entis*). adj. A., *Absorbierendes Mittel;* F., *absorbant;* In., *absorbent;* It., *assorbente;* P., *absorvente*. Que absorbe; capaz de absorber; dícese principalmente de los vasos y ganglios linfáticos. ‖ m. Medicamento o sustancia que absorbe, como la creta preparada y la magnesia, que absorben o neutralizan los ácidos del estómago; el algodón hidrófilo, que absorbe líquidos purulentos, etc.

absorciómetro (del lat. *absortio, -onis*, absorción, y el gr. *métron*, medida). m. F., *absorptiomètre*; In., *absorptiometer*. Instrumento para medir el grosor de la capa de líquido absorbida entre dos planos de cristal por atracción capilar; en conjunción con el espectrofotómetro sirve como hematoscopio. || Aparato para determinar la cantidad de gas absorbida por un líquido.

absorción (del lat. *absortio, -onis*). f. A., *Absorption*; F., e In., *absorption*; It., *assorbimento*; P., *absorção*. Penetración de un líquido en la estructura interna de un sólido y su retención en el interior de éste. || Tendencia que poseen ciertos materiales para incorporar energía en forma de radiación electromagnética. ||**-(Bandas o rayas de)**. V. BANDA.||**-(Coeficiente de)**. V. COEFICIENTE. ||**-disyuntiva**. Proceso de separación del tejido sano alrededor de una masa necrosada. ||**-excrementicia**. Absorción de líquidos de excreción o de productos morbosos por las mucosas o la sangre. ||**-externa**. Absorción por la piel o las mucosas de las sustancias en contacto con ellas. ||**-fisiológica**. Fenómeno de la nutrición por el cual las sustancias exteriores entran a formar parte integrante del organismo, en el que influyen por un lado la actividad vital de las células orgánicas y por otro las leyes físicas de imbibición, difusión y ósmosis. ||**-interna**. Absorción fisiológica nutritiva. ||**-intersticial**. Separación por el sistema absorbente de las materias de desecho en el seno de los tejidos. ||**-intestinal**. Captación de las sustancias nutritivas existentes en la luz intestinal, a través de las células epiteliales del intestino. ||**-patológica**. Absorción excrementicia.

abstemio (del lat. *abstemius*; de *abs*, priv., y el lat. *temum*, vino). adj. y s. Que se abstiene del vino y en general de todo licor alcohólico. Enófobo.

abstergente (del lat. *abstergens, -entis*, p. a. de *abstergere*, disipar). adj. y s. A., *Reinigungsmittel*; F. e In., *abstergent*; It., *detergente*; P., *abstergente*. Sustancia o medio para limpiar las superficies de materias viscosas, grasas o pútridas. || Detergente, purificador, purgante.

abstinencia (del lat. *abstinentia*). f. A., *Abstinenz*; F. e In., *abstinence*; It., *astinenza*; P., *abstinencia*. Privación voluntaria de la satisfacción de apetitos. AYUNO, DIETA, PRIVACIÓN. ||**-(Fenómenos, síndrome o síntomas de)**. Fenómenos producidos por la cesación más o menos brusca de un excitante habitual: alcohol, morfina, etc. V. SÍNDROME. ||**-total**. Privación absoluta de alimentos y bebidas.

abstracción (del lat. *abstractio, -onis*). f. A., *Abstraktion*; F., e In., *abstraction*; It., *astrazzione*; P., *abstracção*. Operación intelectual por la que estudiamos las cualidades o atributos de las sustancias, o seres, independientemente de éstos. || Extracción de un ingrediente de un compuesto; destilación.|| Enajenarse de los objetos sensibles y no atender a ellos por entregarse a lo que se tiene en el pensamiento.|| SANGRÍA (ant.).

Abt-Letterer-Siwe (Enfermedad de). V. ENFERMEDAD.

Abulcasis o **Abulqasim**. Famoso médico hispanoárabe, natural de Córdoba, que se supone vivió en la corte de Abderrahman III y murió en 961 o en 1013 según diversos cronistas. Escribió una obra, *Tesrif* o *Altasrif* en 30 libros, que es una verdadera enciclopedia médica de su tiempo.

abulia (del gr. *aboulía*; de *a-* y *boulé*, voluntad). f. A., *Abulie*; F., *aboulie*; In., It. y P., *abulia*. Pérdida o disminución de la voluntad; puede existir el deseo o voluntad de hacer algo, pero no hay energía para hacerlo. ||**-cíclica**. Abulia que ocurre periódicamente.

abulomanía (de *abulia* y *manía*, locura). f. ABULIA.

abuso (del lat. *abusus*). m. F., *abus*. In., *abuse*. Uso exagerado de una sustancia o de un medicamento, que puede convertirse en causa nociva, como el abuso *del tabaco, de los espirituosos*, etc.

acacia (del lat. *acacia*). f. Nombre de varios árboles y arbustos leguminosos. De algunos se obtienen productos medicinales (el catecú de la *Acacia catechu*; la goma arábiga de la *A. Verek* y otras). || Nombre de la goma arábiga en las farmacopeas inglesa y norteamericana.

acalasia (de *a-* y el gr. *chálasis*, relajación). f. A., *Achalasie*; F., *achalasia*; It., *acalasia*. Imposibilidad de relajación de una abertura o esfínter. ||**-del cardias**. CARDIOSPASMO. ||**-del esfínter anal**. ENFERMEDAD DE HIRSCHSPRUNG. ||**-esofágica**. Dilatación e hipertrofia de un segmento esofágico situado por encima de otro atrófico, o megaesófago.||**-pelvirrectal**. ENFERMEDAD DE HIRSCHSPRUNG.

acalcicosis (de *a-*, el lat. *calx, calcis*, cal, y el suf. *-osis*). f. F., *déficience en calcium*. In., *acalcicosis*. Deficiencia de calcio en el organismo, en el régimen, etc.

acalculia (de *a-* y el lat. *calculus*, cálculo). f. A., *Akalkulie*; F., *acalculie*; In., *acalculia*; It., y P., *acalculia*. Incapacidad para hacer cálculos matemáticos sencillos.

acalefos (del gr. *akaléphe*, ortiga de mar). m. pl. Orden de celentéreos, animales constituidos por un disco membranoso del que cuelga un pedúnculo bucal provisto de tentáculos. Se les llama comúnmente *medusas*, y poseen órganos urticantes cuyo contacto con la piel produce eritema y vivo escozor.

acalifa (del gr. *akalyphés*, sin velo). f. Planta euforbiácea (*Acalypha indica*) que se encuentra en las regiones tropicales de Asia; tiene acción purgante, emética y antiartrítica.

acalmia (del fr. *accalmie*). f. Tiempo de reposo momentáneo en los procesos patológicos, después de un período de actividad.

acamatesia. f. ACATAMATESIA.

acampsia (de *a-* y el gr. *kámptein*, doblarse). f. Rigidez o inflexibilidad de un miembro. ANQUILOSIS.

acanalado. adj. F., *cannelé*. In., *channeled*. Dícese de los instrumentos, especialmente sondas, provistos de una canal.

acantestesia (del gr. *ákantha*, espina, y *aísthesis*, sensación). f. F., *acanthesthésie*. In., *acanthesthesia*. Tipo de parestesia con sensación de espinas o pinchos.

Acanthamoeba. V. HARTMANNELLA.

Acanthia lectularia. Chinche. V. CIMEX.

Acanthocheilonema perstans. Nematodo filárico, denominado en otro tiempo *Filaria perstans*, muy abundante en algunos países de África. La forma adulta vive principalmente en las cavidades viscerales, y la forma larvada, en la sangre periférica. No ha podido demostrarse hasta el presente que posea acción patógena.

acantictiosis (del gr. *ákantha*, espina, y de *ictiosis*). f. Ictiosis espinosa.

acantión (del gr. *akánthion*, espinita). m. F., *acanthion*. In., *acanthion*. Punto en la base de la espina nasal anterior.

acanto (del gr. *ákanthos*, acanto). m. Columna vertebral (ant.). || Apófisis espinosa. || Espina bífida (ant.). || La planta *Acanthus mollis*, utilizada como emoliente por el jugo contenido en sus hojas radicales grandes.

acantocefaliasis. f. F., *acanthocéphaliase*. In., *acanthocephaliasis*. Infestación con gusanos acantocéfalos.

acantocéfalos (del gr. *ákantha*, espina, y *kephalé*, cabeza). m. pl. Orden de helmintos de la clase de los nematelmintos. Gusanos cilíndricos, no segmentados, con revestimiento quitinoso y sexos separados. Parásitos obligados, carecen de intestino. Pueden dar lugar a infestaciones intestinales o de vías respiratorias altas.

Acanthocephala (lat.). ACANTOCÉFALOS.

acantocito (del gr. *ákantha*, espina, y *kýtos*, célula). m. F. e In., *acanthocyte*. Eritrocito deformado que aparece erizado de espinas.

acantocitosis (de *acantocito* y el suf. *-osis*). f. F., *acanthocytose*. In., *acanthocytosis*. Presencia de acantocitos en la sangre circulante, por ausencia congénita de lipoproteínas β. V. ABETALIPOPROTEINEMIA.

acantodoncia (del gr. *ákantha*, espina, y *odoús, odóntos*, diente). f. Forma espinosa de los dientes.

acantoide (del gr. *ákantha*, espina, y *eîdos*, aspecto). adj. F., *acanthoïde*. In., *acanthoid*. Semejante a una espina o espícula; espinoso.

acantólisis (del gr. *ákantha*, espina, y *lýsis*, disolución). f. A., *Akantholyse*; F., *acantholyse*; In., *acantholysis*; It., *acantolisi*; P., *acantólise*. Término de Auspitz para el desprendimiento de las células de cuerpo mucoso de Malpighi. ACANTOSIS, anacantosis. ‖ **-ampollar** o **bullosa**. Pénfigo foliáceo; epidermólisis.

acantoma (del gr. *ákantha*, espina, y el suf. *-oma*). m. A., *Akanthom*; F., *acanthome*; In., *acanthoma*; It. y P., *acantoma*. Tumor o hiperplasia de la capa mucosa de Malpighi de la piel; cáncer cutáneo. PAPILOMA, VERRUGA. ‖ **-adenoideo cístico**. Edema de las glándulas sudoríparas. ‖ **-alveolar**. Epitelioma. ‖ **-estafilógeno**. MOLUSCO CONTAGIOSO. ‖ **-inguinal**. Papiloma inguinal de los trópicos. ‖ **-verrugoso seborreico**. Verruga senil.

acantopélix (del gr. *ákantha*, espina, y *pélyx*, escudilla). f. A., *Akanthopelvis*; F. e In., *acanthopelvis*; It., *acantopelvi*; P., *acantopelve*. Pelvis con la cresta del pubis muy aguda.

acantopelvis. f. ACANTOPÉLIX.

acantoqueilonemiasis. f. F., *acanthochilonémiase*. In., *acanthocheilonemiasis*. Infestación con el gusano filárico *Acanthocheilonema perstans* de los trópicos, caracterizada por fiebre, malestar, edemas y cefalea.

acantoqueratodermia (del gr. *ákantha*, espina, *kéras*, *kérato*, cuerno, y *dérma*, piel). f. F., *acanthokératodermie*. In., *acanthokeratodermia*. Hipertrofia de la capa córnea de la piel, especialmente de las manos y los pies. HIPERQUERATOSIS.

acantosis (del gr. *ákantha*, espina, y el suf. *-osis*). f. A., *Akanthose*; F., *acanthose*; In., *acanthosis*; It., *acantosi*; P., *acantose*. Lesión histológica de la epidermis, caracterizada por la hipertrofia del cuerpo mucoso. ‖ **-nigricans**. Pigmentación general y anormal de la piel con tumores papilares. Queratosis o papilomatosis nigricans, distrofia papilar y pigmentaria (Darier).

acapnia (de *a-* y el gr. *kapnós*, humo). f. A., *Akapnie*; F., *acapnie*; In., It. y P., *acapnia*. Disminución de la cantidad de ácido carbónico en la sangre. Según Mosso, autor de la palabra, el mal de las montañas se explicaría por esta disminución.

acarbia (de *a-* y *carbonato*). f. F., *acarbie*. In., *acarbia*. Deficiencia de carbonatos en la sangre.

acardia (de *a-* y el gr. *kardía*, corazón). f. F., *acardie*. In., *acardia*. Falta congénita del corazón.

acardíaco. adj. ACARDIO.

acardiacus (lat.). ACARDIO. ‖ **-acephalus**. Feto monstruoso compuesto de pelvis y miembros inferiores. ‖ **-amorphus**. HOLOACARDIO AMORFO. ‖ **-anceps**. HEMIACARDIO.

acardio (de *a-* y el gr. *kardía*, corazón). adj. A., *Acardius*; F., *acardiaque*; In., *acardius*; It., *acardio*; P., *acardíaco*. Que no tiene corazón. ‖ m. Monstruo fetal sin corazón.

acardiotrofia (de *a-*, el gr. *kardía*, corazón, y *trophé*, nutrición). f. F., *acardiotrophie*. In., *acardiotrophia*. Atrofia del corazón.

acariasis o **acaridiasis** (de *ácaro*). f. A., *Milbenbefall*; F., *acariose*; In., *acariasis*; It., *acarinosi*; P., *acariase*. Enfermedad o afección producida por acáridos. Sin.: Acarinosis o acariosis. ‖ **-demodéctica**. Infección de los folículos pilosos por el *Demodex folliculorum*. ‖ **-sarcóptica**. SARNA.

acaricida (de *ácaro* y del lat. *caedere*, matar). adj. y s. A., *Milbenmittel*; F. e In., *acaricide*; It., *antiscabbioso*; P., *acaricida*. Destructor de acáridos; agente que los destruye.

acáridos. m. pl. F., *acare*. Orden de arácnidos. Muchos acáridos viven parasitariamente sobre el hombre o los animales; p. ej., el arador de la sarna, las garrapatas, el *Demodex*, etc. Sin.: Ácaros o acarinos.

acarinosis o **acariosis**. f. ACARIASIS.

acario (de *a-* y el gr. *káryon*, núcleo). adj. s. Sin núcleo.

acariocito (de *acario* y el gr. *kýtos*, cavidad). m. F., e In., *akaryocyte*. Célula sin núcleo, como el eritrocito.

ácaro (del lat. *acarus*, y éste del gr. *ákari*, sarna). m. A., *Acarus*; F., *acare*; In., *acarus*; It., *acaro*; P., *ácaro*. ACÁRIDO.

acarodermatitis. f. A., *milbenbedingte Hautkrankheit*; F. e It., *acarodermatite*; In., *acarodermatitis*. Inflamación de la piel producida por acáridos. ‖ **-urticarioides**. DERMATITIS DE SCHAMBERG.

acarofobia o **acaromanía** (de *ácaro* y el gr. *phóbos*, temor, o de *manía*). f. A., *Akarophobie*; F., *acarophobie*; In., *acarophobia*; It., *acarofobia*. Temor morboso a padecer sarna; sarna imaginaria. PSOROFOBIA. ‖ Temor morboso a toda clase de insectos, gusanos, etc., o pequeños objetos inanimados (agujas, etc.), asociado o no con la sensación de que estos insectos u objetos se muevan bajo la piel, como se observa en el alcoholismo o cocainomanía.

acaroide (de *ácaro* y el gr. *eîdos*, aspecto). adj. En forma de ácaro. ‖ **-(Resina)**. V. RESINA.

acarotóxico. adj. y s. F., *acarotoxique*. In., *acarotoxic*. Destructor de ácaros. ACARICIDA.

Acarus. Género de acáridos que comprende numerosas especies, en su mayoría ectoparásitos del hombre y los animales. V. DEMODEX. ‖ **-scabiei**. Arador de la sarna. V. SARCOPTES.

acatadídimo. m. ANADÍDIMO.

acatafasia (de *a-* y el gr. *katáphasis*, afirmación). f. Alteraciones de la sintaxis del lenguaje oral y escrito (**acatagrafía**) debidas a lesión cerebral (Steinthal, 1871). Palabra en desuso que corresponde a AGRAMATISMO.

acatalasia (de *a-* y *catalasa*). f. F., *acatalasie*. In., *acatalasia*. Falta o disminución de la enzima catalasa.

acatalepsia (de *a-* y el gr. *katálepsis*, comprensión). f. A., *Unbegreiflichkeit*; F., *acatalepsie*; In. y P., *acatalepsia*; It., *acatalepsi*. Falta de comprensión, deficiencia mental. ‖ Duda o incertidumbre.

acatama o **akatama**. f. Forma de neuritis periférica que se observa principalmente en el África Occidental. Se caracteriza por tumefacción, eritema, comezón o prurito, sensaciones urentes, entorpecimientos y algunas veces sudores profusos.

acatamatesia (de *a-* y el gr. *katamáthesis*, comprensión). f. A., *Unbegreiflichkeit*; F., *incompréhension*; In., *acatamathesia*; It. y P., *acatamatesia*. Pérdida o trastorno en la facultad de comprender el lenguaje; trastorno de cualquiera de las facultades perceptivas debido a una lesión central.

acatarrarse. prnl. Acción y efecto de contraer un catarro.

acatarsia (de *a-* y el gr. *kátharsis*, purificación, purgación). f. Impureza, falta de limpieza, suciedad. ‖ Ineficacia en la catarsis o purgación.

acatastasia (de *a-* y el gr. *katástasis*, firmeza, seguridad). f. F., *acatastasie*. In., *acatastasia*. Irregularidad en el curso de una enfermedad; variación de lo normal.

acatexia (de *a-* y el gr. *kathéxis*, retención). f. A., *Inkontinenz*; F., *acatexie*; In., *acathexia*; It., *acatessia*; P., *acatéctico*. Imposibilidad de retener las secreciones o excreciones normales; incontinencia.

acatisia (de *a-* y el gr. *káthisis*, acción de sentarse). f. A., *Sitzangst*; F., *acathésie*; In., *acathisia*; It. y P., *acatisia*. Dificultad para mantenerse quieto y compulsión a desplazarse, que se observa principalmente en ciertos enfermos parkinsonianos y en el síndrome de las piernas inquietas. Sin.: catisofobia, tasicinesia.

acáudeo (de *a-* y el lat. *cauda*, cola). adj. F., *acaudé*. In., *acaudate*, *acaudal*. Que no tiene cola. Se dice de la anomalía caracterizada por la falta del cóccix.

acaulinosis. f. A., *Akauliose*; F., *acaulinose*; In., *acaulinosis*; It., *acaulinosi*; P., *acauliose*. (desus). Enfermedad micótica producida por hongos del género *Acaulium*.

Acaulium. Nombre anterior del género SCOPULARIOPSIS.

acaweria. f. Arbusto apocináceo de Ceilán *(Ophioxylum serpentinum),* cuya raíz amarga se emplea contra las mordeduras de las serpientes venenosas.

acceptor (lat.). ACEPTOR.

accesión (del lat. *accessio,* acceso). f. Cada uno de los ataques de fiebres intermitentes, durante los cuales se suceden ordinariamente los tres estados de frío, calor y sudor.|| COITO.

acceso (del lat. *accessus).* m. A., *Anfall;* F., *attaque;* In., *fit;* It., *accesso;* P., *acesso.* Accesión; conjunto de síntomas que cesan y vuelven a intervalos más o menos distantes. ATAQUE, PAROXISMO. || Llegada a un punto determinado por una o más vías, que se denominan de acceso, de agentes morbosos, curativos u operatorios.

accesorio (de *acceso).* adj. y s. F., *accessoire.* In., *accessorius.* Auxiliar, suplementario de otro órgano generalmente más importante; dícese de algunas glándulas, músculos o nervios. || **-de Willis.** NERVIO ESPINAL. || **-de Wrisberg.** Raíz sensitiva del VII par, llamada también *intermediario de Wrisberg.*

accidental. adj. Producido por accidente. || Intercurrente, sin conexión esencial con otras circunstancias o síntomas. Casual, imprevisto, secundario.

accidentalismo. m. F., *accidentalisme.* In., *accidentalism.* Teoría que considera todas las enfermedades como simples fenómenos exteriores, sin origen en el organismo, y atiende solamente a los síntomas sin tener en cuenta la etiología ni la patogenia.

accidente (del lat. *accidens, -entis).* m. A., *Unfall;* F. e In., *accident;* It., *accidente;* P., *acidente.* Dícese de cualquier fenómeno o hecho traumático o morboso espontáneo que sobreviene en el individuo sano o en el curso de una enfermedad. ||pl. Convulsiones. || **-de tráfico.** El que ocurre como consecuencia del tráfico urbano o por carretera. || **-del trabajo.** Suceso imprevisto sobrevenido en el acto o con motivo del trabajo, que se produce una lesión o perturbación funcional transitoria o permanente. || **-primario, secundario, terciario.** Manifestaciones que caracterizan los diversos períodos de una enfermedad.

acción (del lat. *actio, -onis).* f. A., *Wirkung;* F. e In., *action;* It., *azione;* P., *acção.* Modo de obrar de una causa. || Toda función o movimiento de una parte, de un órgano o de todo el cuerpo.|| **-acumulativa.** La de una droga que se manifiesta notable y súbitamente después de la administración de algunas dosis al parecer inactivas. || **-catalítica** o **de contacto.** CATÁLISIS. || **-de detención o inhibitoria.** INHIBICIÓN. || **-diastáltica.** ACCIÓN REFLEJA. || **-dinamicospecífica.** Estímulo químico del protoplasma celular producido por la proteína de los alimentos independientemente de la oxidación de la proteína orgánica. || **-específica.** La de una droga sobre un agente patógeno determinado. || **-local, general.** La que se manifiesta en una parte o en todo el organismo, respectivamente. || **-muscarínica.** Acción parasimpaticomimética, llamada así porque se obtuvo por primera vez con una sustancia, la *muscarina,* procedente del hongo *Amanita muscaria.* || **-refleja.** Movimientos involuntarios de una parte del cuerpo que resultan de un estímulo transmitido por un nervio aferente a un centro y de éste, por un nervio eferente, a la parte. || **-termogénica.** La de un alimento o fármaco de aumentar la producción de calor.|| **-tope.** V. TOPE.

accipiter (lat. : ave de rapiña, gavilán). F., *accipiter.* In., *accipiter.* Vendaje facial con prolongaciones en forma de garra de ave rapaz.

accretio (lat.: aumento). Adherencia anormal de partes separadas. || **-cordis o pericardii.** Pericarditis fibrosa adhesiva con bridas al diafragma, pleuras y paredes torácicas. Mediastinopericarditis fibrosa crónica.

acebo (del lat. **aciphum,* der. regr. de *aciphylum,* acebo). m. Arbusto silvestre de la familia de las ilicáceas; *acebo común (Ilex aquifolium);* sus hojas contienen ilicina y se habían empleado como febrífugas y sudoríficas. Otra especie congénere, el *Ilex paraguayensis,* mate, hierba o te del Paraguay, de los jesuitas, etc., tiene hojas aovadas, que los naturales de la América del Sur emplean como estimulantes en infusión; contienen cafeína y ácido cafetánico.

acecolina. f. Clorhidrato de acetilcolina.

acedera (del lat. *acetaria;* de *acetum,* vinagre). f. F., *oseille, surelle.* In., *sorrel.* Planta de la família de las poligonáceas *(Rumex acetosa);* sus hojas son muy ácidas, por contener bioxalato potásico, y se usan como condimento, especialmente para sopas. (V. RUMEX.) || **-(Sal de).** Bioxalato potásico.

acederaque (del persa *azãad dirajt,* lila de Persia). m. F., *azedarach.* In., *chinaberry, azedarach.* Árbol meliáceo *(Melia azederach),* originario del Asia, cuya corteza es antihelmíntica, emética y purgante. Se empleaba en cocimiento y tintura.

acedia (de *a-* y el gr. *kêdos,* cuidado). f. Desorden mental caracterizado indistintamente por apatía o melancolía.

acedía. f. Acidez. || Indisposición del estómago por haberse agrietado el contenido.

acedo (del lat. *acetum,* vinagre). adj. Dícese de lo que es agrio o ácido.

acefalia, acefalismo (de *a-* y el gr. *kephalé,* cabeza). f. y m. Estado de un embrión o de un feto privado total o parcialmente de la cabeza.

acéfalo (del gr. *aképhalos;* de *a-* priv. y *kephalé,* cabeza). adj. F., *acéphale.* In., *acephalus.* Falto de cabeza. || m. Especie de monstruos onfalositos caracterizados por la ausencia de la cabeza y ordinariamente de las extremidades superiores, estado el más común entre los onfalositos. V. ACEPHALUS.

acefalobraquia (de *a-,* el gr. *kephalé,* cabeza, y *brachíon,* brazo). f. F., *acéphalobrachie.* In., *acephalobrachia.* Monstruosidad caracterizada por la ausencia de cabeza y brazos.

acefalocardia (de *a-,* el gr. *kephalé,* cabeza, y *kardía,* corazón). f. F., *acéphalocardie.* In., *acephalocardia.* Ausencia de cabeza y corazón.

acefalocisto (de *a-,* el gr. *kephalé,* cabeza, y *kýstis,* vejiga). m. f. F., *acéphalocyste.* In., *acephalocyst.* Hidátide estéril, sin cabeza. || **-racemoso.** desus. Mola hidatidiforme del útero.

acefalogastria (de *a-,* el gr. *kephalé,* cabeza, y *gastér, gastrós,* vientre). f. F., *acéphalogastrie.* In., *acephalogastria.* Ausencia de cabeza y vientre.

acefalopodia (de *a-,* el gr. *kephalé,* cabeza, y *pous, podós,* pie). f. F., *acéphalopodie.* In., *acephalopodia.* Ausencia de cabeza y pies.

acefaloquiria (de *a-,* el gr. *kephalé,* cabeza, y *cheír, cheirós,* mano). f. F., *acéphalochirie.* In., *acephalochiria.* Falta de cabeza y manos.

acefalorraquia (de *a-,* el gr. *kephalé,* cabeza, y *rháchis,* espina dorsal). f. F., *acéphalorachie.* In., *acephalorhachia.* Ausencia de cabeza y columna vertebral.

acefalostomía (de *a-,* el gr. *kephalé,* cabeza, y *stoma,* boca). f. F., *acéphalostomie.* In., *acephalostomia.* Monstruosidad caracterizada por la falta de cabeza y una abertura en la parte superior semejante a una boca.

acefalotoracia (de *a-,* el gr. *kephalé,* cabeza, y *thórax,* tronco, busto). f. F., *acéphalothracie.* In., *acephalothoracia.* Falta de cabeza y pecho.

aceite (del ár. *az-zait).* m. A., *Öl;* F., *huile;* In., *oil;* It., *olio;* P., *óleo.* Cuerpo graso líquido a la temperatura ordinaria o cualquier otro cuerpo de consistencia análoga y no miscible con el agua. A los aceites propiamente dichos se los llama también aceites *grasos* o *fijos,* que se dividen en *enranciales* y *secantes;* los aceites *volátiles* o *esenciales* son las esencias (V. ESENCIA) y los aceites *empireumáticos* son cuerpos que deben incluirse entre los alquitranes y breas. Los aceites *medicinales* son, por lo general, soluciones de medicamentos en aceites *fijos.* || **-alcanforado.** Solución en varias proporciones, de ordinario al 1 ó 2 %, de alcanfor en aceite de olivas. || **-animal de Dippel.** Aceite producido por la destilación seca de huesos, cuernos y otras sustancias animales. || **-cocido.** Aceite de linaza que ha sido expuesto a una temperatura de 120o o más. || **-común.** ACEITE DE OLIVAS. || **-creosotado de**

Calot. Contiene en 70 ml de aceite, 30 g de éter, 6 g de creosota y 19 g de yodoformo; se empleó en inyecciones como modificador local de los procesos tuberculosos. ||**-de abeto.** Aceite de abetino, la resina líquida que destila el abeto. ||**-de adormideras.** El obtenido por expresión de las semillas del *Papaver somniferum L.* ||**-de alcanfor.** Sustancia líquida extraída del alcanforero, que parece ser la mezcla de alcanfor y de un hidrocarburo isómero de la esencia de trementina. ||**-de algodón** *(Oleum gossypii seminis).* El que se extrae de las semillas de la planta de algodón. ||**-de almendras amargas.** Aceite volátil destilado del *Amigdalus communis* o de otras fuentes. Libera benzoaldehído y ácido cianhídrico. ||**-de almendras dulces.** Muy fluido, de sabor agradable, se emplea en la confección de ceratos y al interior como emoliente. ||**-de asfalto.** Aceite obtenido de la destilación seca del asfalto; antiséptico y rubefaciente empleado contra el reumatismo y afecciones cutáneas. ||**-de ballena.** Aceite que procede de la grasa de muchos cetáceos y de la cabeza de estos animales. ||**-de Bamber.** Mezcla de aceite de coco, parafina y esencia de nardo, empleada como repelente contra los mosquitos. ||**-de bancul.** Aceite de nueces de bancul *(Aleurites moluccana),* fluido, de color ambarino, insípido; es purgante suave. ||**-de cada** o **enebro** *(Oleum cadinum).* Brea de consistencia oleosa y color oscuro procedente del *Juniperus oxycedrus,* empleada en las enfermedades de la piel. ||**-de cantáridas.** Digestión al baño de María de polvos de cantáridas en aceite de olivas. ||**-de Carron.** Líquido compuesto de partes iguales de aceite de lino y agua de cal, empleado como linimento en las quemaduras. Su nombre proviene del establecimiento metalúrgico de Escocia en donde se empleó por vez primera. ||**-de castor.** ACEITE DE RICINO. ||**-de cedro.** Aceite volátil de propiedades contrairritantes. ||**-de chaulmogra.** V. CHAULMOGRA. ||**-de colza.** El de las semillas de la *Brassica campestris,* de olor fuerte y sabor desagradable. ||**-de copra.** Aceite de la pulpa del coco. ||**-de crotón.** Aceite espeso, de las semillas del *Croton tiglium,* catártico, fuertemente irritante e hidragogo. Se usa en el estreñimiento por atonía intestinal, cólico saturnino y trastornos nerviosos; en forma de linimento como contrairritante en el reumatismo, neuralgias, bronquitis y meningitis, y como revulsivo en el coma por apoplejía y uremia. Dosis: 1 gota. ||**-de enebro.** ACEITE DE CADA. ||**-de Gabian.** PETRÓLEO. ||**-de germen de trigo.** Contiene vitamina E, y se recomienda en el tratamiento de los abortos, esterilidad e hipotonía muscular. ||**-de Haarlem.** Antigua preparación diurética y estimulante, compuesta de aceite de lino sulfurado y esencia de trementina. ||**-de halibut.** Aceite del hígado de halibut *(Hippoglossus hippoglossus),* de propiedades semejantes al del hígado de bacalao, pero más poderosas. ||**-de helecho macho.** Aceite de las raíces del helecho, extraído por la acción disolvente del éter y usado como tenífugo; se llama más comúnmente *extracto etéreo de helecho macho.* ||**-de hígado de bacalao** *(Oleum morrhuae; Oleum jecoris aselli).* Aceite extraído del hígado de bacalao *(Gadus morrhua).* Contiene principalmente oleína y palmitina, glicéridos de ácidos grasos de peso molecular bajo, pequeñas cantidades de fósforo, yodo, azufre, hierro, ácido morruico, varias bases orgánicas y varias vitaminas, especialmente la A y la D. Aumenta el número de glóbulos rojos de la sangre y el peso del cuerpo. Se usa como reparador del organismo en general, en los catarros, en las conjuntivitis, anemia, reumatismos, etc. Posee propiedades específicas contra el raquitismo. Dosis: a cucharadas. ||**-de lija.** Aceite de hígado de lija, análogo al aceite de hígado de bacalao. ||**-de linaza.** Aceite secante de las semillas de lino; laxante. ||**-de madera. V.** OLEORRESINA. ||**-de manzanilla.** Maceración de aceite de olivas y flores secas de manzanilla. ||**-de Neisser.** Preparación de 20 partes de mercurio, 5 de tintura etérea de benjuí y 40 de vaselina líquida; se empleó en inyecciones contra la sífilis. ||**-de olivas.** *(Oleum olivarum).* Aceite fijo del fruto del olivo *(Olea europaea).* Muy empleado en linimentos y emplastos y como vehículo de inyecciones. ||**-de palma.** Aceite del fruto del *Eloeis guineensis,* palmera del África. ||**-de palma Christi.** ACEITE DE RICINO. ||**-de parafina.** Parafina líquida. ||**-de patata.** Nombre vulgar del alcohol amílico. ||**-de pescado.** ACEITE DE BALLENA. ||**-de raya.** El obtenido de los hígados de raya, pez del orden de los selacios. Es menos abundante en yodo que el de hígado de bacalao. ||**-de ricino.** Aceite espeso, purgante, de las semillas del *Ricinus communis.* Estimula el peritaltismo intestinal, produciendo una evacuación a las cuatro o cinco horas. ||**-de roca.** PETRÓLEO. ||**-de rosas.** Maceración de pétalos de rosa en aceite de olivas. ||**-de Saturno.** Disolución de acetato de plomo en la esencia de trementina. ||**-de Smith.** Remedio para heridas en la práctica veterinaria, compuesto de trementina y aceite de linaza, tintura de áloe y ácido nítrico y sulfúrico. ||**-de vaselina.** Vaselina líquida. ||**-de vitriolo.** Antiguo nombre del ácido sulfúrico. ||**-de Walpurgis.** Petróleo de Eichstadt (Alemania), panacea popular. ||**-dulce.** ACEITE DE OLIVAS. GLICERINA. ||**-empireumático de Chabert.** Aceite animal de Dippel destilado con la mitad de su peso en esencia de trementina. Se emplea como vermífugo en los animales. ||**-esencial.** Aceite volátil. V. ESENCIA. ||**-etéreo.** Mezcla de éter y aceite. || ESENCIA. ||**-fenicado.** Solución de ácido fénico en aceite de olivas. ||**-fijo.** Aceite graso. ||**-fosforado.** Solución de fósforo en aceite de almendras dulces. ||**-graso.** Cuerpo líquido a 20°, compuesto de los ácidos conocidos como grasos (oleico, palmítico y esteárico) y una base que en la mayoría de los casos es glicerilo, radical del alcohol triatómico glicerol, de modo que los aceites son glicéridos de varios ácidos grasos. ||**-gris.** Mezcla de vaselina líquida y lanolina, que contiene mercurio extinguido; se empleaba en inyecciones intramusculares en la sífilis. ||**-Inglés.** Mezcla de petróleo y varios aceites. ||**-medicinal.** Disolución de sustancias medicamentosas en un aceite fijo, especialmente de oliva. ||**-mineral.** PETRÓLEO. ||**-rectificado.** Aceite separado de las materias que pueden alterarlo. ||**-volátil.** Aceite aromático de carácter físico igual a los ácidos grasos. ||**-yodado.** Líquido viscoso, de olor aliáceo, con el 40-50 % de yodo, que se emplea para exploraciones radiológicas.

aceleración (del lat. *acceleratio).* f. F., *accélération.* In., *acceleration.* Velocidad mayor con la cual se realizan y repiten ciertos actos de la vida; se aceleran el pulso y la respiración cuando en un tiempo dado el número de pulsaciones y de movimientos respiratorios es mayor que normalmente.

acelerador. adj. A., *Beschleuniger;* F., *accélérateur;* In., *accelerator;* It., *acceleratore;* P., *acelerador.* Dícese del músculo o nervio que apresura el cumplimiento de una función. || m. Aparato eléctrico en el que se crea un campo magnético, eléctrico o electromagnético para lograr un flujo a gran velocidad de electrones, protones e incluso iones. ||**-circular.** V. BETATRÓN. ||**-de la orina.** Músculo bulbocavernoso. ||**-lineal.** Máquina que emite electrones de alta energía por medio de un campo magnético, usado ampliamente en el tratamiento de los tumores malignos.

acelerina. f. Seudoglobulina producto de la activación del factor V o proacelerina que interviene en el mecanismo de la coagulación de la sangre. Actualmente no se acepta su existencia. *Sin.:* Factor VI.

acelga (del ár. *as-silga).* f. F., *blète, blette.* In., *chard.* Planta de la familia de las salsoláceas (*Beta vulgaris),* de hojas grandes, carnosas y verdes, que se emplean como laxantes y al exterior como emolientes.

acelia (de *a-* y el gr. *koîlos,* cavidad). f. Ausencia de una cavidad natural.

acelular (de *a-,* priv., y *celular).* adj. F., *acellulaire.* In., *acellular.* Se aplica a microorganismos cuya organización interna es diferente a la celular, como los virus. || En biología se aplica también a los organismos unicelulares que presentan zonas funcionalmente especializadas (p. ej., *Paramecium*).

acenestesia (de *a-* y *cenestesia*). f. A., *Acenästhesie;* F., *acénesthésie;* In., *acenesthesia;* It., *acenestesia*. Abolición de la sensación de existencia.

acéntrico (de *a-*, el lat. *centrum*, centro, y éste del gr. *kéntron*). adj. F., *périphérique*. In., *acentric*. No originado en un centro nervioso; periférico. || Dícese del cromosoma sin centrómero.

acentuación (del lat. *accentuatio, -onis*). f. F., e In., *accentuation*. Distinción aumentada; se dice de los ruidos respiratorios o cardíacos principalmente.

acentuador. adj. y s. Sustancia que intensifica la acción de un colorante.

aceognosia. f. ACOGNOSIA.
aceología. f. ACOLOGÍA.

acephalus (lat.). ACÉFALO. || **-dipus**. Monstruo acéfalo con dos extremidades inferiores más o menos desarrolladas. || **-monobrachius**. Acéfalo con una extremidad superior. || **-paracephalus**. Monstruo con cráneo defectuoso y sin cerebro. || **-sympus**. Acéfalo con extremidades inferiores fusionadas.

aceptor (del lat. *accipere*, recibir). m. F., *accepteur*. In., *acceptor*. Sustancia que recibe otra sustancia y se une con ella; especificamente, sustancia que absorbe el hidrógeno u oxígeno activo formado en los procesos de oxidación y reducción de los tejidos.

aceratosis (de *a-* y el gr. *kéras, kératos*, cuerno). f. Deficiencia del tejido córneo. || Aqueratosis.

acerbo (del lat. *acerbus*). adj. Dícese de las sustancias que determinan en el órgano del gusto cierta astricción mezclada de amargor y acidez, como la producida por las frutas verdes. ÁCIDO, ACRE, AMARGO, ÁSPERO.

acerbofobia (del lat. *acerbus*, áspero, ácido, y el gr. *phóbos*, temor). f. Aversión morbosa a la acidez.

acercos (de *a-* y el gr. *kérkos*, cola de animal). m. Monstruo caracterizado por la falta de cola o de vértebras coccígeas.

acero (del lat. *aciarium, de *acies*, filo). m. F., *acier*. In., *steel*. Hierro puro unido a una pequeñísima cantidad de carbono. || **-(Tintura de)**. Tintura de cloruro ferroso. || **-(Vino de)**. Vino ferruginoso.

acerofobia o **acerfobia** (del lat. *acer*, agudo, agrio, y el gr. *phóbos*, temor). f. Temor a lo agrio o ácido.

acerola (del ár. *az-za'rura*, el níspero). f. F., *azérole*. In., *azarole*. Fruto del acerolo (*Crataegus azarolus*), muy astringente antes de ser maduro. Se empleaba como antidiarreico.

acérvulo (del lat. *acervulus*, montoncito). m. F., *acervule, acervulus*. In., *acervulus*. Pequeños granitos del plexo coroideo y de la glándula pineal (*acervulus cerebri*). Son concreciones formadas de capas concéntricas, reunidas en grupos y perceptibles a simple vista. Contienen carbonato y fosfato de cal y algo de fosfato amonicomagnético y carbonato de potasio. Sin.: Arenilla cerebral.

acervuloma (del lat. *acervulus*, montoncito, y el sufijo *-oma*, indicando tumoración). m. desus. PSAMOMA.

acescencia (del lat. *acescere*, agriarse). f. Proceso de acidificación; especificamente, la microbiana de líquidos alcohólicos como el vino. ACIDIFICACIÓN.

acesodino (del gr. *ákesis*, curación, y *odyne*, dolor). adj. Que alivia o cura el dolor. ANODINO.

acestoma (del gr. *akestós*, que se puede curar, y el suf. *-oma*, indicando tumoración). m. F., *acestome*. In., *acestoma*. Masa de granulaciones que más tarde formará la cicatriz.

acestor (del gr. *akestér*, que calma). m. Médico.

acetábulo (del lat. *acetabulum*). m. A., *Azetabulum;* F., *cavité cotyloïde;* In., *acetabulum;* It., *acetabolo;* P., *acetábulo*. Cavidad cotiloidea. || Cavidad que en ciertas especies animales, en particular parásitas, como las tenias, actúa a modo de ventosa.

acetabuloplastia. f. F., *acétabuloplastie*. In., *acetabuloplasty*. Cirugía plástica del acetábulo.

acetacético (Ácido). V. DIACÉTICO (ÁCIDO).

acetal. m. F., *acétal*. In., *acetal*. Nombre genérico de un grupo de éteres dialquílicos con dos grupos OH en el mismo carbono. || Productos que resultan cuando se une un aldehído y un alcohol con eliminación de H_2O.

acetaldehído. m. Aldehído acético. V. ALDEHÍDO.

acetaldehído-oxidasa. f. Enzima que cataliza la oxidación del aldehído acético a ácido acético.

acetamida. f. F., *acétamide*. In., *acetamide*. Sustancia blanca cristalina, $CH_3CO \cdot NH_2$, producida por la destilación del acetato amónico.

acetamidoantipirina. f. Compuesto cristalino, antipirético a la misma dosis que la antipirina.

acetamidosalol. m. SALÓFENO.

acetaminofén. m. F., *acétaminophène, paracètamol*. In., *acetaminophen*. N-acetil-p-aminofenol, NAPA, paracetamol. Derivado del p-aminofenol, que se emplea en terapéutica como antitérmico y analgésico en dolores leves o moderados. No tiene actividad antiinflamatoria. Otro derivado del p-aminofenol, la fenacetina, se transforma en el organismo en acetaminofén.

acetanilida. f. F., *acétanilide*. In., *acetanilid*. Sustancia blanca, cristalina, C_8H_9NO, sublimable, producida por la acción del ácido acético cristalizable sobre la anilina, con pérdida de agua. Analgésico y antipirético, cuya acción debe vigilarse continuamente por su acción tóxica. Antifebrina, fenilacetamida. || **-metilada**. MARETINA. || **-monobromada**. Bromuro de C_8H_9ON.

acetarsona. f. Ácido acetilaminohidroxifenilarsónico. Estovarsol®.

acetato (del lat. *acetum*, vinagre). m. F., *acétate*. In., *acetate*. Sal de ácido acético.

acetazolamida. f. F., *acétazolamide*. In., *acetazolamide*. Sulfonamida heterocíclica sintética que inhibe la anhidrasa carbónica. Es empleada como diurético, como anticonvulsivante y en el tratamiento del glaucoma.

aceteugenol. m. 1–Etil–3–metoxi–4–acetoxibenceno. Se encuentra en la esencia del clavo.

acético (del lat. *acetum*, vinagre). adj. F., *acétique*. Relativo al aceto o vinagre. || **-(Ácido)**. Líquido límpido incoloro de olor pungente agudísimo, llamado también *glacial, cristalizable* y *concentrado*, CH_3COOH; soluble en agua, alcohol y éter. En estado puro obra como cáustico contra verrugas y otras neoformaciones. En solución al 1 por 4 en agua forma el *ácido acético diluido*, irritante, que se emplea solo o como base de otras preparaciones. || **-(Anhídrido)**. Óxido de acetilo.

acetificación (del lat. *acetum*, vinagre, y *facere*, hacer). f. Producción de vinagre por fermentación acética.

acetilación. f. F., *acétylation*. In., *acetylation*. Introducción de un grupo acetilo en una molécula orgánica.

acetilamidobenzol. m. ACETANILIDA.
acetilamidofenol. m. FENACETINA.
acetilarsinato. m. ARSACETINA.
acetilaxotil. m. ARSACETINA.

acetilbetametilcolina. f. Compuesto de colina de efecto vasodilatador y, al propio tiempo, estimulante del tubo digestivo.

acetilcisteína. f. F., *acétylcystéine*. In., *acetylcysteine*. Fármaco empleado como mucolítico. Ejerce sus efectos por sus grupos sulfhidrilos libres, que actúan sobre las mucoproteínas abriendo sus enlaces disulfuro y disminuyendo así la viscosidad del moco.

acetilcoenzima A. f. F., *acétyl-coenzime A*. In., *acetylcoenzime A*. Compuesto clave en el metabolismo intermediario. La acetilcoenzima A tiene un papel esencial en el catabolismo de los diversos principios inmediatos, dado que constituye un paso obligado para la entrada en el ciclo de Krebs. La acetilcoenzima A sirve como precursor para la síntesis de los ácidos grasos y de los esteroides. Acetil-CoA.

acetilcolina. f. A., *Azetylcholin;* F., *acétylcholine;* In., *acetylcholine*, y P., *acetilcolina*. Producto resultante de la acetilación de la colina con acetilcoenzima A, reacción catalizada por la colinoacetilasa o colinoacetiltransferasa. La acetilcolina es el transmisor nervioso en el sistema nervioso parasimpático, en los ganglios vegetativos y en la placa motora del músculo esquelético, y también en diferentes áreas del sistema nervioso central.

acetilcolinesterasa. f. F., *acétylcholinestérase*. In., *acetylcholinesterase*. Enzima que inactiva la acetilcolina según la reacción acetilcolina $H_2O \rightarrow 2$ colina + ácido acético. Inactivada por diversos derivados organofosforados, algunos de ellos empleados como insecticidas (como el fluorofosfato de isopropilo), que actúan como venenos del sistema nervioso.

acetileno. m. F., *acétylène*. In., *acetylene*. Gas incoloro inflamable, C_2H_2, de olor desagradable, que se forma en la combustión incompleta del gas de hulla y se obtiene haciendo actuar el agua sobre el carburo de calcio. || **-(Dicloruro de).** DIOFORMO.

acetilfenetidina. f. FENACETINA.

acetilfenilhidracina. f. PIRODINA.

acetilfosfatasa. f. F., *acétylphosphatase*. In., *acetylphosphatase*. Enzima que cataliza la descomposición del acetilfosfato en ácido acético y ácido fosfórico.

acetilo. m. F., *acétyle*. In., *acetyl*. Radical, CH_3CO, del ácido acético. *Sin.*: Acetoílo, acetosilo, acetoxilo.

acetilsalicílico (Ácido). Compuesto dotado de notables propiedades analgésicas (frente a dolores de leve o moderada intensidad), antitérmicas, antirreumáticas y antiagregantes plaquetarias. Se le conoce comúnmente con el nombre de su preparado comercial, *Aspirina*.

acetilsulfadiacina. f. F., *acétylsulfadiazine*. In., *acetylsulfadiazine*. Forma en la que la sulfadiacina es excretada por la orina. De un modo análogo, *acetilsulfaguanidina, acetilsulfatiazol*, etc.

acetilsulfaguanidina. f. Forma en que se excreta la sulfaguanidina en la orina, en placas cristalinas oblongas y delgadas.

acetilsulfonamida. f. Sulfonamida en que el H del grupo NH_2 es reemplazado por un grupo acetilo. El compuesto resultante es ineficaz y menos soluble, de posible precipitación en los túbulos renales si no se conserva la orina alcalina.

acetiltransferasa. f. F., *acétyltransférase*. In., *acetyltransferase*. Enzima que cataliza la transferencia de un grupo acetilo de una molécula a otra. La más importante es la acetil-CoA-acetiltransferasa.

acetímetro. m. ACETÓMETRO.

aceto. m. ACETUM.

Acetobacter. Género de bacterias aerobias, de clasificación incierta en la parte 7.ª de Bergey; su especie tipo es *A. aceti*. Se encuentran en frutas, hortalizas, vinagre, bebidas alcohólicas, etc. Transforman el alcohol en ácido acético y se las conoce como «madre del vinagre».

acetofenacina. f. V. FENOTIACINA.

acetofenetidina. f. FENACETINA.

acetol. m. Acetilcarbinol, $CH_3CO.CH_2OH$, producto de la acción de agua y carbonato de bario sobre la cloracetona. Oxiacetona, ALCOHOL PIRORRACÉMICO.

acetolado. m. Medicamento líquido formado por la maceración de sustancias vegetales secas o la disolución de principios medicinales en vinagre destilado.

acetolasa. f. F. e In., *acetolase*. Enzima que convierte el alcohol en ácido acético.

acetólisis (del lat. *acetum*, vinagre, y el gr. *lýsis*, disolución). f. F., *acétolyse*. In., *acetolysis*. Rotura de los enlaces químicos por medio de la introducción del ácido acético, con formación de derivados acetilados.

acetomeroctol. m. Antiséptico mercurial utilizado en forma tópica.

acetómetro (del lat. *acetum*, vinagre, y el gr. *métron*, medida). m. Instrumento para determinar la proporción de ácido acético en una solución.

acetomorfina. f. Diacetilmorfina, heroína.

acetona (de *aceto* y *cetona*). f. F., *acétone*. In., *acetona*. Dimetilcetona, CH_3COCH_3, líquido incoloro muy movible, de olor peculiar y sabor urente. Es acre e inflamable. Se ha encontrado en pequeñas cantidades en la sangre y orina normales y en gran cantidad en ocasiones en la orina de los diabéticos. Tiene propiedades anestésicas.

acetonaftona. f. Derivado acetilado del naftaleno, que tiene dos formas isómeras. Sus derivados han sido utilizados como bactericidas y tuberculostáticos.

acetonemia (de *acetona* y el gr. *haîma*, sangre). f. A., *Azetonämie*; F., *acétonémie*; In., It., y P., *acetonemia*. Presencia de acetona en la sangre en cantidad superior a la normal.

acetónico. adj. QUETÓNICO.

acetonilo. m. Radical monovalente de la acetona por eliminación de un átomo de hidrógeno.

acetonitrilo. m. Cianuro de metilo, CH_3CN, líquido incoloro. || **-(Prueba del).** V. PRUEBA.

acetonumerador. m. F., *acétonumérateur*. In., *acetonumerador*. Instrumento que sirve para medir la cantidad de acetona en la orina.

acetonuria (de *acetona* y el gr. *oûron*, orina). f. A., *Azetonurie*; F., *acétonurie*; In. e It., *acetonuria*; P., *acetonúria*. Exceso de acetona en la orina. Se observa en la diabetes, fiebre, carcinoma y vómitos acetonémicos de los niños.

acetoparamidosalol. m. SALÓFENO.

acetopirina. f. F. e In., *acetopyrine*. Compuesto cristalizado blanco, mezcla de antipirina y ácido acetilsalicílico; se emplea como antipirético y analgésico, así como contra el reumatismo y la neuralgia. *Sin.*: Acetisalicilato de antipirina, acopirina.

acetosa. f. ACEDERA.

acetosal. m. Ácido acetilsalicílico.

acetoso. adj. Relativo al vinagre, que lo produce o que se le parece.

acetosoluble. adj. Soluble en ácido acético.

acetum. m. Vinagre, en latín. || En las farmacopeas inglesa y alemana, preparado medicinal de vinagre. || **-aromaticum.** Vinagre aromático. Su sinonimia es abundante, siendo las de mayor uso: *anglicum, benzolinense, bezoardicum, cardicum, pestilentiae, prophylacticum, quatvor latronum*.

acezo (del ant. *acezar*, jadear, y éste del lat. *oscitare*, bostezar). m. Dificultad respiratoria, disnea, jadeo, asma.

acianoblepsia o **acianopsia** (de *a-*, y el gr. *kýanos*, azul, y *blépsis*, visión, u *ópsis*, vista). f. A., *Blaublindheit*; F., *acyanoblepsie*; In., *acyanopsia*; It., y P., *acianoblepsia*. Variedad de acromatopsia que consiste en la imposibilidad de distinguir el color azul.

acíbar. m. ÁLOE.

aciclia (de *a-* y el gr. *kýklos*, movimiento circular). f. Suspensión general del movimiento de los líquidos del organismo.

acíclico. adj. F., *acyclique*. In., *acyclic*. En química, que tiene estructura de cadena abierta; alifático. Irregular, no sujeto a un ciclo determinado.

aciclovir. m. Fármaco antiviral, análogo de la guanosina, $C_8H_{10}N_5NaO_3$, eficaz en las infecciones por herpes simple y herpes zoster.

acicular (del lat. *acicula*, dim. de *acus*, aguja). adj. A., *Nadelförmig*; F., *aciculaire*; In., *acicular*; It., *aghiforme*. En forma de aguja.

acidalbúmina. f. A., *Azidalbumin*; F., *acidalbumine*; In., *acidalbumin*; It., *acidalbumina*. Proteína modificada por la acción de un ácido.

acidaminuria. f. A., *Aminosäuregehalt im Urin*; F., *acidaminurie*; In. e It., *acidaminuria*; P., *acidaminúria*. Exceso de aminoácidos en la orina.

acidemia (de *ácido* y el gr. *haîma*, sangre). f. A., *Blutübersäuerung*; F., *acidémie*; In., It. y P., *acidemia*. Disminución de la alcalinidad de la sangre; disminución de pH de la sangre.

acidez. f. A., *Azidität*; F., *acidité*; In., *acidity*; It., *acidità*; P., *acidez*. Calidad de ácido o agrio; exceso de un ácido. || **-actual.** Acidez de una solución en el momento del examen. || **-del estómago.** Estado caracterizado por eructaciones ácidas y sensación de calor o quemaduras en la región del estómago; pirosis. || **-potencial.** Acidez de reserva de una solución ácida debido a la existencia de iones de H liberables. || **-real.** ACIDEZ ACTUAL. || **-virtual.** ACIDEZ POTENCIAL.

acidificable. adj. Susceptible de adquirir propiedades ácidas.

acidificación (del lat. *acidus*, ácido, y *facere*, hacer). f. F. e In., *acidification*. Formación de ácidos en una masa o adición de ácidos a una sustancia con objeto de comunicarle propiedades ácidas.

acidilo. m. F., *acydile;* In., *acydil*. Radical de un ácido orgánico.

acidimetría (del lat. *acidus*, ácido, y el gr. *métron*, medida). f. A., *Azidimetrie;* F., *acidimétrie;* In., *acidimetry;* It., *acidimetria*. Procedimiento de determinación de la cantidad de ácido libre en una solución.

acidímetro. m. F., *acidimètre*. In., *acidimeter*. Instrumento para la práctica de la acidimetría.

acidismo. m. ACIDOSIS.

ácido (del lat. *acidus*). adj. s. A., *Säure;* F., *acide;* In., *acid;* It., *acido;* P., *ácido*. Agrio; que tiene propiedades opuestas a los álcalis. ‖ Todo compuesto, de carácter orgánico o inorgánico, capaz de ceder protones [H^+] a otras sustancias, que contiene átomos de hidrógeno sustituibles por compuestos o elementos electropositivos y capaz de reaccionar con una base para formar una sal y agua (neutralización). Entre los principales grupos de ácidos figuran: ácidos *minerales* o *inorgánicos*, que pueden ser *hidrácidos* o *binarios*, formados por hidrógeno y un halógeno, u *oxácidos* o *ternarios*, formados por hidrógeno, oxígeno y otro elemento; ácidos *orgánicos*, en cuya molécula figura siempre el carbono y que son principalmente ácidos *carboxílicos* (con el grupo -CO_2H) y ácidos *sulfónicos* (con el grupo -SO_3H); hay además cuerpos que sin ser ácidos propiamente dichos por su constitución, lo son por sus reacciones (p. ej., el trinitrofenol o ácido *pícrico*). Los nombres de los hidrácidos terminan en *hídrico*, y las sales correspondientes en *uro* (ácido clorhídrico, cloruros); los de los oxácidos, en *ico* y *oso*, según tengan más o menos oxígeno, y las sales en *ato* e *ito* (ácido sulfuroso, sulfitos; ácido sulfúrico, sulfatos); los de los ácidos orgánicos terminan también, por lo general, en *ico* (ácidos cítrico, tártrico) y sus sales en *ato* (citratos, tartratos). El número de átomos de hidrógeno sustituibles por metales que existe en los ácidos da la medida de su *basicidad* (ácidos monobásicos, bibásicos, etc.). ‖ **-graso.** Ácido orgánico monobásico de la serie alifática. ‖ **-graso esencial.** Ácido graso necesario para el adecuado funcionamiento de las células, no elaborado por el propio organismo, por lo que debe ser suministrado con la dieta. Por ejemplo: el ácido linoleico, linolénico, etc.

acidocito (de *ácido* y el gr. *kýtos*, cavidad). m. Célula acidófila; leucocito eosinófilo.

acidocitosis (de *ácido*, el gr. *kýtos*, cavidad y el suf. *-osis*, indicando enfermedad). f. Exceso de leucocitos eosinófilos en la sangre.

acidofilia (de *ácido* y el gr. *philía*, amistad). f. Facilidad de teñirse con los colorantes ácidos. EOSINOFILIA, OXÍFILO.

acidofilismo. m. F., *acidophilisme;* In., *acidophilism*. Estado provocado por un adenoma acidófilo de la hipófisis, que produce acromegalia.

Acidol. m. Marca registrada del clorhidrato de betaína.

acidopeirástica (del gr. *akís, akídos*, punta, y *peirastikós*, referente a la prueba). f. Investigación por medio de agujas o punciones exploradoras.

acidorresistente. adj. y s. F., *acidorésistant;* In., *acid-fast*. Dícese de las bacterias que, una vez teñidas con ciertos colorantes histológicos, no se decoloran por los ácidos.

acidosis (del lat. *acidus*, ácido). f. A., *Azidose;* F., In. y P., *acidose;* It., *acidosi*. Aumento de la acidez o, mejor, disminución de la reserva alcalina de la sangre. Término introducido por Naunyn para designar el estado de metabolismo en que existen cantidades anormales de cuerpos cetónicos. Se manifiesta clínicamente por lasitud, somnolencia, vértigos, cefaleas, anorexia, vómitos, diarrea, etc. ; síntomas que hacen temer la inminencia del coma en los diabéticos. Intoxicación ácida, cetosis. ‖ **-compensada.** Estado en el que el pH se mantiene dentro de los límites normales, gracias a la actuación de los mecanismos compensadores del organismo. ‖ **-descompensada.** Acidosis por exceso de CO_2 libre o deficiencia de álcalis con disminución del pH sanguíneo. ‖ **-metabólica.** Acidosis debida a un exceso de ácidos orgánicos o inorgánicos fijos, o a pérdida excesiva de álcalis. ‖ **-respiratoria.** Acidosis debida a la retención del CO_2 en la sangre por escasa ventilación de los pulmones. ‖ **-tubular renal.** Acidosis secundaria a defecto tubular de reabsorción de bicarbonato o excreción de hidrogeniones.

acidosteofito (del gr. *akís, akídos*, punta, y de *osteofito*). m. Osteofito puntiagudo.

acidulado o **acídulo** (del lat. *acidulus*, dim. de *acidus*, ácido). adj. A., *Säuerlich;* F., *acidulé;* In., *acidulated;* It., *acidulato*. Ligeramente ácido. ‖ Calificación de las aguas minerales en que se encuentra en disolución ácido carbónico libre.

acidum (lat.). ÁCIDO. ‖ **-azoticum.** Ácido nítrico. ‖ **-carbolicum.** Fenol. ‖ **-Halleri.** Mixtura sulfúrica ácida. ‖ **-muriaticum.** Ácido clorhídrico.

aciduria (de *ácido* y el gr. *oûron*, orina). f. A., *Azidurie;* F., *acidurie;* In. e It., *aciduria;* P., *acidúria*. Exceso de ácidos en la orina.

acidúrico (del lat. *acidus*, ácido, y *durare*, durar, conservarse). adj. Dícese de las bacterias que resisten los medios ácidos, aunque prefieran los medios ligeramente alcalinos. ‖ Relativo a la aciduria.

aciesis (de *a-* y el gr. *kýesis*, embarazo). f. Esterilidad en la mujer, falta de embarazo.

ácigos (de *a-* y el gr. *zýgos*, par). adj. A., *unpaarig;* F., In. e It., *azygos;* P., *ázigo*. Impar. V. MÚSCULOS Y VENAS.

acilación. f. F. e In., *acylation*. Introducción de un radical ácido en un compuesto.

acil-CoA. f. V. ACIL-COENZIMA A.

acil-coenzima A. f. F. e In., *acylcoenzyme A*. Éster tiólico de un ácido graso con el nucleótido complejo conocido como coenzima A. De esta forma los ácidos grasos son «activados», gracias al elevado contenido energético del enlace éster y, al propio tiempo, los correspondientes grupos acilo se vuelven hidrosolubles.

acil-deshidrogenasa. f. Enzima que cataliza la deshidrogenación de los derivados acil-CoA.

acilia (de *a-* y el lat. *cilium*, pestaña). f. Falta de pestañas.

acilo. adj. F., *acyle;* In., *acyl*. Dícese del grupo atómico, de carácter orgánico, constituido por la unión de un grupo carbonilo (C = O) con un grupo alquilo o arilo.

$$R-C{\diagdown \atop O}$$

acinesia o **acinesis** (de *a-* y el gr. *kínesis*, movimiento). f. A., *Akinesie;* F., *acinésie;* In., *akinesia;* It. y P., *acinesia*. Falta, pérdida o cesación de movimiento. ‖ **-álgera.** Parálisis o supresión voluntaria del movimiento, producida por el intenso dolor que ocasionan los movimientos voluntarios. Se observa a menudo en los estados histéricos (Moebius).

acinestesia (de *a-*, el gr. *kýnesis*, movimiento, y *aísthesis*, sensación). f. A., *Akinästhesie;* F., *perte du sens musculaire;* In., *akinesthesia;* It., *acinestesia*. P., *acinestesia*. Pérdida del sentido del movimiento.

acinético. adj. F., *akinétique*. In., *akinetic*. Relativo a la acinesia.

Acinetobacter. Género de bacterias de la familia Neisseriáceas (parte 10.ª de Bergey). Son cocobacilos gramnegativos, aerobios estrictos, oxidasanegativos, que crecen bien en medios ordinarios. Su papel en patología es escaso; se les ha aislado como agentes responsables de sepsis y procesos supurativos diversos en pacientes con procesos subyacentes graves. Se acepta una sola especie: *A. calcoaceticus*, en la que se incluyen bacterias de clasificación conflictiva y que habían sido determinadas con nombres tan dispares como *Herellea vaginicola*, *Achromobacter anitratum*, *Moraxella lwoffi* y *Mima polymorpha*, entre otros.

acini (voz latina, pl. de *acinus,* grano de racimo). m. pl. V. Ácino.
aciniforme. adj. F., *aciniforme.* In., *aciniform.* En forma de ácino o racimo. ‖ **-(Túnica).** La úvea.
acinitis (de *ácino* y el suf. *-itis).* f. A. e In., *Acinitis;* F., It. y P., *acinite.* Inflamación de los ácinos de una glándula.
ácino (del lat. *acinus,* grano de racimo). m. A., *Azinus;* F., e In., *acinus;* It., *acino;* P., *ácino.* Cualquiera de los lóbulos de una glándula compuesta; dícese también de las dilataciones sacciformes terminales de un conducto estrecho, como los alveolos de los pulmones.
acinotubular. adj. F., *acinotubulaire.* In., *acinotubular.* Constituido por ácinos y túbulos; se dice de ciertas glándulas.
Acipenser. Esturión. El *A.* huso y otras especies suministran la ictiocola.
acistia (de *a-* y el gr. *kýstis,* vejiga). F., *acystie.* In., *acystia.* Falta de la vejiga.
acistineuria (de *a-,* el gr. *kýstis,* vejiga, y *neûron,* nervio). f. F., *atonie vésicale, paralysie de la vessie.* In., *acystinervia.* Falta de estímulo nervioso en la vejiga; parálisis de la vejiga.
acitotoxina. f. Toxina cristalizada.
aciurgia (del gr. *ákis,* punta, y *érgon,* trabajo). f. ant. Cirugía operatoria.
ackee. Nombre en Jamaica del fruto del árbol *Blighia sapida,* muy común en la isla. Cuando no está maduro, su ingestión produce un envenenamiento rápidamente mortal en el 80-90 % de los casos.
acladiosis. f. A., *Akladiose;* F., *mycose suppurée;* In., *acladiosis;* It., *acladiosi;* P., *acladiose.* Dermatomicosis producida por el hongo *Acladium Castellani,* que se observa en los indígenas de Ceilán, Malaya, etc., caracterizada por la formación de úlceras redondeadas u ovales con bordes claramente definidos y superficie granulosa.
aclarador. adj. F., *clarifiant.* In., *clarifier.* Sustancia aclarante; agente empleado en microscopia para aclarar las preparaciones. Ú. t. c. s.
aclaramiento. m. F., *clairance, épuration, clearance.* In., *clearance.* Depuración; cantidad de sangre (expresada en mililitros por minuto) que se depura de una sustancia; cantidad de sangre que proporciona la cantidad de sustancia excretada en un minuto. ‖ **-de creatinina.** Mide la filtración glomerular con aproximación suficiente en la práctica clínica. ‖ **-de inulina.** Mide la filtración glomerular. ‖ **-de urea.** V. Prueba de Van Slyke. ‖ **-del ácido paraaminohipúrico.** Mide el flujo plasmático renal.
aclasia [aclásico] (de *a-* y el gr. *klásis,* rotura). f. F., *aclasie.* Continuidad patológica de tejidos que pueden ser más o menos diferentes.
aclástico (de *a-* y el gr. *klásis,* rotura). adj. F., *aclastique.* In., *aclastic.* Que deja pasar los rayos luminosos sin refractarlos.
aclaviculado o **acleido** (de *a-* y el lat. *clavicula,* dim. de *clavis,* llave). adj. y s. In., *acleistocardia.* Animal que no tiene clavículas o las tiene rudimentarias.
acleistocardia (de *a-,* el gr. *kleistós,* cerrado, y *kardía,* corazón). f. F., *acléistocardie.* In., *acleistocardia.* Abertura u oclusión imperfecta del agujero oval.
aclimatación (del lat. *ad,* a, y *clima, -atis,* clima). f. F., *acclimatation.* In., *acclimation.* Proceso por el cual se equilibran las exigencias o necesidades de la constitución orgánica de un individuo o especie con las influencias del medio al cual se ha trasplantado.
aclínico (de *a-* y del gr. *klínein,* inclinar). adj. Que no tiene inclinación. ‖ Contrario, opuesto a la clínica.
aclis (del gr. *achlýs,* oscuridad, niebla). m. Mancha u oscurecimiento en la córnea.
aclorhidria (de *a-* y *clorhidria).* f. A., *Achlorhydrie;* F., *anachlorhydrie;* In., *achlorhydria;* It., *anacloridria;* P., *acloridria.* Falta de ácido clorhídrico en las secreciones gástricas.
acloropsia (de *a-,* el gr. *chlorós,* verde, y *ópsis,* visión). f. A., *Deuteranopie;* F., *achloroblepsie;* In., *achloropsia;* It. y P., *acloropsia.* Imposibilidad de distinguir el color verde.

acluofobia (del gr. *achlýs, achlúos,* niebla, y *phóbos,* terror). f. Termor morboso a la oscuridad.
aclusión (de *a-* y el lat. *claudere,* cerrar). f. A., *anormale Okklusion;* F. e In., *malocclusion;* It., *malocclusione;* P., *maloclusão.* Ajuste imperfecto de las superficies de un molar y de un diente bicúspide.
acmé (del gr. *akmé,* punta, plenitud). f. A., *Akme;* F., *acmé;* In., It. y P., *acme.* Período de mayor intensidad en una enfermedad; en la fiebre, máxima temperatura.
acné o **acne** [**acneico**] (del gr. *achné,* película, eflorescencia). f. A., *Akne;* F., *acné;* In., It. y P., *acne.* Afecciones dermatológicas caracterizadas por retención de la secreción de las glándulas sebáceas y las alteraciones de carácter inflamatorio y de tipo infeccioso que sufren estas glándulas. ‖ **-adenoidea.** Lupus folicular diseminado. ‖ **-adolescentium.** Acné vulgar. ‖ **-agminata** o **coagminata.** Forma en la que las lesiones aparecen agrupadas, debida generalmente al uso de preparados de bromo al interior, constituida por pústulas reunidas en placas cubiertas de costras de pus seco. ‖ **-alba.** Milio. ‖ **-artificial.** La debida a irritantes externos. ‖ **-atrófica.** Acné varioliforme. ‖ **-brómica.** Acné halógena. ‖ **-caquéctica (Hebra).** Forma que acompaña las enfermedades depauperantes y está situada principalmente en el tronco y en las piernas. Las lesiones son planas, lívidas y dejan cicatrices. ‖ **-ciliar.** Acné de los bordes de los párpados. ‖ **-clórica.** Acné halógena. ‖ **-concreta.** Seborrea seca. ‖ **-congestiva.** Acné rosácea. ‖ **-contagiosa.** Afección pustulosa inoculable de los caballos. ‖ **-córnea.** Ictiosis folicular. ‖ **-decalvans.** Enfermedad de Quinquaud. ‖ **-diseminada.** Acné vulgar. ‖ **-eccemática.** Variedad de seborrea acompañada de telangiectasia. ‖ **-efébica.** Forma peculiar de la adolescencia y del período de la pubertad. ‖ **-elefantiásica.** Acné hipertrófica. ‖ **-eritematosa.** Acné rosácea. ‖ **-florida.** Forma clínica muy extensa que no sólo se localiza en la cara, sino en el pecho y espalda, donde deja cicatrices antiestéticas. ‖ **-frontalis.** Acné varioliforme. ‖ **-general.** Acné sobre toda la superficie del cuerpo. ‖ **-granulosa.** Acné caquéctica. ‖ **-halógena.** Acné producida por el uso de halógenos, cloro, bromo, yodo o sus sales. ‖ **-hipertrófica.** Acné rosácea con engrosamiento de los labios y alas de la nariz. ‖ **-hordeolaris.** Acné de tubérculos duros y dispuestos en hileras. ‖ **-indurada.** Acné vulgar con induraciones lívidas crónicas. ‖ **-luposa.** Acné telangiectodes. ‖ **-mentagra.** Sicosis. ‖ **-miliaris.** Milio. ‖ Variedad pustulosa de acné rosácea. ‖ **-molusco.** Molusco contagioso. ‖ **-necrótica.** Acné varioliforme. ‖ **-pancreática.** Estado en el cual el páncreas contiene pequeños quistes, producidos por la distensión de las divisiones más finas del conducto pancreático. ‖ **-papulosa.** Acné vulgar en la cual las lesiones son papulosas. ‖ **-picealis.** Forma que ataca a los obreros que manipulan alquitrán o a los que están expuestos a los vapores de esta sustancia. ‖ **-punctata.** Acné papulosa con comedones. ‖ **-pustulosa.** Variedad de *acné vulgar* caracterizada por abscesos. ‖ **-queloide.** Dermatitis papilar capilar. ‖ **-queratosa.** Forma en la cual un tapón córneo toma el lugar del comedón. ‖ **-rodens.** Acné varioliforme. ‖ **-rosácea.** Inflamación crónica de la cara y nariz, debida generalmente al abuso de los estimulantes alcohólicos. Nevus aracneus, cutis rosácea. ‖ **-sebácea.** Seborrea. ‖ **-sebácea córnea.** Queratosis folicular; enfermedad de Darier. ‖ **-sebácea molluscum.** Ateroma. ‖ **-sifilítica.** Caracterizada por pústulas acuminadas diseminadas a nivel de los omóplatos. ‖ **-simple.** Acné vulgar. ‖ **-solaris.** Forma debida a la exposición al sol, caracterizada por pápulas rojas en la nariz y mejillas. ‖ **-tarsi.** Acné de las glándulas sebáceas de los párpados. ‖ **-telangiectodes.** Nombre de Kaposi para el lupus folicular diseminado, miliar o acneiforme. ‖ **-varioliforme.** Acné crónica algo rara, situada principalmente en la frente. Las pústulas se presentan en grupos, cada una con un tapón duro central, que al separarse deja un hoyo pro-

fundo. ‖ -**vulgar.** La acné común. ‖ -**yódica.** La producida por preparaciones yodadas.

acnegénico. Capaz de producir acné.

acnemia (de *a-* y el gr. *knéme,* pierna). f. F., *acnémie, aknémie;* In., *acnemia.* Atrofia de las pantorrillas. ‖ Falta o mutilación de las piernas.

acnitis. f. A., *Aknitis;* F. e In., *acnitis;* It., *acnite.* Inflamación supurativa de la piel, variedad de foliculitis, que deja cicatrices análogas a las de la acné varioliforme (Barthélemy). HIDROSADENITIS FLEMONOSA.

acoasma. f. ACUSMA.

acocanterina. f. F., *acocanthérine.* In., *acocantherin.* Principio activo de la *Acocanthera.* Semejante o idéntica a la ouabaína.

acodadura. f. F., *coudure.* In., *kink.* Formación de un ángulo agudo en el intestino, por disposición congénita, bridas o adherencias. ANGULACIÓN. ‖ **-de Lane.** La formada en el íleon terminal por adherencias y constricción, causa de estenosis y, a veces, de íleo mecánico. Es debida a la retracción de la membrana de Lane.

acodamiento. m. V. ACODADURA. ‖ **-de Lane.** V. ACODADURA DE LANE.

acognosia (del gr. *ákos,* remedio, y *gnôsis,* conocimiento). f. F., *acognosie.* In., *acognosia.* Conocimiento o estudio de los remedios.

acografía (del gr. *ákos,* remedio, y *gráphein,* describir). f. Descripción de los medicamentos.

acoína. f. Clorhidrato de diparaanisilmonofenetilguanidina, polvo blanco cristalino, soluble en diez partes de agua; se usa como anestésico local y bactericida: como anestésico, en instilaciones de una solución al 0,1-0,3% en oftalmología.

acolia (de *a-* y el gr. *cholé,* bilis). f. A. y F., *Acholie;* In., *acholia;* It. y P., *acolia.* Mengua o suspensión total de la secreción biliar. ‖ **-pigmentaria.** Secreción de una bilis incolora por falta de pigmentos biliares.

acología (del gr. *ákos,* remedio, y *lógos,* tratado). f. F., *acologie.* In., *acology.* Ciencia de los remedios; terapéutica.

acoluria (de *a-,* el gr. *cholé,* bilis, y *oûron,* orina). f. A., *Acholurie;* F., *acholurie;* In., *acholuria;* It., *acoluria;* P., *acolúria.* Falta de pigmento biliar en la orina.

acomodación (del lat. *accommodatio, -onis*). f. A., *Akkomodation;* F. e In., *accommodation;* It., *accomodazione;* P., *acomodação.* Función por la cual se operan cambios en el ojo para hacer la visión distinta a diversas distancias. Es realizada principalmente por el músculo ciliar y el cristalino. ‖ **-absoluta.** La acomodación de cada ojo separadamente. ‖ **-histológica.** Conjunto de cambios en la morfología y función de las células, consecutivos a la variación de condiciones. ‖ **-negativa.** Adaptación del ojo para largas distancias por relajación. ‖ **-positiva.** Adaptación del ojo para cortas distancias por contracción. ‖ **-relativa.** Acomodación producida por ambos ojos que actúan conjuntamente.

acomodómetro. m. F., *accommodomètre.* In., *accommodometer.* Instrumento para medir la capacidad acomodativa del ojo.

aconativo. adj. Sin deseo o voluntad. V. CONACIÓN.

acondicionamiento. m. Acción y efecto de acondicionar. ‖ **-del aire.** Modificación en una atmósfera local de la temperatura y humedad y esterilización de agentes patógenos con fines primordialmente sanitarios y de confort.

acondrogénesis (de *a-,* el gr. *chóndros,* cartílago, y *gennân,* engendrar). f. F., *achondrogènese.* In., *achondrogenesis.* Osteocondrodisplasia letal caracterizada por enanismo con nariz chata y ausencia de mineralización vertebral.

acondroplasia (de *a-, chóndros,* cartílago, y *plássein,* formar). A., *Achondroplasie;* F., *achondroplasie;* In., *achondroplasia;* It. y P., *acondroplasia.* Defecto del desarrollo de los cartílagos rizomélicos de las extremidades, causante de una forma de enanismo. *Sin.:* Condrodistrofia (Kaufmann), raquitismo fetal.

aconitina. f. F. e In., *aconitine.* Alcaloide cristalino blanco, muy tóxico, principio activo del acónito. ‖ **-amorfa.** Mezcla de varias bases encontradas en los bulbos del *Aconitum napellus,* menos tóxica que la cristalizada. ‖ **-(Bromhidrato, clorhidrato de).** Sales de aconitina cristalizadas, solubles, que se emplean a las mismas dosis que la aconitina. ‖ **-de Duquesnel.** Nitrato de aconitina, muy tóxico; empleado contra las neuralgias y el reumatismo a la misma dosis que la aconitina. ‖ **-inglesa.** Principio activo del *Aconitum ferox,* polvo cristalino blanco, tanto o más tóxico que la aconitina. Acraconitina, aconitina pura, napelina de Morson, seudoaconitina de Hübsehmanns, nepalina de Fluckiger.

acónito (del gr. *akóniton).* m. F., *aconit.* In., *aconite.* Planta vivaz de la familia de las ranunculáceas. ‖ Droga venenosa, constituida por un extracto de las raíces tuberosas y hojas del *Aconitum napellus;* sedante cardíaco y respiratorio, analgésico diaforético y diurético. Empleóse mucho en otro tiempo en cardiología, fiebres, amigdalitis, bronquitis y neumonía. El *A. ferox,* acónito de la India, es extremadamente venenoso.

aconuresis (del gr. *ákon,* que no quiere, y *oúresis,* micción). f. Micción involuntaria.

acoplado (del lat. *ad,* a, y *copulatus,* p. p. de *copulare,* juntar). adj. Unido a otro; dícese del pulso o ritmo. V. RITMO ACOPLADO.

acoprosis (de *a-* y el gr. *kópros,* excremento). f. F., *acoprose.* In., *acoprosis.* Formación deficiente o nula de excrementos.

acor (del lat. *acor,* amargor). m. F., *aigreur.* In., *acor.* Acrimonia, acidez, acedia (del gr., *achór,* usagre). m. Costra de leche; erupción de pequeñas pápulas.

acorea (de *a-* y el gr. *kóre,* pupila). f. A., *Fehlen der Pupillen;* F., *acorée;* In. e It., *acorea;* P., *acoria.* Ausencia congénita de la pupila, por falta o imperforación del iris.

acoresis (de *a-* y el gr. *chóra,* espacio). f. A., *Achorese;* F., *achorèse;* In., *achoresis;* It., *acoresi;* P., *acorese.* Disminución de la capacidad de un órgano hueco (Grossi). ESTENOCORIA.

acoria (de *a-* y el gr. *kóros,* saciedad). f. A., *Unersättlichkeit;* F., *acorie;* In., *acoria;* It., *aplestia;* P., *acoria;* Pérdida de la sensación de saciedad, apetito insaciable. *Sin.:* Aplestia. ‖ ACOREA.

acorina. f. F., *acorine,* In., *acorin.* Glucósido amargo del *Acorus calamus.*

acormia (de *a-* y el gr. *kormós,* tronco). m. Monstruosidad caracterizada por un tronco rudimentario.

Acorus. Género de plantas aráceas. V. CÁLAMO AROMÁTICO.

Acosta (Enfermedad de) (Padre José de *Acosta,* 1539-1600, jesuita que describió la enfermedad por primera vez en 1950). V. ENFERMEDAD.

acra o **acral** (del gr. *ákros,* lo más alto o extremo). adj. F., *affectant les extrémités.* Dícese de la parte distal de las extremidades o más saliente del cuerpo.

acracia (de *a-* y el gr. *krátos,* poder). f. Debilidad, impotencia.

acraconitina. f. Aconitina inglesa o seudoaconitina.

acrania [acráneo o **acranio]** (de *a-* y el gr. *kraníon,* cráneo). f. F., *acrânie.* In., *acrania, acranius.* Monstruosidad caracterizada por la falta parcial o completa del cráneo.

acrasia (de *a-* y el gr. *krâsis,* templanza). f. Intemperancia; toda especie de aberración orgánica.

acrato (del gr. *akrátos).* adj. Puro, sin mezcla.

acratotermas. adj. pl. Dícese de las aguas termales con mineralización escasa.

acraturesis (del gr. *akratés,* débil, y *oûresis,* micción). f. Dificultad de la micción, por atonía vesical.

acre (del lat. *acer, acris).* adj. Áspero, acerbo, picante. ‖ Dícese del calor febril, acompañado de una sensación de picor. ‖ m. Principio que los médicos humoralistas suponían que ejercía una acción irritante particular.

acreción (del lat. *accrescere,* acrecer). f. F., *accrétion.* In., *accretion.* Adición de partículas o capas a un tejido. ‖ Adherencia de partes naturalmente separadas. ‖ Masa de materia extraña que se ha acumulado en una cavidad.

Acrel (Ganglión de) (Olof *Acrel*, cirujano sueco, 1717-1807). V. GANGLIÓN.
acrementición (del lat. *accrementum*, crecimiento). f. Desarrollo o aumento por adición de tejido similar.
acremoniosis. f. Infección por el hongo *Acremonium potronii*, que produce un estado caracterizado por fiebre y formación de tumefacciones de aspecto muy semejante al goma.
acrencéfalo. m. TELENCÉFALO.
acreocitemia. f. ACROIOCITEMIA.
acrestesia (de *acro-* y el gr. *aísthesis*, sensación). f. ant. Sensibilidad anormalmente exagerada.
acribómetro (del gr. *akribós*, exacto, y *métron*, medida). m. F., *acribomètre*. In., *acribometer*. Instrumento para medir objetos diminutos.
acridina. f. F., *acridine*. In., *acridine*. Alcaloide derivado de la brea de hulla; se presenta en cristales incoloros de sabor agrio y olor irritante; los colorantes de acridina son amarillos, dotados de poder antiséptico.
acriflavina. f. F., *acriflavine*. In., *acriflavine*. Sustancia preparada por Benda, en 1911, y denominada por él *tripaflavina*, por haberla empleado en la tripanosomiasis. Es un germicida y antiséptico poderoso que se emplea al 1‰ de una solución salina al 0,8 %.
acrilaldehído. m. ACROLEÍNA.
acrílico. adj. F., *acrylique*. In., *acrylic*. Dícese de las sustancias termoplásticas preparadas por reacción y polimerización de cianuro de sodio, acetona, alcohol metílico y ácidos, semejantes al vidrio, que permiten el paso de los rayos ultravioleta. Se emplean en distintos tipos de prótesis en odontología, oftalmología y cirugía. Ú.t.c.s.m.
acrimonia (del lat. *acrimonia*). f. F., *acrimonie*. In., *acrimony*. Calidad de acre.
acrinia (de *a-* y el gr. *krínein*, separar). f. Disminución o supresión de las secreciones.
acrinilo (**Sulfocianato de**). Principio vesicante acre de la mostaza blanca.
acrisis (de *a-* y el gr. *krísis*, crisis). f. Falta de crisis de una enfermedad.
acrítico. adj. F., *acritique*. In., *acritical*. Que no tiene crisis.
acritocromacia (del gr. *ákritos*, no juzgado, y *chrôma*, color). f. F., *daltonisme*. In., *acritochromacy*. Falta de aptitud en percibir los colores. ACROMATOPSIA.
acritud. f. ACRIMONIA.
acro-. Forma prefija del gr. *ákros*, lo más alto, lo más extremo.
acroacito (de *a-*, el gr. *chróa*, color, y *kýtos*, cavidad). m. desus. LINFOCITO.
acroacitosis. f. desus. Crecimiento excesivo de células linfáticas, como se observa en la enfermedad de Mikulicz.
acroagnosis (de *acro-*, *a-*, y el gr. *gnôsis*, conocimiento). f. A., *Akroagnosie*; F., *acroagnosie*; In., *acroagnosis*; It. y P., *acroagnosia*. Ausencia de la sensación de percepción en un miembro.
acroanestesia (de *acro-* y *anestesia*). f. A., *Akroanästhesie*; F., *acro-anesthésie*; In., *acroanesthesia*; It. y P., *acroanestesia*. Anestesia de las extremidades.
acroartritis (de *acro-* y *artritis*). f. F., *acroarthrite*. In., *acroarthritis*. Artritis que afecta las extremidades.
acroasfixia (de *acro-*; *a-* y *asfixia*). f. A., *Akroasphyxie*; F., *acro-asphyxie*; In., *acroasphyxia*; It., *acroasfissia*; P., *acroasfixia*. Asfixia local de las partes distales de las extremidades. ‖ Aspecto y sensación de dedo o dedos muertos. ‖ Palidez y frialdad de los dedos de manos y pies, como primera fase del síndrome o enfermedad de Raynaud, llamada también gangrena simétrica de las extremidades. ‖ **-crónica.** ACROCIANOSIS.
acroataxia (de *acro-* y *ataxia*). f. Ataxia de las extremidades, especialmente de las manos y pies.
acrobistiolito (del gr. *akrobystía*, prepucio, y *líthos*, piedra). m. F., *acrobystiolithe*. In., *acrobystiolith*. Cálculo prepucial.
acrobistitis. f. F., *acrobystite*. In., *acrobystitis*. Inflamación del prepucio. ACROPOSTITIS, POSTITIS.

acroblasto (de *acro-* y el gr. *blastós*, germen). m. F., *acroblaste*. In., *acroblast*. Capa exterior del mesoblasto.
acrobraquicefalia (de *acro-*; *brachýs*, corto, y *kephalé*, cabeza). f. F., *acrobrachycéphalie*. In., *acrobrachycephaly*. Dismorfia craneal resultante de la fusión de la sutura coronal, causa de acortamiento del diámetro anteroposterior de la cabeza.
acrocefalia (de *acro-* y el gr. *kephalé*, cabeza). f. A., *Akrozephalie*; F., *acrocéphalie*; In., *acrocephalia*; It., *acrocefalo*; P., *acrocefalia*. Forma cónica de la bóveda craneal. Hipsocefalia, oxicefalia, pirgocefalia, turricefalia.
acrocefalosindactilia (de *acrocefalia* y *sindactilia*). f. A., *Akrozephalosyndaktylie*; F., *acrocéphalosyndactylie*; In., *acrocephalosyndactylia*; It., *sindrome de Apert*; P., *acrocefalossindactilia*. Enfermedad o síndrome de Apert; monstruosidad caracterizada por la forma cónica de la cabeza y la sindactilia en las cuatro extremidades. Acrosfenosindactilia.
acrocéntrico. adj. F., *acrocentrique*. In., *acrocentric*. Dícese del cromosoma con centrómero casi terminal, que divide aquél en un brazo muy corto y otro muy largo. Son los cromosomas 13-15 y 21-22.
acrocianosis (de *acro-* y el gr. *kýanos*, azul). f. F., *acrocyanose*. In., *acrocyanosis*. Cianosis crónica de las manos y pies, asociada a frialdad y sudoración excesivas. Sin.: Acroanoxia, acroasfixia crónica.
acrocinesia o **acrocinesis** (de *acro-* y *knesis*, movimiento). f. F., *acrocinésie*. In., *acrocinesia*, *acrocinesis*. Movilidad excesiva o facilidad anómala de movimientos en las articulaciones de manos y muñecas.
acrocontractura. f. F., *acrocontracture*. In., *acrocontracture*. Contracturas articulares de las manos y los pies.
acrocordón (de *acro-* y el gr. *chordé*, cuerda). m. A., F., In. e It., *fibroma molluscum*; P., *molluscum pendulum*. Tumor blando, péndulo, especialmente en el cuello o en los párpados de los viejos; son verrugas o glándulas sebáceas hipertrofiadas. MOLUSCO FIBROSO.
acrodermatitis. f. A., *Akrodermatitis*; In., *acrodermatitis*. F., It. y P., *acrodermatite*; Dermatitis de las extremidades. ‖ **-crónica de las extremidades.** Enfermedad crónica de la piel caracterizada por inflamación inicial, seguida de fases de atrofia y esclerosis. ‖ **-de Pick-Herxheimer.** ACRODERMATITIS CRÓNICA DE LAS EXTREMIDADES. ‖ **-enteropática.** Enfermedad grave, a menudo fatal, que afecta a los niños y jóvenes. Se caracteriza por vesículas y ampollas alrededor de orificios naturales y zona distal de extremidades, diarrea crónica, alopecia parcial o completa. Producida por carencia de cinc.
acrodinia (de *acro-* y el gr. *odýne*, dolor). f. A., *Akrodynie*; F., *acrodynie*; In., *acrodynia*; It., y P., *acrodinia*. Enfermedad caracterizada por el aumento de la sensibilidad de plantas y palmas, con sensación de hormigueo y dolores reumatoideos en manos y pies y una erupción eritematosa seguida de exfoliación y pigmentación parda en la zona distal de las extremidades.
acrodisostosis. Osteocondrodisplasia caracterizada por raíz nasal pequeña, hipoplasia maxilar y manos y pies pequeños con disostosis periférica. La estatura y el estado mental se afectan poco.
acrodolicomelia (de *acro-*, *dolichós*, largo, y *mélos*, miembro). f. F., *acrodolichomélie*. In., *acrodolichomelia*. Longitud excesiva de manos y pies.
acrodonto (de *acro-* y *odoús*, *odóntos*, diente). adj. F., *acrodonte*. In., *acrodont*. Dícese del sujeto con dientes enraizados en el borde maxilar, en lugar de los alvéolos.
acroedema. m. F., *oedème localisé aux extrémités*. *acroedema*. Edema permanente de las manos o pies.
acroeritrosis (de *acro-* y el gr. *erytrós*, rojo). f. Vasodilatación y enrojecimiento de las porciones más distantes de los miembros.
acroespiroma (de *acro-*, el gr. *speîra*, rollo, y el suf. *-oma*). m. F., *acrospirome*. In., *acrospiroma*. Proliferación intraepidérmica de conductos de glándulas ecrinas. POROEPITELIOMA ECRINO.

acroestesia. f. F., *acroesthésie.* In., *acroesthesia.* Dolor en las extremidades. ACRESTESIA.

acrofobia (de *acro-* y el gr. *phóbos,* temor). f. A., *Akrophobie;* F., *acrophobie;* In., *acrophobia;* It. y P., *acrofobia.* Temor morboso de estar o permanecer a una gran altura.

acrogeria (de *acro-* y el gr. *géron,* viejo). f. A., *Akrogerie;* F., *acrogérie;* In., It. y P., *acrogeria.* Senilidad prematura de la piel de las manos y de los pies.

acrognosia o **acrognosis** (de *acro-* y el gr. *gnôsis,* conocimiento). f. In., *acrognosis.* Cenestesia de las extremidades.

acrohiperhidrosis (de *acro-,* el gr. *hypér,* sobre, *hýdor,* agua, y el suf. *-osis).* f. F., *acrohyperhidrose.* In., *acrohyperhidrosis.* Sudor excesivo en manos y pies.

acrohipotermia (de *acro-,* el gr. *hypó,* debajo, y *thérme,* calor). f. F., *acrohypothermie.* In., *acrohipotermy.* Frialdad de las extremidades.

acrohisterosalpingectomía (de *acro;* el gr. *hystéra,* útero, *sálpigx,* trompa, y *ectomé,* resección). f. F., *acrohystéro-salpingectomie.* In., *acrohysterosalpingectomy.* Extirpación de ambas trompas de Falopio y parte del fondo uterino, que se practica en algunas enfermedades inflamatorias de la pelvis.

acroiocitemia (de *a-,* el gr. *chroa,* color, *kýtos,* célula y *haîma,* sangre). f. Deficiencia o falta de hemoglobina en los eritrocitos.

acroleína (del lat. *acer, acris,* acre, agrio y *oleum,* aceite). f. F., *acroléine.* In., *acrolein.* Aldehído acrílico de la descomposición de la glicerina.

acroma. m. ACROMÍA. ||**-congénito.** ALBINISMO. ||**-cutis.** LEUCODERMIA.

acromacria (de *acro-* y el gr. *makrós,* grande). f. F., *acromacrie.* In., *acromacria.* Longitud excesiva de las extremidades. ARACNODACTILIA.

acromanía (de *acro-* y *manía).* f. Manía extrema o violenta.

acromasia. f. ACROMÍA.

acromastitis (de *acro-* y el gr. *mastós,* mama). f. F., *acromastite.* In., *acromastitis.* Inflamación del pezón. TELITIS.

acromático (de *a-* y el gr. *chrôma, -atos,* color). adj. A., *Farblos;* F., *achromatique;* In., *achromatic;* It., *acromatico;* P., *acromático.* Que no dispersa la luz.|| Desprovisto de colores. || Que se tiñe con dificultad. || Que contiene acromatina.|| Ciego para los colores.

acromatina (de *a-* y el gr. *chrôma, -atos,* color). f. A., *Achromatin;* F., *achromatine;* In., *achromatin;* It., y P., *acromatina.* Hialoplasma del núcleo que no se tiñe o lo hace débilmente por las materias colorantes. ACROMINA, LININA, CARIOPLASMA.

acromatismo. m. F., *achromatisme.* In., *achromatism.* Falta o corrección de la aberración cromática; estado de acromático.|| Ausencia de color, acromía.

acromatocito (de *a-,* el gr. *chrôma, -atos,* color, y *kýtos,* cavidad). m. desus. Eritrocito descolorado y degenerado. Corpúsculo fantasma de Ponlick, plaqueta sanguínea de Bizzozero, hematoblasto de Hayem.

acromatófilo (de *a-* y *cromatófilo).* adj. F., *achromatophile.* In., *achromatophil.* Que no tiene afinidad por las materias colorantes, que se tiñe con dificultad.

acromatólisis (de *a-,* el gr. *chrôma,* color, y *lýsis,* disolución). f. F., *achromatolyse.* In., *achromatolysis.* Desorganización de la acromatina de una célula. PLASMÓLISIS.

acromatopsia (de *a-,* el gr. *chrôma, -atos,* color, y *ópsis,* visión). f. A., *Farbenblindheit;* F., *achromatopsie;* In., *achromatopsy;* It. y P., *acromatopsia.* Falta de percepción de los colores, visión en gris; de carácter congénito o adquirido. || **-parcial.** DALTONISMO.

acromatosis. f. ACROMÍA.

acromaturia (de *a-,* el gr. *chrôma, -atos,* color, y *oûron,* orina). f. F., *achromaturie.* In., *achromaturia.* Estado incoloro de la orina.

acromegalia (de *acro-* y el gr. *megále,* grande). f. A., *Akromegalie;* F., *acromégalie;* In., *acromegaly;* It. y P., *acromegalia.* Gigantismo congénito de las extremidades. || Enfermedad crónica caracterizada por el aumento de volumen de los huesos y partes blandas de las manos, pies y cara. Es producida por una disfunción de la hipófisis. ACROPAQUÍA, enfermedad de Marie.

acromegalogigantismo (de *acromegalia* y *gigantismo).* m. F., *acromégalogogantisme.* In., *acromegalogigantism.* Gigantismo por acromegalia desarrollado después de la pubertad.

acromegaloidismo (del *acro-,* el gr. *megalé,* grande, y *eidos,* aspecto). m. Estado semejante a la acromegalia no debida a trastorno hipofisario.

acromelalgia (de *acro-;* el gr. *mélos,* miembro, y *álgos,* dolor). f. A., *Akromelalgie;* F., *acromélalgie;* In., It. y P., *acromelalgia.* Afección caracterizada por accesos dolorosos y rubefacción en los dedos de las manos y pies (Gerhard). ERITROMELALGIA.

acromélico (de *acro-* y *mélos,* miembro). adj. F., *acromélique.* In., *acromelic.* Referente a la extremidad de un miembro.

acromía [**acrómico**] (de *a-* y el gr. *chrôma,* color). f. A., *Farblosigkeit;* F., *achromie;* In., *achromia;* It. y P., *acromia.* Falta de la coloración normal de la piel, y en general, ausencia de color en cualquier parte o elemento. *Sin.:* Acromasia, acromatosis, acromodermia, albinismo, vitíligo.

acromial. adj. F., *acromial.* In., *acromial.* Relativo al acromion.

acromicria (de *acro-* y el gr. *mikrós,* pequeño). f. A., *Akromikrie;* F., *acromicrie;* In., It. y P., *acromicria.* Atrofia o pequeñez de las extremidades (Brugsch).

acromina. f. ACROMATINA.

acromio-. Prefijo que indica relación con el acromion.

acromioclavicular. adj. Relativo al acromion y a la clavícula.

acromiocoracoideo. adj. Relativo al acromion y a la apófisis coracoides.

acromiohumeral. adj. Relativo al acromion y al húmero. || m. Músculo deltoides.

acromion. (de *acro-* y el gr. *ômos,* hombro). m. A., *Akromion;* F., In. e It., *acromion;* P., *acrómio.* Apófisis triangular del omoplato, que se articula con la extremidad externa de la clavícula.

acromiotonía (de *acro-* y *miotonía).* f. Miotonía de las extremidades.

acromiotorácico. adj. Relativo al acromion y al tórax.

acromodermia. f. ACROMÍA. LEUCODERMIA.

acromófilo. adj. ACROMATÓFILO.

acromotriquia (de *a-* y el gr. *chrôma,* color, y *thríx, trichós,* cabello). f. F., *achromotrichie.* In., *achromotrichia.* Falta de pigmento en el pelo o cabello.

acronausia (de *acro-* y el gr. *nausía,* mareo). f. V. MAL DE LAS MONTAÑAS.

acroneurosis (de *acro-* y *neurosis).* f. Trastornos nerviosos de las extremidades.

acrónfalo (de *acro-* y el gr. *omphalós,* ombligo). m. F., *procidence de l'ombilic.* In., *acromphalus.* Excesiva prominencia del ombligo o hernia umbilical. || Extremidad del cordón umbilical que queda inserta en el recién nacido.

acrónix (de *acro-* y *ónyx,* uña). m. F., *ongle incarné.* In., *acronyx.* Uña que crece hacia dentro. || UÑA ENCARNADA o encarnidada. || UÑERO.

acropaquía (de *acro-* y el gr. *pachýs,* grueso). f. ACROMEGALIA. || Deformación de los dedos en maza o palillo de tambor.

acropaquidermia. f. PAQUIACRIA.

acroparálisis (de *acro-* y *parálisis).* f. Parálisis de las extremidades.

acroparestesia (de *acro-* y *parestesia).* f. A., *Akroparästhesie;* F., *acroparesthésie;* In., *acroparesthesia;* It. y P., *acroparestesia.* Parestesia de las extremidades, en forma de cosquilleo, torpor y rigidez digital, antebraquial o de ambos segmentos. || **-de Nothnagel.** Acroparestesia vasospástica, que puede acabar en gangrena. || **-de Schulze** o **simple.** Acroparestesia generalmente curable.

acropatía (de *acro-* y el gr. *páthos,* enfermedad). f. A., *Erkrankung der Gliedmassen;* F., *acropathie;* In., *acropathy;* It. y P., *acropatia.* Término general que comprende las alteraciones de la sensibilidad, vasomotilidad y trofismo que asientan en las extremidades, como la acrocianosis, gangrenas nerviosas, eritromelalgia, enfermedad de Morton, etc.

acropatología. f. F., *acropathologie.* In., *acropathology.* Patología de las extremidades.

acropostitis (del gr. *akroposthia,* prepucio). f. A., *Posthitis;* F., *posthite;* In., *posthitis;* It., *postite;* P., *acropostite.* Inflamación del prepucio.‖ Acrobistitis, Postitis.

acroqueratosis (de *acro-,* el gr. *kéras, kératos,* cuerno, y *-osis,* producción). f. F., *acrokératose.* In., *acrokeratosis.* Queratosis en las extremidades. ‖ **-de Hopf.** Acroqueratosis verruciforme. ‖ **-verruciforme.** Numerosas pápulas verrugosas planas en dorso de las manos, parte interna de la planta de los pies, rodillas y codos. Se hereda de forma autosómica dominante. Histológicamente se caracteriza por hiperqueratosis, engrosamiento del estrato granuloso y acantosis.

acroquinesia. f. Acrocinesia.

acrosclerodermia. f. Esclerodactilia.

acrosclerosis (de *acro-* y el gr. *sklerós,* duro). f. F., *acrosclérose.* In., *acrosclerosis.* Combinación de la enfermedad de Raynaud con la esclerodermia de las partes distales de las extremidades y de la cara y cuello. Es forma clínica de la esclerodermia (esclerosis sistémica primaria). *Sin.:* Esclerodermia vascular.

acrosfacelo (de *acro-* y *esfacelo*). m. Gangrena de los dedos. Acroasfixia.

acrosfenosindactilia. f. Acrocefalosindactilia.

acrosoma (de *acro-* y el gr. *sôma,* cuerpo). m. A., *Akrosom;* F., e In., *acrosome;* It., *acrosomo;* P., *acrossoma.* Corpúsculo en la parte anterior de la cabeza del espermatozoide, constituido por un aparato de Golgi modificado y muy desarrollado.

acrostealgia (de *acro-* y el gr. *ostéon,* hueso, y *álgos,* dolor). f. F., *acrostéalgie;* In., *acrostealgia.* Neuralgia de los huesos de las extremidades (Boneau).

acroteriasis (de *acro-* y el gr. *therîon,* monstruo). f. Mutilación o amputación de una extremidad. ‖ En teratología, ausencia de una extremidad.

acrotérico (del gr. *akrótes,* extremidad). adj. F., *acrotérique.* In., *acroteric.* Relativo a la periferia o al exterior.‖ Relativo a las extremidades.

acrótico. adj. F., *acrotique;* In., *acrotic.* Que afecta la superficie.‖ Relativo al acrotismo o afecto de él.

acrotismo (de *a-* y el gr. *krótos,* ruido de golpeteo). f. A., *Pulslosigkeit;* F., *acrotisme;* In., *acrotism;* It. y P., *acrotismo.* Falta o deficiencia de pulso.

acrotriquio (de *acro-* y el gr. *thríx,* cabello). m. Nombre que Duperrat y Mascaró dan a la parte intraepidérmica del folículo piloso.

acrotrofodinia (de *acro-,* el gr. *trophé,* nutrición, y *odýne,* dolor). f. F., *acrotrophodynie;* In., *acrotrophodynia.* Trastornos tróficos dolorosos de las extremidades.

acrotrofoneurosis. f. Trastorno trofoneurótico de las extremidades (Lancereaux).

acruoria (de *a-* y el lat. *cruor, cruoris,* sangre). f. Disminución de la parte sólida de la sangre.

Actaea. Género de plantas ranunculáceas, algunas de cuyas especies tienen propiedades medicinales, como la *A. spicata,* hierba de San Cristóbal, purgante y emética. La más importante de dichas plantas es la *A. cimicifuga.* V. Cimicifuga.

ACTH (sigla del inglés *adrenocorticotropic hormon).* Hormona pituitaria adrenocorticotrópica. V. Corticotropina.

Actidiona. f. Marca registrada de la Ciclohexímida.

actina. f. F., *actine.* In., *actin.* Proteína muscular en filamentos que unida a las partículas de miosina constituye la actomiosina, causa de la contracción y relajación musculares.

acting-out. In., *acting-out.* Expresión inglesa con que se denominan los actos donde se repiten experiencias pretéritas en la realidad presente, que tienden al alivio temporal de tensiones inconscientes. Se observan durante el tratamiento psicoanalítico y bajo la influencia de la reactivación transferencial de los conflictos infantiles. Por extensión, se usa para definir las actuaciones de carácter impulsivo que revisten generalmente una forma auto o heteroagresiva.

actinicidad o **actinismo** [**actínico**] (del gr. *aktís, aktînos,* rayo). f. y m. F., *actinisme.* Propiedad química de los rayos luminosos.

actínido (de *actinio* y el gr. *eîdos,* forma). adj. Perteneciente o relativo al elemento actinio.‖ m. pl. Serie de elementos posteriores al actinio, cuyo número atómico está comprendido entre 89 y 101.

actiniforme. adj. En forma de rayo; radiado.

actinina. f. F. e In., *actinine.* Proteína de la miofibrilla, que forma parte de los filamentos delgados del tejido muscular. Se divide en actinina α, que facilita la asociación lateral de la actina F, y actinina β, que inhibe la polimerización de la actina.

actinio (del gr. *aktís,* rayo). m. A., *Aktinium;* F., e In., *actinium;* It., *attinio.* Elemento obtenido de los compuestos de uranio, que posee propiedades radiactivas. Símbolo, *Ac.*

actino. gr., Forma prefija del gr. *aktís, aktînos,* que significa rayo de luz.

actinobacilosis. f. F., *actinobacillose.* In., *actinobacillosis.* Estado morboso producido por especies del género *Actinobacillus.*

Actinobacillus. Género de bacterias de clasificación imprecisa que se incluye en la parte 8.ª del Manual de Bergey (1974). Sus elementos presentan forma bacilar y oval, son pequeños (0,4-0,5 por 1-1,4 μm), no móviles y capsulados. En medio sólido las colonias se adhieren a aquél. Reducen los nitratos en nitritos. ‖ **-equuli.** Patógeno para caballos y cerdos, en los cuales puede dar lugar a lesiones supurativas en el riñón y articulaciones. Ambas especies pueden ser causa de lesiones granulomatosas y abscesos en el hombre.‖ **-lignieresii.** Es patógeno para bóvidos y ovinos, en los que es causa de lesiones granulomatosas en aparato digestivo, y lesiones supurativas en piel y pulmón.‖ **-mallei.** V. Pseudomonas mallei.‖ **-muris.** V. Streptobacillus moniliformis.

actinocardiograma. m. Cardiograma obtenido utilizando los cambios de densidad en la pantalla radioscópica.

actinocongestina (de *actino-* y *congestión*). f. Nombre dado por Richet al principio tóxico de ciertas actinias que, inyectado en los animales, produce congestión de las vísceras y hemorragias.

actinocutitis. f. Actinodermatitis.

actinodermatitis. f. A., *Röntgendermatitis;* F., *actinodermatose;* In., *actinodermatitis;* It., *attinodermatite;* P., *actinodermatite.* Inflamación de la piel producida por rayos actínicos. *Sin.:* Lucitis, actinocutitis, radiodermatitis.

actinofitosis. f. Estreptotricosis.

actinóforo. (de *actino-* y el gr. *phorós,* que lleva). m. Mezcla de tres partes de dióxido de cerio y una parte de torio, que se utiliza en diagnósticos radiológicos.

actinografía. f. Radiografía o roentgenografía.

actinógrafo. m. Esquiágrafo. ‖ Instrumento para registrar las variaciones de los efectos actínicos de los rayos solares.

actinograma. m. Esquiagrama.‖ Radiografía.

actinoide (de *actino-* y el gr. *eîdos,* aspecto). adj. En forma de rayo; actiniforme.

actinolito (de *actino-* y el gr. *líthos,* piedra). m. Sustancia modificada notablemente por la luz.

actinología (de *actino-* y el gr. *lógos,* tratado). F., *actinologie.* In., *actinology.* Ciencia de la fotoquímica, de los efectos químicos de la luz. *Sin.:* Actinografía. ‖ Parte de la zoología que trata de los radiados. ‖ Ciencia que estudia los tipos de energía radiante.

Actinomadura. Género de bacterias del orden actinomicetales. Se las considera uno de los agentes responsables del micetoma.

actinómetro (de *actino-* y el gr. *métron,* medida). m. F., *actinomètre.* In., *actinometer.* Aparato para medir el poder penetrante de los rayos actínicos.

actinomicetáceas. f. pl. Familia bacteriana del orden actinomicetales. Comprende cinco géneros: *Actinomy-*

ces, Arachnia, Bifidobacterium, Bacterionema y *Rothia.*

actinomicetales. m. pl. Orden de bacterias que comprende ocho familias, algunas de gran interés en medicina: actinomicetáceas, micobacteriáceas, nocardiáceas, estreptomicetáceas y micromonosporáceas.

actinomicetina. f. F., *actinomycétine.* In., *actinomycetin.* Antibiótico extraído de cultivos de *Streptomyces albus,* de acción bacteriolítica sobre gérmenes grampositivos y gramnegativos, en particular los últimos, aunque carece de valor terapéutico.

actinomicina. f. F., *actinomycine.* In., *actinomycin.* Antibiótico aislado de cultivos de *Actinomyces antibioticus,* que consta de dos compuestos: un pigmento rojo bacteriostático para los grampositivos y otro incoloro de acción bactericida sobre los gramnegativos.

actinomicoma (de *actinomices* y el suf. *-oma*). m. F., *actinomycome.* In., *actinomycoma.* Tumor producido por actinomices.

actinomicosis [actinomicótico] (de *actino-* y el gr. *mýkes,* hongo). f. A., *Strahlenpilzkrankheit;* F., *actinomycose;* In., *actinomycosis;* It., *actinomicosi;* P., *actinomicose.* Enfermedad crónica infecciosa del ganado, transmisible al hombre, causada por el *Actinomyces bovis (Nocardia bovis, Oospora bovis),* caracterizada por la formación de tumores grumosos en las mandíbulas y en la lengua; la enfermedad va acompañada de pérdida de fuerzas y peso y de fiebre héctica, pudiéndose desarrollar los fungus en las vísceras, huesos y piel, igualmente que en la boca y maxilares. El pus que se produce contiene granos amarillos que son masas de bastoncitos con maza dispuestos en sentido radiado. DISCOMICOSIS, enfermedad de Rivalta.

actinomicotina. f. F., *actinomycosine.* In., *actinomycotin.* Preparación a base de cultivos de *Actinomyces,* para uso terapéutico en el tratamiento de la actinomicosis.

actinomorfo. adj. ACTINIFORME.

Actinomyces. Género de bacterias anaerobias cuya especie *A. israelii* o *Streptothrix israeli,* produce la actinomicosis. Cuenta numerosas especies, muchas de ellas patógenas de los animales y del hombre. La especie *A. bovis* produce la actinomicosis del ganado y del hombre. Otra especie, *A. dermatonomus,* produce grandes destrozos en la lana de las ovejas; *A. madurae* es el agente causal del micetoma o pie de Madura; *A. necrophorus* produce difteria en el ganado, dermatitis gangrenosa en caballos y mulos. De los cultivos de *A. antibioticus,* se obtiene la *actinomicina,* y de los de *A. griseus,* otro antibiótico, la *estreptomicina.*

Actinomycetaceae. ACTINOMICETÁCEAS.

actinón. m. F., *actinon;* In., *actinon.* Isótopo del radón, de la serie del actinio, de número de masa 219.

actinoneuritis. f. Neuritis producida por la exposición a las sustancias radiactivas.

actinopraxis (de *actino-* y el gr. *prâxis,* acción). f. desus. Empleo de las sustancias radiactivas.

actinoscopia (del gr. *aktís,* rayo, y *scopeîn,* examinar). f. F., *actinoscopie;* In., *actinoscopy.* Estudio de los distintos grados de transparencia de los tejidos y órganos.

actinoterapéutica o **actinoterapia** (de *actino-* y *therapeía,* cuidado). f. A., *Strahlenbehandlung;* F., *actinothérapie;* In., *actinotherapy;* It. y P., *actinoterapia.* Tratamiento de las enfermedades por medio de radiaciones de diversa naturaleza, especialmente luz química o actínica. ‖ ACTINOPRAXIS.

actinotoxemia (de *actino-* y *toxemia*). f. Toxemia producida por la desintegración de los tejidos debida a radiaciones. ‖ RADIATERPIA.

actitud (del lat. *actitudo*). f. F. e In., *attitude.* Postura o posición del cuerpo. ‖ Disposición sobre cómo reaccionar o conducirse en determinada situación. ‖ **-antálgica.** Posición que espontáneamente adopta el enfermo para atenuar el dolor de una parte. ‖ **-cerebelosa.** Contracción tónica generalizada, con flexión de los miembros superiores y extensión de los inferiores, rigidez de la nuca y opistótonos, observada en las lesiones del cerebelo, especialmente del vermis. ‖ **-de crucifijo.** Rigidez del cuerpo con los brazos extendidos en ángulo recto, observada en la histeroepilepsia. ‖ **-de Duvergie.** Posición cadavérica caracterizada por la flexión de los codos y rodillas, cierre de las manos y extensión de los pies. ‖ **-de plegaria mahometana.** Actitud adoptada por los pacientes afectos de derrame pericárdico, con la finalidad de evitar el roce de las hojas de la serosa inflamada. Consiste en apoyarse en las rodillas, la cara y los codos. ‖ **-de Wernicke-Mann.** Flexión y pronación del antebrazo, flexión de los dedos de la mano, abducción de la cadera, rotación interna y flexión plantar del pie. Es típica de la hemiplejía por lesión capsular. ‖ **-en gatillo de fusil.** La típica de la meningitis con flexión de las piernas sobre los muslos y éstos sobre la pelvis. ‖ **-estereotipada.** La que mantienen por largo tiempo algunos enfermos de la mente. ‖ **-glacial.** Rigidez peculiar de la marcha, observada especialmente en la esclerosis lateral amiotrófica. ‖ **-ilógica.** Actitud extraña o grotesca adoptada en la histeroepilepsia. ‖ **-pasional.** Gesto dramático o teatral que se observa a menudo en los pacientes histéricos.

actitudoterapia (del lat. *actitudo, -inis,* actitud, y el gr. *therapeía,* tratamiento). f. Tratamiento de las deformidades, especialmente del raquis, por la adopción de actitudes propias para corregirlas.

activación (de *activar*). f. F., *activation.* In., *activation.* Acto o proceso de hacer activo, como la transformación de un cimógeno en enzima activa por la acción de una cinasa.

activador. m. F., *activateur.* In., *activator.* Ion cuya presencia facilita o estimula la actividad de una enzima o sistema enzimático.

actividad (del lat. *activitas, -atis*). f. A., *Tätigkeit;* F., *activité;* In., *activity;* It., *attività;* P., *actividade.* Conjunto de operaciones propias de una persona o entidad. ‖ En física, número de átomos que se desintegran por unidad de tiempo en una cantidad dada de sustancia radiactiva. ‖ **-óptica.** Propiedad que poseen ciertas sustancias, por la cual la luz polarizada que las atraviesa sufre un giro de su plano de polarización.

activo (del lat. *activus*). adj. Caracterizado por la acción; contrario de pasivo y expectante. V. INMUNIDAD, TRATAMIENTO ACTIVO.

acto (del lat. *actus*). m. A., *Handlung;* F., *acte;* In., *act;* It., *atto;* P., *acto.* Hecho, acción. ‖ **-fallido.** Acción equivocada atribuible a desatención de la persona o al azar, que el psicoanálisis considera como expresión de un conflicto inconsciente, que representa una transacción entre la intención consciente y un deseo reprimido. El concepto de acto fallido incluye distintos equívocos, tales como: olvidos, errores de escritura, de lectura o de la palabra. V. LAPSUS.

actol. m. Lactato de plata, polvo blanco insípido, soluble en el agua y en los líquidos albuminosos; antiséptico en solución al 2 %.

actomiosina. f. F., *actomyosine.* In., *actomyosin.* Sustancia contráctil del músculo constituida por la unión de dos proteínas: la miosina y la actina.

Actonia. Género de hongos actinomicetos del orden de los endomicetales, que a veces produce falsas membranas faríngeas semejantes a las diftéricas.

acu- (del gr. *akoué,* oído). Prefijo de términos médicos españoles relacionados con el oído o la audición. ‖ (del lat. *acus,* aguja). Prefijo de términos médicos españoles relacionados con las agujas.

acuapuntura. (del lat. *aqua* y *punctura,* pinchazo). f. F., *aquapuncture.* In., *aquapunture.* Inyección subcutánea de agua.

acueducto (del lat. *aquae ductus*). m. A., *Aquadukt;* F., *aqueduc;* In., *aqueduct;* It., *acquedotto;* P., *aqueduto.* Conducto para la conducción de un líquido o estructura anatómica. ‖ **-cerebral.** ACUEDUCTO DE SILVIO. ‖ **-de Cotunnius.** El acueducto del vestíbulo, pequeño conducto que se abre en la superficie posterior del peñasco y da paso a una vena y al conducto endolinfático. ‖ **-de Falopio.** Conducto para el nervio facial en el peñasco, llamado también *conducto facial.* ‖ **-de Silvio.**

Conducto que une el III y IV ventrículos del cerebro, llamado también *iter a tertio ad quartum ventriculum*. ||-**del caracol o cóclea**. Agujero en el hueso temporal para una vena; conducto perilinfático. ||-**del vestíbulo**. ACUEDUCTO DE COTUNNIUS. ||-**mesencefálico**. ACUEDUCTO DE SILVIO.

acufeno (del gr. *akoúein*, oír, y *phaínein*, aparecer). m. Sensación auditiva anormal que en general es percibida solamente por el sujeto.|| TINNITUS.

acufilopresión (del lat. *acus*, aguja, *filum*, hilo, y *pressio, -onis*, presión). f. Combinación de acupresión y ligadura.

acufonía (del gr. *akoúein*, oír, y *phoné*, voz). f. F., *acouophonie*. In., *acouphonia*. Empleo combinado de la percusión y la auscultación. || Auscultación del sonido de percusión.

acúfono (de *acu-* y el gr. *phoné*, sonido). m. Aparato eléctrico que facilita la audición a los sordos.

acuicultura (del lat. *aqua*, agua, y *cultura*, cultivo). f. Técnica de cultivo en el agua de especies vegetales y animales.

acuidad. f. Agudeza.

acuimetría (del lat. *acuitas*, agudeza, y el gr. *métron*, medida). f. Medida de la agudeza visual.

acuíparo (del lat. *aqua*, agua, y *parere*, producir). adj. Que produce agua o secreción acuosa.

aculalion (del lat. *akoúein*, oír, y *lalein*, hablar). m. Aparato para enseñar a hablar a los mudos.

acumetría (del gr. *akoúein*, oír, y *métron*, medida). f. A., *Hörprüfung*; F., *acoumétrie*; In., *acoumetry*; It. y P., *acumetria*. Estudio de la agudeza auditiva.

acúmetro. m. A., *Akumeter*; F., *acoumètre*; In., *acoumeter*; It., *acumetro*; P., *acúmetro*. Instrumento que se emplea para medir la agudeza auditiva.

acuminado (del lat. *acuminatus*). adj. F., *acuminé*. In., *acuminate*. Aguzado, puntiagudo.

acumulación (del lat. *accumulatio, -onis*). f. A., *Anhäufung*; F. e In., *accumulation*; It., *accumulazione*; P., *acumulação*. Aumento considerable y súbito de la acción de ciertos medicamentos (digital, plomo, mercurio, etc.), por su administración continuada a dosis relativamente ineficaces.

acuocapsulitis (del lat. *aqua*, agua, y de *capsulitis*). f. A., *Iritis serosa*; F. y P. *aquocapsulite*; In., *aquocapsulitis*; It., *irite sierosa*. Iritis serosa; descemetitis.

acuocobalamina. f. A., *aquobalamine*. In., *aquocobalamin*. Derivado de la cianocobalamina o vitamina B₁₂ por sustitución del grupo cianuro (-CN) con el grupo -H₂O. Corresponde a la vitamina B₁₂b.

acuofonía. f. ACUFONÍA.

acuosidad. f. Calidad de acuoso.

acuoso (del lat. *aquosus*). adj. F., *aqueux*. In., *aqueous*. Que contiene mucha agua o está formado por este líquido. V. HUMOR ACUOSO.

acupresión (del lat. *acus*, aguja, y *pressio, -onis*, presión). f. F., *acupressure*. In., *acupression*. Compresión de un vaso con una aguja, método antiguo de cohibir hemorragias.

acupuntura (de *acu-* y *puntura*). f. A., *Akupunkt*; F. e In., *acupuncture*; It., *agopuntura*; P., *acupunctura*. Práctica terapéutica de la medicina china desde la antigüedad. Forma parte de una compleja concepción cientificofilosófica. Es un estado de hipoanalgesia o de analgesia, obtenido por estimulación periférica sobre puntos de energía mediante el empleo de agujas. Esta estimulación tonifica o dispersa la energía de la zona del órgano que se pretende curar.

acusector (de *acu-* y el lat. *sector*, que corta). m. F., *bistouri électrique*. In., *acusector*. Aguja eléctrica empleada como bisturí para la sección de los tejidos.

acusia (del gr. *akoúein*, oír). f. Sensibilidad auditiva.

acusma (del gr. *ákousma*, lo que se oye). f. F., *acouphène*. In., *acousma*. Alucinación acústica; ruidos subjetivos. ACUFENO, FONEMA.

acusmatagnosia (del gr. *ákousma, -atos*, lo que se oye; *a*, no, y *gnôsis*, conocimiento). f. F., *acousmagnosie*. In., *acousmatagnosis*. Reconocimiento nulo o imperfecto de los sonidos a causa de un trastorno mental; sordera mental.

acusmatamnesia (del gr. *ákousma, -atos*, lo que se oye, y de *amnesia*). f. F., *acousmatamnésie*. In., *acousmatamnesia*. Falta o deficiencia de la memoria de los sonidos.

acústica (del gr. *akoustiké*, f. de *akoustikós*, acústico). f. A., *Akustik*; F., *acoustique*; In., *acoustics*; It., *acustica*; P., *acústica*. Ciencia del sonido o del oído.

acústico (Nervio). m. El auditivo u VIII par craneal.

acusticomáleo. m. Músculo externo del martillo.

acusticón. m. Aparato auxiliar del oído para los sordos.

acutómetro. m. ACÚMETRO.

acutomía (de *acu-* y el gr. *tomé*, corte). f. ELECTROTOMÍA.

acutorsión (de *acu-* y el lat. *torsio, -onis*, torsión). f. Torsión de un vaso por medio de una aguja, para detener la hemorragia.

achaque (del ár. *as-saka*, la queja, la enfermedad). m. Indisposición o enfermedad habitual, especialmente la que acompaña a la vejez. || Menstruación; embarazo. || Defecto común o frecuente.

Achard-Castaigne (Prueba de) (Charles *Achard*, médico francés, 1860-1944, y Joseph *Castaigne*, médico francés, 1871-1951). V. PRUEBA. ||-**Foix-Mouzon (Síndrome de)** (Charles *Foix*, neurólogo francés, 1882-1927). V. SÍNDROME. ||-**Thiers (Síndrome de)** (Joseph *Thiers*, neurólogo francés, nacido en 1885). V. SÍNDROME.

achicoria (del lat. *cichoreum*). f. In., *chicory*. Planta perenne, de la familia de las sinantéreas *(Cichorium intybus)*. Con la raíz seca, tostada y pulverizada se adultera el café; con las hojas se prepara el *jarabe de achicoria*, que debe su acción purgante al ruibarbo que contiene.

Achillea. Género de plantas compuestas. La especie *A. millefolium*, milenrama, es amarga y tónica estimulante y se había empleado como vulneraria.

Achillini (Alexandro). Célebre médico y filósofo, n. en Bolonia (1463-1512). Escribió varias obras de anatomía. Se le atribuye el descubrimiento de los huesillos del oído «yunque» y «martillo». Se le llamó el *segundo Aristóteles*.

Achor-Smith (Síndrome de) (R. W. P. *Achor*, médico norteamericano, n. en 1922; Lucian A. *Smith*, médico norteamericano contemporáneo). V. SÍNDROME.

Achorion. Género de hongos dermatofitos que no se acepta en las clasificaciones actuales. Se trataba de un género basado en criterios puramente clínicos y que incluía especies que pertenecen a *Trichophyton* y *Microsporum*.

Achromobacter. Género bacteriano que no se acepta en el Manual de Bergey (1974). En él se incluían bacilos gramnegativos móviles e inmóviles. Los móviles se clasifican como *Alcaligenes* y los inmóviles se incluyen en los géneros *Acinetobacter* y *Moraxella*. ||-**alcaligenes**. V. ALCALIGENES.

Achúcarro (Método de) (Nicolás *Achúcarro*, histólogo español, 1851-1918). V. COLORACIÓN (MÉTODOS DE).

ad. Preposición latina que significa *a*, hacia, y denota proximidad.

adacria (del gr. *ádakros*, que no llora). f. Falta de la secreción lagrimal.

adactilia o **adactilismo** (de *a-* y el gr. *dáktylos*, dedo). f. y m. A., *Adaktylie*; F., *adactylie*; In., *adactylia*; It. y P., *adactilia*. Falta congénita de los dedos de la mano o del pie.

Adair-Dighton (Síndrome de). V. SÍNDROME.

adamantino (del lat. *adamantinus*, duro como acero). adj. F., *adamantin*. In., *adamantine*. Relativo al esmalte dental.

adamantinoma o **adamantoma**. m. A., *Adamantinom*; F., *adamantinome*; It. y P., *adamantinoma*. AMELOBLASTOMA. ||-**pituitario**. Craneofaringioma.

adamantoblasto (del gr. *ádamas, -atos*, diamante, y *blastós*, germen). m. A., *Adamantoblast*; F., *adamantoblaste*; In., *adamantoblast*; It. y P., *adamantoblasto*. AMELOBLASTO.

Adami (Teoría de) (John G. *Adami*, patólogo canadiense, 1862-1926). V. TEORÍA.

Adami morsus (*bocado* o *nuez* de Adán). Expresión latina para designar el cartílago tiroides.
Adamkiewicz (Reacción, semilunas de) (Albert *Adamkiewicz*, médico polaco, profesor en Viena, 1850-1921). V. REACCIÓN y SEMILUNA.
Adams (Operación, sierra de) (William *Adams*, cirujano inglés , 1820-1900). V. OPERACIÓN, SIERRA. || (Sir W. *Adams*, cirujano inglés, 1783-1827). V. OPERACIÓN. ||-**Stokes (Enfermedad de)** (Robert *Adams*, médico irlandés, 1791-1875, y William *Stokes*, médico irlandés, 1804-1878). V. ENFERMEDAD.
Adán (Bocado de). Eminencia en la parte anterior del cuello, formada por el cartílago tiroides.
Adansonia (de M. *Adanson*, naturalista francés). Género de árboles de la familia de las bombacáceas. La *A. digitata* es el baobab, árbol gigantesco de África e India; las hojas y corteza son febrífugas.
adaptación (del lat. *ad*, a, y *aptare*, acomodar). f. A., *Anpassung;* F., e In., *adaptation;* It., *adattamento;* P., *adaptação*. Acomodación.|| Ajustamiento de un organismo al ambiente. || Disminución de la frecuencia de impulsos en la actividad refleja cuando se repiten varias veces los estímulos sensoriales. || Facultad normal de la retina para ajustarse a la variación en la intensidad de la luz. || INMUNIZACIÓN. ||-**negativa.** Cesación de un reflejo condicionado por repetición del estímulo correspondiente. ||-**(Producto de).** Sustancia formada en el cuerpo de un animal por la inmunización con productos celulares procedentes de un animal de otra especie. ||-**(Síndrome general de).** V. SÍNDROME.
adaptómetro (de *ad-*, el lat. *aptare*, acomodar, y el gr. *métron*, medida). m. F., *adaptomètre*. In., *adaptometer*. Instrumento que mide el tiempo que tarda la retina en adaptarse a las intensidades luminosas fotópicas, mesópicas o escotópicas.
adaquia (del lat. *adaequare*, equiparar). f. Falta de oclusión dental.
adarticulación. f. DIARTROSIS.
adatoda. f. Planta acantácea. Las hojas de la *Adhatoda justicia* o *A. vasica* de la India se emplean en el asma fumadas en cigarrillos, o al interior en polvo o en tintura. Esta planta se conoce también con las denominaciones de *nogal de las Indias* y *árbol de la Carmantina.*
adaxil (del lat. *ad*, a, y *axis*, eje). adj. F. e In., *adaxial*. Situado a un lado o dirigido hacia el eje.
Addis, recuento de (Thomas *Addis*, médico norteamericano, 1881-1949). V. RECUENTO.
Addison (Anemia, enfermedad, queloide de) (Thomas *Addison*, médico inglés, 1793-1860). V. estos términos. ||-**Biermer (Anemia de)** (T. *Addison*, y Anton *Biermer*, médico alemán, 1827-1892). V. ANEMIA PERNICIOSA. ||-**(Planos de)** (Christopher *Addison*, anatomista inglés, 1869-1951). V. PLANO.
addisonismo. m. A., *Addisonismus;* F., *addisonisme;* In., *addisonism;* It. y P., *addisonismo*. Grupo de síntomas muy parecidos a los típicos de la enfermedad de Addison.
adducción. f. ADUCCIÓN.
adducens oculi (lat.). Músculo recto interno del ojo o *rectus medialis.*
adductor. m. ADUCTOR.
adefagia (del gr. *háden*, en exceso, y *phageîn*, comer). f. Glotonería; hambre insaciable. Bulimia.
adelfa (del gr. *adelphé*, hermana). f. Arbusto de la familia de las apocináceas *(Nerium oleander)*, llamado también *baladre:* tónico cardíaco, diurético y aperitivo.
adelfia (del gr. *adelphós*, hermano). f. F., *adelphie*. In., *adelphia*. Monstruosidad caracterizada por la unión de dos cuerpos por su parte superior y separación de las partes inferiores.
adelfotaxia (del gr. *adelphós*, hermano, y *táxis*, disposición). f. Tendencia de las células móviles a disponerse en posiciones definidas.
Adelmann (Método de) (Georg Franz Blasius *Adelmann*, cirujano alemán de Dorpat, 1811-1888). V. MÉTODO.

adelomorfo (del gr. *ádelos*, no evidente, y *morphé*, forma). adj. F., *adélomorphe*. In., *adelomorphous*. Que no tiene forma claramente definida. V. CÉLULA ADELOMORFA.
Adén (Fiebre de). DENGUE. ||-**(Úlcera de).** FURÚNCULO ORIENTAL.
aden- o adeno-. Formas prefijas del gr. *adén, adénos*, con la significación de glándula, ganglio.
adenalgia (de *aden-* y el gr. *álgos*, dolor). f. F., *adénalgie*. In., *adenalgia*. Dolor de una glándula o de un ganglio. Adenodinia.
adenasa (de *aden-* y *asa*). f. F., *adénase*. In., *adenase*. Enzima que se forma en el bazo, páncreas e hígado, que convierte la adenina en hipoxantina.
adenastenia (de *aden-* y el gr. *asthéneia*, debilidad). f. Actividad glandular o ganglionar deficiente. ||-**gástrica.** Secreción glandular deficiente del estómago.
adéndrico o adendrítico (de *a-* y el gr. *déndron*, árbol). adj. F., *adendritique*. In., *adendric*. Que carece de dendritas.
adenectomía (de *aden-* y el gr. *ektomé*, corte). f. A., *Drüsenexstirpation;* F., *adénectomie;* In., *adenectomy;* It. y P., *adenectomía*. Extirpación quirúrgica de una glándula o ganglio; escisión de tumores de naturaleza adenoidea.
adenectopia (de *aden-* y el gr. *éktopos*, fuera de lugar). f. Situación de una glándula o ganglio fuera de su posición normal.
adenenfraxis (de *aden-* y el gr. *émphraxis*, obstrucción). f. F., *adénemphaxie*. In., *adenemphraxis*. Obstrucción de la descarga de una glándula.
adenia (del gr. *adén*, glándula). f. Afección crónica, caracterizada por el aumento de los ganglios linfáticos. || ENFERMEDAD DE HODGKIN. || LINFOMA. || SEUDOLEUCEMIA. ||-**leucémica.** Adenia con estado leucémico de la sangre. LINFADENIA.
adeniforme (de *aden-* y el lat. *forma*, forma). adj. F., *adéniforme*. In., *adeniform*. Que se parece a una glándula o a un ganglio; adenoide.
adeniciclasa. f. F., *adénylcyclase*. In., *adenyl cyclase*. Sistema enzimático que, a partir del ATP, forma AMP cíclico. Localizado a nivel de la membrana celular, constituye un importante sistema biológico por medio del cual inician o ejercen sus efectos numerosas hormonas.
adenildiesterasa. f. Término que se usó para designar un tipo de FOSFODIESTERASA.
adenílico. adj. F., *adénylique*. In., *adenylic*. Aplícase al sistema formado por los nucleótidos adenosinmonofosfato (AMP), adenosindifosfato (ADP) y adenosintrifosfato (ATP).||-**(Ácido).** m. ADENOSINMONOFOSFATO.
adenilo. m. F., *adényle*. In., *adenyl*. Radical contenido en la adenina.
adenina. f. F., *adénine*. In., *adenine*. Derivado purínico constituyente de los ácidos desoxirribonucleicos y ribonucleicos, así como de ciertas coenzimas (NAD, NADP). Constituyente esencial de nucleótidos de gran importancia biológica (AMP, ADP, ATP).
adenitis (de *aden-* e *-itis*, inflamación). f. A., *Adenitis;* F., *adénite;* In. *adenitis;* It. y P., *adenite*. Inflamación de un ganglio, grupo ganglionar o glándula. ||-**aguda infecciosa epidémica.** MONONUCLEOSIS INFECCIOSA. FIEBRE GANGLIONAR DE PFEIFFER. ||-**equina.** Infección contagiosa de los equinos producida por el *Streptococcus equi.* ||-**flemonosa.** Inflamación de un ganglio o glándula y del tejido celular circundante. ADENOFLEMÓN, LINFADENITIS FLEMONOSA.||-**salival aguda.** Infección epidémica observada en la región de Nápoles, caracterizada por inflamación de las glándulas salivales, esplenomegalia y adenalgia axilar (Pirera). ||-**tropical.** LINFOGRANULOMA VENÉREO. BUBÓN CLIMÁTICO. ||-**universal.** Induración generalizada de los ganglios linfáticos en la sífilis primaria. ||-**vulvovaginal.** BARTHOLINITIS.
adenización. f. F., *adénisation*. In., *adenization*. Adquisición de aspecto glandular o ganglionar; degeneración adenoidea.
adenoacantoma o adenocancroide. m. Tumor compuesto de elementos glandulares y escamosos.

adenoblasto (de *adeno-* y el gr. *blastós*, germen). m. F., *adénoblaste*. In., *adenoblast*. Célula con función secretoria o glandular. || Célula embrionaria de la que deriva el tejido glandular o ganglionar.

adenocarcinoma. m. A., *Adenokarcinom;* F., *adenocarcinome;* In., It. y P., *adenocarcinoma*. Adenoma canceroso o maligno; carcinoma adenomatoso.

adenocele (de *adeno-* y el gr. *kéle*, rumor). m. A., *Fibroma intracanalicularis;* F., *adénocèle;* In., *adenocele*. It. y P., *adenocele*. Tumor quístico de origen glandular. || ADENOMA.

adenocelulitis (de *adeno-* y *celulitis*). f. Inflamación de un ganglio o glándula y del tejido celular que los rodea.

adenocistoma. m. Adenoma en el que la retención de la secreción glandular determina la formación de quistes. CISTADENOMA.

adenocito (de *adeno-* y el gr. *kýtos*, célula). m. F., *adénocyte*. In., *adenocyt*. Célula secretoria adulta de una glándula.

adenocitograma. ADENOGRAMA.

adenocondroma. m. F., *adénochondrome*. In., *adenochondroma*. Adenoma combinado con condroma.

adenocondrosarcoma. m. Tumor que contiene elementos de adenoma, condroma y sarcoma.

adenodiastasis. Separación anormal de una glándula en partes distintas. || f. F., *adénodiastase*. In., *adenodiastasis*. Desplazamiento de una glándula o ganglio.

adenodinia (de *aden-* y el gr. *odýne*, dolor). f. ADENALGIA.

adenoepitelioma. m. F., *adénocarcinome*. In., *adenoepithelioma*. Tumor compuesto de elementos glandulares y epiteliales.

adenofaringitis. f. A., *Rachen- und-Mandelentzündung;* F., *adénopharyngite;* In., *adenopharyngitis;* It. y P., *adenofaringite*. Inflamación de las amígdalas y la faringe.

adenofibroma. m. A., *Adenofibrom;* F., *adénofibrome;* In., It. y P., *adenofibroma*. Combinación de adenoma y fibroma: tumor compuesto de tejido conjuntivo y elementos glandulares.

adenofibrosis. f. F., *adénofibrose*. In., *adenofibrosis*. Degeneración fibrosa de una glándula, especialmente de las sudoríparas.

adenofima (de *adeno-* y el gr. *phýma*, tumor). f. Tumor de un ganglio o glándula por causa inflamatoria o neoplásica.

adenoflemón. m. A., *Drüsenphlegmone;* F., *adénophlegmon;* In., *adenophlegmon;* It., *adenoflemmone;* P., *adenofleimão*. Inflamación supurada de un ganglio y tejidos adyacentes. LINFADENITIS FLEMONOSA.

adenoftalmía (de *aden-* y el gr. *ophthalmós*, ojo). f. F., *adénophtalmie;* In., *adenophtalmia*. Inflamación de las glándulas de Meibomio, Zeiss o Moll. || Inflamación de las glándulas lacrimales (dacrioadenitis).

adenógeno (de *adeno-* y el gr. *gennân*, producir). adj. F., *adénogène*. In., *adenogenous*. Que se origina del tejido glandular o ganglionar.

adenografía (de *adeno-* y el gr. *gráphein*, describir). f. F., *adénographie*. In., *adenography*. Tratado de las glándulas o ganglios. || Radiografía de ganglios o glándulas.

adenograma. m. Proporción relativa de los elementos celulares en los ganglios linfáticos.

adenohiperestesia (de *adeno-*, *hiper-* y el gr. *sthénos*, fuerza). f. Actividad glandular excesiva. || **-gástrica.** Excesiva secreción glandular del estómago.

adenohipófisis. f. F., *adénohypophyse*. In., *adenohypophysis*. Porción anterior o glandular de la hipófisis, en distinción de la neurohipófisis. *Lobus glandularis*, prehipófisis.

adenoide (de *adeno-* y el gr. *eîdos*, aspecto). adj. A., *drüsenartig;* F., *adénoïde;* In., *adenoid;* It., *adenoide;* P., *adenóide*. Que se parece a una glándula o ganglio. || f. pl. Hipertrofia del tejido ganglionar *(vegetaciones adenoides)* que existe normalmente en la nasofaringe de los niños *(amígdala faríngea).*

adenoidectomía (de *adenoide* y el gr. *ektomé*, escisión). f. F., *adénoïdectomie;* In., *adenoidectomy*. Escisión de vegetaciones adenoides.

adenoidismo. m. A., *adenoide Diathese;* F., *adénoïdisme;* In., *adenoidism;* It. y P., *adenoidismo*. Complejo sintomático de los individuos que sufren vegetaciones adenoides, que se resume en la facies adenoidea, catarros crónicos de la nariz y faringe, trastornos respiratorios y aprosexia.

adenoiditis. f. A., *Rachenmandelentzündung;* F., *adénoïdite;* In., *adenoiditis;* It. y P., *adenoidite*. Inflamación de las adenoides.

adenolinfitis. f. LINFADENITIS.

adenolinfocele (de *adeno-*, *linfa*, y el gr. *kéle*, tumor). m. Dilatación de los vasos linfáticos y engrosamiento de los ganglios.

adenolinfoiditis. f. Angina monocítica.

adenolinfoma. m. Combinación de adenoma y linfoma. LINFADENOMA.

adenoliomiofibroma. m. F., *adénoléiomyofibrome*. In., *adenoleiomyofibroma*. Liomiofibroma que contiene elementos adenomatosos.

adenolipoma. m. Tumor glandular o ganglionar, formado en gran parte por tejido adiposo.

adenolipomatosis. f. F., *adéno-lipomatose*. In., *adenolipomatosis*. Estado en el cual se desarrollan lipomas múltiples en el cuello, axila e ingle. || **-simétrica.** Tumefacciones lipomatosas simétricas en diferentes partes del cuerpo, especialmente en el cuello, debidas probable-mente a una afección de los vasos y ganglios linfáticos. CUELLO DE MADELUNG.

adenologaditis (de *adeno-*, el gr. *logádes*, blanco del ojo, y el suf. *-itis).* f. Oftalmía del recién nacido. || Inflamación de las glándulas del ojo y de la conjuntiva.

adenología (de *adeno-* y el gr. *lógos*, tratado). f. F., *adénologie*. In., *adenology*. Suma de conocimientos relativos a las glándulas o ganglios.

adenoma (del gr. *adén*, glándula, y el suf. *-oma*, indicando tumoración). m. A., *Adenom;* F., *adenoma;* It. y P., *adenoma*. Tumor epitelial, benigno generalmente, de estructura semejante a una glándula. || Tumor cuya principal característica es la de poseer espacios tapizados de epitelio. || **-acidófilo.** Tumor de la hipófisis cuyas células se tiñen con colorantes ácidos. || **-adamantino.** ADAMANTOMA. || **-alveolar.** Adenoma de tipo de glándula alveolar. || **-basófilo.** Tumor de la hipófisis cuyas células se tiñen con colorantes básicos. || ENFERMEDAD DE CUSHING. || **-cromófobo.** Tumor de la hipófisis cuyas células no se tiñen fácilmente ni con colorantes ácidos ni con colorantes básicos. || **-de Jackson.** Tumor benigno de origen glandular; adenoma carcinoide de los bronquios o epitelioma bronquial clínicamente benigno, pero de complicaciones graves: obstrucción bronquial con atelectasia o absceso pulmonar. || **-de Wölfer.** Variedad de bocios nodulares. || **-destruens.** Adenoma maligno de las paredes del estómago. || **-diverticular.** Tumor benigno congénito del ombligo, procedente de restos epiteliales del conducto onfalomesentérico. || **-endometrioide** del ovario. Quiste del ovario cuya membrana interna muestra caracteres de endometrio. || **-fibroso.** FIBROADENOMA. || **-gelatinoso.** Bocio coloideo. || **-hidradenoides.** SIRINGOCISTADENOMA. || **-langerhansiano.** INSULINOMA. || **-lupiforme.** Lupus eritematoso. || **-maligno.** ADENOCARCINOMA, ADENOSARCOMA. || **-racemoso.** Adenoma cuya estructura es semejante a la de una glándula en racimo. || **-sebáceo.** Neoplasia de la cara que contiene una masa de glándulas sebáceas y forma una colección de pápulas rojoamarillas. Se asocia frecuentemente con deficiencia mental. || **-simple.** Simple hiperplasia de un ganglio o glándula. || **-sudoríparo.** ESPIRADENOMA. || **-tubular.** Adenoma formado según el tipo de glándula tubular. || **-umbilical.** Tumor del ombligo originado por la coalescencia del divertículo de Meckel con el anillo umbilical.

adenomalacia (de *adeno-* y el gr. *malakía*, debilidad, flojedad). f. A., *Drüsenerweichung;* F., *adénomalacie;* In., It. y P., *adenomalacia*. Reblandecimiento de un ganglio o glándula.

adenomátomo (de *adenoma* y el gr. *tomós*, cortante). m. Especie de tijera, que se emplea para la extirpación de formaciones adenoides.
adenomatosis (de *adenoma* y el suf. *-osis*, indicando enfermedad). f. In., *adenomatosis*. Estado en el cual un tejido glandular es asiento de tumores adenomatosos exuberantes.
adenomegalia (de *adeno-* y el gr. *mégas, megále, méga*, grande). f. F., *adénomégalie*. In., *adenomegaly*. Hipertrofia de una glándula o ganglio.
adenómera (de *adeno-* y el gr. *méros*, parte). f. Porción funcional de una glándula.
adenomesenteritis. f. Inflamación de los ganglios del mesenterio.
adenomicosis (de *adeno-*, el gr. *mýkes*, hongo, y el suf. *-osis*). f. Antiguamente, enfermedad de Hodgkin. ‖ Enfermedad adenomatosa endémica en el Brasil, producida por el hongo *Adenomyces cruzi*.
adenomiofibroma. m. F., *adénomyofibrome*. In., *adenomyofibroma*. Fibroma que contiene tejido adenomatoso y miomatoso.
adenomioma. m. A., *Adenomyom*; F., *adénomyome*; In., *adenomyoma*; It. y P., *adenomioma*. Tumor compuesto de tejido glandular y muscular. ENDOMETRIOMA, solenoma. ‖ **-branquiógeno.** Formación quística a consecuencia de la inflamación de la bolsa mucosa en la línea media del cuello. ‖ **-psamopapilar.** Tumor papilar múltiple del ligamento ancho.
adenomiomatosis (de *adenomioma* y el suf. *-osis*, enfermedad). f. F., *adénomyomatose*. In., *adenomyomatosis*. Estado producido por la generalización de adenomiomas.
adenomiometritis. f. Hiperplasia inflamatoria del útero, semejante a un adenomioma.
adenomiosarcoma. m. F., *adénomyosarcome*. In., *adenomyosarcoma*. Adenosarcoma que contiene elementos musculares.
adenomiosis (de *adeno-* y el gr. *mýs, miós*, músculo). f. Presencia de elementos endométricos en lugares anormales. ENDOMETRIOSIS.
adenomixoma. m. F., *adénomyxome*. In., *adenomyxoma*. Tumor compuesto de tejido ganglionar o glandular y tejido mucoso.
adenomixosarcoma. m. Adenosarcoma con degeneración mixomatosa.
adenoncosis (de *aden-* y el gr. *ógkos*, tumor). f. Tumefacción de una glándula o ganglio.
adenopatía (de *adeno-* y el gr. *páthos*, enfermedad). f. A., *Drüsenerkrankung*; F., *adénopathie*; In., *adenopathy*; It. y P., *adenopatia*. Enfermedad de los ganglios, especialmente de los linfáticos. ‖ **-primaria.** Linfadenitis resultado de infección sifilítica primaria. ‖ **-satélite.** Tumefacción de los ganglios linfáticos que reciben los vasos linfáticos procedentes de la región de una lesión específica inicial. ‖ **-supraclavicular.** SIGNO DE TROISIER. ‖ **-traqueobronquial.** Hipertrofia de los ganglios linfáticos que rodean la tráquea y los bronquios.
adenoquirapsología (de *adeno-*, el gr. *cheír, cheirós*, mano, *áptein*, tocar, y *lógos*, tratado). f. Título de la obra de *Brown*, médico de Carlos II de Inglaterra (*Adenochirapsology*), en la que se comenta el poder que se atribuía a los reyes de curar las escrófulas por la imposición de las manos sobre la lesión.
adenosarcoma. m. A., *Adenosarkom*; F., *adénosarcome*; In. e It., *adenosarcoma*; P., *adenossarcoma*. Sarcoma de un ganglio o adenoma con elementos sarcomatosos.
adenosarcorrabdomioma. m. Tumor compuesto de elementos de adenoma, sarcoma y rabdomioma.
Adenosatellite virus. V. PARVOVIRIDAE.
adenosclerosis (de *adeno-* y el gr. *sklerós*, duro). f. Endurecimiento de los ganglios linfáticos. ‖ Esclerosis de una glándula.
adenosina. f. A., *Adenosin*; F., *adénosine*; In., *adenosine*; It. y P., *adenosina*. Nucleósido constituido por adenina y ribosa. El trifosfato de adenosina o ácido adeniltrifosfórico (ATP) es un compuesto rico en enlaces de alto nivel energético, presente en todas las células.

adenosinasa. f. F., *adénosinase*. In., *adenosinase*. Enzima que desdobla la adenosina.
adenosindesaminasa. f. F., *adénosine-désaminase*. In., *adenosine deaminase*. Enzima que convierte la adenosina en inosina, por desaminación.
adenosindifosfato. m. F., *adénosine-diphosphate*. In., *adenosine diphosphate*. ADP. Compuesto que contiene dos ácidos fosfóricos, formado por hidrólisis del ATP con liberación de energía.
adenosinmonofosfato. m. In., *adenosine monophosphate*. AMP. Mononucleótido constituido por adenina, ribosa y ácido fosfórico. ‖ **-cíclico.** AMPc. Ácido 3′5′-adenosinmonofosfórico. Se forma a partir del ATP por la acción del sistema enzimático de la adenilciclasa.
adenosintrifosfatasa. f. F., *adénosine-triphosphatase*. In., *adenosine triphosphatase*. Enzima que desdobla el ácido adenosintrifosfórico.
adenosintrifosfato. m. F., *adénosine-triphosphate*. In., *adenosine triphosphate*. Conocido corrientemente por ATP, es un nucleótido constituyente normal de los tejidos y resultado de la unión de una base púrica, la adenina; de un factor, la D-ribosa, y tres moléculas de ácido fosfórico. Desempeña una importante función en el metabolismo molecular y particularmente en el ciclo de Krebs.
adenosis. f. F., *adénose*. In., *adenosis*. Enfermedad de glándulas o ganglios. ‖ Desarrollo o formación de tejido ganglionar o glandular. ‖ **-de la mama.** Lesión benigna localizada en las glándulas apocrinas mamarias o en los conductos galactóforos. Macroscópicamente la mama es nodular, y microscópicamente existe dilatación de los conductos (que contienen líquido), hiperplasia del epitelio y fibrosis.
adenositis. f. Formación de tejido glandular como reacción inflamatoria.
adenotifus. m. Tifus en el cual las lesiones son más intensas en los ganglios mesentéricos y en el bazo.
adenotomía (de *adeno-* y el gr. *tomé*, corte). f. F., *adénotomie*. In., *adenotomy*. Anatomía o disección de las glándulas o ganglios. ‖ ADENECTOMÍA.
adenótomo (de *adeno-* y el gr. *tomós*, cortante). m. Instrumento cortante empleado en la adenotomía.
adenotriquia (de *adeno-* y el gr. *thríx, thrichós*, cabello). f. Nombre dado algunas veces a las foliculitis. MENTAGRA, SICOSIS, 1.ª acep.
Adenoviridae. Familia de virus patógenos de vertebrados. Sus viriones contienen ADN bicatenario, son de simetría cúbica, carecen de envoltura y presentan espículas (pentones); su tamaño es de 30 a 70 nm.
adenovirus. m. V. MASTADENOVIRUS.
adeps (lat.). m. Manteca o grasa. ‖ **-anserinus.** Grasa de ganso. ‖ **-benzoinatus.** Manteca de cerdo con el 1 % de ácido benzoico o 2 % de benjuí. ‖ **-bovinus.** Grasa de buey. ‖ **-lanae.** LANOLINA. ‖ **-lanae hidrosus.** Lanolina hidratada. ‖ **-ovillus.** Sebo o grasa de carnero. ‖ **-suillus.** Manteca de cerdo.
adermia (de *a-* y el gr. *dérma*, piel). f. A., *Hautlosigkeit*; F., *adermie*; In., *adermia*. Defecto congénito de la piel.
adermina. f. Piridoxina. VITAMINA B₆.
adermogénesis (de *a-*, el gr. *dérma*, piel, y *génesis*, origen). f. F., *adermogenèse*. In., *adermogenesis*. Desarrollo imperfecto de la piel.
adermotrofia (de *a-*, el gr. *dérma*, piel, y *trophé*, nutrición). f. Atrofia de la piel.
adesmosis (de *a-* y el gr. *desmós*, atadura). f. Falta o atrofia del tejido conjuntivo o de los ligamentos.
adesternal. adj. Situado cerca del esternón.
ADH. HORMONA ANTIDIURÉTICA.
Adhatoda. V. ADATODA.
adherencia (del lat. *adhaerentia*). f. A., *Anhaftung*; F., *adhérence*; In., *adhesion*; It., *adherenza*; P., *aderência*. Unión anormal de dos formaciones anatómicas que normalmente están separadas. ‖ Soldadura o brida entre dos superficies u órganos próximos, compuesta en el peritoneo de fibrina organizada por tejido conjuntivo fibroso, casi siempre de origen inflamatorio. ‖ Fuerza que sostiene la dentadura superior

sin necesidad del vacío. || **-ática** (desus.). Adherencia alrededor de la vejiga biliar y región pilórica. || **-epitelial**. Adherencia de las encías a las piezas dentarias, generada durante la erupción de éstas, y compuesta por la fusión de la capa epitelial oral más profunda con las células del órgano del esmalte que todavía persisten sobre el esmalte.

adhesiotomía (de *adhaesio*, adherencia, y el gr. *tomé*, corte). f. Sección o división de adherencias.

adhesivo. adj. F., *adhésif;* In., *adhesive*. Que se adhiere íntimamente. || Dícese de ciertos preparados y emplastos susceptibles de pegarse o adherirse fácilmente a la piel.

adiabático (de *a-* y el gr. *diabaínein*, atravesar). adj. F., *adiabatique;* In., *adiabatic*. Impenetrable o que se opone a la transmisión del calor. Dícese de un cambio en un sistema sin ganancia ni pérdida de calor.

adiactínico (de *a-*, el gr. *diá*, a través, y *aktís, înos*, rayo). adj. Impenetrable para los rayos actínicos.

adiadococinesia (de *a-*, el gr. *diádochos*, sucesor, y *kínesis*, movimiento). f. A., *Adiadochokinese;* F., *adiadochinésie;* In., *adiadochocinesia;* It. y P., *adiadococinesia*. Impotencia para detener un impulso motor y sustituirlo por otro diametralmente opuesto. || Supresión o disminución de la facultad de practicar rápidamente movimientos voluntarios opuestos sucesivos.

adiaforesis (de *a-* y el gr. *diaphóresis*, secreción). f. A., *Behinderung der Schweissbildung;* F., *adiaphorèse;* In., *adiaphoresis;* It., *adiaforesi;* P., *adiaforese*. Deficiencia o falta de sudor o transpiración. ADIAPNEUSTIA, ANHIDROSIS.

adiaforia (de *a-* y el gr. *diaphoría*, diversidad). f. F., *adiaphorie*. In., *adiaphoria*. Apatía o indiferencia. || Falta de respuesta a los estímulos, ocasionada por la aplicación de estímulos previos similares. V. PERÍODO REFRACTARIO.

adianto. m. F., *capillaire*. In., *adiantum*. Helecho de la familia de las polipodiáceas. Una de las especies es el *culantrillo* o *capilera (Adianthum veneris);* demulcente y pectoral.

adiapneustia (de *a-* y el gr. *diapneîn*, respirar). f. Supresión de la transpiración; anhidrosis, adiaforesis.

adiastolia (de *a-* y *diastolé*, dilatación). f. F., *adiastolie*. In., *adiastole, adiastolia*. Falta o imperceptibilidad de la diástole cardíaca. || Insuficiencia cardíaca manifestada por acortamiento o disminución de la diástole. || **-de Politzer**. En la pericarditis constrictiva el corazón, rodeado de un pericardio fibroso, se rellena con dificultad durante la diástole.

adiatermancia, adiatérmico o **adiatérmico** (de *a-*, el gr. *diá*, a través, y *thérme*, calor). f. y m. F., *imperméabilité à la chaleur, adiathermique*. In., *adiathermancy*. Estado de impenetrabilidad para las ondas calóricas.

adiatésico. adj. Que no tiene relación con la diátesis o tendencia constitucional.

adicción (del lat. *addictio*, decisión jurídica). f. A., *Sucht;* F., *assuétude;* In., *addiction;* It., *tossicomania;* P., *toxicomania*. Dependencia psíquica y a veces física de determinadas drogas. V. DEPENDENCIA.

adictivo. adj. Dícese de aquello que crea adicción; se aplica especialmente a las drogas.

adicto. adj. F., *toxicomane*. In., *addict*. Dícese del que sufre dependencia de un hábito morboso, especialmente al alcoholismo u otra toxicomanía. TOXICÓMANO.

Adie (Síndrome de) (William J. *Adie*, neurólogo inglés, 1886-1935). V. SÍNDROME.

adiemorrisis (de *a-*, el gr. *diá*, a través, *haîma*, sangre, y *rhýsis*, flujo). f. Obstrucción o disminución de la circulación sanguínea.

adifenina. f. Etanoldietilamina esterificada con ácido difenilacético. Espasmolítico por vía oral.

adinamia (de *a-* y el gr. *dýnamis*, fuerza). f. A., *Adynamie;* F., *adynamie;* In., *adynamia;* It. y P., *adinamia*. Falta o pérdida de la fuerza vital o normal. ASTENIA, POSTRACIÓN.

adinamoatáxico. adj. Que reúne los caracteres de la adinamia y la ataxia.

adipectomía (del lat. *adeps* y el gr. *ektomé*, corte, sección). f. F., *adipectomie*. In., *adipectomy*. Extirpación de una masa de tejido adiposo, en particular de la pared abdominal y región glútea.

adípico (del lat. *adeps, -ipis*, grasa). adj. F., *adipeux*. In., *adipic*. Relativo a la grasa o de su naturaleza. || Dícese de un ácido dibásico cristalizado, obtenido de la oxidación de las materias grasas por el ácido nítrico.

adipo-. Forma prefija del lat. *adeps, adipis*, grasa.

adipocele (de *adipo-* y el gr. *kéle*, hernia). m. A., *Fettbruch;* F., *hernie adipeuse;* In., It. y P., *adipocele*. Hernia que contiene grasa o tejido adiposo. LIPAROCELE.

adipocelular (de *adipo-* y *célula*). adj. Compuesto de tejido celular y grasa.

adipocinesis (de *adipo-* y el gr. *kýnesis*, movimiento). f. Proceso durante el cual aumenta la oxidación de ácidos grasos y, como resultado, se incrementa la producción de compuestos cetónicos.

adipocira (de *adipo-* y *cera*). f. A., *Fettwachs;* F., *adipocire;* In., *adipocere;* It. y P., *adipocera*. Sustancia cérea especial formada por la descomposición incompleta de las materias animales, especialmente en los cadáveres humanos sumergidos en el agua o enterrados en lugares húmedos. En su constitución entran principalmente ácidos grasos y sus sales. *Sin.:* Grasa de cadáver.

adipofibroma. m. Adipoma con elementos fibrosos.

adipogenia (de *adipo-* y el gr. *gennán*, engendrar, producir). f. F., *adipogénie, adipogenèse*. In., *adipogenesis*. Formación o generación de grasa o tejido adiposo.

adipoide. m. LIPOIDE.

adipólisis (de *adipo-* y el gr. *lýsis*, solución). f. F., *adipolyse*. In., *adipolysis*. Digestión o hidrólisis de las grasas. ESTEATÓLISIS.

adipoma (de *adipo-* y el suf. *-oma*, tumoración). m. A., *Lipom;* F., *lipome;* In., It. y P., *lipoma*. Lipoma, esteatoma.

adipómetro (de *adipo-* y el gr. *métron*, medida). m. F., *adipomètre*. In., *adipometer*. Instrumento para medir el espesor graso de la piel.

adiponecrosis. f. Necrosis del tejido adiposo. || **-subcutánea de los recién nacidos**. SEUDOSCLEREMA.

adipopexia o **adipopexis** (de *adipo-* y el gr. *pêxis*, condensación). f. F., *adipopexie*. In., *adipopexia*. Fijación o acumulación de grasas; lipopexia.

adiposalgia (de *adipo-* y el gr. *álgos*, dolor). f. A., *Fettgewebsschmerz;* F., *cellulite douloureuse;* It. y P., *adiposalgia*. Dolor en las zonas adiposas subcutáneas; adiposis dolorosa de Dercum.

adiposidad (del lat. *adipositas, -atis*). f. F., *adiposité*. In., *adiposity*. Gordura, obesidad, acumulación excesiva de grasa, general o local. || **-cerebral**. SÍNDROME ADIPOSOGENITAL.

adiposis (de *adipo-* y el suf. *-osis*). f. A., *Fettsucht;* F., *obésité;* In., *obesity;* It., *adiposità;* P., *adipose*. Obesidad o corpulencia. || Degeneración adiposa, esteatosis. || **-cerebral**. SÍNDROME ADIPOSOGENITAL. || **-dolorosa**. Enfermedad de Dercum; paratrofia; afección caracterizada por tumefacciones adiposas localizadas dolorosas y lesiones nerviosas varias. Se observa ordinariamente en las mujeres en la edad de la menopausia y puede producir la muerte por complicaciones pulmonares. || **-hepática**. Infiltración o degeneración grasosa del hígado. || **-orchalis**. Estado de obesidad notable, desarrollado en el curso de un tumor del cerebro y asociado con un desarrollo genital defectuoso. || **-tuberosa simple**. Enfermedad de Anders; de orden semejante a la adiposis dolorosa, caracterízase por el desarrollo en el tejido adiposo subcutáneo de masas que son dolorosas a la presión. || **-universal**. Depósito general de grasa en el cuerpo, que comprende los órganos internos.

adipositas (lat.). f. ADIPOSIDAD. || **-cordis**. Corazón adiposo. || **-ex vacuo**. Atrofia adiposa.

adipositis (de *adipo-* y el suf. *-itis*). f. F., *adiposite*. In., *adipositis*. Inflamación del tejido adiposo subcutáneo.

adiposuria (de *adipo-* y el gr. *oûron*, orina). f. LIPURIA.

adipsia (de *a-* y el gr. *dýpsa,* sed). f. A., *Durstmangel;* F., *adipsie;* In., *adipsia.* It., *adipsia.* P., *adipsia.* Disminución o supresión anormal de la sed. APOSIA.

aditivo (del lat. *addere,* añadir). adj. F., *additif.* In., *additive.* Dícese del alelo cuyos efectos se añaden a otros en su expresión; herencia poligénica. || m. Cualquier sustancia que, incorporada a los productos naturales, modifica las características organolépticas o de composición de los alimentos. Algunos aditivos se añaden de manera intencionada para mejorar el color o el aroma, retrasar la oxidación, etc., de los alimentos. Otros, incorporados de manera accidental, corresponden a residuos de insecticidas u otros compuestos químicos utilizados durante la fase de cultivo y crecimiento de los alimentos.

aditus (lat.). m. Entrada, acceso. ||**-ad antrum** o **ad antrum tympanicum.** Conducto timpanomastoideo que comunica la caja del tímpano con el antro mastoideo. ||**-ad aquaeductum cerebri.** Porción posterior del III ventrículo, que comunica con el acueducto del cerebro. ||**-ad infundibulum.** Paso del III ventrículo al infundíbulo del cerebro. ||**-anterior.** Comunicación posterior del intestino anterior embrionario con la porción media del tubo digestivo. ||**-glottidis.** Espacio comprendido entre las cuerdas vocales superiores e inferiores. ||**-laryngis.** Abertura superior de la laringe. ||**-posterior.** Comunicación del intestino posterior embrionario con la cavidad del endodermo.

adiuretina. f. VASOPRESINA.

adivas. f. pl. Inflamación de los ganglios del cuello en los animales; adenitis.

Adler (Reacción de) (Oscar *Adler,* médico alemán, 1879-1932). V. REACCIÓN. ||**-(Teoría de)** (Alfred *Adler,* psiquiatra de Viena, 1870-1937). V. TEORÍA.

ad lib. (Abrev. del lat., *ad libitum,* a voluntad o a gusto de cada uno.).

admaxilar. adj. Junto al maxilar. V. GLÁNDULA ADMAXILAR.

admedial o **admediano.** adj. Situado próximo al plano medio.

adminiculum (lat.). m. Soporte. ||**-lineae albae.** Expansión de las fibras que se extienden desde el ligamento púbico superior a la superficie posterior de la línea alba; ligamento de Cooper.

ADN. V. DNA.

adnata (lat.). adj. V. TÚNICA ADNATA.

adnefrina. f. ADRENALINA.

adnexa (lat.). m. pl. ANEXOS. ||**-oculi** o **uteri.** Anexos del ojo y del útero, respectivamente.

adnexitis. f. ANEXITIS.

adolescencia (del lat. *adolescentia).* f. A., *adoleszenz;* F. e In., *adolescence;* It., *adolescenza;* P., *adolescência.* Época que sigue a la infancia y que se extiende desde los primeros signos de la pubertad hasta que el individuo ha adquirido toda su madurez psicofísica.

adonidina. f. F., *adonidine.* In., *adonidin.* Glucósido tóxico del *Adonis vernalis.* Polvo amorfo que se emplea como tónico cardíaco y diurético; análogo a la digital en sus efectos.

Adonis (de la divinidad mitológica *Adonis).* m. Género de plantas ranunculáceas venenosas de Europa, Asia y África. El *A. aestivalis* y el *A. vernalis* son valiosos estimulantes cardíacos.

adonitol. m. Alcohol pentahídrico obtenido del *Adonis vernalis.* Por oxidación produce ribosa, constituyente de la riboflavina. RIBITOL.

adoral (del lat. *ad,* a, y *os, oris,* boca). adj. Próximo a la boca.

adorbital. adj. Cerca de la órbita. ||**-(Hueso).** Hueso lagrimal.

adormecimiento. m. F., *assoupissement.* In., *numbness.* Estado próximo al sueño y en el cual las funciones de relación están suspendidas o se ejercen imperfectamente. ||**-carótico.** Modorra morbosa estuporosa.

adormidera. f. F., *pavot, oeillette.* In., *poppy.* Planta papaverácea *(Papaver somniferum),* cuyas cápsulas, sin madurar, suministran el opio. De las semillas se obtiene un aceite fijo.

adosculación (del lat. *ad,* a, y *osculari,* besar). f. Impregnación por contacto externo, sin intromisión.

ADP. V. ADENOSINDIFOSFATO.

adquirido (del lat. *acquirere,* adquirir). adj. F., *acquis.* In., *adquired.* Que no es congénito, sino contraído después del nacimiento.

adquisividad (del lat. *adquisitivus,* adquisitivo). f. Instinto del hombre y de los animales de adquirir los materiales necesarios a la satisfacción de las necesidades de la nutrición y de la conservación individual.

adraganto. m. TRAGACANTO.

adren- o **adreno-.** Formas prefijas de *ad-* y el lat. *ren, renis,* riñón.

adrenal (del lat. *ad y renalis,* renal). adj. F., *glande ou capsule surrénale.* In., *adrenal.* Situado cerca del riñón. ||f. Cápsula suprarrenal. ||**-de Marchand.** Cuerpos accesorios suprarrenales en el ligamento ancho.

adrenalectomía (de *adrenal* y el gr. *ektomé,* resección). f. F., *adrénalectomie.* In., *adrenalectomy.* Extirpación de los cuerpos o cápsulas suprarrenales.

adrenalina. f. A., *Adrenalin;* F., *adrénaline;* In., *adrenalin;* It. y P., *adrenalina.* Principio activo de la médula de las cápsulas suprarrenales. En su forma pura es un polvo cristalino, $C_6H_3(OH)_2CHOHCH_3NHCH_2$, o dioxifeniletanolmetilamina. Se emplea generalmente el clorhidrato. Obra esencialmente excitando las terminaciones del simpático en todos los órganos; inyectado en las venas, aumenta la presión arterial y refuerza la acción cardíaca: dilata la pupila y los bronquios e inhibe los movimientos intestinales y las contracciones del útero. Localmente tiene acción hemostásica e isquemiante poderosa. *Sin.:* Adrenamina, adrenina, adnefrina, epinefrina, paranefrina, supracapsulina, suprarrenina, suprarrenalina, etc.

adrenalinemia (de *adrenalina* y el gr. *haîma,* sangre). f. A., *Adrenalinämie;* F., *adrénalinémie;* In. e It., *adrenalinemia.* Presencia o exceso de adrenalina en la sangre, causa, según algunos, de la hipertensión permanente.

adrenalinuria (de *adrenalina* y el gr. *oûron,* orina). f. F., *adrénalinurie.* In., *adrenalinuria.* Presencia de adrenalina en la orina.

adrenalismo. m. A., *Nebennierenstörung;* F., *troubles surréaliens;* In., *adrenalism;* It., *adrenalismo.* Estado morboso debido a la disfunción de las cápsulas suprarrenales.

adrenalitis o **adrenitis.** f. F., *adrénalite.* In., *adrenitis.* Inflamación de las cápsulas suprarrenales. EPINEFRITIS, SUPRARRENALITIS.

adrenalona
. f. F., *adrénalone.* In., *adrenalone.* Cetona obtenida por oxidación de un derivado de la adrenalina. $(HO)_2C_6H_3COCH_2NHCH_3$. Tiene acción vasoconstrictora, pero no se usa en medicina.

adrenalopatía o **adrenopatía** (de *adrenal* y el gr. *páthos,* enfermedad). f. F. Término general para las afecciones de las glándulas suprarrenales.

adrenarquía o **adrenarquia** (de *adren-* y el gr. *arché,* principio). f. F., *adrénarche.* In., *adrenarche.* Despertar puberal de la fracción androgénica de la corteza suprarrenal.

adrenérgico (de *adren-* y el gr. *érgon,* trabajo). adj. A., *Adrenergisch;* F., *adrénergique;* In., *adrenergic;* It., *adrenergico;* P., *adrenérgico.* Activado o transmitido por la adrenalina; se aplica a las fibras nerviosas simpáticas.

adrenocorticotropina. f. ADRENOTROPINA.

adrenocromo (de *adreno-* y *chróma,* color). m. F., *adrénochrome.* In., *adrenochrome.* Derivado indólico de las catecolaminas fisiológicas, al que se atribuyen propiedades psicomiméticas.

adrenodoncia (de *adreno-* y el gr. *odoús, odóntos,* diente). f. A., *Adrenodontie;* F., *adrénodontie;* In., *adrenodontia;* It., *adrenodontia.* Predominio de la función suprarrenal manifiesta en la forma de los dientes: los caninos son más anchos y cortantes y las superficies oclusales de los dientes tienen coloración parda.

adrenogenital. adj. Relativo a las cápsulas suprarrenales y a los genitales. V. SÍNDROME ADRENOGENITAL.

adrenograma (de *adren-* y el gr. *gramma,* lo escrito o grabado). m. F., *adrénogramme.* In., *adrenogram.* Radiografía de las glándulas suprarrenales.

adrenolítico (de *adreno-* y el gr. *lýsis,* disolución). adj. A., *adrenolytisch;* F., *adrénolytique;* In., *adrenolytic;* It., *adrenolitico;* P., *adrenolítico.* Que inhibe la acción de la adrenalina.

adrenopausia (de *adreno-* y el gr. *pâusis,* cesación). f. Supresión o cese de la función de una o ambas glándulas suprarrenales.

adrenoprivo. adj. A., *adrenopriv;* F., *surrénaloprive;* In., *adrenoprival;* It. y P., *adrenoprivo.* Privado de cápsulas suprarrenales o debido a la supresión de éstas.

adrenosterona. f. A., *Adrenosteron;* F., *adrénostérone;* In. e It., *adrenosterone;* P., *adrenosterona.* Esteroide cristalino andrógeno aislado de la corteza de las glándulas suprarrenales.

adrenotrópico o **adrenalotrópico** (de *adrenal* y el gr. *trópos,* vuelta). adj. F., *adrénotrope.* In., *adrenotrophic.* Relativo al adrenotropismo. || Que tiene influencia estimulante sobre las glándulas suprarrenales. Se aplica especialmente a la hormona de la hipófisis anterior: *adrenocorticotrópico* o *adrenomedulotrópico,* según la influencia se ejerza sobre la corteza o la médula, respectivamente, de las glándulas suprarrenales.

adrenotropina. f. F., *adrénotrophine.* In., *adrenotrophin.* Hormona pituitaria que estimula las suprarrenales.

adrenotropismo. m. Constitución endocrina en la que predomina la influencia suprarrenal.

adrenoxina (de *adren-* y *oxígeno*). f. Sustancia derivada de la oxidación enzimática de la adrenalina, con propiedades afines a las de la acetilcolina.

adromia (de *a-* y el gr. *drómos,* carrera). f. Ausencia de conducción en un nervio o músculo.

Adson (Operación de) (Alfred Washington *Adson,* cirujano norteamericano, 1887-1925). V. OPERACIÓN.

adsorción (de *ad-* y *sorbere,* sorber). f. A., *Adsorption;* F. e In., *adsorption;* It., *adsorbimento;* P., *adsorção.* Acumulación de una sustancia en una interfase de tal manera que la concentración de la sustancia a dicho nivel es superior a la que posee en el interior de las respectivas fases. || Adherencia de compuestos, en forma molecular o iónica, de tipo sólido, líquido o gaseoso, sobre la superficie de un sólido.

aducción (del lat. *adductio, -onis*). f. A., *Adduktion;* F., e In., *adduction;* It., *adduzione;* P., *adução.* Movimiento activo o pasivo que acerca un miembro u otro órgano al plano medio; contrario a la *abducción.*

aductor. adj. y s. F., *adducteur.* In., *adductor.* Músculo que determina la aducción. V. MÚSCULOS (TABLA DE).

adulteración (del lat. *adulteratio, -onis*). f. A., *Verfälschung;* F., *falsification;* In., *adulteration;* It., *adulterazione;* P., *adulteração.* Alteración fraudulenta de una sustancia alimenticia o medicinal. SOFISTICACIÓN.

adultez. f. Condición de adulto; edad adulta.

adulto (del lat. *adultus,* y éste de *adolescere,* crecer). adj. y s. Que ha adquirido todo su desarrollo o madurez.

adustión (del lat. *adustio, -onis,* acción de quemar). f. Cauterización por el fuego.

adventicio, cia (del lat. *adventicius,* que viene de fuera). adj. F., *adventice.* In., *adventitious.* Accidental o adquirido. || Que se encuentra fuera del lugar normal u ordinario. || f. Túnica externa de una arteria.

adyuvante (del lat. *adiuvans,* ayudante). adj. F., *adjuvant.* In., *adjuvant.* Dícese de la sustancia que administrada con un antígeno o previamente a éste, modifica y generalmente aumenta la respuesta inmunológica del huésped. Ú. t. c. s. Como adyuvantes se utilizan sustancias muy dispares: geles de hidróxido de aluminio; suspensiones bacterianas muertas *(Bordetella pertussis);* emulsiones de agua y aceites, solas o adicionadas con suspensiones bacterianas muertas (microbacterias), como en el adyuvante de Freund.

ae o **æ.** La mayoría de las palabras de origen latino que comienzan por *ae* o *æ* han pasado al castellano con la letra E, donde deben buscarse.

Aeby (Plano de) (Christopher Théodore *Aeby,* anatomista suizo, 1835-1885). V. PLANO.

Aecio. Célebre médico griego de la escuela de Alejandría, que vivió a fines del siglo v. Es autor de una obra titulada *Tetrabiblon,* en 16 tratados, de los que ocho se publicaron en 1534 en Venecia.

Aedes. Género de mosquitos culícidos transmisores de varias enfermedades. La especie *A. aegypti* o *argenteus* es la *Stegomya calopus,* transmisora de la fiebre amarilla, dengue, filariasis y encefalitis equina. Otras especies: *A. cinereus, A. albopictus, A. flavescens,* transmiten algunas de estas enfermedades.

aeluropsis. f. ELUROPSIS.

aequator (lat.). m. ECUADOR. ||**-bulbi oculi.** Línea imaginaria alrededor del globo del ojo, equidistante de los polos. ||**-lentis.** Ecuador o circunferencia del cristalino.

aeración (del lat. *aer, aeris,* aire). f. F., *aération.* In., *aeration.* Aireación, ventilación. || Arterialización de la sangre venosa en los pulmones. || Introducción de los elementos del aire en las aguas potables.

aerastenia (de *aero-* y *astenia*). f. A., *Fliegerneurose;* F., *psychasthénie des aviateurs;* In., *aerasthenia;* It., *aeroneurosi;* P., *aerastenia.* Psicastenia con pérdida de la confianza en sí mismo, observada en los aviadores.

aeremia (de *aero-* y el gr. *haîma,* sangre). f. A., *Taucherkrankheit;* F., *aérémie;* In., It. y P., *aeremia.* Introducción de aire en la sangre. Término para designar los accidentes producidos por una descompresión rápida después de la permanencia en el aire comprimido. Neumatemia, parálisis de los buzos, aeroembolismo.

aeremoctonia o **aerhemoctonia** (de *aero-,* el gr. *haîma,* sangre, y *kteínein,* matar). f. Muerte producida por el ingreso de aire en las venas.

aerendocardia (de *aero-* y *endocardio*). f. Presencia de gas dentro del corazón.

aerenterectasia (de *aero-* y *enterectasia*). f. Distensión de los intestinos por aire o gases.

aerífero (del lat. *aer, aeris,* aire, y *ferre,* llevar). adj. Que lleva aire.

aeriforme (del lat. *aer, aeris,* aire, y *forma,* forma). adj. Como el aire; gaseoso.

aero-. Forma prefija del gr. *aér, aéros,* aire.

aeroanaerobio. m. Microorganismo aerobio y anaerobio a la vez.

aeroastenia. f. AERONEUROSIS.

Aerobacter. Género de la familia enterobacteriáceas, tribu *Klebsielleae,* que no se acepta en el Manual de Bergey (1974). Dentro del género se incluían elementos no móviles (no flagelados), que se incluyen actualmente en el género *Klebsiella,* y elementos móviles (flagelados) que se clasifican como *Enterobacter aerogenes.*

aerobilia (de *aero-* y el lat. *bilis,* la bilis). f. Presencia de aire en las vías biliares.

aerobio (de *aero-* y el gr. *bíos,* vida). m. A., *Aerobier;* F., *aérobie;* In., *aerobe;* It., *aerobico;* P., *aerobio.* Bacteria o microfito que requiere aire u oxígeno libre para vivir. ||**-facultativo.** Microorganismo que normalmente no se desarrolla en presencia del oxígeno, pero que bajo ciertas circunstancias adquiere el poder de vivir en él. ||**-obligado.** Microorganismo al cual le es indispensable el oxígeno libre para vivir.

aerobiología. f. F., *aérobiologie.* In., *aerobiology.* Rama de la biología que trata de la existencia, transporte y efectos de los microorganismos, virus, pólenes, esporas, etc., en el aire o confinado; aerobiología extramural o intramural, respectivamente.

aerobioscopio (de *aero-,* el gr. *bíos,* vida, y *skopeîn,* observar). m. F., *aérobioscope.* In., *aerobioscope.* Aparato para analizar la composición bacteriana del aire.

aerobiosis (de *aero-* y el gr. *bíos*, vida). f. F., *aérobiose.* In., *aerobiosis.* Condición de aerobio, vida en el aire o en el oxígeno libre.

aerocele (de *aero-* y el gr. *kéle*, hernia). m. Tumor formado por aire que llena una bolsa adventicia, como el laringocele o traqueocele. NEUMATOCELE.

aerocistografía (de *aero-* y *cistografía*). f. F., *aérocystographie.* In., *aerocystography.* Radiografía de la vejiga después de insuflada con aire.

aerocistoscopia (de *aero-* y *cistoscopia*). Examen de la vejiga con el aerouretroscopio.

aerocolia (de *aero-* y *colon*). f. A., *Aufblähung des Dickdarms;* F., *aérocolie;* In., It. y P., *aerocolia.* Distensión del colon por gases.

aerocolpos (de *aero-* y el gr. *kólpos*, vagina). m. F., *aérocolpos.* In., *aerocolpos.* Distensión de la vagina por gases.

aerodermectasia (de *aero-*, el gr. *dérma*, piel, y *ectasia*). f. Enfisema subcutáneo o quirúrgico.

aerodontalgia (de *aero-*, el gr. *odoús*, *odóntos*, diente, y *álgos*, dolor). f. A., *Aeroodontalgie;* F., *aérodontalgie;* In. y P., *aerodontalgia;* It., *odontalgia aviatoria.* Odontalgia; resultado de alteraciones en la presión barométrica.

aeroembolismo. m. F., *aéroembolisme.* In., *aeroembolism.* Formación de burbujas de nitrógeno en la sangre y cerebro a causa de la disminución de presión atmosférica, estado que sufren los aviadores en las grandes altitudes.

aeroenfisema. m. F., *aéroemphysème.* In., *aeroemphysema.* Enfisema y edema pulmonar con presencia de burbujas de nitrógeno en el tejido pulmonar, debido a una descompresión atmosférica demasiado rápida.

aerofagia (de *aero-* y el gr. *phageîn*, comer). f. A., *Luftschlucken;* F., *aérophagie;* In., *aerophagy;* It. y P., *aerofagia.* Deglución espasmódica de aire seguida de eructos.

aerófilo (de *aero-* y el gr. *phílos*, amigo). adj. Que requiere el aire para su desarrollo; dícese de las bacterias.

aerofobia (de *aero-* y el gr. *phóbos*, temor). f. A., *Luftscheu;* F., *aérophobie;* In., *aerophobia;* It. y P., *aerofobia.* Temor morboso de las corrientes de aire.

aeróforo (de *aero-* y el gr. *phorós*, el que lleva). m. Aparato para insuflar aire en los pulmones de los recién nacidos asfícticos.

aerogastria (de *aero-* y el gr. *gastér*, *gastrós*, estómago). f. A., *Aerogastrie;* F., *aérogastrie;* In., *aerogastria;* It., *meteorismo gastrico.* Dilatación del estómago con gases o aire.

aerogel. m. F., *aérogel.* In., *aerogel.* Sólido formado a partir de un gel, al reemplazar el líquido por un gas; dispersión de un sólido en un gas.

aerogénesis (de *aero-* y el gr. *génesis*, producción). f. Producción de gas.

aerógeno (de *aero-* y el gr. *gennân*, producir). adj. Dícese de una bacteria productora de gases.

aerografía (de *aero-* y el gr. *gráphein*, escribir). f. Descripción del aire y de sus cualidades. || Radiografía después de insuflación de aire.

aeroilia (de *aero-* y el gr. *eileín*, retorcerse). f. Presencia de gases en el íleon; por extensión, en el intestino delgado.

aeroionoterapia (de *aero-* y *ionoterapia*). f. Ionoterapia de las afecciones respiratorias.

aeromamografía. f. F., *aéromammographie.* In., *aeromammography.* Radiografía de la mama previa inyección de CO_2 en el espacio retromamario.

aeromedicina. f. A., *Luftfahrtmedizin;* F., *médecine aéronautique;* In., *aeromedicine;* It., *medicina aeronautica;* P., *aeromedicina.* Rama de la medicina que se ocupa en el estudio de los problemas fisiológicos y patológicos de la aviación.

aerómetro (de *aero-* y el gr. *métron*, medida). m. Instrumento para pesar el aire u otros gases o medir su densidad.

Aeromonas. Género de bacterias de la familia vibrionáceas (parte VIII, clas. de Bergey). Son bacilos gramnegativos, con flagelación polar, anaerobios facultativos, metabolismo fermentativo y prueba de la oxidasa positiva. Se consideran responsables de cuadros septicémicos, úlceras y heridas infectadas. Incluye las especies *A. hydrophila, A. liquefaciens, A. punctata* y *A. salmonicida.* ||-**shigelloides.** V. PLESIOMONAS SHIGELLOIDES.

aeronausia (de *aero-* y el gr. *nausíe*, mareo). f. Cinetosis producida por el vuelo.

aeroneurosis. f. A., *Fliegerneurose;* F., *psychasthénie des aviateurs;* In., *aeroneurosis;* It., *aeronurosi;* P., *aeroneurose.* Conjunto de trastornos nerviosos funcionales observados en los aviadores que comprende: malestar gástrico, irritabilidad nerviosa, insomnio, emotividad inestable y, por último, un aumento de la actividad motora.

aeroootitis media. f. F., *aérootite moyenne.* In., *aerotitis media.* Oído de aviador; otitis media producida por las diferencias de presión entre la caja timpánica y el ambiente.

aeropatía (de *aero-* y el gr. *páthos*, enfermedad). f. F., *aéropathie.* In., *aeropathy.* Estado morboso producido por el aire, especialmente por su presión: aeremia, parálisis de los buzos, etc.

aeropiecismo (de *aero-* y el gr. *piézein*, comprimir). m. Conjunto de accidentes provocados en el organismo por la acción de la presión del aire aumentada o disminuida. || Aeremia, aeropatía.

aeropiezoterapia (de *aero-*, el gr. *piézein*, comprimir, y *therapeía*, tratamiento). f. A., *Druckluftbehandlung;* F., *aéropiézothérapie;* In., *aeropiezotherapy;* It., *aeropiezoterapia;* P., *aeropiesoterapia.* Uso terapéutico de la presión del aire, aumentada o disminuida, *natural*, como las curas de altura, o *artificial*, por medio de aparatos.

aeroplancton. m. F., *aéroplancton.* In., *aeroplankton.* Conjunto de organismos, bacterias, esporas, polen, etc., existentes en el aire.

aeropletismógrafo (de *aero-*, el gr. *plethysmós*, ensanchamiento, y *gráphein*, describir). m. Aparato para el registro de los cambios de volumen del tórax durante la respiración.

aeroporotomía (de *aero-*, el gr. *póros*, paso, y *tomé*, corte). f. Operación para introducir aire en las vías aéreas, como la traqueotomía y la intubación.

aeroquiro (de *aero-* y el gr. *cheír*, *cheirós*, mano). m. Avión para el auxilio quirúrgico rápido a largas distancias, que lleva comúnmente un cirujano y un radiólogo con sus equipos.

aerosialofagia (de *aero-*, el gr. *síalon*, saliva, y *phageîn*, comer). f. Hábito de deglutir constantemente aire y saliva. SIALOAEROFAGIA.

aerosinusitis. f. A., *Barosinusitis;* F., *barosinusite;* In., *aerosinusitis;* It., *barosinusite;* P., *aerossinusite.* Afección sinusal producida por variaciones considerables de la presión atmosférica.

aerosis. f. Producción de aire o gases en los tejidos orgánicos.

aerosol. m. A., *Aerosol;* F., *aérosol;* In. e It., *aerosol;* P., *aerossol.* Suspensión de un sólido o líquido, finamente pulverizados en el aire, obtenida a través de la impulsión de la sustancia a través de un pequeño orificio, por medio de un gas propulsor o de otro gradiente de presión.

aerosolterapia. f. Terapéutica por medio de aerosoles.

aerosporina. V. POLIMIXINA.

aerotaxis (de *aero-* y el gr. *táxis*, orden). f. F., *aérotaxie.* In., *aerotaxis.* Influencia atractiva y repelente ejercida por el oxígeno sobre las bacterias aerobias y anaerobias, respectivamente.

aeroterapia (de *aero-* y el gr. *therapeía*, tratamiento). f. A., *Luftbehandlung;* F., *aérothérapie;* In., *aerotherapy;* It. y P., *aeroterapia.* Tratamiento de ciertas enfermedades por el aire comprimido o enrarecido. || Cura de aire en estaciones climáticas.

aerotermoterapia (de *aero-*, el gr. *thérme*, calor, y *therapeía*, tratamiento). f. Tratamiento por medio de corrientes de aire caliente.

aerotolerante (de *aero-* y el lat. *tolerare*, soportar). adj. Se dice de organismos anaerobios para los que la presencia de oxígeno libre no es letal, pero que no se pueden multiplicar si no es en anaerobiosis. También se aplica a los microorganismos que sólo son capaces de crecer cuando el contenido de oxígeno es inferior al atmosférico (microaerófilos).

aerotonómetro (de *aero-*, el gr. *tónos*, tensión, y *métron*, medida). m. Instrumento para medir la tensión de los gases en la sangre y en otros líquidos orgánicos.

aerotropismo (de *aero-* y el gr. *trópos*, vuelta). m. F., *aérotropisme*. In., *aerotropism*. Reacción de los organismos en presencia del oxígeno, la cual puede ser *positiva* si dicho gas los atrae y *negativa* en el caso contrario; aerotaxis.

aerouretroscopia (de *aero-*, *uretra* y el gr. *skopeîn*, observar). f. Examen de la uretra previa dilatación con aire.

aes o **aet**. Para los términos que así comienzan, véanse *es* y *et*.

Aesculus. Género de arbustos y árboles sapindáceos. La corteza y semillas de la especie *A. hippocastanum*, castaño de Indias, se han empleado como antirreumáticos y antipalúdicos.

afacia. f. AFAQUIA.

afaco. adj. Dícese del individuo afecto de afaquia.

afagia [afágico] (de *a-* y el gr. *phageîn*, comer). f. F., *aphagie*. In., *aphagia*. Imposibilidad de deglutir; disfagia extrema. Aglución. ǁ **-álgera**. Renuncia consciente a tragar a causa del dolor.

afagocidia (de *a-*, el gr. *phageîn*, comer, y el lat. *caedere*, matar). f. Término de Weil para designar la acción bactericida de los leucocitos excluida la fagocitosis.

afalangiasis [afalangiásico] (de *a-* y el gr. *phalágx, phalággos*, falange). f. F., *aphalangie*. In., *aphalangia*. Pérdida o ausencia de los dedos, como en la lepra y el *ainhum*.

afalgesia. f. HAFALGESIA.

afanípteros. m. pl. Suborden de insectos que se caracterizan por el desarrollo enorme de las patas, sobre todo el par posterior, que les permite dar saltos (pulgas y niguas).

afaquia (de *a-* y el gr. *phakós*, lente). f. A., *Aphakie;* F., *aphakie;* In., *aphakia;* It., *afachia;* P., *afaquia*. Falta del cristalino.

afáquico. adj. AFACO.

afasia (del gr. *aphasía;* de *a-* y *phásis*, palabra). f. A., *Aphasie;* F., *aphasie;* In., *aphasia;* It. y P., *afasia*. Defecto del lenguaje consecutivo a una lesión cerebral que perturba la utilización de las reglas precisas para la producción y/o la comprensión de un mensaje verbal. ǁ **-acusticoagnósica**. Término aplicado por Luria a la AFASIA DE WERNICKE. ǁ **-acusticoamnésica**. Forma de afasia descrita por A. R. Luria, en la que el defecto fundamental es una inestabilidad de las huellas o trazos acústicos de las palabras. Es una forma particular de afasia sensorial. ǁ **-agramática**. Afasia de tipo no fluente, caracterizada por un lenguaje de tipo agramático. V. AGRAMATISMO. ǁ **-amnésica**. Forma de afasia descrita originalmente por Pitres y en la que existe como elemento semiológico fundamental una falta de vocabulario que provoca detenciones y perífrasis en la expresión verbal. La afasia amnésica no constituye un cuadro unitario, ya que el defecto puede deberse a distintos mecanismos fisiopatológicos: acústicos, semánticos, visuales, táctiles (anomia acústica, semántica, visual y táctil, respectivamente). ǁ **-anterior**. Afasia por lesiones situadas por delante de la cisura de Rolando (zonas anteriores del lenguaje). Son afasias anteriores: la afasia motora transcortical, la afasia agramática y la afasia de Broca. ǁ **-apráxica**. AFASIA MOTORA AFERENTE. ǁ **-asociativa**. AFASIA DE CONDUCCIÓN. ǁ **-central**. AFASIA DE CONDUCCIÓN. ǁ **-combinada**. Afasia de dos o más formas en un mismo paciente. ǁ **-comisural**. AFASIA DE CONDUCCIÓN. ǁ **-completa**. Afasia en la que existe una suspensión del lenguaje. Sordomudez. ǁ **-congénita**. Sordomudez. ǁ **-cortical**. La debida a lesión en la corteza cerebral; es opuesta a la que se debería a lesiones de las fibras de conexión entre distintas zonas que intervienen en el lenguaje. ǁ **-cruzada**. La de los diestros con lesión derecha y afasia. Se inicia con mutismo que evoluciona en días o meses al agramatismo, con posibles defectos parafásicos fonémicos y raros defectos anómicos. ǁ **-de Broca**. Afasia motora por lesiones que exceden habitualmente al área del mismo nombre y caracterizada por una suspensión del lenguaje, generalmente transitoria, la presencia de estereotipias y una reducción que evoluciona hacia el agramatismo. Defecto de la organización motora de los códigos fonéticos del lenguaje. ǁ **-de conducción**. La caracterizada por un lenguaje fluente, generalmente contaminado por parafasias literales, buena comprensión y repetición muy defectuosa. Lesiones en la circunvolución supramarginal del hemisferio dominante o en la sustancia blanca subyacente (fascículo arqueado). En ciertos casos la lesión es temporal posterior y superior. *Sin.:* afasia central, afasia comisural. ǁ **-de Wernicke**. Afasia sensorial consecutiva a una lesión que afecta la zona del mismo nombre. Se caracteriza por trastornos de comprensión, por un lenguaje fluente con abundantes parafasias de todo tipo que pueden dar lugar a una jerga (V. JERGAFASIA). El defecto fundamental radica en la descodificación de los códigos fonéticos del lenguaje. ǁ **-dinámica**. AFASIA MOTORA TRANSCORTICAL. ǁ **-fluente**. Afasia caracterizada por un verbalismo normal o superior al normal. ǁ AFASIA POSTERIOR. ǁ **-funcional**. Afasia de base histérica. ǁ **-global**. AFASIA TOTAL. ǁ **-mixta**. Aquella en la que se suman los defectos de tipo motor (no fluente) y sensorial (defecto de la comprensión). ǁ **-motora**. En sentido clásico equivale a afasia de Broca. Afasia no fluente. Afasia en la que el defecto se sitúa en la realización articulatoria. ǁ **-motora aferente**. Forma de afasia descrita por Luria en la que el defecto se halla en la selección de los esquemas motores de los fonemas por un trastorno o alteración de las aferencias cutaneocinestésicas de los órganos de la articulación a causa de una lesión en las regiones retrorrolándicas bajas y anteriores. Afasia apráxica. ǁ **-motora eferente**. Afasia descrita por Luria (quien la hace sinónimo de afasia de Broca), caracterizada por un defecto en el paso fluido de una posición articulatoria a otra. Lesión en el córtex premotor correspondiente a la zona de Broca. ǁ **-motora transcortical**. Afasia caracterizada por un lenguaje reducido, no fluente, una buena comprensión verbal y una buena repetición. Es en cierto modo similar a la afasia de Broca, pero presenta repetición intacta. Lesión en áreas frontales situadas por delante del área de Broca (término de Wernicke). *Sin.:* afasia comisural central (Licht-heim). ǁ **-no fluente**. Afasia en la que el verbalismo está reducido de modo importante. Afasia anterior. ǁ **-nominal**. AFASIA AMNÉSICA. ǁ **-óptica**. Defecto del lenguaje por desconexión visuoverbal. Descrita por Freund. ǁ **-paradigmática**. Afasia en la que domina un defecto en la organización paradigmática de los códigos del lenguaje. ǁ **-paroxística**. Sinónimo incorrecto de crisis epiléptica afásica (OMS). ǁ **-posterior**. La producida por lesiones en las zonas posteriores del lenguaje (temporales y retrorrolándicas). ǁ **-semántica**. Afasia por trastorno en los códigos semánticos y logicogramaticales del lenguaje. Definida por Luria. Se debe a lesiones parietales inferiores (encrucijada parietotemporooccipital). ǁ **-sensorial**. AFASIA DE WERNIKCE. ǁ **-sensorial transcortical**. Afasia caracterizada por lenguaje fluente, comprensión verbal defectuosa, buena repetición e incapacidad importante en la denominación. Lesiones en el límite de las áreas posteriores del lenguaje, preservándose las zonas situadas alrededor de la cisura de Silvio. ǁ **-sintagmática**. La ocasionada por defecto en la organización secuencial o sintagmática del lenguaje. ǁ **-subcortical**. Afasia por lesiones que afectan las fibras que conectan los centros del lenguaje entre sí o con sus eferencias y aferencias. ǁ **-táctil**. Desconexión tactoverbal. ǁ **-total**. Afasia cuya semiología es la suma de una afasia de Broca más importantes defectos de comprensión.

afebril - afta

|| **-transcortical.** Afasia cuyo núcleo semiológico fundamental es la preservación de la repeticiónacidose divide en: afasia motora transcortical, afasia sensorial transcortical y afasia transcortical mixta o síndrome de aislamiento.
afebril. adj. Sin fiebre; apirético.
afección (del lat. *affectio, -onis*). f. A., *Erkrankung, Gefühl;* F., e In., *affection;* It., *affezione;* P., *affecção.* Estado morboso, enfermedad. || Término general que implica sentimiento o emoción en distinción del intelecto o voluntad.
afectabilidad. f. Emotividad, facultad de expresar emoción o sentimiento; sensibilidad emocional.
afectación. f. Manierismo.
afectado. adj. In., *affected.* Que presenta una enfermedad, estado morboso o afección.
afectividad. f. F., *affectivité.* In., *affectivity.* Facultad afectiva y tono sentimental; sensibilidad a los estímulos afectivos.
afecto. (del lat. *affectus,* de *afficere,* afectar). adj. Afectado. || m. A., *Affekt;* F., e In., *affect;* It., *affetto;* P., *afeto.* Estado emocional, penoso o agradable, que se presenta como descarga temporal o en forma estable y sostenida. Para Freud es la manifestación cualitativa de la energía pulsional y sus modificaciones cuantitativas.
afectomotor. adj. Caracterizado por desorden emocional y actividad muscular.
afefobia (del gr. *haphé,* tacto, y *phóbos,* temor). f. Temor morboso de ser tocado.
afemestesia (de *a-,* el gr. *phéme,* palabra, expresión, y *aísthesis,* sensación). f. Pérdida de la facultad de percepción de las palabras. Por extensión, ceguera y sordera verbales.
afemia (de *a-* y el gr. *phéme,* voz, expresión). f. A., *Alalie;* F., *aphémie;* In., *aphemia;* It., *alalia;* P., *afemia.* Nombre dado por Broca a lo que posteriormente sería calificado de afasia por Trousseau (1864). Afasia motora.
aferente (del lat. *afferens, -entis,* p. a. de *afferre,* llevar). adj. A., *Zuführend;* F., *afférent;* In., *afferent;* It. y P., *afferente.* Centrípeto, que va de la periferia al centro.
aféresis (del gr. *aphaíresis,* de *aphaireîn,* quitar). f. Amputación, escisión.
afermentia (de *a-* y el lat. *fermentum,* fermento, de *fervere,* hervir). f. Falta de fermentos; aplícase especialmente a la anaclorhidria con pobreza de pepsinógeno.
afibrinogenemia (de *a-, fibrinógeno* y el gr. *haîma,* sangre). f. F., *afibrinogénémie.* In., *afibrinogenemia.* Ausencia, genética o adquirida, de fibrinógeno, con un cuadro clínico de diátesis hemorrágica de tipo hemofílico, hemorragias digestivas y epistaxis.
afilantropía (de *a-* y *filantropía).* f. Carencia de sentimientos sociales.
afilaxis (de *a-* y *filaxis).* f. F., *aphylaxie.* In., *aphylaxis.* Ausencia de filaxis o inmunidad.
afiloponía (de *a-,* el gr. *phileîn,* amar, y *pónos,* trabajo). f. Temor morboso al trabajo o a los ejercicios fatigosos. Ponofobia.
afinidad (del lat. *affinitas, -atis).* f. A., *Affinität;* F., *affinité;* In., *affinity;* It., *affinità;* P., *afinidade.* Analogía o semejanza. || Atracción química. ||**-electiva.** Fuerza por la cual un cuerpo se une preferentemente con otro. ||**-morbosa.** Tendencia de ciertas afecciones a existir simultáneamente o como secuelas de otra. ||**-química.** Fuerza que une los átomos de una molécula y los mantiene reunidos en ella.
aflatoxina. f. F., *aflatoxine.* In., *aflatoxin.* Toxina producida por hongos del género *Aspergillus* (A. *flavus,* A. *parasiticus).* Sus diversos tipos pueden contaminar piensos (cereales, cacahuetes) y causar intoxicaciones alimentarias epidémicas en el ganado y aves de corral; se comportan como sustancias tóxicas y carcinogénicas para determinadas especies animales. Inhiben la replicación y la transcripción del DNA.
aflogístico. adj. Antiflogístico. || Que arde sin llama.

aflujo (del lat. *affluxus).* m. A., *Zustrom;* F., e In., *afflux;* It., *afflusso;* P., *afluxo.* Afluencia de una cantidad mayor de sangre u otro líquido a un órgano o parte del cuerpo.
afluorosis. f. Ausencia o disminución de flúor en la alimentación infantil, caracterizada por microdontismo, aplasias del esmalte, caries masivas y fracturas dentarias.
áfobo (de *a-* y el gr. *phóbos,* temor). adj. Que no tiene fobias.
afonesis (de *a-* y el gr. *phoné,* voz). f. Falta del sonido de percusión, matidez.
afonía [afónico] (de *a-* y el gr. *phoné,* voz). f. A., *Stimmlosigkeit;* F., *aphonie;* In., *aphonia;* It. y P., *afonia.* Pérdida o disminución de la voz por causa local. ||**-espástica.** Espasmo de los músculos laríngeos producido por los esfuerzos para hablar. ||**-histérica.** Pérdida de la voz normal, debida al histerismo. ||**-paralítica.** Afonía debida a la parálisis o lesión de los nervios laríngeos. ||**-paranoica.** Mutismo terco de los alienados.
afonogelia (de *a-,* el gr. *phoné,* voz, y *gélos,* risa). f. F., *aphonogélie.* In., *aphonogelia.* Imposibilidad de reír ruidosamente.
aforesis (de *a-* y el gr. *phérein,* llevar). f. A., *Chirurgische Absetzung;* F., *ablation chirurgicale;* In., *aphoresis;* It., *aforesi;* P., *aforese.* Separación de una parte. || Incapacidad de resistencia, al dolor, p. ej. || Falta de secreción sudoral.
aforia (de *a-* y gr. *phérein,* llevar). f. Esterilidad.
aforismo (del lat. *aphorismus,* y éste del gr. *aphorismós,* de *apó,* de, y *horízein,* limitar). m. Sentencia breve y doctrinal, que presenta como un extracto lo más interesante de alguna materia. || Regla, principio, axioma, máxima instructiva.
afosforosis. f. F., *aphosphorose.* In., *aphosphorosis.* Deficiencia o falta de fósforo en el organismo.
afosia (de *a-* y el gr. *phôs,* luz). f. F. e In., *aphose.* Sensación visual subjetiva debida a la falta o interrupción de luz. Fosia.
afotestesia (de *a-,* el gr. *phôs, photós,* luz, y *aísthesis,* sensación). f. A., *Phototraumatische Amblyopie;* F., *amblyopie phototraumatique;* In., *aphothestesia;* It., *ambliopia fototraumatica.* Disminución de la sensibilidad de la retina a la luz, debida a una exposición prolongada a los rayos solares.
afrasia (de *a-* y el gr. *phrásis,* expresión). f. A., *Aphrasie;* F., *aphrasie;* In., *aphrasia;* It., *afrasia.* Incapacidad de articulación de las palabras. || Mutismo de cualquier clase. ||**-paranoica.** Abstención voluntaria de la palabra en los alienados.
afrenia Ausencia del diafragma. ||(de *a-* y el gr. *phrén, phrenós,* mente o membrana). f. F., *aphrénie.* In., *aphrenia.* Insania, demencia. || Ausencia del diafragma.
a frigore. Locución latina que, añadida al nombre de la enfermedad (hemoglobinuria, pleuresía, nefritis, etc.), indica que ésta es debida o atribuida a un enfriamiento.
afrodisia (del gr. *aphrodísia,* venéreo). f. F., *aphrodisie.* In., *aphrodisia.* Exageración del apetito genésico. Ninfomanía, satiriasis.
afrodisiaco (del gr. *Aphrodíte,* diosa del amor). adj. Que excita o estimula la libido; fármaco que tiene esta propiedad. Ú.t.c.s.
afrodisiología (de *afrodisia* y el gr. *lógos,* tratado). f. ant. Estudio de las enfermedades venéreas. Ciprodología. Venereología.
afronesia o **afronía** (de *a-* y el gr. *phrónesis,* razón). f. Demencia, locura.
afrontar. Poner en contacto los labios de una herida.
afta (del lat. *aphta,* y éste del gr. *áphtha,* úlcera). f. A., *Aphthe;* F., *aphte;* In., *aphtha;* It. y P., *afta.* Pequeña vesícula, luego ulceración blanquecina en la mucosa de la boca. || Estomatitis aftosa de los niños. Muguet, oflictis. ||**-caquéctica.** Ulceraciones que aparecen debajo de la lengua asociadas con síntomas graves constitucionales; enfermedad de Riga. ||**-contagiosa** o **epizoótica.** Glosopeda. ||**-de Bednar.** Pequeñas

manchas blancas de la bóveda palatina a cada lado del rafe medio en los niños de pecho, debidas probablemente a la presión de la lengua en la succión. ||**-de Cardarelli.** AFTA CAQUÉCTICA. ||**-de Mikulicz.** Enfermedad rara caracterizada por la aparición en la mucosa bucal de lesiones aftosas con carácter recidivante, intermitente y crónico. ||**-de Valleix.** AFTA DE BEDNAR. ||**-oriental** o **tropical.** Erupción aftosa con trastornos digestivos y anemia, propia de los países cálidos. Esprue, psilosis, gastroenteritis aftosa índica, diarrea alba, diarrea crónica de Cochinchina, estomatitis intertropical.||**-serpens.** CANCRUM ORIS.

afteuxia (del gr. *áphthegktos,* mudo, silencioso). f. Incapacidad de expresar sonidos articulados.

aftoide (de *alfa* y el gr. *eîdos,* aspecto). adj. Semejante a las aftas o muguet.

aftongía (del gr. *áphthoggos,* mudo, sin voz). f. A., *Reflexaphasie;* F., *aphtongie;* In., *aphthongia;* It., *aftongia.* Trastorno espasmódico del lenguaje, por el que se produce un calambre de los músculos fonatorios al hablar.

aftosis. f. A., *Aphthose;* F., *aphtose;* In., *aphthosis;* It., *aftosi.* Afección caracterizada por la aparición de aftas en diversas partes.

afusión (del lat. *affusio, -onis;* de *affundere,* derramar, verter). f. A., *Übergiessung;* F. e In., *affusion;* It., *aspersione;* P., *afusão.* Medio hidroterápico que consiste en verter agua desde cierta altura sobre una parte o la totalidad del cuerpo.

Ag. Símbolo químico de la plata *(argentum).*

agalactia (de *a-* y el gr. *gála, gálaktos,* leche). f. A., *Agalaktie;* F., *agalactie;* In. y P., *agalactia* It., *agalassia.* Falta o disminución de la secreción de leche después del parto. *Sin.:* Agalactosis, agalorrea, alactia.||**-contagiosa.** Enfermedad contagiosa de las cabras y ovejas, caracterizada por inflamación de las ubres y articulaciones, con pérdida de la secreción láctea.

agalaxia. f. AGALACTIA. || Mamitis crónica propia del ganado vacuno.

agalla (lat. *galla).* f. Excrecencia morbosa (cecidia) que se produce en una encina o roble a consecuencia del pinchazo dado por la hembra de un cinípido, al depositar un huevo mediante el oviscapto; las agallas son aproximadamente esféricas y contienen, durante algún tiempo, la larva o la ninfa procedentes del citado huevo. En medicina se emplean las agallas (llamadas también *nuez de agallas)* producidas en Oriente (principalmente en Alepo) por el *Cynips gallae tinctoriae* sobre el *Quercus infectoria;* estas agallas contienen ácidos tánico y gálico, y se emplean por lo general como astringentes en la diarrea y en las membranas mucosas relajadas.|| BRANQUIA.

agamia (del gr. *agamía,* celibato). f. A., *Agamogenese;* F., *parthénogenèse;* In., *agamogenesis* It., *partenogenesi;* P., *partenogènese.* Reproducción asexual sin gametos. AGAMOGÉNESIS, esquizogénesis, partenogénesis.

agammaglobulinemia. f. F., *agammaglobulinémie.* Deficiencia o falta de globulina γ en la sangre. ||**-adquirida.** Disminución de las globulinas γ y plasmáticas, menos acentuada que en la forma congénita infantil, y que afecta a ambos sexos. *Sin.:* Hipogammaglobulinemia idiopática. ||**-con linfopenia.** Cuadro muy grave que aparece en los primeros meses de la vida, que se manifiesta por enteritis intensa, hipertermia, distrofia y marcada linfopenia. Existe aplasia congénita del timo y agenesia del tejido linforreticular. *Sin.:* Aplasia tímica hereditaria. ||**-congénita infantil.** AGAMMAGLOBULINEMIA DE BRUTON. ||**-de Bruton.** Agammaglobulinemia congénita ligada al sexo que afecta a niños varones, y que provoca una gran sensibilidad a infecciones repetidas (bronquitis, otitis, dermatitis, etc.). Hay disminución muy intensa o ausencia de las tres inmunoglobulinas γG, γA y γM.

agamobio (del gr. *ágamos,* célibe, y *bíos,* vida). m. Período o generación asexual en la alternancia de generaciones. V. GAMOBIO.

Agamofilaria. Género de parásitos nematodos poco conocidos, algunas de cuyas especies *(A. labialis, A. conjuntivae)* se han encontrado en ulceraciones y tumores.

agamogénesis o **agamogonia** (del gr. *ágamos,* soltero, *génesis,* generación, o *gonos,* prole). f. Reproducción sin cópula, agamia.

agar o **agar-agar** *(cingalés).* m. A., *Agar-agar;* Fr., In. e It., *agar-agar;* P., *ágar-ágar.* Sustancia semejante a la cola, preparada de ciertas variedades de algas asiáticas: *Gracilaria lichenoides, Gigartina speciosa, Gelidium amansi,* etc. Es muy resistente a las enzimas digestivas, pero se hidroliza fácilmente con los ácidos. Se emplea como laxante por su indigestibilidad y sobre todo como medio de cultivo en los trabajos de bacteriología. Del agar-agar se ha obtenido un producto coloide, llamado *gelosa.* Al agar-agar pueden añadirse muchas sustancias: *sangre, glucosa, glicerina, líquido de ascitis, peptona, suero, bilis, materias colorantes,* etc., para constituir un sinnúmero de medios de cultivo más o menos convenientes para las distintas especies bacterianas. Ictiocola vegetal, gelosa.

Agarbacterium. Género de bacterias gramnegativas que digieren el agar. Han sido aisladas en algas marinas, en agua dulce y en la tierra. Actualmente se clasifican dentro del género *Flavobacterium.*

agaricina. f. Principio tóxico del agárico blanco *(Polyporus officinalis);* polvo blanco cristalino, soluble en alcohol, empleado antes en los sudores nocturnos y estados febriles.

agárico (del lat. *agaricum,* y éste del gr. *agarikón,* seta). m. A., *Blätterpilz;* F. e In., *agaric;* It., *agarico;* P., *agárico.* Hongo del género *Agaricus.* || YESCA. ||**-blanco. El** *Polyporus officinalis,* masa esponjosa que se desarrolla sobre los alerces y se emplea para disminuir las secreciones excesivas, como los sudores nocturnos, la broncorrea y la diarrea. ||**-de encina.** El *Polyporus fomentarius,* que da la yesca. ||**-de los cirujanos.** El agárico de encina.

agastria (de *a-* y el gr. *gastér, gastrós,* vientre, estómago). f. Ausencia del estómago.

agastroneuria (de *a-,* el gr. *gastér, gastrós,* estómago, y *neûron,* nervio). f. Falta de tonicidad nerviosa del estómago.

Agatino. Médico de Esparta, que vivió en la segunda mitad del siglo I. Fue discípulo de Ateneo. No se conserva de él ninguna obra.

Agave (del gr. *agaué,* admirable). Género de plantas amarilídeas. La especie *A. americana* es originaria de México, en donde se conoce también con los nombres de *maguey* y *pita.* Del zumo se obtiene un aguardiente llamado *mezcal* y *tequila,* así como la bebida fermentada denominada *pulque.* El zumo es alterante, laxante y diurético.

agenesia o **agénesis** (de *a-* y el gr. *génesis,* generación). f. A., *Agenesie;* Fr., *agénésie;* In., It. y P., *agenesia.* Desarrollo defectuoso o falta de partes. APLASIA. || Esterilidad o impotencia. ||**-cortical.** Idiotez amaurótica familiar.

agenitalismo. m. A., *Agenitalismus;* F., *agénitalisme;* In., *agenitalism;* It. y P., *agenitalismo.* Falta congénita de los órganos genitales; carencia de secreción interna de los testículos u ovarios, congénita o por castración. Eunuquismo, hipogenitalismo.

agenosomía (de *a-,* el gr. *gennân,* engendrar, y *sôma,* cuerpo). f. F., *agénosomie.* Monstruosidad caracterizada por la falta de órganos genitales y eventración (St. Hilaire).

agente (del lat. *agens, -entis,* p. a. de *agere,* hacer). m. A., *Agens;* F. e In., *agent;* It. y P., *agente.* Poder, principio o sustancia capaz de actuar sobre el organismo. ||**-alquilante.** El que produce alquilación. V. ALQUILACIÓN. ||**-bacteriolítico.** BACTERIÓFAGO. ||**-quelante.** Compuesto químico capaz de fijar o secuestrar dentro de su molécula iones metálicos formando compuestos estables llamados *quelatos.* ||**-tensioactivo.** Sustancia que disminuye intensamente la tensión superficial del agua y por esto limpia, como el jabón. V. SURFACTANTE.

agerasia (del gr. *agerasía*, de *a-* y *gêras*, vejez). f. Vejez exenta de los achaques propios de la edad; aspecto de juventud en la vejez.
agermia (de *a-* y *germen*). f. Cese de la producción de células germinales (espermatozoides u óvulos).
ageusia o **ageustia** (de *a-* y el gr. *gêusis*, gusto). f. A., *Geschmackverlust*; F., *agueusie*; It. y P., *ageusia*. Falta del sentido del gusto.
agger (lat.). m. Eminencia. || **-auriculae.** PONTÍCULO. || **-nasi.** *Carina nasi*, eminencia triangular en la pared lateral de la fosa nasal en su parte anterior correspondiente a las conchas media e inferior: rudimento del nasoturbinal. || **-perpendicularis.** Eminencia de la fosa triangular.
agiafobia (del gr. *agyiá*, calle, y *phóbos*, temor). f. Temor morboso a las calles o vías.
agiria (de *a-* y el gr. *gýros*, círculo). f. A., *Agyrie*; F., *agyrie*; In., *agyria*; It., *agiria*. Anomalía congénita del cerebro, caracterizada por la deficiencia de las circunvoluciones.
agitación (del lat. *agitatio, -onis*). f. A., *Erregung*; F. e In., *agitation*; It., *agitazione*; P., *agitação*. Malestar con inquietud y actividad aumentada, con cierto grado de ansiedad, temor y tensión. || Proceso de movimiento en un sistema heterogéneo para producir un cuerpo uniforme. Generalmente se aplica a la mezcla de dos líquidos, a la disolución de un sólido en un líquido o a un líquido, homogéneo con objeto de mantener su masa uniforme en algún aspecto. || **-epileptiforme.** Nombre dado a la excitación motriz grave debida a un estado de embriaguez patológica en personalidades psicopáticas.
agitofasia o **agitolalia** (del lat. *agitare*, agitar, y el gr. *phásis*, lenguaje, o *laliá*, habla). f. A., *Agitophasie*; F., *agitophasie*; In., *agitophasia*; It., *agitofasia*; P., *agitolalia*. Excesiva rapidez del lenguaje con omisión inconsciente de palabras o sílabas.
agitografía (del lat. *agitare*, agitar, y el gr. *gráphein*, escribir). f. A., *Agitographie*; F., *agitographie*; In., *agitographia*; It. y P., *agitografia*. Rapidez extrema de la escritura, con omisión patológica inconsciente de palabras o sílabas.
aglaucopsia (de *a-*, el gr. *glaukós*, glauco, y *ópsis*, visión). f. A., *Grünblindheit*; F., *achloropsie*; In. y P., *aglaucopsia*; It., *acloropsia*. Ceguera para el color verde.
agliconas. f. pl. Radicales alcohólicos que, combinados con uno o más monosacáridos, constituyen los principios digitálicos. GENINAS.
aglobulia (de *a-* y el lat. *globulus*, glóbulo). f. A., *Aglobulie*; F., *aglobulie*; It. y P., *aglobulia*. Disminución de la proporción de glóbulos rojos de la sangre. OLIGOCITEMIA.
aglomerado (del lat. *agglomeratus*, de *ad-* y *glomus*, pelotón). adj. F., *aggloméré*. Agrupado en una masa. || m. Esta misma masa.
aglosia (de *a-* y el gr. *glôssa*, lengua). f. A., *Aglossie*; F., *aglossie*; It. y P., *aglossia*. Falta congénita de lengua. || Imposibilidad de hablar.
aglosostomía (de *aglosia* y el gr. *stóma*, boca). f. F., *aglossostomie*. Falta de lengua y oclusión de la boca. || Boca sin lengua.
aglucemia (de *a-*, el gr. *glykys*, azúcar, y *haîma*, sangre). f. A., *Aglykämie*; F., *aglycémie*; In., *aglycemia*; It. y P., *aglicemia*. Carencia o deficiencia de azúcar en la sangre.
aglución o **aglutición** (de *a-* y el lat. *glutire*, tragar). f. AFAGIA.
aglutina. f. AGLUTININA.
aglutinable. adj. Capaz de aglutinación.
aglutinación (del lat. *agglutinatio, -onis*). f. A., *Agglutination*; F. e In., *agglutination*; It., *agglutinazione*; P., *aglutinação*. Proceso de unión en la curación de una herida. || Acción de una sustancia aglutinante. || Fenómeno que consiste en la colección en masas de células o bacterias distribuidas en un líquido, producido por sustancias específicas llamadas *aglutininas*, cuyas moléculas se unen a las células. Se observa el fenómeno cuando se trata un cultivo de bacterias con el suero inmunizado contra un organismo dado. || **-de grupo.** Aglutinación que un suero inmunizado ejerce sobre especies afines al microbio específico. || **-flagelar.** AGLUTINACIÓN H. || **-H.** Tipo de aglutinación bacteriana debida a la acción de los anticuerpos anti-H sobre los antígenos flagelares (H). || **-inmediata.** Curación por primera intención. || **-macroscópica o microscópica.** La que puede verse a simple vista en un tubo de ensayo y la que requiere el uso del microscopio, respectivamente. || **-mediata.** Curación por la formación del material plástico. || **-O.** Tipo de aglutinación bacteriana debida a la acción de los anticuerpos anti-O sobre los antígenos somáticos (O). || **-somática.** AGLUTINACIÓN O.
aglutinante o **aglutinativo.** adj. Que aglutina. || Que promueve la cicatrización por adhesión. || m. Emplasto o tiras con barniz adherente que mantiene unidas las partes durante el proceso de cicatrización.
aglutinina (del lat. *aglutinare*, adherir). f. A., *Agglutinin*; F., *agglutinine*; In., *agglutinin*; It., *agglutinina*; P., *aglutinina*. Anticuerpo capaz de producir inmovilización y aglutinación de las bacterias o células específicas que estimulan su producción. || **-anti-Rh.** Aglutinina que no existe normalmente en la sangre, pero que se produce en una mujer Rh-negativa embarazada de un feto Rh-positivo o después de múltiples transfusiones con sangre Rh-positiva. || **-caliente.** Anticuerpo que actúa mejor a 37° C. || **-de grupo.** La que además de una acción específica actúa sobre otras especies afines a la bacteria causal. || **-específica, mayor** o **principal.** La que ejerce su acción en la bacteria específica productora de la enfermedad. || **-fría.** La que actúa a baja temperatura, de 0 a 20° C. || **-H u O.** La producida por una variedad móvil o no móvil, respectivamente, de un microorganismo. || **-inmune.** La específica que existe en la sangre después de la curación de la enfermedad o de la inyección de vacunas. || **-menor, parcial.** La que actúa sobre especies íntimamente afines a la bacteria específica, pero en baja diluciónaciadose llama también *paraaglutinina* y *coaglutinina*. || **-normal.** Aglutinina específica producida espontáneamente sin infección ni inyección de vacunas. || **-plaquetaria.** Aglutinina que afecta las plaquetas, observada en varias afecciones. || **-salina.** Isohemaglutininas adquiridas irregulares capaces de provocar la aglutinación de los glóbulos suspendidos en solución salina.
aglutinóforo (de *aglutina* y el gr. *phorós*, que lleva). m. ant. Constituyente de la aglutinina, al cual se cree debida la propiedad aglutinante.
aglutinógeno (de *aglutina* y el gr. *gennân*, producir). m. A., *Agglutinogen*; F., *agglutinogène*; In., *agglutinogen*; It., *agglutinogeno*; P., *aglutinogénio*. Sustancia que actúa como antígeno y estimula la producción de aglutinina. || Suspensión de células empleada en las pruebas de aglutinación. || **-A y B.** Aglutinógenos de los glóbulos rojos humanos con los que reaccionarían las correspondientes isoaglutininas α y β, para definir los cuatro grupos sanguíneos que son transmisibles por herencia. || **-Di** sistema Diego **Fy** (sistema Duffy), **I** (sistema Ii), **JK** (sistema Kidd), **K** (sistema Kell), **Le** (sistema Lewis), **Lu** (sistema Lutheran) y **P** (sistema P). V. GRUPO SANGUÍNEO. || **-Hu.** Aglutinógeno Hunter, asociado con el sistema sanguíneo MNSs. || **-M y N.** Aglutinógenos de los hematíes humanos que junto con los aglutinógenos Ss forman el sistema sanguíneo MNSs. || **-Rh.** V. RH.
aglutinoide (de *aglutina* y el gr. *eîdos*, aspecto). m. ant. Forma inactiva de aglutinina, pero que se une con su aglutinógeno.
aglutinoscopio (de *aglutina* y el gr. *skopeîn*, observar). m. F., *agglutinoscope*. Aparato para examinar la reacción de aglutinación en los tubos en que se efectúa.
aglutinumoide. m. ant. Aglutinina calentada pero que conserva su poder aglutinante.
aglutogénico. adj. Que provoca la formación de aglutininas.

aglutómetro (de *aglutina* y el gr. *métron*, medida). m. F., *agglutomètre*. Aparato para realizar la reacción de Gruber-Widal sin necesidad de usar microscopio.

agmatina. f. Base guanidinabutilamina de la esperma del arenque, que tiene acción sobre la contracción del útero, pero menor que la de la ergotina.

agmina Peyeri (lat.). f. pl. PLACAS DE PEYER.

agminado (del lat. *agmen, -inis,* montón, grupo). adj. A., *gehäuft;* F., *agminé;* In., *agmitated;* It., *ragruppato*. Agrupado. Se dice, en anatomía, de diversos órganos reunidos, en oposición a los de la misma especie que están *aislados*.

agnacia o **agnatia** (de *a-* y el gr. *gnáthos*, mandíbula). f. A., *Agnathie;* F., *agnatie;* In., *agnathia;* It., *agnazia;* P., *agnatia*. Falta congénita de la mandíbula.

agnea. f. AGNOSIA.

agnina (del lat. *agninus*, perteneciente al cordero). f. LANOLINA.

agnocasto. m. Arbusto de la familia de las verbenáceas *(Vitex agnus castus)*, cuyo fruto se reputaba anafrodisíaco. Úsase principalmente en homeopatía.

agnogénico (de *a-*, el gr. *gnôsis*, conocimiento, y *génos*, origen). adj. De origen y etiología desconocidos.

agnosia (de *a-* y el gr. *gnôsis*, conocimiento). f. A., *Agnosie;* F., *agnosie;* It. y P., *agnosia*. Defecto de las funciones nerviosas superiores perceptivas en el que las aferencias pierden su carácter específico de signo. El defecto agnósico no se explica por alteraciones elementales de percepción, defectos intelectuales globales o trastornos del nivel de la conciencia. El término de agnosia se debe a Sigmund Freud (1891). Desde un punto de vista clínico se distinguen distintas formas que se relacionan con los respectivos canales perceptivos (táctil, auditiva, visual) o son función del objeto o propiedad que se debe reconocer (corporal, de colores, de imágenes, digital, espacial). ||**-corporal.** ASOMATOGNOSIA. ||**-de fisonomías.** PROSOPAGNOSIA. ||**-táctil.** ASTEREOGNOSIA. ||**-visuospacial izquierda.** Inatención para la mitad lateral izquierda de espacio, con falta de percepción de este hemiespacio. Agnosia espacial unilateral izquierda.

agogo. Sufijo griego *agogós* que indica derivación o conducción de una sustancia: *emenagogo, colagogo*, etc.

agonadismo (de *a-*, el gr. *goné*, semilla, y el suf. *-ismo*). m. Ausencia total de tejido gonadal y de conductos genitales internos en individuos fenotípicamente hembras con genitales externos femeninos normales y cromatina sexual negativa (Oversier y Linden, 1958). Debe diferenciarse de la agenesia gonadal o agenitalismo, en la que existen conductos genitales internos derivados del conducto de Müller.

agonfiasis o **agonfosis** (de *a-* y el gr. *gomphíos*, muela). f. Carencia o flojedad de los dientes.

agonía (del gr. *agonía*, lucha, combate). f. A., *Todeskampf;* F., *agonie;* In., *agony;* It. y P., *agonia*. Dolor grave o sufrimiento extremo. || Estado que precede a la muerte en las enfermedades en que la vida se extingue gradualmente.

agoniadina. f. Glucósido de la *Plumeria sucuba*, o agoniada, planta apocinácea, empleada en la fiebre intermitente.

agonista (del gr. *agón, -ônos*, esfuerzo). adj. F., *agoniste*. Se dice de los músculos esenciales para un movimiento. Ú. t. c. s. m.

agorafobia (del gr. *agorá*, plaza, y *phóbos*, temor). f. A., *Agoraphobie;* F., *agoraphobie;* In., *agoraphobia;* It. y P., *agorafobia*. Forma de topofobia caracterizada por el temor de hallarse solo en un espacio extenso y libre (Westphal).

Agostini (Reacción de). V. REACCIÓN.

agotamiento (de *agotar*). m. A., *Erschöpfung;* F., *épuisement;* In., *exhaustion;* It., *esaurimento;* P., *esgotamento*. Debilidad gradual de una o varias funciones, sin lesiones propiamente dichas, a consecuencia de un ejercicio excesivo que no permite la reparación conveniente de los aparatos correspondientes. ||**-nervioso.** NEURASTENIA. ||**-(Reacción de)**. REACCIÓN MIASTÉNICA.

Agote (Luis). Patólogo argentino (1868-1954). Descubrió la virtud anticoagulante hemática del citrato sódico.

-agra. Sufijo griego *ágra* que se añade a varias raíces para indicar generalmente dolor intenso, especialmente gotoso; p. ej., *pod*AGRA.

ágrafe. f. F., *agrafe*. Pequeñas tiras metálicas estrechas, ideadas por *Michel*, de 1 cm de longitud, de extremos encorvados y dentados, que se emplean para la coaptación de heridas superficiales de la piel, mediante la presión que ejercen sobre dichos extremos unas pinzas apropiadas. Otro modelo es el ideado por *Herff*, en el que la presión se mantiene mediante un resorte. GRAPA.

agrafia (de *a-* y el gr. *gráphein*, escribir). f. A., *Agraphie;* F., *agraphie;* In., *agraphia;* It. y P., *agrafia*. Incapacidad en la escritura a causa de lesiones cerebrales centrales que afectan a los sistemas específicamente ligados a esta función nerviosa superior. || **-afásica.** Agrafia en el contexto de una afasia. || **-apráxica.** La condicionada por disturbios de la organización gestual de tipo apráxico. || **-espacial.** Defecto agráfico o seudoagráfico debido a un síndrome de heminegligencia o inatención izquierda. || **-musical.** Imposibilidad de escribir signos musicales.

agramafasia (de *a-*, el gr. *grámma*, letra, y *phásis*, palabra). f. AFASIA AGRAMÁTICA. AGRAMATISMO.

agramatismo (de *a-* y el gr. *grámma, -atos*, letra). m. A., *Agrammatismus;* F., *agrammatisme;* In., *agrammatism;* It., *agrammatismo;* P., *agramatismo*. Trastorno afásico en el que existe un defecto en la realización sintáctica del lenguaje y que se observa en el curso de la regresión de las afasias motoras. Se caracteriza por un enlentecimiento del rendimiento verbal, reducción general del vocabulario, reducción del número y simplificación de las estructuras sintácticas, brevedad de las frases con frecuentes yuxtaposiciones, elisiones y sustituciones (que afectan específicamente a los monemas gramaticales). *Sin.:* Agramatismo expresivo de Isserlin, agramatismo motor, afasia agramática, telegramatismo, estilo telegráfico, agramafasia.

agranulocito (de *a-*, *gránulo* y el gr. *kýtos*, cavidad). m. A., *Agranulozyt;* F. e In., *agranulocyte;* It., *agranulocita*. Leucocito no granuloso. Linfocito, monocito. Véanse estas voces.

agranulocitosis. f. A., *Agranulozytose;* F., *agranulocytose;* In., *agranulocytosis;* It., *agranulocitosi;* P., *agranulocitose*. Enfermedad aguda grave caracterizada por la notable disminución o ausencia de leucocitos de la serie mieloide asociada a ulceraciones necróticas de la boca, faringe y otras mucosas y de la piel. Es producida ordinariamente por preparados sedantes a base de amidopirina y barbitúricos y con menos frecuencia por los compuestos sulfamídicos, arsenicales, benzol, radioterapia, antibióticos, citostáticos, etc. Si bien en algunos casos el mecanismo patogénico es tóxico, en la mayoría es debido a una reacción inmunoalérgica al fármaco. *Sin.:* Aneutrofilia, angina agranulocítica, angina de Schultz, granulopenia, granulocitopenia, neutropenia maligna, mucositis necrótica agranulocítica, sepsis agranulocítica. || Disminución de leucocitos granulosos en la sangre (Schultz) por debajo de 500 mm^3. || **- de Kostman.** Agranulocitosis infantil genética, total, que se manifiesta en el lactante por infecciones recidivantes febriles de la piel. Muy grave a pesar de los antibióticos.

agranuloplásico (de *a-*, *gránulo* y el gr. *plássein*, formar). adj. Que forma células no granulosas.

agranulosis. f. AGRANULOCITOSIS.

agravación o **agravamiento** (de *agravar*). f. y m. A., *Verschlimmerung;* F. e In., *aggravation;* It., *aggravazione;* P., *agravação*. Empeoramiento o exacerbación en una enfermedad.

agraz (de *agro*, agrio). m. Uva verde cuyo jugo muy agrio por la presencia de tartratos ácidos se emplea en la preparación de bebidas refrescantes.

agregación (del lat. *aggregatio, -onis*). f. F., *agrégation*. Acción y efecto de agregar o unir. ||**-plaqueta-**

ria. Fenómeno que se produce tras la adhesión de las plaquetas al colágeno, en el cual, por la acción del ADP liberado, las plaquetas se aglomeran entre sí formando un trombo blanco. || **-primaria.** Agregación plaquetaria por ADP hístico y sustancias como adrenalina, serotonina, trombina y ristocetina. || **-secundaria.** Segunda fase de la agregación plaquetaria, debida a la liberación de ADP plaquetario.

agregado (del lat. *aggregatus*, p. p. de *aggregare*, agregar). m. F., *agrégat*. Masa formada por la reunión de diversos cuerpos.

agremia (del gr. *ágra*, presa, botín, y *haîma*, sangre). f. Estado de la sangre que caracteriza la gota.

agresina (del lat. *aggressum*, supino de *aggredi*, agredir). f. A., *Aggressin*; F., *agressine*; In., *aggressin*; It., *aggressina*; P., *agressina*. Sustancia que se supone elaborada en el cuerpo de las bacterias y que activa o hace agresiva su acción virulenta, principalmente paralizando el mecanismo de defensa representado por los leucocitos (Kruse, Bail).

agresión (del lat. *agressio, -onis*). f. A., *Angriff*; F., *agression*; In., *aggression*; It., *insulto*; P., *agressão*. En biología, todo cuanto atenta contra el equilibrio o integridad orgánica.

agresividad. f. A., *Angriffskraft*; F., *agressivité*; In., *aggressivity*; It., *aggressività*; P., *agressividade*. Componente de los seres vivientes que los impulsa a destruir a los demás. || Capacidad de un microorganismo invasor de atacar y vencer las defensas del organismo invadido. || Tendencia que se expresa por una conducta (real, simbólica o fantaseada) de hostilidad y ataque hacia el otro o hacia sí mismo. Para el psicoanálisis está íntimamente ligada al desarrollo del sujeto y la sexualidad y vinculada con el concepto de pulsión de muerte.

agresología (de *agresión* y el gr. *lógos*, tratado). f. Ciencia que estudia la agresión biológica.

agria (del gr. *ágrios*, enconado, salvaje). f. Erupción pustulosa tenaz.

agrimonia. f. Planta perenne de la familia de las rosáceas *(Agrimonia eupatoria)*, astringente y tónica. Se emplea en sustancias y en extracto fluido.

agrio (del *acer, acris*, acre). adj. Ácido, áspero, acerbo.

agriotimia (del gr. *ágrios*, salvaje, y *thymós*, ira). f. Locura o manía furiosa. || **-ambiciosa.** ALEJANDRISMO.

agripa (de *Agripina*, que nació en presentación de pies). m. Persona que ha nacido en presentación podálica.

agripnia [agrípnico] (del gr. *ágrypnos*, sin sueño). A., *Agrypnie*; F., *agrypnie*; In., *agrypnia*; It. y P., *agripnia*. Insomnio, ahipnia, ahipnosis.

agripnocoma (de *agripnia* y *coma*). f. Insomnio letárgico, coma vígil.

agripnótico o agripnodo. adj. F., *agrypnotique*. Que provoca insomnio; droga que impide el sueño.

Agrobacterium. Género de bacterias de la familia rizobiáceas (parte 7.ª clasificación de Bergey); bacilos gramnegativos aerobios, móviles por flagelación polar o subpolar (lateral). Poseen fimbrias, son habitantes normales del suelo y no fijan el nitrógeno. Son patógenas para algunas plantas.

agromanía (del gr. *agrós*, campo, y *manía*, locura). f. A., *Agromanie*; F., *tendence maladive a s'isoler*; It. y P., *agromania*. Pasión insana a errar por los campos.

Agrostemma githago. Gitago o neguillón, cuyas semillas producen el gitagismo.

agrura. f. Calidad de agrio. || **-de estómago.** Hiperclorhidria.

agua (del lat. *aqua*). f. A., *Wasser*; F., *eau*; In., *water*; It., *acqua*; P., *água*. Líquido transparente, incoloro, inodoro, insípido, H_2O o protóxido de hidrógeno, elemento esencial en todos los tejidos y líquidos orgánicos y de muchas otras sustancias. Se congela a 0° y hierve a 100°. Al interior es diurética, y al exterior, en baño, loción, etc., antipirética. || En farmacia, nombre dado a líquidos muy diferentes, tales como soluciones acuosas (hidrolados), alcoholes destilados, etc. || pl. Nombre popular del líquido amniótico. || **-acídula.** Agua carbónica simple o con bicarbonato de sosa, *acídula* *alcalina*. || **-albuminosa.** Claras de huevo, 4; agua, 1.000 ml; agua destilada de azahar, 10 g. || **-aluminosa.** Agua estíptica con alumbre y sulfato de hierro. || **-amoniacal.** La antiácida y difusible, solución al 10% de gas amoníaco. || **-angélica.** Purgante suave con crémor tártaro y maná. || **-anodina de Praga.** Mezcla de alcohol amoniacal, aceite de azafrán y esencia de espliego. || **-bendita de la Caridad.** Solución de 0,3 g de emético en 250 de agua, para tomar en el cólico saturnino. || **-blanda.** La que contiene escasa cantidad de materia mineral. || **-boricada.** Ácido bórico, 40 g; agua esterilizada, 1.000 g. || **-calibeada.** AGUA FÉRRICA. || **-carbólica.** Agua fenicada. || **-carbónica.** Agua gaseosa por el ácido carbónico que contiene. || **-cloroformica.** Agua destilada, 1.000 g; cloroformo, 20 g. || **-cohobada.** Agua destilada de las veces. || **-cruda.** Agua demasiado cargada de carbonatos o de sulfato de cal, *que cuece mal* las legumbres y no disuelve el jabón. || **-de Alibour.** Agua astringente, antiséptica y antiulcerosa, compuesta de sulfato de cinc, 70 g; sulfato de cobre, 20 g; alcanfor, 10 g; azafrán, 4 g, y agua, 1.000 g. || **-de almendras amargas.** La destilada de estas almendras; contiene ácido cianhídrico y aldehído benzoico. || **-de alquitrán o de brea.** Agua destilada, 3.000 g; alquitrán de pino, 100 g. || **-de Anhalt.** Tintura de trementina compuesta; vermífugo apreciado. || **-de anís.** Agua carminativa. || **-de Apollinaris.** Agua de mesa gaseosa alemana, que contiene carbonato sódico y ácido carbónico. || **-de Arabela.** Purgante salino de sulfato de magnesio y de sodio. || **-de azahar.** La obtenida por destilación de flores frescas de naranjo agrio con agua. Antinerviosa y antihistérica débil. || **-de Botot.** Agua dentífrica, con anís, clavos de especia y canela. || **-de bromo.** La solución acuosa saturada de bromo; se usa como reactivo. || **-de cal.** Solución saturada de hidróxido de calcio; absorbente y antiácida; se emplea también en gargarismos contra la difteria y en lociones contra la eccema. || **-de cloro.** Disolución de cloro en agua, antiséptica y detersiva. || **-de Colonia.** Alcohol mezclado con esencias de bergamota, romero, azahar, espliego, canela, etc. || **-de combustión.** Agua metabólica. || **-de constitución.** Se llamaba así a la que se admitía que formaba parte integrante de las moléculas de los cuerpos, de tal modo que no era posible quitarla sin alterar sus propiedades. || **-de creosota.** Agua, 1.000 g; creosota, 1 g; hemostásica y antipútrida. || **-de cristalización.** Agua que algunas sales retienen en su masa, en proporción determinada, cuando cristalizan, y que no pueden perder sin que al mismo tiempo pierdan su forma cristalina. || **-de Egipto.** Solución de nitrato de plata para ennegrecer los cabellos. || **-de emanación.** Agua que se ha hecho radiactiva por su contacto con sustancias de esta naturaleza. || **-de Goulard.** AGUA SATURNINA. || **-de Javel.** Solución de hipoclorito potásico. || **-de la reina de Hungría.** Alcoholato de romero. || **-de laurel cerezo.** Agua destilada de las hojas de este árbol, la cual contiene el 1% de ácido cianhídrico; sedante y anodina. Vía oral a gotas. || **-de lechuga.** Sedante y narcótico ligero a ciertas dosis. || **-de lluvia.** Agua que resulta de la condensación del vapor acuoso de la atmósfera. || **-de los carmelitas o del Carmen.** AGUA DE MELISA. || **-de mar artificial.** Medio de cultivo compuesto de cloruro de sodio, 7 g; cloruro de magnesio, 1 g; sulfato de magnesio, 0,4 g; sulfato de potasio, 0,25 g; sulfato de cal, 0,25 g; peptona, 2,5 g, en 250 ml de agua. || **-de melisa.** Estomáquica, tónica y vulneraria; es alcohol destilado con hojas de melisa, corteza de limón, canela, clavos de especia, nuez moscada, cilantro y raíz de angélica: 2 a 4 g en un vaso de agua azucarada. || **-de Pagliari.** Hemostásica; se obtiene haciendo hervir benjuí, 10 partes, y alumbre, 20 partes, en 300 de agua, hasta reducir a dos tercios su volumen. || **-de pozo.** Agua que transcurre entre dos capas geológicas más o menos profundas y que se obtiene por medio de un pozo, en donde se acumula. || **-de Rabel** (alcohol sulfúrico). Mezcla de 3 partes de alcohol y 1 de ácido sulfúrico; estíptica. Dosis: 2 g en una bebida mucilaginosa. || **-de rosas.** Hidrolado de pétalos de rosa. ||-**de Seidlitz.** Solución de sulfato de magnesio y ácido tartárico como purgante. ||-**(Depuración de).** Mecanismo de potabilización a que se someten las aguas antes de librarlas a la red de distribución. ||-**destilada.** La purificada obtenida por destilación del agua en un alambique. ||-**dulce.** Agua, potable o no, cuyo contenido en sales es tal que no llega a darle sabor. ||-**dura.** Agua cruda. ||-**esterilizada.** Agua mantenida en ebullición por algunos minutos en determinadas condiciones para privarla de todos los gérmenes, patógenos o no. ||-**etérea** alcanforada. Agua, 56 partes; éter sulfúrico, 3 partes; alcanfor, 1 parte.||-**fagedénica.** Mezcla de agua de cal con una solución de sublimado (1 por 300); se empleaba como excitante en el tratamiento de las úlceras venéreas. ||-**fenicada.** Solución acuosa de fenol al 2,5-5 %.||-**férrica.** Agua en la que se ha sumergido varias veces un pedazo de hierro enrojecido al fuego. Es negruzca y contiene en suspensión óxido y carbonato de hierro. ||-**ferruginosa.** Agua mineral rica en hierro, disuelto en forma de bicarbonato. ||-**fisiológica.** Solución salina fisiológica. ||-**freática.** Agua subterránea infiltrada a través de las capas superficiales porosas del terreno, que se desliza y deposita sobre una capa de terreno impermeable poco profunda.||-**fuerte.** Ácido nítrico del comercio. ||-**fundente.** Solución en 1. 000 g de agua de: sulfato de sosa, 30 g; nitrato de potasa, 0,5 g, y emético, 0,33 g. ||-**gaseosa simple.** Agua de Seltz artificial sobrecargada de ácido carbónico (V. SELTZ). ||-**hemostásica.** AGUA DE PAGLIARI. ||-**incrustante.** Agua que tiene en disolución un exceso de carbonato de cal por el ácido carbónico libre que también está disuelto en ella; al desprenderse el gas al aire libre, el carbonato de cal se deposita en los objetos sumergidos en el agua. ||-**laxante de Viena.** Infusión de sen con maná. ||-**ligera.** Agua en la que el hidrógeno tiene la composición isotópica natural. ||-**madre.** Residuo de una solución salina que se ha hecho cristalizar. ||-**medicinal.** Agua natural o artificial, empleada para fines terapéuticos. ||-**menores.** pl. Eufemismo por orina. ||-**mineral artificial.** Agua en la cual se han disuelto diversas sustancias minerales, según la clase de las aguas minerales naturales que se procura imitar. ||-**mineral o mineromedicinal.** Agua que tiene en disolución principios minerales, de los que se ha cargado por su filtración a través de los terrenos, especialmente la que se emplea en bebida con un fin terapéutico. Para las indicaciones, véase cuadro adjunto. ||-**nafa.** AGUA DE AZAHAR. ||-**oftálmica.** Solución de ácido bórico y ácido fénico con sulfato de cinc. ||-**oxigenada.** Solución de bióxido de hidrógeno, líquido incoloro, inodoro, que puede desprender diez veces su volumen de oxígeno (ó 3 % en peso); oxidante, descolorante y antiséptico enérgico. Es necesario a veces, para el uso médico, mezclarla con 2 ó 3 volúmenes de agua destilada que contenga el 1 % de bicarbonato sódico. ||-**pesada.** Agua que contiene deuterio (2H).||-**potable.** Agua que sirve para la bebida. ||-**regia.** Mezcla de ácido clorhídrico y ácido nítrico. ||-**residual.** Conjunto de aguas *blancas* y *negras*. Las primeras constituidas por el agua de lluvia y riego, y las segundas, por excreta humanas, aguas domésticas y aguas industriales. ||-**salicílica.** Ácido salicílico, 10 g; alcohol rectificado, *c. s.*; agua destilada, 1.000 g. Desinfectante. ||-**salobre.** Aquella cuya proporción de sales la hace impropia para la bebida. ||-**saturnina o de plomo.** Solución de acetato básico de plomo a la que se añade el 5 % de alcohol alcanforado o de alcohol vulnerario. ||-**sedativa.** Amoníaco líquido, 60 g; alcohol alcanforado, 10 g; sal marina, 60 g; agua común, 1 l. ||-**sublimada.** Solución de bicloruro mercúrico al 1 ‰. ||-**telúrica.** La que transcurre por la superficie de la Tierra. ||-**termal.** Aquella cuya temperatura oscila entre 30 y 40°. ||-**timolada.** Timol, 1 parte; alcohol de 90°, 4; agua hervida, 1.000. Antiséptica. ||-**tofana.** Solución arsenical muy empleada en la Edad Media como veneno *(acquetta)*. ||-**trementinada.** Hemostásica; compuesta de 1 parte de trementina por 6 de agua hirviente. ||-**unida.** La retenida por las partículas coloidales o micelas. ||-**vegetomineral.** AGUA SATURNINA. ||-**yodada.** Solución de yodo en agua a diversas concentraciones.

aguadijas. f. Humor claro y suelto como agua, que se forma en los granos o llagas.

aguamiel. m. Mezcla de agua y miel. || En México, savia del maguey que, fermentada, produce el pulque y a la que se atribuyen propiedades diuréticas, galactogogas y nutritivas.

aguardiente (de *agua y ardiente*). m. F., *eau-de-vie*. In., *brandy*. Alcohol diluido en agua; nombre dado particularmente al producto de la destilación del vino. ||-**alemán.** Tintura de jalapa compuesta con turbit y escamonea de Alepo, purgante fuerte. Dosis: 15 a 30 g en un líquido azucarado.

aguarrás (de *agua* y el lat. *rasis*, pez en bruto). m. F., *essence de térébenthine*. In., *oil of turpentine*. Esencia de trementina.

agudeza. f. A., *Akuität*; F., *acuité*; In., *acuity*; It., *acuità*; P., *agudeza*. Claridad, sutileza en los sentidos, especialmente de la vista, oído y olfato.|| Carácter agudo de una enfermedad.

agudo (del lat. *acutus*). adj. A., *akut*; F., *aigu*; In., *acute*; It., *acuto*; P., *agudo*. Que tiene un curso breve y relativamente grave.|| Sutil, penetrante.

aguja (del lat. *acucula*, dim. de *acus*, aguja). f. A., *Nadel*; F., *aiguille*; In., *needle*; It., *ago*; P., *agulha*. Instrumento metálico largo y puntiagudo, utilizado para suturar, puncionar e inyectar. ||-**aspiradora.** Agu-

---

INDICACIONES DE LAS AGUAS MINERALES

Aguas bicarbonatadas.
Neurosis gástricas, colecistopatías, úlcera gastroduodenal, estreñimiento discinético, obesidad, diabetes, gota, nefrolitiasis, hipertensión, cardiopatías compensadas.

Aguas bicarbonatadocálcicas.
Neurosis gastrointestinal, nefrolitiasis, gota, reumatismo.

Aguas cloradas.
Colecistopatías, bronquitis crónicas, hipotiroidismo, estreñimiento, fístulas, anemias tórpidas, linfatismo, obesidad, reumatismo, escrofulosis, tuberculosis ósea.

Aguas ferruginosas.
Convalecencias, cloroanemia aquílica, astenia, amenorrea, corea.

Aguas radiactivas.
Psoriasis, eccema, distonía neuroendocrina, obesidad, artropatías, anemia, diabetes, neurosis cardiacas, neuralgias, bronquitis, neurosis gastrointestinales, amenorrea, dermatosis pruriginosas.

Aguas sulfatadosodicomagnésicas.
Estreñimiento, obesidad, colecistopatías, plétora abdominal, cirrosis, dermatosis, hipertensión.

Aguas sulfurosas.
Reumatismo, artropatías, dermatosis, intoxicaciones metálicas, colecistopatías, gastroenteritis, bronquitis. Contraindicadas en la hipertensión y procesos hemoptoicos.

ja larga y hueca para extraer líquido de una cavidad. ‖ **-atraumática.** Aguja de sección circular que en lugar de talón y ojo tiene el extremo proximal hueco de donde sale el hilo. Se emplea en suturas delicadas de cirugía vascular, abdominal, estética y ortopedia (tendones, p. ej.). ‖ **-con tope.** La que tiene una rodela que impide su penetración excesiva. ‖ **-de Abraham.** Aguja curva para alcanzar el antro de Highmoro. ‖ **-de aneurisma.** Aguja con mango, empleada en la ligadura de los vasos. ‖ **-de Auvray.** Análoga a la de Reverdin, de curva muy acentuada, para las suturas del hígado. ‖ **-de Babcock.** Aguja de acero o platino para la práctica de punción lumbar. ‖ **-de Benzadon.** Instrumento que se utiliza para la biopsia hepática. ‖ **-de Bland-Sutton.** La de sección triangular con punta lanceolada. ‖ **-de Carrel.** Aguja pequeña, recta o semicurva, para suturas arteriales. ‖ **-de catarata.** La que se utiliza para la extracción del cristalino en la catarata. ‖ **-de cuchillo.** Cuchillo delgado con punta de aguja empleado en la discisión de la catarata. ‖ **-de Deschamps.** Aguja con el ojo cerca de la punta, empleada en la ligadura de arterias profundas. ‖ **-de discisión.** Forma especial de aguja de catarata. ‖ **-de Doyen.** Aguja con mango, curva y plana en la punta, de borde cortante y ojo ancho. ‖ **-de Döderlein.** Aguja con gran curvatura, sin punta y con un ganchito para conectarla con la sierra de Gigli, en la pubotomía. ‖ **-de Emmet.** Aguja fuerte, curva, montada en un mango y con el ojo en la punta, para perineorrafia. ‖ **-de Faure.** Aguja curva de cuerpo cilíndrico y ojo móvil en la punta, adaptada a la parte anterior de un mango desde donde se mueve el pasador mediante un botón acidose usa en ginecología. ‖ **-de Finsterer.** Aguja hueca, recta y gruesa, de 15 a 20 cm de longitud y punta muy fina, utilizada para la anestesia del simpático. ‖ **-de fístula.** Tallo de plata, de unos 28 cm de longitud, aplanado y flexible, con una abertura de 1 cm en la punta, para introducir un lechino. ‖ **-de Francke.** Aguja provista de un resorte, para obtener pequeñas muestras de sangre y evacuar derrames sanguíneos. ‖ **-de Frazier.** Aguja hueca para el drenaje continuo de los ventrículos laterales del cerebro. ‖ **-de Hagedorn.** La de sutura, plana, de ojo ancho y borde cortante recto en punta. ‖ **-de inoculación.** Tallo fino de acero terminado en forma lanceolada, con una ranura en una de sus caras, destinada a vehicular la sustancia que se debe inocular. ‖ **-de Keith.** AGUJA LANCEOLADA ‖ enmangada, robusta y de escasa curvatura, propia para suturas metálicas. ‖ **-de Kousnitzoff.** Aguja curva, plana y de punta roma. ‖ **-de labio leporino.** Cánula que se introduce con la ayuda de un trocar a través de los bordes de la herida en la queilorrafia por labio leporino, para efectuar una sutura en 8. ‖ **-de ligadura.** Aguja delgada de acero, provista de un ojo en su extremo curvo para pasar el hilo por debajo de la arteria. ‖ **-de Okuda.** Aguja cilíndrica hueca provista de mandril para la punción de conductos biliares intrahepáticos, con el fin de efectuar colangiografías. Se introduce por vía transcutánea o en el curso de una laparotomía. ‖ **-de paracentesis.** Instrumento largo, fino y de sección cilíndrica, usado para incidir el tímpano. ‖ **-de Pauchet.** AGUJA LANCEOLADA. ‖ Aguja enmangada, robusta y de escasa curvatura, propia para suturas metálicas. ‖ **-de radio o rádium.** Aguja de platino, por lo general provista de una celdilla llena con una sal de radio. ‖ **-de Reverdin.** Aguja curva o recta, montada en un mango con una muesca cerca de la punta que puede convertirse en agujero por medio de un tallo metálico móvil. ‖ **-de Roser.** Instrumento combinado, a base de aguja de aneurisma y un conductor acanalado. ‖ **-de Saugmann.** La que tiene un mandril de seguridad, para la comunicación con el aparato de Küss en el neumotórax artificial. ‖ **-de Strauss.** Aguja hueca, utilizada para la extracción aséptica de sangre de una vena. CÁNULA DE STRAUSS. ‖ **-de Vim-Sylverman.** Trocar con pinza sacabocados para biopsia renal y hepática. ‖ **-en anzuelo.** Aguja de tipo mixto con cuerpo en figura de anzuelo. ‖ **-exploradora.** La aplanada y acanalada, que se introduce en donde se cree existe líquido. ‖ **-hipodérmica.** Forma de aguja hueca, empleada para la inyección de sustancias en la dermis, hipodermis o tejido celular subcutáneo. Posee bisel largo. ‖ **-intramuscular.** Aguja hueca y cilíndrica, más larga que la subcutánea, para introducir sustancias y fármacos en el seno de los músculos, particularmente en un territorio determinado de la región glútea. ‖ **-intravenosa** o **endovenosa.** Aguja hueca y cilíndrica, de bisel corto, para introducir sustancias o medicamentos en una vena, generalmente del codo. Suelen tener el cuerpo más corto que las hipodérmicas e intramusculares. ‖ **-lanceolada.** Aguja recta con la punta y parte anterior del cuerpo de sección triangular. *Sin.:* Aguja de Keith o de Pauchet. ‖ **-recta.** La de eje mayor en línea recta, cuerpo cilíndrico o triangular de aristas cortantes y punta fina, usada para las suturas peritoneales y cutáneas. ‖ **-redonda** o **cilíndrica.** Las que poseen el cuerpo de sección circular. ‖ **-triangular.** La de sección triangular y aristas cortantes, utilizada de ordinario en suturas musculares y aponeuróticas.

agujero (de *aguja*). m. A., *Foramen;* F. e In., *foramen;* It., *foro;* P., *forame.* Perforación o cavidad abierta de parte a parte, especialmente en un hueso; nombre dado algunas veces al orificio de un conducto y al mismo conducto. ‖ **-acetabular.** Orificio formado entre la escotadura acetabular y el ligamento transverso. ‖ **-alveolar.** ORIFICIO ALVEOLAR. ‖ **-aórtico.** HIATO AÓRTICO. ‖ **-apical.** Agujero en el extremo de la raíz de un diente, por el que pasan los nervios y los vasos de la pulpa dentaria. ‖ **-aracnoideo.** AGUJERO DE MAGENDIE. ‖ **-auditivo externo.** ORIFICIO AUDITIVO EXTERNO. ‖ **-auditivo interno.** ORIFICIO AUDITIVO INTERNO. ‖ **-carotídeo.** Abertura inferior del conducto carotídeo. ‖ **-cavernoso.** Paso para la vena cerebral media superficial en el hueso esfenoides. ‖ **-central.** FÓVEA CENTRAL. ‖ **-cervical.** AGUJERO TRANSVERSO. ‖ **-ciático mayor.** El situado entre la escotadura ciática mayor, el sacro y los ligamentos sacrospinoso y sacrotuberoso. ‖ **-ciático menor.** El situado entre la escotadura ciática menor y los ligamentos sacrospinoso y sacrotuberoso. ‖ **-ciego.** El situado entre el hueso frontal y la apófisis *crista galli.* ‖ Conducto encima de la raíz y el dorso de la lengua. ‖ BOLSA FARÍNGEA. Depresión debajo del borde del puente, formada por la terminación de la fisura media anterior del bulbo raquídeo. Denomínase también *agujero de Vicq d'Ázyr* ‖ **-cigomaticofacial.** El Orificio externo del conducto cigomático en el pómulo para el nervio cigomaticofacial. ‖ **-cigomaticoorbitario.** Orificio de entrada al conducto cigomático. ‖ **-cigomaticotemporal.** Orificio interno del conducto cigomático en el pómulo para el nervio cigomaticotemporal. ‖ **-condíleo anterior.** CONDUCTO DEL HIPOGLOSO. ‖ **-condíleo posterior.** CONDUCTO CONDÍLEO. ‖ **-conjugado.** Orificio formado por una muesca de cada una de dos huesos opuestos. ‖ **-costotransverso.** Abertura entre el ligamento costotransverso superior y el cuello de la costilla, para el paso del ramo intercostal del nervio espinal. ‖ **-cotiloideo.** AGUJERO ACETABULAR. ‖ **-cuadrado.** AGUJERO DE LA VENA CAVA. ‖ **-de Bartholin.** AGUJERO OBTURADO. ‖ **-de Bichat.** Conducto que se extiende desde el espacio subaracnoideo al III ventrículo. ‖ **-de Botal.** AGUJERO OVAL. ‖ **-de Bozzi** (ant.). La mácula lútea de la retina. ‖ **-de Galeno.** Abertura de la vena cardíaca anterior en la aurícula derecha. ‖ **-de Giraldés** u **orificio accesorio del seno maxilar.** Orificio situado en el meato nasal medio y que le pone en comunicación con el seno maxilar. ‖ **-de Huschke.** Perforación encontrada cerca de la extremidad interna de la lámina timpánica, producida por una detención de desarrollo. ‖ **-de Key y Retzius.** Dos aberturas en la tela coroidea inferior del IV ventrículo en las cavidades laterales: se abren en la cisterna cerebelobulbar. ‖ **-de la vena cava.** Abertura en el diafragma para la vena cava. ‖ **-de Luschka.** Orificios laterales del IV ventrículo. ‖ **-de Magendie.** Orificio que comunica el IV ventrículo con el espacio subaracnoideo; abertura media del IV ventrículo. ||-**de Meibomio.** El agujero ciego de la lengua. ||-**de Monro.** AGUJERO INTERVENTRICULAR. ||-**de Morand.** AGUJERO CIEGO, del dorso lingual. ||- **de Morgagni.** Espacio entre la apófisis basilar del occipital y el borde superior de los constrictores superiores de la faringe. ||- **de Pacchioni.** Abertura de la tienda del cerebelo, por la que se extiende el puente; incisura de la tienda. ||-**de Scarpa.** AGUJERO INCISIVO.||-**de Stenson.** Agujeros incisivos que transmiten las ramas anteriores de los vasos palatinos descendentes en la sutura intermaxilar. ||-**de Sömmering** (ant.). Fóvea central de la retina. ||-**de Tebesio.** Los orificios de las venas tebesias en la aurícula derecha. ||-**de Vesalio.** Abertura en el lado interno del agujero oval del esfenoides. ||-**de Vicq d'Ázyr.** AGUJERO CIEGO. ||-**de Weitbrecht.** Orificio en la cápsula de la articulación del hombro, por el que la membrana sinovial pasa a la bolsa que tapiza la superficie inferior del músculo subescapular. ||-**de Winslow.** HIATO DE WINSLOW. ||-**dentario inferior.** AGUJERO MENTONIANO. ||-**dentario superior.** AGUJERO INCISIVO. ||-**emisario.** Todo aquel que da paso a una vena emisaria. ||-**epiploico.** ORIFICIO EPIPLOICO. ||-**esfenopalatino.** Espacio existente entre las apófisis orbitaria y esfenoidal del hueso palatino. ||-**esfenospinoso.** Agujero espinoso. ||-**esfenótico o esfenoidal.** AGUJERO RASGADO MEDIO. ||- **esofágico.** HIATO ESOFÁGICO. ||- **espinoso.** Abertura en el ala mayor del esfenoides, cerca del ángulo posterior, para la arteria meníngea media. ||- **esternal.** Orificio que existe algunas veces en la apófisis xifoides. ||-**estilomastoideo.** Orificio entre las apófisis estiloides y mastoides, para el nervio facial y la arteria estilomastoidea. ||- **etmoidal (anterior y posterior).** Conducto entre los huesos etmoides y frontal, para los ramos etmoidales del nervio nasociliar y del oftálmico, y para los vasos etmoidales. ||-**frontal.** Orificio formado por el cierre de la escotadura supraorbitaria. ||-**frontoetmoidal.** Agujero ciego entre los huesos frontal y etmoides. ||- **incisivo.** Dos orificios que hay detrás de los dientes incisivos medios, que dan paso a los nervios palatinonasales. ||-**infraorbitario.** Orificio en el maxilar superior, para el paso de los nervios y vasos infraorbitarios. ||- **innominado.** Orificio accidental en el hueso temporal, para el nervio petroso superficial.||- **interventricular.** Orificio de comunicación entre el III ventrículo y los laterales. ||- **intervertebral.** Agujero entre dos vértebras adyacentes para el paso del nervio espinal. ||- **isquiático.** AGUJERO CIÁTICO. ||- **isquiopúbico.** AGUJERO OBTURADO. ||- **magno.** Gran orificio del occipital, para el paso del bulbo. ||- **mastoideo.** Pequeña abertura detrás de la apófisis mastoides, para una vena y una arteria. ||- **medular.** AGUJERO NUTRICIO. ||-**mentoniano.** Agujero en la cara anterior de la mandíbula, que da paso al nervio y vasos mentonianos. ||-**nervosum.** Una de las aberturas en el borde timpánico de la lámina espiral, para el paso de los nervios cocleares. ||- **nutricio.** Cualquiera de los orificios que dan paso a los vasos que van a la médula ósea. ||-**obturado.** Ancha abertura entre el pubis y el isquion. ||-**occipital.** AGUJERO MAGNO. ||-**olfatorio.** Una de las muchas aberturas de la lámina cribosa del etmoides. ||-**optico.** Paso para el nervio óptico y la arteria oftálmica en el vértice de la cavidad orbitaria. ||-**oval.** Agujero oval que comunica las dos aurículas en el corazón fetal. || Orificio en el ala mayor del esfenoides para el nervio mandibular y la arteria meníngea accesoria. ||-**palatino anterior.** AGUJERO INCISIVO. ||-**palatino posterior o mayor.** Orificio del conducto palatino mayor en el paladar óseo. ||-**parietal.** Orificio cerca del extremo posterior del borde superior del parietal, para una vena. ||-**pterigopalatino.** AGUJERO ESFENOPALATINO. ||-**rasgado anterior**(foramen lacerum). Orificio irregular entre el peñasco y el ala mayor del esfenoides, paso de la carótida interna. ||-**rasgado medio.** Hendidura entre el peñasco y el ala mayor del esfenoides, para el nervio petroso mayor. ||-**rasgado posterior.** AGUJERO YUGULAR. ||-**redondo mayor.** Orificio en el ala mayor del esfenoides, para el nervio maxilar. ||-**redondo menor.** AGUJERO ESPINOSO. ||-**riviniano.** Escotadura de Rivino e igualmente un diminuto orificio que, según algunos, existe en la membrana de Shrapnell. ||-**sacro anterior.** Cualquiera de los ocho orificios de la cara anterior del sacro, para los ramos ventrales de los nervios sacros. ||-**sacro posterior.** Cualquiera de los ocho orificios de la cara posterior del sacro, para los ramos dorsales de los nervios sacros. ||-**sacrociático mayor.** AGUJERO CIÁTICO MAYOR. ||-**sacrociático menor.** AGUJERO CIÁTICO MENOR. ||- **singular.** Abertura en la fosa inferior del fondo del conducto auditivo interno para el paso del nervio a la ampolla y al conducto semicircular posterior. ||-**suborbitario.** AGUJERO INFRAORBITARIO. ||- **subpúbico.** AGUJERO OBTURADO. ||-**suprapiriforme.** Abertura encima del músculo piramidal, por la que salen de la pelvis los vasos y el nervio glúteos superiores. ||-**transverso.** Orificio en cada apófisis transversa de las vértebras cervicales, para la arteria y vena vertebrales. ||-**vertebral.** Espacio entre el cuerpo vertebral y el arco de cada vértebra, que contribuye a formar el conducto raquídeo. ||-**vertebroarterial.** AGUJERO TRANSVERSO. ||-**yugular.** Espacio formado por las escotaduras yugulares de los huesos temporal y occipital.

agujetas. f. pl. Dolores o punzadas que se sienten en el cuerpo, especialmente en las extremidades, después de efectuar ejercicios violentos, continuados o de extraordinaria energía.

ahílo (de *hilo*, chorro delgado, y éste del lat. *filum*, hilo). m. Debilidad o desfallecimiento por vaciedad o astenia del estómago.

ahipnia o **ahipnosis** (de *a-* y el gr. *hýpnos*, sueño). f. Insomnio, agripnia.

Ahlfeld (Método, signo de) (Friedrich *Ahlfeld*, tocólogo alemán, 1843-1929). V. MÉTODO, SIGNO.

ahogamiento. m. Acción y efecto de ahogar o ahogarse. Asfixia por sumersión.

ahogo (de *ahogar*, y éste del lat. *offocare*, apretar las fauces). m. A., *Dyspnöe*; F., *dyspnée*; In., *dyspnea* It., *dispnea;* P., *dispneia*. Opresión respiratoria, dificultad de respirar; disnea.

ahoguío. m. Opresión y fatiga en el pecho que impide respirar con libertad.

ahorcadura o **ahorcamiento.** f. y m. F., *pendaison*. Acto de violencia en el cual el cuerpo, sujeto por el cuello por medio de un lazo inserto en un punto fijo, ejerce una tracción lo suficiente enérgica para causar de repente la pérdida del conocimiento, el paro de las funciones vitales y la muerte. ||-**atípica.** Cuando el nudo del lazo es, con relación al cuello, anterior o lateral. ||-**completa.** Aquella en que el cuerpo queda completamente suspendido.incompleta. ||-**incompleta** La que se produce encontrándose el cuerpo de la víctima apoyado en el suelo o en una superficie sobre la que reposa parte de su peso. ||-**típica.** Aquella en que el nudo del lazo sobre el que se efectúa la tracción a partir del cuello está situado en la nuca.

ai o **ay.** m. Nombre dado a una forma de inflamación aguda de las vainas sinoviales tendinosas; sinovitis crepitante.

aicmofobia. f. ECMOFOBIA.

AIDS. SÍNDROME DE INMUNODEFICIENCIA ADQUIRIDA.

ailurofilia. f. ELUROFILIA.

ailurofobia. f. ELUROFOBIA.

ainhum (de una voz africana que significa *aserrar*). m. A., *Ainhum*; F., e In., *ainhum*; It., *aino*; P., *ainho.* Enfermedad exótica que se observa principalmente entre los indígenas de países africanos, Brasil, Asia Oriental, etc., y en la cual el dedo pequeño del pie, y algunas veces otros dedos, caen espontáneamente a causa de una constricción lineal circular que aumenta gradualmente. El curso de la enfermedad es lento y la causa desconocida. Dactilólisis espontánea.

aire (del gr. *aér*). m. A., *Luft*; F. e In., *air*; It., *aria*; P., *ar.* Mezcla gaseosa que forma la atmósfera terrestre, elemento indispensable para la vida de todos los se-

res orgánicos, incolora, inodora, compuesta aproximadamente de una parte de oxígeno y cuatro de nitrógeno, en volumen, variando la proporción según diversas condiciones. Contiene también pequeñas cantidades de anhídrido carbónico, amoníaco, argón, nitritos y materias orgánicas. || **-alcalino.** Amoníaco volátil. || **-circulante.** Volumen de aire que habitualmente respira el sujeto.|| **-complementario.** Aire en exceso, que puede ser introducido en los pulmones por una inspiración forzada. || **-comprimido.** Aire cuya presión es superior a la de la atmósfera. || **-confinado.** Por oposición al aire libre, aire más o menos viciado por la respiración y combustión. || **-de reserva.** Aire suplementario. || **-enrarecido.** Aire cuya presión en la superficie del cuerpo es menor que la atmosférica. || **-estacionario.** El que permanece en los pulmones durante la respiración normal. || **-funcional.** El que entra y sale de los pulmones en la respiración normal. || **-líquido.** Aire licuado por medio de una gran presión; produce un frío intenso al evaporarse. El aire líquido se ha empleado para producir anestesia local y también en el tratamiento de la neuralgia y el zoster. || **-residual.** Aire que permanece en los pulmones después de una espiración fuerte. || **-suplementario.** Aire que puede ser expelido en exceso del normalmente espirado.
aireación o **aeración.** f F., *aération*. Arterialización de la sangre venosa en los pulmones.|| Impregnación de un líquido con ácido carbónico.
aislado (de *aislar*, y éste de *a* e *isla*). adj. F., *isolé*. Dícese del órgano sin conexiones directas con otros. || Separado de otras personas, materias u objetos.
aislamiento. m. A., *Isolierung;* F., *isolement, isolation;* In., *isolation;* It. y P., *isolamento.* Separación de personas que padecen una enfermedad contagiosa. || En bacteriología, obtención de cultivos puros de una especie. || Medio empleado aún en algunas instituciones psiquiátricas como tratamiento en los alienados. || Acción de aislarse, evitando los contactos interpersonales y la implicación social. Se observa en la esquizofrenia, depresiones y otros cuadros psiquiátricos. || Mecanismo de defensa yoico que consiste en separar una imagen o idea de su contexto temporospacial y sobre todo del emocional. Es característico de la neurosis obsesiva y tiende a la eliminación de la ansiedad.
Aitken (Operación de) (J. *Aitken,* cirujano de Edimburgo, m. en 1790). V. OPERACIÓN. || **-(Píldoras de)** (Sir W. *Aitken,* patólogo escocés, 1825-1892). V. PÍLDORAS.
ajenjo (del gr. *apsínthion*). m. A., *Absinth;* F., *absinthe;* In., *wormwood;* It., *assenzio;* P., *absíntio.* Planta de la familia de las compuestas *(Artemisia absinthium),* cuyas sumidades floridas se emplean principalmente como tónico y estimulante difusivo, luego como febrífugo, antihelmíntico y emenagogo. Se administran en polvo, en infusión, en cocimiento, en forma de vino y de agua destilada.
ajmalina. f. Alcaloide de la *Rauwolfia serpentina,* con propiedades semejantes a la quinidina.
ajo (del lat. *allium).* m. A., *Knoblauch;* F., *ail;* In., *garlic;* It., *aglio;* P., *alho.* Bulbo de *Allium sativum,* de la familia de las liliáceas; debe sus propiedades a una esencia sulfurada, que por eliminarse por las vías respiratorias se han recomendado como antiséptico ligero de las mismas y como expectorante.
ajolote (del mex. *axolotl).* m. Larva de salamandra del género *Amblystoma,* muy usada en experimentos de laboratorio.
akamushi (del japonés *aka*, rojo, y *mushi,* chinche). m. Nombre japonés de la larva de ácaro *Trombidium akamushi* (insecto rojo), semejante al *Leptus autumnalis* de Europa, denominado también *kedani* o *patau,* cuya picadura es causa, al parecer, de la fiebre fluvial japonesa. Enfermedad tsutsugamushi.
akatama. f. ACATAMA.
akathisia. f. V. ACATISIA.
Akerlund (Deformidad de) (Ake *Akerlund,* radiólogo sueco, 1885-1958). V. DEFORMIDAD.
akiyami. f. Fiebre de siete días; nanukayami.

Akureyri (Enfermedad de). V. ENFERMEDAD.
Al. Símbolo químico del *aluminio.*
ala (del lat. *ala). f. A., Flügel;* F., *aile;* In., *wing;* It., *ala;* P., *aza.* Formaciones situadas a cada lado de un órgano impar y simétrico; eminencia o apófisis semejante a una ala.|| **-alba** o **blanca, externa** e **interna.** Eminencias triangulares en el suelo del IV ventrículo, que corresponden al área vestibular y trígono del hipogloso, respectivamente.|| **-auris.** El pabellón de la oreja. || **-cinérea.** Superficie triangular en el suelo del IV ventrículo, formada por el núcleo dorsal del vago. Se denomina también *fosita* o *fóvea inferior* o *trígono del vago.*|| **-de Ingrassia.** Ala menor del esfenoides. Apófisis de Ingrassia. || **-de la rótula.** Ligamento alar; *retinacula patellae.* || **-de la vulva.** Labio mayor o menor. || **-del esfenoides.** Nombre de dos masas laterales del hueso esfenoides: las *alas mayores* están situadas entre el peñasco y la porción escamosa del temporal por detrás y el parietal, malar y frontal por delante; las *alas menores* se articulan con el frontal y cubren la parte posterior de la fosa orbitaria. || **-del ilíaco.** Porciones superiores del hueso ilíaco. || **-del lobulillo central.** Porción lateral del lobulillo central del cerebelo. || **-del sacro.** Las dos porciones óseas anchas y planas que se extienden hacia fuera desde la base del sacro. || **-del vómer.** Cada uno de los bordes del canal en la cara superior del vómer. || **-descendens.** Apófisis pterigoides del esfenoides. || **-magna.** Ala mayor del esfenoides. || **-mínima.** Pequeña prolongación lateral de la cresta etmoidal del esfenoides, común en los mamíferos y que a veces existe como anomalía en el hombre. || **-nasi.** Las ventanas o porciones laterales inferiores, móviles, de la nariz. || **-orbitaria parva.** Ala menor del esfenoides. || **-pontis.** Cada una de las bandas que cruzan el extremo anterior de la pirámide inmediatamente por debajo del puente. || **-temporalis.** Ala mayor del esfenoides. || **-vespertilionis.** Ligamentos anchos del útero.
alacrán. m. ESCORPIÓN.
alactasia o **alactasis.** f. Falta de la enzima lactasa.
alactia. f. AGALACTIA.
alado (de *ala).* adj. F., *ailé.* In., *alate.* En semiótica, *omoplatos alados (scapulae alatae)* significan las eminencias que estos huesos forman en las personas que tienen el tórax estrecho.
Alajouanine (Paraplejía, poliomielitis de) (Théophile *Alajouanine,* neurólogo de París, n. en 1890). V. PARAPLEJÍA, POLIOMIELITIS. || **-Françon (Síndrome de).** V. SÍNDROME. || **-Ombrédanne y Durand (Síndrome de desintegración fonética de).** V. SÍNDROME. || **-Sabouraud y Ribercourt (Síndrome de desintegración anosognósica de).** V. SÍNDROME.
alalia (de *a-* y del gr. *laleîn,* hablar). f. A., *Alalie;* F., *alalie;* In., It. y P., *alalia.* Defecto o imposibilidad del lenguaje, debido a una afección local de los órganos vocales o por lesiones nerviosas periféricas. V. DISLALIA, PARALALIA. || **-cófica.** Sordomudez. || **-idiopática.** Sordomudez. || **-mental** o **relativa.** Forma observada en los niños por tartamudez extrema.
alambique (del ár. *al-inbig,* la tina, y éste del gr. *ámbix,* vaso). m. A., *Retorte;* F., *alambic;* In., *alembic;* It., *lambicco;* P., *alambique.* Aparato que sirve para la destilación.
alambre (de *arambre,* y éste del lat. *aeramen,* bronce). m. A., *Draht;* F., *fil de fer;* In., *wire;* It., *filo metallico;* P., *arame.* Hilo tirado de cualquier metal; se emplea en cirugía como medio de sutura, de sujeción de fragmentos óseos, tratamiento de los aneurismas, ortodoncia, etc. || **-de Kirschner.** Alambre de acero para la transfixión y tracción esqueléticas de las fracturas, introducido a través de las partes blandas. || **-(Sierra de).** SIERRA DE GIGLI.
álamo (del lat. *alnus).* m. A., *Pappel;* F., *peuplier;* In., *poplar;* It., *pioppo;* P., *álamo.* Árbol de la familia de las salicáceas, del género *Populus.* La corteza es tónica y contiene populina y salicina. Se ha recomendado también como expectorante.
alangina. f. Alcaloide amorfo, amarillento, del *Alangium.*

Alangium lamarkji. m. Planta de la India, cuya raíz es emética, antipirética y diurética.
alanina. f. F. e In., *alanine*. Ácido aminopropiónico, aminoácido no indispensable para el hombre, presente en muchas proteínas y preparado sintéticamente. El ácido β-aminopropiónico forma parte del ácido pantoténico y es uno de los cuerpos que se utilizan para la obtención de esta vitamina.
Alanson (Amputación de) (Edward *Alanson*, cirujano inglés, 1747-1823). V. AMPUTACIÓN.
alantiasis (del gr. *allâs, ántos*, salchichón, embutido). f. A., *Allantiasis*; F., *botulisme*; In., *allantiasis*; It., *botulismo*; P., *alantiase*. BOTULISMO.
alantina. f. INULINA.
alantocorion (de *alantoides* y *corion*). m. F. e In., *allantochorion*. Corion verdadero, distinto del corion primitivo. Está compuesto de la fusión de la pared anterior del saco alantoico con el corion primitivo.
alantogénesis. f. F., *allantogenèse*. In., *allantogenesis*. Desarrollo de las alantoides.
alantoideo. adj. Parecido a la alantoides. || En forma de morcilla. || Dícese del animal (mamífero, ave, reptil) cuyo embrión posee alantoides.
alantoides (del gr. *allâs, ântos*, salchichón, y *eîdos*, aspecto). f. A., *Allantois*; F., *allantoïde*; In., *allantois*; It., *allantoide*; P., *alantóide*. Saco o vesícula que nace en la extremidad posterior del intestino del embrión, derivado del meso e hipoblasto. Forma la vejiga y el uraco, el corion y la placenta.
alantoidoangiópago. m. Onfaloangiópago.
alantoína. f. F., *allantoïne*. In., *allantoin*. Sustancia cristalizable, diureido del ácido glioxílico del líquido alantoico, orina de los recién nacidos y secreciones de ciertas larvas de moscas, *Lucilia sericata* y *Phormia regina*, etc. La alantoína puede también formarse por la oxidación del ácido úrico. Se ha empleado para estimular la formación epitelial en las heridas y úlceras.
alantol. m. Líquido oleoso, aromático, procedente de la *Enula campana*, sucedáneo de la creosota en la bronquitis. *Sin.*: Inulol.
alantotoxina (del gr. *allâs, -ántos*, embutido, y *toxina*). f. Veneno de los embutidos pútridos; tomaína que se forma durante el proceso de descomposición o toxina secretada por el *Bacillus botulinus*.
alapurina. f. LANOLINA.
alaquestesia (del gr. *allachê*, en otra parte, y *aísthesis*, sensación). f. Sensación de tacto experimentada en un punto distante de la región tocada (Stewart). V. ALOQUIRIA.
alar. adj. Relativo a una ala. || Relativo a la axila o axilar.
alarma (Reacción de). V. SÍNDROME DE ADAPTACIÓN. || - **(Zona de).** V. ZONA.
alasoterapia (del gr. *allássein*, alterar, y *therapeía*, tratamiento). f. Tratamiento de las enfermedades por la producción de cambios o alteraciones biológicas del estado general.
alastrim. m. A., *Alastrim*; F., In. y P., *alastrim*; It., *alastrima*. Forma de viruela benigna observada en muchos países tropicales, probablemente una variedad mitigada de esta enfermedad. *Sin.*: Amaas, milkpox, paravariola, sarna cubana, seudoviruela, viruela blanca, de Sanaga, de Samoa.
alba (lat., blanca). adj. Califica ciertas enfermedades *(pitiriasis alba)* o partes anatómicas *(sustancia alba o blanca)*.
albahaca (del ár. *al-habaqa*). f. A., *Basilie*; F., *basilic*; In., *basil*; It., *basilico*; P., *mangerição*. Planta anual de la familia de las labiadas *(Ocymun basilicum)*, de flores y hojas con propiedades antiespasmódicas y estimulantes.
albamicina. f. NOVOBIOCINA.
Albarrán (Enfermedad, operación, prueba de) (Joaquín *Albarrán*, cirujano cubano, de París, 1860-1912). V. estos términos.
albayalde (del ár. *al-bayad*). m. CERUSA.

albedo (lat.). m. UNGUIS. || Lúnula de la uña. || Blancura. || **-retinae.** Edema de la retina.
Albee (Operación de) (Fred. Houdlett *Albee*, cirujano de Nueva York, 1876-1945). V. OPERACIÓN.
albéitar. m. VETERINARIO.
Albers-Schönberg (Enfermedad de) (Heinrich G. *Albers-Schönberg*, radiólogo alemán, 1865-1921). V. ENFERMEDAD.
Albert (Enfermedad, sutura de) (Eduard *Albert*, cirujano austriaco, 1841-1900). V. estos términos.
albicans (del lat. *albicans, -antis*, p. a. de *albicare*, blanquear). adj. Aplícase a los cuerpos blancos mamilares en la base del cerebro y al cuerpo amarillo del ovario en estado cicatrizal o involutivo.
álbido (del lat. *albidus*). adj. Blanquecino.
albiduria o **albinuria** (del lat. *albidus* o *albineus*, blanquecino, y el gr. *oûron*, orina). f. Emisión de orina pálida o blanca; quiluria.
Albini (Nódulos de) (Giuseppe *Albini*, fisiólogo italiano, 1830-1911). V. NÓDULO.
albinismo (de *albino*, y éste del lat. *albus*, blanco). m. A., *Albinismus*; F., *albinisme*; In., *albinism*; It. y P., *albinismo*. Ausencia congénita, parcial o total, de pigmentación en piel, pelo y ojos, debida a la falta de conversión de la tirosina en melanina. *Sin.*: Acromía, acromodermia, acromatosia, leucodermia. || **-adquirido.** VITÍLIGO. || **-parcial.** Ausencia congénita de pigmentación en determinadas zonas. Cuando se presenta en el cuero cabelludo se llama *poliosis circunscrita*.
albo, a (del lat. *albus*, blanco). adj. Blanco.
albocinéreo (del lat. *albus*, blanco, y *cinereus*, de ceniza). adj. Que contiene sustancia gris y blanca.
albomicina. f. Antibiótico peptídico básico obtenido del *Actinomyces subtropicus*.
Albright (Enfermedad, síndrome de) (Fuller *Albright*, médico norteamericano, n. en 1900). V. ENFERMEDAD y SÍNDROME.
Albucasis. V. ABULCASIS.
albugínea (del lat. *albugo, -inis*, mancha blanca en el ojo). f. A., *Albuginea*; F., *albuginée*; In. e It., *albuginea*; P., *albugínea*. Capa gruesa, blanca, de tejido fibroso, que cubre una parte; especialmente la membrana densa, blanca, que envuelve inmediatamente el testículo, llamada también *túnica albugínea del testículo*. || **-oculi.** ESCLERÓTICA. || **-ovarii.** Capa exterior de la estroma del ovario. || **-penis.** Envoltura exterior del cuerpo cavernoso.
albugíneo. adj. Blanquecino. || Relativo o parecido al blanco de los ojos.
albugineotomía (de *albugínea* y el gr. *tomé*, resección). f. F., *albuginéotomie*. In., *albugineotomy*. Incisión de la túnica albugínea del testículo.
albuginitis (de *albugínea* y el suf. *-itis)*. f. A. e In., *Albuginitis*; F. It. y P., *albuginite*. Inflamación de una túnica albugínea, especialmente la del testículo. PERIORQUITIS.
albugo (del lat. *albugo*). m. F., e In., *albugo*. Opacidad blanca de la córnea, que depende del depósito de finísimas granulaciones de grasas. Es más opaca que la *nubécula* y menos que el *leucoma*. || Trastorno trófico de las uñas caracterizado por la formación en ellas de pequeñas manchas blancas transversales. || Clara de huevo.
albulactina. f. LACTALBÚMINA.
albumen (del lat. *albumen*, clara de huevo). m. A., *Eiklar*; F. e In., *albumen*; It., *albume*; P., *albúmen*. Clara de huevo. || Antiguo nombre de la albúmina. || Materia nutricia almacenada en la semilla vegetal.
albúmina (del lat. *albumen, -inis*, clara de huevo). f. A., *Albumin*; F., *protéine*; In., *albumin*; It., *proteina*; P., *albumina*. Proteína que existe en casi todos los tejidos animales y en muchos vegetales, soluble en agua y coagulable por el calor. Contiene carbono, hidrógeno, oxígeno, nitrógeno y azufre, pero su composición exacta no se ha determinado todavía; $C_{720}H_{1134}N_{218}S_5O_{248}$ es la fórmula que se ha dado para la albúmina cristalizada. Peso molecular 68.000. || **-acetosoluble.** Forma de albúmina soluble

en ácido acético, encontrada algunas veces en la orina; llamada también *albúmina de Patein*. ||**-ácida.** Albúmina alterada por la acción de un ácido.||**-alcalina.** Albúmina que ha sido tratada con una base. ||**-caseiniforme.** Variedad de albúmina coagulable por los ácidos, pero no por el calor. ||**-circulante.** La que se encuentra en los líquidos del cuerpo. ||**-coagulada.** Albúmina alterada por el calor o por acción química, insoluble en el agua, soluciones salinas neutras o soluciones diluidas ácidas o alcalinas. ||**-de Bence-Jones.** Especie de albúmina en la orina de la seudoalbuminuria. Cuando se precipita, puede redisolverse por la ebullición. ||**-de huevo.** Albúmina obtenida a partir de la clara de huevo. ||**-de sostenimiento.** Cantidad mínima de albúmina necesaria para que no se altere la composición del organismo. Esta cantidad suele estimarse en 85 g de albúmina seca. ||**-derivada.** Dícese de la alterada por acción química. ||**-hematina.** Preparación de sangre de buey abundante en hierro. ||**-imperfecta.** La que no da todas las reacciones ordinarias. ||**-muscular.** Variedad existente en el tejido muscular. Llamada también *mioalbúmina*. ||**-nativa.** Dícese de la que existe normalmente en el cuerpo. ||**-plasmática.** Seroalbúmina. ||**-retráctil.** Albúmina de la orina que por la acción del calor o de un ácido débil precipita en forma de grumos densos. No tiene el valor diagnóstico decisivo de inflamación renal que se le atribuyó. ||**-urinaria.** La que se encuentra en la orina (albuminuria). ||**-vegetal.** Dícese de la derivada de una planta.

albuminato. m. F., *albuminate*. In., *albuminate*. Combinación de albúmina con una base o un ácido, albuminato *alcalino* o *ácido*, respectivamente, compuesto de una clase de proteínas, caracterizado por su solubilidad en ácidos o bases diluidos y su insolubilidad en soluciones salinas diluidas, en el agua o el alcohol; llámase también *albúmina derivada* y *proteína derivada*.

albuminaturia (de *albuminato* y el gr. *oûron*, orina). f. F., *albuminaturie*. In., *albuminaturia*. Presencia de una cantidad excesiva de albuminatos en la orina.

albuminemia (de *albúmina* y el gr. *haîma*, sangre). f. A., *Albuminaemia*; F., *albuminémie*; In., It. y P., *albuminemia*. Presencia de albúmina en la sangre.

albuminífero (de *albúmina* y el lat. *ferre*, llevar). adj. F., *albuminifère*. In., *albuminiferous*. Que lleva o produce albúmina.

albuminimetría (de *albúmina* y el gr. *métron*, medida). f. Determinación de la cantidad de albúmina existente en un líquido.

albuminímetro o **albuminómetro.** m. Instrumento para medir la cantidad de albúmina existente en un líquido, en la orina especialmente. El más empleado es el de *Esbach*, que emplea el reactivo del mismo autor. V. Reactivo de Esbach.

albuminíparo (del lat. *albumen, -inis*, albúmina, y *parere*, producir). adj. Productor de albúmina.

albuminismo. m. Albuminosis.

albuminocolia (de *albúmina* y el gr. *cholé*, bilis). f. F., *albuminocholie*. In., *albuminocholia*. Presencia de albúmina o de proteínas en la bilis.

albuminogenia (de *albúmina* y el gr. *gennân*, producir). f. Proceso formativo de las albúminas.

albuminoide o **albuminoideo** (de *albúmina* y el gr. *eîdos*, aspecto). adj. y s. F., *albuminoïde*. Semejante a la albúmina. || Proteína. || m. pl. Proteinoides o escleroproteínas, como la queratina, elastina, colágeno, fibroína, etc., caracterizados por su insolubilidad en agua, en disoluciones salinas diluidas, en ácidos o álcalis diluidos, en alcohol absoluto o al 70-80 %, etc.

albuminolisina (de *albúmina* y *lisina*). f. Lisina que produce la desintegración de las albúminas. || Sensibilisina.

albuminólisis (de *albúmina* y el gr. *lýsis*, disolución). f. Proteólisis.

albuminona. f. F., *albuminone*. In., *albuminone*. Principio de varios albuminoides, soluble en alcohol y no coagulable por el calor.

albuminoptisis (de *albúmina* y el gr. *ptýein*, escupir). f. Presencia de albúmina en el esputo.

albuminorrea (de *albúmina* y el gr. *rheîn*, fluir). f. F., *albuminorrhée*. In., *albuminorrhea*. Excesiva secreción de albúminas.

albuminorreacción (de *albúmina* y *reacción*). f. Positividad en el esputo a los reactivos de la albúmina. La presencia de albúmina indica inflamación pulmonar o bronquial.

albuminoscopio (de *albúmina* y el gr. *skopeîn*, observar). m. Instrumento para determinar la presencia y cantidad de albúmina en la sangre.

albuminosis. f. Aumento anormal de los elementos albuminosos de la sangre; estado que resulta de tal aumento. *Sin.:* Albuminismo.

albuminurético (de *albúmina* y el gr. *oûron*, orina). adj. y s. Que causa o agrava la albuminuria; sustancia que produce una descarga de albúmina en la orina.

albuminuria (de *albúmina* y el gr. *oûron*, orina). f. A., *Albuminurie*; F., *albuminurie*; In. e It., *albuminuria*; P., *albuminúria*. Presencia de albúmina en la orina, especialmente la debida a un estado renal que permite el paso de la albúmina de la sangre, seroalbúmina, a la orina. ||**-accidental.** Albuminuria adventicia. ||**-adventicia.** La que no es debida a una enfermedad renal, sino a la mezcla de sangre, pus, etc., con la orina una vez salida del glomérulo renal. ||**-alimentaria.** Albuminuria dietética. ||**-anoxémica.** La debida a isquemia renal. ||**-cardíaca.** La producida por insuficiencia cardíaca congestiva. ||**-cicatrizal.** Forma en la que la descamación epitelial es reemplazada por un tejido incapaz de restringir la trasudación de la albúmina. ||**-cíclica.** Aparición, en horas determinadas de cada día, de una pequeña proporción de albúmina en la orina; obsérvase principalmente en los individuos jóvenes. ||**-clinostática.** Albuminuria hipostática. ||**-colicuativa.** Albuminuria que al principio es leve, pero que aumenta súbita y marcadamente durante la convalecencia; obsérvase en la fiebre tifoidea. ||**-de emulsión.** Albuminuria en la cual el enturbiamiento no desaparece por la filtración en caliente o añadiendo ácido; obsérvase en la eclampsia puerperal. ||**-de la adolescencia.** Albuminuria cíclica. ||**-dietética** o **digestiva.** Albuminuria producida por el uso de ciertos alimentos. ||**-esencial.** Albuminuria funcional no asociada con una afección renal; comprende las formas cíclica y postural.||**-espuria.** Albuminuria adventicia. ||**-exudativa.** Forma mixta debida a la filtración de albúmina por el riñón y a la presencia de productos inflamatorios en la orina. ||**-falsa.** Albuminuria adventicia. ||**-febril.** La debida a la fiebre. ||**-fisiológica.** Mínima presencia de albúmina en la orina sin afección renal. ||**-funcional.** Toda albuminuria que no sea verdaderamente patológica, tal como la gravídica o la de la adolescencia; se denomina también *cíclica, intermitente* y *transitoria*. ||**-gravídica.** Albuminuria benigna observada a veces en el embarazo normal, principalmente durante el tercer trimestre. ||**-hematógena** o **hémica.** Variedad debida a un estado anormal de la sangre. ||**-hipostática.** Forma de albuminuria postural que desaparece cuando el paciente está de pie. ||**-intermitente.** Albuminuria cíclica. ||**-intrínseca.** Albuminuria verdadera. ||**-lordótica.** La ortostática, debida a la deformidad lordótica de la columna vertebral. ||**-mixta.** Albuminuria serosa, que ocurre simultáneamente con una albuminuria adventicia. ||**-nefrógena.** La producida por enfermedad renal. ||**-ortostática** u **ortótica.** Variedad que desaparece con el reposo en la cama, pero que aparece otra vez cuando el individuo se levanta. ||**-palpatoria.** La temporal, producida por la palpación bimanual de los riñones. ||**-paroxismal.** Albuminuria cíclica. ||**-piógena.** La falsa producida por la mezcla del pus con la orina. ||**-posrenal.** Albuminuria que se origina a partir de la pelvis renal. ||**-postural.** La debida a la posición del cuerpo: hipostática u ortostática. ||**-prerrenal.** La debida a una enfermedad establecida fuera de los riñones: corazón, hígado, tiroides. ||-**recurrente.** Albuminuria cíclica. ||-**renal.** La producida por una afección de los riñones. ||-**residual.** Persistencia de una albuminuria después de un ataque de nefritis aguda. ||-**sérica o verdadera.** La que se caracteriza por la presencia en la orina de alguno de los elementos albuminoideos de la sangre. ||-**transitoria.** ALBUMINURIA CÍCLICA o intermitente. ||-**tubular.** La que se presenta en las enfermedades renales intersticiales.

albumoide. m. Albuminoide.

albumosa o **albuminosa.** f. A., *Albumose;* F., In. y P., *albumose;* It., *albumosi.* Producto de desintegración incompleta de la albúmina, no coagulable por el calor. Las albumosas se convierten, por digestión más avanzada, en peptonas. ||-**de Bence-Jones.** PROTEÍNA DE BENCE-JONES.

albumoscopio (de *albúmina* y el gr. *skopeîn,* observar). m. F. e In., *albumoscope.* Instrumento usado para determinar la presencia y cantidad de albúmina en la orina.

albumosemia (de *albumosa* y el gr. *haîma,* sangre). f. Presencia de albumosa en la sangre.

albumosuria (de *albumosa* y el gr. *oûron,* orina). f. A., *Albumosurie;* F., *albumosurie;* In. e It., *albumosuria;* P., *albumosúria.* Presencia de albumosa en la orina. PEPTONURIA, propeptonuria. ||-**de Bence-Jones.** Presencia de proteína de Bence-Jones en la orina. ||-**de Bence-Jones.** ENFERMEDAD DE KAHLER. ||-**de Bradshaw.** ALBUMOSURIA DE BENCE-JONES. ||-**enterogénica.** La debida a la descomposición intestinal. ||-**hematogénica.** La dependiente de alguna intoxicación. ||-**mielopática.** Mieloma múltiple o enfermedad de Kahler. ||-**piogénica.** La debida a la absorción de células de pus o de un exudado, como la que se observa, por ejemplo, en la neumonía, los procesos sépticos, etc.

alcachofa (del ár. *al-jarsuf*). f. A., *Artischocke;* F., *artichaut;* In., *artichoke;* It., *carciofo;* P., *alcachofra.* Planta sinantérea *(Cynara scolymus)* cultivada extensamente en las zonas templadas. Se emplean las hojas, que contienen un principio amargo, la cinarina. Se usa como laxante, colagogo y diurético.

alcalemia (de *álcali* y el gr. *haîma,* sangre). f. F., *alcalémie.* In., *alkalemia.* Alcalinidad mayor de la sangre; disminución de la concentración de hidrogeniones en la sangre.

alcalescencia. f. Alcalinidad ligera o incipiente.

álcali (del ár. *al-quālī* la sosa o ceniza de plantas alcalinas). m. A., *Alkali;* In., *alkali.* F., It., y P., *alcali.* Nombre genérico de los compuestos que forman sales con los ácidos y devuelven el color azul al tornasol enrojecido por los ácidos. Son hidróxidos de los metales alcalinos, sodio, potasio, litio, cesio y rubidio. ||-**fijo.** Los óxidos de potasio, sodio, litio, cesio y rubidio. ||-**mineral.** La sosa. ||-**vegetal.** La potasa. ||-**volátil.** El amoníaco; el hidróxido amónico.

Alcaligenes. Género bacteriano de clasificación imprecisa que se sitúa en la parte 7.ª del Manual de Bergey (1974). Bacilos pequeños (0,5-1,2 por 0,5-2,6 μm), gramnegativos, móviles por flagelación perítrica. Son aerobios estrictos, de metabolismo oxidativo. Prueba positiva de la oxidasa. Son saprofitos habituales del intestino de los vertebrados y se les encuentra también libres en las aguas corrientes y en los alimentos. Participan en los procesos de descomposición y mineralización de la materia orgánica. ||-**faecalis.** Especie bacteriana que ocasionalmente puede ser responsable de procesos sépticos en el hombre y en los animales.

alcalígeno (de *álcali* y el gr. *gennân,* engendrar, producir). adj. F., *alcalifiant.* In., *alkaligenous.* Que produce alcalinidad.

alcalimetría (de *álcali* y el gr. *métron,* medida). f. A., *Alkalimetrie;* F., *alcalimétrie;* In., *alkalimetry;* It. y P., *alcalimetria.* Dosificación química de los álcalis en una sustancia.

alcalímetro. m. F., *alcalimètre.* In., *alkalimeter.* Instrumento para medir la proporción de álcali contenida en una sustancia.

alcalinidad. f. A., *Alkalinität;* F., *alcalinité;* In., *alkalinity;* It., *alcalinità.* Calidad de álcali; estado alcalino de algunos cuerpos.

alcalinismo. m. ALCALOSIS.

alcalinización o **alcalización.** f. A., *Alkalisieren;* F., *alcalinisation;* In., *alkalinization;* It., *alcalinizzazione.* Acción y efecto de comunicar a una sustancia las propiedades de los álcalis o de someter a un enfermo a la medicación alcalina.

alcalino. adj. A., *alkalisch;* F., *alcalin;* In., *alkaline;* It. y P., *alcalino.* Que tiene la reacción o propiedades de un álcali. V. AGUA, REACCIÓN, RESERVA ALCALINA.

alcalinofagia (de *álcali* y el gr. *phageîn,* comer). f. Uso inmoderado de los alcalinos en la hiperclorhidria.

alcalinuria (de *álcali* y el gr. *oûron,* orina). f. F., *alcalinurie, alcalurie.* In., *alkalinuria.* Estado alcalino de la orina.

alcalión. m. Ion hidróxilo.

alcalipenia (de *álcali* y el gr. *penía,* pobreza). f. Estado de disminución de la reserva alcalina en el organismo. ACIDOSIS.

alcaliterapia. f. F., *alcalinothérapie.* In., *alkalitherapy.* Administración de alcalinos en el tratamiento de la hiperclorhidria y el ulcus gástrico.

alcalógeno. adj. ALCALÍGENO.

alcaloide (de *álcali* y el gr. *-eîdos,* aspecto). m. A., *Alkaloid;* F., *alcaloïde;* In., *alkaloid;* It., *alcaloide;* P., *alcalóide.* Nombre genérico de las sustancias orgánicas nitrogenadas de carácter básico, de origen vegetal fundamentalmente y de estructura química muy variada y compleja, que a dosis muy bajas tienen en general marcados efectos fisiológicos sobre el hombre y los animales. El término se aplica también a las sustancias obtenidas por síntesis. ||-**artificial.** Alcaloide obtenido por proceso químico. ||-**cadavérico.** TOMAÍNA. ||-**excrementicio.** Leucomaína. ||-**fijo.** Alcaloide sólido que contiene carbono, hidrógeno, nitrógeno y oxígeno. ||-**volátil.** Alcaloide líquido.

alcaloideo. adj. Dícese de los compuestos orgánicos que, como los alcaloides, se combinan con los ácidos para formar sales.

alcalometría (de *alcaloide* y el gr. *métron,* medida). f. F., *alcalimètre.* In., *alkalometry.* Valoración dosimétrica de los alcaloides. *Sin.:* Alcaloidometría, dosimetría.

alcalosis (de *álcali*). f. A., *Alkalose;* F. y P., *alcalose;* In., *alkalosis;* It., *alcalosi.* Excesiva alcalinidad de los líquidos del organismo, aumento de la reserva alcalina de la sangre por ingreso exagerado de alcalinos o por insuficiente eliminación de los mismos. ALCALEMIA. ||-**metabólica.** Alcalosis por exceso de bases. ||-**respiratoria.** Déficit no compensado de anhídrido carbónico por respiración forzada o hiperventilación.

alcalurético (de *álcali* y el gr. *oûron,* orina). adj. Alcalinizador de la orina.

alcamina. f. F., *alcanna.* In., *alkamine.* Alcohol que contiene un grupo amino.

alcamonías. f. pl. Semillas que comúnmente se emplean en condimentos, como anís, alcaravea, cilantro, comino, etc.

alcanfor (del ár. *al-kāfūr*). m. A., *Campher;* F., *camphre;* In., *camphor;* It., *canfora;* P., *cânfora.* Estearopteno, $C_{10}H_{16}O$, de la madera del *Cinnamomum* o *Laurus camphora* y otras lauráceas de Asia; masa blanca, cristalizada, fuertemente aromática, de sabor fino y pungente, inflamable y sublimable. Por sus reacciones es una quetona. Es un poderoso irritante y estimulante local, de acción general excitante de los centros respiratorio, vasomotor y cardíaco, antiespasmódico, diaforético. Se emplea casi exclusivamente en forma tópica, por sus efectos antipruriginoso y antibacteriano. Las principales preparaciones oficinales son: el *agua alcanforada,* el *alcohol alcanforado,* el *aceite alcanforado* y la *pomada alcanforada.* Existe una numerosa clase de estearoptenos agrupados juntamente como alcanfores. ||-**artificial.** Producto, $C_{10}H_{16}HCl$, obtenido por la acción del ácido clorhídrico sobre la esencia de trementina. ||-**blumea** o **Ngai.** Variedad de alcanfor que se extrae de la *Blumea balsamifera*, árbol de Cantón. ||-**de Borneo.** Borneol, procedente del *Dryobalanops camphora*, árbol de Borneo y Sumatra. ||-**de menta.** MENTOL. ||-**de mirto.** MIRTOL. ||-**de neroli.** Auradina. ||-**iris.** Cuerpo aromático y cristalizado, derivado del lirio de Florencia. ||-**macis.** Alcanfor, $C_{16}H_{32}O_5$, derivado del aceite de macis. ||-**monobromado.** Alcanfor en el cual un átomo de hidrógeno está sustituido por un átomo de bromo. Antinervioso. ||-**resorcinado.** Mezcla de resorcina y alcanfor, empleada otrora en la pediculosis y contra el prurito. ||-**salicilado.** Producto cristalizado obtenido fundiendo 84 partes de alcanfor con 65 partes de ácido salicílico, usado exteriormente en ungüento para varias afecciones de la piel y al interior como desinfectante intestinal. ||-**tomillo.** TIMOL. ||-**trementina.** TERPINA.

alcanforáceo. adj. Que tiene sabor, olor u otras cualidades del alcanfor.

alcanfórico (Ácido). Sustancia cristalizada, incolora, $C_8H_{14}(COOH)_2$, procedente del alcanfor.

alcanforismo. m. Intoxicación por el alcanfor, caracterizada por convulsiones, coma y gastritis.

alcanina. f. Materia colorante resinosa, rojoparda, de la *Alcanna tinctoria* (ancusa, orcaneta). Se emplea para colorear ungüentos, ceratos, etc., y para preparar papel reactivo tornasol. *Sin.:* Ancusina.

alcano. m. F., *alcane.* In., *alkane.* Tipo de hidrocarburo alifático, saturado, que contiene solamente enlaces sencillos (C_nH_{2n+2}). Conocidos también bajo el nombre de parafinas u olefinas.

alcantarillado (de *alcántara*, y éste del árabe *gántara*, puente). m. F., *ensemble des égouts.* In., *sewage system.* Red de acueductos subterráneos que recoge y conduce las aguas residuales y las inmundicias de las poblaciones.

alcaparro (del lat. *capparis*, y éste del gr. *kápparis* [al- es el art. árabe]). m. A., *Kappernstaude;* F., *câpier;* In., *capertree;* It., *cappero;* P., *alcaparra.* Arbusto de la familia de las caparidáceas *(Capparis spinosa).* Se conservan en vinagre los botoncillos o *alcaparrones* de sus flores y se usan como condimento.

alcaptona. f. F., *alcaptone.* In., *alkapton.* Producto de desintegración incompleta de la albúmina; ácido homogentísico.

alcaptonuria (de *alcaptona* y el gr. *oûron*, orina). f. A., Alkaptonurie; F., *alcaptonurie;* In., *alkaptonuria;* It., *alcaptonuria;* P., *alcaptonúria.* Presencia de alcaptona en la orina. Se revela por la coloración rojooscura que toma expuesta a la acción del aire o por la adición de un álcali.

alcaravea (del ár. *al-karāvoiā*, el comino de los prados). f. A., *Dill;* F., *carve;* In., *caraway;* It., *carvi;* P., *alcaravia.* Planta umbelífera *(Carum carvi)* que tiene semillas aromáticas, estimulantes y carminativas, que sirven como condimento. ||-**(Esencia de).** Se extrae del fruto y se emplea como correctivo.

alcarsina (de *alcohol* y *arsénico*). f. Óxido de cacodilo, líquido oleoso, inflamable, venenoso, que se produce calentando una mezcla de ácido arsenioso y un acetato alcalino; licor fumante de Cadet.

Alcmeón. Médico griego de Crotona que vivió por el año 500 antes de J. C. Se le atribuye el descubrimiento del nervio óptico y de la trompa de Eustaquio y la diferenciación entre venas y arterias.

Alcock (Conducto de) (Thomas *Alcock*, anatomista inglés, 1784-1833). V. CONDUCTO.

alcohol (del ár. *al-kuh'i*, sutil). m. A., *Alkohol;* F. e It., *alcool;* In., *alcohol;* P., *álcool.* Dase este nombre a las combinaciones que resultan de la sustitución de uno o más átomos de hidrógeno de los hidrocarburos alifáticos, o de las cadenas laterales de los cíclicos, por uno o más grupos hidroxílicos. Se dividen en mono, di, tri, tetra, penta, hexavalentes, según sean uno, dos, tres, cuatro, cinco o seis los átomos de hidrógeno sustituidos en el hidrocarburo por el hidroxilo. || Hidrato de etilo, C_2H_5OH, líquido incoloro volátil, aromático, destilado de varios productos de fermentación vínica. Se usa al interior como estimulante cardíaco en las enfermedades debilitantes. Se emplea al exterior localmente como antiséptico y astringente y también para la conservación de ejemplares anatómicos y biológicos. A grandes dosis el alcohol es un veneno narcótico, que produce intoxicación con incoordinación muscular, delirio y coma. El alcohol de la farmacopea contiene el 91 % de alcohol absoluto y el alcohol diluido el 45,5 %. ||-**absoluto.** El que no contiene más del 1 % de su peso de agua. ||-**alcanforado.** Solución alcohólica de alcanfor en la proporción de 10 partes de éste por 70 de alcohol y 20 de agua. Estimulante, rubefaciente.||-**alílico.** Alcohol incoloro, inflamable, de sabor picante, C_3H_5OH. ||-**amílico.** $C_5H_{12}O$, tóxico y algo hipnótico; se ha empleado en los desórdenes mentales y para aliviar la tos; se obtiene de las patatas y de la cebada. ||-**anhídrico.** Alcohol absoluto. ||-**anisílico.** $C_8H_{10}O_2$, en prismas lucientes de sabor acre. ||-**aromático.** Alcohol derivado de un hidrocarburo de la serie aromática o bencénica. ||-**bencílico.** Compuesto, C_7H_9O, obtenido del benzaldehído. ||-**butílico.** Líquido claro, $C_4H_{10}OH$, obtenido del azúcar de remolacha; se conocen cuatro formas isoméricas. ||-**canfílico.** BORNEOL. ||-**cáustico.** Etilato de sodio. ||-**de madera.** ALCOHOL METÍLICO. ||-**deshidratado.** Alcohol absoluto. ||-**desnaturalizado.** Alcohol que contiene ciertas sustancias, que le hacen impropio para bebida o para usos médicos, pero no para usos industriales. El desnaturalizante legal en España es una mezcla de alcohol metílico, acetona y benzina. ||-**diatómico.** El que contiene dos grupos OH. ||-**etílico.** ALCOHOL, 2.ª acep. ||-**fenílico.** FENOL. ||-**glicérico.** GLICERINA. ||-**graso.** El derivado de un hidrocarburo de la serie parafínica. ||-**homeopático.** Alcohol etílico de 87º que sirve para las diluciones. ||-**isoamílico.** Alcohol amílico de fermentación. Es tóxico. ||-**metílico.** Alcohol de madera, CH_4O. ||-**pirorracémico.** ACETOL. ||-**primario, secundario, terciario.** Los alcoholes que, por el lugar que ocupa el oxhidrilo en la molécula, resultan respectivamente con los grupos --CH_2.OH,=CH.OH y ≡C.OH. ||-**rectificado.** Espíritu de vino. ||-**vínico.** ALCOHOL ETÍLICO. ||-**yodado.** TINTURA DE YODO.

alcoholado. m. F., *alcoolat.* In., *alcoholate.* Preparación terapéutica que resulta de la acción del alcohol sobre diversas sustancias; se denomina también *tintura alcohólica.*

alcoholasa. f. Enzima que convierte el ácido láctico en alcohol; alcoholoxidasa.

alcoholato. m. A., *Alkoholatur;* F., *alcoolature;* In., *alcoholature;* It., *alcoolatura;* P., *alcoolato.* Preparación que resulta de la destilación del alcohol sobre una o varias sustancias medicamentosas. || Nombre dado a compuestos en los cuales el alcohol parece desempeñar el papel de un ácido.

alcoholaturo. m. Medicamento que resulta de la acción disolvente del alcohol sobre plantas frescas; tintura alcohólica.

alcoholemia (de *alcohol* y el gr. *haîma*, sangre). f. A., *Alkoholämie;* F., *alcoolémie;* In., *alcoholemia;* It., *alcoolemia.* Presencia de alcohol en la sangre.

alcohólisis (de *alcohol* y el gr. *lýsis*, disolución). f. F., *alcoolyse.* In., *alcoholysis.* Lisis o desintegración del alcohol.

alcoholismo. m. A., *Alkoholismus;* F., *alcoolisme;* In., *alcoholism;* It. y P., *alcoolismo.* Intoxicación por el alcohol. ||-**agudo.** Embriaguez, trastorno temporal causado por el abuso de bebidas alcohólicas.||-**crónico.** Estado producido por el repetido y continuado abuso del alcohol.

alcoholización. f. A., *Alkoholisierung;* F., *alcoolisation;* In., *alcoholization;* It., *alcoolizzazione;* P., *alcoolização.* Tratamiento para la aplicación o inyección de alcohol, especialmente en las neuralgias.

alcoholofilia o **alcoholomanía** (de *alcohol* y el gr. *philía*, amistad, o *manía*, locura). f. F., *alcoolomanie.* In., *alcoholophilia.* Apetito morboso por las bebidas alcohólicas. DIPSOMANÍA.

alcoholómetro (de *alcohol* y el gr. *métron*, medida). m. Instrumento para medir la proporción de alcohol en un líquido.
alcoholuria (de *alcohol* y el gr. *oûron*, orina). f. F., *alcoolurie;* In., *alcoholuria.* Presencia de alcohol en la orina.
alcosol (de *alcohol* y *sol*). m. F., *alcoosol;* In., *alcosol.* Solución coloidal alcohólica.
alcuronio. m. F., *alcuronium.* In., *alcuronium.* Fármaco sintético con actividad semejante a la tubocurarina.
Aldamiz-Echevarría (Signo de). V. Signo.
aldehidasa. f. F. e In., aldehydase. Oxidasa que oxida ciertos aldehídos en sus correspondientes ácidos.
aldehído (contracc. de Al*cohol* De*hydrogenatus*). m. A., *Aldehyd;* F., *aldéhyde;* In., *aldehyde;* It., *aldeide.* Clase de compuestos intermedios entre alcoholes y ácidos, derivados de alcoholes primarios por oxidación y eliminación de dos átomos de hidrógeno y adición de un átomo de oxígeno. Contiene el grupo –CHO. ‖ Aldehído acético, CH_3CHO, líquido volátil de olor pungente; narcótico y antiséptico. ‖ **-acético triclorado.** Cloral. ‖ **-amílico.** Valeral. ‖ **-anísico.** Sustancia obtenida de la esencia de anís y otras esencias. ‖ **-benzoico.** Benzaldehído. ‖ **-cinámico.** Aldehído incoloro, obtenido de la esencia de canela. ‖ **-etílico.** Aldehído acético. ‖ **-fórmico.** Formaldehído. ‖ **-salicílico.** Líquido incoloro aromático, soluble en agua; obtenido de esencias de las especies del género *Spiraea*. Tiene propiedades diuréticas y antisépticas.
Alder (Anomalía de). V. Anomalía.
aldina. f. Base amorfa formada de un compuesto amónico de aldehído.
aldohexosa (de *aldehído* y *hexosa*). f. F. e In., *aldohexose.* Hexosa derivada de aldehídos y azúcar, que contiene seis átomos de carbono y un grupo aldehído. Existen ocho aldohexosas diferentes: alosa, altrosa, galactosa, glucosa, gulosa, idosa, manosa y talosa.
aldol. m. Aldehído oxibutírico beta, líquido que tiene propiedades hipnóticas y soporíferas.
aldolasa. f. A., *Aldolase;* It., *aldolasi;* F., In. y P., *aldolase.* Complejo enzimático que cataliza la escisión de la fructosa-1-6-difosfato en fosfato de dihidroxiacetona y gliceraldehído-3-fosfato. Este tipo de enzimas reciben el nombre de *fructosa-difosfato-aldolasa*, y se distinguen entre aldolasas del tipo I, presentes en los animales superiores y en los vegetales, y aldolasas del tipo II, presentes en las bacterias, las levaduras y los hongos.
aldopentosa. f. F., *aldopentose.* Azúcar que contiene cinco átomos de carbono y un aldehído, como la arabinosa.
aldosas. f. pl. F., *aldose.* Monosacáridos que contienen un grupo aldehído. Comprenden las quetosas, aldohexosas y aldopentosas.
aldosterona. f. A., *Aldosteron;* F., *aldostérone;* In., *aldosterone.* It. y P., *aldosterona.* Hormona corticoadrenal que se distingue de los otros corticoides porque tiene un grupo aldehído en C_{18}. Es un mineralcorticoide que provoca la retención de sodio y la pérdida de potasio a nivel del riñón.
aldosteronismo. m. F., *aldostéronisme;* In., *aldosteronism.* Producción excesiva de aldosterona.
aldoxima. f. F., *aldoxine.* In., *aldoxime.* Compuesto formado por la unión de un aldehído con hidroxilamina.
Aldrich (Síndrome de) (Robert A. *Aldrich*, pediatra norteamericano n. en 1917). Síndrome de Wiskott-Aldrich.
aleación. f. Mezcla de dos o más metales por fusión.
alecia o **aletia** (de *a-* y el gr. *léthe*, olvido). f. F., *alé-thie;* In.,*alethia.* Dificultad o imposibilidad de olvidar.
alecito (de *a-* y el gr. *lékithos*, yema). adj. Dícese del huevo cuyas reservas nutritivas son nulas o escasas, como el de los mamíferos.
Alectorobius talaje. Chinche común en México y América Central, cuyas picaduras producen con mucha frecuencia supuración.

alegorización (del gr. *allegoría*, de *állen*, de otro modo, y *agoreúein*, hablar). f. Formación de neologismos en la demencia precoz.
aleidigismo (de *a-* y *Leydig*). m. Falta de secreción de andrógeno por las células intersticiales de Leydig.
alejandrismo (de Alejandro Magno). m. Manía de conquistar o la creencia patológica de ser un gran conquistador.
Alejandro de Tralles. Médico griego de Lidia (525-605), que practicó medicina en Roma. Escribió entre otras, una obra, *Biblion Therapeutikon*, en doce libros, sobre la patología y terapéutica de las enfermedades internas.
alelia. f. Alelismo.
alélico. adj. F., *allélique.* In., *allelic.* Dícese del gen o locus con distintos alelos.
alelismo. m. F., *allélisme.* In., *allelism.* Existencia de múltiples variantes (alelos) en un locus.
alelo (del gr. *allélon*, uno a otro). m. A., *Allel;* F., *allèle;* In., *allele;* It., *allelomorfo;* P., *alelo.* Cada una de las variantes génicas que puede ocupar un locus cromosómico y que controlan el mismo carácter. ‖ **-amorfo.** El que no genera producto. ‖ Alelo isomorfo. ‖ **-dominante.** El que sólo necesita una dosis para expresarse. ‖ **-hipomorfo.** El que genera poco producto; recesivo. ‖ **-isomorfo.** El que genera igual cantidad de producto que la otra variante. ‖ **-recesivo.** El que necesita doble dosis para expresarse.
alelocatálisis (del gr. *allélon*, uno a otro, y de *catálisis*). f. F., *allélocatalyse.* In., *allelocatalysis.* Activación del desarrollo de un cultivo bacteriano por la adición de células del mismo tipo.
alelógeno. adj. Alelomorfo.
alelognatia (del gr. *allélon*, uno a otro, y *gnáthos*, mandíbula). f. En antropología, relación que guardan entre sí ambas mandíbulas.
alelomorfismo. m. Alelismo.
alelomorfo (de *alelo* y el gr. *morphé*, forma). m. A. y F., *Allelomorphe;* In., *allelomorph;* It. y P., *allelomorfo.* V. Alelo. ‖ Biol. Que se presenta bajo diversas formas.
alelotaxia o **alelotaxis** (del gr. *allélon*, uno a otro, y *táxis*, disposición). f. F., *allélotaxie.* In., *allelotaxis.* Desarrollo en un órgano de varios tejidos embrionarios.
alentesis (del gr. *állos*, otro, y *énthesis*, introducción). f. Penetración o presencia de cuerpos extraños en el organismo.
Alepo (Botón, mal de). Furúnculo oriental.
alerce (del ár. *al-arz*, el cedro). m. A., *Lärche;* F., *mélèze;* In., *larch;* It., *larice;* P., *lariço.* Árbol de la familia de las coníferas *(Larix europaea)*, que suministra la trementina de Venecia. En su tronco crece el agárico blanco.
alergeno o **alergénico** (de *alergia* y el gr. *gennân*, producir). adj. y m. A., *Allergen;* F., *allergène;* In., *allergen;* It., *allergene;* P., *alérgeno.* Sustancia de naturaleza tóxica que produce alergia. Anafilactógeno, sensibilinógeno.
alergia (del gr. *állos*, otro, y *érgon*, trabajo). f. A., *Allergie;* F., *allergie;* In., *allergy;* It., *allergia;* P., *alergia.* Palabra creada por Von Pirquet para designar la alteración de la capacidad de reacción del organismo. ‖ Conjunto de fenómenos de carácter respiratorio, nervioso o eruptivo producidos por la absorción de ciertas sustancias que dan al organismo una sensibilidad especial ante una nueva acción de tales sustancias aun en cantidades mínimas. ‖ Estado de susceptibilidad específica exagerada de un individuo para una sustancia que es inocua en iguales cantidades y condiciones para la mayoría de los individuos de la misma especie. ‖ **-endógena.** Llámase así aquella en que los alergenos se forman en el propio organismo. ‖ **-latente.** La que no se manifiesta por síntomas, pero puede descubrirse por cutirreacciones.
alérgide. m. Nombre de las manifestaciones cutáneas de la alergia.

alergista. com. F., *allergolologiste;* In., *allergist.* Médico especializado en las enfermedades alérgicas.
alergización. f. F., *allergisation;* In., *allergization.* Introducción en el cuerpo de sustancias o alergenos.
alergodermia (de *alergia* y el gr. *dérma,* piel). f. F., *dermatose d'origine allergique;* In., *allergodermia.* Enfermedad alérgica de la piel.
alergodiagnóstico. m. Examen del estado de sensibilización alérgica mediante la cutirreacción con diferentes alergenos.
alergólogo, ga. m. y f. ALERGISTA.
alergometría (de *alergia* y el gr. *métron,* medida). f. Determinación del estado alérgico del cuerpo.
alergosis (de *alergia*). f. F., *alergosis.* In., *allergosis.* Nombre genérico de las enfermedades alérgicas: asma, fiebre del heno, eccema, urticaria, etc.
alestesia. f. ALAQUESTESIA.
aleteo. m. A., *Flügelschlagen;* F., *battement d'ailes;* In., *flapping;* It., *battere d'ali.* Movimiento semejante al de las alas de las aves cuando se mueven sin volar. ||**-auricular.** Arritmia cardíaca caracterizada por las contracciones extremadamente rápidas pero rítmicas y de amplitud uniforme de las aurículas. ||**-hepático.** En el precoma hepático, temblor a sacudidas, basto, irregular y bilateral, de flexión y extensión de la muñeca, con desviación cubital algunas veces. ||**-nasal.** Dilatación del vestíbulo nasal en la disnea por acción de los músculos elevadores del ala de la nariz.
aletocito (del gr. *alétes,* errante, y *kýtos,* cavidad). m. Célula errante.
Aletris. Género de plantas liliáceas. La especie *A. farinosa,* de América del Norte, es tónica, antihelmíntica y diurética. Úsabase en infusión y tintura en la dismenorrea y amenorrea.
aleucia o **aleucemia** (de *a-,* el gr. *leukós,* blanco, y, en la segunda forma, *haîma,* sangre). f. A., *Aleukämie;* F., *aleucie;* In., *aleukia;* It., *aleucia;* P., *aleucemia.* Falta de leucocitos en la sangre, leucopenia. ||Estado morboso semejante a la leucemia, pero sin la leucocitosis característica de ésta. MIELOSIS ALEUCÉMICA, LINFADENOSIS ALEUCÉMICA. ||**-hemorrágica.** ant. Anemia aplásica grave, con leucopenia, trombopenia y diátesis hemorrágica. Panmielotisis.
aleudrina. f. Éter carbámico del alcohol diclorisopropílico; cristales solubles en agua. Constituye un apreciable analgésico e hipnótico.
aleurona (del gr. *áleuron,* harina de trigo candeal). f. F., *aleurone.* In., *aleuron.* Granos formados por materias proteicas que se encuentran en los órganos de reserva de los vegetales, y especialmente en las semillas.
aleuronato. m. F., *aleuronate;* In., *aleuronate.* Harina de trigo con una elevada proporción de gluten, que se emplea en la preparación de pan para los diabéticos.
Alexander (Operación de) (Samuel *Alexander,* cirujano norteamericano, 1858-1910). V. OPERACIÓN DE ALEXANDER (S).
Alexander (Operación de)(William *Alexander,* cirujano de Liverpool, 1844-1919). V. OPERACIÓN DE ALEXANDER (W). ||**-Adams (Operación de).** (W. *Alexander;* James *Adams,* cirujano de Glasgow, 1857-1930). V. OPERACIÓN DE ALEXANDER (W).
Alexander (Síndrome de) (Benjamin *Alexander,* médico norteamericano contemporáneo). V. SÍNDROME.
alexetérico (del gr. *alexetér,* defensor). adj. Que defiende contra la infección o envenenamiento.
alexia (de *a-* y el gr. *léxis,* palabra). f. A., *Alexie;* F., *alexie;* In. y P., *alexia;* It., *alessia.* Trastorno adquirido de la lectura a causa de lesiones cerebrales específicamente ligadas a la función léxica. ||**-afásica.** Alexia en el contexto de un síndrome afásico. ||**-agnósica.** Defecto en el reconocimiento visual de palabras y letras sin que existan dificultades en la escritura (espontánea o al dictado) o defectos afásicos. *Sin.:* Alexia occipital, alexia sensorial, ceguera verbal pura, alexia sin agrafia, alexia pura. ||**-con agrafia.** Defecto aléxico acompañado de agrafia sin que existan alteraciones relevantes en el lenguaje espontáneo. ||**-frástica.** Alexia de frases estando conservada en gran medida la lectura de letras y palabras. ||**-literal. Defecto** aléxico centrado fundamentalmente en la lectura de letras. ||**-musical.** Pérdida de la capacidad de leer música. ||**-subcortical.** Alexia por interrupción de conexiones entre los centros de lectura. ||**-verbal.** Defecto aléxico centrado en la lectura de palabras.
alexifármaco (del gr. *alexiphármakon,* contraveneno). adj. y s. F., *alexifármaco.* In., *alexipharmac.* Que preserva de los malos efectos de un veneno; antídoto o remedio contra el envenenamiento.
alexina (del gr. *aléxein,* apartar, rechazar). f. A., *Alexin;* F., *alexine;* In., *alexin;* It., *alessina;* P., *alexina.* Sustancia termolábil no específica que existe en el suero normal de la sangre, análoga a una enzima, que en presencia del sensibilizador específico ejerce una acción lítica sobre las bacterias. Calentando el suero a 55-60° desaparece esta sustancia y se dice que el suero se halla *inactivado. Sin.:* Adimento, citasa, complemento.
alexipirético (del gr. *aléxein,* apartar, rechazar, y *pyretós,* fiebre). adj. Preventivo de la fiebre; medicamento febrífugo.
alexitérico (del gr. *aléxein,* rechazar, y *thér,* fiera). adj. Que combate las mordeduras de los animales ponzoñosos.
alexocito (del gr. *aléxein,* defender, y *kýtos,* cavidad). m. Célula protectora que secreta alexinas o antitoxinas; célula microbicida; se ha aplicado a las células eosinófilas.
alexofixágeno o **alexofixógeno** (del gr. *aléxein,* apartar, el lat. *fixus,* fijo, y el gr. *gennân,* producir). m. Antígeno productor de anticuerpos que fijan el complemento.
alexofixagina. f. Anticuerpo que fija el complemento producido por la inyección de un alexofixágeno. *Sin.:* Alexofixina.
alezo (del fr. *alèze*). m. Pedazo de lienzo en forma de faja que se sujeta al vientre a las puérperas. ||Tela plegada para proteger la cama de líquidos o deposiciones.
alfa (gr.). f. Primera letra del alfabeto griego. La letra α o A se emplea en los términos químicos para indicar el primero de una serie de cuerpos isómeros. || **(Ángulo, factor, fase, rayos).** Para estos términos, véanse las definiciones correspondientes.
alfa$_1$-antitripsina. f. F., *alpha-1-antitrypsine.* Glucoproteína producida por el hepatocito; su déficit conduce a grave trastorno hepático.
alfa-fetoproteína. f. F., *alpha-foetoprotéine.* In., *alpha-fetoprotein.* Globulina producida normalmente por los hepatocitos fetales, que desaparece al nacer. Elaborada por las células del carcinoma hepatocelular.
alfaquín (voz ár.). m. ant. Médico.
alfaterapia (del gr. *álpha,* alfa, y *therapeía,* tratamiento). f. Terapéutica que utiliza los rayos α de las sustancias radiactivas.
alfatocoferol. m. VITAMINA E.
alfelasma. m. Leucoplaquia.
alferecía (del ár. *al-falyya,* la hemiplejía). f. Voz popular usada en Andalucía para referirse a convulsiones.
alfiler (del ár. *al-jilāl,* lo que se entremete). m. A., *Stift;* F., *épingle;* In., *pin;* It., *spillo;* P., *alfinete.* Clavillo de acero, platino, plata u oro, con punta en un extremo y cabezuela en el otro. En cirugía se emplearon generalmente los alfileres de acero o de plata para la reunión de partes blandas en la sutura ensortijada.
alfitedón. adj. ALFITOMORFO.
alfitomorfo (del gr. *álphiton,* harina de cebada, y *morphé,* forma). adj. Que tiene aspecto farináceo; dícese de ciertos hongos parásitos.
alfodermia o **alfosis** (del gr. *alphós,* blanco, y *dérma,* piel). f. Leucodermia, acromodermia, acromatosis.

alfol. m. Salicilato de naftol alfa, antiséptico interno y anodino empleado otrora en la cistisis gonorreica y en el reumatismo articular agudo.

alfombrilla (del ár. *al-jumra,* enrojecimiento). f. Erupción cutánea aguda y febril parecida al sarampión.

alfos (del gr. *alphós,* blanco). m. A., *Morphea alba;* F., *morphée blanche;* In., *morphea alba, alphos* (2.ª acep.); It., *morfea bianca;* P., *alfos.* Antiguo nombre de la lepra. || Variedad de psoriasis. || Afección pustulosa escrofulosa de la piel, con formación de costras blancas.

alfozono (del gr. *alphós,* blanco, y *ozono*). m. Polvo blanco cristalizado derivado del agua oxigenada por acción del ácido succínico. Se ha empleado como germicida en solución al 1 : 1.000.

alga (del lat. *alga*). f. A., *Seetang;* F., *algue;* In., It. y P., *alga.* Planta talófita de estructura sencilla, provista de clorofila y acuática en general. Algunas especies son alimenticias y otras antihelmínticas. Dentro de la clase algas, las bacterias forman una familia (bacteriáceas) que, en general, carecen de clorofila y viven a expensas de materia orgánica.

algalia (del ár. *al-gāliya,* el perfume del almizcle con ámbar). f. Sustancia untuosa de olor fuerte y sabor acre que suministran varios animales carniceros, especialmente el gato de algalia o civeta *(Viverra civetta)*. || Sonda uretral hueca.

alganestesia (del gr. *álgos,* dolor, y de *anestesia*). f. ANALGESIA.

álgebra quirúrgica. Reducción de las fracturas.

algedónico (del gr. *álgos,* dolor, y *hedoné,* placer). adj. Relativo al placer y dolor al mismo tiempo.

algesia (del gr. *álgesis,* sufrimiento). f. F., *algésie.* In., *algesia.* Sensibilidad al dolor; hiperestesia.

algesicronómetro (del gr. *álgesis,* sufrimiento, *chrónos,* tiempo, y *métron,* medida). m. F., *algésichronomètre.* In., *algesichronometer.* Instrumento para registrar el tiempo necesario para producir una impresión dolorosa.

algesímetro (del gr. *álgesis,* sufrimiento, y *métron,* medida). m. A., *Schmerzmessungsapparat;* F., *algomètre;* In., *algesimeter* It., *algesimetro;* P., *algesímetro.* Instrumento para medir la sensibilidad dolorosa. Existen varios modelos, entre ellos los de Björnström y Boas. *Sin.:* Algómetro.

algesiógeno (del gr. *álgesis,* dolor, y *gennân,* producir). adj. A., *schmerzauslösend;* F., *algogène;* In., *algesiogenic;* It., *algesiogeno;* P., *algesiógeno.* Que produce dolor.

algestesia (del gr. *álgos,* dolor, y *aísthesis,* sensación). f. A., *Schmerzsinn;* F., *algesthésie;* In., *algesthesia;* It. y P., *algestesia.* Sensación dolorosa.

algia (del gr. *álgos,* dolor). f. Dolor en una región sin modificaciones anatómicas apreciables. || **-histérica.** Variedad de algia en la cual el punto doloroso no corresponde ni a un órgano ni a una región determinada anatómica o fisiológicamente.

-algia. Sufijo que indica dolor en la parte u órgano señalado por el prefijo: *gastr*algia, *cardi*algia, etc.

algicida (de *alga* y el lat. *caedere,* matar). adj. y s. F. e In., *algicide.* Destructor de algas; sustancia o agente que tiene esta acción.

algidez (de *álgido*). f. A., *Kälte;* F., *algidité;* In., *algor;* It., *algidità;* P., *algidez.* Enfriamiento del cuerpo, de las extremidades especialmente, como en el cólera, colapso, etcétera.

álgido (del lat. *algidus*). adj. F., *algide.* In., *algid.* Frío, helado; se dice especialmente de la enfermedad o período de ésta caracterizados por frío intenso: *cólera álgido, fiebre álgida.* || Dícese también del período más grave de una enfermedad.

algina. f. F., *algina.* In., *algin.* Polisacárido derivado de algas marinas del tipo *Fucus;* se llama también *ácido algínico.*

alginuresis (del gr. *álgos,* dolor, y *oúresis,* micción). f. Micción dolorosa.

algiometabólico (del gr. *álgos,* dolor, y de *metabólico*). adj. Relativo a los cambios metabólicos que resultan de un estímulo doloroso.

algiomuscular (del gr. *álgos,* dolor, y *muscular*). adj. Relativo a los movimientos musculares dolorosos o que los produce.

algoalucinosis (del gr. *álgos,* dolor y el lat. *hallucinari,* equivocarse). f. Falsa percepción dolorosa más allá del muñón de los amputados, en el miembro fantasma.

algocomio (del gr. *álgos,* dolor, y *komeîn,* tener cuidado de). m. Establecimiento donde se internan los pacientes para el tratamiento del dolor.

algodón (del ár. *alcoton*). m. A., *Baumwolle;* F., *coton;* In., *cotton;* It., *cotone;* P., *algodão.* Materia textil de las semillas de varias especies del género *Gossypium.* Las raíces de la planta del algodón común *(Gossypium herbaceum)* son diuréticas y emenagogas. || **-absorbente.** Algodón del que se ha separado la materia grasa. || **-estíptico.** Algodón hidrófilo impregnado de una solución estíptica y secado. || **-fenicado.** Algodón hidrófilo empapado con una solución alcohólica de fenol, bien exprimido y seco. || **-hemostático.** El preparado con alguna sustancia astringente: cloruro férrico, alumbre, etc. || **-hidrófilo.** ALGODÓN ABSORBENTE. || **-pólvora.** PIROXILINA.

algodoncillo. m. RÁNULA.

algofilia o **algomanía** (del gr. *álgos,* dolor, *philía,* amistad, o *manía,* locura). f. A., *Masochismus;* F., *algophilie;* In., *algophily* It., *masochismo;* P., *algofilia.* Tendencia a procurarse sensaciones dolorosas. ALGOLAGNIA.

algofobia (del gr. *álgos,* dolor, y *phóbos,* temor). f. A., *Angst vor Schmerz;* F., *algophobie;* In., *algophobia;* It. y P., *algofobia.* Temor morboso al dolor.

algogénesis o **algogenia** (del gr. *álgos,* dolor, y *gennân,* producir, engendrar). f. F., *algogenèse.* In., *algogenesis.* Producción de dolor.

algogénico. adj. Que produce dolor.

algolagnia (del gr. *álgos,* dolor, y *lagneía,* libertinaje). f. A., *Schmerzwollust;* F., *algolagnie;* In., It. y P., *algolagnia.* Perversión sexual en la que se inflige *(algolagnia activa* o sadismo) o se sufre *(algolagnia pasiva* o masoquismo) dolor.

algología (del gr. *álgos,* dolor, y *lógos,* tratado). f. Ciencia que estudia el dolor, sus manifestaciones y tratamiento.

algólogo (del gr. *álgos,* dolor, y *lógos,* tratado). m. Médico especialista en el estudio y tratamiento del dolor.

algomelia (del gr. *álgos,* dolor, y *mélos,* miembro). f. Dolor en los miembros.

algomenorrea (del gr. *álgos,* dolor, *mén, menós,* mes, y *rheîn,* fluir). f. Menstruación dolorosa.

algómetro. m. ALGESÍMETRO.

algopareunia (del gr. *álgos,* dolor, y *páreunos,* compañero de lecho). f. Coito doloroso.

algopoyético. adj. ALGOGÉNICO.

algopsicalia. f. ant. F., *psychalgie.* In., *algopsychalia.* Estado de melancolía con percepciones imaginarias pervertidas de sonidos y visiones que producen temor, desesperación e inclinación al suicidio. *Sin.:* Psicalgia.

algor (lat.). m. Frialdad, escalofrío. || **-mortis.** Frío de la muerte.

algoscopia (del gr. *álgos,* dolor, y *skopeîn,* observar). f. F., *algoscopie.* Determinación de zonas dolorosas de la piel correspondientes a lesiones de órganos profundos, según la teoría de Head. V. ZONAS DE HEAD.

algosis (de *alga* y el suf. *-osis*). f. Afección producida por algas; presencia de algas en alguna parte del cuerpo.

algospasmo (del gr. *álgos,* dolor, y de *espasmo*). m. F., *algospasme.* In., *algospasm.* Calambre o espasmo muscular doloroso.

algostasis (del gr. *álgos,* dolor, y *stásis,* detención). f. Detención o cesación del dolor.

alhorre (del ár. *al-jur',* el excremento). m. Excremento de los recién nacidos o *meconio;* también erupción en sus nalgas y muslos, llamada así en otro tiempo por creerla debida a la incompleta expulsión del meconio.

alhucema. f. ESPLIEGO.

Ali Abbas o **ben el-Abbas.** Médico persa de fines del siglo X. Escribió el «Libro real» (*Al-Maliki*), tratado completo de Medicina, rival del *Canon* de Avicena.

Ali Yahya ben Iza. Oftalmólogo árabe de la primera mitad del siglo XI. Escribió el *Libro memorando para oculistas.* Es conocido también con el nombre de *Jesús Haly.*

aliáceo (del lat. *allium,* ajo). adj. Relativo al ajo o que tiene su olor o sabor.

Alibert (Enfermedad, queloide de) (Jean-Louis *Alibert,* dermatólogo Francés, 1766-1837). V. ENFERMEDAD, QUELOIDE. || **-Bazin (Síndrome de)** (P. A. E. *Bazin,* médico Francés, 1807-1878). V. SÍNDROME.

alible (del lat. *alibilis*). adj. A. , *nahrhaft;* F. e It., *alibile;* In., *alible;* P., *alíbil.* Nutritivo, asimilable.

Alibour (Agua de). V. AGUA.

alices (del gr. *hális,* en gran número). f. pl. Manchas rojas en la viruela, precursoras de las pústulas.

alicuorrea. f. Falta de flujo de líquido cefalorraquídeo, en una punción lumbar correcta.

alienación (del lat. *alienatio, -onis*). f. A., *Entfremdung;* F., *aliénation mentale;* In., *alienation;* It., *alienazione;* P., *alienação.* Término para todos los trastornos mentales, en el sentido de que el enfermo de la mente se ha hecho extraño *(alienus)* a sí mismo.

alienia (de *a-* y el lat. *lien, lienis,* bazo). f. F., *abscense de rate.* In., *alienia.* Falta congénita o adquirida del bazo.

alienismo. m. Estudio o tratamiento de los desórdenes mentales.

alienista (del lat. *alienare,* perder el juicio). m. Médico especialista en el estudio y tratamiento de la alienación mental.

aliento (de *alentar,* y éste del lat. vulgar *alenitare,* metátesis de *anhelitare,* que, a su vez, deriva de *anhelare,* respirar, alentar). m. A., *Atem;* F., *haleine;* In., *breath;* It., *fiato;* P., *hálito.* Aire que sale de los pulmones durante la espiración. || **-acetónico.** Aire espirado que huele a acetona o a frutas, característico de la acetonemia. || **-fétido.** El debido a causas locales en la boca y garganta o a causas generales por la exhalación de productos volátiles por los pulmones.

alifático (del gr. *áleipha, -atos,* aceite, grasa). adj. F., *aliphatique;* In., *aliphatic.* Cuerpos pertenecientes a la serie grasa. || En química, dícese de los compuestos orgánicos en los que los átomos de carbono se unen entre sí formando cadenas abiertas, lineales o ramificadas, pudiendo contener uno o varios enlaces dobles o insaturados.

aliforme (del lat. *ala,* ala, y *forma,* forma), adj. En forma de ala. || PTERIGOIDEO. || (del lat. *allium,* ajo, y *forma,* forma). adj. En forma de ajo.

alilamina. f. Líquido cáustico de la esencia de mostaza.

alilo (del lat. *allium,* ajo). m. F., *allyle.* In., *allyl.* Radical monovalente, C_3H_5 o $CH_2:CH.CH_2$, cuyos compuestos se hallan en el ajo y en otras plantas. || **-(Isotiocianato de).** Esencia de mostaza; *oleum sinapis,* volátil. || **-(Sulfocarbamida, tiocarbamida o tiourea de).** TIOSINAMINA. || **-(Sulfuro de).** Compuesto artificial, de la esencia del ajo. || **-(Tribromuro de).** Líquido incoloro, neutro; empleado como antiespasmódico.

alimentación (del lat. *alere,* nutrir). m. A., *Ernährung;* F., *alimentation;* In., *alimentation;* It., *alimentazione;* P., *alimentação.* Acto de dar o recibir alimentos. || **-artificial.** Alimentación por otras vías o por otros medios que los ordinarios. || **-duodenal.** Variedad de alimentación artificial por la que se llevan directamente al duodeno alimentos líquidos por medio de la sonda de Einhorn. || **-forzada.** Alimentación de una persona contra su voluntad por medio de una sonda introducida por la boca o las fosas nasales. || **-insuficiente.** Desproporción entre la cantidad de alimentos ingeridos y asimilados y la cantidad de principios desasimilados. || **-rectal.** Administración de alimentos por enemas.

alimentario (del lat. *alimentarius*). adj. F., *alimentaire.* In., *alimentary.* Propio de la alimentación o referente a ella.

alimenticio. adj. Nutritivo; que alimenta.

alimento (del lat. *alimentum*). m. A., *Nahrungsmittel;* F. e In., *aliment;* It., y P., *alimento.* Toda sustancia que introducida en el organismo sirve para la nutrición de los tejidos o para la producción de calor. || **-accesorio,** adjetivo. Condimento. || **-de ahorro o dinamóforo.** Sustancia que, como el café, coca-cola, tendría la propiedad de excitar la función sin agotar las reservas nutritivas. || **-energético.** El que suministra al organismo mediante procesos oxidativos la energía necesaria al gasto de fuerza, como las grasas e hidratos de carbono. || **-fundamental.** Proteínas, grasas e hidratos de carbono, junto con el agua, sales y vitaminas. || **-isodinámico.** Alimento que genera iguales cantidades de fuerza en calorías o unidades de calor. || **-plástico.** El que sirve principalmente, como los albuminoides, para reparar la pérdida de la materia que constantemente sufre el organismo a consecuencia de su actividad fisiológica.

alimentoterapia. f. Tratamiento dietético o por alimentación sistemática.

alinasal (del lat. *ala,* ala, y *nasus,* nariz). adj. F., *se rapportant à l'une ou l'autre aile du nez.* In., *alinasal.* Relativo al ala de la nariz.

alinfia (de *a-* y *linfa*). f. Deficiencia de linfa.

alinfocitosis (de *a-* y *linfocitos*). f. F., *alymphocytose.* In., *alymphocytosis.* Desaparición o disminución de linfocitos en la sangre.

alinfoplasia (de *a-*, el lat. *lympha,* linfa, y el gr. *plássein,* formar). f. F., *alymphoplasie.* Fallo en el desarrollo del tejido linfoideo. || **-tímica.** Involución accidental del timo caracterizada por aumento del tejido conectivo y ausencia de linfocitos y corpúsculos de Hassall.

alipina (de *a-* y el gr. *lýpe,* dolor). f. Clorhidrato de benzoiltetrametildiaminopropanol, empleado como anestésico local, especialmente en oftalmología, en la que se aplica en solución al 1 o 2 %.

alisfenoides (de *ala* y *esfenoides*). adj. F., *alisphénoïde.* In., *alisphenoid.* Relativo al ala mayor del esfenoides. || m. Cartílago del feto a cada lado del basisfenoides, que luego se desarrolla hasta formar la mayor parte del ala mayor del esfenoides.

alismo (de un derivado del gr. *alýein,* estar inquieto, turbado, fuera de sí). m. Intranquilidad, ansiedad mental, especialmente en los enfermos.

aliso (del gr. *álysson*). m. A., *Erle;* F., *aune;* In., *alder;* It., *alno;* P., *amieiro.* Árbol de la familia de las betuláceas *(Alnus glutinosa),* de corteza astringente y tónica, con la que a veces se adultera la cáscara sagrada.

aliteración (del lat. *ad,* a, y *littera,* letra). f. F., *allitération.* In., *aliteration.* Disfrasia en la que el paciente dispone las palabras según los sonidos.

alivio (de *aliviar,* y éste del lat. *alleviare,* aligerar; de *ad,* a, y *levis,* ligero). m. Mitigación o disminución de la intensidad o gravedad de una enfermedad o síntoma.

alizarina (del ár. *alizari*). f. F., *alizarine.* In., *alizarin.* Sustancia colorante roja, dihidroxiantraquinona, de la raíz de rubia y que se obtiene artificialmente de los productos derivados del alquitrán de hulla.

alma (del lat. *anima*). f. A., *Seele;* F., *âme;* In., *soul;* It., *anima;* P., *alma.* Conjunto de facultades intelectuales, emocionales y morales consideradas en su unidad. No utilizada en el lenguaje psicológico actual por su componente teológico.

almáciga (del ár. *al-mastiā*). f. A., *Mastix;* F., *mastic;* In., *mastic;* It., *mastice;* P., *almécega.* Resina que se exuda de las incisiones en la corteza del alfóncigo *(Pistacia lentiscus),* de la familia de las terebintáceas. Empleada antiguamente como masticatorio; es algo astringente y estimulante. Disuelta en éter forma una especie de cemento, que se introduce en los dientes cariados.

COMPOSICION DE LOS PRINCIPALES ALIMENTOS (por 100 g)

Alimentos	Calorías	Proteinas g	Grasas g	Hidratos Carbono g	Ca mg	P mg	Fe mg	Vit. A mg	Vit. B$_1$ mg	Vit. B$_2$ mg	Vit. B$_3$ mg	Vit. C mg
Aceites	884	—	100	—	—	—	—	—	—	—	—	—
Acelga	27	1,5	0,4	5,6	110	29	3,5	1,6	0,09	0,22	1	28
Ají	38	1,9	0,5	8	20	28	1,7	470	0,09	0,13	1,5	90
Ajo	134	5	0,2	29	38	134	1,4	5	0,2	0,08	0,6	9
Albaricoque	57	0,8	0,6	13	30	32	1	670	0,04	0,06	0,4	10
Alcachofa	30	2,7	0,2	6	44	58	0,8	95	0,06	0,07	0,08	5
Almendras	547	18	54	19	254	475	4,5	—	0,25	0,67	4,6	—
Anchoa	95	21	0,4	—	20	220	1,4	40	0,20	0,50	—	—
Arroz												
blanco	364	7	0,6	79	9	104	1,3	—	0,08	0,03	1,6	—
integral	357	7	1,5	77	14	231	2,6	—	0,22	0,05	4	—
Avellanas	647	10	63,2	19	254	319	3,5	65	0,45	0,55	5	7
Azúcar	384	—	—	99	5	1	0,1	—	—	—	—	—
Bacalao												
(salado)	375	81,9	2,8	—	50	891	3,6	—	0,08	0,45	10	—
Bonito	138	23	4,2	—	28	258	0,7	—	0,01	0,05	12	—
Cacahuetes	543	25,5	44	21	66	393	3	10	0,9	0,2	17,6	1
Calamar	78	16	0,9	—	12	119	0,5	—	0,02	0,12	1,4	—
Carnes												
buey	244	18,7	18,2	—	4	207	3,2	—	0,6	0,17	4,3	—
(medio grasa)												
cerdo	216	15,5	16,6	—	5	204	1,5	—	0,8	0,2	4,4	—
(medio grasa)												
cordero	253	18,2	19,4	—	7	190	2,5	—	0,07	0,15	2	—
(medio grasa)												
pollo	170	18,2	10,2	—	14	200	1,5	—	0,08	0,16	9	—
ternera	190	19	12	—	11	193	2,9	—	0,14	0,26	6,6	—
(medio grasa)												
Castañas (frescas)	191	2,8	1,5	42	29	87	1,7	—	0,23	0,22	0,5	—
Cebolla	45	1,4	0,2	9,7	30	40	1	5	0,04	0,03	0,3	10
Ciruela	47	0,6	0,2	11,9	8	15	0,4	40	0,03	0,04	0,5	6
Coco	296	3,5	27	13,7	13	83	1,8	—	0,04	0,03	0,6	4
Col común	28	1,7	0,2	6,1	43	36	0,7	30	0,06	0,04	0,3	43
Coliflor	33	2,8	0,4	6,5	33	58	1	10	0,09	0,11	0,7	82
Chocolate	248	3,8	16,8	75	46	150	2,8	5	0,05	0,09	0,5	—
(con azúcar)												
Espárrago	22	2	0,2	4,5	27	43	1,2	285	0,12	0,1	0,5	8
Espinaca	30	2,8	0,7	4,9	60	30	3,2	1,17	0,05	0,17	0,6	46
Fresa	36	0,8	0,3	8,5	29	29	1	10	0,03	0,04	0,4	70
Frijol	34	3,3	0,1	6,9	54	68	1,5	235	0,09	0,12	1,1	26
Garbanzo	364	18,2	6,2	61	134	324	7,3	15	0,46	0,16	1,7	1
(seco)												
Guisantes	97	7,6	0,4	21	24	124	2	125	0,38	0,14	2,2	26
Haba	118	9,3	0,4	20	31	140	2,3	60	0,28	0,17	1,7	28
Harinas												
de maíz	363	7,9	1,2	78	6	99	1,1	90	0,14	0,05	1	—
de trigo	365	11,8	1,2	74,5	20	97	1,4	—	0,12	0,07	1,4	—
Huevo de gallina	148	11,3	9,8	2,7	54	204	2,5	125	0,14	0,37	0,1	—
Jamón (curado)	303	15,4	26	0,6	9	140	2,3	—	0,64	0,17	3,6	—
Judías secas	337	21,6	1,4	61	38	205	5,2	—	0,55	0,21	2,2	—
verdes	36	2	0,2	6,6	55	45	1,7	110	0,08	0,11	0,6	18
Leche de vaca												
entera	61	3,5	3	5,5	160	91	0,3	30	0,04	0,21	0,1	1
desnatada	38	3,6	0,1	5,6	165	94	0,3	—	0,04	0,22	0,1	1
Lechuga	15	1,3	0,2	2,9	43	34	1,3	260	0,08	0,08	0,4	12
Lenguado	87	19	—	—	49	303	0,7	15	0,07	0,05	1,5	—
Lenteja (seca)	340	23,7	1,3	60	68	353	7	10	0,46	0,33	2,4	5
Limón	29	0,6	0,6	8	41	15	0,7	5	0,06	0,02	0,1	51
Mandarina	43	0,7	0,2	10,9	30	16	0,4	40	0,08	0,03	0,3	33
Mantequilla	743	1	84	—	19	18	0,2	840	—	0,01	—	—
Manzana	58	0,3	0,3	15,2	6	10	0,4	10	0,03	0,05	0,2	6
Margarina	720	0,6	81	0,4	3	13	0,3	—	—	—	—	—
Melón	25	0,5	0,1	6,2	15	15	1,2	350	0,04	0,03	0,6	29
Membrillo	63	0,6	0,3	16,2	6	15	0,6	10	0,03	0,03	0,4	17
Merluza	90	19,2	0,8	—	30	318	1	—	0,06	0,21	3,6	—
Mermeladas	278	0,5	0,3	70	12	12	0,3	—	0,02	0,02	0,02	6
Miel de abeja	306	0,2	—	78	20	16	0,8	—	0,01	0,06	0,2	4
Naranja (dulce)	42	0,8	0,2	10	34	20	0,7	40	0,09	0,02	0,2	58
Nueces	660	13,7	67,2	13	92	379	3,3	25	0,27	0,50	3	—
Pan blanco	307	9,3	0,8	64,5	32	110	1,7	—	0,10	0,06	1	—
Pan integral	286	9,4	1,5	57	49	209	3,6	—	0,19	0,13	2,2	—
Pastas	343	10	0,4	72,8	26	131	2,1	—	0,12	0,08	1,1	—
Patatas	79	2,8	0,2	18	10	50	1	—	0,10	0,04	1,5	20
Pepino	15	0,7	0,1	3,4	16	24	0,6	5	0,03	0,04	0,2	14
Pera	56	0,3	0,2	15	6	10	0,5	5	0,02	0,03	0,2	5
Plátano	122	1	0,3	32,3	8	34	0,8	175	0,06	0,04	0,6	20
Piña (ananás)	52	0,4	0,2	13,7	18	8	0,5	15	0,08	0,04	0,2	61
Pomelo	34	0,5	0,2	8,5	26	26	0,5	—	0,04	0,02	0,2	35
Queso												
blando	145	15	7	5	82	—	0,3	70	0,02	0,24	0,1	—
duro	341	34	21	3	950	500	1,4	210	0,02	0,60	0,2	—
Rábano	52	2,8	0,5	9,9	238	44	2,8	1,66	0,14	0,26	0,6	122
Remolacha	44	1,7	0,1	9,5	14	38	0,8	—	0,01	0,04	0,2	5
Sandía	22	0,5	0,1	5,3	6	7	0,2	70	0,02	0,03	0,2	5
Sardinas	133	19,2	6,2	—	23	548	3	—	0,02	—	—	—
Soja (semilla)	398	33,4	16,4	35	222	730	11,5	—	0,88	0,27	2,2	—
Trucha	82	18,2	1	—	12	152	1	—	0,05	0,05	2,8	—
Tomate	21	0,8	0,3	4,6	7	24	0,6	180	0,06	0,05	0,7	23
Uva	68	0,6	0,7	16,7	12	15	0,9	—	0,05	0,04	0,5	3
Uva pasa	282	2,5	0,3	75,2	50	73	3	—	0,12	0,13	0,4	12
Yogurt	67	3,4	3,5	5	120	93	0,2	150	0,04	0,2	0,2	0,5
Zanahoria	41	0,8	0,4	8,9	34	26	0,8	3,50	0,06	0,04	0,6	5

Almeida (Enfermedad de) (F. P. de *Almeida*, médico brasileño contemporáneo). V. ENFERMEDAD.
Almén (Reacción de) (A. T. *Almén*, fisiólogo sueco, 1833-1903). V. REACCIÓN.
almendra (del lat. **amyndula*, por *amyndala, amygdala*). f. A., *Mandel;* F., *amande;* In., *almond;* It., *mandorla;* P., *amêndoa*. Semilla del almendro *(Prunus amygdala* o *Amygdalus communis)*. Hay dos variedades de almendras: *dulces* y *amargas*. Las primeras contienen el 50% aproximadamente de un aceite fijo, azúcar, sustancias proteicas y emulsina. Las amargas contienen además un glucósido, la *amigdalina*. El aceite se emplea como emulcente y laxante y como base de muchas preparaciones farmacéuticas. Con las almendras amargas privadas de su aceite por la presión se prepara el agua destilada. Su glucósido se desdobla en ácido cianhídrico y benzaldehído, causa el primero de su toxicidad.
almez. m. Árbol de la familia de las celtiáceas *(Celtis australis)*, cuyos frutos (almecinas o almezas) son astringentes.
almidón (del lat. *amylum)*. m. A., *Stärke;* F., *amidon;* In., *starch;* It. y P., *amido*. Fécula, principalmente la de los cereales. Es un hidrato de carbono, producido por las células vegetales por la influencia de la luz en la clorofila. Las variedades de almidón difieren principalmente en la forma y tamaño de los granos. La corteza del grano está compuesta de celulosa y el interior de la granulosa, sustancias ambas isoméricas. La saliva y el jugo pancreático lo convierten en *maltosa*. Es importante como alimento, y como emoliente se emplea en polvo o en pomada. El arrurruz, la tapioca, el salep, el sagú, etc., son formas comerciales de almidón de distintas procedencias. ||**-animal.** GLUCÓGENO. ||**-yodado.** Almidón tratado por el yodo, del que contiene el 5 %; alterante y antídoto.
almidón-sintasa. f. Enzima que cataliza la síntesis del almidón. Sin.: Amilosa-sintasa.
almizcle (del ár. *al-misk)*. m. A., *Moschus;* F., *musc;* In., *musk;* It., *muschio;* P., *almíscar*. Secreción espesa del saco prepucial del almizclero *(Moscus moschiferus)*, mamífero del Asia Central. Es de sabor amargo, de olor muy fuerte y expansivo y muy volátil. Se emplea como estimulante y difusivo en los estados adinámicos, delirios asténicos, espasmos histéricos, etc., unas veces en forma de polvo y otras como tintura alcohólica. ||**-artificial o de Baur.** Trinitrobutiltolueno, sustancia muy semejante en el olor al verdadero almizcle.
almohadilla. f. Masa de material blando en forma de cojín o almohada. ||**-de Passavant.** Reborde en las paredes posteriores y laterales de la nasofaringe a nivel del borde libre del paladar blando, en los casos de rinitis atrófica.
almorrana. f. HEMORROIDE.
alnuina. f. Preparación concentrada del *Alnus serrulata* o *A. rubra* (aliso). Se emplea como resolutivo, tónico y alterante.
Alnus. V. ALISO.
alo-. Forma prefija del gr. *állos*, otro, distinto.
aloantígeno. m. F., *allo-antigène;* In., *alloantigen*. Antígeno de la misma especie pero de individuo de distinto genotipo.
alobiosis (de *alo-* y el gr. *bíos*, vida). f. F., *allobiose;* In., *allobiosis*. Estado de reactividad alterada que manifiesta un organismo en condiciones diferentes de ambiente. || Supervivencia de células o tejidos privados de sus funciones.
alocéntrico. adj. F., *allocentrique;* In., *allokinetic*. Que considera más a los otros que a sí mismo; opuesto a *egocéntrico*.
alocinesia (de *alo-* y el gr. *kínesis*, movimiento). f. A., *Allokinesia;* F., *allocinésie;* In., *allocinesia;* It., *allocinesi;* P., *alocinesia*. Desorden de la motilidad en el cual el paciente ejecuta un movimiento con el miembro opuesto al que se le ordena mover. || Movimiento pasivo o reflejo.
alocinético. adj. F., *allokinétique;* In., *allokinetic*. Afecto de alocinesia.

alocorteza. f. F. e In., *allocortex*. Porción de la corteza cerebral no dispuesta en capas, representante de su área más primitiva.
alocrino. adj. V. HETEROCRINIA.
alocroico (de *alo-* y el gr. *chrôma*, color). adj. Variable de color.
alocromasia o **alocroísmo** (de *alo-* y el gr. *chrôma*, color). f. A., *Verfärbung;* F., *allochromasie;* In. e It., *allochromasia;* P., *alocroísmo*. Cambio de color en una parte. || Visión de colores diferente de la real; discromatopsia.
alocromotriquia (de *alo-*, el gr. *chrôma*, color, y *thríx, trichós*, pelo). f. Cambio espontáneo del color del cabello, a causa de una enfermedad orgánica.
alodinia. f. F., *allodynie;* In., *allodynia*. Desplazamiento de la sensopercepción dolorosa al lugar homólogo del otro lado del cuerpo.
alodiploide (de *alo-* y el gr. *diplóos*, doble, y *eîdos*, aspecto). adj. F., *allodiploïde*. In., *allodipoid*. Dícese de la célula híbrida por cruce de dos especies y que tiene en consecuencia dos dotaciones haploides de cromosomas distintos. || Organismo con células alodiploides. Ú.t.c.s.
alodistrofia (de *alo-*, *dis-* y el gr. *trophé*, alimentación). f. Dislocación congénita o adquirida de tejidos en un órgano, como la inclusión en la amígdala palatina de tejido cartilaginoso proveniente del II arco branquial.
alodromia (de *alo-* y el gr. *drómos*, carrera). f. A., *Allodromie;* F., *allodromie;* In., *allodromy;* It., *allodromia;* P., *alodromia*. Arritmia cardíaca resultante de la producción de estímulos en puntos anormales del aparato de excitación del miocardio.
áloe (del lat. *aloe*, y éste del ár. *alloch*, amargo). m. A., *Aloe;* F., *aloès;* In. e It., *aloe;* P., *aloés*. Planta liliácea del género *Aloe*. || Sustancia extractiva resinosa, pardoscura, amarga y espesa, que se extrae de las hojas gruesas y carnosas de varias especies de áloe; catártica y estimulante, empleada en el estreñimiento crónico, amenorrea y dispepsia atónica. ||**-barbadensi.** Áloe de las Barbados, de *A. vera*. ||**-caballuno.** Variedad grosera que sólo se emplea en medicina veterinaria. ||**-capensis.** Áloe del Cabo de Buena Esperanza, de *A. spicata*. ||**-de la India.** Producto de una variedad de *A. vulgaris* de la India. ||**-de Zanzíbar.** Variedad de áloe, procedente del este de África. ||**-ferox.** El de la especie *A. ferox*, el mejor del África del Sur. ||**-hepático.** Dícese de color parecido al del hígado. ||**-socotrino.** El de Socotora (*A. perryi*), el mejor, de olor aromático y color amarillo dorado o azafranado cuando está en polvo.
aloerotismo (de *alo-* y *erotismo*). m. Sexualidad normal, en oposición a *autoerotismo*.
alofanamida. f. V. REACCIÓN DEL BIURET.
alofasia. f. ALOLALIA.
Aloferín. m. Marca registrada de cloruro de alcuronio, cloruro de dialilbisnortoxiferina. Relajante muscular competitivo.
aloftalmía. f. HETEROFTALMÍA.
alogamia (de *alo-* y el gr. *gamos*, unión). f. Fertilización cruzada.
alogia (de *a-* y el gr. *lógos*, palabra). f. A., *Alogie;* F., *alogie;* In.., It. y P., *alogia*. Imposibilidad de hablar, debida a una lesión de los centros nerviosos. || Conducta estúpida, irrazonable.
alogotrofia (del gr. *álogos*, absurdo, y *trophé*, nutrición). f. Nutrición irregular de una parte a expensas de otra.
aloína. f. F., *aloïne;* In., *aloin*. Glucósido cristalino del áloe de distintas variedades, de sabor extremadamente amargo, soluble en agua caliente y difícilmente en alcohol.
alolactosa. f. F., *allolactose*. In., *allolactose*. Disacárido isómero de la lactosa en el cual la galactosa y la glucosa están unidas por medio de un enlace glucosídico entre los carbonos 1 de la galactosa y 6 de la glucosa (enlace 1-6) en vez de serlo entre el carbono 1 de la galactosa y 4 de la glucosa (enlace 1-4).
alolalia (de *alo-* y el gr. *laleîn*, hablar). f. A., *Allolalie;* F., *alalie;* In.. e It., *allolalia;* P., *alolalia*. Defecto o

perversión del lenguaje, de origen central; lenguaje incoherente.

alomerismo (de *alo-* y el gr. *méros,* parte). m. F., *allomérisme.* In., *allomerism.* Cambio de constitución química con conservación de la forma cristalina.

alomorfismo (de *alo-* y el gr. *morphé,* forma). m. F., *allomorphisme;* In., *allomorphism.* Cambio de forma sin variación de constitución química.

alónomo (de *alo-* y el gr. *nómos,* ley). adj. Regulado por estímulos diferentes o exteriores.

alópata. adj. y s. F., *allopathe.* In., *allopath.* Médico que sigue la doctrina de la alopatía.

alopatía (de *alo-* y el gr. *páthos,* sufrimiento, afección). f. A., *Allopathie;* F., *allopathie;* In., *allopathy;* It., *allopatia;* P., *alopatia.* Doctrina fundada en el aforismo hipocrático *contraria contrariis curantur,* o sea empleo de remedios que en el hombre sano producen efectos diferentes de los síntomas de la enfermedad que se quiere combatir. Samuel Hahnemann, de Leipzig, opuso el principio inverso: *similia similibus curantur* o aplicación de remedios que producen en el hombre sano síntomas semejantes a los de la enfermedad que se combate, creando para esta doctrina el nombre de *homeopatía.*

alopecia (del lat. *alopecia* y éste del gr. *alopekía,* de *alópex,* zorra). f. A., *Haarausfall;* F., *alopécie;* In., It. y P., *alopecia.* Deficiencia natural o anormal de cabello. Calvicie. ||**-adnata.** Calvicie congénita. ||**-areata.** Pérdida rápida y completa del pelo en placas, debido a trastornos trofoneuróticos. ||**-Celsi.** ALOPECIA AREATA. ||**-circunscrita.** ALOPECIA AREATA. ||**-congénita.** Forma rara de pérdida total o parcial de pelo acompañada normalmente de otros defectos ectodérmicos (uñas, dientes, huesos). ||**-difusa.** Caída del cabello en forma difusa. ||**-en efluvio anágeno.** Caída del cabello en la fase de anágeno, generalmente producida por la administración de sustancias citotóxicas. ||**-en efluvio telógeno.** Pérdida precoz y exagerada de pelos en clava por parte de folículos normales del cuero cabelludo. ||**-en efluvio telógeno posfebril.** Caída del cabello tras enfermedades febriles de larga duración. ||**-en efluvio telógeno posnatal.** Efluvio que tiene lugar entre el primer y cuarto meses de la vida. ||**-en efluvio telógeno posparto.** Efluvio que comienza entre dos y cinco meses después del parto. ||**-en efluvio telógeno psicógeno.** Tipo de alopecia por nerviosismo. ||**-endocrinológica.** Caída del cabello por motivos endocrinos. ||**-inflamatoria.** Alopecia que sigue a procesos eccematosos del cuero cabelludo. ||**-laminaris.** Pérdida de cabello en los márgenes del cuero cabelludo. ||**-marginalis.** ALOPECIA LAMINARIS. ||**-menopáusica.** Caída de cabello que se inicia en la menopausia. ||**-mucinosa.** La debida a alteraciones mucinosas en las células epiteliales de los folículos pilosebáceos. ||**-perinévica.** Caída del cabello alrededor de un nevo pigmentario. ||**-prematura.** Caída de cabello en los hombres durante la segunda década, de etiología androgenética. ||**-sifilítica.** Caída del cabello por causa sifilítica, dando aspecto apolillado al cuero cabelludo. ||**-tricofítica.** Alopecia a consecuencia de tricofitosis.

aloplastia. f. HETEROPLASTIA. || F., *alloplastie;* In., *alloplasty.* Sustitución de una falta de sustancia con material no vivo.

aloplasto (de *alo-* y el gr. *plássein,* formar). m. F., *alloplaste;* In., *alloplast.* En biología, plástida compuesta de varios tejidos, en oposición a *homoplasto.*

alopoliploide. adj. F., *allopolyploïde.* In., *allopolyploid.* Dícese de la célula con número de cromosomas múltiplo del alodiploide. || Organismo con células alopoliploides. Ú. t. c. s.

alopregnano. m. F., *alloprégnane;* In., *allopregnane.* Sustancia fundamental de la que derivarían los principios esteroides de la corteza de las suprarrenales.

alopsicosis (de *alo-,* y el *gr. psyché,* mente, y el suf. *-osis).* f. A., *Allopsychose;* F., *allopsychose;* In., *allopsychosis;* It., *allopsicosi;* P., *alopsicose.* Psicosis caracterizadas por la desorientación respecto del mundo exterior (desorganización de las facultades perceptivas externas, como alucinaciones e ilusiones) sin alteración de las facultades motoras, como el lenguaje y la acción.

alopsíquico. adj. F., *allopsychique.* In., *allopsychic.* Relativo a la psique en su relación con el mundo exterior.

alopurinol. m. F., *allopurinol.* In., *allopurinol.* Inhibidor de la xantinooxidasa, que impide o reduce la síntesis de ácido úrico; empleado en el tratamiento de la gota, así como en el tratamiento y prevención de la nefrolitiasis renal.

aloquecia (de *alo-* y el gr. *chézein,* defecar). f. Deposición de materias no fecales por el ano o expulsión de materias fecales por un ano anormal.

aloquestesia. f. ALAQUESTESIA.

aloquia (de *a-* priv. y el gr. *lóchios,* perteneciente al parto). f. A., *Fehlen der Lochien;* F., *alochie;* In. e It., *alochia;* P., *aloquia.* Falta de loquios.

aloquinético. adj. ALOCINÉTICO.

aloquiria (de *alo-* y el gr. *cheír, cheirós,* mano). f. A., *Allocheirie;* F., *allochirie;* In. e It., *allochiria;* P., *aloquiria.* Anomalía de la sensibilidad, en la tabes y en el histerismo principalmente, por la cual, si se pincha una extremidad, la sensación es referida al lado opuesto; alostesia.

alorritmia (de *alo-* y el gr. *rhythmós,* ritmo). f. A., *Allorhythmie;* F., *allorythmie;* In., *allorhythmia;* It., *alloritmia;* P., *alorritmia.* Arritmia rítmica; dícese de las alteraciones del pulso de ritmo irregular, pero según un tipo constante, como el pulso bigémino y otras.

alosa. f. F., *allose.* In., *allose.* Monosacárido isómero de la glucosa.

alosoma (de *alo-* y el gr. *sôma,* cuerpo). m. F. e In., *allosome.* Cromosoma accesorio, en distinción del *autosoma.* || Constituyente extraño del citoplasma de una célula.

alostesia (de *alo-* y el gr. *aísthesis,* sensación). f. ALAQUESTESIA.

alotermo. F., *allotherme.* In., *allotherm.* Organismo cuya temperatura corporal depende de la del ambiente. || POIQUILOTERMO.

alotoxina. f. Sustancia formada por alteración de tejidos dentro del cuerpo, que sirve de defensa contra las toxinas por la neutralización de sus propiedades tóxicas.

alotrasplante. m. F., *allotransplantation.* In., *allotransplantation.* Trasplante de tejidos de un individuo a otro de la misma especie.

alotrílico (del gr. *allótrios,* extraños, y *hýle,* materia). adj. Producido por la presencia de un cuerpo extraño o principios extraños animados o inanimados. *Sin.:* Entético.

alotriodoncia (del gr. *allótrios,* extraño, y *odoús, odóntos,* diente). f. F., *allotriodontie.* In., *allotriodontia.* Trasplantación de los dientes de una persona a otra. || Existencia de dientes en lugares anormales, como en los tumores. || Implantación anormal de los dientes.

alotriofagia (del gr. *allótrios,* extraño, y *phageîn,* comer). f. A., *Allotriophagie;* F., *allotriophagie;* In., *allotriophagy;* It., *picamalacia;* P., *alotriofagia.* Perversión del apetito, que induce a comer sustancias no alimenticias; pica.

alotriogeusia (del gr. *allótrios,* extraño, y *geûsis,* gusto). f. Perversión del sentido del gusto.

alotriolito (del gr. *allótrios,* extraño, y *líthos,* piedra). m. Cálculo en un lugar anormal o cálculo compuesto de materias insólitas.

alotriosmia (del gr. *allótrios,* otro, y *osmé,* olfato). f. A., *Geruchshalluzination;* F., *parosmie;* In., *allotriosmia;* It., *parosmia;* P., *alotriosmia.* Percepción olfativa anormal; ilusión o alucinación olfativa. HETEROSMIA.

alotriuria (del gr. *allótrios,* extraño, y *oûron,* orina). f. Estado anómalo de la orina o de la micción.

alotrofia (de *alo-* y el gr. *trophé,* nutrición). f. Nutrición pervertida o alterada.

alotropía (de *alo-* y el gr. *trópos*, vuelta). f. F., *allotropie;* In., *allotropy.* Existencia de un elemento en dos o más formas distintas *(formas alotrópicas)* con propiedades físicas diferentes. Son ejemplos de ello el carbono en sus formas de carbón, grafito y diamante, el azufre y otros cuerpos simples.

alotropismo. m. ALOTROPÍA. ALOCÉNTRICO.

aloxacina. f. F. e In., *alloxazine.* Compuesto formado por un anillo de pirimidina unido a un anillo de piracina, el cual a su vez está unido a un anillo bencénico; 6,7-dimetil-9-D-ribitilisoaloxacina.

aloxán. m. A., *Alloxan;* F. e In., *alloxan;* It., *allossana.* Forma oxidada del ácido úrico; mesoxalilurea. Sustancia diabetógena que destruye a las células β del páncreas, alterando la permeabilidad de la membrana celular.

aloxantina. f. F., *alloxantine.* In., *alloxantin.* Derivado cristalino del aloxán y ácido dialúrico [CO(NH. CO)$_2$–C(OH)–]$_2$, obtenido por reducción.

aloxina. f. F., *alloxine.* In., *alloxin.* Cualquiera de las sustancias básicas derivadas de la nucleína del núcleo de las células y que por oxidación producen ácido úrico. Las aloxinas comprenden la xantina, la guanina, la adenina y la hipoxantina.

aloxuremia (de *aloxuria* y el gr. *haîma,* sangre). f. F., *alloxurémie;* In., *alloxuremia.* Presencia de cuerpos aloxúricos en la sangre, que causa una forma de intoxicación.

aloxuria (de *aloxán* y el gr. *oûron,* orina). f. F., *alloxurie;* In., *alloxuria.* Presencia de cuerpos aloxúricos en la orina.

aloxúrico. adj. Que contiene bases purínicas.

Alphavirus. Género de virus patógenos para los vertebrados, de la familia togavíridos. Sus viriones tienen RNA monocatenario, simetría cúbica, poseen envoltura y un diámetro de 40-70 nm. Comprende los virus que se clasificaban en el grupo A de los arbovirus, agentes etiológicos de las encefalitis equinas (del Este, del Oeste, de Venezuela).

Alpinia (de Próspero *Alpini,* 1553-1617). Género de plantas cingiberáceas. V. GALANGA.

Alport (Enfermedad de). V. ENFERMEDAD.

alqueno. m. F., *alkène.* In., *alkene.* Tipo de hidrocarburo alifático, insaturado, que contiene un doble enlace (C_2H_{2n}). Pertenecen al grupo de las olefinas o parafinas.

Alquié (Operación de) (Alexis J. *Alquié,* cirujano de Montpellier, 1812-1865). V. OPERACIÓN DE ALQUIÉ-ALEXANDER-ADAMS.

alquilación. f. F., *alcoylation;* In., *alkylation.* Tipo general de reacciones propias de la química orgánica corrientemente empleadas en los laboratorios para transferir de una molécula a otra un grupo hidrocarbonado o sustituto del mismo.

alquilamina. f. F. e In., *alkylamine.* Cualquier compuesto derivado del amoníaco donde los átomos de hidrógeno son reemplazados por radicales alquilos.

alquileno. m. Radical orgánico derivado de una olefina a la que se ha privado de uno de sus hidrógenos; su fórmula es C_nH_{2n-1}.

alquilo. m. A., *Alkyl;* F., *alkyle;* In., *alkyl;* It., *alkilo.* Radical que se obtiene cuando de un hidrocarburo alifático se elimina un átomo de hidrógeno. Se denominan con el nombre del hidrocarburo y el sufijo *ilo.*

alquimia (del ár. *al-kimiyā,* la química). f. A., *Alchemie;* F., *alchimie;* In., *alchemy;* It., *Alchimia;* P., *alquimia.* Química de los antiguos; ciencia quimérica que tenía por objeto descubrir la piedra filosofal o arte de transformar los metales en oro o plata y la panacea universal para curar todos los males y prolongar indefinidamente la vida.

alquino. m. Tipo de hidrocarburo alifático, insaturado, que posee un triple enlace. Pertenece al grupo de los compuestos acetilénicos (C_nH_{2n-2}).

alquitrán. m. BREA.

alsol. m. Acetotartrato de aluminio, astringente y desinfectante, especialmente en las afecciones de la garganta y nariz.

Alstonia (de C. *Alston,* 1683-1760). Género de árboles de la familia de las apocináceas. La especie *A. scholaris* y otras del Asia tropical suministran diversos principios, como son, por ejemplo, la *alstonidina, alstonina, alstonamina,* que tienen la misma acción tónica, antihelmíntica y febrífuga.

alta. f. A., *Entlassung;* F., *sortie;* In., *discharge;* It., *uscita;* P., *alta.* Orden que se comunica a una persona a quien se considera ya como para que reanude la vida normal.

altea. f. Malvavisco. La raíz de *Althea officinalis* se usa en polvos como excipiente.

alteína. f. ASPARAGINA.

alteración (del lat. *alteratio, -onis).* f. A., *Veränderung;* F., *altération;* In., *alteration;* It., *alterazione;* P., *alteração.* Cambio cualquiera en la naturaleza, forma o cualidades de un cuerpo o sustancia. Ordinariamente, cambio en mal sentido.

alteregoísmo (del lat. *alter ego,* otro yo). m. Sentimientos altruistas de unas personas por las que se encuentran en su misma situación o estado.

alteridad. f. Condición de ser otro; relativo al otro; contrario de identidad. || En psicología, percepción del yo como ser de otra forma de lo que es y, en consecuencia, actuación no como se es, sino como otro.

alternación o **alternancia** (del lat. *alternatio, -onis).* f. A., *Abwechslung;* F., *alternance;* In., *alternation;* It., *Alternanza;* P., *alternação.* Sucesión repetida, más o menos regular, de fenómenos diferentes u opuestos. ||**-de generaciones.** Reproducción en la cual la prole no se parece a los progenitores, sino que las formas semejantes están separadas por una o más generaciones desiguales. || Sucesión regular en una misma especie de reproducción sexual y asexual; metagénesis. ||**-del pulso.** V. PULSO ALTERNANTE. ||**-morbosa.** Sucesión de dos o más afecciones diferentes, dermatosis y afecciones viscerales, por ejemplo, en la que una cesa cuando empieza la otra.

alternante. adj. Que ocurre en sucesión regular; alternativamente directo e invertido. ||**-(Locura, pulso).** V. LOCURA, PULSO.

Alternaria. Género de hongos hifomicetos con conidios de color oscuro, semejantes al tricófito. Causan daños en las plantas y se han encontrado en infecciones pulmonares y cutáneas en el hombre.

altitud (del lat. *altitudo).* f. A., *Höhe;* F., In. y P., *altitude;* It., *altitudine.* Altura de las partes del globo en relación con el nivel del mar. La habitación en alturas más o menos elevadas se ha considerado favorable en el tratamiento de ciertas enfermedades. ||**-(Mal de).** V. MAL DE LAS MONTAÑAS.

Altmann (Gránulo, teoría de) (Richard *Altmann,* histólogo alemán, 1852-1900). V. estos términos.

altramuz (del ár. *al-turmus).* V. LUPINUS.

altrosa. f. F. e In., *altrose.* Monosacárido isómero de la glucosa.

altruismo (del lat. *alter,* otro). m. Conjunto de inclinaciones o de sentimientos que son el origen del estado de sociabilidad, moralidad, ética. En sentido patológico, interés o generosidad exagerados hacia los demás. ||**-celular.** Dependencia funcional fisiológica de las células de los diversos órganos.

alucinación (del lat. *hallucinatio,* y éste de *hallucinari,* equivocarse). f. A., *Halluzination;* F., *hallucination;* In., *hallucination;* It., *allucinazione;* P., *alucinação.* Percepción sin objeto; error sensorial en el cual el sujeto percibe, sin que exista, un objeto o estímulo real. ||**-anártrica.** Percepción sensorial auditiva sin objeto. ||**-cinestésica.** Percepción falsa de movimiento muscular. ||**-consciente.** La reconocida por el mismo paciente como irreal. ALUCINOSIS. ||**-del muñón.** Sensación de existencia de un miembro o de una parte de un miembro después de su amputación. Fenómeno del miembro fantasma. ||**-depresiva.** La que aparece en algunos cuadros depresivos, p. ej. en la melancolía involutiva. ||**-especular.** Percepción por el sujeto de su doble. ||**-extracampina.** La que el enfermo sitúa fuera del campo normal de percepción, p. ej. ver detrás de sí. ||**-funcional.** La que cesa interceptando el órgano sensorial. || **-gustativa.** Percepción falsa de gusto. || **-hipnagoga.** La que aparece en el campo psicosensorial en el momento de dormirse. || **-hipnopómpica.** Percepción errónea que aparece antes del pleno despertar. || **-interna.** La que el enfermo siente partir en un órgano de su propio cuerpo. || **-liliputiense.** Aquella en que se perciben las cosas o personas más pequeñas de su tamaño normal. || **-multisensorial.** La que afecta varios sentidos a la vez. || **-negativa.** La que no percibe lo que realmente existe. || **-onírica.** La que se produce durante el sueño. Pueden producirse también cuando el sujeto se halla en una disposición especial (medium). || **-psicomotriz.** Percepción de un movimiento imaginario idéntico al que se tendría que efectuar para ejecutar una acción, pronunciar una palabra, etc. || **-psíquica.** Aquella en la que el enfermo siente sus pensamientos revelados y comunicados en palabras por gente invisible. Por carecer del carácter sensorial propio de las alucinaciones, se las llama también seudoalucinación. || **-táctil.** Percepción falsa de tacto. || **-visual.** Percepción falsa visual.

alucinógeno (de *alucinación* y el gr. *gennân*, producir). m. F., *hallucination du goût;* In., *hallucinogen.* Agente capaz de producir alucinaciones.

alucinosis. f. A., *Halluzinose;* F., *hallucinose;* In., *hallucinosis;* It., *allucinosi;* P., *alucinose.* Alteración de la percepción sensorial en el área visual o auditiva, que es reconocida por el sujeto como patológica e irreal. || Síndrome generalmente múltiple, observado sobre todo en el alcoholismo, en el que las alucinaciones se asocian con ideas de persecución, sin confusión mental. || Cuadro observado tras haber tomado sustancias alucinógenas (marihuana, LSD, morfina, cocaína, etc.) o como resultado de una autointoxicación (uremia, exicosis, etc.). || **-peduncular.** Síndrome que puede observarse en tumores mesodiencefálicos, en que el sujeto percibe imágenes coloreadas de objetos, animales o personas, con un estado de obnubilación moderado.

alucol. m. Hidróxido de aluminio coloidal.

alumbrado (de *lumbre*). m. Iluminación general o particular por diversos medios. Tiene relación con la higiene, por la acción sobre los órganos visuales y accidentes a que expone.

alumbramiento. m. A., *Nachgeburt;* F., *accouchement;* In., *accouchement;* It. y P., *parto.* Expulsión de la placenta y membranas después del parto. || PARTO. || **-artificial.** Alumbramiento en el que deben intervenir los medios del arte.

alumbre (del lat. *alumen, -inis*). m. A., *Alaun;* F., *alun;* In., *alum;* It., *allume;* P., *alume.* Sulfato doble aluminicopotásico (SO$_4$)$_2$AlK+12 H$_2$O, sustancia incolora cristalina, con propiedades astringentes y estípticas, soluble en agua, pero insoluble en alcohol. Se emplea al interior como emético y localmente en solución en las conjuntivitis, laringitis, leucorrea y úlceras, y también como estíptico. || Nombre genérico de los sulfatos dobles de un metal trivalente y otro monovalente, cristalizados con 12 moléculas de agua. || **-amoniacal.** Sulfato aluminicoamónico; empleado como el alumbre ordinario. || **-amonicoférrico.** Sulfato ferricoamónico; es fuertemente estíptico. || **-calcinado.** Alumbre deshidratado por el calor; masa porosa blanquecina, empleada como astringente. || **-de cromo.** Sulfato cromicopotásico; es de color violeta. || **-de hierro.** Sulfato de hierro y potasio. || **-de pluma.** El cristalizado en filamentos parecidos a las barbas de pluma. || **-de roca.** Alumbre vítreo, semejante al que antiguamente procedía de la villa de Rocca, en Siria. || **-hematoxilina.** Tinte purpúreo, preparado por la mezcla de una solución de hematoxilina en alcohol con una solución de alumbre potásico en agua; se emplea para colorear tejidos en los trabajos de laboratorio. || **-sódico.** Sulfato doble de aluminio y sodio.

alúmina (del lat. *alumen, -inis,* alumbre). f. F., *alumine.* In., *alumina.* Óxido de aluminio, Al$_2$O$_3$; se encuentra en la arcilla y en muchos otros minerales.

aluminio (de *alúmina*). m. A., *Aluminium;* F. e In., *aluminium;* It., *alluminio;* P., *alumínio.* Cuerpo simple metálico, blanquecino, lustroso, muy ligero; peso específico, 2,67; peso atómico, 27; símbolo, Al. Se extrae de la alúmina por procedimientos electrolíticos. Es muy maleable y dúctil y se emplea en la fabricación de instrumentos y también como base para dentaduras artificiales. Sus compuestos se emplean principalmente como astringentes. || **(Acetotartrato de).** ALSOL. || **(Betanaftoldisulfonato de).** ALUMNOL. || **(Hidróxido de).** Polvo blanco, insípido, Al(OH)$_3$, antiácido y absorbente. || **(Silicato de).** Polvo antiácido y astringente. Se emplea en las úlceras pépticas. || **(Sulfato de).** Sal antiséptica y astringente que se emplea en solución al 5 %. || **(Tanato de).** Polvo amarillo pardusco y astringente.

aluminosis (del lat. *alumen, -inis,* alumbre). f. A., *Aluminiumlunge;* F., *aluminose pulmonaire;* In., *aluminosis pulmonum;* It., *aluminosi polmonare;* P., *aluminose.* Variedad de neumoconiosis determinada por polvo de alumbre.

alumnol. m. Betanaftoldisulfonato de aluminio; astringente y antiséptico.

alundum. m. Alúmina fundida eléctricamente, empleada en la fabricación de útiles de laboratorio que deben someterse a temperaturas elevadas.

Alvegniat (Bomba de). Bomba mercurial para la extracción y examen de los gases de la sangre.

alveolectomía (de *alveolo* y el gr. *ektomé,* corte). f. F., *alveolectomía.* In., *alveolectom.* Operación de resecar una porción de la apófisis alveolar.

alveólisis (de *alveolo* y el gr. *lýsis,* disolución). f. A., *Alveolyse;* F., *alvéolyse;* In., *alveolysis;* It., *alveolisi;* P., *alvéolise.* Destrucción o desaparición de alveolos. PIORREA ALVEOLAR.

alveolitis. f. A., *Alveolitis;* F., *alvéolite;* In., *alveolitis;* It. y P., *alveolite.* Inflamación de un alveolo, o alveolos, dentarios o pulmonares. || **-expulsiva.** PIORREA ALVEOLAR.

alveolo o **alvéolo [alveolar]** (del lat. *alveolus,* dim. de *alveus,* cavidad). m. A., *Alveole;* F., *alvéole;* In., *alveolus;* It., *alveolo;* P., *alvéolo.* Nombre de las cavidades en los maxilares para la implantación de las raíces dentales. || Ácino de una glándula. || Fondo de saco terminal de las ramificaciones bronquiales. || Cualquiera de las células en panal de miel de la mucosa gástrica. || **-laríngeo.** Ventrículo de Morgagni.

alveolobronquiolitis. f. Inflamación de los alveolos pulmonares y bronquiolos; bronconeumonía.

alveoloclasia (de *alveolo* y el gr. *klásis,* rotura). f. Desintegración de la pared del alveolo dentario, que produce flojedad y desimplantación del diente.

alveololabial. adj. Relativo a los alveolos y a los labios. || m. Músculo buccinador.

alveolomerotomía (de *alveolo,* el gr. *méros,* parte, y *tomé,* corte). f. Escisión de una parte de la apófisis alveolar.

alveolonasal. adj. Relativo al punto alveolar y al nasión. || m. Músculo mirtiforme.

alveolotomía (de *alveolo* y el gr. *tomé,* corte). f. F., *alvéolotomie.* In., *alveolotomy.* Incisión de un alveolo dentario.

alvino (del lat. *alvinus*). adj. A., *alvinus;* F. e In., *alvine;* It. y P., *alvino.* Relativo al vientre o que procede de él.

alvinolito (de *alvino* y el gr. *líthos,* piedra). m. Concreción intestinal; escíbalo, fecalito.

alvus (lat.). El vientre con sus vísceras, especialmente el bajo vientre. || **-adscricta.** Grado extremo de estreñimiento. || **-renis.** Pelvis renal.

Alzheimer (Célula, enfermedad, esclerosis, lesión fibrilar de) (Alois *Alzheimer,* neurólogo de Munich, 1864-1915). V. CÉLULA, ENFERMEDAD, ESCLEROSIS, LESIÓN FIBRILAR.

Allan-Dent (Enfermedad de). V. ENFERMEDAD.

Allen (Ley, tratamiento de) (Frederick M. *Allen,* médico norteamericano, 1879-1964). V. LEY, TRATAMIENTO. || **-Doysi (Prueba de)** (Edgar V. *Allen,* anatomis-

ta norteamericano, 1892-1943; Edward A. *Doysi*, biólogo americano, n. en 1893). V. PRUEBA.
Allescheria boydii. V. PETRIELLIDIUM.
Allingham (Operación de) (Herbert W. *Allingham*, cirujano inglés, 1862-1904). V. OPERACIÓN. || **-(Úlcera de)** (William *Allingham*, cirujano inglés, 1830-1908). V. ÚLCERA.
Allis (Inhalador, signo de) (O. H. *Allis*, cirujano de Filadelfia, 1833-1921). V. INHALADOR, SIGNO.
ama (lat.). m. Engrosamiento de un conducto semicircular del oído interno en el extremo opuesto a la ampolla. || f. Nodriza.
allium. V. AJO.
amaas. m. ALASTRIM.
amacia (de *a-* y el gr. *mastós*, mama). f. Falta de mamas.
amacrático. adj. AMASTÉNICO.
amacrina (de *a-*, el gr. *makrós*, largo, e *ís*, *inós*, nervio). adj. F., *cellule amacrine*, *spongioblaste*; In., *amakrine*. Se dice de las células nerviosas desprovistas de cilindroeje. || Células de la retina, que se consideran como células nerviosas modificadas. ESPONGIOBLASTO.
amakebe. f. Enfermedad que ataca a las terneras en Uganda, debida a un parásito, la *Theileria parva*, transmitida por la picadura de una garrapata *(Rhipicephalus apendicularis)*.
amalgama (del bajo lat. *amalgama*, y éste del árab. *gamâa*, mezclar). f. F., *amalgame*. In., *amalgam*. Aleación de mercurio con otro metal. Se distinguen en *binarias*, *ternarias* y *cuaternarias*, según contenga dos, tres o cuatro metales. || **-dentaria.** Amalgama de plata y estaño, usada para rellenar los dientes; algunas veces se añaden oro, platino, etc.
amaneramiento. V. MANIERISMO.
Amanita. Género de hongos que comprende algunas especies muy venenosas, como la *A. muscaria*, *A. phalloides*, etc.
amanitina. f. F. e In., *amanitine*. Nombre de algunos principios tóxicos obtenidos de hongos del género *Amanita*, especialmente de uno idéntico a la colina.
amanitohemolisina. f. Glúcido altamente hemolítico que se encuentra en los hongos del género *Amanita*.
amanitotoxina. f. Principio venenoso o toxina de la *Amanita phalloides*. Difiere de la familia en que es más resistente al calor y a la acción de la pepsina y de la pancreatina.
amantadina. f. Derivado del núcleo adamantino formado por yuxtaposición espacial de tres anillos bencénicos. Quimioprofiláctico en las infecciones gripales provocadas por el virus A_2.
amapola (del moz. *habapáura*, alteración del lat. *papaver*, adormidera, por influencia del árab. *hábba*, semilla). f. A., *Klatschmohn*; F., *coquelicot*; In., *poppy*; It., *papavero*; P., *papoila*. Planta anual de la familia de las papaveráceas *(Papaver rheas)*, cuyos pétalos se emplean en infusión como diaforéticos y ligeramente calmantes. Es una de las *cuatro flores béquicas*.
amara (pl. lat.). Amargos.
amargo (del lat. *amarus*, influido por *amargar*). adj. A. e In., *bitter*; F., *amer*; It., *amaro*; P., *amargo*. De sabor desagradable, como de hiel. || m. pl. Sustancias o medicamentos que gozan de la fama de estimular el apetito y favorecer la digestión; por tanto, son tónicos. Suelen dividirse en *puros*, que sólo contienen el principio amargo, como la centaura, genciana, cuasia, simarruba, etc. *aromáticos*, que contienen además una esencia, como la manzanilla, el ajenjo y la mayoría de las labiadas; *mucilaginosos*, que contienen mucilago; *salinos*, que contienen sales alcalinas, como la saponaria, achicoria, verónica, etc. || **-de Stoughton.** Tintura de ajenjo compuesta. || **-de Welter.** V. PÍCRICO (ÁCIDO).
amarílico o **amarilismo.** adj. Relativo a la fiebre amarilla.
amarilla. f. Enfermedad del ganado lanar, que procede de una alteración del hígado. || **-(Fiebre).** V. FIEBRE.

amarillo (del lat. *amarellus*, dim. de *amarus*, amargo). m. Uno de los colores primitivos, tercer color del espectro solar, de una longitud de onda de 575,5 nm aproximadamente. || adj. CUERPO LÚTEO, LIGAMENTO, PRECIPITADO AMARILLO. || **-visual.** Xantopsina.
amarina (del lat. *amarus*, amargo). f. F., *amarine*. Base cristalizada, $C_{21}H_{18}N_2$, de la esencia de almendras amargas; se prepara también artificialmente.
amaroide. m. Principio amargo; término general para los derivados vegetales que no son alcaloides ni glucósidos.
amartia (del gr. *hamartía*, error). m. Malformación consistente en una distribución alterada de los tejidos durante el desarrollo de un órgano.
amartoma. f. CORISTOMA.
amartritis (del gr. *háma*, al mismo tiempo, y de *artritis*). f. Inflamación simultánea de varias articulaciones.
amarum (lat.). adj. AMARGO. || m. Sulfato de magnesio.
amasesis (de *a-* y el gr. *másesis*, masticación). f. Imposibilidad de mascar o rumiar los alimentos.
amasténico (del gr. *háma*, al mismo tiempo, y *sthénos*, fuerza). adj. F., *amasthénique*. In., *amasthenic*. Que reúne los rayos de la luz en un foco; se dice de una lente. Amacrático.
amastia (de *a-* y el gr. *mastós*, mama). f. A., *Amastie*; F., *amastie*; In., It. y P., *amastia*. Falta completa de las mamas.
amastigote (de *a-* y el gr. *mástix*, látigo). adj. F. e In., *amastigote*. Aflagelado. V. LEISHMANIA.
amatofobia (del gr. *ámathos*, polvo, y *phóbos*, temor). f. F., *amatophobie*. In., *amatophobia*. Temor morboso al polvo.
amatol. m. Mezcla explosiva de trinitrotolueno y nitrato amónico.
amatorio. adj. Que trata de amor, que induce a amar. || m. Músculo oblicuo menor del ojo.
amaurosis (del gr. *amauroûn*, oscurecer). f. A., *Amaurosis*; F., *amaurose*; In., *amaurosis*; It., *amaurosi*. P., *amaurose*; Ceguera, especialmente la que ocurre sin lesión aparente del ojo, por enfermedad del nervio óptico, retina, médula o cerebro; gota serena. || **-albuminúrica, artrítica, diabética, histérica, urémica.** La debida a uno de estos estados. || **-central.** La debida a un desorden del sistema nervioso central. || **-congénita.** La que existe desde el nacimiento. || **-congénita de Leber.** Retinopatía hereditaria de transmisión autosómica recesiva que provoca ceguera o grave disminución de la agudeza visual. Suele acompañarse de nistagmo, cataratas, queratoconos y asociarse a retraso mental y epilepsia. || **-de Burns.** AMBLIOPÍA POSMARITAL. || **-dimidiata.** La que ocurre en una mitad del campo visual. || **-epileptiforme.** Ceguera súbita de naturaleza epiléptica; epilepsia retinal. || **-parcial fugaz.** Ceguera parcial súbita y transitoria, con escotomas, centelleos, vértigos, náuseas y cefalalgia. || **-refleja.** La producida por acción refleja de una irritación lejana. || **-saburral.** La que ocurre en un ataque de gastritis aguda. || **-simpática.** Trastorno funcional de un ojo por transmisión refleja de la lesión del otro. || **-tóxica.** Amaurosis producida por un veneno, como alcohol o tabaco.
amaxofobia (del gr. *hámaxa*, carro, y *phóbos*, temor). f. ant. A., *Amaxophobie*; F., *phobie des voitures*; In., *amaxophobia*; It., *amassofobia*; P., *amaxofobia*. Temor morboso de ir en carruaje.
amazona (del gr. *Amazón*, Amazona). f. Mujer a la que falta una mama (en recuerdo de las antiguas tribus guerreras femeninas del Ponto Euxino).
ámbar (del ár. *'anbar*). m. A., *Bernstein*; F., *ambre*; In., *amber*; It., *ambra*; P., *ambre*. Resina fósil amarillenta, de varias especies de coníferas, encontrada en los depósitos de aluvión del NE de Prusia. Su esencia se considera rubefaciente, antiespasmódica y estimulante. Succino. || **-gris.** Sustancia gris que se supone sea un cálculo intestinal de cachalote o de la ballena; se empleaba como perfume y como estimulante en las fiebres, catarro crónico, histerismo y otras afecciones nerviosas. || **-líquido.** Estoraque líquido.

Ambard (Constante o fórmula de) (Leo *Ambard*, farmacéutico de Estrasburgo, 1876-1962). V. Fórmula, índice hemorrenal.
ambarilla. f. Abelmosco.
ambenonio. m. F., *ambénonium;* In., *ambenomium.* Inhibidor de la acetilcolinesterasa, empleado en el tratamiento de la miastenia grave.
Amberg (Línea de) (Emil *Amberg*, cirujano norteamericano, 1869-1948). V. Línea.
ambi-. Forma prefija del gr. *ambo*, ambos.
ambidextro (del lat. *ambidexter).* adj. A., e In., *ambidexter;* F., *ambidextre;* It. y P., *ambidestro.* Que tiene facultad para usar ambas manos hábilmente.
ambiente (del lat. *ambiens, -entis,* que rodea o cerca). m. A., *Umwelt;* F., *ambiant;* In., *circumambient;* It. y P., *ambiente.* Grupo de factores externos potencialmente capaces de influir en un organismo.
ambilateral o **ambilátero** (de *ambi-* y el lat. *latus, lateris,* lado). adj. Relativo o que afecta a ambos lados.
ambilevo (de *ambi-* y el lat. *laevus,* zurdo). adj. Que no es hábil en el uso de ninguna mano.
ambimano. adj. Ambidextro.
ambiopía. f. Diplopía.
ambisexualidad. f. Bisexualidad.
ambitendencia. f. Ambivalencia.
ambitus (lat.). m. Circunferencia. ||**-cerebelli.** Término de Burdach para el cerebelo, puente y bulbo en conjunto.
ambivalencia (de *ambi-* y el lat. *valere,* tener valor). f. A., *Ambivalenz;* F. e In., *ambivalence;* It., *ambivalenza;* P., *ambivalência.* Término de Bleuler que expresa la existencia simultánea en un individuo de sentimientos, ideas, actitudes o impulsos opuestos. Bleuler reconoce una ambivalencia normal y otra patológica, característica de la esquizofrenia. Freud desarrolla el concepto de ambivalencia, que adquiere en el psicoanálisis especial relevancia para referirse a la simultaneidad de sentimientos de amor y odio dirigidos a un mismo objeto.
ambiversión. f. Tipo de personalidad intermedio a intro y extraversión.
ambli-. Forma prefija del gr. *amblýs,* obtuso, romo.
ambliacusia (de *ambli-* y el gr. *akoúein,* oír). f. Dureza de oído.
ambliafia (de *ambli-* y el gr. *haphé,* tacto). f. A., *Amblyaphie;* F., *amblyaphie;* In., *amblyaphia;* It., y P., *ambliafia.* Falta de agudeza en el sentido del tacto.
amblicromasia (de *ambli-* y el gr. *chrôma,* color). f. Coloración débil, imperfecta.|| Escasez de cromatina.
ambligeustia (de *ambli-* y el gr. *geûsis,* gusto). f. Imperfectibilidad del sentido del gusto.
ambliopía (de *ambli-* y el gr. *óps, opós,* ojo). f. A., *Amblyopie;* F., *amblyopie;* In., *amblyopia;* It. y P., *ambliopia.* Oscurecimiento de la visión por sensibilidad imperfecta de la retina y sin lesión orgánica del ojo. La nictalopía y la hemeralopía son formas de ambliopía. ||**-crapulosa.** La debida al alcohol.||**-cromática.** Ceguera de colores.||**-cruzada.** La debida a una lesión cerebral en la que la contracción del campo visual se observa en el ojo del lado opuesto al de la visión.||**-ex anopsia.** La que resulta de la falta prolongada de uso; argambliopía. ||**-histérica.** Forma debida al histerismo.||**-posmarital.** La que se creía producida por los excesos sexuales; amaurosis de Burns.||**-quínica.** Ambliopía consecutiva a las grandes dosis de quinina y debida a la anemia de la retina.||**-refleja.** La que resulta de una irritación periférica. ||**-tóxica.** Ambliopía debida a una intoxicación, como por el tabaco o por el alcohol.||**-urémica.** Pérdida del poder visual que se observa algunas veces durante un ataque de uremia.
amblioscopio (de *ambli-* y el gr. *skopeîn,* observar). m. F. e In., *amblyoscope.* Instrumento parecido al estereoscopio; se usa para ejercitar el sentido de fusión de las imágenes y habituar un ojo amblíopico a ejercer su acción de visión.
Amblyomma. Género de garrapatas, algunas de cuyas especies, como la *A. hebraeum,* son transmisoras de infecciones al ganado y al hombre.

ambo o **ambón** (del gr. *ámbon,* borde de una copa). m. A., *Labium articulare;* F., *anneau d'emboîtement;* In., *ambo;* It., *labro glenoideo.* Anillo fibrocartilaginoso de las cavidades óseas en que se alojan las cabezas de los huesos largos.
amboceptoide. m. Amboceptor modificado, que ha perdido su poder o facultad citofílica.
amboceptor (del lat. *ambo,* ambos, y *capere,* tomar). m. A., *Ambozeptor;* F., In. y P., *amboceptor;* It., *ambocettore.* Término de Ehrlich con el que designaba a la sustancia termostábil, en el suero de la sangre, que sería uno de los elementos activos en la citólisis, siendo el otro elemento el complemento. V. Teoría de las cadenas laterales de Ehrlich. *Sin.:* Anticuerpo sensibilizante, cópula, cuerpo inmune, cuerpo intermediario, desmón, filocitasa, fijador, inmunisina, preparador, sensibilizador. ||**-bacteriolítico.** El que toma parte en la bacteriólisis. ||**-hemolítico.** El que contribuye a la hemólisis.
amboceptórgeno (de *amboceptor* y el gr. *gennân,* producir). m. desus. Antígeno que da origen a amboceptores o anticuerpos sensibilizantes.
Amboina (Botón de) (de *Amboina,* isla del archipiélago de las Molucas). Frambesia o pian.
ambomaleal (del lat. *ambo,* ambos, y *malleus,* martillo). adj. Que pertenece al yunque y al martillo; como: *articulación ambomaleal.*
ambotoxoide. m. Toxoide preparado de varios tipos de estafilococos y de un antígeno bacteriano.
ambreína. f. Sustancia muy semejante a la colesterina, obtenida del ámbar gris por digestión en alcohol caliente.
Ambrosia (del gr. *ambrosía,* de *ámbrotos,* inmortal, divino). Género de plantas compuestas. La *A. artemisiaefolia* y la *A. trifida* se han empleado como antihelmínticas y febrífugas. El polen de estas plantas produce la fiebre del heno.
ambulancia (del lat. *ambulans, -antis,* ambulante). f. Establecimiento hospitalario temporal formado cerca de los cuerpos o divisiones de ejército, destinado a asegurar los primeros socorros a los heridos y enfermos. ||A., *Krankenwagen;* F., *ambulance;* In., *ambulance;* It., *ambulanza;* P., *ambulância.* Vagón o coche adecuadamente equipado para conducir a los heridos o enfermos.
ambulatorio (de *ambulatum,* supino de *ambulare,* pasear). adj. Que pasa de un punto a otro. || Dícese de las formas de enfermedad o de tratamiento que no obligan al enfermo a estar en cama: *forma ambulatoria de la fiebre tifoidea; tratamiento ambulatorio de las fracturas.* || m. Dispensario.
ambustión (del lat. *ambustio, -onis).* f. Combustión; cauterización; quemadura.
ameba o **amiba** (del gr. *amoibé,* cambio). f. A., *Amibe;* F., *amibe;* In., It. y P., *ameba.* Organismo animal protozoario unicelular del género *Amoeba* u otros; es una simple masa protoplasmática nucleada, que varía constantemente su forma por la aparición en la periferia de prolongaciones protoplasmáticas denominadas *seudópodos,* por medio de las cuales se mueve y engloba los alimentos. V. Entamoeba, Endolímax, Iodamoeba y Dientamoeba. ||**-artificial.** Sustancia que se conduce como una ameba viva, por ejemplo, una gota de mercurio, se mueve como aquélla hacia un cristal de bicromato de potasio si ambos cuerpos se encuentran en una solución de ácido nítrico.
amebiasis. f. A., *Amöbenkrankheit;* F., *amibiase;* In., *amebiasis;* It., *amebiasi;* P., *amebíase.* Estado de infección producida por amebas, como el absceso hepático o la disentería amebiana.
amebicida (de *ameba* y el lat. *caedere,* matar). adj. y s. A., *amibizid;* F., *amibicide;* In., *amebicidal;* It., *amibicida;* P., *amebicida.* Destructor de amebas.
amebocito. m. Célula amebiforme hallada en la sangre y otros tejidos de diversos animales.
ameboide (de *ameba* y el gr. *eîdos,* aspecto). adj. F., *amoebiforme.* In., *ameboid.* Que se parece a una ameba en la forma o en los movimientos.

ameboidismo (de *ameboide* y el suf. *-ismo*). m. F., *amiboïsme*. Calidad o propiedad de movimiento ameboide. ‖ **-de las células nerviosas.** Según la teoría de las neuronas, las prolongaciones protoplasmáticas se acercarían o se separarían entre sí, correspondiendo la actividad o la inercia funcional a su contacto o separación, respectivamente.

amébula (dim. del lat. *amoeba*). f. F., *amibule*. In., *amebula*. Espora de protozoario, que tiene seudópodos como una ameba; como la del parásito del paludismo después que ha penetrado en el glóbulo rojo de la sangre. *Sin.*: Seudopodiospora.

ameburia (de *ameba* y el gr. *oûron*, orina). f. F., *amiburie*. In., *ameburia*. Presencia de amebas en la orina.

ameiosis (de *a-* y el gr. *méiosis*, disminución). f. F., *améiose*. In., *ameiosis*. Meiosis atípica, en la cual se mantiene un número diploide de cromosomas, como en la partenogénesis.

amelartria. f. arc. AMELOFASIA.

ameleia (del gr. *améleia*; de *a-* y *mélein*, preocupar). f. Indiferencia, apatía.

amelia (de *a-* y el gr. *mélos*, miembro). f. A., *Amelie;* F., *amélie;* In., It. y P., *amelia*. Falta o desaparición de miembros.

amelificación (del fr. ant. *amel*, esmalte, y *facere*, hacer). f. Formación del esmalte por las células procedentes del órgano embrionario del esmalte.

amelo (de *a-* y el gr. *mélos*, miembro). m. Monstruo caracterizado por la falta o estado rudimentario de los miembros.

ameloblasto (del fr. ant. *amel*, esmalte, y el gr. *blastós*, germen). m. A., *Adamantoblast;* F., *améloblaste;* In., *ameloblast;* It. y P., *ameloblasto*. Célula que da origen al esmalte. Adamantoblasto, GANOBLASTO.

ameloblastoma. m. A., *Adamantinom;* F., *adamantinome;* In. e It., *adamantinoma;* P., *ameloblastoma*. ADAMANTOMA. Tumor que se desarrolla de los restos epiteliales paradentales del órgano del esmalte. *Sin.*: Adamantinoma, adamantoma. ‖ **-pituitario.** CRANEOFARINGIOMA.

amelofasia (del gr. *améleia*, negligencia, indiferencia, y *phásis*, palabra). f. desus. Defecto en la pronunciación de palabras (Ziehen).

amelogénesis (del fr. ant. *amel*, esmalte, y el gr. *gennân*, producir). m. A., *Schmelzbildung;* F., *formation de l'émail;* In., *amelogenesis;* It., *amelificazione;* P., *amelogênese*. Formación del esmalte dental.

amencia (del lat. *amentia;* de *a-* y *mens, entis,* mente). f. A., *Blödsinn;* F., *idiotie;* In., *amentia;* It., *amenza;* P., *amência*. Falta de inteligencia, idiotez.

amenia (de *a-* y del gr. *mén, menós,* mes). f. Falta de menstruación, amenorrea.

amenomanía (del lat. *amoenus*, ameno, y de *manía*). f. Alienación con alucinaciones amenas o agradables o exagerada gentileza con todos.

amenorrea (de *a-*, y el gr. *mén, menós,* mes, y *rhein,* fluir). f. A., *Amenorrhöe;* F., *amenorrhée;* In., *amenorrhea;* It., *amenorrea;* P., *amenorreia*. Falta de menstruación. Es *primitiva* o *secundaria* según que aquélla no haya aparecido en tiempo oportuno o haya cesado después de haber aparecido. AMENIA.

amente (de *a-* y el lat. *mens, mentis,* pensamiento). m. Idiota; persona sin inteligencia.

amerisia (de *a-* y el gr. *merízein,* dividir). f. Término de Heveroch, en desuso, para designar una forma de afasia en la que es imposible articular las palabras.

amerismo (de *a-* y el gr. *méros,* parte). m. Cualidad de no dividirse en segmentos o fragmentos.

ametábolo (de *a-* y el gr. *metabolé,* cambio). adj. Que no sufre metamorfosis.

Ametopterina. f. Marca registrada de METOTREXATO.

ametría (de *a-* y el gr. *métron,* medida). f. Sin medida; asimetría, inmoderación.

ametria (de *a-* y el gr. *métra,* útero). f. A., *Fehlen der Gebärmutter;* F., *amétrie;* In y P., *ametria;* It., *ametra*. Falta congénita de útero.

ametrómetro (de *ametropía* y el gr. *métron,* medida). m. F., *amétromètre*. In., *ametrometer.* Instrumento para medir el grado de ametropía.

ametropía (del gr. *ámetros,* irregular, y *óps, opós,* ojo). f. A., *Ametropie;* F., *amétropie;* In., It. y P., *ametropia*. Anomalía de refracción del ojo, de suerte que las imágenes no se forman debidamente en la retina, produciendo hipermetropía, miopía o astigmatismo. ‖ **-axil.** Ametropía debida al alargamiento del globo ocular en el sentido del eje óptico.

Ameuille-Lejard (Síndrome de). V. SÍNDROME. ‖ **-Lemoine (Síndrome de).** V. SÍNDROME.

amfetamina. f. Anfetamina. BENCEDRINA.

amiantinopsia. f. ANIANTINOPSIA.

amianto (del gr. *amíantos,* inmaculado). m. A., *Amiant;* F., *amiante;* In., *amianthus;* It., y P., *amianto*. Silicato de magnesio y calcio, fibroso, incombustible, de uso limitado en cirugía y odontología; asbesto.

amiantoide (de *amianto* y el gr. *eîdos,* aspecto). adj. Que tiene el aspecto de amianto; se dice de ciertas fibras observadas en cartílagos degenerados.

amiantosis. f. A., *Asbestose;* F., *asbestose;* In., *amianthosis;* It., *amiantosi;* P., *amiantose*. Variedad de neumoconiosis producida por la inhalación de partículas de amianto; asbestosis.

amiastenia. f. AMIOSTENIA.

Amici (Disco, estría de) (Giovanni B.ᵃ *Amici,* médico italiano, 1784-1863). MEMBRANA DE KRAUSE.

amicosis (de *a-* y el gr. *mýkes,* hongo). f. Ausencia de gérmenes obtenida en la asepsia perfecta.

amicróbico (de *a-* y *microbio).* adj. F., *amicrobien.* In., *amicrobic.* No producido por microbios.

amicrón (de *a-* y el gr. *mikrón,* neutro de *mikrós,* pequeño). adj. y s. Dícese de la partícula coloidal de menos de 5 μm, invisible aun con el ultramicroscopio. *Sin.*: Amicroscópico.

amíctico (del gr. *amyktikós,* desgarrador). adj. Corrosivo, cauterizante.

amida (de *amoniaco).* f. A., *Amid;* F., *amide;* In., *amide;* It., *amido;* P., *amida*. Compuesto derivado del amoníaco. Algunas amidas son de carácter inorgánico (como la sodamina, $NaNH_2$), la mayoría, de carácter orgánico. Estas últimas resultan de la sustitución de un hidrógeno del amoníaco con un grupo acilo R-C-NH_2; la amida correspondiente se designa con
O
el nombre del ácido orgánico cuyo grupo OH ha sido reemplazado por el grupo NH_2 (por ejemplo, del ácido fórmico resulta la amida formamida). ‖ **-metálica.** Compuesto inorgánico que resulta de sustituir un átomo de hidrógeno del amoníaco por un metal. ‖ **-nicotínica.** NICOTINAMIDA.

amidasa. f. A., *Amidase;* F. e In., *amidase;* It., *amidasa*. Enzima desaminizante.

amidina (del fr. *amidon,* almidón). f. A., *Amidin;* F. e In., *amidine;* It. y P., *amidina*. Uno de los constituyentes de los gránulos de almidón; la parte soluble en agua. ‖ **-insoluble, tegumentaria.** Capa celular del gránulo de almidón; amilina.

amido-. Prefijo en los nombres químicos, que indica que la sustancia representada por la última parte del nombre se ha modificado por la sustitución de hidrógeno con el radical NH_2.

amidoacetoparafenetidina. f. FENOCOLA.

amidoazotolueno. m. F., *amidoazotoluène.* In., *amidoazotoluene*. Polvo rojizo moreno, derivado de la sal sódica del ácido disulfónico, o rojo escarlata; en pomada al 8 % estimula el crecimiento del epitelio.

amidobenzol. m. ANILINA.

amidocaproico (Ácido). LEUCINA.

amidógeno (de *amido-* y el gr. *gennân,* engendrar). m. F., *amidogène.* In., *amidogen.* Radical hipotético NH_2, llamado así por ser el que da origen a los compuestos amidados.

amidopirina. f. F., *amidopyrine;* In., *amidopyrine, aminopyrine.* Antipirético y analgésico empleado en medicina. $C_{13}H_{17}N_3O$. Piramidón® *Sin.*: aminofenazona, aminopirina.

amidopurina. f. ADENINA.

amidoxima. f. F., *amidoxine.* In., *amidoxime.* Compuesto formado de las amidinas por sustitución de un átomo de hidrógeno del grupo amido por el hidroxilo.

amidulina. f. F., *amidon soluble;* In., *amiduline.* Granulosa del almidón exenta de su envoltura celulosa por la acción del ácido clorhídrico; almidón soluble.
amielencefalia (de *a-*, el gr. *myelós*, médula, y *egképhalos*, cerebro). f. F., *amyélencephalie;* In., *amyelencephalia.* Ausencia congénita del cerebro y la médula. *Sin.:* Anencefalomielia.
amielia (de *a-* y el gr. *myelós*, médula). f. F., *amyélie;* In.; *amyelia.* Falta congénita de la médula espinal. || PANMIELOTISIS.
amielínico (de *a-* y *mielina*). adj. F., *amyélinique;* In., *amyelinic.* Sin mielina; que no tiene vaina o cubierta medular.
amielo. m. F., *amielo;* In., *amyelous.* Feto monstruoso sin médula espinal.
amieloidemia (de *a-*, *mieloide*, y el gr. *haîma*, sangre). f. Falta de mielocitos en la sangre.
amieloneuria (de *a-*, el gr. *myelós*, médula, y *neûron*, nervio). f. Parálisis o función defectuosa de la médula espinal.
amielotrofia (de *a-*, el gr. *myelós*, médula, y *trophé*, nutrición). f. A., *Amyelotrophie;* F., *amyélotrophie;* In., *amyelotrophy;* It. y P., *amielotrofia.*
amígdala (del lat. *amygdala*, y éste del gr. *amygdále*, almendra). f. A., *Tonsille;* F., *amygdale;* In., *amygdala;* It., *tonsilla;* P., *amígdala.* AMÍGDALA PALATINA. TONSILA. || AMÍGDALA CEREBELOSA. || **-cerebelosa.** Uno de los lóbulos situados en la superficie inferior de cada hemisferio cerebeloso, entre la úvula y el lóbulo oligástrico. || **-faríngea.** La situada en la pared superior de la faringe, a nivel de la base del cerebro. || **-faucial.** AMÍGDALA PALATINA. || **-intestinal.** Placas de Peyer. || **-lingual.** Conjunto de folículos cerrados detrás de la V lingual. || **-palatina.** La propiamente dicha; órgano par, ovoideo, rojizo, de una longitud de 13 a 18 mm, situado entre los dos pilares del velo del paladar. Está compuesta principalmente de tejido linfoideo, cubierto de una membrana mucosa, y contiene varias criptas y muchos folículos linfáticos. Se cree que obra suministrando fagocitos para la boca y la faringe. || **-sumergida.** Prolongación de la amígdala parcial o totalmente escondida por los pilares anteriores. || AMÍGDALA FARÍNGEA. || **-tubárica, de Luschka o de Gerlach.** Masa de tejido adenoideo que se encuentra en el extremo faríngeo de la trompa de Eustaquio.
amigdalectomía (del gr. *amygdále*, almendra, y *ektomé*, escisión). f. A., *Tonsillektomie;* F., *amygdalectomie;* In., *amygdalectomy;* It., *tonsillectomia;* P., *amigdalectomia.* Escisión de una o ambas amígdalas; tonsilectomía.
amigdálico (Ácido). Derivado del ácido fenilacético; antiséptico. V. MANDÉLICO (ÁCIDO).
amigdalina. f. F., *amygdaline;* In., *amygdalin.* Glucósido de las almendras amargas y de las hojas de laurel cerezo. Es el origen del ácido cianhídrico en la esencia de almendras amargas.
amigdalino. adj. Semejante a una almendra. || Relativo a las amígdalas. || **-(Pulso).** SIGNO DE MÜLLER.
amigdalitis (del lat. *amygdala*, almendra, y el suf. *-itis*). f. A., *Amygdalitis;* F., *amygdalite;* In., *amygdalitis;* It. y P., *amigdalite.* Inflamación de las amígdalas. *Sin.:* Angina, tonsilitis. || **-catarral aguda y crónica.** Forma corriente de la inflamación asociada con hipertrofia y enrojecimiento, llamada también *eritematosa.* || **-folicular.** La que afecta especialmente los folículos de la amígdala. || **-herpética.** HERPANGINA. || **-lagunar.** Forma en la que los folículos se llenan de una materia caseosa. || **-parenquimatosa aguda.** ESQUINANCIA. || **-supurativa.** ESQUINANCIA.
amigdalogloso (del gr. *amygdále*, almendra, y *glôssa*, lengua). adj. Relativo a la amígdala y a la lengua. || m. V. MÚSCULOS (TABLA DE).
amigdaloide (del gr. *amygdále*, almendra, y *eîdos*, aspecto). adj. Semejante a una almendra o amígdala.
amigdalolito (del gr. *amygdále*, almendra, y *líthos*, piedra). m. A., *Tonsillolith;* F., *amygdalolithe;* In., *amygdalolith;* It., *tonsilolito;* P., *amigdalolito.* Concreción o cálculo en una amígdala.

amigdalonco (del gr. *amygdále*, almendra, y *ógkos*, tumor). m. Tumor de la amígdala.
amigdalopatía (del gr. *amygdále*, almendra, y *páthe*, enfermedad). f. F., *amygdalophatie;* In., *amygdalophaty.* Término general para las afecciones de las amígdalas.
amigdalotomía (del gr. *amygdále*, almendra, y *tomé*, corte). f. Incisión o ablación de las amígdalas. Antiotomía, tonsilotomía.
amigdalótomo (del gr. *amygdále*, almendra, y *tomós*, cortante). m. A., *Tonsillotom;* F., *tonsillotome;* In., *amygdalotome;* It., *tonsillotomo;* P., *amigdalótomo.* Instrumento para escindir las amígdalas.
amigdalotripsia (del gr. *amygdále*, almendra, y *trîpsis*, frote). f. Extirpación de una amígdala hipertrofiada por trituración con una pinza fuerte.
amigdalouvular. adj. Relativo a la amígdala y la úvula.
amigdofenina. f. Fenilglicolfenetidina, polvo blanco cristalino; antirreumático.
amiláceo (del lat. *amylum*, almidón, y éste del gr. *ámylon*). adj. F., *amylacé.;* In., *amylaceous.* Que contiene almidón o es de su naturaleza.
amilasa. f. A., *Amylase;* F., e In., *amylase;* It., *amilasi;* P., *amílase.* Enzima que hidroliza los enlaces α-glucosídicos (1 → 4) presentes en los polisacáridos como el almidón o el glucógeno. *Sin.:* Diastasa, fermento amilolítico. || **-pancreática.** AMILOPSINA. || **-salival.** TIALINA.
amilasuria (de *amilasa* y el gr. *oûron*, orina). f. F., *amylasurie.* In., *amylasuria.* Presencia de amilasa en la orina.
amilemia (del gr. *ámylon*, almidón, y *haîma*, sangre). f. F., *amylasémie.;* In. *amylemia.* Presencia de almidón en la sangre
amileno. m. F., *amylène.* In., *amylene.* Hidrocarburo líquido, C_5H_{10}, anestésico peligroso. || **-cloral.** Dormiol®; líquido oleoso, incoloro, compuesto de cloral e hidrato de amileno; hipnótico. || **-(Hidrato de).** Líquido incoloro, empleado como vehículo en farmacia.
amílico. adj. Relativo al amilo. || **-(Alcohol).** V. ALCOHOL.
amilina. f. F., *amylin.* In., *amylin.* Amidina insoluble.
amilismo. m. Intoxicación o envenenamiento por el alcohol amílico.
amilo (del lat. *amylum*, almidón, y éste del gr. *ámylon*). m. F., *amyle.* In., *amyl.* Radical monovalente C_5H_{10}. || **-(Acetato de).** Líquido incoloro, límpido, preparado por la destilación de una parte de alcohol amílico, dos partes de acetato potásico y una de ácido sulfúrico concentrado. || **-(Alcohol).** V. ALCOHOL. || **-(Cloruro de).** Líquido incoloro, anestésico lento, pero profundo. || **-(Hidruro de).** PENTANO. || **-(Nitrito de).** Líquido oleoso, volátil, amarillento, $C_5H_{11}NO_2$, vasodilatador y estimulante cardíaco; usado en la angina de pecho. || **-(Salicilato de).** Compuesto usado al exterior como el salicilato de metilo en el reumatismo. || **-(Valerianato de).** Líquido incoloro, sustancia olorosa artificial, que se emplea en el cólico hepático como sedante antiespasmódico. || **-(Yoduro de).** Compuesto volátil; usado frecuentemente antaño en inhalación en la disnea y afecciones cardíacas.
amilobacteria (de *amilo* y *bacteria*). f. Bacteria caracterizada por contener almidón en su interior; es el agente de la fermentación butírica.
amilocaína. f. ESTOVAÍNA.
amilocelulosa. f. AMILOSA.
amiloclástico (del gr. *ámylon*, almidón, y *klásis*, rotura). adj. Que produce la digestión del almidón.
amilodextrina. f. F., *amylodextrine;* In., *amylodextrin.* Compuesto colorable de amarillo por el yodo, que se forma durante la transformación del almidón en azúcar.
amilodispepsia (del gr. *ámylon*, almidón, y *dispepsia*). f. Imposibilidad de digerir los alimentos amiláceos.
amilofagia (del gr. *ámylon*, almidón, y *phageîn*, comer). f. Alimentación con almidón.

amilogenia (del gr. *ámylon*, almidón, y *gennân*, engendrar, producir). f. Producción de almidón.
amilógeno. m. Porción del gránulo amiláceo que es soluble en el agua.
amilohidrólisis. f. AMILÓLISIS.
amiloide (del gr. *ámylon*, almidón, y *-eîdos*, aspecto). m. A., *Amyloid;* F., *amyloïde;* In., *amyloid;* It., *amiloide;* P., *amilóide*. Sustancia translúcida, gelatinosa, de naturaleza fundamentalmente proteica, que se deposita en diferentes tejidos y órganos en diversas circunstancias. El depósito es exclusivamente extracelular y en el microscopio óptico presenta un aspecto homogéneo eosinófilo. Tiene gran afinidad tintorial por el rojo Congo (con el que muestra una intensa birrefringencia a la luz polarizada) y los colorantes metacromáticos, tales como el violeta cristal y el azul de toluidina. En el microscopio electrónico presenta una estructura fibrilar característica. ||**-(Degeneración).** V. AMILOIDOSIS.
amiloideo (del gr. *ámylon*, almidón, y *eîdos*, aspecto). adj. Semejante al almidón; caracterizado por una formación análoga al almidón.
amiloidosis (de *amiloide* y el suf. *-osis*). f. A., *Amyloidose;* F., *amylose;* In., *amyloidosis;* It., *amiloidosi;* P., *amiloidose*. Trastorno metabólico consistente en el depósito intersticial de amiloide en distintos órganos y tejidos de la economía. Se distinguen dos formas clinicopatológicas fundamentales: *Primaria* o *idiopática*. Amiloidosis de causa desconocida en algunos casos con transmisión hereditaria. *Secundaria*. Amiloidosis asociada a enfermedades infecciosas o inflamatorias de larga evolución, así como a ciertas neoplasias (tuberculosis, osteomielitis, artritis reumatoide, hepatocarcinoma, enf. de Hodgkin, etc.). *Sin.*: Degeneración amiloidea, cérea o lardácea, amilosis, leucomatosis, enfermedad amiloidea.
amilólisis (del gr. *ámylon*, almidón, y *lýsis*, disolución). f. A., *Stärkespaltung;* F., *amylolyse;* In., *amylolysis;* It., *amilolisi;* P., *amilólisis*. Digestión y desintegración del almidón o su conversión en azúcar. *Sin.*: Amiloclastia, amilorrexis, amilohidrólisis.
amilopectina. f. F., *amylopectine*. In., *amylopectin*. Constituyente, junto con la amilosa, de los granos de almidón. Con el yodo se tiñe de rojo violado y forma una pasta con el agua caliente. *Sin.*: Celulosa de almidón. Amilosa alfa.
amilopectinosis. f. F., *glycogénose type IV*. In., *amylopectinosis*. Glucogenosis tipo IV. V. GLUCOGENOSIS.
amiloprolamina. f. Sustancia que se obtiene a partir de la gliadina.
amilopsina (del gr. *ámylon*, almidón, y *ópsis*, visión). f. A., *Amylopsin;* F., *amylase pancréatique;* In., *amylopsin;* It., *amilasi pancreatica;* P., *amilopsina*. Fermento pancreático que contiene el almidón en maltosa. || Diastasa pancreática.
amilorida. f. Fármaco diurético que actúa inhibiendo la secreción de potasio en el túbulo contorneado distal y provoca secundariamente un aumento de la excreción de sodio, cloro y agua.
amilorrea (del gr. *ámylon*, almidón, y *rheîn*, fluir). f. A., *Amylorrhöe*, F., *amylorrhée;* In., *amylorrhea;* It., *amilorreia;* P., *amilorrea*. Presencia de almidón en cantidad excesiva en las deposiciones.
amilosa. f. A., *Amylose;* F. e In., *amylose;* It., *amilosa;* P., *amilose*. Constituyente, junto con la amilopectina, de los granos de almidón. Con yodo se tiñe de azul y no forma pasta con el agua caliente. ||**-alfa.** AMILOPECTINA. ||**-beta.** Hidrato de carbono del grupo del almidón; polisacárido. Amilocelulosa, GRANULOSA.
amilosíntesis. f. F., *amylosynthèse;* In., *amylosinthesis*. Síntesis del almidón a partir del azúcar.
amilosis. f. F., *amylose;* In., *amylosis*. Degeneración amiloidea.
amilosuria (del gr. *ámylon*, almidón, y *oûron*, orina). f. F., *amylurie;* In., *amylosuria*. Presencia de amilosa en la orina.
amilum (lat.). m. Almidón. ||**-solani.** Almidón de patata.

amiluria (del lat. *amilum*, almidón, y el gr. *oûron*, orina). f. Presencia de almidón en la orina.
amimia (de *a-* y del gr. *mîmos*, mímica). f. A., *Amimie;* F., *amimie;* It. y P., *amimia*. Pérdida de la facultad de expresión por el uso de signos o gestos. ASEMIA. ||**-amnésica** o **receptiva.** Estado en el cual pueden hacerse gestos, pero sin recordar su significación. ||**-atáctica** o **motriz.** Pérdida de la facultad de la mímica.
amina. f. A., *Amin;* F. e In., *amine;* It. y P., *amina*. Miembro de un grupo de compuestos químicos derivados del amoníaco por sustitución de uno o varios hidrógenos por grupos alquilo (CH_3) o arilo (C_6H_5). Se denominan *mono*aminas, *di*aminas, *tri*aminas, según sean uno, dos o tres los átomos sustituidos. ||**-biógenas.** pl. Las formadas en los organismos por descarboxilación de los aminoácidos. Poseen acciones fisiológicas intensas y características; por ejemplo: cadaverina, histamina, guanidina, etc.
aminasa. f. F., *aminase*. In., *aminase*. Enzima que, con liberación de nitrógeno, divide el grupo amino en sus componentes.
amino-. Prefijo que indica que la sustancia representada por la última parte del nombre está modificada por la sustitución de un átomo de H por el radical NH_2.
aminoacidemia (de *aminoácido* y el gr. *haîma*, sangre). f. A., *Aminoazidämie;* F., *amino-acidémie;* In., It. y P., *aminoacidemia*. Presencia de aminoácidos en la sangre.
aminoácido (de *amino-* y *ácido*). m. F., *aminoacide, acide aminé*. In., *amino acid*. Ácido aminado; ácido orgánico que contiene los grupos amino, NH_2, y carboxilo, COOH. Son los principales constituyentes de las proteínas, y de su gran diversidad, como del infinito número de sus combinaciones, resulta la enorme variedad de proteínas. ||**-esencial.** Aminoácido que no puede ser sintetizado por el propio organismo; por ejemplo, en el caso del hombre: leucina, isoleucina, lisina, metionina, fenilalanina, treonina, triptófano y valina.
aminoacidooxidasa. f. Miembro de un grupo de enzimas flavinodependientes que catalizan la desaminación oxidativa de los aminoácidos; desempeñan un papel relativamente secundario en el metabolismo de los aminoácidos.
aminoacidopatía. (de *aminoácido* y el gr. *páthos*, enfermedad). f. Perturbación que se traduce en la desintegración de los aminoácidos.
aminoaciduria (de *aminoácido* y el gr. *oûron*, orina). f. A., *Aminoazidurie;* F., *amino-acidurie;* In., e It., *aminoaciduria;* P., *aminoacidúria*. Presencia de aminoácidos en la orina.
aminoazúcar. m. Miembro de un grupo de monosacáridos en los cuales uno de los grupos OH ha sido reemplazado por un grupo amino $-NH_2$. Entre ellos destacan la glucosamina (2-amino-2-desoxiglucosa) y la galactosamina (2-amino-2-desoxigalactosa), ampliamente difundidos en la naturaleza.
aminobenceno. m. ANILINA.
aminobencilpenicilina. f. AMPICILINA.
aminobenzoico (Ácido). Cualquiera de los tres ácidos: *orto* (ácido antranílico), *meta* (amarillo) y *para* (rojo amarillento). Este último se comporta como una vitamina esencial para el crecimiento de determinados organismos. Antagonista de las sulfanilamidas.
γ-**aminobutírico (Ácido).** Producido a partir del ácido glutámico por descarboxilación, fenómeno en el que interviene la vitamina B_6.
ε-**aminocaproico (Ácido)** (EACA). Es el ácido 6-aminohexanoico, parecido al aminoácido lisina. Se utiliza en las hemorragias debidas a la actividad del sistema fibrinolítico.
7-aminocefalosporánico (Ácido). 7-ACA. Núcleo fundamental de los antibióticos del grupo de las cefalosporinas.
aminofenazona. f. AMIDOPIRINA.
aminoferasa. f. A., *Transaminase;* F. e In., *transaminase;* It., *transaminasi*. Enzima que preside los fenómenos de transaminación.

aminofilina. f. F., *aminophylline;* In., *aminophiline.* Sal doble de teofilina y etilenodiamina; diurético, antiasmático, estimulante cardíaco y sedante en las afecciones coronarias.

aminoformo. m. UROTROPIN.

aminoglucósido. m. In., *aminoglycoside.* Miembro de un importante y numeroso grupo de antibióticos que se caracterizan por tener aminoazúcares con uniones glucosídicas. Poseen muchas propiedades en común: se obtienen generalmente de *Streptomyces,* no se absorben cuando se administran por vía oral, pasan difícilmente al líquido cefalorraquídeo, son excretados rápidamente por el riñón sin ser apenas metabolizados, son activos especialmente frente a gérmenes gramnegativos (y algunos de ellos frente al *M. tuberculosis*), son bactericidas, actúan inhibiendo la síntesis proteica en los microorganismos sensibles y pueden ser tóxicos para el VIII par craneal y el riñón ácidose encuentran dentro de este grupo: estreptomicina, kanamicina, neomicina, gentamicina, tobramicina, amicacina, sisomicina, etc.

aminohexanoico (Ácido). Isómero del aminoácido lisina.

aminólisis (de *amina* y el gr. *lýsis,* disolución). f. Descomposición de una sustancia con formación de elementos amoniacales.

aminooxidasa. f. In., *aminooxidase.* Miembro de un grupo de enzimas de tipo flavoproteico, que catalizan la oxidación de diversas aminas. De particular importancia es la MONOAMINOOXIDASA, que inactiva por oxidación diversas monoaminas, como la adrenalina, la tiramina, etc.

6-aminopenicilánico (Ácido). Núcleo fundamental de la molécula de los antibióticos del grupo de las penicilinas.

aminopeptidasa. f. F. e In., *aminopeptidase.* Miembro de un grupo de enzimas del intestino delgado que hidrolizan los enlaces peptídeos que poseen un grupo amino libre.

aminopirina. f. AMIDOPIRINA.

aminopterina. f. F., *aminoptérine;* In., *aminopterin.* Antagonista del ácido fólico (ácido 4-amino-4-desoxifólico), empleado en el tratamiento de las leucemias.

aminopurina. f. F., *aminopurine;* In., *aminopurine.* Purina que contiene uno o más grupos amino, como la adenina, la guanina, la 2-aminopurina (AP), etc. Son constituyentes de los ácidos nucleicos y de los nucleótidos (ATP, GTP, etc.).

aminosis (de *amina* y el suf. *-osis).* f. F., *aminose.* In., *aminosis.* Producción de aminas o aminoácidos en el cuerpo.

aminosuria o **aminuria.** f. A., *Aminurie;* F., *aminurie;* In. e It., *aminuria;* P., *aminosúria.* AMINOACIDURIA.

aminotransferasa. f. F., *aminotransférase;* In., *aminotransferase.* Miembro de un grupo de enzimas que catalizan la transferencia de un grupo amino de un aminoácido a un cetoácido, dando lugar a la formación de un nuevo tipo de aminoácido y dejando como residuo un nuevo tipo de cetoácido. Por ejemplo, en la reacción catalizada por la aspartato-aminotransferasa (ASAT) se verifica el siguiente tipo de intercambio: aspartato + α-cetoglutarato → oxalacetato + glutamato, en el cual el aspartato actúa como donador del grupo amino y el cetoglutarato como su aceptor. Prácticamente todas las aminotransferasas precisan del fosfato de piridoxal como coenzima. Las aminotransferasas ha sido conocidas también bajo el nombre de transaminasas. Entre las más importantes cabe citar la alanina-aminotransferasa (ALAT), conocida como transaminasa glutamicopirúvica (GPT), y la aspartato-aminotransferasa (ASAT), conocida como transaminasa glutamicoxalacética (GOT).

amiocardia (de *a-,* el gr. *mýs, myós,* músculo, y *kardía,* corazón). f. F., *amyocardie.* In., *amyocardia.* Debilidad de la musculatura cardíaca.

amioplasia (de *-a,* el gr. *mýs, myós,* músculo, y *plássein,* formar). f. A., *Muskelaplasie;* F., *amyoplasie;* In., *amyoplasia;* It., *amioplasia.* P., *amioplasia.* Falta de formación muscular. ‖ **-congénita.** Falta generalizada del desarrollo muscular asociada con rigideces articulares múltiples.

amioso (de *a-* y el gr. *mýs, myós,* músculo). adj. Sin músculos o con músculos débiles.

amiostasia (de *a-,* el gr. *mýs, myós,* músculo, y *stasis,* estabilidad). f. A., *Muskelzittern;* F., *amyostasie;* In., *amyostasia;* It., *amiostasia.* Pérdida del equilibrio tónico muscular del que depende la justa posición de los miembros; temblor muscular.

amiostenia [amiosténico] (de *a-,* el gr. *mýs, myós,* músculo, y *sthénos,* fuerza). f. A., *Myasthenie;* F., *myasthénie;* In., *myasthenia;* It. y P., *miastenia.* Deficiencia de la fuerza muscular, especialmente sensación de debilidad en los brazos y en las piernas. MIASTENIA.

amiostesia (de *a-,* el gr. *mýs, myós,* músculo, y *aísthesis,* sensación). f. Pérdida del sentido muscular.

amiotaxia (de *a-,* el gr. *mýs, myós,* músculo, y *táxis,* buen orden). f. A., *Muskelataxie;* F. e In., *amyotaxie;* It., *amiotassia;* P., *amiotaxia.* Ataxia muscular.

amiotonía (de *a-,* el gr. *mýs, myós,* músculo, y *tónos,* tensión). f. A., *Muskelatonie;* F., *amyotonie;* In., *amyotonia;* It., *miatonia;* P., *amiotonia.* Estado atónico de la musculatura. Miatonía. ‖ **-congénita.** Enfermedad de Oppenheim.

amiotrofia (de *a-,* el gr. *mýs, myós,* músculo, y *trophé,* nutrición). f. A., *Muskelatrophie;* F., *amyotrophie;* In., *amyotrophy;* It. y P., *amiotrofia.* Atrofia muscular. MIATROFIA. ‖ **-de Aran-Duchenne.** V. ENFERMEDAD DE ARAN-DUCHENNE. ‖ **-de Charcot-Marie.** ATROFIA DE HOFFMANN. ‖ **-de Werdnig-Hoffmann.** Enfermedad infantil que comienza por los músculos de las extremidades inferiores y se continúa por los de los canales vertebrales y tórax. La muerte sobreviene a los tres o cuatro años por parálisis e infección. ‖ **-espinal progresiva.** ATROFIA MUSCULAR PROGRESIVA.

amitosis (de *a-* y el gr. *mítos,* hilo de la urdimbre). f. A., *Amitose;* F., *amitose;* In., *amitosis;* It., *amitosi.* División celular directa; división celular por simple separación, sin cariocinesis.

amitriptilina. f. F., *amitriptyline;* In., *amitriptilina.* V. ANTIDEPRESIVOS TRICÍCLICOS.

amixia (de *a-* y el gr. *mýxa,* moco). f. Falta de secreción normal del moco.

amixorrea (de *a-,* el gr. *mýxa,* moco, y *rhein,* fluir). f. AMIXIA. ‖ **-gástrica.** Deficiencia en la secreción del moco gástrico.

Ammón (Cuerno de) (de *Ammón,* dios del antiguo Egipto). V. CUERNO.

Ammon (Fisura, operación de) (Friedrich August von *Ammon,* 1799-1861). V. FISURA, OPERACIÓN.

ammonia (lat.). AMONÍACO, denominado así de Júpiter *Ammón,* cerca de cuyo templo, en Libia, fue obtenido por primera vez.

Ammonio o **Amonio.** Cirujano de Alejandría en el siglo III a. de J. C. Inventó un instrumento para romper los cálculos de la vejiga, según describe Celso. Se le denomina *el Litotomista.*

amnemónico (de *a-* y el gr. *mnemonikós,* relativo a la memoria). adj. Asociado con defecto de memoria o resultado de este defecto.

amnesia [amnésico] (de *a-* y el gr. *mnêstis,* recuerdo, memoria). f. A., *Amnesie;* F., *amnésie;* In. e It., *amnesia;* P., *amnésia.* Alteración o deficiencia en la memoria. ‖ **-afectiva.** AMNESIA ELECTIVA. ‖ **-anterógrada.** AMNESIA DE FIJACIÓN. ‖ **-auditiva.** Amnesia específica para la información llegada al analizador auditivo. Sordera verbal. ‖ **-axial.** Amnesia general en la cual el individuo es incapaz de aprender toda nueva información; se opone a la amnesia especializada o específica (Barbizet). AMNESIA DE FIJACIÓN. ‖ **-catatímica.** AMNESIA ELECTIVA. ‖ **-cortical.** Amnesia debida a la lesión de la porción cortical de un analizador. Amnesia especializada o modal específica. ‖ **-de evocación.** Amnesia retrógrada. ‖ **-de fijación.** Imposibilidad de fijar recuerdos en la memoria a partir de un momento dado. Amnesia anterógrada. ‖ **-electiva.** Amnesia circunscrita a acontecimientos determinados; frecuentemente es síntoma neurótico. Amnesia catatímica. Amnesia afectiva. ‖ -

lacunar o **lagunar.** La que afecta al recuerdo, de forma más o menos completa, de un período de la vida pasada. Se diferencia de la amnesia afectiva. ‖ **-localizada.** Término que abarca los conceptos de amnesia lacunar y amnesia electiva.‖ **-logofónica.** Término en desuso que designa la sordera verbal. ‖ **-retroanterógrada.** Amnesia por dificultad de fijación de los hechos recientes y de evocación. ‖ **-retrógrada.** Incapacidad para evocar los recuerdos del pasado (antes de la aparición de la enfermedad). ‖ **-táctil.** Amnesia específica para la información llegada al analizador táctil. ‖ **-visual.** Amnesia específica para la información llegada al analizador visual.

amniocentesis (de *amnios* y el gr. *kéntesis*, punción). f. F., *amniocentèse;* In., *amniocentesis*. Punción del amnios para obtener líquido amniótico.

amniocorial. adj. Relativo al amnios y al corion.

amniogénesis (de *amnios* y el gr. *gennân*, producir). f. F., *amniogenèse;* In., *amniogenesis*. Formación o desarrollo del amnios.

amniografía (de *amnios* y el gr. *gráphein*, describir). f. A., *Amniographie;* F., *amniographie;* In., *amniography;* It., y P., *amniografía*. Radiografía después de la inyección intraamniótica de yoduro de estroncio para averiguar el sexo del feto intrauterino o confirmar el diagnóstico de placenta previa.

amnioma (de *amnios* y el suf. *-oma* indicando tumoración). m. F., *amniome.* In., *amnioma.* Tumor derivado del amnios.

amnionitis (de *amnios* y el suf. *-itis*, inflamación). f. F., *amniotite;* In., *amnionitis*. Inflamación del amnios.

amniorrea (de *amnios* y el gr. *rhein*, fluir). f. F., *amniorrhée;* In., *amniorrhea*. Salida o derrame del líquido amniótico.

amniorrexis (de *amnios* y el gr. *rhêxis*, desgarradura). f. F., *amniorrhexis;* In., *amniorrhexis*. Rotura del amnios.

amnios [amniótico] (del gr. *amníos*, membrana que envuelve el feto). m. A., *Amnion;* F. e In., *amnios;* It., *amnion;* P., *âmnio*. La más interna de las membranas fetales, que forma el saco que contiene el líquido amniótico y una vaina para el cordón umbilical. El amnios se divide en dos capas: la externa *(falso amnios)*, procedente del mesoblasto, y la interna (verdadero amnios), del epiblasto.

amnioscopia (de *amnios* y el gr. *skopeîn*, observar). f. A., *Amnioskopie;* F., *amnioscopie;* In., *amnioscopy;* It., *amnioscopia*. P., *amnioscopia*. Observación directa del feto, del color y cantidad del líquido amniótico por medio de un endoscopio introducido a través de la vagina y del cuello uterino.

amnioscopio (de *amnios* y el gr. *skopeîn*, observar). m. F., *amnioscope;* In., *amnioscope*. Endoscopio que llega hasta la cavidad amniótica a través de la vagina y del cuello uterino o atravesando la pared abdominal, y permite la visualización directa del feto y del líquido amniótico.

amniota o **amnioto.** m. Designación de los animales que poseen amnios: mamíferos, aves y reptiles.

amniotitis (de *amnios* y el suf. *-itis*, indicando inflamación). f. A. e In., *Amniotitis;* F., It., y P., *amniotite.* Inflamación del amnios. *Sin.:* Amnitis.

amniotomía (de *amnios* y el gr. *tomé*, corte). f. A., *Amniospunktion;* F., *ponction de l'amnios;* In., *amniotomy;* It., *puntura dell'amnios*. Incisión de las membranas fetales en la inducción al parto o para acelerarlo.

amniótomo (de *amnios* y el gr. *tomós*, cortante). m. F., *amniotome;* In., *amniotome*. Instrumento para cortar las envolturas fetales.

Amni visnagra. Planta oriental que se emplea, por sus propiedades coronariodilatadoras, en la estenocardia.

amobarbital. m. V. BARBITÚRICO.

amobio (del gr. *ammos*, arena, y *bíos*, vida). adj. Que vive en la arena.

amodiaquina. f. F., *amodiaquine;* In., *amodiaquine*. Antipalúdico derivado de la 4-aminoquinolina. Se emplea en el tratamiento de los accesos y en la cura de supresión.

Amoeba. f. Género de protozoos de la familia *Sarcodina* o *Rhizopoda*. Se encuentran en los suelos y en general son parásitos. V. AMEBA.

Amoebobacter. Género de bacterias móviles, de color púrpura. Se presentan agrupadas en colonias y forman pigmentos carotenoides y bacterioclorofila. Se encuentran en fuentes sulfurosas.

amok (voz malaya que significa «impulso homicida»). m. Tastorno psíquico propio de los malayos, en el que el sujeto afecto, después de un período de depresión, sufre alucinaciones y una furia violenta que le impulsa a matar a cuantos encuentra a su paso. Androfonomanía.

Amomum. Género de plantas de la familia de las cingiberáceas, que suministran el cardamomo y el jengibre.

amoniaco o **amoníaco** (de Júpiter *Ammón*, cerca de cuyo templo en Libia se preparó por primera vez). m. A., *Ammoniak;* F., *ammoniac;* In., *ammonia;* It., *moniaca;* P., *ammoníaco*. Gas incoloro, NH_3, de olor penetrante. ‖ Solución de este gas en agua o *amoníaco líquido*. Sus diversas preparaciones se emplean como antiácidos y estimulantes de la respiración al interior, y al exterior como rubefacientes. ÁLCALI VOLÁTIL. ‖ **-(Goma).** Gomorresina, estimulante y expectorante, de una planta umbelífera de Persia, *Dorema ammoniacum*, usada en las bronquitis y el asma. También se empleaba en emplastos, asociada con el mercurio, como contrairritante en la pleuresía y el reumatismo.

amoniemia (de *amonio* y el gr. *haîma*, sangre). f. A., *Ammoniämie;* F., *ammoniémie;* In., *ammoniemia;* It., *ammonioemia;* P., *amoniemia*. Presencia de carbonato amónico en la sangre, al que Frerichs atribuía los síntomas de uremia.

amonio. m. A., *Ammonium;* F. e In., *ammonium;* It., *ammonio;* P., *amónio*. Radical hipotético monovalente, NH_4; su comportamiento químico es análogo al de los metales alcalinos. Sus sales son estimulantes cardíacos y respiratorios. ‖ **-(Acetato de).** Compuesto usado como diaforético y refrigerante. La solución de este compuesto es el *espíritu de Minderero*. ‖ **-(Arseniato de).** Compuesto cristalizado, usado en soluciones acuosas en las enfermedades de la piel. ‖ **-(Benzoato de).** Sal cristalizada blanca, estimulante y diurética. ‖ **-(Bromuro de).** Compuesto cristalizado, usado como el bromuro potásico en la epilepsia, reumatismo, tos ferina. Es más estimulante. ‖ **-(Carbonato de).** Sal blanca, valioso expectorante y estimulante en la bronquitis neumónica y estimulante cardíaco en los estados adinámicos. ‖ **-(Cloruro de).** Sal amoníaco, cuerpo blanco cristalizado, estimulante, resolutivo y expectorante; usado en la bronquitis, neuralgias, reumatismo y en la dismenorrea y amenorrea. ‖ **-(Hiposulfito de).** Preparación usada como expectorante en la bronquitis, laringitis y en los estados catarrales. ‖ **-(Salicilato de).** Compuesto cristalizado blanco usado como expectorante. ‖ **-(Sulfoictiolado de).** ICTIOL. ‖ **-(Valerianato de).** Sal deliciosa blanca o incolora, en láminas, útil en las afecciones nerviosas. ‖ **-(Yoduro de).** Cuerpo cristalizado blanco, antiguo antisifilítico y antirreumático, que se empleó como los demás yoduros.

amoniuria (de *amonio* y el gr. *oûron*, orina). f. A., *Ammoniakausscheidung;* F., *ammoniurie;* In. e It., *ammoniuria;* P., *amoniúria*. Exceso de amoníaco en la orina.

amor (del lat. *amor, -oris*). m. A., *Liebe;* F., *amour;* In., *love;* It., *amore;* P., *amor*. Conjunto de fenómenos afectivos y mentales que atraen una persona hacia otra. ‖ **-genital.** Término psicoanalítico con el que se designa el amor al que puede acceder el sujeto que ha culminado su desarrollo psicosexual, incluida la adecuada resolución de su complejo de Edipo. ‖ **-insanus.** EROTOMANÍA. ‖ **-lesbio** o **lesbiano.** SAFISMO, TRIBADISMO. ‖ **-platónico.** Amor desexualizado. ‖ **-socrático.** HOMOSEXUALIDAD.

amoral (de *a-* y *moral*). adj. Persona desprovista de sentido moral.
amorfa (de *a-* y el gr. *morphé*, forma). f. Enfermedad cutánea que no demuestra cambios patológicos definidos. || Mácula. ||**-infantilis, vulgaris.** Intertrigo.
amorfia o **amorfismo** (de *a-* y el gr. *morphé*, forma). f. y m. Hecho o cualidad de ser amorfo; deformidad orgánica.
amorfinismo. m. A., *Morphiumabstinenzsyndrom;* F., *syndrome d'abstinence des morphinomanes;* In., *amorphinism;* It., *amorfinismo.* Estado producido por la privación de morfina a un toxicómano.
amorfo (de *a-* y el gr. *morphé*, forma). adj. F., *amorphe.* In., *amorphous.* Que no tiene forma definida. Se dice también de los cuerpos cuando no están cristalizados. || Dícese del alelo que no produce efecto enzimático o expresión fenotípica. || m. Monstruo acardíaco sin forma; holocardio amorfo.
amorfognosia f. F., *amorphognosie;* In., *tactile agnosia.* Forma de agnosia táctil en la que se halla afectada la diferenciación de las formas y el reconocimiento espacial, con conservación del reconocimiento de las materias.
amorfosomía (de *a-*, el gr. *morphé*, forma, y *sôma*, cuerpo). f. Deformidad del cuerpo.
amortiguador. adj. y s. F., *tampon.* In., *buffer.* V. Sistema amortiguador.
Amoss (Signo de) (Harold L. *Amoss*, patólogo norteamericano, 1886-1956). V. Signo.
amoterapia (del gr. *ámmos*, arena, y *therapeía*, tratamiento). f. A., *Psammotherapie;* F., *arénation;* In., *ammotherapy;* It., *psammoterapia;* P., *amoterapia.* Tratamiento de las enfermedades por los baños de arena. Psamoterapia.
amotio retinae (lat.). Desprendimiento de la retina. Ablatio retinae.
amoxicilina. f. V. Penicilina.
AMP. V. Adenosinmonofosfato.
AMPc. Adenosinmonofosfato cíclico.
Ampelopsis. Género de plantas vitáceas. La especie *A. quinquefolia* es tónica, expectorante y astringente; se usa el extracto fluido *per os.* Se ha empleado también su principio activo, la *ampelopsina.*
ampeloterapia (del gr. *ámpelos*, vid, y *therapeía*, tratamiento). f. A., *Traubenkur;* F., *cure uvale;* In., *ampelotherapy;* It. y P., *ampeloterapia.* Cura de uvas.
amperaje. m. F., *ampérage.* In., *amperage.* Intensidad de una corriente eléctrica en amperios o miliamperios.
amperímetro. m. F., *ampèremètre.* In., *amperemeter.* Instrumento para medir el amperaje.
amperio (de André M. *Ampère*, físico frnacés, 1775-1836). m. F., *ampère.* In., *ampere.* Unidad práctica de intensidad de una corriente eléctrica; su valor es el de una corriente constante que depositara por electrólisis 1,118 mg de plata por segundo de una solución acuosa de nitrato de plata. 1 amperio = 6,24 x 10^{18} electrones por segundo; 1 amperio = 1 voltio/1 ohmio.
Amphistoma. Género de parásitos trematodos. ||**-conicum.** Especie encontrada en el ganado lanar. ||**-hominis.** Especie hallada algunas veces en el hombre en la India. Se conoce, asimismo, con el nombre de *Gastrodiscoides hominis.*
ampicilina. F., *ampicilline.* In., *ampicillin.* V. Penicilina.
ampleción o **amplexación** (del lat. *amplecti*, abrazar, o *amplexatio, -onis*, abrazo). f. F., *amplexion.* In., *amplexation.* Acción de rodear con el brazo un objeto para apreciar su forma y desarrollo. Se ha aplicado al examen del tórax; pero sirviéndose de las manos aplicadas de plano. || Fijación de la clavícula fracturada por un vendaje que inmovilice el cuello y el hombro.
amplexo (del lat. *amplexus*, abrazo). m. F., *amplexe.* In., *amplexus.* Abrazo, especialmente el que realiza el macho en la copulación de ciertas especies, por ej., el sapo.
amplificación (del lat. *amplificatio, -onis*). f. A., *Amplifikation;* F. e In., *amplification;* It., *amplificazione;* P., *amplificação.* Aumento del área visual de un microscopio.
amplitud (del lat. *amplitudo, -inis*). f. A., *Amplitude;* F., In. y P., *amplitude;* It., *ampiezza.* Extensión, espaciosidad, ampliación. ||**-de acomodación.** Facultad total de acomodación del ojo; diferencia en el poder refractivo del ojo para la visión remota y para la próxima. ||**-de convergencia.** Amplitud necesaria para variar los ojos desde el punto remoto al punto próximo de convergencia.
ampolla [ampollar] (del lat. *ampulla*, botellita). f. A., *Ampulle;* F., *ampoule;* In., *ampule;* It., *ampolla;* P., *ampola.* Dilatación de un conducto, especialmente la del extremo de los semicirculares del oído interno, la del oviducto y la de los conductos mamarios. || *Sin.:* de flictena o vejiga, especialmente de las que se forman en las manos y pies a consecuencia de roces, trabajos y marchas excesivas. || Pequeño vaso de cristal que puede cerrarse a la lámpara para mantener el contenido en estado estéril; úsase principalmente para contener soluciones para inyecciones hipodérmicas. ||**-de Bryant.** Distensión aparente de una arteria por encima de una ligadura. ||**-de Crookes.** En radiología, tubo en el cual se forma el haz catódico. ||**-de Galeno.** Dilatación de la *vena magna galeni.* ||**-de Henle.** Extremidad del vaso deferente. ||**-de Hernig.** Dilatación ampollar en la desembocadura de los capilares biliares en el colangiolo. ||**-de Hittorf.** Ampolla de Crookes. ||**-de la trompa uterina.** Porción ensanchada del oviducto cerca de su extremo ovárico. ||**-de la uretra.** Bulbo de la uretra. ||**-de Lieberkühn.** Terminación cecal de un vaso quilífero en una vellosidad intestinal. ||**-de Thoma.** Una de las pequeñas expansiones terminales en la pulpa del bazo de la arteria esplénica interlobular. ||**-de Vater.** Dilatación en el duodeno a la entrada de los conductos colédoco y pancreático. ||**-del conducto deferente.** Ampolla de Henle. ||**-del conducto lagrimal.** Dilatación de este conducto más allá del punto lagrimal. ||**-del quilo.** Receptáculo del quilo. ||**-del recto.** Porción dilatada del recto por encima del ano. ||**-epifrénica.** Dilatación fusiforme supradiafragmática que aparece ocasionalmente en la exploración radiológica del esófago, en su porción distal. Su presencia no se traduce clínicamente. ||**-lactifera.** Dilatación de un conducto galactóforo antes de que penetre en el pezón. ||**-membranácea.** Ampolla membranosa del laberinto membranoso; se distinguen sus partes *posterior, superior* y *lateral.* ||**-ósea.** Laberinto óseo. ||**-vaginal.** Fórnix vaginal.
ampullitis (del lat. *ampulla*, botellita, y el suf. *-itis*). f. F., *ampullite;* In., *ampullitis.* Inflamación de una ampolla, especialmente de la ampolla de Henle.
amputación (del lat. *amputatio, -onis*). f. A., *Amputation;* F. e In., *amputation;* It., *amputazione;* P., *amputação.* Separación espontánea o traumática de un miembro, segmento de extremidad o parte saliente del cuerpo; más especialmente, operación quirúrgica de seccionar circularmente un miembro en todo su diámetro, incluyendo el eje óseo, para extirpar la parte distal a la sección. Cuando el plano de sección del miembro pasa por la cavidad de una articulación se habla de *desarticulación.* ||**-a la turca.** Amputación en guillotina. ||**-amniótica.** Amputación espontánea congénita por bridas amnióticas. ||**-anatómica.** La practicada sin desprender el periostio, siguiendo los planos anatómicos y seccionándolos por separado. Amputación parostal. ||**-aperióstica.** Amputación con desprendimiento completo del periostio en el extremo del muñón del hueso. Amputación de Bunge. ||**-cinemática, cineplástica** o **cineprotésica.** Amputación plástica en la que el muñón se deja configurado para establecer las diferentes componentes motores del aparato ortopédico. Cineplastia. ||**-circular.** Amputación simple, transversal al eje del miembro, en dos planos. Después de seccionar las partes blandas, se cierra transversalmente el eje o ejes óseos a algunos centímetros por encima del primer plano de sección. ||**-congénita.** Amputación de una

parte del feto por brida amniótica constrictora. ||-**consecutiva.** La practicada durante o después del período de supuración. ||-**cutánea.** Amputación muy poco usada, con colgajos exclusivamente cutáneos. ||-**de Abrashanow.** Amputación transcondílea osteoplástica del fémur con colgajo óseo tomado de la tibia. ||-**de Alanson.** Amputación circular con muñón en forma de cono hueco. ||-**de Alouette.** Amputación de la cadera, con formación de un colgajo externo corto, semicircular, hacia el trocánter mayor, y de otro interno grande. Operación de Alouette. ||-**de Béclard.** Amputación de la articulación de la cadera, cortando primeramente el colgajo posterior. ||-**de Berger.** DESARTICULACIÓN INTERESCAPULOTORÁCICA. ||-**de Bier.** Amputación osteoplástica de la pierna, con colgajo óseo de la tibia y del peroné cortado por encima del muñón (desusada). ||-**de Bunge.** AMPUTACIÓN APERIÓSTICA. ||-**de Callander.** Amputación del muslo por encima de los cóndilos femorales. La incisión configura dos grandes colgajos, anterior y posterior, abundantemente irrigados para permitir la formación de un muñón plástico. ||-**de Carden.** Amputación del muslo con un solo colgajo, inmediatamente por encima de la rodilla. ||-**de Chopart.** DESARTICULACIÓN MEDIOTARSIANA. DESARTICULACIÓN DE CHOPART. ||-**de colgajo.** Amputación en la cual los colgajos se forman en las partes blandas, según un plano oblicuo de sección. ||-**de Dieffenbach.** Amputación circular en la cadera. OPERACIÓN DE DIEFFENBACH. ||-**de doble colgajo.** La practicada con formación de dos colgajos. Amputación en boca de tiburón. ||-**de Dupuytren.** DESARTICULACIÓN DEL HOMBRO. Sin.: Amputación de Lisfranc II. ||-**de Elgart.** Variedad de amputación cineplástica del brazo. ||-**de Farabeuf.** Amputación de la pierna en el lugar de elección, con gran colgajo externo. ||-**de Forbes.** Amputación del pie conservando el astrágalo, calcáneo, escafoides y una parte del cuboides. ||-**de Gritti.** Amputación semejante a la de Carden, en la que se conserva la rótula en el extremo del muñón para obturar el extremo distal del conducto medular femoral seccionado. ||-**de Guyon.** Amputación supramaleolar. ||-**de Hancock.** Amputación similar a la de Pirogoff, pero en la que se conserva una parte del astrágalo, cuya superficie inferior se sierra y se coloca en contacto con la superficie de sección del calcáneo. ||-**de Hey.** Desarticulación tarsometatarsiana con separación de una parte del cuneiforme interno. ||-**de Jaboulay.** DESARTICULACIÓN INTERILIOABDOMINAL. ||-**de Keen.** Variedad de desarticulación interilioabdominal. ||-**de Kirk.** Amputación tenoplástica supracondílea femoral, donde se sutura el tendón seccionado del cuádriceps al extremo seccionado del fémur. ||-**de Kocher.** AMPUTACIÓN OSTEOPLÁSTICA. ||-**de Langenbeck.** Amputación en la cual los colgajos se cortan de fuera a dentro. ||-**de Larrey.** DESARTICULACIÓN DE LARREY. ||-**de Le Fort.** Modificación del método de Pirogoff, en la cual el calcáneo es seccionado en dirección horizontal en lugar de transversalmente. ||-**de Lisfranc.** DESARTICULACIÓN TARSOMETATARSIANA (Lisfranc o Lisfranc I), DESARTICULACIÓN DEL HOMBRO o AMPUTACIÓN DE DUPUYTREN (Lisfranc II). ||-**de Mackenzie.** DESARTICULACIÓN DE MACKENZIE. ||-**de Maisonneuve.** Amputación iniciada por la fractura del hueso y continuada por la sección de las partes blandas. ||-**de Malgaigne.** DESARTICULACIÓN SUBASTRAGALINA. ||-**de Pirogoff.** Amputación parecida a la de Syme, en la que se conserva una porción de calcáneo en el extremo inferior del colgajo. ||-**de Ricard.** DESARTICULACIÓN DE RICARD. ||-**de Ritter.** AMPUTACIÓN SUBPERIÓSTICA. ||-**de Sabanejev.** La transcondílea osteoplástica del fémur con opérculo óseo tomado de la cara anterior de la tibia. ||-**de Syme.** DESARTICULACIÓN DE SYME. ||-**de Teale.** Amputación con un colgajo rectangular grande de músculo y tegumento y otro pequeño análogo. Llamada también amputación rectangular. ||-**de Tripier.** DESARTICULACIÓN DE TRIPIER. ||-**de Vanghetti.** Amputación cinemática con muñón de asa única o doble. ||-**de Vladimiroff-Mikulicz.** Resección osteoplástica del pie con extirpación del astrágalo y calcáneo. ||-**de Wilms.** Amputación cuya superficie ósea se recubre con un colgajo tendinoso. ||-**diaclástica.** Amputación en la cual los huesos se fracturan con un osteoclasto y las partes blandas se dividen con el estrangulador. ||-**elíptica.** Aquella cuya incisión se efectúa en un plano oblicuo al eje vertical del miembro. ||-**en guillotina.** En sentido estricto se aplica a las amputaciones circulares transversales en un solo plano de las guerras, practicadas ya por Ambrosio Paré. ||-**en holoturia.** AMPUTACIÓN EN GUILLOTINA. ||-**en la contigüidad.** DESARTICULACIÓN. ||-**en la continuidad.** La que se realiza en cualquier otra parte que por una articulación. ||-**en raqueta.** Amputación iniciada por una incisión longitudinal cuyo extremo inferior se bifurca en dos incisiones oblicuas o espirales. ||-**en salchichón.** AMPUTACIÓN EN GUILLOTINA. ||-**espontánea.** El desprendimiento de una parte o segmento del miembro, por gangrena o como en el ainhum. Amputación congénita. ||-**excéntrica.** Amputación cuya cicatriz no está en el centro del muñón. ||-**galvanocáustica.** Aquella en la que se seccionan las partes blandas con el termocauterio (desusada). ||-**incruenta.** Amputación con escasa o nula hemorragia, por haber efectuado hemostasia preventiva por medios mecánicos. También se llama amputación seca. ||-**inmediata.** La practicada dentro de las primeras 12 horas después del traumatismo. ||-**interescapulotorácica.** DESARTICULACIÓN INTERESCAPULOTORÁCICA. ||-**interilioabdominal.** DESARTICULACIÓN INTERILIOABDOMINAL. ||-**intermedia** o **intrapirética.** La que se realiza durante el período postraumático de reacción febril, antes de la supuración. ||-**lineal.** Amputación por simple sección recta de todos los tejidos. ||-**mediotarsiana.** DESARTICULACIÓN MEDIOTARSIANA, llamada antes AMPUTACIÓN DE CHOPART. ||-**menor.** Amputación de una parte pequeña, como un dedo. ||-**mixta.** La que combina los métodos circular y de colgajos. ||-**musculocutánea.** Aquella en la que el colgajo consta de músculos y piel. ||-**natural.** AMPUTACIÓN CONGÉNITA. ||-**oblicua.** AMPUTACIÓN OVAL. ||-**ortopédica.** ant. AMPUTACIÓN CINEMÁTICA. ||-**osteoplástica.** Amputación en la que se ponen en contacto dos superficies óseas, por obturación de la cavidad medular del hueso seccionado con un opérculo óseo recubierto de periostio. ||-**oval.** La que se caracteriza por sección de las partes blandas en un plano oblicuo o en pico de flauta. ||-**parcial.** Amputación de una parte o segmento del miembro. ||-**parostal.** AMPUTACIÓN ANATÓMICA. ||-**patológica.** Amputación espontánea por gangrena, neoplasia o ainhum. ||-**periosteoplástica.** AMPUTACIÓN SUBPERIÓSTICA. ||-**por transfixión.** La que se practica introduciendo la cuchilla en el interior del miembro y cortando el colgajo de dentro afuera. ||-**primaria.** La practicada después del período de shock y antes de que sobrevenga la inflamación. ||-**rectangular.** AMPUTACIÓN DE TEALE. ||-**seca.** AMPUTACIÓN INCRUENTA. ||-**secundaria.** La realizada durante el período de supuración. ||-**sin colgajos.** Aquella en que a causa de la destrucción de los tejidos, o por motivos de economía hística, no se cortan colgajos y se deja que la superficie cruenta cure por segunda intención. También se llama amputación atípica o irregular. ||-**sincrónica.** Amputación simultánea de dos o más miembros por operadores distintos. ||-**subastragalina.** DESARTICULACIÓN DE MALGAIGNE, llamada antes amputación de Malgaigne. ||-**subperióstica.** Aquella en la que la superficie de sección ósea se recubre con un colgajo de periostio; llamada también de Ritter. ||-**supracondílea.** AMPUTACIÓN DE GRITTI. ||-**terciaria.** La practicada después del período de supuración. ||-**traumática.** Separación de una parte por accidente: avulsión, sección o explosión.

amusia (del gr. amousía, falta de armonía). f. A., Amusie; F., amusie; In., It. y P., amusia. Imposibilidad de producir o de comprender los sonidos musicales; afasia o alexia musical. ||-**instrumental.** Pérdida de la facultad de tocar un instrumento de música. ||-**mo-**

tora vocal. Imposibilidad de entonar. || **-receptiva** o **sensorial.** Imposibilidad de distinguir los sonidos musicales.

Amussat (Operación, sonda, válvula de) (Jean Zuléma *Amussat*, cirujano francés, 1796-1856). Véanse estos términos.

amylum (lat.). m. ALMIDÓN. || **-solani.** Almidón de patata.

ana (del gr., *aná*, cada). Se escribe usualmente @ y significa, en las recetas, después del nombre de dos o más sustancias, que la cantidad que sigue es igual para cada una de ellas.

ana-. Prefijo del gr. *aná*, con diversas significaciones: *hacia, arriba, atrás, contra, exceso, de nuevo.*

anabasina. f. F., *anabasine;* In., *anabasine.* Alcaloide de la planta *Anabasis aphylla*, de efectos muy semejantes a los de la nicotina.

anábasis (del gr. *anábasis*, subida). f. Período de incremento de una enfermedad.

anabático. adj. Que aumenta o que se hace más intenso.

anabiosis (de *ana-* y el gr. *bíos*, vida). f. F., *anabiose;* In., *anabiosis.* Acto de revivir o volver a la vida después de una muerte aparente. Especialmente la reviviscencia de algunas células u organismos después de un estado de inmovilidad por desecación. REVIVISCENCIA.

anabiótico. adj. Sin vida aparente, pero capaz de vivir todavía.

anábola (del gr. *anabolé*, lanzamiento de abajo arriba). f. Evacuación por vómito.

anabolergia (del gr. *anabolé*, ascensión, y *érgon*, trabajo). f. Fuerza gastada en anabolismo o en procesos anabólicos.

anabolismo (del gr. *anabolé*, ascensión). m. A., *Anabolismus;* F., *anabolisme;* In., *anabolism;* It. y P., *anabolismo.* Todo proceso constructivo por medio del cual las sustancias simples se convierten en compuestos más complejos por la acción de células vivientes; primera fase del metabolismo, en oposición a *catabolismo*. ASIMILACIÓN.

anabolizantes. m. pl. Grupo de sustancias, andrógenos naturales o sintéticos, que, entre otros efectos, provocan una retención nitrogenada.

anabrosis (del gr. *aná*, sobre, encima, y de un derivado del gr. *bibróskein*, comer). f. Ulceración o erosión superficial.

anacámptico (del gr. *anakámptein*, doblar). adj. Relativo a los reflejos o a la reflexión de la luz o del sonido.

anacamptómetro (del gr. *anakámptein*, doblar, y *métron*, medida). m. F., *anacamptomètre;* In., *anacamptometer.* Instrumento para medir los reflejos (Duprat).

anacantosis. f. ACANTÓLISIS.

anacardio. m. Planta tropical de la fam-lia de las terebintáceas, con jugo venenoso. Se la confunde a menudo con la caoba. El *Anacardium occidentale* suministra una almendra, una goma útil y el *cardol*.

anacatadídimo (del gr. *aná*, arriba, *katá*, abajo, y *dídymos*, mellizo). m. F., *anacatadyme.* In., *anacatadidymus.* Monstruo doble separado por arriba y por abajo, pero unido por la cintura.

anacatarsis (del gr. *aná*, hacia arriba, y de *catársis*). Expectoración; vómito grave.

anacatestesia (del gr. *aná*, hacia arriba, *katá*, hacia abajo, y *aísthesis*, sensación). f. F., *anacatesthésie.* In., *anacatesthesia.* Sensación de suspensión.

anacidez (de *an-* y de *acidez*). f. Falta de acidez normal.

anacinetomérico (del gr. *aná*, hacia arriba, *kineîn*, moverse, y *méros*, parte). adj. Rico de energía, vital.

anaclasímetro (del gr. *anáklasis*, refracción de la luz, y *métron*, medida). m. Instrumento para medir la refracción del ojo.

anaclasis (del gr. *anáklasis*, refracción de la luz). f. F., *anaclase;* In., *anaclasis.* Refracción. || Acción refleja. || Flexión forzada de un miembro; rotura de una anquilosis.

anaclisis [anaclítico] (del gr. *anaklínein*, inclinar hacia atrás). f. A., *Anlehnung* (psiq.); F., *anaclise;* In., *anaclisis;* It., *anaclisi.* Decúbito, especialmente el supino. || En psiquiatría, dependencia emocional, inclinación hacia el ser de quien se depende o que domina, en particular la primera relación objetal que establece el niño, caracterizada por la completa dependencia de éste respecto de su madre.

anaclorhidria. f. ACLORHIDRIA.

anacmesis (de *an-* y del gr. *akmé*, momento oportuno). f. F., *arrêt de développement des leucocytes.* In., *anakmesis.* Falta o detención de la maduración, especialmente en las células granulosas primarias de la médula, como se observa en la agranulocitosis.

anacolia. f. ACOLIA.

anacolutia (del gr. *anakolouthía*, incoherencia). f. desus. Trastorno psíquico del lenguaje por el que se suprimen palabras o sílabas.

anacoresis (del gr. *anachorésis*, retiro). f. A., *Anachorese;* F., *anachorèse;* In., *anachoresis;* It., *anacoresi;* P., *anacorese.* Propiedad de ciertas partículas metálicas y microbios de depositarse y coleccionarse en ciertos lugares, fuera de la corriente sanguínea.

anacroasia (de *an-* y el gr. *akróasis*, acción de escuchar). f. desus. Imposibilidad de comprender el lenguaje hablado, mientras es comprendido el escrito. || Sordera verbal.

anacrotismo (de *ana-* y *krótos*, chasquido producido por un choque). m. A., *Anakrotismus;* F., *anacrotisme;* In., *anacrotism;* It., y P., *anacrotismo.* Existencia de una o más elevaciones en la onda ascendente del trazado esfigmográfico, fenómeno que se observa en la insuficiencia aórtica, en la hipertrofia o dilatación del ventrículo izquierdo, después de la ligadura de una arteria, en la disminución de la velocidad de la corriente sanguínea, etc.

anactesia (de *ana-* y el gr. *ktêsis*, adquisición). f. Reparación de las fuerzas.

anacultivo. m. A., *formolierte Mikrobenkultur;* F., *culture formolée;* In., *anaculture;* It., *coltura formolizzata.* Cultivo bacteriano tratado con formalina e incubado para ser empleado como vacuna.

anacusis (de *an-*, o de *ana-*, y el gr. *akoúein*, escuchar). f. A., *völlige Taubheit;* F., *surdité totale;* In., *anakusis;* It. y P., *anacusia.* Sordera total. || Reeducación auditiva.

Anacyclus pyrethrum. PELITRE.

anadenia (de *an-* y del gr. *adén, adénos*, glándula). f. F., *anadénie;* In., *anadenia.* Falta de ganglios o glándulas. || Insuficiencia de la función ganglionar o glandular. || **-gástrica, ventricular.** AQUILIA GÁSTRICA.

anadesma (del gr. *anadésme*, cinta). f. Banda, fascia o ligamento.

anadicrótico (de *ana-*, *di-* y el gr. *krótos*, ruido). adj. F., *anadicrote.* In., *anadicrotic, anacrotic.* Característica por doble elevación en la onda ascendente del trazado esfigmográfico.

anadídimo (de *ana-* y del gr. *dídymos*, gemelo). m. F., *anadidyme.* In., *anadidymus.* Monstruo doble o gemelo separado por arriba.

anadiplosis (de *ana-* y el gr. *diploûn*, doblar). f. Reduplicación o repetición de un paroxismo febril.

anadipsia (de *ana-* y el gr. *dípsa*, sed). f. A., *Anadipsie;* F., *anadipsie;* In., It. y P., *anadipsia.* Sed intensa.

anadontia (de *ana-* y el gr. *odoús, -óntos*, diente). f. Falta completa de dientes.

anadrenia (de *an-* y *adrenia*). f. Falta o insuficiencia de la función de las glándulas suprarrenales.

anadromo (del gr. *aná*, hacia arriba, y *drómos*, carrera). m. Transporte de un humor de las partes inferiores a las superiores. || Dolor ascendente. || Globo histérico.

anaerasa (de *an-*, el lat. *aer*, aire, y el suf. *-asa).* f. Enzima hipotética de las bacterias anaerobias.

anaerobiasa. f. Enzima proteolítica de las bacterias anaerobias (*Clostridium welchii* y otras).

anaerobio (de *an-*, el gr. *aér, aéros*, aire, y *bíos*, vida). m. A., *Anaerobier;* F., *anaérobie;* In., *anaerobe;* It.,

anaerobio; P., *anaeróbio.* Microorganismo que sólo puede vivir fuera del contacto del aire u oxígeno libre. ‖ **-facultativo.** Microorganismo que ordinariamente vive en el aire, pero que puede vivir fuera de él. ‖ **-obligado.** El que únicamente puede vivir y desarrollarse fuera del oxígeno libre.

anaerobiosis o **anaerobismo.** f. y m. A., *Anaerobiose;* F., *anaérobiose;* In., *anaerobiosis;* It., *anaerobiosi;* P., *anaerobiose.* Vida sin oxígeno libre. *Sin.:* Anoxibiosis.

anaerófito (de *an-,* el gr. *aér, aéros,* aire, y *phytón,* planta). m. F., *anaérophyte;* In., *anaerophyte.* Planta o vegetal anaerobios.

anaerosis (de *an-,* el gr. *aér, aéros,* aire, y el suf. *-osis).* f. Interrupción de la función respiratoria.

anaesinofilia (de *ana-* y *eosinófilo).* f. Desaparición de las células eosinófilas de la sangre circulante.

anafalacrosis (de *ana-;* el gr. *phalakrós,* calvo, y el suf. *-osis).* f. Alopecia en la que el pelo va desapareciendo desde la frente al vértice del cráneo.

anafalantiasis (del gr. *phalantías,* hombre calvo). f. Pérdida o escasez de pelo, especialmente de las pestañas.

anafase (de *ana-* y el gr. *phásis,* fase). f. A., *Anaphase;* F. e In., *anaphase;* It. y P., *anafase.* Estado, en la mitosis, consecutivo a la metafase, en el cual las mitades de los cromosomas divididos se separan hacia los polos del huso para formar el diáster. V. MITOSIS.

anafermento. m. A., *Toxoid;* F., *toxoide;* In., *toxoid;* It., *tossoide;* P., *anatoxina.* Fermento que ha perdido su poder diastásico por la acción del calor o del formol, pero que conserva sus propiedades antigénicas.

anafia (de *an-* y el gr. *haphé,* tacto). f. A., *Tastsinnverlust;* F., *déficience tactile;* In., *anaphia;* It., *anafia.* Disminución o falta del sentido del tacto.

anafilactina. f. A., *Sensibilisin;* F., *sensibilisine;* In., *anaphilactin;* It., *sensibilina.* Sustancia que se supone existe en la sangre de los animales que han sobrevivido a una pequeña dosis de proteína extraña y que aumenta la sensibilidad de las células del organismo a esta proteína. *Sin.:* Alergina, anafilaxina, sensibilisina.

anafilactogenia. f. Producción de anafilaxis.

anafilactógeno (de *ana,* el gr. *phyláktes,* protector, y *gennân,* producir). m. A., *Anaphylaktogen;* F., *anaphylactogène;* In., *anaphylactogenic;* It., *anafilattogeno;* P., *anafilactógeno.* Sustancia capaz de producir anafilaxis; antígeno anafiláctico. Alergeno, sensitinógeno.

anafilactoide (de *ana-,* el gr. *phyláctes,* guardián, protector, y *eîdos,* aspecto). adj. Semejante a la anafilaxis. V. SEUDOANAFILAXIS.

anafilatoxina. f. F., *anaphylatoxine;* In., *anaphylatoxin.* En anafilaxis, sustancia tóxica.

anafilaxia. f. ANAFILAXIS.

anafilaxina. f. ANAFILACTINA, SENSIBILISINA.

anafilaxis [anafiláctico] (de *ana-* y el gr. *phýlaxis,* protección). f. A., *Anaphylaxie;* F., *anaphylaxie;* In., *anaphylaxis;* It., *anaphilassi;* P., *anafilaxia.* Término de Richet para un estado de hipersensibilidad o de reacción exagerada a la nueva introducción de una sustancia extraña, que al ser administrada por primera vez provocó reacción escasa o nula. Es lo contrario de la inmunidad y una reacción de los anticuerpos producidos por un antígeno a este mismo antígeno repetido por segunda vez. Puede ser *activa* o *pasiva,* según sea producida por la inyección de la sustancia que hace al animal hipersensible o por la inyección del suero de un animal sensibilizado de antemano, respectivamente. *Sin.:* Fenómeno de T. Smith, hipersusceptibilidad. ‖ **-activa.** La producida por la administración de una proteína extraña. ‖ **-heteróloga, homóloga.** Anafilaxis pasiva producida por la inyección de un suero de animal de especie diferente o de la misma especie, respectivamente. ‖ **-pasiva.** La resultante de la inyección del suero de un animal o persona sensibilizada. ‖ **-psíquica.** Estado neurótico como resultado de un trauma psíquico. ‖ **-reversa.** La consecutiva a una inyección de antígeno seguida por la del antisuero.

anafilodiagnóstico (de *ana-,* y el gr. *phúlaxis,* protección, y *diagnóstico).* m. F., *anaphylodiagnose;* In., *anaphylodiagnosis.* Diagnóstico por medio de reacciones anafilácticas.

anafisis (de *ana-* y el gr. *phýsis,* naturaleza). f. Regeneración de los tejidos.

anaforesis (de *ana-* y el gr. *phérein,* llevar). f. A., *Anaphorese;* F., *diminution de la sécretion sudorale;* In., *anaphoresis;* It., *anaforesis;* P., *anaforese.* Disminución de la actividad de las glándulas sudoríparas. V. ELECTROFORESIS.

anaforia (del gr. *anaphorá,* ascensión). f. F., *anaphorie.* In., *anaphoria.* Restablecimiento de una enfermedad. ‖ Fluxión de sangre a la cabeza. ‖ Tendencia de los ojos a dirigirse hacia arriba.

anafrodisia (del gr. *anaphrodisía,* de *an-,* priv., y *aphrodísia,* placeres sensuales). f. A., *Anaphrodisie;* F., *aphrodisie;* In., *anaphrodisia;* It. y P., *anafrodisia.* Falta o disminución del deseo sexual. *Sin.:* Anestesia sexual, frigidez.

anafrodisíaco. adj. y s. F., *anaphrodisiaque;* In., *anaphrodisiac.* Que disminuye el deseo sexual; medicamento o droga con esta acción.

Anagallis. Género de plantas de la familia de las primuláceas. La especie *A. coerulea phoenicea,* acre, amarga, nauseosa, se había empleado en otro tiempo contra la hidropesía, epilepsia y rabia.

anagénesis (de *ana-* y el gr. *gennân,* engendrar). f. F., *anagenèse.* In., *anagenesis.* Regeneración de los tejidos destruidos. ‖ ANÁFISIS.

anágeno (del gr. *ana-gennân,* regenerar). m. F., *anagène.* In., *anagen.* Fase de crecimiento del folículo piloso; se divide en seis períodos (I, II, III, IV, V y VI). ‖ **-piloso.** ANÁGENO.

anagirina. f. Alcaloide de la *Anagyris foetida,* planta papilionácea que obra como purgante.

anaglucosuria (de *ana-* y *glucosuria).* f. Cesación transitoria de la glucosuria en los diabéticos.

anagnosastenia (de *anágnosis,* lectura, *a,* priv., y *sthéne,* fuerza). f. Imposibilidad o dificultad de leer, por la congoja que sobreviene al intentarlo, en ciertos estados neurasténicos.

anagocítico (de *anagoge* y el gr. *kýtos,* cavidad). adj. Que retarda o inhibe el desarrollo celular.

anagoge o **anagogia** (del gr. *anagogé,* elevación, de *anágein,* vomitar, elevar). f. Sinónimo antiguo de vómito o hemoptisis. ‖ Tendencias elevadas y creadoras del psiquismo.

anagotóxico (del gr. *anágein,* vomitar, y *tóxico).* adj. Que contrarresta la acción de un tóxico.

anakhre. m. GUNDÚ.

anal (del lat. *anus,* ano). adj. A., F. In. y P., *anal;* It., *anale.* Relativo al ano.

analantoide. adj. s. ANAMNIOTA.

analbuminemia. f. F., *analbuminémie;* In., *analbuminemia.* Ausencia o, mínima presencia de albúmina plasmática. Enfermedad congénita descrita por Bennhold en 1954; cursa con hipotensión arterial leve y edemas.

analdia (de *an-* y el gr. *aldaínein,* acrecentar, aumentar). f. Languidez, marasmo.

analepsia (del gr. *análepsis,* restauración, reparación). f. Restablecimiento de las fuerzas después de una enfermedad; convalecencia.

analéptico. adj. y s. A., *analeptikum;* F., *analeptique;* In., *analeptic;* It., *analettico;* P., *analíptico,* Agente o medicamento restaurador. CORDIAL, excitante, ESTIMULANTE.

analergia. f. ANERGIA.

analgeno. m. Derivado de la quinolina, sustancia cristalizada blanca, insoluble en agua y débilmente soluble en alcohol caliente y en ácidos diluidos; antipirético y analgésica. BENZANALGENO.

analgesia (del gr. *analgésis,* de *an-* y *álgos,* dolor). f. A., *Gefühllosigkeit;* F., *analgésie;* In., It. y P., *analgesia.* Abolición de la sensibilidad al dolor, sin pérdida de los restantes modos de la sensibilidad. *Sin.:* Anal-

gia, antalgia, anodinia, aponia. ||-**álgera o dolorosa**. Dolor agudo en una parte con pérdida de sensibilidad. ||-**caudal continua**. Método de analgesia empleado en cirugía y obstetricia, que consiste en la inyección continuada de una solución anestésica en el conducto sacro. ||-**panaris**. ENFERMEDAD DE MORVAN.
analgesina. f. ANTIPIRINA.
analgia. f. ANALGESIA.
analgina. f. CREOLINA.
análisis (del gr. *análysis*, disolución). m. A., *Analyse;* F., *analyse;* In., *analysis;* It., *analisi;* P., *análise*. Separación de partes componentes o elementos; acto de determinar las partes constitutivas de un conjunto o sustancia. || PSICOANÁLISIS. ||-**absorciométrico**. Determinación de la composición de los cuerpos gaseosos por la absorción de éstos por un líquido del que se conoce el coeficiente de absorción. ||-**bradicinético**. Estudio cinematográfico lento de la actividad motora. ||-**colorimétrico**. Análisis cuantitativo fundado en mediciones de la intensidad de un color. ||-**cromosómico**. Determinación del número y tipos de cromosomas en una célula. ||-**cualitativo**. Determinación de la naturaleza de los componentes de una mezcla o compuesto. ||-**cuantitativo**. Determinación de las cantidades proporcionales de los constituyentes de una mezcla o compuesto. ||-**densimétrico**. Determinación de la concentración de una solución por su peso específico. ||-**dimensional**. Método de estudio de los sistemas físicos, que permite extraer información sobre el comportamiento de los mismos a partir de su ecuación de dimensiones. ||-**elemental**. Determinación del peso y naturaleza de los elementos químicos o cuerpos simples que constituyen un compuesto. ||-**espectroscópico**. Análisis por medio del espectroscopio. ||-**eudiométrico** o **gasométrico**. Determinación de los diferentes componentes de una mezcla gaseosa. ||-**factorial**. Método estadístico usado para cuantificar la importancia de cada uno de los factores actuantes en un fenómeno. ||-**gravimétrico**. Análisis cuantitativo de un cuerpo por pesadas. ||-**húmedo, seco**. Análisis conducido por medio de soluciones o precipitados o por medio del soplete, respectivamente. ||-**microquímico**. Análisis químico por medio del microscopio. ||-**orgánico**. Análisis de los tejidos animales y vegetales. ||-**polariscópico**. Análisis por medio del polariscopio. ||-**volumétrico**. Análisis cuantitativo por la medición de los volúmenes de líquidos valorados necesarios para realizar por completo una reacción determinada.
analista. m. PSICOANALISTA. ||F., *analyste;* In., *analyst*. Experto en análisis químicos o médicos.
analizador. adj. Que analiza. Ú. t. c. s.||m. F., *analyseur*. In., *analyzer, analyzor*. Prisma de Nicol de un aparato polarímetro que extingue los rayos de luz polarizados. ||-**cortical**. Porción de la corteza cerebral relacionada con un analizador o aparato cuya misión consiste en descomponer la información que recibimos del mundo exterior e interior, en sus elementos constitutivos. Los hemisferios cerebrales se componen de un conjunto de analizadores (Pavlov).
analogía (del gr. *analoguía*). f. A., *Analogie;* F., *analogie;* In., *analogy;* It. y P., *analogía*. Relación de semejanza entre cosas distintas. || Semejanza de función de partes diferentes.
análogo (del gr. *análogos*). adj. F. e In., *analogue*. Dícese de la parte u órgano que tiene la misma función que otro, pero de estructura distinta. Ú. t. c. s. El término correlativo *homólogo* indica una semejanza de estructura, pero con función diferente; así, las alas de los insectos y de las aves son *análogas* y las alas de las aves y los brazos del hombre son *homólogos*.
anamirtina. f. Glicérido del *Cocculus indicus* o anamirta, nombre del árbol que suministra la coca de Levante.
anamnesis [**anamnéstico**] (del gr. *anámnesis*, recuerdo). f. A., *Anamnese;* F., *antécédents anamnestiques;* In., *anamnesis;* It., *anamnesi;* P., *anamnese*. Reminiscencia, acto de volver a la memoria las ideas de los objetos olvidados. || Parte del examen clínico que reúne todos los datos personales y familiares del enfermo anteriores a la enfermedad; opuesto a *catamnesis*. || Arte de recordar o de adquirir memoria.
anamniota (de *an-* y *amnios*). m. Dícese de los animales desprovistos de amnios en su desarrollo: peces, anfibios, etc. *Sin.:* Analantoide.
anamorfosis (de *ana-* y el gr. *morphé*, forma). f. A., *Umbildung;* F., *anamorphose;* In., *anamorphosis;* It., *anamorfosi;* P., *anamorfose*. Cambio progresivo o regresivo de forma en la evolución de un grupo de animales o plantas. || Alteración de la forma. || Carencia de forma; amorfia.
anababasia (de *an-* y el gr. *anábasis*, subida). f. Imposibilidad de ascender a los lugares elevados.
ananafilaxis. f. ANTIANAFILAXIS.
ananastasia (de *an-* y el gr. *anástasis*, acción de levantar o de levantarse). f. In., *anancastia*. Imposibilidad de levantarse estando sentado. || Astasia que se manifiesta casi siempre en forma de accesos acompañados de angustia en los neurasténicos.
anancastia (del gr. *anagkastós*, forzado, obligado). f. F., *anancastie;* In., *anancastia*. Término utilizado para designar el tipo obsesivo-compulsivo de personalidad.
anandria (de *an-* y el gr. *anér, andrós*, varón). f. F., *anandrie*. In., *anandria*. Anafrodisia. || Pérdida de los caracteres masculinos.
anangioplasia (de *an-*, y el gr. *aggeîon*, vaso, y *plássein*, formar). f. F., *anangioplasie;* In., *anangioplasia*. Disminución congénita del calibre de las arterias. || Insuficiencia del sistema vascular.
anapeirático (del gr. *anapeirásthai*, hacer ejercicios). adj. F., *anapeiratique*.; *In., anapeiratic*. Debido al uso excesivo, o por la frecuente repetición de un movimiento; profesional.
anaplasia [**anaplásico**] (de *ana-* y el gr. *plássein*, formar). f. A., *Anaplasie;* F., *anaplasie;* In., It. y P., *anaplasia*. Regresión de las células a una forma muy primitiva e indiferenciada. *Sin.:* Atrofia regresiva, indiferenciación. CATAPLASIA.
Anaplasma. Género de microorganismos de la familia anaplasmatáceas, observados en el interior de los eritrocitos, en forma de gránulos esféricos. ||-**marginalis**. Forma encontrada en la periferia de los corpúsculos rojos en la *fiebre biliosa* del ganado y a la que se considera agente causal de esta enfermedad. Se transmite por la picadura del *Boophilus decoloratus*. Según algunos investigadores, representa simplemente una degeneración del hematíe.
anaplasmosis. f. F., *anaplasmose;* In., *anaplasmosis*. Estado infeccioso producido por *Anaplasma*. V. GALZIEKTE.
anaplastia [**anaplástico**] (del gr. *anaplássein*, restaurar). f. A., *Anaplastik;* F., *anaplastie;* In., *anaplasty;* It., *anaplastica;* P., *anaplastia*. Cirugía plástica o restauradora. || Trasplante.
anaplerosis (del gr. *anaplérosis*, acción de llenar). f. F., *anaplérose;* In., *anaplerosis*. Reparación de una herida o lesión en la que ha habido pérdida de sustancia. || PRÓTESIS.
anapnógrafo (del gr. *anápnein*, respirar, y *gráphein*, registrar). m. F., *anapnéographe;* In., *anapnograph*. Espirómetro registrador de la curva respiratoria.
anapnoico (del gr. *anapnoé*, respiración). adj. Calmante de la disnea; béquico.
anapnómetro. m. ESPIRÓMETRO.
anapnoterapia (del gr. *anapnoé*, respiración, y *therapeía*, tratamiento). f. Tratamiento por la inhalación de aire o gases. AEROTERAPIA, NEUMOTERAPIA.
anapófisis (de *ana-* y *apófisis*). f. F., *apophyse vertébrale accesoire;* In., *anapophysis*. Apófisis vertebral accesoria; especialmente apófisis accesoria en una vértebra lumbar, correspondiente al tubérculo inferior de la apófisis transversa de una vértebra, dorsal típica.
anaraxia. f. A., *Missokklusion;* F., *anaraxie;* In. y P., *anaraxia;* It., *malocclusione*. Oclusión dental deficiente.

anaritmia (de *ana-* y el gr. *arithmós*, número). f. A., *Unfähigkeit zu zählen;* F., *impossibilité de compter;* In., *anarithmia;* It. y P., *anaritmia.* Incapacidad para contar.

anarrea (de *ana-* y el gr. *rheîn*, fluir). f. Fluxión o dirección de los humores de las partes inferiores del cuerpo a las superiores.

anarrexis (del gr. *anárrexis*, rotura). f. F. e In., *anarrhexis.* Fractura quirúrgica de un hueso viciosamente consolidado de una fractura anterior.

anartria (del gr. *ánarthros*, inarticulado). f. A., *Sprachartikulationsstörung;* F., *anarthrie;* In. *anarthria;* It. y P., *anartria.* Sin articulación. || Imposibilidad de articular distintamente los sonidos; afasia motriz subcortical. || Falta de vigor. ||-**literal.** Tartamudez.

anasarca o **anasarcia** (de *ana-* y el gr. *sárx, sarkós*, carne). f. A., *Anasarka;* F., *anasarque;* In., It. y P., *anasarca.* Edema que afecta todos los territorios del organismo. Edema generalizado. HIDROPESÍA.

anasomía (de *ana-* y el gr. *sôma*, cuerpo). f. Monstruosidad en la que los miembros están anormalmente adheridos al cuerpo.

anaspadia. m. EPISPADIAS.

anastalsis (de *ana-* y el gr. *stálsis*, compresión). f. A., *Anastaltik;* F., *anastaltisme;* In., *anastalsis;* It., *anastalsi;* P., *anastalse.* Onda de contracción en la primera porción del colon, durante la digestión, sin onda de inhibición precedente y que acompaña a la onda peristáltica (Cannon); opuesta a *catastalsis.* || Acción astringente o estíptica.

anastasis (del gr. *anástasis*, erección). f. Restablecimiento, convalecencia. || Aflujo hacia arriba de los humores. || Reviviscencia, resurrección, anabiosis.

anastigmático (de *an-* y *astigmático*). adj. Corregido de astigmatismo.

anástole (del gr. *anastolé*, acción de echar atrás). f. Retracción; por ejemplo, la que efectúan los labios de una herida.

anastomosarse. Unirse formando anastomosis.

anastomosis [**anastomótico**] (del gr. *anastómosis*, abocamiento, embocadura). f. A., *Anastomose;* F. y P., *anastomose;* In., *anastomosis;* It., *anastomosi.* Comunicación entre dos vasos o nervios; cuando dos vasos se unen boca a boca se habla de *anastomosis por inosculación*, o boca única; si la unión de dos vasos paralelos se establece por los dos cabos del vaso más corto, se habla de *anastomosis en paralelo o biostomótica*, tipo al cual pertenece el BY-PASS. || Formación quirúrgica o patológica de una comunicación entre dos espacios u órganos separados normalmente. V. ABOCAMIENTO. ||-**antiperistáltica.** Enteroanastomosis en la cual los segmentos intestinales se hallan unidos de tal modo que las respectivas ondas peristálticas marchan en dirección opuesta entre sí. ||-**arteriovenosa.** Anastomosis entre una arteria y una vena. ||-**crucial.** Anastomosis arterial en la parte superior del muslo, formada por la arteria anastomótica de la arteria ciática, la circunfleja interna, la primera perforante y la porción transversal de la circunfleja externa. ||-**de Braun.** Creación de una anastomosis entre dos asas, aferente y eferente, en la gastroenterostomía para evitar el círculo vicioso. ||-**de Clado.** Anastomosis entre las arterias ovárica y apendicular, en el ligamento apendiculoovárico. ||-**de Galeno.** Anastomosis entre los nervios laríngeo superior e inferior. ||-**de Hyrtl.** ASA DE HYRTL. ||-**de Jacobson.** Porción anastomótica del nervio timpánico. ||-**de Roux.** ANASTOMOSIS EN Y DE ROUX. ||-**de Schmiedel.** Comunicaciones anómalas entre la vena cava y el sistema porta. ||-**de Sucquet-Hoyer.** Conductos arteriovenosos congénitos de función reguladora entre arteriolas y vénulas, especialmente de manos y pies. ||-**en Y de Roux.** Anastomosis gastrointestinal o enteroentérica, con sección transversal del intestino delgado e implantación del cabo proximal en la pared lateral del segmento distal a 30-40 cm del nivel de sección; el cabo distal se implanta, según los casos, en el estómago, hígado o en un segmento más oral del intestino. ||-**heterocládica.** Anastomosis entre ramas de diferentes arterias. ||-**homocládica.** Anastomosis entre ramas de la misma arteria. ||-**iliotransversocólica.** Comunicación operatoria entre un asa del íleon y el colon transverso. ||-**interradicular** (*ansa nervi, spinalis*, NAP). Asas nerviosas que unen los nervios raquídeos entre sí. ||-**intestinal.** Comunicación entre dos segmentos de intestino. ||-**isoperistáltica.** Enterostomía entre dos segmentos intestinales cuyas ondas peristálticas discurren en la misma dirección. ||-**laterolateral.** Anastomosis entre dos asas intestinales por las dos caras laterales. ||-**lateroterminal.** Anastomosis entre la superficie lateral de un asa intestinal y el cabo seccionado de otra. ||-**por by-pass.** BY-PASS. ||-**por convergencia.** Reunión de dos arterias o venas en ángulo, para formar un tronco único. ||-**por inosculación.** Reunión de dos vasos a boca llena única. ||-**poscostal.** Unión longitudinal de las siete arterias intersegmentarias superiores, para formar la arteria vertebral. ||-**precapilar.** Anastomosis entre arteriolas, muy cerca de su conversión en capilares. ||-**precostal.** Anastomosis longitudinal de las siete arterias intercostales superiores, para formar los troncos arteriales tirocervical y costocervical. ||-**sinusoidoarterial** o **sinusoidovenosa.** Conexiones anastomóticas entre los senos cardíacos y las arterias o venas. ||-**terminoterminal.** La efectuada entre el cabo periférico de una arteria y el central de la vena acompañante, o entre el central de la arteria y el periférico de la vena. || Anastomosis cabo a cabo entre dos extremos seccionados de asas intestinales. ||-**transureteroureteral.** Transporte e implantación del uréter al lado opuesto. ||-**ureterotubárica.** Anastomosis entre uréter y oviducto. ||-**ureteroureteral.** Anastomosis entre dos segmentos del mismo uréter. ||-**yeyunoyeyunal.** Reunión entre dos porciones del yeyuno.

anastrofia (del gr. *anastrophé*, inversión). f. Inversión de las vísceras.

anastrófico. adj. y s. Dícese de algunas proteinasas que pueden ser inactivadas y luego reactivadas.

ataxia (del gr. *anatássein*, recorrer según el orden). f. Retorno de un órgano a su situación normal.

anaterapia (de *ana-* y el gr. *therapeía*, tratamiento). f. Empleo de una droga a dosis crecientes.

anatomía (del gr. *anatomé*, corte, disección; de *anatémnein*, disecar). f. A., *Anatomie;* F., *anatomie;* In., *anatomy;* It. y P., *anatomía.* Estudio de la estructura de los cuerpos organizados. || Disección de un cuerpo organizado. ||-**aplicada.** Estudio anatómico aplicado al diagnóstico y tratamiento de las afectaciones. ||-**artística.** Estudio de la anatomía en relación con las bellas artes. ||-**clástica.** Estudio de la anatomía por medio de modelos en los que pueden separarse las diferentes capas o planos para mostrar la posición y relación de las partes subyacentes. ||-**comparada.** Estudio comparativo de la estructura de los diferentes animales y plantas. ||-**de superficie.** Estudio de la forma y caracteres de la superficie del cuerpo. ||-**del desarrollo.** EMBRIOLOGÍA. ||-**descriptiva.** ANATOMÍA SISTEMÁTICA. ||-**especial.** El estudio de un órgano o parte en particular. ||-**fisiológica.** Estudio de los órganos en relación con sus funciones normales. ||-**fisionómica.** Estudio de la expresión exterior de la superficie del cuerpo, especialmente la de la cara. ||-**general.** ANATOMÍA SISTEMÁTICA. ||-**histológica.** HISTOLOGÍA. ||-**homológica.** Estudio de las partes correlativas del cuerpo. ||-**macroscópica.** La que estudia la estructura que puede distinguirse a simple vista. ||-**médica.** Anatomía aplicada al estudio de enfermedades internas. ||-**microscópica.** HISTOLOGÍA. ||-**morbosa** o **patológica.** Estudio de las alteraciones macro y microscópicas de los órganos, resultado de acciones y reacciones morbosas. ||-**por corrosión.** Anatomía por medio de **agentes corrosivos, que separan los** tejidos que no han de ser objeto de estudio. ||-**práctica.** Anatomía estudiada por medio de demostraciones y disecciones. ||-**quirúrgica.** Es-

tudio de porciones limitadas o regiones, en relación con el diagnóstico y tratamiento de las enfermedades quirúrgicas.|| **-radiológica.** Estudio de los órganos y tejidos por visibilización radiológica. || **-regional.** Estudio de porciones limitadas o regiones del cuerpo.|| **-sistemática.** Estudio de los órganos agrupados por sistemas: óseo, muscular, arterial, etc. || **-topográfica.** Estudio de las regiones en relación con las partes que las rodean. || **-trascendental.** Estudio de la morfología general del cuerpo y de las analogías y homologías de sus partes. || **-veterinaria.** Anatomía de los animales domésticos.
anatomicofisiológico o **anatomofisiológico.** adj. Relativo a la anatomía y la fisiología.
anatomicopatológico o **anatomopatológico.** adj. Relativo a la anatomía patológica.
anatomismo. m. Doctrina que consiste en considerar la disposición y textura de los órganos como susceptibles de explicar sus fenómenos fisiológicos y patológicos.
anatomista. m. F.; *anatomiste*; In., *anatomist*. Profesor de anatomía, estudioso o experto en esta ciencia.
anatopismo (de *ana-* y el gr. *tópos*, lugar). m. F., *anatomisme*. In., *anatopism*. Estado mental por el que el paciente no se conforma a las costumbres del grupo social al que pertenece; ectopismo.
anatóxico. adj. ANAFILÁCTICO. || Relativo a la anatoxina.
anatoxina (de *ana-* y *toxina*). f. A., *formoliertes Toxin;* F. e In., *anatoxine;* It., *anatossina;* P., *anatoxina*. Toxina inactivada por la acción combinada del formol y el calor, que ha perdido su acción tóxica, pero conserva su propiedad inmunizante. ANAFERMENTO, TOXOIDE. || Anafilactógeno.
anatoxirreacción. f. Intradermorreacción con anatoxina para conocer si el sujeto es inmune o no a determinada toxina.
anatoxiterapia (de *anatoxina* y el gr. *therapeía*, tratamiento). f. Tratamiento por medio de las anatoxinas.
anatresis (del gr. *anátresis*, trepanación, agujero). f. Trepanación, perforación.
anatricrótico (de *ana-*, el gr. *treîs*, tres, y *krótos*, golpe). adj. F., *anatricrotique*. In., *anatricrotic*. Dícese del pulso caracterizado por tres indentaciones en la curva ascendente del esfigmograma.
anatripsis (del gr. *anatríbein*, gastar frotando). f. F., *friction, onction;* In., *anatripsis*. Fricción con fines terapéuticos.
anatríptico. adj. y s. Medicamento aplicado por fricción.
anatrófico (del gr. *anatrophé*, nutrición). adj. y s. Que remedia o previene la atrofia; remedio o agente que tiene esta acción.
anatropía. f. ANAFORIA.
anaudia. m. AFEMIA. || AFONÍA.
anavacuna. f. Vacuna tratada con formol.
anaxil o **anaxial** (de *an-* y el lat. *axis*, eje). adj. Que no tiene ejes o los tiene diferentes. || ANAXÓN.
anaxón (de *an-* y el gr. *áxon*, eje). m. F., *anaxón*. In., *anaxone*. Eje asimétrico. || Neurona o célula nerviosa desprovista de cilindroeje.
anazoúria (de *an-* y *azoúria*). f. F., *anazoturie;* In., *anazoturia*. Falta o deficiencia en la secreción de nitratos y especialmente disminución de la cantidad de urea en la orina.
anca (del fráncico *hanka*, cadera). f. Nalga. || Cada una de las dos mitades laterales de la parte posterior de las caballerías y otros animales.
ancestral (del F. *ancêtre*, antepasado). adj. Relativo a los antepasados o propio de ellos.
ancilo-. Prefijo de ANQUILO-.
ancipital (del lat. *anceps, ancipitis*, doble cabeza). adj. Que tiene dos cabezas o cabos. BÍCEPS, BICÉFALO.
anciroide (del gr. *ágkyra*, ancla, y *eîdos*, aspecto). adj. En forma de áncora o gancho.
Ancistrodon. Género de serpientes venenosas de la familia de los crotálidos.
ancistroide (del gr. *ágkistron*, anzuelo, y *eîdos*, aspecto). m. En forma de anzuelo.

anclaje. m. A., *Verankerung;* F., *ancrage;* In., *anchorage;* It., *fissazione;* P., *ancoragem*. Fijación quirúrgica de una víscera desplazada. || En odontología, punto de fijación de las coronas artificiales o puentes.
anconagra (del gr. *agkón, agkônos*, codo, y *ágra*, presa, botín). f. A., *Ellenbogengicht;* F., In., e It., *anconagra*. Gota en el codo.
anconal o **anconeal** (del gr. *agkón, agkônos*, codo). adj. Relativo al codo. CUBITAL.
anconartrocace (del gr. *agkón*, codo, y *artrocace*). f. Afección de la articulación del codo, especialmente tuberculosis.
ancóneo. m. F., *muscle anconé, anconé;* In., *anconeus*. V. MÚSCULOS (TABLA DE LOS).
anconitis (del gr. *agkón*, codo, y el suf. *-itis*). f. F. e In., *anconitis*. Inflamación de la articulación del codo o del olécranon.
ancusa. f. Planta borraginácea *(Alkana tinctoria),* llamada también *orcaneta amarilla, onoquiles* o *pie de paloma*, de la que se extrae una materia colorante roja, *ancusina*.
Ancylostoma. Género de parásitos nematodos. La especie *A. duodenale* (Dubini, 1843), la más común, es un gusano de 10 a 12 mm de longitud y de 0,4 mm de anchura, que se fija en el duodeno e intestino delgado y produce la enfermedad denominada anquilostomiasis. Especies análogas son la *A. americanus* o *Necator americanus* y la *A. braziliense,* del Brasil y otros países tropicales.
Anda. Género de árboles euforbiáceos; las especies *A. assu* y *A. gomesii* suministran un aceite purgante.
Andernach (Osículos de) (Johann Winter von *Andernach,* médico alemán, 1487-1574). V. HUESOS WORMIANOS.
Anders (Enfermedad de) (James M. *Anders,* médico de Filadelfia, 1854-1936). V. ENFERMEDAD.
Andersch (Ganglio, nervio de) (Carl Samuel *Andersch,* anatomista alemán, 1732-1777). V. GANGLIO y NERVIO.
Andersen (Enfermedad, síndrome de) (Dorothy H. *Andersen,* pediatra norteamericana n. en 1901). V. ENFERMEDAD, SÍNDROME.
Anderson (Ciclo, signo de). V. CICLO, SIGNO.
Andes (Enfermedad de los). V. ENFERMEDAD.
Andira. Género de árboles leguminosos tropicales. El *polvo de Bahía* y la *crisarobina* derivan de la *A. araroba del Brasil*. Muchas especies suministran venenos activos y varias son antihelmínticas.
Andrade (Enfermedad o síndrome de) (Corino M. *Andrade,* neurólogo norteamericano contemporáneo). V. ENFERMEDAD.
Andral (Decúbito, diabetes de) (Gabriel *Andral,* médico francés, 1797-1876). V. DECÚBITO y DIABETES.
andranatomía (del gr. *anér, andrós*, hombre, y *anatomía*). f. Anatomía del hombre.
andreoblastoma. m. ARRENOBLASTOMA.
Andrews (Operación de) (E. Wyllys *Andrews,* cirujano americano, 1857-1927). V. OPERACIÓN. || **-(Enfermedad de) (George Clinton** *Andrews,* dermatólogo norteamericano, n. en 1891). V. ENFERMEDAD.
andriatría (del gr. *anér, andrós,* hombre, y *iatrós,* médico). f. Medicina del sexo masculino.
andrina (del gr. *anér, andrós,* varón). f. Hormona sexual masculina o cualquiera de los andrógenos testiculares.
andro-. Forma prefija del gr. *anér, andrós,* hombre.
androcito (de *andro-* y el gr. *kýtos,* célula). m. ESPERMÁTIDE.
androfanía (de *andro-* y el gr. *phaínein,* aparecer). f. VIRILISMO.
andrófilo (de *andro-* y el gr. *phileîn,* amar). adj. Se aplica a los mosquitos y otros insectos que prefieren la sangre del hombre a la de otros animales.
androfobia (de *andro-* y el gr. *phóbos,* temor, horror). f. Horror morboso al género masculino.
androfonomanía (del gr. *androphónos,* homicida, y *manía,* locura). f. A., *Androphonomanie;* F., *androphonomanie;* In., *androphonomania;* It. y P., *androfonomania*. Locura homicida. || AMOK.

androgénesis (de *andro-* y el gr. *génesis*, producción). f. F., *androgenesis;* In., *androgènese*. Producción de prole masculina. || Cualidad para ejercer efectos masculinizantes.

andrógeno (de *andro-* y el gr. *gennân*, producir, engendrar). adj. Que posee actividades masculinizantes. Ú. t. c. s. || F., *androgène;* In., *androgen*. Hormona masculina.

androginia (de *andro-* y el gr. *gyné*, mujer). f. A., *Androgynie;* F., *androgynie;* In., *androgyny;* It. y P. *androginia*. SEUDOHERMAFRODITISMO MASCULINO.

androginismo. m. ANDROGINIA.

andrógino (de *andro-* y el gr. *gyné*, mujer). adj. y s. A., *Pseudohermaphrodit;* F. e In., *androgyne;* It., *androgino*. De doble o dudoso sexo. || Seudohermafrodita masculino.

androginoide (de *andrógino* y el gr. *eîdos*, aspecto). adj. y s. Seudohermafrodita masculino. Androgínico.

androide (de *andro-* y el gr. *eîdos*, aspecto). adj. F., *androïde;* In., *android*. Semejante al hombre. || m. Maniquí autómata de forma humana.

andrología (de *andro-* y el gr. *lógos*, tratado). f. F., *andrologie;* In., *andrology*. Estudio científico de la constitución masculina y de las enfermedades del sexo masculino, especialmente del aparato genital.

androma. m. ARRENOBLASTOMA.

Andrómaco. Célebre médico griego de Creta (siglo I d. de J. C.), arquíatra de Nerón. Inventó la famosa preparación médica *theriaca Andromachi*.

andromanía (de *andro-* y el gr. *manía*, locura). f. NINFOMANÍA.

Andromeda. Género de árboles y arbustos ericáceos, algunas de cuyas especies (*A. nitida, A. polifolia, A. japonica*) suministran un principio narcótico tóxico.

andromedotoxina. f. F., *andromedotoxine;* In., *andromedotoxin*. Principio cristalizado tóxico de varias especies del género *Andromeda;* es hipnótico e inhibe los centros respiratorios; se ha encontrado a veces en la miel de ciertos países.

andromerogonia (de *andro-*, el gr. *méros*, parte, y *goné*, generación). f. Parte del citoplasma ovular fecundado en desarrollo y que contiene solamente un pronúcleo masculino.

andromimético. adj. ARRENOMIMÉTICO.

andromonoecismo. m. HERMAFRODITISMO.

andromorfo (de *andro-* y el gr. *morphé*, forma). adj. F., *andromorphe;* In., *andromorphous*. De forma humana.

andropatía (de *andro-* y el gr. *pathé*, enfermedad). f. F., *andropathie;* In., *androphaty*. Enfermedad peculiar del hombre.

andropausia (de *andro-* y el gr. *paûsis*, cesación). f. Involución fisiológica de la función gonadal en el varón.

Andropogon. Género de plantas gramináceas aromáticas. La infusión de la *A. sorghum* se emplea en algunos países como sucedánea del té y se le atribuyen propiedades estimulantes y tónicas.

androstano. m. F. e In., *androstane*. Esteroide del que pueden considerarse derivadas todas las sustancias androgénicas descubiertas en el organismo.

androstanodiol. m. F., *androstanodiol;* In., *androstanediol*. Esteroide andrógeno. 5 α-Androstano-3 β, 17 β-diol.

androstanodiona. m. F. e In., *androstanedione*. Andrógeno producido en los testículos. 5 α-Androstano-3,17-diona.

androsteno. m. F., *androstène;* In., *androstene*. $C_{19}H_{30}$. Hidrocarburo cíclico no saturado de doble enlace; esteroide que se presenta en dos formas isómeras, constituyendo el núcleo de la testosterona y algunos otros andrógenos.

androstenodiol. m. F., *androstènediol;* In., *androstenediol*. Esteroide andrógeno cristalizado, $C_{19}H_{30}O_2$. 5-Androsteno-3 β, 17 β-diol.

androstenodiona. f. F., *androstènediol;* In., *androstenedione*. 4-Androsteno-3,17-diona ($C_{19}H_{26}O_2$). Andrógeno elaborado en pequeñas cantidades por los testículos; menos potente que la testosterona.

androsterona. f. A., *Androsteron;* F., *hormone mâle;* In., *androsterone;* It., *ormone maschile;* P., *androsterona*. Hormona sexual masculina aislada de la orina, eficaz para contrarrestar los efectos de la castración. 3 α-hidroxi-5α-androstano-17-ona.

androtina. f. Término general para las sustancias andrógenas.

androtomía (de *andro-* y el gr. *tomé*, corte). f. Anatomía del hombre. *Sin.:* Andranatomía.

ándrum. m. Voz que indica un engrosamiento edematoso considerable del escroto, endémico en el Asia meridional y en el Japón. Es una forma de elefantíasis de los árabes.

anebo (del gr. *ánebos*, no adulto, menor de edad). adj. Que no tiene la edad núbil, que no ha llegado a la pubertad.

anectasina. f. Toxina bacteriana que determina vasoconstricción.

anectasis (de *an-* y el gr. *éktasis*, dilatación). f. F., *taille déficiente d'un organe ou d'un membre*. In., *anectasis*. Falta de extensión natural de un órgano.

anedonía (de *an* y el gr. *hedoné*, placer). f. F., *anhédonie;* In., *anhedonia*. Pérdida de la sensación de placer en actos que normalmente lo producen, como el sexual.

anefrogénesis (de *a-*, el gr. *nephrós*, riñón, y *génesis*, producción). f. F., *anéphrogenèse;* In., *anephrogenesis*. Ausencia congénita del tejido renal.

Anel (Operación, sonda de) (Dominique *Anel*, cirujano francés, 1679-1730). V. OPERACIÓN y SONDA.

anelectrodo (de *ana-* y *electrodo*). m. Polo positivo de una batería galvánica; ánodo.

anelectrotono (de *ana-* y *electrotono*). m. Disminución de la irritabilidad de un nervio en la región del polo positivo o ánodo durante el paso de una corriente eléctrica (Bois-Reymond).

anematosis. f. ANHEMATOPOYESIS.

anemia (de *an-* y el gr. *haîma*, sangre). f. A., *Anämie;* F., *anémie;* In. It. y P., *anemia*. Literalmente, falta de sangre; clínicamente, disminución por debajo de las cifras normales de la concentración de hemoglobina o del número de eritrocitos de manera absoluta, debida a pérdida o destrucción de los eritrocitos o a trastornos en su formación. ||**-aclorhídrica, aquílica.** Forma de anemia caracterizada por aquilia gástrica; aquilanemia. ||**-acréstica.** Anemia megaloblástica que se parece a la anemia perniciosa, pero de causa diversa. ||**-agástrica.** La consecutiva a la resección del estómago. ||**-aguda.** Término poco específico que designa una anemia de aparición súbita y de corta duración, p. ej., anemia hemorrágica. ||**-alimentaria.** La producida por alimentación insuficiente en cantidad o calidad. ANEMIA DE REGENERACIÓN. ||**-aplásica.** La producida por la falta de regeneración de los elementos sanguíneos en la médula ósea, de origen primitivo o secundario (tóxicos, infecciones, neoplasias, leucemias, etc.). ||**-arregenerativa, atrófica.** ANEMIA APLÁSICA. ||**-botriocefálica.** Anemia producida por *Bothriocephalus latus*. ||**-carencial.** Anemia debida a la deficiencia de las sustancias necesarias para la síntesis de la hemoglobina y la maduración eritrocitaria normal. ||**-clorótica.** CLOROANEMIA. ||**-de Addison, de Addison-Biermer.** ANEMIA PERNICIOSA. ||**-de Biermer, de Biermer-Ehrlich.** ANEMIA PERNICIOSA. ||**-de células falciformes.** ANEMIA DREPANOCÍTICA. ||**-de Cooley.** Enfermedad mediterránea o talasemia, caracterizada por esplenomegalia, facies mongólica y alteraciones óseas, de la cara y las manos especialmente. ||**-de Czerny.** Anemia alimentaria de los niños, por deficiencia de Fe, en lactantes y primera infancia. ||**-de Edelman.** ant. Anemia infecciosa crónica. ||**-de Herrick.** ANEMIA DREPANOCÍTICA. ||**-de Kaznelson.** CLORANEMIA AQUÍLICA. ||**-de Lederer.** Anemia hemolítica aguda con regeneración megaloblástica y leucocitosis de probable mecanismo autoinmune. ||**-de Leishman.** KALA-AZAR. ||**-de los mineros.** ANQUILOSTOMIASIS. ||**-de los túneles.** ANQUILOSTOMIASIS. ||**-de Puerto Rico.** Forma extrema de anemia causada por uncinariasis. ||**-de Von Jaksch.**

ANEMIA INFANTIL SEUDOLEUCÉMICA. ‖ **-de Wilkinson.** Anemia megalocítica hipercrómica sin aclorhidropepsia, resistente a todo tratamiento, incluso el extracto hepático; es excepcional. ‖ **-drepanocítica o de Dresbach.** Caracterizada por la presencia de HbS y hematíes en forma de semiluna o falciformes, y observada en individuos negros. Se transmite en forma dominante y cursa con crisis hemolíticas, ulceraciones en las piernas, hepatosplenomegalia y hematuria. De pronóstico grave en los homocigotos. ‖ **-egipcia.** ANQUILOSTOMIASIS. ‖ **-eliptocitaria o eliptocítica.** La caracterizada por la presencia de eritrocitos elípticos y transmitida en forma autosómica dominante. ‖ **-eritroblástica de la infancia.** ANEMIA DE COOLEY. ‖ **-esencial.** ANEMIA IDIOPÁTICA. ‖ **-esferocítica.** La caracterizada por la presencia de hematíes esféricos que resultan poco resistentes y fácilmente hemolizables. Se transmite en forma autosómica dominante y cursa con alteraciones craneales, esplenomegalia e ictericia acolúrica. *Sin.:* Ictericia hemolítica constitucional tipo Minkowski-Chauffard. ‖ **-esplénica infantil.** ANEMIA INFANTIL SEUDOLEUCÉMICA. ‖ **-ferropénica.** La producida por déficit de Fe y que se caracteriza por hipocromía y microcitosis, descenso de la sideremia, aumento de la transferina y caída del índice de saturación. Es la más frecuente y su etiología es variada (hemorragias crónicas, aumento del consumo de Fe, trastornos en su absorción, dietas pobres en Fe, etc.). ‖ **-globular.** Anemia por disminución del número de hematíes. ‖ **-hemolítica.** La causada por excesiva destrucción eritrocitaria. Según su etiopatogenia se distinguen las anemias hemolíticas heredoconstitucionales hemoglobinoeritropáticas, como la ANEMIA DREPANOCÍTICA, las TALASEMIAS, las anemias por hemoglobinas inestables (caracterizadas por la aparición de los cuerpos de Heinz), las hemoglobinopatías con afinidad alterada por el O₂, la ANEMIA ELIPTOCITARIA y la ANEMIA ESFEROCÍTICA, las anemias hemolíticas adquiridas, de origen inmunológico, por iso y autoanticuerpos, de origen tóxico, bacteriano, por agentes físicos o cardioangiopático (por rugosidad de las paredes vasculares), y las anemias hemolíticas de mecanismo complejo u obscuro, como el SÍNDROME DE MARCHIAFAVA-MICHELI y el de ZIEVE. ‖ **-hemorrágica**. La debida a pérdida de sangre. ‖ **-hipercroma o hipercrómica.** Forma en la que la hemoglobina no se reduce en la misma proporción que el número de hematíes, por lo cual la concentración de la hemoglobina corpuscular media es mayor que la normal. ‖ **-hipocroma o hipocrómica.** Forma en la que la hemoglobina está más disminuida que el número de eritrocitos. La concentración de la hemoglobina corpuscular media es inferior a la normal. ‖ **-hipoplásica.** Anemia causada por insuficiencia de los órganos hemopoyéticos. ‖ **-idiopática.** Anemia causada por un trastorno funcional de los órganos hematopoyéticos de origen desconocido. *Sin.:* Anemia esencial. ‖ **-infantil seudoleucémica.** Forma de anemia en los niños, semejante a la leucemia y caracterizada por el aumento de tamaño, leucocitosis y alteraciones de las células sanguíneas. Se denomina también *anemia de Jaksch, esplenomegalia infantil* y *anemia esplénica infantil* y se presenta en cuadros diversos, como malnutrición, tuberculosis, sífilis, leishmaniasis, etc. ‖ **-infecciosa de los caballos.** Fiebre palúdica de los caballos. ‖ **-intertropical.** ANQUILOSTOMIASIS. ‖ **-isocrómica.** Forma en la que la hemoglobina se reduce en la misma proporción que el número de hematíes. ‖ **-leucoeritroblástica.** La caracterizada por la presencia en la sangre de formas no maduras de eritrocitos y leucocitos. ‖ **-linfática.** SEUDOLEUCEMIA. ‖ **-local.** ISQUEMIA. ‖ **-macrocítica, microcítica.** La caracterizada por el aumento o reducción del tamaño de los hematíes, respectivamente. La primera comprende la anemia perniciosa, la esprue y la anemia del embarazo. ‖ **-maligna.** ANEMIA PERNICIOSA PROGRESIVA. ‖ **-mediterránea.** ANEMIA DE COOLEY. V. TALASEMIA β. ‖ **-megaloblástica.** La caracterizada por la presencia de megaloblastos y que comprende varios tipos de anemias carenciales en las cuales la formación de los eritrocitos se halla alterada por falta de uno o varios principios maduradores (vit. B₁₂, ácido fólico). ‖ **-megalocítica.** ANEMIA MACROCÍTICA. ‖ **-metaplásica.** Anemia perniciosa caracterizada por el cambio de los elementos plásicos de la sangre. ‖ **-mielopática.** La debida a la alteración de la médula ósea. ‖ **-normocítica.** Anemia por reducción del número de hematíes sin alteración de su tamaño ni del contenido hemoglobínico. ‖ **-perniciosa.** Anemia megaloblástica originada por malabsorción de la vitamina B₁₂, por disminución en la secreción del factor intrínseco. De probable base familiar hereditaria, cursa con glositis atrófica, aquilia gástrica y signos neurológicos (parestesias, ataxia). Es notable la disminución en el número de eritrocitos, que se hallan aumentados de tamaño (megalocitos). En la médula ósea es típico encontrar megaloblastos. *Sin.:* Anemia perniciosa progresiva, megaloblástica genuina, o de Addison-Biermer. ‖ **-pleiocrómica.** Anemia febril aguda. ‖ **-por secuestración.** Anemia local producida por la ligadura de un miembro o parte, después de haber expelido su sangre. ‖ **-posthemorrágica.** Anemia hemorrágica, también llamada *metahemorrágica* cuando es debida a pequeñas hemorragias repetidas que no dan tiempo a compensar la pérdida. ‖ **-primaria.** ANEMIA IDIOPÁTICA. ‖ **-secundaria.** La debida a una hemorragia, cáncer o cualquiera otra enfermedad o traumatismo anterior. ‖ **-sideroacréstica o sideroblástica.** Anemia hipocroma hipersiderémica, cuya característica fundamental es la presencia en la medula ósea de gran número de sideroblastos, muchos de ellos con gránulos dispuestos en forma de corona perinuclear (sideroblastos en anillo). ‖ **-sintomática.** ANEMIA SECUNDARIA. ‖ **-traumática.** La debida a una pérdida de sangre por traumatismo. ‖ **-trofoneurótica.** Anemia producida por choque nervioso o por lesiones nerviosas. ‖ **-tropical.** Anemia de los no aclimatados a los climas tropicales. ‖ **-tropical macrocítica.** Variedad observada en regiones de India, África y Chile, semejante a la anemia perniciosa, pero sin aclorhidria ni fenómenos nerviosos.

anemidria (de *an-*, el gr. *haîma,* sangre, e *hýdor,* agua). f. arc. Insuficiencia del elemento agua en la sangre.

anemofobia (del gr. *ánemos,* viento, y *phóbos,* temor, horror). f. F., *anémophobie;* In., *anemofobia.* Temor morboso al viento o a las corrientes de aire.

Anemone. Género de plantas ranunculáceas. V. PULSATILA.

anemone, anémona o **anemona.** f. ANEMONE.

anemonina. f. Principio activo de la *Anemone pulsatilla;* substancia cristalina incolora. Antiespasmódico y sedante en el asma, bronquitis, tos ferina, dismenorrea, epididimitis, etc.

anemonol. m. Esencia extremadamente tóxica de varias especies del género *Anemone* y otras plantas ranunculáceas.

anemopatía (del gr. *ánemos,* viento, y *páthe,* enfermedad). f. Tratamiento de las enfermedades por las inhalaciones. ‖ Enfermedad causada por grandes vientos o por fuertes corrientes de aire.

anemotrofia (de *an-*, el gr. *haîma,* sangre, y *trophé,* nutrición). f. F., *déficience dans la nutrition su sang;* In., *anemotrophy.* Defecto de nutrición sanguínea.

anemotropismo (del gr. *ánemos,* viento, y de *tropismo).* m. Reacción del organismo ante el viento.

anempeiria o **anempiria** (de *an-* y el gr. *empeiría,* experiencia). f. Falta de experiencia o de conocimientos prácticos. ‖ Término de Heveroch para designar la incapacidad de aplicar los conocimientos adquiridos.

anencefalia (de *an-* y el gr. *egképhalos,* cerebro). f. A., *Hirnlosigkeit;* F., *anencéphalie;* In., *anencephalia;* It. y P., *anencefalia.* Falta de cerebro. ‖ ACRANIA.

anencefalohemia (de *an-*, el gr. *egképhalos,* cerebro, *haîma,* sangre). f. desus. Deficiencia en el aporte sanguíneo cerebral.

anencefalomielia (de *anencefalia* y el gr. *myelós*, médula). f. Monstruosidad caracterizada por la falta de encéfalo y médula espinal.

anencefalotrofia (de *an-*, el gr. *egképhalos*, cerebro, y *trophé*, nutrición). f. Disminución del volumen del cerebro.

anenteremia (de *an-*, el gr. *énteron*, intestino, y *haîma*, sangre). f. Deficiencia del riego sanguíneo intestinal.

anenteroneuria (de *an-*, el gr. *énteros*, intestino, y *neûron*, nervio). f. Atonía intestinal.

aneosinofilia (de *an-* y *eosinofilia*). f. Falta o disminución de células eosinófilas en la sangre. EOSINOPENIA.

anepia (de *an-* y el gr. *épos*, palabra). f. A., *Anepie;* F., *anepie;* In., It. y P., *anepia*. Imposibilidad de hablar.

anepiploico (de *an-* y *epiplón*). adj. F., *anépiploïque;* In., *anepiploic*. Desprovisto de omento o epiplón.

anepitimia (de *an-* y el gr. *epithymía*, deseo). f. F., *anépithymie;* In., *anepithymia*. Pérdida de los deseos y apetitos. *Sin.:* Abepitimia.

aneretisia (de *an-* y el gr. *erethízein*, excitar). f. Falta o carencia de irritabilidad.

anergasia (de *an-* y el gr. *ergasía*, trabajo). f. F., *absence d'activité fonctionnelle;* In., *anergasia*. Falta de actividad funcional.

anergástico. adj. F., *anérgastique;* In., *anergastic*. Calificación de los trastornos psíquicos por alteración de la función cerebral (pérdida de la memoria y juicio, contractura, parálisis, coma) (Meyer).

anergia (de *an-* y el gr. *érgon*, trabajo). f. A., *Anergie;* F., *anergie;* In., *anergy;* It. y P., *anergia*. ASTENIA. || Inactividad. || Desaparición temporal de la alergia; antianafilaxis.

aneritro (de *an-* y el gr. *arythrós*, rojo). adj. Dícese de lo que carece de color rojo. La luz aneritra en los oftalmoscopios o en la lámpara de hendidura, suele conseguirse por filtración a través de un cristal verde.

aneritroblepsia. f. ANERITROPSIA.
aneritroplasia. f. ANERITROPOYESIS.
aneritropoyesis (de *an-*, el gr. *erythrós*, rojo, y *poieîn*, hacer). f. F., *anérythropoïèse;* In., *anerythropoiesis*. Insuficiencia en la producción de los glóbulos rojos.

aneritropsia (de *an-*, el gr. *erythrós*, rojo, y *ópsis*, sivsta). f. A., *Rotblindheit;* F., *anérythropsie;* In., *anerythropsia;* It. y P., *aneritropsia*. Ceguera para el color rojo; daltonismo para el rojo. *Sin.:* Aneritroblepsia, protanopía.

anerosia (de *an-* y el gr. *éros*, amor, deseo apasionado). f. A. y F., *Anerosie;* In., It. y P., *anerosia*. Falta o disminución del estímulo sexual; anafrodisia.

anervia. f. ANEURIA.

anesis (del gr. *ánesis*, aflojamiento). f. Remisión o disminución de los síntomas de una enfermedad aguda.

anestecinesia (de *an-*, el gr. *aísthesis*, sensación, y *kínesis*, movimiento). f. Pérdida de la sensibilidad y motilidad.

anestesia (de *an-* y el gr. *aísthesis*, sensación). f. A., *Anästhesie;* F., *anesthésie;* In., *anesthesia;* It. y P., *anestesia*. Abolición de la sensibilidad. Más corrientemente, dicho término se emplea para indicar la pérdida de la sensibilidad dolorosa, obtenida por la administración de fármacos anestésicos, para hacer posible la ejecución de intervenciones quirúrgicas cruentas o para la realización de otras terapéuticas o de maniobras diagnósticas capaces de originar dolor. ||**-a la reina**. Anestesia general ligera, obtenida por inhalación de éter. ||**-analgésica**. La intravenosa que utiliza sólo un mórfico y un curarizante, con exclusión de todo otro fármaco.||**-analgésica potencializada**. La intravenosa que utiliza generosamente un morfinomimético, pero asociándole otras sustancias o fármacos. ||**-analgésica secuencial**. Puede considerarse una de las modalidades de la anestesia analgésica, con empleo en el preoperatorio de un morfínico y un curarizante, y utilización al final de la intervención de antídotos para inhibir la acción de los curarizantes y suprimir la depresión ventilatoria producida por los morfinomiméticos. ||**-angiospástica**. Pérdida de la sensibilidad producida por el espasmo de los vasos sanguíneos. ||**-básica** o **de base**. Estado de narcosis producido por una medicación preliminar a la anestesia general, con objeto de reducir la cantidad de anestésico inhalado.||**-bulbar**. Anestesia central debida a una lesión del puente de Varolio. ||**-caudal**. La obtenida por inyección del anestésico en el conducto sacro. ||**-central**. Anestesia dependiente de una enfermedad de los centros nerviosos. ||**-cerebral**. La originada por una lesión cerebral. ||**-cerrada**. Anestesia general por inhalación, mantenida indefinidamente para la respiración de una cantidad relativamente pequeña del anestésico. ||**-crepuscular**. SUEÑO CREPUSCULAR. ||**-cruzada**. La que ocurre en un lado del cuerpo y es debida a una lesión nerviosa en el lado opuesto.||**-de Arnott**. Anestesia local producida por una mezcla frigorífica de hielo y sal. ||**-de Bier**. Anestesia local producida por la inyección de novocaína en las venas de un miembro al que se ha hecho exangüe por la elevación y doble constricción elástica. *Sin.:* Anestesia venosa. ||**-de bloque**. ANESTESIA REGIONAL.||**-de conducción**. ANESTESIA REGIONAL. ||**-de Corning**. ANESTESIA ESPINAL. ||**-de Drain-Dumenil**. Introducción en las ventanas de la nariz de tapones de algodón impregnados de cloruro de etilo. ||**-de Goyanes**. La producida por inyección del anestésico en la arteria de una región, previa isquemia de ésta por la ligadura. ||**-de Gwathmey**. Introducción en el recto de una solución de éter en aceite de olivas. ||**-de Hirschel**. Anestesia regional por infiltración del plexo braquial por vía axilar. ||**-de Kulenkampff**. Anestesia local producida por la inyección del anestésico en el plexo braquial por vía supraclavicular. ||**-de Meltzer**. Anestesia por medio de insuflación intratraqueal. ||**-de Reclus**. Anestesia por infiltración de los planos a medida que se descubren en la operación. ||**-disociada**. Anestesia para el dolor y la temperatura, con persistencia a la sensibilidad táctil. ||**-dolorosa**. Anestesia táctil con dolor en la parte; dolor intenso después de la parálisis, estado que se observa en ciertas enfermedades medulares. ||**-eléctrica**. Anestesia transitoria producida por el paso de una corriente eléctrica. ||**-en círculo** o **cinturón**. Anillo de anestesia que rodea el cuerpo. ||**-en guante**. Anestesia de la mano desde la muñeca a la punta de los dedos.||**-endoneural**. Anestesia regional por inyección de anestésico debajo del epineuro del tronco que inerva la región. ||**-espinal**. La debida a una lesión medular. Anestesia subdural, extradural o epidural. ||**-esplácnica**. Anestesia para las operaciones viscerales por la inyección del anestésico en la región de los ganglios semilunares. ||**-facial**. Insensibilidad de las partes inervadas por el nervio facial. ||**-general**. La que afecta todo el cuerpo. ||**-gustatoria**. Falta o pérdida del sentido del gusto. ||**-intraneural**. Anestesia producida por inyecciones en el nervio. ||**-intratraqueal**. Anestesia por insuflación de Meltzer. ||**-intravenosa**. Flebonarcosis; anestesia general por inyección intravenosa. || Anestesia regional por la inyección de un anestésico local en las venas. ||**-javanesa**. Anestesia producida por la presión en las carótidas. ||**-local**. La que se confina a una parte limitada de superficie, producida por la inyección de anestésicos locales, enfriamiento o refrigeración, o por contacto, pincelación, instilación, etc. ||**-medular**. ANESTESIA ESPINAL. ||**-mental**. Incapacidad para reconocer o identificar los estímulos sensoriales. ||**-mixta**. La producida por el empleo de más de un anestésico. ||**-muscular**. Falta o pérdida del sentido muscular. ||**-neural**. ANESTESIA REGIONAL. ||**-olfatoria**. ANOSMIA. ||**-óptica**. AMAUROSIS. ||**-paraneural**. Anestesia regional por la inyección del anestésico a cierta distancia del tronco nervioso. ||**-parapléjica**. Anestesia de los miembros inferiores. ||**-parasacra, paravertebral**. Las producidas por la inyección de anestésicos alrededor de los nervios sacros o raquídeos junto a su emergencia. ||**-parcial**. Anestesia en la que se conserva algún grado de sensibilidad. ||**-periférica**. La de-

bida a lesiones de los nervios periféricos. ‖ **-perineural.** La producida por inyección del anestésico en la proximidad inmediata del nervio. ‖ **-por compresión.** La producida por compresión sobre un tronco nervioso. ‖ **-por infiltración.** Anestesia local producida por la inyección de soluciones anestésicas diluidas debajo de la piel. ‖ **-por inhalación.** Anestesia general por respiración de gases o vapores de diversas sustancias anestésicas: cloroformo, éter, cloruro de etilo, óxido nitroso, óxido nitrosooxígeno, etc. ‖ **-por insuflación.** Anestesia producida por la insuflación en la tráquea de una mezcla gaseosa por un tubo delgado. ‖ **-por presión.** Anestesia producida por la inyección del anestésico a presión. ‖ **-por refrigeración.** La producida por enfriamiento de la parte por medio del éter, cloruro de etilo, mezclas frigoríficas, etc. ‖ **-potencializada.** Anestesia reforzada. ‖ **-primaria.** Anestesia transitoria que se experimenta en los primeros períodos de la producción de la anestesia general. ‖ **-psíquica.** Pérdida de la afectividad, o insensibilidad para la alegría y para el dolor, de lo que el paciente tiene conciencia. ‖ **-raquídea.** ANESTESIA ESPINAL. ‖ **-rectal.** Anestesia general producida por la introducción en el recto del agente anestésico. ‖ **-reforzada.** Procedimiento por el que se consiguen anestesias con dosis farmacológicas inferiores a las habituales. V. HIBERNACIÓN. ‖ **-regional.** Anestesia de una parte o región por interrupción de la conductibilidad nerviosa sensitiva, producida por inyecciones intra o paraneurales que bloqueen el campo operatorio. ‖ **-segmentaria.** Pérdida de la sensibilidad en un segmento del cuerpo por lesión de una raíz nerviosa. ‖ **-sexual.** ANAFRODISIA. ‖ **-submucosa, subperióstica.** La producida por inyección del anestésico debajo de la mucosa o del periostio, respectivamente. ‖ **-táctil.** Pérdida o alteración del sentido del tacto. ‖ **-térmica.** Pérdida de la sensibilidad al calor. ‖ **-terminal.** La que afecta a las terminaciones nerviosas. ‖ **-unilateral.** HEMIANESTESIA. ‖ **-venosa.** ANESTESIA DE BIER. ‖ **-visceral.** Pérdida de las sensaciones viscerales.
anestesiador. m. Experto en la práctica de anestesiar. ‖ Anestesista.
anestésico. adj. A., *Narkosemittel;* F., *anesthésique;* In., *anesthetic;* It., *anestetico;* P., *anestésico.* Insensible al tacto y al dolor. ‖ m. Agente o substancia que produce anestesia. ‖ **-ACE.** Mezcla anestésica de alcohol, 1 parte; cloroformo, 2 partes, y éter, 3 partes. ‖ **-de Aran.** Mezcla de cloruro de etilo y otros diversos productos clorados. Es anestésico local y se usa en aceite para fricciones en el reumatismo. ‖ **-de Billroth.** MIXTURA DE BILLROTH. ‖ **-de Cotton.** Éter purificado al que se añade el 2 % de etileno, el 0,5 % de dióxido de carbono y el 3 % de alcohol etílico. ‖ **-de Reynauld.** Cloroformo, 4 partes; alcohol metílico, 1 parte. ‖ **-de Schleich.** Solución de cocaína, morfina y sal común, que se inyecta para la producción de la anestesia local. ‖ **-de Wilson.** Anestésico local, compuesto de una mezcla de clorhidrato de cocaína, benjuí, ácido bórico, naftol, esencia de gaulteria, eucalipto, menta y tomillo, nitroglicerina, alcohol absoluto y agua. ‖ **-general.** El que actúa sobre el sistema nervioso central impidiendo la percepción de los estímulos nerviosos; se aplica por vía parenteral o inhalatoria (gases como el protóxido de nitrógeno, o vapores como el éter etílico o fluotano) o por vía intravenosa (barbitúricos, propanidina) o también por vía rectal (hidrato de cloral). ‖ **-local.** Substancia que bloquea temporalmente la conducción nerviosa a cualquiera de sus niveles, cuando es aplicada localmente en el tejido nervioso, sin modificar su estructura anatómica. Los más característicos son la procaína y la cocaína. Se han sintetizado otros muchos.
anestesímetro (de *anestesia* y el gr. *métron,* medida). m. F., *anesthésimètre;* In., *anesthesimeter.* Instrumento para medir la cantidad de anestésico administrada. ‖ Instrumento para apreciar el grado de sensibilidad del sujeto anestesiado. *Sin.:* Anestetómetro.
anestesióforo (de *anestesia* y el gr. *phorós,* que lleva). adj. Que lleva consigo acción anestésica.
anestesiología (de *anestesia* y el gr. *lógos,* tratado). f. F., *anesthésiologie;* In., *anesthesiology.* Rama de la medicina que estudia los problemas de fisiología, patología y clínica relacionados con la práctica de la anestesia.
anestesiólogo. m. F., *anesthésiologiste;* In., *anesthesiologist.* Médico especializado en la práctica de la anestesia y que tiene bajo su control las funciones vitales del paciente durante la intervención quirúrgica. Se le asigna también la reanimación extraquirúrgica, por lo que se le denomina asimismo *anestesiólogo-reanimador.*
anestesista. com. ANESTESIADOR. ‖ Anestesiólogo.
anestrina (de *an-* y *estro*). f. Factor inhibidor del estro, procedente del lóbulo anterior de la hipófisis.
Anethum. Género de plantas que comprende el hinojo y el eneldo. El fruto del A. (*Peucedanum*) *graveolens* es carminativo y estimulante. V. ENELDO.
anético (del gr. *ánetos,* flojo). adj. Ablandante, calmante, anodino.
anetiológico (de *an-* y *etiológico*). adj. Sin causa conocida; no conforme con la etiología.
anetodermia (del gr. *ánetos,* flojo, y *dérma,* piel). f. A., *Anetodermie;* F., *anétodermie;* In., *anetodermia;* It. y P., *anetodermia.* Atrofia y laxitud de la piel debida a la pérdida de fibras elásticas. ‖ **-de Jadassohn.** Manchas eritematosas bien definidas que se atrofian por el centro y forman una lesión circular, dentro de la cual la epidermis está arrugada. Histológicamente hay infiltración inflamatoria perivascular. ‖ **-de Schweninger y Buzzi.** Similar a la de Jadassohn, pero con menor componente inflamatorio. ‖ **-idiopática progresiva de Pasini y Pierini.** Lesiones atróficas definidas pardas, ovales, redondas. Histológicamente hay reducción del espesor de la epidermis y de capas del tejido conjuntivo de la dermis, con infiltración perivascular de la dermis superior. Posiblemente se trate de una forma superficial de esclerodermia.
anetodoncia (del gr. *ánetos,* flojo, y *odoús, odóntos,* diente). f. Aflojamiento de los dientes.
anetol (de *anethum,* aneldo, y *oleum,* aceite). m. F., *anéthol;* In., *anethole.* Metilalilfenol, substancia sólida o líquida, fragante, blanca, de la esencia de hinojo o anís. Carminativo y antiséptico. *Sin.:* Alcanfor de anís.
anetopatía (de *an-,* el gr. *éthos,* carácter, y *páthos,* padecimiento). f. Psicopatía en la que el paciente se encuentra siempre irresoluto y perturbado en sus actos, a pesar de conocer perfectamente las diferencias entre la razón y la sinrazón de éstos.
aneumático (de *a-* y el gr. *pneumatikós,* relativo a la respiración). adj. Sin aire; colapsado o no inflado; con exclusión de aire como: *proceso, operación aneumática.*
aneuploide. adj. F., *aneuploïde;* In., *aneuploid.* Dícese de la célula con un número de cromosomas que no es el número haploide. ‖ m. Individuo con células aneuploides.
aneuploidía. f. A., *Aneuploidie;* F., *aneploïdie;* In., *aneuploidy;* It. y P., *aneuploidia.* Condición en que las células no son euploides.
aneuria (de *an-* y gr. *neûron,* nervio). f. Falta o defecto de energía nerviosa. PARÁLISIS.
aneurilémico (de *a-* y *neurilema*). adj. Caracterizado por la ausencia de neurilema.
aneurina. f. F., *aneurine;* In., *aneurin.* VITAMINA B$_1$ o TIAMINA.
aneurisma (del gr. *aneúrysma,* ensanche). amb. A., *Aneurysma;* F., *anévrysme;* In., *aneurysm;* It. y P., *aneurisma.* Bolsa formada por la dilatación o rotura de las paredes de una arteria o vena y llena de sangre circulante. ‖ DILATACIÓN CARDÍACA. ‖ **-abdominal.** Aneurisma de la aorta abdominal. ‖ **-activo.** Dilatación cardíaca con hipertrofia. ‖ **-ampollar.** ANEURISMA SACULADO. ‖ **-anular.** Dilatación cardíaca en forma sacular próxima al anillo valvular mitral o aórtico.

‖ **-aórtico.** Aneurisma de la arteria aorta. ‖ **-arteriovenoso.** Rotura simultánea de una vena y una arteria, por lo cual la sangre penetra directamente en la vena próxima *(varice aneurismática)* o es llevada a la vena por un saco intermedio *(aneurisma varicoso)*. ‖ **-axil.** Aneurisma en el cual está dilatada toda la circunferencia del vaso. ‖ **-axilar.** Aneurisma de la arteria axilar. ‖ **-cardíaco.** Dilatación aneurismática del corazón o de alguna de sus cavidades. ‖ **-cilindroideo.** Dilatación uniforme de una porción considerable de arteria; denominado también *tubular*. ‖ **-circunscrito.** ANEURISMA VERDADERO. ‖ **-cirsoideo.** Entrecruzamiento de arterias, venas y capilares dilatados y alargados formando un tumor pulsátil debajo de la piel, especialmente del cráneo. *Sin.:* Varice arterial; tumor cirsoide; aneurisma anastomótico, racemoso, ramificado; angioma ramoso. ‖ **-compuesto.** Aneurisma en el cual algunas de las túnicas del vaso se han roto y otras meramente dilatado. ‖ **-de Bérard.** Aneurisma varicoso en los tejidos alrededor de una vena. ‖ **-de Criespecie** Aneurisma de la arteria esplénica. ‖ **-de Park.** Aneurisma arteriovenoso, en el cual la dilatación comunica con dos venas. ‖ **-de Pott.** VARICE ANEURISMÁTICA. ‖ **-de Rasmussen.** Dilatación de una arteria terminal en una caverna pulmonar. Su rotura produce hemoptisis. ‖ **-de Richet.** ANEURISMA FUSIFORME. ‖ **-de Rodríguez.** Aneurisma varicoso con el saco contiguo a la arteria. ‖ **-de Scarpa.** VARICE ANEURISMÁTICA. ‖ **-de Shekelton.** ANEURISMA DISECANTE. ‖ **-disecante.** Aneurisma en el cual la sangre separa por la presión las túnicas del vaso. ‖ **-embólico.** El producido por embolismo. ‖ **-embolomicótico.** Aneurisma debido a una embolia procedente de algún foco que contenga microorganismos. ‖ **-espurio.** ANEURISMA FALSO. ‖ **-exógeno.** El debido a un traumatismo o violencia. ‖ **-externo.** El situado fuera de las cavidades del cuerpo. ‖ **-falso.** Aneurisma en el cual se han roto las capas del vaso y la sangre es retenida por los tejidos próximos. ‖ **-fusiforme.** Dilatación de una arteria en forma de huso. ‖ **-herniario.** Aneurisma en el cual el saco está formado por la túnica interna, que se proyecta a través de las otras túnicas. ‖ **-interno.** El situado en alguna de las cavidades del cuerpo. ‖ **-lateral.** El que se prolonga desde un lado de la arteria. ‖ **-micótico.** El producido por el desarrollo de microorganismos en las paredes del vaso. ‖ **-miliar.** Aneurisma de una arteria diminuta, principalmente intracraneal. ‖ **-mixto.** ANEURISMA COMPUESTO. ‖ **-óseo.** Tumor vascular pulsátil de un hueso. ‖ **-pélvico.** El situado dentro de la pelvis. ‖ **-por anastomosis** o **anastomótico.** ANEURISMA CIRSOIDEO. ‖ **-por tracción.** El producido por la tracción en la aorta del conducto de Botal que se ha atrofiado incompletamente. ‖ **-racemoso.** ANEURISMA CIRSOIDEO. ‖ **-ramificado.** ANEURISMA CIRSOIDEO. ‖ **-saculado.** Dilatación arterial sacciforme, cuya abertura comunicante con la arteria es muy pequeña en relación con el tamaño de la bolsa. ‖ **-serpentino.** Estado senil con alargamiento y varicosidad que se observa en ciertas arterias, como la esplénica, iliaca y temporal. ‖ **-traumático.** Aneurisma falso producido por una violencia. ‖ **-tubular.** ANEURISMA CILINDROIDEO. ‖ **-varicoso.** Aneurisma en el cual la arteria comunica con una vena contigua por medio del saco. ‖ **-verdadero.** Aneurisma formado por las paredes arteriales, una de cuyas túnicas, por lo menos, está entera.

aneurismectomía (de *aneurisma* y el gr. *ektomé*, escisión). f. F., *anéurysmectomie;* In., *aneurysmectomy*. Extirpación de un aneurisma por ablación del saco.

aneurismoplastia (de *aneurisma* y el gr. *plássein*, formar). f. F., *anéurysmoplastie;* In., *aneurysmoplasty*. Restauración plástica de la arteria en el aneurisma; endoaneurismorrafia reconstructiva.

aneurismorrafia (de *aneurisma* y del gr. *raphé*, sutura). f. A., *Aneurysma-Operation;* F., *anévrysmorraphie;* In., *aneurysmorrhaphy;* It. y P., *aneurismorrafia*. Operación de suturar un aneurisma. ‖ Procedimiento u operación de Matas.

aneurismotomía (de *aneurisma* y el gr. *tomé*, corte). f. F., *anéurysmotomie;* In., *aneurysmotomy*. Operación de incidir la bolsa de un aneurisma para que se efectúe la curación por granulación.

aneurosis. f. ANEURIA.
aneustia. f. APNEA.
aneutanasia. f. DISTANASIA.
aneutrofilia. f. Agranulocitosis.

anexectomía (de *anexos* y el gr. *ektomé*, resección). f. A., *Entfernung der Adnexe;* F., *annexectomie;* In., *adnexectomy;* It., *annessectomia;* P., *anexectomia*. Ablación o extirpación de los anexos uterinos.

anexitis (de *anexos* y el suf. *-itis*). f. A., *Adnexitis;* F., *annexite;* In., *adnexitis;* It., *annessite;* P., *anexite*. Inflamación de los anexos uterinos.

anexopexia (de *anexos* y el gr. *pêxis*, fijación). f. A., *Adnexaheftung;* F., *annexopexie;* In., *adnexopexy;* It., *annessopessia;* P., *anexopexia*. Operación de elevar y fijar la trompa de Falopio y el ovario a la pared abdominal.

anexos (del lat. *annexus*, p. p. de *annectere*, enlazar, unir). m. pl. A., *Adnexe;* F., *annexes;* In., *adnexa;* It., *annessi;* P., *anexos*. Apéndices o partes adjuntas. ‖ **-cutáneos.** Pelos y uñas. ‖ **-del feto.** El cordón, amnios, placenta y caduca. ‖ **-del ojo.** El aparato lagrimal y otros apéndices del ojo. ‖ **-del útero.** Las trompas, los ovarios, los ligamentos anchos y demás partes del aparato sexual femenino que están inmediatas al útero.

anexosmótico. adj. Que actúa disminuyendo las secreciones o moderando la movilidad intestinal.

anfanfoterodiplopía. f. ANFODIPLOPÍA.

anfeclexis (de *anfi-* y el gr. *eklégein*, escoger); f. In., *amphecleixis*. Selección sexual por parte de macho y hembra.

anfemerina. f. Nombre dado por Galeno a la fiebre cotidiana.

anfémero (de *anfi-* y el gr. *heméra*, día). adj. Cotidiano.

anfetamina. f. A., *amphétamine;* In., *amphétamine*. β-Fenilisopropilamina racémica. Bencedrina®. Amina simpaticomimética indirecta (V. TIRAMINA) con potente actividad estimulante del sistema nervioso central, activa por vía oral. Retrasa la aparición de las sensaciones de sueño y de fatiga y mejora el rendimiento psicomotor (por lo que es empleada como estimulante por los deportistas y en otras circunstancias en las que se quiere mejorar el rendimiento intelectual o físico), disminuye la sensación de apetito y aumenta la tensión arterial. Puede producir dependencia y, con la administración continuada, efectos psicotóxicos. Su empleo como estimulante y en la terapéutica de la obesidad es discutible. Se usa en el tratamiento de los estados hipercinéticos en los niños, en la narcolepsia, en ciertas formas de epilepsia y, en ocasiones, en la enfermedad de Parkinson. El isómero *d* (*dextroanfetamina*) tiene mayores efectos centrales que el *l*, y éste (*levoanfetamina*) es más potente por lo que se refiere a las acciones cardiovasculares.

anfi-. Forma prefija (del gr. *amphí*), con la significación de: alrededor de, a ambos lados, doble, etc.

anfiarquiocroma (de *anfi-*, el gr. *árkys*, red, y *chrôma*, color). f. F., *amphiarkyochrome;* In., *amphiarkyochrome*. Célula nerviosa, cuya red cromática se tiñe en unos puntos intensamente y en otros débilmente.

anfiartrosis (de *anfi-*, el gr. *árthron*, articulación, y suf. *-osis*). f. A., *Amphiar-throse;* F., *amphiarthrose;* In., *amphiarthrosis;* It., *anfiarthrosis;* P., *anfiartrose*. Articulación en la cual las superficies están unidas por discos de fibrocartílago, como las vertebrales o la sínfisis púbica. Esta forma de articulación permite movimientos muy limitados.

anfiáster (de *anfi-* y el gr. *áster*, estrella). m. A., *Amphiaster;* F. e In., *amphiaster;* It., *anfiaster*. Figura que forman las fibras de cromatina en la cariocinesis, que consiste en dos estrellas unidas por un huso. Diáster.

anfiauxesis (de *anfi-* y el gr. *aúxesis*, crecimiento). f. Desarrollo o crecimiento por círculos concéntricos.

anfiblástula (de *anfi* y el gr. *blastós*, germen). f. F., *amphiblastule;* In., *amphiblastula.* Blástula de segmentos desiguales.
anfiblestritis (del gr. *amphíblestron*, red, y el suf. *-itis).* f. Inflamación de la retina.
anfiblestroide (del gr. *amphíblestron*, red, y *eîdos*, forma). adj. En forma de red. || f. RETINA.
anfibolia (del gr. *amphibolía,* incertidumbre, duda). f. Período incierto de una fiebre o enfermedad; período de pronóstico dudoso.
anficarcinogénico. adj. F., *amphicarcinogénique;* In., *amphicarcinogenic.* Que tiende, según las condiciones, a aumentar o a disminuir la actividad carcinogénica. Pueden presentar este carácter las substancias con capacidad para regular el funcionalismo celular a nivel del núcleo, que son utilizadas a menudo para el tratamiento de las enfermedades tumorales. Por ejemplo, las hormonas esteroideas (estrógenos, progestágenos, corticosteroides) han sido relacionadas con la aparición de carcinomas en la mama y órganos genitales femeninos y, no obstante, forman parte de numerosos métodos de tratamiento de estos mismos tumores. Pueden considerarse como tales, los citostáticos y las radiaciones.
anficarion (de *anfi-* y el gr. *káryon*, nuez, avellana, núcleo). m. F. e In., *amphicaryon.* Núcleo doble o diploide.
anficelo (de *anfi-* y el gr. *koîlos*, cóncavo, hueco). adj. Cóncavo o hueco en ambos extremos o lados. Bicóncavo.
anficéntrico (de *anfi-* y el gr. *kéntron*, punto). adj. Que empieza y termina en el mismo vaso, como una rama de la *rete mirabilis.*
anficito (de *anfi-* y el gr. *kýtos*, cavidad). m. A., *Mantelzelle;* F., *amphicyte;* In., *amphicyte;* It., *anficito.* Célula que entra en la formación de la cápsula que rodea la célula ganglionar cerebrospinal.
anficrania (de *anfi-* y el gr. *kraníon*, cráneo). f. A., *doppelseitiger Kopfschmerz;* F., *amphicranie;* In., *amphicrania;* It., *anficrania.* Cefalalgia en ambos lados de la cabeza.
anficreatina. f. F., *amphicréatine;* In., *amphicreatine;* $C_9H_{19}N_7O_4$. Leucomaína de origen muscular, que se presenta bajo la forma de cristales opacos blancoamarillentos.
anficroico o **anficromático** (de *anfi-* y el gr. *chróa*, color [principalmente de la piel], o *chrôma*, color). adj. F., *amphotère;* In., *amphicroic, amphichromatic.* Que tiene el poder de volver azul el papel rojo de tornasol y rojo al papel azul. ANFÓTERO.
anfidextro. adj. AMBIDEXTRO, AMBIMANO, EQUIMANO.
anfidiartrosis (de *anfi-* y *diartrosis).* f. ant. A., *Amphidiarthrose;* F., *amphidiarthrose;* In., *amphidiarthrosis;* It., *anfidiartrosi;* P., *anfidiartrose.* Articulación que participa del carácter de anfiartrosis y diartrosis, como la de la mandíbula. Diartroanfiartrosis.
anfigástrula (de *anfi-* y *gástrula).* f. F., *amphigastrula;* In., *amphigastrula.* Óvulo en un período avanzado de gastrulación.
anfigenético (de *anfi-* y el gr. *gennân*, engendrar). adj. Producido por medio de ambos sexos.
anfigonía (de *anfi-* y el gr. *gónos*, generación). f. A., *Amphigonie,* F., *amphigonie;* In., *amphigony;* It., *anfigonia.* Presencia simultánea de tejido ovárico y testicular.
anfigonio. m. Fase de la vida del parásito del paludismo que transcurre en el mosquito.
anfimicrobiano. adj. Aerobio y anaerobio al mismo tiempo.
anfimixis (de *anfi-* y el gr. *mîxis*, mezcla). f. A., *Amphigonie;* F., *amphimixie;* In., *amphimixis;* It., *anfimissi.* Unión de los núcleos germinales en la reproducción; reproducción sexual.
anfimórula. f. F., *amphimorula;* In., *amphimorula.* Mórula que resulta de la segmentación desigual, siendo las células de ambos hemisferios de tamaño diferente.
anfinúcleo. m. F., *amphinucléus;* In., *amphinucleus.* Núcleo que consta de un cuerpo único de fibras en huso y centrosoma, alrededor del cual se acumula la cromatina. Es la forma ordinaria de los núcleos protozoarios. *Sin.:* Centronúcleo.
anfipirenina (de *anfi-* y el gr. *pyrén*, hueso de fruta). Substancia de la membrana del núcleo celular.
anfistomiasis. f. F., *amphistomiae;* In., *amphistomiasis.* Estado de infección con trematodos del género *Amphistoma.*
anfiteatro (de *anfi-* y el gr. *théatron*, teatro). m. Sala de disección; aula.
anfiteno (de *anfi-* y el gr. *tainía*, cinta). m. F., *amphitène;* In., *amphitene.* Período de la mitosis en el que los cromosomas homólogos efectúan la sinapsis; sinapteno, cigoteno.
anfitimia (de *anfi-* y el gr. *thymós*, alma). f. A., *Amphithymie;* F., *amphithymie;* In., *amphithymia;* It., y P., *anfitimia.* Estado mental en el que hay depresión y exaltación.
anfitipia (de *anfi-* y el gr. *týpos*, tipo). f. Condición o estado de poseer dos tipos.
anfítrico (de *anfi-* y el gr. *thríx, trichós,* cabello). adj. F., *amphitriche;* In., *amphitrichous.* Que tiene flagelos en cada extremo.
anfo-. Prefijo griego, con la misma significación que *anfi-.*
anfocito (de *anfo-* y el gr. *ktos*, cavidad). m. F., *amphocyte;* In., *amphocyte.* Célula anfofílica, que tiene afinidad tanto para los colorantes ácidos como para los básicos.
anfocromatófilo. m. ANÓFILO.
anfodiplopía (de *anfo-* y *diplopía).* f. A., *Doppelsichtigkeit;* F., *amphodiplopie;* In., *amphodiplopia;* It., *anfodiplopia.* Visión doble en ambos ojos.
anfófilo (de *anfo-* y el gr. *phileîn*, amar). adj. F., *amphophile;* In., *amphophilic, amphophil.* Que puede teñirse con colorantes ácidos o básicos. || **-basófilo** u **oxífilo.** Que se tiñe con colorantes básicos o ácidos, pero con mayor afinidad para los primeros o los segundos, respectivamente.
anfogénico (de *anfo-* y el gr. *gennân*, producir, engendrar). adj. Que produce descendencia de ambos sexos.
anfólito. Electrólito anfótero. V. ELECTRÓLITO.
anfolofótrico. adj. ANFÍTRICO.
anfórico (del gr. *amphoreúse*, ánfora). adj. F., *amphorique;* In., *amphoric.* Denominación de un sonido parecido al que se produce al soplar sobre la boca de una botella, que se percibe auscultando el pecho en diversos estados morbosos. Se dice de una resonancia, respiración y voz.
anforiloquia o **anforofonía** (del gr. *amphoreús,* ánfora, y lat. *loqui,* hablar, o, en la segunda forma, del gr. *phoné,* sonido). f. A., *Amphoroloquie;* F., *amphorolo-quie;* In., *amphorophony;* It., y P., *anforofonia.* Fenómeno por el cual se observa que la voz del enfermo auscultada a través de la pared torácica tiene una resonancia metálica.
anfotericina. f. F., *amphotéricine;* In., *amphotericin.* Antibióticos tipos A y B obtenidos por Gold y colaboradores a partir del *Streptomyces nodosus.* Los preparados comerciales contienen casi exclusivamente anfotericina B, que se administra por vía intravenosa en el tratamiento de las micosis internas producidas por histoplasma, criptococos, coccidioides, etc. Es muy tóxico.
anfótero (del gr., *amphóteros,* los dos). adj. A., *amphoterisch;* F., *amphotère;* In., *amphoteric,* It., *anfotero;* P., *anfótero.* Que afecta indistintamente los papeles de tornasol rojo y azul. || Dícese del compuesto que tanto puede perder como ganar electrones (actuar como ácidos o como base), dependiendo del medio y de los compuestos con los que se combina.
anfoterodiplopía. f. ANFODIPLOPÍA.
anfotonía (de *anfo-* y el gr. *tónos*, tensión). f. A., *Amphotonie;* F., *amphotonie;* In., *amphotony;* It., y P., *anfotonia.* Estado en el que coexisten simpaticotonía y vagotonía.
anfótrico. adj. ANFÍTRICO.
anfractuosidad (del lat. *anfractuosus,* lleno de vueltas o rodeos). f. F., *anfractuosité;* In., *anfractuosity.* Surco

o depresión que separa las circunvoluciones cerebrales.
angeítis. f. ANGITIS.
angélica. f. F., *angélique;* In., *angelica.* Planta de la familia de las umbelíferas. ‖ Fruto y raíz de la *A. officinalis* y la *A. archangelica;* son aromáticos, estimulantes y emenagogos, y se emplean en la gota, reumatismo, bronquitis y fiebre intermitente. Entran en la composición del agua de melisa.
Angelucci (Síndrome de) (Arnaldo *Angelucci,* oftalmólogo italiano, 1854-1934). V. SÍNDROME.
Angerer (Pastillas de) (Otmar *Angerer,* cirujano alemán, 1850-1918). V. PASTILLA.
angialgia (de *angio-* y el gr. *álgos,* dolor). f. F., *angialgie;* In., *angialgia.* Dolor en el trayecto de un vaso. VASALGIA.
angiastenia (de *angio-* y *astenia*). f. F., *angiasthénie;* In., *angialgia.* Pérdida del tono vascular.
angiectasis (de *angio-* y *ectasis*). f. F., *angiasthénie;* In., *angiasthenia.* Dilatación de un vaso sanguíneo por aneurisma, varice o angioparálisis. ANGIOMA.
angiectomía (de *angio-* y el gr. *ektomé,* corte). f. F., *angiectomie;* In., *angiectomy.* Incisión o resección de un vaso o vasos.
angiectopia (de *angio-* y *ectopia*). f. F. e In., *angiectopia.* Posición o curso anormal de un vaso.
angielcosis (de *angio-* y el gr. *hélkos,* úlcera). f. Ulceración de un vaso.
angienfraxis (de *angio-* y el gr. *émphraxis,* obstrucción). f. F., *obstruction vasculaire;* In., *angiemphraxis.* Obstrucción de un vaso.
angiitis. f. ANGITIS.
angileucitis. f. LINFANGITIS.
angina (del lat. *angina,* de *angere,* sofocar). f. A., *Angina;* F., *angine;* In., It. y P., *angina.* En general, inflamación del anillo de Waldeyer, más comúnmente inflamación localizada en las amígdalas o partes adyacentes. ‖ Cualquier síndrome caracterizado por sofocación espasmódica. ‖ **-abdominal.** Dolores cólicos intensos, con aumento de tensión del pulso, que se observan en la esclerosis de los vasos abdominales. ‖ **-agranulocítica.** AGRANULOCITOSIS. ‖ **-aguda o simple.** Faringitis simple. ‖ **-artrítica.** Faringitis de naturaleza gotosa. ‖ **-blanca.** Angina exudativa, cuyo tipo es la angina diftérica. ‖ **-canina.** CRUP. ‖ **-catarral.** Faringitis catarral. ‖ **-cordis.** ANGINA DE PECHO. ‖ **-cruris.** CLAUDICACIÓN INTERMITENTE. ‖ **-de Bretonneau.** Angina diftérica. ‖ **-de pecho.** Afección caracterizada por dolor paroxismal en el tórax, irradiado a veces al brazo izquierdo, con sofocación, constricción y sensación de muerte inminente, debida a una insuficiencia coronaria transitoria que provoca una isquemia del miocardio. Se denomina también *esternalgia, estenocardia* y *ortopnea cardíaca.* ‖ **-de pecho vasomotora.** Dolor precordial, asociado con alteraciones vasomotoras, sin lesión orgánica del corazón. ‖ **-de pecho vasomotora.** Dolor precordial, asociado con alteraciones vasomotoras, sin lesión orgánica del corazón. ‖ **-de Plaut.** ANGINA DE VINCENT. ‖ **-de Schultz.** AGRANULOCITOSIS. ‖ **-de Tornwald.** Angina o catarro retronasal crónico. ‖ **-de Vincent.** Afección difteroide de la garganta, con inflamación y ulceración de las amígdalas y a veces de la mucosa de la boca y faringe, producido por el *Bacillus fusiformis* o de Vincent, asociado generalmente con un espirilo. ‖ **-diftérica.** Faringitis o laringitis diftérica. ‖ **-difteroide.** ANGINA DE PLAUT-VINCENT. ‖ **-epiglotídea.** Inflamación de la epiglotis. ‖ **-erisipelatosa, escarlatinosa.** Faringitis debida a la erisipela o a la escarlatina. ‖ **-escrofulosa.** ENFERMEDAD DE ISAMBERT. ‖ **-estreptocócica.** La producida por estreptococos. ‖ **-falsa o espuria.** ANGINA DE PECHO VASOMOTORA. ‖ **-flemonosa o tonsilar.** Amigdalitis parenquimatosa. ‖ **-folicular.** Amigdalitis folicular. ‖ **-fusopiroquética.** ANGINA DE VINCENT. ‖ **-gangrenosa o maligna.** Inflamación gangrenosa de las fauces. ‖ **-hipocrática.** Absceso retrofaríngeo. ‖ **-infectivosubmaxilar.** ANGINA DE LUDWIG. ‖ **-laríngea.** LARINGITIS. ‖ **-laríngea**

edematosa. Edema de la glotis. ‖ **-linfoidocelular.** ANGINA MONOCÍTICA. ‖ **-ludovici, ludwigii o de Ludwig.** Inflamación purulenta alrededor de la glándula submaxilar en el suelo de la boca, de naturaleza estreptocócica generalmente. ‖ **-membranácea o membranosa.** CRUP. ‖ **-minor.** Forma leve de angina de pecho. ‖ **-monocítica.** Mononucleosis infecciosa, afección febril con angina, hipertrofia de los ganglios linfáticos y leucocitosis mononuclear. ‖ **-prepleurítica.** Ataque semejante a la angina de pecho como primera manifestación de una pleuritis aguda. ‖ **-pultácea.** Amigdalitis en la cual las criptas aparecen cubiertas de exudados blanquecinos. ‖ **-reumática.** Faringitis asociada con diátesis reumática. ‖ **-roja.** Se caracteriza principalmente por enrojecimiento de las fauces; representada por la angina catarral. ‖ **-serosa.** ANGINA CATARRAL. ‖ **-serosa.** Edema de la glotis. ‖ **-seudomembranosa.** ANGINA DE VINCENT. ‖ **-tímica.** LARINGITIS ESTRIDULOSA. ‖ **-tímica.** ASMA BRONQUIAL. ‖ **-tonsilar.** ESQUINANCIA. ‖ **-traqueal.** CRUP. ‖ **-ulcerosa.** Faringitis ulcerativa. ‖ **-vasomotora.** ANGINA DE PECHO VASOMOTORA.
anginiforme o anginoide (de *angina* y el lat. *forma,* forma, o del gr. *eîdos,* aspecto). adj. Semejante a la angina.
anginofobia (de *angina* y el gr. *phóbos,* temor, terror). f. Temor morboso a la angina de pecho.
anginosis (de *angina* y el suf. *-osis*). f. F. e In., *anginose.* Participación de las fauces en un proceso morboso general. ‖ Término general para los estados anginosos.
angio-. Forma prefija del gr. *aggeîon,* vaso.
angioblasto (de *angio-* y el gr. *blastós,* germen). m. A., *Angioblast;* F., *angioblaste;* In., *angioblast;* It. y P., *angioblasto.* Tejido embrionario del que derivan los vasos.
angioblastoma (de *angio-,* el gr. *blastós,* germen, y el suf. *-oma,* tumor). m. A., *Angioblastom;* F., *angioblastome;* In., It. y P., *angioblastoma.* Tumor del sistema nervioso central formado por vasos sanguíneos. Puede asentar en el cerebelo (angioblastoma cerebeloso), en donde puede ser quístico y asociarse con la enfermedad de Von Hippel-Lindau. Puede originarse también en las meninges del cerebro y de la médula espinal (meningioma angioblástico). V. MENINGIOMA.
angiobrosis (de *angio-* y el gr. *bibróskein,* devorar). f. Ulceración vascular, a veces con hemorragia.
angiocardiocinético (de *angio-,* el gr. *kardía,* corazón, y *kínesis,* movimiento). adj. F., *angiocardiocinétique;* In., *angiocardiokinetic.* Que afecta los movimientos del corazón y de los vasos. ‖ m. Agente o medicamento que influye en los movimientos del corazón y de los vasos.
angiocardiografía (de *angio-,* el gr. *kardía,* corazón, y *gráphein,* registrar). f. A., *Angiokardiographie;* F., *angiocardiographie;* In., *angiocardiography;* It. y P., *angiocardiografia.* Método de exploración para explorar defectos del tabique cardíaco y cortos circuitos entre la circulación mayor y menor, consistente en la inyección de substancias de contraste en las venas del cuello o brazo siguiendo su curso por los vasos y compartimientos cardíacos por medio de radiografías seriadas.
angiocardioneumografía. f. Radiografía de las cavidades del corazón y grandes vasos tras inyección de una substancia opaca.
angiocardiopatía (de *angio-,* el gr. *kardía,* corazón, y *páthos,* enfermedad). f. F., *angio-cardiopathie;* In., *angiocardiopathy.* Enfermedad del corazón y los vasos.
angiocarditis (de *angio-,* el gr. *kardía,* corazón, y el suf. *-itis*). f. F., *angio-cardite;* In., *angiocarditis.* Inflamación del corazón y los grandes vasos sanguíneos.
angiocavernoso. adj. De la naturaleza del angioma y el cavernoma. ‖ Relativo al angioma cavernoso.
angioceratoma. m. ANGIOQUERATOMA.
angiocinesis (de *angio-* y el gr. *kínesis,* movimiento). f. Actividad vascular.

angioclasto (de *angio-* y el gr. *klân*, romper). m. F., *angioclaste*; In., *angioclast*. Instrumento semejante a unas pinzas, que sirve para aplastar una arteria.

angiocolecistitis (de *angio-*, el gr. *cholé*, bilis, y de *cistitis*). f. A., *Angiocholezystitis;* F., *angiocholécystite;* In., *angiocholecystitis;* It. y P., *angiocolecistite*. Inflamación de la vesícula y de los conductos biliares.

angiocolecistografía (de *angio-*, el gr. *cholé*, bilis, y *cistografía*). f. Radiografía de los conductos biliares mediante un medio de contraste opaco.

angiocolegrafía. f. ANGIOCOLECISTOGRAFÍA.

angiocolitis (de *angio-*, el gr. *cholé*, bilis, y el suf. *-itis*). f. A., *Angiocholitis;* F., *angiocholite;* In., *angiocholitis;* It. y P., *angiocolite*. Inflamación de los conductos biliares.

angiocondroma (de *angio-*, el gr. *chóndros*, cartílago, y el suf. *-oma*). m. A., *Chondroangiom;* F., *chondroangiome;* In., *angiochondroma;* It. y P., *condroangioma*. Condroma caracterizado por presentar a su alrededor un abundante desarrollo de tejido vascular.

angiocrinosis (de *angio-* y *endocrino*). f. Trastornos vasculares de origen endocrino.

angiodermatitis (de *angio-*, el gr. *dérma*, piel, y el suf. *-itis*). f. F., *angiodermite;* In., *angiodermatitis*. Inflamación de los vasos de la piel.

angiodiascopia (de *angio-* y *diascopia*). f. F., *angiodiascopie;* In., *angiodiascopy*. Inspección visual directa de los vasos sanguíneos a través de tejidos membranosos.

angiodiastasis (de *angio-* y *diastasis*, separación). f. Dilatación o separación de los vasos. || Retracción de los extremos cortados de un vaso.

angiodinia. f. ANGIALGIA.

angiodistrofia (de *angio-* y *distrofia*). f. A., *mangelhafte Gefässernährung;* F., *angiodystrophie;* In., *angiodystrophy;* It., *angiodistrofia*. Nutrición defectuosa de los vasos sanguíneos.

angioelefancía (de *angio-* y el lat. *elephas, elephantis*, elefantiasis). f. A., *Angioelefantiasis;* F., *angiome éléphantiasiforme;* In., *angioelephantiasis;* It., *neo angiomatoso;* P., *agioelefantíase*. Estado angiomatoso extenso de los tejidos subcutáneos. ELEFANCÍA TELANGIECTODES.

angioendotelioma. m. PERITELIOMA.

angiofacomatosis. f. ENFERMEDAD DE LINDAU.

angiofibroma (de *angio-* y *fibroma*). m. A., *Angiofibrom;* F., *angiofibrome;* In., It. y P., *angiofibroma*. Angioma que contiene tejido fibroso. ||**-contagioso de los trópicos.** Afección cutánea del Brasil, caracterizada por la erupción de pápulas rojas que luego forman nódulos azulados.

angiofluoroscopia. f. Examen de la circulación arterial de un miembro fundado en la fluorescencia cutánea obtenida después de aplicada una inyección intravenosa de fluoresceína.

angiogénesis o **angiogenia** (de *angio-* y el gr. *gennân*, engendrar, producir). f. Desarrollo del sistema vascular.

angioglioma. m. A., *Angiogliom;* F., *gliome vascularisé;* In., It.. y P., *angioglioma*. Forma de glioma muy vascular.

angiogliomatosis. f. F., *angiogliose;* In., *angiogliomatosis*. Estado caracterizado por el desarrollo de gliomas vasculares múltiples.

angiogliosis. f. ANGIOGLIOMATOSIS.

angiografía (de *angio-* y el gr. *grâphein*, describir). f. A., *Angiographie;* F., *angiographie;* In., *angiography;* It. y P., *angiografía*. ANGIOLOGÍA. || Radiografía de los vasos sanguíneos que se realiza después de la inyección intravascular de una susbtancia radiopaca. ||**-digital** o **por sustracción digital.** Angiografía que permite obtener un estudio digital densiométrico de la imagen radioscópica, con la ayuda de un procesador de imágenes computadorizado y un monitor de vídeo digital.

angiohialinosis (de *angio-* y *hialinosis*). f. F., *angiohyalinose;* In., *angiohyalinosis*. Degeneración hialina de la túnica muscular de los vasos sanguíneos.

angiohipertonía. f. ANGIOSPASMO. || Hipertensión vascular.

angiohipotonía. f. VASODILATACIÓN. ||**-constitucional.** Hipotensión arterial crónica o permanente (Ferranini).

angioide (de *angio-* y el gr. *eîdos*, aspecto). adj. F., *angioïde;* In., *angioid*. Semejante a un vaso.

angiolepsia (de *angio-* y el gr. *lêpsis*, acción de coger). f. Descenso brusco tensional con pérdida de conocimiento y caída con crisis aquinética. Se debe a una disfunción neurovegetativa.

angioleucitis. f. LINFANGITIS.

angiolinfoma (de *angio-*, linfa, y el suf. *-oma*). m. Angioma formado por vasos linfáticos. LINFANGIOMA.

angiolipoma. m. A., *Angiolipom;* F., *angiolipome;* In., It. y P., *angiolipoma*. Angioma que contiene tejido adiposo.

angiólisis (de *angio-* y el gr. *lýsis*, destrucción). f. F., *angiolyse;* In., *angiolysis*. Destrucción, regresión u obstrucción de los vasos.

angiolito (de *angio-* y el gr. *líthos*, piedra). m. A., *Angiolith;* F., *angiolithe;* In., *angiolith;* It., *flebolite;* P., *angiólito*. Cálculo en un vaso. || FLEBOLITO.

angiolo. m. Conjunto de arteriolas, precapilares, capilares y vénulas.

angiología (de *angio-* y el gr. *lógos*, tratado). f. A., *Angiologie;* F. e In., *angiologie;* It., y P., *angiologia*. Suma de conocimientos relativos a los vasos sanguíneos y linfáticos.

angiolupoide (de *angio-*, el lat. *lupus* y el gr. *eîdos*, aspecto). m. A., *Angiolupoid;* F., *angiolupoïde;* In., *angiolupoid;* It., *angiolupoide;* P., *angiolupóide*. Forma cutánea de sarcoidosis, con tendencia a localizarse en nariz y manos.

angioma (de *angio-* y el suf. *-oma*). m. A., *Angiom;* F., *angiome;* In., It. y P., *angioma*. Tumor caracterizado por la hiperplasia del tejido vascular sanguíneo, *hemangioma*, o linfático, *linfangioma*. ||**-arterial racemoso.** Dilatación y entrecruzamiento de muchos vasos neoformados de pequeño calibre; aneurisma cirsoideo. ||**-cavernoso.** Tumor eréctil, cavernoma; tumor formado de tejido conjuntivo con anchos espacios llenos de sangre. ||**-céruleo.** Angioma en el que la circulación local es muy lenta y la sangre arterial se convierte en venosa. ||**-cutis.** Especie de nevo formado por una red de vasos dilatados. ||**-estelar.** NEVO ARÁCNEO. ||**-fisural.** Angioma correspondiente a las hendiduras branquiales de la cara y cuello. ||**-hereditario hemorrágico.** Enfermedad de Osler-Goldstein. ||**-hipertrófico.** Angioma que contiene materiales sólidos formados por la hiperplasia del endotelio. ||**-infectivo.** ANGIOMA SERPIGINOSO. ||**-plano.** Nevos vasculares planos o manchas vinosas. ||**-plexiforme.** Angioma ordinario formado de capilares dilatados y tortuosos, localizado ordinariamente en la piel. ||**-proliferum mucoso.** CILINDROMA. ||**-ramoso.** Aneurisma cirsoideo. ||**-sarcomatodes.** Sarcoma angioblástico. ||**-serpiginoso.** Enfermedad de la piel caracterizada por pequeños puntos vasculares en la dermis, dispuestos en anillos. ||**-simple.** Nevo o telangiectasia: tumor compuesto de una red de pequeños vasos o de capilares distendidos unidos por tejido conjuntivo. ||**-telangiectásico.** Angioma formado por vasos sanguíneos dilatados. ||**-tuberoso.** Angioma subcutáneo de aspecto lipomatoso, que sobresale del nivel de la piel. ||**-venoso racemoso.** Abultamientos producidos por las grandes varices de las venas superficiales.

angiomalacia (de *angio-* y el gr. *malakía*, flojedad). f. Reblandecimiento de las paredes de los vasos: pérdida de la elasticidad de la túnica media de los vasos.

angiomatosis (de *angioma* y el suf. *-osis*). m. A., *Angiomatose;* F., *angiomatose;* In., *angiomatosis;* It., *angiomatosi*. P., *angiomatose*. Estado morboso de los vasos sanguíneos o linfáticos. || Formación de angiomas múltiples. ||**-cerebral.** Presencia de angiomas calcificados en la cara interna del cráneo en las regiones temporal y occipital. ||**-heredofamiliar** o **hemorrágica.** Enfermedad de Osler-Goldstein. ||**-retinia-**

na. Enfermedad de los vasos retinianos con hemorragias subretinianas.

angiomegalia (de *angio-* y el gr. *mégas, megále, méga*, grande). f. F., *angiomégalie;* In., *angiomegaly.* Engrosamiento de los vasos sanguíneos.

angiómetro (de *angio-* y el gr. *métron*, medida). m. F., *angiomètre;* In., *angiometer.* Instrumento para medir el diámetro y tensión de los vasos sanguíneos; esfigmógrafo.

angiomioma. m. A., *Angiomyom;* F., *angiomyome;* In., *angiomyoma;* It. y P., *angiomioma.* Mioma que contiene muchos vasos.

angiomioneuroma. m. TUMOR GLÓMICO.

angiomiopatía (de *angio*, el gr. *mỹs, myós*, músculo, y *páthos*, enfermedad). f. Afección de la capa muscular de los vasos. || Afección muscular causada por lesiones vasculares.

angiomiosarcoma. m. A., *Angiomyosarkom;* F., *angiomyosarcome;* In., *angiomyosarcoma;* It., y P., *angiomiossarcoma.* Tumor formado de elementos de angioma, mioma y sarcoma.

angiomiositis. f. DERMATOMIOSITIS.

angiomixoma. m. A., *Angiomyxom;* F., *angiomyxome;* In., *angiomyxoma;* It., y P., *angiomixoma.* Tumor del corion compuesto por numerosos vasos sanguíneos capilariformes. Puede extenderse dentro del cordón umbilical y con frecuencia contiene un tejido mixomatoso semejante al del cordón umbilical normal.

angionecrosis. f. F., *angionécrose;* In., *angionecrosis.* Necrosis de los vasos.

angioneoplasia. m. F., *néoplasme vasculaire;* In., *angioneoplasm.* Tumor de vasos; angioma.

angioneumografía (de *angio-* y *neumografía).* f. Radiografía de los vasos pulmonares.

angioneurectomía (de *angio-*, el gr. *neûron*, nervio, y *ektomé*, escisión). f. F., *angioneurectomie, angionéurectomie.* In., *angioneurectomy.* Resección de vasos y nervios. || Exéresis del pedículo vasculonervioso de un órgano o miembro. || Extirpación de la adventicia de una arteria, túnica vascular portadora de fibras neurovegetativas.

angioneuroedema. m. Edema angioneurótico; enfermedad de Quincke.

angioneurosis. f. A., *Angioneurose;* F., *angionévrose;* In., *angioneurosis;* It., *angioneurosi;* P., *angioneurose.* Neurosis que afecta primitivamente a los vasos sanguíneos; trastorno del sistema vasomotor, como angiospasmo, angioparesis, angioparálisis. || **-cutánea.** Enfermedad de Quincke. || **-dolorosa de la mama.** Neurosis vasoconstrictiva de la glándula mamaria, que se manifiesta por dolores espasmódicos, principalmente a nivel del pezón.

angioneurotomía. f. F., *angioneurotomie, angionéurotomie;* In., *angioneurotomy.* Sección de vasos y nervios.

angionoma (de *angio-* y el gr. *nomé*, acción de devorar). m. Ulceración de un vaso sanguíneo.

angionosis. f. ANGIOPATÍA.

angiopancreatitis. f. Inflamación de los vasos pancreáticos. || Inflamación del sistema canalicular del páncreas.

angioparálisis. f. Parálisis vasomotora.

angioparesia. f. ANGIOPARÁLISIS.

angiopatía (de *angio-* y el gr. *páthos*, enfermedad). f. F., *angiopathie;* In., *angiopathy.* Término general para las afecciones de los vasos. *Sin.:* Angiosis, angionosis.

angioplania (de *angio-* y el gr. *plános*, errante). f. Anomalía en la distribución o estructura de los vasos sanguíneos.

angioplastia (de *angio-* y el gr. *plássein*, formar). f. A., *Angioplastie;* F., *angioplastie;* In., *angioplasty;* It. y P., *angioplastia.* Cirugía plástica de los vasos sanguíneos.

angioplerosis (de *angio-* y el gr. *plérosis*, relleno). f. Repleción de los vasos, congestión sanguínea.

angiopoyesis (de *angio-* y el gr. *poieîn*, hacer). f. F., *angiopoïèse;* In., *angiopoiesis.* Formación de los vasos sanguíneos.

angiopresión. f. Hemostasis por presión mediante el angiotribo o una pinza hemostática.

angiopsatirosis. f. Fragilidad de los vasos sanguíneos.

angioqueiloscopio (de *angio-*, el gr. *cheîlos*, labio, y *skopeîn*, observar). m. Instrumento para el examen de la circulación sanguínea de los capilares de la mucosa labial. *Sin.:* Queiloangioscopio.

angioqueratoma (de *angio-*, el gr. *kéras*, cuerno, y el suf. *-oma*, tumor). m. A., *Angiokeratom;* F., *angiokératome;* In., *angiokeratoma;* It., *angiocheratoma;* P., *angioqueratoma.* Enfermedad de la piel, caracterizada por tumorcitos telangiectásicos verrugosos en grupos. Se observa principalmente en los pies y manos de los niños. || **-corporis diffusum.** Afección que puede aparecer en varios puntos orgánicos, caracterizada por trastornos vasomotores, edema, hipertrofia ventricular izquierda, hipertensión, albuminuria y lesiones cutáneas difusas de tipo purpúreo, nodular o angiomatoso. *Sin.:* Síndrome de Fabry.

angioqueratosis. f. ANGIOQUERATOMA.

angiorrafia (de *angio-* y el gr. *raphé*, sutura). f. A., *Gefässnaht;* F., *suture vasculaire;* In., *angorrhaphy;* It., *vasorrafia;* P., *angiorrafia.* Sutura de un vaso o vasos.

angiorrea (de *angio-* y el gr. *rhein*, fluir). f. Rezumamiento de sangre por un vaso.

angiorreticuloma. m. A., *Hirnangiom;* F., *angiome cérébral;* In., *angiorreticuloma;* It., *angioma cerebrale.* Hemangioma, especialmente del cerebro.

angiorrexis (de *angio-* y el gr. *rhêxis*, desgarradura). f. A., *Angiorrhexis;* F., *rupture vasculaire;* In., *angiorrhexis;* It., *angioressi;* P., *angiorrexe.* Rotura de un vaso.

angiorrigosis (de *angio-* y el gr. *rhigeîn*, quedar rígido del frío). f. Rigidez de un vaso sanguíneo.

angiosarcoma. m. A., *Gefässarkom;* F., *angiosarcome;* In., *angiosarcoma;* It., *angiosarcoma;* P., *angiossarcoma.* Sarcoma que contiene muchos vasos. || Combinación de angioma y sarcoma. || Sarcoma perivascular. || Sarcoma angioblástico.

angiosclerosis (de *angio-* y el gr. *sklerós*, duro). f. A., *Angiosklerose;* F., *angiosclérose;* In., *angiosclerosis;* It., *angiosclerosi;* P., *angiosclerose.* Esclerosis de las paredes vasculares en general; arteriosclerosis.

angioscopia (de *angio-* y el gr. *skopeîn*, observar). f. F., *angioscopie;* In., *angioscopy.* Examen de los vasos, especialmente el microscópico y el de los vasos retinianos con el oftalmoscopio.

angioscotoma. m. A., *Angioskotom;* F., *angioscotome;* In., It. y P., *angioscotoma.* Escotoma lineal debido a la sombra de un vaso retiniano.

angioscotoscopia (de *angio-*, escotoma, y el gr. *skopeîn*, observar). f. Determinación o examen de los escotomas producidos por la sombra de los vasos retinales.

angiosialitis (de *angio-* y el gr. *síalon*, saliva). f. F., *angiosialite;* In., *angiosialitis.* Inflamación de los conductos salivales.

angiosinicesis (de *angio-* y el gr. *synízesis*, hundimiento). f. Colapso de las paredes vasculares.

angiosis. f. ANGIOPATÍA.

angiospasmo (de *angio-* y el gr. *spasmós*, espasmo). m. A., *Gefässkrampf;* F., *angiospasme;* In., *angiospasm;* It. y P., *angiospasmo.* Contracción espasmódica de la túnica muscular de los vasos sanguíneos.

angiospástico (de *angio-* y el gr. *spasmós*, contracción). adj. F., *angiospastique;* In., *angiospastic.* De la naturaleza del angiospasmo o que lo produce.

angiostaxis (de *angio-* y el gr. *stázein*, gotear). f. F. e In., *angiostaxis.* Diátesis hemorrágica.

angiostenia (de *angio-* y el gr. *sthénos*, fuerza). f. Tensión vascular.

angiostenosis (de *angio-* y *estenosis).* f. A., *Gefässverengung;* F., *angiosténose;* In., *angiostenosis;* It., *angiostenosi;* P., *angiostenose.* Estrechez en el calibre de un vaso.

angiosteosis (de *angio-* y *osteosis).* f. Osificación o calcificación de un vaso.

angiostomía (de *angio-* y el gr. *stóma*, boca). f. F., *angiostomie;* In., *angiostomy.* Abertura de un vaso sanguíneo.

angiostrofia (de *angio-* y el gr. *strophé*, acción de volver). f. Torsión de un vaso para la detención de una hemorragia.

Angiostrongylus. Género de gusanos nematodos. La especie *A. cantonensis* es parásito de los pulmones de roedores. Las larvas se desarrollan en ciertos moluscos, que al ser ingeridos crudos por el hombre parecen ser causa de meningoencefalitis caseófila, por migración larvaria.

angiotasis (de *angio-* y el gr. *tásis*, tensión). f. Tensión vascular; angiostenia.

angiotaxia (de *angio-* y *ataxia*). f. Tensión irregular de los vasos sanguíneos.

angiotelectasis. f. TELANGIECTASIA.

angioténico (de *angio-* y el gr. *teínein*, extender). adj. Caracterizado o causado por la distensión de los vasos sanguíneos.

angiotensina (de *angio-* y el lat. *tensus*, tenso). f. F., *angiotensine;* In., *angiotensin.* Substancia vasoconstrictora de la sangre formada por acción de la retina sobre el angiotensinógeno. *Sin.:* Angiotonina o hipertensina.

angiotensinógeno (de *angiotensina* y el gr. *gennân*, producir). m. F., *angiotensinogène;* In., *angiotensinogen.* Substancia hepática que la renina convierte en angiotensina.

angioterapia (de *angio-* y el gr. *therapeía*, tratamiento). f. Terapéutica que emplea como vía de administración los vasos sanguíneos.

angioteria (de *angio-* y el gr. *téras*, monstruo). f. Anomalía o monstruosidad en el desarrollo del sistema vascular.

angiotitis (de *angio-* y *otitis*). f. Inflamación de los vasos sanguíneos o linfáticos del oído.

angiotomía (de *angio-* y el gr. *tomé*, corte). f. F., *angiotomie;* In., *angiotomy.* Anatomía o disección de los vasos sanguíneos.

angiotonía (de *angio-* y el gr. *tónos*, tono). f. F., *angiotonie, vasotonie;* In., *angiotonia.* Tono o tensión vascular.

angiotonina. f. HIPERTENSINA.

angiotribo (de *angio-* y el gr. *tríbein*, frotar). m. F. e In., *angiotribe.* Pinzas muy fuertes, en las que se ejerce la presión por medio de un tornillo o un sistema de palancas. Se usan para aplastar los tejidos que contienen una arteria, con el propósito de cerrar ésta y cohibir la hemorragia. *Sin.:* Vasotribo.

angiotripsia (de *angio-* y el gr. *trîpsis*, frotamiento). f. A., *Gefässquetschung;* F., *angiotripsie;* In., *angiotripsy;* It. y P., *angiotripsia.* Producción de la hemostasis por aplastamiento de los tejidos. *Sin.:* Vasotripsia.

angiotrófico (de *angio-* y el gr. *trophé*, nutrición). adj. A., *Angiotrophisch;* F., *angiotrophique;* In., *angiotrophic;* It., *angiotrofico;* P., *angiotrófico.* Relativo a la nutrición vascular.

angiotrofoneurosis. f. A., *Angiotrophoneurose;* F., *trophonévrose vasculaire;* In., *angiotrophoneurosis;* It., *angiotrofoneurosi;* P., *angiotrofoneurose.* Neurosis trófica y vasomotora.

angitis (de *angio-* y el suf. *-itis*). f. A., *Gefässentzündung;* F., *angéite;* In., *angiitis;* It., *angeite;* P., *angiite.* Inflamación de un vaso, principalmente de un vaso sanguíneo o linfático. ||-**visceral.** Periarteritis nudosa; síndrome de Libman-Sacks.

Angle (Casificación de) (Edward H. *Angle*, odontólogo norteamericano, 1855-1930). V. CLASIFICACIÓN.

anglicus (Sudor). m. Fiebre del sudor inglés; fiebre pestilente mortal, que varias veces apareció en epidemias durante la Edad Media en Inglaterra.

angofrasia (del gr. *ágchein*, estrangular, y *phrásis*, dicción). f. A., *Angophrasie;* F., *ânonnement;* In., *angophrasia;* It. y P., *angofrasia.* Forma de balbuceo a sacudidas, que consiste en intercalar en las frases vocales repetidas o diptongos.

ángor (del lat. *angor*). m. Constricción, sofocación. || ANGINA.

angor (lat.). ÁNGOR. ||-**abdominalis.** Dolor abdominal paroxismal y angustioso en la aortitis abdominal. ||-**animi.** Sensación de muerte inminente. ||-**ocularis.** Angiospasmo ocular, ofuscamiento repentino con sensación de ceguera inminente. ||-**pectoris.** ANGINA DE PECHO. ||-**temporis.** Dícese del frenético modo de vida actual.

angostura o **angustura** (de *Angostura*, ciudad de Venezuela). f. Corteza de la *Galipea cusparia*, arbusto rutáceo de Sudamérica. Es tónica, amarga y estimulante.

Angström (Ley de, unidad) (Anders Jonas *Angström*, físico sueco, 1814-1874). V. LEY, UNIDAD.

Anguillula. Género de parásitos nematodos. ||-**aceti.** Especie encontrada en el vinagre y algunas veces en la orina. ||-**intestinalis** o **stercoralis.** STRONGYLOIDES STERCORALIS.

anguilluliasis. f. Presencia de *Anguillula* en el organismo. ESTRONGILOIDOSIS.

angulación. f. F., *plicature.* In., *angulation.* Formación de un ángulo agudo obstructor en el intestino o en otro conducto.

ángulo (del lat. *angulus*). m. A., *Winkel;* F., *angle;* In., *angle;* It., *angolo;* P., *ângulo.* Espacio entre dos líneas o planos que se cortan. || Grado de divergencia de estas líneas o planos. ||-**acromial.** Ángulo entre la cabeza del húmero y la clavícula. ||-**alfa.** El formado por la intersección de la línea visual con el eje óptico. ||-**auricular** o **auriculocraneal.** Ángulos formados entre el punto auricular y otros puntos: alveolar, nasal, bregma, lambda, etc. ||-**basilar.** Ángulo entre la línea nasobasilar y la horizontal de Meissner. ||-**beta.** El formado por el *radius fixus* y una línea que une el bregma y el hormión. ||-**biorbitario.** Ángulo formado por la intersección de los ejes de las órbitas. ||-**cardiohepático.** Ángulo formado por el límite horizontal de la matidez hepática y la línea vertical de la matidez cardíaca en el V espacio intercostal derecho junto al borde esternal. ||-**cefálico.** Cualquier ángulo del cráneo o de la cara. ||-**cefaloauricular.** El que forma el pabellón de la oreja con la superficie lateral de la cabeza. ||-**cerebelopontil.** ÁNGULO PONTOCEREBELOSO. ||-**condíleo.** Ángulo entre los planos del canal basilar y el agujero occipital. ||-**costal.** Ángulo posterior del eje de la costilla, entre la cabeza y el cuerpo costales. ||-**craneofacial.** Ángulo entre los ejes basifacial y basicraneal en la parte media de la sutura esfenoetmoidal. ||-**craneométrico.** Cualquiera de los ángulos que sirven para medidas antropométricas. ||-**de aberración.** ÁNGULO DE DESVIACIÓN. ||-**de abertura.** El formado por dos líneas que van del foco de una lente a los extremos del diámetro de ésta. ||-**de Ackermann.** Ciertos ángulos de la base del cerebro característicos de encefalocele e hidrocéfalo. ||-**de Alsberg.** TRIÁNGULO DE ALSBERG. ||-**de Broca.** ÁNGULO BASILAR. ||-**de Camper.** ÁNGULO FACIAL. ||ÁNGULO MAXILAR. ||-**de Charpy.** El formado por las falsas costillas y el esternón. ||-**de convergencia.** El formado por el eje visual y la línea media cuando se mira un objeto. ||-**de Daubenton.** El formado por las líneas opistiobasal y opistionasal. ||-**de declinación.** ÁNGULO DE MIKULICZ. ||-**de desviación.** El que forma el rayo refractado y la prolongación del rayo incidente. ||-**de Ebstein.** ÁNGULO CARDIOHEPÁTICO. ||-**de elevación.** Ángulo formado por el plano visual, cuando se mueve hacia arriba o hacia abajo, con su posición normal. || TRIÁNGULO DE ALSBERG ||-**de filtración.** ÁNGULO IRIDOCORNEAL. ||-**de Fowler.** ÁNGULO NASOMALAR. ||-**de incidencia.** El formado por un rayo que penetra en un medio refringente con una línea perpendicular a la superficie de dicho medio. ||-**de inclinación.** El formado por la pelvis con la línea general del cuerpo. ||-**de Jacquart.** ÁNGULO OFRIOSPINAL. ||-**de la mandíbula.** Unión de los bordes inferior y posterior de la mandíbula. ||-**de Louis** o **de Ludwig.** ÁNGULO ESTERNAL. ||-**de Mikulicz.** Ángulo formado por dos planos, uno que pasa por el eje mayor de la epífisis del fémur y el otro por el eje mayor de la diáfisis. Normalmente es de 130°; se llama también *ángulo de declinación*. ||-**de Mulder.** Ángulo entre la línea facial de Camper y una línea desde la raíz de la nariz a la sutura occipital. ||**-de Pirogoff.** ÁNGULO VENOSO. ||**-de Quatrefages.** ÁNGULO PARIETAL. ||**-de Ranke.** Ángulo entre el plano horizontal del cráneo y una línea que pasa por el centro del borde alveolar y el centro de la sutura nasofrontal. ||**-de reflexión, de refracción.** El formado por una línea perpendicular a la superficie del medio y el rayo que se refleja o refracta en él. ||**-de Rolando.** Ángulo entre el plano mesial o medio y la cisura de Rolando en su intersección. ||**-de Serres.** ÁNGULO METAFACIAL. ||**-de Silvio.** Ángulo entre la cisura de Silvio y una línea perpendicular al borde superior del hemisferio cerebral. ||**-de Tigri.** ÁNGULO CARDIOHEPÁTICO. ||**-de Topinard.** ÁNGULO OFRIOSPINAL. ||**-de torsión.** Ángulo entre los ejes de las diferentes porciones de los huesos largos. ||**-de Virchow.** El formado entre la línea nasobasilar y la línea nasosubnasal. ||**-de Vogt.** Ángulo entre la línea nasobasilar y alveolonasal. ||**-de Weisbach.** Ángulo en el punto alveolar entre las líneas que pasan por el basión y por el centro de la sutura frontonasal. ||**-de Welcher.** ÁNGULO ESFENOIDAL. ||**-de Whitman.** El formado por la superficie superior del sacro con la horizontal. ||**-del pubis.** ÁNGULO SUBPÚBICO. ||**-dentario.** Línea en la que se encuentran dos o más superficies de un diente. ||**-epigástrico.** Ángulo formado por la apófisis xifoides con el cuerpo del esternón. ||**-esfenoidal.** Ángulo entre el vértice de la silla turca, formado por las líneas que parten del punto nasal y de la punta del pico del esfenoides; se llama también *ángulo de Welcher*. || Ángulo anterior inferior del hueso parietal. ||**-esternal.** El formado entre al manubrio y el cuerpo del esternón; llamado también *angulus Ludovici*. ||**-esternoclavicular.** El formado en la unión del esternón con la clavícula. ||**-etmoidocraneal.** Ángulo formado por el plano prolongado de la lámina cribosa del etmoides y el eje basicraneal. ||**-externo.** Ángulo formado por los párpados en el canto externo del ojo. ||**-facial.** Ángulo formado por la línea *facial*, que va desde el ángulo anterior del maxilar superior hasta la parte más prominente de la frente, y una línea horizontal tirada desde el conducto auditivo externo y que pasa por la espina nasal inferior. Indica el grado de inclinación de la frente. ||**-frenopericardíaco.** Ángulo formado por el diafragma con el pericardio. ||**-gamma.** Ángulo formado por la línea de fijación con el eje óptico del ojo. ||**-gonial.** Ángulo de la mandíbula. ||**-ileocecal.** El formado por el íleon y el ciego. ||**-iridocorneal, del iris** o **irídeo.** Ángulo formado en la periferia de la cámara anterior del ojo por la córnea y el iris. ||**-labial.** El formado entre la superficie labial y las otras superficies de un diente. || Comisura labial. ||**-lateral de la escápula.** Ángulo truncado en la unión de los bordes superior y externo de la escápula, portador de la cavidad glenoidea. ||**-lateral del cerebelo.** Eminencia angular redondeada en el borde lateral de este órgano. ||**-mastoideo.** Ángulo posterior inferior del hueso parietal. ||**-maxilar** *(ángulo de Camper)*. Ángulo entre dos líneas que se extienden desde el punto de contacto de los incisivos centrales superiores e inferiores al ofrión y al punto más prominente de la mandíbula. ||**-maxilar de Camper.** ÁNGULO MAXILAR. ||**-mesial.** Ángulo en la unión de la superficie mesial con las demás superficies de un diente. ||**-metafacial.** Ángulo entre la base del cráneo y la apófisis pterigoides. ||**-muerto retrocardíaco** o **retrohepático.** Regiones inexplorables radiológicamente. ||**-nasal.** El formado por una línea que va desde la sutura frontonasal al borde anterior del agujero occipital y otra desde este borde a la espina subnasal. ||**-nasomalar.** Ángulo obtuso cuyo vértice está en la raíz de la nariz, formado por los planos correspondientes a las aberturas anteriores de las órbitas. ||**-occipital.** ÁNGULO DE DAUBENTON. ||**-ofriospinal.** Ángulo en la espina nasal anterior entre las líneas que parten del punto auricular y la glabela. ||**-óptico.** ÁNGULO VISUAL. ||**-parietal.** Ángulo entre las líneas que pasan por las extremidades del diámetro bicigomático transverso y el diámetro frontal transverso máximo.

||**-pelvivertebral.** ÁNGULO DE INCLINACIÓN. ||**-pontocereboloso.** El formado por la protuberancia o puente y el borde inferior del pedúnculo cerebeloso medio. ||**-sacrovertebral.** El que forma el sacro con la última vértebra lumbar. ||**-sigma.** El formado entre el *radius fixus* y una línea entre el estafilión y el hormión. ||**-somatosplácnico.** Ángulo formado en la unión de las capas somáticas y esplácnica del mesoblasto en el embrión. ||**-subpúbico.** El formado en el arco púbico. ||**-tentorial.** Ángulo entre el eje basicraneal y el plano de la tienda del cerebelo. ||**-venoso.** El formado entre las venas subclavia y yugular interna. ||**-visual.** El formado entre dos líneas que se extienden desde el punto de visión en la retina a las extremidades del objeto que se mira. ||**-xifoideo.** Ángulos formados por los bordes de la escotadura xifoidea. ||**-Y.** Ángulo entre el *radius fixus* y la línea que une el lambda con el inión.

angustia (del lat. *angustia*, angostura, dificultad). f. A., *Angstzusyand;* F., *angoisse;* In., *anxiety;* It., *angoscia;* P., *angústia*. Estado afectivo de carácter displacentero que suele acompañarse de ciertos síntomas somáticos (palpitaciones, disnea, palidez, sudoración, etc.) y que se produciría como respuesta a situaciones traumáticas de origen interno o externo, experimentadas por el individuo. || Estrechez, estenosis de una parte, especialmente una porción de los conductos lagrimales. ||**-de castración.** En el desarrollo evolutivo del complejo de Edipo, angustia surgida en el niño por la vivencia del castigo paterno por sus deseos incestuosos hacia la madre. ÉÉ-flotante, libre. Freud la define en su primera teoría como producto de la libido sexual no satisfecha. (V. NEUROSIS DE ANGUSTIA.) ||**-señal.** Angustia experimentada por el yo ante una situación que amenaza ser traumática y que le sirve para poner en marcha sus recursos defensivos.

angusturina. f. Alcaloide amargo tónico de la angostura. CUSPARINA, GALIPINA.

anhafia. f. ANAFIA.

anhalonina. f. Alcaloide cristalizado, extremadamente tóxico, del *Anhalonium lewinii*, recomendado en la disnea, angina de pecho y neumotórax. PELOTINA.

Anhalonium lewinii. Cactácea de México; estimulante cardíaco; usado algunas veces en la angina de pecho y en el asma cardíaca. Se denomina también *Lophophora williamsii*.

anhedonía (de *an-* y el gr. *hedoné*, placer). f. Pérdida de la sensación de placer en los actos que normalmente lo producen, especialmente en los sexuales.

anhelación (del lat. *anhelatio*). f. A., *Atemnot;* F., *anhélation;* In., *anhelation;* It., *anelito*. Disnea con respiraciones cortas y frecuentes.

anhelia (de *an-* y el gr. *hélios*, sol). f. Insolación insuficiente.

anhematocromía (de *an-*, el gr. *haîma, haímatos*, sangre, y *chróma*, color). f. Alteración de color que en algunas enfermedades, como la clorosis, presentan los hematíes por falta de hemoglobina.

anhematopoyesis o **anhematosis** (de *an-*, el gr. *haîma*, sangre, y *poieîn*, hacer). f. F., *anhématopoïèse;* In., *anhematopoiesis*. Falta de regeneración de la sangre por insuficiencia en la función de la médula ósea.

anhemotígmico (de *an-*, el gr. *haîma*, sangre, y *thígma*, contacto). adj. Se aplica a los tejidos en contacto de los cuales la sangre no se coagula.

anhepatía (de *an-* y el gr. *hépar, hépatos*, hígado). f. Insuficiencia hepática; disminución o abolición de la actividad funcional del hígado.

anhepatógeno. adj. No originado en el hígado.

anhidrasa (de *an-*, el gr. *hýdor*, agua, y el suf. *-asa*). f. F. e In., *anhydrase*. Enzima que cataliza la eliminación de agua de un compuesto. ||**-carbónica.** La que cataliza la reacción $CO_2 + H_2O \leftrightarrow CO_3H_2$.

anhidremia (de *an-*, el gr. *hýdor*, agua, y *haîma*, sangre). f. A., *Anhydrämie;* F., *anhydrémie;* In., *anhydremia;* It. y P., *anidremia*. Deficiencia de agua o sales en la sangre.

anhídrido (de *an-* y el gr. *hýdor*, agua). m. A., *Anhydrid;* F., *anhydre;* In., *anhydrid;* It. y P., *anidrido*. Compuesto derivado de una substancia, especialmente un ácido, por la sustración de una o más moléculas de agua. ‖ **-arsenioso.** Ácido arsénico, arsénico blanco, trióxido de arsénico. ‖ **-carbónico.** CO_2. Gas incoloro, inodoro, más denso que el aire y soluble en agua. Por inhalación estimula los centros respiratorio y vasomotor. Al transformarse la sangre arterial en venosa, durante su paso por los tejidos, absorbe de 5 a 10 volúmenes de CO_2 sin alteración del pH sanguíneo. V. CARBONO. ‖ **-crómico.** Ácido crómico, trióxido de cromo.
anhidrita. f. Sulfato cálcico anhidro.
anhidro (del gr. *anhydros*, de *an-* e *hýdor*, agua). adj. F., *anhydre;* In., *anhydrous.* Desprovisto de agua.
anhidrobiosis (de *anhidro* y el gr. *bíos*, vida). f. Muerte aparente por sequedad.
anhidrocefalia (de *anhidro* y el gr. *ke-phalé*, cabeza). f. Falta o escasez de líquido en el encéfalo.
anhidromielia (de *anhidro* y el gr. *mielós*, médula). f. Deficiencia de líquido cefalorraquídeo en el conducto medular central.
anhidrosis [anhidrótico] (de *an-* y el gr. *hidrós*, sudor). f. A., *Anhidrose;* F., *anhidrose;* In., *anhidrosis;* It., *anidrosi;* P., *anidrose.* Falta o disminución del sudor.
anhipnia o **anhipnosis.** f. INSOMNIO.
anhisto (de *an-* y el gr. *histós*, tejido). adj. De sustancia uniforme; sin estructura determinada.
anhormonia (de *an-* y *hormona)*. f. Falta o deficiencia de hormonas.
ani scalptor (del lat. *anus*, ano, y *scalpere*, rascar). Denominación antigua del músculo dorsal ancho o *latissimus dorsi.*
aniacinamidosis. f. F., *déficit de nicotinamide;* In., *aniacinamidosis.* Alteración debida a deficiencia de la amida del ácido nicotínico.
aniacinosis. f. Carencia o deficiencia de niacina o ácido nicotínico.
aniantinopsia (de *an-* el gr. *hyákintos*, jacinto, y *ópsis*, visión). f. Imposibilidad de distinguir los tintes violados.
aniaquintinopsia. f. V. ANIANTINOPSIA.
Anichkov (Miocito de) (Nikolaj Nikolaievič Anichkov, patólogo ruso, 1885-1964). V. MIOCITO.
anictérico (de *an-* y el gr. *íkteros*, amarillento). adj. F., *anictérique;* In., *anicteric.* Sin ictericia.
anidación uterina. Fijación del óvulo fecundado en la mucosa del útero.
anideación (de *an-* e *ideación)*. f. Astenia psíquica.
anideo o **anidio** (de *an-* y el gr. *eîdos*, forma). adj. Sin forma. ‖ m. F., *anide.* Monstruo caracterizado por su organización muy simple. AMORFO, ACARDÍACO.
anilida. f. F. e In., *anilide.* Derivado de la anilina por sustitución del H del grupo NH_2 con un radical ácido orgánico.
anilidad (del lat. *anus*, vieja). f. Estado de infantilismo o imbecilidad propio de las ancianas. ‖ Vejez en la mujer.
anilina (del ár. *an-nīl*, la planta del índigo). f. A., *Anilin;* F. e In., *aniline;* It. y P., *anilina.* Líquido oleoso incoloro, $C_6H_5NH_2$; se obtiene artificialmente reduciendo el nitrobenzol. Ligeramente soluble en agua y muy soluble en éter y alcohol. Es venenoso. La anilina en substancia y el sulfato se han usado en la corea y la epilepsia. Es una de las primeras materias utilizadas para la obtención de colorantes artificiales empleados en la industria y técnicas histológica y bacteriológica. ‖ FENILAMINA. ‖ **-benzoica.** Benzanilida.
anilinismo o **anilismo.** m. F., *anilinisme.* Intoxicación aguda o crónica por los colores de anilina.
anilinófilo (de *anilina* y el gr. *phileîn*, amar). adj. In., *anilinism.* Que se tiñe fácilmente con los colores de anilina. ‖ m. F., *aniliniphile;* In., *anilinophil.* Elemento o célula que tiene esta propiedad.
anilipirina. f. Compuesto de antipirina y acetanilida, empleado como antipirético y analgésico; soluble en agua; úsase en el reumatismo y la gripe.

anillo (del lat. *annellus*, anillo pequeño, dim. de *annulus*, anillo). m. A., *Ring;* F., *anneau;* In., *ring;* It., *anello;* P., *anel.* Órgano, zona o materia en forma anular. ‖ **-abdominal externo.** ANILLO INGUINAL SUPERFICIAL. ‖ **-abdominal interno.** ANILLO INGUINAL PROFUNDO. ‖ **-atloideo.** El formado entre el atlas y el ligamento transverso del atlas. ‖ **-auriculoventricular.** Anillo fibroso que rodea la abertura entre la aurícula y el ventrículo del corazón de los vertebrados. ‖ **-bronquial.** Los anillos cartilaginosos de los bronquios. ‖ **-ciliar.** Anillo delante de la ora serrata, que comprende una parte del cuerpo ciliar y da inserción a los procesos ciliares y al músculo ciliar. ‖ **-conjuntival.** Limbo conjuntival; zona circular correspondiente a la terminación de la conjuntiva en el borde de la córnea. ‖ **-corneal de Kayser-Fleischer.** Anillo de pigmento verdoso en el borde de la córnea en ciertos casos de argirosis y en la seudosclerosis de Westphal. ‖ **-crural.** ANILLO FEMORAL. ‖ **-de Abbé.** Anillos de catgut para sostener los extremos de intestino que deben suturarse. ‖ **-de Albl.** Sombra anular en las radiografías del cráneo, producida por el aneurisma de una arteria cerebral. ‖ **-de Bandl.** Engrosamiento en forma anular del útero durante el parto, encima del orificio istmico, que señala el límite inferior de la porción contráctil del órgano. ‖ **-de Braun.** ANILLO DE BANDL. ‖ **-de Brokaw.** Anillo de goma enhebrado con hilos de catgut, que se emplea en la anastomosis intestinal. ‖ **-de Cabot.** Cuerpos anulares de Cabot. ‖ **-de Cannon.** Contracciones tónicas a menudo visibles en la mitad derecha del colon transverso. ‖ **-de contracción.** ANILLO DE BANDL. ‖ **-de Döllinger.** Anillo elástico alrededor de la circunferencia de la córnea, formado por un engrosamiento de la membrana de Descemet. ‖ **-de Fleischer.** Línea anular pigmentada, incompleta, que se halla situada en la base del queratocono. ‖ **-de Löwe.** Anillo en el campo visual producido por la mácula lútea. ‖ **-de Lower.** Anillos tendinosos alrededor de los cuatro orificios del corazón. ‖ **-de Lusk.** ANILLO DE BANDL. ‖ **-de Maxwell.** Anillo semejante al de Löwe, pero más pequeño y menos visible. ‖ **-de Mayer.** Pesario circular de goma blanca. ‖ **-de Müller.** Anillo muscular que rodea la unión del conducto cervical y el cuerpo del útero en un período avanzado del embarazo. ‖ **-de Newton.** Anillos de colores que se ven en la superficie de las membranas transparentes y delgadas, como las burbujas de jabón, debidos a la aberración cromática. ‖ **-de Ochsner.** Anillo de membrana mucosa alrededor de la abertura del conducto pancreático. ‖ **-de retracción.** ANILLO DE BANDL. ‖ **-de Schröder.** ANILLO DE BANDL. ‖ **-de Vidaillet.** Disco opaco que se forma en la orina cuando en ella se vierten con precaución algunas gotas de ácido nítrico. ‖ **-de Vieussens.** Relieve muscular que circunscribe el contorno de la fosa oval en la pared interna de la aurícula derecha; limbo de la fosa oval. ‖ **-de Waldeyer.** ANILLO FARÍNGEO DE WALDEYER. ‖ **-de Zinn.** ANILLO TENDINOSO COMÚN. ‖ **-del tercer aductor.** Hiato tendinoso del tercer aductor. ‖ **-faríngeo de Waldeyer.** Zona anular de tejido adenoideo formada por las amígdalas palatina y faríngea con los folículos linfáticos adyacentes. ‖ **-femoral.** Abertura abdominal del conducto femoral cerrada normalmente por el tabique femoral y el peritoneo. Llámase también *anillo crural.* ‖ **-glaucomatoso.** Anillo amarillento alrededor del disco óptico en el glaucoma, que indica la atrofia de la coroides. ‖ **-hemorroidal.** Elevación sobre el músculo esfínter externo, que contiene las anastomosis venosas del plexo hemorroidal. ‖ **-inguinal profundo.** Abertura de la *fascia transversalis* para el cordón espermático o ligamento redondo. ‖ **-inguinal subcutáneo.** ANILLO INGUINAL SUPERFICIAL. ‖ **-inguinal superficial.** Abertura en la aponeurosis del músculo oblicuo externo para el cordón espermático o para el ligamento redondo. ‖ **-lenticular de Vossius.** F., *lecticulaire.* Anillo opaco en el cristalino, producido por la presión del borde pupilar, consecuencia de una contusión. ‖ **-linfático faríngeo.** ANILLO FARÍNGEO DE WALDEYER. ‖ **-oval.** ANI-

LLO DE VIEUSSENS. ‖ -**pleural.** Opacidad anular alrededor de una zona translúcida en una radiografía negativa de los pulmones, que indica una cavidad tuberculosa. ‖ -**tendinoso común.** Ligamento anular, origen común de los músculos rectos del ojo, inserto en los bordes del agujero óptico y en la parte interna de la hendidura esfenoidea. Se denomina también *anillo de Zinn* y *tendón de Zinn*. ‖ -**timpánico.** Anillo óseo que forma parte del temporal en la época del nacimiento y llega a ser la lámina timpánica. ‖ -**traqueal.** Cualquiera de los anillos de la tráquea. ‖ -**umbilical.** Abertura en la pared abdominal, por la que el cordón umbilical comunica con el feto. ‖ -**uretral.** Engrosamiento alrededor de la abertura uretral de la vejiga, formado por la hipertrofia de la capa muscular media. ‖ -**vulvar.** Conjunto de los dos músculos constrictores de la vagina.

ánima (lat.). f. ALMA. ‖ Antiguamente, principio activo de una droga. ‖ En psicología analítica de Jung, imagen de mujer ideal existente en el inconsciente masculino.

animación (del lat. *animatio, -onis*). f. Manifestación de los actos característicos de la vida animal o animalidad. ‖ -**suspendida.** Estado de muerte aparente por diversas causas.

animae deliquium (lat.). SÍNCOPE.

animae gravitas (lat.). Aliento fétido.

animal (del lat. *animal, animalis*, si es sustantivo, y de *animalis*, cuando es adjetivo). m. A., *Tier;* F., In. y P., *animal;* It., *animale*. Organismo vivo sensible que se mueve voluntariamente y capaz de ingerir y digerir los alimentos. ‖ adj. Relativo o perteneciente a tal organismo. ‖ -**de control.** Animal testigo. ‖ -**de Houssay.** Animal de experimento, sin hipófisis ni páncreas. ‖ -**descerebrado.** Animal al que se han quitado los hemisferios cerebrales. ‖ -**espinal o medular.** Animal al que se ha seccionado la médula. ‖ -**experimental.** Animal sobre el que se practican experimentos. ‖ -**normal.** Animal usado en los experimentos de bacteriología, que nunca ha sido infectado, natural ni artificialmente; *animal testigo* o *de control*. ‖ -**talámico.** Animal al que se ha seccionado el tallo cerebral inmediatamente por encima del tálamo. ‖ -**testigo.** ANIMAL NORMAL.

animalculismo. m. Teoría vetusta que consideraba al espermatozoide como elemento esencial del desarrollo embrionario y atribuía al óvulo la mera función de terreno nutritivo; en oposición al *ovulismo* u *ovismo*.

animálculo (del lat. *animalculum*, dim. de *animal*). m. Organismo animal muy pequeño o microscópico.

animalidad (del lat. *animalitas, -atis*). f. Conjunto de las cualidades o facultades que constituyen los atributos de los seres que forman el reino animal.

anime o **animi** (del F. *animé*). m. Resina del *Hymen courbaril* y del *H. stilbocarpa*, de la América tropical, muy poco usada actualmente.

animismo (del lat. *anima*, alma). m. F., *animisme*. In., *animism*. Antigua doctrina de Stahl de la fuerza vital, que sostiene que el alma es el origen de los procesos normales y patológicos. ‖ Atribución de vida propia a objetos inanimados, característica del pensamiento del niño pequeño.

ánimus (del lat. *animus*, espíritu). m. Término de Jung que designa la imagen de varón ideal tal como existe en el inconsciente de la mujer.

anincretinosis (de *an-* y el lat. *increscere*, crecer). f. Falta o deficiencia de una secreción interna.

anión (de *ana-* y el gr. *ión*, participio de presente de *iénai*, ir). m. F. e In., *anion*. Elemento que en la electrólisis se dirige al polo positivo o ánodo debido a que lleva una carga de electricidad negativa. V. ION.

aniridia (de *an-* y el gr. *íris, íridos*, iris). f. A., *Fehlen der Iris;* F., *aniridie;* It. y P., *aniridia*. Falta congénita del iris.

anís (del gr. *ánison*). m. A., *Anis;* F., *anis;* In., *anise;* It., *anice;* P., *anís*. Fruto de la *Pimpinella anisum*, planta umbelífera. Es carminativo y expectorante y tiene ligera acción estimulante sobre el corazón. ‖ -**estrellado** o **badiana.** Fruto del *Illicium verum* o *I. anisatum*, árbol magnoliáceo de Asia. La esencia es análoga a la del anís y se emplea igualmente. ‖ -**verde.** ANÍS.

anisado. adj. s. Aromatizado con anís; licor así tratado.

anisakiasis. f. F., *anisakiase*. In., *anisakiasis*. Infección intestinal por larvas de *Anisakis*, con producción de un granuloma intestinal eosinófilo. Afecta a pájaros y mamíferos marinos y raramente al hombre.

Anisakis. Género de nematodos de la familia *Anisakidae*, parásitos de pájaros y mamíferos marinos.

anisato. m. F. e In., *anisate*. Sal de ácido anísico. Los anisatos son antisépticos y antipiréticos.

aniscuria (de *an-*, el gr. *íschein*, retener, y *oûron*, orina). f. ant. Incontinencia de orina; enuresis.

aniseiconía (de *aniso-* y el gr. *eikón*, imagen). f. F., *aniséiconie;* In., *aniseikonia*. Estado en el que la imagen de un objeto en un ojo difiere de la formada en el otro.

aniseicómetro. m. EICONÓMETRO.

anisergia (de *aniso-* y el gr. *érgon*, trabajo). f. ANISOPIESIS.

anísico (Ácido). Ácido cristalizado, $C_8H_8O_3$, obtenido del anís e hinojo, que forman anisatos; antiséptico y antirreumático.

aniso-. Forma prefija (del gr. *ánisos*), con la significación de desigual.

anisocitosis (de *aniso-* y el gr. *kýtos*, cavidad). f. A., *Anisozytose;* F., *anisocytose;* In., *anisocytosis;* It., *anisocitosi;* P., *anisocitose*. Desigualdad en el tamaño de las células, especialmente de los glóbulos rojos.

anisocoria (de *aniso*, y el gr. *kóre*, pupila). f. A., *Pupillendifferenz;* F., *anisocorie;* It. y P., *anisocoria*. Desigualdad de diámetro de las pupilas.

anisocromía (de *aniso-* y el gr. *chrôma*, color). f. A., *Anisochromie;* F., *anisochromie;* In., *anisochromia;* It. y P., *anisocromia*. Variación en el color de los corpúsculos rojos debida a la hemoglobina.

anisodactilia. f. F., *anisodactylie;* In., *anisodactyly*. Estado caracterizado por desigualdad en la longitud de los dedos.

anisodáctilo (de *aniso-* y el gr. *dáktylos*, dedo). adj. Que tiene los dedos desiguales.

anisodonte (de *aniso-* y el gr. *odoús, odóntos*, diente). adj. y s. F., *anisodonte;* In., *anisodon*. De dientes irregulares, desiguales.

anisoforia (de *aniso-* y el gr. *phérein*, llevar). f. F., *anisophorie;* In., *anisophoria*. Estado en el que los ejes visuales de ambos ojos no se hallan en el mismo plano horizontal. V. HETEROFORIA.

anisogamia (de *aniso-* y el gr. *gámos*, matrimonio). f. F., *anisogamie;* In., *anisogamy*. Fusión de gametos desiguales. ‖ Conjunción de individuos de sexo diferente.

anisognato (de *aniso-* y el gr. *gnáthos*, mandíbula). adj. De mandíbulas muy desiguales de tamaño.

anisoleucocitosis. f. F., *anisoleucocytose;* In., *anisoleukocytosis*. Variabilidad en la proporción de las distintas formas de leucocitos neutrófilos, con aumento o disminución del número de los mismos, *anisohipercitosis* o *anisohipocitosis*, respectivamente, o en la proporción normal, *anisonormocitosis*.

anisomastia (de *aniso-* y el gr. *mastós*, mama). f. A., *Anisomastie;* F., *anisomastie;* In., e It. y P., *anisomastia*. Desigualdad de tamaño entre ambas mamas.

anisomelia (de *aniso-* y el gr. *mélos*, miembro). f. F., *anisomélie;* In., *anisomelia*. Desigualdad entre miembros pares.

anisomería (de *aniso-* y el gr. *méros*, parte). f. Desigualdad de partes u órganos.

anisometría (de *aniso-* y el gr. *métron*, medida). f. Anomalía e irregularidad en las dimensiones de los glóbulos rojos.

anisometropía (de *aniso-*, el gr. *métron*, medida, y *óps, opós*, ojo). f. A., *Anisometropie;* F., *anisométropie;* In., It. y P., *anisometropia*. Diferencia en el poder de refracción de ambos ojos.

anisomiopía (de *aniso-* y *miopía*). f. F., *anisomyopie;* In., *anisomyopia*. Diferencia notable de la miopía entre los dos ojos de un mismo paciente.

anisomorfia (de *aniso-* y el gr. *morphé*, forma). f. Irregularidad en la forma de los glóbulos rojos de la sangre.
anisonormocitosis. f. V. ANISOLEUCOCITOSIS.
anisopía o **anisopsia** (de *aniso-* y el gr. *óps, opós*, ojo, u *ópsis*, visión). f. F., *anisopie;* In., *anisopia*. Desigualdad de visión en ambos ojos.
anisopiesis (de *aniso-* y un derivado del gr. *piézein*, apretar). f. Variación de la presión sanguínea en distintas partes del cuerpo.
anisorritmia (de *aniso-* y el gr. *rythmós*, ritmo). f. F., *anisorythmie*. In., *anisorrhythmia;* Falta de sincronismo entre los ritmos auricular y ventricular.
anisosfigmia (de *aniso-* y el gr. *sphygmós*, pulso). f. F., *anisosphygmie;* In., *anisosphygmia*. Pulso de amplitud desigual, pero igualmente espaciado.
anisostenia (de *aniso-* y el gr. *sthénos*, fuerza). f. De fuerza desigual entre músculos pares.
anisotermia (de *aniso-* y el gr. *thérme*, calor). f. Desigualdad de la temperatura cutánea en partes simétricas del cuerpo.
anisotonía (de *aniso-* y *tono)*. f. Presión osmótica desigual; hipertonía o hipotonía.
anisotropía (de *aniso-* y el gr. *trópos*, vuelta). f. A., *Anisotropie;* F., *anisotropie;* In., *anisotropy;* It., *anisotropia*. P., *anisotropia*. Doble refringencia o refringencia variable en distintas direcciones.|| Irritabilidad variable en los diferentes órganos o partes. || Teoría según la cual las diversas partes del animal estarían preformadas en el huevo.
anisótropo (de gr. *ánisos*, desigual, y *trópos*, dirección). adj. Que refracta doblemente o que tiene el poder de doble polarización.
anisuria (de *aniso-* y el gr. *oûron*, orina). f. Alternancia de oliguria y poliuria.|| Eliminación por la orina de principios anisados, ácido anísico por ejemplo.
anitis (del lat. *anus*, ano, y el suf. *-itis)*. f. A., *Anusitis;* F. y P., *anite;* In., *anusitis*. It., *anite*. Inflamación del ano; proctitis.
Ankylostoma. V. ANCYLOSTOMA.
anlaje (del al. *Anlage*, esbozo). m. F., *blastème;* In., *anlage*. Área embrionaria en la que aparecen los primeros indicios de una parte u órgano. BLASTEMA.
Annandale (Operación de) (Thomas *Annandale*, cirujano escocés, 1838-1907). V. OPERACIÓN.
annuens (voz lat., p. pr. de *annuere*, afirmar con la cabeza). m. Músculo recto anterior menor de la cabeza.
annulus (lat.). m. ANILLO.
ano (del lat. *anus).* m. A., *After;* F. e In., *anus;* It., *ano;* P., *ânus*. Extremo periférico y abertura del recto.
|| **-artificial** o **contra natura.** Abertura quirúrgica o espontánea del intestino en los tegumentos del abdomen. || **-de Rusconi.** El blastoporo. || **-enterouterino.** Estado en el cual el intestino se ha herniado en el útero roto y las materias fecales salen por la vagina. || **-imperforado.** Oclusión de la abertura natural del ano. || **-infundibuliforme.** Estado de relajación del ano, con desaparición de pliegues y forma de embudo. || **-preternatural.** ANO CONTRA NATURA. || **-vestibular** o **vulvovaginal.** Abertura del recto en la vulva.
anoblepsia (del gr. *áno*, de abajo arriba, y *blépsis*, mirada). f. Síntoma caracterizado por la fijación de la mirada hacia arriba.
anocatártico (del gr. *áno*, de abajo arriba, y de *catártico)*. adj. EMETOCATÁRTICO.
anocceliadelfo (del gr. *áno*, arriba, *koilía*, cavidad del vientre, y *adelphós*, hermano). m. Monstruo con dos cuerpos unidos por la parte superior del tronco.
anociación o **anociasociación** (del gr. *áno*, de abajo arriba, e *ischiás*, *-ádos*, cadera). f. Método de Crile para disminuir el efecto del choque quirúrgico por la asociación de la anestesia local de los troncos nerviosos con la anestesia general.
anoclesia (de *an-* y el gr. *óchlesis*, perturbación). f. A., *Anochlesia;* F., *anochlésie;* In., *anochlesia;* It. y P., *anoclesia*. Tranquilidad.|| CATALEPSIA.
anococcígeo. adj. Relativo al ano y al cóccix.
anocromasia (del gr. *áno*, de abajo arriba, y *chrôma*, color). f. F., *anochromasie;* In., *anochromasia*. Estado en el cual la hemoglobina de los hematíes se acumula en la periferia de éstos dejando pálido el centro. || Falta de coloración en las células o tejidos.
anodermo (del lat. *anus*, ano, y el gr. *dérma*, piel). m. Revestimiento epitelial del conducto anal.
anódico. adj. Relativo al ánodo.|| Ascendente.
anodinia (del gr. *anodyníq).* f. A., *Schmerzlosigkeit;* F., *anodynie;* In., *anodynia;* It. y P., *anodinia*. Falta de dolor, especialmente en el parto.
anodino (del gr. *anódynos*, de *an-* y *odne*, dolor). adj. F., *anodin;* In., *anodyne*. Que calma el dolor, sedante. || m. Agente o fármaco que calma el dolor. Los anodinos comprenden el opio, morfina, codeína, hioscina, atropina, éter, bromuro potásico, etc. || Insignificante, insustancial, ineficaz.
ánodo (del gr. *ánodos*, camino ascendente). m. F. e In., *anode*. Polo positivo de la corriente eléctrica; electrodo positivo.
anodoncia (de *an-* y el gr. *odoús, odóntos*, diente). f. F., *anodontie;* In., *anodontia*. Falta o privación congénita de dientes.
anoesia [anoético] (del gr. *anoesía*, sin sentido). f. Falta de entendimiento; idiotez.
anofeles. m. Mosquito perteneciente al género *Anopheles*. V. ANOPHELES.
anofelicida (de *anofeles* y el lat. *caedere*, matar). f. F., *anophélicide;* In., *anophelicide*. Destructor de anofeles.
anofelismo. m. Infestación de una zona con anofeles.
anoforia. f. ANOTROPÍA.
anoftalmía (de *an-* y el gr. *ophthalmós*, ojo). f. A., *angeborenes Fehlen der Augäpfel;* F., *anophtalmie;* In., *anophthalmus;* It. y P., *anoftalmia*. Falta congénita de los ojos.
anoftalmo. Individuo nacido sin ojos. || m. ANOFTALMÍA.
anoia (del gr. *ánoia*, demencia). f. Idiotez, demencia. || Estupor agudo.
p-**anol.** m. Parapropenilfenol. Compuesto que se polimeriza con facilidad, dando lugar a la formación de substancias estrogénicas y carcinogénicas; compuesto intermediario en la síntesis de estrógenos.
anomalía (del gr. *anomalía).* f. A., *Anomalie;* F., *anomalie;* In., *anomaly;* It. y P., *anomalia*. Irregularidad, estado contrario al orden natural. || Particularidad orgánica que presenta un individuo comparado con la mayoría de individuos de su especie.|| **-de Alder.** La hereditaria por la cual consiste en que los neutrófilos, eosinófilos, monocitos y linfocitos, tienen granulaciones azurófilas. || **-de Baukisen.** Inserción velamentosa del cordón umbilical. || **-de Chediak.** Esplenohepatomegalia, fiebre, coloración ceniza del cabello y granulaciones grisverdosas en los neutrófilos y linfocitos de la sangre y médula ósea. || **-de desarrollo.** Ausencia, deformidad o exceso de partes del cuerpo como resultado de alteración evolutiva embrionaria. || **-de Ebstein.** Malformación de la válvula tricúspide asociada con defectos del tabique. || **-de Freund.** Estenosis de la abertura torácica superior por acortamiento de la primera costilla, que da por resultado la deficiente expansión del vértice de los pulmones.|| **-de Pelger.** Anomalía hereditaria en la forma del núcleo de los leucocitos.
anómalo (del gr. *anómalos;* de *an-* y *homalós*, igual). adj. Irregular, extraño, que se aparta del tipo normal.
anomalonomía (de *anómalo* y el gr. *nómos*, ley). f. Estudio de las reglas según las cuales se desarrollan las anomalías de la organización.|| TERATOLOGÍA.
anomalopía o **anomalopsia** (de *anómalo* y el gr. *óps, opós*, ojo, u *ópsis*, visión). f. In., *anomaloscope*. Defecto parcial en la visión de los colores, con conservación a veces de la percepción de los cuatro colores básicos.
anomaloscopio (de *anómalo* y el gr. *skopeîn*, ver). m. F. e In., *anomaloscope*. Instrumento para el examen de la ceguera para los colores.
anomalotrofia (de *anómalo* y el gr. *trophé*, nutrición). f. Nutrición anormal.
anomia (de *an-* y el gr. *ónoma*, nombre). f. A., *Verlust der Erkennungs- und Benennungsfähigkeit;* F., *ano-*

mie; It. y P., *anomia.* Variedad de afasia en la que hay imposibilidad de nombrar los objetos o de reconocer sus nombres.

anomia (de *a-*, priv., y el gr. *nómos,* ley). f. Falta de ley, desviación de la ley. Defecto congénito del sentido moral.

anomocéfalo (de *anómalo* y el gr. *kephalé,* cabeza). adj. Aplícase al individuo cuya cabeza presenta alguna deformidad.

anomocromía (del gr. *ánomos,* irregular, y *chrôma,* color). f. Alteración o irregularidad en la coloración de la piel.

Anona. Género de árboles y arbustos anonáceos de América tropical. La corteza, frutos y hojas de algunas especies se emplean por los indígenas contra diversas afecciones.

anónfalo (de *an-* y el gr. *omphalós,* ombligo). m. Individuo sin ombligo.

anonicosis (de *an-* y el gr. *ónyx, ónychos,* uña). f. A., *Fehlen der Nägel;* F., *anonychie;* In., *anonychia;* It., *anonichia;* P., *anoniquia.* Falta congénita de uñas.

anónimo (de *an-* y la forma eólica, *ónyma,* por *ónoma,* nombre). adj. Que no tiene nombre. Los anatomistas habían denominado así varias partes que no habían recibido todavía nombre.

anoniquia (de *an-* y el gr. *ónyx, ónychos,* uña). f. ANONICOSIS.

anoperineal. adj. Relativo al ano y el perineo.

Anopheles (del gr. *anophelés,* perjudicial). Género de mosquitos caracterizados por sus palpos largos y delgados y por mantener el cuerpo en ángulo con la superficie en que se apoyanacidoson huéspedes del parásito palúdico y lo transmiten por su picadura. Existen muchísimas especies transmisoras del paludismo: *A. albimanus, A. albipes,* de América tropical; *A. cortalis,* de África; *A. crucians,* de los Estados Unidos; *A. culicifacies,* de la India; *A. maculipennis,* la especie más común, de Europa; *A. sinesis,* de China, India y Japón, etc.

anopía (de *an-* o de *ana,* arriba, y el gr. *óps, opós,* ojo). f. A., *Nichtsehen, Aufwärtsschielen;* F., *anopsie;* It. y P., *anopsia.* Falta de función visual con integridad del aparato de recepción (retina, nervio óptico). *Sin.:* Ablepsia, ambliopía. || Estrabismo hacia arriba: *Sin.:* Anoforia. ANOTROPÍA.

anoplastia (del lat. *anus* y el gr. *plássein,* formar). f. A., *Analplastik;* F., *anoplastie;* In., *anoplasty;* It. y P., *anoplástica.* Intervención plástica o reconstructora del ano.

anopluros (del gr. *ánoplos,* sin armas, y *ourá,* cola). m. pl. Orden de la clase de los insectos sin alas y con boca chupadora, al que pertenecen los piojos.

anopsia. f. ANOPÍA.

anorco (de *an-* y el gr. *órchis,* testículo). m. A., *Anorchus;* F .e In., *anorchus;* It. y P., *anorco.* Individuo sin testículos o con testículos no descendidos.

anorexia [anorético] (de *an-* y el gr. *órexis,* apetito). f. A., *Inappetenz;* F., *anorexie;* In., *anorexia;* It., *anoressia.* P., *anorexia;* Falta de apetito. APOSICIA. ||**-mental** o **nerviosa.** Síndrome psiquiátrico, observado especialmente en mujeres jóvenes, caracterizado por un rechazo a la ingestión de alimentos, que lleva una rápida emaciación.

anorexígeno (de *anorexia,* y el gr. *gennân,* producir). adj. F., *anorexigène;* In., *anorexigenic.* Que produce anorexia, anorético. || Agente que disminuye el apetito o produce anorexia.

anorgánico (de *an-* y *orgánico*). adj. Dícese de todo fenómeno independiente de una lesión orgánica, como ciertos soplos cardíacos. INORGÁNICO.

anorganología. f. ABIOLOGÍA.

anorgasmia (de *an-* y el gr. *orgasmós,* orgasmo, de *orgân,* desear ardientemente). f. F., *anorgasmie;* In., *anorgasmy.* Falta de orgasmo o de placer en el acto sexual.

anormal (de *a-* y *normal*). adj. F., *anormal;* In., *abnormal.* Anómalo, irregular. || m. Individuo, especialmente niño, deficiente mental.

anormalidad. f. Irregularidad, anomalía.

anorquia o **anorquidia** (de *an-* y el gr. *órchis,* testículo). f. A., *Anorchidie;* F., *anorchidie;* In. y It., *anorchia;* P., *anorquia.* Falta congénita de los testículos. CRIPTORQUIDIA.

anorrectal. adj. Relativo al ano y al recto.

anorrorrea (de *an-,* el gr. *orrhós,* suero, y *rhein,* fluir). f. Falta o disminución de una secreción serosa.

anortografía (de *an-,* el gr. *orthós,* recto, y *gráphein,* escribir). f. Agrafia motora; pérdida de la facultad de escribir correctamente.

anortopía (de *an-,* el gr. *orthós,* recto, y *óps, opós,* ojo). f. Visión con distorsión. || ESTRABISMO.

anortoscopio (de *an-,* el gr. *orthós,* recto, y *skopeîn,* observar). m. Instrumento para combinar dos dibujos inconexos en una imagen visual perfecta.

anortosis (de *an-* y el gr. *orthós,* levantado, tieso). f. Pérdida de la propiedad eréctil de los órganos.

anoscopio (de *ano* y el gr. *skopeîn,* observar). m. A., *Anoskop;* F., *anuscope;* In., *anoscope;* It., *anoscopio;* P., *anoscópio.* Espéculo para el examen de la porción inferior del recto; los hay de varios modelos: Bacon, Pennigton, etc.

anosfrasia o **anosfresia** (de *an-* y el gr. *óspheresis,* olfato). f. ANOSMIA.

anosia (de *an-* y el gr. *nosos,* enfermedad). f. Salud completa; estado sin enfermedad.

anosmia (de *an-* y el gr. *osmé,* olfato). f. A., *Anosmie;* F., *anosmie;* In., It. y P., *anosmia.* Falta del sentido del olfato. *Sin.:* Anodmia, anosfrasia, anestesia olfatoria.

anosodiaforia (de *a-,* el gr. *nosos,* enfermedad, y *diaphorá,* diferencia). f. Indiferencia para la existencia de una enfermedad.

anosognosia (de *a-,* el gr. *nosos,* enfermedad, y *gnôsis,* conocimiento). f. F., *anosognosie;* In., *anosognosia.* Ignorancia de la existencia de una enfermedad, de un miembro afecto de parálisis o de otro defecto funcional, que afecta al paciente.

anospinal (de *ano* y *espina*). adj. Relativo al ano y la médula espinal.

anosteoplasia (de *an-,* el gr. *osteón,* hueso, y *plásis,* acción de modelar). f. ANOSTOSIS.

anostosis (de *an-* y el gr. *ostéon,* hueso). f. Desarrollo defectuoso de los huesos. || Atrofia senil o morbosa de los huesos.

anotia (de *an-* y el gr. *oûs, otós,* oreja). f. F., *anotie.* In., *anotia.* Carencia congénita de las orejas.

anoto. m. F., *anote;* In., *anotia.* Afecto de anotia.

anotropía (del gr. *aná,* hacia arriba, y *trépein,* girar). f. Versión involuntaria y patológica de ambos ojos hacia arriba. *Sin.:* Anoforia. ANOPÍA (2.ª acep.).

anovaria (de *an-* y *ovario*). f. F., *anovarie;* In., *anovaria.* Ausencia o aplasia de los ovarios.

anovesical. adj. Relativo al ano y la vejiga.

anovulación o **anovulia** (de *an-* y *óvulo*). F. e In., *anovulation.* Suspensión o cesación de la ovulación.

anovulatorio. adj. s. F., *anovulatoire;* In., *anovulatory;* *anovular.* Dícese del medicamento que inhibe la ovulación.

anovulomenorrea. f. Menstruación sin ovulación.

anoxemia o **anoxihemia** (de *an-, oxígeno* y el gr. *haîma,* sangre). f. A., *Anoxämie;* F., *anoxémie;* In. y P., *anoxemia;* It., *anossia.* Disminución del oxígeno en la sangre (mal de las montañas, etc.). ANOXIA.

anoxia (de *an-* y el gr. *oxs,* agrio, etc.). f. A., *Anoxie;* F., *anoxie;* In. y P., *anoxia;* It., *anossia.* Término general para los estados de oxigenación insuficiente.

anoxibiosis. f. ANAEROBIOSIS.

anoxicausis (de *an-,* el gr. *oxýs,* oxígeno, y *kaûsis,* quemadura). f. Combustión sin oxígeno.

anquil- o **anquilo-** (del gr. *ágklos,* doblado, encorvado, retorcido). Prefijo griego con la significación de *adherencia, soldadura, ángulo, asa,* etc.

anquilenteria (de *anquil-* y el gr. *énteron,* intestino). f. Adherencia accidental de los intestinos.

anquiloblefaron (de *anquilo-* y el gr. *blépharon,* párpado). m. F., *ankyloble-pharon;* In., *ankyloblepharon.*

Adherencia entre sí de los bordes ciliares de los párpados. SIMBLÉFARON.

anquilocolpos (de *anquilo-* y el gr. *kólpos,* vagina). m. F., *ankylocolpe;* In., *ankylocolpos.* Atresia o imperforación de la vagina.

anquilocoria (de *anquilo-* y el gr. *kóre,* pupila). f. Inmovilidad pupilar por sinequias.

anquilodactilia (de *anquilo-* y el gr. *dáktylos,* dedo). f. F., *ankylodactylie;* In., *ankylodactylyl, ankylodactylia.* Adherencia entre sí de los dedos de la mano o del pie. SINDACTILIA.

anquiloderis (de *anquilo-* y el gr. *deiré,* cuello). f. TORTÍCOLIS.

anquilodoncia (de *anquilo-* y el gr. *odoús, odóntos,* diente). f. Soldadura de los dientes.

anquilofobia (de *anquilo[sis]* y el gr. *phóbos,* temor). f. Temor morboso a la anquilosis en los casos de fractura o enfermedad de una articulación.

anquiloglosia (de *anquilo-* y el gr. *glôssa,* lengua). f. A., *Ankyloglossum;* F., *ankyloglosse;* In., *ankyloglossia;* It., *anchiloglossia;* P., *anciloglossia.* Cortedad anormal del frenillo de la lengua, que impide los movimientos de ésta.

anquilomela (de *anquilo-* y el gr. *mele,* sonda). f. Sonda curva.

anquilómelo (de *anquilo-* y el gr. *mélos,* miembro). m. F., *ankylomèle;* In., *ankylomele.* Monstruo en el cual se hallan reunidas las piernas.

anquilomerismo (de *anquilo-* y el gr. *méros,* parte). m. Adherencia anormal de una parte cualquiera.

anquilopodia (de *anquilo-* y el gr. *poús, podós,* pie). f. Anquilosis del tobillo.

anquilopoyético (de *anquilo-* y el gr. *poíesis,* formación). adj. F., *ankilopoïétique;* In., *ankylopietic.* Que produce anquilosis o se caracteriza por ella.

anquiloproccia o **anquiloproctia** (de *anquilo-* y el gr. *proktós,* ano). f. F., *ankyloproctie;* In., *ankyloproctia.* Estrechez o estenosis cicatrizal del ano.

anquílops (de *anquilo-* y el gr. *óps, opós,* ojo). m. Tumoración próxima al ángulo palpebral interno, debida frecuentemente a ectasia del dacriocisto.

anquiloquilia (de *anquilo-* y el gr. *cheîlos,* labio). f. Adherencia de los labios entre sí.

anquilorrinia (de *anquilo-* y el gr. *rhís, rhinós,* nariz). f. F., *ankylorrhinie;* In., *ankylorrhinia.* Adherencia o soldadura de las dos alas de la nariz al tabique.

anquilosis (de *anquilo-* y el suf. *-osis).* f. A., *Ankylose;* F., *ankylose;* In., *ankylosis;* It., *anchilosi;* P., *ancilose.* Abolición o limitación de los movimientos de una articulación movible. || **-artificial.** Fijación quirúrgica de una articulación; artrodesis. || **-espuria, extracapsular** o **falsa.** La debida a la rigidez de las partes que rodean la articulación. || **-fibrosa.** La debida a la formación de bridas fibrosas dentro de una articulación. || **-intracapsular.** Anquilosis debida a la rigidez de los tejidos dentro de la articulación. || **-ligamentosa.** Anquilosis por los ligamentos o tejidos fibrosos. || **-muscular.** La debida a contracción muscular. || **-ósea** o **verdadera.** Unión anormal de los huesos de una articulación.

anquilostoma (de *anquilo-* y el gr. *stóma,* boca). m. Parásito nematodo del género *Ancylostoma.* V. ANCYLOSTOMA.

anquilostomiasis. f. A., *Ankylostomiase;* F., *ankylostomiase;* In., *ancylostomiasis;* It., *anchilostomiasi;* P., *ancilostomíase.* Enfermedad debida a la presencia en el intestino delgado de un gusano nematodo, *Ancylostoma duodenale, Uncinaria americana* u otras especies, que produce anemia por las pequeñas y continuas hemorragias que en las paredes del duodeno provocan dichos gusanos y los venenos hemolíticos que secretan. La enfermedad se caracteriza por anemia intensa, oligocromemia y eosinofilia, trastornos digestivos, fiebre y estado hidrópico. La infección se produce por la entrada de las larvas directamente por la boca o por la piel. Por esta última vía las larvas suelen producir una erupción, llamada mazamorra, ingresan en el torrente circulatorio que las transporta a los pulmones, de los cuales pasan a la tráquea, son deglutidos y se fijan en el intestino. *Sin.:* Anemia de los ladrilleros, de los mineros, de los túneles, anquilostomanemia, anquilostomasia, anquilostomosis, caquexia acuosa, clorosis de Egipto, docmiasis, enfermedad del túnel de San Gotardo, hipemia intertropical, uncinariasis.

anquilostomosis. f. ANQUILOSTOMIASIS.

anquilotia o **anquilocia** (de *anquilo-* y el gr. *oûs, otós,* oído). f. Oclusión del meato auditivo externo.

anquilotomía (de *anquilo-* y el gr. *tomé,* sección). f. Sección del frenillo de la lengua para corregir una anquiloglosia.

anquilótomo (de *anquilo-* y el gr. *tomós,* cortante). m. Cuchillo para anquilotomía, anquiloglosótomo. || Cualquier cuchillo curvo.

anquilouretria (de *anquilo-* y *uretra).* f. F., *ankylourétrie;* In., *ankylurethria.* Estenosis cicatrizal o estrechez de la uretra.

anquiroide. adj. ANCIROIDE.

ansa (lat.). f. ASA.

Ansbacher (Unidad de) (Stefan *Ansbacher,* biólogo alemán n. en 1905). V. UNIDAD.

anserino (del lat. *anser, anseris,* ganso). adj. F., *ansérine;* In., *anserine.* Relativo o semejante a un ganso o ánade. V. CUTIS ANSERINA.

ansia (del lat. *anxia,* f. de *anxius,* angustiado). f. Congoja, aflicción. || Náusea, esfuerzos angustiosos de vómito.

ansiedad (del lat. *anxietas, -atis).* f. A., *Angstgefühl;* F., *anxiété;* In., *anxiety;* It., *ansietà;* P., *ansiedade.* Término utilizado habitualmente para designar el temor de un sujeto ante un peligro real o imaginario. V. ANGUSTIA. || **-persecutoria y depresiva.** Tipos especiales de ansiedad descritos por la escuela psicoanalítica kleiniana, y que son característicos de las llamadas posiciones esquizoparanoide y depresiva, respectivamente.

ansiforme (del lat. *ansa,* asa, y *forma,* forma). f. F., *ansiforme;* In., *ansiform.* En forma de asa.

ansiolítico (del lat. *anxius,* angustiado, y el gr. *lsis,* disolución). adj. Que disminuye o calma la ansiedad. || m. Fármaco que tiene esta propiedad. TRANQUILIZANTE.

Anstie (Regla, reacción de) (Francis Edmund *Anstie,* médico inglés, 1833-1874). V. REGLA, REACCIÓN.

ant- o **anti-.** Formas prefijas del gr. *antí,* frente a, contra.

antácido. adj. ANTIÁCIDO.

antafrodisíaco. adj. ANAFRODISÍACO.

antagonismo (del gr. *antagónisma,* de *antagonidsesthai,* luchar contra). m. A., *Antagonismus;* F., *antagonisme;* In., *antagonism;* It. y P., *antagonismo.* Oposición o acción contraria de dos músculos, fármacos o venenos, organismos, etc. ANTERGIA, ANTISTASIS.

antagonista (del gr. *antagonistés,* de *antí,* contra, y *agonistés,* combatiente). adj. A., *antagonistisch;* F., *antagoniste;* In., *antagonist;* It. y P., *antagonista.* Dícese principalmente de los músculos, nervios y fármacos de acción contraria que tienden a neutralizarse en sus efectos. Ú. t. c. s. *Sin.:* Antérgico antistático. || Dícese del diente o muela que se articula con su opuesto del otro maxilar. || **-asociado.** El que obra sobre partes distintas y por su acción combinada mueve dichas partes en direcciones paralelas. || **-directo.** El que actúa sobre una misma parte y por su acción combinada queda la parte inmóvil. || **-metabólico.** ANTIMETABOLITO.

antagonizador. m. ARTICULADOR.

antalcalino. adj. ANTIALCALINO.

antálgico (de *ant-* y el gr. *álgos,* dolor). adj. y s. A., *Antalgikum;* F., *antalgique;* In., *antalgic;* It., *antalgico;* P., *antálgico.* Calmante del dolor; anodino.

antartrítico. adj. ANTIARTRÍTICO.

ante-. Prefijo latino que significa *delante* en el tiempo o en el espacio.

antebrachium (lat.). m. ANTEBRAZO.

antebrazo. m. A., *Unterarm;* F., *avant-bras;* In., *forearm;* It., *avambraccio;* P., *antebraço.* Parte del miembro superior entre la muñeca y el codo. || Parte

antecárdium - antiantitoxina

de los miembros anteriores en los cuadrúpedos, por debajo de la rodilla.

antecárdium (de *ante-* y el lat. *cardium*, estómago). m. Región precordial.

antecedente (del lat. *antecedens, -entis*). adj. F., *antécédent*; In., *antecedent*. Anterior. || m. Dato, circunstancia, personal o familiar, en la historia patológica del enfermo, anterior al estado actual. ANAMNÉSTICO.

antecornu (lat.). m. El cuerno de un ventrículo lateral del cerebro.

antecubital (de *ante-* y el lat. *cubitus*, codo). adj. Situado delante del codo.

antecurvatura. f. ANTEFLEXIÓN.

antefebril. adj. Antes de la aparición de la fiebre.

antefiáltico (de *ant-* y el gr. *ephiáltes*, pesadilla). adj. Remedio o agente contra las pesadillas.

anteflexión. f. A., *Anteflexion*; F., *antéflexion*; In., *anteflexion*; It., *anteflessione*; P., *anteflexão*. Curvatura angular anormal hacia delante.

antehélix o **antehélice** (de *ante-* y el lat. *helix, -icis*, hélice). m. A., *Anthelix*; F., *anthélix*; In., *anthelix*; It. y P., *antélice*. Eminencia curvilínea del pabellón de la oreja, que llena el espacio que separa el hélix de la fosa auricular y se bifurca por arriba en dos ramas, superior e inferior, las *crura anthelicis*.

antehipófisis. f. A., *Hypophysenvorderlappen*; F., *adénohypophyse*; In., *antehypophysis*; It., *preipofisi*; P., *ante-hipófise*. Lóbulo anterior de la hipófisis. Sin.: Adenohipófisis, prehipofisis.

antelmíntico. adj. ANTIHELMÍNTICO.

antelocación (de *ante-* y el lat. *locatio, -onis*, colocación). f. Desviación de un órgano hacia delante.

antemético. adj. ANTIEMÉTICO.

ante mortem (lat.). Antes de la muerte.

antemuro. m. CLÁUSTRUM.

antenatal (de *ante-* y el lat. *natus*, nacido). adj. Que ocurre o se ha formado antes del nacimiento; prenatal.

anteojos (de *ante* y *ojos*). m. pl. A., *Linse*; F., *lunettes*; In., *spectacles*; It., *occhiali*; P., *óculos*. Par de lentes dispuestas en un marco o sostén para mejorar la visión. Sin.: Gafas, lentes, antiparras, quevedos. || **-bifocales** o **de Franklin.** Anteojos con dos mitades de lentes de diferentes focos para cada uno de los ojos: la mitad superior para la visión a distancia, la mitad inferior para la visión próxima. || **-compuestos.** Anteojos a los que se ajustan cristales de colores o lentes complementarios. || **-de Hallauer.** Lentes de color verde gris para impedir el paso de los rayos ultravioleta. || **-de Masselon.** Anteojos para mantener elevado el párpado superior en los casos de ptosis paralítica. || **-de mica.** Los usados para proteger los ojos contra los cuerpos extraños. || **-de predicador.** Anteojos que sólo contienen la mitad inferior de los lentes. || **-descentrados.** Anteojos de lentes formadas por porciones excéntricas de dos lentes convexas. || **-divididos.** ANTEOJOS BIFOCALES. || **-estenopeicos.** Anteojos con láminas metálicas que tienen ambas una pequeña abertura central. || **-lenticulares.** Lentes con una pequeña porción correctora circundada de una zona periférica de cristal ópticamente inactivo. || **-pantoscópicos.** Anteojos adecuados para observar objetos a todas las distancias. ANTEOJOS BIFOCALES. || **-periscópicos.** Anteojos concavoconvexos con las superficies cóncavas dirigidas hacia los ojos. Permiten una considerable amplitud en los movimientos oculares. || **-prismáticos.** Anteojos para corregir los estrabismos por defectos musculares.

ante partum (lat.). Antes del parto.

antepituitario. adj. Relativo al lóbulo anterior de la hipófisis.

anteposición (de *ante-* y el lat. *positio, -onis*). f. Desplazamiento hacia delante.

antepróstatas. f. pl. Glándula de Cowper.

anteprostatitis (de *antepróstata* y el suf. *-itis*). f. Inflamación de las glándulas de Cowper; cowperitis.

antepuente. m. PONTÍCULO.

anterético (de *ante-* y el gr. *eréthein*, irritar). adj. EMOLIENTE.

antergia (de *ant-* y el gr. *érgon*, trabajo). f. Antagonismo, resistencia.

antérgico. adj. Antagonista. ANTIÉRGICO.

anterior. adj. Situado delante; del lado de la cabeza; que precede en lugar o tiempo.

antero-. Prefijo latino que significa *delante*.

anteroclusión (de *ántero-* y *oclusión*). f. Alteración de la oclusión dental, en la cual el arco del maxilar inferior se encuentra más adelante de su posición normal.

anteroexterno. adj. Situado delante y en la parte externa.

anterógrado (de *antero-* y el lat. *gradi*, andar, avanzar). adj. Que se mueve o se extiende hacia delante.

anteroinferior. adj. Situado delante y abajo.

anterointerno. adj. Situado delante y en la parte interna.

anterolateral. adj. Situado delante y a un lado.

anteromedio. adj. Situado delante y en la línea media.

anteroposterior. adj. Que se extiende de delante hacia atrás.

anteropulsión. f. Propulsión. || Tendencia a caer hacia delante.

anterosuperior. adj. Situado delante y arriba.

anterótico (de *ant-* y el gr. *erotikós*, amatorio). adj. ANAFRODISÍACO.

anteversión (de *ante-* y el lat. *versio*, acción de volver). f. A., *Anteversion*; F., *antéversion*; In., *anteversion*; It., *antiversione*; P., *anteversão*. Desviación en masa de un órgano, especialmente del útero, hacia delante.

anthélix. m. ANTEHÉLIX.

Anthemis. Género de plantas compuestas, una de cuyas especies, la *A. nobilis*, es la manzanilla común.

Anthomyia canicularis. Mosca pequeña negra, cuya larva infesta a veces el intestino del hombre.

anti-. V. ANT-.

antiácido. adj. s. A., *Säurebindend*; F., *antacide*; In., *antacid*; It. y P., *antiacido*. Que corrige la acidez; substancia que contrarresta o neutraliza la acidez.

antiafrodisíaco. adj. ANAFRODISÍACO.

antiaglutinina. f. F., *antiagglutinine*; In., *antiagglutinin*. Substancia que se opone a la acción de una aglutinina.

antiagresina. f. Substancia formada en el cuerpo por las inyecciones repetidas de una agresina y que tiende a oponerse a la acción de ésta.

antiagrípnico. m. HIPNÓTICO.

antialbúmina. f. Producto de la digestión gástrica de la albúmina.

antialbuminato. m. Parapeptona, producto de la digestión incompleta de la albúmina. Resiste la acción digestiva de la pepsina, pero es digerida por la tripsina, que la convierte en antipeptona.

antialbumosa. f. Producto de la digestión gástrica de la antialbúmina.

antialcalino. adj. F., *antialcalin*; In., *antalkaline*. Neutralizador de la alcalinidad.

antialcohólico. adj. Contrario al alcohol.

antialexina. f. desus. Substancia que se opone a la acción de una alexina o antitoxina.

antiálgico. adj. ANTÁLGICO.

antiamboceptor. m. desus. Sustancia que inhibe la acción de un amboceptor o anticuerpo sensibilizante.

antianafilactina. f. desus. Anticuerpo que se opone a la acción de una anafilactina.

antianafilaxis. f. desus. A., *Antianaphylaxie*; F., *antianaphylaxie*; In., *antianaphylaxis*; It., *antianafilassi*; P., *antianafilaxia*. Estado opuesto a la anafilaxis; estado de insensibilidad a los antígenos. || Método de Besredka de vacunación antianafiláctica. Ananafilaxis, ANERGIA, DESENSIBILIZACIÓN.

antianémico. adj. Que contrarresta o previene la anemia. V. PRINCIPIO ANTIANÉMICO.

antianticuerpo. m. F., *antiantitoxine*; In., *antibody*. Anticuerpo dirigido contra otro anticuerpo.

antiantitoxina. f. F., *antiantitoxine*; In., *antiantitoxin*. Anticuerpo formado en la inmunización con una antitoxina que contrarresta los efectos de esta última.

antiapoplético. adj. Que previene o remedia la apoplejía.

antiaracnolisina (de *anti*, y el gr. *aráchne*, araña, y de *lisina*). f. Substancia que contrarresta el veneno de la araña.

antiartrítico. adj. y s. Útil contra el artritismo; medicamento con esta acción.

antiasmático. adj. Que previene o cura los accesos de asma.

antiautolisina. f. Anticuerpo dirigido contra una autolisina.

antibacteriano o **antibactérico.** adj. F., *antibactérien;* In., *antibacterial.* Que impide el desarrollo de las bacterias.

antibacteriolítico. adj. Que contrarresta la acción bacteriolítica.

antibéquico (de *anti-* y el gr. *béx*, bechós, tos). adj. Que remedia o cura la tos.

antibiograma (de *anti-*, el gr. *bíos*, vida, y *grámma*, marca). m. F., *antibiogramme.* In., *antibiogram.* Procedimiento que permite determinar la sensibilidad *in vitro* de un germen ante los diferentes antibióticos. *Sin.:* Antibioticograma.

antibiosis (de *anti-* y el gr. *bíos*, vida). f. F. e In., *antibiosis.* Asociación entre dos o más organismos, que resulta en detrimento de uno de ellos; opuesto a *simbiosis.*

antibiótico. adj. A., *antibiotisch, Antibiotikum;* F., *antibiotique;* In., *antibiotic;* It., *antibiotico;* P., *antibiótico.* Relativo a la antibiosis. || Destructor de la vida. || m. Término que comprende todas las substancias antimicrobianas que derivan de bacterias, como la tirotricina; de actinomices, como la actinomicina, estreptomicina; de mohos y hongos, como la penicilina; de substancias naturales, como la lisozima o de productos químicos sintéticos. Según sean activos contra muchos o pocos grupos de gérmenes, se dividen en de amplio o reducido espectro, respectivamente. También se pueden clasificar en bacteriostáticos o bactericidas, según su acción sobre los gérmenes.

antibioticograma. m. ANTIBIOGRAMA.

antibiotina. f. AVIDINA.

antiblástico (de *anti-* y el gr. *blastós*, germen). adj. F., *antiblastique;* In., *antiblastic.* Que retarda o anula el desarrollo. Aplícase a los medicamentos que actúan inhibiendo el crecimiento de las bacterias, la acción de las vitaminas y la mitosis celular. Ú. t. c. s.

antiblenorrágico. adj. y s. F., *antiblennorragique;* In., *antiblennorhagic.* Que previene o cura la blenorragia.

antibrómico (de *anti-* y el gr. *brômos*, fetidez). adj. Desodorante; que corrige los malos olores.

anticalculoso. adj. Bueno contra los cálculos.

anticanceroso. adj. Que combate el cáncer.

anticarioso. adj. Propio contra las caries o que las previene.

anticatafilaxis. f. Estado en el que está inhibida la catafilaxis.

anticatalasa. f. Anticuerpo que tiene una acción antagónica de la catalasa.

anticatalizador o **anticatalista.** m. F., *anticatalyseur;* In., *anticatalyzer.* Substancia que retarda la acción de un catalizador actuando sobre este mismo.

anticatarral. adj. Que cura o previene el catarro.

anticatexis. f. CONTRACATEXIS.

anticátodo. m. A., *Antikathode;* F., *anticathode;* In., *anticathode;* It., *anticatodo;* P., *anticátodo.* Parte de un tubo opuesta al cátodo. || Pequeño disco de platino, iridio o tungsteno, en el centro del tubo, sobre el que se concentran los rayos catódicos.

anticáustico. adj. Que neutraliza los efectos de los cáusticos.

anticefalálgico. adj. Que cura o previene la cefalalgia.

anticetógeno. adj. F., *anticétogène;* In., *antiketogenic.* Que evita la producción excesiva de cuerpos cetógenos.

anticimótico (de *anti-* y el gr. *kme*, fermento). adj. A., *antifermentativ;* F., *antizymotique;* In., *antizymotic;* It., *antifermentativo;* P., *antifermentativo.* Que se opone a las acciones de los fermentos o de gérmenes semejantes a fermentos.

anticinasa. f. F. e In., *antikinase.* Anticuerpo que inhibe la acción de la cinasa.

anticinesis (de *anti-* y el gr. *kínesis*, movimiento). f. Término de Dubois para indicar la tendencia de los seres vivientes a resistir y a dirigirse en sentido opuesto a una fuerza rotatoria.

anticipación. f. A., *Anteposition;* F. e In., *anticipation;* It., *anticipazione;* P., *antecipação.* En genética, tendencia de ciertas enfermedades hereditarias que aparecen en las primeras edades de la vida a aumentar de gravedad en generaciones sucesivas.

anticipante (de *anticipar*, y éste del lat. *anticipare;* de *ante*, antes, y *capere*, tomar). adj. Dícese de los fenómenos que se reproducen a intervalos cada vez más cortos o que aparecen antes del tiempo regular o previsto.

anticitasa. f. ANTICOMPLEMENTO.

anticitolisina. f. Substancia opuesta a la acción de una citolisina.

anticitotoxina. f. Substancia contraria a la acción de una citotoxina.

anticlinal (de *anti-* y el gr. *klínein*, inclinar). adj. Inclinado en opuestas direcciones.

anticlorótico. adj. Útil como remedio para la clorosis.

anticnemion (de *anti-* y el gr. *knéme*, pierna). m. Espinilla de la tibia.

anticoagulante. m. Substancia que anula o retarda la coagulación de la sangre. || adj. A., *Antikoagulans;* F. e In., *anticoagulant;* It. y P., *anticoagulante.* Que previene o se opone a la coagulación de la sangre. || **-circulante.** Substancia presente en la sangre, que inhibe la coagulación de ésta y causa síndromes hemorrágicos.

anticoagulina. f. Substancia que tiene una acción contraria a la coagulina.

anticolagenasa. f. F., *anticollagénase;* In., *anticollagenase.* Enzima que neutraliza la acción de la colagenasa.

anticolagogo. adj. F., *anticholagogue;* In., *anticholagogue.* Que inhibe la secreción de la bilis.

anticolibacilar. adj. Eficaz contra el colibacilo o contra las afecciones por él producidas.

anticolinérgico. m. A., *anticholinergisch;* F., *anticholinergique;* In., *anticholinergic;* It. y P., *anticolinérgico.* Agente que bloquea el paso de los impulsos a través de los nervios parasimpáticos. Parasimpaticolítico.

anticolinesterasa. f. F., *anticholinestérase;* In., *anticholinesterase.* Inhibidor de la acetilcolinesterasa; substancia que inhibe la actividad de esta enzima.

anticoloidoclástico (de *anti-*, *coloide* y el gr. *klásis*, rotura). adj. A., *antikolloidoklastisch;* F., *anticolloïdoclasique;* In., *anticolloidoclastic;* It., *anticolloidoclastico.* Contrario a las crisis hemoclásticas. || m. Agente o substancia que evita o atenúa dichas crisis.

anticomplemento. m. A., *Antikomplement;* F., *anticomplément;* In., *anticomplement;* It. y P., *anticomplemento.* Cuerpo que se opone o contrarresta la acción de un complemento. *Sin.:* Anticitasa.

anticoncepcional (de *anti-* y el lat. *conceptio, -onis*, concepción). adj. A., *Antikonzeptionell;* F., *anticonceptionnel;* In., *anticonceptive;* It., *anticoncezionale;* P., *anticoncepcional.* Opuesto a la concepción. || m. Medio, práctica o agente que impide la fecundación; contraceptivo.

anticonceptivo. adj. ANTICONCEPTUAL. Ú. t. c. s. m.

anticontagioso. adj. F., *anticontagieux;* In., *anticontagious.* Que se opone al desarrollo del contagio.

anticonvulsivo. adj. y s. A., *Krampfmittel;* F., *anticonvulsivant;* In., *anticonvulsive;* It., *anticonvulsivo.* Remedio o agente propio para combatir las convulsiones.

anticrítico. adj. Que remedia o previene una crisis. || Dícese de los fenómenos que contrarían la manifestación de las crisis, o de los medios que impiden que éstas se manifiesten.

anticuerpo. m. A., *Antikörper;* F., *anticorps;* In., *antibody;* It., *anticorpo.* P., *anticorpo.* Glucoproteína producida en el organismo por los linfocitos B y células plasmáticas en respuesta directa a la introducción de un antígeno o de un hapteno. Presenta las características de las inmunoglobulinas; es capaz de combinarse específicamente con el antígeno correspondiente. La unión de ciertos antígenos con ciertos tipos de anticuerpos puede iniciar la reacción del complemento (fijación del complemento). Las reacciones antígeno-anticuerpo *in vivo* pueden conferir ciertos beneficios, como la protección frente a enfermedades infecciosas (ablastinas, opsoninas), pero en otros casos pueden ser peligrosas (reacciones de hipersensibilidad). Su estudio *in vitro* se realiza según diversas técnicas: aglutinación, precipitación, difusión en gel, inmunofluorescencia, anticuerpos incompletos, etc. || **-antihístico.** Dirigidos contra estructuras de las propias células del organismo (antimitocondriales, antimúsculo liso, etc.). Características de ciertas enfermedades de naturaleza autoinmune. || **-antinuclear.** Dirigido contra estructuras del núcleo. || **-caliente.** El que es más activo a 37 °C. || **-circulante.** Anticuerpo presente en el plasma sanguíneo. || **-citófilo.** Anticuerpo capaz de fijarse a la membrana celular, confiriendo a la célula actividad contra el antígeno. || **-frío.** El que es más activo a 20 o 4 °C. || **-hiperinmune.** ANTÍGENO INCOMPLETO. || **-incompleto.** Anticuerpo que se fija a la superficie de las bacterias o hematíes sin producir su aglutinación.

antidepresivo. adj. A., *Antidepressivum;* F., *antidépresseur;* In., *antidepressant;* It., *antidepressore;* P., *antidepressivo.* Que actúa contra la depresión. || m. Agente con esta acción. || **-tricíclico.** Cada uno de un grupo de compuestos empleados en el tratamiento de la depresión endógena o psicótica, que tienen en su estructura un anillo tricíclico. Este anillo puede ser el *iminodibencilo* (imipramina, desipramina, trimepramina, clomipramina), el *dibenzociclohep-tadieno* (amitriptilina, nortriptilina), el *dibenzocicloheptatrieno* (protriptilina) o la *dibenzoxacepina* (doxepina). Se cree que la acción antidepresiva de estos compuestos puede estar relacionada con la inhibición de la recaptación de noradrenalina o serotonina hacia el interior de las terminaciones nerviosas respectivas de determinadas áreas del sistema nervioso central.

antidiarreico. adj. F., *antidiarrhéique;* In., *antidiarrheal.* Eficaz contra la diarrea.
antidiastasa. f. F. e In., *antidiastase.* Substancia formada en el suero sanguíneo por la inyección de una diastasa y que se opone a la acción de ésta.
antidiftérico. adj. y s. F. Que previene o cura la difteria.
antidifusor. m. Dispositivo empleado en radiología para eliminar las radiaciones secundarias.
antidinámico. adj. Que reduce la fuerza.
antidínico (de *anti-* y el gr. *dînos,* vértigo). adj. Que remedia o previene el vértigo.
antidipsia (de *anti-* y el gr. *dípsa,* sed). f. Aversión a la ingestión de líquidos.
antidiscrásico. adj. Propio contra las discrasias.
antidisentérico. adj. y s. Agente o droga que cura, alivia o previene la disentería.
antidiurético. adj. y s. F., *antidiurétique;* In., *antidiuretic.* Agente que previene o se opone a la formación de orina.
antidotario (de *antídoto*). m. Formulario de recetas. || Lugar destinado para los contravenenos y antídotos.
antídoto (del gr. *antídoton,* contraveneno). m. A., *Gegengift;* F. e In., *antidote;* It., *antidoto;* P., *antídoto.* Substancia que neutraliza los efectos venenosos de otra. *Sin.:* Antifármaco, contraveneno. || **-fisiológico.** El que produce efectos contrarios a un veneno por producir otros efectos contrarios. || **-mecánico.** El que impide la absorción del veneno. || **-químico.** El que varía la naturaleza química del veneno. || **-universal.** Solución de una parte de sulfato de hierro en dos partes de agua con magnesia.

antidrómico (de *anti-* y el gr. *drómos,* carrera). adj. A., *antidromisch;* F., *antidromique;* In., *antidromic;* It., *antidromico;* P., *antidrómico.* Que lleva los impulsos en una dirección opuesta a la normal.
antiemético. adj. y s. A., *Antemetikum;* F., *anti-émétique;* In., *antemetic;* It., *antiemetico.* Que detiene o previene la emesis o vómito; que remedia las náuseas.
antiendotoxina. f. Anticuerpo dirigido contra las endotoxinas de las bacterias.
antienzima. f. F., *antienzyme;* In., *antienzime.* Agente que neutraliza una enzima; se forma en el suero sanguíneo de un animal por la inyección de una enzima.
antiepiléptico. adj. y s. Remedio contra la epilepsia.
antiepitelial. adj. Dícese del agente destructor de las células epiteliales.
antiérgico. adj. ANTAGONISTA, antérgico.
antierótico. adj. ANAFRODISÍACO.
antiescabioso (de *anti-* y el lat. *scabies,* sarna). adj. Que es curativo de la sarna.
antiesclerótico. adj. Que previene o remedia la esclerosis.
antiescorbútico. adj. F., *antiscorbutique;* In., *antiscorbutic.* Que cura o remedia el escorbuto.
antiescrofuloso. adj. y s. Medicamento o agente que combate el escrofulismo.
antiespasmódico o **antiespástico** (de *anti-* y *espasmo*). adj. y s. A., *Antispasmodikum;* F., *antispasmodique;* It., *antispasmodico;* P., *antiespasmódico.* V. ANTISPASMÓDICO.
antiespiroquético. adj. Dícese del agente destructor de espiroquetas. Ú. t. c. s.
antiestafilocócico. adj. F., *antistaphylococcique;* In., *antistaphylococcic.* Destructor de estafilococos. Ú. t. c. s.
antiestafilolisina. f. F., *antistaphylolysine;* In., *antistaphylolysin.* Miembro de un grupo de anticuerpos inducidos por la acción de las estafilolisinas estafilocócicas.
antiestreptocócico. adj. F., *antiphagocytique;* In., *antistreptococcic.* Contrario a los estreptococos.
antiestreptolisina. f. F., *antistreptolysine;* In., *antistreptolysin.* Miembro de un grupo de anticuerpos inducidos por las estreptolisinas estreptocócicas (leucocidinas). Su determinación en el laboratorio se utiliza como prueba de actividad de procesos estreptocócicos.
antifagina (de *anti-* y el gr. *phageîn,* comer). f. A., *Antiphagin;* F., *antiphagine;* In., *antiphagin;* It. y P., *antifagina.* Componente específico de las bacterias virulentas, que las hace resistentes a la fagocitosis.
antifagocítico. adj. F., *antiphagocytaire;* In., *antiphagocytic.* Que contrarresta o se opone a la fagocitosis.
antifármaco (de *anti-* y el gr. *phármakon,* veneno). adj. Contraveneno, antídoto.
antifebril. adj. y s. A., *Fiebermittel;* F., *antipyrétique;* In. e In., *antifebbrile;* P., *antifebril.* Que obra contra la fiebre. ANTIPIRÉTICO, antitérmico.
antifebrina. f. ACETANILIDA.
antifermentativo. adj. Que impide el proceso de fermentación.
antifermento. m. A., *Antiferment;* F. e In., *antiferment;* It. y P., *antifermento.* Substancia que neutraliza o inhibe la acción de un fermento o enzima; antienzimático.
antifiáltico. adj. ANTEFIÁLTICO.
antifibrinolisina. f. F., *antifibrinolysine;* In., *antifibrinolysin.* Anticuerpo inducido por una fibrinolisina (p. ej., la estafilocócica).
antiflatulento. adj. F. e In., *antiflatulent.* Eficaz contra la flatulencia; carminativo.
antiflogístico. adj. ANTIINFLAMATORIO.
antiflogosis (de *anti-* y el gr. *phlogézein,* arder con llama). f. Acción de los antiflogísticos. || Contrairritación. Revulsión.
antífono (de *anti-* y el gr. *phoné,* voz). m. Instrumento que se adapta al meato auditivo y protege al oído de los ruidos violentos.
antiftiríaco (de *anti-* y el gr. *phtheír,* piojo). adj. Eficaz contra los piojos. ANTIPEDICULOSO.

antifúngico. adj. F., *antifongique;* In., *antifungal.* Que impide el desarrollo de los hongos. || Agente con esta acción.
antigalactagogo (de *anti-*, el gr. *gála, gálaktos,* leche, y *agogós,* conductor). adj. ANTIGALÁCTICO.
antigaláctico (de *anti-* y el gr. *gála, gálaktos,* leche). adj. y s. F., *antigalactique;* In., *antigalactic.* Que disminuye la secreción de la leche. Antigalactagogo.
antígeno (de *anti-* y el gr. *gennân,* engendrar, producir). m. A., *Antigen;* F., *antigène;* In., *antigen;* It., *antigene;* P., *antigénio.* Cualquier substancia que induce en los animales superiores algún tipo de respuesta inmune, como la formación de anticuerpos y/o de reacciones de hipersensibilidad inmunológica activa. Son substancias antígenas las proteínas y los polisacáridos de elevado peso molecular. Un antígeno puede ser particulado (p. ej., una célula bacteriana) o soluble (p. ej., una toxina bacteriana). ||**-Australia.** Antígeno de superficie del virus de la hepatitis B. ||**-carcinoembrionario.** Glucoproteína sérica utilizada como marcador de la neoplasia de colon. ||**-central de la hepatitis B.** desus. ANTÍGENO DEL CORE DEL VIRUS DE LA HEPATITIS B. ||**-del core del virus de la hepatitis B.** HB_cAg. Antígeno presente en la parte central de la partícula de Dane y en el núcleo de los hepatocitos en la hepatitis B. ||**-cosmopolita.** El que carece de especificidad, siendo común para las especies de un mismo género. ||**-de Forssman.** Antígeno heterogénico en los tejidos del cobayo y otros animales, como también en ciertas bacterias y virus, capaz de provocar en los conejos y otros animales desprovistos de él la producción de lisinas para los hematíes de carnero. ||**-de Frei.** Pus de linfogranuloma inguinal no abierto, de empleo en la reacción intradérmica de Frei y cuyo agente productor (una clamidia) puede conservarse por inoculación en el saco vitelino del embrión de pollo o en el tejido cerebral de ratones. ||**-de Sachs.** Extracto alcohólico de corazón de buey colesterinizado. ||**-de superficie del virus de la hepatitis B.** HBsAg. Antígeno presente en el suero de enfermos de hepatitis B. Corresponde a la parte exterior (lipoproteica) de la partícula de Dane. También llamado antígeno Australia. ||**-flagelar.** ANTÍGENO H. ||**-H.** Antígeno de los flagelos de las bacterias móviles. ||**-heterogénico** o **heterófilo.** El capaz de producir anticuerpos que reaccionan con antígenos sin relación filogénica, igualmente que con el antígeno homólogo. ||**-HLA** *(human lymphocyte antigen).* Grupos de antígenos de histocompatibilidad presente en la superficie de células nucleadas, sanguíneas e hísticas. Estos antígenos corresponden a un *locus* complejo con muchos alelos, de acuerdo al *locus* en el que el alelo aparece se designan: HLA-A, HLA-B, HLA-C y HLA-D. Tienen mucha importancia en el fenómeno de rechazo de los trasplantes y en ciertas enfermedades étnicas. ||**-isófilo.** El que produce su propio anticuerpo específico. ||**-K.** Antígeno exterior a la pared, propio de bacterias portadoras de cápsula o microcápsula, de la que forman parte. Son ejemplo los antígenos capsulares del neumococo y los antígenos Vi de las salmonelas. ||**-O.** Antígeno del soma bacteriano; se trata, en realidad, del polisacárido específico de la pared de las bacterias gramnegativas. ||**-parcial.** Antígeno que no produce formación de anticuerpos, pero sí una precipitación específica cuando se mezcla con sueros antibacterianos inmunes. ||**-somático.** ANTÍGENO O. ||**-Vi.** Antígeno presente en la cápsula de algunas bacterias, como la *salmonella Typhi,* que estaría relacionado con su grado de virulencia.
antigenoterapia (de *antígeno* y el gr. *therapeía,* tratamiento). f. Tratamiento de las enfermedades por estimulación de la inmunidad mediante el empleo de antígenos; comprende la vacunoterapia, bacterioterapia, proteinoterapia, etc.
antiglobulina. f. Anticuerpo dirigido contra la fracción globulínica del suero.
antigonorreico. adj. Propio contra la gonorrea o blenorragia. ANTIBLENORRÁGICO.

antihélix. m. ANTEHÉLIX.
antihelmíntico (de *anti-* y el gr. *hélmins, hélminthos,* gusano). adj. A., *Wurmmittel;* F., *anthelmintique;* In., *anthelmintic;* It., *antielmintico;* P., *anti-helmíntico.* Dícese de la substancia que destruye o expulsa las lombrices intestinales. Ú. t. c. s. *Sin.:* Antiscólico, vermicida, vermífugo.
antihemolisina. f. F., *antihémolysine;* In., *antihemolysin.* Anticuerpo dirigido contra una hemolisina.
antihemolítico. adj. F., *antihémolytique;* In., *antihemolytic.* Que impide o previene la hemólisis.
antihemorrágico. adj. HEMOSTÁTICO.
antihemorroidal. adj. Eficaz contra las hemorroides.
antihialuronidasa. f. F., *antihialuronidasa;* In., *antihyaluronidase.* Antienzima que se opone a la acción de hialuronidasa.
antihidrótico. adj. ANHIDRÓTICO.
antihigiénico. adj. Que se opone a los principios higiénicos.
antihipnótico. adj. F., *antihypnotique;* In., *antihypnotic.* Que combate el sueño. Ú. t. c. s.
antihistamínico. adj. A., *Antihistaminikum;* F., *antihistaminique;* In., *antihistamine;* It., *antiistaminico;* P., *antihistamínico.* Que contrarresta los efectos de la histamina. || m. Agente con esta acción.
antihormona. f. A., *Antihormon;* F. e In., *antihormone;* It., antiormone; P., *anti-hormona.* Substancia que neutraliza o inhibe la acción de una hormona. CALONA.
antiictérico o **antictérico.** adj. Que remedia la ictericia.
antiinfeccioso. m. Substancia que tiene esta propiedad. || adj. F., *antiinfectieux;* In., *anti-infectious.* Contrario a la infección.
antiinflamatorio. m. Fármaco que posee esta acción. || adj. F., *antiinflammatoire;* In., *anti-inflammatory.* Que detiene o impide la inflamación.
antiinión (de *anti-* y el gr. *iníon,* nuca). m. Polo frontal de la cabeza; punto medio de la frente más alejado del inión.
antiinmune. adj. F., *antiimmun;* In., *anti-immune.* Que obra de modo que impide la inmunidad.
antiinsulina. f. Substancia que contrarresta la acción de la insulina.
antiinvasina o **antinvasina.** f. Enzima del plasma sanguíneo normal del hombre y animales, que contrarresta la acción de la hialuronidasa de las bacterias patógenas, oponiéndose de esta manera a la invasión de aquellos organismos que elaboran hialuronidasa.
antilactasa. f. F. e In., *antilactase.* Antienzima que contrarresta la acción de la lactasa.
antilepsis (del gr. *antílepsis,* acción de recibir en cambio). f. Tratamiento revulsivo o derivativo.
antiléptico. adj. REVULSIVO.
antiletárgico. adj. Que impide el sueño; que previene la tendencia al letargo.
antileucocidina, antileucotoxina. f. Antitoxina del veneno leucocítico de los estreptococos.
antilewisita. f. F. e In., *antilewisite.* Dimercaptol. V. BAL.
antilipasa. f. Substancia que contrarresta la acción de una lipasa.
antilipotrópico. m. Factor con esta acción. || adj. F., *antilipotropique;* In., *antilipotropic.* Dícese de los compuestos (factores) que favorecen la degeneración grasa del hígado. Ú. t. c. s. V. FACTOR.
antilísico (de *anti-* y del gr. *l'yssa,* rabia). adj. y s. Medicamento contra la hidrofobia. Antirrábico.
antilisina. f. F., *antilysine;* In., *antilysin.* Anticuerpo producido por la introducción de una lisina.
antílisis (de *anti-* y el gr. *lysis,* disolución). f. Acción de las antilisinas.
antilítico. adj. Relativo a la antílisis. || Que combate la formación de cálculos o los disuelve.
Antilo. Famoso cirujano griego en Roma hacia los siglos II y III. Autor de un método de tratamiento de los aneurismas.

antilogía (de *anti-* y el gr. *lógos*, razón). f. Combinación de síntomas contradictorios que hacen dudoso un diagnóstico.
antiluético (de *anti-* y *lúes*). adj. ANTISIFILÍTICO.
antimalárico. adj. ANTIPALÚDICO.
antimefítico (de *anti-* y el lat. *mephiticus*, pestilente). adj. Que purifica la atmósfera; propio para combatir las emanaciones pestilenciales.
antimeningocócico. adj. Contrario al meningococo o a la infección meningocócica.
antímero (de *anti-* y el gr. *méros*, parte). m. Parte simétrica de un organismo bilateral. *Sin.:* Homotipo.
antimetabolito. m. A., *Antimetabolit;* F., e In., *antimetabolite;* It. y P., *antimetabolito*. Compuesto inactivo que tiende a reemplazar o interferir la acción de un metabolito esencial; como el ácido paraaminobenzoico (PABA) para las sulfamidas.
antimetropía (de *anti-,* el gr. *métron,* medida, y *óps, opós,* ojo). f. F., *antimétropie;* In., *antimetropia*. Estado de refracción desigual en los dos ojos: hipermetropía en uno y miopía en el otro.
antimicético o **antimicótico** (de *anti-* y el gr. *mýkes, -etos,* hongo). adj. y s. FUNGICIDA.
antimicrobiano. adj. F., *antimicrobien;* In., *antimicrobial*. Que impide el desarrollo de los microbios. Ú.t.c.s. *Sin.:* Antimicrófito. ANTIBACTÉRICO.
antimicrófito. adj. y s. ANTIMICROBIANO.|| GERMICIDA.
antimidriásico (de *anti-* y *midríasis).* adj. F., *antimydriatique;* In., *antimidriatic*. Que se opone a la acción de los dilatadores de la pupila. Ú. t. c. s.
antimiótico (de *anti-* y *mitosis).* adj. Opuesto a la acción de los mióticos. Ú. t. c. s.
antimitótico (de *anti-* y *mitosis).* adj. y s. A., *Antimitotikum;* F., *antimitotique;* In., *antimitotic;* It., *antimitotico;* P., *antimitótico*. Opuesto a la división celular mitótica y una de las acciones ideales que debe poseer un preparado anticanceroso. V. RADIOMIMÉTICO.
antimonio (según Corominas, del ár. *at-timud,* deformado en *antimonium* por influjo de las numerosas palabras latinas en *anti-* y en *-monium).* m. A., *Antimon;* F., *antimoine;* In., *antimonium;* It., *antimonio;* P., *antimónio*. Elemento metaloide de brillo metálico blanco azulado; símbolo *Sb (stibium);* peso atómico 120,2; forma varias sales medicinales y tóxicas. Estas sales son depresivas del corazón y de los vasos y tienen propiedades antiflogísticas, eméticas y diaforéticas; a dosis elevadas son irritantes gastrointestinales. ||**-(Cloruro de).** Substancia delicuescente, $SbCl_3$, cáustico para los pequeños tumores y heridas envenenadas, llámase también *manteca de antimonio*. ||**-(Oxicloruro de).** SbClO. *Sin.:* Algarot. ||**-(Oxisulfuro de).** QUERMES MINERAL. ||**-(Pentóxido de).** Anhídrido antimónico, Sb_2O_5, que se combina con bases para formar antimoniatos. ||**-(Sulfuro de).** Hay dos: el trisulfuro, Sb_2S_3, que se encuentra en la naturaleza constituyendo el mineral llamado *estibina,* y el pentasulfuro, Sb_2S_5, de color amarillo de oro, llamado también *azufre de antimonio*. ||**-(Tioglicolamina de).** Compuesto orgánico de antimonio, recomendado en el tratamiento del kalaazar, granuloma inguinal y filariasis. ||**-(Trióxido de).** Antimonio blanco u óxido blanco de antimonio, Sb_2O_3, polvo blanco grisáceo, insoluble, empleado como expectorante.||**-(Vino de).** Solución de tártaro estibiado en vino; diaforético y expectorante. ||**-y potasio (Tartrato de).** Tártaro estibiado; tártaro emético; emético. Compuesto cristalino incoloro, $K(SbO)C_4H_2O_5 + H_2O$, soluble en agua y de efectos locales irritantes. Al interior se empleaba abusivamente como antiflogístico en la neumonía y como emético y expectorante. Se usa en inyecciones intravenosas en la esquistosomiasis, en especial la causada por *Schistosona japonicum* y en el granuloma inquinal.
antinarcótico (de *anti-* y *narcótico).* adj. Propio o útil contra la narcosis. Ú. t. c. s.
antinefrítico. adj. F., *antinéphrétique;* In., *antinephritic*. Que obra contra las inflamaciones del riñón. Ú. t. c. s.

antineoplásico (de *anti-* y *neoplasia,* tumor). adj. y s. F., *antinéoplasique;* In., *antineoplastic*. Que inhibe o previene el desarrollo de neoplasias, frenando la maduración y proliferación de las células malignas. El carácter antineoplásico lo determinarán el tipo de tumor, la naturaleza del agente y las condiciones del organismo huésped. Actúan como agentes antitumorales: 1) Algunas hormonas (estrógenos, andrógenos, progestágenos, corticosteroides y hormonas tiroideas); son activas frente a tumores de la mama, órganos genitales femeninos y carcinomas bien diferenciados del tiroides. 2) Quimioterápicos citostáticos del tipo de los alquilantes, antimetabolitos, alcaloides derivados de plantas, algunos antibióticos y otros; son activos en diferentes proporciones frente a un gran número de tumores. 3) Radiaciones, que actúan por destrucción directa de la célula tumoral; activas frente a la mayor parte de tumores.
antineumocócico. adj. y s. F., *antipneumococcique;* In., *antipneumococcic*. Que destruye los neumococos.
antineurálgico. adj. y s. F., *antinévralgique;* In., *antineuralgic*. Que cura o alivia las neuralgias.
antineurítico. adj. y s. Que alivia o cura las neuritis.
antineurotoxina. f. Substancia que contrarresta la acción de una neurotoxina.
antiodontálgico. adj. y s. F., *antiodontalgique;* In., *antiodontalgic*. Que cura o alivia el dolor de muelas.
antiofídico (de *anti-* y el gr. *ophídion,* serpiente pequeña). adj. y s. Remedio o agente contra el veneno de las serpientes; antiponzoñoso.
antioncótico. adj. y s. Que reduce la tumefacción o contrario a los tumores.
antiopsonina. f. Anticuerpo que destruye o inhibe la acción de las opsoninas. *Sin.:* Antitropina.
antiórgano. adj. y s. Que obra contra los tejidos de un órgano; se dice de ciertos fermentos.
antiorgástico (de *anti-* y el gr. *orgân,* desear ardientemente). adj. y s. F., *antiorgastique;* In., *antiorgastic*. Que conviene contra el estado de excitación o de orgasmo; anafrodisíaco; sedante.
antiotomía (del gr. *antiás,* amígdala, y *tomé,* corte). f. AMIGDALOTOMÍA.
antiovulatorio. adj. y s. ANOVULATORIO.
antioxidasa. f. F. e In., *antioxidase;* Substancia que contrarresta la acción de una oxidasa.
antipalúdico (de *anti-* y el lat. *palus, paludis,* pantano). adj. y s. F., *antipaludique;* In., *antimalarial*. Contrario al paludismo. *Sin.:* Antimalárico.
antiparalítico. adj. y s. Que remedia los síntomas paralíticos.
antiparasitario. adj. y s. Destructor de parásitos.
antipatía (del gr. *antipátheia,* de *antipathés,* de sentimientos contrarios). f. A., *Abneigung;* F., *antipathie;* In., *antipathy;* It. y P., *antipatia*. Aversión, repugnancia instintiva hacia personas o cosas. || ALOPATÍA. || Oposición recíproca entre cosas inanimadas; incompatibilidad química.
antipatógeno (de *anti-,* el gr. *páthos,* afección, y *gennán,* producir, engendrar). adj. y s. Dícese de la substancia o agente que actúa contra un agente patógeno.
antipedicular o **antipediculoso** (de *anti-* y el lat. *pediculus,* piojo). adj. y s. F., *antipédiculaire;* In., *antipedicular*. Dícese de las substancias o agentes propios para destruir los piojos.
antipepsina. f. Antienzima que neutraliza la acción de la pepsina.
antiperiódico. adj. De utilidad contra los ataques periódicos de manifestaciones morbosas. Ú. t. c. s. *Sin.:* Antitípico.
antiperistaltis o **antiperistaltismo.** f. y m. F., *antipéristaltisme;* In., *antiperistalsis*. Peristalsis invertida, de sentido contrario.
antipestoso (de *anti-* y el lat. *pestis,* peste). adj. y s. A., *Pestmittel;* F., *antipesteux;* In., *antiplague;* It. y P., *antipestoso*. Que previene o alivia la peste.
antipiico o **antipiógeno** (de *anti-,* y el gr. *pyon,* pus, y *gennán,* producir). adj. Que previene o impide la supuración.

antipirálgico (de *anti-*, el gr. *pyretós*, fiebre, y *álgos*, dolor). adj. y s. Antipirético y antálgico a la vez.
antipiresis (de *anti-* y el gr. *pyréssein*, tener fiebre). f. F., *antipyrèse;* In., *antipyresis*. Efectivo contra la fiebre. ‖ Empleo de agentes que tienen esta acción.
antipirético (de *anti-* y el gr. *pyretós*, fiebre). adj. A., *Antipyretikum;* F., *antipyrétique;* In., *antipyretic;* It., *antipirettico;* P., *antipirético*. adj. Que disminuye la fiebre. ‖ m. Medicamento eficaz contra la fiebre. Antifebril, antitérmico, febrífugo.
antipirina (de *anti-* y el gr. *pýrinos*, inflamado, ardiente). F. e In., *antipyrine*. Base orgánica sintética, fenildimetilpirazolona, $C_{11}H_{12}N_2O$; soluble en agua, cloroformo y alcohol; antipirética, antirreumática y analgésica. Se usa en la fiebre tifoidea, neumonía, tisis, reumatismo, neuralgias, etc. Dosis: de 0,5 a 3 g. *Sin.:* Anodinina, analgesina, fenazona, pirazolina, dimetiloxiquinicina, dihidrodimetilfenilpiracina. ‖ **-(Acetilsalicilato de).** ACETOPIRINA. ‖ **-(Alcanforato de).** Compuesto antipirético contra los sudores nocturnos. ‖ **-(Amigdalato de).** Sal de antipirina, llamada también *tusol*, usada otrora en la tos ferina. ‖ **-(Benzoato de).** BENZOPIRINA. ‖ **-(Cloral-).** HIPNAL. ‖ **-(Dimetilamido-).** AMINOPIRINA. ‖ **-(Monobromuro de).** Bromopirina. ‖ **-(Salicilacetato de).** PIROSAL. ‖ **-(Salicilato de).** SALIPIRINA. ‖ **-(Tanato de).** Polvo insípido, amarillento, insoluble en agua, que contiene el 37 % de antipirina.
antiplásico (de *anti-* y el gr. *plássein*, formar). adj. y s. F., *antiplastique*. Contrario al proceso de reparación. ‖ Agente que disminuye la plasticidad de la sangre, que previene los exudados.
antiplasmina. f. Principio sanguíneo que inhibe la acción de la plasmina.
antípoda (de *anti-* y el gr. *poús, podós,* pie). adj. y s. Situado en un punto diametralmente opuesto. ‖ ANTAGONISTA.
antiponzoñoso. adj. y s. Que contrarresta la acción del veneno de las serpientes. ANTIOFÍDICO, ANTIVENENO.
antipraxia (de *anti-* y el gr. *prâxis*, acción). f. Antagonismo de acciones, funciones o síntomas.
antiprecipitina. f. F., *antiprécipitine;* In., *antiprecipitin*. Anticuerpo dirigido contra una precipitina.
antiproteasa. f. ANTIPLASMINA.
antiprotrombina. f. F., *antiprothrombine;* In., *antiprothrombin*. Substancia, como son algunos anticoagulantes, que inhiben la formación de protrombina o que impide su transformación en trombina.
antipruriginoso, antiprurítico, antipruritoso (de *anti-* y el lat. *prurigo, -inis,* comezón, o *pruritus,* de idéntico significado). adj. y s. A., *Suckreizmittel;* F., *antiprurigineux;* In., *antipruritic;* It., *antipruriginoso*. Agente o remedio que cura o alivia el prurito.
antipsicótico. adj. F., *antipsychotique;* In., *antipsychotic*. Que actúa contra la psicosis. ‖ m. Agente con esta acción. ‖ m. Grupo de fármacos que se utilizan en el tratamiento de las psicosis, en el que se incluyen principalmente las fenotiacinas y butirofenonas.
antipsórico (de *anti-* y el gr. *psóra,* sarna). adj. F., *antipsorique;* In., *antipsoric*. Curativo de la psoriasis o de la sarna. ‖ ANTIPRURIGINOSO.
antipútrido (de *anti-* y el lat. *putris,* podrido). adj. Contrario a la putrefacción. ‖ ANTISÉPTICO. ‖ DESINFECTANTE.
antiquetógeno. adj. ANTICETÓGENO.
antiquimosina. f. ANTIRRENINA.
antiquinasa. f. ANTICINASA.
antiquiro (del gr. *antícheir,* dedo pulgar). m. Dedo pulgar.
antirrábico. adj. y s. Agente que previene o combate la rabia. Antilísico.
antirraquítico. adj. F., *antirachitique;* In., *antirachitic*. Que evita, cura o corrige el raquitismo. Dícese de la vitamina D.
antirrenina (de *anti-* y *renina*). f. F., *antirénine;* In., *antirennet, antirennin*. Antienzima que contrarresta la acción de la renina e impide la coagulación de la leche. *Sin.:* Antilab, antiquimosina.

antirreumático. adj. y s. F., *antirhumatismal;* In., *antirheumatic*. Curativo o preventivo del reumatismo.
antiscólico (de *anti-* y el gr. *skólex,* gusano). adj. y s. ANTIHELMÍNTICO.
antisensibilisina. f. desus. ANTIANAFILACTINA.
antisensibilización. f. desus. Estado producido en los cobayos por una inyección de suero normal de conejo, lo que impide sensibilizar pasivamente al cobayo con el suero inmune de conejo.
antisensibilizador. m. desus. ANTIAMBOCEPTOR.
antisepsia (de *anti-* y el gr. *sêpsis,* podredumbre). f. A., *Antisepsis;* F., *antisepsie;* In., *antisepsis;* It., *antisepsi;* P., *anti-sepsia*. Conjunto de procedimientos y prácticas destinados a impedir la colonización o destruir los gérmenes patógenos, en especial por medio de agentes químicos. DESINFECCIÓN. ‖ **-fisiológica.** AUTOANTISEPSIA.
antiséptico (de *anti-* y el gr. *septikós,* que engendra la putrefacción). adj. F., *antiseptique;* In., *antiseptic*. Que impide la infección o putrefacción. ‖ m. Substancia destructora de los gérmenes infectivos.
antiseptina. f. ACETANILIDA MONOBROMADA.
antisiálico o **antisialagogo** (de *anti-* del gr. *síalon,* saliva, y, en la segunda forma, *agogós,* conductor). adj. y s. F., *antisialique;* In., *antisialic*. Que impide o disminuye la secreción salival; agente que tiene esta acción.
antisidérico (de *anti-* y del gr. *síderos,* hierro). adj. Incompatible con el hierro.
antisifilítico. adj. y s. A., *Antisyphiliticum;* F., *antisyphilitique;* In., *antisyphilitic;* It., *antiluetico;* P., *antisifilítico*. Que cura o previene la sífilis.
antisocial. adj. F., *antisocial;* In., *antisocial*. Dícese del psicópata o de la conducta con tendencias contrarias al orden social.
antisoma. m. desus. ANTICUERPO.
antispasmódico (de *anti-* y el gr. *spasmós,* contracción). adj. y s. Dícese del agente que alivia o cura los espasmos; antiespasmódico o antiespástico.
antistalsis. f. ANTIPERISTALSIS.
antistasis (de *anti-* y el gr. *stásis,* detención). f. Oposición, antagonismo.
antistático. adj. ANTAGONISTA.
antisudoral o **antisudorífico** (de *anti-,* el lat. *sudor, -oris,* sudor, y, en el segundo caso, el lat. *facere,* hacer). adj. y s. A., *Schweissmittel;* F. e In., *antisudoral;* It., *antisudorifico;* P., *antisudorífico*. Que previene o disminuye el sudor excesivo.
antisuero. m. A., *Immunserum;* F., *antisérum;* In., *antiserum;* It., *antisiero;* P., *antissôro*. El suero de un animal inyectado con el de otro animal que ha obrado como antígeno y producido anticuerpos en el primero. ‖ Suero inmune, que contiene los anticuerpos específicos contra la influencia a que ha estado sujeto. *Sin.:* Suero precipitante. ‖ **-de Reenstierna.** desus. Suero antileproso de carnero que ha sido inyectado con cultivos de caldo glicerinado del agente de la lepra.
antisulfamida. f. Nombre dado a substancias que se oponen a la acción bacteriostática de las sulfamidas. La más importante sería el ácido paraaminobenzoico, factor esencial del metabolismo microbiano.
antisustancia. f. ANTICUERPO.
antitabético (de *anti-* y el lat. *tabes,* consunción). adj. y s. Curativo de la tabes o dirigido contra esta enfermedad.
antitenar (de *anti-* y el gr. *thénar,* palma de la mano). adj. Situado frente a la palma de la mano. *Sin.:* HIPOTENAR.
antitérmico (de *anti-* y el gr. *thérme,* calor). adj. y s. F., *antithermique;* In., *antithermic*. Antipirético, antifebril.
antitetánico. adj. y s. F., *antitétanique;* In., *antitetanic*. Preventivo o curativo del tétanos.
antitetanolisina. f. Anticuerpo de la tetanolisina.
antitífico o **antitifóidico.** adj. y s. F., *antityphoïdeique;* In., *antityphoid*. Que cura o previene la fiebre tifoidea.
antitípico. adj. y s. ANTIPERIÓDICO. ‖ Irregular, no conforme a un tipo.

antitísico. adj. y s. ANTITUBERCULOSO.
antitónico. adj. y s. Que reduce el tono o la tonicidad. || Que contrarresta los efectos de los tónicos.
antitóxico. adj. y s. F., *antitoxique;* In., *antitoxic.* De utilidad contra un veneno. || Relativo a una antitoxina o que tiene sus propiedades.
antitoxígeno (de *antitoxina* y el gr. *gennán,* producir). adj. y s. F., *antitoxigène;* In., *antitoxigen.* Substancia que provoca la formación de antitoxinas.
antitoxina (de *anti-* y *toxina).* f. A., *Antitoxin;* F., *antitoxine;* In., *antitoxin;* It., *antitossina;* P., *antitoxina.* Anticuerpo inducido por toxinas, como la tetánica o la diftérica, o por venenos de diversas especies animales (arañas, serpientes). En algunos casos estos anticuerpos tienen gran poder protector, por lo que se induce su producción mediante vacunación en animales (sueros heterólogos) o en voluntarios humanos (inmunoglobulinas hiperinmunes específicas) para poder usarlos con fines profilácticos o terapéuticos. ||**-diftérica.** Suero heterólogo (obtenido generalmente en el caballo) útil en el tratamiento de la difteria. ||**-tetánica.** Se trata generalmente de globulina γ hiperinmune específica. Se emplea en la profilaxis de individuos no vacunados y en el tratamiento de la enfermedad.
antitoxinógeno. adj. y s. Antígeno que estimula la producción de antitoxinas.
antitragicus. m. Nombre de un músculo rudimentario de la oreja, que se inserta en la parte externa del antitrago y en la prolongación caudal del hélix, sin función.
antitrago o **antitragus.** m. A., *Antitragus;* F. e In., *antitragus;* It., *antitrago;* P., *antítrago.* Prominencia del pabellón del oído u oreja frente del trago.
antitripsina. f. F., *antitrypsine;* In., *antitrypsin.* Anticuerpo del suero sanguíneo, que tiene una acción inhibidora sobre la tripsina.
antitríptico. adj. y s. Que contrarresta la actividad de la tripsina. V. ÍNDICE ANTITRÍPTICO.
antitrombina (de *anti-* y el gr. *thrómbos,* coágulo). f. A., *Antithrombin;* F., *antithrombine;* In., *antithrombin;* It. y P., *antitrombina.* Substancia inhibidora de la trombina. Se conocen las antitrombinas I, II y III, siendo esta última la que reviste mayor significación fisiológica.
antítropo (de *anti-* y el gr. *trópos,* vuelta). m. Todo órgano que forma un par simétrico con otro. || ANTICUERPO.
antituberculoso. adj. y s. De utilidad contra los tubérculos; que impide el progreso de la tuberculosis.
antitularense. adj. y s. Eficaz contra la tularemia.
antitusivo (de *anti-* y el lat. *tussis,* tos). adj. y s. A., *Hustenmittel;* F., *béchique;* In., *antitussive;* It., *bechico;* P., *béquico.* Que remedia o previene la tos.
antiurático. adj. y s. Que previene o impide el depósito de uratos.
antiureasa. f. F., *antiuréase;* In., *antiurease.* Anticuerpo que inhibe la actividad de la ureasa.
antivariólico. adj. Eficaz contra la viruela.
antiveneno. m. A., *Gegengift;* F., *antivenin;* In., *antivenene;* It., *antiveleno;* P., *antiveneno.* Antídoto, contraveneno.
antivenéreo (de *anti-* y *venereus,* venéreo). adj. y s. F., *antivénérien;* In., *antivenereal.* Preventivo o eficaz contra las enfermedades venéreas. || ANTISIFILÍTICO.|| ANAFRODISÍACO.
antiverminoso o **antivermicular.** adj. ANTIHELMÍNTICO.
antivírico. adj. F. e In., *antiviral.* Que se opone al desarrollo de los virus.
antivirulento. Que no es virulento. || adj. ANTIVÍRICO.
antivirus. m. A., *Antivirus;* In., F., It. y P., *antivirus.* Término de Besredka para los cultivos bacterianos filtrados y calentados que se emplean para producir la inmunidad local. En los cultivos viejos se formaría una substancia, separable por filtración, que impediría el desarrollo de los gérmenes.
antivirusterapia. f. Empleo terapéutico de los antivirus.
antivitamina. f. F., *antivitamine;* In., *antivitamin.* Substancia que inactiva una vitamina.
antivivisecccionista. adj. y s. Opuesto a la vivisección.
antixénico (de *anti-* y el gr. *xénos,* extraño). adj. A., *antixenisch;* F., *antixénique;* In., *antixenic;* It., *antixenico;* P., *antixénico.* Relativo a la reacción de los tejidos contra los cuerpos extraños.
antixeroftálmico. adj. Eficaz contra la xeroftalmia. Dícese de la vitamina A.
antizimótico. adj. ANTICIMÓTICO.
antlia (del gr. *antleîn,* sacar agua). f. Bomba o jeringa. ||**-gástrica.** Bomba estomacal.
antlofobia (del gr. *ántlos,* agua de mar, y *phóbos,* temor). f. Temor morboso a las inundaciones.
antocianina (del gr. *ánthos,* flor, y *kýanos,* azul). f. Cualquiera de los pigmentos glucósidos azul, rojo y violeta de las flores.
antodontálgico. adj. y s. ANTIODONTÁLGICO.
antofobia (del gr. *ánthos,* flor, y *phóbos,* temor). f. Repulsión o temor morboso a las flores.
antojo (del lat. *ante oculum,* delante del ojo). m. NEVO. || A., *Fimmel;* F., *engouement;* In., *whim;* It., *ghiribizzo;* P., *entojo.* Deseo vehemente de algo, especialmente el que suelen tener algunas mujeres embarazadas.
antomanía (del gr. *ánthos,* flor, y *manía,* locura). f. Manía o pasión por las flores.
Anton (Síndrome, síntoma de) (Gabriel *Anton,* médico de Halle, 1859-1933). V. SÍNDROME, SÍNTOMA.
antorisma (de *anti-* y el gr. *horismós,* límite). m. Tumefacción difusa, ilimitada.
antra (lat.). Plural de *antrum.*
antracele. m. ANTROCELE.
antracemia (del gr. *ánthrax,* carbón, y *haîma,* sangre). f. A., *Anthracämie;* F., *anthracémie;* In., *anthracemia;* It. y P., *antracemia.* Asfixia producida por intoxicación por el óxido de carbono. || Presencia en la sangre del *Bacillus anthracis.*
antraceno. F., *anthracène.* In., *anthracene.* Hidrocarburo cristalino, incoloro, de la brea de hulla; úsase en la industria de colorantes. || Tomaína de los cultivos del bacilo del ántrax.m.
antracia (de *ántrax).* f. Estado morboso caracterizado por la formación de ántrax. ||**-pestis.** Peste bubónica. ||**-rúbula.** FRAMBESIA.
antrácico (de *ántrax).* adj. Relativo o semejante al ántrax.
antracina. f. Tomaína tóxica de los cultivos del *Bacillus anthracis.*
antracoide (del gr. *ánthrax, -akos,* carbón, y *eîdos,* aspecto). adj. Semejante al ántrax o carbunco. || m. Ántrax pequeño.
antracoma (del gr. *ánthrax, -akos,* carbón, y el suf. *-oma).* m. Carbunco, ántrax maligno.
antracómetro (del gr. *ánthrax, -akos,* carbón, y *métron,* medida). m. Instrumento para medir la cantidad de anhídrido carbónico que existe en el aire.
antracosilicosis. f. F., *anthraco-silicose;* In., *anthracosilicosis.* Estado combinado de antracosis y silicosis; asma de los mineros.
antracosis. f. A., *Anthrakose;* F., *anthracose;* In., *anthracosis;* It., *antracosi;* P., *antracose.* Variedad de neumoconiosis producida por la inhalación de polvo de carbón. ||**-lingual.** Lengua negra o glositia.
antracoterapia. f. Empleo terapéutico del carbón en suspensión finísima en inyecciones intravenosas.
antracótico. adj. Relativo a la antracosis. || Relativo al ántrax o afecto de él.
antral o **ántrico.** adj. Perteneciente o relativo a un antro.
antranecrosis. f. Transformación necrótica de un tejido en una masa negra y seca; gangrena seca.
antraquinona. f. F. e In., *anthraquinone.* Producto de oxidación del antraceno, que da su origen a los purgantes llamados *antraquinónicos* (ruibarbo, sen, cáscara, áloe).
antrarrobina (de *antraceno* y *araroba).* f. Polvo blanco amarillento, $C_{14}H_{10}O_3$, derivado de la alizarina; insoluble en agua; empléase como sucedáneo de la

crisarrobina en la psoriasis y varias enfermedades de la piel, en pomada del 10 al 20 %. *Sin.:* Dioxiantranol.

ántrax (del gr. *ánthrax*, carbón). m. A., *Karbunkel;* F., *anthrax;* In., *carbuncle;* It., *antrace;* P., *antraz*. Inflamación de naturaleza infecciosa circunscrita, dura y dolorosa del tejido subcutáneo, acumulación de furúnculos que acaba por esfacelo y supuración por varias aberturas, acompañada de síntomas generales. || **-maligno.** CARBUNCO. || **-pulmonar.** Ántrax maligno de localización pulmonar. || **-renal.** Absceso embólico de la corteza renal. || **-sintomático.** Enfermedad del ganado vacuno caracterizada por tumefacciones y nódulos subcutáneos enfisematosos, producida por el *Clostridium chauvaei.*

antrectomía (de *antro* y el gr. *ektomé*, corte). f. A., *Antrumwandresektion;* F., *antrectomie;* In., *antrectomy;* It. y P., *antrectomia*. Escisión quirúrgica de las paredes del antro mastoideo.

antritis (de *antro* y el suf. *-itis).* f. A., *Sinusitis;* F. e It.,, *sinusite;* In., *antritis;* P., *antrite*. Inflamación de un antro, principalmente del antro maxilar.

antro (del gr. *ántron*, cavidad). m. A., *Antrum;* F., *antre;* In., *antrum;* It. y P., *antro*. Cavidad o espacio, en especial la de dentro de un hueso. || **-auricular.** La cavidad timpánica. || **-bucinoso.** LABERINTO. || **-cardial.** Dilatación anormal del esófago cerca del estómago. || **-de Highmore** o **maxilar.** Amplia cavidad o seno del maxilar que comunica con la fosa nasal. || **-de Malacarne.** Espacio perforado posterior. || **-de Valsalva.** ANTRO MASTOIDEO. || **-de Willis.** ANTRO PILÓRICO. || **-etmoidal.** El seno etmoidal. || **-mastoideo.** Espacio en la apófisis mastoides del temporal que comunica con el tímpano y las celdillas mastoideas. || **-pilórico.** Pequeño fondo de saco del estómago cerca del píloro. || **-timpánico.** ANTRO MASTOIDEO.

antroaticotomía. f. Operación de abrir el antro y el ático del laberinto.

antrocele (de *antro* y el gr. *kéle*, tumor). m. A., *Oberkieferhöhlenexudat;* F., *sinusite maxillaire;* In., *antracoele;* It., *sinusite maxellare;* P., *antrocele*. Acumulación de líquido en el antro maxilar.

antrodinia (de *antro* y el gr. *odýne*, dolor). f. Dolor localizado en una cavidad profunda del cuerpo.

antróforo (de *antro* y el gr. *phorós*, que lleva). m. Forma de candelilla medicamentosa que se funde a la temperatura del cuerpo. SUPOSITORIO.

antronalgia (del gr. *ántron*, cueva, y *álgos*, dolor). f. Dolor en el seno maxilar.

antronasal. adj. Relativo al antro maxilar y a la fosa nasal.

antropiloritis. f. Inflamación del antro pilórico.

antropo-. Forma prefija del gr. *ánthropos*, con la significación de hombre.

antropobiología. f. Biología del hombre.

antropocéntrico (de *antropo-* y el gr. *kéntron*, centro). adj. Relativo a la teoría del antropocentrismo, en la que el hombre es el centro del universo.

antropofagia (de *antropo-* y el gr. *phageîn*, comer). f. A., *Anthropophagie;* F., *anthropophagie;* In., *anthropophagy;* It. y P., *antropofagia*. Canibalismo. Costumbre que tienen algunos salvajes de comer carne humana.

antropofilia (de *antropo-* y el gr. *philía*, amistad). f. Tendencia de ciertos insectos a atacar al hombre.

antropofobia (de *antropo-* y el gr. *phóbos*, temor). f. F., *anthropophobie;* In., *anthropophobia*. Temor morboso a la sociedad humana. *Sin.:* Apantropía, misantropía.

antropogenia (de *antropo-* y el gr. *gennân*, engendrar). f. F., *anthropogenèse;* In., *anthropogeny*. Evolución y desarrollo del hombre.

antropogeografía (de *antropo-* y *geografía).* f. Rama de la antropología que estudia el hombre y sus relaciones con el ambiente.

antropografía (de *antropo-* y el gr. *gráphein*, describir). f. F., *anthropographie;* In., *anthropography*. Rama de la antropología que trata de la distribución de las variedades o razas humanas, distintas por sus caracteres físicos, instituciones, costumbres, etc. Etnografía.

antropoide (de *antropo-* y el gr. *eîdos*, aspecto). adj. y s. De forma de hombre. Antropomorfo. || m. pl. A., *Menschenaffe;* F., *anthropoïde;* In., *anthropoid;* It., *anthroide;* P., *antropóide*. Grupo de monos sin cola que comprende los más semejantes al hombre (gorila, orangután, chimpancé y gibón).

antropología (de *antropo-* y el gr. *lógos*, tratado). f. F., *anthropologie;* In., *anthropology*. Ciencia que estudia al hombre y sus variedades raciales y culturales.

antropometría (de *antropo-* y el gr. *métron*, medida). f. F., *anthropométrie;* In., *anthropometry*. Ciencia que estudia las proporciones del cuerpo humano por procedimientos de medición. BERTILLONAJE.

antropomorfismo. m. F., *abthropomorphisme;* In., *anthropomorphism*. Asignación de caracteres humanos a los objetos.

antropomorfo (del gr. *ánthropos*, hombre, y *morphé*, forma). adj. Que tiene forma humana.

antropomorfología. f. Tratado de la forma de las diversas partes del cuerpo del hombre.

antroponomía (de *antropo-* y el gr. *nómos*, ley). f. F., *anthroponomie;* In., *anthroponomy*. Ciencia que trata de las leyes del desarrollo humano en relación con el medio ambiente y con otros organismos.

antroponosología (de *antropo-*, el gr. *nósos*, enfermedad, y *lógos*, tratado). f. Nosología humana.

antropopatía (de *antropo-* y el gr. *páthos*, afección). f. Atribución de pasiones y sentimientos humanos a otros seres u objetos no humanos.

antroposcopia (de *antropo-* y el gr. *skopeîn*, observar). f. Examen de la configuración externa del hombre.

antroposofía (de *antropo-* y el gr. *sophía*, sabiduría). f. Conocimiento de la naturaleza humana.

antroposomatología (de *antropo-*, el gr. *sôma, -atos*, cuerpo, y *lógos*, tratado). f. Suma de conocimientos relativos al cuerpo humano.

antropotomía (de *antropo-* y el gr. *tomé*, corte). f. Anatomía humana.

antropozoonosis (de *antropo-*, el gr. *zôon*, animal, y *nósos*, enfermedad). f. F., *anthropo-zoonose;* In., *anthropozoonosis*. Enfermedad de los animales o del hombre, que puede transmitirse de una especie a otra. *Sin.:* Zoonosis.

antrosalpingitis. f. desus. Otitis seca esclerosa.

antroscopio (de *antro* y el gr. *skopeîn*, observar). m. Instrumento para el examen de antros, el maxilar especialmente.

antrostomía (de *antro* y el gr. *stóma*, abertura). f. A., *Antrumdränage;* F., *antrostomie;* In., *antrostomy* It. y P., *antrostomia*. Abertura quirúrgica de un antro para su drenaje.

antrotimpanitis. f. Inflamación crónica purulenta del antro mastoideo y el oído medio.

antrotipo. m. BIOTIPO.

antrotomía (de *antro* y el gr. *tomé*, corte). f. A., *Antrotomie;* F., *antrotomie;* In., *antrotomy;* It. y P., *antrotomia*. Abertura quirúrgica de un antro.

antrum (lat.). ANTRO.

ANTU. Poderoso y eficaz raticida, alfa-naftol-tiourea, que produce edema pulmonar en los roedores.

anucleado (de *a-* y *núcleo).* adj. F., *anucléé;* In., *nonnucleated*. Se dice de los elementos o células sin núcleo o de los tejidos no celulares.

anulación (del lat. *nullus*, sin valor). f. Acción y efecto de anular o anularse. || **retroactiva.** A., *Ungeschehenmachen;* F., *annulation rétroactive;* In., *undoing;* It., *annullamento;* P., *annulação*. Mecanismo de defensa inconsciente por el cual un acto es realizado (a veces imaginariamente) para anular otro previo. Tiene un carácter compulsivo mágico y es característico de la neurosis obsesiva.

anular (del lat. *anularis).* adj. A., *ringförmig;* F., *annulaire;* In., *annular;* It., *annulare;* P., *anular*. En forma de anillo o relativo a un anillo. || m. Cuarto dedo de la mano.

anulorrafia (del lat. *anulus*, anillo, y el gr. *raphé*, sutura). f. Oclusión de un anillo herniario o saco por medio de suturas.
anulus (lat.). m. Anillo.
anuresis o **anuria** (de *an-* y el gr. *oûron*, orina). f. A., *Anurie*; F., *anurie*; In. e It., *anuria*; P., *anúria*. Supresión o disminución de la secreción de la orina. ‖ **-angioneurótica.** La que tiene por causa trastornos vasomotores. ‖ **-calculosa.** Supresión de la orina producida por un cálculo renal. ‖ **-excretoria** o **falsa.** La producida por obstrucción de las vías urinarias. ‖ **-secretoria** o **verdadera.** La producida por la falta de secreción en el riñón.
anuro (de *an-* y el gr. *ourá*, cola). adj. y s. Dícese del animal sin cola.
anus (lat.). m. ANO.
anusitis. f. A., *Anusitis*; F., *anite*; In. y P., *anusitis*; It., *anite.* Inflamación del ano.
anxietas tibiarum. Estado doloroso o de intranquilidad que motiva un cambio continuo en la posición de los miembros inferiores, debido al aumento de la sensibilidad muscular.
añil. m. ÍNDIGO.
aoclesia. f. CATALEPSIA.
aorta (del gr. *aorté*, la gran arteria). f. A., *Aorta, Hauptschlagader*; F., *aorte*; It. y P., *aorta.* Arteria principal del cuerpo, que nace del ventrículo izquierdo y da origen a todas las arterias del sistema circulatorio. Termina a nivel de la IV vértebra lumbar, en donde se bifurca para formar las ilíacas primitivas. V. ARTERIAS (TABLA DE). ‖ **-abdominal.** La porción de aorta situada por debajo del diafragma. ‖ **-(Arco o cayado de la).** Porción central o proximal de la aorta, extendida desde su origen en el corazón hasta la vértebra DIII, que consta de una parte *ascendente*, otra *transversal* y otra *descendente.* ‖ **-dorsal.** Vaso embrionario formado por la unión de las aortas primitivas. ‖ AORTA TORÓCICA. ‖ **-pélvica.** Arteria sacra media. ‖ **-primitiva.** Cada uno de los troncos vasculares principales del embrión. ‖ **-torácica.** Porción de la aorta situada entre el cayado y el diafragma.
aortalgia (de *aorta* y el gr. *álgos*, dolor). f. F., *aortalgie*; In., *aortalgia*. Dolor en la región de la aorta.
aortarctia (de *aorta* y el lat. *arctare*, estrechar). m. AORTOSTENOSIS.
aortectasis (de *aorta* y el gr. *éktasis*, dilatación). f. A., *Aortenerwaiterung*; F., *ectasie aortique*; In., *aorectasis*; It., *ectasia aortica*; P., *ectasia aórtica.* Dilatación o aneurisma de la aorta.
aortectomía (de *aorta* y el gr. *ektomé*, escisión). f. F., *aortectomie*; In., *aortectomy.* Extirpación de un segmento de aorta.
aorteurisma (de *aorta* y el gr. *eurýnein*, dilatar). amb. Aneurisma o dilatación de la aorta.
aortismo. m. Tendencia constitucional a padecer enfermedades de la aorta. ‖ **-abdominal.** Aneurisma fantasma; estado en que la aorta es palpable y el paciente se queja de sus pulsaciones.
aortitis. f. A., *Aortitis*; F., *aortite*; In., *aortitis.* It. y P., *aortite*; Inflamación de la aorta.
aortoclasis (de *aorta* y el gr. *klásis*, rotura). f. Rotura de la aorta. *Sin.:* Aortorrexis.
aortografía (de *aorta* y el gr. *gráphein*, describir). f. A., *Aortographie*; F., *aortographie*; In., *aortography*; It. y P., *aortografia.* Visualización de la arteria aorta tras la inyección de contraste yodado hidrosoluble, ya sea por técnica translumbar o de Seldinger.
aortolito (de *aorta* y el gr. *líthos*, piedra). m. Cálculo o depósito calcáreo en la aorta.
aortomalacia (de *aorta* y el gr. *malakía*, blandura). f. Reblandecimiento anormal de la aorta.
aortopatía (de *aorta* y el gr. *páthe*, enfermedad). f. A., *Aortenkrankheit*; F., *aortopathie*; In., *aortopathy*; It. y P., *aortopatia.* Término general para las afecciones de la aorta.
aortoptosis (de *aorta* y el gr. *ptôsis*, caída). f. Desplazamiento de la aorta abdominal hacia abajo.

aortorrafia (de *aorta* y el gr. *raphé*, sutura). f. A., *Aortennaht*; F., *aortorraphie*; In., *aortorrhaphy*; It., *sutura dell'aorta.* Sutura de la aorta.
aortorrexis (de *aorta* y el gr. *rhêxis*, desgarradura). f. AORTOCLASIS.
aortosclerosis (de *aorta* y *esclerosis*). f. F., *aortosclérose*; In., *aortosclerosis.* Esclerosis de la aorta.
aortostenosis (de *aorta* y el gr. *stenós*, estrecho). f. A., *Aortenstenose*; F., *aorténose*; In. y P., *aortostenosis*; It., *aortostenosi.* Estrechez o estenosis de la aorta.
aortotomía (de *aorta* y el gr. *tomé*, corte). f. F., *aortotomie*; In., *aortotomy.* Sección de la aorta.
aosmia (de *a-* y el gr. *osmé*, olor). f. ANOSMIA.
apaconitina (de *apo-* y *aconitina*). f. Base tóxica derivada de la aconitina.
apagma (de *apo-* y el gr. *ágma*, fragmento). f. Dislocación, fractura, separación.
apalestesia. f. PALANESTESIA.
apaloniquia (del gr. *apalós*, tierno, delicado, y *ónyx, ónichos*, uña). f. Alteración de las uñas caracterizada por la falta de cornificación.
apancreático. adj. F., *apancréatique*; In., *apancreatic.* No relativo al páncreas o debido a su ausencia.
apandria (de *apo-* y el gr. *anér, andrós*, hombre). f. A., *Misandrie*; F., *misandrie*; In., *misandria*; It., *misantropia*; P., *apandria.* Aversión morbosa al sexo masculino.
apantropía (de *apo-* y el gr. *ánthropos*, hombre). f. Antropofobia, misantropía.
aparatiroidismo o **aparatirosis** (de *a-* y *paratiroidismo*). f. y m. Ausencia o deficiencia de las glándulas paratiroides.
aparato (del lat. *apparatus*). m. A., *Apparat*; F., *appareil*; In., *apparatus* It., *apparato*; P., *aparelho.* Conjunto de partes que actúan de consuno para realizar una función. ‖ Instrumento o conjunto de instrumentos usados en operaciones y experimentos. ‖ Apósito, vendaje o máquina que se aplica al cuerpo con el fin de curar una enfermedad o lesión o corregir una deformidad. ‖ **-acústico, biliar, circulatorio, digestivo, genitourinario** o **urogenital, respiratorio, visual** o **vocal.** Conjunto de partes y órganos que realizan las diversas funciones expresadas por estos términos. ‖ **-contador de Burker.** Modificación del cuentacélulas de Thoma-Zeiss, en la que hay dos cámaras cubiertas por un solo cubreobjetos; con él pueden contarse simultáneamente las células blancas y rojas. ‖ **-cromidial.** Las diversas formas de cromatina del protoplasma celular. ‖ **-de Barcroft.** Manómetro diferencial para el estudio de pequeñas muestras de sangre u otros tejidos. ‖ **-de Beckmann.** Aparato que determina el peso molecular de una solución disminuyendo el punto de congelación o elevando el punto de ebullición. ‖ **-de Clover.** Utensilio empleado en la administración del éter o cloroformo. ‖ **-de Fell-O'Dwyer.** Instrumento para practicar la respiración artificial y prevenir el colapso de los pulmones en las operaciones del tórax. ‖ **-de Finsen.** Sistema de lentes para la aplicación de los rayos ultravioleta en fototerapia. ‖ **-de Golgi.** Red intracelular de fibras finísimas que se tiñen de negro con el ácido ósmico y se destruyen por los disolventes de los lipoides. ‖ **-de Golgi y Rezzonico.** ant. Filamentos espirales descritos en la vaina mielínica de los nervios. ‖ **-de Kirschner.** Aparato empleado para la tracción esquelética en las fracturas de la pierna. ‖ **-de percepción** o **recepción.** En los órganos de los sentidos, parte central situada en el eje cerebrospinal, que recoge y elabora las impresiones y parte periférica destinada a recibir las impresiones, respectivamente. ‖ **-de Perroncito.** Masa de fibrillas y cilindroejes nuevamente formados en el muñón de un nervio seccionado en regeneración. ‖ **-de Potain.** Aparato aspirador. ‖ **-de Prana.** Aparato para hacer lápices de anhídrido carbónico sólido. ‖ **-de Sayre.** Aparato de suspensión vertical para la aplicación de un corsé enyesado y para la extensión de la columna vertebral. ‖ **-de Soxhlet.**

Especie de frasco para la extracción de los principios solubles de una substancia. ||**-de Tallermann.** Aparato que encierra una extremidad del cuerpo con el propósito de someterla a un tratamiento de aire caliente, en casos de reumatismo, etc. ||**-de Taylor.** Soporte para la columna vertebral usado en la enfermedad de Pott. ||**-de Timofeew.** Red filamentosa nerviosa terminal en un corpúsculo de Pacini. ||**-de Tobold.** Aparato de iluminación con reflector movible en conexión con un laringoscopio. ||**-de Waldenburg.** Aparato para comprimir o enrarecer el aire inhalado o expelido por el paciente. ||**-de Zander.** Una de las máquinas, de las cuales existen muchas formas y tipos, que tienen por objeto el ejercicio del cuerpo o de sus partes y aplicar manipulaciones al mismo. ||**-hioideo.** Hueso hioides, en el hombre separado del resto del esqueleto, pero que en la mayoría de los mamíferos está ligado a la base del cráneo por una cadena de huesillos soldados o articulados entre sí. ||**-lagrimal.** Glándula, canalículos y saco lacrimales. ||**-psíquico.** Concepto de Freud usado como modelo teórico para explicar la estructuración del psiquismo humano en sistemas (consciente, preconsciente, inconsciente) e instancias (yo, superyó, ello), y las formas de circulación y regulación de la energía psíquica. ||**-suspensorio del cristalino.** ZÓNULA CILIAR. ||**-yuxtaglomerular de Goormagtigh.** Grupo de células incluidas en una red fibrilar que cubre parcialmente las arteriolas cuando éstas penetran en el glomérulo renal.

aparente (del lat. *apparens, -entis,* p. a. de *apparere,* aparecer). adj. Semejante; no real. V. MUERTE APARENTE.

apareunia (de *a-* y el gr. *páreunos,* esposo, esposa, compañero, compañera de lecho). f. F., *apareunie;* In., *apareunia.* Imposibilidad para la práctica del coito.

apartrosis (de *apo-* y *artrosis).* f. DIARTROSIS.

apastia (del gr. *ápastos,* que está en ayunas). f. Abstinencia de alimentos en los desórdenes mentales.

apatía (del gr. *apátheia,* insensibilidad, impasibilidad). f. A., *Apathie;* F., *apathie;* In., *apathy;* It. y P., *apatia.* Falta de sentimiento o emoción; impasibilidad o indiferencia afectiva.

apatismo (del gr. *apátheia,* insensibilidad). m. Estado de indolencia para responder a los estímulos; opuesto a *eretismo.*

apatógeno (de *a-* y *patógeno).* adj. No patógeno.

apatropina (de *apo-* y *atropina).* f. Substancia tóxica derivada de la atropina por la acción del ácido nítrico.

apectomía. f. APICECTOMÍA.

apeidosis (de *apo-* y el gr. *eîdos,* forma). f. Desaparición progresiva de las formas características. || Proceso de convergencia por el que causas distintas provocan una misma lesión.

apeirofobia (del gr. *apeíron,* infinito, y *phóbos,* temor). f. Temor morboso al infinito.

apendalgia (de *apéndice* y el gr. *álgos,* dolor). f. A., *Pseudoappendizitis;* F. e It., *pseudoappendicite;* In., *pseudoappendicitis;* P., *apendicalgia.* Dolor en la región del apéndice; apendicitis falsa.

apendicalgia. f. APENDALGIA.

apéndice (del lat. *appendix, -icis).* m. A., *Appendix;* F. e It., *appendice;* In., *appendix;* P., *apêndice.* Parte adherente o continua de un órgano al cual parece estar sobreañadida. || APÉNDICE VERMIFORME. ||**-auricular.** Prolongación hacia delante de la aurícula cardíaca: orejuela.||**-caudiforme de Baelz.** Resto de la cola embrionaria en la región coccígea y lunar o mancha mongólica. ||**-cecal.** APÉNDICE VERMIFORME. ||**-de la piel.** pl. Pelos, uñas, glándulas sebáceas y sudoríparas.||**-de Morgagni.** Lóbulo piramidal de la glándula tiroides. ||**-de Morris.** Apéndice vermiforme que sufre la degeneración fibroide. ||**-del cerebro.** La glándula pituitaria. ||**-del epidídimo.** Pequeña hidátide pediculada resto del cuerpo de Wolff, cerca del apéndice del testículo.||**-del feto.** pl. Placenta membranosa y cordón umbilical. ||**-del hígado.** Lámina de tejido conjuntivo fibroso en la parte posterior del extremo izquierdo del hígado. ||**-del ojo.** pl. Cejas, párpados, pestañas, aparato lagrimal y conjuntiva. ||**-del ovario.** El paraovario. ||**-del testículo.** Resto del conducto de Müller en forma de quiste, inserto en la cabeza del epidídimo o de un oviducto; *appendix testis* o *vesiculosis.* ||**-del ventrículo laríngeo.** Prolongación ascendente del ventrículo laríngeo. ||**-ensiforme.** La apófisis xifoides. ||**-epiploicos.** pl. Bolsas peritoneales unidas al intestino grueso, que contienen grasa. ||**-inactivo.** Apéndice cecal que al ser extirpado no muestra señales de inflamación, aunque el paciente haya sufrido ataques de apendicitis manifiestos. ||**-residual.** Porción de apéndice que queda después del absceso del órgano tratado por el drenaje. ||**-uterinos.** pl. Ligamentos, ovarios y trompas. ||**-vermicular.** APÉNDICE VERMIFORME. ||**-vermiforme.** Divertículo del ciego, en forma de gusano, de variable longitud; denominado también *proceso vermiforme.* ||**-vesiculoso.** Conductos mesonéfricos que forman una vesícula próxima al infundíbulo de la trompa. ||**-xifoides.** APÓFISIS XIFOIDES.

apendicectasia (del lat. *appendix, -icis,* apéndice, y el gr. *éktasis,* dilatación). f. F., *appendicectasie;* In., *appendicectasias.* Estado de dilatación del apéndice.

apendicectomía (del lat. *appendix, -icis,* apéndice, y el gr. *ektomé,* resección). f. A., *Appendektomie;* F., *appendicectomie;* In., *appendectomy;* It., *appendicectomia;* P., *apendicectomia.* Extirpación quirúrgica del apéndice vermiforme. *Sin.:* Apendectomía, apendicotomía, ecfiadectomía, epitiflectomía, prosfisectomía.

apendicemia (del lat. *appendix, -icis,* apéndice, y el gr. *haîma,* sangre). f. Toxemia de origen apendicular.

apendicismo. m. F., *appendicisme;* In., *appendicism.* Síndrome semejante al de la apendicitis, provocado por dolor o inflamación de los tejidos próximos al apéndice; apendicitis falsa.

apendicitis (del lat. *appendix, -icis,* apéndice, y el suf. *-itis).* f. A., *Appendicitis;* F. e It., *appendicite;* In., *appendicitis;* P., *apendicite.* Inflamación aguda o crónica del apéndice cecal, con reacción peritoneal más o menos intensa. *Sin.:* Apofisitis, epitiflitis, ecfiaditis. ||**-destructiva.** APENDICITIS PERFORATIVA. ||**-estercorácea.** La producida por concreciones fecales en la luz del apéndice. ||**-fulminante.** La caracterizada por la súbita aparición y desarrollo rápido y fatal de los síntomas. ||**-izquierda** o **sinistra.** Forma en la que los síntomas son más pronunciados en la parte izquierda del abdomen, por la excesiva longitud del apéndice, dispuesto transversalmente. ||**-larvada.** Apendicitis latente, pero que puede agudizarse en un momento dado. ||**-obliterante.** Apendicitis con esclerosis y arrugamiento del tejido submucoso y peritonitis plástica que causan la obliteración de la luz del apéndice. ||**-pélvica.** La que determina abscesos entre el recto y la vejiga o el útero. ||**-perforativa.** Apendicitis con perforación del órgano. ||**-por contigüidad.** Apendicitis producida por propagación de la inflamación de tejidos próximos. ||**-protectiva.** APENDICITIS OBLITERANTE. ||**-recurrente.** Apendicitis crónica con ataques frecuentes. ||**-tóxica o toxémica.** Forma agudísima con repercusión grave del estado general independientemente de las complicaciones peritoneales. ||**-verminosa.** Apendicitis debida a la presencia de gusanos en el apéndice.

apendiclausis (del lat. *apendix, -icis,* apéndice, y *claudere,* cerrar). f. Obstrucción del apéndice.

apendicocecostomía (del lat. *appendix, -icis,* apéndice, *caecus,* ciego, y el gr. *tomé,* corte). f. Operación de drenar el apéndice en el ciego.

apendicocele (del lat. *appendix, -icis,* apéndice, y el gr. *kéle,* tumor). m. F., *appendicocèle;* In., *appendicocele.* Hernia del apéndice.

apendicoenterostomía (del lat. *apendix, -icis,* apéndice, el gr. *énteron,* intestino, y *stóma,* boca). f. F., *appendicoentérostomie;* In., *appendicoenterostomy.* Formación de una anastomosis entre el apéndice y el intestino.|| APENDICOSTOMÍA.

apendicografía (del lat. *appendix, -icis,* apéndice, y el gr. *gráphein,* describir). f. Radiografía del apéndice cecal.

apendicólisis (del lat. *appendix, -icis,* apéndice, y el gr. *lýsis,* disolución). f. F., *appendicolyse;* In., *appendicolithiasis.* Operación de liberar el apéndice de sus adherencias en la apendicitis crónica.

apendicolitiasis (del lat. *appendix, -icis,* apéndice, y de *litiasis).* f. F., *appendicolithiase;* In., *appendicolithiasis.* Formación de cálculos en la luz del apéndice.

apendicolito (del lat. *appendix, -icis,* apéndice, y el gr. *líthos,* piedra). m. Concreción de moco, bacterias y elementos celulares o de materia fecal que se descubre a veces en el interior del apéndice inflamado.

apendicopatía (del lat. *appendix, -icis,* apéndice, y el gr. *páthe,* afección). f. F., *appendicophatie;* In., *appendicopathia.* Término general para las afecciones del apéndice.

apendicosis. f. Apendicopatía, especialmente la degenerativa no inflamatoria.

apendicostomía (del lat. *appendix, -icis,* apéndice, y el gr. *stóma,* boca). f. F., *appendicostomie;* In., *appendicostomy.* Operación de abocar el apéndice a la pared abdominal con el fin de irrigar el intestino grueso. *Sin.:* Operación de Weir.

apendicotomía. f. APENDICECTOMÍA.

apendiculoovárico. adj. V. LIGAMENTO APENDICULOOVÁRICO.

apendiculorradiografía. f. APENDICOGRAFÍA.

apentérico (de *apo-* y el gr. *énteron,* intestino). adj. ABENTÉRICO.

apepsia (de *a-* y el gr. *pépsis,* cocción). f. Abolición más o menos completa del poder digestivo, del estómago especialmente. *Sin.:* Aquilia. ‖ **-aclorhídrica.** Falta de secreciones digestivas del estómago. ‖ **-histérica** o **nerviosa.** ANOREXIA NERVIOSA.

apepsinia (de *a-* y *pepsina).* f. Falta total de secreción de pepsina o pepsinógeno por el estómago.

apercepción. f. F., *aperception;* In., *apperception.* Percepción consciente y atenta; facultad de recibir, apreciar e interpretar las impresiones sensoriales.

aperiódico. adj. F., *apériodique;* In., *aperiodic.* Sin períodos definidos o regulares; se dice de un galvanómetro.

aperióstico. adj. Sin periostio; que se practica sin dejar periostio.

aperistalsis o **aperistaltismo.** f. y m. A., *Fehlen der Peristaltik;* F., *apéristaltisme;* In., *aperistalsis;* It., *aperistaltismo;* P., *aperistalse.* Falta de acción peristáltica.

aperitivo (del lat. *aperitivus).* adj. s. A., *appetitanregend;* F., *apéritif;* In., *aperitive;* It. y P., *aperitivo.* Que abre paso, que restablece la libertad de las vías digestivas; purgante suave. ‖ Estimulante del apetito.

apersonificación. f. Identificación de sí mismo con otra persona.

Apert (Enfermedad, Síndrome de) (Eugène *Apert,* pediatra de París, 1868-1940). V. ACROCEFALOSINDACTILIA. ‖ **-Cooke (Síndrome de).** V. SÍNDROME. ‖ **-Cushing (Síndrome de).** V. SÍNDROME. ‖ **-Gallais (Síndrome de).** V. SÍNDROME.

apertómetro (del lat. *apertus,* p. p. de *aperire,* abrir, y el gr. *métron,* medida). m. Aparato para medir el ángulo de abertura de los objetivos microscópicos.

apertor (lat.). m. Abridor. ‖ **-oculi.** Músculo elevador del párpado superior.

apertura (lat.). f. Acción de abrir. ‖ Comienzo. ‖ Inauguración. ‖ **-declivis.** ANO. ‖ **-lateralis** o **lateralis rhombencephali.** Agujero de Luschka. ‖ **-lateralis ventriculi quarti.** Agujero de Magendie. ‖ **-pelvis minoris inferior** o **superior.** Estrechos inferior y superior de la pelvis, respectivamente. ‖ **-piriformis.** Aberturas nasales del cráneo. ‖ **-spinalis.** Agujero vertebral.

apetito (del lat. *appetitus).* m. A., *Appetit;* F., *appétit;* In., *appetite;* It., *appetito;* P., *apetite.* Deseo normal más o menos intenso de satisfacer una necesidad orgánica, especialmente de alimentarse. ‖ **-perverti-do.** Deseo de comer substancias indigeribles o no naturales o de practicar actos antifisiológicos.

apex (lat.). m. Ápice, vértice. ‖ **-capituli fibulae.** Apófisis estiloides del peroné. ‖ **-cordis.** Punta o vértice del corazón. ‖ **-nasi.** Punta de la nariz. ‖ **-pulmonis.** Vértice pulmonar.

apexiano. adj. APICAL.

apexígrafo o **apexógrafo** (del lat. *apex,* ápice, y el gr. *gráphein,* escribir). m. Instrumento para localizar el vértice de una raíz dental.

Apgar (Índice, puntuación o test de) (Virginia *Apgar,* anestesióloga norteamericana, 1909-1974). V. ÍNDICE.

Aphiochaeta. Género de moscas de regiones tropicales, causantes de miiasis cutánea e intestinal en el hombre. ‖ **-ferruginea.** Mosca de la zona tropical de América y de la India; produce miiasis cutánea.

Aphtovirus. Género de virus de la familia *Picornaviridae.* Es el agente causal de una infección aftosa de la mucosa bucal del ganado (bovino, caprino, ovino y porcino), que ocasionalmente puede transmitirse al hombre.

apical (del lat. *apex, -icis,* ápice). adj. A., *apikal;* F., e In., *apical;* It., *apicale.* P., *apical;* Relativo a una punta o vértice o localizado en ellos.

apicectomía (del lat. *apex, -icis,* ápice, y el gr. *ektomé,* escisión). f. A., *Apikotomie;* F., *apectomie;* In., *apicectomy;* It. y P., *apicectomia.* Escisión del vértice de una raíz dental. ‖ Resección del vértice del peñasco o de un vértice pulmonar.

apicitis (del lat. *apex, -icis,* ápice, y el suf. *-itis).* f. A., *Apizitis;* F., *apexite;* In., *apicitis;* It. y P., *apicite.* Inflamación de un vértice (pulmonar, dentario o del peñasco).

apicnomorfo (de *a-,* el gr. *pyknós,* compacto, y *morphé,* forma). adj. Dícese de la célula nerviosa que no tiene elementos cromatófilos agrupados de un modo compacto.

apico-. Primer elemento de compuestos, en los que indica situación o carácter apical.

apicoectomía. f. APICECTOMÍA.

apicólisis (del lat. *apex, -icis,* ápice, y el gr. *lýsis,* disolución). f. A., *Apikolyse;* F., *apicolyse;* In., *apicolysis;* It., *apicolisi;* P., *apicólise.* Operación de despegar la hoja parietal de la pleura que rodea el vértice de un pulmón tuberculoso y replección de la cavidad por autoplastia muscular o adiposa o por plombaje, provocando así el aplastamiento el vértice pulmonar. Neumólisis extrapleural, operación del Tuffier.

apicostomía (del lat. *apex, -icis,* ápice, y el gr. *stóma,* boca). f. A., *Zahnwurzeleröffnung;* F., *ouverture de la racine dentaire;* In., *apicostomy;* It. y P., *apicostomia.* Operación de practicar una abertura a través de la encía y el maxilar hasta la raíz de un diente, para escindirla.

apicotomía. Punción del vértice del peñasco. ‖ f. APICECTOMÍA.

apinealismo. m. F., *apinéalisme;* In., *apinealism.* Síntomas producidos por la destrucción de la glándula pineal.

apio (del lat. *apium).* m. A., *Sellerie;* F., *céleri;* In., *celery;* It., *appio;* P., *aipo.* Planta umbelífera *(Apium graveolens);* todas las partes de ella son aromáticas, de sabor picante algo amargo.

apiógeno (de *a-,* el gr. *pon,* pus, y *gennân,* engendrar). adj. F., *apyogénique;* In., *apyogenous.* Que no produce pus.

apiol (del lat. *apium,* apio, y *ol[eum],* aceite). m. Esencia obtenida del perejil *(Apium sativum),* usada en las alteraciones menstruales. *Sin.:* Alcanfor del perejil.

apiolina. f. Principio derivado del perejil: emenagogo.

apirexia (de *a-* y *pirexia).* f. A., *Fieberlosigkeit;* F., *apyrexie;* In., *apyrexia;* It., *apiressia;* P., *apirexia.* Falta de fiebre o intervalo sin fiebre en una enfermedad febril.

apirógeno (de *a-,* el gr. *pr, pyrós,* fuego, y *gennân,* engendrar). adj. A., *apyrogen;* F., *apyrogène;* In., *apyrogenic;* It., *apirogeno;* P., *apirogenético.* No productor de fiebre.

Apis mellifica (lat.). Abeja.
apisinación (del lat. *apis*, abeja). f. Envenenamiento por la picadura de abejas.
apiterapia (del lat. *apis*, abeja, y el gr. *therapeía*, tratamiento). f. A., *Bienengiftbehandlung;* F., *apithérapie;* In., *apiotherapy;* It. y P., *apiterapia.* Empleo terapéutico del veneno de las abejas. Melisoterapia.
apitoxina (del lat. *apis*, abeja, y *toxina*). f. Fracción activa del veneno de las abejas. Electroforéticamente se ha demostrado que contiene histamina, toxinas, hialuronidasa y otras proteínas activas.
apituitarismo (de *a-* y *pituitaria*). m. F., *apituitarisme;* In., *apituitarism.* Estado producido por la atrofia o extirpación total del cuerpo pituitario. Enfermedad de Simmonds.
Apium. Género de plantas umbelíferas, que comprende el apio y el perejil.
aplacentario (de *a-* y *placenta*). adj. F., *aplacentaire;* In., *aplacental.* Que no tiene placenta.
aplanático (de *a-* y el gr. *planân*, errar). adj. Sin aberración de esfericidad.
aplanatismo. m. Calidad de aplanático.
aplasia [aplásico] (de *a-* y el gr. *plássein*, formar). f. A., *Aplasie;* F., *aplasie;* In., It. y P., *aplasia.* Desarrollo incompleto o defectuoso. Atrofia, Agenesia, Hipoplasia. ∥ **-axil extracortical congénita.** Enfermedad de Merzbacher-Pelizaeus. ∥ **-moniliforme.** Distrofia familiar del sistema piloso, caracterizada por la presencia en el pelo de dilataciones y estrecheces. ∥ **-pilorum intermittens.** Aplasia moniliforme.
aplásmico. adj. Que no contiene protoplasma.
aplestia (de *a-* y el gr. *pléthein*, estar lleno). f. Hambre canina; voracidad. Acoria.
apleuria (de *a-* y el gr. *pleurá*, costado). f. F., *apleurie;* In., *apleuria.* Falta de pleuras o de costillas.
apnea (del gr. *ápnoia*, de *ápnous*; de *a-* y *pneîn*, respirar). f. A., *Atemstillstand;* F., *apnée;* In. e It., *apnea;* P., *apneia.* Suspensión transitoria del acto respiratorio, que sigue a una respiración forzada. *Sin.:* Apneustia. ∥ Asfixia.
apneumatosis (de *a-* y el gr. *pneumátosis*, hinchazón producida por el viento). f. Colapso de los alveolos pulmonares. Atelectasia.
apneumia (de *a-* y el gr. *pneúmon*, pulmón). f. Falta congénita de los pulmones.
apneusis (de *a-* y el gr. *pneîn*, respirar). f. Estado consecutivo a la escisión de la porción superior del puente (centro neumotáxico), en el que la inspiración es muy larga y espasmódica.
apneustia. f. Apnea.
apo-. Forma prefija del gr. *apó*, con múltiples significados: *origen* o *derivación, separación, declinación* o *remisión, conclusión.*
apoaconitina. f. Apaconitina.
apoatropina. f. Apatropina.
apobiosis (de *apo-* y el gr. *bíos*, vida). f. Muerte fisiológica. ∥ Declinación de la energía vital.
apocaína. f. Tutocaína.
apocamnosis (del gr. *apokámnein*, cansarse). f. Fatigabilidad excesiva en la miastenia o en otros estados.
apocarteresis (del gr. *apokartéresis*, de *apo-* y *kartéresis*, perseverancia). f. Suicidio por hambre.
apocatarsis (de *apo-* y el gr. *kátharsis*, purgación). f. Purgación, evacuación en cualquier sentido. Catarsis.
apocatástasis (del gr. *apokatástasis*, restablecimiento). f. Retorno a un estado anterior, especialmente remisión o regresión de un absceso o tumor.
apócema (del gr. *apózema*, conocimiento). f. Tisana compuesta. Pócima.
apocenosis (de *apo-* y el gr. *kenoûn*, vaciar). f. Evacuación o flujo aumentado de sangre u otros humores. ∥ Evacuación parcial.
apociesis (de *apo-* y el gr. *kýesis*, embarazada, de *kieîn*, llevar en el seno). f. Fin de la gestación, parto.
apocineína o **apocimina.** f. Principios activos del *Apocynum cannabinum;* actúan como la digital.
apocino. m. Apocynum.

apocleisis (del gr. *apókleisis*, interrupción). f. Anorexia; aversión a los alimentos.
apocodeína. f. Alcaloide derivado de la codeína por deshidratación. ∥ **-(Clorhidrato de).** Sal blanca cristalizada; expectorante, emética, además de otras cualidades análogas a las de la codeína.
apócope (del gr. *apokopé*, de *apokoptein*, cortar). m. F. e In., *apocope.* Herida con pérdida de sustancia; amputación; fractura con separación de una porción de hueso.
apocrino, na (de *apo-* y del gr. *krínein*, secretar). adj. F., *apocrine;* In., *apocrine.* Dícese del tipo de secreción en la que los productos secretados se concentran en un extremo de la célula y al ser expelidos lo hacen junto con una porción del protoplasma celular.
apocrisis (de *apo-* y *crisis*). f. Evacuación de líquidos en forma de crisis.
apocromático (de *apo-* y el gr. *chromatikós*, de color). adj. F., *apochromatique;* In., *apochromatic.* Sin color; se dice de una lente sin aberración cromática ni de esfericidad.
Apocynum. Género de plantas apocináceas. El *A. androsaemifolium,* de la América del Norte, es expectorante, diurético, diaforético y tónico a pequeñas dosis. La raíz del *A. cannabinum,* del Canadá, es catártica y expectorante. *Sin.:* Apocino.
apodacrítico (de *apo-* y el gr. *dákryon*, lágrima). adj. Que cohíbe las lágrimas.
apodáctilo o **apodactílico** (de *apo-* y el gr. *dáktylos*, dedo). adj. Sin concurso directo de los dedos.
apodemialgia (del gr. *apodemía*, viaje al extranjero, y *álgos*, dolor). f. Deseo morboso o insano de abandonar el hogar o la patria; opuesto a *nostalgia.*
apodemomanía. f. Apodemialgia.
apodeshidrasa. f. Apofermento de la deshidrogenasa.
apodia (de *a-* y el gr. *poús, podós*, pie). f. F., *apodie;* In., *apodia.* Falta congénita de los pies.
apoenzima. f. A., *Zwischenferment;* F., *apoferment;* In., *apoenzyme;* It., *apofermento;* P., *apoenzima.* Parte proteica de una enzima, que juntamente con la coenzima forma una enzima completa.
apoeriteína. f. desus. Substancia termolábil no dializable del jugo gástrico normal, que se combina con la cianocobalamina para formar un complejo no dializable llamado eriteína.
apofermento. m. Apoenzima.
apoferritina. f. A., *Apoferritin;* F., *apoferritine;* In., *apoferritin;* It. y P., *apoferritina.* Proteína formada en la mucosa intestinal; capta el hierro contenido en los alimentos, ionizado y transformado en sal ferrosa en el estómago, y asegura su paso a través de la mucosa en forma de ferritina.
apofiláctico. adj. desus. Relativo a la apofilaxis.
apofilaxis (de *apo-* y *fílaxis*). f. desus. Disminución del poder inmune del organismo, como se observa en la fase negativa de la vacunoterapia. Inmunodepresión.
apófisis (del gr. *apóphysis*, excrecencia). f. A., *Apophyse;* F., *apophyse;* In., *apophysis;* It., *apofisi;* P., *apófise.* Eminencia natural de un hueso, continua con éste y de la misma substancia, que sirve para la articulación o para la inserción muscular. Processus o Proceso. ∥ **-ácigos.** El pico del hueso esfenoides. ∥ **-acromial.** Acromion. ∥ **-alar.** *Processus alaris ossis ethmoidalis.* ∥ **-alveolar.** Borde del maxilar que contiene los dientes. ∥ **-angular interna** y **externa.** Las dos proyecciones que terminan el arco orbitario del frontal. ∥ **-articulares superiores** e **inferiores.** Apófisis de las caras superior e inferior de las vértebras, por medio de las cuales éstas se articulan entre sí. ∥ **-ascendente.** Apófisis frontal. ∥ **-basilar.** Cuerpo basilar; proyección del hueso occipital por delante del agujero de este mismo nombre, que se articula con los esfenoides. ∥ **-belemnoides.** Apófisis estiloides. ∥ **-bitubercular.** Apófisis espinosa de las vértebras cervicales. ∥ **-calcánea.** Eminencia en la cara posterior del cuboides. ∥ **-capitular.** Carilla articular del cuerpo de una vértebra que se articula con la cabeza de una costilla. ∥ **-cerebral.** Cuerpo pineal. ∥ **-cigomática.** Eminencia por medio de la cual el

maxilar se articula con el hueso cigomático. ‖ Apófisis de la porción escamosa del hueso temporal, que forma una proyección delgada que se articula con el hueso cigomático y constituye el arco cigomático o cigoma. ‖ **-clinoides anteriores.** Extremidad interna del borde anterior de las alas menores del esfenoides. ‖ **-clinoides medias.** Dos pequeñas eminencias del hueso esfenoides, una a cada lado de la fosa hipofisaria. ‖ **-clinoides posteriores.** Dos tubérculos del esfenoides, uno en cada ángulo superior del dorso de la silla o lámina cuadrilátera del esfenoides. ‖ **-coclear informe.** Lámina ósea que separa la trompa auditiva del conducto para el músculo tensor del tímpano. ‖ **-condilar.** Cóndilo de la mandíbula con su cuello. ‖ **-conoide.** TUBÉRCULO CONOIDE. ‖ **-coracoides.** Proyección en forma de pico de cuervo en el ángulo lateral y superior de la escápula. ‖ **-coronoides.** Una gran eminencia ancha en el extremo superior del cúbito delante del olécranon. ‖ Prominencia cónica que asciende desde la parte superior y anterior de la rama de la mandíbula. ‖ **-corta.** La apófisis más pequeña del martillo y del yunque. ‖ **-costal.** Apófisis transversa de las vértebras lumbares. ‖ **-costiforme.** APÓFISIS COSTAL. ‖ **-crista galli.** Porción superior de la lámina vertical del etmoides. ‖ **-de Blumenbach.** APÓFISIS UNCIFORME. ‖ **-de Civinini.** APÓFISIS PTERIGOSPINOSA. ‖ **-de Folius.** Apófisis larga o *gracilis* del martillo. ‖ **-de Ingrassia.** Alas menores del esfenoides. ‖ **-de Rau** o **de Raw.** Apófisis larga del martillo. ‖ **-de Stieda.** Apófisis lateral del astrágalo. ‖ **-ensiforme.** APÓFISIS XIFOIDES. ‖ Punta de la apófisis de Ingrassia. ‖ **-esfenoidal.** Una de las apófisis del hueso palatino, que se dirige hacia arriba y adentro. ‖ **-esfenoidal.** Apófisis del palatino en su borde posterior, que se articula con el esfenoides. ‖ **-espinosa.** Porción de vértebra que se proyecta hacia atrás desde el arco y da inserción a los músculos. ‖ ESPINA ILÍACA. ‖ ESPINA ESFENOIDAL. ‖ APÓFISIS ESFENOIDAL. ‖ **-estiloides.** Eminencia cónica detrás de la cabeza del peroné. ‖ Proyección en la parte externa del extremo inferior del radio y otra en el lado interno del extremo inferior del cúbito. ‖ Una larga espina que se extiende hacia abajo desde la superficie o cara inferior del hueso temporal. ‖ **-etmoidal.** Proyección desde el borde superior del cornete inferior. ‖ **-falsa.** EPÍFISIS. ‖ **-frontal.** Apófisis del borde anterior del maxilar, que se articula con la escotadura etmoidal del frontal. La lámina ósea del borde anterosuperior del hueso cigomático que contribuye a la formación de la órbita. ‖ apófisis ascendente del hueso cigomático que se une con la apófisis cigomática del hueso frontal. ‖ **-frontosfenoidal.** APÓFISIS FRONTAL. ‖ **-geniana.** Dícese de las cuatro espinas mentonianas. ‖ **-hamular.** GANCHO DE LA PTERIGOIDES. ‖ GANCHO LAGRIMAL. ‖ **-intrayugular.** Pequeña eminencia que existe en la parte media de la escotadura yugular de los huesos occipital y temporal. lagrimal. Apófisis del cornete inferior, que se une con el hueso lagrimal. ‖ **-larga.** Apófisis del yunque, que termina por la apófisis lenticular. ‖ Apófisis larga, delgada, que sale de la cara anterior del martillo. ‖ **-lateral del astrágalo.** Apófisis del astrágalo que describió Stieda., *apoferritina.* ‖ **-lenticular.** Terminación de la rama larga del yunque, que se ha descrito como hueso independiente, lenticular u orbicular, del martillo. ‖ **-malar.** APÓFISIS CIGOMÁTICA. ‖ **-mamilar.** Tubérculo en cada apófisis articular superior de las vértebras lumbares. ‖ BULBO OLFATORIO. ‖ **-marginal.** *Processus marginalis ossis zygomatici.* ‖ **-mastoides.** Proyección cónica en la base de la porción mastoidea del hueso temporal. ‖ **-maxilar.** Lámina ósea que desciende desde la apófisis o proceso etmoidal del cornete inferior. ‖ **-mentoniana.** Protuberancia del mentón. ‖ **-nasal.** APÓFISIS LAGRIMAL. ‖ **-odontoides.** Apófisis del axis, semejante a un diente, que se articula con el atlas. ‖ **-olécranon.** OLÉCRANON. ‖ **-olivar.** Pequeña punta ovoidea detrás del conducto óptico del hueso esfenoides. ‖ **-orbitaria.** Extremos interno y externo del arco orbitario del hueso frontal. ‖ - APÓFISIS FRONTAL. ‖ **-palatina.** Apófisis en la cara interna del hueso maxilar, que forma parte del paladar óseo. ‖ **-paramastoidea.** Apófisis que en el hombre está representada por un tubérculo en la superficie inferior de la apófisis yugular. ‖ **-piramidal del cuboides.** APÓFISIS CALCÁNEA. ‖ **-piramidal del palatino.** Eminencia hacia abajo, atrás y afuera del borde posterior del palatino, que contribuye a formar la fosa pterigoidea. ‖ **-pterigoides.** Apófisis descendente a cada lado del esfenoides, desde los puntos de unión de las alas mayores con el cuerpo del hueso. ‖ **-pterigospinosa.** Pequeña eminencia en el borde externo del ala externa de la apófisis pterigoides, en la que se inserta el ligamento pterigospinoso. ‖ **-temporal.** Ángulo posterior por medio del cual el hueso cigomático se articula con la apófisis cigomática del temporal. ‖ **-transversa.** Dícese de las apófisis a cada lado de las vértebras. ‖ **-troclear.** APÓFISIS LATERAL DEL ASTRÁGALO. ‖ **-unciforme.** Proyecciones en forma de gancho situadas en el etmoides y en el hueso ganchoso del carpo. ‖ Especie de gancho en el extremo anterior de la circunvolución del hipocampo. ‖ **-vaginal.** Reborde de la cara inferior del temporal, que comprende parte de la apófisis estiloides. ‖ Apófisis en la cara inferior del cuerpo del esfenoides, que se dirige hacia dentro desde la base de la apófisis pterigoides. ‖ **-vocal.** Apófisis del cartílago aritenoides, en la cual se inserta el ligamento vocal. ‖ **-xifoides.** Apófisis situada en la parte inferior del esternón. ‖ **-yugular.** Apófisis del occipital en el agujero yugular.

apofisitis (de *apófisis* y el suf. *-itis).* f. A., *Apophysitis;* F., *apophysite;* In., *apophysitis* It. y P., *apofisite.* Inflamación de una apófisis. ‖ **-tibial de los adolescentes.** ENFERMEDAD DE SCHLATTER.

apoflemático (de *apo-* y el gr. *phlégma, -atos,* humor flemático). adj. Que promueve la expulsión de mucosidades o flemas de las vías aéreas. BÉQUICO, EXPECTORANTE.

apogalactia (de *apo-* y el gr. *gála, gálaktos,* leche). f. DESTETE.

apogamia (de *apo-* y el gr. *gámos,* matrimonio). f. A., *Agamogenese;* F., *parthénogenèse;* In., *apogamia;* It., *partenogenesi;* P., *partenogénese.* Reproducción asexual. PARTENOGÉNESIS.

apolar (de *a-* y el gr. *pólos,* polo). adj. Sin polos ni prolongaciones; dícese de ciertas células nerviosas.

apolepismo (de *apo-* y el gr. *lepís,* escama). m. Descamación.

apolepsis (del gr. *apólepsis,* de *apo-* y *lêpsis,* acción de coger). f. Supresión de un acto natural; cesación de una función.

apolexis (de *apo-* y el gr. *lêxis,* cesación, fin). f. Vejez, decrepitud.

apolíneo (de Apolo). adj. Dícese del temperamento idealista, sentimental, anímico, sereno; opuesto a dionisíaco.

Apolo. Divinidad de la mitología griega, hijo de Júpiter y Latona y padre de Esculapio; dios de la salud y de la medicina.

Apolonio. Médico de Citio, en Chipre, que vivió en el siglo I. Escribió un comentario al tratado de Hipócrates sobre las articulaciones. ‖ Médico griego, llamado el *Empírico,* que vivió por el año 200 antes de J. C. ‖ Médico griego llamado *Herofiliense,* del año 180 a. de J. C.

apomixis. f. APOGAMIA, PARTENOGÉNESIS.

apomorfina. f. F. e In., *apomorphine.* Alcaloide, derivado de la morfina por sustracción de una molécula de agua; polvo amorfo gris pardo que toma color verdoso a la luz. Emético, expectorante y relajante, usado en inyecciones hipodérmicas. ‖ **-(Clorhidrato de).** Compuesto cristalino grisáceo, de propiedades idénticas a las de la apomorfina.

aponeurectomía (de *apo-,* el gr. *neûron,* nervio, y *ektomé,* escisión). f. F., *aponévrectomie;* In., *aponeurectomy.* Escisión de la aponeurosis de un músculo.

aponeurología (de *apo-,* el gr. *neûron,* nervio, y *lógos,* tratado). f. Suma de conocimientos relativos a las aponeurosis.

aponeurorrafia (de *apo-*, el gr. *neûron*, nervio, y *raphé*, sutura). f. A., *Aponeurosennaht;* F., *suture aponéurotique;* In., *aponeurorrhaphy;* It. y P., *aponeurorrafia.* Dícese de la sutura de una aponeurosis. FASCIORRAFIA.

aponeurosis [aponeurótico] (del gr. *aponeúrosis,* de *aponeuroûsthai,* endurecerse en forma de nervio o tendón). f. A., *Aponeurose;* F., *aponéurose;* In., *aponeurosis;* It., *aponeurosi;* P., *aponeurose.* Tendón aplanado, membranoso, relacionado, frecuentemente con músculos anchos o planos. Las aponeurosis de envoltura que hacen referencia a una membrana fibrosa que recubre una estructura o grupo de estructuras, separándolas, son las denominadas fascias. || Substancia de que están compuestas las aponeurosis. ||**-abdominal.** Porción tendinosa de los músculos oblicuos y transverso del abdomen. ||**-bicipital.** Aponeurosis desprendida del tendón del bíceps braquial, que se continúa con la aponeurosis profunda del brazo; *lacertus fibrosus.* ||**-bucofaríngea** o **buccinatoria.** FASCIA BUCOFARÍNGEA o BUCCINATORIA. ||**-cervical.** FASCIA CERVICAL. ||**-cremastérica.** Aponeurosis situada sobre el cremáster y entre sus fibras. FASCIA CREMASTÉRICA. ||**-cribiforme** o **cribosa.** FASCIA CRIBIFORME. ||**-de Albernethy.** Lámina de tejido areolar encima de la arteria ilíaca externa. FASCIA DE ALBERNETHY. ||**-de Buck.** Continuación sobre el pene de la aponeurosis de Colles. FASCIA DE BUCK. ||**-de Camper.** Capa superior de la aponeurosis superficial en la porción inferior del abdomen. FASCIA DE CAMPER. ||**-de Charpy.** FASCIA DE CHARPY. ||**-de Cloquet.** Tejido areolar que cierra el anillo femoral. FASCIA DE CLOQUET. ||**-de Colles.** FASCIA DE COLLES. ||**-de Cruveilhier.** FASCIA DE CRUVEILHIER. ||**-de Denonvilliers.** FASCIA DE DENONVILLIERS. ||**-de Godman.** FASCIA DE GODMAN. ||**-de Richet.** FASCIA UMBILICAL. ||**-de Scarpa.** FASCIA DE SCARPA. ||**-de Sibson.** MEMBRANA SUPRAPLEURAL. ||**-de Tenon.** Cápsula de Tenon. ||**-de Thomson.** FASCIA DE THOMSON. ||**-de Tyrrell.** FASCIA DE DENONVILLIERS. ||**-de Zinn.** ANILLO TENDINOSO COMÚN. ||**-diafragmática.** Centro tendinoso del diafragma. ||**-endotorácica.** FASCIA ENDOTORÁCICA. ||**-epicraneal.** Lámina fibrosa que rodea el cráneo y en la cual se insertan las tres porciones del músculo epicraneano. *Galea aponeurotica capitis* o *tendinea calvariae.* ||**-espermática externa.** FASCIA ESPERMÁTICA EXTERNA. ||**-espermática interna.** FASCIA ESPERMÁTICA INTERNA. ||**-extrapleural.** FASCIA EXTRAPLEURAL. ||**-faríngeas.** Dos láminas fibrosas, una interior, entre la túnica muscular y la fibrosa, *faringobasilar,* y otra exterior que reviste la superficie de la laringe, *externa* o *perifaríngea;* además, una fascia estilofaríngea o alas de la faringe de Jonnesco, lámina fibrosa transversal entre la faringe y la apófisis estiloides. FASCIAS FARÍNGEAS. ||**-fibroareolar.** FASCIA SUPERFICIAL. ||**-ilíaca.** FASCIA ILÍACA. ||**-iliopectínea.** FASCIA ILÍACA. ||**-infundibuliforme.** FASCIA ESPERMÁTICA INTERNA. ||**-intercolumnar.** FASCIA CREMASTÉRICA. ||**-isquiorrectal.** FASCIA INFERIOR DEL DIAFRAGMA PELVIANO. ||**-lumbodorsal.** FASCIA TORACOLUMBAR. ||**-lumboilíaca.** FASCIA ILÍACA. ||**-omoclavicular.** FASCIA OMOCLAVICULAR. ||**-palmar** o **plantar.** Las que existen en la palma de la mano y la planta del pie. ||**-pectínea.** FASCIA PECTÍNEA. ||**-perineal.** Cada una de las tres hojas entre los músculos del periné. FASCIA PERINEAL. ||**-prostatoperitoneal.** FASCIA DE DENONVILLIERS. ||**-puborrectal.** FASCIA PUBORRECTAL. ||**-subescapular.** FASCIA SUBESCAPULAR. ||**-superficial.** FASCIA SUPERFICIAL. ||**-supraspinosa.** FASCIA SUPRASPINOSA. ||**-tirolaríngea.** FASCIA TIROLARÍNGEA. ||**-toracohioidea.** FASCIA OMOCLAVICULAR. ||**-transversal.** FASCIA TRANSVERSAL. ||**-umbilical.** FASCIA UMBILICAL. ||**-vertebral.** FASCIA VERTEBRAL. ||**-volaris.** FASCIA PALMAR.

aponeurositis (de *aponeurosis* y el suf. *-itis*). f. F., *aponévrosite;* In., *aponeurositis.* Inflamación de una aponeurosis.

aponeurotomía (de *apo-*, el gr. *neûron*, nervio, y *tomé*, corte). f. F., *aponévrotomie;* In., *aponeurotomy.* Sección de una aponeurosis, especialmente de la plantar. FASCIOTOMÍA. || Disección o estudio de las aponeurosis.

aponia (de *a-* y el gr. *pónos*, dolor, trabajo). f. ANALGESIA. || Sin fatiga.

aponoia o **aponea** (de *apo-* y el gr. *noûs*, mente). f. AMENCIA.

apoplasmia (de *apo-* y el gr. *plásma*, formación). f. Deficiencia de plasma sanguíneo.

apoplectiforme (del gr. *apóplektos*, paralizado, y el lat. *forma, figura*). adj. F., *apoplectiforme;* In., *apoplectiform.* Semejante a la apoplejía; dícese de los ataques de corta duración que se observan en la parálisis general, esclerosis en placas, etc., sin verdadera hemorragia cerebral. *Sin.:* Apoplectoide.

apoplectoide. adj. APOPLETIFORME.

apoplejía [apoplético] (del gr. *apoplexía*, de *apoplēssein*, herir). f. A., *Apoplexie;* F., *apoplexie;* In., *apoplexy;* It., *apoplessia;* P., *apoplexia.* Complejo sintomático que se caracteriza por la abolición del funcionalismo cerebral (movimiento, sensibilidad, conciencia), producido por diversas causas, especialmente por la embolia y *hemorragia cerebral.* || Extravasación de sangre en un órgano. ||**-atónica.** La que procede gradualmente y no alcanza un grado elevado de gravedad. ||**-bulbar.** Efusión sanguínea en el bulbo. ||**-capilar.** La producida por rotura de los vasos capilares. ||**-cerebelar, cerebral, coroidal, hepática, medular, meníngea, placentaria, pulmonar, renal, retinal,** etc. Efusión sanguínea súbita en los distintos órganos indicados. ||**-congestiva.** Congestión sin extravasación de la sangre, pero con síntomas semejantes a los de la apoplejía verdadera. ||**-cutánea.** PÚRPURA HEMORRÁGICA. ||**-de Broadbent.** Hemorragia cerebral que comienza fuera del ventrículo, pero que progresa hasta penetrar en éste. ||**-embólica.** La debida a la obstrucción de una arteria cerebral por un émbolo. ||**-esplénica.** Ántrax maligno. ||**-fulminante.** Apoplejía rápidamente fatal. ||**-funcional** o **nerviosa.** Estado que simula la verdadera apoplejía, pero debido a trastornos funcionales del sistema nervioso. ||**-histérica.** Forma del sueño histérico de principio brusco. ||**-ingravescente.** Forma con agravación progresiva de los síntomas. ||**-múltiple.** Sucesión de pequeñas hemorragias cerebrales con ligeros ataques de parálisis. ||**-neonatórum.** Apoplejía de los recién nacidos. ||**-nerviosa.** Estado caracterizado por síntomas de apoplejía, pero sin hemorragia cerebral, producido por trastornos nerviosos. ||**-pituitosa.** APOPLEJÍA SEROSA. ||**-pontina.** La localizada en el puente de Varolio o protuberancia anular. ||**-serosa.** Efusión súbita de una cantidad considerable de líquido seroso tras la administración intravenosa de arsenobenceno. ||**-simple.** Estado comatoso sin lesión cerebral apreciable. ||**-trombótica.** La debida a la trombosis de las arterias cerebrales. ||**-uteroplacentaria.** Desprendimiento extemporáneo de la placenta de naturaleza tóxica, con lesiones infiltrativas traumáticas en la placenta y en el útero. ||**-verminosa.** Estado comatoso debido a la presencia de gusanos intestinales.

apoproteína. f. F., *apoprotéine;* In., *apoprotein.* Péptido que constituye la parte proteica de las lipoproteínas. En la actualidad se distinguen los siguientes tipos de apoproteínas: Apo-A_I, Apo-A_{II}, Apo-A_{III}, Apo-B, Apo-C_I, Apo-C_{II}, Apo-$C_{III}0$, Apo-$C_{III}1$, Apo-$C_{III}2$, Apo-D y Apo-E.

apopsiquia (de *apo-* y el gr. *psyché*, espíritu). f. ant. Desmayo, síncope.

apoptosis (de *apo-* y el gr. *ptôsis*, caída). f. Relajación, caída de pelo o costras.

apoquinina. f. Alcaloide de la quina, isómero de la cupreína.

aporinosis (del gr. *apría*, penuria). f. Término propuesto por Gierke para las enfermedades por carencia o avitaminosis.

aporioneurosis (del gr. *aporía*, duda, angustia, necesidad, y *neurosis*). f. ant. Neurosis de angustia.

aporisma (del bajo lat. *aporisma*, y éste del gr. *aporía*, dificultad para pasar). m. EQUIMOSIS. || Hematoma subcutáneo que se forma en la sangría cuando no coincide la sección de la vena con la cutánea.

aporregma (de *apo-* y el gr. *rhêgma*, rotura). f. Término de Kutscher que indica una de las substancias tóxicas escindidas de los aminoácidos de una proteína por descomposición bacteriana.

aporrinosis (de *apo-* y el gr. *rhís*, *rhinós*, nariz). f. EPISTAXIS.

aporripsis (de *apo-* y el gr. *rhîpsis*, lanzamiento). f. Lanzamiento de las ropas de la cama, síntoma observado en los estados de delirio o insania.

aposepsis (de *apo-* y *sépsis*). f. Putrefacción completa.

aposfacelosis (de *apo-* y el gr. *sphákelos*, gangrena seca). f. Gangrena seca por excesiva compresión de un vendaje.

aposia (de *a-* y el gr. *pósis*, sed). f. Falta de sed. Adipsia.

aposicia (de *apo-* y el gr. *sîtos*, alimento). f. Repugnancia por los alimentos. Anorexia.

aposición (del lat. *appositio, -onis*). f. Contacto de partes u órganos adyacentes. || Desarrollo por acreción.

apositico (de *apo-* y el gr. *sitikós*, relativo al alimento, de *sîtos*, alimento, trigo). adj. Que disminuye el apetito, que produce repugnancia por los alimentos.

apósito (del lat. *appositum*). m. F., *pansement*; In., *dressing*. Material de curación que se aplica sobre una lesión. V. CURA, VENDAJE.

aposoma (de *apo-* y el gr. *sôma*, cuerpo). m. Inclusión citoplasmática originada en el propio metabolismo celular.

apospástico. adj. y s. Revulsivo, derivativo.

apostasis (del gr. *apóstasis*, alejamiento, distancia). f. Formación de un absceso. || Final o crisis de una enfermedad.

apostema (del gr. *apóstema*, absceso). f. Absceso. || **-acuosa**. Hidrartrosis.

apostemero. m. Cuchillo o bisturí para abrir abscesos.

apostia (de *a-* y el gr. *pósthe*, prepucio). f. F., *aposthie*; In., *aposthia*. Falta congénita de prepucio.

Apostoli (Tratamiento de) (Georges *Apostoli*, médico francés, 1847-1900). V. TRATAMIENTO.

apotanasia (de *apo-* y el gr. *thánatos*, muerte). f. Prolongación de la vida; retardo de la muerte.

apotelesma (del gr. *apotélesma*, resultado, de *apotélein*, acabar). f. Fin de una enfermedad.

apotema (de *apo-* y el gr. *théma*, depósito). f. desus. Depósito que aparece algunas veces en los líquidos extractivos cuando se les concentra por el calor en contacto con el aire y que se había denominado *extracto oxidado*.

apótesis (de *apo-* y el gr. *títhenai*, colocar). f. ant. Reducción de una fractura o luxación. ||. Reposición del cordón umbilical prolapsado.

apotéter. m. Instrumento, actualmente en desuso, para reducir el cordón umbilical prolapsado.

ápoto (del gr. *ápotos*). adj. Que no bebe. ABSTEMIO.

apotoxina (de *apo-* y *toxina*). f. Término de Richet para el veneno que produce síntomas de anafilaxis. Anafilotoxina.

apotrófico (de *apo-* y el gr. *trophé*, nutrición). adj. Que crece en un extremo; se dice de ciertas células.

apotropaico o **apotropiaco** (del gr. *apotrópaicos*, que aparta todo lo malo). adj. Profiláctico, en el sentido de prevenir las malas influencias, con amuletos por ejemplo.

apoxemena (del gr. *apoxeîn*, rascar). f. Substancia extraída de una cavidad periodontal en el tratamiento de la periodontitis.

apoxesis (del gr. *apoxeîn*, rascar, raer). f. Raspado, curetaje.

apparatus (lat.). m. APARATO.

apráctico o **apráxico**. adj. Relativo a la apraxia.

apraxia (de *-a* y el gr. *prâxis*, acción). f. A., *Apraxie*; F., *apraxie*; In., y P., *apraxia*; It., *aprassia*. Alteración de la normal actividad gestual (en función de un resultado o intención) sin que existan defectos de los efectores centrales o periféricos. ||**-aferente**. Defecto apráxico debido a la interrupción de las normales aferencias cutáneo-cinestésicas sobre las que se sustenta la organización gestual (Luria). *Sin.:* Apraxia cinestésica, apraxia posicional. ||**-bucofonatoria**. Apraxia que afecta los gestos orales y fonatorios normales del habla. Apraxia orofonatoria. ||**-cinestésica**. APRAXIA AFERENTE. ||**-cinética**. Defecto en la gestualidad por alteración del paso fluido de una inervación a otra, de una posición gestual a otra (Luria). Apraxia dinámica, apraxia premotora. En la concepción de Denny-Brown las apraxias cinéticas dependen de la existencia de un proceso de liberación de compulsiones motoras de origen táctil o visual, que parasitan y pervierten el desempeño motor y, por ende, la gestualidad. Dentro de esta tipología se engloban la apraxia magnética y la apraxia de evitación. ||**-constructiva**. Desorganización o incapacidad de realizar gestos encaminados a la realización de tareas de copia de modelos o de dibujo espontáneo, así como también a la construcción con cubos, bloques de madera, palillos, etc. ||**-de acción dirigida a un objetivo**. Apraxia propia de los pacientes frontales, caracterizada por desorganización gestual basada en los defectos propios de la semiología frontal: perseveraciones, paso de un gesto a otro por la inducción de un estímulo externo, inhibición del acto, etc. (término de A. R. Luria). ||**-de evitación**. Forma de apraxia cinética, en la concepción de Denny-Brown, en la que la gestualidad está alterada por la aparición de respuestas negativas o compulsiones de evitamiento o esquivez. APRAXIA REPULSIVA. ||**-de la marcha**. Incapacidad en la realización del programa de movimientos integrado en el acto de la marcha. ||**-del habla**. Apraxia bucofacial que afecta los gestos del habla. ||**-del tronco**. Incapacidad para el manejo adecuado de la motricidad del tronco en el espacio, por ejemplo en relación con la cama. ||**-del vestido (o del vestirse)**. Desorganización de los gestos que conciernen electivamente al acto de vestirse; en los casos puros se presenta en ausencia de apraxia ideatoria o ideomotriz. ||**-dinámica**. APRAXIA AFERENTE. APRAXIA CINÉTICA (Luria). ||**-ideatoria**. Alteración de la conducta de un acto complejo, de la sucesión lógica y armónica de los gestos sucesivos, cada uno de los cuales es correctamente ejecutado si se considera aisladamente. ||**-ideomotora**. Apraxia del gesto simple. El plan general de las actividades complejas está conservado. Tales actividades únicamente se hallan alteradas a nivel de sus fragmentos y no en la armonía de su totalidad (de Ajuriaguerra, Hecaen y Angelergues). ||**-inervatoria**. Apraxia descrita por Kleist, que se corresponde con la apraxia cinética de Luria. ||**-magnética**. Forma de apraxia cinética, en la concepción de Denny-Brown; en ella el acto se desorganiza por la liberación de respuestas positivas o compulsiones exploratorias y de prensión. ||**-melocinética**. APRAXIA INERVATORIA. ||**-oculomotora de Cogan**. Ausencia congénita de la mirada lateral conjugada. Esto se compensa mediante un giro violento de la cabeza en el sentido deseado, para contrarrestar el desplazamiento pasivo que sufren los globos oculares en sentido opuesto. Luego la cabeza retorna a la posición primitiva. ||**-opticospacial**. Defecto apráxico por pérdida de la orientación espacial del acto que se debe realizar, por lesiones del analizador visual en su confluencia con las áreas terciarias o multimodales (introducida por Luria). ||**-orofonatoria**. APRAXIA BUCOFONATORIA. ||**-premotora**. APRAXIA DINÁMICA. ||**-reflexiva**. Apraxia introducida por la escuela de F. Lhermitte, en la que existe un defecto en la realización de gestos simples centrados en el propio cuerpo. ||**-repulsiva**. APRAXIA DE EVITACIÓN. ||**-simpática**. Apraxia unilateral izquierda que en la gran mayoría de los casos acompaña a la afasia de Broca y a una hemiplejía derecha. ||**-unilateral izquierda**. Apraxia de las extremidades izquierdas por lesión callosa.

aprehensión (del lat. *apprehensio, -onis*). f. F., *appréhension*; In., *apprehension*. Proceso por el cual un ob-

aprensión (de *aprehensión*). f. F., *appréhension, crainte;* In., *apprehension.* Temor de un peligro inminente.
aprietanudos. m. Instrumento empleado para ejercer constricción continua en una ligadura pasada alrededor de un tumor pediculado, o de otra parte que se intente destruir lenta y gradualmente. || **-de Graefe.** Tallo de acero con un agujero en su extremo, por el que pasa un asa metálica accionada por un tornillo situado en el otro extremo.
aproccia o **aproctia** (de *a-* y el gr. *proktós*, ano). f. Imperforación del ano.
aprosexia (de *a-* y el gr. *proséchein*, atender). f. A., *Aprosexie;* F., *aprosexie;* In., *aprosexia;* It., *aprosessia.* P., *aprosexia;* Dificultad o imposibilidad de fijar la atención y pereza intelectual debidas a debilidad mental, neurosis o psicopatía y observada a veces en niños con hipertrofia de las vegetaciones adenoideas y en el catarro crónico de la nariz o de la faringe nasal *(aprosexia nasal).*
aprosodia (de *a-* y el gr. *prosodía,* modulación de la voz). f. F., *aprosodie;* In., *aprosody.* Ausencia de las variaciones normales de la intensidad, tono y ritmo del lenguaje.
aprosopia (de *a-* y el gr. *prósopon*, cara). f. Falta parcial o completa de la cara.
apselafesia (de *a-* y el gr. *pseláphesis*, tacto). f. Falta o pérdida del sentido del tacto superficial con conservación de las sensaciones táctiles profundas.
apsiquia (de *a-* y el gr. *psyché*, espíritu). f. F., *apsychie;* In., *apsychia.* Falta o pérdida del conocimiento. || Desmayo o desfallecimiento.
apsitiria (de *a-* y el gr. *psithyrieîn*, cuchichear). f. A., *Apsithyrie;* F., *aphonie hystérique;* In., *apsithyria;* It., *apsitiria.* P., *apsitiria.* Grado mayor de la afonía, en que el paciente, generalmente histérico, pierde hasta la facultad de cuchichear.
aptialia o **aptialismo** (de *a-* y el gr. *ptalon*, saliva). f. y m. F., *aptyalisme;* In., *aptyalia.* Carencia o falta de saliva. XEROSTOMÍA.
aptoglobina. f. HAPTOGLOBINA.
APUD. V. SISTEMA APUD.
apudoma. m. F., *apudome;* In., *apudoma.* Tumor de células del sistema APUD.
apus (de *a-* y el gr. *poús, podós,* pie). m. Monstruo sin pies; feto ápodo.
Aq. Abreviatura de *aqua,* agua en latín.
aqua (lat.). f. AGUA. || **-astricta.** Agua helada. || **-bulliens.** Agua hirviente. || **-calcis.** Agua de cal. || **-fervens.** Agua caliente. || **-fontana** o **fontis.** Agua de fuente. || **-nivalis.** Agua de nieve. || **-pluvialis.** Agua de lluvia. || **-tepida.** Agua tibia.
aqueilia (de *a-* y el gr. *cheîlos,* labio). f. A., *Acheilie;* F., *achélie;* In., *acheilia;* It., *achelia.* Falta congénita de uno o ambos labios.
aqueiria (de *a-* y el gr. *cheír,* mano). f. A., *Achirie;* F., *achirie;* In. e It., *acheiria;* P., *aquiria.* Falta congénita de una o ambas manos; aquiria.
aqueratosis. m. ACERATOSIS.
aquilanemia (de *aquilia* y *anemia*). f. Anemia por aquilia gástrica; anemia aquílica.
aquileína. f. Glucósido estimulante y tónico del *Achilla millefolium* o milenrama; antiperiódico, estimulante y tónico.
aquilia (de *a-* y el gr. *chilós,* jugo). f. A., *Achylie;* F., *achylie;* In., *achylia;* It., *achilia;* P., *aquilia.* Falta o deficiencia de quilo. || **-gástrica hemorrágica.** Falta de jugo gástrico y presencia de sangre microscópica en el estómago. || **-pancreática.** Falta o defecto de la secreción pancreática.
aquilobursitis (de *Aquiles*, el lat. *bursa*, bolsa, y el suf. *-itis*). f. F., *achilobursite, achilléite.* In., *achillobursstis.* Inflamación y engrosamiento de las bolsas alrededor del tendón de Aquiles, especialmente de la bolsa sinovial situada delante de éste. || AQUILODINIA.
aquilodinia (de *Aquiles* y el gr. *odne,* dolor). f. A., *Achillodynie;* F., *achillodynie;* In., *achillodynia;* It.,

achillodinia; P., *aquilodinia.* Dolor en el tendón de Aquiles. Enfermedad de Albert.
aquilorrafia (de *Aquiles* y el gr. *raphé,* sutura). f. A., *Achillorrhaphie;* F., *achillorraphie;* In., *achillorrhaphy;* It., *sutura del tendine d'Achille;* P., *aquilorrafia.* Operación de suturar el tendón de Aquiles.
aquilotenomía o **aquilotomía** (de *Aquiles,* el gr. *ténon,* tendón, o *tomé,* corte). f. División quirúrgica del tendón de Aquiles. || **-plástica.** F., *achiloténotomie;* In., *achillotenotomy.* Elongación del tendón de Aquiles por una operación plástica.
aquimia (del gr. *áchymos,* sin jugo). f. A., *mangelnde Chymusbildung;* F., *achymose;* In., *achymia;* It., *achimosis;* P., *aquimose.* Formación imperfecta o deficiente de quimo.
aquinesia. f. ACINESIA.
aquiria (de *a-* y el gr. *cheír, cheirós,* mano). f. AQUEIRIA.
aquiurgia. f. desus. ACIURGIA.
aquula (lat.). f. Diminutivo de *aqua.* || **-externa.** Perilinfa. || **-interna.** Endolinfa.
Ar. Símbolo del *argo* o *argón.*
arabana. f. Azúcar de la goma arábiga.
arabanasa. f. F. e In., *arabanase.* Enzima que cataliza la hidrólisis de la arabana o arabinosa.
arabina. f. Hidrato de carbono amorfo, principal componente de la goma arábiga, soluble en agua. Llámasele también *ácido arábico.*
arabinosa. f. F. e In., *arabinose.* Azúcar de goma; hidrato de carbono cristalizable, que se obtiene hirviendo las gomas vegetales con una solución de ácido clorhídrico diluido. Es soluble en agua fría.
arabinosido de citosina. m. CITARABINA.
arabinosis. f. F., *intoxication par arabinose;* In., *arabinosis.* Intoxicación por la arabinosa que produce, ordinariamente, nefrosis.
arabinosuria (de *arabinosa* y el gr. *oûron,* orina). f. F., *arabinosurie;* In., *arabinosuria.* Presencia de arabinosa en la orina.
arabita. f. F., *arabite;* In., *arabite.* Substancia cristalizable dulce, obtenida reduciendo la arabinosa por la amalgama de sodio; no reduce la solución de Fehling.
arabitol. m. F. e In., *arabitol.* Alcohol formado en la reducción de la arabinosa.
Arachis. V. CACAHUETE.
arack o **arrack.** m. Licor alcohólico destilado de los dátiles, arroz, etc., de uso en la India.
aracnidismo o **aracnoidismo** (del gr. *aráchne,* araña). m. A., *Spinnenstichvergiftung;* F., *arachnidisme;* In., *arachnidism;* It., *aracnidismo.* Estado morboso producido por la picadura de arañas venenosas.
arácnidos. m. pl. Clase de artrópodos, que comprende las arañas, escorpiones, ácaros, etc.
aracnitis o **aracnoiditis** (del gr. *aráchne,* araña, o de *aracnoides* y el suf. *-itis*). f. A., *Arachnitis;* F., *arachnoïdite;* In., *arachnitis* It. y P., *aracnoidite.* Inflamación de la aracnoides. LEPTOMENINGITIS EXTERNA, MENINGITIS SEROSA.
aracnodactilia (del gr. *aráchne,* araña, y *dáktylos,* dedo). f. A., *Arachnodaktylie;* F., *arachnodactylie;* In., *arachnodactyly;* It., *aracnodattilia;* P., *aracnodactilia.* Dedos de araña; longitud exagerada de los dedos de la mano y del pie, con delgadez de los huesos. Dolicostenomelia, síndrome de Marfan.
aracnofobia (del gr. *aráchne,* araña, y *phóbos,* temor). f. F., *arachnéphobie;* In., *arachnophobia.* Temor morboso a las arañas.
aracnogastria (del gr. *aráchne,* araña, y *gastér,* gastrós,* vientre). f. Vientre de araña; protuberancia del abdomen, especialmente la ascitis, en personas flacas.
aracnoides [aracnoideo] (del gr. *arách-ne,* araña, y *eîdos,* aspecto). f. A., *Arachnoidea;* F., *arachnoïde;* In., *arachnoid;* It., *aracnoide;* P., *aracnóide.* Membrana meníngea delicada, intermedia entre la piamadre y la duramadre en el encéfalo y médula. Está separada de la piamadre por el espacio subaracnoideo y consta de dos hojas, visceral y parietal, que limitan entre sí la cavidad aracnoidea. Sin.: Membrana media, meninge serosa.

aracnoidismo. m. F., *aranéisme;* In., *arachnolysin.* Envenenamiento por picadura de arácnidos.
aracnoiditis. f. ARACNITIS.
aracnoidosis. f. Alteración de la aracnoides, de carácter degenerativo.
aracnolisina. f. F. e In., *arachnolysine.* Principio activo hemolítico del veneno de las arañas.
aracnopía (de *aracnoides* y *piamadre*). f. A., *Leptomeninx;* F., *leptoméninges;* In., *pia-arachnoid;* It., *piaaracnoide;* P., *aracnopia.* Aracnoides y piamadre consideradas como un solo órgano; piaracnoides.
aracnopsia (del gr. *aráchne*, araña, y *ópsis*, visión). f. Visión de moscas volantes semejantes a telas de araña. MIODESOPSIA.
arador. m. ACARUS.
araiocardia (del gr. *araiós*, delgado, y *kardía*, corazón). BRADICARDIA; arayocardia.
Aralia. Género de plantas araliáceas, aromáticas y diaforéticas; algunas especies americanas tuvieron gran predicamento en la medicina doméstica análogamente a la zarzaparrilla.
Aran (Ley, síndrome de) (François Amilcar *Aran*, médico francés, 1817-1861). V. LEY, SÍNDROME. || **-Duchenne (Atrofia o enfermedad de).** V. ENFERMEDAD.
Arancio (Conducto, cuerpo, nódulo, ventrículo de) (Julius Caesar *Arancio* o *Aranzio*, anatomista y médico italiano, 1530-1589). Véanse estos términos.
arándano. m. A., *Blaubeere;* F., *myrtille;* In., *blueberry;* It., *mirtillo;* P., *arando.* Planta de la familia de las vacciniáceas (*Vaccinium myrtillus*), llamada también *mirtilo* o *anavia*, astringente y antidiarreica.
araña (del lat. *aranea*). f. A., *Spinne;* F., *araignée;* In., *spider;* It., *ragno;* P., *aranha.* Arácnido del orden de los aracneínos; hay numerosas especies que tienen todas quelíceros ganchudos con glándulas venenosas. || **-de Truchot.** Disco con puntas para la aplicación del soplo eléctrico o ducha estática a la cabeza. || **-(Tela de).** La tela fabricada por las arañas con la secreción de sus glándulas sericíparas; empléase a veces vulgarmente para detener pequeñas hemorragias capilares; se preconizó también al interior contra las fiebres intermitentes. || **-vascular.** Pequeñas formaciones telangiectásicas constituidas por una elevación angiomatosa en su centro de la cual parten, radialmente en todas direcciones, finísimos vasos ondulados.
araquina. f. Globulina y también un alcaloide aislados del cacahuete (*Arachis*).
araroba. f. Árbol del Brasil (*Andira araroba*), familia de las leguminosas, del cual se obtiene el *polvo de Goa o de Bahía*, cuyo principio activo es la crisarobina y con el que se prepara una pomada empleada en fricciones en las enfermedades cutáneas. || **-depurada.** CRISAROBINA.
arayocardia. f. ARAIOCARDIA.
árbol (del lat. *arbor*). m. A., *Baum;* F., *arbre;* In., *tree;* It., *albero;* P., *árvore.* En medicina, toda disposición que recuerde la ramificación vegetal: *Árbol alveolar:* porción terminal alveolar de un bronquiolo; ácino pulmonar. *Arbor vitae* o *árbol de la vida del cerebelo:* disposición que presentan las prolongaciones de la substancia medular en el cerebelo, las que por la sección vertical de uno de los lóbulos ofrecen bastante semejanza con las ramificaciones vegetales. *Árbol de la vida* o *lira* de la cavidad del cuello uterino, eminencia vertical de las paredes anterior y posterior de dicha cavidad, de la cual parten cierto número de columnas o rugosidades. || En botánica, *árbol de la vida* es el nombre popular de la *Thuja occidentalis*, cuyas hojas y fruto son diaforéticos, diuréticos y antihelmínticos.
arborescente (lat. *arborescens, -entis*). adj. Que tiene el aspecto ramificado de un árbol.
arborización. f. F., *arborisation.* Ramificación terminal de ciertas expansiones de las células nerviosas; forma de terminación de una fibra nerviosa en una fibra muscular. || **-de los vasos capilares.** Forma en que aparecen los vasos capilares por efecto de una inflamación.

arbovirus (de la sigla ingl. *arthropod-borne*, y *virus*). m. pl. F., *arbovirus;* In., *arbovirus.* Gran grupo de virus muy dispares, la mayoría patógenos para los vertebrados, que se estudian conjuntamente por poseer como carácter común el ser transmitidos por artrópodos. Taxonómicamente esta agrupación era inviable y sus miembros (más de 350) se estudian en las familias correspondientes (*Togaviridae, Bunyaviridae, Rhabdoviridae, Arenaviridae* y *Reoviridae*).
Arbuthnot Lane (Enfermedad de). V. ENFERMEDAD.
arbutina. f. Glucósido cristalino, del *Arbutus (Arctostaphylos) uva ursi* o gayuba y otras plantas ericáceas; diurético, contra los catarros de la vejiga.
Arbutus. Género de árboles y arbustos ericáceos, que comprende el madroño y en el cual incluyen también algunos de gayuba o *uva ursi*.
arcada (de *arco*). f. A., *Bogengang;* F. e In., *arcade;* It., *arcata;* P., *arcada.* Estructura anatómica compuesta de una serie de arcos. || ARCO. || pl. NÁUSEAS. || **-alveolar** o **dentaria.** Curva formada por la serie de alveolos en el borde libre de los maxilares superior e inferior. || **-crural.** Ligamento de Poupart. || **-de Flint.** Arco arteriovenoso en la base de las pirámides renales.
Arcágato. Cirujano griego, que se estableció en Roma en el año 219, llamado *Carnifex* por el frecuente uso que hacía de la cauterización por el fuego. Inventó un emplasto vulnerario que llevó su nombre.
arcaína. f. Base tóxica aislada del molusco lamelibranquio *Arca noae*.
arcanfiáster (del gr. *archós*, el primero, el principal, y de *anfiáster*). m. Anfiáster que produce glóbulos polares.
Arce (Signo de) (José *Arce*, médico argentino, 1881-1968). V. SIGNO.
arceína. f. ARECOLINA.
Archangelica. Género de plantas umbelíferas. V. ANGÉLICA.
arciforme (del lat. *arcus*, arco, y *forma*, forma). adj. F., *arciforme;* In., *arciform.* En forma de arco, arqueado; dícese especialmente de unas fibras nerviosas del bulbo.
arcilla (del lat. *argilla*). f. A., *Ton;* F., *argile;* In., *clay;* It., *argilla;* P., *argila.* Tierra formada principalmente por silicato alumínico hidratado, casi siempre con mezcla de sílice, óxido de hierro, carbonato cálcico, etc.; es de color blanquecino o rojo, a veces negruzco. Muy empleada en la antigüedad (*bolus alba*), se ha recomendado en el tratamiento de las heridas, finamente pulverizada y calentada a 150°; secante y desodorizante. || **-blanca.** BOLO BLANCO (*bolus alba*). || **-hidratada** o **pura.** Alúmina hidratada.
arco (del lat. *arcus*). m. A., *Arcus;* F., *arc;* In., *arch;* It. y P., *arco.* Porción de una línea curva particularmente de una circunferencia; órgano o porción de órgano de esta forma. || **-abdominotorácico.** Límite inferior del tórax. || **-anastomótico.** Línea curva formada por dos vasos que se anastomosan, como los vasos del mesenterio. || **-anterior y posterior del atlas.** Láminas arciformes que con las masas laterales constituyen la vértebra atlas. || **-aórticos.** pl. Serie de cinco pares de arcos arteriales del embrión. || **-binauricular.** Arco trazado de un meato auditivo externo al otro. || **-branquiales.** pl. Cuatro pares de arcos cartilaginosos del embrión en la región del cuello. || **-bregmatolambdoideo.** Arco extendido a lo largo de la sutura sagital. || **-cigomático.** El formado por el pómulo y apófisis cigomática del temporal. || **-crural.** Ligamento de Poupart o inguinal. || **-crural profundo.** Cinta de fibras arqueadas delante de la vaina de los vasos femorales. || **-de círculo.** *Arc de cercle.* Extremo grado de opistótonos en el histerismo. || **-de Corti.** pl. Serie de arcos del órgano de Corti, llamado también *espirales*. || **-de Falopio.** LIGAMENTO DE FALOPIO o DE POUPART. || **-de fractura.** Semicírculo de madera que se coloca debajo de las cubiertas de la cama de un herido para preservarle el contacto y peso de aquéllas. || **-de Haller.** pl. Los ligamentos arqueados externo e interno del diafragma, llamados también

lumbocostales. ‖ **-de la aorta.** Parte curva de la aorta entre las porciones ascendente y descendente (cayado). ‖ **-de Langer.** Borde engrosado de aponeurosis, que forma un puente encima del canal occipital. ‖ **-de Riolan.** El formado por el mesocolon transverso. ‖ **-de Shenton.** LÍNEA DE SHENTON. ‖ **-de Treitz.** Arco compuesto de la arteria cólica superior izquierda y la vena mesentérica, situado entre la porción ascendente del duodeno y su borde interno y el borde del riñón izquierdo. ‖ **-de una vértebra.** Porción arqueada de una vértebra, que comprende el agujero espinal. ‖ **-de Zimmermann.** Supuesto arco aórtico del embrión con el que se explicaba el origen de unos vasos que a veces existían entre los arcos cuarto y quinto. ‖ **-del carpo.** pl. Pequeñas arterias anteriores y posteriores, que cruzan transversalmente la muñeca y anastomosan las arterias radical y cubital. ‖ **-del paladar.** Arco formado por el techo de la boca desde los dientes de un lado a los del otro. ‖ **-dentario.** Arco formado por las apófisis alveolares de cada mandíbula, que contiene los dientes y está cubierto por la encía o por las coronas dentarias. ‖ **-diastáltico.** ARCO REFLEJO. ‖ **-embrionarios** o **fetales.** pl. Los arcos aórticos y los branquiales. ‖ **-epifisial.** Estructura embrionaria en el lecho del III ventrículo, de la que se desarrolla el cuerpo pineal. ‖ **-estilohioideo.** Uno de los arcos embrionarios, formado de cuatro segmentos: el *faringobranquial,* que da origen a la apófisis estiloides; el *epibranquial,* que forma el ligamento estilohioideo; el *ceratobranquial* y el *hipobranquial,* que, unidos, dan origen a las astas menores del hioides. ‖ **-faríngeos.** pl. Los arcos branquiales del embrión. ‖ **-faringopalatino.** Pilar posterior del istmo de las fauces. ‖ **-femoral.** El ligamento de Poupart. ‖ **-glosopalatino.** Pilar anterior de las fauces. ‖ **-gótico.** Arco del paladar de elevación anormal. ‖ **-hemal.** Arco formado por el cuerpo y apófisis de una vértebra, un par de costillas y el esternón; también la suma de tales arcos. ‖ **-hioideo.** El segundo arco branquial que persiste en la apófisis estiloides, el ligamento estilohioideo y el asta menor del hioides. ‖ **-iliopectíneo.** Línea de inserción de la fascia ilíaca a la eminencia iliopectínea. ‖ **-malar.** ARCO CIGOMÁTICO. ‖ **-mandibular.** Arco branquial del que se desarrollan los huesos maxilares junto con el martillo y el yunque. ‖ **-nasal.** Arco formado por los huesos y apófisis ascendente del maxilar superior. ‖ **-nasobregmático.** Línea desde la raíz de la nariz hasta el bregma. ‖ **-neural.** Arco de una vértebra, formado por sus pedículos y láminas; también la suma de estos arcos. ‖ **-orbitario.** Reborde saliente de la pared superior de la órbita, que forma parte del hueso frontal y termina a cada lado por las apófisis orbitarias. ‖ **-palatinos.** pl. Los pilares de las fauces, anterior o *glosopalatino* y posterior o *faringopalatino.* ‖ **-palmar profundo.** Arco arterial de la palma de la mano, formado por la arteria radial y la comunicante de la cubital. ‖ **-palmar superficial.** Arco arterial palmar que forman la terminación de la arteria cubital y una rama de la radial. ‖ **-plantar.** Arco formado por la arteria plantar externa y la dorsal del pie. ‖ **-postaurales.** pl. ARCOS BRANQUIALES. ‖ **-púbico.** El formado por las ramas del isquión y del pubis a cada lado. ‖ **-pulmonar.** El quinto de los arcos aórticos en el lado izquierdo; da origen a la arteria pulmonar. ‖ **-reflejo.** Vía nerviosa que sigue un acto reflejo, constituida por el nervio aferente que lleva el impulso al centro nervioso y el nervio eferente que lo conduce a un órgano periférico. ‖ **-senil.** Gerontoxon, opacidad amarillenta de la superficie de la córnea por la degeneración adiposa de las células corneales. ‖ **-subpúbico.** ARCO PÚBICO. ‖ **-superciliar** o **supraorbitario.** Eminencia ósea arqueada en la cara anterior del frontal debajo de la eminencia frontal, correspondiente a la ceja. ‖ Prominencia del frontal encima del arco supraorbitario. ‖ **-temporal.** ARCO CIGOMÁTICO. ‖ **-tendinoso.** El borde de una abertura en una aponeurosis, que da paso a una arteria. ‖ **-tirohioideo.** El tercer arco branquial; su cartílago está representado por el asta mayor del hioides. ‖ **-viscerales.** pl. ARCOS EMBRIONARIOS. ‖ **-volares. pl.** V. ARCO PALMAR.

arcocele (del gr. *archós,* recto, y *kéle,* tumor, hernia). m. Hernia o prolapso del recto.

arcón o **archón.** m. Radical tóxico común a todas las proteínas.

arcoplasma (del gr. *arché,* principio, y *plasma*). m. ARQUIPLASMA. ‖ Substancia constituyente de la esfera de atracción y de toda la figura acromática (Boveri). CINOPLASMA.

arcoptosis (del gr. *archós,* recto, y *ptôsis,* caída). f. A., *Mastdarmvorfall;* F., *prolapsus rectal;* In., *archoptosis;* It., *prolasso rettale;* P., *arcoptose.* Prolapso del recto.

arcorragia (del gr. *archós,* ano, y un derivado de *rhegnnai,* romper). f. A., *Mastdarmblutung;* F., *rectorragie;* In., *archorrhagia;* It., *emorragia rettale;* P., *arcorragia.* Hemorragia por el recto o ano.

arcorrea (del gr. *archós,* ano, y *rhein,* fluir). f. Flujo o derrame líquido por el ano.

arcosirinx (del gr. *archós,* ano, y *srigx,* caña o fístula). f. Fístula del ano. ‖ Cánula anal.

arcosoma. m. ARQUIPLASMA.

arcostenosis (del gr. *archós,* ano, y de *estenosis*). f. Estenosis del ano o recto: estrechez cicatrizal, por ejemplo.

arctación (del lat. *arctatio, -onis*). f. Contracción o estrechez de un conducto u orificio.

Arctium. Género de plantas compuestas al que pertenece la bardana (*A. lappa*).

Arctomys bobac. Especie de marmota denominada *tarbagán,* común en Mongolia y Siberia, que alberga el bacilo de la peste durante la hibernación.

Arctostaphylos (del gr. *arktos,* oso, y *staphylé,* racimo). GAYUBA, UVA URSI.

arcuación. f. Curvatura.

arcus (lat.). m. ARCO. ‖ **-adiposus** o **lipoides corneae.** Arco senil. ‖ **-aortae.** Cavado de la aorta. ‖ **-costarum.** Arco de las costillas. ‖ **-iuvenalis.** Arco semejante al senil, en la córnea de las personas jóvenes. ‖ **-lumbocostalis lateralis y medialis.** Ligamentos arqueados externo e interno, respectivamente. ‖ **-pinguiculus. Arco senil.** ‖ **-unguium.** LÚNULA. ‖ **-volaris profundus** o **superficial.** Arcos palmares profundo y superficial, respectivamente.

ardanestesia (del lat. *ardere,* arder, y de *anestesia*). f. TERMOANESTESIA.

ardiente (del lat. *ardens, -entis*). adj. Que quema, que produce una sensación intensa de calor; febril. URENTE.

Ardmore (Enfermedad de). V. ENFERMEDAD.

ardor (lat.). m. Sensación de calor intenso. ‖ **-urinae.** Dolor urente en la uretra en la micción. ‖ **-venereus.** Deseo sexual intenso. ‖ **-ventriculi.** PIROSIS.

área (del lat. *area*). f. A., *Area;* F., *aire;* In. e It., *area;* P., *área.* Superficie limitada plana; zona. ‖ Nombre de Celso para la alopecia. ‖ **-acústica.** ÁREA VESTIBULAR. ‖ **-aórtica.** Área de proyecciones de la aorta en el tórax sobre el extremo interno del II cartílago costal. ‖ **-auditiva.** Centro auditivo. ‖ **-cenestésica.** Región parietal de la corteza cerebral destinada a la percepción del sentido muscular y de los caracteres de los objetos que establecen contacto con el cuerpo. ‖ **-citoarquitectónica de Brodmann.** Campos de la corteza cerebral con la misma estratificación celular. ‖ **-coclear.** Fositas en el fondo del conducto auditivo interno correspondientes a los ramos terminales del nervio coclear. ‖ **-cribosa.** Mácula o mancha cribosa. ‖ Serie de pequeños orificios o poros en la papila renal. ‖ **-crural.** Espacio en la base del cerebro, entre el quiasma y el puente. ‖ **-de asociación.** Áreas en la corteza cerebral, cuya función consiste en establecer la correlación armónica entre las impresiones recibidas y los impulsos motores. ‖ **-de Bamberger.** Zona de matidez a la izquierda del esternón, indicativa de derrame pericardiaco. ‖ **-de Betz.** ÁREA PSICOMOTORA. ‖ **-de Broca.** Área situada en la cara

interna del hemisferio cerebral por delante de la circunvolución paraterminal; circunvolución olfatoria de Retzius. ||**-de Brodman.** ÁREA CITOARQUITECTÓNICA DE BRODMAN. ||**-de Cohnheim.** Áreas obscuras de circunferencia brillante observadas en la sección transversal de una fibra muscular. ||**-de Flechsig.** Tres áreas, anterior, lateral y posterior, en cada mitad de la médula oblongada, señaladas por las fibras de los nervios vago e hipogloso. ||**-de Johnston.** Alopecia areata. ||**-de Kiesselbach.** Área en la parte anterior del tabique nasal, encima del hueso intermaxilar, lugar frecuente de epistaxis. ||**-de Laimer-Hackermann.** Región entre la faringe y el esófago, donde se desarrollan más a menudo los divertículos. ||**-de Langerhans.** ISLOTE DE LANGERHANS. ||**-de Little.** ÁREA DE KIESSELBACH. ||**-de Martegiani.** Espacio ligeramente ensanchado en la papila óptica, que señala el comienzo del conducto hialoideo. ||**-de Obersteiner-Redlich.** Parte desprovista de mielina en el punto en que una raíz posterior penetra en la médula espinal. ||**-de proyección.** Nombre de Flechsig para las áreas de la corteza cerebral que se relacionan con las funciones sensoriales y motoras del cerebro, estando unidas por fibras de proyección con las partes subyacentes del sistema nervioso central. ||**-de sensación.** El área de distribución de un nervio sensitivo. ||**-de Spencer.** Área en la corteza del lóbulo frontal por fuera del tracto olfatorio y delante del punto en donde el lóbulo frontal se une con el temporal. El estímulo farádico de esta área influye en los movimientos respiratorios. ||**-de Wernicke.** Área cerebral formada por las circunvoluciones angular y supramarginal y porciones de la superior y media. ||**-embrionaria.** ÁREA GERMINATIVA. ||**-escamosotemporal.** Superficie exterior del temporal. ||**-esponjosa.** Parte periférica de la columna gris de la médula espinal constituida por la substancia gelatinosa. ||**-estriada.** Centro visual; porción de la corteza cerebral del lóbulo occipital que contiene las líneas de Gennari o de Baillarger. ||**-excitomotora.** Área de la corteza cerebral que incita el movimiento voluntario. ||**-gástrica, hepática, esplénica** o **cardíaca.** Zonas de proyección, en la superficie del cuerpo, de los órganos correspondientes, determinadas por la percusión. ||**-genital.** Áreas en el cornete inferior y parte superior del tabique nasal, que se congestionan durante la menstruación. ||**-germinal** o **germinativa.** Punto en un lado de la membrana vitelina, donde comienza el desarrollo del embrión. ||**-gustativa.** Área en la circunvolución del hipocampo que se supone recibe las sensaciones del gusto. ||**-hialina.** Áreas limitadas de substancia hialina, que rodean las células en el cartílago elástico. ||**-intercrural.** Espacio en la base del cerebro entre los pedúnculos cerebrales. ||**-lateralis.** ÁREA PLUMIFORME. ||**-medialis.** Segmento interno del trígono del hipogloso en el suelo del IV ventrículo. ||**-mitral.** Área en el tórax que corresponde a la punta del corazón. ||**-motora.** La circunvolución precentral y ciertas áreas de la circunvolución poscentral donde están situados los centros nerviosos del movimiento. ||**-olfativa u olfatoria.** Área cerebral, que comprende el bulbo olfatorio, tracto y trígono, la circunvolución del cíngulo y el uncus. ||**-opaca.** Parte exterior opaca del área germinativa. ||**-parietal.** Porción del cerebro detrás del surco central, que comprende la circunvolución poscentral y el resto del lóbulo parietal con función sensitiva específica. ||**-parolfatoria.** ÁREA DE BROCA. ||**-pelúcida.** Parte central clara del área germinativa. ||**-placentaria.** Porción del ectodermo del huevo unida con la pared del útero. ||**-plumiforme.** Segmento externo del trígono del hipogloso en el suelo del IV ventrículo. ||**-postrema.** Pequeña zona en el ángulo inferior del suelo del IV ventrículo, separada del trígono del vago por el *cordón de separación*. ||**-precentral.** ÁREA PSICOMOTORA. ||**-psicomotora.** Zona de la corteza cerebral relacionada con la integración y transmisión eferente de la expresión motora como resultado del estímulo sensorial. Dicha área está situada exactamente delante del surco central. ||**-psicovisual.** Área de la corteza cerebral relativa a la interpretación de las sensaciones visuales. ||**-pulmonar.** Área en el tórax, en el II espacio intercostal izquierdo, en donde se perciben mejor los ruidos producidos en el orificio pulmonar de ventrículo derecho. ||**-rolándica.** ÁREA MOTORA. ||**-semilunar de Traube.** ESPACIO SEMILUNAR DE TRAUBE. ||**-sensorial.** Superficie general del cerebro, especialmente la parte situada entre los surcos poscentral, parietooccipital, y del ángulo. ||**-septal.** Superficie interna de cada mitad del septo pelúcido. ||**-silenciosa.** Área de la superficie del cerebro en la cual un traumatismo o un proceso patológico no produce impresiones motoras ni sensoriales. ||**-somestésica.** Área destinada a recibir las sensaciones táctiles y corporales en la circunvolución poscentral. ||**-transparente.** ÁREA PELÚCIDA. ||**-vascular.** Parte del área opaca, en donde se ven primeramente los vasos sanguíneos. ||**-vestibular.** Zona situada en el suelo del IV ventrículo; sobre ella pasan las estrías medulares del IV ventrículo. ||**-visual.** Circunvolución angular del lóbulo occipital. ||**-visuopsíquica.** ÁREA PSICOVISUAL. ||**-visuosensorial.** Área de la corteza cerebral relativa a la recepción de las sensaciones visuales. ||**-vitelina.** La que rodea el área vasculosa en los huevos meroblásticos.
Areca. Género de palmeras que existen principalmente en Asia. La *A. catechu* da un fruto (nuez de betel) tónico, astringente y antihelmíntico.
arecolina o **arecalina.** f. Alcaloide parasimpaticomimético, miótico. Arceína.
arena (del lat. *arena*). f. A., *Sand;* F., *sable;* In., *sand;* It., *sabbia;* P., *areia.* Conjunto de partículas de roca, por lo común silíceas, que se acumulan principalmente a orillas y en el fondo de mares y ríos. Caliente y seca, se emplea en baños.
arenación. f. AMOTERAPIA.
Arenaviridae. Familia de virus patógenos para los vertebrados. Sus viriones contienen RNA monocatenario, son de simetría compleja, envueltos y de diámetro de unos 110 nm. Comprende, entre otros, los complejos Tacaribe, Junín y Machupo de los antiguos arbovirus. Se transmiten por mosquitos o ácaros y son agentes responsables de la coriomeningitis linfocitaria benigna, fiebre de Lassa y diversas fiebres hemorrágicas (argentina, boliviana).
arenavirus. Virus de la familia *Arenaviridae*.
arenilla (dim. de *arena*). f. A., *Harnsand;* F., *sable urinaire;* In., *urocheras;* It., *sedimento laterizio;* P., *areias.* Materia calculosa procedente del riñón o vejiga, que se distingue de los cálculos por su menor tamaño solamente. ||**-cerebral.** ACÉRVULO. ||**-intestinal.** Materia arenosa compuesta de óxidos de cal y fósforo, bacterias, pigmentos biliares, etc., formada en el intestino; su presencia va acompañada de cólicos y mucosidades.
arenobufagina. f. Principio tóxico cardíaco de las glándulas cutáneas del sapo *Bufo arenarum*.
areocardia (del gr. *araiós*, delgado, y *kardía*, corazón). f. BRADICARDIA.
areocele. m. AEROCELE.
areola o **aréola** (del lat. *areola*, dim. de *area*). f. A., *Areola;* F., *aréole;* In. e It., *areola;* P., *aréola.* Espacio diminuto o intersticio entre las fibras, láminas o capilares de ciertos órganos y tejidos. || Zona de color oscuro que rodea el pezón o toda zona rojiza circular alrededor de un punto inflamado. || **de Chaussier.** Areola de induración de una pústula maligna. ||**-papilar.** AREOLA, 2.ª acep. ||**secundaria.** Anillo que durante el embarazo rodea la areola papilar. ||**-umbilical.** Zona pigmentada que a veces rodea el ombligo. ||**vacunal.** Zona rojiza que rodea la pústula de vacuna.
areolitis (de *areola* y el suf. *-itis*). f. A., *Warzenhofentzündung;* F., *inflammation de l'aréole;* In., *areolitis;* It., *aréolitis;* P., *areolite.* Inflamación de la areola mamaria.

areometría (del gr. *araiós*, ligero, y *métron*, medida). f. Determinación de la densidad de los cuerpos líquidos por medio del areómetro. HIDROMETRÍA.
areómetro. m. HIDRÓMETRO.
areótico (del gr. *araiós*, leve, delgado). adj. Que tiene la propiedad de enrarecer o rarificar; diluyente.
arestín. m. Salpullido, acompañado de gran prurito, que padecen las personas, especialmente en América. || Excoriación que padecen las caballerías en las cuartillas de pies y manos, con picazón molesta.
Areteo. Médico griego, de Capadocia; vivió a principios del siglo II de nuestra Era. Escribió una obra sobre enfermedades agudas y crónicas en diez libros, traducida al latín con el título *De morborum diuturnorum et acutorum causis, signis et curatione.*
arevareva (taitiano). f. Enfermedad grave de la piel, con pérdida general de las fuerzas y manifestaciones oculares, que se cree debida al abuso de la kava.
argambliopía (del gr. *argós*, perezoso, y de *ambliopía*). f. Ambliopía debida al prolongado desuso de la visión.
Argand (Mechero de) (Aimé *Argand*, físico suizo, 1755-1803). V. MECHERO.
Argas. Género de ácaros o gorgojos de la familia de los ixódidos. ||**-miniatus o persicus.** Especie encontrada en el norte de Persia, *chinche de Miana, chinche azul* o *tampán,* que también se encuentra en el Brasil, Austria e India; parásito común de las aves de corral, que actúa como transmisor de las espiroquetosis. ||**-reflexus.** Ácaro encontrado en los palomos, cuya picadura produce inflamación local en el hombre.
argema (del gr. *árgema*, mancha blanca sobre el globo del ojo). f. Úlcera de la córnea, superficial, redondeada y blanquecina, que comienza por una flictena casi transparente y cuya rotura deja una excavación apenas visible.
Argemone. Género de plantas papaveráceas, una de cuyas especies, la *A. mexicana*, contiene un zumo amarillo y acre. Las semillas contienen un aceite que se emplea al interior como purgante y emético y al exterior como secante.
argentación (del lat. *argentum*, plata). f. Coloración con una sal de plata. || ARGIRIA.
argentafín. adj. ARGIRÓFILO.
argentafinoma (del lat. *argentum*, plata, de *afín* y el suf. *-oma*). m. A., *Argentaffinom;* F., *argentaffinome;* In. e It., *argentaffinoma.* Tumor carcinoide del tubo digestivo constituido por células cromargentafines.
argentamina (del lat. *argentum*, plata, y *amina*). f. Etildiaminofosfato de plata, líquido incoloro, bactericida y desinfectante.
argénteo (del lat. *argenteus*). adj. De plata, plateado o semejante a la plata.
argéntico o argentino (del lat. *argentinus*, de *argentum*, plata). adj. Calificación de los compuestos en que entra la plata en su mayor valencia.
argentófilo. adj. ARGIRÓFILO.
argentum (lat.). m. PLATA.
argiláceo (del lat. *argillaceus;* de *argilla*, arcilla). adj. Arcilloso.
arginasa. f. F., *arginase;* In., *arginase.* Enzima hepática que descompone la arginina en urea y ornitina.
arginina. f. F., *arginine;* In., *arginine.* Componente de muchas proteínas animales, ácido aminoguanidinovaleriánico producido en la digestión de las proteínas. Es una de las hexonas.
argininuria. f. Aminoacidopatía congénita con eliminación aumentada de arginina por la orina. Cursa con convulsiones, hepatomegalia y pelo seco y frágil.
arginosuccinicaciduria. f. Presencia de ácido arginosuccínico en la orina, característica de un error metabólico innato; se acompaña de retraso mental.
argiremia (del gr. *árgyros*, plata, y *haîma*, sangre). f. Presencia de sales de plata en la sangre.
argiria o argiriasis (del gr. *árgyros*, plata). f. A., *Argyrie;* F., *argyrisme;* In., *argyria;* It. y P., *argiria.* Coloración grisácea de la piel y las mucosas, que se produce por el uso continuado al interior de las preparaciones de plata.
argirismo (del gr. *árgyros*, plata). m. F., *argyrisme;* In., *argyrism.* Envenenamiento producido por ingestión o simplemente por el manejo de las sales de plata. || ARGIRIA.
argirófilo (del gr. *árgyros*, plata, y *phileîn*, amar). adj. y s. F., *argyrophile;* In., *argyrophil.* Que se tiñe o impregna fácilmente de las sales de plata.
argirol. m. F., *argyrol;* In., *argyrol.* Peptonato, caseinato o vitelinato de plata, que contiene el 20 % de ésta; polvo amorfo, obscuro, soluble en agua; usado en la blenorragia, conjuntivitis, laringitis, etc., en solución del 0,5 al 2,5 %.
argirosis. f. ARGIRIA.
argo o argón (del gr. *árgos*, inerte). m. A., *Argon;* F. e In., *argon;* It., *argo;* P., *árgon.* Elemento químico gaseoso descubierto en la atmósfera por Rayleigh y Ramsay en 1895. Símbolo *Ar*, peso atómico 39,94. Es el elemento más inerte conocido.
argoflavina. f. Sal de plata de la acriflavina, usada en la era preantibiótica, en inyecciones intravenosas, contra la sepsis.
Argonz-Ahumada-del Castillo (Síndrome de). (J. *Argonz*, J. C. *Ahumada* y E. B. *del Castillo*, médicos argentinos contemporáneos). V. SÍNDROME.
Argyll Robertson (Pupila, síndrome de) (Douglas *Argyll Robertson*, médico escocés, 1837-1908). V. SIGNO, SÍNDROME.
aria cattiva (ital.). f. Malaria, paludismo.
ariaritenoideo. adj. Relativo a los dos cartílagos aritenoides. || V. MÚSCULOS (TABLA DE).
Arias-Stella (Fenómeno o reacción de) (Javier *Arias-Stella*, médico peruano n. en 1924). V. FENÓMENO.
aricina (de *Arica*, ciudad de Chile). f. F. e In., *aricine.* Alcaloide de una variedad de corteza de quina, con propiedades análogas a la quinina.
aridura (del lat. *aridus*, seco, estéril). f. ATROFIA. || Fiebre héctica.
ariepiglótico (de *aritenoides* y *epiglotis*). adj. Aritenoepiglótico.
aril o arilo-. Prefijo que designa un radical perteneciente a la serie aromática. Deriva de un hidrocarburo aromático, por pérdida de un átomo de hidrógeno en su molécula. Los más importantes son bencilo, fenilo, naftilo y piridilo.
arilarsonato. m. Nombre genérico de ciertas sales orgánicas de arsénico, entre ellas la atoxil, la arsacetina, el salvarsán (606), soamina y orsudán.
arioliforme. adj. Semejante a la viruela o a sus pústulas.
aristina. f. Principio cristalizado de varias especies de *Aristolochia.*
aristocardia (del gr. *arísteros*, situado a la izquierda, y *kardía*, corazón). f. Desviación del corazón hacia la izquierda.
aristogénica (del gr. *áristos*, excelente, el mejor, y *gennân*, engendrar). f. EUGENESIA.
aristol. m. Biyoduro de timol, polvo rojo pardusco, usado como antiséptico y desodorante; sucedáneo del yodoformo.
Aristolochia (del gr. *áristos*, el mejor, y *locheía*, parto, loquio). Género de plantas dicotiledóneas, de la familia de las aristoloquiáceas, algunas de cuyas especies gozan de propiedades medicinales. GUACO y SERPENTARIA.
aristolóquico (del gr. *áristos*, el mejor, perfectamente, y *lóchos*, parto). adj. Que promueve la expulsión de las secundinas o facilita el derrame loquial.
aristoloquina. f. Principio tóxico y amargo obtenido de la *Aristolochia serpentaria.* Su acción es semejante a la de la aloína, aunque más enérgica.
Aristóteles (Experimento de) (*Aristóteles*, filósofo griego, 384-323 a. de J. C.). V. EXPERIMENTO.
aritenectomía. f. F., *aryténoïdectomie.* ARITENOIDECTOMÍA.
aritenoepiglótico. adj. Relativo al cartílago aritenoides y la epiglotis.

aritenoidectomía (de *aritenoides* y el gr. *ektomé*, escisión). f. In., *arytenoidectomy*. Escisión quirúrgica de un cartílago aritenoides.
aritenoideo (del gr. *arýtaina*, cuchara, jarro, y *eîdos*, aspecto). adj. En forma de embudo. || m. Músculo ariaritenoideo.
aritenoides (del gr. *arýtaina*, cuchara, y *eîdos*, aspecto). m. Cartílago aritenoides. V. Cartílago.
aritenoiditis (de *aritenoides* y el suf. *-itis*). f. F., *aryténoïdite*; In., *arytenoiditis*. Inflamación de los músculos o cartílagos aritenoideos.
aritenoidopexia (de *aritenoide* y el gr. *pêxis*, fijación). f. F., *aryténoïdopexie*; In., *arytenoidopexy*. Fijación quirúrgica del cartílago aritenoides.
aritmomanía (del gr. *arithmós*, número, y *manía*, locura). f. A., *Arithmomanie*; F., *arithmomanie*; In., *arithmomania*; It. y P., *aritmomania*. Hábito morboso e irresistible de contar los objetos, las palabras de un escrito, las casas de una calle, etc. ; obsesión o angustia producida por ciertos números.
arix (lat.). f. Varice.
Arloing-Courmont (Reacción de) (Saturnin *Arloing*, médico francés, 1846-1911). V. Reacción.
Arlt (Operación, seno, tracoma de) (Ferdinand Ritter von *Arlt*, oculista de Viena, 1812-1887). Véanse estos términos.
armadillo. m. A., *Gürteltier*; F., *tatou*; In., *armadillo*; It., *armadillo*; P., *armadillo*. Mamífero dasipódido, *Tolypentes tricinetus*, de América del Sur, considerado como reservorio del *Trypanosoma cruzi*.
armamentario o **armamentarium**. m. El equipo de un práctico o institución, que comprende libros, instrumentos, medicamentos y utensilios quirúrgicos.
Armand-Delille-Darbois (Síndrome de). V. Síndrome.
Armanni-Erbstein (Célula de) (Luciano *Armanni*, patólogo italiano, 1839-1903). V. Célula. ||**-Ehrlich (Degeneración de)**. V. Degeneración.
armarium (lat.). m. Armamentario.
Armigeres. Género de mosquitos cuya especie *A. obturbans* transmite el dengue en el Japón.
armila (del lat. *armilla*, brazalete). f. Ligamento anular de la muñeca. || Ganglio de Gasser.
armoracia. f. Coclearia.
Armstrong (Enfermedad de). V. Enfermedad.
ARN. V. RNA.
Arnaldo de Vilanova. Médico famoso, llamado *el Catalán* (1240-1311), que escribió muchos libros sobre medicina, alquimia y religión.
Arnaud (Técnica de) (Marcel *Arnaud*, cirujano francés, n. 1896). V. Técnica.
Arndt-Gottron (Síndrome de) (Rudolf *Arndt*, psiquiatra alemán, 1835-1900; Heinrich A. *Gottron*, dermatólogo alemán, n. 1890). V. Síndrome. ||**-Schulz (Ley de)** (Hugo *Schulz*, farmacólogo alemán, 1853-1932). V. Ley.
Arneth (Fórmula o índice de) (Joseph *Arneth*, médico alemán, 1873-1955). V. Fórmula.
árnica (del gr. *ptarmiké*, planta que hace estornudar, de *ptaírein*, estornudar). f. A., *Arnika*; F., *arnique*; It. y P., *arnica*. Planta de la familia de las compuestas. Las flores y raíces del *Arnica montana* se emplean como estimulantes cardíacos; a dosis elevadas son tóxicas, depresivas. Se usan mucho en la práctica homeopática. La tintura de árnica, *arnica vulgar*, se emplea como panacea en las contusiones, torceduras y esguinces.
arnicina. f. Glucósido acre, amargo, del árnica.
Arning (Tintura de) (Eduard *Arning*, dermatólogo alemán, 1855-1936). V. Tintura.
Arnold (Conducto de) (Friedrich *Arnold*, anatomista alemán, 1803-1890). V. Conducto. ||**-Chiari (Deformidad, síndrome o malformación de)** (Julius *Arnold* y Hans *Chiari*, patólogo alemán, 1851-1916). V. Malformación. ||**-(Cuerpos, síndrome de)** (Julius *Arnold*, patólogo alemán, 1835-1915). V. Cuerpo, síndrome. ||**-(Reacción de)** (Vincenz *Arnold*, médico austriaco, 1864-1925). V. Reacción.
Arnoss (Signo de). V. Signo.

Arnstein (Enfermedad de). V. Enfermedad.
aroma (del gr. *àroma*, -atos, perfume). m. A., *Arom*; F., *arome*; In., It. y P., *aroma*. Fragancia u olor, especialmente el de un medicamento o especia, o de los artículos de alimento y bebida.
aromático (del gr. *aromatikós*). adj. Que tiene un olor penetrante. || Denominación de los compuestos de carbono originados del benceno, serie o compuestos de *cadena cerrada* y *cíclicos* o *carbocíclicos*. || m. Substancia medicinal olorosa con propiedades estimulantes: canela, jengibre, esencias, etc.
aromatismo. m. Intoxicación por las bebidas llamadas aromáticas, que contienen esencias.
Aronson (Suero de) (Hans *Aronson*, bacteriólogo alemán, 1865-1919). V. Suero.
arpón (del fr. *harpon*, dim. de *harpe*, garra). m. Instrumento utilizado para extraer pequeñas porciones de tejido vivo para su estudio histológico.
arqueado (del lat. *arcuatus*, encorvado). adj. En forma de arco.
arquebiosis (del gr. *arché*, principio, y *bíos*, vida). f. Abiogenesia.
arquecéntrico (del gr. *arché*, principio, y *kéntron*, centro). adj. Aplícase a un tipo primitivo de estructura, del cual se derivan los otros tipos en los miembros del grupo.
arquegénesis o **arquegonía**. f. Abiogenesia.
arquencéfalo (del gr. *arché*, principio, y de *encéfalo*). m. F., *archencéphale*. In., *archencephalon*. Cerebro primitivo. || Vesícula cerebral anterior o prosencéfalo.
arquenterón (del gr. *arché*, principio, y *énteron*, intestino). m. A., *Urdarm*; F., *archentéron*; In., *archenteron*; It., *archentero*; P., *arquêntero*. Intestino primitivo; cavidad formada por la invaginación de la vesícula blastodérmica durante el período de gástrula y que se abre por el blastoporo. *Sin.*: Celenterio o celenterón.
arqueo (del gr. *archaîos*, antiguo). m. Principio inmaterial de Paracelso y Van Helmont, fuerza primordial o principal vital que preside las formaciones y procesos vitales del universo.
arqueocinético (del gr. *archaîos*, antiguo, y *kinetikós*, motor, móvil). adj. Término aplicado al primitivo del mecanismo nervioso motor, sistema nervioso ganglionar y periférico; asimismo se usa en contraposición a *neocinético*.
arqueocito (del gr. *archaîos*, antiguo, y *kýtos*, cavidad). m. Célula libre o amebóidea.
arqueoplasma. m. Arcoplasma. || Tumefacción abdominal por cuerpo extraño o acumulación de materias fecales.
arquetipo (del gr. *archétypos*, de *árchein*, ser el primero y *tpos*, modelo). m. A., *Archetypus*; F., *archétype*; In., *archetype* It., *archetipo*; P., *arquétipo*. Tipo o forma ideal, original o principal. *Sin.*: Arquicentro, prototipo.
arquíatra o **archíatra** (del gr. *archíatros*, médico principal). m. Médico de un emperador o rey; médico que, por su cargo, era el primero entre sus colegas.
arquiblasto (del gr. *arché*, principio, y *blastós*, germen). m. Material formativo o protoplasma de un huevo. || Término de His para la parte fundamental o parenquimatosa de las capas blastodérmicas, para distinguirla del paraplasto o porción accesoria o conjuntiva.
arquiblastoma (de *arquiblasto* y el suf. *-oma*). m. Tumor derivado de la substancia arquiblástica o parenquimatosa: mioma, neuroma, epitelioma, etc.
arquicarion. m. Núcleo del óvulo fecundado.
arquicentro. m. Arquetipo.
arquicerebelo (del gr. *arché*, principio, y *cerebelo*). m. F., *archicervelet*; In., *archicerebellum*. Parte del cerebelo filogenéticamente más antigua. *Sin.*: Lóbulo floculonodular del cerebelo. Comprende, en el hombre, el *nódulo* y el *flóculo* de la corteza cerebelosa, y los *núcleos del techo* de la región central.
arquicito (del gr. *árchein*, ser el primero, y *kýtos*, cavidad). m. F., *archicyte*; In., *archicyte*. Óvulo fertilizado antes de que se efectúe la segmentación.

arquicítula (del gr. *arché*, principio, y *kýtos*, cavidad). f. F., *archicytula;* In., *archicytula.* Óvulo fecundado, en el estadio en que comienza a distinguirse el núcleo.

arquicórtex (del gr. *árchein*, ser el primero, y el lat. *cortex, -icis,* corteza). m. F., *archicortex, archipallium;* In., *archicortex.* Porción olfatoria del rinencéfalo, que comprende el hipocampo y cuyo desarrollo es anterior al del *neocórtex. Sin.:* Arquipalio.

arquigastro (del gr. *árchein,* ser el primero, y *gastrós*, vientre). m. F., *archigastre; archentéron;* In., *archigaster.* Conducto digestivo primitivo del embrión.

arquigástrula (del gr. *árchein,* ser el primero, y *gástrula).* f. F. e In., *archigastrula.* Gástrula en su forma primitiva de desarrollo. || Gástrula de los mamíferos.

Arquígenes. Médico griego, n. en Apamea (Siria). Practicó en Roma, a principios del siglo II, y escribió varias obras, de las que se conservan algunos trozos. Se le atribuye la ligadura de los vasos antes de las amputaciones.

arquigénesis. f. ABIOGENESIA.

arquigonocito (del gr. *árchein,* ser el primero, y *gonocito).* m. Primitiva célula germen, formada en la segmentación del óvulo fecundado.

arquilo (del gr. *árchein,* ser el primero, e *hýle,* materia). m. Materia primitiva, la esencia de la materia.

arquimórula (del gr. *árchein,* ser el primero, y *móron,* mora). f. F. e In., *archimorula.* Masa de células originada de la división del arquicito, que precede a la arquiblástula y arquigástrula.

arquinefron (del gr. *árchein,* ser el primero, y *nephrós,* riñón). m. A., *Vorniere;* F., *pronéphros;* In., *archinephros;* It., *pronefro;* P., *prónefro.* Cuerpo de Wolff.

arquineurona. f. Neurona motora central (Waldeyer).

arquiocroma (del gr. *árkys*, red, y *chrôma,* color). f. Célula nerviosa cuya substancia cromática se dispone en forma de red.

arquipalio (del gr. *árchein,* ser el primero, y el lat. *pallium,* capa). m. A., *Archipallium;* F. e In., *archipallium;* It., *archipallio;* P., *arquipálio.* ARQUICÓRTEX.

arquiplasma (del gr. *árchein,* ser el primero, y *plasma,* forma). m. F., *archiplasme;* In., *archiplasm.* La materia viva más primitiva. *Sin.:* Arquisoma, idiosoma. || Arcoplasma.

arquipsiquismo (del gr. *árchein,* ser el primero, y *psyché,* mente). m. Funciones psíquicas automáticas e instintivas correspondientes a la zona del arquipalio.

arquisoma. m. ARQUIPLASMA.

arquistoma (del gr. *árchein,* ser el primero, y *stóma,* boca). m. BLASTOPORO.

arquitis (del gr. *archós,* ano, y el suf. *-itis).* f. A., *Proktitis;* F., *proctite;* In., *architis.* It. y P., *proctite;* Inflamación del ano. PROCTITIS.

arracimado (del lat. *racemus,* racimo). adj. Dispuesto en forma de racimo, como los ácinos de una glándula. *Sin.:* Acinoso.

arrack. m. ARACK.

arrancamiento. m. AVULSIÓN.

arrea (de *a-* y el gr. *rheîn,* fluir). f. Supresión o curación de un flujo o derrame.

arrector (lat.). adj. y s. Erector. || **-pili** o **arrectores pilorum.** V. MÚSCULO.

arreflexia (de *a-* y el lat. *reflexus,* reflejo). f. A., *Reflexlosigkeit;* F., *aréflexie;* In., *areflexia;* It., *areflessia;* P., *arreflexia.* Falta de reflejos.

arrenal. m. Metilarsinato de sodio, CH$_3$OAs(ONa)$_2$, compuesto cristalino que se usó como tónico en la caquexia malárica, tuberculosis, cáncer, etc. Estenosina, neoarsicodilo.

arrénico. adj. Relativo al arsénico; arsenical.

arrenoblastoma (del gr. *árren,* macho, *blastós,* germen, y el suf. *-oma).* m. A., *Arrhenoblastom;* F., *arrhénoblastome;* In., *arrhenoblastoma;* It. y P., *arrenoblastoma.* Adenoma del ovario con células semejantes a las del testículo y producción de caracteres sexuales masculinos secundarios. *Sin.:* Tumor de células de Sertoli-Leydig.

arrenogénico (del gr. *árren,* macho, y *gennân,* producir). adj. F., *arrhénogénique;* In., *arrhenogenic.* Productor de caracteres masculinos.

arrenoma. m. ARRENOBLASTOMA.

arrenomimético (del gr. *árren, -enos,* macho, y *mimetikós,* diestro en imitar). adj. Se aplica a ciertos fenómenos que se producen en la mujer semejantes a los naturales en el hombre: hirsutismo, voz grave, hipertrofia del clítoris, etc.

arrenoplasma (del gr. *árren,* macho, y de *plasma).* m. Elemento o idioplasma masculino.

arrenotocia (del gr. *árren,* macho, y *tókos,* parto). f. Producción de machos exclusivamente.

Arrhenius (Fórmula, ley, teoría de) (Svante, *Arrhenius,* químico sueco, 1859-1927). Véanse estas voces.

arriboflavinosis (de *a-, riboflavina* y el suf. *-osis).* f. A., *Ariboflavinose;* F., *ariboflavinose;* In., *ariboflavinosis;* It., *ariboflavinosi;* P., *ariboflavinose.* Estado de deficiencia de riboflavina en la alimentación, caracterizada por boqueras, lesiones de la córnea y dermatitis seborreica.

arrigosis (de *a-* y el gr. *rhîgos,* frío). f. Ausencia de la sensación del frío.

Arrillaga-Ayerza (Enfermedad de). V. ENFERMEDAD DE AYERZA.

arrinencefalia (de *a-* y *rinencefalia).* f. F., *arhinencéphalie;* In., *arrhinencephaly.* Falta congénita del rinencéfalo, a menudo junto con ciclopía y etmocefalia.

arrinia (de *a-* y el gr. *rhís, rhinós,* nariz). f. F., *arhinie;* In., *arrhinia.* Carencia congénita de la nariz.

arriñonado. adj. Reniforme.

arritmia (de *a-* y el gr. *rhythmós,* ritmo). f. A., *Arrhythmie;* F., *arythmie;* In., *arrhythmia;* It., *aritmia;* P., *arritmia.* Alteración de un ritmo, especialmente de los latidos cardíacos. Los estudios modernos han modificado profundamente la terminología y el concepto patogénico. Se incluyen en la arritmia las extrasístoles, bloqueo cardíaco, flúter auricular, fibrilación auricular, pulso alternante, taquicardia paroxismal, etc. || **-alorrítmica.** La que sigue un tipo determinado. || **-continua.** Irregularidad permanente en la intensidad, igualdad y continuación de los latidos cardíacos; denominada también *perpetua.* ATAXIA, DELIRIUM, TREMOR CORDIS. || **-de seno** o **sinusal.** Irregularidad del latido cardíaco debida a interferencias en los impulsos originados en el nudo sinoauricular. || **-inotrópica.** Alteración del ritmo cardíaco, debida al trastorno de la contractilidad del miocardio. || **-nodal.** RITMO NODAL. || **-perpetua.** La continua. || **-respiratoria.** Irregularidad de los latidos cardíacos coincidente con los movimientos respiratorios de inspiración y espiración. || **-vagal.** La que depende de la estimulación del neumogástrico.

arritmocinesis (de *arritmia* y el gr. *kínesis,* movimiento). f. A., *Arrhythmokinese;* F., *arythmokinésie;* In., *arrhythmokinesis;* It., *aritmocinesi.* Pérdida de la facultad de ejecutar movimientos voluntarios sucesivos en un orden o ritmo determinados.

arrope (del ár. *ar-rubb,* el jugo de frutas cocido). m. Mosto cocido al fuego, hasta que toma la consistencia de miel o jarabe. || Jarabe espeso, con adición de diversos medicamentos.

arrosión (del lat. *arrosum,* supino de *arrodere,* roer). f. EROSIÓN.

Arroyo (Signo de) (Carlos F. *Arroyo,* médico norteamericano, 1892-1928). V. SIGNO.

arroz (del ár. *ar-ruz,* o *ar-ruzz).* m. A., *Reis;* F., *riz;* In., *rice;* It., *riso;* P., *arroz.* Planta cereal *(Oryza sativa),* y también su semilla o grano. Éste consta principalmente de fécula y se usa como alimento, en tisana y en polvo en las inflamaciones de la piel. La dieta exclusiva con arroz descascarillado puede producir el beriberi.

arruga (del lat. *ruga).* f. A., *Runzel;* F., *ride;* It. y P., *ruga.* Surco o pliegue de la piel o de cualquier membrana, como las que aparecen por efecto de la edad principalmente, y las arrugas del paladar, de la vagina y de la superficie mucosa del estómago cuando se contrae la capa muscular. || **-mórbidas de Jadelot.**

Arrugas oculocigomáticas en los enfermos del cerebro; arrugas nasolabiales en los enfermos respiratorios; arrugas labiocomisurales en los enfermos digestivos.
Arruga (Operación de) (Hermenegildo *Arruga,* oftalmólogo español, 1886-1972). V. OPERACIÓN.
arrurruz (del ingl. *arrowroot,* raíz de flecha, por su supuesta virtud curativa de las heridas de aquélla). m. F., *arrow-root;* In., *arrowroot.* Fécula obtenida del rizoma de la *Maranta arundinacea* y otras plantas. Se emplea como alimento no irritante y antidiarreico.
arsacetina. f. F., *arsacétine;* In., *arsacetin.* Paraacetilaminofenilarsinato de sodio, polvo blanco cristalino, compuesto orgánico de arsénico, usado antes en la sífilis y enfermedades protozoarias. *Sin.:* Acetilatoxil.
arsanílico (Ácido). Atoxil. Compuesto del que derivan los arsenicales pentavalentes.
arsenal (del it. *arsenale,* y éste del árab. *dâr sinâa,* casa de construcción). m. En cirugía, conjunto de aparatos necesarios para la práctica de la cirugía en general o de alguna de sus ramas. || **-terapéutico.** Conjunto de medicamentos y agentes terapéuticos.
arseniasis. f. Intoxicación crónica arsenical.
arseniato. m. Sal de ácido arsénico.
arsenicalismo o **arsenismo.** m. ARSENIASIS.
arseniciasis o **arsenicismo.** f. y m. F., *arsenicisme.* In., *arseniasis.* Intoxicación, aguda o crónica, por el arsénico o sus preparados.
arsénico (del lat. *arsenicum,* y éste del gr. *arsenikón,* de *ársen,* viril, fuerte). m. A., *Arsen;* F. e In., *arsenic;* It. y P., *arsénico.* Elemento sólido, lustroso, grisáceo que da olor de ajo cuando se quema sobre carbón y cuyas sales son medicinales y tóxicas. Símbolo, As; peso atómico, 74,9; peso específico, 5,8. Las sales de arsénico se usaron, médicamente, como tónicas y alterantes en el paludismo crónico, anemia, asma, escrófula y eccema crónico. Sus compuestos orgánicos se usaron extensamente en la sífilis y enfermedades protozoarias. En la actualidad, su uso se circunscribe al tratamiento de la tripanosomiasis. || Nombre vulgar del anhídrido arsenioso. || **-(Bisulfuro de).** As_2S_2, rejalgar, empleado como colorante y algunas veces como medicamento. || **- blanco.** Anhídrido arsenioso. || **- u ortoarsénico (Ácido).** Ácido, H_3AsO_4, algunas de cuyas sales, llamadas *arseniatos,* se emplean como medicamentos. || **-(Trióxido de).** Arsénico blanco o anhídrido arsenioso, compuesto blanco, As_2O_3, de sabor algo dulce; se emplea localmente como depilatorio y cáustico. Se usa en solución al 1 por 1.000 en la tripanosomiasis. Es la base de la solución arsenical de Boudin, del licor de Fowler y de los gránulos de Dioscórides. || **-(Trisulfuro de).** As_2S_3, oropimente, empleado como colorante y algunas veces como medicamento. || **-(Yoduro de).** AsI_3, compuesto cristalizado rojo, empleado en la coriza y en las enfermedades de la piel.
arsenicum o **arsenium** (lat.). m. ARSÉNICO.
arsenioso. adj. Que contiene arsénico en su valencia menor o trivalencia.
arsenito. m. Sal de ácido arsenioso.
arseniuro. m. F., *arséniure;* In., *arsenide.* Combinación del arsénico con uno o más metales. || **-de hidrógeno.** Arsina, AsH_3, gas extremadamente tóxico, incoloro, inflamable, de olor aliáceo y que deposita el arsénico en una capa negra si se corta la llama con una cápsula de porcelana.
arsenización. f. F., *arsenisation;* In., *arsenization.* Tratamiento con los compuestos arsenicales.
arsenoautohematoterapia (de *arsénico* y *autohemoterapia*). f. Autohematoterapia en la que la jeringa que aspira la sangre lleva ya la dosis correspondiente del preparado arsenical.
arsenobenceno. m. ARSFENAMINA.
Arsenobenzol. m. Marca registrada de la arsfenamina.
arsenoblasto (del gr. *ársen,* macho, y *blastós,* germen). m. Elemento masculino de una célula sexual. ARRENOPLASMA.
arsenoceptor. m. Quimioceptor para las preparaciones arsenicales.

arsenofagia (de *arsénico* y el gr. *phageîn,* comer). f. Hábito de ingerir arsénico.
arsenofenolamina. f. ARSFENAMINA.
arsenomelanosis (de *arsénico* y *melanosis).* f. Coloración pardusca de la piel producida por los compuestos arsenicales.
arsenorresistente. adj. Que resiste a la acción del arsénico.
arsenoterapia (de *arsénico* y el gr. *therapeía,* tratamiento). f. F., *arsénothérapie;* In., *arsenotherapy.* Tratamiento de las enfermedades por el uso del arsénico y preparaciones arsenicales.
arsenóxido. m. F., *arsénoxide;* In., *arsenoxide.* Compuesto tóxico, óxido aminohidroxifenilarsenioso, que se forma en los tejidos por la reducción de la arsfenamina después del tratamiento mixto hidrargiroarsenical.
arsfenamina. f. F., *arsphénamine;* In., *arsphenamine.* Dihidrocloruro de 3,3'-diamino-4,4'-dihidroxiarsenobenceno. Compuesto que se usó en el tratamiento de la sífilis y otras treponematosis. Salvarsán®.
arsicodilo. m. Cacodilato de sodio; polvo blanco indicado en las enfermedades de la piel.
arsina. f. Arseniuro de hidrógeno.
arsonio. m. Radical monovalente, AsH_4, que en las combinaciones actúa como el amonio.
arsonvalización (de *Arsonval,* físico y fisiólogo francés, 1851-1940). f. Uso terapéutico de las corrientes de alta frecuencia.
artanita. f. Nombre vulgar del *Cyclamen europoeum* o *pan de puerco,* planta vivaz de la familia de las anagalidáceas, de raíz acre y catártica, desusada.
artanitina. f. CICLAMINA.
artarina. f. F. e In., *artarine.* Alcaloide de la raíz del *Xanthoxylum senegalense;* estimulante cardíaco, semejante en su acción a la veratrina.
artefacto (del lat. *arte factus,* hecho con arte). m. A., *Artefakt;* F., *artéfact;* In., *artefact;* It., *artefatto;* P., *artefacto.* Todo producto artificial; cualquier estructura o cambio que no es natural, sino debido a manipulación. En histología y microscopia se emplea el término no para indicar un tejido que ha sido alterado mecánicamente de su estado natural.
artejo (del lat. *articulus,* dim. de *artus,* artejo, nudo). m. NUDILLO.
Artemisia (del gr. *Ártemis,* Diana). Género de plantas compuestas, con varias especies medicinales. La *A. abrotanum* es tónica, estimulante, vermífuga y vulneraria. La *A. vulgaris,* vulgarmente *hierba de San Juan,* es vermífuga y emenagoga. || **-absinthium.** AJENJO. || **-cina.** Santónico o SEMENCONTRA.
arterenol. m. V. NORADRENALINA.
arteria (del lat. *arteria,* y éste del gr. *arteríā).* f. A., *Arterie, Schlagader;* F., *artère;* In., *artery;* It., *arteria;* P., *artéria.* Tubo hueco; tráquea. || Cualquiera de los conductos membranosos o vasos sanguíneos, de ramificaciones divergentes, que distribuyen por el organismo la sangre expelida de las cavidades ventriculares del corazón. Los antiguos les dieron esta denominación porque creían que dichos vasos contenían aire. Una arteria consta de tres capas o túnicas: una capa exterior *(túnica adventicia),* compuesta de tejido conjuntivo y fibras elásticas; una capa media *(túnica media, propia* o *amarilla),* formada de fibras elásticas transversales y fibras musculares, y una capa interior *(túnica íntima),* formada de células endoteliales rodeadas de fibras longitudinales elásticas y tejido conjuntivo. || **-aberrante.** Arteria anómala, especialmente la que une la arteria braquial con las del antebrazo. || **-ácigos.** ant. Denominación de varias arterias impares de las articulaciones del pie, rodilla, codo y hombro. || **-adiposa.** Las que se distribuyen por la grasa que rodea un órgano, especialmente el corazón (una rama de las coronarias) y el riñón (una rama de las arterias próximas). || **-anastomótica.** La que establece la comunicación entre dos arterias. || **-áspera.** Traquearteria. || **-comitans.** Arteria que acompaña generalmente un nervio. || **-de Charcot.** Ramas perforantes, lenticuloestriadas, de la ar-

arteria

TABLA ALFABÉTICA DE LAS ARTERIAS PRINCIPALES

Nombre	Origen	Relaciones	Distribución	Ramas

Acetabular *(Ramus acetabularis arteriae obturatoriae).*
   Obturatriz.
                       Acetábulo y cabeza del fémur.

Acromial. V. Acromiotorácica.

Acromiotorácica *(Thoracoacromialis).*
   Primera porción de la axilar.
                       Brazo, hombro, parte superoanterior del pecho.
                                         Acromial, clavicular, deltoidea y pectoral.

Alveolar inferior *(Alveolaris inferior).*
   Maxilar.
                       Mucosa del suelo de la boca y dientes inferiores.
                                         Mentoniana y milohioidea.

Alveolar superior anterior *(Alveolaris superior anterior).*
   Infraorbitaria.
                       Dientes incisivos y caninos del maxilar.

Alveolar superior posterior *(Alveolaris superior posterior).*
   Maxilar.
                       Molares del maxilar, mucosa del antro.

Anal. V. Rectal inferior.

Anastomótica magna V. Descendente de la rodilla.

Angular *(Angularis).*
   Rama terminal de la facial.
                       Saco lagrimal y porción anterior del orbicular de los párpados.
                       Se anastomosa con la supraorbitaria.

Anónima. V. Braquiocefálico tronco.

Aorta abdominal *(Aorta abdominalis)*
   Aorta torácica.
         Columna vertebral, páncreas, duodeno y mesenterio, vena cava inferior.
                 Vísceras y paredes del abdomen.
                       Colaterales: Frénicas inferiores, lumbares, tronco celíaco, mesentérica superior, suprarrenales superiores y medias, lumbares, renales, testiculares, mesentérica inferior, ováricas. *Terminales:* Ilíacas comunes y sacra media.

Aorta (Arco o cayado de la) *(Arcus aortae).*
   Ventrículo izquierdo.
         Pericardio, esternón, aurícula derecha, arteria pulmonar y vena cava superior, nervio laríngeo recurrente y bronquio izquierdos, frénico izquierdo, nervio vago y pleura; tráquea, esófago, conducto torácico y cuerpo de la III vértebra torácica.
                 Coronarias derecha e izquierda, tronco braquiocefálico, carótida común izquierda y subclavia izquierda.

Aorta torácica *(Aorta thoracica).*
   Cayado de la aorta.
         Costillas, tronco simpático, columna vertebral, conducto torácico, vena ácigos, pulmón izquierdo (pedículo), esófago, pleura izquierda.
                 Pericárdicas, bronquiales, esofágicas, mediastínicas, intercostales posteriores, subcostales y frénicas superiores.

Apendicular *(Appendicularis).*
   Ileocólica.
                       Mesenterio del apéndice.

Arqueada o arcuata *(Arcuata pedis).*
   Dorsal del pie.
                       Dedos del pie.
                                         Metatarsianas dorsales.

Articular inferior externa e interna V. Rodilla (inferolateral e inferomedial de la)

Articular superior externa e interna V. Rodilla (superolateral y superomedial de la)

Atriales (auriculares) *(Arteriae atriales).*
   Coronarias izquierda y derecha.
                       Aurícula derecha, tabique auricular y aurícula izquierda.

Auditiva interna V. Laberíntica.

Auricular *(Ramus auricularis).*
   Occipital.
                       Oreja.

Auricular anterior, inferior y superior *(Rami auricularis anteriores, aa. temporalis superficialis).*
   Temporal superficial.
                       Oreja.

Nombre	Origen	Relaciones	Distribución	Ramas
Auricular posterior (*Auricularis posterior*).	Carótida externa.		Oído medio, celdillas mastoideas, oreja, glándula parótida, músculo digástrico y otros.	Estilomastoidea, auricular, mastoidea, estapedia, occipital.
Auricular profunda (*Auricularis profunda*).	Maxilar.		Membrana timpánica y tegumento del conducto auditivo externo.	
Axilar (*Axillaris*).	Subclavia.	*Primera porción:* Pectoral mayor, serrato anterior, vena axilar, plexo braquial. *Segunda porción:* Pectoral mayor, subescapular, raíces del nervio mediano. *Tercera porción:* Tendones del dorsal ancho y redondo mayor, nervio mediano y músculo coracobraquial; nervios musculocutáneo, cubital, radial y axilar.	Extremidad superior, músculos pectorales, axila, costado y hombro.	Torácica superior, torácica lateral, acromiotorácica, subescapular, circunflejas humerales anterior y posterior y braquial.
Basilar (Tronco) (*Basilaris*).	Vertebrales derecha e izquierda.	Bulbo, puente.	Cerebro y cerebelo.	*Colaterales:* Pontina, laberíntica, cerebelosa inferior anterior, cerebelosa superior. *Terminales:* Cerebrales posteriores derecha e izquierda.
Braquial (*Brachialis*).	Continuación de la axilar.	Coracobraquial, bíceps braquial y braquial, *en el brazo*; entre el pronador redondo y el bíceps, *en el codo*. Nervios del plexo braquial: cutáneo medial del antebrazo, cubital y mediano.	Miembro superior.	*Colaterales:* Musculares, nutricia braquial profunda, cubitales superior e inferior. *Terminales:* Radial y cubital.
Braquial profunda (*Profunda brachii*).	Humeral.		Tríceps.	Colaterales media y radial.
Braquiocefálico (Tronco) (*Truncus brachiocephalicus*).	Cayado de la aorta.	Vena branquiocefálica izquierda, esternón; tráquea, pleura derecha; carótida común izquierda.	Lado derecho de la cabeza y cuello, tronco y brazo derechos.	Arteria carótida común derecha, subclavia derecha; a veces la tiroidea inferior.
Bronquiales (inferiores) (*Rami bronchiales aortae*).	Cayado de la aorta.		Bronquios y pulmones.	
Bronquiales (superiores) (*Rami bronchialis aa. thoracicae internae*).	Torácica interna.		Bronquios.	
Bucal (*Buccalis*).	Maxilar.		Músculos de la mejilla y mucosa de la boca.	
Bulbo del pene (*Bulbi penis*).	Pudenda interna.		Tejido eréctil del bulbo y cuerpo esponjoso.	
Calcánea lateral y medial (*Rami calcanei laterales y mediales*).	Peronea y tibial posterior, respectivamente.		Calcáneo y tejidos próximos.	
Calcarina (*Ramus calcarinus*).	Continuación de la cerebral posterior.		Surco calcarino.	
Callosa o callosomarginal.	Cerebral anterior.		Surco del cíngulo.	
Capsular. V. SUPRARRENAL.				
Caroticotimpánica (*Rami caroticotympanici*).	Carótida interna.	Perfora la pared posterior del conducto carotídeo.	Se anastomosa en el tímpano con la estilomastoidea y ramas timpánicas de la maxilar.	

Nombre	Origen	Relaciones	Distribución	Ramas

Carótida común *(Carotis communis).*
  Tronco braquiocefálico, en el lado derecho; cayado de la aorta, en el lado izquierdo.
    Izquierda: Vena braquiocefálica, esternón, tráquea, esófago, arteria subclavia izquierda; tronco braquiocefálico; pleura. *Derecha e izquierda:* Músculo esternocleidomastoideo; columna vertebral y músculos prevertebrales; tráquea, esófago, laringe y cuerpo tiroides; vena yugular interna.
      Carótidas externa e interna.

Carótida externa *(Carotis externa).*
  Carótida común.
    Faringe, piel, músculos digástrico y estilohioideo, nervio hipogloso y parótida.
      Cuello, cara, cabeza, piel, mucosas, meninges, oído medio, glándula tiroides, lengua y amígdalas.
        Colaterales: Tiroidea superior, faríngea ascendente, lingual, facial, occipital, auricular posterior. *Terminales:* Temporal superficial y maxilar.

Carótida interna *(Carotis interna).*
  Carótida común.
    Parótida, columna vertebral, faringe, vena yugular interna y vago.
      Gran parte del encéfalo, órbita, oído interno, nariz y frente.
        Caroticotimpánica, trigeminal, oftálmica. *Terminales:* Comunicante posterior, coroidea anterior, cerebral anterior y cerebral media.

Carótida primitiva V. Carótida común.
Caudata. V. Lenticulostriada.
Celíaco (Tronco) *(Truncus coeliacus).*
  Aorta abdominal.
    Lóbulo caudado del hígado; borde superior del páncreas; porción cardial del estómago. Rodeado por las mallas del plexo aórtico abdominal.
      Esófago, estómago, duodeno, bazo, páncreas, hígado y vesícula biliar.
        Hepática común, esplénica y gástrica izquierda.

Central de la retina o de Zinn *(Centralis retinae).*
  Oftálmica.
      Retina y nervio óptico.

Cerebelosa inferior anterior *(Cerebelli inferior anterior).*
  Basilar.
      Superficie anteroinferior del cerebelo.

Cerebelosa inferior posterior *(Cerebelli inferior posterior).*
  Vertebral.
      Corteza cerebelosa y vermis inferior.
        Vermiforme inferior y hemisférica.

Cerebelosa superior *(Cerebelli superior).*
  Basilar.
      Circunferencia del cerebelo y vermis superior.
        Vermiforme superior y hemisférica.

Cerebral anterior *(Cerebri anterior).*
  Carótida interna.
      Lóbulo frontal, cuerpo calloso y tractos olfatorio y óptico.
        Comunicante anterior, talamostriada anteromedial, comisural y hemisférica.

Cerebral media o de Silvio *(Cerebri media).*
  Carótida interna.
      Lóbulos frontal, parietal y temporal, núcleos de la base e ínsula.
        Talamostriadas anterolaterales y hemisféricas.

Cerebral posterior *(Cerebri posterior).*
  Basilar.
      Lóbulos occipital y temporal.
        Contribuye a la formación del círculo arterial del cerebro.

Cervical ascendente *(Cervicalis ascendens).*
  Tiroidea inferior.
      Músculos del cuello, vértebras y conducto vertebral.
        Muscular, espinal y frénica.

Cervical profunda *(Cervicalis profunda).*
  Tronco costocervical.
      Músculos profundos de la nuca.
        Muscular, anastomótica vertebral.

Cervical superficial *(Cervicalis superficialis).*
  Cervical transversa.
      Músculos de la nuca y región escapular.

arteria

Nombre	Origen	Relaciones	Distribución	Ramas

Cervical transversa *(Transversa colli).*
  Subclavia.
                              Músculos del cuello y región escapular.
                                    |Cervical superficial y escapular dorsal.
Cigomática orbitaria *(Zygomaticoorbitalis).*
  Temporal superficial.
                              Orbicular de los párpados.
                                    |Se anastomosa con la palpebral lateral y la lagrimal.
Ciliares anteriores *(Ciliares anteriores).*
  Ramas ciliares de la oftálmica.
                              |Perforan la esclerótica y se anastomosan con las ciliares posteriores.
Ciliares posteriores cortas *(Ciliares posteriores breves).*
  Oftálmica.
                              |Por entre la esclerótica y la coroides, al iris.
Ciliares posteriores largas *(Ciliares posteriores longae).*
  Oftálmica.
                              |Coroides.
Circunfleja escapular *(Circumflexa scapulae).*
  Subescapular.
                              |Músculos del hombro.
Circunfleja femoral lateral *(Circumflexa femoris lateralis).*
  Femoral profunda.
                              |Músculos del muslo.
Circunfleja femoral medial *(Circumflexa femoris medialis).*
  Femoral profunda.
                              |Músculos del muslo.
Circunfleja humeral anterior *(Circumflexa humeri anterior).*
  Axilar.
                              |Articulación del hombro y bíceps.
Circunfleja humeral posterior *(Circumflexa humeri posterior).*
  Axilar.
                              |Músculos y tejidos del hombro.
Circunfleja ilíaca profunda *(Circumflexa ilium profunda).*
  Ilíaca externa.
                              |Porción superior del muslo y músculos abdominales.
                                    |Muscular y cutánea.
Circunfleja ilíaca superficial *(Circumflexa ilium superficialis).*
  Femoral.
                              |Músculos ilíaco y sartorio, ganglios inguinales y piel del muslo.
Cística *(Vesicae fellae).*
  Hepática común.
                              |Vesícula biliar.
Clavicular *(Ramus clavicularis, a. thoracoacromialis).*
  Acromiotorácica.
                              |Músculo subclavio.
Coccígea V. Sacra media.
Coclear *(Rami cochleae, arteriae labyrinthi).*
  Laberíntica.
                              |Caracol.
Colateral cubital inferior *(Collateralis ulnaris inferior).*
  Braquial.
                              |Codo.
Colateral cubital superior *(Collateralis ulnaris superior).*
  Braquial.
                              |Codo.
Colaterales de los dedos. V. Digitales.
Cólica derecha *(Colica dextra).*
  Mesentérica superior.
                              |Colon ascendente.
Cólica izquierda *(Colica sinistra).*
  Mesentérica inferior.
                              |Colon descendente.
Cólica media *(Colica media).*
  Mesentérica superior.
                              |Colon transverso.
Comunicante anterior *(Communicans anterior cerebri).*
  Cerebral anterior.
                              |Contribuye a formar el círculo arterial del cerebro o polígono de Willis; irriga el núcleo caudado.
                              |Se anastomosa con las arterias metatarsianas dorsales.

Nombre	Origen	Relaciones	Distribución	Ramas

Comunicante posterior *(Communicans posterior cerebri).*
    Cerebral posterior.
                        Contribuye a formar el círculo arterial del cerebro: irriga el gancho del hipocampo y el tálamo óptico.
                        Uncinada, talámica.

Conducto pterigoideo (del) *(Canalis pterygoidei).*
    Maxilar.
                        Nasofaringe, trompa auditiva y tímpano.
                        Faríngea, tubárica y timpánica.

Coroidea anterior *(Choroidea anterior).*
    Carótida interna.
                        Cuerno inferior del ventrículo lateral y plexo coroideo.

Coronaria estomáquica. V. GÁSTRICA IZQUIERDA.
Coronaria derecha *(Coronaria dextra).*
    Seno aórtico derecho.
                Corazón.
                        Nódulo sinoatrial, marginal derecha, interventricular posterior, septales.

Coronaria inferior. V. LABIAL INFERIOR.
Coronaria izquierda *(Coronaria sinistra).*
    Seno aórtico izquierdo.
                Corazón.
                        Interventricular anterior, circunfleja.

Coronaria superior. V. LABIAL SUPERIOR.
Cremastérica *(Cremasterica).*
    Epigástrica inferior.
                      Músculo cremáster y cordón espermático.

Crural. V. FEMORAL.
Cubital *(Ulnaris).*
    Braquial.
                  En el antebrazo: Debajo de los músculos epitrocleares, encima del flexor común de los dedos, tendón del flexor cubital del carpo y flexor común superficial; nervios mediano y cubital. *En la muñeca:* Pisiforme.
                        Codo, músculos del antebrazo, muñeca y dedos.
                        Recurrentes cubitales anterior y posterior, interóseas, muscular, nutricida, dorsal del carpo, palmar del carpo, arco palmar superficial.

Deferente o deferencial *(Ductus deferentis).*
    Umbilical.
                      Conducto deferente.

Dentaria. V. ALVEOLAR.
Descendente de la rodilla *(Genus descendens).*
    Femoral.   Distal.
              Región de la rodilla.
                      Safena y articulares.

Diafragmáticas inferiores. V. FRÉNICAS INFERIORES. *(Phrenicae inferiores).*
    Aorta abdominal.
                      Diafragma, esófago, cápsula suprarrenal.
                      Ramas para los órganos indicados.

Diafragmática superior. V. FRÉNICA SUPERIOR. *(Phrenica superior).*
Digitales dorsales (mano y pie) *(Digitales dorsales [manus et pedis]).*
    Metacarpianas o metatarsianas dorsales.
                      Lados de los dedos.

Digitales palmares / plantares comunes *(Digilates palmares / plantares communes).*
    Arco palmar superficial / Arco plantar.
                      Espacios interdigitales.

Digitales palmares / plantares propias *(Digitales palmares / plantares propiae).*
    Digitales palmares / plantares comunes.
                      Colaterales de los dedos.

Dorsal del dedo gordo *(Digitalis dorsalis hallucis).*
    Dorsal del pie.
                      Dedo gordo y lado interno del II dedo.

Dorsal de la lengua *(Rami dorsales linguae).*
    Lingual.
                      Dorso de la lengua, pilares y amígdalas.

Dorsal de la nariz *(Dorsalis nasi).*
    Oftálmica.
                  Piel de la nariz.
                      Se anastomosa con la angular.

arteria

Nombre	Origen	Relaciones	Distribución	Ramas

Dorsal del pene (*Dorsalis penis*).
   Pudenda interna.
               Pene.
Dorsal del pie (*Dorsalis pedis*).
   Tibial anterior.
               Delante de los ligamentos y huesos del tarso, detrás de la aponeurosis dorsal superficial, entre el extensor del dedo gordo y el borde interno del extensor corto de los dedos. Nervio peroneo profundo.
               Tarso, metatarso, dedos, arco plantar.
                              Tarsiana lateral y medial, arqueada, metatarsania dorsal, dorsal del dedo gordo, comunicante o perforante del primer espacio.
Dorsal del pulgar (*Digitalis dorsalis pollicis*).
   Radial.
               Cara dorsal del pulgar.
Duodenal. V. PANCREATICODUODENAL.
Dural. V. MENÍNGEA.
Emulgente. V. RENAL.
Epigástrica inferior (profunda) (*Epigastrica inferior*).
   Ilíaca externa.
               Músculos abdominales, cremáster y peritoneo.
                              Cremastérica, púbica, muscular, cutánea, terminal.
Epigástrica superficial (*Epigastrica superficialis*).
   Femoral.
               Piel del abdomen y fascia superficial.
Epigástrica superior (*Epigastrica superior*).
   Torácica interna.
               Músculos abdominales, diafragma, hígado y peritoneo.
                              Frénica, xifoidea, cutánea, muscular, hepática y peritoneal.
Epiploica (*Gastroepiploica*).
   Gastroepiploica.
               Omento (epiplón mayor).
Escapular dorsal (*Scapularis dorsalis*).
   Subclavia o cervical transversa.
               Músculos del omóplato.
                              Supraspinosa, infraspinosa, subescapular, muscular.
Escapular transversa. V. SUPRASCAPULAR.
Escrotales, anteriores y posteriores (*Rami scrotales anterior et posterior aa. pudendae*).
   Pudendas externa e interna, respectivamente.
               Escroto.
Esfenopalatina (*Sphenopalatina*).
   Maxilar.
               Fosas nasales y cavidades accesorias.
                              Faríngea, esfenoidonasal, ascendente del tabique.
Esófagica (Ramas a. gástrica izquierda) (*Rami esophagei a. gastricae sinistrae*).
   Gástrica izquierda.
               Esófago y cardias.
Espermática. V. TESTICULAR.
Espermática externa. V. CREMASTÉRICA.
Espinal anterior (*Spinalis anterior*).
   Vertebral.
               Médula espinal.
Espinal posterior (*Spinalis posterior*).
   Vertebral.
               Médula espinal.
Esplénica (*Lienalis*).
   Tronco celíaco.
               Borde superior del páncreas, ligamento frenicosplénico.
                              Bazo, páncreas, curvatura mayor y parte izquierda del estómago; omento.
                                             Pancreáticas magna, dorsal e inferior, gastroepiploica izquierda, gástricas cortas, ramas esplénicas.
Eternal (*Rami sternales a. thoracicae internae*).
   Torácica interna.
               Esternón y triangular del esternón.
Esternocleidomastoidea (*Rami sternocleidomastoidei a. occipitalis*).
   Occipital.
               Músculo esternocleidomastoideo.

Nombre	Origen	Relaciones	Distribución	Ramas

Estilomastoidea *(Stylomastoidea).*
   Auricular posterior.
      Oído medio, celdillas mastoideas, caja del tímpano, etc.
         Meatal, mastoidea, timpánica, vestibular, terminal.

Etmoidal anterior *(Ethmoidalis anterior).*
   Oftálmica.
      Celdillas etmoidales anteriores, duramadre, nariz, senos frontales, piel de la cara.
         Etmoidal, meníngea, nasal, frontal, cutánea.

Etmoidal posterior *(Ethmoidalis posterior).*
   Oftálmica.
      Celdillas etmoidales posteriores, duramadre, nariz.
         Etmoidal, meníngea, nasal.

Facial *(Facialis).*
   Carótida externa.
      Músculos digástrico y estilohioideo, glándula submandibular, en el cuello; buccinador y transverso de la nariz, en la cara.
         Faringe, mandíbula, labio, nariz, órbita, saco lagrimal.
           Palatina ascendente, tonsilar, muscular, submentoniana, masetérica, bucal, labiales inferior y superior, lateral de la nariz, angular.

Facial transversa. V. Transversa de la cara.
Falopiana. V. Uterina.
Faríngea ascendente *(Pharyngea ascendens).*
   Carótida externa.
      Músculos y nervios del cuello, faringe, velo del paladar, tímpano y meninges.
         Prevertebral, faringopalatina, timpánica inferior, meníngea posterior.

Femoral *(Femoralis).*
   Ilíaca externa (continuación).
      Anillo femoral; en el triángulo femoral, entre el pectíneo y el psoas; por debajo, entre los aductores mayor y largo y el vasto medial. Músculo satélite, el sartorio.
         Porción inferior de la pared abdominal, porción superior del muslo, genitales, rodilla y pierna.
           Epigástrica superficial, circunfleja ilíaca superficial, pudendas externas superior e inferior, femoral profunda, muscular, descendente de la rodilla, poplítea.

Femoral profunda *(Profunda femoris).*
   Femoral.
      Músculos del muslo y de la articulación de la cadera.
         Circunflejas femorales lateral y medial y tres perforantes.

Femoral superficial. V. Femoral.
Fibularis. V. Peronea.
Frénicas inferiores *(Phrenicae inferiores).*
   Aorta torácica.
      Pericardio, diafragma, pleura.

Frénicas superior. *(Phrenicae superior).*
Frenicopericardíaca *(comes nervi phrenici).* V. Frénica superior.
Frontal lateral. V. Supraorbitaria.
Frontal medial. V. Supratroclear.
Funicular. V. Cremastérica.
Gástrica derecha *(Gastrica dextra).*
   Hepática común.
      Extremo pilórico del estómago.
         Se anastomosa con la gástrica izquierda.

Gástrica izquierda *(Gastrica sinistra).*
   Tronco celíaco.
      Esófago, curvatura menor del estómago.
         Esofágica, cardíaca, gástrica.

Gástricas cortas *(Gastricae breves).*
   Esplénica.
      Cuatro o cinco ramas cortas para la curvatura mayor del estómago.

Gastroduodenal *(Gastroduodenalis).*
   Hepática común.
      Estómago, duodeno y páncreas.
         Pilórica, gastroepiploica derecha y pancreaticoduodenal superior posterior.

Gastroepiploica derecha *(Gastroepiploica dextra).*
   Gastroduodenal.
      Estómago y epiplón mayor.

arteria

Nombre	Origen	Relaciones	Distribución	Ramas

Gastroepiploica izquierda *(Gastroepiploica sinistra)*.
　Esplénica.
　　　　　　　　　　Estómago y epiplón mayor.
Gastrohepática. V. Gástrica izquierda.
Genital. V. Pudenta interna.
Geno suprema. V. Descendente de la rodilla.
Gingival. V. Alveolar.
Glaseriana. V. Timpánica anterior.
Glútea inferior *(Glutea inferior)*.
　Ilíaca interna, sección anterior.
　　　　　　　　　　Región glútea y articulación de la cadera.
Glútea superior *(Glutea superior)*.
　Ilíaca interna, sección posterior.
　　　　　　　　　　Región glútea.
　　　　　　　　　　Musculares superficiales y profundas.
Gustatoria. V. Lingual.
Hemorroidal inferior o externa. V. Rectal inferior.
Hemorroidal media. V. Rectal media.
Hemorroidal superior. V. Rectal superior.
Hepática común *(Hepatica communis)*.
　Tronco celíaco.
　　　　Lóbulo caudado del hígado, epiplón menor, vena porta, colédoco, hilio del hígado.
　　　　　Píloro, parte del estómago, páncreas, parte del duodeno, hígado.
　　　　　　Hepática propia, gástrica derecha, gastroduodenal cística, segmentarias.
Hepática propia *(Hepatica propia)*.
　Hepática común.
　　　　　　　Hígado.
　　　　　　　　Ramas izquierda y derecha.
Hialoidea *(Hyaloidea)*.
　Oftálmica.
　　　　　Cristalino.
Hioidea. V. Infrahioidea y suprahioidea.
Hipogástrica. V. Ilíaca interna.
Humeral. V. Braquial.
Humeral profunda. V. Braquial profunda.
Ileocólica *(Ileocolica)*.
　Mesentérica superior.
　　　　　Ciego e intestino adyacente.
Ilíaca externa *(Iliaca externa)*.
　Ilíaca común.
　　　Destrás del peritoneo, borde interno del psoas, vena ilíaca externa, uréter y nervio genitofemoral.
　　　　Músculos abdominales; genitales; miembro inferior.
　　　　　Epigástrica inferior, circunfleja ilíaca profunda, cremastérica, femoral.
Ilíaca interna *(Iliaca interna)*.
　Ilíaca común.
　　　　Vísceras de la pelvis, genitales, lado interno del muslo.
　　　　　Iliolumbar, obturatriz, glúteas superior e inferior, umbilical, pudenda interna.
Ilíaca común *(Iliaca communis)*.
　Aorta abdominal.
　　　　Peritoneo, uréter y borde interno del psoas.
　　　　　Peritoneo, psoas, uréter.
　　　　　　Peritoneales, uretéricas y *terminales* ilíacas externa e interna.
Ilíaca primitiva. V. Ilíaca común.
Iliolumbar *(Iliolumbalis)*.
　Ilíaca interna, tronco posterior.
　　　　Músculos y huesos de la pelvis.
　　　　　Ilíaca y lumbar.
Infrahihoidea
　Tiroidea superior.
　　　　Hioides.
Infraorbitaria *(Infraorbitalis)*.
　Maxilar.
　　　　Labio superior, párpado inferior, saco lagrimal, lado de la nariz.
　　　　　Orbitaria, alveolar superoanterior, nasal.

Nombre	Origen	Relaciones	Distribución	Ramas

Innominada. V. Braquiocefálico (tronco).

Intercostal suprema *(Intercostalis suprema).*
  Subclavia, tronco costocervical.
      Cuello y porción superior del tórax.
          Primera y segunda intercostales posteriores.

Intercostales anteriores *(Rami intercostales anteriores).*
  Torácica interna.
      Músculos intercostales, costillas superiores y pectoral mayor.

Intercostales posteriores I y II *(Arteriae intercostales posteriores I et II.*
  Intercostal suprema.
      Los dos primeros espacios intercostales, columna vertebral y músculos del dorso.

Intercostales posteriores III-XI *(Arteriae intercostales posteriores III-XI).*
  Aorta torácica.
      Los nueve últimos espacios intercostales, columna vertebral y músculos del dorso.

Interósea anterior *(Interossea anterior).*
  Interósea común.
      Músculos del antebrazo.

Interósea común *(Interossea communis).*
  Cubital.
      Tejidos profundos del antebrazo.
          Interóseas anterior, posterior y recurrente.

Interósea posterior *(Interossea posterior).*
  Interósea común.
      Músculos y tejidos profundos de la cara posterior del antebrazo.

Interósea recurrente *(Interossea recurrens)*
  Interósea posterior del antebrazo.
      Codo.

Interventricular anterior *(Ramus interventricularis anterior).*
  Coronaria izquierda.
      Ventrículos y tabique interventricular.

Interventricular posterior *(Ramus interventricularis posterior).*
  Coronaria derecha.
      Ventrículos y tabique interventricular.

Intestinales.
  Mesentéricas.
      Yeyuno o íleon.

Isquiática. V. Glútea inferior.

Laberíntica *(Labyrinthi).*
  Basilar.
      Oído interno.

Labial inferior *(Labialis inferior).*
  Facial.
      Labio inferior.

Labial superior *(Labialis superior).*
  Facial.
      Labio superior y tabique de la nariz.

Lagrimal *(Lacrimalis).*
  Oftálmica.
      Glándula lagrimal, músculos del ojo, mejillas y párpados.

Laríngea inferior *(Laryngea inferior).*
  Tiroidea inferior.
      Laringe.

Laríngea superior *(Laryngea superior).*
  Tiroidea superior.
      Membrana, mucosa y músculos intrínsecos de la laringe.

Lenticuloóptica.
  Cerebral media.
      Porción posterior de la cápsula interna y anterior del tálamo óptico.

Lenticulostriada.
  Cerebral media.
      Núcleos lenticular y caudado.

Lenticulotalámica.
  Cerebral posterior.
      Extremo posterior del núcleo lenticular y tálamo.

Lienal. V. Esplénica.

arteria

Nombre	Origen	Relaciones	Distribución	Ramas

Lingual *(Lingualis).*
   |Carótida externa.
              |Músculos digástrico y estilohioideo, hiogloso, geniogloso.
                      |Lengua, glándula sublingual, amígdala y epiglotis.
                              |Suprahioidea, dorsal de la lengua, sublingual y profunda de la lengua.

Lumbares (cuatro pares) *(Arteriae lumbales).*
   |Aorta abdominal.
                          |Paredes abdominales, vértebras, músculos lumbares y cápsulas de los riñones.
                              |Muscular, vertebral, dorsal y renal.

Lumbar ima (inferior) *(Lumbalis ima).*
   |Sacra media.
                          |Sacro.
                              |Se anastomosa con la sacra lateral.

Maleolar anterolateral *(Malleolaris anterior lateralis).*
   |Tibial anterior.
                          |Cara lateral del tobillo. Contribuye a formar la red maleolar lateral.

Maleolar anteromedial *(Malleolaris antero medialis).*
   |Tibial anterior.
                          |Cara medial del tobillo. Contribuye a formar la red maleolar medial.910

Maleolares laterales *(Rami malleolares laterales).*
   |Peronea.
                          |Maléolo lateral.

Maleolares mediales *(Rami malleolares mediales).*
   |Tibial posterior.
                          |Maléolo medial.

Mamaria externa. V. TORÁCICA LATERAL.
Mamaria interna. V. TORÁCICA INTERNA.
Mandibular. V. ALVEOLAR INFERIOR.

Masetérica *(Masseterica).*
   |Maxilar.
                          |Masetero.

Mastoidea *(Rami mastoidei aa. occipitalis).*
   |Occipital.
                          |Duramadre, seno lateral, células mastoideas.

Maxilar *(Maxillaris).*
   |Carótida externa.
              |Cuello del cóndilo, borde inferior del músculo pterigoideo lateral, músculo temporal, fosa pterigomaxilar.
                        |Órganos indicados por los nombres de las ramas.
                              |Auricular profunda, timpánica anterior, meníngea media, alveolar inferior, temporal profunda, pterigoidea, masetérica, bucal, alveolar superior posterior, infraorbitaria, palatina descendente, del conducto pterigoideo. Esfenopalatina.
                        |Mediastino y timo.

Maxilar externa. V. FACIAL.
Maxilar interna. V. MAXILAR.

Mediana *(Mediana).*
   |Interósea anterior.
                          |Nervio mediano y arco palmar superficial.

Mediastínica anterior *(Rami mediastinales aa. thoracicae internae).*
   |Torácica interna.
                          |Mediastino anterior y glándula timo.

Mediastínica posterior *(Rami mediastinales aortae thoracicae).*
   |Aorta torácica.
                          |Mediastino posterior.

Meníngea anterior *(Meningea anterior).*
   |Etmoidal anterior.
                          |Duramadre.

Meníngea media o mayor *(Meningea media).*
   |Maxilar.
                          |Cráneo y duramadre.
                              |Timpánica superior, petrosa superficial y meníngeas accesorias.

Meníngea posterior *(Meningea posterior).*
   |Vertebral faríngea ascendente.
                          |Duramadre.

Mentoniana *(Mentalis).*
   |Alveolar inferior.
                          |Barbilla y labio inferior.

Nombre	Origen	Relaciones	Distribución	Ramas

Mesentérica inferior *(Mesenterica inferior).*
   | Aorta abdominal.
   | | En el espesor del mesocolon ilíaco.
   | | | Mitad inferior del colon y recto.
   | | | | Cólica izquierda, sigmoideas y rectales superiores.

Mesentérica superior *(Mesenterica superior).*
   | Aorta abdominal.
   | | Cuello del páncreas, tercera porción del duodeno, mesenterio.
   | | | Intestino delgado y porción superior del colon.
   | | | | Pancreaticoduodenal inferior, cólicas media y derecha, ileocólica, vasos intestinales.

Metacarpianas dorsales *(Metacarpeae dorsales).*
   | Radial.
   | | | Espacios intermetacarpianos II a IV.
   | | | | Digitales dorsales.

Metacarpianas palmares o volares *(Metacarpeae palmares).*
   | Arco palmar profundo.
   | | | Espacios interóseos III a V.
   | | | | Perforantes.

Metatarsiana perforante *(Metatarsea perforans).*
   | Arco plantar.

Metatarsianas dorsales *(Metatarseae dorsales).*
   | Arqueada.
   | | | Dedos II a V.
   | | | | Digitales dorsales.

Metatarsianas plantares *(Metatarseae plantares).*
   | Arco plantar.
   | | | | Digitales plantares y perforantes.

Musculofrénica *(Musculophrenica).,*
   | Torácica interna.
   | | | Espacios intercostales, músculos del abdomen y diafragma.
   | | | | Frénica, intercostales anteriores y musculares.

Nasal. V. Dorsal de la nariz.
Nasopalatina. V. Esfenopalatina.

Obturatriz *(Obturatoria).*
   | Tronco anterior de la ilíaca interna.
   | | | Vejiga, ilíaco, músculos de la cadera.
   | | | | Ilíaca, vesical, púbica y pélvica.

Occipital *(Occipitalis).*
   | Carótida externa.
   | | Viente posterior del digástrico, borde posterior de la apófisis mastoides.
   | | | Músculos del cuello y cabeza.
   | | | | Esternocleidomastoidea, auricular, meníngea, mastoidea y ramas comunicantes musculares y craneales.

Oftálmica *(Ophthalmica).*
   | Carótida interna.
   | | Apófisis clinoides anterior, agujero óptico, nervio óptico, pared interna de la órbita.
   | | | Ojo, órganos adyacentes y partes contiguas de la cara.
   | | | | Lagrimal, supraorbitaria, central de la retina, musculares, ciliares anteriores y posteriores, etmoidales posterior y anterior, palpebrales, supratroclear y dorsal de la nariz.

Omental. V. Epiploica.

Ovárica *(Ovarica).*
   | Aorta abdominal.
   | | | Ovario, uréter, trompa de Falopio y útero.
   | | | | Ureteral, tubárica externa, uterina y ligamentosa.

Palatina ascendente *(Palatina ascendens).*
   | Facial.
   | | | Porción superior de la faringe, paladar y amígdala.
   | | | | Palatina y tonsilar.

Palatina descendente *(Palatina descendens).*
   | Maxilar.
   | | | Paladar óseo y membranoso.
   | | | | Palatinas mayor y menores.

Palatina mayor y menores *(Palatina major, palatinae minores).*
   | Palatina descendente.
   | | | Paladar óseo y membranoso.

arteria

Nombre	Origen	Relaciones	Distribución	Ramas
Palmar profundo (Arco) *(Arcus palmaris profundus)*.	Radial y cubitopalmar.		Palma de la mano y dedos.	Perforantes, metacarpianas palmares y recurrente carpiana.
Palmar superficial (Arco) *(Arcus palmaris superficialis)*.	Cubital y radiopalmar.		Palma de la mano y dedos.	Digitales palmares comunes, musculares y cutáneas.
Palpebral lateral *(Palpebral lateral)*.	Oftálmica.		Párpados.	
Palpebral medial *(Palpebral medial)*.	Oftálmica.		Conjuntiva, saco lagrimal, carúncula y párpados.	
Pancreática magna *(Pancreatica magna)*.	Esplénica.		Páncreas.	
Pancreaticoduodenal inferior *(Pancreaticoduodenal inferior)*.	Mesentérica superior.		Páncreas y mitad inferior del duodeno.	
Pancreaticoduodenal superior *(Pancreaticoduodenal superior)*.	Gastroduodenal.		Páncreas y mitad superior del duodeno.	
Parietal *(Rami parietales, a. temporalis superficialis)*.	Temporal superficial.		Cuero cabelludo y aponeurosis.	
Parotídeas *(Rami parotidei)*.	Auricular posterior. Temporal superficial.		Glándula parótida.	
Pedia. V. Dorsal del pie.				
Perforantes *(Arteriae perforantes)*.	Femoral profunda.		Músculos y piel de la región lateral y posterior del muslo.	
Perforantes *(Rami perforantes)*.	Torácica interna.		Parte superior del tórax.	
Pericardiofréncia *(Pericardiacophrenica)*.	Torácica interna.		Pericardio, pleura, diafragma.	
Perineal *(Perinealis)*.	Pudenda interna.		Periné y tegumentos del escroto o labios.	Perineal transversa.
Perineal transversa.	Perineal.		Periné.	
Peronea *(Fibularis)*.	Tibial posterior.	Detrás del tibial posterior, delante del flexor propio del dedo gordo, lado interno del peroné, cara posterior de la membrana interósea.	Cara lateral y posterior del tobillo, músculos profundos de la pantorrilla.	Peronea anterior, muscular, medular, comunicante, cutánea, calcánea lateral y peronea posterior.
Pilórica. V. Gástrica derecha.				
Pituitaria o hipofisaria *(Hypophysaria)*.	Carótida interna.		Hipófisis.	
Plantas (Arco) *(Arcus plantaris)*.	Plantar lateral.		Parte anterior del pie.	Metatarsianas plantares, perforante posterior.
Plantar lateral o fibular *(Plantaris lateralis)*.	Tibial posterior.		Planta del pie y dedos.	Muscular, calcánea, cutánea, anastomótica, perforante posterior y arco plantar.

Nombre	Origen	Relaciones	Distribución	Ramas

Plantar medial o tibial *(Plantaris medialis).*
   Tibial posterior.
                        Lado interno del pie.
                                     Muscular, cutánea, articular, anastomótica y digital superficial.

Plantar profunda *(Ramus profundus, a. plantaris medialis).*
   Plantar medial.
                            Contribuye a formar el arco plantar.

Poplítea *(Poplitea).*
   Femoral (continuación).
               Sobre el ligamento poplíteo oblicuo, debajo del semimembranoso y el gastrocnemio; entre el semimembranoso y el bíceps femoral.
                        Rodilla y pierna.
                                     Articulares o genusuperiores lateral y medial, articular media, articulares inferiores lateral y medial. Tibiales anterior y posterior.

Principal del pulgar *(Princeps pollicis).*
   Radial.
                        Pulgar.
                                   Radial del índice.

Profunda de la lengua o lingual profunda *(Profunda linguae).*
   Lingual.
                        Lengua y mucosa de la boca.

Pterigoidea lateral *(Rami pterygoidei, a. maxillaris).*
   Maxilar.
                      Músculo pterigoideo lateral.

Pterigoidea medial *(Rami pterygoidei, a. maxillaris).*
   Maxilar.
                      Músculo pterigoideo medial.

Pterigopalatina. V. ESFENOPALATINA.

Púbicas *(Ramus pubicus aa. epigastricae inferioris).*
   Epigástrica inferior. Obturatriz.
                      Región púbica.

Pudenda externa profunda *(Pudenda externa profunda).*
   Femoral.
                      Piel del escroto o labios de la vulva.

Pudenda externa superficial *(Pudenda externa superficialis).*
   Femoral.
                      Piel del pubis y genitales externos.

Pudenda interna *(Pudenda interna).*
   Ilíaca interna (tronco anterior).
                      Órganos genitales externos.
                                Rectal inferior, perineal, perineal transversa, muscular, arterias del bulbo y dorsal del pene.

Pulmonar (Tronco) *(Truncus pulmonalis).*
   Ventrículo derecho.
             Porción intrapericardíaca: Pericardio, aurícula izquierda y aorta. *Extrapericardíaca:* Bifurcación de la tráquea, pulmón izquierdo y cayado aórtico.
                      Pulmones.
                                 Pulmonares derecha e izquierda.

Radial del índice *(Radialis indicis).*
   Principal del pulgar.
                      Lado radial del índice.

Radial *(Radialis).*
   Braquial.
               En el antebrazo: Entre el braquiorradial y el pronador redondo y el flexor radial del carpo; ramo anterior del nervio radial. *En la muñeca:* Ligamento colateral radial, escafoides y trapecio. Porción inferior de la tabaquera anatómica.
                      Antebrazo, muñeca y mano.
                                 Recurrente radial, muscular, transversa anterior del carpo, radiopalmar, dorsal del pulgar, dorsal del carpo, principal del pulgar, arco palmar profundo.

Ranina. V. PROFUNDA DE LA LENGUA.

Rectal inferior *(Rectalis inferior).*
   Pudenda interna.
                      Músculo esfínter y elevador del ano.

Rectal media *(Rectalis media).*
   Ilíaca interna, rama anterior.
                      Porción media del recto.

Nombre	Origen	Relaciones	Distribución	Ramas

Rectal superior *(Rectalis superior).*
| Mesentérica inferior.
| | | Porción superior del recto.
Recurrente radial *(Recurrens radialis).*
| Radial.
| | | Codo y músculos del antebrazo.
Recurrentes cubitales anterior y posterior *(Recurrens ulnaris, anterior y posterior).*
| Cubital.
| | | Articulación del codo y músculos que la rodean.
Recurrente radial posterior. V. INTERÓSEA RECURRENTE.
Renal *(Renalis).*
| Aorta abdominal.
| | | Psoas. En el hilio del riñón, entre la vena renal y la pelvis renal.
| | | Riñón.
| | | | Suprarrenal inferior, capsular y ureteral.
Rodilla (inferolateral e inferomedial de la) *(Genus inferior lateralis et medialis).*
| Poplítea.
| | | Articulación de la rodilla.
Rodilla (superolateral y superomedial de la) *(Genus superior lateralis et medialis).*
| Poplítea.
| | | Articulación de la rodilla.
Sacra lateral *(Sacralis lateralis).*
| Ilíaca interna.
| | | Tejidos alrededor del sacro.
| | | | Espinal, rectal y muscular.
Sacra media *(Sacralis mediana).*
| Aorta abdominal.
| | | Sacro y cóccix.
Safena *(Saphena).*
| Femoral.
| | | Acompaña al nervio safeno.
Sigmoidea *(Sigmoidea).*
| Mesentérica inferior.
| | | Colon sigmoide.
Subclavia *(Subclavia).*
| Tronco braquiocefálico en el lado derecho, cayado de la aorta en el izquierdo.
| | *Derecha:* Articulación esternoclavicular; nervio laríngeo recurrente y VII vértebra cervical; carótida común, pleura. *Izquierda:* Las anteriores y además: tronco venoso braquiocefálico, I vértebra torácica. *Derecha e izquierda:* Músculo escaleno anterior, I costilla y plexo braquial.
| | | Cuello, tórax, médula, miembros superiores, encéfalo y meninges.
| | | | Vertebral, tiroidea inferior, torácica interna, intercostal suprema, escapular dorsal, suprascapular, cervical profunda. Axilar.
Subcostal *(Subcostalis).*
| Aorta torácica.
| | | Por debajo de la XII costilla.
Subescapular *(Subscapularis).*
| Axilar.
| | | Cara posterior de la axila, músculos del hombro y escápula. Fosa subescapular.
| | | | Toracodorsal y circunfleja de la escápula.
Sublingual *(Sublingualis).*
| Lingual.
| | | Glándula sublingual, lado de la lengua, suelo de la boca y músculos de la manbula.
| | | | Arteria del frenillo.
Submandibular *(Submandibularis).*
| Facial.
| | | Glándula submandibular.
Submentoniana *(Submentalis).*
| Facial.
| | | Tejidos de la mandíbula.
| | | | Muscular, perforante, cutáneas.
Suprascapular *(Suprascapularis).*
| Tronco tirocervical.
| | | Clavícula, escápula, articulación y músculos del hombro.
Suprahioidea *(Suprahyoidea).*
| Lingual.
| | | Músculos encima del hueso hioides.

Nombre	Origen	Relaciones	Distribución	Ramas

Supraorbitaria *(Supraorbitalis).*
| Oftálmica.
| | | Frente, músculos superiores de la órbita.
| | | | Perióticas, musculares, diploicas, trocleares y palpebrales.

Supratroclear *(Supratrochlearis).*
| Oftálmica
| | | Músculos frontal y orbicular de los párpados.

Suprarrenal inferior *(Suprarenalis inferior).*
| Renal.
| | | Glándulas suprarrenales.

Suprarrenal media *(Suprarenalis media).*
| Aorta.
| | | Glándulas suprarrenales.

Suprarrenal superior *(Suprarenalis superior).*
| Frénica inferior.
| | | Glándulas suprarrenales.

Sural *(Suralis).*
| Poplítea.
| | | Músculos del hueco poplíteo y pantorrilla.

Tarsianas lateral y medial *(Tarseae lateralis et medialis).*
| Dorsal del pie.
| | | Músculos y articulaciones del tarso.

Temporal media *(Temporalis media).*
| Temporal superficial.
| | | Músculo temporal.

Temporal profunda *(Temporalis profunda).*
| Maxilar.
| | | Músculo temporal, pómulo.

Temporal superficial *(Temporalis superficialis).*
| Carótida externa.
| | Parótida, arco cigomático y entre el conducto auditivo externo y el tubérculo cigomático.
| | | Frente, región temporal, glándula parótida, músculo masetero y oreja.
| | | | Facial transversa, articular, auricular anterior, temporal media y terminales anterior o frontal y posterior o parietal.

Testicular *(Testicularis).*
| Aorta abdominal.
| | Uréter y psoas. Conducto inguinal y bolsas.
| | | Escroto y testículos.
| | | | Ureteral, cremastérica, epididimotesticular.

Tibial anterior *(Tibialis anterior).*
| Poplítea.
| | Delante de la membrana interósea y la tibia, detrás de la porción carnosa del extensor común de los dedos y el tibial anterior, entre el músculo tibial anterior y el extensor propio del dedo gordo. Venas tibiales y nervio peroneo profundo.
| | | Rodilla, pierna y tobillo.
| | | | Recurrente tibial anterior, musculares, maleolares anteriores lateral medial y dorsal del pie.

Tibial posterior *(Tibialis posterior).*
| Poplítea.
| | Detrás del tibial posterior y el flexor común de los dedos; delante del gastrocnemio y el sóleo y el flexor propio del dedo gordo. Venas tibiales y nervio tibial.
| | | Pierna, pie y talón.
| | | | Peronea, musculares, nutricia, cutáneas, comunicante, maleolar medial, calcánea, plantares lateral y medial.

Tibioperoneo (Tronco). V. Tibial posterior.

Tímicas *(Rami thymici).*
| Torácica interna.
| | | Mediastino y timo.

Timpánica anterior *(Tympanica anterior).*
| Maxilar.
| | | Tímpano.

Timpánica inferior *(Tympanica inferior).*
| Faríngea ascendente.
| | | Tímpano.

Timpánica posterior *(Tympanica posterior).*
| Estilomastoidea.
| | | Músculo tensor del tímpano.

arteria

Nombre	Origen	Relaciones	Distribución	Ramas

Timpánica superior *(Tympanica superior).*
   Meníngea media.
                Membrana timpánica.
Tirocervical (Tronco) *(Truncus thyrocervicalis).*
   Subclavia.
              Laringe, esófago, glándula tiroidea y músculos del cuello.
                           Tiroidea inferior, suprascapular y cervical transversa.
Tiroidea ima. *(Thyroidea ima).*
   Tronco braquiocefálico o cayado de la aorta.
              Glándula tiroides.
Tiroidea inferior *(Thyroidea inferior).*
   Subclavia o tronco tirocervical.
              Tronco simpático y paquete vasculonervioso del cuello.
                      Laringe, esófago, glándula tiroides y músculos del cuello.
                           Cervical ascendente, esofágica, traqueal, laríngea inferior y musculares.
Tiroidea media o de Neubauer. V. TIROIDEA IMA.
Tiroidea superior *(Thyroidea superior).*
   Carótida externa.
              Asta mayor del hioides; lóbulo lateral de la glándula tiroides.
                      Músculos insertos en el hueso hioides, esternocleidomastoideo, laringe y glándula tiroides.
                           Infrahioidea, esternocleidomastoidea, laríngea superior, cricotiroidea y terminales anterior y posterior.
Tonsilares *(Ramus tonsillaris a. facialis).*
   Palatina ascendente. Facial.
                Amígdala y trompa auditiva. Amígdala y base de la lengua.
Torácica externa. V. TORÁCICA LATERAL.
Torácica interna *(Thoracica interna).*
   Subclavia.
              Extremidad interna de la clavícula, borde del esternón, pleura, nervio frénico.
                      Tórax y órganos torácicos.
                           Pericardiofrénica, mediastínica, esternal, intercostales anteriores, bronquiales, perforantes, musculofrénica y epigástrica superior.
Torácica lateral *(Thoracica lateralis).*
   Axilar.
                  Músculos pectorales, axila, glándula mamaria y ganglios axilares.
Torácica suprema o superior *(Thoracica suprema).*
   Axilar.
                  Intercostales, pectorales, subclavio, serrato mayor.
Traqueal *(Rami tracheales, a. thyroidea inferior).*
   Tiroidea inferior.
                  Tráquea.
Transversa de la cara *(Transversa faciei).*
   Temporal superficial.
                  Parótida, músculo masetero, piel de la cara.
Transversa del cuello. V. CERVICAL TRANSVERSA.
Transversa del periné. V. PERINEAL TRANSVERSA.
Tubárica *(Ramus tubarius, a. uterina).*
   Ovárica.
                Trompa uterina.
Ulnar. V. CUBITAL.
Umbilical *(Umbilicalis).*
   Ilíaca interna.
              Vejiga.
                      Vesicales superiores.
Uretérica inferior *(Ramus uretericus inferior).*
   Vesical superior.
                  Uréter y vejiga.
Uretérica media *(Ramus uretericus medius).*
   Ilíaca común o testicular.
                  Porción media del uréter.
Uretérica superior *(Ramus uretericus superior).*
   Renal.
                  Porción superior del uréter.
Uterina *(Uterina).*
   Ovárica. Ilíaca interna (tronco anterior).
                Útero.
                      Cervical, vaginal y ovárica.

Nombre	Origen	Relaciones	Distribución	Ramas

Uteroovárica. V. Ovárica.
Uveal. V. Ciliares posteriores cortas.
Vaginal *(Vaginalis).*
    Ilíaca interna (tronco anterior).
                    Vagina.
Vertebral *(Vertebralis).*
    Subclavia.
             Atraviesa los agujeros de las apófisis transversas cervicales (de la VI a la I); agujero magno, cara anterior del bulbo.
                        Músculos del cuello, vértebras, médula y encéfalo.
                        Espinales laterales, musculares, meníngea anterior y posterior, espinales anterior y posterior, cerebelosa inferior posterior y tronco basilar.
Vesical inferior *(Vesicalis inferior).*
    Ilíaca interna (tronco anterior).
                    Vejiga, próstata, vesículas seminales o vagina.
Vesical media *(Vesicalis media).*
    Vesical superior.
                    Vejiga, próstata y vesículas seminales.
Vesical superior *(Vesical superior).*
    Umbilical.
                    Vejiga y vasos deferentes.
                    Deferencial, uretérica y vesical media.
Vestibulares *(Rami vestibulares, a. labyrinthi).*
    Laeríntica.
                    Laberinto membranoso. Vestíbulo y conductos semicirculares.
Vidiana. V. Conducto pterigoideo (del).

teria cerebral media o silviana, cuya rotura produce hemorragia cerebral. || **-de Cohnheim.** Arteria terminal. || **-de Neubauer.** Arteria tiroidea inferior. || **-de Silvio.** Arteria cerebral media. || **-de Vieussens.** Rama de la coronaria derecha que riega los tejidos situados delante de la arteria pulmonar. || **-de Zinn.** Arteria central de la retina. || **-helicina.** Arteria en forma de espiral. || **-lienalis.** Arteria esplénica. || **-lusoria.** Arteria subclavia derecha aberrante, originada en el tronco braquiocefálico o arteria carótida común derecha. || **-medular.** Arteria nutricia destinada a la porción medular o parenquimatosa de un órgano. || **-nutricia.** Dícese de las arterias que llevan la sangre al interior de los huesos y pasan por los agujeros nutricios. || **-terminal.** Arteria que no se divide en ramas, sino que termina directamente por capilares.
arteriactia (de *arteria* y el lat. *arctare*, estrechar). f. Contracción de una arteria; estrechez del calibre de una arteria.
arteriagra (de *arteria* y el gr. *ágra*, ataque). f. Afección gotosa en una arteria.
arterialización. f. F., *artérialisation;* In., *arterialization.* Cambio de la sangre venosa en arterial efectuado en los pulmones.
arteriasis. f. Degeneración de las paredes arteriales.
arteriectasis (de *arteria* y el gr. *éktasis*, dilatación). f. A., *Arteriektasie;* F., *ectasie artérielle;* In., *arteriectasis;* It. y P., *arteriectasia.* Dilatación anormal de las arterias.
arteriectomía (de *arteria* y el gr. *ektomé*, escisión). f. A., *Arterienexzision;* F., *artériectomie;* In., *arteriectomy;* It. y P., *arteriectomia.* Resección de un segmento arterial.
arteriectopia (de *arteria* y *ectopia*). f. Situación anómala de una arteria.
arteriocalasia (de *arteria* y el gr. *chálasis*, relajación). f. Relajación o atonía de las paredes arteriales.
arteriocapilar (de *arteria* y el lat. *capillus*, cabello). adj. Relativo a las arterias y los capilares.
arterioclisis (de *arteria* y el gr. *klýzein*, bañar, limpiar). f. Inyección intraarterial.

arteriodiastasis (de *arteria* y el gr. *diástasis*, separación). f. Separación de dos arterias que normalmente están juntas.
arteriofibrosis (de *arteria* y el lat. *fibra*, filamento). f. Estenosis de las arterias y capilares por fibrosis inflamatoria interna de la íntima. V. Fibrosis arteriocapilar.
arterioflebotomía (de *arteria*, el gr. *phléps*, *phlebós*, vena, y *tomé*, corte). f. Sangría por escarificación del tegumento; sangría local.
arteriogénesis (de *arteria* y el gr. *gennân*, producir, engendrar). f. Formación de las arterias.
arteriografía (de *arteria* y el gr. *gráphein*, describir, registrar). f. A., *Arteriographie;* F., *artériographie;* In., *arteriography;* It. y P., *arteriografia.* Descripción de las arterias. || Registro gráfico del pulso arterial. || Radiografía de las arterias después de la inyección de un medio de contraste opaco a los rayos X; también se llama vasografía arterial.|| **-selectiva.** Visualización de una arteria determinada por inyección de un medio de contraste radiopaco directamente en dicha arteria o en la región a explorar.
arteriograma (de *arteria* y el gr. *grámma*, inscripción). m. A., *Arteriogramm;* F., *artériogramme;* In., *arteriogram;* It. y P., *arteriografia.* Esfigmograma. || Imagen radiográfica de una arteria o de un territorio arterial.
arteriohistéresis. f. Arteriomalacia senil.
arteriola (del lat. *arteriola*, dim. de *arteria*). f. A., *Arteriole;* F., *artériole;* It. y P., *arteríola.* Pequeña rama arterial.
arteriolae rectae. f. pl. Arteriolas rectas; ramas de las arterias del riñón, que se dirigen a las pirámides medulares.
arteriolito (de *arteria* y el gr. *líthos*, piedra). m. A., *Arterienstein;* F., *artériolithe;* In., *arteriolith;* It., *arteriolito;* P., *arteriólito.* Concreción calcárea en una arteria.
arteriología (de *arteria* y el gr. *lógos*, tratado). f. F., *artériologie.* Ciencia, o parte de la anatomía que se dedica al estudio de las arterias.
arteriomalacia (de *arteria* y el gr. *malakía*, debilidad). f. F., *artériomalacie.* Reblandecimiento anormal de las paredes arteriales.

arteriómetro (de *arteria* y el gr. *métron*, medida). m. F., *artériomètre*. Aparato utilizado para medir todo cambio de calibre en las arterias pulsátiles.

arteriomiomatosis (de *arteria*, el gr. *mys*, *myós*, músculo, y los suf. *-oma* y *-osis*). f. F., *artériomyomatose*. Desarrollo irregular de fibras musculares en las paredes de una arteria, que produce su engrosamiento.

arteriomotor. adj. Vasomotor arterial.

arterionecrosis. f. F., *artérionécrose;* In., *arterionecrosis*. Necrosis de una arteria o arterias.

arteriopalmus. m. Latido arterial.

arteriopatía (de *arteria* y el gr. *páthe*, enfermedad). f. F., *artériopathie;* In., *arteriopathy*. Término general para las afecciones arteriales.

arterioperisia (de *arteria* y el gr. *perissós*, excesivo). f. Desarrollo arterial exagerado.

arterioplania (de *arteria* y el gr. *planân*, errar). f. Curso anómalo de una arteria.

arterioplastia (de *arteria* y el gr. *plássein*, formar). f. F., *artérioplastie;* In., *arterioplasty*. Cirugía plástica de las arterias.

arterioplegma (de *arteria* y el gr. *plégma*, plegadura). f. PERPLICACIÓN.

arteriopresor (de *arteria* y el lat. *premere*, apretar). adj. F., *artériopresseur;* In., *arteriopressor*. Que produce aumento de presión sanguínea en las arterias.

arteriorrafia (de *arteria* y el gr. *raphé*, sutura). f. A., *Arteriennaht;* F., *artériorrafia;* In., *arteriorrhaphy;* It. y P., *arteriorrafia*. Sutura de una arteria.

arteriorragia (de *arteria* y un derivado del gr. *rhegnnai*, reventar). f. F., *artériorragie;* In., *arteriorrhagia*. Hemorragia arterial.

arteriorrexis (de *arteria* y el gr. *rhêxis*, rotura). f. F., *artériorrhexis;* In., *arteriorrhexis*. Rotura de una arteria.

arteriosclerosis [arteriosclerótico] (de *arteria* y el gr. *sklerós*, duro). f. A., *Arteriosklerose;* F., *artérioscle-rose;* In., *arteriosclerosis;* It., *arteriosclerosi;* P., *arteriosclerose*. Dureza y engrosamiento anormales de las paredes arteriales, por formación de placas de ateroma resultado de su inflamación crónica, especialmente de la túnica íntima, con tendencia a la obliteración del vaso. ∥ **-cerebral.** La de las arterias del cerebro. ∥ **-difusa.** La que afecta todos los territorios arteriales del organismo. ∥ **-infantil.** Esclerosis difusa de las arteriolas y capilares en la infancia, por nefritis crónica o sífilis congénita. ∥ **-medial** o **de Mönckeberg.** ESCLEROSIS DE MÖNCKEBERG. ∥ **-nodular.** Enfermedad de las arterias caracterizada por formación de nódulos fibrosos en sus capas medias. ∥ **-obliterante.** Conjunto de trastornos circulatorios que produce en los miembros la obliteración crónica progresiva de sus arterias por la localización de la arteriosclerosis en ellas. ∥ **-senil.** Arteriosclerosis en los ancianos.

arteriosidad o **arterialidad.** f. Cualidad de arterial.

arteriosimpatectomía. f. SIMPATECTOMÍA PERIARTERIAL.

arteriosis. f. Enfermedades arteriales cuyas lesiones son fundamentalmente de tipo degenerativo, como la arteriosclerosis.

arterioso. adj. F., *artériel*. Arterial. ∥ Que tiene la estructura de una arteria, aunque la sangre que contiene sea venosa, como la *vena arteriosa* o arteria pulmonar. ∥ **-(Conducto).** V. CONDUCTO ARTERIOSO.

arteriospasmo (de *arteria* y *espasmo*). m. F., *artériospasme;* In., *arteriospasm*. Espasmo de una arteria.

arteriostenosis (de *arteria* y *estenosis*). f. F., *artériosténose;* In., *arteriostenosis*. Estrechez, obliteración de las arterias.

arteriosteosis (de *arteria* y el gr. *ostéon*, hueso). f. A., *Arterienverkalkung;* F., *artériostéose;* In., *arteriostosis;* It., *calcificazione di una arteria;* P., *arteriosteose*. Osificación, incrustación calcárea de una arteria.

arteriostrepsia o **arteriostripsia** (de *arteria* y el gr. *streptós*, vuelto). f. F., *artériotrepsie*. In., *arteriostrepsis*. Torsión de una arteria para cohibir la hemorragia.

arteriotomía (de *arteria* y el gr. *tomé*, corte). f. F., *artériotomie;* In., *arteriotomy*. Sección quirúrgica de una arteria para la extracción de sangre, *sangría arterial*, o bien para la extracción de un émbolo, *embolectomía*.

arteriotonía (de *arteria* y el gr. *tónos*, tensión). f. Tensión intraarterial de la sangre.

arteriovenoso. adj. F., *artério-veineux*. In., *arteriovenous*. Arterial y venoso al mismo tiempo; relativo o que afecta a una arteria y una vena.

arterioversión o **arteriversión.** f. Eversión quirúrgica de los extremos de una arteria que sangra, con el fin de detener la hemorragia.

arterioxerosis (de *arteria* y el gr. *xerós*, seco). f. Endurecimiento fisiológico de las arterias por efecto de la edad.

arteritis (de *arteria* y el suf. *-itis*). f. A., *Arteritis;* F., *artérite;* In., *arteritis;* It. y P., *arterite*. Inflamación de las paredes de una arteria. ENDARTERITIS y PERIARTERITIS. ∥ **-hiperplásica.** Arteritis con neoformación de tejido conjuntivo. ∥ **-nudosa.** Periarteritis nudosa o enfermedad de Kussmaul. ∥ **-obliterante.** Endarteritis que da por resultado la obliteración u oclusión de la luz del vaso. ∥ **-temporal.** Arteritis de las arterias temporales. ENFERMEDAD DE HORTON.

arterización. Aumento de fibras elásticas y musculares en las paredes de una vena sometida a una presión mayor de la normal. ∥ f. ARTERIALIZACIÓN.

Arthrobacter. Género de bacterias de la familia corinebacteriáceas. Son bacterias grampositivas, aerobias estrictas, que se encuentran en el suelo y en el agua. La especie tipo es *A. globiformis*.

Arthus (Fenómeno de) (Maurice *Arthus*, fisiólogo francés, 1862-1945). V. FENÓMENO.

articulación (del lat. *articulatio, -onis*). f. A., *Artikulation;* F., *articulation;* In., *articulation;* It., *articolazione;* P., *articulação*. Unión de dos o más huesos. *Sin.:* Coyuntura, juntura. ∥ En odontología, modo de disponer un diente artificial para que se acomode a las distintas posiciones de la boca. ∥ Pronunciación clara y distinta de las palabras. ∥ **-ambomaleal.** Articulación del martillo con el yunque. ∥ **-anfidiartrodial.** ANFIDIARTROSIS. ∥ **-artrodial.** ARTRODIA. ∥ **-atlantoepistrófica.** Articulación atlantoaxoidea. ∥ **-biaxil.** Articulación con dos ejes principales de movimiento, los cuales están en ángulo recto. ∥ **-bilocular.** Articulación dividida en dos cavidades por el cartílago interarticular. ∥ **-capitular.** Las articulaciones entre las vértebras y las cabezas de las costillas. ∥ **-carpiana.** Articulación de la muñeca. ∥ **-coclear.** Forma de articulación que permite el movimiento lateral. ∥ **-compuesta.** Articulación de más de dos huesos. ∥ **-condiloidea.** ARTICULACIÓN ELIPSOIDEA. ∥ **-confluente.** Lenguaje en el cual las sílabas se emiten simultáneamente. ∥ **-de Brodie.** Neuralgia histérica en una articulación. ∥ **-de Budin.** Banda de cartílago observada en el nacimiento entre las porciones escamosa y condilar del hueso occipital. ∥ **-de Charcot.** Artropatía tabética. ∥ **-de Chopart.** Unión de los huesos calcáneo y astrágalo con los demás del tarso; articulación mediotarsal o tarsiana media. ∥ **-de Clutton.** Hidrartrosis simétrica indolora de la rodilla, especialmente observada en la sífilis hereditaria. ∥ **-de Cruveilhier.** Articulación atlantoodontoidea. ∥ **-de Gies.** Condroesteoartritis sifilítica crónica. ∥ **-de Lisfranc.** Articulación tarsometatarsiana. ∥ **-diartrodial.** DIARTROSIS. ∥ **-elipsoidea.** Articulación con dos ejes de movimiento, ambos en el mismo hueso. ∥ **-enartrodial.** ARTICULACIÓN ESFEROIDAL. ∥ **-esferoidal.** **esferoidea.** Articulación con superficies esféricas. ∥ **-espiral.** ARTICULACIÓN COCLEAR. ∥ **-falsa.** SEUDOARTROSIS. ∥ **-ginglimoide.** GÍNGLIMO. ∥ **-hemofílica.** Hemorragia articular en la hemofilia. ∥ **-histérica.** Estado semejante a la artritis. ∥ **-inamovible.** SINARTROSIS. ∥ **-incudostapedia.** Articulación del yunque con el estribo. ∥ **-irritable.** Articulación sujeta a ataques de inflamación sin causa apreciable; tal estado es consecutivo a menudo a un esguince. ∥ **-mediocarpal** o **mediocarpiana.** Articulación entre los huesos escafoides, semilunar y piramidal y los de la segunda fila del carpo. ∥ **-mixta.** ANFIARTROSIS. ∥ **-movible.** DIARTROSIS. ∥ **-multiaxil.** ARTICULACIÓN ESFEROIDAL. ∥ **-pendular.** Movilidad anormal de una articulación después de resecada. ∥ **-por encaje recí-**

proco. Diartrosis que tiene las superficies articulares concavoconvexas que se corresponden inversamente. ||**-rotatoria.** Gínglimo lateral o trocoides. ||**-seca.** Artritis crónica. V. Artritis. ||**-sellar.** Articulación por encaje recíproco. ||**-simple.** Articulación de dos huesos. ||**-sinartrodial.** Sinartrosis. ||**-subastragalina.** Articulación entre el astrágalo y el calcáneo. ||**-talocalcánea.** Articulación subastragalina. ||**-talocrural.** Articulación tibioperoneoastragalina. ||**-trocoidea.** Articulación rotatoria. ||**-uncovertebral.** Pequeña artrodia entre los extremos laterales de los cuerpos vertebrales cervicales. ||**-uniaxil.** Articulación que se mueve en un eje solamente. ||**-unilocular.** Articulación con una sola cavidad.

articulado. adj. F., *articulé;* In., *articulated.* Dividido o unido por articulaciones. || Enunciado en palabras y frases.

articulador. m. F., *articulateur.* Utensilio para efectuar una unión semejante a una articulación. ||**-dental.** Instrumento odontológico destinado a acoplar las dentaduras superior e inferior y a montar dientes artificiales en relaciones adecuadas de oclusión y articulación.

artículo (del lat. *articulus*). m. Articulación. || Segmento interarticular; cada una de las porciones o segmentos que forman una serie articulada. || Articulación movible. ||**-mortis** (lat.). En el momento de la muerte.

artificial (del lat. *artificialis;* de *ars, artis,* arte, y *facere,* hacer). adj. A., *künstlich;* F., *artificiel;* In., *artificial;* It., *artificiale;* P., *artificial;* Hecho por el arte, que no es natural ni patológico.

artistomía (del gr. *árti;* justamente, y *stóma,* boca). f. Nitidez en la articulación de las palabras. || Adaptación exacta de una abertura, especialmente de una incisión quirúrgica, a su propósito.

artraga (de *artro-* y el gr. *ágra,* presa, ataque). f. Afección gotosa simultánea en una o varias articulaciones. || Artritis.

artralgia (de *artro-* y el gr. *álgos,* dolor). f. A., *Arthralgie;* F. e In., *arthralgie;* It. y P., *artralgia.* Neuralgia o dolor en una articulación. Artroneuralgia, artrodinia, neuralgia articular. ||**-saturnina.** Altralgia por intoxicación plúmbica.

artrectasis (de *artro-* y el gr. *éktasis,* dilatación). f. Dilatación de una cavidad articular.

artrectomía (de *artro-* y el gr. *ektomé,* escisión). f. A., *Arthrektomie;* F., *arthrectomie;* In., *arthrectomy;* It. y P., *artrectomia.* Resección de una articulación, especialmente de sus partes blandas y fungosidades, respetando los extremos articulares. Sinovectomía.

artredema (de *artro-* y *edema*). m. Edema de una articulación.

artrelcosis (de *artro-* y el gr. *hélkos,* llaga). f. Ulceración de una articulación.

artremia (de *artro-* y el gr. *haîma,* sangre). f. Congestión sanguínea de una articulación.

artrempiesis (de *artro-* y el gr. *empyêsis,* supuración). m. F., *arthrempyèse;* In., *arthrempyesis.* Supuración en una articulación, artritis supurativa. Piartrosis.

artrestesia (de *artro-* y el gr. *aísthesis,* sensación). f. F., *sensibilité articulaire;* In., *arthresthesia.* Sensibilidad articular; percepción de los movimientos articulares.

artrifluente (de *artritis* y el lat. *fluere,* fluir). adj. Relativo a los abscesos por congestión que provienen de una articulación enferma.

artrífugo (de *artritis* y el lat. *fugare,* poner en fuga). adj. y s. Que obra contra la gota.

artrítico. adj. m. F., *arthritique;* In., *arthritic.* Perteneciente o relativo a la artritis o al artritismo. || Persona afectada de artritis o artritismo.

artrítide. f. Manifestación cutánea dependiente del artritismo.

artritis (de *artro-* y el suf. *-itis*). f. A., *Gelenkentzündung;* F., *arthrite;* In., *arthritis;* It. y P., *artrite.* Inflamación de una articulación, de causa infecciosa (bacteriana, vírica, micótica), inmunológica (por depósito

---

CUADRO DE LAS ARTICULACIONES

Articulaciones **fibrosas** (sinfibrosis o sinartrosis).
  Esquindelesis.
    Vomerosfenoidal.
  Gonfosis.
    Alveolodentarias.
  Suturas.
    Dentada: coronal (frontoparietal), sagital (biparietal), lambdoidea (parietooccipital).
    Escamosa: parietotemporal.
    Armónica: internasal, nasomaxilar, lacrimomaxilar.
    Sindesmosis: tibioperonea distal.
Articulaciones **cartilaginosas** (anfiartrosis).
  Sincondrosis.
    Esfenooccipital, esfenopetrosa, petrooccipital.
  Sínfisis.
    Cuerpos vertebrales, sacrovertebral, sacrococcígea.
    Sínfisis del pubis, sacroilíaca, esternal superior.
Articulaciones **sinoviales** (diartrosis).
  Planas o artrodias.
    Apófisis articulares entre sí, atlantoaxoideas, laterales costovertebrales, condrosternales, intercondrales, acromioclavicular, carpianas, carpometacarpianas, intermetacarpianas, peroneotibiales superior e inferior, astragalocalcánea, metatarsianas, intermetatarsianas.
  Trocoides.
    Atlantoodontoidea, radiocubitales proximal y distal.
  Gínglimos o trócleas.
    Codo, interfalángicas de la mano y del pie, tibiotarsiana.
  Sellar o de encaje recíproco.
    Esternocostoclavicular, trapeciometacarpiana, calceneocuboidea.
  Elipsoidea o condílea.
    Occipitoatlantoidea, temporomandibular, muñeca, metacarpofalángicas, metatarsofalángicas.
    Bicondíleas: rodilla.
  Esferoidea o enartrosis.
    Escapulohumeral, coxofemoral.

TABLA ALFABÉTICA DE LAS ARTICULACIONES PRINCIPALES

Nombre	Superficies articulares	Medios de unión sinoviales	Arterias y nervios	Clase o género movimientos

Acromioclavicular *(Acromioclavicularis).*
　　Carilla plana del extremo externo de la clavícula; carilla semejante de la parte más anterior del borde interno del acromión.
　　　　Fibrocartílago interarticular o menisco, de tipo muy variable; cápsula fibrosa reforzada por los ligamentos acromioclaviculares superior e inferior, el primero mucho más resistente. Sinovial que comunica a veces con la bolsa supraacromial y la sinovial del hombro.
　　　　　　Arterias de la cervical transversa y de la acromiotorácica; nervios supraclaviculares laterales del plexo cervical superficial.
　　　　　　　　Artrodia; movimientos de deslizamiento que, aunque limitados, permiten los más extensos de la escápula.

Astragalocalcánea o subastragalina *(Subtalaris).*
　　Dos carillas, anterointerna y posteroexterna, de la cara superior del calcáneo; dos carillas de igual situación y forma de la cara inferior del astrálago.
　　　　Ligamento interóseo, el más fuerte, y ligamentos periféricos lateral y medial. Dos sinoviales, una independiente y otra que comunica con la astragalonavicular (astragaloscafoidea).
　　　　　　Arterias de la tibial posterior, dorsal del pie y peronea; nervios del tibial y peroneo profundo.
　　　　　　　　Doble artrodia; movimiento de aducción, abducción y rotación.

Astragalonavicular (astragaloscafoidea) *(Talonavicularis).*
　　Cabeza oblonga del astrálago; cavidad glenoidea de la cara posterior del navicular (escafoides), ensanchada por un fibrocartílago considerado como ligamento calcaneonavicular (calcaneoscafoideo) plantar. Constituye la porción interna de la articulación mediotarsiana.
　　　　Dos ligamentos propios: astragalonavicular, superior y calcaneonavicular, inferior y ligamento bifurcado en Y o en V de esta articulación y de la calcaneocuboidea. Sinovial que comunica con la astragalocalcánea interna.
　　　　　　Arterias de las dorsales del pie y metatarso y de las plantares; nervios del peroneo profundo y superficial.
　　　　　　　　Enartrosis: movimientos limitados de flexión y extensión, aducción y abducción y rotación.

Atlantoaxoidea lateral *(Atlantoaxialis lateralis).*
　　Carillas de la cara inferior de las masas laterales del atlas; carillas correspondientes de las apófisis articulares superiores del axis.
　　　　Dos ligamentos laterales en forma de cápsula articular; uno anterior desde el borde inferior del arco anterior del atlas a la cara anterior del cuerpo del axis, y otro posterior del arco posterior del atlas a las láminas y base de la apófisis espinosa del axis. Sinovial muy laxa.
　　　　　　Arterias de la vertebral y nervios del segundo ramo cervical o de la anastomosis de éste con el primero.
　　　　　　　　Artrodia; movimientos de deslizamiento que permiten la rotación de la cabeza.

Atlantoaxoidea media (atlantoodontoidea) *(Atlantoaxialis mediana).*
　　Anillo osteofibroso constituido por el arco anterior del atlas y una cinta fibrosa o ligamento transverso de una a otra masa lateral; apófisis odontoides del axis.
　　　　Ligamentos occipitoaxoideos. Dos sinoviales muy laxas, una anterior entre la apófisis odontoides y el arco anterior, y otra posterior entre dicha apófisis y el ligamento transverso.
　　　　　　Arterias y nervios del mismo origen que en la anterior.
　　　　　　　　Trocoide, movimiento de rotación de la cabeza.

Atlantooccipital *(Atlantooccipitalis).*
　　Cóndilos del occipital y carillas articulares superiores de las masas laterales del atlas.
　　　　Cápsulas derecha e izquierda; membrana atlantooccipital anterior, de la parte anterior del agujero occipital al borde superior del arco anterior del atlas, y membrana atlantooccipital posterior con inserciones semejantes. Una sinovial muy laxa para cada cóndilo.
　　　　　　Arterias de la vertebral y rama meníngea de la faríngea ascendente; nervios del suboccipital.
　　　　　　　　Diartrosis doble condílea; movimientos de flexión, extensión e inclinación.

Cadera (de la) o coxofemoral *(Coxae).*
　　Cabeza del fémur; acetábulo o cavidad cotiloidea del hueso coxal ampliada por un anillo fibroso, rodete acetabular.
　　　　Ligamento de la cabeza del fémur (redondo) intraarticular; cápsula con tres fascículos de refuerzo: iliofemoral o ligamento de Bertin, o ligamento en Y de Bigelow; isquiofemoral y pubofemoral. Sinovial amplia.
　　　　　　Arterias de la femoral profunda que constituyen las circunflejas femorales lateral y medial, de la obturatriz y glúteas, nervios posteriores del plexo sacro y anteriores del femoral y obturador.
　　　　　　　　Enartrosis; movimientos de flexión y extensión; aducción y abducción, circunducción y rotación.

Nombre	Superficies articulares	Medios de unión sinoviales	Arterias y nervios	Clase o género movimientos

Calcaneocuboidea *(Calcaneo cuboidea).*
    Carilla concavoconvexa de la cara anterior del calcáneo; carilla semejante de la cara posterior del cuboides. Constituye la parte externa de la articulación mediotarsiana.
        Dos ligamentos propios calcaneocuboideos: superior e inferior, ligamento plantar largo, y un ligamento bifurcado en Y o en V, común a esta articulación y a la astragalonavicular. Sinovial independiente.
            Arterias de las dorsales del pie y metatarso y de las plantares; nervios de los peroneos profundo y superficial y plantar lateral.
                Encaje recíproco; movimientos limitados de flexión y extensión, aducción y rotación.

Carpometacarpiana de los cuatro últimos dedos *(Carpometacarpeae).*
    El II metacarpiano por tres carillas de su extremo superior con el trapecio, trapezoide y hueso grande, que forman una mortaja. El III metacarpiano con el hueso grande. El IV metacarpiano por dos carillas desiguales con el hueso grande y el ganchoso. El V metacarpiano con el hueso ganchoso.
        Un ligamento interóseo en V o Y desde las caras contiguas de los huesos grande y ganchoso al III metacarpiano; cuatro ligamentos palmares, del trapecio al II y III metacarpianos, del hueso grande al II metacarpiano, del hueso grande al III metacarpiano y del hueso ganchoso al IV metacarpiano; seis o siete ligamentos dorsales, más fuertes: dos del II metacarpiano al trapezoides, dos del III al ganchoso, uno para el IV y otro para el V ganchoso. Sinovial del II y III metacarpiano que comunica con la mediocarpiana.
            Arterias de las metacarpianas dorsales y arco palmar profundo; nervio del cubital y radial.
                Artrodias; movimientos de deslizamiento.

Carpometacarpiana del pulgar *(Carpometacarpea pollicis).*
    Carilla concavoconvexa en dos vertientes en la cara inferior del trapecio; carilla de forma inversa en el extremo superior del I metacarpiano.
        Un solo ligamento en forma de cápsula; sinovial laxa.
            Arterias de la dorsal del pulgar y de la radial; nervios del mediano.
                Encaje recíproco, movimiento de flexión, extensión, abducción, aducción y circunducción del pulgar; la flexión y aducción combinadas producen la oposición característica de la mano humana.

Codo (Del) *(Cubiti).*
    Tróclea humeral, canal condilotroclear y cóndilo en el extremo inferior del húmero; escotadura troclear en el extremo superior del cúbito y fosa articular en el extremo superior del radio.
        Cápsula articular reforzada por cuatro ligamentos: anular, cuadrado y colaterales radial y cubital. Sinovial con varios fondos de saco, anterior, posterior e inferior.
            Arterias de la braquial, radial y cubital que forman una red articular; nervios del musculocutáneo, mediano, radial y cubital.
                Gínglimo; movimientos extensos de flexión y extensión.

Condrocostales.
    Cavidad elipsoidea del extremo anterior de la costilla con el extremo de configuración inversa de los cartílagos costales.
        Encaje de ambas superficies, consolidado por la continuidad del periostio con el pericondrio.
                Sinartrosis.

Condrosternales o esternocostales *(Sternocostales).*
    Dos carillas en el borde del esternón, superior e inferior, inclinadas en ángulo abierto hacia fuera; dos carillas en disposición inversa en el extremo del cartílago costal.
        Ligamento intraarticular; cápsula fibrosa reforzada por ligamentos radiados, anterior y posterior. Una o dos sinoviales rudimentarias.
            Arterias de las ramas anteriores de la torácica interna.
                Artrodias; movimientos de deslizamiento que permiten el avance del esternón.

Coracoclavicular.
    Anómala pero no rara; carilla en la cara interior de la clavícula con carilla de la apófisis coracoides.
        Aun sin existir verdadera articulación hay siempre dos ligamentos: coracoclavicular anteroexterno o trapezoideo y coracoclavicular posterointerno o conoideo.
                Artrodia cuando existe, movimientos de deslizamiento.

Costotransversa *(Costotransversaria).*
    Carilla circular convexa del tubérculo de la costilla y carilla semejante y cóncava de la apófisis transversa.
        Ligamentos costotransversos: interóseo, superior y lateral.
            Arterias de la rama dorsospinal de las intercostales; nervios de los ramos dorsales de los torácicos.
                Artrodias; movimientos de deslizamiento que permiten el ascenso y descenso de las costillas.

Costovertebrales *(Costovertebrales).*
    Articulaciones entre costillas y vértebras. El conjunto está formado por la articulación de la cabeza de la costilla y la costotransversa.

articulación

Nombre	Superficies articulares	Medios de unión sinoviales	Arterias y nervios	Clase o género movimientos
De la cabeza de la costilla *(Capitis costae).*	Por parte de la costilla, en la cabeza dos carillas planas, superior e inferior; por parte de las vértebras, dos carillas semejantes, una en la vértebra de arriba y otra en la de abajo. Las costillas I, XI y XII se articulan con una sola vértebra.	Ligamento intraarticular; cápsula periférica muy delgada reforzada por el ligamento radiado. Dos sinoviales rudimentarias.	Arterias de las ramas intercostales y nervios de los intercostales.	Artrodias; movimientos de deslizamiento que permiten el ascenso y descenso de las costillas.
Cuneocuboidea *(Cuneocuboidea).*	Carilla plana triangular u oval de la cara interna del cuboides; carilla semejante de la cara externa de la III cuña.	Un ligamento dorsal, otro plantar y otro interóseo. Sinovial independiente o divertículo de la cuneonavicular.	Arterias de las dorsales del pie y metatarso y plantares; nervios del peroneo profundo y plantares.	Artrodia; muy ligeros movimientos de deslizamiento.
Cuboideonavicular (escafocuboidea) *(Cuboideanavicularis).*	Carilla plana en el extremo externo del navicular (escafoides); carilla análoga de la parte posterior de la cara interna del cuboides.	Tres ligamentos: interóseo, dorsal y plantar. Sinovial pequeña, prolongación de la cuneonavicular.	Arterias de las dorsales del pie y metatarso y de las plantares; nervios del peroneo profundo y plantares.	Artrodia; muy ligeros movimientos de deslizamiento.
Cuneonavicular (cuneoescafoidea) *(Cuneonavicularis).*	Tres carillas en la cara anterior del navicular (escafoides) separadas por dos crestas verticales; carilla vertical en la cara posterior de cada una de las tres cuñas.	Tres ligamentos dorsales y tres plantares del navicular a cada una de las cuñas y un fascículo accesorio plantar del navicular a la II cuña. Sinovial común con dos prolongaciones intercuneales y otra cuboideonavicular.	Arterias de las dorsales del pie y metatarso y de las plantares; nervios del peroneo profundo y plantares.	Artrodias; muy ligeros movimientos de deslizamiento.
Escafolunar.	Carilla del escafoides con carilla del semilunar, ambas planas y verticales.	Ligamentos interóseo, palmar y dorsal. Sinovial en comunicación con la mediocarpiana.		Artrodia; movimientos de deslizamiento.
Esternal inferior.	Superficie plana del cuerpo del esternón con una superficie análoga de la apófisis xifoides.	Lámina cartilaginosa interpuesta entre ambas superficies; manguito fibroso perióstico.		Sincondrosis.
Esternal superior.	Superficie plana oval del manubrio esternal con una superficie semejante del cuerpo del mismo hueso.	Fibrocartílago interarticular; periostio que pasa de una pieza a otra sin interrupción, reforzado por algunos manojos fibrosos verticales y oblicuos.		Sínfisis; movimientos muy escasos.
Esternoclavicular *(Sternoclavicularis).*	Carilla oblonga del esternón al lado de la horquilla, continuada por una carilla triangular del primer cartílago costal; carilla vertical del extremo interno de la clavícula, continuada por otra carilla horizontal menor en la cara inferior de la clavícula.	Fibrocartígalo o disco interarticular; cápsula fibrosa reforzada por cuatro ligamentos: anterior y posterior: esternoclaviculares, superior: interclavicular e inferior: costoclavicular o romboidal. Dos sinoviales, meniscosternal y meniscoclavicular, independientes o en comunicación.	Arterias de la torácica interna y torácica suprema; nervios del plexo cervical superficial y del subclavio.	Diartrosis por doble encaje recíproco; movimientos de ascenso y descenso, avance y retroceso y circunducción de la clavícula.
Hombro (Del) o escapulohumeral *(Humeri).*	Cabeza del húmero y cavidad glenoidea de la escápula, aumentada su extensión y profundidad por el rodete glenoideo.	Cápsula articular reforzada por el ligamento coracohumeral de la base de la apófisis coracoides al tubérculo mayor y ligamentos glenohumerales superior, medio e inferior. Sinovial con dos prolongaciones constantes: bolsa del subescapular y bolsa bicipital.	Arterias de la suprascapular, circunflejas humerales anterior y posterior y de la subescapular; nervios del suprascapular, subescapular y axilar.	Enartrosis; movimientos variados y extensos de abducción y aducción, proyección hacia delante y atrás, de rotación y circunducción.

Nombre	Superficies articulares	Medios de unión sinoviales	Arterias y nervios	Clase o género movimientos
Intercondrales *(Interchondrales).*	Carillas ovales en la parte media de los bordes de los cartílagos costales VI, VII y VIII (a veces el V y IX).	Pericondrio que pasa de un cartílago a otro sin interrupción, y manojos fibrosos que van de uno a otro cartílago. Sinovial rudimentaria.	Arterias de la musculofrénica, de la torácica interna; nervios de los intercostales.	Artrodias; ligeros movimientos de deslizamiento.
Intercuneales.	Carillas planas en la parte posterior de las caras por las que las cuñas se corresponden.	Dos ligamentos dorsales: medial, de la I a la II cuña, y lateral, de la II a la III; dos ligamentos interóseos, lateral y medial, y un ligamento plantar fuerte, de la I a la II cuña. Dos sinoviales, prolongaciones de la cuneonavicular.	Arterias de las dorsales del pie y de las plantares; nervios del peroneo profundo y plantares.	Artrodias; ligerísimos movimientos de deslizamiento.
Interfalángicas de la mano *(Interphalangeae manus).*	Una polea, garganta central y masas condilares laterales, en el extremo inferior de la I y II falanges; una cresta central y pequeñas cavidades glenoideas laterales en el extremo superior de la II y III falanges con un fibrocartílago de ampliación.	Cápsula fibrosa y dos ligamentos colaterales, lateral y medial. Sinovial para cada articulación, con una prolongación pretroclear.	Arterias de las colaterales y nervios de los colaterales.	Gínglimo; movimientos de flexión y extensión.
Interfalángicas del pie *(Interphalangeae pedis).*	Igual disposición que las de la mano, pero mucho menos manifiestas.	Iguales elementos que en la mano, pero en estado rudimentario.	De las arterias y nervios colaterales.	Gínglimo; movimientos de flexión y extensión.
Intermetacarpianas *(Intermetacarpeae).*	Carillas irregulares en los lados de los extremos superiores del II, III, IV y V metacarpianos. Los extremos inferiores no se articulan en realidad entre sí.	Tres ligamentos interóseos, tres ligamentos palmares y tres dorsales del II al III, del III al IV y del IV al V metacarpianos. Una pequeña sinovial para cada articulación, divertículo de la carpometacarpiana común. Los extremos inferiores están unidos por el ligamento metacarpiano transversoprofundo.	Arterias de las metacarpianas y arco palmar profundo; nervios del cubital y radial.	Artrodias, movimientos de deslizamiento.
Intermetatarsianas *(Intermetatarseae).*	Carillas irregulares a los lados de la base de los cuatro metatarsianos últimos. El I es independiente. Dos pequeñas carillas entre el II y III metatarsianos, una entre el III y IV y otra entre el IV y V.	Tres ligamentos interóseos, tres dorsales y tres plantares, entre el II y III, III y IV y IV y V metatarsianos. Sinovial pequeña para cada articulación, divertículo de las tarsometatarsianas.	Arterias de la dorsal del pie, plantar medial, metatarsianas dorsales y arco plantar; nervios del peroneo profundo y plantares.	Artrodias: movimientos de deslizamiento.
Intervertebrales cigapofisarias (apófisis articulares) *(Processus articularis).*	Carilla de la apófisis articular de una vértebra con la carilla correspondiente de la apófisis articular de la vértebra superior. De estas carillas la inferior mira atrás y arriba; la superior, adelante y abajo en general.	Cápsula fibrosa más o menos fuerte según las regiones, reforzada por el ligamento amarillo. Sinovial muy laxa.		Artrodias; movimientos de deslizamiento.
Intervertebrales (cuerpos) *(Corpus vertebrae).*	Caras de los cuerpos vertebrales: superior de una vértebra con la inferior de la vértebra que tiene encima.	Disco intervertebral: ligamentos longitudinal anterior y longitudinal posterior. El I desde el cuerpo del axis hasta la parte superior del sacro. El II desde el canal basilar hasta la pared anterior del conducto del sacro.		Sínfisis.
Lisfranc (De). V. Tarsometatarsiana.				
Lumbosacra.	En la línea media, base del sacro con la cara inferior de la V lumbar: a derecha e izquierda, articulaciones de las apófisis articulares sacras con las apófisis articulares inferiores de la V lumbar.	Disco interóseo y ligamentos longitudinales anterior y posterior. Ligamentos a distancia representados por los ligamentos amarillos, interespinoso y supraspinoso, y ligamento *sacrovertebral*, desde la apófisis transversa de la V lumbar hasta la base de sacro.	Ramas de la sacra lateral, iliolumbar y otras; nervios de las dos últimas lumbares y del tronco simpático.	Sínfisis central y artrodias laterales; movimientos de deslizamiento.

articulación

Nombre	Superficies articulares	Medios de unión sinoviales	Arterias y nervios	Clase o género movimientos

Mediocarpiana *(Mediocarpea)*.
La articulación de la 1.ª fila del carpo con la 2.ª se divide en dos secciones: *lateral*, formada por el escafoides de una parte y el trapecio y trapezoides de otra; la superficie de contacto es plana y transversal, y *medial*, constituida de una parte por el escafoides, semilunar y piramidal, que forman una cavidad glenoidea, y de otra parte por el hueso grande y el ganchoso, que forman un cóndilo.

Lateral: Tres ligamentos: palmar del escafoides al trapecio, dorsal del escafoides al trapecio y trapezoide, lateral externo del escafoides al trapecio. *Medial:* Tres ligamentos: palmar del hueso grande al piramidal y el escafoides; dorsal, del piramidal al trapecio y trapezoide y escafoides, y lateral interno, del piramidal al ganchoso. Sinovial única o doble con prolongaciones ascendentes y descendentes.

Arterias de las ramas del arco dorsal del carpo y del arco palmar profundo, de la radial y la cubital; nervios del mediano, cubital y radial.

Lateral: Artrodia. *Medial:* Condílea; movimientos de solidaridad con los de la articulación radiocarpiana.

Metacarpofalángicas *(Metacarpophalangeae)*.
Cabeza del extremo inferior de los metacarpianos; cavidad glenoidea del extremo superior de las primeras falanges, ampliada por un fibrocartílago glenoideo; en el pulgar este fibrocartílago contiene dos pequeños sesamoideos.

Cápsula fibrosa y ligamentos colaterales lateral y medial, muy resistentes; en el pulgar, además, dos ligamentos metacarposesamoideos; un ligamento metacarpiano transverso profundo extendido del II al V metacarpiano por la cara palmar. Una sinovial para cada articulación.

Arterias de las metacarpianas y de las digitales; nervios de los colaterales de los dedos.

Enartrosis; movimientos de flexión y extensión, de inclinación lateral, circunducción y rotación.

Metatarsofalángicas *(Metatarsophalangeae)*.
Cabeza del extremo anterior del metatarso; cavidad glenoidea ampliada por un fibrocartílago glenoideo del extremo posterior de la I falange. En la articulación del dedo gordo este fibrocartílago tiene dos huesos sesamoideos.

Cápsula articular; dos ligamentos colaterales lateral y medial, y porción correspondiente del ligamento metatarsiano transverso profundo en la cara plantar. Sinovial muy laxa para cada articulación.

Arterias de la dorsal del dedo gordo y metatarsianas; nervios del peroneo profundo, y plantar medial.

Enartrosis; movimientos de flexión y extensión, de inclinación lateral, circunducción y rotación.

Muñeca (De la). V. Radiocarpiana y mediocarpiana.

Piramidolunar.
Carilla del semilunar con la correspondiente del piramidal, ambas planas y verticales.

Ligamentos interóseo, palmar y dorsal. Sinovial en comunicación con la mediocarpiana.

Artrodia; movimientos de deslizamiento.

Pisipiramidal.
Carilla oval ligeramente convexa del piramidal; carilla oval ligeramente cóncava del pisiforme.

Ligamentos: superior, del pisiforme a la apófisis estiloides del cúbito; palmar, del pisiforme al ganchoso; dorsal, pisipiramidal y dos inferiores fuertes, del pisiforme al ganchoso y al V metacarpiano. Sinovial que comunica con frecuencia con la de la muñeca.

Artrodia; movimientos de deslizamiento.

Radiocarpiana *(Radiocarpea)*.
Superficie cóncava, glena radial del extremo inferior del radio y ligamento triangular; los tres primeros huesos de la 1.ª fila del carpo: escafoides, semilunar y piramidal, que forman una especie de cóndilo.

Cápsula fibrosa reforzada por fascículos ligamentosos que vienen a constituir un ligamento palmar, un ligamento dorsal, dos colaterales, radial y cubital y otro más profundo, radioscafolunar. Sinovial en comunicación frecuente con la radiocubital distal.

Arterias de la red del carpo, arco palmar profundo, metacarpianas, radial y cubital; nervios del mediano, cubital y radial.

Condílea: movimientos de flexión y extensión, aducción, abducción y circunducción.

Radiocubital distal *(Radioulnaris distalis)*.
Escotadura cubital del radio; dos carillas, superior e inferior, de la cabeza del cúbito que forman ángulo diedro. Un fibrocartílago interóseo o ligamento triangular ensancha la escotadura cubital del radio.

Ligamentos triangular e interóseo; cápsula fibrosa reforzada por dos ligamentos radiocubitales, anterior y posterior. Sinovial muy extensa y laxa con una prolongación constante hacia arriba y comunicación frecuente con la de la muñeca.

Trocoides: movimientos de rotación que dan por resultado la pronación y supinación.

articulación

Nombre	Superficies articulares	Medios de unión sinoviales	Arterias y nervios	Clase o género movimientos

Radiocubital proximal *(Radioulnaris proximalis)*.
  Carilla cilindroidea planoconvexa alrededor de la cabeza del radio; escotadura radial del extremo superior del cúbito, que con el ligamento anular forma un anillo completo osteofibroso.
    Ligamento anular; además, ligamento cuadrado o de Denucé, lámina resistente horizontal de 10 mm entre el cúbito y el radio. Sinovial dependiente de la del codo.
      Arterias de las recurrentes radial y cubital y braquial profunda; nervios del radial.
        Trocoides; movimientos de rotación.

Rodilla (De la) o femorotibiorrotuliana *(Genu)*.
  Tróclea y cóndilos del extremo inferior del fémur; cavidades glenoideas del extremo superior de la tibia, ampliadas y ahondadas por dos meniscos; cara posterior de la rótula.
    Cápsula; ligamento anterior o rotuliano, tendón terminal del músculo cuádriceps; ligamentos poplíteos oblicuo y arqueado, posteriores; dos ligamentos laterales, medial y lateral, y dos ligamentos cruzados, anterior y posterior, de la espina tibial al cóndilo lateral y de detrás de la espina al cóndilo medial, respectivamente. Sinovial complicada, la más extensa, con varias prolongaciones o divertículos: subrotuliana debajo del cuádriceps, subpoplítea y otras.
      Arterias de la descendente de la rodilla, articulares, recurrente tibial anterior; nervios del tibial y peroneo común, obturador y femoral.
        Bicondílea; movimientos de flexión, extensión y rotación.

Sacrococcígea *(Sacroccocygea)*.
  Carilla oval convexa del vértice del sacro y carilla semejante cóncava de la base del cóccix.
    Ligamento o menisco interóseo y ligamentos periféricos anterior, posterior y laterales; éstos en número de tres a cada lado: interno, medio y externo.
      Ramitas de la arteria sacra media y sacras laterales; filetes de los dos últimos nervios sacros y nervio coccígeo.
        Anfiartrosis; movimientos de flexión y extensión que en el parto permiten el aumento del diámetro anteroposterior del estrecho inferior de la pelvis.

Sacroilíaca *(Sacroilíaca)*.
  Carilla auricular de la cara lateral del sacro; carilla homónima de la cara interna del coxal; fibrocartílago interóseo.
    Cápsula fibrosa corta con dos ligamentos intrínsecos, sacroilíaco ventral y sacroilíaco dorsal, éste dividido en dos planos, superficial y profundo, y un ligamento extrínseco iliolumbar, de la cresta ilíaca a la apófisis transversa de la V lumbar. Sinovial poco extensa.
      Arterias de la iliolumbar, sacra lateral y glúteas; nervios del glúteo superior, plexo sacro y obturador.
        Sindesmosis; movimientos de nutación y contranutación.

Sínfisis púbica *(Symphysis pubica)*.
  Carilla elíptica en la cara interna de cada pubis.
    Fibrocartílago interóseo y cuatro ligamentos periféricos: anterior, posterior, superior e inferior, o arqueado, que forman una especie de cápsula.
      Arterias del arco suprapúbico, de la obturatriz, pudendas externa e interna y circunfleja femoral medial; nervios del pudendo y abdominogenitales.
        Sínfisis; algunos movimientos en las embarazadas por relajación de los medios de unión.

Tarsometatarsiana *(Tarsometatarseae)*.
  Carillas planas verticales de las tres cuñas y del cuboides; carillas semejantes del extremo posterior de los cinco metatarsianos: I metatarsiano con la I cuña; II metatarsiano con las tres cuñas; III metatarsiano con la III cuña; IV y V metatarsianos con la cara anterior del cuboides.
    Tres ligamentos interóseos: interno, de la I cuña al II metatarsiano; medio, de la II y III cuñas al II metatarsiano, y externo, de la III cuña al III metatarsiano. Siete ligamentos dorsales: uno del I metatarsiano a la I cuña; tres del II metatarsiano a las tres cuñas; uno del III metatarsiano a la III cuña, y dos del IV y V metatarsianos al cuboides. Cinco ligamentos plantares: uno de la I cuña al I metatarsiano; uno de la II cuña a los II y III metatarsianos; uno de la II cuña al III metatarsiano; dos del cuboides al IV y V metatarsianos. Tres sinoviales: interna, media y externa; la media comunica con la cuneonavicular.
      Arterias de la dorsal del pie, plantar medial y arco plantar; nervios del peroneo profundo y plantares.
        Artrodias; ligeros movimientos de deslizamiento.

Temporomandibular *(Temporomandibularis)*.
  Cóndilo de la mandíbula (cabeza) y fosa glenoidea del temporal. Menisco interarticular.
    Ligamento capsular que rodea la articulación, reforzado por dos ligamentos laterales, interno y externo, el más resistente. Dos sinoviales, supra e inframeniscal.
      Arterias de las temporales superficial y profunda, timpánica superior, meníngea media, auricular posterior, palatina ascendente y laríngea superior. Nervios del auriculotemporal y maseterino.
        Diartrosis bicondílea; movimientos de descenso y elevación de la mandíbula, de proyección adelante y atrás y de deducción o lateralidad.

Nombre	Superficies articulares	Medios de unión sinoviales	Arterias y nervios	Clase o género movimientos

Tibioperonea distal o inferior (Tibiofibularis inferior).
Carilla planocóncava en la parte lateral del extremo inferior de la tibia; carilla semejante en la parte medial de la base del maléolo peroneo.
Cápsula fibrosa reforzada por tres ligamentos: anterior, posterior muy resistente e interóseo. Sinovial prolongación de la tibiotarsiana.
Arterias de las tibial anterior y peronea; nervios del safeno y el tibial.
Sindesmosis; movimientos de separación y aproximación del peroné a la tibia en la flexión y extensión del pie.

Tibioperonea proximal o superior (Tibiofibularis superior).
Carilla plana del cóndilo lateral de la tibia; carilla semejante en la cabeza del peroné.
Cápsula fibrosa reforzada por dos ligamentos, anterior y posterior. Sinovial independiente o en comunicación con la de la rodilla.
Arterias de la recurrente tibial anterior y de la inferolateral de la rodilla; nervios del peroneo común.
Artrodia; movimientos muy ligeros de deslizamiento.

Tobillo (Del), tibiotarsiana o tibioperoneotarsiana (Talocruralis).
Polea de la cara superior del astrágalo; mortaja constituida por los extremos inferiores de la tibia y peroné.
Ligamento capsular o cápsula; dos ligamentos colaterales. *Lateral:* Dividido en tres fascículos independientes del peroné al astrágalo y calcáneo. *Medial:* Dividido en dos capas: superficial o ligamento deltoideo y profunda. Sinovial con fondos de saco anterior y posterior y prolongación para la peroneotibial distal.
Arterias de las tibiales anterior y posterior, maleolares y peroneas; nervios del safeno peroneo profundo y tibial.
Gínglimo: movimientos de flexión y extensión, en combinación con la articulación subastragalina, abducción, aducción y rotación.

Transversa del tarso, mediotarsiana o de Chopart. V. ASTRAGALONAVICULAR Y CALCANEOCUBOIDEA.
Transversocostales. V. COSTOTRANSVERSAS.
Trapeciometacarpiana. V. CARPOMETACARPIANA DEL PULGAR.

de complejos antígeno-anticuerpo o autoinmunidad) o metabólica. ||**-aguda.** La caracterizada por dolor, calor, enrojecimiento y tumefacción, de curso agudo. ||**-alveolar sintomática.** Piorrea alveolar. ||**-anafiláctica.** La que forma parte del síndrome de la enfermedad del suero. ||**-anquilopoyética.** Artritis crónica que produce la soldadura fibrosa de las superficies articulares. ||**-atrófica.** Artritis deformante, caracterizada por inflamación y tumefacción de las articulaciones, seguida de atrofia gradual y progresiva de los tejidos de la articulación. ||**-blenorrágica o gonorreica.** Artritis aguda debida a los gonococos. ||**-crónica.** Inflamación de una o varias articulaciones cuya sistemática no está bien establecida, a no ser que se trate de secuelas de un reumatismo agudo, de gota crónica o de tuberculosis o sífilis. Todas las demás se agrupan bajo dos formas principales: reumatismo articular crónico primario, poliartritis crónica anquilosante que inmoviliza y deforma los tejidos sin que los huesos sean directamente interesados, y osteoartrosis deformante, artritis reumatoide atrófica infecciosa, deformante, proliferativa, focal, psoriásica; reumatismo nudoso o crónico deformante; enfermedad de Marie-Strümpell, de Felty, de Still, en la que hay desgaste de las superficies articulares y producción de osteofitos y econdrosis. ||**-de Bechterew.** Inflamación de los discos intervertebrales. ||**-de Schüller.** Hiperplasia inflamatoria de las vellosidades sinoviales. ||**-deformante.** Artritis crónica atrófica o hipertrófica, nudosa o *pauperum* de los alemanes. ||**-escorbútica.** Hemartrosis de la rodilla, sin lesión del tejido óseo; localización rara de la enfermedad de Barlow. ||**-exudativa.** Artritis con exudado intra o periarticular. ||**-fungosa.** Tumor blanco; tuberculosis de una articulación. ||**-gotosa.** Artritis debida a la gota. ||**-hiemalis.** Variedad de artritis que recidiva en los inviernos. ||**-hipertrófica.** desus. ARTROSIS. ||**-neuropática.** Enfermedad de Charcot. ||**-nudosa.** ARTRITIS DEFORMANTE. GOTA. ||**-pauperum.** ant. Artritis reumatoidea; gota de los pobres. ||**-proliferante.** Artritis deformante. ||**-psoriásica.** La asociada a la psoriasis, con predilección por las articulaciones de manos y pies. ||**-reactiva.** Artritis autoinmune que aparece en el curso de infecciones localizadas, especialmente intestinales y urinarias. ||**-reumatoidea.** ARTRITIS CRÓNICA. ||**-seca.** Artritis crónica sin exudado líquido. ||**-sifilítica.** Forma asociada con la sífilis o debida a ella. ||**-supurada.** Forma caracterizada por la infiltración purulenta de la articulación, debida a menudo al traumatismo o a la piemia. ||**-tuberculosa.** ARTRITIS FUNGOSA. ||**-urática.** Artritis crónica debida a la excesiva formación de ácido úrico; panartritis úrica. ||**-uretral.** Artritis blenorrágica.

artritismo. m. A., *Arthritismus;* F., *arthritisme;* In., *arthritism;* It. y P., *artritismo.* Diátesis peculiar o estado del organismo que predispone a un grupo de enfermedades: gota, diabetes, obesidad, asma, calculosis, artritis crónica, dermatosis, etc. Diátesis artrítica, BRADITROFIA.

artro-. Forma prefija del gr. *árthron,* articulación.

artrobacteria. f. Bacteria que se reproduce por separación en articulaciones o artrosporas.

artrocace (de *artro-* y el gr. *kakôs,* malo). m. Necrosis de una articulación.

artrocatadisis (de *artro-* y el gr. *katádysis,* caída). f. Hundimiento del fondo del acetábulo, con protrusión de la cabeza femoral en la pelvis, que da por resultado la limitación de los movimientos de la articulación.

artrocele (de *artro-* y el gr. *kéle,* tumor). m. Tumefacción de una articulación.

artrocentesis (de *artro-* y el gr. *kenteîn,* picar). f. F., *arthrocentèse;* In., *arthrocentesis.* Punción de una articulación.

artroclasia (de *artro-* y el gr. *klásis,* rotura). f. A., *Bruch einer Gelenkversteifung;* F., *fracture d'une ankylose;* In., *arthroclasia;* It., *artroclasia.* Rotura de una anquilosis para asegurar el movimiento libre de una articulación.

artrocleisis o **artroclisis** (de *artro-* y el gr. *kleîsis,* encerramiento). f. Anquilosis o la producción de ésta. ARTRODESIS.

artrocondritis (de *artro-* y *condritis*). f. F., *arthrochondrite;* In., *arthrochondritis*. Inflamación de los cartílagos de una articulación.

artrodesis (de *artro-* y el gr. *désis*, ligamento). f. A., *Arthrodese;* F., *arthrodèse;* In., *arthrodesis;* It., *artrodesi;* P., *artródese*. Fijación quirúrgica de una articulación; anquilosis artificial. Artrocleisis, operación de Albert.

artrodia (del gr. *arthrodía*, articulación). f. A., *Arthrodie;* F., *arthrodie;* In., *arthrodia;* It. y P., *artrodia*. Articulación de superficies articulares planas o casi planas, que permite movimientos de deslizamiento de las superficies articulares, como las de las apófisis articulares de las vértebras entre sí.

artrodinia (de *artro-* y el gr. *odyne*, dolor). f. ARTRALGIA.

artroempiesis. f. ARTREMPIESIS, ARTROPIOSIS.

artroereisis (de *artro-* y el gr. *eiresía*, movimiento fuerte). f. F., *arthrorise;* In., *arthroereisis*. Limitación quirúrgica del movimiento de una articulación anormalmente móvil por parálisis.

artrofima (de *artro-* y el gr. *phýma*, tumor). m. F., *arthrophyma;* Tumefacción de una articulación.

artrofito (de *artro-* y el gr. *phytón*, planta). m. A., *Arthrophyt;* F. e In., *arthrophyte;* It., *artrofito*. Cuerpo extraño articular; excrecencias anormales en una articulación. ARTROLITO, RATÓN ARTICULAR.

artroftalmopatía (de *artro-*, el gr. *ophthalmós*, ojo, y *páthe*, dolencia). f. F., *arthro-ophthalmopathie;* In., *ophthalmopathy*. Enfermedad que afecta a las articulaciones y a los ojos. ||**-hereditaria progresiva.** SÍNDROME DE STICKLER.

artrógeno (de *artro-*, y el gr. *gennân*, producir). adj. A., *arthrogen;* F., *arthrogène;* In., *arthrogenous;* It., *artrogeno*. Formado en una articulación o que forma una articulación.

artrografía (de *artro-* y el gr *gráphein*, describir). f. A., *Röntgenuntersuchung der Gelenke;* F., *arthrographie;* In., *arthrography;* It. y P., *artrografia*. || Descripción de las articulaciones. Radiografía de una articulación.

artrogriposis (de *artro-* y el gr. *grypôsis*, curvatura). f. A., *Arthrogryposis;* F., *arthrogrypose;* In., *arthrogryposis;* It., *artrogriposi;* P., *artrogripose*. Flexión o contractura permanente de una articulación. ||**-congénita múltiple.** Anquilosis fibrosa generalizada congénita de las articulaciones superiores e inferiores.

artrólisis (de *artro-* y el gr. *lýsis*, disolución). f. A., *Gelenkmobilisation;* F., *arthrolyse;* In., *arthrolysis;* It., *artrolisi;* P., *artrólise*. Operación que consiste en seccionar la cápsula y los ligamentos de una articulación anquilosada con objeto de restablecer los movimientos.

artrolitiasis. f. GOTA.

artrolito (de *artro-* y el gr. *líthos*, piedra). f. A., *Gelenk-Körper;* F., *arthrolithe;* In., *arthrolith;* It., *artrolito*. Depósito calculoso o cuerpo en una articulación. *Sin.:* Tofo artrítico. Artrofito, ratón articular.

artrología (de *artro-* y el gr. *lógos*, tratado). f. F., *arthrologie;* In., *arthrology*. Parte de la anatomía que trata de las articulaciones.

artromeningitis (de *artro-* y *meningitis*). f. SINOVITIS.

artrómetro (de *artro-* y el gr. *métron*, medida). m. F., *arthromètre;* In., *arthrometer*. Instrumento para medir el grado de extensión de movimientos de una articulación.

artronalgia. f. ARTRALGIA.

artronco (de *artro-* y el gr. *ógkos*, tumor, masa). m. F., *tuméfaction articulaire;* In., *arthroncus*. Tumefacción o tumor de una articulación. || Cuerpo libre articular.

artroneumorradiografía (de *artro-*, el gr. *pneûma*, viento, y *radiografía*). f. A., *Arthropneumoradiographie;* F., *pneumoradiographie articulaire;* In., *arthropneumography;* It., *artropneumografia*. Radiografía de una articulación previa inyección de aire.

artroneuralgia (de *artro-*, el gr. *neûron*, nervio, y *álgos*, dolor). f. ARTRALGIA.

artropatía (de *artro-* y el gr. *páthe*, enfermedad). f. A., *Arthropathie;* F., *arthropathie;* In., *arthropathy;* It. y P., *artropatia*. Enfermedad articular. ||**-de Charcot.** Alteración articular deformante e indolora, observada en la tabes, siringomielia, etc. ||**-deformante.** Proceso influido por factores generales (herencia, constitución, cuadro endocrino) y constituido por una lesión del cartílago diartrodial. ||**-estática.** Trastorno de una articulación de las extremidades consecutivo a la afección de otra articulación en la misma extremidad. ||**-neuropática.** Artropatía de Charcot. ||**-osteopulmonar.** Aumento y tumefacción de los extremos de los huesos largos consecutivos a una enfermedad pulmonar; enfermedad de Marie. ||**-tabética.** Artropatía propia de los pacientes con tabes dorsal.

artropatología (de *artro-*, el gr. *páthe*, enfermedad, *lógos*, tratado). f. F., *arthropathologie;* In., *arthropathology*. Tratado de las enfermedades de las articulaciones.

artropiosis (de *artro-* y el gr. *pon*, pus). f. A., *Artropyose;* F., *arthropyose;* In., *arthropyosis;* It., *artropiosi;* P., *artropiose*. Formación de pus en una articulación.

artroplastia (de *artro-* y el gr. *plássein*, formar). f. A., *Gelenkplastik;* F., *arthroplastie;* In., *arthroplasty;* It., *artroplastica;* P., *artroplastia*. Cirugía plástica de las articulaciones; formación de articulaciones accidentales para remediar la anquilosis.

artrópodos (de *artro-* y el gr. *poús, podós*, pie). m. pl. F., *arthropode;* In., *arthropod*. Una de las grandes divisiones del reino animal, que comprende los que tienen órganos de locomoción articulados, como los insectos, arácnidos, miriápodos, crustáceos, etc.

artrorrafia (de *artro-* y el gr. *rhaphé*, sutura). f. A., *Arthrorrhapie;* F., *arthrorraphie;* In., *arthrorrhaphy;* It. y P., *artrorrafia*. Sutura de la cápsula articular para obtener la limitación de los movimientos en las articulaciones paralíticas o péndulas.

artrorragia (de *artro-* y un derivado del gr. *rhegnnai*, reventar). f. Hemorragia en una articulación.

artrorreumatismo. m. Reumatismo articular.

artrorrisis. f. ARTROEREISIS.

artrosclerosis (de *artro-* y *esclerosis*). f. A., *Arthrosklerose;* F., *arthrosclérose;* In., *arthrosclerosis;* It., *artrosclerosi;* P., *artrosclerose*. Esclerosis o rigidez de una articulación.

artroscopia (de *artro-* y el gr. *skopeîn*, ver). f. A., *Arthroskopie;* F., *arthroscopie;* In., *arthroscopy;* It., *artroscopia;* P., *artroscópia*. Examen directo del interior de una articulación por medio de un instrumento especial, el *artroscopio*.

artroscopio. m. F. e In., *arthroscope*. Endoscopio para el examen del interior de las articulaciones.

artrosinovitis (de *artro* y *sinovitis*). f. A., *Arthrosynovitis;* F., *arthrosynovite;* In., *arthrosynovitis;* It. y P., *artrosinovite*. Inflamación de la membrana sinovial de una articulación.

artrosis [artrótico]. f. A., *Arthrose;* F., *arthrose;* In., *arthrosis;* It., *artrosi;* P., *artrose*. ARTICULACIÓN. || Afección crónica de las articulaciones, de naturaleza degenerativa no inflamatoria. ||**-deformans.** Osteoartropatía distrófica, artritis deformante.

artrospora (de *artro-* y el gr. *spóros*, semilla). m. F., *arthrospore;* In., *arthrospore*. Espora bacteriana formada por fisión.

artrosteítis. f. OSTEOARTRITIS.

artrostomía (de *artro-* y el gr. *stóma*, boca). f. A., *Arthrostomie;* F., *arthrostomie;* In., *arthrostomy;* It. y P., *artrostomia*. Abertura quirúrgica de una articulación con propósito de drenaje.

artrotifus (de *artro-* y *tifus*). m. A., *Arthrotyphus;* F., *arthrotyphoïde;* In., *arthrotyphoid;* It. y P., *artrotifo*. Tifus o fiebre tifoidea que se inicia con síntomas semejantes a los del reumatismo articular agudo.

artrotomía (de *artro-* y el gr. *tomé*, corte). f. A., *Arthrotomie;* F., *arthrotomie;* In., *arthrotomy;* It. y P., *artrotomia*. Incisión quirúrgica de una articulación.

artrotropía (de *artro-* y el gr. *trópos*, vuelta). f. Torsión de una articulación. Esguince, torcedura.

artrotrópico. adj. Que tiene afinidad o tendencia a fijarse en las articulaciones.

artroxerosis (de *artro-* y el gr. *xerós*, seco). f. Artritis seca; osteoartritis crónica.

artroxesis (de *artro-* y un derivado del gr. *xeîn*, raspar). f. F., *arthroxésis;* In., *arthroxesis.* Raspado de una superficie articular.

Arum. Género de plantas de la familia de las aráceas. El *A. dracontium* tiene propiedades narcóticas y antispasmódicas. El *A. maculatum*, aro o jaro, suministra la fécula alimenticia sagú.

Arzberger (Pera de) (Friedrich *Arzberger*, médico austriaco, 1833-1905). V. PERA.

As. Símbolo del *arsénico.*

-asa. Sufijo que indica enzima; como: *lip*asa, *diast*asa.

asa (del lat. *asa*, del persa *aza*, goma). f. GOMA. ‖ **-de Jarvis.** Asa metálica sujeta a un mango y accionada por medio de un tornillo, para la extracción de pólipos. ‖ **-dulcis.** Antiguo nombre del benjuí. ‖ **-fétida.** Gomorresina fétida, de olor aliáceo, de la raíz de la *Ferula narthex* y de la *F. scorodosma*, del Turquestán, Persia e India. Es parcialmente soluble en alcohol y se emulsiona con el agua. El asa fétida es antispasmódica, estimulante y expectorante. *Sin.:* Estiércol del diablo.

asa o **ansa** (del lat. *ansa*). f. A., *Ansa;* F., *anse;* In., It. y P., *ansa.* Nombre dado por comparación a un órgano o parte curvado en forma de asa. ‖ **-cervical** o **del hipogloso.** Anastomosis del ramo descendente del hipogloso con el ramo descendente interno del plexo cervical. ‖ **-de Galeno.** Anastomosis de Galeno. ‖ **-de Gerdy, interauricular.** Pequeño fascículo muscular en el tabique interauricular cardíaco. ‖ **-de Haller.** Asa formada por el nervio que une los nervios facial y glosofaríngeo. ‖ **-de Henle.** Curva en U de un tubo urinífero. ‖ **-de Hyrtl.** Anastomosis accidental en forma de asa entre los nervios hipoglosos derecho e izquierdo. ‖ **-de Wrisberg.** Asa *memorabile*, rama que conecta los nervios esplácnico mayor y vago derechos. ‖ **-intestinal.** Cada una de las porciones de intestino delgado en forma de asa. ‖ **-lenticular.** Fibras nerviosas que se extienden entre el pie del pedúnculo y el núcleo lenticular. ‖ **-memorabile.** ASA DE WRISBERG. ‖ **-peduncular** o **de Reil.** Sustancia innominada; cordón nervioso en la cara inferior del cerebro, de dirección transversal, cuyo extremo externo está debajo del núcleo lenticular y el interno llega a la cara inferior del tálamo óptico. ‖ **-sacra.** Asa que conecta el ganglio coccígeo con los troncos del nervio simpático. ‖ **-subclavia** o **de Vieussens.** Pequeño nervio que se extiende entre los ganglios cervicales medio e inferior y rodea en asa la arteria subclavia.

asacria (de *a-* y *sacro*). F., *asacrie;* In., *asacria.* Falta del hueso sacro.

asafia (de *a-* y el gr. *saphés*, manifiesto). f. Pronunciación indistinta de las palabras.

asarcia (de *a-* y el gr. *sárx, sarkós*, carne). f. Falta de carnes, enflaquecimiento; opuesto a *polisarcia.*

asarol o **asarona.** f. y m. Éter trimetílico del propeniltrioxibenzol, que se extrae de varias especies del género *Asarum.*

Asarum. Género de plantas aristoloquiáceas. El rizoma de la especie *A. europaeum*, ásaro, tiene propiedades aromáticas y estimulantes, apenas usadas, debidas a una esencia formada principalmente por asarol.

asbestiforme (de *asbesto* y *forma*). adj. F., *asbestiforme;* In., *asbestiform.* Que posee una estructura fibrosa similar a la del asbesto. V. DEGENERACIÓN ASBESTIFORME.

asbesto (del gr. *ásbestos*, inextinguible). m. A., *Asbest;* F., *asbeste;* In., *asbestos;* It. y P., *asbesto.* Mineral semejante al amianto.

asbestosis. f. A., *Asbestose;* F., *asbestose;* In., *asbestosis;* It., *asbestosi.* P., *asbestose;* Variedad de neumoniosis debida a la inhalación de partículas de asbesto o amianto. Amiantosis.

asbólico (del gr. *asbóle*, hollín). adj. Semejante al hollín.

asbolina. f. Líquido oleoso, amarillo, obtenido por destilación del hollín, constituido en su mayor parte por pirocatequina.

asca. f. ASCO, 3.ª acepción.

ascariasis. f. ASCARIDIASIS.

ascaricida (del gr. *askarís*, ascáride, y el lat. *caedere*, matar). adj. y s. F., *ascaricide;* In., *ascaricide.* Aplícase a la substancia que destruye los ascárides.

ascáride o **áscari** (del gr. *askarís, idos*). m. F., *ascaride;* In., *ascarid.* Gusano del género *Ascaris*, especialmente el *A. lumbricoides.* LOMBRIZ.

ascaridiasis o **ascaridiosis** (del gr. *askarís, idos*, ascáride). f. A., *Askaridiasis;* F. It., y P.,, *ascaridiose;* In., *ascaridiasis.* Infestación con ascárides; estado morboso debido a la presencia de ascárides en el cuerpo.

Ascaris (del gr. *askarís, idos*, ascáride). Género de gusanos nematodos, generalmente parásitos en el intestino de animales vertebrados. ‖ **-alata canis** o **mystax.** Parásito común en el intestino del perro y del gato, pero que rara vez existe en el intestino humano. ‖ **-lumbricoides.** Ascáride común, semejante a una lombriz de tierra, de color blanco rosado, de 10 a 25 cm y más de longitud, afilado por ambos extremos. Se encuentra en el intestino delgado, especialmente en los niños, y suele producir diversos accidentes locales y generales. La infestación se efectúa por ingestión directa de los huevos que contienen los embriones. ‖ **-megalocephala.** Especie encontrada en los cabellos. ‖ **-vermicularis.** ENTEROBIUS.

Asch (Férula de) (Morris J. *Asch*, laringólogo norteamericano, 1833-1902). V. FÉRULA.

Aschermann (Enfermedad de). V. ENFERMEDAD.

Ascherson (Membrana de) (Ferdinand *Ascherson*, médico alemán, 1798-1879). V. MEMBRANA.

Aschheim-Zondek (Prueba de) (Selmar *Aschheim*, ginecólogo alemán, 1878-1965; Bernhardt *Zondek*, ginecólogo alemán, n. en 1891). V. PRUEBA.

Aschner (Fenómeno de) (Bernhart *Aschner*, médico alemán, 1883-1960). V. REFLEJO DE ASCHNER. ‖ **-Dagnini (Prueba de).** V. REFLEJO DE ASCHNER.

Aschoff (Cuerpos o nódulos de) (Ludwig *Aschoff*, patólogo, n. en Friburgo y m. en Berlín, 1866-1942). V. CUERPO. ‖ **-Tawara (Nudo de)** (Ludwig *Aschoff;* Sumao *Tawara*, patólogo japonés, 1873). V. NUDO.

ascitis (del gr. *askós*, odre). f. A., *Aszites;* F., *ascite;* In., *ascites.* It. y P., *ascite;* Acumulación de líquido en la cavidad peritoneal por exudación o trasudación. Hidroperitoneo. ‖ **-cardíaca.** La que aparece en estados congestivos del corazón. ‖ **-exudativa.** La de alto contenido proteico propia de afectaciones inflamatorias y neoplásicas del peritoneo. ‖ **-hemática.** La de alto contenido de hematíes. ‖ **-intercus.** Derrame entre la piel y el peritoneo. ‖ **-libre.** La que no se encuentra tabicada. ‖ **-pancreática.** Ascitis exudativa inflamatoria que puede aparecer en el curso de diversas pancreatopatías. ‖ **-parcial.** Ascitis que ocupa sólo una porción tabicada de la cavidad peritoneal. ‖ **-quilosa.** Presencia de quilo con predominio de colesterol en la cavidad peritoneal a causa de la rotura de los vasos quilíferos y de grasa de elementos degenerados. ‖ **-saccatus.** Ascitis limitada por tabiques de exudado inflamatorio. ‖ **-seudoquilosa.** La de aspecto lechoso por su alto contenido en triglicéridos. Característica de estados neoplásicos. ‖ **-tabicada.** ASCITIS SACCATUS. ASCITIS PARCIAL. ‖ **-trasudativa.** La de bajo contenido proteico. Característica de las hepatopatías crónicas.

ascitógeno. adj. Que produce ascitis.

Asclepíades. Célebre médico de Bitinia (n. en 124 a. de J. C.), que ejerció al final de su vida en Roma, donde alcanzó gran fama y fue muy elogiado por su contemporáneo Cicerón. Escribió muchos libros de los que sólo se conservan pequeños fragmentos. ‖ m. pl. Nombre dado a ciertas familias o asociaciones de médicos, cuyo origen se remontaba a Asclepios, el Esculapio de los griegos; Hipócrates era un asclepíade.

asclepiadina. f. Glucósido amargo de varias especies del género *Asclepias,* emético, aperitivo y sudorífico, muy tóxico.

Asclepias. Género de plantas asclepiadáceas. La raíz de la *A. tuberosa* es expectorante, diaforética y tónica; se emplea en las fiebres de reumatismo, pleuresía y bronquitis. Dosis del polvo: de 1 a 3 g. La *A. curassavica,* hierba de la América tropical, es astringente, estíptica y antihelmíntica.

asco (del ant. *usgo* y éste del lat. *osicare,* odiar). m. F., *asque;* In., *ascus.* NÁUSEA. || Repugnancia. || Saco o invaginación en el interior del cuerpo fructífero (ascocarpo), formado en el curso de la reproducción sexual de los hongos de la división ascomicetos *(Ascomycotina).* Generalmente contiene 4 u 8 esporas (ascósporas).

Ascoli (Reacción de) (Maurizio *Ascoli,* patólogo italiano, 1876-1958). V. REACCIÓN DE LA MIOSTAGMINA. ||**-(Prueba, tratamiento de)** (Alberto *Ascoli,* médico italiano, 1877-1957). V. PRUEBA, TRATAMIENTO.

ascomicetos. m. pl. A., *Askomyzeten;* F., *ascomycètes;* In., *arcomycetes;* It., *ascomiceti;* P., *ascomicetas.* Subdivisión de hongos *(Ascomycetes)* de la división eumicotas *(Eumicotina).* Sus esporas sexuadas se forman en el interior de un saco (asco). Comprende géneros de gran interés en patología, como *Aspergillus* y los dermatofitos, así como *Saccharomyces* o levaduras verdaderas.

Ascomycetes. V. ASCOMICETOS.
Ascomycotina. V. ASCOMICETOS.
ascorbemia. f. ASCORBICEMIA.
ascorbicemia. f. A., *Ascorbinämie;* F., *ascorbémie;* In., It. y P., *ascorbemia.* Presencia de ácido ascórbico o vitamina C en la sangre. La tasa normal es de 1,2 mg/100 ml.

ascórbico (de *a-* y *escorbuto).* adj. ANTIESCORBÚTICO. ||**-(Ácido).** Compuesto cristalino, $C_6H_8O_6$, del jugo de naranja, limón y otros vegetales y de la corteza suprarrenal, que representa el principio antiescorbútico o vitamina C. *Sin.:* Ácido avitamínico, ácido cevitámico.

ascorburia. f. A., *Ascorburie;* F., *ascorburie;* In. e It., *ascorburia;* P., *ascorbúria.* Presencia de ácido ascórbico en la orina.

ascospora (de *asca* y *esposa).* f. F., *ascospore;* In., *ascospore.* Espora contenida en un saco especial o asca.

asecuencia (de *a-* y *secuencia).* f. Falta de la secuencia o continuación normal entre las contracciones auriculares y ventriculares del corazón.

Aselli (Páncreas de) (Gasparo *Aselli,* anatomista italiano descubridor de los vasos linfáticos, 1581-1626). V. PÁNCREAS.

asemia o **asemasia** (de *a-* y el gr. *sêma,* signo). f. A., *Asemia;* F., *asémie;* In. e It., *asemia;* P., *assemia.* Imposibilidad de emplear, *asemia expresiva,* o entender, *asemia perceptiva,* las palabras o signos correspondientes a las ideas. Comprende todos los trastornos afásicos, agráficos, aléxicos y amímicos. ASIMBOLIA.

asepsia o **asepsis.** (de *a-* y el gr. *sêpsis,* podredumbre). f. A., *Asepsis;* F., *asepsie;* In., *asepsis;* It., *asepsi;* P., *assepsia.* Ausencia de materia séptica; estado libre de infección. || Método de prevenir las infecciones por la destrucción o evitando los agentes infectivos, en especial por medios físicos.

asepticismo. m. Principios y prácticas de la cirugía aséptica.

asesinato. m. A., *Mord;* F., *meurtre;* In., *murder;* It., *assassinio;* P., *assassínio.* Homicidio agravado por cualquiera de los elementos siguientes: alevosía, es decir, empleo de medios, modos o formas que tiendan a asegurar el resultado sin riesgo para el homicida; precio, recompensa o promesa; veneno, inundación o explosivos; premeditación o ensañamiento.

asexual (de *a-* y *sexual).* adj. A., *geschlechtslos;* F., *asexué;* In., *asexual;* It., *asessuale;* P., *assexual.* Sin sexo.

asexualización. f. F., *asexualisation;* In., *asexualization.* Esterilización por castración o vasectomía.

asfalgesia (del gr. *ásphi,* propio, y *álgesis,* sufrimiento). f. Sensación dolorosa en el hipnotismo al tocar ciertos objetos.

asfigmia (de *a-* y el gr. *sphygmós,* pulso). f. A., *Pulslosigkeit;* F., *asphygmie;* In., *asphygmia;* It. y P., *asfigmia.* Desaparición transitoria del pulso.

asfixia [asfíctico] (del gr. *a-* y *sphzein,* palpitar). f. A., *Asphyxie;* F., *asphyxie;* In., *asphyxia;* It., *asfissia;* P., *asfixia.* Literalmente, falta de pulso; pero hoy solamente se emplea en el sentido de supresión de la función respiratoria, por cualquier causa que se oponga al cambio gaseoso en los pulmones entre la sangre y el aire ambiente. APNEA, SOFOCACIÓN. ||**-azul.** Asfixia lívida. ||**-blanca.** Asfixia pálida. ||**-carbónica.** Sofocación por inhalación de gas del alumbrado u óxido de carbono. ||**-lívida.** Asfixia en la cual la piel está lívida por la presencia de óxido de carbono en la sangre, pero en la que la circulación continúa. ||**-local.** Suspensión de las funciones vitales en una parte limitada, debida a un espasmo arterial. Aparece súbitamente, dura varias semanas y a menudo termina por gangrena; *acroasfixia,* enfermedad de Raynaud. ||**-mecánica.** La debida a un impedimento mecánico a la ventilación pulmonar que puede situarse en el interior de las vías respiratorias o por fuera de éstas. En el primer caso se incluyen las asfixias por cuerpos extraños o por la sumersión y en el segundo, el ahorcamiento, la sofocación facial y el aplastamiento o sepultamiento. ||**-neonatórum.** Respiración imperfecta en los recién nacidos. ||**-pálida.** Asfixia con palidez de la piel, pulso débil y abolición de los reflejos. ||**-traumática.** Cianosis de la cabeza y cuello, resultado de la compresión súbita y grave del tórax o abdomen. MÁSCARA EQUIMÓTICA, ESTASIS, APNEA.

asfódelo. m. Planta de la familia de las liliáceas, *Asphodelus ramosus,* cuyo bulbo se ha empleado contra la sarna.

asialia (de *a-* y el gr. *síalon,* saliva). f. A., *Asialie;* F., *xérostomie;* In., *asialia;* It., *xerostomia;* P., *assialia.* Falta o deficiencia de saliva y consecutiva sequedad de la boca. Aptialismo, xerostomía.

asiderosis (de *a-* y el gr. *síderos,* hierro). f. A., *Asiderose;* F., *asidérose;* In., *asiderosis;* It., *asiderosi;* P., *assiderose.* Disminución anormal de las reservas de hierro en el organismo.

asiento (del lat. *assidere,* establecerse). m. A., *Sitz;* F., *siège;* In., *seat;* It., *sede;* P., *assento.* Lugar o parte del cuerpo donde radica la alteración material, causa de los trastornos morbosos.

asilabia (de *a-* y el gr. *syllabé,* sílaba). f. A., *Asillabie;* F., *asyllabie;* In., *asyllabia;* It. y P., *assilabia.* Variedad de ceguera verbal en la cual el paciente reconoce las letras, pero es incapaz de deletrearlas y de formar sílabas con ellas.

asilo (del lat. *asylum,* y éste del gr. *ásylon,* lugar inviolable). m. A., *Asyl;* F., *asile;* In., *asylum;* It. y P., *asilo.* Institución para el sostenimiento y cuidado de las clases desvalidas, alienados, ciegos, ancianos, etc.

asimbolia (de *a-* y el gr. *smbolon,* símbolo). f. A., *Asymbolie;* F., *asymbolie;* In., *asymbolia;* It., *asimbolia;* P., *assimbolia.* Pérdida de la facultad de reconocer los símbolos o signos correspondientes a las ideas. Asemia.

asimetría (de *a-* y el gr. *sýmmetros,* de la misma medida). f. A., *Asymmetrie;* F., *asymétrie;* In., *asymmetry;* It., *asimmetria;* P., *assimetria.* Falta de simetría; disimilitud en las partes u órganos correspondientes de los lados opuestos del cuerpo que normalmente son semejantes. ||**-cromática.** Diferencia de color de los iris de ambos ojos.

asimetropía. f. ANISOMETROPÍA.

asimilación (del lat. *assimilatio, -onis).* f. A., *Assimilierung;* F. e In., *assimilation;* It., *assimilazione;* P., *assimilação.* Transformación de los materiales nutritivos en tejido viviente u orgánico. Anabolismo, METAMORFOSIS PROGRESIVA. ||**-de la pelvis.** Alargamiento de la pelvis debido a que las vértebras lumbares o coccígeas toman el aspecto de vértebras sacras. ||**-mental.** Recepción y apreciación correcta de las impresiones sensoriales. ||**-primaria.** QUILIFICACIÓN. ||**-secundaria.** Preparación de los elementos alimenticios para la asimilación normal por el aparato hematopoyético. ‖ **-social.** Incorporación a una vida cultural común de distintas gentes en un mismo territorio o fusión de un grupo minoritario inmigrante a una sociedad preexistente.

Asimina. Género de arbustos y árboles anonáceos de la América del Norte. La *A. triloba* o *anona* tiene un fruto comestible de propiedades medicinales.

asinclitismo (de *a-* y *sinclitismo).* m. A., *Scheitelbeineinstellung;* F., *asynclitisme;* In., *asynclitism;* It., *asinclitismo;* P., *assinclitismo.* Presentación oblicua del polo fetal en el parto. ‖ **-anterior.** Oblicuidad de Naegele. ‖ **-posterior.** Oblicuidad de Litzmann.

asincronismo (de *a-* y *sincronismo).* m. A., *Fehlen des Zusammenspieles;* F., *asynchronisme;* In., *asynchronism;* It. y P., *assincronismo.* Ocurrencia en tiempos distintos de fenómenos normalmente sincrónicos. ‖ Coordinación alterada.

asindesis (de *a-* y el gr. *sýndesis,* unión). f. Modo de hablar inconexo, sin ilación, de los esquizofrénicos.

asinequia (de *a-* y el gr. *synéchein,* conservar). f. A., *Asynechie;* F., *asynéchie;* In., *asynechia;* It., *asinechia;* P., *assinequia.* Falta de continuidad en la estructura o función.

asinergia (de *a-* y el gr. *synergía,* cooperación). f. A., *Asynergie;* F., *asynergie;* In., *asynergia;* It., *asinergia;* P., *assinergia.* Trastorno de la facultad de asociación de los movimientos elementales en los actos complejos; falta de coordinación entre partes u órganos que en estado normal actúan armónicamente; signo de lesiones cerebelosas. ATAXIA.

asinesia (del gr. *asynesía,* necedad, estupidez). f. Ofuscamiento de la inteligencia; estupidez.

asinodia (de *a-* y el gr. *synódia,* viaje en compañía). f. Impotencia sexual.

asinovia (de *a-* y *sinóvia).* f. Falta de secreción sinovial.

asintomático. adj. Sin síntomas.

asintrofia (de *a-,* el gr. *sýn,* con, y *trophé,* nutrición). f. Falta de simetría en el desarrollo.

asistémico (de *a-* y el gr. *sýstema,* conjunto). adj. Difuso, no confinado a ningún sistema de fibras nerviosas; dícese de ciertas afecciones nerviosas.

asistente social. com. Persona diplomada que, dependiendo de un organismo oficial o privado, se encarga de allanar o prevenir las dificultades de orden social, sanitario, laboral, etc., que puede presentar un individuo, familia o grupo social.

asistolia o **asistolismo** (de *a-* y *sístole).* f. A., *Asystolie;* F., *asystolie;* In., *asystole;* It., *asistolia;* P., *assistolia.* Sístole incompleta o imperfecta; insuficiencia cardíaca para realizar una sístole completa. AMIOCARDIA.

asitia (de *a-* y el gr. *sîtos,* alimento). f. Pérdida del apetito. ANOREXIA. ‖ Estado provocado por la falta de alimento.

asma (del gr. *âsthma,* respiración difícil). f. A., *Asthma;* F., *asthme;* In., *asthma;* It. y P., *asma.* Enfermedad caracterizada por ataques de disnea espiratoria de duración variable, con tos, sibilancias y sensación de constricción debida al espasmo de los bronquios. Es producida por diversas causas; en muchos casos su mecanismo es inmunoalérgico. ‖ **-alérgica, anafiláctica.** Asma bronquial de causa alérgica o anafiláctica. ‖ **-atópica.** Asma alérgica. ‖ **-bronquial.** ASMA. ‖ **-bronquítica o catarral.** Catarro bronquial con síntomas de asma. ‖ **-cardíaca.** Disnea debida a insuficiencia aguda del miocardio. ‖ **-cutánea.** desus. Asma alérgica. ‖ **-de Heberden.** ANGINA DE PECHO. ‖ **-de Kopp.** Espasmo de la glotis, laringitis estridulosa. ‖ **-de los mineros.** ANTRACOSIS. ‖ **-de Millar.** Laringitis estridulosa. ‖ **-de Pott.** ASMA TÍMICA. ‖ **-de Wichmann.** Laringitis estridulosa. ‖ **-del heno.** FIEBRE DEL HENO. ‖ **-dispéptica.** Asma dependiente de un trastorno digestivo. ‖ **-enfisematosa.** Enfisema de los pulmones con paroxismos asmáticos. ‖ **-esencial.** Asma de causa inaparente o desconocida. ‖ **-espasmódica.** ASMA BRONQUIAL. ‖ **-extrínseca.** Asma de mecanismo inmunoalérgico, como respuesta al contacto con alergenos respiratorios. ‖ **-húmeda.** Asma con expectoración profusa. ‖ **-intrínseca.** Asma en la que no se ha podido demostrar reacción inmunoalérgica ni la influencia de factores ambientales. ‖ **-nasal.** desus. Asma acompañada de patología rinosinusal. ‖ **-nerviosa.** Asma esencial asociada a trastornos emocionales. ‖ **-refleja.** Asma debida a alguna acción refleja. ‖ **-renal.** Asma refleja, causada por una enfermedad renal. ‖ **-saturnina.** La producida de la intoxicación por el plomo. ‖ **-sexual.** Asma debida a trastornos sexuales. ‖ **-sintomática.** Seudoasma; cualquiera de las variedades de asma distintas de la bronquial o verdadera, como el asma diabética, artrítica, herpética, tóxica, urémica, etc. ‖ **-tímica.** Trastorno respiratorio infantil asociado con aumento y persistencia del timo y tendencia a la muerte súbita. *Status lymphaticus.* ‖ **-verdadera.** ASMA.

asmatología (del gr. *âsthma, -atos,* asma, y *lógos,* tratado). f. Rama de la medicina que estudia el diagnóstico y el tratamiento del asma.

asmógeno (de *asma* y el gr. *gennân,* producir). adj. F., *asthmogène;* In., *asthmatogenic.* Que da origen o produce ataques de asma.

asociación (del lat. *associatum,* supino de *associare,* acompañar; de *ad,* a, y *socius,* compañero). f. A., *Assoziation;* F., e In., *association;* It., *associazione;* P., *associação.* Coordinación de funciones de partes similares. ‖ **-de las ideas.** Proceso voluntario o automático por el que una impresión mental despierta otras impresiones más o menos ligadas con la primera. ‖ **-de movimientos.** SINCINESIS. ‖ **-libre.** Método fundamental de la técnica psicoanalítica que consiste en que el paciente exprese, sin selección de ninguna clase, todo tipo de ideas o sentimientos que surjan espontáneamente o a partir de sueños, recuerdos, palabras, sensaciones, etc. ‖ **-medicamentosa.** Mezcla metódica y razonada de sustancias medicinales, con objeto de obtener efectos múltiples o aumentar la acción que un medicamento no podría realizar. ‖ **-microbiana.** Reunión de dos o más clases de bacterias, causa, por lo común, de aumento de virulencia.

asociado. adj. Dícese del movimiento que, inconsciente o voluntariamente, acompaña a otro.

asoma (de *a-* y el gr. *sôma,* cuerpo). m. Feto monstruoso con cabeza imperfecta y tronco rudimentario.

asomnia. f. INSOMNIO.

asonancia. f. A., *Assonanz;* F. e In., *assonance;* It., *assonanza;* P., *assonância.* Tendencia morbosa a la aliteración en el lenguaje.

asonia (de *a-* y el lat. *sonus,* sonido). f. Amusia; sordera musical.

aspalasoma (del gr. *aspálax,* topo, y *sôma,* cuerpo). m. Feto monstruoso, variedad de celosoma, con eventración lateral o abdominal media y otras malformaciones.

asparagina. f. A., *Asparagin;* F.; e In., *asparagine;* It. y P., *asparagina.* Alcaloide, amida del ácido aspártico, de las semillas del espárrago y que se encuentra también en las raíces de regaliz y de malvavisco y en general en aquellas partes vegetales que se han desarrollado en la obscuridad.

asparaginasa. f. A., *Asparaginase;* F., In. y P., *asparaginase;* It., *asparaginasi.* L-Asparaginasa; λ-asparagina-amidohidrolasa. Enzima que cataliza la hidrólisis de la asparagina en ácido aspártico y amoniaco. En tanto que las células normales sintetizan su propia asparagina, ciertas células neoplásicas necesitan tomarla del medio. De aquí el fundamento del empleo de la asparaginasa en ciertos tipos de neoplasias.

asparagínico (Ácido). Ácido bibásico de la asparagina.

Asparagus. Género de plantas liliáceas, una de cuyas especies es el espárrago. Los turiones y las yemas del *A. officinalis* o espárrago son diuréticas. La raíz forma parte de las cinco raíces aperitivas.

asparamida. f. ASPARAGINA.

aspártico. adj. ASPARAGÍNICO.

aspástico. adj. No espasmódico o espástico.

aspecífico. adj. No específico.

aspergilina. f. A., *Aspergillin;* F., *aspergilline;* In., *aspergillin;* It., *aspergillina;* P., *aspergilina.* Antibiótico negro semejante a la hematina, de las esporas de varias especies de *Aspergillus;* denominada también *hematina vegetal.*

Aspergillus. Género de hongos ascomicetos, que se desarrollan sobre materias orgánicas en descomposición. ‖ **-auricularis.** Patógeno, encontrado en el cerumen. ‖ **-flavus.** Especie encontrada en los granos de los cereales, que se cree la causa de una enfermedad cerebromedular del caballo. ‖ **-fumigatus.** Especie encontrada en el oído, nariz y pulmones, y que vive en estado saprofito sobre el heno, pan, granos y otros productos vegetales. En el hombre causa la otomicosis, y también produce enfermedades a los animales que consumen granos infectados por ella. ‖ **-mucoroides.** Especie encontrada en el tejido pulmonar tuberculoso o gangrenoso. ‖ **-nidulans.** Especie causante del micetoma blanco. ‖ **-niger.** *Aspergillus fumigatus.*

aspergilo. m. Hongo del género *Aspergillus.*

aspergilosis (de *aspergilo* y el suf. *-osis*). f. A., *Aspergillose;* F., *aspergillose;* In., *aspergillosis;* It., *aspergillosi;* P., *aspergilose.* Estado patológico provocado por la presencia de aspergilos en el organismo. ‖ **-aural.** OTOMICOSIS. ‖ **-pulmonar.** Infección de los pulmones con el aspergilo; semejante a la tuberculosis, están predispuestos a ella los cebadores de pichones.

aspermatismo. m. ASPERMIA.

aspermia (de *a-* y el gr. *spérma,* semilla). f. A., *Aspermie;* F., *aspermie;* In., *aspermia;* It., *aspermatismo.* P., *aspermia;* Falta de secreción, o secreción deficiente, de esperma. ‖ Ausencia de espermatozoides en el semen.

áspero (del lat. *asper*). adj. Desagradable al gusto o al tacto. ‖ V. LÍNEA ÁSPERA.

aspersión (del lat. *aspersio, -onis*). f. A., *Aspersion;* F. e In., *aspersion;* It., *aspersione;* P., *aspersão.* Acto y efecto de rociar el cuerpo o sólo parte con un agente terapéutico.

Asperula. Género de plantas de la familia de las rubiáceas. La *A. cynanchica* (esquinancia o hierba tosquera) se usa en infusión en gargarismos; la *A. odorata,* en infusión como estimulante y sudorífica.

áspid (del gr. *aspís*). m. VÍBORA. El áspid de los antiguos (áspid de Cleopatra) es la *Naja haje.*

aspidina. f. Principio tóxico derivado del helecho macho.

aspidiopsoriasis (del gr. *aspídion,* escudo pequeño, y *psoriasis*). f. Variedad de psoriasis caracterizada por la formación de escamas escutiformes.

Aspidium. Género de polipodiáceas. El rizoma de la *A. filix mas* es el helecho macho. V. HELECHO.

aspidosamina. f. F. e In., *aspidosamine.* Principio básico de la corteza del quebracho; emético.

Aspidosperma (del gr. *aspís, idos,* escudo, y *spérma,* semilla). Género de plantas apocináceas. La corteza del *A. quebracho,* árbol de Sudamérica, se usa como antiperiódico, y es útil contra el asma y la disnea cardíaca.

aspidospermina. f. F. e In., *aspidospermine.* Alcaloide, de la corteza del *Aspidosperma quebracho;* antitérmico.

aspiración (del lat. *aspiratio, -onis*). f. A., *Aspiration;* F. e In., *aspiration;* It., *aspirazione;* P., *aspiração.* Acto de aspirar el aire. ‖ Extracción de líquidos o gases por medio del aspirador. ‖ **-diastólica.** Fenómeno pasivo por el que se llenan de sangre los ventrículos del corazón en diástole.

aspirador. m. A., *Säuger;* F., *aspirateur;* In., *aspirator;* It., *aspiratore;* P., *aspirador.* Aparato para extraer por succión los gases o líquidos de una cavidad. ‖ **-de Dieulafoy.** Aparato que consta de un cuerpo de bomba de cristal y émbolo con dos aberturas, una para la cánula y trocar y otra para el tubo de salida. ‖ **-de Finochietto.** Tipo de aspirador eléctrico que mediante un tubo de goma se adapta a una cánula de vidrio y se emplea para succionar líquidos orgánicos durante las intervenciones quirúrgicas. de ‖ **-de Fritz.** Aparato para la aspiración endodigestiva. ‖ **-de Potain.** Aparato en el que la cánula está en comunicación directa con una botella en la cual se ha efectuado previamente el vacío.

Aspirina. f. Nombre comercial del ácido acetilsalicílico.

asplenia (de *a-* y el gr. *splén, splenós,* bazo). f. A., *Asplenie;* F., *asplénie;* It. y P., *asplenia.* Falta de bazo.

Asplenium. Género de helechos, varios de los cuales son medicinales.

asporógeno (de *a-* y *esporógeno*). adj. F., *asporogène;* In., *asporogenous.* Que no produce esporas; no reproducido por esporas.

asquelia (de *a-* y el gr. *skélos,* pierna). f. Monstruosidad caracterizada por la carencia de piernas o miembros inferiores.

asquematía (de *a-* y *esquema*). f. Variedad de somatoagnosia en la cual existe un trastorno del esquema corporal, con desconocimiento de una parte del mismo.

asquistodactilia. f. SINDACTILIA.

Assèzat (Triángulo de) (Jules *Assèzat,* antropólogo francés, 1832-1876). V. TRIÁNGULO.

Assman (Foco o infiltrado de) (Herbert *Assmann,* patólogo alemán, 1882-1950). V. Foco.**asta.** f. A., *Horn;* F., *corne;* In., *horn, cornu;* It. y P., *corno.* Parte más o menos saliente y desprendida del cuerpo o superficie de ciertos órganos o estructuras anatómicas. ‖ **-de Ammón.** Pie del hipocampo o hipocampo mayor. ‖ **-de la médula espinal.** Dícese de las prolongaciones de substancia gris en el seno de la substancia blanca de la médula, que a la sección transversal dan a cada mitad del eje gris la forma de media luna. Se distinguen *el asta anterior,* voluminosa y redondeada, que da origen a las raíces anteriores de los nervios espinales; el *asta posterior,* más delgada y larga, de donde parten las raíces posteriores, y el *asta lateral,* especie de prolongación triangular de substancia gris desprendida de la parte posterior del cuerno anterior. ‖ **-del hioides.** Astas mayores y menores de este hueso; las primeras son prolongaciones laterales del cuerpo en correspondencia con los cuernos superiores del cartílago tiroides; las segundas, dos pequeñas eminencias encima de las primeras. ‖ **-del tiroides.** Extremo superior e inferior del borde posterior del cartílago tiroides.

astacina. f. Carotinoide obtenido de crustáceos del género *Astacus.*

astacoide (del gr. *astakós,* langosta de mar, y *eîdos,* aspecto). adj. Dícese de una erupción de color rojo, a modo de langosta cocida, que se observa en la viruela hemorrágica.

astasia (de *a-* y el gr. *stásis,* estabilidad). f. A., *Astasie;* F., *astasie;* It. y P., *astasia.* Incoordinación motora con imposibilidad de estar de pie. ‖ **-abasia.** Imposibilidad de estar de pie y andar.

astatinio (del gr. *ástatos,* inestable). m. F. e In., *astatine.* Símbolo, At. Elemento químico del grupo de los halógenos (Grupo VII), de número atómico 85 y masa atómica del isótopo más estable 210. Compuesto radiactivo, se obtiene del bismuto por bombardeo con partículas α.

ástato. m. ASTATINIO.

asteatosis (de *a-* y el gr. *stéar, stéatos,* sebo). f. Estado morboso producido por la escasa o nula secreción sebácea.

astenia (del gr. *asthéneia,* debilidad, de *a-* y *sthénos,* fuerza). f. A., *Asthenie;* F., *asthénie;* In., *asthenia;* It. y P., *astenia.* Falta o pérdida de fuerza. Adinamia, LIPOPSIQUIA. ‖ **-muscular.** MIASTENIA. ‖ **-nerviosa.** NEURASTENIA. ‖ **-neurocirculatoria.** Complejo sintomático caracterizado por apnea, vértigo, sensación de fatiga, dolor precordial y palpitaciones. Se observa principalmente en los soldados en servicio de guerra. Se denomina también *corazón irritable* y *síndrome de esfuerzo.* ‖ **-pigmentosa.** Enfermedad de Addison. ‖ **-universal congénita.** Enfermedad de Stiller; visceroptosis constitucional con tendencias neurasténicas, debilidad vasomotora y atonía gastrointestinal.

astenobiosis (de *a-*, el gr. *sthénos*, fuerza, y *bíos*, vida). f. F., *asthénobiose;* In., *asthenobiosis*. Condición de reducida actividad biológica semejante a la hibernación, pero que no depende ni está relacionada con la temperatura o la humedad.

astenocoria (de *a-*, el gr. *sthénos*, fuerza, y *kóre*, pupila). f. F., *asthénocorie;* In., *asthenocoria*. Pereza o debilidad del reflejo pupilar.

astenómetro (de *a-*, el gr. *sthénos*, fuerza, y *métron*, medida). m. F., *appareil pour mesurer l'asthénie;* In., *asthenometer*. Instrumento para medir el grado de astenia muscular o de astenopía.

astenope. adj. y s. Persona afecta de astenopía.

astenopía (de *a-*, el gr. *sthénos*, fuerza, y *óps, opós*, ojo). f. A., *Asthenopie;* F., *asthénopie;* In., *asthenopia;* It. y P., *astenopia*. Debilidad o cansancio de los órganos visuales, acompañada de dolor en los ojos, cefalalgia, oscurecimiento de la visión, etc. Copiopía. || **-acomodativa**. Astenopía debida a la fatiga del músculo ciliar. || **-muscular**. La producida por debilidad o incoordinación de los músculos del globo de ojo. || **-nerviosa** o **retinal**. Variedad producida por hiperestesia, anestesia o cualquier otra anomalía de la retina o por trastornos nerviosos generales. || **-tarsal**. Astenopía debida al astigmatismo irregular, por la presión de los párpados sobre la córnea.

astenópira (de *a-*, el gr. *sthénos*, fuerza, y *pýr, pyrós*, fuego). f. Fiebre asténica, adinámica.

astenospermia (de *a-*, el gr. *sthénos*, fuerza, y *spérma*, simiente). f. F., *asthénospermie;* In., *asthenospermia*. Vitalidad nula o deficiente de los espermatozoides.

áster (del gr. *astér*, estrella). m. F., *aster;* In., *aster*. Estructura estrellada que rodea el centriolo en la mitosis.

astereognosia o **astereognosis** (de *a-*, el gr. *stereós*, sólido, y *gnôsis*, conocimiento). f. A., *Astereognosie;* F., *astéreognosie;* In., *astereognosis;* It. y P., *astereognosia*. Pérdida de la facultad de reconocer los objetos por el tacto. ESTEREOAGNOSIA.

asterión (del gr. *astér*, estrella). m. F., *astérion;* In., *asterion*. Punto de convergencia en la superficie del cráneo de los huesos parietal, occipital y porción mastoidea del temporal.

asterixis (de *a-* y el gr. *stérixis*, fijación). m. F., *astérixis;* In., *asterixis*. Temblor por sacudidas, irregular y bilateral, de flexión-extensión de la muñeca, debido a una interrupción momentánea y brusca del tono muscular, que se observa especialmente en el coma hepático. *Sin.:* Temblor aleteante o hepático, *flapping tremor*.

asternal (de *a-* y *asternón*). adj. Que no está unido o articulado con el esternón, como las costillas falsas o asternales. || Dícese del individuo con asternia.

asternia (de *a-* y el gr. *stérnon*, pecho, esternón). f. A., *Brustbeinfehlen;* F., *asternie;* In., It. y P., *asternia*. Falta de esternón.

asteroide (del gr. *asteroeidés*, de *astér*, estrella, y *eídos*, aspecto). adj. A., *sternförmig;* F., *astéroïde;* In., *asteroid;* It., *asteroide;* P., *asteróide*. En figura de estrella, semejante a una estrella. *Sin.:* Asteroide.

astigmatismo (de *a-* y el gr. *stígma, -atos*, marca). m. A., *Astigmatismus;* F., *astigmatisme;* In., *astigmatism;* It. y P., *astigmatismo*. Defecto de la curvatura de los medios refringentes del ojo que impide la convergencia en un solo foco de rayos luminosos de diferentes meridianos. || **-adquirido**. El debido a alguna afección o traumatismo del ojo. || **-anormal** o **contra regla**. Astigmatismo en el cual es horizontal el meridiano en el que la refracción es mayor. || **-compuesto**. Aquel en el que se asocian hipermetropía de unos diámetros con miopía de otros. || **-congénito**. El que existe desde el nacimiento. || **-corneal**. El debido a la irregularidad en la curvatura o poder refringente de la córnea. || **-hipermetrópico** o **hiperópico**. Aquel en el que la curvatura de un meridiano es hiperópica mientras la del meridiano que forma ángulo recto con él es emétrope o normal. En el astigmagismo *compuesto hipermetrópico* el ojo es hipermétrope en todos los meridianos, y las líneas horizontales son de ordinario las más dispares; igualmente en el astigmatismo *compuesto miópico*, el ojo es miope en todos los meridianos, y las líneas verticales son las más distintas. || **-irregular**. Astigmatismo en el cual las diferentes porciones del mismo meridiano tienen distinto poder refringente. || **-lenticular**. El debido a alguna imperfección del cristalino. || **-miópico**. Aquel en el que la curvatura de un meridiano es miópica mientras la del meridiano que forma ángulo recto con él es emétrope. || **-mixto**. Astigmatismo en el que un meridiano principal es miópico y otro hiperópico. || **-normal** o **de regla**. Astigmatismo en el que en un meridiano es donde ocurre la mayor refracción es vertical o casi vertical. || **-regular**. Astigmatismo en el que el poder refringente del ojo es por lo general constante en cada meridiano y aumenta o disminuye uniformemente de un meridiano a otro.

astigmatómetro. m. ASTIGMATOSCOPIO.

astigmatoscopio (de *a-*, el gr. *stígma, -atos*, marca, y *skopeîn*, observar). m. A., *Astigmoskop;* F. e In., *astigmatoscope;* It. y P., *astigmómetro*. Instrumento para descubrir y medir el astigmatismo. *Sin.:* Astigmógrafo. V. QUERATOSCOPIO.

astigmógrafo (de *a-*, el gr. *stígma, -atos*, marca, y *gráphein;* describir). m. Aparato que mide el astigmatismo y lo transcribe directamente de forma gráfica.

astigmómetro (de *a-*, el gr. *stígma, -atos*, marca, y *métron*, medida). m. F., *astigmomètre;* In., *astigmatometer, astigmometer*. Instrumento para medir el grado de astigmatismo.

astisia (de *a-* y el gr. *stýein*, estar en erección). f. Impotencia por falta de erección del pene.

Astley Cooper. V. COOPER.

astomía (de *a-* y el gr. *stóma*, boca). f. Falta de la abertura bucal.

astragalectomía (de *astrágalo* y el gr. *ektomé*, escisión). f. A., *Talusexstirpation;* F., *astragalectomie;* In., *astragalectomy;* It. y P., *astragalectomia*. Resección del astrágalo.

astrágalo (del gr. *astrágalos*, talón). m. A., *Astragalus;* F., *astragale;* In., *astragalus;* It., *astragalo;* P., *astrágalo*. Hueso del tarso que se articula por arriba con la tibia y peroné, por abajo con el calcáneo y por delante con el navicular (escafoides). Talus. V. HUESOS (TABLA DE).

Astragalus. Género de plantas leguminosas, algunas de cuyas especies, *A. gummifer, A. verus*, etc., suministran la goma tragacanto y otras son tóxicas.

astrapefobia (del gr. *astrapé*, relámpago, y *phóbos*, temor). f. Temor morboso a las tempestades. Ceraunofobia.

astricción (del lat. *astrictio, -onis*). f. F., *action d'un astringent, constipation;* In., *astriction*. Acción de una substancia astringente. || ESTREÑIMIENTO.

astringencia. f. Cualidad de astringente.

astringente (del lat. *astringens, -entis*). adj. y s. A., *Styptikum;* F., e In., *astringent;* It., *astringente;* P., *adstringente*. Que produce constricción y sequedad; sustancia que tiene estos efectos. ESTÍPTICO.

astro-. Forma prefija del gr. *ástron*, estrella, astro.

astroblasto (de *astro-* y el gr. *blastós*, germen). m. A., *Astroblast;* F., *astroblaste;* In., *astroblast;* It. y P., *astroblasto*. Célula que da origen al astrocito.

astroblastoma (de *astroblasto* y suf. *-oma*, tumor). m. A., *Astroblastom;* F., *astroblastome;* In., It. y P., *astroblastoma*. Tumor cuyas células son equiparables a astrocitos maduros. No se observan figuras mitóticas ni células gigantes. Núcleos hipercromáticos; límites mal definidos, pero la infiltración no es tan difusa como en el grado I de astrocitoma. *Sin.:* Astrocitoma de grado II.

astrocele (de *astro-* y el gr. *koîlos*, vacío). m. F., *astrocele;* In., *astrocele*. Espacio hueco en la astrosfera, en el que está situado el centrosoma.

astrocinético (de *astro-* y el gr. *kinetikós*, motor, movible). adj. F. e In., *astrokinetic*. Relativo a los movimientos de la esfera de atracción en la cariocinesis.

astrocito (de *astro-* y el gr. *ktos*, cavidad). m. A., *Astrozyt;* F., e In., *astrocyte;* It., *astrocita;* P., *astrócito*. Célula en forma de estrella; especialmente célula adulta de la neuroglia; célula de Deiters; célula de Cajal; célula araña. || Célula o corpúsculo óseo, por su forma estrellada.

astrocitoma (de *astrocito* y el suf. *-oma*). m. A., *Astrozytom;* F., *astrocytome;* In., *astrocytoma;* It. y P., *astrocitoma*. Tumor del sistema nervioso central, formado por astrocitos. Según su malignidad se clasifican en grado I (que responde a las formas clásicas), grado II (V. ASTROBLASTOMA) y grados III y IV (V. GLIOBLASTOMA MULTIFORME).

astrofobia (de *astro-* y el gr. *phóbos*, temor). f. Temor morboso a los astros o al firmamento.

astroglia (de *astro-* y [*neuro*]*glia*). f. A., *Makroglie;* F., *astroglie;* In. e It., *astroglia;* P., *astróglia*. Tejido de neuroglia de la substancia gris, compuesto de astrocitos. *Sin.:* Macroglia.

astroide. adj. ASTEROIDE.

astrosfera (de *astro-* y el gr. *sphaîra*, esfera). f. A., *Astrosphäre;* F., *astrosphère;* In., *astrosphere;* It. y P., *astrosfera*. Esfera de atracción en la cariocinesis; áster con exclusión del centrosoma.

astrostático (de *astro-* y el gr. *statikós*, estático). adj. Relativo al centrosoma en su estado de reposo.

Astrup (Método de) (Poul *Astrup*, bioquímico danés, n. en 1915). V. MÉTODO.

asulfurosis (de *a-* y el lat. *sulphur*, azufre). f. F., *asulfurose;* In., *asulfurosis*. Estado de deficiencia de azufre en el organismo.

asuprarrenalismo o **asurrenalismo.** m. Falta o deficiencia de la actividad suprarrenal.

At. Símbolo del ASTATINIO o ástato.

atacador. m. Instrumento empleado en odontología para colocar y condensar la amalgama en una obturación dentaria.

atactilia (de *a-* y *táctil*). f. A., *Gefühlverlust;* F., *insensibilité au tact;* In., *atactilia;* It. y P., *apselafesia*. Pérdida de la sensibilidad táctil.

atalamia (de *a-* y el gr. *thálamos*, cámara interior). f. Ausencia o escasa profundidad de la cámara anterior, con adelantamiento del iris.

atalposis (de *a-* y el gr. *thalpós*, calor del sol). f. Incapacidad de percibir sensaciones de calor.

ataque (del it. *attacare*, pegar). m. A., *Anfall;* F., *attaque;* In., *access;* It., *attacco;* P., *ataque*. Invasión más o menos brusca de una enfermedad o de alguna afección sujeta a recidivas; como: ataque de gota, ataque apoplético.

ataraxia (del gr. *ataraxía*, calma, de *a-* y *táraxis*, turbación). f. A., *Ataraxie;* F., *ataraxie;* In. y P., *ataraxia;* It., *atarassia*. Tranquilidad moral; estado apacible del ánimo.

ataráxico (de *ataraxia*). adj. F., *ataraxique;* In., *ataractic, ataraxic*. Que procura calma. || m. Medicamento que se utiliza en los estados de ansiedad, inquietud y tensión de origen no psicótico. Tales son el meprobamato, la hidroxicina, las benzodiacepinas, etc.

atavismo (del lat. *atavus*, antepasado). m. A., *Rückschlag;* F., *atavisme;* In., *atavism;* It. y P., *atavismo*. Herencia de caracteres de los antepasados remotos; reaparición en un descendiente de una característica cualquiera de un ascendiente que había quedado latente durante una o varias generaciones. *Sin.:* Herencia ancestral. REVERSIÓN.

ataxafasia (de *ataxia* y *afasia*). f. Posibilidad de decir palabras, pero no frases.

ataxia [atáxico o atáctico] (del gr. *ataxía*, de *átaktos*; de *a-*, priv., y *tássein*, ordenar). f. A., *Ataxie;* F., *ataxie;* In., *ataxia;* It., *atassia*. Trastorno del movimiento voluntario, que aparece incoordinado, estando conservada la fuerza muscular. La alteración de cualquiera de los mecanismos que intervienen en la realización del movimiento voluntario, dificultando su normal ejecución, determinará la ataxia. La lesión de las raíces posteriores de la médula o de los cordones posteriores medulares determinará una alteración de la sensibilidad profunda consciente (palestesia o vibratoria, artrocinética o posicional, grafostesia), que al no informar a los centros nerviosos de la posición de cada uno de los segmentos del cuerpo, dificultará la ejecución del movimiento. La alteración de los haces espinocerebelosos medulares que transmiten la sensibilidad profunda inconsciente, y la lesión del cerebelo, determinan una alteración en la coordinación del movimiento, con falta de mesura de éste en el espacio y en el tiempo (discronometría), o con descomposición del movimiento (temblor atáxico). || **-aguda central de Leyden.** ENCEFALOMIELITIS AGUDA DISEMINADA. || **-alcohólica.** Estado parecido a la ataxia locomotriz, debido al alcoholismo crónico. || **-central.** Ataxia debida a la lesión de los centros que rigen la coordinación. || **-cerebelosa hereditaria.** Enfermedad propia de los adultos, debida a la atrofia del cerebro y caracterizada por ataxia, aumento del reflejo rotuliano, defectos del lenguaje y nistagmo. || **-cerebral.** La debida a una afección del cerebro. || **-cinética.** ATAXIA DINÁMICA. || **-cordis.** FIBRILACIÓN AURICULAR. DELIRIUM CORDIS. || **-de Ferguson y Critchley.** Ataxia familiar que aparece en la edad adulta, semejante a la esclerosis múltiple. || **-de Leyden.** SEUDOTABES. || **-de Marie.** ATAXIA CEREBELOSA HEREDITARIA. || **-de Sanger-Brown.** ATAXIA ESPINOCEREBELOSA. || **-dinámica.** Ataxia en la realización de los movimientos. || **-espinal.** La debida a una afección de la médula. || **-espinocerebelosa.** Ataxia cerebelosa hereditaria, caracterizada principalmente por la degeneración de las vías espinocerebelosas. || **-estática.** Falta de coordinación muscular durante el reposo. || **-familiar, de Friedreich** o **hereditaria.** Enfermedad de Friedreich; enfermedad hereditaria que comienza ordinariamente en la infancia o la juventud, con esclerosis de las columnas laterales y dorsal de la médula. Va acompañada de ataxia, trastornos del lenguaje, nistagmo, sacudidas peculiares y movimientos irregulares y paresia de los músculos, especialmente en las extremidades inferiores. || **-frontal.** Trastornos atáxicos en los tumores del lóbulo frontal del cerebro. || **-histérica.** Histerismo que simula la ataxia. || **-laberíntica.** La caracterizada por trastornos de equilibrio sin modificación de los movimientos aislados de los miembros. || **-locomotriz progresiva.** Degeneración de los cordones dorsales de la médula y de los troncos sensitivos, con atrofia; se caracteriza por paroxismos o crisis de dolor intenso, incoordinación, trastornos sensitivos, pérdida de los reflejos, paroxismos de alteraciones funcionales de varios órganos, como el estómago, laringe, etc., y también por distintos trastornos tróficos, especialmente de los huesos y articulaciones, incontinencia o retención de orina, disminución de la potencia sexual, etc. El curso es lento y progresivo y, aunque temporalmente puede detenerse o modificarse, la curación completa es muy rara. Es enfermedad de la edad adulta, más frecuente en el sexo masculino. La sífilis es la causa única o principal. Tabes dorsal, esclerosis medular posterior. || **-óptica.** Incoordinación manual por mala utilización de la información visual. Es uno de los elementos de la tríada del síndrome de Balint (ataxia óptica, parálisis de fijación de la mirada, trastorno espacial de la atención). || **-psicomotriz.** PARÁLISIS GENERAL PROGRESIVA. || **-vestibular.** ATAXIA LABERÍNTICA.

ataxiágrafo (de *ataxia* y el gr. *gráphein*, describir). m. F., *ataxiagraphe;* In., *ataxiagraph*. Medio para apreciar el grado de extensión de las desviaciones en la ataxia con el paciente de pie y los ojos cerrados.

ataxiagrama (de *ataxia* y el gr. *grámma*, escrito). m. Línea trazada por un enfermo atáxico en el ataxiágrafo.

ataxiámetro. m. ATAXIÁGRAFO.

ataxiamnésico (de *ataxia* y *amnesia*). adj. Caracterizado por ataxia y amnesia a la vez.

ataxoadinamia (de *ataxia* y *adinamia*). f. desus. A., *Ataxoadynamie;* F., *ataxo-adyanamie;* In., *ataxodynamia;* It., *atasso-adinamia;* P., *atassia-adinamia*.

Ataxia asociada con adinamia; ataxia asociada con debilidad muscular.

ataxofemia (de *ataxia* y el gr. *phéme*, lenguaje). f. Falta de coordinación de los músculos del lenguaje.

ataxofobia (de *ataxia* y el gr. *phóbos*, temor). f. Temor exagerado al desorden o irregularidad. || Temor morboso a padecer ataxia locomotriz.

atefobia (del gr. *áte*, desastre, castigo, y *phóbos*, temor). f. Temor morboso a la ruina o desgracia.

atelectasia (de *atelo-* y el gr. *éktasis*, expansión). f. A., *Atelektase;* F., *atélectasie;* In., *atelectasis;* It., *atelettasia;* P., *atelectasia*. Falta de expansión o dilatación. || Expansión imperfecta de los pulmones en los recién nacidos; colapso parcial del pulmón. || **-masiva del pulmón.** Colapso pulmonar masivo o postoperatorio.

ateleiosis o **ateliosis** (del gr. *atelés*, incompleto). f. A., *hypophysärer Infantilismus;* F., *atéliose;* In., *ateliosis;* It., *ateleiosi*. Detención de desarrollo, forma de infantilismo, con desarrollo sexual o sin él, en la que se conservan en la vida adulta muchos de los caracteres de la infancia (Hasting Gilford). Enfermedad de Lorain.

atelencefalia (del gr. *atelés*, incompleto, y *encéfalo*). f. F., *atélencéphalie;* In., *ateloencephalia*. Desarrollo defectuoso del cerebro.

atelia (del gr. *atelés*, incompleto). f. A., *Atelie;* F., *atelie;* It. y P., *atelia*. Desarrollo imperfecto en general. || (de *a-*, y el gr. *thelé*, seno, pezón). f. A., *Athelie;* F., *athelie;* In. y P., *athelia;* It., *atelia*. Falta congénita del pezón.

atelo-. Forma prefija del gr. *atelés*, incompleto, inacabado.

atelocardia (de *atelo-* y el gr. *kardía*, corazón). f. A., *Atelokardie;* F., *atélocardie;* In., It. y P., *atelocardia*. Desarrollo imperfecto del corazón.

atelocefalia (de *atelo-* y el gr. *kephalé*, cabeza). f. A., *Atelozephalie;* F., *atélocéphalie;* In., *atelocephaly;* It. y P., *atelocefalia*. Desarrollo imperfecto de la cabeza.

ateloglosia (de *atelo-* y el gr. *glôssa*, lengua). f. A., *Ateloglossie;* F., *atéloglossie;* In., It. y P., *ateloglossia*. Desarrollo imperfecto de la lengua.

atelomielia (de *atelo-* y gr. *myelós*, médula). f. A., *Atelomyelie;* F., *atélomyélie;* In., *atelomyelia;* It. y P., *atelomielia*. Incompleto desarrollo de la médula espinal.

atelopodia (de *atelo-* y el gr. *poús, podós*, pie). f. A., *Atelopodie;* F., *atélopodie;* In., It. y P., *atelopodia*. Desarrollo incompleto de los pies.

ateloprosopia (de *atelo-* y el gr. *prósopon*, faz). f. A., *Ateloprosopie;* F., *atéloprosopie;* In., It. y P., *ateloprosopia*. Desarrollo defectuoso de la cara.

ateloqueilia (de *atelo-* y el gr. *chêilos*, labio). f. A., *Atelocheilie;* F., *atélocheilie;* In. e It., *atelocheilia;* P., *ateloquilia*. Desarrollo congénito incompleto del labio.

ateloquiria (de *atelo-* y el gr. *cheír*, mano). f. A., *Atelocheirie;* F., *atélochéirie;* In. e It., *atelocheiria;* P., *ateloquiria*. Desarrollo incompleto de una o ambas manos.

atelorraquidia o **atelorraquis** (de *atelo-* y el gr. *ráchis*, espina dorsal). f. y m. A., *Atelorachidie;* F., *atélorachidie;* In. e It., *atelorachidia;* P., *atelorraquidia*. Desarrollo incompleto de la columna vertebral.

atelostomía (de *atelo-* y el gr. *stóma*, boca). f. A., *Atelostomie;* F., *atélostomie;* In., It. y P., *atelostomia*. Desarrollo imperfecto de la boca.

atención (del lat. *attentio, -onis*). f. A., *Aufmerksamkeit;* F., e In., *attention;* It., *attenzione;* P., *atenção*. Concentración del psiquismo hacia un estímulo determinado, exógeno o endógeno. || **-flotante.** Término de la técnica psicoanalítica que designa el tipo especial de atención que debe prestar el psicoanalista al discurso del analizado, que favorece la actividad inconsciente del propio analista y facilita su relación con el mundo interno del paciente.

Ateneo. Médico griego de Cilicia, fundador de la escuela de los «neumatistas». Vivió en el siglo I y ejerció en Roma; sólo quedan fragmentos de sus obras, citadas por Galeno y Oribasio.

atenuación (del lat. *attenuatio, -onis*). f. A., *Abschwächung;* F., *atténuation;* In., *attenuation;* It., *attenuazione;* P., *atenuação*. Acto o proceso de debilitación, especialmente de la toxicidad de un virus o de un microorganismo.

atermal (de *a-* y el gr. *thérme*, calor). adj. Frío. Dícese de los manantiales de agua cuya temperatura es inferior a 15 °C.

atermancia. f. Cualidad de atérmano.

atérmano (de *a-* y el gr. *thérme*, calor). adj. F., *athermane;* In., *athermanous*. Que absorbe el calor radiante y no permite su paso.

atermia (de *a-* y el gr. *thérme*, calor). f. Falta de calor o de temperatura. APIREXIA.

atermosistáltico (de *atermia* y el gr. *systaltikós*, que se contrae). adj. F., *athermosystaltique;* In., *athermosystaltic*. Aplícase a los músculos que no se contraen por la acción del calor o del frío.

ateroma o **ateromasia** (del gr. *athéra*, papilla, y *-oma*). f. y m. A., *Atherom;* F., *athérome;* In., *atheroma;* It. y P., *ateroma*. Quiste sebáceo. || ATEROMATOSIS.

ateromatosis o **aterosis** (de *ateroma*). f. A., *Atheromatose;* F., *athéromatose;* In., *atheromatosis;* It., *ateromatosi;* P., *ateromatose*. Degeneración de las paredes arteriales, con producción de masas amarillentas de induración y reblandecimiento.

ateromatoso. adj. y s. F., *athéromateux;* In., *atheromatous*. Afecto de ateroma o de su naturaleza.

aterosclerosis (de *athéra*, cuchara, y *sklerós*, duro). f. A., *Atherosklerose;* F., *athérosclérose;* In., *arterosclerosis;* It., *aterosclerosi;* P., *aterosclerose*. Forma la más común de arteriosclerosis, caracterizada anatómicamente por el depósito de materia lipoide en la túnica íntima.

atesia. f. ATETOSIS.

atetoide (del gr. *áthetos*, no fijado, y *eîdos*, aspecto). adj. F., *athétoïde;* In., *athetoid*. Semejante a la atetosis.

atetosis (del gr. *áthetos*, no fijado). f. A., *Athetose;* F., *athétose;* In., *athetosis;* It., *atetosi;* P., *atetose*. Trastorno caracterizado por movimientos continuos involuntarios bastante lentos y extravagantes, de dedos y manos principalmente, debido por lo común a una lesión del cuerpo estriado. Corea posthemiplégica, enfermedad de Hammond. || **-congénita doble.** Paraplejía espasmódica propia de la infancia. || **-pupilar.** HIPPUS.

Atherosperma. Género de árboles monimiáceos; la corteza del *A. moschatum*, llamada *sasafrás de Australia*, es diaforética, diurética y sedante; se usa en tintura.

atiaminosis. f. Deficiencia o falta de tiamina.

aticitis (de *ático-* y el suf. *-itis*). f. A., *Atticitis;* F., *atticite;* In., *atticitis;* It., *atticite;* P., *aticite*. Inflamación del ático del tímpano.

ático (del gr. *attikós*). m. A., *Atticus;* F., *attique;* In., *attict;* It., *attico;* P., *ático*. Región posterior y superior de la caja del tímpano, que se continúa con el *aditus ad antrum*.

aticoantrotomía (de *ático, antro,* y el gr. *tomé*, corte). f. F., *attico-antrotomie, antro-atticotomie;* In., *atticoantrotomy*. Operación de abrir el ático y el antro mastoideo.

aticotomía (de *ático* y el gr. *tomé*, corte). f. F., *atticotomie;* In., *atticotomy*. Abertura quirúrgica del ático.

atimia (de *a-* y el gr. *thymós*, alma, mente, vida). f. A., *Bewusstseinsverlust;* F., *athymie;* In., *athymia;* It. y P., *atimia*. Pérdida de la conciencia o conocimiento. || Demencia. || ATIMISMO.

atimismo. f. F., *athymie*. In., *athymism; athymia*. Falta de timo, y estado producido por la falta o extirpación de este órgano.

atipia (de *a-* y el gr. *týpos*, tipo, modelo). f. A., *Atypie;* F., *atypie;* In., *atypia;* It. y P., *atipia*. Estado o condición de no conformidad con un tipo.

atípico. adj. F., *atypique;* In., *atypical*. Irregular, no conforme con el tipo. Dícese especialmente de tumores cuyas células tienen forma y disposición sin analogía en el organismo, de fiebres intermitentes cuyos accesos se suceden de manera irregular y de cepas microbianas de tipo no usual.

atireosis o **atiria** (de *a-* y *tiroides*). f. A., *Athyreosis;* F., *athyroïdie;* In., *athyria;* It., *atiria;* P., *atireoidia.* Falta de glándula tiroides o hipofunción de la misma; cretinismo, mixedema.

atiroidemia (de *a-*, *tiroides* y el gr. *haîma*, sangre). f. Estado anormal de la sangre, debido al atiroidismo.

atiroidia o **atiroidismo.** f. y m. ATIREOSIS.

atlantoaxil. adj. Relativo al atlas y al axis.

atlantodídimo. m. ATLÓDIMO.

atlantomastoideo. adj. Relativo al atlas y a la apófisis mastoides. || m. Músculo oblicuo superior de la cabeza.

atlantoodontoideo. adj. Relativo al atlas y a la apófisis odontoides del axis.

atlas (del personaje mitológico *Atlas*). m. F. e In., *atlas.* Primera vértebra cervical, que sostiene la cabeza. V. HUESOS (TABLA DE).

atleta (Pie de). DERMOFITOSIS.

atlético (del gr. *athletikós*). adj. Dícese de partes, órganos o modos de ser cuya disposición o alteración les asemeja a los propios de un atleta. V. TIPO.

atlódimo (de *atlas* y el gr. *dídymos*, doble). m. F., *atlodyme;* In., *atlodidymus, atlantodidymus.* Monstruo fetal con dos cabezas y un cuerpo.

atloideo. adj. F., *atloïdien;* In., *atloid, atlantal.* Perteneciente o relativo al atlas.

atloidooccipital. adj. Relativo al atlas y al occipital. || m. Músculo recto posterior menor de la cabeza.

atmiatría o **atmidiatría** (del gr. *atmós*, o *atmús*, *-idos*, vapor, e *iatreía*, sistema curativo). f. Tratamiento por los vapores medicamentosos. *Sin.:* Neumoterapia.

atmocausis (del gr. *atmós*, vapor, y *kaûsis*, quemadura, cauterio). f. A., *Atmokausis;* F., *atmokausis;* In. y P., *atmocausis;* It., *atmocausis.* Tratamiento por la aplicación directa del vapor sobrecalentado; usado principalmente en las afecciones uterinas. VAPORIZACIÓN.

atmocauterio (del gr. *atmós*, vapor, y *cauterio*). m. A., *Atmokauter;* F., *atmocautère;* In., *atmocautery;* It., *atmocauterio;* P., *atmocautério.* Instrumento para la práctica de la atmocausis.

atmógrafo (del gr. *atmós*, vapor, y *gráphein*, registrar). m. A., *Atmograph;* F., *atmographe;* In., *atmograph;* It., *atmografo;* P., *atmógrafo.* Instrumento para registrar los movimientos respiratorios.

atmólisis (del gr. *atmós*, vapor, y *lýsis*, disolución). f. A., *Atmolysis;* F., *atmolyse;* In., *atmolysis;* It., *atmolisi;* P., *atmólise.* Separación de los gases de una mezcla por su paso a través de una lámina porosa. || Desintegración de un tejido orgánico por los vapores de líquidos volátiles, tales como bencina, éter, alcohol, etc.

atmología (del gr. *atmós*, vapor, y *lógos*, tratado). f. Ciencia de los vapores y de la evaporación.

atmómetro (del gr. *atmós*, vapor, y *métron*, media). m. F., *atmomètre;* In., *atmometer.* Instrumento para medir los vapores exhalados, o la cantidad de agua evaporada en un tiempo dado, para apreciar la humedad de la atmósfera.

atmorrinómetro (del gr. *atmós*, vapor, *rhís, rhinós*, nariz, y *métron*, medida). m. Aparato para imprimir y medir las manchas que en una superficie fría produce el vapor de aire espirado por las fosas nasales, para demostrar el grado de permeabilidad nasal.

atmos (abrev. de *atmósfera*). m. F., *atmosphère;* In., *atmos, atm.* Unidad de presión del aire; presión de una dina sobre un centímetro cuadrado.

atmósfera (del gr. *atmós*, vapor, aire, y *sphaîra*, esfera). f. A., *Atmosphäre;* F., *atmosphère;* In., *atmosphere;* It. y P., *atmosfera.* Masa de aire que rodea la Tierra. V. AIRE. || Presión del aire sobre la Tierra a nivel del mar. || Ambiente gaseoso especial, natural o artificial, que rodea un cuerpo.

atmoterapia (del gr. *atmós*, vapor, aire, respiración, y *therapeía*, curación). f. A., *Atmotherapie;* F., *atmothérapie;* In., *atmotherapy;* It. y P., *atmoterapia.* ATMIATRÍA. || Tratamiento por la educación metódica de la respiración.

atocia (de *a-* y el gr. *tókos*, parto). f. A., *Atokie;* F., *atocie;* In., *atocia;* It., *atochia.* P., *atocia;* Esterilidad de la mujer.

atomicidad. f. F., *atomicité;* In., *atomicity.* Valencia de un átomo o radical.

atomización. f. A., *Zerstauberung;* F., *atomisation;* In., *atomization;* It., *atomizzazione;* P., *atomização.* Reducción de un líquido a finísimas partículas; pulverización.

atomizador. m. A., *Zerstäuber;* F., *atomiseur;* In., *atomizer;* It., *atomizzatore;* P., *atomisador.* Pulverizador de líquidos.

átomo (del gr. *átomos*, de *a-*, priv., y *témnein*, cortar). m. A., *Atom;* F., *atome;* In., *atom;* It., *atomo;* P., *átomo.* Parte menor invisible física y químicamente, que junto con otra u otras de su especie constituye la molécula. || Menor cantidad posible de un elemento que conserva las propiedades químicas de éste. Hoy se le cree constituido por un núcleo central, cargado positivamente, rodeado de electrones negativos, cuyo número y disposición determinan las propiedades del átomo.

atonía (de *a-* y el gr. *tónos*, tensión). f. A., *Atonie;* F., *atonie;* In., *atony;* It. y P., *atonia.* Falta de la fuerza o tono normal, especialmente de un órgano contráctil. || **-gástrica.** Deficiencia funcional de la túnica muscular del estómago. || **-muscular congénita.** ENFERMEDAD DE OPPENHEIM.

atopia (de *a-* y el gr. *tópos*, lugar). f. A., *Atopie;* F., *atopie;* In., *atopy;* It. y P., *atopia.* Desplazamiento, ectopia. || Fenómeno de hipersensibilidad humana sujeto a influencia hereditaria, que sería el fundamento del asma esencial y estados análogos.

atopognosia (de *a-*, el gr. *tópos*, lugar, y *gnôsis*, conocimiento). f. A., *Raumwahrnehmungsstorung;* F., *atopognosie;* It. y P., *atopognosia.* Pérdida de la facultad de localizar correctamente una sensación; pérdida total de la memoria en lo referente a los movimientos.

atopomenorrea (del gr. *átopos*, mal colocado, y *menorrea*). f. Menstruación vicaria.

atoquia. f. ATOCIA.

atóxico (de *a-* y *tóxico*). adj. F., *atoxique;* In., *atoxic.* Que no es venenoso o no es debido a un tóxico.

ATP. V. ADENOSINTRIFOSFATO.

atrabilis (del lat. *atra*, negra, y *bilis*, cólera). f. Nombre dado por los antiguos a un humor espeso, negro, que suponían secretado por las cápsulas suprarrenales y al cual atribuían la melancolía e hipocondría.

atracción (del lat. *attractio, -onis*). f. A., *Anziehung;* F., e In., *attraction;* It., *attrazione;* P., *atracçãao.* Fuerza, acto o proceso que lleva un cuerpo hacia otro, de la que son formas la afinidad, la cohesión y la gravitación. || **-capilar.** Fuerza que atrae las partículas de un líquido colocado en un tubo capilar. || **-eléctrica.** Tendencia de los cuerpos cargados con electricidades opuestas a dirigirse uno hacia otro. || **-magnética.** Influencia de un imán sobre el hierro y otros elementos. || **-química.** Tendencia de los átomos de un elemento a unirse con los de otro.

atractoide (del gr. *átraktos*, huso, y *eîdos*, aspecto). adj. En forma de huso; fusiforme.

atractosoma (del gr. *átraktos*, huso, y *sôma*, cuerpo). m. Nombre de los cuerpos fusiformes incluidos en las células de las glándulas mucosas, que se tiñen de azul con el colorante de Mallory.

atransferrinemia (de *a-*, *transferrina* y el gr. *haîma*, sangre). f. F., *atransferrinémie;* In., *atransferrinemia.* Ausencia congénita de transferrina. Se caracteriza por la presencia de anemia hipocroma intensa.

atraquelia (de *a-* y el gr. *tráchelos*, cuello). f. Anomalía caracterizada por la falta o cortedad extrema del cuello.

atraso mental. m. RETARDO MENTAL.

atremia (de *a-* y el gr. *trémein*, temblar). f. A., *Atremie;* F., *atrémie;* In., It. y P., *atremia.* Literalmente, falta de temblor. || Afección pitiática, especie de acinesia álgera, en la que el paciente puede ejecutar todos los movimientos estando acostado en la cama, pero no puede andar ni estar de pie (Neftel).

atrepsia (de *a-* y el gr. *thrépsis*, nutrición). f. A., *Athrepsie;* F., *athrepsie;* In., *athrepsia;* It. y P., *atrepsia.* Atrofia infantil general de los primeros meses de la vida. MARASMO. || Término de Ehrlich para la inmunidad a las células tumorales, que cree debida a la falta de materia nutritiva peculiar para el desarrollo del tumor.
atresia [atrético] (de *a-* y el gr. *trêsis*, agujero). f. A., *Atresie;* F., *atresie;* In., It. y P., *atresia.* Oclusión de una abertura natural. ||**-ani, iridis.** Imperforación del ano u oclusión de la pupila, respectivamente.
atreto-. Forma prefija del gr. *átretos*, imperforado.
atretoblefaria (de *atreto-* y el gr. *blépharon*, párpado). f. SIMBLÉFARON.
atretocéfalo (de *atreto-* y el gr. *kephalé*, cabeza). m. F., *atrétocéphale;* In., *atretocephalus.* Monstruo sin aberturas nasales ni bucal.
atretocistia (de *atreto-* y el gr. *kýstis*, vejiga). f. F., *atrétocystie;* In., *atretocystia.* Atresia de la vejiga.
atretocormo (de *atreto-* y el gr. *kormos*, tronco). m. Monstruo sin ninguna abertura.
atretogastria (de *atreto-* y el gr. *gastér, gastrós*, vientre). f. F., *atrétogastrie;* In., *atretogastria.* Imperforación del estómago.
atretolemia (de *atreto-* y el gr. *laimós*, garganta). f. F., *atrétolémie;* In., *atretolemia.* Oclusión de la laringe o del esófago.
atretometría (de *atreto-* y el gr. *métra*, matriz, seno materno). f. F., *atrétométrie;* In., *atretometria.* Imperforación del útero.
atretoproccia o **atretoproctia** (de *atreto-* y el gr. *proktós*, ano). f. Imperforación del ano o del recto.
atretopsia (de *atreto-* y el gr. *ópsis*, visión). f. F., *atrétopsie;* In., *atretopsia.* Imperforación de la pupila.
atretorrinia (de *atreto-* y el gr. *rhís, rhinós*, nariz). f. F., *atrétorrhinie;* In., *atretorrhinia.* Atresia de las fosas nasales.
atretostomía (de *atreto-* y el gr. *stóma*, boca). f. F., *atrétostomie;* In., *atretostomia.* Imperforación de la boca.
atreturetria (de *atreto-* y el gr. *ouréthra*, uretra). f. Imperforación de la uretra.
atrición (del lat. *attritio, -onis*). f. A., *Wundreiben;* F. e In., *attrition;* It., *attrito;* P., *atrição.* Excoriación superficial, abrasión. || El mayor grado de contusión, o aplastamiento, de una parte cualquiera.
atricosis. f. ATRIQUIA.
atrio (del lat. *atrium*, vestíbulo). m. A., *Atrium;* F., *oreillette, atrium;* In., *atrium;* It., *atrio;* P., *átrio.* Aurícula del corazón. || Parte principal de la caja timpánica situada debajo de la cabeza del martillo. ||**-de infección.** Puerta de entrada de las bacterias. ||**-de la laringe.** Parte de la laringe por encima de las cuerdas vocales falsas. ||**-de la vagina.** El vestíbulo de la vagina.
atriograma, auriculograma (de *atrio* y *aurícula* y el gr. *gramma*, inscripción). m. Porción del electrocardiograma correspondiente a la actividad de la aurícula.
atrionector (de *atrio-* y el lat. *nector*, conector). m. Nudo sinoauricular.
atrioseptopexia (de *atrio-*, el lat. *septum*, tabique, y el gr. *pêxis*, fijación). f. A., *Atrioseptopexie;* F., *atrioseptopexie;* In., *atrioseptopexy;* It., *atrioseptopessia;* P., *atrioseptopexia.* Reparación quirúrgica de un defecto en el tabique interauricular.
atriótomo (de *atrio-* y el gr. *tomós*, cortante). m. A., *Atriotom;* F., e In., *atriotome;* It., *atriotomo;* P., *atriótomo.* Instrumento para la sección de las conexiones entre la aurícula y el ventrículo.
atrioventricular. adj. F., *atrio-ventriculaire;* In., *atrioventricular.* Relativo a un atrio o aurícula del corazón y al ventrículo.
atriplicismo. m. F., *atriplicisme;* In., *atriplicism.* Intoxicación producida por la ingestión de una especie de espinaca del género *Atriplex*, muy semejante a la enfermedad de Raynaud y a la eritromelalgia.
atriquia o **atriquiasis** (de *a-* y el gr. *thríx, thrichós*, pelo). f. A., *Haarlosigkeit;* F., *atrichie;* In. e It., *atrichia;* P., *atriquia.* Falta congénita de pelo o cabello. ALOPECIA.
atriquias. f. pl. Grupo de bacterias que comprende las formas que carecen de flagelos; gimnobacterias.
atrocitosis (del gr. *athroízein*, recoger, y *kýtos*, cavidad). f. A., *Athrozitose;* F., *athrocytose;* In., *athrocytosis;* It., *atrocitosi;* P., *atrocitose.* Absorción de coloides electronegativos por la superficie apical de las células de los túbulos proximales del riñón.
atrofedema (de *atrofia* y *edema*). f. Enfermedad crónica hereditaria, probablemente de origen angioneurótico.
atrofia [atrófico] (del gr. *atrophía*, falta de nutrición). f. A., *Atrophie;* F., *atrophie;* In., *atrophy;* It. y P., *atrofia.* Disminución del volumen y peso de un órgano por defecto de nutrición. Disminución del volumen de la célula, tejido u órgano de origen patológico. ||**-adiposa.** Emaciación por falta de tejido adiposo. || Infiltración adiposa consecutiva a la atrofia de los elementos de un órgano. ||**-amarilla aguda del hígado.** Icteria grave de causa no bien conocida, con atrofia y coloración amarilla del hígado, generalmente fatal. ||**-amarilla subaguda del hígado.** Icteria grave prolongada cirrógena. ||**-atrítica.** Consunción de los músculos que rodean una articulación, debida a un traumatismo o enfermedad constitucional. ||**-blanca.** Atrofia de un nervio en el que sólo queda un tejido conjuntivo. ||**-cerebelosa tardía paleocortical.** Atrofia tardía del paleocerebeloso con ataxia estática y de la marcha. Junto a esta forma esencial existen otras consecutivas al alcoholismo y desnutrición, que pueden aparecer más precozmente. Sin.: Atrofia de Marie-Foix-Alajouanine, ataxia vermiana de los viejos. ||**-concéntrica.** Atrofia de un órgano hueco en el que la cavidad se reduce. ||**-cordis.** Atrofia del corazón senil o por cualquier otra causa. ||**-correlativa.** Atrofia de una parte consecutiva a la destrucción o extirpación de otra parte. ||**-cualitativa.** Atrofia degenerativa. ||**-cuantitativa.** Atrofia simple. ||**-cutis.** ATROFODERMA. ||**-de Buchwald.** Atrofia progresiva de la piel. ||**-de Charcot-Marie-Tooth.** Atrofia muscular peroneal progresiva; variedad debida a la degeneración de los cordones posteriores de la médula y de los nervios motores periféricos; comienza por los músculos inervados por los peroneos y progresa lentamente. ||**-de Cruveilhier.** Atrofia muscular progresiva. ||**-de Déjerine-Sottas.** Neuritis intersticial hipertrófica y progresiva de la infancia. ||**-de Erb.** V. MIOPATÍA PRIMITIVA PROGRESIVA. ||**-de Fazio-Londe.** Parálisis bulbar progresiva infantil. ||**-de Hoffmann.** Variedad de atrofia muscular progresiva que afecta las piernas, antebrazos y manos. ||**-de Hunt.** Atrofia neuropática de los músculos de la mano, sin trastornos sensitivos. ||**-de Kienböck.** Atrofia ósea aguda en los estados inflamatorios de las extremidades. ||**-de Landouzy-Déjerine.** V. MIOPATÍA PRIMITIVA PROGRESIVA. ||**-de Leyden-Moebius.** Amiotrofia progresiva ascendente. Enfermedad de Duchenne, sin hipertrofia. ||**-de Marie-Foix-Alajouanine.** ATROFIA CEREBELOSA TARDÍA PALEOCORTICAL. ||**-de Parrot o de los recién nacidos.** Atrofia primitiva infantil o marasmo. ||**-de Vulpian.** Tipo escapulohumeral de la atrofia muscular espinal progresiva. ||**-de Werdnig-Hoffmann.** ENFERMEDAD DE WERDNIG-HOFFMANN. ||**-degenerativa.** Atrofia de una parte, debida a la degeneración de sus células. ||**-espinoneural.** Parálisis muscular atrófica, resultado de alguna lesión de la porción inferior de la vía motora de la médula. ||**-excéntrica.** Atrofia de un órgano hueco en el cual el tamaño de la cavidad está aumentado. ||**-facial unilateral progresiva.** Afección caracterizada por atrofia progresiva de la piel, tejidos y huesos, y a menudo de los músculos de un lado de la cara. ||**-granular del riñón.** Inflamación intersticial crónica del riñón, que produce compresión y atrofia del parénquima. ||**-gris.** Degeneración de la papila óptica, en la que ésta se vuelve gris. ||**-hemifacial.** Atrofia de un lado de la cara. ||**-hemilingual.** Atrofia de un lado de la lengua. ||**-infantil.** Pedatrofia, atrepsia, marasmo infantil. ||**-inflamatoria.** Atrofia de la

parte funcional de un órgano producida por la hipertrofia de los elementos fibrosos por la inflamación. ‖ **-intersticial.** Resorción de la materia mineral de los huesos, de suerte que sólo queda la porción orgánica de los mismos. ‖ **-lineal.** Atrofia de la capa papilar de la piel, que produce la apariencia de líneas blancas y azules. ‖ **-maculosa cutis.** Anetodermia; forma debida a la pérdida de tejido elástico de la piel con manchas rosadas cicatrizales. ‖ **-miopática.** Atrofia muscular idiopática. ‖ **-muscular isquémica.** CONTRACTURA DE WOLKMAN. ‖ **-muscular neurítica.** Degeneración de los troncos nerviosos que a menudo se extiende a la médula y produce la atrofia de los músculos, comenzando por los del pie. Es hereditaria, comienza ordinariamente en la infancia y no se cura. ‖ **-muscular progresiva.** Enfermedad crónica caracterizada por la disminución gradual de la masa muscular, de la que existen tres variedades: la *espinal*, que se refiere a una lesión de los centros medulares, como la poliomielitis anterior crónica; la *miopática* o distrofia muscular progresiva sin alteración del sistema nervioso, a la que corresponde la atrofia muscular progresiva tipo Duchenne o seudohipertrofia muscular, y la *neural*, o neuritis intersticial crónica de Déjerine-Sottas, degeneración de las raíces espinales, cuernos anteriores y cordones posteriores de la médula y nervios periféricos. ‖ **-neurítica.** Atrofia debida a una afección de los nervios. ‖ **-neuropática.** Atrofia del tejido muscular debida a una afección del sistema nervioso. ‖ **-numérica.** Atrofia debida a la disminución en el número de los elementos constituyentes, lo mismo que la coarrugación de los elementos que quedan. ‖ **-olivopontocerebelosa.** Atrofia de estas partes, con ataxia, asinergia y marcha vacilante, en edad avanzada, generalmente. ‖ **-óptica de Leber.** ENFERMEDAD DE LEBER. ‖ **-ósea de Sudeck.** Resorción aguda del hueso en un segmento de miembro, por traumatismo, congelación o lesión nerviosa, con trastornos generales y edema local. ‖ **-papilar.** ESTASIS PAPILAR. ‖ **-parda.** Forma en la que se conserva el pigmento normal y se añade nuevo pigmento, que se observa principalmente en el corazón, músculos e hígado. ‖ **-pigmentaria.** La que se caracteriza por el depósito de pigmento en las células atrofiadas. ‖ **-por compresión.** Atrofia de una parte debida a la presión constante. ‖ **-por desuso** o **inacción.** La producida por falta de ejercicio normal. ‖ **-protopática.** Nombre aplicado a las amiotrofias primitivas de origen directamente muscular. ‖ **-roja.** Atrofia, principalmente del hígado, debida a la congestión crónica por afección valvular cardíaca. ‖ Atrofia fisiológica de la vejez. ‖ **-serosa.** Atrofia con efusión de líquido seroso. ‖ **-simpática.** Atrofia del segundo elemento de un par de órganos consecutiva a la primero. ‖ **-simple.** Atrofia debida a la disminución de tamaño de las células individuales. ‖ **-tóxica.** La debida a las toxinas en una infección. ‖ **-trofoneurótica.** Atrofia debida a una afección de los nervios o de un centro que inerva una parte.

atrofoderma. (de *atrofia* y el gr. *dérma*, piel). m. A., *Hautatrophie*; F., *atrophodermie*; In., *atrophoderma*; It. y P., *atrofoderma*. Atrofia de la piel o de una porción de ella. ‖ **-álbido.** Pitiriasis alba atrófica. ‖ **-de Pasini y Pierini.** V. ANETODERMIA IDIOPÁTICA PROGRESIVA DE PASINI Y PIERINI. ‖ **-neurítico.** Aspecto brillante de la piel observado en los casos de interrupción de la inervación cutánea; *glossy skin*. ‖ **-pigmentoso.** Xeroderma pigmentoso. ‖ **-senil.** Atrofia fisiológica de la piel en edad avanzada.

atrofodermatosis (de *atrofia*, el gr. *dérma*, piel, y el suf. *-osis*). f. A., *Atrophische Hautkrankheiten*; F., *atrophodermatose*; In., *atrophodermatosis* It., *atrofodermatosi*; P., *atrofodermatose*. Grupo de afecciones cutáneas, cuyo síntoma prominente es la atrofia de alguno de los elementos de la piel.

atrombasia o **atrombia** (de *a-* y el gr. *thrómbos*, coágulo). f. A., *athrombasie*; In., *athrombia*. Coagulación nula o deficiente de la sangre.

Atropa. Género de plantas solanáceas. V. BELLADONA.

atropina. f. F. e In., *atropine*. D,L-Hiosciamina. Alcaloide de la belladona. Bloqueante del sistema nervioso parasimpático, por antagonizar competitivamente las acciones de la acetilcolina. Como consecuencia, produce relajación de la musculatura lisa extravascular (por ej. intestinal), dilatación pupilar (midriasis) y parálisis de la acomodación (cicloplejía), disminución de las secreciones (saliva, sudor), taquicardia, etc. A dosis elevadas provoca acciones manifiestas en el sistema nervioso central (excitación, manía). A dosis terapéuticas estimula la respiraciónacidose emplea en la medicación preanestésica, en oftalmología en el examen de fondo de ojo, en la úlcera péptica, en los cólicos gastrointestinales o ureterales, en la intoxicación por *Amanita muscaria* y por inhibidores irreversibles de la colinesterasa, y en la enfermedad de Parkinson.

atropinismo o **atropismo.** m. F., *atropinisme*; In., *atropinism*. Intoxicación debida a la atropina o la belladona.

atropinización. f. A., *atropinisation*; In., *atropinization*. Atropinismo. ‖ Sujeción a la influencia de la atropina.

atroscina. f. Alcaloide, $C_{17}H_{21}NO_4$, de la *Scopolia atropoides*, isómero de la hioscina, pero más activo como midriásico.

ATS. Sigla de ayudante técnico sanitario diplomado en Enfermería.

atto- (del danés *atten*, dieciocho). Elemento compositivo inicial de nombres que significan la trillonésima parte (10^{-18}) de las respectivas unidades.

attollens (lat.). adj. Que levanta; músculo *attollens aurem*, elevador de la oreja.

attrahens (lat.). adj. Que tira de algo; músculo *attrahens aurem*, que tira de la oreja hacia delante y arriba.

aturdimiento (del lat. *turdus*, tordo, pájaro atolondrado). m. A., *Taumel*; F., *étourdissement*; In., *dizziness*; It., *capogiro*; P., *aturdimento*. Trastorno por efecto de un golpe, de una emoción, etc., con ofuscación mental y vértigo.

Au. Símbolo del oro; *aurum* en latín.

auántico (del gr. *auantikós*, flaco). adj. Atrófico; caracterizado por enflaquecimiento o atrofia.

Aub-Dubois (Tabla de) (Joseph C. *Aub*, 1890-1973 y Eugene F. *Dubois*, 1882-1953, médicos norteamericanos). V. TABLA.

Aubert (Fenómeno de) (Hermann *Aubert*, fisiólogo alemán, 1866-1892). V. FENÓMENO.

Auchmeromyia luteola. Especie de mosca del África Occidental y del Congo, cuya larva, gusano del Congo, es sarcófaga.

audibilidad. f. Cualidad de audible. ‖ Intensidad fisiológica de un sonido entre los límites de apenas perceptible y de sensación dolorosa por su fuerza.

audición (del lat. *auditio, -onis*). f. A., *Gehör*; F. e In., *audition*; It., *audizione*; P., *audição*. Acto de oír, que puede ser pasivo o activo; auscultación. ACUSIA. ‖ **-coloreada** o **cromática.** Sensación de color producida por un sonido; una variedad de *cromestesia*. ‖ **-gustativa** o **gustatoria.** Estado en el cual ciertos sonidos dan origen a una sensación gustativa.

audífono (del lat. *audire*, oír, y el gr. *phoné*, voz). m. A., *Hörapparat*; F., *prothèse auditive*; In., *hearing aid*; It., *otofono*; P., *audiofone*. Utensilio de diversas clases que facilita la audición a los sordos.

audimutismo (del lat. *audire*, oír, y *mutus*, mudo). m. A., *Hörstummheit*; F., *audi-mutité*; In., *audimutitas*; It. y P., *audimutismo*. Mudez congénita sin sordera ni retraso mental. Audimudez.

audiocirugía (del lat. *audire*, oír, y *cirugía*). f. Cirugía otológica.

audioelectroencefalograma (del lat. *audire* y *electroencefalograma*). f. Exploración de los potenciales evocados corticales de origen auditivo.

audiofrecuencia f. Cualquiera de las frecuencias de onda empleadas en la transmisión de los sonidos. Corresponde a las frecuencias comprendidas entre 15 y 20.000 Hz.

audiograma (del lat. *audire,* oír, y el gr. *grámma,* registro). m. A., *Hörkurve;* F., *audiogramme;* In., *audiogram;* It., *audiogramma;* P., *audiograma.* Registro de la agudeza auditiva de un individuo.

audiología (del lat. *audire,* oír, y *-logía).* f. F., *audiologie;* In., *audiology.* Ciencia que estudia los fenómenos de la audición y sus trastornos.

audiometría (del lat. *audire,* oír, y *métron,* medida). f. A., *Gehörmessung;* F., *audiométrie;* In., *audiometry;* It. y P., *audiometria.* Conjunto de técnicas para la medida de la audición. ‖ **-de grupo.** La utilizada para determinar umbrales auditivos de grupos humanos (colegios, etc.). ‖ **-objetiva.** Conjunto de técnicas que no exigen la respuesta voluntaria y consciente. Las más usuales son: audiometría por potenciales evocados corticales, electrococleografía, respuestas evocadas del tronco cerebral, reflejo estapedial y audiometría por reflejos condicionados. ‖ **-subjetiva.** La que exige respuestas voluntarias y conscientes por parte del paciente.

audiómetro (del lat. *audire,* oír, y el gr. *métron,* medida). m. A., *Gehörmesser;* F., *audiomètre;* In., *audiometer;* It. y P., *audiómetro.* Instrumento electrónico destinado a la medida de la audición.

auditivo (del lat. *audire,* oír). adj. F., *auditif.* In., *auditive.* Relativo al oído; auditorio. ‖ Dícese de la persona o del tipo de mentalidad que adquiere y recuerda principalmente por el oído.

auditognosis (del lat. *auditus,* oído, y el gr. *gnôsis,* conocimiento). f. F., *agnosie auditive;* In., *auditognosis.* Sentido por el cual se comprenden e interpretan los sonidos.

auditorio *(auditor,* oyente). adj. F., *auditif.* In., *auditory.* Relativo al sentido u órganos de la audición. ‖ m. Local adecuado para profesar conferencias científicas.

Audouin (Microspora de) (Jean Victor *Audouin,* médico francés, 1797-1838). V. MICROSPORUM.

Auenbrugger (Signo de) (Leopold Joseph *Auenbrugger,* médico austríaco, 1722-1809, inventor de la percusión como procedimiento diagnóstico). V. SIGNO.

Auer (Cuerpo de) (John *Auer,* médico americano, 1875-1948). V. CUERPO.

Auerbach (Ganglio, plexo de) (Leopold *Auerbach,* anatomista alemán, 1828-1897). V. GANGLIO, PLEXO.

Aufrecht (Signo de) (Emanuel *Aufrecht,* médico alemán, 1844-1933). V. SIGNO.

augnato (del gr. *aû,* de nuevo, y *gnáthos,* mandíbula). m. Feto con mandíbula inferior doble.

Aujeszky (Enfermedad de) (Aladar *Aujeszky,* médico húngaro, 1869-1933). V. ENFERMEDAD.

aula (del gr. *aulé,* vestido, patio, corral, morada). f. arc. Parte anterior del III ventrículo del cerebro, por donde comunica con los ventrículos laterales.

aulatela (de *aula* y *tela).* f. ant. Membrana que cubre el aula.

auliplexo (de *aula* y *plexo).* m. ant. Parte del plexo coroideo dentro del aula.

auquenotomía (del gr. *auchén, -énos,* nuca, y *tomé,* corte). f. Decolación en la embriotomía; intervención actualmente abandonada.

aura (del gr. *aúra,* soplo de aire). f. A., *Aura;* In., It. y P., *aura.* Sensación o fenómeno particular que precede al ataque de una enfermedad o paroxismo, especialmente a un ataque epiléptico: puede ser de carácter motor, sensitivo, sensorial, vasomotor, secretorio o psíquico. ‖ **-asmática.** Ataques premonitorios de opresión, flatulencia, etc., que preceden a un ataque de asma bronquial. ‖ **-auditiva.** Sensación auditiva que algunas veces precede al ataque de epilepsia. ‖ **-cinestésica.** Sensación de movimiento en alguna parte del cuerpo, con movimiento real de la misma o sin él. ‖ **-cursativa.** Impulso a la carrera que precede inmediatamente al ataque epiléptico. ‖ **-eléctrica.** Sensación de brisa experimentada al recibir una descarga de electricidad estática. ‖ **-epigástrica.** Sensación dolorosa en el epigastrio que a veces precede al ataque epiléptico. ‖ **-histérica.** Aura semejante a la que precede a un ataque epiléptico, sentida algunas veces por enfermos histéricos. ‖ **-intelectual.** Estado de confusión que precede a veces al ataque de epilepsia. ‖ **-procursiva.** Impulso a correr que precede a veces a un ataque epiléptico. ‖ **-vertiginosa.** Ataque repentino de vértigo que ocurre en ciertas neurosis. ‖ **-vital.** Principio vital de Van Helmont.

aural. adj. Relativo al oído. ‖ Relativo al aura.

auramina. f. Pioctanina amarilla.

aurancia (del lat. *aurantia* [poma], naranjas). f. F., *aurantie;* In., *aurantia.* Substancia colorante anaranjada derivada de la anilina, sal de amonio de la hexanitrodifenilamina.

aurantiasis (del lat. *aurantia* [poma], naranjas). f. F., *aurantiasis cutis;* In., *aurantiasis.* Coloración amarilla de oro de la piel producida por la ingestión de grandes cantidades de naranjas, zanahorias, etc. *Sin.:* Pigmentación carotinoide.

aurantium (lat.). m. NARANJA. ‖ **-amarum cortex.** Cáscara o piel amarga del fruto no maduro del *Citrus vulgaris* o naranja amarga.

Aureomicina. Marca registrada de una TETRACICLINA.

aurícula (del lat. *auricula).* f. A., *Vorhof;* F., *auricule;* In., *atrium;* It., *auricula;* P., *aurícula.* Pabellón de la oreja. ‖ Cada una de las dos cavidades derecha e izquierda, en la parte superior del corazón, que reciben la sangre de las venas; atrio. ‖ El apéndice auricular u orejuela. ‖ **-cervical.** Colgajo de piel y cartílago amarillo observado algunas veces en el lado del cuello, en la abertura externa de una hendidura branquial persistente.

auricular (del lat. *auricularis).* adj. F., *auriculaire.* In., *auricular.* Relativo a una aurícula o al oído. ‖ m. Dedo meñique. ‖ Punto craniométrico correspondiente a la abertura del conducto auditivo externo.

auriculopalpebral (de *aurícula* y el lat. *palpebra,* párpado). adj. Relativo al pabellón auricular y los párpados.

auriculotemporal (de *aurícula* y el lat. n. pl. *tempora,* sienes). adj. Relativo a la oreja y al temporal.

auriculoventricular. adj. F., *auriculo-ventriculaire;* In., *auriculoventricular.* Relativo a una aurícula y un ventrículo.

áuride (del lat. *aurum,* oro). f. A., *Goldausschlag;* In. e It., *auide.* Lesiones cutáneas, observadas a veces en el curso de la crisoterapia.

aurífono (del lat. *auris,* oreja, y el gr. *phoné,* voz). m. Forma de trompeta auricular amplificadora.

auriforme (del lat. *auris,* oreja, y de *forma).* adj. En forma de oreja.

auriginoso (del lat. *aurigo, -inis,* ictericia). adj. ICTÉRICO.

aurílavo (del lat. *auris,* oído, y *lavare,* lavar). m. Aparato para lavar el oído.

aurina. f. Ácido rosólico.

aurinario (del lat. *auris,* oreja). m. Medicamento en forma de candelilla o supositorio para colocar en el conducto auditivo externo.

aurinasal (del lat. *auris,* oído, y *nasus,* nariz). adj. Relativo al oído y la nariz.

auripuntura (del lat. *auris,* oreja, y *punctura,* punción). f. A., *Trommenfellpunktion;* F., *miringotomie;* In., *auripuncture;* It., *miringotomia;* P., *auripunctura.* Punción quirúrgica de la membrana timpánica. MIRINGOCENTESIS, OTOCENTESIS.

auris (lat.). f. Oído u oreja. ‖ Aurícula del corazón. ‖ **-externa, interna, media.** Oído externo, interno y medio, respectivamente.

auriscalpo (del lat. *auris,* oreja, y *scalpere,* rascar). m. F., *auriscalpe,* In., *auriscalpium.* Instrumento para la extracción del cerumen y materia extraña del conductor auditivo externo. ‖ Denominación del dedo meñique o auricular.

aurismo. m. Intoxicación crónica por sales de oro; crisíasis.

aurocromodermia (del lat. *aurum,* oro, el gr. *chrôma,* color, y *dérma,* piel). f. Coloración de la piel por la inyección de preparaciones de oro.

aurómetro (del lat. *auris,* oreja, y el gr. *métron,* medida). m. A., *Ohrenmesser;* F., *auromètre;* In., *aurome-*

ter; It. y P., *aurómetro.* Utensilio para apreciar la agudeza auditiva por medio de una varilla ajustable a la cabeza, sobre la que se desliza un reloj.
auropalpebral. adj. Relativo al oído y los párpados. V. REFLEJO AUROPALPEBRAL.
aurosol. m. Oro coloidal.
auroterapia. f. CRISOTERAPIA.
aurotioglicanida. f. Compuesto de oro que se presenta como un polvo amarillo, insoluble en agua, cloroformo y éter. Se usa en el tratamiento de la artritis reumatoidea.
aurotioglucosa. f. F. e In., *aurothioglucose.* Compuesto aúrico en forma de polvo amarillento, inodoro, fácilmente soluble en agua; se usa en el tratamiento de la artritis reumatoidea.
aurum (lat.). ORO. || **-vegetabile.** Azafrán.
auscultación (del lat. *auscultatio, -onis).* f. A., *Auskultation;* F. e In., *auscultation;* It., *ascoltazione;* P., *auscultação.* Método de examen físico que consiste en escuchar los sonidos que se producen dentro del cuerpo, especialmente en el corazón y vasos y aparato respiratorio. || **-de Korányi.** Percusión auscultatoria que se practica golpeando con un índice la segunda articulación del otro índice aplicado perpendicularmente a la parte. || **-del rascado.** Por la diferenciación de la sonoridad producida al rascar la región hepática, auscultada con el fonendoscopio, puede delimitarse el borde inferior del hígado. || **-inmediata.** La que se practica sin interposición del estetoscopio. || **-mediata.** Auscultación con interposición de un instrumento, el estetoscopio. || **-obstétrica.** Auscultación en el embarazo para el estudio de los ruidos del corazón fetal. || **-paralela.** Auscultación simultánea de puntos correspondientes en cada lado del tórax. || **-plesimétrica.** Auscultación y percusión combinadas. || **-transmanual.** Auscultación con interposición de una mano aplicada de plano sobre la parte.
ausencia (del lat. *absentia).* f. A., *Absenz;* F. e In., *absence;* It., *assenza;* P., *ausência.* Falta o privación de alguna cosa. || Atenuación o suspensión muy breve de la conciencia, generalmente de 2 a 15 seg, que acompaña ciertas descargas epilépticas generalizadas. Si la alteración de la conciencia es el único signo apreciable, se emplea la expresión *ausencia simple,* pero si hay otros signos presentes, se habla de *ausencia compleja.* Durante una ausencia puede observarse una descarga electroencefalográfica rítmica de complejos punta-onda a 3 c/seg, siendo ello expresión de una *ausencia típica;* si la descarga es de un tipo diferente, se habla de *ausencia atípica.*
Auspitz (Dermatosis, signo de) (Heinrich *Auspitz,* médico alemán, 1835-1886). V. DERMATOSIS, SIGNO.
autacoide (de *auto-,* el gr. *ákos,* remedio, y *eîdos,* aspecto). m. F., *autacoide.* In., *autacoid.* Término de Schaefer que designa las substancias orgánicas específicas formadas por las células de un órgano que pasan a la circulación general y producen en otros órganos efectos semejantes a los de los fármacos. Comprende los productos de secreción interna: hormonas, calonas, harmozonas, etc.
autarcesis (de *auto-* y el gr. *arkeîn,* apartar, rechazar). f. Autoprotección; resistencia a la infección por la actividad normal de las células orgánicas, a distinción de la inmunidad debida a anticuerpos; inmunidad activa.
autécico o **autecio** (de *auto,* y el gr. *oîkos,* casa). adj. Se dice del parásito que pasa todos los períodos de su existencia en el mismo huésped.
autemesia (de *auto-* y *emesis).* f. Vómito idiopático o funcional.
autismo. (del gr. *autós,* mismo). m. A., *Autismus;* F., *autisme;* In., *autism;* It. y P., *autismo.* Fenómeno psicopatológico caracterizado por la tendencia a desinteresarse del mundo exterior y a ensimismarse. || **-infantil precoz.** Término de Kanner para designar una psicosis que aparece en los primeros años de la vida, caracterizada por aislamiento, falta de relación con los otros, estereotipias y graves trastornos en el desarrollo del lenguaje.

autista. adj. y s. Persona afecta de autismo. || Dícese del concepto exagerado que ciertos individuos tienen de sí mismos y que los aparta de la realidad.
áutix (del lat. *aulix,* surco). f. ant. SURCO DE MONRO.
auto-. Forma prefija del gr. *autós,* mismo, propio.
autoactivación (de *auto-* y *activación).* f. A., *Autoaktievirung;* F. e In., *autoactivation;* It., *autoattivazione;* P., *auto-activação.* Activación de una glándula por su propia secreción.
autoaglutinación (de *auto-* y *aglutinación).* f. A., *Autoagglutination;* F. e In., *autoagglutination;* It., *autoagglutinazione;* P., *auto-aglutinação.* Aglutinación espontánea de los hematíes por el propio suero.
autoaglutinina. f. F., *autoagglutinine.* Aglutinina sérica, generalmente crioaglutinina, que aglutina los eritrocitos o plaquetas del mismo individuo.
autoalergia (de *auto-* y *alergia).* m. A., *Autoallergie;* F., *autoallergie;* In., *autoallergy;* It., *autoallergia;* P., *auto-alergia.* Sensibilidad de un organismo por sus propios componentes.
autoanafilaxis. f. A., *Autoanaphylaxia;* F., *autoanaphylaxie;* In., *autoanafilaxis;* It., *autoanafilassi;* P., *auto-anafilaxia.* Anafilaxis producida por la inyección del propio suero o por las reacciones intraorgánicas de substancias derivadas del mismo organismo.
autoanálisis (de *auto-* y el gr. *análysis,* disolución). m. A., *Autoanalyse;* F., *autoanalyse;* In., *autoanalisis;* It., *autoanalisi;* P., *auto-análise.* Análisis e interpretación, por parte del propio individuo, del estado mental subyacente a su trastorno, empleado como medio de tratamiento.
autoanalizador. m. F., *autoanalyseur;* In., *autoanalizer.* Aparato que permite el análisis automático de datos bioquímicos, como, por ej., glucemia, uremia, colesterolemia, etc.
autoanamnesis (de *auto-* y el gr. *anámnesis,* recuerdo). f. A., *Autoanamnese;* F., *autoanamnèse;* In., *autoanamnesis;* It., *autoanamnesi;* P., *auto-anamnese.* Estudio de los antecedentes de una enfermedad por el mismo enfermo.
autoanticomplemento. m. F., *auto-anticomplément;* In., *autoanticomplement.* Anticuerpo dirigido contra algún componente de la vía del complemento.
autoanticuerpo. m. A., *Autoantikörper;* F., *autoanticorps;* In., *autoantibody;* It., *autoanticorpo;* P., *autoanticorpo.* Anticuerpo inducido por los determinantes de algunas células del propio individuo o capaz de reaccionar con ellos, y que provoca a veces manifestaciones patológicas (p. ej., endocarditis reumática).
autoantisepsia. f. Antisepsia fisiológica; conjunto de medios de defensa del organismo contra la infección.
autoantitoxina. f. A., *Autoantitoxin;* F., *autoantitoxine;* In., *autoantitoxin;* It., *autoantitossina;* P., *autoantitoxina.* desus. Anticuerpo producido por el organismo, que sirve para protegerle contra la acción biológica de las toxinas.
autoaudible. adj. Aplícase a los ruidos cardíacos oídos por el propio paciente.
autobacteriófago (de *auto-,* y el lat. *bacterium,* bastoncito, y el gr. *phageîn,* devorar). m. F., *autobactériophage;* In., *autobacteriophage.* Bacteriófago derivado del mismo paciente.
autocatálisis (de *auto-* y el gr. *katálysis,* disolución). f. F., *autocatalyse;* In., *autocatalysis.* Producción por las enzimas de substancias que aumentan su propia actividad.
autocatarsis (de *auto-* y el gr. *kátarsis,* purificación). f. A., *Autokatharsis;* F., e In., *autocatharsis;* It., *autocatarsi;* P., *autocatarse.* Catarsis realizada por el propio paciente.
autocateterismo. m. Cateterismo practicado por el mismo paciente.
autocinesis (de *auto-* y el gr. *kínesis,* movimiento). f. A., *wellkürliche Motilität;* F., *autocinétisme;* In., *autocinesis;* It., *autocinesi;* P., *autocinesia.* Movimiento voluntario.
autocistoplastia. f. Operación plástica en la vejiga con injertos del cuerpo del paciente.
autocitolisina. f. AUTOLISINA.

autocitólisis. f. AUTÓLISIS.
autocitotoxina. f. Citotoxina para el organismo en que se ha formado.
autoclasis (de *auto-* y el gr. *klásis*, rotura). f. F., *autoclasie;* In., *autoclasis, autoclasia*. Destrucción de una parte por causas desarrolladas dentro de ella misma.
autoclave (de *auto-* y el lat. *clavis*, llave). f. A., *Dampfsterilisierapparat;* F., In., It. y P., *autoclave*. Aparato para la esterilización por vapor bajo presión. Va provisto de una llave y manómetro para regular la presión y, por consiguiente, la temperatura a la que se desea someter los gérmenes.
autocolecistectomía (de *auto-* y *colecistectomía*). f. Invaginación de la vejiga biliar en el intestino, con segregación y expulsión final de aquel órgano.
autoconducción (de *auto-* y el lat. *conductio*, recapitulación). f. A., *Selbstleitung;* F. e In., *autoconduction;* It., *autoconduzione;* P., *autocondução*. Método de aplicar las corrientes de alta frecuencia, que consiste en colocar el paciente, o la parte sobre la que se debe obrar, dentro de un gran solenoide y sin conexión directa con el circuito.
autoctonía (del gr. *autóchthon*, de *autós*, mismo, y *chthón*, tierra). f. Calidad de autóctono. Independencia funcional originada en el órgano mismo.
autodérmico (de *auto-* y el gr. *dérma*, piel). adj. Aplícase a los injertos hechos con la piel del mismo paciente.
autodesensibilización. f. Desensibilización con la sangre del propio paciente.
autodigestión (de *auto-* y el lat. *digerere*, disgregar). f. A., *Selbstverdauung;* F. e In., *autodigestion;* It., *autodigestive;* P., *autodigestão*. AUTÓLISIS. || Digestión de las paredes del estómago por el propio jugo gástrico, observable en ciertas enfermedades o como alteración necrópsica.
autodiploide. adj. F., *autodiploïde;* In., *autodiploid*. Dícese de la célula o individuo que posee dos pares de cromosomas como resultado de la replicación de los cromosomas del par haploide.
autodrenaje. m. A., *Selbsdränage;* F., e In., *autodrainage;* It., *autodrenaggio;* P., *áutodrenogen*. Drenaje de una cavidad por la salida del líquido por un conducto practicado o fraguado en los mismos tejidos del paciente.
autoecolalia (de *auto-*, *eco* y el gr. *laleîn*, hablar). f. F., *autoécholalie.* In., *autoecholalia*. Repetición de las palabras proferidas por el mismo individuo.
autoepilación (de *auto-*, el lat. *e*, fuera, y *pilus*, pelo). f. Caída espontánea del cabello. || TRICOTILOMANÍA.
autoeritrofagocitosis (de *auto-*, el gr. *erithrós*, rojo, y *phageîn*, devorar). f. A., *Autoerythrophagozytose;* F., *autoérythrophagocytose;* In., *autoerythrophagocytosis;* It., *autoeritrofagocitosi;* P., *auto-eritrofagocitose*. Fagocitosis de los glóbulos rojos por leucocitos del mismo organismo.
autoerotismo (de *auto-* y el gr. *éros, érotos*, amor). m. A., *Autoerotismus;* F., *auto-érotisme;* In., *autoerotism;* It., *autoerotismo;* P., *auto-erotismo*. Excitación sexual sin participación de otra persona. || En psicoanálisis, comportamiento sexual de las primeras etapas del desarrollo libidinal, vinculado a la excitación y satisfacción en relación con ciertas zonas erógenas del propio cuerpo. No requiere el objeto externo y es la expresión de pulsiones parciales. ||MASTURBACIÓN.
autofagia (de *auto-* y el gr. *phageîn*, comer). f. A., *Autophagie;* F., *autophagie;* In., *autophagia;* It. y P., *autofagia*. Acto en los alienados de comer su propia carne. || Nutrición del organismo por el consumo de los materiales orgánicos de sus propios tejidos en el ayuno.
autofagosoma. m. V. CITOLISOSOMA.
autofecundación. f. AUTOGAMIA.
autofilia (de *auto-* y el gr. *phileîn*, amar). f. A., *Krankhafte Selbstliebe;* F., *autophilie;* In., *autophilia;* It. y P., *autofilia*. Opinión extremadamente favorable de sí mismo por defecto de autocrítica. || Egoísmo.
|| Tendencia a las manifestaciones alérgicas por herencia de un sistema nervioso autónomo sensitivo.
autofito (de *auto-* y el gr. *phytón*, planta). m. F., *autophyte;* In., *autophyte*. Planta que no se alimenta de material organizado, sino que deriva directamente su nutrición de materias inorgánicas. V. SAPROFITO.
autofobia (de *auto-* y el gr. *phóbos*, temor). f. A., *Autophobie;* F., *autophobie;* In., *autophobia;* It. y P., *autofobia*. Temor morboso a la soledad, a sí mismo.
autofonía (de *auto-* y el gr. *phónos*, asesinato). f. SUICIDIO. || (De *auto-* y el gr. *phoné*, voz). f. A., *Autophonie;* F., *autophonie;* In., *autophonia;* It., *autofonia*. P., *autofonia*. Resonancia de la propia voz del paciente en las enfermedades del oído medio y fosas nasales. Timpanofonía. || Estado en el cual la voz de un enfermo le parece a este mismo anormal demasiado alta.
autofonomanía (de *auto-*, el gr. *phónos*, asesinato, y *manía*, locura). f. Manía suicida.
autofundoscopio (de *auto*, el lat. *fundus*, fondo, y el gr. *skopeîn*, observar). m. F., *autofundoscope, autophtalmoscope;* In., *autofundoscope*. Instrumento fundado en el hecho de que al mirar un espacio iluminado amplio a través de un pequeño agujero es posible ver la imagen de los vasos de la retina del propio ojo que mira.
autogamia (de *auto-* y el gr. *gámos*, unión matrimonial). f. A., *Selbstbefrüchtung;* F., *autogamie;* In., *autogamy;* It. y P., *autogamia*. Autofecundación; fecundación en la misma célula por la unión de dos masas de cromatina, derivadas del mismo núcleo primitivo. || Conjugación de células íntimamente afines. Automixis.
autogénesis (de *auto-* y el gr. *génesis*, origen). f. A., *Spontzeugung;* F., *autogènese;* In., *autogenesis;* It., *generazione spontanea;* P., *autogénese*. Generación espontánea, abiogénesis. || Producción dentro del mismo organismo.
autógeno (de *auto-* y el gr. *gennân*, producir, engendrar). adj. F., *autogène;* In., *autogenous*. Que deriva o se origina en el mismo organismo; aplicado a vacunas bacterianas, denota que se han confeccionado con bacterias del mismo paciente a quien se trata con ellas, a distinción de las vacunas *stock* hechas de bacterias tipo.
autognosis (de *auto-* y el gr. *gnôsis*, conocimiento). f. A., *Autognose;* F., *autognosie;* In., *autognosia;* It., *autognosi;* P., *autognose*. Conocimiento adquirido por la observación de sí mismo.
autogonia. f. AUTOGÉNESIS.
autografismo. m. DERMOGRAFISMO.
autograma (de *auto-* y el gr. *grámma*, escrito). m. Marca o señal formada en la piel por la presión de un cuerpo obtuso.
autohemaglutinación (de *auto-*, el gr. *haîma*, sangre, y aglutinación). f. A., *Autohämagglutination;* F., *autohémo-agglutination;* In., *autohemagglutination;* It., *autoemoaggutinazione;* P., *auto-hemaglutinação*. Aglutinación de los eritrocitos por una hemaglutinina producida por el mismo individuo.
autohemólisis (de *auto-*, el gr. *haîma*, sangre, y *lýsis*, disolución). f. A., *Autohämolyse;* F., *autohémolyse;* In., *autohemolysis;* It., *autoemolise;* P., *auto-hemólise*. Hemólisis de los corpúsculos sanguíneos de un individuo inducida por el suero del mismo.
autohemopsonina (de *auto-*, el gr. *haîma*, sangre, y *opsoneîn*, abastecerse). f. desus. F., *auto-opsonine;* In., *autohemopsonin*. Anticuerpo opsonizante que actúa contra los hematíes del propio individuo.
autohemoterapia (de *auto-*, el gr. *haîma*, sangre, y *therapeía*, tratamiento). f. A., *Eigenblutbehandlung;* F., *autohémothérapie;* In., *autohemotherapy;* It., *autoemoterapia;* P., *auto-hemoterapia*. Inyección al paciente de su propia sangre o de componentes de ésta. Autotransfusión
autohipnosis (de *auto-* y el gr. *hypnoûn*, adormecer). f. A., *Autohypnose;* F., *autohypnose;* In., *autohypnosis;* It., *autoipnosi;* P., *auto-hipnose*. Hipnotismo que se produce el mismo individuo.

autohistorradiografía (de *auto-*, el gr. *histós*, tejido, y *radiografía*). f. A., *Autohistographie;* F., *autohistographie;* In., *autohistoradiography;* It., *autoistografía;* P., *auto-historradiografia.* Localización de substancias radiactivas en los tejidos por aplicación a éstos de una película fotográfica.

autoinfección. f. A., *Autoinfektion;* F., *auto-infection;* In., *autoinfection;* It., *autoinfezione;* P., *auto-infecção.* Infección de un organismo por gérmenes que ya existían en su interior.

autoinfusión. f. A., *Autoinfusion;* F., *auto-infusion;* In., *autoinfusion;* It., *autoinfusione;* P., *auto-infusão.* Acción de forzar la sangre a dirigirse hacia el corazón por el vendaje de las extremidades, compresión de la aorta, etc.

autoinjerto. m. A., *Autoplastik;* F., *autogreffe;* In., *autograft;* It., *autoinnesto;* P., *auto-enxerto.* Injerto tomado del cuerpo del mismo paciente; autoplastia.

autoinmunización. f. A., *Autoimmunisierung;* F., *auto-immunisation;* In., *autoimmunization;* It., *autoimmunizzazione;* P., *auto-imunicação.* Inmunización efectuada por procesos naturales dentro del organismo.

autoinoculación. f. A., *Autoinokulation;* F., *auto-inoculation;* In., *autoinoculation;* It., *autoinoculazione;* P., *autoinoculação.* Inoculación en un organismo de material orgánico procedente de él.

autointoxicación. f. A., *Autointoxikation;* F., *auto-intoxication;* In., *autointoxication;* It., *autointossicazione;* P., *auto-intoxicação.* Intoxicación por un tóxico generado en el mismo organismo y no eliminado. || **-discrásica.** Estado anormal de los humores del organismo por trastornos nutricios. || **-intestinal.** Estado de alteración debido a la acumulación en la sangre de tóxicos procedentes del intestino, habitual en las hepatopatías crónicas.

autoisolisina. f. F., *auto-isolysine, autolysine;* In., *autoisolysin.* Lisina que destruye los corpúsculos del individuo del cual se ha obtenido, igualmente que los corpúsculos de otros animales de la misma especie.

autolavado. m. F., *autolavage;* In., *autolavage.* Lavado que una persona efectúa en sí misma o en su propio estómago, vejiga, recto, etc.

autolesionismo (de *auto-* y el lat. *lesio, -onis,* herida). m. Autoprovocación voluntaria de una lesión, ya por suicidio frustrado, para eximirse de un deber, para imputar el daño a una causa o mecanismo falsos, sintomática de enfermedad mental, etc.

autoleucocitoterapia. f. Tratamiento de un paciente por la inyección de sus propios leucocitos.

autolimitación. f. Cualidad del proceso patológico que sigue un curso de curación espontánea.

autolisado. m. A., *Autolysat;* F., *autolysat;* In., *autolysate;* It., *autolisato;* P., *autolisado.* Substancia producida por autólisis; los derivados de tejidos cancerosos se han empleado en el tratamiento del cáncer.

autolisina. f. A., *Autolysine;* F., *autolysine;* In., *autolysin;* It., *autolisine;* P., *autolisina.* Lisina desarrollada en un organismo y capaz de destruir las células o tejido del mismo organismo.

autólisis [autolítico] (de *auto-* y el gr. *lýsis,* disolución). f. A., *Autolyse;* F., *autolyse;* In., *autolysis;* It., *autolisi;* P., *autólise.* Autodesintegración de los tejidos; desintegración o digestión del tejido por fermentos secretados por sus propias células. Autodigestión, autoproteólisis.

automatismo (del gr. *autómatos*). m. A., *Automatismus;* F., *automatisme;* In., *automatism;* It. y P., *automatismo.* Ejecución de actos complejos y coordinados sin volición consciente. || Doctrina según la cual todos los procesos mentales dependen de la actividad propia cerebral. || **-ambulatorio.** Estado en que el individuo anda y ejecuta actos mecánicamente, sin conciencia de lo que hace. Denominado también *poriomanía.* || **-cardíaco.** AUTOMATISMO MIOCÁRDICO. || **-espinal.** Realización de actos coordinados y reflejos por los centros medulares.|| **-imitativo.** ECOCINESIS. *Sin.:* Ecopraxia.|| **-miocardíaco.** Los movimientos cardíacos, según la teoría «miógena», no dependen de la inervación, sino de una propiedad intrínseca de las fibras cardíacas y especialmente de un sistema particular de fibras, en las que se origina la contracción rítmica que se propaga a las demás porciones musculares. Los principales elementos de este sistema son los nodos sinoauricular, sinusal, atrioventricular, fascículo de His, etc. || **-psíquico.** Procesos mentales que se desarrollan sin la intervención de la inteligencia, como por ejemplo sucede con la ecolalia, el manierismo, etc.

automatógrafo (del gr. *autómatos,* espontáneo, y *gráphein,* registrar). m. F., *automatógrafo;* In., *automatograph.* Instrumento para registrar los movimientos involuntarios.

automisofobia (de *auto-*, el gr. *mýsos,* abominación, y *phóbos,* temor). f. Temor morboso a la suciedad personal.

automixis. f. AUTOGAMIA.

automutilación. f. A., *Selbstmutilation;* F., *automutilation;* In., *autolesion;* It., *automutilazione;* P., *automutilação.* Mutilación producida por sí mismo, frecuente en algunos enfermos mentales; autoquiria.

autonarcosis (de *auto-* y el gr. *nárke,* letargo). f. Anestesia que por sí mismo obtiene el sujeto por la inhalación de un narcótico. || Insensibilidad debida a autosugestión.

autonefrectomía (de *auto-*, el gr. *nephrós,* riñón, y *ektomé,* resección). f. Eliminación natural, completa o parcial, de un riñón por obstrucción de un cáliz o del uréter.

autonomía (de *auto-* y el gr. *nómos,* ley). f. A., *Selbstandigkeit;* F., *autonomie;* In., *autonomy;* It., y P., *autonomia.* Independencia funcional.

autónomo o **autonómico.** adj. F., *autonome;* In., *autonomic, autonomous.* Que tiene función independiente. V. SISTEMA NERVIOSO AUTÓNOMO.

autonomotrópico (de *autónomo* y el gr. *trópos,* dirección). adj. Que tiene afinidad por el sistema nervioso autónomo.

autooftalmoscopio (de *auto-*, el gr. *ophthalmós,* ojo, y *skopeín,* observar). m. Oftalmoscopio propio para el examen del ojo de la misma persona que lo usa.

autooxidación. f. Oxidación espontánea.

autopatía (de *auto-* y el gr. *páthe,* enfermedad). f. Enfermedad idiopática sin causa exterior aparente. || Especie de egoísmo que hace a uno insensible a las alegrías o penas de los demás.

autopepsia. f. AUTODIGESTIÓN. AUTÓLISIS.

autopioterapia (de *auto-*, el gr. *pýon,* pus, y *therapeía,* tratamiento). f. Tratamiento de los procesos supurativos por la inyección de pus aspirado de los abscesos del mismo paciente.

autoplasmoterapia (de *auto-*, el gr. *plasmós,* obra modelada, y *therapeía,* tratamiento). f. Tratamiento de las enfermedades por la inyección del propio plasma sanguíneo.

autoplastia (de *auto-* y el gr. *plastós,* derivado de *plássein,* formar). f. A., *Autoplastik;* F., *autoplastie;* In., *autoplasty;* It., *autoplastica;* P., *autoplastia.* Restauración de partes enfermas o lesionadas por otras tomadas de lugar distinto del cuerpo del mismo paciente. || **-peritoneal.** PERITONIZACIÓN.

autoplasto. m. AUTOINJERTO.

autoploide. m. AUTOPOLIPLOIDE.

autopoliploide. adj. m. F., *autopolyploïde;* In., *autopolyploid, autoploid.* Dícese de la célula con un número de cromosomas múltiplo del haploide, procedentes todos ellos de la misma especie. || Organismo con células autopoliploides.

autoprecipitina. f. F., *autoprécipitine;* In., *autoprecipitin.* Precipitina que actúa sobre el suero del animal en el cual se ha desarrollado.

autoprotección. f. F. e In., *autoprotection.* Protección de sí mismo, especialmente la protección del organismo por el desarrollo de las autoantitoxinas.

autoproteólisis. f. AUTÓLISIS.

autopsia (del gr. *autopsía,* acción de ver por los propios ojos). f. A., *Autopsie;* F., *autopsie;* In., *autopsy;* It., *autopsia;* P., *autópsia.* Examen de un cadáver y disección de sus diferentes órganos con el fin de establecer las causas de la muerte. *Sin.:* Necropsia.

autopsicosis (de *auto-* y el gr. *psyché*, mente). f. ant. A., *Autopsychose;* F., *autopsychose;* In., *autopsychosis;* It., *auto-psicosi;* P., *autopsicose.* Psicosis o afección mental en la que se altera la representación del self.

autoquiria (de *auto-* y el gr. *cheír, cheirós*, mano). f. A., *Selbstmutilation;* F., *automutilation;* In., *autolesion;* It., *automutilazione.* Pérdida del instinto de integridad, por la que el paciente se produce mutilaciones: arrancamiento de dientes, de las uñas, de pelos, etc. ; automutilación.

autorradiografía. f. Exposición de una película fotográfica contenida en un balón que se hincha dentro del estómago de un enfermo al que se administró por vía parenteral fósforo radiactivo (^{32}P). Se emplea para el diagnóstico precoz del cáncer gástrico.

autorrafia (de *auto-* y el gr. *raphé*, sutura). f. F., *autorraphie;* In., *autorrhaphy.* Oclusión de una herida por el uso de tiras de tejido tomadas de los colgajos de la misma herida.

autorreinfusión (de *auto-*, el lat. *re-*, de nuevo, e *infusión*). f. Introducción en las venas de la sangre o suero que se ha acumulado en alguna cavidad del cuerpo del propio paciente.

autorrepresentación. f. Autoscopia interna.

autosadismo. m. Masoquismo.

autoscopia (de *auto-* y el gr. *skopeîn*, observar). f. A., *Autoskopie;* F., *autoscopie;* In., *autoscopy;* It. y P., *autoscopia.* Examen de los propios órganos. || Examen directo del interior de la laringe sin interposición alguna de espejo. || Alucinación visual de uno mismo.

autoscopio. m. F., *autoscope,* In., *autosensitization.* Instrumento para la observación de los órganos de la misma persona que examina.

autosensibilización. f. F., *autosensibilisation;* In., *autosensitization.* Sensibilización de un organismo por el suero o tejido de sí mismo.

autosepticemia (de *auto-*, el gr. *septikós*, que corrompe, y *haîma*, sangre). f. Septicemia debida a las toxinas desarrolladas en el organismo.

autoseroterapia (de *auto-*, el lat. *serum*, suero, y el gr. *therapeía*, tratamiento). f. A., *Eigenserumbehandlung;* F., *autosérothérapie;* In., *autoserotherapy;* It., *autosieroterapia;* P., *auto-seroterapia.* Tratamiento de ciertas enfermedades por la inyección del suero sanguíneo del mismo paciente. || Método de Gilbert, de Ginebra, para el tratamiento de la pleuresía serofibrinosa por la inyección subcutánea de algunos centímetros cúbicos del propio exudado pleurítico.

autosinoia (de *auto-* y el gr. *sýn*, con, y *noûs*, mente). f. Estado mental en el que el paciente está tan ensimismado en sus ideas y alucinaciones, que pierde todo interés por el mundo exterior.

autósito (de *auto-* y el gr. *sîtos*, alimento). m. A., *Autosit;* F. e In., *autosite;* It., *autosito.* Monstruo capaz de vida independiente. || Miembro de una monstruosidad doble que se nutre por sus propios órganos y alimenta también al otro miembro, denominado *parásito.*

autosmia (de *auto-* y el gr. *osmé*, olor). f. Percepción del propio olor.

autosoma (de *auto-* y el gr. *sôma*, cuerpo). m. A., *Autosom;* F. e In., *autosome;* It., *autosoma;* P., *autossoma.* Cromosoma no sexual (1 al 22).

autosomatognosis (de *auto-*, el gr. *sôma, -atos*, cuerpo, y *gnôsis*, conocimiento). f. A., *Autosomatognosie;* F., *autosomatognosie;* In., *autosomatognosis;* It., *autosomatognosia.* Sensación que se experimenta después de la amputación de una parte, de poseerla todavía.

autosómico. adj. F., *autosomique.* Dícese del gen, alelo o carácter localizado en un autosoma. ||**-dominante.** Gen o alelo que necesita sólo una dosis para expresarse. ||**-recesivo.** Gen o alelo que necesita doble dosis para expresarse.

autospermotoxina (de *auto-*, el gr. *spérma*, simiente, y *toxicón*, veneno). f. Toxina capaz de aglutinar los espermatozoides del animal en que se han formado.

autosplenectomía (de *auto-*, el gr. *splén, splenós*, bazo, y el gr. *ektomé*, escisión). f. A., *Automilzexstirpation;* F., *autosplénectomie;* In., *autosplenectomy;* It., *autosplenectomia;* P., *auto-esplenectomia.* Atrofia marcada del bazo, secundaria a anemias hemolíticas crónicas.

autosterilización. f. F., *autostérilisation;* In., *autosterilization.* Pérdida progresiva de la vitalidad o virulencia de los microbios en los focos sépticos antiguos; tendencia a desaparecer que tienen ciertos gérmenes después de algún tiempo.

autostetoscopio (de *auto-*, el gr. *stêthos*, pecho, y *skopeîn*, observar). m. Estetoscopio con el cual es posible la auscultación de sí mismo.

autosuero. m. A., *Eigenserum;* F., *autosérum;* In., *autoserum;* It., *autosiero;* P., *auto-soro.* Suero que se emplea para el mismo paciente del que se ha extraído.

autosuerodiagnóstico. m. Empleo diagnóstico del suero del mismo paciente.

autosugestión (de *auto-* y el lat. *suggerere*, sugerir). f. A., *Selbstsuggestion;* F., *autosuggestion;* In., *autosuggestion;* It., *auto-suggestione;* P., *auto-sugestão.* Modificación del propio estado, creencias o conducta, como respuesta a estímulos procedentes del mismo sujeto. Como fenómeno, suele aparecer en pacientes neuróticos y en estados de angustia.

autotemno (de *auto-* y el gr. *témnein*, cortar). adj. Capaz de división espontánea.

autoterapia (de *auto-* y el gr. *therapeía*, tratamiento). f. F., *autothérapie.* In., *autotherapy.* Curación espontánea de una enfermedad. || Tratamiento de las enfermedades por la introducción en la circulación del enfermo de ciertos productos de su propio organismo. || curación de sí mismo.

autotomía (de *auto-* y el gr. *tomé*, corte). f. A., *Selbstverstümmelung;* F., *autotomie;* In., *autotomia;* It., *automutilazione.* P., *autotomia;* Autodivisión o mutilación espontánea de algún órgano que verifican sobre sí mismos muchos animales para escapar de un peligro. || Operación quirúrgica practicada sobre sí mismo. || Fisión.

autotopagnosia (de *auto-*, el gr. *tópos*, lugar, y de *agnosis*). f. A., *Autotopagnose;* F., *autotopagnosie;* It. y P., *autotopagnosia.* Incapacidad de fijar la situación u orientación de un miembro, órgano o parte del propio cuerpo.

autotoxemia o **autotoxicosis.** f. Autointoxicación.

autotoxina. f. F., *autotoxine;* In., *autotoxin.* Todo principio patógeno desarrollado en el organismo por metamorfosis celular.

autotransfusión. f. Autoinfusión. || Autohemotransfusión.

autotrasplante. m. F., *autotransplant;* In., *autotransplant, autograft.* Operación de tomar una porción de tejido de una parte del cuerpo e injertarlo en otra parte del mismo cuerpo.

autotrófico (de *auto-* y el gr. *trophé*, alimento). adj. F., *autotrophe;* In., *autotrophic.* Que se nutre por sí mismo; dícese de los organismos que no requieren carbono ni nitrógeno orgánicos para su desarrollo, pero que pueden formar hidratos de carbono y proteínas del anhídrido carbónico y las sales inorgánicas.

autotuberculina. f. Tuberculina derivada de los cultivos obtenidos del esputo del mismo paciente en quien se emplea.

autovacuna. f. A., *Eigenvakzine;* F., *autovaccin;* In., *autovaccine;* It., *autovaccino;* P., *autovacina.* Vacuna autógena. Vacuna preparada con cultivos de gérmenes aislados de secreciones o tejidos del propio paciente en el que se emplea.

autovacunación. f. Empleo de autovacunas.

auxanografía (del gr. *auxánein*, crecer, aumentar, y *gráphein*, describir). f. F., *auxanographie;* In., *auxanography.* Método para determinar los medios más convenientes para un microbio, por la colocación de gotas de varias soluciones de medios nutricios en un cultivo en placa escasamente nutritivo. Los microbios desarrollarán las colonias más numerosas en los puntos que contengan los mejores medios de cultivo.

auxanograma. m. F., *auxanogramme;* In., *auxanogram.* Placa de cultivo usada en la auxanografía.

auxanología (del gr. *auxánein,* crecer, y *lógos,* tratado). desus. f. AUXOLOGÍA.

auxanómetro o **auxesímetro.** m. AUXÓMETRO.

auxesia (del gr. *aúxesis,* crecimiento). f. Aumento, crecimiento.

auxilisina (del gr. *aúxe,* crecimiento, y *lýsis,* disolución). f. Factor en el suero de algunos animales que aumenta la acción de la hemolisina y resiste al calentamiento.

auxina (del gr. *aúxe,* crecimiento). f. A., *Auxin;* F., *auxine;* In., *auxin;* It., *fitormone.* Substancia de tipo hormonal que se halla en las plantas y en la orina humana y que promueve el crecimiento vegetal por elongación y multiplicación celular. Existen dos tipos de auxinas: la A y la B o heteroauxina.

auxo-. Forma prefija del gr. *aúxe,* aumento, crecimiento.

auxoamilasa. f. Substancia que acelera la acción de la amilasa.

auxocardia (de *auxo-* y el gr. *kardía,* corazón). f. F., auxocardie; In., *auxocardia.* Aumento diastólico normal del corazón, en oposición a *meiocardia,* disminución durante la sístole. || Dilatación del corazón.

auxocito (de *auxo-* y el gr. *kýtos,* cavidad). m. A., *Auxozyt;* F. e In., *auxocite;* It., *auxocita.* Célula relacionada con el desarrollo o reproducción. || Espermatocito de primer orden.

auxocromo (de *auxo-* y el gr. *chrôma,* color). adj. F. e In., *auxochrome.* Que aumenta el color o lo desarrolla; se aplica al grupo químico que convierte un cromógeno en colorante.

auxología (del gr. *aúxe,* aumento, y *lógos,* tratado). f. desus. Ciencia que estudia el crecimiento.

auxómetro (de *auxo-* y el gr. *métron,* medida). m. F., *auxomètre;* In., *auxometer.* Aparato para medir el poder amplificador de una lente. || Especie de dinamómetro.

auxopatía (de *auxo-* y el gr. *páthos,* enfermedad). f. Término general para los trastornos del crecimiento.

auxoterapia (de *auxo-* y el gr. *therapeía,* tratamiento). f. Terapéutica coadyuvante. || Refuerzo de la acción medicamentosa para obtener el máximo de efectos útiles, privándola de los desfavorables o inútiles.

auxotónico (de *auxo-* y el gr. *tónos,* tensión). adj. Que se contrae ante una resistencia creciente. || Que refuerza la acción tónica de un compuesto.

auxotrófico. adj. AUXÓTROFO.

auxótrofo (del gr. *aúxe,* aumento, y *trophé,* alimento). adj. F., *auxotrophe;* In., *auxotroph.* Dícese del microorganismo que carece de la capacidad de sintetizar algunos de los factores del crecimiento; se trata en general de la consecuencia de una mutación del protótrofo correspondiente.

A-V. Abreviatura de auriculoventricular y arteriovenoso

avalancha (del fr. *avalanche).* En la teoría de Pflüger, movimiento determinado por una corriente eléctrica, que es tanto más acentuado cuanto más alejado está el punto excitado del músculo que se contrae, como si el movimiento transmitido aumentara de intensidad durante la transmisión.

avalvular (de *a-* y *válvula).* adj. Desprovisto de válvulas.

avanzamiento (del cat. *avançar,* y éste del lat. vulg. *abantiare).* m. A., *Prorrha-phie;* F., *avancement;* In., *advancement;* It., *avanzamento;* P., *avançamento.* Desprendimiento o desinserción de un músculo o tendón, seguido de inserción en un punto más avanzado; principalmente una operación para el estrabismo y para la retrodesviación del útero. || **-capsular.** Inserción artificial de una parte de la cápsula de Tenon, de modo que lleve más adelante la inserción de un músculo ocular. || **-tendinoso.** Avanzamiento aplicado a un tendón.

avariosis (del fr. *avarie,* daño). f. SÍFILIS.

avascular (de *a-* y *vascular).* adj. Desprovisto de vasos.

avascularización. f. F., *avascularisation;* In., *avacularization.* Expulsión de la sangre de una parte, como la que se verifica por un vendaje elástico.

Avellis (Síndrome de) (Georg *Avellis,* laringólogo alemán, 1864-1916). V. SÍNDROME.

Avempace. Médico árabe español, *Abū Bakr Muhammad Ibn Bayya* de fines del siglo XI. Escribió obras de medicina sobre temperamentos, terapéutica y sexualidad.

Avena. A., *Hafer;* F., *avoine;* In., *oats;* It., *avena;* P., *aveia.* Género de plantas gramíneas. La avena común (A. *sativa)* tiene semillas que son nutritivas y estimulantes. De ella se obtiene una harina alimenticia.

avenolito (de *avena* y el gr. *líthos,* piedra). m. Cálculo intestinal o enterolito en los niños, compuesto de semillas y fosfatos térreos.

Avenzoar. Célebre médico árabe, nacido en Sevilla a principios del s. XII y m. en 1162. Su nombre completo es *Abu Marwan Ibn Zohr.* Su principal obra fue un compendio de práctica, *al-Tasir,* lleno de historias clínicas interesantes.

Averroes. Célebre médico y filósofo hispanoárabe, *Muhammad Ibn Rushd,* nacido en Córdoba (1126-1198). Su obra médica principal es el «Comentario de Aristóteles».

Avertin. Preparado comercial de tribromoetanol. V. TRIBOMOETANOL.

aviadores (Mal de los). Véase MAL.

aviario. adj. Relativo a las aves.

Avicena *(Abu Ali al-Husayn Ibn-Sina).* El más célebre de los médicos árabes (980-1037). Mereció el nombre de *Príncipe de los médicos.* Su famoso *Canon* sirvió de texto durante muchos siglos.

avicular (del lat. *navicularis).* adj. En forma de navecilla. || m. Hueso escafoides.

avidina. f. A., *Avidin;* F., *avidine;* In., *avidin;* It. y P., *avidina.* Glucoproteína, presente en la clara de huevo, que inactiva a la biotina, vitamina hidrosoluble perteneciente al complejo B.

Avipoxvirus. Género de virus de la familia *Poxviridae,* que afecta a diversas especies de pájaros (palomas, canarios, etc.).

Aviragnet (Signo de). V. SIGNO.

avirulento (de *a-* y *virulento).* adj. No virulento.

avispa (del lat. *vespa,* con influjo de *abeja).* f. A., *Wespe;* F., *guêpe;* In., *wasp;* It. y P., *vespa.* Insecto del orden de los himenópteros. La especie común *(Vespa vulgaris)* vive en sociedad como las abejas. Las hembras y obreras están provistas también de un aguijón retráctil, cuya picadura causa accidentes semejantes, pero más violentos, a los de la picadura de la abeja.

avispero. m. ÁNTRAX.

avitaminosis (de *a-, vitamina* y el suf. *-osis).* f. A., *Avitaminose;* F., *avitaminose;* In., *avitaminosis;* It., *avitaminosi;* P., *avitaminose;* Término general para los estados morbosos producidos por la carencia o deficiencia de vitaminas en la dieta alimentaria.

avivamiento. m. A., *Anfrischung;* F., *avivement;* In., *avivement;* It., *ravvivamento;* P., *avivamento.* Operación de refrescar o avivar los bordes de una llaga o herida.

Avogadro (Ley de) (Amadeo *Avogadro,* físico italiano, 1776-1856). V. LEY.

avulsión (del lat. *avulsio, -onis).* f. A., *Abreissung;* F., *avulsion;* In., *avulsion;* It., *avulsione;* P., *avulsão.* Extracción o arrancamiento de una parte u órgano. || **-frénica.** Arrancamiento de una porción del nervio frénico a través de una incisión en la base del cuello, con objeto de paralizar el lado correspondiente del diafragma y asegurar el colapso del pulmón en las lesiones de la base del mismo (cavernas, bronquiectasia, abscesos, etc.).

axantopsia (de *a-*, el gr. *xanthós*, amarillo, y *ópsis*, visión). f. F., *axanthopsie*; In., *axanthopsia*. Ceguera para el color amarillo.

Axenfeld (Reacción de) (David *Axenfeld*, fisiólogo alemán, 1848-1912). V. REACCIÓN. ‖ **-Schürenberg (Síndrome de).** V. SÍNDROME.

axenia (de *a-* y el gr. *xénos*, extranjero). f. Vida sin gérmenes. No contaminado.

axénico (de *axenia*). adj. F., *axénique*; In., *axenic*. Se dice del desarrollo de una sola especie o género de ser vivo, libre de todo otro organismo. ‖ Cultivo puro, no contaminado. ‖ Se dice de animales nacidos y criados en condiciones experimentales tales que no han sido parasitados por ningún microorganismo.

axeroftol. m. ant. VITAMINA A.

axial (del F. *axial*). adj. AXIL.

axifoidia (de *a-* y *xifoides*). f. Ausencia de apéndice xifoides.

axífugo (del lat. *axis*, eje, y *fugere*, huir). adj. CENTRÍFUGO.

axil (del lat. *axis*, eje). adj. A., *axial*; F., *axial*; In., *axial*; It., *assiale*. P., *axial*; Relativo a un eje.

axila (del lat. *axilla*). f. A., *Axilla*; F., *aisselle*; In., *axilla*; It., *ascella*; P., *axila*. Hueco o fosa que se encuentra debajo de la unión del brazo con el hombro. Sin.: Sobaco.

axilema (del lat. *axis*, eje, y el gr. *lêmma*, cubierta). m. A., *Axilemma*; F., *axilemme*; In., *axilemma*; It., *axolemma*; P., *axolema*. Vaina de un cilindroeje; axolema.

axina. f. Substancia, de aspecto mantecoso, procedente de un insecto, el *Lacus axinus*; vulneraria y resolutiva, empleada en México.

axio-. Forma prefija del lat. *axis*, eje.

axión. m. Encéfalo y médula espinal.

axiopodio. m. AXOPODIO.

axis. m. F. e In., *axis*. EJE. ‖ Segunda vértebra cervical. Denominada así porque la apófisis odontoides de esta misma vértebra sirve en algún modo de eje a los movimientos de la cabeza. Sin.: Epistrófeo. V. HUESOS (TABLA DE).

axiscilindro. m. Cilindroeje.

axita (del lat. *axis*, eje). f. Cualquiera de los filamentos terminales de un cilindroeje.

axo-. Forma prefija del gr. *áxon*, eje.

axodendrita (de *axo-* y el gr. *déndron*, árbol). f. Cada una de las fibrillas laterales no medulares del cilindroeje de una célula nerviosa. Úsase este término como opuesto al de *citodendrita*.

axófugo (de *axo-* y el lat. *fugere*, huir). adj. F., *axifuge*, *centrifuge*; In., *axofugal*, *axifugal*. Que se aparta de un axón o cilindroeje.

axoide o **axoideo.** adj. Relativo a la vértebra axis.

axolema. m. AXILEMA.

axólisis (de *axo-* y el gr. *lýsis*, disolución). f. F., *axolyse*. In., *axolysis*. Degeneración o desintegración del cilindroeje de una célula nerviosa.

axómetro (de *axo-* y el gr. *métron*, medida). m. F., *axonomètre*. In., *axometer*. Instrumento para medir un eje, especialmente para ajustar los anteojos a los ejes ópticos.

axón (del gr. *áxon*, eje). m. A., *Axon*; F., *axone*; In., *axon*; It., *cilindrasse*; P., *cilindro-eixo*. El eje del cuerpo. ‖ Cilindroeje de una célula nerviosa. ‖ NEUROEJE.

axonema (de *axo-* y el gr. *nêma*, hilo de la trama). m. A., *Chromonema*; F., *chromonema*; In., *axoneme*; It., *cromonema*. Filamento axil del cromosoma arrollado helicoidalmente, en el que está situada la combinación de los genes. Sin.: Cromonema, genonema.

axoneuro o **axoneurona** (de *axo-* y *neurona*). f. y m. A., *Zerebrospinalzelle*; F., *cellule nerveuse*; In., *axoneure*; It., *cellula cerebrospinale*. Célula del eje cerebrospinal.

axonómetro (del gr. *áxon*, *-onos*, eje, y *métron*, medida). m. F., *axonométre*; In., *axonometer*. Aparato para determinar el eje de una lente cilíndrica o localizar el eje de astigmatismo.

axonotmesis (del gr. *áxon*, *-onos*, eje, y *tmêsis*, acción de cortar). f. Lesión de las fibras nerviosas sin sección completa del nervio (Seddon) en distinción de *neurotmesis*.

axópeto (de *axo-* y el lat. *petere*, dirigirse a). adj. F., *axipète*, *centripète*; In., *axipetal*. Que se dirige hacia un axón o cilindroeje; centrípeto.

axoplasma (de *axo-* y *plasma*). m. A., *Axoplasma*; F., *axoplasme*; In., *axoplasm*; It. y P., *axoplasma*. Materia que rodea las fibrillas del cilindroeje. Neuroplasma.

axopodio (de *axo-* y el gr. *poús*, *podós*, pie). m. F., *axopode*; In., *axopodium*. Seudópodo que posee un elemento central de sostén o axostilo.

axospongo (de *axo-* y el gr. *spóggos*, esponja). m. Estructura reticular que forma el cilindroeje de una célula nerviosa.

axostilo (de *axo-* y el gr. *stýlos*, columna, sostén). m. F., *axostyle*. Elemento central de un axopodio.

Ayala (Cociente de). (A. G. *Ayala*, neurólogo italiano, 1878-1943). V. COCIENTE.

ayapana. f. Nombre sudamericano de las hojas de *Eupatorium triplinerve*, de la familia de las sinanteráceas, planta que crece en los países cálidos. Es aromática estomáquica, diaforética y estimulante; se emplea como el té y el café.

Ayer (Prueba de). V. PRUEBA.

Ayerza (Enfermedad, síndrome de) (Abel *Ayerza*, médico argentino, 1861-1918). V. ENFERMEDAD, SÍNDROME.

ayuda. f. ENEMA.

ayuno (del lat. *ieiunium*). m. A., *Fasten*; F., *jeûne*; In., *fast*; It., *digiuno*; P., *jejum*. Abstinencia de comer y beber. ‖ Privación de algún gusto o deleite.

Az. Abreviatura de ázoe o nitrógeno.

azafrán (del ár. *az-za'farān*). m. A., *Safran*; F., *safran*; In., *saffron*; It., *zafferano*; P., *açafrão*. Planta irídea, *Crocus sativus*, y estigmas secos de la misma, de propiedades emenagogas y estimulantes; entra en la preparación del láudano de Sydenham. Se usa en infusión, tintura y jarabe. ‖ **-americano.** CÁRTAMO. ‖ **-de los prados.** CÓLQUICO. ‖ **-de Marte,** aperitivo o astringente. ÓXIDO de hierro.

azafranina. f. V. SAFRANINAS.

azaguanina. f. F. e In., *azaguanine*. Aminohidroxitriazolpirimidina. Inhibe la incorporación de la guanidina en la molécula de ácidos nucleicos. Se utilizó en el estudio de los tumores experimentales.

azahar (del ár. *al-azhār*). m. A., *Orangenblüte*; F., *fleur d'oranger*; In., *orange blossom*; It., *fiore d'arancio*; P., *flor de laranjeira*. Flor del naranjo, en especial del naranjo agrio, de agradable perfume. El agua destilada de estas flores (*agua naphae*, agua naf) se emplea como calmante y antispasmódica. ‖ Quina del Perú.

azaleína (de *azalea*). f. FUCSINA.

azarina. f. Materia colorante amarilla, no tóxica, de la brea de hulla.

azaserina. f. F., *azasérine*; In., *azaserine*. Agente citostático, perteneciente al grupo de antimetabolitos. Usado como inmunosupresor en enfermedades autoinmunes y en algunos procesos neoplásicos.

azatioprina. f. F., *azathioprine*; In., *azathioprine*. Análogo de las purinas que se emplea como supresor de las respuestas inmunitarias, p. ej., en el fenómeno de rechazo en los transplantes de órganos, etc.

azedarach. m. ACEDERAQUE.

azerina. f. Fermento de las plantas insectívoras, *Drosera, Nepenthes* y otras.

azidotimidina. f. ZIDOVUDINA.

ázigos. adj. ÁCIGOS.

azimia (de *a-* y el gr. *zýme*, fermento). f. A., *Azymie*; F., *azymi*; In., *azymia*; It. y P., *azimia*. Falta de una enzima.

ázimo (del gr. *ázymos*, de *a-*, priv., y *zýme*, levadura). adj. Sin levadura o fermento, como pan ázimo.

azoamilia (de *a-*, el gr. *zôon*, animal, y *ámylon*, almidón). f. Imposibilidad para las células hepáticas de almacenar una cantidad normal de glucógeno.

azoato. m. NITRATO.

Azobacter o **Azotobacter.** Género de bacterias de la familia de las azotobacteriáceas y orden eubacteriales. Incluye tres especies: el *A. agilis*, el *A. chroococcum* y el *A. indicus*.

ázoe (de *a-* y el gr. *zoé*, vida). m. NITRÓGENO.

azoemia (de *ázoe* y el gr. *haîma*, sangre). f. A., *Azotämie;* F., *azotémie;* In., It. y P., *azotemia*. Presencia de urea o de otros cuerpos nitrogenados en la sangre. ‖ Enfermedad de los caballos debida a la presencia de urea en la sangre. Producida por la sobrealimentación y ejercicio insuficiente y caracterizada por sudación súbita, parálisis de los cuartos posteriores y presencia de sangre en la orina. ‖ **-extrarrenal.** Exceso de nitrógeno no proteico en la sangre en ausencia de afección renal. ‖ **-hipoclorémica.** Estado caracterizado por deficiencia de cloruro sódico, fijación hística de cloro y azoturia. ‖ **-prerrenal.** AZOEMIA EXTRARRENAL.

azogue (del ár. *az-zāʼug*, el mercurio). m. MERCURIO.

azoico. Dícese de los compuestos que contienen el grupo $-N=N-$. ‖ NÍTRICO.

azoico (de *a-* y el gr. *zôon*, animal). adj. F., *azoïque;* In., *azoic*. Desprovisto de organismos vivientes.

azoimida. f. F., *azoimide;* In., *azoimide*. Veneno protoplásmico, NH_3, semejante por su acción al ácido cianhídrico y muy explosivo. Sin.:

Ácido triazoico ácidohidronítrico. ‖ Grupo $-N\overset{N}{\underset{N}{\|}}$.

azómetro (de *ázoe* y el gr. *métron*, medida). m. Instrumento para medir la proporción de compuestos nitrogenados en una solución. *Sin.:* Ureómetro.

azoospermia (de *a-*, el gr. *zôon*, animal, y *spérma*, semilla). f. A., *Azoospermie;* F., *azoospermie;* It. y P., *azoospermia*. Falta de espermatozoides en el semen. ‖ Vitalidad nula o deficiente de los espermatozoides.

azorrea (de *ázoe* y el gr. *rheîn*, fluir). f. Exceso de materias nitrogenadas en la orina o las heces.

azotemia. f. AZOEMIA.

azotermia (de *ázoe* y el gr. *thérme*, calor). f. F., *azothermie;* In., *azothermia*. Aumento de la temperatura por substancias nitrogenadas en la sangre.

Azotobacteraceae. V. AZOTOBACTERIÓCEAS.

azotobacteriáceas. f. pl. Familia de bacterias que figuran en la parte VII de la clasificación de Bergey. Son bacilos gramnegativos aerobios. Presentan cambios sorprendentes de morfología al envejecer los cultivos o según el medio utilizado para la siembra. Móviles por flagelación perítrica o inmóviles. Son capaces de fijar nitrógeno molecular. Se les encuentra libres en el suelo y en las aguas. Incluye un sólo género: Azobacter o Azotobacter.

azotorrea. f. AZORREA.

Azoulay (Posición de). V. POSICIÓN.

azoúria o **azoturia** (de *ázoe* y el gr. *oûron*, orina). f. A., *Azoturie;* F., *azoturie;* In. e It., *azoturia;* P., *azotúria*. Exceso de urea o de otros compuestos nitrogenados en la orina.

Azoy (Prueba de). V. PRUEBA.

AZT. V. ZIDOVUDINA.

azteca (Tipo) (de *azteca*, pueblo antiguo de México). Tipo de idiotez microcéfala; cabeza de pájaro.

Azúa (Enfermedad de) (Juan de *Azúa*, dermatólogo español, 1858-1922). V. ENFERMEDAD.

azúcar (del ár. *as-sukkar*). amb. A., *Zucker;* F., *sucre;* In., *sugar;* It., *zucchero;* P., *açúcar*. Hidrato de carbono cristalizable, soluble en el agua y el alcohol, de sabor dulce, de origen animal o vegetal. Los principales grupos de azúcares son los disacáridos, que tienen por fórmula $C_{12}H_{22}O_{11}$, y los monosacáridos, $C_6H_{12}O_6$; todos son sólidos, cristalinos y blancos, solubles en agua y alcohol diluido. Los disacáridos tienen por tipo a la sacarosa o azúcar de caña, y los monosacáridos a la glucosa o dextrosa, también conocida como azúcar de uva. Además, existe un número muy considerable de azúcares artificiales y otros azúcares conocidos en química. ‖ **-cande.** Azúcar puro y cristalizado en cristales grandes. ‖ **-colágeno.** GLICOCOLA. ‖ **-de caña.** Sacarosa obtenida del *Saccharum officinarum* o caña de azúcar. ‖ **-de frutas.** LEVULOSA. ‖ **-de gelatina.** GLICO-COLA. ‖ **-de leche.** LACTOSA. ‖ **-de maná.** MANITA. ‖ **-de remolacha.** Sacarosa de la remolacha; es idéntico al de caña. ‖ **-de Saturno.** Acetato de plomo. ‖ **-de uva.** GLUCOSA. ‖ **-del hígado.** Glucosa del hígado. ‖ **-diabético.** Glucosa que se encuentra en la orina de las diabetes mellitus. ‖ **-invertido.** Mezcla a partes iguales de glucosa y de fructosa, empleada principalmente en confitería. Presente en estado natural en la miel y obtenido por hidrólisis de la sacarosa. ‖ **-muscular.** INOSITA. ‖ **-reductor.** Azúcar que reduce fácilmente ciertos reactivos, como el de Fehling.

azufaifa (del hispanoárabe *zufáizafa*). f. Fruto del azufaifo. Drupa elipsoidal encarnada por fuera y amarilla por dentro. Pectoral.

azufre (del lat. *sulphur, -uris*). m. A., *Schwefel;* F., *soufre;* In., *sulphur;* It., *zolfo;* P., *enxofre*. Elemento no metálico que existe en varias formas alotrópicas; símbolo *S;* peso atómico 32,064. El azufre es laxante y diaforético; se emplea en las enfermedades de la piel y órganos respiratorios, en las hemorroides, estreñimiento habitual, etc. ‖ **-(Bióxido de).** Gas corrosivo, SO_2, llamado también *anhídrido sulfuroso* e impropiamente *ácido sulfuroso*. Desinfectante; la inhalación de este gas puede originar bronquitis. ‖ **-dorado de antimonio.** Pentasulfuro de antimonio, Sb_2S_5, que se usó como expectorante y antihelmíntico y en veterinaria. ‖ **-(Flor de).** AZUFRE SUBLIMADO. ‖ **-hepático** o **hígado de azufre.** Sulfuro potásico polisulfurado. ‖ **-(Hidruro de).** Hidrógeno sulfurado, SH_2, gas de olor de huevos podridos. ‖ **-lavado.** Azufre sublimado purificado con el lavado en agua; *sulfur lotum.* ‖ **-(Leche de).** AZUFRE PRECIPITADO. ‖ **-precipitado.** Azufre obtenido por la precipitación de una solución de pentasulfuro y tiosulfato de calcio; contiene una cantidad mayor o menor de sulfuro de calcio; usado como escabicida. ‖ **-sublimado.** Azufre en polvo fino amarillo obtenido por sublimación de los vapores calentados del azufre ordinario; usado como escabicida y parasiticida. ‖ **-vasógeno.** Ungüento que contiene azufre y vasógeno, líquido o semisólido; usado en la seborrea. ‖ **-vegetal.** LICOPODIO.

azul (del ár. vulgar *lāzard*, var. del ár. *lazarad*, lapislázuli). adj. y s. A., *blau;* F., *bleu;* In., *blue;* It., *azzurro;* P., *azul*. Color del cielo; el quinto de los siete colores del espectro. ‖ **-cianol.** Color ácido brillante del alquitrán de hulla. ‖ **-Congo.** AZUL TRÍPANO. ‖ **-cresil.** Color básico del alquitrán de hulla, del tipo de la oxacina. ‖ **-de alizarina.** Materia colorante azul derivada del antraceno. ‖ **-de Berlín.** AZUL DE PRUSIA. ‖ **-de Borrell.** Colorante de óxido de plata para espiroquetas. ‖ **-de Helvecia o suizo.** Azul de metileno. ‖ **-de Kühne.** Solución de 1,5 partes de azul de metileno en 10 de alcohol absoluto y 100 de agua fenicada al 5 %. ‖ **-de Löffler.** Solución alcohólica saturada de azul de metileno, 30 cm^3; potasa, 0,01 g, y agua destilada, 100 ml. ‖ **-de metileno.** Materia colorante azul derivada de la brea de hulla, empleada en histología y bacteriología, y en terapéutica como antiséptico local o urinario y en las metahemoglobinemias. ‖ **-de Prusia.** Ferrocianuro férrico. ‖ **-de toluidina.** Colorante básico usado en histología y bacteriología. Neutraliza la acción de la heparina. ‖ **-de Turnbull.** Ferricianuro ferroso. ‖ **-diamina.** Uno de los varios colores del alquitrán de hulla derivados de la bencidina o toluidina. ‖ **-(Enfermedad).** CIANOSIS. ‖ **-índigo.** INDIGOTINA. ‖ **-trípano.** Colorante derivado de la bencidina, empleado en el tratamiento de las tripanosomiasis y las piroplasmosis. ‖ **-victoria.** Colorante azul, clorhidrato de feniltetrametilamido-α-naftildifenilcarbinol.

azulina. f. Color de anilina.

azur. m. AZUL. ‖ Óxido de cobalto. ‖ Colorante de metiltionina.

azurina. f. Acetato de sodio y teobromina; usado como diurético.

azurófilo (de *azur* y el gr. *phílos*, amante). adj. F., *azurophile;* In., *azurophil*. Que se tiñe fácilmente con los colorantes azules de anilina.

b

B. Símbolo del boro. || Abreviatura de *baño* y de *Baumé*, refiriéndose a los grados de un areómetro. || Inicial de *bacilo* y *bacteria*.
β (Rayos). V. RAYOS.
Ba. Símbolo del *bario*.
Baader (Síndrome de). V. SÍNDROME.
Baas (Estertor de). V. ESTERTOR.
Baastrup (Enfermedad de). V. ENFERMEDAD.
baba (de la onomat. *bab*). f. A., *Geifer;* F., *bave;* In., *slaver;* It., *bava;* P., *baba*. Líquido viscoso y espumoso que fluye de la boca, principalmente en los niños y los ancianos. || Saliva espumosa de los perros rabiosos.
Babbitt (Metal de). Aleación de estaño, cobre y antimonio, usada antes por los dentistas.
Babcock (Operación de) (W. Wayne *Babcock*, cirujano norteamericano, 1872-1963). V. OPERACIÓN.
Babes-Ernst (Cuerpo de) (Víctor *Babes*, bacteriólogo rumano, 1854-1926; Paul *Ernst*, patólogo alemán, 1859-1937). V. CUERPO.
Babesia (de Víctor *Babes*). Género de protozoos del orden piroplásmidos, parásitos de los hematíes de algunos mamíferos, en los que son causa de enfermedad. Las especies principales son: la *B. bigemina*, que causa la fiebre del ganado de Texas y es transmitida por garrapatas de los géneros s *Margaropus* y *Rhipicephalus;* la *B. bovis*, que ataca al ganado bovino en Europa y es transmitida por el *Ixodes ricinus;* la *B. caballi*, que produce fiebre hemoglobinúrica en los caballos y es transmitida por un *Dermacentor;* la *B. canis*, agente de la ictericia maligna de los perros, transmitida por *Dermacentor* y *Rhipicephalus;* etc.
babesiasis o **babesiosis.** f. F., *babésiose*. In., *babesiosis*. Infección con protozoarios del género *Babesia*.
babeurre (fr.). m. Leche ácida por fermentación láctica, semidescremada.
babilla (dim. de *baba*). f. Región de la extremidad posterior de los cuadrúpedos que comprende las partes blandas que rodean la articulación femorotibial. || Rótula de los cuadrúpedos.
Babinski (Ley, reflejo, signo, síndrome de) (Josef François Felix *Babinski*, neurólogo polaco de París, 1857-1932). V. estos términos. || **-Frölich (Síndrome de)** (Alfred *Frölich*, neurólogo de Viena, 1871-1953). V. SÍNDROME. || **-Froment (Síndrome de)** (Jules *Froment*, neurólogo francés., 1878-1946). V. SÍNDROME. || **-Nageotte (Síndrome de)** (Jean *Nageotte*, histólogo F., 1866-1948). V. SÍNDROME. || **-Vaquez (Síndrome de)** (Louis Henri *Vaquez*, médico francés, 1860-1936). V. SÍNDROME. || **-Weil** (Prueba de). V. PRUEBA.
bacalao (del hol. *kabeljau*). m. A., *Stockfisch* F., *morue;* In., *cod;* It., *baccalà;* P., *bacalhau*. Pez malacopterigio del género *Gadus*, que se cría especialmente en los mares del Norte y se conserva salado. El aceite que suministra su hígado se emplea en terapéutica (V. ACEITE DE HÍGADO DE BACALAO).
Baccelli (Método o cura, signo de) (Guido *Baccelli*, médico italiano, 1832-1916). V. MÉTODO, SIGNO.
Bachman (Prueba de) (George W. *Bachman*, parasitólogo norteamericano, n. en 1890). V. PRUEBA.
Bachmann (Fascículo de) (Jean G. *Bachmann*, fisiólogo norteamericano, n. en 1877). V. FASCÍCULO.
Bachmeier (Reacción de). V. REACCIÓN.
baciforme o **bacciforme** (del lat. *bacca*, baya, y *forma*, forma). adj. En forma de baya.
baciláceas. f. pl. Familia de bacterias (*Bacillaceae*) de forma bacilar (o cocácea), grampositivas productoras de endosporas. Entre otros, comprende los géneros *Bacillus* y *Clostridium*.
bacilemia (de *bacillo* y el gr. *haîma*, sangre). f. A., *Bazillämie;* F., *bacillémia;* In., e It., *bacillemia* P., *bacilemia*. Presencia de bacilos en la sangre, especialmente de los bacilos tuberculosos.
bacilicida (de *bacilo* y el lat. *caedere*, matar). adj. y s. Destructor de bacilos; agente o droga que tiene esta acción.
bacilicultura. f. Cultivo artificial de bacilos.
bacilífero (de *bacilo* y el lat. *ferre*, llevar). adj. In., *bacilliferous*. Portador de bacilos.
baciliforme. adj. A., *bazillenförmig;* F., *bacilliforme;* In., *bacilliforme;* It., *bacilliform;* P., *baciliforme*. En forma de bacilo.
bacilígénico. adj. BACILÓGENO.
bacilíparo (de *bacilo* y el lat. *parere*, producir). adj. F., *bacillipare*. In., *bacilliparous*. Productor de bacilos.
bacilo (del lat. *bacillum*, bastoncito). m. F., *bacille*. In., *bacillus*. Bacteria en forma de bastoncito. || Microorganismo del género *Bacillus*. || **-coli.** ESCHERICHIA COLI. || **-de Bang.** BRUCELLA ABORTUS. || **-de Battey.** Nombre con que se designaron diversas especies de microbacterias atípicas no cromogénicas. || **-de Bordet Gengou.** BORDETELLA PERTUSSIS. || **-de Ducrey.** HAEMOPHILUS DUCREYI. || **-de Döderlein.** Bacilo normal de la vagina humana que desdobla los glúcidos y produce ácido láctico. ||**-de Eberth.** SALMONELLA TYPHI. || **-de Fick.** PROTEUS VULGARIS. || **-de Flexner.** SHIGELLA FLEXNERI. || **-de Friedländer.** KLEBSIELLA PNEUMONIAE. || **-de Fränkel.** STREPTOCOCCUS PNEUMONIAE. || **-de Gärtner.** SALMONELLA ENTERITIDIS. || **-de Hansen.** MYCOBACTERIUM LEPRAE. || **-de Johne.** MYCOBACTERIUM PARATUBERCULOSIS. || **-de Klebs-Löffler.** CORYNEBACTERIUM DIPHTHERIAE. || **-de Koch.** MYCOBACTERIUM TUBERCULOSIS. || **-de Koch-Weecks.** HAEMOPHILUS AEGYPTIUS. || **-de Morax-Axenfeld.** MORAXELLA LACUNATA. || **-de Morgan.** PROTEUS MORGANII. || **-de Nocard.** SALMONELLA TYPHIMURIUM. || **-de Pfeiffer.** HAEMOPHILUS INFLUENZAE. || **-de Schaudinn.** TREPONEMA PALLIDUM. || **-de Sonne-Duval.** SHIGELLA SONNEI. || **-tífico.** SALMONELLA TYPHI. || **-tuberculoso.** MYCOBACTERIUM TUBERCULOSIS.
bacilofilia (de *bacilo* y el gr. *philía*, amistad). f. Susceptibilidad morbosa por los bacilos.
bacilofobia (de *bacilo* y el gr. *phóbos*, temor). f. Temor morboso a los microbios.
bacilógeno (de *bacilo* y el gr. *gennân*, producir). adj. F., *bacillogène*. In., *bacilogenous*. Causado por bacilos.
baciloscopia (de *bacilo* y el gr. *skopeîn*, observar). f. A., *Bazilloskopie;* F., *bacilloscopie;* In., *bacilloscopy;* It., *bacilloscopia;* P., *baciloscopia*. Investigación de los bacilos en los órganos o excreta, para el diagnóstico de la causa de la enfermedad.
bacilosis. f. F., *bacillose*. In., *bacillosis*. Estado de infección bacilar.
baciloterapia (de *bacilo* y el gr. *therapeía*, tratamiento). f. BACTERIOTERAPIA.
baciluria (de *bacilo* y el gr. *oûron*, orina). f. A., *Bazillurie;* F., *bacillurie;* In., *bacilluria; It., *bacilluria;* P., *bacilúria*. Presencia de bacilos en la orina. BACTERIURIA.
Bacillaceae. V. BACILÁCEAS.
Bacillus (lat. *bacillum*, bastoncito). Género bacteriano de la familia baciláceas (*Bacillaceae*), que incluye 48 especies. Algunas son patógenas para el hombre y animales superiores (*B. anthracis, cereus, macerans, sub-*

CLASIFICACION DE BACTERIAS

REINO: Procariotas
(Procaryotae)

DIVISION: I. Cianobacterias
II. Bacterias (Manual de Bargey, 8.ª ed., 1974)

Parte	Familia	Género
1. Bacterias fotótrofas		
2. Bacterias reptantes		
3. Bacterias con vaina		
4. Bacterias gemantes y con apéndices		
5. Espiroquetas	Espiroquetáceas (Spirochaetaceae)	Treponema Borrelia Leptospira
6. Bacterias espiriladas y curvadas	Espiriláceas (Spirillaceae)	Spirillum Campylobacter
7. Cocos y bacilos gramnegativos aerobios	Seudomonadáceas (Pseudomonadaceae)	Pseudomonas
	Géneros de clasificación incierta	Alcaligenes Brucella Bordetella Francisella
8. Bacilos gramnegativos anaerobios	Enterobacteriáceas (Enterobacteriaceae)	Escherichia Edwardsiella Citrobacter Salmonella Shigella Klebsiella Enterobacter Hafnia Serratia Proteus Yersinia
	Vibrionáceas (Vibrionaceae)	Vibrio Aeromonas
	Géneros de clasificación incierta	Haemophilus Pasteurella Actinobacillus Streptobacillus Calymmatobacterium
9. Bacterias gramnegativas anaerobias	Bacteroidáceas (Bacteroidaceae)	Bacteroides Fusobacterium Leptotrichia
10. Cocos y cocobacilos gramnegativos aerobios	Neisseriáceas (Neisseriaceae)	Neisseria Branhamella Moraxella Acinetobacter
11. Cocos gramnegativos anaerobios	Veillonelláceas (Veillonellaceae)	Veillonella
12. Bacterias gramnegativas quimiolitótrofas		
13. Bacterias productoras de metano		
14. Cocos grampositivos: a) Aerobios y/o anaerobios facultativos	Microcáceas (Micrococcaceae)	Micrococcus Staphylococcus
	Estreptococáceas (Streptococcaceae)	Streptococcus
b) Anaerobios	Peptococáceas (Peptococcaceae)	Peptococcus Peptostreptococcus Sarcina
15. Cocos y bacilos endosporulados	Baciláceas (Bacillaceae)	Bacillus Clostridium
16. Bacilos grampositivos asporógenos	Lactobaciláceas (Lactobacillaceae)	Lactobacillus
	Géneros de clasificación incierta	Listeria Erysipelothrix

Parte	Familia	Género
17. Actinomicetos y microorganismos afines		*Corynebacterium*
	Actinomicetáceas (*Actinomycetaceae*)	*Actinomyces* *Bacterionema* *Bifidobacterium*
	Micobacteriáceas (*Mycobacteriaceae*)	*Mycobacterium*
	Nocardiáceas (*Nocardiaceae*)	*Nocardia*
	Estreptomicetáceas (*Streptomycetaceae*)	*Streptomyces*
	Micromonosporáceas (*Micromonosporaceae*)	*Micromonospora*
18. Rickettsias	Rickettsiáceas (*Rickettsiaceae*)	*Rickettsia* *Rochalimaea* *Neorickettsia* *Coxiella*
	Bartonelláceas (*Bartonellaceae*)	*Bartonella*
	Clamidiáceas (*Chlamydiaceae*)	*Chlamydia*
19. Micoplasmas	Micoplasmatáceas (*Mycoplasmataceae*)	*Mycoplasma*

tilis). Muchas bacterias que se habían etiquetado de *Bacillus* sebacinete. m. PELVIS. clasifican en la actualidad en otros géneros. ‖-**abortus.** BRUCELLA ABORTUS. ‖-**anthracis.** Agente causal del carbunco en los animales y el hombre. ‖-**coli.** ESCHERICHIA COLI. ‖-**dysenteriae.** SHIGELLA DYSENTERIAE. ‖-**enteritidis.** SALMONELLA ENTERITIDIS. ‖-**faecalis alcaligenes.** ALCALIGENES FAECALIS. ‖-**leprae.** MYCOBACTERIUM LEPRAE. ‖-**mallei.** PSEUDOMONAS MALLEI. ‖-**pneumoniae.** KLEBSIELLA PNEUMONIAE. ‖-**pseudomallei.** PSEUDOMONAS MALLEI. ‖-**pneumoniae.** KLEBSIELLA PNEUMONIAE. ‖-**pseudomallei.** PSEUDOMONAS PSEUDO MALLEI. ‖-**pyocianeus.** PSEUDOMONAS AERUGINOSA. ‖-**tetani.** CLOSTRIDIUM TETANI. ‖-**typhi, typhosa.** SALMONELLA TYPHI. ‖-**welchii.** CLOSTRIDIUM PERFRINGENS.
bacinete. m. Pelvis.
bacitracina. f. F., *bacitracine*. Antibiótico obtenido a partir del *B. licheniformis* o *subtilis*. De hecho está constituido por una mezcla de polipéptidos (bacitracinas A, B y C). Su actividad es parecida a la de la penicilina. Debido a su nefrotoxicidad, se reserva exclusivamente para aplicaciones locales (intrapleural, intraperitoneal, etc.).
bacteremia. f. In., *bacitracin*. BACTERIEMIA.
bacteria (del lat. *bacteria*, pl. de *bacterium*, bastoncito). f. A., *Bakterium*; F., *bactérie*; In., *bacterium*; It., *batterio*; P., *bactéria*. Microorganismo unicelular que se clasifica y estudia en el reino procariotas. Presenta las características propias de las células procariotas: carece de membrana nuclear, posee un solo cromosoma, su ADN no está unido a histonas, su citoplasma es muy pobre, carece de organelos y sus ribosomas son 70S. Se multiplica generalmente por división binaria y puede formar agrupaciones características. Algunas bacterias son móviles, por poseer flagelos o por otros medios (deslizamiento). Algunas forman endosporas; otras, artrosporas o exosporas. Salvo pocas excepciones (*Mollicutes*), poseen una pared rígida, casi siempre con peptidoglucano. Algunas son patógenas para el hombre y diversas spp. animales (estafilococos, salmonelas, clostridios) y otras intervienen en diversos ciclos biológicos (p. ej., ciclo del nitrógeno). ‖ -**lisógena.** V. LISOGENIZACIÓN.
bacteriáceas. f. pl. Nombre con que se habían designado las bacterias bacilares típicas, no endosporuladas, móviles por flagelos o inmóviles.

bactericida (de *bacteria* y el lat. *caedere*, matar). adj. y s. A., *bakterizid*; F., *bactéricide*; In., *bactericidal*; It., *battericida*; P., *bactericida*. Destructor de bacterias; agente que destruye bacterias.
bactericolia (de *bacteria* y el gr. *cholé*, bilis). f. Presencia de bacterias en los conductos biliares.
bactéride. f. A., *Bakterid*; F., *bactéride*; In., *bacterid*; It., *batteride*. Erupción cutánea producida por bacterias.
Bacteridia o **Bacteridium.** Nombre genérico que se había aplicado a diversas bacterias que se clasifican actualmente en géneros muy dispares. Ejemplos: *B. violaceum* = *Chromobacterium violaceum*; *B. luteum* = *Micrococcus luteus*; *B. anthracis* = *Bacillus anthracis*.
bacteriemia (de *bacteria* y el gr. *haîma*, sangre). f. A., *Bakteriämie*; F., *bactériémie*; In. y P., *bacteriemia*; It., *batteriemia*; Presencia de bacterias patógenas en la sangre.
bacteriforme. adj. BACTERIOIDE.
bacterinación o **bacterinización.** f. Inoculación o tratamiento con vacunas bacterianas.
bacterinia. f. Estado de acción desfavorable consecutivo algunas veces a la inoculación con vacunas bacterianas.
bacterioaglutinina. f. F., *bactérioagglutinine*. In., *bacterioagglutinin*. Sustancia que produce la aglutinación de las bacterias.
bacteriocidina. f. Sustancia bactericida.
bacteriocina. f. F., *bactériocine*. In., *bacteriocin*. Sustancia secretada por determinadas bacterias y que puede ser letal para otras (generalmente de las especies próximas o afines). La capacidad de sintetizar una de estas sustancias está genéticamente condicionada por la presencia de un plásmido. Se conocen diferentes tipos de bacteriocinas, según la especie productora: colicinas (*Escherichia coli*), piocinas (*Pseudomonas aeruginosa*), megacinas, vibriocinas, etc.
bacterioclasis (de *bacteria* y el gr. *klásis*, rotura). f. F., *bactérioclasis*. In., *bacterioclasis*. Fragmentación de las bacterias.
bacteriodiagnosis. f. Diagnóstico por el examen bacteriológico de los tejidos y líquidos del cuerpo.
bacteriofagia. f. A., *Bakteriophagie*; F., *bactériophagie*; In., *bacteriophagia*; It., *batteriofagia*; P., *bacteriophagia*; Destrucción de las bacterias por las célu-

las orgánicas fagocíticas; bacteriólisis. || Fenómeno de d'Hérelle.

bacteriófago (de *bacteria* y el gr. *phageîn*, comer). m. A., *Bakteriophage;* F., *bactériophage;* In., *bacteriophage;* It., *batteriofago;* P., *bacteriófago.* Virus cuyo huésped natural son las bacterias, en las que se reproducen. También se conocen como *fagos.* Presentan gran especificidad de huésped; en algunas especies esta especificidad es tan fina que permite la clasificación de la especie en grupos bacteriofágicos (estafilococo dorado, salmonelas). En algunas especies bacterianas tienen un importante papel en la transmisión de información genética de una bacteria a otra, pudiendo ser los difusores de la transmisión de los factores de resistencia a los antibióticos (transducción), como ocurre en los estafilocosos. En otros casos la presencia de un fago en el interior de una bacteria (lisogenia) puede dar lugar a que se manifiesten caracteres nuevos *(fagoconversión),* como expresión fenotípica de los genes del fago que la parasita *(fago temperado).* Así el *Corynebacterium diphtheriae* sólo es toxigénico, y por tanto patógeno, cuando está parasitado por un fago.

bacteriofagoterapia (de *bacteriófago* y el gr. *therapeía,* tratamiento). f. Tratamiento por bacteriófagos.

bacteriofobia (de *bacteria* y el gr. *phóbos,* temor). f. Temor morboso a los microbios.

bacteriógeno (de *bacteria* y el gr. *gennân,* producir, engendrar). adj. F., *bactériogène.* In., *bacteriogenous.* De origen bacteriano.

bacterioide (de *bacteria* y el gr. *eîdos,* aspecto). adj. En forma de bacteria o semejante a ellas.

bacteriolisina. f. A., *Bakteriolysin;* F., *bactériolysine;* In., *bacteriolysin;* It., *batteriolisina;* P., *bacteriolisina.* Anticuerpo capaz de destruir las bacterias.

bacteriólisis (de *bacteria* y *lýsis).* f. A., *Bakteriolyse;* F., *bactériolyse;* In., *bacteriolysis;* It., *batteriolisi;* P., *bacteriólise.* Destrucción o disolución de las bacterias dentro o fuera del organismo viviente.

bacteriólito. m. Principio determinante de la lisis de las bacterias.

bacteriología (de *bacteria,* y el gr. *lógein,* tratar). f. F., *bactériologie.* In., *bacteriology.* Ciencia que estudia las bacterias, entendiendo por tales los microorganismos del reino Procariotas y, por tanto, los microorganismos con estructura procariota. ||**-higiénica o sanitaria.** La que trata principalmente de la prevención de las infecciones, fundada en el conocimiento de los microorganismos causales y su modo de extinción. ||**-médica o patológica.** La que examina sobre todo los efectos producidos por las bacterias y sus toxinas en el cuerpo animal. ||**-sistemática.** La que estudia la clasificación y relaciones de las bacterias.

bacteriólogo (de *bacteria* y el gr. *lógein,* tratar). m. F., *bactériologiste;* In., *bacteriologist.* Experto en bacteriología.

Bacterionema. Género de bacterias de la familia actinomicetáceas. Sus microorganismos son aerobios facultativos o anaerobios, grampositivos y tienen metabolismo fermentativo. Poseen un filamento y la reproducción se realiza por fragmentación de dicho filamento. La sp. *B. matruchotii* se puede encontrar en la boca del hombre y otros primates.

bacteriopexia (de *bacteria* y el gr. *pêxis,* fijación). f. Fijación de las bacterias por ciertas células del organismo, como los histiocitos, leucocitos polinucleares, etc.

bacterioprecipitina. f. F., *bactérioprécipitine;* In., *bacterioprecipitin.* Precipitina producida en el cuerpo por la acción de bacterias.

bacterioproteína. f. F., *bactérioprotéine;* In., *bacterioprotein.* Toxina contenida en el propio cuerpo de las bacterias; endotoxina.

bacterioscopia (de *bacteria* y el gr. *skopeîn,* observar). f. F., *bactérioscopie;* In., *bacterioscopy.* Estudio microscópico de las bacterias.|| Baciloscopia.

bacteriosis. f. Enfermedad bacteriana.

bacteriostasis [bacteriostático] (de *bacteria* y el gr. *stásis,* detención). f. A., *Bakteriostase;* F., *bactériosta-*

se; In., *bacteriostasis;* It., *batteriostasi;* P., *bacteriostase.* Detención del desarrollo de las bacterias.

bacterioterapia (de *bacteria* y el gr. *therapeía,* tratamiento). f. Tratamiento de las enfermedades infecciosas por la introducción de bacterias vivas o muertas en el organismo.

bacteriotoxemia (de *bacteria* y *toxemia).* f. Presencia de toxinas bacterianas en la sangre.

bacteriotoxina. f. A., *Bakteriengift;* F., *bactériotoxine;* In., *bacteriotoxin;* It., *batteriotossina;* P., *bacteriotoxina.* Toxina destructora de bacterias. || Toxina bacteriana.

bacteriotrópico. adj. Que modifica o cambia las bacterias; opsónico.

bacteriotropina (de *bacteria* y el gr. *trópos,* vuelta). f. A., *Bakteriotropin;* F., *bactériotropine;* In., *bacteriotropin;* It., *batteriotropina;* P., *bacteriotropina.* Sustancia termostábil que actúa sobre las bacterias y las hace más aptas para ser destruidas por los fagocitos. *Sin.* : Opsonina.

Bacterium (del gr. *bactêrion,* bastoncito). Género bacteriano no aceptado en la actualidad. Sus especies se clasifican en otros géneros. ||**-aerogenes.** ENTEROBACTER AEROGENES. ||**-aeruginosum.** PSEUDOMONAS AERUGINOSA. ||**-cholerae suis.** SALMONELLA CHOLERAE-SUIS. ||**-coli, coli commune.** ESCHERICHIA COLI. ||**-dysenteriae.** SHIGELLA DYSENTERIAE. ||**-pestis.** YERSINIA PESTIS. ||**-sonnei.** SHIGELLA SONNEI. ||**-tularensis.** FRANCISELLA TULARENSIS. ||**-typhosum.** SALMONELLA TYPHI.

bacteriuria (de *bacteria* y el gr. *oûron,* orina). f. A., *Bakteriurie;* F., *bactériurie;* In., *bacteriuria;* It., *batteriuria;* P., *bacteriúria.* Presencia de bacterias en la orina; baciluria.

Bacteroidaceae. V. BACTEROIDÁCEAS.

bacteroidáceas. f. pl. Familia de bacterias *(Bacteroidaceae)* que se sitúa en la parte IX de la clasificación de Bergey. Son bacilos gramnegativos, anaerobios obligados, uniformes o pleomorfos, no móviles o con flagelación perítrica. No esporulados. Se les encuentra como saprofitos en las cavidades naturales del hombre y otros animales, así como en el aparato digestivo de los insectos. Algunas especies pueden ser patógenas. Comprende los géneros *Bacteroides, Fusobacterium* y *Leptotrichia.*

bacteroide (de *bacteria* y el gr. *eîdos,* aspecto). adj. Semejante a una bacteria.

Bacteroides. Género de bacterias de la familia bacteroidáceas; bacilos gramnegativos anaerobios, no esporulados; son saprofitos del aparato digestivo y forman parte de la flora normal de las heces. Fuera de su hábitat pueden ser causa de infecciones graves. La especie tipo es *B. fragilis.*

baculiforme (del lat. *baculum,* bastón, y *forma,* forma). adj. En forma de báculo o bastón.

badiana. f. ANÍS ESTRELLADO.

Baelz (Apéndice, enfermedad, mancha de) (Erwin B. *Baelz,* médico alemán, 1845-1913). V. APÉNDICE, ENFERMEDAD, MANCHA.

Baer (Cavidad, ley, vesícula de) (Karl Ernst *Baer,* anatomista ruso, 1792-1876). V. estos términos. ||**-(Método de)** (William S. *Baer,* cirujano ortopédico norteamericano, 1872-1931). V. TRATAMIENTO.

Baerensprung (Eritrasma de) (Friedrich Wilhelm Felix von *Baerensprung,* médico alemán, 1822-1865). V. ERITRASMA.

Baeyer (Reacción de) (Adolf von *Baeyer,* químico alemán, 1835-1917). V. REACCIÓN.

bagazosis. f. A., *Bagassosis;* F., *bagassose;* In., *bagassosis;* It., *bagassosi;* P., *bagaçose.* Neumoconiosis por la inhalación del polvo de bagazo de la caña de azúcar.

Bagdad (Úlcera de). FURÚNCULO ORIENTAL.

Bail (Fenómeno de). V. FENÓMENO.

baile de San Vito. m. A., *Veitstanz;* F., *danse de Saint-Guy;* In., *St. Vitu's dance;* It., *danza di San Vito;* P., *dança de São Vito.* COREA.

Bailey (Operación de). V. OPERACIÓN.

Baillarger (Capa, signo de) (Jules Gabriel François *Baillarger,* médico francés, 1806-1891). V. CAPA, SIGNO.

Baker (Quiste de) (William Morrant *Baker*, cirujano inglés, 1839-1896). V. QUISTE. || **-Rosenbach (Enfermedad de).** V. ENFERMEDAD.
Bakulew (Operación de). V. OPERACIÓN.
BAL *(British-anti-lewisite).* Dimercaptopropanol o dimercaprol; sustancia que contrarresta los efectos tóxicos de los arsenicales, locales o generales, y del mercurio. Dosis: de 2 a 3 mg/kg de peso en inyecciones.
baladre (del cat. *baladre*, y éste del lat. *veratrum*, eléboro). m. ADELFA.
balance (del lat. *bilanx*, *-cis*). m. A., *Bilanz;* F., *bilan;* In., *balance;* It., *bilancio;* P., *balanço.* Resultado de la confrontación entre los ingresos y pérdidas de una sustancia o elemento determinado. || EQUILIBRIO. || **-calórico** o **energético.** Relación entre la cantidad de calor producido y el perdido en el organismo. || **-hídrico** o **líquido.** Relación entre la ingestión y la excreción de agua y electrólitos en el organismo.
balanéutica (del gr. *balaneutikós*, relativo a los baños). f. Arte de administrar baños; balneotecnia.
balánico (del gr. *bálanos*, glande). adj. F., *balanique;* In., *balanic.* Relativo al glande del pene o del clítoris.
balanitis (del gr. *bálanos*, bellota, glande, y el suf. *-itis*). f. A., *Vorhautentzündung;* F., It., y P., *balanite;* In., *balanitis.* Inflamación del glande, asociada generalmente con la del prepucio (postitis). || **-circinada.** La que se presenta en placas circinadas irregulares, asociada al espirilo de Vincent. || **-erosiva.** Variedad que causa erosiones cruentas y dolorosas, recalcitrantes. || **-gangrenosa.** Forma común de fagedeno. Úlceras destructivas dolorosas que empiezan en el prepucio o glande y se propagan retrógradamente al pene, pudiendo llegar al escroto y pubis. || **-micácea.** BALANITIS SEUDOEPITELIOMATOSA. || **-plasmocitaria.** Inflamación persistente en la cara interna del prepucio y glande por infiltrado plasmocitario, sin evidencia alguna de neoplasia. *Sin.:* Eritroplasia benigna de plasmocitos, balanopostitis crónica circunscrita plasmocitaria. || **-queratótica.** BALANITIS SEUDOEPITELIOMATOSA. || **-seudoepiteliomatosa.** Lesiones en el glande, que se caracterizan por excrecencias verrugosas con descamación micácea. Suelen observarse ulceraciones, grietas y fisuras en el glande. || **-xerótica obliterante.** Localización en el glande del liquen escleroso atrófico. Estado semejante a la craurosis en el que se añade además estenosis del meato.
bálano (del gr. *bálanos*, bellota). m. GLANDE.
balanoblenorrea (de *bálano* y *blenorrea*). f. F., *balanoblennorrhée;* In., *balanoblennorrhea.* Inflamación gonorreica del glande o bálano.
balanocele (del gr. *bálano* y *kéle*, hernia). m. F., *balanocèle;* In., *balanocele.* Protrusión del glande por una rotura del prepucio en la fimosis gangrenosa.
balanoclamiditis (del gr. *bálano* y *chlámys*, clámide, capa). f. F., *balanochlamydite;* In., *balanochlamyditis.* Inflamación del glande clitorídeo y de su cubierta; balanopostitis de la mujer.
balanoplastia (del gr. *bálano* y *plássein*, formar). f. A., *Eichelplastik;* F., *balanoplastie;* In., *balanoplasty;* It. *balanoplastica;* P., *balanoplastia.* Cirugía plástica del glande o bálano.
balanopostitis (de *bálano* y el gr. *pósthe*, prepucio). f. A., *Balanoposthitis;* F., *balanoposthite;* In., *balanoposthitis;* It. y P., *balanopostite.* Inflamación del glande y el prepucio. || **-gangrenosa y ulcerativa específica.** Inflamación aguda del glande y superficie adyacente del prepucio producida por una espiroqueta, caracterizada por ulceración y a veces gangrena, con flujos de pus fétido. Por algunos ha sido denominada *Cuarta enfermedad venérea.*
balanoprepucial. adj. F., *balano-préputial;* In., *balanopreputial.* Relativo al bálano y al prepucio.
balanorrea. f. BALANOBLENORREA.
balantidiasis o **balantidiosis.** f. A., *Balantidiasis;* F., *balantidiase;* In., *balantidiasis;* It., *balantidiose;* P., *balantidíase.* Infección con parásitos del género *Balantidium.*

Balantidium. Género de protozoos del orden tricostómidos. || **-coli.** Único protozoo ciliado parásito del hombre, de 60 a 100 mm de longitud por 50 a 70 µm, de ancho, rodeado de pestañas cortas. Existe habitualmente en el intestino del cerdo, del cual se contamina el hombre, al que produce un síndrome semejante a la disentería amebiana.
balanza (del bajo lat. *bilancia*, y éste del lat. *bilanx*, *-ancis;* de *bis*, dos, y *lanx*, plato). f. Instrumento que sirve para pesar. || **-de torsión.** Balanza en la que el fiel está sostenido por cintas metálicas que actúan por torsión. || Electrómetro que actúa por la torsión de un solo hilo de seda.
balata. m. Látex espeso del *Mimusops globosa* o *balata*, árbol de Venezuela, Guayana, etc., muy semejante al caucho y a la gutapercha.
balaustra (del lat. *balaustium*, flor del granado). f. Flor del granado silvestre, empleada en otro tiempo como astringente en cocimiento.
Balbiani (Núcleo de) (Edouard Gérard *Balbiani*, embriólogo francés, 1823-1899). V. NÚCLEO.
balbismo (del lat. *balbus*, tartamudo). m. Movimiento de cara y cuerpo que acompañan, en ocasiones, la tartamudez.
balbuceo (de *balbucir*, y éste del lat. *balbutire*). m. A., *Stammeln;* F., *balbisme;* In., *stammering;* It., *balbuzie;* P., *balbúcie.* Vicio del lenguaje, en el que las palabras son entrecortadas y poco distintas. || Emisión de sonidos sin significado, cuando la iniciación del habla en el niño pequeño.
Baldwin (Operación de). V. OPERACIÓN.
Baldy (Operación de) (John Montgomery *Baldy*, ginecólogo norteamericano, 1860-1934). V. OPERACIÓN.
baleri. m. Forma de tripanosomiasis de los caballos, carneros, cabras, etc., producida por el *Trypanosoma pecaudi.* La enfermedad se caracteriza por temperatura elevada, tumefacciones, inyección de la conjuntiva y emaciación considerable.
Balfour (Enfermedad, prueba de) (George William *Balfour*, médico inglés, 1822-1903). V. ENFERMEDAD, PRUEBA.
Balint (Cura, síndrome de) (Rudolph *Balint*, médico de Budapest, 1874-1929). V. CURA, SÍNDROME.
balismo (del gr. *ballismós*, danza). m. A., *Ballismus;* F., *ballisme;* In., *ballism;* It., *ballismo;* P., *balismo.* Temblor, parálisis agitante, corea.
balística (de un derivado del gr. *bállein*, arrojar). f. F., *balistique;* In., *ballistic.* Ciencia del movimiento y fuerza de penetración de los proyectiles.
balistocardiografía. Exploración gráfica mecánica que objetiva en un trazado, llamado *blastiocardiograma*, los movimientos que imprimen al cuerpo los impactos de la columna de sangre circulante por el corazón y grandes vasos; usada, p. ej., para determinar el grado de elasticidad e la aorta en casos de ateromatosis o estrecheces
balistofobia (de un derivado del gr. *bállein*, arrojar, y *phóbos*, temor). f. Temor morboso a los proyectiles.
Balme (Tos de) (Paul-Jean *Balme*, médico F. del siglo XIX). V. TOS.
balneación (del lat. *balneum*, baño). f. Administración de los baños en general y en particular en tal o cual forma, como balneación *caliente, fría;* balneoterapia. || **-interna.** Método terapéutico que consiste en hacer ingerir al enfermo grandes cantidades de líquido y en administrarle enemas copiosas para practicar un verdadero lavado del organismo.
balneario (del gr. *balneíon*, baño). adj. y s. Relativo a los baños, especialmente a los minerales. || Establecimiento de baños minerales.
balneografía (del gr. *balneíon*, baño, y *gráphein*, describir). f. Tratado sobre los baños.
balneología (del gr. *balneíon*, baño, y *lógos*, tratado). f. F., *balnéologie;* In., *balneology.* Ciencia de los baños y de las aguas minerales y empleo terapéutico de éstas.
balneotecnia (del gr. *balneíon*, baño, y *téchne*, arte). f. Arte de preparar y administrar baños.
balneoterapia (del gr. *balneíon*, baño, y *therapeía*, tratamiento). f. A., *Bäderbehandlung;* F., *balnéothé-*

rapie; In., *balneotherapy;* It. y P., *balneoterapia.* Tratamiento de las enfermedades por medio de los baños y aguas minerales.
balneum (lat. pl. *balnea).* m. BAÑO. || **-arenae.** AMOTERAPIA. PSAMOTERAPIA. || **-coenosum** o **luteum.** Baño de barro o fango. || **-lacteum.** Baño de leche. || **-pneumaticum.** Baño de aire.
Baló (Enfermedad de) (Jozsef *Baló,* patólogo húngaro n. en 1896). V. ENFERMEDAD.
balón (del F. *ballon,* globo). m. F., *ballon;* In., *balloon.* MATRAZ. || Saco de goma que contiene un gas, especialmente oxígeno, para inhalaciones.
balonización. f. Término de Unna para el proceso cutáneo en el que las células malpigianas se hinchan, sus núcleos se multiplican y forman verdaderos balones que acaban por estallar. Se observa principalmente en el zona y la varicela.
balopticón (del gr. *bállein,* arrojar, y *optikós,* relativo a la vista). m. Aparato para proyectar en una pantalla la imagen aumentada de un objeto opaco.
Balsamea. BALSAMODENDRON.
balsamina. f. Planta herbácea de la familia de las balsamináceas; la balsamina *de los bosques* es acre y venenosa, y la *de los jardines (Impatiens balsamina)* se ha recomendado como vulneraria y detersiva.
balsamita (del lat. *balsamita).* f. Planta vivaz sinantérea *(Tanacetum balsamita),* cuyas sumidades floridas se consideran como tónicas, antiespasmódicas y vermífugas.
bálsamo [balsámico] (del gr. *bálsamon).* m. A., *Balsam;* F., *baume;* In., *balsam;* It., *balsamo;* P., *bálsamo.* Producto resinoso natural que contiene ácido benzoico o cinámico. También se llama bálsamo a algunas oleorresinas, lo mismo que a diferentes preparados artificiales, cuyo excipiente es casi siempre alcohol o una materia grasa. || Preparación farmacéutica de naturaleza varia, alcohólica, oleosa o resinosa, que se aplica especialmente al exterior. || **-acético.** Solución de jabón en éter acético, a la que se añade alcanfor; empleado en fricciones contra los dolores reumatoideos. || **-artificial.** Tinturas alcohólicas, ungüentos medicinales, etc. || **-de azufre.** Una parte de azufre y ocho de aceite de linaza; usado en otro tiempo en las enfermedades del pecho y como tópico en las úlceras. || **-de Bengué.** Compuesto de mentol, salicilato de metilo y lanolina. || **-blanco.** Mezcla de aceite de oliva, 3 partes; trementina, cera blanca y agua de rosas, aa. 1 parte, y vino blanco, 3 partes. || **-cativomangle.** Producto resinoso puro obtenido del mangle; cicatrizante. || **-católico o del comendador.** Tintura vulneraria de hipericón. || **-comendatoris.** Tintura de benjuí compuesta. || **-de Caparapí.** Bálsamo aromático del *Laurus gigantea,* estimulante útil en los catarros crónicos. || **-de Chirón.** Mezcla de aceite, trementina pura, alcanfor y bálsamo del Perú, que se emplea como el de Arceo. || **-de copaiba.** COPAIBA. || **-de Fioravanti.** Alcoholato de trementina compuesto; producto de la destilación de muchas sustancias resinosas o aromáticas, como la trementina de Venecia, mirra, resina, elemí, canela, clavos, jengibre, etc., que previamente se han macerado en alcohol. || **-de Gilead.** BÁLSAMO DEL CANADÁ. || TREMENTINA. || BÁLSAMO DE LA MECA. || **-de gurjún.** Oleorresina del *Dipterocarpus lovis,* árbol de Indochina, empleada en la tos y en otro tiempo en la blenorragia y lepra. || **-de Hoffmann.** MIXTURA OLEOBALSÁMICA. || **-de la Meca.** Oleorresina del *Balsamodendron gileadense (Amyris gileadensis),* burserácea de las costas del mar Rojo. || **-de Laborde.** Compuesto de sustancias resinosas y aromáticas en infusión en aceite común; se emplea en las grietas de la piel y de los pezones. || **-de Lectoure.** Mezcla de aceites esenciales que tienen en disolución alcanfor, azafrán, almizcle y ámbar gris. || **-de liquidámbar.** ESTORAQUE. || **-de María.** Jugo resinoso obtenido por incisión en la corteza del calaba y empleado como vulnerario en las Antillas. || **-de Opodeldoch.** Disolución del jabón en alcohol, a la que se añaden alcanfor, esencias de romero y de tomillo y amoniaco. || **-de Tamacoare. Producto de la sp. brasileña** *Caraipa fasciculata,* de la familia de las terebintáceas. Se emplea en sustitución de la cubeba. || **-de Tolú.** Exudado resinoso del *Miroxylon toluifera,* árbol tropical de América; estimulante, expectorante y estomáquico. || **-de Turlington o de Wade.** Tintura de benjuí compuesta. || **-del Canadá.** Oleorresina suministrada por el *Abies balsamica,* conífera de la América del Norte; empleado en microscopia y otrora en las afecciones catarrales. || **-del desierto.** Cierta resina, probablemente de una variedad de pino o de abeto de México, recomendada en odontología. || **-del Perú.** Oleorresina del *Miroxylon peruvianum,* árbol de El Salvador (América Central); expectorante, estomáquico y tópico excitante. || **-tranquilo.** Aceite preparado con el de olivas y varias plantas narcóticas y aromáticas; es de color verde oscuro y olor aromático; se emplea en fricciones.
Balsamodendron (del gr. *bálsamon,* bálsamo, y *déndron,* árbol). Género de árboles de la familia de las burseráceas. Comprende muchas especie, que producen la goma bedelio, la mirra y otras sustancias balsámicas.
balsamum (lat.). m. BÁLSAMO. || **-peruvianum.** Bálsamo del Perú. || **-tolutanum.** Bálsamo de Tolú.
Balser (Necrosis de) (August *Balser,* cirujano A. del siglo XIX). V. NECROSIS.
Ball (Operación de) (Sir Charles B. *Ball,* cirujano irlandés, 1858-1916). V. OPERACIÓN.
Ballance (Signo de) (Sir Charles *Ballance,* cirujano In., 1859-1936). V. SIGNO.
ballena (del lat. *balaena).* f. A., *Walfisch;* F., *baleine;* In., *Whale;* It., *balena;* P., *baleia.* Mamífero cetáceo, desprovisto de dientes, que son reemplazados por una sustancia elástica, sólida, flexible, que cubre, en forma de láminas, la bóveda del paladar. Dicha sustancia, de naturaleza córnea, recibe también el nombre de ballena, y se emplea en la fabricación de utensilios e instrumentos.|| **-(Aceite de).** V. ACEITE.
Ballet (Enfermedad, signo de) (Gilbert *Ballet,* neurólogo francés, 1853-1916). V. ENFERMEDAD, SIGNO.
Ballingal (Enfermedad de) (Sir George *Ballingal,* cirujano inglés, 1780-1855). V. ENFERMEDAD.
Balzer-Ménétrier (Síndrome de) (Félix *Balzer,* dermatólogo francés, 1849-1929; Pierre E. *Ménétrier,* médico francés, 1859-1935). V. SÍNDROME.
Bamberger (Enfermedad, pulso, signo de) (Heinrich von *Bamberger,* médico austriaco, 1822-1888). V. estos términos. || **-Marie (Enfermedad de)** (Eugen *Bamberger,* médico austriaco, 1858-1921, y Pierre *Marie,* médico francés, 1859-1940). V. ENFERMEDAD.
bambú (del ár. vulgar *bambüh,* caña de la India, y éste del malayo). m. A., *Bambus;* F., *bambou;* In., *bamboo;* It., *bambú;* P., *bambu.* Nombre vulgar de muchos árboles tropicales. Uno de ellos, la *Bambusa arundinacea,* es astringente, antihelmíntico y depurativo.
Bamle (Enfermedad de). V. ENFERMEDAD.
banana (de una voz port. de origen incierto). m. A., *Banane;* F., *banane;* In., *banana;* It. y P., *banano.* Fruto de la *Musa sapientum,* llamado también plátano.
bancal. adj. Epíteto que se aplica al que tiene las piernas torcidas; una forma de genu valgo.
banco (del germ. *bank).* m. F., *banque;* In., *bank.* Mueble o establecimiento. || **-de arterias, huesos, ojos, piel, sangre, semen,** etc. Instituciones creadas para la recolección y conservación de fragmentos o productos humanos para ser utilizados posteriormente por otros individuos. || **-de Hipócrates.** Máquina antigua para la reducción de luxaciones y fracturas del muslo, en el que se practicaba la extensión y contraextensión por medio de cuerdas arrolladas en cilindros giratorios.
Bancroft (Filaria de) (Joseph *Bancroft,* médico inglés en Australia, 1836-1894). V. FILARIA.
bancroftosis. f. Infestación por *Wuchereria bancrofti.*
banda (del germ. *band,* cinta). f. A., *Band;* F., *bande;* In., *band;* It., *benderella;* P., *banda.* En anatomía, parte delgada, estrecha y alargada. Úsanse también

en su lugar los términos de *brida, cinta, disco, faja* y *línea*. ‖ **-A.** Banda ancha oscura en la fibra muscular estriada, que es atravesada por la banda H, llamada también disco anisótropo, disco A, disco Q y disco transverso. ‖ **-aponeurótica** o **ligamentosa.** FASCIA. ‖ **-atrioventricular.** Fascículo de His. ‖ **-de absorción.** Línea oscura en el espectro, debida a la absorción de ciertos rayos por el medio que la luz ha atravesado. ‖ **-de Biet.** Ictiosis lineal. ‖ **-de Büngner.** Bandas de sincitio formadas por la reunión de las células de la vaina en la regeneración de los nervios periféricos. ‖ **-de Clado.** Ligamento suspensorio del ovario. ‖ **-de Giacomini.** Banda gris que constituye el extremo anterior de la fascia dentada del hipocampo. ‖ **-de Henle.** Fibras de la aponeurosis anterior del músculo transverso abdominal, que se extienden detrás del recto por debajo del pliegue de Douglas. ‖ **-de Maissiat.** V. TRACTO ILIOTIBIAL. ‖ **-de Reil.** Fascículo muscular que se extiende a través del ventrículo derecho del corazón, considerado como una de las partes terminales del fascículo de His. ‖ **-Lemnisco interno.** ‖ **-de Remak.** El cilindroeje. ‖ **-de Soret.** Banda en el extremo violeta del espectro de la hemoglobina. ‖ **-de Tarinus.** Porción anterior de la estría terminal. ‖ **-de Vicq d'Ázyr.** CAPA DE BAILLARGER. ‖ **-del colon.** Cintas o tenias musculares del intestino grueso. ‖ **-fonatoria.** Cuerda vocal. ‖ **-H.** Estría blanca que subdivide la banda A en la fibra muscular estriada. Disco de Hensen. ‖ **-I.** Banda ancha brillante en la fibra muscular estriada. Disco isotrópico. ‖ **-iliotibial.** TRACTO ILIOTIBIAL. ‖ **-M.** Fina banda en el centro de la banda H en la fibra muscular estriada. ‖ **-mesoblástica.** Hilera de células mesoblásticas que se extienden por toda la longitud del embrión. ‖ **-primitiva.** Materia transparente en el eje de un tubo nervioso. ‖ **-Q.** ‖ **-sinoventricular.** FASCÍCULO DE HIS. ‖ **-Z.** Fina membrana que separa en dos partes la banda I de la fibra muscular estriada. También llamada membrana de Krause, disco intermedio o Z y telofragma.

bandeado o **bandeo.** m. F., *technique de coloration des chromosomes;* In., *banding.* Técnicas de coloración de los cromosomas que permiten visualizar diferentes bandas en su interior que facilitan la identificación cromosómica y la detección de anomalías estructurales. Las diferentes técnicas incluyen colorantes como el Giemsa, la acridina y la quinacrina. ‖ **-bandeado** o **bandeo cromosómico.** BANDEADO.

Bandeloux (Cama de). V. CAMA.
bandera (Ruido de). V. RUIDO.
bandicot. m. Pequeño marsupial insectívoro, propio de Australia, del género *Perameles,* considerado como reservorio de rickettsias.
banding (voz ingl.). m. V. BANDEADO.
Bandl (Anillo de) (Ludwig *Bandl,* tocólogo alemán, 1842-1892). V. ANILLO.
bandullo (del lat. *ventriculum,* dim. de *venter,* vientre). m. Vientre o conjunto de las vísceras abdominales.
Bang (Bacilo, enfermedad, método de) (Bernhard L. F. *Bang,* médico, 1848-1932). V. BACILO, MÉTODO.
‖ **-(Método de)** (Ivar *Bang,* fisiólogo sueco, 1869-1918). V. MÉTODO.
baniano. m. Higuera de la India *(Ficus bengalensis).* Las semillas y la corteza son tónicas, antifebriles y diuréticas.
banisterina. f. Alcaloide de la *Banisteria caapi,* liana de Amazonas, dotado de acción anestésica local y excitante del sistema nervioso central; se ha empleado en la encefalitis letárgica.
Bannister (Enfermedad de) (Henry Martin *Bannister,* médico norteamericano, 1844-1920). V. ENFERMEDAD.
Banti (Enfermedad de) (Guido *Banti,* médico It., 1852-1925). V. ENFERMEDAD.
Banting (Tratamiento de) (Frederick Grant *Banting,* médico canadiense, 1891-1941). V. TRATAMIENTO.

bantingismo. m. TRATAMIENTO DE BANTING.
baño (del lat. *balneum*). m. A., *Bad;* F., *bain;* In., *bath;* It., *bagno;* P., *banho.* Inmersión del cuerpo o una parte de él en un medio, sólido, líquido o gaseoso, para la conservación o restablecimiento de la salud. ‖ Pila que sirve para el baño. ‖ Sitio donde hay aguas para bañarse. ‖ Medio como agua, arena, aceite u otra sustancia interpuesta entre el fuego y la vasija que se calienta en las manipulaciones químicas. ‖ Servicio, retrete. ‖ **-ácido.** Baño de agua con un ácido mineral, empleado contra los sudores excesivos. ‖ **-acratotérmico.** Baño termal indiferente. ‖ **-alcalino.** Baño en una solución débil de carbonato alcalino; útil en las enfermedades de la piel. ‖ **-antipirético.** El que se administra contra la fiebre. ‖ **-aromático.** Baño medicamentoso, en el que el agua se ha perfumado con un cocimiento de plantas aromáticas o con esencias. ‖ **-arsenical.** Baño caliente en una solución arsenical débil, empleado en las afecciones reumáticas. ‖ **-astringente.** Baño en un líquido que contenga ácido tánico, alumbre u otro astringente. ‖ **-caliente.** Baño cuya temperatura es de 30 a 38 °C; aumenta la transpiración y determina una excitación general, seguida de aplanamiento tanto mayor cuanto más elevada es la temperatura. ‖ **-coloidal.** Baño que contiene gelatina, almidón o salvado, empleado contra las dermatitis tóxicas. ‖ **-de agujas.** Baño en que el agua se proyecta sobre el cuerpo en chorros finísimos. ‖ **-de aire.** Exposición terapéutica del cuerpo desnudo al aire, el cual ordinariamente es caliente o cargado de vapor. ‖ **-de aire comprimido.** Permanencia del individuo en una cámara de aire comprimido. ‖ **-de almidón.** Baño empleado en el prurito y el eccema, que se obtiene dejando hinchar en agua fría 1 kg de almidón, sobre el cual se echan 2 ó 3 l de agua caliente y añadiéndolo todo al agua del baño. ‖ **-de anhídrido carbónico.** Baño impregnado de este gas, como los baños de Nauheim en el tratamiento de Schott. ‖ **-de arena.** Inmersión del cuerpo en arena seca y caliente. ‖ Inmersión del cuerpo en la arena húmeda de la orilla del mar. ‖ **-de asiento.** Baño de caderas y nalgas. ‖ **-de barros o fangos.** Inmersión en el fango o limo de ciertos manantiales minerales o en el barro de las salinas. ‖ **-de Brand.** Baño frío a la temperatura de 20 °C y en el cual el enfermo es frotado enérgicamente. ‖ **-de Charcot.** Baño tomado con agua caliente hasta el tobillo y mojando el cuerpo con una esponja embebida en agua fría, seguido de fricción con toalla fuerte. ‖ **-de creosota.** Baño que contiene creosota y glicerina, que se emplea en las enfermedades escamosas de la piel. ‖ **-de estufa seca.** Baño de aire caliente a 50 °C; estimulante de la circulación y sudorífico. ‖ **-de glicerina.** Baño a cuya agua se añade 1 litro de glicerina. ‖ **-de leche.** Emoliente y cosmético. ‖ **-de luz.** Exposición total o parcial del cuerpo a los rayos luminosos, solares u otros. ‖ **-de mar artificial.** Baño al que se añade sal gris, 8.000 g; sulfato de sosa, 3.500 g; cloruro de calcio, 700 g y magnesia, 2.000 g. ‖ **-de mar natural o de oleaje.** Baño en el mar, excitante y tónico, por ser fresco y tener el agua gran cantidad de elementos excitantes. ‖ **-de María.** Recipiente que contiene agua calentada al fuego, en la cual se sumerge el vaso en donde se halla la sustancia que se quiere evaporar o destilar. ‖ **-de mostaza.** Baño al que se añade una cantidad mayor o menor de polvo de mostaza. ‖ **-de Nauheim.** Aquel en el cual el paciente es sumergido en agua caliente carbonatada. ‖ **-de pies.** PEDILUVIO. ‖ **-de salvado.** Baño que se prepara haciendo hervir durante diez minutos 10 l de salvado puestos en una muñeca, que luego se exprime dentro del baño. Es calmante y emoliente. ‖ **-de Sandor.** BAÑO ESPUMOSO. ‖ **-de sangre.** Baño en sangre fresca de un animal. ‖ **-de sauna** (del nombre del sitio en que se toma o cabaña). Baño de calor seco, que se toma desnudo en una habitación llamada sauna y va seguido de golpeteo y una ducha fría. ‖ **-de sol.** Exposición directa del cuerpo desnudo a los rayos solares. ‖ **-de sudor.** Perspiración profusa produ-

cida por baños de aire caliente o turcos. ‖ -**de tierra.** Colocación del paciente dentro de una masa de tierra o arena, ordinariamente caliente. ‖ -**de vapor.** Exposición del paciente al vapor de agua, alcohol o de otras sustancias en la *estufa húmeda*, útil en las afecciones reumáticas crónicas; excitante general y de las funciones cutáneas. ‖ -**Dowsing.** Baño de luz eléctrica, empleado en el tratamiento de los artrópatas, gotosos y neurálgicos. ‖ -**efervescente.** Baño de anhídrido carbónico. ‖ -**eléctrico.** Baño en el cual el enfermo recibe una sucesión de descargas de electricidad estática o una corriente interrumpida. ‖ -**electroterapéutico.** Baño terapéutico a través del cual pasa una corriente eléctrica. ‖ -**electrotérmico.** Baño de agua, aire o vapor calientes, durante el cual el paciente se halla expuesto a la influencia de la electricidad estática o dinámica. ‖ -**emoliente.** Baño en un medio emoliente, como un cocimiento de salvado. ‖ -**espumoso.** Baño en el que se produce espuma por una corriente de aire u oxígeno a través del agua, a la que se ha añadido saponina. ‖ -**farádico.** Baño en el cual el paciente es tratado por una corriente farádica. ‖ -**ferruginoso.** Baño que contiene 500 g de sulfato de hierro. ‖ -**fresco.** Baño cuya temperatura es de 18 a 25°; tónico. ‖ -**frío.** Baño cuya temperatura menor es de 12 a 18°; empleado como tónico en sujetos poco irritables. ‖ -**hidroeléctrico.** Baño en el que el agua está cargada de electricidad. ‖ -**indio.** Baño turco combinado con masaje. ‖ -**interno.** BALNEACIÓN INTERNA. ‖ -**medicamentoso.** Baño al que se añade una sustancia medicinal. ‖ -**permanente.** Baño terapéutico, en el cual el paciente permanece mucho tiempo. ‖ Método de tratamiento de Kraepelin en los estados de agitación. ‖ -**químico.** Aparato para regular la temperatura en algunas operaciones químicas, en el cual la sustancia que debe ser calentada se rodea con agua, arena u otra materia. ‖ -**romano.** Método de termoterapia consistente en el paso a través de tres departamentos (*tepidarium, calidarium, frigidarium*) el primero a 60 °C, el segundo a 80 °C y el tercero a la temperatura ambiente. ‖ -**ruso.** Baño de vapor caliente seguido de fricción e inmersión en agua fría. ‖ -**sinapizado.** BAÑO DE MOSTAZA. ‖ -**sulfuroso.** Baño al que se añaden 100 g de trisulfuro potásico o sódico. ‖ -**templado.** Baño de una temperatura de 25 a 30 °C, esencialmente higiénico. ‖ -**trementinado.** Baño que se prepara con una emulsión acuosa de jabón negro y esencia de trementina a partes iguales, que se mezcla y agita en el momento de prepararlo. Se administra a los artríticos y reumáticos. ‖ -**turco.** Baño en el cual el individuo es pasado sucesivamente por cámaras de temperatura cada vez más elevada, luego es friccionado y por fin se le administra una ducha caliente seguida de otra fría. ‖ -**yodado.** Baño tónico general resolutivo, compuesto de yodo, 10 g; yoduro potásico, 20 y, agua, 250; añadido todo al agua del baño.

baptisina. f. F., *baptisine*. Glucósido de la *Baptisia tinctoria*, planta leguminosa de América del Norte; polvo oscuro soluble en alcohol. A pequeñas dosis es tónico y astringente; a dosis mayores, laxante y purgante.

Bar (Incisión de) (Paul *Bar*, tocólogo francés, 1853-1945). V. INCISIÓN. ‖ -**(Síndrome de).** V. SÍNDROME DE LOUIS-BAR.

bar o **baro.** m. francés, *bar*. Unidad de medida de la presión atmosférica, igual a un millón de barias; 1 bar = 0,987 atm.

Barach (Índice de) (Alvan L. *Barach*, médico norteamericano, n. en 1895). V. ÍNDICE.

baragnosis (del gr. *barós*, peso, y *agnosía*, ignorancia). f. A., *Baroagnosie;* F., *baragnosie;* In., *baragnosis;* It., *barianestesia;* P., *baragnosia*. Pérdida de la facultad de reconocer los pesos.

baranestesia (del gr. *báros*, peso, y de *anestesia*). f. Abolición de la sensibilidad a la presión.

Bárány (Prueba, signo, síntoma de) (Robert *Bárány*, otólogo de Viena, 1876-1936). V. PRUEBA, SÍNTOMA.

barba (del lat. *barba*). f. A., *Kin*, *Bart*; F., *menton*, *barbe*; In., *chin*, *beart*; It., *mento*, *barba*; P., *queixo*, *barba*. Parte inferior de la cara debajo de la boca. ‖ Pelo que cubre esta región. ‖ -**cabruna. Planta sinantérea**, *Spiraea ulmaria*, cuyas sumidades floridas en infusión se consideraban antes diaforéticas y diuréticas. ‖ -**del calamus scriptorius.** Estrías blancas transversales no simétricas situadas a los lados del tallo del *calamus*. Se cree que corresponden a las raíces del nervio auditivo.

Barbadas o **Barbados (Áloe de).** V. ÁLOE. ‖ -**(Pierna de).** ELEFANCÍA.

barbaloína. f. Aloína del áloe de Barbados.

barbeiro. m. Nombre en el Brasil de la chinche *Conorhinus* o *Lamus magistus*, huésped portador del *Trypanosoma cruzi*, agente de la enfermedad de Chagas.

Barberio (Reacción de) (Michele *Barberio*, clínico de Nápoles, n. en 1872). V. REACCIÓN.

barberos (Sarna de los). SICOSIS, TIÑA.

barbilla. f. In., *barbital*. Punta o remate de la barba; mentón.

barbital. m. F., *barbital*. Ácido dietilbarbitúrico. Tiene efectos hipnóticos. ‖ -**sódico, soluble.** Sal monosódica de barbital, soluble.

barbitúrico (Ácido). Sustancia cristalina, malonilurea de la que derivan los barbitúricos.

barbitúrico. m. A., *Barbiturpräparat;* F., *barbiturique;* In., *barbiturate;* It., *barbiturico;* P., *barbitúrico*. Cada uno de los medicamentos derivados del ácido barbitúrico o malonilurea. Tienen propiedades sedantes, hipnóticas, anestésicas y anticonvulsivantes. Se clasifican de acuerdo con la duración de su acción e indicaciones en: *a)* Barbitúricos de acción prolongada, como el fenobarbital, empleados como sedantes y anticonvulsivantes. *b)* Barbitúricos de acción corta o intermedia, como el amobarbital, el secobarbital, el pentobarbital, empleados preferentemente como hipnóticos. *c)* Barbitúricos de acción ultracorta, como el tiopental o el hexobarbital, que se usan como anestésicos generales por vía intravenosa.

barbiturismo. m. A., *Barbiturismus;* F., *barbiturisme;* In., *barbiturism;* It., y P., *barbiturismo*. Intoxicación aguda o crónica por los barbitúricos.

barbo (del lat. *barbus*, de *barba*, barba). m. A., *Bartfisch;* F., *barbeau;* In., *barbel;* It., y P., *barbo*. Pez ciprínido de agua dulce, *Barbus vulgaris* o *fluviatilis*, cuyas huevas producen a veces en primavera una intoxicación con vómitos y diarrea.

barbona o **barbuda** (del ital. *barbudo*). f. Enfermedad de los búfalos, que algunas veces se transmite a otros animales, caracterizada por tumefacciones edematosas, fiebre, disnea e inflamación de la mucosa de la boca. Es una forma de septicemia hemorrágica producida por el *Bacillus bipolaris bubalisepticus*.

barbotage (fr.). m. V. BOMBEO.

barbula hirci (lat. *barba de cabra*). Pelos a la entrada del conducto auditivo externo.

Barclay (Síndrome de). V. SÍNDROME.

barcoo (de *Barcoo*, río de Australia Meridional). f. Nombre de una enfermedad peculiar caracterizada por náuseas y vómitos y una erupción que a veces progresa hasta producir esfacelo de los tejidos subcutáneos.

Barcroft (Aparato de) (Joseph *Barcroft*, fisiólogo inglés, 1872-1947). V. APARATO.

Bard (Enfermedad, signo de) (Louis *Bard*, médico suizo, 1857-1930). V. ENFERMEDAD, SIGNO. ‖ -**Pic (Síndrome, signo de)** (Ferdinand Adrien *Pic*, médico francés, 1863-1943). V. SÍNDROME, SIGNO.

bardana. f. Planta sinantérea (*Arctium lappa*). La raíz es aperitiva, diurética y diaforética.

Bardenheuer (Extensión de) (Bernhard *Bardenheuer*, cirujano alemán, 1839-1913). V. EXTENSIÓN.

Bardet-Biedl (Síndrome de). V. SÍNDROME DE LAURENCE-BIEDL-MOON.

Bardinet (Ligamento) (Barthélemy A. *Bardinet*, médico francés, 1819-1874). V. LIGAMENTO.

baregina. f. GLAIRINA.

barestesia (del gr. *báros*, peso, y *aísthesis*, sensación). f. A., *Barognose;* F., *baresthésie;* In., *baresthesia;* It., y P., *barestesia.* Sensibilidad a la presión. || Facultad de percibir la diferencia de peso de los objetos.

barestesiómetro (de *barestesia* y el gr. *métron,* medida). m. F., *baresthésiomètre;* In., *baresthesiometer.* Instrumento para determinar la sensibilidad al peso o presión.

Baréty (Método de) (Jean Paul *Baréty,* cirujano francés, 1887-1912). V. MÉTODO.

Barfoed (Reacción de) (Christen Thomsen *Barfoed,* médico sueco, 1815-1899). V. REACCIÓN.

Bargen (Suero de) (J. Arnold *Bargen,* médico norteamericano, n. en 1894). V. SUERO.

baria (del gr. *báros,* pesadez). f. F., *barie.;* In., *barye.* Unidad de presión del sistema cegesimal, que se define como la presión ejercida por la fuerza de 1 dina sobre 1 cm^2 de superficie. Se abrevia *b.*

bariacusia (del gr. *barýs,* pesado, y *akoúein,* oír). f. Dureza del oído.

barialgia (del gr. *barýs,* pesado, y *álgos,* dolor). f. Dolor gravativo o a la presión.

bárico (del gr. *báros,* peso). adj. Relativo al bario. || Relativo al peso o a la presión; como *sensibilidad bárica* o barestesia.

bariecoia. f. BARIACUSIA.

barifonía (del gr. *barýs* pesado, grave, y *phoné,* sonido). f. F., *baryphonie;* In., *baryphonia.* Voz de tonalidad baja, grave.

bariglosia o **barilalia** (del gr. *barýs,* pesado, *glôssa,* lengua, y, en la segunda forma, *laleîn,* hablar). f. F., *baryglossie, barylalie.* Lenguaje difícil o pesado.

barimastia (del gr. *barýs,* pesado, y *mastós,* mama). f. F., *barymastie.* Pesadez o tamaño exagerado de las mamas.

bario (de *barita,* y éste del gr. *barýs,* pesado). m. A., *Barium;* F., *baryum;* In., *barium;* It., *bario;* P., *bário.* Metal alcalinotérreo, de color amarillo pálido, cuyas sales solubles son venenosas. Símbolo *Ba;* peso atómico 136,8. || **-(Arseniato de).** $Ba_3(AsO_4)_2$, usado en las enfermedades de la piel. || **-(Bromuro de).** $BaBr_2$ + $2H_2O$, empleado como tónico cardiaco. || **-(Cloruro de).** $BaCl_2$ + $2H_2O$, estimulante cardiaco. Se ha usado en la esclerosis de los tejidos nerviosos y en el aneurisma. || **-(Dióxido de).** BaO_2, sirve para obtener agua oxigenada. || **-(Hidróxido de).** Barita, $Ba(OH)_2$. || **-(Óxidos de).** Hay dos: el protóxido, barita cáustica, BaO, y el bióxido, BaO_2. || **-(Platinocianuro de).** $BaPt(CN)_4$ $4H_2O$, empleado para cubrir la pantalla fluoroscópica. || **-(Sulfato de).** $BaSO_4$, sal insoluble, usada en ingestión y enemas para el examen radiológico del conducto gastrointestinal. || **-(Sulfuro de).** Sal soluble de agua (SBa), usada como agente depilatorio. || **-(Yoduro de).** BaI_2. Úsese como yoduro potásico.

bariodinia (del gr. *barýs,* pesado, y *odýne,* dolor). f. BARIALGIA.

baripostesia (del gr. *barýs,* pesado, *hipó,* debajo, y *aísthesis,* sensación). f. Disminución de la sensibilidad a la presión.

barita (del gr. *barýs,* pesado). f. F., *baryte.* In., *baryta.* Óxido de bario, BaO.

baritina. f. Sulfato de bario nativo.

baritosis. f. A., *Barytosis;* F., *barytose;* In., *baritosis;* It., *baritosis;* P., *baritose.* Neumoconiosis por inhalación de bario o barita.

Barker (Operación de) (Arthur E. J. *Barker,* cirujano norteamericano, 1850-1922). V. OPERACIÓN. || **-(Píldoras de)** (Fordyce *Barker,* médico norteamericano, 1817-1891). V. PÍLDORAS.

Barkman (Reflejo de). V. REFLEJO.

Barkow (Ligamento de) (Hans L. *Barkow,* anatomista alemán, 1798-1873). V. LIGAMENTO.

Barlow (Enfermedad de) (Sir Thomas *Barlow,* médico inglés, 1845-1945). V. ENFERMEDAD.

Barnes (Curva, globo de) (Robert *Barnes,* tocólogo inglés, 1817-1907). V. ESTOS TÉRMINOS.

barniz (del lat. *veronix, -icis*). m. A., *Firnis;* F., *vernis;* In., *varnish;* It., *vernice;* P., *vernis.* Solución de resina en aceite, alcohol o éter, que tiene un uso limitado en cirugía o dermatología. || **-de Birmania, Martabán** o **negro.** Barniz producido en Birmania, obtenido de la *Melanorrhoea usitata,* árbol trementinoso. || **-del Japón.** El obtenido del zumaque, *Rhus vernix.*

baro-. Forma prefija del gr. *báros,* peso.

baroagnosis. f. BARAGNOSIS.

baroelectrostesiómetro. (de *baro-,* el gr. *élektron,* ámbar, *aísthesis,* sensación, y *métron,* medida.). m. F., *baroélectroesthésiomètre;* In., *baroelectrosthesiometer.* Instrumento ideado para medir la presión y sensibilidad eléctrica hasta conseguir una sensación dolorosa.

barognosis (de *baro-* y el gr. *gnôsis,* conocimiento). f. F., *barognosie;* In., *barognosis.* Reconocimiento y estima del peso o presión de los objetos.

barógrafo (de *baro-* y el gr. *gráphein,* escribir). m. Forma de barómetro autorregistrador.

baroiditis (de *baro-,* el gr. *oûs, otós,* oído, y el suf. *-itis).*

barómetro (de *baro-* y el gr. *métron,* medida). m. F., *baromètre.* In., *barometer.* BALANZA. || **-Instrumento para medir la presión atmosférica.** || **-aneroide.** Barómetro que funciona por medio de un resorte, sin mercurio ni otro líquido.

baronarcosis (de *baro-* y el gr. *nárke,* letargo). f. Anestesia con presión gaseosa superior a la atmosférica.

barorreceptor. m. F., *barorécepteur;* In., *baroreceptor.* Cada uno de los receptores nerviosos sensibles a las variaciones de la presión arterial. Los más conocidos están situados en la pared del cayado aórtico y a nivel del seno carotídeo. *Sin.* : Presorreceptor.

baroscopio (de *baro-* y el gr. *skopeîn,* observar). m. F., e In., *baroscope.* En química clínica, instrumento empleado en la determinación cuantitativa de la urea. || Forma delicada de barómetro.

Barosma o **Bariosma.** Género de plantas rutáceas africanas. V. BUCHÚ.

barotaxis (de *baro-* y el gr. *táxis,* orden). f. F., *barotaxie;* In., *barotaxis.* Influencia de la gravedad o de los cambios de presión en el desarrollo de los organismos.

baroterapia. f. AEROTERAPIA.

barotitis. f. F., *otite barotraumatique;* In., *barotitis.* Estado morboso del oído producido por cambios de presión atmosférica.

barotrauma (de *baro-* y el gr. *traûma,* herida). m. F., *barotraumatisme;* In., *barotrauma.* Lesión producida por los cambios de la presión atmosférica; especialmente la del tímpano en los aviadores.

barotropismo (de *baro-* y *trópos,* vuelta). m. BAROTAXIS.

Barr (Cuerpo de) (Murray Llewellyn *Barr,* anatomista canadiense, n. 1908). V. CUERPO.

barra (del prerrom., de posible origen celta). f. A., *Stange;* F., *barre;* In., *bar;* It., *sbarra;* P., *barra.* Obstrucción, reborde, sensación de barra. || **-de Mercier o vesical.** Lado posterior del trígono de la vejiga urinaria. || **-epigástrica.** Sensación de peso continuo en el estómago. || **-frontal.** Variedad de cefalalgia con sensación de presión por cuerpo duro en la región frontal. || **-media.** Obstrucción de la uretra posterior por neoformación fibrótica de la próstata.

Barraquer (Atrofia, enfermedad, fenómeno, máscara anestésica, reflejo de) (Luis *Barraquer* Roviralta, neurólogo español, 1855-1928). Véanse estos términos. || **-Método o técnica de)** (Ignacio *Barraquer,* oftalmólogo español, 1884-1965). FACOÉRESIS. || **-(Zonulólisis enzimática)** (Joaquín *Barraquer* Moner, oftalmólogo español, n. en 1927). V. ZONULÓLISIS ENZIMÁTICA. || **-(Signo de)** (Luis *Barraquer* Bordas, neurólogo de Barcelona, n. en 1923). V. SIGNO. || **-Barré (Maniobra de).** V. MANIOBRA. || **-Simons (Enfermedad de).** V. ENFERMEDAD.

Barré (Maniobra, signo, síndrome de) (J. A. *Barré,* neurólogo francés de Estrasburgo, 1880-1967). V. MANIOBRA, SIGNO, SÍNDROME. || **-Lieóu (Síndrome de).** V. SÍNDROME.

barrera (de *barra*). f. A., *Schranke;* F., *barrière;* In., *barrier; It., barriera;* P., *barreira*. Obstáculo, impedimento. || **-de los boticarios.** Válvula ileocecal. || **-hematoencefálica.** Barrera de membranas entre los vasos sanguíneos y el líquido cefalorraquídeo, que impide el paso de bacterias y toxinas, constituida por el endotelio de los vasos del plexo coroideo y piales, el epéndimo de los ventrículos y el endotelio de los capilares.
Barreswill (Licor de) (Charles Louis *Barreswill*, químico francés, 1817-1870). V. LICOR.
barrido (del lat. *verrere*, barrer). m. Proceso por el que un dispositivo explora sistemática y repetidamente un área o un espacio reconociéndolos punto por punto para transformar la imagen de cada uno de ellos en señales eléctricas transmisibles a distancia, que a su recepción, por otro proceso inverso y similar se convierten en imágenes. Es el fundamento del radar, el microscopio de barrido, etc.
Barrier (Vacuolas de) (François M. *Barrier,* médico francés, 1813-1870). V. VACUOLA.
barro (voz de origen prerromano). m. A., *Schlamm;* F., *boue;* In., *sludge;* It., *fango;* P., *lodo*. Lodo, fango o limo de las aguas minerales, de la turba de las marismas, etc., que se emplea en baños, aplicaciones locales, etc., principalmente en el tratamiento de afecciones reumáticas y artríticas.
barros (del lat. *varus*, grano que sale en la piel). m. pl. Erupción de pequeñas pústulas, particularmente en los que empiezan a tener barba. || Tumorcillos del ganado vacuno y mular.
Barry (Retináculo de) (Martin *Barry,* biólogo inglés, 1802-1855). V. RETINÁCULO.
Bársony-Teschendorf (Síndrome de) (Theodor *Bársony,* radiólogo húngaro, 1887-1942; Werner *Teschendorf,* radiólogo alemán contemporáneo). V. SÍNDROME.
Barth (Hernia de) (Jean B. *Barth,* médico alemán, 1806-1877). V. HERNIA.
Barthélemy (Enfermedad de) (P. Toussaint *Barthélemy,* dermatólogo francés, 1850-1906). V. ENFERMEDAD. || **-(Punto de).** V. PUNTO.
Bartholin (Conducto, glándula de) (Casper *Bartholin,* anatomista danés, 1655-1738). V. CONDUCTO, GLÁNDULA.
bartolinitis. f. A., *Bartholinitis;* F. y P., *bartholinite;* In., *bartholinitis;* It., *bartolinite*. Inflamación de las glándulas de Bartholin.
Barton (Fractura de) (John Kellock *Barton,* cirujano irlandés, 1829-1905). V. FRACTURA. || **-(Vendaje de)** (John Rhea *Barton,* cirujano norteamericano, 1794-1871). V. VENDAJE.
bartoneláceas. f. pl. In., *bartonellosis*. Familia de Bacterias (*Bartonellaceae*) del orden rickettsiales. Incluye dos género s: *Bartonella* y *Grahamella*.
bartoneliasis o **bartonelosis.** f. F., *barrière hématoencéphalique*. Infección con *Bartonella;* fiebre de Oroya, verruga peruana o enfermedad de Carrión.
Bartonella. Género de bacterias gramnegativas de la familia bartonaláceas. Se trata de elementos pleomórficos flagelados. || **-baciliformis.** Parásito intraeritrocitario y de otras células; es el agente causal de la enfermedad de Carrión.
Bartonellaceae. V. BARTONELÁCEAS.
Bartter (Síndrome de) (Frederic C. *Bartter,* endocrinólogo estadounidense contemporáneo). V. SÍNDROME.
Baruch (Signo de) (Simon *Baruch,* médico norteamericano, 1840-1921). V. SIGNO.
baruria (del gr. *barýs,* pesado, y *oûron,* orina). f. Emisión de orina de mayor densidad que la normal.
Barwell (Operación de) (Richard *Barwell,* cirujano inglés, 1826-1916). V. OPERACIÓN.
basal. adj. F., *basal;* In., *basal*. Situado en la base de una formación orgánica o relativo a ella. || Dícese de la cuantía de una función orgánica durante el reposo y el ayuno.
basalioma (de *basal* y el suf. *-oma*). m. F., *basaliome*. In., *basalioma*. Epitelioma de células basales.
basca (quizá del celta *wasca,* opresión). f. NÁUSEA.

base (del lat. *basis*). f. A., *Basis;* F., *base;* In., *basis;* It., *base;* P., *base;* Porción inferior o fundamento de una parte. || En una receta, fármaco principal. || Sustancia capaz de aceptar o incorporar protones [H^+] y de formar sales por reacción con los ácidos. || **-aloxúrica.** Purina. || **-de la nariz.** Cara horizontal que representa la base de la pirámide nasal, con el tabique y los orificios nasales. || **-de la vejiga.** Cara inferior o fondo de la vejiga urinaria. || **-de sustentación.** Espacio comprendido entre los puntos extremos de ambos pies durante la estación vertical. || **-del cerebro.** Cara inferior de este órgano. || **-del corazón.** Superficie del corazón que mira arriba y atrás, constituida por las aurículas. || **-del cráneo.** Pared inferior de la caja craneal, dividida en fosas y provista del gran agujero occipital y de otras aberturas para dar paso a los nervios craneales. || **-del pulmón.** Cara inferior o diafragmática de este órgano. || **-hexona.** Bases formadas por hidrólisis de las albúminas complejas y de las tomaínas, que contienen seis átomos de carbono. Comprenden la arginina, histidina y lisina. Se denominan también *diaminoácidos*. || **-orgánica.** Alcaloide. || **-pirimidínica.** Citosina, timina y uracilo. || **-purínica.** Grupo químico de compuestos de purina (xantina, hipoxantina, teobromina).
basedovismo. m. Enfermedad de Basedow.
basedovoide o **basedoide.** adj. y s. A., *Scheinbasedow;* F., *pseudobasedowisme;* In., *basedoid;* It., *pseudobasedowismo;* P., *basedowóide*. Estado semejante a la enfermedad de Basedow.
Basedow (Enfermedad de) (Carl A. von *Basedow,* médico alemán, 1799-1854). V. ENFERMEDAD.
Basham (Mixtura de) (William R. *Basham,* médico inglés, 1804-1877). V. MIXTURA.
basi-, basio-. Formas prefijas del lat. *basis,* base.
basial. adj. Relativo al basión.
basialveolar. adj. Que se extiende desde el basión al punto alveolar.
basiaracnitis (de *basi-,* el gr. *aráchne,* araña, y el suf. *-itis*). f. F., *basiarachnoïdite;* In., *basiarachnitis*. Inflamación de la porción basilar de la aracnoides.
basiator (voz latina: el que besa). m. Músculo orbicular de los labios.
basicidad. f. Cualidad de base o básico. || Poder combinante de un ácido medido por el número de átomos de hidrógeno sustituibles.
básico. adj. F., *basique;* In., *basic*. Relativo a una base o que tiene las propiedades de ésta || .Capaz de neutralizar los ácidos. || Fundamental.
basicraneal (de *basi-* y *cráneo*). adj. Relativo a la base del cráneo.
basicromatina (del lat. y gr. *basis,* base, y *chrôma,* color). f. F., *basichromatine*. In., *basichromatin*. Porción basófila de la cromatina de una célula.
basicromiolo. m. F., *basichromiole;* In., *basichromiole*. Cada una de las partículas basófilas que forman la cromatina del núcleo.
basidigital (de *basi-* y el lat. *digitalis,* digital). adj. Relativo a la base de los dedos; metacarpiano o metatarsiano.
basidio o **basidium** (del gr. *basídion,* dim. de *basis,* base). m. F., *baside;* In., *basidium*. Órgano reproductor de esporas de los hongos basidiomicetos.
basidiomicetos. m. pl. V. BASIDIOMYCOTINA.
Basidiomycetes. V. BASIDIOMYCOTINA.
Basidiomycotina. Subdivisión de hongos en la división Eumycota, que se caracteriza porque sus esporas sexuales se forman en los extremos de los basidios. Comprende, entre otros grupos de interés, las setas y los tizones de los cereales.
basifacial (de *basi-* y el lat. *facies,* cara). adj. Relativo a la parte inferior de la cara.
basifobia. f. BASOFOBIA.
basihial o **basihioides** (de *basi-* y el gr. *hyoeidés,* en forma de U). m. Cuerpo del hueso hioides; en algunos animales inferiores, cada uno de los dos huesos laterales que son los homólogos del hioides.
basilar. adj. Perteneciente o relativo a una base o a una porción basal.

basilateral. adj. Basilar y lateral al mismo tiempo.
Basilea (Nomenclatura anatómica de). Terminología anatómica aceptada en Basilea en 1895 por la Sociedad Anatómica (BNA, *Basle nomina anatomica*).
basilema (de *basi-* y el gr. *lémma*, vaina). m. F., *basilemme;* In., *basilemma*. Membrana basal. ‖ NEUROGLIA.
basílico (del gr. *basilikós*, regio). adj. Importante o prominente. V. VENAS (TABLA DE).
basílisis (de *basi-* y el gr. *lýsis*, disolución). f. BASIOTRIPSIA.
basinasial. adj. Relativo al basión y al nasión.
basioccipital. adj. Relativo a la apófisis basilar del hueso occipital.
basiofaríngeo. m. Nombre dado por Winslow a algunas fibras musculares de la faringe, que vienen de la base del hioides y forman parte del *constrictor medio*.
basiófilo. adj. BASÓFILO.
basiogloso (de *basi-* y el gr. *glôssa*, lengua). m. F., *basioglosse;* In., *basioglosus*. Porción de músculo hiogloso que se inserta en la base del hueso hioides.
basión. m. A., *Basion;* F., *basion;* In., *basion;* It., *basion;* P., *básio*. Punto en el centro del borde anterior del foramen *magnum* o agujero occipital, opuesto al *opistión*.
basiótico (de *basi-* y el gr. *oûs, otós*, oído). adj. Relativo a la base del oído. ‖ m. Pequeño hueso del feto, entre los huesos basisfenoides y basioccipital.
basiotribo (de *basi-* y el gr. *tríbein*, frotar, triturar). m. A., *Schädelquetscher;* F., *basiotribe;* In., *basiotribe;* It., *basiotribo;* P., *basiótribo*. Instrumento para practicar la basiotripsia.
basiotripsia (de *basi-* y el gr. *trýpsis*, frotamiento, trituración). f. A., *Basiotripsie;* F., *basiotripsie;* In., *basiotripsy;* It., y P., *basiotripsia*. Aplastamiento quirúrgico de la cabeza del feto muerto, para reducir sus diámetros y facilitar la extracción.
basis. f. BASE, en lat. y gr. ‖ **-cordis.** Base del corazón. ‖ **-cranii externa, interna.** Base del cráneo exterior e interior, respectivamente. ‖ **-pedunculi.** Porción ventral del pedúnculo cerebral, compuesta de fibras descendentes: *pes pedunculi, crusta*.
basisfenoides. m. F., *basisphenoïde*, In., *basisphenoid*. Hueso embrionario, que llega a ser la porción posterior del cuerpo del esfenoides.
basitemporal. adj. Perteneciente a la porción inferior del hueso temporal.
basocito. m. Leucocito basófilo.
basocitopenia. f. Leucocitopenia basofílica.
basofilia (del gr. *básis*, base, y *phileîn*, amar). f. A., *Basophilie;* F., *basophilie;* In., *basophilia;* It. y P., *basofilia*. Afinidad por los colorantes básicos. ‖ Degeneración de los glóbulos rojos, en los que se desarrollan gránulos basófilos. ‖ Aumento anormal de leucocitos basófilos en la sangre.
basofilismo. m. F., *basophilisme;* In., *basophilism*. Aumento anormal de células basófilas. ‖ **-pituitario.** ENFERMEDAD DE CUSHING.
basófilo (del gr. *básis*, base, y *phílos*, amigo). adj. A., *basophil;* F., *basophile;* In., *basophilic;* It., *basofilo;* P., *basófilo*. Relativo a la basofilia. ‖ m. Elemento que se tiñe fácilmente con los colorantes básicos. ‖ Leucocito con núcleo bilobulado y protoplasma con gránulos que se tiñen con los colorantes básicos.
basofobia (del gr. *básis*, paso, y *phóbos*, temor). f. A., *Basophobie;* F., *basophobie;* In., *basophobia;* It. y P., *basofobia*. Temor morboso de caer al andar; incapacidad para andar o estar de pie por causas emocionales. *Sin.:* Estasibasifobia.
basógrafo (del gr. *básis*, marcha, y *gráphein*, registrar). m. F., *basographe;* In., *basograph*. Instrumento para registrar anomalías de la marcha.
basorina (de *Basora*, ciudad de Asia). f. F., *basorine;* In., *bassorin*. Principio mucilaginoso vegetal, de la goma tragacanto y otras. No se disuelve en el agua, pero se hincha en ella formando mucílago.
Bassini (Operación de) (Edoardo *Bassini*, cirujano italiano, 1847-1924). V. OPERACIÓN.

Bassler (Signo de) (Anthony *Bassler*, médico norteamericano, 1874-1959). V. SIGNO.
bastardo (del fr. antiguo *bastard*, y éste, probablemente, de *bast*, albarda). m. Hijo ilegítimo. ‖ Especie híbrida de calidad inferior. ‖ adj. Que varía en síntomas o intensidad.
Bastedo (Signo de) (Walter A. *Bastedo*, médico de Nueva York, 1873-1952). V. SIGNO.
Bastian (Síndrome de). V. SÍNDROME. ‖ **-Bruns (Ley de)** (Henry Charlton *Bastian*, neurólogo inglés, 1857-1915; Ludwig *Bruns*, neurólogo alemán, 1858-1916). V. LEY.
Bastianelli (Método de) (Raffaele *Bastianelli*, cirujano italiano, n. 1863). V. MÉTODO.
bastoncitos. Bacilos.
bastoncitos (dim. de *bastón*, y éste del lat. tardío *bastum*, con idéntico significado). m. A., *Stäbchen;* F., *bâtonnets;* In., *rods;* It., *bastoncini;* P., *bastonetes*. Nombre de diversos elementos anatómicos, especialmente de los que teniendo dicho aspecto forman, con los conos, una capa de la retina. ‖ Bacilos. ‖ **-de Auer.** Inclusiones protoplasmáticas de los leucocitos en las leucemias agudas. ‖ **-de Corti.** Elementos semejantes a bastones en hilera doble, que forman los arcos de Corti. ‖ **-de Heidenhain.** Células largas de los tubos renales. ‖ **-del esmalte.** Prismas hexagonales paralelos que forman el esmalte de los dientes.
batarismo (del gr. *batarízein*, tartamudear.). m. *Tumultus sermonis;* tartamudez.
Bateman (Enfermedad o púrpura de) (Thomas *Bateman*, médico inglés, 1778-1821). V. ENFERMEDAD.
batianestesia (del gr. *bathýs*, profundo, y de *anestesia*). f. F., *bathyanesthésie;* In., *bathyanesthesia*. Pérdida de la sensibilidad profunda.
baticardia (del gr. *bathýs*, profundo, *kardía*, corazón). f. Posición baja del corazón, debida a condiciones anatómicas y no a un estado morboso. *Sin.:* Cardioptosis.
baticentesis (del gr. *bathýs*, profundo, y *kenteîn*, picar, herir). f. Punción quirúrgica profunda.
batiestesia (del gr. *bathýs*, profundo, y *aísthesis*, sensación). f. F., *bathyesthésie*. In., *bathyesthesia*. Sensibilidad profunda, por debajo de la piel, como la sensibilidad muscular o articular.
batigastria. f. GASTROPTOSIS.
batihiperestesia (del gr. *bathýs*, profundo, y de *hiperestesia*). f. F., *bathyhyperesthésie;* In., *bathyhyperesthesia*. Aumento de la sensibilidad de los tejidos profundos del cuerpo.
batimetría (del gr. *bathýs*, profundo, y *métron*, medida). f. Medida de la profundidad de las cavidades naturales o artificiales.
batimorfia (del gr. *bathýs*, profundo, y *morphé*, forma). f. Aumento de la distancia entre la córnea y la retina en los ojos miopes.
batipnea (del gr. *bathýs*, profundo, y *pnoé*, respiración). f. F., *respiration profonde;* In., *bathypnea*. Respiración profunda.
batistixis. f. BATICENTESIS.
batmismo (del gr. *bathmós*, grado, peldaño). m. Fuerza que actúa en los procesos de nutrición y de crecimiento.
batmotrópico (del gr. *bathmós*, grado, y *trépein*, girar). adj. Término aplicado a la influencia de estímulos naturales y medicamentosos sobre la excitabilidad del músculo cardiaco.
batmotropismo. m. Influencia sobre la excitabilidad del tejido muscular.
batofobia (del gr. *báthos*, profundidad, y *phóbos*, temor). f. A., *Bathophobie;* F., *bathophobie;* In., *bathophobia;* It., y P., *batofobia*. Temor morboso a las profundidades contempladas desde lo alto. *Sin.:* Acrofobia.
batracina (del gr. *bátrachos*, rana). f. Principio tóxico de la piel del *Phyllobates chocoensis*, anfibio de Sudamérica. Úsase como veneno para las flechas.
batraco (del gr. *bátrachos*, rana). m. RÁNULA.

batracocéfalo (del gr. *bátrachos*, rana, y *kephalé*, cabeza). adj. Que tiene la cabeza semejante a la de la rana.
batracofobia (del gr. *bátrachos*, rana, y *phóbos*, temor). f. Temor morboso a las ranas.
batracoide (del gr. *bátrachos*, rana, y *eîdos*, aspecto). adj. Semejante a la rana.
batracoplastia (del gr. *bátrachos*, rana, y *plássein*, formar). f. F., *batracoplastie;* In., *batrachoplasty*. Operación quirúrgica plástica para la cura de la ránula.
batracotoxina (del gr. *bátrachos*, rana, y *toxicón*, veneno para flechas). f. Alcaloide esteroideo muy potente, secretado por una rana sudamericana, que produce parálisis de la conducción nerviosa axónica por aumento de la permeabilidad al ion sodio, que a su vez induce una despolarización persistente.
Batten-Mayou (Enfermedad de) (Frederick *Batten*, oftalmólogo inglés, 1865-1918; Stephen *Mayou*, oftalmólogo inglés, 1876-1934). V. ENFERMEDAD.
Battey (Operación de) (Robert *Battey*, cirujano norteamericano, 1828-1895). V. OPERACIÓN.
Baudelocque (Diámetro de) (Jean L. *Baudelocque*, tocólogo francés, 1746-1810). V. DIÁMETRO. ‖ **-(Operación de)** (Louis Auguste *Baudelocque*, tocólogo francés, sobrino del anterior, 1800-1864). V. OPERACIÓN.
Bauhin (Válvula de) (Caspar *Bauhin*, anatomista suizo, 1560-1624). V. VÁLVULA.
Baumé (Escala, gotas amargas de) (Antoine *Baumé*, farmacéutico y químico francés, 1728-1805). V. ESCALA, GOTAS AMARGAS.
Baumès (Ley de) (Pierre P. *Baumès*, médico francés, 1791-1871). V. LEY DE COLLES. ‖ **-(Signo de)** (Jean B. *Baumès*, médico F., 1756-1828). V. SIGNO.
Baumgarten (Coloración) (Paul von *Baumgarten*, patólogo alemán, 1848-1928). V. COLORACIÓN.
baya (del F. *baie*, y éste del lat. *baca*, baga). f. A., *Beere;* F., *baie;* In., *berry;* It., *bacca;* P., *baga*. Fruto carnoso y jugoso de ciertas plantas, que contienen semillas rodeadas de pulpa, como la uva, grosella, etc.
Bayard (Equimosis de) (Henri Louis *Bayard*, médico francés, 1799-1858). V. EQUIMOSIS.
baycuru. m. Raíz del *Statice braziliensis*, planta de la América tropical, astringente poderoso, con la que se prepara un extracto fluido.
Bayford-Autenrieth (Disfagia de). V. DISFAGIA.
Bayle (Enfermedad de) (Antoine L. J. *Bayle*, médico francés, 1799-1858). V. ENFERMEDAD. ‖ **-(Granulaciones de)** (Gaspard L. *Bayle*, médico francés, 1774-1861). V. GRANULACIÓN.
Bayliss (Solución de). V. SOLUCIÓN.
Baynton (Cura o vendaje de) (Thomas *Baynton*, cirujano inglés, 1761-1820). V. CURA.
bayogo. m. Planta mimosácea de las islas Filipinas, *Mimosa* o *Entada scandens;* el leño se emplea por los indígenas como purgante, y su cocimiento, en las enfermedades de la piel.
bayoneta (Pierna en). Anquilosis de la rodilla, consecutiva al desplazamiento hacia atrás, no corregido, de la tibia y el peroné.
Bazin (Enfermedad, síndromes de) (Antoine P. *Bazin*, dermatólogo francés, 1807-1878). V. ENFERMEDAD, SÍNDROME.
bazo (del lat. *badius*, rojizo). m. A., *Milz;* F., *rate;* In., *spleen;* It., *milza;* P., *baço*. Órgano linfoide hematopoyético y hematolítico, de consistencia blanda y forma oval aplanada, de 12,5 cm de longitud y 200 g de peso, color rojo violado, situado profundamente en el hipocondrio izquierdo, entre la curvatura mayor del estómago y las falsas costillas, por encima y delante del riñón izquierdo. Consta de una *cápsula* fibroelástica de la que parte una red de finas *trabéculas* fibrilares, cuyos espacios están llenos de la *pulpa esplénica*, rojoparda, compuesta de sangre, células linfáticas, células sanguíneas y células sustentaculares grandes y pequeñas. Los *corpúsculos de Malpighi* se encuentran en las paredes de las arteriolas. El bazo está unido al diafragma por el *ligamento frenicosplénico*, se apoya en el ligamento gastrocólico y está incluido en el omento gastrosplénico. Los vasos y nervios entran y salen por un hilio vertical alargado en el lado derecho. Desintegra los corpúsculos rojos de la sangre y libera la hemoglobina, que el hígado convierte en bilirrubina y actúa como reservorio de los elementos figurados de la sangre, interviene en la formación de linfocitos y monocitos y en el mecanismo inmunitario; tiene otras funciones no bien conocidas todavía. ‖ **-accesorio.** Porción desprendida y libre del bazo. ‖ **-céreo difuso.** Degeneración amiloidea del bazo, que comprende especialmente las paredes de los senos venosos y el retículo del órgano. ‖ **-cianótico.** Congestión pasiva del órgano. ‖ **-errante.** Bazo desplazado y anormalmente movible. ‖ **-lardáceo.** Bazo afecto de degeneración amiloidea. ‖ **-negro.** Infiltración de pigmento palúdico en el paludismo crónico. ‖ **-porfídico** o **jaspeado.** Infiltración del bazo.
bazuqueo (de *bazucar*, revolver un líquido, onomatop.). m. A., *Plätschergeräusch;* F., *clapotage;* In., *clapotement;* It., *sono di guazzamento;* P., *vascolejamento*. Ruido producido por la sucusión del estómago, que permite apreciar la dilatación del mismo y su contenido.
Bazy (Enfermedad de). V. ENFERMEDAD.
BCG. Abreviatura de Bacilo Calmette-Guérin. V. VACUNA BCG.
bdelio. m. BEDELIO.
BE. Abreviatura de *Bacillen Emulsion*. V. TUBERCULINA BE.
Be. Símbolo del *berilio*.
Beale (Células de) (Lionel Smith *Beale*, médico inglés, 1828-1906). V. CÉLULA GANGLIONAR DE BEALE.
Beard (Enfermedad de) (George M. *Beard*, médico norteamericano, 1839-1883). V. ENFERMEDAD.
beatitud (del lat. *beatitudo*). f. Estado de satisfacción íntima con tendencia a pasividad motora. El grado superlativo sería el éxtasis.
Beatson (Operación de). V. OPERACIÓN.
Beatty-Bright (Ruido de). V. RUIDO.
Beau (Enfermedad, líneas, síndrome de) (Joseph Honoré Simon *Beau*, médico francés, 1806-1865). Véanse estos términos.
Beauvais (Enfermedad de). V. ENFERMEDAD.
bebeerina o **bebirina.** f. F., *bébéerine;* In., *bebeerine*. Alcaloide obtenido de la corteza del bebirú *(Nectandra rodioei)*. Polvo amarillo oscuro, soluble en alcohol y éter y con propiedades tónicas y febrífugas.
bebida (del lat. *bibere*, beber). f. F., *boisson;* In., *drink, haustus*. Líquido que se ingiere por la boca para satisfacer la sed, reparar la pérdida de los líquidos, favorecer la digestión de los alimentos, etc. Según su composición, las bebidas son *acuosas*, cuando su elemento principal es el agua; *aromáticas:* café, té, infusiones diversas; *alcohólicas:* vino, cerveza, licores, etc.
bebirina. f. BEBEERINA.
Beccaria (Signo de). V. SIGNO.
Bechterev (Enfermedad, núcleo, reflejo, signo de) (Vladimir Mijailovic *Bechterev*, neurólogo ruso, 1857-1927). V. estos términos. ‖ **-Stölzner (Enfermedad de)** (Wilhelm *Stölzner*, pediatra alemán, n. 1872). V. ENFERMEDAD. ‖ **-Strümpell-Pierre Marie (Enfermedad de)** (Ernst *Strümpell*, médico alemán, 1853-1925; Pierre *Marie*, neurólogo francés, 1853-1940).). V. ENFERMEDAD DE BECHTEREV.
Beck (Gastrostomía, operaciones de) (Carl *Beck*, cirujano norteamericano, 1856-1911). V. estos términos. ‖ **-Crowe (Signo de)** (Samuel *Crowe*, médico norteamericano, 1883-1955). V. SIGNO.
Beck (Tríada de) (Claude Schaeffer *Beck*, cirujano norteamericano, n. en 1894). V. TRÍADA.
Becker (Prueba, signo de) (Otto H. Enoch *Becker*, oculista alemán, 1828-1890). V. PRUEBA, SIGNO.
Béclard (Hernia de) (Pierre A. *Béclard*, anatomista francés, 1785-1825). V. HERNIA.
Becquerel (Rayos, unidad) (Antoine Henri *Becquerel*, físico francés, 1852-1908). V. RAYOS, UNIDAD.
bedelatomía (del gr. *bdélla*, sanguijuela, y *tomé*, corte). f. Sección de una sanguijuela mientras está adherida, con objeto de prolongar la salida de sangre.

bedelepitesis (del gr. *bdélla*, sanguijuela, y *epíthesis*, imposición). f. Aplicación de sanguijuelas.
bedelio (del gr. *bdéllion*). m. F., *gomme-résine des Indes Orientales*. In., *bedellium*. Gomorresina aromática, mirra de las Indias, del *Balsamodendron mukul*, árbol de la India, y del *B. africanus*, con la que se adultera la mirra oficinal; también una goma del *Borassus flabelliformis*, palmera de África.
Bedlam (corrupción de *Bethleem*). Célebre manicomio de Londres, fundado en 1402 y reedificado en 1812.
bedlamismo. m. Locura.
Bednar (Aftas de) (Alois *Bednar*, médico de Viena, 1816-1888). V. Afta.
Bedsonia. V. Chlamydia.
Beebe (Suero de) (Silas Palmer *Beebe*, médico norteamericano). V. Suero.
Beer (Cuchillo, operación de) (Georg Joseph *Beer*, cirujano austríaco, 1763-1821). V. Cuchillo, operación.
Beevor (Signo de) (Charles E. *Beevor*, neurólogo In., 1854-1908). V. Signo.
befenio. m. F., *béphénium*; In., *bephenium*. Agente quimioterápico utilizado en su forma de hidroxinaftoato en el tratamiento de las infestaciones humanas por gusanos con gancho (*Ancylostoma duodenale*, *Necator americanus*) y por *Ascaris lumbricoides* y *Trichostrongylus orientalis*.
Begbie (Enfermedad de) (James *Begbie*, médico escocés, 1798-1869). V. Enfermedad.
Beggiatoa (de F. *Beggiato*). Género de bacterias de la familia beggiatoáceas. Sus células se disponen en filamentos incoloros. Si crecen en presencia de SH$_2$ acumulan azufre. Se trata de bacterias acuáticas; se conocen especies marinas y de agua dulce. Intervienen en los mecanismos de autopurificación de las aguas. Se diseminan por fragmentación de los filamentos.
Beggiatoaceae. V. Beggiatoáceas.
beggiatoáceas. f. pl. Familia de bacterias reptantes del orden citofagales. Se trata de bacilos gramnegativos, que se disponen en cadenas (1-30 µm), formando filamentos flexuosos y móviles por reptación sobre medios sólidos. De metabolismo respiratorio (aerobias o microaerófilas); son mixótrofas u organótrofas. Pueden contener gránulos de polihidroxibutirato o de volutina. Algunas spp., si crecen en medios que contienen SH$_2$, forman gránulos de azufre.
beggiatoales. m. pl. Orden bacteriano no aceptado en la 8.ª edición del *Manual* de Bergey; sus géneros han pasado al orden citofagales, dentro de la parte II de la clasificación de dicho *Manual*.
behaviorismo (del In. *behavior*, conducta). m. V. Conductismo.
Béhier-Hardy (Signo de) (Louis Jules *Béhier*, médico francés, 1813-1876, y Louis Phillipe A. *Hardy*, médico francés, 1811-1893). V. Signo.
Behr (Enfermedad, síndrome de) (Carl *Behr*, oftalmólogo alemán, 1874-1943). V. Enfermedad, síndrome.
Behring (Ley, método, suero de) (Emil A. von *Behring*, bacteriólogo alemán, 1854-1917). V. estos términos.
Behz (Fenómeno, abducción de). V. Fenómeno.
Behçet (Enfermedad o síndrome de) (Hulusi *Behçet*, dermatólogo turco, 1889-1948). V. Enfermedad.
Beigel (Enfermedad de) (Hermann *Beigel*, médico alemán, 1830-1879). V. Enfermedad.
bejel. m. Treponematosis nativa endémica no venérea del valle del Éufrates.
bel o **belio**. m. V. Decibel.
bela. f. Árbol rutáceo de la India (*Aegle marmelos*). La corteza de la raíz, medio seca, y el fruto verde son valiosos remedios para la diarrea. El fruto maduro, llamado también *membrillo de Bengala*, es laxante.
Belascaris mystax. Ascáride común en el perro, que se ha encontrado algunas veces en el intestino de los niños.
belemnoides (del gr. *bélemnon*, dardo, y *eîdos*, aspecto). adj. F., *bélemnoïde*; In., *belemnoid*. En forma de dardo; dícese de la apófisis estiloides del cúbito o del hueso temporal.
belén. m. Asilo para alienados.
beleño (del lat. *venenum*). m. A., *Bilsenkraut*; F., *jusquiame*; In., *henbane*; It., *giusquiamo*; P., *meimendro*. Planta solanácea, del género *Hyoscyamus*. La sp. más común, el *beleño negro*, *H. niger*, es narcótica, midriásica y analgésica. Sus acciones se deben a su contenido en escopolamina. V. Escopolamina.
Belfield (Operación de) (William Thomas *Belfield*, cirujano norteamericano, 1856-1929). V. Vasotomía.
Bell (Manía de) (Luther V. *Bell*, médico norteamericano, 1806-1862). V. Manía. ||-**(Enfermedad, fenómeno, ley, nervio, parálisis de)** (Sir Charles *Bell*, fisiólogo escocés en Londres, 1774-1842). V. estos términos. ||-**(Músculo de)** (John *Bell*, anatomista escocés, hermano del anterior, 1763-1820). V. Músculo.
belladona (del ital. *belladonna*). f. A., *Tollkirsche*; F., *belladone*; In., *deadly nightshade*; It., *belladonna*; P., *beladona*. Planta solanácea de Europa y Asia (*Atropa belladonna*). Las hojas y raíces son venenosas y se emplean en medicina por sus propiedades narcóticas, antiespasmódicas, anodinas y estimulantes, respiratorias y cardíacas. Sus principios activos son la atropina y la belladonina, idéntica a la hiosciamina. Se empleó como antiespasmódica en el cólico, calambres, coqueluche, asma, espasmo de la vejiga y del esfínter anal y en la dismenorrea; para disminuir la secreción de la saliva, sudor y leche; en el colapso y como abortivo de las bronquitis y faringitis. Es también antídoto de los inhibidores de la colinesterasa.
belladonina. f. Alcaloide de la belladona, isómero de la apatropina.
Bellini (Conductos, ligamento de) (Lorenzo *Bellini*, anatomista italiano, 1643-1704). V. Conducto, ligamento.
Bellocq (Sonda o cánula de) (Jean J. *Bellocq*, cirujano francés, 1732-1807). V. Sonda.
Belloste (Píldoras, solución de) (Agustín *Belloste*, cirujano francés, 1654-1730). V. Píldoras, solución.
bellota (del ár. *ballúta*, encina). f. A., *Eichel*; F., *gland*; In., *acorn*; It., *ghianda*; P., *bolota*. Fruto de la encina, del roble y otros árboles del género *Quercus*; alimento beneficioso para el ganado de cerda; algunas variedades de sabor dulce se emplean también como alimento para el hombre. Tostado y reducido a polvo, se ha empleado como sucedáneo del café.
Belmas (Método de) (D. G. *Belmas*, cirujano francés, 1793-1848). V. Método.
belonefobia (del gr. *belóne*, aguja, y *phóbos*, temor). f. Variedad de pselafobia, que consiste en el temor a las agujas y alfileres.
Belonia. Género de plantas gencianáceas de las Antillas, una de cuyas spp., la *B. aspera*, tiene la corteza astringente y febrífuga.
belonoide (del gr. *belóne*, aguja, y *eîdos*, aspecto). adj. En forma de aguja; estiloides.
bemegrida. f. F., *bémégride*; In., *bemegride*. Derivado de la glutarimida, con propiedades estimulantes inespecíficas del sistema nervioso central. Se emplea como analéptico general.
benacticina. f. F., *bénactyzine*; In., *benactyzine*. Fármaco con propiedades anticolinérgicas que se emplea como sedante e hipnótico.
Benadryl. m. Nombre registrado del clorhidrato de difenhidramina.
Bence-Jones (Albumosuria, cilindro, cuerpos, enfermedad, reacción de) (Henry *Bence-Jones*, médico inglés, 1813-1873). V. estos términos.
bencedrina. f. V. Anfetamina.
benceno. m. F., *benzène*; In., *benzene*. V. Benzol.
bencestrol. m. F., *benzestrol*; In., *benzestrol*. Sustancia no esteroidal con actividad estrogénica, activa por vía oral.
bencidina. f. F., *benzidine*. Compuesto cristalino incoloro, paradiaminodifenil, usado como reactivo en la detección de sangre. V. Reacción de Adler.

bencilbenzoato. m. Benzoato de bencilo; producto sintético que se administra en solución alcohólica al 20 %, contra los espasmos musculares y la hipertensión.
bencilo. m. F., *benzyle;* In., *benzyl.* Hidrocarburo radical $C_7H_7 = C_6H_5CH_2$. ||-**(Benzoato de).** BENCILBENZOATO. ||-**(Bromuro de).** Gas lacrimógeno.
bencina (de *benzoe,* nombre que los botánicos dan al benjuí). f. A., *Benzin;* F. e In., *benzine;* It. y P., *benzina.* Líquido volátil constituido por hidrocarburos de la serie del metano y procedente de la destilación del petróleo; hierve entre los 60-80 °C; se emplea como combustible para calentar el termocauterio, como disolvente en los laboratorios y para alimentar motores de explosión como los de los automóviles. En terapéutica se ha usado como tenicida. || Se ha llamado también bencina al hidrocarburo C_6H_5, más propiamente denominado *benzol* o *benceno.* (V. BENZOL). ||-**cristalizable.** BENZOL.
Benckiser (Anomalía de) Inserción velamentosa del cordón umbilical.
Bender (Prueba o test de) (Lauretta *Bender,* psiquiatra norteamericana n. en 1897). V. PRUEBA.
bendroflumetiacida. f. F., *bendrofluméthiazide;* In., *bendroflumethiazide.* V. TIACIDAS.
bene. Palabra latina que significa *bien.*
beneceptor (del lat. *bene,* bien, y *captor,* el que coge). m. Término de Crile para un neuroceptor que transmite los estímulos de carácter favorable; opuesto a *nociceptor.*
Benecke (Síndrome de). V. SÍNDROME.
Benedict (Reacción de) (A. L. *Benedict,* médico norteamericano del siglo XIX, y Stanley R. *Benedict,* químico norteamericano, 1884-1936). V. REACCIÓN.
Benedikt (Síndrome de) (Moritz *Benedikt,* médico austriaco, 1835-1920). V. SÍNDROME.
beneficio (del lat. *beneficium*). m. A., *Gewinn;* F., *gain;* In., *gain;* It.. guadagno; P., *benefízio.* Utilidad, provecho. ||-**primario de la enfermedad.** En psicoanálisis, búsqueda en la enfermedad de satisfacción de la necesidad instintiva y alivio tensional. ||-**secundario de la enfermedad.** En psicoanálisis, utilización del síntoma que intenta favorecer al Yo, brindándole gratificaciones diversas. Genera adhesión a la enfermedad y resistencias al tratamiento.
Bengué (Bálsamo de). V. BÁLSAMO.
benigno (del lat. *benignus*). adj. A., *gutartig;* F., *bénin;* In., *benign;* It. y P., *benigno.* Que no es maligno; que no recidiva; se aplica especialmente a tumores e infecciones.
Béniqué (Sonda de) (Pierre Jules *Béniqué,* médico francés, 1806-1851). V. SONDA.
benjuí (del ár. *laban ỹawï,* incienso de Java). m. A., *Benzoe;* F., *benjoin;* In., *benzoin;* It., *benzoino;* P., *benjoim.* Resina balsámica de *Styrax benzoin,* árbol de Tailandia, Indochina, etc. Tiene las propiedades estimulantes y expectorantes del ácido benzoico y los mismos usos. *Sin.:* Asa dulcis.
Bennet (Corpúsculos de) (James Henry *Bennet,* tocólogo inglés, 1816-1891). V. CORPÚSCULO DE DRYSDALE. ||-**Coperman (Síndrome de).** V. SÍNDROME.
Bennett (Enfermedad de) (John Hughes *Bennett,* médico ingles, 1812-1876). V. ENFERMEDAD. ||-**(Fractura, operación de)** (Edward H. *Bennett,* cirujano irlandés, 1837-1907). V. FRACTURA, OPERACIÓN.
Benoist (Escala de) (Louis *Benoist,* físico francés del siglo XIX). V. ESCALA.
benseracida. f. Inhibidor de la descarboxilasa que no atraviesa la barrera hematoencefálica y en consecuencia sólo actúa en la periferia. Se usa conjuntamente con la levodopa en el tratamiento de la enfermedad de Parkinson.
Benson (Enfermedad de) (A. P. *Benson,* oftalmólogo inglés, 1852-1912). V. ENFERMEDAD.
bentos (del gr. *bénthos,* profundidad). m. F., *benthos;* In., *benthos.* Flora y fauna del fondo del mar.
benzalconio. m. F., *benzalkonium;* In., *benzalkonium.* Alquilbencildimetilamonio. Agente con actividad surfactante, altera las relaciones de energía en las interfases; su hidrocloruro se emplea como antiséptico y desinfectante.
benzaldehído. m. F., *benzaldéhyde;* In., *benzaldehyde.* Aldehído contenido en la esencia de almendras amargas.
benzanalgeno. m. Sustancia antiséptica y antineurálgica de la quinolina. Se emplea en la gota, reumatismo y ataxia locomotriz; es disolvente del ácido úrico.
benzoato. m. F., *benzoate;* In., *benzoate.* Sal de ácido benzoico.
benzocaína. f. F., *benzocaïne;* In., *benzocaine.* Etilamidobenzoato. Sustancia blanca cristalina, anestésico local, empleada al interior y exterior.
benzocol. m. Mezcla de extracto colesterinado de corazón de buey y de solución alcohólica de benjuí; reactivo de la sífilis por precipitación.
benzodiacepinas. f. pl. F., *benzodiazépine;* In., *benzodiazepine.* Nombre de un numeroso grupo de compuestos muy utilizados en terapéutica por sus propiedades sedantes, antiansiosas, hipnoinductoras, relajantes musculares y anticonvulsivantes.
benzofenol. m. FENOL.
benzoico. adj. F., *benzoïque;* In., *benzoic.* Relativo al benjuí o derivado de él. ||-**(Ácido).** F., *benzoyle.* Ácido monobásico cristalizado, blanco, que se extrae del benjuí y de otros bálsamos. Antiséptico, estimulante y diurético. Se emplea en la cistitis, bronquitis y como antiséptico interno y local. Sus sales son los benzoatos.
benzoilguayacol. m. Benzoato de guayacol; sustituyó la creosota en la terapéutica antigua de la tuberculosis. *Sin. :* Benzosol.
benzoílo. m. F., *benzoyle.* In., *benzoyl.* Radical C_6H_5CO del ácido benzoico y otros compuestos.
benzol (de *benzoe,* nombre dado por los botánicos al benjuí). m. A., *Benzol;* F., *benzol;* In., *benzol;* It., *benzole;* P., *benzol;* Hidrocarburo, C_6H_6, líquido incoloro, volátil, tipo de los compuestos orgánicos llamados *cíclicos* o *aromáticos.* Se extrae de la brea de hulla por destilación, y es una de las primeras materias de mayor uso en la fabricación de compuestos orgánicos sintéticos (materias colorantes, medicamentos, etc.). Se ha empleado como antiséptico pulmonar en la gripe; como tenicida, y al exterior como parasiticida; también se ha preconizado en las leucemias. *Sin.:* Benceno, bencina cristalizable. ||-**(Hexacloruro de).** Insecticida potente. ||-**(Picrato de).** Fortoin.
benzolismo. m. Intoxicación por el benzol o sus vapores.
benzonaftol. m. Sustancia cristalina, C_6H_5. CO. O. $C_{10}H_7$, éter benzoico del naftol beta. Antiséptico intestinal. ||-**(Bismutato de).** Polvo moreno, que se emplea como los demás compuestos de bismuto.
benzopireno. m. Hidrocarburo, $C_{20}H_{12}$, del coáltar; sustancia cristalina, amarilla, cancerígena.
benzopirina. f. Benzoato de antipirina.
benzosalicina. f. POPULINA.
benzosulfidina. f. SACARINA.
benzotiacida. f. F., *benzthiazide;* In., *benzthiaside.* V. TIACIDAS.
benzotropina. f. Fármaco con propiedades anticolinérgicas que se emplea en el tratamiento de los trastornos parkinsonianos.
benzoyodhidrina. f. Sustancia oleosa oscura, derivada del yoduro de benzoílo y de la epiclorhidrina. Es sucedánea de los yoduros.
bequestesia (del gr. *béx, bechós,* tos, y *aísthesis,* sensación). f. Sensación en la garganta que obliga a toser.
béquico (del gr. *béx, bechós,* tos). adj. A., *Hustenmittel;* F., *béchique;* In., *bechic;* It., *bechico;* P., *béquico.* Bueno contra la tos.|| Remedio para la tos.
Béraneck (Tuberculina de) (Edmond *Béraneck,* bacteriólogo suizo, 1859-1920). V. TUBERCULINA.
Bérard (Aneurisma, fórmula, operación de) (Auguste *Bérard,* cirujano francés, 1802-1846). V. ANEURISMA, FÓRMULA, OPERACIÓN.
Berardinelli (Síndrome de). V. SÍNDROME.

Béraud (Ligamento, signo, válvula de) (Bruno Jean J. *Béraud,* cirujano francés, 1823-1865). V. estos términos.
Berberich-Hirsch (Técnica de). V. Técnica.
Berberis. Género de arbustos berberidáceos. La especie *B. vulgaris,* llamada vulgarmente *agracejo,* es astringente, tónica y diaforética.
bergamota (de *Bérgamo,* ciudad de donde procede). f. F., *bergamote;* In., *bergamot.* Fruto de *Citrus bergamia,* semejante a la naranja, que suministra la esencia de bergamota. V. Esencia.
Bergenhem (Operación de) (B. *Bergenhem,* cirujano sueco, n. 1898). V. Operación.
Berger (Método, operación de) (Paul *Berger,* cirujano francés, 1845-1908). V. Método, operación. ||-**(Parestesia de)** (Oscar *Berger,* neurólogo de Breslau, 1844-1885). V. Parestesia. ||-**(Ritmo de)** (Hans *Berger,* neurólogo alemán, 1873-1941). V. Ritmo. ||-**(Signo de)** (Emil *Berger,* oftalmólogo austriaco, 1855-1926). V. Signo.
Bergeron (Enfermedad de) (Étienne J. *Bergeron,* médico francés, 1817-1900). V. Enfermedad.
Bergmann (Fibras, incisión, operación, síndrome de) (Ernst von *Bergmann,* cirujano alemán, 1836-1907). V. estos términos.
Bergonié (Tratamiento de) (Jean Alban *Bergonié,* médico francés, 1857-1925). V. Tratamiento. ||-**Tribondeau (Ley de).** V. Ley.
beriberi (del cingalés *beri,* debilidad). m. A., *Beriberi;* F., *béribéri;* In., *beriberi;* It., *beri-beri;* P., *beribéri.* Polineuritis periférica grave, que ocurre endémica y epidémicamente en muchos países tropicales y subtropicales y en cuya sintomatología predomina la parálisis, el edema o hidropesía y la insuficiencia cardíaca. Es una enfermedad por deficiencia de vitamina antineurítica B_1, debida a la alimentación casi exclusiva con arroz molido. *Sin.:* Kakke, panneuritis endémica, paraplejía mefítica, polineuritis endémica, neuritis múltiple endémica, mielopatía tropical. ||-**atrófico o paralítico.** Beriberi seco. ||-**de los barcos.** Beriberi que aparece en las tripulaciones indígenas de los países cálidos en los mares del Norte. ||-**húmedo.** Forma hidrópica del beriberi. ||-**infantil.** Forma observada en las islas Filipinas en niños cuyas madres se alimentan principalmente de arroz descascarillado. ||-**seco.** Forma paralítica atrófica del beriberi.
Beriel-Devic (Síndrome de). V. Síndrome. ||-**Alajouanine (Síndrome de)** (Théophile *Alajouanine,* neurólogo francés, n. 1890). V. Síndrome.
berilio (del gr. *béryllos,* berilo). m. A., *Beryllium;* F., *béryllium;* In., *beryllium;* It., *berillio;* P., *berílio.* Elemento metálico, blanco maleable. Símbolo *Be,* peso atómico 9,012.
beriliosis. f. A., *Berylliosis;* F., *bérylliose;* In., *berylliosis;* It., *berilliosi;* P., *beriliose.* Neumoconiosis causada por berilio, cuya lesión anatómica más característica es un granuloma.
Berkefeld (Filtro de) (Wilhelm *Berkefeld,* fabricante, 1836-1897). V. Filtro.
Berlín (Azul de). Azul de Prusia.
Berlin (Enfermedad de) (Rudolf *Berlin,* oculista alemán, 1833-1897). V. Enfermedad.
berlocque. m. V. Dermatitis.
bermellón (del F. *vermillon,* y éste de *vermeil,* del lat. *vermiculus,* gusanillo). m. F., *vermillon;* In., *vermilion.* Cinabrio o sulfuro de mercurio, HgS, de color rojo.
Bernard (Capa, conducto, punción, síndrome de) (Claude *Bernard,* fisiólogo francés, 1813-1878). V. estos términos. ||-**Horner (Síndrome de).** V. Síndrome de Horner. ||-**Lapresie (Síndrome de).** V. Síndrome. ||-**Léonard (Operación de).** V. Operación.
Bernhardt (Enfermedad de) (Martin *Bernhardt,* neurólogo alemán, 1844-1915). V. Meralgia parestésica. ||-**Roth (Síndrome de)** (Vladimir *Roth,* neurólogo ruso, 1848-1916). V. Meralgia parestésica.
Bernheim (Síndrome de). V. Síndrome.
Bernheimer (Fibras de) (Stefan *Bernheimer,* oftalmólogo austriaco, 1861-1918). V. Fibra.

berro (del lat. *berula).* m. A., *Kresse;* F., *cresson;* In., *cress;* It., *crescione;* P., *agrião.* Planta crucífera *(Nasturtium officinale),* hierba perenne considerada como antiescorbútica, depurativa, emenagoga y diurética.
Berry (Círculo de) (Sir George Andreas *Berry,* oftalmólogo escocés, 1853-1940). V. Círculo.
Berthollet (Líquido, ley de) (Claude Louis *Berthollet,* químico francés, 1748-1822). V. estos términos.
bertillonaje (de Alphonse *Bertillon,* antropólogo francés, 1853-1914). m. Aplicación de la antropometría a la identificación y clasificación de personas, particularmente de los criminales.
Bertin (Huesos, columna, ligamento de) (Exupère Joseph *Bertin,* anatomista francés, 1712-1781). V. estos términos.
Bertolotti (Síndrome de). V. Síndrome.
Bertram (Enfermedad de). V. Enfermedad.
Berzelius (Reacción de) (Johann Jacob *Berzelius,* químico sueco, 1779-1848). V. Reacción.
besiclómetro (del fr. *besicles,* anteojos, y el gr. *métron,* medida). m. Instrumento medidor de la frente, para escoger o disponer la anchura propia del puente de los anteojos.
Besnier (Eritema, enfermedad, reumatismo de) (Jules *Besnier,* médico francés). V. Eritema, enfermedad, reumatismo. ||-**Boeck (Enfermedad de)** (Ernest *Besnier,* dermatólogo francés, 1831-1909; Caesar *Boeck,* dermatólogo de Oslo, 1845-1917). V. Sarcoidosis. ||-**Doyen (Síndrome de).** V. Síndrome. ||-**Sulzberger (Eccema de)** (Marion Baldur *Sulzberger,* fisiólogo suizo contemporáneo). V. Eccema. ||-**Tennesson (Enfermedad de)** (Henri *Tennesson,* dermatólogo F., 1836-1913). V. Enfermedad.
Besredka (Método, reacciones, vacuna de) (Alexandre *Besredka,* patólogo ruso del Instituto Pasteur de París, 1890-1940). V. estos términos.
Bessel-Hagen (Enfermedad de). V. Enfermedad.
Best (Enfermedad de) (Franz *Best,* médico alemán, n. en 1878). V. Enfermedad.
Best (Operación de) (Van *Best,* cirujano escocés, 1836-1875). V. Operación.
bestialidad o **bestialismo.** f. y m. A., *Bestialität;* F., *bestialité;* In., *bestiality;* It., *bestialità;* P., *bestialidade.* Relación sexual con animales. ||- Sodomía.
beta. f. F., *béta.* In., *beta.* Segunda letra del alfabeto gr., β; usada como prefijo o suf. en los términos químicos para distinguir uno de los dos o más isómeros o indicar la posición de los átomos sustituyentes en ciertos compuestos. ||-Término aplicado a los electrones de alta velocidad producidos por aceleración eléctrica o magnética.
Beta. Género de plantas al cual pertenece la remolacha, *B. vulgaris.*
betaalaninemia. f. Aminoacidopatía congénita por déficit de β-alanina-α-cetoglutárico transaminasa. Cursa con somnolencia, hipotonía, hiperreflexia y crisis de gran mal.
betacismo (del nombre de la letra gr. ß [beta] correspondiente a nuestra *b).* m. F., *bétacisme.* hind., *betacism.* Uso excesivo del sonido *b* en el lenguaje hablado.
betahidroxibutírico (Ácido). m. Resultante de la oxidación incompleta de los ácidos grasos en el organismo. Con la acetona y el ácido acetoacético forma los llamados «cuerpos cetónicos».
beta-iminazoliletilamina. f. Histamina.
betaína. f. F., *bétaïne.* In., *betain.* Miembro de un grupo de sustancias que actúan como donadores directos de grupos metilo en la biosíntesis de la metionina. ||-**(Clorhidrato de).** Compuesto cristalizado incoloro muy soluble en el agua, que lo disocia, dejando en libertad ácido clorhídrico, y se emplea para sustituir a dicho ácido. *Sin.:* Licina, oxineurina.
betalactamasa. f. Enzima cuyos diversos tipos son producidos o componentes de la mayoría de las bacterias, grampositivas y gramnegativas; tienen la propiedad de hidrolizar el anillo β-lactámico, componente del ácido 6-aminopenicilámico (6-APA) y 7-aminocefalosporánico (7-ACA). Teóricamente pueden

inactivar todos los antibióticos del grupo de las penicilinas y de las cefalosporinas. En bacterias grampositivas su producción es inducible y se trata de exoenzimas; en cambio, en bacterias gramnegativas casi siempre se trata de una enzima constitutiva.
betalisina. f. F., *bétalysine.;* In., *betalisine.* Lisina elaborada por los leucocitos polinucleares, que obra sobre las bacterias grampositivas (Patterson).
betametasona. f. F., *bétaméthasone;* In., *betamethasone.* Esteroide sintético con potente actividad glucocorticoide y antiinflamatoria, y casi nula actividad mineralocorticoide.
betamimético. adj. Aplícase a los fármacos, derivados de la adrenalina, utilizados en perinatología para el tratamiento de la amenaza de parto prematuro y del sufrimiento fetal intraparto. || m. pl. Grupo de estos fármacos.
betanaftol. m. V. NAFTOL. ||**-(Bismutato de).** Compuesto de óxido de bismuto y beta naftol, insoluble; empleado como antiséptico intestinal.
betanecol. m. F., *béthanecol;* In., *bethanechol.* Éster de la colina resistente a la acetilcolinesterasa, con propiedades parasimpaticomiméticas parecidas a la acetilcolina.
betanidina. f. F., *bétanidine;* In., *bethanidine.* Bloqueante de la actividad simpática con propiedades parecidas a la guanetidina. Antihipertensivo.
betaoxibutírico (Ácido). m. V. BETAHIDROXIBUTÍRICO (ÁCIDO).
betatrón (de *beta* y *electrón).* m. F., *bétratron;* In., *betatron.* Aparato productor de rayos electrónicos de alta energía y de gran poder penetrante, empleado en el tratamiento de neoformaciones malignas profundas; reotrón.
betazol. m. F., *bétazole;* In., *betazole.* Isómero de la histamina, con efectos preferentes sobre la secreción gástrica.
betel (del malabar *vettilei).* m. A., *Betelkauer;* F., *bétel;* It. y P., *betel.* Masticatorio compuesto de nuez de areca envuelta en hojas del árbol *Piper betle,* que en Filipinas, Indias y otros países se emplea para teñir los dientes y encías en rojo y como tónico y astringente.
Beth Vincent (Prueba de) (Beth *Vincent,* cirujano estadounidense, n. 1876). V. PRUEBA.
Bethea (Signo de) (Oscar W. *Bethea,* médico norteamericano, 1878-1963). V. SIGNO.
betol. m. Polvo blanco, éter salicílico del naftol beta. Casi insoluble en agua; antiséptico intestinal y anticimótico, indicado en el reumatismo, cistitis y en las afecciones pútridas intestinales. *Sin.:* Naftalol, salinaftol.
betón. m. CALOSTRO.
Betonica. Género de plantas labiadas. Las raíces de la *B. oficinalis* se empleaban antiguamente en medicina como eméticas y catárticas.
Bettendorff (Reacción de) (Anton Joseph Hubert Maria *Bettendorff,* químico alemán., 1839-1902). V. REACCIÓN.
Betula. Género de árboles cupulíferos, al que pertenece el *abedul.*
betulina. f. Resina o alcanfor de la corteza del abedul blanco.
Betz (Células de) (Vladimir A. *Betz,* anatomista ruso, 1834-1894). V. CÉLULA.
Beurmann (Enfermedad de) (Lucien de *Beurmann,* médico francés, 1851-1923). V. ENFERMEDAD.
Beutnner (Operación de). V. OPERACIÓN.
Bevan (Incisión de) (Arthur Dean *Bevan,* cirujano americano, 1861-1943). V. INCISIÓN.
bex (del gr. *béx, bechós).* f. Tos. ||**-convulsa, theroides.** Tos ferina.
Beyerinck (Reacción de) (M. W. *Beyerinck,* médico holandés n. en 1851). V. REACCIÓN.
Bezançon-Braun (Síndrome de) (Fernand J. Bezançon, bacteriólogo francés, 1868-1948). V. SÍNDROME. ||**-De Jong (Síndrome de).** V. SÍNDROME.
bezo (de la onomat. bez). m. Labio grueso. || Granulaciones que se levantan alrededor de una herida infectada.

bezoar (voz persa). m. A., *Bezoar;* F., *bézoard;* It. y P., *bezoar.* Concreción calculosa de naturaleza variada que se halla en el estómago e intestino de algunos animales y en el hombre, constituida por un núcleo de pelos u otros cuerpos extraños rodeado de precipitaciones calcáreas o de otra naturaleza. || Por extensión, cuerpo extraño en el estómago.
Bezold (Absceso, mastoiditis, operación, signo, tríada de) (Friedrich *Bezold,* otólogo de Munich, 1842-1908). V. estos términos. ||**-(Ganglio de)** (Albert von *Bezold,* fisiólogo alemán, 1838-1868). V. GANGLIO.
BF. Abreviatura de *bouillon filtré* (caldo filtrado). V. TUBERCULINA.
BHT. Sigla de hidroxitolueno butilado. Antioxidante; se emplea a concentración de 0,01 % para evitar el enranciamiento de la grasa.
Bi. Símbolo del *bismuto.*
bi-. Forma prefija del lat. *bis,* dos, dos veces.
biacromial o **bisacromial.** adj. Relativo a las dos apófisis acromiales.
Bial (Reacción de) (Manfred *Bial,* médico alemán, 1870-1908). V. REACCIÓN.
Bianchi (Nódulos de) (Giovanni B. *Bianchi,* anatomista italiano, 1681-1761). CUERPOS DE ARANCIO. ||**-(Síndrome de)** (Leonardo *Bianchi,* psiquiatra italiano, 1848-1927). V. SÍNDROME.
biarticular. adj. Relativo o perteneciente a dos articulaciones.
biastérico (de *bi-* y *asterión).* adj. Relativo al asterión de cada lado del cráneo o que se extiende de uno a otro.
biastigmatismo (de *bi-* y *astigmatismo).* m. Variedad de astigmatismo descubierta por el oftalmólogo español Márquez, que consiste en la existencia en un solo ojo de dos astigmatismos, el corneal y el restante (cristaliniano o retiniano), cuyos meridianos principales están oblicuamente orientados los del primero con relación a los del segundo.
biatómico. adj. DIATÓMICO.
biauricular (de *bi-* y el lat. *auris,* oído). adj. F., *biauriculaire;* In., *biauricular.* Relativo a ambas aurículas o puntos auriculares. || Que se adapta a ambos oídos.
biaxil (de *bi-* y el lat. *axis,* eje). adj. Provisto de dos ejes.
biaxilar (de *bi-* y el lat. *axilla,* axila). adj. Relativo a ambas axilas.
bibásico (de *bi-* y el gr. *básis,* base). adj. F., *bibasique;* In., *bibasic.* Doblemente básico: que tiene dos átomos de hidrógeno sustituibles por bases.
biberón (del fr. *biberon,* y éste del lat. *bibere,* beber). m. A., *Saugflasche;* F., *biberon;* In., *nursing bottle;* It., *poppatoio;* P., *biberão.* Botella pequeña con una tetina de goma, empleada en la lactancia artificial.
bibliocleptomanía (del gr. *biblíon,* dim. de *bíblos,* libro, *kléptein,* robar, y *manía,* locura). f. F., *bibliocleptomanie;* In., *bibliokleptomania.* Cleptomanía especial para los libros.
bibliofobia (del gr. *biblíon,* dim. de *bíblos,* libro, y *phóbos,* temor). f. F., *bibliophobie;* In., *bibliophobia.* Aversión morbosa a los libros.
bibliomanía (del gr. *biblíon,* dim. de *bíblos,* libro, y *manía,* locura). f. F., *bibliomanie;* In., *bibliomania.* Pasión exagerada por los libros.
biblioterapia (del gr. *biblíon,* dim. de *bíblos,* libro, y *therapeía,* tratamiento). f. Lectura de libros en el tratamiento de afecciones nerviosas.
bíbulo (del lat. *bibulus).* adj. F., *spongieux;* In., *bibulous.* Que tiene la propiedad de absorber la humedad; secante.
bicameral o **bicámero** (de *bi-* y *cámera).* adj. Que tiene dos compartimientos; se dice de ciertos abscesos.
bicapsular (de *bi-* y el lat. *capsula,* cajita). adj. Provisto de dos cápsulas.
bicarbonatemia (de *bicarbonato* y el gr. *haîma,* sangre). f. F., *bicarbonate standard;* In., *bicarbonatemia.* Literalmente presencia, pero ordinariamente exceso, de bicarbonato en la sangre.

bicarbonato (de *bi-* y *carbonato*). m. A., *Bikarbonat;* F. e In., *bicarbonate;* It, y P., *bicarbonato*. Sal del ácido carbónico en que sólo un átomo de hidrógeno ha sido sustituido con una base. ‖ **-sanguíneo.** Bicarbonato hemático, índice de la reserva alcalina.

bicardiograma (de *bi-*, el gr. *kardía*, corazón, y *grámma*, inscripción). m. F., *bicardiogramme;* In., *bicarbonatemia*. Electrocardiograma que registra los fenómenos eléctricos combinados del corazón derecho e izquierdo.

bicaudal (de *bi-* y el lat. *cauda*, cola). adj. F., *bicaudé;* In., *bicaudal*. Que tiene dos colas o apéndices.

bicéfalo (de *bi-* y el gr. *kephalé*, cabeza). adj. F., *bicéphale;* In., *bicephalus*. Provisto de dos cabezas; dicéfalo.

bicelular (de *bi-* y el lat. *cellula*, dim. de *cella*, hueco). adj. In., *bicellular*. Formado de dos células o que tiene dos células.

bíceps (del lat. *biceps;* de *bi-*, dos y *caput*, cabeza). adj. F. e In., *biceps*. Que tiene dos cabezas. ‖ m. Músculo bíceps. V. MÚSCULOS (TABLA DE).

biceptor (de *bi-* y el lat. *capere*, coger). m. Que tiene dos enlaces receptores. Aplícase al que tiene dos grupos complementófilos.

Bichat (Agujero, bola, conducto de) (Marie François Xavier *Bichat*, anatomista y fisiólogo francés, 1711-1802). V. estos términos.

bicho (voz dialectal procedente del lat. vulg. *bestius*). m. Rectitis gangrenosa epidémica, frecuente en los negros de América del Sur, islas Fiji y otras del Pacífico, como complicación de la disentería. ‖ **-colorado.** Nombre común en la América del Sur del insecto *Microtrombidium molestissimum*.

bicigomático (de *bi-* y *cigoma*). adj. Relativo a los dos puntos más prominentes en ambos arcos cigomáticos.

biciliado (de *bi-* y el lat. *cillium*, caja). adj. F., *bicilié;* In., *bicilliate*. Que posee dos cilios, pestañas o flagelos.

bicipital (del lat. *biceps, -ipitis:* de *bis*, dos, y *caput*, cabeza). adj. F. e In., *bicipital*. Que tiene dos cabezas. ‖ Relativo al músculo bíceps.

Bickel (Síndrome de). V. SÍNDROME.

biclorado. adj. Compuesto que tiene dos átomos de cloro.

bicloruro. m. F., *bichlorure;* In., *bichloride*. Cloruro que contiene dos átomos de cloro.

bicóncavo (de *bi-* y el lat. *concavus*, cóncavo). adj. Que tiene dos superficies cóncavas.

biconvexo (de *bi-* y el lat. *convexus*, convexo). adj. Que tiene dos superficies convexas.

bicórneo o **bicornio** (del lat. *bicornis;* de *bis*, dos, y *cornu*, cuerno). adj. F., *bicorne;* In., *bicornous, bicornate*. Que tiene dos cuernos.

bicucullina. f. Agente que bloquea las acciones del ácido γ-aminobutírico (GABA).

bicúspide (de *bi-* y el lat. *cuspis, cuspidis*, punta). adj. F., *bicuspide;* In., *bicuspid*. Que tiene dos cúspides o puntas. ‖ m. Diente premolar.

bid (del lat. *bis in die*). Abreviatura que significa dos veces al día.

Bidder (Ganglio de) (Heinrich F. *Bidder*, anatomista alemán, 1810-1894). V. GANGLIO.

bidé (del fr. *bidet*, y éste del céltico *bid*, pequeño). m. Recipiente ovalado de porcelana, propio para inyecciones y lavados vaginales o vulvares.

bidentado (de *bi-* y el lat. *dentatus*, dentado). adj. Que tiene dos dientes; dentado por dos lados.

bidermoma (de *bi-* el gr. *dérma*, y el suf. *-oma*). m. Tumor teratoide que contiene dos capas germinativas.

bidestilado. adj. Que ha sido destilado dos veces.

biduoterciana. f. Terciana con recurrencias casi continuas.

bieco. m. BICHO.

Biederman (Signo de) (J. B. *Biederman*, médico norteamericano, n. en 1907). V. SIGNO.

Biedl (Síndrome de) (Arthur *Biedl*, médico austriaco, 1869-1933). V. SÍNDROME DE LAWRENCE-MOON-BIEDL.

bielectrólisis (de *bi-*, el gr. *élektron*, ámbar, y *lýsis*, disolución). f. Electrólisis de dos sustancias al mismo tiempo.

bielectrólisis. Electrólisis en la cual la descomposición se efectúa en ambos polos.

Bielschowsky (Coloración de) (Max *Bielschowsky*, neurólogo alemán, 1869-1940). V. COLORACIÓN (MÉTODOS DE). ‖ **-Jansky (Enfermedad de)** (Jan *Jansky*, médico checoslovaco, 1873-1921). V. ENFERMEDAD.

Bier (Anestesia, hiperemia de) (August *Bier*, cirujano de Berlín, 1861-1949). V. ANESTESIA, HIPEREMIA.

Biermer (Anemia o enfermedad, signo de) (Anton *Biermer*, médico alemán, 1827-1892). V. ANEMIA O ENFERMEDAD, SIGNO.

Biernacki (Signo de) (Edmund *Biernacki*, médico polaco de Lemberg, 1867-1912). V. SIGNO.

Biesiadecki (Fosa de) (Alfred von *Biesiadecki*, médico polaco, 1839-1888). V. FOSA.

Biett (Collar, enfermedad, solución de) (Laurent T. *Biett*, médico francés 1781-1840). V. estos términos.

bifacial (de *bi-* y el lat. *facies*, cara). adj. Que tiene dos caras o superficies.

bífido (del lat. *bifidus*, partido en dos). adj. A., *zweigeteilt;* F., *bifide;* In., *bifid;* It. y P., *bífido*. Hendido en dos partes.

Bifidobacterium. Género de bacterias bacilares grampositivas de la familia actinomicetáceas. Saprofitas del aparato digestivo del hombre y de los animales. La especie *B. bifidum* (antes *Lactobacillus bifidus*) se encuentra formando parte de la flora normal de los niños pequeños criados a pecho. Fermentan la glucosa, con producción de ácido acético y láctico.

bifilar (de *bi-* y el lat. *filum*, hilo). adj. Provisto de dos hilos o hebras.

bifocal (de *bi-* y el lat. *focus*, foco). adj. F., *bifocal;* In., *bifocal*. Que tiene dos focos. Se aplica principalmente a un tipo de lentes.

biforado (de *bi-* y el lat. *foratus*, p. p. de *forare*, horadar). adj. Que tiene dos agujeros o aberturas.

bifurcación (del lat. *bifurcatio, -onis*). f. A., *Gabelung;* F., *bifurcation;* In., *bifurcation;* It., *biforcazione;* P., *bifurcação*. División en dos ramas.

bigamia (de *bi-* y el gr. *gámos*, matrimonio). f. A., *Doppelehe;* F., *bigamie;* In., *bigamy;* It. y P., *bigamia*. Estado de un hombre casado con dos mujeres al mismo tiempo o de una mujer con dos maridos simultáneos.

bigaradio. m. Variedad de naranjo (*Citrus bigaradia*) de frutos globulosos de olor penetrante, corteza amarga y pulpa ácida, que suministra a la farmacia productos análogos a los del naranjo.

bigástrico. adj. DIGÁSTRICO.

Bigelovia (de *Bigelow*, médico y botánico norteamericano, 1787-1879). Género de plantas compuestas. La *B. veneta*, de la América del Norte, es una de las spp. que suministran la *damiana*.

Bigelow (Ligamento, litolapaxia, tabique de) (Henry J. *Bigelow*, cirujano norteamericano, 1818-1890). V. estos términos.

bigeminia o **bigeminismo** (de *bigémino*). f. y m. F., *bigéminisme;* In., *bigeminy*. Ocurrencia en pares; especialmente la de dos pulsaciones en sucesión rápida. V. PULSO BIGÉMINO.

bigémino o **bigeminoso** (del lat. *bigeminus*). adj. GEMELO. ‖ V. PULSO BIGÉMINO.

bilabio o **bilabo [bilabial]** (de *bi-* y el lat. *labium*, labio). m. F., *bilabe*. Instrumento para extraer pequeños cálculos y cuerpos extraños de la vejiga y la uretra.

bilateral (de *bi-* y el lat. *latus, lateris*, lado). adj. A., *zweiseitig;* F., *bilatéral;* In., *bilateral;* It., *bilaterale;* P., *bilateral*. Que tiene dos lados o relativo a ambos lados.

bilateralismo. m. Simetría bilateral.

Bilharzia (de Theodor M. *Bilharz*, médico alemán, 1825-1862). Género de trematodos establecido por Commold, cuyas especies se han traspasado al *Schistosoma*.

bilharziasis o **bilharziosis** (de *Bilharzia*). f. F., *bilharziose;* In., *bilharziasis*. Esquistosomiasis.
bili-. Prefijo latino que indica relación con la bilis.
biliación. f. Secreción de bilis.
biliar. adj. F., *biliaire*. In., *biliary*. Perteneciente o relativo a la bilis. ||-**(Ácidos)**. m. pl. Son compuestos derivados del colesterol; poseen un grupo carboxilo en su cadena lateral, el cual se halla conjugado, por medio de un enlace amida, con la glicina o la taurina. Entre los ácidos biliares más importantes cabe citar los ácidos cólico, desoxicólico, quenodesoxicólico, litocólico, etc.
bilicianina (de *bili-* y el gr. *kýanos*, azul). f. F., *bilicyanine;* In., *bilicyanin*. Pigmento azul derivado de la biliverdina. Sin.: Colecianina, coleverdina.
biliemia (de *bili-* y el gr. *haîma*, sangre). f. Presencia de pigmentos biliares en la sangre; colemia.
bilifacción. f. BILIFICACIÓN.
bilifecia (de *bili-* y el lat. *faex, faecis*, hez). f. Presencia de bilis en las heces.
bilifeica (de *bili-* y el gr. *phaiós*, pardo). adj. Dícese de una ictericia. V. ICTERICIA.
bilifeína (de *bili-* y el gr. *phaiós*, entreclaro, sombrío pardo). f. Bilirrubina impura; coloteína.
bilificación (de *bili-* y el lat. *facere*, hacer). f. F., *biligenèse, biligénie;* In., *bilifaction, bilification*. Formación o secreción de bilis.
biliflavina (de *bili-* y el lat. *flavus*, amarillo). f. F., *biliflavine;* In., *biliflavin*. Pigmento amarillo obtenido de la biliverdina.
bilifulvina (de *bili-* y el lat. *fulvus*, leonado). f. Bilifeína.
bilifuscina (de *bili-* y el lat. *fuscus*, oscuro). f. Pigmento de la bilis humana y de los cálculos biliares.
biligenia o **biligénesis** (de *bili-* y el gr. *gennân*, engendrar, producir). f. F., *biligénie;* In., *biligenesis*. Producción de bilis. BILIFICACIÓN.
biligulado (de *bi-* y el lat. *ligula*, lengüeta). adj. Que forma como dos lenguas o prolongaciones semejantes a lenguas.
bilina. f. F., *biline;* In., *bilin, biline*. Constituyente de la bilis, compuesto casi en su totalidad por las sales sódicas de los ácidos biliares normales.
bilinógeno. m. UROBILINÓGENO.
biliografía (de *bili-* y el gr. *gráphein*, describir). f. Estudio radiológico de las vías biliares tras la inyección intravenosa de un medio de contraste.
bilioséptico (de *bilis* y *sepsis*). adj. Caracterizado por la infección de las vías biliares.
biliosidad. f. Estado bilioso.
bilioso (del lat. *biliosus*). adj. F., *bilieux;* In., *bilious*. Caracterizado por bilis o por exceso de bilis. Se aplica principalmente a un estado morboso indefinido de indigestión, con malestar, estreñimiento, etc., atribuido a una secreción excesiva de bilis.
biliprasina. f. BILIFUSCINA.
bilipurpurina (de *bili-* y *púrpura*). f. Pigmento púrpura de la biliverdina.
bilirrubina (de *bili-* y el lat. *ruber*, rojo). f. A., *Bilirubin;* F., *bilirubine;* In., *Bilirubin*. It., *bilirubino;* P., *bilirrubina*. Pigmento biliar rojo que se halla en estado de bilirrubinato sódico en la bilis y en forma de bilirrubinato cálcico en la vesícula biliar. Puede hallarse en la orina y en los tejidos orgánicos, en la ictericia. Se forma por degradación de la hemoglobina de los glóbulos rojos por las células reticuloendoteliales.
bilirrubinemia (de *bilirrubina* y el gr. *haîma*, sangre). f. F., *bilirrubinémie;* In., *bilirrubinemia*. Presencia de bilirrubina en la sangre.
bilirrubinuria (de *bilirrubina* y el gr. *oûron*, orina). f. F., *bilirubinurie;* In., *bilirubinuria*. Presencia de bilirrubina en la orina.
bilis (del lat. *bilis*). f. A., *Galle;* F., *bile;* In., *bile;* It., *bile;* P., *bilis*. Sustancia líquida, viscosa, amarilloverdosa, de sabor amargo, reacción alcalina y densidad variable de 1.026 a 1.302. Contiene agua, taurocolato y glicolato sódicos, moco, colesterina, lecitina, grasas y varios pigmentos. Es secretada por el hígado y vertida en el intestino por las vías biliares. Contribuye a la acción del jugo pancreático; emulsiona las grasas y evita la putrefacción intestinal. Sin.: Hiel. ||-**A, B, C**. Bilis obtenida del colédoco, de la vesícula biliar y del conducto hepático, respectivamente. ||-**blanca**. Líquido incoloro que se halla a veces en la obstrucción de la vesícula biliar y que se cree debido a una hipersecreción mucosa de las vías biliares. ||-**bubula** o **bulbata**. Bilis de buey. ||-**cística**. Bilis retenida por algún tiempo en la vejiga biliar. ||-**cristalizada de Platner**. Taurocolato de sodio. Sustancia cristalina obtenida por la acción del éter sobre un extracto alcohólico de bilis.
biliuria (de *bili-* y el gr. *oûron*, orina). f. F., *biliurie;* In., *biliuria*. Presencia de bilis o de sales biliares en la orina.
biliverdina (de *bili-* y el lat. *viridis*, verde). f. F., *biliverdine;* In., *biliverdine*. Pigmento verde, formado por oxidación de la bilirrubina. Existe en los cálculos biliares y en la orina ictérica.
bilixantina. f. COLETELINA.
Billroth (Enfermedad, mixtura, operación, sutura de) (Theodor *Billroth*, cirujano austriaco, 1829-1894). V. estos términos.
bilobular o **bilobulado** (de *bi-* y el lat. *lobulus*, lóbulo). adj. F., *bilobulé;* In., *bilobular*. Que tiene dos lóbulos.
bilocular (de *bi-* y el lat. *loculus*, lugar). adj. Que tiene dos cavidades o compartimientos.
bimalar (de *bi-* y el lat. *mala*, mejilla). adj. Relativo a ambos pómulos.
bimanual (de *bi-* y el lat. *manus*, mano). adj. Practicado con ambas manos.
bimástico (de *bi-* y el gr. *mastós*, mama). adj. Que tiene dos mamas.
bimastoideo (de *bi-*, el gr. *mastós*, mama, y *eîdos*, aspecto). adj. F., *bimastoïdien;* In., *bimastoid*. Relativo a las dos apófisis mastoides.
bimaxilar (de *bi-* y el lat. *maxilla*, quijada). adj. Relativo a los dos maxilares.
binario (del lat. *binarius*, de *binus*, doble). adj. F., *binaire;* In., *binary*. Compuesto de dos elementos.
Binda (Signo de). V. SIGNO.
Binet o **Binet-Simon** (Prueba de) (Alfred *Binet*, psicólogo francés, 1857-1911). V. PRUEBA.
Bing (Prueba entótica de) (Albert *Bing*, otólogo alemán, 1844-1922). V. PRUEBA. ||-**Neel (Síndrome de)** (Axel von *Neel*, psiquiatra danés contemporáneo). V. SÍNDROME.
binocular (del lat. *binus*, doble, y *oculus*, ojo). adj. F., *binoculaire;* In., *binocular*. Relativo a los dos ojos o que se realiza con ambos ojos.
binóculo (del lat. *binus*, doble, y *oculus*, ojo). adj. F., *binocle;* In., *binocular*. Que sirve para ambos ojos; aplícase a un vendaje que ocluye los dos ojos. Ú.t.c.s.
binoftalmoscopio (del lat. *binus*, doble, y *oftalmoscopio*). m. F., *binophtalmoscope;* In., *binophthalmoscope*. Oftalmoscopio para el examen simultáneo de ambos fondos oculares.
binoscopio (del lat. *binus*, doble, y el gr. *skopeîn*, observar). m. F., *binoscope;* In., *binoscope*. Instrumento para facilitar la visión binocular en el estrabismo.
binótico (del lat. *binus*, doble, y el gr. *oús, otós*, oído). adj. F., *binauriculaire;* In., *binotic*. Relativo a ambos oídos; biauricular.
Binswanger (Demencia o enfermedad, dieta de) (Otto *Binswanger*, neurólogo alemán, 1852-1929). V. DIETA, ENFERMEDAD.
binucleado (de *bi-* y *núcleo*). adj. F., *binucléé;* In., *binuclear, binucleate*. Provisto de dos núcleos||. m. pl. Orden de protozoos flagelados que comprende los hermosporidios y tripanosomas.
binuclear. adj. BINUCLEADO.
binucleolado (de *bi-* y *nucleolo*). adj. F., *binucléolé;* In., *binucleate*. Que posee dos nucléolos.
Binz (Reacción de) (Karl *Binz*, farmacólogo A., 1832-1913). V. REACCIÓN.
bio-. Forma prefija (del gr. *bíos*) con la significación de vida.
bioblasto (de *bio-* y el gr. *blastós*, germen). m. F., *bioblaste;* In., *bioblast*. Reproductor de vida. Elemento

fundamental relacionado con la actividad celular, como las mitocondrias. *Sin.:* Organitos, organelas.

biocatalizador (de *bio-* y el gr. *katálysis,* disolución). m. F., *biocatalyseur;* In., *biocatalizer.* Grupo de sustancias orgánicas de importancia capital que no poseen propiedades energéticas ni plásticas, pero que son indispensables para la vida del organismo. Su misión es comparable a la de los catalizadores de la química inorgánica.

biocenosis (de *bio-* y el gr. *koinós,* común). f. F., *biocénose;* In., *biocenosis.* Comunidad de vida; relaciones de los diversos organismos que viven en comunidad.

biociclo (de *bio-* y el gr. *kýklos,* ciclo). m. F., *biocycle, cycle biologique;* In., *biocycle.* Repetición cíclica de ciertos fenómenos observada en los organismos vivos.

biocinética (de *bio-* y el gr. *kinetikós,* móvil). f. Ciencia que estudia los movimientos en el curso del desarrollo de los organismos.

biocitocultivo (de *bio-,* el gr. *kýtos,* cavidad, y el lat. *colere,* cultivar). m. Cultivo de células vivas.

biocitoneurología (de *bio-,* el gr. *kýtos,* cavidad, y de *neurología).* f. Estudio de las células nerviosas vivas.

bioclimatología (de *bio-,* el gr. *klíma, -atos,* clima, y *lógos,* tratado). f. A., *Bioklimatik;* F., *bioclimatologie;* In., *bioclimatology;* It., *bioclimatologia.* Estudio de las influencias climáticas sobre los seres vivos.

biocoloide. m. Coloide de origen vegetal o animal.

biodegradable (de *bio-* y el lat. *degaradatio, -onis,* degradación). adj. F., *biodégradable;* In., *biodegradable.* Dícese de las sustancias susceptibles de ser atacadas por los seres vivos, especialmente por microorganismos, convirtiéndose en otras sustancias de propiedades distintas y, generalmente, de menor peso molecular.

biodinámica (de *bio-* y el gr. *dýnamis,* fuerza). f. F., *biodynamique;* In., *byodinamics.* Dinámica de los seres vivos. ‖ Estudio científico de la naturaleza y determinantes de la conducta de todos los organismos vivos, incluyendo al hombre.

bioelemento (de *bio-* y el lat. *elementum).* m. F., *bioélément;* In., *bioelement.* Elemento que entra en la constitución de los seres vivientes.

bioenergética (de *bio-* y el gr. *energeîn,* obrar). f. F., *bioénergétique.* Rama de la bioquímica que estudia la utilización de la energía y las transformaciones energéticas realizadas por los seres vivientes.

bioenergía (de *bio-* y el gr. *érgon,* trabajo). f. F., *énergobiose;* In., *bionergy.* Fuerza o energía vital.

bioensayo (de *bio-* y el lat. *exagium,* peso). m. F., *essaie biologique;* In., *bioassay.* Determinación de los efectos fisiológicos de una sustancia por medio de su administración a un organismo.

bioespectroscopia. f. F., *biospectrométrie;* In., *biospectroscopia.* Espectroscopia de tejidos vivos.

bioestadística. f. F., *biostatistique;* In., *biostatistics.* Representación numérica de fenómenos vitales.

bioestimulina. f. Estimulina biógena.

biofagia (de *bio-* y el gr. *phageîn,* comer). f. Ingestión o absorción de materia viva.

biofilaxis (de *bio-* y el gr. *phýlax, -akos,* guardián). f. A., *Biophylaxie;* F., *biophylaxie;* In., *biophylaxy;* It., *biofilassi;* P., *biofilaxis.* Conjunto de mecanismos defensivos no específicos que pone en acción el organismo contra la invasión de noxas patógenas.

biofilia (de *bio-* y el gr. *philía,* amistad, afición). f. Amor a la vida; instinto de conservación individual.

biofísica. f. F., *biophysique;* In., *biophysics.* Física de los procesos vitales.

biofisiología (de *bio-,* el gr. *phýsis,* naturaleza, y *lógos,* tratado). f. Parte de la Biol., que comprende la organogenia, la morfología y la fisiología.

biofobia (de *bio-* y el gr. *phóbos,* temor). f. Término general para las fobias producidas por la convivencia con otras personas o animales.

bióforo (de *bio-* y el gr. *phorós,* que lleva). m. F., *biophore;* In., *biophore.* Portador de vida; biógeno y bioblasto, elemento molecular vital. En la teoría de Weismann, los bióforos se agregan en grupos llamados *determinantes,* invisibles aun con el microscopio; estos grupos se reúnen en otros llamados *idos,* que son los gránulos de cromatina visibles, los cuales, a su vez, se reúnen en grupos mayores, denominados *idantes,* y constituyen los cromosomas.

biofotómetro (de *bio-,* el gr. *phôs, photós,* luz, y *métron,* medida). m. A., *Biophotometer;* F., *biophotomètre;* In., *biophotometer;* It. y P., *biofotómetro.* Instrumento para medir la adaptación del ojo a la oscuridad en la determinación de la deficiencia en vitamina A.

biogénesis (de *bio-* y el gr. *génesis,* origen). f. A., *Biogenese;* F., *biogènese;* In., *biogenesis;* It., *biogenesi;* P., *biogênese.* Doctrina que establece que los seres vivos solamente proceden de seres vivos. ‖ Origen de la vida o de los organismos vivientes.

biogenia (de *biógeno).* f. Estudio del desarrollo de los seres vivientes; comprende la ontogenia y la filogenia.

biógeno (de *bio-* y el gr. *gennân,* engendrar, producir). adj. Originador o productor de vida.

biógrafo (de *bio-* y el gr. *gráphein,* describir). m. Instrumento para analizar y hacer visibles los movimientos de los animales, como, p. ej., el neumatógrafo.

biólisis (de *bio-* y el gr. *lýsis,* disolución). f. A., *Biolyse;* F., *biolyse;* In., *biolysis;* It., *biolisi;* P., *biólise.* Descomposición química de la materia orgánica por la acción de los organismos vivientes.

Biología (de *bio-* y el gr. *lógos,* tratado). f. A., *Biologie;* F., *biologie;* In., *biology;* It. y P., *biologia.* Ciencia de la vida en general; estudio de los seres vivos en sus relaciones entre sí y con el medio ambiente.

biológico. adj. Relativo a la Biol. .

biólogo (del gr. *bíos,* vida, y *lógos,* tratado). F., *biologiste;* In., *biologist.* Experto en Biol. .

bioluminiscencia (de *bio-* y el lat. *lumen, -inis,* luz). f. F., *bioluminescence;* In., *bioluminescence.* Quimioluminiscencia en las células vivas que produce una luz fría.

biomancia (de *bio-* y el gr. *manteía,* adivinación). f. Adivinación de la vida de una persona por ciertas señales de su cuerpo.

biomatemática (de *bio-* y el gr. *mathéma, -atos,* estudio). f. F., *biomathématique;* In., *biomathematics.* Aplicación de la ciencia matemática a los fenómenos vitales.

biomecánica (de *bio-* y *mecánica).* f. F., *biomécanique;* In., *biomechanics.* Aplicación de las leyes mecánicas a las estructuras vitales, especialmente al aparato locomotor.

biometría (de *bio-* y el gr. *métron,* medida). f. F., *biométrie.* Antropometría. ‖ Cálculo de la duración probable de la vida. ‖ Aplicación de los métodos estadísticos a los hechos biológicos.

biómetro (de *bio-* y el gr. *métron,* medida). m. F., *biomètre;* In., *biometer.* Aparato para medir cantidades extremadamente pequeñas de anhídrido carbónico desprendidas de los tejidos vivos en función.

biomicroscopia (de *bio-* y el gr. *mikrós,* pequeño, y *skopein,* observar). f. A., *Biomikroskopie;* F., *biomicroscopie;* In., *biomicroscopy;* It. y P., *biomicroscopia.* Examen microscópico de los tejidos vivos. ‖ Examen de la córnea con la lámpara de hendidura asociada con un microscopio corneal.

biomónada (de *bio-* y el gr. *monás, -ádos,* unidad). f. Gránulo protoplasmático.

biomorfosis. f. Dinámica de los fenómenos vitales.

biomutación (de *bio-* y el lat. *mutatio, -onis,* cambio). f. Mutación espontánea o inducida que conduce a modificaciones genéticas en individuo uni o pluricelular. ‖ Adquisición de características diferentes por un microorganismo cuando es inyectado en un cuerpo animal.

bion (del gr. *bíos,* vida). m. Organismo vivo individual; ser vivo.

Biondi (Colorante de) (Adolf *Biondi,* patólogo italiano, 1846-1917). V. Colorante. ‖ **-Heidenhain (Colorante de).** V. Colorante.

bionecrosis. f. Necrobiosis.
biónica. f. F., *bionique;* In., *bionics*. Ciencia que estudia las funciones y fenómenos característicos del mundo viviente y las aplicaciones de estos conocimientos a la mecánica.
bionomía, binómica (de *bio-* y el gr. *nómos,* ley). f. F., *bionomie;* In., *bionomy*. Estudio de las leyes generales de la vida orgánica. || Estudio de las relaciones de los seres vivos con el medio que los rodea; ecología.
bionosis (de *bio-* y el gr. *nósos,* enfermedad). f. A., *Bionose;* F. y P., *bionose;* In., *bionosis;* It., *bionosi*. Enfermedad producida por agentes vivos, como bacterias o parásitos.
bioplasia (de *bio-* y el gr. *plássein,* formar). f. Acumulación de energía alimentaria en formas de desarrollo.
bioplasma (de *bio-* y el gr. *plásma,* formación). m. F., *bioplasme;* In., *bioplasm*. Protoplasma. || Parte más esencial o vital del protoplasma, en oposición a *paraplasma*.
bioplástico. adj. Dícese de la propiedad que poseen las células vivas de reparar las pérdidas sufridas.
bioplastina. f. Lecitina.
bioplasto (de *bio-* y el gr. *plastós,* modelado). m. F., *bioplaste;* In., *bioplast*. Bióforo, micela.
biopsia (de *bio-* y el gr. *ópsis,* visión). f. A., *Biopsie;* F., *biopsie;* In., *biopsy;* It. y P., *biopsia*. Extracción y examen, ordinariamente microscópico, de tejidos u otras materias procedentes del organismo vivo, con fines diagnósticos. ||. Examen el organismo vivo, en oposición a *necropsia* ||-**endoscópica.** La efectuada en el curso de una endoscopia, con extracción de una muestra para examen histológico. ||-**esternal.** Punción esternal. ||-**extemporánea.** Biopsia peroperatoria. ||-**peroperatoria.** La efectuada en el curso de una intervención quirúrgica, en la que el cirujano aguarda el dictamen del histopatólogo para proceder en consecuencia. ||-**por aspiración.** Biopsia de material obtenido por aspiración a través de una aguja; biopsia por punción. ||-**por raspado.** Estudio de las células descamadas tras raspar una región corporal. ||-**quirúrgica.** Extracción operatoria de un fragmento hístico, un nódulo o un ganglio linfático, para biopsia postoperatoria. ||-**superficial.** Examen microscópico de células obtenidas por legrado de la superficie de lesiones sospechosas, en particular en el cuello uterino.
biopsicología. f. Psicobiología.
bioquímica (de *bio-* y *chymiké,* f. de *chymikós,* de *chymós,* jugo). f. A., *Biochemie;* F., *biochimie;* In., *biochemistry;* It., *biochimica;* P., *bioquímica*. Química de los seres vivos y de los procesos vitales; química biológica.
biorbitario (de *bi-* y *órbita*). adj. Relativo a ambas órbitas.
biórgano (de *bi-* y *órgano*). m. Órgano fisiológico distinto del órgano morfológico o *idórgano*.
bios (del gr. *bíos,* vida). m. F. e In., *bios*. Miembro de un grupo de factores de crecimiento para organismos unicelulares. Se encuentran en las levaduras, hojas, salvados, etc.|| -**I.** Mesoinositol.|| -**II.** Biotina.
biosa. f. F., *diholoside, biose*. In., *biose*. Azúcar que contiene dos átomos de carbono; disacárido.
bioscopia (de *bio-* y el gr. *skopeîn,* observar). f. A., *Bioskopie;* F., *bioscopie;* In., *bioscopy;* It. y P., *bioscopia*. Examen en vida. || Examen del cuerpo para demostrar la existencia de la vida. || Examen del feto muerto para comprobar su grado de viabilidad en el acto del nacimiento.
biosfera (de *bio-* y *esfera*). f. F., *biosphère;* In., *biosphere*. Parte del globo terráqueo ocupada por los seres vivos. || Conjunto que forman los seres vivos y el medio en que se desarrollan.
biosis. f. F., *biosis*. In., *biosis*. Vitalidad o vida.
biósmosis (de *bio-* y *ósmosis*). f. Ósmosis que se efectúa a través de membranas vivas.
biosofía (de *bio-* y el gr. *sophía,* sabiduría). f. Ciencia de la vida; fisiología.
biostática (de *bio-* y el gr. *statikós,* estático). f. A., *Biostatik;* F., *biostatique;* In., *biostatics;* It., *biostatica;* P., *biostática*. Biología estática; ciencia de la estructura de los organismos en relación con sus funciones.
Biot (Respiración de) (Camille *Biot,* médico francés, n. 1878). V. Respiración. ||-**Savat (Síndrome de)** (Jean Baptiste *Biot,* físico francés, 1774-1862; Félix *Savart,* físico francés, 1791-1841). V. Síndrome.
biota (del gr. *bíos,* vida). f. F., *biota;* In., *biota*. Conjunto de seres vivos de una región; combinación de fauna y flora.
biotaxia (de *bio-* y el gr. *táxis,* orden). f. F., *biotaxie;* In., *biotaxis*. Propiedades de selección y disposición de las células vivas. || Clasificación sistemática de los organismos vivientes. Taxonomía.
bioterapia (de *bio-* y el gr. *therapeía,* tratamiento). f. Método terapéutico por los cultivos vivos (bacterioterapia) o por productos orgánicos (bilis, jugo gástrico, etc.).
biótica. f. F., *biologie;* In., *biotics*. Suma de nociones relativas a las funciones y cualidades peculiares de los seres vivos.
biótico. adj. F., *biotique;* In., *biotic*. Relativo a la vida o a la materia viva.|| Binótico o biauricular.
biotina. f. F., *biotine;* In., *biotin*. Compuesto cristalino incoloro, $C_{10}H_{16}O_3N_2S$, idéntico a la vitamina H, miembro el más potente y ubicuo del complejo vitamínico B, que existe necesariamente en todas las formas de vida. Su acción es inutilizada por la avidina de la clara de huevo.
biotipo (de *bio-* y *tipo*). m. A., *Biotypus;* F. e In., *biotype;* It., *biotipo;* P., *biótipo*. Grupo de individuos que poseen el mismo genotipo o constitución hereditaria fundamental.
biotipología (de *biotipo* y el gr. *lógos,* tratado). f. F., *biotypologie;* In., *biotypology*. Estudio científico de los tipos antropológicos y de sus diferencias constitucionales y hereditarias.
biotomía (de *bio-* y el gr. *tomé,* sección). f. Anatomía de los seres vivos; vivisección.
biotoxina (de *bio-* y *toxina*). f. F., *toxine provenant de tissus vivants;* In., *biotoxin*. Toxina derivada de los tejidos del organismo.
biotripsia (de *bio-* y el gr. *trîpsis,* frote). f. Desgaste de la piel, observado algunas veces en los ancianos.
biotropismo (de *bio-* y el gr. *tropé,* vuelta). m. Exaltación de la virulencia de los microorganismos o reducción de la resistencia orgánica frente a gérmenes saprofitos. || Respuesta que orienta hacia la dirección del estímulo a una célula o grupo de ellas.
biovular (de *bi-* y *óvulo*). adj. F., *biovulaire;* In., *binovular*. Derivado de dos óvulos distintos; que tiene dos óvulos.
bípara (de *bi-* y el lat. *parere,* parir). adj. s. F., *bipare;* In., *biparous*. Mujer que ha parido dos veces.
biparietal. adj. F., *bipariétal;* In., *biparietal*. Relativo a las dos eminencias parietales.
bipartido (del lat. *bipartitus*). adj. Que tiene dos partes o divisiones.
bipectíneo. adj. Bipenniforme.
bipedestación. f. V. Estación bípeda.
bípedo (del lat. *bipedus*). adj. y s. F., *bipède;* In., *biped*. Que tiene dos pies.
bipennado o **bipenniforme** (de *bi-* y el lat. *penna,* pluma, y, en el segundo caso, del lat. *forma*). adj. F., *bipenniforme*. Dícese de los músculos cuyas fibras se hallan a cada lado de un tendón dispuestas como las barbas de una pluma.
biperidina. f. F., *bipéridène;* In., *biperiden*. Anticolinérgico sintético empleado en el tratamiento de los trastornos parkinsonianos.
bipolar (de *bi-* y *polo*). adj. A., *zweipolig;* F., *bipolaire;* In. y P., *bipolar;* It., *bipolare*. Que tiene dos polos. || Relativo a ambos polos. || Dícese de la célula nerviosa con dos prolongaciones.
bipubiotomía. f. Isquiopubiotomía.
Birch-Hirschfeld (Coloración de) (Felix Victor *Birch-Hirschfeld,* patólogo alemán, 1842-1899). V. Coloración (métodos de).
Bircher (Operación de) (Heinrich *Bircher,* cirujano suizo, 1850-1923). V. Operación.

Bird (Fórmula, tratamiento de) (Golding *Bird*, médico inglés, 1814-1854). V. Fórmula, tratamiento. ‖ **-(Enfermedad, signo de)** (Samuel Dugan *Bird*, médico australiano, 1832-1904). V. Signo.
Birkett (Hernia de) (John *Birkett*, cirujano inglés, 1815-1904). V. Hernia.
Birkhaug (Prueba, toxina de) (Konrad E. *Birkhaug*, bacteriólogo noruego, n. en 1892). V. Prueba, toxina.
birramoso (de *bi-* y el lat. *ramus,* ramo). adj. F., *biraméal;* In., *biramous.* Que consta de dos ramas o las posee.
birrefringente. adj. Doble refringente.
birrinia (de *bi-* y el gr. *rhís, rhinós,* nariz). f. Nariz doble.
bis-. Prefijo latino que indica *dos* o *dos veces.*
bisacodilo. m. F., *bisacodyl;* In., *bisacodyl.* Derivado del difenilmetano que se emplea como catártico.
bisacromial. adj. Biacromial.
bisalbuminemia (de *bis-, albúmina,* y el gr. *haîma, sangre*). f. F., *bisalbuminémie;* In., *bisalbuminemia.* Presencia de dos fracciones de albúmina en el plasma, demostrable en la electroforesis. No es causa de enfermedad.
Bischoff (Corona de) (G. von *Bischoff,* anatomista alemán, 1807-1882). V. Corona. ‖**-(Operación de)** (Johann Jacob *Bischoff,* ginecólogo alemán, 1841-1913). V. Operación. ‖**-(Reacción de)** (Carl Adam *Bischoff,* químico alemán, 1855-1908). V. Reacción.
bisección (de *bi-* y el lat. *sectio, -onis,* corte). f. División en dos partes.
bisexual (de *bi-* y el lat. *sexus,* sexo). adj. F., *bisexuel, bisexué;* In., *bisexual.* Provisto de ambos sexos; hermafrodita.‖ Relativo a los dos sexos.‖ Que se siente sexualmente atraído por ambos sexos.
bisexualidad. f. A., *Zwitterhaftigkeit;* F., *bisexualité;* In., *bisexuality;* It., *bisessualità;* P., *bissexualidade.* Afición sexual a ambos sexos.‖ Presencia de las cualidades de ambos sexos en el mismo individuo.‖ En psicoanálisis se considera que el ser humano se constituye con tendencias masculinas y femeninas. Este par antitético sufre diversas modificaciones durante el desarrollo del individuo y culmina con la hegemonía o prevalencia de uno y la represión del otro.
bishidroxicumarina. f. F., *bishydroxycoumarine;* dicoumarol. V. Dicumarol.
bisilíaco (de *bis-* y el lat. n. pl. *ilia,* ijada). adj. Relativo a los puntos más lejanos entre sí de las crestas ilíacas.
bisinosis (del gr. *býssos,* lino finísimo de la India, y el suf. *-osis*). f. A., *Baumwollunge;* F., *byssinose;* In., *byssinosis;* It., *bissinosi;* P., *bissinose.* Forma de neumoconiosis debida a la inhalación de polvillo de algodón.
Biskra (Botón o clavo de). Furúnculo oriental.
Bismarck (Pardo de). V. Pardo.
bismutismo. m. F., *bismuthisme;* In., *bismuthosis.* Intoxicación por el bismuto.
bismuto (del al. *wismuth*). m. A., *Wismut;* F. e In., *bismuth;* It. y P., *bismuto.* Metal de color blanco plateado, símbolo Bi; en estado metálico no tiene aplicaciones terapéuticas, pero sus sales han sido muy usadas en medicina, especialmente en las afecciones inflamatorias del estómago e intestinos, como antisifilíticas y en las amigdalitis. Debido al empleo de antibióticos, muchas de sus indicaciones terapéuticas han caído en desuso. ‖ **-(Albuminato de)**. Polvo insoluble, blanco grisáceo, empleado en los calambres intestinales y gástricos. ‖ **(Benzoato de)**. Polvo blanquecino insípido; antiséptico interno y externo. ‖ **-(Carbonato de)**. Polvo blanco o amarillento, amorfo, insoluble en el agua; antiácido. ‖ **-(Citrato de)**. Polvo amorfo blanco, empleado en la preparación de otros compuestos de bismuto. ‖ **-(Ditiosalicilato de)**. Tioformo. ‖ **-(Fenato de)**. Polvo gris blanquecino; usado como antiséptico intestinal, y al exterior en sustitución del yodoformo. ‖ **-(Flores de)**. Trióxido de bismuto. ‖ **-(Fosfato de)**. $Bi_3(PO_4)_2$, polvo blanco; usado como antiséptico y astringente intestinal. ‖ **-(Ionoide de)**. Suspensión acuosa de bismuto coloidal; antisifilítico en inyecciones intravenosas. ‖ **-(Loretinato de)**. Combinación de bismuto y loretina, astringente y antiséptica, usada al exterior en las heridas y enfermedades de la piel, y al interior en determinadas diarreas. ‖ **-(Naftolato de)**. Orfol. ‖ **-(Nitrato de)**. Astringente en la diarrea de la tuberculosis. ‖ **-(Pirogalato de)**. Polvo amarillo, empleado como antiséptico interno y externo. Llamado también *helcosol*. ‖ **-(Salicilato de)**. Polvo insoluble, insípido, blanco, que se emplea al interior y al exterior como astringente y antifermento. ‖ **-(Subcarbonato de)**. Polvo blanco amarillento, que se emplea como el subnitrato. ‖ **-(Subgalato de)**. Dermatol. ‖ **-(Subnitrato de)**. Polvo blanco insoluble, empleado principalmente en los desórdenes gastrointestinales. ‖ **-(Tribromofenato de)**. Xeroformo. ‖ **-(Trióxido de)**. Óxido de bismuto, Bi_2O_3. ‖ **-(Valerianato de)**. Polvo insoluble; útil en la gastrodinia y neuralgias. ‖ **-y cerio (Salicilato de)**. Polvo rosado insoluble; usado en las enteritis, diarrea, etc. ‖ **-y sodio (Tartrato de)**. Se usó como antisifilítico en inyecciones intramusculares.
bismutomanía (de *bismuto* y el gr. *manía,* locura). f. Hábito morboso de ingerir grandes dosis de subnitrato de bismuto que adquieren algunos enfermos de las vías digestivas.
bismutosis. f. Bismutismo.
bismutoterapia (de *bismuto* y el gr. *therapeía,* tratamiento). f. Empleo terapéutico de las sales de bismuto.
bisojo. adj. y s. Bizco.
bisoptisis o **bisotisis** (del gr. *býssos,* algodón, y de *tisis*). f. Tisis o consunción debida a la inhalación de polvo o filamentos de lino o algodón.
bistorta (de *bis-* y el lat. *tortus,* torcido). f. Planta poligonácea (*Polygonum bistorta*), cuya raíz es astringente suave y antihemorrágica.
bisturí (del fr. *bistouri,* der. de *bistorie,* puñal, s. XV, a su vez corrup. de *Pistoia,* villa It.). m. A., *chirurgisches Messer, Skalpell;* F., *bistouri;* In., *surgical knife, bistoury;* It. y P., *bisturi.* Instrumento quirúrgico de corte o disición, generalmente largo y estrecho, recto o curvo. El bisturí propiamente dicho tiene la hoja articulada con el mango, compuesto de dos cachas, entre las cuales se oculta aquélla cuando el instrumento está cerrado. El bisturí de una sola pieza, sin articulación, se denomina también *escalpelo.* ‖ **-abotonado.** Bisturí con un botón olivar o romo en la punta. ‖ **-de hojas intercambiables.** El compuesto de un mango unido a un soporte para fijar la hoja de corte, la cual una vez perdido el filo puede cambiarse. ‖ **-eléctrico.** Electrodo romo o puntiforme, conectado a un generador de corriente de alta frecuencia con el que se obtienen corte, coagulación y hemostasia.
bisturnaje (del F. *bistournage*). m. Castración en los animales por torsión de los cordones espermáticos sin abertura de las bolsas.
bisulfato. m. Sulfato ácido.
bitemporal (de *bi-* y *temporal*). adj. F., *bitemporal.;* In., *bitemporal.* Relativo a las dos sienes o a los dos huesos temporales.
bitonal (de *bi-* y *tono*). adj. De dos tonos; diplofónico.
Bitot (Manchas, síndrome de) (Pierre *Bitot,* médico francés, 1822-1888). V. Mancha, síndrome.
bitrocantéreo. adj. F., *bitrochantérien;* In., *bitrochanteric.* Relativo a ambos trocánteres.
bitrópico (de *bi-* y el gr. *tropé,* vuelta). adj. Que tiene afinidad por dos tejidos u organismos.
bitter (*amargo,* en alemán e inglés). m. F., *bitter;* In., *bitters.* Nombre de varias bebidas alcohólicas, usadas como tónicas y aperitivas. ‖ **-de Stoughton.** Tintura compuesta de ajenjo. ‖ **-sueco.** Tintura compuesta de áloe.
Bittorf (Signo de) (Alexander *Bittorf,* médico alemán, 1876-1949). V. Signo.
bituminosis (del lat. *bitumen, -inis,* betún, y el suf. *-osis*). f. A., *Bituminosis;* F., *bituminose;* In., *bituminosis;* It., *bituminosi.* Variedad de neumoconiosis debida a la inhalación de polvos bituminosos.

biuret (Reacción del) (de *bi-* y *urea*). V. REACCIÓN DEL BIURET.
bivalencia (de *bi-* y el lat. *valere*, valer). f. F., *bivalence;* In., *bivalence*. Valencia química doble de la del átomo de hidrógeno. || AMBIVALENCIA.
bivalvo (de *bi-* y *valva*). adj. F., *bivalve;* In., *bivalve*. Que tiene dos valvas o válvulas.
biventral (de *bi-*y el lat. *venter, vientre*). adj. Que tiene dos vientres; digástrico.
bivitelino (de *bi-* y el lat. *vitellum*, yema de huevo). adj. F., *bivitellin;* In., *bivitelline*. Huevo con dos núcleos.
bixina (de *Bixa*, género de plantas). f. F., *bixine*. In., *bixin*. Colorante rojo del achiote o la *Bixa orellana*, planta de la América del Sur.
biyoduro. m. Yoduro que tiene dos átomos de yodo en cada molécula.
bizco (del lat. *versicus*, de *versus*, vuelto). adj. y s. A., *schielend;* F., *louche;* In., *cross-eyed;* It., *guercio;* P., *zarolho*. Bisojo; persona afecta de estrabismo.
bizcocho (de *bi-* y el lat. *coctus*, cocido). m. A., *Zwieback;* F. e In., *biscuit;* It., *biscotto;* P., *biscoito*. Pan cocido dos veces; galleta. ||**-de porcelana.** Filtro empleado para clarificar y aun esterilizar hasta cierto punto el agua potable, constituido por porcelana después de la primera cochura y antes de barnizar o esmaltar.
biznaga. f. Planta umbelífera parecida a la zanahoria *Amni visnagra*, de la que se extrae el *khellin*.
Bizzozero (Corpúsculos de) (Giulio *Bizzozero*, médico italiano, 1846-1901). V. PLAQUETA.
Bjerrum (Signo de) (J. *Bjerrum*, oftalmólogo danés, 1827-1892). V. SIGNO.
Björk (Método de). V. MÉTODO. ||**-(Síndrome de).** V. SÍNDROME.
Black (Fórmula de) (Douglas A. *Black*, médico escocés n. en 1909). V. FÓRMULA.
Blackfan-Diamond (Enfermedad de). V. ENFERMEDAD.
blackwater (Fiebre). FIEBRE HEMOGLOBINÚRICA.
Blagden (Ley de) (Charles *Blagden*, cirujano inglés, 1748-1820). V. LEY.
Blainville (Oreja de) (Henri M. Ducrotay de *Blainville*, zoólogo francés, 1778-1850). V. OREJA.
Blake (Disco de) (Clarence J. *Blake*, otólogo de Boston, 1843-1919). V. DISCO.
Blalock (Operación de). V. OPERACIÓN. ||**-Taussig (Operación de).** V. OPERACIÓN.
Blanchard (Tratamiento de) (Wallace *Blanchard*, cirujano de Chicago, 1857-1922). V. TRATAMIENTO.
Blanchet (Síndrome de). V. SÍNDROME.
blanco (del ant. alto al. *blanch*). adj. y s. A., *Weiss;* F., *blanc;* In., *white;* It., *bianco;* P., *branco*. De color resultante de la reunión de los siete del espectro. Ú.t.c.s. || Individuo perteneciente a la especie caucásica. ||**-de afeite.** Subnitrato de bismuto. ||**-de ballena.** ESPERMA DE BALLENA. ||**-de España.** Carbonato de cal. ||**-de perla.** Tricloruro de bismuto. ||**-de plata o de plomo.** CERUSA. ||**-del ojo.** ESCLERÓTICA.
Bland-White-Garland (Síndrome de). V. SÍNDROME.
Blandin (Glándula de) (Philippe F. *Blandin*, cirujano francés, 1798-1849). V. GLÁNDULA.
blando (del lat. *blandus*). adj. A., *Weich;* F., *mou;* In., *soft;* It., *molle;* P., *brando*. Dícese de un cuerpo cuyas partes ceden fácilmente a la presión. || Dícese del tubo radiógeno poco resistente al paso de la corriente. ||**-(Rayos).** En radiología, rayos poco penetrantes de mayor longitud de onda que los duros.
Blasius (Conducto de) (Ernst *Blasius*, cirujano alemán, 1802-1857). V. CONDUCTO.
Blaskovicz (Operación de) (Lazlo *Blaskovicz*, oftalmólogo húngaro, 1869-1938). V. OPERACIÓN.
blastema (del gr. *blástema*, germen, retoño). m. A., *Keimstoff;* F., *blastéme;* In., It. y P., *blastema*. Sustancia germinativa rudimentaria, de la cual derivan las células, tejidos y órganos; tejido embrionario. PROTOPLASMA. || Grupo de células que pueden dar origen a un nuevo individuo, en la reproducción asexual, o a un órgano o parte de éste, en la regeneración.

blástida (del gr. *blastós*, semilla). f. Primer indicio de organización en el núcleo del óvulo fecundado.
blastina. f. F., *blastine;* In., *blastin*. Sustancia estimulante de la proliferación y nutrición celular.
blasto-. Forma prefija (del gr. *blastós*), con la significación de germen.
blastocele (de *blasto-* y el gr. *koîlos*, hueco). m. A., *Blastozöl;* F., *blastocèle;* In., *blastocoele;* It., *blastocele;* P., *blastocélio*. Cavidad de la blástula.
blastocisto. f. BLÁSTULA.
blastocito (de *blasto-* y el gr. *kýtos*, cavidad, célula). m. A., *Blastozyt;* F. e In., *blastocyte;* It., *blastocita;* P., *blastócito*. Célula embrionaria que todavía no se ha diferenciado.
blastocitoma (de *blastocito* y el suf. *-oma*, indicando tumor). m. A., *Blastom;* F., *blastome;* In., *biastocytoma;* It. y P., *blastocitoma*. Tumor compuesto de tejido no diferenciado.
Blastocytis. Género de hongos de clarificación incierta, no patógeno. ||**-hominis.** Especie que presenta un aspecto globuloso o quístico, que se encuentra frecuentemente en las deposiciones de los que han vivido en los países tropicales.
blastodermo (de *blasto-* y el gr. *dérma*, piel). m. A., *Blastoderm;* F. y P. *blastoderme;* In., *blastoderm;* It., *blastodermalsoe*. Primitivo acumulamiento celular del embrión. Las células o blastómeros se disponen en estratos (*ectodermo, mesodermo* y *endodermo*, o *epiblasto, mesoblasto* y *endoblasto*) alrededor de una cavidad (*vesícula blastodérmica* o *blástula*). Membrana germinativa. ||**-bilaminar, trilaminar.** Períodos de desarrollo en los cuales el embrión está representado por las dos o tres hojas primitivas, respectivamente. ||**-embrionario, extraembrionario.** Partes que forman el embrión propiamente dicho y los anexos embrionarios, respectivamente.
blastodisco (de *blasto-* y el gr. *dískos*, disco). m. Disco o masa que cubre el polo animal del huevo.
blastófilo (de *blasto-* y el gr. *phýllon*, hoja). m. Capa u hoja embrionaria primaria (ectodermo, endodermo).
blastóforo (de *blasto-* y el gr. *phorós*, que lleva). m. F., *blastophore;* In., *blastophore*. Porción de espermatoblasto que no se convierte en espermatozoide.
blastoftoria (de *blasto-* y el gr. *phthorá*, corrupción). f. Degeneración o alteración de las células germinales.
blastogénesis o **blastogenia** (de *blasto-* y el gr. *gennán*, producir, engendrar). f. F., *blastogenèse;* In., *blastogenesis*. Reproducción por gemación. || Desarrollo germinal de un organismo o especie. || Transmisión de los caracteres hereditarios por el plasma germinativo.
blastólisis (de *blasto-* y el gr. *lýsis*, disolución). f. F., *blastolyse;* In., *blastolysis*. Disolución o destrucción de la materia germinativa.
blastoma (de *blasto-* y el suf. *-oma*). m. A., *Blastom;* F., *blastome;* It. y P., *blastoma*. Tumor o neoplasia verdadera; más especialmente neoformación atípica con elementos no bien diferenciados, de degeneración rápida; blastocitoma. ||**-autóctono.** Tumor que se origina en un cuerpo por la proliferación de las células pertenecientes a éste. ||**-heteróctono, teratógeno.** Tumor formado de un orden de células no procedentes de los tejidos del huésped, sino de los tejidos de otro individuo incluido en el huésped.
blastomatoide (de *blastoma* y el gr. *eîdos*, aspecto). adj. Semejante al blastoma.
blastomatosis. f. Formación de blastomas; formación tumoral.
blastómero (de *blasto-* y el gr. *méros*, parte). m. A., *Furchungszelle;* F., *blastomère;* In., *blastomere;* It., *blastomero;* P., *blastómero*. Cualquiera de las células formadas por segmentación del óvulo fecundado.
blastomicetos. m. pl. Clase de hongos de la subdivisión *Deuteromycotina*. Comprende la familia criptocócaceas, de gran interés en patología.
blastomicosis. f. A., *Blastomykose;* F., *blastomycose;* In., *blastomycosis;* It., *blastomicosi;* P., *blastomicose*. Enfermedad granulomatosa causada por hongos del género *Blastomyces*. ||**-brasileña.** V. PARACOCCIDIOI-

DOMICOSIS. ‖**-europea.** V. CRIPTOCOCOSIS. ‖**-norteamericana.** Enfermedad causada por *B. dermatiditis. Sin.*: Enfermedad de Gilchrist.

Blastomyces (de *blasto-* y el gr. *mýkes*, hongo). Género de hongos dimórficos (distinta morfología según las condiciones de crecimiento). V. PARACOCCIDIOIDES. ‖**-brasiliensis.** V. PARACOCCIDIOIDES BRASILIENSIS. ‖**-coccidioides.** V. COCCIDIOIDOMICOSIS. ‖**-dermatiditis.** Agente causal de la blastomicosis norteamericana o enfermedad de Gilchrist.

blastoneuroporo (de *blasto-*, el gr. *neûron*, nervio, y *póros*, poro, paso). m. F., *blastoneuropore;* In., *blastoneuropore.* En ciertos embriones, abertura transitoria formada por la coalescencia del blastoporo y el neuroporo.

blastopatía (de *blasto-* y el gr. *páthe*, enfermedad). f. Alteración o malformación producida en el período de blástula.

blastoporo (de *blasto-* y el gr. *póros*, poro, paso). m. A., *Urmund;* F., *blastopore;* In., *blastopore;* It., *blastoporo;* P., *blastóporo.* Abertura que comunica el arquenteron de la gástrula con el exterior. Ano de Rusconi, protostoma.

blastoquilo (de *blasto-*, y el gr. *chylós*, jugo). m. F., *blastochyle;* In., *blastochyle.* Líquido contenido en el blastocele.

blastosfera. f. BLÁSTULA.

blastotoxia (de *blasto-* y el lat. *toxicum*, veneno). f. Impregnación tóxica de las células germinativas.

blástula (dim. del gr. *blastós*, germen). f. A., *Keimblase;* F., In. e It., *blastula;* P., *blástula.* Período del desarrollo embrionario consecutivo a la segmentación del huevo, cuando las blastómeras se han constituido en blastodermo y forman una masa esférica que rodea una cavidad central. Blastocisto, blastosfera, vesícula germinativa o blastodérmica, mórula vesicular.

blastulación. f. F. e In., *blastulation.* Formación de la blástula.

blastular. adj. Relativo a la blástula.

Blatta. Género de insectos (corredera, cucaracha), que secos y pulverizados se han empleado en algunos países como diuréticos; contienen ácido blático y antihidropina, sustancias ambas diuréticas.

Blaud (Píldoras de) (Pierre *Blaud*, médico francés, 1774-1858). V. PÍLDORAS.

blavo. adj. Azul.

blefaradenitis (de *blefaro-*, el gr. *adén*, glándula, y el suf. *-itis*). f. A., *Blepharadenitis;* F., *bléphar-adénite;* In., *blepharadenitis;* It., *blefaroadenite;* P., *blefaradenite.* Inflamación de las glándulas de Meibomio; blefaritis ciliar.

blefaredema (de *blefaro-* y *edema*). m. F., *blépharoedèma;* In., *blapharedema.* Edema de los párpados.

blefarelosis (de *blefaro-* y el gr. *eilein*, arrollar). f. ENTROPIÓN.

blefárides. f. pl. Pestañas.

blefarismo. m. F., *blépharisme;* In., *blepharism.* Espasmo de los párpados; guiño continuo.

blefaritis (de *blefaro-* y el suf. *-itis*). f. A., *Blepharitis;* F., *blépharite;* In., *blepharitis;* It. y P., *blefarite.* Inflamación de los párpados. ‖**-angular.** La ulcerosa que afecta el canto interno y bloquea el punto lagrimal. ÊÊ-ciliar. Inflamación crónica de los folículos pilosos y glándulas sebáceas de los bordes palpebrales. ‖**-escamosa.** Blefaritis ciliar, en la cual se forman escamas en los bordes palpebrales. ‖**-marginal.** Blefaritis ciliar. ÊÊ-ulcerosa. Forma ulcerosa de la blefaritis marginal o ciliar.

blefaro-. Forma prefija (del gr. *blépharon*), con la significación de párpado.

blefaroacalasia (de *blefaro-* y el gr. *chálasis*, relación). f. A., *Blepharochalasis;* F., *blépharochalasis;* In., *blepharochalasis;* It., *blefarocalasis;* P., *blefarocalasia.* Relajación de la piel del párpado, debida a la atrofia del tejido subcutáneo. Dermatólisis palpebral.

blefaroadenitis. f. BLEFARADENITIS.

blefaroadenoma. m. F., *adénome de la paupière;* In., *blepharoadenoma.* Adenoma del párpado.

blefaroateroma. m. F., *blépharoathérome;* In., *blepharoatheroma.* Tumor enquistado o quiste sebáceo del párpado.

blefarociliar (de *blefaro-* y el lat. *cilium*, ceja). adj. Relativo a las pestañas o a la región palpebral donde están implantadas.

blefaroclesis (de *blefaro-* y el gr. *kleîsis*, cierre). f. Oclusión anormal de los párpados.

blefaroclono (de *blefaro-* y el gr. *klónos*, agitación). m. F., *blépharoclonus;* In., *blepharoclonus.* Espasmo clónico del músculo orbicular de los párpados.

blefaroconjuntivitis (de *blefaro-*, *conjuntiva* y el suf. *-itis*). f. F., *blépharo-conjonctivite;* In., *blepharoconjunctivitis.* Inflamación de los párpados y conjuntiva; conjuntivitis palpebral.

blefarocromidrosis (de *blefaro-*, el gr. *chrôma*, color, e *hýdor*, sudor). f. F., *sueur colorée;* In., *blepharochromidrosis.* Excreción de sudor coloreado por los párpados.

blefarodermatitis (de *blefaro-*, el gr. *dérma*, *-atos*, piel, y el suf. *-itis*). f. A., *Blepharodermatitis;* F., *blépharodermatite;* In., *blepharodermatitis;* It. y P., *blefarodermatite.* Inflamación del cutis palpebral.

blefarodiastasis (de *blefaro-* y el gr. *diástasis*, separación). f. A., *Lidspaltenerweiterung;* F., *blépharodiastasis;* In., *blepharodiastasis;* It., *blefarodiastasi;* P., *blefarodiástase.* Separación excesiva de los párpados.

blefarofimosis (de *blefaro-* y el gr. *phimoûn*, amordazar). f. A., *Blepharophimose;* F., *blépharophimosis;* In., *blepharophimosis;* It., *blefarofimosi;* P., *blefarofimose.* Estrechez de la abertura palpebral.

blefarofriplastia (de *blefaro-*, el gr. *ophrýs*, entrecejo, y *plássein*, formar). f. Cirugía plástica de la ceja y párpado.

blefaroftalmía (de *blefaro-* y el gr. *ophtalmós*, ojo). m. Inflamación de los párpados y del ojo; conjuntivitis.

blefarolitiasis (de *blefaro-* y el gr. *líthos*, piedra). f. Formación de concreciones marginales en los párpados.

blefaromelasma (de *blefaro-* y el gr. *melásma*, mancha negra). m. F., *blépharomélasme;* In., *blefaromelasma.* Seborrea nigricans de los párpados.

blefaromicosis (de *blefaro-* y *micosis*). f. Invasión de los párpados por tricofitos.

blefaroncosis (de *blefaro-* y el gr. *ógkos*, tumor). f. F., *blépharoncose;* In., *blepharoncus.* Tumor o tumefacción en los párpados.

blefaronisis (de *blefaro-* y el gr. *onínemai*, ayudar). f. Operación del entropión.

blefaropaquia (de *blefaro-* y el gr. *pachýs*, grueso, denso). f. A., *Lidverdickung;* F., *épaississement de la poupière;* In., *blepharopachynsis;* It., *blefaropachia;* P., *blefaropáquia.* Engrosamiento anormal del párpado.

blefaropaquinsis (de *blefaro-* y el gr. *pachýs*, grueso). f. BLEFAROPAQUIA.

blefaropiorrea. f. Oftalmía purulenta.

blefaroplastia (de *blefaro-* y el gr. *plássein*, formar). f. A., *Lidplastik;* F., *blépharoplastie;* In., *blepharoplasty;* It., *blefaroplastica;* P., *blefaroplastia.* Cirugía plástica de los párpados.

blefaroplasto (de *blepharo-*, pestaña, y *plássein*, formar). m. A., *Blepharoplast;* F., *blépharoplaste;* In., *blepharoplast;* It. y P., *blefaroplasto.* Gránulo redondo u oval que forma parte del cinetoplasto, de donde nace el axonema. ‖ Delgado bastoncito en el citoplasma de las células ependimarias en el ependimoma.

blefaroplejía (de *blefaro-* y el gr. *plegué*, golpe). f. A., *Blepharoplegie;* F., *blépharoplégie;* In., *blepharoplegia;* It. y P., *blefaroplexia.* Parálisis del párpado; blefaroptosis.

blefaropoyesis. f. Cirugía reparadora del párpado.

blefaroptosis (de *blefaro-* y el gr. *ptôsis*, caída). f. A., *Blepharoptose;* F., *blépharoptôse;* In., *blepharoptosis;* It., *blefaroptosi;* P., *blefaroptose.* Caída del párpado superior por parálisis.

blefarorrafia (de *blefaro-* y el gr. *raphé*, sutura). f. A., *Blepharorrhaphie;* F., *blépharorraphie;* In., *blepharorrhaphy;* It. y P., *blefarorrafia.* Sutura de los párpa-

dos, ya sea en la comisura o en los bordes; tarsorrafia.
blefarosfinterectomía (de *blefaro-*, *esfínter* y el gr. *ectomé*, escisión). f. F., *blépharosphintérectomie;* In., *blepharosphincterectomy.* Escisión del esfínter palpebral; operación de extirpar algunas fibras del músculo orbicular junto con la piel suprayacente, que se practica para remediar la presión del párpado sobre la córnea en el blefarospasmo.
blefarosinequia (de *blefaro-* y *synécheia,* dependencia). f. F., *blépharosynéchie;* In., *blepharosynechia.* Adherencia de los párpados entre sí.
blefarospasmo (de *blefaro-* y *espasmo).* m. A., *Blepharospasmus;* F., *blépharospasme;* In., *blepharospasm;* It. y P., *blefarospasmo.* Espasmo de los párpados; blefarismo. Puede ser esencial o sintomático de una lesión del V par craneal.
blefarospato (de *blefaro-* y el gr. *spáthe,* espátula). m. Pequeña pinza, una de cuyas ramas es ensanchada, que sirve para sujetar el párpado.
blefaróstato (de *blefaro-* y el gr. *statós,* estable, firme). m. F., *blépharostat;* In., *blepharostat.* Instrumento para mantener separados los párpados durante las operaciones en el ojo.
blefarostenosis (de *blefaro-* y *estenosis).* f. F., *blépharosténose;* In., *blepharostenosis.* Estenosis anormal de la abertura palpebral; blefarofimosis.
blefarotomía (de *blefaro-* y el gr. *tomé,* corte). f. A., *Blepharotomie;* F., *blépharotomie;* In., *blepharotomy;* It. y P., *blefarotomia.* Incisión quirúrgica del párpado.
blefaroxisis (de *blefaro-* y el gr. *x´yein,* raer). f. Raspado de la cara interna de los párpados, en el tracoma.
blen-, blena-, bleno-. (formas prefijas del gr. *blénna,* pituita, moco). Formas prefijas del gr. *blénnos,* mucosidad.
blenadenitis (de *blen-* y *adenitis).* f. F., *blennadénite;* In., *blennadenitis.* Inflamación de las glándulas mucosas.
blenelitria (de *blen-* y el gr. *élytron,* vaina). f. Catarro vaginal; leucorrea.
blenemesis (de *blen-* y *emesis).* f. Vómito mucoso.
blenentería (de *blen-* y el gr. *énteron,* intestino). f. Diarrea mucosa; catarro intestinal.
blenocele (de *bleno-* y el gr. *kéle,* tumor, hernia). m. Orquitis blenorrágica.
blenocistitis. f. Cistitis catarral crónica.
blenoftalmía (de *blen-* y *oftalmía).* f. Conjuntivitis purulenta.
blenógeno (de *bleno-* y el gr. *gennân,* engendrar, producir). adj. Que produce moco. MUCÍPARO.
blenoideo (de *bleno-* y el gr. *eîdos,* aspecto). adj. Semejante al moco. Mucoideo, mixoide, muciforme.
blenoma. m. MIXOMA.
blenometritis. f. Catarro uterino.
blenorragia (de *bleno-* y un derivado del gr. *rhegnýnai,* romper). f. A., *Blennorrhagie;* F., *blennorrhagie;* In., *blennorragia;* It. y P., *blenorragia.* Flujo mucoso. || Inflamación catarral contagiosa de la mucosa genital, propagada principalmente por el coito y debida a un microorganismo específico, el gonococo de Neisser. La enfermedad se caracteriza por dolor, ardor y derrame mucopurulento. Puede curar completamente o hacerse crónica, afectar el tejido submucoso y producir estrechez uretral, o dejar un flujo crónico denominado *gota militar.* Frecuentemente va asociada con complicaciones, como prostatitis, epididimitis, orquitis, cistitis salpingitis, etc. Puede producir también artritis y endocarditis. Gonorrea, purgaciones.
blenorrea (de *bleno-* y el gr. *rhein,* fluir). f. A., *Blennorrhöe;* F., *blennorrhée;* In., *blennorrhea;* It., *blennorrea;* P., *blenorreia.* Derrame o flujo blenorrágico crónico de la uretra o la vagina; gonorrea crónica. || **-alveolar.** Piorrea alveolar. || **-de los adultos.** Oftalmía blenorrágica. || **-de los recién nacidos o neonatórum.** Oftalmía neonatórum. || **-de Stoerk.** Blenorrea con supuración crónica profusa, que produce la hipertrofia de la mucosa de la nariz, faringe y laringe.

blenorrinia (de *bleno-* y el gr. *rhís, rhinós,* nariz). f. CORIZA.
blenostasis [blenostático] (de *bleno-* y el gr. *stásis,* estabilidad). f. Supresión o reducción de la secreción mucosa.
blenotórax. m. Acumulación de moco en el pecho; catarro pulmonar.
blenotorrea (de *blen-* y *otorrea).* f. Derrame mucoso por el oído.
blenuretria. f. BLENORRAGIA.
blenuria (de *blen-* y el gr. *oûron,* orina). f. Presencia de moco en la orina.
bleomicina. f. F., *bléomycine;* In., *bleomycin.* Mezcla de antibióticos obtenida a partir de productos de fermentación de *Streptomyces verticillus,* que se utiliza en el tratamiento de ciertos tipos de neoplasias.
blepsopatía (del gr. *blépsis,* vista, y *páthe,* afección). f. Debilidad o cansancio de los ojos; astenopía.
Blessig (Quiste de) (Robert *Blessig,* médico alemán, 1830-1878). V. QUISTE.
Bleuler (Eugen *Bleuler,* psiquiatra suizo, 1857-1939). Estudió la demencia precoz, a la que denominó esquizofrenia.
blocaje (del fr. *blocage,* bloqueo). m. F., *blocage;* In., *blockade.* Disminución de la capacidad de fagocitosis de las células reticuloendoteliales por la inyección intravenosa de materias inocuas. || Inactivación del virus de una enfermedad por la acción de un virus atenuado de la misma. || Bloqueo.
Bloch (Escala de) (Marcelo *Bloch,* patólogo francés, 1885-1925). V. ESCALA. || **-Sulzberger (Síndrome de).** V. SÍNDROME.
Blocq (Enfermedad de) (Paul Oscar *Blocq,* médico francés, 1860-1896). V. ENFERMEDAD.
Bloom (Síndrome de) (David *Bloom,* dermatólogo norteamericano n. en 1892). V. SÍNDROME.
bloqueo (del fr. *bloquer,* hacer un bloque). m. A., *Blockierung;* F., *bloc, blocage;* In., *block, blockage;* It., *blocco;* P., *bloqueio.* Interrupción de la conductibilidad de una vía nerviosa. || Término de Freud para la detención súbita de una asociación, producida cuando se bordea un complejo. || **-articular.** Perturbación de la amplitud de movimientos de una articulación. || **-auriculoventricular.** Interrupción en la conducción del impulso cardíaco desde la aurícula al ventrículo, por alteración en el nódulo auriculoventricular o en el fascículo de His. Existen tres grados de bloqueo. En el de primer grado todos los impulsos auriculares alcanzan el ventrículo, aunque en forma lenta, lo que se traduce por alargamiento del intervalo PR, que excede de 0,2 seg. En el bloqueo de segundo grado, uno o varios impulsos auriculares no alcanzan el ventrículo; se distinguen dos tipos, el de Wenckebach o Mobitz I, con alargamiento progresivo del intervalo PR hasta que una onda P no pasa al ventrículo, con la consiguiente falta de un complejo QRS, y el de Mobitz II, donde hay ausencias ocasionales de QRS y espacios PR constantes. En el bloqueo de tercer grado o completo existe una interrupción total de la conducción auriculoventricular, por lo que los ritmos auriculares y ventriculares son independientes, siendo la frecuencia ventricular de 25 a 50 latidos por min. || **-cardíaco.** Término general que designa los diferentes defectos de la conducción del estímulo cardíaco. || **-de arborización.** Trastorno de la conducción difuso en el que se afectan las fibras terminales subendocárdicas de Purkinje. || **-de rama.** Trastornos de la conducción del impulso cardiaco que se localiza en la rama derecha o izquierda del fascículo de His y que se traduce por una prolongación del complejo QRS, que alcanza 0,12 seg o más en la forma completa, y de 0,09 a 0,11 seg en la forma incompleta. || **-del corazón.** BLOQUEO CARDÍACO. || **-del pensamiento.** Detención súbita en el curso de las ideas o en medio de una sentencia, sin defecto intelectual o trastornos sensoriales. || **-del sistema reticuloendotelial.** Impregnación de las células reticuloendoteliales con materias capaces de inhibir sus actividades. || **-paravertebral.** Infiltración del ganglio estrellado con so-

lución anestésica. ‖ **-renal.** Anuria debida a la suspensión de las funciones del túbulo renal. ‖ **-sinoauricular.** Ausencia de la formación o transmisión del impulso sinusal, con falta de la onda P. ‖ **-ventricular.** Obstrucción inflamatoria de los agujeros de Magendie y Luschka, que impide la comunicación de los ventrículos cerebrales con el espacio subaracnoideo.
Blot (Perforador de) (Claude Ph. Hippolyte *Blot*, tocólogo francés, 1822-1888). V. Perforador.
Blount (Enfermedad de) Walter *Blount*, ortopedista norteamericano n. en 1900. V. Enfermedad.
Blum (Reacción de) (León *Blum*, médico alemán, 1878-1930). V. Reacción. ‖ **-van Caulaert (Síndrome de)** (Paul *Blum*, médico de Estrasburgo, 1878-1933). V. Síndrome.
Blumberg (Signo de) (Jacob Moritz *Blumberg*, cirujano alemán, 1873-1955). V. Signo.
Blumenau (Núcleo de) (Leonid *Blumenau*, neurólogo ruso, 1862-1932). V. Núcleo.
Blumenbach (Apófisis) (Johann F. *Blumenbach*, fisiólogo alemán, 1752-1840). V. Apófisis, clivus blumenbachii.
Blumenthal (Enfermedad de) (Ferdinand *Blumenthal*, médico alemán, n. en 1870). V. Enfermedad.
Blyth (Reacción de) (Alexander Wynter *Blyth*, médico inglés, 1844-1921). V. Reacción.
BNA. Abreviatura de la nomenclatura anatómica de Basilea *(Basle Nomina Anatomica)*, aceptada en 1895.
Boas (Reacción, reactivo, signo de) (Ismar *Boas*, médico de Berlín, 1858-1938). Véanse estos términos. ‖ **-Oppler (Bacilo de)** (Ismar *Boas*, y Bruno *Oppler*, médico alemán). V. Lactobacillus.
Bobbs (Operación de) (John Stough *Bobbs*, cirujano americano, 1809-1870). V. Operación.
Bobroff (Operación de) (V. F. *Bobroff*, cirujano ruso del siglo xix). V. Operación.
boca [bucal, oral] (del lat. *bucca*). f. A., *Mund*; F., *bouche*; In., *mouth*; It., *bocca*; P., *boca*. Cavidad en la parte inferior de la cara, primera porción del tubo digestivo, circunscrita por la bóveda palatina, lengua, labios, mejillas, velo del paladar y faringe. Los arcos alveolodentarios la subdividen en una porción anterolateral, *vestíbulo*, y otra en la parte interior de dichos arcos, boca o *cavum oris*. ‖ **-a boca.** V. Respiración. ‖ **-a nariz.** V. Respiración. ‖ **-adiposa de Bichat.** Cuerpo adiposo bucal. ‖ **-de carpa.** Comisuras bucales dirigidas hacia abajo en la facies tetánica. ‖ **-de lobo.** Labio leporino complicado con división de la bóveda palatina. ‖ **-de tapir.** Estado en el cual la boca se parece algo a la de este mamífero, por la atrofia del músculo orbicular, mientras que los labios están engrosados y separados. Se observa en la atrofia muscular facioscapulohumeral.
bocado. m. Porción de comida que cabe naturalmente en la boca. ‖ Mordedura o herida con los dientes. ‖ Porción arrancada con el sacabocados.
Bochdalek (Ganglio, hiato, válvula de) (Vincent Alexander *Bochdalek*, anatomista de Praga, 1801-1833). V. Ganglio, hiato, válvula.
bocígeno o **bociógeno** (de *bocio* y el gr. *gennân*, producir, engendrar). adj. F., *goitrigène*; In., *goitrogenic*. Que produce bocio.
bocio (del bajo lat. *bocia*). m. A., *Struma*; F., *goitre*; In., *goiter*; It., *gozzo*; P., *bócio*. Aumento de tamaño de la glándula tiroides, que produce un abultamiento en la parte anterior del cuello. Es enfermedad endémica en ciertas regiones montañosas y con frecuencia va acompañada del estado de hipotiroidismo denominado *cretinismo*. ‖ **-aberrante.** El de una glándula tiroides supernumeraria. ‖ **-adenomatoso.** Forma debida a cambios degenerativos de la glándula tiroides que le confieren un aspecto nodular y que puede ser tóxico o no. *Sin.* : Bocio nodular, bocio multinodular. ‖ **-agudo** o **epidémico.** Bocio de etiología vírica que se desarrolla rápidamente, por lo común en forma epidémica, en lugares donde es endémico. ‖ **-basedowificado.** Bocio exoftálmico. Enfermedad de Grawes-Basedow. ‖ **-coloideo.** Bocio producido por una acumulación excesiva de sustancia coloide. ‖ **-difuso.** Hiperplasia uniforme y simétrica del tiroides, sin nodulaciones. ‖ **-ectópico.** Bocio aberrante. ‖ **-endémico.** Estado endémico en ciertas regiones montañosas, caracterizado por bocio y trastornos generales de hipotiroidismo, más o menos acentuados, por ingesta deficiente de yodo con la dieta. ‖ **-esporádico.** Bocio difuso que aparece en zonas no endémicas y que suele cursar con una función tiroidea normal; bocio simple. ‖ **-exoftálmico.** Hipertrofia tiroidea acompañada de exoftalmía, anemia e hiperfuncionalismo cardiaco, caracterizada por temblor, irritabilidad mental, debilidad muscular y trastornos generales orgánicos. Se considera que esta enfermedad es manifestación de actividad tiroidea excesiva o pervertida. Enfermedad de Basedow, de Flajani, de Graves, de Parry; hipertiroidismo, tirotoxicosis. ‖ **-fibroso.** Bocio de consistencia muy dura producido por una fibrosis agresiva de la cápsula, parénquima y estructuras adyacentes. *Sin.*: Bocio leñoso, estruma de Riedel. ‖ **-folicular.** Bocio Parenquimatoso. ‖ **-lingual.** Hiperplasia o tumoración de tejido tiroideo ectópico en restos del conducto tirogloso primitivo y que se localiza en la parte posterior del dorso de la lengua. ‖ **-multinodular.** El que se origina por la formación de varios nódulos. Cuando cursa con tirotoxicosis recibe también el nombre de *enfermedad de Plummer*. *Sin.*: Bocio adenomatoso, bocio nodular. ‖ **-parenquimatoso.** Bocio caracterizado por el aumento de los folículos y proliferación del epitelio. ‖ **-quístico** o **cístico.** Bocio en el cual se forman quistes por degeneración mucoide o coloide. ‖ **-retrosternal.** Bocio intratorácico detrás del esternón. ‖ **-simple.** Hiperplasia uniforme del tiroides por compresión de las vías respiratorias. ‖ **-sofocante.** Bocio voluminoso que determina disnea. ‖ **-subesternal.** Bocio que se extiende hacia abajo hasta detrás del esternón. ‖ **-tóxico.** El que determina un estado de tirotoxicosis por secreción excesiva de hormonas tiroideas.
Bock (Nervio de) (August Carl *Bock*, anatomista alemán, 1785-1833). V. Nervio.
Bockhart (Impétigo de) (Max *Bockhart*, médico alemán del siglo xix). V. Impétigo.
Bodo. Género de bodónidos del cuerpo oval y pequeño, con dos flagelos anteriores. ‖ **-caudatus.** Flagelado coprozoico común en las heces humanas. ‖ **-saltans.** Flagelado que se ha descubierto en las úlceras. ‖ **-urinaria.** Especie descubierta en la orina.
bodónidos. m. pl. Familia de flagelados esféricos; con dos flagelos anteriores, sin membrana ondulatoria y probablemente no patógenos.
Boeck (Enfermedad o sarcoide de) (Caesar P. M. *Boeck*, dermatólogo noruego, 1845-1917). V. Sarcoide.
Boeck (Sarna de) (Carl W. *Boeck*, dermatólogo noruego, 1808-1875). V. Sarna.
Boedeker (Reacción de) (Carl Heinrich Detlef *Boedeker*, químico alemán, 1815-1895). V. Reacción.
Boerhaave (Glándulas de) (Hermann *Boerhaave*, famoso médico holandés, profesor de botánica, medicina y química de Leyden, 1668-1738). V. Glándula.
Boeri (Signo de). V. Signo.
Boettcher (Células de). V. Células.
Bogaert (Enfermedad de) Ludo Van *Bogaert*, neuropatólogo belga). V. Enfermedad.
Bogomoletz (Suero de) (Aleksandr A. *Bogomoletz*, patólogo ruso, 1891-1946). V. Suero.
Bogorad (Síndrome de). V. Síndrome.
Bogros (Espacio de) (Annet Jean *Bogros*, anatomista francés, 1786-1823). V. Espacio.
Böhler (Férula de) (Lorenz *Böhler*, cirujano austriaco, n. en 1885). V. Férula.
Bohn (Nódulo de). V. Nódulo.
bohun upas. Veneno del árbol de Java *(Antiaris toxicaria)*. ‖ Gomorresina tóxica de este árbol.
Boisson (Signo de) (N. *Boisson*, médico francés del s. xix). lo. V. Signo.
boj (del lat. *buxus*). m. Arbusto euforbiáceo *(Buxus sempervirens)*, cuyas hojas son purgantes y eméticas, y la raíz, a dosis elevada, sudorífica.

bola (del occ. ant. *bola*, y éste del lat. *bulla*, burbuja, bola). f. A., *Ball;* F., *boule;* In., *ball;* It., *bolla;* P., *bola*. Que tiene esta forma. ||**-adiposa de Bichat**. Masa lobulada de grasa que ocupa el espacio entre el masetero y el buccinador; más desarrollada en los niños. ||**-de Marchi**. Segmentos ovoideos de mielina, producidos por degeneración, que se tiñen de pardo por el método de coloración de Marchi.

boldina. f. F., *boldine*. Alcaloide del boldo, con las mismas propiedades de éste.

boldo. m. F., *boldo*. Arbusto monimiáceo de Chile, *Peumus boldus* o *Boldea fragrans*. Las hojas se emplearon como tónicas y febrífugas; muy recomendadas en las afecciones hepáticas, como coleréticas.

boldoglucina. f. Glucósido narcótico e hipnótico del boldo.

Boletus. Género de hongos himenomicetos, familia de los poliporáceos, algunas de cuyas especies son comestibles y otras venenosas.

Bolivia (Hojas de). Hojas de coca.

Bolk (Esquema, teoría de) (Louis *Bolk*, anatomista holandés, 1866-1930). V. ESQUEMA.

Bollinger (Gránulos de) (Otto von *Bollinger*, médico alemán, 1843-1909). V. GRÁNULO.

bolo (del lat. *bolus*). m. A., *grosse Pille;* F., *bol;* In., *bolus;* It. y P., *bolo*. En farmacia, píldora mayor que las ordinarias. || Bolo alimenticio. || Material de contraste o medicamento, inyectado con rapidez en el aparato circulatorio por una embolada. ||**-alimenticio**. Masa de alimento masticado e insalivado, en estado de ser deglutido. ||**-blanco** *(Bolus albus)*. Caolín. ||**-de Armenia**. Tierra arcillosa de color rojizo, astringente y absorbente. ||**-fecal**. FECALOMA. ||**-histérico**. Sensación de opresión en el cuello que sube desde el epigastrio, experimentada por los histéricos. Se denomina también *globo histérico*.

bolómetro (del gr. *bólos*, lanzamiento, emisión, y *métron*, medida). m. Instrumento para medir pequeñas diferencias de calor radiante. || Instrumento para apreciar la fuerza del latido cardíaco.

bolsa (del lat. *bursa*). f. A., *Beutel;* F., *bourse;* In., *pouch;* It., *borsa;* P., *bolsa*. Saco o funda dentro del cuerpo, especialmente la bolsa mucosa o sinovial. || pl. Nombre vulgar del escroto. ||**-adventicia**. Quiste anormal debido al roce o a otra causa mecánica, que contiene líquido semejante a la sinovia. ||**-anserina**. Bolsa debajo de la inserción de los músculos sartorio y recto interno en la tibia. ||**-bicipital**. Bolsa mucosa intertubercular, prolongación de la sinovial del hombro que acompaña al tendón de la porción larga del bíceps. ||**-de Aquiles**. Bolsa sinovial debajo del tendón de Aquiles. ||**-de Boyer**. Bolsa situada debajo del hueso hioides. ||**-de Brodie**. Bolsa debajo del sóleo. ||**-de Calori**. Bolsa situada entre la tráquea y el arco de la aorta. ||**-de Chapman**. Bolsa de goma que se aplica a lo largo de la columna vertebral. ||**-de Curran**. Especie de bolsa serosa alrededor del fascículo de His. ||**-de Dupré**. Bursitis en la articulación del hombro. ||**-de Fabricio**. BURSA FABRICII. ||**-de Fleischmann**. Dos bolsas serosas, inconstantes, debajo de la lengua, a los dos lados del frenillo. ||**-de His**. Dilatación en el extremo del arquenterón. ||**-de las aguas**. Saco formado por las membranas fetales procidente en la vagina al principio del parto. ||**-de Luschka**. BOLSA FARÍNGEA. ||**-de Monro**. Bolsa intertendinosa en el olécranon. ||**-de Rathke**. V. SACO. ||**-faríngea**. Fosita detrás de la amígdala faríngea, que a veces se transforma en quiste verdadero. ||**-gutural**. Cada uno de los dos grandes sacos mucosos, propios de los équidos, constituidos por un divertículo de la trompa de Eustaquio correspondiente y situados entre la base del cráneo y la faringe, con la cual comunican; tiene una capacidad de 300 ml. ||**-ilíaca**. Bolsa en el punto de inserción del músculo iliopsoas en el trocánter menor. ||**-mucosa**. Bolsa sinovial, saco cerrado tapizado de epitelio y lleno de un líquido claro y viscoso, interpuesto en las superficies que se deslizan una sobre otra, especialmente musculares o tendinosas. Pueden ser simples o multiloculares y su número pasa de mil, pero muchas son inconstantes. Se denominan generalmente según su situación: *infraspinosa, glútea, subclavicular, rotuliana, olecraniana, subacromial,* etc. ||**-omental** o **epiploica**. Saco peritoneal menor, que comunica con la cavidad peritoneal por el agujero de Winslow. ||**-serosa** o **sinovial**. Bolsa mucosa.

Bolton (Punto de) (Joseph Shaw *Bolton*, neurólogo inglés, 1867-1946). V. PUNTO.

Boltz (Reacción de) (Oswald Herman *Boltz*, neurólogo norteamericano, n. en 1895). V. REACCIÓN.

bomba (del lat. *bombus*, ruido). f. A., *Pumpe;* F., *pompe;* In., *pump;* It., *pompa;* P., *bomba*. Aparato para extraer o inyectar líquidos o gases. ||**-de Alvegniat**. Bomba de mercurio; se emplea para medir los constituyentes gaseosos libres de la sangre. ||**-de cesio**. V. CESIO. ||**-de cobalto**. V. COBALTO. ||**-de Lindberg**. Bomba por medio de la cual se conservan vivos los órganos o partes extraídos del cuerpo. ||**-de Woodyat**. Medio adecuado para la inyección intravenosa continua en proporción constante. ||**-dental**. Aparato para extraer la saliva de la boca en las operaciones dentales. ||**-estomacal**. Bomba para extraer el contenido del estómago.

bombeo. m. Procedimiento de anestesia espinal en el que se mezcla el contenido de la jeringa con el líquido cefalorraquídeo aspirado con ésta y luego, por sucesivas inyecciones y aspiraciones, se inyecta el conjunto. *Sin*.: Barbotage.

bombón (del fr. *bombon*). m. Preparación médica, generalmente en forma de confites.

bonduc. m. Planta trepadora tropical *(Caesalpinia Bonduc)*. Las semillas, que reciben el mismo nombre, son tónicas, estimulantes y antiperiódicas.

bonducina. f. Polvo amargo, blanco, de las semillas del bonduc; insoluble en agua, tónica, estimulante y febrífuga.

bonetero. m. Arbusto de la familia de las celastrináceas, género *Evonymus*. V. EVONYMUS.

Bonfils (Enfermedad o síndrome de) (Emile *Bonfils*, médico francés del s. XIX). V. ENFERMEDAD, SÍNDROME.

Bonhoeffer (Síntoma de) (Carl *Bonhoeffer*, psiquiatra alemán, 1868-1948). V. SÍNTOMA.

Bonnaire (Maniobra de) (Erasme *Bonnaire*, tocólogo francés, 1858-1918). V. MANIOBRA.

Bonnet (Cápsula, ley, signo de) (Amédée *Bonnet*, cirujano francés, 1802-1858). Véanse estas palabras. ||**-Dechaume-Blanc (Síndrome de)** (Paul *Bonnet*, oftalmólogo francés, 1884-1959). V. SÍNDROME.

Bonnevie-Ullrich (Síndrome de) (Kristine *Bonnevie*, zoóloga noruega, 1872-1950; Otto *Ullrich*, pediatra alemán, 1894-1957). V. SÍNDROME.

Bonnier (Síndrome de) (Pierre *Bonnier*, médico francés, 1861-1918). V. SÍNDROME.

Bonwill (Triángulo de) (William Gibson *Bonwill*, dentista norteamericano, 1833-1899). V. TRIÁNGULO.

Boophilus. Género de ácaros del ganado vacuno. ||**-bovis**. Ácaro que transmite la *Babesia bigemia*. ||**-decoloratus**. Ácaro del África del Sur, medio de transmisión del anaplasma o de la malziekte o fiebre biliosa del ganado. ||**-microplus**. Agente de la fiebre de Texas.

boopía o **boopsia** (del gr. *boûs*, buey, y *óps*, *opós*, ojo, o, en la segunda forma, *ópsis*, visión). f. Ojo de buey; mirada lánguida de los pacientes histéricos. || Mirada mortecina de los ambíopes y de las ametropías fuertes.

boquera (de *boca*). f. A., *Faulecke;* F., *perlèche;* In., *perlèche;* It., *boccarola;* P., *boqueira*. Intertrigo de la comisura bucal, de origen estreptocócico. Por ext., designa toda afección inflamatoria de la comisura labial, ya sea de origen micótico, carencial, alérgico o mecánico.

boquilla (dim. de *boca*). f. Dispositivo que adapta dos partes de diferente calibre de un aparato.

borato. m. F., *borate;* In., *borate*. Sal de ácido bórico.

bórax (del ár. *bawraq*). m. A., *Borax;* F. e In., *borax;* It., *borace;* P., *bórax*. Piroborato o tetraborato de sodio, $Na_2B_4O + 10 H_2$, sustancia cristalina transparente de sabor dulzaino. Soluble en agua, glicerina y alcohol. Sal refrigerante, antiséptica, detergente y diurética. Se usa como tópico en las afecciones de la boca y garganta.

borborigmo (del gr. *borborygmós*, de *borborýzein*, hacer ruido las tripas). m. A., *Bauchkollern;* F., *borborygme;* In., *borborygmus;* It y P., *borborigmo.* Ruido intestinal producido por la mezcla de gases y líquidos.

Borchardt (Síndrome de) (A. *Borchardt*, cirujano alemán, 1850-1918). V. SÍNDROME.

borde (del F. *bord* y éste del fráncico). m. A., *Rand;* F., *bord;* In., *border;* It., *bordo;* P., *margem.* Margen; orilla o límite de algo. ‖ **-ciliar.** Borde periférico del iris. ‖ **-gingival.** Borde de la encía que rodea el cuello de un diente. ‖ **-pupilar.** Borde libre del iris, que forma la pupila.

borderline (ingl.). adj. y s. Designa a los sujetos que presentan una estructura prepsicótica de la personalidad o próxima a la psicosis. Se aplica también a aquellos cuyo nivel intelectual se sitúa entre la normalidad y la debilidad mental. *Sin.:* Fronterizo.

Bordet (Fenómeno o prueba de) (Jules *Bordet*, bacteriólogo belga, 1870-1961). V. PRUEBA. ‖ **-Gengou (Bacilo, fenómeno o reacción de).** V. BACILO, FENÓMENO. ‖ **-Wassermann (Reacción de).** REACCIÓN DE WASSERMANN.

Bordetella (de J. *Bordet*). Género de bacterias que se sitúa en la parte VII de la clasificación de Bergey como género de clasificación incierta. Se trata de cocobacilos gramnegativos, aerobios estrictos, no móviles (o móviles por flagelación lateral), metabolismo respiratorio, que para su desarrollo *in vitro* exigen en el medio la presencia de factores de crecimiento (ácido nicotínico, cisteína y metionina); catalasa-positivos; parásitos de los mamíferos y patógenos de las vías respiratorias altas. ‖ **-bronchiseptica.** Agente de la bronconeumonía de los cobayos y otros roedores. ‖ **-parapertussis.** Agente de cuadros superponibles a la tos ferina. ‖ **-pertussis.** Agente de la tos ferina.

boricado. adj. Dícese de algunos preparados que contienen ácido bórico.

bórico (Ácido). m. Ácido de fórmula H_3BO_3 o $B(OH)_3$, sustancia blanca que cristaliza en escamas, empleada como antiséptico y detersivo en las ulceraciones de la piel y mucosas. Se usa principalmente en lociones (agua bórica) y pomadas (vaselina bórica).

borismo. m. F., *borisme.* Intoxicación por los compuestos de boro.

Börjeson (Síndrome de) (M. *Börjeson*, médico austriaco contemporáneo). V. SÍNDROME.

borla. f. En anatomía, músculo de la barbilla o mentón. V. MÚSCULOS (TABLA DE).

Borna (Enfermedad de) (*Borna*, distrito de Sajonia, donde ocurrió la epizootia). V. ENFERMEDAD.

borneol. m. F., *bornéol;* In., *borneol.* Alcohol terpénico, $C_{10}H_{18}O$, obtenido del abeto picea, y es también producido artificialmente.

Bornholm (Enfermedad de) (*Bornholm*, isla danesa). V. ENFERMEDAD.

boro (de *bórax*). m. A., *Bor;* F., *bore;* In., *boron;* It. y P., *boro.* Elemento no metálico trivalente que se presenta cristalizado y amorfo, base del ácido bórico y del bórax. Símbolo *B*, peso específico, 2,6; peso atómico, 11.

boroformol o **boroformalina.** m. y f. Compuesto de hidróxido de aluminio y ácidos bórico y fórmico, en forma de escamas blancas. Antiséptico y desodorizante usado en ginecología y en las enfermedades de la nariz y garganta.

borosalicilato o **borosalil.** m. Polvo que contiene 32 partes de salicilato de sodio, 25 partes de ácido bórico y un poco de agua; úsase como analgésico, antiséptico y desodorizante; indicado en la gota, reumatismo, corea y pleuresía.

borraj. m. BÓRAX.

borraja (del ár. vulgar *būaraq*, sudorífico). f. Planta anual de la familia de las borragináceas (*Borrago of-*

ficinalis). Se emplean las flores y hojas en infusión como diaforéticas, diuréticas y depurativas, por el nitrato de potasa que contienen.

Borrel (Azul, cuerpo de). V. AZUL, CUERPO.

Borrelia (de Amédée *Borrel*, bacteriólogo francés, 1867-1936). Género del orden espiroquetales. Se trata de bacterias de 0,2-0,5 por 3-20 μm, de forma helicoidal, con 3-10 espiras; de vida libre o parásitas de las membranas mucosas. Algunas son patógenas para el hombre y animales. La transmisión se hace generalmente por picadura de piojos o garrapatas. Algunas de las especies importantes se habían clasificado anteriormente como *Spirochaeta.* ‖ **-anserinum, gallinarum.** Especie productora de espiroquetosis en los patos y en las gallinas. ‖ **-berbera.** Especie que en Arabia y África del Norte produce un tipo de fiebre recurrente en el hombre. ‖ **-carteri.** Especie que produce la fiebre recurrente en la India y sur de Asia, transmitida por la *Cimex rotundatus.* ‖ **-duttonii.** Agente patógeno de la fiebre recurrente africana transmitida por garrapatas. ‖ **-kochii** (variedad de *B. duttonii*). Especie que produce la fiebre recurrente en África Oriental. ‖ **-parkeri.** Agente causa de una forma de fiebre recurrente observada en Estados Unidos. ‖ **-recurrentis.** Agente productor de la fiebre recurrente europea, transmitida por piojos y chinches. ‖ **-vincentii.** V. TREPONEMA VINCENTII.

Borries (Síndrome de) (Th. *Borries*, otólogo danés contemporáneo). V. SÍNDROME.

Borsch (Vendaje de). V. VENDAJE.

Borsieri (Línea de) (Giovanni B. *Borsieri*, médico italiano, 1725-1785). V. LÍNEA.

Borthen (Operación de) (Johan *Borthen*, oculista noruego contemporáneo). V. OPERACIÓN.

Bose (Ganchos de) (Heinrich *Bose*, cirujano alemán, 1840-1900). V. GANCHO.

Bossi (Dilatador de) (Luigi M.ª *Bossi*, ginecólogo italiano, 1859-1919). V. DILATADOR.

bostezo (de *bostezar*, y éste del lat. *oscitare*, o quizá del lat. vulgar *oscitiare*). m. A., *Gähnen;* F., *baillement;* In., *yawn;* It., *sbadiglio;* P., *bocejo.* Inspiración profunda involuntaria, con la boca abierta, suele acompañarse muchas veces de un estremecimiento general. PANDICULACIÓN.

Bostock (Catarro, enfermedad de) (John *Bostock*, médico inglés, 1773-1846). V. CATARRO, ENFERMEDAD.

Boston (Signo de) (L. Napoleon *Boston*, médico de Filadelfia, 1871-1931). V. SIGNO.

Bosviel (Enfermedad de). V. ENFERMEDAD.

bota (del fr. *botte*). f. Calzado que cubre el pie y parte de la pierna. ‖ **-de Junod** (Víctor Théodore *Junod*, médico francés, 1809-1881). Caja en forma de bota, a la que se ajusta una bomba y que produce el vacío y la fluxión de sangre a las partes donde se aplica.

Botal o **Botalo (Agujero de)** (Leonardo *Botallo*, médico italiano del siglo XIV). V. AGUJERO.

botanófago (del gr. *botáne*, hierba, y *phageîn*, comer). adj. y s. Vegetariano.

Botelho (Prueba de). V. PRUEBA.

botella (del F. *bouteille*, y éste de *butticula*, dim. del lat. tardío *buttis*, odre, tonel). f. A., *Flasche;* F., *bouteille;* In., *bottle;* It., *bottiglia;* P., *botelha.* Vasija de vidrio de cuello estrecho. ‖ **-de Senoran.** Botella empleada en la extracción del contenido gástrico después de una comida de prueba.

Bothriocephalus. Género de tenias idéntico al *Diphillobothrium.* V. DIPHILLOBOTHRIUM.

Bothrops (del gr. *bóthros*, hoya, y *óps*, ojo). Género de serpientes venenosas de América del Sur, una de cuyas especies es la *jararaca del Brasil.* ‖ **-alternata.** Víbora de la cruz. ‖ **-atrox.** Especie que posee un veneno muy poderoso.

botica (del gr. bizantino *apothiki* [clásico, *apothéke*], depósito, almacén). f. Oficina, tienda y laboratorio de farmacia.

boticario. m. FARMACÉUTICO.

botiquín (dim. de *botica*). m. A., *Arzneikastchen;* F., *pharmacie de secours;* In., *first-aid kit;* It., *cassetta de* *medicinali;* P., *botica portátil.* Mueble donde se guardan cierto número de medicamentos y apósitos, que en conjunto sirven para un objeto determinado, como el de *urgencia, de campaña.*

Botkin (Enfermedad de). V. ENFERMEDAD.

botón (del fr. ant. *boton* [hoy *bouton*], yema o brote, deriv. a su vez de *boter,* brotar). m. A., *Knopf;* F., *bouton;* In., *boil, knot, bouton* (galic.), *button;* It., *bottone;* P., *botão.* Elevación de la epidermis y dermis, de forma redondeada y aplanada, distinta de la pápula (prominencia hemisférica) y del furúnculo (terminado en punta). || Botón compuesto de dos piezas, macho y hembra, que ajustan entre sí a presión o a rosca, utilizado en cirugía para anastomosis intestinales o gastroentéricas. ||-**caudal.** Mamelón primitivo del embrión, destinado a formar el apéndice caudal. ||-**de Alepo.** Leishmaniasis dermicoepidérmica que ha recibido diferentes nombres según la localidad, región o área geográfica donde se encuentra: *de Bagdad, de Biskra, Bulama, El Cairo, Cambay, Creta, Delhi, de Egipto, de Gafsa, del Nilo, de Nargha, oriental, del Pundjab, de Snid, tropical, de Zab.* FURÚNCULO ORIENTAL. ||-**de Amboina.** FRAMBESIA. ||-**de Boari.** Utensilio análogo al botón de Murphy, usado en la ureterocistostomía. ||-**de camisa.** V. ABSCESO EN BOTÓN DE CAMISA. ||-**de Carassini.** Dispositivo de aluminio, utilizado hace algunos años para anastomosis intestinales del tipo terminoterminal. ||-**de Chaput.** Botón de anastomosis gastrointestinal o enteroentérica, constituido por un anillo elíptico de estaño. ||-**de Chlumsky.** Botón de anastomosis intestinal quirúrgica, hecho de magnesio puro y, por tanto, resorbible, de forma similar al de Murphy. ||-**de episcleritis.** Nódulo doloroso, duro, violáceo, en la región ciliar a 2-3 cm del limbo, generalmente en el lado temporal. De ordinario no se ulcera, pero puede dejar manchas grises sobre las que se adhiere la conjuntiva. ||-**de fuego.** ant. Cauterización superficial con hierro candente o con el termocauterio. Se empleaba como revulsivo. ||-**de Jaboulay.** Botón para la anastomosis intestinal laterolateral, parecido al Murphy, del que se diferencia porque sus dos partes se ajustan por rosca, en lugar de a presión. ||-**de Lardennois.** Forma modificada del botón de Murphy, utilizado con igual fin. ||-**de mescal.** Capullo de *Lophophora williamsii,* que contiene mescalina, alcaloide con propiedades antiespasmódicas y excitantes de la corteza cerebral. Las dosis excesivas provocan alucinaciones cromatópsicas, auditivas, olfatorias y del sentido de posición, por intoxicación cortical. V. MESCALINA. ||-**de Murphy.** Dispositivo parecido a un botón de presión, utilizado para efectuar anastomosis intestinales cabo a cabo, sin suturas. Actualmente poco utilizado. ||-**de Villard.** Variante de botón de enteroanastomosis, semejante al de Murphy. ||-**dérmico o intradérmico.** Infiltración nodular de la piel con un anestésico local, como preliminar a anestesias locales y regionales, y a punciones exploradoras o evacuadoras de cavidades u órganos profundos. ||-**diafragmático o de Mussy.** Punto doloroso en la pleuritis costodiafragmática, definido por la intersección de una línea que continúa la X costilla y otra que prolonga el borde del esternón. ||-**gustativo.** Órganos bulbiformes situados en las terminaciones de los nervios del gusto (lingual y glosofaríngeo). CORPÚSCULO DEL GUSTO O DE SCHWALBE.

botridio. m. BOTRIO.

botriforme. adj. BOTRIOIDEO.

botrio (del gr. *bóthrion,* fosita). m. F., *bothrion;* In., *bothrium.* Ventosa en forma de fosita o surco que se ve en la cabeza de algunas tenias y que caracteriza éstas. || Pequeña úlcera en la córnea, que deja una excavación visible por iluminación lateral.

botriocefaliasis. f. F., *bothriocéphalose;* In., *bothriocephaliasis.* Infestación con tenias del género *Bothriocephalus.*

botrioideo (del gr. *bótrys,* racimo, y *eîdos,* aspecto). adj. Semejante a un racimo de uvas.

botriomicoma (del gr. *bótrys,* y el suf. *-oma*). m. A., *Botryomykon;* F., *botryomycome;* In., *botryomycoma;* It. y P., *botriomicoma.* Pequeño tumor pediculado semejante a una frambuesa, que se observa en la botriomicosis. GRANULOMA PIÓGENO.

botriomicosis (del gr. *bótrys,* racimo, y de *micosis*). f. A., *Botryomykose;* F., *botryomycose;* In., *botryomycosis; It.,* *botriomicosi;* P., *botriomicose.* Enfermedad de los caballos y camellos, causada por el *Micrococcus ascoformans.* ||-**hominis.** Granuloma piógénico.

botrioterapia (del gr. *bótrys,* racimo, y *therapeía,* tratamiento). f. Cura de uvas.

botrítico. adj. BOTRIOIDEO.

Botrytis. Género de hongos hifomicetos. ||-**bassiana** (de Agostino *Bassi,* médico italiano, 1773-1856). Especie que determina la *muscardina* en los gusanos de seda. ||-**tenella.** La que produce una enfermedad de ciertos coleópteros.

Böttcher (Células, cristales, ganglio de) (Arthur *Böttcher,* anatomista alemán, 1831-1889). Véanse estos términos.

Bottini (Operación de) (Enrico *Bottini,* cirujano italiano, 1837-1903). V. OPERACIÓN.

botuliforme (del lat. *botulus,* salchicha, y de *forma*). adj. En forma de salchicha.

botulina. f. F., *botuline;* In., *botuline.* Neurotoxina encontrada algunas veces en las conservas alimenticias averiadas; producida por el *Clostridium botulinum.*

botulismo (del lat. *botulus,* salchicha). m. A., *Botulismus;* F., *botulisme;* In., *botulism;* It. y P., *botulismo.* Intoxicación producida por la ingestión de embutidos y conservas averiadas, debido al *Clostridium botulinum.* Se caracteriza por trastornos gastrointestinales que simulan a veces el tifus o el cólera, por síntomas nerviosos de origen central, sequedad de la boca y laringe, dispepsia, tos, midriasis, ptosis palpebral, etc. Alantiasis.

Bouchard (Coeficiente, enfermedad, línea, nudosidades, signo de) (Charles Joseph *Bouchard,* médico francés, 1837-1915). Véanse estos términos.

Bouchardat (Fórmula, régimen de) (Apollinaire *Bouchardat,* químico francés, 1806-1886). Véanse estos términos.

Bouché-Hustin (Método de). V. MÉTODO.

Bouchet (Enfermedad de). V. ENFERMEDAD. ||-**Gsell (Enfermedad de).** V. ENFERMEDAD.

Bouchut (Respiración, tubo de) (Jean Antoine *Bouchut,* médico francés, 1818-1891). V. RESPIRACIÓN, TUBO. ||-**Levrat-Guichard (Enfermedad de).** V. ENFERMEDAD.

Boudin (Ley de) (Jean Christian M. *Boudin,* médico francés, 1806-1867). V. LEY. ||-**Barbizet-Labec (Síndrome de).** V. SÍNDROME.

Bougard (Pasta de) (Jean J. *Bougard,* médico francés, 1815-1884). V. PASTA.

Bouillaud (Enfermedad, ley, síntoma de) (Jean B. *Bouillaud,* médico francés, 1796-1881). Véanse estos términos.

Bouilly (Operación de) (Georges *Bouilly,* cirujano francés, 1848-1903). V. OPERACIÓN.

Bouin (Líquido de) (Paul *Bouin,* anatomista francés, n. en 1870). V. LÍQUIDO.

Bourdin (Pasta de) (Claude E. *Bourdin,* médico francés, 1815-1886). V. PASTA.

Bourdon (Prueba de) *(Bourdon,* psicólogo francés del siglo XIX). V. PRUEBA.

Bourgeois-Grisel (Síndrome de) (Henri *Bourgeois,* otorrinolaringólogo francés, 1873-1959; Pierre *Grisel,* cirujano pediatra francés, 1874-1959). V. SÍNDROME.

Bourget (Reacción de) (Louis *Bourget,* médico suizo, 1856-1913). V. REACCIÓN.

Bourguignon (Ley de) (Georges *Bourguignon,* neurofisiólogo francés, 1876-1963). V. LEY.

Bourneville (Enfermedad o síndrome de) (Desiré M. *Bourneville,* neurólogo francés, 1840-1909). V. ENFERMEDAD, SÍNDROME.

Bouveret (Enfermedad, signo, síndrome, úlcera de) (Léon *Bouveret,* médico francés, 1850-1929). Véanse estos términos.

bóveda (del lat. *volvita*, participio del lat. *volvere*, dar vuelta). f. A., *Gewölbe;* F., *voûte;* In., *vault;* It., *volta;* P., *abóbada*. Parte convexa por su cara superior y exterior y cóncava por la cara inferior; techo. ‖ **-craneal.** Parte superior del cráneo; calvario. ‖ **-de tres pilares.** TRÍGONO CEREBRAL. ‖ **-palatina.** El paladar.
Boveri (Reacción de) (Piero *Boveri*, neurólogo italiano, 1879-1932). V. REACCIÓN.
bovinoide (de *bovino* y el gr. *eîdos*, forma). adj. Término aplicado a una forma de bacilo tuberculoso propio del hombre, semejante al bovino.
Bovista. Género de hongos gasteromicetos. La especie *B. gigantea* o *Lycoperdon bovista* goza de propiedades estípticas y antinervinas. Úsase principalmente en la práctica homeopática.
bovovacuna (del lat. *bos, bovis*, buey, y *vacuna*). f. Vacuna de bacilos tuberculosos del hombre atenuados, usada por Behring, como inoculación protectora contra la tuberculosis bovina.
Bowditch (Ley de) (Henry Pickering *Bowditch*, fisiólogo de Boston, 1840-1911). V. LEY.
Bowen (Enfermedad de) (John T. *Bowen*, dermatólogo norteamericano, 1857-1941). V. ENFERMEDAD.
Bowman (Cápsula, membrana, sonda, teoría de) (Sir William *Bowman*, médico inglés, 1816-1892). Véanse estos términos.
Boyce (Posición de). V. POSICIÓN.
Boyden (Comida de) (Edward A. *Boyden*, patólogo norteamericano, 1886-1977). V. COMIDA.
Boyer (Bolsa, quiste de) (Barón Alexis de *Boyer*, cirujano francés, 1757-1833). V. BOLSA, QUISTE.
Boyle (Ley de) (Robert *Boyle*, médico inglés, 1627-1691). V. LEY.
Bozeman (Catéter, posición de) (Nathan *Bozeman*, cirujano norteamericano, 1825-1905). V. CATÉTER, POSICIÓN.
Bozzolo (Signo de) (Camillo *Bozzolo*, médico italiano, 1845-1920). V. SIGNO.
Br. Símbolo químico del *bromo*.
brachium (lat.; pl. *brachia*). m. Brazo u órgano semejante al brazo. ‖ **-cerebelli** o **conjunctivum cerebelli** *(brachia copulativa)*. m. Pedúnculo cerebeloso superior. ‖ **-colliculi inferioris.** Brazo de unión entre el colículo (tubérculo cuadrigémino) inferior o caudal y el cuerpo geniculado medial. ‖ **-colliculi superioris.** Brazo de unión entre el colículo tubérculo cuadrigésimo superior o craneal y el cuerpo geniculado lateral. ‖ **-pontis.** Pedúnculo medio del cerebelo; *processus cerebelli ad pontem*. ‖ **-quadrigeminum anterius.** BRACHIUM COLLICULI SUPERIORIS. ‖ **-quadrigeminum posterius.** BRACHIUM COLLICULI INFERIORIS.
Bracht-Wächter (Cuerpos de). V. CUERPO.
Brackett (Sonda de) (Charles A. *Brackett*, dentista americano, 1850-1927). V. SONDA.
bradi-. Forma prefija del gr. *bradýs*), con la significación de lento.
bradiacusia (de *bradi-* y el gr. *akoúein*, oír). f. Dureza de oído. Bradiecoia.
bradiartria. f. BRADILALIA.
bradibasia (de *bradi-* y el gr. *básis*, marcha). f. Marcha lenta y a pequeños pasos.
bradicardia (de *bradi-* y el gr. *kardía*, corazón). f. A., *Bradykardie;* F., *bradycardie;* In., *bradycardia;* It. y P., *bradicardia*. Lentitud anormal del latido cardíaco. Frecuencia cardíaca inferior a 60 latidos por min. ‖ **-cardiomuscular.** Bradicardia por enfermedad del miocardio. ‖ **-central.** La que depende de una afección del sistema nervioso central. ‖ **-clinostática.** Estado caracterizado por bradicardia, disminución de la presión sanguínea y acrocianosis cuando el enfermo está en decúbito. ‖ **-de Branham.** Lentitud del pulso debida a una comunicación arteriovenosa. ‖ **-esencial.** Enfermedad de Stokes-Adams. ‖ **-nodal.** Bradicardia en la cual los trazados venosos no manifiestan onda alguna debida a la contracción de la aurícula y en la que el estímulo de la contracción cardíaca se origina en el nodo auriculoventricular. ‖ **-postinfectiva.** Bradicardia consecutiva a una enfermedad infecciosa. ‖ **-sinusal.** Bradicardia por disminución de la frecuencia de despolarización del nódulo sinusal.
bradicinesia de *(bradi-* y el gr. *kínesis*, movimiento). f. A., *Bradykinesie;* F., *bradycinésie;* In., *bradycinesia;* It. y P., *bradicinesia*. Lentitud anormal del movimiento. ‖ Término aplicado al método de mostrar los detalles de movimientos por fotografías del mismo tomadas con rapidez y proyectadas muy lentamente. ‖ Respuesta motora o mental lenta.
bradicinina. f. F., *bradykinine;* In., *bradycrinin*. Polipéptido endógeno formado por nueve aminoácidos, contenido en las plaquetas y liberado por la acción de la tripsina o ciertos venenos de serpientes. Provoca contracción de los músculos de fibra lisa, aumento de la permeabilidad capilar y descenso tensional.
bradicrótico (de *bradi-* y el gr. *krótos*, ruido). adj. F., *bradycrote;* In., *bradycrotic*. Caracterizado por la lentitud del pulso.
bradidiastalsis (de *bradi-* y *diastalsis*). f. Movimiento intestinal lento.
bradiecoia. f. BRADIACUSIA.
bradifagia (de *bradi-* y el gr. *phageîn*, comer). f. A., *Bradyphagie;* F., *bradyphagie;* In., *bradyphagia;* It. y P., *bradifagia*. Hábito anormal de comer lentamente.
bradifasia (de *bradi-* y el gr. *phásis*, palabra). f. BRADILALIA.
bradifemia (de *bradi-* y el gr. *phême*, hablar). V. BRADILALIA.
bradifrasia (de *bradi-* y el gr. *phrásis*, dicción). f. BRADILALIA.
bradifrenia (de *bradi-* y el gr. *phrén, phrenós*, mente). f. A., *Bradyphrenie;* F., *bradyphrénie;* In., *bradyphrenia;* It. y P., *bradifrenia*. Lentitud anormal de las funciones intelectivas y afectivas.
bradiglosia (de *bradi-* y el gr. *glôssa*, lengua). f. BRADILALIA.
bradilalia (de *bradi-* y el gr. *laleîn*, hablar). f. A., *Bradylalie;* F., *bradylalie;* In., *bradylalia;* It. y P., *bradilalia*. Lentitud anormal del lenguaje; articulación lenta de las palabras.
bradilexia (de *bradi-* y el gr. *léxis*, palabra). f. A., *Bradylogie;* F., *bradylexie;* In., *bradylexia;* It., *bradilessia;* P., *bradilexia*. Lentitud anormal en la lectura.
bradilogía (de *bradi-* y el gr. *lógos*, palabra). f. BRADILALIA.
bradinosis (de *bradi-* y el gr. *nósos*, enfermedad). f. Enfermedad crónica.
bradipepsia (de *bradi-* y el gr. *pépsis*, cocción). f. A., *Bradypepsie;* F., *bradypepsie;* In., *bradypepsia;* It. y P., *bradipepsia*. Digestión lenta y difícil.
bradipnea (de *bradi-* y el gr. *pnoé*, respiración). f. A., *Bradypnöe;* F., *bradypnée;* In., *bradypnea;* It., *bradipnea;* P., *bradipneia*. Respiración lenta.
bradipraxia (de *bradi-* y el gr. *práxis*, acción). f. F., *bradypragie;* In., *bradypragia*. Lentitud de las acciones.
bradipsiquia (de *bradi-* y el gr. *psyché*, alma). f. F., *bradypsychie;* In., *bradypsychia*. Lentitud en las reacciones psíquicas o mentales.
bradiquinina. f. V. BRADICININA.
bradirritmia (de *bradi-* y el gr. *rhythmós*, ritmo). f. F., *bradyrythmie;* In., *bradyrhytmia*. Lentitud del pulso, bradicardia.
bradisfigmia (de *bradi-* y el gr. *sphygmós*, pulso). f. F., *bradysphygmie;* In., *bradisfigmia*. Lentitud anormal del pulso con bradicardia o sin ella.
bradistesia (de *bradi-* y el gr. *aísthesis*, sensación). f. Lentitud o embotamiento de la percepción de las sensaciones.
braditeleocinesia (de *bradi-*, el gr. *télos, eos*, fin, y *kínesis*, movimiento). f. F., *bradytéléokinèse;* In., *bradyteleocinesia*. Fenómeno de incoordinación motora, por lo cual una acción es detenida súbitamente antes de cumplir su objeto y luego es realizada lenta y difícilmente.
braditocia (de *bradi-* y el gr. *tókos*, parto). f. In., *bradytocia*. Parto lento.
braditrofia (de *bradi-* y el gr. *trophé*, nutrición). f. A., *Bradytrophie;* F., *bradytrophie;* In., *bradytrophy;* It. y

P., *braditrofia*. Retardo o lentitud de los procesos nutritivos.

bradiuria (de *bradi-* y el gr. *oûron*, orina). f. A., *Bradyurie*; F., *bradyurie*; In., *bradyuria*; It., *bradiuria*; P., *bradiúria*. Emisión anormalmente lenta de la orina.

Bragg-Paul (Pulsador de). V. PULSADOR.

braguero (de *braga*). m. A., *Bruchband*; F., *bandage herniaire*; In., *truss*; It., *cinto erniario*; P., *bragueiro*. Aparato destinado a mantener reducidas las hernias.

braidismo (de James *Braid*, cirujano inglés, 1795-1860). m. HIPNOTISMO.

Brailey (Operación de) (William A. *Brailey*, oftalmólogo inglés, 1845-1915). V. OPERACIÓN.

Braille (Louis *Braille*, maestro francés, 1809-1952). Ideó un alfabeto en relieve que por medio del tacto permite leer a los invidentes.

Brailsford-Morquio (Enfermedad de). V. ENFERMEDAD.

Brain (Reflejo de) (W. Rustel *Brain*, médico inglés, 1895-1966). V. REFLEJO.

Brand (Baño de) (Ernst *Brand*, médico alemán, 1827-1897). V. BAÑO. || **-(Síndrome de)**. V. SÍNDROME.

Brande (Reacción de) (William Thomas *Brande*, químico inglés, 1788-1866). V. REACCIÓN.

Brandt (Método de) (Thure *Brandt*, médico sueco, 1819-1895). V. MÉTODO.

Branham (Signo de) (H. B. *Branham*, cirujano norteamericano del siglo XIX). V. SIGNO.

Branhamella. Género de bacterias de la familia neisseriáceas. Se trata de cocos gramnegativos, oxidasa-positivos, aerobios. Comprende una sola especie, *B. catarrhalis*. Sus miembros se clasificaban con anterioridad como neisserias *(N. catarrhalis)*, género del que se han desglosado por diferencias bioquímicas, fisiológicas y genéticas. Se encuentra como saprofito en las mucosas del hombre y animales superiores y se le considera agente ocasional de otitis, sinusitis, sepsis, meningitis y uretritis.

branquia (del gr. *brágchia*, pl. de *brágchion*). A., *Kieme*; F., *branchie*; In., *gill*; It. y P., *branquia*. Órgano respiratorio de los peces; representado en el feto humano por las hendiduras y arcos branquiales, se encuentra también en animales invertebrados (p. ej., los crustáceos).

branquiógeno (del gr. *brágchia*, branquia, agalla, y *gennân*, producir, engendrar). adj. In., *branchiogenous*. Formado de un arco o hendidura branquial.

branquioma (del gr. *brágchia*, branquia, y el suf. *-oma*). f. A., *Branchiom*; F., *branchiome*; In., *branchioma*; It., *branchioma*; P., *branquioma*. Tumor que tiene su origen en restos epiteliales incluidos en el momento de la regresión de los arcos branquiales.

branquiómera (del gr. *brágchia*, agalla, y *méros*, parte). f. F., *branchiomère*; In., *branchiomere*. Segmento en el embrión, del cual se desarrollan los arcos branquiales.

Brantigan (Operación de). V. OPERACIÓN.

Braquehaye (Operación de) (Jules Pic L. *Braquehaye*, ginecólogo francés del siglo XIX). V. OPERACIÓN.

braqui-. Forma prefija (del gr. *brachýs*), con la significación de corto.

braqui-, braquio-. Formas prefijas (del lat. *brachium*), con la significación de brazo.

braquial (del lat. *brachium*, brazo). adj. A., *brachial*; F., *brachial*; In., *brachial*; It., *brachiale*; P., *braquial*. Perteneciente al brazo. || V. ARTERIAS (TABLA DE), MÚSCULO, PLEXO BRAQUIALES.

braquialgia (de *braqui-*, 2.ª art., y el gr. *álgos*, dolor). f. A., *Armschmerz*; F., *brachialgie*; In. e It., *brachialgia*; P., *braquialgia*. Dolor neurálgico en el brazo o brazos.

braquiauquenia (de *braqui-*, 1.ᵉʳ art., y el gr. *auchén*, nuca, pescuezo). f. Cortedad del cuello.

braquibasia (de *braqui-*, 1.ᵉʳ art., y el gr. *básis*, marcha). f. F., *brachybasie*; In., *brachybasia*. Marcha a pasos cortos.

braquibraquio (de *braqui-*, 1.ᵉʳ art., y el lat. *brachium*, brazo). adj. y s. De brazos cortos.

braquicéfalo (de *braqui-*, 1.ᵉʳ art., y el gr. *kephalé*, cabeza). adj. F., *brachycéphale*; In., *brachicephalous*. Que tiene la cabeza corta, aplanada en la parte posterior; que tiene un índice cefálico mayor de 80°.

braquíceros. m. pl. Dípteros con antenas cortas formadas por tres art. s, el último de los cuales está provisto de una seda antenal. Se clasifican en ortorrafes y ciclorrafes.

braquicrónico (de *braqui-*, 1.ᵉʳ art., y el gr. *chrónos*, tiempo). adj. Agudo, de corta duración.

braquidactilia (de *braqui-*, 1.ᵉʳ art., y el gr. *dáktylos*, dedo). f. A., *Kurzfingrigkeit*; F., *brachydactylie*; In., *brachydactyly*; It., *brachidattilia*; P., *braquidactilia*. Cortedad anormal de los dedos de la mano o del pie.

braquiesófago (de *braqui-*, 1.ᵉʳ art., y *oisóphagos*, esófago). m. F., *brachyoesophage*. Esófago corto.

braquifacial (de *braqui-*, 1.ᵉʳ art., y el lat. *fax, facis*, cara). adj. F., *brachyfacial*; In., *brachyfacial*. Que tiene la cara ancha y corta.

braquifalangia (de *braqui-*, 1.ᵉʳ art., y falange). f. F., *brachyphalangie*; In., *brachyphalangia*. Cortedad anormal de una o varias falanges de los dedos. || Braquidactilia.

braquiglosia (de *braqui-*, 1.ᵉʳ art., y el gr. *glôssa*, lengua). f. Cortedad de la lengua.

braquignatia (de *braqui-*, 1.ᵉʳ art., y el gr. *gnáthos*, mandíbula). f. F., *brachygnathie*; In., *brachynathia*. Cortedad anormal o muy manifiesta de la mandíbula inferior.

braquilíneo. adj. y s. BRAQUIMORFO.

braquimetropía (de *braqui-*, 1.ᵉʳ art., el gr. *métron*, medida, y *óps, opós*, ojo). f. MIOPÍA.

braquimionía (de *braqui-*, 1.ᵉʳ art., y el gr. *mýs, myós*, músculo). f. Limitación anormal de los movimientos por cortedad muscular.

braquimorfo (de *braqui-*, 1.ᵉʳ art., y el gr. *morphé*, forma). adj. y s. F., *brachymorphe*; In., *brachymorphic*. Tipo de constitución caracterizada por la cortedad y anchura de la figura, Sin. de *pícnico* y *brevilíneo*.

braquinina. f. Sustancia obtenida del coleóptero *Brachinus crepitans*; se empleó en el reumatismo.

braquiocefálico (de *braquio-*, el gr. *kephalé*, cabeza). adj. Relativo o perteneciente al brazo y la cabeza. || **-(Tronco)**. V. ARTERIAS (TABLA DE).

braquiocilosis (de *braquio-* y el gr. *kyllós*, encorvado). f. Curvatura del brazo.

braquiocubital (de *braquio-* y el lat. *cubitus*, codo). adj. Relativo al brazo y al antebrazo.

braquiorradial (de *braqui-* y el lat. *radius*, radio). m. Músculo supinador largo. V. MÚSCULO (TABLA DE).

braquiotomía (de *braquio-*, y el gr. *tomé*, corte). f. Amputación del brazo en la embriotomía.

braquiplexo. m. PLEXO BRAQUIAL.

braquipnea (de *braqui-*, 1.ᵉʳ art., y el gr, *pnoé*, respiración). f. Respiración corta, superficial.

braquisquelo (de *braqui-*, 1.ᵉʳ art., y el gr. *skélos*, pierna). adj. y s. De piernas cortas.

braquistafilino (de *braqui-*, 1.ᵉʳ art., y el gr. *staphylé*, racimo, aquí úvula). adj. F., *brachystaphylin*; In., *brachystaphyline*. Que tiene corto el paladar o la campanilla.

braquiterapia (de *braqui-*, 1.ᵉʳ art., y *terapia*). f. Aplicación terapéutica de radioelementos a corta distancia, normalmente inferior a 10 cm.

braquitípico. adj. BRAQUIMORFO.

Brasdor (Corsé, operación de) (Pierre *Brasdor*, cirujano francés, 1721-1798). V. CORSÉ, OPERACIÓN.

Brassica. Género de plantas crucíferas, al que pertenecen la col, el nabo, la mostaza, la colza, etc.

Brauer (Método, operación de) (A. Ludolf *Brauer*, médico alemán, 1865-1951). Véanse estos términos.

Braun (Anastomosis de) (Heinrich *Braun*, cirujano alemán, 1847-1911). V. ANASTOMOSIS. || **-(Conducto de)** (Carl von *Braun*, 1822-1891). V. CONDUCTO. || **-Fernwald (Signo de)** (Richard *Braun von Fernwald*, tocólogo austriaco, nacido en 1866). V. SIGNO.

‖-**(Gancho de)** (Gustav von *Braun*, ginecólogo de Viena, 1829-1911). V. GANCHO. ‖-**(Reacción de)** (Christopher H. *Braun*, médico alemán del siglo XIX). V. REACCIÓN.
Braune (Conducto de) (Christian G. *Braune*, anatomista alemán, 1831-1892). V. CONDUCTO.
Braunschoff (Síntoma de). V. SÍNTOMA.
Bravais-Jackson (Epilepsia de) (Louis F. *Bravais*, médico francés del siglo XIX). V. EPILEPSIA JACKSONIANA.
Braxton Hicks. V. HICKS.
Brayera. Género de árboles de la familia de las rosáceas. Las flores femeninas de la *B. anthelmintica*, denominada *coso, cuso* y *kuso*, en otro tiempo se habían utilizado mucho como tenífugas.
brayerina. f. Resina amarga, antihelmíntica de la *Brayera anthelmintica*.
brazal (de *brazo*). m. A., *Manschette;* F., *manchon;* In., *cuff;* It., *bracciale;* P., *braçal*. Pieza, generalmente amoldable al brazo, como la que forma parte de los aparatos que miden la presión sanguínea.
brazalete (dim. de *brazal*). m. Brazal pequeño. ‖-**de Nussbaum.** Pequeño aparato que se aplica a la mano y permite escribir, sin intervención de los dedos, a los afectos de calambre de los escribientes u otra lesión o defecto que impide la prensión digital.
brazo (del lat. *brachium*). m. A., *Arm;* F., *bras;* In., *arm;* It., *braccio;* P., *braço*. Extremidad superior de una estructura. ‖ Porción del miembro superior comprendida entre el hombro y el codo. ‖-**artificial.** Aparato ortopédico para reemplazar un brazo amputado. ‖-**conjuntival anterior.** BRACHIUM COLLICULI SUPERIORIS. ‖-**conjuntival posterior.** BRACHIUM COLLICULI INFERIORIS.
brea (de *brear*, y éste del F. *brayer*, procedente del escand. ant. *braeda*). f. A., *Teer;* F., *poix;* In., *tar;* It., *pece;* P., *breu*. Líquido espeso, de color oscuro y olor empirreumático, obtenido por destilación seca de materiales orgánicos; contiene multitud de compuestos de carbono, tales como hidrocarburos, fenoles, materias análogas a las resinas, etc. De la brea *de madera de haya* se extrae la creosota medicinal. La brea *de pino* se administra en la bronquitis crónica, diarrea y enfermedades de los órganos urinarios (dosis del agua de brea, *ad libitum;* del jarabe, de 30 a 60 g; del licor de 15 a 30 g), y se aplica al exterior en pomada, contra ciertas enfermedades de la piel. La brea *de enebro* (brea de *oxicedro*, aceite de enebro, aceite de cada) se aplica también al exterior. La brea *de hulla* (brea *mineral, coáltar*) procede de la destilación de los carbones minerales; se obtiene como producto secundario en las fábricas de gas del alumbrado y de ella se extraen, por destilación fraccionada, numerosos compuestos (fenol, cresoles, benzol, toluol, xiloles, naftalina, piridina, antraceno, etc.), que se utilizan como primeras materias en la industria de materias colorantes y medicamentos sintéticos; en medicina se emplea la brea *de hulla* como antiséptico, emulsionada en tintura de quilaya, con el nombre de *coáltar saponinado*.
Breda (Enfermedad de) (Achille *Breda*, dermatólogo italiano, 1850-1933). V. ENFERMEDAD.
bréfico (del gr. *bréphos*, embrión o cría que todavía no ha n.). adj. Embrionario.
brefoplastia (del gr. *bréphos*, embrión, y *plássein*, formar). f. Trasplante de tejidos embrionarios o infantiles a organismos adultos.
brefotrópico (del gr. *bréphos*, hijo o cría recién nacida, y *trophé*, nutrición). adj. Relativo a la nutrición de los niños.
bregma (del gr. *brégma*). m. A., *Bregma;* F., In., It., y P., *bregma*. Punto en la superficie del cráneo, unión de las suturas sagital y frontal, correspondiente a la fontanela anterior. SINCIPUCIO.
bregmatodimia (del gr. *brégma, -atos*, bregma, y *dídymos*, gemelo). f. Monstruosidad caracterizada por la unión de dos gemelos por el bregma.
Breisky (Enfermedad de) (August *Breisky*, ginecólogo alemán, 1832-1889). V. ENFERMEDAD.

Bremer (Reacción de) (John Lewis *Bremer*, médico norteamericano, 1844-1914). V. REACCIÓN.
Brennemann (Síndrome de) (Joseph *Brennemann*, pediatra norteamericano, 1872-1944). V. SÍNDROME.
Brenner (Prueba o fórmula de) (Rudolf *Brenner*, médico alemán, 1821-1884). V. estos términos. ‖-**(Operación, signo de)** (Alexander *Brenner*, cirujano austriaco, 1859-1936). V. estos términos. ‖-**(Tumor de)** (Fritz *Brenner*, patólogo alemán, 1877-1968). V. TUMOR.
Breschet (Conductos, venas de) (Gilbert *Breschet*, anatomista alemán, 1784-1845). V. CONDUCTO, VENA.
Breslau (Bacilo de). BACILLUS O SALMONELLA TYPHIMURIUM.
bretilio. m. F., *brétylium;* In., *bretylium*. Compuesto de carácter básico que inhibe las respuestas a la estimulación nerviosa adrenérgica, sin impedir las respuestas a las catecolaminas exógenas o a la estimulación de los nervios colinérgicos.
Bretonneau (Angina o enfermedad de) (Pierre *Bretonneau*, médico francés, 1778-1862). DIFTERIA FARÍNGEA.
Breuer (José). Psiquiatra austriaco (1842-1925), famoso por descubrir, mediante el uso de la hipnosis, el poder terapéutico de la catarsis.
Breus (Mola de) (Carl *Breus*, tocólogo austriaco, 1852-1914). V. MOLA.
brevibacteriáceas. f. pl. Familia bacteriana *(Brevibacteriaceae)* de bacilos grampositivos de situación taxonómica incierta, con un solo género, *Brevibacterium*, que se clasifica junto a los *Arthrobacter*.
Brevibacterium. Género de bacterias que, con sus 23 especies, se clasifica junto a los *Arthrobacter*, como género de clasificación incierta. Se trata de bacilos típicos, cortos y grampositivos.
brevicollis (voz latina, de *breve collum*, cuello corto). adj. F., *brièveté du cou;* In., *brevicollis*. De cuello corto.
breviductor (del lat. *brevis*, breve, y *ductor*, conductor). m. Músculo aductor corto.
breviflexor (del lat. *brevis*, corto, y *flectere*, doblegar). m. Músculo flexor corto.
brevilíneo (del lat. *brevis*, corto, y *línea*). adj. F., *beéviligne;* In., *brevilineal*. De líneas o dimensiones cortas; braquimorfo; pícnico.
Brewer (Infarto, operación, punto de) (George Emerson *Brewer*, cirujano en Nueva York, 1861-1939). Véanse estos términos.
brezo (del hisp. rom. *broexius*, y éste del celt. *vroicos*). m. Nombre de varias plantas ericáceas; la *Erica vulgaris* y la *E. cinerea* se han empleado como diuréticas.
bricomanía (del gr. *brýchein*, rechinar los dientes, y de *manía*). f. F., *brycomanie*. In., *brychomania*. Hábito morboso de rechinar los dientes. ‖ Bruxismo.
brida (del F. *bride*). f. A., *Zaum;* F., *bride;* In., *bridle;* It., *briglia;* P., *brida*. Freno o frenillo. ‖ Filamento que atraviesa la luz de un conducto o la superficie de una úlcera; filamento de tejido laminoso y vascular que se extiende en la cavidad de las serosas de una a otra membrana a consecuencia de la inflamación de éstas; neomembrana. ‖-**amniótica.** Nombre dado a falsas membranas situadas en la superficie interior del amnios, que algunas veces constriñen alguna parte del feto. ‖-**angiomesentérica o de Harris.** Pliegue peritoneal extendido desde la vesícula biliar y conducto cístico, que cruza la cara anterior del duodeno, al que puede comprimir. ‖-**de Lane.** Producción fibrosa que acoda el íleon y reduce su luz. ‖-**de Meckel.** Parte del ligamento anterior, que ajusta el martillo a la pared del tímpano. ‖-**de Simonart.** Nombre dado a bridas formadas por las adherencias entre el amnios y el feto, alargadas por la distensión de la cavidad amniótica a consecuencia del exceso de líquido. ‖-**femenina.** Fajilla longitudinal situada en el vestíbulo vaginal, entre el clítoris y el meato urinario.
Bride-Jonan (Fenómeno de). V. FENÓMENO.
Brieger (Reacción de) (Ludwig *Brieger*, 1849-1919). V. REACCIÓN.

Bright (Enfermedad o mal de) (Richard *Bright*, médico inglés, 1789-1858). V. ENFERMEDAD.
brightismo. m. Nefritis crónica. || Conjunto de trastornos de la intoxicación urémica lenta (vértigos, alteraciones auditivas, dedo muerto, calambres, cefalea, etc.).
Brill (Enfermedad de) (Nathan E. *Brill*, médico norteamericano, 1860-1925). V. ENFERMEDAD. ||**-Symmers (Enfermedad de).** V. ENFERMEDAD.
Brinton (Enfermedad de) (William *Brinton*, médico inglés, 1823-1867). V. ENFERMEDAD.
briocito (del gr. *brýein*, brotar, crecer en abundancia, y *kýtos*, cavidad). m. Célula en proliferación.
brionia. f. F., *bryone dioïque;* In., *bryonia.* Planta cucurbitácea *(Bryonia alba)* cuya raíz, lo mismo que la de la *B. dioica*, llamada también brionia, es un catártico hidragogo activo; se emplea sobre todo en homeopatía.
brionina. f. Glucósido tónico amargo, $C_{18}H_{30}O_{19}$, de la brionia; purgante hidragogo que tiene propiedades vesicantes.
Briquet (Síndrome de) (Paul *Briquet*, médico francés, 1796-1881). V. SÍNDROME.
brisa eléctrica. f. Electricidad aplicada al cuerpo por medio de una lámina con lápices o varillas para subdividir la corriente.
Brissaud (Enfermedad, infantilismo, reflejo de) (Edouard *Brissaud*, médico francés, 1852-1909). Véanse estos términos. ||**-Marie (Síndrome de).** V. SÍNDROME. ||**-Meige (Enfermedad de).** V. ENFERMEDAD. ||**-Sicard (Síndrome de).** V. SÍNDROME.
Bristowe (Síndrome de) (John Syer *Bristowe*, médico de Londres, 1827-1895). V. SÍNDROME.
británica (Peste). V. PESTE.
Brittain (Signo de) (Robert *Brittain*, médico norteamericano, n. en 1916). V. SIGNO.
Broadbent (Apoplejía, signo de) (Sir William *Broadbent*, médico inglés, 1853-1907). V. APOPLEJÍA, SIGNO.
Broca (Afasia, área, centro, circunvolución, espacio, fórmula de) (Paul *Broca*, cirujano y antropólogo francés, 1824-1880). Véanse estos términos.
Brock (Operación de) (Sir Russell C. *Brock*, cirujano inglés, n. en 1903). V. OPERACIÓN. ||**-Brailley (Operación de).** V. OPERACIÓN. ||**-Graham (Síndrome de)** (Evards A. *Graham*, cirujano estadounidense, 1883-1953). V. SÍNDROME.
Brocq (Enfermedad de) (A. Jean Louis *Brocq*, dermatólogo francés, 1856-1928). V. ENFERMEDAD. ||**-Duhring (Enfermedad de).** V. ENFERMEDAD. ||**-Pautrier (Síndrome de).** V. SÍNDROME.
Broders (Índice de) (Albert C. *Broders*, patólogo norteamericano, 1885-1964). V. ÍNDICE.
Brodie (Absceso, enfermedad, rodilla de) (Sir Benjamin Collins *Brodie*, cirujano inglés, 1783-1862). Véanse estos términos. ||**-(Ligamento de)** (J. Gordon *Brodie*, anatomista escocés, 1786-1818). V. LIGAMENTO.
Brodmann (Área de) (Korbinian *Brodmann*, neurólogo alemán, 1868-1918). V. ÁREA.
Broesike (Fosa de) (Gustav *Broesike*, anatomista alemán del siglo XIX). V. FOSA.
bromal. m. Tribromoacetaldehído, líquido oleoso, incoloro, tóxico, producido por la acción del bromo sobre el alcohol. Se emplea como hipnótico y anodino. ||**-(Hidrato de).** Sustancia cristalina; hipnótico irritante, más activo que el hidrato de cloral, usado en la corea y epilepsia.
bromalina. f. Compuesto cristalino incoloro o blanco; brometilato de hexametilentetramina. Se utilizó en la epilepsia.
bromato. m. F., *bromate;* In., *bromate.* Sal de ácido brómico.
bromatología (del gr. *brôma, -atos*, alimento, comida, y *lógos*, tratado). f. F., *bromatologie;* In., *bromatology.* Ciencia o tratado de los alimentos y dietética.
bromatólogo. m. Persona especializada en bromatología.
bromatoterapia (del gr. *brôma, -atos*, alimento, y *therapeía*, tratamiento). f. F., *bromatothérapie;* In., *bromatotherapy.* Uso de los alimentos en el tratamiento de las enfermedades.
bromatotoxina (del gr. *brôma, -atos*, alimento, y de *toxina).* f. F., *toxine alimentaire;* In., *bromatotoxin.* Toxina formada en los alimentos por varias causas.
bromatoxismo o **bromatotoxismo** (del gr. *brôma, -atos*, alimento, y *toxina).* m. F., *empoisinnement par nourriture avariée;* In., *bromatoxism.* Intoxicación alimentaria.
brometol. m. TRIBROMOETANOL.
bromhidrato. m. Compuesto de ácido bromhídrico y una base.
bromhidrosifobia o **bromidrosifobia** (del gr. *brômos*, hedor, *hýdor*, sudor, y *phóbos*, temor). f. Temor morboso a los olores del cuerpo, con ilusiones relativas a su percepción.
bromhidrosis o **bromidrosis** (del gr. *brômos*, hedor, *hýdor*, sudor). f. A., *Bromhidrosis;* F., *bromhidrose;* In., *bromhidrosis;* It., *bromidrosi;* P., *bromidrose.* Sudor maloliente, sobre todo en las axilas, pies y genitales, asociado generalmente a hiperhidrosis. Producido por fermentación bacteriana, que produce ácidos grasos con olor ofensivo característico. *Sin.:* Osmhidrosis, sudor fétido, sudor maloliente.
brómico. adj. F., *bromique.* In., *bromic.* Semejante al bromo o que lo contiene. ||**-(Ácido).** BrO_3H, compuesto inestable; forma las sales llamadas *bromatos.*
brómide. f. Erupción cutánea producida por el bromo o sus compuestos; bromodermia.
bromismo. m. A., *Bromvergiftung;* F., *bromisme;* In., *bromism;* It. y P., *bromismo.* Intoxicación producida por el abuso del bromo o de sus compuestos. Caracterizada por erupción de acné en la cara y cuerpo, cefalalgia, frialdad de las extremidades, fetidez de aliento, insomnio, pérdida de fuerzas y de la potencia sexual.
bromo (del gr. *brômos*, hedor). m. A., *Brom;* F., *brome;* In., *bromine;* It. y P., *bromo.* Elemento líquido, rojo parduzco, de vapores sofocantes. Símbolo *Br;* peso atómico, 79,909; peso específico, 2,99. La mayoría de sus compuestos son sedantes. La solución acuosa saturada de bromo (agua de bromo) se ha empleado como desinfectante.
bromobencilcianuro. m. Uno de los gases de guerra lacrimógenos.
bromoderma o **bromodermia**. f. y m. F., *bromodermie;* In., *bromoderma.* Afección cutánea, manifestación de bromismo; brómide.
bromofenol. m. Bromo. || Líquido de color violeta y olor penetrante, empleado otrora en infecciones cutáneas.
bromoformo. m. F., *bromoforme;* In., *bromoform.* Líquido incoloro, $CHBr_3$, tribromometano o bromuro de formilo, anestésico antiespasmódico y sedante de la tos.
bromohiperhidrosis (del gr. *brômos*, hedor, *hypér*, sobre, e *hýdor*, sudor). f. Bromidrosis excesiva.
bromomanía (de *bromo* y *manía).* f. Alteración mental producida por el abuso de los compuestos de bromo.
bromomenorrea (de *bromo* y *menorrea).* f. Flujo menstrual de olor fétido.
bromopnea (del gr. *brômos*, fetidez, y *pnoé*, respiración). f. Aliento o respiración fétidos.
bromosulftaleína. f. F., *bromsulfaléine;* In., *bromosulfophtalein.* Sal sódica de la tetrabromosulftaleína. Colorante empleado en las pruebas funcionales hepáticas.
bromuración. f. Administración de grandes dosis de bromuro.
bromuro. m. A., *Bromid;* F., *bromure;* In., *bromide;* It., *bromuro;* P., *brometo.* Compuesto binario de bromo; sal de ácido bromhídrico en la que el bromo lleva carga negativa (H^+Br^-); muchos de ellos son depresores cardíacos y nerviosos.
bronchiolus (pl. *bronchioli).* m. lat. BRONQUIOLO.
bronchus (pl. *bronchi).* m. lat. BRONQUIO.
broncoadenitis (de *bronquio* y *adenitis).* f. Inflamación de los ganglios bronquiales.
broncoalveolitis. f. BRONCONEUMONÍA.

broncoaspergilosis o **broncoblastomicosis**. f. F., *bronchoblennorrhée;* In., *bronchoaspergillosis.* Infección bronquial con *Aspergillus* o *Blastomyces,* respectivamente.

broncoblenorrea (de *bronquio* y *blenorrea).* f. F., *bronchoblennorrhée;* In., *blonchoblennorrhea.* Catarro bronquial con profusa secreción de moco.

broncocavernoso (de *bronquio* y el lat. *caverna,* gruta). adj. Bronquial y cavernoso a la vez.

broncocefalitis. f. desus. COQUELUCHE.

broncocele (de *bronquio* y el gr. *kéle,* tumor). m. Dilatación localizada de un bronquio. ‖ BOCIO.

broncoclisis (de *bronquio* y *clisis).* f. Inyección o instilación de sustancias medicamentosas en los bronquios.

broncoectasia. f. BRONQUIECTASIA.

broncoegofonía. f. EGOBRONCOFONÍA.

broncoesofagoscopia (de *bronquio, esófago,* y el gr. *skopeîn,* observar). f. F., *oesphago-bronchoscopie;* In., *bronchoesophagoscopy.* Examen visual, por medio de instrumentos de los bronquios y el esófago.

broncofonía (de *bronquio* y el gr. *phoné,* voz). f. A., *Bronchophonie;* F., *bronchophonie;* In., *bronchophony;* It. y P., *broncofonia.* Resonancia de la voz en los bronquios oída por auscultación. En estado normal, esta resonancia sólo se percibe oscuramente sobre los bronquios gruesos. Oída en otra parte del tórax, indica una induración o solidificación del tejido pulmonar o una dilatación de los bronquios. SOPLO TUBÁRICO. ‖ **-áfona.** SIGNO DE D'ESPINE.

broncógeno (de *bronquio* y el gr. *gennân,* engendrar). adj. A., *Bronchogen;* F., *bronchogène;* In., *bronchogenic;* It., *broncogeno;* P., *broncógeno.* Originado en un bronquio.

broncografía (de *bronquio* y el gr. *gráphein,* describir). f. A., *Bronchographie;* F., *bronchographie;* In., *bronchography;* It. y P., *broncografia.* Examen radiológico de los bronquios previa inyección en ellos de un medio opaco.

broncograma (de *bronquio* y el gr. *gramma,* inscripción). m. F., *bronchogramme;* In., *bronchogram.* Radiograma de los bronquios.

broncolitiasis (de *bronquio* y el gr. *líthos,* piedra). f. F., *broncholithiase;* In., *broncholithiasis.* Formación de broncolitos; litiasis bronquial. SEUDOTISIS CALCULOSA.

broncolito (de *bronquio* y el gr. *líthos,* piedra). m. A., *Broncholith;* F., *broncholithe;* In., *broncholith;* It. y P., *broncolito.* Cálculo o concreción bronquial.

broncomicosis (de *bronquio* y *micosis).* f. A., *Bronchomykose;* F., *bronchomycose;* In., *bronchomycosis;* It., *broncomicosi;* P., *broncomicose.* Afección bronquial debida a hongos, particularmente infección pulmonar causada por *Candida albicans.*

bronconeumonía (de *bronquio* y *neumonía).* f. A., *Bronchopneumonie;* F., *bronchopneumonie;* It., *broncopolmonite;* P., *broncopneumonia.* Inflamación difusa de los pulmones que generalmente comienza a niveles de los bronquios y se extiende más tarde a los pulmones, en los que forma zonas de condensación diseminadas. Se caracteriza por fiebre, tos, disnea y signos percutorios y auscultatorios que traducen las fases de hepatización, atelectasia y enfisema que se desarrollan en los pulmones. Es debido a gérmenes variados.

broncopatía (de *bronquio* y el gr. *páthe,* enfermedad). f. F., *bronchopathie;* In., *bronchopathy.* Término general usado para designar las enfermedades de los bronquios.

broncoplastia (de *bronquio* y el gr. *plássein,* formar). f. F., *bronchoplastie.* In., *bronchoplasty.* Cirugía plástica de la tráquea; oclusión por métodos quirúrgicos de una fístula situada en la tráquea o en los bronquios.

broncoplejía (de *bronquio* y el gr. *plegé,* golpe). f. A., *Lähmung der Bronchien;* F., *bronchoplégie;* In., *bronchoplegia;* It., *paralisi bronchiale;* P., *broncoplegia.* Parálisis de los bronquios.

broncopleuroneumonía (de *bronquio,* el gr. *pleurá,* costado, y *pneúmon,* pulmón). f. Bronconeumonía complicada con pleuritis.

broncorradiografía (de *bronquio* y *radiografía).* f. Radiografía de los bronquios.

broncorrafia (de *bronquio* y el gr. *raphé,* sutura). f. F., *bronchorraphie.* In., *bronchorrhaphy.* Oclusión por sutura de una sección bronquial.

broncorragia (de *bronquio* y un derivado del gr. *rhegnýnai,* romper). f. A., *Bronchialblutung;* F., *bronchorrhagie;* In., *bronchorragia;* It. y P., *broncorragia.* Hemorragia de los bronquios.

broncorrea (de *bronquio* y el gr. *rhein,* fluir). f. A., *Bronchorrhöe;* F., *bronchorrhée;* In., *bronchorrhea;* It., *broncorrea;* P., *broncorreia.* Secreción excesiva de moco por los bronquios. BRONCOBLENORREA, blenorrea pulmonar.

broncoscopia (de *bronquio* y el gr. *skopeîn,* ver, observar). f. A., *Bronchoskopie;* F., *bronchoscopie;* In., *bronchoscopy;* It. y P., *broncoscopia.* Endoscopia de los bronquios gruesos por medio del broncoscopio introducido por la boca o por una abertura traqueal.

broncoscopio (de *bronquio* y el gr. *skopeîn,* observar). m. F., *bronchoscope;* In., *bronchoscope.* Instrumento para examinar el interior de los bronquios.

broncospasmo (de *bronquio* y el gr. *spasmós,* contracción). m. A., *Bronchospasmus;* F., *bronchospasme;* In., *bronchospasm;* It. y P., *broncospasmo.* Espasmo de los músculos bronquiales que produce una broncostenosis.

broncospirometría. f. F., *bronchospirométrie;* In., *bronchospirometry.* Combinación de broncoscopia y espirometría para determinar la función de cada pulmón separadamente.

broncospiroquetosis (de *bronquio, espiroqueta* y el suf. *-osis).* f. F., *bronchospirochétose;* In., *bronchospirochetosis.* Bronquitis hemorrágica de Castellani; enfermedad debida a la infección con la *Spirochaeta bronchialis* y caracterizada por bronquitis crónica y hemoptisis. Bronquitis hemorrágica, espiroquetosis broncopulmonar.

broncostenosis (de *bronquio* y el gr. *stenós,* estrecho). f. A., *Bronchostenose;* F., *bronchosténose;* In., *bronchiostenosis;* It., *broncostenosi;* P., *broncostenose.* Estrechez o disminución anormal del calibre de los bronquios. ‖ **-espasmódica.** Contracción espasmódica de los músculos bronquiales, broncospasmo.

broncostomía (de *bronquio* y el gr. *stóma,* boca). f. F., *bronchostomie.* In., *bronchostomy.* Abertura quirúrgica de un bronquio en la pared torácica.

broncotetania (de *bronquio* y el gr. *teínein,* tender). f. Espasmo tetánico de la musculatura bronquial que sobreviene en forma de accesos disneicos.

broncotifus (de *bronquio* y el gr. *typhos,* estupor). m. Tifus con complicaciones bronquiales.

broncotomía (de *bronquio* y el gr. *tomé,* corte). f. F., *bronchotomie;* In., *bronchotomy.* Abertura quirúrgica de un conducto aéreo, especialmente de un bronquio.

broncótomo (de *bronquio* y el gr. *tomós,* cortante). m. F., *bronchotome;* In., *bronchotome.* Instrumento cortante, sp. de trocar, empleado en la práctica de la broncotomía.

broncotraqueal (de *bronquio* y *tráquea).* adj. Relativo a los bronquios y la tráquea.

broncovesicular. adj. Bronquial y vesicular.

Bronkhorst-Swieringa (Síndrome de). V. SÍNDROME.

bronquiarctia (de *bronquio* y el lat. *arctare,* ligar). f. BRONCOSTENOSIS.

bronquiectasia (de *bronquio* y el gr. *éktasis,* dilatación). f. A., *Bronchiektasie;* F., *bronchectasie;* In., *bronchiectasis;* It., *bronchiettasia;* P., *bronquectasia.* Dilatación segmentaria de uno o varios bronquios, congénita o adquirida por inflamación crónica del mismo bronquio. Se caracteriza por aliento fétido y tos paroxismal con abundante expectoración mucopurulenta. ‖ **-cilíndrica, fusiforme, saculada.** Denominaciones según la forma de la dilatación.

bronquiloquia (de *bronquio* y el lat. *loqui,* hablar). f. A., *Bronchialklang;* F., *bronchophonie;* In., *bronchiloquy;* It. y P., *broncofonia.* Pectoriloquia intensa, debida a la consolidación pulmonar.

bronquio (del lat. *bronchium*). m. A., *Bronchus;* F., *bronche;* In., *bronchus;* It., *bronco;* P., *brônquio*. Cada una de las dos ramas principales de la tráquea y las subdivisiones de las mismas. ||**-eparterial o epiarterial.** Primera división del bronquio derecho. ||**-hiparterial.** Bronquio izquierdo con el bronquio derecho por debajo de la primera división.
bronquiocele. m. BRONCOCELE. || Dilatación o tumor de un bronquiolo.
bronquiogénico o bronquiógeno (de *bronquio* y el gr. *gennân*, engendrar, producir). adj. In., *bronchiogenic*. De origen bronquial.
bronquiolectasia (de *bronquiolo* y el gr. *éktasis*, dilatación). f. F., *bronchiolectasie;* In., *bronchiolectasis.* Dilatación de los bronquiolos.
bronquiólisis (de *bronquio* y *lisis*). f. Alteración y destrucción de las paredes bronquiales por supuración prolongada.
bronquiolitis (de *bronquiolo* y el suf. *-itis*). f. A., *Kapillarbronchitis;* F. e In., *bronchiolitis;* It., *bronchiolite;* P., *bronquiolite.* Inflamación de los bronquios terminales de etiología viral, propia de la primera infancia, que cursa con intensa disnea respiratoria. *Sin.:* Bronquitis capilar. ||**-exudativa.** Inflamación de los bronquiolos, con exudación y esputos grises espesos. ||**-fibrosa obliterante.** Inflamación aguda o subaguda de los bronquiolos, con obliteración conjunta de los mismos. ||**-vesicular.** BRONCONEUMONÍA.
bronquiolo o bronquíolo. m. A., *Bronchiole;* F. e In., *bronchiole;* It., *bronco intralobulare;* P., *bronquíolo.* Nombre de las más finas divisiones de los bronquios; algunos reconocen bronquiolos de primero, segundo y tercer orden. ||**-respiratorio o terminal.** Subdivisión final y más delicada del árbol bronquial, que se abre en el alveolo pulmonar.
bronquiospasmo. m. BRONCOSPASMO.
bronquitis (de *bronquio* y el suf. *-itis*). f. A., *Bronchitis;* F. e It., *bronchite;* In., *bronchitis;* P., *bronquite.* Inflamación de la mucosa de los bronquios; catarro bronquial. ||**-aguda.** Estado de curso breve y más o menos grave, debido a la acción del frío, a la infección, a la inhalación de sustancias irritantes o a las enfermedades generales. Se caracteriza por fiebre, dolor en el pecho, especialmente al toser, disnea y tos. ||**-asmatiforme o espasmódica.** Bronquitis con disnea espiratoria, de sintomatología similar al asma, que se presenta especialmente en la primera infancia. ||**-capilar.** Bronconeumonía, bronquiolitis. ||**-caseosa.** Forma de bronquitis que algunas veces acompaña a la tuberculosis pulmonar y en la cual los alveolos están llenos de células que sufren la degeneración caseosa. ||**-catarral.** Bronquitis aguda con derrame mucopurulento profuso. ||**-convulsiva.** Tos ferina. ||**-crónica.** Forma de larga duración, con tendencia más o menos acentuada a las agudizaciones, debida a irritación bronquial crónica característica del tabaquismo crónico. Se caracteriza por accesos de tos, con expectoración unas veces escasa y otras abundante, de predominio matutino durante más de dos meses al año. ||**-crupal, fibrinosa o plástica.** Bronquitis con tos violenta y paroxismos de disnea, en los cuales se expectoran cilindros o modelos bronquiales con cristales de Charcot-Leyden y células eosinófilas. ||**-de Castellani.** Broncospiroquetosis. ||**-eosinófila.** La caracterizada por la abundancia de células eosinófilas en la expectoración. ||**-epidémica.** GRIPE. ||**-epidémica capilar.** Forma peligrosa observada algunas veces en las epidemias de sarampión.||**-estafilocócica o estreptocócica.** Bronquitis debida a los estafilococos o los estreptococos. ||**-exudativa.** Bronquitis crupal. ||**-fétida.** Forma caracterizada por la expectoración pútrida. ||**-hemorrágica.** BRONCOSPIROQUETOSIS. ||**-mecánica.** Bronquitis producida por la inhalación de polvo o de partículas sólidas. ||**-membranosa.** BRONQUITIS CRUPAL. ||**-obliterante.** Forma en la cual los bronquios se llenan de masas de exudado fibrinoso. ||**-polipoide.** BRONQUITIS PLÁSTICA. CRUPAL. ||**-productiva.** Bronquitis acompañada de abundante expectoración. ||**-seca.** Catarro bronquial seco. ||**-secundaria.** Bronquitis que complica alguna enfermedad aguda o que es expresión local de una alteración constitucional. ||**-serosa.** BRONCORREA. ||**-seudomembranosa.** BRONQUITIS CRUPAL. ||**-sofocante.** Bronquitis capilar. ||**-unilateral.** Forma de bronquitis, ordinariamente tuberculosa, con predominio de las lesiones en un vértice. ||**-verminosa.** Bronquitis del ganado vacuno y lanar, debido a la presencia de un gusano, el *Strongylus filaria.* ||**-vesicular.** Bronquitis en la cual la inflamación se extiende a los alveolos, que algunas veces son visibles debajo de la pleura como granulaciones blancoamarillentas.
brontofobia (del gr. *bronté*, trueno, y *phóbos*, temor). f. Temor morboso a los truenos y las tempestades.
Brooke (Enfermedad, pasta, tumor de) (Henry A. Grundy *Brooke*, dermatólogo In., 1854-1919). Véanse estos términos.
Brophy (Operación de) (Truman W. *Brophy*, cirujano norteamericano, 1848-1928). V. OPERACIÓN.
brote (del gót. *brut*, brote). m. A., *Knospe;* F., *bourgeon;* In., *bud;* It., *bottone;* P., *gomo.* Cualquier formación que crece a partir de otra mayor. || Excrecencia de tejido embrionario o de neoformación. || Agudización de un proceso que se hallaba en fase de remisión.
Brouha (Prueba de) (L. *Brouha* y Adèle *Brouha*, médicos franceses contemporáneos). V. PRUEBA.
brousesismo (de François Joseph Victor *Broussais*, médico francés, 1772-1813). m. Antigua doctrina sustentada por Broussais, según la cual todas las fiebres no serían sino manifestaciones de la inflamación del estómago e intestinos y la mayor parte de enfermedades no serían más que flegmasías agudas o crónicas.
Brown (Ataxia de) (Sanger *Brown*, neurólogo norteamericano, 1852-1928). V. ATAXIA. ||**-(Índice vasomotor de)** (George Elgie *Brown*, médico norteamericano n. en 1899). V. PRUEBA TERMOTIFÓNICA. ||**-(Prueba de)** (Thomas Kenneth *Brown*, ginecólogo norteamericano, 1898-1951). V. PRUEBA. ||**-Séquard (Enfermedad, inyección, parálisis, síndrome, tratamiento de)** (Charles Edouard *Brown-Séquard*, fisiólogo francés, 1818-1894). V. estos términos. ||**-Symmers (Enfermedad de)** (Charles Leonard *Brown*, médico norteamericano, n. en 1899, y Douglas *Symmers*, patólogo estadounidense, 1879-1965). V. ENFERMEDAD. ||**-(Teoría de)** John *Brown*, médico y biólogo escocés, 1735-1788). V. TEORÍA.
Browne (Síntoma de) V. SÍNTOMA.
browniano (Movimiento) (de Robert *Brown*, botánico inglés, 1773-1858). V. MOVIMIENTO.
Bruce (Septicemia de) (David *Bruce*, cirujano de la Armada inglesa, 1855-1931). V. FIEBRE DE MALTA.
Brucea (de James *Bruce*, explorador escocés, 1730-1794). Género de plantas simarrubáceas. Las semillas de la *B. sumatrana*, de Indochina, se emplean para combatir la disentería en los países cálidos.
bruceláceas. f. pl. Familia de bacterias no aceptada en la taxonomía actual. Sus géneros s *Actinobacillus, Bordetella, Brucella, Calymmatobacterium, Haemophylus, Moraxella, Noguchia* y *Pasteurella*, se estudian hoy en muy diversas partes.
brucelina. f. Preparación de los cultivos de varias especies de *Brucella*, que se emplea en el diagnóstico y tratamiento de la fiebre ondulante.
Brucella. Bacteria que taxonómicamente se sitúan como géneros de clasificación incierta entre los bacilos y cocos gramnegativos aerobios (parte 7, clas. de Bergey). Se trata de pequeños cocobacilos (0,5-0,7 por 0,6-1,5 μm), gramnegativos, no capsulados, no móviles. Algunas spp. son patógenas para el hombre y los animales. ||**-abortus.** La que causa el aborto contagioso de las vacas. ||**-melitensis.** Agente de la fiebre de Malta. ||**-suis.** Agente del aborto infeccioso de las cerdas; puede contagiar al hombre.
brucelosis o bruceliasis. f. A., *Bruzellose;* F., *brucellose;* In., *brucellosis;* It., *brucellosi;* P., *brucelose.* En-

fermedad producida por gérmenes del género *Brucella;* fiebre melitense; aborto contagioso de las vacas, marranas, etc.
Bruch (Glándulas de) (Carl Wilhelm L. *Bruch,* anatomista alemán, 1819-1884). V. GLÁNDULA.
Bruchwald (Atrofia de). V. ATROFIA.
brucina (de J. *Bruce).* f. F., *brucine;* In., *brucine.* Alcaloide tóxico muy amargo, blanco, de la nuez vómica y otras spp. del género *Strychnos.* Tiene las propiedades de la estricnina, pero es menos tóxica y activa.
Bruck (Enfermedad de) (Alfred *Bruck,* médico alemán, n. en 1865). V. ENFERMEDAD.
Brucke (Músculo de) (Ernst *Brücke,* fisiólogo austriaco, 1819-1892). V. MÚSCULO.
Brudzinski (Signo de) (Josef von *Brudzinski,* médico polaco, 1874-1917). V. SIGNO.
Bruenninghausen (Método de) (Hermann J. *Bruenninghausen,* médico alemán, 1761-1834). V. MÉTODO.
Brugia. Género de nematodos productores de la llamada filariasis malaya *(B. malayi).* Es propio de los países del sudeste asiático. Sus larvas son vehiculadas por mosquitos del género *Mansonia.* Produce enfermedades que afectan preferentemente las extremidades inferiores. Se había clasificado como *Wuchereria (W. malayi).*
Brugsch (Enfermedad, método, síndrome de) (Theodor *Brugsch,* patólogo alemán, n. en 1878). V. ENFERMEDAD, MÉTODO, SÍNDROME.
Bruhl (Enfermedad de). V. ENFERMEDAD.
Brun (Síndrome de). V. SÍNDROME.
Brunn (Membrana, nidos de) (Albert *Brunn,* anatomista alemán, 1849-1895). V. MEMBRANA, NIDO.
Brunner (Glándulas de) (Johann Conrad *Brunner,* anatomista suizo, 1653-1727). V. GLÁNDULA.
Bruns (Enfermedad de) (John Dickson *Bruns,* médico norteamericano, 1836-1883). V. ENFERMEDAD. ||**-(Síndrome de)** (Ludwig *Bruns,* neurólogo alemán, 1858-1916). V. SÍNDROME.
Brunschwig (Operación de) (Alexander *Brunschwig,* cirujano norteamericano, 1901-1969). V. OPERACIÓN.
Brunsfelsia. Género de plantas escrofulariáceas. La raíz de la *B. uniflora* es depurativa y emenagoga; puede producir el aborto; se emplea en las Antillas y Brasil.
brusco (del lat. *ruscus,* cruzado con el galo *brisgo).* m. Planta de la familia de las esmiláceas *(Ruscus aculeatus),* que entra en la composición del jarabe de cinco raíces.|| adj. Áspero, desapacible.|| Rápido, repentino, pronto.
brusel. m. Cilindro de madera con manga en cada extremo, que se usaba en la preparación de emplastos.
Brushfield (Manchas de) (Thomas *Brushfield,* médico británico, 1858-1937). V. MANCHA. ||**-Wyatt (Síndrome de).** V. SÍNDROME.
brutolado, brutolito. m. Macerado de sustancias medicamentosas en cerveza.
Bruton (Agammaglobulinemia de) (Ogden *Bruton,* pediatra norteamericano n. en 1908). V. AGAMMAGLOBULINEMIA.
bruxismo (del gr. *brýchein).* m. A., *Zähneknirschen;* F., *grincement des dents;* In., *bruxism;* It., *brussismo;* P., *rangido.* Rechinar de dientes.
bruxomanía. f. BRICOMANÍA.
Bryant (Ampolla, línea, operación, signo, triángulo de) (Sir Thomas *Bryant,* cirujano inglés, 1828-1914). Véanse estos términos.
Bryce (Prueba de) (James *Bryce,* médico escocés del siglo XIX). V. PRUEBA.||**-Teacher.** V. HUEVO.
Bryonia. Género de plantas cucurbitáceas. V. BRIONIA.
Bryson (Signo de) (Alexander *Bryson,* médico inglés, 1802-1860). V. SIGNO.
buba, bubas. f. Nombre vulgar de las pústulas.|| Mal venéreo o sifilítico.|| PIAN.||**-brasileña.** ESPUNDIA.
bubón (del gr. *boubón,* tumor en la ingle). m. A., *Bubo;* F., *bubon;* In., *bubo;* It., *bubbone;* P., *bubão.* Tumefacción inflamatoria de un ganglio linfático. particularmente de la ingle. INCORDIO.||**-abdominal.** El situado por encima del pliegue de la ingle.||**-chancroso.** Ulceración chancrosa del bubón.||**-climático.** Forma de adenitis de los países tropicales. || Linfogranuloma venéreo, enfermedad de Nicolas-Favre.||**-consecutivo.** El que se manifiesta después de la aparición del chancro.||**-constitucional.** El que aparece en una afección antigua que se ha hecho constitucional.||**-d'emblée o primitivo.** El debido a una causa de orden venéreo, pero que no va precedido por ninguna lesión visible.||**-del Calabar.** Tumefacción edematosa de la piel, producida por la *Filaria boa.*||**-escrofuloso o estrumoso.** Ganglio hipertrofiado indolente en la escrofulosis.||**-gonorreico o blenorrágico.** El que sigue o acompaña a la blenorragia.||**-indolente o indurado.** El duro, casi indoloro, que manifiesta escasa tendencia a la supuración.||**-maligno.** El de la peste bubónica.||**-parotídeo.** PAROTIDITIS.||**-pestilencial.** El asociado con la peste bubónica.||**-primario, primitivo o protopático.** BUBÓN D'EMBLÉE.||**-satélite.** Linfadenitis que afecta el territorio de drenaje linfático de una lesión concreta.||**-sifilítico.** El indolente consecutivo a un chancro duro.||**-simple simpático.** Bubón debido a una lesión o traumatismo cualquiera.||**-venéreo.** El debido a una enfermedad venérea.
bubonalgia (del gr. *boubón,* ingle, y *álgos,* dolor). f. F., *bubonalgie.* In., *bubonalgia.* Dolor en la ingle.
bubonocele (del gr. *boubón,* ingle, y *kéle,* tumor). m. F., *bubonocèle.* In., *bubonocele.* Hernia inguinal que forma tumor en la ingle.
bubónulo (dim. de *bubón).* m. Pequeño nódulo inflamatorio a lo largo de los linfáticos dorsales del pene; suele ser múltiple; si supuran, constituyen lo que se denominaban *chancros de Nisbet.*
buboso. adj. y s. Semejante a una buba o bubón; que padece bubas.
Bucaille (Operación de) (Maurice *Bucaille,* cirujano francés, n. en 1920). V. OPERACIÓN.
bucal (del lat. *bucca,* boca). adj. A., *bukkal;* F., *buccal;* In., *buccal;* It., *buccale;* P., *bucal.* Relativo a las mejillas o a la boca. La cara bucal de un diente es la que mira a la mejilla.
bucardia (del gr. *boûs,* buey, y *kardía,* corazón). f. Hipertrofia idiopática del corazón, *cor bovinum.*
buccinador (del lat. *buccinator,* de *buccina,* trompeta). m. A., *Buccinator;* F., *buccinateur;* In., *buccinator;* It., *buccinatore;* P., *bucinador.* Músculo plano de la mejilla.
buccula (lat.). f. Repliegue carnoso o graso conocido con el nombre de doble barba.
bucelación (del lat. *bucella,* compresa). f. Detención de una hemorragia por la aplicación o taponamiento con compresas.
buche m. A., *Kropf;* F., *jabot;* In., *crop;* It., *gozzo;* P., *bocho.* Dilatación del estómago de muchas aves, en la cual se ablandan los alimentos (voz paralela a otras extranjeras, como el it. *buzzo,* vientre de los animales). || Porción de líquido que cabe de una vez en la boca.
Buchner (Teoría, tuberculina de) (Hans *Buchner,* bacteriólogo alemán, 1850-1902). Véanse estos términos.
buchú. m. Nombre de varias especies del género *Barosma,* familia de las rutáceas. Las hojas de *B. betulina, B. crenulata* y *B. serratifolia* son diuréticas, sudoríficas y tonicogástricas, y se emplean en las inflamaciones urinarias crónicas.
Buck (Aponeurosis, ext., operación de) (Gurdon *Buck,* cirujano norteamericano, 1807-1877). Véanse estos términos.
Bucky (Diafragma, rayos de) (Gustav P. *Bucky,* médico alemán en Nueva York, 1880-1963). V. DIAFRAGMA, RAYOS.
bucnemia (del gr. *boûs,* buey, y *knéme,* pierna). f. Tumefacción inflamatoria difusa, tensa, de la pierna.||**-trópica.** ELEFANCÍA.
bucocervical. adj. Relativo al cuello y a la cara bucal de un diente.
bucofaríngeo. adj. F., *bucco-pharyngien;* In., *buccopharyngeal.* Relativo a la boca y a la faringe.

bucoglosofaringitis. f. Inflamación de la boca, lengua y faringe. ‖ **-seca.** Síndrome de Sjögren.
bucolabial. adj. Relativo a las mejillas y a los labios.
bucolingual. adj. Relativo a las mejillas y a la lengua.
Bucquoy (Enfermedad de). V. Enfermedad.
Budd (Cirrosis, ictericia de) (William *Budd*, médico inglés, 1808-1882). V. Cirrosis, ictericia. ‖ **-Chiari (Síndrome de)** (Hans *Chiari*, médico austriaco, 1851-1916). V. Síndrome.
buddeizada (Leche) (de E. *Budde*, ingeniero danés). V. Leche.
Budge (Centro de) (Julius L. *Budge*, fisiólogo alemán, 1811-1888). V. Centro.
Budin (Regla, signo de) (Pierre Constant *Budin*, ginecólogo francés, 1846-1907). V. Regla, signo.
Büdinger-Ludloff-Laewen (Enfermedad de) (Konrad *Büdinger*, médico en Viena, 1867-1944; Karl *Ludloff*, médico en Francfort, 1864-1954; Arthur *Laewen*, médico en Königsberg, 1876-1958). V. Enfermedad.
Buelau (Tratamiento de) (Gotthard *Buelau*, médico alemán, 1835-1900). V. Tratamiento.
Buerger (Enfermedad, método de coloración de) (Leon *Buerger*, médico en Nueva York, 1879-1943). V. Coloración (métodos de) y enfermedad.
bufanina. f. Alcaloide muy tóxico, amorfo, de la planta amarilídea *Buphane disticha*, del Sur de África, cuya acción fisiológica es semejante a la de la hioscina.
buffer. angl. V. Sistema amortiguador.
bufonina. f. Principio tóxico de la secreción glandular de la piel del sapo.
bufotenina. f. F., *bufoténine*; In., *bufotenin*. Sustancia hipertensora, hidroxiindol-etildimetilamina, de las glándulas cutáneas del sapo *Bufo bufo*.
bufotoxina. f. Toxina derivada de la piel de lagartos y sapos.
buftalmía (del gr. *boús*, buey, y *ophthalmós*, ojo). f. A., *Buphthalmus*; F., *buphtalmie*; In., *buphthalmia* It., *cheratoglobo*; P., *buftalmia*. Hidroftalmía de grado elevado; queratoglobo.
buftalmos. m. Buftalmía.
Buhl (Enfermedad, ley de) (Ludwig von *Buhl*, patólogo alemán, 1816-1880). V. Enfermedad, ley.
Buist (Método de) (Robert V. *Buist*, tocólogo escocés, 1860-1939). V. Respiración artificial.
bujía (del F. *bougie*). f. A., *Bougie*; F., *bougie*; In., *bougie*; It., *sonda*; P., *bugia*. Candelilla. ‖ Sonda. ‖ **-de Chamberland.** Filtro Chamberland.
bulbar. adj. A., *bulbär*; F., *bulbaire*; In., *bulbar*; It., *bulbare*; P., *bolboso*. Relativo a un bulbo. ‖ Perteneciente a la médula oblongada o bulbo.
bulbiforme. adj. En forma de bulbo.
bulbitis. f. F., *bulbite*; In., *bulbitis*. Inflamación del bulbo de la uretra.
bulbo (del lat. *bulbus*). m. A., *Bulbus*; F., *bulbe*; In., *bulb*; It., *bulbo*; P., *bolbo*. Parte, órgano o masa redondeada. ‖ Tallo subterráneo ensanchado de algunas plantas. ‖ Bulbo raquídeo. ‖ **-arterioso.** La más anterior de las tres partes del vaso cardiaco primitivo del embrión. ‖ **-auditivo.** El laberinto y cóclea membranosos. ‖ **-de Krause.** Cuerpos ovoideos penetrados por una o más fibras nerviosas en la conjuntiva, alrededor de la boca, glande y clítoris. ‖ **-de la aorta.** Porción más gruesa de la aorta, en su punto de emergencia del corazón. ‖ **-de la vena yugular interna.** Cada una de las dos dilataciones de esta vena, una superior, a nivel de la fosa yugular del temporal, y otra inferior, antes de desembocar en el tronco venoso braquiocefálico. ‖ **-de Rouget.** Bulbo del ovario. ‖ **-del ojo.** El globo ocular. ‖ **-del ovario.** Plexo de venas y arterias del ovario. ‖ **-dentario.** Ensanchamiento ovoideo en el fondo del folículo dental. ‖ **-duodenal.** Porción inicial del duodeno, a partir del esfínter pilórico, que en las radiografías aparece como un capuchón; *pilleus ventriculi*. ‖ **-gustatorio.** Placas u órganos terminales del nervio gustatorio en las papilas de la lengua. ‖ **-olfatorio.** Expansión del nervio olfatorio en la cara inferior de cada lóbulo anterior del cerebro. ‖ **-pilar** o **piloso.** Expansión bulbosa en el extremo proximal de un cabello o pelo. ‖ **-raquídeo.** Porción de la médula que se prolonga desde el puente hasta el agujero occipital; médula oblongada. ‖ **-terminal.** Cualquiera de los cuerpos esferoideos u ovoideos terminales encontrados en las partes más sensitivas de las membranas mucosas en los extremos de las ramas de los nervios sensoriales. ‖ **-uretral.** Bulbo del pene. Porción dilatada de la uretra esponjosa. ‖ **-vestibulovaginal.** Órganos cilindroideos debajo de la membrana mucosa, uno a cada lado del vestíbulo de la vagina, eréctiles, que equivalen al bulbo de la uretra en el hombre.
bulbocavernoso. m. F., *bulbo-caverneux;* In., *bulbocavernosus*. Músculo acelerador de la emisión de la orina. V. Músculos (tabla de).
bulboideo (de *bulbo* y el gr. *eîdos*, aspecto). adj. En forma de bulbo.
bulbomímico (Fenómeno). V. Fenómeno.
bulbonuclear (de *bulbo* y *núcleo*). adj. Relativo a la médula oblongada y a sus núcleos nerviosos.
bulbopontino (de *bulbo* y el lat. *pons, pontis*, puente). adj. F., *bulbo-pontique;* In., *bulbopontine*. Término aplicado a la porción de encéfalo constituida por el puente y región adyacente del bulbo.
bulboso. adj. Que tiene la forma de un bulbo; que procede de un bulbo o termina por él.
bulbouretral. adj. Relativo al bulbo de la uretra.
bulbus (lat.). m. Bulbo. ‖ **-caroticus.** Seno carotídeo. ‖ **-cinereus.** Bulbo olfatorio. ‖ **-cordis.** Bulbo arterioso. ‖ **-crinis.** Bulbo piloso. ‖ **-vestibuli.** Glándula bulbovaginal.
bulesis (del gr. *boúlesis*, voluntad, deseo). f. Voluntad o acto de la voluntad.
bulimia (del gr. *boulimía* y éste de *boûs*, buey, y *limós*, hambre). f. A., *Bulimie;* F., *boulimie;* In., *boulimia;* It. y P., *bulimia*. Gran voracidad o hambre insaciable. Cinorexia, hiperorexia, polifagia.
Bulkley (Régimen de) (L. D. *Bulkley*, dermatólogo norteamericano, 1843-1928). V. Régimen.
Bull y Pritchett (Suero de) (Caroll Gideon *Bull*, médico norteamericano, 1883-1931; Ida W. *Pritchett*, del Instituto Rockefeller, n. en 1891). V. Suero.
bulla (lat.). f. Ampolla. ‖ **-ethmoidalis.** Eminencia redondeada en el meato medio de la nariz, debida a una célula etmoidal.
Buller (Escudo de) (Frank *Buller*, oftalmólogo canadiense, 1844-1905). V. Escudo.
Bullinus. Género de moluscos. La especie *B. contortus* es un pequeño molusco huésped intermediario del *Schistosoma haematobium*.
Bullis (Enfermedad de). V. Enfermedad.
Bullrich (Sal de). V. Sal.
bulpis. m. Enfermedad contagiosa de Nicaragua, caracterizada por el desarrollo de pápulas que dejan manchas blancas o negras.
Bumke (Signo de) (Oswald Conrad *Bumke*, neurólogo alemán, 1877-1950). V. Signo.
BUN (sigla del In. *blood urea nitrogen*). Nitrógeno ureico sanguíneo.
bungarotoxina. f. Polipéptido obtenido de veneno de cobra (género *Bungarus*), que se combina de forma específica e irreversible con los receptores de la acetilcolina en la placa motriz y en los ganglios vegetativos.
Bunge (Amputación de) (Richard *Bunge*, cirujano alemán, n. en 1870). V. Amputación. ‖ **-(Ley) (Gustav von** *Bunge*, fisiólogo A., 1844-1920). V. Ley.
Büngner (Bandas de) (Otto *Büngner*, neurólogo alemán, 1858-1905). V. Banda.
bunio (del lat. *bunio*, nabo). m. A., *Leichdorn;* F., «*oignon*»; In., *bunion*; It., *callosità dell'alluce*. Tumefacción de la bolsa mucosa de la articulación metatarsofalángica del dedo gordo del pie, con engrosamiento de la piel y desviación del dedo hacia fuera.
Bunnell (Operación de) (Sterling *Bunnell*, cirujano estadounidense, 1882-1957). V. Operación.
bunodonte (del gr. *bounós*, colina, altura, y *odoús, odóntos*, diente). adj. Que tiene cúspides redondeadas en los dientes molares; opuesto a *lofodonte*.
bunogastria (del gr. *bounós*, colina, altura, y *gastér, gastrós*, vientre). f. Vientre o abdomen prominente.

Bunsen (Coeficiente, mechero de) (Robert Wilhelm Eberhard von *Bunsen*, químico alemán, 1811-1899). V. COEFICIENTE, MECHERO.

Bunyaviridae. Familia de virus desglosada del antiguo grupo de los Arbovirus. Sus viriones tienen RNA, forma esférica, tamaño de 90-100 nm y se transmiten mediante mosquitos. Algunos de sus miembros (subgrupo *Bunyamwera C* y *California*) son agentes patógenos en el hombre y animales. El síndrome causado por ellos va desde cuadros febriles indiferenciados con cefalalgias y malestar hasta meningoencefalitis.

bupivacaína. f. F., *bupivacaïne;* In., *bupivacaine*. Clorhidrato de bupivacaína. Anestésico local de tipo amídico. Produce analgesia duradera. Marcain®.

burbuja (de *burbujar*, burbujear, y éste del lat. vulgar *bulbulliare*, formado por reduplicación del lat. *bulla*, burbuja). f. A., *Wasserblase;* F., *bulle d'air;* In., *bubble; It., bolla d'aria;* P., *borbulha*. Ampolla o glóbulo lleno de gases que sube a la superficie de los líquidos en ebullición o fermentación. || Elementos constitutivos de los estertores húmedos oídos por auscultación pulmonar. V. ESTERTOR.

Burchardt (Corpúsculos de) (Max *Burchardt*, dermatólogo alemán, 1831-1897). V. CORPÚSCULO.

Burdach (Columna, núcleo de) (Carl Friedrich *Burdach*, fisiólogo alemán, 1776-1847). V. COLUMNA, NÚCLEO.

Bureau-Barrière-Kernis-De Ferran (Síndrome de) (Yves *Bureau*, médico francés contemporáneo; Henri *Barrière*, médico francés contemporáneo). V. SÍNDROME.

bureta (del fr. *burette*). f. Tubo de vidrio granulado para líquidos, usado en química para análisis.

Bürger-Grütz (Enfermedad o Síndrome de) (Max *Bürger*, médico alemán, 1885-1966; Otto *Grütz*, dermatólogo alemán, 1886-1963). V. SÍNDROME.

Burghart (Síntoma de) (Hans Gerny *Burghart*, médico alemán, 1862-1932). V. SÍNTOMA.

Burnam (Reacción de) (Curtis F. *Burnam*, médico norteamericano, 1877-1947). V. REACCIÓN.

Burnand (Síndrome de). V. SÍNDROME. ||**-Sayé (Síndrome de).** V. SÍNDROME.

Burnett (Síndrome de) (Charles H. *Burnett*, médico norteamericano, n. 1901). V. SÍNDROME.

Burnett (Solución de) (William *Burnett*, cirujano inglés, 1779-1861). V. SOLUCIÓN.

Burns (Amaurosis de) (John *Burns*, médico escocés, 1774-1850). V. AMBLIOPÍA POSMARITAL. ||**-(Espacio, ligamentos de)** (Allan *Burns*, anatomista escocés, 1781-1813). Véanse estos términos.

Burow (Operación, solución, vena de) (Carl August von *Burow*, cirujano alemán, 1809-1874). Véanse estos términos.

Burri (Coloración de) (Robert *Burri*, bacteriólogo suizo, 1867-1952). V. COLORACIÓN (MÉTODOS DE).

bursa (lat.). f. Bolsa; especialmente bolsa mucosa. ||**-de Fabricius.** BURSA FABRICII. ||**-Fabricii.** Órgano linfoide de las aves jóvenes, situado frente a la cloaca y en el que los linfocitos B precursores maduran adquiriendo la capacidad de producir inmunoglobulinas. Su equivalente en los mamíferos no ha sido identificado.

bursectomía (del lat. *bursa*, bolsa, y el gr. *ektomé*, escisión). f. A., *Scheleimbeutelentfernung;* F., *boursectomie;* In., *bursectomy;* It. y P., *bursectomia*. Escisión de una bolsa.

bursiforme (del lat. *bursa*, bolsa, y de *forma*). adj. En forma de bolsa.

bursina. f. Alcaloide de la *Capsella bursapastoris;* empléase como la ergotina; es astringente, estíptico y tónico.

bursitis (del lat. *bursa*, bolsa, y el suf. *-itis*). f. A., *Schleimbeutelentzündung;* F. y P. *bursite;* In., *bursitis;* It., *borsite*. Inflamación de una bolsa. ||**-de Duplay.** Bursitis subdeltoidea. ||**-de Tornwaldt.** Inflamación de la tonsila o amígdala de Luschka, acompañada de la formación de un quiste que contiene pus y de estenosis nasofaríngea. ||**-epiploica** u **omental.** Inflamación seropurulenta de la bolsa omental. ||**-retrocalcánea.** AQUILODINIA.

bursolito (del lat. *bursa*, bolsa, y el gr. *líthos*, piedra). m. F., *concrétion dans une bourse;* In., *bursolith*. Cálculo o concreción en una bolsa serosa.

bursopatía (del lat. *bursa*, bolsa, y el gr. *páthos*, afección). f. F., *maladie des bourses;* In., *bursopathy*. Término general para las afecciones de las bolsas.

búrsula. f. dim. de *bursa*. ESCROTO.

Burton (Línea o ribete de) (Henry *Burton*, médico inglés, 1799-1849). V. LÍNEA.

Bury (Enfermedad de) (Judson S. *Bury*, médico inglés, 1852-1944). V. ENFERMEDAD.

Busacca (Prueba de) (Atilio *Busacca*, médico italiano contemporáneo). V. PRUEBA.

Buscaino (Reacción de) (Vito Mario *Buscaino*, neurólogo italiano, n. en 1887). V. REACCIÓN.

Buschke (Enfermedad de) (Abraham *Buschke*, dermatólogo alemán, 1868-1943). V. ENFERMEDAD. ||**-Ollendorff (Síndrome de)** (Helene *Ollendorff*, médica alemana contemporánea). V. SÍNDROME.

buspirona. f. Azaspirodecanodiona, fármaco ansiolítico que no produce dependencia física y parece tener menos efectos indeseables que las benzodiacepinas.

Busquet (Enfermedad de) (P. *Busquet*, médico francés, 1866-1930). V. ENFERMEDAD.

Busse-Buschke (Enfermedad de) (Otto *Busse*, médico alemán, 1867-1922; Abraham *Buschke*, dermatólogo alemán). CRIPTOCOCOSIS.

busulfán. m. F., *busulfan*. In., *busulfan*. Antineoplásico perteneciente al grupo de las mostazas nitrogenadas.

busulfanocito. m. Célula del epitelio bronquioalveolar alterada por la acción del busulfán.

butalanina. f. Ácido α-aminoisovalérico, producido en la digestión de las proteínas.

butano. m. F., *butane;* In., *butane*. Hidrocarburo alifático, gaseoso, de átomos de carbono, derivado del petróleo y empleado como combustible y refrigerante.

butanol. m. Alcohol butílico.

Butcher (Sierra de) (Richard G. *Butcher*, cirujano irlandés, 1819-1891). V. SIERRA.

Butea (de John Stuart, conde de *Bute*, 1713-1792). Género de árboles leguminosos tropicales; una de sus especies, la *B. frondosa*, árbol del sur de Asia, suministra el quino.

butesina. f. Anestésico local: paraaminobenzoato de butilo. Se emplea también el *picrato de butesina*, que le añade las propiedades antisépticas del ácido pícrico, para la anestesia de superficie en quemaduras, úlceras, etc., en pomada al 1 %.

butilcloral (Hidrato de). Hidrato del derivado triclorado del aldehído butílico; analgésico general de efectos peligrosos.

butileno. m. F., *butylène;* In., *butylene*. Hidrocarburo gaseoso, C_4H_8, en tres formas isoméricas: etiletileno, dimetiletileno e isobutileno.

butilo. m. Hidrocarburo radical monovalente, C_4H_9.

butiráceo (del gr. *boútyron*, grasa, manteca). adj. De consistencia u olor mantecosos.

butírico. adj. F., *butyrique;* In., *butyric*. Derivado de la manteca. ||**-(Ácido).** Cuerpo de la fórmula CH_3-CH_2-CH_2-$COOH$, producto de la putrefacción de las proteínas. Se encuentra en la manteca, sudor, heces y orina, y vestigios en el bazo y en la sangre.

butirina. f. F., *butyrine*. In., *butyrin*. Glicérido que existe en la manteca; líquido graso de sabor acre y amargo. || Aminoácido derivado del ácido butírico.

butirofenona. f. F., *butyrophénone*. In., -. Miembro de un grupo de fármacos que, si bien no se parecen estructuralmente a las fenotiacinas, comparten la mayor parte de las propiedades farmacológicas de éstas. Su prototipo es el haloperidol. Su empleo más importante es el tratamiento de las psicosis.

butirómetro (del gr. *boútyron*, queso o mantequilla de vaca, y *métron*, medida). m. F., *butyromètre;* In., *butyrometer*. Aparato para medir la proporción de manteca en la leche.

butiroscopio (del gr. *boútyron,* queso o mantequilla de vaca, y *skopeîn,* observar). m. BUTIRÓMETRO.

butiroso. adj. F., *butyroïde;* In., *butyrous.* Mantecoso; que contiene manteca.

butyrum (voz latina, del gr. *boútyron).* m. MANTECA. || **-suillum.** Manteca de cerdo.

buxina. f. Alcaloide de la corteza del boj *(Buxus sempervirens),* de la misma composición que la beberina; tónico y febrífugo.

Buzzard (Reflejo de) (Thomas *Buzzard,* médico inglés, 1831-1919). V. REFLEJO.

by-pass (del ing. *by-pass,* atajo, camino auxiliar, vía de escape o de seguridad). m. Anastomosis quirúrgica paralela, biestomótica, para eludir un segmento vascular obturado o estenosado, mediante un injerto de arteria, vena o tubo de sustancia plástica (Dacron, nailon, etc.). || Derivación temporal de la corriente de un vaso durante una intervención quirúrgica sobre éste. || **-extracorpóreo.** Derivación extracorpórea de la sangre mediante la máquina cardiopulmonar. Circulación extracorpórea.

Byrd (Método de) (Harvey Leonidas *Byrd,* médico norteamericano, 1820-1884). V. RESPIRACIÓN ARTIFICIAL.

Bywaters (Síndrome de) (Eric George *Bywaters,* médico ingles, n. 1910). V. SÍNDROME.

Bz. 55. 1-butil-3-aminobenceno-sulfonil-urea. Sulfamida de acción hipoglucemiante.

C

C. Símbolo del *carbono*. || Abreviatura de *contracción, cátodo, cilindro, cervical, clon, contacto.* || Letra latina que significa 100. || En física y electricidad, símbolo de *culombio*. || Después de una cifra de temperatura indica grados centígrados.
¹³C. Isótopo natural del carbono, de peso atómico 13, empleado en las reacciones químicas de los tejidos vivos.
¹⁴C. Isótopo radiactivo del carbono producido electrolíticamente, de uso en la investigación del cáncer y del metabolismo.
Ca. Símbolo del *calcio*.
caapi. m. Bejuco del Orinoco y el Amazonas, *Banisteria caapi*, cuyo extracto emplean los indígenas como droga embriagante y estimulante.
caballeros (Hueso de los). V. Hueso.
caballo (del lat. *caballus*). m. A., *Pferd*; F., *cheval*; In., *horse*; It., *cavallo*; P., *cavalo*. Mamífero perisodáctilo de la familia de los équidos (*Equus caballus*). Utilízase su carne como alimento; sirve también este animal para suministrar, una vez inmunizado, grandes cantidades de suero.
cabello (del lat. *capillus*). m. A., *Haar*; F., *cheveu*; In., *hair*; It., *capello*; P., *cabelo*. Pelo de la cabeza. V. Pelo.
cabestrillo (dim. de *cabestro*). m. A., *Armtragetuch*; F., *écharpe*; In., *sling*; It., *sciarpa*; P., *cabestrilho*. Banda o vendaje apoyado en el cuello para sostener la mano o antebrazo lastimados o para inmovilizarlos en las lesiones de éstos o del hombro. || **-de Glisson.** Collar de cuero en combinación con un aparato de extensión fijado en la cabecera de la cama para aplicar la extensión a la columna vertebral.
cabestro (del lat. *capistrum*). m. Fronda para mantener reducidas las fracturas o luxaciones del maxilar inferior.
cabeza (del lat. vulgar hispánico *capitia*, del lat. *caput, -itis*). f. A., *Kopf*; F., *tête*; In., *head*; It., *testa*; P., *cabeça*. Parte superior del organismo, conjunto de cráneo y cara, que contiene el encéfalo y los principales órganos de los sentidos. || Parte superior o proximal de una estructura (músculo, etc.). || Órgano o parte en forma de cabeza. || **-articular.** Extremo más o menos esférico de un hueso, por el cual se articula con otro hueso. || **-de medusa.** Aspecto semejante al de una cabeza de medusa de la red venosa superficial de la pared anterior del abdomen en la hipertensión portal. || **-del fémur.** Parte redondeada del extremo superior del fémur, que se introduce en el acetábulo. || **-del húmero.** Porción superior del húmero, que forma parte de la articulación del hombro. || **-del riñón.** El pronefros.
cabezal. m. Almohada. || Pedazo de lienzo, gasa, etc., en varios pliegues, que se aplicaba sobre la herida de la sangría para impedir la hemorragia.
Cabot (Anillos o cuerpos anulares de) (Richard *Cabot*, médico norteamericano, 1868-1939). V. Cuerpo.
cabra (del lat. *capra*, cabra). f. A., *Ziege*; F., *chèvre*; In., *goat*; It., *capra*; P., *cabra*. Rumiante doméstico cuya leche y subproductos se emplean en la alimentación humana.
cacación. f. Defecación.
cacahuete (del náhuatl *thalcacáuatl*, cacao de la tierra). m. A., *Erdnuss*; F., *arachide*; In., *peanut*; It., *arachide*; P., *amendoim*. Fruto comestible de la *Arachis hypogoea*, planta de la familia de las leguminácea de los países cálidos y templados. Suministra un aceite que se emplea como vehículo en medicina. *Sin.*: Maní, pistacho.

cacao (del náhuatl *cacáua*, forma radical de *cacáuatl*). m. A., *Kakao*; F. e It., *cacao*; In., *cocoa*; P., *cacau*. Semilla del *Theobroma cacao*, árbol de la familia de las esterculiáceas. Alimento de ahorro. Del cacao derivan el chocolate, el racahout de los árabes y la *manteca de cacao*, aceite fijo de las semillas, sólido a la temperatura ordinaria, con el cual se elaboran supositorios, etc.
cacaraña. f. Cada uno de los hoyos o señales en el rostro de una persona, sean o no ocasionados por la viruela.
Cacchi-Ricci (Enfermedad de) (Roberto *Cacchi*, urólogo italiano contemporáneo; Vincenzo *Ricci*, radiólogo italiano contemporáneo). V. Enfermedad.
Cacciapuoti (Reflejo, signo de) (*Cacciapuoti*, médico Italiano contemporáneo). V. Reflejo, signo.
cacemia (del gr. *kakôs*, malo, y *haîma*, sangre). f. Estado impuro de la sangre.
cacergasia (del gr. *kakós*, malo, y *érgon*, trabajo). f. ant. Función escasa o mala, orgánica o mental.
cacestesia (del gr. *kakós*, malo, y *aísthesis*, sensación). f. Sensación morbosa o trastorno de la sensibilidad.
cacidrosis (del gr. *kakós*, malo, e *hidrosis*). f. Sudación anormal o maloliente; bromidrosis, caquidrosis.
caco-. Forma prefija (del gr. *kakós*), con la significación de malo.
cacocolia (de *caco-* y el gr. *cholé*, bilis). f. Alteración de la bilis.
cacodemonomanía. f. Creencia insana de estar poseído por demonios.
cacodilato. m. A., *Kakodylat*; F. e In., *cacodylate*; It. y P., *cacodilato*. Sal de ácido cacodílico. Los cacodilatos se emplean en las enfermedades de la piel y otros estados en los que está indicado el arsénico.
cacodílico (Ácido). Ácido cristalizable, $(CH_3)_2AsOOH$, dimetilarsínico, con las mismas indicaciones que los cacodilatos.
cacodoncia (de *caco-* y el gr. *odoús, odóntos*, diente). f. Mal estado de los dientes; dentición irregular.
cacoético. adj. Caquéctico. || Maligno.
cacofagia (de *caco-* y el gr. *phageîn*, comer). f. Gusto depravado.
cacofonía (de *caco-* y el gr. *phoné*, voz). f. Voz alterada, anormal.
cacogénesis o **cacogenia** (de *caco-* y el gr. *gennân*, engendrar, producir). f. Anormalidad en la estructura; monstruosidad.
cacogénica. f. Degeneración de la raza; opuesto a *eugénica* o *aristogénica*.
cacogeusia (de *caco-* y el gr. *geûsis*, gusto). f. F. e In., *cacogeusia*. Mal sabor.
cacomelia (de *caco-* y el gr. *mélos*, miembro). f. F., *cacomélie*. In., *cacomelia*. Deformidad congénita de un miembro.
cacomorfosis (de *caco-* y el gr. *morphé*, forma). f. F., *malformation*; In., *cacomorphosis*. Deformidad o malformación.
cacopatía (de *caco-* y el gr. *páthe*, enfermedad). f. Enfermedad maligna o de mal carácter.
cacoplasia (de *caco-* y el gr. *plássein*, formar). f. Organización o regeneración imperfecta.
cacoquilia (de *caco-* y el gr. *chylós*, quilo, jugo). f. Estado de alteración de los jugos digestivos.
cacoquimia. f. Alteración de los humores; metabolismo anormal; discrasia. || Cacoquilia.
cacorritmia (de *caco-* y el gr. *rhythmós*, ritmo). f. Ritmo irregular.
cacositia (de *caco-* y el gr. *sitíon*, alimento). f. V. Sitiofobia.

cacosmia (de *caco-* y el gr. *osmé*, olor). f. A., *Kakosmie;* F., *cacosmie;* In., It. y P., *cacosmia.* Olor fétido. || Perversión del sentido del olfato, que hace agradables los olores repugnantes o fétidos; observada en el histerismo y en las vesanias.

cacosomía (de *caco-* y el gr. *sôma*, cuerpo). f. Deformidad, malformación.

cacosomnía. f. INSOMNIO. || PESADILLA.

cacostomía (de *caco-* y el gr. *stóma*, boca). f. A., *Kakostomie;* F., *cacostomie;* In. y P., *cacostomia;* It., *alitosi.* Estado fétido o gangrenoso de la boca; noma. || Fetidez del aliento.

cacoténica (del gr. *kakotheneîn;* hallarse en mal estado). f. Degradación de la raza por el nuevo ambiente impropio, opuesto a *euténica.*

cacotimia (de *caco-* y el gr. *thymós*, mente, o el lat. *thymus*, timo). f. Trastorno de las facultades mentales. || Trastorno de la función del timo.

cacotriquia (de *caco-* y el gr. *thríx, thrichós*, pelo). f. Mal estado del pelo o del cabello.

cacotrofia (de *caco-* y *trophé*, nutrición). f. F., *cacotrophie.* In., *cacotrophy.* Desnutrición o mala nutrición; nutrición alterada.

cactina. f. Principio activo, acre, resinoso, del *Cactus grandiflorus.* || Preparación del *Cactus grandiflorus,* que se ha recomendado como sucedánea de la digital.

Cactus. Género de plantas de la familia de las cactáceas. La especie *C. grandiflorus,* indígena de las Indias Occidentales, tiene propiedades estimulantes cardíacas y vasomotoras.

cacumen (lat.). m. Punta o vértice de los órganos. || Parte del proceso vermiforme superior del cerebelo.

cachalote. m. A., *Pottfisch;* F., *cachelot;* In., *spermwhale;* It., *fistere;* P., *cachalote.* Mamífero cetáceo *(Physeter macrophalus).* Su cabeza contiene un aceite conocido con el nombre de *espermaceti, esperma de ballena* o *blanco de ballena.* El *ámbar gris* procede de los intestinos de este animal.

cachet (fr.). m. SELLO.

cachú. m. CATO.

cada (Aceite de). V. ACEITE.

cadáver (del lat. *cadaver*). m. A., *Leiche;* F., *cadavre;* In., *cadaver;* It., *cadavere;* P., *cadáver.* Cuerpo, generalmente el humano, después de la muerte.

cadaverina (de *cadáver*). f. Tomaína pentametilendiamina. Líquido espeso de olor fétido, formado durante la descomposición pútrida del cuerpo orgánico.

cadena (del lat. *catena*). f. A., *Kette;* F., *chaine;* In., *chain;* It., *catena;* P., *cadeia.* Serie de elementos enlazados entre sí. || En química orgánica significa el enlace de átomos de un compuesto; en bacteriología, serie de varias bacterias unidas por sus extremos. || **-abierta, alifática, acíclica.** La que forman varios átomos unidos en cadena abierta, como: —C—C—C—.

|| **-cerrada, aromática, cíclica.** La que forman varios átomos unidos en anillo, como:

|| **-ligera.** Conjunto de dos proteínas dispuestas en forma lineal y adosadas a las cadenas pesadas que forman la parte más externa de la molécula de inmunoglobulina. La secuencia de aminoácidos de la proteína más externa es específica para cada antígeno (zona variable). La proteína interna (zona constante) se presenta según dos modelos: tipo κ y tipo λ. V. INMUNOGLOBULINAS. || **-pesada.** Conjunto de cuatro o cinco proteínas dispuestas en forma lineal, que forman la parte interna de la molécula de inmunoglobulina. La secuencia de aminoácidos de la parte más externa es variable (zona variable) para cada tipo de antígeno. El extremo opuesto (zona constante), puede presentar cinco tipos: α, δ, ε, ψ y μ.. Determinan las cinco clases de inmunoglobulinas. V. INMUNOGLOBULINAS.

cadera (del lat. vulgar *cathegra,* nalga [gr. *kathédra,* silla]). f. A., *Hüfte;* F., *hanche;* In., *hip;* It., *anca;* P., *cadeira.* Región lateral de la pelvis; segmento superior del miembro inferior. || **-(Articulación de la).** Articulación coxofemoral. || **-(Hueso de la).** Hueso coxal. || **-de resorte.** Chasquido seco y ruidoso que se produce en ciertos movimientos de la articulación coxofemoral y que es debido a una contracción del músculo glúteo mayor.

caderas. f. pl. V. MAL DE CADERAS.

Cadet de Gassicourt (Enfermedad de) (Charles Jules *Cadet de Gassicourt,* médico francés, 1826-1900). V. ENFERMEDAD. || **-(Líquido fumante de)** (Louis Claude *Cadet de Gassicourt,* médico francés, 1731-1799). ALCARSINA.

Cadham (Suero de) (F. T. *Cadham,* bacteriólogo canadiense, n. 1881). V. SUERO.

cadmio (del gr. *kadmía*, tierra). m. A., *Kadmium;* F., e In., *cadmium;* It., *cadmio;* P., *cádmio.* Metal bivalente, semejante al estaño por su aspecto y algunas propiedades. Símbolo, Cd; peso atómico, 112,4; sus sales son tóxicas. Se han empleado el *salicilato* en cristales tabulares blancos o en polvo amorfo, como antiséptico en la oftalmía purulenta; el *sulfato* en soluciones débiles, como astringente en las inflamaciones del ojo, oído y uretra, y el *yoduro,* en pomada, en las enfermedades de los ganglios y la piel.

caduca (del lat. *caducus,* que cae, perecedero, de *cadere,* caer). f. A., *Caduca;* F., *caduque;* In., It. y P., *caduca.* Tejido membranoso reticulado constituido por la mucosa uterina hipertrofiada durante la gestación y que se expulsa después del parto. Sin.: Decidua. || **-basal.** CADUCA SEROTINA. || **-capsular.** CADUCA REFLEJA. || **-menstrual.** Membrana mucosa uterina hiperemiada y tumefacta durante el período menstrual. || **-ovular** o **refleja.** La que rodea al huevo. || **-passio.** EPILEPSIA. || **-serotina.** Caduca interuteroplacentaria adherente al tejido del útero que no es propiamente caduca. || **-uterina, verdadera.** La que tapiza el útero.

caduceo (del lat. *caduceum*). m. Vara con alas y serpientes entrelazadas, insignia de Mercurio y símbolo y emblema de la profesión médica.

caducidad. f. Cualidad de caduco; vejez débil, período de la vida entre los 70 y 80 años.

caduco (del lat. *caducus,* que cae, perecedero). adj. Que está próximo a caer, que no tiene fuerza. || **-(Mal).** EPILEPSIA.

caecitas (lat.). f. CEGUERA.

caecum (lat.). m. CIEGO. Fondo de saco. || **-cupulare.** Extremo superior del caracol membranoso cerrado en fondo de saco; lagena. || **-vestibuli.** Extremo del caracol correspondiente al vestíbulo.

café (del turco *quahvé,* y éste del ár. *qahwa*). m. A., *Kaffee;* F. y P., *café;* In., *coffee;* It., *caffe.* Nombre de las semillas secas del cafeto, *Coffea arabica,* árbol rubiáceo que se cree originario de África, pero que hoy existe en casi todas las regiones tropicales; la infusión, del mismo nombre, es tónica y estimulante, de utilidad en el asma crónica, cefalalgia y envenenamiento por el opio.

cafeína. f. A., *Koffein;* F., *caféine;* In., *caffeine;* It., *caffeina;* P., *cafeína.* Alcaloide, $C_8H_{10}N_4O_2$, trimetilxantina, en agujas sedosas largas, poco soluble en agua, más en alcohol, que se obtiene del café, guaraná, mate, etc. Estimulante nervioso y cardíaco, diurético; retarda el desgaste de los tejidos. Empléase en las enfermedades del corazón, en las que actúa como tónico; su acción es sumamente rápida; en la hidropesía, jaqueca y en el envenenamiento por el opio. || **-(Benzoato de sodio y).** Combinación de benzoato de sosa y cafeína, sustancia cristalina blanca, excitante y antiséptica. Úsase a menudo subcutáneamente. || **-(Citrato de).** Combinación de cafeína y ácido cítrico. Cristaliza en agujas brillantes blancas;

antineurálgico y antiasmático usado en la hemicrania.
cafeísmo. m. F., *caféisme;* In., *caffeinism.* Estado morboso o intoxicación por abuso del café.
cafeona. f. Principio que se forma en la torrefacción del café y al que éste debe su aroma. *Sin.:* Cafeol.
Caffey-Silvermann (Síndrome de) (John *Caffey,* pedíatra estadounidense, 1895-1966; William A. *Silverman,* radiólogo estadounidense contemporáneo). V. Síndrome. || **-Smyth (Síndrome de) (Francis Scott** *Smyth,* médico estadounidense contemporáneo). V. Síndrome.
Cagot (Oreja). V. Oreja.
caínca. f. Raíz de la *Chiococca racemosa* y la *C. anguifuga,* plantas rubiáceas tropicales de América; diurética, emenagoga y purgante. || **-(Amargo de).** Caincina.
caincina. f. Ácido cíncico, glucósido cristalino amargo de la caínca, diurético, catártico y emético, según las dosis.
cairina. f. Clorhidrato de etiloxitetrahidroquinolina, antipirético potente y algo peligroso, preparado de la quinolina. Se ha empleado como sucedáneo de la quinina. || Base o alcaloide cuya sustancia anterior es el clorhidrato. La cairina ordinaria se denomina también *metilcairina.*
caja (del lat. *capsa).* f. A., *Höhle;* F., *caisse;* In., *cavity;* It., *cavità;* P., *caixa.* En anatomía, espacio cerrado de paredes óseas, como la caja *del cráneo, del tambor* o *tímpano.* || Mueble o pieza de madera, metal, etc., para contener algo: instrumentos para operaciones o autopsias o reactivos, que recibe diversos nombres según el objeto a que se destina el contenido; como caja *de amputaciones, de autopsias, de reactivos,* etc. || **-de fractura.** Cajón largo sin tapa y abierto por los extremos, o canal de madera o alambre, en donde se coloca un miembro fracturado.
Cajal (Célula, coloración de) (Santiago Ramón y *Cajal,* histólogo español, 1852-1934). V. Célula, Coloración.
cajeput. m. Cayeput.
cal. Abreviatura de caloría.
cal (del lat. vulgar *cals* [lat. *calx, calcis*]). f. A., *Kalk;* F., *chaux;* In., *lime;* It., *calce;* P., *cal.* Protóxido de calcio, CaO, que se obtiene calcinando los carbonatos cálcicos naturales. Se denomina también cal *viva, cáustica.* Añadiéndole agua se forma hidrato cálcico, Ca(OH)$_2$, con elevación de temperatura, y se denomina cal *apagada.* V. Calcio. || **-(Cloruro de).** Sustancia pastosa o purulenta, blanca, mezcla de hipoclorito y cloruro cálcicos, obtenida por la acción del cloro sobre la cal apagada. Empléase como desinfectante, antiséptico, alterante y estimulante. || **-(Sulfuro de).** Mezcla de un 60 % de sulfuro de calcio y carbón. Empléase en las enfermedades de la piel, especialmente pustulosas, y como depilatorio.
cala. f. Sonda; tienta; dren; supositorio.
Calabar (Haba) *(Calabar,* región del África Occidental). V. Haba.
calabarina. f. F. e In., *calabarine.* Alcaloide del haba del Calabar, análogo a la fisostigmina.
calabaza. f. A., *Kürbis;* F., *calebasse;* In., *pumpkin;* It., *zucca;* P., *cabaça.* Fruto de las calabaceras *(Cucurbita,* spp.), cuyas semillas o pepitas contienen una resina (peporresina) tenífuga.
calacio (del gr. *chálaza,* granizo). m. A., *Hagelkorn;* F., *chalazion;* In., y P., *chalazion;* It., *calazon.* Pequeño tumor del borde libre del párpado, especialmente del superior, formado por la distensión e inflamación de una glándula de Meibomio. Chalazión, sinónimo incorrecto.
calaguala. f. Rizoma de un helecho *(Polypodium crassifolium* o *Aspidium coriaceum)* del Perú; sudorífico y depurativo.
calambre (del germ. **kramp).* m. A., *Krampf;* F., *crampe;* In., *cramp;* It., *crampo;* P., *cãibra).* Contracción espasmódica, involuntaria, dolorosa y transitoria, de un músculo o músculos, especialmente de la pantorrilla o de la túnica muscular del estómago. pl. Temblor mercurial de los mineros de Almadén. || Dolores de los miembros abdominales durante el parto, por compresión de los nervios obturadores y plexos sacros por la cabeza fetal. || **-de la deshidratación.** Se atribuye a la hipocloremia resultante de la deshidratación aguda después de vómitos o diarreas copiosas. || **-intermitente.** Tetania. || **-profesional.** Espasmo isquémico de un grupo muscular debido al trabajo excesivo en la ocupación o profesión diaria en individuos con alteraciones circulatorias. Recibe distintos nombres según ésta, y así existe el calambre *de los compositores, de las costureras, de los escribientes, músicos, telegrafistas, relojeros,* etc.
calamina. f. A., *Calamin;* F. e In., *calamine;* It. y P., *calamina.* Carbonato de cinc nativo. || **-preparada.** La calcinada, lavada y pulverizada, que se empleaba en polvo o ungüento; astringente y secante.
calaminta. f. Planta labiada *(Melissa calamintha),* aromática, amarga, estimulante y tónica. *Sin.:* Nebeda.
cálamo (del lat. *calamus,* pluma, caña). m. F. e In., *calamus.* En anatomía, el *calamus scriptorius* o surco mediano en el suelo del IV ventrículo, cuyo extremo inferior es el *pico,* y las estrías medulares o acústicas que se desprenden de los lados son las *barbas* del cálamo. || **-aromático.** Planta de la familia de las aráceas *(Acorus calamus);* su rizoma es carminativo, estimulante y tónico.
calarosis. f. Estado morboso producido por hongos del gén. *Chalara;* se caracteriza por el desarrollo de nódulos subcutáneos que degeneran en úlceras.
calasia, calasis (del gr. *chálasis,* relajación). f. Relajación.
calasodermia (del gr. *chálasis,* relajación, y *dérma,* piel). f. Dermatólisis.
calavera (del lat. *calvaria,* de *calvus,* calvo). f. F., *crâne.* Esqueleto de la cabeza.
calaya. f. Extracto preparado del fruto del *Anneslea febrifuga;* antiperiódico.
calcaneítis (del lat. *calcaneum,* calcañar, y el suf. *-itis).* f. F., *calcanéite.* In., *calcaneitis.* Inflamación del hueso calcáneo.
calcáneo (del lat. *calcaneum).* m. A., *Calcaneus;* F., *calcaneum;* In., *calcaneum;* It., *calcagno;* P., *calcâneo.* Hueso del talón o hueso calcis, corto, irregular, situado en la parte posterior del pie, que forma parte del tarso. V. Huesos (tabla de). || adj. Relativo al hueso calcáneo o al talón. || Aplícase al pie zambo que sólo toca el suelo por el talón.
calcaneoapofisitis. f. F., *calcanéoapophysiti;* In., *calcaneoapophysitis.* Dolor e inflamación en el punto de inserción del tendón de Aquiles en el calcáneo.
calcaneocavo o **calcaneovaro** (de *calcáneo* y el lat. *cavus,* vacío, o *varus,* encorvado). m. Combinación de pie calcáneo y cavo o varo, respectivamente.
calcaneoplantar. adj. Relativo al calcáneo y la planta del pie.
calcaneovalgocavo o **calcaneovalgocavus** (de *calcáneo* y el lat. *valgus,* dirigido hacia fuera, y *cavus,* vacío). m. Pie zambo, combinación de calcáneo, valgo y cavo.
calcaneus. m. Hueso calcáneo. || Pie calcáneo.
calcanodinia (del lat. *calcaneum,* calcañar, y el gr. *odýne,* dolor). f. F., *calcanéodynie;* In., *calcaneodynia.* Dolor o neuralgia del talón. Talalgia.
calcañal, calcañar o **calcañio.** m. Talón.
calcar (lat.). Espolón. || **-avis.** Espolón de Morand; hipocampo menor. V. Hipocampo. || **-femorale.** Lámina vertical de tejido denso delante del trocánter menor, que sirve para reforzar el cuello del fémur. || **-pedis.** Talón.
calcáreo (del lat. *calcarius).* adj. F., *calcaire;* In., *calcareous.* Que contiene cal o participa de ella.
calcarino (del lat. *calcar,* espuela). adj. En forma de espolón. Relativo al *calcar.*
calcariuria (del lat. *calcarius,* calcáreo, y el gr. *oûron,* orina). f. F., *élimination des sels de calcium dans l'urine.;* In., *calcariuria.* Eliminación de sales de cal por la orina.
calcaroide (del lat. *calcarius,* calcáreo, y el gr. *eîdos,* aspecto). adj. F., *pseudo-calcification cérébrale,* In.,

calcaroid. Semejante a la cal; dícese de ciertos depósitos en el tejido cerebral, de aspecto de calcificación, pero sin las reacciones específicas del calcio.
calcemia (de *calcio* y el gr. *haîma*, sangre). f. A., *Kalzämie;* F., *calcémie;* In., It. y P., *calcemia.* Presencia de calcio en la sangre; normalmente es de unos 10 mg por 100 ml.
Calceolaria (de *Calceolari*, naturalista italiano). Género de plantas de la familia de las escrofulariáceas, propias del Perú y Chile, algunas de cuyas especies suministran raíces eméticas y purgantes.
calcibilia (de *calcio* y *bilis*). f. Presencia de calcio en la bilis.
calcicosis (del lat. *calx, calcis*, cal, y el suf. *-osis*). f. A., *Kalklunge;* F., *chalicose pulmonaire;* In., *calcicosis;* It., *calicosi;* P., *calcicose.* Neumoconiosis debida a la inhalación de polvos de cal o de mármol; tisis de los marmolistas.
calcifames (de *calcio* y el lat. *fames*, hambre). f. Hambre de calcio. || Estado de necesidad de sales de calcio por hipocalcemia extrema.
calciferol. m. F., *calciférol.* In., *calciferol.* Vitamina D_2 cristalina, que se produce tras irradiación o bombardeo electrónico del ergosterol.
calcificación (del lat. *calx, calcis*, cal, y *facere*, hacer). f. A., *Verkalkung;* F. e In., *calcification;* It., *calcificazione;* P., *calcificação.* Proceso fisiológico que se produce en el curso de la osificación. Degeneración de un tejido orgánico, por el depósito de sales de cal. DEGENERACIÓN CALCÁREA. ||-**de Mönckeberg.** ESCLEROSIS DE MÖNCKEBERG. ||-**distrófica.** Depósito de calcio en tejidos necrosados o degenerativos, sin modificaciones del calcio sanguíneo. ||-**metastásica.** La que resulta de un exceso de sales de cal en la sangre, tal como puede ocurrir a consecuencia de la osteomalacia. ||-**nodular** solitaria congénita. Aparición de un nódulo verrugoso solitario prominente y de pequeño tamaño, que se localiza por lo común en la cara o extremidades.
calcifilia (del lat. *calx, calcis*, cal, y el gr. *philía*, afición, amistad). f. F., *calciphilie.* In., *calciphilia.* Tendencia a la absorción de sales de cal de la sangre; se dice de los tejidos que sufren procesos de calcificación.
calcígero (del lat. *calx, calcis*, cal, y *gerere*, llevar). adj. F., *calcigène.* In., *calcigerous.* Que produce o lleva sales cálcicas.
calcímetro (de *calcio* y el gr. *métron*, medida). m. F., *calcimètre.* In., *calcimeter.* Instrumento para apreciar la cantidad de calcio en un líquido, como en la sangre.
calcinación. f. A., *Ausglühung;* F. e In., *calcination;* It., *calcinazione;* P., *calcinação.* Sujeción a muy elevada temperatura de una sustancia infusible, para privarla de sus componentes volatizables por el calor.
calcinosis (de *calcinación* y el suf. *-osis*). f. A., *Kalzinose;* F. y P., *calcinose;* In., *calcinosis;* It., *calcinosi.* Estado caracterizado por el depósito de sales de calcio en los tejidos. ||-**circunscrita.** Depósito de sales de calcio en el tejido subcutáneo. ||-**cutánea.** Depósitos de sales de calcio (fosfato cálcico, apatito) en la piel, en forma de nódulos, placas y tumores de tamaño que varía entre una cabeza de alfiler y una avellana. ||-**cutánea metabólica.** Calcinosis de origen metabólico. ||-**cutánea metastásica.** Calcificaciones metastásicas de la piel por aumento del calcio y fósforo en el suero. ||- **cutánea traumática.** Depósito de calcio en la piel, de origen traumático. ||-**generalizada.** Producción de depósitos numerosos y abundantes de sales de calcio en la piel, tejido muscular y celular subcutáneo. calcinosis. universal. CALCINOSIS GENERALIZADA.
calcio (del lat. *calx, calcis*, cal). m. A., *Kalzium;* F. e In., *calcium;* It., *calcio;* P., *cálcio.* Metal amarillento, del grupo de los alcalinotérreos, elemento básico de la cal. Símbolo, *Ca;* peso atómico, 40,07. Se encuentra en casi todos los tejidos organizados. ||-**(Benzoato de).** Compuesto $Ca(C_7H_5O_2)_2$, otrora empleado en la nefritis y en la albuminuria del embarazo.||-**(Bisul-** **fito de).** Sal incolora delicuescente, de olor penetrante; antiséptico activo empleado en lavados y gargarismos. ||-**(Borato de).** Antiséptico. ||-**(Bromuro de).** $CaBr_2$, sedante del sistema nervioso central. ||-**(Carbonato de)** Creta, $CaCO_3$, del que existe en los huesos, cáscaras de huevo, etc., y en la naturaleza como mineral; se prepara también artificialmente; astringente, absorbente y antiácido empleado en la dispepsia, diarrea, y localmente en polvo. ||-**(Caseinato de).** Polvo amarillento; caseína de la leche hecha soluble por su combinación con calcio. ||-**(Cloruro de).** Masa fundida o cristales, higroscópica blanca, $CaCl2$, astringente, resolutiva y desinfectante. Se administra por vía oral o intravenosa en el tratamiento de la tetania hipocalcémica. Antídoto del magnesio. ||-**(Fosfatos de).** Los más importantes son: el ortofosfato de calcio normal $[Ca_3(PO_4)_2]$, fosfato de los huesos y dientes, en casi todos los líquidos y excreciones del organismo: úsase como medicamento antiácido gástrico; el fosfato cálcico bibásico $[Ca_2H_2(PO_4)_2$ + $4H_2O]$, empleado también como reparador, lo mismo que el fosfato cálcico monobásico o fosfato ácido de cal $[CaH_4(PO_4)_2 + H_2O]$, muy soluble en agua este último. El metafosfato, el pirofosfato, etc., no tienen importancia medicinal. ||-**(Glicerofosfato de).** Polvo cristalino blanco, soluble en agua: $CaC_3H_7PO_2$ + $2H_2O$. ||-**(Gluconato de).** Sal de calcio del ácido glucónico, muy empleada en la medicación cálcica en inyecciones intramusculares o intravenosas. ||-**(Hidróxido, hidrato de).** $Ca(OH)_2$ cal apagada. Empléase para preparar el agua de cal. ||-**(Hipofosfito de).** $Ca(H_2PO_2)_2$; polvo cristalino, blanco; reparador. ||-**(Lactato de).** $Ca(C_3H_5O_3)_2 + 5H_2O$; usado en la hipocalcemia y como antídoto. ||-**(Lactofosfato de).** Mezcla de partes iguales de lactato de cal y fosfato cálcico bibásico.||-**(Mandelato de).** Sal de calcio del ácido mandélico, antiséptico urinario. ||-**(Oxalato de).** CaC_2O_4, cristalino; se encuentra en la orina y en ciertos cálculos. ||-**(Óxido de).** Cal viva, CaO, cáustico. ||-**(Permanganato de).** Sal cristalina, empleada al interior en la diarrea de los niños. ||-**(Salicilato de).** Polvo insípido, útil en las enfermedades intestinales.||-**(Sulfato de).** YESO. El yeso vivo sirve para la confección de vendajes. ||-**(Sulfhidrato de).** Preparación de sulfuro de calcio empleado como depilatorio. ||-**(Sulfito de).** $CaSO_3$, compuesto usado en las enfermedades sépticas y fermentativas. ||-**(Sulfuro de).** CaS, llamado también *hígado de azufre calcáreo.*||-**(Tiocianato de).** Se emplea como vasodilatador en la arteriosclerosis, hipertensión, etc. ||-**(Yoduro de).** CaI_2, antiséptico irritante.
calciorraquia (de *calcio* y *raquis*). f. A., *Kalkgehalt im Liquor;* F., *calciorrachie;* In., *calciorrhachia;* It., *calciorrachia;* P., *calciorraquia.* Presencia de sales de calcio en el líquido cefalorraquídeo.
calciosferita. f. CALCOSFERITA.
calciotropismo (del lat. *calx, calcis*, cal, y el gr. *trópos*, vuelta). m. Capacidad de reacción de las células a la acción del calcio.
calcipenia (de *calcio* y el gr. *penía*, escasez, pobreza). f. A., *Kalkmangel;* F., *calcipénie;* In., *calcipenia;* It. y P., *calciopenia.* Deficiencia de sales de calcio en el organismo.
calcipexia (de *calcio* y el gr. *pêxis*, fijación). f. A., *Kalkbindung;* F., *calcipexie;* In., *calcipexis;* It., *calciopessia;* P., *calcipexia.* Fijación de las sales de calcio en los tejidos orgánicos.
calciprivia (de *calcio* y el lat. *privus*, privado, desposeído). f. F., *calciprivation.* In., *calciprivia.* Privación o pérdida de calcio.
calciterapia (de *calcio* y el gr. *therapeía*, tratamiento). f. A., *Kalktherapie;* F., *calcithérapie;* In., *calcitherapy;* It. y P., *calcioterapia.* Empleo terapéutico de las sales de calcio; medicación recalcificante. Calcoterapia.
calcitis. f. CALQUITIS.
calcitonina (de *calcio*; F., calcitonine; In., *calcitonin.* Hormona secretada por las células C parafoliculares del tiroides, que tiene acción hipocalcemiante. Tirocalcitonina.

calciuria. f. CALCARIURIA.
calcoglobulina (de *calcio* y *globulina*). f. F., *calcoglobuline*. In., *calcoglobulin*. Globulina presente en el tejido calcificado.
calcoide (del lat. *calcis*, cal, y el gr. *eîdos*, aspecto). m. Tumor o neoplasia calcárea de la pulpa dentaria.
calcosferitas (de *calcio* y *esfera*). f. pl. F., *calcosphérite*. In., *calcospherite*. Gránulos formados en el proceso de calcificación por la unión de partículas de calcio y la calcoglobulina de la sustancia intercelular.
calcosis (del gr. *chalkós*, cobre). f. Presencia de depósitos cúpricos en los tejidos.
calculífrago (de *cálculo* y el lat. *frangere*, romper). adj. y s. Rompedor de cálculos; litotrítico.
cálculo (del lat. *calculus*, piedrecita). m. A., *Blasenstein;* F., *calcul;* In., *calculus;* It., *calcolo;* P., *cálculo*. Concreción anormal que se forma en el cuerpo, especialmente en el seno de líquidos contenidos en conductos y reservorios tapizados por una mucosa, compuesta generalmente de sales minerales. ||**-alternante.** Cálculo urinario formado de capas sucesivas de diferente composición. ||**-alvino.** Concreción en el intestino formada por el endurecimiento de porciones del contenido fecal. ||**-artrítico.** Depósito gotoso en una articulación o cerca de ella; generalmente se compone de urato sódico y algunas veces de urato cálcico. ||**-aural.** Concreción de cerumen en el conducto auditivo externo. ||**-biliar.** Concreción encontrada principalmente en los conductos biliares y en la vesícula biliar, y algunas veces dentro del hígado; está compuesto de colesterina, pigmentos biliares y otras materias orgánicas mezcladas con sales minerales. ||**-bronquial.** Bronquiolito, concreción en los bronquios. ||**-coraliforme.** Cálculo ramificado en forma de coral, formado en la pelvis del riñón. ||**-cutáneo.** MILIO. ||**-dendrítico.** CÁLCULO CORALIFORME. ||**-dentario.** Concreción formada por el sarro dentario, compuesta de fosfato y carbonato de calcio con materia orgánica. ||**-enquistado.** Cálculo urinario incluido en un saco desarrollado en la pared de la vejiga. ||**-esencial.** El que se origina del mismo tejido o líquido sin núcleo de cuerpo extraño. ||**-espermático.** Concreción en una vesícula seminal. ||**-estomáquico.** Bezoar o cualquiera otra concreción del estómago; gastrolito. ||**-fusible.** Concreción formada de una mezcla de fosfatos. ||**-hematógeno.** Cálculo producido por la sangre. ||**-hémico.** El desarrollado de un coágulo sanguíneo. ||**-hepático.** Concreción en uno de los conductos galactóforos. ||**-lagrimal.** DACRIOLITO. ||**-muriforme.** Cálculo de superficie desigual, con eminencias, crestas y asperezas. ||**-nasal.** RINOLITO. ||**-orgánico.** Aquel cuyo núcleo está formado de epitelio, sangre, etc. ||**-ovárico.** Cuerpo lúteo calcificado y engrosado. ||**-pancreático.** Concreción de carbonato de calcio con otras sales y materias orgánicas en el conducto del páncreas. ||**-pigmentario.** Cálculo biliar formado de pigmentos y pequeña cantidad de fosfatos cálcicos y vestigios de colesterina. ||**-prepucial.** POSTOLITO. ||**-prostático.** Concreción formada en la próstata, compuesta principalmente de carbonato y fosfato de cal. ||**-renal.** Cálculo urinario en el riñón. ||**-salival.** Concreción encontrada algunas veces en un conducto salival, compuesta principalmente de sales de cal. Cálculo dentario. ||**-sanguíneo.** FLEBOLITO. ||**-secundario.** Cálculo vesical formado a consecuencia de un estado morboso de la mucosa. ||**-serumal.** Concreción formada alrededor de un diente, producida por la exudación de materia serosa de las encías enfermas. ||**-submorfo.** Cálculo formado de moléculas de una sal cristalina junto con moléculas de materia coloide en la cual la sal está contenida. ||**-tonsilar.** Concreción calcárea en una amígdala. ||**-urinario.** Los más importantes y comunes, compuestos, por orden de frecuencia, de ácido úrico, uratos de amonio, potasa, sosa y cal, fosfato amónico-magnésico, xantina, fosfato y carbonato de cal y magnesio, oxalato de cal y cistina; pueden ser *renales, piélicos, ureterales, vesicales* y *uretrales*. ||**-uterino.** Concreción intrauterina, formada principalmente por la degeneración calcárea de un tumor.
calculosis. f. LITIASIS.
calculus (lat.). m. Cálculo, piedra. ||**-felleus. Cálculo biliar.**
Caldani (Ligamento de) (Leopoldo Marco Antonio *Caldani*, anatomista italiano, 1725-1813). V. LIGAMENTO.
caldarium (lat.). m. Baño caliente o cámara o establecimiento para baños calientes.
caldo (del lat. *caldus*, por *calidus*, caliente). m. A., *Bouillon;* F. e In., *bouillon;* It., *brodo;* P., *caldo*. Líquido preparado por la cocción en agua de sustancias nutritivas, especialmente carne, que se usa como alimento y como medio de cultivo en microbiología. En este último caso su composición es muy variada, tanto en el componente líquido (agua, líquido ascítico, líquido pleural, glicerina, etc.), como en los componentes sólidos (carne, pescado, peptonas, albúmina de huevo, trigo, judías, glucosa, sales biliares, extracto de malta, etc.). V. MEDIOS DE CULTIVO. ||**-de Gasperini.** Medio compuesto de agua, 1.000; harina de trigo, 150; sulfato de magnesio, nitrato de potasa y glucosa. ||**-de Kitasato.** Solución de glucosa al 2 % y formiato de sodio al 3,4 %. ||**-de Mac Conkey.** Caldo con sales biliares y azúcar. ||**-de Martin.** Preparación de 5 partes de peptona de estómago de cerdo digerido y 100 partes de suero de conejo, cordero o ternera. ||**-nutricio.** Infusión de carne a la que se añade 1 % de peptona y 5 % de sal. ||**-de Parietti.** Caldo nuricio con una mezcla de ácido clorhídrico y solución de fenol. ||**-de Tarozzi.** Se agregan al caldo común fragmentos de tejidos animales, que actúan como reductores y crean condiciones de anaerobiosis. ||**-de Weyl.** Caldo que contiene 2 % de glucosa y 0,1 % de sulfindigotato de sodio.
Caldwell-Luc (Operación de) (George W. *Caldwell*, médico norteamericano, 1834-1918, y Henry *Luc*, laringólogo francés, 1855-1925). V. OPERACIÓN. ||**-Moloy (Clasificación de) (William E.** *Caldwell*, 1880-1943, y H. C. *Moloy*, 1903-1953, tocólogos norteamericanos). V. CLASIFICACIÓN.
calefaciente (del lat. *calefaciens, -entis*, p. a. de *calefacere*, calentar). adj. Que produce calor o que origina una sensación de calor.
Calendula. Género de plantas compuestas. La especie *C. officinalis*, maravilla o flor de muerto, es estimulante y resolutiva; se empleaba al exterior como vulneraria. Sus flores adulteran a veces las del azafrán.
calentura. f. A., *Fieber;* F., *calenture;* In., *calenture;* It. y P., *calentura*. FIEBRE. || Delirio furioso, observado en los que navegan por los trópicos, en el que existe el deseo irresistible de arrojarse al mar. || pl. PALUDISMO. || INSOLACIÓN.
cali. m. ÁLCALI.
calibeado (del gr. *chályps, -ybos*, acero). adj. Que contiene hierro o acero; dícese de los preparados oficinales ferruginosos. *Sin.* : Ferruginoso. MARCIAL.
calicantina. f. Alcaloide del *Calycanthus fertilis;* tóxico violento.
caliciforme (del lat. *calix, -icis*, cáliz, y *forma*, forma). adj. F., *caliciforme*. In., *caliciform*. En forma de cáliz; ciatiforme.
calicosis (del lat. *calx, calcis*, cal, y el suf. *-osis*). f. A., *Kalklunge;* F., *chalicose;* In., *chalicosis;* It., *calicosi;* P., *calicose*. Variedad de neumoconiosis debida a la inhalación de pequeñas partículas minerales o de piedra. *Sin.:* Mal de San Roque. Tisis de los picapedreros.
calicoterapia. f. CALCITERAPIA.
calicreína. f. F., *kallicréine, callicréine;* In., *kallikrein*. Enzima o sistema enzimático que, actuando sobre un sustrato (cininógeno) perteneciente al grupo de las globulinas α_2, da lugar a la liberación de péptidos vasodilatadores (cininas) del tipo de la bradicinina y de la lisilbradicinina. La calicreína se encuentran normalmente en forma de un complejo o precursor inactivo, el calicreinógeno.
calicreinógeno (de *calicreína* y el gr. *gennân*, producir). m. F., *kallicréinogène, callicréinogène;* In., *ka-*

calículo (del lat. *caliculus*, cáliz pequeño). m. Parte u órgano en forma de copa o cáliz. ||**-gustatorio.** Papila gustatoria o gustativa. ||**-oftálmico.** Vesícula óptica del embrión.

caliectasia (de *cáliz* y *ectasia*). f. Dilatación de los cálices renales.

caliemia (del lat. *kalium*, potasa, y el gr. *haîma*, sangre). f. A., *Kaliämie;* F., *kaliémie;* In., *kaliemia;* It., *potassiemia;* P., *caliemia.* Presencia de sales de potasio en la sangre.

calígeno (del lat. *kalium*, potasio, y el gr. *gennân*, engendrar, producir). adj. Productor de potasio.

caligo (lat.). o **caligación.** m. y f. Ceguera; oscurecimiento de la visión. ||**-corneae.** Oscuridad de la visión debida a una opacidad de la córnea. ||**-lentis.** CATARATA. ||**-pupilae.** SINICESIS.

calinoplastia (del gr. *chalinós*, brida, y *plássein*, modelar). f. F., *chirurgie plastique de la commissure des lèvres;* In., *chalinoplasty.* Cirugía plástica del ángulo de la boca.

calipedia (del gr. *kalós*, hermoso, y *país, paidós*, niño). f. Arte quimérica de procrear hijos bellos.

calisaya. f. Corteza de la *Chinchona calisaya;* quina amarilla. V. QUINA.

calismo (del lat. *kalium*, potasio). m. POTASISMO.

calisténica (del gr. *kalós*, bello, y *sthénos*, fuerza). f. A., *Kallisthenie;* F., *calisthénie;* In., *calisthenics;* It., *ginnastica;* P., *calistenia.* Sistema de gimnasia ligera o rítmica para desarrollar la fuerza y la gracia de los movimientos.

caliuria (del lat. *kalium*, potasa, y el gr. *oûron*, orina). f. Eliminación de potasio por la orina.

cáliz (del lat. *calyx*). m. A., *Kelch;* F. e It., *calice;* In., *calyx;* P., *cálice.* Órgano o cavidad en forma de cáliz, especialmente cualquiera de los infundíbulos mayores o menores de la pelvis del riñón que contienen las pirámides.

calmante (de *calma*, y ésta del gr. *kaûma*, quemadura). adj. y s. A., *Beruhigend;* F., *calmant;* In., *calmative;* It. y P., *calmante.* Medio o agente que mitiga la excitación, irritación o dolor. LENITIVO, SEDANTE, analgésico.

calmetización. f. Vacunación por el BCG.

Calmette (Reacción, suero de) (Albert *Calmette*, bacteriólogo francés, 1863-1933). V. REACCIÓN, SUERO. ||**-Guérin (Bacilo, vacuna de)** (Albert *Calmette* y Jean Marie Camille *Guérin*, serólogo francés, 1872-1961). V. MYCOBACTERIUM, VACUNA.

calobiótica (del gr. *kalós*, bello, y *bíos*, vida). f. Arte de vivir bien.

calodermia (del gr. *chalân*, relajar, y *dérma*, piel). f. CUTIS LAXA.

calofrío. m. ESCALOFRÍO.

calomanía (del gr. *kalós*, bello, y *manía*, locura). f. Creencia ilusoria sobre la propia belleza personal.

calomel o **calomelanos** (del gr. *kalós*, bello, y *mélas, mélaina, mélan*, negro). m. Cloruro mercurioso o protocloruro de mercurio; polvo insoluble blanco insípido. *Sin.:* Calomelanos al vapor. Mercurio dulce.

calona (del gr. *chalân*, relajar). f. Autacoide de acción deprimente o inhibidora, contraria a la *hormona. Sin.:* Coliona.

calopsia (del gr. *kalós*, bello, y *ópsis*, vista). f. Ilusión que hace ver los objetos más bellos de lo que realmente son.

calor (del lat. *calor, -oris*). m. A., *Hitze;* F., *chaleur;* In., *heat;* It., *calore;* P., *calor.* Forma de energía cinética, comunicable de un cuerpo a otro y apreciable por el sentido térmico. ||**-acre.** CALOR MORDENTE. ||**-animal.** El que produce la economía para resistir las influencias de la temperatura ambiente; *calorificación.* ||**-atómico.** Producto de multiplicar el calor específico de un elemento por su peso atómico. ||**-conductivo** o **de conducción.** El aplicado a la superficie corporal por contacto directo. ||**-convectivo.** El que llega a la superficie corporal desde una fuente exterior que emite rayos visibles o infrarrojos. ||**-específico.** Cantidad de calor (calorías) necesaria para elevar 1 °C la temperatura de una unidad de peso de cualquier sustancia. ||**-externo o exterior.** El que pueden apreciar los que rodean al enfermo. ||**-febril.** La fiebre. ||**-hético.** Calor seco acompañado de fiebre lenta. ||**-innato.** Calor normal o natural del cuerpo. ||**-interno.** Fiebre no apreciable en la superficie del cuerpo. ||**-latente.** El que produce cambios del estado de un cuerpo sin variaciones de su temperatura. ||**-molecular.** Producto del peso molecular de una sustancia multiplicado por su calor específico. ||**-mordente.** Calor acompañado por una sensación de picor o picadura. ||**-radiante.** Calor desprendido de un cuerpo, transmitido por el espacio en forma de ondas; ondas electromagnéticas más largas que las de la luz roja y más corta que las hertzianas. ||**-seco.** El que no va acompañado de sudor o humedad. ||**-sensible.** Calor que, una vez absorbido por un cuerpo, produce la elevación de la temperatura de éste. ||**-vaporoso.** El que va acompañado de humedad.

calorescencia. f. Conversión de los rayos caloricos en luminosos.

Calori (Bolsa de) (Luigi *Calori*, anatomista italiano, 1807-1896). V. BOLSA.

caloría. f. A., *Kalorie;* F. e In., *calorie;* It. y P., *caloria.* Unidad de calor, equivalente a 4,1873 julios; cantidad de calor necesaria para elevar 1 °C la temperatura de 1 g (caloría *pequeña*) o de 1 kg de agua (caloría *grande*), p. ej., de 15 a 16 °C, a la presión ordinaria. ||**-media o racional.** Cantidad de calor necesaria para elevar la temperatura 1 g de agua de 0 a 100°; igual aproximadamente a 100 cal pequeñas.

caloricidad. f. CALORIFICACIÓN.

calorificación. f. Producción y mantenimiento del calor orgánico.

calorífico (del lat. *calorificus;* de *calor*, calor, y *facere*, hacer). adj. F., *calorifique;* In., *calorific, calorifacient.* Que produce o distribuye calor.

calorígeno (del lat. *calor, -oris*, calor, y el gr. *gennân*, engendrar, producir). adj. F., calorigène. In., *calorigenic.* CALORÍFICO.

calorimetría (de *calorímetro*). f. A., *Kaloriemetrie;* F., *calorimétrie;* In., *calorimetry;* It. y P., *calorimetria.* Medida de las cantidades de calor absorbido o desprendido. ||**-animal.** Medida de la cantidad de calor producido por un animal en un tiempo dado, por la diferencia entre la cantidad de carbono e hidrógeno contenida en los alimentos y la cantidad de aquellos elementos en las excreciones, que indica la suma de carbono e hidrógeno oxidados en el organismo. ||**-directa.** Medición del calor producido por un animal encerrado en una pequeña cámara. ||**-indirecta.** Deducción del número de calorías metabolizadas de la cantidad de ácido carbónico eliminado y del oxígeno consumido.

calorímetro (del lat. *calor, -oris*, calor, y el gr. *métron*, medida). m. F., *calorimètre;* In., *calorimeter.* Instrumento para determinar las cantidades de calor que los seres vivos producen.

caloripuntura. f. IGNIPUNTURA.

caloriscopio (de *calor* y el gr. *skopeîn*, observar). m. F. e In., *caloriscope.* Tabla que muestra los valores caloricos de las mezclas alimenticias para niños.

calorosa. f. Azúcar invertido derivado de la sacarosa, que tiene los mismos usos que la glucosa.

calostro (del lat. *colostra*). m. A., *Kolostrum;* F. e In., *colostrum;* It. y P., *colostro.* Secreción acuosa de la mama durante los primeros días del posparto; ocasionalmente puede producirse también durante el embarazo, después del tercero o cuarto mes. Contiene menos caseína y más albúmina que la leche ordinaria, y numerosos leucocitos cargados de grasa, *corpúsculos del calostro.*

calostrorrea (de *calostro* y el gr. *rheîn*, fluir). f. F., *colostrorrhée;* In., *calostrrohea.* Derrame abundante y espontáneo del calostro.

Calot (Método, operación de) (Jean François *Calot*, médico francés, 1861-1944). Véanse estos términos.
calota (del fr. *calotte*). f. A., *Helm;* F. e In., *calotte;* It., *calotta;* P., *calota*. Parte superior de la bóveda craneal. ‖ **-aponeurótica.** Aponeurosis epicraneal. ‖ **-del pedúnculo.** Parte superior del *locus niger*. ‖ **-protuberancial.** *Pars dorsalis pontis.*
calotropina. f. Glucósido de la *Calotropis gigantea*, planta de las regiones cálidas, cuya corteza de la raíz (mudar) tiene propiedades alterantes y sudoríficas.
calquitis (del gr. *chalkós,* cobre). f. Inflamación de los ojos, consecutiva a su restregamiento con las manos que han trabajado el latón.
calumba. f. Colombo. ‖ **-americana.** Frasera.
calumbina. f. Principio amargo, ácido calúmbico, del colombo.
calva (del lat. *calva)*. f. Casco de la cabeza sin cabello. ‖ Calvicie.
calvaria o **calvario** (del lat. *calvaria)*. f. y m. Bóveda del cráneo; el mismo cráneo.
Calvé (Enfermedad de) (Jacques *Calvé,* cirujano ortopédico francés, 1875-1954). V. Enfermedad. ‖ **-Legg-Perthes (Enfermedad de)** (Arthur Thornton *Legg,* cirujano estadounidense, 1874-1939; Georg G. Perthes, cirujano alemán, 1869-1927). V. Enfermedad. ‖ **-Perthes (Enfermedad de).** V. Enfermedad.
Calvert (Prueba de) (S. G. B. *Calvert,* médico inglés contemporáneo). V. Prueba.
calvicie (del lat. *calvities)*. f. A., *Kahlheit;* F., *calvitie;* In., *baldness;* It., *calvizie;* P., *calvície.* Falta de cabellos, especialmente la definitiva. Acomia, alopecia, atriquia.
calx. f. Latín, por *cal*. ‖ Talón. ‖ **-extincta.** Cal apagada. ‖ **-usta.** Cal viva.
Calymmatobacterium (del gr. *kalymma,* velo, cubierta, y *bakterion,* bastoncito). Género de microorganismos de la familia de las bruceláceas, orden eubacteriales, encapsulados, gramnegativos. ‖ **-granulomatis.** Especie aislada de lesiones granulomatosas inguinales del hombre.
Callander (Amputación de) (C. Latimer *Callander,* cirujano norteamericano, 1892-1947). V. Amputación.
Callaway (Prueba de) (Thomas *Callaway,* cirujano inglés, 1791-1848). V. Prueba.
Calleja (Islotes de). V. Isla.
Calliano (Método de). V. Respiración artificial.
Calliphora. Género de moscas que depositan sus huevos en la materia putrefacta, heridas o aberturas del cuerpo. La especie *C. vomitoria,* mosca azul común, deposita sus larvas en las fosas nasales y es capaz de producir miiasis intestinal.
Callisen (Operación de) (Hendrik *Callisen,* cirujano danés, 1740-1824). V. Operación.
Callison (Líquido de) (James S. *Callison,* médico norteamericano, n. en 1873). V. Líquido.
callista. m. Pedicuro.
callitis. f. Osteítis crónica en los callos de fracturas antiguas, no bien desinfectadas.
callo (del lat. *callum)*. m. A., *Kallus;* F., *cal;* In., *callus;* It., *callo;* P., *calo.* Endurecimiento circunscrito de la piel e hipertrofia de la capa córnea debida a la fricción, presión u otra irritación, que se forma en los dedos, manos o pies. ‖ Exudado plástico alrededor de los fragmentos de un hueso roto, que cumple el trabajo de reparación y constituye luego la cicatriz. ‖ **-central.** El provisional, formado dentro de la cavidad medular del hueso. ‖ **-definitivo.** El exudado formado entre los extremos fracturados del hueso; es permanente y se convierte en hueso verdadero. ‖ **-deforme.** Vicio de consolidación de una fractura, que consiste en la permanencia del desplazamiento de los extremos fracturados o en la reunión en un callo común del exudado de dos fracturas próximas. ‖ **-doloroso.** Callo asiento de dolor, sea por inflamación, por compresión o inclusión de un nervio o porque existe una verdadera osteoneuralgia. ‖ **-exuberante.** El que presenta una superabundancia de tejido óseo. ‖ **-invaginante.** Callo transitorio o provisional, que forma una vaina alrededor del sitio de la fractura. ‖ **-provisional** o **temporal.** El callo invaginante, más un tapón de materia similar en la cavidad medular, que resorben después de la reparación.
callosidad (del lat. *callositas, -atis)*. f. F., *callosité;* In., *callosity.* Dureza de la especie del callo, menos profunda, debida a fricción, presión u otros irritantes.
calloso (del lat. *callosus)*. adj. Que tiene callos. ‖ V. Cuerpo calloso.
callosomarginal. adj. Perteneciente al cuerpo calloso y a la cisura marginal.
cama (del hispanolatino *cama,* yacija, lecho en el suelo). f. A., *Bett;* F., *lit;* In., *bed;* It., *letto;* P., *cama.* Armazón de madera o metal, que sostiene diversas piezas que, en conjunto, forman el mueble donde el hombre se tiende para dormir o descansar; lecho. ‖ En veterinaria, materia sólida más o menos blanda que cubre el suelo donde descansa la bestia. ‖ **-de Arnott.** Colchón de goma lleno de agua para impedir la producción de úlceras por decúbito. ‖ **-de Bandeloux.** Colchón insuflable con aire, con vasija para la recolección de orina. ‖ **-de Gatch.** Cama con un dispositivo articulado, por el que puede levantarse al paciente hasta una posición semisentada. ‖ **-de Klondike.** Cama a propósito para dormir al aire libre, con protección de las corrientes de aire. ‖ **-de Nelson.** Cama metálica con ruedas, propia para clínicas, en la que el enfermo puede adoptar diversas posiciones por angulación del colchón, para el drenaje postural en la bronquiectasia. ‖ **-de operaciones.** Mesa de operaciones. ‖ **-de parto.** Modelo de cama propio para el parto. ‖ **-de Sanders.** Cama adecuada para los ejercicios posturales pasivos en el tratamiento de las afecciones arteriales oclusivas crónicas. ‖ **-ortopédica.** Cama en la cual se fijan resortes y correas, por medio de las cuales se efectúa la extensión para corregir las desviaciones del raquis.
camala (del bengalí *kamal)*. f. Polvo rojo de las cápsulas del *Mallotus philippinensis,* arbusto euforbiáceo de las Indias Orientales; purgante y tenicida.
camalina. f. Alcaloide de la camala.
cámara (del lat. vulgar *camara)*. f. A., *Kammer;* F., *chambre;* In., *chamber;* It., *camera;* P., *câmara.* Espacio cerrado o antro. Caja o compartimiento. ‖ Espacio abierto o ventrículo. ‖ pl. Flujo de vientre. ‖ **-acuosa.** Espacio del ojo que contiene el humor acuoso, dividido por el iris en cámara anterior y cámara posterior. ‖ **-anterior del ojo.** Porción que contiene el humor acuoso. ‖ **-de atrición.** Lugar donde se detiene un proyectil después de haber recorrido su trayecto. ‖ **-de Haldane.** Cámara herméticamente cerrada para el estudio del metabolismo en los animales y examen de los gases de la respiración. ‖ **-de presión diferencial.** Cuarto o gabinete de hierro, cristales o madera, para las operaciones torácicas, en el que se hallan el cuerpo del paciente y el cirujano y ayudantes, o se introduce solamente la cabeza del enfermo. Esta cámara de presión diferencial puede ser *positiva* o *negativa,* según que la presión sea mayor o menor que la del ambiente. ‖ **-de Sauerbruch.** Primera cámara de presión diferencial negativa, construida en 1903. Empleábase en las operaciones torácicas y se hallaba dispuesta en tal forma que la cabeza del paciente estaba fuera de la cámara, y el cuerpo, con el cirujano y ayudantes, dentro de ella. Posteriormente se han construido numerosísimos modelos de diferentes autores. ‖ **-de Storm van Leeuwen.** Espacio que se puede llenar de aire puro, filtrado o portador de antígenos para enfermos alérgicos. ‖ **-de Zappert.** Variedad de cuentaglóbulos sanguíneo. ‖ **-del corazón.** Nombre de las cavidades de las aurículas y ventrículos. ‖ **-hiperbárica.** Compartimiento especial cuya presión de O_2 es mayor que la atmosférica. Se utiliza en la gangrena gaseosa u otras infecciones anaerobias, y en todo estado que requiera una alta concentración de O_2. ‖ **-húmeda.** Excavación o ranura circular en un portaobjeto, para mantener la humedad en las preparaciones microscópicas. ‖ **-letal.** Caja para matar pequeños animales con gases tóxicos. ‖ **-lúcida.** Aparato para di-

bujar objetos observados por el microscopio, compuesto de un prisma dispuesto de modo que proyecte la imagen reflejada en un papel, en donde se traza el contorno con un lápiz. ||**-ocular.** CÁMARA ACUOSA O VÍTREA. ||**-oscura.** Caja combinada con lente y pantalla, usada principalmente en fotografía. ||**-posterior del ojo.** Cámara vítrea. ||**-pulpar.** Cavidad de la pulpa dentaria. ||**-vacía.** En odontología, la cavidad que en una prótesis superior la sostiene en su lugar por la presión atmosférica. ||**-vítrea.** Espacio del ojo que contiene el humor vítreo.

Camarga (Fiebre de la). V. FIEBRE.

cambio (de *cambiar*, y éste del lat. tardío *cambiare*). m. A., *Veränderung;* F., *changement;* In., *change;* It., *cambiamento;* P., *câmbio.* Variación, mudanza, variabilidad. ||**-de sonido de Biermer o de Gerhardt.** Cambio en el sonido de percusión según la posición del paciente; indicación del neumotórax, etc. ||**-de vida.** MENOPAUSIA.

cámbium (lat.). m. Capa de células entre la corteza de un tronco y la madera.

cambogia o **cambodgia.** f. Planta de la familia de las gutíferas, *Garcinia hanburyi,* que suministra una gomorresina del mismo nombre, que al concentrarse forma una goma guta de calidad inferior; drástica, hidragoga, catártica.

cambray (de *Cambray,* ciudad francesa). m. Tejido elástico de algodón con el que se hacen vendas.

cambronera. f. FRÁNGULA.

camecefalia (del gr. *chamaí,* en tierra, y *kephalé,* cabeza). f. PLATICEFALIA.

camedrío. m. Planta labiada, *Teucrium chamaedrys.* V. TEUCRINA.

camelirina. f. Glucósido tóxico del *Chamaelirium luteum;* depresor del corazón y tónico uterino.

cameloide. (del lat. *camelus,* camello, y el gr. *eîdos,* aspecto). adj. Semejante al camello. Se aplica a los eritrocitos de forma oval o eliptocitos, por ser éstos normales en el camello.

cameprosopia (del gr. *chamaí,* en tierra, y *prósopon,* cara). f. F., *campisèmetre;* In., *chameprosopy, chamaeprosopy.* Estado en el que la cara es ancha y corta, con índice facial de 90° o inferior.

Camera (Síndrome de) (Ugo *Camera,* ortopedista italiano, contemporáneo). V. SÍNDROME.

Camerer (Ley de) (Johann F. G. *Camerer,* pediatra alemán, 1824-1910). V. LEY.

Cameron (Enfermedad de). V. ENFERMEDAD.

camerrinia (del gr. *chamaí,* en tierra, y *rhís, rhinós,* nariz). f. PLATIRRINIA.

camérula (dim. de *cámara*). f. Celdilla, célula.

camilla (dim. de *cama*). f. A., *Tragbahre;* F., *brancard;* In., *stretcher;* It., *barella;* P., *camilha.* Especie de litera para transportar enfermos o heridos. Las hay de diferentes modelos.

Caminopetros (Enfermedad de). V. ENFERMEDAD.

camisa (del lat. *camisia*). f. A., *Hemd;* F., *chemise;* In., *shirt;* It., *camicia;* P., *camisa.* Vestidura interior larga con mangas. || Esclerótica. || Menstruación. ||**-de fuerza.** Camisa con mangas muy largas, que sirve para sujetar a los alienados agitados amarrando las mangas a la espalda del paciente.

Cammidge (Reacción de) (Percy John *Cammidge,* médico inglés, n. en 1872). V. REACCIÓN.

campana (del lat. [*vasa*] *campana,* recipientes de Campania, por proceder de allí el bronce de mejor calidad). f. A., *Glocke;* F., *cloche;* In., *bell;* It. y P., *campana.* Vaso de cristal de esta forma. ||**-graduada.** Vaso o tubo de cristal en el que se han grabado cierto número de divisiones. ||**-(Sonido de).** Sonido que se percibe en el neumotórax.

campanilla. f. ÚVULA. || DIGITAL.

Campbell (Ligamento de) (William Francis *Campbell,* cirujano norteamericano, 1867-1926). V. LIGAMENTO. ||**-Suzman (Maniobra de)** (S. *Suzman,* cardiólogo inglés, contemporáneo). V. MANIOBRA.

campeche. m. A., *Kampeche;* F., *campêche;* In. y P., *campeche;* It., *campeggio.* Árbol de la familia de las leguminíceas, de la bahía de Campeche (México), *Hoematoxylum campechianum.* Su madera, palo campeche, suministra, por la ebullición con agua, un líquido de color rojo, que los ácidos hacen más vivo y al que los álcalis convierten en azul violeta. De él se extrae la hematoxilina. El cocimiento se ha empleado como astringente.

Camper (Ángulo, aponeurosis, ligamento de) (Pieter *Camper,* médico holandés, 1722-1789). Véanse estos términos.

campilorraquia (del gr. *kampýlos,* curvado, encorvado, y *rháchis,* espina dorsal). f. desus. Deformidad de la columna vertebral.

campimetría (del lat. *campus,* campo, y el gr. *métron,* medida). m. A., *Gesichtsfeldmessung;* F., *campimétrie;* In., *campimetry;* It. y P., *campimetria.* Medida del campo visual con los dedos o por medio de diversos aparatos llamados campímetros.

campímetro. m. F., *campimètre;* In., *campimeter.* Aparato que sirve para medir el campo visual.

campo (del lat. *campus*). m. A., *Feld;* F., *champ;* In., *area;* It. y P., *campo.* Zona, área o espacio abierto. En embriología, grupo de factores a los que un sistema debe su organización típica. || En física, espacio sensible a una acción determinada. ||**-auditivo.** Espacio dentro del cual son perceptibles los sonidos. ||**-de Cohnheim.** Nombre dado a las pequeñas áreas poligonales observadas en la sección de un prisma del elemento muscular. ||**-cortical** o **citoarquitectónico de Brodman.** Sección de corteza cerebral con igual estratificación de células. ||**-de fijación.** Región comprendida entre los límites superiores de la visión clara o central, estando la cabeza fija, pero pudiéndose mover el ojo en todas direcciones. ||**-de Flechsig.** Campo mielinogenético; colección de fibras en el neuroeje, que en un período determinado de desarrollo reciben vainas de mielina. ||**-de Forel.** Estrato superior de subtálamo en relación directa con el tálamo, compuesto de fibras longitudinales finas. ||**-de Krönig.** Área de resonancia del tórax que corresponde a los vértices de los pulmones. ||**-magnético.** Espacio en el que es perceptible la acción de un imán. ||**-microscópico.** Área de visión de un microscopio. ||**-nasal.** Cada uno de los dos engrosamientos en el ectodermo embrionario de los que se desarrolla el órgano del olfato. ||**-operatorio.** Región en la que se practica una operación, y compresas estériles que la limitan. ||**-suplementario.** Porción de campo visual en la hemianopsia parcial más allá del punto de fijación. ||**-visual.** Porción de espacio que el ojo fijo puede ver. ||**-visual excedido.** Estado en el cual la línea de separación entre las mitades del campo visual no pasa por el punto de fijación. de Wernicke. ÁREA DE WERNICKE. ||**-de Westphal.** Fascículo ventral del cordón posterior.

camptocormia (del gr. *kamptós,* curvado, y *kormós,* tronco). f. A., *Kamptokormie;* F., *camptocormie;* In., It. y P., *camptocormia.* Deformidad que consiste en la flexión estática del tronco hacia delante.

camptodactilia (del gr. *kamptós,* curvado, y *dáktylos,* dedo). f. A., *Kamptodaktylie;* F., *camptodactylie;* In., *camptodactyly;* It., *camptodattilia;* y P., *camptodactilia.* Flexión permanente de uno o más dedos, del auricular especialmente, en la primera articulación interfalángica (Landouzy).

camptospasmo. m. CAMPTOCORMIA.

Campylobacter. Género de bacterias de la familia espiriláceas (parte 6.ª de la clasificación de Bergey). Comprende bacterias con metabolismos diferentes, desde microaerófilas a anerobias estrictas, de forma bacilar espirilada (a veces en forma de S), gramnegativas, dotadas de flagelación polar única. Su tamaño se sitúa en 0,5-5 por 0,2-0,8 µm. Se pueden encontrar como saprofitas en los órganos reproductores, intestino y cavidad bucal del hombre y animales superiores. Algunas especies pueden ser patógenas para el hombre (sepsis, endocarditis, gastroenteritis) y son causa de aborto en el ganado. Se las había clasificado como *Vibrio (fetus).*

Camurati-Engelmann (Enfermedad de) (Mario *Camurati,* médico italiano, contemporáneo; Guido *En-*

gelmann, ortopedista austriaco, n. 1876). V. ENFERMEDAD.
cana (del lat. *cana*, de *canus*, blanco). f. F., *cheveu blanc*. Cabello que se vuelve blanco. Ú. m. en pl.
canabina o **cannabina.** f. Nombre de una resina, de un alcaloide hipnótico y de un glucósido de *Cannabis indica*.
canabinol. m. F., *cannabinol*; In., *cannabinol*. Esencia, $C_{21}H_{24}O_2$, derivada de *Cannabis indica*; parece ser el principio más activo del cáñamo y el componente eficaz del hachís.
canabinomanía. f. CANABISMO.
canabismo. m. F., *cannabisme*. In., *cannabism*. Estado morboso o intoxicación producida por el abuso de *Cannabis*, marihuana o hachís.
canadina. f. Alcaloide del *Hydrastis canadensis* y el *Corydalis tuberosa*.
canadol. m. Hidrocarburo volátil del petróleo; es un hexano impuro, C_6H_{14}, usado, como el rigoleno, como anestésico refrigerante local en las pequeñas operaciones.
canal (del lat. *canalis*). amb. A., *Kanal*; F. y P., *canal*; In., *canal, canalis*; It., *canale*. Cauce o ranura excavada en un hueso o en otra parte. || Faringe o tragadero. || Siendo tan extenso el término *canal* y a menudo confundido con el de *conducto*, se ha decidido en este Diccionario denominar *canal* a todo conducto abierto, y *conducto* a todo canal cerrado; así, los términos que no se encuentren en este apartado, búsquense en CONDUCTO y SURCO. || **-alveololingual.** El situado entre la mandíbula y la lengua. || **-auriculoventricular.** Surco entre el ventrículo primitivo y la aurícula. || **-basilar.** Depresión en la superficie de la porción basilar del hueso occipital, en donde se apoya la médula. CLIVUS BLUMENBACHII. || **-bicipital.** SURCO INTERTUBERCULAR. || **-carpiano.** El formado por el retináculo flexor o ligamento anular del carpo y los huesos de la región; túnel carpiano. || **-cavernoso.** Depresión en la cara superior del hueso esfenoides, que aloja la arteria carótida interna y el seno cavernoso. || **-de Verga.** Canal continuación del orificio inferior del conducto nasal. || **-dentario.** Depresión en el borde de las mandíbulas en el embrión. || **-dorsal.** Depresión en la parte media del dorso, en el fondo de la cual se encuentra la columna. || **-lagrimal.** Depresión en la pared de la órbita, para el saco lagrimal. || **-medular.** Depresión larga en la línea dorsal del tubo neural embrionario. || **-milohioideo.** SURCO MILOHIOIDEO. || **-musculospiral.** CANAL RADIAL. || **-olfatorio.** Depresión en la lámina cribosa del etmoides, a cada lado de la apófisis crista-galli, para el lóbulo olfatorio del cerebro. || **-óptico.** CONDUCTO ÓPTICO. || **-radial.** SURCO RADIAL. || **-sagital.** Depresión en la superficie interna de la bóveda del cráneo, para el seno longitudinal superior. || **-subcostal.** SURCO COSTAL. || **-vertebral.** Dícese de las depresiones a cada lado de las apófisis espinosas de la columna vertebral. || **-vulvar.** Espacio interlabial.
canaliculitis (de *canalículo*, y el suf. *-itis*). f. F., *canaliculite*; In., *canaliculitis*. Inflamación de canalículos, especialmente de conductillos glandulares. || **-tarsiana.** Inflamación de los conductos secretorios de las glándulas de Meibomio; tarsitis periglandular.
canalículo [canalicular] (del lat. *canaliculus*, dim. de *canalis*, canal). m. A., *Kanälchen*; F., *canalicule*; In., *canaliculus*; It., *canalicolo*; P., *canalículo*. Conducto pequeño, especialmente el que va desde el punto lagrimal al saco del mismo nombre. || Cualquiera de los diminutos conductos que se extienden a las lagunas óseas. || **-auricular.** CANALÍCULO MASTOIDEO. || **-biliar.** Conductos capilares que forman una red en las células de los lobulillos hepáticos en comunicación con los conductos biliares interlobulillares. || **-caroticotimpánico.** Conductillos que comunican la caja del tímpano con el conducto carotídeo y dan paso a ramillas de la arteria carótida interna y del plexo simpático carotídeo. || **-de Havers.** Cualquiera de los diminutos conductos en conexión con un conducto de Havers. || **-de Thiersch.** Cada uno de los pequeños conductos que se forman en los tejidos en reparación para la circulación de los líquidos nutritivos. || **-innominado.** Nombre dado a los agujeros innominados. || **-laqueiforme.** El asa de Henle. || **-mastoideo.** Comunicación de la fosa yugular con la fisura timpanicomastoidea que da paso al ramo auricular del vago.
canalis (lat.). m. Canal o conducto. || **-adductorius.** Conducto de los aductores. || **-caroticus.** CONDUCTO CAROTÍDEO. || **-egestorius.** Antro pilórico. || **-facialis.** CONDUCTO FACIAL. || **-hypoglossi.** CONDUCTO DEL HIPOGLOSO. || **-musculotubarius.** CONDUCTO MUSCULOTUBÁRICO. || **-reuniens.** Órgano membranoso que comienza en el conducto coclear y se extiende al sáculo; está lleno de endolinfa. || **-spinalis.** Conducto vertebral. ËË-vidianus. Conducto pterigoideo.
canalización. f. F., *canalisation*; In., *canalization*. Formación de canales o conductos naturales o morbosos. || Formación quirúrgica de conductos o agujeros, para el drenaje sin tubos. || Formación de nuevas vías, principalmente vasos sanguíneos, a través de un coágulo obstructor.
Canaris (Signo de). V. SIGNO.
cancaco. m. Nombre que se da en el Brasil a la anemia asociada con la anquilostomiasis.
cancasmo. f. CAQUINACIÓN.
canceloso (del lat. *cancellus*, verja o barandilla enrejada). adj. De estructura o forma reticular o esponjosa.
cáncer (del lat. *cancer*). m. A., *Krebs*; F. e In., *cancer*; It. y P., *cancro*. Tumor maligno en general y especialmente el formado por células epiteliales. La característica básica de la malignidad es una anormalidad de las células, transmitida a las células hijas, que se manifiesta por la reducción del control del crecimiento y la función celular, conduciendo a una serie de fenómenos adversos en el huésped, a través de un crecimiento masivo, invasión de tejidos vecinos y metástasis. La proliferación celular en los tumores malignos no es totalmente autónoma; además de la dependencia del cáncer respecto del huésped para su irrigación sanguínea, su crecimiento se afecta por las hormonas, los fármacos y los mecanismos inmunológicos del paciente. Los cánceres se dividen en dos grandes categorías de CARCINOMA y SARCOMA.
cancericida (del lat. *cancer, -eris*, cáncer, y *caedere*, matar). adj. F., *cancéricide*; In., *cancericidal*. Destructor de células cancerosas.
cancerígeno (del lat. *cancer, -eris*, cáncer, y el gr. *gennân*, engendrar). adj. F., *cancérogène*; In., *cancerigenic*. Que provoca el desarrollo de un cáncer.
cancerismo. m. Tendencia al desarrollo de neoplasias malignas.
cancerización. f. F., *cancérisation*; In., *canzerization*. Adquisición o desarrollo de cualidades malignas; transformación de las células de un tejido sano en células neoplásicas.
cancerodermia (del lat. *cancer, cancri*, cáncer, y el gr. *dérma*, piel). f. Desarrollo de numerosos angiomas de gran tamaño en el tórax y abdomen de ciertos enfermos, relacionados con tumores malignos. Se denominan también *manchas* o *puntos de De Morgan*.
cancerofobia (de *cáncer* y el gr. *phóbos*, temor). f. A., *Kanzerophobie*; F., *cancérophobie*; In., *cancerophobia*; It. y P., *cancerofobia*. Temor morboso a padecer un cáncer.
cancerología (de *cáncer* y el gr. *lógos*, tratado). f. F., *cancérologie*; In., *cancerology*. Suma de los conocimientos relativos al cáncer. ONCOLOGÍA.
cancerólogo. m. Especialista en cancerología. Oncólogo.
canceroso. adj. F., *cancéreux*; In., *cancerous*. Perteneciente o relativo al cáncer. || m. Persona afecta de esta enfermedad.
cancriforme (del lat. *cancer, -cri*, cáncer, y *forma*, forma). adj. Semejante al cáncer; cancroide.
cancrocirrosis. f. Combinación de cirrosis hepática o pulmonar y cáncer.
cancrofobia. f. CANCEROFOBIA.
cancroide (del lat. *cancer, -cri*, cangrejo, y el gr. *eîdos*, aspecto). adj. y s. A., *Kankroid*; F., *cancroïde*; In.,

cancroid; It., *cancroide;* P., *cancróide.* Epitelioma de la piel relativamente benigno, con tendencia a la cornificación. || Variedad de queloide. || **-folicular.** Cancroide originado en los folículos pilosos de la piel.
cáncrum. m. Cáncer en latín. || **-nasi.** Rinitis gangrenosa en los niños. || **-oris.** Noma. || **-pudendi.** Ulceración de los genitales externos.
canchalagua. f. Hierba tónica de América del Sur *(Erythroea chilensis).* Úsase como la genciana.
candelilla (dim. de *candela).* f. A., *Bougie;* F. e In., *bougie;* It., *candeletta;* P., *velinha.* Instrumento cilíndrico que se introduce en la uretra como medio explorador. || Preparación medicamentosa cilindriforme, que se introduce en la uretra, en el recto, vagina o en otro conducto. || **-armada.** Candelilla cáustica. || **-cáustica.** Variedad de portacáustico. || **-de bola** o **bulbar.** Candelilla de extremo abultado. || **-de Gruber.** Bujía de gelatina medicamentosa, que se introduce en el conducto auditivo. || **-dilatadora.** La empleada para dilatar las estrecheces uretrales. || **-exploradora.** Sonda exploradora. || **-filiforme.** Candelilla de calibre muy delgado. || **-fusiforme.** Candelilla con un ensanchamiento en su centro. || **-medicamentosa.** La que lleva una sustancia medicinal. || **-olivar.** Forma de candelilla bulbar. || **-soluble.** Compuesto de una sustancia que se disuelve o funde *in situ.*
candicans (voz latina: blanquecino). adj. Albicans.
Candida. Género de hongos semejantes a levaduras. La especie *C. albicans* es causa de moniliasis o candidiasis cutaneomucosas (muguet, vaginitis, intertrigo, estomatitis angular, etc.).
cándido (del lat. *candidus,* blanco). adj. Blanco.
candirú. m. Diminuto pez del río Amazonas que se dice penetra en la uretra masculina cuando se realiza la micción bajo el agua de dicho río.
canela (del Ital. *cannella).* f. A., *Zimt;* F., *cannelle;* In., *cinnamon;* It., *cannella;* P., *canela.* Corteza interna seca de varias especies del género *Cinnamomum,* familia de las lauráceas. Las principales variedades son: la canela de Ceilán, de Cayena y de China. Tiene propiedades aromáticas, cordiales, carminativas y astringentes.
caneótica. f. Úlcera endémica (oriental) de Canea, en la isla de Creta.
canfor, cánfora. m. y f. Alcanfor.
canfórico (Ácido). V. Alcanfórico (ácido).
canforismo. m. Alcanforismo.
canibalismo. m. Antropofagia.
canicáceo (del lat. *canicae,* especie de salvado). adj. Furfuráceo.
canicie (del lat. *canities).* f. F., *canitie.* In., *canities.* Color gris o blanco del pelo o cabello. Poliosis.
canijo (del lat. *cannicula,* dim. de *canna,* caña). adj. Débil, enfermizo, macilento. Ú. t. c. s.
canilla (del lat. *cannella,* dim. de *canna,* caña). f. Cualquiera de los huesos del antebrazo o de la pierna.
canino (del lat. *caninus;* de *canis,* perro). adj. F. e In., *canine.* Relativo al perro. || m. Diente canino. || Músculo canino o elevador de los ángulos de la boca.
Cannabis. Género de plantas herbáceas de la familia cannabáceas. V. Cáñamo.
cannabismo. m. F., *cannabisme.* In., *cannabis.* Intoxicación aguda o crónica con *Cannabis sativa.*
Cannizaro (Reacción de) (Stanislao *Cannizaro,* químico italiano, 1826-1910). V. Reacción.
Cannon (Anillo de) (Walter Bradford *Cannon,* fisiólogo americano, 1871-1945). V. Anillo.
canon (del lat. *canon,* y éste del gr. *kanón,* regla). m. A., *Kanon;* F. e In., *canon;* It., *canone;* P., *cânon.* Regla o módulo de las proporciones de la figura humana conforme a un tipo. || Regiones metatarsiana y metacarpiana de los caballos.
Cantani (Dieta, suero de) (Arnoldo *Cantani,* médico italiano, 1837-1893). Véanse estos términos.
cantariasis (del gr. *kantharís, -ídos,* escarabajo). f., *canthariase;* In., *canthariasis.* Infestación por larvas de coleópteros.

cantárida. f. A., *Kantharide;* F., *cantharide;* In., *cantharides;* It., *cantaride;* P., *cantárida.* Insecto coleóptero *(Cantharis vesicatoria),* mosca de España, que se aplicaba al exterior como agente rubefaciente y vesicante violento; al interior a dosis moderadas es diurético y estimulante de los órganos genitourinarios, pero a dosis elevadas es altamente tóxico.
cantaridina. f. F., *cantharidine;* In., *cantharidin.* Principio activo cristalizado contenido en las cantáridas; lactona del ácido cantarídico. Se presenta en escamas de sabor amargo; es un veneno enérgico y produce vesicación en la piel. Obra sobre el aparato genitourinario.
cantaridismo. m. F., *cantharidisme;* In., *cantharidism.* Envenenamiento producido por las cantáridas o la cantaridina.
cantectomía (del gr. *kanthós,* lagrimal, y *ektomé,* escisión). f. F., *canthectomie;* In., *canthectomy.* Escisión quirúrgica de un canto o ángulo del ojo.
cantitis (del gr. *kanthós,* lagrimal, y el suf. *-itis).* f. F., *canthite.;* In., *canthitis.* f. Inflamación del ángulo o ángulos del ojo.
canto (del gr. *kanthós,* lagrimal). m. A., *Augenwinkel;* F. e In., *canthus;* It., *angolo palpebrale;* P., *canto.* Nombre dado a los ángulos que forman los párpados, interno o nasal y externo o temporal.
cantoplastia (del gr. *kanthós,* lagrimal, y *plássein,* formar). f. A., *Kanthoplastik;* F., *canthoplastie;* In., *canthoplasty;* It., *cantoplastica;* P., *cantoplastia.* Cirugía plástica de la abertura palpebral, especialmente la sección de un ángulo o canto para agrandar dicha abertura; igualmente la restauración quirúrgica de un ángulo defectuoso. || **-provisional.** Cantotomía transitoria en el blefarospasmo.
cantorrafia (del gr. *kanthós,* lagrimal, y *raphé,* sutura). f. F., *canthorraphie;* In., *canthorraphy.* Sutura de la abertura palpebral en ambos ángulos o cantos.
cantotomía (del gr. *kanthós,* lagrimal, y *tomé,* corte). f. A., *Kanthotomie;* F., *canthotomie;* In., *canthotomy;* It. y P., *cantotomia.* División quirúrgica de los ángulos del ojo.
cantueso (probablemente del gr. *chamaí thýos,* incienso del suelo, a través del lat. *chamaetusius).* m. Planta semejante al espliego *(Lavandula stoechas),* cuyas sumidades floridas, acres y amargas, forman la base de un jarabe de cantueso compuesto, sudorífico, tónico y excitante.
cantus galli (lat.). Laringismo estriduloso.
cánula (del lat. *cannula,* dim. de *canna,* caña). f. A., *Kanüle;* F., *canule;* In. e It., *cannula;* P., *cânula.* Tubo de calibre, forma y materia variables, abierto por ambos extremos, que se introduce en una abertura natural o accidental del cuerpo, generalmente con un trocar en su interior en el acto de la introducción. || **-de Bellocq.** Sonda de Bellocq. || **-de Dupuis.** Cánula traqueal en forma de T. || **-de Hahn.** Cánula de traqueotomía, rodeada de esponja comprimida que al hincharse ocluye la tráquea. || **-de Lindemann.** Aguja cánula que se usa en la transfusión de sangre no modificada. || **-de perfusión o doble corriente.** Doble tubo por el que entra y sale una corriente de líquido de una cavidad orgánica. || **-de Reybard.** Cánula con trocar para el tratamiento del empiema. || **-de Soresi.** Instrumento compuesto de un doble cilindro para las anastomosis de vena con vena y de arteria con vena. || **-de Southey.** Tubo cilíndrico pequeño que se clava en los tejidos edematosos, por el que se vierte el líquido del edema. || **-de Trendelenburg.** Cánula cubierta de un saco dilatable de goma, usada para cerrar la tráquea e impedir la entrada de sangre en la luz traqueobraquial después de la traqueotomía.
caña (del lat. *canna).* f. A., *Rohr;* F., *canne;* In., *cane;* It., *canna;* P., *cana.* Tallo de las gramíneas, en general hueco y nudoso. || **-de azúcar.** Planta de la familia de las gramináceas *(Saccharum officinarum),* de América y Antillas, con tallos cilíndricos, nudosos, llenos de un tejido esponjoso de cuyo zumo se extrae el azúcar o sacarosa.

cañafístula. f. Árbol de la familia de las leguminosas, género *Cassia.* V. CASSIA.

cáñamo (del lat. vulgar *cannabum).* m. A., *Hanf;* F., *chanvre;* In., *hemp;* It., *canapa;* P., *cānhamo.* Planta herbácea de la familia cannabáceas, género *Cannabis,* cuya especie *C. sativa* posee en sus inflorescencias femeninas una resina, la cannabina, que tiene efectos sobre el sistema nervioso central, produciendo un aumento de la sensación de bienestar o euforia, somnolencia, relajación y, a veces, risas espontáneas, y también sobre el sistema cardiovascular, con aumento de la frecuencia cardíaca y enrojecimiento conjuntival. A dosis mayores depara trastornos de la memoria y dificultades para efectuar ciertas tareas (p. ej., conducir). En dosis más altas provoca un estado de alucinaciones y sentimientos paranoides. Se la conoce también con los nombres de hachís, grifa o marihuana. ‖ **-índico.** Nombre con que a veces se designa la *Cannabis sativa.*

caolín (del topónimo chino *Kao Ling,* lugar de donde se extrajo por vez primera esta materia). m. A., *Kaolin;* F. e In., *kaolin;* It., *caolino;* P., *caulim.* Arcilla blanca fina, silicato de alúmina hidratado, usada en las enfermedades de la piel y del estómago y en farmacia para cubrir píldoras y en pomadas.

caolinosis. f. F., *pneumoconiose par kaolin.* In., *kaolinosis.* Variedad de neumoconiosis producida por la inhalación de polvo de caolín.

capa (del lat. tardío *cappa,* tocado de cabeza). f. A., *Schicht;* F., *couche;* In., *layer;* It., *strato;* P., *capa.* Estrato de espesor casi uniforme; cuerpo plano y extenso. Para los términos que no se encuentren en este apartamiento, véanse ESTRATO, HOJA, MEMBRANA y ZONA. ÉÉ Capa de pequeñas células debajo de la de Purkinje en el cerebelo. ‖ **-adamantina.** Capa de esmalte de los dientes. ‖ **-albocinérea.** Capa de sustancia gris y blanca dentro del cuerpo estriado. ‖ **-ambigua.** Segunda capa de la corteza cerebral, contando desde fuera; denomínasela así por las formas indefinidas de muchas de sus células. ‖ **-anteada.** Estrato gris rojizo que se observa por encima del concentrado de hematíes en la sangre centrifugada. ‖ **-basal de Weil.** Capa blanquecina, transparente, inmediatamente por dentro de la capa de odontoblastos de la pulpa dentaria; está formada de fibrillas delicadas de tejido conjuntivo que comunican con las prolongaciones de los odontoblastos. ‖ **-basilar.** La membrana de Jacob, la capa de los conos y bastoncillos de la retina. ‖ **-claustral.** Capa de sustancia gris entre la cápsula externa y la ínsula. ‖ **-córnea.** ESTRATO CÓRNEO. ‖ **-de Baillarger.** Estría delgada de fibras mielínicas finas en la capa granular externa de la corteza cerebral. ‖ **-de Bechterew.** Capa de fibras en la corteza cerebral entre la capa de Baillarger y las fibras tangenciales. ‖ **-de Bernard.** CAPA GLANDULAR DE BERNARD. ‖ **-de Bruch.** Capa más interna de la túnica coroidea del ojo; lámina vítrea. ‖ **-de células ganglionares.** Capa de la retina entre la de las fibras nerviosas y la capa molecular interna. ‖ **-de Chievitz.** Capa fibrosa transitoria que separa las capas neuroblásticas de la vesícula óptica. ‖ **-de Dierk.** Zona de cornificación del epitelio vaginal en el período de mayor espesor durante el ciclo menstrual. ‖ **-de Dobie.** MEMBRANA DE KRAUSE. ‖ **-de fibras nerviosas.** La más interna de las capas de la retina después de la limitante interna. ‖ **-de Floegel.** Capa granular en cada disco lateral transparente de una fibra muscular. ‖ **-de Gennari.** CAPA DE BAILLARGER. ‖ **-de Haller.** Capa vascular de la coroides. ‖ **-de Henle.** Capa exterior de células de la vaina radicular de un folículo piloso. ‖ **-de Langerhans.** Estrato granuloso de la piel. ‖ **-de Langhans.** Capa celular interna de las vellosidades del corion. ‖ **-de los conos y bastoncillos.** CAPA BASILAR. ‖ **-de Malpighi.** Estrato mucoso de la piel. ‖ **-de Meynert.** Capa de células piramidales en la corteza del cerebro. ‖ **-de Oehl.** Estrato lúcido de la piel. ‖ **-de Pander.** Zona esplenopleural del mesoblasto. ‖ **-de Rauber.** Ectodermo primitivo. ‖ **-de Renaut.** Membrana hialina delgada entre el corion y la epidermis. ‖ **-de Unna.** CAPA DE LANGERHANS. ‖ **-de Waldeyer.** Capa vascular del ovario. ‖ **-de Zeissel.** Capa en la pared del estómago entre la muscular y la submucosa. ‖ **-dérmica.** Capa media o de tejido conjuntivo de la membrana del tímpano. ‖ **-elástica de Sattler.** Capa delgada de fibras elásticas entre las capas de los grandes vasos y la coriocapilar de la coroides. ‖ **-epitriquial.** Capa más superficial de la epidermis del embrión. ‖ **-esqueletógena.** Capa de células mesodérmicas que rodean el notocordio del embrión y que al desarrollarse forman el esqueleto axil. ‖ **-fibrosa de Kölliker.** El mesiris; la sustancia propia del iris. ‖ **-glandular de Bernard.** Capa de células que tapizan los ácinos del páncreas. ‖ **-granular de Tomes.** Capa externa de dentina próxima al cemento. ‖ Una de las capas de la retina. ‖ **-granulosa.** ESTRATO GRANULOSO DE LA PIEL. ‖ **-limitante, externa e interna.** Nombre de dos capas de la retina. ‖ Designación de dos capas de la retina: *molecular interna y externa* o *plexiforme interna y externa.* ‖ **-molecular.** Capa exterior o cortical de la sustancia cerebral o cerebelosa. ‖ **-mucosa.** Capa interna de la epidermis; *rete mucosum.* ‖ **-neurodérmica.** El epiblasto. ‖ **-olfatoria.** Una de las cuatro capas del lóbulo olfatorio. ‖ **-osteogénica de Ollier.** Capa interna del periostio. ‖ **-papilar.** Capa externa del corion. ‖ **-pigmentaria.** La más externa de las diez capas de la retina y superficie interna del órgano ciliar. ‖ **-plexiforme.** Nombre de las dos capas moleculares de la retina. ‖ **-reticular.** Túnica propia o capa profunda del corion. ‖ **-subcallosa.** Capa de fibras nerviosas en el lado inferior del cuerpo calloso. ‖ **-subpapilar.** Capa vascular del corion. ‖ **-superpapilar.** El *rete mucosum.* ‖ **-trófica.** El hipoblasto. ‖ **-vegetativa.** El hipoblasto. ‖ **-zonular.** Estrato de fibras nerviosas blancas que cubren la superficie ventricular del tálamo óptico.

capacidad (del lat. *capacitas, -atis.* f. A., *Kapazität;* F., *capacité;* In., *capacity;* It., *capacità;* P., *capacidade.* Poder o facultad de retener, mantener o contener; facultad de absorber; extensión cúbica. ‖ Disposición mental para comprender. ‖ **-craneal.** Extensión o espacio dentro del cráneo. ‖ **-respiratoria.** Facultad de la sangre de absorber oxígeno de los pulmones y anhídrico carbónico de los tejidos. ‖ Espacio en los pulmones para la recepción normal de aire. ‖ **-térmica.** Cantidad de calor absorbida por un cuerpo al elevar 1 ºC su temperatura. ‖ **-testamentaria.** Grado de capacidad mental requerida para hacer un testamento válido. ‖ **-vital.** Cantidad de volumen del aire espirable por una espiración forzada máxima después de una inspiración plena.

caparrosa. f. Sulfato de cobre, de cinc o de hierro (*azul, blanca y verde,* respectivamente).‖ ACNÉ ROSÁCEA.

Capdepont (Enfermedad de) (Bernard *Capdepont,* dentista francés, 1867-1918). V. ENFERMEDAD.

capelina. f. A., *Kopfbinde;* F. e In., *capeline;* It., *capestro;* P., *capelina.* Vendaje en forma de gorra o casquete, para la cabeza o para el muñón de un miembro.

Capgras (Síndrome de) (Jean Marie Joseph *Capgras,* psiquiatra francés, 1873-1950). V. SÍNDROME.

capilar (del lat. *capillaris,* de *capillus,* cabello). adj. A., *Kapillare;* F., *capillaire;* In., *capillary;* It., *capillare;* P., *capilar.* Relativo o semejante a un cabello. ‖ m. Cualquiera de los diminutos vasos que conectan las arteriolas con las vénulas y forman una red casi en todas las partes del cuerpo. Las paredes de los capilares están formadas de una capa simple de células endoteliales. A través de estas paredes se efectúan los intercambios entre la sangre y los tejidos. ‖ **-biliar.** Canalículos biliares o colangiolos. ‖ **-de Meigs.** Capilares miocárdicos. ‖ **-linfático.** Ramas más diminutas de los vasos linfáticos. ‖ **-sinusoidal.** SINUSOIDE.

capilarectasia (de *capilar* y *ectasia*). f. F., *capillarectasie;* In., *capillarectasia.* Dilatación de los capilares.

capilaria. f. CAPILERA.

capilaridad. f. A., *Kapillarität;* F., *capillarité;* In., *capillarity;* It., *capillarità;* P., *capilaridade.* Calidad de capilar. || Propiedad de atraer un cuerpo sólido y hacer subir por sus paredes, hasta cierto límite, el líquido que las moja, como el agua, y de repeler y formar en su rededor un hueco o vacío con el líquido que no los moja, como el mercurio.

capilaritis. f. A., *Kapillaritis;* F. e It., *capillarite;* In., *capillaritis;* P., *capilarite.* Inflamación de los capilares.

capilaroscopia (de *capilar,* y el gr. *skopeîn,* observar). f. A., *Kapillaroskopie;* F., *capillaroskopie;* In., *capillaroscopy;* It., *capillaroscopia;* P., *capilaroscopia.* Examen microscópico de los capilares en el sujeto vivo. Microangioscopia.

capilera. f. Helecho polipodiáceo, *Adiantum capillus-veneris,* que contiene tanino y una esencia y con el que se prepara un jarabe demulcente béquico.

capilicio (del lat. *capillitium,* cabellera). m. CUERO CABELLUDO.

capilículo. m. Vaso de tenuidad extrema.

capilicultura (del lat. *capillus,* cabello, y *cultura,* cultivo). f. Tratamiento para la curación de la calvicie o preservación del cabello.

capiliforme (del lat. *capillus,* cabello, y *forma,* forma). adj. En forma de cabello.

capiluvio. m. Baño, loción de cabeza.

capillus (lat.). m. Cabello.

capistración (del lat. *capistrum,* cabestro). f. FIMOSIS. || m. TRISMO.

capistro (del lat. *capistrum).* m. Vendaje para la cabeza; capelina con una o dos vueltas para fijar la mandíbula.

capital (del lat. *capitalis,* de *caput, -itis,* cabeza). adj. Relativo a la cabeza o a lo más alto de un cuerpo. || De la mayor importancia.

capitatum (lat.). m. Hueso grande del carpo, *os capitatum.*

capitellum (voz latina, dim. de *caput, -itis,* cabeza). m. CAPITULUM HUMERI. || Bulbo de un pelo o cabello.

capitiluvio (del lat. *caput, -itis* cabeza, y *luere,* lavar). m. CAPILUVIO.

capitonaje (del francés *capitonnage).* m. V. SUTURA DE COLCHONERO. || Procedimiento operatorio para cerrar una cavidad por medio de una sutura con puntos que abarcan todo el espesor parietal.

capitulum (voz latina, dim. de *caput, -itis,* cabeza). m. Cabeza ósea o eminencia articular pequeña. || **-costae.** Cabeza de las costillas. || **-fibulae.** Cabeza o extremo superior del peroné. || **-humeri.** Cóndilo de la epífisis distal del húmero, que se articula con el radio. || **-mallei.** Cabeza del martillo. || **-mandibulae.** Cabeza o cóndilo de la mandíbula. || **-radii.** Cabeza del radio. || **-ulnae.** Cabeza o extremo inferior del cúbito.

Caplan-Colinet (Síndrome de) (Anthony *Caplan,* médico inglés, 1907-1976; E. *Colinet).* V. SÍNDROME.

capnófilo (del gr. *kapnós,* humo, y *philos,* amigo, amante). adj. F., *capnophile.* In., *capnophilic.* Dícese de las bacterias que se desarrollan mejor en presencia del anhídrido carbónico.

capreolado o **capreolar** (del lat. *capreolus,* cabrito). adj. En forma de zarcillo, sinuoso, como los vasos espermáticos.

capreomicina. f. F., *capréomycine;* In., *capreomycin.* Antibiótico polipeptídico aislado del *Str. capreolus,* activo frente al bacilo tuberculoso.

cáprico (del lat. *capra,* cabra). adj. Semejante o de olor parecido al de la cabra. || **(Ácido).** Principio cristalino graso de la manteca, aceite de coco y otras grasas vegetales y animales.

capriloquia (del lat. *capra,* cabra, y *loqui,* hablar). f. EGOFONÍA.

caprina (del lat. *caprinus,* cabruno). adj. F., *caprine.* In., *caprin.* Dícese de la voz o sonido egofónico. || f. Cualquiera de los ésteres de la glicerina con el ácido caprílico, especialmente la tricaprina de la manteca ordinaria.

Capripoxvirus. Género de virus de la familia *Poxviridae,* que afecta a ungulados.

caprizante. adj. Que salta como una cabra; dícese del pulso irregular que después de una pulsación interrumpida salta con más fuerza en la siguiente.

caproico (Ácido). Ácido graso, $C_6H_{12}O_2$, que en estado libre se encuentra en el sudor, en el vinagre de madera, en algunas frutas y plantas, etc. Se produce en varias fermentaciones y en la oxidación de algunas grasas.

caproilamina. f. Tomaína tóxica, o hexilamina, de la levadura descompuesta y aceite de hígado de bacalao rancio.

capsela. f. Planta crucífera, *Capsella bursapastoris,* cuyas hojas son hemostáticas y antiescorbúticas.

capsicina. f. Principio activo acre de la pimienta de Cayena. || Alcanfor del capsicum. || Alcaloide volátil del capsicum o pimiento.

capsicol. m. Esencia del capsicum; es olorosa y muy irritante.

Capsicum. Género de plantas de la familia de las solanáceas, que comprende varias especies; a este género pertenecen el *C. annuum* o pimiento común, que da el pimentón, y el *C. fastigiatum,* que da la pimienta de Cayena. El fruto seco del *C. fastigiatum* es rubefaciente y estimulante local.

cápsida o **cápside.** f. y m. F., *capside;* In., *capsid.* Cubierta proteica de los virus, que envuelve y protege el ácido nucleico; es antigénica.

capsitis. f. CAPSULITIS.

capsómero. m. F., *capsomère.* In., *capsomer.* Nombre con que se designa cada una de las unidades de polipéptidos que constituyen el cápside. Su número y disposición son característicos para cada especie de virus.

cápsula (del lat. *capsula,* dim. de *capsa,* caja). f. A., *Kapsel;* F. e In., *capsule;* It., *capsula;* P., *cápsula.* || Envoltura membranosa o fibrosa, que rodea un órgano o masa gelatinosa alrededor de ciertas bacterias. || Cajita soluble que contiene una dosis de medicamento. || **-acuosa.** Membrana de Descemet. || **-adherente.** Estado en la cual la cápsula de un tumor no se separa fácilmente de éste. || **-adiposa.** La envoltura de grasa que rodea y sostiene el riñón. || **-adrenal.** Glándula suprarrenal. || **-amilácea, gelatinosa, queratinosa.** Cápsula medicamentosa constituida respectivamente por estas sustancias. || **-anterior.** Porción de cápsula del cristalino que cubre la cara anterior de este órgano. || **-articular.** Saco fibroso tapizado de membrana sinovial que rodea una articulación. || **-auditiva.** Cápsula cartilaginosa del embrión, al que desarrollarse forma el oído externo. || **-cartilaginosa.** Cavidad en la matriz de un cartílago que contiene células cartilaginosas. || **-cristalina** o **cristaloides.** Cápsula transparente compuesta de dos mitades que contienen exactamente la sustancia del cristalino. || **-de Bonnet.** Porción posterior de la cubierta del globo ocular. || **-de Bowman.** Dilatación globular que rodea el glomérulo y forma el comienzo de un tubo urinífero dentro del riñón. || **-de Gerota.** La fascia perirrenal. || **-de Glisson.** Capa de tejido conjuntivo que envuelve la glándula hepática y rodea los elementos del hilio. || **-de Malpighi.** CÁPSULA DE BOWMAN. Envoltura fibrosa o túnica albugínea del bazo, que penetra por el hilio para facilitar vainas a los vasos. || **-de Müller.** CÁPSULA DE BOWMAN. || **-de Tenon.** Vaina fibrosa que rodea el globo ocular. || **-del corazón.** El pericardio. || **-externa.** Capa de sustancia blanca situada por fuera del núcleo lenticular del cuerpo estriado. || **-fibrosa.** CÁPSULA ARTICULAR. || **-interna.** Lámina de sustancia blanca entre el núcleo lenticular y el núcleo caudado y el tálamo que forma dos brazos, *anterior* y *posterior,* comunicados por una rodilla. || **-lentis.** Cápsula del cristalino. || **-nasal.** Bolsa cartilaginosa embrionaria de la que se desarrolla la nariz. || **-ocular.** CÁPSULA DE TENON. || **-óptica.** Órgano embrionario del que se desarrolla la esclerótica. || **-periótica.** Tejido que rodea los sacos auditivos del embrión. || **-posterior.** Mitad de la cápsula del cristalino que cubre la cara posterior de este órgano. || **-seminal.** Vesícula seminal. Extremo ensanchado de los conductos deferentes en la proximidad de las vesículas seminales. ∥ **-sinovial.** Membrana articular sinovial. ∥ **-suprarrenal.** GLÁNDULA SUPRARRENAL. ∥ **-unguinosa.** BOLSA SINOVIAL.

capsulación. f. F. e In., *capsulation*. Introducción de un medicamento en una cápsula.

capsulectomía (de *cápsula* y el gr. *ektomé*, escisión). f. F. e In., *capsulectomy*. Escisión de la cápsula que rodea un órgano o formación, generalmente articular.

capsulitis. f. A., *Kapselentzündung*; F., It. y P., *capsulite*; In., *capsulitis*. Inflamación de una cápsula, especialmente de la de Tenon. ∥ PERIOFTALMITIS. ∥ **-del laberinto.** OTOSCLEROSIS. ∥ **-hepática.** PERIHEPATITIS.

capsulolenticular (de *cápsula* y el lat. *lenticula*, dim. de *lens, lentis*, lente). adj. Relativo a la lente del ojo o cristal y a su cápsula. V. CATARATA. ∥ Relativo a la cápsula y cuerpo lenticular del cerebro.

capsulorrafia (de *cápsula* y el gr. *rhaphé*, sutura). f. F., *capsulorraphie*; In., *capsulorraphy*. Sutura de una cápsula articular.

capsulotomía (de *cápsula* y el gr. *tomé*, corte). f. A., *Kapseleröffnung*; F., *capsulotomie*; In., *capsulotomy*; It. y P., *capsulotomia*. Incisión de una cápsula, especialmente la del cristalino en la operación de la catarata. ∥ **-renal.** Incisión de la cápsula renal.

capsulótomo (de *cápsula* y el gr. *tomós*, cortante). m. F., *capsulotome*. In., *capsulotome*. Instrumento cortante para incidir la cápsula del cristalino.

captación (del lat. *captatio, -onis*). f. A., *Kaptation*; F. e In., *captation*; It., *captazione*; P., *captação*. Fascinación, primer período del hipnotismo; atracción. ∥ Conjunto de medidas que deben practicarse en un manantial para asegurar la salida, temperatura y mineralización máximas y prevenir toda alteración y contaminación por el hecho de filtraciones próximas.

captol (del lat. *caput*, cabeza, y *oleum*, aceite). m. Tanocloral; polvo higroscópico oscuro, producto de condensación del tanino con el cloral; antiséptico y astringente. Empleado en las deformidades del cuero cabelludo.

captopril. m. Fármaco que inhibe la enzima conversora de la angiotensina. Se emplea como hipotensor.

capuchón (del lat. *cappuccio*). m. Pliegues del amnios que rodean los extremos cefálico y caudal y los lados del embrión cuando éste se curva y se eleva y cuya soldadura constituirá el saco amniótico. ∥ Músculo trapecio. ∥ **-del clítoris.** Prepucio del clítoris.

Capuron (Puntos de) (Joseph *Capuron*, médico francés, 1767-1850). V. PUNTO.

caput (lat.). m. Cabeza. ∥ **-coli.** El ciego o cabeza del colon. ∥ **-cornu** o **gelatinosum.** Prolongación del asta dorsal de sustancia gris en la médula. ∥ **-epididymidis.** Cabeza de la mandíbula. ∥ **-galeatum.** Porción de membranas fetales que a veces arrastra la cabeza del feto en el acto del parto. ∥ **-gallinaginis.** VERUMONTANUM. ∥ **-incuneatum.** Encajamiento de la cabeza fetal durante el parto. ∥ **-medusae.** Cabeza de medusa; cirsónfalo. ∥ **-mortuum.** Término de la química antigua, que significa *residuo*. ∥ **-natiforme.** V. CRÁNEO. ∥ **-obstipum** o **distortum.** TORTÍCOLIS. ∥ **-planum.** Osteocondritis deformante de los jóvenes. ∥ **-progeneum.** Proyección de la mandíbula. ∥ **-quadratum.** Cabeza aplastada, triangular, del raquitismo. ∥ **-succedaneum.** Tumefacción de la cabeza fetal durante el parto en la región por la que se presenta. ∥ **-tali.** Porción anterior o cabeza del astrágalo.

caquexia [caquéctico] (del gr. *kachexía*, mal estado). f. A., *Kachexie*; F., *cachexie*; In., *cachexia*; It., *cachessia*; P., *caquexia*. Estado de desnutrición profundo y progresivo, determinado por causas diversas: infecciones, intoxicaciones, tumores, etc. CACOQUIMIA. ∥ **-acuosa.** Anquilostomiasis en su período avanzado, cuando existen edemas y derrames en las serosas. ∥ **-africana.** GEOFAGIA. ∥ **-arteriosclerótica.** La que se observa en la demencia senil avanzada. ∥ **-cancerosa.** Estado de emaciación que se observa en los casos de tumor maligno. ∥ **-de Grawitz.** Estado morboso semejante a la anemia perniciosa sin degeneración en los corpúsculos rojos; se observa en las personas ancianas. ∥ **-de los negros.** GEOFAGIA. ∥ **-esplénica.** Esplenomegalia con anemia progresiva. ∥ **-estrumipriva.** Mixedema producido por la extirpación del tiroides. ∥ **-estrumosa.** ESCRÓFULA. ∥ **-exoftálmica.** BOCIO EXOFTÁLMICO. ∥ **-fluórica.** FLUOROSIS. ∥ **-hipofisopriva.** Conjunto de síntomas que resultan de la extirpación total del cuerpo pituitario. ∥ **-linfática.** desus. SEUDOLEUCEMIA. ∥ **-mercurial.** Intoxicación mercurial crónica. ∥ **-nerviosa.** ANOREXIA NERVIOSA. ∥ **-palúdica.** Paludismo crónico. ∥ **-paquidérmica de Charcot.** desus. MIXEDEMA. ∥ **-puerperal.** ENFERMEDAD DE VALSUANI. ∥ **-saturnina.** Intoxicación crónica por el plomo. ∥ **-suprarrenal.** ENFERMEDAD DE ADDISON. ∥ **-tiropriva.** CAQUEXIA ESTRUMIPRIVA. ∥ **-tropical.** Estado de trastorno general que afecta a los residentes en los trópicos, asociado frecuentemente con afección del hígado o del bazo. ∥ **-urinaria.** Estado de emaciación observado en las supuraciones renales crónicas, caracterizado por dispepsia, flatulencia, timpanitis, diarrea, debilidad y depresión mental. ∥ **-verminosa.** Estado de anemia y debilidad que acompaña la infestación con gusanos, especialmente la anquilostomiasis.

caquidrosis (del gr. *kakós*, malo, e *hídor*, sudor). f. Sudación fétida.

caquinación (del lat. *cachinnatio, -onis*, carcajada, risa descompasada). f. Risa excesiva desordenada sin causa aparente, observada en la hebefrenia e histerismo.

cara (del lat. *cara*, y éste del gr. *kára*, cara, aspecto). f. A., *Gesicht*; F. e In., *face*; It., *faccia*; P., *cara*. Parte anterior de la cabeza, desde el principio de la frente hasta la punta de la barba inclusive. V. FACIES. ∥ Superficie de una parte u órgano. ∥ **-de luna llena.** Facies abotargada de la enfermedad de Cushing.

Carabelli (Tubérculo de) (Georg C. *Carabelli*, dentista de Viena, 1787-1842). V. TUBÉRCULO.

caracol (del lat. *cochlea*). m. A., *Schnecke*; F., *limaçon*; In., *snail*; It., *chiocciola*; P., *caracol*. Molusco gasterópodo terrestre (*Helix pomatia* y otras muchas especies). Se emplea como alimento. ∥ Cavidad del oído interno en forma de caracol, que contiene órganos esenciales del sentido del oído; cóclea.

carácter (del gr. *charaktér*, de *charássein*, grabar). m. A., *Charakter, Merkmal*; F., *caractère*; In., *character*; It., *carattere*; P., *carácter*. Signo, marca, señal, modo de ser. ∥ En psicología y psiquiatría, rasgos psicológicos y modos de conducta relativamente constantes y propios de un individuo. Freud formuló el concepto de estructura dinámica del carácter en relación con la organización de la energía libidinal y el predominio de sus zonas de fijación. En la caracterología psicoanalítica se describen, p. ej., el carácter oral, anal, fálico, etc. ∥ En herencia, rasgo distintivo. ∥ **-adquirido.** Modificación producida en un organismo como resultado de su propia actividad o del ambiente. ∥ **-dominante, recesivo.** En la ley de Mendel el carácter *dominante* es el que puede desarrollarse por la acción de un solo gen y aparece en la primera generación filial y en las tres cuartas partes de la segunda, el *recesivo* es el que requiere dos genes para su desarrollo y a menudo no aparece en la primera generación filial, pero sí en parte de la segunda. ∥ **-sexual primario, sexual secundario.** Carácter en conexión directa o indirecta, respectivamente, con la reproducción. La existencia de testículos u ovarios es un carácter sexual primario, la de pelo en la cara, por ejemplo, es carácter secundario. ∥ **-unido al sexo.** Carácter hereditario transmitido por los cromosomas sexuales.

caracterología (de *carácter* y el gr. *lógos*, tratado). f. F., *caractérologie*. In., *characterology*. Estudio del carácter considerado aisladamente y de la formación de la personalidad.

caracha. f. Erupción de los brazos y pecho, que se observa en el Perú. ∥ Especie de sarna o roña que padecen las llamas.

Caraipa fasciculata. Planta terebintácea que suministra el bálsamo de Tamacoare.

caramelo (del port. *caramelo*, y éste del lat. *calamellus*, dim. de *calamus*, caña). m. A., *Karamelzucker;* F. e In., *caramel;* It., *caramello;* P., *caramelo.* Sustancia oscura, de olor y sabor característico, que se obtiene calentando el azúcar a 200 °C; se emplea en farmacia como agente colorante y aromático. || Dulce o bombón.

Carapa guianensis. Árbol de la familia de las meliáceas, de la América tropical; su corteza es antiespasmódica y febrífuga; sus semillas suministran un aceite considerado como insecticida.

carapato (de *Carapa*). m. Aceite de ricino.

carata o **carateas.** f. y f. pl. Enfermedad cutánea, observada principalmente en Colombia. Consiste en manchas de color variado que desaparecen para ser sustituidas por superficies seudovitiliginosas. PINTA.

caratomía (del gr. *kára*, cabeza, y *tomé*, corte). f. Decapitación, decolación.

carbacol. m. F. e In., *carbachol.* Éster de la colina resistente a la acetilcolinesterasa, con propiedades parasimpaticomiméticas parecidas a las de la acetilcolina.

carbamacepina. f. F., *carbamazépine;* In., *carbamazepine.* Fármaco empleado en el tratamiento de ciertos tipos de epilepsia, como la del lóbulo temporal, y de neuralgias, como la del trigémino y del glosofaríngeo.

carbamato. m. F. e In., *carbamate.* Sal del ácido carbámico.

carbámico (Ácido). Ácido aminofórmico NH_2COOH.

carbamida. f. UREA.

carbazótido (Ácido). PÍCRICO (ÁCIDO).

carbenicilina. V. PENICILINA.

carbidopa. f. F., *carbimazol;* In., *carbidopa.* Inhibidor de la descarboxilasa que no atraviesa la barrera hematoencefálica y en consecuencia sólo actúa en la periferia. Se usa conjuntamente con la levodopa en el tratamiento de la enfermedad de Parkinson.

carbimazol. m. In., *carbamizole.* Derivado de la tioamida, que inhibe la síntesis de las hormonas tiroideas. Se emplea en el tratamiento del hipertiroidismo.

carbo (lat.). m. CARBÓN. ||**-animalis, ligni.** Carbón animal y vegetal, respectivamente.

carbogenoterapia (de *carbono*, el gr. *gennân*, producir, y *therapeía*, tratamiento). f. Empleo terapéutico del carbógeno (mezcla de oxígeno y ácido carbónico) en las asfixias o intoxicaciones por gases tóxicos.

carbohemia (de *carbo* y el gr. *haîma*, sangre). f. Oxidación imperfecta de la sangre.

carbohemoglobina (de *carbono*, el gr. *haîma*, sangre, y el lat. *globus*, globo). f. A., *Kohlensäurehämoglobin;* F., *carbohémoglobine;* In., *carbohohemoglobin;* It., *carboemoglobina;* P., *carbemoglobina.* Hemoglobina combinada con anhídrido carbónico.

carbohidrasa. f. A., *Karbohydrase;* F. e In., *carbohydrase;* It., *carboidrasi;* P., *carboidrase.* Enzima que cataliza la hidrólisis de los carbohidratos superiores, para su conversión en azúcares simples.

carbohidrato. m. F., *hydrate de carbone;* In., *carbohydrate.* Hidrato de carbono.

carbohidraturia (de *carbohidrato* y el gr. *oûron*, orina). f. Exceso de hidratos de carbono en la orina.

carbol. m. FENOL.

carbolfucsina. f. F., *fuchsine de Ziehl.* In., *carbolfuchsin.* Líquido colorante histológico, que se obtiene disolviendo 1 parte de fucsina en 10 partes de alcohol y añadiendo 90 partes de una solución de ácido fénico al 5 %.

Carbólico (Ácido). V. FENOL.

carbolismo. m. A., *Karbolsäurevergiftung;* F., *carbolisme;* In., *carbolism;* It. y P., *carbolismo.* Intoxicación por el ácido fénico o carbólico.

carboluria (de *carbol* y el gr. *oûron*, orina). f. Presencia de ácido fénico en la orina.

carbómetro (de *carbono-* y el gr. *métron*, medida). m. F., *carbomètre;* In., *carbonometer.* Instrumento empleado para apreciar la proporción de anhídrido carbónico.

carbomicina. f. F., *carbomycine;* In., *carbomycin.* Antibiótico derivado de *Streptomyces halstedii*, bacteriostático contra gérmenes grampositivos.

carbón (del lat. *carbo*, *-onis*). m. A., *Kohle;* F., *charbon;* In., *carbon;* It., *carbone;* P., *carvão.* Producto de la combustión incompleta de materia orgánica, constituido casi por completo por carbono. ||**-activado.** Carbón vegetal calentado para aumentar sus propiedades absorbentes y desinfectantes. ||**-animal.** Variedad obtenida por la calcinación en vasos cerrados de huesos, sangre y otras materias animales. ||**-medicinal.** Preparación farmacéutica de carbón. ||**-mineral.** Grafito, antracita. ||**-vegetal.** Carbón de leña; empléase como desodorizante, absorbente y antifermentativo en la dispepsia, diarrea y disentería; úsase también como dentífrico.

carbonatado. adj. Que contiene ácido carbónico o se ha convertido en carbonato.

carbonato. m. F. e In., *carbonate.* Sal de ácido carbónico. Los carbonatos son ácidos o neutros, según se reemplacen por metal uno o dos átomos de hidrógeno del ácido.

carbonemia (de *carbono* y el gr. *haîma*, sangre). f. F., *carbohémie;* In., *carbohemia.* Acumulación de anhídrido carbónico en la sangre.

carbónico (Ácido). Cuerpo inestable, CO_3H_2, que resulta de disolver el dióxido de carbono o anhídrido carbónico en agua; forma carbonatos. || Nombre incorrecto del anhídrido carbónico, CO_2. V. CARBONO.

carbonilo. m. F., *carbonyle;* In., *carbonyl.* Radical hipotético CO; actúa como divalente.

carbonización. f. A., *Verkohlung;* F., *carbonisation;* In., *carbonization;* It., *carbonizzazione;* P., *carbonização.* Conversión de una materia orgánica en carbón.

carbono (del lat. *carbo*, *-onis*, carbón). m. A., *Kohlenstoff;* F. e It., *carbone;* In., *carbon;* P., *carbono.* Elemento no metálico tetravalente, que se encuentra en estado puro en el diamante y menos puro en el carbón, grafito y antracita. Símbolo *C;* peso atómico, 12. Presente en todos los compuestos de tipo orgánico. Posee la característica única de formar cuatro enlaces covalentes, combinándose fácilmente consigo mismo y con otros elementos no metálicos para constituir hidrocarburos, carbohidratos, alcoholes, aminoácidos, etc. ||**-(Dióxido de).** CO_2, gas carbónico, anhídrido carbónico; con el agua forma ácido carbónico; respirado puro produce la muerte por asfixia o sofocación. Se emplea, solo o asociado al oxígeno, en anestesiología. ||**-(Disulfuro de).** Líquido tóxico, CS_2, contrairritante y anestésico local; valioso como disolvente. ||**-(Hidratos de).** Compuestos de carbono en grupos de seis átomos y de hidrógeno y oxígeno en la proporción para formar agua; representan una de las tres categorías de alimentos indispensables. Los hidratos de carbono comprenden los *monosacáridos*, $C_6H_{12}O_6$ (dextrosa o glucosa, levulosa, galactosa, manosa, sorbita, talosa, idosa); los *disacáridos*, $C_{12}H_{22}O_{11}$ (azúcar de caña o sacarosa, lactosa, maltosa, isomaltosa, micosa, agavosa, cellobiosa); los *trisacáridos*, $C_{18}H_{32}O_{16}$ (melitosa, melicitosa, estaquiosa, gencianosa), y los *polisacáridos*, $(C_6H_{10}O_5)_n$ (almidón, glucógeno, dextrina, celulosa, liquenina, tunicina, etc., y gomas). ÉÉ-(Monóxido de). Gas incoloro y muy tóxico, CO, óxido de carbono, que se forma cuando se quema el carbón con escasa cantidad de oxígeno. A su toxicidad se deben los graves accidentes a que dan lugar los braseros, estufas, etc., mal encendidos. ||**-(Oxisulfuro de).** Gas incoloro, COS, que se une con el aire y forma una mezcla explosiva; existe en algunas aguas minerales. ||**-radiactivo.** Isótopos del carbono. Los más conocidos son el ^{13}C, empleado para ser detectado en tejidos vivos y estudiar así órganos y funciones y el ^{14}C empleado en estudios metabólicos. ||**-(Tetracloruro de).** Líquido volátil, CCl_4, que se usó como anestésico y como antihelmíntico. ||**-(Tricloruro de).** Sustancia sólida blanca, C_2Cl_6, estimulante y anestésico local.

carbonometría (de *carbono* y el gr. *métron*, medida). f. F., *carbonométrie;* In., *carbonometry.* Medición de la cantidad de anhídrido carbónico inhalado por la respiración o existente en la atmósfera de un local.

carbonuria (de *carbono* y el gr. *oûron*, orina). f. F., *présence d'acide carbonique dans l'urine*. In., *barbonuria*. Presencia de dióxido de carbono con otros compuestos de carbono en la orina. ‖ **-desoxidante**. Trastorno del metabolismo caracterizado por la oxidación insuficiente de los compuestos de carbono eliminados por la orina.

carboxihemoglobina (de *carbono, oxígeno* y *hemoglobina*). f. A., *Kohlenoxydhämoglobin;* F., *carboxyhémoglobine;* In., *carboxyhemoglobin;* It., *carbossiemoglobina;* P., *carboxiemoglobina*. Combinación de óxido de carbono y hemoglobina, que se encuentra en la sangre después de la intoxicación por aquel gas. No puede ser sustituida por el oxígeno y, por consiguiente, impide la función oxidante de los hematíes.

carboxilasa. f. A., *Carboxylase;* F. e In., *carboxylase;* It., *carbossilasi;* P., *carboxilase*. Enzima que cataliza la descarboxilación del ácido pirúvico y su transformación en acetaldehído y dióxido de carbono; esta reacción constituye una de las etapas de la fermentación de los azúcares por las levaduras en la producción de bebidas alcohólicas (vino, cerveza, etc.). Conocida hoy día con el nombre de *piruvato-descarboxilasa*.

carboxilo. m. F., *carboxyle;* In., *carboxil*. Radical o grupo monovalente, CO· OH, que existe en casi todos los ácidos orgánicos.

carboximetilcelulosa. f. F. e In., *carboxymethycellulose*. Derivado sintético de la celulosa, con propiedades laxantes.

carboxipeptidasa. f. F. e In., *carboxypeptidase*. Enzima proteolítica de la secreción pancreática; cataliza la hidrólisis de las proteínas de los alimentos al convertirse éstas en polipéptidos, aminoácidos y peptonas.

carbunco o **carbúnculo** (del lat. *carbunculus*). m. F., *charbon, fièvre charbonneuse*, In., *anthrax*. Zoonosis, especialmente del ganado vacuno y ovino, transmisible al hombre cuyo agente causal es el *Bacillus anthracis*. La puerta de entrada más común en el hombre es la cutánea dando origen al *carbunco cutáneo* (95 % de los casos), caracterizado por la formación de la pústula maligna. Comienza con una pápula que se convierte en flictema sobre una base edematosa y dura que se extiende progresivamente y en la que se desarrolla una corona de pequeñas vesículas. El proceso local gangrenoso se extiende en profundidad y pueden aparecer síntomas de infección general grave. El carbunco no tratado tiene una letalidad del 20 %. *Sin.*: Ántrax maligno, pústula maligna. Existe una forma pulmonar *(carbuncosis pulmonar)*, por inhalación de esporas de *B. anthracis* que evoluciona como una bronconeumonía grave y puede ocasionar la muerte. Existe también una forma intestinal *(carbuncosis intestinal)*, debida al consumo de carne infectada, que evoluciona como una gastroenteritis grave y puede tener una evolución mortal.

carbuncosis o **carbunculosis.** f. F., *charbon;* In., *carbunculosis*. Estado caracterizado por el desarrollo de carbuncos.

carburo. m. A., *Karbid;* F., *carbure;* In., *carbide;* It., *carburo;* P., *carboneto*. Compuesto de carbono con otro elemento, principalmente metálico. ‖ **-de hidrógeno**. HIDROCARBURO.

Carcassone (Ligamento de) (Bernard Gauderic *Carcassone*, cirujano francés del siglo XVIII). V. LIGAMENTO.

carciaje. Nombre en los Estados balcánicos de una enfermedad de los carneros descrita por Babes; es producida por el *Piroplasma ovis* y transmitida por la garrapata *Rhipicephalus bursa*.

carcinectomía (de *carcin*[*oma*] y el gr. *ektomé*, escisión). f. F., *carcinomectomie;* In., *carcinectomy*. Escisión de un carcinoma.

carcinelcosis (de *carcin*[*oma*] y el gr. *kélkos*, úlcera). f. F., *ulcère cancéreux;* In., *carcinelcosis*. Ulceración maligna o cancerosa. ‖ Cáncer ulcerado.

carcinemia (de *carcin*[*oma*] y el gr. *haîma*, sangre). f. Caquexia cancerosa.

carcinofilia (de *carcin*[*oma*] y el gr. *philía*, afición, amistad). f. Afinidad por el tejido canceroso.

carcinofobia (de *carcin*[*oma*] y el gr. *phóbos*, temor). f. F., *cancérophobie;* In., *carcinophobia*. Temor morboso del cáncer o del carcinoma.

carcinogénesis o **carcinogenia** (de *carcin*[*oma*] y el gr. *gennân*, producir, engendrar). f. F., *carcinogenèse;* In., *carcinogenesis*. Producción del cáncer.

carcinógeno. adj. F., *carcinogène*. In., *carcinogen*. Dícese de la sustancia capaz de inducir un cáncer o degeneración neoplásica en los animales de experimentación o en el hombre; por ejemplo, el benzopireno, la bencidina, el fenantreno, etc. Ú.t.c.s.m. La lista de posibles carcinógenos, en continuo aumento, incluye varios centenares de compuestos, algunos de ellos pertenecientes al grupo de los insecticidas.

carcinoide (de *carcin*[*oma*] y el gr. *eîdos*, aspecto). m. A., *Karzinoid;* F., *carcinoïde;* In., *carcinoid;* It., *carcinoide;* P., *carcinóide*. Tumor de aspecto carcinomatoso. ‖ Tumor circunscrito y amarillento del intestino delgado, apéndice vermicular y estómago.

carcinólisis (de *carcin*[*oma*] y el gr. *lýsis*, destrucción). f. Destrucción o disolución de las células cancerosas.

carcinología. f. CANCEROLOGÍA.

carcinoma (del lat. *carcinoma*, y éste del gr. *karkínoma*, de *karkinós*, cangrejo, cáncer, y *-oma*). m. A., *Karzinom;* F., *carcinome;* In., It. y P., *carcinoma*. Tumor o neoplasia maligna formada por células epiteliales neoformadas, con anaplasia en mayor o menor grado y con capacidad de provocar metástasis a distancia en cualquier momento de su evolución. Puede ocurrir en cualquier lugar del organismo donde haya epitelio. Cuando deriva de un epitelio de revestimiento, puede haber diferenciación escamosa *(carcinoma escamoso)* o derivar de células basales *(carcinoma basocelular)*. Cuando deriva de un epitelio glandular, existe tendencia a la formación de glándulas normales, llamándose entonces *adenocarcinoma*. Cuando deriva de un epitelio transicional, como en las vías urinarias, se denomina *carcinoma transicional* (de vejiga, de uréter, de pelvis renal). ‖ **-acinoso**. ADENOCARCINOMA ALVEOLAR. ‖ **-adenoide quístico**. Carcinoma caracterizado por bandas o cilindros de estroma hialinizada o mucinosa, separado o rodeado por cordones de células epiteliales. Cuando los cilindros están dentro de las masas de células epiteliales pueden dar al tejido una apariencia cribiforme. Estos tumores ocurren en las glándulas mamarias, en las glándulas mucosas del tracto respiratorio superior e inferior y en las glándulas salivales. Son malignos, pero de lento crecimiento. Se denominan también *cilindromas*. ‖ **-alveolar**. ADENOCARCINOMA ALVEOLAR. ‖ **-basaloide**. Carcinoma de células de transición del ano, muy raro y parecido al carcinoma basocelular de la piel. ‖ **-basocelular**. V. CARCINOMA. ‖ **-broncógeno** o **bronquial**. Carcinoma de pulmón, llamado así porque deriva del epitelio del árbol bronquial. ‖ **-bronquiolar** o **broncoalveolar**. Carcinoma o adenocarcinoma de pulmón que deriva de las células epiteliales de revestimiento de los bronquiolos, con tendencia en ocasiones a la formación de moco. ‖ **-coloide**. CARCINOMA MUCINOSO. ‖ **-de células de anillo de sello**. Tumor muy maligno, con gran secreción de moco, en el que las células son anaplásicas y rodeadas por dicha sustancia. El núcleo celular está desplazado hacia un lado por un glóbulo de moco en el citoplasma. Casi siempre son carcinomas gástricos, del intestino grueso o del ovario. ‖ **-de células de la granulosa del ovario**. V. TUMOR. ‖ **-de células gigantes**. Carcinoma que contiene muchas células gigantes. ‖ **-de células pequeñas** o **en grano de avena** Tumor radiosensible compuesto de pequeñas e indiferenciadas células que son intensamente hematoxifílicas y típicamente broncogénicas. ‖ **-de células renales**. TUMOR DE GRAWITZ, también llamado *adenocarcinoma de riñón* o *hipernefroma*. ‖ **-difuso**. Tipo especial de carcinoma gástrico, de carácter muy infiltrante y de mal pronóstico, en el que las células epiteliales malignas se distribuyen irregularmente, sin tendencia a la formación de glándulas u otro tipo de estructura. ||-**ductal.** Carcinoma de cualquier conducto del organismo; se refiere generalmente al carcinoma ductal de la mama. ||-**embrionario.** Carcinoma muy maligno, de probable origen en las células germinales o de derivación teratomatosa, que generalmente ocurre en una gónada y raramente en otros sitios. ||-**en coraza.** Raro carcinoma que infiltra toda la piel de la pared anterior del tórax y frecuentemente la úlcera; suele tratarse de un cáncer de mama. ||-**encefaloide.** Carcinoma de consistencia blanda semejante a la del cerebro. ||-**epidermoide.** Carcinoma en que las células tienden a diferenciarse en el mismo sentido que las células de la epidermis; esto es, tienden a formar uniones y puentes intercelulares y pueden llegar a cornificarse. ||-**epitelial.** Tumor epitelial maligno. ||-**escamoso.** V. CARCINOMA. ||-**escirro.** Carcinoma con formación de tejido conectivo denso en la estroma. ||-**exofítico.** Carcinoma que crece de forma excéntrica hacia la superficie de un tejido externo o hacia la luz de un conducto o glándula. ||-**glandular.** ADENOCARCINOMA. ||-**in situ.** Neoplasia en que las células tumorales están aún dentro del epitelio de origen, sin invasión de la membrana basal. Llamado también *cáncer in situ* o *preinvasivo*. ||-**infiltrante.** El que infiltra e invade los tejidos vecinos, sin clara delimitación. ||-**intraepidérmico.** Carcinoma confinado a la epidermis; las células basales de la epidermis no están invadidas por las células neoplásicas. *Sin.*: Enfermedad de Bowen. ||-**intraepitelial.** CARCINOMA IN SITU. ||-**medular.** Carcinoma compuesto principalmente por elementos epiteliales con poca o nula estroma. ||-**mucocelular.** TUMOR DE KRUKEMBERG. ||-**mucoepidermoide.** Tumor epitelial maligno de tejido glandular, especialmente de las glándulas salivares, caracterizado por ácinos con células productoras de moco y por la presencia de elementos escamosos malignos. ||-**mucoso** o **mucinoso.** Adenocarcinoma que produce moco en cantidades significativas. A veces es mal llamado *adenocarcinoma coloide* o *gelatinoso*. ||-**papilar.** Carcinoma que contiene excrecencias papilares. ||-**preinvasivo.** CARCINOMA IN SITU. ||-**sólido.** Carcinoma con gran contenido de células neoplásicas y poca estroma. ||-**velloso.** Carcinoma en que las células están ordenadas en una forma vellosa; suele tratarse del carcinoma de los adenomas vellosos del intestino. ||-**verrugoso.** Variedad de carcinoma epidermoide que tiene predilección por la mucosa bucal, pero también afecta otros tejidos blandos orales, la laringe y los genitales. Es de lento crecimiento, carácter exofítico con apariencia verrugosa o papilar.

carcinomatoide (del gr. *karkínoma, -atos*, tumor canceroso, y *eîdos*, aspecto). adj. Semejante al carcinoma.

carcinomatosis (de *carcinoma* y el suf. *-osis*). f. F., *carcinomatose;* In., *carcinomatosis*. Estado de afección carcinomatosa o de carcinomas diseminados por el cuerpo.

carcinosarcoma. m. A., *Karzinosarcom;* F., *carcinosarcome;* In., It. y P., *carcinosarcoma*. Tumor constituido por elementos cancerosos y sarcomatosos; carcinoma sarcomatodes. ||-**embrionario.** Tumor de Wilms desarrollado de restos embrionarios del riñón.

carcinosis. f. A., *Karcinose;* F. y P., *carcinose;* In., *carcinosis;* It., *carcinosi*. Diátesis cancerosa; tendencia al desarrollo del cáncer; carcinomatosis. || Cáncer o tumor maligno. ||-**miliar.** Forma de carcinosis caracterizada por el desarrollo de numerosos nódulos semejantes a tubérculos miliares.

carcinoso. adj. CANCEROSO.

cardamomo. m. Fruto de la *Elettaria cardamomum* y del *Amomum cardamomum*, plantas tropicales del Asia, de la familia de las cingiberáceas; aromático y carminativo; se emplea como anodino y tónico del estómago.

Cardarelli (Enfermedad, signo o síntoma de) (Antonio *Cardarelli*, médico italiano, 1831-1926). V. ENFERMEDAD, SIGNO.

Carden (Amputación de) (Henry Douglas *Carden*, cirujano inglés del siglo XIX). V. AMPUTACIÓN.

cardenal (de *cárdeno*). m. EQUIMOSIS. || LOBELIA.

cardenillo (dim. de *cárdeno*). m. Verdete, subacetato de cobre. || Carbonato de cobre.

-**cardia.** Forma sufija del gr. *kardía*, corazón.

cardíaco o **cardiaco** (del gr. *kardiakós*, de *kardía*, corazón). adj. A., *cardiacus;* F., *cardiaque;* In., *cardiac;* It., *cardiaco;* P., *cardíaco*. Relativo al corazón. || m. Medicamento o agente para restaurar las fuerzas cardíacas. || Persona afecta de enfermedad cardíaca. ||-**blanco.** Palidez alabastrina de los valvulares aórticos, con protrusión de los globos oculares o sin ella. ||-**negro.** V. ENFERMEDAD DE AYERZA.

cardiagra (de *cardio-* y el gr. *ágra*, ataque). f. Gota o dolor en el corazón.

cardialgia (del gr. *kardía*, estómago, corazón, y *algós*, dolor). f. A., *Kardialgie;* F., *cardialgie;* In., y P., *cardialgia*. Sensación molesta o dolorosa en el estómago; dolor precordial. Gastralgia, epigastralgia, cardiodinia. ||-**sputatoria.** PIROSIS.

cardiámetro (del gr. *kardía*, estómago, corazón, y *métron*, medida). m. Instrumento para determinar la posición del cardias por la medición de la distancia entre éste y los dientes incisivos.

cardiamorfia (de *cardio-, a*, priv., y el gr. *morphé*, forma). f. Deformidad o malformación del corazón.

cardianastrofia (de *cardio-* y el gr. *anastrophé*, cambio de posición). f. Transposición congénita del corazón hacia el lado derecho.

cardianestesia (de *cardio-, an-* y el gr. *aísthesis*, sensación). f. Falta de sensación en el corazón.

cardianeuria (de *cardio-, a*, priv., y el gr. *neûron*, nervio). f. Falta de tono en el corazón.

cardias [cardial] (del gr. *kardía*, estómago, orificio superior del estómago, corazón). m. A., *Kardia;* F., In., e It., *cardias;* P., *cárdia*. Orificio esofágico del estómago.

cardiasma. f. ASMA CARDÍACA.

cardiastenia (de *cardio-* y el gr. *asthéneia*, debilidad). f. A., *Kardiasthenie;* F., *cardiasthénie;* In., *cardiasthenia;* It., *cardiastenia*. Debilidad del corazón.

cardiataxia (de *cardio-* y *ataxia*). f. Incoordinación de los movimientos cardíacos.

cardiatelia. f. ATELOCARDIA.

cardiatrofia. f. Atrofia del corazón.

cardiectasia (de *cardio-* y *ectasia*). f. F., *cardiectasie;* In., *cardiectomy*. Dilatación del corazón. || Dilatación del cardias.

cardiectomía (de *cardio-* y el gr. *ektomé*, escisión). f. F., *cardiectomie;* In., *cardiectomy*. Escisión o resección del cardias. || Escisión del corazón.

cardiectomizado. adj. Que no tiene cardias o corazón.

cardielcosis (de *cardio-* y el gr. *kélkos*, úlcera). f. Ulceración del corazón. || Ulceración del cardias.

cardienfraxis (de *cardio-* y el gr. *émphraxis*, obstrucción). f. Obstrucción de la corriente sanguínea en el corazón. || Obstrucción del cardias.

cardieurisma (del gr. *kardía*, corazón, y *eurýnein*, ensanchar). m. Aneurisma del corazón; cardiectasia.

cardinal (del lat. *cardinalis*, principal; de *cardo, -dinis*, gozne, pernio). adj. De importancia principal o preeminente. V. PUNTO, VENA CARDINAL.

cardio-. Forma prefija del gr. *kardía*), con la significación de corazón o de cardias.

cardioacelerador (de *cardio-* y el lat. *accelerare*, apresurarse). adj. Que acelera la acción del corazón.

cardioangiología (de *cardio-*, el gr. *aggeîon*, vaso, y *lógos*, tratado). f. F., *cardioangiologie;* In., *cardioangiology*. Estudio del corazón y los vasos.

cardioaórtico. adj. Relativo al corazón y a la aorta.

Cardiobacterium. Género de bacterias, adscrito a la parte 8.ª de la clasificación de Bergey (como género de clasificación incierta). Bacilos gramnegativos, anaerobios facultativos, fermentativos. Pueden encontrarse como saprofitos en la nariz y garganta. Se

cardiocairógrafo - cardiopericardiopexia

les ha descrito como agentes etiológicos ocasionales de endocarditis.

cardiocairógrafo (de *cardio-*, el gr. *kairós*, tiempo conveniente, y *gráphein*, registrar). m. F., *cardiocairographe;* In., *cardiocairograph*. Aparato para sincronizar las exposiciones con los movimientos cardíacos en la radiografía torácica.

cardiocele (de *cardio-* y el gr. *kéle*, hernia, tumor). m. F., *cardiocèle;* In., *cardiocele*. Hernia del corazón.

cardiocentesis (de *cardio-* y de un derivado del gr. *kenteîn*, punzar). f. A., *Herzkammerpunktion;* F., *cardiocentése;* In., *cardiocentesis;* It., *cardiocentesi;* P., *cardiocentese*. Punción del corazón.

cardiocinético (de *cardio-* y el gr. *kinetikós*, que mueve). adj. F., *cardiocinétique;* In., *cardiokinetic*. Excitante y regulador del corazón. || m. Agente con esta acción.

cardiocirrosis. f. Enfermedad de Hutinel.

cardioclasis (de *cardio-* y el gr. *klásis*, rotura). f. Rotura del corazón. Cardiorrexis.

cardiodemia (de *cardio* y el gr. *demós*, grasa). f. Adiposis cardíaca; degeneración grasosa del corazón.

cardiodilatador (de *cardio-* y el lat. *dilatare*, ensanchar). m. F., *cardiodilatateur;* In., *cardiodilator*. Instrumento para dilatar el cardias en la estenosis o espasmo de este orificio.

cardiodinámica (de *cardio-* y el gr. *dýnamis*, fuerza). f. Dinámica del corazón.

cardiodinia (de *cardio-* y el gr. *odýne*, dolor). f. A., *Kardiodyne;* F., *cardiodynie;* In., *cardiodynia;* It., *cardiodinia;* P., *cardiodínia*. Dolor en la región del corazón. Cardialgia. || Cardialgia.

cardiofobia (de *cardio-* y el gr. *phóbos*, temor). f. F., *cardiophobie;* In., *carboxypeptidase;* Temor morboso a las enfermedades cardíacas.

cardiófono (de *cardio-* y el gr. *phoné*, voz). m. F. e In., *cardiophone*. Instrumento que permite oír el sonido del músculo cardíaco.

cardiofrenia. f. Frenocardia.

cardiogénesis (de *cardio-* y el gr. *gennân*, producir, engendrar). f. F., *cardiogènese;* In., *cardiogenesis*. Desarrollo del corazón en el embrión.

cardiogénico. adj. Que se origina en el mismo corazón.

cardiografía (de *cardio-* y el gr. *gráphein*, describir). f. F., *cardiographie;* In., *cardiography*. Estudio de los movimientos normales o patológicos del corazón por medio del cardiógrafo. || Radiografía del corazón.

cardiógrafo (de *cardio-* y el gr. *gráphein*, registrar). m. F., *cardiographe;* In., *cardiograph*. Instrumento que se coloca en la región cardíaca e indica y registra gráficamente la fuerza y forma de las sístoles y diástoles de las aurículas y ventrículos.

cardiograma (de *cardio-* y el gr. *grámma*, marca). m. A., *Kardiogramm;* F., *cardiogramme;* In., *cardiogram;* It., *cardiogramma;* P., *cardiograma*. Trazado obtenido con el cardiógrafo.

cardiohepatomegalia (de *cardio-*, el gr. *hépar, -atos*, hígado, y *mégas*, grande). f. F., *cardio-hépatomégalie;* In., *cardiohepatomegaly*. Aumento de volumen del corazón y el hígado.

cardioide. adj. Cordiforme.

cardioinhibitorio (de *cardio-* y el lat. *inhibere*, retener). adj. F., *cardio-inhibiteur;* In., *cardioinibitory*. Que restringe o inhibe los movimientos del corazón.

cardiolisina. f. F., *cardiolysine*. In., *cardiolysin*. Citotoxina que actúa sobre el músculo cardíaco.

cardiólisis (de *cardio-* y el gr. *lýsis*, disolución). f. A., *Cardiolysis;* F., *cardiolyse;* In., *cardiolysis;* It., *cardiolisi;* P., *cardiólise*. Operación de liberar el pericardio de sus adherencias con el periostio esternal en la mediastinopericarditis adhesiva. Se practica resecando el esternón y costillas sobre el pericardio. Toracólisis precordial, operación de Brauer.

cardiolito (de *cardio-* y el gr. *líthos*, piedra). m. F., *cardiolithe;* In., *cardiolith*. Concreción o cálculo dentro del corazón.

cardiología (de *cardio-* y el gr. *lógos*, tratado). f. F., *cardiologie;* In., *cardiology*. Tratado sobre el corazón y sus funciones.

cardiólogo. adj. y s. F., *cardiologue;* In., *cardiologist*. Práctico especializado en el estudio y tratamiento de las enfermedades del corazón.

cardiomalacia (de *cardio-* y el gr. *malakía*, blandura). f. Reblandecimiento de las fibras musculares del corazón. Miomalacia cordis.

cardiomegalia (de *cardio-* y el gr. *méagas*, grande). f. A., *Herzvergrösserung;* F., *cardiomégalie;* In., *cardiomegaly;* It., *ipertrofia cardiaca;* P., *cardiomegalia*. Aumento del tamaño del corazón. ||-de **Evans**. Cardiomegalia familiar, hereditaria, con disnea, dolores precordiales, lipotimias, anomalías electrocardiográficas y depósitos de glucógeno en el miocardio. ||-**glucógena**. Hipertrofia con localización de depósitos de glucógeno circunscritos al miocardio.

cardiomentopexia (de *cardio-* y *omentopexia*). f. F. e In., *cardio-omentopexy*. Fijación quirúrgica de una porción del omento al corazón, a través de una incisión en el diafragma, con el fin de aumentar la circulación sanguínea del músculo cardíaco.

cardiometría (de *cardio-* y el gr. *métron*, medida). f. F., *cardiométrie;* In., *cardiometry*. Medición de la fuerza de la acción cardíaca.

cardiomiolipidosis (de *cardio-*, el gr. *mýs, myós*, músculo, y *lípos*, grasa). f. A., *Fettherz;* F., *coeur gras;* In., *cardiomyolipidosis;* It., *cardiolipomatosi*. Degeneración del músculo cardíaco.

cardiomiopexia (de *cardio-*, el gr. *mýs, myós*, músculo, y *pêxis*, fijación). f. F., *cardio-myopexie;* In., *cardiomyopexy*. Operación que consiste en, previa remoción del pericardio, fijar un colgajo del músculo pectoral sobre el miocardio, con el fin de mejorar la vascularización cardíaca en casos de insuficiencia coronaria.

cardiomiotomía (de *cardio-*, el gr. *mýs, myós*, músculo, y *tomé*, corte). f. A., *Kardiomyotomie;* F., *cardiomyotomie;* In., *cardiomyotomy;* It. y P., *cardiomiotomia*. Sección de la túnica muscular en la porción inferior del esófago en el cardiospasmo.

cardionecrosis (de *cardio-* y el gr. *nékrosis*, mortificación). f. Necrosis o gangrena del corazón.

cardionector (de *cardio-* y el lat. *nector*, conector). adj. F., *cardionecteur;* In., *carconector*. Dícese de los centros que regulan los latidos cardíacos: nudo sinoauricular (*atrionector*) y fascículo de His (*ventriculonector*).

cardionéfrico. adj. Cardiorrenal.

cardioneumático (de *cardio-* y el gr. *pneûma, -atos*, respiración). adj. Relativo al corazón y a la respiración o pulmón.

cardioneumógrafo (de *cardio-*, el gr. *pneûma, -atos*, respiración, y *gráphein*, escribir). m. Aparato que registra los movimientos cardioneumáticos.

cardioneurosis (de *cardio-* y el gr. *neûron*, nervio). f. A., *Herzneurose;* F., *névrose cardiaque;* In., *cardioneurosis;* It., *cardioneurosi;* P., *cardioneurose*. Neurosis cardíaca, falsa angina de pecho.

cardionosis. f. Cardiopatía.

cardiopalmia o **cardiopalmos** (de *cardio-* y el gr. *palmós*, palpitación). f. y m. A., *Herzklopfen;* F., *palpitations;* In., *cardiopalmus;* It., *cardiopalmo;* P., *palpitação*. Palpitaciones cardíacas.

cardiopaludismo (de *cardio-* y el lat. *palus, -udis*, pantano). f. Afección cardíaca debida al paludismo.

cardiópata (de *cardio-* y el gr. *páthos*, enfermedad). género común. F., *cardiopathe;* In., *-cardiopath*. Persona afecta de enfermedad cardíaca.

cardiopatía. f. A., *Herzleiden;* F., *cardiopathie;* In., *cardiopathy;* It. y P., *cardiopatia*. Término general para las enfermedades del corazón. Comprende las afecciones inflamatorias, tóxicas y degenerativas, así como las debidas a malformaciones congénitas.

cardiopericardiopexia (de *cardio-*, *pericardio* y el gr. *pêxis*, fijación). f. F., *cardio-péricardopexie;* In., *cardiopericardionery*. Operación que se practica con el fin de provocar una pericarditis adhesiva, bien por escarificación de ambas hojas del pericardio, bien por la introducción en la cavidad pericárdica de sustan-

cias químicas irritantes. Con ello se logra un aumento en la vascularización del miocardio.
cardiopericarditis (de *cardio-*, *pericardio* y el suf. -*itis*). f. F., *cardio-péricardite;* In., *cardiopericarditis.* Inflamación del corazón y el pericardio.
cardiopilórico (de *cardio-* y el gr. *pylorós,* portero). adj. Relativo al cardias y al píloro.
cardioplastia (de *cardio-* y el gr. *plássein,* formar). f. F., *cardioplastie;* In., *cardioplasty.* Operación plástica en el cardias para la corrección del cardiospasmo; esofagogastroplastia.
cardioplejía (de *cardio-* y el gr. *plegé,* golpe). f. A. *Kardioplegie;* F., *cardioplégie;* In., It. y P., *cardioplegia.* Parálisis del corazón. || Traumatismo directo al corazón, como un golpe.
cardioponosis (de *cardio-* y *pónos,* fatiga). f. Fatiga extrema del corazón.
cardioptosis (de *cardio-* y el gr. *ptôsis,* caída). f. A., *Herzsenkung;* F. y P., *cardioptose;* In., *cardioptosis.* It., *cardioptosi.* Desplazamiento hacia abajo del corazón por hipotonía de los grandes vasos. Enfermedad de Rummo.
cardiopulmonar. adj. F., *cardio-pulmonaire;* In., *cardiopulmonary.* Perteneciente al corazón y los pulmones; cardioneumático.
cardiopuntura (de *cardio-* y el lat. *punctura,* punción). f. Punción del corazón de animales con agujas en estudios de vivisección. || CARDIOCENTESIS.
cardiorrafia (de *cardio-* y el gr. *raphé,* sutura). f. A., *Herznaht;* F., *cardiorraphie;* In., *cardiorrhaphy;* It. y P., *cardiorrafia.* Sutura de una herida en el músculo cardíaco.
cardiorrenal (de *cardio-* y el lat. *ren, renis,* riñón). adj. F., *cardio-rénal;* In., *cardiorenal.* Relativo al corazón y al riñón.
cardiorrexis (de *cardio-* y el gr. *rhêxis,* desgarradura). f. A., *Herzzerreisung;* F., *cardiorrhexie;* In., *cardiorrhexis;* It., *cardiorressi;* P., *cardiorrexis.* Rotura del corazón, de sus válvulas o de las columnas carnosas.
cardiosclerosis (de *cardio-* y el gr. *sklerós,* duro). f. A., *Herzsklerose;* F., *sclérose cardiaque;* In., *cardiosclerosis;* It., *sclerose del cuore;* P., *cardiosclerose.* Induración fibrosa del corazón; miocarditis fibrosa.
cardioscopio (de *cardio-* y el gr. *skopeîn,* observar). m. F. In., *cardioscope.* CARDIÓFONO. || Instrumento para la exploración de los movimientos del corazón.
cardiosfigmógrafo (de *cardio-*, el gr. *sphygmós,* pulso, y *gráphein,* describir). m. F., *cardio-sphygmographe;* In., *cardiosphygmograph.* Combinación de cardiógrafo y esfigmógrafo.
cardiosínfisis (de *cardio-* y el gr. *smphysis,* unión). f. F., *symphyse cardiaque;* In., *cardiosymphysis.* Fijación del corazón a las partes próximas por adherencia del pericardio con el mediastino.
cardiospasmo (de *cardio-* y el gr. *spasmós,* contracción). m. A., *Kardiospasmus;* F., *cardiospasme;* In., *cardiospasm;* It. y P., *cardiospasmo.* Espasmo del cardias. || Espasmo del corazón. Acalasia del esófago. || -**tropical.** ENTALAÇÃO.
cardiosquisis (de *cardio-* y el gr. *schísis,* hendidura). f. Desprendimiento de las adherencias entre el corazón y la pared torácica en la pericarditis adhesiva. CARDIÓLISIS.
cardiosténico. adj. CARDIOCINÉTICO.
cardiostenosis (de *cardio-* y *estenosis).* f. Estenosis o estrechez del corazón, de sus orificios o del cardias.
cardiotacómetro o **cardiotaquímetro** (de *cardio-* y el gr. *táchyos,* rapidez, en el segundo término *tachýs,* rápido, y *métron,* medida). m. F., *cardiotachomètre;* In., *cardiotachometer.* Instrumento para contar el número de latidos cardíacos en largos períodos de tiempo.
cardioterapia (de *cardio-* y el gr. *therapeía,* tratamiento). f. F., *cardiothérapie;* In., *cardiotherapy.* Tratamiento de las enfermedades del corazón.
cardiotireosis o **cardiotirotoxicosis** (de *cardio-*, *tiroides* y, en el segundo caso, *toxicosis).* f. Hipertiroidismo con graves complicaciones cardíacas.

cardiotomía (de *cardio-* y el gr. *tomé,* corte). f. A., *Kardiaeröffnung;* F., *cardiotomie;* In., *cardiotomy;* It. y P., *cardiotomia.* Disección del corazón. || Operación quirúrgica que tiene por objeto incidir el cardias en la estenosis del esófago.
cardiotónico (de *cardio-* y el gr. *tónos,* vigor). adj. y s. F., *cardiotonique;* In., *cardiotonic.* Tónico del corazón. || Agente o medicamento que posee esta acción. Cardiosténico, CARDIOCINÉTICO.
cardiotopometría (de *cardio-*, el gr. *tópos,* lugar, y *métron,* medida). f. F., *cardiotopométrie;* In., *cardiotopometry.* Medición de la zona de matidez cardíaca.
cardiotóxico. adj. F., *cardiotoxique;* In., *cardiotoxic.* Tóxico para el corazón.
cardiotremo (de *cardio-* y el lat. *tremere,* temblar). f. Flúter o fibrilación del corazón.
cardiotrofia (de *cardio-* y el gr. *trophé,* nutrición). f. Nutrición del corazón.
cardiotrofoterapia. f. Tratamiento metabólico de los trastornos cardíacos.
cardiovalvulitis (de *cardio-*, *válvula* y el suf. -*itis*). f. F., *cardiovalvulite, endocardite valvulaire;* In., *cardiovalvulitis.* Inflamación de las válvulas del corazón; endocarditis vulvar.
cardiovalvulótomo (de *cardio-*, *válvula* y el gr. *tómos,* cortante). m. F., *cardiovalvulotome;* In., *cardiovalvulotome.* Instrumento para escindir una porción de la válvula mitral.
cardiovascular (de *cardio-* y el lat. *vasculum,* vaso pequeño). adj. F., *cardio-vasculaire;* In., *cardiovascular.* Relativo al corazón y vasos sanguíneos en general.
cardioversión (de *cardio-* y el lat. *vertere,* volver). f. F. e In., *cardioversion.* Restauración del ritmo cardíaco normal por medio de un choque eléctrico externo.
Cardiovirus. Género de virus de la familia *Picornaviridae,* agente causal de la encefalomielitis de las ratas.
cardiovolumetría (de *cardio-*, *volumen* y el gr. *métron,* medida). f. Medición del volumen del corazón.
carditis (de *cardio-* y el suf. -*itis*). f. A., *Herzentzündung;* F., It. y P., *cardite;* In., *carditis.* Inflamación del corazón. MIOCARDITIS, PANCARDITIS. || -**de Sterges.** Endo, peri y miocarditis simultáneas. || -**interna.** Endocarditis.
cardo (del lat. *carduus,* cardo, abrojo). m. A., *Distel;* F., *chardon;* In., *thistle;* It. y P., *cardo.* Planta de la familia de las sinantéreas, del género *Carduus,* una de cuyas especies, el *C. marianus,* se ha empleado como amargo y sudorífico, y otras, como el cardo *borriquero (Onopordon acanthium),* suministran el jugo usado en otro tiempo en la cura del cáncer; el cardo *bendito* o *santo (Cnicus benedictus)* es tónico.
cardol. m. Líquido oleoso irritante vesicante, de la cáscara del fruto del anacardio *(Anacardium occidentale).* || Tribomosalol, antiséptico intestinal, hipnótico y analgésico.
carebaria (del gr. *kára,* cabeza, y *báros,* peso). f. Pesadez de cabeza.
carencia (del lat. *carentia).* f. A., *Karenz;* F., *carence;* In., *deficiency;* It., *carenza;* P., *carência.* Falta o privación en la ración alimenticia de una sustancia indispensable, especialmente de vitaminas, lo que determina las *avitaminosis* o *enfermedades por carencia.* || En psicología, aporte insuficiente en determinadas áreas, especialmente la afectiva.
careotripanosis. f. ENFERMEDAD DE CHAGAS.
carfología (del gr. *kárphos,* brizna de paja, y *légein,* recoger). f. A., *Flockenlesen;* F., *carphologie;* In., *carphology;* It. y P., *carfologia.* Movimiento involuntario de las manos, como si quisieran recoger pequeños objetos en el aire o en las ropas de la cama, que se observa en los enfermos graves y en estados de gran agotamiento; considérase como signo preagónico. *Sin.:* Crocidismo, flocilación, flocilegio. || -**sexual.** SIGNO DE BÉRAUD.
Cargile (Membrana de) (Charles H. *Cargile,* cirujano norteamericano, 1853-1930). V. MEMBRANA.

cariapsis (del gr. *káryon*, núcleo, y *hápsis*, contacto). f. In., *karyapsis*. Unión de los núcleos en la conjugación celular.
caribi. m. Rectitis gangrenosa epidémica. V. RECTITIS.
carica. f. Árbol tropical de América, semejante a la higuera, de la familia de las papayáceas *(Carica papaya)*, y también su fruto, digestivo, antihelmíntico y como resolutivo de algunos exudados. Este fruto contiene papaína y papayotina, y de las hojas se extrae la carpaína.
caricina. f. PAPAÍNA.
caricoso. adj. En forma de higo.
cariénquima (del gr. *kárion*, núcleo, *en*, en, y *chymós*, jugo). m. Jugo nuclear de una célula.
caries (del lat. *caries*, podredumbre). f. A., *Karies*; F., *carie*; In., *caries*; It. y P., *cárie*. Necrosis molecular del hueso, en la cual aquél se ablanda, se descolora y se vuelve poroso. Produce la inflamación crónica del periostio y tejidos próximos y forma un absceso frío lleno de un líquido caseoso, fétido, semejante al pus, el cual generalmente se fragua un camino a través de las partes blandas hasta que sale al exterior por senos o fístulas. || CARIES DENTARIA. ||**-articular.** ARTROCACE. ||**-central.** Absceso crónico en el interior de un hueso. ||**-dentaria.** Disolución y desintegración del esmalte y dentina y putrefacción de la pulpa en último grado por la acción de bacterias productoras de ácidos. ||**-fungosa.** Forma de tuberculosis ósea caracterizada principalmente por formación de fungosidades. ||**-húmeda.** Forma con supuración. ||**-necrótica.** Enfermedad en la cual se hallan pedazos de hueso en una cavidad supurante. ||**-seca.** Forma de caries de las articulaciones y extremos de los huesos; osteítis rarefaciente. ||**-sifilítica.** Osteítis rarefaciente de naturaleza sifilítica. ||**-vertebral.** Enfermedad de Pott; osteítis tuberculosa de las vértebras y de los cartílagos intervertebrales.
carina. f. F., *carène;* In., *carina*. Quilla, en latín. || Parte u órgano en forma de quilla; corrientemente, ángulo de la bifurcación traqueal. ||**-fornicis.** Reborde en la línea media de la cara inferior del fórnix o trígono cerebral. ||**-urethralis vaginae.** Relieve longitudinal, provocado por la uretra, en la columna rugosa anterior de la vagina.
carinado. adj. En forma de quilla.
cariniforme (del lat. *carina*, quilla, y *forme*, forma). adj. En forma de quilla: carinado.
cario-. Forma prefija del gr. *kárion*, núcleo.
carioanabiosis (de *cario-* y *anabiosis*). f. Formación del núcleo de las células gigantes en contacto de cuerpos extraños.
cariocinesis (de *cario-* y el gr. *kínesis*, movimiento). f. A., *Karyokinese*; F., *caryocinèse*; In., *karyokinesis*; It., *cariocinesi*; P., *cariocinese*. División nuclear indirecta; división celular que empieza en la cromatina del núcleo; mitosis. ||**-asimétrica.** Cariocinesis en la que los cromosomas se dividen desigualmente en masas disimilares. ||**-hipercromática o hipocromática.** Cariocinesis en la cual el número de cromosomas es anormalmente grande o pequeño, respectivamente.
cariocito (de *cario-* y el gr. *kýtos*, cavidad). m. F., *caryocyte;* In., *karyocyte*. Célula nucleada. || Normoblasto.
carioclasis (de *cario-* y el gr. *klásis*, rotura). f. F., *caryorexie*, *caryorrhexis*; In., *karyoklasis*. Rotura del núcleo celular.
cariocroma (de *cario-* y el gr. *chrôma*, color). m. Célula nerviosa de núcleo colorable, pero cuyo cuerpo no se tiñe.
cariocromatófilo o cariocromófilo (de *cario-*, el gr. *chrôma, -atos*, color, y *phílos*, amigo). adj. F., *noyau colorable;* In., *karyochromatophil*. Que tiene núcleo colorable.
cariodiéresis (de *cario-* y *diéresis*). f. División del núcleo celular de la que derivan las células multinucleadas.
cariófago (de *cario-* y el gr. *phageîn*, comer). adj. F., *caryophage;* In., karyophage. Célula que posee acción fagocitaria sobre el núcleo.

cariofilina. f. Compuesto de alcanfor que se encuentra en los clavos de especia.
cariofilo. m. CLAVO DE ESPECIA.
cariogamia (de *cario-* y el gr. *gámos*, unión). f. Conjugación celular con fusión de los núcleos.
cariogénesis (de *cario-* y el gr. *génesis*, producción). f. F., *caryogenèse;* In., *karyogenesis*. Desarrollo del núcleo de las células.
cariogonas (de *cario-* y el gr. *goné*, semilla). m. Núcleo reproductor de una célula, a distinción del trofonúcleo. Llámasele también *gonanúcleo*.
cariolinfa (de *cario-* y el lat. *lympha*, líquido). f. A., *Karyolymph;* F., *caryolymphe;* In., *karyolymph;* It. y P., *cariolinfa*. Parte líquida del núcleo, a distinción de la sólida, cromatina y linina. Sin.: *Carioquilema, paralinina*.
cariólisis (de *cario-* y el gr. *lýsis*, disolución). f. A., *Karyolyse;* F., *caryolyse;* In., *karyolysis;* It., *cariolisi;* P., *cariólise*. Forma de necrobiosis en el cual el núcleo celular pierde gradualmente su cromatina.
cariolobismo (de *cario-* y el gr. *lóbos*, lóbulo). m. Estado de lobulación del núcleo celular, especialmente del núcleo de un leucocito.
cariología (de *cario-* y el gr. *lógos*, tratado). m. F., *caryologie;* In., *karyology*. Parte de la biología que estudia el núcleo de las células.
cariómera (de *cario-* y el gr. *méros*, parte). f. F., *caryomère;* In., *karyomere*. CROMÓMERA. || Vesícula que contiene una pequeña porción del núcleo típico, generalmente después de una mitosis anormal.
cariomicrosoma. m. NUCLEOMICROSOMA.
cariómito. m. CROMOSOMA.
cariomitoma (de *cario-* y el gr. *mítos*, hilo de la urdimbre). m. Red de cromatina nuclear.
cariomitosis. f. CARIOCINESIS.
carioplasma (de *cario-* y el gr. *plásma, -atos*, obra modelada). m. F., *caryoplasme;* In., *karyoplasm*. Protoplasma del núcleo celular, a distinción del de la célula o citoplasma. Nucleoplasma.
carioplastina. f. Sustancia del núcleo; paracromatina.
carioplasto (de *cario-* y el gr. *plássein*, formar). m. Núcleo celular.
carioquilema. m. CARIOLINFA.
carioquinesis. f. CARIOCINESIS.
cariorretículo (de *cario-* y el lat. *reticulum*, redecilla). m. F., *réticule nucléaire;* In., *karyoreticulum*. Retículo nuclear, porción fibrilar del carioplasma, a distinción de la cariolinfa.
cariorrexis (de *cario-* y el gr. *rhêxis*, desgarradura). f. A., *Karyorrhexis;* F., *caryorrexie;* In., *karyorrhexis;* It., *carioressi;* P., *cariorrexe*. Rotura del núcleo celular; desintegración de la cromatina en gránulos amorfos en la necrosis celular. Carioclasis.
cariosoma (de *cario-* y el gr. *sôma*, cuerpo). m. A., *Karyosom;* F., *caryosome;* In., *karyosome;* It., *cariosoma;* P., *cariossoma*. CROMOSOMA. || Masa esférica de cromatina del núcleo celular; seudonucléolo.
cariosquisis (de *cario-* y el gr. *schísis*, separación). f. Fenómeno de excreción o de exósmosis nuclear.
cariostasis (de *cario-* y *estasis*). f. Período de descanso del núcleo celular; opuesto a cariocinesis.
carioteca (de *cario-* y el gr. *théke*, caja, vaina). f. F., *membrane nucléaire;* In., *karyotheca*. Envoltura o membrana del núcleo celular.
cariotenodesmia. f. CAROTEMOSIS.
cariotipificación (de *cariotipo* y el lat. *facere*, hacer). f. Análisis cromosómico.
cariotipo (de *cario-* y *tipo*). m. A., *Karyotyp;* F. e In., *karyotype;* It. y P., *cariotipo*. Imagen cromosómica completa de un individuo. Presenta los cromosomas en pares de mayor a menor tamaño y de acuerdo con la posición del centrómero. Se obtiene por microfotografía de una célula somática en estado de mitosis.
cariozoico o cariozoo (de *cario-* y el gr. *zôon*, animal). adj. Que existe o habita en el núcleo de las células.
carisina. f. Glucósido de la corteza de la *Carissa ovata* de acción semejante a la de la estrofantina.

carisoprodol. m. Relajante de la musculatura esquelética por acción sobre el sistema nervioso central.
Carleton (Manchas de) (B. G. *Carleton*, médico norteamericano, 1856-1914). V. MANCHA.
Carlina. Género de plantas de la familia de las sinantéreas, una de cuyas especies la *C. subacaulis caulescens*, suministra la raíz de carlina del comercio, llamada también *raíz de camaleón* y *raíz de angélica carlina*; se emplea como aromática y sudorífica.
carmalum. m. Colorante histológico formado de carmín, 1 parte; alumbre, 10 partes, y agua, 100.
carmesí (del ár. *girmizï*, rojo, color del quermes). adj. V. CARMÍN.
carmín (del francés *carmin*). m. A., *Karmin*; F., *carmin*; In., *carmine*; It., *carminio*; P., *carmim*. Materia colorante roja derivada de la cochinilla; se emplea como colorante histológico. || **-de alizarina.** Alizarina roja. || **-de índigo.** Indigotindisulfonato. || **-de litio.** Coloración vital para macrófagos. || **-de Schneider.** Solución saturada del carmín en ácido acético concentrado.
carminativo (de *carminar*, y éste del lat. *carminare*, cardar). adj. A., *Karminativum*; F., *carminatif*; In., *carminative*; It. y P., *carminativo*. Dícese de los agentes que previenen la formación de gases en el tubo digestivo o provocan la expulsión de éstos. Ú.t.c.s. Los principales carminativos son: anís, cilantro, cardamomo, clavo de especia, cilantro, hinojo, jengibre, agua de cal, menta, etc.
carmínico. adj. Relativo al carmín. carmínico. || **-(Ácido).** Sustancia de color rojo púrpura brillante, dioximetilalfanaftoquinona del carmín.
carminófilo (de *carmín* y el gr. *phílos*, amigo, amante). adj. F., *carminophile*; In., *carminophil*. Que se tiñe fácilmente con carmín.
carnauba. f. Nombre brasileño de una palmera de América del Sur, *Copernicia cerifera*, que tiene una raíz medicinal y de la que se obtiene una especie de cera (cera de carnauba o de Ceará) en grandes cantidades.
carne (del lat. *caro, carnis*). f. A., *Fleisch*; F., *chair*; In., *flesh*; It. y P., *carne*. Parte blanda muscular del cuerpo animal; parte roja de los músculos. || **-blanca.** La de aves de corral, ternera y cabrito. || **-cuadrada de Silvio.** Músculo cuadrado plantar o accesorio del flexor largo. || **-de gallina.** CUTIS ANSERINA. || **-roja.** La de buey y carnero. || **-vegetal.** GLUTINA.
Carnett (Maniobra de). V. MANIOBRA.
carnificación (del lat. *caro, carnis*, carne, y *facere*, hacer). f. A., *Karnifikation*; F. e In., *carnification*; It., *carnizzazione*; P., *carnificação*. Modificación de los tejidos de ciertos órganos que les da apariencia de carne o tejido muscular.
carniforme (del lat. *caro, carnis*, carne, y *forma*). adj. Semejante a la carne.
carnina. f. Leucomaína tóxica, inosina, derivada del extracto de carne y de diversos vegetales.
carnisación. f. CARNIFICACIÓN.
carnitina. f. F., *carnitine*; In., *carnitine*. VITAMINA B₁. γ-Amino-β-hidroxibutírico-trimetil-betaína. Factor vitamínico discutible, con una supuesta acción troficostimulante.
carnívoro (del lat. *carnivorus*; de *caro, carnis*, carne, y *vorare*, devorar). adj. F., *carnivore*; In., *carnivore*. Que come o se alimenta de carne.
Carnochan (Operación de) (John M. *Carnochan*, cirujano norteamericano, 1817-1887). V. OPERACIÓN.
carnofobia (del lat. *caro, carnis*, carne, y el gr. *phóbos*, temor). f. Aversión anormal a comer carne.
carnosidad. f. F., *excroissance de chair*; In., *carnosity, flehiness*. Excrecencia carnosa anormal; granulación o vegetación.
carnosina. f. F. e In., *carnosine*. Dipéptido compuesto de histidina y alanina descubierto en los músculos estriados de los vertebrados.
carnoso (del lat. *carnosus*). adj. Semejante a la carne o formado de carne; con mucha carne.
Carnot (Prueba, solución de) (Paul *Carnot*, médico francés, 1869-1957). V. PRUEBA, SOLUCIÓN.

Carnoy (Solución de) (Jean Baptiste *Carnoy*, histólogo belga, 1836-1899). V. SOLUCIÓN.
caro (lat.). f. Carne o tejido muscular. || **-luxurians.** Desarrollo exuberante de granulaciones en una herida. || **-quadrata Sylvii.** Músculo cuadrado plantar.
caroba. f. Nombre indígena de las hojas del jacarandá del Brasil.
carobina. f. Uno de los alcaloides del jacarandá.
Caroli (Enfermedad de) (Jacques *Caroli*, gastroenterólogo francés, n. en 1908). V. ENFERMEDAD.
carosis (del gr. *karóo*, adormecer, amodorrar). f. Sopor profundo acompañado de insensibilidad completa.
carota (lat.). f. ZANAHORIA.
carotenasa. f. F., *caroténase*; In., *carotenase*. Enzima capaz de convertir el caroteno en vitamina A.
caroteno (de *carota*). m. A., *Karotin*; F., *carotène*; In. e It., *carotene*; P., *carotène*. Pigmento anaranjado, $C_{40}H_{56}$, presente en las zanahorias, patatas, tomates, grasas, yema de huevo, etc.; hidrocarburo cromolipoide que existe en varias formas. Puede ser convertido en vitamina A por los organismos animales.
carotenosis. f. F., *caroténose, caroténodermie*. In., *carotenosis*. Estado de pigmentación de la piel producido por el caroteno. AURANTIASIS.
carótico (del gr. *karós*, embotamiento). adj. Relativo al estupor, o de su naturaleza. || Relativo a la arteria carótida.
caroticotimpánico. adj. Relativo al conducto carotídeo y al tímpano.
carótida (del gr. *káros*, y éste de *karoûn*, embotar). f. A., *Carotis*; F. e It., *carotide*; In., *carotid*; P., *carótida*. Arteria principal del cuello. V. ARTERIAS (TABLA DE).
carotidinia (de *carótida* y el gr. *odýne*, dolor). f. A., *Carotidodynie*; F., *carotodynie*; In. e It., *carotidodinia*. Dolor producido por la compresión de la carótida primitiva, que se refleja alrededor de los ojos y en la nuca.
carotina. f. CAROTENO.
carotinemia (de *carotina* y el gr. *haîma*, sangre). f. A., *Karotinämie*; F., *caroténémie*; In., *carotenemia*; It. y P., *carotinemia*. Presencia de caroteno en la sangre; produce a veces una pigmentación de la piel semejante a la ictericia.
carotinosis. f. CAROTENOSIS.
carpagra (de *carpo* y el gr. *ágra*, presa). f. Gota del carpo.
carpalia. f. PAPAÍNA.
carpalia (lat.). f. pl. Huesos del carpo.
carpectomía (del gr. *karpós*, muñeca, y *ektomé*, escisión). f. F., *carpectomie*. In., *carpectomy*. Escisión de uno o más huesos del carpo.
carpiano. adj. F., *carpiano*; In., *carpal*. Relativo al carpo o muñeca.
carpitis (de *carpo* y el suf. *-itis*). f. F., *carpite*; In., *carpitis*. Inflamación de las membranas sinoviales de las articulaciones de los huesos del carpo en los animales domésticos, que produce tumefacción, dolor y cojera.
carpo (del gr. *karpós*, muñeca). m. A., *Handwurzel*; F., *carpe*; In., *wrist*; It. y P., *carpo*. Muñeca; conjunto de los ocho huesos carpianos: escafoides, semilunar, piramidal, pisiforme, trapecio, trapezoide, hueso grande y hueso ganchoso.
carpocace (de *carpo* y el gr. *káke*, malignidad). m. Tuberculosis de la articulación del carpo.
carpocarpiano. adj. Relativo a las dos filas de huesos que forman el carpo.
carpocifosis (de *carpo* y el gr. *kyphós*, encorvado hacia delante). f. Deformidad de Madelung.
carpofalángico (de *carpo* y el gr. *phálagx, -ggos*, falange). adj. F., *carpophalangique*; In., *carpophalangeal*. Relativo a la muñeca y a las falanges. || Flexor corto del pulgar y aductor del meñique.
carpometacarpiano. adj. F., *carpo-métacarpien*; In., *carpometacarpal*. Relativo al carpo y al metacarpo.
carpopedal (de *carpo* y el lat. *pes, pedis*, pie). adj. F., *se rapportant aux poignets et aux pieds*; In., *carpopedal*. Que afecta al carpo y al pie.

carpoptosis (de *carpo* y el gr. *ptôsis*, caída). f. F., *fléchissement du poignet;* In., *carpoptosis*. Caída de la muñeca; parálisis de los músculos extensores de la mano y los dedos.

Carpue (Operación o método de) (Joseph Const. *Carpue*, cirujano inglés, 1764-1846). V. OPERACIÓN.

carragaen. m. Musgo de Irlanda o liquen de mar. V. CHONDRUS.

carraleja (dim. de *carraca*, voz de origen onomat.). f. Insecto coleóptero (*Melo majalis*), de acción parecida a la de la cantárida, con el que se preparan vejigatorios en la práctica veterinaria.

carraspera (de *carraspear*, voz onomatop.). f. Aspereza y sequedad de la garganta, que dificulta la deglución y enronquece la voz.

Carré (Enfermedad de). V. ENFERMEDAD.

Carrel (Mixtura, tratamiento de) (Alexis *Carrel*, cirujano francés, en Nueva York, 1873-1944). Véanse estos términos.

carrete (de *carro*). m. A., *Knäuel;* F., *bobine;* In., *coil;* It., *bobina;* P., *carretel*. Cilindro hueco de madera u otro material al que se arrolla un hilo. ||**-de inducción.** Aparato para inducir una corriente eléctrica. Consta de un carrete de alambre *(carrete primario),* que contiene una barra de hierro dulce, rodeado de un alambre largo fino *(carrete secundario).* Cuando pasa una corriente galvánica por el carrete primario, se induce una corriente farádica en el carrete secundario. ||**-de Leiter.** Tubo largo metálico, delgado, que se arrolla alrededor de una parte del cuerpo y por el cual pasa agua caliente o fría, con el objeto de variar la temperatura de la parte. ||**-de Ruhmkorff.** El de inducción, en el cual el carrete secundario no es movible. ||**-de Tesla.** El de inducción sin barra de hierro dulce, empleado para la producción de una descarga de Tesla.

carrillo (dim. de *carro*). m. A., *Wange;* F., *joue;* In., *cheek;* It., *guancia;* P., *bochecha*. Parte carnosa de la cara, desde la mejilla o pómulo hasta el borde inferior de la mandíbula.|| MEJILLA.

Carrión (Enfermedad de) (Daniel E. *Carrión*, 1857-1885, estudiante del Perú, que murió por inocularse la enfermedad). V. ENFERMEDAD.

Carr-Price (Reacción de) (Francis Howard *Carr*, químico inglés, n. en 1874; E. A. *Price*, químico inglés, n. en 1882). V. REACCIÓN.

Carswell (Granulaciones de) (Sir Robert *Carswell*, médico inglés, 1793-1857). V. GRANULACIONES.

carta. f. CHARTA. || GRÁFICA.

cartamina. f. Materia colorante roja del cártamo, *Carthamus tinctorius*.

cártamo (probablemente, variante fonética del ár. *qúrtum*). m. A., *Safflor;* F., *carthame;* In., *safflower;* It., *cartamo;* P., *cártamo*. Planta de la familia de las compuestas *(Carthamus tinctorius),* llamado también *azafrán bastardo;* las flores se han empleado como diuréticas, aperitivas y diaforéticas.

Carter (Fiebre de) (Henry V. *Carter*, médico angloindio, 1831-1897). V. FIEBRE. ||**-(Operación de)** (William W. *Carter*, rinólogo americano, 1869-1950). V. OPERACIÓN.

cartilagina. f. Principio inmediato del tejido cartilaginoso, que por la ebullición se convierte en condrina.

cartilaginificación. f. F., *formation de cartilage;* In., *cartilaginification*. Conversión en cartílago.

cartilaginiforme. adj. F., *cartilaginöide;* In., *cartilaiform*. Semejante al cartílago.

cartilaginoideo (del lat. *cartilago, -inis*, cartílago, y el gr. *eîdos*, aspecto). adj. Semejante al cartílago.

cartílago [cartilaginoso o **condral]** (del lat. *cartilago, -inis*). m. A., *Knorpel;* F. e In., *cartilage;* It., *cartilagine;* P., *cartilagem*. Sustancia elástica, flexible, blanca o grisácea, adherida a las superficies articulares óseas y que forma ciertas partes del esqueleto. El cartílago es una variedad de tejido conjuntivo, compuesto de células dispuestas en grupos y contenidas en cavidades (cápsulas cartilaginosas) en una sustancia intercelular homogénea. ||**-accesorio.** Pequeños cartílagos en las partes laterales de las alas de la nariz. ||**-alar, mayor y menor.** Nombre de los cartílagos de las alas de la nariz. ||**-alisfenoides.** Cartílago embrionario que al desarrollarse forma el ala mayor del hueso esfenoides. ||**-amarillo.** CARTÍLAGO RETICULADO. ||**-anular.** CARTÍLAGO CRICOIDES. ||**-aritenoides.** Cada uno de los situados en la parte posterior de la laringe en el borde superior del cartílago cricoides, con el que se articulan por su base. Sus vértices se articulan o sueldan con los cartílagos corniculados. ||**-articular o artrodial.** Delgada capa de cartílago hialino en la superficie articular de los huesos. ||**-auditivo.** CÁPSULA AUDITIVA. ||**-auricular.** Lámina cartilaginosa que ocupa todo el pabellón de la oreja, salvo el lóbulo. || Cartílago en forma de oreja en la articulación sacroilíaca. ||**-branquial.** Dícese de los que se encuentran en los arcos branquiales del embrión. ||**-calcificado.** El que contiene depósitos de materia calcárea. ||**-cariniforme.** Prolongación cartilaginosa en el extremo anterior del esternón del caballo. ||**-celular.** Variedad compuesta casi por completo de células; en la especie humana se encuentra solamente en la cuerda dorsal del embrión. ||**-ciliar.** CARTÍLAGO PALPEBRAL. ||**-conectivo o de conjunción.** El que une las superficies de una articulación inmóvil. ||**-corniculado.** Pequeño cartílago en forma de gancho en el vértice del cartílago aritenoides. ||**-costal.** Cada uno de los que unen las costillas con el esternón. ||**-cricoides.** Cartílago en forma de anillo que constituye la porción inferior de la cavidad de la laringe. ||**-cuadrado.** Cartílago alar menor de la nariz. ||**-cuneiforme.** Pequeño cartílago a cada lado del pliegue aritenoepiglótico. ||**-de crecimiento.** El destinado normalmente a convertirse en hueso.||**-de Eustaquio.** Porción cartilaginosa de la trompa auditiva. ||**-de incrustación.** CARTÍLAGO ARTICULAR. ||**-de Jacobson.** CARTÍLAGO VOMERONASAL. ||**-de Luschka.** Pequeño nódulo de cartílago en la parte anterior de la cuerda vocal verdadera. ||**-de Meckel.** Cartílago del I arco branquial, en forma de arco, cuya extremidad anterior se halla entre los extremos sinfisarios de la mandíbula, y cuya extremidad posterior se extiende hasta el lugar que debe ocupar el tímpano, y al osificarse forma el yunque, el martillo y la apófisis larga del martillo. ||**-de Morgagni.** CARTÍLAGO DE WRISBERG. ||**-de osificación.** CARTÍLAGO DE CRECIMIENTO. ||**-de Reichert.** El del arco hioideo del embrión, del cual se desarrollan las apófisis estiloides. ||**-de Santorini.** CARTÍLAGO CORNICULADO. ||**-de Seiler.** Pequeño cilindro cartilaginoso en la apófisis vocal del cartílago aritenoides. ||**-de Weitbrecht.** Fibrocartílago interarticular de la articulación acromioclavicular. ||**-de Wrisberg.** CARTÍLAGO CUNEIFORME. Pequeño cartílago a cada lado del pliegue aritenoepiglótico. ||**-diartrodial.** CARTÍLAGO ARTICULAR. ||**-elástico.** CARTÍLAGO RETICULADO. ||**-en Y.** El que en el acetábulo del coxal une el ilion, el isquion y el pubis. ||**-ensiforme.** APÓFISIS XIFOIDES. ||**-epactal.** Nódulos de cartílago en el borde superior de los cartílagos de la nariz. ||**-epiestapedial.** El que se extiende desde la columela al tímpano. ||**-epifisario.** Cartílago de conjunción entre la epífisis y la diáfisis de un hueso; por su desarrollo el hueso aumenta de longitud. ||**-epiglótico.** EPIGLOTIS. ||**-esternal.** Cartílago costal de una costilla verdadera. ||**-estratificado.** FIBROCARTÍLAGO. ||**-falcata** o **falciforme.** CARTÍLAGO SEMILUNAR. ||**-fibroelástico.** El compuesto de fibras elásticas, incluidas en el cartílago hialino. Se encuentra en la oreja, trompa auditiva, epiglotis, cartílagos aritenoides, cuneiformes y corniculados. ||**-flotante.** Porción desprendida y libre de cartílago articular. ||**-hialino.** Cartílago de sustancia intercelular, granular u homogénea y transparente, con escaso tejido fibroso. ||**-innominado.** CARTÍLAGO CRICOIDES. ||**-interarticular.** CARTÍLAGO ARTICULAR. ||**-interóseo.** CARTÍLAGO CONECTIVO. ||**-intervertebral.** Disco intervertebral. ||**-lateral.** En el caballo, uno de los cartílagos desde el extremo de la tercera falange al talón del casco. ||**-libre.** CARTÍLAGO FLOTANTE. ||**-mandibular.** CARTÍLAGO DE MECKEL. ||**-menor.** CARTÍLAGO ACCESORIO. ||**-mixto.** CARTÍ-

LAGO FIBROELÁSTICO. ‖ **-nasal.** Los cartílagos nasales son en número de cinco: los *laterales*, los *alares mayores* y el *septal* o *del tabique*, además de los *alares menores* y los *sesamoideos*. ‖ **-obducente.** CARTÍLAGO ARTICULAR. ‖ **-palpebral.** Nombre dado a las láminas tarsales de los párpados (no son verdaderos cartílagos). ‖ **-paracordal.** Dícese de dos cartílagos en los lados de la porción occipital de la notocorda del embrión. ‖ **-parenquimatoso.** CARTÍLAGO CELULAR. ‖ **-periótico.** Masa oval a cada lado de la cara superior del condrocráneo fetal. ‖ **-permanente.** Cartílago que normalmente no se osifica. ‖ **-plexiforme.** CARTÍLAGO FIBROELÁSTICO. ‖ **-precursor.** CARTÍLAGO DE OSIFICACIÓN. ‖ **-primordial.** CARTÍLAGO DE OSIFICACIÓN. ‖ **-pulmonar.** Tercer cartílago costal en el lado izquierdo. ‖ **-reticulado.** Cartílago cuya sustancia intercelular está compuesta principalmente de fibras amarillas. V. FIBROCARTÍLAGO. ‖ **-semilunar.** Cartílagos interarticulares de la rodilla; menisco interno y externo. ‖ **-septal.** El del tabique nasal. ‖ **-seriado.** Cartílago embrionario en el cual las células cartilaginosas están ordenadas en serie. ‖ **-sesamoideo.** CARTÍLAGO ACCESORIO. ‖ **-sigmoideo.** CARTÍLAGO SEMILUNAR. ‖ **-sinartrodial.** Cartílago de una sincondrosis. ‖ **-supraaritenoides.** CARTÍLAGO CORNICULADO. ‖ **-tarsal** o **tarso.** Dícese de los impropiamente llamados CARTÍLAGOS PALPEBRALES. ‖ **-temporal.** CARTÍLAGO DE OSIFICACIÓN. ‖ **-tiroides.** El gran cartílago de la laringe, que forma la prominencia laríngea. ‖ **-traqueal.** Anillos cartilaginosos que en número de 16 a 20 constituyen el esqueleto de la tráquea. ‖ **-triquetro.** CARTÍLAGO ARITENOIDES. ‖ Cartílago articular de la articulación radiocubital inferior. ‖ **-tritíceo.** Nódulo cartilaginoso u óseo encontrado a menudo en los ligamentos tirohioideos laterales. ‖ **-vomeronasal.** Estrecho cartílago longitudinal en el borde posteroinferior del cartílago del tabique nasal, que sostiene el órgano de Jacobson. ‖ **-xifoides.** APÒFISIS XIFOIDES.
cartilagotrópico (de *cartílago*, y el gr. *trópos*, vuelta). adj. Que tiene afinidad por el cartílago.
cartujos (Polvos). Oxisulfuro de antimonio.
cárum (lat.). m. ALCARAVEA.
carúncula (del lat. *caruncula*, dim. de *caro*, carne). f. A., *Karunkel*; F., *caroncule*; In., *caruncle*; It., *caruncola*; P., *carúncula*. Pequeña eminencia carnosa normal o anormal. ‖ **-de Bauhin.** Veru montanum. ‖ **-de Morgagni.** El lóbulo medio de la próstata. ‖ **-himeneal.** Restos de la membrana del himen después de la desfloración. ‖ **-lagrimal.** Eminencia roja en el ángulo interno del ojo. ‖ **-mamilar.** Tubérculo olfatorio; masa gris de la que se origina la raíz media del nervio olfatorio. ‖ **-mayor y menor de Santorini.** Papilas duodenales mayor y menor, correspondientes respectivamente a la desembocadura común de los conductos colédoco y pancreático y a la del conducto pancreático accesorio. ‖ **-mirtiforme.** Pequeñas elevaciones que rodean el orificio vaginal, que son restos de la membrana del himen en las mujeres que han parido. ‖ **-papilar.** Pequeños mamelones en el hilio del riñón, que vierten la orina en los cálices renales. ‖ **-salival** o **sublingual.** Pequeña eminencia a cada lado del frenillo de la lengua, en cuyo vértice se abre el conducto de la glándula sublingual. ‖ **-uretral.** Pequeña eminencia roja patológica en la membrana mucosa del meato urinario de la mujer.
carus (del gr. *káros*, estupor, o del sánscr. *kare*, muerte, sopor). m. Grado extremo de coma.
Carus (Curva de) (Carl Gustav *Carus*, tocólogo alemán, 1789-1869). V. CURVA.
carvacrol. m. F. e In., *carvacrol*. Metilisopropilfenol, esencia estimulante del alcanfor, alcaravea, etc., de caracteres análogos a los de la creosota.
Carvalho-Lortat-Jacob (Síndrome de) (Jean-Louis *Lortat-Jacob*, cirujano francés, n. 1908). V. SÍNDROME.
carveno. m. Terpeno de la esencia de la alcaravea; *carum carvi*.
carvol. m. Esencia aromática, $C_{10}H_{14}$, isómera del timol y del carvacrol, extraída del aceite de alcaravea, comino y otros. *Sin.*: Carvona.

Caryophyllus (lat.). m. Clavo de especia.
casa (del lat. *casa*, cabaña, choza). f. A., *Haus*; F., *maison*; In., *house*; It., y P., *casa*. Edificio para ser habitado. ‖ **-cuna.** Lugar donde los niños son atendidos durante el día mientras sus madres están en el trabajo. ‖ **-de locos.** MANICOMIO. ‖ **-de salud.** Establecimiento privado, dirigido generalmente por un médico y en el cual se reúnen mejores condiciones de tratamiento general o particular, que en el domicilio del enfermo. ‖ **-de socorro.** Establecimiento de beneficencia donde se auxilian los accidentes y en el que hay constantemente un equipo médico para acudir en socorro del vecindario.
casabe o **cazabe** (del haitiano *cazabí*, pan de yuca). m. F., *cassave*; In., *cassava*. Especie de torta hecha de harina de mandioca.
Casal (Collar, enfermedad de) (Gaspar *Casal*, médico español, 1691-1759). V. COLLAR, ENFERMEDAD.
casca. f. Cáscara, corteza.
cascada (Estómago en). V. ESTÓMAGO.
cascadura (de *cascar*, y éste del lat. vulg. *quasicare*, sacudir). f. Contusión ligera, especialmente cuando se localiza en la mama.
cáscara (de *cascar*, y éste del lat. *quatere*, sacudir, golpear). f. F., *cascara*; In., *cascara, bark*. Nombre de varias cortezas empleadas en medicina. V. CORTEZA. ‖ **-amarga.** Corteza del *Picramnia antidesma*, árbol de la América tropical; alterante y tónica. ‖ **-sagrada.** Corteza de *Rhamnus purshiana*, arbusto de California, de la familia de las ramnáceas; estimulante, laxante y catártica, recomendada en el tratamiento del estreñimiento crónico.
cascarilla (dim. de *cáscara*). f. A., *Kaskarill*; F., *éleuthère*; In., *eleuthera*; It., *cascariglia*; P., *cascarilha*. Corteza del *Croton eluteria*, pequeño arbusto de la América tropical, de la familia de las euforbiáceas; tónica y estomáquica aromática; se usa en forma de polvo o tintura y en infusión. ‖ Quina llamada *de Loja*.
cascarillina. f. Principio amargo, cristalizable, de la corteza de cascarilla; ligeramente soluble en agua, tónico, febrífugo.
cascarina. f. Glucósido cristalino incoloro de la cáscara sagrada.
casco (de *cascar*). A., *Huf*; F., *sabot*; In., *hoof*; It., *unghia*; P., *casco*. Uña del pie o extremos de los dedos de muchos animales, especialmente del caballo: pezuña. ‖ m. CRÁNEO ‖ **-neurasténico.** Sensación dolorosa en la cabeza, especialmente en la nuca y occipucio, que los enfermos comparan a la que produciría un casco demasiado apretado. GALEA NEURASTÉNICA.
caseasa (del lat. *caseus*, queso). f. F., *caséase*. In., *casease*. Enzima derivada de cultivos bacterianos, capaz de disolver la albúmina y la caseína de la leche y el queso.
caseificación (del lat. *caseus*, queso, y *facere*, hacer). f. A., *Verkäsung*; F., *caséification*; In., *caseification*; It., *caseificazione*; P., *caseificação*. Acción y efecto de transformar o transformarse en caseína. Necrobiosis en la que los tejidos se convierten en una materia amorfa, de consistencia semejante al queso. CÁSEUM.
caseína (del lat. *caseum*, queso). f. A., *Kasein*; F., *caséine*; In., *casein*; It. y P., *caseina*. Fosfoproteína que constituye la proteína principal de la leche. Precipita como un producto blanco, amorfo, por los ácidos diluidos y se redisuelve por los ácidos no diluidos y los álcalis. Sus sales, caseinatos, se usan en medicina.
caseinógeno (de *caseína* y el gr. *gennân*, producir, engendrar). m. F., *caséinogène*; In., *caseinogen*. Proteína de la leche, que produce caseína por la acción de la renina.
caseosa. f. F., *caséose*; In., *caseose*. Proteosa producida en la digestión de la caseína.
caseosis. f. Caseificación o degeneración caseosa.
caseoso (del lat. *caseus*, queso). adj. F., *caséeux*; In., *caseous*. Semejante al queso o cuajo.
cáseum (lat. queso). m. Materia con aspecto de queso que resulta de la caseificación.

casia. f. CASSIA.
Casimiroa edulis. Planta rutácea de México, zapote blanco, cuyo fruto, comestible, es antihelmíntico; contiene un glucósido, la *casimirosina*, dotado de propiedades hipnóticas.
Casio Félix. Escritor médico latino, que en el año 447 publicó una obra sobre patología especializada y terapéutica.
casmodia (del gr. *chásme*, bostezo). f. Fenómeno patológico que consiste en el bostezo excesivamente frecuente.
caso (del lat. *casus*, caída). m. A., *Fall;* F., *cas;* In., *case;* It. y P., *caso.* Especie patológica individuada; tratándose de epidemias, cada una de las invasiones individuales.
Casoni (Reacción de) (Tommaso *Casoni*, médico italiano, 1880-1933). V. REACCIÓN.
caspa. f. A., *Schuppe;* F., *pellicule;* In., *dandruff;* It., *forfora;* P., *caspa.* Escamillas de origen epidérmico que se forman en la cabeza en la raíz de los cabellos.
casquillo (dim. de *casco*). m. En cirugía dentaria, casquete de metal que cubre o circunda la corona o raíz de un diente.
Cassan (Signo de) (A. L. *Cassan*, médico francés de principios del siglo XIX). V. SIGNO.
Casselberry (Posición de) (William Evans *Casselberry*, laringólogo norteamericano, 1858-1916). V. POSICIÓN.
Cassia. Género de plantas leguminosas, cuyas especies más importantes, C. *acutifolia* o *angustifolia*, C. o *Cathartocarpus fístula*, suministran, respectivamente, el sen y la cañafístula o casia, fruto purgante, de pulpa negruzca dulce.
Castaigne (Síndrome de) (Joseph *Castaigne*, médico francés, 1871-1951). V. SÍNDROME. || **-Sainton (Síndrome de). V.** SÍNDROME.
castaño (del lat. *castanea*). m. A., *Edelkastanie;* F., *châtaignier;* In., *chesnut;* It., *castagno;* P., *castanheiro.* rbol cupulífero (*Castanea dentata*), cuyas hojas se emplean en la tos ferina. || **-de Indias.** Árbol de la familia de las aceráceas (*Aesculus hippocastanum*), cuya corteza se ha preconizado como febrífuga y antirreumática.
Castellanella (de Aldo *Castellani*). V. TRYPANOSOMA.
Castellani (Bronquitis, enfermedad, reacción de) (Aldo *Castellani*, médico italiano, 1877-1971). Véanse estos términos. || **-Low (Síntoma de)** (Aldo *Castellani* y George C. *Low*, médico inglés, 1872-1952). V. SÍNTOMA.
Castello (Enfermedad de). V. ENFERMEDAD.
Castillo Trabuco-De la Balze (Enfermedad de). V. ENFERMEDAD.
Castle (Factor de) (William Bosworth *Castle*, patólogo norteamericano, n. en 1897). V. FACTOR.
castor. m. CASTÓREO. || **-(Aceite de).** ACEITE DE RICINO.
castóreo (del lat. *castoreum*). m. A., *Bibergeil;* F., *castoréum;* In., *castoreum;* It., *castoreo;* P., *castóreo.* Sustancia concreta, oscura, de olor fuerte, de los folículos prepuciales del castor, *Castor fiber*. Estimulante y antiespasmódico, sucedáneo del almizcle.
castorina. f. Principio cristalizado resinoso, volátil, del grupo de la colesterina, obtenido del castóreo.
castración (del lat. *castratio, -onis*). f. A., *Kastration;* F. e In., *castration;* It., *castrazione;* P., *castração.* Extirpación de las glándulas genitales, o sea de los testículos en el hombre y los ovarios en la mujer. En psicoanálisis el término se refiere sólo al complejo que ocasiona el temor a perder el pene. V. COMPLEJO DE CASTRACIÓN.
castrofrenia. f. Castración o robo de los pensamientos.
castroide. adj. y s. EUNUCOIDE.
Castroviejo (Operación de) (Ramón *Castroviejo*, oftalmólogo español en Estados Unidos, n. en 1905). V. OPERACIÓN.
Casuarina. Género de plantas, tipo de la familia de las casuarináceas, una de cuyas especies, la *C. equisetifolia*, común en la India, se utiliza en medicina en el beriberi y como sucedáneo de la ratania.

casuística (del lat. *casus*, caída). f. F., *casuistique;* In., *casuistics.* Registro y estudio de los casos de una enfermedad.
casumunar. m. Raíz del *Zingiber cassumunar*, planta de la India, muy semejante al jengibre; tónica, aromática y estimulante.
cata-. Forma prefija del gr. *katá*, que significa *hacia abajo, bajo, contra, debajo*.
catabasial (de *cata-* y *basión*). adj. F. e In., *catabasial.* Que tiene el basión más bajo que el opistión; se dice de ciertos cráneos.
catabasis (del gr. *katábasis*, descenso). f. A., *Abklingen;* F., *rémission;* In., *catabasis;* It., *remissione;* P., *catabasia.* Período de declinación de una enfermedad.
catabiosis (del gr. *katá* y *bíos*, vida). f. A., *Katabiose;* F. y P., *catabiose;* In., *catabiosis;* It., *catabiosi.* Declinación natural de los fenómenos vitales en una célula; senescencia.
catabolergia (de *catabolismo* y del gr. *érgon*, trabajo). f. Energía consumida en un proceso catabólico.
catabólico. adj. F., *catabolique.* In., *catabolic.* Relativo o debido al catabolismo; retrógrado.
catabolina. f. CATABOLITO.
catabolismo (del gr. *katabállein*, echar abajo). m. A., *Katabolismus;* F., *catabolisme;* In., *catabolism;* It. y P., *catabolismo.* Metabolismo destructivo; contrario a *anabolismo;* paso de los tejidos desde un plano elevado de complejidad o especialización a otro más bajo. DESASIMILACIÓN, DESINTEGRACIÓN.
catabolito. m. Producto resultante del catabolismo.
catacausis (de *cata-* y el gr. *kaûsis*, combustión). f. Combustión espontánea. || Combustión por reflexión.
catacinetomérico (de *cata-*, el gr. *kinetós*, movible, y *méros*, parte). adj. Escaso en energía; opuesto a anacinetomérico.
cataclesis (del gr. *katakleîsis*, cierre). f. Cierre de los párpados por adhesión o por espasmo.
cataclonía (de *cata-* y el gr. *klónos*, agitación). f. Serie de movimientos convulsivos determinados por mecanismos psíquicos.
catacrotismo (de *cata-* y el gr. *krótos*, ruido). m. A., *Katakrotismus;* F., *catacrotisme;* In., *catacrotism;* It. y P., *catacrotismo.* Irregularidad del pulso caracterizada por la interrupción de la onda descendente del trazado esfigmográfico por una o más elevaciones. Si hay una sola elevación, se denomina *catadicrotismo;* si hay dos, y por tanto tres segmentos, o tres con cuatro segmentos, etc., se dice, respectivamente, *catatricrotismo*, *catatetracrotismo* o *catapolicrotismo*.
catadicrostismo. m. V. CATACROTISMO.
catadicrótico. adj. Caracterizado por catadicrostismo.
catadídimo (de *cata-* y el gr. *dídymos*, gemelo). m. F., *catadidyme;* In., *catadidymus.* Monstruo doble soldado por la parte superior.
catadióptrico. adj. Catóptrico y dióptrico a la vez.
cataelectrotono. m. CATELECTROTONÍA.
catafasia (de *cata-* y el gr. *phásis*, expresión). f. A., *Kataphasie;* F., *cataphasie;* In., *cataphasia;* It. y P., *catafasia.* Desorden del lenguaje, en el cual el paciente expresa constante o repetidamente la misma palabra o frase.
catafilaxis (de *cata-* y el gr. *phylássein*, guardar). f. A., *Kataphylaxe;* F., *cataphylaxie;* In., *cataphylaxis;* It., *catafilassi;* P., *catafilaxia.* Movimiento de los leucocitos y anticuerpos hacia el punto de infección. || Destrucción del poder defensivo natural del organismo contra la infección.
catáfora (del gr. *kataphorá*, desprendimiento, caída). f. Letargo con intervalos de vigilia imperfecta.
cataforesis (del gr. *kataphérein*, bajar, meter). f. A., *Kataphorese;* F., *cataphorèse;* In., *cataphoresis;* It., *cataforesi;* P., *cataforese.* Introducción de sustancias medicamentosas a través de la piel por medio de una corriente galvánica; electroforesis católica. || **-anémica.** Cataforesis sobre una parte a la que previamente se ha anemiado con una venda de Esmarch.
cataforia (del gr. *kataphorá*, descenso). f. A., *Kataphorie;* F., *catophorie;* In., *cataphoria;* It. y P., *cataforia.* Descenso del eje visual; heteroforia.

catafrenia (de *cata-* y el gr. *phrén, phrenós*, mente). f. A., *Kataphrenie;* F., *cataphrénie;* In., *cataphrenia;* It. y P., *catafrenia*. Estado de demencia o debilidad mental con tendencia al restablecimiento.

catagelofobia (del gr. *katáguelos*, burla, irrisión, y *phóbos*, temor). f. Temor morboso al ridículo.

catagénesis (de *cata-* y el gr. *génesis*, origen, producción). f. Evolución regresiva; producción por metamorfosis retrógrada. INVOLUCIÓN.

catágeno. m. F., *catagène;* In., *catagen*. Fase de involución en el ciclo evolutivo del folículo piloso. ||**-piloso.** CATÁGENO.

catagloso (de *cata-* y el gr. *glôssa*, lengua). m. Espéculo bucal; depresor de la lengua.

catagmático (del gr. *katagmýnai*, romper). adj. Que favorece la consolidación de una fractura. || Agente con esta acción.

catalasa. f. A., *Peroxydase;* F., *peroxydase;* In., *katalase;* It., *perossidasi;* P., *catalase*. Enzima oxidante que descompone el agua oxigenada con desprendimiento de oxígeno; peroxidasa. Existe prácticamente en todas las células excepto en ciertas bacterias anaerobias.

catalepsia (del gr. *katálepsis*, acción de coger). f. A., *Katalepsie;* F., *catalepsie;* In., *catalepsy;* It., *catalessi;* P., *catalepsia*. Estado nervioso caracterizado por la pérdida de contractilidad voluntaria y de la sensibilidad. Los músculos no oponen ninguna resistencia (flexibilidad cérea) y los miembros adquieren y mantienen rígida la posición que se les da.

cataleptiforme. adj. Semejante a la catalepsia.

cataleptoide. adj. CATALEPTIFORME.

catálisis [catalítico] (del gr. *katálysis*, disolución). f. A., *Katalyse;* F., *catalyse;* In., *catalysis;* It., *catalisi;* P., *catálise*. Alteración de la velocidad de una reacción química producida por la sola presencia de una sustancia que no entra en la reacción. Se denomina *positiva* o *negativa*, según se aumente o disminuya la velocidad de la reacción. ||**-de superficie.** Catálisis en la cual las sustancias reaccionantes son absorbidas por la superficie del catalizador, donde reaccionan.

catalizador. m. A., *Katalysator;* F., *catalyseur;* In., *catalyzer;* It., *catalizzatore;* P., *catalisador*. Sustancia que produce catálisis, es decir, que acelera o retarda un proceso físico o químico.

catalogía. f. VERBIGERACIÓN.

catamenia (de *cata-* y el gr. *mén, menós*, mes). f. Flujo uterino periódico; menstruación, menstruo.

catamenogenia. f. Inducción a la menstruación.

catamnesis (de *cata-* y el gr. *mnêstis*, recuerdo). f. A., *Katmnese;* F., *catamnèse;* In., *catamnesis;* It., *catamnesi;* P., *catamnese*. Historia clínica del enfermo a partir del primer examen médico.

catapasma (del gr. *katapássein*, espolvorear, esparcir sobre). m. Medicamento en polvo para ser esparcido superficialmente.

cataplasia (de *cata-* y el gr. *plássein*, formar). f. Metamorfosis regresiva; forma de atrofia en la cual los tejidos vuelven al estado embrionario.

cataplasma (del gr. *kataplasma*). f. A., *Kataplasm;* F., *cataplasme;* In., *cataplasm;* It. y P., *cataplasma*. Aplicación externa de consistencia de papilla. Se prepara con harinas y pulpas emolientes y a menudo contiene sustancias medicinales. Su objeto principal es la aplicación del calor húmedo. ||**-anodina.** Cataplasma emoliente con adormideras y hojas de beleño. ||**-antihelmíntica.** Polvos de acíbar, olíbano, asa fétida y goma guta, aa. 2 g; ajenjo y tanaceto, aa. 96 g; aceite de olivas, c. s. ||**-caolinada.** Preparación de caolín, glicerina, ácido bórico, timol, salicilato de metilo y esencia de menta; úsase como antiflogístico. ||**-emoliente.** La compuesta de especies o harinas emolientes: malvavisco, linaza, etc. ||**-resolutiva.** La emoliente, a la que se añaden 2 g de sal amoníaco y 30 g de acetato básico de plomo. ||**-sinapizada.** Cataplasma cuya superficie se espolvorea con una ligera capa de harina de mostaza.

cataplejía (del gr. *kataplêssein*, llenar de estupor, quedar estupefacto). f. A., *Kataplexie;* F., *cataplexie;* In., *cataplexy;* It., *cataplessia;* P., *cataplexia*. Disminución o pérdida del tono muscular, de aparición espontánea o tras estímulos emocionales. Es frecuente su asociación con narcolepsia, parálisis del sueño y alucinaciones hipnagógicas, constituyendo el síndrome de Gélineau.

cataplexia. f. V. CATAPLEJÍA.

cataptosis (de *cata-* y el gr. *ptôsis*, caída). f. Caída súbita en un ataque apoplético o epiléptico.

catarata (del gr. *katarregnýnai*, rasgar de arriba abajo). f. A., *Katarakt;* F., *cataracte;* In., *cataract;* It., *cataratta;* P., *catarata*. Opacidad del cristalino o de la cápsula de este órgano. ||**-adherente.** Catarata con adherencias entre el iris y la cápsula del cristalino. ||**-albuminúrica.** Opacidad que acompaña a veces a la albuminuria crónica. ||**-arborescente.** Catarata en la cual la opacidad tiene forma ramificada. ||**-aridosilicuosa.** CATARATA SILICUOSA. ||**-axil.** CATARATA NUCLEAR. ||**-axilar.** CATARATA FUSIFORME. ||**-azul** o **cerúlea.** Catarata punteada de manchas azules. ||**-blanda.** La que no tiene núcleo duro. ||**-brunescens.** CATARATA NEGRA. ||**-calcárea.** La que contiene un depósito de cal. ||**-capsular.** Aquella cuya capacidad reside en la cápsula. ||**-capsulolenticular.** La situada a la vez en la cápsula y en el cristalino. ||**-caseosa.** La hipermadura. ||**-central.** Opacidad del centro del cristalino. ||**-completa.** La que comprende todo el cristalino. ||**-complicada.** La debida a una afección de otras partes del ojo. ||**-congénita.** La originada antes del nacimiento. ||**-coraliforme, coronaria.** Cataratas en forma de coral o corona, respectivamente. ||**-cortical.** Opacidad radiada en las capas corticales del cristalino. ||**-de Morgagni.** La líquida de núcleo duro. ||**-diabética.** La que ocurre como complicación de la diabetes; por lo general es blanda, voluminosa, blanca y bilateral. ||**-dura.** La de núcleo duro formado generalmente por un depósito de carbonato de cal. ||**-eléctrica.** La que se cree debida a la luz eléctrica intensa. ||**-estacionaria.** Opacidad de la lente cristalina que no se extiende. ||**-estrellada.** CATARATA CORTICAL. ||**-falsa.** Catarata que asienta en la cara externa de la cristaloides, caracterizada por la presencia de una neomembrana formada por el iris inflamado. ||**-fibroide.** Variedad de catarata capsular que no afecta el cristalino. ||**-fusiforme.** Opacidad en forma de huso que se extiende desde el polo anterior al polo posterior del cristalino. ||**-general.** CATARATA COMPLETA. ||**-glaucomatosa.** Opacidad que depende del glaucoma. ||**-gris.** Catarata cortical senil. ||**-gypsea.** CATARATA CALCÁREA. ||**-hialoidea.** La que se supone debida a la opacidad de las capas anteriores del cuerpo vítreo. ||**-hipermadura.** Aquella en la cual el cristalino se ha solidificado y retraído o se ha convertido en líquido. ||**-incipiente.** Catarata en sus primeros períodos o que tiene sectores de opacidad con espacios claros intercalares. ||**-infantil.** Catarata zonular de la primera infancia, asociada a menudo con raquitismo o convulsiones. ||**-inmadura.** Catarata incipiente, o la que afecta solamente una parte del cristalino o de la cápsula. ||**-intumescente.** Aquella en la cual el cristalino es opaco y de mayor volumen. ||**-juvenil.** Catarata blanda en un individuo joven. ||**-láctea.** CATARATA LÍQUIDA. ||**-lamelar** o **laminar.** Opacidad que sólo afecta ciertas capas entre la corteza y el núcleo del cristalino. ||**-lapídea.** CATARATA DURA. ||**-lenticular.** Opacidad del cristalino que no afecta la cápsula. ||**-líquida.** La hipermadura en la cual el cristalino se ha convertido en un líquido lechoso. ||**-madura.** Aquella en la que el cristalino es completamente opaco y separable de su cápsula. ||**-membranosa.** La originalmente líquida que ha quedado reducida a una película por la pérdida de agua. ||**-mixta** o **semiblanda.** La que participa de los caracteres de blanda y dura. ||**-natans.** CATARATA TRÉMULA. ||**-negra.** Opacidad muy oscura del núcleo. ||**-nuclear.** La que tiene la opacidad en el núcleo central de la lente. ||**-parcial.** La que afecta solamente una parte del cristalino; puede ser central o fusiforme. ||**-perinuclear.** Opacidad en forma de disco alrededor del núcleo central del cristalino. ||-**piramidal.** Catarata polar anterior conoidea con su vértice hacia delante. ||-**polar, anterior y posterior.** Cataratas capsulares situadas en los polos anterior y posterior, respectivamente. ||-**primaria.** La que se desarrolla independientemente de otra afección. ||-**progresiva.** La no extraída que pasa por los tres períodos: incipiente, maduro e hipermaduro. ||-**punteada.** La formada por una colección de opacidades en puntos. ||-**quística.** CATARATA LÍQUIDA. ||-**sanguínea.** Obstrucción de la pupila por un coágulo sanguíneo. ||-**secundaria.** La que resulta de la recidiva después de extraída la primaria por medio de una operación. ||-**sedimentaria.** Catarata blanda en la cual las partes más densas se depositan en la parte inferior. ||-**senil.** Opacidad dura del núcleo del cristalino que ocurre en los ancianos; tipo de cataratas duras. ||-**silicuosa.** Aquella en la cual hay absorción del cristalino con degeneración calcárea en la cápsula, de suerte que el cristalino atrofiado es semejante a una silicua. ||-**sindermática.** Catarata asociada a una dermatosis. ||-**subcapsular.** La situada debajo de la cápsula del cristalino. ||-**sutural.** La congénita que afecta las suturas (en forma de Y) de la membrana fetal. ||-**total.** Catarata general que acaba por invadir todo el cristalino. ||-**traumática.** La consecutiva a un traumatismo. ||-**trémula.** La asociada con temblor del iris. ||-**verdadera.** Catarata que asienta en el cristalino o en la cristaloides en su cara interna. ||-**verde.** Opacidad verdosa, debida algunas veces al glaucoma y otras a una ligera falta de transparencia de los medios del ojo. ||-**yatrógena.** La producida por fármacos que ejercen acción tóxica de tipo cataratogénico si son administrados durante un tiempo relativamente largo. ||-**zonular.** CATARATA LAMELAR.

cataria. f. Planta labiada de olor aromático; llamada *Nepeta cataria* (hierba gatera) porque atrae a los gatos; la infusión de las hojas es carminativa y estimulante nerviosa.

catario (Estremecimiento). FRÉMITO.

cataropiesis. f. Reclinación de la catarata.

catarro (del gr. *katárroos*, de *katarreîn*, fluir). m. A., *Katarrh;* F., *catarrhe;* In., *catarrh;* It. y P., *catarro*. Inflamación de una mucosa acompañada de secreción. ||-**agudo.** El de aparición reciente y curso rápido, que evoluciona generalmente a la curación. ||-**atrófico.** Catarro crónico con atrofia de los tejidos mucoso y submucoso. ||-**auricular.** OTORREA. ||-**autumnal.** FIEBRE DEL HENO. ||-**bronquial.** BRONQUITIS. ||-**conjuntivo.** CONJUNTIVITIS CATARRAL. ||-**crónico.** El de larga evolución. ||-**de Bostock.** FIEBRE DEL HENO. ||-**endocervical.** ENDOCERVICITIS. ||-**epidémico.** Influenza o gripe. ||-**gástrico.** desus. GASTRITIS. ||-**hipertrófico.** El crónico, con engrosamiento irregular, a veces papilar, de los tejidos mucosos. ||-**intestinal.** ENDOENTERITIS. ||-**laríngeo.** LARINGITIS. ||-**nasal.** CORIZA. ||-**pituitoso de Laënnec.** BRONCORREA AGUDA. ||-**posnasal.** RINOFARINGITIS CRÓNICA. ||-**pulmonar.** BRONQUITIS. ||-**broncorrea.** BRONCORREA. ||-**ruso.** GRIPE. ||-**seco.** Catarro con secreción escasa y viscosa. ||-**sofocante.** ASMA. || BRONQUITIS CAPILAR. ||-**uretral.** BLENORRAGIA. || BRONQUITIS CAPILAR. ||-**uterino.** ENDOMETRITIS. ||-**vaginal.** VAGINITIS. ||-**venéreo.** BLENORRAGIA. ||-**vernal.** Conjuntivitis que prevalece durante el verano. ||-**vesical.** CISTITIS.

catarroso. adj. y s. || CATARRAL.Persona que padece de catarro habitualmente.

catarsis (del gr. *kátharsis*, purga, purificación). f. A., *Katharsis;* F. e In., *catharsis;* It., *catarsi;* P., *catarse*. Purgación o evacuación.|| Efecto liberador producido por la descarga de los afectos reprimidos ligados a conflictos inconscientes o acontecimientos traumáticos. V. ABREACCIÓN.

catártico (de *catarsis*). m. A., *Abführmittel;* F., *cathartique;* In., *cathartic;* It., *catartico;* P., *catártico*. Purgante, especialmente el de acción intermedia entre los laxantes y los drásticos.|| adj. Relativo a la catarsis.

catartina. f. Ácido catártico, principio activo del sen y la jalapa.

catastalsis (de *cata-* y el gr. *stálsis,* compresión). f. Onda de contracción hacia abajo en el tubo digestivo durante la digestión, sin onda de inhibición precedente. || Astringencia o inhibición.

catastáltico. adj. F., *catastaltique;* In., *catastaltic*. || Astringente, inhibitorio. Que pasa de arriba abajo; dícese de los impulsos nerviosos.

catástasis (del gr. *katástasis*, estado, constitución). f. Estado, constitución, hábito. || Declinación de síntomas.

catástato (de *cata-* y el gr. *hestánai*, quedar). m. Producto o sustancia resultado del metabolismo en serie sucesiva, cada uno de los cuales es menos complejo o más estable que el anterior.

catatasis (del gr. *katátasis*, extensión). f. Extensión para la reducción de fracturas.

catatimia (de *cata-* y el gr. *thymós*, alma, mente, voluntad). f. Deformación primaria de la percepción de la realidad bajo la influencia de una tendencia afectiva predominante.

catatonía (de *cata-* y el gr. *tónos,* tensión). f. A., *Katatonie;* F., *catatonie;* In., *catatony;* It. y P., *catatonia*. Forma de esquizofrenia en la cual el paciente pasa de la melancolía a la manía, de la manía al estupor y de éste a la demencia y decaimiento físico. || Disposición a la contracción tónica de los músculos de ciertas partes del cuerpo, de donde resultan actitudes sing. es persistentes y que podrían creerse afectadas. Asociado generalmente a la demencia precoz.

catatricrotismo. m. V. CATACROTISMO.

catatropía. f. CATAFORIA.

cataxia (del gr. *katagnýnai,* rotura en piezas). f. A., *Kataxie;* F., *cataxie;* In., *cataxia;* It., *catassia*. Disociación o rotura de una asociación polimicrobiana patógena por agentes terapéuticos o sueros.

catecol. m. PIROCATEQUINA.

catecolaminas. f. pl. In., *catacholamine*. Nombre genérico de las aminas derivadas del catecol o 1,2-bencenodiol. Las más importantes son la adrenalina y noradrenalina y su predecesor la DOPA (dihidrofenilanina) de acción simpaticomimética.

catelectrotonía (de *cata-* y *electrotonía).* m. Aumento de la irritabilidad de un nervio o músculo cuando está cerca del cátodo; opuesto a *anelectrotonía.*

catelectrotono. m. CATELECTROTONÍA.

catemerino (de *cata-* y el gr. *heméra,* día). adj. Diario, cotidiano.

Catenabacterium. Género de baterías no aceptado actualmente, que se incluía en el orden eubacteriales, familia lactobacteriáceas. Algunas de sus especies han pasado a integrar los géneros *Eubacterium* y *Lactobacillus.*

catenario (del lat. *catenarius,* de *catena,* cadena). adj. Que se relaciona con la cadena de los ganglios simpáticos.

catenoide (del lat. *catena* y el gr. *eîdos,* aspecto). adj. F., *caténoïde*. In., *catenoid*. Semejante a una cadena.

catepsina. f. A., *Kathepsin;* F., *cathepsine;* In., *cathepsin;* It. y P., *catepsina*. Proteinasa descubierta en muchos tejidos, que interviene en la autólisis y autodigestión de los mismos.

catequina. f. F., *catéchol, catéchine.* In., *catechin*. Principio cristalizado del cato; ácido catéquico.

catequina (del gr. *catacheîn*, restringir). f. Constituyente sanguíneo que tiene acción restrictiva sobre una hormona.

catéresis (del gr. *kathaíresis,* destrucción). f. Postración o debilidad producida por medicamentos. || Acción cáustica débil.

caterético (del gr. *kathairetikós,* que destruye). m. Cáustico débil o superficial; medio adecuado para destruir fungosidades, úlceras, etc., como el nitrato de plata, alumbre calcinado, ácidos, etc.

catéter (del gr. *kathetér,* de *kathíenai,* introducir). m. A., *Katheter;* F., *cathéter;* In., *catheter;* It., *catetere;* P., *cateter*. Instrumento tubular quirúrgico para el desagüe de líquidos de una cavidad del cuerpo o para distender un paso o conducto. || Sonda acanalada que se introduce en la vejiga por la uretra en la ope-

ración de la talla perineal para servir de guía al litótomo o bisturí hasta el cuello de la vejiga. V. SONDA. ||-**biacodado.** Sonda de Mercier con doble acodadura en el extremo. ||-**de Bozeman.** SONDA DE BOZEMAN. ||-**de Gouley.** Sonda de acero curva acanalada en su cara inferior, para su deslizamiento sobre un conductor en las estrecheces uretrales. ||-**intraarterial.** El situado en una arteria periférica o central para la administración de líquidos o medición de diversos parámetros. ||-**intravenoso.** El situado en una vena periférica o central para la administración de líquidos o medición de diversos parámetros.
cateterismo (del gr. *katheterismós*). m. A., *Katheterisieren;* F., *cathétérisme;* In., *catheterization, catheterism;* It. y P., *cateterismo.* Empleo o paso de un catéter por un conducto o cavidad; exploración de un conducto por medio de un instrumento de forma y dimensiones adecuadas. ||-**cardiovascular.** Introducción de una sonda especial, la de Cournaud, por ejemplo, en la vena basílica en el pliegue del codo, que avanza por ésta bajo comprobación radioscópica y sigue hasta la vena cava superior y aurícula derecha y de ésta, por medio de manipulaciones, se desliza a otras partes, en un estudio para el diagnóstico de comunicaciones cardíacas anormales. ||-**forzado.** Paso violento de un catéter a través de estrecheces uretrales. ||-**retrouretral.** Paso de una sonda desde el extremo vesical de la uretra.
cateterización. f. CATETERISMO.
cateteróstato. m. Utensilio para contener y esterilizar catéteres.
catexis (del gr. *káthexis*, acción de retener o conservar). f. A., *Besetzung;* F., *investissement;* In., *cathexis;* It., *carica* o *investimento;* P., *carga* o *investimento.* En psicoanálisis, unión de la energía psíquica a una representación u objeto.
catgut (en Ingl., «tripa de gato»; originalmente se utilizó *kitgut* [cuerda de violín], cambiado a *catgut* por confusión de *kit*, que además de violín pequeño quiere decir gatito). m. F., *catgut.* In., *catgut.* Intestino de carnero preparado en forma de cordón o hilo esterilizado, que se emplea para ligaduras, suturas y, al principio de su utilización, como drenaje. Con el tiempo es resorbido por los tejidos. Se impregna de varias sustancias para aseptizarlo, o para comunicarle mayor flexibilidad o consistencia. ||-**crómico** o **cromado.** El impregnado con dicromato potásico. ||-**formolado.** El que se impregna con solución alcohólica de formol. ||-**protargolado.** El embebido en una solución de protargol, para aumentar su fuerza y resistencia. ||-**yodado.** El sumergido en una solución yodoyodurada de Lugol. ||-**yodocrómico.** El tratado con solución de Lugol y bicromato potásico. ||-**yodoyodurado.** El sumergido en una solución yodoyodurada al 1 %.
Cathelin (Método de) (Ferdinand *Cathelin*, urólogo francés, 1873-1942). V. MÉTODO.
catiemofrenosis (del gr. *kathiénai*, descender, hacer descender, y *phrén*, *phrenós*, diafragma). f. Síndrome contractural del diafragma en inspiración forzada, propio de ciertos histéricos.
catina. f. Alcaloide de las hojas del *Catha edulis*. Obra sobre el sistema nervioso como la cocaína, pero carece de propiedades anestésicas locales.
catión (del gr. *kata*, abajo, e *ion*, p.p. de *eîmi*, ir). m. A., *Kation;* F. e In., *cation;* It., *catione;* P., *catião.* Elemento que pasa al cátodo en la electrólisis; elemento electropositivo (opuesto al *anión*). Los cationes comprenden todos los metales y el hidrógeno y se indican por medio de un punto o signo + que se coloca en la parte derecha y superior del símbolo.
catisofobia (del gr. *káthisis*, acción de sentarse, y *phóbos*, temor). f. ACATISIA.
cativi. m. Nombre en América Central de la dermatosis pruriginosa, conocida en otros países como *mal del pinto.* V. CARATEAS.
cato. m. A., *Katechu;* F., *cachou;* In., *catechu;* It., *catecu;* P., *cato.* Poderoso astringente extraído del leño de la *Acacia catechu* y de otros árboles del mismo género. Sus propiedades estomáquicas, antidiarreicas y astringentes se utilizan en las afecciones de la garganta y la boca.
catocatártico. adj. Que purga por el intestino.
catódico. adj. F., *cathodique;* In., *cathodic.* Relativo al cátodo o que emana de éste. || Centrífugo, aplicado al curso de la influencia nerviosa.
cátodo (del gr. *kata*, abajo, y *hódos*, camino). m. A., *Kathode;* F. e In., *cathode;* It., *catodo;* P., *cátodo.* Polo o electrodo negativo de un circuito galvánico.
catoforia. f. CATAFORIA.
Catomicina. f. Marca registrada de NOVOBIOCINA.
catóptrica (del gr. *katoptrikós*, relativo al espejo). f. Rama de la física que trata de la reflexión de la luz.
catoptrofobia (del gr. *kátoptron*, espejo, y *phóbos*, temor). f. Temor morboso a los espejos.
catoptromancia o **catoptromancía** (del gr. *kátoptron*, espejo, y *manteía*, adivinación). f. Supuesto arte de adivinar por medio del espejo.
catoptroscopio (del gr. *kátoptron*, espejo, y *skopeîn*, observar). m. Instrumento para examinar los objetos por la luz reflejada.
catotérico. adj. CATÁRTICO.
catotropía. f. CATAFORIA.
catramina (del ital. *catrame*, brea). f. Trementina de la *Tsuga canadensis* y otras coníferas; estimulante, diurético y expectorante.
Cattan (Síndrome de) (Roger *Cattan*, médico francés contemporáneo). V. SÍNDROME. ||-**Mamou (Enfermedad de)** (Henri *Mamou*, endocrinólogo francés, n. 1903). V. ENFERMEDAD.
Cattaneo (Signo de) (Cesare *Cattaneo*, médico italiano, 1871-1930). V. SIGNO.
Cattani (Suero de) (Giuseppina *Cattani*, médica italiana, 1859-1915). V. SUERO.
catulótico. adj. CICATRIZANTE.
caucho (del nombre indígena americano *cáuchu*). m. A., *Kautschuk;* F. e In., *caoutchouc;* It., *caucciù;* P., *caucho.* Goma elástica; jugo concreto de varios árboles y plantas de África, Asia y América, tales como *Siphonia brasiliensis, Castilloa elastica, Ficus elastica, Hevea sieberi*, etc. Es un hidrocarburo, $C_{20}H_{32}$, soluble en cloroformo, éter y sulfuro de carbono, y disuelve gran cantidad de azufre, resultando así la goma elástica vulcanizada.
cauda (lat.). f. COLA. ||-**equina.** La cola de caballo. ||-**helicis.** La parte inferior y dorsal del hélix de la oreja. ||-**muliebris.** CLÍTORIS. ||-**salax.** PENE. ||-**striati.** Porción estrecha del núcleo caudado.
caudación. f. Posesión de cola. || Alargamiento extraordinario y anormal del clítoris.
caudado (del lat. *caudatus*, con cola). adj. Que tiene cola. || V. NÚCLEO CAUDADO.
caudal (del lat. *cauda*, cola). adj. F., *caudal.* In., *caudal.* Perteneciente o relativo a la cola.
caudátum. m. El núcleo caudado.
cáudex (lat.). m. Tallo o parte en forma de tallo. ||-**cerebri.** Los pedúnculos cerebrales. ||-**dorsalis.** Médula espinal.
caudolenticular. adj. Relativo a los núcleos caudado y lenticular del cuerpo estriado.
Caulobacter. Género de bacterias incluido como gén. de clasificación imprecisa en la parte IV de la clasificación de Bergey. Bacterias bacilares, que miden 0,4 a 0,5 por 1,2 µm y que presentan un apéndice polar del mismo largo que el cuerpo de la bacteria. Este apéndice o pedúnculo está constituido exclusivamente por pared y membrana y carecen de contenido citoplasmático. Se presentan libres o reunidos en rosetas por los extremos de los pedúnculos. Pueden contener pigmentos carotenoides. Se encuentran en el suelo y en las aguas marinas y corrientes.
Caulobacteriaceae. V. CAULOBACTERIÁCEAS.
caulobacteriáceas. f. pl. Familia bacteriana no aceptada en la última clasificación de Bergey. Sus géneros se sitúan en la parte IV de dicha clasificación.
caulofilina. f. Precipitado resinoso obtenido de la *Caulophyllum thalictroides*, planta berberidácea de Amé-

rica del Norte, cuyas raíces tienen propiedades sedantes, diaforéticas y antiespasmódicas.

cauma (del gr. *kaûma*, calentura). m. Fiebre, calor, quemadura.

caumestesia (del gr. *kaûma*, quemadura, y *aísthesis*, sensación). f. Sensación de quemadura.

causa (del lat. *causa*). f. A., *Ursache;* F. e In., *cause;* It. y P., *causa.* Lo que produce un efecto, lo que se considera como fundamento u origen de algo. || **-accidental.** La que sólo obra en condiciones determinadas. || **-constitucional.** La que reside dentro del organismo y no es local. || **-determinante** o **eficiente.** La que por sí sola o con el concurso de una causa predisponente produce directamente una enfermedad. || **-específica.** La que produce una enfermedad especial o específica. || **-excitante.** La determinante. || **-inmediata.** La determinante que no es remota o secundaria; toda causa que obra en el comienzo de la enfermedad. || **-local.** La que no es general o constitucional. || **-predisponente.** La que prepara o dispone de antemano al organismo para sufrir una enfermedad sin que la produzca directamente. || **-primaria.** La principal u original. || **-próxima.** La que procede inmediatamente y produce la enfermedad. || **-remota.** Toda causa que no es inmediata en su efecto: predisponente, secundaria o última. || **-secundaria.** La que contribuye a la producción de la enfermedad. || **-última.** La causa más remota, la que puede considerarse como original desde el punto de vista del tiempo.

causalgia (del gr. *kaûsis*, quemadura, y *álgos*, dolor). f. A., *Kausalgie;* F. e In., *causalgie;* It. y P., *causalgia.* Neuralgia caracterizada por una sensación de trastornos tróficos cutáneos, debida a una herida o traumatismo de un nervio periférico.

cáustico (del gr. *kaustikós*, de *kaûsis*, quemadura). adj. A., *Ätzmittel;* F., *caustique;* In., *caustic;* It., *caustico;* P., *cáustico.* Quemante o corrosivo; destructor del tejido vivo. || Que tiene sabor urente. || m. Agente escarótico o catetérico. || **-de Churchill.** Solución cáustica de yodo y yoduro potásico en agua. || **-de Fi-lhos.** Mezcla de potasa cáustica y cal en forma de cilindros o lápices cubiertos de caucho o cera. || **-de Landolfi.** Compuesto que contiene cloruros de antimonio, bromo (pentacloruro), oro y cinc. || **-de Lugol.** Una parte de yodo y una parte de yoduro potásico disueltas en dos de agua. || **-de Plunket.** Pasta cáustica compuesta de 60 partes de arsénico, 100 de azufre y 480 de *Ranunculus acris* y *R. flammula.* || **-de Rousselot.** Compuesto de sulfuro rojo de mercurio, esponja calcinada y ácido arsenioso. || **-de Viena.** Mezcla de cal viva y potasa cáustica pulverizadas juntamente y conservadas en seco, que se humedece con alcohol en el momento de su empleo. || **-dorado** o **de Récamier.** Solución de oro en agua regia. || **-esencial.** Ácido arsenioso, 4 partes; flor de azufre, 30 partes; ranúnculo acre, 30 partes; asa fétida, 30 partes. || Cloruro de cinc, 10 partes; harina de trigo, 40 partes. || **–infernal.** Nitrato de plata fundido. || **-lunar.** Nitrato de plata. || **-mitigado.** Nitrato de plata diluido en nitrato potásico.

causticóforo. m. Portacáustico.

cauterio (del gr. *kautérion*). m. A., *Brenneisen;* F., *cautère;* In., *cautery;* It., *cauterio;* P., *cautério.* Cauterización. || Agente empleado para destruir los tejidos orgánicos y convertirlos en *escara.* || **-actual.** Fuego, lente, hierro al rojo o moxa empleados como agentes cauterizantes; aplicación de un agente que quema inmediatamente la carne. || **-cultelar.** Cuchillo de fuego. || **-de Corrigan.** Forma de cauterio olivar. || **-de Paquelin.** Termocauterio. || **-de Percy.** Cauterio eléctrico que se empleaba en el cáncer inoperable del cuello uterino, a una temperatura suficiente para no desvitalizar el tejido sano y destruir las células malignas. || **-eléctrico** o **galvánico.** Galvanocauterio. || **-frío.** V. Criocauterio. || **-gaseoso.** Cauterización por medio de un chorro de gas quemante. || **-olivar.** Botón de fuego, tallo de acero al rojo que termina en forma olivar. || **-potencial.** El que obra por sus propiedades químicas; cáustico. || **-solar.** Cauterización por medio de los rayos solares concentrados por una lente biconvexa o espejo cóncavo. || **-virtual.** Cauterio potencial.

cauterización. f. A., *Kauterisation;* F., *cautérisation;* In., *cauterization;* It., *cauterizzazione;* P., *cauterização.* Aplicación de un cauterio o cáustico con objeto terapéutico. || **-ígnea.** La que se realiza con ayuda del hierro candente o del termo o galvanocauterio. || **-inherente.** Aplicación de un cauterio con fuerza para desorganizar profundamente. || **-lenta.** Moxa. || **-napolitana.** Cauterización de los tejidos profundos previa incisión. || **-objetiva.** Aplicación a distancia de un hierro al rojo. || **-por el vapor.** Atmocausis. || **-punteada.** Ignipuntura. || **-transcurrente.** Aplicación ligera del borde de un cauterio cultelar para no provocar una desorganización en todo el grosor de la dermis.

cava (del lat. *cavus*, hueco). adj. F., *vaine cave;* In., *cava.* Hueco o ancho. || f. V. Venas (tabla de). adj. Relativo a la vena cava.

Cavaré (Enfermedad de). V. Enfermedad. || **-Westphal (Enfermedad de).** V. Enfermedad.

cavascopio (del lat. *cavus*, hueco, y el gr. *skopeîn*, observar). m. Instrumento para iluminar y examinar una cavidad.

caverna (del lat. *caverna*). f. A., *Kaverne;* F., *caverne;* In., *cavern;* It. y P., *caverna.* Cavidad patológica o excavación ulcerosa que queda después de la evacuación del pus de un absceso o del reblandecimiento de una masa tuberculosa, como las que se forman en los pulmones.

caverniloquia (del lat. *caverna*, caverna, y *loqui*, hablar). f. Pectoriloquia baja de tono, indicativa de una cavidad.

cavernitis. f. F., *cavernite;* In., *cavernitis.* Inflamación en los cuerpos cavernosos del pene. || **-fibrosa.** Enfermedad de La Peyronie.

cavernoma. m. Angioma cavernoso.

cavernoscopia (de *caverna* y el gr. *skopeîn*, observar). f. A., *Kavernoscopie;* F., *cavernoscopie;* In., *cavernoscopy;* It., *cavernoscopia;* P., *cavernoscópia.* Inspección de las cavernas pulmonares por medio de un instrumento, *cavernoscopio,* introducido a través de un espacio intercostal.

cavernoso (del lat. *cavernosus*). adj. A., *Kavernös;* F., *caverneux;* In., *cavernous;* It. y P., *cavernoso.* Que contiene cavernas y espacios huecos; relativo a cavernas o a los cuerpos cavernosos. || Aplícase al órgano formado de pequeñas cavidades, cavernas o tejido vascular esponjoso.

cavernostomía (de *caverna* y el gr. *stóma*, boca). f. A., *Kavernotomie;* F., *cavernostomie;* In., *cavernostomy;* It. y P., *cavernostomia.* Drenaje de una caverna o absceso pulmonar que los deja dispuestos para el tratamiento directo.

cavernuloso. adj. Relativo a pequeñas cavernas.

Cavia cobaya. Conejillo de Indias, cobayo.

cavidad (del lat. *cavitas, -atis*). f. A., *Höhle;* F., *cavité;* In., *cavity;* It., *cavità;* P., *cavidade.* Espacio o lugar hueco en el cuerpo o dentro e uno de sus órganos. || **-abdominal.** Espacio dentro del peritoneo y paredes abdominales. || **-amniótica.** Saco cerrado entre el embrión y el amnios, que contiene el líquido amniótico. || **-anciroide.** Asta temporal del ventrículo lateral. || **-aracnoidea.** Espacio entre la membrana aracnoidea y la duramadre. || **-areolar.** Celdilla del tejido esponjoso de los huesos. || **-articular.** Espacio comprendido entre los extremos óseos y la pared de la cápsula articular. || **-bucal.** Boca. || Vestíbulo de la boca. || **-celómica.** Celoma. || **-cerrada.** Bolsa serosa. || Proceso, *cavité close,* por el cual, según Dieulafoy, el apéndice vermiforme ocluido aumentaría la virulencia microbiana y sería causa de apendicitis. || **-coronoides.** Fosa coronoides. || **-cotiloidea.** Excavación en la cara externa del hueso ilíaco, que recibe la cabeza del fémur; acetábulo. || **-craneal.** Hueco del cráneo. || **-cutígera.** Depresión en el borde superior interno del casco del caballo. || **-de Baer.** La de segmentación del blastodermo. || **-de Retzius.** Cavi-

DAD PREPERITONEAL. ||**-de Rosenmüller.** Depresión o fosita a cada lado de la abertura faríngea de la trompa de Eustaquio. ||**-de segmentación.** Cavidad formada por segmentación en un huevo fecundado; blastocele. ||**-digital.** Cuerno posterior del ventrículo lateral. ||**-ectoplacentaria.** Cavidad desarrollada en muchos mamíferos en el interior mismo del ectodermo, frente al área embrionaria, de gran espesor en aquel punto. ||**-epidural.** Espacio entre la duramadre y la pared ósea del conducto raquídeo. ||**-epiploica.** Cavidad peritoneal posterior. ||**-esplácnica.** Cualquiera de las tres grandes cavidades del cuerpo: craneal, torácica y abdominal. ||**-faringonasal.** La nasofaringe. ||**-glenoidea.** Cavidad en la escápula, que se articula con el húmero. ||**-gutural.** FARINGE. ||**-hemal.** CELOMA. ||**-linfática.** Dícese de los grandes espacios y cisternas linfáticos. ||**-mastoidea.** Gran espacio formado a veces por la coalescencia de las células mastoideas; antro mastoideo. ||**-nasal.** Fosa nasal. ||**-o fosita de Meckel.** Espacio hueco entre las dos capas de la duramadre en el extremo del peñasco. ||**-oral.** BOCA. ||**-orbitaria.** ÓRBITA. ||**-pélvica.** Espacio entre las paredes de la pelvis. ||**-pericardíaca.** Espacio entre el corazón y el pericardio. ||**-peritoneal.** Espacio entre el peritoneo parietal y el visceral. ||**-pleuroperitoneal.** CELOMA. ||**-preperitoneal.** Tejido laxo subperitoneal delante de la vejiga. ||**-pulpar.** Cámara central en la corona de un diente, que contiene la pulpa dentaria. ||**-serosa.** Espacio, como los comprendidos en la pleura y el peritoneo, que no comunica con el exterior y secreta suero; algunos consideran estas cavidades como grandes espacios linfáticos. ||**-sigmoidea.** Cada una de las dos depresiones (mayor y menor) en la cabeza del cúbito para la articulación con el húmero y el radio; depresión en el extremo inferior del radio para la articulación con el cúbito. ||**-somática.** CELOMA. ||**-subaracnoidea.** Espacio subaracnoideo. ||**-subdural.** Espacio subdural. ||**-subgerminal.** Espacio debajo del germen en el óvulo primitivo. ||-BLASTOCELE. ||**-suprapúbica de Leusser.** Espacio entre la lámina fibrosa, adminículo de la línea alba y el músculo recto anterior del abdomen. ||**-timpánica.** Caja del tímpano. ||**-torácica.** Cavidad esplácnica situada encima del diafragma. ||**-visceral.** La que contiene vísceras; cavidad esplácnica.
cavitación (del lat. *cavitas, -atis,* cavidad). f. F., *cavitation.* In., *cavitation.* Formación de cavidades o cavernas, como en la tuberculosis pulmonar.
cavitario. adj. F., *cavitaire.* In., *cavitary.* Caracterizado por la presencia de una cavidad o cavidades o relativo a las mismas.
Cavite (Fiebre de). V. FIEBRE.
cavitis. f. Inflamación de una vena cava; celoflebitis.
cavografía. f. F., *cavographie.* In., *cavography.* Inyección de contraste yodado hidrosoluble, para visualizar la vena cava inferior o superior.
cavovalgo (del lat. *cavus,* vacío, y *valqus,* dirigido hacia fuera). m. Pie cavo complicado con valgo.
cavum (lat.). m. Hueco, agujero; espacio abierto o cavidad. ||**-dentis.** Cavidad que cada diente contiene en su interior, en la cual se halla contenida la pulpa dentaria. ||**-mediastinale anterius, posterius.** Mediastino anterior, posterior, respectivamente. ||**-narium.** CAVIDAD NASAL. ||**-oris.** CAVIDAD BUCAL. ||**-septi pellucidi.** Hendidura media entre las dos hojas del *septum pellucidum. Sin.:* Quinto ventrículo. SEUDOCELE. ||**-subaracnoideum.** Espacio subaracnoideo. ||**-subdurale.** Espacio subdural.
cavus. m. PIE CAVO.
cayado (del lat. vulg. hisp. *cajatus).* m. Formación anatómica parecida al cayado de pastor. ||**-de la aorta.** Arco de la aorta. V. AORTA.
cayaponina. f. Alcaloide purgante de la raíz de la *Cayaponia globulosa,* planta de la familia de las brionáceas, de América del Sur.
cayeput o **cayeputi.** m. Árbol mirtáceo de la India *(Melaleuca leucadendron);* sus hojas suministran un aceite volátil (aceite de cayeputi), esencia de color verde que se usa en la odontalgia, reumatismo y desórdenes intestinales.
cayeputeno. m. Hidrocarburo líquido, $C_{10}H_{16}$, obtenido de la esencia de cayeputi; antihelmíntico, anodino y antiespasmódico.
cazabe (del haitiano *cazabi,* pan de yuca). m. Especie de torta hecha de harina de mandioca.
Cazenave (Enfermedad de) (P. S. Alphée *Cazenave,* dermatólogo francés, 1795-1877). V. ENFERMEDAD.
Cazin (Signo de) (Henri *Cazin,* médico francés, 1836-1891). V. SIGNO.
Cd. Símbolo del *cadmio.*
Ce. Símbolo del *cerio.*
ceanotina. f. Alcaloide y extracto purgante del *Ceanothus americanus,* empleado en la disentería, sífilis, etc.; parece que tiene también acción hemostática.
ceásmico (del gr. *késama,* grieta). adj. Caracterizado por la persistencia de fisuras o hendiduras embrionarias, después del nacimiento.
cebada (de *cibata,* f. de *cibatus,* p.p. de *cibare,* cebar). f. A., *Gerste;* F., *orge;* In., *barley;* It., *orzo;* P., *cevada.* Planta anual graminácea, *Hordeum vulgare, H. Dystichum,* etc., y también su semilla, grano cereal. Se emplea para la fabricación de la malta y la cerveza y como alimento y demulcente.
cebadilla (dim. de *cebada).* f. Semillas tóxicas de *Sabadilla officinalis,* plantas colquicáceas de México; contienen veratrina y son emetocatárticas, irritantes, estornutatorias y vermífugas. Se usan exteriormente en la infección pedicular, e interiormente, no sin peligro, contra la tenia, parálisis, reumatismo, gota y enfermedades cutáneas.
cebadillina. f. Alcaloide tóxico de la cebadilla. SABADILLINA.
cebadina. f. Alcaloide cristalizado de la cebadilla. *Sin.:* Cevadina, cevina.
cebadores o **criadores de palomas (Enfermedad de los).** ASPERGILOSIS.
cebadura. f. Alimentación por la sonda gástrica; uso de una dieta alimenticia muy abundante.
cebocefalia (del gr. *kêbos,* mono, y *kephalé,* cabeza). f. A., *Zebozephalie;* F., *cébocéphalie;* In., *cebocephalia;* It. y P., *cebocefalia.* Deformidad de la cabeza y la cara que las asemeja a las de un mono, con nariz defectuosa y ojos muy aproximados.
cebolla (del lat. *cepulla,* dim. de *cepa,* cebolla). f. A., *Zwiebel;* F., *oignon;* In., *onion;* It., *cipolla;* P., *cebola.* Nombre vulgar de la planta *Allium cepa* y de su bulbo comestible; expectorante, diurético y estimulante. ||**-albarrana** o **marítima.** ESCILA.
cecal (del lat. *caecus,* ciego). adj. A., *caecalis;* F., *caecal;* In. y P., *cecal;* It., *cecale.* Que termina en fondo de saco. || Relativo al ciego.
cecectomía (del lat. *caecus,* ciego, y el gr. *ektomé,* escisión). f. A., *Zökumresektion;* F., *typhlectomie;* In., *cecectomy;* It., *tiflectomia;* P., *cecectomía.* Escisión quirúrgica de una porción del ciego.
ceceo. m. Vicio de pronunciación de las palabras que consiste en pronunciar la *s* como *z.*
cecidia. f. AGALLA.
cecitis (del lat. *caecus,* ciego, y el suf. *-itis).* f. F., *typhlite.* In., *cecitis.* Inflamación del intestino ciego. TIFLITIS.
cecocele (del lat. *caecus,* ciego, y el gr. *kéle,* hernia). m. A., *Blinddarmbruch;* F., *hernie caecale;* In. y P., *cecocele;* It., *tiflocele.* Hernia del ciego; tiflocele.
cecocolon (del lat. *caecus,* ciego, y el gr. *kólon,* intestino grueso). m. Ciego y colon en conjunto.
cecocolostomía (del lat. *caecus,* ciego, y de *colostomía).* f. A., *Zökokolostomie;* F., *caecocolostomie;* In., *cecocolostomy;* It. y P., *cecocolostomia.* Enteroanastomosis entre el ciego y el colon descendente.
cecofijación. f. CECOPEXIA.
cecoileostomía. f. ILEOCECOSTOMÍA.
cecopexia (del lat. *caecus,* ciego, y el gr. *pêxis,* fijación). f. A., *Zökopexie;* F., *caecopoxie;* In., *coecopexy;* It., *cecopessia;* P., *cecopexia.* Enteropexia del ciego. TIFLOPEXIA.
cecoplicación del lat. *caecus,* ciego, y *plicatio, -onis,* plegadura). f. A., *Zökoplikation;* F., *caecoplicature;*

In., cecoplication; It., *cecoplicazione;* P., *cecoplicação.* Reducción de la cavidad cecal dilatada y caída por la sutura de un pliegue en la pared de ésta.
cecoptosis (del lat. *caecus,* ciego, y el gr. *ptôsis,* caída). f. Caída o descenso del ciego.
cecosigmoidostomía (del lat. *caecus,* ciego, *sigmoide* y el gr. *stóma,* boca). f. F., *caeco-sigmoïdostomie.* In., *cecosimoidostomy.* Anastomosis quirúrgica del ciego con el sigmoide.
cecostomía (del lat. *caecus,* ciego, y el gr. *stóma,* boca). f. A., *Zökostomie;* F., *caecostomie;* In., *cecostomy;* It. y P., *cecostomía.* Formación quirúrgica de un año artificial desde el ciego.
cecotomía (del lat. *caecus,* ciego, y el gr. *tomé,* corte). f. A., *Zökotomie;* F., *caecotomie;* In., *cecotomy;* It., *tiflotomia;* P., *cecotomía.* Incisión en el ciego.
Cedrela. Género de árboles meliáceos, tropicales en su mayoría. Algunas especies como la *C. febrifuga* y la *C. toona,* poseen una corteza resinosa con propiedades antidiarreicas y febrífugas.
cedreno. m. Sesquiterpeno que se obtiene por destilación fraccionada de la esencia de cedro.
cedrina. f. Principio amargo, tóxico, cristalino, de los cotiledones de la *Simaba cedron;* febrífugo.
cedro (del gr. *kédros*). m. A., *Zeder;* F., *cèdre;* In., *cedar;* It. y P., *cedro.* Nombre de muchos árboles, principalmente coníferos, de los géneros *Cedrus, Juniperus* y *Cupressus.* La denominada *esencia de cedro,* obtenida del *Juniperus virginiana,* se emplea para la inmersión de los objetivos microscópicos.
cedrón. m. Árbol tropical de América *(Simaba cedron);* las semillas se emplean localmente contra las mordeduras de reptiles venenosos y el leño como febrífugo. || H‍IERBA LUISA.
Cedronella. Género de plantas labiadas aromáticas, que crecen en Europa y en América del Norte; antiespasmódicas y carminativas.
Ceelen (Enfermedad de) (Wilhelm *Ceelen,* anatomopatólogo alemán, 1883-1964). V. E‍NFERMEDAD.
cefadroxilo. m. V. C‍EFALOSPORINA.
cefaelina. f. Uno de los principios activos de la ipecacuana, *Cephaelis ipeca,* de acción idéntica a la de la emetina.
cefal- o **cefalo-.** Pref. con el significado de cabeza, del gr. *kefalé.*
cefalagra (de *cefal-* y el gr. *ágra,* ataque). f. Cefalalgia artrítica; dolor de cabeza gotoso.
cefalalgia (del gr. *kephalé,* cabeza, y *álgos,* dolor). f. A., *Kopfschmerz;* F., *céphalalgie;* In., *cephalalgia;* It., *cefalea;* P., *cefaleia.* Dolor de cabeza, cefalea.
cefalantina. f. Glucósido tóxico de la corteza de la raíz del *Cephalanthuso ccidentalis,* arbusto rubiáceo de América del Norte, con propiedades tónicas y laxantes.
cefalea (del gr. *kephalaía,* de *kephalé,* cabeza). f. C‍EFALALGIA.
cefaledema (de *cefal-* y el gr. *oídema,* edema). m. F., *oedème de la tête, oedème cérébral;* In., *caphaledema.* Edema cerebral; edema de la cabeza.
cefalematoma. m. V. C‍EFALOHEMATOMA.
cefalemia (de *cefal-* y el gr. *haîma,* sangre). f. Congestión del encéfalo o de la cabeza.
cefalexina. f. V. C‍EFALOSPORINA.
cefálico (del gr. *kephalikós*). adj. F., *céphalique.* In., *caphalic.* Relativo a la cabeza o al cerebro. Cerebral.
cefalina. f. F., *céphaline;* In., *cephalin.* Monoaminomonofosfátido que se halla en el cerebro, tejido nervioso y yema de huevo. || Término general que indica una fracción bruta de fosfolípido extraída del tejido cerebral y empleada en la coagulación experimental de la sangre.
cefalitis (de *cefal-* e *-itis*). f. E‍NCEFALITIS.
cefalización. f. F., *céphalisation;* In., *cephalization.* Concentración o iniciación del desarrollo hacia la cabeza del embrión. || Tendencia filogénica a desplazarse en dirección cefálica de los sistemas de asociación y control relacionados con funciones cada vez más complejas.

cefalocatártico (de *cefalo-* y el gr. *kathartikós,* purgante). adj. Que limpia o despeja la cabeza.
cefalocaudal (de *cefalo-* y el lat. *cauda,* cola). adj. F., *céphalocaudal.* In., *cephalocaudal.* Relativo a la cabeza y a la cola, o al eje mayor del cuerpo. Cefalocercal.
cefalocele. m. E‍NCEFALOCELE.
cefalocentesis (de *cefalo-* y el gr. *Kéntesis,* punción). f. A., *Gehirnpunktion;* F., *ponction cérébrale;* In., *cephalocentesis;* It., *cefalocentesi;* P., *cefalocentese.* Punción quirúrgica de la cabeza.
cefalocercal (de *cefalo-* y el gr. *kérkos,* cola). adj. C‍EFALOCAUDAL.
cefalocisto (de *cefalo-* y el gr. *k'ystis,* vejiga). m. F., *céphalocyste.* In., *cephalocyst.* Quiste cerebral. || Gusano cestodo.
cefaloclasia. f. C‍EFALOTRIPSIA.
cefalocordio (de *cefalo-* y el gr. *chordé,* cuerda). m. Porción intracraneal de la cuerda dorsal embrionaria.
cefalódimo (de *cefalo-* y el gr. *dídimos,* doble). m. F., *céphalodyme, crâniopage.* In., *cephalodynus.* Monstruo doble con soldadura de las cabezas.
cefalodinia (de *cefal-* y el gr. *od'yne,* dolor). f. F., *céphalée, céphalodynie.* In., *cephalodynia.* Dolor de cabeza; cefalalgia, especialmente la muscular.
cefalofaríngeo (de *cefalo-* y el gr. *phárigx, -iggos,* faringe). adj. F., *céphalo-pharyngien.* In., *cephalopharyngeus.* Relativo a la cabeza y a la faringe. || m. Músculo constrictor superior de la faringe.
cefalofima (de *cefalo-* y el gr. *phýma,* tumor, tubérculo). m. C‍EFALOHEMATOMA.
cefalogastro (de *cefalo-* y el gr. *gáster, gastrós,* vientre). m. Porción anterior del conducto entérico del embrión.
cefalogénesis (de *cefalo-* y el gr. *gennân,* producir). f. F., *céphalogenèse;* In., *cephalogenesis.* Desarrollo embrionario de la cabeza que sigue a la notogénesis.
cefalógiro (de *cefalo-* y el gr. *gyros* vuelta). adj. F., *céphalogyre;* In., *cephalogyric.* Que hace girar la cabeza. Aplícase a nervios y músculos rotadores de la cabeza.
cefaloglicina. f. F., *céphaloglycine.* In., *cephaloglicin.* V. C‍EFALOSPORINA.
cefalografía (de *cefalo-* y el gr. *gráphein,* describir). f. Descripción de la cabeza. || Radiografía del encéfalo.
cefalohematocele (de *cefal-,* el gr. *haîma, -atos,* sangre, y *kéle,* tumor). m. F., *céphalohématocèle;* In., *cephalohematocele.* Tumor sanguíneo debajo del pericráneo, que comunica con uno o más senos de la duramadre a través de los huesos del cráneo. || **-de Stromeyer.** Cefalohematocele subperióstico que comunica con las venas y se llena de sangre durante las espiraciones forzadas.
cefalohematoma (de *cefal-* y *hematoma*). m. A., *Zephalhämatom;* F., *céphalématome;* In., *cephalhematoma;* It., *cefaloematoma;* P., *cefalematoma.* Hematoma debajo del pericráneo. || C‍APUT SUCCEDANEUM.
cefalohemómetro (de *cefalo-* y el gr. *haîma, -atos,* sangre, y *métron,* medida). m. Instrumento para apreciar los cambios de la presión sanguínea intracraneal.
cefalohidrocele (de *cefalo-,* el gr. *hydor,* agua, y *kéle,* tumor). m. F., *céphalhydrocèle;* In., *cephalhydrocele.* Acumulación de líquido cefalorraquídeo debajo de la piel del cráneo por perforación traumática de éste. M‍ENINGOCELE FALSO.
cefaloideo (de *cefalo-* y el gr. *eîdos,* aspecto). adj. En forma de cabeza.
cefalología (de *cefalo-* y el gr. *lógos,* tratado). f. Suma de conocimientos relativos a la cabeza.
cefaloma (de *cefalo-* y el suf. *-oma*). m. Cáncer blando o encefaloideo.
cefalómelo (de *cefalo-* y el gr. *mélos,* miembro). m. F., *céphalomèle;* In., *cephalomelus.* Monstruo fetal con un miembro accesorio en la cabeza.
cefalomenia (de *cefalo-* y el gr. *mén, menós,* mes). f. Menstruación vicariante que afecta a la cabeza; en forma de epistaxis, por ejemplo.
cefalomeningitis. f. Meningitis encefálica.
cefalometría. f. F., *céphalométrie;* In., *cephalometry.* C‍RANEOMETRÍA. || Determinación de la posición de ci-

suras y circunvoluciones cerebrales por medidas de la cabeza.
cefalonía. f. Macrocefalia con hipertrofia del cerebro. MEGALOCEFALIA.
cefalópago. m. CRANEÓPAGO.
cefalopatía (de *cefalo-* y el gr. *páthos*, enfermedad). f. F., *céphalopathie;* In., *cephalopaty*. Enfermedad de la cabeza.
cefalopélvico (de *cefalo-* y el lat. *pelvis*, lebrillo). adj. Relativo a la cabeza fetal y a la pelvis materna.
cefalopiosis (de *cefalo-* y *piosis*). f. Absceso en la cabeza o cerebral. PIOCEFALIA.
cefaloplejía (de *cefalo-* y el gr. *plegé*, golpe). f. F., *céphaloplégie;* In., *cephaloplegia*. Parálisis de los músculos de la cabeza y cara.
cefalópodos (de *céfalo* y el gr. *poús*, *podós*, pie). m. pl. Moluscos marinos con el manto en forma de saco, como el pulpo y el calamar.
cefaloponía (de *cefalo-* y el gr. *ponós*, fatiga, dolor). f. Pesadez de la cabeza; fatiga cerebral.
cefaloridina. f. F., *céphaloridine;* In., *cephaloridine*. V. CEFALOSPORINA.
cefalorraquídeo (de *cefalo-* y el gr. *ráchis*, espina dorsal). adj. F., *céphalo-rachidien;* In., *cephalorrhachidian*. Relativo a la cabeza y a la columna vertebral. CEREBROSPINAL.
cefaloscopia (de *cefalo-* y el gr. *skopeîn*, observar). f. Craneoscopia, cerebroscopia.
cefalospinal (de *cefalo-* y el lat. *spina*, espina dorsal). m. Relativo al encéfalo y a la médula.
cefalosporina. f. F., *céphalosporine;* In., *cephalosporin*. Antibiótico de un grupo cuyos primeros miembros fueron obtenidos de un hongo, el *Cephalosporium acremonium*, con un amplio espectro de actividad antibacteriana y acción bactericida. Se han obtenido numerosos derivados semisintéticos a partir de un núcleo químico común, el ácido 7-aminocefalosporánico. Las diferencias entre las distintas cefalosporinas derivan esencialmente de su vía de administración y de otras características farmacocinéticas. Algunas, como la cefalexina, la cefaloglicina y el cefadroxilo, se administran por vía oral, pero la mayoría lo son por vía parenteral: cefaloridina, cefalotina, cefazolina, cefamandol, cefoxitina, etc.
cefalosporinasa. f. F., *bétalactamase;* In., *cephalosporinase*. V. BETALACTAMASA.
cefalosporiosis. f. F., *céphalosporiose;* In., *cephalosporiosis*. Infección con esporótricos del género *Cephalosporium*, que produce lesiones semejantes a gomas.
cefalóstato (de *cefalo-* y el gr. *statós*, estable, firme). m. Medio de sujeción de la cabeza.
cefalóstilo (de *cefalo-* y el gr. *stýlos*, punzón). m. F., *céphalostyle;* In., *cephalostyle*. Extremo craneal del notocordio.
cefalotétanos. m. Tétanos consecutivo a una herida de la cabeza.
cefalotina. f. F., *céphalotine;* In., *cephalothin*. V. CEFALOSPORINA.
cefalotomía (de *cefalo-* y el gr. *tomé*, corte). f. A., *Kephalotomie;* F., *céphalotomie;* In., *cephalotomy;* It., *craniotomia;* P., *cefalotomia*. Decapitación del feto muerto para facilitar el parto. CRANEOTOMÍA. || Disección de la cabeza.
cefalotorácico. adj. F., *céphalothoracique;* In., *cephalothoracic*. Relativo a la cabeza y al tórax.
cefalotoracópago (de *cefalo-*, el gr. *thórax*, *-akos*, tronco, *págos*, cosa fijada). m. F., *céphalothoracopage;* In., *cephalothoracopagus*. Monstruo doble caracterizado por dos cabezas y troncos fusionados, con cuatro brazos y cuatro piernas. JANÍCEPS, SINCÉFALO.
cefalotractor (de *cefalo-* y el lat. *trahere*, arrastrar). m. Fórceps obstétrico.
cefalotribo o **cefalotriptor** (de *cefalo-* y el gr. *tríbein*, triturar). m. F. e In., *cephalotribe*. Instrumento para la práctica de la cefalotripsia.
cefalotripesis. f. CRANEOTRIPESIS.
cefalotripsia (de *cefalo-* y el gr. *trîpsis*, frotamiento). f. A., *Kephalotripsie;* F., *céphalotripsie;* In., *cephalotripsy;* It. y P., *cefalotripsia*. Aplastamiento de la cabeza del feto muerto para facilitar el parto. CRANEOCLASIS, craneotripsia.
cefaloxia. f. TORTÍCOLIS.
cefamandol. m. F., *céfamandole;* In., *cefamandole*. V. CEFALOSPORINA.
cefelina. f. CEFAELINA.
cefoxitina. f. F., *céfoxitine;* In., *cefoxitin*. V. CEFALOSPORINA.
cegajoso (del lat. *caecatus*, cegado). adj. Dícese del que habitualmente tiene los ojos cargados y llorosos.
cegato (del lat. *caecatus*, cegado). m. Corto o escaso de vista.
ceguera o **ceguedad** (de *ciego*). f. A., *Blindheit;* F., *céticé;* In., *blindness;* It., *cecitá;* P., *cegueira*. Privación o pérdida de la vista. || **-azul, roja, verde.** Imposibilidad de distinguir estos colores. V. DALTONISMO. || **-cortical.** Ceguera debida a una lesión del centro visual cortical. || **-crepuscular.** Agudeza visual reducida en la luz débil natural o artificial; acnefascopia, hemeralopía. || **-de Bright.** Pérdida o disminución de la visión sin lesión de la retina, que se observa en la uremia. || **-diurna.** NICTALOPÍA. || **-literal.** Ceguera verbal para las letras individuales. || **-mental.** CEGUERA PSÍQUICA. || **-musical.** Ceguera verbal para las notas musicales. || **-nerviosa.** AMAUROSIS. || efecto de la visión más manifiesto durante la noche; hemeralopía || **-objetiva.** Estado en el cual los objetos vistos no producen impresión en la mente; agnosia táctil. || **-psíquica.** Visión sin reconocimiento, trastorno observado en la afasia sensorial central. || **-silábica.** Imposibilidad de distinguir las sílabas. || **-total.** Ceguera absoluta, incluso imposibilidad de percepción luminosa. || **-verbal.** Imposibilidad de reconocer las palabras escritas como símbolo de las ideas; alexia.
eisatita (de *Ceyssat*, pueblo de Francia). f. Tierra blanca que se emplea como polvo absorbente en el eccema e hiperhidrosis y en la preparación de ungüentos y pastas medicinales.
ceja (del lat. *cilia*, pl. de *cilium*, ceja). f. A., *Augenbrau;* F., *Sourcil;* In., *eyebrow;* It., *sopracciglio;* P., *sobracelha*. Borde óseo superciliar y piel y pelo que lo cubren. || **-cotiloidea.** Reborde óseo del acetábulo.
celación (de *celatio*, *-onis*, disimulo). f. Ocultación del embarazo, del parto o de una enfermedad.
celario (de *celare*, cubrir). m. F., *épithélium du coelome;* In., *celarium*. Membrana que tapiza la cavidad somática o celoma. Denomínase también *mesotelio* o *epitelio del celoma*.
celastrina. f. Sustancia cristalizable obtenida del celastro (*Celastrus* o *Evonymus scandens*), planta trepadora de América del Norte, la corteza de cuya raíz es diaforética, emética y alterante.
celda o **celdilla.** f. CÉLULA.
-cele. Forma sufija del gr. *kéle*, tumor, hernia, tumefacción.
cele-, celi- o **celio-.** Forma prefija del gr. *koilía*, cavidad del vientre, vientre, o *koîlos*, hueco, cóncavo.
celéctomo (del gr. *kéle*, tumor, y *ektomé*, escisión). m. Instrumento para escindir un pedazo de tumor para su examen microscópico.
celenterio o **celenterón.** m. ARQUENTERÓN.
celíaca (del gr. *koilía*, vientre). f. F., *maladie coeliaque*. Enfermedad de los órganos abdominales, especialmente enfermedad celíaca de los niños, identificada casi siempre con la esprue.
celiaco o **celíaco** (del gr. *koilía*, vientre, o *koîlos*, hueco). adj. A., *coeliacus;* F., *coeliaque;* In., *celiac;* It., *celiaco;* P., *celíaco*. Relativo al abdomen. || **–(Tronco).** V. ARTERIAS (TABLA DE).
celiadelfo (de *celi-* y el gr. *adelphós*, hermano). m. Monstruo doble, en el cual los fetos están unidos por el vientre.
celiagra (de *celi-* y el gr. *ágra*, ataque). f. Gota abdominal.
celialgia (de *celi-* y el gr. *álgos*, dolor). f. A., *Bauchschmerz;* F., *coelialgia;* In., It. y P., *celialgia*. Dolor en el abdomen.

celiaquía. f. ESTEATORREA ESENCIAL. ENFERMEDAD CELÍACA.

celícola (del lat. *cella*, célula, y *colere*, habitar). adj. Que habita en las células.

celidonina. f. Alcaloide amargo de la celidonia, planta papaverácea *(Chelidonium majus)*, que posee propiedades purgantes, colagogas y ligeramente narcóticas.

celiectasia (de *celi-* y el gr. *éktasis*, dilatación). f. Distensión de la cavidad abdominal.

celiectomía (de *celi-* y el gr. *ektomé*, escisión). f. F., *excision d'un organe abdominal;* In., *celiectomy.* Escisión quirúrgica de un órgano abdominal. || Escisión de las ramas celíacas del neumogástrico en el tratamiento quirúrgico de la hipertensión esencial.

celio (del gr. *koilía*, cavidad). V. CELE-.

Celio (Aureliano). Médico y escritor romano, n. en Sicca (Numidia) entre los años 100 y 300 de nuestra Era. Se conservan dos de sus obras en latino. *De morbis chronicis* y *De morbis acutis.*

celiocentesis (de *celio-* y el gr. *kéntesis*, punción). f. F., *ponction abdominale;* In., *celiocenesis.* Punción del abdomen.

celiocolpotomía (de *celio-*, el gr. *kólpos*, pliegue, fondo, y *tomé*, corte). f. A., *Kolpozöliotomie;* F., *colpocoeliotomie;* In., *celiocolpotomy;* It. y P., celiocolpotomía. Celiotomía vaginal.

celiodinia (de *celio-* y el gr. *odýne*, dolor). f. CELIALGIA.

celioelitrotomía (de *celio-*, el gr. *élytron*, vaina, y *tomé*, corte). f. Celiotomía vaginal.

celioenterotomía (de *celio-*, el gr. *énteron*, intestino, y *tomé*, corte). f. F., *abouchement du l'intestin à la paroi;* In., *celioenterotomy.* Incisión del intestino a través de la pared abdominal.

celiofima (de *celio-* y el gr. *phŷma*, tumor, tubérculo). m. ant. CELIOMA.

celiogastrotomía (de *celio-*, el gr. *gastér, gastrós*, vientre, y *tomé*, corte). f. F., *gastrotomie par voie abdominale;* In., *celiogastrotomy.* Abertura del estómago por una incisión del abdomen.

celiohisterectomía (de *celio-*, el gr. *hystéra*, matriz, útero, y *ectomé*, escisión). f. *hystérectomie par voie abdominale;* In., *celiohysterectomy.* Escisión del útero por vía abdominal; operación césarea de Porro.

celiohisterotomía (de *celio-*, el gr. *hystéra*, matriz, y *tomé*, corte). f. Abertura del útero por una incisión abdominal; operación césarea.

celioma (de *celi-* y el suf. *-oma*). m. F., *tumeur abdominale;* In., *celioma.* Tumor abdominal.

celiomialgia (de *celio-* y *mialgia*). f. F., *douleur dans les muscles abdominaux;* In., *celiomyalgia.* Dolor de los músculos abdominales. MIOCELIALGIA.

celiomiomectomía (de *celio-*, *mioma* y el gr. *ektomé*, corte). f. F., *myomectomie par voie abdominale;* In., *celiomyomectomy.* Extirpación de un mioma uterino por celiotomía.

celiomiositis (de *celio-*, el gr. *mŷs, myós*, músculo, y *-itis*). f. F., *inflammation des muscles abdominaux;* In., *celiomyositis.* Inflamación de los músculos abdominales.

celionco (de *celi-* y el gr. *ógkos*, hinchazón). m. CELIOMA.

celioparacentesis (de *celio-* y *paracentesis*). f. F., *paracentèse abdominale.* In., *celioparacentesis.* Paracentesis abdominal.

celiopiosis (de *celio-* y el gr. *pýon*, pus). f. Supuración de la cavidad abdominal.

celiopubeosquisis (de *celio-*, *pubis* y el gr. *schísis*, hendidura). f. Fisura congénita del vientre a nivel del pubis; extrofia vesical.

celiorrafia (de *celio-* y el gr. *raphé*, sutura). f. F., *suture de la paroi abdominale;* In., *celiorrhapfy.* Sutura de la pared abdominal.

celiosalpingectomía (de *celio-*, el gr. *sálpigx, -iggos*, trompeta, y *ektomé*, escisión). f. F., *salpingectomie par voie abdominal;* It., *celiosalpingeoctomy.* Escisión de una trompa de Falopio por una incisión abdominal.

celioscopia (de *celio-* y el gr. *skopeîn*, observar). f. A., *Culdoskopie;* F., *culdoscopie;* In., *culdoscopy;* It., *culdoscopia;* P., *celioscopia.* Examen de la cavidad peritoneal por la insuflación de ésta con aire esterilizado y paso de un celioscopio por el trocar a la cavidad distendida.

celioscopio (de *celio-* y el gr. *skopeîn*, observar). m. F., *coelioscope, péritonéoscope;* In., *celioscope.* Instrumento para la iluminación y examen de las cavidades del cuerpo.

celiosquisis (de *celio-* y el gr. *schísis*, hendidura). f. Fisura de la pared abdominal.

celiotomía (de *celio-* y el gr. *tomé*, corte). f. A., *Laparotomie;* F., *coeliotomie;* In., *celiotomy;* It. y P., *celiotomia.* Incisión quirúrgica de la cavidad abdominal. ||-LAPAROTOMÍA.

celitis (de *celio-* e *-itis*). f. Inflamación abdominal.

celo (del lat. *zelus*, y éste del gr. *zêlos*). m. A., *Brunst;* F. e In., *rut;* It. y P., *estro.* Conjunto de fenómenos en los irracionales, indicativos del apetito sexual o generador; estro.

celo- (del gr. *koilía*, cavidad). Forma prefija que denota relación con una cavidad.

celofán (del fr. *cellophane;* de *cell-*, abrev. de *céllulose*, y *phane*, del gr. *phaínein*, mostrar). m. F., *cellophane;* In., *cellophane.* Producto celulósico empleado en medicina para la construcción de filtros, vendajes y compresas.

celoidina. f. F., *celloïdine;* In., *celloidin.* Colodión sólido empleado en los trabajos de microscopia para la inclusión de preparaciones.

celología (del gr. *kéle*, hernia, y *lógos*, tratado). f. Ciencia o estudio de las hernias.

celoma (del gr. *koíloma*, cavidad, hueco). m. A., *Coelom;* F., *coelome;* In., *coelom;* It. y P., *celoma.* Cavidad del cuerpo del embrión comprendida entre la somatopleura y la esplacnopleura; de ella se originan las principales cavidades del tronco. || **-extraembrionario.** Cavidad limitada por el mesodermo coriónico y el de amnios y saco vitelino.

celoniquia (de *cele-* y el gr. *ónyx, ónichos*, uña). f. Alteración de las uñas, en la cual éstas se levantan por sus bordes laterales y se deprimen en el centro. COILONIQUIA.

celoscopia. f. CELIOSCOPIA.

celósito (de *cele-* y el gr. *sîtos*, alimentación). m. Parásito intestinal.

celosomo (de *cele-* y el gr. *sôma*, cuerpo). m. F., *célosome;* In., *celosomus.* Monstruo con eventración, fisura o falta de esternón y protrusión mayor o menor de los órganos torácicos o abdominales.

celotelio. m. MESOTELIO.

celotipia (del lat. *zelotypus*, celoso, envidioso). f. Idea delirante de celos.

celotomía. f. QUELOTOMÍA.

celozoico (de *cele-* y el gr. *zôon*, animal). adj. CELÓSITO.

Celsius (Escala o termómetro de) (Anders *Celsius*, astrónomo sueco, 1701-1744). V. TERMÓMETRO.

Celso (Aulo Cornelio). Médico y escritor romano que vivió a principios del primer siglo de nuestra Era. De sus numerosas obras se conserva el tratado *De re medica*, en ocho libros, resumen de los conocimientos medicoquirúrgicos, desde Hipócrates hasta su tiempo. ||**-(Cuadrilátero de).** Los cuatro síntomas cardinales de la inflamación: calor, tumor, rubor y dolor.

célula (del lat. *cellula*, dim. de *cella*, hueco). f. A., *Zelle;* F., *cellule;* In., *cell;* It. *cellula;* P., *célula.* Elemento fundamental de los tejidos organizados o elemento más simple libre, dotado de vida propia, compuesto de una masa protoplasmática circunscrita que contiene un núcleo. || Intersticio pequeño, o cavidad más o menos cerrada, del tejido esponjoso de los huesos y de los senos cavernosos. || Celdilla o cámara para el examen de preparaciones microscópicas. || **-ácida.** CÉLULA DELOMORFA. || **-acidófila.** CÉLULA OXÍFILA. || **-acústica filamentosa** o **capilar.** Cuerpo ciliado en relación con los bastoncillos internos y externos de Corti. || **-adelomorfa.** Variedad de célula transparente cilíndrica encontrada en las glándulas del estómago; se cree que secreta pepsinógeno. || **-adiposa.** Vesícula nucleada formada de una membrana protoplasmática y

célula

llena de grasa. ‖ **-adventicia.** CÉLULA DE MARCHAND. ‖ **-aérea.** Alveolo pulmonar. ‖ **-alada** o **aliforme.** Células fusiformes en los fascículos conjuntivos de la dermis. ‖ **-alfa.** Células de los islotes de Langerhans que contienen gránulos de glucagón. ‖ **-amacrina.** Célula sin prolongaciones largas; dícese de los espongioblastos de la capa nuclear interna de la retina. ‖ **-ameboide.** Toda célula que puede moverse y cambiar de forma. ‖ **-apolar.** Célula nerviosa sin prolongaciones o polos. ‖ **-apoplética.** Cavidad en el cerebro formada por la efusión de sangre en la apoplejía. ‖ **-aracneiforme.** Células de Golgi, de Deiters; astrocito. ‖ **-argentafín.** Aquella cuyo protoplasma contiene gránulos que se tiñen por el nitrato de plata. ‖ **-arquiocroma.** Célula nerviosa en la que la sustancia cromática se dispone en forma de red. ‖ **-asteriforme.** CÉLULA DE DEITERS, ASTROCITO. ‖ **-auditiva.** Célula del oído interno, que contiene los filamentos auditivos. ‖ **-basal** o **basilar.** Célula de la capa profunda del epitelio. ‖ **-basófila.** La que tiene afinidad para los colorantes básicos. ‖ **-beta.** Célula constituyente de los islotes de Langerhans, que contiene gránulos de insulina. ‖ **-bipolar.** Célula nerviosa con dos polos situados cada uno de ellos en la prolongación del otro. ‖ **-blanca de la sangre.** LEUCOCITO. ‖ **-blastodérmica.** Cada una de las células que forman la membrana primitiva del embrión. ‖ **-bronquial.** CÉLULA AÉREA. ‖ **-calcígera.** Osteoblasto que contiene depósitos calcáreos y que se observa durante el proceso de la calcificación. ‖ **-caliciforme.** Variedad de célula epitelial que contiene mucina y tiene forma de cáliz o copa. ‖ **-cameloide.** ELIPTOCITO. ‖ **-cardiopática.** Célula epitelial con gránulos de hematoidina que existe en el esputo de las bronquitis crónicas. ‖ **-cariocroma.** Célula nerviosa que contiene mucha cromatina en el núcleo y poca en el citoplasma. ‖ **-cartilaginosa.** Célula incluida en las lagunas de los cartílagos. ‖ **-cebada.** Variedad de célula conectiva en cuyo protoplasma hay gran número de gránulos basófilos gruesos e irregulares que se tiñen de rojo metacromático con la tionina y violeta de metilo. Son muy escasas en la sangre normal (0,5 %). Sin.: Mastzelle. ‖ **-centroacinosa.** Células de núcleo claro reunidas en grupos de dos a cinco en el cuello del ácino, al lado de las células glandulares. ‖ **-cianófila.** Denominación de Cajal para una variedad de células plasmáticas o *Plasmazellen.* ‖ **-ciliada.** Célula con pestañas movibles. ‖ **-cilíndrica.** Toda célula epitelial en forma de cilindro. ‖ **-clara.** La presente en los bronquiolos terminales, secretoras del factor surfactante. ‖ **-coclear.** Aplícase a las células especializadas del caracol, algunas de las cuales son elementos perceptivos en conexión con el nervio auditivo; otras son células filamentosas asociadas con el nervio coclear. ‖ **-concéntrica.** Célula excavada de los epiteliomas, que contiene pequeños corpúsculos particulares. ‖ **-conjuntiva.** Célula del tejido conjuntivo que presentan expansiones ramificadas y se anastomosan unas con otras formando una verdadera red. ‖ **-contráctil.** FIBROCÉLULA. ‖ **-cordonal.** Células nerviosas de la sustancia gris de la médula espinal, cuyos cilindroejes van a los cordones del mismo lado o del opuesto. ‖ **-córnea.** Célula epitelial que ha perdido el protoplasma y tiene bordes agudos. ‖ **-Célula** ganglionar de las astas de la médula espinal. ‖ **-corneal.** Células de la córnea; algunas de ellas, fijas, ocupan las lagunas corneales y otras, ameboideas, van de una a otra laguna. ‖ **-cribosa.** Célula cuyas paredes están perforadas con numerosos poros. ‖ **-cromafín.** Células que tienen afinidad especial por los colorantes constituidos por sales de cromo. ‖ **-cromatófora.** Célula abundante en gránulos de pigmento, en la piel oscura, raíz del pelo y en el espesor del párpado en los individuos morenos. ‖ **-cromófoba.** Células de la porción anterior o glandular de la hipófisis, que no se tiñen por las sustancias colorantes. ‖ **-cuboidea.** La epitelial, cuyos diámetros transversal y vertical son casi iguales. ‖ **-de Alzheimer.** Astrocito degenerado. ‖ Célula gigante de la neuroglia con núcleo grueso, observada en la seudosclerosis. ‖ **-de Armanni-Erbstein.** Células epiteliales con depósitos de glucógeno en la porción terminal del primer tubo tortuoso renal; lesión característica de la diabetes. ‖ **-de Aschoff.** Célula gigante en un nódulo reumático. ‖ **-de Beale.** CÉLULA GANGLIONAR DE BEALE. ‖ **-de Bergmann.** Células de neuroglia de la capa molecular de la corteza cerebelosa, con dendritas que se extienden fuera de esta capa. ‖ **-de Betz.** Célula ganglionar grande que contribuye a formar una de las capas del área motora de la sustancia gris del cerebro; llamada también *gigantopiramidal.* ‖ **-de Boettcher.** Células del caracol en capa simple en la membrana basilar. ‖ **-de Boll.** Células aplanadas con prolongaciones protoplasmáticas anastomosadas que forman una amplia red que abraza las células glandulares de la parótida. ‖ **-de Cajal.** Células especiales en el estrato más superficial de la corteza cerebral, que presenta dos y más prolongaciones cilindraxiles. ‖ **-ASTROCITO.** ‖ **-de Clarke.** Células nerviosas de la columna vesicular de Clarke. ‖ **-de Claudius.** Célula grande nucleada a cada lado de los arcos de Corti. ‖ **-de Corti.** Célula filamentosa en la superficie externa del órgano de Corti. ‖ **-de Custer.** Células con finas prolongaciones en el tejido linfoide de los ganglios linfáticos en las afecciones reticuloendoteliales. ‖ **-de Deiters.** Astrocitos; células de neuroglia. ‖ **-de dentina.** La de tejido conjuntivo modificado, peculiar de la dentina. ‖ **-de Drysdale.** Células características de los cistomas ováricos. ‖ **-de Ehrlich.** *Mastzellen* o células cebadas. ‖ **-de fermento.** La que secreta un fermento. ‖ **-de Ferrata.** HEMOHISTIOBLASTO. ‖ **-de fibra contráctil.** Células fusiformes y núcleo central o excéntrico que, reunidas en fascículos, forman la fibra muscular lisa. ‖ **-de Foa-Kurloff.** Células vacuoladas en la sangre y bazo de los conejillos de Indias; en las vacuolas hay inclusiones en forma de gránulos, bastoncillos, etc. ‖ **-de Foulis.** Célula epitelial grande nucleada, observada en los líquidos de quistes ováricos malignos. ‖ **-de Garrigues.** Elementos epiteliales que se encuentran en el líquido ascítico y que denotarían la presencia de un tumor abdominal. ‖ **-de Gaucher.** Células grandes con uno o más núcleos y protoplasma homogéneo, que aparecen en el bazo en la anemia esplénica familiar. ‖ **-de Gegenbaur.** OSTEOBLASTO. ‖ **-de Gehuchten** o **Van Gehuchten.** Células de Golgi del tipo segundo. ‖ **-de Giannuzzi.** CÉLULA MARGINAL. ‖ **-de Gierke.** Pequeñas células intensamente cromófilas que constituyen la parte principal de la sustancia gelatinosa. ‖ **-de Gley.** Célula del tejido intersticial del testículo; célula de Leydig. ‖ **-de Golgi.** Astrocitos; células de neuroglia con numerosas prolongaciones radiadas en todos los sentidos. Las hay de 1.º y 2.º tipo, según el cilindroeje se continúe con una fibra nerviosa o se resuelva en fibrillas que se anastomosan con fibrillas de igual naturaleza, procedentes de células vecinas (red difusa de Golgi). ‖ **-de Heidenhain.** Células adelomorfas y delomorfas de las glándulas gástricas. ‖ **-de Henle.** Célula grande nucleada granular de los tubos seminíferos. ‖ **-de Hensen.** Célula exterior de sostén que cubre el órgano de Corti. ‖ **-de Hodgkin.** Célula análoga a la de Reed-Sternberg, pero provista de un solo núcleo. No es específica de la enfermedad de Hodgkin. ‖ **-de Hofbauer.** Célula grande cromófila de las vellosidades del corion; probablemente un clasmatocito. ‖ **-de Hortega.** Células de microglia esparcidas por todo el sistema nervioso central, variedad de células de neuroglia de núcleo pequeño que se tiñe intensamente y rodeado de protoplasma escaso, con pocas expansiones tortuosas en varios sentidos. ‖ **-de Hürthle.** Células de citoplasma granular acidófilo que representan formas metaplásicas de las células foliculares tiroideas. ‖ **-de insuficiencia cardíaca.** En los esputos, células alveolares grandes con gránulos pardos de hemosiderina, signo de repetidos episodios de hemoptisis con acumulación intraalveolar de glóbulos rojos. ‖ **-de Kulchitsky.** Células argentafines situadas entre las células que tapizan las glándulas de Lieberkühn del intestino. ‖ **-de Kupffer.** Células estrelladas de naturaleza reticuloendotelial en las paredes de los sinusoides del hígado, que contribuyen a la elaboración de la bilirrubina a partir de los glóbulos rojos destruidos. ‖ **-de la caduca.** CÉLULA DECIDUAL. ‖ **-de la lepra.** Célula en un nódulo leproso que se ha convertido en un saco que contiene protoplasma degenerado y bacilos. ‖ **-de la serotina.** CÉLULA DECIDUAL. ‖ **-de Langerhans.** Célula estrellada en las partes más profundas de la zona germinativa de la epidermis. ‖ **Célula fusiforme en la luz de los ácinos del páncreas.** ‖ Célula irregular, errante, en la córnea. ‖ **-de Langhans.** Células epiteliales poligonales que constituyen la capa de Langhans. ‖ Células gigantes del tubérculo. ‖ **-de Leishman.** Leucocito granuloso basófilo que se observa en la fiebre hemoglobinúrica. ‖ **-de Leydig.** Célula intersticial del testículo a la que se atribuye la secreción interna del órgano. ‖ **-de Lipschütz.** Células cuyo protoplasma contiene gránulos que se coloran con la hematoxilina; observadas en el liquen rojo. Se denominan también *centrocitos*. ‖ **-de Malpighi.** Células espinosas del estrato de Malpighi. ‖ **-de Marchand.** Pequeñas células redondas fagocíticas del sistema reticuloendotelial. ‖ **-de Martinotti.** Células fusiformes con cilindroejes ascendentes de la capa polimorfa de la corteza cerebral. ‖ **-de Merkel-Ranvier.** Melanoblasto de la piel. ‖ **-de Meynert.** Células piramidales solitarias en la corteza cerebral alrededor de la cisura calcarina. ‖ **-de Mikulicz.** Células en el rinoscleroma, que contienen los bacilos de esta enfermedad. ‖ **-de Nageotte.** Excavación en un portaobjeto de vidrio, en cuyo fondo hay grabada una cuadrícula, para contar los elementos celulares contenidos en 1 mm³ de líquido examinado. ‖ **-de Neumann.** Célula roja nucleada de la médula ósea que forma los eritrocitos. ‖ **-de Niemann-Pick.** Células grandes, ovales o poligonales, de protoplasma vacuolado, encontradas en el bazo en la enfermedad del mismo nombre. ‖ **-de núcleo vegetante.** Células gigantes que son los elementos más característicos de la médula ósea. ‖ **-de Nussbaum.** Célula pequeña, sin función conocida, de las glándulas pilóricas del estómago. ‖ **-de Oppel.** Células de los tubos secretorios de las glándulas de Brunner, distintas de las células mucosas; probablemente secretoras de un fermento. ‖ **-de Paneth.** Células en el fondo de las glándulas de Lieberkühn, que contienen gránulos eosinófilos y se cree que elaboran cimógeno. ‖ **-de Pelger.** Leucocito neutrófilo con núcleo de dos lóbulos unidos por un puente estrecho. ‖ **-de Purkinje.** Células nerviosas de cuerpo grueso piriforme, con prolongaciones protoplasmáticas dirigidas hacia la periferia y el cilindroeje hacia la profundidad, situadas entre los estratos molecular y granuloso del cerebelo. ‖ **-de Reed-Sternberg.** Célula grande provista de dos núcleos dispuestos simétricamente con nucléolos prominentes, característica del linfoma tipo Hodgkin. ‖ **-de revestimiento.** CÉLULA DELOMORFA. ‖ **-de Rieder.** Linfoblasto con núcleo dividido en dos o más lóbulos. ‖ **-de Rindfleisch.** Macrófagos de núcleo excéntrico y citoplasma acidófilo característicos del granuloma tifoídico. ‖ **-de Robin.** Células esféricas de aspecto variable de la médula ósea. ‖ **-de Rouget.** Células contráctiles de las paredes de los vasos capilares. ‖ **-de Salta.** Células asteroides de tejido conjuntivo en las fibras que constituyen las terminaciones nerviosas sensitivas en el pericardio. ‖ **-de Schwann.** Una de las células que componen la vaina de Schwann. ‖ **-de sensación o sensitiva.** La cortical que recibe los estímulos periféricos por conducción directa, siendo de este modo el asiento de la sensación. ‖ **-de Sertoli.** Células alargadas en forma de columna situadas en los tubos seminíferos, que desempeñan una función nutritiva y que con las espermátides forman un cuerpo complejo, el espermatóforo; se denominan también *células en candelabro*, *sustentaculares* y *trofocitos*. ‖ **-de sostén.** Nombre de las células de Deiters del órgano de Corti; células largas fusiformes entre los bastones externos de Corti y las células acústicas filamentosas o empenachadas. ‖ **-de Sternberg-Reed.** CÉLULA DE REED-STERNBERG. ‖ **-de Sternheimer.** Leucocitos polinucleares de aspecto tumefacto, núcleo globuloso y protoplasma sembrado de pequeñas vacuolas y granulaciones agitadas de movimiento browniano, que cuando se hallan en una proporción mayor al 10 % en el sedimento urinario son patognomónicas de una pielonefritis crónica. ‖ **-de Touton.** Células gigantes multinucleadas que contienen sustancias lipoideas, observadas en las lesiones xantogranulomatosas. ‖ **-de Türck.** Leucocito de irritación o proplasmocito; célula grande mononuclear con citoplasma denso opaco, basófilo y vacuolado, que se observa en la sangre en los estados de irritación de la médula ósea. ‖ **-de Unna.** Fibroblasto. ‖ **-de Vignal.** Célula de tejido conectivo embrionario que secreta mielina y contribuye a la formación de los cilindroejes de los nervios en el feto. ‖ **-de Virchow.** Células de la lepra. ‖ **-de xantoma.** Célula de aspecto nebuloso debido a la presencia de colesterina, observada especialmente en el xantoma. ‖ **-de Zander.** Células hinchadas del ectodermo primitivo en los dedos del embrión. ‖ **-decidual.** Célula grande nucleada de contenido granular, que procede del tejido conjuntivo de la mucosa uterina. ‖ **-del esmalte.** AMELOBLASTO. ‖ **-del tejido conjuntivo.** Nombre general de elementos celulares de varias formas del tejido conjuntivo. ‖ **-delomorfa.** Célula secretora de ácido en el estómago; son células granulosas situadas entre la membrana basal de los túbulos de las glándulas cardiales y las células adelomorfas. ‖ **-dentada.** CÉLULA DE MALPIGHI. ‖ **-elemental o embrionaria.** Célula redonda, pequeña, producida por la segmentación del óvulo. ‖ **-emigrante.** Leucocito que ha atravesado la pared de un vaso sanguíneo. ‖ **-en cesta.** Células situadas en los dos tercios internos de la capa molecular o plexiforme de la corteza cerebelosa, de cuyas largas neuritas salen colaterales que forman, en torno de las células de Purkinje, una especie de red fibrilar en forma de cesta. ‖ **-en descanso.** La que no ofrece cariocinesis. ‖ **-endotelial.** Forma de célula plana que tapiza todas las cavidades serosas y linfáticas. ‖ **-endotelioide.** Célula de gran tamaño que se observa frecuentemente en las afecciones de los órganos hematopoyéticos, la cual se cree derivada de la túnica endotelial de los vasos sanguíneos y linfáticos. ‖ **-entoplásica.** Dícese de las células en las cuales los procesos de metamorfosis se producen dentro de la misma sustancia y no en la superficie. ‖ **-ependimaria.** Célula de neuroglia en el interior del eje cerebrospinal. ‖ **-epitelioide.** Células jóvenes de tejido conjuntivo que por mutua compresión aparecen aplanadas; se observan en los procesos inflamatorios crónicos y en el tubérculo. ‖ **-escamosa.** Célula epitelial plana. ‖ **-esfenoidal.** Nombre de las cavidades o senos del esfenoides. ‖ **-espermática.** ESPERMATOZOIDE. ‖ **-espinosa.** Célula de la capa profunda del epitelio pavimentoso estratificado que posee múltiples prolongaciones que enlazan con otras de células similares. ‖ **-espumosa.** Célula con protoplasma intensamente vacuolizado. ‖ **-esqueletógena.** OSTEOBLASTO. ‖ **-estable.** Célula cuya capacidad reproductora cesa o decrece en la adolescencia, pero conserva sus propiedades a lo largo de la vida. ‖ **-esticocroma.** Célula nerviosa cuya sustancia cromática está dispuesta en bloques gruesos separados por las trabéculas del retículo. ‖ **-etmoidal.** Nombre dado a ciertas cavidades anchas, principalmente en las masas laterales del hueso etmoides. ‖ **-falciforme.** Corpúsculo rojo en forma de hoz, drepanocito, característico de una forma de anemia. ‖ **-fenestrada.** Denominación de Cajal para las células multipolares de los ganglios nerviosos, alrededor de las cuales las prolongaciones dendríticas y los cilindroejes forman una red fenestrada. ‖ **-feocroma.** Célula de la sustancia medular de la glándula suprarrenal, que se colora intensamente con las sales de cromo. ‖ **-fibrosa.** Fibrocélula. ‖ **-fisalífera.** Células nucleadas esferoidales características del cordoma, que contiene glucógeno o mucina. ‖ **-flagelada.** Célula móvil que tiene flagelos o cilios largos para la propulsión. ‖ **-formativa.** CÉLULA ELEMENTAL O EMBRIONARIA. ‖ **-funicular.** CÉLULA CORDONAL. ‖ **-fusiforme.** Células nerviosas, de ordinario bipolares, en forma de huso, del estrato molecular de la corteza cerebral. ‖ **-gametoide.** Célula cancerosa semejante a células reproductoras. ‖ **-ganglionar.** Forma de célula nerviosa grande, encontrada especialmente en los ganglios espinales. ‖ **-ganglionar de Beale.** Célula bipolar con una prolongación arrollada en la otra. ‖ **-germen.** La que, al desarrollarse, forma un espermatozoide u óvulo, especialmente este último. ‖ **-germinativa.** Una de las células en el cerebro y médula espinal en el embrión, que se divide para formar las células ganglionares primitivas o neuroblastos. ‖ **-gigante.** Célula muy grande, con muchos núcleos, de la médula ósea. ‖ Variedad de célula patológica que se encuentra en el centro del folículo tuberculoso y otros procesos. ‖ **-de Kulchitsky.** Variedad de célula APUD con función endocrina, que se encuentra en el intestino. ‖ **-girocroma.** Célula nerviosa en la que la sustancia cromática aparece en forma de granulaciones. ‖ **-glandular.** Célula que elabora un producto de secreción que aprovecha el organismo a medida de sus necesidades. ‖ **-glial.** Célula de la neuroglia. ‖ **-globulígena.** ERITROBLASTO. ‖ **-granulosa.** LEUCOCITO. ‖ **-gustativa** o **gustatoria.** Dícese de las células de los botones gustativos o corpúsculos del gusto, cubiertas por las células protectoras. ‖ **-hecatómera.** Nombre que se da a las células de la sustancia gris de la médula espinal, cuyo cilindroeje se divide en dos ramas, una para la sustancia blanca del mismo lado de la médula y otra para los cordones anterolaterales del lado opuesto. ‖ **-hepática.** Célula epitelial poligonal que contribuye a constituir un ácino del hígado. ‖ **-heterómera.** Célula nerviosa de la sustancia gris de un lado de la médula, cuyo cilindroeje pasa a la sustancia blanca del lado opuesto. ‖ **-hidrópica.** Célula gruesa, muy hinchada por el contenido líquido en una o más vacuolas que apartan a un lado el núcleo celular. ‖ **-hija.** Toda célula formada por la división de una célula madre. ‖ **-hipercromática.** La que contiene mayor proporción de cromosomas que la normal. ‖ **-horizontal.** Célula aplastada, escalonada en varias filas contra el plexo basal que ocupa la parte exterior de la capa de las células bipolares en la retina. ‖ **-indiferente.** La que no posee estructura característica o que no forma parte esencial del tejido en que se encuentra. ‖ **-inicial.** CÉLULA GERMEN. ‖ **-intersticial.** Célula constituida por un grueso elemento provisto de un núcleo esférico, a menudo excéntrico, que ocupa el tejido intersticial del testículo. ‖ **-juvenil.** METAMIELOCITO. ‖ **-lábil.** La que se produce constantemente a lo largo de la vida. ‖ **-lacrimoetmoidal.** Célula etmoidal situada debajo del hueso lagrimal. ‖ **-lacunar.** Célula provista de un núcleo grande vesiculoso y citoplasma rodeado de un halo claro característico. Presente en la variedad escleronodular de linfoma tipo Hodgkin. ‖ **-LE.** Inclusiones nucleares en los neutrófilos descubiertos por Hargraves en los enfermos de lupus eritematoso diseminado. ‖ **-leucocitoide.** Célula sanguínea incolora que toma parte en la formación de las cicatrices. ‖ **-linfoide.** Leucocito emigrante. ‖ **-madre.** Célula capaz de especializarse en varias líneas celulares subsidiarias. ‖ Célula pluripotencial, que daría origen a todas las células sanguíneas. Su morfología no está aún establecida, aunque se cree que es pequeña, mononucleada y parecida a los linfocitos maduros. *Sin.:* Célula germinal, *stem-cell*. ‖ **-mamotrófica.** Variedad de célula acidófila del lóbulo anterior de la hipófisis, productora de hormona lactógena. ‖ **-marginal.** Célula granular que existe cerca de la membrana basal de las glándulas mucosas. ‖ **-mastoidea.** Dícese de los senos de la apófisis mastoides. ‖ **-medular.** Célula de protoplasma granuloso provista de un núcleo único y regular que ocupa casi la mitad de ella y constituye uno de los elementos de la médula. ‖ **-mieloidea.** Osteoclasto o célula gigante de la médula ósea. ‖ **-migratoria.** Dícese de los leucocitos y corpúsculos blancos de la sangre; llámanse así por sus movimientos ameboideos. ‖ **-mioide.** Elemento muscular en el glomérulo de las glándulas sudoríparas. ‖ **-mioide.** Célula del timo, semejante a fibras musculares estriadas. ‖ **-mitral.** Célula piramidal que forma una de las capas del bulbo olfatorio. ‖ **-monoplásica.** La compuesta de una sustancia simple. ‖ **-motriz.** La de la médula espinal cuyo cilindroeje se continúa en una fibra nerviosa motora. ‖ **-mucosa.** La que secreta moco o mucina. ‖ **-multipolar.** Célula nerviosa estrellada a causa de las múltiples prolongaciones que erizan la superficie del protoplasma. ‖ **-muscular lisa.** Fibrocélula nucleada, alargada y contráctil, peculiar del músculo liso. ‖ **-nerviosa.** Toda célula del sistema nervioso, especialmente las células ganglionares o las células especiales del sistema nervioso; neurona o neurodendrón. La célula nerviosa es una masa de protoplasma poligonal, ovoideo o en forma de pera, que contiene un núcleo esférico y de la cual se desprenden un cilindroeje *(neurona, neuroeje, axón, fibra de Deiters)* y varias expansiones protoplasmáticas *(dendritas o citodendritas).* ‖ **-neuromuscular.** Forma de célula observada principalmente en los animales inferiores, cuya parte externa recibe los estímulos y la parte interna es contráctil. ‖ **-noble.** Célula diferenciada de los tejidos y órganos del cuerpo. ‖ **-normal.** Toda célula que existe naturalmente en una parte u órgano sano. ‖ **-nucleada.** La que tiene núcleo. ‖ **-nuclear.** La nerviosa que consta de un núcleo rodeado de una capa de protoplasma. Se observa especialmente en el área sensorial de la corteza cerebral. ‖ **-olfatoria.** Serie de células especializadas y fusiformes de la membrana mucosa de la nariz, incluidas entre las células epiteliales. ‖ **-ósea.** Célula nucleada que ocupa una laguna ósea. ‖ **-oxífila.** La que se tiñe con colorantes ácidos; aparece en número escaso antes de la pubertad en la glándula paratiroides y su función es desconocida. ‖ **-oxíntica.** CÉLULA DELOMORFA O ÁCIDA. ‖ **-palatina.** Porciones de células etmoidales que se extienden al hueso palatino. ‖ **-parietal.** Uno de los tipos de células que constituyen las glándulas de la mucosa del fondo y cuerpo gástrico, productoras de ácido clorhídrico. ‖ -CÉLULA DELOMORFA. ‖ **-pavimentosa.** Células planas que componen el epitelio pavimentoso. ‖ **-péptica.** Célula adelomorfa del estómago. ‖ **-peritelial.** CÉLULA DE MARCHAND. ‖ **-peritral.** Células plasmáticas que rodean las paredes de los vasos sanguíneos. ‖ **-pigmentaria.** Toda célula que contiene gránulos de pigmento. ‖ **-pilosa.** Célula epitelial con pestañas semejantes a cabellos. ‖ **-piramidal.** Célula ganglionar multipolar grande de la corteza cerebral. ‖ **-plana.** FIBROBLASTO. ‖ **-plasmática.** *Plasmazellen;* dícese de las células peculiares que existen normalmente en varias mucosas, generalmente en el tejido linfoideo y con frecuencia en estados patológicos. Se tiñen intensamente con los colorantes básicos. El protoplasma no es granular y es más denso en la periferia que en el centro. El núcleo tiene gran cantidad de cromatina, que se dispone en rueda de carro. ‖ **-plasmática de Unna.** FIBROBLASTO. ‖ **-polar.** GLÓBULO POLAR. ‖ **-policromática** o **policromatófila.** Eritrocito no nucleado que se tiñe con los colorantes básicos y ácidos. ‖ **-poligonal.** Células de esta forma diseminadas en el espesor del estrato molecular de la corteza cerebral. ‖ **-poliplásica.** La formada de varios elementos estructurales; célula que pasa por varias modificaciones de forma. ‖ **-primordial.** CÉLULA EMBRIONARIA. ‖ **-principal.** CÉLULA ADELOMORFA. ‖ Unas células cromófobas de la *pars distalis* de la hipófisis. ‖ Células epiteliales, de citoplasma pálido por contener glucógeno y núcleo vesicular grueso, que en mayor número constituyen la glándula paratiroides. ‖ **-protectora.** La que cubre y protege otras células; especialmente las grandes células epiteliales de la capa exterior del bo-

tón gustativo. ‖ **-psíquica.** CÉLULA PIRAMIDAL. ‖ **-radicular.** Célula nerviosa de la sustancia gris de la médula espinal, cuyo cilindroeje se dirige a las raíces de los nervios espinales. ‖ **-ragiocrina.** CLASMATOCITO. ‖ **-redonda.** Toda célula de forma esférica. ‖ **-reticular.** Células del tejido que constituye la armazón de los ganglios linfáticos, bazo y médula ósea. ‖ **-retinal** o **retiniana.** Dícese de las células especializadas de varias clases encontradas particularmente en las capas vesicular, molecular, nuclear y pigmentaria de la retina. ‖ **-roja de la sangre.** Corpúsculo rojo; hematíe. ‖ **-sarcogénica.** Nombre dado a las células que, al desarrollarse, forman la fibra muscular. ‖ **-semilunar.** CÉLULA MARGINAL. ‖ **-seminal.** Célula epitelial dentro de los tubos seminíferos, que agrupa las células de Sertoli y las espermatogénicas. ‖ **-sensorial.** La célula nerviosa central de los órganos periféricos de los sentidos. ‖ **-serosa.** La concerniente a la secreción de un líquido albuminoso, célula esencial de una glándula serosa o albuminosa. ‖ **-seudoplasmáticas.** Célula que tiene propiedades colorantes análogas a las de las células plasmáticas, pero que se diferencian en su estructura. ‖ **-sexual.** Células grandes del epitelio germinativo en estadios distintos de maduración. ‖ **-siderófila.** Célula cuyas granulaciones fijan las sales de hierro. ‖ **-somática.** La del somatoplasma; células no diferenciadas. ÊÊ-somatocroma. Célula nerviosa en la que por el azul de metileno se colorean uniformemente tanto el núcleo como el citoplasma. ‖ **-somatotrópica.** Variedad de célula acidófila del lóbulo anterior de la hipófisis, que secreta la hormona del crecimiento. ‖ **-sombra.** Células ganglionares necrosadas que no se coloran. ‖ **-sustentacular.** Corpúsculos finos estrellados que con la sustancia intercelular forman la pulpa esplénica. ‖ CÉLULA DE SERTOLI. ‖ **-tautómera.** La nerviosa de la sustancia gris de la médula espinal, cuyo cilindroeje pasa a la sustancia blanca del mismo lado de la médula. ‖ **-tegumentaria.** Célula que cubre una estructura delicada. ‖ **-tendinosa.** Fibroblastos dispuestos en fila entre los fascículos primarios de los tendones. ‖ **-timpánica.** Depresiones en las paredes del tímpano. ‖ **-tirotrófica.** Variedad de célula acidófila del lóbulo anterior de la hipófisis, que secreta la hormona tirotrófica. ‖ **-totipotencial.** La que es capaz de desarrollarse en cualquier variedad celular. ‖ **-triangular.** Célula de Cajal en forma de triángulo. ‖ **-trófica.** Variedad de células en los ganglios y centros nerviosos en estadios de las verdaderas células nerviosas (Holmgren). ‖ **-unipolar.** Célula nerviosa con una sola prolongación protoplasmática. ‖ **-vasoformativa.** Dícese de las células que se unen con otras para formar vasos sanguíneos. ‖ **-vibrátil.** CÉLULA CILIADA. ‖ **-visual.** Elementos neuroepiteliales de la retina; los bastones y los conos.
celular, cellulare (de *célula*). adj. A., *zellulär;* F., *cellulaire;* In., *cellular;* It., *cellulare;* P., *celular.* Relativo a las células o compuesto de ellas. ‖ **–(Tejido).** TEJIDO CONJUNTIVO.
celulasa. f. F. e In., *cellulase.* Enzima que hidroliza la celulosa en celobiosa; es secretada por ciertas bacterias y hongos.
celulicida (del lat. *cellula*, hueco, célula, y *caedere*, matar). adj. F., *cellulicide;* In., *cellulicidal.* Destructor de células.
celulífero. adj. Que produce o lleva células.
celuliforme. adj. En forma de célula.
celulífugo (del lat. *cellula*, célula, y *fugere*, huir). adj. F., *cellulifuge;* In., *cellulifugal.* Que se aparta del cuerpo celular.
celulípeto (del lat. *cellula*, célula, y *petere*, dirigirse a). adj. F., *cellulipète;* In., *cellulipetal.* Que se dirige hacia la célula.
celulitis (de *célula* y el suf. *-itis*). f. A., *Zellgewebsentzündung;* F., *cellulite;* In. e It., *cellulite;* P., *celulite.* Inflamación difusa de los tejidos de sostén del organismo (tejido celular), referida generalmente al tejido celular subcutáneo. ‖ **-flemonosa.** FLEMÓN DIFUSO.

‖ **-orbitaria.** Inflamación del tejido celular de la órbita. ‖ **-pélvica.** Inflamación del tejido celular alrededor del útero, *parametritis,* o del recto, *periproctitis.*
celulocutáneo (de *célula* y el lat. *cutis,* piel). adj. Relativo al tejido celular y a la piel o compuesto de los dos.
celulofibroso (de *célula* y el lat. *fibra,* filamento). adj. En parte celular y en parte fibroso.
celuloide (del lat. *cellula,* hueco, y el gr. *eîdos,* aspecto). m. A., *Zelluloid;* F., *celluloïd;* In., *celluloid;* It., *celluloide;* P., *celulóide.* Sustancia que en gran parte se compone de piroxilina y alcanfor, usada en las artes y en odontología y cirugía.
celuloma (de *célula* y el suf. *-oma,* tumoración). m. Tumor de células. ‖ **–epitelial eruptivo.** Linfangioma tuberoso múltiple.
celuloneuritis (de *célula* y el gr. *neurá,* nervio, y el suf. *-itis*). f. F., *cellulo-névrite;* In., *celluloneuritis.* Inflamación de las células nerviosas. NEURONITIS. ‖ **-anterior aguda.** Término de Raymond para las poliomielitis anterior aguda, la polineuritis y la parálisis de Landry, que considera como una sola enfermedad.
celulorradiculoneuritis. f. POLIRRADICULONEURITIS.
celulosa (del lat. *cellula,* hueco). f. A., *Zellulose;* F. e In., *cellulose;* It., *cellulose;* P., *celulose.* Hidrato de carbono que forma las membranas de las células vegetales; se encuentra casi pura en el algodón hidrófilo; constituye la mayor parte de la masa de la médula de saúco, de la madera, etc.; es sólida, incolora, insoluble en el agua y en los disolventes neutros, soluble en las soluciones cuproamoniacales. ‖ Capa celular.
celulotóxico (de *célula* y el lat. *toxicum,* veneno). adj. F., *cellulotoxique;* In., *cellulitoxic.* Producido por toxinas celulares. ‖ Tóxico para las células.
cella (lat.). f. Celda. ‖ **-lateralis.** Ventrículo lateral del cerebro. ‖ **-media.** Porción central del ventrículo lateral del cerebro, llamada también *pars centralis.*
Cellia (de Angelo Celli, médico italiano, 1857-1914). Género de mosquitos anofeles, del que varias especies actúan como portadoras del paludismo.
cellula (lat.). f. CÉLULA. ‖ **-ethmoidalis, mastoidea.** Células etmoidales, mastoideas. ‖ **-pneumatica tubaria.** Pequeñas cavidades en la pared inferior de la trompa de Eustaquio, cerca del orificio timpánico.
Cellulomonas. Género de bacterias del grupo de las coreniformes, que se clasifican junto al género *Arthrobacter* como género de situación incierta. Atacan la celulosa y se la encuentra en el suelo.
cementación (del lat. *cementum,* argamasa). f. F., *cémentation;* In., *cementation.* Acto de tapar con cemento las cavernas dentarias.
cementitis (del lat. *cementum,* argamasa, y el suf. *-itis*). f. F., *cémentite;* In., *cementitis.* Inflamación del cemento de un diente.
cemento (del lat. *cementum,* argamasa). m. A., *Zement;* F., *ciment;* In., *cement;* It., *cemento;* P., *cimento.* Toda sustancia que sirve para pegar o unir entre sí cuerpos sólidos. ‖ Caja de tejido óseo que cubre la raíz de un diente. Difiere en su estructura del hueso ordinario en que contiene mayor número de fibras de Sharpey. ‖ **-adamantino.** Material compuesto de piedra pómez en polvo mezclada con una amalgama de plata; usado en odontología. ‖ **-coronario.** Envoltura ósea de la corona de un diente en ciertos mamíferos (rumiantes, paquidermos). ‖ **-de Horsley.** CERA DE HORSLEY. Materia plástica que une las células entre sí, especialmente las epiteliales. ‖ **-muscular.** MIOGLIA. ‖ **-nervioso.** NEUROGLIA.
cementoblasto (del lat. *cementum,* cemento, y el gr. *blastós,* germen). m. A., *Zementzelle;* F., *cémentoblaste;* In., *cementoblast;* It., *cementoblasto;* P., *cimentoblasto.* Célula de la cual se desarrolla el cemento dentario.
cementoclasia (del lat. *cementum,* cemento, y el gr. *klân,* romper). f. F., *cémentoclasi;* In., *cementoclasia.* Destrucción o desintegración del cemento dentario.
cementoexostosis (del lat. *cementum,* argamasa, el gr. *éxo,* fuera, *ostéon,* hueso). f. F., *cémenticule, cé-*

mento-exostose; In., *cemento-exostosis, cementicle.* Neoformación de tejido óseo en el cemento dentario, como consecuencia de un proceso de periodontitis.

cementoma (del lat. *cementum,* argamasa, y el suf. *-oma,* tumoración). m. F., *cémentome;* In., *cementoma.* Forma de odontoma compuesto de una especie de cemento análogo al de los dientes.

cementoperiostitis (del lat. *cementum,* argamasa, el gr. *perí,* alrededor, y *ostéon,* hueso). f. Piorrea alveolar.

cementosis (del lat. *cementum,* argamasa, y el suf. *-osis, enfermedad).* f. F., *cémentose;* In., *cementosis.* Desarrollo del cemento o de un cementoma.

cementum (lat.). m. CEMENTO.

cenadelfo (del gr. *koinós,* común, y *adelphós,* hermano). m. Monstruo doble cuya parte común contiene uno o más órganos necesarios para la vida.

cenencefalocele (del gr. *kenós,* vacío, y de *encefalocele).* m. F., *cenencéphalocèle;* In., *cenencephalocele.* Encefalocele o protrusión de una parte del cerebro sin líquido.

cenestesia (del gr. *koinós,* común, y *aísthesis,* sensación). f. A., *Gemeingefühl;* F., *cénesthésie;* In., *cenesthesia;* It. y P., *cenestesia.* Conjunto de las sensaciones vagas internas procedentes de los distintos órganos, que produce el sentimiento general de existencia independientemente de los sentidos; sentido de la existencia (Deny y Camus). || (De *kenos,* vacío). Sensación de vacuidad, pérdida de conciencia de la propia identidad.

cenestesiopatía (de *cenestesia* y el gr. *pathós,* enfermedad). f. F., *cénesthésiopathie;* In., *ceneesthesiopathy.* Pérdida o trastorno de la cenestesia. ASQUEMATÍA.

cenestopatía (del gr. *koinótes,* carácter general, y *páthos,* enfermedad). f. F., *cénesthopathie;* In., *cenesthopathia.* Alucinación de la sensibilidad que produce una sensación corporal anormal más molesta que dolorosa.

ceniciento. adj. CINÉREO.

ceniza (del lat. *cinisea,* de *cinis).* f. A., *Asche;* F., *cendre;* In., *ash;* It., *cenere;* P., *cinza.* Residuo de la combustión, especialmente de las sustancias orgánicas.

cenobio o **cenobium** (del gr. *koinobios,* de *koinós,* común, y *bíos,* vida). m. F., *coenobe;* In., *cenobium.* Colonia de organismos unicelulares o células independientes que se mantienen unidas por una cubierta común.

cenofobia (del gr. *kenós,* vacío, y *phóbos,* temor). f. desus. Temor morboso al vacío o a los grandes espacios.

cenofobia (del gr. *kainós,* nuevo, y *fobia,* temor). f. desus. V. CENOTOFOBIA.

cenogénesis (del gr. *kainós,* nuevo, y *génesis).* f. Proceso ontogénico que se aparta de la ley biogenética fundamental: opuesto a *palingénesis.*

cenopsíquico (del gr. *kainós,* nuevo, y *psyché,* alma). adj. De reciente aparición en el desarrollo mental.

cenotipo (del gr. *koinós,* común, y *týpos,* tipo). m. F., *coenotype;* In., *cenotype.* Tipo común o primitivo del cual se originan todas las formas.

cenotofobia (del gr. *kainótes,* novedad, y *fobia).* f. Temor a las novedades. Cainofobia, neofobia.

cenotoxina (del gr. *kenós,* vacío, y de *toxina).* f. A., *Ermüdungsstoff;* F., *cénotoxine;* In., *cenotoxin;* It., *cenotossina;* P., *cenotoxina.* Toxina de la fatiga, producida en los músculos por la influencia de la contracción.

censor (del lat. *censor).* m. A., *Zensor;* F., *censeur;* In. y P., *censor;* It., *censore.* V. CENSURA.

censura (del lat. *censura,* juicio severo). f. A., *Zensur;* F., *censure;* In., *censorship;* It. y P., *censura.* En el modelo psicoanalítico del aparato psíquico, función que mantiene la represión, impidiendo el acceso de los deseos inconscientes al sistema preconsciente-consciente.

centaura. f. A., *Tausendguldenkraut;* F., *centaurée;* In., It. y P., *centaurea.* Nombre de varias plantas compuestas, muchas de ellas medicinales: la *Centaurea centaurium,* o centaura mayor, es tónica y febrífuga. También se llama centaura una gencianácea, la *Erythraea centaurium,* o centaura menor, empleada como tónica estomacal.

centeno (del lat. hispánico *centenum,* y éste del clásico *centeni,* de ciento en ciento). m. A., *Roggen;* F., *seigle;* In., *rye;* It., *segale;* P., *centeio.* Planta gramínea *(Secale cereale)* y su semilla; alimenticia. || **-(Cornezuelo de).** A., *Mutterkorn;* F., *ergot de seigle;* In., *rye smut;* It., *segale cornuta;* P., *cravagen do centeio.* Fase de desarrollo del hongo *Claviceps purpurea,* cuerpo alargado arqueado que ocupa el lugar del grano de centeno. Esta sustancia tiene la propiedad de contraer las fibras musculares lisas y las arteriolas y se emplea para cohibir la hemorragia después del parto y para acelerar éste; su extracto recibe el nombre de ergotina.

centesimal. adj. F. e In., *centesimal.* Dividido en centésimas.

-centesis. sufijo (del gr., *kéntesis,* picadura), que indica punción o perforación de la parte señalada por el prefijo.

centigramo (del lat. *centum,* ciento, y *gramo).* m. F., *centigramme;* In., *centigram;* P., *centigrama.* Peso de la centésima parte de un gramo; su símbolo es cg.

centinormal. adj. Que tiene una centésima parte de la fuerza normal o tipo.

centipoise. m. Centésima de poise. Abrev.: cp.

centomanía (del gr. *kentein,* aguijonear, y *manía,* locura). f. Hábito morboso de pincharse que tienen algunos alienados.

central (del lat. *centralis).* adj. F. e In., *central.* Situado en el centro o perteneciente a un centro; no periférico.

centrifugación (del lat. *centrum,* centro, y *fugare,* ahuyentar). f. A., *Zentrifugieren;* F. e In., *centrifugation;* It., *centrifugazione;* P., *centrifugação.* Aplicación de la fuerza centrífuga con objeto de separar los corpúsculos sólidos suspendidos en un líquido. Se emplea generalmente para precipitar los elementos celulares contenidos en un líquido normal o patológico.

centrifugador (del lat. *centrum,* centro, y *fugare,* poner en fuga). m. F., *centrifuguese, centrifugeur;* In., *centrifuge.* Aparato de laboratorio, propio para la centrifugación. Consta en esencia de dos tubos de vidrio o metal, en los cuales se pone el líquido que debe examinarse, y que se someten a un movimiento circular rapidísimo con una manivela u otro medio.

centrífugo (del lat. *centrum,* centro, y *fugere,* huir). adj. A., *Zentrifugal;* F., *centrifuge;* In., *centrifugal;* It., *centrifugo;* P., *centrífugo.* Que se aleja del centro; eferente o exódico. Los nervios motores y secretorios son centrífugos.

centríolo. m. CENTROSOMA.

centrípeto (del lat. *centrum,* centro, y *petere,* dirigirse a). adj. A., *Zentripetal;* F., *centripète;* In., *centripetal;* It., *centripeto;* P., *centrípeto.* Que se dirige hacia un centro; exódico o eferente.

centripucio (del lat. *centrum,* centro, y *occipitium,* occipucio). m. F., *partie de la tête située entre l'occiput et le sommet du crâne;* In., *centriciput.* Porción de la cabeza entre el occipucio y el sincipucio.

centro (del lat. *centrum).* m. A., *Zentrum;* F., *centre;* In., *center;* It. y P., *centro.* Punto medio de una parte u órgano. || **-abdominal.** Epigastrio. || Centro de reflejos cutáneos en la sustancia gris de la médula, entre las vértebras TVI y TXI. || Plexo celíaco. || **-acelerador.** Centro situado en el bulbo raquídeo (médula oblongada), que envía fibras aceleradoras al corazón. || **-acústico o auditivo.** Esfera acústica; zona en la circunvolución temporal superior en la que se perciben los sonidos. En el lado izquierdo la porción posterior de este centro preside el reconocimiento de los sonidos como palabras y su identificación con el significado respectivo: es el *centro de Wernicke.* || **-anospinal.** Dícese de los centros para la contracción y para la relajación del esfínter anal (centro de la defecación) y del reflejo anal, todos los cuales se hallan situados en la intumescencia lumbosacra. || **-au-**

tomático. Grupo de células en la médula espinal, que produce movimientos independientes de la voluntad o de los reflejos. || -calorífico. Centro en el núcleo caudado de la médula, que preside la producción del calor. || -cardioacelerador. CENTRO ACELERADOR. || -cardioinhibitorio. Centro del bulbo raquídeo que actúa sobre el corazón por medio del vago. || -cardiomotor. Nombre dado por Tawara al nódulo auriculoventricular, siguiendo la teoría de que el impulso cardíaco se origina en este punto. || -cerebral. Área de la corteza cerebral que tiene función o estructura especializada; grupo de células en el encéfalo que tienen función especial. || -cerebrospinal. El encéfalo y la médula espinal. || -ciliospinal. Centro en las porciones cervical inferior y torácica superior de la médula, en conexión con la inervación del iris por vía simpática. || -cinético. Las centrosferas de un óvulo fecundado. || -convulsivo. Centro situado en el bulbo raquídeo, en el suelo del IV ventrículo; su estímulo produce convulsiones. || -cortical. Cualquiera de las zonas de la corteza cerebral destinadas a funciones especiales de sensibilidad, movimiento, coordinación, etc. || -cremastérico. El de reflejos cutáneos en la médula a nivel de la vértebra L_{II}. || -de asociación. Centro cortical de orden psíquico, de función coordinativa y asociativa. || -de Broca. CENTRO DEL LENGUAJE. || -de Budge. CENTRO GENITAL. || -de coordinación. CENTRO DE ASOCIACIÓN. || -de gravedad. Punto por el cual pasa constantemente la resultante de las fuerzas paralelas aplicadas a un cuerpo; en el hombre corresponde a la vértebra S_{II}. || -de Kronecker. Centro inhibitorio del corazón. || -de Kupressov. Centro medular para el esfínter de la vejiga. || -de la acomodación. Centro de los movimientos del músculo ciliar, porción del núcleo del nervio oculomotor en el vértice del III ventrículo. || -de la defecación. CENTRO ANOSPINAL. || -de la deglución. Centro situado en el bulbo raquídeo (médula oblongada), que preside esta función. || -de la erección. CENTRO DE LA EYACULACIÓN. || -de la eyaculación. Centro que preside la erección del pene y la descarga normal del semen, situado en la región lumbar de la médula, regulado a su vez desde el bulbo. || -de la masticación. Parte del centro facial. || -de la micción. El que preside la vejiga e inhibe el tono del esfínter vesical; situado en la intumescencia lumbosacra. || -de la pierna. Centro motor para las piernas, situado en la circunvolución precentral. || -de la respiración. Centro que coordina los movimientos respiratorios situado en el bulbo. || -de la salivación. Centro situado en el suelo del IV ventrículo, que preside la secreción salival. || -de la tos. Centro en el bulbo raquídeo, situado encima del centro respiratorio, en conexión con el acto de toser. || -de los nombres. Área en el lóbulo temporal superior que preside el recuerdo de los nombres. || -de Lumsden. Área en la parte superior del puente, que inhibe rítmicamente la inspiración con independencia del vago. || -de nivel bajo. El relativo a toda clase de acción automática. || -de nivel elevado. El que preside el pensamiento, la razón, etc. || -de nivel medio. Todo aquel que actúa como centro de asociación, como regulador del movimiento muscular. || -de osificación. PUNTO DE OSIFICACIÓN. || -de parturición. Centro para la contracción del útero y expulsión fetal; corresponde al centro de la erección del sexo masculino. || -de proyección. Cualquiera de los centros corticales directamente relacionados con las vías de la sensibilidad y del movimiento. || -de reflejos cutáneos. Serie de centros en la sustancia gris de la médula que, junto con los centros musculotendinosos, comprenden casi todos los centros reflejos de la médula. || -de reflejos plantares. Centro reflejo cutáneo en la sustancia gris de la médula; créese situado a nivel de la vértebra S_{II}. || -de Sechenov. Centros reflejos inhibitorios en la médula y el bulbo. || -de Wernicke. CENTRO ACÚSTICO. || -del brazo. El cortical en el tercio medio del surco central, que preside los movimientos del brazo. || -del color. Centro para la percepción de los colores; créese situado en la corteza occipital. || -del estornudo. Porción del centro respiratorio. || -del lenguaje. Centro de Broca en la circunvolución frontal inferior. || -del pestañeo o guiño. Centro reflejo en el bulbo raquídeo, que preside el pestañeo. || -del pulgar. Centro en la corteza cerebral que regula los movimientos de los pulgares; situado en la porción superior del centro para los movimientos de la extremidad superior. || -del vómito. Centro en el bulbo cuyo estímulo provoca el vómito. || -delegado o diputado. El secundario o de asociación; centro de origen de un nervio espinal. || -diabético. CENTRO GLUCOGÉNICO. || -dominante. El principal de un grupo que tiene una función común. || -epiótico. Centro de osificación que forma la porción inferior de la apófisis mastoides. || -escapular. Centro reflejo cutáneo de la médula, que se cree situado entre las vértebras C_V y T_I. || -espasmódico. Centro situado en el bulbo raquídeo, en la unión de éste con el puente. || -espinal. Cualquiera de los puntos de la sustancia gris de la médula, de cuya excitación dependen los movimientos de músculos determinados, subordinados o independientes de los centros superiores cerebrales. || -esplénico. Esplenocito. || -eupráxico. Todo centro cerebral que preside el funcionamiento normal de una acción o serie de acciones. || -facial. Centro para los movimientos de la cara; en la porción inferior de la circunvolución precentral. || -fibrilar. Al microscopio electrónico, componente del nucléolo formado por filamentos también muy ricos en ARN. || -fotomotor. NÚCLEO DE WESTPHAL. || -frénico. CENTRO TENDINOSO DEL DIAFRAGMA. || -ganglionar. Toda masa de sustancia gris entre los ventrículos laterales y la decusación de las pirámides anteriores: tálamo, cuerpos estriados y otros núcleos basales. || -genital o genitospinal. Centro de erección en el sexo masculino o el de parturición en el femenino; créese situado en la médula cerca de la vértebra L_{II}. || -germinal. Área en el tejido linfoide, en el cual se forman la mayoría de los linfocitos. || -glosocinestésico. Centro en la parte posterior de la circunvolución frontal media izquierda, que preside los movimientos relativos al lenguaje articulado. || -glucogénico. El situado en la parte posterior del suelo del IV ventrículo, cuya punción provoca glucosuria. || -gustatorio. Esfera gustativa; zona de la corteza cerebral a la que llegarían las impresiones del gusto, situada, según algunos, en la porción media de la circunvolución del hipocampo. || -ideomotor. Cada uno de los centros cerebrales que presiden la ideomoción. || -independiente. CENTRO PARENQUIMATOSO. || -inhibitorio. Todo centro que restringe cualquier proceso o función o inhibe otros centros. || -motor. Todo centro que preside, origina, inhibe o mantiene un impulso motor. || -musculotendinoso. Centros para los reflejos del clono del pie, tobillo, reflejo rotuliano, y para los reflejos de los flexores y extensores de la extremidad superior, situados todos en la médula espinal. || -nervioso. Toda porción de sustancia gris, que origina, mantiene, inhibe o regula un impulso motor o una función o proceso orgánico. || -neumotáxico. Centro en la parte superior del puente, el cual inhibe rítmicamente la inspiración, independientemen-te del vago. || -olfatorio. Esfera olfatoria, representa- da en cuatro localizaciones: en el hipocampo, en el cuerpo calloso, en la porción orbitaria de la circunvolución frontal inferior y en el lóbulo temporal. || -óptico. Punto en una lente donde se cruzan los rayos. || -oval. Conjunto de sustancia blanca de los hemisferios cerebrales excluida la cápsula interna. || -oval de Flechsig. FASCÍCULO SEPTOMARGINAL. || -oval de Vieussens. Masa de sustancia blanca rodeada de sustancia gris que deja la sección horizontal del hemisferio cerebral en la proximidad de la bóveda. || -parenquimatoso. Centro nervioso situado en la sustancia de una víscera. || -polipneico. Centro en el *tuber cinereum*, que acelera la respiración. || -proporcional. Centro cortical en el lado motor, correspondiente al centro de los nombres. || -psicocortical o psicomotor. Zona de la corteza cerebral cuya excitación automática o experimental determina los movimientos. || -pteriótico. Punto de osificación del cual se desarrollan los techo del tímpano y la cubierta de los conductos semicirculares. ||-**pupilar.** Centro ciliospinal que dilata la pupila; también el colículo (tubérculo cuadrigémino) superior. ||-**quirocinestésico.** Centro en la porción posterior de la circunvolución frontal media izquierda, que preside los movimientos relativos a la escritura. ||-**rectovesical.** Centro reflejo en la médula para el recto y la vejiga urinaria. ||-**reflejo.** Todo centro en el encéfalo o médula en el cual una impresión sensorial se convierte en impulso motor; los centros reflejos descubiertos son numerosos. ||-**semioval.** CENTRO OVAL. ||-**sensitivomotor.** Centros situados en el surco central a nivel de la corteza. ||-**sensorial.** Todo centro que recibe un impulso sensorial. ||-**somático.** Hipófisis, llamada así por la creencia de que influye en el crecimiento de todo el cuerpo. ||-**sudorífico.** Centros en la médula que regulan la diaforesis, con un centro dominante en el bulbo. ||-**táctil.** Centro para el sentido del tacto, situado en la región del hipocampo. ||-**tendinoso del diafragma.** Aponeurosis central del diafragma. ||-**termogénico.** Centro calorífero; centros para la producción fisiológica de calor, situados en la médula y en regiones más elevadas, en el cuerpo estriado y en el tálamo. ||-**termoinhibidor.** Dícese de los centros que restringen la producción del calor, situados en el *tuber cinereum* y en la sustancia gris próxima al surco lateral. ||-**termolítico.** Dícese de los centros para la disipación o pérdida del calor, situados en el bulbo y *tuber cinereum.* ||-**termotáxico.** Centros cerebrales que sostienen el equilibrio entre la producción y la pérdida de calor, que se encuentran especialmente en el mesencéfalo por dentro del tálamo y en el *tuber cinereum.* ||-**tonígeno.** Grupos de células en las formaciones subtalámicas, cerebelo y médula, cuya función es sostener el tono muscular. ||-**trófico.** Todo centro nervioso que regula o influye en la nutrición. ||-**vasomotor.** Centros en el *tuber cinereum,* en el bulbo y médula, que regulan el calibre de los vasos sanguíneos. ||-**vasotónico.** Centro vasomotor; créese en la existencia de un centro más alto, en el tálamo, que regula la tensión vascular. ||-**verbal auditivo.** Centro en la circunvolución temporal superior izquierda, que regula la percepción de las palabras oídas. ||-**verbal visual.** Centro en la parte posterior del lóbulo parietal izquierdo; parece que preside la percepción de las palabras impresas o escritas. ||-**vesical.** El rectovesical o el centro de la micción. ||-**visual.** Esfera visual en la cara interna del lóbulo occipital y bordes del surco calcarino.

centroblasto (de *centro* y el gr. *blastós,* brote). m. Célula de transformación linfocitaria, de núcleo grande redondeado, con dos nucléolos situados periféricamente. GERMINOBLASTO.

centrocinético (de *centro* y el gr. *kinetikós,* motor). adj. F., *centrocinétique;* In., *centrokinetic.* Relativo al movimiento originado por estímulo central excitomotor.

centrocito (de *centro* y el gr. *ktýos,* cavidad). m. Linfocito transformado, presente en los centros germinales de los folículos linfoides. GERMINOCITO.

centrodesmo (de *centro* y el gr. *desmós,* vínculo). m. Materia que une los centrosomas de una célula y forma el comienzo del huso central.

centrofosia (de *centro* y el gr. *phôs,* luz). f. Sensación visual originada en los centros visuales.

centrolecito (de *centro* y el gr. *lékithos,* yema de huevo). adj. Dícese de los huevos que tienen la yema en el centro rodeada por una capa periférica de protoplasma ovular.

centrómero (de *centro* y el gr. *méros,* parte). m. F., *centromère;* In., *centromere.* Parte no tingible del cromosoma por la que se separarán las dos cromátidas. La posición del centrómero es constante para cada cromosoma determinado, pero nunca se halla en un extremo, sino más bien hacia el centro. CINETOCORO.

centronúcleo. m. ANFINÚCLEO.

centroplasma (de *centro* y el gr. *plásma,* obra modelada). m. F., *protoplasme du centrosome;* In., *centroplasm.* Protoplasma de una centrosfera.

centrosclerosis (del lat. *centrum,* centro, y el gr. *sklerós,* duro). f. Osteosclerosis de las cavidades centrales de los huesos.

centrosfera (del lat. *centrum,* centro, y el gr. *sphaîra,* esfera). f. F., *centrosphère, centrosome;* In., *centrosphere.* Esfera de atracción en la cariocinesis o mitosis.

centrosoma (de *centro* y el gr. *sôma,* cuerpo). m. A., *Zentrosom;* F., *centriole;* In., *centrosome;* It., *centrosoma;* P., *centrossoma.* Corpúsculo en el citoplasma o en el núcleo celular, que desempeña una parte importante en la cariocinesis, siendo considerado como el centro de actividad de este proceso. A veces es doble, denominándose entonces *diplosoma.* Sin.: Centríolo, corpúsculo central, centrosfera, microcentro, esfera de atracción.

centrotaxis (de *centro* y el gr. *táxis,* orden). f. Orientación unilateral del filamento de cromatina nuclear hacia el centrosoma.

centrum (lat.). m. CENTRO. ||-**cinereum.** Comisura gris de la médula espinal. ||-**commune.** Plexo celíaco. ||-**geminum.** Cápsula. ||-**rubrum.** Núcleo rojo. ||-**tendineum diafragmatis.** Centro tendinoso del diafragma.

cenuro. m. Tenia de la especie *Coenurus cerebralis,* agente causal de la cenurosis.

cenurosis. f. Infección de las reses lanares y vacunas con el *Coenurus cerebralis.* En el hombre es una parasitosis rara; se localiza en el cerebro y da la sintomatología de los tumores cerebrales.

cepa (de *cepo,* y éste del lat. *cippus,* mojón). f. A., *Stamm;* F., *souche;* In., *strain;* It., *ceppo;* P., *cepa.* En biología, grupo de organismos cuya ascendencia es conocida. ESTIRPE. ||-**lisógena.** V. LISOGENIA.

Cephalanthus occidentalis. Arbusto aromático de América del Norte, de la familia de las rubiáceas. La corteza de la raíz es tónica y laxante.

ceptor (del lat. *capere,* coger). m. Término de Ehrlich, sinónimo de cuerpo intermediario. Según su modo de obrar, se distinguen en *uniceptores* y *amboceptores.* || Aparato u órgano nervioso que recibe los estímulos exteriores y los transmite a los centros nerviosos.

cera (del lat. *cera).* f. A., *Wachs;* F., *cire;* In., *wax;* It. y P., *cera.* Sustancia plástica que fabrican algunos insectos *(cera animal)* u obtenida de las plantas *(cera vegetal).* La cera empleada en farmacia es generalmente la de abejas, el material de los alveolos que contienen la miel, que consta principalmente de cerina y miricina; úsase para la confección de ungüentos y ceratos. En estado natural es amarilla *(cera amarilla),* pero expuesta al aire, a la luz solar, en láminas delgadas y humedecidas, se convierte en blanca *(cera blanda).* Las ceras vegetales se parecen a menudo, por su composición, a las grasas. ||-**alba, flava.** Ceras blanca y amarilla, respectivamente. ||-**de carnauba.** La obtenida en grandes cantidades de una palmera de Sudamérica *(Copernica cerifera).* ||-**de China.** La blanca dura, producida por un insecto *(Coccus sinensis);* también hay otra cera similar del *Ligustrum madra.* ||-**de Horsley.** Mezcla de cera, aceite y ácido fénico, usada para obstruir pequeñas cavidades óseas y cohibir sus hemorragias. ||-**de ocuba.** La obtenida del *Myristica ocuba,* árbol de Sudamérica. ||-**de palma.** CERA DE CARNAUBA. || Cera obtenida del *Ceroxylon andicola,* palmera de Sudamérica. ||-**del Japón.** La del fruto del *Myrica cerifera* y otras especies del mismo género; cera de China. ||-**del oído.** CERUMEN. ||-**mineral.** Parafina natural.

cerámica dental (del gr. *keramikós,* de barro cocido, y el lat. *dens, dentis,* diente). Arte de emplear la porcelana y materiales similares en los trabajos odontológicos.

ceramida. f. F., *céramide;* In., *ceramide.* Compuesto constituido por esfingosina y un ácido graso de cadena larga, saturado o que contiene un doble enlace, unidos por medio de un enlace amida. El compuesto así formado posee dos colas o restos no polares y es el constituyente básico de todos los esfingolípidos.

cerasina. f. F., *cérasine;* In., *cerasin.* Glucolípido constituido por galactosa, esfingosina y ácido lignocérico.

‖ Sustancia presente en la goma del cerezo y en la de otros árboles. ‖ Cerebrósido normal en el sistema nervioso que, en casos patológicos, se acumula en diversos órganos.
Cerasus (lat.). m. Cerezo. V. PRUNUS.
ceratiasis. f. QUERATIASIS.
cerato-. Prefijo derivado del griego *keras, -atos,* cuerno, que indica relación con la córnea, cuernos o con sustancias córneas. V. QUERATO.
cerato (del lat. *ceratum).* m. A., *Zerat;* F., *cérat;* In., *cerate;* It., *cerotto;* P., *cerato.* Preparación medicinal de aplicación externa, cuyo excipiente es una mezcla de cera y aceite, lo que la distingue de las *pomadas,* que contienen grasas, y de los *ungüentos,* que contienen resinas. El cerato es más blando que el emplasto. Actualmente su empleo es restringido. ‖ **-blanco** o **de Galeno.** Mezcla de aceite de almendras, 4 partes; cera blanca, 1 parte, y agua de rosas, 3 partes. ‖ **-de esperma de ballena.** COLDCREAM. ‖ **-de Hufeland.** Cerato simple. ‖ **-simple.** Lo constituyen 300 g de aceite de almendras dulces y 100 g de cera, fundida al baño María.
Ceratonia. Género de plantas leguminosas. La *C. siliqua* es el algarrobo.
Ceratophyllus (del gr. *kéras,* cuerno, y *phýllon,* hoja). Género de pulgas, algunas de cuyas especies son transmisoras de agentes infectivos. La especie *C. fasciatus,* pulga de la rata, hoy se incluye en el género *Nosopsyllus.*
ceratopogónidos. m. pl. Familia de insectos dípteros nematóceros semejantes a los mosquitos (culícidos). Varias de sus especies producen en el hombre picaduras irritantes y pueden transmitir parásitos.
ceratum (lat.). m. CERATO. ‖ **-cetacei, cetacei rubrum.** Pomada para los labios compuesta de cera blanca o amarilla, esperma de ballena, aceite de almendras dulces, esencia de rosas o de bergamota y un principio colorante rojo.
ceraunofobia (del gr. *keraunós,* rayo, y *phóbos,* temor). f. Temor morboso a los rayos. Astrofobia.
ceraunográfico (del gr. *keraunós,* rayo, y *grapheîn,* rayo, y *grapheîn,* escribir). adj. Que lleva la marca del rayo; dícese de las impresiones de objetos próximos que deja el rayo en los cuerpos que hiere.
ceraunoneurosis (del gr. *keraunós,* rayo, y de *neurósis).* f. Trastorno nervioso traumático por el rayo.
ceraunoparálisis (del gr. *keraunós,* rayo, y *paralýein,* aflojar). f. Parálisis determinada por fulguración.
cerberina. f. Alcaloide tóxico del *Cerbera odallam,* árbol apocináceo de Asia.
cercaria (del gr. *kérkos,* cola). f. F., *cercaire;* In., *cercaria.* Forma larval con cola, de ciertos gusanos trematodos.
cercenamiento (de *cercenar,* y éste del lat. *circinare,* redondear). m. Separación de un tejido superfluo.
cerclaje (del francés *cerclage).* m. A., *Umreifung;* F. y P., *cerclage;* In., *tiring;* It., *cerchiatura.* Procedimiento para tratar las fracturas óseas, especialmente de la rótula, que consiste en rodear el hueso con una crin o un alambre para mantener unidos los fragmentos.
cercocisto. m. CISTICERCO.
cercomónada. f. V. CERCOMONAS.
Cercomonas. Antiguo nombre genérico de algunas especies de protozoos flagelados, posibles parásitos del intestino. ‖ **-hominis.** V. TRICHOMONAS HOMINIS y CHILOMASTIX MESNILI. ‖ **-intestinalis.** V. GIARDIA.
cercomoniasis. f. Infección con cercomónadas.
Cercosphaera addisoni. MICROSPORUM AUDOUINII.
cerealina. f. F., *céréaline;* In., *cerealin.* Enzima contenida en la semilla de los cereales, capaz de transformar el almidón en dextrosa.
cerebelar. adj. CEREBELOSO.
cerebelífugo (del lat. *cerebellum,* cerebelo, y *fugere,* huir). adj. F., *cérébellifuge;* In., *cerebellifugal.* Que procede o se aparta del cerebelo.
cerebelípeto (del lat. *cerebellum,* cerebelo, y *petere,* dirigirse a). adj. F., *cérébellipète;* In., *cerebellipetal.* Que se dirige hacia el cerebelo.

cerebelitis (del lat. *cerebellum,* cerebelo, y el suf. *-itis).* f. F., *cérébellite;* In., *cerebellitis.* Inflamación del cerebelo.
cerebelo [**cereboloso**] (del lat. *cerebellum,* dim. de *cerebrum,* cerebro). m. A., *Kleinhirn;* F., *cervelet;* In., *cerebellum;* It., *cerveletto;* P., *cerebelo.* Porción del encéfalo que ocupa la parte posterior e inferior del cráneo, situada entre el cerebro por arriba y el puente y el bulbo por abajo. Consta de un lóbulo craneal, un lóbulo caudal y un lóbulo floculonodular, que están unidos con las demás partes del encéfalo por tres pares de pedúnculos, por los superiores con el cerebro, por los medios con el puente y por los inferiores con la médula. El cerebelo tiene por función la coordinación de los movimientos.
cerebelospinal (del lat. *cerebellum,* cerebelo, y *spina,* espina dorsal). adj. F., *cérébello-spinal;* In., *cerebellospinal.* Relativo al cerebelo y la médula.
cerebración (del lat. *cerebrum,* cerebro). f. F., *cérébration,* In., *cerebration.* Actividad funcional del cerebro. ‖ Fenómeno por el cual una actividad nerviosa simple (p. ej., reflejo) ha pasado a ser controlada por centros más altos (cerebro). ‖ **-inconsciente.** Acción mental de la cual el individuo no tiene conciencia.
cerebralgia. f. CEFALALGIA.
cerebralidad. f. Fuerza o vigor intelectual.
cerebrastenia (del lat. *cerebrum,* cerebro, y el gr. *asthéneia,* debilidad). ant. f. A., *Zerebrasthenie;* F., *cérébrasthénie;* In., *cerebrasthenia;* It. y P., *cerebrastenia.* Debilidad mental asociada con lesiones cerebrales. Encefalastenia.
cerebriforme (del lat. *cerebrum,* cerebro y forma). adj. Semejante al cerebro o a la sustancia cerebral.
cerebrífugo (del lat. *cerebrum,* cerebro, y *fugere,* huir). adj. F., *cérébrifuge;* In., *cerebrifugal.* Que conduce los impulsos desde el cerebro; centrífugo.
cerebrina. f. Cerebrósido, principio graso, incoloro, del tejido nervioso; también un miembro de un grupo de tales principios encontrados en el tejido nervioso, yema de huevo, bazo, etc.
cerebrípeto (del lat. *cerebrum,* cerebro, y *petere,* dirigirse a). adj. F., *cérébripète;* In., *cerebripetal.* Que conduce o procede hacia el cerebro; aferente o centrípeto.
cerebritis (del lat. *cerebrum,* cerebro, y el suf. *-itis).* f. F., *cérébrite;* In., *cerebritis.* Inflamación del cerebro. ‖ **-saturnina.** Inflamación cerebral debida a la intoxicación por el plomo. ENCEFALITIS.
cerebro (del lat. *cerebrum).* m. A., *Gehirn;* F., *cerveau;* In., *brain;* It., *cervello;* P., *cérebro.* Porción principal del encéfalo, que ocupa la parte superior del cráneo y consta de dos mitades denominadas *hemisferios,* unidas en la base por una masa de sustancia blanca, el *cuerpo calloso.* ‖ **-abdominal.** Anillo de ganglios del plexo celíaco. ‖ **-anterior.** PROSENCÉFALO. ‖ **-intermedio.** DIENCÉFALO. ‖ **-medio.** MESENCÉFALO. ‖ **-posterior.** ROMBENCÉFALO, MIELENCÉFALO. ‖ **-terminal.** TELENCÉFALO. ‖ **-visceral.** Denominación que agrupa determinadas regiones o centros nerviosos del cerebro que no sirven ni para la recepción de las impresiones sensitivas y sensoriales ni para la dirección motora, sino que parecen regir funciones vegetativas (sueño, vigilia) a través del sistema simpático y parasimpático.
cerebrocardíaco (del lat. *cerebrum,* cerebro, y el gr. *kardía,* corazón). adj. Relativo al cerebro y al corazón.
cerebrogalactosa. f. CEREBROSA.
cerebroide (del lat. *cerebrum,* cerebro, y el gr. *eîdos,* aspecto). adj. Semejante a la sustancia cerebral.
cerebroma (de *cerebro* y el suf. *-oma).* m. F., *cérébrome;* In., *cerebroma.* Nombre que se da a ciertas neoformaciones que se encuentran especialmente en la sustancia blanca del encéfalo. NEUROGLIOMA.
cerebromalacia (de *cerebro* y el gr. *malakía,* debilidad). f. F., *cérébromalacie;* In., *cerebromalacia.* Reblandecimiento cerebral.
cerebromedular. adj. CEREBROSPINAL.
cerebromeníngeo (del lat. *cerebrum,* cerebro, y el gr. *mênigx, -iggos,* membrana). adj. F., *meningocérébral;*

In., *cerebromeningeal*. Relativo al cerebro y sus membranas.
cerebrón. Cerebrósido cristalizable del tejido cerebral.
cerebropatía (de *cerebro* y el gr. *páthos*, enfermedad). f. A., *Zerebropathie;* F., *encéphalopathie;* In., *cerebropathia;* It. y P., *cerebropatia*. Término general para las enfermedades del cerebro. || **-psíquica toxémica.** Psicosis de Korsakow.
cerebropsicosis. ant. f. P SICOSIS ORGÁNICA.
cerebrorraquídeo. adj. C EREBROSPINAL.
cerebrosa. f. F., *cérébrose;* In., *cerebrose*. Término impreciso aplicado en un tiempo al azúcar obtenido por hidrólisis de diversos cerebrósidos.
cerebrosclerosis (del lat. *cerebrum*, cerebro, y el gr. *sklerós*, duro). f. A., *Gehirnsklerose;* F., *cérébrosclérose;* In., *cerebrosclerosis;* It., *sclerosi cerebrale;* P., *cerebrosclerose*. Forma de inflamación crónica del cerebro, caracterizada por el endurecimiento de la sustancia de éste. || Arteriosclerosis cerebral.
cerebroscopia (de *cerebro* y el gr. *skopeîn*, observar). f. Examen ocular con el oftalmoscopio para descubrir afecciones cerebrales. || Examen *post mortem* del cerebro.
cerebrósido. m. A., *Zerebrosid;* F., *cérébroside;* In., *cerebroside;* It. y P., *cerebrosido*. Grupo de compuestos encontrados en el tejido cerebral y nervioso. Por hidrólisis dan un ácido graso, esfingosina y un azúcar, generalmente galactosa.
cerebrosidosis. f. F., *cérébrosidose*. In., *cerebrosidosis*. Lipoidosis en la cual existe una acumulación de glucocerebrósidos, como en la enfermedad de Gaucher.
cerebrosis. f. F., *cérébrose;* In., *cerebrosis*. Afección o enfermedad del cerebro.
cerebrospinal (del lat. *cerebrum*, cerebro, y *spina*, espina dorsal). adj. A., *Zerebrospinal;* F., *cérébro-spinal;* In., *cerebrospinal;* It., *cerebrospinale*. P., *cerebrospinal;* Relativo al cerebro y a la médula espinal; cefalorraquídeo.
cerebrostomía (de *cerebro* y del gr. *stóma*, boca). f. F., *cérébrostomie;* In., *cerebrostomy*. Formación de una abertura quirúrgica en el cerebro.
cerebrosuria (de *cerebrosa* y el gr. *oûron*, orina). f. Presencia de cerebrósido en la orina.
cerebrotomía (de *cerebro* y el gr. *tomé*, sección). f. A., *Gehirnsektion;* F., *cérébrotomie;* It. y P., *cerebrotomia*. Anatomía o disección del cerebro.
cerebrotonía (de *cerebro* y el gr. *tónos*, tensión). f. Tipo psíquico caracterizado por predominio de restricciones, inhibiciones y deseos de ocultamiento.
cerebrum (lat.). m. C EREBRO. || **-posterius.** C EREBELO.
Čerenkov (Radiación de) (P. A. *Čerenkov*, físico ruso, n. en 1904). V. R ADIACIÓN.
céreo (del lat. *cereus*). adj. Relativo o semejante a la cera.
ceresina. f. Cera mineral u ozoquerita purificada; se emplea a veces como sustituto de la cera de abejas y de la vaselina.
Cereus. Género de plantas de la familia de las cactáceas, algunas de cuyas especies se han incluido hoy en el género *Cactus.* V. C ACTUS.
cerevisia (lat.). f. C ERVEZA.
cerevisiae fermentum (lat.). Levadura de cerveza.
cerevisina. f. Levadura de cerveza seca; rica en complejo vitamínico B.
cerezo (del lat. *ceraseus*, por *cerasus*, y éste del gr. *kérasos*). m. A., *Kirschbaum;* F., *cerisier;* In., *cherry tree;* It., *ciliegio;* P., *cerejeira*. Arbol de la familia de las rosáceas, *Prunus cerasus;* la corteza se preconizó como sucedánea de la quina; el fruto, *cereza*, es refrescante, acídulo y laxante.
cerina. f. F., *acide cérotique;* In., *cerin*. Ácido cerótico o cerotínico; ácido graso de la cera de abejas y otras ceras.
cerio. m. A., *Zerium;* F., *cérium;* In., *cerium;* It., *cerio;* P., *cério*. Elemento metálico. Símbolo, *Ce;* peso atómico, 140,25. De sus sales se emplea casi únicamente el *oxalato*, polvo blanco insoluble; sedante, tónico y nervino, usado en la irritabilidad gástrica, en los vómitos de las embarazadas y en la tos refleja.
ceriterapia (del gr. *kerós*, cera, y *therapeía*, tratamiento). f. Tratamiento consistente en tomar baños de parafina líquida.
Cerletti-Bini (Método de) (Ugo *Cerletti*, neuropsiquiatra italiano, 1877-1963; Lucio *Bini*, médico italiano, n. en 1908). V. M ÉTODO.
cero absoluto. V. A BSOLUTO.
cerolisina. f. F., *lysine agissant sur la cire;* In., *cerolysin*. Lisina que descompone la cera.
ceroma (de *cera* y el suf. *-oma*). m. F., *tumeur kystique qui a subi une dégénérescence graisseuse;* In., *ceroma*. Tumor de tejido que ha sufrido la degeneración cérea.
ceroplastia (del gr. *kerós*, cera, y *plássein*, moldear). f. Modelación anatómica en cera.
cerraja (del lat. *serralia*). m. Planta de la familia de las sinantéreas *(Sonchus oleraceus)*, jugosa, amarga, considerada como aperitiva.
certificable (del lat. *certus*, cierto, y *facere*, hacer). adj. F., *qui peut être certifié;* In., *certifiable*. Susceptible de ser certificado; dícese de las enfermedades infecciosas cuyos casos deben ser denunciados a las autoridades sanitarias.
cerúleo (del lat. *caeruleus*). adj. De color azul de cielo. V. L OCUS COERULEUS.
ceruloplasmina. f. F., *céruléoplasmine*. In., *ceruloplasmin*. Globulina α de la sangre, vectora de casi la totalidad del cobre plasmático.
cerumen (de *cera*). m. A., *Ohrschmalz;* F., *cérumen;* In., *cerumen;* It. y P., *cerume*. Secreción cérea de las glándulas sebáceas del conducto auditivo externo, que a veces se espesa y forma un tapón. Cera del oído.
ceruminosis. f. F., *hypersécretion de cérumen*. In., *ceruminosis*. Secreción excesiva de cerumen.
cerusa (del lat. *cerussa*). f. A., *Bleiwein;* F., *céruse;* In., *ceruse;* It., *cerussa;* P., *cerusa*. Albayalde; carbonato básico de plomo; tóxico; con él se confecciona un ungüento.
cerveza (del lat. *cerevisia*, o quizá del lat. *cervesia*, de origen galo). f. A., *Bier;* F., *bière;* In., *beer;* It., *birra;* P., *cerveja*. Bebida fermentada hecha de cebada malteada y lúpulo. || **-(Levadura de).** V. L EVADURA.
cervical (del lat. *cervicalis*, de *cervix*, cerviz). adj. A., *zervikal;* F., In. y P., *cervical;* It., *cervicale*. Concerniente o relativo a un cuello.
cervicartria. f. Espondilartritis cervical.
cervicectomía (del lat. *cervix, -icis*, cerviz, y el gr. *ektomé*, escisión). f. F., *cervicectomie;* In., *cervocectomy*. Escisión del cuello uterino; traquelectomía.
cerviciplexo (del lat. *cervix, -icis*, cuello, y *plexus*, p.p. de *plectere*, tejer). m. Plexo nervioso cervical.
cervicitis (del lat. *cervix, -icis*, cuello, y el suf. *-itis*). f. A., *Zervizitis;* F., It. y P., *cervicite;* In., *cervitis*. Inflamación del cuello uterino. T RAQUELITIS.
cervicoacromial (del lat. *cervix, -icis*, cuello, y *acromion*). adj. Relativo al cuello y al acromion.
cervicoauricular (del lat. *cervix, -icis*, cuello, y *auricula*, lóbulo de la oreja). adj. Que pertenece al cuello y a la oreja.
cervicoaxilar (del lat. *cervix, -icis*, cuello, y *axilla*, axila). adj. Relativo al cuello y la axila.
cervicobraquial (del lat. *cervix, -icis*, cuello, y *brachium*, brazo). adj. Relativo al cuello y al brazo.
cervicobucal (del lat. *cervix, -icis*, cuello, y *bucca*, boca). adj. Relativo a la superficie bucal del cuello de un diente molar. || Bucocervical.
cervicodinia (del lat. *cervix, -icis*, cerviz, y el gr. *odýne*, dolor). f. Dolor en el cuello; mialgia cervical.
cervicodorsal. adj. Relativo al cuello y al dorso.
cervicofacial. adj. Relativo al cuello y a la cara.
cervicolabial. adj. Aplícase a la superficie labial del cuello de los caninos o incisivos. || Labiocervical.
cervicooccipital. adj. F. e In., *cervico-occipital*. Relativo al cuello y al occipucio. || Dícese de una forma de neuralgia que radica en los nervios cervicales y occipitales.

cervicoscapular. adj. Relativo al cuello y a la escápula.
cervicotorácico. adj. Relativo al cuello y al tórax.
cervicovaginal. adj. Relativo al cérvix y la vagina.
cervicovesical. adj. Relativo al cuello uterino y a la vejiga, o al cuello de la vejiga.
cérvix (lat.). m. F. e In., *cervix*. El cuello o una parte en forma de cuello. V. CUELLO. ‖ **-cornu.** Porción estrecha del asta dorsal de sustancia gris en la médula espinal. ‖ **-dentis.** Cuello de un diente. ‖ **-obstipa.** TORTÍCOLIS. ‖ **-tapiroide.** Cuello uterino con el labio anterior muy alargado, semejante al hocico de tapir. ‖ **-uteri.** CUELLO UTERINO.
cerviz (del lat. *cervix, -icis*). f. Parte posterior del cuello; nuca.
cesárea (de [Julius] *Caesar* o del lat. *caedere*, cortar). adj. y s. A., *Kaiserschnitt;* F., *césarienne;* In., *cesarean section;* It., *taglio cesareo;* P., *cesariana.* Operación o sección cesárea; extracción del feto, placenta y membranas ovulares a través de una incisión en la pared abdominal y otra en la pared uterina. Laparohisterotomía abdominal, histerotomía, cesarotomía. ‖ **-alta o clásica, baja.** La practicada en el segmento superior o inferior del útero, respectivamente. ‖ **-extraperitoneal.** Operación de Latzko o de Waters, la extracción del feto, de la placenta y de las membranas se realiza mediante una incisión en la zona inferior del segmento uterino sin atravesar la cavidad abdominal. ‖ **-histerectomía.** Operación de Porro. Después de extraer el feto se extirpa el útero. ‖ **-suprasinfisaria.** CESÁREA BAJA. ‖ **-vaginal.** Histerotomía vaginal anterior; actualmente no se practica.
Cesaris-Demel (Cuerpo de) (Antonio *Cesaris Demel*, anatomopatólogo italiano, 1866-1938). V. CUERPO.
cesarotomía. f. CESÁREA.
cesio (del lat. *caesius*, azul verdoso). m. A., *Cäsium;* F., *césium;* In., *cesium;* It., *cesio;* P., *césio.* Elemento metálico raro, monovalente. Símbolo, Cs; peso atómico, 132,8. Algunas de sus sales y compuestos, como el bromuro, carbonato, sulfato, etc., se emplean como las sales de potasio. ‖ **-137.** Isótopo radiactivo empleado en radioterapia del cáncer. ‖ **-(Bomba de).** Aparato de irradiación gammaterápica que emplea el cesio radiactivo.
cesta o **cesto** (del lat. *cista* o de *caestus*). f. y m. A., *Korb;* F., *panier;* In., *basket;* It. y P., *cesto.* Estructura reticular que forman las prolongaciones de ciertas células nerviosas alrededor de otras células nerviosas. V. CÉLULAS EN CESTA.
Cestan-Chenais (Síndrome de) (Raymond *Cestan*, médico francés, 1872-1933; Louis Jean *Chenais*, médico francés, 1872-1950). V. SÍNDROME. ‖ **-Raymond (Síndrome de)** (Fulgence *Raymond*, profesor de neurología en París, 1844-1910). V. SÍNDROME.
cestodos. m. pl. F., *ver cestoïde.* In., *cestode.* Subclase de helmintos de la clase platelmintos. Gusanos planos, acintados, segmentados, hermafroditas; parásitos, carecen de intestino y poseen varios órganos de fijación (ganchos, ventosas o ambos). Precisan de dos huéspedes diferentes para cumplir su ciclo. Los gusanos adultos son parásitos intestinales. Son ejemplo de este grupo las tenias y el *Echinococcus.*
Cestoidea. V. CESTODOS.
cestoideo. adj. F., *cestode, cestoïde;* In., *cestoid.* Semejante a una cinta o tenia.
cestus (lat.). m. Pliegue de la metatela que rodea la porción dorsal del tubo cefálico.
cetaceum (lat.). m. Esperma de ballena.
ceteraque (ár.). m. Doradilla; helecho *(Ceterach officinarum)* muy usado en otro tiempo como astringente mucilaginoso.
cetina. f. Componente principal de la esperma de ballena. *Album ceti*, blanco de ballena, cetaceum.
cetoacidosis. f. A., *Keto-azidose;* F., *céto-acidose;* In., *ketoacidosis;* It., *ceto-acidosi;* P., *cetoacidose.* Acidosis producida por acumulación de grandes cantidades de cuerpos cetónicos, especialmente ácido acetoacético, ácido β-hidroxibutírico y acetona, consecuencia de la gluconeogénesis a partir de la reserva grasa del organismo, que puede complicar la diabetes no tratada. ‖ **-diabética.** Descompensación cetoacidótica característica de la diabetes, especialmente de su variedad juvenil o tipo I.
cetogénesis (de *cetona* y el gr. *génesis*, origen). f. F., *cétogenèse;* In., *ketogenesis.* Producción de cuerpos cetónicos por oxidación de las grasas y algunos aminoácidos.
cetogenético o **cetogénico.** adj. F., *cétogène.* Que produce o puede ser convertido en cetonas.
cetógeno. adj. Dícese del régimen que produce cuerpos cetónicos.
cetólisis. f. F., *cétolyse;* In., *ketolysis.* Disolución o desintegración de las cetonas.
cetolítico (de *cetona* y el gr. *lýsis*, disolución). adj. y s. Que desdobla los cuerpos cetónicos.
cetona. f. F., *cétone.* In., *ketone.* Tipo de sustancias químicas que se caracterizan por poseer en su molécula el grupo -CO divalente enlazado a radicales alcohólicos o bencénicos iguales o diferentes. ‖ **-(Dimetil).** Acetona. ‖ **-(Metilfenil).** Acetofenona.
cetonemia (de *cetona* y el gr. *haîma*, sangre). f. F., *cétonémie;* In., *ketonemia.* Presencia de cetona o acetona en la sangre.
cetonuria (de *cetona* y el gr. *oûron*, orina). f. F., *cétonurie;* In., *ketonuria.* Presencia de cetona o acetona en la orina.
cetosa. f. F., *cétose;* In., *ketose.* Azúcar que contiene el grupo carbonílico -CO.
cetosis. f. F., *cétose;* In., *ketosis.* Estado de acidosis caracterizado por la elevada concentración de cetona en los tejidos o líquidos orgánicos. ‖ CETOACIDOSIS.
cetosteroide. m. F., *cétostéroïde;* In., *ketosteroid.* Compuesto orgánico que contiene el grupo funcional CO, llamado carbonilo. Los 17-cetosteroides tienen el grupo cetona en el carbono 17; se hallan en la orina en el hombre y mujer normales y, en cantidad excesiva, en determinados tumores ováricos o suprarrenales.
Cetraria. Género de líquenes. ‖ Nombre oficinal de la *C. islandica* o liquen de Islandia; nutritivo y útil en las afecciones de los pulmones e intestinos.
cetrarina. f. Principio cristalizable amargo del liquen de Islandia. Estimula la peristalsis y las secreciones del tubo digestivo.
cevadina. f. VERATRINA.
cevitámico. adj. ASCÓRBICO.
cía (del gr. *ischiás, -ádos*, de la cadera). f. Hueso de la cadera.
Ciaccio (Glándulas de) (Giuseppe *Ciaccio*, anatomista italiano, 1824-1901). V. GLÁNDULA. ‖ **-(Método de)** (Carmelo *Ciaccio*, patólogo italiano, n. en 1877). V. MÉTODO.
Ciaglinski (Fascículo de). V. FASCÍCULO.
cian. adj. Azul celeste.
cianefidrosis (del gr. *kýanos*, azul, y *ephídrosis*, sudor abundante). f. A., *Zyanhidrose;* F., *cyanhidrose;* In., *cyanephidrosis;* It., *cianodrosi;* P., *cianhidrose.* Excreción de sudor azul; cianhidrosis.
cianemia (del gr. *kyanos*, azul, y *haîma*, sangre) f. Coloración azul de la sangre, como en la cianosis.
cianhemoglobina (del gr. *kýanos*, azul, y *hemoglobina*). f. A., *Zyanhämoglobin;* F., *cyanhémoglobine;* In., *cyanhemoglobin;* It., *cianemoglobina;* P., *cianhemoglobina.* Compuesto formado en la sangre por la acción del ácido cianhídrico sobre la hemoglobina; da a la sangre un color rojo claro.
cianhídrico (Ácido). Líquido incoloro, HCN, extremadamente tóxico, de olor de almendras amargas. Su solución al 2 % (ácido cianhídrico diluido) es un valioso antiséptico. V. PRÚSICO (ÁCIDO).
cianhidrosis o **cianidrosis** (del gr. *kyanos*, azul, e *hdor*, sudor). f. Coloración azul del sudor.
cianidrina. f. F., *cyanhydrine;* In., *cyanihydrin.* Compuesto formado por la adición de ácido cianhídrico a un grupo aldehído o cetona.
cianobacterias (del gr. *kýanos*, azul, y *bacteria*). f. pl. División I del reino procariota. Grupo heterogéneo de microorganismos con organización procariota fo-

fotosintética, que contienen clorofila y cuya pared tiene peptidoglucán. Se presentan como elementos aislados (unicelulares) de un tamaño de 1 μm aproximadamente o formando colonias (tricomas) que pueden alcanzar los 30 μm. Existen especies acuáticas que forman parte del plancton y especies terrestres que viven en tierras encharcadas o en simbiosis con líquenes y plantas superiores.

cianocobalamina. f. F., *cyanocobalamine;* In., *cyanocolamin.* Sustancia que posee actividad hemopoyética, aparentemente idéntica al factor antianémico del hígado. Se llama también vitamina B_{12}.

cianocroia (del gr. *kýanos*, azul, y *chroiá*, color). f. CIANOSIS.

cianodermia (del gr. *kýanos*, azul, y *dérma*, piel). f. CIANOSIS.

cianófilo (del gr. *kýanos*, azul, y *phílos*, amante, amigo). adj. F., *cyanophile;* In., *cyanophil.* Que se tiñe por los colorantes azules. || m. Célula u otro elemento histológico que tiene esta propiedad.

cianóforo (del gr. *kýanos*, azul, y *phorêin*, transportar). adj. Se dice de los glucósidos que por hidrólisis ceden ácido cianhídrico.

cianofosia (del gr. *kýanos*, azul, y *phôs*, luz). f. Fosfeno o fosia azul.

cianógeno (del gr. *kýanos*, azul, y *gennân*, engendrar, producir). m. F., *cyanogène.* Radical halógeno, CN, abreviadamente Cy; también el dicianógeno CN·CN, gas extremadamente tóxico.

cianolabe. m. Fotopigmento de los conos retinianos, que tiene su máximo de absorción para el azul. Su falta dará lugar a la tritanopia.

cianomicosis. f. Infección por *Micrococcus pyocyaneus*.

cianopatía. f. CIANOSIS.

cianopía o **cianopsia** (del gr. *kýanos*, azul, y *óps*, *opós*, ojo, y, en la segunda forma, *ópsis*, vista). f. A., *Zyanopsie;* F., *cyanopsie;* In., *cyanopsia;* It., *cianopsia;* P., *cianopia.* Visión azul de los objetos.

cianosis (del gr. *kýanos*, azul). f. A., *Zyanose;* F., *cyanose;* In., *cyanosis;* It., *cianosi;* P., *cianose.* Coloración azul de la piel y mucosas, especialmente la debida a anomalías cardíacas, causa de la oxigenación insuficiente de la sangre. ||**-hereditaria metahemoglobinúrica.** In., *hereditary methemoglobinemic cyanosis.* Enfermedad congénita, principalmente en varones, caracterizada por aparición de metahemoglobina en la sangre, sin dedos hipocráticos.

cianuria (del gr. *kýanos*, azul, y *oûron*, orina). f. F., *cyanurie.* Emisión de orina azul.

cianurina. f. F., *cyanurie;* In., *cyanuria.* Azul índigo encontrado en la orina por la adición de un ácido mineral.|| INDICÁN.

cianuro. m. A., *Zyanid;* F., *cyanure;* In., *cyanide;* It., *cianuro;* P., *cianeto.* Sal de ácido cianhídrico.

Ciarrocchi (Enfermedad de) (Gaetano *Ciarrocchi*, dermatólogo italiano, 1859-1924). V. ENFERMEDAD.

ciasma. m. CLOASMA.

ciática (del gr. *ischía, -iôn*, huesos de la cadera). f. A., *Ischias;* F., *sciatique;* In. e It., *sciatica;* P., *ciática.* Inflamación dolorosa del nervio ciático, generalmente una neuritis, caracterizada por parestesia del muslo y pierna, sensibilidad en el trayecto del nervio y algunas veces atrofia muscular. El dolor es constante o está sujeto a exacerbaciones. La enfermedad ataca generalmente a individuos adultos. Isquialgia, mal de Cotugno, isquias, isquiática. ||**-espasmódica.** Variedad de ciática con fenómenos espasmódicos notables: trepidación epileptoidea, exageración de los reflejos y contracturas musculares.

ciático (del lat. *sciatica*, f. de *sciaticus*). adj. F., *sciatique;* In., *sciatic.* Relativo al isquion o cía. Sin.: Isquiático. || m. V. NERVIOS (TABLA DE).

ciatiforme (del gr. *kýatos*, copa, y *forma*, forma). adj. En forma de cáliz o copa.

Cib. Abreviatura de *cibus*, alimento.

cibernética (del gr. *kybernétes*, piloto). f. F., *cybernétique;* In., *cybernetics.* Ciencia que estudia los automatismos de los seres vivos y la autodirección de toda clase de artificios mecánicos.

cibofobia (del lat. *cibus*, comida, y *phóbos*, temor). f. Aversión anormal a los alimentos.

Cibotium. Género de helechos de la India. Una de las especies *C. glaucum* o *pulu-pulu*, suministra los denominados *pelos hemostáticos*, que absorben gran cantidad de líquido, pero que hoy no se emplean porque su esterilización anula las propiedades absorbentes.

cicatricial. adj. CICATRIZAL.

cicatricotomía (del lat. *cicatrix, -icis*, cicatriz, y el gr. *tomé*, corte). f. Incisión quirúrgica de una cicatriz. V. ULETOMÍA.

cicatrícula. f. Cicatriz pequeña y superficial. || Mancha blanca en la yema de un huevo de gallina, que corresponde al blastodisco.

cicatriz (del lat. *cicatrix*). f. A., *Narbe;* F. e It., *cicatrice;* In., *cicatrix;* P., *cicatriz.* Tejido de reparación organizado (fibroso) y estable de una pérdida de sustancia. ||**-filtrante.** La consecutiva a una operación por glaucoma, por la cual se filtra el humor acuoso. ||**-hipertrófica.** Tumor duro, rígido, formado por la hipertrofia del tejido cicatrizal; *queloide cicatrizal.* ||**-manométrica.** La de la membrana timpánica que se mueve siguiendo las variaciones de presión en la caja del tambor. ||**-viciosa.** La que produce deformidad o altera el funcionalismo de una parte.

cicatrización. f. A., *Vernarbung;* F., *cicatrisation;* In., *cicatrization;* It., *cicatrizzazione;* P., *cicatrização.* Proceso de curación que da por resultado la formación de una cicatriz. Puede efectuarse por primera o segunda intención, según que el proceso sea rápido, aséptico y los labios de la herida coapten o confronten o, más lento, con infección y pérdida de sustancia.

cicatrizal. adj. F., *cicatriciel;* In., *cicatricial.* Relativo a una cicatriz o de su naturaleza.

cicatrizante. adj. y s. F., *cicatrisant,* In., *cicatrizant.* Que produce o promueve la cicatrización; agente o sustancia con esta acción.

cicerismo (del lat. *cicer, ciceris*, garbanzo). m. Síndrome clínico consistente en ataxia, contracturas, convulsiones y coma mortal, debido a la dieta exclusiva o predominante de garbanzos cocidos.

ciclamato. m. F. e In., *cyclamate.* Sal del ácido ciclohexilsulfámico. Se utiliza como edulcorante artificial. ||**-cálcico.** Ciclohexilsulfamato cálcico deshidratado. ||**-sódico.** Ciclohexilsulfamato de sodio.

ciclamina. f. F., *cyclamine;* In., *cyclamin.* Glucósido de la arantita o *Cyclamen europaeum*, tóxico, purgante y emético violento.

ciclán (del ár. vulgar, *siqláb*, eunuco). adj. Que tiene un solo testículo. || m. Cordero con criptorquidia.

ciclartrodial. adj. Relativo a la ciclartrosis.

ciclartrosis (del gr. *kýklos*, círculo, y de *artrosis*). f. F., *articulation en pivot.* Articulación que permite la rotación, denominada también *diartrosis rotatoria* y *trocoide.*

ciclectomía del gr. *kýklos*, círculo, y de *artrosis*). f. A., *Zyklektomie;* F., *ciliarotomie;* In., *cyclectomy;* It. y P., *ciclectomia.* Escisión de una porción del cuerpo ciliar o del borde ciliar del párpado.

ciclencefalia. f. CICLOCEFALIA.

cíclico (del gr. *kýklos*). adj. F., *cyclique.* In., *cyclic.* Relativo a un ciclo o que ocurre en ciclos; periódico; dícese en química orgánica de los productos de la serie aromática o de cadena cerrada; en patología, de fenómenos de evolución sucesiva.

ciclitis. f. A., *Zyklitis;* F., *cyclite;* In., *cyclitis;* It. y P., *ciclite.* Inflamación del cuerpo ciliar. ||**-plástica.** Ciclitis con exudación de materia fibrinosa en la cámara anterior. ||**-pura.** Inflamación del cuerpo ciliar sin complicación por parte del iris. ||**-purulenta.** Supuración en el cuerpo ciliar. ||**-serosa.** Inflamación simple del cuerpo ciliar.

ciclo (del lat. *cyclus*, y éste del gr. *kýklos*, circuito). m. A., *Zyklus;* F. e In., *cycle;* It. y P., *ciclo.* Serie regular de cambios que implica un retorno al estado primitivo y su repetición. || Sucesión de síntomas. || Período determinado en la vida de un protozoario. ||**-ase-**

xual o sexual. Período de reproducción asexual o sexual en la vida de un protozoario o de otro organismo. ‖ -biliar de Schiff. Ciclo según el cual las sales biliares secretadas con la bilis son absorbidas por las vellosidades intestinales y de nuevo llevadas al hígado, donde se usan otra vez. ‖ -cardíaco. Revolución cardíaca completa, que comprende la sístole, la diástole y las pausas entre ambas. ‖ -celular. Período de tiempo que comprende la mitosis y la interfase de una célula. ‖ -citoplásmico. Período de la vida de un parásito, durante el cual éste mora en el citoplasma de la célula huésped. ‖ -de Anderson. Conjunto de reacciones fisiopatológicas que rigen la formación de adherencias viscerales. ‖ -de Cori. Ciclo en el metabolismo de los hidratos de carbono, en el que el glucógeno muscular se convierte en ácido láctico, éste en glucosa en el hígado y ésta a su vez en glucógeno en el músculo. ‖ -de Golgi, de Ross. Períodos en la vida de *Plasmodium malariae*, transcurridos en la sangre humana o en el mosquito, respectivamente. ‖ -de Krebs. Conjunto de reacciones enzimáticas comunes al catabolismo oxidativo final de los hidratos de carbono, grasas y aminoácidos, en las que, con el concurso de ácido di y tricarboxílicos, la acetilcoenzima A, formada en distintas fases del metabolismo intermediario, es transformada, a través de una sucesión que se repite de manera cíclica, en dióxido de carbono y agua; una de las principales fuentes de acetil-CoA es el ácido pirúvico procedente de la degradación anaerobia de la glucosa y de los hidratos de carbono en general. ‖ -de Meyerhof. Vía de Meyerhof. ‖ -endógeno. Período de la vida de un protozoario parásito transcurrido dentro del cuerpo de un huésped vertebrado. ‖ -esporógeno. Estadio de espora de un parásito protozoario. ‖ -esquizogenético. Período de la vida de un protozoario dedicado a la multiplicación por división. ‖ -exógeno. Período de la vida de un parásito protozoario transcurrido en el cuerpo del huésped invertebrado. ‖ -genésico. Período reproductivo en la vida de la mujer. ‖ -humano. Período esquizogénico de la vida de un parásito protozoario transcurrido en el cuerpo humano. ‖ -intranuclear. Período de la vida de un microorganismo transcurrido dentro del núcleo de la célula huésped. ‖ -menstrual. Serie de cambios que se repiten periódicamente en el ovario, útero y otros órganos sexuales accesorios, asociados con la menstruación y los períodos intermenstruales. ‖ -oogenético u ovárico. Ciclo sexual desde el desarrollo del folículo de De Graaf hasta la regresión del cuerpo lúteo. ‖ -térmico. Curso de la fiebre de un tipo determinado en las distintas enfermedades infecciosas. ‖ -vital. Vida completa de un parásito de la sangre, que comprende los ciclos endógeno y exógeno.
ciclo-. Prefijo que denota círculo o ciclo. También se usa para referirse al cuerpo ciliar.
ciclocefalia (del gr. *kklos*, círculo, y *kephalé*, cabeza). f. Monstruosidad caracterizada por la fusión más o menos completa de los ojos y ausencia de órganos olfatorios.
ciclocoroiditis. f. Inflamación de la coroides y el cuerpo ciliar.
ciclodiálisis. f. A., *Zyklodialyse;* F., *cyclodialyse;* In., *ciclodialysis;* It., *ciclodialisi;* P., *ciclodiálise.* Operación que consiste en establecer una comunicación entre la cámara anterior del ojo y el espacio supracoroideo por el desprendimiento del cuerpo ciliar de la esclerótica, que se practica en el glaucoma para reducir la tensión intraocular.
ciclodiatermia. f. F., *cyclodiathermie.* Destrucción de una parte del cuerpo ciliar mediante diatermia; se emplea en casos de glaucoma absoluto.
cicloforia (del gr. *kýlos*, círculo, y *phérein*, llevar). f. A., *Zyklophorie;* F., *cyclophorie;* In., *cyclophoria;* It. y P., *cicloforia.* Circulación de los líquidos en el cuerpo. ‖ Rotación del globo ocular hacia fuera o adentro por debilidad de los músculos oblicuos del ojo, de suerte que los meridianos naturalmente verticales divergen en sus extremos superior o inferior; heteroforia rotatoria. ‖ -acomodativa. La debida al astigmatismo oblicuo.

cicloformo. m. Paraaminobenzoato de isobutilo; empleado como anestésico local y vulnerario.
cicloforómetro (de *cicloforia* y el gr. *métron*, medida). m. F., *cyclophoromètre;* In., *cyclophorometer.* Instrumento que sirve para medir la cicloforia.
ciclofosfamida. f. F., *cyclophosphamide;* In., *cyclophosphamide.* Antineoplásico del grupo de las mostazas nitrogenadas. Se puede administrar por vía oral y parenteral.
ciclofrenia. f. Ciclotimia.
ciclogenia (del gr. *kýklos*, círculo, y *gennân*, engendrar). f. Ciclo de desarrollo de un microorganismo.
ciclograma (del gr. *kýklos*, círculo, y *gramma*, lo grabado). m. F., *cyclogramme;* In., *cyclogram.* Registro gráfico del campo visual obtenido con el cicloscopio.‖ Registro gráfico de un ciclo como el del oxígeno, metabolismo, etc.
cicloheximida. f. F. e In., *cycloheximide.* Antibiótico obtenido del *Streptomyces griseus*, activo sobre algunos hongos y levaduras. Inhibidor de la síntesis de proteína por bloqueo de la formación del enlace peptídico. Se liga a las subunidades mayores de los ribosomas. *Sin.* : Actidiona.
cicloide (del gr. *kykloeidés*, circular). adj. y s. F., *cycloïde.* Forma abortiva o leve de ciclotimia. ‖ m. Compuesto químico orgánico que contiene un anillo de átomos.
ciclomastopatía (del gr. *kyklos*, círculo, *mastós*, mama, y *páthe*, afección). f. F., *cyclomastopathie;* In., *cyclomastopathy.* Afección de la mama caracterizada por el desarrollo excesivo del tejido conjuntivo o por proliferación epitelial que a veces se localiza en forma de tumor.
ciclonopatía (de *ciclón*, y el gr. *páthos*, enfermedad). f. Sensación de malestar experimentada por los cambios barométricos o por el mal tiempo.
ciclonosis. f. Ciclonopatía.
cíclope o **ciclope** (del gr. *kýklops*, de *kýklos*, círculo, y *óps*, *opós*, ojo). m. F., *cyclope;* In., *cyclops.* Monstruo fetal con atrofia del aparato nasal y un solo ojo en la línea media o con dos ojos unidos.
ciclopentanofenantreno. m. F., *cyclopentanophénanthrène;* In., *cyclopentenophenanthrene.* Hidrocarburo resultante de la fusión de tres anillos bencénicos y un ciclopentano. Representa la estructura química básica de esteroles y esteroides.
ciclopía (de *cíclope*). f. Ciclocefalia.
cicloplejía (del gr. *kýklos*, círculo, y *plegé*, golpe). f. A., *Zykloplegie;* F., *cycloplégie;* In., *cycloplegia;* It., *cicloplegia.* P., *ciclopegia.* Parálisis del músculo ciliar y, consecutivamente, de la acomodación.
ciclopropano. m. F. e In., *cyclopropane.* Trimetileno; gas incoloro, inflamable, anestésico general, que produce una anestesia rápida y profunda, segura y agradable.
cicloqueratitis (del gr. *kýclos*, círculo, y *kéras*, *-atos*, cuerno). f. F., *cyclo-kératite;* In., *cyclokeratitis.* Inflamación de la córnea y el cuerpo ciliar.
ciclorrafes. m. pl. Tipo de insectos braquíceros. Las larvas acefaladas salen de la cáscara por un orificio circular producido por presión de la ampolla frontal en el polo superior del capullo. Se clasifican en dos grupos, los asquicenos y los esquizóforos.
cicloserina. f. F., *cyclosérine;* In., *cycloserine.* Antibiótico producido por el *Streptomyces orchidaceus*, indicado en algunas infecciones genitourinarias resistentes y en la tuberculosis.
ciclosis. f. Circulación; especialmente el movimiento del protoplasma, dentro de una célula vegetal.
ciclospasmo (del gr. *kýklos*, círculo, y *spasmós*, contracción). m. A., *Zyklospasmus;* F., *cyclopasme;* In., *cyclospasm;* It., *spasmo d'accomodazione;* P., *ciclospasmo.* Contracción permanente del músculo ciliar, que produce espasmo de la acomodación.
ciclosporina. f. Fármaco, inmunosupresor, producido por el hongo *Tolypocladium inflatum*, que se utiliza en la prevención del rechazo en los trasplantes.

ciclóstato (del gr. *kýklos*, círculo, y *statós*, estacionario). m. F. e In., *cyclostat*. Cilindro de vidrio en el que un animal en experimento es girado sobre un eje vertical.

cicloterapia (del gr. *kýklos*, círculo, y *therapeía*, tratamiento). f. Empleo de la bicicleta en el tratamiento de ciertas enfermedades. || V. RADIOTERAPIA DE MOVIMIENTO.

ciclotia. f. SINOTO.

ciclotiacida. f. F. e In., *cyclothiazide*. V. TIACIDA.

ciclotimia (del gr. *kýklos*, círculo, y *thymós*, mente). f. A., *Zyklothymie*; F., *cyclothymie*; In., *cyclothymia*; It. y P., *ciclotimia*. Psicosis con fases periódicas de agitación y depresión; forma ligera de locura circular.

ciclotomía (del gr. *kýklos*, círculo, y *tomé*, corte). f. A., *Zyklotomie*; F., *cyclotomie*; In., *cyclotomy*; It., *ciclotomia*. Sección quirúrgica del músculo ciliar.

ciclótomo (del gr. *kýklos*, círculo, y *tomós*, cortante). m. F., *cyclotome*. Instrumento cortante empleado en la ciclotomía y otras operaciones en el ojo.

ciclotrón. m. F. e In., *cyclotron*. Aparato radiooscilador usado especialmente para bombardear los núcleos de átomos con neutrones y producir transmutaciones y radiactividad artificial, como isótopos radiactivos de elementos químicos.

ciclotropía (del gr. *kýklos*, círculo, y *trópos*, dirección). f. Cicloforia permanente, esencial.

ciclural. m. EVIPÁN©.

cicuta (del lat. *cicuta*). f. A., *Schierling*; F., *cigüe*; In., *hemlock*; It. y P., *cicuta*. Planta umbelífera venenosa. La cicuta mayor *(Cicuta maculata)*, que se confunde a veces con el perejil, es la única que se ha empleado en medicina como sedante y narcótica; su alcaloide principal es la conina. Existen otras especies, como la cicuta acuática *(C. virosa)* y la cicuta menor *(Acthusa cinapium)*, no empleadas en medicina.

cicutina. f. Alcaloide líquido de *Conium maculatum*; obtenido también por síntesis.

cicutismo. m. Envenenamiento por la cicuta acuática.

cicutoxina. m. F., *cicutoxina*. In., *cicutoxin*. Principio activo tóxico de la cicuta acuática. Es un cuerpo amorfo, pegajoso, de reacción ácida y sabor repugnante.

CID. Sigla de coagulación intravascular diseminada. || V. XOAGULOPATÍA POR CONSUMO DE FACTORES.

cidonina. f. Principio mucilaginoso de las semillas y pistilos del membrillo *(Cydonia vulgaris)*.

cidra (del lat. *citra*, pl. de *citrum*). f. A., *Zitronat*; F., *cédrat*; In., *citron*; It., *cedro*; P., *cidra*. Fruto del cidro *(Citrus medica)*. La parte amarilla superficial suministra una esencia de olor suave.

cidronela. f. Nombre genérico de varias plantas aromáticas. Melisa, toronjil. ||**-(Esencia de)**. Esencia olorosa del *Andropogon nardus* y otras plantas del Asia Meridional; antirreumática.

ciego (del lat. *caecus*). adj. y s. A., *Blind*; F., *aveugle*; In., *blind*; It., *cieco*; P., *cego*. Privado de la vista. || A., *Zökum*; F., *caecum*; In., *cecum*; It. y P., *ceco*. Porción del intestino grueso en la que acaba el íleon; se continúa con el colon ascendente y de su fondo, en el hombre, parte el apéndice vermiforme. ||**-hepático**. Bolsa del intestino embrionario, origen del hígado. ||**-móvil**. Estado de movilidad anormal del ciego y porción inferior del colon ascendente. ||**-(Punto)**. V. PUNTO.

ciema (del gr. *kyeîn*, llevar en el seno). m. Producto de la concepción en sus primeros tiempos.

ciemocardia. f. EMBRIOCARDIA.

ciemología. f. EMBRIOLOGÍA.

ciesedema (del gr. *kýesis*, embarazo, y *edema*). m. Hinchazón peculiar, especialmente de la cara, que se observa en las mujeres encintas.

ciesiognosis (del gr. *kýesis*, embarazo, y *gnôsis*, conocimiento). f. Diagnóstico del embarazo.

ciesiología (del gr. *kýesis*, embarazo, y *lógos*, tratado). f. Suma de conocimientos relativos al embarazo.

ciesis (del gr. *kýesis*, embarazo). f. F., *grossesse*; In., *cyesis*. Embarazo o preñez.

ciético (del gr. *kýesis*, gestación). adj. Relativo a la gestación.

cifos (del gr. *kyphós*, encorvado hacia delante). m. CIFOSIS.

cifoscoliosis (del gr. *kyphós*, encorvado hacia delante, *skoliós*, torcido). f. A., *Kyphoskoliose*; F., *cypho-scoliose*; In., *kyphoscoliosis*; It., *cifoscoliosi*; P., *cifoscoliose*. Combinación de cifosis y escoliosis.

cifosis [cifótico] (del gr. *kyphós*, encorvado hacia delante). f. A., *Kyphose*; F., *cyphose*; In., *kyphosis*; It., *cifosi*; P., *cifose*. Curvatura anormal con prominencia dorsal de la columna vertebral. ||**-angular**. Cifosis en la que una o más apófisis espinosas forman con el resto de la columna un ángulo de escasa abertura, característico de la caries tuberculosa. ||**-de Scheuermann**. Osteocondrosis de las vértebras.

cifótono (del gr. *kyphós*, encorvado hacia delante, y *tónos*, contención). m. Nombre de un aparato para reducir deformidades en el mal de Pott.

cigal (del gr. *zygón*, yugo). adj. En forma de yugo.

cigapófisis. f. Apófisis articular de una vértebra.

cigarro o **cigarrillo** (de *cigarra*, por comparación con el cuerpo de este insecto). m. A., *Zigarre, Zigarette*; F., *cigare, cigarette*; In., *cigar, cigarette*; It., *sigaro, sigaretta*; P., *charuto, cigarro*. Preparación de plantas secas, envueltas en papel de fumar, o de papeles impregnados de soluciones medicinales que obran por inhalación. ||**-de Espic**. Preparación pectoral antiasmática, compuesta de hojas de belladona, beleño, estramonio, felandrio y opio.

cigión (del gr. *zygón*, yugo). m. F., *zygion*; In., *zygion*. Punto craniométrico en cada extremo del diámetro cigomático.

cigoblasto (del gr. *zygón*, yugo, y *blastós*, germen). m. Esporozoito; germen o espora liberado de un cigoto.

cigocito. m. CIGOTO.

cigodactilia. f. SINDACTILIA.

cigolabial (del gr. *zygoma*, armazón, y *labial*). m. Músculo cigomático menor.

cigoma (del gr. *zýgoma*, armazón). m. A., *Zygoma*; F., *os zygomatique*; In. y P., *zygoma*; It., *zigomo*. Arco formado por la apófisis cigomática del temporal y el pómulo o malar. || Pómulo o malar.

cigomático (del gr. *zýgoma*, armazón). adj. F. e In., *zygomatic*. Relativo al cigoma. || m. V. MÚSCULOS (TABLA DE).

cigomaticoauricular (del gr. *zýgoma*, armazón, y lat. *auricula*, lóbulo de la oreja). adj. y s. Músculo auricular inferior.

cigomaticomaxilar (del gr. *zýgoma*, armazón, y el lat. *maxilla*, mandíbula). adj. Relativo al cigoma y al maxilar. || m. Músculo masetero.

cigomaxilar. m. Punto craniométrico en el extremo inferior de la sutura cigomática.

cigomorfo (del gr. *zygós*, yugo, y *morphé*, forma). adj. Dícese de cuerpos organizados semejantes, unidos normal o teratológicamente.

cigoneuro (del gr. *zygón*, yugo, y *neûron*, nervio). m. Célula nerviosa conectada con otras células nerviosas.

cigoplasto (del gr. *zygós*, yugo, y *plássein*, formar). m. Cuerpo en conexión con el núcleo, que en ciertos protozoos da origen a los flagelos.

cigosis. f. F., *zygose*. In., *zygosis*. Unión sexual de dos organismos unicelulares.

cigospora. f. CIGOTO.

cigoteno. m. ANFITENO.

cigoto (del gr. *zygotós*, uncido). m. A., *Zygote*; F. e In., *zygote*; It., *zigote*; P., *zigoto*. Individuo resultante de la unión de dos gametos. || Célula resultante de la conjugación de dos gametos; óvulo fecundado.

cigotoblasto o **esporozoito**. m. Germen o espora liberado de un cigoto.

cigotómero (del gr. *zygotós*, uncido, y *méros*, parte). m. Esporoblasto.

ciguatera. f. Enfermedad de la América Central y del Sur, que se cree producida por la ingestión de pescado tóxico.

cigüeña (Pie de). V. PIE.

cilantro. m. A., *Koriander;* F., *coriandre;* In., *coriander;* It., *coriandolo;* P., *coêntro.* Planta de la familia de las umbelíferas, *Coriandrum sativum,* cuyas semillas aromáticas son estomáquicas, corroborantes y carminativas.

cilia (lat., pl. de *cilium*). Pestañas. ‖ Flagelos.

ciliado. adj. F., *cilié;* In., *ciliate.* Provisto de pestañas o flagelos. ‖ m. pl. Clase de infusorios caracterizados por la presencia de cilios o pestañas; algunas especies son parásitas del hombre, como el *Balantidium coli.*

ciliar (del lat. *cilium,* ceja). adj. A., *ciliär;* F., *ciliaire;* In., *ciliary;* It., *ciliare;* P., *ciliar.* Relativo o semejante a las pestañas. ‖ **-(Cuerpo).** V. Cuerpo.

ciliaroscopio (de *ciliar* y el gr. *skopeîn,* observar). m. F., *ciliaroscopio;* In., *ciliaroscope.* Instrumento para examinar la región ciliar del ojo.

ciliarotomía (de *ciliar* y el gr. *tomé,* sección). f. F., *cyliarotomie;* In., *ciliarotomy.* División quirúrgica de la zona ciliar en el glaucoma. Ciclotomía.

ciliectomía. f. A., *Ziliektomie;* F., *ciliectomie;* In., *ciliectomy;* It. y P., *ciliectomía.* Escisión de una porción del borde ciliar del párpado, con las raíces de las pestañas. ‖ Escisión de una porción del cuerpo ciliar. Ciclotomía.

cilindrartrosis. f. F., *cylindrarthrose;* In., *cylimdrarthrosis.* Articulación en la cual las superficies articulares son cilíndricas.

cilindriforme. adj. F., *cylindroïde;* In., *cylindriform.* Semejante a un cilindro.

cilindro (del gr. *kýlindros*). m. A., *Zylinder;* F., *cylindre;* In., *cast, cylinder;* It. y P., *cilindro.* Sólido en forma de columna, especialmente cilindro urinario o una lente cilíndrica. ‖ **-de Bence-Jones.** Cuerpos gelatinosos cilíndricos que forman parte del conducto de las vesículas seminales. ‖ **-de Külz.** Nombre dado a los cilindros urinarios cortos, hialinos o granulosos, observados en el comienzo y curso del coma diabético. ‖ **-de Leydig.** Manojos de fibrillas musculares separadas por divisiones de protoplasma. ‖ **-de Maddox.** Cilindros de cristal paralelo que se emplean en el examen de la heteroforia. ‖ **-urinario.** Cuerpo cilindriforme (albuminoso, céreo, epitelial, granuloso, hemático, hialino, purulento, etc.) en la orina, producido al coagularse una sustancia en un túbulo urinario, del que constituye el molde.

cilindroadenoma. m. F., *cylindroadénome;* In., *cylindroadenoma, cylindroma.* Tumor formado por degeneración hialina de un adenoma que contiene masas cilíndricas de sustancia hialina.

cilindrocefalia (del gr. *kýlindros,* cilindro, y *kephalé,* cabeza). f. Forma alargada o cilíndrica del cráneo, generalmente artificial.

cilindrocelular. adj. Compuesto de células cilíndricas.

cilindrodendrita (de *cilindro* y el gr. *dendrítes,* arbóreo, de *déndron,* árbol). m. Rama colateral de un cilindroeje. Paraxón.

cilindroeje (del gr. *kýlindros,* cilindro, y el lat. *axis,* eje). m. A., *Achsenzylinder;* F., *cylindraxe;* In., *axon;* It., *cilindrasse;* P., *cilindreixo.* Prolongación de una célula nerviosa, que constituye el elemento central de una fibra nerviosa, la parte esencial conductora. Axón, neurita, neuraxón.

cilindroide (del gr. *klýindros,* cilindro, y *eîdos,* aspecto). m. Cilindro falso o mucoso de la orina o de varios orígenes.

cilindroma (de *cilindro* y el suf. *-oma,* tumor). m. A., *Zylindrom;* F., *syphonome;* In., *cylindroma;* It. y P., *cilindroma.* Tumor de tejido variable cuya estroma está formada por cordones largos torcidos de materia hialina; se observa ordinariamente en la cara y en especial en la órbita. *Sin.:* Sinfononoma. Mixosarcoma. epitelioma de cuerpos oviformes.

cilindruria (de *cilindro* y el gr. *oûron,* orina). f. A., *Zylindrurie;* F., *cylindrurie;* In., *cylindruria;* It., *cindruria;* P., *cilindrúria.* Presencia de cilindros en la orina.

cilio o **cilium** (lat.). m. F., *cil;* In., *cilium.* El párpado o su borde libre. ‖ Pestaña. ‖ Filamento diminuto vibrátil, inserto en la superficie de una célula o de una bacteria.

ciliospinal (de *cilio* y el lat. *spina,* espina dorsal). adj. Relativo al cuerpo ciliar y a la médula. Centro de la región cervicodorsal de la médula que rige la dilatación de la pupila.

ciliotomía (de *cilio* y el gr. *tomé,* corte). f. F., *ciliotomie;* In., *ciliotomy.* División quirúrgica de los nervios ciliares.

Cillobacterium. Género bacteriano en el que se incluían bacilos rectos o curvos, grampositivos, anaerobios, con flagelación perítrica, no esporulados. Se les encuentra en el aparato digestivo de diversos animales. Algunas especies digieren la celulosa. Ocasionalmente han sido asociados a procesos infecciosos en animales de sangre caliente. Actualmente se describen en la parte XV de la clasificación de Bergey, al final del género *Eubacterium.*

cilosis. f. Estremecimiento espasmódico del párpado. ‖ Deformidad del pie o pierna; talipes.

cilósomo (del gr. *kyllós,* encorvado, torcido, deforme, y *sôma,* cuerpo). m. F., *cyllosome;* In., *cyllosomus, cyllosoma.* Monstruo fetal con eventración lateral de la región inferior del abdomen y desarrollo imperfecto de la extremidad inferior del mismo lado.

cimasa (del gr. *zýme,* levadura). f. F., *zymase;* In., *zymase.* Enzima o fermento soluble. ‖ **-de Buchner.** Enzima intracelular de la levadura, que produce la fermentación alcohólica.

cimbiforme o **cimboide** (del gr. *kýmbe,* barquilla, y el lat. *forma* y el gr. *eîdos,* aspecto). adj. En forma de bote; navicular.

cimbocefalia (del gr. *kýmbe,* vaso, y *kephalé,* cabeza). f. F., *cymbocéphalie;* In., *cymbocephalia.* Forma bilocular del cráneo, por depresión profunda en la región bregmática. Clinocefalia, escafocefalia.

cimeno. m. Hidrocarburo que existe en las esencias de alcaravea, comino, santónico, tomillo, eucalipto y otras. Cimol.

cimetidina. f. F., *cimétidine;* In., *cimetidine.* Compuesto que inhibe específicamente la acción estimulante de la histamina sobre la secreción ácida gástrica. Se dice que bloquea los receptores H_2 de la histamina. Se emplea en el tratamiento de la úlcera gastroduodenal y en el síndrome de Zollinger-Ellison.

cimetología. f. Cimología.

Cimex. Género de insectos hemípteros, al que pertenece la chinche común *(C. lectularius).* ‖ **-boneti.** Chinche tropical de África y América del Sur. ‖ **-hemipterus.** Especie de los trópicos. ‖ **-pipistrella.** Especie que transmite una tripanosomiasis.

Cimicaria. Cimicifuga.

cimicida (del lat. *cimex, -icis,* chinche, y *caedere,* matar). adj. y s. F., *cimicide;* In., *cimicid.* Que mata o destruye las chinches; agente o sustancia que tiene esta propiedad.

Cimicifuga. Género de plantas ranunculáceas. La raíz de la *C. racemosa* es tónica y antiespasmódica; se usa en el reumatismo, corea, amenorrea y congestión uterina.

címico (del gr. *zýme,* levadura). adj. Relativo a los fermentos organizados.

cimina. f. Enzima.

cimo (del gr. *zýme,* levadura). m. Fermentos, virus.

cimocida (del gr. *zýme,* levadura, y el lat. *caedere,* matar). adj. y s. Destructor de fermentos.

cimocito (del gr. *zýme,* levadura, y *kytos,* cavidad). m. A., *Zymocyt;* F. e In., *Zymocyte;* It. y P., *zimocito.* Célula que produce fermentación; cimógeno.

cimófito (del gr. *zýme,* levadura, y *phytón,* planta). m. Bacteria que produce fermentación.

cimóforo (del gr. *zýme,* enzima, y *phérein,* llevar). adj. y s. F. e In., *zymophore.* Dícese del grupo de átomos en la molécula de una enzima del que depende su efecto específico. Ú. t. c. s. ‖ Porción activa de una enzima.

cimogénesis (del gr. *zýme,* fermento, y *gennân,* producir). f. F., *zymogenèse;* In., *zymogenesis.* Producción de una enzima por un cimógeno.

cimógeno (del gr. *zýme*, fermento, y *gennân*, producir). m. A., *Zymogen;* F., *zymogène;* In., *zymogen;* It., *zimogeno;* P., *zimógeno*. Precursor inactivo de una enzima. ‖ Bacteria que produce fermentación.

cimógrafo (del gr. *kýma*, onda, y *gráphein*, registrar). m. A., *Kymograph;* F., *kymographe;* In., *cymograph;* It., *chimografo;* P., *cimógrafo*. Instrumento para registrar variaciones u ondulaciones arteriales u otras; quimógrafo.

cimograma (del gr. *zýme*, fermento, y *grámma*, marca). f. F., *zymogramme;* In., *zymogram*. Estudio del espectro de fermentación de los carbohidratos de un microorganismo. Muy utilizado en taxonomía.

cimohidrólisis. f. CIMÓLISIS.

cimoide (del gr. *zýme*, fermento, y *eîdos*, aspecto). m. Parecido a una enzima. ‖ Toxina derivada de un tejido descompuesto.

cimol. m. CIMENO.

cimólisis (del gr. *zýme*, fermento, y *lysis*, disolución). f. F., *zymolise;* In., *zymolisis*. Fermentación o digestión por medio de enzimas. ‖ Destrucción o disolución de un fermento.

cimología (del gr. *zýme*, fermento, y *lógos*, tratado). f. Tratado de las fermentaciones.

cimómetro. m. CIMOSÍMETRO.

cimonematosis. f. Infestación con hongos del género *Zymonema;* blastomicosis.

cimoplásico (del gr. *zýme*, fermento, y *plássein*, formar). adj. Formador de fermentos.

cimoplasma. f. TROMBINA.

cimoproteína (del gr. *zýme*, fermento, y *proteína*). f. Proteína con poder catalítico o fermentativo, como la papaína, pepsina, catalasa, etc.

cimosa. f. INVERTINA.

cimoscopio (del gr. *kýma*, onda, y *skopeîn*, observar). m. Instrumento para la observación de la corriente sanguínea.

cimoscopio (del gr. *zýme*, fermento, y *skopeîn*, observar). m. Aparato para estimular el poder cimótico de la levadura.

cimosímetro (de *cimosis* y el gr. *métron*, medida). m. Instrumento para medir los grados de fermentación.

cimosis (del gr. *zýme*, fermento). f. Fermentación. ‖ Enfermedad infecciosa o contagiosa. ‖ **-gástrica**. Formación de ácidos orgánicos en el estómago, debida a la acción de los fermentos.

cimosténico o **cimostético** (del gr. *zýme*, fermento, y *sthénos*, fuerza). adj. F., *zymosthénique;* In., *zymosthenic*. Que aumenta la actividad de un fermento.

cimotecnia (del gr. *zýme*, fermento, y *téchne*, arte). f. Estudio y técnica de las fermentaciones; rama de la química que trata de la aplicación industrial de las fermentaciones.

cimotóxico (del gr. *zýme*, fermento, y el lat. *toxicum*, veneno). adj. Relativo a la acción hemolítica del grupo toxóforo en la teoría de las cadenas laterales de Ehrlich.

cimurgia. f. CIMOTECNIA.

cina. f. Planta de la familia de las compuestas. *Artemisia cina* y *A. santonica*, y sus semillas; antihelmíntica.

cinabrio (del gr. *kinnábaris*). m. Bermellón; bisulfuro rojo de mercurio.

cinaldehído. m. Aldehído cinámico.

cinamato. m. Sal del ácido cinámico.

cinameína. f. Éter bencílico del ácido cinámico, líquido oleoso, de los bálsamos de Tolú y Perú, del estoraque y el benjuí de Sumatra.

cinameno. m. ESTIROL.

cinámico (Ácido). Ácido cristalizable blanco, de la canela, estoraque, bálsamos y otras resinas aromáticas; se empleó al interior y exterior en la tuberculosis.

cinamileugenol. m. Éter cinámico del eugenol, antiséptico, en agujas incoloras; usado, como el eugenol, en las enfermedades pulmonares.

cinamilo. m. Radical monovalente del alcohol cinamílico y de otros muchos compuestos de la serie aromática.

cinamol. m. Esencia de canela rectificada; estirol.

cinamomo (del lat. *cinnamomum*). m. Nombre dado en otro tiempo a una sustancia aromática que algunos creen ser la mirra y otros la canela. ‖ CINNAMOMUM.

cinanestesia (del gr. *kínesis*, movimiento, y de *anestesia*). f. F., *kinanesthésie;* In., *kinanesthesia*. Pérdida de la facultad de percibir la sensación de movimiento, debido al trastorno de la sensibilidad profunda.

cinanquia (del gr. *kynágche*, angina de perro; de *kyon*, *kynós*, perro, y *ágchein*, estrangular). f. F. e In., *cynanche*. Afección grave de la garganta, con sofocación intensa; esquinancia.

cinantropía (del gr. *kýon*, *kynós*, perro, y *ánthropos*, hombre). f. F., *cynanthropie*.; In., *cynanthropy*. Forma de zoantropía en la cual el enfermo se considera transformado en perro.

cinasa (del gr. *kínesis*, movimiento). f. A., *Kinase;* F. e In., *kinase;* It., *chinasi*. Sustancia existente en varios tejidos, que activa la enzima específica de los mismos; enterocinasa, trombocinasa.

cinc (del al. *zink*). m. A., *Zink;* F., *zinc;* In., *zink;* It. y P., *zinco*. Metal de color blanco azulado, muchas de cuyas sales son medicinales y tóxicas. Símbolo, Zn; peso atómico, 65,37; peso específico, 6,9-7,2. Sus sales se utilizan como astringentes, antiperspirantes, estípticos corrosivos y antisépticos suaves. Muchas de sus propiedades se deben a la capacidad del cinc de precipitar las proteínas. Tomadas por vía oral irritan la mucosa gástrica y producen vómito. Las principales son: *Acetato*, que se emplea en las afecciones del oído, blenorragia, etc., en solución del 0,2 al 1%. *Carbonato*, calamina; úsase en forma de polvo o cerato *(cerato de Turner)*. *Cloruro*, compuesto cristalizable muy delicuescente, $ZnCl_2$, llamado también *manteca de cinc*; empléase como escarótico en las úlceras y en solución débil como astringente y desinfectante en las vaginitis e inflamaciones de la garganta; la solución al 50% se usa como desinfectante y preservativo con el nombre de *líquido desinfectante de Burnett*. *Fosfuro*, Zn_3P_2; empléase como el fósforo en las neuralgias, neurastenia, debilidad sexual, histerismo, amenorrea, clorosis, etc. '*Óxido*, compuesto amorfo, blanco, ZnO, empleado algunas veces al interior en la tos ferina, asma, epilepsia, diarrea, sudores nocturnos de los tuberculosos, y muy usado al exterior en forma de polvo o pomada en el eczema, intertrigo, úlceras, etc. *Sulfato (vitriolo blanco)*, sustancia cristalizable incolora, con propiedades astringentes y eméticas; empléase raras veces como emético en el crup y envenenamientos; como astringente, en la diarrea y disentería, y sobre todo al exterior en solución al 1% en las laringitis, conjuntivitis, etc. *Undecilinato de cinc*, útil como fungicida. *Valerianato*, empleado en la neuralgia, epilepsia, histerismo, etc.

cincaína. f. Isopropilhidrocupreína; anestésico empleado en la práctica urológica en solución al 0,1%.

cincalismo. m. F., *zincalisme;* In., *zincalism*. Intoxicación crónica por el cinc.

cinchera. f. Afección de las caballerías en la parte del tórax por donde pasa la cincha.

Cinchona (de una condesa de *Chinchón*, virreina del Perú). Género de árboles de la familia de las rubiáceas, indígenas de la América del Sur, de especies muy numerosas: *C. calisaya, C. lancifolia, C. micrantha, C. officinalis, C. purpurea,* etc., cuya corteza es la quina. ‖ QUINA.

cinclisis (del gr. *kígklisis*, movimiento de caderas). f. Pestañeo o respiración rápidos.

cincófeno. m. Ácido fenilquinolincarbónico. Analgésico.

cincomesino. adj. Aplícase al feto de cinco meses.

cinconamina. f. Alcaloide de la quina de la corteza de la *Remijia purdieana*, agente tóxico y antipirético.

cinconidina. f. F. e In., *cinchonidine*. Alcaloide de algunas especies de quina; isómero de la cinconina. El bromhidrato, sulfato y salicilato se emplean como la quinina.

cinconina. f. F. e In., *cinchonine*. Alcaloide cristalino blanco, de sabor amargo, de muchas cortezas de quina. Empléase como la quinina y a las mismas dosis.

cinconismo. m. A., *Chininvergiftung;* F., *quininisme;* In., *quininism;* It., *cinconismo;* P., *cinchonismo.* Envenenamiento por las sales de quinina, caracterizado por cefalalgia, zumbidos de oídos, sordera y síntomas de congestión cerebral.

cinconología (de *cinconina* y el gr. *lógos,* tratado). f. Estudio de la botánica y cultivo de las quinas, de sus alcaloides y efectos.

cincopirina. f. Sal doble de cloruro de cinc y antipirina. Empleóse como el cloruro de cinc, pero es menos cáustica y tóxica.

cincoporoplasto. m. Preparación plástica para aplicar a una herida, sobre la cual forma una cubierta protectora.

cinedensigrafía (del gr. *kínesis,* movimiento, el lat. *densus,* denso, y el gr. *gráphein,* registrar). f. F., *cinédensigraphie;* In., *cinedensigraphy.* Registro del pulso arterial pulmonar por medio de una célula fotoeléctrica situada delante del enfermo durante la radioscopia. Se ha utilizado en el diagnóstico del cáncer de pulmón.

cinemascopia (del gr. *kínema,* movimiento, y *skopeîn,* observar). f. Empleo del cinematógrafo para el estudio de los movimientos del cuerpo.

cinemática. f. CINÉTICA.

cinematización. f. CINEPLASTIA.

cinematografía (del gr. *kínema, -atos,* movimiento, y *gráphein,* describir). f. F., *cinématographie;* In., *cinematography.* Fotografía de objetos en movimiento; útil para el registro de la técnica quirúrgica y de considerable eficacia en el diagnóstico de enfermedades digestivas, circulatorias, etc., aplicándolo a la radiografía con medios de contraste.

cinematorradiografía (del gr. *kínema, atos,* movimiento, y *radiografía*). f. F., *radiocinématographie;* In., *cinematoradiography.* Radiografía cinematográfica.

cinemia (del gr. *kínema,* movimiento, y *haîma,* sangre). f. Movimiento o circulación de la sangre, especialmente salida de sangre del corazón.

cineol. m. EUCALIPTOL.

cineplastia (del gr. *kineîn,* mover, y *plássein,* formar). f. A., *Kineplastik;* F., *cineplastie;* In., *cineplasty;* It., *cineplastica;* P., *cineplastia.* Amputación plástica, en la cual el muñón se forma de modo que se pueda utilizar como potencia motora.

cineración (del lat. *cinis, -eris,* ceniza). f. Incineración, cremación.

Cineraria marítima. f. Planta tropical de América. Decíase que el zumo, instilado en el ojo, curaba las cataratas.

cinérea (del lat. *cinerea,* f. de *cinereus,* ceniciento). f. F., *substance grise du système nerveux.* In., *cinerea.* Sustancia gris del sistema nervioso.

cinéreo (del lat. *cinereus*). adj. De color de ceniza, gris o ceniciento. V. ALA.

cinergético (del gr. *kineîn,* mover, y *érgon,* obra). adj. Relativo a la energía cinética.

cinesalgia (del gr. *kínesis,* movimiento, y *álgos,* dolor). f. A., *Bewegungsschmerz;* F., *cinésialgie;* In., It. y P., *cinesalgia.* Dolor muscular que aparece por el movimiento.

cinescopio (del gr. *kineîn,* mover, y *skopeîn,* observar). m. F., *kinéscope;* In., *kinescopie.* Instrumento para medir la refracción ocular, por medio del cual el sujeto observa un objeto fijo a través de una hendidura en un disco movible.

cinesia o **cinesis** (del gr. *kínesis,* movimiento). f. F., *cinépathie;* In., *kinesia.* MOVIMIENTO. || Trastorno debido al movimiento, que comprende el mareo por el barco, tren, carruaje, etc. || Gimnasia médica. || **-paradójica.** Fenómeno que se observa en la enfermedad de Parkinson, por el que en un momento determinado el enfermo, como liberado de la rigidez que impedía sus movimientos, anda, salta o habla espontáneamente.

cinesialgia. f. CINESALGIA.

cinesiatría. f. CINESITERAPIA.

cinesiestesiómetro. m. CINESTESIÓMETRO.

cinesímetro (del gr. *kínesis,* movimiento, y *métron,* medida). m. F., *cinésiomètre, kinésimètre;* In., *kinesimeter.* Instrumento para la medición cuantitativa de los movimientos.

cinesiología (del gr. *kínesis,* movimiento, y *lógos,* tratado). f. A., *Heilgymnastik;* F., *cinésiologie;* In., *kinesiology;* It., *cinesia;* P., *cinesiologia.* Ciencia de los movimientos, especialmente de los higiénicos y terapéuticos.

cinesiómetro. m. CINESÍMETRO.

cinesioneurosis (del gr. *kínesis,* movimiento, y de *neurosis*). f. A., *Motilitätsneurose;* F., *cinésinévrose;* In., *kinesioneurosis;* It., *neurosi cinetica.* Trastorno funcional nervioso asociado con alteraciones de los movimientos. Se denomina *externa* o *interna,* según afecte los músculos de la vida de relación o de la vida vegetativa, respectivamente.

cinesismo. m. Autointoxicación por fatiga o excesos físicos. V. PONOSIS.

cinesiterapia (del gr. *kínesis,* movimiento, y *therapeía,* tratamiento). f. A., *Kinesiotherapie;* F., *cinésithérapie;* In., *kinesiotherapy;* It. y P., *cinesiterapia.* Tratamiento de las enfermedades por los movimientos y el ejercicio muscular; lingismo.

cinesódico (del gr. *kínesis,* movimiento, y *hodós,* camino). adj. F., *kinésodique;* In., *kinesódico.* Relativo a la conducción de impulsos motores.

cinesofobia (del gr. *kínesis,* movimiento, y *phóbos,* temor). f. A., *Bewegungsfurcht;* F., *phobie de mouvement;* In., *kinesophobia;* It., *chinesofobia.* Temor morboso al movimiento.

cinestesia (del gr. *kínesis,* movimiento, y *aísthesis,* sensación). f. A., *Kinästhesie;* F., *cinesthésie;* In., *cinesthesia;* It.. y P., *cinesestesia.* Sensación o sentido por el cual se perciben el movimiento muscular, peso, posición, arco, etc., de nuestros miembros; sentido muscular.

cinestesiómetro (de *cinestesia* y el gr. *métron,* medida). m. F., *kinesthésiomètre;* In., *kinesthesiometer.* Instrumento para medir o examinar la sensibilidad muscular.

cinética (del gr. *kinetiké,* f. de *kinetikós,* relativo al movimiento). f. Ciencia del movimiento; dinámica; cinemática.

cinetismo. m. F., *cinétisme.* In., *kinetism.* Facultad de practicar o iniciar la acción muscular.

cinetocoro. m. CENTRÓMERO.

cinetogénico o **cinetógeno** (del gr. *kinetós,* movible, y *gennân,* engendrar, producir). adj. F., *cinétogenique;* Que causa o produce movimiento.

cinetográfico (del gr. *kínesis,* movimiento, y *gráphein,* registrar). adj. Que registra gráficamente los movimientos; cinematográfico.

cinetonúcleo. m. F., *cinétonucléus;* In., *kinetonucleus.* Micronúcleo o centrosoma de una célula, a distinción del núcleo principal o trofonúcleo; en los flagelados, centrosoma del que parte el flagelo.

cinetoplasma (del gr. *kinetós,* movible, y *plasma*). f. F., *partie fluide du protoplasme;* In., *kinetoplasm;* Porción que se suponía más contráctil del citoplasma, especialmente el elemento cromatófilo de la célula nerviosa.

cinetorradioterapia (del gr. *kinetós,* movible, y *radioterapia*). f. Radioterapia en la que el tubo se mueve en relación con el paciente o éste es movido ante aquél, que permanece fijo, con objeto de lograr dosis elevadas profundas sin sobrecargar la piel.

cinetoscopia (del gr. *kinetikós,* movible, y *skopeîn,* observar). f. F., *kinésodique;* In., *kinetoscopy.* Fotografía seriada que expone los movimientos.

cinetosis (del gr. *kinetós,* movible, y el suf. *-osis,* enfermedad). f. A., *Kinetose;* F., *cinétose;* In., *kinetosis;* It., *cinetosi;* P., *cinetose.* Término general para los trastornos debidos a un movimiento inusitado en los diversos modos de transporte, como el automóvil, avión, barco, etc. CINESIA.

cinetoterapia (del gr. *kinetós,* movible, y *therapeía,* tratamiento). f. CINESITERAPIA.

cíngulo (del lat. *cingulum,* de *cingere,* ceñir). m. A., *Cingulum;* F., *faisceau du bourrelet;* In., *cingulum;*

It., *cingolo;* P., *cíngulo.* Porción de la circunvolución que rodea el cuerpo calloso, constituida por un haz de fibras de asociación que ocupan la sustancia blanca de la gran circunvolución límbica y conectan las circunvoluciones del cíngulo y del hipocampo. || Reborde en la cara lingual de los dientes incisivos y caninos, cerca del cuello del diente. || Zona. || **-de Haller.** Cinturón muscular abdominal. || **-de la extremidad inferior, superior.** Cinturón pélvico y escapular, respectivamente.
ciniatría o **ciniátrica** (del gr. *kýon, kynós,* perro, y *iatreía,* medicina). f. Rama de la veterinaria que trata de las enfermedades de los perros.
ciniclocardia. EMBRIOCARDIA.
Ciniselli (Método de) (Luigi *Ciniselli,* cirujano italiano, 1803-1878). V. MÉTODO.
Cinnamomum. Género de árboles de la familia de las lauráceas. V. CANELA.
cinobex (del gr. *kýon, kynós,* perro, y *béx,* tos). m. Tos perruna.
cinocéfalo (del gr. *kynoképhalos,* de *kýon, kynós,* perro, y *kephalé,* cabeza). m. F., *cynocéphale;* In., *kynocephalus.* Monstruo fetal con la cabeza semejante a la de un perro.
cinocentro (del gr. *kinein,* mover, y *kéntron,* centro). m. CENTROSOMA.
cinoctonina (del gr. *kýon, kynós,* perro, y *kteínein,* matar). f. Alcaloide tóxico amorfo del *Aconitum septentrionale.*
cinodon (del gr. *kýon, kynós,* perro, y *odoús, odóntos,* diente). m. Diente canino.
cinofobia (del gr. *kýon, kynós,* perro, y *phóbos,* temor). f. A., *Kynophobie;* F., *cynophobie;* In., *kynophobia;* It. y P., *cinofobia.* Temor morboso a los perros. || Hidrofobia espuria.
cinoglosa (del gr. *kynóglosos,* de *kýon, kynós,* perro, y *glóssa,* lengua). f. A., *Hundzunge;* F., *cynoglosse;* In., *hound's tongue;* It., *cinoglossa.* P., *cinoglossa.* Planta de la familia de las borragináceas, *Cynoglossum officinalis,* cuya raíz es antiespasmódica y narcótica.
cinología (del gr. *kýon, kynós,* perro, y *lógos,* tratado). f. Tratado sobre los perros.
cinología. f. CINESIOLOGÍA.
cinoplasma (del gr. *kinein,* mover, y *plásma,* plasma). m. F., *ergatoplasme.* In., *kinoplasm.* Protoplasma funcional, sustancia motora de una célula, arcoplasma o ergatoplasma.
cinorexia (del gr. *kýon, kynós,* perro, y *órexis,* apetito). f. A., *Kynorexie;* F., *cynorexie;* In., *cynorexia;* It., *cinoressia;* P., *cinorexia.* Hambre canina; bulimia.
cinorrodón (del gr. *kýon, kynós,* perro, y *rodón,* rosa). m. Nombre vulgar del rosal silvestre *(Rosa canina)* y también del fruto maduro del mismo, con el cual se preparaba en otro tiempo una conserva o electuario, de uso en las diarreas crónicas.
cinospasmo (del gr. *kýon, kynós,* perro, y *spasmós,* contracción). m. Espasmo cínico; contracción de los músculos faciales de un lado a la manera de un perro furioso.
cinotoxina (del gr. *kinein,* mover, y de *toxina).* f. Toxina de la fatiga. || PONÓGENO. || Principio cristalizable, amargo, del *Apocynum cannabinum.*
cinta (del lat. *cincta,* f. de *cinctus,* ceñido). f. A., *Band;* F., *bande;* In., *band;* It., *nastro;* P., *cinta.* Tira larga y aplanada. || TENIA. || **-de Matas.** Tira de aluminio para la oclusión temporal de los grandes vasos sanguíneos, con objeto de ver el estado de la circulación colateral como medida previa a la sutura de un saco aneurismático. || **-de Reil.** LEMNISCO MEDIAL. || **-de Vicq d'Azyr.** Estría o línea de Baillarger. || **-vocal.** Pliegue vocal.
cintilla (del lat. *cinctilla,* dim. de *cincta,* fem. de *cinctus,* ceñido). f. Tira larga y aplanada más estrecha que la cinta. || Nombre con que se designan algunas formaciones anatómicas finas y alargadas. || **-de Hoche.** Pequeño manojo de fibras nerviosas, que forman parte del fascículo propio o fundamental. || **-olfatoria.** TRACTO OLFATORIO. || **-óptica.** TRACTO ÓPTICO.
cintura (del lat. *cinctura).* f. A., *Gürtel;* F., *ceinture;* In., *girdle;* It. y P., *cintura.* Parte del cuerpo entre el tórax y las caderas. || Cinto o cinturón. || **-de Hitzig.** Banda de anestesia a nivel de las mamas en la zona inervada por los nervios D$_{III}$ a D$_{VI}$, observada en los primeros períodos de la ataxia locomotriz. || **-de Momburg.** Tubo o venda de goma que da dos o tres veces la vuelta a la cintura, empleado para cohibir la hemorragia posparto. || **-de Neptuno.** Vendaje abdominal para aplicaciones húmedas. || **-de Venus.** Emplasto mercurial en forma de cintura o cinturón. || **-escapular** o **torácica.** Anillo óseo, incompleto por detrás, que sirve de unión y sostén a las extremidades superiores. || **-ortopédica.** Conjunto de piezas que se aplican al tronco para obrar sobre la columna vertebral desviada. || **-pélvica.** Arco óseo formado por los coxales y el sacro.
cinturón. m. CINTURA, CÍNGULO.
cioforia (del gr. *kýos,* feto, y *phérein,* llevar). f. Embarazo, gestación.
cionectomía (del gr. *kíon,* úvula, y *ektomé,* escisión). f. A., *Uvulektomie;* F., *uvulectomie;* In., *uvulectomy;* It., *stafilectomia;* P., *cionectomia.* Escisión de la úvula o de una porción de la misma.
cionina (del gr. *kýos,* feto). f. Término general de las hormonas estimulantes de origen placentario.
cionitis (del gr. *kíon, -onos,* úvula, y del suf. *-itis).* f. F., *cionite.* In., *cionitis.* Inflamación de la úvula. ESTAFILITIS.
cionoptosis (del gr. *kíon, -onos,* úvula, y *ptôsis,* caída). f. F., *cionoptose;* In., *cionoptosis.* Elongación excesiva de la úvula.
cionorrafia (del gr. *kíon, -onos,* úvula, y *rhaphé,* sutura). f. ESTAFILORRAFIA.
cionotomía (del gr. *kíon, -onos,* úvula, y *tomé,* corte). f. F., *cionotomie;* In., *cionotomy.* Amputación total o parcial de la úvula.
ciopina (del gr. *kýanos,* azul, y *pýon,* pus). f. Pigmento del pus azul.
ciotrofia (del gr. *kýos,* feto, y *trophé,* nutrición). f. Nutrición del feto.
ciprés (del lat. tardío *cypressus* [clásico *cupressus]).* m. A., *Zypresse;* F., *cyprès;* In., *cypress;* It., *cipresso;* P., *cipreste.* Árbol de la familia de las coníferas *(Cupressus sempervirens),* que produce conos globulosos de escamas carnosas, astringentes antes de su maduración, conocidos con el nombre de *nueces de ciprés.*
cipridología (del gr. *Kýpris, -idos,* la diosa de Chipre, Venus, y *lógos,* tratado). f. Tratado de las enfermedades venéreas. VENEREOLOGÍA.
cipridopatía (del gr. *Kýpris, -idos,* la diosa de Chipre, Venus, y *páthos,* enfermedad). f. Enfermedad venérea.
ciprifobia o **cipridofobia** (del gr. *Kýpris, -idos,* la diosa de Chipre, y el gr. *phóbos,* temor). f. Temor morboso al acto sexual. || Temor exagerado a contraer enfermedades venéreas. || Preparación concentrada derivada del *Cypripedium hirsutum,* antiespasmódica y narcótica.
ciproheptadina. f. F., *cyproheptadine;* In., *cyproheptadine.* Fármaco dotado de propiedades antihistamínicas y antiserotonínicas. Se emplea en ciertas enfermedades alérgicas, en el síndrome carcinoide y como estimulante del apetito.
ciproterona (Acetato de). F., *cyprotérone;* In., *cyproterone.* Derivado de la progesterona con propiedades antiandrogénicas.
Circea. Género de plantas de la familia de las enoteráceas. La especie *C. lutesiana,* hierba de las brujas, se empleaba como resolutiva.
circellus (lat.). m. Círculo pequeño. || **-venosus hypoglossi.** Plexo venoso alrededor del nervio hipogloso en el agujero condíleo anterior.

circinado (del lat. *circinatus*, p. p. de *circinare*, redondear, tornear). adj. A., *kreisförmig;* F., *circiné;* In., *circinate;* It., *circinnato;* P., *circinado.* En forma de círculo o de anillo.

circonio (del ar. *zarqūn*, urusa roja). m. A., *Zirkonium;* F. e In., *zirconium;* It., *circonio;* P., *zircónico.* Elemento metálico descubierto por Berzelius en 1834; símbolo, *Zr;* peso atómico, 91,22. Se obtiene principalmente del mineral *circón.* El *óxido* se empleó como el bismuto en radiografía.

circuito (del lat. *circuitus*). m. A., *Umkreis;* F. e In., *circuit;* It. y P., *circuito.* Camino recorrido por una corriente eléctrica. El circuito se denomina *cerrado* cuando es continuo, y *abierto, roto* o *interrumpido,* cuando no es continuo y la corriente no puede pasar por él. ‖ En cirugía, toda comunicación entre dos conductos que acorta el camino a seguir. ‖ **-(Corto).** Corriente desarrollada entre dos ramas de otro circuito, provocada por una pequeña resistencia. Cortocircuito. ‖ Según Arbuthnot Lane, la anastomosis del íleon a la S ilíaca. ‖ **-de Koch.** Serie de condiciones que debe cumplir un microorganismo para que sea considerado patógeno: el microbio debe encontrarse siempre en la enfermedad; debe formar cultivos puros fuera del organismo, estos cultivos deben ser capaces de reproducir la enfermedad, y los microbios deben encontrarse de nuevo en el proceso morboso provocado artificialmente.

circulación (del lat. *circulatio, -onis*). f. A., *Kreislauf;* F. e In., *circulation;* It., *circolazione;* P., *circulaçao.* Movimiento de una masa por un curso regular, como la circulación de la sangre. ‖ **-alantoidea.** Circulación en el feto por los vasos umbilicales. ‖ **-arterial.** Transporte de la sangre en el sistema arterial desde los orificios aórtico y pulmonar de los ventrículos a los capilares generales o pulmonares. ‖ **-capilar.** Paso de la sangre por los capilares desde las arterias a las venas. ‖ **-colateral.** La que se efectúa por conductos secundarios después de la obstrucción del tronco principal. ‖ **-circulación compensadora.** Circulación colateral. ‖ **-coronaria.** La propia de los tejidos musculares del corazón. ‖ **-cruzada.** Circulación en una porción del cuerpo de un animal de sangre suministrada por otro animal. ‖ Aflujo de la sangre a una región para que a otra afluya menos. ‖ **-derivativa.** Paso de la sangre de las arterias a las venas sin intermediación de los capilares, por los conductos llamados *derivativos.* ‖ **-extracorpórea.** Técnica que suple temporalmente las funciones cardíacas y pulmonares, utilizada en cirugía cardíaca. ‖ **-fetal.** La que se efectúa en el feto: la sangre arterial de la placenta pasa por la vena umbilical y llega a la cava inferior por el conducto de Arancio. Las dos aurículas cardíacas comunican entre sí y la sangre que ha circulado por el feto vuelve a la placenta por la arteria umbilical. ‖ **-general.** Trayecto de la sangre por todo el organismo menos el pulmón. ‖ **-linfática.** Paso de la linfa por los vasos y ganglios linfáticos. ‖ **-local.** Circulación capilar, considerada en cada órgano o región. ‖ **-mayor.** La circulación general, en distinción de la articulación *menor* o *pulmonar.* ‖ **-menor.** La circulación pulmonar. ‖ **-placentaria.** CIRCULACIÓN FETAL. ‖ **-portal de la vena porta.** Paso de la sangre venosa desde el conducto digestivo y bazo por el interior del hígado y, finalmente, por las venas hepáticas a la vena cava inferior. ‖ **-pulmonar.** La de la sangre por los pulmones para su oxigenación. ‖ **-sinusoidal.** El flujo de sangre a través de pasajes por los tejidos tapizados de endotelio solamente y sin la estructura propia de las arterias. ‖ **-sistémica.** CIRCULACIÓN GENERAL. ‖ **-(Tiempo).** V. PRUEBA BRAZO-PULMÓN, BRAZO-LENGUA. ‖ **-venosa.** Transporte de la sangre desde los capilares hasta las aurículas del corazón.

circular (del lat. *circularis*). adj. F., *circulaire.* In., *circular.* Semejante a un círculo; que se presenta en círculos o períodos. ‖ **-del cordón.** Arrollamiento del cordón umbilical alrededor del cuello o de un miembro del feto.

círculo (del lat. *circulus,* dim. de *circus,* cerco). m. A., *Kreis;* F., *cercle;* In., *circle;* It., *circolo;* P., *círculo.* Área o superficie contenida dentro de un anillo o circunferencia; disposición en circunferencia de ciertas arterias o venas. ‖ **-arterial del cerebro.** Anastomosis circular en la base del cerebro formada por la carótida interna, arterias cerebrales anterior y posterior, y las arterias comunicantes posteriores. ‖ **-arterial del iris.** Dos anillos arteriales, mayor o menor, uno en la circunferencia del iris y otro en la circunferencia de la pupila. ‖ **-calloso de Haller.** CÍRCULO DE HALLER, 3.ª acep. ‖ Anillo de venas debajo de la areola del pezón. ‖ Anillo fibrocartilaginoso en el cual se insertan las válvulas mitral y tricúspide del corazón. ‖ **-ciliar.** Círculos arteriales del iris. ‖ **-cromático.** Disco con los colores primitivos dispuestos en forma radiada, para estudiar los fenómenos de contraste de los colores. ‖ **-de Berry.** Círculos dibujados en un papel para el examen de la visión estereoscópica. ‖ **-de difusión.** Imagen confusa formada en la retina cuando ésta no se corresponde con el foco del ojo. ‖ **-de dispersión.** Espacio circular en la retina dentro del cual se forma la imagen de un punto luminoso. ‖ **-de Haller.** CÍRCULO VASCULAR DEL NERVIO ÓPTICO. ‖ **-de Huguier.** Anillo formado por las arterias uterinas en la unión del cuello con el cuerpo del útero. ‖ **-de Latham.** Círculo de unos 6 cm de diámetro que cubre el área de matidez pericardíaca situada entre el pezón izquierdo y el extremo inferior del esternón. ‖ **-de Pagenstecher.** Círculo formado en la pared abdominal reuniendo los diversos puntos que señalan las posiciones ocupadas por un tumor abdominal movible. El centro del círculo indica el punto de inserción del tumor. ‖ **-de Robinson.** Círculo arterial formado por anastomosis entre la aorta abdominal, las ilíacas, la uterina y la ovárica. ‖ **-de Siraud.** Círculo epifisario inferior que rodea la articulación del codo, constituido por las anastomosis de las ramas colaterales de las arterias cubital, braquial profunda y recurrentes radiales y cubitales. ‖ **-de Willis** o **polígono de Willis.** CÍRCULO ARTERIAL DEL CEREBRO. ‖ **-de Zinn.** CÍRCULO VASCULAR DEL NERVIO ÓPTICO. ‖ **-defensivo.** Coexistencia de dos enfermedades que ejercen influencia antagónica una sobre otra. ‖ **-sensorial.** Área en el cuerpo dentro de la cual es imposible distinguir dos impresiones. ‖ **-timpanal** o **timpánico.** HUESO TIMPÁNICO. ‖ **-umbilical.** Plexo arterial en el tejido subperitoneal que rodea el ombligo. ‖ **-vascular.** Anillo formado por las dos arterias labiales superiores y las dos inferiores. ‖ **-vascular del nervio óptico.** Anillo de pequeñas arterias en la esclerótica, que rodea la entrada del nervio óptico. ‖ **-venoso de Hovi.** Anillo venoso en la región ciliar del ojo. ‖ **-venoso de Ridley.** Círculo de venas alrededor de la silla turca. ‖ **-vicioso.** Sucesión de accidentes en el cual la causa y el efecto se influyen mutuamente agravando la situación. ‖ Reflujo del contenido intestinal al estómago por el extremo superior de la anastomosis en los casos de gastroenterostomía.

circum- o **circun-.** Prefijo latino que significa *alrededor.*

circumanal (de *circum-* y el lat. *anus,* ano). adj. Dícese de todo cuanto está situado alrededor del ano.

circumbulbar (de *circum,* y el lat. *bulbus,* bulbo). adj. Que rodea el globo ocular o el bulbo.

circumoral. adj. PERIORAL.

circumpolarización (de *circum-* y el lat. *polus,* polo, eje). f. F., *circumpolarisation.* Rotación de un rayo de luz polarizada a la derecha o la izquierda.

circuncisión (del lat. *circumcisio,* y éste de *circum,* alrededor, y *caedere,* cortar). f. A., *Circumcision;* F., *circoncision;* In., *circumcision;* It., *circoncisione;* P., *circuncição.* Incisión alrededor. ‖ Escisión total o parcial del prepucio. *Sin.:* Peritomía, postectomía, postetomía. ‖ **-faraónica.** INFIBULACIÓN.

circunducción (del lat. *circumducere,* conducir, guiar, alrededor). f. A., *Kreisbewegung;* F., *circumduction;* In. e It., *circonduzione;* P., *circundução.* Movimiento circular o semicircular de un miembro alrededor del

eje del cuerpo. || Movimiento circular, activo o pasivo, de un miembro o del ojo.
circunferencia (del lat. *circumferentia*, de *circumferens, -entis*, que va alrededor). f. A., *Umkreis;* F., *circonférence;* In., *circumference;* It., *circonferenza;* P., *circunferência.* Perímetro, contorno. ||**-torácica relativa.** Resultado de la multiplicación por 100 del perímetro torácico, tomado a nivel de los pezones, dividido el producto por el número de centímetros de la talla.
circunflejo (del lat. *circumflexus*). adj. F., *circonflexe.* In., *circumplex.* Curvo como un arco. Dícese de algunas arterias y nervios. V. ARTERIAS (TABLA DE) y NERVIOS (TABLA DE).
circunfuso, a (del lat. *circum* y *fusus*, derramado). adj. Difundido o extendido en derredor. || f. Término que comprende los agentes físicos exteriores, considerados desde el punto de vista higiénico.
circunscrito (del lat. *circumscriptus*). adj. F., *circonscrit.* In., *circumscribed, circumscriptus.* Limitado; confinado a un espacio reducido.
circunstancialidad (del lat. *circumstantia,* p. a. de *circumstare,* estar entorno). f. F., *circonstancialité.* In., *circumstantiality.* Alteración mental en la que se introducen en la conversación detalles o palabras sin relación alguna con el tema principal del discurso.
circunvalado (del lat. *circumvallatus,* p. p. de *circumvallare,* circunvalar). adj. Rodeado de un borde o pared. V. PAPILA CALICIFORME.
circunvolución (del lat. *circum,* en derredor, y *volutio, -onis,* vuelta). f. A., *Gyrus;* F., *circonvolution;* In., *gyrus;* It., *circonvoluzione;* P., *circunvolução.* Eminencia sinuosa en la superficie del cerebro, limitada por surcos.||**-anectante.** Pequeñas circunvoluciones que conexionan el lóbulo occipital con los lóbulos temporal y parietal. Denomínase también *de tránsito* o *de paso.* ||**-angular.** Circunvolución que rodea el extremo posterior del surco temporal superior.||**-arqueada.** CIRCUNVOLUCIÓN DEL CÍNGULO. ||**-callosa** o **del cuerpo calloso.** CIRCUNVOLUCIÓN DEL CÍNGULO. ||**-crestada.** Circunvolución del cíngulo. ||**-cuadrada.** Extensión hacia arriba de la circunvolución del cíngulo en la superficie media del lóbulo temporal. ||**-de Arnold.** La circunvolución occipitoinferior del cerebro. ||**-de Broca.** La tercera circunvolución frontal o inferior. ||**-de Heschl** o **breve.** Pliegue de paso temporoparietal, detrás del lóbulo de la ínsula. ||**-de Retzius** o **sagital.** Circunvolución paralela a la sutura sagital del cráneo. ||**-de Wernicke.** CIRCUNVOLUCIÓN TEMPORAL SUPERIOR. ||**-de Zuckerkandl.** CIRCUNVOLUCIÓN PARATERMINAL. ||**-del cíngulo.** Gran circunvolución que bordea el cuello calloso, limitada superiormente por el surco calloso marginal y que se continúa por detrás con la circunvolución del hipocampo. Denomínase también *gyrus fornicatus, lóbulo límbico.* ||**-del cuerpo de Ammón.** UNCUS. 2.ª acep. ||**-del hipocampo.** Porción anterior de la circunvolución occipitotemporal interna o medial, llamada también *límbica* o *quinta temporal.* ||**-frontal ascendente.** CIRCUNVOLUCIÓN PRECENTRAL. ||**-frontal inferior** o **tercera.** Circunvolución limitada por arriba por el surco frontal inferior; por detrás, por el surco precentral; por abajo, por el borde lateral del hemisferio y el surco lateral. ||**-frontal media** o **segunda.** Circunvolución entre los surcos frontales superior e inferior, que se continúa con la porción orbitaria de la circunvolución frontal inferior. ||**-frontal superior** o **primera.** Circunvolución encima del surco frontal superior.||**-geniculada.** Circunvolución rudimentaria en el extremo anterior del cuerpo calloso. ||**-infracalcarina.** CIRCUNVOLUCIÓN LINGUAL. ||**-inframarginal.** CIRCUNVOLUCIÓN TEMPORAL SUPERIOR.||**-insular.** Nombre de las pequeñas circunvoluciones que en número de cinco o seis forman la ínsula. ||**-límbica.** Circunvolución del hipocampo. ||**-lingual.** Porción posterior a la circunvolución occipitotemporal medial. ||**-occipital.** Circunvoluciones que forman el lóbulo occipital, en número de tres: superior o primera, media e inferior. ||**-occipitotemporal lateral** o **externa.** Circunvolución fusiforme o cuarta temporal, limitada lateralmente por un surco de la temporal inferior.||**-occipitotemporal medial** o **interna.** Circunvolución situada entre los surcos colateral y occipitotemporal. ||**-olfatoria lateral** o **externa** y **medial** o **interna.** Circunvoluciones separadas por el surco olfatorio; ocupan la cara medial del lóbulo orbitario del cerebro; poco manifiestas en el hombre. ||**-orbitaria.** Dícese de las tres circunvoluciones, interna, anterior y posterior, situadas en la superficie inferior del lóbulo orbitario, que constituyen el lóbulo orbitario de Gratiolet. ||**-paraterminal.** Circunvolución en la superficie medial del cerebro, que va desde el quiasma al rostro del cuerpo calloso, denominada también de *Zuckerkandl.* ||**-parietal ascendente.** CIRCUNVOLUCIÓN POSCENTRAL. ||**-parietal inferior.** LOBULILLO PARIETAL INFERIOR. ||**-parietal superior.** LOBULILLO PARIETAL SUPERIOR. ||**-poscentral.** Circunvolución situada por detrás del surco central que sigue la misma dirección. ||**-precentral.** circunvolución delante del surco central, que sigue la misma dirección. ||**-prerrolándica.** CIRCUNVOLUCIÓN PRECENTRAL. ||**-recta.** Circunvolución en la cara orbitaria del lóbulo frontal, entre el surco olfatorio y el borde medio. ||**-retroinsular.** Grupo de pequeñas circunvoluciones detrás de la ínsula, sobre los lóbulos temporal y parietal. ||**-subcallosa.** CIRCUNVOLUCIÓN PARATERMINAL. ||**-supramarginal.** Circunvolución que rodea el ramo posterior del surco lateral. ||**-surco-lateral.** CIRCUNVOLUCIÓN TEMPORAL MEDIA. ||**-temporal inferior.** Tercera circunvolución temporal; corresponde al borde lateral del hemisferio cerebral y se extiende por su cara inferior. ||**-temporal media.** Segunda circunvolución temporal, comprendida entre los dos surcos temporales y que se continúa por detrás por el pliegue curvo. ||**-temporal superior.** Primera circunvolución temporal; constituye el labio inferior del surco lateral.||**-temporoparietal.** Dícese de las circunvoluciones retroinsulares. ||**-temporosfenoidal.** Cada una de las tres circunvoluciones superior, media e inferior del lóbulo temporal. ||**-transistmiana.** Istmo de la circunvolución del cíngulo, por el que se continúa con la del hipocampo. ||**-uncinada.** El extremo en forma de gancho de la circunvolución del hipocampo.
cirronosis (del gr. *kirrós,* amarillo, rojizo, y *nósos,* enfermedad). f. Enfermedad fetal cuya característica anatomopatológica más importante es la coloración amarilla de oro de la pleura y peritoneo.
cirrosis (del gr. *kirrós,* amarillo). f. A., *Zirrhose;* F., *cirrhose;* In., *cirrhosis;* It., *cirrosi;* P., *cirrose.* Resultado final de múltiples procesos inflamatorios hepáticos crónicos, que se caracterizan por la sustitución de zonas de parénquima hepático necrosadas por material fibroso que acaba circundando áreas de proliferación hepatocitaria conocidas como nódulos de regeneración. || Inflamación intersticial crónica de cualquier órgano. ||**-adiposa.** Forma en la cual las células hepáticas se infiltran de grasa. ||**-alcohólica.** Variedad de cirrosis debida al uso excesivo habitual de las bebidas alcohólicas. ||**-anular.** desus. Proliferación del tejido conjuntivo, que forma anillos que limitan islotes de parénquima. ||**-atrófica.** Forma caracterizada por la disminución de tamaño del hígado. ||**-biliar.** Término que designa un grupo de enfermedades en las que la disminución de la excreción biliar conduce a la cirrosis hepática. Se distinguen una forma primaria, de mecanismo autoinmunitario (presencia de anticuerpos antimúsculo liso y antimitocondriales), y una forma secundaria, debida a obstrucción prolongada de las vías biliares. Ambas cursan con ictericia, esteatorrea, dolor abdominal, hepatosplenomegalia, etc. ||**-biliar de los niños.** Enfermedad de los niños en la India, que consiste en el desarrollo de tejido conectivo fibroso dentro de los lóbulos del hígado; denomínase también *hígado infantil.* ||**-calculosa.** desus. La debida a la presencia de cálculos biliares. ||**-capsular.** desus. Cirrosis debida a lesiones de la cápsula de Glisson, especialmente perihepatitis crónica, llamada también cirrosis de Glisson y cirrosis linfática.

‖ **-cardíaca.** Cirrosis por congestión crónica del hígado, secundaria a enfermedad cardíaca. ‖ **-cardiotuberculosa.** desus. Enfermedad de Hutinel o de Pick; afección juvenil rara, consecutiva a lesiones de sínfisis cardíaca de origen tuberculoso, con hepatomegalia, edema y ascitis abundantes. ‖ **-de Budd.** desus. Hipertrofia crónica hepática causada por intoxicación intestinal. ‖ **-de Charcot.** desus. Cirrosis hipertrófica del hígado. ‖ **-de Cruveilhier-Baumgarten.** desus. Cirrosis congénita del hígado. ‖ **-de Glisson.** CIRROSIS CAPSULAR. ‖ **-de Hanot.** desus. Cirrosis biliar con ictericia crónica. ‖ **-de Hutinel-Sabourin.** desus. Cirrosis hipertrófica esteatósica: esteatosis hepática con esclerosis en los tuberculosos etílicos; de evolución rápida. ‖ **-de Laennec.** CIRROSIS ATRÓFICA. ‖ **-de Maixner.** desus. Forma de cirrosis hepática con hemorragias gástrica e intestinal abundantes, esplenomegalia, ascitis y diarrea. ‖ **-de Mallory-Mossé-Marchand.** desus. Icteria cirrógena. Afección degenerativa con ictericia, fiebre y dolor, seguida de cirrosis y ascitis; evolución hacia la muerte. ‖ **-de Talamon-Norero.** Cirrosis granulosa con esplenomegalia, más frecuente en mujeres, de evolución rápida. ‖ **-de Todd.** CIRROSIS HIPERTRÓFICA. ‖ **-del estómago.** desus. Gastritis esclerótica. ‖ **-cirrosis estática.** desus. SÍNDROME DE BUDD-CHIARI. Cirrosis debida a la obstrucción de las venas suprahepáticas; el estado que de ello resulta se denomina también *induración cianótica del hígado* e *hígado cardíaco.* ‖ **-hipertrófica.** Variedad en la cual el hígado aumenta de volumen por el desarrollo del tejido conectivo. ‖ **-insular.** CIRROSIS ANULAR. ‖ **-maligna.** desus. Cirrosis hepática injertada en un terreno tuberculoso que acelera rápidamente el curso de la afección. ‖ **-mecánica.** CIRROSIS ESTÁTICA. ‖ **-mixta.** Variedad que ofrece reunidos los caracteres de cirrosis atrófica y biliar. ‖ **-multilobulillar.** CIRROSIS ATRÓFICA. ‖ **-nodular difusa.** CIRROSIS ATRÓFICA. ‖ **-palúdica.** Forma debida a la malaria, con lesiones semejantes a las propias de la cirrosis alcohólica. ‖ **-periportal.** CIRROSIS ATRÓFICA. ‖ **-pigmentaria.** Pigmentación del hígado observada en la diabetes bronceada, el alcoholismo y el paludismo. ‖ **-portal.** Enfermedad degenerativa e inflamatoria del hígado, caracterizada por la degeneración del parénquima hepático y por fibrosis en los espacios interlobulillares y portales y alrededor de los mismos, que producen la obstrucción de la circulación de la vena porta. ‖ **-sifilítica.** Cirrosis causada por la sífilis. ‖ **-tóxica.** Cirrosis producida por una intoxicación crónica. ‖ **-unilobulillar.** CIRROSIS HIPERTRÓFICA. vascular. La consecutiva a la obstrucción de las venas suprahepáticas, la vena porta o la circulación hepática general. ‖ **-ventriculi.** desus. Enfermedad de Brinton.

cirsectomía (del gr. *kirsós,* varice, y *ectomé,* escisión). f. A., *Krampfaderresektion;* F., *extirpation des varices;* In., *cirsectomy;* It., *varicectomía;* P., *varicotomia.* Escisión de una porción de la vena varicosa.

cirsenquisis (del gr. *kirsós,* varice, y *égchysis,* inyección). f. Tratamiento de las varices por las inyecciones esclerosantes.

cirsocele. m. VARICOCELE.

cirsodesis (del gr. *kirsós,* varice, y *désis,* ligadura). f. Ligadura de las venas varicosas.

cirsoftalmía (del gr. *kirsós,* varice, y *ophtalmós,* ojo). f. Estado varicoso de los vasos de la conjuntiva y esclerótica.

cirsoide (del gr. *kirsós,* varice, y *eîdos,* aspecto). adj. Semejante a una varice. V. ANEURISMA CIRSOIDEO.

cirsónfalo (del gr. *kirsós,* varice, y *omphalós,* ombligo). m. *Caput medusae;* estado varicoso de las venas periumbilicales.

cirsotomía (del gr. *kirsós,* varice, y *tomé,* corte). f. Extirpación de las varices; cirsectomía.

cirtógrafo (del gr. *kyrtós,* curvo, y *gráphein,* escribir). m. Cirtómetro que se emplea para registrar los movimientos de la pared torácica.

cirtometría (del gr. *kyrtós,* curvo, y *métron,* medida). f. Obtención del trazado de la sección horizontal del tórax a diferentes alturas, con la ayuda del cirtómetro (Woillez).

cirtómetro (del gr. *kyrtós,* curvo, y *métron,* medida). m. Instrumento para la medición de la circunferencia del tórax y otras partes curvas.

cirtosis. f. CIFOSIS. ‖ Distorsión de los huesos.

ciruela (del lat. *cereola,* que tiene color de cera). f. A., *Zwetsche;* F., *prune;* In., *plum;* It., *prugna;* P., *ameixa.* Fruto de varias especies del género *prunus.* ‖ **-pasa.** Fruto maduro y seco de *Prunus domestica.* Se utiliza como alimento laxante.

cirugía (del lat. *chirurgia,* y éste del gr. *cheirourgía,* trabajo manual). f. A., *Chirurgie;* F., *chirurgie;* In., *surgery;* It., *chirurgia;* P., *cirurgia.* Rama de la medicina que trata las enfermedades y accidentes, totalmente o en parte, por métodos manuales, o con la ayuda de instrumentos especiales en un aparato llamado *operación* o *intervención quirúrgica* o en una *cura.* ‖ **-a corazón abierto.** Cirugía cardíaca que comporta la lectura de las cavidades cardíacas y que requiere la colocación de una bomba externa que supla las funciones del corazón durante la intervención. ‖ **-abdominal.** Cirugía de las vísceras, tubo digestivo y paredes abdominales. ‖ **-antiséptica.** Práctica quirúrgica en concordancia con los principios de la antisepsia. ‖ **-artrosteopédica.** ant. Cirugía de las extremidades y del aparato locomotor. ‖ **-aséptica.** Práctica quirúrgica en consonancia con los principios de la asepsia. ‖ **-astronáutica.** La aplicada a enfermedades y accidentes aeroespaciales. ‖ **-bucal.** Tratamiento quirúrgico de las enfermedades y traumatismos de la boca y regiones circundantes. CIRUGÍA MAXILOFACIAL. ‖ **-cardíaca.** La que se realiza sobre el corazón y los grandes vasos intratorácicos. ‖ **-cineplástica.** La aplicada a la cinematización de los muñones. ‖ **-clínica.** Práctica quirúrgica en la enseñanza clínica. ‖ **-conservadora.** Cirugía que trata de conservar al máximo los tejidos u órganos lesionados que se deben extirpar. ‖ **-cosmética.** Cirugía cuyos procedimientos tienen por objeto mejorar la estética del individuo. ‖ **-de urgencia.** La que trata los accidentes o enfermedades quirúrgicas de gravedad vital que deben operarse inmediatamente o en breve plazo. ‖ **-del dolor.** técnicas quirúrgicas que tienen como finalidad aliviar o hacer desaparecer el dolor. ‖ **-dental.** Odontología operatoria o quirúrgica. ‖ **-dentofacial.** La que se aplica a las enfermedades de los dientes y boca, y en sus relaciones con la cirugía facial. CIRUGÍA MAXILOFACIAL. ‖ **-dermatológica.** La que tiene como finalidad extirpar zonas de piel alterada, con un objetivo diagnóstico o terapéutico. ‖ **-digestiva.** La aplicada a las enfermedades del aparato digestivo. ‖ **-endoscópica.** Cirugía que se efectúa introduciendo sistemas rígidos o semirígidos en el organismo, a través de orificios naturales o incisiones pequeñas. ‖ **-estética.** CIRUGÍA COSMÉTICA. ‖ **-estructural.** La que trata de los cambios morfológicos y del mejoramiento de las funciones deficitarias, en el interior del organismo o en el exterior. ‖ **-experimental.** La basada en experimentos efectuados de antemano en animales para su aplicación a la cirugía humana. ‖ **-fría.** Cirugía que puede realizarse programándola con tiempo, ya que la afección a tratar no comporta ningún riesgo inmediato para el paciente. ‖ **-general.** La que trata enfermedades y accidentes quirúrgicos de todas clases. ‖ **-infantil** o **pediátrica.** La que se realiza en los niños. ‖ **-iónica.** La basada en la ionización y en la electrólisis. ‖ **-legal.** Parte de la medicina legal relativa a la comprobación y peritación de enfermedades quirúrgicas y accidentes vinculados a hechos presuntamente delictivos o que son objeto de investigación judicial. ‖ **-maxilofacial.** Especialidad quirúrgica con jurisdicción sobre los efectos y afecciones quirúrgicas de boca, maxilares y cara. ‖ **-mayor.** Cirugía relativa a las operaciones más importantes y peligrosas. ‖ **-menor.** ant. La relativa a procedimientos u operaciones poco importantes que podían realizarse en el gabinete del cirujano, en el dispensario o en el domicilio del paciente. ‖ **-militar.** Cirugía en relación con los accidentes y enfermedades habituales de la vida castrense y la cirugía de guerra terrestre. ‖ -**naval**. La relacionada con los accidentes habituales de la vida marítima y el los combates navales. ‖ -**oncológica**. La que se realiza en el tratamiento de las neoplasias. ‖ -**operatoria**. TÉCNICA QUIRÚRGICA. Parte mecánica u operatoria de la cirugía. La que trata de los diversos métodos, tácticas y técnicas quirúrgicas. ‖ -**ortopédica**. Disciplina quirúrgica que trata de la corrección de defectos y deformidades, en particular osteoarticulares, de los nervios periféricos, tendones y músculos. ‖ -**ótica** u **otológica**. La aplicada a afecciones quirúrgicas del oído. ‖ -**pélvica** o **pelviana**. Cirugía de los órganos pelvianos, en particular de las afecciones obstétricas y ginecológicas. ‖ -**plástica**. La que tiene por meta restablecer la integridad anatomofuncional de lesiones o defectos orgánicos, congénitos o adquiridos, sobre todo mediante plastias e injertos. ‖ -**proctológica**. Cirugía de las enfermedades del recto. ‖ -**radical**. Cirugía en la que se extirpa una gran extensión de órganos o tejidos con el fin de evitar la recidiva de la enfermedad. ‖ -**reconstructora**. CIRUGÍA PLÁSTICA. ‖ -**rectal**. CIRUGÍA PROCTOLÓGICA. ‖ -**séptica**. La que se realiza sobre órganos o tejidos infectados. ‖ -**subcutánea**. Práctica de operaciones quirúrgicas a través de incisiones cutáneas muy pequeñas. ‖ -**torácica**. cirugía que tiene por finalidad el tratamiento de las enfermedades de los órganos intratorácicos, con excepción de los tratados por la cirugía cardíaca y digestiva. ‖ -**urológica**. Cirugía de las enfermedades del riñón y vías urinarias. ‖ -**vascular**. La que se realiza sobre los vasos del organismo (arterias, venas y vasos linfáticos. ‖ -**veterinaria**. La aplicada a los animales.

cirujano. m. F., *chirurgien*; In., *surgeon*. Médico que practica la cirugía. ‖ -**dentista**. ESTOMATÓLOGO.

cisampelina. f. Alcaloide del *Cissampelus pareira*.

cisiparidad. f. FISIPARIDAD.

cismatan. m. Nombre de las semillas de la *Casia absus*, usadas en Egipto en la cura de las oftalmías.

Cissampelus (del gr. *kissós*, hiedra, y *ámpelos*, vid). Género de plantas trepadoras de la familia de las menispermáceas. La especie *C. capensis*, de África, es purgante y emética, y la *C. pareira*, de la América tropical, fue productora de la raíz de PAREIRA.

cistadenoma (del gr. *kýstis*, vejiga, y *adenoma*). m. A., *Zystadenom*; F., *cystadénome*; In., *cystadenoma* It., *cisto-adenoma*; P., *cistoadenoma*. Adenoma asociado con cistoma. ‖ -**adamantino**. AMELOBLASTOMA. ‖ -**mucinoso**. Tumor multilocular producido por células epiteliales del ovario que contienen cavidades con mucina. ‖ -**papilar**. Tumor de patrón papilar y cístico. ‖ -**papilar linfomatoso**. Adenocistoma linfomatoso. ‖ -**seroso**. Tumor cístico del ovario que contiene un líquido seroso, amarillo claro, y cantidades variables de tejido sólido, con un potencial maligno mayor que el cistadenoma mucinoso. ‖ -**seudomucinoso**. Tumor llamado así porque se piensa que el contenido no es mucina, sino seudomucina.

cistalgia (del gr. *kýstis*, vejiga, y *álgos*, dolor). f. A., *Blasenschmerz*; F. e In., *cystalgia*; It., *cistalgia*. P., *cistalgia*. Dolor o neuralgia de la vejiga urinaria. ‖ Dolor en la vesícula biliar.

cistatrofia (de *cisto-* y *atrofia*). f. F., *atrophie de la vessie*. In., *cystatrophya*. Atrofia de la vejiga.

cistauquenitis (de *cisto-*, y el gr. *anchén*, *-enos*, cuello, pescuezo). f. F., *inflammation du col de la vessie*; In., *cystauchenitis*. Inflamación del cuello de la vejiga urinaria.

cistauquenotomía (de *cisto-*; y el gr. *auchén*, *-enos*, cuello, pescuezo, y *tomé*, corte). f. F., *incision du col de la vessie*; In., *cystauchenotomy*. Incisión quirúrgica del cuello de la vejiga.

cistectasia (de *cisto-* y el gr. *éktasis*, dilatación). f. F., *cystectasie*; In., *cysectasia*. Dilatación de una vejiga o vesícula. ‖ Incisión de la porción membranosa de la uretra y dilatación del cuello de la vejiga para la extracción de un cálculo.

cistectomía (de *cisto-* y el gr. *ektomé*, resección). f. F., *cystectomie*; In., *cystectomy*. Resección total o parcial de la vejiga urinaria. Extirpación de un quiste. ‖ Exclusión de la vesícula biliar.

cisteína. f. F., *cystéine*; In., *cysteine*. Aminoácido procedente de la desintegración de proteínas. Se convierte fácilmente en cistina.

cistelcosis (de *cisto-* y el gr. *hélkos*, úlcera). f. F., *ulceration de la vessie*; In., *cystelcosis*. Ulceración de la vejiga.

cistencefalia (de *cisto-* y el gr. *egképhalos*, cerebro). f. Monstruosidad fetal en la que el cerebro tiene la forma de un saco membranoso. ‖ Grado extremo de hidrocefalia congénita.

cistendesis (de *cisto-* y el gr. *éndesis*, sutura). f. F., *suture de la vésicule biliaire ou de la vessie*; In., *cystendesis*. Sutura de una herida de la vejiga urinaria o biliar.

cisteretismo (de *cisto* y el gr. *erethízein*, irritar). m. Irritabilidad de la vejiga.

cisterna (del lat. *cisterna*). f. A., *Zisterne*; F., *cisterne*; It. y P., *cisterna*. Un espacio linfático. ‖ Denominación de los lagos o puntos de confluencia de los conductos recorridos por el líquido cefalorraquídeo en la superficie del encéfalo. ‖ -**basal**. Parte del espacio subaracnoideo de la cara inferior del encéfalo, que se continúa con la cisterna del puente y la magna. ‖ -**callosa**. Lago calloso o cisterna del quiasma, debajo de la aracnoides, en correspondencia con la rodilla del cuerpo calloso. ‖ -**cerebromedular** o **cerebolobubar**. Cisterna magna o posterior; espacio entre la cara inferior del cerebelo y la posterior del bulbo. ‖ -**de la fosa de Silvio**. Espacio entre la aracnoides y la fosa lateral del cerebro. ‖ -**de la vena magna del cerebro**. Lago o confluente cerebeloso superior, expansión del espacio subaracnoideo debajo y detrás del tronco del cuerpo calloso y encima de los colículos o tubérculos cuadrigéminos. ‖ -**de Pecquet**. CISTERNA DEL QUILO. ‖ -**del quilo**. El receptáculo del quilo, origen del conducto torácico. ‖ -**intercrural profunda**. Espacio entre los pedúnculos cerebrales y la aracnoides. ‖ -**intercrural superficial**. Espacio entre la aracnoides, la comisura supraóptica y el puente. ‖ -**interpeduncular**. Dilatación del espacio subaracnoideo delante del puente. ‖ -**lumbar**. CISTERNA DEL QUILO. ‖ -**magna**. Cisterna cerebelomedular. ‖ -**quiasmática**. Espacio subaracnoideo entre el quiasma óptico y el rostro del cuerpo calloso. ‖ -**subaracnoidea**. Dícese de los diversos espacios subaracnoideos que contienen el líquido cefalorraquídeo.

cisternografía (de *cisterna* y el gr. *gráphein*, registrar). f. F., *cysternographie*. Observación radiológica de las cisternas cerebrales tras la introducción de una pequeña cantidad de aire en el espacio subaracnoideo.

cisticectomía (del gr. *kýstis*, vejiga, y *ektomé*, cortadura). f. Resección del conducto cístico.

cisticerco (de *cisto-* y el gr. *kérkos*, cola). m. A., *Finne*; F., *cysticerque*; In., *cysticercus*; It. y P., *cisticerco*. Forma larval de la tenia en la que el escólex está incluido en una especie de vejiga o quiste.

cisticercoide (de *cisticerco* y el gr. *eîdos*, aspecto). m. F., *cysticercoïde*; In., *cysticercoid*. Forma larvada de las tenias, semejante al cisticerco, con vejiga pequeña y desprovista de líquido.

cisticercosis. f. A., *Zystizerkose*; F., *cysticercose*; In., *cysticercosis*; It., *cisticercosi*; P., *cisticercose*. Estado de infestación por la ingestión de cisticercos, especialmente del *Cysticercus cellulosae*, larva de la *Taenia solium*, en la carne de cerdo.

cístico (del gr. *kýstis*, vejiga). adj. F., *cystique*; In., *cystic*. Perteneciente o relativo a una vejiga o quiste. ‖ m. Conducto cístico. V. CONDUCTO.

cisticolitectomía (del gr. *kýstis*, vejiga, *líthos*, piedra, cálculo, y *ektomé*, escisión). f. F., *cysticolithectomie*; In., *cysticolithectomy*. CISTOLITECTOMÍA. ‖ Extracción de un cálculo de la vejiga biliar por incisión del conducto cístico.

cisticolitotripsia (del gr. *kýstis*, vejiga, *líthos*, piedra, y *trípsis*, fricción). f. F., *lithotritie dans le canal cystique*; In., *cysticolithotripsy*. Litotripsia en el conducto cístico.

cisticotomía (del gr. *kýstis*, vejiga, y *tomé*, cortadura). f. F., *cysticotomie*; In., *cysticotomy*. Incisión del conducto cístico.

cistícula. f. Vesícula biliar.

cistifelia (de *cisto-* y el lat. *fel, fellis*, hiel). f. Vesícula biliar.

cistifelotomía. f. COLECISTOTOMÍA.

cistífero. adj. CISTÍGERO.

cistiforme (del gr. *kýstis*, vejiga, y *forma*). adj. En forma de quiste o vejiga.

cistígero (de *cisto-* y el gr. *gerere*, llevar). adj. Que contiene quistes.

cistina. f. A., *Cystin*; F., *cystine*; In., *cystin*; It. y P., *cistina*. Aminoácido que se encuentra a veces en la orina y origina cálculos especiales. Está formado por dos moléculas de cisteína unidas por un puente de disulfuro. Desempeña un importante papel como receptor de hidrógeno.

cistinefrosis (de *cisto-* y el gr. *nephrós*, riñón). f. Riñón sacciforme o quístico.

cistinemia (de *cistina*, y el gr. *haîma*, sangre). f. F., *cystinémie*; In., *cystinemia*. Presencia de cistina en la sangre.

cistinosis (de *cistina* y el suf. *-osis*, enfermedad). f. F., *cystinose*; In., *cystinosis*. Error congénito del metabolismo en el cual la cistina se deposita en forma cristalina con cistinemia y aminoaciduria. Clínicamente destaca la afectación renal, de la cual depende la gravedad del trastorno. V. SÍNDROME DE LIGNAC-FANCONI.

cistinuria (de *cistina* y el gr. *oûron*, orina). f. F., *cystinurie*; In., *cystinuria*. Presencia de cantidad abundante de cistina en la orina.

cistirragia. f. CISTORRAGIA.

cististaxis (de *cisto-* y un derivado del gr. *stázein*, gotear). f. Rezumamiento de sangre en la vejiga.

cistitis (de *cisto-* y el suf. *-itis*). f. A., *Zystitis*; F., *cystite*; In., *cystitis*; It. y P., *cistite*. Inflamación de una vejiga, especialmente de la urinaria. ǁ **-aguda.** La producida por traumatismos, irritación por cuerpos extraños, blenorragia, etc., caracterizada por sensación de ardor en la vejiga, dolor en la uretra y micción dolorosa e imperiosa. ǁ **-alérgica.** La debida a un proceso alérgico con eosinofilia en el sedimento. ǁ **-crónica.** La consecutiva a la cistitis aguda descuidada; los síntomas son semejantes a los de la forma aguda, aunque atenuados, pero la enfermedad altera la salud general. ǁ **-del cuello.** Inflamación del cuello de la vejiga. ǁ **-diftérica o crupal.** La debida a una infección diftérica y caracterizada por la presencia de falsas membranas. ǁ **-exfoliativa.** Cistitis con esfacelo de la membrana mucosa. ǁ **-incrustada.** La caracterizada por concreciones calcáreas o fosfáticas adherentes a las paredes. ǁ **-papilomatosa.** Cistitis localizada en el trígono, caracterizada por la presencia de vellosidades en la membrana mucosa inflamada. ǁ **-quística, vegetante.** Cistitis crónica con formación de quistes o vegetaciones, respectivamente, en las paredes vesicales. ǁ **-senil.** La femenina crónica con polaquiuria y escozor, sin gérmenes en el sedimento urinario.

cistitomía (de *cisto-* y el gr. *tomé*, corte). f. División quirúrgica de la cápsula del cristalino. ǁ CISTOTOMÍA.

cistítomo (de *cisto-* y el gr. *tomós*, cortante). m. F., *cystitome*. In., *cystitome*. Instrumento para la abertura de la cápsula del cristalino.

cisto-. Forma prefija (del gr. *kýstis*), con la significación de vejiga, quiste, saco.

cistoadenoma. m. CISTADENOMA.

cistoblasto (de *cisto-* y el gr. *blastós*, brote). m. F., *cystoblaste*; In., *cystoblast*. Capa de células que tapiza la cavidad amniótica del embrión primitivo en el lado de la capa envolvente.

cistobubonocele (de *cisto-*, el gr. *boubón, -ónos*, ingle, y *kéle*, tumor). m. Hernia de la vejiga por el conducto inguinal.

cistocarcinoma. m. F., *cystocarcinome*. In., *cystocarcinoma*. Carcinoma afecto de degeneración quística.

cistocele (de *cisto-* y el gr. *kéle*, hernia, tumor). m. A., *Zystozele*; F., *cystocèle*; In., *cystocele*; It. y P., *cistocele*. Protrusión hernaria de un segmento de vejiga urinaria. ǁ **-vaginal.** Protrusión de la vejiga en la vagina.

cistocolostomía (de *cisto-* y *colostomía*). f. F., *cysto-colostomie*; In., *cystocolostomy*. Formación quirúrgica de un paso permanente de la vejiga al colon, por implantación en el intestino grueso del trígono vesical con los uréteres.

cistodacrisis o **cistodacrioma** (de *cisto-* y el gr. *dákry*, lágrima). f. y m. Tumor en el saco lagrimal.

cistodinia. f. CISTALGIA.

cistoelitroplastia (de *cisto-*, el gr. *élytron*, vagina, y *plássein*, formar). f. F., *cysto-élytroplastie*; In., *cystoelytroplasty*. Cirugía plástica de los traumatismos y lesiones vesicovaginales.

cistoenterocele (de *cisto-*, el gr. *énteron*, intestino, y *kéle*, tumor). m. F., *cysto-entérocèle*; In., *cystoenterocele*. Hernia de la vejiga y una porción de intestino.

cistoepiplocele (de *cisto-*, el gr. *epíploos*, epiplón, y *kéle*, tumor). m. Hernia que contiene una porción de vejiga y de epiplón.

cistoepitelioma. m. F., *cystoépithéliome*; In., *cystoepithelioma*. Tumor que contiene elementos quísticos y epiteliomatosos.

cistofibroma. m. F., *cystofibrome*; In., *cystofibroma*. Fibroma con cavidades quísticas.

cistofotografía (del gr. *kýstis*, vejiga, y *fotografía*). f. F., *cystophotographie*; In., *cystophotography*. Fotografía del interior de la vejiga.

cistogenia (de *cisto-* y el gr. *gennân*, producir). f. Producción o formación de quistes.

cistografía (de *cisto-* y el gr. *gráphein*, describir). f. F., *cystographie*; In., *cystography*. Radiografía de la vejiga después de la inyección de una solución opaca.

cistograma (de *cisto-* y el gr. *grámma*, registro, descripción). m. F., *cystogramme*; In., *cystogram*. Radiograma de la vejiga.

cistohipersarcosis (de *cisto-*, *hiper-* y el gr. *sárx, sarkós*, carne). f. Engrosamiento de la capa muscular de la vejiga.

cistohisteropexia (de *cisto-*, el gr. *hystéra*, matriz, y *pêxis*, fijación). f. Fijación operatoria de la vejiga al útero y de éste a la pared abdominal.

cistoide (de *cisto-* y el gr. *eîdos*, aspecto). adj. F., *cystoïde*; In., *cystoid*. Semejante a un quiste. ǁ m. Colección circunscrita, de forma quística, de materia blanda, que difiere del quiste verdadero en que no tiene cápsula.

cistolipoma. m. Lipoma enquistado.

cistolitectomía (de *cisto-* y el gr. *líthos*, piedra, y *ektomé*, resección). f. F., *excision d'un calcul de la vessie ou de la vésicule biliaire*; In., *cystolithectomy*. Extracción de un cálculo de la vejiga.

cistolitiasis (de *cisto-* y el gr. *líthos*, piedra). f. F., *cystolithiase, lithiase vésicale*; In., *cystolithiasis*. Desarrollo de cálculos en la vejiga.

cistolito (de *cisto-* y el gr. *líthos*, piedra). m. A., *Zystolith*; F., *cystolithe*; In., *cystolith*; It., *cistolito*; P., *cistólito*. Cálculo de la vejiga.

cistolitotomía. f. CISTOLITECTOMÍA.

cistoluteína (de *cisto-* y el lat. *luteus*, amarillento). f. Pigmento amarillo de ciertos quistes del ovario.

cistoma (de *cisto-* y *-oma*). m. A., *Zystom*; F., *cystome*; In., *cystoma*. It. y P., *cistoma*. Tumor que contiene quistes de origen neoplásico; tumor quístico. ǁ **-mixoide.** Quiste ovárico llamado así porque su superficie interior se parece a una mucosa. ǁ **-seroso simple.** Quiste de ovario.

cistomanometría (de *cisto-*, el gr. *manós*, ligero, y *métron*, medida). f. Medición de las distintas tensiones intravesicales que se suceden durante la replección y evacuación de la cavidad vesical, por medio de un manómetro adosado a una sonda introducida en la vejiga.

cistomerocele (de *cisto-* y *merocele*). m. Cistocele crural o femoral.

cistómetro (de *cisto-* y el gr. *métron*, medida). m. F., *cystomètre*, In., *cystometer*. Instrumento para medir la capacidad y fuerza neuromuscular de la vejiga.

cistometrografía (de *cisto-*, el gr. *métron*, medida, y *gráphein*, registrar). f. Registro gráfico de la presión intravesical.

cistomioma. m. F., *myome renfermant des kystes;* In., *cystomyoma.* Combinación de cistoma y mioma.

cistomixoma. m. F., *myxome kystique;* In., *cystomyxoma.* Mixoma que ha sufrido la degeneración quística.

cistomorfo (de *cisto-* y el gr. *morphé*, forma). adj. Semejante a un quiste o a una vejiga.

cistonefrosis (de *cisto-* y el gr. *nephrós*, riñón). f. A., *Cystonephrose;* F., *cystonephrose;* In., *cystonephrosis;* It., *cistonefrosi;* P., *cistonefrose.* Dilatación quística del riñón.

cistoneuralgia (de *cisto,* el gr. *neûron*, nervio, y *álgos*, dolor). f. Neuralgia de la vejiga; cistalgia.

cistoparálisis. f. CISTOPLEJÍA.

cistopatía (de *cisto-* y el gr. *páthos*, enfermedad). f. Término general para las afecciones de la vejiga urinaria.

cistopexia (de *cisto-* y el gr. *pêxis*, fijación). f. A., *Zystopexie;* F., *cystopexie;* In., *cystopexy;* It., *cistopessi;* P., *cistopexia.* Fijación de la vejiga urinaria o de un cistocele a la pared abdominal.

cistopielitis (de *cisto-*, el gr. *p̌yelos*, pelvis, y el suf. *-itis*). f. Cistitis complicada de pielitis.

cistopielografía (de *cisto-*, el gr. *p̌yelos*, cavidad, y *gráphein*, describir). f. F., *cysto-pyélographie;* In., *cystopielography.* Radiografía de la vejiga urinaria y la pelvis renal.

cistoplastia (de *cisto-* y el gr. *plássein*, formar). f. A., *Zystoplastik;* F., *cystoplastie;* In., *cystoplasty;* It., *cistoplastica;* P., *cistoplastia.* Cirugía plástica de la vejiga.

cistoplejía (de *cisto-* y el gr. *plēgé*, golpe). f. F., *cystoplégie.* In., *cystoplegia.* Parálisis de la vejiga urinaria.

cistoproctostomía (de *cisto-*, el gr. *proktós*, ano, y *stóma*, boca). f. CISTORRECTOSTOMÍA.

cistoptosis (de *cisto-* y el gr. *ptôsis*, caída). f. Prolapso de una porción de la capa interna de la vejiga en la uretra.

cistorradiografía. f. CISTOGRAFÍA.

cistorrafia (de *cisto-* y el gr. *raphé*, sutura). f. A., *Blasennaht;* F., *cystorraphie;* In., *cystorrhaphy;* It. y P., *cistorrafia.* Sutura de la vejiga.

cistorragia (de *cisto-* y un derivado del gr. *rhegn̂ynai*, romper). f. A., *Blasenblutung;* F., *cystorragie;* In., *cystorrhagia;* It., *cistorragia.* P., *cistorragia.* Hemorragia de la vejiga.

cistorrea (de *cisto-* y el gr. *rhein*, fluir). f. Catarro crónico de la vejiga.

cistorrectostomía (de *cisto-*, del lat. *rectum*, recto, y el gr. *stóma*, boca). f. F., *cysto-rectostomie;* In., *cystorectostomy.* Formación de un paso artificial entre el recto y la vejiga.

cistosarcoma. m. A., *Zystosarkom;* F., *cystosarcome;* In., *cystosarcoma;* It. y P., *cistosarcoma.* Sarcoma con cavidades quísticas. || Cistadenoma de estroma sarcomatosa. ||**-filoides.** Tumor de la mama, rara vez maligno, por proliferación nodular del tejido intersticial y adenomatoso, que crece lentamente de un adenoma preexistente.

cistoscirro (de *cisto-* y el gr. *skírros*, cáncer duro). m. Escirro o cáncer duro de la vejiga.

cistosclerosis (de *cisto-* y el gr. *sklerós*, duro). f. F., *sclérose d'un kyste ou de la vessie;* In., *cystosclerosis.* Esclerosis de un quiste o vejiga. || Esclerosis de las paredes vesicales.

cistoscopia (de *cisto-* y el gr. *skopeîn*, observar). f. A., *Zystoscopie;* F., *cystoscopie;* In., *cystoscopy;* It. y P., *cistoscopia.* Examen de la vejiga urinaria con el cistoscopio. ||**-acuosa.** La que distiende la vejiga con agua. ||**-aérea.** Aquella en la cual la vejiga se distiende con aire.

cistoscopio (de *cisto-* y el gr. *skopeîn*, observar). m. F. e In., *cystoscope.* Endoscopio utilizado para el examen de la mucosa vesical. Todos los cistoscopios modernos, además de sistema óptico y de iluminación, poseen dispositivos para acoplamiento de catéres para el cateterismo por separado de los uréteres, la toma de muestras de orina de cada uréter y la utilización de un sacabocados a fin de obtener fragmentos de tejido para biopsia, o de cucharillas para la resección endoscópica de adenomas prostáticos o papilomas vesicales.

cistosigmoidoplastia (de *cisto-*, *sigmoide*, y el gr. *plássein*, formar). f. Operación que consiste en abocar una vejiga atrofiada a una porción del sigmoides, para aumentar la capacidad de aquélla.

cistospasmo. m. F., *cystospasme;* In., *cystospasm.* Espasmo o contracción espasmódica de la vejiga.

cistosquisis (de *cisto-*, y el gr. *schísis*, hendidura, separación). f. Fisura de la vejiga.

cistostaxis. f. CISTISTAXIS.

cistosteatoma. m. Quiste sebáceo.

cistostomía (de *cisto-*, y el gr. *stóma*, boca). f. A., *Zystostomie;* F., *cystostomie;* In., *cystostomy;* It. y P., *cistostomia.* Formación de una abertura o fístula en la vejiga urinaria.

cistotomía (de *cisto-* y el gr. *tomé*, corte). f. A., *Blasenschnitt;* F., *cystotomie;* In., *cystotomy;* It., y P., *cistotomia.* Operación de incidir la vejiga, especialmente para la extracción de cálculos o cuerpos extraños; operación de la talla. ||**-perineal.** Cistotomía a través del perineo por la línea media o por los lados de la misma; hipocistotomía, talla perineal. ||**-suprapúbica** o **hipogástrica.** Cistotomía a través de una incisión inmediatamente por encima de la sínfisis púbica; talla hipogástrica, epicistotomía. ||**-vaginovesical.** Incisión del fondo de la vejiga a través de la vagina; colpocistotomía.

cistótomo (de *cisto-* y el gr. *tomós*, cortante). m. F. e In., *cystotome.* Instrumento para la práctica de la cistotomía.

cistotraquelotomía. f. CISTAUQUENOTOMÍA.

cistoureteritis (de *cisto-*, *uréter*, y el suf. *-itis*). f. Inflamación de la vejiga y los uréteres.

cistoureteropielonefritis (de *cisto-*, *uréter*, el gr. *p̌yelos*, pelvis, y *nephrós*, riñón). f. Inflamación de la vejiga, uréter y pelvis renal.

cistouretritis (de *cisto-*, *uretra* y el suf. *-itis*). f. F., *cysto-urétrite;* In., *cystourethritis.* Inflamación de la vejiga de la orina y de la uretra.

cistouretrografía (de *cisto-*, *uretra* y el gr. *gráphein*, describir). f. F., *cysto-urétrographie;* In., *cystourethrography.* Radiografía de la vejiga y la uretra.

cistouretroscopio (de *cisto*, *uretra* y el gr. *skopeîn*, describir). m. F., *cysto-urétroscope;* In., *cystourethroscope.* Instrumento para la exploración de la vejiga y la uretra posterior.

cistrón. m. F., *cistron;* In., *cystron.* Unidad genética más pequeña, capaz de determinar la síntesis de un polipéptido.

cisura (del lat. *caesura*, de *caedere*, cortar). f. A., *Fissura;* F. e In., *fissure;* It. *scissura;* P., *cisura.* Hendidura, canal o surco, especialmente cualquiera de los surcos cerebrales. (Para las palabras que no se encuentren en este apartado, consúltense los términos FISURA, HENDIDURA y SURCO.) ||**-adoccipital.** FISURA ADOCCIPITAL. ||**-amigdalina.** Cisura cerca del extremo del lóbulo temporal. ||**-basisilviana.** Porción del surco lateral entre el lóbulo temporal y la porción orbitaria del lóbulo frontal. ||**-calcarina.** SURCO CALCARINO. ||**-callosomarginal.** SURCO DEL CÍNGULO. ||**-central.** SURCO CENTRAL. ||**-colateral.** SURCO COLATERAL. ||**-de Broca.** Cisura que rodea la circunvolución frontal inferior izquierda. ||**-de Burdach.** Cisura entre la superficie lateral de la ínsula y la cara interna del opérculo. ||**-de Clevenger.** SURCO PARIETOOCCIPITAL. ||**-de Ecker.** Cisura transversa, en la superficie dorsal del lóbulo occipital, que constituye una parte de la cisura paraoccipital. ||**-de Jensen.** Porción de la cisura intermedia cerca del surco lateral. ||**-de Pansch.** Cisura desde el extremo inferior del surco central hasta cerca del lóbulo occipital. ||**-de Rolando.** SURCO CENTRAL. ||**-de Schwalbe.** Nombre de las cisuras supercentral y occipital anterior. ||**-de Silvio.** SURCO LATERAL. ||**-de Wernicke.** Cisura que algunas veces limita los lóbulos temporal y parietal del lóbulo occipital. ||**-dentada.** SURCO DEL HIPOCAMPO. ||**-exoccipital.** CISURA DE WERNICKE. ||**-fimbriodentada.** Cisura entre la fascia dentada y la fimbria del hipocampo. ‖ **-frontoparietal interna.** Surco del cíngulo. ‖ **-inferofrontal.** Surco frontal inferior. ‖ **-intercerebral o interhemisférica.** Fisura longitudinal del cerebro. ‖ **-interparietal.** Surco intraparietal. ‖ **-longitudinal o media.** Fisura longitudinal del cerebro. ‖ **-occipital.** Surco parietooccipital. ‖ **-occipital anterior.** Depresión entre los lóbulos temporal y occipital. ‖ **-occipitoparietal.** Cisura parietooccipital. ‖ **-paracentral.** Cisura curva a lo largo del lobulillo paracentral. ‖ **-paraoccipital.** Porción posterior del surco intraparietal. ‖ **-parietal.** Porción parietal del surco intraparietal. ‖ **-parietooccipital.** Surco parietooccipital. ‖ **-perpendicular externa o lateral.** Surco occipital transverso. ‖ **-perpendicular interna o medial.** Surco parietooccipital. ‖ **-precentral.** Surco precentral. ‖ **-prelímbica.** Porción anterior del surco del cíngulo. ‖ **-simiesca.** Cisura perpendicular externa. ‖ **-subfrontal.** Cisura callosomarginal. ‖ **-subsilviana.** Cisura accidental en la superficie orbitaria del lóbulo frontal. Rama horizontal del surco lateral. ‖ **-supercallosa.** Porción central del surco del cíngulo. ‖ **-superfrontal.** Surco en la cara lateral del lóbulo frontal, que limita la circunvolución frontal media. ‖ **-superoccipital.** Cisura en la parte superior de la porción occipital del lóbulo posterior del cerebro. ‖ **-superseptal.** Cisura en la cuña, casi paralela al surco parietooccipital. ‖ **-supertemporal.** La situada delante del surco lateral y paralela a éste. ‖ **-tentorial.** Cisura colateral. ‖ **-transversa.** Cisura en forma de herradura, que se extiende desde el cuerno descendente del cerebro de un lado al del otro.

cisvestismo o **cisvestitismo** (del lat. *cis*, del lado de acá, y *vestire*, vestir). m. F., *cisvestisme;* In., *cisvestism.* Modo de vestir apropiado al sexo, pero no a la edad ni al estado; por ejemplo, el adulto que se viste como un niño o el paisano que viste como un militar.

citamiba (del gr. *ktýos*, cavidad, y de *amiba*). f. Ameba dentro de una célula; *Plasmodium malariae.*

citarabina. f. F. e In., *cytarabine.* Arabinósido de citosina; 1-β-D-arabinofuranosilcitosina; Ara-C. Análogo de la 2′-desoxicitidina, empleado como antineoplásico y antivírico.

citarragia (del gr. *kýtarros*, alveolo, y *regnýnai*, romper). f. Hemorragia de un alveolo dentario.

citasa. f. Alexina; complemento. ‖ Fermento citolítico.

citáster. m. F., *aster;* In., *cytaster.* Áster o estrella; esfera de atracción.

Citelli (Síndrome de) (Salvatore *Citelli*, laringólogo italiano, 1875-1947). V. Síndrome.

Citellus. Género de ardillas; la especie *C. beechyi*, de California, es un reservorio natural de *Pasteurella tularensis.*

citemia (de *cito-* y el gr. *haîma*, sangre). f. Presencia en la sangre de elementos celulares anormales.

citemólisis. m. Hemocitólisis.

citeromanía (del gr. *Kýthera*, Citera, isla donde Venus tenía un templo famoso, y de *manía*). f. Ninfomanía.

citidílico (Ácido). Nucleótido constituido por citosina, ribosa y ácido fosfórico.

citidina. f. F., *cytidine.* In., *cytidin.* Nucleósido que por hidrólisis produce ribosa y la base pirimidínica citosina.

citisina. f. F. e In., *cytisine.* Base blanca cristalina, del *Cytisus laburnum*, citiso o codeso, y otras plantas del mismo género; veneno catártico, diurético y emético; se administra en forma de clorhidrato a pequeñas dosis en las enfermedades asmáticas.

citisismo. m. F., *cytisisme;* In., *cytisism.* Envenenamiento por el *Cytisus laburnum* o codeso.

cito-. Forma prefija del gr. *kýtos*, cavidad.

citoarquitectónico (del gr. *kýtos*, cavidad, y *architékton*, constructor). adj. Relativo a la disposición de las células de un tejido.

citobiología (de *cito-*, el gr. *bíos*, vida, y *lógos*, tratado). f. Biología celular.

citobiotaxis (de *cito-*, el gr. *bíos*, vida, y *táxis*, disposición). f. Disposición u ordenamiento de las células vivas. ‖ Influencia de unas células sobre otras.

citoblastema (de *cito-* y el gr. *blástema*, germinación). m. El líquido madre de las células (Schleiden). ‖ Blastema.

citoblasto. Bioblasto.

citoblasto (de *cito-* y el gr. *blastós*, germen). m. A., *Zytoblast;* F., *cytoblaste;* In., *cytoblast;* It. y P., *citoblasto.* Núcleo celular.

citocanibalismo. m. Destrucción de una célula por otra.

citocentro. Centrosoma.

citocentro (de *cito-* y el gr. *kéntron*, centro). m. Esfera de atracción.

citocida (de *cito-* y el lat. *caedere*, matar). adj. y s. Destructor de células.

citocinesis (de *cito-* y el gr. *kínesis*, movimiento). f. A., *Zytocinesis;* F., *cytocinèse;* In., *cytocinesis;* It., *citocinesi;* P., *citocinese.* Conjunto de cambios que se efectúan en la célula durante la mitosis, maduración o fecundación.

citoclasis (de *cito-* y el gr. *klásis*, rotura). f. Destrucción celular.

citoclesis (de *cito-* y el gr. *klêsis*, llamamiento). f. Citobiotaxis.

citocromo (de *cito-* y el gr. *chrôma*, color). m. A., *Zytochrom;* F. e In., *cytochrome;* It. y P., *citocromo.* Ferroporfirinproteína relacionada con los mecanismos biológicos de la oxidación. Representa el último eslabón en la cadena de enzimas respiratorias encargadas de la transferencia de electrones procedentes de la deshidrogenación de los sustratos, al oxígeno. Se conocen tres citocromos: a, b y c. ‖ **-c-oxidasa.** F., *cytochrome-oxydase.* Enzima hística muy difundida que oxida el citocromo C.

citodendrita (de *cito-* y el gr. *déndron*, árbol). f. F., *dendrite.* Dendrita celular distinta de la axodendrita.

citodesma (de *cito-* y el gr. *desmós*, ligamento). m. Tejido intercelular que a modo de puente une las células.

citodiagnóstico (de *cito-* y el gr. *diagnôsis*, diagnóstico). f. A., *Zytodiagnostik;* F., *cytodiagnostic;* In., *cytodiagnosis;* It., *citodiagnosi;* P., *citodiagnóstico.* Diagnóstico fundado en el examen y numeración de los elementos celulares de exudados y secreciones o líquidos de lavado, sangre, líquido cefalorraquídeo, etc. ‖ **-exfoliativo.** El que estudia las células descamadas de una cavidad por medio del examen del sedimento del líquido procedente del lavado de la misma.

citodiéresis (de *cito-* y el gr. *diaíresis*, división). f. F., *cytodiérèse;* In., *cytodieresis.* División celular; cariocinesis.

citofagia (de *cito-* y el gr. *phágein*, comer). f. F., *cytophagie, cytophagocytose;* In., *cytophagy.* Absorción o ingestión de células por otras células, especialmente de los hematíes. Fagocitosis.

citofilaxis (de *cito-* y el gr. *phýlaxis*, de *phylássein*, guardar). f. F., *cytofilaxis;* In., *cytophilaxis.* Protección de las células; aumento de la actividad celular.

citófilo (de *cito-* y el gr. *phílos*, amigo, amante). adj. F., *cytophile;* In., *cytophil.* Que tiene afinidad por las células, como el citófilo de un amboceptor.

citogénesis o **citogenia** (de *citógeno*). f. F., *cytogénèse;* In., *cytogenesis.* Desarrollo de las células; reproducción celular.

citógeno (de *cito-* y el gr. *gennân*, producir, engendrar). adj. F., *cytogène;* In., *cytogenous.* Que produce células.

citogonia (de *cito-* y el gr. *gónos*, semilla). f. Citogenia.

citohemólisis (de *cito-*, el gr. *haîma*, sangre, y *lýsis*, disolución). f. Destrucción de los glóbulos rojos.

citohialoplasma (de *cito-*, el gr. *hálos*, vidrio, y *plasma*). m. F., *cytohyaloplasme;* In., *cytohialoplasma.* Sustancia reticular del protoplasma de la célula.

citohistogénesis (de *cito-*, el gr. *histós*, tejido, y *gennân*, engendrar). f. Desarrollo estructural de la célula.

citoide (de *cito-* y el gr. *eîdos*, aspecto). adj. Semejante a una célula.

citolergia (de *cito-* y el gr. *érgon*, trabajo). f. Actividad celular.
citolinfa (de *cito-* y el lat. *lympha*, líquido). f. Hialoplasma; enquilema.
citolisina. f. A., *Zytolysin;* F., *cytolysine;* In., *cytolysin;* It. y P., *citolisina*. Sustancia que produce la disgregación o disolución de determinados elementos celulares; la hemolisina o nefrolisina, por ejemplo.
citólisis (de *cito-* y el gr. *lýsis*, disolución). f. A., *Zellzerfall;* F., *cytolyse;* In., *cytolysis;* It., *citolisi;* P., *citólise*. Disolución o destrucción celular.
citolisosoma. m. F., *cytolysome*. Estructura limitada por una membrana, que contiene en su interior restos de la propia célula. *Sin.:* Autofagosoma.
citología (de *cito-* y el gr. *lógos*, tratado). f. A., *Zellenlehre;* F., *cytologie;* In., *cytology;* It. y P., *citologia*. Parte de la histología que trata de las células, de su estructura y funciones. || CITODIAGNÓSTICO. ||**-exfoliativa**. Estudio citológico de las células exfoliadas de un órgano en comunicación con el exterior o fácilmente accesible (vagina, bronquios, estómago).
citomaquia (de *cito-* y el gr. *máche*, lucha). f. Lucha entre células; entre bacterias y las células del organismo.
citomegalovirosis. m. Enfermedad producida por un virus del grupo herpes (*citometalovirus*), de presentación clínica en el recién n. por infección prenatal (calcificaciones intracerebrales, púrpura, ictericia y hepatosplenomegalia), o en adultos inmunodeprimidos como en el síndrome de inmunodeficiencia adquirida, en enfermedades hematológicas, o por la administración de fármacos inmunosupresores. Las afectaciones más características del adulto son la pulmonar, la hepática, la intestinal, y la del sistema nervioso central. En la actualidad se dispone de fármacos antivirales para su tratamiento (ganciclovir). V. ENFERMEDAD DE LAS INCLUSIONES CITOMEGÁLICAS GENERALIZADAS.
citomegalovirus (de *cito-*, el gr. *mégas*, grande y el lat. *virus*, veneno). F., *cytomégalovirus;* In., *cytomegalovirus*. Grupo de virus del gén. *Herpesvirus*, que en el hombre es agente causal de la enfermedad de las inclusiones citomegálicas generalizadas.
citómera (de *cito-* y el gr. *méros*, parte). f. F., *cytomère;* In., *cytomere*. Cuerpos que se forman en la división del trofozito.|| Parte de la célula germinal masculina compuesta de citoplasma.
citometaplasia. f. Alteración en la forma o función de las células.
citometría (del gr. *kýtos*, cavidad, y *métron*, medida). f. F., *cytométrie;* In., *cytometry*. Medición o numeración de las células.
citómetro (de *cito-* y el gr. *métron*, medida). m. F., *cytomètre;* In., *cytometer*. Especie de globulímetro para contar y medir células.|| CROMOCITÓMETRO.
citomicosis (de *cito-* y el gr. *mýkes*, hongo). f. Enfermedad granulomatosa crónica característica del continente americano, producida por un hongo que ataca las células fagocitarias del sistema reticuloendotelial, originando cuadros parecidos a la tuberculosis. *Sin.:* Histoplasmosis.
citomitoma (de *cito-* y el gr. *mítos*, hilo de la urdimbre). m. Filamento reticular que forma la parte sólida del protoplasma celular o espongioplasma.
citomorfosis (de *cito-* y el gr. *mórphosis*, transformación). f. Serie de cambios que sufren las células en los procesos de formación, desarrollo, crecimiento, etc.
citón. m. Cuerpo celular de una neurona.
citopatología (de *cito-*, el gr. *páthos*, enfermedad, y *lógos*, tratado). f. F., *cytopathologie;* In., *cytopathology*. Patología celular.
citopenia (de *cito-* y el gr. *penía*, pobreza, indigencia). f. A., *Zytopenie;* F., *cytopénie;* In., *cytopenia;* It. y P., *citopenia*. Deficiencia de elementos celulares, en la sangre especialmente.
citopexia (de *cito-* y el gr. *pêxis*, fijación). f. Facultad del hígado de fijar las células normales o patológicas que le lleva la sangre.
citopigia (de *cito-* y el gr. *pygé*, región anal). f. Orificio anal hallado en ciertos infusorios.

citoplasma (de *cito-* y el gr. *plássein*, formar). m. A., *Zellplasma;* F., *cytoplasme;* In., *cytoplasm;* It. y P., *citoplasma*. Protoplasma de la célula con exclusión del plasma nuclear.
citoplastina. f. Protoplasma celular.|| Plastina del citoplasma.
citopoyesis (de *cito-* y el gr. *poíesis*, formación). f. F., *cytopoïèse;* In., *cytopoiesis*. Formación y desarrollo de las células; citogénesis.
citoquilema. m. HIALOPLASMA.
citoquímica. f. Química celular.
citorretículo. m. CITOMITOMA.
citorrictología. f. ant. Estudio de los microorganismos ultramicroscópicos denominados virus filtrables. V. CYTORRHYCTES.
citoscopia. f. CITODIAGNÓSTICO.
citosina. f. F. e In., *cytosine*. Base oxiaminopirimidina, producto de desintegración del ácido nucleico.
citosis. f. Término de Arneth para indicar el estado del núcleo de un leucocito. Según el estado o caracteres del núcleo, se distinguen la *isocitosis, anisocitosis, hipercitosis, hipocitosis y normocitosis*.
citosoma (de *cito-* y el gr. *sôma*, cuerpo). m. F. e In., *cytosome*. Cuerpo de la célula con exclusión del núcleo.
citospongio (del gr. *kýtos*, cavidad, y *spoggía*, esponja). m. Red celular o espongioplasma.
citostático (de *cito-* y el lat. *stare*, detenerse). m. F., *cytostatique;* In., *cytostatic*. Medicamento utilizado en terapéutica antitumoral.
citostoma (de *cito-* y el gr. *stóma*, boca). m. Boca celular; abertura bucal de ciertos protozoos.
citotaxia o **citotaxis** (de *cito-* y el gr. *táxis*, arreglo). f. Selección y función ordenativa de las células.
citoterapia (de *cito-* y el gr. *therapeía*, tratamiento). f. Antigenoterapia. || Organoterapia. || Empleo terapéutico de los sueros citotóxicos.
citotesis (de *cito-* y el gr. *thésis*, colocación). f. Restitución de las células lesionadas a su estado normal.
citotóxico (de *cito-* y el lat. *toxicum*, veneno). adj. F., *cytotoxique;* In., *cytotoxic*. Que posee la acción de una citotoxina. ||**-antirreticular** (Suero). V. SUERO DE BOGOMOLETB.
citotoxina. f. F., *cytotoxine*. Citolisina; toxina o anticuerpo que aparece en el suero de la sangre después de la inyección de células, y que tiene una acción tóxica específica sobre las mismas células. Las citotoxinas se denominan según la variedad especial de células para las cuales son específicas, como *leucotoxina, nefrotoxina, neurotoxina*, etc.
citotrofoblasto. m. CAPA DE LANGHANS.
citotropismo o **citotactismo** [**citotrópico** o **citotáctico**]. (de *cito-* y el gr. *trópos*, vuelta). m. F., *cytotropisme;* In., *cytotropism*. Movimiento celular como respuesta a un estímulo externo. Tendencia de virus, bacterias y fármacos de ejercer sus efectos sobre determinadas células del cuerpo.
citotroquia o **citotroquio** (de *cito-* y el gr. *tróchos*, carrera, vía). f. Parte de una toxina que lleva el elemento activo a la célula.
citozima (de *cito-* y el gr. *zýme*, fermento). f. Término de Bordet para una sustancia de los corpúsculos de la sangre que se combinaría con la serozima para formar la trombina. TROMBOCINASA.
citozoario o **citozoo** (de *cito-* y el gr. *zoárion*, animalillo, o *zôon*, animal). m. Parásito protozoario que habita en una célula o que tiene la estructura de una simple célula.
citozoico. adj. F., *cytozoïque;* In., *cytozoic*. Que vive dentro de las células o inserto en ellas; dícese de ciertos parásitos.
citral (del lat. *citrus*, limón). m. Aldehído aromático, de la esencia de limón, de rosas y otras esencias; geraniol.
citrato (del lat. *citratus*, de *citrus*, limón). m. A., *Zitrat;* F. e In., *citrate;* It. y P., *citrato*. Sal de ácido cítrico.
cítrico (Ácido) (del lat. *citrus*, limón). m. Ácido cristalino tribásico, $C_6H_8O_7$, del limón, cidra, bergamota y

otras plantas; forma citratos; antiescorbútico y refrigerante y antirreumático.
citrina. f. VITAMINA P.
citrinina. f. F., *citrinine;* In., *citrinin*. Sustancia de acción bacteriostática limitada contra bacterias grampositivas, aislada de cultivos de *Penicillium citrinum* y *Aspergillus candidus*.
Citrobacter. f. Género de bacterias de la familia enterobacteriáceas. Bacilos gramnegativos, móviles, que utilizan la lactosa. Se les encuentra en las aguas terrestres. Patógeno ocasional (oportunista) de gastroenteritis, infecciones urinarias y sepsis. Comprende dos especies que con anterioridad se clasificaban como *Escherichia: C. freundii* y *C. intermedius*.
citrófeno. m. Citrato de parafenetidina, compuesto cristalino o amorfo de ácido cítrico y parafenetidina; antipirético y antineurálgico.
citrovorum (Factor). V. FÓLICO (ÁCIDO).
citrulina. f. F. e In., *citrulline*. α-Aminoácido. α-Amino-δ-carbamido del ácido valeriánico. Producto importante del metabolismo de las proteínas, que interviene en la formación de urea.
citrulinuria (de *citrulina* y el gr. *oûron*, orina). f. F., *citrullinurie;* In., *citrullinuria*. Presencia, en la orina, de citrulina con aumento de esta sustancia en el plasma y líquido cefalorraquídeo.
Citrullus. V. COLOQUÍNTIDA.
Citrus. Género de árboles de la familia de las auranciáceas, que comprende el limón, cidro, naranjo, bergamota, etc.
cítula. f. Óvulo impregnado.
cituria (de *cito-* y el gr. *oûron*, orina). f. Presencia de células de cualquier clase en la orina.
Civatte (Enfermedad, síndrome de) (Achille *Civatte,* dermatólogo francés, 1877-1956). V. ENFERMEDAD, SÍNDROME.
civeta. f. Mamífero de la familia de los vivérridos *(Viverra civetta),* llamado vulgarmente *gato de algalia,* que posee unas bolsas glandulares debajo del ano, en las cuales se acumula el civeto o algalia, que en otro tiempo se empleaba como antiespasmódico, por su olor semejante al almizcle.
Civiale (Operación de) (Jean *Civiale,* médico francés, 1792-1867). V. OPERACIÓN.
Civinini (Apófisis o espina de) (Filippo *Civinini,* anatomista italiano, 1805-1844). V. ESPINA.
Cl. Símbolo de *cloro*.
Clado (Ligamento, punto de) *(Clado,* Spiro, ginecólogo francés, 1856-1905). V. LIGAMENTO, PUNTO.
cladosporiosis. f. F., *cladosporiose;* In., *cladosporiosis.* Infección con hongos del género *Cladosporium.*
Cladosporium. Género de hongos, algunas de cuyas especies son patógenas, como: *C. werneckii* y *C. mansoni,* responsables de la cladosporiosis cutánea o tiña negra; *C. trichoides,* agente de la cladosporiosis cerebral, y *C. carrionii,* causa de ciertas cromomicosis en Venezuela, Madagascar y África del Sur.
cladotricosis. f. NOCARDIOSIS.
Cladotrix (del gr. *kládos,* rama, y *thríx, trichós,* pelo). Nombre con el que se designaba antiguamente al género de actinomices aerobios conocido hoy como *Nocardia.*
Clagett (Operación de) (Oscar T. *Clagett,* cirujano estadounidense, n. en 1908). V. OPERACIÓN.
clamidia. f. V. CHLAMYDIA.
clamidobacteria (del gr. *chlamýs, -ydos,* capa, y de *bacteria*). f. V. CHLAMYDIA.
clamidospora (del gr. *chlamýs, -dos,* capa, y *sporá,* germen). f. F. e In., *chlamydospore*. Espora cubierta. ∥ Órgano reproductor de ciertos hongos.
clamidozoo (del gr. *chlamýs, -ydos,* capa, y *zôon,* animal). m. Agregado vírico intracelular, envuelto en una capa de protoplasma.
clamp (voz ingl., abrazadera, grapa). m. A., *Klemme;* F. e In., *clamp;* It., *agrafe*. Pinzas de forcipresión utilizadas en cirugía digestiva para coprostasis o aplastamiento del estómago o intestino, en cirugía vascular para la hemostasia de vasos importantes y en cirugía pulmonar para compresión de los órganos tubulares del hilio (bronquios de primer orden, arteria pulmonar). ∥ **-cardiovascular.** Entre los modelos más empleados se encuentran: el de *Blalock-Nieder,* para la hemostasia de la arteria pulmonar; el *bulldog,* para la hemostasia de los grandes vasos y los gruesos vasos de órganos (p. ej., arteria esplénica), y los de *Potts-Nieder* y *Potts-Smith* para la coartación aórtica. ∥ **-de Crile.** El de ramas forradas, para la hemostasia temporal en las suturas de vasos sanguíneos. ∥ **-de De Martel.** El tamaño grande se emplea como aplastador gástrico y el pequeño como enterotribo. Hay un modelo para coprostasis de colon. ∥ **-de Doyen.** Clamp para comprimir las paredes gástricas o intestinales. ∥ **-de Goldblatt.** El utilizado para la compresión de la arteria renal, en la cirugía experimental de la hipertensión. ∥ **-de Gussenbauer.** Barra metálica para unir los fragmentos óseos en las fracturas. ∥ **-de Mikulicz.** El empleado para aplastar el tabique de separación entre los segmentos proximal y distal del colon exteriorizado. ∥ **-de Payr.** Pinzas coprostáticas utilizadas en la resección del colon. ∥ **-de Rankin.** El de tres ramas empleado en las colectomías. ∥ **-de Willet.** Clamp para hacer presa sobre el cuero cabelludo del feto y permitir así la tracción, en la presentación cefálica. ∥ **-de Yellen.** El usado en la circuncisión. ∥ **-gastrointestinal.** El usado como aplastador para facilitar las anastomosis digestivas o para realizar coprostasis en el colon. Entre los numerosos modelos, los más utilizados, entre clásicos y modernos, son los de *De Martel, von Haberer, Kocher, Lane, Payr, Rankin, Roosevelt* y *Stone*. ∥ **-hemorroidal.** Los modelos más conocidos son los de *Buie* y de *Gant*. ∥ **-para pedículos.** Pinzas de mandíbulas robustas para la hemostasia temporal de los pedículos de órganos (tiroides, estómago, etc.).
clangoroso (del lat. *canglor, oris*). adj. Dícese de la voz aguda, fina y sibilante que se observa en algunas estenosis laríngeas, y del sonido metálico del segundo ruido del corazón en la aortitis crónica.
clapoteo. m. BAZUQUEO.
Clapton (Signo de) (Edward *Clapton,* médico inglés, 1830-1909). SIGNO DE BURTON.
clarificación (del lat. *clarificatio, -onis*). f. F. e In., *clarification*. Operación mediante la cual se aclara un líquido turbio. Un clarificante muy usado es la albúmina de huevo.
clarividencia (del lat. *clarus,* claro, y *videns, -entis,* que ve). f. F., *clairvoyance;* In., *clear-sightedness*. Facultad de comprender y dicernir con claridad las cosas.
Clark (Operación, signo de) (Alonzo *Clark,* médico de Nueva York, 1807-1887). V. OPERACIÓN, SIGNO.
Clarke (Columna, fascículo, núcleo de) (Jacob Augustus Lockhart *Clarke,* médico inglés, 1817-1880). V. estos términos. ∥ **-Hadfield (Síndrome de)** (Geoffroy John *Hadfield,* anatomopatólogo inglés, 1889-1968). V. SÍNDROME. ∥ **-(Lengua, úlcera de)** (Sir Charles Mansfield *Clarke,* médico inglés, 1782-1857). V. LENGUA, ÚLCERA.
clasificación (del lat. *classis,* división, grupo, y *facere,* hacer). f. F. e In., *classification.* Ordenación, disposición o división por clases. ∥ Determinación de la clase o grupo al que pertenece algo. ∥ **-bacteriana** o **de bacterias.** La clasificación aceptada casi universalmente es la del Manual de Bergey (*Bergey's Manual of Determinative Bacteriology*). En su octava edición (1974) introduce cambios marcados con respecto a ediciones anteriores, impuestos por los conocimientos de genética bacteriana y Biol. molecular. Se acepta el concepto de reino *Procaryotae*, en el que se incluyen todos los microorganismos con estructura procariótica. La totalidad de los géneros bacterianos se distribuyen provisionalmente en 19 partes, que carecen de significación taxonómica. En la tabla de la clasificación (V. BACTERIAS, TABLA DE CLASIFICACIÓN DE) se mencionan las 19 partes y en cada una, los géneros de interés en patología humana, si los hay. La mayoría de los géneros aparecen agrupados en familias, algunos de ellos quedan como géneros de «clasificación incierta» y no están integrados en ninguna familia. ∥ **-de**

Angle. Clasificación de las anomalías de la oclusión dentaria según la posición mesiodistal adoptada por los molares permanentes. Comprende tres clases; *clase I:* maxilares en relación mesiodistal normal; *clase II:* maxilar inferior distal con respecto al superior (oclusión distal unilateral o bilateral con protusión de los incisivos superiores u oclusión distal unilateral o bilateral con retrusión de los incisivos superiores) y *clase III:* maxilar inferior situado en relación mesial con respecto al superior (oclusión mesial unilateral o bilateral). || **-de Bergey.** CLASIFICACIÓN BACTERIANA. || **-de Caldwell-Moloy.** Clasificación morfológica de las pelvis femeninas en los tipos ginecoide, androide, antropoide y platipeloide. || **-de Jensen.** Clasificación de las bacterias fundada en sus caracteres de nutrición. || **-de Kraepelin.** División de las enfermedades mentales en los grupos maníacodepresivo y esquizofrénico.
clasmatoblasto (del gr. *klásma, -atos,* fragmento, y *blastós,* brote). m. Célula cebada; mastocito.
clasmatocito (del gr. *klásma, -atos,* fragmento, y *kŷtos,* cavidad). m. Término de Ranvier para unas células grandes del tejido conjuntivo, que desprenden parte de sus prolongaciones como medio de secreción; hoy se conocen con el término de *endoteliocitos* y *macrófagos.*
clasmatosis (del gr. *klásma, -atos,* fragmento). f. División del protoplasma en pedazos.
clasmocito. m. CLASMATOCITO.
clástico (del gr. *klastós,* roto). adj. F., *clastique;* In., *clastic.* Que produce o causa división en partes; separable en partes.
clastomanía (del gr. *klastós,* roto, y de *manía).* f. Impulsión de ciertos alienados a romperlo todo; monomanía destructora.
clastotrix. m. Tricorrexis nudosa.
Clauberg (Medio, prueba de) (Karl W. *Clauberg,* ginecólogo alemán, 1898-1956). V. CULTIVO (MEDIOS DE) Y PRUEBA.
Claude Bernard. V. BERNARD. || **-Horner (Síndrome de).** V. SÍNDROME.
Claude (Síndrome de) (Henri *Claude,* neurólogo y psiquiatra francés, 1869-1945). V. SÍNDROME. || **-Gougerot (Síndrome de)** (Henri Eugène *Gougerot,* dermatólogo francés, 1881-1955). V. SÍNDROME. || **-Lhermitte (Síndrome de)** (Jacques Jean *Lhermitte,* neurólogo francés, 1877-1959). V. SÍNDROME. || **-Sordel (Enfermedad de).** V. ENFERMEDAD.
claudicación (del lat. *claudicatio, -onis).* f. A., *Hinken;* F., *boîterie;* In., *claudication;* It., *zoppicamento;* P., *claudicação.* Cojera. || Trastorno intermitente de una función. || **-de Roth.** ENFERMEDAD DE ROTH. || **-intermitente isquémica.** Entorpecimiento, debilidad y rigidez dolorosa de un miembro inferior después de algún tiempo de marcha y que desaparecen con el descanso del miembro, fenómenos debidos a la disminución del calibre de la luz de las arterias por arteriosclerosis. Disbasia angiospástica, angina cruris.
Claudius (Célula, fosa de) (Friedrich Matthias *Claudius,* anatomista austriaco, 1822-1869). V. CÉLULA, FOSA.
claustrofilia (del lat. *claustrum,* encierro, y el gr. *philía,* amistad). f. Afición morbosa a permanecer encerrado o a cerrarlo todo, puertas, ventanas, etc.
claustrofobia (del lat. *claustrum,* claustro, y *phóbos,* temor). f. A., *Klaustrophobie;* F., *claustrophobie;* In., *claustrophobia;* It. y P., *claustrofobia.* Temor morboso a permanecer en espacios cerrados. *Sin.:* Clitrofobia.
claustrum. m. Claustro o antemuro; capa delgada de sustancia gris por fuera de la cápsula externa del cerebro, que lo separa de la sustancia blanca de la ínsula. || **-oris.** Velo del paladar. || **-virginale.** HIMEN.
clava (del lat. *clava).* f. MAZA. || Engrosamiento del *funiculus gracilis* en la médula oblongada, que forma el borde lateral inferior de la parte posterior del IV ventrículo.
clavacina. f. Antibiótico obtenido de los cultivos del *Aspergillus clavatus* y otros hongos; bacteriostático y bactericida contra los microorganismos grampositivos, idéntico a la patulina y claviformina; demasiado tóxico para uso terapéutico.
clavelización (del fr., *clavelée,* viruela de los carneros). f. Ovinación o inoculación con el virus de la viruela de los carneros.
Claviceps (del lat. *clava,* maza, y *caput,* cabeza). Género de hongos parásitos que infectan las semillas de varias plantas. El micelio de la *C. purpurea* es el cornezuelo del centeno.
clavicepsina. f. Glucósido del cornezuelo del centeno.
clavicotomía (de *clavícula,* y el gr. *tomé,* corte). f. F., *cléidotomie;* In., *clavicotomy.* Incisión o sección de la clavícula.
clavícula (del lat. *clavicula,* dim. de *clavis,* llave). f. A., *Klavikel;* F. e In., *clavicule;* It., *clavicola;* P., *clavícula.* Hueso largo y curvo que se articula con el esternón y la escápula. V. HUESOS (TABLA DE).
claviculado (de *clavícula).* adj. Que está provisto de clavículas. Se dice de los animales superiores.
clavículo (del lat. *claviculus,* dim. de *clavus,* clavo). m. Fibra de Sharpey.
claviforme (del lat. *clava,* clava, maza, y de *forma).* adj. En forma de clava o maza.
claviformina. f. Antibiótico obtenido de los cultivos de *Penicillium claviforme,* idéntico a la clavacina.
clavillo. m. Clavo de especia.
clavipectoral (del lat. *clavis,* clavícula, y *pectus, -oris,* pecho). adj. Relativo a la clavícula y el tórax.
clavisternal. m. Primera pieza del esternón.
clavisternal (de *clavícula* y el gr. *stérnon,* pecho). adj. Relativo a la clavícula y el esternón.
clavo (del lat. *clavus).* m. Especia aromática. || A., *Leichdorn;* F., *durillon;* In., *corn;* It., *chiodo;* P., *cravo.* Cuerno o tubérculo córneo de la piel. || Tejido conjuntivo esfacelado que se desprende del centro de un furúnculo. || **-de Alepo o de Biskra.** FURÚNCULO ORIENTAL. || **-de especia.** A., *Gewurznelke;* F., *clow;* In., *clove;* It., *garofano;* P., *cravo.* Capullo seco del clavero *(Eugenia caryophyllata),* de la familia de las mirtáceas, usado como carminativo y antiemético y al exterior como anodino en odontología y dolores cólicos. || **-de Gafsa.** FURÚNCULO ORIENTAL. || **-de Scarpa.** Pequeño cilindro de plomo con un extremo ensanchado que se empleaba para la dilatación del conducto nasal después de la incisión del saco lagrimal. || **-histérico.** Sensación dolorosa de clavo en la cabeza. || **-pasado.** Tumor de las caballerías en el casco que pasa de un lado a otro. || **-secalino.** CENTENO (CORNEZUELO DEL). || **-sifilítico.** Excrecencia córnea en las manos o pies que se cree debida a la sífilis.
clavulánico (Ácido). Clavam, $C_8H_9NO_5$, fármaco inhibidor de las betalactamasas bacterianas. Asociado a un antibiótico betalactámico sensible a las betalactamasas, le permite ejercer su actividad antibacteriana.
Clayton (Gas de). V. GAS.
clearance. V. ACLARAMIENTO.
cleid o **cleido-.** Formas prefijas (del gr. *kleís, kleidós),* con la significación de clavícula.
cleidagra o **cleisagra** (de *cleido-* y del gr. *ágra,* ataque). f. Dolor gotoso en la clavícula.
cleidartritis (de *cleid-* y del gr. *árthron,* articulación). f. F., *inflammation de l'articulation sterno-claviculaire.* In., *cleidarthritis.* Inflamación de las articulaciones de la clavícula. || Gota articular de la clavícula.
cleidectomía (de *cleido-* y el gr. *ectomé,* resección). f. Resección parcial o total de la clavícula.
cleidoacromial (de *cleido-,* el gr. *ákros,* extremo, y *ômos,* hombro). adj. Perteneciente a la clavícula y al acromion.
cleidocostal (de *cleido-* y el lat. *costa,* costilla). adj. F., *cléidostal;* In., *cleidocostal.* Relativo a las clavículas y las costillas.
cleidocraniasis. f. DISOSTOSIS CLEIDOCRANEAL.
cleidocraneal (de *cleido-* y el gr. *kraníon,* cráneo). adj. F., *cléideo-crânien;* In., *cleidocranial.* Relativo a las clavículas y al cráneo. V. DISOSTOSIS CLEIDOCRANEAL.
cleidorrexis (de *cleido-* y el gr. *rhêsis,* rotura). f. F., *cléidorrhexie;* In., *cleidorrhexis.* Fractura de las claví-

culas del feto, accidental por tracciones violentas en el acto del parto, o intencionada para facilitarlo.

cleidotomía (de *cleido-* y el gr. *tomé*, corte). f. F., *cléidotomie.* In., *cleidotomy.* Sección de una o de las dos clavículas del feto en el parto difícil para permitir la salida de los hombros.

cleidotripsia (de *cleido-* y el gr. *trîpsis*, frotamiento). f. F., *cléidotripsie.* In., *cleidotripsy.* Aplastamiento de las clavículas fetales para facilitar el parto.

cleisis (del gr. *kleîsis*, cierre). f. Oclusión, sobre todo quirúrgica. ||**-uterina.** Método de tratamiento de la hemorragia uterina posparto, consistente en el cierre del cuello uterino mediante sutura continua. Propuesto por J. M. Dexeus (1966), se usa como maniobra de recurso.

cleisofobia (del gr. *kleîsis*, acción de cerrar, y *fobia*). f. CLAUSTROFOBIA.

Clematis. Género de plantas ranunculáceas, muchas de cuyas especies son venenosas; usadas principalmente en preparaciones homeopáticas.

Clément (Síndrome de) (Robert E. B. *Clément*, pediatra francés, 1891-1917). V. SÍNDROME.

clepsimanía. f. CLEPTOMANÍA.

cleptofobia (del gr. *kléptein*, robar, y *phóbos*, temor). f. Temor morboso a robar o ser robado.

cleptolagnia (del gr. *kléptein*, robar, y *lagneía*, libertinaje). f. F., *cleptolagnie;* In., *kleptolagnia.* Goce o satisfacción producidos por el robo.

cleptomanía (del gr. *kléptein*, robar, y de *manía*). f. A., *Kleptomanie;* F., *cleptomanie;* It. y P., *cleptomania.* Impulso morboso al robo; alienación caracterizada por el deseo de robar.

clic (onomat.). m. F., *clic;* In., *click.* Ruido breve, agudo, de timbre metálico, protosistólico, en el foco aórtico o pulmonar, percibido en casos de alteración de los vasos del pedículo del corazón.

clidagra. f. CLEIDAGRA.
clidartritis. f. CLEIDARTRITIS.
clidectomía. f. CLEIDECTOMÍA.
clidoacromial. adj. CLEIDOACROMIAL.
clidocostal. adj. CLEIDOCOSTAL.
clidocraneliasis. f. CLEIDOCRANELIASIS.
clidocraneal. adj. CLEIDOCRANEAL.
clidorrexis. f. CLEIDORREXIS.
clidotomía. f. CLEIDOTOMÍA.
clidotripsia. f. CLEIDOTRIPSIA.

clima (del gr. *klíma, -atos*, inclinación, clima). m. A., *Klima;* F., *climat;* In., *climate;* It. y P., *clima.* Temperatura y demás condiciones atmosféricas y telúricas particulares de una zona determinada o un país. ||**-cálido.** El de las regiones tropicales, cuya temperatura media varía entre 20 y 27°. ||**-de altura.** Clima correspondiente a las zonas situadas por encima de 1.200 m, recomendado a los tuberculosos, anémicos, neurasténicos. ||**-frío.** El comprendido entre el polo y el grado 50 o 55 de latitud, cuya temperatura media es de 0° a +10°. ||**-templado.** El comprendido entre los grados 30 y 55 de latitud, cuya temperatura media es de 3° en invierno y de 19° en verano.

climacofobia (del gr. *klîmax*, escala, y *phóbos*, temor). f. Temor morboso a las escaleras.

climalergeno (del gr. *klíma, -atos*, clima, y *alergeno*). m. Alergeno constituido por condiciones especiales de clima o terreno, como los provocadores de asma (polvillo atmosférico, polen, emanaciones, humedad atmosférica, etc.).

climálisis (del gr. *klíma, -atos*, clima, y *lýsis*, disolución). f. Procedimiento de electrodiagnóstico análogo a la cronaxia, que permite medir el valor funcional de los músculos y apreciar los diversos grados de la reacción de degeneración.

climaterio (del gr. *klimaktér*, escalón). m. A., *Klimakterium;* F., *climatère;* In., *climacterium;* It. y P., *climaterio.* Conjunto de fenómenos que acompañan la cesación de la función reproductora de la mujer o la actividad testicular en el hombre. ANDROPAUSIA, MENOPAUSIA.

climático. adj. Que tiene relación con el clima. || Se dice de un bubón de causa desconocida, semejante o idéntico al linfogranuloma inguinal.

climatización. f. Regulación de los factores climáticos de determinado ambiente (salas de hospital, quirófanos, etc.) a fin de adaptarlo para ciertos usos.

climatología (del gr. *klíma, -atos*, clima, y *lógos*, tratado). f. F., *climatologie;* In., *climatology.* Suma de conocimientos relativos a los climas y a la influencia que ejercen sobre el organismo.

climatopatología (del gr. *klíma, -atos*, clima *páthos*, enfermedad, y *lógos*, tratado). f. Parte de la climatología que trata de la acción morbosa de los distintos climas sobre el organismo.

climatoterapia (del gr. *klíma, -atos*, clima, y *therapeía*, tratamiento). f. F., *climatothérapie;* In., *climatotherapy.* Tratamiento de las enfermedades por la acción de los diferentes climas.

clímax (del gr. *klîmax*, escala). m. F. e In., *climax.* CLIMATERIO. || Acmé o período de mayor intensidad en el curso de un proceso o enfermedad. || Orgasmo sexual.

clindamicina. f. F., *clindamycine;* In., *clindamycin.* Antibiótico derivado de la lincomicina, activo frente a gérmenes grampositivos.

clínica (del gr. *kliniké*, f. de *klinikós*, clínico; de *klíne*, lecho). f. A., *Klinik;* F., *clinique;* In., *clinic;* It., *clinica;* P., *clínica.* Institución médica, oficial o particular, en la que se enseña la práctica del arte médico junto a la cama de los enfermos. || Por ext., cualquier institución en donde se trate a enfermos, en forma ambulatoria o ingresados. || adj. Perteneciente o fundado en la observación y tratamiento de los pacientes. ||**-del dolor.** Institución dedicada a aliviar y yugular el dolor mediante procedimientos anestésicos locales. ||**-(Historia).** V. HISTORIA CLÍNICA.

clínico. adj. F., *clinique.* Relativo a la clínica. || m. F., *clinicien.* Médico práctico o que enseña la medicina en la cabecera del enfermo.

clinocefalia o clinocefalismo (del gr. *klínein*, hundirse, y *kephalé*, cabeza). f. m. A., *Klinokephalie;* F., *clinocéphalie;* In., *clinocephalism;* It. y P., *clinocefalia.* Aplastamiento o hundimiento congénitos del vértice de la cabeza. Sin.: Cimbocefalia.

clinocoris. m. CHINCHE.

clinodactilia (del gr. *klínein*, doblar, y *dáctylos*, dedo). f. A., *Klinodaktylie;* F., *clinodactylie;* In., *clinodactyly;* It. y P., *clinodactilia.* Curvatura o desviación permanente de uno o más dedos.

clinoide (del gr. *klíne*, lecho, y *eîdos*, aspecto). adj. F., *clinoïde;* In., *clinoid.* Semejante a una cama; en forma de pies de cama. V. APÓFISIS CLINOIDES.

clinología (del gr. *klínein*, inclinar, y *lógos*, tratado). f. Estudio de la declinación o retrogresión de un organismo animal.

clinomanía (del gr. *klíne*, cama, y de *manía*). f. A., *Bettsucht;* F., *clinomanie;* It. y P., *clinomania.* Inclinación o afición exagerada a permanecer en la cama o en decúbito horizontal.

clinómetro (del gr. *klínein*, inclinar, y *métron*, medida). m. F., *clinomètre;* In., *clinometer.* Instrumento para medir un ángulo de desviación, como la torsión de los ojos cuando miran un punto fijo. Se emplea para apreciar el grado de parálisis de los músculos oculares; clinoscopio.

clinopnea (del gr. *klíne*, cama, y *pnoiá*, respiración). f. Disnea de decúbito.

clinoscopio. m. CLINÓMETRO.

clinostático (del gr. *klíne*, cama, y *statós*, estacionario). adj. F., *clinostatique;* In., *clinostatic.* Producido o que ocurre cuando el paciente se halla en posición echada.

clinostatismo. m. Posición echada y fenómenos que de ella resultan.

clinoterapia (del gr. *klíne*, cama, y *therapeía*, tratamiento). f. A., *Klinotherapie;* F., *clinothérapie;* In., *clinotherapy;* It. y P., *clinoterapia.* Tratamiento de las enfermedades por el descanso en la cama; cura de reposo.

clisis (del gr. *klísis*, inclinación). f. Inclinación o atracción.

clisis (del gr. *klýzein*, lavar). f. ENEMA.

clisma (del gr. *klýsma*, lavamiento). f. Clister o enema.
clister (del gr. *klystér*, lavativa). m. Inyección en el recto; enema.
clitión (del gr. *klitýs*, inclinación). m. F., *point central du bord antérieur du dos de la selle turcique;* In., *clition.* Punto medio del borde anterior del *clivus.*
clitocibina. f. F. e In., *clitocybine.* Antibiótico derivado del hongo *Clitocybe gigantea.*
clitoralgia (del gr. *kleitorís*, clítoris, y *álgos*, dolor). f. Dolor referido al clítoris.
clitoridauxa (del gr. *kleitorís*, clítoris, y *aúxe*, aumento). f. Hipertrofia del clítoris.
clitoridectomía (del gr. *kleitorís*, clítoris, y *ektomé*, escisión). f. A., *Klitorisexzision;* F., *clitoridectomie;* In., *clitoridectomy;* It. y P., *clitoridectomia.* Escisión o ablación del clítoris.
clitorídeo (del gr. *kleitorís*, clítoris). adj. F., *clitoridien;* In., *clitoral, clitoridean.* Relativo o perteneciente al clítoris.
clitoridotomía (del gr. *kleitorís*, clítoris, y *tomé*, corte). f. F., *clitoridotomie;* In., *clitoridotomy.* Sección del clítoris; circuncisión en la mujer.
clítoris (del gr. *kleitorís, -idos,* de *kleíein,* cerrar). m. A., *Klitoris;* F., *clitoris;* In., *clitoris;* It., *clitoride;* P., *clítoris.* Órgano pequeño eréctil, alargado, situado en el ángulo anterior de la vulva, constituido por dos raíces que se unen en la línea media para formar el cuerpo, que termina por un ligero ensanchamiento, *glande del clítoris.* Es órgano homólogo del pene o miembro viril. Sin.: Tentigo, virga o mentula muliebris.
clitorismo. m. F., *clitoridisme;* In., *clitorism.* Hipertrofia del clítoris. || Erección persistente del clítoris. || Tribadismo.
clitoritis. f. F., *inflammation du clitoris;* In., *clitoritis.* Inflamación del clítoris.
clitoromanía. f. NINFOMANÍA.
clitorotomía. f. F., *incision du clitoris;* In. *clitorotomy.* Incisión quirúrgica del clítoris. || CLITORIDOTOMÍA.
clitridia (del gr. *kleithría*, ojo de la cerradura). f. Bacteria en forma de ojo de cerradura o de 8.
clitrofobia. f. CLAUSTROFOBIA.
clivaje (del fr. *clivage*). m. V. DESPEGAMIENTO.
clivis (lat.). m. Declive cereboloso; superficie dorsal inclinada del vermis superior del cerebelo.
clivus. (lat.). m. Superficie declive. ||**-blumenbachii.** Superficie inclinada de la lámina cuadrilátera del esfenoides, entre la silla turca y la apófisis basilar del occipital. ||**-monticuli.** Clivus o declive cereboloso. ||**-ossis.** CLIVUS BLUMENBACHII.
cloaca (del lat. *cloaca*). f. A., *Kloake;* F., *cloaque;* In., It. y P., *cloaca.* Cavidad común en la que terminan el conducto urogenital y el intestino en algunos vertebrados. || En la vida embrionaria, orificio común al intestino y la alantoides. || Abertura de un foco de necrosis ósea. || A., *Abflusskanal;* F., *égout;* In., *sewer;* It., *fogna;* P., *cloaca.* Conducto para la excreta de una población. ||**-congénita.** La persistente. ||**-ectodérmica, endodérmica.** La externa e interna, respectivamente, respecto a la membrana cloacal. ||**-persistente.** Comunicación congénita de los conductos urinario, genital y digestivo.
cloacitis (de *cloaca* y el suf. *-itis,* inflamación). f. Enfermedad infecciosa de las aves de corral, caracterizada por ulceración de la cloaca y flujo purulento.
cloasma (del gr. *chloázein,* germinar, ser verde). m. A., *Chloasma;* F., *chloasma;* In., *chloasma;* It. y P., *cloasma.* Coloración cutánea en placas de contornos irregulares de color amarillo oscuro, que aparece principalmente en la cara en las mujeres grávidas y en otros estados. ||**-álbum.** m. VITÍLIGO. ||**-broncíneo.** Máscara tropical; coloración oscura de la cara y cuello por exposición al sol de los trópicos. ||**-caquéctico.** Cloasma debido a estados caquécticos en la tuberculosis, sífilis, malaria, etc. ||**-gravídico.** Cloasma uterino. ||**-hepático.** Pigmentación de la piel en la colemia simple familiar. ||**-sintomático.** El dependiente de alguna enfermedad, como la sífilis. ||**-uterino.** Pigmentación de la piel en el embarazo.
Cloetta (Digitoxina de) (Max *Cloetta,* farmacólogo suizo, 1868-1940). V. DIGITOXINA.
clofibrato. m. F. e In., *clorifibrate.* Nombre genérico del éster etílico del ácido *p*-clorofenoxiisobutírico. Se emplea en el tratamiento de ciertas hiperlipidemias.
clomifeno. m. F., *clomifène;* In., *clomiphene.* Compuesto sintético dotado de actividad antiestrogénica. Se emplea en el tratamiento de la esterilidad femenina, por estimular la liberación de hormonas gonadotrópicas y, en consecuencia, la ovulación.
clon (del gr. *klón,* renuevo). m. A., *Reinrasse;* F. e In., *clone;* It., *clona.* Población originada por replicación asexual de una *unidad,* sea un organismo o una célula. Clona.
clona. f. CLON. ||**-prohibida.** Concepto hipotético que en la teoría clonal de Burnet designaba la clona de células inmunológicamente competentes con especificidad sobre autoantígenos. Eliminada (prohibida) en la vida fetal, podía reaparecer en el adulto, dando lugar a enfermedades por autoanticuerpos.
clonía (del gr. *klónos,* tumulto, agitación). f. Término general para los movimientos musculares de pequeña extensión sin efecto locomotor; mioclonía.
clonicotónico. adj. Clónico y tónico al mismo tiempo.
clonismo. m. Sucesión de espasmos o convulsiones clónicas.
clonógrafo (del gr. *klónos,* tumulto, agitación, y *gráphein,* describir). m. Aparato registrador de movimientos espasmódicos y reflejos tendinosos.
clonorquiasis. f. Infestación con el *Clonorchis sinensis.*
clonospasmo. m. Espasmo clónico.
clonus o **clono** (del gr. *klónos,* agitación). m. A., *Klonus;* F. e In., *clonus;* It. y P., *clono.* Serie de contracciones rítmicas e involuntarias, determinadas en un músculo o grupo muscular por la extensión brusca y pasiva de sus tendones. Representa una hiperexcitabilidad refleja por supresión de la acción frenadora que normalmente ejerce la vía piramidal. ||**-del dedo gordo del pie.** Contracción rítmica del dedo gordo producida por la extensión súbita de la primera falange. ||**-generalizado.** Serie de contracciones generalizadas de las extremidades, durante la pandiculación en las alteraciones de la vía piramidal. ||**-de la mano.** Contracción espasmódica de los músculos de la mano, producida por la extensión forzada de la mano sobre el antebrazo. ||**-patelar** o **rotuliano.** Serie rítmica de contracciones del cuádriceps, que se produce si con el pulgar y el índice se abraza la rótula dirigiéndola forzadamente hacia abajo una o más veces y se mantiene en esta posición. ||**-del pie.** Serie de sacudidas rítmicas del pie producidas cuando éste se flexiona de una manera forzada sobre la pierna extendida.
clopemanía (del gr. *klopé,* robo, y de *manía*). f. CLEPTOMANÍA.
Cloquet (Conducto, ganglio, hernia de) (Jules Germain *Cloquet,* cirujano francés, 1790-1883). Véanse estos términos.
cloraceno. m. CLORAMINA T.
cloracetato. m. Sal del ácido cloracético. ||**-potásico.** V. BENZODIACEPINAS.
cloracético (Ácido). Ácido fuertemente cáustico, producido por la sustitución de uno, dos o tres átomos de hidrógeno del ácido acético por el cloro.
cloración. f. Purificación de las aguas de consumo por medio del cloro.
cloracné. f. ACNÉ CLÓRICA.
clorado. adj. Aplícase a los compuestos que contienen cloro.
cloral (de *cloro* y *alcohol*). m. A., *Chloral;* F. e In., *chloral;* It. *cloral.* Líquido oleoso, incoloro, $Cl_3C \cdot CHO$, preparado por la acción del cloro sobre el alcohol. Es un aldehído acético triclorado, y puede unirse a una molécula de agua para formar el *hidrato de cloral,* $CCl_3CH(OH)_2$, sustancia cristalizada, delicuescente, de olor aromático y penetrante y sabor amargo y

cloralamida - cloroguanida

cáustico. Anodino, hipnótico y antiespasmódico; se ha empleado en el insomnio, manía, delírium tremens, histerismo, tétanos, parto, convulsiones puerperales y otras; corea, crup espasmódico, asma, laringismo estriduloso, etcétera.

cloralamida. f. Cloralformamida, compuesto cristalino, poco soluble en agua, que se descompone en el organismo en cloral y formamida; hipnótico lento, poco usado.

cloralismo. m. F., *chloralisme;* In., *chlorarism.* Abuso habitual del cloral o envenenamiento consecutivo al abuso del cloral y sustancias afines.

cloralización. f. CLORALISMO. || Anestesia por el uso del cloral.

cloralomanía (de *cloral* y *manía*). f. Inclinación al abuso habitual de los preparados de cloral. || CLORALISMO.

clorambucil o **clorambucilo.** m. F. e In., *chlorambucil.* Ácido biscloroetilaminofenilbutírico. Mostaza nitrogenada, con la acción característica de estos preparados. Se puede emplear por vía oral.

cloramfenicol. m. F. e In., *chloramphenicol.* Antibiótico aislado de cultivos de *Streptomyces venezuelae.* Hoy se obtiene sintéticamente. Es eficaz contra gérmenes gramnegativos, grampositivos, rickettsias y micobacterias. Puede ser tóxico para la médula ósea. Vías oral y parenteral.

cloramina. f. F. e In., *chloramine.* Término general para los compuestos que contienen cloro unido al nitrógeno en la forma NCl, y que en circunstancias particulares desarrollan ácido hipocloroso, por lo que obran como antisépticos. || **-T.** Polvo blanco cristalino, paratoluenosulfocloramida de sodio, muy empleado en la primera guerra mundial en solución del 0,5 al 4 % para lavar las heridas. Es un germicida activo. *Sin.:* Cloraceno, euclorina, mianina.

cloranemia (de *cloro,* el gr. *an-,* pref. negativo, y *haima,* sangre). f. CLOROSIS. || **-aquílica.** Anemia hipocrómica esencial.

cloranodina. f. Mixtura que contiene morfina, éter, cloroformo, ácido cianhídrico, *Cannabis indica,* menta, etc.; muy usada en los países anglosajones como anodina y calmante.

cloratado. adj. Que contiene clorato.

clorato. m. A., *Chlorat;* F. e In., *chlorate;* It. y P., *clorato.* Sal de ácido clórico.

clordiacepóxido. m. F., *chlordiazépoxide;* In., *chlordiazepoxide.* V. BENZODIACEPINAS.

clorefidrosis (del gr. *chlorós,* verde claro, y *ephídrosis,* sudor abundante). f. Sudación de color verde.

cloremia (del gr. *chlorós,* verde, y *haima,* sangre). f. F., *chlorémie;* In., *chloremia.* Clorosis. || Exceso de cloruros en la sangre; cloruremia.

cloretilo. m. ETILO (CLORURO DE).

cloretona (de *cloroformo* y *acetona*). f. Compuesto cristalino blanco, clorobutanol, de olor alcanforado. Hipnótico y anestésico local.

clorhidrato. m. A., *Hydrochlorid;* F., *chlorhydrate;* In., *hydrochloride;* It. y P., *cloridrato.* Sal formada por la combinación del ácido clorhídrico con una base.

clorhidria. f. F., *chlorhydrie;* In., *chlorhydria.* Cantidad de ácido clorhídrico libre y de cloro combinado con las materias orgánicas durante la digestión de la comida de prueba.

clorhídrico (Ácido). Gas incoloro de olor picante, HCl, que forma humos en contacto con el aire; en solución en 68 partes de agua es digestivo y antidiarreico. La solución al 10 % es el ácido clorhídrico diluido; en solución concentrada se emplea como cáustico de verrugas y excrecencias. *Sin.:* Ácido hidroclórico, ácido muriático.

clórico. adj. Derivado del cloro o que lo contiene. || **-(Ácido).** HClO$_3$, que sólo se conoce en solución. Sus sales se llaman *cloratos.*

cloridemia. f. CLORUREMIA.

cloridimetría (del gr. *cloreïs, -ídos,* amarillento, y *métron,* medida). f. Determinación del contenido en cloruros de un líquido.

clormerodrina. f. Mercurial orgánico empleado como diurético.

Clornorchis. Género de gusanos trematodos. La especie *C. cinensis* o *endemicus* es un parásito común del hígado del hombre en Asia, especialmente en China y Japón. También se conoce por *Distoma* y *Opisthorchis.*

cloro (del gr. *chlorós,* verde claro, amarillento). m. A., *Chlor;* F., *chlore;* In., *chlorine;* It. y P., *cloro.* Elemento gaseoso, halógeno, verde amarillento, de olor sofocante; símbolo, *Cl;* peso atómico, 35; peso específico, 2,45. Tóxico, desinfectante, decolorante e irritante. En solución acuosa, *agua de cloro* al 0,5 %, es de difícil conservación y se emplea como desinfectante y decolorante.

cloroanemia. f. CLORANEMIA.

clorobrightismo (del gr. *chlorós,* verde claro, y *brightismo*). m. Clorosis asociada con insuficiencia renal o albuminuria.

clorobutanol. m. CLORETONA.

clorocito (del gr. *chlorós,* verde claro, y *kýtos,* cavidad). m. Glóbulo rojo alterado, que ha perdido parte de su materia colorante.

clorodina. f. CLORANODINA.

clorófano (del gr. *chlorós,* verde, y *phaínein,* mostrar). m. F. e In., *chlorophane.* Pigmento de los conos, que capta la luz verde.

clorofenol. m. Sustancia preparada por la acción del cloro sobre el fenol; antiséptica y antituberculosa; úsase en inhalaciones y en aplicaciones locales.

clorofenotano. m. V. DDT.

clorofila (del gr. *chlorós,* verde, y *phýllon,* hoja). f. A., *Blattgrün;* F., *chlorophylle;* In., *chlorophyll;* It. y P., *clorofila.* Materia colorante verde vegetal, causa de la fotosíntesis; compuesto de clorofila α y clorofila β, soluble, empleado como agente colorante y recientemente en el tratamiento de varias afecciones y como desodorante.

cloroformamida. f. CLORALAMIDA.

cloroformilo. m. CLOROFORMO.

cloroformina. f. Veneno, análogo a la eterina, bencenina, xilenina, extraído por el cloroformo del *Mycobacterium tuberculosis;* llámase también *cloroformobacilina.*

cloroformismo. m. F., *chloroformisme;* In., *chloroformism.* Uso habitual del cloroformo para obtener sus efectos narcóticos. || Efecto anestésico del vapor de cloroformo.

cloroformización. f. F., *chloroformisation;* In., *chloroformization.* Administración del cloroformo. || Anestesia general por el cloroformo. || **-a la reina.** Administración del cloroformo a pequeñas dosis en el momento de los dolores máximos del parto, sin llegar a la anestesia general completa. Llamada así porque una de las primeras aplicaciones de este método la hizo John Snow en la reina Victoria de Inglaterra.

cloroformo (de *cloro* y *formo,* abreviación de *fórmico*). m. A., *Chloroform;* F. e In., *chloroforme;* It., *cloroformio;* P., *clorofórmio.* Líquido volátil, incoloro, triclorometano, CHCl$_3$, de olor etéreo fuerte y sabor dulzaino urente. Anestésico general poderoso, anodino, antiespasmódico y revulsivo. Se administra ordinariamente por inhalación; como anodino puede darse a pequeñas dosis por la boca. sase también en forma de linimento en el reumatismo, cefalalgia y neuralgia. || **-a la reina.** V. CLOROFORMIZACIÓN A LA REINA. || **-acetona.** CLORETONA. || **-alcoholizado.** Mezcla de cloroformo y alcohol. || **-de Anschütz.** Sustancia cristalina, combinación del cloroformo con el anhídrico salicílico, que calentada débilmente desprende vapores de cloroformo puro. || **-de Pictet.** El purificado por congelación a muy baja temperatura (-70 a -80°). || **-(Metil).** Anestésico; más seguro que el cloroformo ordinario.

cloroguanida. f. F. e In., *chloroguanide.* Compuesto sintético empleado en el tratamiento del paludismo. Es un potente esquizonticida y además destruye las formas hísticas preeritrocíticas y esteriliza los gametocitos.

clorolabe. m. F., *chlorolabe;* In., *chlorable.* Cromopigmento de los conos retinianos, que absorbe perfectamente la luz verde. Su falta producirá la deuteranopía.
cloroleucemia (de *cloro,* el gr. *leukós,* blanco, y *haîma,* sangre). f. Leucemia aguda acompañada de cloromas.
cloroleucosarcomatosis. f. CLOROMA.
clorolinfosarcoma. m. CLOROMA.
cloroma (de *cloro* y el suf. *-oma*). m. A., *Chlorom;* F., *chlorome;* In., *chloroma;* It. y P., *cloroma.* Tumor maligno de color verdoso que aparece en el tejido mielógeno, asociado con leucemia mielógena; se observa en varios puntos del cuerpo.
clorometilcloroformato. m. Gas tóxico de guerra; palita.
clorometría (de *cloro,* y el gr. *métron,* medida). f. Determinación de la cantidad de cloruros en un líquido.
cloromicetina. f. CLORAMFENICOL.
cloromieloma (de *cloro,* y el gr. *myelós,* médula, y el suf. *-oma*). m. Cloroma con neoformaciones en la médula ósea.
cloromielosarcomatosis. f. CLOROMIELOMA.
cloronarcosis (de *cloro* y el gr. *nárke,* letargo). f. Anestesia general por el cloroformo.
cloropaludismo (de *cloro* y el lat. *palus, -udis,* pantano). m. Clorosis y paludismo crónico.
cloropenia (de *cloro* y el gr. *penía,* escasez). f. A., *Chlorpenie;* F., *chloropénie;* In., *chloropenia;* It. y P., *cloropenia.* Disminución de los cloruros de la sangre; hipocloremia.
cloropercha. f. Solución de gutapercha en cloroformo; empleada en odontología.
cloropexia (de *cloro* y el gr. *pêxis,* fijación). f. Fijación de los cloruros o del cloro en los líquidos orgánicos.
cloropía o **cloropsia** (del gr. *chlorós,* verde, y *óps, opós,* ojo, u *ópsis,* vista). f. A., *Chloropsie;* F., *chloropsie;* In., *chloropsia;* It. y P., *cloropsia.* Trastorno de la visión en el cual todos los objetos aparecen teñidos de verde.
cloropicrina (de *cloro* y el gr. *pikrós,* punzante o amargo). f. Líquido explosivo empleado como gas tóxico de guerra, narcótico y extremadamente irritante de las mucosas de las vías respiratorias; nitrocloroformo.
cloroplasto (de *cloro* y el gr. *plássein,* formar). m. F., *chloroplaste;* In., *chloroplast.* Componente normal de las células eucariotas fotosintéticas. Se trata de un organelo envuelto por membrana y en cuyo interior existe una serie de sacos membranosos (tilacoides) en los que se realiza la fotosíntesis. Contiene DNA propio y ribosomas 70S.
cloroprivo (de *cloro* y el lat. *privus,* privado). adj. F., *chloroprive;* In., *chloroprivic.* Debido a la falta o pérdida de cloruros; desprovisto de cloruros.
cloroprocaína. f. F., *chloroprocaïne;* In., *chloroprocaine.* 2-Dietilaminoetil-4-amino-2-clorobenzoato. Derivado halogenado de la procaína, de mayor potencia analgésica.
cloropsia. f. CLOROPÍA.
cloroquina. f. F. e In., *chloroquine.* Derivado de la 4-aminoquinolina, que se emplea en la supresión de los ataques agudos de paludismo por *P. vivax,* y en la cura supresiva. Se usa también en el tratamiento de la amebiasis extraintestinal.
clororrea (de *cloro* y el gr. *rhein,* fluir). f. Flujo vaginal de color verde.
clorosalol o **clorsalol.** m. Salicilato de clorofenol, antiséptico, usado principalmente en aplicaciones externas.
clorosarcolinfadenia. f. CLOROMA.
clorosarcoma. m. CLOROMA.
clorosis (del gr. *chlorós,* verde). f. A., *Chlorose;* F., *chlorose;* In., *chlorosis;* It., *clorosi;* P., *clorose.* Enfermedad verde, cloranemia; anemia ferropénica peculiar que afectaba principalmente a las jovencitas, pues hoy apenas se observa; llamada así por la palidez verdosa de la piel. Se caracteriza por perversión del apetito, trastornos digestivos, debilidad, disme- norrea, amenorrea, alteraciones nerviosas, descenso importante de la hemoglobina, sideremia muy reducida y microcitosis. Es originada por una dieta pobre en Fe y su elevado consumo en dicho período de la vida. ‖ -**aquílica.** Anemia hipocrómica asociada a hiposecreción gástrica.
clorostigmina. f. Alcaloide de la planta asclepiadácea de América del Sur *Chlorostigma stuckertianum,* galactogogo.
clorotetraciclina. f. F., *chlorotétracycline;* In., *chlorotetracycline.* V. TETRACICLINAS.
clorotiacida. f. F. e In., *chlorothiazide.* V. TIACIDAS.
clorovinildicloroarsina. f. Gas de guerra de violenta acción vesicante sobre las mucosas respiratorias; lewisita.
cloroxilonina. f. Alcaloide cristalino, de la *Chloroxylon swietenia,* de la India; irritante local.
clorozono. m. Líquido desinfectante, decolorante, de color amarillo, obtenido por la acción del cloro sobre una solución de sosa cáustica; contiene hipoclorito sódico.
clorpromacina. f. F., *chlorpromazine.* V. FENOTIACINAS.
clorpropamida. f. F. e In., *chlorpropamide.* Derivado de la sulfonilurea, que se administra por vía oral en el tratamiento de la diabetes con páncreas funcionante.
clorprotixeno. m. F., *chlorprothixène.* V. TIOXANTENOS.
clortalidona. f. F., *chlortalidone.* V. TIACIDAS.
cloruración. f. Proporción de cloruro sódico en los líquidos orgánicos. ‖ Administración de cloruro sódico en los estados que lo requieren.
cloruremia (de *cloruro* y el gr. *haîma,* sangre). f. F., *chlorurémie;* In., *clouremia.* Presencia de cloruros en la sangre.
cloruria (de *cloruro* y el gr. *oûron,* orina). f. F., *chlorurie;* In., *chloruria.* Eliminación de cloruros por la orina.
cloruro. m. A., *Chlorid;* F., *chlorure;* In., *chloride;* It., *cloruro;* P., *cloreto.* Compuesto binario de cloro; sal metálica de ácido clorhídrico.
clorurometría. f. Determinación de los cloruros en un líquido.
Clostridium (del gr. *klostér,* huso). Género de bacterias bacilares, grandes (de 0,6-1, 2 por 3-7 m), grampositivas, endosporuladas, en su mayoría anaerobias estrictas. Se encuentran en el suelo, sedimentos de aguas y en el intestino del hombre y algunos animales. Sus esporas son muy resistentes a los agentes externos, al calor, radiaciones y a los agentes químicos. Algunas producen exotoxinas muy potentes, y muchas especies son patógenas para el hombre y los animales. ‖ -**bifermentans, fallax, histolyticum, novyi (oedematiens), perfringes, septicum.** Agentes causales de la gangrena gaseosa. ‖ -**botulinum.** Agente causal del botulismo. ‖ -**perfringens (welchii,** bacilo de Veillon-Zaber, o *Bacillus aerogenus capsulatus*). Además de uno de los agentes más frecuentes de la gangrena gaseosa es muy a menudo responsable de infecciones anaerobias endógenas (postoperatorias, postaborto, etc.). ‖ -**tetani.** Agente causal del tétanos.
Clough-Richter (Síndrome de) (M. C. *Clough,* médico norteamericano, n. en 1888; Ina May *Richter,* médica norteamericana, n. en 1885). V. SÍNDROME.
Clove-Seat (Operación de). V. OPERACIÓN.
clownismo (del In. *clown,* payaso). m. F., *clownisme;* In., *clownism.* Acciones grotescas y contorsiones en los ataques histéricos.
cloxacilina. F., *cloxacilline.* V. PENICILINAS.
clozapina. f. F. e In., *clozapine.* Dibenzodiacepina con actividad antipsicótica.
clunis (lat.). m. NALGA.
Clute (Incisión, operación de) (Howard Merrill *Clute,* cirujano norteamericano, 1890-1946). V. INCISIÓN, OPERACIÓN.
Clutton (Articulación de) (Henry H. *Clutton,* cirujano inglés, 1850-1909). V. ARTICULACIÓN.

cm. Símbolo del centímetro.
cm². Símbolo del centímetro cuadrado.
cm³. Símbolo del centímetro cúbico.
cnemalgia (del gr. *knéme,* pierna, y *álgos,* dolor). f. Dolor o neuralgia de la pierna.
cnémico, cnemio (del gr. *knéme,* pierna). adj. Relativo a la pierna o espinilla.
cnemitis (del gr. *knéme,* pierna y el suf. *-itis,* inflamación). f. F., *cnémite.* Inflamación de la tibia.
cnemodáctilo (del gr. *knéme,* pierna, y *dáctylos,* dedo). m. Músculo extensor del dedo gordo del pie.
cnemoscoliosis (del gr. *knéme,* pierna, y de *escoliosis*). f. Curvatura lateral de la pierna.
cnicina. f. Principio cristalizado amargo del *Cnicus benedictus,* cardo santo o bendito, y otras plantas; antiperiódico, diaforético y tónico.
Cnicus. Género de cardos silvestres, plantas de la familia de las compuestas; el cardo bendito (*C. benedictus)* es tónico.
Cnido (Escuela de). Escuela médica de Grecia en la ciudad de Caria, antes de Hipócrates.
cnidosis (del gr. *knide,* ortiga). f. URTICARIA.
Co. Símbolo del cobalto.
coacervato (del lat. *coacervatus,* p. p. de *coacervare,* amontonar). m. Producto de la mezcla de dos coloides hidrófilos de signo opuesto, que forma una partícula estable capaz de originar una fase separada.
coadyuvante (del lat. *co,* por *cum,* con, y *adiuvare,* ayudar). adj. y s. Que contribuye a la acción de otros agentes. || En las recetas, medicamento o agente que tiene acción análoga y auxiliar a la del medicamento principal.
coaglutinación (del lat. *coagglutinare,* pegar del todo). f. A., *Mitagglutination;* F. e In., *coagglutination;* It., *coagglutinazione;* P., *coagglutinação.* Aglutinación de grupo; aglutinación, por un suero, no sólo del microbio específico, sino de otros afines.
coaglutinina. f. F., *coagglutinine.* Aglutinina que actúa sobre dos o más organismos.
coagulable. adj. F., *coagulable.* Susceptible de coagulación.
coagulación (del lat. *coagulatio, -onis*). f. A., *Koagulierung;* F. e In., *coagulation;* It., *coagulazione;* P., *coagulação.* Proceso de formación de un coágulo. || Conversión de un líquido en una masa blanda por el hecho de modificaciones isoméricas sin alteración en la cantidad de agua contenida. || En química coloide, transformación de un *sol* en *gel.* || En cirugía, desorganización de tejidos por medios físicos con fines terapéuticos, como en la electrocoagulación o en la fotocoagulación. ||**-eléctrica.** Necrosis de los tejidos por la aplicación de una corriente a través de una aguja. ||**-intravascular diseminada.** Síndrome hemorrágico ocasionado por consumo de los factores de la coagulación en fenómenos trombóticos difusos del organismo. ||**-intravascular diseminada.** V. COAGULOPATÍA POR CONSUMO DE FACTORES. ||**-masiva.** Coagulación del líquido cefalorraquídeo en una masa casi sólida, estado que se observa en algunos casos de meningomielitis o tumor medular. ||**-sanguínea.** Proceso que origina la gelificación de la sangre por la conversión de una proteína plasmática soluble, el fibrinógeno, en otra insoluble, la fibrina, por la acción de la trombina y de los factores plasmáticos. Se distinguen tres fases: En la primera se logra la conversión de la protrombina en trombina merced a diversas reacciones enzimáticas en dos vías diferentes, intrínseca y extrínseca, en las que intervienen dichos factores. En la segunda fase el fibrinógeno se transforma en fibrina por la acción de la trombina. En la tercera fase se produce la retracción del coágulo y exudación de suero.
coagulante. adj. A., *Gerinnungsmittel;* F. e In., *coagulant;* It. y P., *coagulante.* Que produce coagulación o espesa un líquido orgánico. || m. Agente con esta acción.
coagulasa. f. A., *Koagulase;* F., In. y P., *coagulase;* It., *coagulasi.* Enzima que produce la coagulación.

coagulativo. adj. F., *coagulateur.* Asociado con la coagulación o promotor de un proceso de coagulación; de la naturaleza de ésta.
coagulina. TROMBOPLASTINA.
coagulina f. desus. Anticuerpo formado en el suero sanguíneo de un animal por la inyección de varias sustancias en el cuerpo de éste y capaz de precipitar la sustancia por cuya inyección se formó. Precipitina.
coagulinoide (de *coágulo* y el gr. *eidos,* aspecto). f. Coagulina cuya parte activa coagulante ha sido destruida por el calor.
coágulo (del lat. *coagulum*). m. A., *Klumpen;* F., *caillot;* In., *clot;* It. y P., *coágulo.* Masa blanda, semisólida, grumo o cuajo, formada por la coagulación de un líquido, como la sangre, linfa, leche, etc., pero especialmente de la primera.
coagulómetro. m. Aparato para medir la rapidez de coagulación de la sangre.
coagulopatía (de *coágulo,* y el gr. *páthos,* enfermedad). f. F., *coagulopathie.* Trastorno de la coagulación sanguínea. Nombre con que se designan los estados protrombóticos y las diátesis hemorrágicas causadas por trastornos o carencia de los factores plasmáticos que intervienen en la coagulación. Pueden ser congénitas (hemofilias, enfermedad de Willebrand) o adquiridas (hipoprotrombinemias hepatógenas, yatrógenas, etc.). ||**-por consumo de factores.** Trastorno adquirido de etiología múltiple, en el cual se produce una coagulación intravascular diseminada, depósito de fibrina en los vasos, descenso del fibrinógeno y otros factores de la coagulación (V y VIII), plaquetopenia y tendencia a las hemorragias.
coagulotomía (de *coágulo,* y el gr. *tomé,* cortadura). f. Electrotomía; escisión diatérmica en la que las superficies de sección quedan coaguladas.
coaguloviscosímetro (de *coágulo,* el lat. *viscum,* liga, y el gr. *métron,* medida). m. Instrumento para determinar el tiempo de coagulación y grado de viscosidad de la sangre.
Coakley (Operación de) (Cornelius G. *Coakley,* laringólogo norteamericano, 1862-1934. V. OPERACIÓN.
coalescencia (del lat. *coalescens,* p. a. de *coalescere,* unirse, juntarse). f. A., *Verwachsung;* F. e In., *coalescence;* It., *coalescenza;* P., *coalescência.* Fusión o adherencia de partes o superficies en contacto.
coáltar (del In. *coal,* carbón, y *tar,* brea). m. F., *coaltar.* Líquido negro, viscoso, producto de la destilación destructiva de la hulla (*pix carbonis),* de composición muy compleja y del que pueden obtenerse numerosos productos: benzol, nafta, creosota, fenol, colorantes, etc. Se ha empleado localmente para aliviar el prurito en ciertas dermatosis, solo o mezclado con óxido de cinc, cloroformo, alcohol, etcétera.
coana (del gr. *chóanos,* embudo). f. A., *Choana;* F., *choane;* In., *choana;* It. y P., *coana.* Cavidad en embudo o infundíbulo. || Abertura posterior de las fosas nasales. ||**-del cerebro.** El infundíbulo del cerebro.
coanoide (de *coana,* y el gr. *eidos,* aspecto). adj. En forma de embudo o infundíbulo.
coaptación (del lat. *coaptatio, -onis*). f. In., *coaptation.* Ajuste de partes anormalmente separadas, como los labios de una herida, los extremos de un hueso fracturado, etc.
coartación o **coarctación** (del lat. *coarctatio, -onis*). f. A., *Verengerung;* F. e In., *coarctation;* It., *coartazione;* P., *coarctação.* Estado de estrechez o contracción. ||**-de la aorta.** Estenosis congénita de la aorta, localizada generalmente en la parte terminal del cayado, entre la salida de la arteria subclavia izquierda y la inserción del ligamento arterioso. Se describen dos clases: el tipo adulto, de diagnóstico más tardío y ausencia de cianosis, y el tipo infantil, de mayor gravedad, y acompañado de otras anomalías, como la persistencia del conducto arterioso.
coarticulación. f. SINARTROSIS.
coartotomía o **coarctotomía** (del lat. *coarctus,* estrecho, y *tomé,* corte). f. F., *coarctotomie.* Incisión de una estenosis o estrechez. || Uretrotomía interna.

Coats (Enfermedad de) (George *Coats*, oftalmólogo inglés, 1876-1915). V. ENFERMEDAD.
cobalamina. f. F., *cobalamine.* Compuesto complejo de cobalto común a los miembros del grupo vitamínico B_{12}.
cobalto (del al. *Kobalt*). m. A., *Kobalt*; F. e In., *cobalt*; It. y P., *cobalto.* Metal de símbolo *Co* y peso atómico 58,97 cuyos compuestos suministran pigmentos o colorantes. 58 y 60. Isótopos radiactivos (^{58}C, ^{60}C) empleados el primero como trazador metabólico y el segundo en radioterapia del cáncer. ||**-(Bomba de).** Aparato de irradiación gammaterápica que emplea el Co radiactivo.
cobayo o **cobaya.** m. F., *cobaye.* Mamífero roedor, *conejillo* o *cochinillo de Indias (Cavia cobaya),* muy empleado en fisiología y patología experimental, por su inofensividad, pequeño tamaño y facilidad con que se reproduce.
Cobb (Fiebre pigmentada de). V. FIEBRE.
Cobelli (Glándula de). V. GLÁNDULA.
cobra (del port. *cobra,* culebra). f. F., *cobra.* Serpiente venenosa, cobra de capello, serpiente de anteojos *(Naja tripudians),* de la India. Inoculando a los animales la toxina de la cobra se obtiene un suero que contrarresta los efectos de la mordedura de la serpiente.
cobraísmo. m. F., *cobraïsme.* Envenenamiento por la ponzoña de la cobra.
cobralisina. f. F., *cobralysine.* Sustancia hemolítica derivada del veneno de la serpiente cobra.
cobre (del gr. *Kýpros,* Chipre). m. A., *Kupfer*; F., *cuivre*; In., *copper*; It., *rame*; P., *cobre.* Metal maleable rojizo, símbolo *Cu*, peso atómico 63,6, cuyas sales son tóxicas. Algunas de ellas, como un *acetato* y el *sulfato,* se han empleado al exterior como astringentes y estípticas.
cobrizo. adj. Que tiene el color de cobre.
coca (del aimará *kkoka*). f. A., *Kokastrauch*; It. y P., *coca.* Hojas del *Erythroxylon coca,* arbusto de la familia de las eritroxiláceas, indígena de la América del Sur, pero que se cultiva en la India, Java y otras partes. Contiene, además de tanino, una sustancia aromática volátil y muchos alcaloides, el principal la *cocaína.* ||**-de Levante.** Fruto seco del *Anamirta cocculus* o *Cocculus indicus,* arbusto menispermáceo de Malabar, con semillas tóxicas, que contienen picrotoxina y menispermina.
Coca (Solución de) (A. Fernández *Coca,* inmunólogo norteamericano, n. en 1875). V. SOLUCIÓN.
cocáceas (del gr. *kókkos,* grano). f. pl. Familia de eubacteriales que comprende las bacterias de formas esféricas: estreptococos, estafilococos, diplococos, micrococos, etc.
cocaína (de *coca*). f. A., *Kokain*; F., *cocaïne*; In., *cocaine*; It., *cocaina*; P., *cocaína.* Alcaloide cristalino, benzoilmetilecgonina $C_{17}H_{21}O_4N$, de las hojas de coca; anestésico local, narcótico y midriásico. Se emplea principalmente el *clorhidrato* en medicina y cirugía como anestésico superficial.
cocainismo. m. F., *cocaïnisme.* Intoxicación crónica por el abuso de la cocaína como estimulante o narcótico. Sin.: Cocainomanía.
cocainización. f. F., *cocaïnisation*; In., *cocainization.* Acto de anestesiar con cocaína. ||**-espinal.** Inyección de cocaína en el espacio subdural medular, generalmente por una punción a través del IV o V espacios invertebrales; produce la anestesia de los miembros inferiores y del tronco hasta el tórax, conservándose la sensibilidad táctil, muscular y térmica. *Sin.*: Raquicocainización.
cocainomanía (de *cocaína,* y el gr. *manía,* locura). f. Uso persistente o abuso de cocaína como estimulante.
cocainómetro (de *cocaína* y el gr. *métron,* medida). adj. Perteneciente o relativo a la cocainomanía. || Que padece de cocainomanía. Ú. t. c. s.
cocarboxilasa. f. F., *cocarboxilase.* Pirofosfato de tiamina, coenzima de la carboxilasa.
cocci. m. pl. de COCCUS.

coccialgia (del gr. *kókkyx, -ygos,* cóccix, y *álgos,* dolor). f. F., *coccygodynie.* Dolor en el cóccix; coccigodinia.
coccides. f. pl. Afecciones cutáneas causadas por cocos piógenos.
Coccidia. V. COCCIDIOS.
coccidioideo. adj. Producido por coccidioides.
Coccidioides. Género de hongos parásitos endomicetos. La especie *C. immitis* produce la coccidioidomicosis.
coccidioidosis o **coccidioidomicosis.** f. F., *coccidioïdomycose.* Estado morboso producido por la infección pulmonar con *Coccidioides immitis.* Los síntomas iniciales son parecidos a los de la tuberculosis pulmonar, con eritema nudoso primario. La enfermedad puede evolucionar hacia la forma generalizada, con granulomas cutáneos, viscerales y óseos, que puede conducir a la muerte.
coccidiomicosis. f. COCCIDIOSIS.
coccidios. m. pl. Subclase de protozoos de la clase *Telesporea.* Parasitan preferentemente vertebrados, y los trofozoítos maduros son intracelulares. Ejemplos de géneros patógenos para el hombre son *Isospora* y *Toxoplasma.*
coccidiosis. f. F., *coccidiose.* Afectación preferentemente intestinal causada por parásitos del género *Isospora,* que cursa con diarrea acuosa.
coccigectomía (del gr. *kókkyx, -ygos,* cóccix, y *ektomé,* escisión). f. F., *coccygectomie.* Escisión quirúrgica del cóccix.
coccigénico (del gr. *kókkos,* grano, y *gennân,* producir). adj. Producido por cocos o micrococos.
coccígeo. adj. F., *coccygien.* Relativo o perteneciente al cóccix.
coccigodinia (del gr. *kókkyx, -ygos,* cóccix, y *odne,* dolor). f. A., *Steissbeinschmerz*; F., *coccygodynie*; In., *coccygodynia*; It. y P., *coccigidinia.* Dolor en la región del cóccix.
coccigotomía (del gr. *kókkyx, -ygos,* cóccix, y *tomé,* corte). f. F., *coccygotomie.* Sección o escisión del cóccix.
coccinella (lat.). f. COCHINILLA.
cocción (del lat. *coctio, -onis*). f. A., *Kochen*; F. e In., *coction*; It., *cozione*; P., *cocção.* Acción de cocer. || Digestión. || Período de maduración y declinación de las enfermedades.
cóccix (del gr. *kókkyx, -ygos,* cuclillo). m. A., *Steissbein*; F. e In., *coccyx*; It., *coccige*; P., *cóccix.* Hueso compuesto de pequeñas vértebras rudimentarias, que constituye el extremo caudal de la columna vertebral en el hombre. V. HUESOS (TABLA DE).
Coccoloba. Género de árboles y arbustos poligonáceos, una de cuyas especies la *C. uvifera,* a vid marítima de la América tropical, tiene un fruto comestible y suministra un extracto astringente denominado *quino de Jamaica.*
Cocculus. Género de plantas menispermáceas, entre cuyas especies se incluían antiguamente el *colombo* y la *coca de Levante.* ||**-indicus.** Planta o fruto de la *Anamirita cocculus* de la que deriva la picrotoxina.
Coccus (lat.). m. Coco. V. COCOS. || Género de insectos hemípteros, del que son especies la cochinilla, *C. cacti,* y el quermes, *C. ilicis.*
Cochinchina (Diarrea de). Esprue o psilosis. ||**-(Pierna de).** ELEFANCÍA.
cochinilla (del lat. *coccinus,* escarlata). f. A., *Cochenille*; F., *cochenille*; In., *cochineal*; It., *cocciniglia*; P., *cochonilha.* Insecto hemíptero *(Coccus cacti),* originario de la América tropical y criado también en otros países, cuyas hembras se exportan secas como materia colorante; suministra el carmín. Se consideraba antiespasmódico y anodino, habiéndose empleado en las afecciones nerviosas y en la tos ferina.
Cochlearia. V. COCLEARIA.
Cochliomyia. Género de moscas americanas de la familia *Calliphoridae.* La especie *C. hominivorax,* también llamada *C. americana* o *Chrysomya macellaria,* deposita sus huevos en heridas o cavidades del cuerpo, y luego nacen las larvas que perforan los tejidos.

cociente (de *couciente*, y éste del lat. *quotiens, -entis*). m. A., *Quotient;* F. e In., *quotient;* It., *quoziente;* P., *quociente.* Cifra resultante de una división. ||**-calórico.** El obtenido por la división del calor ambiente (en calorías) por el oxígeno consumido (en miligramos) en los procesos metabólicos. ||**-D/N.** Relación de la glucosa con el nitrógeno de la orina. ||**-de albúmina.** Resultado de la división de la cifra de albúmina en el plasma sanguíneo por la cantidad de albúmina presente en la sangre. ||**-de Ayala.** COCIENTE RAQUÍDEO. ||**-de crecimiento.** Parte de la energía contenida en los alimentos utilizada para el crecimiento. ||**-de inteligencia.** Medida de la inteligencia obtenida dividiendo la edad mental del sujeto, apreciada por la escala de Binet-Simon u otra prueba estandarizada de inteligencia, por la edad real y multiplicando el resultado por 100. Se abrevia CI. ||**-intelectual.** COCIENTE DE INTELIGENCIA. ||**-proteínico.** Cifra obtenida de la división de la cantidad de globulina del plasma sanguíneo por la cantidad de albúmina. ||**-raquídeo.** El obtenido en el examen de la presión del líquido cefalorraquídeo, dividiendo la presión final (F) registrada después de extraer 10 ml de L. C. R. por la presión inicial (I) del mismo, y multiplicando por 10:

$$C.\,r. = \frac{F}{I} \times 10$$

La cifra normal oscila entre 5,5 y 6,5. Es mayor en las meningitis serosas e hidrocefalia, y menor de 5 en el bloqueo subaracnoideo. ||**-respiratorio.** Cifra obtenida de la división de la cantidad de anhídrido carbónico espirada por la de oxígeno inhalada. Normalmente es $\frac{4,5}{5}$ 0,9. ||**-sanguíneo.** Cifra obtenida de la división de la cantidad de hemoglobina de la sangre por el número de eritrocitos; indica la cantidad porcentual de hemoglobina contenida en cada hematíe.
cocillana. f. Corteza del *Guarea swartzii*, planta de la familia de las meliáceas, expectorante y catártica.
cocimiento. A., *Abkochung;* F., *decoction;* In., *decoction;* It., *decotto;* P., *cozimiento.* Líquido que resulta de hervir en agua una o más sustancias medicinales. || m. COCCIÓN.
Cock (Operación de) (Edward *Cock*, cirujano inglés, 1805-1892). V. OPERACIÓN.
Cockayne (Síndrome de) (Edward Alfred *Cockayne*, médico inglés, 1880-1956). V. SÍNDROME. ||**-Weber (Síndrome de).** V. SÍNDROME DE WEBER-COCKAYNE.
cóclea (del gr. *kochlías*, caracol, espiral). f. A., *Cochlea;* F., *cochlée;* In., *cochlea;* It., *coclea;* P., *cóclea.* Parte u órgano en forma espiral. || Cavidad cónica del oído interno, caracol, que forma parte del mismo, constituida por un conducto en forma helicoidal dividido por la lámina espiral en dos rampas o escalas, vestibular y timpánica.
coclearia (del lat. *cochlearia*, pl. de *cochleare*, cuchara). f. Planta crucífera *(Cochlearia officinalis)*, empleada en otro tiempo como diurética, antiescorbútica y estimulante. El alcoholato forma también parte de algunos colutorios y dentífricos. La *C. armoracia* es el rábano silvestre, de raíz estimulante y estomáquica.
cocleariforme (del lat. *cocchleare, -is*, cuchara, y de *forma*). adj. F., *cochléaire.* En forma de cuchara.
cocleítis o **coclitis** (del lat. *cochlea*, caracol, y el suf. *-itis).* f. F., *cochléite.* Inflamación de la cóclea o caracol.
coco (voz aimara). m. A., *Kokonuss;* F., *noise de coco;* In., *coco-nut;* It., *cocco;* P., *coco.* Fruto del cocotero *(Cocos nucifera)*, alimenticio, del que se obtiene un líquido refrescante, leche de coco, y gran cantidad de aceite.|| Bacteria cocácea, *coccus* o micrococo.
cocobacilo (del gr. *kókkos*, grano, y el lat. *bacillum*, bastoncito). m. Microorganismo de forma intermedia entre un bacilo y un coco.
cocoideo (del gr. *kókkos*, grano, y *eîdos*, aspecto). adj. Semejante a un coco; globuloso.
cocoloba. f. V. COCCOLOBA.
cocomelasma (del gr. *kókkos*, grano, y *mélas*, negro). m. Melanodermia granulosa de la piel.

coconciencia. f. Término de Morton Prince con que se designan los estados mentales que coexisten en la conciencia del individuo, pero que se hallan disociados de ésta.
cocos (del gr. *kókkos*, grano). m. pl. Bacterias redondeadas que según su modo de agruparse se denominan: *diplococos* (en parejas), *estafilococos* (en racimo), *tetrágenos* (por grupos de cuatro), *estreptococos* (en cadenas), etc.
cocotrico (del gr. *kókkos*, grano, y *thríx, thrichós*, cabello). m. Bacteria filiforme que presenta abultamientos o depresiones en toda su longitud o en parte de ella.
cóctel lítico. m. COMBINADO LÍTICO.
coctolábil (del lat. *coctus*, cocido, y *labilis*, lábil). adj. Destruible o alterable por el calor del agua en ebullición.
coctoprecipitina. f. F., *coctoprécipitine.* Precipitina producida por la inyección de un antígeno calentado.
coctostábil o **coctostable** (del lat. *coctus*, cocido, y *stabilis*, estable). adj. No alterable por el calor del agua en ebullición.
coculina. f. ANAMIRTINA. || PICROTOXINA.
codamina. f. Uno de los alcaloides del opio.
codehidrasa. f. Cofermento de la deshidrogenasa.
codehidrogenasa. f. F., *codéhydrogénase.* V. COENZIMA. ||**-I.** Difosfopiridinnucleótido. ||**-II.** Trifosfopiridinnucleótido.
codeína (del gr. *kódeia*, cabeza de adormidera). f. A., *Kodein;* F., *codéine;* In., *codeine;* It., *codeina;* P., *codeína.* Alcaloide cristalino blanco, $C_{18}H_{21}NO_2 + H_2O$, del opio; metilmorfina; su acción hipnótica es menor que la de la morfina, no deprime la excitabilidad refleja ni la peristalsis intestinal; tampoco produce hábito. ||**-(Fosfato).** Sal blanca, cristalina; analgésico y antibéquico.
codeso o **códeso** (del gr. *kýtisos*). m. Planta leguminosa *(Cytisus laburnum)*, citiso, cuyas semillas son vomitivas.
Códex. m. Formulario médico autorizado *(Codex medicamentarius)*.
código. m. A., *Kode;* F. e In., *code;* It., *codice;* P., *código.* Sistema de signos y reglas que permite formular y comprender un mensaje o transmitir una información. ||**-genético.** Conjunto de informaciones «codificadas» contenidas en los genes de las células, gracias a las cuales se sintetizan las proteínas específicas a partir de los aminoácidos.
Codivilla (Extensión, operación de) (Alessandro *Codivilla*, cirujano italiano, 1861-1912). V. EXTENSIÓN, OPERACIÓN.
Codman (Signo de) (Ernest A. *Codman*, cirujano norteamericano, 1869-1940). V. SIGNO.
codo (del lat. *cubitus*). m. A., *Ellbogen;* F., *coude;* In., *elbow;* It., *gomito;* P., *cotocelo.* Ángulo del brazo; región de la articulación del antebrazo con el brazo y partes blandas que le rodean. || Ángulo formado por la reunión de dos partes rectas o por la inflexión de una misma parte. ||**-de los mineros.** Engrosamiento de la bolsa existente sobre el olécranon, producido por apoyar el peso del cuerpo sobre los codos en los trabajos de minería. ||**-de tenis.** Epicondilitis o epicondilalgia de los jugadores de tenis; bursitis radiohumeral.
codol. m. Retinol o rosinol.
codón. m. F., *codon.* Triplete de tres bases, en una molécula de DNA o RNA, que codifica un aminoácido específico.
Codounis (Enfermedad de) (Antonio *Codounis*, médico griego, n. en 1898). V. ENFERMEDAD.
coducto anal. Porción anal del recto.
coeficiente (de *co* y *eficiente*). m. A., *Koeffizient;* F. e In., *coefficient;* It., *coefficiente;* P., *coeficiente.* Fórmula, relación. || Símbolo o cifra representativa de un valor. ||**-azoúrico.** Relación entre el nitrógeno de la urea y el nitrógeno total de la orina. ||**-biológico.** Suma de energía potencial consumida por el organismo durante el reposo. ||**-de absorción** o **de Bunsen.** Número que indica el volumen de un gas absorbido por una unidad de volumen de un líquido

a 0 °C y a una presión de 760 mm. ||-**de Amann.** Proporción normal entre las cantidades de sulfatos etéreos y el nitrógeno total en la orina. ||-**de Ambard.** Fórmula de Ambard. ||-**de Baumann.** Proporción de sulfatos etéreos respecto a los sulfatos totales de la orina. ||-**de Bouchard.** Proporción entre la cantidad de orina y los sólidos totales de la misma. ||-**de Bouchard.** Coeficiente urotóxico. ||-**de Bunsen.** Coeficiente de absorción. ||-**de conductividad.** Número que indica la cantidad de calor que pasa en la unidad de tiempo a través de la unidad de sustancia cuando la diferencia de temperatura es de 1 °C. ||-**de estratificación.** Relación que en el contenido gástrico extraído después de una comida de prueba existe entre el sedimento sólido y el nivel del líquido que sobrenada, muy alto relativamente en la hipersecreción gástrica. ||-**de extinción.** Dilución de un anticuerpo en la que no se manifiesta la actividad específica. ||-**de Falta.** El tanto por ciento del azúcar ingerido eliminado del organismo. ||-**de Haeser.** Cifra 2,33, que multiplicada por las dos últimas cifras de la densidad de la orina, da la cantidad en gramos de las sustancias sólidas en 1.000 ml de orina. Es algo menor que el de Long. ||-**de Long.** Cifra 2,6, empleada para determinar el número de gramos de sustancia sólida en 1.000 ml de orina, para lo cual se la multiplica por las dos últimas cifras del peso específico de la misma. ||-**de Maillard.** Coeficiente que expresa la relación entre la urea y el nitrógeno total de la orina. ||-**de oxidación urinaria.** Relación del nitrógeno de la urea con el nitrógeno total. ||-**de Rideal-Walker.** Cociente obtenido dividiendo el número que representa la dilución de un desinfectante que mata un microorganismo en un tiempo determinado por el número que expresa el grado de dilución de fenol que mata al microorganismo en el mismo tiempo. ||-**de Trapp.** Coeficiente de Haeser. ||-**de Zerner.** Relación del ácido úrico con el ácido fosfórico de los fosfatos neutros y alcalinos de la orina. ||-**isotónico.** Número que indica la cantidad de sal que debe añadirse al agua destilada para prevenir la destrucción de hematíes cuando se añade agua a la sangre. ||-**letal.** Grado de concentración de un desinfectante que mata las bacterias sin esporas *(letal inferior)* o con esporas *(letal superior)*, en agua a una temperatura de 20-25 °C en el menor tiempo. ||-**ureosecretorio.** Constante ureosecretoria o de Ambard. V. Fórmula de Ambard. ||-**urohemolítico.** La menor dilución necesaria para que una muestra de orina sea hemolítica. ||-**urotóxico.** Número que expresa la toxicidad de la orina; peso de materia viviente expresado en kilogramos de conejo que puede intoxicarse por la cantidad de orina que emite un hombre en 24 horas y por kilogramo de su peso.
Coenurus cerebralis. Escólex o larva de la *Taenia coenurus* o *Multiceps multiceps*, alojado en el sistema nervioso central de los carneros y otros animales, causa de la cenurosis.
coenzima (del pref. lat. *co-*, indicando compañía, el gr. *en-*, en, y *zýme*, levadura). f. A., *Koenzym*; F., *coenzyme*; In., *coenzyme*; It. y P., *coenzima*. Tipo de sustancias termostables que, unidas a la apoenzima, permiten la actividad de determinadas enzimas y de las cuales puede separarse por diálisis. Son conocidas como *coenzimas de piridina* o *nucleótidos piridínicos*, dado que la nicotinamida es un derivado de la piridina. Las denominaciones de coenzima I (cozimasa) y coenzima II están hoy en desuso. ||-**I.** Dinucleótido de nicotinamida y de adenina (nicotinamida-adenín-dinucleótido: NAD); difosfopiridín-nucleótido (DPN). ||-**II.** Fosfato del dinucleótido de nicotinamida y adenina (nicotinamida-adenín-dinucleótido-fosfato: NADP); trifosfopiridín-nucleótido (TPN).
cofemia (del gr. *kophós*, sordo, y *phoné*, expresión, lenguaje). f. Sordera verbal; logocofosis.
cofermento. m. Coenzima II.
Coffea arabica. Especie de planta rubiácea cuyas semillas secas constituyen el café.

cofia (del lat. tardío *cofia* o *cofea*, tocado ligero). f. A., *Glückshaube*; F., *coiffe*; In., *caul*; It., *cappuccio*; P., *cofia*. Porción de las membranas fetales que cubre la cabeza del feto cuando éste, en el acto del parto, la ha separado del resto. || Calota.
cofocirugía (del gr. *kophós*, sordo, y de *cirugía*). f. Cirugía audiológica. || Audiocirugía.
cofosis (del gr. *kophós*, sordo). f. Sordera.
Cogan (Apraxia oculomotora, síndrome) (David G. *Cogan*, oftalmólogo estadounidense, n. en 1908). V. Apraxia oculomotora, síndrome.
cognación (del lat. *cognatio, -onis*). f. Parentesco de consanguinidad.
cognición (del lat. *cognitio, -onis*). f. F., *cognition*. Conocimiento, comprensión, razonamiento.
cogote. m. Nuca.
cogulla (del lat. *cucullus*, capucha). f. Nombre del músculo trapecio.
cohabitación (del lat. *cohabitatio, -onis*). f. F., *cohabitation*. Acción de habitar juntamente con otra u otras personas. || Coito.
coherente (del lat. *cohaerens, -entis*, p. a. de *cohaerere*, estar unido). adj. F., *cohérent*. Dícese de la viruela cuyas pústulas establecen contacto, pero no confluyen.
cohesión (del lat. *cohaesio*, y éste de *cohaerere*, estar unido). f. F., *cohésion*. Fuerza que mantiene unidas las moléculas de un cuerpo.
Cohn (Ley de) (Ferdinand J. *Cohn*, bacteriólogo alemán, 1828-1897). V. Ley. ||-**(Prueba de)** (Hermann L. *Cohn*, oculista alemán, 1838-1906). V. Prueba.
Cohnheim (Áreas, campo, rana, teoría de) (Julius Friedrich *Cohnheim*, patólogo alemán, 1839-1884). V. estos términos.
cohobación (del bajo lat. *cohobatum*, supino de *cohobare*, y éste del lat. *cooptare*, elegir). f. Destilación repetida de una misma sustancia; redestilación.
cohombro (de *cogombro*, y éste del lat. *cucumis, -eris*). m. A., *Gurke*; F., *concombre*; In., *cucumber*; It., *cetriolo*; P., *cogombro*. Fruto de varias spp. del gén. *Cucumis*, especialmente del *C. sativus*. Las semillas son diuréticas.
coilialgia. f. Celialgia.
coiloniquia (del gr. *koîlos*, hueco, y *ónyx, -ychos*, uña). f. A., *Löffelnagel*; F., *koïlonychie*; In., *coilonychia*; It., *coilonichia*; P., *coiloniquia*. Estado en el que las uñas se presentan delgadas y cóncavas, en forma de cuchara. Puede ser por déficit de hierro o por la acción de jabones fuertes o productos derivados del petróleo. Se ha observado también en enfermedades coronarias, sífilis, policitemia y acantosis nigricans. Se han descrito casos familiares.
coilorraquis (del gr. *koîlos*, hueco, y de *raquis*). m. Curvatura lumbar acentuada de concavidad anterior.
coincidencia (Leyes de). Leyes de Bouillaud.
coindicación. f. Indicación concurrente o confirmatoria.
coinonifobia (del gr. *koinonía*, comunidad, y *phóbos*, temor). f. Temor morboso a los espacios llenos de gente.
coinosito (del gr. *koinós*, común, y *sîtos*, alimento). m. Parásito animal libre o simplemente comensal.
coinotrópico. adj. Sintrópico.
coito (del lat. *coitus*). m. A., *Beischlaf*; F., *coït*; In., *coitus*; It. y P., *coito*. Ayuntamiento carnal del hombre con la mujer, cópula, cohabitación. ||-**à la vache.** El que se efectúa por detrás, con la mujer en posición genupectoral. ||-**a tergo.** Coito la vache. ||-**interrumpido.** Onanismo verdadero. ||-**per anum, per os.** Sodomía, felatorismo, respectivamente. ||-**psíquico.** Delectación con imágenes sexuales que lleva al orgasmo espontáneo. ||-**reservado.** Coito en el que la eyaculación se suprime o pospone voluntariamente. *Karezza.* ||-**sospechoso.** El coito causa probable de una enfermedad venérea actual.
coitofobia (de *coito* y el gr. *phóbos*, temor). f. F., *coïtophobie*. Temor morboso al coito, por dispareunia o cipridofobia.

cojera (de *cojo*, y éste del lat. *coxus*, de *coxa*, anca). f. A., *Hinken;* F., *boiterie;* In., *lameness;* It., *zoppicamento;* P., *coxeadura.* Deambulación defectuosa. CLAUDICACIÓN.
coko. m. Enfermedad en el archipiélago de Fiji, semejante al pian o yaws.
cola (de una variante del lat. *cauda*, probablemente *cola*). f. A., *Schwanz;* F., *queue;* In., *tail;* It., *coda;* P., *cauda.* Apéndice en la parte posterior de los animales. || Extremidad de una parte u órgano, en oposición al otro extremo, comúnmente denominado *cabeza.* || Pasta fuerte pegajosa, especie de gelatina. ||**-de caballo** *(Cauda equina).* Conjunto de raíces nerviosas sacras y coccígeas al final de la médula espinal. ||**-de pescado.** ICTIOCOLA. ||**-de una incisión.** Principio y fin de una incisión quirúrgica de la piel. ||**-del cerebelo.** Vermis del cerebelo. ||**-del epidídimo.** Porción en forma de cola del epidídimo. ||**-del hélix.** Nombre de las porciones dorsal e inferior del hélix de la oreja. ||**-del Japón.** GELOSA. ||**-del páncreas.** Extensión delgada del páncreas hacia la izquierda.
Cola. Género de plantas arbóreas de la familia esterculiáceas. De las semillas de algunas especies, como de *C. nitida* y *C. acuminata*, del África occidental, se obtienen productos farmacéuticos (nuez de cola) ricos en teína y teobromina. La nuez de cola se utiliza también en la elaboración de bebidas refrescantes.
coladura (de *colar*, y éste del lat. *collatum*, sup. de *confere*, llevar). f. Acción y efecto de pasar un líquido por tamiz; filtración.
colagenasa. f. F., *collagénase.* Enzima que cataliza la hidrólisis del colágeno.
colágeno (del gr. *kólla*, cola de pegar, y *gennân*, engendrar, producir). m. A., *Kollagen;* F., *collagène;* In., *collagen;* It., *collageno;* P., *colagénio.* Principal constituyente orgánico del tejido conjuntivo y de la sustancia orgánica de los huesos y cartílagos; por el calor se convierte en gelatina. ||**-(Enfermedad del).** V. ENFERMEDAD.
colagenosis. f. F., *collagénose.* Enfermedad del colágeno.
colagogia (de *colagogo*). f. Expulsión o paso de la bilis de la vesícula a las vías biliares exteriores.
colagogo (del gr. *cholé*, bilis, y *agogós*, conductor). adj. A., *Cholagogon;* F. e In., *cholagogue;* It. y P., *colagogo.* Que aumenta y estimula la expulsión de la bilis. || m. Agente o droga con esta acción. Los colagogos más importantes son: el áloe, los calomelanos, la coloquíntida, la jalapa, el ruibarbo, el podofilino y el fosfato de sosa. *Sin.:* Colecrínico, colecinético.
colalgia (del gr. *kólon*, colon, y *álgos*, dolor). f. Dolor en el colon; cólico; colonalgia.
colálico (Ácido). V. CÓLICO (ÁCIDO).
colaluria (del gr. *cholé*, bilis, y *oûron*, orina). f. Presencia de sales biliares en la orina.
colamina. f. F., *éthanolamine.* Etanolamina, que unida a un radical forma las cefalinas.
colaneresis (del gr. *cholé*, bilis, y *hairesis*, acción de tomar). f. Aumento en la secreción biliar del ácido cólico y sus sales.
colangeítis. f. COLANGITIS.
colangia (de *cole-* y el gr. *aggeîon*, vaso). f. A., *Cholangie;* F., *cholopathie;* In., *cholangia;* It. y P., *colangia.* Término de Naunyn para la infección de las vías biliares, con inflamación o sin ella.
colangiectasia (de *cole-* y el gr. *aggeîon*, vaso, y *éktasis*, dilatación). f. F., *cholangiectasie.* Ectasia de los conductos biliares.
colangiitis. f. COLANGITIS.
colangiocistostomía (de *cole-*, el gr. *aggeîon*, vaso, y *cistotomía*). f. Anastomosis quirúrgica de los conductos biliares con la vesícula en la obstrucción del conducto hepático.
colangioenterostomía (de *cole-*, el gr. *aggeîon*, vaso, *énteron*, intestino, y *stóma*, boca). f. F., *cholangio-entérostomie.* Anastomosis quirúrgica entre un conducto biliar y el intestino.
colangiografía (de *cole-*, el gr. *aggeîon*, vaso, y *gráphein*, describir). f. A., *Cholangiographie;* F., *cholan-* *giographie;* In., *cholangiography;* It. y P., *colangiografía.* Estudio radiológico para visualizar la vesícula biliar y vías biliares, tras la inyección intravenosa de contraste yodado hidrosoluble, que se elimina por vía hepática. ||**-peroperatoria.** Colangiografía que se realiza por inyección directa de contraste en las vías biliares durante el acto operatorio, para estudio de todo el árbol biliar. ||**-transpapilar.** La consistente en cateterización de la papila de Vater por medio de un fibroduodenoscopio, a través del cual se inyecta contraste yodado hidrosoluble. ||**-transparietohepática.** Colangiografía que se realiza por punción de un canalículo biliar, para estudio de las vías biliares. Solamente indicada en las ictericias obstructivas.
colangiolo. m. F., *cholangiole.* Conductillo biliar.
colangioma (de *cole-*, el gr. *aggeîon*, vaso, y del suf. *-oma*). m. A., *Cholangiom;* F., *cholangiome;* In., *cholangioma;* It. y P., *colangioma.* Tumor de las vías biliares.
colangiostomía (de *cole-*, el gr. *aggeîon*, vaso, y *stóma*, boca). f. F., *cholangiostomie.* Abocamiento a la piel de un conducto biliar; formación de una fístula en la vesícula biliar.
colangiotomía (de *cole-*, el gr. *aggeîon*, vaso, y *tomé*, corte). f. F., *cholangiotomie.* Incisión de un conducto biliar para la extracción de cálculos.
colangitis (de *cole-*, el gr. *aggeîon*, vaso, y del suf. *-itis*). f. A., *Cholangitis;* F., *angiocholite;* In., *cholangitis;* It., *angiocolite;* P., *colangite.* Inflamación de los conductos biliares. ANGIOCOLITIS.
colánico (Ácido). $C_{24}H_{40}O_2$. Esteroide originario de los ácidos biliares y último grado de reducción de éstos por pérdidas de todos los hidroxilos alcohólicos.
colanina. f. Glucósido de la nuez de cola; se descompone fácilmente en cafeína y glucosa.
colanopoyesis (del gr. *kólikos*, referente al colon, y *poíesis*, producción). f. Formación o síntesis del ácido cólico.
colantreno. m. F., *cholantrene.* Hidrocarburo cristalino, pentacíclico, $C_{20}H_{14}$; carcinógeno potente.
colapso (del lat. *collapsus*, p. p. de *collabi*, caer, arruinarse). m. A., *Kollaps;* F., *collapsus;* In., *collapse;* It., *collasso;* P., *colapso.* Estado de postración extrema y depresión repentina, con debilidad de las funciones cardiocirculatorias, que se manifiesta en forma de hipotensión y disfunción orgánica por isquemia. || Disminución anormal del tono de las paredes de un órgano, con disminución o supresión de su luz. CHOQUE. ||**-diastólico de las venas del cuello.** V. SIGNO DE FRIEDREICH. ||**-lobular.** COLAPSO PULMONAR MASIVO. ||**-muscular.** Debilidad muscular extrema. ||**-pulmonar.** ATELECTASIA. ||**-pulmonar masivo.** Atelectasia completa de un pulmón, complicación de patogenia mal conocida, que simula la bronconeumonía, pero que se distingue de ella por la inmovilidad y hundimiento de la pared torácica a nivel de la zona atelectasiada.
colapsoterapia (de *colapso* y el gr. *therapeía*, tratamiento). f. A., *Kollapsotherapie;* F., *collapsothérapie;* In., *collapsotherapy;* It., *collassoterapia;* P., *colapsoterapia.* Tratamiento mediante la provocación artificial de un neumotórax.
colargol. m. Preparación de plata coloidal; forma alotrópica de la plata, soluble en agua y en líquidos albuminosos; germicida y antiséptica, usada en la oftalmía blenorrágica y otrora en las septicemias, especialmente por vía subcutánea o intradérmica.
colasco (de *cole-* y el gr. *askós*, odre). m. Colección o efusión de bilis en el interior de la cavidad peritoneal; coleperitoneo.
colateral (del lat. *collateralis*). adj. A., *kollateral;* F., *collatéral;* In., *collateral;* It., *collaterale;* P., *colateral.* Que acompaña, que marcha al lado. Dícese de ciertas arterias y nervios. Ú. t. c. s. || Secundario o accesorio.
colato. m. Sal de ácido cólico.
colatorio (del lat. *colatorius*, filtro, colador). adj. F., *tamis, filtre.* Decíase de los órganos depuradores, como el riñón y el hígado. || m. Filtrador, cedazo o tamiz. || Cuerpo pituitario.

colaturo (del lat. *colatura*, líquido filtrado). m. Líquido obtenido por filtración.
colauxa (del gr. *kôlon*, colon, y *aúxe*, aumento). f. Dilatación del colon; megacolon.
cólchico. m. CÓLQUICO.
colchón (de colcha y éste del lat. *culcita*). m. A., *Matratze*; F., *matelas*; In., *mattress*; It., *materasso*; P., *colchão*. Especie de saco cuadrilongo relleno de materia elástica desmenuzada, o pieza de esa misma materia, sobre el que se duerme. ∥ **-de agua.** Saco de caucho dispuesto para ser llenado de agua, que se emplea como colchón de ciertos enfermos para prevenir las úlceras por decúbito. ∥ **-de Baudelomet.** Colchón de aire con un vaso debajo para la recolección de la orina.
colcótar. m. Peróxido u óxido rojo de hierro, Fe_2O_3; tónico y estíptico.
colcrén (del ingl. *cold cream*, crema fría). m. Pomada compuesta de esperma de ballena, cera blanca y aceite de almendras dulces, a la que se añade agua destilada o de rosas. Es muy usada como emoliente.
coldcream (voz inglesa: crema fría). V. COLCRÉN.
Cole (Signo de) (Lewis G. *Cole*, radiólogo norteamericano, 1874-1954). V. SIGNO.
cole-. Forma prefija del gr. *cholé*, bilis.
colecalciferol. m. VITAMINA D_2.
colección (del lat. *collectio, -onis*). f. Acumulación de un líquido, normal o morboso, en una cavidad natural o patológica, como colección *sanguínea, purulenta*, etc.
coleccionismo (de *colección*). m. Tendencia psicopática a reunir y conservar objetos de ningún valor.
colecele (de *cole-* y el gr. *kéle*, tumor). m. Tumor de bilis; especialmente una forma muy rara de paquivaginalitis, con líquido de aspecto bilioso.
colecianina. f. BILICIANINA. ∥ BILIVERDINA.
colecinético. adj. s. COLAGOGO.
colecistagogo (de *colecisto* y el gr. *agogós*, conductor). adj. y s. F., *cholécystagogue*. Que promueve la evacuación de la vejiga biliar. ∥ Agente o remedio con esta acción.
colecistalgia (de *colecisto* y el gr. *álgos*, dolor). f. F., *cholécystalgie*. Cólico vesicular.
colecistatonía (de *colecisto* y el gr. *atonía*, flojedad). f. Atonía de la vesícula biliar.
colecistectasia (de *colecisto* y el gr. *éktasis*, dilatación). f. F., *cholécystectasie*. Distensión de la vesícula biliar.
colecistectomía (de *colecisto* y el gr. *ektomé*, resección). f. A., *Cholezystektomie*; F., *cholécystectomie*; In., *cholecystectomy*; It. y P., *colecistectomia*. Extirpación de la vesícula biliar.
colecistendisis (de *colecisto* y el gr. *endein*, hacer entrar). f. Operación de extraer un cálculo de la vesícula biliar, con sutura de la abertura de la vesícula y fijación de ésta a la incisión abdominal, la cual se cierra sobre ella.
colecistenteroanastomosis. f. COLECISTENTEROSTOMÍA.
colecistenterorrafia (de *colecisto* y *enterorrafia*). f. Sutura de la vesícula biliar y el intestino delgado.
colecistenterostomía (de *colecisto*, el gr. *énteron*, intestino, y *stóma*, boca). f. F., *cholécystentérostomie*. Establecimiento de una comunicación entre la vesícula biliar y el intestino.
colecistitis (de *colecisto* y el suf. *-itis*, inflamación). f. A., *Gallenblasenentzündung*; F., *cholécystite*; In., *cholecystitis*; It. y P., *colecistite*. Inflamación de la vesícula biliar. ∥ **-aguda.** Inflamación aguda de origen infeccioso de la vesícula biliar. ∥ **-crónica.** Reacción fibrosa de las paredes de la vesícula biliar tras repetidos episodios de colecistitis aguda, sintomáticos o no, generalmente en presencia de colelitiasis. ∥ **-gangrenosa.** Colecistitis aguda causada por gérmenes anaerobios.
colecisto (de *cole-* y el gr. *kystis*, vejiga). m. A., *Gallenblase*; F., *vésicule biliaire*; In., *gall bladder*; It., *cistifellea*; P., *coleciste*. Vesícula biliar.
colecistocinina (de *colecisto* y el gr. *kineîn*, mover). f. V. COLECISTOQUININA.

colecistocolostomía (de *colecisto, colon*, y el gr. *stóma*, boca). f. F., *cholécysto-colostomie*. Anastomosis quirúrgica de la vesícula biliar y el colon.
colecistodocostomía (de *cole-*, el gr. *kýstis*, vejiga, *doché*, recipiente, y *stóma*, boca). f. Sección de la vesícula biliar y el conducto cístico e introducción temporal en éste de un dren hasta el colédoco, con objeto de dilatar el primero de los citados conductos.
colecistoduodenostomía (de *colecisto*, el lat. *duodeni*, doce cada uno, y el gr. *stóma*, boca). f. F., *cholécystoduodénostomie*. Anastomosis quirúrgica entre la vesícula biliar y el duodeno.
colecistoelectrocoagulectomía (de *colecisto*, el lat. *coagulum*, coágulo, el gr. *élektron*, ámbar, y *ektomé*, corte). f. Extirpación u obliteración de la vesícula biliar por coagulación eléctrica.
colecistogastrostomía (de *colecisto*, el gr. *gastér, gastrós*, vientre, y *stóma*, boca). f. F., *cholécysto-gastrostomie*; In., *cholecystogastrostomy*. Establecimiento de una comunicación entre la vesícula biliar y el estómago.
colecistografía (de *colecisto* y el gr. *gráphein*, describir). f. A., *Cholezystographie*; F., *cholécystographie*; In., *cholecystography*; It. y P., *colecistografia*. Estudio radiológico con contraste yodado por vía oral, para visualizar la vesícula biliar.
colecistoileostomía (de *colecisto*, el gr. *eileîn*, retorcerse, y *stóma*, boca). f. F., *cholécysto-iléostomie*; In., *cholecystoileostomy*. Establecimiento de una comunicación entre la vesícula biliar y el íleon.
colecistolito (de *colecisto* y el gr. *líthos*, piedra). m. Cálculo de la vesícula biliar.
colecistolitotripsia (de *colecisto*, el gr. *líthos*, piedra, y *trîpsis*, frotamiento). f. F., *cholécystolithotripsie*; In., *cholecystolithotripsy*. Aplastamiento o trituración de los cálculos biliares en la vesícula.
colecistomía. f. COLECISTOTOMÍA.
colecistonefrostomía (de *colecisto*, el gr. *nephrós*, riñón, y *stóma*, boca). f. F., *cholécystonéphrostomie*; In., *cholecystonephrostomy*. Anastomosis de la vesícula biliar con la pelvis renal derecha para excluir la bilis del intestino; colecistopielostomía.
colecistopatía (de *colecisto* y el gr. *páthos*, enfermedad). f. A., *Gallenblasenleide*; F., *cholécystopatie*; In., *cholecystopathy*; It. y P., *colecistopatia*. Término general para las afecciones de la vesícula biliar.
colecistopexia (de *colecisto* y el gr. *pêxis*, fijación). f. A., *Cholezystopexie*; F., *cholécystopexie*; In., *cholecystopexy*; It., *colecistopessia*; P., *colecistopexia*. Sutura de la vesícula biliar a la pared abdominal; operación de Czerny.
colecistoptosis (de *colecisto* y el gr. *ptôsis*, caída). f. F., *cholécystoptose*; In., *cholecystoptosis*. Descenso o caída de la vesícula biliar.
colecistoquinina (de *colecisto* y el gr. *kínein*, mover). f. F., *cholécystokinine*; In., *cholecystokinin*. Hormona secretada por la mucosa intestinal, que activa la movilidad de la vesícula biliar.
colecistorrafia (de *colecisto* y el gr. *raphé*, sutura). f. A., *Gallenblasenanheftung*; F., *cholécystorraphie*; In., *cholecystorrhaphy*; It. y P., *colecistorrafia*. Sutura de la vesícula biliar.
colecistosis (de *colecisto* y el suf. *-osis*, que denota enfermedad). f. F., *cholécystose*; In., *cholecystosis*. Denominación de diversas afecciones crónicas vesiculares, más degenerativas que inflamatorias y no litiásicas ni cancerosas. Entre ellas: *vesícula fresa, colesterosis de vesícula, vesícula de porcelana*, etc.
colecistostomía (de *colecisto* y el gr. *stóma*, boca). f. A., *Gallenblasendränage*; F., *cholécystostomie*; In., *cholecystostomy*; It. y P., *colecistostomia*. Formación de una abertura permanente en la vesícula biliar a través de la pared abdominal.
colecistotomía (de *colecisto* y el gr. *tomé*, corte). f. A., *Gallenblaseneröffnung*; F., *cholécystotomie*; In., *cholecystotomy*; It. y P., *colecistotomia*. Incisión quirúrgica de la vesícula biliar.
colecistoyeyunostomía (de *colecisto*, el lat. *ieiunus*, en ayunas, y el gr. *stóma*, boca). f. F., *cholécysto-jéju-*

nostomie; In., *cholecystojejunostomy.* Anastomosis quirúrgica entre la vesícula biliar y el yeyuno.

colecrínico (de *cole-* y el gr. *krínein,* separar). adj. y s. COLAGOGO.

colecromeresis (del gr. *cholé,* bilis, *chrôma,* color, y *haíresis,* acción de tomar). f. Eliminación de pigmentos biliares.

colecromo (del gr. *cholé,* bilis, y *chrôma,* color). m. Pigmento biliar.

colecromopoyesis (del gr. *cholé,* bilis, *chrôma,* color, y *poíesis,* formación). f. F., *choléchromopoïèse;* In., *cholechromopoiesis.* Producción o síntesis de pigmentos biliares por el hígado.

colectasia. f. COLONECTASIA.

colectomía (de *colon* y el gr. *ektomé,* escisión). f. F., *colectomie;* In., *colectomy.* Extirpación total o parcial del colon.

colediscinesia (del gr. *cholé,* bilis, y *dyskinesía,* dificultad de moverse). f. Perturbación neuromuscular de la sinergia vesiculosfinteriana biliar.

coledocectomía (de *colédoco* y el gr. *ektomé,* resección). f. F., *cholédocectomie;* In., *choledochectomy.* Escisión de una porción del conducto colédoco.

coledocitis (de *colédoco,* y el suf. *-itis,* inflamación). f. A., *Choledochusentzündung;* F., *cholédocite;* In., *coledochitis;* It., *coledocite;* P., *coledoquite.* Inflamación del colédoco.

colédoco (de *cole-* y el gr. *dochós,* que puede contener). m. A., *Hauptgallengang;* F., *cholédoque;* In., *choledochus;* It., *coledoco;* P., *colédoco.* Conducto biliar común, formado por la reunión de los dos conductos hepático y cístico, que vierte la bilis en el duodeno.

coledocoduodenostomía (de *colédoco,* el lat. *duodeni,* de doce en doce, y el gr. *stóma,* boca). f. F., *cholédocho-duodénostomie;* In., *choledochoduodenostomy.* Anastomosis entre el colédoco y el duodeno.

coledocoenterostomía (de *colédoco,* el gr. *énteron,* intestino, y *stóma,* boca). f. F., *cholédocho-entérostomie;* In., *choledochoenterostomy.* Formación quirúrgica de una comunicación entre el colédoco y el intestino.

coledocografía (de *colédoco* y el gr. *gráphein,* describir). f. A., *Choledochographie;* F., *cholédochographie;* In., *choledochography;* It. y P., *radiografía.* Radiografía del conducto colédoco.

coledocohepatostomía (de *colédoco,* el gr. *hêpar, hépatos,* hígado, y *stóma,* boca). f. F., *cholédocho-hépatostomie;* In., *choledochohepatostomy.* Anastomosis quirúrgica del colédoco y conducto hepático.

coledocolitiasis. f. A., *Choledocholithiasis;* F., *cholédocholithiase;* In., *choledocholithiasis;* It., *coledocolitiasi;* P., *coledocolitíase.* Presencia de cálculos en los conductos biliares.

coledocolitotomía (de *colédoco,* el gr. *líthos,* piedra, y *tomé,* sección). F. F., *cholédocholithotomie.* In., *choledocholithotomy.* Operación de incidir el conducto colédoco para la extracción de un cálculo.

coledocolitotricia o **coledocolitotripsia** (de *colédoco,* el gr. *líthos,* piedra, y *trípsis,* frotamiento). f. F., *cholédocholithotripsie;* In., *choledocholithotripsy.* Aplastamiento y trituración de un cálculo biliar dentro del conducto colédoco.

coledocoplastia (de *colédoco* y el gr. *plássein,* formar). f. A., *Choledochusplastik;* F., *cholédochoplastie;* In., *choledochoplasty;* It., *coledocoplastica;* P., *coledocoplastia.* Cirugía plástica del conducto colédoco para restablecer el curso de la bilis por este conducto estenosado u obstruido.

coledocorrafia (de *colédoco,* y el gr. *raphé,* sutura). f. A., *Choledochusnaht;* F., *cholédochorraphie;* In., *choledochorrhaphy;* It., *coledocorrafia;* P., *coledocorráfia.* Sutura de una incisión en el colédoco.

coledocostomía (de *colédoco,* el gr. *stóma,* boca). f. A., *Choledochostomie;* F., *cholédochostomie;* In., *choledochostomy;* It. y P., *coledocostomia.* Formación quirúrgica de una abertura en un conducto biliar. ‖ Abocamiento del colédoco a la piel.

coledocotomía (de *colédoco* y el gr. *tomé,* corte). f. A., *Choledochotomie;* F., *cholédochotomie;* In., *choledochotomy;* It. y P., *coledocotomia.* Incisión del colédoco.

coledoquectomía. f. COLEDOCECTOMÍA.

colegénico (de *cole-* y el gr. *gennân,* producir, engendrar). adj. Productor de bilis.

colehematina (del gr. *cholé,* bilis, y *haîma,* sangre). f. F., *phylloérythrine;* In., *cholehematin.* Bilipurpurina o filoeritrina; pigmento rojo de la bilis de los animales herbívoros, derivado de la clorofila.

colehemotórax (de *cole-* y *hemotórax).* m. Presencia de bilis y sangre en la pleura.

coleico. adj. Relativo a la bilis o derivado de ella.

coleítis (del gr. *koleós,* vaina, y el suf. *-itis).* f. VAGINITIS.

colelitiasis (de *cole-* y el gr. *líthos,* piedra). f. A., *Cholelithiasis;* F., *cholélithiase;* In., *cholelithiasis;* It., *colelitiasi;* P., *colelitíase.* Formación o presencia de cálculos biliares.

colelito (de *cole-* y el gr. *líthos,* piedra). m. CÁLCULO BILIAR.

colelitomía (de *cole-* y *litomía).* f. A., *Cholelithotomie;* F., *cholélithotomie;* In., *cholelithotomy;* It., *colelitomia.* Extracción de un cálculo biliar por medio de una incisión.

colelitotricia o **colelitotripsia** (de *cole-,* el gr. *líthos,* piedra, y *trípsis,* frotamiento). f. F., *cholélithotripsie;* In., *cholelithotripsy.* Trituración o aplastamiento de los cálculos biliares.

Coleman (Síndrome de). V. SÍNDROME. ‖ **-Shaffer (Dieta de)** (Warren *Coleman,* 1869-1948, y P. A. *Shaffer,* n. en 1881, médicos norteamericanos). V. DIETA.

colemesis (de *cole-* y el gr. *émesis,* vómito). f. F., *cholémèse.;* In., *cholemesis.* Vómito de bilis.

colemia (de *cole-* y el gr. *haîma,* sangre). f. A., *Cholämie;* F., *cholémie;* In., *cholemia;* It. y P., *colemia.* Presencia de bilis o de compuestos biliares en la sangre. ‖ **-simple familiar.** Forma congénita de icteria hemolítica.

colemimetría (de *colemia,* y el gr. *métron,* medida). f. F., *cholémimétrie;* In., *cholemimetry.* Evaluación de la cantidad de pigmento biliar contenido en el suero sanguíneo.

coleocele (del gr. *koleós,* vaina, y *kéle,* hernia). m. COLPOCELE.

coleocistitis (del gr. *koleós,* vaina, y de *cistitis).* f. Inflamación de la vagina y la vejiga.

coleoptosis (del gr. *koleós,* vaina, y *ptôsis,* caída). f. A., *Scheidenvorfall;* F., *coléoptose;* In., *coleoptosis;* It., *colpoptosi;* P., *coleoptose.* Prolapso de la vagina.

coleospastia. f. VAGINISMO.

coleostenosis (del gr. *koleós,* vaina y *stenós,* angosto). f. Estrechez de la vagina.

coleotomía (del gr. *koleós,* vaina, y *tomé,* corte). f. A., *Scheidenschnitt;* F., *coléotomie;* In., *coleotomy;* It., *colpotomia.* Incisión quirúrgica de la vagina; colpotomía.

colepatía (de *cole-* y el gr. *páthos,* enfermedad). f. A., *Gallenleiden;* F., *cholépathie;* In., *cholepathia;* It. y P., *colepatia.* Término general para las afecciones de las vías biliares.

coleperitoneo (de *cole-* y *peritoneo).* m. F., *cholépéritoine;* In., *choleperitoneum.* Colección de bilis en el peritoneo. *Sin.:* Colascos.

colepirosis (de *cole-* y *pirosis).* f. FIEBRE BILIOSA.

coleplania (del gr. *cholé,* bilis, y *plános,* errante). f. Presencia de bilis en la sangre y en los tejidos; ictericia.

colepoyesis (de *cole-* y el gr. *poíesis,* formación). f. A., *Gallenproduktion;* F., *choléopoïèse;* In., *cholepoiesis;* It., *colepoiesi;* P., *colepoese.* Secreción o formación de la bilis.

cólera (del gr. *cholé,* bilis). m. A., *Cholera;* F., *choléra;* In., *cholera;* It., *colera;* P., *cólera.* Enfermedad aguda grave, cuyos síntomas principales son los vómitos repetidos, las deposiciones acuosas frecuentes y la deshidratación. ‖ Ira, enojo, enfado. ‖ **-álgido.** CÓLERA ASIÁTICO. ‖ **-asiático.** Enfermedad infecciosa y epidémica, caracterizada por vómitos, deposiciones alvinas, acuosas y copiosas, calambres, postración y deshidratación con oliguria. La causa de la enfermedad es el bacilo vírgula, *Vibrio comma,* descubierto por Koch en 1883, contenido en las deposiciones intestinales, el cual se disemina por el agua potable. La enfermedad ofrece gran mortalidad, sobreviniendo la muerte por agotamiento, asfixia o congestión pulmonar. ||-**bilioso o europeo.** desus. Forma de cólera menos peligrosa, caracterizada por vómitos violentos y dolorosos y deposiciones abundantes y biliosas; llamada también *cólera esporádico, nostras, simple*, etc. ||-**de las gallinas.** Epizootia funesta para las aves de corral, con inflamación de los ganglios linfáticos y órganos digestivos, producida por la *Pasteurella aviseptica*. ||-**de los cerdos.** Infección en forma epizoótica en estos animales, producida por un virus filtrable, caracterizada por fiebre, emaciación, ulceración de los intestinos, diarrea profusa y equimosis cutáneas y renales. ||-**de los dedos.** Equimosis con ulceraciones dolorosas en los curtidores. ||-**epidémico.** CÓLERA ASIÁTICO. ||-**espasmódico.** CÓLERA ASIÁTICO. ||-**espasmódico.** CÓLERA ASIÁTICO. ||-**esporádico.** El semejante al cólera asiático, producido por el *Vibrio massauah* y otras formas de vibrios. ||-**fulminante** o **seco.** Cólera en el cual ocurre la muerte antes de sobrevenir la diarrea. ||-**herniario.** desus. Diarrea profusa, de carácter colérico, en la estrangulación aguda de una hernia. ||-**indígena.** CÓLERA NOSTRAS. ||-**infantil.** Diarrea no contagiosa de los niños de pecho, frecuente y grave, que ocurre principalmente en los meses de verano; enteritis coleriforme. ||-**maligno.** CÓLERA ASIÁTICO. ||-**morbo.** CÓLERA ASIÁTICO. ||-**nostras.** Gastroenteritis aguda, con diarrea, calambres y vómitos, que se presenta en verano o en otoño, en forma algunas veces de paratifoidea. ||-**seco.** CÓLERA FULMINANTE. ||-**tífico.** Forma maligna del cólera asiático, caracterizada por la postración extrema.

coleresis [colerético] (de *cole-* y el gr. *haíresis*, remoción). f. A., *Cholerese;* F., *cholérèse;* In., *choleresis;* It., *coleresi;* P., *colerese*. Secreción y excreción de bilis por el hígado, diferente de su expulsión por la vesícula biliar o colagogia.

coleriforme (de *cólera* y *forma*). adj. F., *choleriforme;* In., *choleriform*. Semejante al cólera.

colerígeno (de *cólera* y el gr. *gennân*, producir, engendrar). adj. F., *cholérigène;* In., *cholerigenic*. Que produce el cólera.

colerina. f. A., *Cholerine;* F., *cholérine;* In., *cholerine;* It. y P., *colerina*. Diarrea profusa acompañada de vómitos y de reacciones álgidas.

coleritrina. f. BILIRRUBINA.

colerofobia (de *cólera* y el gr. *phóbos*, temor). f. Temor morboso al cólera.

coleroide (de *cólera* y el gr. *eîdos*, aspecto). adj. Semejante al cólera; coleriforme.

coleromanía. f. COLEROFOBIA.

colerragia (de *cole-* y el gr. *rhegnýnai*, romper). f. A., *Cholerrhagie;* F., *cholérragie;* In., *cholerrhagia;* It. y P., *colerragia*. Flujo de bilis abundante, especialmente el producido en las heridas accidentales u operatorias del hígado.

colerrea (de *cole-* y el gr. *rheîn*, fluir). f. Secreción o excreción profusa de bilis.

colescopia (de *cole-* y el gr. *skopeîn*, observar). f. Examen del sistema o función biliar.

colesis (del gr. *cholé*, bilis). f. Enfermedad biliosa. ||-**americana.** FIEBRE AMARILLA.

colestanol. m. F., *cholestanol;* In., *cholestanol*. Esterol de las heces humanas, resultado probable de la acción reductora de las bacterias sobre el colesterol.

colestasis [colestásico] (de *cole-* y el gr. *stásis*, detención). f. A., *Gallenstauung;* F., *cholostase;* In., *cholestasis;* It., *colostasi;* P., *colestase*. Supresión o detención del flujo de bilis.

colesteatoma (del gr. *cholé*, bilis, *stéart*, *stéatos*, grasa, y el suf. *-oma*, tumor). f. A., *Cholesteatom;* F., *cholestéatome;* In., *cholesteatoma;* It. y P., *colesteatoma*. Tumor capsulado que contiene masas de colesterina. || Epitelioma pavimentoso perlado. || Masa no neoplásica formada por células epiteliales descamadas que se desarrolla en el oído medio como consecuencia de inflamación de la caja del tímpano.

colesteatosis (de *colesterol* y *esteatosis*). f. F., *cholestéatose;* In., *cholesteatosis*. Degeneración adiposa con acumulación de ésteres del colesterol.

colesterasa. f. Fermento que cataliza el desdoblamiento del colesterol.

colesteremia (de *colesterina* y el gr. *haîma*, sangre). f. A., *Cholesterinämie;* F., *cholestérinémie;* In., *cholesteremia;* It. y P., *colesterinemia*. Tasa de colesterol en sangre, cuya cifra normal oscila de 1,5 a 2,8 g/l.

colesterina. f. COLESTEROL.

colesterinemia. f. COLESTEREMIA.

colesterinosis. f. COLESTEROSIS.

colesterinuria (de *colesterina* y el gr. *oûron*, orina). f. A., *Cholesterinurie;* F., *cholestérinurie;* In., *cholesterinuria;* It., *colesterinuria;* P., *colesterinúria*. Presencia de colesterina o colesterol en la orina.

colesteroderma. f. XANTODERMA.

colesterol. m. A., *Gallenfett;* F., *cholestérol;* In., *cholesterol;* It., *colesterolo;* P., *colesterol*. El más importante esterol animal ($C_{27}H_{46}O$). Se encuentra en el plasma sanguíneo en una proporción de unos 2 g % de los cuales el 70 % se halla esterificado con ácidos grasos y unido a proteínas. En la piel es el precursor del deshidrocolesterol, precursor a su vez de la vitamina D.

colesterolemia. f. COLESTEREMIA.

colesteroluria. f. COLESTERINURIA.

colesteropexia (de *colesterol* y el gr. *pêxis*, fijación). f. Precipitación y fijación de colesterol en los tejidos (xantoma, ateroma), o para la formación de cálculos biliares.

colesterosis (de *colesterol* y el suf. *-osis*, enfermedad). f. F., *cholestérose;* In., *cholesterosis*. Depósito de colesterol en cantidades anormales en los tejidos, y alteraciones que provoca. ||-**cutis.** XANTOMATOSIS.

colestiramina. f. Resina intercambiadora de iones que se administra por vía oral en el tratamiento de las hipercolesterolemias.

coletelina (de *cole-* y el gr. *télos*, fin). f. F., *cholétéline*. In. Pigmento amarillo, producto final de la oxidación de la bilirrubina. Bilixantina.

coleterapia (de *cole-* y el gr. *therapeía*, tratamiento). f. F., *choléthérapie*.; In., *choletherapy*. Tratamiento de ciertas enfermedades por la administración de bilis.

coletórax (de *cole-* y *tórax*). m. Derrame pleural que contiene bilis.

coleuria. f. COLURIA.

coleverdina. f. BILICIANINA.

colgajo (de *colgar*). m. A., *Lappen;* F., *lambeau;* In., *flap;* It., *lempo;* P., *colgalho*. Masa de tejidos separada incompletamente del cuerpo. || En cirugía estética y plástica, superficie hística de grosor y elementos variables unida al resto de los tejidos por una parte generalmente más estrecha, llamada *pedículo*. Con el colgajo se puede recubrir zonas cruentas cercanas o lejanas y restaurar partes deformadas. V. también AUTOPLASTIA, PLASTIA. ||-**accidental.** El producido por un traumatismo. ||-**anaplástico** o **autoplástico.** El cortado en un área dadora sana del propio paciente. ||-**celulocutáneo.** El formado por piel y tejido celular subcutáneo. ||-**circular.** El de forma más o menos redondeada. ||-**con manguito.** El colgajo cuya base comprende la periferia de un miembro o de un órgano. ||-**de amputación.** El formado por piel o piel y otros tejidos blandos alrededor del eje óseo de la extremidad que va a ser amputada. Se corta por debajo del nivel de sección ósea y es utilizado para recubrir el muñón. ||-**de piel.** El constituido sólo por el plano cutáneo. ||-**de Tagliacozzi.** Modalidad de colgajo italiano, en el que se toma piel del codo o antebrazo para reparar una amputación o defecto de nariz. ||-**indiano.** Colgajo tomado de la frente o mejillas, que por rotación o torsión permite reparar o reconstruir la nariz. ||-**insular.** COLGAJO PEDICULADO. ||-**italiano.** Colgajo pediculado tomado en una zona dadora distante de la lesión que debe repararse. ||-**local.** El tallado en la vecindad del defecto que se debe recubrir, para suturarlo directamente al área receptora. ||-**musculocutáneo.** El tallado con piel y músculo, utilizado en especial para las amputaciones. ‖ **-oval.** Colgajo de muñón de amputación, confeccionado mediante incisión oblicua de los tejidos blandos, por debajo del nivel de sección ósea. ‖ **-pediculado.** Colgajo cuya irrigación sanguínea se realiza a través de una base estrecha o pedículo, que posee diversas formas y variedades según el fin a que se destina: plano, en tubo, en puente, tunelizado, etc. ‖ **-por deslizamiento.** El utilizado en las autoplastias por deslizamiento. ‖ **-tubular.** Colgajo pediculado cilíndrico formado por la sutura de los bordes largos de un paralelogramo cutáneo. Con este colgajo se reparan zonas cutáneas por sección de uno de sus extremos seguida de sutura a la zona receptora.

coli-grupo. m. Grupo de bacterias aerobias, gramnegativas, que comprende miembros de los géneros *Escherichia* y *Aerobacter*.

colibacilar. adj. Relativo al colibacilo o propio de su naturaleza.

colibacilemia (de *colibacilo* y el gr. *haîma*, sangre). f. A., *Kolibazillämie*; F., *colibacillémie*; In., *colibacillemia*; It. y P., *colibacilemia*. Presencia del colibacilo en la sangre.

colibacilo. m. Escherichia coli. *Sin.: Bacillus coli.*

colibacilosis (de *colibacilo* y el suf. *ósis*, enfermedad). f. A., *Kolibazillose*; F., *colibacillose*; In., *colibacillosis*; It., *colibacillosi*; P., *colibacilose*. Infección producida por *Escherichia coli*.

colibaciluria (de *colibacilo* y el gr. *oûron*, orina). f. A., *Koliurie*; F., *colibacillurie*; In., *colibacilluria*; It., *coliuria*; P., *colibacilúria*. Presencia de *Escherichia coli* en la orina.

colica. f. Cólico, en lat. ‖ **-dextra, sinistra.** Arterias cólicas derecha e izquierda, respectivamente. ‖ **-mucosa.** Enteritis mucosa. ‖ **-passio.** Dolor cólico. ‖ **-pictonum.** Cólico de plomo, de Poitou. ‖ **-scortorum** o **de las prostitutas.** ant. Dolor cólico intenso en la región del plexo hipogástrico, por excesos sexuales e inflamación de los genitales internos, observado en la salpingitis.

colicina. f. V. Bacteriocina.

cólico (del gr. *kólikos*, de *kôlon*, colon). adj. A., *colicus*; F., *colique*; In., *colic*; It., *colico*; P., *cólico*. Coleico. ‖ Relativo al colon. ‖ Enteralgia. ‖ m. Dolor abdominal agudo intermitente, característico de las vísceras abdominales huecas. ‖ **-(ácido).** Uno de los ácidos biliares no conjugados, $C_{24}H_{46}O_5$, que existe en la bilis como sal sódica de los ácidos taurocólico y glicocólico. ‖ **-apendicular.** Dolor en la región del apéndice vermiforme, ocasionado por la obstrucción del órgano. ‖ **-biliar.** Dolor cólico en hipocondrio derecho, acompañado frecuentemente de irradiación a epigastrio y escápula derecha y de náuseas y vómitos, a causa de la obstrucción aguda del conducto cístico, generalmente por cálculos. ‖ **-bilioso.** desus. Dolor abdominal acompañado de vómitos y deposiciones biliosas. ‖ **-crapulento.** desus. Cólico debido al exceso de comida y bebida. ‖ **-cúprico.** Cólico entre los trabajadores del cobre. ‖ **-de arena.** Indigestión crónica en los caballos por la ingestión de arena junto con los alimentos. ‖ **-de Devonshire.** Cólico de plomo. ‖ **-de Madrid.** Cólico de plomo. ‖ **-de Normandía.** Cólico de plomo. ‖ **-de plomo, de Poitou** o **de los pintores.** Cólico intestinal debido a la intoxicación por el plomo, caracterizado por dolor agudo, estreñimiento y retracción del vientre y vómitos pertinaces. ‖ **-endémico.** Forma peligrosa de cólico, de naturaleza infecciosa, peculiar de los países cálidos. ‖ **-espasmódico.** Cólico nervioso sin síntomas inflamatorios. ‖ **-espermático.** Calambre después del coito en algunos enfermos afectos de vesiculitis. ‖ **-estercoráceo.** Cólico intestinal debido a la acumulación de excrementos. ‖ **-flatulento, gaseoso** o **ventoso.** Dolor intestinal debido a la distensión por gases; timpanitis. ‖ **-gástrico.** Gastralgia. ‖ **-hematúrico.** Cólico renal producido por coágulos sanguíneos que obstruyen el uréter. ‖ **-hepático.** Cólico biliar. ‖ **-intestinal.** Dolor agudo en cualquier parte del intestino, resultado de contracciones de la túnica muscular.

‖ **-menstrual.** Dolor abdominal intenso en el período menstrual o en casos de amenorrea. ‖ **-miserere.** Obstrucción intestinal. ‖ **-mucoso.** Enteritis seudomembranosa. ‖ **-nefrítico.** Cólico renal. ‖ **-ovárico.** Dolor en el ovario por infección del órgano. ‖ **-pancreático.** Dolor abdominal producido por la obstrucción del conducto excretorio del páncreas. ‖ **-renal.** Dolor producido por la obstrucción del uréter, generalmente por un cálculo. ‖ **-salival.** Dolor en una región de las glándulas salivales, debido a la presencia de un cálculo. ‖ **-saturnino.** Cólico de plomo. ‖ **-seco.** Cólico de plomo. ‖ **-testicular.** Crisis dolorosa que sobreviene a partir de la adolescencia en los pacientes con testículos ectópicos. ‖ **-tubárico.** Contracción espasmódica dolorosa de la trompa de Falopio. ‖ **-uterino.** Dolor abdominal intenso producido por alguna afección uterina o en la época menstrual. ‖ **-vermicular.** Cólico apendicular. ‖ **-verminoso.** Cólico producido por la presencia de gusanos intestinales. ‖ **-vesicular.** Cólico biliar.

colicodinia (de *cólico* y el gr. *odýne*, dolor). f. Dolor en el colon.

colicolitis (de *colibacilo*, *cólico* y el suf. *-itis*, inflamación). f. Colitis producida por el colibacilo.

colicoplejía (de *cólico* y el gr. *plegé*, golpe). f. F., *paralysie intestinale*; In., *colicoplegia*. Parálisis del colon o intestinal. ‖ Cólico saturnino.

colicuación (del lat. *colliquatio, -onis*). f. A., *Kolliquation*; F. y In., *colliquation*; It., *colliquazione*; P., *coliquação*. Degeneración licuefactiva; fusión de los elementos sólidos del cuerpo; abundancia de excreciones; disminución de la consistencia de los humores.

colicuativo (lat. *coliquare*, de *cum* y *liquescere*, liquidarse). adj. Aplícase a los flujos que producen con rapidez el enflaquecimiento y que parecen dependientes de la licuación de partes sólidas (sudor, diarrea, etc., colicuativos).

coliculectomía (del lat. *colliculus*, colículo, y el gr. *ektomé*, escisión). f. F., *ablation du veru montanum*; In., *culectomy*. Escisión quirúrgica del colículo seminal.

coliculitis (de *colículo* y el suf. *-itis*, inflamación). f. F., *inflammation du veru montanum*; In., *colliculitis*. Inflamación uretral alrededor del colículo o veru montanum.

colículo (del lat. *colliculus*, dim. de *collis*). m. A., *Hügelchen*; F., *petite éminence*; In., *colliculus*; It., *collicolo*; P., *colículo*. Pequeña elevación o eminencia. ‖ **-caudal** o **inferior.** Cada una de las eminencias situadas en la región posterosuperior de los pedúnculos cerebrales, por detrás de la epífisis. Están relacionados con las vías ópticas reflejas. ‖ **-craneal** o **superior.** Cada una de las dos eminencias en la región posterosuperior de los pedúnculos cerebrales, relacionados con las vías auditivas reflejas. ‖ **-del cartílago aritenoides.** Pequeño tubérculo sobre la cara externa del cartílago aritenoides, cercano a su vértice, del que parte la cresta arqueada. ‖ **-facial.** Eminencia medial. ‖ **-seminal.** Proyección redondeada en el suelo de la porción prostática de la uretra, en la que se abren el utrículo prostático y los conductos eyaculadores. *Sin.: Caput gallinaginis*, colículo seminal.

colidina. f. Base o tomaína oleosa, trimetilpiridina, tóxica, de la materia animal descompuesta.

coliflor (del lat. *caulis*, col, y *flos, floris*, flor). f. Denominación de los papilomas venéreos, por su agrupamiento parecido a esta hortaliza. ‖ **-(Excrecencia en).** Forma de epitelioma del cuello uterino. ‖ **-(Osteofito en).** Osteofito botrítico, de superficie mamelonada y subdividida.

coliforme (del lat. *colum*, cedazo, y de *forma*). adj. Cribiforme. ‖ Semejante a la *Escherichia coli*.

colifrenia (del gr. *kolýein*, impedir, y *phrén, phrenós*, mente). f. Estado de inhibición mental.

colihemia. f. Colemia.

colilisina. f. Lisina formada por la *Escherichia coli*.

colimación (del lat. *collimare*, poner en línea). f. F. e In., *collimation*. Acción y efecto de colimar. ‖ Alineación de las diversas partes de un sistema óptico.

|| Procedimiento que permite dirigir la mirada hacia un lugar determinado, por medio de un dispositivo especial, colimador, existente en los aparatos ópticos. || En radiología, eliminación de la porción periférica del haz de rayos X y dirección de éste hacia una región determinada.

colimar. tr. En física, obtener un haz de rayos paralelos a partir de un foco luminoso.

colimetría (de *colibacilo* y el gr. *métron*, medida). f. Calidad bacteriológica de las aguas medida por el número de bacterias coli que contiene.

colimicina. f. V. POLIMIXINA.

colina (del gr. *cholé*, bilis). f. A., *Cholin;* F. e In., *choline;* It. y P., *colina*. Hidróxido de β-hidroximetiltrimetilamonio. Compuesto hidrosoluble que forma parte del complejo vitamínico B y cuyo déficit da lugar a la aparición de «hígado graso» y de lesiones renales en la rata, a lesiones en los tendones de las patas en el pollo y a una reducida producción de huevos en la gallina. Ampliamente distribuida en los reinos animal y vegetal.

colinacetilasa. f. Enzima que efectúa la síntesis de la acetilcolina.

colinefritis (de *colibacilo* y *nefritis*). f. Nefritis causada por la *Escherichia coli*.

colinérgico (de *colina* y el gr. *ergón*, trabajo). adj. A., *cholinergisch;* F., *cholinergique;* In., *cholinergic;* It. y P., *colinérgico*. Estimulado o transmitido por la acetilcolina; se aplica a las terminaciones nerviosas parasimpáticas.

colinesterasa. f. A., *Cholinesterase;* F., *cholinestérase;* In., *cholinesterase;* It., *colinesterasi;* P., *colinesterase*. Miembro de un grupo de enzimas que por medio de hidrólisis inactivan los ésteres de la colina. De particular importancia es la *acetilcolinesterasa*.

colinsonia. f. COLLINSONIA.

colinsonina. f. Preparación seca de la *Collinsonia canadensis;* diurética y diaforética.

coliodoncia (del gr. *kolýein*, impedir, y *odoús, odóntos*, diente). f. Estado de uno o más dientes que se encuentran trabados y no pueden terminar su erupción.

colioscopia. f. CELIOSCOPIA.

colipasa. f. F. e In., *colipase*. Cofactor de la lipasa, necesario para que ésta actúe eficazmente.

colipéptico (del gr. *kolýein*, impedir, y *peptós*, cocido). adj. Que dificulta o impide la digestión.

colipielitis (de *colibacilo, pelos*, pelvis, y el suf. *-itis*, inflamación). f. Pielitis causada por la *Escherichia coli*.

colipiuria (del gr. *kôlon*, colon, *pýon*, pues, y *oûron*, orina). f. Eliminación de pus por la orina, por infección colibacilar.

coliplicación. f. COLOPLICACIÓN.

colirio (del gr. *kollýrion*). m. A., *Kollyrium;* F., *collyre;* In., *collyrium;* It., *collirio;* P., *colírio*. Medicamento compuesto de una o más sustancias disueltas o diluidas en un vehículo acuoso; se emplea como tópico en las enfermedades de los ojos.

colisepsis (del gr. *kôlon*, colon, y de *sepsis*). f. Infección por el colibacilo.

colisépsico. adj. Relativo a la colisepsis.

coliséptico (del gr. *kolýein*, impedir, y de *séptico*). adj. Que dificulta o inhibe los procesos sépticos.

colisión (del lat. *collisio, -onis*). f. F. e In., *collision*. Impacto violento. || Complicación en el parto gemelar cuando las partes que se presentan entran simultáneamente en el estrecho superior. || **-de Compton.** Impacto de un fotón con un electrón en un átomo, por el que el fotón abandona sólo una parte de su energía para poner en movimiento al electrón y sigue una dirección diferente con energía reducida. || **-fotoeléctrica.** Impacto de un fotón y un electrón por el que al primero abandona toda su energía y comunica alta velocidad al electrón. || **-(Ruido de).** V. RUIDO.

colistina. f. F., *colistine*. In., *colistin*. V. POLIMIXINA E.

colitis (del gr. *kôlon*, colon y el suf. *-itis*, inflamación). f. A., *Kolitis;* F., *colite;* In., *colitis*. It. y P., *colite;* Inflamación del colon y, por ext., de todo el intestino grueso. || **-amebiana.** Colitis debida a la *Amoeba coli* o *Entamoeba histolytica*. || **-isquémica.** ISQUEMIA IN-

TESTINAL. || **-mucosa.** desus. COLON IRRITABLE. || **-poliposa.** Inflamación de las últimas porciones del colon con producción de excrecencias pediculadas, semejantes a pólipos, característica de la enfermedad de Crohn. || **-ulcerosa.** Ulceración crónica del colon, con exacerbaciones episódicas que afecta de forma constante el recto y puede extenderse a lo largo de todo el intestino.

colitoxemia (del gr. *kôlon*, colon, y de *toxemia*). f. F., *colitoxémie.; In.*, *colitoxemia*. Toxemia debida a la infección por *Escherichia coli;* colibacilemia.

colitoxicosis (del gr. *kôlon*, colon, el lat. *toxicum*, veneno, y el suf. *-osis*). f. F., *colitoxicosi.;* In., *colitoxicosis*. Intoxicación producida por la *Escherichia coli*.

coliuria (de *colibacilo* y el gr. *oûron*, orina). f. F., *coliurie*. In., *coliuria*. Presencia de *Escherichia coli* en la orina; colibaciluria.

colmillo (del lat. *columellus*, de *columella*, columnita). m. A., *Augenzahn;* F., *canine;* In., *dens caninus;* It., *dente canino;* P., *colmilho*. Diente canino.

coloboma (del gr. *koloboûn*, truncar, mutilar). m. A., *Kolobom;* F., *colobome;* It. y P., *coloboma*. Mutilación o defecto, especialmente una fisura congénita en alguna parte del ojo. || **-de Fuchs.** Pequeño defecto semilunar en la coroides, en el borde inferior del disco óptico. || **-de la coroides.** Existencia de una fisura fetal en la coroides, que produce un escotoma en la retina. || **-de la retina.** Fisura retiniana debida a cierre incompleto de la cúpula óptica. || **-del iris.** Fisura del iris, generalmente en la porción inferior; iridosquisma. || **-en puente.** Variedad de coloboma del iris, en la cual una tira de iris forma puente sobre la fisura. || **-palpebral.** Fisura vertical de los párpados; esquizoblefaria. || **-vítreo.** Muesca en la parte baja del vítreo.

colocentesis (del gr. *kôlon*, colon, y *kéntesis*, punción). f. F., *paracentèse du côlon;* In., *colocentesis*. Punción del colon, principalmente con el objeto de remediar su distensión por aire o gases.

colocintina. f. Glucósido amargo de la coloquíntida. CITRULINA.

coloclisis (del gr. *kôlon*, colon, y *klýzein*, lavar). f. F., *clystère du côlon;* In., *coloclysis*. Irrigación del colon.

coloclister. m. COLOCLISIS.

colocolecistostomía. f. COLECISTOCOLOSTOMÍA.

colocólico. adj. Relativo a dos porciones del colon.

colocolostomía (de *colon* y el gr. *stóma*, boca). f. F., *colo-colostomie.;* In., *colocolostomy*. Anastomosis quirúrgica entre dos porciones del colon.

colodión (del gr. *kollódes*, pegajoso). m. A., *Kollodium;* F. e In., *collodion;* It., *collodio;* P., *colódio*. Solución de algodón pólvora, 5 partes, en éter sulfúrico, 15, y alcohol, 20; líquido siruposo que, extendido en una superficie, se evapora y forma una película elástica. Empléase como protector en las heridas, quemaduras, úlceras, etc. || **-elástico** o **flexible.** Colodión al que se ha añadido el 3 % de aceite de ricino. || **-(Niño).** Alteración congénita rara en la que el niño aparece cubierto completamente por una membrana constrictiva semejante al pergamino o colodión. *Sin.:* Exfoliación lamelar del recién nacido, exfoliación neonatórum, ictiosis lamelar, ictiosis sebácea, seborrea escamosa del recién nacido, seborrea oleosa del recién nacido. || **-salicilato compuesto.** Colodión con el 2 % de extracto de *Cannabis indica*, 10 % de alcohol y 11 % de ácido salicílico, útil en el tratamiento de callos y durezas.

colodispepsia (del gr. *kôlon*, colon, y de *dispepsia*). f. F., *dyspepsie colique;* In., *colodyspepsia*. Dispepsia refleja de una afección del colon.

coloenteritis. f. Enterocolitis.

colofijación. f. COLOPEXIA.

colofonia (del gr. *kolophonía*, de *kolophón*, Colofón, ciudad jónica). f. Materia resinosa, seca, amarillenta, residuo de la destilación de la trementina. *Sin.:* Pez griega.

colohepatopexia (del gr. *kôlon*, colon, *hépar, -atos*, hígado, y *pêxis*, fijación). f. Sutura del colon al hígado para la formación de adherencias.

coloide [coloidal] (del gr. *kólla*, cola, y *eîdos*, forma). m. A., *Kolloid;* F., *colloïde;* In., *colloid;* It., *colloido;* P., *colóide.* Estado fisicoquímico de la materia dispersa o diseminada en un medio llamado de dispersión. Las partículas constitutivas de este estado tienen un tamaño que oscila entre 0,1 y 1 pm; son mayores que las moléculas ordinarias cristaloides, pero no obedecen a las leyes de la gravedad, y puestas en un dializador no atraviesan las membranas animales o vegetales. El estado coloide es de dos clases: *coloide suspensión,* en el que las partículas son de una sustancia insoluble, metal por ejemplo, y el medio de dispersión puede ser sólido, líquido o gaseoso, y el *coloide emulsión,* en el que las partículas son de sustancias orgánicas complejas, almidón por ejemplo, y el medio de dispersión suele ser el agua. El coloide predominantemente líquido se llama también *sol,* y el de consistencia sólida o semisólida se denomina *gel.* ‖ **-hidrófilo, hidrófobo.** Coloide capaz o incapaz, respectivamente, de combinarse con el agua o atraerla para formar un medio de dispersión estable. ‖ **-liófilo, liófobo.** Coloide emulsión y coloide suspensión, respectivamente. ‖ **-protector.** El que posee la propiedad de evitar la precipitación de los coloides suspensoides bajo la acción de un electrólito. ‖ **-reversible.** El que al ser precipitado o separado de su medio de dispersión puede recobrar su estado original por adición de este medio.

coloideo. adj. F. e In., *colloidal.* Glutinoso, semejante a la liga o cola.

coloidina. f. F., *colloïdine.;* In., *colloidin.* Sustancia de aspecto gelatinoso, producto de la degeneración coloidea.

coloidoclasia o **coloidoclasis** (de *coloide* y el gr. *klásis,* rotura). f. A., *Kolloidoklasie;* F., *colloïdoclasie;* In., *colloidoclasia;* It., *crisi colloidoclasica;* P., *coloidoclasia.* Rotura brusca del equilibrio físico de los coloides orgánicos, que da por resultado una crisis anafilactoide, *choque coloidoclástico* o *crisis hemoclástica.*

coloidógeno (de *coloide* y el gr. *gennân,* producir). m. Supuesta sustancia orgánica que conservaría los elementos inorgánicos del cuerpo en solución coloidal.

coloidoma (de *coloide* y *-oma*). m. Tumor caracterizado por la presencia de sustancia coloide. ‖ **-militar.** Afección rara de la piel, caracterizada por la degeneración coloidea de la capa superficial de la dermis y por la formación de pequeñas elevaciones brillantes semejantes a vesículas: hialoma.

coloidopexia (de *coloide* y el gr. *pêxis,* fijación). f. A., *Kolloidopexia;* F., *colloïdopexie;* In., *colloidopexy* It., *colloidopessia;* P., *coloidopexia.* Fijación de los coloides por los tejidos orgánicos, función atribuida al sistema reticuloendotelial y en especial al hígado.

coloidoterapia (de *coloide* y el gr. *therapeía,* tratamiento). f. Antiguo tratamiento de las infecciones por la inyección de metales en estado coloidal; producción del choque coloidoclástico con fines terapéuticos.

colólisis (del gr. *kôlon,* colon, y *lýsis,* disolución). f. F., *cololyse.* In., *cololysis.* Liberación quirúrgica de las adherencias del colon.

cololitiasis. f. COLELITIASIS.

coloma (del gr. *kólla,* cola, y *-oma*). m. A., *Kolloidkrebs;* F., *cancer colloïde;* In. e It., colloma; P., *cancro colóide.* Cáncer coloideo; carcinoma cuya sustancia degenerada ha tomado el aspecto de helatina verde.

colombina. f. Principio amargo, cristalino, poco soluble, del colombo. CALUMBINA.

colombo. m. A., *Colombowurzel;* F., *colombo;* In., *calumba.* It. y P., *colombo.* Raíz de una planta menispermácea, *Jatrorrhiza palmata,* de frica, Ceilán, etc., amarga, tónica y astringente.

colon (del gr. *kôlon,* miembro). m. A., *Kolon;* F., *côlon;* It. y P., *cólon.* Porción del intestino grueso que se extiende desde el ciego al recto. ‖ **-ascendente.** Porción del colon en el lado derecho, que asciende desde el ciego. ‖ **-descendente.** Porción del colon en el lado izquierdo, entre el colon transverso y el colon sigmoide. ‖ **-gigante.** Colon de tamaño anormalmente grande; megacolon. ‖ **-ilíaco.** Porción de colon **sig-**moide situado en la fosa ilíaca izquierda. ÊÊ- irritable. Discinesia cólica con trastornos motores y secretorios de origen nervioso, caracterizada por cólicos, estreñimiento o diarrea y evacuación de mucosidades y membranas, sin lesiones demostrables de la mucosa intestinal. *Sin.:* Colitis mucosa, colitis mucomembranosa, mixoneurosis intestinal o cólica, mucocolitis, diarrea tubular, etc. ‖ **-pélvico.** Porción de colon sigmoide situado en la pelvis. ‖ **-sigmoide.** Porción del colon en forma de S situada entre el colon descendente y el recto. ‖ **-transverso.** Porción del colon que atraviesa la parte superior del abdomen de derecha a izquierda.

colonalgia (del gr. *kôlon,* colon, y *álgos,* dolor). f. F., *colonalgie;* In., *colonalgia.* Dolor en el colon; colalgia.

colonectasia (del gr. *kôlon,* colon, y *éktasis,* extensión). f. Dilatación del colon. MEGACOLON.

colonectomía (del gr. *kôlon,* colon, y *ektomé,* escisión). f. Extirpación de una porción del colon.

colonia (del lat. *colonia,* de *colere,* habitar). f. A., *Kolonie;* F., *colonie;* In., *colony;* It., *colonia;* P., *colónia.* Conjunto de células individuales u organismos de una misma especie, que en su ciclo evolutivo forman agrupaciones. ‖ Conjunto de individuos que por sus características físicas, psíquicas o sociales se reúnen para su mejor cuidado o control en centros especializados. ‖ **-bacteriana.** Conjunto generalmente discreto (1-3 mm) y más o menos compacto de individuos originados a partir de una sola célula sobre un medio sólido o en la masa de un medio semisólido. ‖ **-de hongos.** Puede ser de dos tipos: los hongos levaduriformes forman colonias semejantes a las bacterianas; los filamentosos constituyen colonias más grandes, algodonosas. ‖ **-lisa.** Colonia bacteriana o de hongos, de superficie más o menos convexa, pulida y brillante. En algunas especies está en relación con la existencia de cápsula. ‖ **-rugosa.** Colonia bacteriana o de hongos, de forma y bordes irregulares y superficie granujienta, plana y mate.

colónico. adj. Relativo al colon; cólico.

colonización. f. F., *nidation;* In., *colonization.* Tratamiento de los alienados y atrasados reunidos en colonias agrícolas.‖ INNIDACIÓN.

colonómetro (de *colonia* y el gr. *métron,* medida). m. F., *appareil pour compter les colonies bactériennes;* In., *colonometer.* Aparato para contar las colonias de bacterias en un cultivo plano.

colopatía (del gr. *kôlon,* colon, y *páthos,* enfermedad). f. F., *colopathie.;* In., *colopathy, colonopathy.* Término general para las afecciones del colon.

colopexia (del gr. *kôlon,* colon, y *pêxis,* fijación). f. A., *Kolopexie;* F., *colopexie;* In., *colopexy;* It., *colopessia;* P., *colopexia.* Enteropexia del colon.

colopexostomía (de *colopexia* y *stóma,* boca). f. Fijación del colon con cecostomía o apendicostomía.

colopexotomía (de *colopexia* y el gr. *tomé,* sección). f. F., *colopexotomie;* In., *colopexotomy.* Fijación e incisión del colon.

coloplicación (del gr. *kôlon,* colon, y el lat. *plicatio, -onis,* plegadura). f. A., *Plicatio coli;* F. e In., *coloplication;* It., *coloplicazione;* P., *coloplicação.* Operación de disminuir la dilatación del colon por la formación de uno o más pliegues en el mismo.

coloproccia (del gr. *kôlon,* colon, y *proktós,* ano). f. COLOSTOMÍA.

coloproctitis (del gr. *kôlon,* colon, *proktós,* ano, e *-itis*). f. F., *colorectite;* In., *coloproctitis.* Inflamación del colon y el recto.

coloptosis (del gr. *kôlon,* colon, y *ptôsis,* caída). f. A., *Koloptose;* F., *ptôse du côlon;* In., *coloptosis* It., *coloptosi;* P., *coloptose.* Prolapso o caída del colon; enteroptosis.

colopuntura. f. COLOCENTESIS.

coloquíntida. f. A., *Colocynthis, Koloquinten;* F., *coloquinte;* In., *colocynth;* It., *coloquintide;* P., *coloquíntida.* Fruto del *Citrullus colocynthis,* cucurbitácea de Europa y Asia; su pulpa es un purgante hidragogo enérgico, tóxica, y se emplea como ingrediente en las píldoras catárticas.

coloquintina. f. COLOCINTINA.
color (del lat. *color*). m. A., *Farbe;* F., *couleur;* In., *color;* It., *colore;* P., *cor.* Impresión que la luz reflejada por la superficie de los cuerpos produce en el órgano de la vista, y que es producto de la descomposición de dicha luz. ‖ **-complementario.** Dícese de cada uno de dos colores que mezclados producen el color blanco. ‖ **-incidental.** Impresión de color que conserva la retina después de desaparecido el objeto causante de la impresión. ‖ **-primitivo.** El que no se descompone en otros, como uno cualquiera de los siete colores del espectro solar. ‖ **-simple.** Color primitivo.
coloración. f. A., *Färbung;* F., *coloration;* In., *staining;* It., *colorazione;* P., *coloração.* Estado o apariencia de un cuerpo que tiene color; tinte de los tegumentos, como *coloración ictérica, cianótica, bronceada;* de la orina, etc. como *coloración ictérica, cianótica, bronceada;* de la orina, etc. ‖ Teñido artificial de las estructuras hísticas o microorganismos, para facilitar su estudio microscópico. ‖ **-bipolar.** Coloración que se manifiesta sólo en los polos o extremos, o coloración distinta en cada uno de ellos. ‖ **-de constraste** o **diferencial.** Teñido con diferentes colorantes de varias partes de un mismo tejido o elemento para que resalten unas de otras. ‖ **-metacromática.** Acción de una misma sustancia colorante que confiere distintos colores a los diferentes elementos de un tejido. ‖ **-selectiva.** Empleo de un colorante que tiene afinidad especial para determinados elementos o estructuras. ‖ **-supravital.** Coloración de un tejido vivo extraído del cuerpo. ‖ **-vital** o **intra vitam.** ‖ -Coloración de tejidos frescos o vivos, especialmente la coloración de la sangre recientemente salida del vaso, antes de que las células hayan sido alteradas por el calor o el alcophol. ‖ Coloración de un tejido mediante la introducción en el organismo de una materia colorante que posee afinidad electiva por aquel tejido.

PRINCIPALES MÉTODOS DE COLORACIÓN

de Abbott *(para esporas).* Cubrir la preparación del cubreobjeto con azul de metileno, calentar repetidamente hasta el punto de ebullición; lavar en agua y luego en alcohol que contenga 0,2 o 0,3 % de ácido clorhídrico; lavar nuevamente en agua; teñir por 8 o 10 seg en una solución de anilina-fucsina; lavar en agua y montar. Las esporas se tiñen en azul y los cuerpos de las bacterias en rojo. ‖ **-de Achúcarro.** Impregnación del tejido conjuntivo con un preparado de tanino y plata. ‖ **-de Anderson.** Método de coloración de la mielina en secciones congeladas. ‖ **-de Aniesky** *(para teñir esporas).* Se extiende sobre un cubreobjeto una capa delgada del líquido que contiene las esporas y se deja secar. Mientras se seca, se calienta en un disco de porcelana una solución al 0,5 % de ácido clorhídrico hasta el desprendimiento de vapores y formación de burbujas. Cuando la solución está caliente, se sumerge en ella el cubreobjeto, se lava con agua, se seca y fija y luego se tiñe con la solución de carbolfucsina de Ziehl; después se calienta hasta que desprenda vapores. Se deja enfriar el colorante; se descolora con una solución del 4 al 5 % de ácido sulfúrico y se tiñe de nuevo con verde malaquita o azul de metileno. ‖ **-de Anthony.** Método de coloración para las cápsulas bacterianas en el cual las bacterias se tratan primero con ácido acético y violeta de genciana y luego con una solución de sulfato de cobre. Las bacterias se tiñen de color azul oscuro y las cápsulas de color violeta azulado. ‖ **-de Balch.** Coloración policroma de extensiones sanguíneas secas con azul de metileno. ‖ **-de Baumgarten** *(para el bacilo de la lepra).* Se tiñe durante 6 a 7 min en una solución diluida de fucsina; inmérjase durante un cuarto de hora en una solución alcohólica al 10 % de ácido nítrico; lavado en agua; coloración de contraste con una solución acuosa saturada de azul de metileno. Alcohol, xilol, bálsamo. ‖ **-de Benda.** Modificación del método de Weigert-Pal para el tejido nervioso. ‖ **-de Benian** *(para espiroquetas).* Se añaden a la preparación unas gotas de solución acuosa de rojo Congo al 2 %, y luego se lava en solución acuosa de ácido clorhídrico al 1 % y se deja secar; las espiroquetas quedan blancas sobre fondo azul. ‖ **-de Bethe** *(para fijar la coloración de fibras nerviosas con azul de metileno).* Lavado del exceso de coloración con solución salina normal; se pone por 2 a 5 horas en un líquido compuesto de agua destilada, 10 ml; molibdato de amonio, 0,06 g; agua oxigenada, 1 ml, y ácido clorhídrico, 1 gota; líquido enfriado por una mezla frigorífica; lavado en agua corriente, dshidratación y endurecimiento en alcohol absoluto. ‖ **-de Bielschowsky.** Coloración de neurofibrillas y cilindroejes con plata amoniacal. ‖ **-de Biot** *(para el bacilo tuberculoso).* Se extiende muy delicadamente el esputo. Se fija y colora con carbol-fucsina 2 o 3 min; se descolora sin lavar en solución nítrica al 25 % y luego en alcohol absoluto; se lava con agua, se pone en formol concentrado por 3 min; se lava y seca. ‖ **-de Birch-Hirschfeld** *(para amiloides).* Teñir en solución alcohólica al 2 % de pardo de Bismark durante 5 min; lavar en alcohol absoluto y luego 10 min en agua destilada; teñir en una solución al 2 % de violeta de genciana durante 5 a 10 min; lavar en solución diluida de ácido acético; montar en levulosa. El amiloide se vuelve rojo; el tejido, pardo. ‖ **-de Bostroem** *(para Actinomyces).* Se coloran las secciones con solución de violeta de genciana y luego en picrocarmín de Weigert, se lavan y calientan con alcohol. ‖ **-de Bowhill** *(para esporas).* Teñir la preparación de 10 a 15 min en una mezcla de 15 ml de solución acuosa de tanino y 30 ml de agua destilada; calentar ligeramente. ‖ **-de Buerger** *(para cápsulas).* Se fija la preparación en el líquido de Müller, se lava con agua y alcohol, se cubre de yodo durante 2 min, se lava en alcohol, se seca y tiñe en agua de anilina y violeta de genciana, y se lava en una solución salina al 2 %. ‖ **-de Bunge-Trantenroth** *(para diferenciar el bacilo tuberculoso del bacilo del esmegma).* Se lava la preparación con alcohol y se trata con ácido crómico; se tiñe con carbolfucsina caliente y se descolora con ácido sulfúrico; se tiñe de nuevo con azul de metileno alcohólico y se lava con agua. Los bacilos tuberculosos se tiñen de rojo; los del esmegma quedan sin color. ‖ **-de Burri.** Coloración, especialmente de las espiroquetas, con tinta china. Las espiroquetas quedan blancas, y el fondo, negro. ‖ **-de Cajal** *(para células ganglionares).* Modificación del método rápido de Golgi, repitiendo los tiempos para hacer más perfecta la impregnación. ‖ Coloración de los astrocitos por un compuesto de cloruro mercúrico y cloruro de oro. ‖ **-de Castañeda** *(para rickettsias).* Primera coloración con solución diluida de azul de metileno de pH 7,5, y segunda coloración con solución ácida de safranina. ‖ **-de Cohn** *(para sedimentos urinarios orgánicos).* Se sumerge el portaobjeto en una solución al 10 % de formalina durante 10 min, luego se lava con agua y se coloca otros 10 min en una solución concentrada de sudán en alcohol de 80°. La grasa se tiñe de rojo, y los núcleos, de violeta. ‖ **-de Cox** *(para células ganglionares).* Se sumergen las preparaciones de 1 a 3 meses en un líquido compuesto de solución de bicromato de potasio al 5 %, 20 partes; solución de sublimato corrosivo al 5 %, 20 partes; agua destilada, 30 a 40 partes; solución de cromato de potasio al 5 %, 16 partes; luego se sigue el método de Golgi. ‖ **-de Curchman** *(para cápsulas).* Se inunda la preparación de colorante de Wright y se deja evaporar hasta sequedad. Se lava y seca rápidamente; los cuerpos son de color azul; las cápsulas, de rosa púrpura. ‖ **-de Curry** *(para teñir la cápsula de los neumococos).* Cubrir con ácido acético glacial; lavar el ácido con hidróxido de potasio en solución al 1 %; lavar con agua y teñir con anilina y violeta de genciana. ‖ **-de Czaplewsky** *(para el bacilo de Koch).* Coloración con carbol-fucsina; descoloración con mezcla de fluoresceína, 1 g; alcohol, 100 ml, y azul de metileno, 5 g, en la que se deja un día y luego se decanta; contracoloración con solución alcohólica de azul de metileno al 5 %. ‖ -**de Darling** *(para la Entamoeba histolytica)*. Coloración con el colorante de Wright seguido del de Giemsa hasta el tinte púrpura. Se sumerge la preparación en alcohol de 60° al que se han añadido de 10 a 20 gotas de amoniaco. ‖ -**de Dorner** *(para esporas)*. Se tiñe la suspensión en un tubo de ensayo con carbol-fucsina, que se mantiene por 10 min al baño de María: se mezcla una asa de la suspensión con una asa de solución saturada de nigrosina y se extienden en capa delgada: las esporas aparecen rojas sobre fondo negro. ‖ -**de Ehrlich** *(para el bacilo de Koch)*. Coloración en violeta de genciana caliente por 3 a 5 min: descoloración en ácido nítrico al 33%, de 30 a 60 seg; alcohol de 60°; contracoloración con azul de metileno. ‖ -**de Ehrlich-Weigert** *(para bacilos tuberculosos)*. Se coloca la preparación del cubreobjeto con la sección abajo en la solución siguiente: solución alcohólica saturada de violeta de metilo, 1,1 partes; alcohol absoluto, 1 parte; agua de anilina, 10 partes. Caliéntese suavemente, hasta que se desprendan vapores, de 1 a 5 min. Se descolora por pocos segundos en 1 parte de ácido nítrico y 3 de agua. Se lava en alcohol de 62° y luego en agua. ‖ -**de Ehrlich-Westphal** *(para Mastzellen)*. Induración en alcohol débil; coloración por 24 horas en una mezcla de 200 partes de solución de carmín, 200 partes de solución saturada de dalia en alcohol absoluto, 100 partes de glicerina y 20 partes de ácido acético glacial. Descoloración en alcohol absoluto, esencia, bálsamo de Canadá. ‖ -**de Epstein** *(para el bacilo diftérico)*. Coloración con azul de metileno de Löffler durante 1,5 min; lavado; solución de yodo de Gram; papel secante. ‖ -**de Ermengem** *(para flagelos)*. Hágase una suspensión muy diluida, en una solución al 0,6 % de cloruro de sodio, de un cultivo del organismo en agar que date de 18 horas y colóquese 1 gota de la suspensión en el centro de un cubreobjeto perfectamente limpio. Déjese secar la gota al aire y fíjese la preparación, pasando rápidamente el cubreobjeto tres veces por la llama. Ya fijada la preparación, se aplica el siguiente mordiente por 30 min a la temperatura ambiente o por 5 min a 50-60° C: ácido ósmico (solución al 2 %), 1 parte; tanino (solución al 2 %), 2 partes, y 4 o 5 gotas de ácido acético glacial. Luego lavado en agua y alcohol (95°) e inmersión por pocos segundos en una solución de nitrato de plata al 0,25-0,5 %. De aquí, sin lavado, transpórtese a un pequeño disco que contenga un baño de refuerzo compuesto del modo siguiente: ácido gálico, 5 g; tanino, 3 g; acetato potásico fundido, 10 g; agua destilada, 350 g. En esta preparación se lava por pocos segundos y luego se sumerge nuevamente en la solución de nitrato de plata, en la que se agita hasta que la solución tome un color oscuro o negro; se lava en agua, se seca y se monta en bálsamo. ‖ -**de Exner** *(para demostrar las vainas de mielina)*. Colóquense porciones recientes de encéfalo o médula, que no sean más gruesas de 0,5 cm, en una solución acuosa de ácido ósmico al 1 %, empleando por lo menos una cantidad de líquido diez veces mayor que el volumen de las piezas; al segundo día se cambia la solución de ácido ósmico; después de 5 ó 6 días se lava con agua, luego se deshidrata e incluye; se examinan los ejemplares en glicerina ligeramente amoniacal, y las vainas de mielina aparecen de un color que varía del gris al negro. ‖ -**de Feulgen**. Método para demostrar la existencia de cromatina y ácido nucleico; los aldehídos liberados por hidrólisis del DNA coloran el leucoderivado de la fucsina. ‖ -**de Fiocca** *(para teñir esporas)*. Pónganse 20 ml de una solución de amoniaco al 10 % en un vidrio de reloj; añádanse de 10 a 20 gotas de una solución acuosa saturada de violeta de genciana, fucsina, azul de metileno o safranina; caliéntese la solución. Se sumerge en este líquido un cubreobjeto con la preparación, bien seco, durante 3 a 5 min o más, se lava en una solución de ácido nítrico o sulfúrico al 20 %, y después con agua, y se tiñe de nuevo con una solución acuosa de crisoidina, verde malaquita, azul de metileno, vesuvina o safranina. ‖ -**de Flemming triple**. Después de fijado con alcohol acético, se colora el tejido por 1 hora con solución acuosa saturada de safranina; se lava y colora por 30 min con solución acuosa saturada de violeta de metilo; nuevo lavado y coloración con anaranjado acetona. ‖ -**de Flexner** *(para el bacilo de la lepra)*. Se tiñe en alumbre-hematoxilina; se lava en agua; se pone en carbol-fucsina durante 5 min en caliente o 30 en frío; lavado con agua; se trata con solución de yodo; lavado y secado. *a)* Se tiñen durante 2 horas secciones en parafina en solución de azul de metileno de Löffler; se ponen durante varios minutos en una solución de ácido acético al 1 %; se deshidrata en alcohol absoluto; se aclara en esencia de clavos; bálsamo de xilol. *b)* Se tiñen las secciones en la solución de Stirling de violeta de genciana durante 10 min; se ponen en una solución de ácido acético al 1 ‰ durante varios minutos; se deshidrata en alcohol de 95°; se añade esencia de clavos; se lava con xilol; se monta en bálsamo de xilol. ‖ -**de Fontana** *(para el treponema de la sífilis)*. Se fija la preparación en ácido acético y luego en solución de formaldehído al 20 %; como mordiente, el ácido tánico, 5 g en 100 ml de solución de fenol al 1 %; luego se trata en solución de nitrato de plata al 0,25 %. Las espiroquetas se tiñen de negro y aparecen mayores que teñidas por otros procedimientos. ‖ -**de Fonte** *(para bacilos acidorresistentes)*. Se tiñe con carbol-fucsina y se descolora con una mezcla de alcohol absoluto, 1 parte, y ácido acético, 2 partes; luego se procede como en el método de Gram, pero empleando el pardo de Bismarck. Los bacilos son de color rojo con puntos violados. ‖ -**de Fränkel** *(para el bacilo de la tuberculosis)*. Se tiñe la preparación en el cubreobjeto con agua de anilina y fucsina; se coloca en una mezcla de solución saturada de azul de metileno en 50 partes de agua, 30 de alcohol y 20 de ácido nítrico. Cuando la preparación aparece azul, se lava con agua pura o en alcohol y ácido acético. ‖ -**de Freud** *(para fibras nerviosas)*. Se endurece en el líquido de Müller o de Ehrlich y luego con alcohol; inclusión en celoidina; se tiñen las secciones en partes iguales de solución de cloruro de oro al 1 % y alcohol de 95°; lavado con agua; reducción en sosa cáustica, 1 parte; agua destilada, 6 partes; se lava de nuevo; se coloca en una solución de yoduro potásico al 10 % durante 10 ó 15 min; lavado en agua, y luego se trata con alcohol, aceite y bálsamo de Canadá. ‖ -**de Gabbet** *(para bacilos de la tuberculosis)*. Colórese con solución de carbol-fucsina caliente; se lava con agua y se cubre con azul de Gabbet por 30 seg; lávase de nuevo y se monta. Por este método los bacilos se tiñen de rojo, mientras que las otras bacterias y los núcleos celulares se tiñen de azul. ‖ -**de Gallego**. Se emplean tres soluciones: *fucsina acética* (agua destilada, 10 ml; fucsina de Ziehl, 10 gotas; ácido acético, 1 gota), *formol acético* (agua destilada, 10 ml; formol, 2 gotas; ácido acético, 1 gota) y *picrocarmín* (solución acuosa de carmín de índigo al 1 %, 1 parte y solución acuosa saturada de ácido pícrico, 2 partes). Se tiñe con la solución de fucsina durante 1 min. Virofijación con la solución de formol acético. Lavar con agua. Coloración de fondo con la solución de picrocarmín durante 1 min. Lavar con agua. Deshidratación con alcohol y montaje. ‖ -**de Gardner**. Modificación del método de Ziehl-Neelsen, en la que se emplea como contracoloración en trinitrofenol a media saturación. ‖ -**de Gasis** *(para el bacilo tuberculoso)*. Se hierve cloruro mercúrico cristalino en una mezcla de alcohol, 5 ml; agua, 5 ml, y eosina, 1 g, hasta que el colorante esté a punto de precipitar. Con este líquido se inunda la preparación y se calienta durante 1 min. Se trata luego con una solución de hidróxido de sodio, 1 g, y yoduro de potasio, 0,5 g, en 100 ml de alcohol de 50°, hasta que el color rojo cambie en verde oscuro. Se lava con alcohol de 90° y luego con agua destilada y se colora de nuevo con la siguiente mezcla: azul de metileno, 0,1 g; ácido clorhídrico, 1 ml; alcohol, 20 ml, y agua destilada, 80 ml. ‖ -**de Gerlach**

coloración

(para fibras nerviosas). Se endurecen los tejidos en una solución de bicromato amónico del 1 al 2 % durante un período de 7 a 21 días; se ponen los cortes en una solución al 0,01 % de cloruro de oro y potasio, se acidula ligeramente con HCl hasta que las secciones se coloren de violeta pálido; se lavan en solución de HCl al 1 por 2.000 o 3.000; se ponen en una solución al 10 % de HCl en alcohol de 60°, y luego en alcohol absoluto, esencia de clavos y bálsamo de Canadá. ||**-de Giacomi** *(para el treponema de la sífilis).* Coloración con anilina-fucsina caliente; lavado con una solución diluida de cloruro de hierro; descoloración en una solución concentrada de cloruro de hierro; lavado en alcohol, xilol y bálsamo xilol. ||**-de Giemsa** *(para los parásitos del paludismo).* La fórmula es: azul II-eosina, 3 g; azul II, 0,8 g; glicerina (Merck), 250 ml; alcohol metílico (Kahlbaum I), 250 ml. La preparación se seca al aire y se fija en alcohol absoluto. Se añade una gota de la fórmula a 1 ml de agua y se cubre la preparación con esta mezcla durante 10 min; se lava en una corriente de agua; se quita el exceso de agua, se seca al aire y se monta en bálsamo. || *(para el treponema de la sífilis).* Igual que el primer método, sólo que al agua de dilución del líquido colorante se añaden de 1 a 10 gotas de una solución de carbonato potásico al 0,1 %. ||**-de Gieson** *(para tejido nervioso).* Mézclense: solución acuosa de fucsina ácida al 1 %, 15 ml; solución acuosa saturada de ácido pícrico, 50 ml; agua, 50 ml. Coloración de los cortes primero en alumbre-hematoxilina; lavado en agua; coloración en la solución anterior de 3 a 5 min; deshidratación en alcohol; esencia y bálsamo de Canadá.|| *(para fibrillas de tejido conjuntivo).* Endurecimiento en sales de cromo o en sublimado corrosivo y coloración intensa en alumbre-hematoxilina; lavado en agua; coloración por 3 a 5 min en solución de ácido pícrico de Gieson; deshidratación en alcohol de 95°; esencia de orégano de Creta; bálsamo de Canadá. ||**-de Golgi** *(para teñir células ganglionares y prolongaciones axiles y dendríticas).* MÉTODO LENTO: Se endurecen los tejidos en una solución de bicromato de potasio al 2 % durante un período de 2 a 6 semanas. Se colocan luego de 2 a 4 días o más en una solución al 0,75 % de nitrato de plata o en una solución al 0,5 % de cloruro mercúrico. MÉTODO MIXTO: Se endurece como en el método lento; se colocan las preparaciones durante 1 a 3 días en una mezcla de una solución al 1 % de ácido ósmico, 2 partes, y solución al 2 % de bicromato de potasio, 8 partes; luego, en una solución al 9,75 % de nitrato de plata durante un período de 24 a 48 horas. Los cortes se deshidratan en alcohol, se aclaran en esencia de clavos o de bergamota, se lavan en xilol y se montan en xilol dammar. MÉTODO RÁPIDO: Se colocan las piezas frescas en una mezcla de 1 parte de una solución al 1 % de ácido ósmico y 4 partes de una solución al 3,5 % de bicromato de potasio. Si hay que teñir la neuroglia, se dejan las piezas en este líquido durante 2 o 3 días; para las células nerviosas de 3 a 5 días y para las fibras nerviosas y colaterales de 5 a 7 días. Luego se deshidratan los cortes en alcohol, se aclaran en esencia de clavos o bergamota, se lavan en xilol, se montan en xilol dammar y se secan a 40 °C. ||**-de Gomori.** Coloración para descubrir fosfatasas y lipasas. ||**-de Goodpasture.** Reacción de la peroxidasa. ||**-de Gorden.** Modificación del método de Ermengem, en la cual las preparaciones permanecen en el segundo baño 2 min, se colocan luego en el tercer baño durante 3 min y después se lavan, secan y montan sin volverlas al segundo baño. ||**-de Gram** *(para extensiones sobre portaobjetos).* Se seca y fija la preparación del modo ordinario. Se tiñe durante 5 min con violeta de genciana; se quita el exceso de colorante y se aplica la solución yodada de Gram por 2 o 3 min; se lava con alcohol de 95° y luego con agua; las bacterias que se destiñen así tratadas se llaman gramnegativas, las que conservan el tinte, grampositivas; a continuación se aplica un colorante de contraste (safranina, fucsina) para teñir las gramnegativas. || *(para los cortes en parafina).* Se tiñe con violeta de genciana de 5 a 20 min; se lava en solución salina normal o en agua; solución de yodo (1 o 2:3.000), 1 min; lavado con agua y luego en alcohol; xilol y bálsamo xilol. Las bacterias se tiñen de azul intenso. Las que se tiñen por este método son el bacilo de la tuberculosis, el neumococo, los estreptococos, estafilococos, micrococos, bacilos y clostridios. ||**-de Gram-Weigert** *(para tricófitos).* Se quita la grasa del pelo con éter; se tiñe durante 30 min en una mezcla de solución alcohólica de violeta de genciana, 15 partes, y agua de anilina, 3 partes; a continuación se trata con solución yodada y luego con aceite de anilina.|| *(para cortes en celoidina).* Se colora con carmín litio; se deshidrata con alcohol y se ajusta a un portaobjeto con vapores de éter; se colora luego con violeta de genciana de 5 a 20 min; se lava en solución salina normal y se trata con solución de yodo; se lava otra vez con agua y se seca con papel secante; se deshidrata con aceite de anilina y finalmente se trata con xilol y bálsamo xilol. ||**-de Günther** *(modificación del método de Gram).* Después de la exposición en la solución yodoyodurada se coloca la preparación por 20 seg en alcohol; luego por 10 seg en alcohol que contenga el 3 % de ácido clorhídrico, y finalmente, para descoloración completa, en alcohol puro. Antes de montar los cortes se aclaran en esencia de clavos o en xilol. ||**-de Hansen** *(para esporas).* Se prepara una película; se fija y tiñe con carbol-fucsina caliente durante 5 min; se descolora con solución de ácido acético al 5% hasta que la película sea ligeramente rosada; se lava en agua y se tiñe por 3 min con azul de metileno de Löffler. ||**-de Harlow** *(para frotis sanguíneos).* Se emplean dos soluciones: solución alcohólica de eosina al 1 % y solución alcohólica de azul de metileno de Ehrlich al 1 %, la segunda después de la primera; se lava, seca y monta. ||**-de Harris** *(para los cuerpos de Negri).* Se fija la preparación del cuerno de Ammón en alcohol metílico, se lava y tiñe con solución alcohólica saturada de eosina. Y, se lava y colora de nuevo con solución de azul de metileno de Unna, lavado con agua y luego con alcohol de 95°. ||**-de Hastings.** MÉTODO DE COLORACIÓN DE ROMANOWSKY. ||**-de Hauser** *(para esporas).* Se tiñe con solución acuosa de fucsina, pasando la preparación varias veces por el colorante. ||**-de Heidenhain** *(para núcleos).* Coloración de 24 a 48 horas en una solución acuosa de hematoxilina al 0,5 ‰ preparada en caliente, luego se pone la preparación en una solución acuosa de cromato potásico al 0,66 % durante 1 o 2 días; se lava con agua, luego se trata con alcohol, aceite y bálsamo de Canadá. ||**-de Held** *(para el tejido nervioso).* Se calientan los cortes 1 o 2 min en la siguiente solución: 1 g de eritrosina, 2 g de acetona y 150 ml de agua destilada. Se lavan después con agua y se colocan en una solución compuesta de partes iguales de solución de azul de Nissl y una solución acuosa de acetona al 5 %. Se calienta hasta que desaparece el olor de acetona. Descolórase en una solución al 0,1 % de alumbre, hasta volverse de color rojo. Se deshidrata en alcohol, se aclara y monta. ||**-de Heller** *(para las vainas de mielina).* Endurecimiento con el líquido de Müller o por el método de Weigert; inclusión en celoidina; coloración de los cortes en una solución acuosa de ácido ósmico al 1 %/100 min; lavado en agua; reducción en una mezcla de sulfato sódico, 125 partes; carbonato de sodio, 70 partes; ácido pirogálico, 15 partes; agua, 500 partes; lavado en agua; diferenciación en solución acuosa de permanganato potásico; descoloración en solución acuosa de ácido oxálico al 1 %; lavado en agua; alcohol, aceite y bálsamo de Canadá. ||**-de Hermann** *(para el bacilo de Koch y micobacterias en general).* Se seca y fija la preparación del modo ordinario; se aplica la mezcla siguiente: solución alcohólica de violeta en cristales al 3 %, 1 parte, y solución de carbonato amónico al 1 %, 3 partes; se calienta durante 3 min; se descolora con ácido nítrico al 10 %; se lava con alcohol y luego con agua y se colora de nuevo con pardo de Bismarck. ||**-de Herxheimer** *(para fibras elásti-*

cas). Endurecimiento con el líquido de Müller; el alcohol y los demás fijadores no son tan convenientes. Coloración en hematoxilina, 1 parte; alcohol absoluto, 20 partes; agua, 20 partes; solución saturada en carbonato de litio, 1 parte. Descoloración en una solución de cloruro de hierro; lavado en agua; alcohol, aceite y bálsamo de Canadá. Las fibras elásticas quedan teñidas de negro, y los tejidos que las rodean, de azul pálido. ‖ **-de Hewlet** *(para cápsulas)*. Se sumerge la preparación en una mezcla de partes iguales de carbol-fucsina y agua destilada, luego se pone durante 15 seg en una solución de violeta de genciana al 0,1 %. ‖ **-de Hiss** *(para las cápsulas de las bacterias)*. Mézclese una pequeña porción con una gota de suero en el cubreobjeto, extiéndase y séquese al aire y fíjese pasando por la llama de alcohol; luego se tiñe en una solución medio saturada de violeta de genciana por pocos segundos; lavado, montaje y examen en una solución acuosa de carbonato potásico al 0,25 %, o bien coloración en una solución del 5 al 10 % de violeta de genciana, calentamiento por pocos segundos, lavado en una solución al 20 % de sulfato de cobre; secado con papel filtro y montaje en bálsamo. ‖ **-de Hortega**. Coloración de la microglia por el carbonato de plata amoniacal. ‖ **-de Hoyer**. Endurecimiento con sublimado corrosivo seguido de alcohol. Los cortes en parafina se pasan por xilol, cloroformo y alcohol de 95° para despojarlos de la parafina. Colocación en una solución acuosa de cloruro mercúrico al 5 %, de 3 a 5 min; coloración en una solución débil de tionina; aclaramiento en una mezcla de esencia de clavo y esencia de tomillo, de esencia de trementina o de cedro y bálsamo. ‖ **-de Hunt** *(para el bacilo de la difteria)*. Coloración en una solución acuosa saturada de azul de metileno durante 1 min sin calentamiento; lavado en agua; colocación en una solución acuosa de ácido tánico al 10% durante 10 seg; lavado en agua; coloración en solución acuosa saturada de anaranjado de metilo por 1 min; lavado en agua; secado y montaje en bálsamo. ‖ **-de Huntoon** *(para esporas)*. El colorante es una mezcla de las siguientes soluciones: fucsina ácida (Grübler), 4 g; solución acuosa de ácido acético al 2 %, 50 ml, y azul de metileno, 2 g; solución acuosa del ácido acético al 2 %, 50 ml. Se hace una preparación algo gruesa, se seca y se fija; se aplica todo el colorante que puede quedar en el portaobjeto y se calienta sobre una llama por 1 min, reemplazando el colorante perdido por evaporación; se lava con agua, se sumerge la preparación en una solución débil de carbonato de sodio. Cuando la preparación se vuelve azul, se lava con agua, se seca y se monta. Las esporas quedan rojas y las bacterias azules. ‖ **-de Israel** *(para Actinomyces)*. Se pone la preparación con varias horas en una solución de orceína en ácido acético diluido, luego se lava con alcohol absoluto durante algunos segundos. ‖ **-de Jensen** *(modificación del de Gram)*. Se seca y se fija del modo ordinario, se tiñe con solución de violeta de metilo al 5 % durante 30 seg; se quita el exceso de colorante y se aplica la solución de Lugol dos o tres veces; se separa el exceso de yodo, se lava con alcohol de 90° y se contracolora con solución de rojo neutro al 1 ‰ que contenga unos 2 ml de ácido acético glacial. ‖ **-de Johne** *(para cápsulas de bacterias)*. Las preparaciones se tiñen en una solución caliente de violeta de genciana al 2 %; se lavan con agua, se descoloran durante 10 a 20 seg en una solución al 2 % de ácido acético; se lavan y montan en agua. ‖ **-de Kaiserling** *(para conservar el color natural de las preparaciones de museos)*. Se fija la preparación durante 1 a 5 días en formaldehído, 200 ml; agua, 100 ml; nitrato potásico, 15 g, y acetato potásico, 30 d; se seca y se deja en alcohol de 95° por 1 o 2 horas, y se conserva en agua, 2.000 ml; glicerina, 400 ml, y acetato potásico, 200 g. ‖ **-de Kaufmann** *(para cápsulas)*. Se tiñe durante varias horas en azul de metileno de Löffler, se lava con agua alcalina, se aplica por 2 min solución de nitrato de plata al 0,5 %, se lava y luego se colora con solución acuosa de fucsina al 5 % por 30 seg. ‖ **-de Kieffer** *(para bacterias acidorresistentes)*. Coloración en mezcla de carbol-fucsina y violeta de metilo, lavado, tratamiento con tintura de yodo, lavado y contracoloración con azul de metileno. ‖ **-de Klotz** *(para cristales de ácidos grasos)*. Fijación de los tejidos; precipitación del ácido graso radical en alumbre de cromo, 2,5 g, y solución de formaldehído al 7 %, 100 ml; disolución por ebullición, y mientras se enfría adición de ácido acético glacial, 5 ml, y luego acetato de cobre neutro pulverizado, 5 g; lavado en agua; conservación de cortes y coloración de los mismos en una solución saturada de hematoxilina en alcohol de 60° durante 6 horas; lavado en agua y colocación en una mezcla de ferricianuro potásico, 2,5 g; bórax, 2 g, y agua destilada, 100 ml. ‖ **-de Kühne** *(para el bacilo del muermo)*. Se colocan los cortes por 30 min en un colorante compuesto de azul de metileno, 1,5; alcohol, 10, y solución acuosa al 5 % de fenol, 100. Se lavan con agua, se descoloran en ácido clorhídrico, se sumergen en una solución de carbonato de litio, luego en un baño de agua destilada y en otro de alcohol absoluto coloreado con escasa cantidad de azul de metileno; se lavan en esencia de anilina y luego con éter; se aclaran en xilol y se montan en bálsamo. ‖ *(para los cortes en parafina)*. Se tiñen ligeramente los cortes en alumbre-hematoxilina; se lavan con agua; se tratan con una solución acuosa al 2 % de clorhidrato de anilina por 15 seg; se lavan con agua; se tratan con alcohol absoluto, xilol y bálsamo xilol. ‖ **-de Kutscher** *(modificación del método de Gram)*. Se prepara una solución concentrada de violeta de genciana en una mezcla de agua de anilina, 1 parte; alcohol, 1 parte; agua fenicada al 5%, 1 parte. Se vierte esta solución gota a gota en un vidrio de reloj lleno de agua hasta formar una capa en la superficie. Se colocan en ella los cortes, y después de 10 a 15 min se lavan con agua, se colocan en la solución de yodo por 1 min, luego en alcohol, xilol, y se montan en bálsamo. ‖ **-de la hematoxilina-eosina**. Los cortes teñidos ya con hematoxilina se ponen durante 2 a 5 min en una solución acuosa de eosina al 1 o 2 %; luego se lavan con agua y se dejan por corto tiempo en alcohol absoluto. ‖ **-de Langhans** *(para obtener preparaciones permanentes en yodo)*. Endurecimiento en alcohol; coloración con la solución de Lugol; deshidratación con 1 parte de tintura de yodo en 3 o 4 partes de alcohol absoluto, aclaramiento y montaje en esencia de orégano de Creta. ‖ **-de Laveran** *(para bacterias gram-negativas)*. Se sumerge la preparación en una solución acuosa de eosina al 0,5 % durante 1 min, y luego se pone por 30 seg en una solución acuosa saturada de azul de metileno. ‖ **-de Lenhossek** *(para células ganglionares)*. Se endurecen los cortes en alcohol de 90°, luego en formaldehído seguido nuevamente de alcohol. ‖ **-de Levaditi** *(para el treponema de la sífilis, en cortes)*. Se colocan los cortes en solución de formol al 10 % durante 24 horas; se lavan en agua y se colocan en alcohol de 95° por 24 horas más; baño de agua destilada hasta que los cortes vayan al fondo; se colocan en una solución del 1,5 al 3 % de nitrato de plata y se mantienen en la estufa a una temperatura de 38° durante 3 a 5 días; se lavan con agua destilada y se colocan por 24 a 72 horas en la siguiente solución: ácido pirogálico, 2 a 4 g; formol, 5 ml; agua destilada, 100 ml. ‖ **-de Löffler** *(para bacilos del muermo, en cortes)*. Se tiñen los cortes de parafina durante 20 min en la solución de azul de metileno de Löffler o en partes iguales de una solución de Koch al 1:10.000 y violeta de genciana; se colocan durante 5 min en 10 ml de agua destilada que contenga 2 gotas de ácido sulfúrico concentrado y 1 gota de ácido oxálico al 5 %. ‖ *(para flagelos)*. Colocación de la preparación durante 1 min en una solución recientemente filtrada de 10 g de ácido tánico en 50 ml de agua, 2,5 ml de solución fría saturada de sulfato ferroso y 0,5 ml de solución acuosa o alcohólica de fucsina o violeta de genciana. Se calienta 1 min en el portaobjeto sin hervir; se lava la preparación y se tiñe con una solución recientemente preparada y filtrada de violeta de gen-

coloración

ciana o fucsina-anilina. ‖ **-de Lustgarten** *(para el treponema de la sífilis)*. Se trata la preparación por el violeta de genciana durante 24 horas; se conserva 2 horas en una estufa a 40 °C; se descolora completamente con permanganato potásico (solución acuosa al 0,5 %) y una solución acuosa de ácido sulfúrico. Lavado con alcohol, esencia de clavos y bálsamo de Canadá. ‖ **-de Malassez** *(para la neuroglia)*. Coloración en picrocarmín amoniacal; luego solución de potasa al 40 % durante 10 min; lávese con agua destilada; trátese con ácido acético concentrado; móntese. ‖ **-de Mall** *(para el retículo)*. Se digieren los cortes congelados de tejido fresco de 40 a 80 m de espesor en una solución de 5 g de pancreatina, 10 g de bicarbonato de sodio y 100 ml de agua durante 24 horas; lavado en agua; se colocan en un tubo lleno de agua hasta la mitad y se agita; se extienden en el portaobjeto y se dejan secar; se vierten en la superficie unas cuantas gotas de una solución de 10 g de ácido pícrico, 33 ml de alcohol absoluto y 300 ml de agua; colórese por 30 min en una solución de 10 g de fucsina ácida, 33 ml de alcohol absoluto y 66 ml de agua; lávese en una solución de ácido pícrico; alcohol, xilol, bálsamo. ‖ **-de Mallory** *(para teñir amebas)*. Endurecimiento en alcohol; coloración de los cortes en una solución acuosa saturada de tionina durante 3 a 5 min; diferenciación en una solución acuosa de ácido oxálico al 2 %, de 30 a 60 seg; lavado con agua, y aclaración en esencia de orégano; lavado con xilol, trasládase a una solución acuosa de bicromato amónico al 5 %, en la que permanecen los cortes de 4 a 6 días en la estufa a 37° o de 3 a 4 semanas a la temperatura del laboratorio; se cambia la solución el segundo día, se colocan los cortes directamente en alcohol; inclusión en celoidina; se fijan en el portaobjeto por medio de los vapores de éter; se tiñen con violeta de genciana por 15 a 20 min; lavado con solución salina normal; se tratan con la solución de yodo; lavado y secado con papel; descoloración con xilol y anilina a partes iguales; lavado con bálsamo xilol. ‖ *(para Actinomyces)*. Coloración de los cortes en una solución acuosa saturada de eosina durante 10 min o más; lavado en agua; coloración por 5 min en violeta de genciana; lavado con solución salina normal; solución de yodo por 1 min; agua; aclaración con aceite de anilina, xilol y bálsamo xilol. ‖ *(para Actinomyces)*. Coloración en cochinilla-alumbre de 3 a 5 min; lavado con agua; deshidratación en alcohol de 95°; fijación de los cortes en el portaobjeto con los vapores de éter; aplicación de violeta de genciana de 5 a 20 min; lavado con agua; secamiento con papel filtro; empleo de anilina saturada con fucsina de 1 a 3 min; lavado de fucsina con anilina pura; xilol y bálsamo xilol. ‖ **-de Mandelbaum** *(para la coloración intra vitam del treponema de la sífilis)*. A 1 gota pendiente de suero se añade una asa de solución de azul de metileno de Löffler con otra de solución salina decinormal. ‖ **-de Marchi** *(para las fibras nerviosas degeneradas)*. Se pone la muestra en el líquido de Marchi; las fibras sanas aparecen amarillas, pero las degeneradas muestran hileras de puntos negros. ‖ **-de May-Grundwald**. Se vierten sobre el frotis 10 gotas de reactivo colorante (eosinato de azul de metileno) y se deja durante 2 min. Se vierte, se lava, se seca y se observa con objetivo de inmersión. ‖ **-de May-Grünwald-Giemsa**. Método de Giemsa. ‖ **-de Mayer**. Agua, 1.000 ml; hematoxilina cristalizada, 1 g; yodato de sodio, 0,2 g; alumbre de potasio, 50 g. ‖ **-de Meirowsky** *(para el treponema de la sífilis)*. Se hace una pasta de violeta de metilo y solución salina, que se restriega por la superficie de un chancro sifilítico. En el suero exudado se encontrarán las espiroquetas teñidas. ‖ **-de Möller.** *(para esporas)*. La preparación secada al aire se coloca por 2 o 3 min en alcohol absoluto; se lava en agua y se sumerge en cloroformo por 2 min; se lava en agua y se trata con solución de ácido crómico al 5 %. Se lava en agua y se tiñe con solución de carbol-fucsina calentada lentamente hasta la ebullición. Se descolora en solución de ácido sulfúrico al 5 %; se lava en agua y se tiñe en so-

264

lución acuosa de azul de metilo o verde malaquita; se lava de nuevo, se seca y se monta en bálsamo de Canadá. ‖ **-de Morris** *(para parásitos vegetales)*. Se pasa la preparación por éter o alcohol y éter en partes iguales; se colora con solución alcohólica de violeta de genciana al 5 %, de 5 a 30 min; se aplica solución de yodo por 1 min, luego anilina y finalmente xilol. ‖ **-de Much** *(para bacilo de Koch y micobacterias en general)*. Solución alcohólica saturada de violeta de metilo (Grübler). Solución acuosa de ácido fénico al 2 %. Añádanse 10 ml de solución de violeta de metilo a 90 ml de la solución de ácido fénico. Prepárense extensiones delgadas tan uniformes como sea posible; secado al aire. Fíjense ligeramente a la llama. Cúbrase el portaobjeto con solución de violeta de metilo y caliéntese hasta la ebullición una o dos veces. Lavado en agua; viértase en el portaobjeto solución de Lugol y cúbrase con ella durante 5 min. Lavado en agua; colóquese en solución de ácido nítrico puro al 5 % durante 1 min. Reemplácese la solución por otra de ácido clorhídrico al 3 % durante 10 seg. Póngase inmediatamente, sin lavado, en una mezcla de partes iguales de acetona pura y alcohol absoluto; descolórese moviendo el portaobjeto hasta que la preparación sea incolora; lavado con agua destilada; secado ligero con papel filtro y de una manera lenta, pero completamente, sobre la llama. Contracoloración con fucsina diluida o pardo de Bismarck. ‖ **-de Muir** *(para flagelos)*. Modificación del método de Pitfield. El mordiente es una mezcla de 10 ml de solución acuosa de ácido tánico al 10 %; 5 ml de solución acuosa saturada de sublimado corrosivo; 5 ml de solución saturada de alumbre y 5 ml de carbol-fucsina. El colorante está compuesto de 25 ml de solución alcohólica saturada de alumbre y 5 ml de solución alcohólica saturada de violeta de genciana. La preparación se extiende delicadamente, se seca, se fija con calor, se trata con el mordiente; se lava, seca y tiñe. ‖ *(para cápsulas)*. Se trata la preparación seca durante 2 min con una mezcla de solución saturada de sublimado corrosivo, 2 partes; solución de tanino al 20 %, 2 partes, y solución de alumbre potásico, 5 partes; se lava con agua, luego con alcohol y otra vez con agua, se colora con carbol-fucsina caliente por 2 o 3 min; lavado con agua y aplicación de la primera solución mordiente; nuevo lavado con agua y coloración por 2 min con solución acuosa saturada de azul de metileno; lavado con alcohol metílico y aclaración con xilol. ‖ **-de Neisser.** Método de coloración del bacilo diftérico por medio de una solución de azul de metileno al 0,1 % y luego con una solución de pardo de Bismarck al 0,2 %. Los bacilos se tiñen de pardo con un punto azul en cada extremo. ‖ **-de Nicolle** *(para cortes)*. Azul de Löffler, de 1 a 3 min; lavado en agua; solución de ácido tánico al 10 %, unos pocos segundos; lavado en agua; alcohol absoluto, esencia de clavos, xilol, bálsamo de Canadá. ‖ **-de Nissl** *(para células ganglionares)*. Endurézcanse los tejidos en pedazos no mayores de 1 a 1,2 cm de sección en alcohol de 96°; trátense luego las piezas del modo siguiente: quítese el exceso de alcohol con papel filtro, sumérjase la base del ejemplar en celoidina espesa; móntese en bloque; endurézcase en alcohol de 96°; hágan cortes de menos de 0,01 mm de espesor; consérvense en alcohol de 96°. Transpórtense los cortes a los portaobjetos; séquense con papel filtro; apliquese esencia de cayeput; lávese con unas gotas de bencina; añádase un poco de bencina-colofonia; caliéntese a la llama hasta desaparición de la bencina; cúbrase y caliéntese; véase si la colofonia se ha extendido uniformemente y móntese. ‖ **-de Nocht**. Se coloca la preparación durante 5 a 10 min en una solución de azul de metileno a la que se ha añadido una solución de carbonato de sodio al 0,5 %. Se añade gota a gota una mezcla de 3 gotas de solución de eosina al 1 % y 2 ml de agua. ‖ **-de Noniewicz**. Colórese en la solución de azul de metileno de Löffler de 2 a 5 min; lavado en agua; descolórese de 1 a 5 seg en una mezcla de 75 partes de solución de ácido acético al 0,5 % y 25 partes de solución acuosa de tropeolina al 0,5 %; lávese con agua; deshidrátese el corte sobre el portaobjeto con papel filtro, luego al aire y, por último, sobre la llama; aclárese con xilol y bálsamo xilol. ||-**de Nuttall.** MÉTODO DE COLORACIÓN DE WELCH. ||-**de Oppenheim y Sachs** *(para el treponema de la sífilis).* Se tiñen extensiones muy delgadas, de 30 seg a 3 min con violeta de genciana y fenol (solución alcohólica de violeta de genciana, 10 ml; solución de fenol al 5 %, 90 ml). La fijación previa no es necesaria. ||-**de Pal** *(modificación de la coloración de las vainas de mielina de Weigert).* Fijación como en el método de Weigert; consérvense los cortes por algunas horas en una solución acuosa de ácido crómico al 0,5 % o por mayor tiempo en una solución de bicromato de potasa al 2 o 3 %; trasládense a la solución de hematoxilina de Weigert por 24 a 48 horas; lávense con agua que contenga del 1 a 3 % de una solución acuosa saturada de carbonato de litio hasta que los cortes aparezcan de color azul oscuro uniforme; diferénciese en una solución acuosa de permanganato potásico al 0,25 %, hasta que la sustancia gris aparezca de color amarillo moreno; trasládense los cortes a una solución que contenga 1 parte de ácido oxálico y 1 parte de sulfato potásico en 200 partes de agua, hasta que la materia gris sea incolora o casi incolora; lavado completo en agua; deshidratación en alcohol de 95°; esencia y bálsamo de Canadá. ||-**de Papanicolaou.** Método de coloración de células exfoliadas para descubrir procesos malignos. ||-**de Pappenheim** *(para la diferenciación entre las granulaciones basófilas de los hematíes y los fragmentos nucleares).* COLORANTE I: Ácido fénico, 0,25 ml; agua destilada, 100 ml; verde metilo, 1 g. COLORANTE II: Ácido fénico, 0,25 ml; agua destilada, 100 ml; pironina, 1 ml. Se mezclan 15 ml de I y 35 ml de II y se filtra. La preparación de sangre se fija por el calor y se tiñe con el líquido filtrado por pocos segundos. Los granos basófilos se tiñen de rojo brillante; los fragmentos nucleares, de azul verde oscuro. || *(para tuberculosis).* Se colora la preparación ya fijada con carbol-fucsina por 3 min sin calentar; se aplica tres o cuatro veces la solución de Pappenheim, compuesta de solución alcohólica de ácido rosólico al 1% saturada de azul de metileno a la que se ha añadido glicerina. ||-**de Pfeiffer** *(para las bacterias en tejidos).* Inmersión durante 30 min en la solución diluida de Ziehl; se traslada luego el alcohol absoluto acidificado con ácido acético. Tan pronto como el corte comienza a colorarse de rojo violeta, se aclara en xilol y se monta en bálsamo. ||-**de Pianese:** *A. Carmín y picronigrosina.* Coloración en carmín de litio y neutro; descoloración en alcohol ácido; lavado en agua; alcohol absoluto; violeta de genciana por 10 min, alcohol absoluto mientras exista color; solución acuosa saturada de ácido pícrico y nigrosina, 5 min; descoloración en solución alcohólica de ácido oxálico al 1 %; agua, varios minutos; alcohol absoluto; esencia de bergamota; bálsamo. Núcleos, rojo; protoplasma celular, verde oliva ligero; tejido conjuntivo, verde oliva oscuro; fibras elásticas, azulado; bacterias y blastomicetos, violeta. *B. Azul de metileno y eosina en solución de bórax.* Ténganse tres soluciones a mano: *a)* solución saturada de bórax; *b)* solución al 0,5 % de «eosina azulada» en alcohol de 70°; *c)* solución acuosa saturada de bórax. Para el uso mézclense 2 partes de la solución *a* filtrada con 1 de *b* y 2 de *c*. Los tiempos del proceso colorante son los siguientes: 1. Alcohol absoluto. 2. Solución colorante por 10 a 20 min. 3. Descoloración en solución al 1 % de ácido acético. 4. Lavado en agua. 5. Alcohol absoluto. 6. Xilol. 7. Bálsamo xilol. Núcleos, azul; corpúsculos, rojos; protoplasma celular, gránulos eosinófilos, tejido conjuntivo, etc., quedan teñidos de rosa rojo. *C. Verde malaquita, fucsina ácida y nigrosina.* Verde malaquita, 1 g; fucsina ácida, 4 g; nigrosina, 1 g; agua, 50 ml; alcohol saturado de acetato de cobre, 50 ml. Proceso: 1. Alcohol. 2. Coloración en 20 gotas de la solución anterior diluidas en 10 ml de agua destilada durante 24 horas. 3. Descoloración en solución de ácido oxálico al 0,5 %. 4.

Lavado en agua. 5. Alcohol absoluto. 6. Bálsamo xilol. Los núcleos en reposo se tiñen de rojo ligero; el protoplasma, de amarillo rojizo; en las figuras de cariocinesis, la nucleína, de verde; las fibrillas de los husos acromáticos y del mitoma, de rojo brillante; el centrosoma y cuerpos polares, de rojo; el resto del cuerpo celular, de amarillo rojizo. *D. Verde malaquita, fucsina ácida y amarillo Martín.* Verde malaquita, 5 g; fucsina ácida, 1 g; amarillo Martín, 0,01 g; agua destilada, 150 ml; alcohol de 96°, 56 ml. Proceso: 1. Coloración en la solución anterior sin diluir durante 30 min. 2. Alcohol absoluto. 3. Xilol. 4. Bálsamo xilol. Núcleos celulares en reposo y en división, verde; protoplasma celular, tejido conjuntivo, etc., rosa; corpúsculo del cáncer, rojo, pero en masas. *E. Fucsina ácida y picronigrosina.* Solución alcohólica saturada de fucsina ácida, 6 gotas; picronigrosina, 8 gotas; agua destilada, 10 ml; alcohol de 70°; coloración en la solución anterior, 6 horas; descoloración en ácido acético diluido; alcohol absoluto; xilol; bálsamo xilol. Núcleos en reposo, rojo; nucleína de las figuras cariocinéticas, amarillo; protoplasma celular, verde oliva oscuro; corpúsculos del cáncer, amarillo, pero algunos pueden teñirse de rojo rubí. *F. Verde claro y hematoxilina.* Hematoxilina ácida de Ehrlich, 15 ml; solución saturada de verde claro en alcohol de 70°, 5 ml; agua destilada, 15 ml. Trátese con agua destilada; coloración en la mezcla anterior, 30 min; lavado en varias aguas, alcohol, esencia de bergamota; bálsamo. Núcleos, verde; los corpúsculos del cáncer toman la coloración de la hematoxilina. *G. Fucsina ácida y hematoxilina.* Hematoxilina ácida de Ehrlich, 15 ml; alcohol de 70°, 5 ml; agua destilada, 15 ml. Coloréese como en *F*. Núcleos, rojo; protoplasma, rojo ladrillo; los corpúsculos del cáncer toman la coloración de la hematoxilina. ||-**de Piffard** *(para bacterias vivas).* Agua destilada, 100 g; cianuro potásico puro, 1 g; carbonato potásico, 0,5 g. Se deposita una pequeña gota del colorante en el centro del portaobjeto y se mezcla suavemente con una asa de cultivo. Se aprieta con el cubreobjeto y el exceso de colorante se absorbe con papel filtro. ||-**de Piorkowski** *(para gránulos metacromáticos).* Se tiñe con azul de metileno alcalino, se descolora con alcohol que contenga el 3 % de ácido clorhídrico y se tiñe de nuevo con solución acuosa de eosina al 1 %. ||-**de Pitfield** *(para flagelos).* Se trata la preparación con una mezcla de partes iguales de las soluciones siguientes: *a)* solución saturada de alumbre, 5 ml; solución saturada de violeta de genciana en agua destilada, 5 ml; *b)* agua destilada, 10 ml; ácido tánico, 1 g. Fíltrense ambas soluciones y mézclense. La mezcla se coloca en el portaobjeto, se calienta suavemente durante 1 min, se lava en agua y se monta. ||-**de Ponder** *(para el bacilo diftérico).* La preparación se tiñe y trata con el colorante siguiente: azul de toluidina, 0,02; ácido acético glacial, 1; alcohol absoluto, 2; agua estilada, c.s. para 100; los bacilos se tiñen de azul con gránulos rojos. ||-**de Ransom.** Modificación del método de Ziehl-Neelsen, en la que se emplea la safranina en lugar de carbol-fucsina. ||-**de Ranvier.** Se dejan caer sobre la preparación 1 o 2 gotas de solución de picrocarmín del mismo autor y se deja en la cámara húmeda por 24 horas. Se aplica sobre la preparación un cubreobjeto y se quita el exceso de picrocarmín con papel secante; se deja penetrar bajo el cubreobjeto una gota de glicerina fórmica (al 1 %). ||-**de Ravaut y Poncelle** *(para espiroquetas).* Coloración en una solución al 2:100 de albuminato de plata (largina), seguida de ácido pirogálico al 5 %. ||-**de Ribbert** *(para las fibrillas del tejido conjuntivo).* Fijación en alcohol; colocación de los cortes en una solución al 10:100 de ácido fosfomolíbdico, de 5 a 30 seg; empleo de agujas de cristal o platino, lavado rápido en agua; coloración por 5 min o menos en ácido fosfomolíbdico-hematoxilina. La solución puede emplearse a las 24 horas de haber sido preparada; agua; alcohol, esencia, bálsamo de Canadá. Las fibrillas se tiñen de azul intenso; los demás elementos, de verde gris. ||-**de Río Hortega.** Se prepara una disolución de carbonato de plata amoniacal: 10 ml de nitrato de plata en solución al 10 % y se añaden a 30 ml de solución de carbonato sódico al 5 %; se lava el precipitado que se obtiene varias veces con agua destilada por decantación, y luego se añade amoniaco gota a gota hasta obtener la disolución; finalmente se completa con agua destilada a un volumen de 150 ml. El corte recién obtenido se impregna en caliente durante 30 seg en la solución de carbonato de plata amoniacal. Se lava, se reduce por el formol neutro al 1 % durante unos minutos, se lava nuevamente y se lleva a una solución de cloruro de oro al 0,2 % hasta que tome color violado. Lavar con agua y fijar durante 1 min en solución de hiposulfito sódico al 5 %.|| **-de Romanowsky** *(para teñir plasmodios).* Se conservan separadamente una solución acuosa saturada de azul de metileno y una solución acuosa de eosina al 1 %. Se calienta la preparación 30 min o más a una temperatura de 105 a 110 °C. Se mezclan las soluciones colorantes inmediatamente antes de usarlas, añadiendo a una parte de la solución filtrada de azul de metilo 2 partes de la de eosina. Se agita cuidadosamente la mezcla con una varilla de cristal y se vierte en un vidrio de reloj. Las preparaciones en el cubreobjeto se dejan con la superficie sanguínea en contacto con el líquido. Por este método, los corpúsculos rojos se tiñen de rojo; los parásitos, de azul, y la cromatina nuclear, de violeta. || **-de Rosenberger** *(para espiroquetas).* Se fija la preparación sobre llama; se ponen sobre ella 10 gotas de una solución de aceite de anilina al 2 %, y a los 2 min se añaden 10 gotas de una solución de ácido sulfúrico concentrado, 5 ml y 15 g de bicromato de potasio en 375 ml de agua destilada; al cabo de 5 min, lavado con agua; las espiroquetas aparecen negras sobre fondo azul. || **-de Rosenow** *(para cápsulas).* Sumergir el portaobjeto en una solución de tanino al 5 o 10 %; lavado; coloración con violeta de genciana en caliente, 1 min; lavado; inmersión en el líquido de Gram, 30 seg; descoloración en alcohol de 95°; nueva coloración por eosina en solución alcohólica saturada. Las cápsulas se tiñen de rojo. || **-de Sabrazés.** Para el examen de la sangre. Se extiende una pequeña gota de sangre y, una vez seca la extensión, se coloca encima un cubreobjeto cargado con una gota de solución de azul de metileno, 0,2 en 100 g de agua. || **-de Sato y Sakeya** *(para frotis sanguíneos).* Aplíquese una solución de sulfato de cobre al 0,5 % durante 20 seg; se seca y añade solución de bencidina por 8 min; secado y adición de solución acuosa de safranina al 1 % por 2 min; lavado y secado. || **-de Schäffer** *(para el tejido óseo).* Descalcificación con el ácido nítrico; coloración de los cortes con solución acuosa de safranina (1:2.000); lavado en agua; inmersión en solución de sublimado corrosivo al 0,1 % por 2 a 3 horas; alcohol; deshidratación; esencia de clavos o bergamota; bálsamo xilol. Este método deja el hueso incoloro, pero tiñe el cartílago de naranja y el tejido conjuntivo y la médula de rojo. || **-de Schereshewsky** *(para espiroquetas).* Se fija la preparación con vapores de ácido ósmico al 1 %; se colora con una mezcla caliente de 10 ml de solución de glicerina al 0,5 % y 10 gotas de solución de Giemsa. || **-de Schridde** *(para las granulaciones de mielocitos y leucocitos en cortes).* Fijación de los tejidos; cortes de 5 m de espesor, que se fijan al portaobjeto con la mixtura de albúmina de Meyer. Coloración por 20 min en el colorante de Giemsa diluido. Lavado e inmersión en acetona pura. Aclaración y montaje. Los gránulos neutrófilos se tiñen de violeta rojo; los de eosina, de rojo; los de las *Mastzellen*, de azul oscuro, y las granulaciones del citoplasma de los megacariocitos, de rojo violeta. Todos los núcleos son azules; los hematíes, verde hierba, y el tejido conjuntivo, rojo pálido. || **-de Schulte-Tigges** *(para bacterias acidorresistentes).* Inmersión de 1 a 2 min en carbol-fucsina caliente, lavado, descoloración con solución acuosa de sulfato de sodio al 10 %, lavado, contracoloración con solución acuosa concentrada de ácido picronítrico. ||**-de Schütz** *(para los bacilos del muermo).* Coloración durante 24 horas en partes iguales de solución alcohólica concentrada de azul de metileno y potasa cáustica (1:10.000); lavado en agua acidulada; alcohol de 50°, 5 min; xilol, bálsamo de Canadá.|| **-de Seathof.** Modificación del método de Unna-Pappenheim: verde de metilo, 0,15 g; pironina, 0,5 g; alcohol de 90°, 5 ml;glicerina, 20 ml; agua fenicada al 2 %, c.s. para 100 ml. Coloración de 2 a 4 min; lavado en agua; deshidratación en alcohol absoluto; xilol; bálsamo. || **-de Smith** *(para visualizar neumococos en el esputo).* Coloración en solución de violeta de genciana ligeramente calentada, hasta que humee; lavado en agua; solución yodurada de Gram, 30 seg; lavado en alcohol de 95° y en éter por pocos segundos; lavado en alcohol absoluto algunos segundos; coloración en solución acuosa saturada de eosina, 1 a 2 min; lavado en alcohol absoluto; xilol; bálsamo. || **-de Smith-Pitfield** *(para flagelos).* Se trata la preparación con un mordiente compuesto de solución saturada de alumbre amoniacal en solución caliente saturada de sublimado corrosivo, a la cual se ha añadido una parte igual de una solución de ácido tánico al 10 % y media parte de solución de carbolfucsina al 5 %; después se tiñe la preparación con una mezcla de 1 parte de solución alcohólica saturada de violeta de genciana y 10 partes de solución saturada de alumbre amoniacal. || **-de Spengler** *(para bacilo de Koch y otras micobacterias).* Se coloca con carbol-fucsina; calentamiento ligero; se vierte el colorante sin lavado. Mezcla de partes iguales de alcohol absoluto y solución saturada de ácido pícrico, durante pocos segundos; lavado con alcohol de 60°; ácido nítrico al 15 %, 30 seg; nuevo lavado con alcohol de 60°; coloración con la mezcla de ácido pícrico hasta el color amarillo de limón; lavado con agua destilada y calentamiento ligero. Los bacilos aparecen de color rojo brillante en un fondo de color limón. || **-de Steida** *(para montajes permanentes con colorantes nucleares).* Coloración durante varias horas en carmínlitio; lavado rápido en horas; coloración por 4 a 6 horas en una solución acuosa de ferrocianuro de potasio al 2 %. Alcohol acidulado, de 6 a 12 horas; lavado rápido en agua; coloración de 4 a 6 horas en carmín-litio; lavado rápido en agua, alcohol, esencia, bálsamo de Canadá. || **-de Sterna** *(para el treponema de la sífilis).* Se coloca la preparación en la estufa por algunas horas; luego, en una solución al 10 % de nitrato de plata en un frasco de cristal incoloro, que se deja a la luz difusa solar por algunas horas. La espiroqueta se tiñe de negro. || **-de Strobe** *(para las fibras nerviosas en cortes endurecidos).* Endurecimiento en el líquido de Müller; coloración de 30 a 60 min en solución acuosa saturada de azul de anilina; lavado en agua; coloración en solución alcohólica al 1 % de potasa cáustica hasta que los cortes se hacen translúcidos y se vuelven de color rojo pardo; colocación en agua destilada hasta que los cortes vuelvan a ser de color azul brillante; nueva coloración en solución medio saturada de safranina, de 15 a 30 min; lavado y deshidratación en alcohol absoluto; xilol y bálsamo de Canadá. || **-de Touton** *(para los gonococos).* Se tiñen los cortes en carbol-fucsina y se lavan en alcohol. ||**-de Unna** *(para fibras elásticas).* Coloración de los cortes en: orceína de Grüber, 1 parte; ácido clorhídrico, 1 parte; alcohol absoluto, 100 partes; se colocan los cortes en un disco y se vierte encima la solución hasta cubrirlos; calentamiento en la estufa o ligeramente en la llama, durante 10 a 15 min, hasta que la solución se espese; lavado en alcohol de 70°; lavado en agua para retirar el ácido y fijar el color; alcohol; esencia y bálsamo. || *(Para las fibrillas del tejido conjuntivo).* Endurecimiento en alcohol; lavado en agua; descoloración, diferenciación y coloración en una solución de orceína en alcohol absoluto al 1 % durante 15 min; lavado en alcohol absoluto; esencia de bergamota; bálsamo. Los núcleos se tiñen de azul oscuro; el protoplasma, de azul pálido; las fibras elásticas y conjuntivas, de orceína rojo pardo; las fibras musculares lisas, de color azulado; los gránulos de las *Metzellen*, de rojo; el protoplasma de las *Plasma-*

zellen, de azul intenso. ‖ *(para Mastzellen)*. Endurecimiento en alcohol; coloración en solución de azul de metileno policromo, además de un poco de alumbre de 3 a 12 horas; lavado en agua, alcohol absoluto, esencia de bergamota y bálsamo. ‖ *(para Mastzellen y Plasmazellen)*. Endurecimiento en alcohol; coloración de los cortes de parafina en azul de metileno policromo, de 15 min a toda la noche; descoloración en un platillo con agua a la cual se han añadido unas gotas de una mezcla de éter y glicerina; lavado completo con agua; alcohol absoluto, esencia de bergamota y bálsamo. Coloración en solución de azul de metileno policromo durante 5 a 15 min. Lavado en agua. Descoloración y deshidratación en solución alcohólica de orceína neutra al 0,25 %, 15 min; alcohol absoluto; esencia de bergamotsa y bálsamo. ‖ *(para la queratohialina)*. Coloración de los cortes en una solución antigua de alumbre-hematoxilina. Inmersión en solución muy débil de permangnato potásico (1:2.000), por 10 seg. Deshidratación y descoloración en alcohol. Esencia y bálsamo. Los gránulos de queratohialina se tiñen de azul negro. ‖ *(para la sustanvia hialina y coloide)*. Endurecimiento en alcohol; fucsina ácida en solución alcohólica al 2 %, 5 min; solución acuosa saturada de ácido pícrico, 2 min; lavado en alcohol, esencia y bálsamo. Los tejidos conjuntivo e hialino se tiñen de rojo; el protoplasma y la sustancia coloide, amarillo. ‖**-de Unna-Pappenheim** *(para Plasmazellen)*. Verde de metilo, 0,15 g; pironina, 0,25 g; alcohol, 2,5 g; glicerina, 20 g; agua fenicada al 0,5 %, c.s. para 100 ml Fijación en alcohol; coloración de 5 a 10 min en la estufa; lavado en agua fría; diferenciación y deshidratación en alcohol absoluto; aclaramiento en esencia de bergamota; montaje en bálsamo. ‖**-de Van Gieson**. Se tiñe el corte con una solución de hematoxilina durante 5 a 30 min, se lava con agua y se colora hasta castaño oscuro con líquido de Van Gieson: solución saturada de fucsina ácida, 3 ml; solución saturada de ácido pícrico, 150 ml. Lavado rápido con agua, deshidratación con alcohol, aclaración y montaje. ‖**-de Wadsworth** *(para cápsulas)*. Se trata la preparación con solución de formaldehído al 16 %, de 2 a 5 min; lavado en agua por 5 seg; coloración por el método de Gram. ‖**-de Weigert** *(para fibras de neuroglia)*. Fijación de las piezas delgadas de tejido en una solución al 4 % de formaldehído durante 4 días por lo menos. Inmersión en la siguiente solución por 4 o 5 días en una estufa o por 8 días a la temperatura ambiente; acetato de cobre, 5 g; solución de ácido acético al 36 %, 5 ml; alumbre de cromo, 2,5 g; agua, c.s. para 100 ml. Hiérvase el alumbre de cromo en un disco cubierto (se vuelve de color verde), espérese a que el vapor se desprenda, añádase ácido acético y luego el acetato de cobre; agítese hasta que el último se haya disuelto; luego enfríese. La solución debe permanecer clara y sin precipitado verde. Lavado en agua; deshidratación en alcohol; inclusión en celoidina. Reducción de la sal de cobre en los cortes; para ello se sumergen éstos, que no deben tener más de 0,02 mm de espesor, en una solución acuosa de permanganato potásico al 0,33 % durante 10 min; se lava en agua, se descolora y reduce por 2 a 4 horas en la solución siguiente: ácido cromogenofórmico (peso específico 1,2). A 90 partes de esta solución se añaden, inmediatamente antes de su empleo, 10 partes de una solución de sulfato de sosa al 10 %. Nueva reducción de la sal de cobre: lavado dos veces en agua; inmersión de los cortes en una solución cuidadosamente filtrada de cromógeno al 5 %, toda la noche; lavado en agua; los cortes se hallan ahora dispuestos para la coloración o pueden conservarse en alcohol de 80° y 10 ml solución al 5 % de ácido oxálico. *Coloración de las fibras de neuroglia*: coloración del corte en un portaobjeto recientemente lavado con alcohol; séquese con papel filtro; coloración en la siguiente mezcla: solución saturada de violeta de metilo en alcohol de 70 u 80°, 100 ml (saturada con auxilio del calor; decantación en frío), y solución acuosa de ácido oxálico al 5 %, 5 ml; lavado en solución salina nor-

mal. Solución de yodo; solución de yoduro potásico al 5 % saturada con yodo; lavado con agua y secamiento con papel filtro; descoloración completa en partes iguales de xilol y aceite de anilina; lavado repetido con xilol; bálsamo de Canadá. Los cortes se conservan mejor si se exponen de 2 a 3 días a la luz difusa. ‖ *(para las vainas de mielina)*. Fijación de los tejidos en el mordiente rápido de Weigert o en el líquido de Müller. Deshidratación en alcohol sin lavar en agua. Inclusión en celoidina. Colocación de los cortes durante 24 horas en la siguiente solución: acetato de cobre, 5 partes; solución de ácido acético al 36 %, 5 partes; alumbre de cromo, 3 a 5 partes. Coloración durante 15 min a 24 horas en hematoxilina, 1 parte; alcohol absoluto, 10 partes; solución acuosa saturada de carbonato de litio, 7 partes; agua, 90 partes. Lavado completo con agua. Descoloración en bórax, 4 partes; ferrocianuro potásico, 5 partes; agua, 200 partes, hasta que la sustancia gris se hace distintamente amarilla. Lavado completo con agua. Deshidratación en alcohol de 95°. Aclaración en aceite de anilina, 2 partes; xilol, 1 parte. Bálsamo de Canadá. *(para la fibrina)*. Se endurece en alcohol; se tiñen los cortes de celoidina en carmín-litio; se ajustan los cortes al portaobjeto con vapores de éter; se tiñen con violeta de genciana por 5 a 20 min; se lavan con solución salina normal; se aplica durante 1 min la solución de Lugol; lavado con agua; descoloración en anilina, 2 partes, y xilol, 2 partes; lavado con tres cambios del xilol; la fibrina se tiñe de azul. ‖**-Weigert-Ehrlich** *(para bacilos tuberculosos)*. Se coloran las preparaciones con una mezcla de solución alcohólica de violeta de metilo o fucsina y solución acuosa de aceite de anilina; se lavan con agua; se tratan con ácido clorhídrico diluido y se lavan de nuevo. ‖**-de Weiger-Pal.** MÉTODO DE COLORACIÓN DE PAL. ‖**-de Welch** *(para las cápsulas de neumococos)*. Se cubre la preparación con ácido acético glacial por algunos segundos; se escurre y se reemplaza con solución de anilina y violeta de genciana; se lava con solución de cloruro de sodio al 2 %. ‖**-de Wheal y Clown** *(para Actinomyces)*. Se tiñe con hematoxilina de Ehrlich y se lava con agua corriente; se tiñe de nuevo con carbol-fucsina caliente por 5 min y se lava; se descolora con el alcohol trinitrofenol de Spengler. ‖**-de Williams** *(para flagelos)*. Se emplea como mordiente la mezcla de 5 ml de solución de alumnol al 1 %, 5 ml de solución de ácido ósmico al 9 % y 15 ml de solución de tanino al 20 %; 3 gotas de ácido acético glacial. Se agita la mezcla, se aplica sobre la preparación por menos de 1 min y se lava con agua; se cubre la preparación por 1 min y se lava con agua; se cubre la preparación por 1 min con solución de nitrato de plata al 1 %; se lava en solución de cloruro de sodio al 0,6 %; se sumerge la preparación en solución de hidróxido amónico al 30 %, y se lava con agua; se aplican algunas gotas de ortol fotográfico; se lava con agua; se cubre con una solución de nitrato de plata al 1 %; se lava en solución de cloruro de oro al 1 % por algunos segundos; se lava con agua y se aplica nuevamente ortol por algunos segundos; se lava con agua y se cubre con una solución de cloruro mercúrico al 1 % por algunos segundos; se lava con agua y se aplica ortol. Se lava y se repite la aplicación de cloruro de oro y artol algunas veces. ‖ *(para los cuerpos de Negri)*. Se fija la preparación en solución alcohólica de ácido pícrico al 1 % y se tiñe con una mezcla de solución alcohólica de fucsina, 0,5; solución saturada de azul de metileno, 10, y agua destilada, 50; se seca a la llama; se lava y se seca con papel secante; los cuerpos de Negri aparecen teñidos de magenta; los gránulos y células nerviosas, azules, y los eritrocitos, amarillentos. ‖**-de Wood** *(modificación del de Giemsa)*. Fijación en alcohol metílico; coloración con solución de eosina al 0,1 %; se escurre la eosina y se colora de 30 a 60 seg en solución de azul al 0,25 %; lavado con agua y secado con papel secante. ‖**-de Wright** *(para parásitos palúdicos de la sangre)*. Disuélvanse 0,5 g de bicarbonato de sodio en 100 ml de agua destilada y añádase 1 g de azul de metileno. Caliéntese la mez-

coloración

cla en el vapor a 100° por 1 hora. Se enfría y se añade a una solución de eosina al 1 % hasta que la mezcla se tiña de color púrpura y se forme una espuma amarillenta metálica en la superficie. El precipitado se recoge en un filtro, se deja secar y se disuelve en alcohol metílico puro en la proporción de 0,5 g/1.000 de alcohol. Se extienden películas de la sangre, que se dejan secar al aire; se cubre la preparación con el colorante anterior por 1 min; se añade al colorante de la preparación agua suficiente, gota a gota, hasta que se forme una delicada espuma en la superficie; se lava con agua hasta que la película adquiera un color rosado en sus porciones más delgadas; se seca con papel filtro y se monta en bálsamo. || **-de Yamagiwa** *(para la neuroglia)*. El tejido nervioso, cortado en secciones muy delgadas, se endurece en el líquido de Müller por 1 mes aproximadamente, cambiando el líquido al principio diariamente durante 5 o 6 días. De este líquido el tejido se traslada directamente al alcohol absoluto, en el que permanece una semana, cambiando el alcohol todos los días. Después de incluido en celoidina, las secciones se tiñen en solución alcohólica concentrada de eosina por 12 días o más; luego en solución acuosa concentrada de azul de anilina de 4 a 6 horas; luego se diferencia en alcohol diluido débilmente alcalino por la adición de solución de hidróxido de potasio al 1 %. Los cortes azul intenso se vuelven rojopardos. Luego se lavan en agua destilada y el exceso de azul se quita en alcohol diluido. Se deshidratan en alcohol absoluto, se aclaran con esencia de orégano y se montan en bálsamo. Los cilindroejes se tiñen de azul oscuro; las fibras se neuroglia y los hematíes, de rojo brillante; el protoplasma de las células de neuroglia, de violeta pálido; los cuerpos de las células ganglionares, de gris azulado. || **-de Yamamoto** *(para espiroquetas)*. Teñido con una solución de nitrato de plata al 5 %, seguido de inmersión en otra solución de ácido pirogálico al 2 % y ácido tánico al 1 %.|| **-de Ziehl-Neelsen-Gabbet** *(para micobacterias y otros bacilos ácido-alcohol-resistentes)*. Coloración de los cortes de parafina en solución de carbolfucsina, que se calienta con agua; descoloración y coloración de contraste en soluciones de ácido sulfúrico y azul de metileno durante 1 min; lavado con agua; alcohol absoluto; xilol; bálsamo xilol.||**-metacromáticas**. Aquellas en las que ciertos elementos toman un color distinto, con lo que se facilita la diferenciación. || **-monocromática**. Aquella en que todos los elementos celulares toman el mismo color. || **-panópticas**. Aquellas en las que se consiguen tonos variados y diversos, tiñéndose específicamente cada una de las partes de la preparación que tienen afinidad distinta. || **-progresiva**. Aquella en la que se emplean colorantes débiles y se les hace actuar sobre la preparación el tiempo preciso para que se tiña hasta la intensidad deseada y definitiva. || **-regresiva**. Aquella en la que el colorante actúa tiñendo intensamente la preparación y luego se descolora en parte ésta por la acción de un disolvente descolorante que actúa como diferenciador.

colorante. adj. A., *Färbemittel;* F., *colorant;* In., *stain;* It. y P., *colorante*. Que colora o tiñe. || m. Tinte, pigmento, reactivo u otra sustancia empleada en la coloración de tejidos o microorganismos para el examen microscópico (1). || **-ácido**. Colorante de carácter ácido, como, por ejemplo, la eosina, que tienen afinidad especial por el protoplasma celular. || **-básico**. Colorante de carácter básico, como el azul de metileno o la hemateína; muestran afinidad especial por los núcleos de las células.|| **-de Albert**. Colorante para el bacilo de la difteria: azul de toluidina, 0,15 g; ácido acético glacial, 1 ml; alcohol de 95°, 2 ml, y agua destilada, 100 ml. || **-de Alzheimer**. Mezcla policroma de azul de metileno y eosina; tiñe de rojo los cuerpos de Negri. || **-de Archibald**. Dos soluciones: Número 1: Tionina, 0,5 g; fenol, 2,5 g; formalina, 1 ml; agua destilada, 100 ml. Número 2: Azul de metileno, 0,5 g; fenol, 2,5 g; formalina, 1 ml; agua destilada, 100 ml. Antes del uso mézclense partes iguales del número 1 y el número 2 y fíltrese. || **-de Babes**. Mezcla colorante preparada con agua de anilina (2 %), 100 partes; safranina O soluble en agua en exceso; se calienta en un frasco en agua caliente y se filtra. || **-de Beale**. Colorante compuesto de 1 parte de carmín, 3 de amoníaco, 96 de glicerina, 96 de agua destilada y 24 de alcohol. || **-de Becquerel**. Colorante a base de azul de metileno, rojo neutro y pardo de Bismarck para la distinción de células vivas y muertas. || **-de Best**. Carmín, 2 g; carbonato de potasio, 1 g; cloruro de potasio, 5 g; agua destilada, 60 ml. Hiérvase; después de enfriado añádase licor amoniacal cáustico, 20 ml. || **-de Biondi** o **de Biondi-Heidenhain**. Colorante preparado con la mezcla de una solución acuosa saturada de naranja G, 100 partes; solución acuosa saturada de fucsina ácida, 20 partes; solución acuosa saturada de verde de metilo, 50 partes. Antes de teñir, dilúyase con agua al 1 %. || **-de Bullard**. Alcohol de 50°, 144 ml; ácido acético glacial, 16 ml; hematoxilina, 8 g. Disuélvase en caliente y añádase: agua destilada, 250 ml; alumbre amoniacal, 20 g; caliéntese hasta ebullición y añádase óxido rojo de mercurio, 8 g; enfríese, fíltrese y añádase alcohol de 95°, 275 ml; glicerina, 330 ml; ácido acético glacial, 18 ml; alumbre amoniacal, 40 g. || **-de Böhmer**. Hematoxilina, 1 g; alcohol absoluto, 10 ml; alumbre, 10 g; agua destilada, 200 ml. || **-de Chenzisky-Plein**. A 40 ml de una solución acuosa saturada de azul de metileno se añaden 20 ml de solución alcohólica de eosina al 0,5 % y 40 ml de agua destilada. Este colorante tiñe de rojo los hematíes, de azul los núcleos de los leucocitos y de rojo brillante las granulaciones eosinófilas. || **-de Cross**. Violeta cristal, 0,06; pironina, 2,0; solución alcohólica de fenol al 2 %, 20, y glicerina, 20; las bacterias se tiñen de púrpura y los núcleos de las células, de violeta. || **-de Czocor**. Se suspenden 7 g de polvo de cochinilla y 7 g de alumbre calcinado en 100 ml de agua y se hierve la mezcla hasta reducir su volumen a la mitad. Después de enfriada, se filtra y se añade un poco de ácido fénico. Antes de sumergir los cortes en alcohol, se lacan con agua destilada, pues de otro modo el alcohol precipitaría el alumbre. || **-de Delafield**. Hematoxilina, 4 ml en solución fuerte; alcohol de 90°, 25 ml; solución clorurada de alumbre, 400 ml; fíltrese y añádanse 100 ml de glicerina y 100 ml de alcohol de 95°. || **-de Dervieux**. Solución de 0,5 g de eritrosina en 100 ml de agua amoniacal. || **diferencial o de contraste**. El que tiñe estructuras no teñidas o decoloradas de tejido, del cual otra parte ha sido coloreada o ha resistido la decoloración por otro tinte. || **doble**. Mezcla de dos colores que tiñen estructuras diferentes de un tejido. || **-de Donaldson**. Solución de yoduro de potasio al 5 % en solución salina normal saturada de yodo. || **-de Ehrlich** o **colorante neutral de Ehrlich**. Mezcla de 1 parte de solución acuosa saturada de azul de metileno y 5 partes de solución acuosa de fucsina ácida. Los eritrocitos se tiñen de fucsina; sus núcleos, de negro; las granulaciones neutrófilas, de violeta, y los núcleos de los leucocitos, de negro. || **-o solución de Ehrlich**. Solución colorante para las bacterias, preparada por la mezcla de 4 g de anilina pura, 11 ml de solución alcohólica saturada defucsina ácida, naranja G y verde metileno. Tiñe los eritrocitos de naranja; los núcleos de los leucocitos, de verde; las granulaciones eosinófilas, de violeta. || **-o colorante de triglicerina de Ehrlich**. Solución de eosina, aurancia y nigrosina, 2 partes de cada una, en 30 partes de glicerina. Tiñe los eritrocitos de naranja; los leucocitos, de verde; los núcleos de éstos, de gris oscuro, y las granulaciones eosinófilas, de rojo brillante. || **-de Ehrlich-Biondi**. Colorante que contiene rubina, naranja G y verde de metilo, preparado en solución acuosa concentrada (la rubina se disuelve en la proporción de 1:5; el naranja G y el verde metilo, en la proporción de 1:8 aproximadamente). Estas soluciones concentradas se combinan en los siguientes volúmenes: rubina, 4; naranja, 7; verde metilo, 8. La solución total ob-

---

(1) Los colorantes que no se encuentran en este apartado y que tienen nombre propio, como *carmín, hematoxilina,* etc., se hallan en el lugar que por orden alfabético les corresponde.

tenida se diluye en 50 a 100 veces su volumen de agua destilada antes de su uso. || **-de Friedländer.** Hematoxilina, 2 g; alumbre potásico, 2 g; alcohol absoluto, 100 ml; agua destilada, 100 ml; glicerina, 100 ml. || **-de Futcher y Lazew** *(para parásitos del paludismo).* Consiste en 20 ml de tionina de Cogit en alcohol de $50°$ saturado de solución acuosa de fenol al 2 %. || **-de Gabbet.** Azul de metileno, de 1 a 2 g; ácido sulfúrico al 25 %, 100 ml y agua. || **-de Gauducheau.** Colorante que no requiere fijador, compuesto de azul de Bond, 6 ml; azul de metileno, en solución al 1 %, 18 ml; solución alcohólica de eosina al 0,5 %, 30 ml; alcohol absoluto, 140 ml. || **-de Gieson** *(para el tejido conjuntivo).* Solución acuosa de fucsina ácida al 1 %, 5 ml; solución acuosa saturada de ácido pícrico, 100 ml. || **-de Goldhorn.** Preparación de azul de metileno policromo, empleada para teñir espiroquetas. || **-de Goodpasture** *(para diferenciar los leucocitos de origen medular de los de origen linfático).* Alcohol, 100 ml; nitrocianuro de sodio, 0,05 g; bencidina, 0,05 g; fucsina básica, 0,05 g; agua oxigenada, 0,5 ml. Las células de origen medular muestran gránulos de color azul intenso. || **-de Gram.** Yodo, 1 g; yoduro potásico, 2 g; agua, 300 ml. || **-de Greenthal** *(para bacilos diftéricos).* Cristales de violeta, 0,07 g; azul de metileno, 0,1 g; ácido acético glacial, 3 g; agua destilada, 100 ml. || **-de Harris.** Se disuelve 1 g de hematoxilina en 10 ml de alcohol y se añade a la solución de 20 g de alumbre en 200 ml de agua destilada. Se calienta la mezcla al punto de ebullición y se añaden 0,5 g de óxido de mercurio. Enfríese rápidamente la solución. || **-de Hermann.** Solución de ácido ósmico al 2 %, 4 partes; solución acuosa de cloruro de potasio al 1%, 15 partes; ácido acético glacial, 1 parte. || **-de Jenner** *(para los glóbulos de la sangre).* Se añade una solución acuosa de amarillo de Grübler al 1,25 % a una solución acuosa de azul de metileno de Grübler al 1 %. Se deja reposar el precipitado durante 24 horas y luego se diluye al 0,5 % en alcohol metílico. Este colorante tiñe de terracota los hematíes; los núcleos de los leucocitos, de azul; las granulaciones neutrófilas, de rojo púrpura; las carminófilas, de rojo brillante; las basófilas, de violeta oscuro, y las bacterias y parásitos del paludismo, de azul. || **-de Koch-Ehrlich.** Solución colorante compuesta de 100 partes de solución acuosa filtrada de aceite de anilina, 10 partes de alcohol absoluto y 11 partes de solución alcohólica concentrada de fucsina, azul de metileno o violeta de genciana. || **-de Leishman.** Mezcla de una solución de azul de metileno al 1 % y otra de eosina al 0,1 %. Se filtra, lava y seca el precipitado, que se disuelve en alcohol de metilo en la proporción de 0,15 %. || **-de Löffler.** Solución saturada de azul de metileno en alcohol, 30 ml, solución acuosa de potasa cáustica (1:10.000), 100 ml. || **-de Lorrain Smith.** Sulfato de azul Nilo, que tiñe los ácidos grasos de azul y las grasas neutras de rosa. || **-de Mac Conkey** *(para cápsulas de bacterias).* Mézclense en un mortero 100 ml de agua destilada con 0,5 g de violeta de dalia y 1,5 g de verde de metilo; añádanse 10 ml de solución alcohólica saturada de fucsina y 90 ml de agua destilada. || **-de Marx.** Colorante que contiene eosina, hidrato potásico y quinina. || **-de May-Grünwald.** Se deja en reposo por algunos días una solución al 0,1 % de azul de metileno y eosina; el precipitado se lava, se seca y disuelve en alcohol metílico hasta saturación. || **-de Mayer.** Hemateína, 0,2 g; cloruro de aluminio, 0,1 g; glicerina, 40 ml; agua, 60 ml. | | Hemateína o su sal amoniacal, 1 g; alcohol de $90°$, 50 ml; alumbre, 50 g; agua, 1.000 ml; timol, un cristal. || Hemateína, 0,4 g, agitada en glicerina, 5 g; glicerina, 36 ml, y agua, 70 ml. || **-de Michaelis.** Mezcla de solución alcohólica de azul de metileno y solución de eosina en acetona. Tiñe los glóbulos de la sangre como el colorante de Jenner. || **-de Nicolle.** Solución saturada de tionina en alcohol de $5°$, 10 ml; agua fenicada al 1 %, 100 ml. || **-de Noch.** Colorante preparado por la mezcla de soluciones de eosina y azul de metileno alcalinizado. || **-de Orth.** Carmín, 2,5 a 5 g; solución acuosa saturada de carbonato de litio, 100 ml; timol, un cristal. || **-de Pappenheim.** Se disuelve 1 parte de ácido rosólico en 100 partes de alcohol absoluto; se añade azul de metileno hasta saturación y 20 partes de glicerina. || **-de Plehn.** Solución alcalina de azul de metileno y eosina. Esta solución tiñe los plasmodios y los núcleos de los leucocitos de azul, los hematíes de rojo. || **-de Ranvier.** Se preparan dos soluciones: solución acuosa saturada de ácido pícrico y solución de carmín en amoniaco. La segunda se añade a la primera hasta el punto de saturación. La mezcla se evapora hasta 1/5 de su volumen y se filtra después de enfriada. Se evapora de nuevo el líquido obtenido hasta que el picrocarmín quede reducido a polvo. La solución de este último en agua destilada al 1 % es el líquido colorante, del cual se ponen 1 o 2 gotas en la preparación del portaobjeto. || **-de Rees.** Tionina, 1,5 g; alcohol, 10 ml; solución de fenol al 5 %, 100 ml. Fíltrense 5 ml de esta mezcla, que se añaden a 15 ml de agua para el uso. Tiñe los glóbulos rojos de azul verdoso, los leucocitos de azul y los parásitos del paludismo de púrpura. || **-de Roux.** Doble colorante para el bacilo diftérico, que contiene 0,5 g de violeta de genciana o dalia, 1,5 g de verde metilo y 200 ml de agua destilada. || **-de Sahli.** Mezcla de solución acuosa saturada de azul de metileno, 24 g; solución de bórax al 1 %, 16 g; agua, 40 ml. || **-de Schereskewsky.** Colorante para espiroquetas compuesto de 15 a 25 gotas de colorante de Giemsa en 10 ml de solución de glicerina al 0,5 %. || **-de Sterling.** Solución de violeta de genciana, 5 ml; alcohol, 10 ml; anilina, 2 g; agua, 88 ml. || **-de Taenzer.** Solución de orceína para teñir el tejido elástico. || **-de Unna.** Azul de metileno, 1 parte; carbonato potásico, 1 parte; agua, 100 partes. || **-de Verhoeff.** Cristales de hematoxilina, 1 g, disueltos en 20 ml de alcohol absoluto y filtrados. Añádase solución acuosa de cloruro ferroso al 10 %, 8 ml, y solución de Lugol, 8 ml. || **-de Weigert.** Se hierven juntamente soluciones acuosas de resorcina y fucsina, se añade solución de cloruro férrico, y el precipitado se disuelve en alcohol, al que se añade el 2 % de ácido clorhídrico. || Cristales de hematoxilina, 10 g; alcohol absoluto, 90 ml. Se emplea para teñir las vainas de mielina. || Prepárense dos soluciones: *a)* hematoxilina, 1 g; alcohol de $96°$, 100 ml; *b)* solución de cloruro férrico, 4 ml; agua, 95 ml; ácido clorhídrico, 1 ml. Para su empleo, mézclese a partes iguales. || Colorante de picrocarmín que se prepara agitando 2 g de carmín en 4 ml de amoniaco y se deja en reposo en un frasco tapado durante 24 horas. Luego se mezcla en 200 ml de solución concentrada de trinitrofenol a la que se añaden algunas gotas de ácido acético al cabo de 24 horas. Fíltrese después de otras 24 horas. Si algo del precipitado pasa por el filtro, se añade un poco de amoniaco para disolverlo. || **-de Ziehl.** Solución compuesta de fucsina, 1 g; ácido fénico, 5 g; alcohol absoluto, 10 ml; agua destilada, 100 ml. || **indiferente.** Grupo de colorantes que no son ácidos ni bases ni poseen elementos capaces de formar sales. || **-neutro.** Combinación de un colorante básico y otro ácido para la coloración de estructuras hísticas neutrófilas. || **-nuclear.** Colorante básico, que tiñe preferentemente el núcleo de las células. || **-plasmático o indiferente.** Colorante que tiñe los tejidos o elementos de un color uniforme, como el ácido pícrico. || **-protoplasmático.** COLORANTE ÁCIDO. || **-selectivo.** Colorante básico o ácido que tiñe más intensamente un elemento que otro o que lo tiñe exclusivamente. || **-supravital.** Colorante no tóxico que se usa para teñir células cuando aún se encuentran vivas, con el objeto de poder estudiar sus procesos vitales.

colorímetro (del lat. *color, -oris,* color, y *métron,* medida). m. A., *Kolorimeter;* F., *colorimètre;* In., *colorimeter;* It., *colorimetro;* P., *colorímetro.* Cromómetro. || **-fotoeléctrico.** Dispositivo para determinar la concentración de los componentes de una solución, el cual está provisto de una o más combinaciones de filtros.

colorrafia (del gr. *kôlon,* colon, y *raphé,* sutura). f. A., *Kolonnaht;* F., *colorraphie;* In., *colorrhaphy;* It. y P., *colorrafia.* Sutura del colon.

colorrea (del gr. *kôlon*, colon, y *rheîn*, fluir). f. Colitis mucosa.
colorrectitis (de *colon* y *rectitis*). f. F., *colorectite;* In., *colorectitis.* Inflamación simultánea del colon y el recto.
colorrectostomía (de *colon, recto* y el gr. *stóma,* boca). f. F., *colo-rectostomie;* In., *colorectostomy.* Formación quirúrgica de una nueva comunicación entre el colon y el recto.
colosigmoidostomía (de *colon, sigmoide* y el gr. *stóma,* boca). f. F., *colo-sigmoïdostomie;* In., *colosigmoidostomy.* Enteroanastomosis entre una porción de colon y el asa sigmoidea o S ilíaca.
colostomía (del gr. *kôlon,* colon, y *stóma,* boca). f. A., *Kolostomie;* F., *colostomie;* In., *colostomy; It.,* y P., *colostomia.* Formación de una abertura artificial permanente en el colon; ano artificial.
colosucorrea (de *colon,* el lat. *sucus,* jugo, y el gr. *rheîn,* fluir). m. Hipersecreción de la mucosa del intestino grueso.
colotiflitis (del gr. *kôlon,* colon, y *typhós,* ciego). f. Inflamación del ciego y el colon ascendente.
colotifus (de *colon* y el gr. *typhos,* estupor). f. Tifoidea en la cual existe una ulceración folicular del colon que se extiende al intestino delgado.
colotomía (del gr. *kôlon,* colon, y *tomé,* corte). f. A., *Kolotomie;* F., *colotomie;* In., *colotomy;* It. y P., *colotomia.* Incisión del colon; muy a menudo, sinónimo de colostomía; según la región en que se practica, se llama *ilíaca, inguinal, lumbar,* etc.
colp- o **colpo-**. Forma prefija del gr. *kólpos,* seno, referido a la vagina.
colpachi o **copalqui.** m. Corteza febrífuga del *Strychnos pseudoquina* de América del Sur y también del *Croton niveum* de México; antidiabético. Llámase también *quina blanca* y *cascarilla de Cuba.*
colpalgia (de *colp-* y el gr. *álgos,* dolor). f. F., *douleur vaginale;* In., *colpalgia.* Dolor en la vagina
colpaporrexis (de *colp-* y el gr. *apórrexis,* arrancamiento). f. Llámase así al desprendimiento de las inserciones del útero que lo unen con la vagina.
colpatresia (de *colp-* y *atresia*). f. F., *atrésie du vagin;* In., *colpatresia.* Atresia u oclusión de la vagina.
colpectasia (de *colp-* y *ectásia*). f. F., *colpectasie;* In., *colpectasia.* Distensión o dilatación de la vagina.
colpectomía (de *colp-* y el gr. *ektomé,* escisión). f. A., *Kolpektomie;* F., *colpectomie;* In., *colpectomy;* It. y P., *colpectomia.* Escisión de la vagina.
colpeurinter (de *colp-* y el gr. *eurnein,* dilatar). m. A., *Kolpeurynter;* F. e In., *colpeurynter;* It. y P., *colpeurinter.* Saco distensible usado para precipitar la dilatación uterina en el parto provocado o para reducir el útero invertido. Actualmente no se emplea. *Sin.:* Metreurinter.
colpeurisis (de *colp-* y el gr. *eurýs,* ancho). f. Dilatación quirúrgica de la vagina.
colpitis (de *colp-* y el suf. *-itis*). f. A., *Kolpitis;* F., It. y P., *colpite;* In., *colpitis.* Inflamación de la vagina; vaginitis. ||**-enfisematosa.** Variedad caracterizada por la formación de pequeñas cavidades, que contienen gas, en la membrana mucosa. ||**-granulosa.** VAGINITIS VERRUGOSA. ||**-micótica.** Colpitis debida a la presencia de hongos (p. ej., *Candida albicans*); es una de las variedades más frecuentes. ||**-senil** o **vetularum.** Vaginitis adhesiva de las ancianas.
colpo-. COLP-.
colpocele (de *colpo-* y el gr. *kéle,* hernia). m. A., *Kolpozele;* F., *colpocèle;* It. y P., *colpocele.* Hernia del recto o la vejiga en la vagina. *Sin.:* Coleocele. || XOLPOPTOSIS.
colpoceliotomía (de *colpo-,* el gr. *koilía,* vientre, y *tomé,* corte). f. A., *Kolpocoeliotomie;* F., *colpocoeliotomie;* In., *col-polceliotomy;* It. y P., *colpoceliotomia.* Celiototomía vaginal.
colpocistitis (de *colpo-,* el gr. *kýstis,* vejiga, y el suf. *-itis*). f. F., *colpo-cystite;* In., *colpo-cystitis.* Inflamación de la vagina y la vejiga.
colpocistocele (de *colpo-,* el gr. *kýstis,* vejiga, y *kéle,* hernia). m. F., *colpocystocèle;* In., *colpocystocele.* Hernia de la vejiga en la vagina, con prolapso de la pared anterior de esta última.
colpocistoplastia (de *colpo-,* el gr. *kýstis,* vejiga, y *plássein,* formar). f. A., *Blasenscheidenplastik;* F., *colpocystoplastie;* In., *colpocystoplasty;* It., *colpocistoplastica;* P., *colpocistoplastia.* Operación plástica para la restauración de la pared vesicovaginal.
colpocistosirinx (de *colpo-,* el gr. *kýstis,* vejiga, y *srigx,* caña hueca, flauta). m. Fístula vesicovaginal.
colpocistotomía (de *colp-,* el gr. *kýstis,* vejiga, y *tomé,* corte). f. A., *Kolpozystotomie;* F., *colpocystotomie;* In., *colpocystotomy;* It. y P., *colpocistotomia.* Cistotomía vaginal, talla vesicovaginal.
colpocistoureterotomía (de *colpo-,* el gr. *kýstos,* vejiga, *ouretér,* uréter, y *tomé,* corte). f. F., *urétérotomie par incision des parois de la vessie et du vagin;* In., *colpocystoureterotomy.* Operación de poner al descubierto los orificios de los uréteres por la incisión de las paredes de la vagina y la vejiga.
colpocleisis (de *colpo-* y el gr. *kleîsis,* cierre). f. A., *Kolpokleisis;* F. e In., *colpocleisis;* It., *colpocleisi;* P., *colpoclise.* Oclusión quirúrgica del conducto vaginal por avivamiento y sutura de las paredes; operación de Simon.
colpodesmorrafia (de *colpo-,* el gr. *desmós,* atadura, y *rhaphé,* sutura). f. Llámase así a la sutura de los músculos estriados que forman el esfínter de la vagina.
colpodinia (de *colpo-* y el gr. *odýne,* dolor). f. COLPALGIA.
colpoepisiorrafia. f. COLPOCLEISIS.
colpohiperplasia (de *colpo-,* y el gr. *hýper,* sumamente, y *plássein,* formar). f. F., *colpohyperplasie;* In., *colpohyperplasia.* Excesivo desarrollo de la mucosa y la pared de la vagina. ||**-quística.** COLPITIS ENFISEMATOSA.
colpohisterectomía (de *colpo-,* el gr. *hystéra,* matriz, y *ektomé,* corte). f. A., *Kolpohysterektomie;* F., *colpohystérectomie;* In., *colpohysterectomy;* It., *colpoisterectomia;* P., *colpohisterectomia.* Extirpación del útero por vía vaginal.
colpohisteropexia (de *colpo-,* el gr. *hystéra,* matriz, y *péxis,* fijación). f. A., *Kolpohisteropexie;* F., *colpohystéropexie;* In., *colpohysteropexie;* It., *colpoisteropessia;* P., *colpohisteropexia.* Histeropexia vaginal.
colpohisterorrafia. f. COLPOHISTEROPEXIA.
colpohisterotomía (de *colpo-,* el gr. *hystéra,* matriz, y *tomé,* corte). f. F., *colpohystérotomie;* In., *colpohysterotomy.* Cesárea vaginal.
colpolaparotomía (de *colpo-,* el gr. *lapára,* abdomen, y *tomé,* corte). f. Laparotomía por vía vaginal.
colpomicosis (de *colpo-* y el gr. *mykes,* hongo). f. Presencia o formación de hongos en la vagina; colpitis micótica.
colpomiomectomía, colpomiomotomía o **colpomiotomía** (de *colpo-, mioma,* y el gr. *ektomé* o *tomé,* cortadura). f. F., *colpomyomectomie;* In., *colpomyomectomy.* Miomectomía practicada por la vía vaginal.
colpopatía (de *colpo-* y el gr. *páthos,* enfermedad). f. F., *colpophatie;* In., *colpopathy.* Término general para las afecciones vaginales.
colpoperineoplastia (de *colpo-,* el gr. *perí,* alrededor, y *neoplasia*). f. A., *Kolpoperineoplastik;* F., *colpopérinéoplastie;* In., *colpoperineoplasty;* It., *colpoperineoplastica;* P., *colpoperineoplastia.* Cirugía plástica de la vagina y perineo, especialmente la operación que tiene por objeto estrechar la vagina y aumentar la resistencia del perineo para remediar el prolapso vaginal y uterino. PERINEAUXESIS.
colpoperineorrafia. Colporrafia posterior y perineoplastia, especialmente en el prolapso del útero.
colpoperineorrafia (de *colpo-,* el gr. *perí,* alrededor, *néos,* nuevo, y *rhaphé,* sutura). f. F., *colpo-périnéorraphie;* In., *colpoperineorrhaphy.* Sutura de un desgarro vaginoperineal.
colpopexia (de *colpo-* y el gr. *pêxis,* fijación). f. A., *Kolpopexie;* F., *colpopexy;* In., *colpopexy;* It., *colpopessia;* P., *colpopexia.* Fijación de una vagina relajada a la pared abdominal.

colpoplastia (de *colpo-* y el gr. *plássein*, formar). f. A., *Vaginoplastik;* F., *colpoplastie;* In., *colpoplasty;* It., *colpoplastica;* P., *colpoplastia.* Cirugía plástica de la vagina. || Creación de una vagina artificial en la ausencia de este conducto.
colpopoyesis (de *colpo-* y el gr. *poíésis*, formación). f. COLPOPLASTIA.
colpoproctotomía (de *colpo-* y *proctotomía*). f. Incisión del tabique rectovaginal con intención de llegar al recto.
colpoptosis (de *colpo-* y el gr. *ptôsis*, caída). f. F., *colpoptose;* In., *colpoptosis.* Prolapso de la vagina.
colporrafia (de *colpo-* y el gr. *rhaphé*, sutura). f. A., *Kolporrhaphie;* F., *colporraphie;* In., *colporrhaphy;* It. y P., *colporrafia.* Sutura de la vagina, especialmente la operación plástica de escindir porciones de la pared vaginal con sutura consecutiva, al objeto de estrechar el conducto y remediar el prolapso uterino. Sin.: Elitrorrafia.
colporragia (de *colpo-* y el gr. *regnýnai*, reventar). f. F., *colporragie;* In., *colporrhagia.* Hemorragia vaginal.
colporrea (de *colpo-* y el gr. *rhein*, fluir). f. Flujo vaginal.
colporrexis (de *colpo-* y el gr. *rhêxis*, rotura). f. A., *Scheidenriss;* F., *colporrhexis;* In., *colporrhexis;* It., *colporessi;* P., *colporrexe.* Desgarro de la vagina.
colposcopio (de *colpo-* y el gr. *skopeîn*, observar). m. F., *colposcope;* In., *colposcope.* Espéculo vaginal.
colpospasmo (de *colpo-* y el gr. *spasmós*, espasmo). m. F., *colpospasme, vaginisme;* In., *colpospasm.* Espasmo vaginal.
colpóstato (de *colpo-* y el gr. *statós*, estable). m. F. e In., *colpospat.* Medio de contención o sostenimiento de la vagina o algo en la vagina, como un aplicador de radio, por ejemplo.
colpostenosis (de *colpo-* y *estenosis*). F., *colposténose;* In., *colpostenosis.* Estrechez o constricción de la vagina.
colpostenotomía (de *colpostenosis* y el gr. *tomé*, corte). f. F., *colposténotomie.;* In., *colpostenotomy.* Operación para remediar la estrechez o atresia de la vagina.
colpostrictura (de *colpo-* y el lat. *strictura*, estrechamiento). f. Estrechamiento quirúrgico de la vagina por suturas; colpodesmorrafia.
colpotermo (de *colpo-* y *thermé*, calor). m. Aparato eléctrico para aplicaciones de calor en la vagina.
colpotomía (de *colpo-* y el gr. *tomé*, corte). f. A., *Kolpotomie;* F., *colpotomie;* In., *colpotomy.* It. y P., *colpotomia.* Incisión quirúrgica de la vagina. ||**-anterior.** Incisión del fondo de saco vaginal anterior separando la vagina de la cara anterior del cuello. ||**-posterior.** Incisión del fondo de saco vaginal posterior.
colpoureterocistotomía. f. COLPOCISTOURETEROTOMÍA.
colpoureterotomía (de *colpo-*, el gr. *uretér*, uréter, y *tomé*, escisión). f. Incisión del uréter a través de la vagina, practicada para remediar la estenosis ureteral.
colpoxerosis (de *colpo-* y el gr. *xerós*, seco). f. F., *colpoxérose;* In., *colpoxerosis.* Sequedad anormal de la vagina.
colquicina. f. Uno de los principios activos del cólquico, glucósido cristalizado venenoso, soluble en alcohol.
cólquico (del gr. *kolchikón*, de *Kolchís*, Cólquida). m. Planta liliácea común en Europa y Asia. El bulbo y las semillas del *Colchicum autumnalis* son catárticos, eméticos e irritantes locales, y tóxicos a dosis elevadas. sase como analgésico en la gota, reumatismo y afecciones reumáticas, como tonsilitis, faringitis, etc.
columbina. f. COLOMBINA.
columbo. m. COLOMBO.
columella (lat.). f. A., *Columella;* F., *columelle;* In. e It., columella; P., columela. Columna pequeña. ||**-cochlae.** Eje de la cóclea o caracol, mediolo. ||-fornicis. Columnas del fórnix. ||**-nasi.** El tabique nasal.
columna (del lat. *columna*). f. A., *Kolonne;* F., *colonne;* In., *column;* It., *colonna;* P., *coluna.* Parte cilíndrica en forma de pilar. || CORDÓN o FASCÍCULO. ||**-adiposa.** Cada una de las columnas de tejido adiposo que se extienden desde el tejido conectivo cutáneo hasta los folículos pilosos y glándulas sudoríparas. ||**-anterior de la médula.** Columna de la sustancia blanca en cada mitad de la médula espinal entre el asta anterior de sustancia gris y la fisura media ventral. ||**-carnosa.** Prolongaciones de la sustancia muscular de la superficie interna de los ventrículos del corazón, de primero, segundo o tercer orden, según su mayor o menor independencia; las de primer orden se denominan también *músculos papilares* y terminan por cintas tendinosas que se insertan en la cara anterior de las válvulas auriculoventriculares; las de segundo y tercer orden, *trabéculas carnosas;* se adhieren a las paredes ventriculares sólo por sus extremos o en toda su extensión. ||**-de Bertin.** Prolongaciones de la sustancia cortical del riñón entre las pirámides de Malpighi. ||**-de Burdach.** FASCÍCULO CUNEIFORME. ||**-de Clarke.** COLUMNA TORÁCICA. ||**-de la vagina.** Eminencias longitudinales a lo largo de las paredes de la vagina en su superficie interna. ||**-de Leydig.** Manojos de fibrillas musculares separadas por divisiones de protoplasma. ||**-de Morgagni.** Repliegue de la mucosa en la terminación anal del recto. ||**-de Rathke.** Nombre de dos cartílagos en el extremo anterior del notocordio. ||**-de Rolando.** Eminencia en el borde lateral del bulbo. ||**-de Sertoli.** Célula alargada sustentacular en la capa parietal de los tubos seminíferos, que mantiene unidas las células espermatógenas. ||**-de Stilling.** COLUMNA DE CLARKE. ||**-de Türck.** Cordón piramidal anterior. || Fascículos sensoriales que ocupan la porción exterior de la parte ventral del pedúnculo cerebral. ||**-del anillo abdominal.** Grupo de fibras engrosadas de la aponeurosis del oblicuo externo alrededor del anillo inguinal superficial. ||**-del fórnix.** Cada uno de los dos pilares anteriores del fórnix que terminan en los cuerpos mamilares. ||**-gris.** Masa longitudinal de sustancia gris de la médula espinal, dividida en tres porciones: anterior, posterior e intermedia. ||**-raquídea.** Raquis o columna vertebral. ||**-rugosa.** Cada una de las columnas o pliegues de la vagina. ||**-torácica.** Grupo de células nerviosas que ocupan el ángulo interno del asta posterior de la médula, desde el engrosamiento cervical hasta el engrosamiento lumbar. ||**-vertebral.** Raquis; conjunto óseo formado por las vértebras cervicales, torácicas, lumbares, sacro y cóccix. ||**-vesicular de Clarke.** COLUMNA DE CLARKE.
columnización (de *columna*). f. Estructuración en columnas. ||**-vaginal.** Macización de la vagina por medio de un taponamiento apretado, generalmente para contener el prolapso uterino.
coluria (de *cole-* y el gr. *oûron*, orina). f. A., *Cholurie;* F., *cholurie;* In., *choluria;* It., *coluria;* P., *colúria.* Presencia de bilis en la orina; coloración de la orina por la bilis.
colutorio (del lat. *collutum*, supino de *colluere*, lavar). m. A., *Mundwasser;* F., *collutoire;* In., *collutory;* It., *colluttorio;* P., *colutório.* Lavado o enjuague de la boca. || Solución o medicamento destinado a este uso. || Gargarismo.
colza (del neerl. *koolzaad*, simiente de col). f. A., *Raps;* F., *colza;* In., *rape.* It., *colza;* P., *colza;* Planta de la familia de las crucíferas (*Brassica campestris*), cuyas semillas se mezclan con las de mostaza y de las que se extrae aceite.
collar (del lat. *collare*, de *collum*, cuello). m. A., *Kragen;* F., *collier;* In., *collar;* It., *collare;* P., *colar.* Erupción u otra lesión alrededor del cuello. ||**-de Biett.** Anillo blanquecino que forma la descamación epidérmica en la periferia de una pápula sifilítica. ||**-de Casal.** Erupción pelagrosa en forma de arco en el cuello. ||**-de Jobert.** Terminaciones nerviosas dispuestas a modo de collar alrededor de un folículo piloso. ||**-de Stokes.** Edema del cuello y dilatación de las venas en la obstrucción de la cava superior. ||**-de Venus.** Sifílide pigmentaria que ocupa principalmente las partes laterales del cuello; *melanoleucoderma colli.* ||**-lipomatoso.** Lipoma voluminoso desarrollado alrededor del cuello; cuello grueso de Ma-

delung. ||-**ortopédico.** Aparato mecánico en forma de collar destinado a mantener el cuello y la cabeza en su dirección normal.
collarete (de *collar*). m. Collar pequeño, especialmente la dermatitis observada en la pelagra. || Zona ciliar.
Colles (Ligamento, fractura) (Abraham *Colles*, cirujano irlandés, 1773-1843). V. LIGAMENTO, FRACTURA. ||-**Baumès (Ley de)** (Prosper *Baumès*, médico francés, 1791-1871). LEY DE COLLES. ||-**(Enfermedad de).** V. ENFERMEDAD.
Collet (Síndrome de) (Frédéric J. *Collet*, laringólogo francés, n. en 1870). V. SÍNDROME DE COLLET-SICARD. ||-**Bonnet (Síndrome de).** V. SÍNDROME. ||-**Sicard (Síndrome de)** (Jean Athanase *Sicard*, neurólogo francés, 1872-1929). V. SÍNDROME.
colliculi (lat.). pl. de *colliculus*.
colliculus (lat.). m. COLÍCULO. ||-**facialis.** Colículo facial. ||-**inferior.** COLÍCULO INFERIOR. ||-**seminalis.** Colículo seminal. ||-**superior.** COLÍCULO SUPERIOR.
Collin (Pinzas de) (Anatole *Collin*, fabricante de instrumentos quirúrgicos francés, 1831-1923). V. PINZAS.
Collinsonia (de Peter *Collinson*, 1694-1768). Género de hierbas vivaces de la familia de las labiadas. La *C. canadensis* es tónica y diurética; se emplea en cocimiento y en tintura.
Collip (Unidad de) (James Bertram *Collip*, médico canadiense, 1892-1965). V. UNIDAD.
collum (lat.). m. CUELLO. ||-**anatomicum** o **chirurgicum.** CUELLO ANATÓMICO o QUIRÚRGICO. ||-**distortum.** TORTÍCOLIS. ||-**obstipum.** TORTÍCOLIS. ||-**tali.** Cuello del astrágalo. ||-**valgum.** COXA VALGA.
coma (del gr. *kôma*, *-atos*, sopor). m. A., *Koma*; Fr., In., It. y P., *coma*. Estado de disminución del nivel de conciencia de intensidad variable por afectación orgánica o metabólica del sistema nervioso central. ||-**acidótico.** El secundario a una acidosis. ||-**alcohólico.** El provocado por la intoxicación etílica. ||-**apoplético.** Estupor que acompaña a la apoplejía. ||-**carus.** Coma profundo. ||-**de Kussmaul.** Coma de la acetonuria diabética. ||-**diabético.** CETOACIDOSIS DIABÉTICA. ||-**epiléptico.** Estado de sopor consecutivo a un ataque de epilepsia. ||-**hepático.** ENCEFALOPATÍA HEPÁTICA. ||-**epiléctico.** Estado crepuscular poscrítico. ||-**hiperosmolar.** El producido por hiperosmolaridad plasmática. Aparece en estados de deshidratación y en la diabetes. ||-**hipoclorémico.** El asociado con una pérdida de cloruros. ||-**hipofisario.** Estado que aparece a consecuencia de la destrucción de la hipófisis como en la hemorragia del parto (enfermedad de Sheehan). ||-**hipoglucémico.** El que acompaña los descensos bruscos de la glucemia. ||-**histérico.** Estado de falso coma en histéricos. ||-**irreversible.** COMA SOBREPASADO. ||-**mixedematoso.** El que aparece en la hipofunción tiroidea. ||-**sobrepasado.** Término de Mollaret que designa aquellos casos en los que se ha suprimido total e irreversiblemente la actividad cerebral y con ello producido la muerte del individuo como persona. ||-**tóxico.** El debido a barbitúricos, tranquilizantes, etc. ||-**urémico.** Estado de letargia debido a la uremia. ||-**vígil.** Estupor con o sin delirio y estado semiconsciente.
coma. f. VÍRGULA. ||-**bacilo.** Vibrión del cólera asiático.
comadrón, -na (de *comadre*). f. m. A., *Hebamme*; F., *sage-femme*; In., *midwife*; It., *levatrice*; P., *parteira*. Cirujano menor o ayudante técnico sanitario que asiste a la mujer en el acto del parto. *Sin.:* Matrona, partero.
combinado (de *combinar*, y éste del lat. vulg. *combinare*, de *bini*, de dos en dos). m. Conjunto de varias sustancias. ||-**lítico.** Combinado medicamentoso que bloquea las funciones del sistema nervioso autónomo inhibiendo las reacciones de defensa homeostática del organismo y produciendo la hibernación.
combreto. m. Planta dicotiledónea de Malaya (*Combretum sundiacum*), tónica, diurética, emética y colagoga; se emplea el cocimiento de hojas, 16 g/l de agua, en la fiebre biliosa hematúrica. Se cree también útil en la cura contra el morfinismo.

combustión (del lat. *combustio, -onis*). f. A., *Verbrennung*; F. e In., *combustion*; It., *combustione*; P., *combustão*. Acción y efecto de quemar y arder; oxidación rápida con emisión de calor y a veces de luz. ||-**orgánica.** Acto químico en la intimidad de los tejidos, que consiste en la fijación del oxígeno y el desprendimiento de carbono e hidrógeno, que se combinan con el oxígeno para formar anhídrido carbónico y agua. ||-**respiratoria.** Actos químicos de la respiración.
Comby (Signo de) (Jules *Comby*, pediatra francés, 1853-1947). V. SIGNO.
comedón. Afección cutánea debida a la presencia de comedones; *acné puntata*.
comedón (del lat. *comedere*, comer, devorar). m. A., *Mitesser*; F., *comédon*; In., *comedo*; It., *comedone*; P., *comedão*. Tapón de materia sebácea, polvo y elementos epiteliales, acumulado en un conducto excretorio de las glándulas sebáceas, principalmente en la nariz, mejillas y frente, y del cual sale por expresión. ||-**del paladar duro de los recién nacidos.** Perlas de Epstein o nódulos de Bohn.
comensalismo. m. A., *Kommensalismus*; F., *commensalisme*; In., *commensalism*; It. y P., *comensalismo*. Asociación parasitaria en la cual uno de los asociados se beneficia sin provecho ni daño para el otro. SIMBIOSIS.
comes (del lat. *comes*, compañero). Arteria o vena que acompaña un tronco nervioso.
cometofobia (del gr. *komêtes*, cometa, y *phóbos*, temor). f. Temor morboso a los cometas.
comezón (del lat. *comestio, -onis*, de *comestus*, comido). m. PRURITO.
comicial (Mal). EPILEPSIA. Denominado así porque en Roma se interrumpían los comicios cuando a uno de sus miembros le sobrevenía un ataque de epilepsia.
comida (de *comer*, y éste del lat. *comedere*, comer). f. A., *Mahlzeit*; F., *repas*; In., *meal*; It., *pasto*; P., *repasto*. Acción de comer. || Alimento sólido. ||-**de prueba.** Comida de composición determinada, que se extrae al cabo de cierto tiempo de ingerida para explorar las funciones digestivas. Las más empleadas son la de *Boas*, una cucharada de harina de avena que se hierve en 1 l de agua hasta reducción a 0,5 l; la de *Boyden*, tres a cuatro yemas de huevo en leche, azúcar y vino de Oporto, para el estudio de la dinámica de la vesícula biliar; la de *Ewald*, 60 g de pan y 250 g de infusión de té o agua, que también se denomina de *Ewald-Boas*; la de *Jaworski*, compuesta de 100 g de agua y uno de los huevos duros; la de *Leube*, 250 g de sopa, de 90 a 150 g de carne magra, 60 g de pan y 150 ml de agua; la de *Lundh*, compuesta de grasas, hidratos de carbono y proteínas, para el estudio de la función pancreática; la de *Riegel*, 200 g de sopa, 200 g de carne de buey, 50 g de patatas en puré y pan tostado; la de *Salzer*, que consiste en dos comidas dadas con 4 horas de intervalo y se extrae el contenido gástrico 1 hora después de la última comida; si el estómago es normal, no deben quedar restos de la primera, que consiste en huevos hervidos, buey asado frío, arroz y leche; la segunda comida consta de pan y agua. ||-**ficticia.** La que se da a un perro portador de una fístula esofágica, por la que salen los alimentos ingeridos sin llegar al estómago, en donde puede recogerse el jugo gástrico en estado de pureza.
comino (del gr. *kmminon*). m. A., *Kreuzkümmel*; F. e In., *cumin*; It., *comino*; P., *cominho*. Planta umbelífera (*Cuminum cymimum*), aromática y carminativa.
comisura (del lat. *commissura*, de *commitere*, juntar, unir). f. A., *Kommissur*; F., *commissure*; In., *commissura*; It., *commessura*; P., *comissura*. Punto de reunión de los bordes de una abertura en hendidura. || Tejido que une partes correspondientes de la derecha y la izquierda, principalmente en el encéfalo y medula craneal. || Sutura craneal. ||-**ansata.** Fibras que pasan a través del quiasma óptico entre el tubérculo cinéreo y la lámina terminal cinérea. ||-**arqueada.** COMISURA SUPRAÓPTICA VENTRAL. ||-**basal.** COMISURA DE MEYNERT. ||-**blanca anterior.** Cinta de sustan-

cia blanca que ocupa el fondo de la fisura media anterior de la médula espinal. ||-**blanca posterior.** Comisura epitalámica. ||-**blanda.** Comisura gris media. ||-**breve.** Porción posterior del vermis del cerebelo. ||-**caudal.** Comisura blanca posterior. ||-**cerebral anterior.** Fascículo redondeado de fibras blancas en la porción anterior del III ventrículo, delante de las columnas del fórnix. ||-**de Forel.** Nombre de las fibras que cruzan el espacio prefrontal posterior y unen el núcleo subtalámico de cada lado. ||-**de Gudden.** Comisura arqueada. ||-**de Meynert.** Comisura supraóptica dorsal. ||-**de Wernekink** o **Werneking.** Decusación dentro del puente en la línea media, entre las fibras del tegmento de los pedúnculos cerebrales. ||-**del** Puente (1.ª acep.). ||-**del hipocampo.** Cinta de fibras que conectan los hipocampos de ambos lados a través del trígono. ||-**gris. Nombre de tres formaciones: la** *anterior*, porción de sustancia gris delante del conducto central de la médula espinal; la *posterior* o *comisura gris*, que ocupa el fondo del surco medio posterior de la médula, y la *media*, o *blanda*, *intertalámica* o *masa intermedia*, continuidad de la sustancia gris de un tálamo óptico al otro en la parte media del III ventrículo. ||-**labial.** Ángulo de la boca. ||-**labial pudenda.** Unión de los labios menores o ninfas. ||-**magna** o **máxima.** Cuerpo calloso. ||-**media.** Comisura gris media. ||-**olivar.** Fibras transversas que unen los cuerpos olivares de cada lado. ||-**del cerebelo.** Puente (1.ª acep.). ||-**palpebral.** Ángulo o canto interno o externo de los párpados. ||-**rostral.** Comisura cerebral anterior. ||-**superior.** Comisura de Meynert. ||-**supraóptica dorsal y ventral.** Fibras que cruzan la línea media en relación con el quiasma. ||-**vulvar.** Cada uno de los dos ángulos anterior y posterior o superior e inferior del surco interlabial.

comisurotomía (de *comisura* y el gr. *tomé*, corte). f. F., *commissurotomie;* In., *comissurotomy.* Sección de una comisura o banda fibrosa; especialmente incisión del orificio mitral hasta el tejido muscular.

Commiphora. Género de plantas burseráceas. La especie *C. abyssinica* produce la mirra.

Comolli (Signo de) (Antonio *Comolli*, anatomopatólogo italiano, n. en 1879). V. Signo.

comoriencia (del lat. *commoriens, -entis*, p. a. de *commori*, morir juntamente). f. Coincidencia temporal de la muerte de dos o más personas víctimas de un accidente común.

compacto (del lat. *compactus*, p.p. de *compingere*, unir, juntar). adj. F. e In., *compact.* Denso; aplícase al tejido óseo, en oposición al esponjoso.

comparador (del lat. *comparare*, oponer, comparar). m. F., *comparateur;* In., *comparator.* Especie de colorímetro muy simple, que consta de un bloque de madera con unos orificios en los que se introducen los tubos de ensayo que deben compararse y con otros orificios transversales a través de los cuales se examinan dichos tubos.

compás (de *compasar*, y éste del lat. *cum*, con, y *passus*). m. A., *Zirkel;* F., *compas;* In., *compas;* It. y P., *compasso.* Instrumento para medir las partes externas de la pelvis, los diámetros de la cabeza, etc. ||-**de Weber.** Estesiómetro. ||-**hafemétrico.** Estesiómetro.

compatibilidad (del lat. *cum*, con, y *pati*, soportar). f. Cualidad de compatible.

compatible (del bajo lat. *compatibilis*, conforme, propio, conveniente). adj. F. e In., *compatible.* Acorde; que puede administrarse junto con otro medicamento.

compañón (del lat. *companio, -onis*, compañero; de *cum*, con, y *panis*, pan). m. Testículo.

compensación (del lat. *compensatio, -onis*). f. A., *Kompensation;* F. e In., *compensation;* It., *compensazione;* P., *compensação.* Modificación que tiene por objeto remediar el efecto o lesión de un órgano.|| En psicopatología, fenómeno psíquico por el cual intensos sentimientos de culpabilidad o inferioridad promueven reacciones excesivas de defensa. ||-**cardíaca.** Estado de hipertrofia del corazón suficiente para contrarrestar el defecto mecánico por un vicio valvular, sínfisis pericardíaca, etc. ||-**paradójica.** Asociación de una lesión valvular con otra lesión cardíaca que en cierto modo la neutraliza; p. ej., la estenosis mitral con la insuficiencia aórtica. ||-**rota.** Descompensación.

complejo (del lat. *complexus*, p. p. de *complecti*, enlazar). adj. A., *Komplex;* F., *complexe;* In., *complex;* It., *complesso;* P., *complexo.* Complicado. || m. Asociación de síntomas o manifestaciones morbosas; síndrome. || En dermatología, asociación de varias afecciones reunidas en un mismo sector cutáneo o mucoso. || En psiquiatría y psicoanálisis, conjunto de representaciones e imágenes parcial o totalmente inconscientes con fuerte carga afectiva. Los complejos se estructuran a partir de las alternativas de las relaciones vinculares de la historia infantil y tienen influencia sobre las actitudes o conductas del sujeto. || En el trazado electrocardiográfico, la parte que representa la sístole de una aurícula o ventrículo. ||-**amiostático.** Síndrome dependiente de lesiones del cuerpo estriado, caracterizado principalmente por los movimientos involuntarios coreiformes o atetósicos. ||-**antígeno-anticuerpo.** V. Inmunocomplejo. ||-**auricular.** Onda P del electrocardiograma. ||-**de Caín.** Sentimiento de rivalidad y hostilidad entre hermanos. ||-**de castración.** Complejo relacionado con la fantasía de castración (pérdida del pene), en estrecha relación con el complejo de Edipo. Es vivido y se estructura de diferente manera en el niño (como amenaza de castración que genera angustia) y en la niña (como un daño consumado que se intenta compensar o negar). ||-**de Diana.** Exaltación de las tendencias psíquicas masculinas en una mujer. ||-**de Edipo.** Conjunto de fenómenos centrales en el desarrollo de la sexualidad infantil según Freud, en el cual se establece una relación amorosa con el padre del sexo opuesto y hostil hacia el padre del mismo sexo, *Edipo positivo* o *heterosexual*. Lo contrario sucede en el *Edipo negativo* u *homosexual*. Ambas formas coexisten en distinto grado en el denominado *Edipo completo*. Los distintos modos de organización y resolución del complejo de Edipo determinan fuertemente la estructura de la personalidad del sujeto, y en el psicoanálisis representa un eje teórico de primordial importancia para la comprensión de los fenómenos psicopatológicos del individuo. ||-**de Eisenmenger.** Asociación de defectos del tabique interventricular con dilatación de la arteria pulmonar y ectopia de la aorta. ||-**de Electra.** Expresión introducida por Jung, que es utilizada como sinónimo del complejo de Edipo femenino. ||-**de inferioridad.** Término de Adler para designar en forma genérica el conjunto de actitudes o conductas dependientes de un sentimiento de inferioridad o las reacciones del individuo frente al mismo. ||-**de inferioridad.** Conjunto de sentimientos de menosprecio de sí mismo que obran en el subconsciente para producir timidez o, como compensación, una agresividad exagerada y expresión de superioridad. ||-**de Lutembacher.** Estenosis mitral asociada a un defecto del tabique interauricular. ||-**de Yocasta.** Tendencias libidinosas, explícitas o reprimidas, de la madre hacia el hijo. ||-**del menisco de Carman.** Anillo transparente que rodea el nicho canceroso del estómago, situado en la curvatura menor. ||-**inmune.** V. Inmunocomplejo. ||-**Kuss.** Imagen radiológica típica de la primoinfección tuberculosa con imagen yuxta o parahiliar del »chancro de inoculación« e imágenes hiliares anormales (adenopatías hiliares). ||-**primario de Ranke.** Complejo gangliopulmonar en la tuberculosis. ||-**pulmonar de Chavez.** Ingurgitación yugular, latido sistólico palpatorio y macidez en el espacio intercostal izquierdo. ||-**ventricular.** Ondas Q, R, S y T del electrocardiograma.

complementado. adj. F., *fixé au complement.;* In., *complemented.* Unido con el complemento para que sea activo.

complementario. adj. F., *complémentaire;* In., *complementary.* Que suple un defecto o contribuye a ello; que completa; accesorio.

complemento (del lat. *complementum*). m. A., *Komplement;* F., *complément;* In., *complement;* It. y P., *complemento*. Sistema enzimático inespecífico del suero fundamental en la inmunidad humoral, que consta de nueve componentes proteicos, numerados de C1 a C9. Los diversos componentes o fracciones se activan, en presencia de complejos antígeno-anticuerpo (y también de otras sustancias), de manera secuencial según la vía estimulada (clásica o alternativa) dando lugar a la liberación de sustancias biológicamente activas. Entre sus funciones son características la hemólisis y la bacteriólisis en presencia de anticuerpos específicos, y es importante su papel en muchas otras reacciones biológicas: fagocitosis, opsonización, quimiotaxis, citólisis inmune, etc. Se conocen cuadros patológicos consecutivos al déficit hereditario de alguno de los componentes (p. ej., edema angioneurótico deficitario). ‖ **-(Desviación, fijación del).** V. Desviación, fijación del complemento.

complementófilo (de *complemento* y *phileîn*, amar). adj. F., *complementophile*; In., *complementophil*. desus. Que posee afinidad por un complemento, dícese del elemento del amboceptor al que se fija el complemento.

complementoide (de *complemento* y *eîdos*, aspecto). m. desus. Complemento que ha perdido su actividad por destrucción del grupo cimotóxico, pero capaz de unirse con el amboceptor y de producir un anticomplemento cuando se inyecta.

complexión (del lat. *complexio, -onis*). f. A., *Leibesbeschaffenheit;* F., *complexion;* In., *complexion;* It., *complessione;* P., *compleição*. Constitución física o hábito orgánico. ‖ Color y aspecto de la cara. ‖ Constitución.

complexo (del lat. *complexus*, p.p. de *complecti*, enlazar). adj. y s. Músculo complexo. V. Músculos (tabla de).

compliancia o **complianza**. f. F., *compliance*. In., *compliance*. Medida de la capacidad de distensión de una estructura determinada (por ej., una víscera hueca como el pulmón, vejiga, vesícula biliar, etc.); el cambio de volumen es resultado de la aplicación de una unidad de presión diferencial entre el interior y el exterior del órgano.

complicación (del lat. *complicatio, -onis*, plegadura). f. A., *Komplikation;* F. e In., *complication;* It., *complicazione;* P., *complicação*. Fenómeno que sobreviene en el curso de una enfermedad sin ser propio de ella, agravándola generalmente. ‖ Coexistencia de dos o más enfermedades en un mismo paciente.

componente (del lat. *componens, -entis*, que compone). m. A., *Bestandteil;* F., *constituant;* In., *constituent;* It., *constituente;* P., *componente*. Parte o elemento constituyente. ‖ En neurología, serie de neuronas que forman un sistema funcional para la conducción de impulsos aferentes y eferentes. ‖ **-esplácnico motor, esplácnico sensorial.** Sistema de neuronas que conducen impulsos a los receptores esplácnicos o desde éstos a otras partes, respectivamente.

comportamiento (del lat. *comportare*, reunir). m. A., *Verhalten;* F., *comportement;* In., *behavior;* It. y P., *comportamento*. Manera de ser o reaccionar de una persona durante un período corto o prolongado de su vida o frente a circunstancias particulares.

compos mentis (lat.). De espíritu sano.

compresa (del lat. *compressa*, comprimida). f. A., *Kompresse;* F., *compresse;* In., *compress;* It. y P., *compressa*. Pedazo de gasa, lienzo u otro material, plegado ordinariamente en varios dobleces, aplicado de modo que ejerza presión sobre una parte; algunas veces es embebida en líquidos medicamentosos. ‖ **-cribiforme.** Compresa con varios agujeros para la salida de los exudados de la herida o úlcera. ‖ **-de Priessnitz.** Compresa húmeda fría, sumergida en una mezcla de alcohol alcanforado y agua fría en la proporción de 1 a 4. ‖ **-en cruz de Malta.** Compresa cuadrada hendida igualmente en los cuatro ángulos. ‖ **-esterilizada.** Nombre dado a los pedazos de gasa cortados regularmente, esterilizados en la autoclave, que se emplean para distintos fines: como material de cura, para lavar heridas, limitar el campo operatorio, etc. ‖ **-fenestrada.** Compresa con un agujero para la salida de los exudados o para el examen de la herida o úlcera. ‖ **-graduada.** La formada por varias capas sobrepuestas de mayor o menor, destinada a veces a ejercer una compresión metódica, a aproximar los labios de una herida o a separar las partes que momentáneamente no conviene tener unidas. ‖ **-hendida.** Compresa con una o dos incisiones, que la dividen en dos o tres partes, para sujetar las partes blandas en las amputaciones.

compresión (del lat. *compressio, -onis*). f. A., *Druck;* F., *compression;* In., *compression;* It., *compressione;* P., *compressão*. Acción ejercida sobre un cuerpo por una fuerza exterior que tiende a disminuir el volumen y aumentar su densidad. ‖ Presión metódica, ejercida por medio de la mano, de un vendaje o instrumento, con objeto terapéutico. ‖ **-del cerebro.** Estado en el cual el cerebro es comprimido por huesos fracturados, tumores, coágulos sanguíneos, abscesos, etc. ‖ **-digital.** Compresión de un vaso sanguíneo con los dedos, con objeto de detener una hemorragia o de curar un aneurisma. ‖ **-inmediata.** La que se ejerce sobre los vasos sin intermedio de las partes blandas. ‖ **-instrumental.** Compresión de los vasos sanguíneos por medio de instrumentos. ‖ **-mecánica.** Compresión ejercida por un medio distinto del de los dedos: vendaje, compresor, etc. ‖ **-mediata.** La que obra sobre los vasos por el intermedio de las partes blandas. ‖ **-total.** La que suspende por completo el curso de la sangre.

compresor (del lat. *compressor, -oris*). adj. Que comprime. ‖ m. A., *Druckapparat;* F., *compresseur;* In. y P., *compressor.* It., *compressore*. Instrumento o utensilio para comprimir una parte. En la cirugía antigua, además del garrote se empleaban compresores de distintos modelos, que en esencia consistían en dos pelotas ajustadas, una de las cuales comprimía la arteria y la otra ejercía una contrapresión. Tales eran los modelos de Petit modificado por Larrey, de Dupuytren, de Charrière, Michon, Nélaton, etc. ‖ Músculo que comprime. V. Músculos (tabla de).

comprimido. m. A., *Tablette;* F., *comprimé;* In., *tablet;* It., *compressa;* P., *comprimido*. Preparación farmacéutica en forma de pastilla, en la que la sustancia medicinal está comprimida por fuerte presión.

Compton (Efecto de) (Arthur H. *Compton*, físico norteamericano, 1892-1962). V. Efecto.

compuesto (del lat. *compositus*, p. p. de *componere*, componer). adj. A., *Verbindung;* F., *composé;* In., *compound;* It. y P., *composto*. Formado de dos o más especies de materiales. ‖ m. Sustancia, de carácter orgánico o inorgánico, constituida por dos o más elementos. ‖ **-acíclico, alifático.** Compuesto constituido por una cadena abierta. ‖ **-aromático, cíclico.** Compuesto de cadena cerrada. ‖ **-de condensación.** Sustancia que resulta de la unión de dos compuestos con pérdida de una o varias moléculas de agua. ‖ **-genético.** Heterocigótico mixto de dos alelos patológicos. ‖ **-graso.** Compuesto de cadena abierta. ‖ **-inorgánico.** Que no contiene carbono.

compulsión (del lat. *compulsio, -onis*). f. A., *Zwang;* F. e In., *compulsion;* It., *compulsione;* P., *compulsão*. Impulso irresistible y desplacentero a ejecutar un acto contrario al juicio o voluntad del que lo realiza, como forma de paliar la angustia. ‖ **-a la repetición.** En psicoanálisis, proceso de origen inconsciente por el cual el individuo tiende a colocarse en situaciones penosas o a repetir conductas similares a otras ya vividas, como expresión en el presente de conflictos históricos reprimidos.

computador, ra. f. m. Ordenador.

computadorizar (del lat. *computare*, calcular). tr. Someter datos al tratamiento de una computadora.

común (del lat. *communis*). adj. No raro; que pertenece a varios.

comunicante (del lat. *communicans, -antis*, que comparte). adj. y s. Contagioso. Que comunica; dícese de los nervios o vasos que establecen comunicación.

conación (del lat. *conatio, -onis,* intento). f. F., *conation*. In., *conation*. Conjunto de funciones de la voluntad que abarcan desde el impulso intencional hasta la realización práctica de la acción propuesta.

conamen (lat.). m. ant. Conato de suicidio.

conario (del gr. *kônos*). m. Cuerpo pineal, epífisis, llamado así por su forma cónica.

concameración (del lat. *concameratio, -onis*). f. Disposición en forma de cavidades conectantes.

concatenado (del lat. *concatenatus,* p.p. de *concatenare,* concadenar). adj. F., *enchaîné;* In., *concatenate*. En forma de cadena; aplícase también a series de acontecimientos u objetos que forman una secuencia.

Concato (Enfermedad, síntoma de) (Luigi Marco Concato, médico italiano, 1825-1882). V. ENFERMEDAD, SÍNTOMA.

cóncavo (del lat. *concavus;* de *cum,* con, y *cavus,* hueco). adj. F., *concave;* In., *concave*. Que presenta una depresión o superficie hueca.

concentración (del lat. *concentratio, -onis*). f. A., *Konzentration;* F. e In., *concentration;* It., *concentrazione;* P., *concentração*. Aumento en la fuerza de una sustancia por evaporación del agua que contiene. || Número de átomos o equivalentes de la sustancia disuelta contenidos en una unidad de volumen de la solución. ||**-de iones de hidrógeno.** Grado de su concentración en un soluto, que expresa la reacción actual de éste. Su símbolo es pH.||**-de pulso.** Estado de poca expansión de la arteria bajo el dedo.

concentrado. adj. F., *concentré;* In., *concentrate.* Reunido en un punto, condensado. || m. Sustancia cuya fuerza se ha aumentado por la evaporación de sus partes inactivas.

concéntrico (del lat. *concentricus;* de *cum,* con, y *centrum,* centro). adj. F., *concentrique;* In., *concentric*. Que tiene un centro común; que se extiende igualmente en todas direcciones desde un centro común.

concepción (del lat. *conceptio, -onis*). f. A., *Konzeption;* F., *conception;* In., *conception;* It., *concepimento;* P., *concepção*. Fecundación del óvulo.|| CONCEPTO.

conceptáculo (del lat. *conceptaculum,* de *concipere,* concebir). m. En botánica, cavidad en la que se producen las esporas, situada sobre la superficie del falo de una criptógama.

concepto (del lat. *conceptus*). m. A., *Begriff, Konzeptus;* F., e In., *concept;* It., *concetto;* P., *conceito*. Idea, opinión, juicio. || Producto de la concepción durante toda la gestación. ||**-imperativo.** Idea que domina las acciones de un individuo.

conciencia (del lat. *conscientia*). f. A., *Gewissen;* F., *conscience;* In., *consciousness;* It., *coscienza;* P., *consciência*. Conocimiento intuitivo o reflexivo que el individuo tiene de sí mismo y sus cambios, y del medio que lo rodea y sus modificaciones. De acuerdo con la teoría metapsicológica de Freud, la conciencia es la función del sistema percepción conciencia. V. APARATO PSÍQUICO. ||**-doble.** Estado transitorio o permanente de división de la conciencia, en el cual el individuo presenta, de manera simultánea o sucesiva, formas de conducta separadas y frecuentemente antitéticas. Se puede observar en los estados crepusculares histéricos y epilépticos. ||**-moral.** Término utilizado como sinónimo de superyó. V. SUPERYÓ. ||**-noética.** Conciencia en la cual las experiencias son preferentemente cognoscitivas.

concisus (lat.). Cortado.

conclinación. f. F., *conclinasion;* In., *conclination*. Intorsión o adtorsión de los ojos; estado en el que los meridianos verticales de ambos ojos convergen hacia arriba. Opuesto a *disclinación*.

concocción (del lat. *concoctio, -onis*). f. F., *concoction;* In., *concoction*. Mezcla de sustancias medicinales preparadas por medio del calor. || Proceso digestivo.

concohélico (del gr. *kógche,* concha, y *hélix, -ikos,* hélice). adj. y s. Pequeño fascículo muscular desde la concha de la oreja al hélix.

concoideo (del gr. *kogchoeidés,* de *kógche,* concha, y *eîdos,* aspecto). adj. Semejante a una concha.

concomitante (del lat. *concomitans, -antis,* p. a. de *concomitari,* acompañar). adj. F., *concomitant;* In., *concomitant*. Que acompaña; accesorio; unido con otro. Se dice de una clase de estrabismo y de ciertos síntomas.

concordancia (del lat. *concordantia,* n. pl. de *concordans, -antis,* que concuerda). f. F., *concordance;* In., *concordance*. En hermanos, gemelos, etc., presentación del mismo rasgo en todos ellos.

concoscopio (del gr. *kógche,* concha, y *skopeîn,* observar). m. Instrumento para la exploración de las conchas o cornetes de la nariz.

concótomo (del gr. *kógche,* concha, y *tomós,* cortante). m. F., *conchotome;* In., *conchotome*. Instrumento para la escisión de las conchas.

concreción (del lat. *concretio, -onis*). f. A., *Konkrement;* F., *concrétion;* In., *concrement;* It., *concrezione;* P., *concreção*. Cuerpo o masa inorgánica en una cavidad o en los tejidos de un organismo. || Unión anormal de partes adyacentes. || Endurecimiento o solidificación. ||**-alvina.** Bezoar o cálculo en el estómago o intestino. ||**-calcárea.** Depósitos de carbonato y fosfato de cal que se forman en el interior de algunos órganos. ||**-calculosa.** CÁLCULO. ||**-fibrinosa sanguínea polipiforme.** Coágulos de fibrina en las válvulas cardíacas ateromatosas. ||**-ósea.** Producción ósea accidental. ||**-pericardíaca.** Sínfisis del pericardio. ||**-tofácea.** Acumulación de sales calcáreas y uratos alrededor de las articulaciones en los gotosos.

concrescencia (del lat. *concrescere,* acrecentarse). f. F., *concrescence;* In., *concrescence*. Crecimiento, conjunto de partes; unión de dos partes separadas.

concretismo (del lat. *concretio,* acrecentarse). m. F., *concretisme;* In., *concretism*. Pensamiento y conducta a nivel de lo simple y concreto, en relación con la sensación (en contraste con abstracto).

concuasantes (del lat. *conquassans, -antis,* p. a. de *conquassare,* romper). adj. Calificativo de los dolores expulsivos del parto.

concúbito (del lat. *concubitus*). m. COITO.

concusión (del lat. *concussio, -onis*). f. A., *Erschütterung;* F., *secousse;* In., *concussion;* It., *concussione;* P., *concussão*. Contusión violenta, especialmente la que no manifiesta signos exteriores de traumatismo. || Estado morboso que de ella resulta. ||**-abdominal.** Traumatismo abdominal producido en personas sumergidas en el agua por violentas explosiones en el seno de la misma. ||**-de la médula espinal.** Estado resultante de golpes en el raquis con trastornos funcionales medulares. ||**-del cerebro.** Estado producido por caída o un golpe sobre la cabeza con inconsciencia, pulso débil, palidez y frialdad y a veces relajación de los esfínteres. ||**-del laberinto.** Sordera y zumbidos producidos por un golpe o explosión.

concusor (del lat. *concutere,* golpear). m. Instrumento empleado en el masaje vibratorio.

concha (del gr. *kógke*). f. A., *Concha;* F., *conque;* In., *concha;* It., *conca.* P., *concha;* Cavidad en la cara externa del pabellón de la oreja, donde se abre el conducto auditivo externo. || CORNETE. ||**-nasal inferior, media, superior.** Cornetes inferior, medio y superior, respectivamente. ||**-de Santorini** o **suprema.** Cuarto cornete que a veces existe encima del superior.

conchectomía (del gr. *kógke,* concha, y el gr. *ektomé,* corte). f. Turbinectomía, concotomía.

conchiforme (del gr. *kógke,* concha, y *forma*). adj. En forma de concha.

conchinina. f. QUINIDINA.

conchitis (del gr. *kógke,* concha, y el suf. *-itis,* inflamación). f. F., *inflammation des cornets;* In., *conchitis*. Inflamación de las conchas o cornetes.

conchoscopio. m. CONCOSCOPIO.

condensación (del lat. *condensatio, -onis*). f. A., *Verdichtung;* F. e In., *condensation;* It., *condensazione;* P., *condensação*. Acto o proceso de condensar o hacer más compacto. || Paso del estado de vapor al líquido. || Mecanismo mental por el cual una representación psíquica expresa las significaciones latentes de dos o varias cadenas asociativas convergentes. Es uno de los modos principales de funcionamiento del inconsciente; se aprecia especialmente en los sueños y en la formación de los síntomas (Freud).

condensador. m. A., *Kondensator;* F., *condenseur;* In., *condenser;* It., *condensatore;* P., *condensador.* Vaso o aparato para condensar gases o vapores. || Instrumento para iluminar objetos microscópicos. || **-de Abbé.** Utensilio que se fija al microscopio, compuesto de un espejo y una serie de lentes acromáticas, para hacer más intensa la iluminación. || **-de campo oscuro.** Aparato para proyectar luz reflejada a través del campo del microscopio de manera que sólo se ilumine el objeto examinado quedando oscuro el propio campo. || **-eléctrico.** Instrumento para acumular y restituir una cantidad de electricidad. || **-paraboloide.** Tipo de condensador para iluminar preparaciones en el microscopio de campo oscuro.

condensante. adj. Que condensa; dícese de una forma de osteítis.

condicionalismo. m. Teoría según la cual todos los sucesos o estados no dependen de una sola causa, sino de numerosas condiciones o factores condicionantes. V. Constelación.

condicionamiento (del lat. *conditio*, y éste de *condire*, aderezar). m. A., *Konditionierung;* F., *conditionnement;* In., *conditioning;* It., *condizionamento;* P., *condicionamento.* Desarrollo de mejores condiciones fisiológicas mediante ejercicios físicos. || En psicología, toda técnica repetitiva que permite la organización de una nueva conducta por la adquisición de reflejos condicionados. || **clásico** o **pavloviano.** El que asocia dos estímulos, uno adecuado y otro inadecuado; finalmente se obtiene la misma respuesta aplicando solamente el estímulo inadecuado. || **operante.** Aquel en el que se refuerza una actitud deseada dando al sujeto una recompensa cada vez que efectúa la acción. Finalmente la actitud se hace automática sin necesidad de recompensa.

condilartrosis (del gr. *kóndylos,* nudo de una articulación, y *árthron,* articulación). f. F., *condylarthrose;* In., *condylarthrosis.* Articulación por medio de un cóndilo por una parte y una cavidad glenoidea por otra; articulación condiloidea.

condilectomía (del gr. *kóndylos,* nudo de una articulación, y *ectomé,* escisión). f. F., *condylectomie;* In., *condyloid.* Resección de un cóndilo.

condilión (del gr. *kóndylos,* nudo de una articulación). m. Punto en el vértice lateral del cóndilo del maxilar inferior.

cóndilo (del gr. *kóndylos,* nudo de una articulación). m. A., *Kondylus;* F., *condyle;* It., *condilo;* P., *côndilo.* Eminencia redondeada en el extremo articular de un hueso, como los cóndilos del fémur, interno o medial y externo o lateral; los del occipital, a cada lado del agujero occipital, que se articulan con el atlas; los de la mandíbula, articulados con los temporales. || Impropiamente, las tuberosidades no articulares del extremo inferior del húmero y las superficies articulares cóncavas de la parte superior de la tibia.

condiloideo (del gr. *kóndylos,* nudo de una articulación, y *eîdos,* aspecto). adj. Semejante o relativo a un cóndilo.

condiloma (del gr. *kondloma,* verruga). m. A., *Kondylom;* F., *condylome;* In., *condyloma;* It., *condiloma.* P., *condiloma.* Excrecencia semejante a una verruga cerca del ano o de la vulva, prepucio, etc., especialmente las pápulas planas húmedas de la sífilis secundaria. || En veterinaria, hiperplasia de la capa papilar de la piel en los animales de pezuña hendida, que se forma en el espacio interdigital como resultado de inflamación crónica. || **-acuminado.** Verruga acuminada. || **-plano.** Condiloma sifilítico plano y ancho con derrame amarillento, denominado también *condiloma ancho o látum* y *placa mucosa.* || **-subcutáneo.** Molusco epitelial.

condilomatosis. f. F., *condylomatose;* In., *condylomatosis.* Estado de afección por condilomas.

condilotomía (del gr. *kóndylos,* nudo de una articulación, y *tomé,* corte). f. F., *condylotomie;* In., *condylotomy.* Escisión o división de un cóndilo

condimento (del lat. *condimentum).* m. A., *Gewürzstoff;* F., *condiment;* In., *seasoning;* It., y P., *condimento.* Sustancia de diversa naturaleza que se añade a los alimentos para corregir el sabor o facilitar su digestión. Los condimentos pueden ser *ácidos,* como el vinagre, limón; *aliáceos,* como el ajo, cebolla, mostaza, etc. ; *aromáticos,* como la vainilla, canela, anís, hinojo, etc. El condimento más común es la sal de cocina o cloruro de sodio.

condón (del lat. *condus,* receptáculo o bien de *Condom,* higienista inglés del s. XVIII, a quien se atribuye su invención). m. Preservativo.

Condorelli (Síndrome de) (Luigi *Condorelli,* médico italiano, n. en 1899). V. Síndrome.

condr-. Condro.

condral (del gr. *chóndros,* cartílago). adj. F., *chondral;* In., *chondral.* Relativo al cartílago; cartilaginoso.

condralgia (del gr. *chóndros,* cartílago, y *álgos,* dolor). f. F., *chondralgie;* In., *chondralgia, chondrodynia.* Dolor en un cartílago.

condraloplasia. f. Condrodisplasia.

condrartrocace (del gr. *chóndros* y *artrocace).* m. Alteración de los cartílagos articulares.

condrectomía (del gr. *chóndros,* cartílago, y *ektomé,* escisión). f. A., *Chondrektomie;* F., *chondrectomie;* In., *chondrectomy.* It. y P., *condrectomia.* Escisión quirúrgica de un cartílago.

condrificación (del gr. *chóndros* y el lat. *facere,* hacer). f. F. e In., *chondrification.* Formación de cartílago; transformación en cartílago. || Condrogénesis.

condrígeno. m. Condrógeno.

condrina. f. F., *chondrine;* In., *chondrin.* Proteína del cartílago semejante a la gelatina. Se la considera como una mezcla de gelatina y mucina.

condrioconto (del gr. *chóndros,* cartílago, y *kontós,* bastón). m. Mitocondria.

condrioma. m. Término actualmente en desuso que designaba el conjunto de inclusiones citoplasmáticas, como mitocondrias, condriomitos y condriocontos.

condriomito. m. Mitocondria.

condriosoma (del gr. *chóndros,* cartílago, y *sôma,* cuerpo). m. Mitocondria.

condritis (del gr. *chóndros,* cartílago, y el suf. *-itis).* f. A., *Knorpellentzündung;* F., *chondrite;* In., *chondritis;* It. y P., *condrite.* Inflamación del cartílago.

condro-. Forma prefija del gr. *chóndros,* con la significación de cartílago.

condroadenoma. m. F., *chondroadénome;* In., *chondroadenoma.* Adenoma que contiene elementos cartilaginosos.

condroangioma (de *condro-,* el gr. *aggeîon,* vaso, y el suf. *-oma).* m. F., *chondroangiome;* In., *chondroangioma.* Tumor que contiene elementos de cartílago y angioma.

condroblasto (de *condro-* y el gr. *blastós,* germen). m. A., *Chondroblast;* F., *chondroblaste;* In., *chondroblast;* It. y P., *condroblasto.* Célula embrionaria que da origen al cartílago.

condroblastoma. m. Condroma.

condrocarcinoma (de *condro-* y el gr. *karkínoma,* cáncer). m. F., *chondrocarcinome;* In., *chondrocarcinoma.* Carcinoma que contiene elementos cartilaginosos en su estroma.

condrocele (de *condro-* y el gr. *kéle,* tumor). m. Tumor cartilaginoso; condroma.

condrocito (de *condro-* y el gr. *kýtos,* cavidad). m. A., *Knorpelzelle;* F., *condrocyte;* In., *chondrocyte;* It., *condrocito;* P., *condrócito.* Célula cartilaginosa.

condroclasto (de *condro-* y el gr. *klân,* romper). m. A., *Chondroklast;* F., *chondroclaste;* In., *chondroclast;* It. y P., *condroclasto.* Célula gigante cuya función es la desintegración del cartílago.

condrocostal (de *condro-* y el lat. *costa,* costilla). adj. F., *chondro-costal;;* In., *chondrocostal.* Relativo a las costillas y los cartílagos costales.

condrocráneo (de *condro-* y el gr. *kraníon*, cráneo). m. Cráneo cartilaginoso o embrionario.

condrodermatitis (de *condro-*, el gr. *dérma*, piel, y el suf. *-itis*, inflamación). f. F., *chondrodermatite;* In., *chondrodermatitis.* Inflamación de un cartílago y de la piel suprayacente. || **-nodularis helicis.** Formación de nódulos dolorosos en la oreja.

condrodinia (de *condro-* y el gr. *odne*, dolor). f. CONDRALGIA.

condrodisplasia (de *condro-*, el pref. *dis*, indicando dificultad, y el gr. *plássein*, formar). f. A., *Chondrodysplasie;* F., *chondrodysplasie;* In., *chondrodysplasia;* It. y P., *condrodisplasia.* Retardo e irregularidad en la formación de cartílago; enfermedad de Ollier. Discondroplasia.

condrodistrofia (de *condro-* y *distrofia*). f. A., *Chondrodystrophie;* F., *chondrodystrophie;* In., *chondrodystrophy;* It. y P., *condrodistrofia.* Raquitismo fetal o acondroplasia (Ed. Kaufmann). || Término que designa las alteraciones de la osteogénesis que se traducen por la presencia anómala o irregular, hiperplásica o hipoplásica, de cartílagos. || **-hereditaria deformante.** Exostosis cartilaginosa múltiple. || **-hiperplásica, hipoplásica.** Condrodistrofia con desarrollo excesivo de las epífisis o con estado esponjoso de los huesos y desarrollo irregular de las epífisis, respectivamente. || **-malácica.** CONDROMALACIA.

condroendotelioma (de *condro-*, el gr. *éndon*, dentro, *thelé*, pezón, y el suf. *-oma*). m. F., *endothélio-chondrome;* In., *chondroendothelioma.* Endotelioma que contiene elementos cartilaginosos.

condrofaríngeo (de *condro-* y el gr. *phárygx, -yggos*, faringe). m. Músculo constrictor medio de la faringe.

condrofima (de *condro-* y el gr. *phýma*, tumor). m. CONDROFITO. || Tumor cartilaginoso o tumor en un cartílago.

condrófito (de *condro-* y el gr. *phytón*, todo lo que se desarrolla, aquí excrecencia). m. A., *Chondrophyt;* F. e In., *chondrophyte;* It., *condrofito;* P., *condrófito.* Excrecencia cartilaginosa en el extremo articular de un hueso.

condrogénesis (de *condro-* y el gr. *génesis*, desarrollo). f. A., *Knorpelbildung;* F., *chondrogenèse;* In., *chondrogenesis;* It., *condrogenesi;* P., *condrogénese.* Formación de cartílago.

condrógeno (de *condro-* y el gr. *gennân*, producir, engendrar). m. F., *chondrogène;* In., *chondrogen.* Sustancia considerada como la base del cartílago y del tejido córneo; por la ebullición se convierte en condrina.

condrogloso (de *condro-* y el gr. *glôssa*, lengua). adj. y s. F., *muscle chondro-glose;* In., *chondroglossus.* Músculo inconstante de la lengua, inserto por debajo en el asta menor del hioides.

condrografía (de *condro-* y el gr. *gráphein*, describir). f. F., *chondrographie;* In., *chondrography.* Descripción de los cartílagos.

condroide (de *condro-* y el gr. *eîdos*, aspecto). adj. F., *chondroïde.* In., *chondroid.* Semejante al cartílago.

condrolipoma (de *condro-* y el gr. *lípos*, grasa, y el suf. *-oma*). m. F., *chondrolipom;.* In., *chondrolipoma.* Tumor que contiene tejido cartilaginoso y adiposo.

condrología (de *condro-* y el gr. *lógos*, tratado). f. F., *chondrologie.;* In., *chondrology.* Suma de conocimientos relativos a los cartílagos.

condroma (de *condr-* y *-oma*). m. A., *Chondrom;* F., *chondrome;* In., *chondroma;* It. y P., *condroma.* Tumor constituido por tejido cartilaginoso. || **-externo.** PERICONDROMA.

condromalacia (de *condro-* y el gr. *malakía*, reblandecimiento). f. A., *Knorpelerweichung;* F., *chondromalacie;* In., *chondromalacia;* It. y P., *condromalacia.* Reblandecimiento anormal de los cartílagos. || **-fetal.** Estado en el cual los miembros del feto son blandos y plegables.

condromatosis (de *condroma* y el suf. *-osis*). f. A., *Chondromatose;* F., *chondromatose;* In., *chondromatosis;* It., *condromatosci;* P., *condromatose.* Formación múltiple de encondromas en las epífisis, especialmente de las falanges; afección a menudo hereditaria.

condrómera (de *condro-* y el gr. *méros*, parte). f. A., *Chondromere;* F., *chondromère;* In., *chondromere;* It. y P., *condromero.* Vértebra cartilaginosa embrionaria.

condromioma (de *condro-*, el gr. *mŷs, myós*, músculo, y el suf. *-oma*). m. A., *Chondromyom;* F., *myochondrome;* In., *chondromyoma;* It. y P., *condromioma.* Mioma que contiene elementos cartilaginosos.

condromitoma. m. PARANÚCLEO.

condromixoma (de *condro-*, *mýxa*, moco, y el suf. *-oma*). m. F., *chondromyxome;* In., *chondromyxoma.* Mixoma que contiene elementos cartilaginosos.

condromixosarcoma. m. F., *chondromyxosarcome;* In., *chondromyxosarcoma.* Sarcoma que contiene elementos cartilaginosos y mucosos.

condromucina. f. F., *chondromucine, chondromucoïde;* In., *chondromucin.* Sustancia homogénea, densa, intercelular, que existe en el cartílago, compuesta de una proteína y ácido condroítico.

condromucoide. m. CONDROMUCINA.

condroóseo. adj. Compuesto de cartílago y hueso.

condroosteodistrofia. f. Osteocondrosis; enfermedad de Morquio.

condroplastia. f. A., *Knorpelplastik;* F., *chondroplastie;* In., *chondroplasty;* It., *condroplastica;* P., *condroplastia.* Cirugía plástica del cartílago.

condroplasto. m. CONDROBLASTO.

condroporosis (de *condro-* y el gr. *póros*, agujero). f. A., *Chondroporose;* F., *chondroporose;* In., *chondroporosis;* It., *condroporosi;* P., *condroporose.* Formación de espacios o senos en el cartílago; ocurre normalmente durante la osificación.

condroproteína. f. F., *chondroproteíne;* In., *chondroprotein.* Proteína normal del cartílago.

condrosarcoma (de *condro-*, *sárx, sarkós*, carne, y el suf. *-oma*). m. A., *Chondrosarkom;* F., *chondro-sarcome;* In., *chondrosarcoma;* It. y P., *condrosarcoma.* Sarcoma con elementos cartilaginosos.

condrosarcomatosis. f. F., *chondrosarcomatose;* In., *chondrosarcomatosis.* Producción de condrosarcomas múltiples.

condroseptum (de *condro-* y el lat. *septum*, tabique). m. A., *Septum nasi cartilagineum;* F., *cloison nasale cartilagineuse;* In., *chondroseptum;* It., *condrosetto;* P., *condrosepto.* Porción cartilaginosa del tabique nasal.

condrosis. f. F., *formation de cartilage/tumeur cartilagineuse;* In., *chondrosis.* Formación de tejido cartilaginoso. || Tumor cartilaginoso.

condrosqueleto (de *condro-* y el gr. *skeletós*, secado). f. Esqueleto cartilaginoso.

condrosteodistrofia. f. ENFERMEDAD DE MORQUIO.

condrosternal (de *condro-* y el gr. *stérnon*, pecho). adj. Relativo a los cartílagos costales y al esternón.

condrotomía (de *condro-* y el gr. *tomé*, corte). f. A., *Knorpeldurchschneidung;* F., *chondrotomie;* In., *chondrotomy;* It. y P., *condrotomia.* Disección o división quirúrgica de los cartílagos; operación de Freund.

condrótomo (de *condro-* y el gr. *tomós*, cortante). m. F., *chondrotome;* In., *chondrotome.* Instrumento para cortar los cartílagos.

condroxifoideo. adj. Relativo al apéndice xifoides.

conducción (del lat. *conductio, -onis*). f. A., *Leitung;* F. e In., *conduction;* It., *conduzione;* P., *condução.* Transmisión de las ondas sonoras, del calor o electricidad y de las impresiones sensitivas o motoras. || **-aérea.** Paso por el aire de las ondas sonoras. || **-aerotimpánica.** Transmisión del sonido al sensorio por el aire a través del tímpano. || **-antidrómica.** Conducción nerviosa en sentido contrario al normal. || **-en alud** o **avalancha.** Conducción de corrientes nerviosas que se produce cuando las prolongaciones terminales de una neurona se ponen en contacto con los cuerpos de varias neuronas. || **-ósea.** Conducción del sonido al sensorio por los huesos del cráneo. || **-retardada.** Grado ligero de bloqueo cardíaco en el fascículo de His, que produce un aumento de 0,2 seg en el intervalo entre las contracciones auricular y ventricular. || -

sináptica. Conducción nerviosa a través de una sinapsis.

conducta (del lat. *conducta*, conducida). f. A., *Betragen;* F., *conduite;* In., *conduct, behaviour;* It., *condotta;* P., *conduta.* Forma como se ordenan y dirigen los elementos para la ejecución de determinados actos. En sentido amplio incluye los actos más complejos dependientes de la función psíquica. COMPORTAMIENTO.

conductal. adj. Perteneciente o relativo a la conducta.

conductancia. f. A., *Leitungsvermögen;* F., *conductibilité;* In., *conductance;* It., *conduttanza;* P., *condutância.* Poder conductor de una masa de materia, forma y dimensiones determinadas; su unidad de medida es el mho.

conductibilidad o **conductividad** (del lat. *conducere*, reunir). f. A., *Leitfähigkeit;* F., *conductivité;* In., *conductivity;* It., *conduttività;* P., *condutibilidade.* Capacidad para conducir; en electricidad, lo contrario de resistencia. || **-indiferente.** Capacidad de los nervios sensitivos para conducir las impresiones en sentido centrípeto y centrífugo.

conductismo (de *conducta*). m. F., *behaviorisme;* In., *behaviorism.* Escuela psicológica que se basa en el estudio científico-experimental de la conducta *(behaviour),* promovida por Watson (1913) a partir de los conceptos reflexológicos de Pavlov. Coloca en segundo plano la herencia, los instintos y la constitución del sujeto, y se centra prioritariamente en la importancia del aprendizaje.

conducto (del lat. *conductus*, conducido). m. A., *Rinne, Kanal, Gang;* F., *canal, conduit;* In., *duct, ductus;* It., *canale, condotto;* P., *canal, conduto.* Pasaje tubular relativamente estrecho para vasos y nervios o secreciones y excreciones principalmente. (Para evitar la confusión entre los términos *conducto* y *canal,* idénticos en muchas obras, se ha decidido denominar *conducto* a todo canal de paredes cerrados o tubular, y *canal* a los conductos abiertos.) || **-aberrante.** Conducto que no existe ordinariamente o que tiene un curso irregular; especialmente un pequeño tubo que se extiende desde la porción inferior del conducto del epidídimo. || **-absorbente.** Vaso linfático. || **-acústico.** CONDUCTO AUDITIVO. || **-aéreo.** Vías respiratorias. || **-alimentario.** TUBO DIGESTIVO. || **-alisfenoides.** Conducto por el cual en muchos animales pasa la carótida externa. || **-alveolar anterior.** Conducto en el maxilar que da paso al nervio alveolar medio superior. || **-alveolar posterior.** El situado en el maxilar para el nervio alveolar superior. || **-alveolodentario.** CONDUCTO DENTARIO. || **-anal.** Conducto transitorio en el ano embrionario. || **-aracnoideo.** Conducto para las venas cerebrales internas y magna debajo de las aracnoides. || **-arquinéfrico.** Riñón primitivo. || **-arquinéfrico.** CONDUCTO MESONÉFRICO. || **-arterial** o **arterioso.** Conducto en el feto desde la arteria pulmonar a la aorta; conducto de Botal. || **-auditivo externo.** Conducto desde el orificio externo del oído hasta la membrana timpánica. || **-auditivo interno.** Conducto en el peñasco para los nervios vestibulococlear y facial y para los vasos sanguíneos. || **-auricular.** Constricción entre las porciones auricular y ventricular del corazón fetal. || ·CONDUCTO AUDITIVO EXTERNO. || **-biliar.** Cualquiera de los conductos intra o extrahepáticos por los que circula la bilis. || **-blastopórico.** Conducto transitorio en el embrión en el extremo del eje primitivo; es un vestigio del notocordio. || **-calcífero.** Nombre de los conductos que contienen sales de cal en el cartílago que ha sufrido la calcificación. || **-caroticotimpánico.** Dos o más conductos cortos desde el conducto carotídeo hasta el tímpano, que transmiten ramas del plexo carotídeo. || **-carotídeo.** Paso en el peñasco para la carótida interna y el plexo carotídeo. || **-central del modiolo** o **columela.** Conducto en la columela del caracol para una arteria y un nervio. || **-central del vítreo** o **de Stilling.** CONDUCTO HIALOIDEO. || **-central** o **del epéndimo.** Conducto longitudinal en el centro de la médula, continuación de las cavidades o ventrículos cerebrales, por lo que también se le denomina *ventrículo de la médula,* y a su expansión en el extremo inferior, en correspondencia con el cono, *quinto ventrículo.* || **-cerebrospinal.** Espacio que contiene el encéfalo y la médula espinal. || **-cervical.** Conducto del cuello uterino. || **-ciliar.** Espacio anular en la esclerótica delante de la inserción con el iris. || **-cístico.** Conducto excretorio de la vesícula biliar, que se continúa con el colédoco. || **-coclear.** Conducto membranoso de sección triangular que se extiende hasta el vértice del caracol y contiene el epitelio sensorial auditivo. || **-común.** COLÉDOCO. || **-condíleo.** Paso en la porción condílea del hueso occipital para una vena emisaria. || **-conectante.** Porción arqueada de un tubo urinífero que lo une a un tubo colector. || **-craneofaríngeo.** CONDUCTO HIPOFISARIO. || **-craneovertebral.** CONDUCTO CEREBROSPINAL. || **-crural.** CONDUCTO FEMORAL. || **-de Alcock.** CONDUCTO PUDENDO. || **-de Arancio.** CONDUCTO VENOSO. || **-de Arnold.** Conducto en el peñasco para el ramo auricular del vago. || **-de Bartholin.** Conducto de la glándula de Bartholin. || **-de Bellini.** Tubos uriníferos rectos del riñón. || **-de Bernard.** Conducto pancreático suplementario. || **-de Bichat.** CONDUCTO ARACNOIDEO. || **-de Blasius.** Conducto excretorio de la glándula parótida. || **-de Botal.** CONDUCTO ARTERIAL o ARTERIOSO. || **-de Braun.** CONDUCTO NEUROENTÉRICO. || **-de Braune.** Cavidad uterina y vaginal conjuntamente después de la completa dilatación del cuello durante el parto. || **-de Breschet.** CONDUCTO DIPLOÉTICO. || **-de Calori.** Conducto hipofisario o craneofaríngeo. || **-de Cloquet.** Conducto central del cuerpo vítreo. || **-de Corti.** Espacio entre los bastones internos y externos de Corti. || **-de Coschwitz.** Supuesto conducto salival en arco en el dorso de la lengua, que se ha demostrado era una vena. || **-de Cuvier.** Nombre de dos troncos venosos cortos, en el feto, que se abren en la aurícula; el tronco derecho forma la cava superior. || **-de De Candolle.** CONDUCTO MEDULAR. || **-de Dorello.** Conducto óseo que encierra a veces el sexto par en el vértice del temporal. || **-de Eustaquio.** Conducto en el peñasco, que aloja la porción externa de la trompa de Eustaquio. || **-de Ferrein.** Conducto que se dice estar formado por los bordes de los párpados cerrados y que conduce las lágrimas, durante el sueño, a los puntos lagrimales. || **-de Fontana.** Anillo formado por los espacios de Fontana en la unión de la córnea, iris y esclerótica; conducto ciliar. || **-de Gasser.** CONDUCTO DE MÜLLER. || **-de Guidi.** CONDUCTO VIDIANO. || **-de Gärtner.** Vestigio del conducto de Wolff embrionario; homólogo, en la mujer, del conducto deferente. || **-de Hannover.** Conducto artificial entre las fibras anteriores y posteriores de la zónula del cristalino, producido por la inyección de alguna sustancia. || **-de Havers.** Nombre dado a los conductos del tejido óseo compacto; se anastomosan entre sí y contienen vasos sanguíneos y linfáticos, nervios y médula. || **-de Henle.** Tubo urinífero en asa. || **-de Hensen.** Conducto membranoso lleno de endolinfa desde el conducto coclear hasta el sáculo vestibular. || **-de Hering.** Conducto de transición entre los capilares biliares y los conductos hepáticos. || **-de Hirschfeld.** Conductillos interdentarios en la apófisis alveolar de la mandíbula, entre las raíces de los incisivos laterales y centrales, para el paso de vasos anastomóticos. || **-de His.** CONDUCTO TIROGLOSO. || **-de Hoffmann.** CONDUCTO PANCREÁTICO. || **-de Hoorn** o **Van Hoorne.** CONDUCTO TORÁCICO. || **-de Hovius.** CONDUCTO DE FONTANA. || **-de Huguier.** Conducto en el hueso temporal para la cuerda del tímpano. || **-de Hunter.** CONDUCTO DE LOS ADUCTORES. || **-de Huschke.** Paso formado por la unión de los tubérculos del anillo timpánico; normalmente desaparece durante la infancia. || **-de Jacobson.** CONDUCTO TIMPÁNICO. || **-de Kovalevski.** CONDUCTO NEUROENTÉRICO. || **-de la pulpa.** Porción de la cavidad de la pulpa que atraviesa la raíz del diente. || **-de Laurer.** Conducto que en los gusanos trematodos se extiende desde el conducto ovárico a la superficie dorsal del cuerpo. || **-de**

Lauth. Conducto de Schlemm. ‖ **-de Leyden.** Conducto mesonéfrico. ‖ **-de Leydig.** Conducto mesonéfrico. ‖ **-de Loewenberg.** Porción del conducto coclear encima de la membrana de Corti. ‖ **-de los aductores.** Espacio triangular entre los músculos aductor largo o mayor y vasto medial; contiene los vasos femorales y el nervio safeno; *canalis adductorius.* ‖ **-de Luschka.** Formaciones tubulares en la pared de la vesícula biliar. ‖ **-de Müller.** Nombre de dos conductos embrionarios que desembocan en la cloaca y forman el útero, la vagina y el oviducto ‖ **-de Nuck.** Proceso vaginal del peritoneo. Prolongación del peritoneo en forma de tubo cerrado que acompaña el ligamento redondo en el feto, pero que a veces persiste en la edad adulta. ‖ **-de Pecquet.** Conducto torácico. ‖ **-de Petit.** Espacio que circunda la periferia del cristalino. ‖ **-de Rathke.** Porción del conducto de Müller situada entre la parte principal de éste y el seno nocular. ‖ **-de Recklinghausen.** Nombre dado a los pequeños conductos linfáticos en el tejido conectivo que se consideran como ramas terminales de los vasos linfáticos.‖ Conductos de la córnea. ‖ **-de Reichel.** Hendidura en el embrión entre el tabique de Douglas y la cloaca. **de Reissner.** Conducto membranoso del caracol. **de Rivinus.** Nombre de uno de los conductos excretorios de las glándulas sublinguales. ‖ **-de Rosenthal.** Conducto espiral del modiolo. ‖ **-de Santorini.** Conducto excretorio del páncreas menor o de Willis. ‖ **-de Saviotti.** Hendiduras formadas artificialmente entre las células glandulares del páncreas inyectado. ‖ **-de Schlemm.** Conducto circular en la unión de la esclerótica con la córnea. ‖ **-de Schuller.** Nombre dado a los conductos de las glándulas de Skene. ‖ **-de Skene.** Nombre de los conductos de las glándulas de Skene. ‖ **-de Stenon.** Conducto parotídeo. ‖ **-de Stilling.** Conducto hialoideo; denomínase también así al conducto central de la médula. ‖ **-de Theile.** Espacio formado por la reflexión del pericardio sobre la aorta y la arteria pulmonar. ‖ **-de Tourtual.** Conducto pterigopalatino. ‖ **-de Verneuil.** Nombre dado a las venas colaterales de un tronco venoso. ‖ **-de Volkmann.** Nombre dado a los conductos de la capa ósea subperióstica para los vasos sanguíneos; comunica con los conductos de Havers. ‖ **-de Walther.** Nombre dado a los conductos de las glándulas sublinguales accesorias. ‖ **-de Wharton.** Conducto submandibular. ‖ **-de Wirsung.** Conducto pancreático. ‖ **-de Wolff.** Conducto mesonéfrico. ‖ **-deferente.** *Vas deferens,* conducto excretorio del testículo, que nace en la cola del epidídimo, forma parte del cordón espermático y después de recibir el conducto excretorio de la vesícula seminal se transforma en el conducto eyaculador. ‖ **-del epidídimo.** Tubo largo tortuoso que forma el epidídimo; continúa con el conducto deferente. ‖ **-del epoóforo.** Conducto de Gärtner. ‖ **-del hipogloso.** Conducto lateral y anterior al agujero magno a través del cual pasa el nervio hipogloso. ‖ **-del modiolo.** Conducto espiral de caracol. ‖ **-dentario anterior.** Conducto alveolar anterior. ‖ **-dentario inferior.** Conducto mandibular. ‖ **-dentario posterior.** Conducto alveolar posterior. ‖ **-dentinal.** Cada uno de los conductillos diminutos en la dentina que se extienden desde la cavidad de la pulpa hasta el cemento y el esmalte. ‖ **-digestivo.** Tubo digestivo. ‖ **-diploético.** Conductos del diploe para las venas de Breschet. ‖ **-eferente.** Conducto excretorio de secreción glandular. ‖ **-endolinfático.** Prolongación tubular del laberinto membranoso del oído, que pasa por el acueducto del vestíbulo a la cavidad craneal, donde termina debajo de la duramadre, en un fondo de saco, saco endolinfático. ‖ **-esfenopalatino.** Conducto pterigopalatino. ‖ **-espermático.** Conducto deferente. ‖ **-espinal.** Conducto vertebral. ‖ **-espiral.** Conducto del caracol, que da dos vueltas y media alrededor de la columela y se halla incompletamente dividido en dos partes por la lámina espiral: la rampa timpánica y la rampa vestibular. ‖ **-espiroideo.** Acueducto de Falopio. ‖ **-etmoidal anterior.** Paso en el hueso frontal y en el etmoides para la rama nasal del nervio oftálmico y para los vasos etmoidales anteriores. ‖ **-etmoidal posterior.** Paso en los huesos frontal y etmoides para los vasos etmoidales posteriores. ‖ **-eyaculador.** El que desde la vesícula seminal lleva el semen a la uretra. ‖ **-facial.** Conducto para el nervio facial en el peñasco, llamado también *acueducto de Falopio.* ‖ **-faríngeo.** Conducto pterigopalatino. ‖ **-femoral.** Vaina aponeurótica que contiene los vasos femorales en la parte superior del muslo, por donde salen las hernias crurales. ‖ **-galactóforo.** Tubo lactífero de la glándula mamaria; son en número de 15 a 20. ‖ **-gangliónico.** Conducto espiral en la columela, que contiene los nervios que van al órgano de Corti. ‖ **-genital.** Conducto propio para el paso del óvulo o para el coito. ‖ **-gutural.** Trompa de Eustaquio. ‖ **-hemitorácico.** Conducto linfático; rama generalmente del conducto torácico, pero que algunas veces va directamente a la unión de las venas yugular interna derecha y subclavia derecha. ‖ **-hepático.** Conducto excretorio del hígado, que se une con el cístico para formar el colédoco. ‖. Conducto en el interior del hígado para las venas de este órgano. ‖ **-hepatocístico.** Conducto biliar que va directamente del hígado a la vesícula biliar. ‖ **-hepatopancreático.** Unión del colédoco con el conducto pancreático. ‖ **-herniario.** Conducto por donde pasa o se introduce una hernia. ‖ **-hialoideo.** Conducto desde el disco óptico hasta el cristalino; en el feto de paso a la arteria hialoidea. ‖ **-hipofisario.** Órgano embrionario compuesto de la bolsa de Rathke alargada unida al infundíbulo de la hipófisis embrionaria. ‖ **-incisivo.** Conducto en el maxilar desde los agujeros incisivos a las fosas nasales. ‖ **-infraorbitario.** Conducto que continúa el surco infraorbitario en la cara superior del maxilar, para los nervios y vasos infraorbitarios. ‖ **-inguinal.** Conducto musculoaponeurótico para el cordón espermático (ligamento redondo en la mujer), entre los anillos inguinales superficial y profundo. ‖ **-intestinal.** Intestino; porción del tubo digestivo entre el píloro y el ano. ‖ **-intracitoplásmico.** Cada uno de los canalículos que recorren el protoplasma de la célula nerviosa y, formando una red anastomosada, comunican al exterior con pequeñísimos vasos pericelulares y desembocan en un seno perinuclear; se consideran idénticos al aparato reticular interno de Golgi. ‖ **-lagrimal.** Nombre que se da a los conductos que parten de los puntos lagrimales y van al saco lagrimal. ‖ **-linfático.** Los dos principales conductos linfáticos del cuerpo: el *derecho,* que recibe la linfa del lado derecho por encima del hígado y desemboca en la unión de las venas subclavia y yugular interna derechas, y el *izquierdo,* o conducto torácico. ‖ **-lingual.** Depresión en el dorso de la lengua en la punta del surco terminal. ‖ **-lumbotorácico.** Conducto de Pecquet. ‖ **-malar.** Conducto en el pómulo para el ramo cigomaticotemporal del nervio maxilar. ‖ **-mamario.** Conducto galactóforo. ‖ **-mandibular.** Largo conducto que recorre la mandíbula y termina bifurcándose en un ramo incisivo y otro mentoniano que se abre por el agujero del mismo nombre. ‖ **-mastoideo.** Conducto intraóseo que se abre al exterior por el agujero mastoideo que da paso a una arteria y una vena. ‖ **-mediano.** Conducto central de la médula. ‖ **-medular.** Cavidad de un hueso largo, que contiene la médula ósea. ‖ **-medular espinal.** Conducto central de la médula espinal. ‖ **-membranoso.** Conducto en el caracol que sigue las vueltas de la lámina espiral. ‖ **-mesofrénico.** Conducto excretor del mesonefros, que en el sexo masculino forma el conducto deferente. Conducto de Leydig o de Wolff. ‖ **-metanéfrico.** Uréter. ‖ **-musculotubárico.** Conducto bilateral que se extiende por delante del conducto carotídeo hasta la cavidad timpánica. Sirve para alojar la trompa timpánica y el músculo del martillo. Un tabique lo divide en dos canales, superior e inferior. ‖ **-nasal, nasolagrimal.** Conducto óseo del maxilar, que aloja el conducto prolongación del saco lagrimal. ‖ **-nasal, nasolagrimal.** Paso accidental en los huesos propios de la nariz para el nervio nasal o ramas del mismo. ‖ **-nasopalatino.** Paso en el vómer para el nervio nasopalatino. ‖ **-neural.** Conducto que atraviesa el tejido epiblástico del embrión y cuyo desarrollo dará origen a las cavidades ventriculares y el conducto central de la médula. ‖ **-neuroentérico.** En el embrión, conducto que va desde la parte posterior del tubo medular al arquenteron; *conducto notocordal*. ‖ **-nutricio.** CONDUCTO DE HAVERS. ‖ **-obstétrico.** Espacio desde el fondo del útero hasta el orificio vulvar en el parto. ‖ **-obturador.** Conducto en el agujero obturado por el cual discurren el nervio obturador y vasos sanguíneos. ‖ **-olfatorio.** Nombre dado a las fosas nasales en el primer período de su desarrollo embrionario. ‖ **-onfalomesentérico.** Pasaje de unión entre la cavidad intestinal y la vesícula umbilical en el embrión. ‖ **-óptico.** Depresión de la cara superior del esfenoides, delante de la eminencia olivar que aloja el nervio óptico. ‖ **-ovárico.** OVIDUCTO. ‖ **-palatino accesorio.** Conducto en el hueso palatino para las ramas de la arteria palatina descendente. ‖ **-palatino accesorio posterior.** Un conducto (algunas veces dos) en el hueso palatino, con orificio cerca del propio del palatino posterior. ‖ **-palatino anterior.** CONDUCTO INCISIVO. ‖ **-palatino descendente.** CONDUCTO PALATINO POSTERIOR. ‖ **-palatino mayor.** Conducto en el maxilar y palatino para la arteria palatina descendente y nervio palatino mayor. ‖ **-palatomaxilar.** CONDUCTO PALATINO MAYOR. ‖ **-palatovaginal.** Conducto formado por los huesos esfenoides y palatino para los vasos esfenopalatinos y el ramo faríngeo. ‖ **-pancreático.** Conducto excretorio del páncreas que desagua en el colédoco o en el duodeno. ‖ **-pancreático accesorio.** Conducto excretorio del páncreas menor; conducto de Santorini menor o suplementario. ‖ **-paramesonéfrico.** CONDUCTO DE MÜLLER. ‖ **-parauretral.** CONDUCTO DE SKENE. ‖ **-parotídeo.** Conducto excretorio de la glándula parotídea. ‖ **-pélvico.** Paso del estrecho superior al estrecho inferior de la pelvis. ‖ **-perilinfático.** Conducto que une el espacio perilinfático del laberinto óseo con el espacio linfático cerebral general. ‖ **-petromastoideo.** Conducto accidental que contiene una vena en la línea de unión entre el peñasco y la apófisis mastoides. ‖ **-petroso.** Dos conductos óseos para los dos nervios petrosos superficiales mayor y menor en la cara superior del peñasco. ‖ **-plasmático.** CONDUCTO DE HAVERS. ‖ **-poroso.** Abertura en el óvulo que se supone sirve para la entrada del espermatozoide. ‖ **-portal.** Espacio en la cápsula de Glisson y sustancia del hígado, que contiene las venas porta, ramas de los vasos hepáticos y el conducto hepático. ‖ **-primitivo.** Conducto neural del embrión. ‖ **-pronéfrico.** Conducto embrionario del pronefros, que más tarde es probablemente el segmento anterior atrofiado del conducto de Müller. ‖ **-prostático.** Conductos excretorios de la próstata, en número de 12 a 20. ‖ **-pterigoideo.** Conducto en la base de la apófisis pterigoides del esfenoides para la arteria y el nervio del mismo nombre. ‖ **-pterigopalatino.** CONDUCTO PALATOVAGINAL. ‖ **-pudendo.** Vaina fascial de la arteria pudenda interna. ‖ **-pulmoaórtico.** CONDUCTO ARTERIAL O ARTERIOSO. ‖ **-raquídeo.** CONDUCTO VERTEBRAL. ‖ **-renal.** URÉTER. ‖ **-sacro.** Continuación del conducto vertebral en el sacro. ‖ **-saculoclear.** Conducto que une el sáculo con la cóclea. ‖ **-saculoutricular.** Conducto que une el sáculo y el utrículo. ‖ **-salival.** Conductos de la saliva; el de Stenon o de la parótida, el de Wharton de la glándula submandibular y los sublinguales de Rivinus y Bartholin. ‖ **-segmentario.** Nombre de dos conductos embrionarios que se extienden desde la parte posterior de la cavidad somática a la cloaca. ‖ **-semicircular.** Cada uno de los tres largos conductos óseos del laberinto, superior, posterior y externo o lateral, que se abren en el vestíbulo y que en su interior contienen los denominados conductos semicirculares membranosos. ‖ **-seminal.** Tubo seminífero, que comprende el *conducto deferente*, el *excretorioeo, la vesícula seminal* y el *conducto eyaculador*. ‖ **-seroso.** Vaso linfático pequeño. ‖ **-sublingual.** Conductos de Rivinus y Bartholin. ‖ **-submandibular.** Conducto excretorio de la glándula submandibular. ‖ **-submaxilar.** CONDUCTO SUBMANDIBULAR. ‖ **-supraorbitario.** Conducto, a veces escotadura, en el borde superior de la órbita, para la arteria y el nervio supraorbitarios. ‖ **-temporal** o **temporomalar.** CONDUCTO MALAR. ‖ CONDUCTO DEFERENTE. ‖ **-timpánico.** Rampa del tímpano; conducto en el peñasco para el nervio de Jacobson, rama timpánica del nervio glosofaríngeo. ‖ **-timpanomastoideo.** Comunicación entre la pared posterior del tímpano y el antro mastoideo; *aditus ad antrum tympanicum*. ‖ **-tirogloso** o **tirolingual.** Conducto embrionario extendido entre el tiroides y la parte posterior de la lengua. Su abertura está representada, en el adulto, por el agujero ciego. ‖ **-torácico.** Conducto linfático izquierdo, que asciende desde el receptáculo del quilo hasta la unión de las venas subclavia y yugular interna izquierdas. Recoge la linfa de las porciones del cuerpo debajo del diafragma y del lado izquierdo del cuerpo por encima del diafragma. ‖ **-tubotimpánico.** División interna de la primera hendidura del embrión, de la cual derivan los conductos auditivos internos. ‖ **-umbilical.** CONDUCTO ONFALOMESENTÉRICO. ‖ **-urogenital.** Nombre dado a los órganos embrionarios formados por reunión de los extremos inferiores de los conductos de Müller y Wolff. ‖ **-uterocervical.** Conducto del cuello uterino. ‖ **-utriculosacular.** Conducto del utrículo, que se une con un conducto similar del sáculo para formar el conducto endolinfático. ‖ **-vaginal.** VAGINA. ‖ **-vector.** OVIDUCTO. ‖ **-venoso** o **de Arancio.** Vaso sanguíneo fetal que une la vena umbilical con la poscava. ‖ **-vertebral.** Conducto formado por la reunión de las vértebras, en el que se aloja la médula espinal. ‖ **-vertebral.** Pasaje de las apófisis transversas de las vértebras cervicales para la arteria vertebral. ‖ **-vestibular.** SENO UROGENITAL. ‖ **-vidiano.** CONDUCTO PTERIGOIDEO. ‖ **-vitelino.** CONDUCTO ONFALOMESENTÉRICO. ‖ **-vomerorostral** o **vomerobasilar.** Conducto en la unión del vómer con el esfenoides. ‖ **-vulvar.** Vestíbulo de la vagina.

conductor (del lat. *conductor, -oris*). adj. F., *conducteur*. In., *conductor*. m. Sonda acanalada de empleo quirúrgico. ‖ Transmisor sano de una enfermedad hereditaria; por ejemplo, la hija de un hemofílico. ‖ Que posee conductibilidad, que conduce.

conduplicato corpore (lat.). Actitud doblada del cuerpo fetal en la expulsión espontánea de la presentación transversa.

condurango. m. Corteza de una liana indígena de América Central y del Sur, *Gonolobus* o *Marsdenia condurango*), usada en otro tiempo como específico contra el cáncer, pero hoy solamente como amargo.

Condy (Líquido de) (Henry Bollman *Condy*, médico inglés del siglo XIX). V. LÍQUIDO.

conectivo. adj. Conjuntivo, conexivo.

conejillo de Indias. m. COBAYO.

conejo (del lat. *cuniculus*). m. A., *Kaninchen*; F., *lapin*; In., *rabbit*; It., *coniglio*; P., *coelho*. Animal roedor (*Lepus cuniculus*), empleado en los trabajos de laboratorio.

conexión (del lat. *connexio, -onis*). f. A., *Zusammenhang*; F., *connexion*; In., *connection*; It., *connessione*; P., *conexão*. Unión mediata o inmediata de dos partes del cuerpo. ‖ BOQUILLA.

confabulación (del lat. *confabulatio, -onis*). f. A., *Konfabulation*; F. e In., *confabulation*; It., *confabulazione*; P., *confabulação*. Síntoma de ciertas formas de alienación, que consisten en la facilidad de las respuestas y en la recitación de hechos imaginarios, pronto olvidados por el mismo que los ha ideado.

confección (del lat. *confectio, -onis*). f. F. e In., *confection*. Medicamento de consistencia blanda, compuesto de varias sustancias pulverizadas, casi siempre de naturaleza vegetal, con cierta cantidad de jarabe.

confertus (lat.). adj. Junto, confluente, no diseminado; se aplica a las erupciones cutáneas.

conferva. f. Planta de la clase de las algas, compuesta de filamentos capilares que secretan una sustancia mucilaginosa que los engloba. Forma parte de los barros naturales de las aguas medicinales, que se emplean en baños, aplicaciones, etc.

configuración (del lat. *configuratio, -onis*). f. A., *Gestaltung;* F. e In., *configuration;* It., *configurazione;* P., *configuração.* Forma general de un cuerpo. || Constitución o estructura atómica de las moléculas.

confite (del lat. *confetus,* p. p. de *conficere,* elaborar). m. GRAGEA.

conflicto (del lat. *conflictus*). m. A., *Konflikt;* F. e In., *conflict;* It., *conflitto;* P., *conflito.* Antagonismo, pugna, oposición. || **-psíquico.** Existencia en el individuo de dos tendencias internas contrarias (entre sentimientos antagónicos, entre las dos tendencias pulsionales o entre las diferentes instancias psíquicas). El conflicto puede ser latente, presentarse en forma manifiesta o expresarse por la formación de síntomas.

confluencia (del lat. *confluentia*). f. A., *Zusammenfliessen;* F. e In., *confluence;* It., *confluenza;* P., *confluência.* Punto o lugar de reunión de diversos conductos. || **-de los senos de la duramadre.** PRENSA DE HERÓFILO.

confluens sinuum. lat. PRENSA DE HERÓFILO.

confluente (del lat. *confluens, -entis*). adj. F., *confluent;* In., *confluent.* Que se reúne o acumula; dícese de las manchas, pápulas o vesículas eruptivas que se reúnen; opuesto a *discreto.* || m. Lago o cisterna. || **-anterior.** CISTERNA QUIASMÁTICA. || **-central.** CISTERNA INTERPEDUNCULAR. || **-inferior.** CISTERNA MAGNA. || **-superior.** Cisterna de la vena magna del cerebro.

conformación (del lat. *conformatio, -onis*). f. CONFIGURACIÓN.

confortativo o **confortante.** adj. Fortificante, tónico.

confricación (del lat. *confricatio, -onis*). f. Reducción a polvo de una droga por fricción. || Frote recíproco de dos partes de la piel, como por ejemplo, en la cara interna de los muslos, en los pliegues del cuello, etc.

confrontación (del lat. *con,* juntos, y *frons,* cara). f. A., *Gegenüberstellung;* F. e In., *confrontation;* It., *confronto;* P., *confrontação.* Cotejo o comparación de dos pacientes con fines diagnósticos. || Colocación uno frente a otro de los labios de una herida, antes de suturarla.

confusión [confuso] (del lat. *confusio, -onis*). f. A., *Verwirrheit;* F. e In., *confusion;* It., *confusione;* P., *confusão.* Falta de orden, enredo. || **-mental.** Síndrome psiquiátrico, de presentación aguda en general, que se caracteriza por obnubilación de la conciencia, desorientación temporoespacial, perplejidad ansiosa y trastornos de la memoria. Puede ser de origen primitivo o secundario a procesos infecciosos o tóxicos.

congelación (del lat. *congelatio, -onis*). f. A., *Erfrierung;* F., *congélation;* In., *congelation;* It., *congelazione;* P., *congelação.* Conjunto de alteraciones locales o generales producidas por el frío, especialmente la necrosis de una parte extrema por la exposición a bajas temperaturas. || Paso al estado sólido de un cuerpo que a la temperatura ordinaria se halla en estado líquido.

congénere (del lat. *congener, -eris*). adj. y s. F., *congénère;* In., *congener.* Del mismo género; dícese de ciertos músculos que tienen una acción común.

congénito (del lat. *congenitus*). adj. A., *kongenital;* F., *congénital;* In., *congenital;* It., *congenito;* P., *congénito.* Nacido con el individuo; innato, que existe desde el nacimiento o antes del mismo; no adquirido.

congestina. f. Veneno de las actinias u ortigas de mar, aislado por Richet y Portier, llamado así porque determina una congestión intensa de la piel, actinocongestina.

congestión (del lat. *congestio, -onis*). f. A., *Kongestion;* F. e In., *congestion;* It., *congestione;* P., *congestão.* Acumulación excesiva o anormal de sangre en los vasos de una parte. || **-activa.** La producida por el aflujo mayor de sangre arterial y la dilatación del calibre de los vasos sanguíneos; hiperemia. || **-fisiológica.** La que ocurre en las glándulas secretorias durante su actividad funcional. || **-fluxionaria.** CONGESTIÓN ACTIVA. || **-funcional.** Congestión fisiológica durante la función de un órgano. || **-hipostática.** Congestión de la parte inferior de un órgano por la acción de la gravedad cuando la circulación es débil. || **-neuroparalítica.** La producida por la parálisis de las fibras constrictoras de los nervios vasomotores. || **-neurotónica.** La debida a la irritación de los nervios vasodilatadores. || **-pasiva.** Congestión debida a la dificultad en la salida de sangre de una parte, denominada también *congestión venosa.* || **-pleuropulmonar.** ENFERMEDAD DE WOILLEZ. || **-venosa.** CONGESTIÓN PASIVA.

congestionable. adj. Susceptible de congestión.

congestivo. adj. F., *congestive;* In., *congestive.* Asociado con congestión o producido por ella.

conglobado (del lat. *conglobatus*). adj. Reunido en masa o montón; se aplica a los ganglios linfáticos.

conglomerado (del lat. *conglomeratus*). adj. y s. F., *conglomérat, aggloméré, congloméré;* In., *conglomerate.* Reunido en pelotón, en racimo; se aplica a glándulas y tumores.

conglutina. f. Proteína de las almendras y de las semillas de varias plantas leguminosas, análoga a la legumina.

conglutinación (del lat. *conglutinatio, -onis*). f. desus. A., *Konglutination;* F. e In., *conglutination;* It., *conglutinazione;* P., *conglutinação.* Adherencia anormal de partes entre sí. *Sin.:* aglutinación. || Formación de masas constituidas por glóbulos rojos sensibilizados por la influencia de una sustancia existente en algunos sueros, especialmente en el de buey.

conglutinina. f. F., *conglutinine;* In., *conglutinin.* Proteína propia del suero de los bóvidos, que se une espontáneamente al conglutinógeno (punto de enlace en la fracción C3 del complemento) y en estas condiciones puede aglutinar corpúsculos o sustancias fijadoras de complemento (p. ej., hematíes, determinados anticuerpos). V. CONGLUTINACIÓN.

Congo (Rojo). Colorante rojo; sal sódica del ácido difenildiazobinaftiónico, que se vuelve azul por la acción del ácido clorhídrico; empleado como colorante citoplasmático, indicador y en el estudio de la secreción del jugo gástrico.

congreso (del lat. *congressus;* de *congredi,* caminar juntamente, reunirse). m. Reunión para un propósito deliberado. || Expresión sinónima de *coito,* que designaba la prueba judicial (abolida en 1607) consistente en averiguar, en presencia de cirujano y comadronas, la potencia o impotencia de los cónyuges.

conhidrina. f. Alcaloide cristalino de la cicuta *(Conium maculatum).*

coni. pl. de CONUS. || **-tubulosi.** Pirámides de Malpighi. || **-vasculosi.** Masas cónicas que constituyen el globo mayor del epidídimo.

coniasis (del gr. *kónis,* polvo). f. desus. Término de Merle para designar la existencia de polvo o arenillas en la vesícula y conductos biliares, a distinción de la litiasis.

conicidad (del gr. *kônos,* cono). f. Disposición de una parte en forma de cono. || **-del muñón.** Deformidad de los muñones de amputación debida a la insuficiencia de los colgajos o a su retracción inflamatoria. || **-pelúcida de la córnea.** Estafiloma transparente.

conidio, conidiospora. m. y f. F., *conidie.* Espora asexual en el extremo de un filamento micélico.

conidióforo (de *conidio* y el gr. *phorós,* que empuja). m. F., *conidiophore;* In., *conidiophore.* Hifa, tabicada o no, del micelio aéreo, en cuyo extremo se originan libremente esporas asexuadas (conidios).

coniferina. f. Glucósido cristalizable de la savia de las coníferas, cuyo producto de desdoblamiento por la influencia de los ácidos diluidos da la vainillina por oxidación.

coniina, conina. f. F., *cicutine, coniine;* In., *coniine.* Alcaloide líquido de la cicuta *(Conium maculatum).* Narcótico; a veces se emplea localmente contra el dolor. || **-(Bromhidrato de).** Sal en cristales incoloros

inestables al aire y a la luz, usada en el asma cardíaca.
coniismo. m. Intoxicación por la cicuta.
coniófago (del gr. *kónis*, polvo, y *phágein*, comer). adj. y s. Leucocito que engloba partículas de polvo.
coniofibrosis (del gr. *kónis*, polvo, y de *fibrosis*). f. desus. F., *coniofibrose;* In., *coniofibrosis.* Forma de neumoconiosis caracterizada por el desarrollo exuberante de tejido conjuntivo.
coniolinfostasis (del gr. *kónis*, polvo, el lat. *lympha*, líquido, y el gr. *stásis*, detención). f. desus. Forma de neumoconiosis en la que los linfáticos están obstruidos por polvo.
coniología (del gr. *kónis*, polvo, y *lógos*, tratado). f. Estudio científico del polvo, de su influencia y sus efectos.
coniómetro (del gr. *kónis*, polvo, y *métron*, medida). m. F., *coniomètre.* In., *coniometer.* Aparato para contar el número de partículas de polvo de la atmósfera.
coniosis (del gr. *kónis*, polvo). f. A., *Koniose;* F. y P., *coniose;* In., *coniosis;* It., *coniosi.* Estado morboso producido por la inhalación de polvo; neumoconiosis.
coniotomía (del gr. *kônos*, cono, y *tomé*, corte). f. F., *coniotomie.* In., *coniotomy.* Traqueotomía a través del cono elástico de la laringe o membrana cricotiroides. INTERCRICOTIROTOMÍA.
Conium. Género de plantas umbelíferas, una de cuyas especies es la cicuta *(C. maculatum).*
coniza (del gr. *kónyza*). f. ZARAGATONA.
conización (de *cono*). f. A., *Keilexzision;* F., *conisation;* In., *conization;* It., *conizzazione;* P., *conisação.* Resección de un cono de tejido, por ejemplo, de la mucosa cervical del útero.
conjugación (del lat. *coniugatio, -onis*). f. A., *Konjugation;* F., *conjugaison;* In., *conjugation;* It., *conjugazione;* P., *conjugação.* Acoplamiento. || Unión de dos organismos para intercambiar su sustancia nuclear. || Nervios mixtos. || En química, unión de dos compuestos que produce un tercero, como la combinación de un producto tóxico con otra sustancia corporal para formar un producto no tóxico, apto para ser eliminado. || **-bacteriana.** Proceso de recombinación genética propio de bacterias gramnegativas, por el que una bacteria (dadora o macho) portadora del factor F o R transfiere información genética, un plásmido o material del genoma vehiculado por un plásmido a otra bacteria (receptora o hembra). La transferencia puede ocurrir entre bacterias de la misma especie con menor frecuencia entre especies del mismo género y a veces entre bacterias de géneros taxonómicamente alejados. El paso de material genético exige contacto celular que se realiza mediante *pili* o fimbrias. Son susceptibles de transmisión caracteres muy diversos, como la resistencia a determinados antibióticos.
conjugado. m. Diámetro conjugado. V. DIÁMETRO.
conjugado (del lat. *coniugare*, y el suf. *-itis*, inflamación). adj. Apareado o acoplado igualmente.
conjugata (lat.). f. Diámetro conjugado de la pelvis. || **-vera anatómica, vera obstétrica.** Diámetro sacrosuprapúbico y diámetro promontopúbico útil, respectivamente.
conjunción (del lat. *coniunctio, -onis*). f. Junta, unión. || **-(Agujero de).** V. AGUJERO CONJUGADO.
conjuntiva (del lat. *coniunctiva*, f. de *coniunctivus*, conjuntivo). f. A., *Bindehaut;* F., *conjonctive;* In., *conjunctiva;* It., *congiuntiva;* P., *conjuntiva.* Delicada membrana que tapiza los párpados (conjuntiva palpebral) y cubre la porción anterior del globo ocular (conjuntiva bulbar u ocular), formando en conjunto un saco conjuntival con fondos ciegos en los pliegues palpebrooculares.
conjuntivitis (de *conjuntiva* y el suf. *-itis*, inflamación). f. A., *Konjunktivitis;* F., *conjonctivite;* In., *conjunctivitis;* It., *congiuntivite;* P., *conjuntivite.* Inflamación de la conjuntiva. || **-actínica.** La producida por los rayos ultravioleta (actínicos). || **-aguda contagiosa** o **epidémica.** Inflamación mucopurulenta de la conjuntiva en forma epidémica, producida por el bacilo de Koch-Weeks. || **-alérgica** o **anafiláctica.** Conjuntivitis de la fiebre del heno. || **-angular.** La localizada preferentemente en los cantos oculares. || **-atropínica.** Conjuntivitis folicular debida al uso continuado de la atropina. || **-blenorrágica.** La debida al gonococo; oftalmía purulenta. || **-catarral.** Forma leve con exudado mucoso. || **-catarropurulenta.** Forma leve con exudado mucopurulento. || **-crupal.** Variedad caracterizada por la formación de una membrana blancogrisácea. || **-de inclusión.** La debida a un germen parecido a una rickettsia *(Chlamydia oculogenitalis)* en la cual las células epiteliales tienen cuerpos de inclusión en el protoplasma. || **-de los recién nacidos.** OFTALMÍA PURULENTA. || **-de Morax-Axenfeld.** Forma de conjuntivitis debida al diplobacilo de Morax-Axenfeld. || **-de Parinaud.** Leptotricosis conjuntival. || **-de Paschel.** Conjuntivitis infecciosa necrótica. || **-de Widmark.** Congestión de la conjuntivitis inferior tarsal, algunas veces con complicaciones de la córnea. || **-diftérica.** Forma seudomembranosa debida al bacilo de Klebs-Löffler. || **-diplobacilar.** CONJUNTIVITIS DE MORAX-AXENFELD. || **-egipcia** o **granulosa.** TRACOMA. || **-flictenular.** Variedad caracterizada por pequeñas vesículas o úlceras rodeadas cada una de una zona rojiza. || **-folicular.** Forma caracterizada por la formación de cuerpos rosados redondeados en el repliegue retrotarsal. || **-granular. Tracoma.** || **-membranosa.** CONJUNTIVITIS GRUPAL. || **-petrificante.** Variedad de conjuntivitis caracterizada por la formación de depósitos de materia calcárea y por la producción de necrosis. || **-purulenta.** Variedad caracterizada por el derrame de pus, debida casi siempre al gonococo. || **-simple.** CONJUNTIVITIS CATARRAL. || **-vernal** o **primaveral.** Forma caracterizada por vegetaciones aplastadas de la conjuntiva, que se recrudece en la primavera y que algunas veces dura hasta bien entrado el otoño.
conjuntivo (del lat. *coniunctivus*, de *coniunctus*, conjunto). adj. Que une; conectivo. V. TEJIDO CONJUNTIVO.
conjuntivoma (de *conjuntiva* y el suf. *-oma*, indicando tumor). m. Tumor congénito del párpado formado de tejido conjuntivo.
conjuntivoplastia (de *conjuntiva* y el gr. *plássein*, formar). f. Queratoplastia con colgajos de conjuntiva.
conminución (del lat. *comminutio, -onis*). f. Rotura en pequeños fragmentos.
conminuto (del lat. *comminutus*, desmenuzado, roto en pedazos). adj. F., *comminutif, comminutive.* In., *comminuted.* Dícese generalmente de las fracturas. V. FRACTURA CONMINUTA.
conmoción (del lat. *commotio, -onis*). f. A., *Erschütterung;* F., *commotion;* In., *commotio;* It., *commozione;* P., *conmoção.* Trastorno funcional de una parte u órgano por golpe o concusión violenta. || **-cerebral.** Estado producido por golpes violentos en la cabeza, con vértigo, pérdida del conocimiento, náuseas, pulso débil y respiración lenta. || **-de la médula.** Estado producido por golpes y choques que afectan a la médula, con síntomas de debilidad muscular, dolor en los miembros y espalda, anestesia y deterioro mental y físico. || **-de la retina.** Alteración de la visión por un golpe en el ojo o cerca de él. || **-del laberinto.** Sordera con zumbidos, que resulta de un golpe o explosión cerca del oído. || **-laríngea.** Detención respiratoria refleja por contusión de la laringe. || **-testicular.** Lipotimia por contusión grave del testículo.
Conn (Síndrome de) (Jerome W. *Conn*, médico norteamericano, n. en 1907). V. SÍNDROME.
connato. adj. Congénito, innato.
Connell (Sutura de) (F. Gregory *Connell*, cirujano norteamericano, 1875-1968). V. SUTURA.
connivente (del lat. *connivens, -entis*, p. a. de *connivere*, cerrar a medias). adj. Que cierra, que se aproxima. V. VÁLVULA CONNIVENTE.
cono (del gr. *kônos*). m. A., *Konus;* F., *cône;* In. y P., *cone;* It., *cono.* Pirámide de base circular; parte u órgano de esta forma. || **-ajustante.** Par de conos huecos usados para medir la distancia entre los ejes oculares cuando éstos son paralelos. || **-antípoda.**

Cono de rayos frente a las fibras fusiformes del anfiáster. ||**-arterioso.** Infundíbulo; ángulo anterior y superior del ventrículo derecho del corazón. ||**-de atracción.** Eminencia conoidea en la superficie del óvulo en el punto de introducción del espermatozoide. ||**-de Haller.** CONI VASCULOSI. ||**-de Politzer.** CONO LUMINOSO. ||**-elástico.** Porción subglótica de la laringe; membrana cricotiroidea. ||**-luminoso.** Reflexión triangular de la luz observada en la membrana timpánica. ||**-medular.** Extremo inferior de la médula espinal. ||**-ocular** o **visual.** Cono luminoso en el ojo, cuya base corresponde a la pupila y el vértice a la retina. ||**-olfativo.** Célula en la que terminan los nervios olfatorios. ||**-queratótico.** Nombre dado a las elevaciones córneas de las manos y los pies en el reumatismo blenorrágico. ||**-retinal.** Extremidades externas de las células visuales que, junto con los bastoncillos, forman la segunda de las diez capas de la retina. ||**-terminal.** CONO MEDULAR.

conoftalmía (del gr. *kônos*, cono, y *ophthalmós*, ojo). f. Estafiloma córneo; queratocono.

conoide o **conoideo** (del gr. *kônos*, cono, y *eîdos*, aspecto). adj. F., *conoïde;* In., *conoid.* Coniforme; en forma de cono. V. LIGAMENTO CONOIDEO.

Conolly (Sistema de) (John *Conolly,* alienista inglés, 1795-1866). V. SISTEMA.

conomioidina (del gr. *kônos*, cono, *mŷs, myós,* músculo, y *eîdos,* aspecto). f. F., *substance protoplasmique contractile des cônes de la rétine;* In., *conomyoidin.* Materia protoplásmica de los bastoncillos de la retina, que se expansiona y contrae por la influencia de la luz y produce el movimiento de los conos.

Conor-Bruch (Enfermedad de) *(Conor,* bacteriólogo, 1870-1914; A. *Bruch).* V. ENFERMEDAD.

Conorhinus. Género de insectos hemípteros, hoy incluido en el *Lamus.* La especie *C. magistus* es el transmisor especial del tripanosoma de la enfermedad de Chagas.

conosis. f. CONIOSIS.

conquinina. f. QUINIDINA.

conquitis. f. CONCHITIS.

Conradi (Línea de) (Andreas Christian *Conradi,* médico noruego, 1809-1869). V. LÍNEA. ||**-Drigalski (Medio de)** (Heinrich *Conradi,* 1871-1950, y Wilhelm *Drigalski,* 1876-1950). V. MEDIOS DE CULTIVO. ||**-Hünermann (Enfermedad de)** (Erich *Conradi,* pediatra alemán contemporáneo; Carl *Hünermann,* médico alemán contemporáneo). V. ENFERMEDAD. ||**-Raap (Enfermedad de)** (Erich *Conradi).* V. ENFERMEDAD.

consanguinidad (del lat. *consanguinitas, -atis*). f. A., *Blutverwandtschaft;* F., *consanguinité;* In., *consanguinity;* It., *consanguineità;* P., *consanguinidade.* Parentesco natural de individuos que descienden del mismo tronco.

consciente (del lat. *consciens, -entis,* p. a. de *conscire,* saber perfectamente). adj. F., *conscient;* In., *conscious.* Que siente y piensa con conocimiento o conciencia. || m. En psicoanálisis, uno de los sistemas constitutivos del aparato psíquico, que recibe las informaciones del interior y del mundo externo. El término consciente alude también al conjunto de representaciones (ideas, sentimientos, etc.) accesibles al yo y presentes en el campo actual de la conciencia.

consecutivo (del lat. *consecutus,* p. p. de *consequi,* ir detrás de uno). adj. Que sigue o se desarrolla después de otra cosa.

consenso (del lat. *consensus,* consentimiento). m. Relación que existe entre las diferentes partes del cuerpo.

consensual (del lat. *consensus,* consentimiento). adj. F., *consensuel;* In., *consensual.* Excitado por estímulo reflejo; especialmente aplicado para designar la reacción de ambas pupilas por el estímulo de sólo una de ellas.

conserva. ELECTUARIO.

conserva (del lat. *conservare,* mantener). f. F. e In., *conserve.* Preparación farmacéutica de consistencia de pasta blanda, formada por la mezcla de azúcar y una sustancia vegetal.

conservación (del lat. *conservatio, -onis*). f. A., *Erhaltung;* F. e In., *conservation;* It., *conservazione;* P., *conservação.* Preservación de la alteración de medicamentos o de la salud y fuerza del individuo. ||**-de la energía.** Principio de la constancia de la suma total de energía, según el cual ésta no se crea ni se pierde en la conversión de una en otra forma. ||**-de los cadáveres.** EMBALSAMAMIENTO.

consistencia (del lat. *consistens, -entis,* consistente). f. A., *Konsistenz;* F. e In., *consistence;* It., *consistenza;* P., *consistência.* Grado de cohesión de un cuerpo; resistencia que oponen los cuerpos a ser divididos o rotos. || Estado de un líquido que se espesa.

consolidación (del lat. *consolidatio, -onis*). f. A., *Konsolidation;* F. e In., *consolidation;* It., *consolidazione;* P., *consolidação.* Solidificación, como la del pulmón en la neumonía, del callo de fractura, etc.

consolidante. adj. y s. Que promueve la curación o unión de las partes; agente que tiene esta acción.

constante (del lat. *constans, -antis*). adj. Inalterable. || f. A., *Konstant;* F., It. y P., *constante;* In., *constant.* Dato, principio o hecho no sujeto a cambios. ||**-de Ambard.** FÓRMULA DE AMBARD. ||**-de Avogadro.** Número de moléculas de una molécula gramo, igual a 6.062 x 10^{23}. ||**-de desactivación.** Tiempo que un cuerpo radiactivo tarda en perder la mitad de su radiactividad. ||**-de Planck.** Símbolo *h*; su valor numérico es 6,55 x 10^{27} erg/seg. ||**-dieléctrica.** Valor dieléctrico de una sustancia comparado con el aire, al que se le da el valor de 1. ||**-ureosecretoria.** CONSTANTE DE AMBARD.

constelación (del lat. *constellatio, -onis*). f. F. e In., *constellation.* Conjunto de factores, con sus influencias mutuas, que determinan una acción o efecto particular. || En psicoanálisis, grupo emocional de ideas que no pueden reprimirse.

constipación (del lat. *constipatio, -onis*). f. ESTREÑIMIENTO.

constipado (del lat. *constipatus,* constreñido). adj. y s. Estreñido. || RESFRIADO.

constitución (del lat. *constitutio, -onis*). f. A., *Konstitution;* F. e In., *constitution;* It., *costituzione;* P., *constituição.* Hábito funcional del cuerpo; estructura u organización particular de un individuo. || GENOTIPO. ||**-asténica.** Biotipo en el cual predominan los ejes longitudinales. Se trata de individuos altos, delgados y con escasa dotación muscular. El patrón es Don Quijote. ||**-atlética.** Biotipo en que predomina la estructura músculo-esquelética. ||**-emotiva.** Estado particular caracterizado por la vivacidad de los diferentes reflejos y por cierta inestabilidad psíquica (Claude). ||**-epidémica.** Conjunto de influencias que ejerce una epidemia sobre las enfermedades comunes y esporádicas observadas en el país donde reina la epidemia. ||**-hipergenital.** Gran desarrollo de los caracteres sexuales y genitales, hipererotismo y talla baja. ||**-ideoobsesional.** Constitución psíquica peculiar caracterizada por la tendencia a la duda atormentadora y tendencia exagerada a la introspección. ||**-linfática.** Estado de hiperplasia del sistema linfático. ||**-médica.** Relación entre las influencias higiénicas y las enfermedades reinantes en una época y lugar determinados. ||**-neuropática.** Estado que predispone a las enfermedades nerviosas. ||**-pícnica.** Biotipo en que predominan los ejes transversales. El prototipo es Sancho Panza. ||**-psicopática.** Conjunto de tendencias psíquicas innatas que predisponen a las psicosis.

constricción (del lat. *constrictio, -onis*). f. A., *Striktur;* F. e In., *constriction;* It., *costrizione;* P., *constrição.* Estrechez, encogimiento. || Sensación de opresión o apretura.

constrictor (del lat. *constringere,* apretar). adj. y s. F., *constricteur;* In., *constrictor.* Músculo que contrae o cierra una cavidad. V. MÚSCULOS (TABLA DE). || Instrumento usado en la compresión. || APRIETANUDOS.

constructivo. adj. F., *constructif;* In., *constructive.* Relativo a un proceso de construcción; anabólico.

consuelda (del lat. *consolida*). f. Planta borraginácea *(Symphytum officinale)* de raíz emoliente.

consulta (del lat. *consultus*, p. p. del verbo *consulere*, deliberar). f. A., *Konsultation;* F. e In., *consultation;* It., *consulto;* P., *consulta.* Junta o reunión de dos o más médicos, generalmente en el domicilio de un enfermo, para deliberar sobre el diagnóstico y tratamiento de la enfermedad.

consultorio. m. Local donde el médico visita.

consunción (del lat. *consumptio, -onis*). f. A., *Schwindsucht;* F., *consomption;* In., *consumption;* It., *consunzione;* P., *consumpção.* Demacración, emaciación general del organismo; especialmente tisis o tuberculosis pulmonar. ∥ **-(Fiebre de).** FIEBRE HÉCTICA.

contabescente (del lat. *contabescens, -entis,* p. a. de *contabescere,* consumirse). adj. Afecto de consunción o marasmo.

contacto (del lat. *contactus*). m. A., *Berührung;* F. e In., *contact;* It., *contatto;* P., *contacto.* Estado de dos cuerpos o individuos que se tocan. ∥ Unión que completa el circuito eléctrico. ∥ Individuo u objeto que ha estado en contacto con un infectado y capaz de transmitir material infeccioso. ∥ En psicología y psiquiatría, tipo de relación que establece el paciente con su medio. ∥ **-directo** o **inmediato.** El establecido entre un individuo que padece una enfermedad infecciosa y uno sano. ∥ **-indirecto** o **mediato.** Transmisión de una enfermedad infecciosa por intermedio del aire o de objetos usados por un enfermo.

contactología (de *contacto* y el gr. *lógos,* tratado). f. F., *contactologie.* Rama de la oftalmología que trata de los lentes de contacto corneales o corneoconjuntivales.

contactólogo. m. F., *contactologiste.* Médico, o titulado sanitario bajo supervisión médica, que se dedica a la contactología.

contador (del lat. *computare,* contar). m. A., *Zählapparat;* F., *compteur;* In., *counter;* It., *contatore;* P., *contador.* Aparato destinado a medir magnitudes físicas o radiaciones. ∥ **-de Geiger.** m. Aparato empleado para medir la radiactividad, constituido por un tubo que contiene un gas noble y recorrido a lo largo por un tubo cargado de electricidad positiva. Las partículas radiactivas ionizan las moléculas del gas y liberan electrones que se aceleran por el campo electrónico presente en el tubo; la corriente resultante es registrada y ampliada.

contagio (del lat. *contagium*). m. A., *Kontagion;* F. e In., *contagion;* It., *contagio;* P., *contágio.* Transmisión de una enfermedad con contacto mediato o inmediato; infección. ∥ Enfermedad contagiosa. ∥ Causa material, virus, etc., vector de los microbios, que produce la enfermedad. ∥ **-animado.** CONTAGIO VIVO. ∥ **-directo** o **inmediato.** Contagio por contacto directo con una persona enferma. ∥ **-indirecto** o **mediato.** Propagación de una enfermedad contagiosa por el aire, el agua, etc., como intermediarios. ∥ **-mental, psíquico.** Contagio de un trastorno nervioso por influencia mental, por la imitación, p. ej. : locura inducida, epidemia psíquica. ∥ **-vivo.** Organismo viviente, animal o vegetal, que es o puede ser el agente etiológico de una enfermedad contagiosa.

contagiosidad. f. A., *contagiosité.* Cualidad de contagioso; grado mayor o menor de transmisibilidad de una infección.

contaminación (del lat. *contaminatio, -onis*). f. A., *Kontamination;* F. e In., *contamination;* It., *contaminazione;* P., *contaminação.* Infección de personas u objetos por contacto. ∥ En psicología, fusión o confusión de términos.

contención (del lat. *contentum,* supino de *continere,* contener). f. A., *Fixation;* F., *contention;* In., *fixation;* It., *fossagio;* P., *contenção.* Mantenimiento en su posición propia de partes anormalmente separadas, como hernias, fragmentos de huesos fracturados o luxaciones.

contenido (del lat. *contentus,* p. p. de *continere,* contener). m. A., *Inhalt;* F., *contenu;* In., *content;* It., *contenuto;* P., *conteúdo.* Lo que se contiene dentro de una cosa. ∥ **-latente, manifiesto del sueño.** Parte de un sueño oculto o simbólico o forma o aspecto exterior del mismo que el sujeto recuerda, respectivamente. Por extensión se aplica a toda expresión de la conducta o producción verbalizada que se interpreta por el método psicoanalítico.

contentivo (de *contento,* contenido, y éste del lat. *contentus,* p. p. de *continere,* contener). adj. Dícese del medio propio para la contención.

conteo (de *contar*). m. RECUENTO.

contexto (del lat. *contextus*). m. Ambiente o medio que rodea un objeto sobre el que influye íntimamente.

contigüidad (del lat. *contiguitas, -atis*). f. A., *Aneinandergrenzen;* F., *contigüite;* In., *contiguity;* It., *contiguità;* P., *contiguidade.* Estado de dos partes que se tocan. ∥ **-(Solución de).** Separación de partes que normalmente están en contacto; dislocación, luxación.

continencia (del lat. *continentia*). f. A., *Enthaltung;* F. e In., *continence;* It., *continenza;* P., *continência.* Abstinencia o restricción de los apetitos, especialmente los sexuales. ∥ Facultad de retener las heces y la orina.

continente (del lat. *continens, -entis*). adj. F., *continent.* Que contiene. ∥ Que practica la continencia. ∥ m. Cosa que contiene a otra.

continuidad (del lat. *continuitas, -atis*). f. A., *Kontinuität;* F., *continuité;* In., *continuity;* It., *continuità;* P., *continuidade.* Cualidad de continuo; unión de partes tan completa, que no es posible separarlas sin desgarro o fractura. ∥ **-(Solución de).** Separación por la fractura, rotura o división de partes normalmente continuas.

continuo (del lat. *continuus*). adj. F., *continu.* Que no tiene remisión, intermisión ni interrupción; dícese principalmente de una fiebre.

contorsión (del lat. *contorsio, -onis*). f. A., *Verdrehung;* F. e In., *contortion;* It., *contorsione;* P., *contorsão.* Torsión violenta de una parte o miembro; gesticulación.

contorsionismo. m. Amplitud exagerada de los movimientos articulares pasivos en la hipotonía.

contra-. Prefijo latino que significa oposición.

contraabertura (de *contra-* y el lat. *aperire,* abrir). f. F., *contre-ouverture.* Segunda abertura que se practica, por ejemplo, en un absceso para facilitar el drenaje; contraincisión, contrapunción.

contracatexis (de *contra-* y el gr. *káthexis,* acción de retener). f. A., *Gegenbesetzung;* F., *contre-investissement;* In., *anticathexis;* It., *controcarica* o *controinvestimento;* P., *contra-carga* o *contra- investimento.* Concepto de Freud que se refiere a la carga de energía utilizada por el yo y que actúa sobre representaciones del sistema preconsciente-consciente, para obstaculizar el paso a la conciencia de impulsos o deseos inconscientes reprimidos.

contracción (del lat. *contractio, -onis*). f. A., *Kontraktion;* F., *contraction;* In., *contraction;* It., *contrazione;* P., *contracção.* Manifestación de contractilidad; acortamiento de un músculo en respuesta normal a un estímulo nervioso. ∥ Aproximación de las moléculas de un cuerpo que disminuye el volumen y aumenta la densidad del mismo. ∥ **-anodal.** Contracción clónica muscular en el ánodo cuando se cierra o interrumpe el circuito eléctrico. ∥ **-antiperistáltica.** Contracción del estómago o intestino en sentido inverso o hacia arriba. ∥ **-carpopedia** o **carpopedal.** Especie de tetania en los niños, con flexión de los dedos de la mano y del pie, codos y rodillas, y tendencia general a las convulsiones; tétanos de Escherich. ∥ **-catódica.** Contracción clónica de los músculos en el cátodo cuando se cierra o abre el circuito eléctrico. ∥ **-cicatrizal.** Retracción de una cicatriz o deformidad debida a la misma. ∥ **-clónica.** Estado del músculo alternativamente contraído y relajado. ∥ **-de Bandl.** ANILLO DE BANDL. ∥ **-de Dupuytren.** Estado de contracción de los dedos y palma de la mano debido a la hiperplasia inflamatoria de sus tejidos. ∥ **-de Dupuytren falsa.** Estado de contracción debido a la lesión de la fascia palmar. ∥ **-de Gowers.** Contracción que se produce en los gemelos cuando se golpean los músculos anteriores de la pierna. ∥ **-de Westphal.**

Contracción involuntaria producida en un músculo por la aproximación de sus extremos; obsérvase en la parálisis agitante y en varias afecciones medulares. || **-en reloj de arena.** Contracción de un órgano hueco, como el estómago, en su porción media. || **-expulsiva.** Dolor expulsivo. || **-fibrilar.** Contracción aislada de fibrillas musculares sin efecto locomotor. || **-galvanotónica.** Contracción muscular producida por una corriente eléctrica continua. || **-idiomuscular.** Contracción visible de fascículos musculares producida por el estímulo directo del músculo. || **-isométrica.** Cambio en la tensión de un músculo cuyos extremos están fijos, por la aplicación de un estímulo. || **-isotónica.** Contracción de un músculo con aproximación de sus extremos. || **-miotática.** Contracción e irritabilidad de un músculo que se origina por el estirpamiento pasivo súbito del mismo o cuando se golpea su tendón. || **-paradójica.** Contracción de un músculo producida por la aproximación pasiva de sus extremos. || **-peristáltica.** Contracción del tubo digestivo de arriba abajo para favorecer el curso natural de las materias. || **-previa.** *Contractio praevia,* contracción del segmento inferior del útero ante la parte fetal que se presenta. || **-tetánica** o **tónica.** Estado en el cual el músculo permanece tenso por algún tiempo.

contracepción (de *contra* y *concepción).* f. F., *contraception.* Prevención de la fecundación.

contraceptivo. adj. y s. A., *Kontrazeptivum;* F., *contraceptif;* In., *contraceptive;* It., *contracettivo;* P., *contraceptivo.* Agente o método que previene la concepción.

contracoloración. f. Coloración de contraste que se aplica para hacer más visibles los efectos de otro colorante.

contractilidad. f. A., *Kontraktilität;* F., *contractilité;* In., *contractility;* It., *contrattilità;* P., *contractilidade.* Capacidad de contraerse; propiedad vital elemental caracterizada por el hecho de que el elemento anatómico que de ella goza se acorta en un sentido y aumenta proporcionalmente de grosor en otro. || **-idiomuscular.** La peculiar de los músculos degenerados. || **-neuromuscular.** Contractilidad normal.

contractura (del lat. *contractura).* f. A., *Kontraktur;* F. e In., *contracture;* It., *contrattura;* P., *contractura.* Contracción involuntaria, duradera o permanente, de uno o más grupos musculares, que mantiene la parte respectiva en posición viciosa, difícil o imposible de corregir por movimientos pasivos. || **-activa.** Contracción funcional. || **-de Dupuytren.** Acortamiento y engrosamiento de la aponeurosis palmar con flexión permanente de los dedos. || **-de Volkmann.** Contractura de los dedos y a veces de la muñeca, con pérdida de la fuerza muscular, que se produce después de un traumatismo grave en el codo o por la aplicación de un vendaje demasiado apretado. || **-esencial de las extremidades.** TETANIA. || **-funcional** o **histérica.** Contractura que desaparece en los estados de inconsciencia. || **-isquémica.** Contractura debida a falta de irrigación sanguínea muscular por compresión de los vasos. || **-miopática, neuropáica.** La que tiene su origen en la misma fibra muscular o en una lesión nerviosa, respectivamente. || **-orgánica** o **pasiva.** Contractura permanente y continua. || **-refleja.** Contractura de los esfínteres por lesión de la mucosa que los cubre.

contraestimulante (de *contra-* y el lat. *stimulans, -antis,* que aguijonea). adj. y s. F., *contre-stimulant.* Que contrarresta o se opone a la estimulación. Agente o fármaco depresivo, hipotonizante.

contraextensión (de *contra-* y el lat. *extensio,* ext.). f. A., *Gegenextension;* F., *contre-extension;* In., *counterextension;* It., *controestensione;* P., *contra-extensão.* Tracción en dirección centrípeta simultánea con una tracción en dirección opuesta.

contrafluxión. f. REVULSIÓN.

contragolpe (calco del francés *contre-coup).* m. A., *Gegenstoss;* F., *contre-coup;* In., *contrecoup;* It., *contraccolpo;* P., *contragolpe.* Lesión resultante de un golpe en otra parte lejana; conmoción que experimenta una parte por el traumatismo de otra situada lejos del foco traumático.

contrahecho (de *contra-* y el lat. *factus,* p. p. de *facere,* hacer). adj. De cuerpo torcido o corcovado.

contrahierba (port.). f. Raíz de la *Dorstenia brasiliensis,* planta de la familia de las moráceas; tónica, estimulante y diaforética.

contraincisión (de *contra-* y el lat. *incisio,* corte). f. A., *Gegenöffnung;* F., *contre-ouverture;* In., *counteropening;* It., *controapertura;* P., *contra-incisão.* Contraabertura por incisión.

contraindicación (de *contra-* y el lat. *indicatio, -onis,* indicación). f. A., *Kontraindikation;* F., *contreindication;* In., *contraindication;* It., *controindicazione;* P., *contra-indicação.* Estado o condición, especialmente patológico, que hace impropio un modo de tratamiento que estaba indicado por la enfermedad principal.

contrairritación (de *contra-* y el lat. *irritatio, -onis,* irritación). f. Irritación superficial practicada con el intento de disminuir otra irritación más profunda.

contralateral (de *contra-* y el lat. *latus,* lado). adj. F., *controlatéral.* Asociado en acción con una parte similar en el lado opuesto. || Sentido en el lado opuesto al en que se efectúa una acción o movimiento; dícese de un dolor provocado y de ciertos reflejos.

contranutación (de *contra-* y el lat. *nutatio, -onis,* bamboleo). f. Movimiento opuesto al de nutación.

contrapunción (de *contra-* y el lat. *punctio, -onis,* punzada). f. Contraabertura por punción.

contraria contrariis curantur. Frase latina, principio de la medicina tradicional, que cura con remedios contrarios a los síntomas.

contraste (de *contrastar,* y éste del lat. *contrastare;* de *contra,* enfrente, y *stare,* mantenerse). m. A., *Kontrast;* F. y P., *contraste;* In., *contrast;* It., *contrasto.* Diferencia, oposición, antítesis. || **-baritado.** Sulfato de bario en forma de suspensión acuosa; se utiliza fundamentalmente para la exploración radiológica del tubo digestivo. || **-(Medio de).** Sustancia de alto peso molecular que sirve para hacer visibles, directamente o indirectamente, vísceras o zonas del cuerpo humano, a través de los rayos X. || **-yodado.** Existen dos tipos diferentes: los hidrosolubles, que pueden administrarse por vía oral (colecistografía) o intravenosa (pielografía), y los liposolubles, que se utilizan para la exploración de cavidades no comunicantes con el sistema circulatorio.

contrastimulismo (de *contra-* y el lat. *stimulans, -antis,* que aguijonea). m. Empleo sistemático de medicamentos contraestimulantes.

contrasugestión (de *contra-* y el lat. *suggestio, -onis,* sugestión). f. Sugestión que inhibe otra previa. || En psiquiatría, procedimiento en el cual se sugiere al paciente lo opuesto de lo que se intenta conseguir.

contratoxina (de *contra-* y toxina). f. Nombre de varios sueros normales de animales refractarios a enfermedades particulares.

contratracción. f. CONTRAEXTENSIÓN.

contratransferencia (de *contra-* y el lat. *transferre,* trasladar). f. A., *Gegenübertragung;* F., *contretransférence;* In., *countertransference;* It., *controtrasferimento;* P., *contratransferência.* Conjunto de reacciones inconscientes que surgen en el psicoanalista en relación a su paciente y en especial las estimuladas por las características de la transferencia de aquél.

contraveneno. m. ANTÍDOTO.

contravolicional (de *contra-* y el lat. *volitio, -onis,* volición). adj. Contrario a la voluntad; involuntario.

contundente (del lat. *contundens, -entis,* p. a. de *contundere,* contundir). adj. Dícese del instrumento o acto que produce contusión.

contusión (del lat. *contusio, -onis).* f. A., *Kontusion;* F. e In., *contusion;* It., *contusione;* P., *contusão.* Lesión traumática producida en los tejidos vivos por el choque violento con un cuerpo obtuso, de ordinario sin solución de continuidad de la piel, *contusión simple,* o con ella, *herida por contusión.*

conus (lat.). m. Cono. ‖ Estafiloma posterior del ojo miope. ‖ Porción anterior redondeada del cuerpo estriado. ‖ **-arteriosus.** Ángulo superior anterior del ventrículo derecho, origen de la arteria pulmonar. ‖ **-cordis.** Porción ventricular del corazón. ‖ **-elasticus.** Porción inferior en forma de cono de la membrana submucosa de la laringe, desde las cuerdas vocales al cartílago cricoides; membrana cricotiroidea. ‖ **-terminalis.** Extremo inferior conoideo de la médula espinal. ‖ **-vasculosus.** Coni vasculosi.
convalamarina. f. F., *convallamarine.* Glucósido tóxico de la *Convallaria majalis;* emético, diurético y estimulante cardíaco.
convalaria. f. F., *convallaire.* Planta liliácea *(Convallaria majalis),* lirio de los valles o muguete. El rizoma y la raíz son estimulantes cardíacos y diuréticos y se emplean como la digital.
convalarina. f. F., *convallarine.* Glucósido tóxico de la convalaria; purgante.
convalecencia (del lat. *convalescentia).* f. A., *Rekonvaleszenz;* F. e In., *convalescence;* It., *covalescenza;* P., *convalescença.* Retorno a la salud; período intermedio entre la enfermedad y la salud, en el que el organismo repara las pérdidas sufridas durante la primera y se restablecen progresivamente todas las funciones que se habían alterado.
convección (del lat. *convectio, -onis).* f. Transmisión del calor en líquidos o gases por los movimientos de las capas calentadas desigualmente.
convergencia (del lat. *convergens, -entis).* f. A., *Konvergenz;* F. e In., *convergence;* It., *convergenza;* P., *convergência.* Acción y efecto de converger, o sea que dos o más líneas se dirijan a unirse hacia un punto común. ‖ En fisiología, movimiento coordinado de los ojos por el cual los ejes ópticos se reúnen en un objeto próximo y se obtiene la formación de una imagen. ‖ **-negativa, positiva.** Desviación hacia fuera o adentro de los ejes visuales, respectivamente.
convergente (del lat. *convergens, -entis).* adj. Que se dirige hacia un punto común o coincide en él.
conversión (del lat. *conversio, -onis;* de *con,* con, y *versio, -onis,* volver). f. A., *Konversion;* F. e In., *conversion;* It., *conversione;* P., *conversão.* Término de Freud para el proceso por el cual las emociones se transforman en manifestaciones físicas. ‖ Mecanismo mental inconsciente que se presenta sobre todo en la histeria, por el cual un conflicto psíquico se expresa simbólicamente en un síntoma somático, que implica al mismo tiempo un intento de resolución del conflicto. V. Histeria de conversión, mecanismo de defensa.
convexo (del lat. *convexus).* adj. F., *convexe.* In., *convex.* Más prominente la superficie en el medio que en los bordes.
convexobasia (del lat. *convexus,* convexo, y *basis,* base). f. F., *convexobasie.* In., *convexobaxia.* Base del cráneo prominente hacia la cavidad. Imagen propia de la enfermedad de Paget.
convexocóncavo (del lat. *convexus,* convexo, y *concavus,* hueco). adj. Convexo en un lado y cóncavo en el otro.
convexoconvexo. adj. Biconvexo.
convolución. f. Circunvolución.
convolutado. adj. Convoluto.
convoluto (del lat. *convolutus,* p. p. de *convoluere,* arrollar). adj. F., *contourné;* In., *convolute, convoluted.* Arrollado sobre sí mismo o alrededor de otro cuerpo.
convolvulina. f. Glucósido amorfo, incoloro, de la jalapa. Drástico violento, poco usado.
Convolvulus. Género de plantas convolvuláceas, al que pertenecen, entre otras especies, la escamonea y la jalapa.
convulsibilidad. f. Capacidad de convulsivo; disposición a las convulsiones.
convulsión (del lat. *convulsio, -onis).* f. A., *Krampf;* F. e In., *convulsion;* It., *convulsione;* P., *convulsão.* Contracción violenta e involuntaria de la musculatura estriada del cuerpo. Puede ser *tónica* o *clónica,* según sea continua o discontinua; de origen cerebral o espinal, y secundaria a un mecanismo epiléptico *(convulsión epiléptica),* anóxico (convulsiones durante un síncope), tóxico *(convulsiones estricnínicas)* o psíquico *(convulsión histérica).*
convulsionante. adj. In., *convulsant, convulsivant;* Que produce o causa convulsiones. ‖ m. F., *convulsivant.* Agente o droga con esta acción.
convulsiterapia (de *convulsión* y el gr. *therapeía,* tratamiento). f. Tratamiento de ciertas psicosis por las convulsiones provocadas por la insulina, cardiazol, electrochoque, etc.
convulsivante. adj. Convulsionante.
convulsivo. adj. Convulsionante.
coñac. m. Aguardiente que se prepara en Cognac (Francia), por destilación del vino.
Cooke-Apert-Gallais (Síndrome de) (Eugène *Apert,* pediatra francés, 1868-1940; Alfred *Gallais,* médico francés contemporáneo). V. Síndrome.
Cooley (Anemia o enfermedad de) (Thomas Benton *Cooley,* médico norteamericano, 1871-1945). V. Anemia, enfermedad. ‖ **-De Bakey (Operación de).** V. Operación.
Coolidge (Tubo de) (W. David *Coolidge,* físico norteamericano, n. en 1873). V. Tubo.
Coombs (Prueba, reacción de) (A. *Coombs,* médico británico, n. en 1921). V. Prueba, reacción.
Cooper (Aponeurosis, enfermedad, fascia, hernia, ligamento, operación, suero, tendón, testículo irritable de) (Sir Astley Paston *Cooper,* cirujano inglés, 1768-1841). V. estos términos.
Coopernail (Signo de) (Georges P. *Coopernail,* médico norteamericano, n. en 1876). V. Signo.
coordinación (del lat. *coordinatio, -onis).* f. A., *Koordination;* F. e In., *coordination;* It., *coordinazione;* P., *coordenação.* Actividad armónica de partes que cooperan en una función, como la cooperación de grupos musculares bajo la dirección cerebral.
copaiba. f., *copahu.* In., *copaiba.* Oleorresina de varios árboles leguminosos tropicales de América, especialmente de la *Copaifera officinalis, C. guianensis, C. multifuga* y *C. langsdorfii;* diurética y laxante, empleada otrora en la blenorragia y enfermedades crónicas de las membranas mucosas en varias formas farmacéuticas: bálsamo, masa, mixtura compuesta, resina, etc.
Copeman (Método de). V. Método.
copiopía o **copiopsia** (del gr. *kópos,* fatiga, y *óps, opós,* ojo, o, en la segunda forma, *opsis,* vista). f. F., *copiopie, asthénopie;* In., *copiobia.* Fatiga ocular. Astenopía.
coposdiscinesia (del gr. *kópos,* fatiga, y de *discinesia).* f. ant. F., *spasme professionnel;* In., *copodyskinesia.* Dificultad en el movimiento debida a la fatiga ocasionada por la práctica habitual de una acción particular. *Sin.:* Calambre o espasmo profesional.
coposis (del gr. *kópos,* fatiga). f. Debilidad o fatiga en las funciones.
Coppet (Ley de) (Louis C. de *Coppet,* físico francés, 1841-1911). V. Ley.
copracrasia (del gr. *kópros,* excremento, y *akratés,* intemperante, que no se contiene). f. In., *copracrasia.* Incapacidad de retener los excrementos.
copragogo (del gr. *kópros,* excremento, y *agogós,* conductor). adj. y s. F., *copragogue;* In., *copragogue.* Purgante, catártico.
coprecipitina. f. F., *coprécipitine;* In., *coprecipitin.* Precipitina que existe en el mismo suero junto con otra u otras.
copremesis (del gr. *kópros,* excremento, y *emeîn,* vomitar). f. F., *vomissement de matière fécale;* In., *copremesis.* Vómito fecaloideo o estercoráceo.
copremia (del gr. *kópros,* excremento, y *haîma,* sangre). f. A., *Koprämie;* F., *coprémie;* In. y P., *copremia;* It., *stercoremia.* Intoxicación sanguínea por retención de materias fecales. *Sin.:* Estercoremia.
copro-. Forma prefija (del gr. *kópros),* con la significación de excremento.
coprocrasia. f. F., *incontinence fécale.* Copracrasia.

coprocultivo (de *copro-* y el lat. *cultum,* de *colere,* cultivar). m. A., *Koprokultur;* F. e In., *coproculture;* It. y P., *coprocultura.* Cultivo de los gérmenes de las heces.

coprofagia (de *copro-* y el gr. *phageîn,* comer). f. A., *Kotessen;* F., *coprophagie;* In., *coprophagy;* It. y P., *coprofagia.* Ingestión de excrementos.

coprofemia o **coprofrasia** (de *copro-* y el gr. *phéme,* expresión y, en la segunda forma, *phrásis,* lenguaje). f. COPROLALIA.

coprofilia (de *copro-* y el gr. *philía,* afición). f. F., *coprophilie;* In., *coprophilia.* Afinidad psicopatológica por porquerías en general y especialmente por los excrementos. ‖ Vida en el estiércol o excrementos; dícese de las bacterias.

coprolagnia (de *copro-* y el gr. *lagneía,* libertinaje). f. A., *Koprolagnie;* F., *coprolagnie;* In. e It., *coprolagnia.* Aberración sexual en la que el placer es provocado por una visión o imaginación del acto de defecar o la manipulación de excrementos.

coprolalia (de *copro-* y el gr. *lalein,* hablar). f. A., *Koprolalie;* F., *coprolalie;* In., It. y P., *coprolalia.* Onomatomanía reiterativa de voces y frases relativas a excrementos, porquerías y obscenidades.

coprolito (de *copro-* y el gr. *líthos,* piedra). m. A., *Kotstein;* F., *coprolithe;* In., *coprolith;* It., *coprolito;* P., *coprólito.* Concreción fecal dura.

coprología (de *copro-* y el gr. *lógos,* tratado). f. F., *coprologie;* In., *coprology.* Estudio físico, químico y bacteriológico de las materias fecales, aplicado al examen de las funciones intestinales.

coproma (de *copro-* y el suf. *-oma*). m. F., *fécalome, coprome;* In., *coproma.* Acumulación de materias fecales en el intestino, que simula un tumor abdominal. *Sin.:* Estercoroma, escatoma, fecaloma.

coproplanía (de *copro-* y el gr. *planán,* errar). f. Salida de los excrementos por una herida o fístula intestinales.

coproporfirina. f. F., *coproporphyrine;* In., *coproporphyrin.* Tetrametil-tetrapropionil-porfirina. Llamada así porque se aisló por vez primera de las heces.

copropoyesis (de *copro-* y el gr. *poíesis,* formación). f. Formación de los excrementos.

coprorrea (de *copro-* y el gr. *rhein,* fluir). f. desus. DIARREA.

coprosclerosis (de *copro-* y *esclerosis*). f. Endurecimiento de las materias fecales en el intestino.

coprostanol. m. COPROSTERINA.

coprostasia o **coprostasis** (de *copro-* y el gr. *stásis,* detención). f. A., *Koprostase;* F., *coprostase;* In., *coprostasis;* It., *coprostasi;* P., *coprostase.* Estancación o detención de las heces en el intestino; estreñimiento.

coprosterina. f. Esterol saturado de las heces, probablemente forma reducida de colesterol.

coprosterol. m. COPROSTERINA.

Coptis. Género de plantas de la familia de las ranunculáceas. La *C. teeta,* especie asiática, es tónica. La *C. trifolia,* de la América del Norte, es tónica y astringente; empléase en las afecciones de la boca.

cópula (del lat. *copula*). f. Órgano o parte que conecta. ‖ CIGOTO. ‖ AMBOCEPTOR. ‖ COITO. ‖ **-alba cerebri.** Comisura anterior del cerebro. ‖ **-linguae.** Elevación media en la lengua embrionaria, futura raíz de la lengua; está formada por la reunión de los segundos arcos branquiales.

copulación (del lat. *copulatio, -onis*). f. F. e In., *copulation.* Congreso sexual, coito. ‖ Conjugación de los elementos sexuales masculino y femenino.

coqueluche (del francés *coqueluche*). f. Tos ferina, *pertussis.* V. TOS FERINA.

coqueluchoide (de *coqueluche* y *eîdos,* aspecto). adj. Análogo a la coqueluche. Se dice de cierta clase de tos quintosa en las adenopatías traqueobronquiales principalmente.

cor (lat.). m. CORAZÓN. ‖ **-adiposum.** Infiltración o degeneración adiposa del corazón. ‖ **-arteriosum.** Corazón izquierdo con sangre arterial. ‖ **-biloculare.** Corazón con dos cavidades, o sea una aurícula y un ventrículo, por defecto de formación de los tabiques auriculoventriculares. ‖ **-bovinum.** Hipertrofia cardíaca. ‖ **-hirsutum** o **tomentosum.** Corazón cubierto de un exudado por pericarditis. ‖ **-iuvenum.** Estado de arritmia, palpitaciones, taquicardia y murmullo sistólico observado en la albuminuria ortostática. ‖ **-pendulum.** Corazón anormalmente movible, que parece colgar de los grandes vasos. ‖ **-pulmonale.** Conjunto de trastornos circulatorios secundarios a procesos pulmonares crónicos. ‖ **-taurinum.** COR BOVINUM. ‖ **-triloculare.** Corazón con tres cavidades o sea con una sola aurícula o un solo ventrículo. ‖ **-villosum.** COR HIRSUTUM.

coracoacromial (de *coracoideo* y el gr. *ákros,* extremo y *ômos,* hombro). adj. Relativo a las apófisis coracoides y acromion.

coracobraquial (de *coracoideo* y el lat. *bracchium,* brazo). m. F., *coraco-brachial.* Músculo perforado de Casserio. V. MÚSCULOS (TABLA DE).

coracoclavicular (de *coracoideo* y el lat. *clavícula,* dim. de *clavis,* llave). adj. Inserto en la apófisis coracoides y en la clavícula.

coracohioideo (de *coracoideo* y el gr. *hyoeidés,* que tiene forma de ípsilon). adj. y s. Músculo omohioideo.

coracohumeral. adj. y s. CORACOBRAQUIAL.

coracoideo (del gr. *kórax, -akos,* cuervo, y *eîdos,* aspecto). adj. F., *coracoïde;* In., *coracoid.* Semejante al pico de un cuervo. ‖ Relativo a la apófisis coracoides.

coracoiditis (de *coracoideo* y el suf. *-itis,* inflamación). f. F., *coracoïdite;* In., *coracoiditis.* Inflamación traumática de la apófisis coracoides.

coracopectoral (de *coracoideo* y el lat. *pectus, -toris,* pecho). adj. y s. Músculo pectoral menor.

coracorradial (de *coracoideo* y el lat. *radius,* radio). adj. y s. Aplícase a la cabeza o porción corta del músculo bíceps.

coraliforme (del lat. *corallum,* coral, y *forma*). adj. F., *coralliforme;* In., *coralliform.* Ramificado como coral. Dícese de ciertos cálculos pielocaliciales.

coralina. f. Lipocromo pigmentario descubierto en cultivos de *Streptothrix corallinus.* ‖ **-amarilla.** Sal sódica del ácido rosólico. ‖ **-roja.** PEONINA.

corasma. m. FIEBRE DEL HENO.

coraza (del ant. proven. *coirassa,* del lat. vulg. *coriaceus,* y éste de *corium,* cuero). f. Cubierta dura que protege el cuerpo de los reptiles quelonios. ‖ **-tabética.** Zona de anestesia al tacto, que comprende el tórax, en los enfermos de tabes dorsal.

corazón (del lat. *cor,* mediante una forma aumentativa). m. A., *Herz;* F., *coeur;* In., *heart;* It., *cuore;* P., *coração.* Víscera muscular hueca, situada en el tórax, agente principal de la circulación de la sangre. Se halla dividido en cuatro cavidades: dos aurículas y dos ventrículos, y se compone de cuatro anillos fibrocartilaginosos, correspondientes a los cuatro orificios de la base de los ventrículos, y de fibras musculares estriadas involuntarias, entrelazadas intrincadamente y en disposición espiral desde el vértice a la base. Las válvulas son en número de cinco: la *mitral,* entre la aurícula y el ventrículo izquierdos; la *tricúspide,* entre la aurícula y el ventrículo derechos; la *aórtica* y la *pulmonar,* a la entrada de las arterias aorta y pulmonar, en los ventrículos izquierdo y derecho, respectivamente, válvulas formadas cada una de tres piezas, denominadas también *sigmoideas* o *semilunares,* a causa de su forma; y la de *Eustaquio,* en el borde anterior de la vena cava inferior y la abertura auriculoventricular derecha. Las *columnas carnosas* son fascículos de tejido muscular en la superficie interna de los ventrículos. Algunas de ellas son simples repliegues, otras se insertan por ambas extremidades y otras terminan por cordones tendinosos que se insertan en las válvulas auriculoventriculares. El peso medio del corazón es, en relación al del cuerpo, como 1:158 en el hombre, y 1:149 en la mujer. ‖ **-atlético.** Hipertrofia del corazón sin afección de las válvulas, observada algunas veces en los atletas. ‖ **-bilocular.** Corazón con defecto congénito de los tabiques auriculoventriculares; corazón de dos cavidades. ‖ **-(Bloqueo del).** Estado en el cual la interconexión auriculoventricular se halla interrumpida, por lo que aurículas y ventrículos laten independientemente. ||**-central.** En sentido funcional, dícese del corazón, en oposición al sistema arterial, que con sus túnicas musculares y elásticas contribuye a la circulación y se denomina *corazón periférico*. ||**-de Munich.** CORAZÓN DE TUBINGA. ||**-de Quain.** Degeneración adiposa cardíaca. ||**-de Traube.** Afección cardíaca de origen renal. ||**-de Tubinga.** Dilatación e hipertrofia cardíacas por el abuso de la cerveza; miocardiopatía alcohólica. ||**-derecho.** Aurícula y ventrículo derechos; porción del corazón correspondiente a la circulación pulmonar. ||**-en gota.** Corazón pequeño, alargado y colgante como una gota. ||**-en zueco.** Imagen radiográfica del corazón en la que falta el cono pulmonar y está hipertrofiado el ventrículo derecho. ||**-errante.** Corazón movible. ||**-fibroide.** Corazón afecto de miocarditis crónica, en el cual se desarrolla tejido fibroso en el tejido muscular del órgano. ||**-forzado.** desus. Ataque súbito de asistolia a consecuencia de un esfuerzo o fatiga prolongada. ||**-graso** o **adiposo.** Corazón afecto de degeneración adiposa; estado en el cual existe una capa abundante de grasa alrededor del órgano. ||**-horizontal.** Posición del corazón en la radiografía, cuando su eje mayor está inclinado entre 25 y 35°, que se observa principalmente en sujetos de baja estatura y tórax corto y ancho. ||**-irritable.** Desorden cardíaco caracterizado por palpitaciones, respiración corta y dolor cardíaco después de un ligero esfuerzo o excitación; astenia neurocirculatoria; neurosis cardíaca. ||**-izquierdo.** Aurícula y ventrículo izquierdos; porción del corazón correspondiente a la circulación general. ||**-militar.** CORAZÓN IRRITABLE. ||**-nervioso.** NEUROSIS CARDÍACA. ||**-péndulo.** Corazón muy movible, que parece colgar de los grandes vasos. ||**-pulmón artificial.** Aparato destinado a reemplazar la circulación sanguínea de un organismo y la respiración cuando el corazón ha sido puesto momentáneamente fuera del circuito. Se utiliza en fisiología y en cirugía para las operaciones de corazón abierto. ||**-pulmonar.** Afección cardiaca consecutiva a una enfermedad pulmonar. ||**-pulmonar.** Afección cardíaca consecutiva a una enfermedad pulmonar. ||**-pulmonar.** CORAZÓN DERECHO. ||**-tirotóxico.** Estado debido a tirotoxicosis con dilatación e insuficiencia cardíacas y fibrilación auricular. ||**-trilocular.** Corazón con un ventrículo y dos aurículas.

corazoncillo. m. Planta de la familia de las hipericáceas *(Hypericum perforatum)*, llamada también *hierba de San Juan* o *hipericón*. Empleábanse las sumidades floridas en infusión, y su aceite *(aceite de hipericón)* era un remedio popular contra los cortes.

Corbus (Enfermedad de). V. ENFERMEDAD.

corcova. f. GIBOSIDAD.

cordal (del lat. *chorda*, cuerda, y en la 2.ª acep., de *cuerdo*). adj. Relativo a una cuerda o cordón. ||**-(Muela).** Muela del juicio.

cordectomía (del gr. *chordé*, cuerda, y *ectomé*, escisión). f. A., *Chordektomie;* F., *cordectomie;* In., *cordectomy;* It. y P., *cordectomia*. Operación quirúrgica consistente en la extirpación de una cuerda vocal.

cordel (Signo del). V. SIGNO DE PITRES (3.ª acep.).

cordial (del lat. *cor, cordis*, corazón, esfuerzo, ánimo). adj. y s. F., *cordial*. Estimulante, vigorizador del corazón; dícese de licores alcohólicos aromáticos.

cordiforme (del lat. *cor, cordis*, corazón, y *de forma*). adj. F., *cordiforme*. En forma de corazón.

corditis (del gr. *chordé*, cuerda, y el suf. *-itis*). f. A., *Chorditis;* F., *chordite;* In., *chorditis;* It. y P., *cordite*. Inflamación de las cuerdas vocales.|| Inflamación del cordón espermático, funiculitis.||**-fibrinosa.** Laringitis aguda con depósito de fibrina y de erosiones en las cuerdas vocales. ||**-nudosa** o **tuberosa.** La que se caracteriza por la formación de nódulos blanquecinos en una o ambas cuerdas vocales. ||**-vocal inferior.** Laringitis subglótica crónica.

cordoma (del gr. *chordé*, cuerda, y el suf. *-oma*). m. A., *Chordom;* F., *chordome;* In., *chordoma;* It. y P., *cordoma*. Tumor invasor del aspecto cartilaginoso que se encuentra a veces en la base del cerebro o en la región sacrococcígea, derivado de los restos del notocordio. *Sin.:* Encondrosis fisaliforme.

cordón [cordonal]. m. A., *Strang;* F., *corde, cordon;* In., *cord;* It., *corda;* P., *cordão*. Parte u órgano largo, redondeado y flexible. (Para los términos que no se encuentran en este apartado, consúltese los de COLUMNA, CUERDA y FUNÍCULO.)|| Conjunto de puestos de tropa o gente hábilmente situados para cortar comunicaciones. ||**-anterior de la médula.** COLUMNA ANTERIOR DE LA MÉDULA. ||**-anterolateral.** Sustancia blanca entre la fisura media ventral de la médula y el asta posterior de sustancia gris. ||**-de Billroth.** Disposición de la pulpa lienal en cordones de curso irregular y anastomosados entre sí en secciones endurecidas del bazo. ||**-de Goll.** FASCÍCULO GRACILIS. ||**-de Türck.** Fascículo piramidal directo. ||**-del simpático.** Cada uno de los dos troncos nerviosos situados a lo largo de la columna vertebral desde la cabeza hasta la pelvis y que constituyen los troncos simpáticos. ||**-espermático.** Conjunto de órganos reunidos por tejido celular laxo, que van desde el conducto inguinal hasta el testículo. Dichos órganos son el conducto deferente, las arterias testicular, cremastérica y deferencial, las venas testiculares y los linfáticos y nervios del testículo. ||**-genital.** Órgano embrionario formado por la unión de los conductos de Wolff y de Müller. ||**-gubernacular.** GUBERNACULUM TESTIS. ||**-lateral.** Columna de sustancia blanca en cada mitad de la medula espinal, entre los surcos colaterales anterior y posterior. ||**-lumbosacro.** Tronco nervioso formado por los ramos de los nervios lumbares IV y V. Se extiende al plexo sacro. ||**-medular.** Cada una de las porciones de sustancia blanca comprendidas entre los surcos de la médula. ||**-nervioso.** Tronco nervioso o fascículo de fibras nerviosas. ||**-posterior.** Columna de sustancia blanca situada entre el surco colateral posterior y el surco medio posterior de la médula. ||**-sanitario.** Medida higiénica para impedir el paso de individuos o el transporte de objetos susceptibles de transmitir una enfermedad contagiosa. ||**-suprapubiano.** Ligamento redondo. ||**-umbilical.** Órgano largo y flexible que contiene la vena y arterias umbilicales rodeadas por la gelatina de Wharton y que se extiende desde la placenta al ombligo del feto.

cordopexia (del gr. *chordé*, cuerda, y *pêxis*, fijación). f. F., *cordopexie*. Nueva implantación, por sutura, de una cuerda vocal con el fin de conseguir la corrección de una estenosis laríngea por parálisis.

cordosqueleto (del gr. *chordé*, cuerda, y *skeletós*, seco). m. Porción de esqueleto óseo que se forma alrededor del notocordio.

cordotomía (del gr. *chordé*, cuerda, y *tomé*, sección). f. A., *Chordotomie;* F., *cordotomie;* In., *cordotomy;* It. y P., *cordotomia*. Sección de una cuerda vocal. || Sección del cordón anterolateral de la médula, en los casos de dolores intolerables rebeldes a todo tratamiento; tractotomía.

Cordylobia anthropophaga. Mosca de África tropical, cuya larva, *gusano de Cayor*, socava la piel del hombre y de los animales.

corea (del gr. *choreía*, danza). f. A., *Chorea;* F., *chorée;* In., *chorea;* It., *corea;* P., *coreia*. Movimientos bruscos, breves, rápidos, irregulares y desordenados, que afectan uno o varios segmentos del cuerpo, sin ritmo ni propagación determinada. Habitualmente se localizan en cara, lengua y parte distal de las extremidades. Cursan con frecuencia sobre un fondo de hipotonía, sin determinar un incremento acompañante del tono muscular. ||**-blanda.** Corea asociada con parálisis; llámase también *mollis*. ||**-cordis.** Corea cardíaca, con irregularidad de la función del corazón.| |**-crónica progresiva.** Afección hereditaria de los adultos y ancianos, caracterizada por movimientos irregulares, trastornos del lenguaje y demencia. Se transmite de forma autosómica dominante. *Sin.:* Corea de Huntington. ||**-de Bergeron-Henoch.** Trastorno caracterizado por violentos espasmos rítmicos, de curso benigno. ||-**de Dubini** o **eléctrica.** Afección grave y progresiva, caracterizada por convulsiones clónicas violentas y súbitas semejantes a las producidas por una corriente eléctrica, fiebre, atrofia y parálisis musculares, que suele acabar fatalmente después de un curso relativamente breve; se llama también *enfermedad de Dubini.* ||-**de Huntington.** COREA CRÓNICA PROGRESIVA. ||-**de Morvan.** Contracciones fibrilares de los músculos de la pantorrilla y región posterior del muslo, que algunas veces se extienden al tronco, pero que nunca afectan el cuello ni la cara. ||-**de Schrotter.** COREA LARÍNGEA. ||-**degenerativa.** COREA CRÓNICA PROGRESIVA. ||-**diafragmática.** COREA LARÍNGEA. ||-**dimidiata.** HEMICOREA. ||-**festinans.** Nombre antiguo de la parálisis agitante. ||-**fibrilar.** COREA DE MORVAN. ||-**gesticulatoria.** COREA DE SYDENHAM. ||-**gravídica.** Corea con síntomas similares a los de la forma ordinaria, observada en el embarazo. ||-**hemilateral.** HEMICOREA. ||-**hereditaria.** COREA CRÓNICA PROGRESIVA. ||-**histérica.** COREA MAYOR. ||-**imitativa.** Seudocorea; especie de espasmo habitual debido a la imitación. ||-**insaniens.** Corea con síntomas de alienación, observada especialmente en las mujeres embarazadas. ||-**laríngea.** Emisión de un grito peculiar a modo de tic, tos nerviosa de Massei, o trastornos de la fonación propios de la corea. ||-**maleatoria.** Corea rítmica histérica, en la cual el enfermo ejecuta movimientos persistentes de martilleo. ||-**mayor.** Histerismo con movimientos oscilatorios continuos y en cierto modo regulares. ||-**menor.** COREA DE SYDENHAM. ||-**mimética.** Corea producida por imitación. ||-**mollis.** COREA BLANDA. ||-**paralítica.** Espasmo clónico local asociado con una parálisis. ||-**posthemipléjica.** ATETOSIS. ||-**procursiva.** PARÁLISIS AGITANTE. ||-**rítmica.** Corea histérica en la cual el paciente ejecuta movimientos persistentes y rítmicos. ||-**rotatoria.** Corea histérica caracterizada por movimientos rítmicos de rotación de la cabeza o el cuerpo. ||-**saltatoria.** Corea histérica con movimientos danzantes. ||-**senil.** COREA DE HUNTINGTON. ||-**simple** o **de Sydenham.** Corea que afecta principalmente a niños de la segunda infancia aunque también se observa en adultos (especialmente en mujeres grávidas), y que generalmente se acompaña de signos de fiebre reumática. *Sin.:* Corea menor, baile o danza de San Vito. ||-**tetanoide.** Degeneración lenticular progresiva. ||-**unilateral.** HEMICOREA.

coreclisis. (del gr. *kóre,* pupila, y *kleîsis,* oclusión). f. F., *iridencléisis, coréclisis.* Obliteración u oclusión de la pupila.

corectasia o **corectasis** (del gr. *kóre,* pupila, y *ektásis,* dilatación). f. F., *mydriase, corectasie.* Dilatación anormal de la pupila.

corectomía. f. IRIDECTOMÍA.

corectopia (del gr. *kóre,* pupila, y *ektopía,* fuera de lugar). f. A., *Korektopie;* F., *corectopie;* It. y P., *corectopia.* Situación anormal de la pupila.

corediálisis (del gr. *kóre,* pupila, y *diálysis,* disolución). f. F., *iridodialyse, corédialyse.* Pupila en forma de D que se produce como consecuencia de una iridodiálisis o iridodiastasis.

corediastasis (del gr. *kóre,* pupila, y de *diástasis).* f. F., *iridodiastase, corédiastase.* Dilatación o estado de dilatación de la pupila.

coreiforme (del gr. *choreía,* danza, y *forma).* adj. F., *choréiforme.* Semejante a la corea.

corélisis (del gr. *kóre,* pupila, y *lýsis,* disolución). f. A., *Korelyse;* F., *corélysis;* In., *corelysis;* It., *corelisi;* P., *corélise.* Operación de desprender las adherencias entre los bordes de la pupila y la cápsula del cristalino.

coremorfosis (del gr. *kóre,* pupila, y *morphoûn,* formar). f. F., *coréopraxie, coréomorphose.* Formación de una pupila artificial.

corenclisis. f. IRIDENCLISIS.

coreoatetosis (del gr. *choreía,* danza, y *áthetos,* no fijado). f. A., *Choreoathetosis;* F., *choréo-athétose;* In., *choreoathetosis;* It., *coreoatetosi;* P., *coreoatetose.* Estado caracterizado por movimientos coreicos y atetóticos.

coreofrasia (del gr. *choreía,* danza, y *phrásis,* discurso). f. A., *Choreophrasie;* F., *choréophrasie;* In., *choreophrasia;* It., y P., *coreofrasia.* Perturbación del lenguaje, caracterizada por la emisión de frases sin forma ni sentido.

coreomanía (del gr. *choreía,* danza, y de *manía).* f. A., *Tarantismus;* F., *tarantisme;* In., *tarantism;* It. y P., *tarantismo.* Manía danzante o corea epidémica; tarantismo.

coreometría (del gr. *kóre,* pupila, y *métron,* medida). f. A., *Pupillenmessung;* F., *coréométrie;* In., *coreometry;* It. y P., *coreometria.* Medición de la pupila por medio de un instrumento, *coreómetro.*

coreómetro. m. F., *coréomètre.* Aparato que se usa para medir la pupila.

coreoplastia (del gr. *kóre,* pupila, y *plássein,* formar). f. F., *coréoplastie.* Cirugía plástica de la pupila; coremorfosis.

coreoscopio (del gr. *kóre,* pupila, y *skopeîn,* observar). m. Instrumento para el examen de la pupila.

corepraxia (del gr. *kóre,* pupila, y *prâxis,* ejecución). f. F., *coréopraxie.* Formación de una pupila artificial.

corerrafia (del gr. *kóre,* pupila, y *rhaphé,* sutura). f. Sutura del iris para reformar una pupila.

corestenoma (del gr. *kóre,* pupila, y *stenós,* estrecho). m. F., *corestenoma.* Estrechez o contracción de la pupila. ||-**congénito.** Estado congénito en el cual la pupila se ocluye parcialmente por excrecencias que se reúnen dejando pequeños intersticios.

coretomediálisis (del gr. *kóre,* pupila, *tomé,* corte, y *diálisis).* f. F., *iridotomédialyse, corétomédialyse.* Formación de una pupila artificial por una operación combinada de corte y desgarro del iris; iridectomodiálisis.

coretomía. f. IRIDOTOMÍA.

Cori (Ciclo de) (Carl Ferdinand *Cori,* farmacólogo y biólogo norteamericano, 1896-1955). V. CICLO.

coriáceo (del lat. *coriaceus,* de *corium,* cuero). adj. Semejante al cuero en su aspecto y consistencia.

coriamirtina. f. Glucósido de las hojas del roldón *(Coriaria myrtifolia),* que posee propiedades tetánicas a semejanza de la picrotoxina; recomendada como estimulante circulatorio y respiratorio.

coriandro. m. CILANTRO.

coriandrol. m. Principio incoloro, aromático, de la esencia de coriandro.

Coriaria. Género de plantas de la familia de las coriariáceas, tóxicas. La especie *C. myrtifolia,* que suministra la coriamirtina, no se usa en terapéutica, pero con sus hojas se adultera el sen.

coribantismo (de *coribante).* m. Delirio furioso, frenético.

coridalina. f. Alcaloide contenido en la *Corydalis tuberosa* y la *C. formosa,* así como en la *Aristolochia serpentaria,* diurético y tónico.

corificación (del lat. *corium,* cuero, y *fieri,* ser hecho). f. Transformación que Dalla Volta consideró propia de los cadáveres inhumados en ataúdes de cinc o plomo y que es una forma mixta entre la saponificación y la momificación.

corinebacteria. f. V. CORYNEBACTERIUM.

corio-. Forma prefija (del gr. *chórion,* membrana, piel), cuero.

corioadenoma (de *corio-,* el gr. *adén, adénos,* glándula, y el suf. *-oma).* m. A., *Chorioadenom;* F., *chorioadénome;* In., *chorioadenoma;* It. y P., *corioadenoma.* Tumor adenomatoso del corion; mola placentaria destructiva. *Sin.:* Mola maligna.

corioangioma (de *corio-,* el gr. *aggeîon,* vaso, y el suf. *-oma).* m. F., *chorioangiome.* Tumor angiomatoso del corion.

corioblastoma (de *corio-,* el gr. *blastós,* semilla, y el suf. *-oma).* m. CORIOEPITELIOMA.

corioblastosis (de *corio-* y el gr. *blastánein,* germinar). f. Neoformación en el corion. || Nombre específico de varias afecciones polimorfas de la piel, como la lepra, el lupus, etc.

coriocapilar (de *corio-* y el lat. *capillus*, cabello). adj. F., *couche chorio-capillaire*. Red capilar de la porción interna de la coroides.
coriocarcinoma. m. CORIOEPITELIOMA.
coriocele (de *corio-* y el gr. *kéle*, hernia). m. F., *protusion herniaire de la choroïde*. Protrusión herniaria a través de la coroides.
corioepitelioma (de *corio-* y *epitelioma*). m. A., *Chorion-epitheliom;* F., *chorio-epithéliome;* In., *chorioma;* It., *corionepitelioma;* P., *corioepitelioma*. Carcinoma corial; tumor formado por la proliferación maligna del epitelio de las vellosidades coriales, que incluye el corioadenoma, el coriosarcoma, el coriocarcinoma y el sincitioma.
corioma (de *corio-* y *-oma*). m. CORIOEPITELIOMA.
coriomeningitis (de *corio-*, el gr. *mênigx*, *-iggos*, membrana, y el suf. *-oma*). f. F., *chorioméningite*. Meningitis cerebral con infiltración linfocitaria de los plexos coroideos. ||**-linfocítica**. Enfermedad vírica aguda caracterizada por reacción linfocítica meníngea con vómitos, malestar y bradicardia. ||**-seudolinfocítica**. Meningitis linfocítica benigna y aséptica, con virus en el líquido cefalorraquídeo, dolor frontal, irritabilidad y vómitos.
corion [corial, coriónico] (del gr. *chórion*, piel, membrana). m. A., *Chorion;* F. e In., *chorion;* It. *corion;* P., *córion*. Membrana exterior del huevo uterino que le sirve de envoltura protectora y nutricia, consta de dos capas: externa o trofoblasto, e interna, mesodérmica. || Piel verdadera o dermis. || Capa profunda vascular de las mucosas subyacentes al epitelio y a la dermis de la piel. ||**-frondoso**. Parte de corion cubierta de vellosidades. ||**-laeve**. Porción membranosa lisa del corion. ||**-primitivo**. Membrana vitelina. ||**-real** o **segundo**. Capa formada por la hoja externa del blastodermo, compuesta de células procedentes de la segmentación del vitelo.
corionitis (del gr. *chórion*, cuero, e *-itis*). f. F., *chorionite*. Inflamación del corion de la piel, el cual se endurece y engruesa. ESCLERODERMA, PLACENTITIS.
coriorretinitis (de *corio-* y el bajo lat. *retina*, de *rete*, red). f. F., *chorio-rétinite*. Inflamación simultánea de la coroides y la retina.
coripalmina. f. Alcaloide cristalizado de las raíces de la *Corydalis tuberosa*.
coristoblastoma. m. CORISTOMA.
coristoma (del gr. *choristós*, separado, *blastós*, germen, y de *-oma*). m. A., *Choristom;* F., *choristome;* In., *choristoma;* It., y P., *coristoma*. Malformación congénita seudotumoral de crecimiento limitado, constituida por tejidos maduros que se disponen de forma desordenada y que no existen normalmente en la zona donde se desarrolla.
coriza (del gr. *kóryza*, destilación, catarro). f. A., *Coryza;* F. e In., *coryza;* It. y P., *coriza*. Afección catarral de la mucosa nasal, asociada con derrame mucoso o mucopurulento por los orificios nasales. Puede ser aguda y crónica. *Sin.:* Rinitis, romadizo. ||**-alérgica**. Fiebre del heno. ||**-contagiosa de los caballos**. Enfermedad infecciosa aguda que ataca con preferencia los caballos jóvenes, caracterizada por la inflamación de las fosas nasales, faringe y vías respiratorias y complicación de los ganglios linfáticos, que se infartan y supuran. Es debida a un estreptococo. ||**-de los recién nacidos**. Afección bastante grave, que dificulta y hasta impide la succión. ||**-fétida**. OCENA. ||**-idiosincrásica**. FIEBRE DEL HENO. ||**-polínica**. FIEBRE DEL HENO. ||**-posterior**. Catarro de la nasofaringe.
Corlett (Piosis de) (William Thomas *Corlett*, dermatólogo norteamericano, 1854-1958). V. PIOSIS.
córmico (del gr. *kormós*, tronco). adj. Relativo al tronco o a un tronco.
cornaje (del fr. *cornage*). m. V. HUÉLFAGO.
córnea (del lat. *cornea*, f. de *corneus*, de cuero). f. A., *Hornhaut;* F., *cornée;* It. y P., *córnea*. Disco transparente engastado en la esclerótica, que forma la parte anterior de la cara externa del globo ocular. Está compuesto de cinco capas: epitelial, membrana elástica anterior o basal anterior (membrana de Bowman o de Reichert), la capa de sustancia propia, la basal posterior (membrana de Demours o de Descemet) y una capa de células endoteliales. ||**-cónica**. QUERATOCONO. ||**-globosa**. BUFTALMÍA. ||**-opaca**. La esclerótica. ||**-plana**. Deformidad congénita de la córnea. ||**-transparente**. Córnea propiamente dicha.
corneítis. f. QUERATITIS.
cornejo (del lat. *corniculus*, dim. de *cornus*, el árbol cornejo). m. A., *Kornelkirsche;* F., *cornouiller;* In., *cornel;* It., *corniolo;* P., *sanguinho*. Arbusto de la familia de las cornáceas, del gén. *Cornus*. La sp. *C. florida*, americana, tiene una corteza astringente, amarga y febrífuga, de la cual se extrae la cornina. El cocimiento concentrado calma la tos.
córneo (del lat. *corneus*, de *cornu*). adj. F., *corné*. Semejante al cuerno o de su naturaleza.
corneobléfaron (de *córnea* y el gr. *blépharon*, párpado). m. F., *adhérence de la paupière à la cornée*. Adherencia entre el párpado y la córnea.
corneoscléra (del lat. *corneus*, de cuerno, y el gr. *sklerós*, duro). f. La córnea y la esclerótica consideradas como un solo órgano.
Corner (Tapón de) (Edred Moss *Corner*, cirujano inglés, 1873-1950). V. TAPÓN. ||**-Allen (Prueba de)** (George Washington *Corner*, n. en 1889, y Willard Myron *Allen*, n. en 1904, ginecólogos norteamericanos). V. PRUEBA.
Cornet (Pinzas de) (George *Cornet*, bacteriólogo alemán, 1858-1915). V. PINZAS.
cornete (dim. del lat. *cornu*, cuerno). m. A., *Muschel;* F., *cornet;* In., *concha;* It., *conca;* P., *corneto*. Nombre de unas pequeñas láminas óseas arrolladas sobre sí mismas en la pared lateral de las fosas nasales. *Sin.:* Concha, hueso turbinado. || Instrumento para remediar la debilidad del oído. ||**-acústico**. Trompetilla que se introduce por su pico en el conducto auditivo externo, destinada a recoger y reforzar las vibraciones sonoras y transmitirlas al oído interno. Llámase más comúnmente *trompetilla acústica*. ||**-de Santorini**. Concha suprema, cuarto cornete que existe a veces por desprendimiento de la parte posterior del cornete superior. ||**-esfenoidal** o **de Bertin**. Cuarto cornete, situado en la cara anterior del esfenoides, a la entrada de las células esfenoidales. ||**-inferior** o **subetmoidal**. Hueso distinto, mayor que los otros cornetes; tiene un borde libre y otro articulado con el maxilar, lacrimal y palatino. Concurre a formar el conducto nasal y a estrechar la entrada del seno maxilar. ||**-medio** o **etmoidal**. El situado en la lámina perpendicular del etmoides, a la cual adhiere por su borde superior, siendo libre su borde inferior. ||**-superior** o **de Morgagni**. El situado encima del cornete medio.
corneum (lat.). m. Estrato o capa córnea de la piel.
cornezuelo. m. V. CENTENO (CORNEZUELO DEL). ||**-de Morand**. Hipocampo menor.
corniculum laryngis (lat.). CARTÍLAGO DE SANTORINI.
cornificación (del lat. *cornu*, cuerno, y *facere*, hacer). f. F., *kératinisation*. Conversión en tejido córneo.
cornina. f. Preparación concentrada de la corteza del *Cornus florida*, tónica y antiperiódica. || Principio cristalizado obtenido del mismo.
Corning (Anestesia o método de) (James Leonard *Corning*, neurólogo de Nueva York, 1855-1923). V. ANESTESIA.
cornu (pl. *cornua* lat.). m. ASTA, CUERNO. ||**-cutaneum, humanum**. CUERNO CUTÁNEO. ||**-ethmoidalis**. Cornete medio. ||**-inferius**. Asta inferior del ventrículo lateral del cerebro. ||**-sacralia**. Nombre de las dos apófisis ganchosas dirigidas hacia abajo desde el arco de la última vértebra sacra y que se articulan con unas apófisis semejantes ascendentes del cóccix, *cornua coccigea*.
cornucomisural (del lat. *cornu*, cuerno, y *commissura*, de *committere*, juntar). adj. Relativo a un cuerno o asta y a una comisura.

cornucopia (del lat. *cornucopia;* de *cornu,* cuerno, y *copia,* abundancia). f. Extensión del plexo coroideo en cada fosita lateral del IV ventrículo.
Cornus. Género de arbustos de la familia de las cornáceas, propios de ambos hemisferios. V. CORNEJO.
cornutina. f. Alcaloide tóxico del cornezuelo del centeno. Ejerce una acción enérgica sobre el útero.
corodiastasis. m. COREDIASTASIS.
corogénico (del gr. *kóros,* saciedad, y *gennân,* producir, engendrar). adj. Que provoca la acumulación de reservas.
coroidal o **coroideo.** adj. F., *choroïdien.* Relativo a la coroides.
coroideremia (de *coroides* y el gr. *eremía,* privación). f. F., *choroïdérémie.* Afección hereditaria, que se observa especialmente en el sexo m., caracterizada por una degeneración de la coroides y del epitelio pigmentario de la retina que provoca ceguera nocturna y retracción del campo visual, y puede llegar a la ceguera.
coroides (del gr. *chórion,* piel, membrana, y *eîdos,* forma). f. A., *Chorioidea;* F., *choroïde;* In., *choroidea;* It. *coroide;* P., *coróide.* Capa oscura y vascular del ojo, situada entre la esclerótica y la retina, cuya función es nutrir a ésta y al cristalino. || **-capilar.** Membrana de Ruysch.
coroiditis (de *coroides* y el suf. *-itis,* inflamación). f. A., *Chorioiditis;* F., *choroïdite;* In., *choroiditis;* It. y P., *coroidite.* Inflamación de la coroides. || **-anterior.** Coroiditis con puntos de exudación en la periferia. || **-areolar.** La que se inicia alrededor o cerca de la mácula lútea y progresa hacia la periferia. || **-atrófica.** ESCLEROCOROIDITIS. || **-central.** Variedad en la cual la exudación se efectúa en la mácula lútea. || **-de Doyne.** Coroiditis degenerativa hereditaria con formación de placas blanquecinas en la proximidad del disco óptico. || **-de Forster.** Variedad de coroiditis central en la que las manchas son negras al principio y luego se vuelven blancas al ensancharse. || **-de Tay.** Degeneración de la coroides caracterizada por puntos irregulares amarillos alrededor de la mácula lútea, que se cree debida a un estado ateromatoso de las arterias. Se observa en la vejez y se la denomina también *coroiditis guttata senilis.* || **-difusa** o **diseminada.** Variedad grave caracterizada por manchas esparcidas en el fondo del ojo. || **-exudativa.** La que se caracteriza por exudados plásticos o serosos, en forma de manchas blanquecinas, amarillentas o rosadas. || **-guttata senilis.** CORIOIDITIS DE TAY. || **-metastásica.** Forma debida a la metástasis en la piemia, meningitis, etc. || **-miópica.** Coroiditis debida al esfuerzo en la visión defectuosa. || **-serosa.** GLAUCOMA. || **-supurativa.** La que termina por la formación de pus.
coroidociclitis (de *coroides,* el gr. *kyklos,* círculo, y el suf. *-itis*). f. F., *choroïdo-cyclite.* Inflamación de la coroides y los procesos ciliares.
coroidoiritis (de *coroides,* el gr. *îris, íridos,* iris, y el suf. *-itis,* inflamación). f. F., *choroïdo-iritis, uvéite.* Inflamación de la coroides y el iris.
coroidorretinitis. f. F., *rétino-choroïdite.* Inflamación de la coroides y la retina.
coroliforme. adj. En forma de corola.
coromanía. f. COREOMANÍA.
corómetro. m. COREÍMETRO.
corona (del lat. *corona*). f. A., *Krone;* F., *couronne;* In., *corona;* It., *corona;* P., *coroa.* Órgano o parte del cuerpo que presenta una disposición circular. || CORONA DENTARIA. || **-artificial.** Corona de metal o porcelana que se ajusta a la raíz de un diente natural, como la *corona de collar de Richmond.* Las hay de numerosísimos modelos: Alexander, Beer, Bonweill, Büttner, Carmichael, Davis, Howe, Logan, Morrison, Weston, etc. || **-ciliar de la coroides.** Corona radiada, formada por la reunión de los procesos ciliares; llámase también *zona.* ÊÉ-**de Bischoff.** Capa interna formada por la duplicación de la cápsula epitelial del óvulo o huevo. || **-de trépano.** Sierra circular empleada en la operación del trépano. || **-de Zinn.** Círculo arterial de Haller. || **-del casco.** Extremo de la piel del pie o mano de las caballerías, que circunda el nacimiento del casco o la parte de éste más inmediata a la piel. || **-del glande.** Reborde casi circular en la base del glande, interrumpido por la inserción del frenillo. || **-dentaria.** Porción descubierta y esmaltada de un diente. || **-ecuatorial.** Placa ecuatorial en la cariocinesis. || **-polar.** Reunión de las asas cromáticas en cada extremo del huso acromático en la cariocinesis. || **-radiante.** Conjunto de fibras de proyección que desde la cápsula interna van a la corteza cerebral. || **-radiante.** Células más internas de la membrana granulosa del folículo de De Graaf, orientadas en sentido radiado. || **-seborreica.** Acumulación de escamas amarillentas en la frente, en el límite del cuero cabelludo, en los casos de seborrea intensa del mismo. || **-véneris** o **de Venus.** Conjunto de pústulas secas pardorrojizas que se observan a menudo en la frente de individuos afectos de sífilis secundaria.
coronal (del lat. *coronalis*). adj. F., *coronal.* Relativo a una corona. || m. Hueso frontal. || Punto en la sutura coronal situado en el extremo del diámetro frontal máximo.
coronamiento. m. Posición de la cabeza del feto cuando, después de la rotura de las membranas y en período expulsivo, el orificio vulvar le forma una especie de corona.
coronaria (del lat. *coronaria,* f. de *coronarius,* en forma de corona). f. F., *artère coronaire.* Nombre común a varias arterias, que se distribuyen por el corazón, curvatura menor del estómago, esófago y labios. V. ARTERIAS (TABLA DE).
coronario (del lat. *coronarius*). adj. F., *coronaire.* Que rodea a modo de una corona; término que se aplica a plexos, vasos, nervios, ligamentos, etc.
coronarismo. m. Espasmo de las arterias coronarias.
coronaritis (de *coronaria* y el suf. *-itis*). f. A., *Kranzgefässentzündung;* F., It. y P., *coronarite.* In., *coronaritis.* Arteritis de las coronarias. || m. Hueso frontal. || Punto en la sutura coronal situado en el extremo del diámetro frontal máximo.
Coronaviridae. Familia de virus cuyos virones tienen RNA, están envueltos y miden de 80 a 130 mm de diámetro. Posee un solo género: *Coronavirus.*
Coronavirus. Género de virus de la familia *Coronaviridae.* Comprende varias especies: *Coronavirus* humano (responsable en el hombre de infecciones respiratorias altas), virus de la bronquitis infecciosa aviar, virus de la hepatitis murina, virus de la gastroenteritis porcina, etc.
coronilla. f. Vértice de la cabeza.
Coronilla. Género de plantas leguminosas, herbáceas, venenosas, que comprende gran número de especies. La *C. scorpioides* y otras especies europeas son purgantes, diuréticas y tonicocardíacas; actualmente se utilizan muy poco.
coronillina. f. Glucósido amargo de color amarillo pálido, de las semillas de la *Coronilla scorpioides;* diurético y estimulante cardíaco.
coronión. m. Vértice de la apófisis coronoides del maxilar inferior.
coronoides (del gr. *koróne,* corneja, y también corona, y *eîdos,* aspecto). adj. A., *hakenförmig;* F., *unciforme;* In., *coronoid;* It., *unciniforme;* P., *coronóide.* En forma de pico de cuervo o corneja. || En forma de corona. V. APÓFISIS CORONOIDES.
coroplastia. f. COREOPLASTIA.
coroscopia (del gr. *kóre,* pupila, y *skopeîn,* observar). f. Determinación de la refringencia ocular por medio del retinoscopio.
corotomía. f. IRIDOTOMÍA.
corpora (pl. del lat. *corpus, -oris,* cuerpo). f. pl. CUERPOS. || **-albicantia.** CORPUS ALBICANS. || **-amylacea.** Pequeñas masas hialinas de células degeneradas en la próstata, tejido nervioso, tejidos inflamatorios, etc. || **-arenacea.** Granos de sustancia semejantes a la arena, que se encuentran algunas veces en la epífisis. || **-candicantia.** Cuerpos o tubérculos mamilares. || **-cavernosa.** CUERPOS CAVERNOSOS. || **-flava.**

corpulencia - corpúsculo

Cuerpos céreos encontrados en el sistema nervioso central y en otras partes, que se creen formados por la transformación de las células nerviosas. ‖ **-oryzoidea.** Cuerpos riciformes. ‖ **-restiformia.** CUERPO RESTIFORME. ‖ **-santoriniana.** CORNICULUM LARYNGIS. ‖ **-versicolarata.** CORPORA AMYLACEA.

corpulencia (del lat. *corpulentia*). f. Obesidad, polisarcia.

corpus (lat.). m. CUERPO. ‖ **-adiposum buccae.** Bola adiposa de Bichat. ‖ **-adiposum orbitae.** Masa de tejido conjuntivoadiposo que llena los espacios en la órbita entre el globo ocular, músculos, glándulas lagrimales y aponeurosis y sostiene los vasos y nervios oculares. ‖ **-albicans.** Masa de tejido fibroso cicatrizal en la superficie del ovario, que queda después de la involución del cuerpo lúteo. ‖ **-alienum.** Cuerpo extraño. ‖ **-callosum.** Cuerpo calloso. ‖ **-fornicis.** Porción media del fórnix. ‖ **-haemorrhagicum.** Coágulo sanguíneo situado dentro del folículo de De Graaf, después que ha sido expulsado el óvulo. ‖ **-luteum.** Cuerpo amarillo o lúteo. ‖ **-mamillare.** CUERPO MAMILAR. ‖ **-pineale.** CUERPO PINEAL. ‖ **-sterni.** Cuerpo del esternón o gladíolo. ‖ **-striatum.** Cuerpo estriado.

corpúsculo (del lat. *corpusculum*, dim. de *corpus*). m. A., *Körperchen;* F., *corpuscule;* In., *corpuscle;* It., *corpuscolo;* P., *corpúsculo*. Cuerpo o masa pequeños. ‖ Plaqueta sanguínea. ‖ **-amiláceo.** Productos de secreción amorfos que se disponen de forma concéntrica; se encuentran en la próstata, neuroglia, pulmón, etc. ‖ **-axil.** Porción central de un corpúsculo táctil. ‖ **-basal.** Pequeño engrosamiento en la base de cada cilio de las células ciliadas. ‖ **-blanco.** LEUCOCITO. ‖ **-calcáreo.** Células dentinales que contienen cal. ‖ **-cancroide.** Pequeños nódulos característicos del epitelioma de la piel. ‖ **-cistoideo.** LEUCOCITO. ‖ **-coloideo.** CORPÚSCULO AMILÁCEO. ‖ **-concéntrico.** CORPÚSCULO DE HASSALL. ‖ **-corneal.** CORPÚSCULO DE TOYNBEE. ‖ **-cromófilo.** CUERPO DE NISSL. ‖ **-de Alzheimer.** Pequeñísimas masas granulosas en la oligodendroglia del cerebro. ‖ **-de Babes-Ernst.** Gránulo metacromático. ‖ **-de Barr.** V. CUERPO DE BARR. ‖ **-de Bennet.** CORPÚSCULO DE DRYSDALE. ‖ **-de Bizzozero.** PLAQUETA. ‖ **-de Burckhardt.** Cuerpos peculiares amarillos encontrados en la secreción del tracoma. ‖ **-de cartílago.** CÉLULA CARTILAGINOSA. ‖ **-de cemento.** Corpúsculos osteogénicos que existen en las lagunas del cemento dental. ‖ **-de Dochle.** Inclusiones celulares de forma variada que se observan en los leucocitos polinucleares en la escarlatina. ‖ **-de Dogiel.** Forma compleja del corpúsculo de Krause en la mucosa de los genitales externos. ‖ **-de Donné.** CORPÚSCULO DEL CALOSTRO. ‖ **-de Drysdale.** Células transparentes en el líquido de los quistes del ovario. ‖ **-de Eichhorst.** Variedad peculiar de microcitos observados en la sangre de enfermos de anemia perniciosa. ‖ **-de Gierke.** Cuerpos redondeados encontrados en el sistema nervioso, probablemente idénticos a los corpúsculos de Hassall. ‖ **-de Gluge.** Corpúsculos granulosos en los focos de reblandecimiento cerebral, procedentes de las células nerviosas desorganizadas. ‖ **-de Golgi.** Pequeños corpúsculos fusiformes encontrados en los tendones en la unión de éstos con las fibras musculares. ‖ **-de Golgi-Mazzoni.** Corpúsculos táctiles encontrados en el tejido subcutáneo de los pulpejos de los dedos, semejante a los corpúsculos de Pacini, pero que difieren de éstos por presentar menos laminillas, un cono relativamente mayor y más ramificadas las fibras nerviosas contenidas. ‖ **-de Grandy.** CORPÚSCULO DE MERKEL. ‖ **-de Guarnieri.** Corpúsculo de inclusión en las células de tejidos afectos en la viruela y vacuna, considerados diversamente como reacción al virus de la enfermedad o como agente causal y denominado *Cytoryctes variolae*. ‖ **-de Hamazaki-Wesenbach.** Corpúsculos elipsoidales pigmentados, de probable naturaleza ceroide, identificados en diversas adenopatías. ‖ **-de Hassall.** Cuerpos pequeños en el timo, estriados concéntricamente; restos del tejido epitelial que se encuentran en los primeros períodos de desarrollo de la glándula. ‖ **-de Hayem elementales.** PLAQUETAS. ‖ **-de Howell.** Cuerpos pequeños en los eritrocitos, probablemente detritos de núcleos. ‖ **-de Jaworski.** Masas espirales de moco modificado por el ácido clorhídrico en la secreción gástrica. ‖ **-de Jolly.** Formaciones puntiformes que aparecen en los glóbulos rojos por coloración de éstos en el Giemsa. ‖ **-de Krause.** Corpúsculos bulboideos que constituyen las terminaciones nerviosas en el tejido submucoso de la boca, nariz, ojos y genitales, formados por una cápsula conjuntiva que contiene una sustancia homogénea en la que termina una fibra nerviosa sensitiva. ‖ **-de la corea.** Cuerpos hialinos peculiares, redondeados concéntricamente y muy refringentes, que se encuentran en las túnicas perivasculares de los vasos de los cuerpos estriados y cápsula interna en la corea. ‖ **-de la leche.** Células glandulares llenas de grasa que al romperse dejan en libertad las gotas de grasa suspendidas en el suero de la leche. ‖ **-de la sangre.** V. SANGRE. ‖ **-de Langerhans.** Terminaciones de las fibras nerviosas en la red mucosa de la epidermis. ‖ **-de Leber.** CORPÚSCULO DE HASSALL. ‖ **-de Levinthal.** Inclusiones citoplasmáticas observadas en la psitacosis. ‖ **-de Lipschutz.** Cuerpos elementales protoplasmáticos, cuyo conjunto forma las inclusiones del *Molluscum contagiosum*. ‖ **-de Lostorfer.** Pelotón de vasos sanguíneos rodeados por la expansión del tubo urinífero. ‖ **-de Luschka.** Corpúsculos que se observan a veces en las terminaciones de las fibrillas cilindraxiles de los nervios laríngeos. ‖ **-de Malpighi.** Nódulo linfoide del bazo. ‖ **-de Mazzoni.** Terminaciones nerviosas sensoriales semejantes a los corpúsculos de Krause. ‖ **-de Meissner.** Corpúsculos táctiles en las papilas dérmicas del pulpejo de los dedos, labios, mamas y genitales, compuestos de una cápsula fibrosa que contiene una sustancia granulosa en la que se ramifica una neurofibrilla. ‖ **-de Merkel.** Corpúsculos táctiles en la submucosa de la lengua y boca. ‖ **-de Miescher.** CORPÚSCULOS DE RAINEY. ‖ **-de Negri.** Cuerpos de inclusión en el protoplasma de las células nerviosas de la corteza, cuerno de Ammón, núcleos de la base, de los animales muertos de hidrofobia; considerados como específicos de esta enfermedad. ‖ **-de Norris.** Discos incoloros, transparentes e invisibles en el suero sanguíneo. ‖ **-de Nunn.** Células epiteliales encontradas en los quistes ováricos, que han sufrido la degeneración adiposa. Llámanse también *corpúsculos grandes de Bennet*. ‖ **-de Pacini.** Masas ovales visibles sin amplificación, constituidas por varias membranas concéntricas de tejido conjuntivo, que rodean un bulbo granuloso central en el que termina una neurofibrilla. Son abundantes en las palmas de las manos y plantas de los pies, en los genitales externos, etc., y se consideran órganos periféricos de la sensibilidad general. ‖ **-de Patterson.** Corpúsculos microscópicos redondos u ovales en las pápulas del molusco epitelial. ‖ **-de Purkinje.** Células nerviosas grandes, ramificadas, que componen la capa media de la corteza del cerebelo. ‖ **-de pus.** Células del pus, principalmente leucocitos polimorfonucleares. Piocitos. ‖ **-de Rainey.** Cuerpos encapsulados, ovoides y esporíferos que se hallan en la musculatura de diversos animales. ‖ **-de Ruffini.** Terminaciones nerviosas en la piel, que tienen forma ramificada y están incluidas en el tejido conjuntivo. ‖ **-de Russell.** Linfocitos y células plasmáticas en cuyo protoplasma se acumulan gotas de sustancia hialina. ‖ **-de Schwalbe.** Células gustativas. ‖ **-de Sfameni-Ferrarini.** Forma de transición entre los corpúsculos de Krause y de Pacini, de terminaciones nerviosas en la piel. ‖ **-de Timofeew.** Forma especializada de corpúsculos de Pacini, que se encuentra en la submucosa de las porciones prostática y membranosa de la uretra. ‖ **-de Toynbee.** Corpúsculos asteriformes en los espacios corneales. ‖ **-de Traube.** CORPÚSCULO FANTASMA. ‖ **-de Troeltsch.** Espacios de tejido conjuntivo tapizados de células endoteliales planas que aparecen como cuerpos corpusculares entre las fibras radiales de la membrana timpánica. ‖ **-de Valentin.** Corpúsculos amiloides encontrados en el tejido nervioso. ||**-de Vater.** CORPÚSCULO DE PACINI. ||**-de Virchow.** CORPÚSCULO CORNEAL. ||**-de Wagner.** CORPÚSCULO TÁCTIL O DE MEISSNER. ||**-de Wrisberg.** Cartílagos cuneiformes. ||**-de Zimmermann.** CORPÚSCULO FANTASMA. ||**-del calostro.** Células grandes granulosas del calostro. ||**-del gusto.** Célula o cáliz gustativo. ||**-del quilo.** Corpúsculos blancos encontrados en el quilo, que no difieren de los corpúsculos blancos de la sangre. ||**-del timo.** CORPÚSCULO DE HASSALL. ||**-epitelial.** PARATIROIDES. ||**-fantasma.** Eritrocito cuya hemoglobina se ha disuelto. Denomínase también *acromatocito*. ||**-fucsinófilos.** CORPÚSCULOS DE RUSSELL. ||**-genital.** Terminaciones nerviosas en los órganos genitales externos. ||**-hialino.** GLÓBULO POLAR. ||**-incoloro de la sangre.** LEUCOCITO. ||**-lavado.** Corpúsculos rojos aislados de un animal, que han sido lavados en una solución salina al 0,8% y separados por centrifugación. ||**-linfático.** Elementos corpusculares de la linfa, no distintos de los corpúsculos blancos de la sangre. ||**-linfoide.** Masas protoplasmáticas ameboideas en el tejido y espacios linfáticos; una forma de leucocito. ||**-muscular.** Núcleo muscular, especialmente de fibra estriada. ||**-nervioso.** Corpúsculos nucleados situados entre el neurilema y la vaina medular. ||**-polar.** CENTROSOMA. ||**-renal.** CORPÚSCULO DE MALPIGHI. ||**-rojo de la sangre.** Eritrocito o hematíe. ||**-salival.** Leucocitos esféricos hinchados encontrados en la saliva. ||**-táctil.** Corpúsculos de Meissner. ||**-tendinoso.** Células planas de tejido conjuntivo que se presentan en hileras entre los fascículos primitivos de los tendones. ||**-tífico.** Células epiteliales degeneradas de las placas de Peyer en la fiebre tifoidea.

corpusculum (lat.). m. CORPÚSCULO. ||**-bulboideum.** CORPÚSCULO DE KRAUSE. ||**-lamellosum.** CORPÚSCULO DE PACINI.

Corradi (Prueba de) (Giuseppe *Corradi*, cirujano italiano, 1830-1907). V. PRUEBA.

correctivo (de *correcto*). adj. y s. F., *correctif*. Agente que modifica favorablemente la acción de una droga demasiado violenta o el sabor de una sustancia amarga.

corredera. f. A., *Gleitbahn*; F., *coulisse;* In., *groove;* It., *cloccia;* P., *corredeira*. Surco o canal largo en la superficie de un hueso, para el deslizamiento de un tendón, como la bicipital del húmero.

correlación. Fenómeno por el cual dos o más caracteres se manifiestan juntamente con mayor frecuencia de la que cabría esperar si se tiene en cuenta la frecuencia con que cada uno aparece aisladamente.

correlación (del lat. *correlatum*, de *conferre*, comparar). f. F., *corrélation*. Relación de interdependencia entre los órganos de un mismo individuo.

corriente (de *correr*, y éste del lat. *currere*). f. A., *Strom;* F., *courant;* In., *current;* It., y P., *corrente*. Curso de un fluido, especialmente el fluido eléctrico, a lo largo de un conductor. ||**-abnerval.** Corriente eléctrica que pasa de un nervio a un músculo. ||**-alterna** o **alternativa.** Corriente eléctrica que alternativamente es directa e invertida, o, en otros términos, corriente periódica cuyo período se compone de dos semiperíodos iguales, pero de signos contrarios. ||**-ascendente.** CORRIENTE CENTRÍPETA. ||**-axil.** Porción colorada central de la corriente sanguínea. ||**-centrífuga.** Corriente eléctrica que pasa por el cuerpo con el polo positivo cerca de los centros nerviosos y el negativo en la periferia; denomínase también *descendente*. ||**-centrípeta.** Corriente eléctrica que pasa por el cuerpo con el electrodo positivo en el nervio o en la periferia y el negativo cerca de los centros nerviosos; llámase también *ascendente*. ||**-compensadora.** Corriente eléctrica empleada para neutralizar la intensidad de una corriente muscular. ||**-continua.** La que tiene siempre un mismo sentido. ||**-de acción.** Corriente eléctrica débil que se produce durante la contracción muscular. ||**-de aire.** Paso del aire por una habitación o casa. ||**-de alta frecuencia.** Corriente alterna con períodos en número de 500.000 por segundo aproximadamente. ||**-de alta tensión.** Corriente eléctrica cuya fuerza electromotriz excede de 500 voltios. ||**-de baja frecuencia.** Corriente periódica con 150 o 200 períodos por segundo. ||**-de baja tensión.** Corriente eléctrica cuya fuerza electromotriz no excede de 500 voltios. ||**-d'Ársonval.** Alta descarga potencial de un condensador o de dos condensadores a través de un solenoide ancho de alambre, que produce alteraciones en la proporción de 200.000 a 1.000.000 de veces o más por segundo. Estas corrientes se usan en terapéutica para estimular el metabolismo. ||**-de demarcación.** Corriente eléctrica obtenida de un músculo lesionado. ||**-de Foucault.** La que se produce en las masas metálicas en presencia de campos magnéticos variables. ||**-de Oudin.** Corriente de alta frecuencia derivada de un solo polo de la máquina. ||**-de Tesla.** CORRIENTE DE D'ÁRSONVAL. ||**-de Watteville.** Corrientes galvánica y farádica combinadas. ||**-descendente.** CORRIENTE CENTRÍFUGA. ||**-directa.** Corriente eléctrica cuya dirección es siempre la misma. ||**-electrostática.** CORRIENTE ESTÁTICA. ||**-electrotónica.** Corriente inducida en la vaina de un nervio por una corriente que pasa a través de la parte conductora del mismo nervio. ||**-electrovital.** Nombre de dos corrientes eléctricas que se supone existen en los cuerpos animales; denomínanse también *neuroeléctricas*. ||**-estábil.** Corriente aplicada al cuerpo con ambos electrodos estacionarios. ||**-estática.** Corriente eléctrica derivada de un aparato estático. ||**-extra.** Corriente inducida producida en una batería farádica en adición a las corrientes regulares primaria e inducida. ||**-farádica.** Corriente alterna de electricidad inducida. ||**-galvánica.** Corriente eléctrica de una batería. ||**-galvanofarádica.** Corriente mixta obtenida por la combinación de la galvánica y la farádica, de efectos mucho más poderosos que los de cada una empleada aisladamente. ||**-hidroeléctrica.** Corriente obtenida por medio de pilas o acumuladores. ||**-inducida.** La producida en un circuito por la proximidad de otra corriente. ||**-inductora.** Corriente causante de una corriente inducida. ||**-interrumpida.** Corriente que se abre y cierra con frecuencia. ||**-invertida.** La que cambia con frecuencia de dirección. ||**-lábil.** Corriente aplicada al cuerpo con dos electrodos que se mueven sobre la superficie. ||**-Leduc.** Corriente sinusoidal aplicada con el polo negativo en la cabeza y el polo positivo sobre la región lumbar. Produce un estado de inconsciencia similar al obtenido con el éter o cloroformo, del cual sale el sujeto tan pronto como se interrumpe la corriente. ||**-monofásica.** Corriente alterna. ||**-nerviosa.** Fluido nervioso. ||**-oscilatoria.** Corriente que varía de una manera continua sin alcanzar jamás un estado permanente. ||**-periódica.** Forma de corriente oscilatoria, cuya intensidad varía de la misma manera y pasa por los mismos valores a intervalos iguales de tiempo. ||**-permanente.** La que no cambia de valor. ||**-polifásica.** Corrientes periódicas alternativas compuestas de períodos que circulan unos tras otros sin alcanzarse nunca. ||**-sanguínea.** Curso de la sangre por el interior de los vasos arteriales o venosos. ||**-secundaria.** CORRIENTE INDUCIDA. ||**-sinusoidal.** Corriente farádica alterna en la cual el potencial se eleva gradualmente de cero al máximo y luego disminuye progresivamente otra vez hasta cero. ||**-termoeléctrica.** Corriente engendrada en un circuito formado por uno o dos metales, por la sola influencia de las diferencias de temperatura que existen en ciertos puntos del circuito. ||**-variable.** La que cambia de valor.

Corrigan (Enfermedad, línea, pulso, respiración, signo de) (Sir Dominic John *Corrigan*, médico de Dublín, 1802-1880). Véanse estos términos.

corroborante (del lat. *corroborans, -antis*). adj. y s. Tónico, vigorizante.

corrosión (del lat. *corrosum*, sup. de *corrodere*, corroer). f. A., *Ätzung;* F. e In., *corrosion;* It., *corrosione;* P., *corrosão*. Destrucción lenta de un tejido por la acción de un corrosivo. ||**-anatómica.** Preparación de un aparato, sistema u órgano mediante un proceso corrosivo, previa infiltración o inyección con una sustancia resistente de las partes que se desean conservar.

corroval. m. Veneno para flechas, empleado por los indios de América del Sur; paraliza el corazón.

corrugación (del lat. *corrugatum,* sup. de *corrugare,* arrugarse). f. Fruncimiento de la piel por la contracción del músculo subcutáneo subyacente.

corrupción (del lat. *corruptio, -onis*). f. A., *Korruption;* F., *corruption;* In., *corruption;* It., *corruzione;* P., *corrupção.* Desorganización, putrefacción. ||**-de menores.** Delito que comete quien prostituye a menores de edad.

corsé (del F. *corset*). m. A., *Korsett;* F. e In., *corset;* It., *fascetta;* P., *espartilho.* Cotilla interior que usaban las mujeres para apretarse la cintura. En la actualidad se ha suprimido o bien sustituido por piezas más higiénicas y cómodas, como el sostén de pechos y la faja ventral. ||**-de Abbott.** Vendaje enyesado de cuerpo que se aplica en la escoliosis. ||**-de Brasdor.** Vendaje que se coloca sobre los omóplatos empleado en los casos de fractura de la clavícula. ||**-de Knight, de Taylor, de Baker.** Férulas que inmovilizan más o menos el raquis. ||**-de Sayre.** Corsé enyesado que se aplica en el mal de Pott. ||**-higiénico.** Corsé que tiende a corregir los defectos del corsé clásico, evitando principalmente la presión sobre la parte inferior del tórax y superior del abdomen. ||**-ortopédico.** El que tiene por objeto corregir o prevenir las desviaciones del raquis.

cortadura (de *cortar*). f. Cisura, herida.

corte. m. Filo de los instrumentos cortantes. || SECCIÓN.

cortedad (de *corto*). f. Pequeñez de una cosa. || Encogimiento, poquedad de ánimo. ||**-del cordón.** Estado del cordón umbilical cuando su longitud es menor de 40 cm.

córtex (lat.). f. CORTEZA.

corteza (del lat. *corticea,* f. de *corticeus*). f. A., *Cortex;* F., *cortex;* In., *cortex;* It., *corteccia;* P., *córtice.* Envoltura exterior del tronco, ramas o raíces de las plantas dicotiledóneas. || Cubierta exterior de un fruto. || Capa exterior de un órgano, a distinción de la sustancia interna o medular del mismo. ||**-adrenal.** Parte cortical de las glándulas suprarrenales. ||**-calisaya.** CALISAYA. ||**-cerebelosa.** Sustancia gris cortical del cerebelo. ||**-cerebral.** Capa exterior del cerebro, *palium* o *manto,* compuesta principalmente de sustancia gris o cinérea. V. ARQUICÓRTEX, NEOCÓRTEX, PALEOCÓRTEX. ||**-de coto.** COTO. ||**-de Cusparia.** ANGOSTURA. ||**-de ditá.** ALSTONIA. ||**-de los jesuitas.** Nombre popular de la quina. ||**-de Panamá.** Corteza de quilaya. ||**-de Santa Marta.** Corteza del *Cinchona cordifolia.* ||**-peruana o del Perú.** QUINA. ||**-renal.** Sustancia cortical del riñón, formada por los tubos urinarios y vasos sanguíneos sostenidos por una estroma o matriz. ||**-sacra.** CÁSCARA SAGRADA. ||**-somática.** NEOPALIO. ||**-suprarrenal.** Capa exterior histológicamente distinta de las glándulas suprarrenales.

Corti (Conducto, ganglio, órgano de) (Alfonso *Corti,* anatomista italiano, 1822-1876). Véanse estos términos.

cortical (del lat. *cortex, -icis,* corteza). adj. F., *cortical.* Relativo a la corteza, o de su naturaleza. || f. Sustancia cortical.

corticalización. f. F., *encéphalisation.* En filogénesis, migración de la función de los centros subcorticales a la corteza.

corticífugo (del lat. *cortex, -icis,* corteza, y *fugere,* huir). adj. F., *cortifuge.* Que parte de la corteza cerebral.

corticípeto (del lat. *cortex, -icis,* corteza, y *petere,* dirigirse a). adj. F., *corticipète.* Que se dirige hacia la corteza cerebral.

corticoadrenal (del lat. *cortex, -icis,* corteza, *ad,* junto a, y *renes,* riñones). adj. F., *corticosurrénale.* Perteneciente a la corteza suprarrenal.

corticoaferente (del lat. *cortex, -icis,* corteza, y *afferens, -entis,* que trae). adj. Corticípeto. Que se dirige hacia la corteza cerebral.

corticobulbar (del lat. *cortex, -icis,* corteza, y *bulbus,* bulbo). adj. Relativo a la corteza cerebral y al bulbo.

corticocerebral (del lat. *cortex, -icis,* corteza, y *cerebrum,* cerebro). adj. F., *corticocérébrale.* Relativo a la corteza del cerebro.

corticoeferente (del lat. *cortex, -icis,* y *efferens, -entis,* que lleva fuera). adj. Dícese de las fibras nerviosas que se dirigen desde la corteza cerebral hacia niveles inferiores o hacia la periferia. Corticífugo.

corticoide o **corticosteroide.** m. F., *corticoïde, corticostéroïde.* Término genérico para designar esteroides semejantes a los aislados de los extractos de corteza suprarrenal.

corticopeduncular (del lat. *cortex, -icis,* corteza, y *pedunculus,* dim. de *pes, pedis,* pie). adj. Relativo a la corteza y a los pedúnculos cerebrales.

corticopleuritis (del lat. *cortex, -icis,* corteza, el gr. *pleurá,* costado, y el suf. *-itis*). f. F., *cortico-pleurite.* Inflamación de la hoja visceral o cortical de la pleura, esplenoneumonía.

corticopontocerebeloso (del lat. *cortex, -icis,* corteza, *pons, pontis,* puente, y *cerebellum,* cerebelo). adj. Que conecta la corteza cerebral con el cerebelo por medio del puente.

corticospinal o **corticomedular** (del lat. *cortex, -icis,* corteza, y *spina,* espina dorsal, o *medulla,* médula). adj. F., *corticorachidien.* Relativo a la corteza cerebral y a la médula espinal.

corticosterona. f. F., *corticostérone.* Hormona esteroide de la corteza suprarrenal que posee las actividades atribuidas a dicha corteza y mantiene la vida de los animales adrenalectomizados; 4-pregneno-11,21-diol-3,20-diona.

corticosuprarrenal (del lat. *cortex, -icis,* corteza, *supra,* encima, y *renes,* riñones). adj. Relativo a la corteza de las glándulas suprarrenales.

corticosuprarrenoma (de *corticosuprarrenal* y el suf. *-oma*). m. Tumor originado en la corteza suprarrenal, que en la mujer produce corpulencia, desarrollo del sistema piloso y tendencia a la masculinidad.

corticotrofina. f. CORTICOTROPINA.

corticotropina (del lat. *cortex, -icis,* corteza, y el gr. *trópos,* vuelta). f. A., *Korticotropin;* F., *corticotrophine;* In., *corticotropin;* It. y P., *corticotropina.* ACTH. Hormona del lóbulo anterior de la hipófisis que estimula la síntesis y secreción de esteroides y hormonas de la corteza suprarrenal. Posee también efectos biológicos extraadrenales: estimula la lipólisis y favorece la utilización de la glucosa.

cortina. f. Nombre dado a la primera preparación de la corteza suprarrenal, capaz de mantener vivos los animales suprarrenalectomizados; se empleó cuando todavía no se habían aislado la aldosterona y el cortisol.

cortisol. m. F., *cortisol, hydrocortisone.* Hormona adrenocortical, 17-hidroxicorticosterona o hidrocortisona. Glucocorticoide fisiológico producido por la corteza suprarrenal.

cortisona. f. A., *Kortison;* F., In. e It., *cortisone;* P., *cortisona.* 17-hidroxi-11-deshidrocorticosterona, compuesto E de Kendall. Esteroide que se produce en el hígado por transformación del grupo hidroxilo del C11 del cortisol en grupo cetónico, reacción que se produce también a la inversa. En el hombre no posee acción biológica por sí misma y ejerce sus efectos hormonales sobre el metabolismo de los hidratos de carbono a través de su conversión hepática en cortisol. Hoy se obtiene sintéticamente.

corto (del lat. *curtus*). adj. F., *court.* Epíteto de algunos músculos, huesos, *etc.* V. MÚSCULOS (TABLA DE LOS). || Formación de una abertura entre dos porciones de intestino, encima y debajo de una obstrucción. ||**-circuito.** V. CIRCUITO. || Comunicación anormal entre dos vasos próximos. ||**-de vista.** MIOPE.

cortocircuito. m. V. CIRCUITO.

coruscación (del lat. *coruscatio, -onis*). f. Sensación de llamaradas delante de los ojos; fotopsia.

corva (del lat. *curva*, de *curvus*). f. A., *Kniekehle;* F., *jarret;* In., *popliteal fossa;* It., *poplite;* P., *jarrête*. Región poplítea.
Corvisart (Enfermedad, facies de) (Jean Nicolas de *Corvisart*, médico francés, 1755-1821). V. ENFERMEDAD, FACIES.
Corydalis. Género de hierbas fumariáceas, del cual varias especies son medicamentos activos. La *Corydalis formosa* se considera tónica, alterante y diurética. || Género de papaveráceas; de la especie *C. tuberosa* se ha usado el rizoma como emenagogo y antihelmíntico.
Corynebacterium (del gr. *korynê*, maza, y *bacterion*, bastoncito). Género de bacterias que se sitúa en la parte 17 de la clasificación de Bergey, dentro del llamado «grupo de las bacterias corineformes». Se trata de bacilos grampositivos pleomorfos (0,3-0,8 por 0,8-8 μ). Como datos característicos presentan un abultamiento en uno de los extremos que le da aspecto de maza y en las preparaciones teñidas los diversos elementos se disponen en «letras chinas». Existen especies parásitas del hombre y animales y otras parásitas de plantas. ||**-acnes**. V. PROPIONIBACTERIUM. ||**-diphtheriae**. Las cepas de esta especie parasitadas por un fago son toxigénicas (cepas lisógenas, bacterias transformadas) y en estas condiciones constituyen el agente etiológico de la difteria. Las cepas no parasitadas por un fago no son patógenas (no son toxigénicas). Se designa también *bacilo de Klebs-Löffler*. ||**-equi**. Agente etiológico de la neumonía de los caballos. ||**-murisepticum**. Germen parecido al de la difteria, que produce cuadros de septicemia en los ratones. ||**-parvum**. V. PROPIONIBACTERIUM. ||**-pseudodiphtheriticum**. Germen no patógeno ni toxógeno, indistinguible morfológicamente del de la difteria. ||**-pseudotuberculosis**. Germen no patógeno para el hombre pero sí para los animales domésticos, en los que es causa de linfadenitis y linfangitis ulcerativa. ||**-pyogenes**. Germen no patógeno para el hombre, que produce procesos supurativos en los animales domésticos. ||**-renale**. Germen que produce cistitis en los bóvidos.
Cos (Escuela de). Escuela médica de la antigua Grecia que después tomó el nombre de hipocrática por haber profesado en ella el Padre de la Medicina.
Cosasesco (Prueba de) (Alexandru *Cosasesco*, cirujano ortopédico rumano, 1887-1951). V. PRUEBA.
Coschwitz (Conducto de) (Georgius Daniel *Coschwitz*, médico alemán, 1679-1729). V. CONDUCTO.
cosina o **cousina**. F. Resina del couso; antihelmíntica, poco usada. *Sin.*: Brayerina.
cosmesis (del gr. *kosmeîn*, embellecer). f. ant. COSMÉTICA.
cosmética (del gr. *kosmetiké*, f. de *kosmeticós*). f. F., *cosmétologie*. Arte de preservar y aumentar la belleza.
cosmético (del gr. *kosmetikós*, de *kosmeîn*, embellecer). adj. F., *cosmétique*. Que embellece; que tiende a conservar o restaurar la hermosura. || m. Sustancia o preparación con ese objeto.
cosmetología (del gr. *kosmetés*, que pone en orden, que adorna, y *lógos*, tratado). f. F., *cosmétologie*. Parte de la higiene que trata especialmente de los cuidados de aseo y belleza de la piel.
cósmico (del gr. *kosmikós*, que concierne al universo, al mundo). adj. F., *cosmique*. Relativo al universo; de distribución general o muy extensa.
cosmopatología (del gr. *kosmikós*, relativo al universo, y *páthos*, enfermedad). f. Parte de la climatología que estudia la acción morbosa de los elementos cósmicos sobre el organismo.
coso. m. COUSO.
cosotoxina. f. Principio activo derivado de las flores del couso, en forma de polvo amarillo, fuertemente tóxico, para la fibra muscular.
cosquillas (de un radical K-S-K de creación expresiva). f. F., *chatouillement*. Estímulo ligero de una superficie sensitiva y su efecto reflejo: conmoción desagradable, risa involuntaria, etc.

Cossío (Operación de). V. OPERACIÓN.
costa (lat.). f. COSTILLA. ||**-fluctuans**. Costilla flotante. ||**-fluctuans decima**. SIGNO DE STILLER. ||**-spuria**. Costilla falsa. ||**-vera**. Costilla verdadera.
Costa (Enfermedad de Da) (Jacob Mendes *da Costa*, médico norteamericano, 1833-1900). V. ENFERMEDAD. ||**-Troisier (Síndrome de)** (Charles Emile *Troisier*, médico francés, 1844-1919). V. SÍNDROME.
costado (del lat. *costatus*, que tiene costillas). m. A., *Seite;* F., *côte;* In., *side;* It. y P., *costado*. Porción lateral del tronco comprendida entre la axila y el vacío.
costalgia (del lat. *costa*, costilla, y el gr. *álgos*, dolor). f. A., *Pleurodynie;* F., *pleurodynie;* In. y P., *costalgia;* It., *pleurodinia*. Dolor en las costillas.
costectomía (del lat. *costa*, costilla, y el gr. *ektomé*, escisión). f. A., *Rippenresektion;* F., *costectomie;* In., *costectomy;* It. y P., *costectomia*. Escisión o resección de una costilla.
Costello (Enfermedad de). V. ENFERMEDAD.
Costen (Síndrome de) (James Bray *Costen*, otolaringólogo norteamericano, 1895-1962). V. SÍNDROME.
costicartílago (del lat. *costa*, costilla, y *cartilago*, *-inis*, cartílago). m. Cartílago costal.
costicervical (del lat. *costa*, costilla, y *cervix*, *-icis*, cuello). adj. Relativo a las costillas y al cuello. || m. Músculo cervical ascendente.
costífero (del lat. *costa*, costilla, y *ferre*, llevar). adj. Que lleva costillas, como las vértebras dorsales del hombre.
costiforme (del lat. *costa*, costilla, y de *forma*). adj. F., *costiforme*. En forma de costilla; dícese de la mitad anterior de las apófisis transversales de las vértebras lumbares.
costilla [costal] (del lat. *costella*, dim. de *costa*, costilla). f. A., *Rippe;* F., *côte;* In., *rib;* It., *costola;* P., *costela*. Cualquiera de los veinticuatro arcos óseos, doce a cada lado, que se extienden desde una vértebra y concurren a formar las paredes del tórax. La extremidad vertebral de una costilla se llama *cabeza*, la parte más estrecha que la sigue se denomina *cuello*. En la unión del cuello con el cuerpo existe el *tubérculo*, articulado con la apófisis transversa de una vértebra; más hacia fuera el hueso se encorva, produciendo el *ángulo*, y el resto del cuerpo sigue adelante y abajo. ||**-abdominal**. COSTILLA FALSA. ||**-asternal**. COSTILLA FALSA. ||**-cartilaginosa**. Cartílago costal; porción cartilaginosa de la costilla. ||**-cervical**. Anomalía de desarrollo por la que la apófisis transversa de una vértebra cervical, la VII especialmente, se alarga en forma de costilla. ||**-de Stiller**. Costilla X preternatural, movible. ||**-esternal**. COSTILLA VERDADERA. ||**-esternebral**. COSTILLA CARTILAGINOSA. ||**-falsa**. Cualquiera de las cinco últimas costillas de cada lado, así denominadas porque no conectan directamente con el esternón. ||**-flotante**. Cada una de las dos últimas costillas de las cinco falsas. ||**-ósea**. Porción ósea de la costilla, excluido el cartílago. ||**-verdadera**. Nombre de las siete costillas superiores de cada lado que se conexionan con las vértebras y el esternón. ||**-vertebral**. COSTILLA ÓSEA. ||**-vertebrocostal**. Cada una de las tres primeras costillas falsas conectadas con las vértebras y los cartílagos costales. ||**-vertebrosternal**. COSTILLA VERDADERA.
costo (del lat. *costus*, y éste del gr. *kostós*). m. Nombre de varios materiales farmacéuticos de origen vegetal. El costo hortense es el *Tanacetum balsamita*, de la familia de las compuestas, amargo y aromático; entra en el bálsamo tranquilo. El costo arábigo o índico, hoy en desuso, es una raíz compuesta o quizá de corteza de una winteranácea de las Indias Orientales; entraba en varios polifármacos antiguos.
costo-. Forma prefija del lat. *costa*, costilla.
costoabdominal. m. Músculo oblicuo externo.
costoabdominal (de *costo-* y el lat. *abdomen*, *-minis*, vientre). adj. Relativo a las costillas y al abdomen.
costoclavicular (de *costo-* y *clavícula*). adj. Relativo a las costillas y a la clavícula. || m. Músculo subclavio.

costócolico (Ligamento) (de *costo-* y el gr. *kólon*, intestino grueso). Repliegue peritoneal que se inserta en las costillas y en el colon.

costocondral (de *costo-* y el gr. *chondrós*, cartílago). adj. Perteneciente a una costilla y a su cartílago.

costocoracoideo (de *costo*, el gr. *kórax, kórakos*, curvo, y *eîdos*, aspecto). adj. Relativo a las costillas y a la apófisis coracoides. || m. Músculo pectoral menor.

costogénico (de *costo-* y el gr. *gennân*, producir). adj. Que tiene su origen en las costillas.

costoinferior. adj. Relativo a las costillas inferiores; dícese de una forma de respiración en la que las costillas inferiores se mueven más que las superiores.

costomuscular (Punto). V. PUNTO.

costoneumopexia (del lat. *costa*, costilla, el gr. *pneúmon*, pulmón, y *pêxis*, fijación). f. Operación de fijar el pulmón a una costilla.

costopleural (de *costo-* y el gr. *pleurà*, costado). adj. Relativo a las costillas y a la pleura.

costopúbico. m. Músculo recto anterior del abdomen.

costopúbico (de *costo-* y el lat. *pubes*, púber). adj. Relativo a las costillas y al pubis.

costoscapular. m. Músculo serrato mayor.

costoscapular (de *costo-* y el lat. *scapulae*, hombros). adj. Relativo a las costillas y a la escápula.

costospinal. m. pl. Músculos elevadores de las costillas.

costospinal (de *costo-* y el lat. *spina*, espina dorsal). adj. Relativo a las costillas y la columna vertebral.

costosternal (del lat. *costa*, costilla, y el gr. *stérnon*, esternón). adj. Relativo a las costillas y al esternón.

costotomía (del lat. *costa*, costilla, y el gr. *tomé*, corte). f. F., *costotomie*. Sección o resección de una o varias costillas.

costótomo (del lat. *costa*, costilla, y el gr. *tomós*, cortante). m. F., *costotome*. Cuchillo o cizalla para cortar las costillas.

costotransversectomía (de *costo-*, el lat. *transversus*, atravesado, y el gr. *ektomé*, sección). f. F., *costo-transversectomie*. Resección de una porción de costilla y de la apófisis transversa de una vértebra.

costotransverso. adj. F., *costo-transvesaire*. Relativo a las costillas y a las apófisis transversas. || m. Músculo escaleno lateral.

costotraqueliano (del lat. *costa*, costilla, y el gr. *tráchelos*, cuello). adj. Relativo a las costillas y a las apófisis transversas cervicales.

costovertebral (de *costo-* y el lat. *vertebra*, articulación). adj. Relativo a una costilla y una vértebra.

costoxifoideo. adj. Relativo a una costilla y al cartílago xifoides.

costra (del lat. *crusta*). f. A., *Kruste*; F., *croûte*; In., *crust*; It. y P., *crosta*. Cualquier capa exterior, especialmente la materia sólida formada por una secreción o exudado seco. || **-adamantina de los dientes.** Esmalte dentario. || **-de leche.** Seborrea del cuero cabelludo de los niños. || **-flogística.** Capa amarilla en la superficie de un coágulo sanguíneo cuando se ha completado la coagulación.

Cotard (Síndrome de) (Jules *Cotard*, neurólogo francés, 1840-1887). V. SÍNDROME.

cotarnina. f. Derivado de narcotina, base orgánica amarga, producto de la oxidación y el desdoblamiento de la narcotina; astringente y sedante.

cotidiana (del lat. *quotidiana*, f. de *quotidianus*, de *quotidie*, diariamente). adj. y s. F., *quotidien*. Variedad de fiebre palúdica con paroxismos diarios. || **-doble.** Cotidiana que tiene dos paroxismos al día.

cotiledón (del gr. *kotyledón*, de *kotle*, cavidad en forma de vaso). f. A., *Lappen*; F., *cotylédon*; In., *cotyledon*; It., *cotiledone*; P., *cotilédone*. En botánica, órgano que representa las hojas en el embrión de una planta y suministra a éste los primeros materiales de la nutrición. || Cualquiera de las subdivisiones redondeadas de la superficie uterina de la placenta. || Vellosidad vascular ensanchada del corion que se introduce en las depresiones de la caduca verdadera. || **-accesorio.** Cotiledón placentario separado del cuerpo de la placenta.

cotilo (del gr. *kotle*, cavidad en forma de vaso). m. F., *cotyle, acétabulum*. Cavidad de un hueso que recibe la cabeza de otro. Sin.: Acetábulo.

cotiloideo (del gr. *kotle*, cavidad, y *eîdos*, aspecto). adj. F., *cotyloïdien*. En forma de copa. || Relativo a la cavidad cotiloidea o acetábulo.

cotilopúbico (del gr. *kotýle*, cavidad, y el lat. *pubes*, púber). adj. Relativo al acetábulo o cavidad cotiloidea del ilíaco y al pubis.

coto. m. Árbol lauráceo de Bolivia, *Nectandra coto*, cuya corteza, que contiene cotoína, se emplea en los trastornos intestinales.

cotrimoxazol. m. V. TRIMETOPRIM.

Cotte (operación de) (Gastón *Cotte*, cirujano francés, 1879-1951). V. OPERACIÓN.

Cotting (Operación de) (Benjamin E. *Cotting*, cirujano norteamericano, 1812-1898). V. OPERACIÓN.

Cottingham (Enfermedad de). V. ENFERMEDAD.

Cotugno o **Cotunnius (Acueducto, enfermedad, nervio de)** (Domenico *Cotugno*, anatomista italiano, 1736-1822). Véanse estos términos.

Coumaronna odorata. Nombre científico del haba tonka.

Councilman (cuerpo de) William *Councilman*, anatomopatólogo norteamericano, 1854-1933). V. CUERPO.

courapa. f. Enfermedad de la piel que se observa en la India, con erupción y comezón en las axilas, ingles, pecho y cara.

Cournand (Técnica de) (André F. *Cournand*, médico norteamericano, n. en 1895). V. TÉCNICA.

Courvoisier (Ley, signo de) (Ludwig *Courvoisier*, cirujano suizo, 1843-1918). V. LEY, SIGNO. || **-Terrier (Síndrome de)** (L. Félix *Terrier*, cirujano francés, 1837-1908). V. SÍNDROME.

couso. m. Nombre de las flores femeninas de la *Brayera anthelmintica* o *Hagenia abyssinica*. Contienen tanino, una esencia, cossina, cosotoxina, etc. Antihelmíntica.

Coutard (Método de) (Henri *Coutard*, radiólogo francés, 1876-1950). V. MÉTODO.

Couteaud (Método de). V. MÉTODO.

covada (del fr. *couvade*). f. F., *couvade*. Costumbre ancestral de algunos pueblos primitivos por la que durante el puerperio de la mujer se encama el marido y se le cuida.

Cowper (Glándula, quiste de) (William *Cowper*, cirujano inglés, 1666-1709). V. GLÁNDULA.

cowperitis. f. F., *cowpérite*. Inflamación de las glándulas de Cowper.

cow-pox (ingl.). m. Enfermedad pustulosa de los pezones de la vaca, de la cual se obtiene la vacuna.

Cox (Método, vacuna de) (Herald Rea *Cox*, bacteriólogo norteamericano, n. en 1907). V. MÉTODO, VACUNA.

coxa (lat.). f. CADERA. || **-adducta, flecta.** COXA VARA. || **-plana.** Osteocondritis deformante juvenil. Sin.: Enfermedad de Perthes, de Legg-Calve, de Waldenstrom; caput planum, luxación congénita larvada || **-valga.** Deformidad del cuello del fémur que produce rotación externa manifiesta del miembro inferior, con un aumento de la abducción y disminución de la aducción; llamada también *collum valgum*. || **-vara.** Deformidad opuesta a la anterior; curvatura hacia abajo del cuello del fémur sin afección de la articulación; debida generalmente al raquitismo. || **-vara subluxans.** Subluxación de la articulación coxofemoral por desgaste de la pared superior del acetábulo.

coxagra (del lat. *coxa*, cadera, y el gr. *ágra*, ataque). f. Afección gotosa de la cadera.

coxal. adj. Relativo a la cadera. || m. HUESO INNOMINADO O ILÍACO.

coxalgia (del lat. *coxa*, cadera, y el gr. *álgos*, dolor). f. A., *Koxalgie*; F., *coxalgie*; It. y P., *coxalgia*. Dolor en la cadera. || Tumor blanco de la cadera. || **-blenorrágica.** Artritis gonocócica de la articulación de la cadera. || **-histérica.** Enfermedad de Brodie. || **-reumática.** Localización del reumatismo crónico en la cadera.

coxanquilómetro (del lat. *coxa*, cadera, el gr. *agklos*, doblado, encorvado, y *métron*, medida). m. Instru-

mento para medir el grado de deformidad en las afecciones de la articulación de la cadera.
coxartria o **coxartritis**. f. Coxitis.
coxartrocace (del lat. *coxa*, cadera, el gr. *árthron*, articulación, y *káke*, malignidad). m. F., *coxalgie, coxarthrocace*. Afección fungosa (tumor blanco) de la articulación de la cadera.
coxartropatía (del lat. *coxa*, cadera, y de *artropatía*). f. F., *coxarthropathie*. Término general para las afecciones de la articulación de la cadera.
Coxiella. Género de bacterias del orden rickettsiales. Microorganismos parásitos obligados, muy resistentes a los agentes externos. ‖ **-burnetii**. También llamada *Rickettsia burnetii, R. diaporica, Chlamydia burnetii*, es el agente etiológico de la fiebre Q. La infección en el hombre tiene lugar generalmente por vía aérea.
coxitis (del lat. *coxa*, cadera, y el suf. *-itis*). f. A., *Koxitis*; F., *coxarthrite*; In., *coxitis*; It. y P., *coxite*. Inflamación de la articulación de la cadera. ‖ **-senil**. Artritis reumatoidea de la articulación de la cadera.
coxocace. m. Coxartrocace.
coxodinia (del lat. *coxa*, cadera, y el gr. *odyne*, dolor). f. Coxalgia.
coxofemoral (del lat. *coxa*, cadera y *femoral*). adj. Relativo a la cadera y al muslo.
coxotomía (del lat. *coxa*, cadera, y el gr. *tomé*, corte). f. F., *coxotomie*. Abertura quirúrgica de la articulación de la cadera.
coxotuberculosis (del lat. *coxa*, cadera, *tuberculum*, dim. de *tuber*, tumor, y el suf. *-osis*). f. Afección tuberculosa de la articulación de la cadera (Lannelongue).
Coxsackie. Denominación de un grupo de virus de la familia *Picornaviridae*, género *Enterovirus*, agentes responsables de diversos procesos patológicos en el hombre; meningitis aséptica, enfermedad de Bornholm, herpangina, miocarditis y pericarditis. Algunos de los virus sólo se pueden cultivar en ratones recién nacidos. El primer virus de este grupo fue aislado por Dalldorf-Sickles en Coxsackie (EE.UU.) en 1947.
coxsackiosis. Proceso morboso producido por el virus *Coxsackie*.
Cr. Símbolo del *cromo*.
crack. m. Forma de cocaína que se fuma y con la cual se obtienen niveles más rápidos y elevados de la droga, lo que explica su mayor poder adictivo y su mayor carácter nocivo para la salud.
Crafoord-Gross (Operación de) (Clarence *Crafoord*, cirujano sueco, n. en 1899; Robert E. *Gross*, cirujano norteamericano, n. en 1905). V. Operación.
Craft (Prueba de) (Leo M. *Craft*, neurólogo americano, 1863-1938). V. Prueba.
craigiasis (de C. F. *Craig*, médico norte-americano). f. Estado morboso producido por la infección del intestino con protozoos flagelados del género *Craigia* y caracterizado por lasitud, cefalea, enteralgia y diarrea.
Cramer (Férula de) (Friedrich *Cramer*, cirujano alemán, 1847-1903). V. Férula.
Crampton (Línea, músculo de) (Sir Philip *Crampton*, cirujano irlandés, 1777-1858). V. Línea, músculo. ‖ **-(Prueba de)** (C. Ward *Crampton*, médico norteamericano contemporáneo). V. Prueba.
cráneo (del lat. *cranium*, y éste del gr. *kraníon*). m. A., *Schädel*; F., *crâne*; In., *skull*; It., *cranio*; P., *crânio*. Conjunto de huesos que forman el esqueleto de la cabeza. Desde el punto de vista embriológico se diferencian un neurocráneo, que da lugar a los huesos, que rodean el encéfalo (integrados por *frontal*, dos *parietales*, dos *temporales, esfenoides* y *etmoides*), y un esplacnocráneo, cuyo desarrollo da lugar al conjunto óseo que forma el macizo facial (integrado por dos *maxilares, vómer*, dos *nasales*, dos *lagrimales*, dos *cigomáticos*, dos *palatinos*, dos *cornetes* y la *mandíbula*). Dichos huesos se articulan entre sí mediante suturas a excepción de la mandíbula, que se mantiene como único elemento móvil del conjunto. ‖ **-criptocigo**. Cráneo en el cual, mirado desde arriba por el método de la *norma verticalis* de Blumenbach, no son visibles los arcos cigomáticos; en el caso contrario se denomina *fenocigo*. ‖ **-de Apert**. Cráneo de la osteogénesis imperfecta. La fragilidad de los huesos de la calota hace que se hundan en la base y formen un reborde lateral. ‖ **-elipsoide, esfenoide, ovoide, romboide**, etc. Cráneos que, vistos desde arriba por el método antedicho, ofrecen la configuración de una elipse, una cuña, un ovoide, un rombo, respectivamente. ‖ **-en torre**. Turricefalia. ‖ **-natiforme**. Cráneo raquítico, en el que por hundimiento de la sutura sagital las eminencias parietales sobresalen a modo de nalgas. ‖ **-ortognato**. Ortognatismo. ‖ **-prognato**. Prognatismo.
craneoanfitomía (de *cráneo*, el gr. *am-phí*, alrededor, y *tomé*, corte). f. F., *incision totale du crâne*. Incisión de toda la circunferencia del cráneo con objeto de asegurar la descompresión.
craneoaural (de *cráneo* y el lat. *auris*, oreja). adj. F., *cranioaural*. Relativo al cráneo y al oído.
craneobulbar (de *cráneo* y el lat. *bulbus*, bulbo). adj. Relativo al cráneo y al bulbo.
craneocele. m. Encefalocele.
craneocerebral (de *cráneo* y el lat. *cerebrum*). adj. F., *cranio-cérébral*. Relativo al cráneo y al cerebro.
craneocervical (de *cráneo* y el lat. *cervix, -icis*, cuello). adj. Relativo al cráneo y al cuello.
craneoclasis, craneoclasma o **craneoclastia** (de *cráneo* y el gr. *klân*, romper). f. A., *Kranioklasie*; F., *cranioclasie*; In., *cranioclasis*; It. y P., *cranioclasia*. Aplastamiento quirúrgico de la cabeza del feto muerto a fin de facilitar su extracción.
craneoclasto. m. F., *cranioclaste*. Aplastador para la práctica de la craneoclasia. *Sin.*: Basiotribo, basioclasto, cefalotribo, cefaloclasto, craniotribo. ‖ **-de Auvard**. Instrumento para la realización de craniotomía y cefalotripsia.
craneocleidodisostosis (de *cráneo*, el gr. *kleís, kleidós*, clavícula, el pref. *dis-*, dificultad, y el gr. *ostéon*, hueso). f. Disostosis cleidocraneal. V. Disostosis.
craneodídimo (de *cráneo* y el gr. *dídymos*, gemelo). m. F., *craniopage, craniodidyme*. Monstruo de dos cabezas.
craneofacial (de *cráneo* y el lat. *fax, facis*, cara). adj. Relativo al cráneo y a la cara.
craneofaringioma (de *cráneo*, el gr. *phárygx*, faringe, y el suf. *-oma*). m. A., *Kraniopharyngiom*; F., *craniopharyngiome*; In., *craniopharyngioma*; It., *craniofaringioma*; P., *craniofaringeoma*. Tumor congénito de la hipófisis, desarrollado a expensas de los restos del tracto faringohipofisario primitivo.
craneóforo (de *cráneo* y el gr. *phorós*, el que lleva). m. Instrumento para mantener fijo el cráneo durante su estudio y medición.
craneognomía (de *cráneo* y el gr. *gnómon*, que interpreta). f. Estudio de la forma del cráneo. ‖ Craneología, cefalología.
craneografía (de *cráneo* y el gr. *gráphein*, describir). f. F., *craniographie*. Descripción del cráneo y de sus partes.
craneógrafo (de *cráneo* y el gr. *gráphein*, describir). m. F., *craniographe*. Instrumento para diseñar el contorno del cráneo.
craneohidrorrea. f. Hidrorrea nasal.
craneolacunia (de *cráneo* y el lat. *lacuna*, cavidad). f. A., *Schädellücke*; F., *lacune crânienne*; In., *craniolacunia*; It., *lacuna cranica*; P., *craniolacúnia*. Estado de la bóveda del cráneo fetal o infantil caracterizado por zonas de resorción de la tabla interna, asociado generalmente con espina bífida, meningocele y presión intracraneal.
craneología (de *cráneo* y el gr. *lógos*, tratado). f. F., *craniologie*. Estudio científico del cráneo.
craneomalacia (de *cráneo* y el gr. *malakía*, blandura). f. A., *Kraniotabes*; F., *craniomalacie*; In. e It., *craniomalacia*; P., *craniomalácia*. Reblandecimiento anormal del cráneo. Craneotabes.
craneomandibular (de *cráneo* y *mandíbula*). adj. Relativo al cráneo y a la mandíbula.
craneometría (de *cráneo* y el gr. *métron*, medida). f. F., *craniométrie*. Estudio científico comparativo de

las proporciones de la cabeza humana; medición de sus diámetros, ángulos y capacidad.
craneómetro (de *cráneo* y el gr. *métron*, medida). m. F., *craniomètre*. Instrumento empleado en craneometría.
craneópago (de *cráneo* y el gr. *págos*, cosa fijada). m. A., *Zephalopagus;* F., *céphalopage;* In., *cephalopagus;* It., *cefalopago;* P., *craniópago*. Monstruo gemelar unido por la cabeza. *Sin.:* Cefalópago.
craneopatía (de *cráneo*, y el gr. *páthos*, enfermedad). f. F., *craniopathie*. Enfermedad craneal; cefalopatía. ||**-metabólica.** Estado caracterizado por lesiones de los huesos del cráneo junto con alteraciones del metabolismo, cefalalgia, trastornos visuales y obesidad; síndrome de Stewart-Morel.
craneoplastia (de *cráneo* y el gr. *plássein*, formar). f. F., *cranioplastie*. Cirugía plástica del cráneo; corrección quirúrgica de los defectos craneales.
craneopuntura (de *cráneo* y el lat. *punctum*, sup. de *pungere*, punzar). f. F., *ponction crânien*. Punción del encéfalo con fines diagnósticos o terapéuticos que se practica en las enfermedades craneales.
craneorraquisquisis (de *cráneo*, el gr. *ráchis*, raquis, y *schísis*, hendidura). f. F., *cranio-rachischisis*. Fisura o hendidura congénita del cráneo y columna vertebral.
craneorrea (de *cráneo* y el gr. *rheîn*, fluir). f. Flujo de líquido cefalorraquídeo por las fosas nasales.
craneosclerosis (de *cráneo* y *esclerosis*). f. A., *Schädelknochenverdickung;* F., *cranioclérose;* In., *craniosclerosis;* It., *craniosclerosi*. Osteosclerosis de los huesos craneales.
craneoscopia (de *cráneo* y el gr. *skopeîn*, observar). f. F., *cranioscopie*. FRENOLOGÍA. || Examen diagnóstico de la cabeza.
craneosinostosis (de *cráneo*, el gr. *sýn*, con, y *ostéon*, hueso). f. F., *craniosynostose, craniosténose*. Osificación prematura de las suturas craneales.
craneospinal (de *cráneo* y el lat. *spina*, espina dorsal). adj. Relativo al cráneo y a la columna vertebral.
craneospongiosis (de *cráneo*, el lat. *spongia*, esponja, y el suf. *-osis*). f. Afección dolorosa, probablemente sifilítica, caracterizada por la formación de excavaciones en el diploe de los huesos craneales.
craneosquisis (de *cráneo* y el gr. *schísis*, hendidura). f. A., *Kranioschisis;* F., *cranioschisis;* In., *cranioschisis;* It., *cranioschisi;* P., *craniósquise*. Hendidura o fisura congénita del cráneo.
craneóstato (de *cráneo* y el gr. *statós*, estable). m. Utensilio para sostener el cráneo durante los estudios craneométricos.
craneostenosis (de *cráneo* y el gr. *stenós*, estrecho). f. A., *Kraniostenose;* F., *craniosténose;* In., *craniostenosis;* P., *craniostenose*. Hiperostosis del cráneo que produce la contracción de las hendiduras y agujeros craneales.
craneostosis (de *cráneo* y el gr. *ostéon*, hueso). f. A., *Kraniostosis;* F., *craniostose;* In., *craniostosis;* It., *craniostosi;* P., *craniostose*. Osificación congénita o prematura de las suturas del cráneo.
craneotabes (de *cráneo* y el lat. *tabes*, putrefacción, consunción). f. A., *Kraniotabes;* F., *craniotabes;* In. y P., *craniotabes;* It., *craniotabe*. Adelgazamiento en placas del cráneo infantil, especialmente en los casos de raquitismo y sífilis. *Sin.:* Craneomalacia.
craneotimpánico (de *cráneo* y el lat. *tympanon*, tímpano). adj. Relativo al cráneo y al tímpano.
craneotomía (de *cráneo* y el gr. *tomé*, corte). f. F., *craniotomie*. Abertura o perforación del cráneo.
craneótomo (de *cráneo* y el gr. *tomós*, cortante). m. Instrumento para la práctica de la craneotomía.
craneotonoscopia (de *cráneo*, el gr. *tónos*, tono, y *skopeîn*, observar). f. Percusión auscultatoria del cráneo, ideada por Gabritschewki para localizar las alteraciones de los huesos craneales por medio de las variaciones de sonido transmitidas por un resonador especial colocado en la boca.
craneotopografía (de *cráneo*, el gr. *tópos*, lugar, y *gráphein*, describir). f. F., *craniotopographie*. Estudio de las relaciones de la superficie del cráneo con las partes del cerebro subyacente.
craneotraxia (de *cráneo* y el lat. *traxi*, p. de *trahere*, arrastrar). f. Extracción de la cabeza fetal después de la craneoclastia.
craneotripesis (de *cráneo* y el gr. *trpesis*, perforación). f. F., *trépanation*. Trepanación del cráneo.
craneotripsia. f. CEFALOTRIPSIA.
craniectomía (de *cráneo* y el gr. *ektomé*, escisión). f. A., *Kraniectomie;* F., *craniectomie;* In., *craniectomy;* It. y P., *craniectomia*. Escisión de una parte del cráneo. ||**-lineal.** Escisión de una tira o banda del cráneo para remediar la microcefalia o la osificación prematura del cráneo.
cranioencefalometría. f. CRANEOTOPOGRAFÍA.
cranitis. f. F., *inflammation des os du crâne*. Inflamación de los huesos del cráneo.
cranium (lat.). m. CRÁNEO. ||**-bifidum.** Fisura congénita del cráneo. ||**-cerebrale.** Cráneo propiamente dicho. ||**-viscerale.** Conjunto de huesos de la cara.
cránter (del gr. *krantér*, que termina). m. ltimo molar o muela del juicio.
crapuloso (del lat. *crapulosus*, dado a la borrachera). adj. y s. Dado al exceso de comer o beber o al libertinaje.
crasis (del gr. *krâsis*, mezcla). f. A., *Krase;* F., *crase;* In. e It., *crasi;* P., *crase*. Calidad de la sangre; según el concepto antiguo, mezcla de los humores, de la que resultaba el temperamento.
crasitud (del lat. *crassitudo*). f. Gordura; calidad de lo craso.
crassamentum (lat.). m. Coágulo o cuajo.
Crataegus. Género de arbustos de la familia de las pomáceas. El *C. oxyacantha* es el espino blanco o majuelo, de cuyo fruto se obtienen una tintura y un extracto fluido que se emplean en las neurosis cardíacas. El *C. azarolus* da frutos comestibles (acerolas).
crategina. f. Compuesto cristalino amargo de la corteza de *Crataegus*.
crateriforme (del lat. *crater, -eris*, vaso, y de *forma*). adj. F., *cratériforme*. Deprimido o hueco como una copa o cráter.
craterización. f. F., *cratérisation*. Escisión de una porción de hueso dejando un espacio hueco en forma de cráter.
cratomanía (del gr. *krátos*, fuerza, y *manía*). f. Delirio en el que el paciente se cree poseedor de gran poder o fuerza.
craurosis (del gr. *kraûros*, seco). f. A., *Kraurosis;* F., *kraurosis;* In., *kraurosis;* It., *craurosi;* P., *craurose*. Estado de sequedad y retracción de una parte. ||**-vulvar.** Afección no bien determinada, caracterizada por atrofia y retracción de los genitales externos femeninos, acompañada de ordinario de prurito intenso.
craw-craw (en leng. indíg., *herpe*). m. Cro-cro; forma tenaz de eccema pruriginoso papulopustuloso en el África Occidental, atribuido a microfilarias *(Filaria perstans* u *Onchocerca volvulus)*, que afecta principalmente los muslos y genitales, aunque puede extenderse por todo el cuerpo.
creatina (del gr. *kréas*, carne). f. A., *Kreatin;* F., *créatine;* In., *creatine;* It. y P., *creatina*. Compuesto nitrogenado cristalizable que existe en el organismo. Su fosforilato constituye un importante depósito de energía en forma de fosfato.
creatinasa. f. F., *créatinase*. Enzima que transforma la creatina en urea y metilglicocola.
creatinemia (de *creatina* y el gr. *haîma*, sangre). f. F., *créatinémie*. Presencia de creatina en la sangre, cuya tasa normal es de 10 a 25 mg/l.
creatinina. f. A., *Kreatinin;* F., *créatinine;* In., *creatinin;* It. y P., *creatinina*. Sustancia básica, creatina anhidra, producto terminal del metabolismo, que se encuentra siempre en la orina.
creatinuria (de *creatina* y el gr. *oûron*, orina). f. A., *Kreatinurie;* F., *créatinurie;* In. e It., *creatinuria;* P., *creatinúria*. Presencia de creatina en la orina.

creatorrea (del gr. *kréas, kréatos,* carne, y *rheîn,* fluir). f. Presencia de carne sin digerir en los excrementos; síntoma o signo de Fles.

creatotoxismo (del gr. *kréas, kréatos,* carne, y el lat. *toxicum,* veneno). m. Intoxicación por la carne.

creciente (del lat. *crescere,* crecer). p. a. de crecer. Que crece. || adj. En forma de media luna. || m. Parte o elemento en esta forma. V. SEMILUNA.

crecimiento (del lat. *crescere,* crecer). m. A., *Wachstum;* F., *croissance;* In., *growth;* It. y P., *crescimento.* Desarrollo progresivo del cuerpo, especialmente en altura, en los primeros tiempos de la vida. || - vectorial negativo. Aquel en el cual los incrementos grandes suceden a los pequeños, o al revés. || **-vectorial positivo.** Aquel en el cual los aumentos en un órgano (grandes o pequeños) se suceden de forma constante.

Credé (Método de) (Carl S. Franz *Credé,* ginecólogo alemán, 1819-1892). V. MÉTODO.

crema (del fr. *crème,* nata, y éste del galo-latino *crama*). f. A., *Rahm;* F., *créme;* In., *cream;* It., *crema;* P., *creme.* Nata de la leche. || Preparación cosmética o terapéutica. ||**-de bismuto.** Subcarbonato de bismuto finamente pulverizado en suspensión en agua. ||**-de Moynihan.** Mezcla de carbonato de bismuto y solución de yoduro de mercurio al 1 por 1. 000, en cantidad suficiente del primero para hacer una pasta espesa. ||**-de Viena.** Mezcla de aceite de almendras dulces, 140; agua de cal, 60; óxido de cinc, 60; biborato sódico, 40. Empléase contra las epidermitis agudas húmedas. ||**-leucocítica.** Capa más o menos densa de leucocitos que se supone permanecen en la superficie de una mezcla corpuscular después de la centrifugación en la determinación del índice opsónico.

cremación (del lat. *crematio, -onis*). f. A., *Veräscherung;* F., *incinération;* In., *cremation;* It., *cremazione;* P., *cremação.* Incineración de los cadáveres.

cremáster (del gr. *kremastér,* que suspende). m. F., *muscle crémaster.* MÚSCULOS (TABLA DE). ||**-mulieris.** Músculo rudimentario representado por fibras anexas a los estratos profundos de los músculos abdominales y al ligamento redondo del útero.

crematofobia (del gr. *chrêma, -atos,* dinero, y *phóbos,* temor). f. Temor morboso al dinero.

crematorio (del lat. *cremare, quemar*). m. Establecimiento u horno para la cremación de los cadáveres.

cremento (del lat. *crementum*). m. Parte absorbida de los alimentos, por oposición a la arrojada en estado de excremento.

cremnofobia (del gr. *kremnós,* precipicio, y *phóbos,* temor). f. Temor morboso a los precipicios.

cremómetro. m. Instrumento para determinar la proporción de nata en la leche.

crémor (del lat. *cremor,* nata). m. CREMA. ||**-amoniacal.** Tartrato amonicopotásico, que se obtiene neutralizando el crémor tártaro con amoníaco. ||**-tártaro.** Bitartrato de potasa, refrescante, diurético y catártico. ||**-tártaro soluble.** Tartrato boropotásico, usado como purgante en solución. Es inalterable al aire y de sabor acídulo.

cremoso. adj. Que contiene crema; semejante a la crema.

crena (voz latina; en lat. clásico, *crenae*). f. Hendidura o surco. ||**-ani.** Hendidura anal; surco interglúteo. ||**-clunium.** CRENA ANI. ||**-cordis.** Surco interventricular.

crenación (del lat. *crena,* hendidura). f. F., *crénelure.* Apariencia anormal dentellada, como la de los bordes de los corpúsculos rojos.

crenocito (de *crena* y el gr. *ktos,* cavidad). m. A., *Geschrumpfter Erythrozyt;* F. e In., *crenocyte;* It., *crenocita;* P., *crenócito.* ERITROCITO CRENADO.

crenocitosis. f. F., *crénocytose.* Abundancia de crenocitos en la sangre.

crenología (del gr. *krené,* fuente, manantial, y *lógos,* tratado). f. Tratado de los manantiales de aguas minerales.

crenoterapia (del gr. *krené,* fuente, manantial, y *therapeía,* tratamiento). f. A., *Badekur;* F., *crénothérapie;* In., *crenotherapy;* It. y P., *crenoterapia.* Tratamiento por las aguas minerales.

Crenothrix (del gr. *krené,* fuente, manantial, y *thríx*). Género de clamidobacteriales caracterizado por filamentos largos no ramificados, con depósito de óxido de hierro en las vainas gelatinosas. La especie *C. polyspora,* reunida en grandes masas, obstruye a veces las cañerías de agua potable y da a ésta un sabor desagradable.

creofagia (del gr. *kréas,* carne, y *phageîn,* comer). m. Uso de la carne como alimento.

creófilo (del gr. *kréas,* carne, y *phílos,* amigo). adj. Que prefiere la carne a otros alimentos.

creolina. f. Preparación líquida negruzca, espesa, de creosota de hulla y jabones resinosos; desodorizante, antiséptica, parasiticida.

creosol. m. Líquido oleoso incoloro, metilguayacol, contenido en las creosotas vegetales. Antiséptico.

creosota (del gr. *kréas,* carne, y *sózein,* conservar). f. A., *Kreosot;* F., *créosote;* In., *creosote;* It. y P., *creosoto.* Líquido de consistencia oleosa, incoloro y transparente, obtenido por destilación seca de la madera de haya *(Fagus sylvatica);* contiene principalmente guayacol y cresol. Anestésico local, escarótico y antiséptico poderoso, empleado como cáustico en las verrugas, en eczemas y herpes crónicos y en las úlceras de mal carácter; al interior como antiemético, y en la tuberculosis pulmonar y catarros bronquiales crónicos. sase también en inhalaciones e hipodérmicamente.

creosotal. m. Carbonato de creosota, líquido oleoso, espeso, de la creosota de haya; de empleo más seguro que la creosota como antiséptico interno. Se usa en solución etérea y en emulsión.

creotoxina (del gr. *kréas,* carne, y de *toxina*). f. Veneno básico producido en la carne por un microorganismo.

crepitación (del lat. *crepitatio, -onis*). f. A., *Rasseln;* F. e In., *crepitation;* It., *crepitazione;* P., *crepitação.* Sonido semejante al que se hace restregando los cabellos entre los dedos o echando sal al fuego, producido por el aire en los conductillos pulmonares o en las areolas del tejido conjuntivo en el enfisema. || Ruido que producen los extremos de un hueso fracturado cuando rozan entre sí. ||**-articular.** La producida en una articulación por el rozamiento de las superficies sinoviales secas; denomínase también *crepitación falsa.* ||**-de retorno.** CREPITUS REDUX. ||**-de seda.** Sensación análoga a la que produce la seda restregada entre los dedos, experimentada al manipular una articulación afecta de hidrartrosis. ||**-dolorosa de los tendones.** Al. ||**-nívea.** La producida por la presencia de un enfisema subcutáneo o por el roce de un tendón inflamado con la pared rugosa de la sinovial. ||**-ósea.** CREPITACIÓN, 2.ª acep. ||**-sanguínea.** La producida por la compresión de los coágulos en un hematoma.

crepitus. m. Salida ruidosa de gases del intestino. || CREPITACIÓN. ||**-index.** Estertor crepitante del principio de la neumonía. ||**-redux.** Estertor crepitante del período resolutivo de la neumonía.

crepnofobia (del gr. *kremnós,* precipicio, y *phóbos,* temor). f. Miedo a los precipicios.

crepuscular (de *crepúsculo,* y éste del lat. *crepusculum*). adj. F., *crépusculaire.* Imperfectamente luminoso o lúcido; se aplica a ciertos estados mentales. V. ESTADO CREPUSCULAR.

cresol o **cresilol.** m. F., *crésol.* Metilfenol, ácido cresílico, derivado de la brea de hulla; existen tres compuestos isómeros: orto, meta y paracresol, el segundo de los cuales los más son antisépticos y tóxicos, de usos análogos a los del fenol.

cresomanía (de *Creso,* rey de Lidia, famoso por sus riquezas). f. Alucinación en la que el paciente se cree poseedor de grandes riquezas.

cresta (del lat. *crista*). f. A., *Leiste;* F., *crête;* In., *crest;* It. y P., *crista.* Proyección o reborde, especialmente eminencia ósea estrecha y alargada. ||**-acústica** o **ampollar.** Engrosamiento localizado de la membrana que tapiza la ampolla de los conductos semicirculares; está cubierto con el neuroepitelio que contiene las células acústicas. ||**-bicipital.** Nombre de los bordes del surco bicipital. ‖ **-de gallo.** Papiloma de origen venéreo en el surco balanoprepucial. ‖ **-de Henle.** Serie de crestas paralelas al eje del dedo que se encuentran en la superficie de la dermis ungular. ‖ **-de la tibia.** TUBEROSIDAD DE LA TIBIA. ‖ **-de Reissner.** Elevación en la ventana coclear, que forma el límite externo de la fosita anterior. ‖ **-de Wolff.** Prominencia en el embrión, que da origen al cuerpo de Wolff. ‖ **-del hélix.** Proyección del hélix encima del meato externo del oído. ‖ **-del vestíbulo.** Elevación en el suelo del vestíbulo, entre el acueducto vestibular y el receso esférico. ‖ **-deltoidea.** TUBEROSIDAD DELTOIDEA. ‖ **-dentaria.** Reborde desarrollado a expensas de la mucosa gingival del feto, a lo largo de los procesos alveolares de los huesos maxilares fetales. ‖ **-epicondílea o supracondílea.** Dícese de los bordes que dividen las caras anterior y posterior del húmero y parten de los cóndilos. ‖ **-esfenofrontal.** Borde del maxilar que se articula con el esfenoides y con el frontal. ‖ **-esfenoidea.** Elevación media en la superficie anterior del hueso esfenoides, que forma parte del tabique nasal. ‖ **-esfenomaxilar.** Reborde situado a lo largo de la fisura orbitaria inferior. ‖ **-espinal o espinosa.** Alineamiento que forman las apófisis espinosas de las vértebras. ‖ **-espiral.** Elevación de la lámina espiral de la cóclea. ‖ **-etmoidal.** Cresta en la cara medial del palatino; se articula en el cornete nasal superior. ‖ **-falciforme.** Cresta transversa del meato auditivo interno. ‖ **-femoral.** LÍNEA ÁSPERA. ‖ **-frontal.** Elevación en la línea media de la superficie interna del frontal, que da inserción a la hoz del cerebro. ‖ **-gingival.** CRESTA DENTARIA. ‖ **-glútea.** Rama lateral de las tres en que se divide la línea áspera del fémur para la inserción del glúteo mayor. ‖ **-ilíaca.** Borde superior del coxal. ‖ **-infratemporal.** Cresta esfenotemporal, que divide la cara externa del ala mayor del esfenoides en dos porciones, superior e inferior. ‖ **-interósea.** Reborde a lo largo de toda la superficie interna del peroné. ‖ **-intertrocantérea.** Eminencia ósea que reúne los dos trocánteres del fémur. ‖ **-lagrimal o lagrimal posterior.** Cresta del lagrimal en la cara orbitaria del hueso, que termina por abajo por una sp. de gancho, *hamulus lacrimalis*. ‖ **-lateral del frontal.** LÍNEA TEMPORAL (2.ª acep.). ‖ **-malar.** Borde anterior del hueso esfenoides. ‖ **-nasal.** Elevación en la línea media de la apófisis palatina del maxilar y de la lámina horizontal del palatino, sobre ella se fija el tabique nasal. ‖ **-neural.** Elevación dorsal del tubo neural del embrión, que da origen a los ganglios espinales. ‖ **-obturatriz.** Elevación ósea extendida desde el tubérculo del pubis a la extremidad anterior de la escotadura acetabular. ‖ **-occipital.** Eminencias óseas en las caras posterior y anterior del hueso occipital: *occipital externa*, desde la protuberancia occipital al agujero, y *occipital interna*, que separa las dos fosas cerebelosas y presta inserción a la hoz del cerebelo. ‖ **-orbitaria.** Borde inferior de la superficie orbitaria del hueso esfenoides. ‖ **-pectínea.** PECTEN PUBIS. ‖ **-peniana.** Rugosidad debajo del pubis, en la que se insertan los cuerpos cavernosos del pene. ‖ **-sacras.** Líneas en la cara posterior del sacro, representación de las apófisis espinosas y articulares y transversas de las vértebras sacras. ‖ **-superciliar o supraorbitaria.** ARCO SUPERCILIAR. ‖ **-supramastoidea.** Elevación en el hueso temporal encima del meato auditivo. ‖ **-supraventricular.** Espolón de Wolff; cresta infundiboloventricular, que marca en la pared interna del ventrículo derecho la separación entre el orificio pulmonar y el orificio atrioventricular. ‖ **-temporal.** Elevación en el hueso temporal. ‖ **-tentorial.** Reborde en la superficie interna del cráneo, en donde se inserta el tentórium o tienda del cerebelo. ‖ **-timpánica.** Dos crestas, superior e inferior, en la porción timpánica del meato auditivo externo. ‖ **-transversa.** Elevación en el fondo del meato auditivo interno, que lo divide en dos planos, superior e inferior. ‖ **-uretral.** Repliegue de la mucosa dorsal de la uretra.

creta (del lat. *creta*, greda). f. A., *Kreide;* F., *craie;* In., *chalk;* It. y P., *creta.* Carbonato de cal. ‖ **-preparada.** Carbonato de cal lavado. Antiácido, empleado a menudo en la diarrea.
Creta (Botón de). FURÚNCULO ORIENTAL.
cretáceo (del lat. *cretaceus*, gredoso). adj. Gredoso; que contiene creta o greda.
cretificación (del lat. *creta*, greda, y *fieri*, ser hecho). f. Infiltración de sales calcáreas en un tejido o parte; transformación cretácea.
cretinismo (de *cretino*, y éste del fr. *crétin*, del lat. *christianus*, cristiano). f. A., *Kritinismus;* F., *crétinisme;* In., *cretinism;* It. y P., *cretinismo.* Estado morboso congénito debido a la disfunción o ausencia del tiroides, caracterizado por la detención del desarrollo físico y mental, con distrofias y deformidades múltiples; endémico en ciertos países montañosos, como en Suiza, Cáucaso, etc. ‖ **-adquirido o de los adultos.** MIXEDEMA. ‖ **-espontáneo o esporádico.** Cretinismo en un individuo que no desciende de cretinos ni habita en región donde prevalece el cretinismo. ‖ **-fetal.** ACONDROPLASIA.
cretinoide (de *cretino* y *eîdos*, aspecto). adj. Parecido a un cretino o al cretinismo; aplícase a un estado semejante al cretinismo, pero menos marcado, que se observa en los bociosos en países donde el bocio es endémico.
Creutzfeldt-Jakob (Enfermedad de) (Hans Gerhard *Creutzfeldt*, neurólogo alemán, 1885-1964; Alfons *Jakob*, neurólogo alemán, 1884-1931). V. ENFERMEDAD.
crialgesia (del gr. *krýos*, frío, y *álgos*, dolor). f. A., *Kälteschmerz;* F., *crialgésie;* In., *cryalgesia;* It. y P., *crialgesia.* Dolor debido a la aplicación del frío.
crianestesia (del gr. *krýos*, frío, y de *anestesia*). f. A., *Kryanästhesie;* F., *cryoanesthésie;* In., *cryanesthesia;* It. y P., *crianestesia.* Anestesia producida por el frío. ‖ Pérdida de la facultad de percibir el frío.
cribación. f. F., *criblage.* Tamización por medio de una criba.
cribiforme (del lat. *cribrum*, criba, y de *forma*). adj. F., *cribriforme.* Perforado a semejanza de una criba. ‖ m. Nombre del hueso etmoides.
criboso o cribado. adj. Agujereado como una criba.
cribrum. m. LÁMINA CRIBOSA.
cricoaritenoideo. m. V. MÚSCULOS (TABLA DE).
cricoaritenoideo (del gr. *kríkos*, anillo, *artaína*, botella, y *eîdos*, aspecto). adj. Relativo al cricoides y los cartílagos aritenoides, o que se extiende entre ellos.
cricoderma (del gr. *kríkos*, anillo, y *dérma*, piel). m. Afección cutánea con infiltración lineal en forma de anillo alrededor de una zona central de infiltración más densa y oscura.
cricofaríngeo (del gr. *kríkos*, anillo, y *phárynx, -yggos*, faringe). adj. Relativo al cartílago cricoides y a la faringe.
cricoidectomía (de *cricoides* y el gr. *ektomé*, escisión). f. F., *cricoïdectomie.* Escisión del cartílago cricoides.
cricoides (del gr. *kríkos*, anillo, y *eîdos*, aspecto). m. F., *cricoïde, cartilage cricoïde.* Semejante a un anillo. ‖ Cartílago cricoides. V. CARTÍLAGO.
cricotireotomía (del gr. *kríkos*, anillo, *throeidés*, semejante a una puerta, y *tomé*, escisión). f. Incisión quirúrgica de los cartílagos tiroides y cricoides.
cricotiroideo. adj. Relativo a los cartílagos cricoides y tiroides.
cricotomía (del gr. *kríkos*, anillo, y *tomé*, sección). f. F., *cricotomie.* Incisión quirúrgica del cartílago cricoides.
cricotraqueotomía (del gr. *krikós*, anillo, *tracheîa*, áspera, y *tomé*, corte). f. Incisión del cartílago cricoides y la tráquea.
Crichton-Browne (Signo de) (Sir James *Crichton-Browne*, médico inglés, 1842-1938). V. SIGNO.
cri du chat (Síndrome de) (fr.). V. SÍNDROME DEL MAULLIDO.
criestesia (del gr. *kros*, frío, y *aísthesis*, sensación). f. A., *Kryästhesie;* F., *cryesthésie;* In., *cryesthesia;* It., *criestesia.* P., *criestesia.* Sensibilidad anormal para el frío.

Crigler-Najjar (Enfermedad, síndrome de) (John Fielding *Crigler,* pediatra norteamericano, n. en 1919; Victor A. *Najjar,* pediatra norteamericano, n. en 1914). V. ENFERMEDAD.
criminaloide. m. Persona perteneciente al tipo criminal.
criminaloide (de *criminal* y el gr. *eîdos,* aspecto). adj. Semejante a un criminal.
criminología (del lat. *crimen, -inis,* crimen, y el gr. *lógos,* tratado). f. F., *criminologie.* Estudio científico del crimen y los criminales; antropología criminal.
crimodinia (del gr. *krymós,* frío, y *odýne,* dolor). f. Dolor reumatoideo causado por el frío o tiempo húmedo.
crimofilia. f. CRIOFILIA.
crimoterapia (del gr. *krymós,* frío, y *therapeía,* tratamiento). f. Empleo terapéutico del frío. *Sin.:* Frigoterapia, psicroterapia.
crin (del lat. *crinis,* cabello, cabellera). f. A., *Rosshaar;* F., *crin;* In., *horsehair;* It., *crino;* P., *crine.* Pelo rudo y largo de la cerviz y cola del caballo y otros animales. ||**-de Florencia.** Hilo resistente formado por la reunión de tubos sericíferos del gusano de seda con su contenido, empleado como mandril de las sondas finas. Reblandecido en agua, se emplea también para suturas.
criniforme (del lat. *crinis,* cabello, y de *forma*). adj. En forma de pelo o cabello; capilar, filiforme.
crinógeno (del gr. *krínein,* secretar, y *gennân,* producir, engendrar). adj. Estimulante de la secreción.
crinología (del gr. *krínein,* secretar, y *lógos,* tratado). f. F., *Étude des sécretions.* Tratado de las secreciones en general.
crinoscopia (del gr. *krínein,* secretar, y *skopein,* observar). f. Examen de las secreciones.
Crinum. Género de plantas amarilidáceas; la raíz de la especie *C. asiaticum,* de la India, tiene propiedades análogas a las de la escila.
crioaeroterapia (del gr. *krýos,* frío, y de *aeroterapia*). f. Tratamiento por el aire frío.
crioaglutinina (del gr. *krýos,* frío, y el lat. *agglutinare,* pegar). f. Aglutinina que sólo obra a bajas temperaturas.
crioanestesia (del gr. *krýos,* frío, *-an,* falta, y *aísthesis,* sensación). f. A., *Kryanästhesie;* F., *cryoanesthésie;* In., *cryanesthesia;* It., *crianestesia;* P., *crioanestesia.* Anestesia por el frío.
criocauterio (del gr. *krýos,* frío, y de *cauterio*). m. A., *Kryokauter;* F., *cryocautère;* In., *cryocautery;* It., *criocauterio;* P., *criocautério.* Cauterio que utiliza, con fines terapéuticos, el frío obtenido por evaporación del CO_2 sólido.
criocirugía (del gr. *krýos,* frío, y *cirugía*). f. F., *cryochirurgie.* Cirugía que se practica mediante instrumentos criogénicos, aplicable, por ejemplo, a la extracción de cataratas, resección de tumores vasculares nasofaríngeos, neoplasias intracraneales y resecciones parciales de hígado o páncreas.
criofiláctico (del gr. *krýos,* frío, y *phlax,* guardián). adj. Que resiste bajas temperaturas; se aplica a microorganismos.
criofilia (del gr. *krýos,* frío, y *philía,* amistad, afición). f. Propiedad de crecer en ambiente frío; dícese especialmente de ciertas bacterias.
criófilo (del gr. *krýos,* frío, y *phílos,* amigo, amante). adj. y s. F., *cryophile.* Que se desarrolla bien a bajas temperaturas.
criogenina (del gr. *krýos,* frío, y *gennân,* producir). f. Metabenzamidosemicarbacida; antitérmico empleado en la tuberculosis.
criógeno (del gr. *krýos,* frío, y *gennân,* engendrar, producir). adj. s. F., *cryogène.* Sustancia que produce el descenso de la temperatura; mezcla frigorífica.
crioglobulina (del gr. *krýos,* frío, y *globulina*). f. F., *cryoglobuline.* Globulina sérica que precipita o cristaliza a bajas temperaturas.
crioglobulinemia (del gr. *krýos, globulina,* y el gr. *haîma,* sangre). f. A., *Kryoglobinämie;* F., *cryoglobulinémie;* In., *cryoglobulinemia;* It. y P., *crioglobulinemia.* Presencia en el suero de crioglobulinas, globulinas que precipitan a bajas temperaturas, responsables de los trastornos circulatorios presentes en distintas enfermedades (mieloma múltiple, leucemias, etc.). ||**-mixta esencial.** Enfermedad de etiología desconocida que cursa con crioglobulinemia mixta (IgG e IgM) y da lugar, por precipitación, a fenómenos de vasculitis, especialmente renal.
criómetro (del gr. *krýos,* frío, y *métron,* medida). m. F., *cryomètre.* Termómetro para medir bajas temperaturas.
crioproteína. f. F., *cryoprotéine.* Proteína hemática que precipita por el frío.
crioscopia (del gr. *krýos,* frío, y *skopein,* observar). f. A., *Kryoskopie;* F., *cryoscopie;* In., *cryoscopy;* It. y P., *crioscopia.* Determinación del punto o grado de congelación de un líquido o solución, para conocer su concentración molecular fundándose en la ley de Raoult de que el descenso del punto de congelación es directamente proporcional al número de las moléculas disueltas en la unidad de volumen del solvente. Este descenso se representa por el signo Δ, que indica la diferencia en grados entre la temperatura a la cual se congela el solvente (agua destilada) y la temperatura (más baja) a la que se congela la solución en examen.
crioscopio (del gr. *krýos,* frío, y *skopein,* observar). m. F., *cryoscope.* Aparato para la práctica de la crioscopia; uno de los más usados es el de Beckmann.
crióstato (del gr. *krýos,* frío, y *statós,* estable). m. F., *cryostat.* Aparato que permite obtener cortes de tejido por congelación rápida.
crioterapia. f. CRIMOTERAPIA.
Cripps (Obturador, operación de) (William Harrison *Cripps,* cirujano inglés, 1850-1923). V. OBTURADOR, OPERACIÓN.
cripsorquia. f. CRIPTORQUIDIA.
cripta (del gr. *krýpte,* de *kryptein,* esconder, cubrir). f. A., *Krypte;* F., *crypte;* In., *crypt;* It. y P., *cripta.* Hueco pequeño o folículo; orificio de este hueco. ||**-amigdalina o tonsilar.** Depresiones anfractuosas o fositas en la superficie de la amígdala que penetran a veces hasta la cápsula, las cuales contienen células, bacterias, pus, etcétera. ||**-de Lieberkühn.** Glándulas simples tubulares que se abren en la superficie de la membrana mucosa intestinal. ||**-de Manz.** Glándulas situadas en la conjuntiva en la vecindad del limbo esclerocorneal. ||**-de Morgagni.** Pequeñas fositas o bolsas en la superficie mucosa del recto. ||**-del iris.** Depresiones en la cara anterior de esta membrana que comunican los espacios linfáticos de la misma con la cámara anterior. ||**-dentaria.** Espacio ocupado por un diente en desarrollo. ||**-linguales.** Invaginaciones irregulares en la superficie de la lengua. ||**-sinovial.** Fondos de saco o folículos en la membrana sinovial de una articulación.
criptanamnesia. f. CRIPTOMNESIA.
criptestesia (del gr. *kryptós,* escondido, y *aísthesis,* sensación). f. Percepción subconsciente de fenómenos no perceptibles ordinariamente por los sentidos.
críptico (del gr. *kryptikós*). adj. Escondido, larvado. || Relativo a una cripta o criptas.
criptitis (de *cripta* y el suf. *-itis*). f. F., *inflammation d'un crypte.* Inflamación de una cripta o criptas.
cripto-. Forma prefija del gr. *kryptós,* escondido.
criptocéfalo (de *cripto-* y el gr. *kephalé,* cabeza). m. Monstruo fetal de cabeza no muy manifiesta.
criptocigo (de *cripto-* y el gr. *zygón,* yugo). adj. De arcos cigomáticos invisibles. V. CRÁNEO CRIPTOCIGO.
criptoclorhidria. f. Estado del jugo gástrico en el que el ácido clorhídrico no es revelable por los reactivos (Ferranini).
criptococosis. f. A., *Kryptokokkose;* F., *cryptococcose;* In., *cryptococcosis;* It., *criptococcesi;* P., *criptococcose.* Estado morboso producido por organismos del gén. *Cryptococcus.* Afecta la piel, los pulmones y otras vísceras con particular predilección por el cerebro y las meninges. La forma cutánea produce lesiones acneiformes. Se conoce también con los nombres de *Blasto-*

micosis europea, torulosis y *enfermedad de Busse-Busche.*
criptodídimo (de *cripto-* y el gr. *dídymos,* gemelo). m. F., *endomycien, cryptodidyme.* Monstruosidad en la cual un gemelo está escondido dentro del otro.
criptodoncia (de *cripto-* y el gr. *odoús, -ontos,* diente). f. Estado de un diente que no brota.
criptoftalmía (de *cripto-* y el gr. *ophthalmós,* ojo). f. F., *cryptophtalmie.* Adherencia completa congénita de los párpados. || Falta del globo ocular.
criptogénico (de *cripto-* y el gr. *gennân,* producir, engendrar). adj. F., *cryptogénique.* De origen oscuro, ignorado; se dice especialmente de los procesos infectivos cuya puerta de entrada o asiento se ignora.
criptoglioma (de *cripto-,* el gr. *glía,* sustancia viscosa, y el suf. *-oma*). m. F., *cryptoglioma.* Período de desarrollo del glioma de la retina, caracterizado por corrugación del globo ocular debida a una ciclitis que disimula la presencia del tumor.
criptoleucemia (de *cripto-,* el gr. *leukós,* blanco, y *haîma,* sangre). f. desus. Forma larvada de leucemia, en la que la fórmula sanguínea sigue normal y sólo se revela por la punción del brazo o de la médula ósea.
criptolito (de *cripto-* y el gr. *líthos,* piedra). m. Cálculo o concreción en una cripta. || Cálculo escondido en un órgano.
criptomenorrea (de *cripto-* y *menorrea*). f. Menstruación sin hemorragia externa, por atresia en alguna parte del conducto genital.
criptomerorraquisquisis (de *cripto-,* el gr. *méros,* parte, y de *raquisquisis*). f. Espina bífida oculta.
criptomnesia (de *cripto-* y el gr. *mnêstis,* memoria). f. Memoria subconsciente. || Trastorno mental en el que ciertos recuerdos pierden este carácter y aparecen como conceptos o ideas actuales (Bleuler).
criptón (del gr. *kryptós,* escondido). m. F., *krypton;* In., *krypton.* Elemento gaseoso inerte presente en la atmósfera, peso atómico 83,80, número atómico 36, símbolo Kr.
criptopiosis (de *cripto-* y el gr. *pyon,* pus). f. Supuración oculta, de asiento ignorado.
criptopodia (de *cripto-* y el gr. *poús, podós,* pie). f. Estado caracterizado por la tumefacción de la parte inferior de la pierna y superior del pie, que oculta el resto de éste (Bonsfield).
criptopsiquismo (de *cripto-* y el gr. *psiché,* mente). m. Estudio de los procesos psíquicos de naturaleza oculta o ignorada, como la telepatía, clarividencia, etc.
criptorquidectomía (de *cripto-,* el gr. *órchis,* testículo, y *ektomé,* sección). f. Escisión de un testículo o testículos ectópicos.
criptorquidia (de *cripto-* y el gr. *órchis,* testículo). f. A., *Kryptorchidie;* F., *cryptorchidie;* In., *criptorchidy;* It. y P., *criptorquidia.* Ausencia de uno o ambos testículos del escroto por detención de estos órganos en el abdomen o en el conducto inguinal en su emigración normal. La ectopia testicular permanente implica la degeneración y atrofia del órgano.
criptorquidismo o **criptorquismo.** m. CRIPTORQUIDIA.
criptórquido. m. Persona cuyos testículos no han descendido al escroto.
criptorquidopexia (de *cripto-,* el gr. *órchis,* testículo, y *péxis,* fijación). f. F., *orchidopexie, cryptorchidopexie.* Fijación en el escroto de un testículo no descendido.
criptorradiómetro (de *cripto-,* el lat. *radius,* rayo, y el gr. *métron,* medida). m. Aparato para medir el poder penetrante de los rayos X.
criptorrea (de *cripto-* y el gr. *rheîn,* fluir). f. Flujo oculto. || Secreción interna, especialmente la anormal.
criptoscopia. f. FLUOROSCOPIA.
criptotina. f. Alcaloide tóxico, hipnótico, del opio.
criptotóxico (de *cripto-* y el lat. *toxicum,* veneno). adj. De propiedades tóxicas ocultas; dícese de una sustancia o solución que normalmente no es tóxica, pero que puede serlo cuando se altera su equilibrio coloidal.
criptotuberculosis (de *cripto-* y el gr. *zôon,* animal). f. Tuberculosis latente, disimulada.

criptozoito (de *cripto-* y el gr. *zôon,* animal). m. Esporozoito palúdico durante el período que se encuentra en los tejidos, antes de ingresar en los eritrocitos.
crisarobina (del gr. *chrysós,* oro, y de *araroba*). f. Polvo amarillo cristalino inodoro, extraído del polvo de Goa, de Bahía o araroba, que por oxidación al aire se convierte en ácido crisofánico. De empleo en dermatología.
crisiasis (del gr. *chrysós,* oro). f. Depósito de sales de oro en los tejidos orgánicos.
crisis (del gr. *krísis*). f. A., *Krise;* F. y P., *crise;* In., *crisis;* It., *crisi.* Cambio rápido que sobreviene en una enfermedad, en sentido favorable o adverso. || Paroxismo doloroso en una parte u tabes dorsal; toma el nombre del órgano en que asienta: *bronquial, cardíaca, gástrica, intestinal, laríngea, rectal, renal, vesical,* etc. || **-anafilactoide.** Conjunto de síntomas semejantes a los de la anafilaxis, debidos a la coloidoclasia. || **-azoúrica.** Flujo abundante de orina, con gran proporción de urea, en el curso de algunas ictericias infecciosas. || **-blástica.** Fase de aparición masiva de células blásticas en sangre periférica en el curso de la leucemia mieloide aguda. || **-cerebral.** Ataque de origen cerebral que afecta una persona en aparente buen estado de salud o que agrava súbitamente ciertos estados patológicos crónicos. Consiste en fenómenos anormales súbitos y transitorios, de tipo motor, sensorial, autonómico o psíquico, como resultado de una disfunción cerebral transitoria, parcial o generalizada. Las crisis cerebrales pueden ser de origen epiléptico, anóxico, tóxico, metabólico, psíquico o hípnico. || **-clitorídea.** Acceso de erotismo en las mujeres afectas de tabes dorsal. || **-coloidoclástica.** COLOIDOCLASIA. || **-de Dietl.** Afección aguda que se cree debida a la torsión parcial del riñón sobre su pedículo, caracterizada por dolor intenso gástrico o renal, escalofríos, fiebre, náuseas y colapso general. || **-de Pel.** Crisis de dolor ocular, lagrimeo y fotofobia en los tabéticos. || **-eosinófila.** Aparición imprevista de numerosas células eosinófilas en la sangre circulante, que se observa en la convalecencia de ciertas infecciones agudas y procede a su curación. || **-epiléptica.** Crisis de origen cerebral que resulta de una descarga neuronal excesiva paroxística que puede manifestarse en forma de convulsiones, alteraciones de la conciencia, disestesias y relajación de esfínteres. V. EPILEPSIA. || **-faríngea.** Crisis visceral tabética caracterizada por sensaciones espasmódicas especiales en la faringe y movimientos involuntarios de deglución. || **-hemoclásica.** Manifestación parcial de la coloidoclasia, caracterizada por leucopenia neutrófila, disminución de las plaquetas, de la presión sanguínea y menor coagulación de la sangre. || **-hipercalcémica.** Cuadro agudo motivado por la presencia de grandes concentraciones de calcio iónico en los líquidos extracelulares, que suele cursar con dolor abdominal, náuseas y vómitos, conduciendo a la deshidratación y a trastornos del ritmo cardíaco y contracciones tetánicas de la musculatura estriada. || **-laríngea.** ICTUS LARÍNGEO. || **-membranácea.** Ataque de colitis pseudomembranosa. || **-mielocítica.** Aparición súbita de mielocitos en la sangre. || **-nitritoide.** Conjunto de fenómenos que se observan a veces tras una inyección de Salvarsán, bismuto o penicilina en la sífilis, como congestión de la cara, disnea, taquicardia, dolor precordial, etc., como los que provoca el nitrito de amilo y debidos a una vasodilatación aguda. || **-oculógira.** Convulsión tónica de desviación conjugada de la mirada en algunos casos de encefalitis epidémica. || **-poliúrica.** Emisión abundante de orina en el curso de una neumonía, hidronefrosis, absorción rápida de edemas o derrames, etc. || **-reticulocítica.** Aumento brusco de los reticulocitos circulantes después de hemorragias o de tratamiento adecuado de la anemia perniciosa. || **-sanguínea de Lundwall.** Alteración del estado de la sangre en la demencia precoz, que va de la leucopenia a la leucocitosis. || **-suprarrenal.** Estado de insuficiencia corticosuprarrenal aguda. || **-tabética.** Paroxismo doloroso en una víscera en el

doloroso en una víscera en el curso de la ataxia locomotriz. ||**-tirotóxica.** Accidente grave que a veces surge en el curso de la evolución del hipertiroidismo, caracterizándose por gran nerviosismo y agitación, hiperpirexia, taquicardia con palpitaciones, arritmias y disnea, enrojecimiento de la piel con sudoración profusa, diarreas, dolores abdominales y cefaleas. Tormenta tirotóxica. ||**-trombocítica.** Aumento espontáneo y permanente de las plaquetas sanguíneas. ||**-vagal.** Crisis laríngea. ||**-vestibular.** Ataque de vértigo acompañado de paracusia, palidez e inconsciencia.||**-visceral.** CRISIS TABÉTICA.

Crismer (Reacción de) (Léon *Crismer,* químico belga del siglo XIX). V. REACCIÓN.

criso-. Forma prefija (del gr. *chrysós*), con la significación de oro.

crisocianosis (de *criso-* y *cianosis*). f. Pigmentación cutánea consecutiva a la inyección de sales de oro en los tegumentos expuestos a la luz.

crisofánico (Ácido). Cuerpo cristalino amarillo, dioximetilantraquinona, del sen, ruibarbo, ciertos líquenes, etc., y de la crisarobina, de cuyas propiedades terapéuticas participa. *Sin.:* Reína, rumicina.

crisoformo. m. Dibromodiyodohexametilentetramina, polvo insoluble en los disolventes ordinarios, usado como antiséptico externo.

crisoidina. f. Materia colorante cristalina, de color amarillo rojizo; clorhidrato de diaminonitrobenceno, antiséptico empleado en lavados y colutorios.

crisol (del lat. *crosiolum*). m. A., *Schmelztiegel;* F., *creuset;* In., *crucible;* It., *crogiuolo;* P., *crisol*. Vaso de tierra refractaria, porcelana, metal, etc., ordinariamente más estrecho hacia el fondo, destinado a sufrir la acción del fuego para fundir metales y calcinar algunas sustancias.

crisopexia (de *criso-* y el gr. *pêxis*, fijación). f. Fijación del oro en los tejidos o elementos fagocitarios en el curso del tratamiento por las sales de oro.

crisoterapia (de *criso-* y el gr. *therapeía*, tratamiento). f. A., *Chrysotherapie;* F., *chrysothérapie;* In., *chrysotherapy;* It. y P., *crisoterapia*. Tratamiento de Möllgaard por sales de oro en la tuberculosis, reumatismo crónico, etc.

crisotoxina (de *criso-* y *toxina*). f. Principio amarillento obtenido del cornezuelo; unido con la ergocrisina forma la esfacelotoxina. Paralizante central.

crispación o **crispatura** (del lat. *crispatum*, supino de *crispare*, encrespar, o en el segundo término, de *crispatus*, encrespado). f. A., *Zusammenziehen;* F. e In., *crispation;* It., *raggrinzamento;* P., *crispação*. Contracción espasmódica o convulsiva, débil o involuntaria, de ciertos músculos. ||**-tendinum.** Contractura de Dupuytren.

crista (lat.). f. CRESTA.||**-cutis.** Crestas de la piel en las palmas de las manos y plantas de los pies. ||**-galli.** Apófisis del hueso etmoides, donde se inserta la hoz del cerebro. ||**-tuberculi majoris y minoris.** Nombre de los bordes lateral y medial, respectivamente, del surco bicipital.||**-ulnae.** Borde externo del cúbito.

cristal (del gr. *krstallos*, cristal). m. A., *Kristal;* F., *cristal;* In., *crystal;* It., *cristallo.* P., *cristal;* Cuerpo sólido cuyos átomos y moléculas están regular y repetidamente distribuidos en el espacio. || VIDRIO. || LENTE. ||**-de asma.** CRISTAL DE CHARCOT-LEYDEN. ||**-Böttcher.** Los microscópicos observados al añadir una gota de solución de fosfato amónico a una gota de líquido prostático. ||**-de Charcot-Leyden.** Cristales octaédricos diminutos, probablemente de fosfatos orgánicos, que se hallan en los esputos del asma y la bronquitis. ||**-de Charcot-Neumann.** Diminutos cristales de fosfato de espermina encontrados en el semen y en varios tejidos animales. ||**-de Charcot-Robin.** Cristales diminutos observados en la sangre de enfermos leucémicos. ||**-de colesterol.** Depósitos cristalinos fusiformes de colesterol que se encuentran habitualmente en las placas de ateroma, aunque pueden localizarse en diversos lugares y diferentes circunstancias: trastornos tróficos, focos de necrosis, cálculos, etc.||**-de depósito.** Cristales microscópicos, especialmente de hormonas, que se inyectan subcutáneamente con el propósito de que la absorción se verifique lentamente.||**-de esperma** o **espermina.** Los de fosfato de espermina en el semen.||**-de Florencia.** Cristales formados por la acción del yodo sobre un líquido que contenga lecitina, como el semen. ||**-de Lubarsch.** Cristales encontrados en el testículo humano, semejantes a los cristales de espermina.||**-de luna.** Nitrato de plata.||**-de Platner.** Cristales de las sales de los ácidos biliares.||**-de Reinecke.** Cristaloides en forma de bastoncillos en las células intersticiales del testículo.||**-de roca.** Forma de cuarzo transparente; dióxido de silicio. ||**-de Teichmann.** Cristales de hemina romboidales y de color sepia que sirven para caracterizar una mancha que se presume ser de sangre. ||**-de Venus.** ACETATO DE COBRE. ||**-de Virchow.** Cristales amarillos o anaranjados de hematoidina observados algunas veces en la sangre extravasada. ||**-de Zenker.** CRISTAL DE CHARCOT-LEYDEN.||**-hemático.** Los de hematoidina en la sangre. ||**-leucocítico.** CRISTAL DE CHARCOT-ROBIN.||**-violeta.** Colorante básico del grupo trifenilmetano, de composición más constante que el violeta de genciana y de sus mismos usos.

cristalbúmina. f. Sustancia albuminosa del cristalino.

cristalina. f. Proteína del tipo de las vitelinas que se halla en el cristalino ocular.

cristalino. adj. De cristal o semejante por sus propiedades al cristal.

cristalino (del lat. *crystallinus*). m. A., *Linse des Auges;* F., *cristallin;* In., *cristalline lens;* It. y P., *cristalino.* Cuerpo lenticular biconvexo transparente, situado entre el humor acuoso y el cuerpo vítreo, en la unión de los dos tercios posteriores con el tercio anterior del ojo.

cristalitis. f. F., *phacitis, inflammation du cristallin*. Inflamación del cristalino o de su cápsula. FACITIS.

cristalización. f. A., *Kristallisierung;* F., *cristallisation;* In., *crystallization;* It., *cristallizzazione;* P., *cristalização*. Formación de cristales; acción y efecto de cristalizar.

cristalofobia (del gr. *krystallos*, cristal, y *phóbos*, temor). f. Variedad del pselafobia en la que el paciente teme el contacto de los objetos de vidrio o cristal.

cristaloide (del gr. *krstallos*, cristal, y *eîdos*, aspecto). adj. y s. F., *cristalloïde*. Semejante al cristal; sustancia no coloide; sustancia que en solución atraviesa rápidamente las membranas animales, disminuye el punto de congelación del disolvente que lo contiene y generalmente es cristalizable. V. COLOIDE.

cristaloides (de *cristalino* y el gr. *eîdos*, aspecto). f. Cápsula del cristalino, formada de dos mitades, *anterior* y *posterior.*

cristaloiditis (de *cristaloides* y el suf. *-itis*). f. F., *inflammation de la cristallöide*. Inflamación de la cristaloides; cristalitis.

cristalosa. f. Sal sódica de la sacarina, cristalizada, soluble, cuatrocientas veces más dulce que el azúcar. Se usa en la diabetes, obesidad, dispepsia con fermentaciones, etc.

cristaluria (del gr. *krýstallos*, cristal, y *oûron*, orina). f. F., *cristallurie*. Presencia de cristales en la orina; producida a veces por la administración de sulfamidas que pueden formar cristales en el interior de los túbulos renales y obstruirlos.

cristaluridrosis (del gr. *krýstallos*, cristal, *oûron*, orina, e *hýdos*, sudor). f. Cristalización de los elementos urinosos del sudor en la piel.

cristispira. Grupo de espiroquetas que presentan una banda o cresta dispuesta espiralmente.

Critchett (Operación de) (George *Critchett*, oculista inglés, 1817-1882). V. OPERACIÓN.

Crithidia. Género de protozoos flagelados del suborden tripanosómidos, parásitos intestinales de invertebrados, en especial insectos.

crítico (del gr. *kritikós*). adj. F., *critique*. Relativo a la crisis o de su naturaleza. || Dícese de la edad en la cual cesa la menstruación.

critidia. f. F., *crithidia, épimastigote.* V. EPIMASTIGOTE.

crocidismo (del gr. *króke*, trama, copo). m. CARFOLOGÍA.

crocina. f. Glucósido colorante del *Crocus sativus*.
Crocq (Suero) (Jean Crocq, médico belga, 1868-1925). V. Suero. ‖ **-y Cassirer (Síndrome de)** (Richard Cassirer, neurólogo alemán, 1868-1925). V. Síndrome.
Crocus. Género de plantas iridáceas. Los estigmas secos de la especie *C. sativus* o *azafrán* pasan por estimulantes y emenagogos.
Crohn (Enfermedad de) (Burrill B. Crohn, médico neoyorquino, n. en 1884). V. Enfermedad.
croma-, cromo-. Forma prefija del gr. *chrôma*, color.
cromado. adj. Que contiene cromo.
cromafín o **cromafínico** (del gr. *chrôma*, color, y el lat. *affinis*, afín). adj. F., *chromaffine*. Colorable intensamente por las sales de cromo; dícese de ciertas células que existen en la médula suprarrenal, en los ganglios coccígeos y carotídeos, a lo largo de los nervios simpáticos y en varios órganos. El tejido compuesto de dichas células se denomina *tejido cromafínico*. Las pequeñas masas capsuladas de dichos tejidos se conocen como *cuerpos cromafínicos* o *paraganglios*. Todo el sistema de tal tejido en el conjunto del organismo se denomina *sistema cromafínico*. Sin.: Feocromo.
cromafinoblastoma (de *cromafín*, el gr. *blastós*, germen, y el suf. *-oma*). m. F., *chromaffinome*. Tumor del tejido o sistema cromafín; cromafinoma; feocromocitoma.
cromafinopatía (de *cromafín* y el gr. *páthe*, enfermedad). f. F., *État pathologique du système chromaffine*. Afección del sistema cromafín.
cromagogo (de *croma-* y el gr. *agogós*, conductor). adj. Excretor o eliminador de pigmentos; se dice especialmente de una función del hígado.
cromanopsia. f. Ceguera para los colores.
cromatelopsia (de *cromo-*, el gr. *atelés*, inacabado, y *ópsis*, visión). f. Percepción imperfecta de los colores.
cromático (del gr. *chromatikós*). adj. F., *chromatique*. Relativo al color; que se tiñe con colorantes. ‖ Perteneciente a la cromatina.
cromátide. m. F., *chromatide*. Cualquiera de los dos cuerpos resultantes de la división longitudinal de un cromosoma durante la mitosis.
cromatidrosis. f. Cromhidrosis.
cromatina (del gr. *chrôma*, *-atos*, color). f. A., *Chromatin*; F., *chromatine*; In., *chromatin*; It. y P., *cromatina*. Porción más colorable del núcleo celular, que forma una red de fibrillas. Sin.: Cariomitoma, cromoplasma.
‖ **-de Barr.** V. Cuerpo de Barr. ‖ **-extranuclear.** Cromidio.‖ **-sexual.** V. Cuerpo de Barr.
cromatinólisis. f. Cromatólisis.
cromatinorrexis (de *cromatina* y el gr. *rhêxis*, rotura). f. F., *caryorrhexis, chromatinorrhexis*. Desdoblamiento de la cromatina.
cromatinpositivo, cromatinnegativo. adj. Que contiene o no contiene, respectivamente, cromatina sexual; dícese de los núcleos celulares.
cromatismo (del gr. *chromatismós*, de *chromatízein*, colorear). m. F., *chromatisme*. Coloración anormal de un tejido. ‖ Aberración cromática. ‖ Percepción alucinatoria de color.
cromato. m. A., *Chromat*; F. e In., *chromate*; It. y P., *cromato*. Sal de ácido crómico.
cromato-. Forma prefija (del gr. *chrôma*, *-atos*), con la significación de color.
cromatoagnosia (de *cromato-*, *a-*, priv., y el gr. *gnôsis*, conocimiento). f. Ceguera verbal para los colores.
cromatoblasto (de *cromato-* y el gr. *blastós*, germen). m. Cromatóforo.
cromatocinesis (de *cromato-* y el gr. *kínesis*, movimiento). f. F., *chromatokinesis*. Movimiento de la cromatina.
cromatocito (de *cromato-* y el gr. *ktos*, cavidad). m. Célula pigmentaria; cromatoblasto.
cromatodermatosis. f. Cromodermatosis.
cromatodisopsia. f. Discromatopsia.
cromatófago (de *cromato-* y el gr. *phagein*, comer). adj. Destructor de pigmentos.
cromatofobia (de *cromato-* y el gr. *phóbos*, temor). f. Aversión para ciertos colores; cromofobia.

cromatóforo (de *cromato-* y el gr. *phorós*, que lleva). adj. y s. A., *Chromatophor*; F. e In., *chromatophore*; It., *cromatoforo*; P., *cromatóforo*. Portador de pigmentos. ‖ Célula de pigmento, que produce o almacena pigmento, como las que se encuentran en los nevos pigmentados, en las capas profundas de la epidermis y en la coroides.
cromatoforoma (de *cromatóforo* y el suf. *-oma*). m. Tumor formado de cromatóforos. ‖ Melanoma.
cromatoforotrópico (de *cromatóforo* y el gr. *trópos*, vuelta). adj. Que actúa sobre los cromatóforos; se dice de un principio de la *pars intermedia* de la hipófisis.
cromatógeno. adj. Cromógeno.
cromatografía (de *cromato-* y el gr. *graphein*, describir). f. A., *Chromatographie*; F., *chromatographie*; In., *chromatography*; It. y P., *cromatografia*. Proceso de separación que, por medios físicos, permite llevar a nivel macroscópico las diferencias que existen en el molecular entre los constituyentes de una disolución. La separación cromatográfica se basa en la distribución de las distintas sustancias entre dos fases, una móvil y otra fija, con lo que las distintas spp. moleculares son retenidas durante mayor o menor tiempo por la fase fija y, por tanto, se desplazan con distinta velocidad a lo largo del sistema. De acuerdo con la naturaleza de las fases del sistema y el mecanismo de separación, se distinguen *cromatografía de adsorción, de partición, de intercambio iónico, de afinidad, de exclusión*. Según la forma o geometría del sistema cromatográfico se distinguen: *cromatografía de gases*, en la cual la fase móvil está constituida por un gas; *cromatografía en columna*, donde la fase móvil está constituida por un líquido; la *cromatografía sobre papel*, en que la fase fija descansa sobre fibras de celulosa, y *cromatografía en capa fina*, en la cual la fase fija se extiende sobre una placa de vidrio o de plástico en forma de una capa de 200 a 400 m de espesor, etc.
cromatoide (de *cromato-* y el gr. *eîdos*, aspecto). adj. Que se tiñe intensamente por los colorantes.
cromatólisis (de *cromato-* y el gr. *lysis*, disolución). f. A., *Chromatolyse*; F., *chromatolyse*; In., *chromatolysis*; It., *cromatolisi*; P., *cromatólise*. Desintegración de la cromatina nuclear; cariólisis. ‖ Desaparición o desintegración de la sustancia cromófila de las células nerviosas; tigrólisis.
cromatología (de *cromato-* y el gr. *lógos*, tratado). f. Parte de la óptica que estudia los colores.
cromatómetro (de *cromato-* y el gr. *métron*, medida). m. F., *chromatomètre*. Instrumento para medir el color o la percepción de colores; crómometro, colorímetro.
cromatopatía (de *cromato-* y el gr. *pá-thos*, enfermedad). f. Cromodermatosis.
cromatopexia. f. Cromopexia.
cromatoplasma (de *cromato-* y *plasma*). m. F., *chromatoplasme*. Sustancia colorada del protoplasma celular.
cromatoplasto. m. Cromatóforo.
cromatopsia (de *cromato-* y el gr. *ópsis*, visión). f. F., *chromatopsie*. Visión subjetiva de colores; eritropsia, xantopsia, etc.
cromatoptometría. f. Cromoptometría.
cromatoscopia. f. Cromoscopia.
cromatoseudopsia. f. Discromatopsia.
cromatosis (del gr. *chrôma*, color, y el suf. *-osis*, enfermedad). f. A., *Chromatose*; F., *surpigmentation*; In., *chromatosis*; It., *cromatosi*; P., *cromatose*. Pigmentación, especialmente la anormal o excesiva de la piel.
cromatosoma. m. Cromosoma.
cromatosquiámetro (de *cromato-*, el gr. *skiá*, sombra, y *métron*, medida). m. Aparato de Holmgren para el examen y determinación del sentido del color.
cromaturia (de *cromato-* y el gr. *oûron*, orina). f. F., *chromaturie*. Coloración anormal de la orina. ‖ Emisión de sustancias colorantes por la orina.
cromestesia (de *croma-* y el gr. *aísthesis*, sensación). f. Asociación de sensaciones imaginarias de color con sensaciones reales del oído, gusto u olfato.

cromhidrosis o **cromidrosis** (de *croma-* y el gr. *hidrós,* sudor). f. A., *Chromhidrosis;* F., *chromhidrose;* In., *chromhidrosis;* It., *cromidrosi;* P., *cromidrose.* Sudación coloreada; comprende algunas variedades: cianidrosis, eritridosis, etc.

crómico (Ácido). Ácido dibásico; no existe en estado libre; sus sales se llaman *cromatos.* || Trióxido de cromo, más propiamente llamado *anhídrido crómico;* en cristales de color amarillo rojizo intenso, muy soluble en el agua; se usa en la técnica micrográfica y como escarótico para la extirpación de verrugas.

cromidio. m. F., *chromidies.* Gránulo de cromatina extranuclear en el citoplasma de una célula, que se tiñe intensamente por los colorantes básicos. El microscopio electrónico ha demostrado que es un gránulo de RNA.

cromidiosis. f. F., *chromidiose.* Paso de la sustancia nuclear y cromatina desde el núcleo al citoplasma.

cromíolo. m. F., *chromomère.* CROMÓMERO.

cromismo. m. Intoxicación por las sales de cromo.

cromita. f. Principio colorante animal o vegetal. || Ferrocromita, cuerpo cristalino, negro, que constituye el principal mineral de cromo.

cromo (Óxido). Sustancia empleada en odontología especialmente como agente pulidor.

cromo (del gr. *chrôma,* color). m. A., *Chrom;* F., *chrome;* In., *chromium;* It., *cromo;* P., *crómio.* Metal blanquecino, muy duro, poco fusible; símbolo Cr; peso específico, 6,5. Varias de sus sales son pigmentos y todas son tóxicas. || **-(Trióxido de).** CRÓMICO (ÁCIDO).

cromobacteriáceas. f. pl. Tribu de bacteriáceas que comprende los géneros *Chromobacterium, Flavobacterium, Serratia* y otros.

cromoblasto (de *cromo-* y el gr. *blastós,* germen). m. F., *chromoblaste.* Célula embrionaria que se desarrolla en célula pigmentaria; cromatóforo.

cromoblastomicosis (de *cromo-* y *blastomicosis*). f. A., *Chromoblastomykose;* F., *chromoblastomycose;* In., *chromoblastomycosis;* It., *cromoblastomicose.* Afección crónica caracterizada por la formación de placas verrugosas en la piel y tumefacciones subcutáneas blandas, producida por hongos de los géneros *Cladosporium* y *Phialophora.*

cromocistoscopia (de *cromo-,* el gr. *kýstis,* vejiga, y *skopeîn,* observar). f. F., *chromocystoscopie.* Cistoscopia después de la administración o inyección de una sustancia colorante que se elimina por la orina.

cromocito (de *cromo-* y el gr. *kýtos,* cavidad). m. F., *chromocyte.* Célula de color o de pigmento.

cromocitómetro (de *cromo-* y el gr. *kýtos,* cavidad, *métron,* medida). m. Instrumento para determinar el contenido de hemoglobina en los corpúsculos rojos y el número de éstos.

cromocoloscopia (de *cromo-,* el gr. *cholé,* bilis, y *skopeîn,* observar). F., *chromocholoscopie.* Examen de la función biliar por la prueba de excreción de una sustancia colorante previamente inyectada.

cromocrinia (de *cromo-* y el gr. *krínein,* separar). f. F., *chromidrose.* Secreción o excreción de color. || **-cutánea.** CROMHIDROSIS.

cromodacriorrea (de *cromo-* y *dacriorrea*). f. F., *chromadacryorrhée.* Secreción o flujo lagrimal de color; coloración sanguínea de las lágrimas.

cromodermatosis (del gr. *chrôma,* y *dermatosis*). f. Afección cutánea cualquiera con alteración de la coloración.

cromodiagnosis o **cromodiagnóstico** (de *cromo-* y gr. *diágnosis,* discernimiento, o *diagnostikós,* capaz de discernir). f. y m. F., *chromodiagnostic.* Diagnóstico por el cambio de color. || Examen diagnóstico a través de cristales de color o placas de gelatina coloreadas. || Diagnóstico por la prueba de excreción de sustancias colorantes inyectadas previamente.

cromoestesia (de *cromo-* y el gr. *aísthesis,* sensación). f. Sensibilidad del sentido de la vista a las sensaciones coloreadas.

cromófago (de *cromo-* y el gr. *phageîn,* comer). m. Cromatófago, pigmentófago.

cromófano (de *cromo-* y el gr. *phaínein,* manifestar). m. F., *pigment rétinien.* Pigmento de los conos retinales; rodófano, xantófano, clorófano.

cromófila (de *cromo-* y el gr. *phyllon,* hoja). f. Término general para las materias colorantes vegetales: *clorofila, xantofila, eritrofila,* etc.

cromofílisis (de *cromo-,* el gr. *phílos,* amigo, y *lýsis,* disolución). f. Cromatólisis de las células nerviosas; tigrólisis.

cromófilo (de *cromo-* y el gr. *phílos,* amigo, amante). adj. F., *chromophile.* Que se tiñe rápida o fácilmente; dícese especialmente de ciertos leucocitos y otros elementos histológicos.

cromofitosis (de *cromo-* y el gr. *phytón,* planta). f. Decoloración de la piel por un parásito vegetal, como en la tiña versicolor, de la que también el término es sinónimo.

cromoflavina. f. ACRIFLAVINA.

cromofluoresceinretinografía. f. Coloración vital de los vasos retinianos previa inyección de fluoresceína.

cromófobo (de *cromo-* y el gr. *phóbos,* temor). adj. F., *chromophobe.* Que se tiñe poco o nada; dícese de las células, especialmente de las de la parte anterior de la hipófisis.

cromóforo (de *cromo-* y el gr. *phorós,* que lleva). adj. F., *chromophore.* CROMATÓFORO. || Grupo químico cuya presencia da un color determinado a un compuesto y que se une con ciertos otros grupos para formar colorantes. || Bacteria cromógena, cuyo pigmento forma parte integrante de su organismo.

cromofosia (de *cromo-* y *fosia*). f. F., *sensation subjective de couleur.* Sensación subjetiva de color.

cromofototerapia (de *cromo-,* el gr. *phôs, phōtós,* luz, y *therapeía,* tratamiento). f. F., *chromophotothérapie.* Terapéutica por las luces de color.

cromogénesis (de *cromo-* y el gr. *génesis,* formación). f. F., *chromogenèse.* Formación de pigmentos o colores, como por la acción bacteriana.

cromógeno (de *cromo-* y el gr. *gennân,* producir). adj. y s. F., *chromogène.* Principio o sustancia que puede dar origen a una materia colorante, aunque el mismo sea incoloro.

cromolipoide. m. LIPOCROMO.

cromólisis. f. CROMATÓLISIS.

cromolumen (de *cromo-* y el lat. *lumen,* luz). m. Aparato para producir rayos luminosos de color con objeto terapéutico.

cromoma (de *cromo-* y *-oma*). m. Tumor maligno que se cree derivado de células cromatóforas.

cromómero (de *cromo-* y el gr. *méros,* parte). m. A., *Chromomer;* F., *Chromomère;* In., *Chromomere;* It., *Cromomero;* P., *Crómómero.* Gránulo de cromatina constituyente de cromosoma; cromíolo.

cromometría (de *cromo-* y el gr. *métron,* medida). f. Uso del cromómetro; colorimetría.

cromómetro (de *cromo-* y el gr. *métron,* medida). m. CROMOCITÓMETRO; COLORÍMETRO.

cromomicosis. f. CROMOBLASTOMICOSIS.

cromonema (de *cromo-* y el gr. *nêma,* hilo). m. AXONEMA.

cromóparo (de *cromo-* y el lat. *parere,* producir). adj. Que produce u origina dolor; cromógeno; dícese especialmente de bacterias que secretan una materia colorante, pero que permanecen incoloras.

cromopexia (de *cromo-* y el gr. *pêxis,* fijación). f. F., *chromopexie.* Fijación de pigmentos; función hepática de formación de pigmentos.

cromoplasma. m. CROMATOPLASMA.

cromoplástida. f. Gránulo de pigmento incluido en el protoplasma.

cromoproteido. m. CROMOPROTEÍNA.

cromoproteína. f. F., *chromoprotéide, chromoprotéine.* Proteína que tiene un grupo prostético colorante como la hemoglobina, un cromoproteido.

cromopsia. f. CROMATOPSIA.

cromoptometría. f. Empleo del cromoptómetro.

cromoptómetro (de *cromo-,* el gr. *optós,* visible, y *métron,* medida). m. Instrumento para medir la facultad de percepción de los colores.

cromorradiómetro (de *cromo-*, el lat. *radius*, rayo, y el gr. *métron*, medida). m. Aparato para medir el poder penetrante de los rayos X. ‖ **-de Holzknecht.** Aparato para medir la dosificación de los rayos X, que consiste en una cápsula que contiene una sustancia de color sensible a estos rayos. Esta cápsula se coloca cerca de la parte tratada por los rayos y se compara su color con una tabla de matices, los cuales están numerados del 3 al 24 y se conocen como *unidades de Holzknecht*.

cromorretinografía (de *cromo-*, el lat. *retina*, de *rete*, red, y el gr. *gráphein*, describir). f. Fotografía de color de la retina. ‖ **-fluoresceínica.** CROMOFLUORESCEINRETINOGRAFÍA.

cromorrinorrea (de *cromo-*, el gr. *rhís*, *rhinós*, nariz, y *rheîn*, fluir). f. F., *rhinorrhée pigmenté*. Derrame por la nariz de flujo de color.

cromosacarómetro (de *cromo-*, el gr. *sákchar*, *-aros*, azúcar, y *métron*, medida). m. Instrumento para determinar la proporción de azúcar en una orina diabética, por la comparasión del color que toma esta orina hervida con lejía potásica con el color de tubos de confrontación.

cromoscopia. f. F., *chromoscopie*. Examen de la función de una secreción por la coloración del líquido secretado después de la administración de colorantes. ‖ Examen de la visión de colores. ‖ **-gástrica.** Examen de la función gástrica fundado en la eliminación por la mucosa gástrica del rojo neutro inyectado.

cromoscopio (de *cromo-* y el gr. *skopeîn*, observar). m. F., *chromoscope*. Instrumento para el examen de la percepción de los colores.

cromosoma (de *cromo-* y el gr. *sôma*, cuerpo). m. A., *Chromosom*; F. e In., *chromosome*; It. y P., *cromossoma*. Nombre de los pequeños cuerpos en forma de bastoncillos en asa en que se divide la cromatina del núcleo celular en la mitosis, cada uno de los cuales se divide longitudinalmente, dando origen a dos asas gemelas perfectamente iguales; su número es constante para una especie determinada (en el hombre, 46; de ellos, 44 autosómicos y 2 sexuales), y están constituidos por genes o factores dispuestos linealmente. ‖ **-autosómico.** Cromosoma no sexual. ‖ **-bivalente.** Dos cromosomas unidos temporalmente. ‖ **-de Barr.** V. CUERPO DE BARR. ‖ **-en anillo.** Deleción de una porción final de los cromosomas con reunión de las porciones distales nuevas para formar un anillo. ‖ **-sexual.** Cromosoma determinante del sexo. Se conocen dos tipos de cromosomas: X e Y. La combinación XX es la propia del femenino y la XY del masculino.

cromospermia (de *cromo-* y *esperma*). f. F., *état où le sperme est coloré*. Estado de coloración del semen.

cromoterapia (de *cromo-* y el gr. *therapeía*, tratamiento). f. A., *Chromotherapie*; F., *chromothèrapie*; In., *chromotherapy*; It., *attinoterapia*; P., *cromoterapia*. Tratamiento de las enfermedades por la luz de varios colores o por zonas restringidas del espectro. ‖ Terapéutica por materias colorantes; tratamiento del paludismo por el azul de metileno, por ejemplo.

cromotóxico (de *cromo-* y el lat. *toxicum*, veneno). adj. F., *chromotoxique*. Destructor de sustancias cromáticas o debido a la destrucción de estas sustancias.

cromotropismo (de *cromo-* y el gr. *trópos*, vuelta, dirección). m. Dirección, tendencia o atracción hacia el color.

cromoureteroscopia. f. CROMOCISTOSCOPIA.

cronaxia (del gr. *chrónos*, tiempo, y *axía*, valor). f. A., *Chronaxie*; F., *chronaxie*; In., *chronaxia*; It., *cronassia*; P., *cronaxia*. Término de Lapicque para designar la duración mínima que necesita una corriente para producir la excitación del músculo o del nervio, siendo la corriente de intensidad doble que la reobase.

cronaxímetro (del gr. *chrónos*, tiempo *axía*, valor, y *métron*, medida). m. F., *chronaximètre*. Instrumento para la medición de cronaxias.

crónico (del gr. *chronikós*, de *chrónos*, tiempo). adj. A., *chronisch*; F., *chronique*; In., *chronic*; It., *cronico*; P., *crónico*. Prolongado por mucho tiempo; opuesto a *agudo*.

croniosepsis o **crosepticemia** (del gr. *chrónos*, tiempo, *sêpsis*, podredumbre, y, en el segundo caso, *haîma*, sangre). f. Septicemia de curso muy lento debida a pequeños focos de infección atenuada (*infección local*), localizada en los dientes, amígdalas, etc.

cronobiología (del gr. *chronós*, tiempo, *bíos*, vida, y *lógos*, tratado). f. F., *chronobiologie*. Estudio o cálculo de la duración de la vida.

cronofobia (del gr. *chrónos*, tiempo, y *phóbos*, temor). f. F., *chronofobie*. Temor morboso al tiempo.

cronofotografía (del gr. *chrónos*, tiempo, y *fotografía*). f. Serie de fotografías tomadas de un objeto en movimiento con el propósito de demostrar las fases sucesivas que concurren en el mismo. Es la base del cinematógrafo.

cronognosis (del gr. *chrónos*, tiempo, y *gnôsis*, conocimiento). f. F., *chronognosie*. Apreciación subjetiva del transcurso del tiempo.

cronógrafo (del gr. *chrónos*, tiempo, y *gráphein*, registrar). m. F., *chronographe*. Instrumento para registrar pequeños intervalos de tiempo.

cronología (del gr. *chrónos*, tiempo, y *lógos*, tratado). f. F., *chronologie*. Ordenación de sucesos en el tiempo. ‖ **-médica.** Estudio de la aparición, evolución, transformación y extinción de las enfermedades que han ocurrido a través del tiempo.

cronometría (del gr. *chrónos*, tiempo, y *métron*, medida). f. F., *chronométrie*. Medición del tiempo o de intervalos de tiempo.

cronopatía (del gr. *chrónos*, tiempo, y *páthos*, enfermedad). f. Alteración del crecimiento en un momento evolutivo del mismo.

cronoscopio (del gr. *chrónos*, tiempo, y *skopeîn*, observar). m. CRONÓGRAFO.

cronosfigmógrafo (del gr. *chrónos*, tiempo, y de *esfigmógrafo*). m. Instrumento de Jacquet para registrar el ritmo y carácter del pulso.

cronotropismo (del gr. *chrónos*, tiempo, y *trópos*, vuelta). m. Acción sobre la regularidad de la acción cardíaca.

Crookes (Espacio, tubo de) (Sir William *Crookes*, físico inglés, 1832-1919). V. ESPACIO, TUBO.

Crosby-Cooney (Operación de). V. OPERACIÓN.

crossing-over (ingl.). ENTRECRUZAMIENTO GENÉTICO.

crotafión (del gr. *krótaphos*, sien). m. Punto craniométrico en el vértice del ala mayor del esfenoides.

crotafites. m. Músculo temporal.

Crotalaria. Género de plantas pertenecientes a la familia de las leguminosas, muchas de las cuales son altamente venenosas.

crotálico. adj. Relativo al género *Crotalus* o al veneno de las serpientes de este género.

crotalina. f. F., *crotaline*. Proteína encontrada en el veneno de la serpiente de cascabel y otras especies.

crotalismo. Envenenamiento por la ponzoña de la serpiente de cascabel. ‖ m. F., *crotalisme*. Enfermedad de los caballos producida por la ingestión de la hierba *Crotalaria sagittalis*.

crótalo (del gr. *krótalon*, castañuela). m. F., *crotale*. Serpiente de cascabel.

crotalotoxina. f. F., *crotalotoxine*. Sustancia tóxica de la ponzoña de la serpiente de cascabel.

Crotalus. Género de serpientes venenosas de América, conocidas también por serpientes de cascabel.

crotina. f. Sustancia tóxica de las semillas de crotón, de acción semejante a las toxinas microbianas por su función de antígeno.

crotocito (del gr. *chrós*, *chrótós*, piel, y *kýtos*, cavidad). m. Célula cutánea o dérmica.

Croton. Género de plantas euforbiáceas, del cual muchas especies son tóxicas y medicinales. La corteza de *C. eleuterium* suministra la *cascarilla*, y de *C. tiglium* o *tilium* se obtiene el aceite de crotón, irritante y tóxico violento. V. ACEITE DE CROTÓN.

Crotona o **Cirena (Escuela de).** Escuela médica célebre en la antigüedad, anterior a Hipócrates, citada por Heródoto.

crotonalina o **crotonglobulina.** f. Albuminoides tóxicos de las semillas del *Croton tiglium*.

crotoncloral. m. BUTILCLORAL.

crotonismo. m. Intoxicación por el aceite de crotón.

crotonol. m. Ácido crotonólico, principio oleoso, tóxico, vesicante, del aceite de crotón; purgante drástico. Se administra en cápsulas queratinizadas.

crounoterapia (del gr. *krounós*, manantial, y *therapeía*, tratamiento). f. CRENOTERAPIA.

Crouzon (Enfermedad de) (O. *Crouzon*, neurólogo francés, 1874-1938). V. ENFERMEDAD.

Crowe (Signo de) (Samuel James *Crowe*, médico norteamericano, 1883-1955). V. SIGNO.

crown glass (ingl.). V. VIDRIO ENDURECIDO.

cruce (de *cruzar*, y éste de *cruz*). m. Producto de la concepción cuyos padres no son de la misma especie. HÍBRIDO || CRUZAMIENTO. ||**-de regreso.** Cruce de un híbrido con una de las formas paternales.

Cruchet-von Economo (Enfermedad de) (René *Cruchet*, médico francés del s. XIX, y Constantin von *Economo*, neurólogo austriaco, 1876-1931). V. ENFERMEDAD DE ECONOMO.

crucial (del lat. *crux, crucis*, cruz). adj. En forma de cruz; aplícase a ciertas incisiones. || Grave, decisivo.

crucíbulo (del lat. *crucibulum*). m. CRISOL.

cruciforme (del lat. *crux, crucis*, cruz, y de *forma*). adj. En forma de cruz.

crudo (del lat. *crudus*). adj. F., *cru*. No cocido; se aplica a: *a*) los alimentos que no han sufrido la acción del fuego; *b*) las materias alimenticias contenidas en el tubo digestivo que, no habiendo sido digeridas completamente, ocasionan acidez, regurgitación y flatosidades, y *c*) el estado de las enfermedades que no ofrecen aún ningún signo de maduración.

cruentación (del lat. *cruentatio, -onis*). f. F., *cruentation*. Fenómeno de rezumamiento de sangre por las heridas de un cadáver, debido a la presión ejercida en las venas por el desarrollo de gases de la putrefacción.

cruento (del lat. *cruentus*, de *cruor*, sangre). adj. Sangriento; se aplica especialmente a la superficie desprovista de revestimiento y rezumando sangre.

crujido. m. Ruido producido cuando unos cuerpos luden con otros.

crúor (del lat. *cruor*, sangre). m. Coágulo sanguíneo que contiene corpúsculos rojos. || Sangre desfibrinada.

crup (del fr. *crup*). m. A., *Krup*; F., In. e It., *croup*; P., *crupe*. Proceso morboso inflamatorio de las mucosas, en el que predomina la formación de un exudado seudomembranoso fibrinoso. || Difteria laríngea. ||**-catarral.** Afección cruposa con paroxismos de disnea y tos metálica. ||**-diftérico.** Difteria laríngea. ||**-espasmódico** o **falso.** LARINGISMO. ||**-fibrinoso.** Crup membranoso. ||**-membranoso.** Laringitis con formación de seudomembranas; puede ser de origen diftérico. Denominado también *seudomembranoso*. ||**-verdadero.** Difteria laríngea.

crura (lat.). pl. de CRUS. ||**-diaphragmatis.** Pilares del diafragma. ||**-fornicis.** Pilar posterior del fórnix. ||**-penis, clitoridis.** Prolongaciones hacia atrás de los cuerpos cavernosos del pene o del clítoris, que van a insertarse en el arco púbico.

crural (del lat. *cruralis*). adj. F., *crural*. Relativo a la pierna o muslo; femoral. || Relativo al *crus cerebri* o pedúnculos cerebrales.

crurogenital (del lat. *crus, cruris*, pierna, y *gignere*, engendrar). adj. Relativo al muslo y a los órganos genitales.

cruropelvímetro (del lat. *crus, cruris*, pierna, *pelvis*, lebrillo, y el gr. *métron*, medida). m. Instrumento para fijar las relaciones de la pelvis con los miembros inferiores.

crus (lat.). Pierna o parte semejante a una pierna; pedúnculo, pilar. ||**-cerebelli, cerebri.** Pedúnculos cerebelosos y cerebral, respectivamente. ||**-helix.** Extremo anterior del hélix. ||**-medullocerebellare.** Pedúnculo cerebeloso caudal. ||**-pontocerebellare.** Pedúnculo pontocereboloso o *brachium pontis*. ||**-stapedis.** Ramas anterior y posterior del asa del estribo.

crush syndrome (ingl.). SÍNDROME DE APLASTAMIENTO.

crusta (lat.). f. COSTRA. || Pie o base del pedúnculo cerebral. ||**-láctea.** Seborrea del cuero cabelludo en los lactantes. ||**-phlogistica.** Capa de leucocitos que sobrenada la de eritrocitos en la sangre centrifugada; otrora se consideraba signo de un proceso inflamatorio, de ahí su nombre.

crustáceo (del lat. *crusta*, costra, corteza). adj. En forma de costras, costroso; dícese de las enfermedades de la piel en las cuales se forman costras. || m. pl. Clase de animales artrópodos que comprende las langostas de mar, cangrejos, etc.

crústula. f. Costra pequeña.

Cruveilhier (Atrofia, enfermedad de) (Jean *Cruveilhier*, patólogo francés, 1791-1874). Véanse estos términos. ||**-Baumgarten (Síndrome de).** V. SÍNDROME. ||**-Péan (Síndrome de).** V. SÍNDROME.

cruz (del lat. *crux, crucis*). f. A., *Kreuz*; F., *croix*; In., *cross*; It., *croce*; P., *cruz*. Figura o estructura formada de dos líneas que se atraviesan o cortan perpendicularmente. || Parte más alta del lomo de los animales. ||**-de Malta.** Compresa cuadrada hendida igualmente en los cuatro ángulos. ||**-lumbar.** Imagen motivada por los pliegues cutáneos costoilíacos horizontales hacia delante y el surco lumbar profundo.

Cruz Roja. Asociación internacional para socorrer a los heridos y enfermos en tiempo de guerra y en las calamidades y catástrofes en tiempo de paz.

Cruz (Tripanosomiasis de) (Oswaldo *Cruz*, médico brasileño, 1871-1917). ENFERMEDAD DE CHAGAS.

cruzado. adj. Dispuesto como una cruz; decusado.

cruzamiento. m. A., *Kreuzung*; F., *croisement*; In., *crossing*; It., *incrociamento*; P., *cruzamento*. Acoplamiento de dos individuos pertenecientes a dos especies o razas diferentes. || DECUSACIÓN.

Cryptococcus (del gr. *kryptós*, escondido, y *kókkos*, gránulo). Género de organismos con aspecto de levaduras. ||**-capsulatus.** *Histoplasma capsulatum*. ||**-gilchristi.** *Blastomyces dermatitidis*. ||**-histolyticus.** *C. neoformans*. ||**-meningitidis.** *C. neoformans*. Especie que causa infección en el hombre. V. CRIPTOCOCOSIS. ||**-neoformans.** Especie que causa criptococosis en el hombre y mamíferos.

Cs. En las recetas, abreviatura de *cantidad suficiente*.

CS. Símbolo del *cesio*.

Csiky (Síntoma de) (Josef von *Csiky*, neurólogo húngaro, 1881-1929). V. SÍNTOMA.

cteinófito (del gr. *kteínein*, matar, y *phytón*, planta). m. Hongo parásito, mortal para su huésped.

Ctenocephalus. Género de pulgas, algunas de cuyas especies son parásitas del perro y del gato doméstico: *C. canis* y *C. felis*.

Ctenopsylla. Género de pulgas. La especie *C. segnis* es la pulga común de la rata doméstica.

Ctesias. Médico e historiador griego del siglo V antes de J. C., de la familia de los Asclepíades, autor de varias obras, de las que sólo quedan referencias, como una de *Medicina* citada por Galeno.

ctetología (del gr. *ktetós*, adquirido, y *lógos*, tratado). f. Rama de la genética que trata de los caracteres adquiridos.

ctetosoma (del gr. *ktetós*, adquirido, y *sôma*, cuerpo). m. Cromosoma accesorio o heterocromosoma.

ctonofagia (del gr. *chthón, chthonós*, tierra, y *phageîn*, comer). f. Hábito morboso de comer arcilla u otras tierras; geofagia.

Cu. Símbolo del cobre *(cuprum)*.

cuadrado (del lat. *quadratus*). adj. s. Que tiene cuatro lados iguales y cuatro ángulos rectos. ||**-de los lomos.** V. MÚSCULOS (TABLA DE).

cuadrantanopsia (de *cuadrante* y *anopsia*). f. F., *quadrantanopsie*. Ceguera en un cuarto del campo visual.

cuadrante (del lat. *quadrans, -antis*). m. A., *Quadrant*; F., e In., *quadrant*; It. y P., *quadrante*. Cuarto de círculo; porción de circunferencia que comprende un ángulo de 90°. ||**-de Wilder.** Zona en la superficie ventral del pedúnculo cerebral del gato.

cuadratipronador (del lat. *quadratus,* cuadrado, y *pronator,* que inclina). m. Músculo pronador cuadrado.

cuadri-. Prefijo que significa *cuatro* o *cuatro veces.*

cuádriceps (de *cuadri-* y el lat. *caput,* cabeza). adj. y s. A., *Vierköpfig;* F., *quadricéphale;* In., *quadriceps;* It., *quadricefalo;* P., *quadricípite.* De cuatro cabezas. V. MÚSCULOS (TABLA DE). ‖ **-surae.** Nombre dado al conjunto de músculos gastrocnemio, con sus dos cabezas, sóleo y plantar considerados como uno solo.

cuadriceptor (de *cuadri-* y el lat. *capere,* coger). m. F., *quadricepteur.* Cuerpo intermediario que tiene cuatro grupos combinantes.

cuadricúspide (de *cuadri-* y el lat. *cuspis, -idis,* punta). adj. F., *quadricuspidé.* De cuatro cúspides.

cuadridígito. m. TETRADÁCTILO.

cuadrigémino (del lat. *quadrigeminus*). adj. F., *quadrijumeaux.* En cuatro partes; que forma un grupo de cuatro. ‖ **-(Tubérculo).** V. TUBÉRCULO.

cuadrilátero (del lat. *quadrilaterus*). adj. y s. F., *quadrilatère.* Que tiene cuatro lados. ‖ **-de Celso.** Los cuatro síntomas cardinales de la inflamación: calor, rubor, dolor y tumor *(rubor et tumor cum calore et dolore).*

cuadrilla. f. Grupo de cuatro. ‖ **-de los centros.** Movimiento de conjugación de los cuatro semicentrosomas en la fecundación del óvulo.

cuadrilocular (de *cuadri-* y el lat. *loculus,* celda). adj. F., *quadriloculaire.* Que tiene cuatro celdillas, cámaras o cavidades.

cuadrípara (de *cuadri-* y el lat. *parere,* parir). f. F., *quadripare.* Mujer que ha parido cuatro veces.

cuadriplejía (de *cuadri-* y el gr. *plegé,* golpe). f. A., *Quadriplegie;* F., *quadriplégie;* It. y P., *quadriplegia.* Parálisis de los cuatro miembros; tetraplejía.

cuadripolar (de *cuadri-* y el lat. *polus,* polo). adj. F., *quadripolaire.* Que tiene cuatro polos.

cuadrisección (de *cuadri-* y el lat. *sectio, -onis,* corte). f. F., *division en quatre.* División en cuatro partes.

cuadro (del lat. *quadrus*). m. A., *Tabelle;* F., *tableau;* In., *chart;* It. y P., *quadro.* Conjunto ordenado de datos, cifras, resultados, etc., dispuestos en un gráfico que permite observar la relación existente entre ellos. ‖ **-clínico.** Conjunto de síntomas y signos que caracterizan una enfermedad o síndrome.

cuadrúpleto (del lat. *quadruplus,* cuádruple). adj. y s. A., *Vierling;* F., *quadruplet;* In., *quadruplet;* It., *quatronató;* P., *quadrigémeo.* Cada uno de los cuatro hijos de un mismo parto.

cuajar (de *cuajo*). m. ABOMASO.

cuajarón. m. A., *Klumpen;* F., *caillot;* In., *clot;* It., *coagulo;* P., *Grumo.* Coágulo de leche, sangre u otro líquido.

cuajo (del lat. *coagulum*). m. A., *Lab,* F., *présure;* In., *rennet;* It., *quaglio;* P., *coalho.* Materia contenida en el cuajar de los rumiantes, especialmente mientras todavía maman, y que se empleó para cuajar la leche. ‖ CUAJARÓN.

cualímetro (del lat. *qualis,* cual, y el gr. *métron,* medida). m. Instrumento para medir la dureza de los rayos X.

cuantímetro (del lat. *quantus,* cuanto, y el gr. *métron,* medida). m. F., *quantimètre.* Instrumento para medir la cantidad de rayos X generados por una ampolla; dosímetro.

cuantivalencia (del lat. *quantus,* cuanto, y *valere,* tener valor). f. Valencia química; poder atómico o de combinación de un elemento o radical, expresado por el número de átomos de hidrógeno con los cuales puede combinarse.

cuanto [cuántico]. m. V. TEORÍA DE LOS QUANTA.

cuarentena (de *cuarenta,* y éste del lat. *quadraginta*). f. A., *Quarantäne;* F., *quarantaine;* In., *quarantine;* It., *quarantena;* P., *quarentena.* Período de aislamiento al que se somete a las personas procedentes de zonas o países sospechosos de infección.

cuarta enfermedad. Enfermedad infectocontagiosa de origen vírico, caracterizada por un exantema de predominio en la cara, nalgas y superficie de extensión de las extremidades, de color rojo intenso; en su evolución se produce la «metamorfosis del exantema» con aclaramiento de éste del centro a la periferia. *Sin.:* Megaeritema epidémico, eritema infeccioso, enfermedad pie-mano-boca. ‖ **-venérea.** Linfogranulomatosis inguinal enfermedad de Nicolas-Favre.

cuartana (del lat. *quartana*). f. A., *Quartanfieber;* F., *quarte;* In., *quartan;* It., *quartana;* P., *quartä.* Variedad de fiebre palúdica, producida por *Plasmodium falciparum,* que recidiva cada cuatro días. ‖ **-doble.** Fiebre cuartana en la cual las recidivas son alternativamente intensas y leves y que repite dos días con uno de intervalo. ‖ **-triple.** Fiebre en la cual los paroxismos acontecen diariamente por la infección con tres diferentes grupos de parásitos cuartanos.

cuarterón (del F. *quarteron,* der. de *quart,* y éste del lat. *quartus*). adj. y s. Descendiente de blanco y mulata, o a la inversa.

cuartípara. f. CUADRÍPARA.

cuartisternal (del lat. *quartus,* cuarto, y el gr. *stérnon,* pecho). adj. Relativo a la cuarta esternebra o cuartisternón.

cuartisternón (del lat. *quartus,* cuarto, y el gr. *stérnon,* esternón). m. Porción del esternón que tiene un punto de osificación especial correspondiente al cuarto espacio intercostal.

cuarzo (del al. *Quarz*). m. A., *Quarz;* F. e In., *quartz;* It., *quarzo;* P., *quartzo.* Sílice pura, SiO$_2$, una de cuyas variedades *(cuarzo hialino, cristal de roca)* cristaliza en prismas hexagonales, límpidos y transparentes. Otras variedades son translúcidas, pero no cristalizadas *(ágata),* y otras son opacas *(sílex).*

cuasación (del lat. *quassatio, -onis*). f. Trituración o reducción de drogas, cortezas, raíces, etc., a pequeños pedazos.

cuasia (de *Quassi,* un negro que la empleó como remedio en 1730). f. A., *Quassia;* In. e It., *quassia;* P., *quássia.* Planta arbórea simarrubácea de Sudamérica *(Quassia amara).* La raíz es amarga, contiene cuasina y se empleó en las dispepsias, diarreas atónicas, clorosis, vómitos nerviosos. ‖ **-de Jamaica** *(Picraena excelsa).* rbol de la misma familia que el anterior y con las mismas propiedades terapéuticas. Llámase también *simarruba.*

cuasina. f. Principio tónico amargo de la cuasia. Puede ser amorfa o cristalizada.

cuaternario (del lat. *quaternarius*). adj. F., *quaternaire.* Cuarto en orden. ‖ Que contiene cuatro elementos, como muchos principios nitrogenados.

cuatrillizo. adj. y s. CUADRÚPLETO.

Cuba (Sarna o picor de). ALASTRIM.

cubeba (del ár. *kubaba*). f. Fruto del *Piper cubeba,* planta piperácea de Java; estimulante diurético usado antaño en la blenorragia, leucorrea, uretritis, etc.

cubebina. f. Principio cristalizable inerte de la cubeba.

cubeta. Recipiente en la parte inferior del barómetro, donde está contenido el mercurio.

cubeta (del lat. *cupa,* cuba). f. A., *Napf;* F., *cuvette;* In., *bowl;* It., *vaschetta;* P., *cubeta.* Recipiente o vasija de vidrio, porcelana, etc., muy empleado en las prácticas de laboratorio.

cubilosa (de *cubil,* nido). f. F., *cubilose.* Principio nutritivo mucilaginoso de los nidos comestibles del vencejo del sur de Asia *(Collocalia sculenta).* Es una excreción del estómago del pájaro.

cubital (del lat. *cubitalis*). adj. F., *cubital.* Relativo al cúbito o al antebrazo. ‖ m. Músculo cubital, anterior o posterior.

cubitalis (lat.). m. Músculo cubital. ‖ **-gracilis.** Palmar largo. ‖ **-Riolani.** Ancóneo.

cúbito (del lat. *cubitus*). m. A., *Ulna;* F. e In., *cubitus;* It., *cubito;* P., *cúbito.* Hueso interno y más largo del antebrazo. V. HUESOS (TABLA DE).

cubitocarpiano. m. Músculo cubital.

cubitocarpiano (del lat. *cubitus,* codo, y el gr. *karpós,* muñeca). adj. Relativo al cúbito y al carpo.

cubitofalangiano. m. MÚSCULO FLEXOR PROFUNDO.

cubitofalangiano (del lat. *cubitus,* codo, y el gr. *phálagx, -ggos,* falange). adj. Relativo al cúbito y a las falanges.

cubitopalmar (del lat. *cubitus,* codo, y *palma,* palma de la mano). adj. Relativo al cúbito y a la palma de la mano.

cubitorradial. adj. Relativo al radio y al cúbito.

cubitus (lat.). m. CODO. ‖ ANTEBRAZO. ‖ **-valgus.** Deformidad del antebrazo que consiste en la desviación del mismo hacia fuera en la extensión. ‖ **-varus.** Deformidad debida a la fractura del codo, en la cual el antebrazo en extensión forma ángulo hacia dentro con el brazo.

cuboideo (del gr. *kýbos,* cubo, y *eîdos,* aspecto). adj. F., *cuboïde.* Semejante a un cubo.

cuboides. m. F., *cuboïde, os cuboideum.* Hueso corto en el lado exterior del tarso. V. HUESOS (TABLA DE).

cubomanía (del gr. *kýbos,* dado, suerte, azar, y de *manía*). f. Pasión morbosa por el juego.

cubreobjeto. m. A., *Deckglass;* F., *couvre-objet;* In., *cover-slip;* It., *coprioggetto;* P., *cobre-objecto.* Lámina delgada circular o rectangular de vidrio, que cubre las preparaciones microscópicas sobre el portaobjeto.

cucaracha. f. F., *cafard, cancrelat.* Nombre común de diversos insectos dictiópteros de la familia blátidos. Las especies más conocidas son: la cucaracha negra *(Blatta orientalis),* la cucaracha alemana o rubia *(Blattella germania)* y la cucaracha americana *(Periplaneta americana).*

cucullaris (lat.). m. El músculo trapecio, que con su congénere forma una especie de cogulla.

Cucumis colocynthis. COLOQUÍNTIDA.

cucúrbita (del lat. *cucurbita,* calabaza). f. Caldera del alambique.

Cucurbita. Género de cucurbitáceas, al que pertenece la calabaza, *C. pepo.*

cucurbitáceas (del lat. *cucurbita,* calabaza). f. pl. Familia de plantas dicotiledóneas, que comprende la coloquíntida, brionia, calabaza, cohombro, etc.

cucurbitino. m. Cada uno de los anillos de la *Taenia solium* expulsados separadamente, llamados así por su semejanza con las semillas de calabaza.

cucurbitula (lat.). f. VENTOSA. ‖ **-cruenta.** Ventosa escarificada para aspirar sangre. ‖ **-sicca.** Ventosa seca.

cuchara (del dialectal ant. *cuchar* y *cuchare,* deriv. del lat. *cochlear).* f. A., *Löffel;* F., *cuillière* o *cuiller;* In., *spoon;* It., *cucchiaio;* P., *colher.* Instrumento, o parte de instrumento metálico quirúrgico cuya forma recuerda o es similar a la cuchara común. ‖ **-de Bunge.** Instrumento utilizado para la enucleación del globo ocular. ‖ **-de Daviel.** Instrumento empleado en la extracción del cristalino. ‖ **-de té** o **café.** La que contiene 5 ml y 2,5 ml, respectivamente. ‖ **-de Volkmann.** Cuchara con borde cortante, para el raspado de granulaciones. ‖ **-del fórceps.** Parte arqueada del fórceps que aprisiona la cabeza fetal. ‖ **-sopera.** La que tiene unos 15 ml de capacidad.

cucharada. f. A., *Löffelvoll;* F., *cuillerée;* In., *spoonful;* It., *cucchiaiata;* P., *colherada.* Cantidad de sustancia que puede contener una cuchara y por la cual se miden aproximadamente las dosis de medicamentos líquidos. Una cucharada pequeña o de café equivale a 2,5 ml de agua; una cucharada grande o de sopa equivale a 15 ml.

cucharilla. f. A., *Kürette;* F., *curette;* In., *curette;* It., *curetta;* P., *cureta.* Pequeña cuchara de bordes cortantes, especialmente la destinada al raspado del útero, de los focos de caries, etc. ‖ Inflamación del hígado en los cerdos.

cuchicheo (voz onomatopéyica). m. A., *Geflüster;* F., *chuchotement;* In., *whisper;* It., *bisbiglio;* P., *cochicheo.* Sonido blanco, bajo, emitido por la laringe, que resulta tan sólo del roce del aire en su paso por la glotis.

cuchillada (de *cuchillo).* f. Herida producida por un cuchillo.

cuchillo (del lat. *cultellus,* cuchillito, dim. de *culter,* cuchillo). m. A., *Messer;* F., *couteau;* In., *knife;* It., *coltello;* P., *faca.* Instrumento cortante de diversas formas y tamaños, de hoja fija al mango. ‖ **-de amputación.** El de grandes dimensiones, de un solo filo, rectilíneo y terminado en punta. ‖ **-de Beer.** El de hoja triangular, empleado en la extracción de la catarata y para extirpar el estafiloma de la córnea. ‖ **-de Cheselden.** El del filo convexo y dorso cóncavo, con el cual Cheselden incidía el perineo en la operación de talla. ‖ **-de Farabeuf.** Cuchillo de hoja corta y fuerte unida a un mango largo, para la sección de tendones y ligamentos. ‖ **-de Graefe.** Cuchillete delgado que se emplea en la extracción lineal de la catarata. ‖ **-de Groff.** Variedad de electrobisturí. ‖ **-de hernia.** HERNIÓTOMO. ‖ **-de iridotomía** o **iridotómico.** CUCHILLO DE BEER. ‖ CUCHILLO DE GRAEFE. ‖ **-de Liston.** El de hoja larga para amputaciones. ‖ **-de sínfisis.** Instrumento cortante para practicar la sinfisiotomía. ‖ **-de termocauterio** (ant.). El de forma cilindrocónica aplanada, constituido por una hoja de platino arrollada, que puede ponerse al rojo. ‖ **-de Wecker.** Cuchillete lanceolar, recto o acodado, para catarata. ‖ **-eléctrico.** Electrótomo o bisturí eléctrico. Aguja o lámina larga y estrecha que sirve de electrodo a una corriente de alta frecuencia, con la que se seccionan los tejidos. ‖ **-galvanocáustico.** El de platino, sin filo, que se calienta a 1.500 °C por el paso de una corriente producida por una pila eléctrica. ‖ **-interóseo.** Cuchillo de amputación de dos filos, para cortar las partes blandas interóseas. ‖ **-lenticular.** El empleado en la trepanación para regularizar la abertura dejada por la corona del trépano.

cuello (del lat. *collum).* m. A., *Hals;* F., *cou;* In., *neck;* It., *collo;* P., *colo.* Parte del cuerpo entre la cabeza y el tórax. ‖ Parte semejante a un cuello cerca de la extremidad de un órgano o hueso después de una porción ensanchada. ‖ **-anatómico.** Constricción del húmero y el fémur inmediatamente debajo de la superficie articular. ‖ **-de Derbyshire.** BOCIO. ‖ **-de la costilla.** Porción intermedia entre la cabeza y la tuberosidad. ‖ **-de la escápula.** Porción estrecha que une la cavidad glenoidea al cuerpo del hueso. ‖ **-de la vejiga.** Prolongación de la región anteroinferior de la vejiga en forma de cono truncado, que se continúa con la uretra. ‖ **-de Madelung.** Cuello con lipoma difuso. ‖ **-de Nithsdale.** BOCIO. ‖ **-de Stokes.** Yugulares ingurgitadas en la compresión de la cava superior. ‖ **-del astrágalo.** Porción intermedia entre la cabeza y el cuerpo de este hueso. ‖ **-del bulbo.** Porción estrecha de la médula oblongada, que se continúa en la médula espinal. ‖ **-del diente.** Porción más estrecha del diente, entre la corona y la raíz. ‖ **-del saco herniario.** Porción de la hernia comprendida entre el orificio del saco y la parte en que éste comienza a dilatarse. ‖ **-palmeado.** Cuello ensanchado por unas aletas laterales. ‖ **-proconsular.** El abultado por infarto ganglionar. ‖ **-quirúrgico.** Constricción del húmero y el fémur debajo de los trocánteres. ‖ **-tapiroide.** Cuello uterino con labio alargado semejante al hocico del tapir. ‖ **-uterino** o **del útero.** Porción inferior y estrecha del útero, comprendida entre el orificio y el cuerpo.

cuentacélulas. m. HEMATÍMETRO.

cuentaglóbulos. m. HEMATÍMETRO.

cuentagotas. m. A., *Tropfglas;* F., *compte-goutte;* In., *dropper;* It., *contagoccie;* P., *conta-gotas.* Instrumento de cristal o de otra materia, del que mana un líquido gota a gota. ‖ **-de Salleron.** Pequeño frasco con un tubo lateral por el cual se vierte el líquido gota a gota con regularidad. El diámetro exterior del tubo es de 3 mm; 20 gotas de agua destilada a 15° pesan exactamente 1 g.

cuerda (del gr. *chordé).* f. A., *Strang;* F., *corde;* In., *cord;* It. y P., *corda.* Parte u órgano en forma de cuerda. ‖ Complicación de la blenorragia, que consiste en una inflamación del tejido celular esponjoso de la uretra, de modo que el pene forma una especie de cuerda tirante. ‖ **-cólica.** Colon duro y contraído que se palpa en el caso de colitis crónica con espasmo.

||-**de Ferrein**. Pliegue vocal. ||-**de Hipócrates**. Tendón de Aquiles. ||-**de Weitbrecht**. Ligamento de Weitbrecht. ||-**de Wilde**. Estrías transversales del cuerpo calloso. ||-**de Willis**. Bridas fibrosas en el interior de los senos de la duramadre. ||-**del tímpano**. V. Nervios (tabla de). ||-**dorsal**. Notocordio. ||-**espinal**. Médula espinal. ||-**sonora**. Conducto semicircular membranoso. ||-**venérea**. Cuerda, 2.ª acep. ||-**vocal**. Bandas membranosas en la laringe, por medio de las cuales se producen los sonidos de la voz. Se dividen en *pliegues vestibulares* o *cuerdas superiores* o *falsas* y *pliegues vocales* o *cuerdas inferiores* o *verdaderas*. Estas últimas se extienden desde las alas del cartílago tiroides hasta el cartílago aritenoides.

cuerno (del lat. *cornu*). m. A., *Horn*; F., *corne*; In., *horn, cornu*; It. y P., *corno*. Asta. ||-**cutáneo**. Excrecencia córnea de la piel, observada principalmente en el cuero cabelludo y en la cara. ||-**de Ammón**. Asta de Ammón. ||-**de la médula espinal**. Asta de la médula espinal. ||-**del cóccix**. Apófisis articulares de la primera vértebra coccígea, en correspondencia con los cuernos del sacro. ||-**del cuerpo calloso**. Prolongaciones anteriores o frontales y posterior u occipital que constituyen los denominados *fórceps anterior* o *menor* y *fórceps posterior* o *mayor*. ||-**del hioides**. Asta del hioides. ||-**del sacro**. Dos apófisis en forma de gancho que se extienden hacia abajo en el vértice del hueso y en correspondencia con los cuernos del cóccix. ||-**del tiroides**. Asta del tiroides. ||-**del útero**. Ángulos tubáricos de la matriz. ||-**del ventrículo lateral**. Divertículos frontal, temporal y occipital de estos ventrículos. ||-**esfenoidal**. Porción más saliente de la cara inferior del hemisferio cerebral; polo temporal. ||-**etmoidal**. Cornete medio. ||-**frontal, occipital**. Polos frontal y occipital del hemisferio cerebral.

cuero (del lat. *corium*). m. A., *Leder*; F., *cuir*; In., *leather*; It., *cuoio*; P., *couro*. Pellejo de los animales, especialmente después de curtido. ||-**cabelludo**. Piel gruesa que cubre el cráneo del hombre.

cuerpo (del lat. *corpus*). m. A., *Körper*; F., *corps*; In., y P., *corpo*. El tronco con sus órganos. || Parte más importante de un órgano. || Masa de tejido especializado. || Cuerpo de Russell. ||-**acetónico**. Acetona, ácido acetoacético y ácido oxibutírico β, o cetonas. ||-**adiposo bucal**. Masa lobulada de grasa que ocupa el espacio entre el masetero y el buccinador; más desarrollada en los niños. ||-**albicante**. Corpus albicans. ||-**albicante**. Cuerpo o tubérculos mamilares. ||-**aloxúricos**. Bases de purina. ||-**amarillo**. Cuerpo lúteo. ||-**amiláceo**. Corpúsculo amiláceo. ||-**anococcígeo**. Masa de tejido fibroso y muscular entre el ano y la punta del cóccix. ||-**antiinmune** o **antiintermediario**. Antiamboceptor. ||-**anular de Cabot**. Cuerpos observados en los hematíes, dispuestos en forma de anillo. Se tiñen de rojo con el colorante de Wright-Leishman y de azul con el eosinato de azul de metileno. ||-**arenáceo**. Nombre dado a granos de sustancia semejante a la arena encontrados algunas veces en las masas papilomatosas. ||-**calcífero**. Osteoplasto. ||-**calloso**. Comisura mayor del cerebro, masa arqueada de la sustancia blanca, situada en el fondo del surco longitudinal y formada por las fibras transversales que conectan ambos hemisferios. ||-**carotídeo**. Glomo carotídeo. ||-**cavernoso**. Las dos columnas eréctiles en el dorso del pene o del clítoris. ||-**cavernoso de la uretra**. Cuerpo esponjoso. ||-**ciliar**. Porción de la zona vascular del ojo, que comprende los músculos y procesos ciliares. ||-**cinéreo**. Tuber cinereum. ||-**coccígeo**. Cuerpo impar situado en la parte anterior del vértice del cóccix, que tiene anastomosis arteriovenosas y células epitelioides. ||-**coloide**. Masas de forma irregular de sustancia gelatinosa en el eje cerebrospinal. ||-**cónico**. Cuerpo de Rosenmüller. ||-**conoide**. Conario. ||-**cromafín**. Paraganglio. ||-**cromófilo**. Cuerpo de Nissl. ||-**cuadrigémino**. Colículo caudal o craneal. ||-**de Amato**. Cuerpos observados en los leucocitos de la sangre en ciertas enfermedades infecciosas y que serían idénticos a los cuerpos de Döhle. ||-**de Arancio**. Tubérculos de fibrocartílago en los vértices de las válvulas semilunares pulmonares y aórticas. ||-**de Arnold**. Pequeños pedazos de eritrocitos en la sangre. ||-**de Aschoff**. Nódulos reumáticos en el miocardio. ||-**de Auer**. Cuerpos de forma alargada que se ven en los linfocitos en ciertos casos de leucemia. ||-**de Babes-Ernst**. Gránulos que se tiñen intensamente con los colorantes de anilina, observados en el protoplasma de las bacterias. ||-**de Balbiani**. Cuerpo oscuro, de estructura radiada, en el vitelo del oocito en desarrollo. ||-**de Barr**. Masa de cromatina (alrededor de 1 μ de tamaño) que representa un cromosoma condensado que se halla en el núcleo de las células femeninas, pero no en las masculinas. Es una estructura planocóncava adosada a la cara interna de la membrana celular. ||-**de Behla**. Cuerpo de Plimmer. ||-**de Bence-Jones**. V. Proteína de Bence-Jones. ||-**de Bender**. Cuerpo de Cesaris-Demel. ||-**de Borrel**. Gránulos diminutos constituyentes de los cuerpos de inclusión de Bollinger de la viruela de las gallinas y considerados como posibles agentes de esta enfermedad. ||-**de Bracht-Wächter**. Zonas necróticas del miocardio, con exudado seroso y leucocitos polimorfonucleares, en la endocarditis infecciosa. ||-**de Buchner**. Proteínas defensivas. ||-**de Call-Exner**. Pequeñas masas redondas en el epitelio de los folículos ováricos en desarrollo, alrededor de las cuales las células foliculares se disponen en rosetón, se observan también en los tumores de células de la granulosa. ||-**de cáncer**. Cuerpo de Plimmer. ||-**de cáncer**. Cuerpo de Russell. ||-**de Cesaris-Demel**. Gránulos de degeneración en los leucocitos, después de anemias graves, que aparecen como vacuolas brillantes. ||-**de Councilman**. Necrosis hialina de células hepáticas descrita por primera vez en la fiebre amarilla, pero que se encuentra también en las hepatitis víricas. ||-**de Deetjen**. Plaquetas de la sangre. ||-**de Donne**. Corpúsculos del calostro. ||-**de Döhle**. Cuerpos en los leucocitos en la fiebre escarlatina y algunas infecciones estreptocócicas. ||-**de Ehrlich**. Gránulos redondeados pequeños que se tiñen con colorantes ácidos, observados en los hematíes en la hemocitólisis grave por intoxicación séptica de la sangre. ||-**de Elzholz**. Cuerpo descrito por este autor en las fibras nerviosas medulares degeneradas. ||-**de fucsina**. Cuerpo de Russell. ||-**de Gianuzzi**. Semilunas de Gianuzzi. ||-**de Gordon**. Elementos aislados en la enfermedad de Hodgkin, con la que se creyó podrían tener una relación causal. ||-**de Guarnieri**. *Cytorrhyctes* de la viruela y la vacuna. ||-**de Hassall**. Corpúsculo de Hassall. ||-**de Heinz Ehrlich**. Glóbulos muy refringentes vistos en los hematíes en el envenenamiento con la fenilhidracina y otros venenos y después de la esplenectomía. ||-**de Herring**. Masas hialinas o coloides esparcidas por el lóbulo posterior de la hipófisis. ||-**de Highmore**. Engrosamiento de la túnica albugínea hacia el borde superior del testículo. Tiene la forma de una cuña, de cuyo vértice, dirigido hacia el interior de la glándula, parten los tabiques que dividen el testículo en varios compartimientos. ||-**de inclusión**. Masas pequeñas, redondas, ovales o irregulares, en el protoplasma y núcleo celulares en las enfermedades producidas por virus filtrables como reacción a ellos. ||-**de Jolly-Howell**. Restos nucleares eritrocíticos. ||-**de Jorst**. Concreciones en el cerebro de animales en la enfermedad de Borna. ||-**de Kurlov**. Observado en los leucocitos mononucleares del conejillo de Indias, que algunos suponen un período del desarrollo de un protozoario. ||-**de Lallemand-Trousseau**. Cilindros de Bence-Jones. ||-**de Landolt**. Pequeños cuerpos alargados entre los bastones y los conos en la capa medular de la retina. ||-**de Langerhans**. V. Islote de Langerhans. ||-**de Laveran**. Plasmodios del paludismo. ||-**de Leishman-Donovan**. Pequeños cuerpos redondeados u ovales encontrados en el bazo y en el hígado de enfermos afectos de la fiebre y caquexia tropical *kala-azar*; son formas intracelulares del protozoario parásito del kala-azar. ||**-de Lieutaud.** TRÍGONO VESICAL. ||**-de Linder.** Cuerpo semejante a los de inclusión de las células epiteliales en el tracoma. ||**-de Lipschütz.** Cuerpo de inclusión en las células epiteliales y nerviosas afectadas en el herpe simple. ||**-de Lostorfer.** CORPÚSCULO DE LOSTORFER. ||**-de Luys.** Subtálamo o hipotálamo. ||**-de Mallory.** Cuerpo semejante a protozoos observados en los espacios linfáticos y células epiteliales de la piel en la escarlatina. ||**-de Malpighi, o mucoso de Malpighi.** RED MUCOSA DE MALPIGHI. ||**-de Marchal.** Cuerpo de inclusión en la ectromelia. ||**-de Michaelis-Gutman.** Masas de células multinucleadas que contienen inclusiones citoplasmáticas calcificadas que asientan en las lesiones vesicales de malacoplaquia. ||**-de Múller.** HEMOCONIA. ||**-de Negri.** CORPÚSCULO DE NEGRI. ||**-de Nissl.** Gránulos gruesos que se tiñen con los colorantes básicos y constituyen el retículo citoplasmático de la célula nerviosa; sustancia tigroide. ||**-de Oken.** CUERPO DE WOLFF. ||**-de Pacchioni.** Pequeñas eminencias en el tejido aracnoideo debajo de la duramadre del cerebro, que producen, por presión, ligeras depresiones en la superficie interna del cráneo (depresiones de Pacchioni). ||**-de Paschen.** Cuerpos de inclusión celulares, vistos en la viruela y la vacuna, de significación imprecisa. ||**-de Perls.** Cuerpo pequeño en forma de maza, que se mueve activamente y se encuentra en la sangre en ciertas formas de anemia perniciosa. ||**-de Plimmer.** Pequeño cuerpo encapsulado descubierto en el cáncer y que se creyó era el parásito causal del mismo. ||**-de Prowazek.** CUERPO DE TRACOMA. ||**-de psamoma.** reas tumorales con las características citadas del psamoma. ||**-de Renaut.** Gránulos pálidos en las fibras nerviosas degeneradas en la distrofia muscular, de significación desconocida. ||**-de Retzius.** Masas o gránulos protoplasmáticos con pigmento en el extremo inferior de una célula pilosa del órgano de Corti. ||**-de Rosenmüller.** PARAOVARIO. ||**-de Ross.** Cuerpos redondos, cobrizos, con granulaciones oscuras y movimientos ameboideos a veces observados en la sangre y otros líquidos en la sífilis; se denominan también *Leukocytozoon pallidum*. ||**-de Russell.** Células con gránulos acidófilos gruesos entre las células epiteliales de las glándulas del estómago. ||**-de Schaumann.** Estructura laminada concéntrica que contiene abundante calcio y hierro, presente en el interior de algunos granulomas epitelioides no caseificantes de diversas entidades clínicas (sarcoidosis, seriliosis, etc.). ||**-de Seidelin.** Gránulos en el interior de los hematíes *Paraplasma flavigenum*, descubiertos por este autor en la fiebre amarilla y a los que creyó causa de la enfermedad. ||**-de Spengler.** ant. Cuerpos inmunes extraídos de los corpúsculos rojos de la sangre de animales inmunizados contra la tuberculosis, empleados en otro tiempo en el tratamiento de la tuberculosis. Denomínanse también *IK (Immunkörper)*. ||**-de Symington.** CUERPO ANOCOCCÍGEO. ||**-de Torres-Texeira.** Cuerpo de inclusión encontrado en el alastrim. ||**-de tracoma.** Cuerpos diminutos encontrados en grupos en el protoplasma de las células epiteliales de la conjuntiva en el tracoma. ||**-de Trousseau-Lallemand.** CILINDROS DE BENCE-JONES. ||**-de Winkler.** Cuerpos esféricos encontrados en las lesiones sifilíticas. ||**-de Wolff.** Mesonefros o riñón primitivo, órgano excretorio del embrión, compuesto de un tubo largo en la parte inferior de la cavidad somática o celoma, paralelo al eje espinal. El cuerpo de Wolff forma, por su desarrollo, la cabeza del epidídimo, el *vas deferens* y el conducto eyaculador en el hombre. ||**-de Zuckerkandl.** Paraganglios encontrados a lo largo de la aorta cerca de su bifurcación. ||**-del esternón.** Porción del esternón comprendida entre el manubrio y la apófisis xifoides. GLADIOLO. ||**-dentado o denticulado.** Pequeña masa oval de sustancia gris en la sección de cada hemisferio del cerebelo. ||**-dentado olivar.** Masa oval de sustancia gris en el cuerpo olivar; núcleo olivar. ||**-epitelial.** GLÁNDULAS PARATIROIDES. ||**-esférico.** Primer estadio del ciclo sexual del parásito del paludismo, que se desarrolla luego en gametocito. ||**-esponjoso.** Masa de tejido eréctil en el pene, que rodea la uretra. ||**-estriado.** Uno de los dos núcleos centrales de los hemisferios cerebrales delante del tálamo, compuestos de dos masas de sustancia gris, núcleo caudado y núcleo lenticular, separadas por la cápsula interna. ||**-extraño.** Cuerpo que no es normal en el sitio donde se encuentra. ||**-facoide.** CRISTALINO. ||**-falciforme.** ESPOROZOITO. ||**-fimbriado.** CUERPO FRANJEADO. ||**-final.** COMPLEMENTO. ||**-folicular vaginal.** Glándula vulvovaginal. ||**-franjeado.** Estrecha banda de sustancia blanca en el borde lateral del cuerpo inferior del ventrículo lateral. ||**-geniculado.** Dos pequeñas eminencias debajo del extremo posterior del tálamo óptico, *interno o medial y externo o lateral*, reunidas por un pequeño fascículo blanco. ||**-glanduloso.** Eminencia esponjosa que rodea el orificio de la uretra femenina. ||**-granuloso.** Leucocito grande cargado de granulaciones. ||**-hemoglobinémico de Ehrlich.** CUERO DE EHRLICH. ||**-hemorrágico.** Coágulo sanguíneo que se forma dentro del folículo de De Graaf después de la ovulación. ||**-hialoideo.** CUERPO VÍTREO. ||**-inmune.** AMBOCEPTOR. ||**-innominado de Giraldès.** PARADÍDIMO. ||**-intercarotídeo.** Masa de vasos sanguíneos, nervios y ganglios, entre las arterias carótidas interna y externa. ||**-intermediario.** AMBOCEPTOR. ||**-intermedio de Flemming.** Pequeño puente de sustancia acidófila que conecta por un extremo las dos estrellas hijas en la mitosis. ||**-interpeduncular.** Pequeña masa de sustancia gris delante del puente, entre los pedúnculos del cerebro. Llámase también *ganglio interpeduncular*. ||**-lenticular.** CUERPO DENTADO. ||**-lúteo.** Masa amarilla celular de función glandular endocrina en el ovario en el lugar de un ovisaco que se ha desembarazado de su ovocito; si el huevo ha sido impregnado, el cuerpo lúteo crece y dura varios meses (*cuerpo lúteo verdadero, de embarazo*); si la fecundación no se ha efectuado, el cuerpo lúteo degenera y se coarruga (*cuerpo lúteo falso, de menstruación*). En ellos se produce la progesterona. ||**-mamilar.** Cada uno de los dos tubérculos redondeados en el suelo del diencéfalo, unidos al tálamo óptico y al mesencéfalo. ||**-médico.** Personal facultativo del ejército, armada, municipio, etc., considerado como una entidad. ||**-metacromático.** Gránulos peculiares en el interior de las bacterias, que se tiñen diferentemente del cuerpo celular. ||**-mioplásico.** Célula embrionaria que da origen al fascículo estriado del músculo y al mioloma. ||**-muriforme.** Grupo de células que forman el vitelo una vez terminada la segmentación. ||**-olivar.** Prominencias olivares a los lados de las pirámides anteriores en la medula oblongada. ||**-pampiniforme.** PARAOVARIO. ||**-paranuclear.** Esfera de atracción. Centrosoma. ||**-paraolivar.** Núcleos olivares accesorios. ||**-parasimpático.** Cuerpo intercarotídeo y glándula coccígea. ||**-paraterminal.** Área cerebral desde el pedúnculo olfatorio a la lámina terminal y por entre el cuerpo calloso y el surco del hipocampo. ||**-paratiroides.** GLÁNDULAS PARATIROIDES. ||**-pineal.** Órgano pequeño, rojizo, coniforme, del tamaño de un guisante, situado en el espesor de la tela coroidea, encima de los tubérculos cuadrigéminos anteriores y detrás del III ventrículo. Denomínase también *epífisis, conárium*. ||**-piramidal.** La pirámide de la médula. ||**-pituitario.** HIPÓFISIS. ||**-polar.** Pequeños cuerpos en el huevo en la época de maduración, que son expulsados. ||**-presegmentante.** Parásitos del paludismo antes del período de segmentación. ||**-psaloides.** ant. LIRA. ||**-reactivo.** Productos específicos de reacción contra los virus filtrables, como los de Negri en la rabia y los de Guarnieri en la viruela. ||**-residual.** Material no degradable por los lisosomas, que permanece en el citoplasma durante algún tiempo o puede expulsar por emiocitosis. ||**-restiforme.** TUBÉRCULO CUNEIFORME. ||**-reticular.** RED MUCOSA DE MALPIGHI. ||**-riciforme.** Pequeños cuerpos semejantes a granos de arroz, que se forman en los tendones y articulaciones y flotan en el líquido del higroma. ‖ **-romboidal.** Cuerpo dentado del cerebelo. ‖ **-semilunar.** Semilunas o crecientes de Gianuzzi. ‖ **-subtalámico.** Hipotálamo. ‖ **-suprarrenal.** Glándula suprarrenal. ‖ **-tigroide.** Cuerpo de Nissl. ‖ **-tiroides.** Tiroides. ‖ **-trapezoide.** Masa de fibras transversas que se extienden por la parte central del puente y forman parte del nervio coclear. ‖ **-tritíceo.** Nódulo de cartílago en el ligamento tirohioideo; de él toma origen el músculo triticeogloso cuando existe. ‖ **-ultimobranquial.** Formaciones embrionarias de la pared faríngea que emigran con las paratiroides y se fusionan con el tiroides; consideradas como bolsas viscerales rudimentarias o como tiroides laterales primordiales. ‖ **-vertebral.** Segmento anterior macizo cilíndrico de una vértebra. ‖ **-vítreo.** Sustancia transparente que llena la mayor parte del globo ocular, contenida en una membrana hialoidea entre el cristalino y la retina.

cuichunchuli. m. Planta violácea (*Ionidum parviflorum*) de Sudamérica; emética, catártica y diurética, de efectos semejantes a los de la ipecacuana.

culantrillo. m. Capilera.

culdoscopia (del fr. *cul-de-sac* y el gr. *skopein*, observar). f. F., *culdoscopie*. Endoscopia del fondo de saco de Douglas con un instrumento óptico especial, el *culdoscopio*, introducido por el fondo de saco posterior vaginal.

culebrilla (dim. de *culebra*). f. Nombre de una afección cutánea herpética que se extiende formando líneas onduladas, común en los países tropicales.

Culex. Género de mosquitos culícidos caracterizado por los palpos cortos y porque sus individuos mantienen el cuerpo paralelo a la superficie en que descansan; no son malaríferos como los anofeles. Varias spp. transmiten diversas enfermedades. Entre los más conocidos se halla el *C. annulirostris, C. fatigans, C. molestus, C. pipiens, C. quinquefasciatus, C. tarsalis* y el *C. tritaeniorhyncus*.

culícidos (del lat. *culex, -icis*, mosquito). m. pl. Familia de insectos dípteros, nematóceros, psicódidos, con el cuerpo cubierto de escamas, cuyas hembras son hematófagas y pican al hombre. Comprende diez gén. s, de los que interesan en medicina sólo tres: el *Aedes*, el *Culex* y el *Megarhinini*.

culicífugo (del lat. *culex, -icis*, mosquito, y *fugare*, ahuyentar). adj. y s. F., *culicifuge*. Preparación destinada a ahuyentar los mosquitos.

culmen (lat.). m. F., *culmen*. Porción superior y anterior del montículo en el vermis superior del cerebelo. ‖ Punto más elevado de alguna cosa.

culpabilidad. Sentimiento personal de la propia responsabilidad en la transgresión cometida. ‖ Imputabilidad, responsabilidad.

culpabilidad (del lat. *culpabilis*, culpable). f. A., *Schuld*; F., *culpabilité*; In., *guiltness*; It., *colpabilità*; P., *culpabilidade*. Calidad de culpable. ‖ **-(Sentimiento de).** V. Sentimiento de culpabilidad.

cultelado o **cultelar** (del lat. *cultellus*, cuchillito). adj. Que tiene forma de cuchillo.

cultivación. f. Cultivo.

cultivo (de *culto*). m. A., *Kultur*; F., *culture*; In., *culture*; It. y P., *cultura*. Propagación artificial de microorganismos, células o tejidos. ‖ Medio donde se propagan artificialmente los microorganismos. ‖ **-atenuado.** El que contiene microorganismos poco o no virulentos. ‖ **-corioalantoideo.** Cultivo de microorganismos en células o tejidos corioalantoideos de pollo. ‖ **-de células o de órganos.** Cultivo de células y de órganos vivos fuera del organismo de que provienen. ‖ **-de enriquecimiento.** Medios, generalmente líquidos, que favorecen el crecimiento de determinadas especies e inhiben las restantes. ‖ **-directo.** El de bacterias por siembra o inoculación directa de éstas desde su origen natural al medio artificial. ‖ **-en estría.** Inoculación de un medio de cultivo por arrastre de la aguja de platino sobre la superficie del medio. ‖ **-en gota pendiente.** Cultivo en el que las bacterias se inoculan en una gota de líquido depositada en un cubreobjetos, que después se invierte y se coloca sobre un portaobjetos excavado. ‖ **-en placa.** El que se efectúa en un medio sólido contenido (o que se vierte) en placas de Petri o cajas similares. ‖ **-enriquecido.** El que contiene sustancias (hidratos de carbono, aminoácidos, sangre, etc.) que favorecen el desarrollo de bacterias exigentes. ‖ **-fraccional.** Siembra en un medio de una pequeña porción de cultivo que contiene varias spp. de bacterias. De este cultivo se toma otra pequeña porción que se siembra en otro medio, y así sucesivamente, hasta obtener el cultivo puro de la sp. que se desea. ‖ **-inclinado.** El desarrollado en un tubo de ensayo en el que el medio de cultivo se ha solidificado estando el tubo inclinado. ‖ **-indicador.** El preparado de tal modo, mediante la adición de azúcares o aminoácidos y un indicador, p. ej., que cambia de aspecto cuando determinadas bacterias se desarrollan en él. ‖ **-líquido.** El que se efectúa en un medio líquido. ‖ **-(Medio de).** Toda sustancia útil para ser empleada en el cultivo de las bacterias, como agar, gelatina, caldo, leche, patata, suero, etc. ‖ **-negativo.** El resultado de la siembra de un producto sospechoso que no da signos de desarrollo de bacterias. ‖ **-ordinario.** El preparado a base de una peptona y cloruro sódico, con agar o sin éste, y sin ningún otro enriquecimiento. ‖ **-por picadura.** Cultivo en un medio sólido o semilíquido, en el que la inoculación se efectúa por medio de una aguja en el centro y en la masa del medio. ‖ **-selectivo.** Medio preparado con ingredientes tales que permita la fácil identificación de diversas especies o géneros bacterianos; por ejemplo: medio SS, medio Chapman, Sabouraud, etc. ‖ **-sensibilizado.** Cultivo al que se ha añadido antisuero específico. ‖ **-sólido.** El que se efectúa en un medio solidificado. ‖ **-stock.** El permanente del cual se toman las siembras.

PRINCIPALES MEDIOS DE CULTIVO

Medio de Abe *(para gonococos).* Se mezclan 500 g de carne sin grasa finamente picada con 1 l de agua. Se deja macerar en la nevera de 8 a 24 horas; luego se filtra por papel y a continuación por filtro de porcelana o membrana en recipientes estériles. Para el uso se mezcla con peptona líquida o sólida en la proporción de 1 a 5. ‖ **-bilis.** El constituido por taurocolato sódico y tornasol en pasta en cantidad suficiente para darle color púrpura. ‖ **-de agar común.** Macerado de agar en agua; se le añade un 15 o 20 % de caldo común, se esteriliza, se filtra y se reparte en placas o tubos. ‖ **-de agar patata.** Medio compuesto de pulpa de patata, peptona, cloruro de sodio, glicerina y agar. Se utiliza especialmente para el cultivo de brucelas. ‖ **-de Aronson** *(para el aislamiento del vibrión colérico).* Agar-agar, 35 g; peptona y extracto de carne, aa, 10 g; cloruro de sodio, 5 g; solución de carbonato de sodio al 10 %, 60 ml; solución de azúcar de caña al 20 %, 50 ml; solución saturada de fucsina básica, 4 ml; solución de sulfito sódico al 10 %, 20 ml; agua 1.000 ml. ‖ **-de Avery** *(para el neumococo).* Caldo de carne, 90 ml; solución de glucosa al 20 %, 5 ml; sangre de conejo desfibrinada, 5 ml. ‖ **-de Bariekow.** A una solución de nutrosa al 1 % se añade 0,5 % de cloruro de sodio, 1 % de lactosa y tornasol en cantidad suficiente para colorar de azul la mezcla. ‖ **-de Besredka y Jufille.** Albúmina, yema de huevo y caldo de buey en la proporción de 4:1:5. ‖ **-de Beyrnick** *(para las bacterias fijadoras de nitrógeno).* Fosfato ácido de potasio, 1 g; sulfato de magnesio, 0,2 g; cloruro de sodio, 0,02 g; solución de sulfato de hierro al 0,1 %, 1 ml; solución de sulfato de manganeso al 0,1 %, 1 ml, y dextrosa, 20 g; agua, 1.000 ml. ‖ **-de Blaxall.** Caldo con agar, peptona de Witte y maltosa. ‖ **-de Boeck y Drbohlav** *(para amebas).* Cloruro de sodio, 9 g; cloruro de calcio, 0,2 g; cloruro de potasio, 0,4 g; bicarbonato de sodio, 0,2 g; glucosa, 2,5 g; agua, 1.000 ml. ‖ **-de Bordet y Gengou.** Agar con patata, glicerina y sangre. ‖ **-de Braun.** Caldo con agar que contiene el 1 % de lactosa, el 0,01 % de fucsina y el 0,025 % de sulfito sódico. ‖ **-de caldo de carne.** A 1 l de agua a 55° se añaden 3 g de extracto de carne, 10 de peptona y 5 de sal común. No es necesaria la ebullición. ‖ -**de Capaldi-Proskauer núm. 1.** Medio compuesto de cloruro de sodio, 2 g; sulfato de magnesio, 0,1 g; cloruro de calcio, 0,2 g; fosfato ácido de potasio, 2 g; asparagina, 2 g; manita, 2 g, solución de tornasol, 47,5 ml, y agua 1.000 ml. ‖ -**núm. 2.** Peptona, 20 g; manita, 1 g; solución de tornasol, 47,5 ml, y agua 1.000 ml. ‖ -**de Clark y Lubs.** Solución de peptona con el 0,5 % de dextrosa. ‖ -**de Clauberg.** Suero de buey coagulado con glicerol y telurato potásico. ‖ -**de Cled.** Medio diferencial para enterobacteriáceas (lactosa-positivas y lactosa-negativas); inhibe además la invasividad de *Proteus* sp. ‖ -**de Cohn** *(para el desarrollo de levaduras y mohos).* Agua, 1.000 ml; fosfato ácido de potasio, 5 g; fosfato de calcio, 0,5 g; sulfato de magnesio, 5 g; tartrato amónico, 10 g. ‖ -**de Conradi.** Agar nutricio o caldo con agar que contiene pequeñísimas cantidades de verde brillante y ácido pícrico. ‖ -**de Conradi-Drigalski.** Agar nutricio que contiene 25 % de suero sanguíneo, 1 % de nutrosa, 1 % de lactosa, 12 % de solución de tornasol y 1 % de solución de cristal violeta en solución al 1 %. ‖ -**de Councilman y Mallory.** Suero sanguíneo coagulado y esterilizado. ‖ -**de Cox.** Saco vitelino del embrión de pollo para el cultivo de rickettsias. ‖ -**de Chapman.** Selectivo para estafilococos. ‖ -**de Chaudelter al rojo Congo** *(para el bacilo tífico).* A 1 l de agar al 30 % se añaden 15 g de lactosa, se esteriliza a 115°, se agregan 10 ml de solución de sosa al 0,5 % y 10 ml de solución acuosa de rojo Congo al 3 %. ‖ -**de Dieudonné.** Caldo con agar al 30 %, 7 partes, y mezcla de sangre de buey e hidróxido de sodio, 3 partes. ‖ -**de Dorset.** Mezcla de huevo completo, 3 partes, y solución fisiológica del cloruro de sodio, 1 parte; se coagula por calor en tubos inclinados para el cultivo del bacilo de la tuberculosis. ‖ -**de Dunham.** Solución de peptona al 1 % en solución salina al 0,5 %. ‖ -**de Durham.** Caldo en el que se ha desarrollado el *Escherichia coli* que se supone ha utilizado cualquier azúcar o carbohidrato que luego se clarifica y esteriliza. ‖ -**de Eisenberg.** Mezcla de 1 parte de caldo y 3 de leche, a la que se añade el 35 o 40 % de polvos de arroz; para el cultivo de bacterias cromógenas. ‖ -**de Eisner.** Medio constituido por patata y gelatina. ‖ -**de embrión de pollo.** Se usa para cultivo de virus, rickettsias, gonococos, meningococos, hongos, etc. Se toma un huevo fecundo con embrión ya formado (14 días) y se perfora la cáscara con carborundum previa esterilización de la región; se separa el cuadrado de cáscara con pinzas estériles y se inocula a través de las membranas. Se tapa la ventanilla con celofán estéril y se incuba para maduración. ‖ -**de Endo.** MEDIO DE BRAUN. ‖ -**de Eyre.** MEDIO DE CONRADI-DRIGALSKI. ‖ -**de Fawcus.** Caldo con agar-agar, 20 g; peptona, 20 g; taurocolato de sodio, 5 g; lactosa, 5 g; solución de verde brillante al 1 %, 20 ml, y solución de ácido pícrico al 1 %, 20 ml. ‖ -**de Filides.** Sangre con pepsina; para el cultivo del bacilo de la influenza. ‖ -**de Fleming.** Agar con ácido oleico. ‖ -**de Frugoni.** porciones de órganos de conejo u otro animal sostenidos por varillas de vidrio en un tubo de ensayo con solución de glicerina al 6 %; de modo que establezcan contacto con el líquido pero no estén sumergidas en él. ‖ -**de Fränkel y Voges.** Medio compuesto de asparagina, 4 g; fosfato ácido de sodio, 2 g; lactato amónico, 6 g, y cloruro de sodio, 5 g; en 1.000 ml de agua. ‖ -**de Gasperini.** Caldo de cultivo compuesto de agua, 1.000 ml; harina de trigo, 150 g; sulfato de magnesio, 0,5; nitrato potásico, 1 g, y glucosa, 15 g. ‖ -**de Goadsby.** Patata y gelatina. ‖ -**de Goodspasture.** MEDIO DE EMBRIÓN DE POLLO. ‖ -**de Guarnieri.** Caldo solidificado con el 10 % de gelatina y el 0,5 % de agar. ‖ -**de Guy.** Caldo solidificado con el 1% de agar, que contiene el 10 % de sangre citratada, empleado especialmente para el cultivo del gonococo. ‖ -**de Heiman.** Mezcla de 1 parte de líquido ascítico con 2 partes de caldo con agar al 3 %. ‖ -**de Heller.** Orina y gelatina. ‖ -**de Hershell.** Solución de extracto de malta. ‖ -**de Hiss.** Compuesto de agar, 8 g; gelatina, 40 g; peptona, 10 g; extracto de carne, 3 g; cloruro sódico, 5 g; glucosa, 5 g, y agua, 1.000 ml. ‖ -**de Hitchen.** Caldo que sólo contiene el 0,1 % de agar. ‖ -**de Holt-Harris y Teague.** Caldo nutricio de agar adicionado, inmediatamente antes del uso, del 0,5 % de sacarosa y 0,5 % de lactosa; luego, a cada 100 ml se añaden 2 ml de solución de eosina al 2 % y 2 ml de solución de azul de metileno al 0,05 %. ‖ -**de Holz.** Patata y gelatina. ‖ -**de Kanthack y Stephen.** Líquido ascítico y pleurítico calentado, al que se añade el 0,2 % de hidróxido de sodio y el 0,5 % de agar para solidificarlo. Pueden añadirse además glucosa o glicerina. ‖ -**de Kitasato.** Caldo nutricio con el 2 % de glucosa y el 0,4 % de formiato de sodio. ‖ -**de Krumweide.** Extracto de carne de buey con agar, lactosa, glucosa y verde brillante, de reacción neutra. ‖ -**de Libman.** Líquido ascítico o pleurítico, 1 parte, con 2 partes de agar y el 2 % de dextrosa. ‖ -**de Lipschütz.** Caldo con albúmina de huevo ‖ -**de Lorrain-Smith.** Suero sanguíneo con el 0,05 % de hidróxido de sodio. ‖ -**de Lubenau.** Medio de Dorset con el 1,5 % de glicerina. ‖ -**de Löffler.** Caldo con agar que contiene, por cada litro, 10 g de dextrosa y de 15 a 25 ml de solución de verde malaquita al 1 % ‖ Caldo nutricio con dextrosa y suero sanguíneo, en tubos de ensayo inclinados. ‖ -**de Löwenstein-Jensen.** El especialmente preparado para el cultivo de *Mycobacterium tuberculosis*. ‖ -**de Mac Conkey.** Medio con el 1,5 % de agar-agar, 2 % de peptona, 0,5 % de taurocolato sódico, 1 % de lactosa, y rojo neutro, c. s. para coloración. ‖ -**de Martin.** Preparación de 5 partes de peptona del estómago de un cerdo y 100 partes de suero de conejo. ‖ -**de Moor.** Medio sin nitrógeno, compuesto de sulfato de magnesio, fosfato ácido de potasio, azúcar, agar y agua. ‖ -**de Mueller-Hinton.** Especialmente indicado para el estudio de la sensibilidad *in vitro* de las bacterias a los antibióticos. ‖ -**de NNN.** El compuesto de agar, 14 g; sal, 6 g, y agua, 900 ml, al que se añade un tercio de volumen de sangre de conejo; para el cultivo de *Leishmania donovani*. ‖ -**de Noguchi.** Caldo con agar al que se ha añadido la mitad de su volumen de líquido ascítico y una porción de tejido animal fresco; el todo cubierto de aceite de parafina para favorecer las condiciones anaerobias. ‖ -**de Omeliansky.** Líquido para el cultivo de los organismos que fermentan la celulosa, compuesto de sulfato de magnesio, fosfato potásico, sulfato amónico, cloruro de sodio y cal precipitada, disueltos en agua. ‖ -**de Pal.** Solución salina normal, 1 parte; huevo de gallina, 3 partes; coagulado por el calor después de coloración en tubos de ensayo; para el cultivo del bacilo de la difteria. ‖ -**de Parietti.** Caldo nutricio con pequeñas cantidades de una mezcla de ácido clorhídrico (4 ml) y solución de fenol al 5 % (100 ml). ‖ -**de Park y Williams** *(para el cultivo de Hae*mophilus sp.*).* Caldo nutricio al que se ha añadido el 5 o 10 % de sangre fresca y que se ha calentado a 75°. ‖ -**de Pasteur** *(para el cultivo de levaduras).* Contiene tartrato amónico, 10 g; azúcar de caña, 100 g, y cenizas de 10 g de levadura, en 1.000 ml de agua. ‖ -**de Petroff.** Jugo de carne preparado con 500 g de buey picado en 500 ml de una solución de glicerina al 15 %, al que se añade huevo bien batido y violeta de genciana en proporción del 1 %. ‖ -**de Petroff.** Medio para el bacilo tuberculoso, que contiene fosfato ácido de potasio y magnesio, asparagina, ácidos sulfúrico, fosfórico y cítrico y glicerina. ‖ -**de Piorkowski.** Orina fermentada, 10 partes, peptona, 0,5 partes, y gelatina, 33 partes. ‖ -**de Reddish.** Caldo y extracto de Malta. ‖ -**de Rettgen** *(para cultivos anaerobios).* Carne magra, 400 g; claras de huevo, 6, y agua, 11. Se calienta la carne y los huevos separadamente, se mezclan antes de ponerlos en tubos y se añade carbonato de cal. ‖ -**de Robertson.** Infusión de corazón de buey. ‖ -**de Rusell.** Caldo con agar, dextrosa, lactosa, y tornasol para colorar. ‖ -**de Sabouraud.** Caldo con agar al 1,3 %, peptona y maltosa. ‖ -**de Sabouraud.**

cultural - cura

Peptona, 30 g; agar, 15 g; agua, 1.000 ml para el cultivo de levaduras y hongos filamentosos. ||-**de Soyka.** Mezcla de caldo nutricio, 1 parte, y leche solidificada con polvo de arroz, 3 partes. ||-**SS.** Selectivo diferencial para salmonelas y shigelas. ||-**de T.C.B.S.** Selectivo para vibrión colérico. ||-**de Tarchanof y Kolesnikof.** Se ponen huevos con su cáscara en una solución decinormal de sosa cáustica por 10 días, se quitan las cáscaras y se cortan a rebanadas, que se lavan en agua corriente por 2 horas, se ponen en placas de Petri y se esterilizan. ||-**de Teague y Travis.** Caldo de agar desprovisto de azúcares, al que se añaden nutrosa, sacarosa, eosina y pardo de Bismarck. ||-**de Thayer-Martin.** Medio adicionado de antibióticos y enriquecido con diversos principios de crecimiento, ideado para el aislamiento de gonococo a partir de productos patológicos. ||-**de Uschinsky.** Compuesto de asparagina, 3,4 g; lacato de amonio, 10 g; cloruro de sodio, 5 g; sulfato de magnesio, 0,2 g; cloruro de calcio, 0,1 g; fosfato ácido de potasio, 1 g; glicerina, 40 ml, y agua, 1.000 ml. ||-**de Vedder.** Infusión de carne de buey con agar y el 1 % de almidón. ||-**de Washbourn.** Caldo con agar y el 10 % de sangre citratada. ||-**de Wassermann.** Caldo con agar, al que se han añadido líquido ascítico y nutrosa. ||-**de Weil.** Caldo con agar y patata. ||-**de Werbitski.** Caldo con agar al que se ha añadido 15 ml de una solución de verde China al 2 %. ||-**de Wertheimer.** Mezcla de partes iguales de caldo, agar y sangre humana. ||-**de Weyl.** Caldo nutricio que contiene el 2 % de glucosa y el 0,1 % de sulfindigotato de sodio. ||-**de Winogradsky.** Medio para el cultivo de las bacterias que fijan el nitrógeno, que contiene sulfato amónico, fosfato amónico, cloruro cálcico, fosfato potásico y carbonato sódico, disueltos en agua y solidificado el todo con ácido silícico. ||-**de Wuntz.** Caldo con agar, con el 2 % de lactosa, y tintura de tornasol para dar un color púrpura azulado.

cultural (del lat. *cultura*, cultivo). adj. Relativo o perteneciente al cultivo.

Culver (Raíz de). Raíz de leptandra.

Cullen (Diabetes de) (William *Cullen*, médico inglés, 1712-1790). V. Diabetes insípida. ||-**(Signo de)** (Thomas S. *Cullen*, cirujano norteamericano, 1868-1953). V. Signo.

cumarínicos o **cumaroles.** m. pl. Grupo de compuestos derivados de la 4-hidroxicumarina, que se caracterizan por provocar inhibición de la síntesis del complejo protrombínico (factores II, VII, IX y X), con lo que producen un estado de hipocoagulabilidad. Se emplean en la profilaxis y tratamiento de las trombosis y embolias.

cumarú. m. Planta de la familia de las leguminosas, cuyo fruto se conoce con el nombre de *haba tonca* o *del Tonkín*.

cumeno. m. Cumol. Isopropilbenceno.

cuminol. m. Líquido incoloro o amarillento de olor a comino, sabor urente, volátil, que existe en la esencia de comino con el cimeno.

Cuminum cyminum. V. Comino.

cumís o **kumiss** (del tártaro). m. A., *Kumys;* F., *koumis;* In., *kumyss;* It. y P., *kumiss*. Leche fermentada de yegua.

cumulus (lat.). m. Montículo. ||-**oophorus** o **proligerus.** El disco prolígero.

cunehisterectomía o **cuneohisterectomía** (del lat. *cuneus*, cuña, el gr. *hystéra*, matriz, y *ektomé*, escisión). f. F., *cunéohystérectomie*. Escisión de un segmento cuneiforme del tejido uterino para la corrección de la anteflexión o disminución del tamaño del órgano.

cuneiforme (del lat. *cuneus*, cuña, y de *forma*). adj. En forma de cuña. || m. F., *cunéiforme*. Nombre de tres huesos de la segunda fila del tarso; cuñas.

Cunéo (Operación de) (Bernard *Cunéo*, cirujano francés, 1873-1944). V. Operación.

cuneus (lat.). m. Cuña.

cunículo (del lat. *cuniculus*). m. F., *sillon cutané dû au sarcopte de la gale*. Nombre de los surcos y galerías del ácaro *Sarcoptes hominis* en la piel humana.

cuniculus (lat.). m. Cunículo.

Cunila. Género de plantas labiadas, una de cuyas especies, la *C. mariana*, de Norteamérica, es diurética y diaforética.

cunnilingus (del lat. *cunnus*, vulva, y *lingua*, lengua). m. F., *cunnilingus*. Estimulación de los genitales femeninos por medio de la boca o lengua.

cunnus (lat.). m. Vulva.

cuña (de *cuño*, y éste del lat. *cuneus*). f. A., *Keil*; F., *coin*; In., *wedge*; It., *cuneo*; P., *cunha*. Porción de esta forma en el lóbulo occipital del cerebro en su cara interna, comprendida en el ángulo que forman al separarse uno de otro los surcos calcarino y parietooccipital. || Cada uno de los huesos cuneiformes que forman parte del tarso.

cuprea. f. Especie vegetal del género *Remijia*, cuya corteza contiene quinina.

cupreína. f. Alcaloide de la corteza de cuprea; febrífugo.

cuprismo (del lat. *cuprum*, cobre). m. Envenenamiento crónico por las sales de cobre.

cuproterapia (del lat. *cuprum*, cobre, y el gr. *therapeía*, tratamiento). f. Tratamiento de ciertas enfermedades por las sales de cobre.

cuprum (lat.). m. Cobre.

cúpula (del lat. *cupula*, dim. de *cupa*, cuba). f. A., *Kuppel*; F., *cupule*; In. e It., *cupola*; P., *cúpula*. Cuerpo gelatinoso suspendido encima del epitelio de la cresta ampollar. ||-**del caracol** o **de la cóclea.** Pequeña bóveda en el vértice del conducto espiral del caracol. ||-**del radio.** Excavación en cúpula de la cabeza del radio, *fosita articular*. ||-**pleural.** Pleura cervical.

cura (del lat. *cura*, cuidado). f. A., *Kur*; F. e In., *cure*; It. y P., *cura*. Curación. || Tratamiento especial a que se somete un enfermo, sea cual fuere el éxito del mismo. || Aplicación de varias sustancias y materiales en el tratamiento de una herida o lesión, y estas mismas sustancias y materiales. (Para los términos que no se encuentren en este apartado V. Tratamiento.). ||-**antiséptica.** Aplicación de gasa impregnada con una solución antiséptica. ||-**búlgara.** Tratamiento de las enfermedades de Parkinson por la belladona a altas dosis *per os*. Aeroterapia. ||-**de aislamiento.** Aislamiento. ||-**de altitud.** Permanencia en las montañas con un fin terapéutico. ||-**de Balint.** Régimen desclorurado y empleo de pan con bromuro de sodio en lugar de sal común. ||-**de Banting.** Tratamiento de Banting. ||-**de Baynton.** Método de tratamiento de las úlceras atónicas por la aplicación de tiras de esparadrapo que cubren la úlcera en su totalidad. ||-**de baños de mar** o **de aguas minerales.** Estación transcurrida a orillas del mar o en un establecimiento de aguas minerales con un fin terapéutico. ||-**de Castellino.** Hepatoterapia. ||-**de Czerny-Trunecek.** desus. Tratamiento del epitelioma cutáneo por la aplicación local de ácido arsenicoso, 1 parte, diluido en alcohol y agua, 75 partes de cada. ||-**de descloruración.** Método terapéutico aplicable especialmente a los edemas brígthicos, que consiste en restringir hasta el mínimo posible la introducción en el organismo del cloruro sódico y evitar nuevas retenciones hidrocloruradas, para detener el progreso del edema. ||-**de diuresis.** Método terapéutico que consiste esencialmente en estimular la función urinaria mediante la ingestión metódica de cantidades variables de agua mineral. ||-**de Fleiner.** desus. Tratamiento de la úlcera gástrica por la introducción en el estómago con la sonda de grandes cantidades de subnitrato de bismuto. ||-**de hambre.** Dieta famis. ||-**de Karell.** Uso sistemático de la dieta de leche desnatada en cantidad reducida, con el propósito de desembarazar el sistema circulatorio. ||-**de Keeley.** desus. Método de tratamiento por el cloruro de oro contra los hábitos alcohólicos y opiómanos. ||-**de Kneipp.** Cura de paseos por pisos húmedos con los pies descalzos. ||-**de lavado.** Cura de diuresis. ||-**de leche.** Uso exclusivo de la leche como medio de tratamiento. ‖ **-de limo** o **lodo.** Método de curación practicado en Odessa (Ucrania) por medio de pantanos salados aislados del mar, en la escrófula, raquitismo, reumatismo y enfermedades de la piel. ‖ **-de Mitchell-Playfair.** CURA DE WEIR-MITCHELL. CINESITERAPIA. ‖ **-de Oertel.** CURA DE TERRENO. ‖ **-de Pasteur.** Tratamiento antirrábico. ‖ **-de patatas.** desus. Tratamiento de los cuerpos extraños en el conducto digestivo por la ingestión de grandes cantidades de patatas. ‖ **-de Ponndorf.** Cutirreacción a la tuberculina como tratamiento de la tuberculosis pulmonar o como vacuna en las artritis crónicas. ‖ **-de recalcificación.** desus. Método de tratamiento de la tuberculosis preconizado por Ferrier, que consiste en la recalcificación de los bacilares por la absorción de sales insolubles de cal. ‖ **-de Schweninger.** Tratamiento de la obesidad por la restricción de líquidos hasta el mínimo tolerable. ‖ **-de Schweninger.** HELIOTERAPIA. ‖ **-de Scott.** Ungüento mercurial compuesto. ‖ **-de sol** o **solar.** Soleamiento metódico de los enfermos desnudos y a pleno sol. ‖ **-de suero.** Administración de suero de leche fresca de un modo prolongado al interior y a veces en baños. ‖ **-de terreno.** Método de Oertel; marcha progresivamente ascensional en terrenos en declive. ‖ **-de uvas.** Empleo de uvas por la mañana en ayunas en cantidad suficiente para obtener un efecto laxante. ‖ **-de Weir-Mitchell.** Cura de sobrealimentación, que utiliza el aislamiento, el reposo absoluto, la excitación de los músculos por medio del masaje y la activación del aparato circulatorio por la hidroterapia y una alimentación fácil de digerir en cantidad progresiva y en comidas frecuentes. ‖ **-de Whipple.** HEPATOTERAPIA. ‖ **-de Zander.** Gimnasia médica con aparatos especiales. ‖ **-económica.** Cura en la que no se utilizan todos los medios terapéuticos disponibles por contraindicarlo el estado del enfermo. ‖ **-oclusiva.** Cura que cierra completamente una herida y previene la infección exógena. V. MÉTODO DE TRUETA. ‖ **-protectiva** o **protectora.** Cura que previene el traumatismo o la infección. ‖ **-psíquica.** PSICOTERAPIA. ‖ **-radical.** La que hace desaparecer completamente una afección interna o quirúrgica, como la radical de la hernia, del hidrocele. ‖ **-seca.** Aplicación a una herida de gasa seca, algodón hidrófilo, etc. ‖ **-termal.** CRENOTERAPIA.

curable (del lat. *curabilis*). adj. Dícese de una enfermedad susceptible de curación.

curación (del lat. *curatio, -onis*). f. A., *Heilung;* F., *guérison;* In., *healing;* It., *guarigione;* P., *curação*. Restablecimiento de la salud o restauración de partes heridas. ‖ Conjunto de procedimientos para tratar una enfermedad o afección. ‖ **-por primera intención.** Curación de una herida en la cual las partes separadas se unen directamente sin intervención de granulaciones. ‖ **-por segunda intención.** Curación de una herida por repleción de la misma con granulaciones. ‖ **-por tercera intención.** Unión por adherencia de superficies granulosas.

curanderismo. m. Ejercicio ilegal de la medicina por individuos que no poseen el título de médico.

curandero (del lat. *curandus*, p. p. de futuro de *curare*, cuidar, curar). adj. y s. A., *Kuacksalber;* F., *charlatan;* In., *quack;* It., *ciarlatano;* P., *curandeiro*. Persona que hace de médico sin serlo, especialmente el charlatán que vende o proporciona sustancias más o menos medicamentosas o ejecuta prácticas misteriosas.

curangina. f. Glucósido amargo de *Curanga amara*, planta escrofulariácea del sur de Asia, vulneraria, febrífuga y vermífuga.

curare. m. F., *curare.* Producto conocido antiguamente como veneno, preparado de varias especies de los géneros *Strychnos* y *Chondodentron*, empleado como veneno de flechas por los indios de Sudamérica. El de uso medicoquirúrgico, obtenido principalmente del *Chondodendron tomentosum*, debe su acción al alcaloide tubocurarina, paralizante de los músculos esqueléticos e inhibidor de la reacción a los impulsos nerviosos y a la acetilcolina. Se emplea contra el tétanos, para reducir las convulsiones y espasmos musculares en el electrochoque y obtener una más completa relajación de los músculos en la anestesia. Se suele dosificar, tanto el curare como la tubocurarina, en unidades. V. UNIDAD.

curarina. f. F., *curarine*. Alcaloide cristalino, tóxico, del curare; hoy llamado *d*-tubocurarina.

curarizante (de *curare*). adj. s. Se aplica a las sustancias naturales o sintéticas, que como el curare, producen relajamiento de los músculos esqueléticos, por interrupción del impulso nervioso a nivel de la unión. Ú. t. c. s. ‖ **-de síntesis.** Producto de idénticas acciones que el tubocurarina. En todos ellos existen dos o tres N cuaternarios separados entre sí por una distancia equivalente a 15 Å. Pueden actuar por una acción competitiva con la acetilcolina en la placa motora, como ocurre con la gallamina y el pancuronio, o bien ser despolarizantes, como el decametonio, la succinilcolina y el benzoquinonio.

curasao, curazao o **curação.** m. Licor o cordial muy aromático obtenido de la corteza de una variedad de naranja agria que crece en la isla de Curazao; tiene propiedades estomáquicas y estimulantes.

Curcas. Género de arbustos euforbiáceos, una de cuyas especies, *C. purgans*, tiene semillas catárticas, llamadas *nueces purgantes* o *de Barbados*, las cuales suministran un aceite purgante que se emplea como el aceite de ricino.

curcina. f. Principio tóxico de la *Curcas purgans*.

cúrcuma. f. F., *curcuma*. Rizoma de la *Curcuma longa*, planta cingiberácea de Sudamérica. Contiene la *curcumina*, principio colorante, y la tintura y papel preparados con ésta se emplean como reactivos. Toma color pardo por los álcalis. Aromático estimulante.

Curcuma angustifolia o **leucorrhiza.** Especies que producen arrurruz.

cureta. f. Galicismo por cucharilla.

curie o **curio** (de Marie Sklodowska Curie, profesora de química de París, 1867-1934 [premio Nobel de Física en 1903 y de Química en 1911], descubridora del radio en colaboración con su esposo Pierre Curie, 1859-1906 [premio Nobel de Física en 1903]). m. F., *curie.* Unidad tipo para medir las emanaciones de radio en equilibrio con 1 g de elemento radio.

curie-hora. m. F., *curie-heure*. Unidad de dosis equivalente a la obtenida por exposición, durante una hora, a un material radiactivo que se desintegra a la velocidad de $3{,}7 \times 10^{10}$ átomos-segundo.

curiegrama (de *Curie* y *grama*). m. Impresión fotográfica por el radio, análoga al roentgenograma.

curiepuntura. f. Tratamiento de ciertos tumores por medio de la inserción de agujas de rádium.

curieterapia (de *Curie* y el gr. *therapeía*, tratamiento). f. F., *curiethérapie*. Tratamiento por el rádium, radiumterapia.

Curschmann (Enfermedad, espiral de) (Heinrich Curschmann, médico alemán, 1846-1910). V. ENFERMEDAD, ESPIRAL. ‖ **-(Solución de)** (Hans *Curschmann*, médico alemán, 1875-1950). V. SOLUCIÓN.

curva (del lat. *curva*, f. de *curvus*, curvo). f. A., *Kurve;* F., *courbe;* In., *curve;* It. y P., *curva*. Que constantemente se va apartando de la dirección recta sin formar ángulos. ‖ **-de Barnes.** Segmento de circunferencia cuyo centro es el promontorio del sacro. ‖ **-de Carus.** Eje normal del conducto uterovaginal. ‖ **-de Damoiseau.** Línea parabólica de convexidad superior que forma el límite superior de los derrames pleuríticos; LÍNEA DE ELLIS. ‖ **-de Ellis y Garland.** LÍNEA DE ELLIS. ‖ **-de Harrison.** SURCO DE HARRISON. ‖ **-de Price-Jones.** Gráfica de la variación en el tamaño de los hematíes en el estudio de la anemia. ‖ **-de Spee.** Línea que une las cúspides bucales de los dientes desde el primer bicúspide al tercer molar. ‖ **-de tensión.** Nombre dado a las curvas en que está dispuesto el tejido esponjoso de los huesos, de conformidad con las direcciones de la tensión ejercida en ellos. ‖ **-de Traube** o **de Traube-Hering.** Curvas altas observadas en los trazados esfigmográficos cuando la respiración se ha detenido por completo. ‖ **-de Wunderlich.** Curva típica de la fiebre tifoidea. ‖ **-dental.** Curva que forma la alineación de los dientes. ‖ **-glucémica.** Variación de la tasa de glucosa contenida en la sangre después de la administración de una cantidad determinada de aquella sustancia. ||-**muscular.** MIOGRAMA. ||**-térmica o de la temperatura.** Línea quebrada que forma el trazado gráfico de las variaciones de la temperatura de un enfermo durante el curso de la enfermedad.

curvatura (del lat. *curvatura*). f. A., *Krümmung*; F., *courbure*; In., *curvature*; P., *curvatura*. Desviación de la dirección recta. V. CIFOSIS, ESCOLIOSIS, LORDOSIS. ||**-angular** o **de Pott.** La de columna vertebral debida a una caries tuberculosa vertebral. ||**-anterior.** CIFOSIS. ||**-lateral.** ESCOLIOSIS. ||**-mayor y menor del estómago.** Nombre de los bordes inferior y superior del estómago, respectivamente. ||**-posterior.** LORDOSIS.

cuscamidina, cuscamina. f. Alcaloides de la corteza de quina.

Cusco (Espéculo de) (Edouard Gabriel *Cusco,* cirujano francés, 1819-1894). V. ESPÉCULO.

cusconidina, cusconina. f. Alcaloides de la corteza de quina de Cuzco.

cuscuta (voz ár.). f. A., *Flachsseide;* F., *cuscute;* In., *dodder;* It. y P., *cuscuta.* Planta parásita convolvulácea del género *Cuscuta.* Muchas especies de cuscuta se usaban como aperitivas y diuréticas.

Cushing (Ley, enfermedad, operación, reacción, síndrome de) (Harvey *Cushing,* cirujano norteamericano, 1869-1939). Véanse estos términos. ||**-(Sutura de)** (Hayward W. *Cushing,* cirujano norteamericano, 1854-1934). V. SUTURA. ||**-Neurath (Síndrome de).** V. SÍNDROME.

cusina. f. BRAYERINA.

cuso o **kousso.** m. Flores de la *Brayera antihelmintica.*

cusparia. f. ANGOSTURA.

cusparina. f. Alcaloide de la corteza de angostura, *Galipea cusparia,* cuerpo cristalino, soluble en agua caliente, alcohol, etc.

cuspeina. f. Alcaloide de la corteza de angostura, *Galipea* cusparia, cuerpo cristalino, soluble en agua caliente, alcohol, etc.

cúspide (del lat. *cuspis, -idis,* extremo, punta). f. A., *Zipfel;* F., *cuspide;* In., *cusp;* It., *cuspide;* P., *cúspide*. Proyección o eminencia, especialmente cada una de las proyecciones en la corona de un diente o cada uno de los segmentos o valvas triangulares de las válvulas cardíacas auriculoventriculares, bicúspide y tricúspide. ||**-accesoria, intermedia.** Pequeñas lengüetas valvulares que existen a veces entre las cúspides principales de las válvulas auriculoventriculares.

custodes virginitatis (lat.). Músculos aductores del muslo.

cutámbulo (del lat. *cutis,* cutis, y *ambulare,* pasear). adj. Dícese de ciertos epizoarios que anidan en la piel, así como de aquellos dolores erráticos sentidos entre carne y piel.

cutáneo. adj. Relativo a la piel. || m. MÚSCULO CUTÁNEO.

Cuterebra. Género de moscas, algunas de cuyas especies introducen su larva debajo de la piel de algunos animales y accidentalmente del hombre, determinando tumefacciones que llegan a producir la muerte si no se extrae el parásito. La especie *C. noxialis* es la *Dermatobia cyaniventris.*

cutícola (del lat. *cutis,* cutis, y *colere,* habitar). adj. Que habita en la piel. Dícese de ciertas larvas parasitarias.

cuticolor (del lat. *cutis,* piel, y *color*). adj. Del color de la piel; se aplica a polvos y pomadas para uso dérmico.

cutícula (del lat. *cuticula,* dim. de *cutis*). f. A., *Häutchen;* F., *cuticule;* In., *cuticle;* It., *cuticola;* P., *cutícula.* Epidermis o capa exterior de la piel. || Capa exterior finamente laminada de los quistes hidatídicos. ||**-de la vaina.** Estrato interno de los tres que componen la vaina radicular interna del pelo. ||**-del pelo.** Capa superficial del pelo. ||**-dentaria** o **del esmalte.** CUTÍCULA DENTIS. ||**-dentis.** Membrana de Nasmyth, que cubre el esmalte del diente antes de la aparición de éste al exterior. ||**-queratosa.** Superficie exterior de la capa de células de pigmento del ojo.

cuticularización. f. F., *formation de l'epiderme.* Formación de piel en una herida o úlcera.

cutículo. m. CUTÍCULA. ||**-de Flechsig.** Capa de células planas en la superficie externa de la neuroglia.

cutina. f. F., *cutine.* En las plantas, cierta sustancia, modificación de la celulosa, llamada también *suberina.* || Preparación del intestino de buey empleada en sustitución del catgut y la seda en la sutura de las heridas.

cutinización. f. CUTIZACIÓN.

cutirreacción (del lat. *cutis,* piel, y *reacción*). f. desus. A., *Hautreaktion;* F., *cuti-réaction;* In., *cutireaction;* It., *cutireazione;* P., *cutirreacção.* V. DERMORREACCIÓN.

cutis (del lat. *cutis*). m. A., *Haut;* F., *peau;* In., *cutis;* It., *cute;* P., *cútis.* Cuero o pellejo que cubre el cuerpo humano. || DERMIS. || (voz latina). f. PIEL. ||**-anserina.** Carne de gallina, erección de las papilas de la piel por la acción del frío o de una emoción. ||**-elástica.** Estado en que la piel está laxamente unida a los tejidos subyacentes y goza de gran distensibilidad y elasticidad. ||**-laxa.** Calasodermia o dermatólisis. ||**-marmorata.** Afección cutánea caracterizada por un veteado transitorio rojoazulado de la piel, producido por la acción del frío. LIVEDO. ||**-pendula.** Piel colgante. ||**-pensilis.** DERMATÓLISIS. ||**-tensa crónica.** Esclerema generalizado. ||**-testacea** o **unctuosa.** Seborrea general. ||**-vera.** Dermis o corion. ||**-verticis gyrata.** Afección del cuero cabelludo de la parte superior y posterior de la cabeza, en la que se forman pliegues semejantes a circunvoluciones.

cutisector (de *cutis* y el lat. *sector,* que corta). m. Instrumento para escindir pedazos de piel.

cutitis (de *cutis* e *-itis*). m. DERMATITIS.

cutización. f. F., *cutisation.* Adquisición de los caracteres de la piel por las membranas mucosas al descubierto.

Cuzco (Corteza de). Variedad de quina.

Cyclaine. Nombre registrado de la hexilcaína.

Cyclamen. Género de plantas primuláceas. La raíz del *C. europaeum* (artanita) es acre, emética y catártica. V. ARTANITA.

Cyclops. Género de crustáceos de agua dulce. El *C. coronatus* es el huésped intermediario de las larvas del *Dracunculus medinensis* o gusano de Guinea.

cymba conchae (lat.). f. Porción superior de la concha de la oreja.

Cynips. Género de insectos himenópteros, una de cuyas especies, *Cynips galloe tinctoriae,* produce la nuez de agalla.

Cyon (Nervio de) (Elie de *Cyon,* fisiólogo ruso, 1843-1912). V. NERVIO.

Cyperus. Género de plantas herbáceas de la India, de raíz tónica, antiemética y antihelmíntica.

Cypripedium. Género de plantas orquidáceas. El rizoma y la raíz del *C. hirsutum* y del *C. parviflorum* son antiespasmódicos y nervinos. Empléanse en el histerismo, epilepsia y corea.

Cyriax (Síndrome de) (Edgar F. *Cyriax,* ortopedista inglés contemporáneo). V. SÍNDROME.

Cysticercus. m. Forma larvaria o escólex de la tenia. ||**-bovis.** Larva de la *Taenia saginata,* encontrada en los músculos del buey. ||**-cellulosae.** Larva de los *Taenia solium* o tenia humana; encuéntrase en los músculos del cerdo y da origen a la cisticercosis. ||**-fasciolaris.** Larva de la *Taenia crassicollis,* de las ratas y ratones. ||**-tenuicollis.** Larva de la *Taenia marginata* del perro, que se encuentra a veces en la carne del cerdo y del carnero.

Cystomonas urinaria. Sinónimo de *Bodo urinarius.*

Cytorrhyctes. ant. Nombre dado a ciertas inclusiones celulares que algunos consideraban protozoarios patógenos específicos; otros, productos de reacción celular, y otros, finalmente, corpúsculos de degeneración.

Czepa (Método). V. MÉTODO.

Czermak (Espacio) (Joham *Czermak,* fisiólogo bohemio, 1828-1873). V. ESPACIO.

Czerny (Anemia, diátesis de) (Adalbert *Czerny,* pediatra alemán, 1863-1941). V. ANEMIA, DIÁTESIS. ||**-(Operación, sutura de)** (Vincenz *Czerny,* cirujano alemán, 1842-1916). V. OPERACIÓN, SUTURA. ||**-Trunecek (cura de).** V. CURA.

ch

Chabert (Enfermedad de) (Philebert *Chabert*, veterinario francés, 1737-1814). V. Enfermedad.
chacarilla. f. Cascarilla.
Chaddock (Signo de) (Charles Gilbert *Chaddock*, neurólogo norteamericano, 1861-1936). V. Signo.
Chadwick (Signo de) (James R. *Chadwick*, ginecólogo norteamericano, 1844-1905). V. Signo de Jacquemier.
Chagas (Enfermedad de) (Carlos *Chagas*, médico del Brasil, 1879-1934). V. Enfermedad.
Chailletia. Género de árboles y arbustos casi todos tropicales. El *C. toxicaria*, del África Occidental, tiene semillas y frutos venenosos.
Chalara. Género de hongos que producen el estado morboso denominado *calarosis*.
chalaza (del gr. *cháteza*, grano). f. A., *Hagelschnur*; F., *chalaze*; In., *chalaza*; It., *calaza*. Cada uno de los bordones espirales de albúmina que mantienen unida la yema a la cáscara en los huevos de las aves.
chalazión. m. Calacio.
chalazodermia. f. Calasodermia.
Chalier-Levrat (Síndrome de) (Joseph *Chalier*, patólogo francés, 1884-1942). V. Síndrome.
Chamaelirium. Género de plantas de la familia de las liliáceas. El *C. luteum* es tónico uterino y diurético; empléase en infusión acuosa.
Chamberland (Filtro de) (Charles E. *Chamberland*, bacteriólogo francés, 1851-1908). V. Filtro.
Chamberlen (Fórceps de) (Peter *Chamberlen*, médico inglés, 1560-1631). V. Fórceps.
champacol. m. Alcanfor de la madera del árbol *Michelia champaca*; en agujas blancas, solubles.
champaña. f. Vino francés espumoso que contiene del 5 al 13 % de alcohol. Estimulante difusivo y antiemético.
Champetier de Ribes (Globo de) (Camille *Champetier de Ribes*, tocólogo francés, 1848-1935). V. Globo.
chancrela. f. Chancro blando.
chancriforme. adj. F., *chancriforme*. In., *chancriform*. Semejante al chancro.
chancro (del fr. *chancre*, y éste del lat. *cancer, -cri*). m. A., *Schanker*; F. e In., *chancre*; It., *ulcera venerea*; P., *cancro*. Antiguamente, pequeña úlcera con tendencia a extenderse y corroer las partes próximas. || En la actualidad se da el nombre de chancro a dos ulceraciones de naturaleza muy distinta: *chancro duro*, sifilítico, y *chancro blando* o *chancroide*, venéreo, pero no sifilítico, y a otras ulceraciones que sirven de puerta de entrada a ciertas infecciones, como *chancro leproso*, *linfogranulomatoso*, etc. ||**-blando.** Úlcera venérea, no sifilítica, debida al bacilo de Ducrey. Comienza por una pústula en los genitales poco tiempo después de la inoculación, crece rápidamente y se ulcera, con producción de pus virulento. La secreción es contagiosa y autoinoculable. ||**-cefálico.** El que asienta en cualquier parte de la cabeza, generalmente sifilítico. ||**-crónico.** Forma de chancro simple de la vulva, ordinariamente no contagioso. ||**-de Hunter.** Chancro duro. ||**-de los niños.** Afta. ||**-de Nisbet.** Absceso nodular en el pene después de linfangitis aguda por chancro blando; bubónulos. ||**-de Ricord.** Lesión inicial apergaminada de la sífilis. ||**-de Rollet.** Chancro mixto. ||**-duro.** Úlcera que constituye la lesión primaria de la sífilis; la base y los bordes son manifiestamente duros; produce una ligera secreción que, inoculada a otra persona, origina la sífilis. ||**-esporotricótico.** Úlcera primitiva desarrollada en el punto de inoculación de la infección esporotricótica. ||**-fagedénico.** Chancro blando con tendencia al esfacelo. ||**-fungoide.** Chancro blando caracterizado por granulaciones fungoides. ||**-indurado.** Chancro duro. ||**-infectante.** Chancro sifilítico. ||**-masivo.** Chancro sifilítico debido a una vasta inoculación en superficie. ||**-mixto.** Chancro que al principio tiene las características de blando, pero que luego adquiere las del sifilítico, por estar infectado doblemente con el bacilo de Ducrey y la espiroqueta sifilítica. ||**-no infectante.** Chancro blando. ||**-poradénico.** Ulceración de la linfogranulomatosis inguinal. ||**-redux.** Chancro que reaparece espontáneamente después de su curación aparente. ||**-serpinginoso.** Chancro blando fagedénico que tiende a extenderse en líneas sinuosas. ||**-sifilítico.** Chancro duro. ||**-simple.** Chancro blando. ||**-tisiógeno.** Lesión local en el punto de entrada del bacilo tuberculoso, según la ley de Cohnheim-Baumgarten. ||**-venéreo.** Chancro blando. ||**-verdadero.** Chancro sifilítico.
chancroide. m. Chancro blando.
chancroso. adj. De la naturaleza del chancro.
Channing (Solución de) (William *Channing*, médico norteamericano del siglo XIX). V. Solución.
Chantemesse (Reacción, suero de) (André *Chantemesse*, bacteriólogo francés, 1851-1919). V. Reacción, suero. ||**-Widal (Bacilo de)** (Fernand *Widal*, médico francés, 1862-1929). Shigella dysenteriae.
Chaoul (Tubo de) (Heinrich *Chaoul*, radiólogo alemán contemporáneo). V. Tubo. ||**-Adam (Técnica de).** V. Técnica.
chapa o **chappa.** f. Enfermedad del África Occidental, semejante a la sífilis o pian, descrita por Read y caracterizada por la formación de nódulos que pueden ulcerarse.
chaparro amargoso. Planta simarrubácea (*Castela nicholsoni*) que se emplea en México en infusión contra la disentería amebiana.
chapeta. f. Mancha roja en las mejillas de los tuberculosos.
chapetonada. f. Primera enfermedad que padecen los europeos después de haber llegado al Perú, a causa del cambio de clima.
chapoteo (voz onomatopéyica). m. Sonido de líquido batido que se produce al golpear la pared abdominal con la mano de plano, cuando existen al mismo tiempo hipotonía y contenido líquido gastrointestinal.
Chaptal-Jean-Campo-Carli (Síndrome de). V. Síndrome.
Chaput (Botón, método, operación de) (Henri *Chaput*, cirujano francés, 1857-1919). Véanse estos términos.
Charcot (Arteria, articulación, artropatía, cirrosis, dolor, enfermedad, signo, síndrome, zonas de). (Jean Martin *Charcot*, neurólogo francés, 1825-1893). Véanse estos términos. ||**-Joffroy (Enfermedad, síndrome de).** V. Enfermedad, síndrome. ||**-Leyden (Cristales de).** V. Cristal. ||**-Marie (Maniobra, signo de).** V. Maniobra, signo. ||**-Marie-Tooth-Hoffmann (Síndrome de).** V. Síndrome. ||**-Neumann (Cristales de).** V. Cristal. ||**-Robin (Cristales de).** V. Cristal. ||**-Vigouroux (Signo de)** (*Charcot* y Romain *Vigouroux*, médico francés del siglo XIX). V. Signo. ||**-Weiss-Baker (Síndrome de).** V. Síndrome. ||**-Willbrand (Síndrome de).** V. Síndrome.
Chardin (Enfermedad de). V. Enfermedad.
charlatán (del ital. *ciarlatano*, alteración, por influjo de *ciarlare*, de *cerretano*, natural de *Cerreto*, ciudad

de Umbría donde abundaban los vendedores locuaces). m. A., *Kurpfuscher;* F., *charlatan;* In., *quack;* It., *ciarlatano*; P., *charlatão*. Medicastro, curandero.

charlatanismo. m. In., *charlatanism.* Fraude y mentira erigidos en sistema para explotar la credulidad pública en lo relativo a la conservación de la salud y curación de las enfermedades; curanderismo.

Charlín (Síndrome de) (Carlos *Charlín,* oftalmólogo chileno contemporáneo). V. SÍNDROME.

Charlouis (Enfermedad de) (M. *Charlouis,* médico holandés de Java). V. ENFERMEDAD.

charpa (del fr. *écharpe* [ant. *escharpe*], del fráncico *SKERPA). f. CABESTRILLO.

Charrière (Escala de) (Joseph *Charrière,* fabricante de instrumentos francés, 1803-1876). V. ESCALA.

Charrin (Enfermedad de) (Albert *Charrin,* bacteriólogo francés, 1857-1907). V. ENFERMEDAD.

charta (lat.). f. Papel, especialmente el impregnado con una sustancia medicinal o el que contiene una dosis de polvo medicamentoso. ||**-cantaridis, epispastica.** Papel cantaridado. ||**-exploratoria.** Papel reactivo de tornasol. ||**-nitrata.** Papel nitrado; antiasmático. ||**-sinapsis.** Papel mostaza.

chartreuse (fr.). m. Licor preparado por los monjes de la Gran Cartuja, al SE. de Francia, ahora en Tarragona, a base de alcohol y varias plantas aromáticas; cordial y difusivo.

chartula (lat.). f. dim. de CHARTA. || Papel que envuelve una dosis de polvo medicinal.

Chase (Signo de) (Ira *Chase,* médico norteamericano, 1868-1933). V. SIGNO.

chasquido (de *chasco,* voz onomatopoyética). m. Ruido breve, seco y súbito. Puede ser *articular, valvular, rítmico, dentario,* etc.

Chassaignac (Tubérculo de) (Charles Marie E. *Chassaignac,* cirujano francés, 1805-1879). V. TUBÉRCULO.

chato (del lat. *platus,* aplanado, y éste del gr. *platýs*). adj. Que tiene la nariz casi llana y como aplastada.

Chauffard (Síndrome de) (Anatole M. *Chauffard,* médico francés, 1855-1932). V. SÍNDROME. ||**-Still (Síndrome de)** (Sir George Frederic *Still,* médico inglés, 1868-1914). V. SÍNDROME.

Chauliac (Guy de). Eminente cirujano francés, n. en Auvernia en 1300. Fue médico de los papas en Aviñón. Escribió en latín un tratado de cirugía titulado *Inventarium artis Chirurgicalis Medicinae (Chirurgia magna),* que fue considerado por mucho tiempo como la mayor autoridad quirúrgica.

chaulmogra o **chalmogra.** m. Árbol de la familia de las bixáceas, del sur de Asia *(Gynocardia odorata);* las semillas suministran un aceite que se emplea en la lepra, al interior o en inyecciones, y también en otras afecciones cutáneas.

Chaussier (Areola, línea, signo, tubo de) (François *Chaussier,* médico francés, 1746-1828). Véanse estos términos.

chawstick. m. Arbusto de Florida y América tropical *(Gouania domingensis);* tónico aromático empleado como dentífrico.

chaya. f. Planta de la familia de las quenopodiáceas *(Aerva lanata);* en Asia es utilizada por sus propiedades resolventes.

Cheadle (Enfermedad de) (Walter Butler *Cheadle,* pediatra inglés, 1835-1910). V. ENFERMEDAD. ||**-Cutler (Enfermedad de).** V. ENFERMEDAD.

checheo. m. Vicio de pronunciación en el que se sustituye la *s* con la *ch.*

Chediack (Reacción de) (Alejandro *Chediack,* patólogo cubano contemporáneo). V. REACCIÓN. ||**-Steinbrink-Higashi (Enfermedad de)** (W. *Steinbrink,* médico alemán contemporáneo; Ototaka *Higashi,* médico japonés contemporáneo). V. ENFERMEDAD.

cheilitis. f. Queilitis.

cheiralgia. f. QUIRALGIA.

cheiroscopio. m. QUIROSCOPIO.

chekén. m. CHEQUÉN.

Chelidonium. Género de plantas papaveráceas al que pertenece la *Celidonia.*

Chelone. Género de plantas de la familia de las escrofulariáceas. La especie *Ch. glabra* es tónica, amarga y aperitiva.

Chenopodium. Género de plantas de la familia de las quenopodiáceas. El fruto del *Ch. ambrosioides* o *Ch. anthelminticum* es antihelmíntico.

chequén. m. Planta sudamericana *(Eugenia cheken),* cuyas hojas poseen propiedades análogas a las del eucalipto.

chequenina. f. Principio cristalino amarillento de las hojas de chequén.

chequeo (ingl. *checkup).* m. Comprobación rigurosa. || Revisión médica periódica completa.

Cherchewsky (Enfermedad de) (Michel *Cherchewsky,* médico ruso contemporáneo). V. ENFERMEDAD.

Cheron (Suero de) (Jules *Cheron,* ginecólogo francés, 1837-1900). V. SUERO.

Chevalier-Jackson (Enfermedad de). V. ENFERMEDAD.

Chevallier (Enfermedad, síndrome de). V. ENFERMEDAD, SÍNDROME.

Chevassu (Operación, técnica de) (Maurice *Chevassu,* cirujano francés, 1877-1957). V. OPERACIÓN, TÉCNICA.

Cheyletus. Género de acáridos. El *Ch. eruditus* se encuentra a veces en el salvado, en la harina alterada, etc., y en el hombre.

Cheyne (Enfermedad de) (George *Cheyne,* médico escocés, 1671-1743). V. ENFERMEDAD. ||**-(Operación de)** (William *Cheyne,* cirujano inglés, 1852-1925). V. OPERACIÓN. ||**-Stokes (Nistagmo, respiración de)** (John *Cheyne,* médico escocés, 1777-1836; William *Stokes,* médico irlandés, 1804-1878). V. NISTAGMO, RESPIRACIÓN.

Chiari (Enfermedad, red, síndrome de) (Hans *Chiari,* médico alemán, 1851-1916). V. ENFERMEDAD, RED, SÍNDROME. ||**-Frommel (Síndrome de).** V. SÍNDROME.

chiasma. m. QUIASMA.

chica. f. Planta bignoniácea *(Bignonia chica)* y materia roja pulverulenta que se extrae de ella. Contiene una fécula que, diluida en agua, se emplea como diaforética y antisifilítica en el Orinoco.

chicle (del náhuatl *tzíctli).* m. Resina del zapote *(Achras sapota),* árbol de la América tropical, que se emplea para la fabricación de la goma de mascar.

chicha (voz de los indios Cunas). f. Licor alcohólico obtenido por la fermentación del maíz; usado en América.

chichón. m. A., *Beule;* F., *bosse;* In., *boss;* It., *gobba;* P., *galo.* Hematoma subcutáneo de la cabeza, especialmente de la frente, consecutivo a una contusión.

Chiene (Operación de) (John *Chiene,* cirujano escocés, 1843-1923). V. OPERACIÓN.

Chievitz (Capa, órgano de) (Johann H. *Chievitz,* anatomista danés, 1850-1901). V. CAPA, ÓRGANO.

chignon fungus. m. ENFERMEDAD DE BEIGEL.

chigo o **chigre.** m. NIGUA.

Chilaiditi (Síndrome de) (Demetrios *Chilaiditi,* radiólogo austríaco, n. en 1883). V. SÍNDROME.

Chilodon. Género de ciliados, algunas de cuyas especies *Ch. dentatus* y *Ch. uncinatus,* se han encontrado en el interior del hombre en la disentería y esquistosomiasis.

Chilomastix mesnili. Protozoo semejante al *Trichomonas,* parásito frecuente del intestino del hombre, encontrado en las deposiciones diarreicas en los países cálidos.

Chimaphilo. Género de plantas ericáceas. La especie *Ch. umbellata* es tónica, diurética, astringente e irritante; úsase en la escrófula, nefritis y cistitis.

chincual. m. En México, salpullido de la infancia; meconio.

chinche (del lat. *cimex, -icis).* f. A., *Bettwanze;* F., *punaise;* In., *bedbug;* It., *címice;* P., *chinche.* Insecto parásito *(Cimex lectularius),* transmisor de diversas infecciones. Cimex.

Chinchona o **Cinchona.** Nombre genérico dado por Linneo a la quina, en memoria de la esposa del virrey del Perú, conde de Chinchón, dama que fue la primera en usar dicho medicamento, empleado únicamente hasta entonces por los indios.
chionablepsia. f. QUIONABLEPSIA.
Chionantus. Género de arbustos oleáceos. La especie *Ch. virginica,* de América del Norte, es tónica, diurética y aperitiva.
chiquito. m. Nombre cafre de una manteca blanca, dura, aromática, compuesta de 25 partes de oleína y 75 de margarina, producida por el *Combretum butyrosum.*
chirata. f. Nombre hindú de una gencianágea *(Ophelia chirata)* de la India. Tónica, amarga y colagoga.
Chiray-Albot-Bouvrain (Síndrome de) (Maurice *Chiray,* internista francés, 1877-1954). V. SÍNDROME. || **-Pavel (Enfermedad de).** V. ENFERMEDAD.
chirlo (tal vez de *chirlar,* variante de chillar). m. Herida prolongada en el rostro, efectuada con un instrumento cortante. || Señal o cicatriz de la misma.
Chittenden (Dieta de) (R. Henry *Chittenden,* fisiólogo y químico norteamericano, 1856-1943). V. DIETA.
Chlamydia. Género de bacterias de la familia clamidiáceas, orden clamidiales (parte 17 de la clasificación de Bergey). Bacterias cocoides, de 0,2-1,5 μm de diámetro, gramnegativas, parásitos intracelulares obligados. Crecen bien en huevo embrionado y son sensibles a las tetraciclinas. Son saprofitos del hombre y los animales superiores. Se las había clasificado como *Bedsonia* y *Miyagawanella.* || **-psittacci (clasificada anteriormente como** *Rickettsia).* Comprende los agentes etiológicos de la psitacosis, ornitosis y neumonitis. || **-trachomatis (clasificada con anterioridad como** *Rickettsia* **y también como** *Chlamydozoon).* Comprende los agentes etiológicos del tracoma, conjuntivitis de inclusiones, linfogranuloma venéreo o enfermedad de Nicolas y Favre, etc.
Chlamydophrys. Género de protozoos. La especie *Ch. stercorea* se ha encontrado en las heces del hombre y de varios animales.
Chlamydozoon. V. CHLAMYDIA.
Chloranthus. Género de plantas de la familia de las piperáceas. La especie *Ch. officinalis,* del sur de Asia, que huele a alcanfor, es un valioso estimulante en las fiebres depresivas.
chlorum (lat.). m. CLORO.
Chlumsky (Botón, solución de) (Vitezoslav *Chlumsky,* cirujano en Presburgo, 1867-1943). V. BOTÓN, SOLUCIÓN.
choana (del gr. *chóane,* embudo). f. COANA. || **-cerebri.** El infundíbulo del cerebro. || **-narium.** Los orificios posteriores de las fosas nasales o coanas.
chocolate (del mexic. *chocolatl,* de *choco,* cacao, y *latl,* agua). m. A., *Schokolade;* F., *chocalat;* In. y P., *chocolate;* It., *cioccolata.* Pasta seca preparada con semillas de cacao *(Theobroma cacao),* azúcar y sustancias aromáticas (canela o vainilla). Se diluye en agua o leche calientes.
Chomel (Enfermedad de). V. ENFERMEDAD.
Chondrodendron. Género de arbustos de la familia de las menispermáceas. El *Ch. tomentosum* suministra la pareira y la curarina.
Chondrus. Género de algas, una de cuyas especies la *Ch. crispus,* es el carragaen, liquen de mar o musgo de Irlanda.
Chopart (Amputación de) (François *Chopart,* cirujano francés, 1743-1795). V. AMPUTACIÓN.
choque (1.ª acep., del ingl. *shock;* 2.ª acep., de *chocar).* m. A., *Schock;* F., *choc;* In. e It., shock; P., *choque.* Síndrome consecutivo a la insuficiencia cardiocirculatoria primaria o secundaria, que conduce al círculo vicioso: anoxia hística, → acidosis, → aumento de la permeabilidad celular, → exudación, → hipovolemia, → disminución del gasto cardíaco, → anoxia. Clínicamente se caracteriza por hipotensión arterial, hipotermia cutánea, hiperestesia, taquicardia, hiperpnea, palidez, sudoración viscosa y eosinopenia. Sin.: colapso. || Acción y efecto de chocar. || **-anafiláctico.** El inducido por exposición a un antígeno que despierta una reacción de hipersensibilidad tipo I. || **-coloidoclástico.** desus. Estado morboso producido por la introducción en el organismo de una sustancia heteróloga que altera la composición química de los humores y el equilibrio coloidal plasmático. || **-del corazón.** Sacudimiento en la pared torácica debido a la contracción ventricular. || **-eléctrico.** Método utilizado en el tratamiento de algunos trastornos del ritmo cardíaco (flutter auricular, taquicardia ventricular, fibrilación ventricular, etc.), que consiste en la aplicación externa de una descarga eléctrica, breve pero de alta energía de corriente alterna o continua. Sin.: Cardioversión, desfibrilación. || ELECTROCHOQUE. || **-en cúpula.** Sensación de bola que experimenta la mano que palpa la región precordial en la insuficiencia aórtica. || **-hemoclástico.** CHOQUE COLOIDOCLÁSTICO. || **-hipoglucémico.** Estado que resulta de la brusca disminución de la glucosa hemática. Coma hipoglucémico. || **-histamínico.** Reacción semejante al choque anafiláctico producida por la inyección de histamina. || **-neurogénico.** El que aparece por pérdida de la capacidad neurológica de regulación del tono vascular. || **-operatorio.** Estado depresivo, con hipotermia y disminución de la actividad cardíaca y respiratoria consecutivo a una operación grave. || **-por deshidratación.** El producido por la pérdida de agua y electrólitos; las causas son diversas: vómitos, diarreas, acaloramiento, obstrucción intestinal, enfermedad de Addison, etc. || **-rotuliano.** Sensación táctil, y a veces auditiva, que se experimenta empujando bruscamente la rótula contra los cóndilos femorales, cuando existe derrame sinovial. || **-séptico.** El producido en las infecciones por gérmenes gramnegativos productores de endotoxinas o grampositivos productores de exotoxinas || **-traumático.** Estado de depresión y colapso consecutivos a traumatismos graves.
chorda (lat.). f. Cuerda, cordón. || **-spinalis.** Médula espinal. || **-surgicalis.** CATGUT. || **-tympani.** Cuerda del tímpano. || **-venerea.** Erección dolorosa del pene en la blenorragia.
Choriptes. Género de ácaros parásitos que infestan la piel y pelo de los animales domésticos y producen una especie de sarna.
choucroute (voz francesa). f. Col picada que se hace fermentar en salmuera. En la fermentación se forman ácidos láctico y propiónico e indicios de amoníaco. Es alimento de digestión bastante fácil, empleado por los alemanes y habitantes de otros países septentrionales.
Christian (Síndrome de) (Henry A. *Christian,* médico norteamericano, 1876-1951). V. SÍNDROME.
Christiansen-Silverstein (Síndrome de) (Johanne O. *Christiansen,* médico danés, n. en 1882). V. SÍNDROME.
Christison (Fórmula de) (Sir Robert *Christison,* médico escocés, 1797-1882). Fórmula de Trapp.
Christmas (Enfermedad de). V. ENFERMEDAD.
Chromobacterium. Género de bacterias, innocuas, orden eubacteriales, familia rizobiáceas, constituido por microorganismos gramnegativos móviles que habitan en la tierra; producen un pigmento violeta, soluble en alcohol e insoluble en agua y cloroformo.
Chrysomyia. Género de moscas, algunas de cuyas especies, como la *Ch. dux* y la *Ch. macellaria* (llamada también *Cochliomyia macellaria),* son causa de miiasis en el hombre y en los animales.
Chrysops. Género de tabánidos tropicales. La especie *Ch. cecutens* pica alrededor de los ojos; la *Ch. discalis* es un probable transmisor de la tularemia, y la *Ch. silacea* es huésped intermediario de la *Loa loa.*
chucho. m. Sinónimo de paludismo en el Perú.
Chutro (Operación, signo de) (Pedro *Chutro,* cirujano argentino, 1880-1937). V. OPERACIÓN, SIGNO.
Chvostek (Signo o síntoma de) (Franz *Chvostek,* cirujano austríaco, 1835-1884). V. SIGNO.

d

D. Símbolo del deuterio. || Símbolo de la potencia de vitamina D en el aceite de hígado de bacalao. || Abreviatura de *detur* o *dése, dexter* o *derecho, dextrógiro, densidad, dioptría, dosis* y *duración.*
d. Símbolo químico de dextro o dextrógiro o sea que desvía el plano de polarización hacia la derecha; opuesto a *levógiro.*
D'Espine (Signo de) (J. H. alemán *d'Espine,* médico suizo, 1846-1930). V. Signo.
D'Hérelle (Fenómeno de) (Félix Hubert *d'Hérelle,* médico canadiense, 1873-1949). V. Fenómeno.
Da Costa (Enfermedad de) (Jacob Mendes *Da Costa,* médico norteamericano, 1833-1900). V. Enfermedad.
Daboia russelli. Víbora de Roussell, especie muy venenosa de la India.
dacnomanía (del gr. *dáknein,* morder, herir, y de *manía*). f. Locura que impele, a los afectos de ella, a morder o a morderse.
dacri- o **dacrio-.** Forma prefija de las voces griegas *dákry* y *dákryon,* lágrima.
dacriadenalgia (de *dacri-,* el gr. *adén, -énos,* glándula, y *álgos,* dolor). f. F., *douleur dans une glande lacrymale.* Dolor en la glándula lagrimal.
dacriadenectomía (de *dacri-,* el gr. *adén, énos,* glándula, y *ektomé,* resección). f. F., *dacryo-adénectomie.* Escisión de la glándula lagrimal.
dacriadenitis (de *dacri-,* el gr. *adén, -énos,* glándula, y el suf. *-itis*). f. A., *Dakryadenitis;* F., *dacryoadénite;* In., *dacryadenitis;* It., *dacrioadenite;* P., *dacriadenite.* Inflamación de la glándula lagrimal.
dacriadenoscirro (de *dacri-,* el gr. *adén, -énos,* glándula, y *skírros,* tumor duro). m. Escirro de una glándula lagrimal.
dacriagogatresia (de *dacri-,* el gr. *agogós,* conductor, y de *atresia*). f. F., *atrésie du canal lacrymal.* Atresia de un conducto lagrimal.
dacriagogo (de *dacri-* y el gr. *agogós,* conductor). adj. y s. F., *dacryagogue.* Que provoca el flujo de lágrimas. || Que sirve como conducto para las lágrimas; las vías lagrimales. || Agente o sustancia que produce lagrimeo.
dacricistalgia (de *dacri-,* el gr. *kýstis,* quiste, y *álgos,* dolor). f. F., *douleur dans le sac lacrymal.* Dolor en el saco lagrimal.
dacrielcosis (de *dacri-,* el gr. *hélkos,* úlcera, y el suf. *-osis*). f. F., *dacryelcose.* Ulceración del aparato lagrimal.
dacrigelosis (de *dacri-* y el gr. *gélos,* risa). f. Estado caracterizado por el llanto y risa alternos.
dacrioblenorrea (de *dacrio-* y *blenorrea*). f. Derrame mucoso de los conductos lagrimales en la dacriocistitis crónica.
dacriocele (de *dacrio-* y el gr. *kéle,* hernia). m. A., *Tränensackbruch;* F., *dacryocystocèle;* In., *dacryocele;* It., y P., *dacriocistocele.* Protrusión herniaria del saco lagrimal.
dacriocistalgia. f. Dacricistalgia.
dacriocistectasia (de *dacriocisto* y el gr. *éktasis,* dilatación). f. F., *dacryocystectasie.* Dilatación del saco lagrimal.
dacriocistectomía (de *dacriocisto* y el gr. *ektomé,* escisión). f. F., *dacryocystectomie.* Extirpación del saco lagrimal.
dacriocistitis. f. A., *Darkryozystitis;* F., *dacryocystite;* In., *dacryocystitis;* It. y P., *dacriocistite.* Inflamación del saco lagrimal, especialmente la aguda, con tumefacción dolorosa y derrame de pus. ||**-crónica.** Dacriocistoblenorragia.

dacriocisto (de *dacrio-* y el gr. *kýstis,* vejiga). m. A., *Tränensack;* F., *sac lacrymal;* In., *dacryocyst;* It., *dacriocisto.* P., *dacriocisto.* Saco lagrimal.
dacriocistoblenorrea (de *dacrio-,* el gr. *kýstis,* vejiga, *blénnos,* mucosidad, y *rhein,* fluir). f. Inflamación catarral del saco lagrimal con constricción o estenosis del conducto lagrimal.
dacriocistocele. m. Dacriocele.
dacriocistografía (de *dacrio-,* el gr. *kýstis,* vejiga, y *gráphein,* describir). f. Radiografía con contraste del dacriocisto y vías lagrimales.
dacriocistoptosis (de *dacriocisto* y el gr. *ptôsis,* caída). f. F., *dacryocystoptose.* Prolapso o caída del saco lagrimal.
dacriocistorrinatresia (de *dacrio-,* el gr. *kýstis,* vejiga, *rhís, rhinós,* nariz, y *atresia*). f. Obstrucción de un conducto lacrimonasal.
dacriocistorrinostenosis (de *dacriocisto,* el gr. *rhís, rhinós,* nariz, y de *estenosis*). f. F., *dacryocystorhinosténose.* Estrechez del conducto nasolagrimal.
dacriocistorrinostomía (de *dacriocisto,* el gr. *rhís, rhinós,* nariz, y *stóma,* boca). f. F., *dacryocystorhinostomie.* Operación de establecer una comunicación entre el saco lagrimal y el meato medio de la nariz.
dacriocistorrinotomía (de *dacriocisto* y el gr. *rhís, rhinós,* nariz, y *tomé,* corte). f. Incisión del conducto nasolagrimal.
dacriocistosiringectomía (de *dacrio-,* el gr. *kýstis,* vejiga, *syringx, -iggos,* caña, y *ektomé,* corte). f. Extirpación de la fístula externa del dacriocisto.
dacriocistosiringotomía (de *dacriocisto,* el gr. *sýrigx, -iggos,* caña hueca, flauta, y *tomé,* corte). f. F., *dacryocystosyringotomie.* Operación de incidir el saco y conductos lagrimales.
dacriocistostenosis (de *dacriocisto* y el gr. *stenós,* estrecho). f. Estenosis del saco lagrimal.
dacriocistotomía (de *dacriocisto,* y el gr. *tomé,* sección). f. A., *Dakryocystotomie;* F., *dacrycystomie;* In., *dacryocystotomy;* It. y P., *dacriocistotomia.* Incisión o punción quirúrgica del saco lagrimal.
dacriódoco (de *dacrio-* y el gr. *dochós,* que puede contener). m. Conductillo que vierte la secreción de la glándula lagrimal en el saco lagrimal.
dacriógeno (de *dacrio-* y el gr. *gennân,* producir, engendrar). adj. y F., *dacryogène.* Estimulante de la secreción lagrimal.
dacriohelcosis. f. Dacrielcosis.
dacriohemorragia o **dacrihemorrea** (de *dacrio-,* el gr. *haima,* sangre, y *regnýnai,* romper, o *rheîn,* fluir). f. F., *dacryohémorragie.* Hemorragia por las vías lagrimales o derrame de lágrimas sanguinolentas.
dacrioide (de *dacrio-* y el gr. *eîdos,* aspecto). adj. Semejante a una lágrima.
dacriolito (de *dacrio-* y el gr. *líthos,* piedra). m. A., *Tränenstein;* F., *dacryolithe;* In., *dacryolith;* It., *dacriolito;* P., *dacriólito.* Concreción calculosa en el conducto lagrimal, cálculo lagrimal. ||**-de Desmarres.** Masas del microorganismo *Nocardia foersteri* en el conducto lagrimal.
dacriología (de *dacrio-* y el gr. *lógos,* tratado). f. Ciencia que trata de lo referente a las lágrimas.
dacriológico. adj. Referente a la dacriología.
dacrioma (de *dacri-* y el gr. *-oma*). m. F., *dacryome.* Tumor de la glándula lagrimal. || Obstrucción de un conducto lagrimal, que produce un tumor.
dacrión (del gr. *dákryon,* lágrima). m. F., *dacryon.* Punto craneal en la unión de los huesos lagrimal, frontal y maxilar superior; punto lagrimal.

dacrionasoductitis (de *dacrio-*, el lat. *nasus*, nariz, *ductus*, conducto, y el suf. *-itis*). f. Inflamación del conducto lacrimonasal.
dacrionoma. m. DACRIELCOSIS.
dacriopiorrea (de *dacrio-* y *piorrea*). f. F., *dacryopyorrhée*. Flujo de lágrimas mezclados con pus.
dacriopiosis (de *dacrio-* y el gr. *pŷon* pus). f. F., *dacryopyose*. Supuración en el aparato lagrimal.
dacriops (de *dacri-* y el gr. *óps, opós*, ojo). m. A., *Dakryops;* F., e In., *dacryops;* It., y P., *dacriops*. Quiste por retención de uno de los conductos excretorios de la glándula lagrimal en el ángulo externo del párpado superior. || Lagrimeo constante.
dacrioptosis (de *dacrio-* y el gr. *ptôsis*, caída). f. Epifora o lagrimeo. || DACRIOCISTOPTOSIS.
dacriorrea (de *dacrio-* y el gr. *rheîn*, fluir). f. A., *Dakryorrhöe;* F., *dacryorrhée;* In., *dacryorrhea;* It., *dacriorrea;* P., *dacriorréia*. Flujo lagrimal profuso.
dacriorrinostomía. Operación de Dupuy-Dutemps.|| Operación de Toti. || f. DACRIOCISTORRINOSTOMÍA.
dacriorrisis. f. DACRIORREA.
dacriosirinx (de *dacrio-* y el gr. *sŷrigx*, caña, tubo). m. F., *fistule lacrimale/seringue*. Fístula lagrimal. || Jeringa para las vías lagrimales.
dacriosolenitis (de *dacrio-*, el gr. *solén, -ênos*, canal, tubo, y el suf. *-itis*). f. Inflamación de un conducto lagrimal.
dacriosolenón (de *dacrio-* y el gr. *solén, -ênos*, tubo). m. Cánula permanente para colocar en el conducto lacrimonasal.
dacriostenosis (de *dacrio-* y *estenosis)*. f. F., *dacryosténose*. Estrechez de un conducto o conductos lagrimales.
dacriuria (de *dacrio-* y el gr. *oûron*, orina). f. Llanto simultaneado con emisión involuntaria de orina.
dactilado (del gr. *dáktylos*, dedo). adj. DACTILIFORME.
dactilagra (del gr. *dáktylos*, dedo, y *ágra*, ataque). f. Ataque de gota en los dedos.
dactiledema (del gr. *dáktylos*, dedo, y *oídema, -atos*, hinchazón). m. F., *œdème des doigts*. Edema de los dedos.
dactiliforme (del gr. *dáktylos*, dedo, y de *forma)*. adj. En forma de dedo, o que posee prolongaciones semejantes a dedos.
dactilión o **dactilium.** m. Unión de los dedos, sindactilia.
dactilitis (del gr. *dáktylos*, dedo, y el suf. *-itis*). f. A., *Daktylitis;* F., *dactylite;* In., *dactylitis;* It. y P., *dactilite*. Inflamación de un dedo; panadizo. || **-blenorrágica.** Poliartritis nudosa que deforma el dedo en huso, producida por el gonococo. || **-sifilítica.** Localización de accidentes terciarios de la sífilis en los dedos. || **-tuberculosa.** Espina ventosa.
dáctilo-. Forma prefija del gr. *dáktylos*, dedo. || **-(Ruido de).** V. RUIDO.
dactilocampsodinia (de *dáctilo-*, el gr. *kámpsis*, flexión, y *odýne*, dolor). f. Flexión dolorosa de los dedos.
dactilofasia (de *dáctilo-* y el gr. *phásis*, palabra). f. DACTILOLOGÍA.
dactilografía (de *dáctilo-* y el gr. *gráphein*, escribir). f. F., *dactylographie*. Estudio o tratado de las impresiones digitales.
dactilograma (de *dáctilo-* y el gr. *grámma*, marca). m. F., *dactylogramme*. Impresión digital tomada con propósitos de identificación.
dactilogriposis (de *dáctilo-* y el gr. *grypós*, curvo). f. A., *Daktylogryposis;* F., *dactylogrypose;* In., *dactylogryposis;* It., *dattilogriposi;* P., *dactylogripose*. Flexión permanente de los dedos.
dactilolalia (de *dáctilo-* y el gr. *laleîn*, hablar). f. DACTILOLOGÍA.
dactilólisis (de *dáctilo-* y el gr. *lýsis*, disolución). f. A., *Daktylolye;* F., *dactylolise;* In., *dactylolysis;* It., *dattilolisi;* P., *dactilólise*. Pérdida o caída de los dedos de la mano o pie, como en la lepra.|| **-espontánea.** AINHUM.
dactilología (de *dáctilo-* y el gr. *lógos*, discurso). f. A., *Fingersprache;* F., *dactylophasie;* In., *dactylologie;* It., *dattilologia;* P., *dactilologia*. Modo de expresión por medio de signos efectuados con los dedos.

dactilomegalia (de *dáctilo-* y el gr. *mégas, megále, méga*, grande). f. F., *dactylomégalie*. Tamaño excesivo de los dedos.
dactiloscopia (de *dáctilo-* y el gr. *skopeîn*, observar). f. F., *dactyloscopie*. Examen de las huellas o impresiones digitales para la identificación de las personas.
dactilosínfisis. f. SINDACTILIA.
dactilospasmo (de *dactilo-* y el gr. *spasmós*, contracción). m. F., *spasme d'un doigt*. Espasmo o calambre de los dedos.
dactinomicina. f. F., *dactinomycine*. Antibiótico aislado de *Streptomyces* sp., utilizado en el tratamiento de ciertas neoplasias. Actinomicina D.
Dactylomyia. Género de mosquitos anofeles, algunas de cuyas especies actúan como portadoras del parásito del paludismo.
dafnina. f. Glucósido de *Daphne mezereum* y *D. alpina*, de propiedades vesicantes.
dafnismo. m. Intoxicación por especies del género *Daphne*.
Dakin (Líquido de) (Henry D. Dakin, químico norteamericano, 1880-1952). V. LÍQUIDO.
Dale (Prueba de) (Sir Henry Hallett *Dale*, fisiólogo y farmacólogo inglés, 1875-1968; premio Nobel de Medicina en 1936). V. PRUEBA.
dalia. f. Colorante violeta de la brea de hulla, compuesto de derivados etilados y metilados de la rosanilina. Denomínase también *violeta de Hoffmann*.
dalina. f. Colorante de anilina rojo púrpura, que se forma tratando la mauveína por el yoduro de etilo; antiestreptocócico usado contra ciertas anginas. || Inulina.
Dalldorf-Sickles (Virus). V. COXSACKIE.
dálmata (Polvo). PYRETHRUM.
Dalrymple (Enfermedad, signo de) (John *Dalrymple*, oculista inglés, 1804-1852). V. ENFERMEDAD, SIGNO.
dalton (de John *Dalton*). m. Unidad de masa atómica, equivalente a 1/16 de la masa del átomo de oxígeno.
Dalton (Ley de) (John *Dalton*, físico y químico inglés, 1766-1844). V. LEY. || **-Henry (Ley de)** (Joseph *Henry*, físico inglés, 1797-1878). V. LEY.
daltonismo (de John *Dalton*, que sufría este trastorno y lo describió en 1798). m. A., *Daltonismus;* F., *daltonisme;* In., *daltonism;* It., y P., *daltonismo*. Variedad de discromatopsia que se caracteriza por la ceguera para ciertos colores, especialmente para el rojo.
damarol o **damarona.** f. m. DAMMAR.
damascenina. f. Alcaloide en prismas incoloros, procedente de la *Nigella damascena* o *arañuela*.
damiana. f. Extracto de hojas y tallos de la *Turnera aphrodisiaca* y el *Haplopappus discoideus*, plantas de México, de la familia de las compuestas; tónico diurético, analéptico y afrodisiaco.
dammar. m. Resina transparente, de color ambarino, de *Dammara orientalis, Hopea micrantha*, etc., de la familia de las coníferas. Empléase en emplastos y barnices y también para inclusión de preparaciones microscópicas.
Damoiseau (Curva de) (Louis Celeste *Damoiseau*, médico francés, 1815-1890). V. CURVA.
Dana (Operación de) (Charles Loomis *Dana*, neurólogo norteamericano, 1852-1935). V. OPERACIÓN. || **-Putnam (Síndrome de) (James J.** *Putnam*, neurólogo norteamericano, 1846-1918). V. SÍNDROME DE LICHTHEIM.
Danboldt-Closs (Enfermedad de) (Niels Christian *Danboldt*, dermatólogo noruego contemporáneo; Karl *Closs*, médico noruego contemporáneo). V. ENFERMEDAD.
Dance (Signo de) (Jean B. Hippolyte *Dance*, médico francés, 1797-1832). V. SIGNO.
dandelión. m. TARAXACUM.
dandy (Fiebre). DENGUE.
Dandy (Operación de). V. OPERACIÓN. || **-(Ventriculografía de)** (Walter Edward *Dandy*, cirujano norteamericano, 1886-1946). V. VENTRICULOGRAFÍA. || **-Walker (Síndrome de)** (Arthur E. *Walker*, neurocirujano norteamericano, n. en 1907). V. SÍNDROME.
Dane (Partícula de). V. PARTÍCULA.

Danielopolu (Operación de) (Daniel *Danielopolu*, médico rumano, 1884-1959). V. OPERACIÓN.
Daniels (Método de). V. MÉTODO. **Danielssen (Enfermedad de)** (Daniel Cornelius *Danielssen*, médico noruego, 1815-1894). V. ENFERMEDAD.
Danlos (Síndrome de) (Henri Alexandre *Danlos*, dermatólogo francés, 1844-1912). V. SÍNDROME.
dantroleno. m. F., *dantrolène*. Fármaco que produce una relajación sobre la musculatura esquelética, por una acción directa sobre el acoplamiento excitación-contracción.
Danysz (Fenómeno, vacuna de) (Jean *Danysz*, bacteriólogo polaco en París, 1861-1928). Aisló un bacilo especialmente virulento para las ratas del campo. Véanse estos términos.
danza. f. BAILE. ||**-de las arterias.** Pulsación visible de las arterias superficiales en la insuficiencia de las válvulas aórticas.||**-de San Antonio, de San Juan, de San Vito.** COREA. ||**-del testículo.** Movimientos de ascenso y descenso del testículo producidos por la contracción intermitente del cremáster, observados en ciertos casos de neuralgia testicular. ||**-hiliar.** Imagen radioscópica caracterizada por la presencia de hilios anchos animados por latidos.
danzante (Enfermedad). TARANTISMO. ||**-(Espasmo).** Espasmo saltatorio.||**-(Manía).** COREA EPIDÉMICA.
Daphne. Género de árboles y arbustos dafnáceos. Las especies *Daphne gnidium* y *D. mezereum*, que son las principales, son estimulantes, vesicantes y purgantes; la raíz de *D. gnidium* (torvisco) entra en el ungüento epispástico.
dapsona. f. F., *dapsone, diaphénylsulfone*. Diaminodifenilsulfona. Sulfona utilizada en el tratamiento de la lepra.
Darányi (Reacción de) (Julius V. *Darányi*, bacteriólogo húngaro, n. en 1888). V. REACCIÓN.
Darcet (Aleación de) (Jean *Darcet*, químico y médico francés, 1727-1801). Mezcla de 8 partes de bismuto, 5 de plomo y 3 de estaño, que se empleó en odontología.
Dargent (Operación de) (Marcel J. *Dargent*, cirujano francés n. en 1888). V. OPERACIÓN.
Darier (Enfermedad de) (Jean *Darier*, médico francés, 1856-1938). V. ENFERMEDAD. ||**-Ferrand (Enfermedad de)** (Marcel *Ferrand*, dermatólogo francés contemporáneo). V. ENFERMEDAD.
Darkshevich (Ganglio o núcleo de) (Liverii *Darkshevich*, neurólogo ruso, 1858-1925). V. NÚCLEO.
Darling (Enfermedad de) (Samuel Taylor *Darling*, médico norteamericano, 1872-1925). V. ENFERMEDAD.
Darnaud (Síndrome de). V. SÍNDROME.
Darrow-Eliel (Síndrome de) (Daniel Cady *Darrow*, pedíatra, norteamericano, 1895-1965). V. SÍNDROME.
darsonvalización. f. ARSONVALIZACIÓN.
dartoico, dartoides (del gr. *dartós*, despellejado, y *eîdos*, aspecto). adj. De la naturaleza del dartos; dícese de los tejidos que poseen la propiedad de contraerse por la influencia de ciertas impresiones, como frío, cosquillas, etc.
dartos (del gr. *dartós*, despellejado). m. A., *dartos;* In. e It., *dartos;* P., *darto.* Tejido contráctil compuesto de fibras musculares lisas, rojizo, que forma una túnica del testículo por debajo de la piel del escroto, a la cual se adhiere íntimamente; se prolonga por el pene, el periné y el abdomen, donde se desarrolla especialmente, dando origen al ligamento suspensorio del pene; constituye también el tabique de las bolsas.||**-femenino.** Capa de fibras musculares lisas subyacentes a la piel de los labios mayores.
dartros (del F. *dartre*). m. Término genérico de muchas enfermedades de la piel, especialmente del eccema, herpe y psoriasis.
Darwin (Oreja, tubérculo de) (Charles Robert *Darwin*, naturalista inglés, 1809-1882). V. OREJA, TUBÉRCULO.
darwinismo. m. F., *darwinisme*. Teoría de la evolución, según la cual los organismos más elevados proceden de otros más inferiores, por la influencia de la selección natural, la lucha por la existencia y el tiempo.

dasites (del gr. *dasýs*, espeso, velludo). f. Hipertricosis generalizada.
dasoterapia (del gr. *dásos*, bosque, y *therapeía*, tratamiento). f. Tratamiento de las enfermedades por la permanencia en regiones pobladas de bosques.
Dastre-Morat (Ley de) (Albert *Dastre*, biólogo francés, 1844-1917; Jean-Pierre *Morat*, fisiólogo francés, 1846-1920). V. LEY.
dátil (del gr. *dáktylos*, dedo). m. A., *Dattel;* F., *datte;* In., *date;* It., *dattero;* P., *datil.* Fruto de la palmera datilera *(Phoenix dactylifera)*, nutritivo y emoliente. Es uno de los cuatro frutos pectorales.
datum plano. Supuesto plano horizontal desde el que se toman las medidas craneométricas.
Datura. Género de plantas solanáceas. V. ESTRAMONIO.
daturina. f. F., *daturine*. Alcaloide tóxico de las hojas y semillas del estramonio, idéntico a la hiosciamina.
daturismo. m. F., *daturisme*. Intoxicación causada por la hiperdosificación del estramonio.
Daubenton (Ángulo, línea, plano de) (Louis Jean M. *Daubenton*, médico y naturalista francés, 1716-1800). V. ÁNGULO, LÍNEA, PLANO.
Daucus. Género de plantas umbelíferas, una de cuyas especies la *D. carota*, es la zanahoria.
daunorrubicina. f. F., *daunorubicine*. Antibiótico obtenido de los productos de fermentación de *Streptomyces peucetius*, que se emplea en el tratamiento de ciertas neoplasias.
Davainea (de Casimir J. *Davaine*, médico francés, 1812-1882). Género de tenias, muchas de cuyas especies *(D. proglottinus* y *D. melagridis*, entre ellas) infestan las aves de corral.
David (Enfermedad, síndrome de) (Jean Pierre *David*, cirujano francés, 1738-1784; W. *David*, médico alemán contemporáneo). V. ENFERMEDAD, SÍNDROME.
Davidsohn (Enfermedad, reflejo, signo de) (Hermann *Davidsohn*, médico alemán, 1842-1911). V. ENFERMEDAD, REFLEJO, SIGNO.
Daviel (Cuchara, operación de) (Jacques *Daviel*, oculista francés, 1696-1762). V. CUCHARA, OPERACIÓN.
Davy (Reacción de) (Edmund W. *Davy*, médico irlandés, 1826-1899). V. REACCIÓN.
Dawbarn (Signo de) (Robert H. M. *Dawbarn*, cirujano norteamericano, 1860-1915). V. SIGNO.
Dawson (Enfermedad de). V. ENFERMEDAD.
daxina. f. GLAIRINA.
Day (Reacción de) (Richard H. *Day*, médico norteamericano, 1813-1892). V. REACCIÓN.||**-Lillehel (Operación de).** V. OPERACIÓN. ||**-Riley (Síndrome de)** (Conrad M. *Riley*, pediatra norteamericano contemporáneo). V. SÍNDROME.
DDT. Abreviatura de diclorodifeniltricloroetano, poderoso insecticida cristalino, incoloro, inodoro, insoluble en agua, empleado en polvos y en suspensión líquida contra piojos, moscas, mosquitos y plagas del campo, una de las mayores conquistas de la higiene y profilaxis modernas. Llamado también *Gesarol, Neocid, GNB*.
deacuación. f. DESHIDRATACIÓN.
dealbación (del lat. *dealbatio*, blanqueo). f. Blanqueo, especialmente de los huesos para necesidades anatómicas.
Deaver (Incisión de) (John B. *Deaver*, cirujano norteamericano, 1855-1931). V. INCISIÓN.
debilidad (del lat. *debilitas, -atis*). f. A., *Debilität;* F., *débilité;* In., *debility;* It., *debilità;* P., *debilidade.* Falta o pérdida de fuerzas; astenia.||**-mental.** Forma de deficiencia mental en la que el nivel intelectual corresponde al de un niño de 7 a 9 años de edad y a un CI entre 50 y 70.
debilitación. f. DEBILIDAD. || Disminución de la energía vital por el empleo de los debilitantes.
debilitante. m. Agente o remedio que disminuye la excitación o actividad vital, como la dieta y los antiflogísticos. || adj. F., *débilitant*. Que produce debilidad.
Débove (Enfermedad, membrana, tubo de) (Maurice Georges *Débove*, histólogo francés, 1845-1920). Véanse estos términos.

Debré (Síndrome de). V. Síndrome. ||-**Fanconi (Síndrome de).** V. Síndrome. ||-**Fibiger (Síndrome de).** V. Síndrome. ||-**Julien Marie (Síndrome de).** V. Síndrome. ||-**Semelaigne-Gilbern (Síndrome de)** (Georges *Semelaigne,* pediatra francés, n. en 1892). V. Síndrome.
Debrie (Enfermedad de). V. Enfermedad.
decaimiento (de *de* y el lat. *cadere,* caer). m. Decadencia; declinación; astenia.
decalaje (galicismo: *décalage).* m. Falta de correspondencia entre los fragmentos de una fractura por rotación de aquéllos.
decalcificación. f. Descalcificación.
decalcificante. m. Descalcificante.
decalvante (del lat. *decalvans, -antis,* p. a. de *decalvare,* decalvar). adj. F., *décalvant.* Destructor de cabellos; dícese de la tiña principalmente.
decametonio. m. F., *décaméthonium.* Decametilenbis-trimetilamonio. Agente despolarizante de la placa motora del músculo esquelético, empleado como relajante muscular en cirugía.
decanoico (Ácido). Ácido graso saturado de diez átomos de carbono. Ácido cáprico. $CH_3-(CH_2)_8-C\begin{smallmatrix}\diagup O\\\diagdown OH\end{smallmatrix}$. Presente en el aceite de coco.
decantación (del lat. *de* y *cantus,* ángulo, esquina). f. A., *Abgiessung;* F., *décantation;* In., *decantation;* It., *decantazione;* P., *decantação.* Operación de inclinar suavemente una vasija sobre otra para que caiga el líquido contenido en la primera sin que salga el sedimento o poso.
decapitación (del lat. *decapitatio, -onis).* f. A., *Dekapitation;* F., *décapitation;* In., *decapitation;* It., *decapitazione;* P., *decapitação.* Escisión de la cabeza del feto o de un hueso. *Sin.:* Decolación, derotomía. Embriotomía.
decapsulación. f. Descapsulación.
decentación (de *de* y *encentar).* f. Cortadura a rebanadas. || Ulceración por decúbito.
decentración. f. Descentración.
decerebración. f. Descerebración.
deceso (lat. *decessus).* m. Americanismo por defunción; muerte natural.
decibel o **decibelio.** m. F., *décibel.* Unidad empleada para expresar la relación entre dos potencias eléctricas o acústicas; es el décuplo del logaritmo decimal de su relación numérica. Décima parte de un bel.
decidua [decidual]. f. Caduca.
deciduitis (de *decidua* y el suf. *-itis,* inflamación). f. A., *Dezidualendometritis;* F., *déciduite;* In., *deciduitis;* It. y P., *deciduite.* Inflamación de la caduca; endometritis decidual.
deciduo (del lat. *deciduus).* adj. No permanente, caduco.
deciduoma (de *decidua* y el suf. *-oma).* m. A., *Deziduoma;* F., *déciduome;* It. y P., *deciduoma.* Neoplasia intrauterina que contiene células deciduales; derivada de las porciones de caduca retenidas después de un aborto.||-**maligno.** Sincitioma maligno.
deciduosarcoma. m. Deciduoma maligno.
decigramo, decilitro, decímetro. Décima parte del gramo, litro y metro, respectivamente.
décimo par. Nervio neumogástrico o vago.
decinem. m. Décima parte de un nem; valor nutritivo de un decigramo de leche. Suele abreviarse *dn.*
decinormal. adj. Que tiene un décimo de la concentración normal. Se dice de los líquidos valorados para análisis volumétricos.
declaración (del lat. *declaratio, -onis).* f. Notificación obligatoria de ciertas enfermedades infecciosas. || Certificación sin efectos oficiales.
declinación (del lat. *declinatio, -onis).* f. F., *déclinaison/déclin.* Rotación del ojo alrededor de su diámetro anteroposterior, de suerte que el meridiano vertical se inclina hacia el temporal *(declinación positiva)* o hacia la nariz *(declinación negativa).* || Período de descenso de las enfermedades.
declinador. m. Separador.

declive (del lat. *declivis).* m. Pendiente, cuesta, inclinación. || Declivis cerebelli. || Porción baja de una úlcera o colección purulenta.
declivis cerebelli (lat.). f. Porción posterior inclinada del montículo, cuya parte anterior es el *culmen.*
decloruración. f. Descloruración.
decocción (del lat. *decoctio, -onis).* f. A., *Abkochung;* F., *décoction;* In., *decoction;* It., *decotto;* P., *decocção.* Cocimiento; operación de hervir en un líquido sustancias medicamentosas para extraer los principios solubles que contienen. || Producto obtenido de la decocción.
decolación (del lat. *decollatio, -onis).* f. Decapitación.
decoloración (del lat. *decoloratio,* alteración del color). f. A., *Entfärbung;* F., *décoloration;* In., *decoloration;* It., *scolorazione;* P., *descoloração.* Acción y efecto de decolorar; blanqueo. || Pérdida de la coloración normal de los tegumentos. || En microbiología, operación de desteñir preparaciones microscópicas que requieren colorantes sucesivos.
decorticación (de *de* y el lat. *cortex, -icis,* corteza). f. A., *Abschälung;* F., *décortication;* In., *decortication;* It., *decorticazione;* P., *descorticação.* Separación quirúrgica de la envoltura normal o patológica de un órgano; descapsulación. || Escisión de porciones de la corteza cerebral. ||-**arterial. Simpatectomía periarterial.** ||-**pleuropulmonar.** Operación de Délorme. ||-**renal.** Extirpación de la cápsula renal; descapsulación.
decremento (del lat. *decrementun).* m. A., *Abnahme;* F., *décrément;* In., *decrement;* It. y P., *decremento.* Declinación, disminución, defervescencia.
decrepitación (de *de* y el lat. *crepitus,* ruido seco). f. Ruido semejante a una serie de pequeñas explosiones que producen ciertas sales, perdiendo el agua de cristalización, al ser echadas al fuego.
decrepitud (del lat. *decrepitus,* decrépito). f. Decadencia extrema; último grado de la vejez.
decretorio. adj. Crítico; aplicábase al supuesto día crítico de ciertas enfermedades.
decrudescencia. f. F., *décroissance.* Disminución de la intensidad de los síntomas.
decubación (del lat. *decubatum,* supino de *decubare,* estar acostado). f. Período, en las enfermedades infecciosas, desde la desaparición de los síntomas hasta la curación completa; compárese con incubación.
decúbito (del lat. *decubitus,* p. p. de *decumbere,* acostarse). m. A., *Wundliegen;* F., *décubitus;* In., *decubitus;* It., *decubito;* P., *decúbito.* Actitud del cuerpo en estado de reposo sobre un plano más o menos horizontal. || Úlcera o escara por decúbito. ||-**agudo.** Úlcera grave en el lado paralizado en la hemiplejía. ||-**crónico.** Úlcera ordinaria por decúbito. ||-**de Andral.** Decúbito sobre el lado sano en los primeros períodos de la pleuresía. ||-**dorsal, lateral o ventral.** Variedades de decúbito según la región que toca con el plano horizontal: espalda, costado o vientre, respectivamente. ||-**prono.** Decúbito ventral. ||-**supino.** Decúbito dorsal.
decupelación. f. Decantación.
decurso (del lat. *decursus,* corrida, corriente). m. Curso; sucesión o continuación de tiempo. || Declinación de una enfermedad.
decusación (del lat. *decussatio, -onis).* f. A., *Kreuzung;* F., *décussation;* In., *decussatton;* It., *decussazione;* P., *decussação.* Cruzamiento en aspa o en X; quiasma, especialmente de fibras o fascículos nerviosos, y más particularmente de las pirámides. ||-**de Forel.** Decusación de las fibras nerviosas en la corteza de los colículos superiores. ||-**de las pirámides.** Decusación motora. ||-**de los lemniscos mediales.** Decusación sensitiva. ||-**motora.** Cruzamiento de fibras nerviosas motoras en las pirámides. ||-**óptica.** Quiasma óptico. ||-**sensitiva.** Cruzamiento de fibras nerviosas de carácter sensitivo, que tiene lugar en el área dorsal a las pirámides del bulbo raquídeo.
decusorio. m. Instrumento para deprimir la duramadre en la trepanación.

dedalera. f. Digital.
dedo [digital] (del lat. *digitus*). m. A., *Finger;* F., *doigt;* In., *finger;* It., *dito;* P., *dedo.* Cada una de las cinco prolongaciones con que terminan la mano y el pie. Todos están formados de tres falanges, excepto el primero, pulgar o gordo, que sólo tiene dos. ǁ **-anular.** Cuarto dedo de la mano. ǁ **-auricular.** Quinto dedo de la mano. ǁ **-de Morton.** Afección dolorosa de la articulación metatarsofalángica del cuarto dedo. ǁ **-de Souques.** V. Fenómeno de Souques. ǁ **-del corazón o cordial.** Tercer dedo de la mano. ǁ **-en llave.** Afección peculiar de los dedos en la cual éstos pueden fijarse en flexión, debido a la presencia de una pequeña neoformación fi**brosa en la vaina del tendón de los extensores.** ǁ **-en martillo.** Estado en el cual la primera falange de un dedo del pie se halla en extensión y la otra en flexión. ǁ **-en palillo de tambor.** Dedo hipocrático. ǁ **-en ráfaga.** Desviación global de los dedos hacia fuera o hacia dentro. ǁ **-en resorte.** Dedo susceptible de detenciones espasmódicas momentáneas en los movimientos de flexión o extensión. ǁ **-gordo.** Dedo primero del pie. ǁ **-hipocrático.** Engrosamiento de las falanges terminales de los dedos y encorvamiento de la uña hacia la región palmar, que da al extremo del dedo el aspecto de maza; osteoartropatía hipertrofiante néumica. Obsérvase en las enfermedades crónicas del corazón y pulmones. ǁ **-índice.** El segundo de la mano. ǁ **-meñique.** Dedo auricular. ǁ **-muerto.** Dedo pálido, exangüe, insensible, con síntomas de hormigueo, que se observa algunas veces en el curso de procesos arteríticos. ǁ **-palmado.** Sindactilia. ǁ **-pulgar.** Primer dedo de la mano. ǁ **-supernumerario.** Polidactilia.
dedolación (de *de* y el lat. *dolo, -onis,* puñal). f. F., *dédolation.* Acción y efecto de dedolar. ǁ Sensación semejante a la percibida cuando se recibe una contusión en los miembros.
dedolar. tr. Cortar oblicuamente alguna parte del cuerpo.
Deen (Reacción de) (Isaac Abrahamszoon van *Deen,* fisiólogo holandés, 1804-1869). V. Reacción.
Deetjen (Cuerpos de) (Hermann *Deetjen,* médico alemán, 1867-1915). V. Cuerpo.
defecación (del lat. *defaecatio, -onis*). f. A., *Darmentleerung;* F., *défécation;* In., *defecation;* It., *defecazione;* P., *defecação.* Descarga de materias fecales del intestino por el ano. ǁ En química, depuración, o separación del sedimento en los líquidos por adición de reactivos. ǁ **-fragmentaria.** Estado en el que cada pocas horas se elimina una pequeña cantidad de materias fecales, con tenesmo y sensación ulterior de incompleta satisfacción evacuatriz.
defecalgesiofobia (del lat. *defaecatio, -onis,* defecación, el gr. *álgesis,* dolor, y *phóbos,* temor). f. Temor a la defecación dolorosa.
defecto (del lat. *defectus*). m. A., *Mangel;* F., *défaut;* In., *defect;* It., *difetto;* P., *defeito.* Imperfección. ǁ Falta, ausencia, carencia.
defeminación (de *de* y el lat. *femina,* hembra). f. F., *déféminisation.* Perversión de las características sexuales en la mujer, por la que adquieren éstas carácter masculino.
defensa (del lat. tardío *defensa*). f. A., *Abwehr;* F., *défense;* In., *defense;* It., *difesa;* P., *defesa.* Conjunto de medios por los cuales el organismo resiste la acción de los diversos agentes físicos, químicos o vivientes que tienden a destruirlo. ǁ **-muscular.** Contracción refleja de los músculos del abdomen percibida por palpación, signo de inflamación aguda o subaguda del peritoneo subyacente.
deferencial. f. Relativo al conducto deferente.
deferente (del lat. *deferens, -entis*). adj. F., *déférent.* Que conduce algo hacia fuera, como desde un centro. ǁ m. Conducto deferente.
deferentectomía (de *deferente* y *ectomía*). f. F., *déférentectomie.* Extirpación quirúrgica de un conducto deferente. Vasectomía.

deferentitis (de *deferente* y el suf. *-itis*). f. A., *Deferentitis;* F., *deferentite.* In., *Deferentitis;* It. y P., *deferentite.* Inflamación de un conducto deferente.
deferentouretrostomía (de *deferente,* el gr. *ouréthra,* uretra, y *stóma,* boca). f. Implantación de los conductos deferentes en la uretra anterior.
defervescencia (del lat. *defervescens, -entis,* p. a. de *defervescere,* enfriarse). f. A., *Defervescenz;* F., *défervescence;* In., *defervescence;* It., *defervescenza;* P., *defervescência.* Período de declinación de la fiebre.
deficiencia (del lat. *deficientia*). f. A., *Mangel;* F., *déficience;* In., *deficiency;* It., *deficienza;* P., *deficiência.* Defecto, imperfección o falta. El término se aplica especialmente a los estados o enfermedades producidos por la escasez o falta de vitaminas y a los síntomas debidos a secreción insuficiente de una glándula endocrina. ǁ En genética, falta de un segmento cromosómico. ǁ **-mental.** Defecto del desarrollo intelectual. Oligofrenia.
déficit (del lat. *deficit;* 3.ª pers. del pres. indic. de *deficere,* faltar). m. F., *déficit.* Deficiencia. No admite terminación de plural.
deflexión (del lat. *deflexio, -onis*). f. A., *Ablenkung;* F., *déflexion;* In., *deflection;* It., *deflessione;* P., *deflexão.* Desviación. ǁ En obstetricia, acción de volver a su dirección normal la cabeza del feto en flexión sobre la columna vertebral, en ciertas presentaciones de cara. ǁ En psicoanálisis, diversión inconsciente de las ideas.
deflujo (del lat. *defluxus*). f. Flujo copioso; pérdida súbita.
defluvium (lat.). m. F., *defluvium.* Pérdida súbita de los cabellos. Dícese también *defluvium capillorum.*
defluxión (del lat. *defluxio, -onis*). f. Deflujo.
deformación. f. Deformidad.
deformante (del lat. *deformans, -antis,* de *deformare,* desfigurar). adj. F., *déformant.* Que produce deformidad. V. Artritis, osteítis, reumatismo articular crónico.
deformidad (del lat. *deformitas, -atis*). f. A., *Missbildung;* F., *déformation;* In., *deformity* It., *deformità;* P., *deformidade.* Alteración de la forma de un órgano o parte a consecuencia de lesiones tróficas, traumatismos, vicios funcionales, ocurridos en el individuo adulto o en el ser en vías de desarrollo. ǁ **-anterior.** Lordosis. ǁ **-de Akerlund.** En las radiografías de úlceras duodenales, indentación, además del nicho, en el casquete duodenal. ǁ **-de Arnold-Chiari.** V. Malformación. ǁ **-de Ilfeld-Holder.** Prominencia de la escápula con dificultad de levantar el brazo. ǁ **-de la cabeza.** Alteraciones de formas artificiales, que consisten principalmente en el aplastamiento de la región posterior, lateral o anterior de la cabeza e implican casi siempre cierto grado de microcefalia y escaso desarrollo mental. ǁ **-de Madelung.** Torsión del extremo inferior del radio, con dislocación del cúbito hacia atrás. ÊÊ-de Sprengel. Desplazamiento de los omóplatos hacia arriba. ǁ **-de Velpeau.** Deformidad en dorso de tenedor. ǁ **-de Volkmann.** Luxación tibiotarsiana congénita. ǁ **-en bayoneta.** Ángulo que el antebrazo en extensión forma con el brazo, debido a una fractura del codo. ǁ **-en dorso de tenedor.** Deformidad característica de la fractura del extremo inferior del radio y cúbito. ǁ **-tolosana.** Deformación anular artificial del cráneo por una ligadura que pasa por la frente y la nuca.
defundación o defundectomía (del lat. *fundus,* fondo, y, en la segunda forma, además, del gr. *ektomé,* escisión). f. Escisión del fondo del útero.
defurfuración (del lat. *furfur, -uris,* salvado). f. F., *desquamation.* Descamación de la piel en laminillas finas semejantes a salvado.
degeneración (del lat. *degeneratio, -onis*). f. A., *Degeneration;* F., *dégénérescence;* In., *degeneration;* It., *degenerazione;* P., *degeneração.* Decadencia. ǁ Alteración de los tejidos o elementos anatómicos, con cambios químicos de la sustancia constituyente y pérdida de los caracteres y funciones esenciales. ǁ Perversión mental o física que, transmitida de generación en ge-

neración, puede llegar a la extinción de la raza. || Paso de una forma morbosa a otra más grave, de un tumor benigno a otro maligno, etc. || Fibrosis. ||-**adiposa.** Transformación del protoplasma celular en grasa, capaz de determinar la necrosis del núcleo y la muerte de la célula. ||-**adiposogenital.** Síndrome adiposogenital. ||-**albuminoidea o albuminosa.** Tumefacción turbia. ||-**amiloidea.** V. Amiloidosis. ||-**anémica.** Policromatofilia. ||-**angiolítica.** Depósitos minerales y cambios hialinos en las túnicas vasculares. ||-**asbestiforme.** Degeneración fibrosa de la sustancia intercelular del cartílago hialino, especialmente de los cartílagos costales. ||-**ascendente.** Degeneración de Waller que afecta las fibras nerviosas centrípetas y progresa hacia los centros. ||-**basofílica.** Basofilia. ||-**blastoftórica.** Blastoftoria. ||-**calcárea.** Infiltración de un tejido escleroso por sales de cal. ||-**cancerosa.** Multiplicación de las células de un órgano de una manera atípica; conversión en tejido de cáncer. ||-**caseosa.** Transformación de los elementos que ocupan el centro de los tubérculos en una masa granulosa opaca semejante al queso, debida a la acción bacilar que produce la necrosis de las células gigantes y células epitelioideas. ||-**celulosa.** Amiloidosis. ||-**cérea.** Degeneración amiloide, según unos, y degeneración hialina, según otros. ||-**cerebelosa primaria progresiva.** Degeneración de Holmes. ||-**cerebral infantil.** Idiocia amaurótica familiar. ||-**coloidea.** ransformación del protoplasma celular en tejido coloide de aspecto gelatinoso. ||-**combinada.** Degeneración de los cordones posteriores y laterales de la medula espinal, llamada también *esclerosis combinada* y *paraplejía atáxica*. Afección progresiva observada en las anemias graves y caquexias. ||-**de Abercrombie.** Degeneración amiloidea. ||-**de Armanni-Ebstein.** Degeneración hialina de las células epiteliales de las asas de Henle, observadas en la diabetes. ||-**de Grawitz.** Basofilia. ||-**de Holmes.** Degeneración cerebelosa primaria progresiva, enfermedad familiar que se observa en los adultos y progresa lentamente hasta la terminación fatal. ||-**de Horn.** Degeneración con proliferación nuclear en los músculos estriados. ||-**de Maragliano.** Degeneración de los hematíes caracterizada por la formación de vacuolas. ||-**de Mönkeberg.** Esclerosis de Mönkeberg. ||-**de Nissl.** Degeneración de la célula nerviosa después de la sección de la fibra nerviosa. ||-**de Paschutin.** Degeneración peculiar de la diabetes. ||-**de Quain.** Degeneración fibrosa del miocardio. ||-**de Rosenthal.** Degeneración de la neuroglia caracterizada por la formación de masas brillantes. ||-**de Türck.** Degeneración parenquimatosa secundaria de las fibras nerviosas de la médula. ||-**de Virchow.** Amiloidosis. ||-**de Waller o walleriana.** Degeneración adiposa de una fibra nerviosa separada o seccionada de su centro nutricio. ||-**de Zenker.** Degeneración vítrea peculiar de los músculos, observada en fiebres agudas. ||-**descendente.** Degeneración de Waller que se extiende periféricamente a lo largo de las fibras nerviosas. ||-**elastoidea.** Degeneración amiloide del tejido elástico de las arterias. ||-**esclerótica.** Variedad de degeneración hialina que afecta el tejido conjuntivo, especialmente la túnica íntima de las arterias. ||-**fascicular.** Degeneración de los músculos paralizados, debida a la lesión de las células ganglionares motoras de la sustancia gris de la médula. ||-**fibrinosa.** Necrosis con depósitos de fibrina en los elementos celulares. ||-**fibrosa.** Formación de tejido fibroso. ||-**gelatiniforme.** Degeneración coloidea. ||-**genitosclerodérmica.** Síndrome de Noorden. ||-**glucógena.** Degeneración en la cual el protoplasma acumula sustancias hidrocarbonadas. ||-**grasa.** Degeneración adiposa. ||-**gris.** Degeneración de la sustancia blanca medular, en la cual hay pérdida de mielina y aparición de coloración grisácea. ||-**Haab-Biber**-Dimmer. Degeneración reticular de la córnea. ||-**hematohialoidea.** Variedad de degeneración hialina de los trombos debida a la aglutinación de los hematíes o plaquetas. ||-**hemoglobinémica.** Acumulación de la hemoglobina en el centro del glóbulo rojo, fenómeno corriente en las anemias graves hemolíticas. ||-**hepatolenticular de Kinnear-Wilson.** Enfermedad degenerativometabólica debida a un error congénito del metabolismo, de transmisión autosómica recesiva, que afecta el cerebro (ganglios basales) y el hígado. Existe trastorno del metabolismo del cobre, disminución de la ceruloplasma e hiperaminoaciduria. ||-**hialina.** Transformación anormal del tejido conectivo en una sustancia de aspecto vidrioso, translúcida y homogénea. ||-**hidrópica.** Acumulación de líquido en las mallas protoplasmáticas, que rechaza el núcleo y las granulaciones hacia la periferia de la célula. ||-**lardácea.** Amiloidosis. ||-**lenticular progresiva.** Enfermedad rara descrita por Kinnear-Wilson, caracterizada por temblor y rigidez muscular, trastornos psíquicos y emaciación, en la que existen conjuntamente cirrosis hepática y degeneración del cuerpo estriado. ||-**lipoidea.** Degeneración adiposa. ||-**megaloblástica.** Alteración de la médula ósea en las anemias graves, que coincide con la aparición de megaloblastos en la sangre. ||-**mixoide o mixomatosa.** Acumulación intersticial de mucopolisacáridos. ||-**mucinosa.** Degeneración mixoide. ||-**mucoidea mielínica.** Depósito de mielina y lecitina en las células. ||-**parenquimatosa.** Tumefacción turbia. ||-**pigmentaria.** Infiltración del pigmento en las células. ||-**polipoide.** Desarrollo de neoformaciones polipoides en una mucosa. ||-**queratoidea.** Transformación del plasma celular en queratina. ||-**quística.** Degeneración con formación de quistes. ||-**quitinosa.** Degeneración amiloidea. ||-**reticular.** Degeneración del epitelio corneal en forma de red. ||-**roja.** Degeneración de un fibroide uterino durante el embarazo, caracterizada por la formación de zonas rojas blandas. ||-**secundaria.** Degeneración de Waller. ||-**senil.** Cambios degenerativos, principalmente fibroides y ateromatosos, que ocurren en la vejez. ||-**serosa.** Degeneración hidrópica. ||-**teroide.** Adquisición de cualidades bestiales por los alienados. ||-**trabecular.** Cambios en las paredes de los bronquios, por los cuales los elementos musculares y mucosos se atrofian, mientras que la estroma aumenta de volumen. ||-**traumática.** Degeneración en un nervio seccionado hasta el nódulo de Ranvier más cercano. ||-**urática o úrica.** Degeneración caracterizada por el depósito de uratos o de ácido úrico. ||-**vacuolar.** Formación de vacuolas en las células de un tejido. Según algunos, es idéntica a la degeneración hidrópica. ||-**vítrea.** Degeneración hialina; necrosis de coagulación.

degenerado. adj. y s. Que ha sufrido degeneración. || Persona de constitución física o mental degenerada. ||-**superior.** Individuo de mentalidad normal o superior pero con tendencia a ciertas degeneraciones instintivas, emocionales o volitivas.

deglución (del lat. *deglutio, -onis*). f. A., *Schlucken;* F., *déglution;* In., *swallowing;* It., *deglutizione;* P., *deglutição*. Acción y efecto de deglutir o tragar; paso de sustancias sólidas, líquidas o gaseosas de la boca al estómago.

degollación (del lat. *decollatio, -onis*). f. Sección de la garganta o el cuello a una persona o a un animal; decolación.

Degos (Enfermedad de) (Robert Gaston *Degos*, dermatólogo francés, n. en 1904). V. Enfermedad.

degradación (del lat. *degradatio, -onis*). f. A., *Abbau;* F., *dégradation;* In., *degradation;* It., *degradazione;* P., *degradação*. Degeneración moral, intelectual y física, en el sentido de que hay cambio de grado y no de género. || Reducción de un compuesto químico a otro menos complejo.

degustación (del lat. *degustatio, -onis*). f. Gustación; acción de gustar o catar una sustancia.

dehidración. f. Deshidratación.

dehidro. pref. Deshidro.

Dehio (Prueba de) (Karl Konstantinovich *Dehio*, médico ruso, 1851-1927). V. Prueba.

dehiscencia (del lat. *dehiscens, -entis*, p. a. de *dehiscere*, abrirse). f. A., *Aufschlitzen;* F., *déhiscence;* In., de-

hiscence; It., *deiscenza;* P., *deiscência.* Abertura natural o espontánea de una parte u órgano. || **-de Zuckerkandl.** Pequeñas hendiduras observadas accidentalmente en la lámina papirácea del hueso etmoides. || **-del óvulo.** Rotura de la vesícula de De Graaf.

Deiters (Células, núcleo, prolongación de) (Otto Friedrich Carl *Deiters,* anatomista alemán, 1834-1863). V. Célula, núcleo, prolongación.

déjà entendu, éprouvé, raconté, vécu, vu. (fr.). Sensación ilusoria de haber oído o percibido, experimentado, contado, vivido o visto algo.

Dejean (Síndrome de) (M. C. *Dejean,* oftalmólogo francés contemporáneo). V. Síndrome.

Déjerine (Enfermedad, signo, síndrome de) (Joseph Jules *Déjerine,* neurólogo de París, 1849-1917). Véanse estos términos. || **-Klumpke (Parálisis de)** (Mme. *Klumpke,* esposa de *Déjerine,* 1859-1927). V. Parálisis de Klumpke. || **-Lichtheim (Fenómeno de)** (Déjerine y Ludwig *Lichtheim,* físico alemán, 1845-1928). V. Fenómeno. || **-Roussy (Síndrome de).** V. Síndrome. || **-Sottas (Enfermedad de)** (Déjerine y Jules *Sottas,* neurólogo francés, n. en 1866). V. Enfermedad. || **-Sottas-Gombault (Síndrome de).** V. Síndrome. || **-Thomas (enfermedad de).** V. Enfermedad. || **-Verger (Síndrome de).** V. Síndrome.

De La Camp (Signo de) (Oscar *De La Camp,* patólogo de Friburgo, n. en 1871). V. Signo.

De Lange (Enfermedad de) (Cornelia *de Lange,* pediatra holandesa, 1871-1950). V. Enfermedad.

delactación (de *de* y el lat. *lactare,* lactar). f. Destete, ablactación.

Delafield (Hematoxilina de) (Francis *Delafield,* patólogo de Nueva York, 1841-1915). V. Colorante.

delantal (de *delante*). m. A., *Schürze;* F., *tablier;* In., *aprow;* It., *grembiule;* P., *avental.* Prenda de vestir que cubre la parte anterior del cuerpo, usada principalmente por enfermeros. || **-de las hotentotes.** Hipertrofia de los labios menores o ninfas *(velamen vulvae, velo del pudor).* || **-epiploico.** Omento mayor.

Delbert (Signo de) (Paul *Delbet,* cirujano francés, 1866-1924). V. Signo.

deleción (del lat. *delere,* borrar). f. A., *Deletion;* F., *délétion;* In., *deletion;* It., *delezione;* P., *deleção.* En genética, forma de alteración cromosómica consistente en la pérdida de una porción de un cromosoma.

deletéreo (del gr. *deletérios,* de *deletér,* destructor). adj. F., *délétère.* Que produce daño, que ataca la salud o la vida; mortífero; venenoso. Dícese especialmente de los gases y miasmas.

delfinina. f. Alcaloide tóxico de las semillas del *Delphinium staphisagria;* úsase generalmente al exterior en el tratamiento de las neuralgias, reumatismos y parálisis.

delgadez (del lat. *delicatus*). f. A., *Abmagerung;* F., *maigreur;* In., *leanness;* It., *magrezza;* P., *delgadeza.* Disminución anormal del peso del cuerpo, ocasionada por la pérdida generalizada de grasa y otros tejidos.

delicuescencia (del lat. *deliquescens, -entis,* p. a. de *deliquescere,* liquidarse). f. A., *Zerfliesslichkeit;* F., *déliquescence;* In., *deliquescence;* It., *deliquescenza;* P., *deliquescência.* Propiedad de una sustancia sólida de absorber agua de la atmósfera liquidándose o fluidificándose.

Delille (Síndrome de) (Arthur *Delille,* médico francés, n. en 1876). V. Síndrome de Rénon-Delille.

delineascopio (de *delinear* y el gr. *skopeîn,* observar). m. Aparato para la proyección de preparaciones microscópicas en una pantalla.

deliquio (del lat. *deliquium,* desmayo). m. Desmayo o síncope. || Declinación de las facultades mentales.

deliquium animi (lat.). Síncope.

delirio (del lat. *delirium*). m. A., *Delirium;* F., *délire;* In., *delirium;* It., y P., *delirio.* Estado caracterizado por obnubilación de la conciencia, ideas incoherentes, ilusiones y alucinaciones, observable en estados infecciosos febriles o tóxicos. || Distorsión importante de la relación del individuo y el mundo exterior por la presencia de ideas o creencias delirantes a las que se adhiere con convicción, oponiéndose a los datos ofrecidos por la realidad y el sentido común. || **-activo.** Delirio acompañado de movimientos incoherentes. || **-agudo.** Cuadro psiquiátrico grave con confusión mental agitada y acompañante de trastornos importantes del estado general. || **-alcohólico.** Alcoholismo, delirium tremens. || **-alcohólico crónico.** Psicosis de Korsakoff. || **-ambicioso.** Megalomanía, delirio con ilusiones respecto a la opulencia, grandeza y poder; observado a menudo en la parálisis general. || **-ansioso.** Estado de excitación caracterizado por un sentimiento indefinible de ansiedad. || **-cristalizado** o **estereotipado.** Delirio de forma invariable, resultante algunas veces del delirio sistematizado. || **-crónico.** Término que engloba las psicosis en las que se establece una alteración permanente del yo y el mundo externo. || **-de autoacusación.** Actividad delirante en la que una parte de la personalidad se erige en enemigo del resto, creando conflictos en la valoración ética de sus acciones. || **-de Bell.** ant. Delirio agudo. || **-de grandezas.** Delirio ambicioso. || **-de influencia.** Creencia, por parte de un sujeto, de que otros ejercen una oculta influencia sobre él, con pérdida de la vivencia de autodeterminación. || **-de interpretación.** Psicosis sistematizada crónica a base de interpretaciones delirantes que se desarrollan preferentemente en la paranoia. || **-de negación.** Insana creencia por la que un paciente niega su existencia o la de algunos de sus órganos u objetos, asociada con ideas de inmortalidad, de suicidio o de automutilación. Sin.: Síndrome de Cotard. || **-de persecución.** Creencia del paciente de que es objeto de persecuciones y malos tratos por enemigos secretos. || **-de referencia.** V. Idea de referencia. || **-de reivindicación.** Delirios sistematizados de tipo querellante de las psicosis paranoicas. || **-de transformación.** Perversión de la cenestesia, en la cual el enfermo se cree transformado en otra persona, animal u objeto. || **-del tacto.** Temor morboso al contacto de ciertos objetos o personas. || **-egocéntrico.** Delirio en el que el paciente se cree el centro de atención universal, casi siempre hostil. || **-esquizofrenoide.** Delirio con síntomas de esquizofrenia. || **-febril.** Delirio de las enfermedades febriles. || **-furioso.** Delirio con sobreexcitación intensa. || **-genealógico.** Variedad de megalomanía en la que el paciente se cree descendiente de reyes o príncipes o emparentado con ellos. || **-general.** Delirio en el cual se hallan alteradas todas las manifestaciones de la actividad cerebral. || **-grave.** Delirio agudo. || **-macromaníaco.** Delirio con ilusiones respecto al tamaño y volumen del cuerpo o miembros, que el enfermo cree muy grandes. || **-metabólico.** Delirio de transformación. || **-micromaníaco.** Delirio en el cual el paciente cree que su cuerpo o miembros son muy pequeños. || **-místico.** Caracterizado por un fondo generalmente religioso. || **-musitativo** o **musitante.** Delirio con balbuceo de frases incoherentes, que se observa especialmente en el tifus o sepsis graves. || **-nihilista.** Delirio de negación. || **-onírico.** Estado delirante incoherente y fantástico como la ideación en el sueño, que se observa principalmente en los estados febriles infecciosos; onirismo. || **-palignóstico.** Estado en que el paciente cree conocer objetos o personas que nunca había visto antes. || **-parafrénico.** V. Parafrenia. || **-paranoico.** V. Paranoia. || **-paranoide.** Delirio mal sistematizado, incoherente, con alucinaciones, que se observa en algunos esquizofrénicos. || **-parcial.** Delirio derivado del trastorno de una facultad o un pequeño número de facultades mentales; paranoia. || **-pasional.** Incluye la celotipia (delirio de infidelidad) y la erotomanía (ilusión delirante de ser amado). || **-polimorfo.** Asociación de ideas delirantes de naturaleza diversa. || **-profesional.** Creencia del alienado, aun hallándose en condiciones completamente distintas, de que continúa todavía ocupado en su profesión. || **-residual.** El que subsiste tenazmente aún después de cesada una enfermedad infectiva complicada con graves alteraciones mentales. || **-retrospectivo.** Interpretación delirante de hechos ocurridos antes de la enfermedad actual. ||**-senil.** El que es propio de la vejez. ||**-sensitivo de relación (de Kretschmer).** Ideas delirantes de autorreferencia, hipersensibilidad en las relaciones con los otros, en individuos paranoicos. ||**-sintomático.** Delirio producido secundariamente por una causa modificadora del estado orgánico cerebral. ||**-sistematizado.** Delirio en el cual el enfermo ordena lógicamente sus ideas o concepciones. ||**-tóxico.** Delirio producido por una intoxicación. ||**-traumático.** Delirio consecutivo a un traumatismo grave acompañado generalmente de choque. ||**-vesánico.** El que caracteriza la locura o alienación mental.

delirium (lat.). m. DELIRIO. ||**-cordis.** Arritmia perpetua. ||**-ex inanitione.** Delirio por inanición. ||**-potatorum.** DELIRIUM TREMENS. ||**-sine delirio.** Delirium tremens sin alucinaciones ni trastornos mentales, pero con todos los síntomas físicos. ||**-tremens.** Delirio con temblor y excitación intensa, acompañada de ansiedad, trastornos mentales, alucinaciones terroríficas de animales principalmente, sudor y dolor precordial, que se observa en forma de accesos o en ocasión de una enfermedad aguda o traumatismo en individuos alcohólicos crónicos y algunas veces también en los opiómanos y otros toxicómanos.

delitestencia (del lat. *delitescens, -entis,* p. a. de *delitescere,* ocultarse). f. Súbita desaparición de los síntomas o signos objetivos de una enfermedad. || Período de latencia de un veneno o agente morbífico.

delomórfico o **delomorfo** (del gr. *dêlos,* evidente, y *morphé,* forma). adj. F., *délomorphe.* De forma y límites bien definidos; dícese de células.

Delore (Método de) (Xavier *Delore,* médico francés, 1828-1916). V. MÉTODO.

Délorme (Operación de) (Edmond *Délorme,* cirujano francés, 1847-1929). V. OPERACIÓN.

Delpech (Absceso, operación de) (Jacques Mathieu *Delpech,* cirujano francés, 1777-1832). V. ABSCESO, OPERACIÓN.

Delphinium. Género de plantas ranunculáceas que comprende la *D. consolida* y la *D. staphisagria.* V. ESTAFISAGRIA.

delta. Espacio triangular. || f. Cuarta letra del alfabeto griego, δ, Δ. ||**-de Galton.** Disposición triangular de las líneas de una impresión cerca de la base. ||**-mesoscapular.** Zona triangular en la raíz de la apófisis espinosa de la escápula.

deltacismo. m. Vicio de pronunciación que consiste en la articulación defectuosa de la *d* y la *t.*

deltoideo. (de *delta* y el gr. *eîdos,* aspecto). adj. F., *deltoïde,* 1.ª acep. *deltoïdien.* Que tiene conformación triangular. ||Relativo al músculo deltoides.

deltoides (de *delta* y el gr. *eîdos,* aspecto). adj. De figura de delta mayúscula. || m. Músculo subacromiohumeral. V. MÚSCULOS (TABLA DE).

deltoiditis (de *deltoides* y el suf. *-itis,* inflamación). f. Inflamación del músculo deltoides.

delusión (del lat. *delusio, -onis,* de *ludus,* juego). f. F., *délusion.* DELIRIO. Anglicismo que intenta evitar la confusión entre *delirio* (trastorno del pensamiento) y *delirium* (trastorno de la conciencia).

demacración (de *demacrarse,* y éste de *de* y el lat. *macrare,* enflaquecer). f. Enflaquecimiento, desnutrición, pérdida de carnes.

demanda (del bajo lat. *demandare,* confiar). f. En psicoanálisis, requerimiento que se efectúa a un objeto externo distinto de sí mismo y que tiende a la satisfacción de la necesidad o del deseo.

demarcación (del lat. *demarcare,* limitar). f. A., *Demarkation;* F., *démarcation;* In., *demarcation;* It., *demarcazione;* P., *demarcação.* Señalización de límites o términos. Se aplica especialmente a la línea que marca el límite entre los tejidos en estado de necrosis y los tejidos sanos.

Demarquay (Signo de) (Jean Nicolas *Demarquay,* cirujano francés, 1811-1875). V. SIGNO.

demencia (del lat. *dementia).* f. A., *Demenz;* F., *démence;* In., *dementia;* It., *demenza;* P., *demência.* Estado mental en el que, por razones de naturaleza biológica (envejecimiento) o patológica (degeneración, enfermedad lesional, trastornos vasculares), se asiste a una pérdida de funciones psíquicas (memoria, capacidad de juicio, de adaptación al medio, lenguaje) y manipulativas (apraxia), con una progresiva desestructuración anatómica y funcional. || En medicina legal, todo estado de alienación mental. ||**-coreica.** La que se observa en la corea. ||**-epiléptica.** La secundaria a un trastorno epiléptico grave y prolongado. ||**-precoz.** Término de Kraepelin, actualmente en desuso, con el que designaba la esquizofrenia y sus variantes: simple, paranoide, hebefrénica y catatónica. ||**-presenil.** La que aparece en torno a los 45-50 años, secundaria a una atrofia cerebral difusa (enfermedad de Alzheimer) o localizada en el lóbulo frontal (enfermedad de Pick). ||**-senil.** La que aparece como resultado del envejecimiento progresivo.

demerol. m. MEPERIDINA.

Demodex. Género de ácaros; algunos de ellos producen en los animales domésticos una especie de sarna. ||**-equi.** Especie que causa la sarna de los caballos. ||**-folliculorum.** Especie encontrada en los folículos pilosos y en las secreciones sebáceas, especialmente de la cara y nariz. V. COMEDÓN.

demofobia (del gr. *dêmos,* pueblo, y *phóbos,* temor). f. Temor morboso a las muchedumbres; oclofobia.

demografía (del gr. *dêmos,* pueblo, y *gráphein,* describir). f. A., *Demographie;* F., *démographie;* In., *demography;* It. y P., *demografia.* Estadística aplicada al estudio colectivo del hombre. || Estudio o ciencia de las colectividades humanas. ||**-dinámica.** Fisiología colectiva de las comunidades, con las estadísticas de nacimientos, matrimonios, defunciones, profesiones, etc. ||**-estática.** Anatomía colectiva de las comunidades y estudio del medio ambiente.

demonofobia (del gr. *daímon, -onos,* demonio, y *phóbos,* temor). f. F., *démonophobie.* Temor morboso al demonio.

demonolatría (del gr. *daímon, -onos,* demonio, y *latreía,* adoración). f. Variedad de alucinación en la cual el enfermo cree adorar al demonio.

demonomanía (del gr. *daimonía).* f. F., *démonomanie.* Monomanía en la cual el paciente se considera poseído por los demonios.

Demons-Meigs (Síndrome de) (Albert *Demons,* cirujano francés,1842-1910). V. SÍNDROME.

De Morgan (Manchas de) (Campbell *de Morgan,* médico inglés, 1811-1876). V. MANCHA.

Demours (Membrana de) (Pierre *Demours,* oftalmólogo francés, 1702-1795). V. MEMBRANA.

demulcente (del lat. *demulcens, -entis,* p. a. de *demulcere,* halagar, acariciar). adj. y s. EMOLIENTE.

dendraxón (del gr. *déndron,* árbol, y *áxon,* eje). m. F., *dendraxe.* Célula nerviosa cuyo cilindroeje se divide en filamentos terminales inmediatamente después de abandonar la célula. V. INAXÓN.

dendriceptor (de *déndron* y *ceptor).* m. F., *dendriceptur.* Punto sensitivo en los extremos de una dendrita, que recibe el estímulo de los mitores de otra neurona.

dendriforme (de *dendrita* y *forma).* adj. F., *dendriforme, dendritique.* Que se ramifica como un árbol.

dendrita (del gr. *déndron,* árbol). f. A., *Dendrit;* F., *dendrite;* In., *dendrite;* It., *dendrite;* P., *dendrito.* Prolongación protoplasmática arborizada de una célula nerviosa; neurodendrita.

dendrofagocitosis. f. F., *dendrophagie.* Absorción por las células de microglia de porciones de astrocitos degenerados.

dendroide. adj. DENDRIFORME.

dendrón. m. DENDRITA.

dendroplasma (del gr. *déndron,* árbol, y *plasma).* m. Neuroplasma de las dendritas, que contiene numerosos neurotúbulos.

denegación. f. NEGACIÓN.

dengue. m. A., *Denguefieber;* F., In., It. y P., *dengue.* Enfermedad aguda febril, infecciosa, eruptiva, que aparece súbitamente después de una incubación de tres a seis días y cuyos síntomas son: dolores intensos en la cabeza, ojos, músculos y articulaciones, fenómenos catarrales, erupción cutánea semejante a la urticaria y tumefacción de las partes doloridas. Los síntomas aumentan de intensidad hasta el tercer día, luego disminuyen para recrudecer el cuarto o quinto día, en que aparece la erupción. Se presenta esporádica y epidémicamente en la India, Egipto, Arabia, China, etc., y es debida a un virus filtrable transmitido por los mosquitos *Aedes aegypti* y *Aedes albopictus*. Fiebre dandy, fiebre roja, fiebre rompehuesos, fiebre solar.|| INFLUENZA O GRIPE.

denidación o **desnidación** (de *de-* o *des-* y el lat. *nidus*, nido). f. Degeneración y expulsión de la mucosa uterina.

Denigès (Reacción de) (Georges *Denigès*, químico francés, 1859-1951). V. REACCIÓN.

Denonvilliers (Aponeurosis, operación de) (Charles P. *Denonvilliers*, cirujano francés, 1808-1872). V. APONEUROSIS, OPERACIÓN.

dens (lat.). m. DIENTE. ||**-acutus, angularis, columellaris.** Diente incisivo, canino y molar, respectivamente. ||**-deciduus.** Diente de leche. ||**-epistrophei.** APÓFISIS ODONTOIDES. ||**-sapientiae, serotinus.** Muela del juicio. ||**-tomici.** Diente incisivo.

densidad (del lat. *densitas, -atis*). f. A., *Dichte*; F., *densité*; In., *density*; It., *densità*; P., *densidade*. Relación entre el peso de una sustancia y el volumen que ocupa a una determinada temperatura: $d = p/v$.

densímetro (del lat. *densus*, denso, y el gr. *métron*, medida). m. F., *densimètre*. Instrumento para medir la densidad o peso específico de un líquido; areómetro.

densografía (del lat. *densus*, denso, y el gr. *gráphein*, describir). f. F., *densigraphie*. Determinación exacta del contraste de densidades en el negativo de una radiografía, por medio de una célula fotoeléctrica.

Densovirus. V. PARVOVIRIDAE.

dentado (del lat. *dentatus*). adj. F., *denté*. Que tiene dientes, prolongaciones o proyecciones semejantes a dientes en los bordes; festoneado.

dentadura. f. A., *Zahneinteilung*; F., *denture*; In., *denture*; It., y P., *dentadura*. Conjunto de las piezas dentarias. || Orden o disposición que siguen los dientes en su colocación. || ||**-artificial.** Prótesis dentaria que consta de una serie de dientes naturales o artificiales montados en una misma pieza (*dentadura simple*), o en dos piezas (*dentadura doble*), representando exactamente los arcos dentarios, para su fijación en la boca a falta de la dentadura natural. ||**-felina.** Aumento de tamaño anormal de los dientes caninos en algunos casos de raquitismo.

dentagra (del lat. *dens, dentis*, diente, y el gr. *ágra*, ataque). f. Pinzas o llave para arrancar los dientes. || ODONTALGIA.

dental (del lat. *dentalis*). adj. DENTARIO. || Letra cuya pronunciación requiere que la lengua toque los dientes.

dentalgia (del lat. *dens, dentis*, diente, y el gr. *álgos*, dolor). f. ODONTALGIA.

dentario (del lat. *dentarius*). adj. Relativo a los dientes.

dentata. f. Segunda vértebra cervical o axis, denominada así por su apófisis odontoides.

dentatum (lat.). m. Núcleo dentado.

dentelado o **dentellado.** adj. DENTADO.

dentellada. f. MORDEDURA.

dentellón. m. Dentículo, especialmente los pequeños dientes de los bordes de los huesos craneales, que sirven para su articulación.

dentera. f. Sensación áspera y desagradable experimentada en los dientes y encías por el contacto de sustancias ácidas.

dentiatría (del lat. *dens, dentis*, diente, y el gr. *iatreía*, curación). f. ODONTOLOGÍA.

dentibucal (del lat. *dens, dentis*, diente, y *buccae*, mejillas). adj. Relativo a los dientes y a las mejillas.

dentición. (del lat. *dentitio, -onis*). f. A., *Dentition*; F., *dentition*; In., *dentition*; It., *dentizione*; P., *dentição*. Acción y efecto de endentecer. || Conjunto de los fenómenos de formación, salida y crecimiento de los dientes. ||**-primaria** o **primera dentición.** Erupción de los dientes de leche. Son en número de 20 y aparecen sucesivamente en el siguiente orden desde el quinto mes al tercer año de la vida: incisivos centrales inferiores, incisivos centrales superiores, incisivos laterales inferiores, incisivos laterales superiores, molares inferiores, molares superiores, caninos inferiores y caninos superiores. ||**-secundaria** o **segunda dentición.** Erupción de los dientes segundos o permanentes, en número de 32, que reemplazan a los anteriores y que aparecen en el siguiente orden: a los 6-7 años se cambian los incisivos centrales (primero los inferiores) y brota la muela de los 6 años, que no es de recambio; a los 8 años se cambian los incisivos laterales (primero los inferiores); a los 9-10 años los molares deciduos son sustituidos por los premolares definitivos; a los 11 años brota el canino inferior; a los 12 años sale la muela de los 12 años, que no es de recambio; a los 13 años, el canino superior; a los 18 años comienza la erupción de los molares del juicio, que no son de recambio, en número de cuatro (denominada por algunos dentición terciaria o tercera dentición).

denticulado (de *denticulus*, dientecillo). adj. F., *denticulé*. Provisto de pequeños dientes o proyecciones semejantes a dientes.

dentículo (del lat. *denticulus*, dientecillo). m. A., *Dentikel*; F., *denticule*; In., *denticle*; It., *denticulo*; P., *dentículo*. Diente pequeño o proyección semejante. || Pequeña masa irregular de sustancia calcificada en la pulpa de un diente, unas veces libre, otras adherida a la pared.

dentificación (del lat. *dens, dentis*, diente, y *fieri*, hacerse). f. Generación de la sustancia propia del diente, dentina o marfil.

dentiforme. adj. En forma de diente; odontoide.

dentífrico del lat. *dens, dentis*, diente, y *fricare*, frotar). adj. y s. A., *Zahnputzmittel*; F., *dentifrice*; In., *dentifrice*; It., *dentifricio*; P., *dentífrico*. Conveniente para limpiar la dentadura. || Sustancia, líquido, pasta o polvo, que se emplea para limpiar los dientes por medio del frotamiento.

dentígero (del lat. *dens, dentis*, diente, y *gerere*, llevar). adj. Que está provisto de dientes.

dentilabial (del lat. *dens, dentis*, diente, y el lat. tardío, *labium*, labio). adj. Relativo a los dientes y los labios.

dentílavo (del lat. *dens, dentis*, diente, y *lavare*, lavar). m. Enjuague para la boca o los dientes.

dentilingual (del lat. *dens, dentis*, diente, y *lingua*, lengua). adj. Relativo a los dientes y la lengua.

dentímetro (del lat. *dens, dentis*, diente, y el gr. *métron*, medida). m. Instrumento para medir los dientes.

dentina. f. A., *Dentin*; F., *dentine*; In., *dentin*; It., *dentina*. P., *dentina*. Sustancia principal o marfil de los dientes, que rodea la pulpa dentaria y está cubierta por el esmalte en la corona y por el cemento en la raíz. La dentina es semejante al hueso, pero más dura y densa. Consta de una sustancia fundamental homogénea excavada de numerosos tubos (*canalículos de Tomes*) extendidos desde la cavidad de la pulpa hasta la superficie de la dentina, en los cuales contienen prolongaciones de las células conjuntivas que tapizan aquella cavidad. Sustancia ebúrnea. ||**-adventicia** o **secundaria.** Depósitos de dentina en la cavidad de la pulpa.||**-primaria.** La que se forma antes de la erupción de los dientes. ||**-sensible.** Estado de sensibilidad de la dentina, debido a la irritación periférica de los canalículos. ||**-transparente.** Dentina en la que los canalículos se hallan parcialmente esclerosados o calcificados, lo que le confiere un aspecto translúcido.

dentinal. adj. Relativo a la dentina.

dentinario. adj. DENTINAL.

dentinificación (de *dentina* y el lat. *fieri*, hacerse). f. Formación de dentina; dentificación.

dentinitis (de *dentina* y el suf. *-itis*). f. Inflamación de los canalículos de la dentina.

dentinoide (de *dentina* y el gr. *eîdos*, aspecto). adj. Semejante a la dentina. || Tumor compuesto de dentina. || m. DENTÍCULO.
dentinostenoide (de *dentina*, el gr. *ostéon*, hueso, y *eîdos*, aspecto). adj. F., *dentinostéoïde*. Aplícase al tumor compuesto de dentina y hueso. Ú. t. c. s.
dentípero (del lat. *dens, dentis*, diente, y *parere*, producir). adj. Relativo a la producción de dientes.
dentista. com. A., *Zahnartz*; F., *dentiste*; In., *dentist*; It. y P., *dentista*. Médico especialista en las enfermedades de los dientes, odontólogo.
dentistería. Consultorio del dentista, clínica dental. || f. ODONTOLOGÍA.
dento- (del lat. *dens, dentis*). Prefijo de compuestos en los que se indica localización o carácter dental.
dentoalveolitis. f. PIORREA ALVEOLAR.
dentografía. (de *dento-* y el gr. *gráphein*, describir). F., *anatomie descriptive des dents*. Radiografía de los dientes. || f. Descripción de los dientes.
dentoide. adj. DENTIFORME.
dentoliva. f. Núcleo olivar.
dentología. f. ODONTOLOGÍA.
dentoma. m. ODONTOMA.
dentonomía (de *dento-* y el gr. *nómos*, ley). f. Clasificación de los dientes.
Denucé (Ligamento de) (Jean H. Maurice *Denucé*, cirujano francés, 1839-1924). V. LIGAMENTO.
denudación. (del lat. *denudatio, -onis*). f. A., *Entblössung*; F., *dénudation*; In., *denudation*; It., *denudazione*; P., *denudação*. Estado de una parte desprovista de sus envolturas naturales. || Privación quirúrgica o patológica de la cubierta epitelial de una superficie.
Denys (Tuberculina de) (Joseph *Denys*, médico belga, 1857-1932). V. TUBERCULINA BF. || **-Leclef (Fenómeno de).** V. FENÓMENO.
deontología. (del gr. *déon, déontos*, el deber, y *lógos*, tratado). f. F., *déontologie*. Tratado de los deberes y ética profesionales. || Moral médica.
deorsum (lat.). adj. Hacia abajo. || **-vergens.** Dirigido hacia abajo.
deorsumducción (del lat. *deosrsum*, hacia abajo, y *ducere*, conducir). f. Conducción hacia abajo, especialmente de los ojos.
deorsumversión. (del lat. *deorsum*, hacia abajo y *vertere*, volver). f. Versión hacia abajo.
depauperación (de *de* y el lat. *pauper*, pobre). f. Estado de debilidad extrema por desgaste continuado.
dependencia (del lat. *dependere*, estar pendiente de). A., *Abhängigkeit*; F., *dépendance*; In., *dependence*; It., *dipendenza*; P., *dependência*. Habituación al uso prolongado de estupefacientes. Estado del adicto a determinadas drogas, que le obliga a continuar consumiéndolas para evitar el síndrome de abstinencia.
depilación (del lat. *depilare*, depilar). f. A., *Enthaarung*; F., *dépilation*; In., *depilation*; It., *depilazione*; P., *depleção*. Caída de los cabellos, especialmente la provocada por medio de sustancias químicas o de papeles de cera preparada; epilación. || **-eléctrica.** Electrocoagulación del bulbo piloso con una aguja insertada en aquél, por la que pasa una corriente eléctrica.
depilatorio m. Sustancia que tiene esta acción. || (del lat. *depilatus*, p. p. de *depilare*, pelar). adj. F., *épilatoire*. Que determina la caída de los pelos y cabellos.
deplección. (del lat. *depletio*, de *depleo*, vaciar). f. A., *Entleerung*; F., *déplétion*; In., *depletion*; It., *deplezione*; P., *deplação*. Disminución de la cantidad de líquidos, especialmente de la sangre del cuerpo o de un órgano. || Estado que resulta de esta pérdida. || **-hidrosalina.** Sinónimo de deshidratación orgánica, proceso en el cual junto con el agua se pierden grandes cantidades de sales.
deposición (del lat. *depositio, -onis*). f. Información de un perito. || Evacuación intestinal. || Sedimento. La formada por escíbalos pequeños. || **-caprina.**
depósito (del lat. *depositum*). m. Sedimento, precipitado. || Colección de materias extrañas en el tejido celular o en otras partes. || ABSCESO. || DEPOT.
depot. Voz inglesa de origen francés. (*depôt*) que se emplea con valor adjetivo para indicar que ciertos medicamentos de acción retardada se absorben con lentitud desde el punto donde fueron inyectados.
depravación (del lat. *depravatio, -onis*). f. A., *Verdorbenheit*; F., *dépravation*; In., *depravation*; It., *depravazione*; P., *depravação*. Deterioración, cambio en peor sentido; perversión.
depresible (del lat. *deprimere*, deprimir). adj. Dícese del pulso que se deprime notablemente al más pequeño contacto del dedo explorador, en vez de seguir latiendo como en el estado normal.
depresión. (del lat. *depressio, -onis*). f. A., *Herabdrücken*; F., *dépression*; In., *depression*; It., *depressione*; P., *depressão*. Espacio o zona huecos o deprimidos natural o accidentalmente. || Disminución de la actividad vital en una parte o en la totalidad del organismo. || Desplazamiento hacia abajo o adentro. || **-anaclítica.** Término de R. Spitz que se aplica a la depresión observada en niños que han tenido una buena relación con su madre durante los primeros seis meses y que luego son separados de ella por un largo tiempo (más de tres meses). || **-atípica.** En la nomenclatura francesa, la que aparece como sintomática en el curso de una esquizofrenia. || **-auricular.** Descenso en el trazado esfigmográfico del pulso venoso, que representa la diástole de la aurícula derecha. || **-de la catarata.** Reclinación de la catarata. || **-de Pacchioni.** Fositas en la superficie interna del cráneo para los cuerpos del mismo nombre. || **-dicrótica.** Depresión en el esfigmograma de un pulso dicroto, que separa la elevación primaria de la dicrótica. || **-endógena.** MELANCOLÍA. || **-involutiva.** Melancolía de involución (Kraepelin). Cuadro melancólico que se presenta a partir de los 50 años en individuos sin antecedentes relevantes de padecimientos melancólicos. || **-mastoidea.** FOSA DIGÁSTRICA. || **-mental.** Condición emocional caracterizada básicamente por alteraciones del humor, tristeza, disminución de la autoestima, inhibición, fatigabilidad, insomnio, etc. || **-neurótica o reactiva.** Síndrome depresivo que aparece relacionado con un trauma psicológico (duelo, frustraciones, etc.) que se instala en un sujeto con una estructura de personalidad neurótica. || **-pluricostal.** Retracción sistólica de varias costillas en la sínfisis del pericardio. || **-precordial.** Hundimiento de la región precordial que sustituye a veces al abombamiento propio de esta región. || **-pterigoidea.** Depresión en el lado interno del cuello del cóndilo del maxilar inferior para la inserción del pterigoideo externo. || **-radial.** Cavidad sigmoidea menor del cúbito. || **-secundaria.** Síndromes depresivos que aparecen en el curso de un proceso neurótico prolongado, en el puerperio, en las curas de desintoxicación de pacientes alcohólicos o toxicómanos o consecutivas a diversas terapéuticas físicas y medicamentosas. || **-sintomática.** La observada en el curso de una psicosis o de una afección orgánica (tumor cerebral, arteriosclerosis, trastornos metabólicos, infecciones, etc.). || **-sistólica.** Hundimiento de la región precordial observado durante la sístole cardíaca. || **-ventricular.** Porción del trazado esfigmográfico venoso situada entre las ondas ventricular y auricular.
depresomotor. (de *depresión* y el lat. *motor, -oris*, que mueve).m.adj. Que retarda o disminuye el movimiento. || Agente con esta acción.
depresor. (del lat. *depressor, -oris*). adj. F., *dépresseur de la langue*. m. Aparato o instrumento que se emplea para deprimir o bajar una parte. || Músculo con la misma acción. || Nervio cuyo estímulo provoca la vasodilatación e inhibición del movimiento u otra función. || Que deprime. Sin.: Depresivo. || **-de la lengua.** Instrumento adecuado para la visión directa de las fauces por presión sobre la base de la lengua. || **-de Sims.** Instrumento que se emplea para deprimir la pared vaginal posterior.
deprimens oculi (lat.). Músculo recto inferior del ojo.
deprimido. adj. F., *déprimé*. Aplanado, hundido; por debajo del nivel normal. || Afecto de depresión mental o general. || Débil, fijo; dícese del pulso.

dépula. f. Período de desarrollo del huevo que sucede a la blástula y precede a la gástrula.
depulización (de *de-* y el lat. *pulex, -icis,* pulga). f. F., *désinsectisation.* Destrucción de pulgas en un edificio o vivienda infestados.
depuración (del lat. *depurare,* purificar). f. A., *Reinigung;* F., *dépuration;* In., *depuration;* It., *depurazione;* P., *depuração.* Acto por el cual el organismo se desembaraza de sustancias nocivas o inútiles. || Separación espontánea de las partículas sólidas, que se efectúa en un líquido turbio en reposo; sedimentación. || Purificación.
depurado. adj. Aclarado, refinado o purificado.
depurador, depurante m. Agente, sustancia o medicamento que tienen esta acción. Entre ellos se incluían los purgantes, diuréticos, diaforéticos, etc. || **-o depurativo.** adj. F., *dépuratif.* Decíase de lo que se suponía capaz de purificar los humores.
De Quervain (Enfermedad, operación de) (Fritz *De Quervain,* cirujano suizo, 1868-1940). V. Enfermedad, operación. || **-Crile (Síndrome de)** (George W. *Crile,* cirujano norteamericano, 1864-1943). V. Síndrome.
De Quervain (Enfermedad, operación de). Crile (Síndrome de) (George W. *Crile,* cirujano norteamericano, 1864-1943). V. Síndrome.
De Quervain (Enfermedad, operación de) (Fritz *De Quervain,* cirujano suizo, 1868-1940). V. Enfermedad, operación.
der- o **derma-** (forma prefija del gr. *dérma,* piel). Forma prefija del gr. *dérma,* piel.
deradelfo (del gr. *dére,* cuello, y *adelphós,* hermano). m. F., *déradelphe.* Monstruo formado de dos gemelos fusionados en el ombligo o cerca del mismo, con una sola cabeza.
deradenitis (del gr. *dére,* cuello, y de *adenitis).* f. F., *déradénite.* Inflamación de los ganglios del cuello.
deradenonco (del gr. *dére,* cuello, *adén,* glándula, y *ógkos,* tumor). m. Tumefacción de los ganglios o glándulas del cuello.
deranencefalia (del gr. *dére,* cuello, y de *anencefalia).* f. Monstruosidad caracterizada por la falta de encéfalo y parte superior de la médula espinal.
Dercum (Enfermedad de) (Francis Xavier *Dercum,* médico norteamericano, 1856-1931). V. Enfermedad.
dereísmo (de *de-,* indicando separación, y el lat. *reor,* juzgo). m. F., *déréisme.* Estado mental de fantasía, sin sujeción a la lógica y experiencia de los hechos reales; autismo.
derencefalia. f. Deranencefalia.
derencefalocele (del gr. *dére,* cuello, y *encefalocele).* m. F., *dérencéphalocèle.* Monstruosidad caracterizada por la protrusión de sustancia encefálica a través de una fisura en una o más vértebras cervicales.
derivación. (del lat. *derivatio, -onis).* f. A., *Ableitung;* F., *dérivation;* In., *derivation;* It., *derivazione;* P., *derivação.* Tratamiento derivativo y sus resultados. || Comunicación. || Corto circuito, anastomosis, shunt. || En electrocardiografía, electrocardiograma que varía según la parte del cuerpo de la que deriva la corriente y que representa la diferencia de potencial eléctrico entre dos electrodos aplicados a la superficie del cuerpo. De ordinario se emplean las tres siguientes derivaciones: I, brazo derecho y brazo izquierdo, en la que la corriente deriva de la base del corazón; II, brazo derecho y pierna izquierda, que corresponde al eje mayor del corazón; III, brazo izquierdo y pierna izquierda, que representa el lado izquierdo del corazón. Un grupo de derivaciones se toma de la región precordial. || Supuesta acción aspiratoria cardíaca. || Acto o proceso de desviar artificialmente la sangre, un humor o proceso morbífico de un punto a otro. La revulsión sería una derivación local.
derivativo. adj. Que produce o causa derivación. || m. Agente o medicamento que tiene esta acción.
Dermacentor (del gr. *dérma,* piel, y *kenteîn,* agujerear). Género de garrapatas. || **-andersoni.** Agente de transmisión de la fiebre de las Montañas Rocosas y de la tularemia a través de algunos roedores, como las ardillas, y de ciertos animales domésticos. || **-marginatus, modestus.** Especies que también transmiten la fiebre maculosa de las Montañas Rocosas. || **-reticulatus.** Especie que ataca el ganado lanar y vacuno en Europa, Asia y América, y que en el hombre es transmisor de la fiebre de las Montañas Rocosas. || **-venustus.** Dermacentor andersoni. **Dermacentroxenus rickettsii.** Microorganismo causal de la fiebre de las Montañas Rocosas. Sinónimo de *Rickettsia rickettsii.*
dermádromo. m. Nombre que se da a las manifestaciones cutáneas de procesos internos.
dermafito (de *derma-* y el gr. *phytón,* planta). m. Dermatófito.
dermágeno. m. Anticuerpo en la sangre, causa de las reacciones específicas de la piel. || adj. Dermatógeno.
dermagra (de *derm-* y el gr. *ágra,* ataque). f. Pelagra.
dermágrafo. m. Dermatógrafo.
dermal. adj. Relativo a la dermis.
dermalaxia (de *derma-* y el gr. *málaxis,* blandura). f. Blandura o reblandecimiento anormal de la piel.
dermalgia (de *derm-* y el gr. *álgos,* dolor). f. A., *Dermatalgie;* F., *dermalgie;* In., It. y P., *dermalgia.* Dolor en la piel sin lesión visible, sintomático de afecciones nerviosas; dermatalgia; signo de Brodie.
dermamiiasis (de *derma-* y el gr. *myîa,* mosca). f. A., *Dermomyiasis;* F., *dermomyiase;* In., *dermamyasis;* It., *dermamiiasi;* P., *dermamiiase.* Dermatosis producida por la presencia y migración de larvas de moscas en la piel o debajo de ella; miiasis cutánea.
dermanaplastia (de *derma* y *anaplastia).* f. Injerto cutáneo.
Dermanyssus avium et gallinae *(piojo de las aves domésticas).* Ácaro parásito de las gallinas; algunas veces se ha observado en el hombre, en el cual determina una erupción papulosa y pruriginosa en las manos y los brazos.
dermapostasis (de *derm-* y *apostasis).* f. Enfermedad de la piel con formación de abscesos.
dermat-. Derm- o derma-.
dermatagra. f. Pelagra. || Dermalgia.
dermatalgia. f. Dermalgia.
dermataneuria (del gr. *derma, -atos,* piel, y *neûron,* nervio). f. Trastorno nervioso de la piel.
dermatatrofia. f. Dermatrofia.
dermatauxa (de *dermat-* y el gr. *aúxe,* crecimiento). f. Hipertrofia de la piel.
dermatemia (de *dermat-,* y el gr. *haîma,* sangre). f. Congestión de la piel.
dermatergosis (de *dermat-* y el gr. *érgon,* obra). f. Dermatosis profesional.
dermático. adj. Dérmico. || m. Remedio para las afecciones de la piel.
dermatitis (de *dérma* y el suf. *-itis*). f. A., *Dermatitis;* F., *dermatite;* In., *dermatitis.* It. y P., *dermatite* Inflamación de la piel, dermitis; dermatosis inflamatoria. || Inflamación de la piel; dermitis inflamatoria. || **-ab acribus.** Inflamación cutánea producida por sustancias irritantes. || **-actínica.** La producida por rayos solares, ultravioleta o rayos X. || **-ambustionis.** Dermatitis debida a quemaduras o escaldaduras. || Atrofia cutis maculosa. || **-ampollar** o **bullosa.** Erupción de vejigas o ampollas, como en el pénfigo. || **-artefacta** o **artificial.** Dermatitis producida intencionalmente por el paciente por medios irritantes o por rascadura. || **-atópica.** Enfermedad cutánea inflamatoria caracterizada por eritema, prurito, exudación, costras y descamación, que comienza en la infancia en individuos con predisposición alérgica hereditaria. Se la relaciona con la fiebre del heno y el asma. || **-atrófica.** Acrodermatitis. || Atrofia cutis maculosa. || **-blastomicética.** Enfermedad rara producida por blastomices, caracterizada por desarrollo gradual de gomas papilomatosos que dejan salir jugo por expresión. || **-calórica.** Dermatitis producida por la acción de calor. || **-coccidioides.** Granuloma coccidioides.**contusiforme.** Eritema nudoso.**cosmética.** La debida al empleo de cosméticos. || **-cupoliformis.** Afección ulcerativa producida por el *Streptococcus tropicalis* (Castellani).

dermato - dermatología

|| **-de berloque.** Dermatitis fototóxicas; pigmentaciones lineales en forma de gotas, localizadas en la región torácica cuando ésta se humedece con agua de colonia y se expone después al sol. || **-de contacto.** DERMATITIS VENENATA. || **-de Jacquet.** Erupción de pápulas y vesículas producidas por erosiones en las nalgas y muslos de los lactantes, favorecida por el amoníaco desprendido de los pañales. || **-del pañal.** DERMATITIS DE JACQUET. || **-de Oppenheim.** DERMATITIS ATRÓFICA. || **-de Schamberg.** Dermatitis acompañada de prurito, causada por el piojo *Pediculoides ventriculosus*, parásito de larvas de ciertos insectos que viven en la paja. || **-dismenorreica.** Erupción semejante a la rosácea, que se observa en las cloróticas en los períodos menstruales. || **-epidérmica.** ENFERMEDAD DE SAVILL. || **-eritematosa.** ERITEMA. || **-esclerosa.** ERISIPELA CRÓNICA. || **-esquiagráfica.** DERMATITIS RADIOGRÁFICA. | **-esquistosómica.** Afección cutánea pruriginosa producida por la penetración en la piel de larvas de esquistosoma (cercarias) en los que se bañan en aguas infestadas por estos parásitos. || **-exfoliativa.** Variedad semejante a la pitiriasis rubra, caracterizada por la formación de escamas. || **-exfoliativa de los niños.** ENFERMEDAD DE RITTER. || **-exfoliativa epidémica.** ENFERMEDAD DE SAVILL. || **-facticia.** La provocada por el propio paciente con objeto simulador. || **-fibrinosa de la cara.** Inflamación de la piel de la cara descrita por Moro, asociada a menudo con estomatitis aftosa. || **-ficticia.** Dermatitis simulada. || **-fungoide.** MICOSIS FUNGOIDES. || **-gangrenosa.** ESFACELODERMA. || **-gangrenosa infantum.** Gangrena múltiple caquéctica de la piel de los niños debilitados, que asienta en lesiones preexistentes. || **-glandular eritematosa.** LUPUS ERITEMATOSO. || **-hemostásica, hipostásica.** Pigmentación y manchas sanguíneas debidas a congestión pasiva, especialmente en los miembros inferiores. || **-herpetiforme.** ENFERMEDAD DE DÜHRING. || **-hiemalis.** Dermatitis que aparece o se recrudece en invierno. || **-infecciosa eccematoidea.** ENFERMEDAD DE ENGMAN. || **-maligna papilar.** ENFERMEDAD DE PAGET. || **-medicamentosa.** Dermatitis producida por la acción de las drogas. || **-multiforme o polimorfa.** ENFERMEDAD DE DÜHRING. || **-nodular necrótica.** Tuberculoide papulonecrótica. || **-papillaris capillitii.** Foliculitis esclerótica de la nuca, caracterizada por elevaciones mezcladas con pústulas que dan por resultado formaciones semejantes a queloides; acné queloide. || **-poliforma dolorosa.** DERMATITIS HERPETIFORME. || **-prímula.** Dermatitis que aparece en primavera. || **-profesional, ocupacional, industrial.** La producida por materias empleadas en el oficio del paciente. || **-radiográfica.** Dermatitis producida por los rayos X. || **-repens.** Dermatitis, principalmente de las manos, consecutiva a un traumatismo y probablemente de naturaleza neurítica. || **-seborreica.** Seborrea seca. || **-variegata.** Eritrodermia maculopapulosa. || **-vegetante.** Enfermedad caracterizada por una erupción eccematosa sobre la que se desarrollan masas fungosas rojas. || **-venenata.** Dermatitis aguda por contacto de sustancias diversas de naturaleza animal, vegetal o química. || **-verrugosa.** CROMOBLASTOMICOSIS.

dermato-. DERM- o DERMA-.

dermatoautoplastia (de *dermato-* y *autoplastia*). f. Injerto cutáneo con la piel de otra porción del cuerpo del mismo paciente.

Dermatobia (de *dérma* y *bíos*, vida). Género de moscas de la América tropical, de la familia de los éstridos. La *D. cyaniventris* pone sus huevos en la piel del hombre y en los animales domésticos. La larva de *D. hominis*, mosca de América del Centro y Sur, parasita la piel humana y de ciertos animales. La *D. noxialis* es agente productor de la miiasis cutánea tropical.

dermatobiasis. f. Dermatosis producida por moscas del género *Dermatobia*.

dermatocálisis. f. DERMATOCHALASIS.

dermatocele. m. DERMATÓLISIS.

dermatocelidosis. f. DERMATOQUELIDOSIS.

dermatocelulitis (de *dermato-*, el lat. *cellula*, celdilla, y el suf. *-itis*). f. A., *Dermohypodermitis;* F., *dermohypodermite;* In., *dermatocellulitis;* It., *dermatocellulite;* P., *dermatocelulite.* Inflamación de la piel y el tejido celular subcutáneo.

dermatochalasis (de *dermato-* y el gr. *chálasis*, relajación). f. A., *Dermatochalasis;* F., *dermatochalasie;* In., *dermatochalasis;* It., *calazodermia;* P., *calaziodermia.* Relajación difusa anormal de la piel.

dermatocisto (de *dermato-* y el gr. *kýstis*, quiste). m. Quiste de la piel.

dermatoconiosis (de *dermato-* y el gr. *kónis*, polvo). f. A., *Dermatokoniose;* F., *dermatoconiose;* In., *dermatoconiosis;* It., *dermatoconiosi.* P., *dermatoconiose;* Afección de la piel producida por el polvo.

dermatodinia (de *dermat-* y el gr. *odýne*, dolor). f. DERMALGIA.

dermatodiscroia (de *dermato-* y el gr. *dýschroia*, mal color). f. Pigmentación anormal de la piel.

dermatofibroma (de *dermato-*, el lat. *fibra*, filamento, y el suf. *-oma*). m. Fibroma cutáneo.

dermatofilaxis (de *dermato-* y el gr. *phýlax*, guardián). f. Protección de la piel contra las infecciones.

dermatofiliasis. f. Infestación de la piel con la pulga chigo o nigua, *Dermatophilus penetrans*.

dermatofitia o **dermatofitosis** (de *dermato-* y el gr. *phytón*, planta). f. DERMATOMICOSIS. || **-interdigital.** Pie de atleta.

dermatofítide. f. Lesión cutánea debida a hongos; dermatomícide.

dermatófito (de *dermato-* y el gr. *phytón*, planta). m. A., *Dermatophyt;* F. e In., *dermatophyte;* It., *dermatofita;* P., *dermatófito.* Hongo parásito de la piel.

dermatofobia (de *dermato-* y el gr. *phóbos*, temor). f. Temor morboso a las enfermedades de la piel.

dermatófono (de *dermato-* y el gr. *phoné*, sonido). m. Instrumento para auscultar los sonidos de la corriente sanguínea de la piel y los producidos por los músculos y tendones.

dermatógeno (de *dermato-* y el gr. *gennân*, engendrar, producir). adj. F., *dermatoglyphique.* Productor de piel. || m. Antígeno de una enfermedad cutánea.

dermatoglifia (de *dermato-* y el gr. *glyphé*, grabado). f. F., *dermatoglyphique;* In., *dermatoglyphics.* Estudio de las eminencias superficiales de la piel de pies y manos con objeto de identificación.

dermatografía o **dermatografismo** (de *dermato-* y el gr. *gráphein*, describir, escribir). f. A., *Dermographismus;* F., *dermographie;* In., *dermographia;* It. y P., *dermografia.* Descripción de la piel. || DERMOGRAFISMO.

dermatógrafo (de *dermato-* y el gr. *gráphein*, describir). m. Instrumento para marcar límites en la piel del cuerpo. || DERMÓGRAFO.

dermatoheteroplastia (de *dermato-*, el gr. *héteros*, otro, y *plássein*, formar). f. F., *dermatoheteroplastia.* Injerto cutáneo en el que la piel que se utiliza procede de una especie distinta de la del receptor.

dermatoide (de *dermat-* y el gr. *eîdos*, aspecto). adj. Semejante a la piel. || DERMOIDE.

dermatol. m. Galato básico o subgalato de bismuto, polvo amarillo antiséptico, astringente, que se emplea en heridas y úlceras e interiormente en las diarreas y enfermedades de las mucosas.

dermatólisis (de *dermato-* y el gr. *lýsis*, disolución). f. A., *Dermatolysis;* F., *dermatolyse;* In., *dermatolysis;* It., *dermatolisi;* P., *dermatólise.* Afección rara, congénita, que se manifiesta por hipertrofia de la piel y tejidos subcutáneos, con relajación de aquélla y tendencia a la formación de pliegues. Cutis laxa, cutis péndula, calasodermia, dermatocele, dermomegalia paquidermatocele. || **-de los párpados** o **palpebral.** BLEFAROCALASIA.

dermatología (de *dermato-* y el gr. *lógos*, tratado). f. A., *Dermatologie;* F., *dermatologie;* In., *dermatology;* It. y P., *dermatologia.* Suma de conocimientos relativos a la piel y enfermedades de la misma.

dermatólogo. adj. y s. F., *dermatologue, dermatologiste*. Médico especialista en enfermedades de la piel.
dermatoma. (de *dermat-* y suf. *-oma*). m. A., *Dermatom;* F., *dermatome;* It. y P., *dermatoma*. Neoplasia de la piel. || Segmento cutáneo inervado por el correspondiente segmento espinal.
dermatomalacia (de *dermato-* y el gr. *malakía*, blandura). f. Reblandecimiento anormal de la piel.
dermatomelasma (de *dermato-* y el gr. *mélasma*, mancha negra, tinte). m. Oscurecimiento de la piel. || ENFERMEDAD DE ADDISON.
dermatómera (de *dermato-* y el gr. *méros*, parte). f. F., *dermatome, dermatomère*. Segmento o metámera del tegumento embrionario.
dermatomices. f. DERMATÓFITO.
dermatomícide. f. DERMATOFÍTIDE.
dermatomicina. f. Antígeno para el diagnóstico y tratamiento de la dermatomicosis.
dermatomicosis (de *dermato-* y el gr. *mykes*, hongo). f. A., *Dermatomykose;* F., *dermatomycose;* In., *dermatomycosis;* It., *dermatomicosi;* P., *dermatomicose*. Enfermedad de la piel y sus anexos producida por hongos del género *Trichophyton, Microsporum* y *Epidermophyton*. Incluye las dermatofitosis y distintas clases de tiña. ||**-blastomicética.** Blastomicosis de la piel. ||**-furfurácea.** TIÑA VERSICOLOR. ||**-maculovesiculosa.** TIÑA TRICOFÍTICA. ||**-marginata.** ECCEMA MARGINADO. ||**-microsporina.** TIÑA VERSICOLOR. ||**-tricofítica.** TIÑA TRICOFÍTICA.
dermatomiiasis (de *dermato-* y el gr. *myîa*, mosca). f. Miiasis cutánea.
dermatomioma (de *dermato-*, el gr. *mŷs, myós*, músculo, y el suf. *-oma*). m. Mioma de la piel.
dermatomiositis (de *dermato-* y *miositis*). f. A., *Dermatomyositis;* F., *dermatomyosite;* In., *dermatomyositis;* It., *dermatomiosite*. P., *dermatomiosite*. Enfermedad autoinmune que cursa con polimiositis asociada a lesiones cutáneas, edema, tumefacción y dolor violento; afección grave. MIOSITIS PRIMARIA MÚLTIPLE, SEUDOTRIQUINOSIS.
dermátomo (de *derma-* y el gr. *tomós*, cortante). m. A., *Hautmesser;* F., *dermatome;* In., *dermatome;* It., *dermatomo;* P., *dermátomo*. Instrumento para cortar la piel o colgajos de piel. ||**-de Padgett.** Instrumento para cortar colgajos de piel de cualquier grosor para injertos. ||**-de Reese.** Instrumento que obtiene cortes de piel delgadísimos.
dermatomucomiositis. f. DERMATOMIOSITIS.
dermatomucosomiositis (de *dermato-*, el lat. *mucosus*, mucoso, y *miositis*). f. Dermatomiositis con complicación de las mucosas oral, nasal y faríngea.
dermatonecrosis (de *dermato-* y el gr. *nékrosis*, mortificación). f. Necrosis cutánea.
dermatonecrótico. adj. DERMONECROSIS.
dermatoneurología (de *derma-*, el gr. *neûron*, nervio, y *lógos*, tratado). f. Estudio del sistema nervioso de la piel.
dermatoneurosis (de *dermato-*, el gr. *neûron*, nervio, y el suf. *-osis*). f. A., *trophische Hautschädigung;* F., *dermatoneurose;* In., *dermatoneurosis;* It., *dermatoneurosi*. P., *dermatoneurose*. Neurosis cutánea de cualquier naturaleza, sensitiva, vasomotora o trófica.
dermatonosis. f. DERMATOSIS.
dermatonosología (de *dermato-*, el gr. *nósos*, enfermedad, y *lógos*, tratado). f. Ciencia de la nomenclatura y clasificación de las enfermedades de la piel.
dermatooftalmitis (de *dermato-*, el gr. *ophthalmós*, ojo, y el suf. *-itis*, inflamación). f. Inflamación de la piel y de los ojos en la que se afectan la conjuntiva y la córnea.
dermatopatía (de *dermato-* y el gr. *páthos*, enfermedad). f. A., *Hautleiden;* F., *dermopathie;* In., *dermatopathy;* It. y P., *dermatopatia*. Término general para las enfermedades de la piel; dermatosis.
dermatopatofobia (de *dermato-*, el gr. *páthos*, enfermedad, y *phóbos*, temor). f. DERMATOFOBIA.
dermatopatología (de *dermato-* y el gr. *páthos*, enfermedad, y *lógos*, tratado). f. Patología de la piel.
Dermatophilus penetrans. NIGUA.

dermatoplastia (de *dermato-* y el gr. *plássein*, formar). f. A., *Hautplastik;* F., *dermatoplastie;* In., *dermatoplasty;* It., *dermatoplastica;* P., *dermatoplastia*. Cirugía plástica de la piel.
dermatopolineuritis. f. ERITREDEMA.
dermatopsia (de *dermato-* y el gr. *ópsis*, visión). f. Visión con el tegumento; facultad que poseería el molusco *Pholas dactylus*.
dermatoquelidosis (de *dermato-* y el gr. *kelidoûn*, teñir). f. A., *Keloidose;* F., *chéloïdose;* In., *dermatokelidosis;* It., *cheloidosi;* P., *dermatoquelidose*. Pigmentación de la piel en manchas.
dermatorragia (de *dermato-* y el gr. *regnynai*, romper). f. A., *Hautblutung;* F., *dermatorragie;* In., *dermatorrhagia;* It., *dermatorragia*. P., *dermatorragia*. Hemorragia por la piel; hematohidrosis. ||**-parasitaria.** Enfermedad de la piel de los caballos, en Europa y Asia, caracterizada por elevaciones duras formadas por acumulaciones de sangre entre las capas de la piel las cuales son producidas por la presencia de un gusano parásito.
dermatorrea (de *dermato-* y el gr. *rheîn*, fluir). f. A., *Hyperhidrosis;* F., *hyperidrose;* In., *dermatorrhea;* It., *iperidrosi;* P., *dermatorrea*. Exageración morbosa del sudor y otras secreciones cutáneas.
dermatorrexis (del gr. *dermato-* y *rhêxis*, rotura). f. F., *dermatorrhexis*. Rotura de los capilares de la piel.
dermatosclerosis (de *dermato-* y *esclerosis*). f. ESCLERODERMA.
dermatoscopia (de *dermato-* y el gr. *skopeîn*, observar). f. F., *dermatoscopie, capillaroscopie*. In., *dermatoscopy*. Examen de la piel, especialmente el microscópico.
dermatosífilis. f. Siloderma, manifestación cutánea de sífilis.
dermatosifilografía. Impropiamente, parte de la medicina que estudia las enfermedades cutáneas y venéreas en general.
dermatosifilografía (de *dermato-*, *sífilis*, y el gr. *gráphein*, describir). f. Parte de la dermatología que estudia las lesiones cutáneas de origen sifilítico.
dermatosis (de *dermato-* y *osis*). f. A., *Hautentzundung;* F., *dermatose;* In., *dermatosis;* It., *dermatosi*. P., *dermatose;* Término general para las afecciones de la piel. ||**-acarina.** Sarna. ||**-angioneurótica.** Enfermedad de la piel debida a trastornos vasomotores de la misma. ||**-de Auspitz.** Granuloma fungoide. ||**-estereográfica.** DERMOGRAFÍA. ||**-liquenoide.** Afección caracterizada por la aparición de placas liquenoides en la piel. ||**-pigmentada progresiva.** ENFERMEDAD DE SCHAMBERG. ||**-precancerosa.** ENFERMEDAD DE BOWEN. ||**-profesional.** La que se contrae a causa de la ocupación u oficio. ||**-pustular subcorneal.** Dermatosis vesiculopustular crónica recurrente que afecta áreas intertrigosas y regiones flexoras. Síndrome de Sneddon-Wilkinson.
dermatosoma (de *dermato-* y el gr. *sôma*, cuerpo). m. F., *dermatosome*. Nudo o engrosamiento en la región ecuatorial de cada huso cromático en la cariocinesis.
dermatospasmo (de *dermato-* y el gr. *spasmós*, contracción). m. Espasmo de la piel; cutis anserina.
dermatoterapia (de *dermato-* y el gr. *therapeía*, tratamiento). f. Tratamiento de las enfermedades de la piel.
dermatotlasia (de *dermato-* y el gr. *thlân*, magullar). f. Tendencia morbosa a lesionarse zonas determinadas de piel por pellizcos y magullamiento.
dermatotomía (de *dermato-* y el gr. *tomé*, corte). f. Disección de la piel; anatomía de la piel.
dermatótomo. m. DERMÁTOMO.
dermatotrópico. adj. DERMÓTROPO.
dermatoxerasia (de *dermato-* y el gr. *xerós*, seco). f. XERODERMA.
dermatozoo (de *dermato-* y el gr. *zôon*, animal). m. Animal parásito de la piel; ectozoo.
dermatozoonosis (de *dermato-*, el gr. *zôon*, animal, y *nosos*, enfermedad). f. F., *dermatozoonose*. Enfermedad de la piel producida por parásitos animales.

dermatrofia (de *derm-*, *a-*, privación, y el gr. *trophé*, alimento). f. Atrofia de la piel.

dermectasia (de *derm-* y el gr. *éktasis*, estensión). f. Dilatación de la piel; dermatólisis.

dermelcosis (de *derma-* y el gr. *hélkos*, úlcera). f. Ulceración de la piel.

dermenquisis (de *derma-* y el gr. *égchysis*, infusión). f. Inyección hipodérmica.

dermepéntesis (de *derma-* y el gr. *epénthesis*, intercalación). f. Injerto cutáneo.

dermia. (Forma sufija del gr. *derma*, *-atos*, piel.).

dermis [**dérmico**] (del gr. *derma*, piel). f. A., *Dermis;* F. y P., *derme;* In., *dermis;* It., *derma.* La piel, especialmente el corion, capa profunda, conjuntiva, nerviosa y vascular de la piel o mucosas.

dermitis. f. DERMATITIS.

dermo-. DERM- o DERMA-.

dermoanergia (de *dermo-*, *an-*, privación, y el gr. *érgon*, trabajo). f. Falta de reacción de la piel a un antígeno o estímulo cualquiera.

dermoantergia (de *dermo-*, el gr. *antí*, contra, y *érgon*, trabajo, obra). f. Función antiinfecciosa de la piel, específica y dependiente de un contacto preparante con el antígeno.

dermoblasto (de *dermo-* y el gr. *blastós*, germen). m. A., *Hautblatt des Mesoderms;* F., *dermoblaste;* In., *dermoblast;* It. y P., *dermoblasto.* Parte del mesoblasto que se desarrolla para formar la dermis.

dermócimo (de *dermo-* y el gr. *kûma*, fruto, feto). f. m. Monstruosidad en la cual el feto gemelo parásito está incluido dentro de la pared del cuerpo del huésped. Algunas de estas monstruosidades se consideran actualmente como quistes dermoides.

dermococo (de *dermo-* y el gr. *kókkos*, grano). m. Coco que habita ordinariamente en la piel.

dermocroma (de *dermo-* y el gr. *chrôma*, color). m. Coloración de la piel normal en una enfermedad de la misma.

dermoepidérmico (de *dermo-*, el gr. *epí*, sobre, y *dérma*, piel). adj. Que comprende dermis y epidermis; se dice de ciertos injertos.

dermofilaxis. f. DERMATOFILAXIS.

dermófito. m. DERMATÓFITO.

dermofitosis (de *dermo-*, el gr. *phytón*, planta, y el suf. *-osis*). f. Infección parasitaria de la piel por hongos.

dermoflebitis (de *dermo-* y *flebitis*). f. Inflamación de las venas de la piel.

dermografía. DERMOGRAFISMO. || f. DERMATOGRAFÍA.

dermografismo (de *dermo-* y el gr. *gráphein*, describir). m. A., *Dermographismus;* F., *dermographisme;* In., *dermographism;* It. y P., *dermografia.* Estado en el cual los trazados hechos en la piel con un estilete romo o con la uña dejan marcas manifiestas elevadas y rojizas, como de urticaria, más o menos duraderas. Se observa principalmente en los neurópatas y es fenómeno dependiente de parálisis vasomotora. Autografismo, raya meningítica, urticaria facticia. ||-**blanco.** Estría blanca de Sergent. ||-**negro.** Línea oscura producida por la frotación en metales.

dermógrafo (de *dermo-* y el gr. *gráphein*, trazar). m. F., *dermatographe, dermographe.* Lápiz graso que se utiliza para el trazado de signos o dibujos en la piel.

dermoide (de *derm-* y el gr. *eîdos*, aspecto F., *dermoïde.*). adj. Semejante a la piel. || m. QUISTE DERMOIDE. ||-**de inclusión.** Quiste dermoide debido a la inclusión de tejidos por una cicatriz.

dermoidectomía (de *dermoide* y el gr. *ektomé*, corte). f. F., *excision d'un kyste dermoïde.* Escisión de un quiste dermoide.

dermolipoma (de *dermo-*, el gr. *lípos*, grasa, y el suf. *-oma*). m. F., *dermolipome.* Neoformación congénita tipo coristoma, que contiene abundante tejido adiposo y tejido epidérmico sin anexos cutáneos, localizada debajo de la conjuntiva bulbar.

dermólisis. F., *dermolyse.* f. DERMATÓLISIS. || Disolución o destrucción de la piel.

dermología. f. DERMATOLOGÍA.

dermomegalia. f. DERMATÓLISIS.

dermomicosis. f. DERMATOMICOSIS.

dermonecrosis (de *dermo-* y *necrosis*). f. Gangrena de la piel.

dermonosología (de *dermo-* y *nosología*). f. Nosología o clasificación de las enfermedades de la piel.

dermopatía (de *dermo-* y el gr. *páthe*, sufrimiento). f. Enfermedad de la piel; dermatosis.

dermoplastia. f. DERMATOPLASTIA.

dermorreacción. f. Reacción cutánea local; término general que comprende los diversos medios diagnósticos fundados en la reacción local que da la piel escarificada en contacto con diversas sustancias (proteínas, productos microbianos, etc.), en ciertas enfermedades infecciosas o en los estados alérgicos; como las reacciones de Von Pirquet, Moro, Noguchi, etc. ||- **f.** CUTIRREACCIÓN. ||-**diferencial.** Inoculación en el mismo individuo y al mismo tiempo de un filtrado de bacilos tuberculosos humanos y otro de bacilos bovinos, para determinar si el individuo es tuberculoso y si la infección es humana o bovina.

dermosclerosis. f. ESCLERODERMA.

dermosifilopatía (de *dermo-*, *sífilis*, y el gr. *páthe*, sufrimiento). f. Afección sifilítica de la piel.

dermosinovitis (de *dermo-* y *sinovitis*). f. F., *dermosynovite.* Inflamación de la piel y de una bolsa serosa subyacente. ||-**plantar ulcerosa.** Supuración de la planta del pie procedente de la inflamación de una bolsa subcallosa que da origen a una úlcera.

dermosqueleto. m. EXOSQUELETO.

dermostenosis (de *dermo-* y *estenosis*). f. Contracción de la piel.

dermostosis (de *derm-* y el gr. *ostéon*, hueso). f. Osificación en la piel.

dermotáctil (de *dermo-* y el lat. *tactus*, tacto). adj. Relativo a la sensibilidad táctil de la piel.

dermotropismo. m. Carácter o calidad de dermótropo.

dermótropo (de *dermo-* y el gr. *tropé*, vuelta). adj. A., *dermotropisch;* F., *dermotrope;* In., *dermotropic;* It., *dermotropico;* P., *dermótropo.* Que tiene afinidad por la piel o se fija en ella electivamente; dícese principalmente de los virus y de algunos medicamentos.

dermovacuna. f. Vacuna vírica preparada de inoculaciones cutáneas.

dermovirus. m. Virus cutáneos; dermovacuna.

derodídimo o **deródimo** (del gr. *dére*, cuello, y *dídymos*, doble, gemelo). m. Monstruo fetal con un cuerpo y dos cuellos con sus cabezas correspondientes.

deromelo (del gr. *dére*, cuello, y *mélos*, miembro). m. Monstruo con un miembro inserto en el cuello.

deronco (del gr. *dére*, cuello, y *ógkos*, tumor). m. Tumor del cuello; bocio.

Dérosne (Sal de) (Charles *Dérosne*, químico francés, 1780-1846). V. SAL.

derospasmo (del gr. *dére*, cuello, y de *espasmo*). m. Espasmo o calambre del cuello; tortícolis.

derotomía (del gr. *dére*, cuello, y *tomé*, corte). f. Decolación, detroncación.

derrame (del bajo lat. *diramare*, y éste de *ramum*, rama). m. A., *Ergus;* F., *efussion;* In., *efussion;* It., *effusione;* P., *derrame.* Acumulación anormal de líquidos o gases en una cavidad natural o accidental. || Salida al exterior de un líquido normal o patológico. || El mismo líquido acumulado o vertido. || Exceso de secreción de un líquido en una cavidad normal. ||-**abdominal, pericardíaco, peritoneal, pleurítico** o **articular.** Presencia de líquido en las cavidades indicadas, exudado o trasudado. ||-**cerebral.** Acumulación de serosidad en las meninges encefálicas. ||-**purulento.** Colección de pus en una cavidad natural, especialmente de una serosa, pleura, sinovial. ||-**sanguíneo.** Acumulación de sangre en una cavidad natural o accidental. ||-**seroso.** Hipersecreción patológica de una membrana serosa y acumulación consiguiente del líquido secretado en la misma.

derrengadera. f. MURRINA.

Derrick-Burnett (Enfermedad de). V. ENFERMEDAD.

des- o **de-.** Prefijo de origen latino con diversos significados, privativo o negativo generalmente.

desacidificación. f. Corrección o destrucción de la acidez; neutralización de un ácido.

desactivación (de *des-* y el lat. *activatio, -onis*, activación). f. F., *désactivation*. Proceso de hacer o volverse inactivo; pérdida de la radiactividad.

desacuación (de *des-* y el lat. *aqua*, agua). f. DESHIDRATACIÓN.

desadaptación (de *des-*, el lat. *ad*, a, y *aptare*, acomodar) f. F., *perte de l'adaptation*. Transformación o pérdida de las condiciones de adaptación al medio.

desagregación (de *des-* y el lat. *aggregare*, unir). f. Pérdida de la conciencia de la propia personalidad; despersonalización. || DISOCIACIÓN.

desalcoholización. f. F., *désalcoolisation*. Separación del alcohol de un objeto, como en los trabajos microscópicos.

desalergización. f. F., *désallergisation*. Desensibilización de un organismo alérgico.

desalinación (de *des-* y el lat. *salinus*, salado). f. Separación de la sal de una sustancia.

desalivación. f. SIALORREA.

desamidación. f. F., *désamidation*. Sustitución del grupo NH$_2$ de las amidas por otro radical.

desaminación. f. F., *désamination*. Eliminación del grupo amino de una molécula por un proceso reductor, hidrolítico u oxidante.

desaminasa. f. A., *Desaminase*; F., *désaminase*; In. y P., *desaminase*; It., *desaminasi*. Enzima que cataliza la reacción de desaminación.

desangramiento. m. Pérdida excesivamente abundante de sangre; hemorragia.

desanimanía (de *des-*, el lat. *anima*, alma, y de *manía*). f. AMENCIA.

desarreglo. m. Trastorno, alteración.

desarrollo (de *des-* y *arrollar*). m. A., *Entwicklung*; F., *développement*; In., *development*; It., *sviluppo*; P., *desenrolamento*. Aumento de tamaño. || Propiedad elemental que tienen los órganos o seres vivos de crecer en todos sentidos y modificarse hasta llegar a su estado perfecto. ||**-psíquico**. El de la personalidad a través de las etapas infantil y adolescente.

desarterialización (de *des-* y *arteria*). f. F., *désartérialisation*. Conversión de la sangre arterial en sangre venosa.

desarticulación (de *des-* y el lat. *articulus*, articulación). m. A., *Desartikulation*; F., *désarticulation*; In., *desarticulation*; It., *desarticolazione*; P., *desarticulação*. Amputación o separación de un miembro o segmento de una extremidad a nivel de una articulación. Abarticulación o exarticulación; amputación en la contigüidad. ||**-de Chopart**. Amputación mediotarsiana del pie, que conserva el calcáneo y el astrágalo. ||**-de Larrey**. Método de desarticulación del húmero en el hombro por una incisión que se extiende desde el acromion a lo largo del brazo en una longitud de 10 cm y desde este punto alrededor del brazo hasta el centro de la axila.. ||**-de Lisfranc I**. DESARTICULACIÓN TARSOMETATARSIANA. ||**-de Lisfranc II**. DESARTICULACIÓN DEL HOMBRO. ||**-de Mackenzie**. Amputación análoga a la de Syme, pero en la que el colgajo se toma del lado interno del tobillo. ||**-de Malgaigne**. Amputación en la cual se conserva el astrágalo en el muñón. ||**-de Syme**. Desarticulación del pie con separación de ambos maléolos. ||**-de Tripier**. Desarticulación semejante a la de Chopart, pero con separación de una parte del tarso. ||**-del hombro**. Método de amputar el brazo en la articulación del hombro. Sin.: Desarticulación de Lisfranc II. ||**-interescapulotorácica**. Amputación del miembro superior, que comprende la escápula y la porción externa de la clavícula. ||**-interilioabdominal**. Amputación del miembro inferior y de la mitad de la pelvis. ||**-subastragalina**. DESARTICULACIÓN DE MALGAIGNE. ||**-tarsometatarsiana**. División del pie entre el tarso y el metatarso. Sin.: Desarticulación de Lisfranc I.

desasimilación (de *des-* y el lat. *assimilatio*, semejanza). f. A., *Dissimilation*; F., *désassimilation*; In., *dissimilation*; It., *disassimilazione*; P., *desassimilação*. Proceso inverso de la asimilación, por el cual una sustancia que formaba parte integrante del organismo es separada de éste en forma de compuestos que no existían anteriormente. Catabolismo, metamorfosis retrógrada.

Desault (Ligadura, operación, pomada, signo, vendaje de) (Pierre Joseph *Desault*, cirujano francés, 1744-1795). Véanse estos términos.

desbarbamiento (de *des-* y *barba*). m. Limpieza con detersión de los bordes de una herida anfractuosa y desgarrada.

desbridamiento (del F. *débridement*). m. A., *Wundauffrischung*; F., *débridement*; In., *wound excision*; It., *sbrigliamento*; P., *desbridamento*. División de bridas constrictivas, como en las hernias. || Dilatación cruenta de una herida, de un orificio natural, para facilitar la salida de un cuerpo extraño o normal, cohibir una hemorragia, etc. || Término adoptado para el tratamiento de las heridas infectadas, que consiste en la escisión de todos los tejidos que rodean inmediatamente la herida y la extracción de cuerpos extraños y esquirlas.

descalabradura (de *descalabrar*, y éste de *des-* y *calavera*). f. Herida ligera recibida en la cabeza; cicatriz de la misma; chirlo.

descalcificación (de *des-*, el lat. vulg. *cals*, cal, y *fieri*, hacerse). f. A., *Entkalkung*; F., *décalcification*; In., *decalcification*; It., *decalcificazione*; P., *descalcificação*. Desaparición o disminución de la sustancia calcárea de un hueso u otro tejido. || Reblandecimiento artificial o morboso de los dientes.

descalcificante. m. Disolución empleada para disolver material calcáreo; por ejemplo, una disolución que contenga 1 parte de ácido nítrico y 9 partes de alcohol al 70%.

descalzado (de *des-* y el lat. *calceatus*, calzado). adj. Dícese de los dientes cuya raíz sólo está cubierta en parte por la encía.

descalzador. m. Instrumento empleado para los dentistas para separar la encía de la raíz de los dientes.

descamación (de *des-* y *escama*). f. A., *Abschuppung*; F., *desquamation*; In., *desquamation*; It., *desquamazione*; P., *descamação*. Desprendimiento de elementos epiteliales, principalmente de la piel, en forma de escamas o membranas. ||**-furfurácea**. Desprendimiento de pequeñas escamas parecidas al salvado. ||**-lingual**. Lesión de la mucosa dorsal de la lengua, caracterizada por la formación de placas redondeadas en las cuales sobresalen las papilas. ||**-marginal aberrante de la lengua**. LENGUA GEOGRÁFICA. ||**-membranosa** o **foliácea**. Descamación de la piel en membranas extensas. ||**-silicuosa**. Desprendimiento de vesículas secas parecidas a silicuas.

descanso (de *des-* y *cansar*). m. A., *Ruhe*; F., *repos*; In., *rest*; It., *riposo*; P., *descanso*. Quietud, reposo, cesación del trabajo; medida esencial de tratamiento en muchas afecciones médicas y quirúrgicas.

descanulación (de *des-* y el lat. *cannula*, cañita). f. Supresión de la cánula a un traqueotomizado o intubado.

descapsulación (de *des-* y el lat. *capsula*, cajita). f. A., *Dekapsulation*; F., *décapsulation*; In., *decapsulation*; It., *decapsulazione*; P., *descapsulação*. Extirpación de una cápsula, especialmente de la renal.

descarbonización (de *des-* y el lat. *carbo, -onis*, carbón). f. F., *décarbonisation*. Separación o remoción del carbono de la sangre en los pulmones por la sustitución del anhídrido carbónico por el oxígeno.

descarboxilación. f. F., *décarboxylation*. Conversión de un aminoácido en la correspondiente amina por la extracción de una molécula de dióxido de carbono.

descarga (de *des* y el bajo lat. *carricare*, transportar en carro). f. A., *Entladung*; F., *décharge*; In., *discharge*; It., *scarico*; P., *descarga*. Liberación, materia o fuerza liberada. ||**-eléctrica**. Igualación de una diferencia de potencial eléctrico entre dos puntos. ||**-nerviosa**. Desprendimiento de energía por el cual se manifiestan las propiedades de las células nerviosas. ||**-sistólica**. Volumen de sangre que pasa por los pulmones a cada latido cardíaco.

descarnador. m. DESCALZADOR.
Descemet (Membrana de) (Jean *Descemet*, anatomista francés, 1732-1810). V. MEMBRANA.
descemetitis. f. A., *Descemetitis;* F., *descémétite;* In., *descemetitis;* It. y P., *descemetite.* Inflamación de la membrana de Descemet; ciclitis o iritis serosa.
descemetocele (de *Descemet* y el gr. *kéle,* hernia). m. A., *Descemetozele;* F., *descémétocèle;* It. y P., *descemetocele.* Hernia de la membrana de Descemet. QUERATOCELE.
descendencia (lat. *descendentia*). f. A., *Nachkommenschaft;* F., *descendance;* In., *lineage;* It., *discendenza;* P., *descendência.* Conjunto de hijos, nietos y demás generaciones sucesivas por línea recta descendente.
descendente. adj. Que desciende o se dirige hacia abajo.
descendiente. adj. DESCENDENTE. || m. Individuo que forma parte de una descendencia.
descenso (del lat. *descensus*). m. Caída o bajada de un órgano; hernia, prolapso. || **-del ovario.** Migración del ovario durante el desarrollo embriológico del sistema urogenital. || **-del testículo.** Migración del testículo desde su punto de origen hasta la bolsa escrotal. || **-del útero.** HISTEROPTOSIS.
descensus (lat.). m. DESCENSO. || **-funiculi umbilicalis.** Prolapso del cordón. || **-ventriculi.** GASTROPTOSIS.
descentración. f. Acto o maniobra de apartar de un centro.
descentrado *(des y centro).* adj. F., *décentré.* Dícese de un objeto, especialmente una lente, fuera de la posición que debe ocupar. || Que no se halla en su medio habitual o propicio.
descerebración (de *des-* y el lat. *cerebrum,* cerebro). f. A., *Enthirnung;* F., *décérébration;* In., *decerebration;* It., *decerebrazione;* P., *descerebração.* Extirpación del cerebro en la vivisección, especialmente sección del tallo del encéfalo por detrás de los tubérculos cuadrigéminos superiores, la cual produce en los animales un estado de rigidez con exageración del tono de los músculos extensores, que los mantiene en pie en actitud especial. Síndrome observado en personas con traumatismos craneoencefálicos o tumores cerebrales, que presentan trastornos de la conciencia y rigidez en los cuatro miembros, que puede ser continua o paroxística.
Deschamp (Aguja de) (Joseph François *Deschamp,* cirujano francés, 1740-1824). V. AGUJA.
descloruración (de *des* y *cloruro*) F., *déchloruration.* f. Privación de la sal en el régimen alimentario. || Eliminación de mayor cantidad de cloruros por la orina.
descoloración. f. DECOLORACIÓN.
descolorante. adj. Dícese de todo cuerpo o agente que sirve para separar las materias colorantes de ciertos productos o preparaciones.
descompensación (de *des-* y el lat. *compensare,* pesar, compensar). f. A., *Kompensationsmangel;* F., *décompensation;* In., *incompensation;* It., *scompenso;* P., *descompensação.* Agotamiento o incapacidad de un órgano, especialmente del miocardio, para continuar compensando un defecto preexistente funcional o anatómico.
descomposición (de *des-* y el lat. *componere,* componer). f. A., *Zerfall;* F., *décomposition;* In., *decomposition;* It., *decomposizione;* P., *descomposição.* Separación de los cuerpos compuestos en sus partes componentes. || PUTREFACCIÓN. || **-espontánea.** La que experimentan la mayor parte de los cuerpos organizados desde el momento que carecen de vida. || **-del movimiento.** Irregularidad e incoordinación de los movimientos sucesivos de flexión y extensión de un miembro.
descompresión (de *des-* y el lat. *compressio, -onis,* compresión). f. A., *Druckentlastung;* F., *décompression;* In., *decompression;* It., *decompressione;* P., *decompressão.* Disminución o cesación de la presión del aire o de un gas sobre la superficie del cuerpo, especialmente la disminución lenta de la presión atmosférica en los que por algún tiempo han estado sometidos a presión elevada. || **-cerebral.** Escisión de un fragmento de cráneo e incisión de la duramadre con el propósito de reducir la presión intracraneal.
descongestivo. adj. Que reduce la congestión.
descontaminación (de *des-* y el lat. *contaminare,* manchar). f. F., *décontamination.* Acción de eliminar o reducir cualquier sustancia contaminante existente en una persona u objeto, p. ej. las sustancias radiactivas.
descoronamiento (de *des-* y *corona*). m. Operación de separar la corona de un diente cuya raíz desea conservarse.
descostrar (de *des-* y el lat. *crusta,* costra). tr. Quitar las costras.
descoyuntamiento. m. Dislocación, luxación.
descremación. f. Operación por la que se priva a la leche de parte de su crema.
desdentado. (de *des-* y el lat. *dentatus,* dentado). adj. Que no tiene dientes.
desdoblamiento. (de *des-* y el lat. *duplex, -icis,* doble) m. A., *Spaltung;* F., *dédoublement;* In., *splitting;* It., *sdoppiamento;* P., *desdobramento.* Reducción o descomposición de un compuesto en otros dos o más cuerpos generadores del primero. || **-de la personalidad.** Fenómeno psicopatológico en el que se opera una disociación de la personalidad, en virtud de la cual coexisten dos estados conscientes independientes entre sí, que pueden alternarse. Se observa especialmente en pacientes histéricos. || **-de los ruidos cardíacos.** Falta de sincronismo en los ruidos producidos por las válvulas en ambos lados del corazón.
desecación. f. A., *Austrocknung;* F., *dessiccation;* In., *dessiccation;* It., *essiccamento;* P., *dessecação.* Evaporación o eliminación del agua de un cuerpo mineral u órgano. || **-eléctrica.** Tratamiento de los tumores u otras enfermedades por la aplicación de una corriente eléctrica de tensión y frecuencia altas.
desecador. m. F., *dessicateur.* Vaso cerrado que contiene sustancias como el ácido sulfúrico o el cloruro cálcico, absorbentes del agua, el cual se emplea para conservar objetos que deben guardarse de la humedad.
desecante m. F., *dessicatif.* Sustancias empleadas como tópicos en las heridas y úlceras, para absorber el pus o impedir su producción. || **-o desecativo.** adj. Que produce o provoca sequedad.
desecho. m. DETRITO.
deselectronación. f. Separación de los electrones de un elemento; oxidación.
desemanación (de *des-* y el lat. *emanare,* fluir). f. Privación o pérdida de la propiedad de emitir emanaciones radiactivas.
desensibilización (de *des-* y el lat. *sensibilis,* sensible). f. A., *Desensibilisation;* F., *désensibilisation;* In., *desensibilization;* It., *desdensibilizazione;* P., *desensibilização.* Estado en el cual el organismo no reacciona a los antígenos; proceso por el que se suprime o disminuye el estado anafiláctico o alérgico. || Privación de la sensibilidad por sección o bloqueo de un nervio. || En psiquiatría, remoción de un complejo mental.
desenvolvimiento. m. DESARROLLO.
deseo (del lat. *desiderare*). m. A., *Wunsch;* F., *désir;* In., *desire;* It., *desiderio;* P., *desejo.* Aspiración vehemente de conocer, poseer o disfrutar una cosa. || Mancha de la piel, nevo o antojo. || **-(Realización del).** En psicoanálisis, mecanismo psíquico por el cual el deseo se presenta imaginariamente como satisfecho. Ciertas producciones inconscientes (sueños, síntomas, fantasías) son realizaciones de deseos.
desequilibrado (de *des-* y el lat. *aequilibrium,* nivel). adj. Falto de equilibrio. || m. Persona con trastornos mentales o afectivos que no llega a la locura.
desesperado (de *des-* y el lat. *sperare,* esperar). adj. Sin esperanzas de curación; dícese de los casos de máxima gravedad y especialmente del pronóstico de éstos.
Desessartz (Jarabe de) (Jean Charles *Dessesartz,* médico francés, 1729-1811). V. JARABE.
desexualización (de *des-* y *sexo*). f. Privación o pérdida de los caracteres u órganos sexuales; castración.

desfallecimiento (de *des-* y el lat. vulg. *fallire*, del clásico *fallere*, engañar). m. Decaimiento súbito, más o menos grave, de las fuerzas físicas y psíquicas. DESMAYO, LIPOTIMIA, SÍNCOPE.
desfaunación (de *des-* y el lat. *Faunus, Fauno*). f. Desinfestación y desinsectación.
desferoxamina. f. F., *déferoxamine*. Producto aislado en forma de quelato de hierro del *Streptomyces pilosus*, tratado químicamente para obtener el ligando libre del metal. Se emplea en la terapéutica de la intoxicación por hierro y en las enfermedades por atesoramiento de hierro.
desfibrilación (de *des-* y el lat. *fibrilla*, dim. de *fibra*, filamento). f. F., *défibrillation*. Detención de la fibrilación auricular o ventricular con reanudación del ritmo contráctil normal. ‖ Separación de las fibras de un tejido.
desfibrinación. f. F., *défibrination*. Separación o remoción de la fibrina de la sangre.
desflexión. f. DEFLEXIÓN.
desflogisticado. (de *des-* y el gr. *phlogistós*, encendido). adj. Que ha perdido su flogístico o flogisto.
desfloración. (de *des-* y el lat. *florere*, florecer). f. A., *Entjungferung*; F., *défloration*; In., *defloration*; It., *deflorazione*; P., *desfloramento*. Pérdida de la virginidad de una doncella. DESVIRGACIÓN.
desfuncionalización (de *des-* y el lat. *functus*, p. p. de *fungi*, desempeñar). f. Pérdida o privación de una función.
desfurfuración (de *des-* y el lat. *furfur, -uris*, salvado). f. Formación y desprendimiento de escamas furfuráceas de la piel.
desgana. f. ANOREXIA.
desgarro. (de *des-* y *garra*). m. A., *Riss*; F., *déchirure*; In., *tear*; It., *lacerazione*; P., *desgarro*. Solución de continuidad, de bordes ordinariamente desiguales y franjeados, producida por un estiramiento o avulsión. ‖ **-del perineo**. Lesión más o menos extensa que se produce en el acto del parto, cuando la vulva no es enteramente elástica o la cabeza fetal es demasiado voluminosa, o bien por falta de protección adecuada del perineo durante el paso de la cabeza. ‖ **-del útero**. ROTURA. ‖ **-subcutáneo**. LACERACIÓN.
desgaste (de *des-* y el ant. *guastar*, del lat. *vastare*, arruinar). m. A., *Abrasion*; F., *abrasion*; In., *wear*; It., *usura*; P., *desgasto*. Consunción natural por el uso. ‖ Atrofia con resorción de la sustancia de una parte u órgano por compresión o frote.
desglobulización (de *des-* y *glóbulo*). f. Disminución del número de glóbulos rojos de la sangre.
deshabituación (de *des-* y *habituación*). f. A., *Entwöhnung*; F., *désaccoutumance*; In., *deprivation*; It., *disasuefazione*; P., *desabituação*. Acción y efecto de quitar o quitarse un hábito, a las drogas, por ejemplo.
deshidrasa. f. DESHIDROGENASA.
deshidratación (de *des-* y el gr. *hydor*, agua). f. A., *Entwässerung*; F., *déshydratation*; In., *dehydration*; It., *disidratazione*; P., *desidratação*. Separación del agua de una sustancia o compuesto. ‖ Disminución o pérdida del agua de constitución de los tejidos que se manifiesta en forma de sequedad de piel y mucosas, sed intensa, oliguria y, en casos avanzados, disfunción cerebral y colapso circulatorio. ‖ **-intersticial**. Pérdida de agua y sodio del espacio intersticial. ‖ **-intracelular**. Pérdida de los electrólitos intracelulares con alteración de la membrana celular. La hiperosmolaridad extracelular hace que se compense con agua del espacio celular (*deshidratación hipertónica*). ‖ **-intravascular**. La debida a intercambio de agua y electrólitos entre el espacio intersticial y el intravascular. Cuando la pérdida de electrólitos es mayor se denomina *hipotónica* y cuando es proporcional, *isotónica*.
deshidremia. f. ANHIDREMIA.
deshidro-. En química, prefijo que indica *deshidratado* o *deshidrogenado*.
deshidrobenzoperidol. m. Droperidol. Neuroléptico del grupo de las butirofenonas. Muy empleado en anestesiología-reanimación, en las técnicas de neuroleptoanalgesia.
deshidrocolesterol. m. F., *déhydrocholestérol*. Provitamina de origen animal en la piel, leche y otras partes, que por irradiación con los rayos ultravioletas se convierte en vitamina D_3.
deshidrocólico (Ácido). Decolina; ácido formado por la oxidación del ácido cólico; colagogo.
deshidrocorticosterona. f. F., *déhydrocorticostérone*. Esteroide de la corteza suprarrenal, de acción semejante a la corticosterona.
deshidrogenación. f. F., *déshydrogénation*. Separación del hidrógeno de un compuesto.
deshidrogenasa. f. A., *Dehydrogenase*; F., *déhydrogénase*; In., *dehydrogenase*; It., *deidrogenasa*; P., *desidrogénase*. Enzima que oxida indirectamente por transferencia de hidrógeno a un aceptor de la cadena respiratoria o bien a otros aceptores. Algunas deshidrogenasas requieren como coenzima el NAD o el NADP (nucleótidos piridínicos) y otras la flavina o nucleótidos flavínicos.
deshipnotización (de *des-* y el gr. *hýpnos*, sueño). f. Desaparición natural o provocada del estado hipnótico.
deshumanización (de *des-* y el lat. *humanus*, humano). f. Pérdida de las características propias de la humanidad, como en ciertos casos de locura. ‖ Supuesta pérdida de alguna cualidad poseída por un virus humano al ser inoculado a un animal.
desigual (de *des-* y el lat. *aequalis*, igual). adj. Dícese de las partes que no tienen las mismas formas o dimensiones o de los fenómenos que se efectúan sin regularidad, como el pulso o la respiración.
desimbibición (de *des-* y el lat. *imbibere*, absorber). f. Pérdida del agua de imbibición.
desimpacción (de *des-* y el lat. *impactio, -onis*, choque). f. Reducción de una fractura con impacto de fragmentos.
desinfección (de *des-* y el lat. *infectus*, p. p. de *infecere*, impregnar). f. A., *Desinfektion*; F., *désinfection*; In., *disinfection*; It., *disinfezione*; P., *desinfecção*. Destrucción de los microorganismos patógenos en todos los ambientes, materias o partes en que pueden ser nocivos, por los distintos medios mecánicos, físicos o químicos contrarios a su vida o desarrollo.
desinfectante. adj. y s. A., *Desinfizierungsmittel*; F., *désinfectant*; In., *disinfectant*; It., *disinfettante*; P., *desinfectante*. Que destruye o neutraliza a los microorganismos. ‖ **-completo**. El que destruye o neutraliza no sólo los microorganismos, sino también sus formas vegetativas o esporas.
desinfestación (de *des-* y el lat. vulg. *infestatio, onis*, vejamen). f. Destrucción de parásitos en el cuerpo, ropas u otras partes.
desinhibición (de *des-* y el lat. *inhibitio, -onis*, acción de remar hacia atrás). f. Abolición de la inhibición.
desinmunización (de *des-* y el lat. *immunitas*, exención). f. desus. Pérdida natural o provocada de la inmunidad. *Sin.*: DESENSIBILIZACIÓN.
desinsectación (de *des-* e *insecto*) . f. A., *Desinsektion*; F., *désinsectation*; In., *disinsectazion*; It., *disinfestazione*; P., *desinsectação*. Desinfestación; destrucción de insectos parásitos.
desinserción (de *des-* y el lat. *inserere*, introducir). f. A., *Loslösung*; F., *désinsertion*; In., *disinsertion*; It., *desinserzione*; P., *desinserção*. Desprendimiento o rotura de inserciones, de un tendón en el hueso, de la retina, de la placenta, etc.
desintegración (de *des-* y el lat. *integrare*, reparar, renovar). f. A., *Zerfall*; F., *désintégration*; In., *disintegration*; It., *disintegrazione*; P., *desintegração*. DESCOMPOSICIÓN. ‖ Desasimilación o catabolismo. ‖ Referido a la personalidad, sinónimo de escisión y desorganización, propias de las psicosis esquizofrénicas.
desintoxicación. (de *des-*, el lat. *in*, en, y *toxicum*, veneno). f. A., *Desintoxication*; F., *désintoxication*; In., *disintoxication*; It., *disintossicazione*; P., *desintoxicação*. Eliminación de sustancias tóxicas; proceso na-

tural o terapéutico de hacer innocuas las sustancias tóxicas o de impedir su producción en el organismo. || Tratamiento o cura destinados a suprimir el hábito a los estupefacientes en las toxicosis.

desintubación (de *des-*, el lat. *in*, en, y *tubus*, tubo). f. Acción y efecto de dejar sin tubo o cánula a un intubado; descanulación.

desinvaginación (de *des-*, el lat. *in*, en, y *vagina*, vaina). f. Reducción de una invaginación.

desipramina. f. F., *désipramine*. Desmetilimipramina. V. ANTIDEPRESIVO TRICÍCLICO.

Desjardins (Punto de) (Abel *Desjardins*, cirujano francés, n. en 1955). V. PUNTO.

deslumbramiento (de *des-* y el lat. *lumen, -inis*, luz). m. A., *Blendung;* F., *éblouissement;* In., *glare;* It., *abbagliamento;* P., *deslumbramento*. Turbación u ofuscación de la vista por luz demasiado intensa, especialmente cuando los ojos se habían adaptado a la oscuridad.

desmalgia (del gr. *desmós*, ligamento, y *álgos*, dolor). f. Dolor en un ligamento.

Desmarres (Dacriolito, pinza de) (Louis A. *Desmarres*, oftalmólogo francés, 1810-1882). Véanse DACRIOLITO, PINZAS.

desmayo (Fr. ant. *esmaiier*, desfallecer). m. A., *Ohnmacht;* F., *évanouissement;* In., *fainting;* It., *svenimento;* P., *desmaio*. Desfallecimiento con privación del sentido y movimiento. DESFALLECIMIENTO, LIPOTIMIA, SÍNCOPE.

desmectasis (del gr. *desmós*, ligamento, y *éktasis*, distensión). f. Distensión de un ligamento.

desmedro. m. Falta de desarrollo.

desmepitelio (de *desmo-* y *epitelio)*. m. Epitelio dérmico o endotelio de los vasos y membranas serosas.

desmetilclortetraciclina. f. F., *déméthylchlortétracycline*. V. TETRACICLINA.

désmico (del gr. *desmós*, ligamento). adj. Ligamentoso; conjuntivo.

desmielinación o **desmielinización** (de *des-* y el gr. *myelós*, médula). f. F., *démyélinisation*. Destrucción o remoción de la mielina.

desmineralización (de *des-* y *mineral*). f. F., *déminéralisation*. Eliminación excesiva de sales minerales, como la que se observa en ciertas enfermedades y estados caquécticos.

desmiognato (del gr. *desmós*, ligamento, y *gnáthos*, mandíbula). m. Monstruo caracterizado por una cabeza supernumeraria e imperfecta reunida a la mandíbula por un pedículo.

desmitis (del gr. *desmós*, ligamento, y el suf. *-itis)*. f. A., *Desmitis;* F., *tendinite;* In., *desmitis;* It., y P., *desmite*. Inflamación de un ligamento o ligamentos.

desmo-. Forma prefija (del gr. *desmós*) con la significación de atadura, vínculo, banda, ligamento.

desmobacteria (de *desmo-* y el lat. *bacterium*, bastoncito). f. Bacteria de un grupo correspondiente a los bacilos. TRICOBACTERIAS.

desmocito (del gr. *desmós*, ligamento, y *kýtos*, cavidad). m. Célula de tejido de sostén, de tejido conjuntivo. || FIBROBLASTO.

desmocitoma (de *desmocito* y el suf. *-oma)*. m. Tumor de desmocitos; sarcoma.

desmodinia (de *desmo-* y el gr. *odýne*, dolor). f. Dolor en un ligamento o ligamentos; desmalgia.

desmoflogosis (de *desmo-* y el gr. *phlogós*, consumido por la llama). f. Inflamación de los ligamentos; desmitis.

desmógeno (de *desmo-* y el gr. *gennân*, engendrar). adj. De origen ligamentoso.

desmografía (de *desmo-* y el gr. *gráphein*, describir). f. F., *démographie*. Descripción de los ligamentos.

desmohemoblasto. m. MESÉNQUIMA.

desmoide (de *desmo-* y el gr. *eîdos*, aspecto). adj. F., *desmoïde*. Semejante a un ligamento; fibroide o fibroso. || m. Fibroma duro.

desmolasa. f. Enzima capaz de dislocar las cadenas carbonadas de las moléculas, por hidrólisis, oxidación o reducción, liberando energía.

desmólisis (de *desmo-* y el gr. *lýsis*, disolución). m. Conjunto de fenómenos de degradación de la sustancia orgánica que comprende las funciones de oxirreducción y transformación molecular profunda.

desmología (de *desmo-* y el gr. *lógos*, tratado). f. F., *desmologie*. Estudio de los ligamentos; sindesmología. || Arte de vendar.

desmoma (de *desmo-* y el suf. *-oma)*. m. Fibroma o tumor de tejido conjuntivo.

desmón (del gr. *desmos*, banda). m. AMBOCEPTOR.

desmoneoplasma. m. DESMOMA.

desmopatía (de *desmo-* y el gr. *páthos*, enfermedad). f. Afección de los ligamentos.

desmopicnosis. f. désus. OPERACIÓN DE DUDLEY (1.ª acep.).

desmoplasia (de *desmo-* y el gr. *plássein*, formar). f. Formación y desarrollo del tejido fibroso.

desmoplásico. adj. F., *desmoplastique*. Que estimula el desarrollo del tejido conjuntivo o fibroso o de adherencias.

desmorfinización (de *des-* y *morfina)*. f. F., *démorphinisation*. Privación del uso de la morfina a un morfinómano, especialmente la gradual.

desmorreacción (de *desmo-* y *reacción)*. f. desus. Procedimiento de Sahli para estudiar el quimismo gástrico, que consiste en hacer ingerir al enfermo saquitos llenos de una sustancia fácilmente eliminable, yodoformo o azul de metileno, y ligados con catgut, que sólo puede disolverse por el jugo gástrico.

desmorrexis (de *desmo-* y el gr. *rhêxis*, rotura). f. A., *Desmorrhexis;* F., *desmorrhexie;* In., *desmorrhexis;* It., *desmorressi;* P., *desmorrexia*. Rotura de ligamentos.

desmosis. f. DESMOPATÍA.

desmosoma (de *desmo-* y el gr. *sôma*, cuerpo). m. Engrosamiento en el centro de un puente intercelular.

desmosterol. m. F., *desmostérol*. 24-Deshidrocolesterol. Precursor inmediato del colesterol en una de las dos rutas posibles de síntesis.

desmotomía (de *desmo-* y el gr. *tomé*, corte). f. Disección o anatomía de los ligamentos.

desmotropía. f. TAUTOMERÍA.

desmucosación (de *desmo-* y *mucosa* . f. Separación de la membrana mucosa de una parte.

desmuración (de *desmurar*, y éste de *des-* y el lat. *mus, muris*, ratón). f. Exterminio de ratas y ratones; desratización.

desmurgia (de *desmo-* y el gr. *érgon*, obra). f. Cirugía que comprende las prácticas incruentas, como la aplicación de vendajes, etc. v. *aquiurgia*.

desnatado (de *des-* y el lat. *matta*, manta). adj. Sin nata; dícese de la leche desprovista de nata para facilitar su digestión.

desnaturación o **desnaturalización** (de *des-* y el lat. *natura*, naturaleza). f. F., *dénaturation*. Privación de los caracteres o naturaleza de una sustancia por la adición de otra que la hace impropia para un objeto determinado; v. gr., adición de benceno o verde malaquita al alcohol para impedir su empleo como bebida. || Pérdida de las propiedades químicas y físicas propias de las proteínas por la acción de agentes llamados desnaturalizantes.

desnervación (de *des-* y el lat. *nervus*, tendón, nervio). f. A., *Nervenentfernung;* F., *énervation;* In., *denervation;* It., *enervazione;* P., *enervação*. Resección de los nervios de una parte u órgano. ENERVACIÓN.

desnitrificación. f. F., *dénitrification*. Liberación del nitrógeno de los nitritos y nitratos.

Desnos (Enfermedad de) (Louis Joseph *Desnos*, médico francés, 1828-1893). V. ENFERMEDAD.

desnutrición (de *des-* y el lat. *nutrire*, nutrir). f. A., *Ausnährung;* F., *dénutrition;* In., *denutrition;* It., *denutrizione;* P., *desnutrição*. Trastorno de la nutrición por defecto de asimilación o exceso de desasimilación.

desobstrucción (de *des-* y el lat. *obstructio, -onis*, barrera). f. Acción y efecto de desobstruir. DESOPILACIÓN.

desobstruyente. adj. Dícese del tratamiento que tiende a resolver una obstrucción. Desopilativo.

desodorante (de *des-* y el lat. *odorari*, oler). adj. s. A., *Desodorans;* F., *désodorisant;* In., *deodorant;* It., *deodorante;* P., *desodorizante*. Que suprime los malos olores; agente con esta acción. || El clorhidrato de aluminio se emplea como desodorante en el hombre por su capacidad para neutralizar los ácidos presentes en la perspiración cutánea.

desopilación (del lat. *des* y *oppilare*, obstruir). f. Desobstrucción, separación de los obstáculos al curso de las materias.

desorden. m. Alteración, trastorno, irregularidad, especialmente funcional.

desorganización. f. F., *désorganisation*. Alteración profunda en la estructura de un tejido u órgano que produce la pérdida de la mayoría de todos los caracteres propios.

desorientación. f. F., *désorientation*. Acción y efecto de desorientar o desorientarse. || En psiquiatría, alteración de conciencia de sí mismo en su relación con el mundo exterior. Afecta generalmente las nociones de tiempo y espacio (desorientación temporoespacial) y se observa en los estados confusionales y en las demencias.

desosificación (de *des-*, el lat. *os, ossis*, hueso, y *fieri*, hacerse). f. Pérdida o separación de los elementos minerales del hueso; descalcificación.

desoxicólico (Ácido). Producto de la bilis de buey con el que Sarret logró sintetizar en 1944 la cortisona. || V. BILIAR (ÁCIDO).

desoxicorticosterona. f. F., *désoxycortone, désoxycorticostérone*. Compuesto sintético que posee la acción de la hormona adrenocortical o cortina y que en forma de acetato o de propionato se emplea en la enfermedad de Addison.

desoxidación. f. F., *désoxydation*. Eliminación total o parcial del oxígeno de un compuesto químico.

desoxiefedrina. f. F., *désoxyéphédrine*. Fenilisopropilmetilamina. Sustancia derivada de la anfetamina y efedrina; estimulante cerebral y vasoconstrictora.

desoxigenación. f. F., *désoxygénation*. Privación del oxígeno.

desoxirribonucleasa. f. F., *désoxyribonucléase*. DNasa. Enzima que hidroliza (despolimeriza) el ácido desoxirribonucleico (DNA). Algunas bacterias producen DNasa como exoenzima: estafilococos *(S. aureus)*, estreptococos hemolíticos B del grupo A, y algunas enterobacteriáceas *(Serratia)*.

desoxirribonucleico (Ácido). DNA. Es un polímero lineal de elevado peso molecular, constituido por los nucleótidos adenílico, citidílico, guanílico y timidílico, cada uno de los cuales contiene desoxirribosa como azúcar. La desoxirribosa y la timina, base pirimidínica derivada del uracilo (5-metiluracilo), lo diferencian del ácido ribonucleico. En la cadena de polinucleótidos los diversos nucleótidos están unidos entre sí por medio de enlaces diéster constituidos por el ácido fosfórico unido al grupo hidroxilo del carbono 3 de la desoxirribosa de uno de los nucleótidos y al grupo hidroxilo del carbono 5 de la desoxirribosa correspondiente al nucleótido contiguo. El DNA es una molécula compleja que sirve para almacenar información determinada por la secuencia de los nucleótidos en la cadena polinucleotídica. En los organismos eucariotas el DNA se halla asociado a proteínas básicas (histonas) y a proteínas ácidas, constituyendo los cromosomas, que se hallan contenidos en un espacio limitado por la membrana nuclear. El DNA constituye la base de la transmisión genética y de la herencia biológica.

despancreatización. f. F., *dépancréatiser*. Extirpación del páncreas.

despeadura. f. Mal estado de los pies consecutivo a una marcha excesiva.

despegamiento (de *des-* y *pegar*, y éste de *peer*, del lat. *pedere*). m. A., *Ablösung;* F., *décollement;* In., *decollement;* It., *scollamento;* P., *despegamento*. Acto de separar una cosa de otra, en particular un tejido. || **- (Plano de).** Dirección, determinada por las fibras conjuntivas de la región, en la que se separan los tejidos cuando se intenta despegarlos.

despersonalización (de *des-* y el lat. *persona*, máscara). f. A., *Depersonalisierung;* F., *dépersonalisation;* In., *depersonalization;* It., *sperzonalizzazione;* P., *despersonalização*. Proceso de pérdida de la identidad del yo, que da lugar a una sensación de extrañamiento de sí mismo, del propio cuerpo y del entorno. Frecuente en la esquizofrenia, puede observarse también en la histeria, los estados de angustia y en algunos cuadros depresivos.

despeño (de *despeñar*). m. Evacuación diarreica, especialmente la súbita y profusa.

despigmentación (de *des-* y el lat. *pigmentum*, de *pingere*, pintar). f. A., *Pigmentverlust;* F., *dépigmentation;* In., *depigmentation;* It., *depigmentazione;* P., *despigmentação*. Disminución o desaparición del pigmento, natural o artificialmente.

despiojamiento (de *des-* y el lat. vulg. *peduculus*, piojo). f. Destrucción de los piojos en el cuerpo o en los vestidos, como medida profiláctica.

desplazamiento (de *des-* y el lat. *platea*, plaza). m. A., *Verschiebung;* F., *déplacement;* In., *displacement;* It., *spostamento;* P., *deslocamento*. Ectopia, cambio de lugar natural o provocado. || En psicoanálisis, mecanismo inconsciente por medio del cual el afecto de una representación se desvía a otra que posee una carga emocional menos intensa y a la cual está ligada por una cadena asociativa. Se observa en los sueños y en la formación de los síntomas, y en general es una de las características del proceso primario que rige el funcionamiento del inconsciente.

despolarización (de *des-* y *polarización*, del lat. *polus*, polo). F., *dépolarisation*. f. Reducción de un haz luminoso a un estado no polarizado. || Prevención de la polarización de los electrodos.

desprendimiento (de *des-* y el lat. *prehendere*, coger). m. A., *Ablösung;* F., *décollement;* In., *decollement;* It., *sbrigliamento;* P., *desprendimento*. Separación de una parte u órgano de donde estaban adheridos naturalmente. || Cuarto tiempo de la expulsión de la cabeza del feto, durante el cual pasa ésta por el estrecho inferior de la pelvis y comisuras de la vulva. || Exhalación de gases, vapores que se escapan de un cuerpo. ||**-de la placenta.** Separación natural o artificial de la placenta fetal del útero. || **- de la retina.** Separación de la retina por producciones morbosas sólidas (tumores) o líquidas (sangre, serosidad), que se efectúa entre esta membrana y la coroides y produce la ceguera parcial de las regiones retinales afectas.||**- de los miembros.** Acción de extraer del útero o de la vagina los miembros fetales cuando se hallan retenidos en estas cavidades. ||**- del iris.** IRIDODIÁLISIS. ||**-epifisario.** Solución de continuidad de origen traumático que se localiza en los cartílagos de crecimiento.

despumación (de *des-* y el lat. *spuma*, espuma). f. Separación de la espuma de la superficie de un líquido.

desratización. f. A., *Rattenvertilgung;* F., *dératisation;* In., *deratization;* It., *deratizzazione;* P., *deratização*. Destrucción de las ratas en los buques, hospitales, etc., como medida profiláctica, contra la peste bubónica. DESMURACIÓN.

destemplanza (de *des-* y el lat. *temperantia*, templanza). f. Sensación general de malestar sin síntomas o signos precisos.

destete (de *destetar*). m. A., *Milchabtreibung;* F., *sevrage;* In., *weaning;* It., *slattamento;* P., *desmame*. Cesación de la lactancia, para nutrir al niño con nuevos alimentos. *Sin.:* Apogalactia, ablactación.

destilación (del lat. *destillatio, -onis*). f. A., *Destillation;* F., *distillation;* In., *distillation;* It., *distillazione;* P., *destilação*. Operación que consiste en separar, por medio del calor, los principios volátiles de una sustancia, recogerlos y condensarlos. ||**-en el vacío.** Destilación realizada a baja presión con objeto de evitar altas temperaturas. ||**-fraccionada.** La efectuada separando sucesivamente las sustancias volátiles por el orden de sus puntos de ebullición. ||**-seca.** Acción de descomponer por el calor, en un aparato destilatorio, una sustancia no volátil, a fin de recoger los productos volátiles de la descomposición.

destiroidismo. m. Síntomas debidos a la extirpación del tiroides.

destorsión (de *des-* y el lat. *torsio, -onis*, de *torquere*, torcer). f. Corrección de una curvatura o deformidad.

destoxicación o **destoxificación** (de *des-*, el lat. *toxicum*, veneno, y, en el segundo caso, *fieri*, hacerse). f. A., *Entgiftung*; F., *détoxication*; In., *detoxication*; It., *disintossicazione*; P., *destoxicação*. Reducción de las propiedades tóxicas de los venenos.

destroncamiento. m. DETRONCACIÓN.

desvanecimiento. m. Pérdida de los sentidos; vahído.

desvarío. m. DELIRIO.

desvascularización (de *des-* y el lat. *vasculum*, vaso pequeño). f. F., *dévascularisation*. Eliminación de la sangre de una parte; interrupción del riego sanguíneo de un órgano o región.

desvelo. m. INSOMNIO.

desviación (de *desviar*, y éste del lat. *deviare*). f. A., *Ablenkung*; F., *déviation*; In., *deviation*; It., *deviazione*; P., *desvio*. Dirección viciosa o anormal de una parte u órgano. || FIJACIÓN DEL COMPLEMENTO. || **-a la derecha, a la izquierda.** Preponderancia de neutrófilos adultos o jóvenes, respectivamente, en la fórmula leucocitaria (Arneth). || **-conjugada.** Dirección de partes similares en el mismo sentido simultáneamente, como la de los ojos y cabeza en las hemorragias cerebrales, cerebelosas y protuberanciales. || **-de la columna vertebral.** Cifosis, lordosis o escoliosis. || **-de los dientes.** Anomalías en la dirección de las piezas dentarias que comprenden la eversión, inversión, inclinación lateral y rotación sobre el eje. || **-del complemento.** Fenómeno de Neisser-Wechsberg: cuando en el cuerpo se introducen más amboceptores de los que pueden ser fijados por las bacterias que producen la infección, los que quedan libres son capaces de combinarse con una parte del complemento que existe en impedir que actúe sobre el amboceptor fijado a las bacterias. || **-del plano de polarización.** Rotación hacia la derecha o la izquierda del plano del rayo luminoso polarizado, obtenida en el polarímetro por medio de diversas sustancias. || **-estrábica.** Dirección anormal del ojo en el estrabismo. || **-mínima.** La menor deflexión de un rayo luminoso que puede obtenerse por un prisma dado. || **-orgánica.** Las monstruosidades en general y particularmente las ectopias o transposiciones de vísceras, los vicios de dirección de los huesos. || **-primaria.** Desplazamiento del eje del ojo estrábico cuando el ojo sano está fijo. || **-secundaria.** La del ojo sano en el estrabismo cuando el afecto se halla fijo. || **-uterina.** Cambio de dirección del útero en relación a las partes que lo rodean; versión.

desviceración. f. EVISCERACIÓN.

desviómetro (de *desviar* y el gr. *métron*, medida). m. Instrumento para medir el grado de desviación en el estrabismo.

desvirgación. f. DESFLORACIÓN.

desvirilización. f. CASTRACIÓN. || Pérdida de los caracteres sexuales masculinos.

desvitalización (de *des-* y el lat. *vita*, vida). f. F., *dévitalisation*. Pérdida, natural o provocada, de la vitalidad de una parte, órgano o tejido.

detección (del lat. *detectio, -onis*). f. Acción y efecto de detectar.

detectar (del lat. *detegere*, descubrir). tr. Poner de manifiesto, por métodos físicos o químicos, lo que no puede ser observado directamente.

detención (del lat. *detentio, -onis*). f. A., *Stillstand*; F., *arrêt*; In., *standstill*; It., *arresto*; P., *detenção*. Cesación o suspensión de un movimiento o función; inhibición. || **-del desarrollo.** Cesación del desarrollo normal de uno o varios elementos.

detergente (del lat. *detergens, -entis*, p. a. de *detergere*, limpiar). adj. y s. A., *Reinigungsmittel*; F., *détergent*; In., *detergent*; It., *detergente*. P., *detergente*. Que purifica o aclara. || Agente o remedio que tiene esta acción. || Compuesto orgánico que, acumulándose en la interfase, reduce la tensión superficial del agua o de una disolución. El jabón corriente es un detergente típico; los alcoholes y los alquilsulfonatos de tipo lineal son también efectivos como detergentes.

determinación (del lat. *determinare*, delimitar). f. A., *Bestimmung*; F., *détermination*; In., *determination*; It., *determinazione*; P., *determinação*. Fijación precisa de los caracteres propios de una especie, elemento, tejido, etc. || Tendencia de la sangre a coleccionarse en una parte.

determinante. adj. y s. Que determina, fija o establece. || F., *déterminant*. En biología, gen o grupo de genes que tienen la función especial de desarrollar en el descendiente alguna característica particular del ascendiente.

determinismo. m. F., *déterminisme*. Teoría según la cual todo hecho o fenómeno físico o psíquico está rigurosamente determinado por causas conocidas o desconocidas. || **-psíquico.** Concepto psicoanalítico que sostiene que los procesos psíquicos no son hechos aislados o independientes, sino que están motivados por factores inconscientes.

detersión (del lat. *detersio, -onis*, y éste de *detergere*, limpiar). f. Acción y efecto de los agentes detergentes.

detorsión (del lat. *detorsio, -onis*, y éste de *detorquere*, deformar). f. A., *Verdrehung*; F., *dérotation*; In., *detorsion*; It., *detorsione*; P., *destorcedura*. Extensión o torcedura de un miembro.

Detre (Reacción de) (Lászlo Detre, médico húngaro, 1875-1939). V. REACCIÓN.

detrición (del lat. *detritum*, supino de *deterere*, desgastar). f. Desgaste por frotamiento, como el de los dientes.

detrito o **detritus** (del lat. *detritus*, desgastado). m. Resto o residuo de un cuerpo desorganizado.

detroncación (de *de-* y el lat. *truncus*, tronco). f. F., *décollation, détroncation*. Decapitación o decolación, principalmente del feto; derotomía.

detrusor urinae (lat.) m. Conjunto de fibras musculares longitudinales de la vejiga urinaria, que actúan como un músculo único cuando se contraen, expulsando la orina hacia la uretra.

detumescencia (del lat. *detumescens, -entis*, p. a. de *detumescere*, deshincharse). f. F., *détumescence*. Reducción o resolución de un tumor o tumefacción.

deutencéfalo. m. TALAMENCÉFALO.

deuter-, deutero- o **deuto-.** Formas prefijas del gr. *deúteros*, segundo.

deuteranopía (de *deutero-* y *anopía*). f. A., *Deuteranopie*; F., *deutéranopie*; In., *deuteranopia*. It. y P., *deuteranopia*. Término de Von Kries para designar la ceguera para el verde, como indicando un defecto en el segundo constituyente necesario para la visión de los colores. V. PROTANOPÍA, TRITANOPÍA.

deutergia (de *deuter-* y el gr. *érgon*, obra). f. Acción secundaria de los medicamentos.

deuteria. f. SECUNDINAS.

deuterio (del gr. *deúteros*, segundo). m. F., *deutérium*. Isótopo del hidrógeno, de peso atómico 2,016, también llamado hidrógeno pesado. Es un gas inodoro, incoloro e inflamable. Símbolo D o ^{2}H.

deuteroalbumosa. f. Albumosa soluble en agua y en ciertas soluciones salinas y que precipita por el sulfato amónico. Se forma durante la digestión proteolítica. Sin.: Albumosa secundaria, deuteroproteosa.

deuteromicetos (de *deutero-* y el gr. *mýkes, -etos*, hongo). m. pl. Categoría de hongos de la división eumicetos. Es una agrupación no filogenética en la que se sitúan hongos miceliares o levaduriformes de los que no se conoce reproducción sexual. Comprende géneros de gran interés en patología, como *Candida* y *Cryptococcus*.

Deuteromycotina. V. DEUTEROMICETOS.

deuterón. m. F., *deuton, deutéron*. Núcleo del deuterio, formado por un protón y un neutrón y que tiene una carga positiva.

deuteropatía (de *deutero-* y el gr. *páthos*, enfermedad). f. Enfermedad secundaria desarrollada bajo la influencia de otra.

deuteroplasma. m. DEUTOPLASMA.

deuteroproteosa. f. DEUTEROALBUMOSA.

deuteroscopia (de *deutero-* y el gr. *skopeîn*, observar). f. CLARIVIDENCIA.

deuterotoxina. f. F., *deutérotoxine*. Segundo de los grupos en que se dividen las toxinas según su afinidad por la antitoxina; este grupo tiene menor afinidad que las prototoxinas y mayor que las tritoxinas.

deutialosoma (de *deuto-*, el gr. *kýalos*, vidrio, y *sôma*, cuerpo). m. Núcleo maduro del óvulo.

deutobromuro, deutocloruro. m. Bromuro o cloruro que contiene doble proporción de bromo o cloro, respectivamente; dibromuro, dicloruro.

deutón. m. DEUTERÓN.

deutonefrón (de *deuto-* y el gr. *nephrós*, riñón). m. Mesonefrón o cuerpo de Wolff.

deutoneurona (de *deuto-* y el gr. *neûron*, nervio). f. Segunda neurona de la cadena nerviosa que constituye el arco reflejo.

deutoplasma (de *deuto-* y *plasma*). m. F., *deutoplasme*. Material nutricio de reserva en el óvulo.

deutosclerosis (de *deuto-* y el gr. *sklerós*, duro). f. Esclerosis secundaria.

deutoscólex (de *deuto-* y *escólex*). m. Escólex secundario; forma hidatídica de la tenia.

deutospermatoblasto (de *deuto-* y *espermatoblasto*). m. Célula derivada del protospermatoblasto, origen a su vez del espermatozoide.

Deutsch (Maniobra de) (Eugen *Deutsch*, tocólogo alemán del siglo XIX). V. MANIOBRA.

Deutschländer (Enfermedad de) (Carl E. *Deutschländer*, cirujano alemán, 1872-1942). V. ENFERMEDAD.

Devé (Síndrome de) (F. A. *Devé*, médico francés, 1872-1951). V. SÍNDROME.

Deventer (Diámetro, maniobra, pelvis de) (Hendrik *Deventer*, tocólogo holandés, 1651-1724). V. DIÁMETRO, MANIOBRA, PELVIS.

Devic (Enfermedad de) (Eugène *Devic*, médico francés, 1858-1930). V. ENFERMEDAD. ||**-Bussy (Síndrome de).** V. SÍNDROME. ||**-y Perret (Signo de).** SIGNO DE PINS.

De Vries (Teoría de) (Hugo *de Vries*, botánico holandés, 1848-1935). V. TEÍRA.

dexametasona. f. F., *dexaméthasone*. Esteroide sintético con potente actividad glucocorticoide y antiinflamatoria, y casi nula actividad mineralcorticoide.

dexiocardia (del gr. *dexiós*, que está a la derecha, y *kardía*, corazón). f. A., *Dextrokardie*; F., *dexiocardie*; In., *dexiocardia*; It., *desiocardia*; P., *dextrocardia*. Situación del corazón en la mitad derecha del tórax, congénita por *situs inversus*, o adquirida a causa de adherencias, derrames, tumores, etc. *Sin.*: Dextrocardia.

dexiotrópico (del gr. *dexiós*, que está a la derecha, y *trópos*, vuelta). adj. Arrollado en espiral de derecha a izquierda.

dextrán o **dextrano.** m. F., *dextrane*. Polisacárido de elevado peso molecular que por hidrólisis se convierte en dextrosa. Es una de las causas de la viscosidad en líquidos, vino, leche, etc. Se ha empleado como sustitutivo del plasma sanguíneo en el tratamiento de las hemorragias.

dextrina (del lat. *dextra*, la mano derecha). f. A., *Dextrin*; F., *dextrine*; In., *dextrin*; It., *destrina*; P., *dextrina*. Producto de escisión del almidón, azúcar de almidón, por obra de enzimas o amilasas, que a su vez se descompone en: amilodextrina, que se colora de violeta por el yodo; eritrodextrina, que se colora de rojo y, acrodextrina, sin reacción colorante. Es un polvo blancoamarillento que en solución acuosa forma mucílago. ||**-animal** o **hepática.** GLUCÓGENO.

dextrinosis (de *dextrina* y el suf. *-osis*, que indica perturbación). f. F., *dextrinose, glycogénose type III*. Acumulación de dextrina en los tejidos. ||**-límite.** Glucogenosis tipo III. V. GLUCOGENOSIS.

dextrinuria (de *dextrina* y el gr. *oûron*, orina). f. F., *dextrinurie*. Presencia de dextrina en la orina.

dextro-. Forma prefija del lat. *dexter, -tra, -trum*, que significa diestro, y en fisicoquímica, que gira el plano de polarización a la derecha.

dextrocardia. f. DEXIOCARDIA.

dextrocardiograma (de *dextro-*, el gr. *kardía*, corazón, y *gramma*, lo impreso). m. F., *dextrocardiogramme*. Parte del cardiograma normal que representa la actividad del corazón derecho.

dextrocerebral (de *dextro-* y el lat. *cerebrum*, cerebro). adj. F., *dextrocérébral*. Que tiene el hemisferio derecho del cerebro más activo que el izquierdo. dextrocularidad (de *dextro-* y el lat. *oculus*, ojo). f. F., *dextrooculaire*. Mayor poder visual en el ojo derecho que en el izquierdo y, por consiguiente, uso más frecuente y prolongado del primero.

dextroducción (de *dextro-* y el lat. *ductum*, supino de *ducere*, llevar). f. F., *dextroduction*. Movimiento de cada uno de los ojos hacia la derecha.

dextrogastria (de *dextro-* y el gr. *gastér, gastrós*, estómago). f. F., *dextrogastrie*. Desplazamiento del estómago hacia la derecha.

dextrógiro (de *dextro-* y *girar*). adj. F., *dextrogyre*. Que desvía el plano de polarización hacia la derecha. *Sin.*: Dextrorrotatorio.

dextroglucosa. f. DEXTROSA.

dextrómano (de *dextro-* y *mano*). adj. Que emplea preferentemente la mano derecha; opuesto a *zurdo*.

dextrometorfán. m. F., *dextrométhorphane*. Isómero *d* del levorfanol. A diferencia de éste, no tiene propiedades analgésicas ni produce dependencia, pero muestra actividad antitusígena.

dextromoramida. f. F., *dextromoramide*. Analgésico narcótico activo por vía oral y parenteral, relacionado química y farmacológicamente con la metadona. ||**-(Bitartrato de).** V. R-875.

dextrorrotatorio. adj. DEXTRÓGIRO.

dextrosa. f. A., *Dextrose*; F., *dextrose*; In., *dextrose*; It., *destrosio*. P., *dextrose*; GLUCOSA.

dextrosuria (de *dextro-* y el gr. *oûron*, orina). f. F., *dextrosurie*. Presencia de dextrosa en la orina; glucosuria.

dextrotorsión (de *dextro-* y el lat. *torsio, -onis*, torcedura). f. F., *dextrotorsión*. Torsión hacia el lado derecho.

dextrotrópico. adj. DEXIOTRÓPICO.

dextroversión (de *dextro-* y *versión*). f. F., *dextroversion*. Versión hacia el lado derecho.

deyección (del lat. *deiectio, -onis*). f. A., *Dejektion*; F., *déjection*; In., *dejection*; It., *deiezione*; P., *dejeção*. Descarga o deposición de materia excrementicia, fecal, especialmente. || Esta misma materia. || Postración; depresión mental.

dg. Símbolo del decigramo.

di-. Prefijo latino que indica *duplicación*.

día (del lat. *dies*). m. A., *Tag*; F., *jour*; In., *day*; It., *giorno*; P., *dia*. Espacio de veinticuatro horas; comúnmente, tiempo que transcurre entre la salida y la puesta del sol. ||**-blanco.** Día de régimen acuoso puro en ciertos planes dietéticos. ||**-crítico** o **decretorio.** En uno en otro tiempo se daba a los días en los cuales se creía notar la aparición de fenómenos que precedían o acompañaban a la terminación de algunas enfermedades. El séptimo era el crítico por excelencia. ||**-verde.** Durante el régimen para la diabetes, día en el cual se permite que el enfermo tome legumbres verdes, manteca, huevos y jamón.

dia-. Forma prefija del gr. *diá*, a través.

diabático (del gr. *diabatikós*, que puede atravesar o traspasar). adj. En física, que lleva consigo intercambio de calor.

diabetes (del gr. *diabaínein*, atravesar). f. A., *Diabetes*; F., *diabète*; In., *diabetes*; It., *diabete*. P., *diabetes*. Término genérico que se refiere a un grupo de afecciones caracterizadas por excesiva secreción de orina y sed intensa. Habitualmente se usa en el sentido de diabetes mellitus. || ENFERMEDAD DE HANOT-CHAUFFARD. || DIABETES PANCREÁTICA. ||**-albuminúrica.** Secreción profusa de orina albuminosa. ||**-aloxánica.** La experimental por ingestión de aloxán. ||**-artificial.** Diabetes experimental consecutiva a la punción del suelo del IV ventrículo. ||-**artrítica.** desus. Forma de diabetes sacarina, la más frecuente, con escasa glucosuria, en los obesos, gotosos, etc. ||-**azoúrica. desus.** Variedad de diabetes insípida con aumento de la cantidad de urea de la orina. ||-**azucarada.** Diabetes mellitus. ||-**biliar.** Enfermedad de Hanot. ||-**bronceada.** Cirrosis hipertrófica del hígado con pigmentación y diabetes por hemocromatosis. ||-**cerebral.** Cerebrosuria. ||-**cerebrospinal.** Diabetes sacarina consecutiva a un traumatismo o conmoción psíquica o a lesiones manifiestas del eje cerebrospinal. ||-**clínica.** Estadio de la diabetes mellitus caracterizado por la presencia franca de los síntomas clínicos de la enfermedad. Sintomática. ||-**de Andral.** Diabetes insípida o hidrúrica, sin aumento de los componentes sólidos de la orina. ||-**de Cullen.** Diabetes insípida. ||-**de Hirschfeld.** Diabetes sacarina aguda de gravedad extrema. ||-**de Lancereaux.** Diabetes pancreática. ||-**de Litten.** Diabetes insípida. ||-**de Mosler.** Inosituria con poliuria. ||-**decipiens.** Glucosuria sin exceso en la cantidad de orina y sin polidipsia. ||-**del adulto o tipo II.** Forma de diabetes mellitus que se inicia pasada la edad de 30 años y que inicialmente obedece a una resistencia periférica a la acción de la insulina. ||-**estable.** Diabetes del adulto. ||-**esteroidea.** Diabetes mellitus inducida por la secreción o administración excesiva y persistente de glucocorticoides. ||-**extrapancreática.** Diabetes mellitus producida por los efectos hiperglucemiantes de algunas hormonas. ||-**falsa.** Poliuria con eliminación exagerada de nitrógeno, fosfatos, cloruros y oxalatos. ||-**familiar.** Forma de diabetes insípida transmitida hereditariamente por un gen autosómico dominante y, más raramente, por un gen recesivo ligado al cromosoma. ||-**fosfatúrica.** Poliuria con pérdidas excesivas de fosfatos alcalinos. ||-**frustrada.** Estado patológico consecutivo a la disminución del poder glucolítico de los tejidos y en el cual la inyección hipodérmica de una solución de glucosa produce la glucosuria. ||-**glucémica.** Diabetes mellitus. ||-**gotosa.** Diabetes asociada con gota. ||-**grasa.** Diabetes lipógena. ||-**gravidarum.** Diabetes insípida que se presenta durante la gestación y que persiste en el posparto. ||-**hidrúrica.** Poliuria esencial sin aumento de los principios constituyentes de la orina, excepto del agua. ||-**iatrogénica.** Diabetes mellitus provocada por medicamentos que pueden ocasionar, de forma secundaria o colateral, una intolerancia a los hidratos de carbono. ||-**idiopática.** Forma de diabetes insípida que aparece por falta de desarrollo o por degeneración del sistema supraóptico-hipofisario y puede ser total o parcial. ||-**inestable.** ||-**innocens.** Diabetes normoglucémica. ||-**inositus.** Inosituria. ||-**insípida.** Poliuria esencial con polidipsia y polifagia, pérdida de fuerzas y emaciación, pero sin glucosuria, debida a la incapacidad renal de concentrar la orina en ausencia de secreción de hormona antidiurética o por resistencia a su acción. Es un trastorno del hipotálamo y se alivia con extractos del lóbulo posterior de la hipófisis. ||-**insulinodependiente.** Diabetes mellitus en la que sólo la insulinoterapia es eficaz. ||-**juvenil** o **tipo I.** Diabetes mellitus que se inicia antes de los 30 años y que obedece a un defecto pancreático en la producción de insulina. ||-**latente.** Forma asintomática de diabetes mellitus, con curva de glucemia patológica o hiperglucemias más o menos sintomáticas si se sensibiliza con glucocorticoides o surge una situación de estrés (embarazo, infecciones, etc.). La respuesta insulínica a la sobrecarga con glucosa es intensa pero claramente retardada. ||-**lipoatrófica.** Forma rara que aparece en niños menores de 2 años y que se caracteriza por la ausencia absoluta de grasa subcutánea, con diabetes mellitus insulinodependiente, hiperlipemia y, a veces, cirrosis. Síndrome de Seip-Lawrence. ||-**lipógena.** Diabetes con obesidad. ||-**mellitus.** Trastorno del metabolismo de los hidratos de carbono, secundario a hipoproducción o resistencia al efecto biológico de la insulina, caracterizado por hiperglucemia, glucosuria, sed intensa, hiperorexia, adelgazamiento progresivo, afecciones de la piel (de carácter gangrenoso a menudo), neuralgias, prurito, acidosis y coma; la enfermedad es crónica y ordinariamente era fatal antes del descubrimiento de la insulina. ||-**nefrogénica.** Forma de diabetes insípida producida por insensibilidad de los túbulos renales a la acción de la hormona antidiurética. ||-**nerviosa.** Forma debida a una afección o traumatismo de los centros nerviosos. ||-**normoglucémica.** Diabetes innocens o renal; glucosuria debida a una exagerada permeabilidad del riñón para la glucosa, sin glucemia ni sin las complicaciones frecuentes de la diabetes mellitus. ||-**oxalúrica.** Oxaluria frecuente en los obesos, en quienes comen mucho y en los descendientes de gotosos, y que se señala sobre todo por la astenia muscular y la irritabilidad nerviosa. ||-**pancreática.** Secundaria a pancreatopatía crónica. ||-**potencial.** Situación del sujeto con fuerte herencia de diabetes mellitus o gemelo univitelino de un diabético, con curva de glucemia normal y respuesta insulínica normal a la sobrecarga de glucosa. Prediabetes. ||-**psicógena.** Forma de diabetes insípida debida a un trastorno psicológico que produce un deseo compulsivo de beber y, a consecuencia de la cantidad de agua ingerida, la eliminación de grandes volúmenes de orina. ||-**renal.** Glucosuria sin hiperglucemia por alteración tubular renal. ||-**sacarina.** Diabetes mellitus. ||-**simple.** Forma ligera de la diabetes, en la cual el organismo solamente es incapaz de asimilar los hidratos de carbono alimenticios suministrados masivamente; restringiendo éstos, desaparece la glucosuria. ||-**subclínica.** Forma de diabetes mellitus asintomática, pero con curva de glucemia patológica y glucosurias ocasionales. Diabetes química. ||-**temporal.** Diabetes transitoria, que sobreviene como epifenómeno de otra enfermedad. ||-**tóxica.** Diabetes debida a la acción de un veneno. ||-**transitoria de la infancia.** Proceso infrecuente que tiene lugar en algunos niños nacidos a término muy desnutridos y deshidratados, con intensas glucosurias e hiperglucemias y sin cetoacidosis; tratados con mínimas dosis de insulina el cuadro regresa espontáneamente. ||-**verdadera.** La debida a la insuficiencia de secreción de insulina.

diabétide. f. F., *diabétide.* Manifestación cutánea en la diabetes.

diabetofobia (de *diabetes* y el gr. *phóbos,* temor). f. Temor exagerado, morboso, a padecer diabetes.

diabetógeno (de *diabetes* y el gr. *gennân,* engendrar, producir). adj. F., *diabétogène.* Que produce diabetes o producido por la diabetes.

diabetógrafo (de *diabetes* y el gr. *gráphein,* registrar). m. F., *diabétographe.* Instrumento en el cual la orina se vierte a gotas en la solución de Fehling hirviente; una escala graduada muestra la proporción de glucosa.

diabetómetro (de *diabetes* y el gr. *métron,* medida). m. F., *diabétomètre.* Polariscopio que se usa para apreciar la proporción de azúcar en la orina.

diabrosis (de *dia-* y el gr. *bibróskein,* comer). f. Perforación como resultado de un proceso corrosivo; úlcera perforante.|| Erosión.

diacáustico (de *dia-* y el gr. *kaûsis,* quemadura). adj. Dícese de los cuerpos que son cáusticos por la refracción, como las lentes biconvexas, que concentran los rayos solares en un foco cáustico.

diacele o **diacelia** (de *dia-* y el gr. *koilía,* hueco). f. y m. Tercer ventrículo.

diacepam. m. F., *diazépam.* Derivado clorometilfenílico de la benzodiacepina, utilizado para calmar la ansiedad, los espasmos musculares y la agitación aguda y también en la deshabituación al alcohol. V. Benzodiacepina.

diacetanilida. f. Derivado de la acetanilida, fisiológicamente más activo que ella.

diacetemia. f. F., *diacétémie.* Presencia de ácido diacético en la sangre.

diacético (Ácido). Ácido cetobutírico, cuerpo acetónico de la orina diabética, producto de la oxidación incompleta de las grasas.

diacetilmorfina. f. HEROÍNA.

diacetonuria. f. DIACETURIA.

diaceturia. f. F., *diacéturie*. Excreción de ácido diacético por la orina.

diacinesis (de *dia-* y el gr. *kínesis*, movimiento). f. A., *Diakinese;* F., *diacinésie;* In., *diakinesis;* It., *diacinesia;* P., *diacinese*. Estado terminal de la profase de la meiosis, caracterizado por la dispersión de los pares de cromosomas por toda la célula. || Fase del espirema segmentado en el espermatocito.

diaclasia o **diaclasis** (de *dia-* y el gr. *klásis*, rotura). f. F., *diaclase*. Fractura, especialmente la que se efectúa con propósitos quirúrgicos.

diaclasto (de *dia-* y el gr. *klasis, rotura*). m. Instrumento para perforar el cráneo fetal en la craniectomía.

diaclismosis. f. ENTEROCLISIS.

diacodión (de *dia-* y *kodýa*, cabeza de adormidera). m. JARABE DE DIACODIÓN.

diácope (de *dia-* y el gr. *kóptein*, cortar). f. Herida o incisión oblicua de un hueso, especialmente del cráneo, sin pérdida de sustancia ni desprendimiento completo del colgajo.

diacoresis (de *dia-* y el gr. *koréuein*, barrer). f. Evacuación excrementicia, defecación.

diacorético. adj. Evacuante.

diacrino (del gr. *diakrínein*). adj. Que expulsa la secreción directamente como si fuera un filtro. || Dícese de ciertas células glandulares, como las del riñón; opuesto a *ptiocrino*.

diacrisis (del gr. *diákrisis*, separación). f. Crisis diagnóstica. || Evacuación crítica.

diacrítica. f. DIAGNÓSTICO.

diacronía (de *dia-* y el gr. *krónos*, tiempo). f. Desarrollo o sucesión de hechos a través del tiempo.

diactinismo (de *dia-* y del gr. *aktís, aktînos*, rayo). m. Facultad de transmisión de los rayos química o físicamente activos.

díada (del lat. *dyas, dyadis*, y éste del gr. *dyás, dyádos*, dualidad, pareja). f. F., *diade*. Pareja de dos seres o cosas, estrecha y especialmente vinculados entre sí.

diadérmico (de *dia-* y *dermis*). adj. F., *diadermique*. Que pasa a través de la piel; se aplica a la medicación por unciones.

diadococinesia (del gr. *diádochos*, que sucede a, y *kínesis*, movimiento). f. A., *Diadochokinese;* F., *diadococinésie;* In., *diadochokinesia* It., *diadococinesia;* P., *diadococinese*. Facultad de ejecutar voluntaria y rápidamente una serie de movimientos sucesivos y opuestos o antagónicos. V. ADIADOCOCINESIA.

diáfano (del gr. *diaphanés*, transparente). adj. F., *diaphane*. Transparente; translúcido.

diafanometría (del gr. *diaphanés*, transparente, y *métron*, medida). f. Medición de la transparencia de un líquido.

diafanoscopia (del gr. *diaphanés*, transparente, y *skopeîn*, observar). f. A., *Diaphanoskopie;* F., *diaphanoscopie;* In., *diaphanoscopy;* It. y P., *diafanoscopia*. Transiluminación; examen de una cavidad cerrada por la introducción en ella de una lámpara incandescente que hace visible su contorno desde el exterior.

diafanoscopio (del gr. *diaphanés*, transparente, y *skopeîn*, observar). m. F., *diaphanoscope*. Aparato empleado en diafanoscopia.

diafemetría (de *dia-*, el gr. *haphé*, tacto, y *métron*, medida). f. Medición de la sensibilidad táctil.

diafiláctico. adj. Profiláctico.

diafisectomía (de *diáfisis* y el gr. *ektomé*, corte). f. F., *diaphysectomie*. Escisión de una porción de diáfisis.

diáfisis (del gr. *diáphysis*, intersticio). f. A., *Knockenschaft;* F., *diaphyse;* In., *diaphysis;* It., *diafisi;* P., *diáfise*. Lo que separa dos partes o está situado entre ambas. || Cuerpo o tallo de un hueso largo, comprendido entre los dos extremos o epífisis.

diafisitis. f. A., *Diaphysitis;* F., *diaphysite;* In., *diaphysitis;* It. y P., *diafisite*. Inflamación de una diáfisis.

diaforesis (del gr. *diaphóresis*, secreción de humores). f. A., *Diaphorese;* F., *diaphorèse;* In., *diaphoresis;* It., *diaforesi;* P., *diaforese*. Sudación, perspiración, especialmente la profusa.

diafragma. Por extensión, parte u órgano con funciones de tabique. || (del gr. *diáphragma*, de *diaphrássein*, interceptar). m. A., *Diaphragme;* F., *diaphragme;* In., *diaphragm;* It. y P., *diafragma*. Tabique musculomembranoso que separa el abdomen del tórax, constituido por un músculo impar aplanado casi circular, carnoso en la periferia y aponeurótico en el centro. V. MÚSCULOS (TABLA DE). ||**-contraceptivo.** Diafragma de goma u otro material que se coloca en la vagina, delante del cuello uterino, con fines anticoncepcionales. ||**-de Akerlund, de Bucky.** Tipos especiales de diafragma empleados en radiografía. ||**-de la pelvis** o **pélvico.** Porción del suelo de la pelvis formada por los músculos elevadores del ano. ||**-oris.** Suelo de la boca, y especialmente el músculo milohioideo. ||**-pituitario** o **de la silla turca.** Repliegue anular de la duramadre que cubre la fosa hipofisaria con una abertura para el infundíbulo. ||**-urogenital.** Tabique de carácter conjuntivo-muscular situado en el fondo de la pelvis, entre las ramas inferiores de ambos pubis.

diafragmalgia (de *diafragma* y el gr. *álgos*, dolor). f. F., *diaphragmalgie*. Dolor en el diafragma.

diafragmatitis o **diafragmitis.** f. F., *diaphragmatite*. Inflamación del diafragma.

diafragmatocele. Hernia de las vísceras abdominales a través del diafragma. || (del gr. *diáphragma*, diafragma, y *kéle*, hernia). m. F., *diaphragmatocèle*. Hernia diafragmática.

diafragmodinia (de *diafragma* y el gr. *odýne*, dolor). f. F., *diaphragmodynie*. Dolor en el diafragma.

diaginia (de *dia-* y el gr. *gyné*, mujer). f. Transmisión hereditaria por vía materna.

diagnosis (del gr. *diágnosis*, y éste de *diagignóskein*, distinguir, conocer). f. DIAGNÓSTICO.

diagnóstico (del gr. *diagnostikós*, capaz de discernir). m. A., *Diagnose;* F., *diagnose;* In., *diagnosis;* It., *diagnosi;* P., *diagnóstico*. Parte de la medicina que tiene por objeto la identificación de una enfermedad fundándose en los síntomas y signos de ésta. || adj. Relativo a la diagnosis. ||**-biológico.** El que tiene por base las pruebas experimentales en animales. ||**-citológico** o **citohistológico.** Diagnóstico de los procesos benignos o malignos por medio del estudio de las células exfoliativas. ||**-clínico.** Diagnóstico fundado exclusivamente en los síntomas y el examen físico del paciente. ||**-de Ficker.** Emulsión de bacilos tíficos muertos, empleada en la reacción de Widal. ||**-de laboratorio.** Diagnóstico basado en datos obtenidos por pruebas o exámenes de laboratorio. ||**-de nivel.** Localización del asiento exacto de una lesión, cerebral o medular, por ejemplo. ||**-diferencial.** Determinación de la enfermedad que sufre un paciente después del estudio comparativo de los síntomas y lesiones de las diferentes dolencias que podrían afligirle. ||**-ex juvantibus.** Diagnóstico fundado en los resultados del tratamiento. ||**-físico.** Determinación de una enfermedad por inspección, palpación, percusión o auscultación. ||**-por exclusión.** Reconocimiento de una enfermedad después de haber eliminado la posible existencia de otras enfermedades. ||**-prenatal.** El que se realiza durante la gestación por medio del examen físico, químico, enzimático, citogenético, etc., del líquido amniótico. Se utiliza para detectar principalmente las aberraciones cromosómicas y ciertos errores del metabolismo. ||**-topográfico.** Determinación de la región donde asienta la enfermedad.

diágrafo (del gr. *diágraphein*, escribir). m. Instrumento para trazar contornos o perfiles, empleado en craneometría, etc.

diagrama (del gr. *diágramma*, diseño). f. ESQUEMA. ||**-de Werner.** Esquema en que se señalan las clases de diplopía que se producen en las parálisis de los músculos extrínsecos del ojo.

dial. m. Ácido dialilbarbitúrico; dialilmalonilurea.

dialdina. f. ALDOL.

dialéctica (del gr. *dialektiké*, arte de discutir). f. Método filosófico que trata de investigar y resolver las contradicciones del pensamiento y de la realidad. || En psicología, proceso lógico de razonar a través de relaciones o comparaciones.

dialectrólisis. f. Ionización.

diálisis (del gr. *diálysis*, disolución). f. A., *Dialyse;* F., *dialyse;* In., *dialysis;* It., *dialisis;* P., *diálise.* Proceso por medio del cual pueden separarse unas moléculas o sustancias de otras gracias a la diferente velocidad con que difunden a través de una membrana. || **-de Abderhalden.** Reacción de Abderhalden. || **-de la retina.** Rotura de la retina en la ora serrata. || **-peritoneal.** Técnica que permite la depuración sanguínea extrarrenal a través del peritoneo, y que consiste en la introducción en la cavidad peritoneal de un líquido de diálisis que luego se extrae; se repite este procedimiento varias veces durante un tiempo determinado.

dializado. adj. F., *dialysat.* Sometido a diálisis. || m. F., *dialysé.* Sustancia que pasa por diálisis.

dializador. m. F., *dyaliseur.* Aparato para efectuar la diálisis, compuesto de un tamiz cuyo fondo es de papel pergamino u otras sustancias semipermeables.

diámetro (del gr. *diá*, a través, y *métron*, medida). m. A., *Durchmesser;* F., *diamètre;* In., *diameter;* It., *diametro;* P., *diâmetro.* Línea recta que une dos puntos opuestos de una circunferencia o superficie. || **-conjugado anatómico.** Diámetro promontosuprapúbico. || **-conjugado diagonal.** Línea que une el ángulo sacrovertebral con el ligamento subpúbico. || **-conjugado externo.** Línea que une la depresión encima de la apófisis espinosa de la primera vértebra sacra con la sínfisis del pubis. || **-conjugado interno o verdadero.** Diámetro promontopospúbico. || **-conjugado obstétrico.** Diámetro promontosubpúbico. || **-de Baudelocque.** El conjugado externo de la pelvis. || **-de Budin.** Diámetro suboccipitomentoniano de la cabeza fetal. || **-de Deventer.** Diámetro oblicuo de la pelvis. || **-de la cabeza o cefálico.** Cualquiera de las líneas que unen dos puntos craneométricos. Son los siguientes: *biparietal*, que une las eminencias parietales; *bitemporal*, que une los extremos de la sutura frontal o coronaria; *longitudinal inferior*, entre el agujero ciego y la protuberancia occipital interna; *mentoparietal*, del mentón al vértice de la cabeza; *occipitofrontal*, de la raíz de la nariz a la protuberancia occipital externa; *occipitomentoniano*, entre la citada protuberancia y el mentón; *sagital*, de la glabela a la protuberancia occipital externa; *sagital superior*, entre la mitad de la cresta frontal interna y la cresta superior interna del occipital; *traquelobregmático*, entre el centro de la fontanela anterior y la unión del cuello con el suelo de la boca; *vertical*, entre el agujero occipital y el vértice de la cabeza. || **-de la pelvis.** Línea que une dos puntos opuestos de la pelvis. Son los siguientes: de la pelvis mayor, el *intercrestal* o *bicrestíleo*, entre los puntos medios de ambas crestas ilíacas, y el *interespinoso*, entre las espinas ilíacas anteriores y superiores; en la pelvis menor se distinguen los diámetros del estrecho superior: el *anteroposterior*, los *sacropúbicos* o *conjugados*, el *transversal* y los *oblicuos*, desde la sindesmosis sacroilíaca de un lado a la eminencia iliopectínea del lado opuesto, y los del estrecho inferior, en número de cuatro: el *anteroposterior* o *coccipúbico*, el *transversal* o *biisquiático* y los *oblicuos*, paralelos a los del estrecho superior. || **-de Löhlein.** Línea que une el centro del ligamento suprapúbico y el ángulo superior interno del agujero sacrociático mayor. || **-del cráneo fetal.** Nombre dado a los diámetros occipitomentoniano, suboccipitobregmático, cervicobregmático, biparietal, bitemporal y frontomentoniano. || **-útil.** Diámetro conjugado obstétrico.

diamidina. f. F., *diamidine.* Compuesto que contiene dos grupos de amidina.

diamina. Sulfato de hidracina. || f. F., *diamine.* Compuesto que contiene dos grupos aminos.

diaminodifenilsulfona. f. Sulfamida especialmente eficaz contra los estreptococos.

diaminodifosfátido, diaminotrifosfátido. m. Fosfátido que tiene dos átomos de nitrógeno y uno o dos de fósforo, respectivamente.

diaminopimélico (Ácido). Ácido que se encuentra en la vía metabólica de la biosíntesis de la lisina, según la vía DAP (o diaminopimélica). Esta vía es la que siguen las células procariotas, algunos hongos y muchas algas. El ácido diaminopimélico puede encontrarse además formando parte del peptidoglicán, en especial en la pared de bacterias gramnegativas.

diaminuria (de *diamina* y el gr. *oûron*, orina). f. F., *présence de corps diaminés dans l'urine.* Presencia de diaminas en la orina.

Diamond-Blackfan (Enfermedad de) (Louis K. *Diamond*, pediatra estadounidense, n. en 1902). V. Enfermedad.

diamorfosis (de *dia-* y el gr. *morphé*, forma). f. Desarrollo en la forma normal.

dianoético (de *dia-* y el gr. *noûs*, mente). adj. Relativo a las funciones intelectuales, principalmente al razonamiento.

diapasón (del gr. *diapasón;* de *diá*, a través, y *pasôn*, de todas). m. F., *diapason.* Varilla metálica en forma de U empleada en el diagnóstico de los trastornos de la audición.

diapédesis (de *dia-* y el gr. *pédessis*, salto). f. A., *Diapedese;* F., *diapédèse;* In., *diapedesis;* It., *diapedesi;* P., *diapedese.* Paso de los elementos figurados de la sangre, especialmente de los leucocitos, a través de las paredes íntegras de los vasos.

diaplacentario. adj. F., *diaplacentaire.* Que atraviesa la placenta.

diaplasis (del gr. *diáplasis*). f. Reducción de una fractura o luxación.

diaplejía (de *dia-* y el gr. *plegé*, golpe). f. Parálisis generalizada; opuesto a *monoplejía*.

diaplex o **diaplexo.** m. Plexo coroideo del III ventrículo.

diapnoico (de *dia-* y el gr. *pneîn*, respirar). adj. Relativo a la perspiración o que la produce; sudorífico.

diapófisis (de *dia-* y *apófisis*). f. F., *diapophyse.* Porción superior o articular de la apófisis transversa de una vértebra.

diaporema (del gr. *diaporeîn*, estar dudoso, perplejo). f. Opresión respiratoria, angustia torácica.

diapositiva. f. Positiva fotográfica sobre cristal o película para mirarla por transparencia.

diaquilón (de *dia-* y el gr. *chylós*, jugo). m. Emplasto que se empleaba como fundente y resolutivo. El diaquilón simple se prepara con litargirio, 1 parte, aceite de olivas, 2 partes, y agua, 1 parte.

diaquinesis. f. Diacinesis.

diarrea (del gr. *diárrhoia*, y éste de *diarrheîn*, fluir a través). f. A., *Diarrhöe;* F., *diarrhée;* In., *diarrhea;* It., *diarrea;* P., *diarreia.* Aumento del ritmo deposicional con evacuación de heces de consistencia disminuida. || **-alba. desus.** Afta tropical o esprue. || **-caquéctica. desus.** La debida a alguna enfermedad constitucional. || **-cimótica. desus.** Disentería. || **-coleriforme.** Diarrea aguda con deyecciones serosas, acompañadas de vómitos y colapso. || **-colicuativa. desus.** La muy frecuente y copiosa con postración de fuerzas. || **-crapulosa. desus.** La debida a un exceso en la comida o bebida. || **-crítica. desus.** Diarrea que ocurre en la crisis de una enfermedad o que la produce. || **-de Cochinchina.** Diarrea tropical. || **-disenteriforme.** Diarrea con deyecciones mucosas y sanguinolentas. || **-estercorácea.** Diarrea falsa producida por la irritación debida a materias estercoráceas retenidas por algunos días. || **-gastrógena.** La originada por trastornos gástricos, aclorhidria o aquilia especialmente. || **-infantil.** Nombre genérico de los estados morbosos de los niños de pecho en los cuales la diarrea es el principal síntoma, variable en intensidad y debida a microorganismos intestinales, especialmente al colibacilo. || **-irritativa.** Diarrea debida a la irritación del intestino por alimentos, venenos, purgantes, etc. || **-lientérica.** Lientería. || **-matinal.** La que se presenta en la mañana solamente. ‖ **-mecánica.** desus. La debida a la obstrucción mecánica de la circulación de la vena porta, que produce hiperemia gastrointestinal. ‖ **-membranosa.** DIARREA TUBULAR. ‖ **-mucosa.** Diarrea caracterizada principalmente por la presencia de moco. ‖ **-nocturna.** La de presentación nocturna. ‖ **-pancreática.** Emisión de gran cantidad de heces pastosas o líquidas sobrecargadas de grasa, por falta de digestión pancreática. ‖ **-paradójica.** DIARREA ESTERCORÁCEA. ‖ **-pituitosa.** desus. La producida por catarro intestinal. ‖ **-premonitoria.** Diarrea abundante del período prodrómico del cólera. ‖ **-serosa.** Evacuación fecal con copioso líquido seroso. ‖ **-tropical.** Esprue o psilosis. ‖ **-tubular.** Colitis mucosa; enterocolitis mucomembranosa. ‖ **-urémica.** Uremia gastrointestinal. ‖ **-urinosa.** DIABETES. ‖ **-verminosa.** La producida por gusanos intestinales.

diartroanfiartrosis. f. ant. Término que se empleó para designar anfiartrosis con ligeros movimientos.

diartroanfiartrosis (de *diartrosis,* el gr. *amphí,* alrededor de, y *árthron,* articulación). f. Antiartrosis con ligeros movimientos.

diartrosis (del gr. *diárthrosis*). f. A., *Diarthrose;* F., *diarthrose;* In., *diarthrosis;* It., *diartrosi;* P., *diartrose.* Articulación que se mueve libremente; comprende varias formas: *artrodia, enartrosis, ginglimo,* etc. Articulación sinovial. ‖ **-planiforme.** ARTRODIA. ‖ **-rotatoria.** Articulación alrededor de un eje.

diascopia (de *dia-* y el gr. *skopeîn,* observar). f. F., *diascopie.* Transiluminación. ‖ Empleo del diascopio.

diascopio. m. F., *diascope.* Lámina de cristal con la que se comprime la piel para observar ciertas alteraciones ocultas por la congestión.

diascorina. f. Alcaloide de acción semejante a la picrotoxina, obtenido de la *Diascorea hirsuta.*

diasóstico (del gr. *diasórein,* preservar). adj. Higiénico.

diaspironecrosis (de *dia-,* el gr. *speírein,* sembrar, y de *necrosis*). f. Necrosis difusa o diseminada.

diasquisis (de *dia-* y el gr. *schísis,* hendidura). f. A., *Diaschisis;* F. e In., *diaschisis;* It., *diaschisi;* P., *diasquisis.* Interrupción de la continuidad funcional entre neuronas o centros nerviosos.

diastalsis (de *dia-* y el gr. *stálsis,* contracción). f. F., *diastaltisme.* Término de Cannon para una onda de contracción intestinal precedida de una onda de inhibición.

diastáltico (de *dia-* y un derivado del gr. *stéllein,* enviar). adj. F., *diastaltique.* Que se ejecuta de un modo reflejo a través de la médula espinal. ‖ Referente a la diastalsis.

diastasa (del gr. *diástasis,* separación). f. A., *Diastase;* F. e In., *diastase;* It., *diastasi;* P., *diástase.* Enzima, fermento soluble. ‖ Fermento sólido, blanco, amorfo, soluble, que se produce durante la germinación de las semillas de cebada, avena, trigo, etc., y contenido en gran número de plantas. Convierte el almidón en dextrina y glucosa. ‖ **-animal.** Enzima amilolítica de las secreciones orgánicas animales, saliva, jugo pancreático. ‖ **-pancreática.** Fermento del páncreas, amilopsina. ‖ **-salival.** TIALINA.

diastasemia (de *diastasa* y el gr. *haîma,* sangre). f. Disociación de los corpúsculos rojos de la sangre.

diastásico. adj. Relativo a la diastasis. ‖ Perteneciente a las diastasas.

diastasígeno (de *diastasa* y el gr. *gennân,* producir, engendrar). adj. Dícese de una célula viva, especialmente de un microbio, que tiene la propiedad de secretar una diastasa.

diastasimetría (del gr. *diástasis,* separación, y *métron,* medida). f. F., *diastasimétrie.* Medición del poder diastásico de una sustancia.

diastasis [diastásico] (del gr. *diástasis,* separación). f. A., *Diastasis;* F. e In., *diastasis;* It., *diastasi;* P., *diástase.* Separación de dos huesos contiguos sin luxación propiamente dicha. ‖ Separación sin fractura de la diáfisis de un hueso en el punto de unión con la epífisis. ‖ **-cordis.** Período de descanso en el ciclo cardíaco, inmediatamente antes de la sístole. ‖ **-recti abdominis.** Separación de los músculos rectos del abdomen, que ocurre algunas veces en el embarazo y después de las operaciones abdominales.

diastasuria (de *diastasa* y el gr. *oûron,* orina). f. F., *diastasurie.* Presencia de diastasa en la orina.

diastático. adj. DIASTÁSICO.

diastema (del gr. *diástema,* intervalo). m. A., *Zahnlücke;* F., *sillon gingival;* It. y P., *diastema.* Espacio, fisura o hendidura. En odontología espacio interdentario, particularmente el espacio entre los caninos y los dientes laterales de la mandíbula superior, en el que encaja el canino inferior. ‖ En citología, zona estrecha del plano ecuatorial a través de la cual se divide el citosoma en la mitosis.

diastematelitria (del gr. *diástema, -atos,* diastema, y *élytron,* vagina). f. Fisura longitudinal de la vagina.

diastemático. adj. Intersticial; se aplica a la glándula intersticial del testículo.

diastematocrania (del gr. *diástema, -atos,* diastema, y *kraníon,* cráneo). f. F., *cranioschisis, diastématocrânie.* Fisura longitudinal congénita del cráneo.

diastematoglodia (del gr. *diástema, -atos,* diastema, y *glôssa,* lengua). f. Lengua bífida.

diastematometría (del gr. *diástema, -atos,* diastema, y *métra,* matriz). f. Fisura congénita del útero.

diastematomielia (del gr. *diástema, -atos,* diastema, y *myelós,* medula). f. F., *myéloschisis, diastématomyélie.* Separación congénita, de las mitades laterales de la médula espinal.

diastematopielia (del gr. *diástema, -atos,* diastema, y *pelos,* pelvis). f. F., *pyéloschisis, diastématopyélie.* Fisura congénita de la pelvis.

diastematoquilia (del gr. *diástema, -atos,* diastema, y *cheîlos,* labio). f. Labio leporino.

diastematorraquia (del gr. *diástema, -atos,* diastema, y *rháchis,* columna vertebral). f. Fisura congénita de la columna vertebral; espina bífida.

diastementería (de *diástema* y el gr. *énteron,* intestino). f. Fisura longitudinal del intestino.

diáster (de *di-* y el gr. *astér,* estrella). m. F., *diaster.* Figura de doble estrella formada en la cariocinesis por el desdoblamiento de la placa ecuatorial. Anfiáster.

diastereoisómero (de *dia-,* el gr. *stereós,* sólido, *ísos,* igual, y *méros,* parte). m. Estereoisómero, específicamente cada miembro de un par de isómeros de tipo óptico que no son antípodas el uno del otro.

diástole (del gr. *diastolé,* dilatación). f. A., *Diastole;* In. e It., *diastole;* P., *diástole.* Dilatación o período de dilatación del corazón o de las arterias, especialmente de los ventrículos, que permite la repleción de estas cavidades. Corresponde al segundo ruido del corazón y se prolonga durante la primera mitad del silencio mayor.

diastomielia. f. DIASTEMATOMIELIA.

diastrefia (del gr. *diastréphein,* torcer). f. Locura moral.

diastrofia (del gr. *diastrophé,* distorsión). f. Deformidad, dislocación.

diatáctico (del gr. *diatássein,* poner a punto). adj. Preparatorio.

diataxia (de *di-* y *ataxia*). f. Ataxia bilateral, en oposición a la hemiataxia.

diatela. f. Techo membranoso del tercer ventrículo o diacele.

diaterma (de *dia-* y el gr. *térma, -atos,* término). f. Porción del suelo del tercer ventrículo.

diatermancia. f. DIATERMIA.

diatérmano (de *dia-* y el gr. *thermós,* caliente). adj. Permeable a los rayos caloríficos; diatérmico.

diatermia (de *dia-* y el gr. *thérme,* calor). f. A., *Diathermie;* F., *diathermie;* In., *diathermy;* It. y P., *diatermia.* Método fisioterápico de producción de calor en los tejidos por el paso a través de ellos de una corriente oscilante de alta frecuencia, evitando la sensibilidad eléctrica y las excitaciones nerviosas y musculares. ‖ **-médica.** Termopenetración; producción de calor en los tejidos sin destrucción. ‖ **-quirúrgica.**

Electrocoagulación; producción de calor hasta coagulación de los tejidos. Diatermocoagulación.

diátesis (del gr. *diáthesis*). f. A., *Diathese*; F., *diathèse*; In., *diathesis;* It., *diatesi;* P., *diátese*. Término de significación indefinida, sinónimo muchas veces de *discrasia, crasis, temperamento, constitución, hábito,* pero cuyo concepto dominante es el de una predisposición individual, congénita, hereditaria, a enfermar de un grupo determinado de dolencias. ||-**aneurismática.** Predisposición a la formación de aneurismas múltiples. ||-**angioneurótica.** Inestabilidad del sistema vasomotor. ||-**artrítica.** ARTRITISMO. ||-**asténica.** Vitalidad general disminuida. ||-**catarral.** Propensión a contraer enfermedades catarrales. ||-**dartrosa.** Predisposición al eccema, herpe, etc. ||-**de autoinfección.** Predisposición a las autoinfecciones, manifestada por inflamaciones glandulares. ||-**de contractura.** Facilidad en los sujetos histéricos a las contracturas musculares. ||-**de Czerny.** Niños de apariencia edematosa con palidez y rinofaringitis de repetición, propensos a padecer procesos exudativos cutáneos, hiperplasia linfática e inflamaciones de mucosas.||-**distrófica.** ARTRITISMO. ||-**espasmódica** o **espasmofílica.** Estado de excitabilidad anormal de los nervios periféricos motores, que tiende a la tetania y convulsiones generales. ||-**estrumosa.** ESCROFULISMO. ||-**exudativa.** Temperamento morboso caracterizado por seborrea del cuero cabelludo, prurigo, intertrigo, infarto ganglionar y crisis de enteritis mucomembranosa. ||-**exudativolinfática.** DIÁTESIS DE CZERNY. ||-**gotosa.** Predisposición a la gota; artritismo. ||-**hemorrágica** (única acepción actual). Nombre genérico con que se designan las diferentes enfermedades hemorrágicas (vasculares, trombocíticas, coagulopatías, etc.). ||-**inopéctica.** Predisposición a las embolias y trombosis. ||-**lifógena.** LINFADENIA. ||-**neuropática** o **psicopática.** Predisposición congénita a la inestabilidad nerviosa. ||-**oxálica.** Estado caracterizado por un exceso de ácido oxálico en la orina. ||-**reumática.** Predisposición al reumatismo; artritismo. ||-**tuberculosa.** Estado de predisposición especial a contraer afecciones tuberculosas. ||-**úrica.** Tendencia a la colección de ácido úrico y uratos en los tejidos.
diatomeas. f. pl. Algas unicelulares microscópicas, bacilariófitas, cuyos esqueletos silíceos se encuentran en el fondo limoso de ciertas aguas.
diatómico (de *di-* y el gr. *átomos*, indivisible). F., *diatomique*. adj. Compuesto de átomos o que tiene dos átomos de hidrógeno sustituibles; divalente. || Compuesto de diatomeas.
diauquenos (de *di-* y el gr. *auchén, -énos,* cuello). m. F., *monstre qui a deux cous.* Monstruo bicéfalo con dos cuellos.
diaxona (de *di-* y el gr. *áxon,* eje). f. F., *neurone ayant deux axes.* Célula nerviosa que tiene dos cilindroejes o axones.
diazo- (de *di-* y el lat. *azotum*, nitrógeno). Prefijo que indica posesión del grupo —N₂—.
diazocompuesto. m. Compuesto que contiene el grupo —N=N—.
diazoma. m. DIAFRAGMA.
diazona (de *dia-* y el gr. *zóne*, zona). f. F., *diazone.* Banda oscura que alterna con la banda blanca o parazona en las capas de prismas de esmalte en una sección dentaria transversa.
diazonal. adj. Situado a través de una zona.
diazorreacción. f. REACCIÓN DE EHRLICH.
diazóxido. m. F., *diazoxide.* Compuesto químicamente parecido a los diuréticos tiacídicos (V. TIACIDA), que se emplea por vía intravenosa en el tratamiento de las crisis hipertensivas. Produce retención de sodio y de agua, hiperglucemia e hiperuricemia.
dibásico (de *di-* y el gr. *básis*, base). adj. F., *bibasique.* Que tiene dos átomos de H reemplazables por bases o dos átomos de un elemento monobásico.
dibenzantraceno. m. F., *dibenzanthracène*. Hidrocarburo policíclico que produce cáncer experimental en los animales.

dibiosis (de *di-* y el gr. *bíos*, vida). f. Propiedad de ciertos organismos unicelulares de ser aerobios o anaerobios, según las condiciones en que se encuentran.
diblástula. f. F., *diblastula.* Blástula en la cual existen el endodermo y el ectodermo.
Diblet (Método de). V. MÉTODO.
Dibothriocephalus. DIPHYLLOBOTHRIUM.
dibromogálico (Ácido). GALOBROMOL.
dibucaína. f. F., *chinchocaïne, dibucaïne.* Anestésico local, derivado quinolínico. Es el más potente, duradero y tóxico de los anestésicos locales. *Sin.:* Clorhidrato de dibucaína, nupercaína.
dicéfalo (de *di-* y el gr. *kephalé,* cabeza). m. F., *dicéphale.* Monstruo fetal con dos cabezas. ||-**diauqueno** o **monauqueno.** Dicéfalo con dos o un cuello, respectivamente.
dicéleo o **dicelo** (de *di-* y el gr. *koîlos,* hueco). adj. Hueco por ambos lados. || Que tiene dos cavidades.
dicentra. f. Planta de la familia de las papaveráceas (*Dicentra canadensis*), diurética.
dicetopiperacina. f. Producto de condensación de los aminoácidos, que se forma incluso en condiciones muy suaves (p. ej., al evaporar a sequedad una disolución de aminoácidos).
dicitosis (de *di-* y el gr. *kýtos,* cavidad). f. Estado de la sangre respecto al número de leucocitos mononucleares y polinucleares.
Dick (Prueba, toxina de) (George Fred. *Dick,* y su esposa Gladys H. *Dick,* médicos norteamericanos contemporáneos). V. PRUEBA, TOXINA.
diclidítis (del gr. *diklís, -ídos,* de dos batientes, y el suf. *-itis*). f. F., *valvulite, diclidite.* Inflamación de una válvula, especialmente del corazón.
diclidostosis (del gr. *diklís, -ídos,* de dos batientes, y *ostéon,* hueso). f. F., *ossification des valves des veines.* Calcificación de las válvulas de las venas.
diclidotomía (del gr. *diklís, -ídos,* de dos batientes, y *tomé,* corte). f. Sección de una válvula, especialmente de la válvula o repliegue rectal; valvulotomía.
diclofenaco. m. Fármaco perteneciente al grupo de los antiinflamatorios no esteroides, que se utiliza en la terapéutica de las enfermedades reumáticas.
diclonía (de *di-* y el gr. *klónos,* agitación). f. Mioclonía que interesa solamente ambos miembros superiores o inferiores.
dicloralantipirina. f. Compuesto cristalino que se forma por la trituración de antipirina con hidrato de cloral. Hipnótico y analgésico.
dicloramina. f. F., *dichloramine.* Sustancia cristalina de color amarillo blanquecino, tolueno-p-sulfondicloramida; fuertemente antiséptica, contiene el 30% de cloro activo; casi insoluble en el agua. Se emplea en solución oleosa al 2-10%. Se llama también *dicloramina T*.
dicloretilsulfuro. m. Iperita; gas mostaza, gas tóxico vesicante empleado en la guerra de 1914-18; producía ampollas y esfacelo subsiguiente de la piel. La muerte era resultado de una bronconeumonía.
diclorodifeniltricloroetano. m. F., *dichloro-diphényl-trichloréthane, DDT.* V. DDT.
diclorodifluorometano. m. V. FREÓN.
dicloxacilina. f. F., *dicloxacilline.* V. PENICILINA.
dicogenia (del gr. *dícha,* en dos partes, y *gennân,* engendrar, producir). f. Desarrollo de los tejidos en dos diferentes modos, según los cambios de las condiciones que les afectan.
dicoria (de *di-* y el gr. *kóre,* pupila). f. A., *Doppelpupille;* F., *diplocorie;* It. y P., *dicoria.* Pupila doble. Diplocoria.
dicotomía (del gr. *dícha,* en dos, y *tomé,* corte). f. A., *Dichotomie;* F. e In., *dichotomie;* It. y P., *dicotomia.* Proceso por la división en dos partes. || Práctica proscrita por la deontología médica, que consiste en la participación de honorarios entre médicos o entre éstos y el personal paramédico. ||-**farmacológica del simpático.** Diversa conducta de los sistemas ortosimpático y parasimpático respecto de algunos medicamentos: atropina, eserina, pilocarpina, etc.

dicroceliasis. f. F., *dicrocoeliose*. Infección con parásitos del género *Dicrocoelium*.
Dicrocoelium. Género de lombrices. La especie *D. lanceolatum*, lombriz en forma de lanza, infesta el hígado del ganado lanar en Europa y Norte de África. Se ha encontrado en el hígado humano.
dicroico. adj. Que presenta dicroísmo.
dicroísmo (de *di-* y el gr. *chrôma*, color). m. F., *dichroïsme*. Propiedad de las sustancias o soluciones que ofrecen color diferente según se miren por reflexión o por refracción, como la orina urobilinúrica, que tiene color rojo vista por transparencia y reflejos verdosos vista con luz incidente.
dicromasia. f. DICROMATOPSIA. || DICROÍSMO.
dicromatopsia (de *di-*, y el gr. *chrôma, -atos,* color, y *ópsis,* vista). f. F., *dichromatisme, dichromatopsie*. Variedad de ceguera para los colores en la que sólo se distinguen dos de éstos.
dicromofilia (de *di-*, el gr. *chrôma*, color, y *philía*, amistad). f. F., *dichromophilie*. Capacidad de doble coloración, ácida y básica.
dicromófilo (de *di-* y el gr. *chrôma*, color, y *phílos*, amigo). adj. F., *dichromophile*. Que se tiñe doblemente, por los colorantes básicos y ácidos.
dicrotismo (de *di-* y el gr. *krótos*, ruido). m. A., *Dikrotismus*; F., *dicrotisme*; In., *dicrotism*; It. y P., *dicrotismo*. Pulso doble en cada latido arterial, fácilmente perceptible en ciertos estados morbosos con tensión arterial baja. En la línea de descenso del trazado esfigmográfico se nota una elevación que se explica por la formación de una onda secundaria.
dictiode (del gr. *díktyon*, red, y *eîdos*, aspecto). adj. En forma de red, reticulado.
dictioma (del gr. *díktyon*, red, y el suf. *-oma*). m. A., *Diktyoma retinae*; F., *dictyome*; In., *diktyoma*; It. y P., *dictioma*. Tumor de la retina.
dictiopsia (del gr. *díktyon*, red, y *ópsis*, vista). f. Visión de moscas volantes como una red delgada o como una tela de araña. MIODESOPSIA.
dictiosoma (del gr. *díktyon*, red, y *sôma*, cuerpo). m. F., *dictyosome*. Fragmento en que se rompe el idiosoma de un espermatocito en la mitosis.
dictitis (del gr. *díktyon*, red, y el suf. *-itis*). f. RETINITIS.
dicumarínicos. m. pl. Medicamentos que inhiben la formación de protrombina y otros factores plasmáticos de la coagulación (factores V, VII y X); son de acción más retardada que la heparina.
dicumarol. m. F., *dicoumarol*. 3,3'-Metilen-*bis*-(4-hidroxicumarina). Compuesto blanco, cristalino, que se encuentra en el heno y en el trébol en mal estado, y que también se obtiene por síntesis. Posee las propiedades características de las cumarinas.
didactilismo (de *di-* y el gr. *dáktylos*, dedo). m. Estado congénito en el cual sólo hay dos dedos en la mano o en el pie.
Diday (Lavado de) (Charles J. Paul *Diday*, médico francés, 1812-1894). V. LAVADO.
didelfo (de *di-* y el gr. *delphs*, útero). adj. A., *didelph*; F., *didelphe*; In., *didelphic*; It., *didelfo*; P., *didélfico*. Que tiene doble útero.
didimalgia (del gr. *dídymoi*, testículos, y *álgos*, dolor). f. Dolor testicular.
didímico (del gr. *dídymos*, doble). adj. Gemelo, dispuesto en pares.
didimitis (del gr. *dídymoi*, testículos, y el suf. *-itis*). f. A., *Hodenentzündung*; F., *didymite*; In., *didymitis*; It. y P., *didimite*. Inflamación del testículo; orquitis.
dídimo (del gr. *dídymoi*, testículos). m. TESTÍCULO. ||.GEMELO.
didimodinia (del gr. *dídymoi*, testículos, y *odýne*, dolor). f. Dolor testicular, didimalgia.
didimofimia (de *dídimo* y el gr. *phŷma* tumor). f. Tuberculosis del testículo.
diducción (del lat. *diductio, -onis*). f. Separación o abducción de dos partes. || Movimiento de lateralidad del maxilar inferior en los herbívoros y rumiantes.
diecoscopio (de *di-*, el gr. *êcho*, eco, y *skopeîn*, observar). m. Instrumento para la percepción simultánea de dos sonidos distintos en la auscultación.

Dieffenbach (Operación de) (Johann F. *Dieffenbach*, cirujano alemán, 1792-1847). V. OPERACIÓN.
dieléctrico (del gr. *diá*, a través, y *eléctrico*). adj. F., *diélectrique*. Aplícase a los cuerpos malos conductores a través de los cuales se ejerce una inducción eléctrica.
dielectrólisis (de *dia-* y *electrólisis*). f. F., *diélectrolyse*. Método de introducción de los medicamentos por electrólisis de un fármaco, haciendo penetrar la corriente por una parte enferma del cuerpo, de suerte que el fármaco pase por ella.
diencéfalo (de *día-* y el gr. *egképhalos*, cerebro). m. A., *Zwischenhirn*; F., *diencéphale*; In., *diencephalon*; It., *diencefalo*; P., *diencéfalo*. División posterior del prosencéfalo, compuesta de epitálamo, hipotálamo y tálamo. Talamencéfalo, cerebro intermedio.
Dientamoeba. Género de protozoos de la clase *Sarcodina*. ||-**fragilis**. Especie de ameba parásito del intestino grueso del hombre y ciertos monos. Puede ser causa de cuadros diarreicos.
diente [dentario] (del lat. *dens, dentis*). m. A., *Zahn*; F., *dent*; In., *tooth*; It. y P., *dente*. Cada uno de los órganos duros, blancos, lisos, engastados en los alveolos de los maxilares y que sirven para la masticación de los alimentos. Son en número de treinta y dos en el hombre adulto, dieciséis en cada mandíbula. Por su forma se les divide en: *incisivos* o *cuneiformes*, situados en la parte anterior, cuatro en cada maxilar: *caninos*, angulares, situados por fuera de los precedentes, en número de dos para cada maxilar; *premolares*, falsos molares o bicúspides, que siguen a los precedentes, dos a cada lado, ocho en totalidad; por último, los *molares*, molares verdaderos o multicúspides, consecutivos a los anteriores, tres a cada lado, doce en totalidad. El último de estos molares es la *muela del juicio (dens sapientiae, dens serotinus).* ||-**artificial.** Dientes fabricados de porcelana que imitan los naturales. ||-**auditivo, acústico o de Corti.** Serie de puntos en forma de dientes en la lámina espiral del caracol. ||-**de Fournier o de Moon.** Primer molar pequeño en cúpula de los sifilíticos. ||-**de Goslee.** Diente artificial inserto en una base metálica. ||-**de Horner.** Diente incisivo que presenta un canal horizontal por deficiencia del esmalte. ||-**de Huschke.** DIENTE AUDITIVO. ||-**de Hutchinson.** Incisivos con muescas en el borde libre, considerados como signo de sífilis congénita, pero que no siempre tienen este significado. ||-**de leche, deciduo, caduco** o **temporal.** Dientes de la primera dentición. ||-**de león.** TARAXACUM. ||-**en clavija.** El supernumerario pequeño, de forma indefinida. ||-**epistrófeo.** Apófisis odontoides. ||-**oral.** Diente anterior, incisivo o canino. ||-**permanente.** Diente de la segunda dentición. ||-**sucedáneo** o **de sustitución.** DIENTE PERMANENTE.
diéresis (del gr. *diaíresis*, división). f. A., *Diärese*; F., *diérèse*; In., *dieresis*; It., *dieresi*; P., *diérese*. División o separación de partes normalmente unidas, solución de continuidad. || División o sección accidental o quirúrgica. ||-**espontánea.** Abertura natural de abscesos o tumores.
diesófago. m. Esófago doble.
diestro (de *di-* y el gr. *oîstros*, aguijón). m. F., *dioestrus, droit*. Intervalo corto de tiempo que se da entre dos períodos de celo en los animales. || adj. (del lat. *dexter*). Derecho, que cae o mira hacia la mano derecha.
dieta (del gr. *díaita*, régimen de vida). f. A., *Diät*; F., *diète*; In., *diet*; It. y P., *dieta*. Empleo metódico de lo necesario para conservar la vida. || Alimentación ordinaria líquida y sólida. || Empleo razonado de determinadas sustancias alimenticias en el sujeto sano y en el enfermo. V. RÉGIMEN. ||-**absoluta.** Privación completa de alimentos sólidos y líquidos. ||-**animal.** Uso habitual y predominante de sustancias animales. ||-**asódica, hiposódica.** Dieta con ningún o bajo contenido en sodio. ||-**blanda.** La de esta consistencia. ||-**de Binswanger.** Régimen de sobrealimentación de los neurasténicos, en el que el paciente come

siete veces al día; forma parte de la cura de Weir-Mitchell. ||**-de Cantani.** Régimen exclusivamente de carnes, pescados y grasas, para individuos diabéticos. ||**-de Chittenden.** Dieta a base de 47 a 55 g de proteína. ||**-de Coleman-Schaffer.** Dieta rica en proteínas e hidratos de carbono y pobre en grasa, propuesta para los tuberculosos. ||**-de eliminación.** Dieta restringida para demostrar qué alimento sobreañadido no tolera el paciente. ||**-de Karell.** Dieta pobre en líquidos y sal, propia para los edemas cardíacos. ||**-de protección.** Dietas con supresión de algún componente habitual con el fin de proteger al paciente de su acción nociva en función de su patología específica.||**-de Salisbury.** Régimen antigotoso a base de carne cruda y agua caliente. ||**-famis.** DIETA ABSOLUTA. ||**-hídrica.** Método terapéutico en los trastornos gastrointestinales de los niños de pecho, que consiste en el empleo exclusivo, durante uno o dos días, de agua hervida *ad libitum.* ||**-láctea.** La constituida por leche. ||**-líquida.** La que incluye únicamente alimentos en esta forma. ||**-mixta.** La compuesta de alimentos de toda clase; dieta libre. ||**-vegetal.** Abstinencia de los alimentos de origen animal.
Dieterlé (Síndrome de). V. SÍNDROME.
dietética (del gr. *diaiteticós,* relativo al régimen). f. A., *Diätetik;* F., *diététique;* In., *dietetics;* It., *dietetica;* P., *dietética.* Parte de la medicina, especialmente de la terapéutica, que estudia los regímenes alimentarios y sus relaciones con el metabolismo, tanto en la salud como en la enfermedad.
dietetista o **dietista.** adj. y s. F., *diététicien.* Experto en el uso científico de los regímenes en las enfermedades.
dietilamina. f. F., *diéthylamine.* Tomaína líquida no tóxica del pescado y embutidos putrefactos.
dietilbarbiturato sódico. BARBITAL.
dietilbarbitúrico (Ácido). BARBITAL.
dietilbromoacetilurea. f. Hipnótico no barbitúrico.
dietilcarbamacina. f. F., *diéthylcarbamizine.* Antihelmíntico utilizado en el tratamiento de las infestaciones por *Wuchereria bancroftii, W. malayii, Loa loa* y *Onchocerca volvulus.*
dietilenodiamina. f. Antihelmíntico. V. PIPERACINA.
dietilestilbestrol. m. F., *diéthylstilbestrol.* Estrógeno de síntesis.
dietilmalonilurea. f. BARBITAL.
dietilmetilsulfonmetano. m. SULFONAL.
dietilsulfondietilmetano. m. Fármaco hipnótico.
dietilsulfonmetiletilmetano. m. Hipnótico de acción análoga al sulfonal.
dietista. adj. y s. DIETETISTA.
Dietl (Crisis de) (Joseph *Dietl,* médico austriaco, 1804-1878). V. CRISIS.
dietoterapia (de *dieta* y el gr. *therapeía,* tratamiento). f. F., *diétothérapie.* Tratamiento dietético.
dietotóxico (de *dieta* y el lat. *toxicum,* veneno). adj. F., *diétotoxique.* Se aplica a ciertas sustancias, alimenticias o no, sin toxicidad aparente en condiciones normales, que se muestran tóxicas en una dieta o régimen desequilibrados.
Dieudonné (Medio de) (Adolf *Dieudonné,* médico de Munich, 1864-1945). V. CULTIVO (MEDIOS DE).
Dieulafoy (Aspirador, enfermedad, teoría, tríada de) (Georges *Dieulafoy,* médico francés, 1840-1911). Véanse estos términos.
difalía (de *di-* y el gr. *phallós,* falo). f. F., *diphalie.* Duplicidad del pene.
difásico (de *di-* y el gr. *phásis,* denuncia). adj. F., *diphasique.* Que ocurre en dos fases o períodos.
difenhidramina. f. F., *diphenhydramine.* 2-difenilmetoxietil-N, N-dimetilamina. Agente antihistamínico, antiespasmódico y sedante. Se utiliza el clorhidrato de difenhidramina (Benadryl®).
difenilamina. f. F., *diphénylamine.* Compuesto empleado como reactivo del ácido nítrico y el cloro y para preparar numerosas materias colorantes.
difenilclorarsina. f. Gas tóxico empleado en la guerra de 1914-18, que produce estornudos, tos, salivación y vómitos.
difenilhidantoína. f. F., *phéntoïne, diphénylhydantoïne.* Derivado de la hidantoína que se emplea por vía oral en el tratamiento de la epilepsia tipo gran mal, y por vía intravenosa en el tratamiento de ciertos tipos de arritmias, en particular las producidas por la digital.
difenilmetano. m. Compuesto cristalino analgésico y antiséptico.
diferenciación (del lat. *differentiatio,* diferenciación). f. A., *Differenzierung;* F., *différenciation;* In., *differentiation;* It., *differenziazione;* P., *diferenciação.* Distinción de una sustancia o enfermedad de otras. || Proceso de adquisición de caracteres individuales distintos. ||**-correlativa** o **dependiente.** Diferenciación de un tejido como respuesta a un factor extrínseco. ||**-funcional.** La originada como resultado de una función.
dificultad (del lat. *difficultas, -atis).* f. A., *Schwierigkeit;* F., *difficulté;* In., *difficulty;* It., *difficoltà;* P., *dificuldade.* Agobio, embarazo, obstáculo en el cumplimiento de una función; como: *dificultad circulatoria, respiratoria.*
difilobotriosis. f. F., *bothriocéphalose.* Infestación con gusanos del género *Diphyllobothrium.*
difiodonte (de *di-,* el gr. *phýein,* producir, y *odoús, odóntos,* diente). adj. y s. F., *diphyodonte.* Animal que cambia los dientes en el curso de su vida.
difluente (del lat. *diffluens, -entis,* p. a. de *diffluere,* difluir). adj. F., *diffluent.* Que fluye esparciéndose. Dícese de los tejidos que se ablandan hasta la fluidez, en ciertos estados morbosos.
difonía (de *di-* y el gr. *phoné,* voz). f. F., *voix bitonale, diphonie.* Estado en el cual se producen dos tonos diferentes al hablar; voz doble. Diftongia, DIPLOFONÍA.
difosgeno. m. Surpalita, trimetilcloroformiato: gas tóxico empleado en la Guerra Europea de 1914-1918, extremadamente irritante para los pulmones, en los que producía edema.
difracción (del lat. *diffractus,* roto). f. A., *Diffraktion;* F. e In., *diffraction;* It., *diffrazione;* P., *difracção.* Propiedad de los rayos luminosos, y en general de todas las ondas calorificas, acústicas, etc., de desviarse de su dirección o descomponerse cuando pasan por un obstáculo.
difteria (del gr. *diphthéra,* piel curtida). f. A., *Diphtherie;* F., *diphtérie;* In., *diphtheria;* It., *difterite;* P., *difteria.* Enfermedad infecciosa aguda, epidémica, debida al *Corynebacterium diphteriae* (bacilo de Klebs-Löffler), caracterizada por la aparición de falsas membranas firmemente adheridas, de exudado fibrinoso, que se forman principalmente en las superficies mucosas de las vías respiratorias y digestivas superiores, en las que producen los síntomas locales de tumefacción, disfagia, disnea, etc. Hay también tumefacción de los ganglios correspondientes a la región invadida. Los síntomas generales debidos a la intoxicación del organismo por la toxina diftérica son: fiebre, astenia cardíaca, anemia, gran postración y últimamente parálisis. La enfermedad es reinoculable en el mismo individuo. ||**-asociada** o **bacilocócica.** Simbiosis del bacilo diftérico con estreptococos. ||**-bucal.** ESTOMATITIS SEUDOMEMBRANOSA. ||**-circunscrita.** Forma en la cual aparece un esfacelo limitado a una amígdala. ||**-cutánea.** Forma que coincide generalmente con otra localización de la difteria, angina o crup, y que sólo ataca las regiones desprovistas de epidermis. ||**-de Brétonneau.** Verdadera difteria de la faringe, descrita por Brétonneau por primera vez en 1826. ||**-de la conjuntiva.** OFTALMÍA DIFTÉRICA. ||**-escarlatinosa.** Producción de falsas membranas estreptocócicas en la angina escarlatinosa. ||**-falsa.** DIFTEROIDE. ||**-faríngea.** La que se localiza especialmente en la mucosa de la faringe; angina diftérica. ||**-gangrenosa.** Forma acompañada de gangrena de la piel o de las mucosas, o de ambas a la vez.||**-laríngea.** Forma en la que las membranas descienden a la laringe y que se manifiesta por ronquera, tos crupal, respiración estridulosa y cianosis. Crup diftérico, garrotillo. ||**-maligna.** Una de las formas asociadas de

la difteria. ||-**nasal.** Localización de la difteria en la mucosa de las fosas nasales. ||-**no membranosa.** LOFLERIA. ||-**quirúrgica.** Formación de falsas membranas diftéricas en la superficie de una herida; podredumbre de hospital. ||-**séptica.** Forma grave por infección secundaria con cocos piógenos u otros microorganismos.
difterina. f. Toxina diftérica.
difterinorreacción. f. Reacción de Schick.
difteriolisina. f. Lisina que tiene afinidad específica por el bacilo diftérico.
difteroide (de *difteria* y el gr. *eîdos*, aspecto). adj. y s. F., *diphtéroïde*. Semejante a la difteria; se aplica a afecciones inflamatorias semejantes a la difteria por sus caracteres anatómicos o clínicos o a bacilos muy parecidos al diftérico por su forma, pero no productores de toxina.
difterotoxina. f. F., *toxine diphtérique*. Toxina de los cultivos del bacilo diftérico.
diftongia (de *di-* y el gr. *phthóggos*, sonido). f. DIFONÍA.
difusiómetro (de *difusión* y el gr. *métron*, medida). m. F., *diffusiomètre*. Aparato para medir la rapidez de la difusión; dializador.
difusión (del lat. *diffusio, -onis*). f. A., *Diffusion;* F. e In., *diffusion;* It., *diffusione;* P., *difusão*. Propiedad de ciertos cuerpos de diseminarse por el medio que los contiene; distribución de una sustancia o agente por todos los tejidos, por la circulación y asimilación. || DIÁLISIS.
difuso (del lat. *diffusus*). adj. F., *diffus*. Ampliamente extendido; opuesto a limitado, localizado o circunscrito.
digástrico (de *di-* y el gr. *gastér, gastrós*, vientre). adj. F., *digastrique*. Que tiene dos vientres. || Músculo digástrico. V. MÚSCULOS (TABLA DE)
digastroscopia (de *di-*, el gr. *gastér, gastrós*, vientre, y *skopeîn*, observar). f. Procedimiento exploratorio del estómago para el diagnóstico diferencial entre la gastroptosis y la gastrectasia, que consiste en separar el estómago en dos porciones por medio de la mano hundida profundamente en el abdomen, mientras que con la otra se procura hacer pasar los líquidos y gases de una a otra porción (Cavazzano).
Digenea. Subclase de trematodos que incluye todas las especies de gusanos planos parásitos del hombre.
digénesis (de *di-* y el gr. *gennân*, producir). f. Alternancia de generaciones; generación alternante.
digenia. f. DIGÉNESIS. || Tanaka, planta del Japón *(Digenia simplex);* vermífuga.
digestibilidad. f. Cualidad de una sustancia de ser digerible o digestible.
digestión (del lat. *digestio, -onis*). f. A., *Verdauung;* F., *digestion;* In., *digestion;* It., *digestione;* P., *digestão*. Conjunto de procesos por los que los alimentos ingeridos se convierten en sustancias asimilables. || Maceración de una sustancia a la temperatura del cuerpo; operación farmacéutica. ||-**artificial.** La que se efectúa fuera del cuerpo. ||-**biliar.** Acción que ejerce la bilis sobre los alimentos. ||-**gástrica.** Acción que el estómago y el jugo gástrico ejercen sobre los alimentos. ||-**intercelular.** Digestión efectuada dentro de un órgano por las secreciones de las células del mismo. ||-**intestinal.** Digestión efectuada en el intestino. ||-**intracelular.** Digestión efectuada dentro de una simple célula. ||-**laboriosa.** DISPEPSIA. ||-**pancreática.** Acción del jugo pancreático sobre los alimentos. ||-**parenteral.** Digestión que se efectúa en otra parte del cuerpo distinta del tubo digestivo. ||-**péptida.** DIGESTIÓN GÁSTRICA. ||-**primaria.** Digestión gástrica e intestinal. ||-**salival.** Conversión del almidón en maltosa por la acción de la saliva. ||-**secundaria.** Preparación final de los alimentos para la asimilación.
digestivo (del lat. *digestivus*). adj. F., *digestif*. Relativo a la digestión. || m. Agente o remedio que facilita la digestión. || Nombre dado a varias sustancias que se empleaban para favorecer la supuración de las heridas y llagas. || Sinónimo de pícnico en la clasificación de tipos de Sigaud.

digestólogo (de *digestión* y el gr. *lógos*, tratado). m. Especialista en las afecciones del aparato digestivo.
digestor. m. Aparato para la disolución de las sustancias orgánicas y extracción de sus principios inmediatos. || Especie de autoclave para cocer rápidamente materias orgánicas. ||-**de Papin.** Vaso metálico con una tapa hermética, provisto de válvula de seguridad, que se usa para someter sustancias a la acción del agua a una temperatura superior a los 100 °C.
digitación (del lat. *digitus*, dedo). f. A., *fingerförmige Gestaltung;* F. e In., *digitation;* It., *digitazione;* P., *digitação*. Prolongación semejante a un dedo; fascículo destacado de inserción en el borde de ciertos músculos, el serrato mayor, por ejemplo. || Amputación en la que se deja el muñón hendido para formar un extremo en horquilla. ||-**del hipocampo.** Nombre de cuatro o cinco prolongaciones irregulares que se localizan en el extremo inferior del pie del hipocampo.
digitado (del lat. *digitatus*, de *digitus*, dedo). adj. y s. Que tiene varias prolongaciones semejantes a dedos; digitiforme.
digital (del lat. *digitalis*). adj. A., *digital;* F., In. y P., *digital;* It., *digitale*. Relativo a los dedos. || Parecido a la impresión de un dedo. || Que se hace con los dedos.
digital. f. A., *Digitalis;* F., *digitale;* In., *digitales;* It., *digitale;* P., *digital*. Planta de la familia de las escrofulariáceas *(Digitalis purpurea),* de la que se emplean solamente las hojas, introducida en la terapéutica por Withering en 1785. Contiene varias saponinas y glucósidos: *digitonina* o *digitaleína, digitalina* y *digitoxina;* produce el retardo de la tensión arterial, refuerza la sístole y prolonga la diástole; es vasoconstrictora y diurética. Tiene acción acumulativa. Empléase principalmente como tónica cardíaca en los accidentes de hipostolia.
digitalina. f. F., *digitaline*. Alcaloide de la digital, $C_{36}H_{56}O_{14}$, de propiedades exactamente iguales a las de la planta de que procede.
Digitalis purpurea. DIGITAL. ||-**lanata.** Especie de los Balcanes que suministra los lanatósidos.
digitalismo. m. F., *digitalisme*. Intoxicación por la digital o por sus glucósidos.
digitalización. f. F., *digitalisation*. Cura sistemática de digital a la dosis y por el tiempo necesarios para la producción de sus efectos terapéuticos.
digitiforme (del lat. *digitus*, dedo, y *forma*). adj. F., *digitiforme*. En forma de dedo; digitado.
digitina. f. Principio cristalizable inerte de la digital.
digitofilina. f. Glucósido cristalizable, $C_{22}H_{52}O_{16}$, contenido en la digital; tónico cardíaco.
digitonina. f. F., *digitonoside, digitonine*. Glucósido cristalino blanco de la digital; componente principal de la digitalina alemana.
digitoplantar (del lat. *digitus*, dedo, y de *planta*). adj. Relativo a los dedos y planta del pie.
digitoxina. f. F., *digitoxine*. Glucósido de la digital, su componente más activo. Compuesto blanco cristalino, $C_{14}H_{64}O_{13}$.
digitus. m. DEDO en latín. ||-**clavatus** o **hippocraticus.** Dedo en maza. ||-**malleus.** Dedo en martillo. ||-**minimus.** Dedo meñique. ||-**mortuus.** Dedo muerto. ||-**recellens.** Dedo en resorte. ||-**valgus** o **varus.** Desviación de un dedo hacia el lado cubital o radial, respectivamente.
diglicérido. m. F., *diglycéride*. Glicerol esterificado con dos moléculas de ácido graso. Los diglicéridos se comportan como buenos emulsionantes.
diglosia (de *di-* y el gr. *glôssa*, lengua). f. F., *fait d'avoir une langue double*. Lengua doble o bífida.
dignato (de *di-* y el gr. *gnáthos*, mandíbula). m. Monstruo fetal con dos maxilares inferiores.
digoxina. f. F., *digoxine*. Sustancia cristalina derivada del lanatósido C, cardiactiva por vía oral.
Di Guglielmo (Enfermedad de) (Giovanni *Di Guglielmo*, médico italiano, 1886-1961). V. ENFERMEDAD.
dihexosa. f. Disacárido de la fórmula $C_{12}H_{22}O_{11};$ el grupo comprende los azúcares de caña, de leche, la maltosa, etcétera. SACAROSA.

dihíbrido. adj. y s. F., *dihybride.* Descendiente de padres que difieren en dos caracteres.

dihidroestreptomicina. f. F., *dihydrostreptomycine.* Derivado de la estreptomicina obtenido por hidrogenación de su grupo aldehídico, con las mismas propiedades antibacterianas que aquélla, pero más tóxica para la rama coclear del VIII par craneal, con producción de sordera.

dihidrotaquisterol. m. F., *dihydrotachystérol.* Esteroide sintético derivado del ergosterol, que posee las propiedades de la vitamina D y de la hormona paratiroides. Llamado también *AT* (antitetania) 10.

dihidroteelina. f. ESTRADIOL.

dihidroxiacetona. f. F., *dihydroxyacétone.* Compuesto orgánico que, junto con el aldehído glicérico, constituyen los azúcares más sencillos. Desde el punto de vista estructural puede ser considerada como un producto de oxidación del glicerol.

$$CH_2-C-CH_2$$
$$OH\ \ O\ \ OH$$

dihidroxifenilalanina. f. F., *dihydroxyphénylalanine.* Derivado del aminoácido tirosina; posee dos grupos hidroxilo en posición orto. Compuesto intermediario en la síntesis de catecolaminas.

dihisteria (de *di-* y el gr. *hystéra,* matriz). f. Útero doble.

dilaceración (del lat. *dilaceratio, -onis*). f. A., *Zerfetzung;* F., *dilacération;* In., *dilaceration;* It., *lacerazione;* P., *dilaceração.* Desgarro, división violenta, discisión.

dilantina. f. DIFENILHIDANTOÍNA.

dilatación (del lat. *dilatatio, -onis*). f. A., *Erweiterung;* F. e In., *dilatation;* It., *dilatazione;* P., *dilatação.* Aumento normal o patológico, continuo o intermitente, de una abertura, cavidad u órgano hueco. || Operación manual o instrumental que tiene por objeto aumentar o restablecer el calibre de una abertura o conducto normal o patológico. || Aumento de volumen que experimenta un cuerpo por apartamiento de sus moléculas a consecuencia del calor. || Medio de tratamiento de las estenosis del esófago por la introducción de sondas de calibre creciente. || Aumento distensivo normal de que es susceptible un órgano. || **-ab ingestis.** Gastrectasia aguda consecutiva a la ingestión excesiva de alimentos o bebidas. || **-aguda del estómago.** Complicación postoperatoria en las laparotomías, que consiste en la distensión del estómago con fenómenos de oclusión intestinal, atribuida a la compresión del duodeno por la raíz del mesenterio. || **-artificial del cuello.** Método empleado para provocar el parto prematuro o el aborto. || **-cardíaca.** Aumento parcial o general de las cavidades cardíacas, con hipertrofia de las paredes o sin ella y disminución de la fuerza de las contracciones. || **-cirsoidea.** ANEURISMA CIRSOIDEO. || **-congénita del colon.** Megacolon, enfermedad de Hirschsprung. || **-de la uretra.** Procedimiento quirúrgico para el tratamiento de las estrecheces uretrales con sondas. Esta dilatación puede ser *brusca, progresiva o permanente.* || **-de los bronquios.** BRONQUIECTASIA. || **-de los capilares.** Ectasia general y varicosa de los capilares de los tejidos afectos de inflamación crónica, de las falsas membranas, tumores, etc. || **-del esófago.** Aumento uniforme o sacciforme del conducto esofágico, congénito o adquirido. || **-del estómago.** Gastrectasia; distensión de la cavidad gástrica consecutiva a la debilidad de las paredes musculares o a la estenosis del píloro. || **-digital.** Dilatación de una cavidad u orificio por la introducción de uno o más dedos. || **-forzada del ano.** Dilatación digital o instrumental del ano, que se practica para el tratamiento de las fisuras anales y como reflexoterapia contra el dolor. || **-prognática.** Dilatación del extremo pilórico del estómago mayor que la del fondo, que le da un aspecto abultado en las radiografías.

dilatador (del lat. *dilatador, -onis*). m. A., *Erweiterer;* F., *dilatateur;* In., *dilator;* It., *dilatatorio;* P., *dilatador.* Materia o instrumento para mantener abierto el orificio de un conducto natural o accidental, o para agrandarlo. Entre los cuerpos dilatadores puede citarse la laminaria. || Músculo que por su contracción dilata las paredes de las cavidades en que se inserta. V. MÚSCULOS (TABLA DE). || **-de Arnott.** Cilindro distensible de seda para las estrecheces uretrales. || **-de Barnes.** Saco de goma que se empleaba para dilatar el cuello de la matriz; actualmente en desuso. || **-de Bossi.** Dilatador del cuello uterino; actualmente no se emplea. || **-de De Seigneux.** Dilatador del cuello uterino. || **-de Frommer.** Dilatador de Bossi modificado; actualmente no se utiliza. || **-de Hegar.** Serie de sondas metálicas de varios tamaños para dilatar el cuello uterino. || **-de la concha.** Pequeño músculo entre el borde inferior del trago y el extremo inferior de la concha. || **-de la pupila.** Las fibras elásticas radiadas del iris. || **-de tres ramas.** Pinza de tres ramas empleada en la traqueotomía para dilatar la incisión traqueal y facilitar la introducción de la cánula. || **-intrauterino de Tarnier.** Instrumento que dilata la cavidad y el cuello uterinos por medio de la inyección de agua o aire dentro de ellos; actualmente caído en desuso.

dilatometría (del lat. *dilatare,* dilatar, y el gr. *métron,* medida). f. Método que permite determinar la relación sólido/líquido en una grasa. Fundamentado en el distinto volumen específico de la fase sólida y de la fase líquida.

dilución (del lat. *dilutum,* supino de *diluere,* diluir, desleír). f. A., *Verdünnung;* F. e In., *dilution;* It., *diluizione;* P., *diluição.* Adición de líquido a soluciones o tinturas. || Medicamento diluido o atenuado. || En homeopatía, difusión de una cantidad dada de medicamento en 10 ó 100 veces la misma cantidad de agua.

diluente (del lat. *diluens, -entis,* p. a. de *diluere,* diluir). adj. s. A., *Verdünnend;* F., *diluent;* In., *diluent;* It. y P., *diluente.* Agente o medicamento al que se atribuye la propiedad de fluidificar la sangre y los humores. || Que diluye o hace menos potente o irritante.

dimercaprol. m. F., *dimercaprol.* BAL.

dímero (de *di-* y el gr. *méros,* parte). adj. Formado de dos partes.

dimetilamina. f. F., *diméthylamine.* Tomaína líquida y gaseosa de la gelatina alterada, pescado podrido, levaduras descompuestas, etc.

dimetilaminoazobenzol. m. Sustancia colorante amarilla que se emplea como indicador en la reacción del ácido clorhídrico libre del jugo gástrico, por cuya acción se enrojece.

dimetilarsinato. m. CACODILATO.
dimetilbenzol. m. XILOL.
dimetilfenilpirazolona. f. ANTIPIRINA.
dimetiloxiquinicina. f. ANTIPIRINA.
dimetilxantina. f. TEOBROMINA.

dimetría (de *di-* y el gr. *métra,* útero). f. Útero doble; dihisteria.

dimidiado (del lat. *dimidiatus,* p. p. de *dimidiare,* dimidiar). adj. Relativo a una mitad del cuerpo; hemilateral.

dimorfismo (de *di-* y el gr. *morphé,* forma). m. A., *Dimorphismus;* F., *dimorphisme;* In., *dimorphism;* It., *dimorfismo;* P., *dimorfia.* Propiedad de ciertos sólidos de presentarse en dos formas cristalinas distintas; isomería física. || Diferencia en el aspecto exterior de los individuos de una misma especie según sean éstos machos o hembras. || **-sexual.** Posesión de los caracteres de ambos sexos, como en el embrión o en los hermafroditas.

dimorfobiótico (de *dimorfo,* de dos formas, y el gr. *bíos,* vida). adj. Que muestra alternancia de generaciones y tiene un período parasitario y otro no parasitario en el transcurso completo de su vida.

dinámico Funcional. || (del gr. *dynamikós,* de *dnamis,* fuerza). adj. F., *dynamique.* Relativo a la fuerza o que la manifieste.

dinamicoespecífica. adj. V. ACCIÓN.

dinamismo (del gr. *dýnamis*, fuerza). m. Doctrina fisiológica contraria al mecanicismo, que considera las fuerzas como independientes de las condiciones estáticas y de la composición del organismo.

dinamización. f. Aumento hipotético de la eficacia de los medicamentos por la dilución y trituración.

dinamo-. Forma prefija del gr. *dýnamis*, fuerza.

dinamogenia o **dinamogénesis** (de *dinamo-* y el gr. *gennân*, producir). f. F., *dynamogénie, activation*. Desarrollo de energía o fuerza; exaltación de la función de un órgano por estimulación.

dinamógrafo (de *dinamo-* y el gr. *gráphein*, registrar). m. Dinamómetro autorregistrador.

dinamología (de *dinamo-* y el gr. *lógos*, tratado). f. Tratado de las fuerzas.

dinamómetro (de *dinamo-* y el gr. *métron*, medida). m. A., *Kraftmesser*; F., *dynamomètre*; In., *dynamometer*; It., *dinamometro*; P., *dinamômetro*. Instrumento para medir la fuerza de la contracción muscular.

dinamoneurón (de *dinamo-* y el gr. *neûron*, nervio). m. Neurona espinal en conexión con los músculos.

dinamopático (de *dinamo-* y el gr. *páthos*, enfermedad). adj. Que afecta la función; funcional.

dinamoscopia (de *dinamo-* y el gr. *skopeîn*, observar). f. Examen de la función de un órgano. ‖ Auscultación aplicada al ruido de las contracciones musculares, sobre la base de que la altura del sonido producido por la contracción muscular depende del número de excitaciones nerviosas causa de la contracción.

dinárico. adj. Que procede de los Alpes dálmatas, *Dinara*; se aplica a una raza humana.

dineína. f. Proteína que forma parte de los cilios de las células epiteliales. Es semejante a la miosina muscular.

dinéurico (de *di-* y el gr. *neûron*, nervio). adj. Que tiene dos neuronas o prolongaciones cilindraxiles.

dínico (del gr. *dinos*, vértigo). adj. Relativo al vértigo; que remedia el aturdimiento o vértigo.

dinitrobenzol. m. Sustancia tóxica, empleada en la preparación de materias explosivas. Sus vapores pueden producir la suspensión de la respiración y, finalmente, la asfixia.

dinitrocelulosa. f. Piroxilina.

dinitrofenol. m. F., *dinitrophénol*. Nombre de los seis compuestos isómeros usados en la fabricación de colorantes. El α-dinitrofenol estimula el metabolismo y produce pirexia. Se ha recomendado en el mixedema y la obesidad; puede producir agranulocitosis.

dinitrofluorobenceno. m. F., *dinitrifluorobenzène*. 1-Fluoro-2,4-dinitrobenceno. Compuesto que reacciona con los grupos amino libres de los aminoácidos, con el grupo amino N-terminal de los péptidos y con el grupo amino libre de la lisina presente en los péptidos, dando lugar a la formación de derivados dinitrofenilados de color amarillo y resistentes a la hidrólisis ácida.

dinofobia (del gr. *dînos*, vértigo, y *phóbos*, temor). f. A., *Höhenangst*; F., *dinophobie*; In., *dinophobia*; It. y P., *dinofobia*. Temor morboso al vértigo o a lo que produce vértigo, como las alturas.

dinomanía (del gr. *dînos*, torbellino, y de *manía*). f. Manía danzante; corea epidémica. Coreomanía.

dinormocitosis. f. Isonormocitosis.

dinucleótido (de *di-* y el lat. *nucleus*, núcleo). m. F., *dinucléotide*. Producto de la desintegración de un tetranucleótido (ácido nucleico). Los dinucleótidos pueden a su vez desdoblarse en dos mononucleótidos.

diocaína. f. Derivado alilo de la fenacaína, empleado principalmente en oftalmología como anestésico local, en solución al 1%.

Diocles de Caristo. Médico griego del s. IV a. de C., humoralista y neumatista, autor de varias obras de las cuales sólo existen fragmentos.

Dioctophyma. Género de gusanos nematodos. La especie *D. renale* se halla en perros, gatos, caballos y, excepcionalmente, en el hombre, en la pelvis renal o libre en la cavidad peritoneal.

diodo (de *di-*, dos, y el gr. *hodós*, camino). m. Componente eléctrico que presenta una resistencia muy grande al paso de la corriente eléctrica en un sentido, pero no en el otro.

Diodon. Género de peces plectognatos tropicales, algunas de cuyas especies son tóxicas y se han empleado con fines criminales.

diodoquina. f. Diyodohidroxiquinolina, antiamebiano enérgico.

Diodrast. m. Nombre comercial del yodo piruvato.

diogenismo (de *Diógenes*, filósofo griego). m. Tendencia a una vida más natural, con desprecio absoluto de las comodidades y refinamientos de la vida artificial de la moderna civilización.

dionea. f. Planta insectívora (*Dionaea muscipula*), cuyas hojas, dotadas de irritabilidad, se cierran sobre el insecto que se ha posado en ellas.

dionisiaco. adj. Dícese de los individuos que presentan vegetaciones córneas a los lados de la frente, por comparación de los cuernos de Baco (*Dioniso* de la mitología griega). ‖ Aplícase a las personas apegadas a la vida sensual y material.

dionismo (de *Dione*, madre de Afrodita y luego identificada con ella). m. Amor normal entre sexos distintos; opuesto a *uranismo*.

diopsímetro (del gr. *díopsis*, perspicacia, y *métron*, medida). m. Instrumento para medir la extensión del campo visual.

dioptometría (del gr. *diá*, a través, *optós*, visible, y *métron*, medida). f. A., *Dioptometroe*; F., *dioptométrie*; In., *dioptometry*; It. y P., *dioptometria*. Medición de la acomodación y refracción del ojo.

dioptómetro. m. F., *optomètre*. Instrumento empleado en el examen de la refracción ocular.

dioptría (del gr. *diá*, a través, y la raíz *op*, ver). f. A., *Dioptrie*; F., *dioptrie*; In., *diopter*; It., *diottria*; P., *dioptría*. Unidad de potencia refringente dada por una lente que tiene la distancia focal de un metro. Una lente de dos dioptrías tiene una distancia focal de medio metro. ‖ **-prisma.** Unidad de desviación prismática; deflexión de un rayo de luz de 1 cm sobre un plano tangente situado a 1 m de distancia.

dióptrica. f. F., *dioptrique*. Parte de la óptica que trata de la refracción de la luz.

dioptrometría. f. Dioptometría.

dioptroscopia (de *dióptrica* y el gr. *skopeîn*, observar). f. F., *dioptoscopie*. Examen de la refracción ocular por medio del oftalmoscopio.

Diorocoelium dendriticum. Gusano trematodo hepático parásito de bóvidos, óvidos y del hombre en ciertos países de Europa y Asia.

diortosis (de *dia-* y el gr. *órthosis*, buena dirección). f. Corrección quirúrgica o manual de una deformidad, anquilosis, curvatura, etc.

diosa. f. F., *diose*. Azúcar de fórmula $C_2H_4O_2$; biosa, glicolaldehído.

Dioscórides. Autor griego del primer siglo de nuestra Era; escribió un tratado de Materia médica que fue clásico durante quince siglos. ‖ **-(Gránulos de).** V. Gránulo.

dioscorina. f. Alcaloide cristalino, verdoso, de la planta *Dioscorea villosa* o *D. hirsuta*, cuya raíz es diaforética y emética. El alcaloide posee acción tóxica semejante a la picrotoxina.

diosfenol. m. Alcanfor de barosma o de buchu, de olor a menta, que se separa de la esencia de buchu al enfriarse.

diosmina. f. Glucósido amargo de las hojas de la *Diosma crenata* o buchu; diurético y diaforético.

diósmosis. f. Ósmosis.

diótico. adj. Relativo a los dos oídos; biaural.

dioxiacetona. f. Compuesto formado por la oxidación de glicerina con ácido nítrico; se ha recomendado en la diabetes por ser un hidrato de carbono que no se convierte en azúcar. *Sin.:* Oxantina, quetotriosa.

dioxipurina. f. Xantina.

dip (del In. *dip*, depresión). m. F., *dip*. Descenso protodiastólico rápido y profundo presente en la curva del cateterismo ventricular derecho, seguido de un aumento brusco de la presión diastólica. Dicha curva toma luego la forma de una línea plana (meseta), observable en las pericarditis constrictivas o afecciones endomiocárdicas.

dipeptidasa. f. F., *dipeptidase.* Enzima que desdobla los dipéptidos.

dipéptido. m. F., *dipeptide.* Proteína que resulta de la unión de dos aminoácidos.

Diphyllobothrium. Género de gusanos cestodos, caracterizados por dos surcos o ventosas (botridios) en la cabeza y por tener las aberturas anal y uterina en una misma cara del segmento. Idéntico a los géneros *Bothriocephalus* y *Dibothriocephalus.* Las especies principales son: la *D. cordatum,* de cabeza en forma de corazón, pequeña especie encontrada en Groenlandia en el hombre y en perros, y la *D. latum,* la tenia ancha inerme, encontrada en el intestino humano, de 2 cm de anchura y 5 m de longitud. Pasa un primer período en un crustáceo y un segundo período en un pez, del que se transmite al hombre al ingerir el pescado no bien cocido. Otras especies son la *D. mansoni* o *D. erinacei,* en perros y carnívoros, y la *D. parvum,* de Tasmania, Japón, Estados Unidos, etc.

dipigo o dipygus (de *di-* y el gr. *pygé,* nalga). m. Feto monstruoso con pelvis doble.

dipilidíasis. f. Infestación con gusanos del género *Dipylidium.*

dipiridamol. m. Derivado piperidínico con propiedades semejantes a la papaverina. Se emplea en el tratamiento de la angina de pecho y como antiagregante plaquetario.

diplacusia (de *diplo-* y el gr. *akoúein,* oír). f. A., *Diplakusie;* F., *diplacousie;* In., *diplacusis;* It., *diplacusia;* P., *diplacusia.* Audición simultánea por uno u ambos oídos de dos sonidos diferentes, originados de un estímulo único. || **- disarmónica.** Percepción de un mismo sonido con tono diferente en uno u otro oído. || **- ecoica o en eco.** Percepción de un sonido por un oído y luego por el otro, pero con menor intensidad. PARACUSIA DOBLE.

diplejía (de *di-* y el gr. *plegé,* golpe). f. A., *Diplegia;* F., *diplégie;* It. y P., *diplegia.* Parálisis que afecta partes iguales a cada lado del cuerpo; parálisis bilateral. || **-atónica.** Diplejía en la que la atonía a la espasticidad. || **-cerebral infantil.** ENFERMEDAD DE LITTLE. || **-espástica.** ENFERMEDAD DE LITTLE. || **-facial.** Parálisis facial bilateral.

diplo-. Forma prefija del gr. *diplóos,* doble.

diploacusia. f. DIPLACUSIA.

diplobacilo. m. A., *Diplobazillus;* F., *diplobacille;* In., *diplobacillus;* It., *diplobacillo;* P., *diplobacilo.* Bacilo apareado. || **-de Morax-Axenfeld.** *Moraxella lacunata;* agente de un tipo de conjuntivitis.

diplobacteria (de *diplo-* y el lat. *bacterium,* bastoncito). f. Forma bacteriana constituida por dos células unidas.

diploblástico (de *diplo-* y el gr. *blastós,* germen). adj. F., *diploblastique.* Formado en dos capas germinativas.

diplocardia (de *diplo-* y el gr. *kardía,* corazón). f. F., *diplocardie.* Estado en el cual el corazón derecho está separado en cierto modo del izquierdo por una cisura.

diplocefalia. f. F., *dicéphalie, diplocéphalie.* Monstruosidad caracterizada por cabeza doble.

diplocéfalo (de *diplo-* y el gr. *kephalé,* cabeza). m. F., *dicéphale, diplocéphale.* Monstruo de cabeza doble. BICÉFALO, DICÉFALO.

diplococcemia. f. DIPLOCOCEMIA.

Diplococcus. Nombre con el que se designaba un género bacteriano en el que se agrupaban bacterias cocoides con tendencia a disponerse en parejas. Véase NEISSERIA, MORAXELLA y STREPTOCOCCUS PNEUMONIAE.

diplococemia (de *diploco-* y el gr. *haîma,* sangre). f. Presencia de diplococos en la sangre.

diplococo (de *diplo-* y el gr. *kókkos,* grano). m. F., *diplocoque.* Microorganismo constituido por dos cocos asociados.

diplococoide (de *diploco-* y el gr. *eîdos,* aspecto). adj. Semejante a un diplococo.

diplocoria (de *diplo-* y el gr. *kóre,* pupila). f. F., *diplocorie.* Pupila doble.

Diplodia. Género de hongos parásitos de diversas plantas cultivadas. Créese que pueden estar relacionados con la producción de la pelagra.

diploe (del gr. *diploê,* doble). m. A., *Diploe;* F., *diploé;* In., *diploë;* It., *diploe;* P., *díploe.* Tejido óseo esponjoso entre las dos superficies o láminas compactas de los huesos craneales.

diplofonía. (de *diplo-* y el gr. *phoné,* voz). f. Difonía. Fenómeno observado por Bacelli en la auscultación de las cavernas pulmonares, por el que las sílabas de una palabra pronunciada por el enfermo se perciben dobles, y que indicaría la existencia de varias cavernas comunicantes en el curso de un mismo bronquio.

Diplogaster. Género de gusanos nematodos que viven libremente en las heces, confundidos algunas veces con el anquilostoma y el estróngilo.

diplogastria (de *diplo-* y del gr. *gastér, gastrós,* vientre). f. Monstruosidad que consiste en la reunión de dos troncos y vientres implantados en una misma pelvis.

diplogénesis (de *diplo-* y el gr. *génesis,* producción). f. F., *diplogenèse.* Término general para las monstruosidades dobles.

diplógeno (de *diplo-* y el gr. *gennân,* producir). m. DEUTERIO.

diploide. adj. Dícese del cromosoma apareado normal después del desdoblamiento de los cromosomas primitivos de las células germinativas en la fecundación. Ú.t.c.s. || F., *diploïde.* Que tiene el número normal par de cromosomas, o sea el doble del haploide o gamético.

diploidía. f. F., *diploïdie.* Constitución cromosómica doble, o sea por pares, en las células somáticas.

diplomado. m. En medicina, profesional que tras asistir a unos cursos de especialización obtiene un diploma que lo acredita.

diplomelituria (de *diplo-, mellitus,* de miel, y el gr. *oûron,* orina). f. Aparición alterna o simultánea de glucosuria diabética y no diabética.

diplomielia (de *diplo-* y el gr. *myelós,* medula). f. F., *diplomyélie.* Cisura longitudinal que da apariencia doble a la medula espinal; diastematomielia.

diplonema (de *diplo-* y el gr. *nêma, -atos,* hilo). m. F., *diplonéma.* Cromosoma doble en el estadio de diploteno.

diploneuria (de *diplo-* y el gr. *neûron,* nervio). f. Inervación doble.

diplopago (de *diplo-* y el gr. *págos,* cosa fijada). m. F., *diplopage.* Monstruo doble de gemelos igualmente desarrollados o que tienen uno o más órganos vitales en común.

diplopía (de *diplo-* y el gr. *óps, opós,* ojo). f. A., *Diplopie;* F., *diplopie;* It. y P., *diplopia.* Visión doble de los objetos, debida al trastorno de la coordinación de los músculos motores oculares. Es *binocular* generalmente. VISUS DUPLICATUS. || **-cruzada** o **heterónima.** Diplopía en la que la imagen desplazada se ve en el lado opuesto al del ojo estrábico. || **-directa** u **homónima.** Forma inversa a la anterior. || **-monocular** o **uniocular.** Diplopía que sólo afecta un ojo; se observa a veces en la pupila doble, en el comienzo de la catarata y en algunas neurosis, sobre todo en el histerismo. || **-paradójica.** La cruzada. || **-simple.** DIPLOPÍA HOMÓNIMA. || **-vertical.** Diplopía en la cual una imagen es vista encima de la otra.

diplopiómetro (de *diplopía* y el gr. *métron,* medida). m. F., *diplopiomètre.* Instrumento para medir el grado de diplopía.

Diplornaviridae. V. REOVIRIDAE.

diploscopia (de *diplo-* y el gr. *skopeîn,* observar). f. Visión binocular. || DIPLOPÍA.

diploscopio (de *diplo-* y el gr. *skopeîn,* mirar). m. F., *diploscope.* Aparato en el que cada ojo observa un campo distinto y permite obtener informaciones precisas de su integración.

diplosoma (de *diplo-* y el gr. *sôma,* cuerpo). m. F., *diplosome.* Centrosoma o centríolo doble.

diplosomía. f. Diplogénesis en la cual los gemelos completos están unidos por alguna parte de sus cuerpos.

diplostreptococo. m. Estreptococo cuyas cadenas están formadas por parejas de cocos.
diploteno (de *diplo-* y el gr. *tainía*, cinta). m. F., *diplotène.* Cuarto estadio de la profase de la meiosis, en el que se produce la separación de los pares de cromosomas homólogos excepto en la región de los quiasmas.
diploteratología (de *diplo-* y *teratología).* f. Suma de conocimientos relativos a las monstruosidades dobles.
Dippel (Aceite animal de) (Johann Konrad *Dippel,* médico y alquimista alemán, 1673-1734). V. ACEITE.
dippoldismo (de *Dippold,* maestro de escuela alemán, procesado por homicidio). m. FLAGELACIÓN.
diprósopo (de *di-* y el gr. *prósopon,* cara). adj. Feto monstruoso de dos caras. ||**-trioftalmo, tetroto.** Diprósopo con tres ojos o cuatro orejas, respectivamente.
dipsesis o dipsosis (del gr. *dípsa,* sed). f. Sed, especialmente la morbosa.
dipsomanía (del gr. *dípsa,* sed, y *manía).* f. A., *Trinksucht;* F., *dipsomanie;* It. y P., *dipsomania.* Impulso morboso o irresistible por las bebidas alcohólicas fuertes, que se manifiesta en forma de accesos separados por intervalos libres de la obsesión, carácter que distingue los dipsómanos de los borrachos ordinarios. Alcoholofilia paroxismal.
dipsopatía. f. DIPSOMANÍA.
dipsoterapia (del gr. *dípsa,* sed, y *therapeía,* tratamiento). f. Cura de sed; tratamiento por la limitación estricta de la cantidad de líquidos.
Dipterocarpus (del gr. *dípteros,* de dos alas, y *karpós,* fruto). Género de árboles del sur de Asia e Indias Orientales que suministran jugos resinosos o balsámicos, entre ellos el bálsamo gurjún.
dípteros (del gr. *dípteros;* de *dis,* dos veces, y *pterón,* ala). m. pl. Orden de insectos que sólo tienen dos alas; comprende las moscas, mosquitos, etc.
Dipteryx. Género de árboles de América del Norte. La semilla de la especie *D. odorata* es la haba tonca.
Dipylidium caninum. Tenia común en perros y gatos, que, en estado de larva, vive en los piojos y pulgas de estos animales. Se ha encontrado en el hombre.
directoscopio (de *directo* y el gr. *skopeîn,* observar). m. Instrumento para el examen directo de la laringe.
dirigación (del lat. *dirigere,* dirigir, y *acción).* f. Facultad de fijar la atención en alguna parte del cuerpo y causar en ella alteración de las funciones ordinariamente involuntarias.
dirigomotor (del lat. *dirigere,* dirigir, y *motor).* adj. Que dirige o preside la actividad muscular.
Dirofilaria. Género de filarias de cuerpo muy largo y cutícula estriada propia de los animales en China y Japón.
dirrinia (de *di-* y el gr. *rhís, rhinós,* nariz). f. Nariz parcial o completamente, doble.
dis-. Prefijo gr., *dys,* con la significación de *dificultad, desorden, imperfección, mal estado.*
disacárido. m. F., *disaccharide.* Compuesto constituido por dos monosacáridos unidos entre sí por un enlace glucosídico.
disacusia o disacusma (de *dis-* y el gr. *akoúein,* oír). f. A., *Lärmempfindlichkeit;* F., *dysacousie;* In., *dysacousia;* It. y P., *disacusia.* Audición imperfecta. || Estado en el que ciertos sonidos producen malestar.
disadrenalismo o disadrenia (de *dis-,* el lat. *ad,* junto a, y *renes,* riñones). m. Función alterada o defectuosa de las cápsulas suprarrenales.
disafia (de *dis-* y el gr. *haphé,* tacto). f. Alteración o imperfección del sentido del tacto.
disalelognatia (de *dis-,* el gr. *allélon,* uno a otro, y *gnathos,* mandíbula). f. Falta de concordancia entre los maxilares superior e inferior.
disanagnosia (de *dis-* y el gr. *anágnosis,* lectura). f. Forma de dislexia en la que se leen otras palabras distintas de las escritas.
disantigrafía (de *dis-* y el gr. *antigráphein,* copiar). f. Variedad de disgrafía en la que es imposible la copia de escritos, debido a una lesión en las vías de asociación.

disaponotocia (de *dis-,* el gr. *áponos,* indoloro, y *tókos,* parto). f. Distocia sin dolor.
disarteriotonía (de *dis-,* arteria y el gr. *tónos,* tensión). f. Anormalidad de la presión arterial.
disartria (de *dis-* y el gr. *árthron,* articulación). f. A., *Dysarthrie;* F., *dysarthrie;* In., *dysarthria;* It. y P., *disartria.* Trastorno en la articulación del lenguaje debido a lesiones orgánicas en los núcleos o vías del sistema nervioso central.
disartrosis (de *dis-,* el gr. *árthron,* articulación, y el suf. *-osis).* f. A., *Gelenkleiden;* F., *dysarthrose;* In., *dysarthrosis;* It., *disartrosi;* P., *disartrose.* Deformidad o malformación de una articulación. || DISARTRIA.
disautonomía (de *dis-,* el gr. *autonomía,* autonomía). f. F., *dysautonomie.* Perturbación del sistema nervioso autónomo o vegetativo. ||**-familiar.** V. SÍNDROME DE RILEY-DAY.
disbacteriosis. f. Modificación de las proporciones constantes entre la flora bacteriana intestinal. Por extensión, desaparición de las bacterias.
disbasia (de *dis-* y el gr. *básis,* paso). f. A., *Dysbasie;* F., *dysbasie;* In., *dysbasia;* It. y P., *disbasia.* Dificultad de la marcha, especialmente la debida a lesiones nerviosas. ||**-angiosclerótica.** Claudicación intermitente por esclerosis de las arterias de las piernas con calambres dolorosos. ||**-angiospástica.** CLAUDICACIÓN INTERMITENTE. ||**-lordótica progresiva.** Distonía muscular deformante, enfermedad de Ziehen-Oppenheim o espasmo de torsión.
disbolismo. m. Trastorno del metabolismo.
disbulia (de *dis-* y el gr. *boulé,* voluntad). f. F., *dysboulie.* Debilidad anormal o disturbio de la voluntad.
discal. adj. Relativo o perteneciente a un disco.
discatabrosis (de *dis-* y el gr. *katábrosis,* acción de devorar). f. DISFAGIA.
discataposia (de *dis-* y un derivado del gr. *katapínein,* tragar). f. DISFAGIA.
disciforme (del lat. *discus,* disco, y *forma,* forma). adj. En forma de disco.
discinesia (de *dis-* y el gr. *kínesis,* movimiento). f. A., *Dyskinesie;* F., *dyscinésie;* In., *dyskinesia;* It. y P., *discinesia.* Trastorno, incoordinación, dificultad de los movimientos voluntarios. || Término general para los movimientos anormales involuntarios en las enfermedades nerviosas, como temblor, corea, atetosis, mioclonos, tics, etc. ||**-álgera.** Estado en el cual el movimiento es doloroso; observado en el histerismo. ||**-intermitente.** Incapacidad intermitente de los miembros debida a un trastorno de la circulación. ||**-profesional.** Espasmo profesional.
discinesiografía (de *discinesia* y el gr. *gráphein,* escribir). f. Trastorno de la escritura por alteración de los músculos destinados a esta función.
discisión (de *dis-* y el lat. *scissio, -onis,* división, separación). f. A., *Spaltung;* F., *discission;* In., *discission;* It., *discissione;* P., *discissão.* Incisión o división, separación. ||**-de la catarata.** Incisión de la cristaloides anterior con cuchillo-aguja adecuado en las cataratas blandas, con objeto de promover su resorción por el humor acuoso. ||**-de la pleura.** Secciones cuneiformes de la pleura en el tratamiento del empiema. ||**-del cuello uterino.** Operación que consiste en la escisión de secciones cuneiformes en cada lado del cuello uterino, para el tratamiento de la estenosis del mismo.
discitis (de *disco* y el suf. *-itis).* f. F., *discite.* Inflamación de un disco, particularmente de un cartílago interarticular o intervertebral.
disclinación (de *dis-* y el gr. *klíne,* lecho). f. F., *disclinaison.* Extorsión de los ojos; estado de divergencia superior de los meridianos verticales en ambos ojos; opuesto a *conclinación.*
disco (del gr. *dískos*). m. A., *Diskus;* F., *disque;* In., *disk;* It. y P., *disco.* Órgano o parte redondeados y planos. || BANDA Z ||**-anangioide.** Disco de la retina sin vasos sanguíneos. ||**-anisotropo.** BANDA A. ||**-blastodérmico.** Disco germinativo después de comenzada la segmentación. ||**-de Amici.** BANDA Z. ||**-de Barden-**

Tejido embrionario que da origen al ligamento intervertebral. ‖ **-de Blake.** Disco de papel que se aplica sobre el tímpano después de la operación por otitis. ‖ **-de Bowmann.** Secciones transversales alternativamente claras y oscuras constituyentes de la fibra muscular estriada. ‖ **-de Engelmann.** Banda H. ‖ **-de Hensen.** Banda H. ‖ **-de Merkel.** Disco táctil terminal nervioso en la epidermis. ‖ **-de Newton.** Disco de cartón con los colores del espectro, que al girar rápidamente se ve blanco por la recomposición de los colores simples. ‖ **-de Plácido.** Disco de cartón con círculos concéntricos negros, que se emplea en el examen de la córnea. ‖ **-de Ranvier.** Terminación táctil de las fibras nerviosas en la sustancia transparente entre dos corpúsculos de Grandry. ‖ **-de Schiefferdecker.** Sustancia que en los nódulos de Ranvier ocupa el espacio entre la vaina de Schwann y el cilindroeje. ‖ **-estenopeico.** Disco opaco con una hendidura estrecha, empleado en el examen del astigmatismo. ‖ **-estroboscópico.** Disco empleado en el examen del ojo, que produce distorsión en la visión de los objetos. ‖ **-germinativo.** Zona plana en el huevo fecundado, en la que aparecen los primeros indicios del embrión. ‖ **-interarticular.** Fibrocartílago o menisco entre las superficies óseas articulares. ‖ **-intermedio.** Estrato que en el desarrollo de los huesos separa dos piezas esqueléticas en estado de bosquejo y da origen a una articulación. ‖ **-intervertebral.** Fibrocartílago entre los cuerpos de las vértebras. ‖ **-isotrópico.** Banda I. ‖ **-nuclear.** Placa ecuatorial. ‖ **-óptico.** Papila óptica, punto en la retina por donde penetra el nervio óptico. ‖ **-prolígero.** Zona granular que resulta de la segmentación del vitelo, situada en uno de los polos del huevo. ‖ **-Q.** Banda A. ‖ **-transverso.** Banda A. ‖ **-Z.** Banda Z.

discoblástula o **discogástrula.** f. F., *discoblastula, discogastrula.* Blástula y gástrula, respectivamente, segmentadas en forma de disco, sobre el vitelo nutritivo.

discoide (del gr. *dískos,* disco, y *eîdos,* aspecto). adj. y s. F., *discoïde.* En forma de disco. ‖ Pastilla medicamentosa en forma de disco. ‖ En odontología, excavador de hoja semejante a un disco.

discolia (de *dis-* y el gr. *cholé,* bilis). f. F., *dyscholie.* Estado alterado de la bilis.

discomicosis. f. Enfermedad producida por discomices.

Discomyces. Antigua designación de ciertos microorganismos incluidos actualmente en el género *Streptomyces.*

discondroplasia (de *dis-,* el gr. *chóndros,* cartílago, y *plássein,* formar). f. Condrodisplasia, enfermedad de Ollier.

discondrosteosis (de *dis-,* el gr. *chóndros,* cartílago, y *ostéon,* hueso). f. F., *dyschondrostéose.* Forma de condrodisplasia con micromelia acentuada.

discontinuo (de *dis-* y el lat. *continuus,* continuo). adj. Sin continuidad, interrumpido, discreto; intermitente.

discoplasma. m. Estroma de los glóbulos rojos.

discordancia (del lat. *discordans, -antis).* f. F., *discordance.* En genética, presentación de un rasgo hereditario particular o enfermedad en uno solo de los hermanos gemelos. ‖ En psiquiatría, término de Chaslin que designa un fenómeno psíquico similar a la disociación. ç. Asociación.

discoria (de *dis-* y el gr. *kóre,* pupila). f. F., *dyscorie.* Deformidad de la pupila o desigualdad en la reacción pupilar.

discrania (de *dis-* y el gr. *kraníon,* cráneo). f. Alteración en la forma del cráneo.

discrasia (del gr. *dyskrasía;* de *dys,* mal, y *krâsis,* mezcla). f. A., *Dyskrasie;* F., *dyscrasie;* In., *dyscrasia;* It. y P., *discrasia.* Término de la medicina antigua que indica alteración en la composición de los humores, especialmente de la sangre; mala constitución.

discreto (del lat. *discretus,* p. p. de *discernere,* discernir). adj. F., *discret.* Formado de partes separables o caracterizado por lesiones que no coalescen. ‖ Moderado.

discrinismo (de *dis-* y el gr. *krínein,* secretar). m. Perversión de una secreción interna y estado resultante de esta perversión.

discromasia. f. Discromía. ‖ Discromatopsia.

discromatodoncia. f. Coloración amarilloverdosa que adquieren los dientes por depósito de pigmento en la ictericia hemolítica.

discromatopsia (de *dis-,* el gr. *chrôma, -atos,* color, y *ópsis,* visión). f. A., *Dyschromasie;* F., *dyschromatopsie;* In., *dyschromasia;* It. y P., *discromatopsia.* Discernimiento imperfecto de los colores; ceguera incompleta para los colores. ‖ **-cromática.** Distinción de dos o más colores, pero no de sus matices. ‖ **-dicromática.** Distinción de dos colores solamente: blanco para los tintes claros y negro para los tintes oscuros.

discromía (de *dis-,* el gr. *chrôma,* color). f. F., *dyscromie.* Nombre genérico de las alteraciones del color de la piel.

discromodermia (de *discromía* y el gr. *dérma,* piel). f. Discromía.

discronismo (de *dis-* y el gr. *chrónos,* tiempo). m. F., *dyschronisme.* Alteración en la relación de tiempo.

discronometría (de *dis-* y el gr. *chrónos,* tiempo, y *métron,* medida). f. Existencia de un retardo en el comienzo y al final de los movimientos.

discropsia. f. Discromatopsia.

discus (lat.). m. Disco. ‖ **-articularis.** Fibrocartílago interarticular. ‖ **-oophorus.** Disco prolígero.

disdacria (de *dis-* y el gr. *dákryon,* lágrima). f. Alteración de la secreción lagrimal.

disdiaclasto (de *dis,* dos, y el gr. *diaklân,* romper a través). adj. Disco elemental birrefringente de la fibra muscular primitiva.

disdiadococinesia (de *dis-* y *diadococinesia).* f. F., *dysdiadococinésie.* Trastorno de la función de diadococinesia.

disdiemorrisis (de *dis-,* el gr. *diá,* a través, *haîma,* sangre, y *rhýsis,* flujo). f. Alteración de la circulación de la sangre, especialmente de la capilar.

disdipsia (de *dis-* y el gr. *dípsa,* sed). f. A., *Dysdipsie;* F., *dysdipsie;* In., *dysdipsia;* It. y P., *disdipsia.* Dificultad en la deglución de los líquidos. ‖ Anomalía cualquiera de la sensación de sed.

disecante (de *di-* y el lat. *secare,* cortar). adj. Que diseca; dícese de ciertos aneurismas e inflamaciones.

disección (del lat. *dissectio, -onis).* f. A., *Sezierung;* F. e In., *dissection;* It., *dissezione;* P., *dissecação.* División y separación metódica de las partes y órganos del cuerpo para el estudio de su disposición y demás caracteres anatómicos.

disecia o **disecoia.** f. Discusia.

disectasia (de *dis-* y el gr. *éktasis,* dilatación). f. Dificultad en la abertura o dilatación de un orificio o conducto, por ejemplo, el cuello de la vejiga.

disector (del lat. *dissectum,* supino de *dissecare,* cortar, hacer pedazos). adj. y s. F., *dissecteur.* Que diseca; se aplica especialmente a personas. ‖ Preparador anatómico; prosector.

disematosis. f. Disemia.

disembrioma (de *dis-,* el gr. *émbryon,* embrión, y el suf. *-oma).* m. A., *Dysembryom;* F., *dysembriome;* In., *dysembryoma;* It. y P., *disembrioma.* Tumor originado en restos embrionarios. *Sin.:* Enclavoma.

disembrioplasia (de *dis-,* el gr. *émbryon,* embrión, y *plássein,* formar). f. F., *dysembryoplasie.* Malformación durante el desarrollo embrionario o malformación de origen embrionario.

disemesis (de *dis-* y el gr. *emeîn,* vomitar). f. Vómito difícil.

disemia (de *dis-* y el gr. *haîma,* sangre). f. Perversión o alteración de la sangre.

disemia (de *dis-* y el gr. *sêma, signo).* f. Trastorno de la utilización de los símbolos del lenguaje.

diseminación (del lat. *disseminatio, -onis).* f. Difusión; extensión o dispersión de un proceso patológico o de gérmenes morbosos.

disencefalia (de *dis-* y *encéfalo).* f. F., *dysencéphalie.* Mala conformación del encéfalo. ‖ **-esplacnoquísti-**

ca. Asociación del encefalocele con formación de quistes en los riñones, hígado y páncreas.

disencrisia (de *dis-* y el gr. *ékkrisis*, secreción). f. Alteración de las funciones secretoras; discrinia.

disendocrinia (de *dis-* y *endocrinia*). f. A., *endokrine Störung*; F., *dysendocrinie*; In., *dysendocrinia*; It. y P., *disendocrinia*. Alteración de las funciones de secreción interna.

disendografía (de *dis-*, el gr. *éndon*, dentro, y *gráphein*, escribir). f. Trastorno del lenguaje gráfico interno, correspondiente a una agrafia central.

disenfisia (de *dis-* y el gr. *émphytos*, innato). f. Alteración morbosa hereditaria.

disentería (del gr. *dys-entería*, del pref. *dys-*, mal, y *énteron*, intestino). f. A., *Ruhr*; F., *dysenterie*; In., *dysentery*; It., *dissenteria*; P., *disenteria*. Enfermedad infecciosa aguda epidémica, muy frecuente en los trópicos, caracterizada anatómicamente por lesiones inflamatorias, ulcerosas y gangrenosas del intestino grueso y porción inferior del íleon, y sintomáticamente por frecuentes evacuaciones de materias mucosas y sanguinolentas, dolores, tenesmo y grave estado general. Tiende notablemente a la cronicidad y a las recidivas. ‖ **-amebiana.** La causada por *Endamoeba hystolytica*. ‖ **-bacilar.** La causada por la *Shigella dysenteriae*. ‖ **-balantidiana.** La causada por *Balantidium coli*. ‖ **-catarral** o **crónica.** Esprue o psilosis. ‖ **-ciliar.** Disentería debida a organismos ciliados, como el *Balantidium coli*. ‖ **-crónica del ganado.** Forma crónica de disentería producida por el bacilo de Johne. ‖ **-de Flexner.** DISENTERÍA BACILAR. ‖ **-de Sonne.** Forma producida por la *Shigella sonnei*. ‖ **-espirilar.** Forma de disentería causada por un espirilo que se observa en las deyecciones y particularmente en el moco. ‖ **-japonesa.** DISENTERÍA BACILAR. ‖ **-maligna.** Forma en la cual los síntomas son muy intensos y de curso rápido hacia la terminación fatal. ‖ **-nostras.** Enteritis disenteriforme. ‖ **-purulenta.** Forma de disentería caracterizada por flujo purulento, que se observa en la isla de la Reunión entre los trabajadores que han llegado allí procedentes del continente africano.

disenteriforme (del gr. *dysentería*, disentería, y *forma*). adj. F., *dysentériforme*. Semejante a la disentería.

disepulótico (de *dis-* y el gr. *epoulotikós*, que promueve la cicatrización). adj. Dícese de la cicatrización lenta e imperfecta.

diseretisia o diseretismo (de *dis-* y del gr. *erethízein*, irritar). f. Disminución o trastorno de la sensibilidad a los estímulos.

disergasia (de *dis-* y el gr. *ergasía*, trabajo). f. F., *dysergasie*. DISERGIA. ‖ Término de Meyer, actualmente en desuso, que se refiere a un desorden psíquico originado por alteraciones cerebrales de naturaleza funcional, que provoca un estado de alucinación y desorientación con reacciones delirantes.

disergia (de *dis-* y el gr. *érgon*, trabajo). f. A., *Dysergie*; F., *dysergie*; In., *dysergia*; It. y P., *disergia*. Alteración funcional. ‖ Reacción anormal a las infecciones. ‖ Incoordinación motora.

diserigmia (de *dis-* y el gr. *erygmós*, eructo). f. Eructación difícil o imposible.

disestesia (de *dis-* y el gr. *aísthesis*, sensación). f. A., *Dysästhesie*; F., *dysesthésie*; In., *dysesthesia*; It. y P., *disestesia*. Trastorno de la sensibilidad en general. ‖ Trastorno de un sentido, vista, oído, olfato o gusto, pero especialmente del tacto.

disfagia (de *dis-* y el gr. *phageîn*, comer). f. A., *Dysphagie*; F., *dysphagie*; In., *dysphagia*; It. y P., *disfagia*. Deglución difícil. ‖ **-de Bayford-Autenrieth.** Disfagia por compresión del esófago ocasionada por la presencia de una arteria subclavia derecha aberrante. Imagen radiológica típica. ‖ **-de Valsalva.** Disfagia debida a la subluxación del asta mayor del hueso hioides. ‖ **-espástica.** ESOFAGISMO. ‖ **-globosa.** Globo o bolo histérico. ‖ **-lusoria** (de *lusus naturae*). Disfagia que se cree debida a la compresión del esófago por la arteria subclavia derecha en situación anómala. ‖ **-sideropénica.** SÍNDROME DE PLUMMER-VINSON.

disfagocitosis (de *dis-*, el gr. *phageîn*, comer, y *kytos*, cavidad). f. F., *dysphagocytose*. Alteración en las diferentes etapas de la fagocitosis.

disfasia (de *dis-* y el gr. *phásis*, palabra). f. F., *dysphasie*. Trastorno en la adquisición del lenguaje correcto. También se usa este término para referir formas leves de afasia.

disfonía (de *dis-* y el gr. *phoné*, sonido). f. A., *Dysphonie*; F., *dysphonie*; In., *dysphonia*; It., *disfonía*. P., *disfonía*. Trastorno de la fonación, algunas veces sinónimo de ronquera. ‖ **-de los púberes.** Cambio del sonido de la voz en la pubertad. ‖ **-espasmódica** o **espástica.** Espasmo de los músculos de la fonación que ocurre a veces en los oradores públicos.

disforia (de *dis-* y el gr. *phérein*, soportar). f. F., *dysphorie*. Inquietud, malestar; opuesto a *euforia*.

disfrasia (de *dis-* y el gr. *phrásis*, expresión). f. A., *Stammeln*; F., *dysphrasie*; In., *dysphrasia*; It. y P., *disfrasia*. Imperfección en la expresión o pronunciación de las palabras con normalidad en los órganos fonadores. Dislalia.

disfrenia (de *dis-* y el gr. *phrén*, *phrenós*, mente). ant. f. A., *Dysphrenie*; F., *dysphrénie*; In., *dysphrenia*; It., y P., *disfrenia*. Psicosis secundaria distinta de una enfermedad idiopática del cerebro.

disfrenia (de *dis* y el gr. *phrén*, *phrenós*, diafragma). *femenino gr.*, Dificultad respiratoria por alteración funcional del diafragma.

disfunción (de *dis-* y *función*). f. A., *Dysfunktion*; F., *dysfonction*; In., *dysfunction*; It., *disfunzione*; P., *função*. Alteración cuantitativa o cualitativa de una función orgánica. ‖ **-cerebral mínima.** Síndrome caracterizado por disminución de la atención, hipercinesia, impulsividad, labilidad emocional, trastornos de la percepción y alteraciones en el desarrollo del lenguaje, observado en niños y adolescentes que no presentan signos de afección neurológica o psiquiátrica importante.

disgalactia (de *dis-* y el gr. *gála*, *gálaktos*, leche). f. F., *dysgalactie*. Trastorno de la secreción láctea.

disgammaglobulinemia (de *dis-*, *gammaglobulinemia*, y el gr. *haîma*, sangre). f. F., *dysgammaglobulinémie*. Anormalidad en las gammaglobulinas hemáticas, como desproporción entre los varios tipos de las mismas o presencia de un tipo anormal.

disgenesia o disgenia (de *dis-* y el gr. *gennân*, engendrar). f. A., *Dysgenesie*; F., *dysgénésie*; In., *dysgenesia*; It., y P., *disgenesia*. Trastorno de la facultad de procreación. ‖ Cruzamiento cuyos productos son estériles entre sí. ‖ Acoplamiento de individuos con tachas hereditarias; opuesto a *eugenesia*. ‖ Desarrollo defectuoso; malformación. ‖ **-cerebral.** Degeneración cerebral; psicosis constitucional degenerativa.

disgenitalismo (de *dis-* y el lat. *genitalis*, genital). m. F., *dysgénitalisme*. Desarrollo defectuoso o anómalo de los órganos genitales internos o externos o cualquiera de sus consecuencias, como el eunuquismo.

disgeria (de *dis-* y el gr. *géron*, viejo). f. Vejez penosa, enfermiza.

disgermioma (de *dis-*, el lat. *germen*, germen, y el suf. *-oma*). m. F., *dysgerminome*. Tumor sólido, ovárico o testicular, derivado del epitelio germinativo en el cual no se hallan bien diferenciadas las células de tipo masculino o femenino.

disgeusia (de *dis-* y el gr. *geûsis*, gusto). f. A., *Dysgeusie*; F., *dysgueusie*; In., *dysgeusia*; It. y P., *disgeusia*. Perversión del sentido del gusto.

disglandular (de *dis-* y *glándula*). adj. F., *dysglandulaire*. Relativo o debido a una función glandular alterada, especialmente de las glándulas endocrinas.

disgnatia (de *dis-* y el gr. *gnáthos*, mandíbula). f. F., *dysgnathie*. Desarrollo defectuoso de los maxilares.

disgnosia (de *dis-* y el gr. *gnôsis*, conocimiento). f. Trastorno de la función intelectual.

disgónico (de *dis-* y el gr. *goné*, semilla). adj. Mal sembrado; se aplica a los cultivos bacterianos de escaso o difícil desarrollo.

disgrafía (de *dis-* y el gr. *gráphein,* escribir). f. A., *Dysgraphie;* F., *dysgraphie;* In., *dysgraphia;* It. y P., *disgrafia.* Trastorno de la facultad de expresar las ideas por la escritura. || Estado en el cual el sujeto puede escribir, pero el acto va asociado con sensaciones desagradables. || Calambre de los escribientes.

disgramatismo (de *dis-* y el gr. *grámma, -atos,* letra). m. F., *agrammatisme.* Agramatismo de grado moderado.

disgregación (del lat. *disgregatio, -onis).* f. A., *Zerfall;* F., *désagrégation;* In., *disaggregation;* It., *disgregazione;* P., *desagregação.* Dispersión, disociación. || Para algunos, sinónimo de desdoblamiento. En general, estado de desorganización ideica y conductual, observable en las demencias y los delirios crónicos.

disgripnia (de *dis-* y el gr. *ágrypnos,* desvelado). f. F., *trouble du sommeil;* In., *sleep disorder.* Trastorno del sueño.

dishafia (de *dis-* y el gr. *haphé,* tacto). f. DISAFIA.

dishematopoyesis (de *dis-,* el gr. *haîma, -atos,* sangre, y *poíesis,* formación). f. F., *dyshématopoïèse.* Alteración en la formación de la sangre.

dishematosis. f. CIANOSIS.

dishemia (de *dis-* y el gr. *haîma,* sangre). f. Constitución morbosa de la sangre. DISEMIA, 1.ª acep.

dishepatía (de *dis-* y el gr. *hêpar, hépatos,* hígado). f. Alteración de las funciones del hígado.

dishidrias. f. pl. Nombre genérico de las perturbaciones del equilibrio hídrico.

dishidrosis (de *dis-* y el gr. *hidrós,* sudor). f. A., *Dyshidrosis;* F., *dyshidrose;* In., *dyshidrosis;* It., *disidrosi;* P., *disidrose.* Trastorno de la sudación. || Afección cutánea caracterizada por la erupción circunscrita de pequeñas vesículas claras en las caras laterales de los dedos, asociada con ardor y prurito localizados. Pónfolix, quiro- y podoponfólix. ||**-tricofítica.** Pie de atleta.

dishipnia. f. DISGRIPNIA.

dishipofisia, dishipofisismo (de *dis-* e *hipófisis).* f. y m. Alteración funcional de la hipófisis o cuerpo pituitario; disputitarismo.

dishormónico (de *dis-* y *hormona).* adj. Relativo o debido a un trastorno endocrino.

dishormonismo (de *dis-* y el gr. *hormôn, -ôntos,* que excita). m. Trastorno en la secreción de hormonas; disendocrinia.

disialia (de *dis-* y el gr. *síalon,* saliva). f. Trastorno de la secreción salival.

disidrosis. f. DISHIDROSIS.

disimbolia (de *dis-* y el gr. *sýmbolon,* contraseña). f. Asimbolia de grado moderado. || Trastorno en la concepción de las ideas, de suerte que éstas no pueden ser formuladas inteligentemente por el lenguaje.

disimetría. f. ASIMETRÍA.

disimilación. f. DESASIMILACIÓN.

disimulación (del lat. *dissimulatio, -onis).* f. F., *dissimulation.* Acción por medio de la cual se oculta algo real. La disimulación de la enfermedad se plantea a veces en los reconocimientos médicos para la contratación laboral, la obtención de certificados de conducir u otros, en reconocimientos psiquiátricos, etc.

disinergia (de *dis-* y *sinergia).* f. A., *Sinergiestörung;* F., *dyssynergie;* In., *dyssynergia;* It. y P., *dissinergia.* Trastorno de la coordinación muscular. ||**-cerebelosa mioclónica.** ENFERMEDAD DE HUNT. ||**-cerebelosa progresiva.** Afección caracterizada por temblor general asociado con alteración del tono muscular y de la coordinación, debida a un trastorno del cerebelo.

disinmunidad (de *dis-* y el lat. *immunitas,* exención). f. Inmunidad trastornada o mal dirigida.

disinsulinismo, disinsulinosis (de *dis-* e *insulina,* del lat. *insula,* isla). f. y m. Alteración de la actividad de los islotes de Langerhans con trastorno consecutivo de la secreción de insulina.

disistolia (de *dis-* y *sístole).* f. Alteración de la sístole, hiposistolia; término de uso más lógico que el de asistolia.

dislaceración. f. DILACERACIÓN.

dislalia (de *dis-* y el gr. *laleîn,* hablar). f. A., *Dyslalie;* F., *dyslalie;* In., *dyslalia;* It. y P., *dislalia.* Defecto de la articulación de los fonemas, producido por un punto o modo de articulación incorrecto, sin lesión orgánica en el aparato fonético.

dislexia (de *dis-* y el gr. *léxis,* palabra). f. A., *Dyslexie;* F., *dyslexie;* In., *dyslexia;* It., *dislessia;* P., *dislexia.* Dificultad aumentada para aprender a leer, sin que existan defectos fundamentales neurológicos de tipo sensorial o neuropsicológico lesional. También se usa el término para designar formas leves de alexia.

dislipemia (de *dis-,* el gr. *lípos,* grasa, y *haîma,* sangre). f. Nombre genérico de las enfermedades del metabolismo de los lípidos. Se caracteriza por una alteración de los niveles normales de lípidos circulantes. Se distinguen 5 tipos en función de la fracción lipídica alterada y de la existencia o falta de un patrón hereditario.

dislipoidosis (de *dis-* y el gr. *lípos,* grasa). f. F., *dyslipoïdose.* Grupo nosológico que comprende enfermedades congénitas con la característica común de policoria lipóidica en el sistema reticuloendotelial de ciertos órganos. A este grupo pertenecen las enfermedades de Gaucher, de Niemann-Pick, de Tay-Sachs, etc.

dislocación (de *dislocar,* y éste de *dis-* y *locare,* colocar). f. A., *Verschiebung;* F., *luxation;* In., *dislocation;* It., *dislocazione;* P., *deslocação.* Cambio de lugar, desplazamiento. || LUXACIÓN. ||**-vertical del estómago.** Gastroptosis en la que el eje del estómago es vertical.

dislogia (de *dis-* y el gr. *lógos,* razón). f. A., *Sprachstörung;* F., *dyslogie;* In., *dyslogia;* It., *logopatia;* P., *dislogia.* Trastorno de la facultad razonante. || Trastorno del lenguaje debido a alteraciones mentales. *Sin.:* Logoneurosis. DISFASIA.

disloquia (de *dis-* y el gr. *lóchios,* relativo al parto). f. Supresión o alteración del flujo loquial.

dismadurez (de *dis-* y el lat. *maturus,* maduro). f. F., *dysmaturité.* Madurez incompleta o imperfecta; dícese de la placenta en los embarazos prolongados.

dismasesis (de *dis-* y el gr. *másesis,* masticación). f. Masticación difícil o dolorosa.

dismegalopsia. f. DISMETROPSIA.

dismenia. f. DISMENORREA.

dismenorrea (de *dis-,* el gr. *mén, menós,* mes, y *rheîn,* fluir). f. A., *Dysmenorrhöe;* F., *dysménorrhée;* In., *dysmenorrhea;* It. y P., *dismenorrea.* Irregularidad de la función menstrual y especialmente la menstruación difícil o dolorosa. ||**-congestiva.** Aquella cuyas molestias se atribuyen a congestión uterovárica. ||**-esencial.** La de causa desconocida. ||**-espasmódica.** La debida a la contracción uterina espasmódica. ||**-funcional.** Dismenorrea sin explicación anatómica o patológica. ||**-inflamatoria.** La debida a la inflamación del útero o anexos. ||**-mecánica.** La debida a un obstáculo mecánico al curso del flujo sanguíneo, por estenosis, coágulos o flexión uterina. ||**-membranosa.** Dismenorrea caracterizada por la expulsión de membranas de la mucosa caduca patológica del útero; endometritis exfoliativa. ||**-nerviosa.** Dismenorrea debida solamente a trastornos neurovegetativos. ||**-obstructiva.** DISMENORREA MECÁNICA. ||**-ovárica, tubárica, uterina, vaginal.** Dismenorrea debida a las alteraciones de los órganos correspondientes.

dismetría (de *dis-* y el gr. *métron,* medida). f. Apreciación incorrecta de la distancia en los movimientos o actos musculares o de la extensión de los mismos.

dismetropsia (de *dis-,* el gr. *métron,* medida, y *ópsis,* vista). f. F., *dysmétropsie.* Trastorno de la apreciación visual del tamaño de los objetos.

dismimia (de *dis-* y el gr. *mîmos,* actos, representación). f. Trastorno del lenguaje mímico o por gestos. || F., *dysminie.* Incapacidad de imitación.

dismiotonía (de *dis-* y *miotonía).* f. F., *dystonie musculaire.* Distonía muscular; tonicidad anormal de un músculo.

dismnesia (de *dis-* y el gr. *mnêstis,* recuerdo). f. Alteración o debilitación de la memoria.

dismorfia. f. DISMORFISMO. || DEFORMIDAD.

dismorfismo (de *dis-* y el gr. *morphé*, forma). m. F., *dysmorphie*. Forma defectuosa de un aparato u órgano de la economía. ‖ Aparición en formas distintas según las condiciones ambientes. ‖ ALOMORFISMO.
dismorfofobia (de *dismorfia* y el gr. *phóbos*, temor). f. Temor morboso a las deformidades.
dismorfosis. f. DEFORMIDAD.
disnea (del gr. *dýspnoia*; de *dys*, mal, y *pneín*, respirar). f. A., *Dyspnöe*; F., *dyspnée*; In., *dyspnea*; It., *dispnea*; P., *dispneia*. Dificultad en la respiración. ‖ **-cardíaca, renal.** La debida a una enfermedad del corazón o de los riñones respectivamente. ‖ **-de decúbito.** La que aparece al acostarse y desaparece a los pocos minutos, característica de los estados de insuficiencia cardíaca izquierda. ‖ **-de esfuerzo.** La que aparece con la actividad física. ‖ **-de reposo.** La que aparece sin actividad física. ‖ **-de Traube.** Disnea caracterizada por la lentitud de los movimientos respiratorios y la poca expansión y colapso del tórax; se observa en la diabetes sacarina. ‖ **-espiratoria, inspiratoria.** Dificultad en la espiración o inspiración del aire. ‖ **-suspirosa.** Respiración acelerada y superficial característica de los estados de ansiedad.
disnefrotopia (de *dis-*, el gr. *nephrós*, riñón, y *tópos*, lugar). f. Ectopia renal; nefroptosis.
disneuria (de *dis-* y el gr. *neûron*, nervio). f. Trastorno de la potencia nerviosa o de la inervación.
disnistaxis (de *dis-* y el gr. *nystázein*, dormitar). f. Sueño muy ligero.
disnoia o disnusia (de *dis-* y el gr. *noûs*, mente). f. Trastorno de la inteligencia.
disociación (del lat. *dissociatio, -onis*). f. A., *Dissoziation*; F., *dissociation*; In., *dissociazione*; It., *disasociazione*; P., *dissociação*. Acción y efecto de separar. ‖ Descomposición de un agregado molecular en otros más sencillos. ‖ Separación de los iones positivos y negativos de un electrólito en presencia de un medio líquido adecuado, por ejemplo, el agua. ‖ Término utilizado por Bleuler al referirse a la desestructuración de la personalidad propia de la esquizofrenia, cuyos efectos se manifiestan en la afectividad, actividad y procesos intelectuales, y que refleja básicamente un trastorno de las asociaciones que rigen el curso del pensamiento. ‖ V. ESCISIÓN. ‖ **-albuminocelular o citológica.** Hiperalbuminosis del líquido cefalorraquídeo sin aumento correspondiente de los elementos celulares. ‖ **-auriculoventricular.** Bloqueo cardíaco, enfermedad de Adams-Stokes. ‖ **-automaticovoluntaria.** Característica semiológica de ciertos afásicos para quienes es imposible pronunciar ciertas palabras cuando intentan hacerlo y ponen toda la energía de su voluntad; en cambio unos instantes después pueden pronunciarlas de manera espontánea. Principio de Baillarger o de Baillarger-Jackson. ‖ **-automaticovoluntaria de Monrod-Krohn.** En las parálisis faciales por lesión de la neurona motora superior, la motilidad mímica emocional automática, no sólo se conserva mejor que la voluntaria, sino que puede mostrarse exagerada. ‖ **-bacteriana o microbiana.** Aparición en un cultivo puro de formas claramente distinguibles de la cepa original. ‖ **-de la sensibilidad.** Pérdida de la sensibilidad al dolor y a la temperatura, con conservación de la sensibilidad táctil y muscular, muy frecuentemente observada en enfermos de siringomielia. ‖ **-de los reflejos.** Desaparición de los reflejos cutáneos y conservación de los tendinosos o, más raramente, lo contrario.
disodea (de *dis-* y el gr. *ádein*, cantar). f. Perturbación en la voz que se presenta en la práctica del canto.
disodia (de *dis-* y el gr. *ózein*, oler, exhalar olor). f. Hedor, fetidez del aliento. ‖ RINITIS ATRÓFICA.
disódico (de *di-* y *sodio*). adj. F., *disodique*. Que tiene dos átomos de sodio en cada molécula. ‖ Relativo a la disodia.
disodontiasis o disodontosis (de *dis-* y el gr. *odoús, odóntos*, diente). f. Dentición difícil, defectuosa o retardada.
disolución (del lat. *dissolutio, -onis*). f. A., *Auflösung*; F. e In., *dissolution*; It., *dissoluzione*; P., *dissolução*. Fenómeno por el cual un cuerpo líquido se une con otro sólido, líquido o gaseoso, dando por resultado un nuevo líquido homogéneo. ‖ Este mismo nuevo líquido. ‖ Disminución de la consistencia de los humores. ‖ Descomposición, muerte.
disolvente (del lat. *dissolvens, -entis*). adj. F. *dissolvant, solvant*. Que disuelve; que es capaz de destruir la agregación de los iones o moléculas de un cuerpo soluble. ‖ m. Agente o medicamento capaz de disolver concreciones dentro del cuerpo.
disolver. tr. Separar un sólido cristalino en sus moléculas o iones constituyentes al ponerlo en contacto con el agua u otro medio líquido adecuado. Ú. t. c. pr.
disomia. f. Cualidad de disomo.
disomnia (de *dis-* y el lat. *somnus*, sueño). f. Alteración del sueño.
disomo (de *di-* y el gr. *sôma*, cuerpo). m. Monstruosidad doble.
disoniria (de *dis-* y el gr. *óneiros*, ensueño). f. Pesadillas y terrores nocturnos.
disontogénesis o disontogenia (de *dis-* y *ontogenia*). f. Desarrollo defectuoso de un organismo.
disontología (de *dis-*, el gr. *ón, óntos*, el ser, y *lógos*, tratado). f. Estudio de los trastornos del desarrollo.
disopía o disopsia (de *dis-* y el gr. *óps, opós*, ojo, o, en la segunda forma, *ópsis*, visión). f. A., *Dysopie*; F., *dysopie*; In., *dysopia*; It. y P., *disopia*. Visión defectuosa. ‖ **-álgera.** Alteración visual por dolor en los ojos al mirar los objetos.
disorexia (de *dis-* y el gr. *órexis*, apetito). f. Alteración, perversión del apetito.
disorganoplasia (de *dis-*, el gr. *órganon*, instrumento, y *plássein*, formar). f. Displasia de un órgano.
disosfresis (de *dis-* y el gr. *ósphresis*, olfato). f. DISOSMIA.
disosmia (de *dis-* y el gr. *osmé*, olfato). f. Defecto o alteración del sentido del olfato.
disosteogénesis. f. DISOSTOSIS.
disostosis (de *dis-* y el gr. *ostéon*, hueso). f. A., *Dysostose*; F., *dysostose*; In., *dysostosis*; It., *disostosi*; P., *disostose*. Osificación defectuosa; defecto en la osificación normal de los cartílagos. ‖ **-cleidocraneal.** Estado raro congénito en el cual hay osificación defectuosa de los huesos craneales con persistencia de las fontanelas, prognatismo y falta parcial o completa de las clavículas, de suerte que los hombros pueden aproximarse hacia delante. ‖ **-craneofacial hereditaria.** ENFERMEDAD DE CROUZON. ‖ **-craneohipofisaria.** SÍNDROME DE SCHÜLLER.
disovaria o disovarismo (de *dis-* y el lat. *ovum*, huevo). f. y m. Trastorno de la secreción interna del ovario. ‖ Insuficiencia funcional del ovario.
dispar (del lat. *dispar*). adj. Desigual, desemejante. ‖ **-oculis** (lat.). Que tiene desigual el color del iris de uno y otro ojo.
disparatiroidismo (de *dis-* y *paratiroides*). m. F., *dysparathyroïdisme*. Trastorno de las funciones de las paratiroides.
dispareunia (del gr. *dyspáreunos*, mal acoplado). f. A., *Dyspareunie*; F., *dyspareunie*; In., *dyspareunia*; It. y P., *dispareunia*. Coito difícil o doloroso.
dispasmo (de *di-* y *espasmo*). m. PARASPASMO.
dispensación (del lat. *dispensatio, -onis*). f. Conjunto de operaciones previas a la preparación de las composiciones oficinales y magistrales, que consisten en pesar los medicamentos conforme a las dosis prescritas y disponerlos en el orden en que deben ser pulverizados, infundidos, etc.
dispensario (lat. *dispensare*, distribuir). m. Establecimiento donde se dispensa asistencia medicofarmacéutica, gratuita o no. ‖ Farmacopea. ‖ Laboratorio donde se preparan las sustancias que entran en los medicamentos compuestos.
dispepsia (del gr. *dys*, mal, y *péptein*, cocer). f. A., *Dyspepsie*; F., *dyspepsie*; In., *dyspepsia*; It. y P., *dispepsia*. Digestión difícil y laboriosa y síntomas asociados. ‖ **-ácida.** Variedad asociada con la excesiva acidez del jugo gástrico y regurgitaciones acres o áci-

das. ‖ **-apendicular.** Dispepsia refleja debida a una lesión del apéndice. ‖ **-atónica.** Forma debida a la deficiente acción de la túnica muscular del estómago e intestinos. ‖ **-biliar.** Dispepsia intestinal, debida a una deficiente secreción de bilis. ‖ **-fermentativa.** Dispepsia caracterizada por la fermentación del alimento ingerido. ‖ **-flatulenta.** Dispepsia con producción rápida y abundante de gases, que producen timpanismo y eructos. ‖ **-funcional.** Dispepsia atónica, nerviosa o refleja. ‖ **-gástrica, intestinal.** Dispepsia cuyo asiento respectivo se halla en el estómago o en los intestinos. ‖ **-idiopática.** Dispepsia sin lesión primitiva de la mucosa digestiva, consecutiva generalmente a transgresiones en el régimen, a la fatiga, etc. ‖ **-jabonosa de Porges.** Esteatorrea a causa del tránsito rápido a través del intestino delgado. ‖ **-nerviosa.** DISPEPSIA GÁSTRICA. ‖ **-pirética.** desus. Dispepsia de base inflamatoria, antigua fiebre gástrica. ‖ **-refleja.** Dispepsia debida a la influencia refleja de una enfermedad en órganos no relacionados directamente con la digestión, como la apendicular, ovárica, etc. ‖ **-salival.** Dispepsia debida a la secreción de poca saliva o deficiente insalivación de los alimentos. ‖ **-sintomática.** Variedad constitutiva de un síntoma que existe generalmente en el cuadro morboso de otra enfermedad, como la clorosis, anemia, cardiopatía, diabetes, etc. ‖ **-sulfhídrica.** La que se acompaña de eructos con dicho sabor.
dispepsodinia (de *dispepsia* y el gr. *odýne*, dolor). f. GASTRALGIA.
disperistalsis o **disperistaltismo** (de *dis-* y *peristalsis*). f. y m. F., *dyspéristaltisme*. Peristalsis anormal o dolorosa.
dispermasia o **dispermatismo.** f. y m. DISPERMIA.
dispermia (de *dis-* y el gr. *spérma*, semilla). f. Trastorno en la producción y eyaculación del semen.
dispermia (de *di*, dos y *esperma*). f. Ingreso de dos espermatozoides en el óvulo.
dispersidad (del lat. *dispergere*, esparcir). f. F., *dispersité*. Grado de dispersión de un coloide; grado a que se han reducido las dimensiones de las partículas dispersas.
dispersidología (de *dispersidad* y el gr. *lógos*, tratado). f. Química de los coloides.
dispersión (del lat. *dispersio, -onis*). f. A., *Streuung*; F. e In., *dispersion*; It., *dispersione*; P., *dispersão*. Diseminación, separación. ‖ Desviación de los rayos luminosos refractados, que da por resultado la aberración de refrangibilidad. ‖ Solución coloide.
dispersoide. m. COLOIDE.
dispigia (de *dis-* y el gr. *pygé*, nalga). f. Desarrollo defectuoso de los huesos sacro y cóccix.
dispinealismo (de *dis-* y el lat. *pinea*, piña). m. Trastorno de la secreción de la glándula pineal y estado consecutivo.
dispirema (de *di-* y el gr. *speírama*, espiral). m. F., *aspect mitotique qui suit le diaster*. Período de división celular que sigue al diáster, llamado así porque el protoplasma se divide en dos partes, en cada una de las cuales la cromatina toma la forma de un rollo o espiral.
dispiria (de *dis-* y el gr. *pýr, pyrós*, fuego). f. Reducción de las combustiones orgánicas, observada especialmente en las regiones montañosas.
dispituitarismo. m. DISHIPOFISIA.
displasia (de *dis-* y el gr. *plássein*, formar). f. A., *Dysplasie*; F., *dysplasie*; In., *dysplasia*; It. y P., *displasia*. Anomalía de desarrollo. ‖ Carácter físico de degeneración, estigma. ‖ **-cretinoide.** Conjunto de alteraciones anatómicas semejantes a las del cretinismo, retardo de osificación, pequeñez de los órganos e insuficiencia sexual. ‖ **-ectodérmica hereditaria.** Estado hereditario raro, caracterizado por anomalías en las formaciones ectodérmicas; piel luciente, ausencia de glándulas sudoríparas, dientes y pelos defectuosos, etc., asociado algunas veces con deficiencia mental. ‖ **-fibrosa poliostótica.** Defecto del desarrollo esquelético congénito, que ataca uno o varios huesos en forma de fibrosis de la médula diafisaria de los huesos largos. Las epífisis no se afectan o lo hacen tardíamente. ‖ **-neuroectodérmica.** Trastorno congénito de los tejidos cerebrales asociado con tumores de la piel, como en las enfermedades de Lindau y de Recklinghausen.
disponotocia (de *dis-*, el gr. *pónos*, dolor, y *tókos*, parto). f. Distocia con dolor.
disposición. f. PREDISPOSICIÓN.
dispositivo (del lat. *dispositus*, p. p. de *disponere*, disponer). m. Mecanismo o artificio para hacer o facilitar un trabajo especial. ‖ **-intrauterino.** Pequeños aparatos, de los que existen diferentes modelos y materiales, que se introducen en la cavidad uterina a fin de evitar el embarazo y que pueden permanecer *in situ* durante un período de 1 a 3 años. DIU.
dispragia. f. DISPRAXIA. ‖ **-intermitente angiosclerótica intestinal.** f. Afección espasmódica intestinal dolorosa, debida a la esclerosis de los vasos intestinales.
dispraxia (de *dis-* y el gr. *práxis*, acción, acto). f. F., *dyspraxie*. Trastorno de los movimientos o actos coordinados; grado moderado de apraxia.
disprosexia (de *dis*, mal, y el gr. *proséchein*, atender). f. Trastorno de la atención.
disprosio (*dysprosium*). m. F., *dysprosium*. Elemento raro poco estudiado, del grupo del itrio. Símbolo, Dy. Peso atómico, 162,5.
disprosodia (de *dis-* y el gr. *prosodía*, modulación de la voz). f. F., *dysprosodie*. Trastorno del ritmo, tonalidad e intensidad de la palabra que se observa en la afasia de Broca. ‖ **–ou Monrod-Krohn.** Modificación del acento melódico del lenguaje, que se asemeja entonces al de una lengua extranjera. Aparece en relación con la desintegración fonética y la afasia de Broca.
disproteinemia (de *dis-*, *proteína*, y el gr. *haîma*, sangre). f. F., *dysprotéinémie*. Alteración de la proporción normal de las proteínas hemáticas.
disquecia o **disquesia** (de *dis-* y el gr. *chézein*, defecar). f. A., *Dyschezie*; F., *dyschésie*; In., *dyschesia*; It., *dischesia*; P., *disquesia*. Defecación difícil o dolorosa; especialmente aparece como síntoma en el estreñimiento rectal o proctógeno.
disqueratosis (de *dis-* y *queratosis*). f. F., *dyskératose*. Alteración de la queratinización de las células epidérmicas. ‖ Enfermedad de Darier. ‖ **-congénita.** Atrofia cutánea reticular con pigmentación, distrofia ungueal, leucoplasia oral y pancitopenia.
disquilia (de *dis-* y *quilo*). f. F., *dyschylie*. Trastorno en la quilificación o alteración del quilo.
disquinesia. f. DISCINESIA.
disquiria (de *dis-* y el gr. *cheír, cheirós*, mano). f. F., *dyschirie, atopoesthésie*. Alteración en la función coordinada de las manos. ‖ Dificultad o imposibilidad de señalar qué lado del cuerpo ha sido tocado.
disrafia (de *dis-* y el gr. *rhaphé*, sutura). f. A., *Dysrhaphie*; F., *dysraphie*; In., *dysrhaphia*; It. y P., *disrafia*. Anomalía en la oclusión o coalescencia del tubo neural primitivo u otros rafes laterales, de la que son consecuencia la espina bífida, siringomielia, labio leporino, hernias, etc. STATUS DYSRAPHICUS.
disreacción (de *dis-*, el pref. lat. *re-*, de nuevo, y *acción*). f. Calificativo que Jiménez Díaz da a las reacciones alérgicas y autoinmunes.
disritmia (de *dis-* y el gr. *rhythmós*, ritmo). f. A., *Dysrhythmie*; F., *dysrythmie*; In., *dysrhythmia*; It. y P., *disritmia*. Alteración del ritmo. ‖ **-cerebral.** Trastorno en el ritmo de las ondas cerebrales registradas en el electroencefalograma. ‖ **-mayor.** Término que designa el trazado electroencefalográfico caracterizado por complejos difusos de punta y onda lentos, de gran amplitud, que se repiten a intervalos breves, sobre un fondo de actividad theta y delta de gran amplitud. *Sin.*: Hipsarritmia.
dissemia. f. DISEMIA (2.ª acep.)
distal. adj. F., *distal*; In., *distal*; It., *distale*. P., *distal*; Remoto, periférico, más alejado del centro, origen o cabeza; opuesto a *proximal*.
distanasia (de *dis-* y el gr. *thánatos*, muerte). f. Muerte lenta, dolorosa; agonía prolongada.

distancia (del lat. *distantia*). f. A., *Abstand;* F., *distance;* In., *distance;* It., *distanza;* P., *distância.* Espacio entre dos objetos. ‖ **-carcinomatosa.** Interrupción de la sombra radioscópica del estómago entre el cuerpo de este órgano y el bulbo duodenal en el cáncer de la región prepilórica. ‖ **-focal.** En todo sistema óptico, cada una de las distancias entre los planos principales objeto e imagen y los focos correspondientes. ‖ **-infinita.** En oftalmología, la de 6 m o más, pues a esta separación los rayos que van al ojo son prácticamente paralelos, como si vinieran del infinito.

distasia (de *dis-* y el gr. *stásis,* colocación de pie). f. A., *Dystasie;* F., *dystasie;* In., *dysstasia;* It., *astasia incompleta;* P., *distasia.* Dificultad en mantener la estación de pie. ‖ **-arrefléxica hereditaria.** Enfermedad familiar caracterizada por trastornos en la marcha y la estación de pie, con abolición de los reflejos tendinosos y otras anomalías.

distaxia (de *dis-* y el gr. *táxis,* orden). f. A., *Dystaxia;* F., *ataxie partielle;* In., *dystaxia;* It., *atassia parziale;* P., *distaxia.* Dificultad en la dirección de los movimientos voluntarios; ataxia parcial. ‖ **-agitante.** Temblor por irritación de la médula espinal, sin parálisis; seudoparálisis agitante.

disteatosis (de *dis-* y *esteatosis*). f. Trastorno de la secreción sebácea; asteatosis moderada.

disteleología (de *dis-,* el gr. *téleos,* perfectamente, y *lógos,* tratado). f. Estudio de los órganos rudimentarios o imperfectos.

distenia (de *dis-* y el gr. *sthénos,* fuerza física). f. Alteración o perversión de las fuerzas; astenia moderada.

distensibilidad. f. Capacidad de ser distendido o de distenderse.

distensión (del lat. *distensio, -onis*). f. A., *Dehnung;* F., *distension;* In., *distention;* It., *distensione;* P., *distensão.* Estiramiento violento de los tejidos y partes ligamentosas de una articulación. ‖ Estado de los tejidos, membranas, órganos, etc., que experimentan una tensión violenta.

distermia (de *dis-* y el gr. *thérme,* calor). f. Hipertermia poco intensa y de larga duración, en la cual el examen clínico minucioso no encuentra causa alguna que la explique.

distermosia (de *dis-* y el gr. *thérme,* calor). f. Trastorno en la producción del calor.

distesia (de *dis-* y el gr. *thésis,* posición). f. Malestar, impaciencia en los enfermos. DISFORIA.

distimia (de *dis-* y el gr. *thymós,* mente, ánimo). f. A., *Dysthymie;* F., *dysthymie;* In., *dysthymia;* It. y P., *distimia.* Exageración morbosa del estado afectivo en sentido de exaltación o depresión. ‖ ΔISTIMISMO.

distimismo. m. Trastorno de la función del timo y estado consecutivo.

distiquia o **distiquiasis** (de *dis-* y el gr. *stíchos,* línea, hilera). f. A., *Distichiasis;* F., *distichiase;* In., *distichiasis;* It., *distichiasi;* P., *distiquíase.* Presencia de dos filas de pestañas, una de las cuales o ambas están invertidas hacia el ojo. TRIQUIASIS.

distireosis o **distiroídia.** f. DISTIROIDISMO.

distiroidismo (de *dis-* y *tiroides*). m. A., *Dysthyreosis;* F., *dysthyroïdie;* In., *dysthyroidism;* It., *distiroidismo;* P., *distiroidia.* Desarrollo imperfecto, disfunción de la glándula tiroides y estado consecutivo.

distitia (de *dis-* y el gr. *titheneîn,* amamantar). f. Amamantamiento difícil o doloroso.

distobucal (de *distal* y lat. *bucca,* boca). adj. Relativo a las superficies distal y bucal de un diente.

distocia (de *dis-* y el gr. *tókos,* parto). f. A., *Dystokie;* F., *dystocie;* In., *dystocia;* It. y P., *distocia.* Parto anormal o patológico. ‖ **-anexial.** Aquella cuya causa reside en los anexos fetales (cordón, placenta). ‖ **-fetal.** Distocia debida a la forma, tamaño o posición del feto. ‖ **-materna.** Distocia cuya causa reside en la madre.

distoclusión (de *distal* y *oclusión*). f. Relación defectuosa entre los arcos dentarios maxilar y mandibular, por la que el segundo está en posición posterior al primero; posteroclusión.

Distoma o **Distomum.** Nombre primitivo de un gén. de gusanos entozoarios trematodos, pero actualmente término general, que comprende varios géneros de trematodos: *Paragonimus, Fasciola, Schistosoma, Opisthorchis, Dicrocoelium,* etc. ‖ **-del hígado.** FASCIOLA HEPÁTICA. ‖ **-de la sangre.** SCHISTOSOMA HAEMATOBIUM.

distomatosis. f. DISTOMIA. ‖ DISTOMIASIS.

distomia (de *di-* y el gr. *stóma,* boca). f. Presencia de dos bocas.

distomiasis. f. Estado morboso, producido por *Distoma.* ‖ **-hemática.** Esquistosomiasis. ‖ **-hepática.** Clonorquiasis, infestación con la *Clonorchis sinensis, Fasciola hepatica* o *Dicrocoelium.* ‖ **-intestinal.** Infestación con la especie *Fasciolopsis buskii.* ‖ **-pulmonar.** Infestación de los pulmones con el trematodo *Paragonimus westermanii.* ‖ **-sanguínea.** ESQUISTOSOMIASIS.

distonía (de *dis-* y el gr. *tónos,* tono). f. A., *Dystonie;* F., *dystonie;* In., *dystonia;* It. y P., *distonia.* Alteración de la tonicidad o tensión de un tejido u órgano. ‖ **-muscular deformante.** Trastorno nervioso, observado principalmente en niños, caracterizado por alternación de hipertonía e hipotonía muscular y por lordosis; forma parte de la patología del sistema extrapiramidal. Distonía o disbasia lordótica progresiva, enfermedad de Ziehen-Oppenheim, espasmo o necrosis de torsión, tortipelvis. ‖ **-neurovegetativa.** Trastorno de la excitabilidad del neumogástrico y del gran simpático en conjunto, que puede revestir diversas modalidades según el predominio de la hiper o hipotonía en uno o en ambos sistemas.

distopia (de *dis-* y el gr. *tópos,* lugar). f. A., *Verlagerung;* F., *dystopie;* In., *dystopia;* It. y P., *distopia.* Situación anómala de un órgano; ectopia, dislocación. ‖ **-testis.** Ectopia testicular.

distorsión (del lat. *distorsio, -onis*). f. A., *Verstauchung;* F., *distorsion;* In., *distortion;* It., *distorsione;* P., *distorsão.* Torcedura o esguince. ‖ Malformación adquirida o congénita por torsión de una parte. ‖ Forma de aberración en la que los objetos aparecen de forma o tamaño diferente vistos a través de los bordes de una lente.

distortor, oris (lat.). m. Músculo cigomático menor.

distoversión. f. Distancia mayor de la normal de un diente a la línea media.

distracción (del lat. *distractio, -onis*). f. A., *Distraktion;* F., *distraction;* In., *distraction;* It., *distrazione;* P., *distração.* Tracción ejercida de modo que separa superficies normalmente en aposición, especialmente los extremos de un hueso fracturado en un vendaje enyesado. ‖ Diversión o cambio en el curso de los pensamientos por influencias propias o extrañas.

distractibilidad (del lat. *distrahere,* arrastrar). f. F., *distractivité.* Posibilidad de hacer variar el curso de los pensamientos por influencias exteriores; disminuye o incluso desaparece en los estados de depresión o inhibición.

distrepsia (de *dis-* y el gr. *thrépsis,* nutrición). f. Grado moderado de atrepsia.

distribución (del lat. *distributio, -onis*). f. A., *Verteilung;* F., e In., *distribution;* It., *distribuzione;* P., *distribuição.* Repartición de las ramas de una arteria o nervio por los territorios que irrigan o inervan.

distripsia (de *dis-* y el gr. *trîpsis,* digestión). f. F., *dystrypsie.* Alteración de la digestión intestinal o pancreática debida a la falta de tripsina.

distriquia, distriquiasis o **distrix** (de *dis-* y el gr. *thríx, trichós,* cabello). F., *districhiase.* f. DISTIQUIASIS. ‖ División de los cabellos o pelos en su extremo. ‖ Nacimiento de dos pelos de un solo folículo.

distrofia (de *dis-* y el gr. *trophé,* nutrición). f. A., *Dystrophie;* F., *dystrophie;* In., *dystrophia;* It. y P., *distrofia.* ‖ Trastorno de la nutrición y estado consecutivo. Degeneración o desarrollo defectuoso de una parte u órgano. ‖ **-adiposogenital.** SÍNDROME DE FRÖHLICH. ‖ **-de Erb.** Distrofia muscular progresiva que afecta a los cinturones escapular y pelviano, aparece en la adolescencia y de evolución lenta. ‖ **-de**

Fuchs. Alteración del epitelio corneal manifiesta por erosiones. ||**-de Landouzy-Déjérine.** Distrofia muscular progresiva que suele aparecer en la adolescencia, de lenta evolución y herencia autosómica dominante. Afecta con predilección la zona facioescapulohumeral. Sin.: Distrofia facioescapulohumeral. ||**-de Leyden-Moebius.** Forma de distrofia muscular progresiva que afecta al cinturón pelviano. Actualmente no se la considera una forma autónoma y se la incluye en la de Erb o de los cinturones. ||**-de Salzmann.** Degeneración hipertrófica progresiva de la capa epitelial, membrana de Bowman y porción externa de la estroma de la córnea. ||**-hipofisaria.** DISTROFIA ADIPOSOGENITAL. ||**-miotónica.** Forma de atrofia muscular lentamente progresiva, que ataca determinados músculos y se caracteriza por la relajación tardía de las contracciones musculares. ||**-muscular progresiva.** Atrofia progresiva de los músculos sin lesión aparente de la médula espinal; afección hereditaria en diversas formas o tipos: de Eichhorst, Erb, Déjerine-Landouzy, Leyden-Moebius, Zimmerlin. ||**-papilar** y **pigmentaria.** Acantosis nigricans. ||**-tironeural.** Trastorno del sistema vegetativo asociado con deficiencia mental y tiroidea.

distrombasia (de *dis-* y *trombo*). f. Trastorno en la formación del fibrinofermento, que motiva el retardo en la coagulación de la sangre en la hemofilia.

disulfiram. m. F., *disulfirame.* Nombre genérico del disulfuro de tetraetiltiouram. Compuesto utilizado en las curas de deshabituación al alcohol por impedir la transformación de un metabolito del alcohol, el aldehído acético, en ácido acético. La acumulación del aldehído acético produce manifestaciones orgánicas desagradables.

disulfurasa. f. Enzima que escinde la cistina en hidrógeno sulfurado, amoniaco y ácido pirúvico.

disuresia o **disuresis.** f. DISURIA. Afección del aparato urinario.

disuria (del gr. *dys*, mal, y *oûron*, orina). f. A., *Dysurie;* F., *dysurie;* In., *dysuria;* It., *disuria;* P., *disúria.* Emisión dolorosa o difícil de la orina. ||**-espasmódica** o **espástica.** Disuria por espasmo del cuello de la vejiga. ||**-psíquica.** Micción difícil o imposible en presencia de otras personas.

disvegetosis (de *dis-* y el lat. *vegetare*, animar). f. Desequilibrio neurovegetativo.

disvitaminosis (de *dis-* y *vitamina*). f. Trastorno debido a una disregulación en el aprovechamiento vitamínico.

disvolución (de *dis-* y el lat. *volvere*, desarrollar). f. Trastorno de la evolución en cualquier sentido, especialmente en el regresivo o degenerativo.

disvulnerabilidad (de *dis-* y el lat. *vulnerare*, herir). f. Escasa impresionabilidad orgánica, con resistencia especial a la intemperie, golpes, etc., que se observa en ciertos maniacos y degenerados.

disyunción (del lat. *disiunctio, -onis*). f. A., *Disyunktion;* F. e In., *disjunction;* It., *disgiunzione;* P., *disjunção.* División, separación, desprendimiento de partes ordinariamente contiguas. ||**-de la coordinación.** Fijación de un ojo mientras el otro efectúa sus movimientos. ||**-epifisaria.** Desprendimiento de una epífisis.

diszoamilia (de *dis-*, el gr. *zôon*, animal, y *ámylon*, almidón). f. Defecto del hígado en el almacenamiento de la glucosa en forma de glucógeno.

diszoospermia. f. Trastorno en la formación de espermatozoides.

ditá. m. Corteza de la *Alstonia scholaris*, árbol de las islas Filipinas, empleada como tónica y contra las fiebres intermitentes.

ditaína. f. Alcaloide tóxico de la corteza de ditá; acción análoga a la del curare.

ditio (de *di-* y el gr. *theîon*, azufre). m. F., *sulfotep, dithio*. Designación del grupo químico —S_2—.

Dittel (Operación de) (Leopold *Dittel*, urólogo austriaco, 1815-1898). V. OPERACIÓN.

Dittrich (Estenosis, tapones de) (Franz *Dittrich*, patólogo alemán, 1815-1859). V. ESTENOSIS, TAPÓN.

diureido. m. Ureido derivado de una doble molécula de urea por sustitución del H con un radical.

diuresis (del gr. *dioureîn*, orinar). f. A., *Diurese;* F., *diurèse;* In., *diuresis;* It., *diuresi;* P., *diurese*. Secreción de orina por el riñón. ||**-acuosa** o **híbrida.** Poliuria provocada por la administración de agua. ||**-osmótica.** La provocada por un aumento de osmolaridad plasmática y en consecuencia del filtrado glomerular, por la administración intravenosa de manita, urea o una solución salina hipertónica.

diurético (del gr. *diouretikós;* de *dioureîn*). adj. A., *harntreibend;* F., *diurétique;* In., *diuretic;* It., *diuretico;* P., *diurético.* Que aumenta la secreción de orina. ||m. Agente o medicamento que tiene esta acción. ||**-alterante.** Droga eliminada por el riñón, que tiene saludables efectos sobre las superficies afectas de las vías urinarias. ||**-cardíaco.** Agente que provoca la diuresis por su acción estimulante de las contracciones cardíacas. ||**-directo o estimulante.** Agente o droga que actúa irritando directamente el parénquima renal. ||**-hemodrómico.** El que actúa regularizando y acelerando la circulación sanguínea. ||**-hemopiésico.** Agente que obra elevando la presión arterial. ||**-hidragogo.** El que aumenta solamente la cantidad de agua eliminada por la orina. ||**-indirecto.** El que obra provocando la descongestión o descompresión renal. ||**-mecánico.** Agente que actúa favorablemente por el lavado de los tubos urinarios.

diuria. f. F., *diurie.* Frecuencia urinaria durante el día.

divalente. m. Bivalente.

divaricación (del lat. *divaricatio, -onis*). f. Separación, divergencia. ||**-de los párpados.** ECTROPIÓN.

DIVAS. Sigla de ANGIOGRAFÍA DIGITAL.

divergencia (del lat. *divergens, -entis*, divergente). f. A., *Divergenz;* F., *divergence;* In., *divergence;* It., *divergenza;* P., *divergência.* Separación, a medida que se alejan, de dos o más líneas partidas de un mismo punto. En oftalmología, no convergencia de los ejes visuales. ||**-vertical negativa, positiva.** Estados en los que, respectivamente, el eje visual del ojo izquierdo se desvía hacia arriba o el del derecho hacia abajo (D. V. —) y el eje visual del ojo izquierdo se desvía hacia abajo o el del derecho hacia arriba (D. V. +).

diverticular. adj. F., *diverticulaire.* Relativo o semejante a un divertículo.

diverticulectomía (de *divertículo* y el gr. *ektomé*, escisión). f. Ablación quirúrgica de un divertículo, del tubo digestivo especialmente.

diverticulipexia (de *divertículo* y el gr. *pêxis*, fijación). f. F., *diverticulopexie.* Fijación del fondo de un divertículo esofágico en tal posición que resulta imposible la permanencia de los alimentos.

diverticulitis. f. A., *Divertikulitis;* F., *diverticulite;* In., *diverticolite.* P., *diverticulite.* Inflamación de un divertículo, especialmente colónico. ||F., *divulseur.* Estado inflamatorio de las pequeñas bolsas o divertículos de Graser a lo largo del colon, que puede llegar a la formación de abscesos.

diverticulización. f. Formación de divertículos, bolsas, etc., durante el desarrollo.

divertículo [diverticular] (del lat. *diverticulum*, desviación de un camino). m. A., *Divertikel;* F., *diverticule;* In., *diverticulum;* It., *diverticolo;* P., *divertículo.* Apéndice hueco en forma de bolsa o saco de una cavidad o tubo principal. ||**-de Graser.** Pequeñas bolsas múltiples del colon, especialmente en el sigmoide, constituidas por divertículos falsos. ||**-de Heister.** Seno yugular externo. ||**-de Kirchner.** Pequeña bolsa diverticular de la trompa auditiva. ||**-de la pituitaria.** Desarrollo de la mucosa de la parte posterior de la faringe, que contribuye a formar el cuerpo pituitario. ||**-de Meckel.** Apéndice sacular accidental de la porción inferior del íleon, de 5 a 6 cm de longitud, de estructura semejante a la del intestino delgado, derivado de la falta de obliteración del conducto vitelino, que puede determinar accidentes de estrangulación interna. ||**-de Nuck.** CONDUCTO DE NUCK. ||**-de Pertik.** Fosa de Rosenmüller anormalmente profunda. ||**-de Rokitansky.** Divertículo por tracción del esófago. ||**-de**

Vater. Papila duodenal. ‖ **-de Zenker.** Bolsa diverticular, por presión, en el esófago, en su unión con la laringe. ‖ **-esofágico.** Dilatación del esófago limitada a un punto de la pared, terminada en fondo de saco, que comunica con la luz del tubo esofágico por un orificio estrecho. ‖ **-falso.** Divertículo intestinal debido a la protrusión de la membrana mucosa a través de un desgarro de la capa muscular. ‖ **-por propulsión.** Divertículo esofágico por protrusión de la mucosa a través de la capa muscular. ‖ **-por tracción.** Divertículo esofágico consecutivo a la tracción por adherencias de la pared del esófago con un ganglio inflamado y supurado y la retracción del tejido cicatrizal. ‖ **-verdadero.** Divertículo formado por toda la pared del conducto intestinal. ‖ **-vesical.** Prolapso de la mucosa a través de la pared de la vejiga urinaria.

diverticulosis. f. Presencia de divertículos en cualquier tramo del intestino y estado producido por ellos.

dividivi. m. Capullos de una planta leguminosa de Sudamérica *(Caesalpinia coronaria).* Contienen tanino y se emplean como astringentes.

divieso. m. Furúnculo.

división (del lat. *divisio, -onis).* f. A., *Einteilung;* F., *division;* In., *division;* It., *divisione;* P., *divisão.* Ramificación de un vaso o nervio en dos o más ramas. ‖ Diéresis. ‖ **-celular directa.** Amitosis. ‖ **-citoplasmática.** Citocinesis. ‖ **-de Remak.** Amitosis. ‖ **-nuclear.** Cariocinesis.

divulsión (del lat. *divulsio, -onis).* f. A., *Sprengung;* F., *divulsion;* In., *divulsion;* It., *divulsione;* P., *divulsão.* Separación, dilatación violenta, arrancamiento.

divulsor. m. Instrumento para practicar la dilatación forzada de la uretra o cuello uterino.

diyodoformo. m. F., *diidoforme.* Yoduro de carbono, tetrayodoetileno. Poderoso cicatrizante sucedáneo del yodoformo, sin olor ni toxicidad.

diyodosalol. m. Compuesto de ácido diyodosalicílico y fenol, en agujas incoloras; úsase al interior en el reumatismo y al exterior como el yodoformo en las enfermedades de la piel.

diyodotirosina. f. F., *diiodotyrosine.* Derivado yodado de la tirosina, considerado como hormona de la glándula tiroides.

diyoduro. Yoduro que contiene dos átomos de yodo en la molécula. ‖ m. F., *diiodure.* Biyoduro. ‖ **-de ditimol.** Aristol.

DL50. V. Dosis letal 50%.

dmelcos. m. Cultivo esterilizado de bacilos de Ducrey en gelosa; se empleaba como reactivo intradérmico en el diagnóstico del chancro blando.

DNA. Sigla de *Desoxinucleotic Acid* o ácido desoxinucleótico.

DNasa. V. Desoxirribonucleasa.

Doan-Wrigth (Síndrome de) (Charles Austin *Doan,* médico norteamericano n. en 1896). V. Síndrome.

Dobell (Solución de) (Horace B. *Dobell,* médico inglés, 1828-1917). V. Solución.

Dobie (Glóbulo, capa o línea de) (William M. *Dobie,* anatomista inglés, 1828-1915). Véanse estos términos.

doble (del lat. *duple,* adv. de *duplus).* adj. y s. Constituido por dos (fenómenos, objetos o cosas en general). ‖ **-conciencia.** V. Conciencia doble. ‖ **-(Cotidiana, cuartana, terciana).** Formas de fiebre intermitente, V. Fiebre. ‖ **-maniobra.** Técnica obstétrica en la versión podálica, que consiste en tirar de los pies mientras se rechaza la parte que se presenta. ‖ **-personalidad.** V. Personalidad doble. ‖ **-refracción.** Fenómeno que se produce al refractarse la luz en un medio anisótropo, como el espato de Islandia, y en el que en lugar de uno solo de los rayos refractados y obedecen a leyes particulares. ‖ **-soplo clural.** Soplo de Duroziez. ‖ **-tono de Traube.** En la insuficiencia de las válvulas aórticas, comprimiendo con el estetoscopio la arteria femoral en la ingle se percibe, después del tono arterial normal, un segundo tono con los mismos caracteres. ‖ **-yo.** V. Personalidad doble.

doblete. m. Combinación de los lentes. ‖ **-de Wollaston.** Sistema óptico compuesto de dos lentes planoconvexas, para la corrección de la aberración cromática.

DOCA. Acetato de desoxicorticosterona.

Dochez (Suero de) (Alphonse R. *Dochez,* bacteriólogo norteamericano, 1882-1965). V. Suero.

Dochmius duodenalis. Ancylostoma duodenale.

docimasia; de *dokimázein,* poner a prueba). f. A., *Docimasie;* F., *dicimasie;* It. y P., *docimasia.* Ensayo o examen; prueba oficial. ‖ **-auricular.** Signo de Wreden de respiración del recién nacido, deducido del examen del oído del mismo, el cual, en caso afirmativo, contiene aire. ‖ **-hepática.** Investigación del glucógeno y la glucosa en el hígado de un cadáver. La presencia o ausencia de estas sustancias significa que el sujeto falleció en plena salud o después de larga agonía, respectivamente. ‖ **-neumohepática.** Relación entre el peso de los pulmones y el del hígado, que es 1:3 antes de la respiración y 1:1 después. ‖ **-pulmonar.** Determinación de la existencia de aire en los pulmones de un recién nacido muerto, para decidir si ha respirado y, por consiguiente, vivido fuera del claustro materno. Esta determinación puede ser *hidrostática* y *óptica*.

docimasiología (de *docimasia* y el gr. *lógos,* tratado). f. Ciencia de la investigación o examen; conjunto de reglas que deben observarse en un examen médico, quirúrgico o de laboratorio.

docosanoico (Ácido). Ácido graso saturado presente en el aceite de cacahuete. Ácido behénico.

$$CH_3-(CH_2)_{20}-C\diagdown_{OH}^{O}$$

doctor (del lat. *doctor).* m. F., *docteur.* Persona que ha recibido el último y preeminente grado académico que confiere una universidad u otro establecimiento autorizado para ello. ‖ En lenguaje usual, el médico, aunque no tenga el grado académico de doctor.

dodecadactilitis. f. F., *duodénite.* Inflamación del duodeno.

dodecadactilon (del gr. *dódeka,* doce, y *dáctylos,* dedo). m. Duodeno.

dodecanoico (Ácido). Ácido graso saturado presente en el aceite de coco. Ácido láurico.

$$CH_3-(CH_2)_{10}-C\diagdown_{OH}^{O}$$

Döderlein (Bacilo de) (Albert *Döderlein,* ginecólogo alemán, 1860-1941). V. Bacilo.

doéglico (Ácido). Ácido oleico del *doegling,* nombre noruego *de la ballena Balaena rostrata,* cuyo aceite se emplea como base de pomadas.

Dogiel (Corpúsculos de) (Jean von *Dogiel,* fisiólogo ruso, 1830-1905). V. Corpúsculo.

dogmatista. adj. y s. F., *dogmatiste.* Partidario del dogmatismo, una de las primeras escuelas posthipocráticas, que sustituyó el espíritu de observación que animaba a Hipócrates por un formalismo estricto y cuyos miembros principales fueron Diocles de Caristo y Praxágoras de Cos.

Döhle (Cuerpos de) (Paul *Döhle,* patólogo alemán, 1855-1928). V. Cuerpo.

Doig-Mac-Laughlin (Síndrome de). V. Síndrome.

Doisy (Unidad) (Edward Adelbert *Doisy,* fisiólogo y bioquímico norteamericano, n. 1893; premio Nobel de Medicina en 1944). V. Unidad Allen-Doisy.

dol. m. F., *dol.* Unidad de sensibilidad al dolor. Aproximadamente equivale a la décima parte del umbral.

dolabriforme (del lat. *dolabra,* hacha, y de *forma).* adj. F., *dolabriforme.* En forma de hacha. Se dice de un vendaje en espiral, *dolabra currens* o *dolabra serpens,* en los que cada vuelta de venda cubre o no, respectivamente, parte de la vuelta anterior.

dolantina. f. Clorhidrato de meperidina.

Dold (Reacción de) (Herman *Dold,* bacteriólogo alemán, 1882-1962). V. Reacción.

dolencia (del lat. *dolentia).* f. A., *Krankheit;* F., *maladie;* In., *disease;* It., *malaltia;* P., *doença.* Achaque, enfermedad de carácter crónico comúnmente.

Doléris (Operación, sonda de) (Jacques Amédée *Doléris*, ginecólogo francés, 1852-1938). Véanse estos términos.

doliarina. f. Derivado del jugo del *Ficus doliaria*, de propiedades vermífugas, purgantes y digestivas.

dolico-. Forma prefija del gr. *dolichós*, largo.

dolicocefalia (de *dolico-* y el gr. *kephalé*, cabeza). f. F., *dolichocéphalie*. Deformación del cráneo debida a una fusión primaria de la sutura sagital, con un aumento del diámetro anteroposterior, e índice cefálico entre 65 y 75.

dolicocefálico o **dolicocéfalo.** adj. F., *dolichocéphale*. Dícese del individuo que presenta dolicocefalia. Ú.t.c.s.

dolicocnemia. (de *dolico-* y el gr. *knéme*, pierna). f. Pierna larga en relación con el muslo.

dolicocoelia o **dolicolon** (de *dolico-* y el gr. *kôlon*, colon). f. y m. A., *Dolichocôlon;* F., *dolichôcolon;* In., *dolichocolon;* It., *dolicocolon;* P., *dolicocólon*. Colon anormalmente largo; megacolon.

dolicodero (de *dolico-* y el gr. *dére*, cuello). adj. F., *dolichodère*. Que tiene el cuello anormalmente largo.

dolicoduodeno. m. Duodeno anormalmente largo.

dolicoentería (de *dolico-* y el gr. *énteron*, intestino). f. Longitud anormalmente mayor del intestino en los niños raquíticos con dispepsia atónica.

dolicoeuromesocefalia, dolicoeuropisocefalia o **dolicoeuroprocefalia.** f. Dolicocefalia con anchura marcada en la región temporal, occipital o frontal, respectivamente.

dolicogastria (de *dolico-* y el gr. *gastér, gastrós*, vientre). f. F., *dolichogastrie*. Estómago largo; término propuesto en sustitución de *gastroptosis*.

dolicomegalia (de *dolico-* y el gr. *mégas, megále, méga*, grande). m. Longitud y dilatación anormal de una estructura anatómica.

dolicoprosopia (de *dolico-* y el gr. *prósopon*, cara). f. Cara anormalmente larga.

dolicorrinia (de *dolico-* y el gr. *rhís, rhinós*, nariz). f. Nariz anormalmente larga.

dolicosigma (de *dolico-* y *sigmoide*). amb. A., *Dolichosigmoid;* F., *dolichongmoïde;* In., *dolichosigmoíd;* It., *dolicosigma;* P., *dolicosigmóide*. Longitud anormal del asa sigmoidea del colon.

dolicostenomelia (de *dolico-*, el gr. *stenós*, delgado, y *mélos*, miembro). f. F., *dolichosténomélie*. Deformidad congénita de los miembros, caracterizada por la excesiva longitud y adelgazamiento de los mismos. Aracnodactilia, síndrome de Marfan.

dolicouréter (de *dolico-* y el gr. *ouretér*, uréter). m. Uréter anormalmente largo y cuya luz tiene un diámetro mayor que el normal.

dolor (del lat. *dolor*). m. A., *Schmerz;* F., *douleur;* In., *pain;* It., *dolore;* P., *dor*. Impresión penosa experimentada por un órgano o parte y transmitida al cerebro por los nervios sensitivos. || pl. En obstetricia, sinónimo de las contracciones uterinas en el parto. || Ovarialgia histérica. || DOLOR FULGURANTE DE CHARCOT. || **-central.** Dolor debido a una lesión en el sistema nervioso central. || **-ciático.** CIÁTICA. || **-cólico.** CÓLICO. || **-concuasante.** Dolores expulsivos intensísimos cuando la cabeza fetal franquea la vulva. || **-de Brodie.** Dolor producido pellizcando la piel cercana a las articulaciones afectas de neuralgia. || **-de Charcot.** Reumatismo del testículo. || **-de costado.** Dolor de la neumonía y la pleuresía. || **-de hambre.** Dolor del estómago vacío, característico del ulcus gástrico o duodenal. || **-del crecimiento.** Dolor de carácter reumático en los adolescentes. || **-dilatante.** Dolores en el primer período del parto, referibles a la dilatación del cuello. || **-en cinturón.** Sensación dolorosa como de una cuerda que apretara la cintura. || **-errante** o **errático.** Dolor que varía repetidamente de localización. || **-excéntrico.** Dolor radiante sintomático de una irritación de las raíces nerviosas medulares posteriores y sentido en los órganos periféricos. || **-expulsivo.** Sensación dolorosa que acompaña las contracciones uterinas en el período de expulsión. || **-fantasma.** Dolor sentido en una parte que ha sido amputada. || **-fulgurante de Charcot.** Dolor intenso momentáneo, de la rapidez del rayo, en los miembros inferiores especialmente, de origen radicular posterior, en la tabes dorsal. || **-gravativo.** Dolor con sensación de pesadez, en los derrames especialmente. || **-heterotópico, homotópico.** Dolor en un punto distinto o en el mismo, respectivamente, de la lesión causal. || **-imperativo.** Sensación dolorosa, persistente en la psicastenia. || **-irradiado.** Dolor producido por irritación de una raíz o tronco nervioso. || **-lancinante.** Sensación de pinchazo que suele acompañar al cáncer y abscesos. || **-mosca.** Sensaciones dolorosas débiles, sin ritmo, premonitorias del parto. || **-osteocópico.** Dolor en las superficies óseas cubiertas solamente por la piel, especialmente nocturno, característico del período secundario de la sífilis. || **-pulsátil.** Latido doloroso que se experimenta en las partes inflamadas, rítmico con la pulsación de las arterias. || **-pungitivo.** Sensación de pinchazo, experimentado principalmente en la pleuresía. || **-referido.** Dolor visceral o musculoaponeurótico percibido en una zona cutánea distante. || **-refleja.** Dolor en un punto distinto de aquel en donde asienta la lesión. || **-sordo.** Dolor leve, pero continuo. || **-tensivo.** Dolor interno acompañado de sensación de distensión de la parte afecta. || **-terebrante.** Dolor intenso, que el enfermo percibe como si fuera producido por la acción de una barrena. || **-trofoprodrómico.** Dolor por isquemia arterial que precede a los trastornos tróficos y a la gangrena. || **-urente.** Dolor con sensación de calor o quemadura. || **-vago.** DOLOR ERRANTE.

dolorido. adj. Que padece o siente dolor; dícese especialmente de las regiones o partes dolorosas.

dolorífico (de *dolor* y el lat. *ferre*, llevar). adj. F., *dolorifique*. Que produce dolor.

dolorimiento. m. Sensación de ligero dolor.

Döllinger (Anillo de) (Johann I. Josef *Döllinger*, fisiólogo alemán, 1770-1841). V. ANILLO.

Domagk (Gerhard *Domagk*, bacteriólogo alemán, 1895-1964). Descubrió la primera sulfamida. Premio Nobel de Medicina en 1939.

domatofobia (del gr. *dôma, -atos*, casa, y *phóbos*, temor). f. CLAUSTROFOBIA.

dominancia (del lat. *dominari*, y éste de *dominus*, señor). f. A., *Dominanz;* F., *dominance;* In., *dominance;* It., *dominanza;* P., *dominância*. Predominio, en un descendiente híbrido, de uno o de los dos caracteres antagónicos de los progenitores. || **-cerebral, ocular.** Predominio de la función de un hemisferio cerebral u ojo, respectivamente, sobre el otro.

dominante (del lat. *dominans, -antis*, dominante). adj. F., *dominant*. Dícese del gen que enmascara la acción de su aleomorfo (el recesivo) cuando ambos se hallan presentes en la forma heterocigótica. Se habla de efecto dominante cuando la información genética de un solo alelo es suficiente para producir una manifestación genotípia. || adj. Dícese del carácter heredado de un progenitor, que se desarrolla con exclusión del carácter contrario del otro progenitor.

Dominici (Tubo de) (Henri *Dominici*, médico francés, 1867-1919). V. TUBO.

donador (del lat. *donator*). Adj. A., *Spender;* F., *donneur;* In., *donor;* It., *donatore;* P., *doador*. Que hace donación. U. t. c. s. Persona que suministra sangre para la transfusión u un órgano o parte del mismo para trasplante. || **-universal.** Donador cuyas células sanguíneas no son aglutinadas por el suero sanguíneo de ninguno de los demás grupos.

Donaggio (Fenómeno, red de) (Arturo *Donaggio*, neuropsiquiatra italiano, 1868-1942). Véanse estos términos.

Donath-Landsteiner (Prueba, síndrome de) (Julius *Donath*, médico alemán, 1870-1950; Carl *Landsteiner*, médico alemán en Nueva York, 1868-1943). V. PRUEBA, SÍNDROME.

Donders (Glaucoma, enfermedad, ley de) (Franz Cornelius *Donders*, oftalmólogo holandés, 1818-1889). Véanse estos términos.

Donnan (Equilibrio de) (Frederik G. *Donnan*, químico inglés, 1870-1956). V. EQUILIBRIO.
Donné (Corpúsculo de) (Alfred *Donné*, médico francés, 1801-1878). V. CORPÚSCULO.
Donovan (Solución de) (Edward *Donovan*, farmacéutico inglés, 1789-1837). V. SOLUCIÓN.
Donzelot (Enfermedad de). V. ENFERMEDAD.
dopa. Sigla de la dihidroxifenilalanina, DOPA. ‖ **-oxidasa.** Enzima cutánea que oxida la dihidroxifenilalanina, produciendo melanina; dopasa.
dopamina. f. F., *dopamine*. Catecolamina fisiológica que se forma a partir de tirosina y DOPA, y que a su vez es precursora en la síntesis de noradrenalina y adrenalina. Tiene por sí misma importantes propiedades como transmisora nerviosa en diversas áreas del cerebro, en particular en los núcleos del sistema extrapiramidal, en el hipotálamo y en el sistema límbico. Se administra por vía intravenosa en ciertos tipos de shock.
Doppler (Efecto) (Christian Johann *Doppler*, físico y matemático austríaco, 1803-1853). V. EFECTO.
Doppler (Operación de) (Carl *Doppler*, cirujano vienés, n. en 1887). V. OPERACIÓN.
doradilla. f. Planta criptógama *(Ceterach officinarum)*, cuyas hojas se han preconizado como pectorales y litotrípticas.
dorafobia (del gr. *dorá*, piel desollada, y *phóbos*, temor). f. Temor morboso a la piel o pelo de animales.
Dorello (Conducto de) (Primo *Dorello*, médico italiano, n. en 1872). V. CONDUCTO.
Dorema. Género de plantas umbelíferas, una de cuyas especies, la *D. ammoniacum*, suministra la goma amoníaco.
Dorendorf (Signo de) (Hans *Dorendorf*, médico alemán, n. en 1866). V. SIGNO.
dormancia o **durmancia** (de *dormir)*. f. En bacteriología, estado de inactividad de un organismo durante un tiempo antes de comenzar su desarrollo; sueño, letargo.
dormitivo. adj. HIPNÓTICO.
Dorn-Sugarman (Prueba de) (John H. *Dorn*, tocólogo norteamericano; Edward J. *Sugarman*, químico norteamericano). V. PRUEBA.
dornasa. F., *dornase*. Término abreviado para desoxirribonucleasa. ‖ **-pancreática.** Producto estabilizado de la enzima desoxirribonucleasa, preparado por precipitación fraccionada de extractos acuosos ácidos de páncreas de buey. Actúa como fluidificador de exudados y secreciones.
Dorno (Rayos de) (C. *Dorno*, físico suizo, 1865-1942). V. RAYOS.
doromanía (del gr. *dôron*, regalo, y de *manía)*. f. Hábito morboso de hacer regalos.
dorsal (del lat. *dorsualis)*. adj. A., F., In. y P., *dorsal*; It., *dorsale*. Relativo al dorso o espalda; opuesto a *ventral, palmar* o *plantar*. ‖ m. Nombre de algunos músculos o arterias; como: *dorsal del dedo gordo*. ‖ **-largo.** V. MÚSCULOS (TABLA DE).
dorsalgia (de *dorso* y el gr. *álgos*, dolor). f. A., *Rückenschmerz;* F., *dorsalgie*; It. y P., *dorsalgia*. Dolor en la espalda.
dorsalización (del lat. *dorsum*, espalda). f. Anomalía de desarrollo por la que una vértebra de la región cervical adquiere los caracteres del metámero dorsal; así la transformación de la apófisis transversa de la Cvii en una costilla más o menos desarrollada, costilla cervical; fenómeno análogo a la *occipitalización* del atlas y a la *sacralización* de la vértebra Lv.
dorsartria (del lat. *dorsum*, espalda y el ge. *árthron*, articulación). f. Espondiloartritis dorsal.
dorsicomisura. f. Comisura gris de la médula.
dorsiductor (del lat. *dorsum*, espalda, y *ducere*, llevar, conducir). adj. Que atrae hacia la espalda o dorso.
dorsiflexión. f. Flexión hacia el dorso.
dorso (del lat. *dorsum*, espalda). m. A., *Rücken;* F., *dos;* In., *dorsum;* It. y P., *dorso*. Porción posterior del tronco, desde la última vértebra cervical hasta la última lumbar; espalda. ‖ Porción posterior o superior y convexa de un órgano o parte: *dorso del pie, de la mano, del pene*, etc. ‖ **-de la nariz.** Porción anterior redondeada de la nariz, entre la raíz y el lóbulo. ‖ **-de tenedor.** Deformidad de la muñeca característica de las fracturas del extremo inferior del radio.
dorsoacromial (de *dorso* y *acromion*). adj. Relativo al dorso y a la apófisis acromion. ‖ m. Músculo trapecio.
dorsoanterior, dorsolateral o **dorsoposterior.** adj. Que tiene el dorso dirigido hacia delante, a un lado o atrás, respectivamente.
dorsocervical (de *dorso* y el lat. *cervix, -icis*, cuello). adj. Relativo a la espalda y la región posterior del cuello o a la porción cervical de la columna vertebral.
dorsocostal (de *dorso* y el lat. *costa*, costilla). adj. Relativo al dorso y a las costillas. ‖ m. Músculo serrato.
dorsodinia (de *dorso* y el gr. *odýne*, dolor). f. Dolor en la espalda; dorsalgia.
dorsolumbar (de *dorso* y el lat. *lumbus*, lomo). adj. Relativo a la espalda y a los lomos o a la porción lumbar de la columna vertebral.
dorsomedial (de *dorso* y el lat. *medium*, centro). adj. Relativo a la línea media de la espalda.
dorsonasal (de *dorso* y el lat. *nasus*, nariz). adj. Relativo al dorso o puente de la nariz.
dorsoscapular (de *dorso* y el lat. *scapulare*, hombros). adj. Relativo a la cara posterior de la escápula. ‖ m. Músculo romboides.
dorsotraqueliano (de *dorso* y el gr. *tráchelos*, cuello). adj. Relativo al dorso y a las apófisis transversas de las vértebras cervicales.
dorsoventral (de *dorso* y el lat. *venter, ventris*, vientre). adj. Relativo al dorso y al vientre o dirigido del dorso al vientre.
dorsum (lat.). m. DORSO. ‖ **-nasi, pedis.** Dorso de la nariz, del pie, respectivamente.
Dos Santos (Operación de) (Reynaldo *Dos Santos*, cirujano portugués, 1880-1970). V. OPERACIÓN.
dosificación (del gr. *dósis*, dosis, y el lat. *facere*, hacer). f. A., *Dosierung;* F., *dosage;* In., *dosage;* It., *dosaggio;* P., *dosagem*. Determinación y regulación de las dosis.
dosimetría (del gr. *dósis*, dosis, y *métron*, medida). f. Determinación exacta y sistemática de las dosis. ‖ Medición de la dosis de rayos X. ‖ F., *dosimétrie*. Sistema terapéutico de Burggrave, que consiste en la administración de los alcaloides en forma de gránulos de potencia definida.
dosímetro. m. F., *dosimètre*. Instrumento empleado para la medición de los rayos X; cuantímetro.
dosiología. f. POSOLOGÍA.
dosis (del gr. *dósis*, acción de dar). f. A., *Dosis;* F., *dose*. In., *dose*. It., *dose*. P., *dose*. Cantidad determinada de un medicamento o agente terapéutico, especialmente la que se da de una vez *(pro dosi)*. ‖ **-absorbida.** Energía absorbida por unidad de masa. ‖ **-amitótica.** Dosis de rayos X necesaria para detener la mitosis. ‖ **-carcinoma.** Cantidad de rayos X necesaria para la curación del carcinoma. ‖ **-curativa.** Dosis de un fármaco que produce la curación. ‖ **-de recuerdo.** Dícese de la que se administra de una vacuna al cabo de cierto período de tiempo de la primera, con objeto de mantener el estado inmune. ‖ **-de sostenimiento.** Cantidad suficiente de una droga para mantener al enfermo bajo sus efectos después de la dosis inicial. ‖ **-diaria.** Suma de las dosis que deben administrarse en las 24 horas. ‖ **-eficaz.** Mínima cantidad de medicamento que posee acción terapéutica. ‖ **-epilante, eritema.** Unidades de radiación que producen, respectivamente, depilación transitoria o eritema. ‖ **-fraccionada.** Dosis menor de la ordinaria, pero administrada a intervalos más cortos. ‖ **-letal.** Dosis mínima mortal. ‖ **-letal 50%.** Dosis de una toxina, de cualquier sustancia tóxica o de una suspensión bacteriana que en un tiempo determinado mata aproximadamente el 50% de los animales de un grupo incluido en un ensayo y sometido a condiciones prefijadas. Se emplea para valorar la toxicidad o virulencia de diversos preparados y como control de dosis de organismos patógenos en los ensayos de vacu-

nas. ‖ -**máxima.** La cantidad mayor de medicamento que puede administrarse sin provocar accidentes tóxicos. ‖ -**mínima.** La menor cantidad de medicamento capaz de producir efectos apreciables. ‖ -**oligodinámica.** Cantidad mínima de metales puros en solución en agua destilada que obra sobre organismos unicelulares. ‖ -**óptima.** La que produce los efectos deseados sin ningún accidente desfavorable. ‖ -**reaccionante, sensibilizante.** Segunda y primera dosis, respectivamente, de una proteína o antígeno en la anafilaxis. ‖ -**refracta.** DOSIS FRACCIONADA. ‖ -**tolerable.** Cantidad máxima de radiaciones ionizantes que pueden recibirse sin lesiones perceptibles. ‖ -**tóxica.** La que produce accidentes tóxicos. ‖ -**única nominal.** Dosis que produce una reacción clínica algo similar a la de una dosis fraccionada determinada de radiación. Se expresa en *rets.*
dotienentería o **dotienenteritis** (del gr. *dothién*, furúnculo, y *énteron*, intestino). f. Denominación de Bretonneau para la fiebre tifoidea, apenas usada.
dotienesis (del gr. *dothién*, furúnculo). f. Furunculosis.
Douglas (Fondo de saco, pliegue semilunar de) (James *Douglas*, anatomista escocés, 1675-1742). Véanse estos términos.
douglasitis. f. F., *douglassite.* Inflamación de la bolsa de Douglas.
dourina. f. DURINA.
Dowell (Prueba de) (Donald M. *Dowell,* médico norteamericano, n. en 1904). V. PRUEBA.
Down (Enfermedad o síndrome de) (John Langdon Haydon *Down,* médico inglés, 1828-1896). V. SÍNDROME.
Dowsing (Baño de luz de). Baño de luz eléctrica empleado en el tratamiento de los gotosos, artrópatas y neurálgicos.
doxepina. f. F., *doxépine.* V. ANTIDEPRESIVO TRICÍCLICO.
doxiciclina. F., *doxycycline.* V. TETRACICLINA.
doxógeno (del gr. *dóxa,* concepto, opinión, y *gennân,* producir, engendrar). adj. Producido por concepción o representación mental.
doxomanía (del gr. *dóxa,* gloria, y de *manía*). f. Manía de gloria, ambición excesiva.
Doyen (Operación de) (Eugène L. *Doyen,* cirujano francés, 1859-1916). V. OPERACIÓN.
Doyère (Eminencia de) (Louis *Doyère,* fisiólogo francés, 1811-1863). V. EMINENCIA.
DPN. Sigla de difosfopiridín nucleótido.
dracenina. f. Resina sangre de drago.
dracma (del gr. *drachmé,* dracma). f. En el sistema farmacéutico, octava parte de una onza; o sea 3 escrúpulos o 72 granos. Equivale a 3,594 g.
dracontiasis o **dracunculosis.** f. F., *draconculose, dracontiase.* Estado morboso producido por la infestación con parásitos del género *Dracunculus.*
Dracunculus. Género de parásitos nematodos filáridos. La especie principal es *D. medinensis,* gusano de Medina o de Guinea, denominado también *Filaria medinensis, D. persarum, D. veterum,* etc., gusano filiforme de 50 a 70 cm de longitud, que vive en el tejido subcutáneo e intermuscular del hombre y de varios animales domésticos, en la India, África y Arabia. Expele sus embriones por una abertura de la piel en contacto con el agua, en donde dichos embriones invaden el cuerpo de pequeños crustáceos del género *Ciclops,* en el que pasan su vida larval.
Dragendorff (Reacción de) (Johann G. *Dragendorff,* médico alemán, 1836-1898). V. REACCIÓN.
drago. m. Árbol de países tropicales *(Dracoena draco),* que suministra una resina llamada *sangre de drago,* que también se obtiene de otros árboles, como las palmeras *Calamus rotang* y *Pterocarpus draco.*
dragón de Argelia. m. Nombre comercial de una variedad de sanguijuelas, *Hirudo troctina,* que se encuentran en Argelia.
Dragstedt (Operación de) (Lester Reynold *Dragstedt,* cirujano norteamericano, n. en 1893). V. OPERACIÓN.
dramatismo (del gr. *dráma, -atos,* drama). m. F., *dramatisation.* Actitudes dramáticas y lenguaje pomposo en la alienación.

drapetomanía (del gr. *drapeteúein,* huir, escaparse, y de *manía*). f. Afición morbosa al vagabundeo; dromomanía.
drástico (del gr. *drastikós,* de *drân,* obrar). adj. A., *drastisch;* F., *drastique;* In., *drastic;* It., *drastico;* P., *drástico.* Que actúa con eficacia y fuerza. ‖ m. Purgante de acción enérgica, como la jalapa, la coloquíntida, el espino cerval, la escamonea, diversas sales metálicas, etc.
Drechsel (Reacción de) (Edmund *Drechsel,* químico suizo, 1843-1897). V. REACCIÓN.
dren (del ing. *drain*). m. A., *Drän;* F., *drain;* In., *drain;* It., *dreno.* P., *dreno.* Tubo, dispositivo o material para practicar el drenaje quirúrgico. El dren originario, que dio el nombre a toda la serie, consiste en un tubo de goma provisto de orificios laterales. ‖ -**aspirativo de Delbet, de Barraya, de Bülau, en cigarrillo, de Mikulicz, de Penrose, de Redon.** V. DRENAJE.
drenaje (del F. *drainage,* proc. de *drain* [tubo de goma agujereado], tom. a su vez del ing. *to drain,* avenar, desecar un campo inundado). m. A., *Dränage;* F. e In., *drainage;* It., *drenaggio;* P., *drenagen.* Procedimiento técnico para dejar asegurada la salida de líquidos y derrames de una herida, absceso o cavidad natural traumática o quirúrgica. *Sin.* (muy poco usados): Avenamiento, desagüe. ‖ Término incorrecto por DREN. ‖ -**aspirativo.** El que se produce al hacer el vacío en el espacio residual o cavidad que se debe drenar. ‖ -**aspirativo de Delbet.** Método de drenaje torácico que consiste en aspirar el líquido pleural mediante una sonda de Pezzer desprovista de su capuchón, con lo que el collarete queda aplicado a la pleura parietal, la cual es así herméticamente cerrada. ‖ -**basal.** Drenaje del líquido cefalorraquídeo por el espacio subaracnoideo basal, para contrarrestar la presión intracraneal. ‖ -**capilar.** Drenaje por atracción capilar con hilos de seda, catgut u otro material. ‖ -**cerrado.** El utilizado para evacuar derrames pleurales, como el aspirativo de Delbet y el de Bülau. ‖ -**con botón.** El aplicado a un trasudado peritoneal por intermedio de un botón. ‖ -**de Barraya.** Drenaje abdominal de doble tubo, con aspiración continua. ‖ -**de Bülau.** Drenaje pleural estanco mediante una sonda de Pezzer cuyo extremo distal se sumerge en un recipiente con agua. ‖ -**de gran cavidad.** Los aplicados en las cavidades abdominal y torácica. ‖ -**de Mikulicz.** Replección de una cavidad operatoria residual con un dren de gasa formado por el *saco* (gasa grande desplegada en forma sacular) y las *patas* (tiras de gasa que rellenan la cavidad del saco). ‖ -**de Monaldi.** Drenaje de cavernas tuberculosas, mediante aspiración o succión continua. ‖ -**de Penrose.** DRENAJE EN CIGARRILLO. ‖ -**de Redon.** Método de drenaje aspirativo continuo, mediante tubos de politeno conectados a un depósito en el que se ha efectuado un vacío previo. ‖ -**de Wangensteen.** Aspiración continua endodigestiva por una sonda introducida en el duodeno o intestino delgado, para el tratamiento de la obstrucción intestinal y del íleo paralítico. ASPIRACIÓN CONTINUA. ‖ -**definitivo.** El que se abandona indefinidamente cuando no se ha logrado restablecer la solución de continuidad de un sistema tubular orgánico, por ejemplo, en las reconstrucciones de pérdidas de sustancia del colédoco y uréter. ‖ -**en cigarrillo.** El constituido por un tubo de goma fina, aplanado y con luz virtual, en cuyo interior se introduce una gasa enrollada como un cigarrillo, la cual sobresale por los extremos del tubo. ‖ -**en sedal.** Antiguo método de drenaje para evacuar adenitis cervicales supuradas de los niños, consistente en pasar por transfixión, a través de la cavidad abscesal, varios hilos de crin que se anudaban por sus cabos. ‖ -**en tórax abierto.** El que para evacuar empiemas utiliza un tubo de goma introducido en la cavidad torácica, que permite la libre entrada del aire. Actualmente está contraindicado. DRENAJE PLEURAL SIMPLE. ‖ -**pleural simple.** DRENAJE EN TÓRAX ABIERTO. ‖ -**por contrabertura.** El realizado a través de una incisión pequeña suplementaria, practicada a cierta distancia de la incisión principal totalmente suturada, y a través de la

cual se hace salir el sistema de drenaje. ‖ **-por succión.** Todos los drenajes aspirativos conectados a un dispositivo de succión, continua o intermitente. DRENAJE ASPIRATIVO. ‖ **-postural.** Tratamiento de las bronquiectasias y los abscesos pulmonares haciendo que el enfermo repose en la cama con la cabeza más baja que el resto del cuerpo, al objeto de favorecer el desagüe de las cavidades bronquiectásicas.
drepaniforme. adj. FALCIFORME.
drepanocitemia (de *drepanocito* y el gr. *haîma*, sangre). f. F., *drépanocytémie.* V. ANEMIA DREPANOCÍTICA.
drepanocito (del gr. *drépanon*, hoz, y *kýtos*, cavidad). m. A., *Sichelzelle;* F., *drépanocyte;* In., *drepanocyte;* It., *drepanocita;* P., *drepanócito.* Glóbulo rojo falciforme, característico de la drepanocitemia.
drepanocitosis. f. F., *drépanocytose.* ANEMIA DREPANOCÍTICA.
Dresbach (Anemia, síndrome de) (Melvin *Dresbach*, médico norteamericano, 1874-1946). V. ANEMIA, SÍNDROME.
Dressler (Enfermedad, síndrome de) *(Dressler*, médico alemán del s. XIX). V. ENFERMEDAD, SÍNDROME.
Dreyer (Fórmula de) (Georges *Dreyer*, médico inglés, 1873-1934). V. FÓRMULA.
Dreyfus (Síndrome de) (Jules R. *Dreyfus*, médico francés contemporáneo). V. SÍNDROME.
Drigalski-Conradi (Medio de) (Wilhelm von *Drigalski*, bacteriólogo alemán, 1871-1950; Heinrich *Conradi*, bacteriólogo alemán, n. en 1876). V. MEDIOS DE CULTIVO, CONRADI-DRIGALSKI.
droga (del bret. *droug*, cosa de mala calidad). f. A., *Droge;* F., *drogue;* In., *drug;* It. y P., *droga.* Primera materia de los medicamentos oficinales o magistrales; medicamento simple. ‖ Sustancia medicamentosa en general. El uso corriente, califica sólo de drogas a los medicamentos deprimentes o estimulantes, reservando para los demás el nombre de fármaco o medicamento.
drogadicto. adj. y s. TOXICÓMANO.
dromógrafo (del gr. *drómos*, carrera, y *gráphein*, describir). m. Hemodromómetro registrador.
dromomanía (del gr. *drómos*, carrera, y de *manía*). f. A., *Wandertrieb;* F., *dromomanie;* In., It. y P., *dromomania.* Inclinación irresistible que ciertos alienados tienen para andar; poriomanía. ‖ Inclinación a la vida errante; drapetomanía.
dromoterapia (del gr. *drómos*, carrera, y *therapeía*, tratamiento). f. Empleo terapéutico de la marcha.
dromotrópico o **dromotropo** (del gr. *drómos*, carrera, y *trépein*, girar). adj. F., *dromotrope.* Relativo a la conductividad de una fibra muscular o nerviosa; dícese especialmente de la acción que modifica la conductividad de las fibras del miocardio para los estímulos mecánicos.
dromotropismo. m. F., *dromotropisme.* Influencia en la conductividad de una fibra muscular o nerviosa; puede ser negativo o positivo, según disminuya o aumente la conductividad.
dropacismo (del gr. *drôpax, -akos*, emplasto de pez para arrancar los pelos). m. Arrancamiento de los pelos por medio de un emplasto. *Sin.:* Picacismo.
droperidol. m. DESHIDROBENZOPERIDOL.
Drosera. Género de plantas insectívoras de la familia de las droseráceas, una de cuyas especies, la *D. rotundifolia*, es antiespasmódica y se emplea en forma de tintura especialmente en la tos ferina.
droserina. f. Fermento antiséptico y digestivo, semejante a la pepsina, extraído de la *Drosera* y otras plantas insectívoras.
Drosophila. Género de moscas; la especie *D. melanogaster*, mosca de la fruta, es ampliamente utilizada para estudios genéticos experimentales.
Drouot (Emplasto de) (Théophile *Drouot*, oculista parisiense del siglo XIX). V. EMPLASTO.
Drummond (Signo o **soplo de)** (David *Drummond*, médico inglés, 1852-1932). V. SIGNO. ‖ **-Morison (Operación de)** (James Rutherford *Morison*, cirujano inglés, 1853-1939). V. OPERACIÓN.

drusa. Roseta de granulaciones amarillas observada en las lesiones actinomicóticas. ‖ f. F., *drusen.* Conjunto redondeado de cristales incompletos, generalmente de oxalato cálcico, dispuestos en torno a un núcleo común.
Drysdale (Corpúsculos de) (Thomas Murray *Drysdale*, ginecólogo norteamericano, 1831-1904). V. CORPÚSCULO.
Du Bois-Reymond (Ley de) (Emil H. *Du Bois-Reymond*, fisiólogo alemán, 1818-1896). V. LEY.
dualismo (de *dual*, y éste del lat. *dualis*, de *duo*, dos). m. A., *Dualismus;* F., *dualisme;* In., *dualism;* It. y P., *dualismo.* Término general para las teorías o doctrinas que admiten la coexistencia, antagonismo o independencia de dos principios, orígenes o fenómenos; por ejemplo, la doctrina de que el ser humano está compuesto de cuerpo y alma; la teoría de que los fenómenos físicos y psíquicos son fundamentalmente independientes y de diversa naturaleza; etc. En medicina son varias teorías dualistas: la de Ehrlich sobre el diferente origen de los leucocitos provistos de granulaciones y los privados de ellas; la del distinto origen de las células linfáticas y las mieloides; etc.
Duane (Prueba, síndrome de) (Alexander *Duane*, oftalmólogo de Nueva York, 1858-1926). V. estos términos.
Dubin-Johnson (Enfermedad de) (Isadore Nathan *Dubin*, patólogo norteamericano, n. en 1913; Frank B. *Johnson*). V. ENFERMEDAD. ‖ **-Sprinz (Enfermedad de)** (Helmuth *Sprinz*, médico norteamericano contemporáneo). V. ENFERMEDAD DE DUBIN-JOHNSON.
Dubini (Enfermedad de) (Angelo *Dubini*, médico italiano, 1813-1902). desus. V. COREA ELÉCTRICA.
Dubois (Absceso, polvo de) (Paul *Dubois*, tocólogo francés, 1795-1871). V. ABSCESO, POLVO ARSENICAL.
Duboisia. Género de plantas solanáceas. La *D. myoporoides*, indígena de Australia, proporciona la duboisina.
duboisina. f. Alcaloide de la *Duboisia myoporoides*, de idéntica composición que la hiosciamina y la escopolamina; hipnótico, sedante y midriático; es antídoto de la pilocarpina.
Dubos (Enzima o lisina de) (René J. *Dubos*, bioquímico francés en América, n. en 1901). V. TIROTRICINA.
Dubreuil-Chambardel (Síndrome de) (Georges *Dubreuil*, médico francés, 1879-1927). V. SÍNDROME.
ducha (del F. *douche*). f. A., *Dusche;* F., *douche;* In., *shower;* It., *doccia;* P., *duche.* Proyección de un chorro o chorros de agua, aire, vapor o gas sobre el cuerpo o una parte o cavidad del mismo. ‖ **-alternativa.** Ducha escocesa repetida muchas veces. ‖ **-ascendente.** Inyección en el recto o en la vagina con agua mineral estando el sujeto sentado. ‖ **-de agua.** Ducha propiamente dicha, que se practica con agua caliente o fría en el reumatismo y afecciones articulares, y en los estados nerviosos y neurasténicos, respectivamente. ‖ **-de aire.** Corriente de aire dirigida a una cavidad, especialmente al tímpano para desobstruir la trompa de Eustaquio. ‖ **-de Plombières.** Lavado intestinal con agua de este balneario, cuya fuerza, temperatura y cantidad se han regulado cuidadosamente. ‖ **-de vapor.** Proyección de un chorro de vapor de agua simple, aromatizada o balsámica. ‖ **-descendente.** Ducha en la que la columna líquida cae verticalmente. ‖ **-eléctrica.** Efluviación eléctrica producida por medio de un conductor de puntas múltiples suspendido sobre la cabeza. ‖ **-en alfileres.** Proyección de un haz de chorros capilares directamente sobre la piel a la presión de 15 a 18 atm, que produce revulsión intensa. ‖ **-escocesa.** Ducha de agua caliente al principio y luego, sin transición, ducha de agua fría. ‖ **-estática.** DUCHA ELÉCTRICA. ‖ **-intestinal.** IRRIGACIÓN INTESTINAL. ‖ **-lateral.** Ducha en la que la columna líquida es horizontal. ‖ **-masaje.** Masaje que se practica a un enfermo mientras permanece bajo una ducha en forma de lluvia. ‖ **-nasofaríngea.** Irrigación completa de las fosas nasales. ‖ **-ocular.** Ducha fría sobre el ojo en las conjuntivitis purulentas por medio de un si-

fón sumergido en un recipiente de agua situado a cierta altura. ||**-progresiva.** Ducha que empieza a una temperatura de 35 a 38o, y luego se disminuye progresivamente hasta ser el agua completamente fría. ||**-submarina o de Tívoli.** Ducha que se administra estando el enfermo en el baño, con agua más caliente que la de éste. Se dirige el chorro sobre el abdomen para combatir el estreñimiento. ||**-uterina.** La dirigida contra el cuello uterino, especialmente para despertar las contracciones del útero.

Duchenne (Enfermedad, parálisis, trocar de) (Guillaume Benjamin Amand *Duchenne*, neurólogo francés, 1806-1875). Véanse estos términos. ||**-Erb (Parálisis, tipo de)** (Wilhelm Heinrich *Erb*, médico alemán, 1840-1921). V. PARÁLISIS.

Duckworth (Fenómeno de) (Sir Dyce *Duckworth*, médico de Londres, 1840-1928). V. FENÓMENO.

Ducrey (Bacilo de) (Augusto *Ducrey*, médico italiano, 1860-1940). V. BACILO.

Ducroquet-Launay (Operación de) (Charles *Ducroquet*, ortopedista francés, 1872-1929; Paul *Launay*, cirujano francés, 1868-1962). V. OPERACIÓN.

dúctulo (del lat. *ductulus*, dim. de *ductus*, conducto). m. F., *canalicule*. Conducto pequeño. ||**-alveolar.** Conducto alveolar. ||**-eferente.** Conducto excretorio del testículo.

ductus (lat.). m. CONDUCTO. ||**-arteriosus.** CONDUCTO ARTERIAL O ARTERIOSO. ||**-cochlearis.** Conducto de la cóclea o caracol, porción inferior de la escala media, que contiene el órgano de Corti. ||**-epoophori longitudinalis.** CONDUCTO DE GÄRTNER. ||**-reuniens.** Conducto de Hensen, que une el sáculo con el laberinto membranoso. ||**-venosus.** CONDUCTO VENOSO O DE ARANCIO.

Duddell (Membrana de) (Benedict *Duddell*, oftalmólogo inglés del siglo XVIII). V. MEMBRANA.

Dudley (Operación de) (Emilius Clark *Dudley*, ginecólogo de Chicago, 1850-1928). V. OPERACIÓN. ||**-Klingenstein (Síndrome de)** (Homer D. *Dudley*; Percy *Klingenstein*, cirujano norteamericano, n. en 1896). V. SÍNDROME. ||**-Morton (Enfermedad de)** *(Dudley J. Morton)*. V. ENFERMEDAD DE MORTON.

duela. f. DISTOMA.

duelo (del lat. tardío *dolus*, dolor). m. A., *Trauer;* F., *deuil;* In., *mourning;* It., *cordolio;* P., *dó.* Dolor, lástima, aflicción o sentimiento. || En psicoanálisis, situación (de elaboración psíquica) por la cual un sujeto supera o elabora los efectos resultantes por la pérdida de un objeto al que estaba ligado por cargas libidinales (por ejemplo, la pérdida de un ser querido). ||**-normal.** En psicoanálisis, conjunto de complejos fenómenos psicológicos acompañados de tristeza y dolor de intensidad y duración variables, según la calidad o relevancia del objeto perdido y que conduce finalmente a la superación de dicha pérdida. ||**-patológico.** Modalidades evolutivas del duelo caracterizadas por la perturbación del trabajo de duelo, generalmente vinculadas a las características de la personalidad del sujeto y a la intensidad de la relación ambivalente (amor-odio) con el objeto perdido. ||**-(Trabajo de).** En psicoanálisis, proceso intrapsíquico a través del cual se realiza el desprendimiento de la energía libidinal ligada a un objeto perdido y que permite destinarla para investir otros objetos.

Dugas (Signo de) (Louis A. *Dugas*, médico norteamericano, 1806-1884). V. SIGNO.

Duhot (Línea de) (Robert *Duhot*, médico belga, n. en 1867). V. LÍNEA.

Duhring (Enfermedad de) (Louis A. *Duhring*, dermatólogo de Filadelfia, 1845-1913). V. ENFERMEDAD. ||**-Brocq (Enfermedad de).** V. ENFERMEDAD.

Dührsen (Operación, taponamiento de) (Alfred *Dührsenn*, ginecólogo alemán, 1862-1933). V. OPERACIÓN, TAPONAMIENTO.

Duke (Prueba de) (William Waddel *Duke*, patólogo estadounidense, 1883-1949). V. PRUEBA.

Dukes (Enfermedad de) (Clement *Dukes*, médico inglés, 1845-1925). V. ENFERMEDAD. ||**-Filatov (Enfermedad de)** (Nil F. *Filator*, pediatra ruso, 1887-1956). V. ENFERMEDAD.

dulcamara (del lat. *dulcamara*, f. de *dulcamarus;* de *dulcis*, dulce, y *amarus*, amargo). f. Ramas jóvenes del *Solanum dulcamara*, que poseen propiedades narcóticas, diuréticas y diaforéticas. Empléanse principalmente como depurativo en cocimiento y en extracto en las enfermedades de la piel.

dulcamarina. f. Alcaloide amarillo, amorfo, de la dulcamara. Tiene propiedades midriáticas.

dulcina. f. SUCROL.

dulcita o dulcitol. f. y m. F., *dulcite.* Alcohol polihídrico que existe en varias plantas, entre ellas la *Melampyrum nemorosum*, y que también se prepara tratando la galactosa por una amalgama de sodio.

dulcosa. f. DULCITA.

dum-dum (Fiebre). KALA-AZAR.

Dumontpallier (Pesario, reacción de) (Alphonse *Dumontpallier*, médico francés, 1826-1898). Véanse estos términos.

dumping. m. Voz inglesa que significa vaciamiento rápido. V. SÍNDROME DEL DUMPING.

Dunbar (Suero de) (William Ph. *Dunbar*, médico norteamericano en Hamburgo, Alemania, 1863-1922). V. SUERO.

Duncan (Método de) (Charles H. *Duncan*, médico americano, n. en 1880). V. MÉTODO. ||**-(Pliegues, posición, ventrículo de)** (James M. *Duncan*, ginecólogo inglés, 1826-1890). Véanse estos términos.

Dunfermline (Escala de) *(Dunfermline*, ciudad de Escocia). V. ESCALA.

Dungern (Reacción de) (Emil, Freiherr von *Dungern*, bacteriólogo alemán, n. en 1867). V. REACCIÓN.

Dunham (Solución de) (Edward Kellogg *Dunham*, patólogo de Nueva York, 1860-1922). V. SOLUCIÓN.

duodenal (del lat. *duodeni*, de doce en doce). adj. A., *duodenalis;* F., In. y P., *duodenal;* It., *duodenale.* Relativo o perteneciente al duodeno.

duodenectasia (de *duodeno* y el gr. *éktasis*, dilatación). f. Dilatación crónica del duodeno.

duodenectomía (de *duodeno* y el gr. *ektomé*, escisión). f. F., *duodénectomie.* Escisión total o parcial del duodeno.

duodenitis. f. A., *Duodenitis;* F., *duodénite;* In., *duodenitis;* It. y P., *duodenite.* Inflamación localizada en el duodeno.

duodeno (del lat. *duodeni*, de doce en doce). m. A., *Zwölffingerdarm;* F., *duodénum;* In., *duodenum;* It. y P., *duodeno.* Primera porción del intestino delgado (denominado así porque su longitud es de doce dedos aproximadamente), en forma de U, G o semilunar, que rodea la cabeza del páncreas y recibe los conductos colédoco y pancreático.

duodenocistostomía (de *duodeno*, el gr. *kýstis*, vejiga, y *stóma*, boca). f. F., *duodéno-cystostomie.* Formación de una abertura o comunicación entre el duodeno y la vejiga de la hiel.

duodenocolangitis (de *duodeno*, el gr. *cholé*, bilis, y *aggueîon*, vaso). f. F., *duodéno-cholangite.* Inflamación del duodeno y el conducto biliar común o colédoco.

duodenocolecistostomía. f. DUODENOCISTOSTOMÍA.

duodenoenterostomía (de *duodeno*, el gr. *énteron*, intestino, y *stóma*, boca). f. F., *duodéno-entérostomie.* Creación artificial de un paso desde el duodeno a otra porción del intestino delgado.

duodenogastrectomía. f. GASTRODUODENECTOMÍA.

duodenografía (de *duodeno* y el gr. *gráphein*, describir). f. Radiografía del duodeno. ||**-hipotónica.** Estudio duodenal con contraste baritado, eliminando previamente el peristaltismo del duodeno.

duodenohepático (de *duodeno* y el gr. *hêpar, hépatos*, hígado). adj. F., *hepato-duodénal.* Relativo al duodeno y al hígado.

duodenoileostomía (de *duodeno*, el gr. *eileîn*, retorcerse, y *stóma*, boca). f. F., *duodéno-iléostomie.* Anastomosis quirúrgica del duodeno y una porción del íleon.

duodenopilorectomía (de *duodeno*, el gr. *pylorós*, portero, y *ektomé*, corte). f. Resección parcial o completa del duodeno y el píloro.

duodenoscopia (de *duodeno* y el gr. *skopeîn*, observar). f. F., *doudénoscopie*. Examen endoscópico del duodeno.

duodenostomía (de *duodeno* y el gr. *stóma*, boca). f. A., *Duodenostomie;* F., *duodénostomie;* In., *duodenostomy;* It. y P., *duodenostomia*. Formación quirúrgica de un orificio permanente en el duodeno.

duodenotomía (de *duodeno* y el gr. *tomé*, corte). f. A., *Duodenotomie;* F., *duodénotomie;* In., *duodenotomy;* It. y P., *duodenotomia*. Incisión del duodeno.

duodenoyeyunostomía (de *duodeno*, el lat. *ieiunus*, que está en ayunas, y el gr. *stóma*, boca). f. F., *duodéno-jéjunostomie*. Anastomosis quirúrgica entre el duodeno y el yeyuno.

duoparental (del lat. *duo*, dos, y *parentes*, padres). adj. Derivado de dos padres o dos elementos sexuales.

Duplay (Enfermedad, espéculo, operación de) (Simon *Duplay*, cirujano francés, 1836-1924). Véanse estos términos.

duplicación (del lat. *duplicatio, -onis*). f. A., *Verdoppelung;* F., *dédoublement;* In., *duplication;* It., *sdoppiamento;* P., *duplicação*. Acción o efecto de duplicar o duplicarse. ‖ **-cromosómica**. Repetición de un fragmento cromosómico.

duplicidad (del lat. *duplicitas, -atis*). f. Cualidad de doble. ‖ Monstruosidad doble; diplogénesis. ‖ **-anterior**. Duplicidad de la porción cefálica. ‖ **-posterior**. Duplicidad de la región pélvica. ‖ **-simétrica, asimétrica**. Monstruosidades dobles en las que, respectivamente, los gemelos están igualmente desarrollados o uno de ellos es autósito y el otro parásito.

Dupré (Músculo de) *(Dupré*, anatomista y cirujano francés del siglo XVII). V. MÚSCULO. ‖ **-(Enfermedad, síndrome de)** (Ernest *Dupré*, médico francés, 1862-1921). Véanse estos términos.

Dupuis (Cánula de) (Edmundo *Dupuis*, médico en Kreuznach, 1839-1892). V. CÁNULA.

Dupuytren (Contracción o enfermedad, férula, fractura, operación de) (Barón Guillaume *Dupuytren*, cirujano francés, 1778-1835). Véanse estos términos.

dura. f. DURAMADRE.

dural. adj. A., *dural;* F., *dural;* In., *dural;* It., *durale*. P., *dural;* Relativo o perteneciente a la duramadre.

duraluminio. m. Aleación de aluminio, cobre y magnesio para aplicaciones ortopédicas.

duramáter o **duramáter** (del lat. *dura*, dura, y *mater*, madre). f. A., *Dura mater;* F., *dure-mère;* In., *duramater;* It., *dura madre;* P., *dura-máter*. La más externa, gruesa y fibrosa de las tres meninges que rodean el encéfalo y la médula espinal. *Sin.:* Dura, paquimeninge.

Durán Reynals (Factor de) (Francisco *Durán Reynals*, bacteriólogo español en Nueva Haven, 1899-1958). V. FACTOR.

Durand-Jeune (Enfermedad de). V. ENFERMEDAD.

durango. m. Especie de escorpión de México, del género *Centrurus*, muy temible.

Durante (Enfermedad, tratamiento de) (Francesco *Durante*, cirujano italiano, 1844-1943). Véanse estos términos.

duraplastia (de *dura* y el gr. *plássein*, formar). f. F., *opération de la dure-mère*. Operación plástica en la duramadre.

durematoma. m. Hematoma de la duramadre.

dureza (del lat. *duritia*). f. A., *Härte;* F., *dureté;* In., *hardness;* It., *durezza;* P., *dureza*. Calidad de duro. ‖ CALLOSIDAD. ‖ Poder penetrante de los rayos X, dependiente de su longitud de onda: a menor longitud, mayor poder penetrante. ‖ Presencia en el agua de sales solubles de cal y magnesia. ‖ **-de oído**. Debilitación de la sensibilidad del sentido del oído.

Durham (Trocar de) (Arthur E. *Durham*, cirujano inglés, 1834-1895). V. TROCAR.

durillo. m. CALLOSIDAD.

durina. f. A., *Dourine;* F. e In., *dourine;* It. y P., *durina*. Enfermedad contagiosa de los caballos, caracterizada por la tumefacción de los ganglios linfáticos, inflamación genital y parálisis de los miembros posteriores. Es causada por el *Trypanosoma equiperdum*. Se propaga por el contacto sexual. *Sin.:* Mal del coito.

duritis. f. Inflamación de la duramadre; paquimeningitis.

duro (del lat. *durus*). adj. F., *dur*. Firme, resistente, que no es blando; dícese especialmente de una clase de pulso, del chancro sifilítico y las radiaciones penetrantes de los rayos X.

duroaracnitis. f. F., *congestion de la dure-mère et de l'arachnoïde*. Inflamación de la duramadre y la aracnoides.

Duroziez (Enfermedad, signo de) (Paul L. *Duroziez*, médico francés, 1826-1897). Véanse estos términos.

Dutton (Enfermedad de) (J. Everett *Dutton*, médico inglés, 1876-1905). V. ENFERMEDAD.

Duval (Bacilo de) (Charles Warren *Duval*, anatomopatólogo norteamericano, 1876-1970). SHIGELLA SONNEI. ‖ **-(Núcleo, técnica de)** (Mathias Marie *Duval*, anatomista francés, 1844-1915). V. estos términos. ‖ **-y Proust (Operación de)**. V. OPERACIÓN. ‖ **-y Redon (Operación de)**. V. OPERACIÓN.

Duverney (Glándula de) (Joseph Guichard *Duverney*, anatomista francés, 1648-1730). V. GLÁNDULA.

Dzondi (Píldoras de) (Carl H. *Dzondi*, cirujano alemán, 1770-1835). V. PÍLDORA.

e

E. Abreviatura de *electrón, emetropía y fuerza electromotriz*.
E-39. Dietilén-imino-dipropoxi-benzoquinona. Radiomimético.
Ea. Dios de las aguas de los asirios y babilonios, primera deidad que tiene relación con asuntos médicos e higiénicos.
Eagle (Reacción de) (Harry *Eagle*, médico norteamericano, n. en 1905). V. Reacción.
Eales (Enfermedad de) (Henry *Eales*, médico inglés, 1852-1913). V. Enfermedad.
Eaton (Agente de) (Monroe D. *Eaton*, bacteriólogo norteamericano contemporáneo). V. Mycoplasma pneumoniae.
Eaton-Rose (Prueba de). V. Prueba.
Ebbighaus (Método o prueba de) (Hermann *Ebbighaus*, psicólogo alemán, 1850-1909). V. Prueba.
Ebers (Papiro de) (Georg Moritz *Ebers*, egiptólogo y novelista alemán, 1837-1898). Documento médico el más antiguo encontrado por Ebers en el año 1873, en escritura hierática, que contiene un registro de la medicina egipcia y que se cree data de 1502 antes de J.C.
Eberth (Bacilo, línea de) (Carl J. *Eberth*, patólogo de Halle, 1835-1926). V. Bacilo, línea.
Eberthella. Género en el que anteriormente se incluían las bacterias pertenecientes en la actualidad al género *Salmonella*.
eberthemia (de *Eberth* y el gr. *haîma*, sangre). f. Presencia del bacilo de Ebhert en la sangre; tifemia.
eberthiano. adj. Relativo al bacilo de Eberth o producido por él.
Ebner (Glándulas, retículo de) (Victor *Ebner*, histólogo de Viena, 1842-1925). Véanse estos términos.
ebriación (del lat. *ebrius*, borracho). f. Desarreglo mental debido a los excesos alcohólicos.
ebriedad (del lat. *ebrietas, -atis*). f. A., *Taumel*; F., *ivresse*; In., *ebriety*; It., *ubriachezza*; P., *ebriedade*. Embriaguez; intoxicación alcohólica.
Ebstein (Ángulo, enfermedad, lesión, signo, tratamiento de) (Wilhelm *Ebstein*, médico de Gotinga, 1836-1912). Véanse estos términos.
ebullición (del lat. *ebullitio, -onis*). f. A., *Aufsieden*; F., *ébullition*; In., *ebullition*; It., *ebollizione*; P., *ebulição*. Paso de un líquido al estado de vapor, con formación de burbujas de éste en el seno de aquél. La temperatura de ebullición para un mismo líquido, en las mismas condiciones de presión y composición, es constante. Así, el agua a la presión atmosférica de 760 mm hierve a 100°; si se disuelven en ella diversas sales, borato sódico, p. ej., la temperatura de ebullición es más elevada y la esterilización más eficaz.
ebur dentis (expresión latina: marfil del diente). Dentina o marfil.
eburnación (del lat. *ebur*, marfil). f. A., *Eburnifikation*; F., *éburnation*; In., *eburnation*; It., *eburnificazione*; P., *eburnação*. Condensación de un hueso en una masa semejante al marfil. || Osificación de los cartílagos articulares. || Incrustación de un tumor por fosfatos y carbonatos de cal.
ecantis (del gr. *ek*, fuera, y *kanthós*, lagrimal). m. Excrecencia en el ángulo del ojo.
Ecballium. Género de plantas cucurbitáceas. La especie *E. elaterium*, o cohombrillo amargo, suministra el elaterio.
ecbólico (del gr. *ek*, fuera, y *bállein*, arrojar). adj. Que acelera o provoca las contracciones uterinas o el parto. || m. Agente o fármaco que posee esta acción. || Abortivo.
eccema (del gr. *ékzema*, de *ekzeîn*, hervir). m. A., *Ekzem*; F., *eczéma*; In., It. y P., *eczema*. Afección inflamatoria aguda o crónica de la piel, que ofrece diversidad de causas y lesiones, entre las cuales las más constantes son: eritema, vesiculación, exudación y costras o liquenificación y escamas. Con frecuencia existen fenómenos generales, como malestar y fiebre, junto con manifestaciones locales de ardor y prurito. ||-**agudo.** Forma caracterizada por lesiones vesiculosas y eritematosas, acompañadas de prurito, provocada por un producto alergeno. ||-**asteatótico.** Eccema xerótico. ||-**atópico.** Dermatitis atópica. ||-**Besnier-Sulzberger.** Eccema diatésico o atópico de origen alérgico. ||-**capitis.** Eccema del cuero cabelludo. ||-**circumileostomial.** Lesiones eccematosas en la piel circundante a una ileostomía. ||-**constitucional.** Dermatitis atópica. ||-**costroso.** Variedad de eccema con costras amarillas delgadas. ||-**craquele.** Eccema xerótico. ||-**de contacto.** Dermatitis de contacto. ||-**de estrés.** Neurodermatitis. ||-**de la niñez.** Dermatitis atópica. ||-**de Willan.** Eccema agudo. ||-**de Wilson.** Eccema queratótico o córneo de las palmas de las manos. ||-**del ama de casa.** El debido a exposición prolongada y excesiva al agua, jabones o detergentes, que aparece en las manos. ||-**del lactante.** Eccema que se inicia como eritema de mejillas, hacia los dos meses de edad, y puede extenderse con rapidez por todo el cuerpo. ||-**epizoótico.** Glosopeda. ||-**eritematoso.** Forma relativamente leve con zonas de eritema. ||-**folicular.** Eccema alrededor de un folículo piloso. ||-**hipertrófico.** Liquen hipertrófico caracterizado por el engrosamiento de las papilas de la piel. ||-**húmedo.** Forma vesiculosa de superficie rezumante. ||-**impetiginizado.** Eccema con infección microbiana agregada, que presenta lesiones costrosas melicéricas. ||-**infantil.** Dermatitis atópica. ||-**intertrigo.** Intertrigo. ||-**liquenoide.** Variedad caracterizada por el engrosamiento de la piel y la formación de pápulas de liquen. ||-**marginado.** Afección micótica, caracterizada por manchas rojas de bordes eccematosos, que afecta principalmente los muslos y las axilas; tricofitia eccematosa o epidermofitia inguinal; *tinea cruris*. ||-**microbiano.** Eccema por sensibilización a diversas sustancias bacterianas, micóticas o víricas. ||-**neurítico.** Eccema que aparece en áreas limitadas correspondientes a zonas inervadas por determinados nervios cutáneos. ||-**numular.** Manchas vesiculosas o escamosas, pequeñas y con prurito, o bien folículos salientes en forma de monedas eritematosas, edematosas y costrosas. ||-**papuloso.** Forma en la que dominan pequeñas pápulas duras y rojas y de prurito intenso. ||-**parasitario.** El originado por un organismo animal o vegetal parasitario. ||-**por Coxsackie.** Afección exantemática vesicular generalizada superpuesta a una dermatosis atópica preexistente. Su agente causal es el virus Coxsackie A-16. ||-**por deficiencia nutricional.** Lesiones eccematosas por falta de aporte alimenticio. ||-**pustuloso.** Forma de eccema con pústulas debidas a la infección por los microbios de la piel. ||-**queratótico.** Queratosis palmar simétrica sobre lesiones eccematosas. ||-**seborreico.** Seborrea. ||-**seco.** Forma sin vesículas. ||-**sifilítico.** Liquen sifilítico. ||-**simple.** Eccema vesiculoso. ||-**solar.** Liquen trópico. ||-**varicoso.** Angiodermis purpúrica y pigmentada. ||-

eccemátide - eco

verrugoso. CROMOMICOSIS. ‖ **-vesiculoso.** Variedad muy frecuente, caracterizada por el predominio de pequeñas vesículas. ‖ **-xerótico.** Piel deshidratada con descamación, enrojecimiento y agrietamiento fino. *Sin.*: Xerosis, prurito invernal, eccema craquele y eccema asteatótico.
eccemátide. f. F., *eczématide*. Erupción de aspecto eccematoso causada por alergia a ciertos microorganismos o sus productos.
eccematización. f. F., *eczématisation*. Conjunto de lesiones cutáneas secundarias semejantes al eccema, debidas al traumatismo, rascadura continuada u otros medios mecánicos o infectivos que aparecen en el curso de otras dermatosis.
eccematoide (de *eccema* y el lat. *eîdos*, aspecto). adj. F., *eczématoïde*. Semejante al eccema, eccematiforme.
eccematosis (de *eccema* y el suf. *-osis*). f. A., *Ekzematose*; F., *eczématose*; In., *eczematosis*; It., *eczematosi*; P., *eczematose*. Estado morboso crónico, de fondo diatésico, que presenta lesiones eccematosas persistentes.
eccemógeno (de *eccema* y el gr. *gennân*, producir). adj. y s. Productor de lesiones eccematosas; sustancia o agente que posee esta acción.
eccentrocondrodisplasia (del gr. *ek*, fuera, *kéntron*, centro, *chóndros*, cartílago, y de *displasia*). f. ECCENTROOSTEOCONDRODISPLASIA.
eccentroosteocondrodisplasia. f. F., *eccentrochondrodysplasie*. Tipo peculiar de osificación en el cual existen varios centros discretos en lugar de uno solo; produce enanismo y deformaciones corporales. Se trata de una afección familiar.
ecciesis (del gr. *ek*, fuera, y *kýein*, llevar en el seno). f. Embarazo extrauterino.
eccondroma. f. ECONDROMA.
ecdémico (del gr. *ékdemos*, ausente de su país). adj. F., *ecdémique*. No endémico; aplícase a las enfermedades que se originan de una causa lejana al lugar donde ocurren y no atacan a muchos individuos a la vez.
ecdemomanía (del gr. *ékdemos*, ausente de su país, y de *manía*). f. Deseo insano de abandonar el hogar o la patria; drapetomanía.
ecdermoptosis. f. MOLUSCO PÉNDULO.
ecdisis (del gr. *ekýdein*, despojar). f. F., *ecdysis*. Descamación o esfacelo.
ecfiadectomía (del gr. *ekphyás*, *-ádos*, brote, y *ektomé*, escisión). f. APENDICECTOMÍA.
ecfiaditis (del gr. *ekphyás*, *-ádos*, brote, y el suf. *-itis*). f. APENDICITIS.
ecfilaxis (del gr. *ek*, fuera, y *phylássein*, guardar). f. Impotencia de los agentes filácticos en la sangre. ‖ Protección externa o cutánea.
ecfima (del gr. *ek*, fuera, y *phŷma*, tumor). m. F., *ecphyma*. Excrecencia, protuberancia. ‖ **-globulus.** Enfermedad contagiosa que se observa en Irlanda, caracterizada por la formación de tubérculos blandos y rojizos en la piel.
ecfisia (del gr. *ek*, fuera, y *phŷsa*, viento). f. Expulsión ruidosa de gases acumulados en una cavidad.
ecflisis (del gr. *ekphýlzein*, reventar). f. Erupción vesicular.
ecforia. f. F., *ecphoria*. Representación de un engrama.
ECG. Abreviatura de *electrocardiograma*.
ecgonina. f. Alcaloide cristalizable derivado de la cocaína.
Echinacea. Género de plantas de la familia de las compuestas. La especie *E. angustifolia* tiene propiedades tónicas y afrodisiacas.
Echinococcus. Género de gusanos. La especie *E. granulosus* es una pequeña tenia parásita de perros y lobos, cuya larva, la hidátide, se desarrolla en todos los mamíferos, constituyendo los tumores hidatídicos. V. EQUINOCOCO.
Echinorhynchus (del gr. *echînos*, erizo, y *rhýnchos*, pico). Género de gusanos parásitos del hombre y los animales. La especie *E. gigas* se incluye también en los géneros *Gigantorhynchus* y *Macracanthorhynchus*.

Echinostoma (del gr. *echînos*, erizo, y *stóma*, boca). Género de gusanos trematodos parásitos. En Filipinas se han encontrado las especies *E. echinatum* y *E. ilocanum*, en los intestinos de patos y del hombre.
ECHO (Virus). Sigla de *Enteric Cytopathic Human Orphan*. Virus de la familia *Picornaviridae*, género *Enterovirus*. En el momento de ser descubierto no se le consideró responsable de ningún proceso patológico. De los 31 tipos que se conocen en la actualidad algunos pueden ser causa de cuadros de meningitis aséptica, procesos febriles, resfriado común, etc.
Eck (Fístula de) (Nicolai Vladimirovich *Eck*, fisiólogo ruso, 1847-1908). V. FÍSTULA.
Ecker (Cisura de) (Alexander *Ecker*, anatomista alemán, 1816-1887). V. CISURA. ‖ **-(Líquido de)** (Henry E. *Ecker*, bacteriólogo norteamericano del siglo XIX). V. LÍQUIDO.
Ecklin (Enfermedad de) (Ch. *Ecklin*, pediatra suizo contemporáneo). V. ENFERMEDAD.
eclabio (del gr. *ek*, fuera, y el lat. *labium*, labio). m. Eversión de uno de los dos labios.
eclampsia (del gr. *éklampsis*, resplandor repentino). f. A., *Eklampsie*; F. e In., *éclampsie*; It. y P., *eclampsia*. Término general que designa las convulsiones clonicotónicas de carácter paroxístico, seguidas generalmente de pérdida de conocimiento y debidas a causas diversas. ‖ **-gravídica** (única acep. actual). La observada en embarazadas que presentan un cuadro de toxemia gravídica y que se caracteriza por hipertensión arterial, albuminuria, edemas, convulsiones y coma. ‖ **-infantil.** Convulsiones observadas en los niños con tetania. ‖ **-nutans.** Espasmo clónico de los músculos esternomastoideos. ‖ **-pleural.** Accidente grave que se produce a veces por la punción de la pleura (toracentesis, neumotórax artificial), manifiesto por convulsiones, cianosis y síncope. ‖ **-puerperal.** La observada poco después del parto en mujeres afectas de toxemia gravídica. ‖ **-rotans.** GIROSPASMO. ‖ **-urémica.** Convulsiones debidas a la autointoxicación por aumento de la urea sanguínea.
eclampsismo o **eclamptismo.** m. F., *éclampsisme*. Estado, generalmente precursor de la eclampsia puerperal, sin ataques convulsivos, pero con los demás síntomas de la autointoxicación.
ecléctico (del gr. *eklekticós*, de *eklégein*, escoger). adj. Dícese del individuo o escuela que profesa el eclecticismo, es decir, que escoge de cada sistema, teoría, método, etc., lo que cree mejor o verdadero. Ú.t.c.s.
eclegma. m. Sinónimo de looch o electuario.
eclimia. f. BULIMIA
eclipsia (del gr. *ekleíptein*, desfallecer). f. Desvanecimiento súbito y transitorio.
eclisis (del gr. *éklysis*, desfallecimiento). f. Síncope ligero. ‖ Flujo de vientre.
eclosión (del F. *éclosion*). f. Abertura que se opera en el ovario al tiempo de la ovulación, para dar salida al óvulo. *Sin.*: Rotura folicular. ‖ Aparición de los caracteres sexuales secundarios en la pubertad.
ecmasis (del gr. *échma*, obstáculo). f. Obstrucción, taponamiento.
ecmetropia. f. AMETROPÍA.
ecmnesia (del gr. *ek*, fuera, y *mnéme*, memoria). f. F., *ecmnésie*. Término de Pitres que designa un fenómeno observado en histéricos y sujetos sometidos a hipnosis, los cuales parecen perder la noción de su personalidad actual y se comportan como en el momento en que se ha interrumpido su memoria. Actualmente se utiliza para designar ciertos estados histéricos, y es un fenómeno observable en la mitomanía y en la fabulación presbiofrénica. ‖ Trastorno de la memoria en el que existe dificultad para recordar hechos recientes con conservación de la capacidad de recordar acontecimientos lejanos.
ecmofobia (del gr. *aichmé*, punta, lanza, y *phóbos*, temor). f. A., *Aichmophobie*; F., *phobie des objets pointus*; In., *aichmophobia*; It. y P., *aicmofobia*. Temor morboso a los objetos puntiagudos.
eco (del gr. *echó*). m. A., *Echo*; F., *écho*; In., *echo*; It. y P., *eco*. Repetición de un sonido reflejado por un cuer-

po duro. ||**-anfórico.** Voz anfórica consecutiva a la voz oral después de un intervalo apreciable. ||**-del pensamiento.** Alucinación auditiva, que repite en forma verbal los propios pensamientos del paciente. ||**-metálico.** Sonido peculiar percibido algunas veces asociado a los ruidos cardíacos en el neumotórax y neumopericardio, o determinado por la tos en el hidroneumotórax.

ecoacusia (de *eco* y del gr. *akoúein*, oír). f. F., *échoacousie*. Audición subjetiva de ecos después de sonidos normales.

ecocardiograma (de *eco*, el gr. *kardía*, corazón, y *gramma*, lo grabado). m. F., *échocardiogramme*. Gráfica de la posición y movimientos de los límites de la silueta cardíaca y válvulas del corazón, registrada por ondas ultrasónicas transmitidas a través de las paredes torácicas.

ecocinesis (de *eco* y el gr. *kínesis*, movimiento). f. A., *Echokinese;* F., *échocinésie;* In., echokinesis; It. y P., *ecocinesia*. Imitación involuntaria e impulsiva de los gestos o movimientos vistos en otros individuos; automatismo imitativo, ecomimia, ecopraxia.

ecoencefalografía (de *eco*, el gr. *egkephalé*, cerebro, y *gráphein*, describir). f. Término introducido por Leskell en 1956. Designa el estudio de las estructuras intracraneales, normales o no, basándose en la propiedad que tienen los ultrasonidos de reflejarse al atravesar la superficie de separación de medios de distinta impedancia acústica. Se utiliza un dispositivo que actúa a la vez como emisor y receptor de ultrasonidos. Existen dos tipos de técnica: la ecoencefalografía unidimensional o tipo A, y la ecoencefalografía bidimensional o tipo B.

ecofobia (del gr. *oîkos*, casa, y *phóbos*, temor). f. A., *Oikophobie;* F., *oïcophobie;* In., ecophobia; It., *oicofobia;* P., *ecofobia*. Temor o aversión morbosa al hogar doméstico; oicofobia.

ecofonía (de *eco* y el gr. *phoné*, sonido). f. F., *écophonie*. Sonido semejante a un eco percibido inmediatamente después de un sonido vocal en la auscultación torácica.

ecofotonía (de *eco*, el gr. *phôs*, luz, y *tónos*, tono). f. F., *production d'une sensation colorée associée à des sons*. Asociación de ciertos colores con ciertos sonidos.

ecofrasia (de *eco* y el gr. *phrásis*, frase). f. ECOLALIA.

ecografía (de *eco* y el gr. *gráphein*, escribir). f. F., *échographie*. Estado afásico en el cual el paciente puede copiar escritos, pero no puede escribir ideas propias. || Obtención de imágenes diagnósticas en dos dimensiones (bidimensional) por recepción de ecos rebotados de ondas ultrasónicas. Sonografía.

ecoide (del gr. *oîkos*, casa, y *eîdos*, aspecto). f. Estroma incolora de una hematíe; corpúsculo sombra.

ecolalia (de *eco* y el gr. *laleîn*, hablar). f. A., *Echolalie;* F., *écholalie;* In., echolalia; It. y P., *ecolalia*. Repetición automática de las palabras.

ecología (de *eco*, del gr. *oîkos*, casa, y *lógos*, tratado). f. A., *Ökologie;* F., *écologie;* In., ecology; It. y P., *ecologia*. Parte de la biología que estudia el modo de vivir de los animales y plantas y sus relaciones con el ambiente. ||**-humana.** Aplicación de la ecología al estudio de las sociedades humanas.

ecomanía (del gr. *oîkos*, casa, y de *manía*). f. F., *écomanie*. Desorden mental caracterizado por infelicidad y mal humor del paciente respecto a sus familiares.

ecomatismo (de *eco* y el gr. *mátos*, rebusca). m. Ecocinesia y ecolalia.

ecomimia (de *eco* y el gr. *mîmos*, representación). f. ECOCINESIS.

ecomotismo. m. ECOCINESIS.

econdroma o **econdrosis** (del gr. *ek*, fuera, y *chóndros*, cartílago). f. y m. A., *Ekchondrom;* F., *ecchondrome;* In., ecchondroma It., *eccondroma;* P., *econdroma*. Tumor cartilaginoso; especialmente las proliferaciones cartilaginosas en las costillas, laringe, etc. ||**-fisaliforme.** CORDOMA.

economía (del gr. *oikonomía*). f. A., *Wirtschaft;* F., *économie;* In., economy; It. y P., *economia*. Conjunto de reglas que tienden a obtener un buen desarrollo, organización y funcionamiento de una cosa. ||**-animal.** Conjunto armónico de los órganos y funciones fisiológicas de los cuerpos vivos.

Economo (Enfermedad de) (Constantin von *Economo*, neurólogo austriaco, 1876-1931). V. ENFERMEDAD.

ecoparásito. m. ECOSITO.

ecopatía. f. ECOCINESIS.

ecopraxia (de *eco* y el gr. *prâxis*, acción). f. A., *Echopraxie;* F., *échopraxie;* In., echopraxis; It., *ecoprassia;* P., *ecopraxia*. ECOCINESIS.

ecoprosis (del gr. *ek*, fuera, y *kópros*, excremento). f. Defecación; purgación suave.

ecoquinesis. f. ECOCINESIS.

ecosistema (del gr. *oîkos*, casa, y *sístema*, conjunto). m. F., *écosystème*. Comunidad de los seres vivos cuyos procesos vitales se relacionan entre sí y se desarrollan en función de los factores físicos de un mismo ambiente.

ecosito (del gr. *oîkos*, casa, y *sîtos*, alimento). m. Parásito que no perjudica al huésped.

ecpiesis (del gr. *ek*, fuera, y *pyon*, pus). f. Supuración o absceso exterior. || Afección cutánea pustulosa.

ecrinología (del gr. *ekkrínein*, separar, y *lógos*, tratado). f. F., *etude des excrétions*. Estudio de las secreciones y excreciones.

ecrisis (del gr. *ek*, fuera, y *krísis*, separación). f. F., *excrétion*. Excreción de materias excrementicias.

ecsomática (del gr. *ek*, fuera, y *sôma*, *-atos*, cuerpo). f. Estudio por métodos de laboratorio de materias extraídas del cuerpo.

ectasia o **ectasis** (del gr. *éktasis*, extensión). f. A., *Ektasie;* F., *ectasie;* It. y P., *ectasia*. Dilatación, extensión o expansión de una parte u órgano. Entra en algunas palabras como sufijo con esta significación. ||**-alveolar.** Enfisema alveolar. ||**-arterial difusa.** Aneurisma cirsoideo. ||**-ventriculi paradoxa.** Estómago en reloj de arena.

ectenotomía (del lat. *pecten, -inis*, peine, cresta, y el gr. *tomé*, corte). f. Sección del anillo fibroso formado en el pecten anal.

ectental (del gr. *ektós*, fuera, y *entós*, dentro). adj. Relativo al ectodermo y endodermo, especialmente a su línea de unión.

ectetmoides (de *ecto* y *etmoides*). m. Masas laterales del etmoides.

ectilótico (del gr. *ek*, fuera, y *tíllein*, arrancar). adj. DEPILATORIO. || (del gr. *ek*, fuera, y *týlos*, callo). adj. Contrario a los callos o verrugas.

ectima (del gr. *ékthyma, -atos*, pústula). f. A., *Ecthyma;* F. e In., *echtyma;* It., *ectima;* P., *ectima*. Ú.t.c.s. Dermatosis caracterizada por la erupción de pústulas anchas, redondeadas, de base dura y rodeadas de una zona inflamatoria, a las cuales suceden costras más o menos gruesas que dejan manchas pigmentadas de cicatrización. La enfermedad es autoinoculable y producida generalmente por bacterias piógenas. ||**-caquéctica gangrenosa.** ECTIMA TEREBRANTE INFANTIL. ||**-sifilítica.** Pústula o rupia sifilítica. ||**-terebrante infantil.** Forma de gangrena circunscrita de la piel en niños caquécticos; las placas de gangrena se producen casi siempre en lesiones previas de vacuna, varicela, etc.

ectimatiforme o **ectimiforme** (de *ectima* y *forma*). adj. Semejante a la ectima.

ectimógeno (de *ectima*, y el gr. *gennân*, producir). adj. Dícese del tópico que produce pústulas semejantes a las de la ectima, como el tártaro estibiado.

ectimosis. f. ECTIMA.

ectipia (del gr. *ek*, fuera, y *tipo*). f. Desviación del tipo normal.

ectireosis (del gr. *ek*, fuera, y *tiroides*). f. F., *athyréose*. Falta de la glándula tiroides o pérdida de la función de la misma; atireosis. || TIROIDECTOMÍA.

ectiris (de *ecto-* e *iris*). m. Capa exterior del iris.

ecto. forma prefija del gr. *ektós*, fuera.

ectoantígeno (de *ecto-*, el gr. *antí*, contra, y *gennân*, producir). m. F., *ectoantigène, exoantigène;* In., *ectoantigen*. desus. Antígeno formado en el ectoplasma de una bacteria o flojamente adherido a la superficie

de las bacterias, que puede desprenderse fácilmente por agitación de éstas en solución salina fisiológica.
ectobático (de *ecto-* y el gr. *baínein,* marchar). adj. Centrífugo, eferente
ectoblasto (de *ecto-* y el gr. *blastós,* germen). m. A., *Ektoblast;* F., *ectoblaste;* In., ectoderm; It. y P., *ectoblasto.* Ectodermo o epiblasto. || Membrana celular.
ectocardia (de *ecto-* y el gr. *kardía,* corazón). f. A., *Ektocardie;* F., *ectocardie;* In., It. y P., *ectocardia.* Desplazamiento o hernia del corazón, que puede ser diafragmática o pretorácica.
ectocinérea (de *ecto-* y el lat. *cinereus,* ceniciento). f. Sustancia gris cortical del cerebro.
ectocítico (de *ecto-* y el gr. *kýtos,* cavidad). adj. F., *extracellulaire;* In., *ectocytic.* Que ocurre o está fuera de la célula; extracelular.
ectocolostomía (de *ecto-* y *colostomía).* f. Formación quirúrgica de una abertura en el colon a través de la pared abdominal.
ectocóndilo (de *ecto-* y el gr. *kóndylos,* nudo de articulación). m. F., *condyle externe;* In., *ectocondyle.* Cóndilo externo de un hueso.
ectocórnea (de *ecto-* y el lat. *corneus,* de cuerno). f. Capa exterior de la córnea.
ectocoroides (de *ecto-,* el gr. *chórios,* piel, y *eîdos,* aspecto). f. Porción externa de la coroides.
ectocuneiforme (de *ecto-,* el lat. *cuneus,* cuña, y de *forma).* m. Hueso cuneiforme externo.
ectodermo (de *ecto-* y el gr. *dérma,* piel). m. A., *Ektoderm;* F. y P., *ectoderme;* In., *ectoderm;* It., *ectoderma.* Hoja externa del blastodermo, destinada a formar la epidermis, órganos de los sentidos y sistema nervioso. ECTOBLASTO, EPIBLASTO. ||**-blastodérmico primitivo.** Capa de Rauber.
ectodermosis. f. A., *Ektodermose;* F. y P., *ectodermose;* In., *ectodermosis;* It. *ectodermosi.* Estado morboso que tiene por causa un trastorno de desarrollo de los órganos derivados del ectodermo. ||**-erosiva pluriorificial.** Variedad de eritema multiforme limitado de ordinario a las extremidades con lesiones erosivas de la boca, ano, etc. ||**-neurótropa.** Enfermedad cuyo virus tiene afinidad electiva por los tejidos ectodérmicos (epidermis, epitelio, sistema nervioso, etc.).
ectoenzima. f. F., *ectoenzyme;* In., *ectoenzyme.* Enzima extracelular.
ectofilaxis (de *ecto-* y el gr. *phylássein,* guardar). f. Inmunización por la transferencia a un animal de una sustancia profiláctica desarrollada en otro animal.
ectófito (de *ecto-* y el gr. *phytón,* planta). m. F., *ectophyte;* In., *ectophyte.* Parásito vegetal exterior; epífito.
ectógeno (de *ecto-* y el gr. *gennân,* producir, engendrar). adj. F., *ectogène;* In., *ectogenous.* Exógeno.
ectoglia (de *ecto-* y el gr. *glía,* sustancia viscosa). f. Capa delgada exterior del tubo primitivo medular embrionario.
ectoglobular (de *ecto-,* y el lat. *globulus,* globito). adj. Formado fuera de los glóbulos sanguíneos.
ectoglúteo (de *ecto-* y el gr. *gloutós,* nalga). m. Músculo glúteo mayor.
ectogonía (de *ecto-* y el gr. *gónos,* prole). f. F., *ectogonie;* In., *ectogony.* Influencia ejercida sobre la madre por el embrión en desarrollo.
ectografía (de *ecto-* y el gr. *gráphein,* describir). f. Registro de datos ectoscópicos en un esquema o ectograma.
ectolecito (de *ecto-* y el gr. *lékithos,* yema de huevo). adj. Dícese del huevo cuyo vitelo nutritivo ocupa la periferia al principio de la segmentación.
ectólisis (de *ectoplasma* y *lisis).* f. Lisis del ectoplasma.
ectómero (de *ecto-* y el gr. *méros,* parte). m. F., *ectomère;* In., *ectomere.* Blastómero que contribuye a la formación del ectodermo.
ectomesodermo (de *ecto-,* el gr. *mésos,* medio, y *dérma,* piel). m. Capa de células derivadas del ectodermo y no diferenciada todavía del mesodermo.
ectomía (del gr. *ektomé,* corte). f. ESCISIÓN.
-ectomía. Forma sufija del gr. *ektomé,* corte, sección.
ectomorfia (de *ecto-* y el gr. *morphé,* forma). f. F., *ectomorphie;* In., *ectomorphy.* Predominio de los tejidos derivados del ectoblasto en asociación con la idea de fragilidad o delicadeza de estructura.
ectonuclear (de *ecto-* y el lat. *nucleus,* parte blanda de la fruta). adj. F., *extranucléaire.;* In., *ectonuclear.* Situado o que ocurre fuera del núcleo de una célula.
ectópago (de *ecto-* y el gr. *págos,* cosa fijada). m. F., *ectopage;* In., *ectopagus.* Monstruo fetal doble unido lateralmente por el tórax.
ectoparásito (de *ecto-* y el gr. *parásitos,* comensal). m. F., *ectoparasite;* In., *ectoparasite.* Parásito que vive en la superficie exterior del cuerpo; ectósito.
ectopectoral (de *ecto-* y el lat. *pectus, -oris,* pecho). m. F., *muscle grand pectoral;* In., *ectopectoralis.* Músculo pectoral mayor.
ectoperitoneal (de *ecto-* y *peritoneo).* adj. F., *extrapéritonéal;* In., *ectoperitoneal.* Relativo a la superficie exterior del peritoneo.
ectoperitonitis (de *ecto-, peritoneo,* y el suf. *-itis).* f. F., *péritonite externe;* In., *ectoperitonitis.* Inflamación de la superficie exterior del peritoneo.
ectopesófago. m. Instrumento a modo de sonda que se introduce en el esófago para que éste sobresalga en la esofagotomía externa.
ectopia (del gr. *ek,* fuera, y *tópos,* lugar). f. A., *Ektopie;* F., *ectopie;* In., It. y P., *ectopia.* Anomalía de situación o de posición de un órgano, especialmente congénita. || LUXACIÓN. ||**-cordis.** Desplazamiento del corazón fuera de la cavidad torácica. ||**-lentis.** Desplazamiento del cristalino. ||**-pupilar.** CORECTOPIA. ||**-renal.** Desplazamiento congénito del riñón. ||**-testicular.** Situación anómala del testículo, en el abdomen por falta de descenso, en el muslo o el perineo. ||**-vesical.** Extrofia de la vejiga.
ectopismo. m. ANATOPISMO.
ectoplacenta (de *ecto-* y el lat. *placenta,* torta). f. F., *ectoplacenta;* In., *ectoplacenta.* Revestimiento endotelial de las lagunas placentarias. || f. Zona de ectodermo correspondiente al punto en que el huevo se suelda a la mucosa uterina.
ectoplasma (de *ecto-* y el gr. *plasma,* lo modelado). m. A., *Ektoplasma;* F., *ectoplasme;* In., *ectoplasm;* It., y P. ectoplasma. Capa exterior del citoplasma, más compacta y hialina, especialmente en los organismos unicelulares. *Sin.:* Ectoplasto, ectosarco, exoplasma. || En el espiritismo, formación de objetos diversos que parecen salir del cuerpo humano y toman apariencia de realidades materiales. || Materialización.
ectoplástico (de *ecto-* y el gr. *plássein,* formar). adj. F., *ectoplasmique;* In., *ectoplastic.* Que tiene poder formativo en la superficie.
ectoplasto. m. ECTOPLASMA, 1.ª acep.
ectopocistis (de *ectopia* y el gr. *kýstis,* vejiga). f. Desplazamiento o extrofia de la vejiga.
ectopotomía (de *ectopia* y el gr. *tomé,* sección). f. Embriotomía en el embarazo ectópico.
ectopterigoideo (de *ecto-* y el gr. *ptéryx, -ygos,* ala, y *eîdos,* aspecto). m. Músculo pterigoideo externo.
ectoquelostomía (de *ecto-,* el gr. *chelós,* cofre, y *stóma,* boca). f. Operación de desplazar un saco herniario a través de la pared abdominal y mantenerlo abierto y drenado, antes de la operación para la cura radical.
ectorretina (de *ecto-* y *retina).* f. F., *ectorétine;* In., *ectoretina.* Capa externa de la retina.
ectosarco. m. Capa exterior de los protozoos; ectoplasma.
ectosfenoides (de *ecto-,* el gr. *sphén, sphenos,* cuña, y *eîdos,* aspecto). m. Hueso cuneiforme externo.
ectosfera (de *ecto-* y el gr. *sphaîra,* esfera). f. F., *ectosphère;* In., *ectosphere.* Zona exterior de la centrosfera.
ectosimpatosis (de *ecto-* y el gr. *sympátheia,* simpatía, y el suf. *-osis).* f. desus. Término general para los síndromes originados por trastornos funcionales del sistema simpático superficial (enfermedad de Raynaud, eritromelalgia, edema angioneurótico, etc.).
ectósito. m. ECTOPARÁSITO.
ectosqueleto. m. EXOSQUELETO.
ectostosis (de *ecto-* y el gr. *ostéon,* hueso). f. F., *ossification venant de la couche externe originaire du péri-*

chondre; In., *ectostosis.* Osificación desde fuera o debajo del pericondrio, futuro periostio.

ectosugestión (de *ecto-* y el lat. *suggerere,* sugerir). f. Sugestión exterior, término opuesto al de *autosugestión.*

ectotoxemia. f. Toxemia exógena.

ectotoxina. f. Ectotoxina.

ectotríceps (de *ecto-* y el lat. *triceps, -cipitis,* de tres cabezas). m. Cabeza exterior del músculo tríceps.

ectotrix (de *ecto-* y el gr. *thríx,* cabello). m. F., *ectothrix;* In., *ectothrix.* Grupo de hongos dermatófitos productores de tiñas que forman micelios alrededor del tallo del pelo y su raíz.

ectozoario o **ectozoo** (de *ecto-* y el gr. *zodárion,* animalillo, o, en la segunda forma, *zôon,* animal). adj. y s. F., *ectozoaire;* In., *ectozoon.* Ectoparásito animal.

ectrodactilia (del gr. *ektroûn,* abortar, y *dáktylos,* dedo). f. A., *Ektrodaktylie;* F., *ectrodactylie;* In., *ectrodatilia;* It., *rctrodactilia;* P., *ectrodatilia.* Falta congénita, total o parcial, de uno o más dedos.

ectrogenia (del gr. *ektroûn,* abortar, y *gennân,* producir). f. Producción de anomalías por falta de órganos o detención en su desarrollo.

ectroma (del gr. *éktroma).* f. Aborto.

ectromelia (de *ectroma* y el gr. *mélos,* miembro). f. A., *Ektromelie;* F., *ectromélie;* In., It. y P., *ectromelia.* Monstruosidad caracterizada por la falta o desarrollo defectuoso de uno o varios miembros; focomelia, hemimelia. || **-infecciosa.** Enfermedad fetal por virus, propia de los ratones, caracterizada por gangrena de una o más patas, y otras partes exteriores, y a veces zonas necróticas en órganos internos.

ectromelo (del gr. *ektroûn,* abortar, y *mélos,* miembro). m. F., *ectromèle;* In., *ectromelus.* Monstruo caracterizado por el desarrollo nulo o defectuoso de uno o varios miembros.

ectropía (del gr. *ek,* fuera, y *trépein,* girar). f. Ectropión. || Extrofia.

ectropión (del gr. *ektropé,* desviación). m. A., *Ektropion;* F., *ectropion;* In., *ectropion;* P., *ectrópio.* Versión hacia fuera del borde de una parte, especialmente del párpado inferior, de lo cual resulta una falta de protección y resecamiento de la conjuntiva bulbar. En ginecología indica la eversión de la mucosa del cuello uterino. || **-cicatrizal.** Eversión del párpado inferior por retracción cicatrizal de la piel. || **-lujuriante o sarcomatoso.** Ectropión debido al engrosamiento de la conjuntiva. || **-paralítico.** Eversión del párpado inferior por parálisis facial. || **-senil.** El producido por la relajación propia de la edad. || **-uveal.** Eversión del borde pupilar, a menudo congénita, que puede ser también debida a neomembranas de la capa anterior del iris o a la formación de tejido conjuntivo de la estroma.

ectropionización. f. Eversión artificial del párpado superior para facilitar el examen de la conjuntiva y las manipulaciones terapéuticas.

ectrosindactilia (de *ectroma* y *sindactilia).* f. F., *ectrosyndactylie;* In., *ectrosyndactyly, ectrosyndactylia.* Falta congénita de algún dedo y sindactilia de los restantes.

ectrosis (del gr. *ektroûn,* abortar). f. Aborto. || Tratamiento abortivo de las enfermedades.

ectrótico. adj. Abortivo. || Dícese de los métodos empleados para detener el desarrollo de una enfermedad o lesión.

ecuación (del lat. *aequatio, -onis).* f. A., Gleichung; F., *équation;* In., *equation;* It., *equazione;* P., *equação.* Expresión formada de dos miembros unidos por el signo =. || **-personal.** Diferencia más o menos constante entre los resultados de observación, dependiente de las cualidades personales de los observadores. || Tiempo que transcurre entre la acción de un estímulo sensitivo y el movimiento de reacción, y que varía en los distintos individuos. || **-química.** Expresión de reacción química en la cual se establece la igualdad entre los pesos de los cuerpos que reaccionan y los pesos de los cuerpos formados por la reacción.

ecuador (del lat. *aequator).* m. A., *Äquator;* F., *equateur;* In., *equator;* It., *equatore;* P., *equador.* Línea o plano que divide un órgano en dos partes iguales. || Aequator. || **-de la célula.** Plano de división de una célula. || **-del cristalino.** Periferia del cristalino entre las dos capas de la zónula ciliar. || **-del ojo.** Plano que divide el globo ocular en dos mitades aproximadamente iguales, anterior y posterior.

eczema. m. Eccema.

ED o **DE.** Abreviatura de dosis eritema, empleada en radiología.

edad (del lat. *aetas, -atis).* f. A., *Alter;* F., *âge;* In., *age;* It., *età;* P., *idade.* Tiempo transcurrido desde el nacimiento, en el que se consideran cuatro estadios o períodos: infancia, adolescencia o juventud, madurez y senectud. La infancia a su vez, se divide en: primera infancia, desde el nacimiento hasta cumplir los tres años, y la segunda infancia, que llega hasta la adolescencia e incluye las épocas preescolar, escolar y pubertad. || **-adulta.** Aquella en que el organismo humano alcanza su completo desarrollo. || **-anatómica, fisiológica.** La medida por el desarrollo de los órganos o de sus funciones, respectivamente. || **-avanzada, provecta** o **senil.** Vejez. || **-crítica.** Época de la vida de la mujer en que cesa la menstruación. Menopausia. || **-cronológica.** La medida por los años de vida. || **-madura.** Edad adulta. || **-mental.** La que corresponde al desarrollo intelectual de un sujeto, según las pruebas de inteligencia. || **-ósea.** Índice de desarrollo anatómico que toma como referencia el grado de madurez ósea. || **-sexual.** La determinada por el grado de desarrollo, anatómico y fisiológico, de los órganos sexuales. || **-viril.** Aquella en que el hombre ha adquirido ya todo el vigor de que es susceptible y éste no ha comenzado aún a declinar de él.

edatamil. m. V. Edta.

Eddowes (Síndrome de) (Alfred *Eddowes,* médico inglés, 1850-1946). V. Síndrome. || **-Van der Hoeve (Síndrome de).** V. Síndrome de Eddowes.

edea (del gr. *aídoîa,* pl. neutro de *aídoîos,* vergonzoso). f. Órganos genitales.

edeagra (de *edea* y el gr. *ágra,* presa, botín). f. Dolor gotoso en los genitales.

Edebohls (Operación, posición de) (George M. *Edebohls,* cirujano norteamericano, 1853-1908). V. Operación, posición.

edecéfalo. m. Edeocéfalo.

edeítis (de *edea* y el suf. *-itis).* f. Inflamación de los genitales, especialmente externos.

Edelmann (Anemia de) (Adolf *Edelmann,* médico alemán, 1885-1939). V. Anemia.

edema (del gr. *oídema, -atos,* hinchazón). m. A., *Hautödem;* F., *oedème;* In., It. y P., *edema.* Acumulación excesiva de líquido subcutáneo y espacio intersticial, en el tejido celular, debida a diversas causas: disminución de la presión osmótica del plasma por reducción de las proteínas; aumento de la presión hidrostática en los capilares; mayor permeabilidad de las paredes capilares u obstrucción de las vías linfáticas. La hinchazón producida se caracteriza por conservar la huella de la presión del dedo (signo de la fóvea). || **-agudo paroxismal.** Enfermedad de Quincke. || **-agudo purulento.** Flemón pútrido. || **-alimentario.** Edema de guerra. || **-ambulante.** Tumefacción producida por el haba del Calabar. || **-angioneurótico.** Edema localizado de naturaleza autoinmune que afecta la cavidad oral y las vías respiratorias superiores; enfermedad de Quincke. || **-arsenical.** Hinchazón de los párpados y la cara debido al uso prolongado de los arsenicales. || **-azul.** Edema de color azulado, con notable descenso de la temperatura, en un miembro, observado en el histerismo. || **-blanco doloroso.** Flegmasía alba dolens. || **-cardíaco.** El que aparece en la insuficiencia cardíaca por el aumento de la presión venosa. || **-cerebral.** Edema de Huguenin. || **-cíclico idiopático.** Cuadro recurrente de edema, de causa desconocida, que se da en mujeres en edad fértil. || **-circunscrito.** Edema angioneurótico. || **-colateral.** Edema en un órgano par producido por hiperfuncionalismo a causa de enfermedad del otro. || **-crónico neuropático.** Edema que se caracteriza por su disposición en segmentos en los miembros inferiores y por la influencia de la herencia. Denomínase también *trofoedema de Meige.* ||**-de guerra** o **de hambre.** Estado morboso que se observa en la población civil durante prolongados períodos de guerra, caracterizado por un edema que se desarrolla súbitamente, sobre todo en las extremidades inferiores, y por astenia, bradicardia y poliuria. Es debido a hipoproteinemia. ||**-de Huguenin.** Edema congestivo agudo del cerebro. ||**-de Ivanov.** Degeneración quística de la retina. ||**-de la conjuntiva.** QUEMOSIS. ||**-de la glotis.** Infiltración edematosa de los repliegues mucosos de la epiglotis, consecutiva generalmente a una inflamación aguda de las partes próximas y más raramente a la localización de la hidropesía del mal de Bright o de la escarlatina. Se caracteriza por la intensa disnea y es mortal con frecuencia. ||**-de Milton.** EDEMA ANGIONEURÓTICO. ||**-de pulmón.** Infiltración de serosidad en el tejido pulmonar; enfermedad frecuentemente mortal, caracterizada por la expectoración espumosa rosada, descenso considerable de la tensión sanguínea y asistolia aguda. Se observa generalmente como complicación de la enfermedad de Bright y de la insuficiencia cardíaca, y en algunas intoxicaciones. ||**-de Quincke.** Edema agudo circunscrito angioneurótico de la piel. ||**-del escroto.** HIDROCELE. ||**-duro traumático.** Edema circunscrito que a veces sobreviene después de un accidente del trabajo que se aprovecha por los simuladores. ||**-en esclavina.** Edema de distribución cervical y torácica superior, característico de las compresiones de la cava superior. ||**-estrumoso.** Edema asfíctico simétrico de las piernas. V. ERITROCIANOSIS DE LAS PIERNAS. ||**-ex vacuo.** Edema de una parte, resultado del vacío producido por la evacuación de una colección, la atrofia de algún órgano o tejido en aquella parte. ||**-frígido.** Edema no inflamatorio. ||**-fugaz.** Tumefacción transitoria en una parte, debida a la efusión de líquido. ||**-gaseoso.** Enfisema subcutáneo. || EDEMA MALIGNO. ||**-histológico.** Estado que precede al edema visible, en el que los tejidos aumentan su grado normal de hidratación a consecuencia de la retención de los cloruros y que es posible reconocer por el método de las pesadas; preedema. ||**-inflamatorio.** Forma debida a una infección acompañada de enrojecimiento y dolor, como en la erisipela. ||**-linfático.** Infiltración del líquido procedente de los vasos linfáticos. ||**-maligno.** PÚSTULA MALIGNA. || Edema inflamatorio en las infecciones por el *Clostridium perfringens.* ||**-micótico.** Epizootia mortal de los caballos en el Sur de África, de origen microbiano. ||**-mucoso.** MIXEDEMA. ||**-nefrógeno.** El que aparece en las afecciones médicas del riñón. ||**-neonatorum.** Edema lívido, frío, de los recién nacidos, con tendencia a la extensión. ||**-nervioso familiar.** Trofoedema crónico hereditario. ||**-peliósico.** Edema agudo acompañado de dolores reumatoideos. ||**-renal.** Edema del riñón. ||**-reumático.** Edema doloroso, con enrojecimiento y en el reumatismo articular agudo. ||**-segmentario de Débove.** EDEMA CRÓNICO NEUROPÁTICO. ||**-sólido.** MIXEDEMA. ||**-traumático de la retina.** Enfermedad de Berlín. Disminución de la visión consecutiva a una contusión cerca del ojo. ||**-venoso.** Edema cuyo líquido de infiltración procede de las venas.

edematígeno (de *edema* y el gr. *gennân,* producir). adj. F., *œdématogénique;* In., *edematigenous, edematogenic.* Productor o causante de edema.

edematina. f. Sustancia que compone los microsomas de una célula en forma de esférulas pálidas relativamente raras y voluminosas.

edematización. f. F., *œdématisation;* In., *edematization.* Afección y efecto de ponerse edematoso. || Producción artificial de edema por la inyección subcutánea de solución salina fría.

edemígeno. adj. EDEMATÍGENO.
edemosarcocele. m. ÁNDRUM.

edentado (del lat. *edentatus,* desdentado). adj. y s. F., *édenté;* In., *edentulous, edentate.* Sin dientes; desdentado, anodonto.

edeocéfalo (de *edea* y el gr. *kephalé,* cabeza). adj. y s. F., *édocéphale;* In., *edeoce-phalus.* Monstruo fetal, sin boca, cavidad orbitaria única y nariz semejante a un pene.

edeodinia (de *edea* y el gr. *odýne,* dolor). f. Dolor en los órganos genitales: edeagra.

edeografía o **edeología** (de *edea* y el gr. *gráphein,* describir, o, en la segunda forma, *lógos,* tratado). f. Parte de la anatomía que estudia los órganos genitales.

edeomanía. f. NINFOMANÍA, SATIRIASIS.

edeopsofia (de *edea* y el gr. *psophein,* resonar, hacer ruido inarticulado). f. Emisión de ruidos por la vagina; *flatus vaginalis.*

edeorrea (de *edea* y el gr. *rhein,* fluir). f. Flujo por los órganos genitales; edeoblenorrea.

edestina. f. F., *édestine;* In., *edestin.* Proteína pura, cristalina, obtenida del trigo, centeno, cáñamo, etc. Se emplea en cierto método de examen del índice péptico.

edetato. m. F., *édétate;* In., *edetate.* V. EDTA.
edetico (Ácido). m. V. EDTA.
edible (del lat. *edibilis).* adj. Comestible.

Edinger (Ley, núcleo de) (Ludwig *Edinger,* neurólogo alemán, 1855-1918). V. LEY, NÚCLEO.

edipismo (de *Edipo,* rey de Tebas). m. Traumatización de los ojos por el mismo paciente. || Relativo al complejo de Edipo. V. COMPLEJO.

Edipo (Complejo de). V. COMPLEJO.

Edlefsen (Reactivo de) (Gustav J. J. F. *Edlefsen,* médico alemán, 1842-1910). V. REACTIVO.

edovacuna (del lat. *edere,* comer, y de *vacuna*). f. Vacunación por vía oral.

edrofonio. m. F., *édrophonium;* In., *edrophonium.* Inhibidor reversible de la acetilcolinesterasa, que se emplea en el diagnóstico de la miastenia grave seudoparalítica.

Edsall (Enfermedad de) (David L. *Edsall,* médico norteamericano, 1869-1945). V. ENFERMEDAD.

EDTA. Sigla del ácido etilendiaminotetraacético. Agente quelante de metales divalentes y trivalentes, empleado en su sal cálcica (edetato cálcico) en el diagnóstico y tratamiento de la intoxicación por plomo. La sal sódica (edetato disódico) se utiliza por su acción hipocalcemiante, en el diagnóstico y tratamiento de algunas anomalías del metabolismo del calcio. También se emplea en la conservación de alimentos.

educto (del lat. *eductus,* p. p. de *educere,* sacar). m. F., *produit de décomposition;* In., *educt.* Sustancia extraída de la materia orgánica sin alteración alguna en su composición; opuesto a *producto.*

edulcoración (del lat. *edulcoratum,* supino de *edulcorare,* endulzar). f. Adición de azúcar o jarabe a una sustancia.

Edwardsiella. Género de bacterias de la familia enterobacteriáceas. Bacilos gramnegativos con flagelación perítrica; no utilizan la lactosa. Especie única del gén. *Edwardsiella.* Saprofito habitual del intestino de los reptiles. Se puede encontrar también como saprofito ocasional en el intestino humano, así como en las aguas. Se ha descrito como agente ocasional de gastroenteritis e infecciones urinarias.

EEG. Abreviatura de *electroencefalografía* y *electroencefalograma.*

efébico (del gr. *éphebos,* adolescente). adj. F., *éphébique;* In., *ephebic.* Relativo al período de la pubertad.

efebogénesis (del gr. *éphebos,* púber, y *génesis,* producción). f. F., *éphébogenèse; androgenèse.* In., *ephebogenesis.* Producción de cambios estructurales en la pubertad. || Desarrollo espontáneo de células germinales masculinas, supuesta causa de teratomas testiculares.

efebología (del gr. *éphebos,* adolescente, y *lógos,* tratado). f. F., *éphébologie;* In., *ephebology.* Estudio de la pubertad y de los fenómenos propios de este período.

efecto (del lat. *effectus*). m. A., *Effekt;* F., *effet;* In., *effect;* It., *effetto;* P., *efeito*. Resultado de una acción. ‖ **-contrario.** FENÓMENO DE HATA. ‖ **-de Compton.** Cambio en la longitud de onda de los rayos dispersos y emisión de electrones en la radiación profunda. ‖ **-de Hallberg.** Las crestas de las ondas ultracortas tienen signos eléctricos opuestos. ‖ **-de Hallwacks o fotoeléctrico.** Proyección de electrones desde una materia cuando sobre ella incide una luz. ‖ **-de Mierzeiewski.** Exceso inarmónico de desarrollo de la sustancia gris del cerebro. ‖ **-de Orbeli.** La fatiga de un músculo estimulado indirectamente por su nervio se reduce por el estímulo de sus fibras simpáticas, lo que no ocurre si el músculo es estimulado directamente. ‖ **-de Pasteur.** Inhibición de las fermentaciones por el oxígeno. ‖ **-de Raman.** Si una sustancia es irradiada con luz monocromática, el espectro de esta sustancia dispersa contiene, además de una línea de la misma longitud de onda que la irradiación incidente, líneas que son satélites de la primaria y que se mueven con ella cuando se altera la longitud de onda de la radiación primaria. ‖ **-de Soret.** Cuando una solución se mantiene por algún tiempo a una temperatura y la parte superior es más caliente que la inferior, se establece una diferencia en la concentración entre ambas partes. ‖ **-de Staub-Traugott.** La ingestión de una segunda dosis de dextrosa una hora después de otra primera dosis no aumenta el azúcar sanguíneo en un individuo normal. ‖ **-Doppler.** Efecto observado cuando un flujo líquido con partículas en suspensión es sometido a un haz de ultrasonidos a partir del transductor. Dichas partículas cambian la frecuencia de los ultrasonidos, que será positiva si la dirección de las partículas es hacia el transductor y negativa si se dirigen en sentido contrario. ‖ **-placebo.** Efecto psicofisiológico obtenido por la administración de un placebo. ‖ **-Poseiro.** Disminución de la tensión arterial debida a la compresión de las grandes arterias por el útero contraído durante el parto.

efector (del lat. *effector,* que hace, que produce efecto). m. F., *effecteur;* In., *effector*. Órgano nervioso terminal que distribuye los estímulos activadores de la concentración muscular y la secreción glandular. ‖ adj. Dícese del impulso que determina la producción de alguna acción fisiológica. ‖ Cualquier órgano que responde a un estímulo.

efedrina. f. A., *Ephedrin;* F., *éphédrine;* In., *ephedrine;* It. y P., *efedrina*. Alcaloide fenilmetilaminopropanol de varias especies del género *Ephedra,* de constitución y acción semejantes a las de la adrenalina, por lo que se emplea en los estados de hipotensión, choque, hemorragia, enfermedad de Addison, asma bronquial y también por sus efectos midriásicos. ‖ **-sintética.** EFETONINA.

efélide o **efelis** (del gr. *ephelís, -idos,* peca rojiza en la piel). f. A., *Ephelide;* F., *éphélide;* In., *ephelis;* It., *efelide;* P., *efélide*. Mancha cutánea producida por la acción de los rayos solares; peca. *Sin.:* Lentigo.

efémera (del gr. *ephémeros,* efímero). f. Fiebre de un día. ‖ **-británica.** Fiebre miliar.

efeminación. Pederastia pasiva.

efeminación (del lat. *effeminatio,* afeminación). f. F., *féminisation;* In., *effemination, feminization*. Adquisición de hábitos y sentimientos femeninos por el hombre; feminismo.

eferente o **eferencial** (del lat. *efferens, -entis,* p. a. de *efferre,* sacar). adj. F., *efférent;* In., *efferent*. Que conduce o lleva sangre, secreción o impulsos desde una parte, órgano o centro nervioso a otros más periféricos; opuestos a *aferente*. *Sin.:* Centrífugo, exódico.

efervescencia (del lat. *effervescentia*). f. A., *Brause;* F., *effervescence;* In., *effervescence;* It., *effervescenza;* P., *effervescência*. Desprendimiento rápido de un gas del interior de un líquido.

efetonina. f. Clorhidrato de fenilmetilaminopropanol, efedrina sintética que posee las mismas propiedades hipertensivas que la efedrina y la adrenalina.

effleurage (fr.). m. Forma de masaje que consiste en pasar ligeramente la palma de la mano por la superficie de un miembro en el sentido de la corriente venosa, para favorecer la circulación de retorno y evitar la estasis.

effluvium capillorum. m. Caída de los cabellos.

efidrofobia (de *efidrosis,* y el gr. *phóbos,* miedo). f. Temor morboso a sudar.

efidrosis (del gr. *ephídrosis,* sudor abundante). f. A., *Hyperhidrose;* F., *hyperhidrose;* In., *hyperhidrosis;* It., *iperidrosi;* P., *efidrose*. Sudor excesivo, epidrosis, hiperhidrosis. ‖ **-cruenta.** Sudación sanguínea.

efímero (del gr. *ephémeros,* de un día; de *epí,* sobre, y *heméra,* día). adj. Que dura un día. ‖ Transitorio. ‖ V. EFÉMERA.

efipión (del gr. *ephíppion,* silla, arnés). m. La silla turca.

eflorescencia (del lat. *efflorescens, -entis,* eflorescente). f. A., *Effloreszenz;* F., *efflorescence;* In., *efflorescence;* It., *efflorescenza;* P., *efflorescência*. Exantema, erupción cutánea. ‖ Lesión elemental de la piel. ‖ Conversión de una sustancia en polvo por la pérdida del agua de cristalización.

efluvio (del lat. *effluvium*). m. A., *Ausdünstung;* F., *effluve;* In., *effluvium;* It., *effluvio;* P., *eflúvio*. Término vago, sin. de emanación, exhalación, miasma, especialmente cuando son nocivos. ‖ Desprendimiento de partículas sutilísimas de cualquier cuerpo. ‖ Pérdida, caída, especialmente del cabello. ‖ **-anágeno.** Caída del cabello en la fase de anágeno. ‖ **-telógeno.** Caída del cabello en la fase del telógeno. ‖ **-telúrico.** Exhalación originada en la tierra.

efluvioterapia (de *efluvio* y el gr. *therapeía,* tratamiento). f. Aplicación de efluvios eléctricos en el tratamiento de las enfermedades.

efluxión (del lat. *effluxio, -onis*). f. Expulsión, generalmente inadvertida, del huevo en los primeros días del embarazo.

efracción (del lat. *effractum,* supino de *effringere,* romper). f. A., *Aufbruch;* F., *effraction;* In., *effraction;* It., *effrazione;* P., *efracção*. Desgarro o solución de continuidad superficial. ‖ Fractura del cráneo.

efusión (del lat. *effusio, -onis*). f. A., *Erguss;* F. e In., *effusion;* It., *effusione;* P., *efusão*. DERRAME.

egagrópilo (del gr. *aígagros,* cabra salvaje, y *pílos,* pelo). m. BEZOAR.

Egas Moniz (Operación, técnica de) (Antonio Caetano de Abreu Freyre *Egas Moniz,* neurocirujano portugués, 1874-1955; premio Nobel de Medicina en 1949). V. OPERACIÓN, TÉCNICA.

egersis (del gr. *egeírein,* despertar). f. Desvelo intenso o imposibilidad de conciliar el sueño.

egesta (del lat. *egesta,* pl. n. de *egestus,* p. p. de *egerere,* echar fuera). f. Materia excretada o expulsada, excrementos; opuesto a *ingesta*.

Eggleston (Método de) (Cary *Eggleston,* médico americano, 1884-1966). V. MÉTODO.

egilopia (del gr. *aigílops,* fístula lagrimal). m. Ulceración en el ángulo interno del ojo, consecutiva a un absceso.

ego. m. V. Yo.

egobroncofonía. f. Combinación de egofonía y broncofonía, característica de la pleuroneumonía.

egocéntrico (del lat. *ego,* yo, y el gr. *kéntron,* centro). adj. F., *égocentrique;* In., *egocentric*. Dícese de aquel cuyas ideas convergen totalmente hacia sí mismo, y sobre todo del delirio en el que el enfermo se considera como centro de atención de todos los pensamientos o actos de los demás.

egofonía (del gr. *aix, aigós,* cabra, y *phoné,* voz). f. A., *Egophonie;* F., *égophonie;* In., *egophony* It. y P., *egofonia*. Variedad de broncofonía caracterizada por su semejanza con el balido de la cabra; voz de polichinela de Laennec. Obsérvase en ciertos casos de consolidación pulmonar y en los derrames medianamente abundantes de la pleura. ‖ **-de retorno.** Egofonía percibida nuevamente en la base del tórax cuando disminuye el derrame pleurítico.

egomanía (del lat. *ego,* yo, y de *manía*). f. A., *Egomanie;* F., *manie égocentrique;* In; It. y P., *egomania*. Egoísmo exagerado, morboso.

egosintónico (del lat. *ego*, yo, y el gr. *sýntonos*, concorde). adj. F., *conforme au moi;* In., *ego-syntonic.* En armonía con el ego.

egotropismo. m. EGOMANÍA.

Ehlers-Danlos (Síndrome de). SÍNDROME DE DANLOS.

Ehrenritter (Ganglio de) (Johann *Ehrenritter,* anatomista austriaco, n. en 1790). V. GANGLIO.

Ehret (Enfermedad de) (Henrich *Ehret,* médico alemán, n. en 1870). V. ENFERMEDAD.

Ehrlich (Reacción, teoría de) (Paul *Ehrlich,* médico alemán, 1854-1915; premio Nobel de Medicina en 1908). V. REACCIÓN, TEORÍA BIOQUÍMICA. ||**-Hata (Preparación de)** *(Ehrlich,* y *S. Hata,* químico japonés, 1872-1938). V. SALVARSÁN.

Eichhorst (Corpúsculos, neuritis, tipo de) (Hermann *Eichhorst,* médico suizo, 1849-1921). Véanse estos términos.

Eichstedt (Enfermedad de) (Carl F. *Eichstedt,* dermatólogo alemán, 1816-1892). V. ENFERMEDAD.

eiconómetro (del gr. *eikón, -onos,* imagen, y *métron,* medida). m. F., *eikonomètre;* In., *eikonometer.* Instrumento empleado en el examen de la aniseiconía.

eicosanoico (Ácido). Ácido graso saturado de veinte átomos de carbono. Ácido araquídico.

$$CH_3-(CH_2)_{18}-C\diagup^O_{OH}$$

eicosatetraenoico (Ácido). Ácido graso insaturado de veinte átomos de carbono, presente en las lecitinas (fosfatidilcolina). Ácido araquidónico.

eideísmo (del gr. *eîdos,* aspecto). m. F., *eidétisme;* In., *eidetic.* Facultad de evocar la imagen visual de un objeto, no sólo como representación, sino como percepción.

eidógeno (del gr. *eîdos,* forma, y *gennân,* producir). adj. F., *eidogène;* In., *eidogen.* Productor o modificador de formas, en un órgano embrionario.

eidoptometría (del gr. *eîdos,* aspecto, *optós,* visible, y *métron,* medida). f. F., *eidoptométrie;* In., *eidoptometry.* Medición de la agudeza visual para la percepción de formas.

Eijkman (Reacción de) (Christiaan *Eijkman,* patólogo holandés, descubridor de la causa del beriberi, 1858-1930; premio Nobel de Medicina en 1929). V. REACCIÓN.

eiloide (del gr. *eileîsthai,* girar, y *eîdos,* aspecto). adj. F., *ayant une structure spiralée;* In., *eiloid.* En forma de espiral o rizo.

Eimeria (de Theodor *Eimer,* zoólogo alemán, 1843-1898). Género de esporozoos del que algunas especies son parásitas de animales vertebrados e invertebrados.

Einar Key (Operación de). V. OPERACIÓN.

Einhorn (Enfermedad, prueba, reacción, sonda de) (Max *Einhorn,* médico norteamericano, 1862-1953). Véanse estos términos.

einstenio. m. F., *einsteinium;* In., *einstenium.* Elemento radiactivo de la serie de los actínidos. Número atómico, 99. Masa del isótopo más estable, 254. Símbolo, *Es.*

Einthoven (Galvanómetro de) (Willem *Einthoven,* fisiólogo neerlandés, 1860-1927; premio Nobel de Medicina en 1924). V. GALVANÓMETRO, TRIÁNGULO.

eisantema. m. ENANTEMA.

Eisenmenger (Complejo, síndrome de) (Victor *Eisenmenger,* físico alemán, 1864-1932). V. COMPLEJO, SÍNDROME.

eisnea (del gr. *eis,* a, hacia, y *pneín,* respirar). f. INSPIRACIÓN.

eisódico (del gr. *eis,* a, hacia, y *hodós,* camino). adj. F., *afférent;* In., *eisodic.* Aferente o centrípeto; esódico. Aplícase a la fibra nerviosa del arco reflejo que comunica al centro motor la excitación periférica.

eisoptrofobia (del gr. *eísoptron,* espejo, y *phóbos,* temor). f. Temor morboso a los espejos.

Eitelberg (Prueba de) (Abraham *Eitelberg,* médico austriaco n. en 1847). V. PRUEBA.

eje (del lat. *axis).* m. A., *Achse;* F., *axe;* In., *axis;* It., *asse;* P., *eixo.* Línea real o imaginaria que pasa por el centro de un cuerpo o una parte. ||**-anatómico del ojo.** Línea ficticia desde la entrada del nervio óptico en el globo ocular hasta el centro de la córnea. ||**-auditivo.** Línea que une los centros de ambos orificios de los conductos auditivos. ||**-basibregmático.** Línea vertical desde el basión al bregma, altura máxima del cráneo. ||**-basicraneal.** Línea desde el basión al gonión. ||**-basifacial.** Línea desde el basión al punto subsanal. ||**-biauricular.** EJE AUDITIVO. ||**-celíaco.** TRONCO CELÍACO. ||**-cerebrospinal.** Sistema nervioso central, neuroeje. ||**-encefalomedular.** NEUROEJE. ||**-facial.** EJE BASIFACIAL. ||**-óptico o visual.** Diámetro anteroposterior del ojo, del centro de la córnea a la mancha amarilla de la retina. ||**-pélvico o del parto.** Línea curva que pasa por el centro de todos los diámetros anteroposteriores de la pelvis.

ejercicio (del lat. *exercitium).* m. A., *Übung;* F. e In., *exercice;* It., *esercizio;* P., *exercicio.* Acción de poner en movimiento el cuerpo o una parte del mismo con objeto determinado. || Práctica, desempeño de una profesión. ||**-activo.** Ejercicio muscular voluntario. ||**-higiénico o terapéutico.** GIMNASIA MÉDICA. ||**-pasivo.** Ejercicio muscular producido por medios mecánicos, sin esfuerzo voluntario por parte del paciente. ||**-respiratorio de Knopf.** Serie de ejercicios que tienen por objeto aumentar el campo de la hematosis, desarrollar los músculos del tórax y facilitar la expectoración, empleados especialmente en la tuberculosis pulmonar crónica para evitar la formación de atelectasias.

Ekbom (Síndrome de) (Karl Axel *Ekbom,* neurólogo sueco, n. en 1907). V. SÍNDROME.

Ekehorn (Operación de) (Jol Gustav *Ekehorn,* cirujano sueco, 1857-1938). V. OPERACIÓN.

ekiri. m. Especie de disentería endémica en el Japón, muy aguda y de carácter infeccioso, que ataca a los niños y parece debida a un microorganismo de caracteres análogos al colibacilo.

elaboración (del lat. *elaboratio, -onis).* f. A., *Verarbeitung;* F., *elaboration;* In., *elaboration;* It., *elaborazione;* P., *elaboração.* Cualquier proceso anabólico, como el de asimilación o producción de secreciones. ||**-psíquica.** Término utilizado por Freud para designar el proceso efectuado por el aparato psíquico a los efectos de neutralizar las excitaciones que recibe y que podrían llegar a ser nocivas. Esta operación consiste en ligar las excitaciones y las representaciones psíquicas entre sí con objeto de integrarlas al psiquismo, estableciendo cadenas asociativas que tenderían a mantenerse en forma cohesionada y estable. También se utiliza para referirse al proceso por el cual un sujeto, en forma espontánea o durante una psicoterapia, logra superar los padecimientos provocados por la angustia generada por situaciones traumáticas o conflictivas. ||**-secundaria.** Proceso inconsciente de transformación de los contenidos del sueño a efectos de presentarlos de una manera más inteligible y coherente.

elacina. f. F., *élacéine;* In., *elacin.* Tejido elástico degenerado, más intensamente colorable por los colorantes básicos.

elación (del lat. *elatio, -onis).* f. F., *exaltation, joie.* In., *elation.* Excitación emotiva caracterizada por la mayor y mejor actividad mental y corporal.

elaídico (Ácido). Ácido graso cristalizable, isómero del ácido oleico y formado tratando este último con ácido nitroso.

elaidina. f. Grasa cristalizable de varios aceites.

Elaps. Género de serpientes venenosas de América, muy peligrosas. Algunas especies se llaman vulgarmente *coral* o *corallilo.*

elastasa. f. F., *élastase;* In., *elastase.* Enzima que cataliza la digestión del tejido elástico.

elástico (del gr. *elastikós,* que empuja; de *elaúnein,* empujar). adj. F., *élastique;* In., *elastic.* Capaz de recobrar la forma original después de perdida por una causa mecánica exterior. || Capaz de ejercer una presión continua; dícese de vendajes.

elastina. f. F., *élastine;* In., *elastin.* Escleroproteína presente en las fibras del tejido conjuntivo, digerible por la pepsina y tripsina, pero que no se convierte en gelatina por ebullición en agua.

elastinasa. f. F., *élastinasa;* In., *elastinase.* Enzima que disuelve la elastina.

elastoide (de *elástico* y el gr. *eîdos*, aspecto). f. F., *élastoïde;* In., *elastoid.* Sustancia formada por la degeneración hialina de la lámina elástica interna de los vasos sanguíneos, observada en los vasos del útero después del parto.

elastólisis (de *elástico* y el gr. *lýsis*, disolución). f. F., *elastolyse;* In., *elastolysis.* Digestión del tejido o sustancias elásticas.

elastoma (de *elástico* y el suf. *-oma*). m. Tumor formado por la hiperplasia del tejido elástico; seudoxantoma.

elastómero (del gr. *elastós*, dúctil, y *méros*, parte). m. F., *elastomère;* In., *elastomer.* Materia natural o sintética que presenta gran elasticidad, cohesión y ductilidad, como caucho, poliuretano, silicona, etc.

elastómetro (de *elástico* y el gr. *métron*, medida). m. F., *élastomètre;* In., *elastometer.* Instrumento para determinar la elasticidad de los tejidos.

elastomucina. f. F., *élastomucina;* In., *elastomucin.* Componente polisacárido del tejido elástico.

elastopatía (de *elástico* y el gr. *páthe*, enfermedad). f. F., *élastopathie;* In., *elastopathy.* Deficiencia del tejido elástico, congénita o adquirida.

elastorrexis (de *elástico* y el gr. *rhêxis*, rotura). f. F., *élastorrhexie;* In., *elastorrhexis.* Degeneración de la red elástica de las capas profundas del corion, en la que las fibras se hienden y fragmentan.

elastosa. f. F., *élastose;* In., *elastose.* Albumosa formada tratando la elastina con fermentos, ácidos o álcalis.

elastosis. f. F., *élastose;* In., *elastosis.* Degeneración del tejido elástico.

elaterina. f. Principio cristalizable del elaterio; purgante hidragogo violento.

elaterio. m. Extracto preparado con el jugo del cohombrillo amargo *(Ecballium elaterium, Momordica elaterium)*, drástico, violento, emético, hidragogo; desusado.

elayoma. f. ELEIDOMA.

elayopatía. f. ELEOPATÍA.

elcoma. f. Úlcera de la córnea.

elcosis. f. HELCOSIS.

eleboreína o **eleborina.** f. Glucósido del eléboro; midriásico y tónico cardíaco desus., de acción análoga a la digital.

eleborismo. m. Intoxicación por el eléboro.

eléboro (del lat. *elleborum*). m. A., *Nieswurz;* F., *ellébore;* In., *hellebore;* P., *heléboro.* Nombre de varias plantas ranunculáceas pertenecientes a los géneros *Helleborus* y *Veratrum*, como el eléboro negro *(H. niger)* y el blanco *(H. album)*, etc. Su rizoma posee propiedades hidragogas, catárticas violentas, emenagogas y diuréticas.

elección (del lat. *electio, -onis*). f. Acción y efecto de elegir. ||**-de objeto.** A., *Objektwahl;* F., *choix d'objet;* In., *object choice;* It., *scelta d'oggetto;* P., *eleição de objeto.* En psicoanálisis se refiere al acto de elegir una persona como objeto de amor. Según Freud hay dos tipos básicos de elección de objeto: *elección anaclítica* o *de apoyo*, sobre el modelo de la madre nutricia o del padre protector, es decir siguiendo el prototipo de la relación establecida con los objetos parentales que brindaron los cuidados y satisfacciones en la niñez, y *elección narcisista*, hecha sobre el modelo de la propia persona y con predominio de la relación del sujeto consigo mismo.

electividad. f. Cualidad que poseen ciertas sustancias de fijarse en elementos o humores determinados y, como consecuencia, de modificar éstos.

electivo (del lat. *electivus*). adj. F., *électif;* In., *elective.* Sujeto a elección o que puede elegirse, no necesario. || Que tiende a fijarse o combinarse con un elemento más bien que con otro.

Electra (Complejo de). V. COMPLEJO.

electricidad (del gr. *élektron*, ámbar). f. A., *Elektricität;* F., *électricité;* In., *electricity;* It., *elettrizità;* P., *electricidade.* Una de las formas básicas de energía constituida por las partículas fundamentales electrón y protón, átomos de la electricidad negativa y positiva, respectivamente. ||**-animal.** Fenómenos eléctricos en el cuerpo vivo. ||**-atmosférica.** La causa de los fenómenos atmosféricos: rayo, relámpago, etc. ||**-de tensión.** ELECTRICIDAD ESTÁTICA. ||**-dinámica.** Electricidad en estado de movimiento en corriente. ||**-estática.** Electricidad en reposo desarrollada por frotamiento. ||**-farádica.** Electricidad desarrollada por inducción. ||**-frankliniana.** ELECTRICIDAD ESTÁTICA. ||**-galvánica.** Electricidad dinámica desarrollada por acción química. ||**-inducida.** CORRIENTE INDUCIDA. ||**-magnética.** Electricidad desarrollada por un imán. ||**-médica.** Aplicación de la electricidad al diagnóstico y tratamiento de las enfermedades. ||**-negativa.** La que es manifestación de una acumulación de electrones. ||**-por influencia.** Descomposición que un cuerpo electrizado produce en el fluido neutro de un cuerpo próximo, atrayendo el fluido de nombre contrario y rechazando el del mismo nombre. ||**-positiva.** La que es manifestación de una acumulación de cargas positivas, cuyo átomo parece ser el protón. ||**-resinosa.** Electricidad estática de la clase de la que se desarrolla frotando la resina, el ámbar, etc. ||**-vítrea.** Electricidad estática de la clase de la que se desarrolla frotando el vidrio. ||**-voltaica.** ELECTRICIDAD GALVÁNICA.

electrización. f. F., *électrisation;* In., *electrization.* Acción de producir en un cuerpo los fenómenos de la electricidad. || Aplicación de la electricidad en sentido diagnóstico o terapéutico. ||**-directa.** Electrización que se practica colocando un electrodo en un músculo o en su punto motor y el otro en un punto indiferente. ||**-estática.** Aplicación de la electricidad estática por la botella de Leyden o por el baño eléctrico.

electro-. Forma prefija del gr. *élektron*, ámbar, y, por extensión, electricidad.

electroafinidad (de *electro-* y el lat. *affinitas*, afinidad). f. F., *électroaffinité;* In., *electroaffinity.* Fuerza con que los iones de un elemento contienen sus cargas eléctricas; símbolo, *Eo*.

electroanastomosis (de *electro-* y el gr. *anastómosis*, embocamiento). f. Anastomosis intestinal electroquirúrgica.

electroanestesia (de *electro-*, el pref. gr. *an-*, negación, y *aísthesis*, sensación). f. Anestesia local producida por la electricidad.

electroausencia (de *electro-* y el lat. *absentia*, ausencia). f. Electrochoque ligero que produce una pérdida temporal del conocimiento, sin convulsiones.

electrobasógrafo (de *electro-*, el gr. *básis*, marcha, y *gráphein*, escribir). m. Aparato eléctrico para el registro de la marcha.

electrobiología (de *electro-*, el gr. *bíos*, vida, y *lógos*, tratado). f. F., *électrobiologie;* In., *electrobiology.* Estudio de los fenómenos eléctricos en el cuerpo vivo.

electrobioscopia (de *electro-*, el gr. *bíos*, vida, y *skopeîn*, observar). f. F., *électrobioscopie;* In., *electrobioscopy.* Determinación de la vida o muerte por medio de la corriente eléctrica; tres horas después de la muerte los músculos no reaccionan ya a la corriente farádica.

electrocardiofonógrafo (de *electro-*, el gr. *kardía*, corazón, *phoné*, sonido, y *gráphein*, registrar). m. F., *électrocardiophonographe;* In., *electrocardiophonograph.* Aparato para registrar eléctricamente los ruidos cardíacos.

electrocardiografía. f. A., *Elektrokardiographie;* F., *électrocardiographie;* In., *electrocardiography;* It., *elettrocardiografia;* P., *electrocardiografia.* Registro gráfico de las corrientes eléctricas provocadas por la actividad del corazón, como método para el examen de la función de este órgano.

electrocardiógrafo. m. F., *électrocardiographe;* In., *electrocardiograph.* Instrumento para la práctica de la electrocardiografía, cuya parte esencial era el galvanómetro de cuerda o de Einthoven.

electrocardiograma (de *electro-*, el gr. *kardía*, corazón, y *gramma*, lo grabado). m. A., *Electrokardiogramm;* F., *électrocardiogramme;* In., *electrocardiogram;* It., *elettrocardiogramma;* P., *electrocardiograma*. Trazado gráfico de las corrientes eléctricas producidas por la acción del músculo cardíaco, constituido por una línea quebrada, con ascensos y descensos, correspondientes a la actividad auricular y ventricular. El primer ascenso, P, es debido a la excitación de la aurícula y se conoce con el nombre de *complejo auricular*. Las otras deflexiones son debidas a la acción de los ventrículos: QRS o *complejo ventricular* a su excitación, T a su repolarización.

electrocardioscopia (de *electro-*, el gr. *kardía*, corazón, y *skopeîn*, observar). f. F., *électrocardioscopie;* In., *electrocardioscopy*. Electrocardiografía visible sobre una pantalla luminosa, por medio de un osciló- grafo de rayos catódicos.

electrocatálisis (de *electro-* y el gr. *katálysis*, disolución). f. F., *électrocatalyse;* In., *electrocatalysis*. Efectos catalíticos producidos por la electricidad en los procesos orgánicos.

electrocaustia. f. Electrocirugía.

electrocauterio. m. Galvanocauterio.

electrochoque (de *electro-* y el ingl. *shock*, choque). m. A., *Elektroschock;* F., *électrochoc;* In., *electroshock;* It., *elettroshock;* P., *electrochoque*. Aplicación de corrientes eléctricas productoras de convulsiones, en el tratamiento de ciertas psicosis, especialmente melancolía, manía o catatonía. La corriente pasa por el cerebro, de sien a sien, de 85 a 110 voltios y 500 miliamperios durante 1/10 a 1/5 de segundo. Procedimiento mejor y más seguro que el choque obtenido por el metrazol, cardiazol, la insulina u otros convulsivantes; electrochoqueterapia.

electrochoqueterapia (de *electrochoque* y el gr. *therapeía*, tratamiento). f. Tratamiento por electrochoques.

electrocinético (de *electro-* y el gr. *kinetikós*, motor, movible). adj. Electrodinámico, electromotor.

electrocirugía (de *electro-* y el gr. *cheirourgía*, trabajo manual). f. F., *électrochirurgie;* In., *electrosurgery*. Empleo quirúrgico de las corrientes eléctricas, especialmente las de alta frecuencia: diatermia, electrocoagulación, electrodesecación, etc.

electrocoagulación (de *electro-* y el lat. *coagulum*, cuajo). f. A., *elektrische Koagulation;* F., *électrocoagulation;* In., *electrocoagulation;* It., *elettrocoagulazione;* P., *electrocoagulação*. Coagulación de una parte o tumor por el paso a través del mismo de una corriente de alta frecuencia; diatermia quirúrgica.

electrococleografía (de *electro-*, el gr. *choklías*, caracol, y *gráphein*, describir). f. F., *électrocochléographie;* In., *electrocochleography*. Técnica audiométrica destinada a recoger los potenciales de origen probablemente coclear que aparecen tras estimulación acústica de sonidos de muy corta duración y repetitivos.

electrocolecistocausis (de *electro-*, *colecisto* y el gr. *kaûsis*, quemadura). In., *electrocontractility*. Cauterización eléctrica de la vesícula biliar.

electrocontractilidad (de *electro-* y el lat. *contrahere*, recoger). f. F., *électrocontractibilité;* In., *electrocontractility*. Contractilidad en respuesta al estímulo eléctrico.

electrocorticografía (de *electro-*, el lat. *cortex, -icis*, corteza, y el gr. *gráphein*, describir). f. F., *électrocorticographie;* In., *electrocorticography*. Electroencefalografía que se practica colocando los electrodos en contacto con la corteza cerebral, tras la trepanación y disección de la duramadre. Se utiliza para precisar, antes de una ablación, la situación de un foco epileptógeno en la corteza cerebral.

electrocución. f. F., *électrocution;* In., *electrocution*. Muerte, real o aparente, por descarga eléctrica.

electrocuprol. m. Cobre coloidal.

electrodermatografía (de *electro-*, el gr. *dérma, -atos*, piel, y *gráphein*, describir). f. Registro de las variaciones rítmicas de la resistencia cutánea al paso de la corriente continua (Regelsberger).

electrodesecación (de *electro-*, *de-*, pref. lat. de intensidad, y *siccare*, secar). f. F., *électrodessiccation;* In., *electrodesiccation*. Electrocoagulación superficial; deshidratación de los tejidos por la corriente de alta frecuencia.

electrodiafaco. m. F., *instrument pour l'extraction du cristallin;* In., *electrodiaphake*. Electrodo filiforme usado para la electrodiafaquia.

electrodiafanía. f. Diafanoscopia.

electrodiafaquia (de *electro-*, el gr. *diá*, a través de, y *phakós*, objeto lenticular). f. Técnica de extracción de la catarata ideada por López Lacarrere (1932), en la cual mediante un electrodo (electrodiafaco) se pincha el cristalino y se hace pasar una corriente diatérmica que coagula y adhiere el cristalino al electrodo.

electrodiagnosis o **electrodiagnóstico** (de *electro-* y el gr. *diágnosis*, discernimiento, o *diagnostikós*, apto para discernir). f. y m. A., *Elektrodiagnosis;* F., *électrodiagnostic;* In., *electrodiagnosis;* It., *elettrodiagnosi;* P., *electrodiagnóstico*. Empleo de la electricidad para el diagnóstico de las enfermedades.

electrodinamómetro (de *electro-*, el gr. *dýnamis*, fuerza, y *métron*, medida). m. Instrumento para medir la intensidad de las corrientes eléctricas.

electrodo (de *electro-* y el gr. *hodós*, camino). m. A., *Elektrode;* F., *électrode;* In., *electrode;* It., *elettrode;* P., *electródio*. Polo o pieza terminal de una pila eléctrica; en electroterapia, instrumento de forma muy variable para la aplicación directa de la corriente eléctrica al cuerpo. ||-**activo**. Electrodo terapéutico. ||-**al vacío**. Electrodo de Macintyre. ||-**bipolar de Apostoli**. Variedad de electrodo empleado para la faradización vaginal antes de proceder a la electrólisis uterina. ||-**condensador de Oudin**. Electrodo compuesto de un cilindro de carbón o de metal enchufado en un tubo de cristal. ||-**de Mac Intyre**. Electrodo formado por un tubo de forma variada en el cual se ha hecho el vacío. ||-**despolarizante**. Electrodo que tiene mayor resistencia que la porción del cuerpo incluida en el circuito. ||-**indiferente**. Electrodo de ancha superficie, en el cual los efectos de la corriente son nulos o muy débiles. ||-**negativo**. Cátodo. ||-**positivo**. Ánodo. ||-**terapéutico**. Electrodo de pequeña superficie, de forma variable según el objeto y sitio a que se destina, en la cual la densidad eléctrica es mayor.

electroencefalografía (de *electro-*, el gr. *enkephalé*, cerebro, y *gráphein*, describir). f. F., *électroencéphalographie;* In., *electroencephalography*. Método para registrar gráficamente por medio del *electroencefalógrafo* los fenómenos eléctricos que se desarrollan en el encéfalo, consistentes en oscilaciones de potencial que en condiciones normales o de reposo psicosensorial tienen un ritmo relativamente uniforme y constante (v. Ritmo), pero que se modifica variadamente en la actividad psicosensorial y en estado morboso.

electroencefalograma (de *electro-*, el gr. *enkephalé*, cerebro, y *gramma*, lo grabado). m. A., *Elektroenzephalogramm;* F., *électroencéphalogramme;* In., *electroencephalogram;* It., *elettroencefalogramma;* P., *electrencefalograma*. Registro gráfico obtenido en la encefalografía por la aplicación directa al cráneo de electrodos adecuados, empleado en el diagnóstico de la epilepsia, traumatismos, tumores y degeneraciones cerebrales.

electroendoscopio (de *electro-*, el gr. *éndon*, dentro, y *skopeîn*, observar). m. Endoscopio de iluminación eléctrica.

electrofisiología (de *electro-*, el gr. *phýsis*, naturaleza, y *lógos*, tratado). f. F., *électrophysiologie*. In., *electrophysiology*. Estudio de las reacciones eléctricas del cuerpo en estado de salud.

electrofobia (de *electro-* y el gr. *phóbos*, temor). f. Temor morboso a las corrientes eléctricas.

electrófono (de *electro-* y el gr. *phoné*, voz). m. Instrumento o aparato empleado en el tratamiento de la sordera, que reproduce los tonos de la voz humana.

electroforesis (de *electro-* y el gr. *phoreîn*, transportar). f. A., *Elektrophorese;* F., *électrophorèse;* In., *electrop-

horesis; It., *elettroforesi;* P.; *electroforese.* Método que permite separar determinados constituyentes de una solución coloidal sometiéndolos a la acción de un campo eléctrico. Las partículas o micelas cargadas con electricidad positiva o negativa emigran cada una hacia un polo opuesto a una velocidad diferente según su carga y dimensiones. CATAFORESIS, IONTOFORESIS.

electróforo (de *electro-* y el gr. *phorós,* que lleva). m. F., *électrophore;* In., *electrophorus.* Instrumento que produce y conserva pequeñas cantidades de electricidad estática.

electrofototerapia (de *electro-,* el gr. *phôs, photós,* luz, y *therapeía,* tratamiento). f. F., *électrophothothérapie;* In., *electrophototherapy.* Tratamiento de las enfermedades con la luz eléctrica.

electrogénesis (de *electro-* y el gr. *génesis,* origen). f. Producción de electricidad, especialmente en los tejidos vivos o en animales (peces).

electrografía (de *electro-* y el gr. *gráphein,* escribir). f. F., *électrographie;* In., *electrography.* Registro gráfico de las contracciones musculares de un órgano. || ELECTROLOGÍA.

electrogustometría (de *electro-,* el lat. *gustus,* gusto, y el gr. *métron,* medida). f. Exploración del sentido del gusto mediante electrodos de corriente galvánica.

electrohemostasis (de *electro-,* el gr. *haîma,* sangre, y *stásis,* estabilidad). f. F., *électrohémostase;* In., *electrohemostasis.* Hemostasis por medios eléctricos, especialmente por pinzas por las que pasa una corriente que produce la desecación o coagulación de los tejidos.

electroimán. m. Barra de hierro dulce imantada por el paso de una corriente eléctrica.

electroionización. f. Ionización eléctrica; iontoforesis.

electrolepsia. f. COREA DE DUBINI O ELÉCTRICA.

electrólisis (de *electro-* y el gr. *lysis,* disolución). f. A., *Elektrolyse;* F., *électrolyse;* In., *electrolysis;* It., *elettrolisi;* P., *electrólise.* Descomposición química o desintegración orgánica producida por la corriente eléctrica. Se ha aplicado en cirugía el tratamiento de los neuromas, tumores eréctiles, pólipos, estrecheces, depilación, etc.

electrólito (de *electro-* y el gr. *lytós,* cosa disuelta). m. A., *Elektrolyt;* F., *électrolyte;* In., *electrolyte;* It., *elettrolito;* P., *eletrólito.* Elemento o sustancia susceptible de ser descompuesta por electrólisis. || Cuerpo que se somete a la descomposición por la electrólisis. || Compuesto que en un medio acuoso se ioniza o disocia en partículas cargadas eléctricamente, aumentando con ello la conductividad eléctrica de la disolución.

electrolitotricia (de *electro-* y *litotricia*). f. F., *électrolithotritie;* In., *électrolithotrity.* Litotricia por una corriente eléctrica.

electrología (de *electro-* y el gr. *lógos,* tratado). f. Ciencia de los fenómenos y leyes de la electricidad.

electromagnetismo (de *electro-* y el lat. *magnes, -etis,* imán). m. F., *électromagnétisme;* In., *electromagnetism.* Acción y reacción de las corrientes eléctricas sobre los imanes.

electromasaje (de *electro-* y el fr. *masser,* amasar). m. F., *électromassage;* In., *electromassage.* Masaje combinado con la aplicación de la electricidad o masaje realizado por medios movidos por la electricidad.

electrómetro (de *electro-* y el gr. *métron,* medida). m. F., *électromètre;* In., *electrometer.* Instrumento para la medición de diferencias de potencial eléctrico.

electrometrografía (de *electro-,* el gr. *métra,* matriz, y *gráphein,* describir). f. Registro gráfico de las corrientes eléctricas producidas por las contracciones uterinas.

electromiografía (de *electro-,* el gr. *mŷs, myós,* músculo, y *gráphein,* describir). f. F., *électromyographie;* In., *electromyography.* Registro gráfico de las corrientes eléctricas producidas por la contracción muscular o de la reacción de un músculo al estímulo eléctrico.

electromiograma (de *electro-,* el gr. *mys, myós,* ratón, músculo, *gramma,* lo grabado). m. F., *électromyogramme;* In., *electromyography.* Trazado obtenido en la electromiografía.

electromuscular (de *electro-* y el lat. *musculus,* ratoncito). adj. Relativo al músculo influido por la electricidad.

electrón (del gr. *élektron,* ámbar amarillo). m. A., *Elektron;* F., *électron;* In., *electron;* It., *elettrone;* P., *electrão.* Unidad, átomo o menor partícula de electricidad negativa, cuya masa equivale a 1/1. 845 de la de un átomo de hidrógeno o 9.035×10^{-28} gramos. Los electrones que rodean el núcleo central del átomo determinan todas las propiedades de éste salvo su peso atómico y radiactividad. Emitidos de una sustancia radiactiva constituyen los rayos beta.

electronarcosis (de *electro-* y el gr. *nárke,* letargo). f. F., *électronarcose;* In., *electronarcosis.* Narcosis producida por la aplicación de corrientes eléctricas en las sienes.

electronegativo. adj. F., *électronégatif;* In., *electronegative.* Que tiene carga eléctrica negativa.

electroneurólisis (de *electro-,* el gr. *neûron,* nervio, y *lýsis,* disolución). f. F., *électroneurolyse;* In., *electroneurolysis.* Neurólisis por medio de una aguja eléctrica.

electrónica. f. F., *électronique;* In., *electronics.* Ciencia o estudio de los electrones.

electronistagmografía (de *electro, nistagmo,* y el gr. *gráphein,* describir). f. F., *électronystagmographie;* In., *electronystagmography.* Registro electrográfico de los movimientos oculares nistágmicos.

electronistagmometría (de *electro-, nistagmo,* y el gr. *métron,* medida). f. Registro electrográfico del nistagmo.

electronvoltio. m. Unidad eléctrica para expresar la energía de la radiación β.

electrooculografía (de *electro-,* el lat. *oculus,* ojo, y *gráphein,* describir). f. F., *électrooculographie;* In., *electro-oculography.* Registro gráfico de los movimientos oculares, basado en los cambios eléctricos producidos al moverse el ojo.

electropatología (de *electro-,* el gr. *páthos,* sufrimiento, y *lógos,* tratado). f. F., *électropathologie;* In., *electropathology.* Estudio de los efectos morbosos de la electricidad. || Estudio de las alteraciones patológicas del cuerpo revelados por la electricidad.

electropirexia o **electropiroterapia** (de *electro-* y gr. *pyréssein,* tener fiebre, o de *pŷr, pyrós,* fuego, y *therapeía,* tratamiento). f. Pirexia provocada por medios eléctricos con objeto terapéutico.

electropronóstico. m. Pronóstico derivado de reacciones eléctricas.

electropuntura (de *electro-* y el lat. *punctura,* punción). f. F., *galvanopunctura, électropuncture.* In., *electropuncture.* Acupuntura con una aguja que funciona como electrodo. *Sin.* : Galvanopuntura.

electroquímica. f. F., *électrochimique;* In., *electrochemistry.* Estudio de los cambios químicos producidos por la acción eléctrica; comprende la electrólisis, la iontoforesis, etc.

electrorradiología (de *electro-,* el lat. *radius,* rayo, y el gr. *lógos,* tratado). f. F., *électroradiologie;* In., *electroradiology.* Estudio del empleo terapéutico de la electricidad y de los rayos X.

electrorretinografía (de *electro-, retina,* y el gr. *gráphein,* describir). f. F., *électrorétinographie;* In., *electroretinography.* Registro de los cambios de potencial eléctrico en la retina, después de estímulos luminosos.

electroscisión (de *electro-* y el lat. *scindere,* rasgar). f. F., *morcellement des tissus au moyen du bistouri électrique;* In., *electroscission.* Escisión de los tejidos por medio del bisturí eléctrico.

electroscopio (de *electro-* y el gr. *skopeîn,* observar). m. F., *électroscope;* In., *electroscope.* Utensilio para determinar la presencia y naturaleza de la electricidad estática.

electrosensibilidad. f. Sensibilidad o irritabilidad de un nervio a la electricidad.

electroshock. m. ELECTROCHOQUE.

electrosistolia (de *electro-* y el gr. *systolé,* contracción). f. Desencadenamiento de latidos cardíacos por medio de un pulsor eléctrico en el bloqueo auriculoventricular, por medio de un marcapaso.

electrósmosis. f. ELECTROFORESIS.

electrostixis (de *electro-* y el gr. *stízein*, punzar). f. ELECTROPUNTURA.

electrotanasia (de *electro-* y el gr. *thánatos*, muerte). f. Muerte por la electricidad.

electrotaxis (de *electro-* y el gr. *táxis*, disposición). f. F., *galvanotaxie, électrotaxie;* In., *electrotaxis.* Movimiento de los organismos o células bajo la influencia de las corrientes eléctricas.

electroterapeuta. adj. y s. Experto especializado en el empleo terapéutico de la electricidad.

electroterapia (de *electro-* y el gr. *therapeía*, tratamiento). f. A., *Elektrotherapie;* F., *électrothérapie;* In., *electrotherapy;* It., *elettroterapia;* P., *electroterapia*. Parte de la fisioterapia que estudia las formas de tratamiento por la electricidad.

electrotermia (de *electro-* y el gr. *thérme*, calor). f. Producción de calor por la electricidad. || ELECTROPIREXIA.

electrotermoterapia. f. ELECTROPIREXIA.

electrotomía (de *electro-* y el gr. *tomé*, corte). f. F., *électrotomie;* In., *electrotomy*. Sección quirúrgica de los tejidos con el electrótomo; diatermia quirúrgica con corriente de alta frecuencia.

electrótomo (de *electro-* y el gr. *tomós*, cortante). m. A., *Elektrotome;* F., *electrotome;* In., *electrotone;* It., *elettrotrotomo;* P., *electrótomo*. Electrodo en forma de aguja, lanceta o cuchillo, utilizada para la sección diatérmica de los tejidos; bisturí eléctrico. || REÓTOMO.

electrotono (de *electro-* y el gr. *tónos*, tensión). m. A., *Elektrotonus;* F., *électrotonus;* In., *electrotonus;* It., *elettrotonus;* P., *electrotono*. Estado especial de un nervio motor sometido a una corriente constante, que consiste en una modificación de la acción electromotriz del nervio (electrotono físico) y una alteración de la excitabilidad y conductibilidad del mismo (electrotono fisiológico). La excitabilidad es menor en el ánodo (anelectrotono) y mayor en el cátodo (catelectrotono).

electrotrépano. m. Forma de trépano que actúa movido por la electricidad.

electrotropismo (de *electro-* y el gr. *trópos*, vuelta). m. A., *Elektrotropismus;* F., *électrotropisme;* In., *electrotropism;* It., *elettrotropismo;* P., *electrotropismo*. Influencia atractiva o repulsiva de los estímulos eléctricos sobre los organismos; electrotaxis.

electrovagograma (de *electro-*, el lat. *vagus*, errante, y el gr. *gramma*, lo escrito). m. Vagograma obtenido eléctricamente.

electrovección (de *electro-* y el lat. *vectio, -onis*, conducción). f. Electrósmosis; cataforesis.

electrovectorcardiograma (de *electro-*, el lat. *vector, -oris*, conducción, y *cardiograma*). m. Nombre de la gráfica obtenida por la curva vectorcardiográfica, registrada sobre un papel-película, en movimiento.

electuario (del lat. *electuarium*). m. A., *Latwerge;* F., *électuaire;* In., *electuary;* It., *elettuario;* P., *electuário*. Preparación medicinal constituida por una pasta formada de una droga reducida a polvo y jarabe o miel. || **-aperitivo**, ecoprótico. Electuario de T. || **-lenitivo de sen compuesto**. Mezcla de sen, pulpa de tamarindo y de caña-fístula, jarabe simple y miel.

eledoisina. f. F., *élédoïsine;* In., *eledoisin*. Endecapéptido obtenido de las glándulas salivales del pulpo, dotado de una potente y persistente actividad hipotensora.

elefancía [elefanciaco] (del lat. *elephantia*). f. A., *Elephantiasis;* F., *éléphantiasis;* In., *elephantiasis;* It., *elefantiasi;* P., *elefantiase*. Enfermedad crónica causada por la filaria *Wuchereria brancrofti*, caracterizada principalmente por la inflamación y obstrucción de los vasos linfáticos, con hipertrofia de la piel y tejidos subcutáneos, que alcanza a veces proporciones enormes; por orden de frecuencia afecta las extremidades inferiores, escroto, brazos, mamas, etc. Se observa más comúnmente en los trópicos cerca de la costa. Enfermedad de las glándulas de Barbados, paquidermia, mal de Cayena, pierna de Barbados, de Cochinchina, de Surinam, morbus herculeus. || **-asturiensis**. PELAGRA. || **-de los árabes**. Elefancía de los trópicos producida por filarias. || **-de los griegos**. LEPRA TUBERCULOSA. || **-del escroto**. ANDRUM, sarcocele egipcio. || **-dura** o **escirrosa**. La caracterizada por la marcada dureza del tejido conjuntivo subcutáneo. || **-esclerótica**. ESCLEREMA. || **-genitoanorrectal**. SÍNDROME DE JERSILD. || **-linfangiectodes**. Variedad de elefancía con verdaderas varices linfáticas que pueden romperse. || **-neuromatosa**. Elefancía en la cual los nervios se afectan de un modo semejante al que se observa en el neurofibroma múltiple; paquidermatocele. || **-nostras**. Elefancía de los climas templados producida por infecciones estreptocócicas repetidas. || **-sifilítica**. Sifiloma hipertrófico. || **-telangiectodes**. Forma de elefancía con dilatación considerable de los vasos sanguíneos. || **-tuberosa, verrugosa**. ELEFANCÍA NEUROMATOSA.

elefantiasis o **elefantíasis [elefantisiaco]**. f. ELEFANCÍA.

elefantoide (de *elefancia* y el gr. *eîdos*, aspecto). adj. Semejante a la elefancía.

elefantopodia (del gr. *eléphas, -antos*, elefante, y *poús, podós*, pie). f. Elefancía de los miembros inferiores exclusivamente.

eleidina (del gr. *élaion*, aceite). f. F., *éléidine;* In., *eleidin*. Sustancia oleosa semejante a la queratina, que se encuentra en las células del estrato lúcido de la epidermis. *Sin.:* Proqueratógeno, queratohialina.

eleidoma (del gr. *élaion*, aceite, y el suf. *-oma*). m. Término de Darier para los tumores artificiales provocados por la inyección subcutánea de hidrocarburos (parafinomas, vaselinomas) o de grasas o aceites.

elemental. adj. Relativo a un elemento o que tiene sus caracteres. || Poco complicado. || Fundamental.

elemento (del lat. *elementum*). m. A., *Element;* F., *élément;* In., *element;* It. y P., *elemento*. Parte principal o constitutiva de una cosa. || Elemento anatómico. || Cuerpo simple o cuerpo que la química no ha podido descomponer aún. Los hasta ahora reconocidos u obtenidos por derivación de otros, suman 103. Cada elemento está compuesto de átomos del mismo número atómico aunque puede diferir el peso atómico. V. ISÓTOPOS. || **-apendicular**. Serie de bastoncillos cartilaginosos insertos en el cráneo del embrión, que forman ulteriormente los huesillos del oído, a través de la apófisis estiloides. || **-de inserción**. V. TRANSPOSÓN. || **-electronegativo** o **electropositivo**. Elemento químico que en la electrólisis se dirige al polo positivo o negativo, respectivamente. || **-figurado** o **morfológico**. Toda célula o sus derivados, fibra, tubos, etc., constitutivos de los tejidos. || **-forme**. ELEMENTO FIGURADO. || **-morboso**. Fenómeno constante o patognomónico de un estado de enfermedad. || **-orgánico**. Parte constitutiva elemental de los cuerpos organizados. Los elementos orgánicos son los principios inmediatos. || **-anatómico**. ELEMENTO FIGURADO. || **-radiactivo**. Elemento químico con emisión corpuscular o de radiaciones electromagnéticas. || **-sarcoso**. Cada uno de los gránulos en que puede dividirse la fibrilla primitiva de una fibra muscular elemental. || **-trazador**. Elemento radiactivo.

elemí (del ár. *al-āmī*, specie de goma). m. Sustancia resinosa de origen vario (de la *Icica icicariba*, planta terebintácea del Brasil; del *Canarium commune*, burserácea de Manila), amarillenta, semitransparente, blanda o seca, según sea o no reciente; soluble en alcohol hirviente. Suministra una esencia y entra en la composición del bálsamo de Arceo, diaquilón, ungüento de estoraque, etc.

eleolado (de *élaion*, aceite). m. Medicamento a base de aceite.

eleoma. m. ELEIDOMA.

eleómetro (del gr. *élaion*, aceite, y *métron*, medida). m. F., *oléomètre, élaïomètre;* In., *eleometer*. Instrumento para medir el peso específico de los aceites.

eleomienquisis (del gr. *élaion*, aceite, *mys*, músculo, y *égchysis*, efusión). f. Inyección de sustancias oleosas dentro de los músculos, con objeto terapéutico.

eleopatía (del gr. *élaion*, aceite, y *páthos*, enfermedad). f. F., *oléopathie;* In., *elaiopathy*. Afección producida por la introducción en el tejido celular subcutáneo del aceite vegetal o mineral no absorbido e irritante, con objeto de simular abscesos, contusiones o adenopatías. || Edema graso difuso, usualmente en las articulaciones de los miembros inferiores, debido a traumatismos, distorsiones, etc., y atribuido a la formación de una sustancia oleosa irritante.

eleopteno (del gr. *élaion*, aceite, y *ptenós*, alado, volátil). m. F., *éléoptène;* In., *eleopten.* Parte líquida y volátil de una esencia, en oposición a su parte sólida o estearopteno.

eleosácaro (del gr. *élaion*, aceite, y *sákcharon*, azúcar). m. Preparación medicamentosa a base de azúcar y esencia.

elevación (del lat. *elevatio, -onis*). f. F., *élévation;* In., *elevation.* Acción y efecto de elevar o elevarse; protuberancia, eminencia. || ALTITUD. ||-**del pulso.** Aceleración del pulso. ||-**dicrótica.** Onda secundaria en el trazado esfigmográfico del pulso dicroto. ||-**elevación congénita del omóplato.** Deformidad de Sprengel, escápula alada. ||-**precordial** o **torácica.** La que se produce a nivel de la VI costilla izquierda en la sístole ventricular.

elevador (del lat. *elevator, -oris*). m. A., *Heber;* F., *élévateur;* In., *elevator;* It., *leva chirurgica;* P., *elevador.* Instrumento quirúrgico de varias formas para levantar partes u órganos hundidos o deprimidos. || Nombre de varios músculos cuya acción es levantar las partes en que se insertan. V. MÚSCULOS (TABLA DE). ||-**de Cryer.** Instrumento para la extracción de raíces dentarias.

eliminación (de *eliminar*, y éste del lat. *eliminare*, echar fuera del umbral; de *e*, fuera de, y *limen*, umbral). f. A., *Ausscheidung;* F., *élimination;* In., *elimination;* It., *eliminazione;* P., *eliminação.* Expulsión de sustancias de desecho o porciones de tejido mortificado.

eliminador. adj. Dícese de los órganos o funciones encargados de expulsar del organismo las sustancias impropias o nocivas.

elinguación (de *e*, fuera de, y *lingua*, lengua). f. F., *ablation de la langue;* In., *elinguation.* Ablación de la lengua.

elipsis (del lat. *ellipsis*, y éste del gr. *élleipsis*, falta). f. F., *ellipse;* In., *ellipsis.* En psiquiatría, omisión de palabras o ideas por el paciente en el curso del psicoanálisis.

elipsoide. Masa fusiforme de células en las paredes de las arteriolas esplénicas.

elipsoide (de *elipsis* y el gr. *eîdos*). m. F., *ellipsoïde;* In., *ellipsoid.* Porción del segmento interno de los conos y bastones retinales, que contiene concentraciones densas de mitocondrias y que mediante cilios conecta con el segmento externo.

eliptocito (de *elipsis* y el gr. *kýtos*, cavidad). m. F., *elliptocyte.* In., *elliptocyte.* Eritrocito elíptico u ovalocito.

eliptocitosis. f. F., *elliptocytose;* In., *elliptocytosis.* Presencia de eliptocitos en la sangre; anemia caracterizada por eliptocitos; ovalocitosis.

ELISA (Método). V. MÉTODO.

elitritis o **elitroítis** (de *elitro-* y el suf. *-itis*). f. Inflamación de la vagina, colpitis.

elitro-. Forma prefija del gr. *élytron*, estuche, vaina, vagina.

elitrocele. m. COLPOCELE.

elitroclasia (de *elitro-* y el gr. *klân*, romper). f. Rotura de la vagina.

elitrocleisis o **elitroclisia** (de *elitro-* y el gr. *kleîsis*, cerradura). f. Oclusión u obliteración de la vagina. COLPOCLEISIS.

elitronitis. f. VAGINITIS. || CAPSULITIS.

elitroplastia (de *elitro-* y el gr. *plássein*, formar). f. Reparación plástica de las soluciones de continuidad de la vagina.

elitrorrafia. f. COLPORRAFIA.

elitrorrea (de *elitro-* y el gr. *rheîn*, fluir). f. Flujo vaginal.

elitrostenosis. f. COLPOSTENOSIS.

elitrotomía. f. COLPOTOMÍA.

elixir o **elíxir** (del bajo lat. *elixir*, y éste del ár. *el-'iksîr*, piedra filosofal, polvos que, según los alquimistas, se empleaban para hacer oro). m. A., *Elixir;* F., *élixir;* In. y P., *elixir;* It., *elisir.* Licor compuesto de varias sustancias medicinales disueltas en alcohol, éter, vino, etc.; tintura compuesta, edulcorada y aromatizada generalmente. ||-**ácido de Haller.** Mezcla de alcohol y ácido sulfúrico. ||-**alexifármaco.** Tintura de quina con corteza de naranjas amargas, serpentaria de Virginia, azafrán y cochinilla. ||-**amargo de Dubois.** Tintura de genciana con carbonato de potasa. ||-**aperitivo.** Mezcla de tintura de mirra y acíbar, en partes iguales, con una mitad de tintura de azafrán. ||-**colagogo.** Solución, en vino blanco y alcohol, de aloe, mirra, extractos de genciana, de ajenjo y de nuez vómica, y oleosacaruro de anís. ||-**corroborante de Whytt.** Tintura de quina compuesta. ||-**de Brown-Séquard.** Jugo testicular esterilizado, que se empleaba para el tratamiento de las enfermedades nerviosas y mentales. ||-**de Edimburgo.** Tintura de opio anisoamónica, cuyos componentes son opio, azafrán, ácido benzoico, esencia de anís y amoniaco líquido. ||-**de Garus.** Macerado de áloe, clavos de especia, azafrán, mirra, canela y nuez moscada en alcohol, al que se añade agua de azahar, vainilla y jarabe de capilaria. ||-**de la Grande-Chartreuse.** Macerado de hojas frescas de melisa, hisopo y angélica, corteza de canela, macis y azafrán, que se destila y al que se añade azúcar blanco. ||-**de larga vida.** Macerado de agárico blanco, ruibarbo, genciana, azafrán, triaca, cedoaria y áloe en alcohol de 60°, que se emplea como estomáquico y ligeramente purgante a la dosis de 6 a 15 g. ||-**de Mac Munn.** Solución acuosa de opio que se emplea a la misma dosis que el láudano de Sydenham. ||-**de oro.** Tintura de Bestuchef. ||-**de Paracelso.** Tintura de áloe y azafrán. ||-**de pepsina.** Solución de pepsina y azúcar blanco en agua, vino blanco dulce y alcohol. ||-**de peptona.** Solución de peptona y azúcar con alcohol, vino dulce y agua destilada de menta. ||-**de Radcliffe.** Tintura compuesta de áloe. ||-**de Roy.** Macerado alcohólico de resina de escamonea, tubérculos de jalapa, hojas de sen y azúcar. Se prepara en cuatro grados distintos en los cuales la acción purgante aumenta progresivamente del 1 al 4. ||-**de ruibarbo.** Infusión de ruibarbo contundido, corteza de naranjas y cardamono menor en una mezcla de agua y alcohol. ||-**de Stoughton.** Macerado de acíbar, cascarilla, ajenjo, camedrio, genciana, corteza de naranjas amargas y ruibarbo. Estomacal. ||-**isoalcohólico.** Elixir de concentración alcohólica especial, la más conveniente para la medicación que se intenta. Se prepara combinando, en la proporción conveniente, un elixir muy alcohólico (de 73 a 78 %), con otro de baja graduación (8 a 10 %). ||-**mirabilis.** Célebre veneno secreto italiano del siglo XVII. ||-**paregórico.** Medicamento narcótico y calmante, preparado con extracto de opio, ácido benzoico, anís estrellado y alcanfor, que contiene 0,05 g de extracto de opio por cada 10 g. ||-**sabitis.** Tintura estomáquica de ajenjo, genciana, naranjas amargas, áloe y ruibarbo. ||-**tónico de Gendrin.** Maceración de cascarilla, ajenjo, genciana, mirra, manzanilla, corteza de naranjas amargas y carbonato de potasa en agua destilada de menta. ||-**visceral de Hoffmann.** Licor compuesto de corteza de naranjas, canela, genciana, ajenjo, manzanilla, carbonato potásico y jerez.

Elliot (Operación de) (R. H. *Elliot*, cirujano militar inglés, 1864-1936). V. OPERACIÓN. ||-**(Posición de)** (John W. *Elliot*, cirujano de Boston, 1852-1925). V. POSICIÓN. ||-**(Signo de)** (George T. *Elliot*, dermatólogo de Nueva York, 1855-1931). V. SIGNO. ||-**(Tratamiento de)** (Charles R. *Elliot*, ginecólogo norteamericano contemporáneo). V. TRATAMIENTO.

Ellis (Curva o **línea, ligamento, signo, técnica de)** (Calvin *Ellis*, médico norteamericano, 1826-1883). V. estos términos.

Ellis Van Creveld (Síndrome de). V. SÍNDROME.

ello. m. A., *Es;* F., *ça;* In., *id;* It., *ciò;* P., *id.* Una de las tres instancias psíquicas descritas por Freud en su segunda teoría del aparato psíquico. Forma parte del sistema inconsciente, es el reservorio de la energía pulsional y se rige por el principio del placer.

elodes (del gr. *hélos*, hondonada, lugar pantanoso). m. Fiebre palúdica. || **-icterodes.** Fiebre amarilla.

elongación (del lat. *elongatio, -onis*). f. A., *Ausdehnung;* F., *élongation;* In., *elongation;* It., *elongazione;* P., *elongação*. Extensión, estiramiento, distensión. || Subluxación o luxación imperfecta. || **-de la médula.** Distensión artificial de la médula por suspensión o flexión raquídea. || **-quirúrgica de los nervios.** Extensión enérgica de un nervio practicada con fines terapéuticos antiálgicos.

elosina. f. Polvo blanco amarillento amargo, preparado con la raíz de la planta *Chamoelirium luteum*, de las liliáceas. Tónico, diurético, vermífugo y emenagogo.

Elpénor (Síndrome de). V. SÍNDROME.

Elsberg (Solución de) (Charles L. *Elsberg*, médico norteamericano, 1871-1948). V. SOLUCIÓN.

Elsner (Síndrome de) (Christian F. *Elsner*, médico alemán, 1749-1820). V. SÍNDROME. || **-(Medio de cultivo de)** (Moritz Elsner, histólogo alemán, 1861-1935). V. CULTIVO, MEDIO DE.

eluato. m. Producto obtenido por elución.

elución (del lat. *elutio, -onis*). f. A., *Elution;* F., *élution;* In., *elution;* It., *eluzione;* P., *eluição*. Extracción o liberación de una sustancia, enzima generalmente, del medio sólido que la ha absorbido.

elurofilia (del gr. *aílouros*, gato, y *philía*, afición, amistad). f. Amor exagerado a los gatos.

elurofobia (del gr. *aíluros*, gato, y *phóbos*, temor). f. Temor morboso a los gatos.

eluropsis (del gr. *aíluros*, gato, y *ópsis*, visión). f. Ojos oblicuos de la raza mongólica.

elutriación (del lat. *elutriatum*, supino de *elutriare*, trasegar). f. F., *élutriation;* In., *elutriation*. Separación por decantación de las partículas más finas de una sustancia que se ha pulverizado y mezclado con agua, en la que dicha sustancia es insoluble y en la que quedan en el fondo las partículas más gruesas y pesadas.

Ely (Prueba de) (Leonard W. *Ely*, ortopedista norteamericano, 1868-1944). V. PRUEBA.

Elzholz (Cuerpos, mixtura de (Adolf *Elzholz*, alienista de Viena, 1863-1925). V. CUERPO, MIXTURA.

emaciación (del lat. *emaciatum*, supino de *emaciare*, enflaquecer). f. A., *Auszehrung;* F., *émaciation;* In., *emaciation;* It., *emaciazione;* P., *emaciação*. Enflaquecimiento extremo por causa morbosa.

eman. m. F., *éman;* In., *eman*. Unidad de concentración de radioemanación en las soluciones; es la concentración que existe cuando se disuelve un décimo de nanocurie en un litro de agua; 10^{-10} curies.

emanación (del lat. *emanatio, -onis*). f. A., *Emanation;* F., *émanation;* In., *emanation;* It., *emanazione;* P., *emanação*. Efluvio, radiación. || Producto gaseoso de desintegración desprendido de las sustancias radiactivas: actinio, radio, torio, considerado como elemento y de peso atómico diferente según su procedencia.

emanatorium. m. Instituto o establecimiento para el tratamiento de las enfermedades por las emanaciones radiactivas.

emancipación (del lat. *emancipatio, -onis*). f. F., *émancipation;* In., *emancipation*. Establecimiento de autonomía local dentro de campos limitados de un embrión en vías de desarrollo.

emanoterapia (de *emanación* y el gr. *therapeía*, tratamiento). f. A., *Emanationstherapie;* F., *émanothérapie;* In., *emanotherapy;* It. y P., *emanoterapia*. Tratamiento de las enfermedades por emanaciones radiactivas.

emasculación (del lat. *emasculatum*, supino de *emasculare*, castrar). f. A., *Entmannung;* F., *émasculation;* In., *emasculation;* It., *evirazione;* P., *emasculação*. Castración masculina, especialmente la ablación completa de testículos y pene.

Embadomonas. Género de flagelados, cuya especie *E. intestinalis* es un parásito del intestino humano. Retortamonas.

embalsamamiento (de *en* y *bálsamo*). m. A., *Einbalsamierung;* F., *embaumement;* In., *embalmment;* It., *imbalsamazione;* P., *embalsamação*. Conservación de los cuerpos muertos; prevención de la descomposición natural de los cadáveres lograda antiguamente por medio de bálsamos y resinas y actualmente por inyección intraarterial de sustancias altamente antisépticas.

embarazo (de *en-* y el port. *baraça*, lazo). m. A., *Gravidität;* F., *grossesse;* In., *pregnancy;* It., *gravidanza;* P., *gravidez*. Gestación, preñez; estado de una mujer encinta; período comprendido desde la fecundación del óvulo hasta el parto. Dicho estado se caracteriza por signos que se han distinguido en signos de probabilidad y de certeza. Los primeros son: la supresión de las reglas, los trastornos digestivos, el abultamiento progresivo del abdomen, las modificaciones de las mamas, coloraciones pigmentarias y el soplo uterino. Los segundos son: los movimientos activos y pasivos (peloteo) del feto, el choque fetal, los ruidos cardíacos fetales y la detección del feto por ecografía. El embarazo dura aproximadamente 280 días y para fijar la fecha de su término se toma el primer día del último período menstrual, se retrocede tres meses y se añaden siete días. || Dificultad, empacho, entorpecimiento. || **-abdominal.** Evolución del óvulo fecundado en la cavidad abdominal. || **-afetal.** EMBARAZO MOLAR. || **-ampollar.** Detención del óvulo fecundado en evolución en la ampolla de la trompa de Falopio. || **-angular.** Evolución del óvulo en un ángulo o cuerno del útero. || **-bigémino.** EMBARAZO GEMELAR. || **-cervical.** Desarrollo del huevo en el conducto cervical. || **-complicado.** Embarazo asociado con un estado morboso. || **-cornual.** Gestación desarrollada en un cuerno uterino rudimentario. || **-ectópico** o **extrauterino.** Desarrollo del huevo fuera de la cavidad uterina. || **-eutópico.** EMBARAZO UTERINO. || **-extraamniótico.** Aquel en el que el feto se desarrolla en el útero, por amnios se rompe precozmente durante el embarazo, permaneciendo intacto el corion. || **-extracorial.** Aquel cuyo feto se desarrolla en el útero pero fuera del saco corial. || **-falopiano.** EMBARAZO TUBÁRICO. || **-falso, fantasma** o **espurio.** Cualquier estado patológico que simula el embarazo y puede motivar errores de diagnóstico. || **-gástrico.** Conjunto de síntomas dependientes del entorpecimiento de las funciones digestivas provocado por varios estados morbosos. || **-gemelar.** Gestación con dos fetos. || **-heteropático** o **heterotópico combinado.** Embarazo doble, intrauterino y extrauterino al mismo tiempo. || **-hidatídico.** Embarazo asociado con la formación de una mola hidatídica. || **-histérico.** Síntoma de gestación en una mujer histérica que no está realmente embarazada. || **-intersticial.** Gestación en la parte de oviducto comprendida dentro de la pared uterina. || **-intraligamentario.** Embarazo ectópico en los ligamentos anchos. || **-intramural.** EMBARAZO INTERSTICIAL. || **-intraperitoneal.** Desarrollo del huevo dentro de la cavidad peritoneal. || **-mesentérico.** Embarazo tuboligamentario. || **-molar.** Conversión del huevo en una mola. || **-múltiple.** Presencia de más de dos fetos. || **-mural.** EMBARAZO INTERSTICIAL. || **-nervioso.** EMBARAZO HISTÉRICO. || **-ovárico.** Desarrollo del huevo fecundado en el ovario. || **-parietal.** EMBARAZO INTERSTICIAL. || **-prolongado.** El de más de 42 semanas (294 días) de duración. || **-sarcofetal.** Embarazo fetal y molar al mismo tiempo. || **-tubárico.** Desarrollo del huevo en el oviducto. || **-tuboabdominal, tuboligamentario, tuboovárico** o **tubouterino.** Embarazo en parte en la trompa y en parte en los órganos señalados. || **-uterino.** Desarrollo del huevo dentro de la cavidad uterina, sitio normal de la gestación.

embelato. m. Sal de ácido embélico. || **-amónico.** Polvo de color rojo amarillento, soluble en alcohol diluido. Tenicida inofensivo.

Embelia (de *Embel*, viajero alemán). Género de plantas mirtáceas, del Asia y África. El fruto de la especie *E. ribes* es antihelmíntico y catártico.

embélico (Ácido). Polvo cristalino, vermífugo, de la *Embelia ribes*. Sin.: Embelina.

embolalia (de *émbolo* y el gr. *laleîn*, hablar). f. EMBOLOFASIA.

embolectomía (de *émbolo* y el gr. *ektomé*, escisión). f. A., *Embolektomie;* F., *embolectomie;* In., *embolectomy;* It., *embolectomía*. P., *embolectomía*. Extracción quirúrgica de un émbolo o coágulo que obstruye un vaso. ‖ **-de la arteria pulmonar.** Operación de Trendelenburg.

embolemia (de *émbolo* y el gr. *haîma*, sangre). f. F., *presence d'emboles dans le sang;* In., *embolemia*. Presencia de émbolos en la sangre.

embolia (de *émbolo*). f. A., *Embolie;* F., *embolie;* In., *embolism;* It., y P., *embolia*. Obstrucción brusca de un vaso, especialmente una arteria, por un cuerpo arrastrado por la corriente sanguínea. ‖ Este mismo cuerpo o émbolo. ‖ Proceso de invaginación que transforma la mórula en gástrula. ‖ **-aérea.** V. AEROEMBOLISMO. ‖ **-autógena.** Embolia formada por cuerpos originados en el interior del sistema circulatorio, como coágulos, laminillas calcáreas, fragmentos de ateroma, etc. ‖ **-bacilar** o **séptica.** Obstrucción de un vaso, capilar especialmente, por un agregado de bacilos. ‖ **-blanda.** Embolia formada por un coágulo. ‖ **-capilar.** Obstrucción de los vasos capilares por cuerpos grasos o vivos, especialmente bacterias, cuyo pequeño volumen les ha permitido llegar hasta aquéllos. ‖ **-cerebral.** Embolia de una arteria del cerebro, causa del reblandecimiento de la parte irrigada por ella. ‖ **-cruzada.** EMBOLIA PARADÓJICA. ‖ **-de la retina.** Embolia de la arteria central de la retina. ‖ **-directa.** Embolia que se produce en sentido de la corriente sanguínea. ‖ **-espinal.** Embolia en una arteria de la médula espinal. ‖ **-exógena.** Embolia constituida por cuerpos originados en el exterior de los vasos, como burbujas de aire o gas, fragmentos de tumores, grasa, bacterias u otros organismos vegetales, etc. ‖ **-gaseosa.** Embolia producida por burbujas de aire o gases. ‖ **-grasosa.** Obstrucción de los vasos por grasa que ha penetrado en el torrente circulatorio. ‖ **-infectiva.** Metástasis de cuerpos infectantes por la corriente sanguínea y detenida en un vaso, capilar especialmente. ‖ **-linfática.** Embolia en un vaso linfático. ‖ **-marasmática.** La que aparece en situaciones de caquexia, generalmente por cáncer. ‖ **-miliar, múltiple** o **difusa.** Embolia que afecta al mismo tiempo gran número de pequeños vasos. ‖ **-paradójica.** Embolia de una arteria producida por un émbolo venoso, a causa de la persistencia del agujero de Botal. ‖ **-piémica.** EMBOLIA INFECTIVA. ‖ **-pulmonar.** Embolia en el territorio de distribución de la arteria pulmonar, que determina, según su asiento, los graves fenómenos de obstrucción de dicha arteria o los de infarto pulmonar. ‖ **-retrógrada.** Embolia en una vena cuyo émbolo sigue una dirección inversa a la de la corriente sanguínea. ‖ **-triquinosa.** Embolia formada por triquinas.

emboliforme. adj. F., *resemblant à une embole;* In., *emboliform*. Semejante a un émbolo.

embolismo (de *émbolo*). m. EMBOLIA. ‖ Reducción de huesos luxados.

émbolo (del gr. *émbolos;* de *embállein*, arrojar en). m. A., *Gerinnsel;* F., *embolus;* In., *embolus;* It., *embolo;* P., *êmbolo*. Coágulo o cuerpo extraño (fragmento de trombo, de ateroma, de tumores, de gotas de grasa, burbujas de aire, masas de bacilos, de parásitos, etc.) que produce embolia. ‖ **-cabalgante.** Émbolo en la bifurcación de una arteria que obstruye ambas ramas.

embolofasia, embolofrasia o **embolalia** (de *émbolo* y el gr. *phásis*, palabra, *phrásis*, frase, y *laliá*, charla, resp.). f. Interpolación en el lenguaje de palabras o sonidos sin significación.

embolomicótico (de *émbolo*, el gr. *mýkes*, hongo, y el suf. *-osis*). adj. F., *qui se rapporte à un embole;* In., *embolomycotic*. Relativo a un émbolo infeccioso o caracterizado por él.

embotamiento (de *en* y *bote*, y éste del cat. *pot*, tarro). m. A., *Stumpfheit;* F., *torpeur;* In., *torpidity;* It., *torpore;* P., *embotamento*. Torpor, entorpecimiento de los sentidos o de la inteligencia.

embriaguez (de *embriagar*, y éste del lat. *ebriacus*, ebrio). f. A., *Trunkenheit;* F., *ivresse;* In., *ebriety;* It., *ubriachezza;* P., *embriaguez*. Conjunto de fenómenos transitorios causados por el abuso de las bebidas fermentadas; alcoholismo agudo.

embriectomía (de *embrión* y el gr. *ektomé*, escisión). f. A., *Embryektomie;* F., *embryectomie;* In., *embryectomy;* It., *asportazione dell'embrione;* P., *embriectomía*. Escisión del embrión en el embarazo extrauterino.

embriocardia (de *embrión* y el gr. *kardía*, corazón). f. A., *Embryokardie;* F., *rythme foetal;* In., *embryocardia;* It. y P., *embriocardia*. Ritmo fetal; modificación del ritmo cardíaco por la cual éste se asemeja al del feto, caracterizado por la similitud de los dos ruidos e igualdad de ambos silencios y aceleración. ‖ **-disociada.** Ritmo pendular. ‖ **-yugular.** Flúter auricular.

embrioctonía (de *embrión* y el gr. *kteínein*, matar). f. F., *embryoctonia;* In., *embryoctony*. Destrucción artificial del embrión o feto en vías de desarrollo.

embriogénesis. f. F., *embryogenèse*. In., *embryogenesis*. Desarrollo de tejidos y órganos embrionarios.

embriogenia (de *embrión* y el gr. *gennân*, producir). f. F., *embryogénie;* In., *embryogeny*. Origen y desarrollo del embrión.

embrioide o **embriomorfo** (de *embrión* y el gr. *eîdos*, aspecto, o, en el segundo término, *morphé*, forma). adj. F., *embryoïde;* In., *embryoid*. Semejante al embrión. ‖ TERATOIDE.

embriolema (de *embrión* y el gr. *lémma, -atos*, corteza). m. Membrana fetal.

embriología (de *embrión* y el gr. *lógos*, tratado). f. A., *Embryologie;* F., *embryologie;* In., *embryology;* It., y P., *embriologia*. Parte de la biología que estudia el desarrollo del organismo a partir de la célula primitiva u óvulo, desde la fecundación al nacimiento. ‖ **-experimental.** Estudio del desenvolvimiento de huevos y embriones en condiciones artificiales.

embriólogo. m. F., *embryologiste;* In., *embryologist*. Experto en embriología.

embrioma (de *embrión* y el suf. *-oma*). m. F., *embryome, tératome;* In., *embryoma*. Tumor constituido por elementos embrionarios; teratoma.

embriomorfo (de *embrión* y el gr. *morphé*, forma). adj. F., *embryomorphe;* In., *embryomorphous*. Semejante a un embrión; dícese especialmente de ciertos elementos anormales en los tejidos, que se supone son de origen embrionario.

embrión (del gr. *émbryon;* de *en*, en, y *brýein*, germinar, brotar). m. A., *Embryo;* F., *embryon;* In., *embryo;* It., *embrione;* P., *embrião*. Producto de la concepción desde las primeras modificaciones del huevo fecundado. ‖ En la especie humana, este producto durante los tres primeros meses, a partir de los cuales toma el nombre de *feto*. ‖ **-de Spee.** Embrión de una o dos semanas de edad descrito por este autor.

embrionado. adj. F., *embryonné;* In., *embryonate*. Que tiene embriones; dícese ordinariamente de los huevos incubados.

embrioniforme (de *embrión* y *forma*). adj. F., *embryoniforme;* In., *embryoniform*. Semejante a un embrión, embrioide.

embrionismo. m. F., *fait d'être un embryon;* In., *embryonism, embryoism*. Estado de embrión.

embrionización. f. F., *retour d'un tissu vers;* In., *embryonization*. Regresión de un órgano o tejido a su forma embrionaria.

embriopatía (de *embrión* y el gr. *páthos*, enfermedad, dolencia). f. A., *Embryopathie;* F., *embryopathie;* In., *embryopathia;* It., y P., *embriopatia*. Afección que lesiona al embrión y que se manifiesta en el momento del nacimiento, o más tarde, con malformaciones más o menos evidentes. ‖ **-rubeólica.** Defectos cardíacos congénitos, cataratas bilaterales, microcefalia, oligofrenia y sordomudez, en los niños cuyas madres padecieron la rubéola en los dos primeros meses del embarazo.

embriopatología (de embrión, el gr. *páthos*, dolencia, y *lógos*, tratado). f. F., *embryopathologie;* In., *embryopathology*. Estado de los embriones anormales o del desenvolvimiento defectuoso o anormal del embrión.

embrioplástico (de *embrión* y el gr. *plastikós*, plástico). adj. F., *embryoplastique*; In., *embryoplastic*. Relativo o que contribuye a la formación del embrión. || Parecido en su constitución al embrión.

embrioscopio (de *embrión* y el gr. *skopeîn*, observar). m. F., *embryoscope*; In., *embryoscope*. Instrumento para observar el desarrollo del embrión en los huevos con cáscara.

embriotocia (de *embrión* y el gr. *tókos*, parto). f. Parto embrionario; aborto.

embriotomía (de *embrión* y el gr. *tomé*, corte). f. A., *Embryotomie*; F., *embryotomie*; In., *embryotomy*; It. y P., *embriotomia*. Término general para todas las operaciones que tienen por objeto reducir el volumen del feto muerto en las distocias (cefalotripsia, decolación, evisceración, etc.).

embriótomo (de *embrión* y el gr. *tomós*, cortante). m. F., *embryotome*; In., *embryotome*. Nombre de los diversos instrumentos para la práctica de la embriotomía.

embriotoxon (de *embrión* y el gr. *tóxon*, arco). m. Opacidad congénita del borde de la córnea, llamada también *arcus juvenalis*; es semejante al gerontoxon o *arcus senilis*.

embriotrofia (de *embrión* y el gr. *trophé*, nutrición). f. F., *embryotrophie*; In., *embryotrophy*. Nutrición del embrión o feto.

embriulcia f. Extracción artificial del feto; embriotomía.

embriulco (de *embrión* y el gr. *helkeîn*, sacar tirando). m. Instrumento en forma de gancho destinado a extraer el feto muerto.

embrocación (del gr. *embroché*, loción). f. A., *Einreibung*; F. e In., *embrocation*; It., *embrocazione*; P., *embrocação*. Aplicación de un medicamento líquido en la superficie del cuerpo. || Medicamento líquido de uso externo. || **-de Questionan.** Mezcla de esencia de trementina, aceite de olivas y ácido sulfúrico alcoholizado. || **-de Roche.** Mezcla de aceite de olivas, esencia de clavo y tintura de ámbar.

embudo (del lat. *imbutum*). m. A., *Trichter*; F., *entonnoir*; In., *funnel*; It., *imbuto*; P., *funil*. Vaso cónico con un tubo en el vértice, que se emplea en química y farmacia para filtrar y otros usos. || INFUNDÍBULO. || **-de Renver.** Instrumento que se empleó en el tratamiento de las estrecheces uretrales. || **-del trapecio.** Espacio subyacente a la parte media de este músculo. || **-muscular.** El que forman aparentemente los cuatro músculos rectos del ojo.

emenagogo (del gr. *émmena*, pl., los menstruos, y *agogós*, que lleva). adj. A., *Emmenagogum*; F., *emménagogue*; In., *emmenagogue*; It., *emmenagogo*; P., *emenagogo*. Que estimula o favorece el flujo menstrual. || m. Agente o fármaco que tiene esta acción. || **-directo.** Agente que excita directamente los órganos genitales, como la sabina, apiol, ruda, etc. || **-indirecto.** Agente que obra remediando alguna causa morbosa, como los tónicos.

emenología (del gr. *émmena*, pl., los menstruos, y *lógos*, tratado). f. F., *emménologie*; In., *emmenology*. Tratado de la menstruación y los trastornos que ocasiona.

emenopatía (del gr. *émmena*, pl., los menstruos, y *páthe*, sufrimiento). f. Trastorno de la menstruación.

emergencia (del lat. *emergens, -entis*, emergente). f. A., *Auftauchen, Notfall*; F., *émergence*; In., *mergency*; It., *emergenza*; P., *emergência*. Punto por donde sale un nervio de los centros nerviosos o de un tronco principal. || Accidente fortuito, necesidad urgente.

emesia o **emesis** (del gr. *emeîn*, vomitar). f. A., *Erbrechen*; F., *omissment*; In., *vomit*; It., *vomito*; P., *émese*. VÓMITO. || **-gravidarum.** Vómito del embarazo.

emetamina. f. Uno de los alcaloides de la ipecacuana.

emetatrofia (de *emesis* y *atrofia*). f. Atrofia o decaimiento debido a la persistencia de los vómitos.

emeticidad. f. Propiedad de las sustancias que provocan el vómito.

emético (del gr. *emetikós*, de *emeîn*, vomitar). adj. y s. A., *Brechmittel*; F., *émétique*; In., *emetic*; It., *emetico*; P., *emético*. VOMITIVO. || Tártaro estibiado o tártaro emético, tartrato de potasio y antimonio. || **-directo** o **mecánico.** Sustancia que actúa directamente sobre los nervios del estómago, como el sulfato de cobre. || **-indirecto.** Sustancia que actúa sobre el centro del vómito por intermedio de la sangre, como la ipecacuana, apomorfina, etc.

emeticología (de *emético* y el gr. *lógos*, tratado). f. Tratado sobre los eméticos.

emetina. f. A., *Emetin*; F., *émétine*; In., *emetine*; It. y P., *emetina*. Alcaloide de la raíz de ipecacuana; polvo blanco, amargo, inodoro, soluble en alcohol y cloroformo; emético potente. Se emplea como expectorante y antihemoptísico y por su acción casi específica contra las amebas en la disentería y abscesos amebianos del hígado.

emetismo. m. Intoxicación por la ipecacuana o emetina.

emetizante. adj. Que provoca el vómito. Se dice de cierta clase de tos, la de Morton.

emetocatártico (de *emético* y el gr. *kátharsis*, purga). adj. Emético y catártico a la vez; vomipurgante. Ú.t.c.s.

emetofobia (de *emético* y el gr. *phóbos*, temor). f. Temor morboso al vómito.

emetología. f. EMETICOLOGÍA.

emetomorfina. f. APOMORFINA.

emétrope (del gr. *émmetros*, bien medido, proporcionado, y *óps, opós*, ojo). m. F., *emmétrope*; In., *emmetrope*. Persona u ojo emetrópico.

emetropía. f. A., *Emmetropie*., F., *emmétropie*; In., e It., *emmetropia*; P., *emetropia*. Estado normal del ojo respecto a la refracción, en el cual los rayos paralelos procedentes del infinito se enfocan directamente en la superficie de la retina. El estado anormal se denomina *ametropía*.

emigración (del lat. *emigratio, -onis*). f. MIGRACIÓN. || Diapédesis leucocitaria. || Metástasis.

eminencia (del lat. *eminentia*). f. A., *Eminentia*; F., *éminence*; In., *eminence*; It., *eminenza*; P., *eminéncia*. Elevación o protuberancia en una superficie, especialmente en la de un hueso. || **-acústica.** ÁREA VESTIBULAR. || **-antitenar.** Borde de la palma de la mano opuesto al pulgar. || **-anular.** PROTUBERANCIA ANULAR. || **-arqueada.** Prominencia arqueada en la cara anterior del peñasco encima del conducto semicircular superior. || **-articular.** TUBÉRCULO ARTICULAR. Superficie articular para la mandíbula. || **-bicipital.** TUBEROSIDAD BICIPITAL. || **-canina.** Prominencia en la superficie externa del maxilar. || **-capitata.** *Capitulum humeri*. || **-carporradial, carpocubital.** Eminencias en la cara anterior del carpo formadas, respectivamente, por el escafoides y el pisiforme. || **-cinérea.** LÁMINA CINÉREA. || **-colateral.** Reborde en el ventrículo lateral del cerebro, entre los cuerpos medio y posterior. || **-cruciforme.** Eminencia ósea que irradia en forma de cruz desde la protuberancia occipital interna. Cresta cruciforme. || **-de Doyère.** Papila por donde un filamento nervioso penetra en una fibra muscular. || **-de Falopio.** Reborde en la pared interior del tímpano que señala la posición del nervio facial. || **-de la fosa triangular.** Protuberancia en la cara posterior del pabellón del oído, que corresponde a la fosa triangular. || **-deltoidea.** TUBEROSIDAD DELTOIDEA. || **-estiloidea.** Prominencia en la parte posterior del tímpano. || **-frontal.** ARCO SUPERCILIAR. || **-hipotenar.** EMINENCIA ANTITENAR. || **-iliopectínea.** Elevación en la rama superior del pubis. || **-intercondílea.** El tubérculo o espina entre ambos cóndilos de la tibia. || **-lateral.** Tubérculo del cartílago cricoides, que se articula con el asta inferior del cartílago tiroides. || **-lateral de Meckel.** Eminencia colateral o pie accesorio. || **-mamilar.** CORPUS ALBICANS. || **-medial.** elevación en el suelo del IV ventrículo a cada lado del surco medio, originado por la rodilla del nervio facial y el núcleo del nervio *abducens*. || **-nasal.** Prominencia encima de la raíz de la nariz. || **-occipital.** PROTUBERANCIA OCCIPITAL. || **-occipital.** Reborde en el paracele del embrión que corresponde a la cisura occipital del adulto. || **-olivar.** Oliva del bulbo raquídeo. || **-olivar.** Elevación en el cuerpo del hueso esfenoides delante de la fosa hipofisaria. || **-papilar** o **piramidal.** Pirámide del tímpano. || **-parietal.** Prominencia redondeada del parietal. || **-pisiforme.** Eminencia o tubérculo mamilar; cuerpos albicantes. || **-porta anterior y posterior.** El lóbulo cuadrado y el caudado, separados por el surco transverso de la cara inferior del hígado. || **-tenar.** Eminencia de la palma de la mano en la base del pulgar. || **-teres.** EMINENCIA MEDIAL. || **-triangular de Winslow.** Eminencia redondeada en el extremo anterior del lóbulo caudado. || **-unciforme.** ESPOLÓN DE MORAND. || **-vagi** o **vagal.** ALA CINÉREA.

emiocitosis. f. Excreción de gránulos de hormonas específicas fuera de la célula. Variedad de exocitosis.

emisario (del lat. *emissarius*). adj. F., *emissarium*; In., *emissary*, *emissarium*. Dícese de la salida o conducto eferente. Ú.t.c.s. || -Vena emisaria o de Santorini. || **-condiloideo, mastoideo, occipital, parietal.** Vasos que anastomosan los senos venosos durales con las venas superficiales correspondientes a las regiones mencionadas.

emisión (del lat. *emissio, -onis*). f. A., *Ausfliessen;* F., *émission;* In., *emission;* It., *emissione;* P., *emissão*. Expulsión de líquidos del cuerpo, especialmente la involuntaria de orina y semen. || **-sanguínea.** Sangría local o general.

Emmet (Aguja, operación de) (Thomas Addis *Emmet*, ginecólogo de Nueva York, 1828-1919). V. AGUJA, OPERACIÓN.

emoción (del lat. *emotio, -onis*). f. A., *Emotion;* F., *émotion;* In., *emotion;* It., *emozione;* P., *emoção*. Sentimiento intenso, agradable o penoso y más o menos duradero, que influye poderosamente sobre numerosos órganos, cuya función aumenta, altera o disminuye.

emoliente (del lat. *emolliens, -entis*, p. a. de *emollire*, ablandar). adj. A., *erweichend;* F., *émollient;* In., *mollient;* It., *emolliente;* P., *emoliente*. Que relaja y ablanda las partes inflamadas; anterético. || m. Agente o sustancia medicamentosa de uso externo que tiene esta acción.

emotividad. f. A., *Emotivität;* F., *émotivité;* In., *emotivity;* It., *emotivitá;* P., *emotividade*. Grado en el que una persona puede emocionarse por una impresión recibida.

empacho. m. Indigestión.

empastamiento. m. Estado de una parte infiltrada o edematosa no inflamada agudamente; sensación que da la mano que palpa.

empastar. tr. Rellenar con empaste el hueco producido por la caries en un diente o muela, después de raspar la parte atacada por la enfermedad.

empaste. m. Pasta con que se rellena un diente. || Acción y efecto de empastar.

empatema (del gr. *en*, entre, y *páthema*, afección, desgracia, pasión). m. Pasión dominante. || **-atonicum, entonicum.** Hipocondría y manía, respectivamente.

empatía (del gr. *en*, entre, y *páthos*, afecto). f. A., *Einfühlung;* F., *empathie;* In., *empathy;* It. y P., *empatia*. Grado de sintonía afectiva con las demás personas y ambiente circundante.

empeine (del fr. *empeigne*, y éste del lat. *pecten, -inis*, peine). m. A., *Fussrücken;* F., *dors du pied;* In., *instep;* It., *dorso del piede;* P., *peito do pé*. Dorso o garganta del pie. || Región central del hipogastrio. || IMPÉTIGO.

emperipolesis (del gr. *en*, en, y *peripolésis*, deambular). f. Penetración de elementos celulares, sobre todo linfocitos, en el citoplasma de células macrofágicas.

empiema (del gr. *en*, dentro, y el gr. *pýon*, pus). m. A., *Empyem;* F., *empyème;* In., *empyema;* It., *empiema*. P., *empiema*. Formación o derrame de pus en una cavidad preexistente, especialmente la pleura. || **-articular.** Sinovitis aguda supurada. || **-mastoideo.** Inflamación supurada de las cavidades mastoideas. || **-metaneumónico.** El pleural que se desarrolla tras una neumonía. || **-necessitatis.** El pleural que se abre paso a través de la pared torácica. || **-paraneumónico.** El pleural que se desarrolla al mismo tiempo que una neumonía. || **-pericárdico.** Pericarditis purulenta. || **-pútrido.** Variedad en el que el pus es descompuesto. || **-seno maxilar.** Acumulación de pus en el antro de Highmoro.

empiesis (del gr. *empesis*, y éste de *en*, en, entre, y *pyon*, pus). f. A., *Empyesis;* F., *empyèse;* In., *empyesis;* It., *empiesi;* P., *empiese*. Toda enfermedad caracterizada por vesículas que se llenan de líquido purulento. || Absceso profundo. || Absceso de la cámara posterior del ojo; hipopión.

empiocele (del gr. *en*, en, pŷon, pus, y *kéle*, hernia). m. F., *empyocèle;* In., *empyocele*. Colección de pus en el escroto, testículo o túnica vaginal. || Hernia purulenta.

empiónfalo (del gr. *en*, entre, pŷon, pus, y *omphalós*, ombligo). m. Absceso del ombligo; hernia umbilical supurada.

empireuma (del gr. *empýreuma;* de *empireúein*, incendiar). m. Olor y sabor especial de las materias orgánicas sometidas a fuego violento.

empirismo (del gr. *empeiría*, práctica, experiencia). m. A., *Empirismus;* F., *empirisme;* In., *empiricism;* It. y P., *empirismo*. Sistema médico posthipocrático de Fileno de Cos y Serapio de Alejandría, opuesto al dogmatismo, que se fundaba en la observación y experiencia personales y se aplicaba a la investigación de las causas inmediatas, por creer que el estudio y conocimiento de las causas últimas era vano.

Empis (Enfermedad de) (Georges Simonis *Empis*, médico francés, 1824-1913). V. ENFERMEDAD.

emplasto (del gr. *emplastron*). m. A., *Pflaster;* F., *emplâtre;* In., *emplastrum;* It., *impiastro;* P., *emplastro*. Preparación medicinal para uso externo, sólida, glutinosa, que se reblandece por el calor y se adhiere a la parte a que se aplica. Los emplastos propiamente dichos son jabones de plomo. || **-adhesivo.** Emplasto simple y pez blanca, fundidos juntamente. || **-aglutinante.** Compuesto de pez blanca, resina elemí, trementina y aceite de laurel. || **-al caucho.** Coleplasto. || **-blanco.** Emplasto de albayalde, aceite de olivas y cera blanca. || **-calibeado.** EMPLASTO DE HIERRO. || **-de beleño.** Cera y diaquilón, aa, 10; aceite de olivas, 5; polvo de beleño, 10. || **-de belladona.** Emplasto adhesivo con extracto de belladona. Se aplica como anodino. || **-de cantáridas.** EMPLASTO VESICANTE. || **-de cápsico.** Emplasto adhesivo con oleorresina de cápsico; rubefaciente. || **-de Drouot.** Mezcla de cantáridas, resina y mezereón. || **-de gálbano.** Compuesto de trementina, cera amarilla, gálbano y vinagre. || **-de hierro.** Emplasto simple con hidrato de hierro, aceite de olivas y pez blanca o de Borgoña. || **-de jabón.** Emplasto simple, 200; con cera blanca, 10, y jabón blanco, 12. || **-de litargirio.** EMPLASTO SIMPLE. || **-de Nuremberg.** Emplasto fundente o de minio alcanforado. || **-de opio.** Emplasto que contiene extracto acuoso de opio. || **-de Tyson.** Mezcla de 1 parte de mostaza y 9 partes de harina, la clara de un huevo y 15 g de glicerina. || **-de yodoformo.** Emplasto simple, 30 partes; yodoformo, 2-4 partes. || **-diaquilón.** DIAQUILÓN. || **-gomoso.** Emplasto simple (100 partes); con cera amarilla (25 partes); pez blanca, trementina, elemí, aceite de olivas (aa. 10 partes); gálbano, sagapeno y goma amoniaco (aa. 3 partes). || **-mercurial.** Emplasto simple, 60; cera amarilla y trementina, aa. 10; mercurio, 20. || **-muselina.** Tópico de Unna. Epítema que se prepara añadiendo una sustancia activa a una solución de gutapercha en bencina y evaporando ésta a fuego lento. De este modo se obtiene un emplasto medicinal ligero, suave, adherente, que no se rompe y se desprende fácilmente de la piel. || **-poroso.** Forma de emplasto extendida en capa muy delgada sobre una tela con agujeros. || **-resinoso.** Emplasto simple, 50; pez blanca, 10. || **-resolutivo** o **de los cuatro fundentes.** Emplastos de jabón, de cicuta, gomoso y mercurial, fundidos y mezclados en partes iguales. || **-rojo.** Emplasto simple, 200; manteca de cerdo, 50, y colcótar pulverizado, 20. || **-rojo de Vidal.** Emplasto simple con minio y cinabrio. || **-simple.** Jabón plúmbico, preparado con una grasa y litargirio; la grasa que suele

emplearse es el aceite de olivas. ‖ **-vesicante** o **vejigatorio**. Aceite de olivas, 100; cera amarilla, trementina de pino, colofonia, aa. 200; polvo de cantáridas, 300.
emplastrum (lat.). m. EMPLASTO.
emplomamiento. m. PLOMBAJE.
emponzoñado. adj. Envenenado.
emprostocigosis (del gr. *émprosthe*, adelante, y de *cigosis*). f. Estado de fusión anterior de dos gemelos.
emprostocirtosis (del gr. *émprosthe*, adelante, y de *cirtosis*). f. Gibosidad anterior; prominencia del esternón.
emprostótonos (del gr. *emprósthios*, situado delante; y *tónos*, tensión). m. A., *Emprosthotonus;* F. e In., *emprosthotonos;* It., *emprostotono;* P., *emprostótono*. Forma de espasmo tetánico que lleva la cabeza y los pies hacia delante en una actitud que recuerda la del feto en el claustro materno. Denomínase también *tétanos en bola*.
emptisis (del gr. *emptýein*, escupir en o sobre). f. Expectoración, especialmente la de sangre; hemoptisis.
emulgente (del lat. *emulgens, -entis*, p. a. de *emulgere*, ordeñar). adj. F., *émulgent;* In., *emulgent*. Que efectúa un proceso de purificación. ‖ Ablandante o emoliente. Ú.t.c.s.m. ‖ EMULSIVO. ‖ Arteria o vena renales.
emulsina. f. F., *émulsine*. In., *emulsin*. Fermento soluble contenido en las almendras, en las hojas de laurel cerezo y otras rosáceas, que transforma la amigdalina en esencia, glucosa y ácido cianhídrico. *Sin.:* Sinaptasa.
emulsión (del lat. *emulsio, -onis*). f. A., *Emulsion;* F., *émulsion;* In., *emulsion;* It., *emulsione;* P., *emulsão*. Líquido de aspecto lechoso que mantiene en suspensión una sustancia insoluble (aceite, grasa, resina) finamente dividida, mediante un cuerpo viscoso emulsionante. Puede ser natural, como la leche, o artificial, preparación farmacéutica con diversas sustancias (almendras, aceite de ricino, etc.). ‖ **-artificial**. La preparada con una materia grasa (aceite) o una resina y un mucílago. ‖ **-bacilar**. TUBERCULINA. ‖ **-de Bütschli**. Preparación de carbonato de potasio y aceite de olivas rancio, empleada en los trabajos de microscopia. ‖ **-de Pusey**. Emulsión antieccematosa compuesta de glicerina, fenol, esencia de bergamota y aceite de olivas, preparada con goma tragacanto, para darle consistencia. ‖ **-de semillas**. La que se prepara directamente pistando con el agua semillas oleaginosas, sin aislar antes la materia grasa; ésta se emulsiona gracias a la albúmina que contienen las semillas. En farmacia se emplea con frecuencia la *emulsión de almendras*.
emulsivo. adj. F., *émulsif;* In., *emulsive*. Capaz de emulsionar o susceptible de ser emulsionadoalógcnueceo. Ú.t.c.s. ‖ Dícese de las semillas que pueden dar emulsiones por simple pistación con agua, sin aislar antes el aceite.
emulsoide (de *emulsión* y el gr. *eîdos*, aspecto). m. F., *émulsoïde;* In., *emulsoid*. Emulsión coloide; solución coloidal en la que las partículas dispersas son sustancias orgánicas complejas que retienen mucha agua.
emundación (del lat. *emundatio, -onis*). f. Eliminación de las impurezas que podrían modificar las propiedades de las sustancias medicinales.
emuntorio (del lat. *emunctorium*, de *emungere*, limpiar, echar). adj. F., *émonctoire;* In., *emunctory*. Se aplica al órgano o conducto excretorio. Ú.t.c.s. ‖ Depurante, excretorio.
enadelfia (del gr. *en*, en, y *adelphós*, hermano). f. Monstruosidad por inclusión; inclusión fetal.
enajenación (de *en* y el lat. *alienus*, ajeno). f. Distracción, falta de atención. ‖ mental. Locura, alienación.
enalapril. m. Fármaco inhibidor de la enzima conversora de la angiotensina, que se emplea como hipotensor. Disminuye la presión arterial al provocar una reducción de las resistencias periféricas.
enanismo (de *enano*). m. A., *Zwergwuchs;* F., *nanisme;* In., *duarfism;* It., y P., *nanismo*. Calidad de enano. Defecto congénito del crecimiento. ‖ **-de Brissaud**. Mixedema infantil. ‖ **-de Laron**. El que tiene lugar por la ausencia de producción hepática y renal de somatomedina. Se da sobre todo en Oriente Medio, en individuos de raza judía. ‖ **-de Seckel**. El que cursa con microcefalia e hipoplasia de ambos maxilares, por lo que se le conoce también con el nombre de *enanismo en cabeza de pájaro*. ‖ **-de Virchow-Seckel**. ENANISMO DE SECKEL. ‖ **-hipofisario**. El atribuido a una falta de producción hipofisaria selectiva de hormona del crecimiento o a un hipopituitarismo múltiple. ‖ **-hipotalámico**. El que tiene su origen en una lesión del hipotálamo y que podría deberse a una falta de hormona liberadora de hormona del crecimiento (GH-RH) o un exceso de somatostatina (GH-IH), de forma que la consecuencia fuera una hiposecreción de hormona del crecimiento (GH). ‖ **-renal**. INFANTILISMO RENAL. ‖ **-senil**. PROGERIA. *Sin.:* Ateliosis, nanosomía, infantilismo, microsomía.
enano (del gr. *nános*). adj. y s. A., *Zwerg;* F., *nain;* In., *dwarf;* It., *nano;* P., *anão*. Dícese del individuo o persona cuya talla es muy inferior a la media de la raza a la que pertenece. Ú.t.c.s. ‖ **-asexual**. Enano adulto con desarrollo sexual deficiente. ‖ **-focomélico**. Enano en que las diáfisis de las extremidades son anormalmente cortas. ‖ **-micromélico**. Enano con miembros muy pequeños. ‖ **-normal, fisiológico** o **primordial**. Individuo de talla exigua meramente, pero proporcionado y no deformado. ‖ **-sexual**. Enano con desarrollo sexual normal.
enantema (del gr. *en*, en, entre, y *antheîn*, florecer). m. A., *Enanthem;* F., *énanthème;* In., *enanthem;* It. y P., *enantema*. Erupción en una superficie mucosa, especialmente de la boca y faringe, que en general se corresponde con un exantema.
enantesis (del gr. *en*, en, entre, y *antheîn*, florecer). f. ENANTEMA. ‖ Erupción de la piel debida a una enfermedad interna.
enantina. f. Resina tóxica y emética de algunas especies del género *Oenanthe*, como *O. fistulosa* y *O. crocata*, o nabo del diablo. ‖ Enantoxina.
enantiobiosis (del gr. *enantíos*, adverso, y *bíos*, vida). f. F., *énantiomère;* In., *enantiobiosis*. Comensalismo en el que los organismos asociados se oponen a su mutuo desarrollo; opuesto a *simbiosis*.
enantiolalia (del gr. *enantíos*, adverso, y *laleîn*, hablar). f. Trastorno del lenguaje en el que se emplean constantemente palabras contradictorias.
enantiómero (del gr. *enantíos*, adverso, y *méros*, parte). m. F., *énantiomère*. In., *enantiomer*. Cualquiera de las dos formas (dextrógira o levógira) de un isómero óptico.
enantiomorfo (del gr. *enantíos*, adverso, y *morphé*, forma). adj. De forma semejante, pero antagónica.
enantiopatía (del gr. *enantíos*, adverso, y *páthos*, enfermedad). f. F., *énantiopathie;* In., *enantiopathia*. Enfermedad o proceso morboso antagónico curativo de otro. ‖ ALOPATÍA.
enantiosis. f. ENANTIOPATÍA.
enantoxina. f. ENANTINA.
enantrópico (del gr. *en*, dentro, y *ánthropos*, hombre). adj. ENDÓGENO.
enarquiocroma. m. ARQUIOCROMA.
enartritis (del gr. *en*, entre, *árthron*, articulación, y el suf. *-itis*). f. F., *énarthrite;* In., *enarthritis*. Inflamación de una enartrosis.
enartrodia. f. ENARTROSIS.
enartrosis (del gr. *en*, en, entre, y *árthron*, articulación). f. A., *Enarthrosis;* F., *énarthrose;* In., *enarthrosis;* It., *enartrosi;* P., *enartrose*. Diartrosis formada por una cabeza que encaja en una cavidad y se mueve en todos los sentidos; la de la cadera, por ejemplo.
encajamiento (de *en* y *caja*, del cat. *caixa*, y éste del lat. *capsa, caja*). m. A., *Beckeneintritt;* F., *engagement;* In., *engagement;* It., *impegno;* P., *encaixamento*. En obstetricia, grado de introducción de la parte fetal que se presenta en la excavación de la pelvis.
encaje. m. Acción de encajar una cosa en otra. ‖ **-recíproco**. Diartrosis en la que las superficies articulares, concavoconvexas, se corresponden inversamente.

encamamiento. m. Acción y efecto de meterse o permanecer en la cama, principalmente por enfermedad.

encantis (del gr. *en*, entre, dentro, y *kanthós*, lagrimal). m. F., *encanthis;* In., *encanthis.* Pequeña excrecencia roja de la carúncula lagrimal; pliegue semilunar.

encantoma. m. ENCANTIS.

encapsulación. f. A., *Abkapselung;* F. e In., *encapsulation;* It., *encapsulazione;* P., *encapsulação.* CAPSULACIÓN.

encapsulación (de *en* y el lat. *capsula*, cajita). Proceso fisiológico de inclusión en una cápsula constituida por una sustancia que no es normal en esa región.

encarcelación. f. INCARCERACIÓN.

encarditis. f. ENDOCARDITIS.

encarnado (de *en* y el lat. *caro, carnis*, carne). adj. De color de carne. || Metido en la carne.

encarnadura. f. Disposición de los tejidos orgánicos para cicatrizar o reparar sus lesiones.

encarnamiento (de *encarnar*). m. A., *Fleischwärzchen;* F. e In., *incarnation;* It., *incarnazione;* P., *encarnação.* Desarrollo de mamelones carnosos o granulaciones en las heridas y úlceras en vías de cicatrización.

encarnativo. adj. Que promueve la formación de granulaciones.

encatarrafia (del gr. *en*, en, y *katarrháptein,* coser). f. F., *greffe;* In., *enkatarrhaphy.* Operación de enterrar un tejido o parte por medio de la sutura de los tejidos próximos por encima del primero. || Inclusión permanente de un tejido en una parte donde no le corresponde normalmente.

encauma (del gr. *égkauma*, quemadura). m. Llaga o cicatriz de una quemadura.

encefalalgia (del gr. *egképhalos*, que está en la cabeza, y *álgos*, dolor). f. Dolor intenso, profundo, que afecta la cabeza.

encefalastenia (de *encéfalo* y *astenia*). f. Astenia o neurastenia cerebral.

encefalatrofia (de *encéfalo* y *atrofia*). f. Atrofia del encéfalo.

encefalauxa (de *encéfalo* y el gr. *aúxe*, aumento). f. Hipertrofia del encéfalo.

encefalemia (de *encéfalo* y el gr. *haîma*, sangre). f. Congestión del encéfalo.

encefalina. f. F., *enképhaline;* In., *enkephalin.* Pentapéptido endógeno con actividad parecida a la morfina. Las encefalinas más importantes son la Metencefalina y la Leuencefalina, denominadas según el aminoácido terminal carboxílico. Se las llama también opiáceos endógenos.

encefalitis (de *encéfalo* y el suf. *-itis*). f. A., *Enzephalitis;* F., *encéphalite;* In., *encephalitis;* It. y P., *encefalite.* Inflamación del encéfalo. || **-aguda.** MENINGOENCEFALITIS. || **-australiana.** Forma fatal de encefalitis, epidémica de Australia. || **-crónica.** Esclerosis del cerebro. || **-crónica, intersticial** o **difusa.** Parálisis general. || **-de Hayem.** Encefalitis hiperplásica aguda no supurativa. || **-de Strümpell-Leichtenstern.** Inflamación del cerebro con exudado hemorrágico. || **-epidémica.** ENCEFALITIS LETÁRGICA. || **-equina.** ENFERMEDAD DE BORNA. || **-hemorrágica.** ENCEFALITIS DE STRÜMPELL-LEICHTENSTERN. || **-hemorrágica superior.** SÍNDROME DE WERNICKE. || **-infantil.** Inflamación del encéfalo en los niños por enfermedades infecciosas, traumatismos, etc., causa de parálisis cerebrales. || **-letárgica.** Enfermedad debida a virus del género ECHO, caracterizada por languidez y letargia, rigidez muscular y parálisis de los nervios craneales. Se llama también *enfermedad del sueño* y *nona.* Se conocen varios tipos: *A,* o de Viena, descrito por Economo como encefalitis letárgica; el *B,* o japonés, claramente epidémico, que aparece en el verano, y el *C,* o de San Luis, enfermedad por virus observada en San Luis en 1933, ahora endémica en los Estados Unidos. || **-periaxil** o **de Schilder.** Inflamación de la sustancia blanca de los hemisferios cerebrales, que comienza en los lóbulos occipitales y se caracteriza por la pronta desaparición de la mielina. Es propia de la infancia. || **-postinfectiva, posvacunal.** Encefalitis aguda diseminada en la convalecencia de una infección o después de la vacunación. || **-purulenta.** Encefalitis caracterizada por la presencia de abscesos miliares y extravasaciones sanguíneas.

encefalitógeno (de *encefalitis* y el gr. *gennân,* producir). adj. F., *encéphalitogène;* In., *encephalitogenic.* Que produce encefalitis.

encéfalo (del gr. *egképhalos,* de *en,* en, y *kephalé,* cabeza). m. A., *Gehirn;* F., *encéphale;* In., *encephalon;* It., *encefalo;* P., *encéfalo.* Porción del sistema nervioso central contenido dentro del cráneo, que comprende el cerebro, el cerebelo, el puente y la médula oblongada o bulbo.

encéfalo-. Prefijo que indica relación con el cerebro.

encefaloarteriografía (de *encéfalo, arteria,* y el gr. *gráphein,* describir). f. F., *artériographie cérébrale;* In., *encephalo-arteriography.* Combinación de encefalografía y arteriografía para el examen de la vascularización encefálica.

encefalocele (de *encéfalo* y el gr. *kéle,* hernia). m. A., *Enzephalozele;* F., *encéphalocèle;* In., *encephalocele;* It. y P., *encefalocele.* Hernia del encéfalo a través de una abertura congénita o traumática del cráneo. || Ventrículos y otros espacios del cerebro.

encefalocele o **encefalocelio** (de *encefalo-* y el gr. *koîlos,* hueco). m. Cavidad craneal.

encefalocistocele (de *encéfalo,* el gr. *kýstis,* vejiga, y *kéle,* hernia). m. F., *encéphalocystocèle;* In., *encephalocystocele.* Hernia de una colección de líquido encefálico que comunica con el ventrículo; hidrencefalocele.

encefalodiálisis. f. ENCEFALOMALACIA.

encefalofima (de *encéfalo* y el gr. *phýma,* tumor). m. Tumor del encéfalo.

encefalografía (de *encéfalo-* y el gr. *gráphein,* describir). f. A., *Enzephalographie;* F., *encéphalographie;* In., *encephalography;* It., *encefalografia.* P., *encefalografía.* Radiografía del cráneo después de extracción del líquido cefalorraquídeo y su sustitución con aire.

encefalograma (de *encéfalo* y el gr. *gramma,* lo grabado). m. F., *encéphalogramme;* In., *encefalogram.* Placa radiográfica de la encefalografía.

encefaloide (de *encéfalo* y el gr. *eîdos,* aspecto). adj. F., *encéphaloïde;* In., *encephaloid.* Semejante al encéfalo. || m. ENCEFALOMA.

encefalolitiasis (de *encéfalo* y el gr. *líthos,* piedra). f. Formación de concreciones en el encéfalo.

encefaloma (de *encéfalo* y el suf. *-oma*). m. F., *encéphalome;* In., *encephaloma.* Tumor del encéfalo. || Cáncer encefaloide. || Hernia del cerebro.

encefalomalacia (de *encéfalo* y el gr. *malakía,* ablandamiento). f. A., *Enzephalomalazie;* F., *encéphalomalacie;* In., *encephalomalacia;* It. y P., *encefalomalacia.* Reblandecimiento del encéfalo.

encefalomeningitis (de *encéfalo,* el gr. *mênigx, -iggos,* membrana, y el suf. *-itis*). f. A., *Meningoencephalitis;* F., *méningoencéphalite;* In., *encephalomeningitis;* It., *meningoencefalite.* P., *meningoencefalite.* Inflamación del encéfalo y sus membranas.

encefalomeningocele (de *encéfalo,* el gr. *mênigx, -iggos,* membrana, y *kéle,* hernia). m. F., *encéphalo-méningocèle;* In., *encephalomeningocele.* Protrusión de la sustancia cerebral con sus meninges a través del cráneo.

encefalómero (de *encéfalo* y el gr. *méros,* parte). m. Segmento constitutivo del encéfalo primario o embrionario.

encefalómetro (de *encéfalo* y el gr. *métron,* medida). m. F., *encéphalomètre;* In., *encephalometer.* Instrumento para medir el cráneo; se emplea para localizar algunas de las regiones del encéfalo.

encefalomielitis (de *encéfalo,* el gr. *myelós,* médula, y el suf. *-itis*). f. A., *Enzephalomyelitis;* F., *encéphalomyélite;* In., *encephalomyelitis;* It. y P., *encefalomielite.* Encefalitis y mielitis combinadas. || **-aguda diseminada.** Ataxia aguda de Leyden o central, enfermedad con lesiones focales diseminadas de tipo desmielinizado. || **-equina.** Enfermedad infecciosa por virus de los caballos, transmisible al hombre, caracterizada por

fiebre, convulsiones y coma. La propaga un mosquito del género *Aedes*. ‖ -granulomatosa. Enfermedad atribuida a microsporidios del género *Encephalitozoon*, caracterizada por necrosis y granulomas de las paredes de los ventrículos cerebrales.

encefalomielopatía (de *encéfalo*, el gr. *myelós*, médula, y *páthos*, enfermedad). f. F., *encéphalo-myélopathie;* In., *encephalomielopathy.* Enfermedad del encéfalo y la médula espinal.

encefalomielorradiculitis (de *encéfalo*, el gr. *myelós*, médula, y el lat. *radicula*, raicilla). f. F., *encéphalomyélo-radiculite;* In., *encephalomyeloradiculitis.* Inflamación del encéfalo, médula y raíces espinales.

encefalonarcosis (de *encéfalo* y el gr. *nárke*, estupor). f. Estupor debido a una afección encefálica.

encefalopatía (de *encéfalo* y el gr. *páthos*, enfermedad). f. A., *Gehirnleiden;* F., *encéphalopathie;* In., *encephalopathy;* It. y P., *encefalopatia.* Cualquier enfermedad o trastorno del encéfalo. ‖ **-atrófica de la infancia.** Encefalitis crónica infantil determinante de trastornos motores, tróficos y psíquicos. ‖ **-de Wernicke.** Polioencefalitis hemorrágica superior. ‖ **-desmielinizante.** Cualquiera de los trastornos congénitos y progresivos debidos a la degeneración de la sustancia blanca cerebral, como la enfermedad de Schilder, de Krabbe, de Pelizaeus, etc. ‖ **-hepática.** Encefalopatía metabólica característica de los estados que cursan con insuficiencia hepática. ‖ **-hipertensiva.** Conjunto de fenómenos cerebrales debidos a hipertensión en el curso de la glomerulonefritis. ‖ **-saturnina.** Trastornos cerebrales producidos por la intoxicación por el plomo.

encefalopiosis (de *encéfalo* y el gr. *pŷon*, pus). f. F., *abcès du cerveau;* In., *encephalopyosis.* Supuración o abscesos del encéfalo.

encefalopsia (de *encéfalo* y el gr. *ópsis*, visión). f. F., *encéphalopsie;* In., *encephalopsy.* Estado en el cual el paciente asocia ciertos colores con determinadas palabras, números, aromas, etc.

encefalopsicosis (de *encéfalo*, el gr. *psyché*, mente, y el suf. *-osis*). f. Psicosis debida a una lesión cerebral.

encefalopuntura (de *encéfalo*, el lat. *punctura*, punción). f. F., *punction encéphalique;* In., *encephalopuncture.* Punción del encéfalo.

encefalorragia (de *encéfalo* y un derivado del gr. *regýnnai*, reventar). f. F., *encéphalorragie;* In., *encephalorrhagia.* Hemorragia en el encéfalo o del encéfalo.

encefalorraquídeo (de *encéfalo* y el gr. *rháchis*, espina dorsal). adj. F., *cérébro-rachidian;* In., *cerebrorachidian.* Relativo al encéfalo y al raquis; cerebrospinal.

encefalosclerosis (de *encéfalo* y el gr. *sklerós*, duro). f. F., *sclérose cérébrale;* In., *encephalosclerosis.* Endurecimiento, esclerosis del cerebro o encéfalo.

encefaloscopia (de *encéfalo* y el gr. *skopein*, observar). f. F., *encéphaloscopie;* In., *encephaloscopy.* Inspección o examen del encéfalo.

encefalosepsis (de *encéfalo* y el gr. *sêpsis*, putrefacción). f. F., *encéphalite purulante;* In., *encephalosepsis.* Infección, sepsis o gangrena del tejido cerebral.

encefalosis (de *encéfalo* y el suf. *-osis*, enfermedad). f. F., *encéphalose;* In., *encephalosis.* Encefalopatía orgánica de carácter degenerativo, a diferencia de las encefalitis de carácter inflamatorio (Winkelman, Claude).

encefalospinal (de *encéfalo* y el lat. *spina*, espina dorsal). adj. F., *encéphalo-spinal;* In., *encephalospinal.* Relativo al encéfalo y médula espinal o columna vertebral.

encefalotlipsis (de *encéfalo* y el gr. *thlipsis*, compresión). f. F., *compression du cerveau;* In., *encephalothlipsis.* Compresión del encéfalo.

encefalotomía (de *encéfalo* y el gr. *tomé*, corte). f. F., *encéphalotomie;* In., *encephalotomy.* CRANEOTOMÍA. ‖ Disección o anatomía del encéfalo.

encelialgia (de *en*, el gr. *koilía*, vientre, y *álgos*, dolor). f. Dolor en una víscera abdominal.

encelitis (de *en*, el gr. *koilía*, vientre, y el suf. *-itis*). f. Inflamación de un órgano abdominal.

Encephalitozoon. V. NOSEMA.

enchufe. m. Boquilla.

encía (del lat. *gingiva*). f. A., *Gingiva;* F., *gencive;* In., *gingiva;* It. y P., *gengiva.* Porción rojiza, engrosada y modificada de la mucosa bucal, que cubre los arcos dentarios y se adhiere al cuello de los dientes.

enciesis (del gr. *kyeîn*, llevar en el seno). f. F., *grossesse;* In., *encyesis.* Embarazo uterino normal.

encigótico (de *en* y el gr. *zygós*, yugo). adj. F., *enzygotique;* In., *enzygotic.* Desarrollado del mismo huevo fecundado.

encina (del adj. lat. *ilicina*, por *ilex, -icis*). f. A., *Eiche;* F., *chêne;* In., *oak;* It., *quercia;* P., *azinheira.* Árbol cupulífero del géneros *Quercus.* La corteza de todas las especies contiene gran cantidad de tanino y sus cocimientos se emplean como astringentes. Sus frutos o bellotas contienen una harina nutritiva. Algunas especies (*Q. infectoria, Q. lusitanica*) suministran la *nuez de agallas.*

encinta (del lat. *incincta*, desceñida). adj. A., *gravid;* F., *gravide;* In., *gravid;* It. *gravida;* P., *grávida.* Embarazada, preñada.

enclavamiento (de *en* y el lat. *clavus*, clavo). m. A., *Einkeilung;* F., *enclavement;* In., *enclavement;* It., *inchiavamento;* P., *encravamento.* Penetración de un fragmento de fractura en otro. ‖ En embriología, parte desprendida de su lugar normal y fijada en otra donde da origen a un quiste o tumor. ‖ Estado de inmovilidad de la cabeza fetal en el estrecho superior de la pelvis. ‖ Tratamiento quirúrgico de las fracturas por medio de clavos.

enclave. m. ENCLAVAMIENTO, 2.ª acepción. ‖ INCLUSIÓN.

enclavoma. m. DISEMBRIOMA.

enclítico (del gr. *egklíticós;* de *egklínein;* inclinarse). adj. Que se presenta oblicuamente; no sinclítico. V. SINCLITISMO.

encolpismo (del gr. *en*, en, y *kólpos*, vagina). m. F., *thérapeutique par ovules;* In., *encolpism.* Medicación por supositorios e inyecciones vaginales.

encolpitis. m. ENDOCOLPITIS.

encondroma (del gr. *en*, en, y *chóndros*, cartílago). m. A., *Endochondrom;* F., *enchondrome;* In., *enchondroma;* It. y P., *encondroma.* Tumor de tejido cartilaginoso, que se desarrolla en el interior de un hueso. ‖ **-pétreo.** Osteoencondroma; encondroma con infiltración ósea.

encondromatosis (del gr. *en*, en, *chondrós*, cartílago, el suf. *-oma*, tumor, y *-osis*, enfermedad). f. F., *enchondromatose;* In., *enchondromatosis.* Presencia de varios tumores en múltiples localizaciones. Cuando es unilateral se denomina *enfermedad de Ollier*, y cuando se asocia a malformaciones vasculares, *síndrome de Maffucci.*

encondrosarcoma (del gr. *en*, en, *chondrós*, cartílago, *sarx, sarkós*, carne y el suf. *-oma*, tumor). m. F., *chondrosarcome, enchondrosarcome;* In., *enchondrosarcoma.* Sarcoma que contiene tejido cartilaginoso.

encondrosis. f. ENDONCROMA.

encopresis (del gr. *kópros*, excremento). f. F., *encoprésie.* Incontinencia de las heces.

encordamiento (de *en*, y el lat. *chorda*, o el gr. *chordé*, cuerda). m. A., *Penis incurvatus;* F., *cordée;* In., *chordee;* It., *incordatura del pene;* P., *encordoamento.* Erección dolorosa, curvada, del pene en la blenorragia. *Chorda* o *corda venérea.*

encorvadura (de *encorvar*, y éste del lat. *incurvare*). f. Doblamiento natural o accidental de una parte, de los huesos especialmente.

encraneal. adj. INTRACRANEAL.

encrucijada (de *en*, y el lat. *crux, crucis*, cruz). f. Lugar de cruce. ‖ **-sensitiva.** Tercio posterior del segmento superior de la cápsula interna, por donde, según Charcot, pasarían todas las fibras sensitivas dirigidas a la corteza.

endamebiasis. f. Infección producida por parásitos del género *Endamoeba.*

Endamoeba. Género de amebas formadoras de quistes, parásitas de diversos invertebrados.

endangio (de *endo-* y el gr. *aggeîon*, vaso). m. Túnica interna de un vaso sanguíneo.

endangitis (de *endo-*, el gr. *aggeîon*, vaso, y el suf. *-itis*). f. A., *Endarteritis;* F., *endartérite;* In., *endangitis;* It. *endoarterite;* P., *endangeíte.* Inflamación del endangio.

endaortitis (de *endo-*, el gr. *aorté*, la gran arteria, y el suf. *-itis*). f. F., *inflammation de la tunique interne de l'aorte;* In., *endaortitis.* Inflamación de la túnica interna de la aorta.

endarteritis (de *endo-*, el gr. *artería*, arteria, y el suf. *-itis*). f. A., *Endarteritis;* F., *endartérite;* In., *endarteritis;* It. *endoarterite;* P., *endarterite.* Inflamación de la túnica interna de las arterias. El desarrollo o proliferación *(endarteritis proliferante)* de tejido fibroso en dicha túnica produce la oclusión de los pequeños vasos *(endarteritis obliterante).*

endaxoneurona (de *endo-*, el gr. *áxon*, eje, y *neûron*, nervio). f. Neurona cuyo cilindroeje queda dentro de la médula espinal.

endectomía (de *endo-* y el gr. *ektomé*, escisión). f. Ablación de la mucosa de un órgano hueco, generalmente de la vesícula biliar, cuando no es posible la resección completa del órgano.

endemia [endémico] (del gr. *endemía*, de *en*, en, y *dêmos*, pueblo). f. A., *Endemie;* F., *endémie;* In., It. y P., *endemia.* Enfermedad, generalmente infecciosa, que reina constantemente en épocas fijas en ciertos países por influencias de una causa local especial; puede convertirse en epidemia.

endemoepidémico (de *endemia* y el gr. *epidemía*, epidemia). adj. F., *endémo-épidémique.* Endémico y en ocasiones epidémico.

endepidermis (de *endo-*, el gr. *epí*, sobre, y *dérma*, piel). f. Epitelio o epidermis interna.

enderezamiento (de *en* y el lat. vulg. *derectus*, recto). m. A., *Geraderichten;* F., *redressement;* In., *redressement;* It., *raddrizzamento;* P., *direcção.* Acción y efecto de enderezar una parte u órgano desviado. ||**-forzado.** Corrección violenta de una deformidad; especialmente el procedimiento de corrección inmediata de la anquilosis de la rodilla.

endérgico (de *endo-* y el gr. *érgon*, trabajo). adj. F., *endergique, endergonique.* Relativo al trabajo o energía internos; se aplica a reacciones con liberación de energía.

endergónico. adj. Dícese de la reacción química que absorbe energía.

endermático o **endérmico** (de *endo-* y el gr. *dérma*, piel). adj. Intracutáneo o intradérmico; que obra por absorción a través de la piel. Dícese principalmente del método de aplicación de ciertos medicamentos a la piel desprovista de su epidermis por un vejigatorio.

endermismo. m. Administración endérmica de los medicamentos.

endermosis. f. ENDERMISMO. || Afección herpética de las mucosas.

enderon (del gr. *en*, en, y *derós*, piel). m. Parte profunda de la piel o dermis.

endo-. Forma prefija (del gr. *éndon*), con la significación de dentro.

Endo (Medio de) (Shigeru *Endo*, médico japonés, de Tokio, 1870-1937). V. CULTIVO (MEDIOS DE).

endoabdominal (de *endo-* y el lat. *abdomen, -inis*, y éste de *abdere*, esconder). adj. F., *endoabdominal;* In., *endoabdominal.* Relativo al interior del abdomen.

endoaneurismorrafia (de *endo-*, el gr. *aneúrysma*, ensanche, y *rhaphé*, sutura). f. Operación de Matas para el aneurisma, que consiste en la abertura del saco aneurismático y oclusión de los orificios internos por sutura.

endoangitis. f. ENDANGITIS.

endoantitoxina (de *endo-*, el gr. *antí*, contra, y el lat. *toxicum*, veneno). f. Antitoxina contenida dentro de la célula que la elabora.

endoaortitis. f. ENDAORTITIS.

endoapendicitis (de *endo-* y el lat. *apendex, -icis*, apéndice, y el suf. *-itis*). f. F., *endoapendicitis;* In., *endoappendicitis.* Inflamación de la mucosa que tapiza el apéndice vermiforme; apendicitis catarral sin lesión peritoneal.

endoarteritis. f. ENDARTERITIS.

endoauscultación (de *endo-* y el lat. *auscultatio*, acción de escuchar). f. F., *auscultation par tube;* In., *endoauscultation.* Auscultación del corazón y órganos torácicos por medio de un tubo introducido en el esófago.

endobacilar (de *endo-* y el lat. *bacillum*, bastoncito). adj. Contenido dentro de un bacilo.

endobiosis (de *endo-* y el gr. *bíos*, vida). f. Vida parasitaria en el interior de un organismo.

endoblástico. adj. F., *endoblastique;* In., *endoblastic.* Relativo al endoblasto; hipoblástico.

endoblasto (de *endo-* y el gr. *blastós*, germen). m. A., *Endoblast;* F., *endoblaste;* In., *endoblast;* It. y P., *endoblasto.* Endodermo o hipoblasto; capa interna del blastodermo primitivo.

endocardio (de *endo-* y el gr. *kardía*, corazón). m. A., *Endokard;* F., *endocarde;* In., *endocardium;* It. *endocardio;* P., *endocárdio.* Membrana endotelial que tapiza el interior de las cavidades cardíacas (endocardio *venoso* y *arterial*) y las válvulas (endocardio *valvular*).

endocarditis (de *endocardio* y el suf. *-itis*, inflamación). f. A., *Endokarditis;* F., It, y P., *endocardite;* In., *endocarditis.* Inflamación aguda o crónica del endocardio; se manifiesta generalmente en el curso del reumatismo articular agudo y en otras enfermedades febriles agudas, caracterizadas por disnea, palpitaciones y ruido de soplo peculiar sistólico o diastólico, que aparece bruscamente. La enfermedad pasa ordinariamente al estado crónico. ||**-bacteriana, micótica** o **infectiva.** Endocarditis debida a la colonización bacteriana como complicación de una enfermedad infecciosa o episodio de una bacteriemia. ||**-benigna.** ENDOCARDITIS VERRUGOSA O VEGETATIVA. ||**-cordal.** La que ataca principalmente las cuerdas tendinosas. ||**-de Loeffler.** Endocarditis parietal fibroplásica con intensa eosinofilia sanguínea que produce una insuficiencia cardíaca primitiva grave; de evolución mortal. ||**-de Schottmüller.** ENDOCARDITIS ULCERATIVA. ||**-esclerótica.** Endocarditis crónica degenerativa, asociada de ordinario con arteriosclerosis general. ||**-fetal.** Endocarditis aguda primaria en el lado derecho del corazón. ||**-infecciosa.** ENDOCARDITIS ULCERATIVA. ||**-lenta.** Variedad de endocarditis maligna de curso lento, atribuida al *Streptococcus viridans;* enfermedad de Osler; endocarditis subaguda. ||**-maligna.** Endocarditis ulcerativa, generalmente secundaria a una supuración en otra parte del cuerpo. ||**-marasmática.** La que se presenta en el estadio terminal de enfermedades consuntivas, de origen no bacteriano. ||**-parietal.** Variedad de endocarditis que afecta las paredes del corazón y no motiva modificaciones de los ruidos cardíacos. ||**-plásica, simple** o **exudativa.** Endocarditis con formación de un exudado fibroso que produce la adherencia y retracción de las válvulas. ||**-poliposa.** Endocarditis con formación de masas polipoides de fibrina. ||**-pustulosa.** Endocarditis ulcerativa en la que se forman pequeños abscesos en el tejido de las válvulas. ||**-séptica.** ENDOCARDITIS ULCERATIVA. ||**-subaguda bacteriana.** ENDOCARDITIS LENTA. ||**-ulcerativa.** Endocarditis rápidamente mortal, que puede ser primitiva o secundaria a otra infección localizada en otro punto, caracterizada por la formación de ulceraciones, especialmente en las válvulas, y producción de masas de fibrina, que se desprenden y determinan embolias. Afecta varias formas; *tífica, piémica* y otras más raras, como la forma *febril prolongada* de Jaccoud. ||**-valvular.** Endocarditis que afecta principalmente las válvulas. ||**-vegetante** o **verrugosa.** Endocarditis ulcerativa con formación de depósitos de fibrina en las ulceraciones valvulares.

endocelíaco (de *endo-* y el gr. *koilía*, cavidad). adj. F., *endocoeliaque;* In., *endoceliac.* Situado o que ocurre dentro de una cavidad del cuerpo.

endocelular (de *endo-* y el lat. *cellula*, celdilla). adj. F., *endocellulairei, intracellulaire;* In., *endocellular.* Situado o que ocurre dentro de una célula; intracelular.

endoceptor (de *endo-* y el lat. *capere*, coger). adj. Se aplica al receptor de los tejidos derivados del endodermo, especialmente los órganos internos. Ú.t.c.s.

endocervicitis (de *endo-*, el lat. *cervix, -icis*, cuello, y el suf. *-itis*). f. A., *Endozervitis*; F. y P., *endocervicite*; In., *endocervicitis*; It., *endometrite cervicale*. Inflamación de la mucosa del cuello del útero. *Sin.:* Endotraquelitis

endócimo (de *endo-* y el gr. *kŷma*, retoño). m. Feto incluido en otro, enadelfo.

endocistitis (de *endo-* y el gr. *kýstis*, vejiga). f. F., *endocystite*; In., *endocystitis*. Inflamación de la mucosa de una vejiga, especialmente de la urinaria.

endocito (de *endo-* y el gr. *kýtos*, cavidad). m. F., *endocyte*; In., *endocyte*. Inclusión celular.

endocitosis (de *endo-* y el gr. *kýtos*, cavidad, y el suf. *-osis*). f. F., *endocytose*; In., *endocytosis*. Transporte de moléculas grandes y partículas de materiales a través de las membranas hacia el interior de las células.

endocolitis (de *endo-*, el gr. *kôlon*, intestino grueso, y el suf. *-itis*). f. F., *endocolite*; In., *endocolitis*. Inflamación de la mucosa del colon.

endocolpitis (de *endo-*, el gr. *kólpos*, vagina, y el suf. *-itis*). f. F., *endocolpite, vaginite*; In., *endocolpitis*. Inflamación de la mucosa de la vagina.

endocomplemento (de *endo-* y el lat. *complementum*, de *complere*, completar). m. Complemento endocelular contenido en los hematíes, para distinguirlo del contenido en el suero.

endocondral (de *endo-* y el gr. *kondrós*, cartílago). adj. F., *endochondral, enchondral*; In., *endochondral*. Que se desarrolla dentro del cartílago.

endocorion (de *endo-* y el gr. *chórion*, placenta). m. F., *endochorion*; In., *endochorion*. Capa interna del corion u hoja vascular de la alantoides que tapiza el corion.

endocorpuscular (de *endo-* y el lat. *corpusculum*, cuerpecito). adj. F., *endocorpusculaire*; In., *endocorpuscular*. Situado o que ocurre dentro de un corpúsculo; endoglobular.

endocráneo. Superficie interior del cráneo.

endocráneo (de *endo-* y el gr. *kraníon*, cráneo). m. F., *endocrâne*; In., *endocranium*. Duramadre encefálica.

endocranitis (de *endocráneo* y el suf. *-itis*). f. F., *endocrânite*; In., *endocranitis*. Inflamación del endocráneo; paquimeningitis externa.

endocrinastenia (de *endocrino* y *astenia*). f. Agotamiento endocrino que da por resultado una psiconeurosis.

endocrinemia (de *endocrino* y el gr. *haîma*, sangre). f. Presencia de sustancias endocrinas (hormonas) en la sangre.

endocrinia (de *endo-* y el gr. *krínein*, separar). f. Secreción interna.

endocrínide. f. Término general para las manifestaciones cutáneas de origen endocrino.

endocrinismo. m. ENDOCRINOPATÍA.

endocrino (del gr. *endon*, dentro, y *krínein*, separar). adj. A., *innersekretorisch*; F., *endocrine*; In., *endocrine*; P., *endocrino*. Se aplica a los órganos o glándulas de secreción interna o relativo a los mismos.

endocrinodoncia (de *endocrino* y el gr. *odoús, -óntos*, diente). f. Influencia de las secreciones internas en la formulación y desarrollo de los dientes.

endocrinología (de *endocrino* y el gr. *lógos*, tratado). f. F., *endocrinologie*; In., *endocrinology*. Estudio de las glándulas de secreción interna.

endocrinólogo. m. F., *endocrinologiste*; In., *endocrinologist*. Experto en endocrinología.

endocrinópata. adj. Dícese de la persona que sufre trastornos endocrinos. Ú.t.c.s.

endocrinopatía (de *endocrino* y el gr. *páthe*, enfermedad). f. Término general para los trastornos de las secreciones internas.

endocrinosimpatosis (de *endocrino* y el gr. *sympátheia*, simpatía). f. Síndrome constituido por trastornos endocrinos y trastornos del sistema vegetativo.

endocrinosis (de *endocrino* y el suf. *-osis*, enfermedad). f. F., *endocrinose*; In., *endocrinosis*. Disfunción de las glándulas endocrinas; disendocrinia.

endocrinoterapia (de *endocrino* y el gr. *therapeía*, tratamiento). f. F., *endocrinothérapie*; In., *endocrinotherapy*. Tratamiento de las enfermedades por la administración de preparaciones endocrinas.

endodermo (de *endo-* y el gr. *dérma*, piel). m. ENDOBLASTO.

endodermofitosis. f. TIÑA IMBRICATA.

Endodermophyton. Género de hongos parásitos ahora incluido en el de *Trichophyton*.

endodermorreacción (de *endo-*, el gr. *dérma*, piel, y *reacción*). f. F., *endodermoréaction*; In., *endodermoreaction*. Medio diagnóstico que se vale de la inyección de un antígeno en el tejido celular para determinar la sensibilización del paciente a aquél.

endodiascopia (de *endo-*, y el gr. *día*, a través, y *scopeîn*, observar). f. F., *endodiascopie*; In., *endodiascopy*. Examen de una cavidad del cuerpo.

endodigestivo (de *endo-* y el lat. *digestivus*, digestivo). adj. Situado o que ocurre en el interior del tubo intestinal.

endodoncia (de *endo-* y el gr. *odoús, -óntos*, diente). f. F., *endodontie*; In., *endodontics, endodontia*. Tratamiento de los conductos radiculares de una pieza dentaria, destinado a prolongar su abstinencia en la cavidad oral.

endodontitis (de *endo-* y el gr. *odoús, -óntos*, diente). f. F., *pulpite*; In., *endodontitis*. Inflamación de la pulpa dentaria.

endoectotrix (de *endo-*, el gr. *ektós*, fuera, y *thríx, trikós*, pelo). m. F., *endo-ectothrix*; In., *endoectothrix*. Hongo parásito que produce esporas en el interior y exterior de los pelos.

endoenteritis (de *endo-* y el gr. *énteron*, intestino). f. F., *entérite*; In., *endoenteritis*. Inflamación de la mucosa del intestino.

endoenzima (de *endo-*, el gr. *en*, en, y *zýme*, fermento). f. F., *endoenzyme*; In., *endoenzyme*. Enzima intracelular.

endoexotérico (de *endo-* y el gr. *exoterikós*, externo). adj. Que resulta de ciertas causas internas del cuerpo y de otras externas.

endofaringe (de *endo-* y el gr. *phárygx, -iggos*, faringe). f. Superficie interna de la faringe.

endofasia (de *endo-* y el gr. *phásis*, palabra). f. Alucinación auditiva de voces internas. || Lenguaje interior.

endofilaxis (de *endo-* y el gr. *phylássein*, guardar). f. Resistencia a la infección desarrollada enteramente dentro del cuerpo del animal que la posee.

endófito (de *endo-* y el gr. *phytón*, planta). m. F., *endophyte*; In., *endophyte*. Micrófito que se desarrolla dentro de un animal o planta.

endoflebitis (de *endo-* y el gr. *phléps, phlebós*, vena). f. A., *Endophlebitis*; F., *endophlébite*; In., *endophlebitis*; It. y P., *endoflebite*. Inflamación de la túnica interna de las venas.

endoforia. f. ESOFORIA.

endoftalmía o **endoftalmitis** (de *endo-* y el gr. *ophtalmós*, ojo). f. F., *endophtalmie*; In., *endophthalmitis*. Inflamación de los tejidos internos del ojo. ||**-facoalérgica.** La que se produce como reacción a la inyección de sustancia del cristalino.

endogamia (de *endo-* y el gr. *gámos*, matrimonio). f. A., *Endogamie*; F., *endogamie*; In., *endogamy*; It. y P., *endogamia*. Fecundación por la unión de células del mismo origen; pedogamia. || Matrimonio entre personas de una misma comunidad.

endogastrectomía (de *endo-*, el gr. *gastér, gastrós*, estómago, y *ektomé*, resección). f. Extirpación de la mucosa del estómago.

endogástrico (de *endo-* y el gr. *gastér, gastrós*, estómago). adj. F., *endogastrique*; In., *endogastric*. Relativo a lo que ocurre o está situado dentro del estómago.

endogastritis (de *endogástrico* y el suf. *-itis*). f. F., *endogastrite;* In., *endogastritis.* Inflamación de la mucosa gástrica.

endogénesis (de *endo-* y el gr. *génesis,* generación). f. Multiplicación celular dentro de una célula madre, la que por sucesivas divisiones del núcleo y el protoplasma da origen a varias células hijas.

endógeno (de *endo-* y el gr. *gennân,* engendrar, producir). adj. A., *endogen;* F., *endogène;* In., *endogenic;* It. *endogeno;* P., *endógeno.* Originado dentro del organismo, independientemente de los factores externos; opuesto a *exógeno.*

endoglobular (de *endo-* y el lat. *globulus,* globito). adj. F., *endoglobulaire;* In., *endoglobular.* Situado o que ocurre dentro de los glóbulos de la sangre.

endognacia. f. OPISTOGNACIA.

endognatio (de *endo-* y el gr. *gnáthos,* mandíbula). m. F., *endognathion;* In., *endognathion.* Segmento interno del hueso intermaxilar o incisivo.

endoherniotomía (de *endo-,* el lat. *hernia,* hernia, y el gr. *tomé,* corte). f. Operación para la hernia de técnica semejante a la endoaneurismorrafia.

endointoxicación (de *endo-,* el lat. *in,* en, y *toxicum,* veneno). f. F., *endo-intoxication;* In., *endointoxication.* Intoxicación endógena.

endolaberintitis (de *endo-,* el gr. *labýrinthos,* laberinto, y el suf. *-itis*). f. F., *endolabyrinthite;* In., *endolabyrinthitis.* Inflamación del laberinto membranoso.

endolaríngeo (de *endo-* y el gr. *lárygx, -iggos,* laringe). adj. F., *endolaryngé;* In., *endolaryngeal.* Situado o que ocurre dentro de la laringe.

endolema. m. NEURILEMA.

Endolimax. m. Género de amebas no patógenas. La especie *E. nana* es un comensal común del intestino humano.

endolinfa (de *endo-* y el lat. *lympha,* agua). f. A., *Endolymphe;* F., *endolymphe;* In., *endolymph;* It., *endolinfa.* P., *endolinfa.* Líquido de Scarpa, claro y albuminoso, del laberinto membranoso del oído interno.

endolisina. f. A., *Endolysin;* F., *endolysine;* In., *endolysin;* It. y P., *endolisina.* Sustancia bactericida que existe en las células y actúa directamente sobre las bacterias. ∥ **-leucocítica.** LEUCINA.

endomastoiditis (de *endo-, mastoides* y el suf. *-itis*). f. F., *endomastoïdite;* In., *endomastoiditis.* Inflamación de la cavidad y células mastoideas.

endomélico (de *endo-* y el gr. *mélos,* miembro). adj. Aplícase a las ramificaciones terminales de las fibras nerviosas motoras después de su penetración debajo del mioloma.

endometrectomía (de *endometrio* y el gr. *ektomé,* escisión). f. F., *endométrectomie;* In., *endometrectomy.* Extirpación del endometrio o mucosa uterina; raspado uterino.

endometría (de *endo-* y el gr. *métron,* medida). f. F., *endométrie;* In., *endometry.* Medición de la capacidad de un órgano hueco o cavidad.

endometrio (de *endo-* y el gr. *métra,* matriz). m. A., *Endometrium;* F., *endomètre;* In., *endometrium;* It., *endometrio;* P., *endométrio.* Membrana mucosa de la cavidad uterina.

endometrioide (de *endometrio* y el gr. *eîdos,* aspecto). adj. F., *endométrioïde;* In., *endometrioid.* Semejante al endometrio.

endometrioma (de *endometrio* y el suf. *-oma*). m. A., *Endometriom;* F., *endométriome;* In., It. y P., *endometrioma.* Tumor constituido por elementos que reproducen la estructura de la mucosa uterina y que se encuentran en varios puntos de la cavidad abdominal, y que también se puede obtener experimentalmente por medio de la implantación quirúrgica de fragmentos de mucosa uterina. *Sin.:* Solenoma. Adenomioma.

endometriosis (de *endometrio* y el suf. *-osis*). f. A., *Endometriose;* F., *endométriose;* In., *endometriosis;* It., *endometriosi;* P., *endometriose.* Heterotropia de tejido endométrico, que puede ser *interna* cuando este tejido se encuentra en la trompa de Falopio o en la pared del mismo útero, o *externa* si ocupa otro lugar fuera del útero: ovario, vejiga, peritoneo, etc.

endometritis (de *endometrio* y el suf. *-itis*). f. A., *Endometritis;* F., *endométrite;* In., *endometritis;* It. y P., *endometrite.* Inflamación de la mucosa uterina. ∥ **-cervical.** ENDOCERVICITIS. ∥ **-decidual.** DECIDUITIS. ∥ **-disecante** o **exfoliativa.** Dismenorrea membranosa, endometritis caracterizada por la expulsión de porciones de membrana.

endomicosis (de *endo-* y el gr. *mýkes,* hongo). f. Infección con hongos del género *Endomyces.* MUGUET, OIDIOMICOSIS.

endomiocarditis (de *endo-, miocardio* y el suf. *-itis*). f. F., *endo-myocardite;* In., *endomyocarditis.* Inflamación del endocardio y el miocardio.

endomisio (de *endo-* y el gr. *mys, myós,* músculo). m. Vaina de tejido areolar que separa las fibrillas de un fascículo pulmonar. ∥ Perimisio interno.

endomitosis (de *endo-* y el gr. *mítos,* hilo). f. F., *endomitose;* In., *endomitosis.* Replicación, condensación y separación de cromátides dentro del límite nuclear.

endomixis (de *endo-* y el gr. *mîxis,* mezcla). f. F., *endomixie;* In., *endomixis.* Desintegración y reorganización del núcleo en los organismos protozoarios, que a veces suple a la conjugación.

endomorfia (de *endo-* y el gr. *morphé,* forma). f. F., *endomorphie;* In., *endomorphy.* Tipo de constitución orgánica en el que predominan los tejidos derivados del endodermo.

Endomyces. Término con que se designaba un género de ascomicetos de micelio segmentado. ∥ **-geotrichum.** Butler y Petersen (1972) designaron así a la forma sexuada de *Geotrichum candidum.*

endonasal (de *endo-* y el lat. *nasus,* nariz). adj. F., *endonasal;* In., *endonasal.* Situado o que ocurre dentro de la nariz.

endonefritis. f. PIELITIS.

endoneurio o **endoneuro** (de *endo-* y el gr. *neûron,* nervio). m. F., *endonèvre, endoneurium;* In., *endoneurium.* Tejido conjuntivo entre las fibras de un fascículo nervioso; perineurio interno.

endoneuritis (de *endoneuro* y el suf. *-itis*). f. F., *endonèvrite;* In., *endoneuritis.* Inflamación del endoneurio.

endonuclear (de *endo-* y el lat. *nucleus,* pulpa). adj. F., *intranucléaire;* In., *endonuclear.* Situado o que ocurre dentro del núcleo de una célula.

endoparásito (de *endo-* y el gr. *parásitos,* parásito). m. F., *endoparasite;* In., *endoparasite.* Parásito que vive del organismo huésped.

endopélvico (de *endo-* y el lat. *pelvis,* lebrillo). adj. Situado dentro de la pelvis.

endoperiarteritis (de *endo-* el gr. *perí,* alrededor, y *arteritis*). f. Endarteritis combinada con periarteritis.

endoperimiocarditis. f. F., *endopérimyocardite;* In., *endoperimyocarditis.* Inflamación del endocardio, pericardio y miocardio; carditis total.

endoplasma (de *endo-* y el gr. *plásma,* obra modelada). m. A., *Endoplasma;* F., *endoplasme;* In., *endoplasm;* It. y P., *endoplasma.* Porción central perinuclear del protoplasma celular.

endoplasto (de *endo-* y el gr. *plastós,* modelado). m. Núcleo de una célula.

endorfina (contracción de *morfina endógena*). f. F., *endorphine;* In., *endorphin.* Polipéptido endógeno obtenido de la β-lipotropina, con actividad parecida a la morfina. Hay varios tipos y se les llama también *opiáceos endógenos.*

endorradiografía (de *endo-* y *radiografía*). f. Radiografía de los órganos y cavidades internas, recurriendo cuando precisa, a los medios de contraste o radiopacos.

endorradioterapia o **endorradiumterapia** (de *endo-,* el lat. *radius,* rayo, y el gr. *therapeía,* tratamiento). f. Aplicación de los rayos X o del radium, respectivamente, en las afecciones de las mucosas internas, por medio de instrumentos que permiten llevar directamente a aquéllas la acción de dichos rayos.

endorraquis (de *endo-* y el gr. *rháchis,* columna vertebral). m. Duramadre medular.

endorrinitis (de *endo-* y el gr. *rhís, rhinós,* nariz). f. F., *endorhinite;* In., *endorhinitis.* Inflamación de la mucosa de las fosas nasales.

endosalpingitis (de *endo-* y *salpingitis*). f. F., *endosalpingite;* In., *endosalpingitis.* Inflamación de la mucosa del oviducto o trompa de Falopio. || Inflamación de la mucosa de la trompa de Eustaquio.

endosalpingosis (de *endo-*, el gr. *sálpigx, -iggos,* trompeta, y el suf. *-osis*). f. Adenomiosis tubárica.

endosarco. m. ENDOPLASMA.

endoscopia (de *endo-* y el gr. *skopeîn,* ver, observar). f. A., *Endoskopie;* F., *endoscopie;* In., *endoscopy;* It. y P., *endoscopia.* Examen o inspección directa de una cavidad o conducto del cuerpo por medio de instrumentos ópticos adecuados al lugar objeto de la inspección. || **-pleural.** TORACOSCOPIA. || **-vesical.** CISTOSCOPIA.

endoscopio (de *endo-* y el gr. *skopeîn,* observar). m. A., *Endoskop;* F., *endoscope;* In., *endoscope;* It. *endoscopio;* P., *endoscópio.* Término general para los instrumentos que se emplean para el examen visual de la superficie interna de una cavidad, víscera hueca o conducto, y que se denominan según el órgano a que se aplican: broncoscopio, cistoscopio, gastroscopio, etc.

endosecretorio. adj. ENDOCRINO.

endosepsis (de *endo-* y el gr. *sêpsis,* podredumbre). f. Septicemia endógena.

endosimpatosis (de *endo-*, el gr. *sympatheía,* simpatía, y el suf. *-osis*). f. Término propuesto para designar la alteración funcional simpática de las vísceras.

endosito. adj. y s. ENDOPARÁSITO.

endosmoexósmosis (de *endo-*, el gr. *osmós,* impulso, y *exósmosis*). f. Movimiento de las moléculas de una solución más densa hacia otra menos densa cuando ambas se hallan separadas por una membrana semipermeable. V. ÓSMOSIS.

endosmómetro (de *endósmosis* y el gr. *métron,* medida). m. F., *endosmomètre;* In., *endosmometer.* Instrumento para determinar el grado y extensión de la endósmosis y más generalmente los fenómenos de ósmosis.

endósmosis (de *endo-* y el gr. *osmós,* acción de empujar o impeler). f. A., *Endosmose;* F., *endosmose;* In., *endosmosis;* It., *endosmosi.* f., *endosmose.* Corriente que en la ósmosis va de fuera a dentro. || Corriente predominante, sea cual fuere su dirección.

endosoma (de *endo-* y el gr. *sôma,* cuerpo). m. Sustancia que llena el cuerpo de una célula.

endosomático. adj. Situado o que ocurre dentro del cuerpo.

endosperma (de *endo-* y el gr. *spérma,* semilla). m. F., *endosperme;* In., *endosperm.* Parte de la semilla que contiene el tejido nutritivo de la planta; parte central del grano de los cereales.

endospora (de *endo-* y el gr. *sporá,* germen). m. F. e In., *endospore.* Espora formada en el interior del esporangio. GONIDIO.

endosporio. m. F. e In., *endosporium.* Cara interna de la envoltura de una espora.

endosqueleto. Complejo óseo derivado de la osificación de cartílagos preexistentes.

endosqueleto (de *endo-* y el gr. *skeletós,* secado, esqueleto). m. F., *endosquelette;* In., *endoskeleton.* Esqueleto óseo de los vertebrados superiores.

endosteítis (de *endostio* y el suf. *-itis*). f. F., *endostéite.* Inflamación del endostio.

endosteoma (de *endostio* y el suf. *-oma*). m. F., *endostéome;* In., *endosteoma.* Tumor en la cavidad medular de un hueso.

endostetoscopio (de *endo-*, el gr. *stêthos,* pecho, y *skopeîn,* observar). m. Combinación de estetoscopio y sonda esofágica, que se emplea para la auscultación del corazón a través del esófago.

endostio (de *endo-* y el gr. *ostéon,* hueso). m. A., *Endost;* F., *périoste interne;* In., *endosteum;* It., *endostio;* P., *endósteo.* Tejido que cubre inmediatamente la cavidad medular de un hueso; periostio interno.

endostoma. m. ENDOSTEOMA.

endostosis (de *endo-*, el gr. *ostéon,* hueso y el suf. *-osis*). f. Osificación de un cartílago.

endotelio (de *endo-* y el gr. *thelé,* pezón). m. A., *Endothel;* F., *endothélium;* In., *endothelium;* It., *endotelio;* P., *endotélio.* Delgada membrana compuesta de un solo estrato de células planas, poligonales, que constituye la superficie libre de las membranas serosas y sinoviales y la túnica interna de los vasos. || **-de Débove.** Membrana propia sobre la que descansa el epitelio del intestino delgado.

endotelioblastoma (de *endotelio,* el gr. *blastós,* germen, y el suf. *-oma*). m. F., *endothélioblastome;* In., *endothelioblastoma.* Término de Mallory para los tumores de origen mesenquimatoso, que comprende los angiomas, endoteliomas y linfangiomas.

endoteliocito (de *endotelio* y el gr. *kýtos,* cavidad). m. A., *Endotheliozyt;* F., *endothéliocyte;* In., *endotheliocyte;* It., *endoteliocito;* P., *endoteliócito.* Fagocito endotelial; leucocito grande, mononuclear, errante, que se cree derivado del endotelio vascular proliferante. El término comprende diversas células, denominadas *clasmatocitos, células adventicias, poliblastos, histiocitos, macrófagos,* etc.

endoteliocitosis (de *endoteliocito* y el suf. *-osis*). f. Aumento anormal del número de endoteliocitos.

endotelioide (de *endotelio* y el gr. *eîdos,* aspecto). adj. F., *endothélioïde;* In., *endothelioid.* Semejante al endotelio.

endotelioinoma (de *endotelio* e *inoma*). m. Tumor fibroso en el endotelio.

endoteliolisina. f. Citotoxina capaz de producir la desintegración del tejido endotelial; hemorragina.

endotelioma (de *endotelio* y el suf. *-oma*). m. A., *Endotheliom;* F., *endothéliome;* In., *endothelioma;* It. y P., *endotelioma.* Tumor maligno formado por la multiplicación y aglomeración de células endoteliales. Se encuentra comúnmente en las serosas y en particular en la aracnoides; *sarcoma angiolítico.* Sin.: Psamoma. || **-capitis.** Endotelioma múltiple del cuero cabelludo. || **-intramuscular.** Tumor raro que se desarrolla a expensas del endotelio de los vasos capilares especialmente. || **-óseo.** Sarcoma de Ewing en la diáfisis de los huesos con tendencia a las metástasis. || **-primitivo del bazo.** Enfermedad de Gaucher.

endoteliosis (de *endotelio* y el suf. *-osis*). f. F., *endothéliose;* In., *endotheliosis.* Hiperplasia o proliferación del endotelio.

endoteliotoxina. f. ENDOTELIOLISINA.

endotermia. f. DIATERMIA. || Absorción del calor.

endotiropexia (de *endo-*, y el gr. *thyreo* [*eidés*], semejante a un escudo, y *pêxis,* fijación). f. Operación de liberar el tiroides de la tráquea dislocándolo hacia delante y fijándolo a un lado en un espacio entre el músculo esternomastoideo y la piel.

endotoscopio (de *endo-*, el gr. *oûs, otós,* oído, y *skopeîn,* observar). m. F., *otoscope;* In., *endotoscope.* Endoscopio para el oído.

endotóxico (de *endo-* y el lat. *toxicum,* veneno). adj. F., *endotoxique;* In., *endotoxic.* Que retiene dentro de sí su toxina; dícese de ciertas bacterias.

endotoxicosis (de *endotóxico* y el suf. *-osis*). f. A., *endogene Toxikose;* F., *endotoxicose;* In., *endotoxicosis;* It., *endotossicosi.* P., *endotoxicose;* Intoxicación producida por endotoxinas.

endotoxina. f. A., *Endotoxin;* F., *endotoxine;* In., *endotoxin;* It., *endotossina;* P., *endotoxina.* Toxina retenida en el cuerpo vivo de las bacterias, que no se separa de ellas sino por disgregación de las mismas; bacterioproteína.

endotoxoide (de *endotoxina* y el gr. *eîdos,* aspecto). m. F., *endotoxoïde;* In., *endotoxoid.* Toxoide preparado de una endotoxina.

endotraquelitis. f. ENDOCERVICITIS.

endotrix (de *endo-* y el gr. *thríx,* cabello). m. Forma de tricófito que invade el interior del tallo del pelo.

endovacunación. f. Vacunación *per os.*

endovasculitis. f. ENDANGITIS.

endovenitis. ENDOFLEBITIS.

endovenoso. adj. INTRAVENOSO.

enduofobia (del gr. *endýein,* vestirse, y *phóbos,* temor). f. Temor morboso a vestirse.

endurecimiento (de *endurecer*, y éste del lat. *indurescere*). m. A., *Härtung;* F., *durcissement;* In., *hardening;* It., *indurimento;* P., *endurecimento.* Aumento de la consistencia de una sustancia o cuerpo, como el del tejido celular en el esclerema; induración. || Acción y procedimiento de endurecer un tejido para cortarlo más fácilmente con objeto de examinarlo al microscopio.

enebro (del lat. *iiniperus,* por *iuniperus*). m. A., *Wacholder;* F., *genévrier;* In., *juniper;* It., *ginepro;* P., *zimbro.* Arbusto de la familia de las coníferas *(Juniperus communis),* del que se emplean los frutos, conocidos con el nombre de *bayas de enebro,* como diuréticos, estomacales y estimulantes, en infusión, extracto y tintura, en las hidropesías, dispepsias, escorbuto, etc. Destilado con aguardiente producen el licor denominado *ginebra* o *gin* de los ingleses. Al exterior se emplean en fumigaciones. || **-de la miera.** Arbusto semejante al anterior y llamado también *oxicedro (Juniperus oxycedrus);* sus bayas se usan lo mismo que las del enebro común, y su leño da, por destilación seca, la brea denominada *aceite de cada, miera* o *aceite de enebro.*

enecación (del lat. *enecatum,* supino de *enecare,* matar). f. Destrucción de la vida; agotamiento completo.

eneldo (del lat. *anethulus,* y éste del gr. *ánethon*). m. A., *Dill;* F., *anet;* In., *dill;* It., *eneldo;* P., *endro.* Planta de la familia de las umbelíferas, *Anethum graveolens,* carminativa y estimulante. El fruto suministra una esencia.

enema (del gr. *énema,* inyección). m. A., *Klistier;* F., *lavement;* In., It. y P., *enema.* Inyección de un líquido en el recto; lavativa, ayuda, especialmente la medicamentosa o alimenticia. || El mismo líquido que ha de introducirse en el recto. || **-alimenticio** o **analéptico.** Enema preparado con féculas, caldo, yema de huevo, etc., a la que algunas veces se añade peptona. También se llama *analéptico* al enema de agua con sal. || **-anodino.** Enema emoliente con láudano. || **-baritado.** ENEMA OPACO. || **-ciego.** Introducción de un tubo de goma blando en el recto para facilitar la expulsión de gases. || **-de espuma de silicona.** Procedimiento exploratorio para las lesiones colosigmoideas, con el cual se obtiene un molde de las mismas. || **-de implantación.** Enema que se administra con el agua procedente de la evacuación de un segundo enema de otra persona, con el objeto de implantar flora cólica. || **-eléctrico.** Aplicación de una corriente eléctrica en el intestino por medio de un electrodo introducido en el recto; procedimiento de Boudet en el tratamiento de la oclusión intestinal por acumulación de materias fecales. || **-emoliente.** Enema de especies emolientes, como el malvavisco, semillas de lino, etc., en cocimiento. || **-evacuante.** ENEMA SIMPLE. || **-febrífugo.** Enema con una solución tibia de sulfato de quinina, agua de Rabel y láudano. || **-medicamentoso.** Inyección de un medicamento en el recto cuando no es posible, fácil o conveniente la ingestión de una droga por la boca. || **-oleoso.** Enema de aceite de olivas de linaza o de almendras dulces, como laxante. || **-opaco.** Solución de bario para la radioscopia o radiografía. || **-purgante.** Enema medicamentoso con infusión de sen y sulfato de sosa. || **-simple.** Enema de agua, destinada a evacuar simplemente las materias contenidas en el recto.

enequema (del gr. *en,* en, y *échema,* ruido). m. Zumbido de oídos; *tinnitus aurium.*

enequético (del gr. *enérgeia,* fuerza). adj. Aplicado por Mauz a un tipo constitucional caracterizado por lentitud, viscosidad, detallismo, afectividad poco diferenciada, escasa vida interior y físicamente por tendencia a la displasia y amorfia.

energética. f. F., *énergetique;* In., *energetics.* Ciencia o estudio de la energía y de las leyes y condiciones que rigen sus manifestaciones.

energetopatología. f. Interpretación de las enfermedades como trastornos de las energías psicosomáticas.

energía (del gr. *enérgeia*). f. A., *Energie;* F., *énergie;* In., *energy;* It. y P., *energia.* Facultad que posee un cuerpo de producir un trabajo mecánico, o una cantidad equivalente de calor. || **-actual.** Energía en acción. || **-atómica.** La liberada por cambios en el núcleo del átomo. || **-biótica.** Forma de energía peculiar en la materia viva. || **-cinética.** Energía productora de trabajo o movimiento. || **-(Conservación de la).** Principio de que en la conversión de una clase de energía en otra no se pierde ni se crea energía. || **-de reposo, de reserva del corazón.** La primera es la que basta al miocardio para funcionar en estado de reposo absoluto; la segunda es la que se pone en acción cuando se requiere un mayor trabajo y aquél resulta inadecuado en los casos de insuficiencia. || **-nuclear.** ENERGÍA ATÓMICA. || **-potencial.** Energía en reposo o que no se manifiesta en trabajo actual.

enérgida. f. Nombre dado al conjunto formado por el núcleo celular y el citoplasma que se encuentra bajo su dependencia. Un ser unicelular es polinérgico cuando encierra varios núcleos.

energómetro (del gr. *enérgeia,* energía, y *métron,* medida). m. F., *énergomètre;* In., *energometer.* Aparato para el examen del pulso, que mide la presión suficiente para detener la onda pulsátil y la energía gastada por ésta para contrarrestar dicha presión.

enervación (del lat. *enervatio, -onis*). f. F., *énervation;* In., *enervation.* Falta de energía nerviosa; agotamiento. || Sección o ablación de un nervio; neurectomía, desnervación. || Sección del tendón de los músculos elevadores del labio superior del caballo.

enesol. m. Compuesto de salicilarseniato de mercurio con 38 % de mercurio y 14 % de arsénico, que combina la acción del mercurio y la del arsénico. Por su poca toxicidad se usaba antaño en inyección intramuscular en el tratamiento de la sífilis.

enfermedad (del lat. *infirmitas, -atis*). f. A., *Krankheit;* F., *maladie;* In., *disease;* It., *malattia;* P., *enfermidade.* Pérdida de la salud. || Alteración o desviación del estado fisiológico en una o varias partes del cuerpo, de etiología en general conocida, que se manifiesta por síntomas y signos característicos y cuya evolución es más o menos previsible. || **-adquirida.** Cualquiera que no sea congénita.-aftosa. Estomatitis aftosa. || **-aguda.** La caracterizada por aparición súbita y curso rápido. || **-amiloide.** AMILOIDOSIS. || **-aparente.** Aquella cuyos síntomas se manifiestan exteriormente. || **-atómica.** La consecutiva a radiaciones o explosión atómica; comienzo insidioso, cefaleas, náuseas y vómitos; posteriormente fiebre, diarrea, caída del pelo, leucopenia, angina de Ludwig y muerte o paso al estado crónico con alteraciones óseas, hematopoyéticas y glandulares. || **-autoinmune.** La debida al efecto patógeno producido por la presencia de autoanticuerpos. || **-azul.** La que se acompaña de cianosis. || **-Brailsford-Morquio.** Osteocondritis distrófica hereditaria. || **-carapato.** Enfermedad del África tropical, causada por un protozoario. || **-carbuncosa.** CARBUNCO. || **-celíaca.** Enfermedad que aparece en la infancia y que se caracteriza por esteatorrea, anemia, raquitismo, retraso del crecimiento, alteraciones histológicas en la mucosa yeyunal proximal e intolerancia al gluten, por lo que mejora con una dieta exenta de éste. *Sin.:* Esprue celíaca infantil. || **-celíaca del adulto.** V. ESPRUE NOSTRAS. || **-climática.** La que se cree producida por un cambio de clima. || **-complicada.** Aquella en la que existen simultáneamente síntomas de dos o más afecciones. || **-congénita.** La que ya existe en el nacimiento. || **-constitucional.** Enfermedad cuya aparición está relacionada con un tipo somático o psíquico determinado. || Enfermedad hereditaria. || **-contagiosa.** La comunicable por contacto con el enfermo que la sufre, secreciones, fomites, etc. || **-Corvisart.** Tetania. || **-criptogénica.** ENFERMEDAD IDIOPÁTICA. || **-crónica.** Enfermedad de curso largo y lento. || **-(Cuarta).** Enfermedad de Dukes-Filatow. || **-(Cuarta venérea).** Linfogranulomatosis inguinal. || Balanopostitis gangrenosa. || **-cutánea.** DERMATOSIS. || **-de Abrami.** desus. Ictericia hemolítica. || **-de Abt-Letterer-Siwe.** Reticulosis histiocitaria infantil. || **-de Acosta.** Mal de las montañas. || **-de**

enfermedad

Adams-Stokes. V. Síndrome de Adams-Stokes. ‖ **-de Addison.** Pigmentación bronceada de la piel, postración grave y anemia debida a la hipofunción de las glándulas suprarrenales. ‖ **-de Addison-Schilder.** V. Enfermedad de Siemerling-Creutzfeldt. ‖ **-de Akureyri.** Encefalitis o neuraxitis epidémica; enfermedad de Von Economo. ‖ **-de Albarrán.** Colibaciluria. ‖ **-de Albers-Schönberg.** Esclerosis ósea progresiva con desaparición del conducto medular de los huesos largos. *Sin.:* Osteosclerosis. ‖ **-de Albert.** Aquilobursitis o aquilodinia. ‖ **-de Albright.** V. Síndrome de Albright. ‖ **-de Alexander.** Enfermedad semejante a las leucodistrofias, que comienza en la infancia, con retraso en el desarrollo psicomotor, convulsiones, macrocefalia progresiva y marcada destrucción de la sustancia blanca. ‖ **-de Alibert.** Queloide cicatrizal. ‖ **-de Alibert.** desus. Micosis fungoide. ‖ **-** Botón de Alepo. ‖ **-de Alibert.** Sicosis de la barba. ‖ **-de Alibert-Bazin.** desus. Psoriasis con artritis. ‖ **-de Allan-Dent.** Metabolopatía muy rara, caracterizada por grandes cantidades de ácido argirosuccínico en la orina, oligofrenia, crisis convulsivas y trastornos digestivos. ‖ **-de Almeida.** Paracoccidiodosis. ‖ **-de Alpers.** Poliodistrofia infantil progresiva. Existe una forma familiar que se transmite en forma autosómica recesiva y se manifiesta por convulsiones, mioclonías, incoordinación motora, espasticidad, ceguera, microcefalia y, en algunos casos, decorticación. Se encuentra notable atrofia de las circunvoluciones cerebrales y de la corteza cerebelosa. ‖ **-de Alport.** Afección genética de tipo dominante, familiar, transmitida por las mujeres y caracterizada por nefropatía hereditaria con sordera y a veces anomalías oculares, de evolución grave. ‖ **-de Alsberg.** desus. Forma de la enfermedad de Recklinghausen. ‖ **-de Alzheimer.** Atrofia cerebral difusa que se presenta en el período presenil, asociada con demencia. Se observa atrofia cortical cerebral, numerosas «placas seniles», degeneración neurofibrilar, etc. ‖ **-de Anders.** Adiposis tuberosa simple. ‖ **-de Andersen.** Glucogenosis tipo IV. V. Glucogenosis. ‖ **-de Anderson.** Afección hereditaria de transmisión autosómica recesiva caracterizada por trastorno en la absorción intestinal de los lípidos, posiblemente debido a síntesis anormal de quilomicrones, que se manifiesta por un cuadro de enfermedad celiaca y una disminución de lipoproteínas β séricas. ‖ **-de Andrade.** desus. Polineuropatía amiloidea crónica, con parestesias, disociación de la sensibilidad, arreflexia en las extremidades, trastornos gastrointestinales, etc., descubierta por Corino de Andrade en habitantes de la zona de Oporto, Portugal. ‖ **-de Andrews.** desus. Enfermedad cutánea de las plantas de los pies y palmas de las manos en relación con una afección focal. ‖ **-de Apert.** Acrocefalosindactilia. ‖ **-de Aran-Duchenne.** Atrofia muscular progresiva mielógena que comienza con los miembros superiores por afectación de las neuronas motoras. Es en realidad un síndrome o síntoma, expresión habitualmente de una esclerosis lateral amiotrófica, siringomielia, etc. ‖ **-de Arbuthnot-Lane.** Enfermedad de Lane. ‖ **-de Ardmore.** Mononucleosis infecciosa con hepatitis, mialgias, anginas y adenopatía. ‖ **-de Armstrong.** Coriomeningitis linfocítica. ‖ **-de Arnstein.** Enfermedad de Vaquez sin esplenomegalia. ‖ **-de Arrillaga-Ayerza.** Enfermedad de Ayerza. ‖ **-de Aschermann.** Sinequia intrauterina. ‖ **-de Aufrecht.** desus. Alteraciones parenquimatosas del hígado y riñón en la ictericia infecciosa. ‖ **-de Aujeszky.** Seudorrabia producida por un virus del gén. Herpesvirus. ‖ **-de Ayala.** Ausencia del pectoral mayor. ‖ **-de Ayerza.** Eritremia con cianosis crónica, diarrea, hepatoesplenomegalia, hipertrofia de la médula ósea y esclerosis de la arteria pulmonar. ‖ **-de Azúa.** desus. Piodermitis vegetante. ‖ **-de Baastrup.** Artrosis interespinosa. ‖ **-de Baelz.** Pápulas indolentes en la mucosa de los labios. ‖ **-de Baker-Rosenbach.** Erisipeloide debido a la inoculación del bacilo del mal rojo del cerdo. ‖ **-de Balfour.** Cloroma. ‖ **-de Ballet.** Oftalmoplejía externa. ‖ **-de Ballingal.** Micetoma. ‖ **-de Baló.** Esclerosis unilobular concéntrica, que se caracteriza por un foco único de esclerosis y desmielinización. Cursa con hemiplejía, hemiparestesias y afasia. ‖ **-de Bamberger.** Espasmo saltatorio. ‖ **-de Bamberger-Marie.** Osteoartropatía pulmonar hipertrófica. ‖ **-de Bamle.** Pleurodinia diafragmática epidérmica. ‖ **-de Bang.** Aborto infeccioso de las vacas producido por *Brucella abortus*. ‖ **-de Bannister.** Edema angioneurótico. ‖ **-de Banti.** desus. Esplenomegalia primitiva con anemia y cirrosis hepática. ‖ **-de Barbados.** Elefancía de los árabes. ‖ **-de barcoo** o **barcu.** Enfermedad del sur de Australia con desórdenes gástricos, bulimia y erupción, que a veces llega al esfacelo del tejido subcutáneo. ‖ **-de Bard.** desus. Tuberculosis pulmonar fibrosclerosa. ‖ **-de Barlow.** Afección causada por déficit de vitamina C y caracterizada por síntomas óseos (dolor, tumefacción, desprendimiento epifisario y rosario costal), diátesis hemorrágica de origen vascular, anemia, malnutrición y fiebre recurrente. Escorbuto infantil. ‖ **-de Barma, Birmania** o **Burma.** Fiebre fluvial japonesa. ‖ **-de Barraquer** o **de Barraquer-Simons.** Lipodistrofia cefalotorácica progresiva con pérdida de tejido adiposo subcutáneo de la cara, cuello y tórax y aumento del tejido adiposo en la mitad inferior del cuerpo. ‖ **-de Barthélemy.** Acné agminata. ‖ **-de Basedow.** Bocio exoftálmico. ‖ **-de Bateman.** *Molluscum contagiosum*. ‖ **-de Batten-Mayou.** Enfermedad de Spilmeyer-Vogt. ‖ **-Baudron.** desus. Úlcera por decúbito después de la histerectomía. ‖ **-de Bayle.** Parálisis general progresiva de los alienados. ‖ **-de Bazin.** Psoriasis bucal. ‖ **-de Bazin.** Acné varioliforme. ‖ Hidronefrosis congénita intermitente. ‖ **-de Beard.** Neurastenia. ‖ **-de Beau.** Insuficiencia cardíaca. ‖ **-de Beauvais.** Reumatismo articular crónico. ‖ **-de Bechterew.** Espondiloartritis anquilopoyética. ‖ **-de Bechterew-Stölzner.** Acrocianosis congénita. ‖ **-de Begbie.** Bocio exoftálmico. ‖ Corea histérica. ‖ **-de Behr.** Degeneración de la mácula lútea en el adulto. ‖ **-de Behçet.** V. Síndrome de beh-çet. ‖ **-de Beigel.** desus. Corea histérica. ‖ Tricorrexis nudosa. ‖ **-de Bell.** Periencefalitis aguda. ‖ Neuralgia del facial. ‖ **-de Bence-Jones.** Mieloma múltiple. ‖ **-de Bennet.** Anemia con eritroblastosis, esplenomegalia, osteoporosis y esteatorrea. ‖ **-de Benson.** Hialitis asteroide. ‖ **-de Berger.** Glomerulonefritis mesangial por depósito de IgA. ‖ **-de Bergeron.** Corea histérica. ‖ **-de Berlin.** desus. Edema traumático de la retina. ‖ **-de Bernhardt.** Meralgia parestésica. ‖ **-de Bertram.** Melanodoncia de la primera dentición. ‖ **-de Besnier.** Pitiriasis rubra. ‖ **-de Besnier-Boeck-Schaumann.** Sarcoidosis. ‖ **-de Besnier-Tennesson.** Enfermedad de Léry. ‖ **-de Bessel-Hagen.** Detención del crecimiento del cúbito con luxación de la epífisis superior del radio. ‖ **-de Best.** Degeneración de la mácula lútea en los niños. ‖ **-de Beurmann.** Esporotricosis gomosa diseminada. ‖ **-de Bielschowsky-Jansky.** Forma infantil tardía de idiocia amaurótica familiar. ‖ **-de Biermer.** Anemia perniciosa. ‖ **-de Biett.** desus. Lupus eritematoides. ‖ **-de Billroth.** Meningocele falso o espurio. ‖ Linfoma maligno. ‖ **-de Binswanger.** Forma de demencia senil por arteriosclerosis. ‖ **-de Bird.** Diátesis oxálica. ‖ **-de Blackfan-Diamond.** Anemia por la imperfección de la eritrogénesis. ‖ **-de Blocq.** Afasia-abasia. ‖ **-de Blount.** Tibia vara y piernas arqueadas no raquíticas en los niños. ‖ **-de Blumenthal.** Eritroleucemia. ‖ **-de Boeck.** Sarcoidosis. ‖ **-de Bogaert.** Leuconcefalitis vírica. ‖ **-de Bonfils.** Enfermedad de Hodgkin. ‖ **-de Borna.** Encefalitis de los caballos, bueyes y carneros producida por un virus; análoga a la encefalitis epidémica. ‖ **-de Bornholm.** Mialgia epidémica causada por el virus Coxsackie. ‖ **-de Bostock.** Fiebre del heno. ‖ **-de Botkin.** Hepatitis infecciosa epidémica. ‖ **-de Bouchard.** Dilatación del estómago por insuficiencia de la capa muscular. ‖ **-de Bouchet.** Afección de los porquerizos con síntomas intestinales seguidos de síntomas meníngeos. ‖ **-de Bouchet-Gsell.** Enfermedad de Bouchet. ‖ **-de Bouchut-Levrat-Guichard.** desus. Mielosis osteomalácica. ‖ **-de Boui-**

llaud. Endocarditis reumática. ‖ -**de Bourneville.** Esclerosis tuberosa del cerebro. ‖ -**de Bouveret.** Taquicardia paroxística. ‖ -**de Bowen.** Disqueratosis cutánea con evolución hacia la transformación cancerosa. Carcinoma espinocelular *in situ*. ‖ -**Brasilsford-Morquio.** Osteocondritis distrófica hereditaria. ‖ -**de Breda.** Pian o yaws. ‖ **de Bretonneau.** desus. Difteria de la faringe. ‖ -**de Briesky.** Craurosis de la vulva. ‖ -**de** ‖ -**Bright.** Nefritis. ‖ -**de Brill-Symmers.** Linfoblastoma folicular gigante, confundible con la enfermedad de Hodgkin. ‖ -**de Brill-Zinser.** Recaída tardía tras un episodio de tifus epidémico. ‖ -**de Brinton.** Linitis plástica. ‖ -**de Brissaud.** Infantilismo mixedematoso. ‖ Sinistrosis. ‖ -**de Brissaud-Meige.** ENFERMEDAD DE BRISSAUD. ‖ -**de Brocq.** Eritrodermia congénita ictiosiforme del recién nacido que se atenúa progresivamente. ‖ Sicosis lupoide de la barba. ‖ -**de Brocq-Dühring.** ENFERMEDAD DE DÜHRING. ‖ -**de Brodie.** Fibroadenoma de la mama con aspecto de tumor maligno. ‖ -**de Brooke.** Psorospermosis. ‖ Epitelioma quístico adenoideo. ‖ -**de Brown (Sanger).** Ataxia hereditaria con lesiones oftálmicas y degeneraciones en los fascículos espinales, especialmente el espinocerebeloso. ‖ -**de Brown-Séquard.** Lesión hemilateral de la médula que produce parálisis de un lado y anestesia en el otro. ‖ -**de Brown-Symmers.** Encefalitis serosa aguda de los niños. ‖ -**de Bruck.** Deformidad de los huesos, fracturas múltiples, anquilosis articular y artrofia muscular. ‖ -**de Bruck-Lange.** Hipertrofia muscular congénita con deficiencia mental y alteración de la vía extrapiramidal. ‖ -**de Brugsch.** Acromicria. ‖ -**de Bruhl.** desus. Anemia esplénica con fiebre. ‖ -**de Brunn.** Epidemia de sífilis en Moravia el año 1758. ‖ -**de Bruns.** desus. Neumopaludismo. ‖ -**de Brushfield-Wyatt.** Amencia nevoide. ‖ -**de Bucquoy.** desus. Ulcus duodenal. ‖ -**de Budd.** desus. Cirrosis hepática por autointoxicación intestinal. ‖ -**de Buerger.** Enfermedad episódica que afecta a las estructuras vasculares distales de las extremidades. Suele incidir en varones adultos jóvenes. Las lesiones consisten en una arteritis y flebitis con trombosis y ulterior evolución fibrosa. *Sin.:* Tromboangitis obliterante. ‖ -**de Buhl.** desus. Septicemia intrauterina. Degeneración grasa de las vísceras del feto. ‖ -**de Bullis.** desus. Poliadenopatía febril con exantema macular y papuloso, probablemente de etiología rickettsiótica. ‖ -**de Bury.** ERITEMA ELEVADO DIUTINUM. ‖ -**de Buschke.** Esclerodermia edematosa o escleredema. ‖ -**de Busquet.** Exostosis del dorso del pie, debida a osteoperiostitis de los metatarsianos. ‖ -**de Busse-Buschke.** CRIPTOCOCOSIS. ‖ -**de Byler.** Icteria obstructiva por disminución de los conductos biliares intrahepáticos. ‖ -**de Büdinger-Ludloff-Laewen.** Fractura patológica del cartílago de la rótula. ‖ -**de Bürger-Grütz.** SÍNDROME DE BÜRGER-GRÜTZ. ‖ -**de Cacchi-Ricci.** Riñón en esponja, habitualmente bien tolerado con poca o nula reacción sobre la función renal, revelándose por las complicaciones sobreañadidas (piuria, albuminuria, litiasis asociada). Es una afección congénita, disembriogénica, distinta pero emparentada con el riñón poliquístico, del que se distinguiría por una diferencia de grado. ‖ -**de Cadet de Gassicourt.** Congestión pulmonar primitiva, aguda y efímera de los niños. ‖ -**de Calvé.** Osteocondritis vertebral; vértebra plana propia de los niños de 5-10 años. ‖ -**de Calvé-Legg-Perthes.** Osteoartritis coxofemoral. ‖ -**de Calvé-Perthes.** Osteocondritis deformante de la cadera de los jóvenes. ‖ -**de Cameron.** Enfermedad de Murk-Jansen. ‖ -**de Caminopetros.** desus. Anemia osteoblástica con hepatomegalia en los niños retrasados mentales. ‖ -**de Camurati-Engelmann.** V. ENFERMEDAD DE ENGELMANN. ‖ -**de Canavan.** Degeneración esponjosa cerebral, de transmisión autosómica recesiva, que se observa en niños judíos, con regresión del desarrollo psicomotor, pérdida de visión con atrofia papilar, hipotonía seguida de espasticidad y macrocefalia. ‖ -**de Capdepont.** Displasia hereditaria dentaria con abrasión de los dientes hasta la raíz. ‖ -**de Carderelli.** Subglositis difteroide. ‖ -**de Carderelli-Jaksch.** Anemia esplénica infantil. ‖ -**de Caroli.** Dilatación quística de los conductos biliares intrahepáticos. ‖ -**de Carré.** Enfermedad vírica hepatotropa del perro, transmisible al hombre. ‖ -**de Carrión.** Bartoneliasis. Verruga peruana o fiebre de Oroya. ‖ -**Carter.** Fiebre recurrente pérsica. ‖ - **de Casal.** PELAGRA. ‖ -**de Castellani.** Bronquitis hemorrágica espiroquetósica. ‖ -**de Castello.** Enfermedad de Vaquez con hipertensión arterial. ‖ -**de Castelman.** Linfoma benigno gigante, de localización en el mediastino y cuello, curable quirúrgicamente. ‖ -**de Castillo-Trabuco-De la Balze.** Atrofia testicular con ausencia de células germinativas, azoospermia y una elevación de las gonadotropinas urinarias. Parecida al síndrome de Klinefelter, pero sin anomalías cromosómicas. ‖ -**de Cattan-Mamou.** Crisis paroxismales abdominales y articulares febriles complicadas a veces con nefropatía. Las crisis repiten a intervalos a veces espaciados. Es enfermedad hereditaria y familiar de carácter étnico. ‖ -**de Cavaré.** Parálisis periódica familiar. ‖ -**de Cavaré-Westphal.** ENFERMEDAD DE CAVARÉ. ‖ -**de Cazenave.** desus. Lupus eritematoso. ‖ -**de Ceelen.** desus. Hemosiderosis pulmonar idiopática. ‖ Ataques recidivantes de insuficiencia cardiorrespiratoria aguda con cianosis, disnea, taquicardia, hemoptisis y fiebre moderada. ‖ -**de Chabert.** ntrax sintomático. ‖ -**de Chagas** o **Chagas-Cruz.** Tripanosomiasis americana causada por el *Trypanosoma cruzi* transmitida por insectos hematófagos de los géneros *Triatoma, Rhodnius* y *Panstrongylus;* presenta una forma aguda, más común en niños, con hipertermia, hepatosplenomegalia, signo de Romaña, signos de afectación cardíaca y meningoencefálica, etc., y una forma crónica, más frecuente en adultos, con afectación cardíaca o nerviosa. ‖ -**de Chalier y Levrat.** Eosinofilia tropical. ‖ -**de Charcot.** Reumatismo articular crónico progresivo: poliartritis crónica primaria. ‖ Claudicación intermitente. ‖ Artropatía tabética. ‖ Esclerosis múltiple, en placas o diseminada. ‖ -**de Charcot-Joffroy.** Esclerosis lateral amiotrófica. ‖ -**de Charcot-Marie-Tooth.** Amiotrofia neuronal tibioperoneantebraquial, que comienza en la adolescencia, transmitida de forma autosómica dominante. ‖ -**de Chardin.** desus. A crodinia epidémica del adulto. ‖ -**de Charlouis.** Yaws o pian. ‖ -**de Carrin.** Infección piociánica. ‖ -**de Charrin-Winkel.** desus. Ictericia grave de los jóvenes, infecciosa y hemolítica. ‖ -**de Cheadle.** Escorbuto infantil. ‖ -**de Cheadle-Cutler.** Mastitis plasmocitaria. ‖ -**de Chediak-Steinbrink-Higashi.** Anomalía familiar hereditaria de los hematíes y los leucocitos con trastornos de la pigmentación cutánea, adenohepatosplenomegalia y complicaciones cutáneas, respiratorias, etc. Se observa en niños pequeños y es de pronóstico infausto. ‖ -**de Cherchewsky.** desus. Ieo de origen nervioso. ‖ -**de Chevallier.** Púrpura inflamatoria crónica. ‖ -**de Chevallier-Jackson.** Laringotraqueobronquitis aguda dismieneizante ‖ -**de Cherchewsky.** Ileo de origen nervioso. ‖ -**de Cheyne.** Hipocondría. ‖ -**de Chicago.** Blastomicosis americana. ‖ -**de Chilaiditi.** Interposición hepatodiafragmática del colon. ‖ -**de Chiray-Pavel.** Atonía de la vesícula biliar. ‖ -**de Chomel.** Acrodinia infantil. ‖ -**de Christmas.** Hemofilia de tipo B: falta de un factor sérico (factor de Christmas o antihemolítico B). Enfermedad ‖ -**de Ciarrochi.** Dermatitis del tercer espacio interdigital. ‖ -**de Civatte.** Telangiectasias reticuladas, edema cutáneo y atrofia final. ‖ -**de Claude-Sordel.** desus. Senilidad precoz por trastornos endocrinos. ‖ -**de Coats.** Retinitis exudativa. ‖ -**de Codounis.** Cianosis metahemoglobinémica hereditaria. ‖ -**de Cogan.** Queratitis intersticial no sifilítica. ‖ -**de Cohmorl.** Necrobacilos de los conejos. ‖ -**de Colles.** Septicemia por pústulas y síntomas generales producida por el estafilococo dorado. ‖ -**de Concato.** desus. Poliserositis. Inflamación, casi siempre tuberculosa, de las diversas serosas del organismo (peritoneo, pleura, pericardio). ‖ -**de Connor-Bruch.** desus. FIEBRE EXANTEMÁTICA DEL MEDITE-

RRÁNEO. ‖ -**de Conradi-Hunermann.** Enfermedad de las epífisis punteadas. Afección congénita familiar consistente en condrodistrofia con calcificación epifisaria a nivel de los cartílagos de los huesos largos y, menos a menudo, en los huesos cortos y planos. Asociación frecuente de cataratas y trastornos cutáneos hiperqueratóticos. ‖ -**de Conradi-Raap.** Afección ósea con desaparición progresiva de la estructura de los huesos del carpo y el tarso. ‖ -**de Cooley.** Anemia eritroblástica familiar. ‖ -**de Cooper.** Enfermedad quística crónica de la mama. ‖ -**de Corbus.** Balanitis gangrenosa. ‖ -**de Cori.** Glucogenosis tipo III. V. GLUCOGENOSIS. ‖ -**de Corrigan.** Insuficiencia valvular aórtica. ‖ -**de Corvisart.** Hipertrofia cardíaca esencial. ‖ -**de Costello.** Eritema penfigoide polimorfo. ‖ -**de Cottingham.** ENFERMEDAD DE LAS MÁQUINAS VIBRATORIAS. ‖ -**de Cotugno.** CIÁTICA. ‖ -**de Couton.** Espondilitis tuberculosa. ‖ -**de Creutzfeldt-Jakob.** Afección de aspecto anatómico degenerativo, con frecuente estado esponjoso de la corteza cerebral, asociada a afectación de los ganglios basales y a veces del asta anterior medular. Atribuida en la actualidad a infección por un virus lento. Su expresión clínica más llamativa es la demencia. Suele evolucionar en pocos meses hasta la muerte. ‖ -**de Crigler-Najjar.** Icterica neonatal intensa y prolongada, hiperbilirrubinemia indirecta y heces decoloradas. Se debe a un defecto enzimático de la glucuronoconjugación de la bilirrubina, de carácter congénito y familiar, con transmisión autosómica recesiva. ‖ -**de Crocq-Cassirer.** desus. Acrocianosis de las muchachas, debidas a un trastorno hormonal. ACROCIANOSIS. ‖ -**de Crohn.** Ileítis regional. ‖ -**de Crouzon.** Disostosis craneofacial con atrofia óptica, ensanchamiento de la silla turca e hipercalcemia. ‖ -**de Cruchet.** ENFERMEDAD DE VON ECONOMO. ‖ -**de Cruchet-Von Economo.** ENFERMEDAD DE VON ECONOMO. ‖ -**de Cruveilhier.** Úlcera del estómago. ‖ -**de Cruveilhier.** Parálisis muscular progresiva. ‖ -**de Cruveilhier-Baumgarten.** Persistencia de la vena umbilical. ‖ -**de Cruz-Chagas.** ENFERMEDAD DE CHAGAS. ‖ -**de Csillay.** Dermatitis liquenoide atrófica crónica. ‖ -**de Curschmann.** Engrosamiento del peritoneo hepático que confiere al hígado un aspecto congelado. ‖ -**de Curtis.** Formación en la piel de tumores seudomixomatosos que contienen una sp. de *Saccharomyces*. ‖ -**de Cushing.** Hiperplasia suprarrenal bilateral con hipercorticismo crónico, de origen diencefalohipofisario, exista o no un adenoma basófilo de la hipófisis. ‖ -**de Czerny.** Hidrartrosis periódica de la rodilla. ‖ -**de Da Costa.** Neurosis taquicárdica en el ansioso, con palpitaciones, disnea, dolores precordiales, vértigos, síncope, sudoración, cefalea, insomnio y astenia. Taquicardia sinusal moderada, frecuentemente con ondas T invertidas en las derivaciones II y III. ‖ -**de Daae-Finsen.** Pleurodinia epidémica. ‖ -**de Dalrymple.** Cicloqueratitis. ‖ -**de Danbolt-Closs.** Acrodermatitis enteropática. Lesiones vesiculoampollares y pustulosas simétricas de las extremidades y pluriorificiales con trastornos gastrointestinales (glositis, estomatitis, diarrea, dolores abdominales) y a veces alopecia y lesiones ungueales. ‖ -**de Danielssen.** Lepra anestésica. ‖ -**de Darier.** Psorospermosis folicular vegetante; dermatosis de la cara atribuida erróneamente a una zoospermia. ‖ Eritema papulocircinado crónico y migrante, distinto del eritema polimorfo. ‖ Seudoxantomatosis elástica constituida por pequeños nódulos de la piel y de las mucosas. ‖ -**de Darier-Ferrand.** Dermatofibroma o fibrosarcoma de la piel, curable sin recidiva por la exéresis muy amplia. ‖ -**de Darling.** Micosis tropical en el niño: hiperplasia del sistema reticuloendotelial debida al *Histoplasma capsulatum*. Grave afectación del estado general, lesiones pulmonares, trastornos digestivos, lesiones cutaneomucosas y anemia. ‖ -**de David (J. P.).** (W. David.) Afección hemorrágica de las encías y otras mucosas, de origen disendocrino. ‖ Mal de Pott. ‖ -**de Davidson.** Anemia megaloblástica de tipo refractario. ‖ -**de Dawson.** Encefalitis subaguda primitiva del niño. ‖ -**de De Lange.** ENFERMEDAD DE LANGE. ‖ -**de De Quervain.** Tenosinovitis crónica estenosante del aductor largo y extensor corto del pulgar. ‖ -**de De Quervain-Crile.** TIROIDITIS SUBAGUDA. ‖ -**de Débove.** Esplenomegalia. ‖ -**de Debrie.** Enfermedad hemolítica familiar. ‖ -**de Degos.** Genoqueratosis circinada variable de las rodillas: hiperqueratosis regional, próxima al síndrome de Gougerot-Grupper. ‖ -**de Degos.** PAPULOSIS ATRÓFICA MALIGNA. ‖ -**de Déjerine-Thomas.** Atrofia olivopontocerebelosa. ‖ -**de Deleage.** Miotonía atrófica. ‖ -**de Demours.** desus. Bocio exoftálmico. ‖ -**de Dercum.** Adiposis dolorosa. ‖ -**de Derrick-Burnett.** desus. Fiebre Q. ‖ -**de Desnos.** desus. Esplenoneumonía. ‖ -**de Deutschländer.** Fractura ignorada del tercer metacarpiano, que se manifiesta por edema. ‖ -**de Devergie.** Pitiriasis rubra. ‖ -**de Devic.** Neuromielitis óptica. ‖ -**de Di Guglielmo.** Eritromielosis aguda: hemopatía maligna que afecta esencialmente la serie roja. ‖ -**de Diamond-Blackfan.** Anemia lentamente progresiva de la primera infancia, por deficiencia de eritrogénesis. ‖ -**de Dieulafoy.** Hematemesis abundantes a partir de la erosión de una arteriola gástrica que sobrevienen en plena salud sin pródromos gástricos. ‖ Forma tóxica de apendicitis. ‖ -**de Dimitri.** Amencia nevoide. ‖ -**de Döhle.** Aortitis sifilítica. ‖ -**de Donders.** Glaucoma. ‖ -**de Donzelot.** desus. Cirrosis cardíaca bronceada; hepatitis esclerosa hipertrófica, melanodermia y diabetes. ‖ -**de Down.** Mongolismo. V. SÍNDROME DE DOWN. ‖ -**de Drangedal.** desus. Pleurodinia epidémica. ‖ -**de Dressler.** Hemoglobinuria recurrente. ‖ -**de Dubiin-Johnson.** Icterica crónica familiar permanente, no hemolítica, que se inicia en la infancia (con hiperbilirrubinemia conjugada) y se debe a un defecto de excreción de bilirrubina por la célula hepática. ‖ -**de Dubini.** Corea eléctrica. ‖ -**de Dubois.** Abscesos tímicos múltiples en la sífilis congénita. ‖ -**de Duchenne.** Forma precoz, infantil, de distrofia muscular progresiva con afectación inicial del cinturón pelviano y seudohipertrofia de las pantorrillas. De evolución progresiva hasta la muerte, si bien existe una variante menos grave. Se presenta en varones y se hereda de forma recesiva ligada al sexo. ‖ Parálisis bulbar. ‖ Ataxia locomotriz. ‖ -**de Duchenne-Giesinger.** Atrofia muscular infantil con seudohipertrofia. ‖ -**de Dukes** o **Dukes-Filatow.** Exantema febril contagioso semejante a la rubéola, escarlatina, sarampión; paraescarlatina. ‖ -**de Duplay.** Bursitis subdeltoidea y subacromial. ‖ -**de Dupré.** Congestión pulmonar. ‖ -**de Dupuytren.** Retracción de la aponeurosis palmar, con contractura en flexión de los dedos. ‖ -**de Durand-Jeune.** Lactosuria del lactante, con trastornos digestivos, vómitos, hipotrofia y debilidad mental. ‖ -**de Durand-Nicolas-Favre.** Linfogranuloma venéreo. ‖ -**de Durante.** Fragilidad ósea. ‖ -**de Duroziez.** Estenosis mitral congénita. ‖ -**de Dutton.** desus. Tripanosomiasis. ‖ -**de Dühring.** Enfermedad crónica recidivante con formación de lesiones ampollosas, eritematosas, papulovesiculosas, que dejan manchas hiperpigmentadas; afectan con preferencia las axilas, región sacra, nalgas y antebrazos. Con frecuencia se acompaña de enfermedad celíaca por intolerancia al gluten. *Sin.*: Dermatitis herpetiforme. ‖ -**de Dühring-Brocq.** Dermatitis polimorfa crónica con evolución por brotes progresivos. ‖ -**de Eales.** Hemorragias repetidas en la retina y vítreo. ‖ -**de Ebstein.** Anomalías congénitas de la válvula tricúspide, que comportan una doble lesión de insuficiencia y estenosis. ‖ -**de Ecklin.** Anemia eritroblástica grave del recién nacido. Enfermedad hemolítica por incompatibilidad fetomaterna de tipo Rh. ‖ -**de Edowes.** Síndrome familiar de fragilidad ósea y escleróticas azules. OSTEOGÉNESIS IMPERFECTA. ‖ -**de Edsall.** Calambre por el calor. ‖ -**de Ehlers-Danlos.** V. SÍNDROME DE DANLOS. ‖ -**de Ehret.** Parálisis de los músculos peroneos con contracción de los antagonistas. ‖ -**de Eichhorst.** desus. Neuritis fascians. ‖ -**de Eichstedt.** Tiña versicolor. ‖ -**de Einhorn.** Erosiones hemorrágicas del estómago, con dispepsia dolorosa. ‖ -**de Empis.** desus. Granulia tuberculosa. ‖ -**de Engel-Recklinghausen.** Osteítis fibrosa quística. ‖ -**de Engelmann.** Distrofia ósea congénita de los huesos largos y el cráneo. Osteopatía condensante. ‖ -**de Engman.** Dermatitis infecciosa eccematoide consecutiva a un proceso piógeno o coincidente con él. ‖ -**de Epstein.** Leucemia aguda. ‖ -**de Erb.** Atrofia muscular idiopática. ‖ -**de Erb-Charcot.** Parálisis espinal espasmódica de Erb. ‖ -**de Erb-Goldflam.** Parálisis bulbar superior subaguda de tipo descendente; miastenia grave seudoparalítica o parálisis bulbar asténica. ‖ -**de Erb-Landouzy.** Distrofia muscular progresiva. ‖ -**de Erichsen.** Fenómenos medulares morbosos consecutivos a accidentes; neurosis traumática o neurosis reivindicatoria. ‖ -**de Escat.** Esclerosis del órgano de Corti con sordera consecutiva. ‖ -**de Escomel.** Paracoccidiodosis. ‖ -**de Escudero.** Eritrocitosis primitiva. ‖ -**de Eulenburg.** Paramiotonía congénita. ‖ -**de Faber-Hayem.** desus. Clorosis tardía de Hayem: Anemia hipocroma esencial ferropriva del adulto. ‖ -**de Fabry.** V. Síndrome de Fabry. ‖ -**de Fahr.** Calcificaciones intracerebrales no arterioscleróticas, idiopáticas. ‖ -**de Fahr-Volhard.** Nefrosclerosis maligna. ‖ -**de Fairbanck.** Distrofia poliepifisaria, semejante a la enfermedad de Morquio. Condrodisplasia epifisaria (caderas, rodillas, codos, muñecas) con deformaciones múltiples en los miembros; por lo general no existe afectación cerebral. ‖ -**de Fallot.** Cianosis congénita debida a la estenosis de la arteria pulmonar, hipertrofia del ventrículo derecho, dilatación y desviación de la aorta a la derecha y comunicación interventricular. ‖ -**de Fanconi.** Pancitopenia, malformaciones diversas y pigmentación cutánea. Transmisión de tipo autosómico recesivo. ‖ Enfermedad fibroquística del páncreas. ‖ -**de Farber.** Lipogranulomatosis diseminada. ‖ -**de Fauchart.** Periostitis alveolodentaria o piorrea alveolar. ‖ -**de Favre-Croizat-Guichard.** Mielosis aleucémica megacariocitaria. Anemia esplénica eritroblástica. Esplenomegalia. ‖ -**de Favre-Durand-Nicolas.** Linfogranuloma venéreo. ‖ -**de Fede.** Subglositis difteroide. ‖ -**de Feer.** Paquimeningitis hemorrágica del lactante con síndrome meníngeo, convulsiones, distensión progresiva de la fontanela anterior y disyunción de las suturas craneales, de etiología probablemente sifilítica. ‖ Acrodinia. ‖ -**de Fenwick.** Atrofia primitiva del estómago. ‖ -**de Ferraro.** Forma especial en el adulto de la enfermedad de Schilder. ‖ -**de Ferraton o de Perrin-Ferraton.** Cadera en resorte o con resalte consistente en la producción de un chasquido seco y breve al efectuar ciertos movimientos de la cadera por enganchamiento del trocánter, anormalmente prominente, con la parte superior de la fascia lata, tensa por el glúteo mayor. ‖ -**de Fiedler.** Miocarditis intersticial de origen desconocido, probablemente vírico. ‖ -**de Fiessinger-Rendu-Stevens-Dukes.** Enfermedad de Dukes, cuarta enfermedad, rubéola escarlatinosa. ‖ -**de Filatow.** Enfermedad de Dukes-Filatow. ‖ -**de Findlay.** desus. Linfogranuloma inguinal. ‖ -**de Flajani.** Bocio exoftálmico. ‖ -**de Flatau-Schilder.** Encefalopatía subcortical progresiva. ‖ -**de Flegel.** Hiperqueratosis palmoplantar. ‖ -**de Fleischner.** Osteocondritis de las falanginas de los dedos de las manos. ‖ -**de Foerster.** V. Síndrome hipotónico de Foerster. ‖ -**de Foix-Julien-Marie.** Esclerosis cerebral centrolobular. ‖ -**de Fontana.** Cromoblastomicosis. ‖ -**de Fontoynot.** Parotiditis crónica, generalmente bilateral, endémica en Madagascar. ‖ -**de Forbes.** Glucogénesis tipo III. V. Glucogenosis. ‖ -**de Ford-Dutton.** Tripanosomiasis o enfermedad del sueño. ‖ -**de Fordyce.** Erupción de los labios y mucosa de la boca. ‖ -**de Forestier-Rotés Querol.** Hiperostosis vertebral senil. ‖ -**de Fothergill.** Neuralgia del trigémino. ‖ -**de Fothergill.** Escarlatina anginosa. ‖ -**de Fournier.** Gangrena fulminante de los genitales. ‖ -**de Fox-Backer-Rosenbach.** Erisipeloide. ‖ -**de Francis.** Tularemia. ‖ -**de Franklin.** Enfermedad de la cadena pesada γ o Hγ.

V. Enfermedad de las cadenas pesadas. ‖ -**de Frei.** Linfogranulomatosis inguinal. ‖ -**de Freiberger-Köhler.** Osteonecrosis aséptica de la cabeza del segundo metatarsiano. Se da en el adolescente y en el adulto joven. ‖ -**de Friedländer.** Arteritis obliterante. ‖ -**de Friedmann.** Parálisis espinal espasmódica infantil recidivante. ‖ -**de Friedreich.** Paramioclono múltiple. ‖ Ataxia locomotriz hereditaria. ‖ -**de Frommel.** Síndrome de Chiari-Frommel. ‖ -**de Frugoni.** Eosinofilia infecciosa. ‖ -**de Fröhlich.** Osteítis tuberculosa de la apófisis espinosa de la vértebra Cvii. ‖ -**de Fuller-Albright.** Displasia ósea fibrosa, pigmentación en placas y pubertad precoz. ‖ -**de Fölling.** Oligofrenia fenilpirúvica. ‖ -**de Fürstner.** Parálisis seudospasmódica sin temblor. ‖ -**de Gaisböck.** Policitemia relativa. ‖ -**de Galippe.** Gingivitis alveolodentaria infecciosa. ‖ -**de Galvani.** desus. Derrame seroso peritoneal en la pubertad, que se resorbe espontáneamente. ‖ -**de Gamna.** Esplenogranulomatosis siderótica. ‖ -**de Gamstorp.** Adinamia episódica hereditaria. Forma particular de parálisis periódica familiar, con hipercaliemia. ‖ -**de Gandy.** Infantilismo tardío, pospuberal, consecutivo a una enfermedad infecciosa o a un traumatismo testicular. ‖ -**de Gänsslen.** desus. Anemia esplénica hemolítica y distrofias óseas en el cráneo y diáfisis. ‖ -**de Garre.** Osteomielitis esclerótica no supurada. ‖ -**de Gasser.** Anemia aguda curable del lactante, con hipoplasia medular criptogenética. ‖ -**de Gastaut.** Encefalitis mioclónica de la primera infancia con disritmia mayor. Espasmos infantiles en flexión. ‖ -**de Gaucher.** Lipoidosis de herencia autosómica recesiva caracterizada por la acumulación de cerebrósidos en el sistema reticulohistiocitario en bazo, hígado, ganglios linfáticos y médula ósea. Presenta hepatoesplenomegalia, linfadenopatías, anemia y trastornos óseos. Existe una forma infantil, maligna, y otra del adulto, de mejor pronóstico. ‖ -**de Gaucher.** Seudotuberculosis aspergilótica de los cebadores de palomas. ‖ Reumatismo crónico progresivo generalizado. ‖ -**de Gee o de Gee-Herter.** Infantilismo intestinal. ‖ -**de Gee-Thaysen.** Enfermedad celíaca del adulto. ‖ -**de Gennes-Delarue-Véricourt.** Hemocromatosis. ‖ -**de Gensoul.** Angina de Ludwig. ‖ -**de Gerhardt.** Eritromelalgia. ‖ -**de Gerlier.** Vértigo paralizante epidémico; afección nerviosa que ataca a los trabajadores del campo y de establos, caracterizada por dolor, paresia, vértigo, ptosis y contracciones musculares. ‖ -**de Gibert.** Pitiriasis rubra. ‖ -**de Gibney.** Perispondilitis. ‖ -**de Gilbert.** Icteria crónica intermitente constitucional con bilirrubinemia no conjugada intensa por déficit de glucuronoconjugación, transmitida hereditariamente como carácter recesivo ligado al sexo. ‖ -**de Gilbert-Lereboullet-Herscher.** Colemia familiar simple. ‖ -**de Gilchrist.** Blastomicosis norteamericana. ‖ -**de Gilles de la Tourette.** Tic convulsivo asociado con ecolalia y coprolalia. ‖ -**de Giovannini.** Tricofitosis rara. ‖ -**de Glanzmann.** V. Tromboastenia. ‖ -**de Glénard.** desus. Esplacnoptosis. ‖ -**de Glisson.** Raquitismo. ‖ -**de Goldflam-Erb.** Miastenia grave seudoparalítica. ‖ -**de Goldscheider.** Epidermólisis ampollar hereditaria. ‖ -**de Goldstein.** Telangiectasia hereditaria con epistaxis. ‖ -**de Gorham.** Osteólisis masiva que afecta sobre todo las clavículas, las costillas, el esternón, el fémur, el maxilar y los ilíacos, asociada con hemangiomas cutáneos. Radiológicamente se observa desaparición de las imágenes óseas en algún sector. ‖ -**de Gorham-Stoor.** Fusión ósea localizada con desaparición progresiva y silenciosa de un hueso. Posible papel de una malformación congénita: fístulas arteriovenosas intraóseas. ‖ -**de Gottinga.** Fiebre tifoidea. ‖ -**de Gougerot.** Blastomicosis cutánea. ‖ Epidermodermitis infecciosa debida a estreptococos o estafilococos. ‖ Dermatitis por fotosensibilización, lesiones precancerosas. ‖ Eritema papuloso extensivo y doloroso. ‖ -**de Gougerot.** Liquen aporcelanado en pápulas confluyentes o aisladas. ‖ Lupus eritematoso con miastenia. ‖ Enfermedad trisintomática: septicemia de germen desconocido en brotes eruptivos que comprenden elementos eritematopapulosos, máculas purpúricas y nódulos intradérmicos. || Pénfigo crónico benigno. || Flebitis crónica nodular. || Sarcoides consecutivos a oleomas medicamentosos. || Verrucoma epitelioide con adenopatía satélite. ||-de Gougerot-Carteaud. Papilomatosis papulosa confluente y reticulada.||-de Gougerot-Degos. Paraqueratosis anular extensiva. ||-de Gouraud. Hernia intestinal. ||-de Gourgerot. Hiperqueratosis en máculas esclerodérmicas. ||-de Gowers. Espasmo saltatorio. ||-de Graefe. Seudoglaucoma con decoloración papilar, alteraciones del campo visual, pérdida rápida de la visión, sin modificaciones de la presión ocular. || Oftalmoplejía progresiva. ||-de Grancher. Esplenomegalia. ||-de Grasset. desus. Edema azul histérico. ||-de Graves. Bocio exoftálmico. ||-de Greenfield. Encefalopatía desmielinizante infantil. ||-de Greenhow. desus. Melanodermia parasitaria, enfermedad de los vagabundos. ||-de Greenwald. Pentosuria esencial. Afección familiar hereditaria, sin traducción clínica, más frecuente en el sexo m. y en la raza judía. ||-de Griesinger. desus. Anquilostomiasis. ||-de Griffith. Artritis osificante generalizada, con anquilosis. ||-de Grisel. Tortícolis nasofaríngeo; contractura de los músculos prevertebrales provocada por una afección aguda de la nasofaringe. ||-de Groenouw. desus. Degeneración nodular de la córnea; enfermedad hereditaria y familiar. ||-de Gross. COLAGENOSIS. ||-de Gruber. Disencefalia esplacnoquística. Poroencefalia con lesiones poliquísticas en diversos órganos (hígado, páncreas, riñón). ||-de Gruby o Gruby-Sabouraud. Tiña tonsurante infantil debida al *Trichophyton microsporum*. ||-de Grumbach-Bourrillon-Auvert. desus. Enfermedad fibroquística del hígado. ||-de Guellinot-Henoch. Púrpura fulminante de Henoch. ||-de Guglielmo. ENFERMEDAD DE DI GUGLIELMO. ||-de Guinon. ENFERMEDAD DE GUILLES DE LA TOURETTE. ||-de Guiteras. Estado morboso semejante a la blastomicosis. ||-de Gull. desus. Mixedema de los adultos.||-de Gull. desus. Mixedema de los adultos. ||-de Gull y Sutton. desus. Arteriosclerosis. ||-de Günther. Polimiositis hemoglobinúrica. || Porfiria congénita (síndrome de fotosensibilización y coloración oscura de la orina). ||-de Habermann. ENFERMEDAD DE MUCHA. ||-de Haff. Enfermedad epidémica entre los pescadores de Haff, caracterizada por dolores en los miembros, debilidad y hematuria; se cree debida a la intoxicación por subproductos de las fábricas de celulosa. ||-de Hageman. Deficiencia en el plasma, suero y tejidos, del factor Hageman. Afección latente, no hemorrágica, reconocida por el laboratorio y caracterizada por el alargamiento del tiempo de coagulación. ||-de Haglund. Bursitis del tendón de Aquiles. ||-de Hagner. Estado semejante a la acromegalia descrito en los hermanos Hagner. ||-de Halban. Persistencia de un cuerpo amarillo quístico que simula un embarazo ectópico. ||-de Hall. Hidrocefalia falsa. ||-de Hallervorden-Spatz. Degeneración pigmentaria del globo pálido, sustancia negra, núcleo rojo y zonas vecinas, con depósito de hierro y calcio en dichas áreas. Enfermedad rara de herencia autosómica recesiva, que se inicia en la infancia o adolescencia, que presenta signos piramidales, extrapiramidales, deterioro intelectual, etc., y evolución lenta. ||-de Halley. Pénfigo crónico benigno familiar. ||-de Hallopeau. Acropatía ulceromutilante. ||-de Hallopeau. Dermatitis pustulosa crónica en focos, de progresión excéntrica. Eritema circinado recidivante. || Liquen escleroso. || Pénfigo. ||-de Hallopeau-Leredde. Adenomas sebáceos simétricos de predominio fibroso. ||-de Halstern. desus. Denominación vetusta de la sífilis endémica. ||-de Hamman-Rich. Fibrosis pulmonar intersticial que aparece hacia los 40 años y que evoluciona con rapidez hacia la muerte por insuficiencia respiratoria. ||-de Hammond. desus. Atetosis. ||-de Hand-Schüller-Christian. Xantomosis ósea, dislipoidosis y diabetes insípida. Exoftalmía y síndrome adiposogenital. Es una reticuloendoteliosis crónica, más frecuente en niños. En la anatomopatología se observan granulomas histiocitarios en huesos, piel y vísceras. ||-de Hanger. Linforreticulosis benigna de inoculación debida a un virus identificado por Mollaret, Reilly, Bastin y Tournier. ||-de Hanot. desus. Cirrosis biliar; cirrosis hipertrófica hepática con ictericia crónica, sin ascitis y de evolución muy lenta, en brotes. ||-de Hanot-Chauffard. desus. Cirrosis hipertrófica pigmentaria de la diabetes bronceada, de origen alcohólico. ||-de Hanot-Kiener. desus. Hepatitis mesenquimatosa difusa. ||-de Hanot-Lauth. desus. Cirrosis tuberculosa atenuada. ||-de Hansen. Lepra. ||-de Harada. Encefalomielitis diseminada asociada a una uveítis bilateral, coroiditis exudativa difusa, seguida de desprendimiento de la retina y sordera con afectación de los nervios craneales, consecutiva a fenómenos meningoencefalíticos. ||-de Harley. Hemoglobinuria paroxismal «a frigore». ||-de Hartnup. Dermatosis agudas tipo pelagra con episodios de astasia cerebelosa, cuyo origen es un trastorno genotípico del metabolismo del triptófano (aminoaciduria). ||-de Hashimoto. Estrumitis linfomatosa. ||-de Hayem. Mielitis apopletiforme.||-de Hayem-Faber. Clorosis tardía de Hayem. ||-de Hayem-Von Jaksch-Luzet. Anemia infantil seudoleucémica. ||-de Heberden. Reumatismo de las pequeñas articulaciones con formación de nudosidades. ||-de Heberden. Angina de pecho. ||-de Hebra. Escleroma: inflamación crónica de las vías respiratorias superiores, de evolución lenta, producida por el *Klebsiella rhinoscleromatis*. ||-de Hebra-Jadassohn. Pitiriasis rubra, variedad de eritrodermia de evolución grave. ||-de Hebra-Kaposi. Impétigo herpetiforme en mujeres embarazadas.||-de Heine-Medin. Poliomielitis anterior aguda o parálisis infantil. ||-de Heitz-Boyer. desus. Enfermedad neoformante edematosa del cuello vesical de la mujer. ||-de Heitz-Boyer. Enfermedad diverticular de la próstata. || Síndrome enterorrenal. ||-de Heller-Döhle. Aortitis sifilítica. ||-de Henderson-Jones. Osteocondromatosis articular. ||-de Henoch. Angina gangrenosa de la escarlatina. ||- Carditis recidivante. || Púrpura fulminante en la meningococia. ||-de Henoch-Bergeron. Corea eléctrica. ||-de Herrick. Anemia drepanocítica de células falciformes propia de los negros de frica y América. Se debe a un defecto enzimático de los hematíes. ||-de Hers. Glucogenosis tipo VI. V. GLUCOGENOSIS. ||-de Herter-Heubner. Infantilismo intestinal. ||-de Hertoghe. Hipotiroidismo crónico benigno. ||-de Heubner. Endarteritis sifilítica de los vasos cerebrales. ||-de Heubner-Herter. Celiaquía. ||-de Heubner-Schilder. Tipo juvenil de la esclerosis cerebral difusa con paraplejía, rigidez generalizada y debilidad mental.||-de Heuck. Mielosis aleucémica: fibrosis de la médula ósea que puede conducir a la osteosclerosis y a la metaplasia mieloide extramedular, con paso de formas inmaduras a la sangre. ||-de Hildebrand. Tifus exantemático. ||-de Hilger. Carotidinia: crisis dolorosas con distensión de la carótida y edema localizado en uno o varios de los territorios irrigados por las ramas de esta arteria. ||-de Hippel. Angiogliomatosis de la retina. ||-de Hippel-Lindau. Angiomatosis cerebelosa y retiniana (aneurismas retinianos arteriovenosos periféricos de aspecto tumoral). Es de origen familiar. ||-de Hirschfeld. Diabetes sacarina. ||-de Hirschsprung. Megacolon congénito. ||-de His-Werner. Fiebre de las trincheras. ||-de Hodara. Tricorrexis nudosa observada en mujeres turcas. ||-de Hodgkin. Linfogranulomatosis maligna. Neoplasia primitiva del tejido linfoide que se caracteriza por el hallazgo de células de Reed-Sternberg en los ganglios y tejidos afectados. Existen cuatro variantes histológicas de la enfermedad (predominio linfocítico, esclerosis nodular, celularidad mixta y depleción linfocitaria) que se asocian a un comportamiento clínico y a un pronóstico diferentes. El tratamiento (radio y quimioterapia) consigue la curación en más del 50 % de los casos. ‖ -de **Hodgkin-Paltauf-Sternberg.** Granulomatosis asociada a melanodermia e hipotensión. ‖ -de **Hodgson.** Dilatación aneurismática de la porción ascendente del cayado aórtico, asociada a menudo con dilatación o hipertrofia cardíaca. ‖ -de **Hoffa.** Lipoma solitario o higroma de la rodilla, a consecuencia de un traumatismo. ‖ -de **Hoffman-Habermann.** Pigmentación de la cara con foliculitis. ‖ -de **Holla.** Icteria hemolítica epidémica observada en esta ciudad de Noruega. ‖ -de **Hone.** desus. Tifus endémico. ‖ -de **Hoppe-Goldflam.** Miastenia grave seudoparalítica. ‖ -de **Horton.** Arteritis de la temporal. ‖ -de **Huchard.** Hipertensión arterial, considerada como posible causa de arteriosclerosis. ‖ -de **Hug.** Glucogenosis tipo VIII, IX y X. V. Glucogenosis. ‖ -de **Huguier.** desus. Fibroma uterino. ‖ -de **Hunt.** Disinergia cerebelosa mioclónica, con ataques epilépticos. ‖ -de **Huntington.** Corea hereditaria, progresiva, crónica. ‖ -de **Huppert.** Mieloma múltiple. ‖ -de **Hurler-Pfaundler.** Disostosis múltiple. Lipocondrodistrofia. Gargolismo, cifosis lumbar y dorsal, hepatosplenomegalia. ‖ Prurigo estival. ‖ Quiroponfólix. ‖ Angioma infeccioso. ‖ Coroiditis de Tay. ‖ -de **Hutchinson-Gilford.** Progeria. ‖ -de **Hutinel.** Púrpura reumatoidea. ‖ -de **Hutinel-Pick.** Sínfisis pericárdica tuberculosa con hepatomegalia y ascitis. ‖ -de **Hyde.** Prurigo nodular. ‖ -de **inclusiones citomegálicas.** Afección causada por citomegalovirus del gén. *Herpesvirus*, que aparece principalmente en recién n. s, llamada así porque se encuentran células gigantes multinucleares características, con cuerpos de inclusión protoplasmática y nuclear, en el hígado, pulmón y cerebro. La enfermedad es muy grave y cursa con icteria, fiebre, petequias, esplenomegalia y hepatomegalia. ‖ -de **Isambert.** Forma faringolaríngea de la granulia. ‖ -de **Jaccoud.** Reumatismo crónico fibroso. ‖ -de **Jaccoud-Osler.** Endocarditis infecciosa maligna de evolución lenta; endocarditis lenta. ‖ -de **Jaccquod.** Reumatismo vertebral de comienzo. ‖ -de **Jacquet.** Dermatitis de Jacquet. ‖ -de **Jacquet.** Síndrome de Jacquet. ‖ -de **Jadassohn.** Lupus eritematoso diseminado agudo. ‖ -de **Jadassohn-Jaffe.** Anetodermia eritematosa; erupción de manchas atróficas, sobre todo en la cara de extensión de los miembros, flancos y espalda. ‖ -de **Jaffe-Lichtenstein.** Osteofibromatosis (fibromas óseos no osteogénicos) de localización metafisaria sobre huesos largos y sin neoformación ósea. ‖ -de **Jakob** o **Jakob-Creutzfeld.** Seudosclerosis espástica. ‖ -de **Jaksch** o **Jaksch-Hayem-Luzet.** Anemia infantil seudoleucémica. ‖ -de **Janet.** Psicastenia. ‖ -de **Janik-Billroth.** desus. Condromas de las vainas tendinosas. ‖ -de **Jensen.** Retinocoroiditis yuxtapapilar. ‖ -de **Johne.** Enteritis seudotuberculosa producida por el *Mycobacterium paratuberculosis*. ‖ -de **Johnson-Stevens.** Variedad de eritema multiforme. ‖ -de **Jorgen-Schaumann.** Linfogranulomatosis benigna. ‖ -de **Jourdain.** Inflamación supurativa de las encías y apófisis alveolares. ‖ -de **Julien-Marie-See.** Enfermedad de Marie-See. ‖ -de **Jüngling.** Osteítis tuberculosa quística múltiple. ‖ -de **Kahlbaum.** Demencia precoz con catatonia. ‖ -de **Kahler.** Mieloma múltiple. ‖ -de **Kahlmetter.** Reumatismo alérgico con erupciones cutáneas, en mujeres de 30-40 años. ‖ -de **Kaposi.** Acrosarcomatosis múltiple hemorrágica con amiotrofia e hiperreflexia. ‖ -de **Kaposi-Juliusberg.** Pústula varioliforme debida a un virus del tipo del herpe o tal vez a la vacuna, varicela o a herpe sobreinfectados. ‖ -de **Kaschin-Beck.** Distrofia osteoarticular. ‖ -de **Katayama.** Afección producida por el *Schistosoma japonicum*, caracterizada por síntomas disentéricos, hipertrofia dolorosa del hígado y el bazo con fiebre, anemia e hidropesía. ‖ -de **Kaulbaum.** desus. Catatonía. ‖ -de **Kayser.** desus. Enfermedad de Wilson. ‖ -de **Kedani.** Fiebre fluvial japonesa. ‖ -de **Kerl-Urbach.** Colesterosis extracelular. ‖ -de **Kiemböck.** Osteítis crónica necrosante progresiva del semilunar. ‖ -de **Kimmelstiel.** Nefrosclerosis intercapilar. ‖ -de **Kinnier-Wilson.** Degeneración hepatolenticular. Hepatopatía juvenil familiar con degeneración del cuerpo estriado. Enfermedad de Wilson. ‖ -de **Kirkland.** Infección aguda de las fauces con linfangitis regional. ‖ -de **Kitahara.** Desprendimiento posterior del vítreo. ‖ -de **Klarenbeck.** Enfermedad de Stuttgart. ‖ -de **Klebs.** Glomerulonefritis. ‖ -de **Klemperer-Pollack-Baehr.** desus. Nombre genérico de las colagenosis. ‖ -de **Klippel.** Seudoparálisis general artrítica. ‖ -de **Klippel-Trénaunay.** Nevo varicoso osteohipertrófico. Hipertrofia de los miembros de origen vascular (hiperplasia ósea, hipertrofia, varices). ‖ -de **Köbner.** Epidermólisis ampollar. ‖ -de **Koenig.** Osteocondritis disecante de los adultos jóvenes. ‖ -de **Köhler.** Necrosis subcondral del escafoides en los niños, consecutiva a un traumatismo. ‖ -de **Köhler-Stieda.** Exostosis traumática del cóndilo interno del fémur. ‖ -de **König.** Osteocondritis disecante de la cadera con desprendimiento del secuestro de la cabeza femoral. ‖ -de **Korovnikov.** Esplenopatía con trombocitopenia, hemorragias gastrointestinales en adultos jóvenes; emparentada con la enfermedad de Banti. ‖ -de **Korsakov.** Alteración de la memoria y tendencia a falsas reminiscencias con neuritis múltiple, secundaria a déficit de tiamina, observada en los alcohólicos y en algunas afecciones gastrointestinales. ‖ -de **Krabbe.** Esclerosis cerebral difusa infantil familiar, leucodistrofia de células globoides debida a una acumulación de galactocerebrósidos en el sistema nervioso central y periférico, y a un menor depósito de gangliósidos. ‖ -de **Krishaber.** Neuropatía que afecta los nervios sensitivos y el corazón, caracterizada por taquicardia, vértigo, hiperestesia e ilusiones sensoriales. ‖ -de **Kufs.** Forma juvenil tardía de degeneración cerebromacular. ‖ -de **Kuger.** Cardiomegalia lipídica en los niños. ‖ -de **Kümmell** o de **Kümmell-Verneuil.** Espondilitis traumática; complejo sintomático que aparece semanas después de un traumatismo de la columna vertebral y que consiste en dolor en ésta, neuralgia intercostal, trastornos motores de las piernas y gibosidad fácilmente corregible por extensión. ‖ -de **Kussmaul.** Periarteritis nudosa. ‖ -de **Kwashiorkor.** V. Kwashiorkor. ‖ -de **Kyrle.** Hiperqueratosis folicular y parafolicular penetrante, que se localiza especialmente en los miembros inferiores. ‖ Osteocondritis metatarsofalángica deformante juvenil. ‖ -de **la lana.** Bisinosis. ‖ -de **La Peyronie.** Induración plástica de los cuerpos cavernosos del pene. ‖ -de **Laennec.** Cirrosis alcohólica del hígado. ‖ -de **Laennec.** Aneurisma disecante. ‖ -de **Lafora.** Enfermedad hereditaria autosómica dominante que se inicia en la infancia tardía o en la adolescencia con crisis epilépticas y mioclónicas, estas últimas frecuentes y severas. Posteriormente aparecen trastornos cerebelosos, alteraciones del tono muscular y deterioro psíquico. La evolución es progresiva y el paciente suele morir alrededor de los 25 años, aunque algunos presentan mayor supervivencia alcanzando los 40 ó 50 años. En el citoplasma de las células del núcleo dentado, tronco encefálico, tálamo, etc., se encuentran cuerpos amiláceos (basófilos) compuestos por poliglucósidos anormales. ‖ -de **Lagleize-Hippel.** Angiogliomatosis de la retina. ‖ -de **Lain.** Erosión y ardor en la mucosa bucal por la corriente eléctrica producida por los metales diferentes de las prótesis dentarias. ‖ -de **la membrana hialina.** Formación de seudomembranas hialinas que recubren la pared alveolar y dificultan la hematosis, y que en un déficit congénito o fallo temporal del agente tensioactivo o surfactante pulmonar. Se manifiesta por disnea, taquipnea, cianosis y asfixia. Se observa con mayor frecuencia en los recién nacidos, aunque puede presentarse en niños mayores y en adultos. *Sin.*: Síndrome de insuficiencia respiratoria idiopática. ‖ -de **Lancereaux.** Diabetes pancreática. ‖ -de **Landouzy.** Tifobacilosis. ‖ -de **Landre-Beauvais.** Reumatismo crónico, progresivo e inflamatorio. ‖ -de **Landry.** Parálisis ascendente aguda.

enfermedad

‖ **-de Lane.** Estasis intestinal crónica. ‖ Acroeritrosis simétrica hereditaria. ‖ **-de Lange.** Trastornos motores extrapiramidales con hipertrofia muscular; casi siempre congénita en el lactante. ‖ **-de Lannelongue.** Osteítis apofisaria de crecimiento. ‖ **-de Larrey.** Tétanos con predominio de contracturas a nivel de la faringe y disfagia intensa. ‖ **-de Larrey-Weil.** ENFERMEDAD DE WEIL. ‖ **-de Larsen-Johansson.** Centro de osificación secundario de la rótula, observable radiográficamente. ‖ **-de las cadenas pesadas.** Paraproteinemia asociada con tumores de tejidos linfoideos y caracterizada por la presencia en la sangre y la orina de fragmentos libres de inmunoglobulinas correspondientes a las cadenas pesadas. Según el tipo de cadenas pesadas se describen las enfermedades de la cadena pesada α, γ o μ. ‖ **-de las charcas.** Leptospirosis gripotifosa. ‖ **-de las máquinas vibratorias.** Síndrome de Raynaud ocasionado por el uso de máquinas que actúan por percusión repetida sobre un objeto. ‖ **-de Lasègue.** Delirio de persecución de evolución sistemática. ‖ **-de Launois-Bensaude.** Adenolipomatosis simétrica difusa, principalmente cervical. ‖ **-de Laurence-Biedl.** Retinosis pigmentaria, polisarcia, polidactilia, desarrollo genital deficiente y trastornos psíquicos. ‖ **-de Leber.** Atrofia óptica hereditaria en individuos jóvenes del sexo masculino. ‖ **-de Ledderhose.** Neofibromatosis planpies. ‖ **-de Legal.** Afección faringotimpánica con cefalea y alteraciones inflamatorias locales. ‖ **-de Legg.** Osteocondritis deformante de los jóvenes. ‖ **-de Legg-Calvé-Perthes.** Osteocondritis deformante de la cadera (coxa plana de la segunda infancia). ‖ **-de Lehndorff-Leiner.** Enfermedad de Leiner. ‖ **-de Leigh.** Encefalomielopatía necrotizante subaguda, de transmisión autosómica recesiva, que presenta un cuadro neurológico (convulsiones, mioclonías, ataxia, parálisis, oftalmoplejía, nistagmus, retraso intelectual) y desórdenes respiratorios. ‖ **-de Leiner.** Eritema anular que puede suceder al eritema marginado de Besnier o coexistir con él, en las formas graves de reumatismo articular agudo, sobre todo en la infancia. ‖ **-de Leiner Moussous.** Eritrodermia descamativa del lactante. De origen infeccioso sobre un terreno especial; grave en otro tiempo, hoy es de evolución favorable. ‖ **-de Leloir.** desus. Lupus eritematoso. ‖ **-de Leo-Bürger.** desus. Enfermedad de Buerger. ‖ **-de Léri.** desus. Coxartria. ‖ Lumbartria (espondilosis lumbar anquilosante). ‖ Pleonosteosis (distrofia familiar de los huesos largos, de los cuales unos son demasiado largos y otros demasiado cortos). ‖ **-de Léri-Joanny.** desus. Melorreostosis. ‖ **-de Léri-Linossier.** desus. Pleonosteosis. ‖ **-de Léri-Weil.** desus. Discondrosteosis; micromelia, acortamiento de los miembros por agnesia epifisaria. ‖ **-de Leriche.** Atrofia ósea de Sudeck. ‖ **-de Lermoyez.** Sordera, zumbidos de oídos y vértigos de presentación apopletiforme paroxismal debido a un espasmo de la arteria auditiva interna. ‖ **-de Lerner-Watson.** Púrpura criptoglobulinémica. ‖ **-de Letterer-Siwe.** Reticuloendioteliosis aguda que se observa en el niño pequeño, y es de curso mortal. Enfermedad depauperante que se acompaña de hepatoesplenomegalia, linfadenopatía generalizada, diátesis hemorrágica, anemia, lesiones óseas, manifestaciones cutáneas y proliferación histiocitaria. ‖ **-de Letulle.** desus. Cirrosis pigmentaria alcohólica. ‖ **-de Lewandowsky-Lutz.** Erupción de tipo verruga plana, habitualmente generalizada. ‖ **-de Leyden.** Ataxia aguda por infección del neuroeje. ‖ **-de Lhermitte.** desus. Miosclerosis retráctil senil. ‖ **-de Libman** o **Libman-Sacks.** Endocarditis verrugosa asociada con lupus eritematoso diseminado. ‖ **-de Lichtheim.** Degeneración de los cordones medulares lateral y posterior en la anemia perniciosa. ‖ **-de Lièvre.** desus. Osteosis paratiroidea con desmineralización ósea, litiasis renal, trastornos humorales diversos (hipercalcemia, hiperfosfatemia) y adenoma paratiroideo. ‖ Atrofias diseminadas que afectan el hueso, músculo y tegumentos con atrofias glandulares (mama) o hemiatrofia facial.

‖ **-de Lièvre-Bloch-Michel.** desus. Diabetes fosfoglucídica: desmineralización ósea con pérdida de fósforo y glucosa por el túbulo renal. ‖ **-de Lignac** o **Lignac-Fanconi.** Afección metabólica que asocia enanismo y raquitismo vitaminorresistente, hepatomegalia, depósitos de cistina en el cristalino y signos de alteración renal. *Sin.:* Cistinosis, síndrome de Lignac-Fanconi. ‖ **-de Lindau.** Angiomatosis múltiple, hemangioma combinado del cerebelo y la retina. ‖ **-de Lipschütz.** Úlcera aguda de la vulva. ‖ **-de Little.** desus. Parálisis cerebral infantil de tipo espasmódico. ‖ **-de Lobb.** desus. Angioma medular y nevos cutáneos. ‖ **-de Lobo.** Histoplasmosis. ‖ **-de Lobstein.** Osteopsatirosis. ‖ **-de Lobstein-Porak-Durante.** ENFERMEDAD DE LOBSTEIN. ‖ **-de Lorain.** Ateleiosis. ‖ **-de Loriga.** Trastorno circulatorio en los que emplean el martillo neumático, caracterizado por entorpecimiento y palidez de los dedos de la mano. ‖ **-de los Andes.** ENFERMEDAD DE MONGE. ‖ **-de los cargadores.** Neartrosis vertebral interespinosa. ‖ **-de los cuarteles.** Tifus exantemático. ‖ **-de los dátiles.** Leishmaniosis cutánea. ‖ **-de los ladrilleros.** Anquilostomiasis. ‖ **-de los mineros.** Anquilostomiasis. ‖ **-de los porqueros.** Leptospirosis pomona o de Gsell; meningotifus. ‖ **-de los sartos.** Afección cutánea epidémica de dicho pueblo del Asia Central, al parecer idéntica al furúnculo oriental. ‖ **-de los tics.** V. ENFERMEDAD DE GILLES DE LA TOURETTE. ‖ **-de los tres días.** Fiebre papataci. ‖ **-de los túneles.** Anquilostomiasis. ‖ **-de Lowry-Schuman.** Enfermedad de los trabajadores de los silos; bronquiolitis difusa aguda o sobreaguda con imágenes radiológicas de tipo miliar que aparece tras la permanencia en silos durante el almacenamiento de forraje. ‖ **-de Lubarsch-Pick.** Amiloidosis sistematizada con amiloidosis cutánea (hombre amarillo de Gougerot), amiloidosis cardíaca y a menudo renal y muscular; enfermedad plasmocítica (invasión plasmocítica sanguínea). ‖ **-de Lucas-Championnière.** Bronquitis seudomembranosa crónica. ‖ **-de Lucherini-Giacobini.** Condrodistrofia genotípica: ortocondropatía familiar de origen endocrino. ‖ **-de Lutembacher.** Combinación de estenosis mitral y defecto del tabique interarticular. ‖ **-de Lutz.** Parasitosis brasileña debida a un hongo de tipo blastomicoide. ‖ **-de Lutz-Meischer.** desus. Queratosis folicular serpiginosa; elastoma intrapapilar perforante y verrucoide de localización preferente en la nuca y disposición en líneas vermiculares. ‖ **-de Lutz-Splendore-Almeida.** Paracoccidioidosis. ‖ **-de MacArdle** o **Mac-Ardle-Schmid-Pearson.** Glucogenosis tipo V. V. GLUCOGENOSIS. ‖ **-de MacCoy y Chapin.** desus. Tularemia. ‖ **-de MacLean-Maxwell.** Afección crónica del calcáneo caracterizada por engrosamiento del tercio posterior de este hueso y asociada ordinariamente con dolor a la presión. ‖ **-de Madelung.** Radio curvo; discondroplasia radiocubital inferior. ‖ Lipomatosis múltiple del cuello, hombros y espalda, simétrica. ‖ **-de Madura.** Micetoma, pie de Madura. ‖ **-de Magitot.** Osteoperiostitis de los alveolos dentarios. ‖ **-de Mahler.** Perivaginitis simple. ‖ **-de Majocchi.** Púrpura anular telangiectásica. ‖ **-de Malassez.** Adenomiomatosis pulmonar, cáncer alveolar de forma nodular. ‖ Enfermedad quística del testículo. ‖ **-de Maler.** ENFERMEDAD DE KUSS-MAUL. ‖ **-de Manson.** Esquistosomiasis. ‖ **-de Manz.** Retinitis proliferante. ‖ **-de March.** Bocio exoftálmico. ‖ **-de Marchiafava-Bignami.** Encefalopatía alcohólica caracterizada por atrofia o necrosis axil del cuerpo calloso manifiesta por entorpecimiento progresivo con confusión mental o delirio, trastornos del tono muscular, parálisis oculares y evolución hacia la muerte si no se administra vitamina B_1. ‖ **-de Marchiafava-Micheli.** Anemia hemolítica crónica acompañada de ictericia, hemosiderinuria permanente y hemoglobinuria paroxismal nocturna. *Sin.:* Hemoglobinuria paroxística nocturna. ‖ **-de Marfan.** Paraplejía espasmódica progresiva en los niños con sífilis hereditaria, debida a inflamación del cordón piramidal. ‖ **-de Marie.** Acromegalia. ‖ Heredoataxia cerebelosa. ‖ Osteopatía hipertrofiante néumica. ‖ Espondilosis rizomélica. ‖ **-de Marie-Bamberger.** Osteoartropatía pulmonar. ‖ **-de Marie-See.** Neumocoqueluche. ‖ Hidrocefalia por hipervitaminosis A. ‖ **-de Marie-Strümpell.** Espondilosis crónica anquilopoyética. ‖ **-de Marie-Tooth.** Atrofia muscular neuropática progresiva (peroneal). ‖ **-de Marion.** Hiperplasia o contractura del esfínter vesical o malformación de la uretra posterior, que origina disuria y, posteriormente, polaquiuria e incontinencia por rebosamiento. ‖ **-de Martin.** Periostioartritis del pie debida a la marcha excesiva. ‖ **-de Martinet.** desus. Seudoangina de pecho por trastornos gástricos. ‖ **-de Mathieu-Weil.** Espiroquetosis icterohemorrágica. ‖ **-de Mauriac.** desus. Eritema nudoso sifilítico. ‖ **-de Maxcy.** Forma de tifus endémica en el sudeste de los Estados Unidos. ‖ **-de Medin.** Poliomielitis anterior aguda. ‖ **-de Megaw.** Fiebre fluvial japonesa. ‖ **-de Meige.** ENFERMEDAD DE MILROY. ‖ **-de Meleda.** Queratodermia familiar endémica en esta isla del Adriático. ‖ **-de Ménétrier.** Gastritis hiperplásica de causa desconocida. ‖ **-de Ménière.** V. VÉRTIGO DE MÉNIÈRE. ‖ **-de Menkes.** Enfermedad de la orina con color de jarabe de arce. Trastorno metabólico hereditario, autosómico, recesivo, en el que existe en la sangre y orina un exceso de leucina y otros aminoácidos que son eliminados por esta última, la cual adquiere un olor característico de jarabe de arce. ‖ **-de Merzbacher-Pelizaeus.** Leucodistrofia cerebral hereditaria progresiva, afección esclerótica centrolobular familiar, que comienza en la infancia y progresa rápidamente, caracterizada por trastornos mentales, tróficos y vasomotores. ‖ **-de Meulengracht.** desus. Ictericia juvenil intermitente. ‖ **-de Meyenburg.** Condromalacia sistematizada. ‖ **-de Meyer.** Vegetaciones adenoideas de la faringe. ‖ Ornitosis transmitida por las palomas y debida a un virus parecido al de la psitacosis. ‖ **-de Meyer-Betz.** Mioglobinuria esencial recurrente con accesos de mialgias y contracturas musculares, seguidos de emisión de orina rojoscura por la presencia de mioglobina. ‖ **-de Mibelli.** Poroqueratosis. ‖ **-de Miescher.** Granulomatosis disciforme crónica y progresiva. ‖ **-de Mikulicz.** Hipertrofia crónica de las glándulas lagrimales y salivales debida a la sustitución del tejido glandular por células linfáticas. ‖ **-de Milian.** Eritema del noveno día. ‖ Lupus eritematoso con miastenia. ‖ Enfermedad cíclica trisintomática: medallones paraqueratóticos, zonas eritematopapulosas y ampollas de dishidrosis. ‖ **-de Millar.** Laringitis estridulosa. ‖ **-de Miller.** Osteomalacia. ‖ **-de Mills.** Hemiplejía ascendente progresiva. ‖ **-de Milroy.** Forma de edema hereditario de las piernas. ‖ **-de Minamata.** Síndromes tóxicos con complejos trastornos neurológicos y psíquicos observados en la bahía de este nombre del Japón y cuyo origen es la polución de las aguas por los residuos de la industria de cloruro de vinilo, con síntomas de intoxicación mercurial. ‖ **-de Minor.** Hematomielia central. ‖ **-de Minot.** Enfermedad hemorrágica de los recién nacidos, que cesa espontáneamente. ‖ **-de Mirizzi.** Espasmo aislado del conducto hepático, síndrome doloroso, con angiocolitis, de diagnóstico puramente radiológico. ‖ **-de Misao-Kobayashi.** Afección que clínicamente se expresa con todos los síntomas hematológicos y serológicos de una mononucleosis infecciosa, pero cuyo agente causal es una rickettsia. ‖ **-de Mitchell.** Eritromelalgia. ‖ **-de Mljet.** ENFERMEDAD DE MELEDA. ‖ **-de Möbius** o **Moebius.** Acinesia álgera: sensaciones dolorosas provocadas por movimientos involuntarios sin lesión local (algias centrales). ‖ Migraña oftalmopléjica. ‖ Parálisis facial congénita por agenesia de los núcleos del facial; bilateral y asociada a otras parálisis como la uni o bilateral del motor ocular externo y, ocasionalmente, diversas malformaciones. ‖ **-de Möller-Barlow.** Escorbuto infantil. ‖ **-de Molten.** ENFERMEDAD DE PICTOW. ‖ **-de Moncrieff.** Afección del lactante, que asocia melituria, sacaruria y lactosuria, debilidad mental y hernia hiatal. ‖ **-de Mondor.** Coxitis aguda gonocócica. ‖ Tromboflebitis en cordón de una vena de la pared lateral del tórax. ‖ **-de Monge.** Hiperglobulia de los habitantes de grandes altitudes. ‖ **-de Morand.** desus. Paresia de las extremidades. ‖ **-de Morax.** desus. Variedad de conjuntivitis subaguda. ‖ **-de Morel-Kraepelin.** desus. Demencia precoz. ‖ **-de Morel-Lavallée.** ENFERMEDAD DE PERRIN-FERRATON. ‖ **-de Morgagni.** Hiperostosis endocraneal. ‖ **-de Morquio.** Disociación auriculoventricular asociada a una malformación (comunicación interauricular o interventricular) o a un tumor del tabique por endocarditis fetal. ‖ Disostosis endocondral metaepifisaria; afección familiar rara que se manifiesta cuando el niño comienza a andar y se caracteriza por aplastamiento de la columna vertebral, subluxación de la cadera y genu valgo bilateral. ‖ **-de Mortimer.** Lupus vulgar múltiple sin ulceración. ‖ **-de Morton.** Metatarsalgia. ‖ **-de Morvan.** Corea fibrilar con trastornos vegetativos. *Sin.*: Corea fibrilar o de Morvan. ‖ **-de Moschcowitz.** Púrpura trombocitopénica, generalmente en el adulto, de pronóstico grave. ‖ **-de Mouchet.** Torsión de la hidátide de Morgagni con aumento del volumen del testículo, ligera hemorragia local, dolor y rubefacción. ‖ **-de Mozer.** Mioesclerosis de los adultos. ‖ **-de Mucha.** Pitiriasis liquenoide varioliforme aguda. ‖ **-de Müller.** desus. Fiebre producida por el *Leptospira grippotyphosa*. ‖ **-de Müller-Weis.** desus. Lesión del escafoides tarsiano. ‖ **-de Munchmeyer.** Poliomiositis osificante progresiva difusa. ‖ **-de Munk.** Nefrosis lipoide. ‖ **-de Murk-Jansen.** desus. Disostosis metafisaria con ensanchamiento de la mayor parte de las metáfisis e integridad de las epífisis. ‖ **-Murri.** Hemoglobinuria. ‖ **-Mya.** Megacolon congénito. ‖ **-de Nakano.** desus. Enfermedad de Gerlier. ‖ **-de Neck-Odelberg.** Osteocondritis isquiopubiana. ‖ **-de Neftel.** desus. Molestias al andar, estar de pie o sentarse y parestesias dorsales que desaparecen en decúbito. ‖ **-de Netherton.** SÍNDROME DE NETHERTON. ‖ **-de Nettleship.** Urticaria pigmentosa. ‖ **-de Neumann.** Pénfigo vegetante. ‖ **-de Newcastle.** Seudopeste aviar transmisible al hombre. ‖ **-de Nicolas-Favre.** Linfogranulomatosis inguinal. ‖ **-de Niemann** o **Niemann-Pick.** Xantomatosis reticular, dislipoidosis con hepatoesplenomegalia; afección congénita a menudo familiar emparentada con la enfermedad de Gaucher. ‖ **-de Nonne-Milroy.** Linfedema heredofamiliar. ‖ **-de Nuftal** y **Sant'Anna.** Fiebre del África del Sur. ‖ **-de Nyfelot.** Listeriosis humana: meningitis por *Listeria monocytogenes*, que se observa primordialmente en los criaderos de aves. ‖ **-de Nygaard.** desus. Trombofilia aguda generalizada con síndrome de coagulación masiva intramuscular, a veces con trombosis venosas; es de evolución mortal. ‖ **-de ocupación u ocupacional.** La debida a la profesión que se ejerce. ‖ **-de Oguchi.** Despigmentación difusa de la retina, congénita y con hemeralopía. ‖ **-de Ohara.** Tularemia. ‖ **-de Ollier.** Discondroplasia consistente en el retardo de la osificación, por zonas, en los huesos largos, con producción de incurvaciones y laxitud articular. ‖ **-de Olmer.** Fiebre exantemática mediterránea. ‖ **-de Opitz.** Esplenomegalia tromboflebítica. ‖ **-de Oppenheim.** Dermatitis eritematoampollares de los prados. ‖ Amiotonía congénita. Hipogenesia congénita de las neuronas del asta anterior de la médula con gran hipotonía de los músculos inervados por los nervios espinales. ‖ **-de Oppenheim-Urbach.** Dermatitis atrofiante lipoídica de los diabéticos. ‖ **-de Ortner.** desus. Parálisis laríngea asociada a una estenosis mitral. ‖ **-de Osgood-Schlatter.** Apofisitis tibial anterior de los adolescentes. ‖ **-de Osler.** Endocarditis lenta evolutiva maligna. ‖ POLICITEMIA VERA. ‖ **-de Otto.** Osteoartritis del acetábulo. ‖ **-de Paas.** Distrofia ósea familiar con deformidades esqueléticas varias (coxa valga, escoliosis, espondilitis, etc.). ‖ **-de Page.** Neurosis traumática. ‖ **-de Paget.** Osteítis deformante. ‖ Disqueratosis del pezón, de evolución maligna. ‖ **-de Paltauf-Sternberg.** Linfogranulomatosis maligna o enfermedad de Hodgkin. ‖ **-de Pa-**

enfermedad

nas-Darier. Angiomatosis capilar quística. ‖ **-de Panner.** Osteocondritis deformante metatarsofalángica juvenil. ‖ **-de Paris.** desus. Acrodinia. ‖ **-de Parkinson.** Parálisis agitante. ‖ **-de Parrot.** Atrofia familiar. ‖ **-de Parrot.** Seudoparálisis de Parrot: osteítis sifilítica de los recién n. s, que puede producir fracturas con impotencia funcional que semejen parálisis. ‖ **-de Parry.** Bocio exoftálmico. ‖ **-de Parsons.** Bocio exoftálmico. ‖ **-de Pasini-Pierini.** Anetodermia idiopática progresiva de Pasini y Pierini. ‖ **-de Patella.** Estenosis pilórica en los tuberculosos. ‖ **-de Pautrier-Brocq.** V. Angiolupoide. ‖ **-de Pautrier-Woringer.** Reticulosis lipomelánica de la dermis. ‖ **-de Pauzat.** Periostitis osteoplásica de los huesos del pie. ‖ **-de Pavy.** Albuminuria cíclica. ‖ **-de Paxton.** Tiña nudosa o tricorrexis nudosa. ‖ **-de Payne.** desus. Parotiditis recidivante, unilateral o bilateral, de comienzo brusco y etiología diversa (infección, alergia, distonía neurovegetativa). ‖ **-de Payr.** Estenosis intestinal crónica por adherencias en la flexura izquierda del colon que determinan su acodamiento. ‖ **-de Pel-Ebstein.** Linfadenoma con accesos periódicos de fiebre. ‖ **-de Pelizaeus-Merzbacher.** Afección hereditaria ligada al cromosoma X, calificable entre las leucodistrofias sudanófilas, que presenta un cuadro cerebeloso, signos piramidales y deficiencias mental y que se observa en niños y adolescentes. ‖ **-de Pellegrini-Stieda.** Osificación metatraumática paracondílea interna de la rodilla. ‖ **-de Perrin-Ferraton.** Cadera en resorte o en resalte. ‖ **-de Personage-Turner.** Amiotrofia neurálgica del hombre. ‖ **-de Perthes.** Coxa plana. Enfermedad de Legg-Calvé-Perthes. ‖ **-de Perthes-Jüngling.** Osteítis cistoide. ‖ **-de Petges-Cléjat.** Poiquilodermatositis, esclerosis atrófica de la piel con miositis generalizada. Clínicamente, asociación de lesiones cutáneas y musculares de tipo atrófico, con predominio en las cinturas escapular y pelviana e impotencia y deformación de los miembros. ‖ **-de Petit.** Eventración del diafragma. ‖ **-de Peyronie.** Enfermedad de La Peroynie. ‖ **-de Pfannenstiel.** Icteria grave familiar de los recién nacidos. ‖ **-de Pfeiffer.** Mononucleosis infecciosa. ‖ **-de Pfister-Brill.** Síndrome del túnel carpiano: compresión del nervio mediano contra el ligamento anular anterior del carpo debido a edema de las vainas sinoviales de los flexores. ‖ **-de Pick.** Enfermedad de Niemann-Pick. ‖ *(Arnold Pick).* Demencia presenil progresiva caracterizada por atrofia cerebral con predominio en los lóbulos frontal y temporal. ‖ *(Friedel Pick).* Hepatomegalia con peritonitis y ascitis rebelde sin icteria en individuos que han sufrido pericarditis. ‖ *(F. J. Pick).* Eritromelalgia. ‖ **-de Pick-Herzheimer.** Dermatitis crónica atrófica. ‖ **-de Pictow.** Cirrosis hepática de équidos y bóvidos de Nueva Escocia. ‖ **-de Pinkus.** Liquen nítido. ‖ **-de Piza-Meyer y Gomes.** Fiebre maculosa americana. ‖ **-de Plummer.** Adenoma tóxico de la glándula tiroides con hipertiroidismo. ‖ **-de Pollitzer.** Hidradenitis supurada. ‖ **-de Pollitzer-Janowsky.** Acantosis nigricans; dermatosis en placas simétricas con verrugosidades papilomatosas pigmentadas negruzcas. Afección preneoplásica que se localiza en los pliegues cutáneos. ‖ **-de Pompe.** Glucogenosis generalizada tipo II. V. Glucogenosis. ‖ **-de Poncet.** Reumatismo tuberculoso. ‖ **-de Porak-Durante.** Nanismo micromélico originado por fracturas intrauterinas o en los primeros meses de la vida: cabeza grande, cráneo no osificado y miembros muy cortos. Displasia congénita no hereditaria. ‖ **-de Posada-Wernicke.** Coccidioidomicosis. ‖ **-de Potain.** desus. Congestión pleuropulmonar. ‖ **-de Potel.** Granulomatosis infantiloséptica. Septicemia grave del recién nacido producida por la *Listeria monocytogenes;* origina una forma meníngea muy grave. ‖ **-de Pott.** Mal de Pott. ‖ **-de Poulet.** desus. Osteoperiostitis reumática. ‖ **-de Powel.** Fiebre hemorrágica epidémica del Japón. ‖ **-de Preiser.** Osteoporosis y atrofia del escafoides del carpo por fractura no inmovilizada. ‖ **-de Pringle.** Adenoma sebáceo. ‖ **-de Puente.** Queilitis glandular simple. ‖ **-de Puhr.** desus. Microlitiasis alveolar del pulmón. Afección rara, familiar, caracterizada radiológicamente por las siembras microcalcinadas dispersas por los pulmones. Evolución progresiva que aboca en la insuficiencia respiratoria. ‖ **-de Purtscher.** Retinitis hemorrágica venosa. ‖ **-de Pyle.** Ensanchamiento de las metáfisis óseas, que adquieren el aspecto de matraces de Erlenmeyer. ‖ **-de Pym.** Fiebre de Pick. ‖ **-de Quervain.** Enfermedad de de Quervain. ‖ **-de Queyrat.** Eritroplasia: afección precancerosa de las mucosas (labios, lengua, glande, prepucio) en forma de superficie roja, brillante y bien limitada que evoluciona hacia el epitelioma espinocelular, con adenopatía precoz. ‖ **-de Quincke.** Se caracteriza por edema de aparición súbita y localizado en la cara, cuello y a veces en la laringe (especialmente en la forma hereditaria); es provocado por una reacción de tipo anafiláctico. En la forma hereditaria existe una deficiencia del inhibidor del primer componente del complemento activado (C_1). *Sin.:* Edema angioneurótico. ‖ **-de Quinquaud.** Foliculitis purulenta del cuero cabelludo que produce zonas de alopecia. ‖ **-de Raap.** Condrodistrofia calcificante congénita, con eventual asociación de catarata y malformaciones cardíacas congénitas. ‖ **-de Ramel.** desus. Eritema polimorfo maligno. ‖ **-de Rauzier.** Edema azul. ‖ **-de Rayer.** Xantoma. ‖ **-de Raynaud.** Asfixia, síncope o gangrena local de las extremidades. ‖ **-de Raynaud.** Parálisis de los músculos de las fauces, consecutivo a una parotiditis. ‖ **-de Raynaud.** Isquemia episódica de las partes acras del organismo, generalmente desencadenada por el frío. ‖ **-de Recklinghausen.** Neurofibroma múltiple; neurofibromatosis. ‖ **-de Recklinghausen.** Osteítis fibrosa osteoplásica. ‖ Artritis deformante neoplásica. ‖ **-de Recklinghausen-Applebaum.** Hemocromatosis. ‖ **-de Reclus.** Mastopatía esclerosquística de origen endocrino. ‖ Flemón leñoso, induración del tejido conjuntivo del cuello con supuración escasa, fiebre y dolor que sigue un curso progresivo. ‖ **-de Redlich-Flatau.** Encefalitis aguda diseminada perivenosa. ‖ **-de Reed-Hodgkin.** Enfermedad de Hodgkin. ‖ **-de Refsum.** Afección hereditaria genotípica dominante (heredopatía atáxica polineuritiforme) caracterizada por polineuritis, ataxia cerebelosa, hemeralopía con reducción concéntrica del campo visual y retinosis pigmentaria. ‖ **-de Reichel.** Osteocondromatosis articular que se manifiesta por limitación y bloqueo articular y demostración radiológica de cuerpos extraños libres, intraarticulares. ‖ **-de Reichmann.** Gastrosucorrea. ‖ **-de Reimann.** desus. Enfermedad periódica que aparece regularmente cada siete días, manifestándose por irritación peritoneal de tipo inflamatorio, artralgias hidrartróticas, brote febril, migraña, vómitos, púrpura y urticaria o edema de Quincke. ‖ **-de Rendu-Osler-Weber.** Angiomatosis hemorrágica con esplenomegalia y hepatomegalia, carácter familiar y hereditaria. ‖ **-de Rendu-Widal.** desus. Tuberculosis del bazo. ‖ **-de Revol.** Síndrome purpúrico debido a que las plaquetas son redondas y se hallan aisladas. ‖ **-de Ribbing.** Esclerosis diafisaria múltiple con enanismo y alteraciones epifisarias sin procesos destructivos; de naturaleza hereditaria. ‖ **-de Riedel.** Tiroiditis leñosa; fibrosis de la glándula tiroides. ‖ **-de Riegel.** desus. Taquicardia con trastornos respiratorios de tipo asmatiforme. ‖ **-de Riehl-Paltauf.** Variedad de lupus eritematopapilomatoso. ‖ **-de Rietti-Greppi-Micheli.** Talasanemia hemolítica mediterránea que se manifiesta con sintomatología análoga a la del Cooley, pero de forma atenuada. ‖ **-de Riga.** Subglositis difterótica. ‖ **-de Riggs.** Piorrea alveolar. ‖ **-de Rindfleisch-Hansen.** desus. Cirrosis pulmonar. ‖ **-de Ritter.** Dermatitis exfoliativa de los niños en la que la piel se desprende a grandes colgajos. ‖ **-de Rivalta.** Actinomicosis. ‖ **-de Robinson.** Hidrocistoma. ‖ **-de Robles.** Oncocercosis ocular. ‖ **-de Roch-Léri.** Lipogranulomatosis con micropiliadenitis. ‖ **-de Roger.** Hipersecreción salival continua. ‖ **-de Rohr.** desus. Variedad de agranulocitosis hiperplásica. ‖ -de Rokitansky-Frerichs. Forma clásica grave de hepatitis aguda; atrofia amarilla del hígado. ‖ -de Romberg. Asociación frecuente de coroiditis y de epilepsia. ‖ -de Rose. Tétanos cefálico. ‖ Osteoporosis zosteriana con lesiones tróficas de los huesos parecidas a las del reumatismo crónico por neuritis sensitiva y trófica consecutiva a un herpe zoster. ‖ -de Rose-Vilar. Tétanos cefálicos con parálisis facial. ‖ -de Rosenbach. Erisipeloide. ‖ -de Rosenbach. Taquicardia paroxismal con trastornos cardiacos, respiratorios y gástricos. ‖ -de Rosenfeld. desus. Sequedad excesiva de la mucosa lingual. ‖ -de Rossbach. Hiperclorhidria. ‖ -de Roth o de Roth-Bernhardt. Meralgia parestésica: neuralgia del femorocutáneo. ‖ -de Rothmann-Makaï. ENFERMEDAD DE WEBER-CHRISTIAN. ‖ -de Rothmund. Síndrome pluriglandular con esclerodermia, infantilismo, espasmofilia y a veces canicie con catarata; transmisión hereditaria recesiva. ‖ -de Rougnon-Heberden. Angina de pecho. ‖ -de Roussy. Hemiataxia de forma coreoatetósica con hemiplejía, dolores y hemianestesia. ‖ -de Roussy-Lévy. Paraplejía, trastornos del equilibrio, arreflexia tendinosa y pie zambo bilateral. Distaxia arrefléxica hereditaria. ‖ -de Rowland. Xantomatosis. ‖ -de Rummo. Cardioptosis. ‖ -de Rummo-Ferranini. Gerodermia genitodistrófica. ‖ -de Ruppe. desus. Forma localizada de enfermedad de Recklinghausen. ‖ -de Rust. Espondilitis tuberculosa de las vértebras cervicales. ‖ -de Ruysch. Megacolon. ‖ -de Rössle. desus. Cirrosis biliar por colestasis intrahepática, posible complicación de la coledocitis y de las hepatitis. ‖ -de Sachs. Idiocia amaurótica familiar. ‖ -de San Antonio. desus. Corea. ‖ Gangrena epidémica. ‖ -de San Blas. desus. Angina purulenta. ‖ -de San Erasmo. desus. Cólico. ‖ -de San Fiacro. desus. Hemorroides. ‖ -de San Francisco. desus. Erisipela. ‖ -de San Gervasio. desus. Reumatismo. ‖ -de San Gil. desus. Lepra, cáncer. ‖ -de San Huberto. desus. Rabia. ‖ -de San Joaquín de Vallery. desus. Granuloma coccidioidal. ‖ -de San Job. desus. Sífilis. ‖ -de San Lázaro. desus. Lepra. ‖ -de San Maturino. desus. Idiotez. ‖ -de San Modesto. desus. Corea. ‖ -de San Roque. desus. Peste. ‖ -de San Valentín. desus. Epilepsia. ‖ -de San Zacarías. desus. Mudez. ‖ -de Sander. Paranoia. ‖ -de Sanders. Queratoconjuntivitis epidémica. ‖ -de Santa Águeda. desus. Mastitis. ‖ -de Santa Apolonia. desus. Dolor de muelas. ‖ -de Saunders. Estado morboso infantil con trastornos digestivos debido a la alimentación con exceso de hidratos de carbono: vómitos, síntomas cerebrales y depresión circulatoria. ‖ -de Savill. Enfermedad infecciosa aguda caracterizada por una dermatitis vesicular localizada en cara, cuero cabelludo y brazos, y más raramente en miembros inferiores y tronco, que se observa especialmente en enfermos debilitados y de edad avanzada. Sin.: Dermatitis epidémica, dermatitis exfoliativa epidémica. ‖ -de Scarpa. desus. Bocio exoftálmico. ‖ -de Schamberg. Púrpura pigmentaria crónica o dermatitis pigmentaria progresiva. ‖ -de Schanz. Tenonitis aquiliana. ‖ -de Schaumann. Sarcoide de Boeck. ‖ -de Schenck. Esporotricosis. ‖ -de Scheuermann. Cifosis dorsal dolorosa de los adolescentes por epifisitis vertebral. ‖ -de Schimmelbusch. Degeneración quística de la mama. ‖ -de Schipp. desus. Alteración de la punta de las apófisis espinosas vertebrales, por necrosis. ‖ -de Schlatter. Epifisitis tibial anterior de los adolescentes. ‖ -de Schmorl. Condroma de los discos vertebrales. ‖ -de Schönlein. Púrpura reumática. ‖ -de Scholz. Forma de encefalopatía desmielinizante. ‖ -de Schottmüller. Paratifoidea. ‖ -de Schridde. Anasarca fetoplacentario con eritroblastosis: forma de incompatibilidad fetomaterna. ‖ -de Schroeder. Hipertrofia del endometrio y metrorragias abundantes debidas a persistencia folicular. ‖ -de Schrötter. desus. Tos histérica o corea laríngea. ‖ -de Schultz. Agranulocitosis. ‖ -de Schultz-Baader. desus. Angina monocítica. ‖ -de Schultze-Putnam. desus. Reumatismo crónico con acroparestesias nocturnas dolorosas de los miembros superiores en mujeres de más de 40 años. ‖ -de Schwediauer. Aquilobursitis. ‖ -de Schüller. Osteoporosis dolorosa circunscrita del cráneo. ‖ -de Schüller-Christian. Granulomatosis lipoidea caracterizada por exoftalmía, diabetes insípida y zonas de reblandecimiento óseo, debida a una lipoidosis xantomatosa. ‖ -de Secrétan. Edema traumático grave. ‖ -de Seiegal. desus. Peritonitis paroxismal benigna; corresponde a un aspecto clínico de la enfermedad periódica de Cattan-Mamou. ‖ -de Seligmann. Enfermedad de la cadena pesada α o Hα. V. ENFERMEDAD DE LAS CADENAS PESADAS. ‖ -de Selter-Feer. ENFERMEDAD DE SELTER-SWIFT-FEER. ‖ -de Selter-Swift-Feer. Acrodinia infantil. ‖ -de Semmola. Seudohipertrofia muscular. ‖ -de Senear-Usher. Erupción semejante al lupus eritematoso que aparece en el pecho y espalda. ‖ -de Senhouse-Kirkes. Endocarditis primitiva aguda maligna de forma ulcerovegetante. ‖ -de Senne. desus. Enfermedad de Borna. ‖ -de Sergeev-Tareev. desus. Hepatitis sérica o vírica inoculada por infusión de plasma o sangre humanos. ‖ -de Serkavi. Kala-azar. ‖ -de Sestier. desus. Angina infecciosa con complicaciones diversas. ‖ -de Sever. Osteonecrosis aséptica de la epífisis posterior del calcáneo, propia de jóvenes. ‖ -de Shaver. Neumoconiosis por bauxita producida por inhalación de humos de óxido de aluminio y de óxido de silicio en funciones de bauxita. Radiológicamente se caracteriza por una configuración no nodular de las lesiones, sino por áreas de enfisema y de fibrosis, irregularmente distribuidas. ‖ -de Shimamushi. Fiebre fluvial japonesa. ‖ -de Siam. Fiebre amarilla. ‖ -de Silfverskiöld. Acondroplasia atípica con aplastamiento de los cuerpos vertebrales y alteraciones epifisiometafisarias. ‖ -de Silver. Error metabólico congénito consistente en la ausencia de una enzima que hace entrar la fructoza en el metabolismo de los glúcidos. ‖ -de Silvestroni-Bianco. Forma letente de anemia mediterránea con hematíes falciformes, anisocitosis, eritroblastosis, crisis dolorosas abdominales y articulares. Es de evolución progresiva y grave. ‖ -de Simmonds. Caquexia hipofisaria; estado de senilidad precoz que se observa principalmente en mujeres, debido a la atrofia del lóbulo anterior de la hipófisis. ‖ -de Simons. ENFERMEDAD DE BARRAQUER o de BARRAQUER-SIMONS. ‖ -de Sinding Larsen-Sven Johanson. Osteopatía benigna de la rótula con hidrartrosis de la rodilla y amiotrofia del cuádriceps en los adolescentes. ‖ -de Sircoues-Kirtz. desus. Endocarditis infecciosa de evolución aguda; este carácter la diferencia de la endocarditis lenta. ‖ -de Sjögren. Queratoconjuntivitis seca. ‖ -de Skevas-Zerfus. Enfermedad de los pescadores de esponjas de Grecia y el Dodecaneso. ‖ -de Smith. Colitis mucosa. ‖ -de Soriano. Afección ósea hiperosteosante: periostitis deformante con atrofia articular. ‖ -de Soulier. Fragilidad capilar simple. ‖ -de Spencer. Gastroenteritis aguda infecciosa. ‖ -de Spielmeyer. ENFERMEDAD DE SCHILDER. ‖ -de Spielmeyer-Vogt. Forma juvenil de la idiocia amaurótica familiar. ‖ -de Sprengel. Elevación congénita de la escápula; escápula alada. ‖ -de Stanbury. Bocio o mixedema congénito del lactante. ‖ -de Stanton. Melioidosis. ‖ -de Stargardt. Degeneración de la mácula lútea antes de la pubertad. ‖ -de Steele-Richardson. Oftalmoplejía supranuclear. ‖ -de Steinert. Síndrome caracterizado por amiotonía, atrofia muscular, cataratas, calvicie frontal y múltiples insuficiencias endocrinas. Lo esencial es la asociación miotonía-atrofia. V. MIOTONÍA ATRÓFICA o DISTRÓFICA. ‖ -de Sternberg. GRANULOMA MALIGNO. ‖ -de Stied. desus. Osteopoiquilia. ‖ -de Stieda. Osificación metatraumática paracondílea interna de la rodilla. ‖ -de Still. Variedad de poliartritis crónica que afecta a los niños. ‖ -de Stiller. Astenia universal congénita. ‖ -de Stokes. Bocio exoftálmico. ‖ -de Stokes-Adams. V. SÍNDROME DE ADAMS-STOKES. ‖ -de Stokvis. Cianosis intensa debida a trastornos intestinales. ‖ -de Strachan. Forma de neuritis múltiple de Jamaica, probablemente pelagra. ‖ **-de Strümpell.** Encefalitis hemorrágica primitiva. ‖ **-de Strümpell-Lorrain.** Paraparesia espasmódica familiar de herencia autosómica dominante que aparece en la edad juvenil y evoluciona lentamente. Frecuentemente se acompaña de síntomas cerebelosos ligeros y pie equino cavo. ‖ **-de Strümpell-Marie.** Espondilosis rizomélica. ‖ **-de Stühmer.** Balanitis xerótica obliterante. ‖ **-de Sturge-Weber.** Amencia nevoide. ‖ **-de Stuttgart.** Leptospirosis grippotifosa o fiebre de los pantanos. Enfermedad canina transmisible al hombre, debida a la *Leptospira canicola*. ‖ **-de Sudeck.** Atrofia ósea aguda debida a traumatismos, congelación, etc., con trastornos generales y edema local. ‖ **-de Sulzberger-Garbe.** Dermatosis exudativa discoide y liquenoide que simula, por la infiltración de las lesiones, micosis y hematodermias; evolución crónica. ‖ **-de Surinam.** Elefancia de los árabes. ‖ **-de Sutton.** Delirium tremens. ‖ Afección cutánea caracterizada por la presencia de un nevo pigmentario en una zona de vitíligo. ‖ **-de Sutton y Gull.** desus. Arteriosclerosis. ‖ **-de Swift o Swift-Feer.** Eritredema. ‖ **-de Sydenham.** Corea esencial. ‖ **-de Symmers.** V. ENFERMEDAD DE BRILL-SYMMERS. ‖ **-de Taenzer.** desus. Uleritema o queratosis pilar. ‖ **-de Takahara.** Acatalasemia. Enfermedad congénita con ausencia de catalasa en los tejidos; cursa con ulceración y gangrena en encías y boca. ‖ **-de Takayashu.** Enfermedad de las mujeres sin pulso o arteritis de las mujeres jóvenes, que se caracteriza por una afectación arterítica seguida de trombosis y oclusión de los troncos arteriales que nacen del cayado aórtico, manifiesto por el síndrome de Martorell-Fabre. ‖ **-de Take-Jonescu.** desus. Aortitis ulcerosa tífica; su nombre proviene del estadista rumano que la padeció. ‖ **-de Talma.** Miotonía adquirida. ‖ **-de Tangier.** Enfermedad familiar que se transmite de forma recesiva y se caracteriza por déficit de lipoproteínas α, hipertrofia amigdalina, pérdida de la sensibilidad termoalgésica y atrofia muscular (especialmente de los músculos de la mano). ‖ **-de Tannhauser.** desus. Cirrosis xantomatosa con aumento del colesterol visceral y óseo. ‖ **-de Tanon-Cambassédès.** Quinta enfermedad: megaleritema epidémico o eritema infeccioso. ‖ **-de tarabagán.** Epizootia que afecta a las marmotas *(tarabagans)* en Mongolia, semejante a la peste bubónica, de gran poder infectivo para el hombre. ‖ **-de Tauri.** Glucogenosis tipo VII. V. GLUCOGENOSIS. ‖ **-de Tay.** Coroiditis gutta senil. ‖ **-de Tay-Sachs.** Idiocia amaurótica familiar. ‖ **-de Taylor.** Atrofia idiopática difusa de la piel. ‖ **-de Teissier-Roque.** desus. Reumatismo crónico deformante. ‖ **-de Terrien.** Ectopia marginal de la córnea. ‖ **-de Thaysen.** Crisis perirrectales dolorosas nocturnas. ‖ **-de Thompson.** Poiquilodermia congénita de predominio cervicofacial y, a menudo, alopecia, distrofias ungueales y dentarias. ‖ **-de Thomsen.** V. MIOTONÍA CONGÉNITA. ‖ **-de Tietze.** Inflamación dolorosa, sin supuración, de los cartílagos costales. ‖ **-de Tilbury-Fox.** Impétigo estreptocócico. ‖ **-de Tillaux.** Mamitis con formación de tumores múltiples. ‖ **-de Tomaselli.** Fiebre y hematuria por abuso de quinina. ‖ **-de Tornwaldt.** desus. Bursitis faríngea. ‖ **-de Touraine.** desus. Aftosis bucal y genital con manifestaciones viscerales y oculares (conjuntivitis, iritis), articulares, vasculares y nerviosas. ‖ Elastorrexia con síntomas psíquicos y epileptiformes; se hallan placas seudoxantomatosas en el endocardio y paredes arteriales. ‖ Melanoblastosis neurocutánea con nevos, tumores melánicos en la piamadre y trastornos psicoepilépticos. ‖ Polifibromatosis cutánea. ‖ **-de transmisión sexual.** Denominación que incluye a todas las enfermedades infectocontagiosas que presentan una vía de contagio sexual. Comprende las enfermedades venéreas clásicas (sífilis, gonococia, chancro blando, linfogranuloma venéreo), afecciones uretrogenitales de múltiple etiología (uretritis, vulvitis, vaginitis, cervicitis, proctitis, prostatitis, etc.), viriasis de transmisión sexual (herpes genital, *Moluscum contagiosum*, hepatitis B, SIDA) y dermatitis por ectoparásitos. ETS. ‖ **-de Traum.** Aborto infeccioso de las cerdas. ‖ **-de Trousseau.** Eritema nudoso. ‖ Linfadenia aleucémica. ‖ Tromboflebitis migrans de origen neoplásico. ‖ **-de Turpin-Coste.** Poliosteocondritis o displasia epifisaria de Robert Clément. ‖ **-de Türk.** desus. Mononucleosis infecciosa. ‖ **-de Underwood.** Esclerema del recién nacido. ‖ **-de Unna.** Eccema seborreico. ‖ **-de Unverricht.** Epilepsia mioclónica. ‖ **-de Urbach-Wiethe.** Hialinosis cutaneomucosa con infiltración lipoproteínica de la piel y de las mucosas, que se manifiesta por tumoraciones blandas de apariencia xantomatosa, lesiones flictenulares o ulcerosas y afectación de la mucosa bucal y laríngea que produce afonía. Afección congénita. ‖ **-de Vallée.** Anemia infecciosa equina. ‖ **-de Valleix.** Neuralgia cervicobraquial. ‖ **-de Valsuani.** desus. Anemia perniciosa en las puérperas o lactantes. ‖ **-de Van Creveld-Von Gierke.** V. ENFERMEDAD DE GIERKE. ‖ **-de Vaquez.** POLICITEMIA VERA. ‖ **-de Vaquez-Lecomte.** Trombosis venosas recidivantes: septicemia venosa subaguda complicada a menudo con embolia pulmonar. ‖ **-de Vaquez-Osler.** POLICITEMIA VERA. ‖ **-de Varendal.** Clorosis. ‖ **-de Variot.** Pequeñez permanente del pulso; microsfigmia. ‖ **-de Vasiliev.** desus. ENFERMEDAD DE WEIL. ‖ **-de Velu-Speder.** Intoxicación crónica por el flúor, manifiesta principalmente por distrofias dentarias. ‖ **-de Verneuil.** Bursopatía sifilítica. ‖ **-de Verse.** Calcinosis intervertebral. ‖ **-de Vidal.** Neurodermatitis. ‖ **-de Vieussens.** desus. Ateromatosis aórtica. ‖ **-de Vincent.** ANGINA DE VINCENT. ‖ **-de Virchow.** Leontiasis ósea. ‖ **-de Vogt.** Diplejía cerebral espástica. ‖ **-de Vogt-Spielmeyer.** Idiocia amaurótica familiar. ‖ **-de Volinia.** Fiebre de los cinco días producida por la *Rickettsia quintana*, cuyo reservorio es el piojo y que se manifiesta por violentos accesos febriles, que repiten cada cinco días, erupción eritematosa, papulosa o maculosa y aumento del volumen del bazo. ‖ **-de Volkmann.** Queilitis glandular. ‖ Luxación congénita tibiotarsiana. ‖ **-de Voltolini.** Laberintitis aguda. ‖ **-de von Economo.** Encefalitis letárgica o encefalitis epidémica. Prácticamente extinguida luego del período iniciado por su aparición epidémica hacia 1917. ‖ **-de von Gierke.** Glucogenosis tipo I. V. GLUCOGENOSIS. ‖ **-de Vrolik.** Osteogénesis imperfecta tardía. ‖ **-de Wagner.** Milium coloide. ‖ **-de Waldenström.** Hiperglobulinemia con púrpura. Coxa plana. ‖ Macroglobulinemia esencial, síndrome hemorrágico con púrpura, anemia, adenomegalia y esplenomegalia, infiltración linfoplasmocitaria en el hígado, bazo, ganglios linfáticos y médula ósea, y presencia en el plasma de unas globulinas de peso molecular anormalmente elevado. ‖ **-de Wardrop.** Oniquia maligna. ‖ **-de Warren-Tay-Sachs.** Enfermedad de Tay-Sachs. ‖ **-de Wartenberg.** Atrofia tenar parcial atribuida por el autor a una degeneración selectiva de determinadas motoneuronas espinales cervicales. ‖ **-de Wartenberg.** Quiralgia parestésica. ‖ Parestesia braquial durante el sueño. ‖ **-de Watson.** Porfirinuria aguda intermitente que se manifiesta por un síndrome abdominal agudo que evoluciona por brotes con parálisis fláccidas y, a veces, trastornos psíquicos. Porfirinuria, porfobilinuria e hipertensión. Pronóstico grave. ‖ **-de Weber** o **Weber-Dimitri.** Amencia nevoide. ‖ **-de Weber-Christian.** Paniculitis febril nodular con recaídas; no supurante. ‖ **-de Wegner.** Separación osteocondrítica de las epífisis en la sífilis hereditaria. ‖ **-de Weijers-Van de Kamer-Dicke-Ijsseling.** desus. Intolerancia a la sacarosa con diarrea crónica desde las primeras semanas de la vida, rebelde al tratamiento, pero sin afectación del estado general. Como la causa es la deficiencia de una enzima hidrolizante de la sacarosa, cura con la supresión de ésta en la alimentación. ‖ **-de Weil.** Espiroquetosis o leptospirosis icterohemorrágica. ‖ Poliosteocondritis semejante a las enfermedades de Morquio y de Silfverskiöld. ‖ **-de Weil-Perles.** Anemia eritroblástica con hepatomegalia y esplenomegalia que se da en sujetos de más de 40 años de edad. Se puede considerar como una forma crónica de la enfermedad de Di Guglielmo. ‖ **-de Weinberg-Himmelfarb.** Mioendocarditis crónica con fibroelastosis y esclerosis consecutiva y que se manifiesta por insuficiencia cardíaca aparentemente primitiva. ‖ **-de Weingartner.** Eosinofilia tropical. ‖ **-de Weir-Mitchell.** Síndrome causálgico. ‖ Eritromelalgia con trastornos vasomotores de las extremidades y manifestaciones dolorosas proximales. ‖ **-de Weisman-Netter.** desus. Paquiosteosis diafisaria peroneotibial. ‖ **-de Weissenbach-Françon.** Lipartrosis seca y simétrica de las rodillas. ‖ **-de Wenckebach.** Modalidad de bloqueo auriculoventricular. ‖ **-de Wepfer.** desus. Hemorragia cerebral. ‖ **-de Werdnig-Hoffmann.** Atrofia muscular mielopática infantil, por degeneración de las motoneuronas periféricas, que aparece muy precozmente (durante los primeros meses) y sigue, habitualmente, un curso progresivo y fatal. Es de herencia recesiva. ‖ **-de Werlhoff.** PRPURA TROMBOPÉNICA IDIOPÁTICA. ‖ **-de Werner-His.** Fiebre de Volinia. ‖ **-de Werner-Schultz.** Agranulocitosis. ‖ **-de Wernicke.** SÍNDROME DE WERNICKE. ‖ **-de Wertheim Salomonson.** Enfermedad de Parkinson postencefalítica, con abolición de los reflejos tendinosos. ‖ **-de Werther.** Angitis necrotizante. ‖ **-de West.** Corea fláccida. ‖ **-de Westberg.** Estado morboso caracterizado por aparición de manchas blancas en la piel. ‖ **-de Westphal.** Mioplejía familiar intermitente, periódica, con hipopotasemia. ‖ **-de Westphal-Strümpell.** Seudosclerosis; variante de la enfermedad de Wilson (2.ª acep.). ‖ **-de Whipple.** Enfermedad inflamatoria intestinal de causa desconocida: artritis, pericarditis y endocarditis. ‖ **-de White.** Queratosis folicular. ‖ Corazón pulmonar crónico con insuficiencia cardíaca derecha consecutiva a una afección broncopulmonar crónica. ‖ **-de Whitmore.** MELIOIDOSIS. ‖ **-de Whytt.** Hidrocefalia interna. ‖ **-de Wichmann.** desus. Laringitis estridulosa. ‖ **-de Widal-Abrami.** Ictericia hemolítica. ‖ **-de Widal-Brocq.** Micosis fungoide. ‖ **-de Wilks.** Nefritis parenquimatosa crónica. ‖ **-de Willebrand.** Coagulopatía de herencia autosómica dominante, debida a un fallo global del antígeno von Willebrand componente del factor VIII. Se caracteriza por equimosis y hematomas, siendo la púrpura petequial más rara. El tiempo de sangría está alargado, existe disminución de la agregación y adhesión plaquetaria y fallo en la actividad coagulante y antigénica del factor VIII. Es más frecuente en las mujeres que en los hombres. Seudohemofilia hereditaria. ‖ **-de Williams.** Kwashiorkor. ‖ **-de Willis.** desus. Diabetes. ‖ desus. Anemia por carencia proteínica. ‖ **-de Wilson.** Dermatitis exfoliativa. Degeneración hepatolenticular, que se transmite de forma autosómica recesiva y se manifiesta por síntomas extrapiramidales dominantes y signos de cirrosis hepática. Existe trastorno del metabolismo del cobre y disminución de la ceruloplasmina. ‖ **-de Wilson-Brocq.** Dermatitis exfoliativa. ‖ **-de Winckel.** Enfermedad mortal de los recién nacidos caracterizada por cianosis afebril ictérica perniciosa con hemoglobinuria. ‖ **-de Windscheid.** Serie de síntomas nerviosos asociados a arteriosclerosis. ‖ **-de Winiwarter.** ENFERMEDAD DE BUERGER. ‖ **-de Winkelman.** Degeneración progresiva del globus pallidus. ‖ **-de Winkelstein-Hamperi.** desus. Esofagitis péptica. ‖ **-de Winkler.** Condrodermatitis nodular crónica del hélix. ‖ **-de Winton.** ENFERMEDAD DE PICTOW. ‖ **-de Wiseman-Doan.** Esplenomegalia neutropénica primitiva observada en adultos jóvenes, sobre todo mujeres; panhemopenia esplénica. ‖ **-de Woakes.** Etmoiditis con polliposis. ‖ **-de Woillez.** Congestión idiopática aguda de los pulmones. ‖ **-de Wolkmann.** Retracción muscular isquémica, especialmente en el niño, después de un traumatismo del codo. ‖ **-de Wolman.** Trastorno hereditario por déficit del éster del colesteril y la hidrolasa de los triglicéridos. ‖ **-de Wytt.** Hidrocefalia. ‖ **-de Zagari.** desus. Xerostomía. ‖ **-de Zahorsky.** Exantema súbito. ‖ **-de Zenker.** Neumoconiosis por polvo de tabaco. ‖ **-de Ziehen-Oppenheim.** Distonía muscular deformante. ‖ **-de Zimmerlin.** Atrofia muscular familiar progresiva. ‖ **-Déjerine** o **Déjerine-Sottas.** Polineuropatía hipertrófica progresiva de predominio distal, simétrica, mixta (sensitiva y motriz), limitada a las fibras mielinizadas, que se acompaña de síntomas cordonales posteriores, trastornos pupilares y, a veces, temblor y deformidades de los pies. Afección familiar que se transmite de forma recesiva. Histológicamente los nervios periféricos presentan imágenes en «bulbo de cebolla» por proliferación de las vainas de Schwann. ‖ **-del aire comprimido.** Parálisis de los buzos. ‖ **-del coito.** Durina. ‖ **-del colágeno.** Grupo de afecciones cuya característica común es la degeneración fibrinoide generalizada de la sustancia fundamental del tejido conjuntivo. Comprende el lupus eritematoso, la esclerodermia, la periarteritis nudosa, la enfermedad reumática, etc. ‖ **-del legionario.** LEGIONELOSIS. ‖ **-del limo.** Leptospirosis grippotifosa. ‖ **-del ruido.** sordera, vértigos, nistagmo y trastornos del equilibrio ocasionados por ruidos industriales. ‖ **-del suero.** Alergia que aparece a consecuencia de la inyección de un suero heterólogo, caracterizada por urticaria, edema, dolores articulares, fiebre y postración. ‖ **-del sueño.** Período final de la tripanosomiasis del Congo, caracterizado por acentuación de la debilidad y languidez, tendencia al sueño, cefalalgia, temblores y estupor. ‖ **-del sueño.** Encefalitis letárgica. ‖ **-endémica.** Endemia. ‖ **-epidémica.** Epidemia. ‖ **-esencial.** ENFERMEDAD IDIOPÁTICA. ‖ **-específica.** La debida a un agente único y constante. ‖ **-esporádica.** La que se presenta en casos aislados. ‖ **-familiar.** La que se transmite genéticamente y que aparece en individuos de una misma familia. ‖ **-fibroquística del páncreas.** V. MUCOVISCIDOSIS. ‖ **-focal.** La que se localiza en uno o más focos. ‖ **-funcional.** Enfermedad sin tensión anatómica sensible. ‖ **-granulomatosa crónica.** Trastorno genético ligado al cromosoma X, en el cual los leucocitos y monocitos del enfermo ingieren, pero no destruyen, los gérmenes catalasa-positivos. Comienza a los 6-12 meses de edad con infecciones varias, granulocitosis, adenopatías, anemia, artralgias, etc. ‖ **-H.** Síndrome de Hart. ‖ **-hemolítica de los recién nacidos.** Eritroblastosis fetal. ‖ **-hereditaria.** La transmitida de ascendentes a descendentes. ‖ **-hipertensiva.** Hipertensión arterial. ‖ **-iatrogénica.** La provocada por el médico o por terapéuticas inadecuadas. ‖ **-idiopática.** Estado morboso en el que se desconocen tanto la etiología como la patogenia. ‖ **-infecciosa.** La que se debe a un agente vivo, bacterias o virus. ‖ **-Köhler-Mouchet.** Escafoiditis tarsiana con reblandecimiento e imagen radiológica de hueso apollillado. ‖ **-Langdon-Down.** Idiocia mongólica; mongolismo. V. SÍNDROME DE DOWN. ‖ **-Lannelongue-Achard.** Hipertrofia de los miembros inferiores sin alteración del esqueleto (elefantiasis congénita). ‖ **-Lederer-Brill.** Anemia aguda febril. Afecta sobre todo a los niños y se manifiesta por una brusca elevación térmica con cefalea, vómitos y anemia intensa con leucocitos y eritroblastosis, hiperbilirrubinemia, subictericia y esplenomegalia. ‖ **-lunática.** Epilepsia y oftalmía periódica. ‖ **-Mackenzie.** ENFERMEDAD X. ‖ **-mental.** Término genérico que designa al conjunto de afecciones de etiología funcional u orgánica y sintomatología psíquica (neurosis, psicosis, perversiones, organoneurosis, demencias, oligofrenias). ‖ **-miasmática.** Paludismo. ‖ **-mitral.** Asociación de estenosis con insuficiencia mitral. ‖ **-molecular hereditaria.** Nombre genérico de las enfermedades metabólicas hereditarias (alcaptonuria, cistinuria, albinismo, anemia falciforme, fenilcetonuria, etc.). ‖ **-mosaico.** Nombre de varias enfermedades víricas de las plantas. ‖ **-nanukayami.** Leptospirosis estival japonesa. ‖ **-negra.** Melena. ‖ **-nerviosa.** ENFERMEDAD MENTAL. ‖ **-operatoria.** Conjunto de trastornos funcionales, humorales e iónicos que aparecen después de una operación quirúrgica.

∥-**orgánica.** La asociada con cambios morfológicos de los órganos o estructuras. ∥-**pandémica.** Pandemia. ∥-**parasitaria.** La causada por un parásito. ∥-**periódica.** La que aparece a intervalos regulares o en la misma época de cada año. ∥-**por arañazo de gato.** Linforreticulosis benigna de inoculación. ∥-**por carencia.** Avitaminosis. ∥-**por citomegalovirus.** V. ENFERMEDAD DE INCLUSIONES CITOMEGÁLICAS. ∥-**poradénica.** Linfogranuloma inguinal. ∥-**profesional.** La debida al oficio o profesión del que la padece. ∥-**psicosomática.** Toda afección funcional u orgánica de etiología psicógena. ∥-**quinta.** Eritema infeccioso. ∥-**quinta venérea.** Linfogranulomatosis inguinal. ∥-**quística de la mama.** ENFERMEDAD DE RECLUS. ∥-**reumática evolutiva.** REUMATISMO ARTICULAR AGUDO. ∥-**sagrada.** Epilepsia. ∥-**sahib.** Kalaazar. ∥-**Schilder.** Esclerosis cerebral difusa, que presenta grandes placas de desmielinización bilateral. Se expresa por un síndrome motor, ceguera de origen cortical y trastornos mentales. ∥-**sexta.** Roséola infantil. ∥-**sexta venérea.** Linfogranuloma venéreo. ∥-**Siegal.** ENFERMEDAD DE CATTAN-MAMOU. ∥-**Siemerling-Creutzfeldt.** Enfermedad rara que afecta sólo a varones, probablemente ligada al cromosoma X de manera recesiva. Se caracteriza por leucodistrofia del sistema nervioso central, hiperpigmentación de la piel y atrofia adrenal. ∥-**subaguda y subcrónica.** Enfermedad con menor actividad y mayor rapidez, respectivamente, que otras que sean agudas o crónicas. ∥-**tsutsugamushi.** Fiebre fluvial japonesa. ∥-**venérea.** Enfermedad contagiosa adquirida por relaciones sexuales: blenorragia, chancro blando, sífilis, etc. ∥-**X.** Término de Mackenzie para una serie de síntomas morbosos consistentes en sensación de malestar general, hipersensibilidad al frío, dispepsia, trastornos intestinales, respiratorios y cardíacos, de origen desconocido. ∥-**yatrogénica.** V. ENFERMEDAD IATROGÉNICA.

enfermera, ro. f. y m. A., *Wärterin;* F., *infirmière;* In., *nurse;* It., *infirmiera;* P., *enfermeira.* Mujer u hombre que se dedica al cuidado de enfermos. La legislación de cada país determina sus atribuciones en la práctica de ciertos tratamientos indicados por el médico. V. PRACTICANTE.

enfermería. f. A., *Krankensaal;* F., *infirmerie;* In., *infirmary;* It., *infermeria;* P., *enfermaria.* Sala o departamento destinado a enfermos de una clase, edad, o sexo determinados.

enfermizo. adj. Predispuesto a contraer enfermedades.

enfermo, ma (del lat. *infirmus,* débil). adj. F., *malade;* In., *ill.* Que padece enfermedad. Ú.t.c.s.

enfisaterapia (del gr. *emphysân,* inflar, y *therapeía,* tratamiento). f. Inyección de aire o de gas en un órgano con propósitos terapéuticos.

enfisema (del gr. *emphsema,* de *emphysân,* soplar). m. A., *Emphysem;* F., *emphysème;* In., *emphysema;* It., *enfisema.* P., *enfisema.* Estado de un tejido distendido por gases, especialmente la presencia de aire en el tejido celular subcutáneo o pulmonar. ∥-**alveolar.** Distensión de los alveolos pulmonares por desaparición de los septos interalveolares en el enfisema pulmonar. ∥-**atrófico.** Enfisema senil con rarefacción progresiva del tejido pulmonar. ∥-**compensador o suplementario.** Distensión de los alveolos pulmonares próximos a una zona impermeable del parénquima pulmonar. ∥-**cutáneo.** ENFISEMA SUBCUTÁNEO. ∥-**de Jenner.** ENFISEMA SENIL. ∥-**ectásico.** Enfisema debido a la dilatación de los alveolos pulmonares. ∥-**falso.** Desarrollo de gases en el tejido celular subcutáneo a consecuencia de un traumatismo como resultado de la putrefacción o gangrena. ∥-**gangrenoso.** ENFISEMA FALSO. ∥-**interlobulillar.** ENFISEMA INTERSTICIAL. ∥-**intersticial.** Enfisema pulmonar por escape del aire de los alveolos, que se infiltra en los intersticios interalveolares. ∥-**mediastínico.** Presencia de aire en el tejido mediastínico. ∥-**pulmonar.** Dilatación exagerada y permanente de las vesículas pulmonares, con atrofia y rotura de las paredes de las mismas, debida generalmente a tabaquismo crónico. ∥-**quirúrgico.** Enfisema traumático o verdadero. ∥-**senil.** Ectasia alveolar propia de la vejez. ∥-**subcutáneo.** Enfisema traumático de los intersticios del tejido celular subcutáneo. ∥-**traumático.** Infiltración de aire o gases en el tejido celular subcutáneo a consecuencia de un traumatismo, accidental u operatorio. ∥-**vaginal.** Colpohiperplasia quística. ∥-**verdadero.** Infiltración aérea del tejido celular consecutiva a un traumatismo. ∥-**vesicular.** ENFISEMA ALVEOLAR. ∥-**vicariante.** Enfisema compensador.

enflisis (del gr. *en,* en, y *phlysis,* erupción). f. Erupción vesicular, del herpe, por ejemplo.

enfráctico. adj. Que tiende a obstruir, que cierra los poros de la piel. Ú.t.c.s.

enfraxis (del gr. *émphraxis*). f. Obstrucción, infarto.

enfriamiento. m. RESFRIADO.

engastrio (del gr. *en,* en, y *gastér, gastrós,* vientre). m. Monstruo doble en el cual un feto rudimentario está contenido dentro del abdomen del otro.

Engel (Síndrome de) (Gerhard *Engel,* médico alemán, siglo XIX). V. SÍNDROME. ∥-**Recklinghausen (Enfermedad de).** V. ENFERMEDAD.

Engelmann (Discos de) (Theodor W. *Engelmann,* fisiólogo alemán, 1843-1909). V. DISCO DE HENSEN. ∥-**(Enfermedad de)** (Guido *Engelmann,* cirujano austriaco, n. 1876). V. ENFERMEDAD.

engendro (de *engendrar*). m. Feto deforme.

englobamiento. Inclusión de una formación anatómica en una cicatriz.

englobamiento (de *en* y el lat. *globus,* globo). m. F. e In., *englobement.* Penetración dentro de la sustancia de un glóbulo, ameba, leucocito u otra célula, de una partícula inorgánica, microorganismo o resto de célula.

Engman (Enfermedad de) (Martin F. *Engman,* dermatólogo norteamericano, 1869-1953). V. ENFERMEDAD.

engrafia (de *en* y el gr. *gráphein,* registrar). f. F., *engraphie;* In., *engraphia.* Proceso hipotético por el que los estímulos dejarían señales permanentes (engramas) en el protoplasma de las células, estímulos que regularmente repetidos inducirían un hábito que persistiría aun después de cesado el estímulo.

engrama (del gr. *en,* en, y *grámma,* marca). m. A., *Engramm;* F., *engramme;* In., *engram;* It., *engramma;* P., *engrama.* Marca, señal de trastorno persistente provocado en el protoplasma por un determinado estímulo, que sería el fundamento de las manifestaciones de la memoria, herencia, etc. MNEMA.

engranaje (de *en* y el lat. *granum,* grano). m. Sinartrosis característica de los huesos de la bóveda craneal.

enhematospora, enhemospora (de *en,* el gr. *haîma,* sangre, y *sporá,* germen). f. F., *première spore produite par le parasite son paludisme dans le corps humain;* In., *enhematospore.* Espora del parásito del paludismo, que se forma en la sangre por la rotura de la amébula y del corpúsculo rojo que la contiene; merozoito.

enilismo (del gr. *oînos,* vino). m. Forma de alcoholismo provocada por el abuso del vino; etilismo.

enjuague. m. COLUTORIO.

enofobia (del gr. *oînos,* vino, y *phóbos,* temor). f. Temor morboso al vino.

enoftalmía o enoftalmos (del gr. *en,* en, y *ophthalmós,* ojo). f. A., *enophtalmie;* F., *enophtalme;* In., *enophtalmus;* It. y P., *enoftalmia.* Hundimiento anormal del ojo; opuesto a *exoftalmía.*

enolado. m. Vino medicinal; preparación farmacéutica cuyo excipiente es el vino.

enolaturo. m. Maceración de sustancias orgánicas, especialmente vegetales, en vino.

enolito. m. Preparación farmacéutica cuyo excipiente es el vino.

enolosa. f. F., *énolase;* In., *enolase.* Enzima del grupo de las hidratasas que interviene en la transformación del ácido 2-fosfoglicérico en ácido fosfoenolpirú-

enomanía (del gr. *oînos*, vino, y de *manía*). f. A., *Säuferwahnsinn;* F., *oenomanie;* In., It. y P., *enomania*. Inclinación irresistible, manía, a las bebidas alcohólicas. || DELIRIUM TREMENS.
enomel o **enomiel** (del gr. *oînos*, vino, y el lat. *mel, mellis*, miel). m. Mezcla de vino y miel.
enomelado. m. Preparación de la farmacopea antigua, compuesta de enomiel y principios medicamentosos.
enorquia o **enorquismo** (del gr. *en*, en, y *órchis*, testículo). f. y m. CRIPTORQUIDIA.
enosimanía (del gr. *énosis*, conmoción, temblor, y de *manía*). f. Alienación caracterizada por el terror extremo. || Creencia obsesionante de que se ha cometido un pecado imperdonable.
enósmosis. f. ENDÓSMOSIS.
enosteal. m. Hueso interparietal.
enostosis (del gr. *en*, en, y *ostéon*, hueso). f. A., *Enostose;* F., *énostose;* In., *enostosis;* It., *enostosi;* P., *enostose*. Excrecencia ósea u osteoma que se desarrolla dentro de la cavidad de un hueso o del cráneo.
enoxidasa (del gr. *oînos*, vino, y *oxidasa*). f. F., *énoxidase;* In., *enoxidase*. Oxidasa que agria los vinos o se encuentra en los vinos agrios.
enquilema (del gr. *en*, en, y *chylós*, jugo). m. A., *Enchylem;* F., *enchylème;* In., *enchylema;* It., *enchilema;* P., *enquilema*. Sustancia finamente granulosa que llena los intersticios del cuerpo celular y del núcleo. *Sin.:* Citolinfa. HIALOPLASMA.
enquima (del gr. *égchyma*, infusión). m. Sustancia procedente del quilo, que constituiría el jugo formativo de los tejidos. || Infusión; inyección.
enquiresis (de *en*, y el gr. *cheirós*, mano). f. Maniobra, procedimiento.
enquistamiento (de *en* y el gr. *kystis*, vejiga). m. A., *Einkapselung;* F., *enkystement;* In., *encystement;* It., *incistamento;* P., *encistamento*. Estado de aislamiento de un cuerpo extraño, cálculo, etc., por formación de una capa gruesa de tejido laminar que rodea dicho cuerpo. || **-de la placenta.** INCARCERACIÓN.
enranciamiento (de *en* y el lat. *rancidus*, rancio). m. Proceso de alteración de las grasas expuestas al aire, luz y calor, que consiste en una oxidación con desarrollo de ácidos grasos libres y volátiles.
enrarecimiento. m. RAREFACCIÓN.
enronquecimiento. m. RONQUERA.
ens (lat.). m. Ser, esencia, entidad. || **-morbi.** Principio esencial o naturaleza de una enfermedad.
ensalmista (de *en* y *salmo*). m. Charlatán o curandero que compone los huesos dislocados o rotos y cura por ensalmo o con los salmos.
ensayo (del lat. *exagium*, peso). m. A., *Versuch;* F., *essai;* In., *assay;* It., *prova;* P., *ensaio*. Examen, prueba, reconocimiento.
ensiforme (del lat. *ensis*, espada, y *forma*, forma). adj. F., *ensiforme;* In., *ensiform*. En forma de espada. XIFOIDE.
ensilladura (de *en* y el lat. *sella*, silla). f. Exageración de la concavidad lumbar de la columna vertebral, lordosis, que se observa especialmente en casos de coxalgia cuando el enfermo está acostado en un plano horizontal con el miembro afecto extendido, en los tumores abdominales, embarazo, etc.
ensisternón o **ensisternum** (del lat. *ensis*, espada, y *esternón*). m. Apéndice xifoide; porción inferior del esternón.
ensónfalo. XIFODÍDIMO.
ensónfalo (del lat. *ensis*, espada, y el gr. *ómphalos*, ombligo). m. F., *ensomphale*. Monstruo doble de dos cuerpos unidos con dos ombligos separados y dos cordones umbilicales.
ensortijado (de *en* y el lat. *sors, sortis*, suerte). adj. Dícese de la sutura por medio de alfileres clavados en los bordes de la herida, sujetados por asas de hilo en ocho. V. SUTURA.
enstrofia (del gr. *en*, en, y *stréphein*, girar). f. Inversión, especialmente la de los bordes palpebrales.

ensueño. m. Sueño o representación fantástica del que duerme. V. SUEÑO (2.ª acep.). || Fantasía. V. FANTASMA.
entablillado (de *en* y el lat. *tabella*, tablilla). m. Acción y efecto de asegurar con tablillas o férulas el hueso fracturado reducido.
Entada. Género de plantas leguminosas, una de cuyas species, *E. scandens*, es el bayogo.
entalação. f. Nombre con el que se designa en Brasil una complicación de la enfermedad de Chagas, caracterizada por megaesófago y disfagia, debidos a la afectación de los plexos nerviosos esofágicos. *Sin.:* Cardiospasmo tropical, disfagia tropical.
entalladura (de *en* y el lat. vulg. *taliare*, cortar, de *talea*, retoño). f. Herida producida por un instrumento cortante que ha obrado de un modo oblicuo.
entalpía (del gr. *en*, en, y *thálpein*, calentar). f. F., *enthalpie;* In., *enthalpy*. Magnitud termodinámica cuya variación mide la cantidad de calor suministrado o cedida por un sistema cuando evoluciona a presión constante. Su símbolo es H.
entamebiasis. f. F., *amibiase intestinale;* In., *entamebiasis*. Infección por entamebas.
Entamoeba. Género de amebas del orden ameboideas, cuyas especies son casi todas parásitas. La mayoría son capaces de producir formas quísticas que actúan como elementos de resistencia. Algunas son patógenas para el hombre. || **-coli.** No patógena, puede encontrarse en el intestino humano. || **-gingivalis.** No patógena, puede encontrarse en la cavidad bucal del hombre y otros vertebrados. || **-hartmanni.** Puede aislarse del intestino humano, no es patógena. || **-histolytica.** Agente causal de la disentería amebiana y de abscesos hepáticos.
entasis (del gr. *éntasis*, tensión). f. Espasmo tónico; acción muscular espasmódica.
enteco (de *entecarse*, y éste del lat. *hecticus* [del gr. *hektikós*], habitual, dicho de la fiebre). adj. Enclenque, canijo, enfermizo.
entelminto (de *ento-* y el gr. *hélmins, -inthos*, lombriz). m. Gusano parásito intestinal.
enteomanía (del gr. *éntheos*, inspirado, y de *manía*). f. Manía religiosa. || Demonomanía.
entepicóndilo (de *ento-* y *epicóndilo*). m. Epicóndilo interno del húmero.
entequé o **entequez.** f. Enfermedad de los animales en Sudamérica, que afecta especialmente al ganado bovino y a veces al ovino y equino, y que se caracteriza por enflaquecimiento progresivo, diarrea y formación de excrecencias córneas en los pulmones.
enter- o **entero-.** Forma prefija del gr. *énteron*, intestino.
enteradenitis (de *enter-* y *adenitis*). f. F., *inlammation d'une glande intestinale.;* Inflamación de los ganglios linfáticos intestinales.
enteradeno (de *enter-* y el gr. *adén, adénos*, glándula). m. Ganglio linfático intestinal.
enteralgia (del *enter-* y el gr. *álgos*, dolor). f. F., *entéralgie*. Dolor o neuralgia del intestino. *Sin.:* Enterodinia. Cólico intestinal.
enteramina. f. F., *entéramine*. Hormona de la mucosa intestinal idéntica a la serotonina.
enterangienfraxis (de *enter-*, y el gr. *aggeîn*, vaso, y *émphraxis*, obstrucción). f. F., *entérangiemphraxie*. Obstrucción de los vasos sanguíneos intestinales.
enteratrofia (de *enter-* y el gr. *atrophía*, falta de alimento). f. Atrofia del intestino.
enterauxa (de *enter-* y el gr. *aúxe*, crecimiento). f. Hipertrofia o engrosamiento de la pared intestinal.
enterectasia (de *enter-* y el gr. *éktasis*, dilatación). f. F., *entérectasie*. Distensión o dilatación del intestino.
enterectomía (de *enter-* y el gr. *ektomé*, escisión). f. A., *Enterektomie;* F., *entérectomie;* In., *enterectomy;* It. y P., *enterectomia*. Resección de una parte de intestino.
enterelcosis (de *enter-* y el gr. *hélkos*, llaga). f. Ulceración del intestino.
enterémbolo (de *enter-* y el gr. *embállein*, arrojar en). m. Invaginación o intususcepción intestinal.

enteremia (de *enter-* y el gr. *haîma*, sangre). f. Congestión intestinal.
enterenfraxis (de *enter-* y el gr. *émphraxis*, obstrucción). f. Obstrucción intestinal.
entericoide (de *entérico* y el gr. *eîdos*, aspecto). adj. Semejante a la fiebre tifoidea.
enterisquiocele (de *enter-*, el gr. *ischíon*, isquion, y *kéle*, hernia). m. Hernia intestinal por la escotadura ciática.
enterítico. adj. Relativo a la enteritis.
enteritis (de *entero-* y el suf. *-itis).* f. A., *Enteritis*; F., *entérite;* In., *enteritis;* It. y P., *enterite.* Inflamación del intestino, especialmente del delgado. ||-**aguda.** Inflamación de la mucosa del intestino, generalmente de naturaleza infecciosa, caracterizada por la aparición rápida de los síntomas que consisten principalmente en cólicos, diarrea, timpanismo y fiebre. ||-**alérgica, anafiláctica.** Inflamación hemorrágica de los intestinos, consecutiva a una segunda dosis del alergeno y anafilactógeno. ||-**cística crónica.** Forma caracterizada por la dilatación de las glándulas intestinales, debida a la oclusión de los conductos excretorios. ||-**coleriforme.** Enfermedad de la primera infancia, caracterizada por vómitos y diarrea serosa. ||-**diftérica.** Difteria de los intestinos. || Enteritis grave, caracterizada por la presencia de falsas membranas y ulceraciones submucosas. ||-**flemonosa.** Afección con síntomas semejantes a la peritonitis y secundaria a otras enfermedades intestinales. ||-**folicular** o **nodular.** Enteritis de la primera infancia, caracterizada por la hipertrofia de los folículos cerrados. ||-**glerosa.** ENTEROCOLITIS. ||-**membranosa** o **mucomembranosa.** ENTEROCOLITIS. ||-**mucosa.** ENTEROCOLITIS. ||-**poliposa.** Enteritis con proliferación del tejido conjuntivo en forma de pólipos. ||-**protozoaria.** Infección del intestino con protozoos de diversas especies. ||-**regional** o **segmentaria.** ENFERMEDAD DE CROHN. ||-**seudomembranosa.** ENTEROCOLITIS MUCOMEMBRANOSA.
entero-. V. ENTER-, ENTERO-.
enteroanastomosis. f. A., *Enteroanastomose;* F., *entéroanastomose;* In., *enteroanastomosis;* It., *enteroanastomosi;* P., *enteranastomose.* Comunicación longitudinal o lateral de dos asas intestinales; operación de Maisonneuve.
enteroantígeno. m. Antígeno derivado del intestino.
enteroapocleisis (de *entero-* y el gr. *apókleisis*, exclusión). f. ENTERECTOMÍA.
Enterobacter. Género de bacterias de la familia enterobacteriáceas. Son bacilos gramnegativos, con flagelación perítrica que atacan la lactosa y pueden utilizar el citrato como fuente única de carbono. Se les clasifica en la tribu klebsieleas. Saprofitos del intestino humano, se les aísla en heces, aguas negras, suelo y agua dulce. Patógenos ocasionales, se han descrito como agentes etiológicos de sepsis e infecciones urinarias. ||-**aerogenes.** Corresponde a las formas móviles (flageladas) que se clasificaban como *Aerobacter aerogenes.* ||-**cloacae.** Corresponde al antiguo *Aerobacter cloacae.*
enterobacteriáceas. f. pl. Familia de bacterias que se clasifican en la parte 8.ª del Manual de Bergey. Son bacilos gramnegativos aerobios, anaerobios facultativos, que reducen los nitratos a nitritos, con flagelación perítrica o sin ella, utilizan los carbohidratos por vía fermentativa catalasa-positiva y oxidasa-negativa. Sus elementos se encuentran como saprofitos del intestino humano, en el suelo y agua. Incluyen patógenos humanos intrínsecos *(Salmonella, Shigella, Yersinia),* saprofitos posibles patógenos *(Escherichia coli)* y saprofitos posibles patógenos ocasionales (oportunistas) *(Serratia).* Los dos grupos últimos constituyen los representantes numéricamente más importantes de la infección hospitalaria. Se les clasifica en cinco tribus: escherichieas, klebsieleas, proteeas, yersinieas y erwinieas, que comprenden diversos géneros.
enterobiasis. f. F., *entérocèle.* Infección por el *Enterobius vermicularis;* oxiuriasis. || Infestación por lombrices.

Enterobius. Género de gusanos nematodos intestinales oxiúridos en el que se clasifican actualmente los llamados oxiuros. La especie *E. vermicularis* u *Oxyuris vermicularis,* es el pequeño gusano blanco de 3 a 12 mm de longitud, mayor en la hembra, que habita la porción superior del intestino grueso, muy frecuente en el recto de los niños, causa de prurito y de trastornos reflejos.
enterobrosia o **enterobrosis** (de *entero-* y el gr. *bibróskein,* devorar). f. Perforación intestinal.
enterocele (de *entero-* y el gr. *kéle,* hernia). m. F., *ponction intestinale.* Hernia intestinal. ||-**vaginal.** COLPOCELE.
enterocelíaco (de *entero-* y el gr. *koilía,* vientre). adj. Relativo a la cavidad abdominal.
enterocelo (de *entero-* y el gr. *koîlos,* hueco). m. Celoma formado por evaginación de la pared del intestino primitivo. || Cavidad abdominal.
enterocentesis (de *entero-* y el gr. *kenteîn,* pinchar). f. F., *entérokinase.* Punción quirúrgica del intestino.
enterocinasa. f. F., *entérocystocèle.* Enzima del jugo intestinal que activa la enzima proteolítica del jugo pancreático y convierte el tripsinógeno en tripsina.
enterocinesis. f. PERISTALSIS.
enterocisto. m. ENTEROCISTOMA.
enterocistocele (de *entero-,* el gr. *kýstos,* vejiga, y *kéle,* hinchazón). m. F., *entéroclyse.* Hernia del intestino y la vejiga urinaria.
enterocistoma (de *entero-,* el gr. *kýstis,* quiste, y el suf. *-oma).* m. A., *Darmaste;* F., *entérokystome;* In., *enterocystoma;* It. y P., *enterocistoma.* Quiste congénito procedente de un vestigio del conducto onfalomesentérico, que se desarrolla a veces en la pared abdominal cerca del ombligo o en el intestino delgado cerca de la válvula ileocecal.
enterocistosqueocele (de *enterocisto* y *osqueocele).* m. Hernia escrotal de la vejiga e intestino.
enterocleisis (de *entero-* y el gr. *kleîsis,* cerradura). f. F., *entéro-cholécystomie.* Oclusión de una herida del intestino. || Oclusión de la luz del intestino. ||-**epiploica.** Oclusión de una perforación intestinal por medio del epiplón.
enteroclisis o **enteroclisma** (de *entero-* y *clýsis,* lavativa, del gr. *klzein,* lavar). f. m. A., *Darmeinlauf;* F., *entéroclyse;* In., *enteroclysis;* It., *enteroclisi;* P., *enteróclisi.* Inyección de un líquido en el intestino por vía rectal; lavado del intestino. ||-**de Murphy.** Instilación continua, gota a gota, de grandes cantidades de suero normal en el recto.
enterococo (de *entero-* y el gr. *kókkos,* grano). m. A., *Enterokokkus;* F., *entérocoque;* In., *enterococcus;* It., *enterococco;* P., *enterococo.* Grupo de estreptococos encontrados en el intestino del hombre y de algunos animales, cuya especie tipo es el *Streptococcus faecalis.*
enterocolecistostomía (de *entero-, colecisto* y el gr. *stóma,* boca). f. F., *entéro-cholécystomie.* Anastomosis quirúrgica entre la vesícula biliar y el intestino delgado.
enterocolitis (de *entero-* y *colitis).* f. A., *Enterocolitis;* F., *entérocolite;* In., *enterocolitis;* It. y P., *enterocolite.* Inflamación del intestino delgado y del colon. ||-**mucomembranosa.** COLON IRRITABLE.
enterocolostomía (de *entero-,* el gr. *kólon,* colon, y *stóma,* boca). f. A., *Enterokolostomie;* F., *entérocolostomie;* In., *enterocolostomy;* It. y P., *enterocolostomia.* Operación de establecer una comunicación entre el intestino delgado y el colon.
enteroconiosis (de *entero-* y el gr. *kónis,* polvo). f. Afección intestinal producida por polvos de cualquier naturaleza.
enterocrinina (de *entero-* y el gr. *krineîn,* separar). f. Hormona preparada de intestino de animales, que estimula las glándulas del intestino delgado.
enterodinia (de *entero-* y el gr. *odýne,* dolor). f. A., *Darmschmerz;* F., *entérodynie;* In., *enterodynia;* It. y P., *enterodinia.* ENTERALGIA.
enteroenterostomía (de *entero-* y el gr. *stóma,* boca). f. A., *Darm-zu-Darm-Anastomose;* F., *entéroentérostomie;* In., *enteroenterostomy;* It. y P., *ente-*

roenterostomia. Creación artificial de una abertura permanente entre dos porciones de intestino que normalmente no se relacionan.

enteroepiplocele (de *entero, epiplón* y el gr. *kéle*, hernia). m. F., *entéro-épiplocèle*. Hernia del intestino delgado y el epiplón.

enteroepiplonfalocele (de *entero-, epiplón,* el gr. *omphalós,* ombligo, y *kéle,* hernia). m. Hernia umbilical del intestino y el epiplón.

enterofimia (de *entero-* y el gr. *phŷma,* tubérculo). f. Tuberculosis intestinal.

enteroflogosis (de *entero-* y el gr. *phlégein,* inflamar). f. ENTERITIS.

enterogastritis (de *entero-* y el gr. *gastér, gastrós,* estómago). f. F., *entérogastrite.* Inflamación del intestino delgado y el estómago: gastroenteritis.

enterogastrocele (de *entero-,* el gr. *gastér, gastrós,* estómago, y *kéle,* hernia). m. Hernia o eventración del estómago e intestinos.

enterogastrona. f. F., *entérogastrone.* Hormona de la mucosa intestinal superior que inhibe la movilidad y secreción gástricas.

enterógeno (de *entero-* y el gr. *gennân,* producir). adj. F., *entérogène.* Que se origina dentro del intestino.

enteroglucagón. m. Hormona de la mucosa intestinal que posee acción biológica similar a la del glucagón pancreático. *Sin.:* Glucagón intestinal.

enterografía (de *entero-* y el gr. *gráphein,* describir). f. F., *entérographie.* Descripción de los intestinos. || Radiografía de los intestinos.

enterohemia. f. ENTEREMIA.

enterohepatitis (de *entero-,* el gr. *hêpar, hépatos,* hígado, y el suf. *-itis*). f. A., *Enterohepatitis;* F., *entérohépatite;* In., *enterohepatitis;* It., *enteroepatite;* P., *enterohepatite.* Inflamación simultánea del intestino y el hígado. || Enfermedad infecciosa de los pavos, en la que existen lesiones intestinales y hepáticas y decoloración de la cresta.

enterohepatocele (de *entero-,* el gr. *hêpar, -atos,* hígado, y *kéle,* hernia). m. F., *entéro-hépatocele.* Hernia o eventración congénita del hígado e intestino.

enterohidrocele (de *entero-,* el gr. *hýdor,* agua, y *kéle,* hernia). m. F., *entéro-hydrocèle.* Hernia intestinal complicada con hidrocele.

enterohidronfalocele (de *entero-, hidro-* y *onfalocele*). m. Hernia umbilical del intestino con acumulación de serosidad en el saco.

enteroidea (de *entero-* y el gr. *eîdos,* aspecto). adj. F., *fièvre intestinale.* Se aplica a las diversas fiebres producidas por bacterias que habitan en el intestino: fiebre tifoidea, paratifoidea, etc. Ú.t.c.s.

enterólisis (de *entero-* y el gr. *lýsis,* disolución). f. F., *entérolyse.* Liberación quirúrgica del intestino de sus adherencias.

enterolitiasis (de *entero-* y *litiasis*). f. F., *entérolithiase.* Producción o formación de cálculos o concreciones intestinales.

enterolito (de *entero-* y el gr. *líthos,* piedra). m. A., *Darmstein;* F., *entérolithe;* In., *enterolith;* It., *enterolito;* P., *enterólito.* Cálculo intestinal; concreción encontrada en el intestino, frecuente en los herbívoros.

enterología (de *entero-* y el gr. *lógos,* tratado). f. F., *entérologie.* Suma de conocimientos relativos a los intestinos.

enterólogo. adj. y s. Experto en enfermedades de los intestinos.

enteromalacia (de *entero-* y el gr. *malakía,* blandura). f. Reblandecimiento patológico de los intestinos.

enteromegalia (de *entero-* y el gr. *mégas, megále, méga,* grande). f. F., *entéromégalie.* Aumento total o parcial de volumen del intestino; megacolon.

enterómera (de *entero-* y el gr. *méros,* parte). f. F., *entéromère.* Segmento o metámera del tubo digestivo embrionario.

enteromerocele (de *entero-,* el gr. *merós,* muslo, y *kéle,* hernia). m. F., *entéromélocèle.* Hernia intestinal crural.

enteromesenteritis. f. Tabes mesentérica; *carreau de los franceses.*

enteromicosis (de *entero-* y el gr. *mykes,* hongo). f. A., *Darmmykose;* F., *entéromycose;* In., *enteromycosis;* It., *enteromicosi;* P., *enteromicose.* Enfermedad intestinal debida a hongos o bacterias.

enteromiiasis (de *entero-* y el gr. *myîa,* mosca). f. F., *entéromyase.* Afección intestinal producida por larvas de moscas.

enteromixorrea (de *entero-,* el gr. *mxa,* moco, y *rheîn,* fluir). f. Enterocolitis mucomembranosa. || **-nerviosa.** Hipersecreción de moco por la mucosa intestinal, de origen nervioso.

Enteromonas. Género de flagelados tetramítidos; la especie *E. hominis* es parásita del intestino humano y causa de enteritis graves.

enteron. m. F., *intestin, canal alimentaire.* Intestino o conducto alimentario.

enteronco (de *entero-* y el gr. *ógkos,* hinchazón). m. Tumor intestinal.

enteroneumatosis (de *entero-* y *neumatosis*). f. Desarrollo exagerado de gases en el intestino; timpanitis.

enteroneurosis. f. Neurosis intestinal. || **-mucomembranosa.** Enterocolitis mucomembranosa.

enterónfalo o **enteronfalocele** (de *entero-,* el gr. *omphalós,* ombligo, y *kéle,* hernia). m. Hernia umbilical formada por el intestino.

enteronitis. f. ENTERITIS. || **-politropa.** Enfermedad de Spencer; afección caracterizada por náuseas, vómitos, diarrea y cefalalgia.

enteroparálisis o **enteroparesia.** f. F., *paralysie de l'intestin.* Parálisis o paresia intestinales.

enteropatía (de *entero-* y el gr. *páthos,* enfermedad). f. F., *entéropathie.* Término general para las enfermedades intestinales.

enteropexia (de *entero-* y el gr. *pêxis,* fijación). f. A., *Enteropexie;* F., *entéropexie;* In., *enteropexy;* It., *enteropessia;* P., *enteropexia.* Fijación quirúrgica del intestino a la pared abdominal.

enteropiria (de *entero-* y el gr. *pŷr, pyrós,* fuego). f. Fiebre intestinal; fiebre tifoidea. || **-asiática.** CÓLERA. || **-biliosa.** FIEBRE BILIOSA.

enteroplastia (de *entero-* y el gr. *plássein,* formar). f. A., *Enteroplastik;* F., *entéroplastie;* In., *enteroplasty;* It., *enteroplastica;* P., *enteroplastia.* Cirugía plástica de los intestinos, especialmente la operación de ensanchar el calibre del intestino estenosado.

enteroplejía (de *entero-* y el gr. *plegé,* golpe). f. A., *Darmlähmung;* F., *paralyse de l'intestin;* In., It. y P., *enteroplegia.* Parálisis intestinal.

enteroplexia (de *entero-* y el gr. *plékein,* trenzar). f. Unión de porciones del intestino por medio de anillos de aluminio que encajan uno en otro (enteroplex).

enteroproccia (de *entero-* y el gr. *proktós,* ano). f. Ano artificial.

enteroptosis (de *entero-* y el gr. *ptôsis,* caída). f. A., *Enteroptose;* F., *entéroptôse;* In., *enteroptosis;* It., *enteroptose;* P., *enteroptose.* Caída o descenso del intestino, especialmente del colon transverso; enfermedad de Glénard. || Prolapso del intestino.

enteroquinasa. f. ENTEROCINASA.

enteroquirurgia. f. Cirugía del intestino.

enteroquistoma. m. ENTEROCISTOMA.

enterorrafia (de *entero-* y el gr. *raphé,* sutura). f. A., *Darmnaht;* F., *entérorraphie;* In., *enterorraphy;* It. y P., *enterorrafia.* Sutura de una herida intestinal. || **-circular.** Sutura de dos porciones intestinales completamente divididas, previa invaginación de un extremo en el otro. || **-laterolateral.** Anastomosis de dos asas intestinales seccionadas longitudinalmente. || **-terminolateral.** Anastomosis de un extremo intestinal seccionado con una asa intestinal. || **-terminoterminal.** ENTERORRAFIA CIRCULAR.

enterorragia (de *entero-* y el gr. *regnýnai,* romper). f. A., *Darmblutung;* F., *entérorragie;* In., *enterorrhagia;* It. y P., *enterorragia.* Hemorragia del intestino.

enterorrea (de *entero-* y el gr. *rhein,* fluir). f. DIARREA.

enterorrectostomía (de *entero-,* el lat. *rectum,* recto, y el gr. *stóma,* boca). f. Anastomosis quirúrgica de una porción de intestino delgado con el recto.

enterorrexis (de *entero-* y el gr. *rhêxis*, rotura). f. F., *entérorrhexie*. Rotura del intestino.
enterosarcocele (de *entero-*, el gr. *sárx, sarkós*, carne, y *kéle*, hernia). m. Hernia intestinal complicada con sarcocele.
enteroscopia. Proctoscopia.
enteroscopia (de *entero-* y el gr. *skopeîn*, observar). f. Endoscopia del intestino.
enterosepsis (de *entero-* y el gr. *sêpsis*, putrefacción). f. Sepsis intestinal debida a la putrefacción del contenido del mismo.
enterosis. f. Enteropatía.
enterósito (de *entero-* y el gr. *sîtos*, alimento). m. Parásito intestinal.
enterospasmo (de *entero-* y el gr. *spasmós*, convulsión). m. F., *entérospasme*. Espasmo del intestino.
enterosqueocele (de *entero-* y *osqueocele*). m. Hernia escrotal formada por el intestino.
enterostasis (de *entero-* y el gr. *stásis*, detención). f. Estasis intestinal.
enterostenosis (de *entero-* y el gr. *stenós*, angosto). f. F., *entérosténose*. Estenosis intestinal.
enterostomía (de *entero-* y el gr. *stóma*, boca). f. A., *Enterostomie;* F., *entérostomie;* In., *enterostomy;* It. y P., *enterostomia*. Formación artificial de una abertura permanente en el intestino a través de la pared abdominal.
enterotifus. m. Fiebre tifoidea.
enterotomía (de *entero-* y el gr. *tomé*, corte). f. A., *Darmschnitt;* F., *entérotomie;* In., *enterotomy;* It. y P., *enterotomia*. Incisión intestinal. ‖ Anatomía o disección del intestino. ‖ Operación de cortar con el enterótomo el espolón de un ano artificial para restablecer el curso de las materias.
enterótomo (de *entero-* y el gr. *tomós*, cortante). m. F., *entérotome*. Tijeras destinadas a cortar rápidamente el intestino a lo largo. ‖ **-de Dupuytren.** Especie de fórceps o pinza de forcipresión para la sección lenta del espolón que en el ano artificial se opone al curso de las materias.
enterotoxina (de *entero-* y el lat. *toxicum*, veneno). f. Toxina producida en el intestino.
enterotoxina. F., *entérotoxine*. Toxina producida por el *Staphylococcus aureus*, que da origen a síntomas de botulismo.
enterotoxismo. m. Autointoxicación de origen entérico.
enterotribo (de *entero-* y el gr. *tríbein*, frotar, triturar). m. Especie de pinzas de forcipresión para el aplastamiento del intestino (Mikulicz).
enterotrópico (de *entero-* y el gr. *trópos*, dirección). adj. F., *entérotrope*. Que tiene afinidad por el intestino.
enterovacuna. f. Vacuna confeccionada con bacterias intestinales. ‖ Vacuna de administración oral.
enterovaginal (de *entero-* y el lat. *vagina*, vaina, vagina). adj. Relativo al intestino y la vagina.
Enterovirus. Género de virus de la familia *Picornaviridae*. El virión contiene RNA, presenta simetría cúbica, está desnudo y es de muy pequeño tamaño, 20-30 nm. Se pueden aislar en el aparato digestivo de los vertebrados. Con gran frecuencia producen infecciones asintomáticas, pero pueden ser causa de infecciones del aparato digestivo, respiratorio y del sistema nervioso central. Los enterovirus humanos se dividen en tres subgrupos: poliovirus, coxsackievirus y echovirus.
enterozoo (de *entero-* y el gr. *zôon*, animal). m. Organismo animal parasitario que vive en el intestino.
enteruria (de *entero-* y el gr. *oûron*, orina). f. Presencia de constituyentes de la orina en el intestino.
entesis (del gr. *en*, en, y *thésis*, acción de poner). f. Empleo de material no vivo para remediar un defecto o deformidad del cuerpo.
entidad (del lat. *ens, entis*, ente). f. A., *Wesenheit;* F., *entité;* In., *entity;* It., *entità;* P., *entidade*. Esencia de alguna cosa. ‖ **-morbosa.** Ens morbi.
entiris (de *ento-* y el gr. *îris*, iris). m. Capa posterior de pigmento del iris; úvea del iris.

entlasis (del gr. *en*, en, y *thlân*, magullar, machacar). f. Fractura conminuta del cráneo con hundimiento de los fragmentos óseos.
ento-. Forma prefija (del gr. *entós*), con la significación de dentro.
entobio (del gr. *énteron*, intestino y *bíos*, vida). m. Parásito entérico.
entoblasto. m. Endoblasto. ‖ Nucléolo.
entocele (de *ento-* y el gr. *kéle*, hernia). m. Hernia interna.
entocelíaco (de *ento-* y el gr. *koîlos*, cóncavo). adj. Situado dentro de la cavidad.
entocinérea (de *ento-* y el lat. *cinereus*, cinéreo). f. Sustancia gris no cortical.
entocito (de *ento-* y el gr. *kýtos*, cavidad). m. El contenido celular.
entocóndilo (de *ento-* y el gr. *kóndylos*, nudo de una articulación). m. Cóndilo interno.
entocondrostosis (de *ento-*, el gr. *chóndros*, cartílago, y *óstosis*). f. Desarrollo de hueso dentro del cartílago.
entocono (de *ento-* y el gr. *kônos*, cono). m. Cúspide posterior interna de un molar.
entocórnea (de *ento-* y el lat. *corneus*, de cuerno). f. Membrana de Descemet.
entocoroides (de *ento-*, el gr. *chórios*, piel, y *eîdos*, aspecto). f. Capa interna de la membrana coroidea del ojo.
entocuneiforme (de *ento-*, el lat. *cuneus*, cuña, y de *forma*). m. Hueso cuneiforme interno del pie.
entófito (de *ento-* y el gr. *phytón*, planta). m. Organismo vegetal parasitario que vive dentro del cuerpo animal.
entoftalmía. f. Endoftalmía.
entógeno. adj. Endógeno.
entoglúteo (de *ento-* y el gr. *gloutós*, nalga). m. Músculo glúteo menor.
entohelminto. m. Entelminto.
entómera (de *ento-* y el gr. *méros*, parte). f. Blastómera que forma el endodermo.
entomión (del gr. *entomé*, ranura). m. F., *point où l'incisure pariétale du temporal reçoit le prolongement de l'angle mastoïdien*. Punto craneométrico en el vértice del ángulo mastoideo del hueso parietal.
entomo (del gr. *en*, en, y *tomós*, cortante). m. Instrumento para la sección de estrecheces uretrales.
entomofobia (del gr. *éntomon*, insecto, y *phóbos*, temor). f. Temor morboso a los insectos.
entomología (del gr. *éntomon*, insecto, y *lógos*, tratado). f. A., *Entomologie;* F., *entomologie;* In., *entomology;* It. y P., *entomologia*. Estudio científico de los insectos. ‖ **-cadavérica.** Estudio de los insectos que se encuentran en los cadáveres, según el tiempo transcurrido desde la muerte, el lugar de permanencia de los mismos, la época del año y otras circunstancias ambientales.
Entomopoxvirus. Género de virus de la familia *Poxviridae*, que afectan a diversos artrópodos y que no se multiplican en los vertebrados.
entonía (de *en-* y el gr. *tónos*, tensión). f. Rigidez o tensión de un músculo; espasmo tónico.
entoparásito (de *ento-*, el gr. *pará*, junto a, y *sîtos*, comida). m. Parásito que vive en el interior del cuerpo.
entópico (del gr. *en*, en, y *tópos*, lugar). adj. F., *entopique*. Que está u ocurre en su lugar propio; opuesto a *ectópico*.
entoplásico (de *ento-* y el gr. *plastikós*, apto para modelar). adj. Que lleva consigo facultades formativas.
entoplasma (de *ento-* y el gr. *plásma*, obra modelada). m. Endoplasma. ‖ Porción no cromática de ciertas bacterias.
entopterigoides (de *ento-*, el gr. *ptéryx, -ygos*, ala, y *eîdos*, aspecto). m. Apófisis pterigoides. ‖ Músculo pterigoideo interno.
entóptico (de *ento-* y el gr. *optikós*, visual). adj. Relativo al interior del ojo o que se origina dentro de él; aplícase principalmente a los fenómenos visuales y luminosos subjetivos, como fosfenos, moscas volantes, etc.

entoptoscopia (de *ento-*, el gr. *optós*, visible, y *skopeîn*, observar). f. F., *entoptoscopie*. Examen del ojo, especialmente de la transparencia de los medios refringentes.

entorbitario (de *ento-* y el lat. *orbis*, círculo). adj. Dentro de la órbita o del lóbulo orbitario.

entorretina (de *ento-* y *retina*). f. F., *couche interne de la rétine*. Porción nerviosa o interna de la retina, dispuesta en cinco capas, denominadas, respectivamente, molecular externa, nuclear interna, molecular interna, ganglionar y capa de las fibras nerviosas. Capa nerviosa de Henle, lámina vasculosa.

entosarco (de *ento-* y el gr. *sárx, sarkós*, carne). m. Porción líquida interna de las amebas y gregarinas. || ENDOPLASMA.

entoscopia. f. ENDOSCOPIA.

entostosis. f. ENOSTOSIS.

entotálamo (de *ento-* y el lat. *thalamus*, cámara nupcial). m. Zona talámica gris interna.

entótico (de *ento-* y el gr. *oûs, otós*, oído). adj. F., *entotique*. Situado dentro del oído o que se origina dentro de él.

entotimpánico (de *ento-* y el gr. *týmpanon*, tambor). adj. Dentro del tímpano o caja del tambor.

entozoario. adj. Relativo a los entozoos. || m. ENTOZOO.

entozoo (de *ento-* y el gr. *zôon*, animal). m. F., *entozoaire*. Animal parásito que vive dentro de otro.

entraña (del lat. *interanea*). f. VÍSCERA.

entrecortado. Se aplica respecto a la sutura de puntos interrumpidos o interrumpida.

entrecortado (de *entre* y el lat. *curtus*, truncado). adj. Dícese de un acto normal o patológico cuya regularidad es interrumpida.

entrecruzamiento (de *entre* y el lat. *crux, crucis*, cruz). m. DECUSACIÓN, QUIASMA. || genético. Fenómeno por el que los cromosomas homólogos intercambian segmentos en la meiosis. *Sin.*: Crossing-over.

entrecuesto. m. Columna vertebral.

entrenamiento (del fr. *entraînement*). m. Práctica de medios higiénicos y ejercicios con objeto de favorecer el desarrollo físico y funcional del cuerpo o de una parte en sentido determinado.

entrepiernas. f. pl. Cara interna de los muslos. Ú.t. en singular.

entresijo. m. MESENTERIO.

entripsis (del gr. *en*, en, y *trîpsis*, frotamiento). f. Fricción, inunción.

entropía (del gr. *en*, en, y *tropé*, vuelta). f. F., *entropie*. Versión hacia dentro. || Parte de la energía de un sistema cerrado que no puede transformarse en trabajo ni energía mecánica. || Matemáticamente, razón entre la cantidad de calor que un sistema cerrado o cuerpo gana o pierde y la temperatura absoluta del mismo.

entropión (del gr. *entropé*, conversión). m. A., *Entropium;* F., In. e It., *entropion;* P., *entrópio*. Versión del borde del párpado hacia el globo ocular por contracción muscular (*entropión muscular* o *espasmódico*) o por retracción cicatrizal (*entropión orgánico*).

entubamiento. m. INTUBACIÓN.

entuertos (en y el lat. *tortus*, torcido). m. pl. A., *Nachwehen;* F., *tranchées utérines;* In., *afterpains;* It., *morsi uterini;* P., *cólicas do parto*. Contracciones uterinas dolorosas después del alumbramiento, más pronunciadas generalmente en las multíparas.

entumecimiento (de *entumecer*, y éste del lat. *intumescere*, hincharse). m. A., *Erstarrung;* F., *engourdissement;* In., *numbness;* It., *intirizzamento;* P., *entumecimiento*. Entorpecimiento o dificultad de movimientos, con sensación de pesadez o hinchazón de una parte del cuerpo, producido por compresión, trastornos circulatorios o de inervación.

enucleación (del lat. *e*, fuera, y *nucleus*, núcleo). f. A., *Ausschälung;* F., *énucléation;* In., *enucleation;* It., *enucleazione;* P., *enucleação*. Liberación de un tumor o del globo ocular de sus adherencias o envolturas y extirpación total subsiguiente. || **-ocular.** Extirpación del globo ocular.

enula (lat.). f. Cara interna de las encías.

enuresis (del gr. *enoureîn*, no contener la orina). f. A., *Enuresis;* F., *énurésie;* In., *enuresis;* It., *enuresi;* P., *enurese*. Micción involuntaria. || **-nocturna.** La que ocurre por la noche durante el sueño; estado morboso particular de la infancia y adolescencia.

envejecimiento (de *en* y el lat. *vetus, veteris*, viejo). m. A., *Seneszenz;* F., *vieillissement;* In., *senescence;* It., *invecchiamento;* P., *envelhecimento*. Conjunto de modificaciones que el factor tiempo produce en el ser vivo.

envenenamiento (de *en* y el lat. *venenum*, veneno). m. A., *Vergiftung;* F., *empoisonnement;* In., *poisoning;* It., *avvelenamento;* P., *envenenamento*. Estado morboso, agudo o crónico, accidental o criminal, producido precisamente por un veneno. INTOXICACIÓN. V. TABLA DE ENVENENAMIENTOS.

envidia (del lat. *invidia*). f. A., *Eifersucht;* F., *envie;* In., *envy;* It., *invidia;* P., *invídia*. Sentimiento desagradable que puede experimentar un individuo al desear algo que posee otro y él no tiene. || **-del pene.** Concepto psicoanalítico que se refiere al deseo intenso de poseer un pene, y que surge en la niña a partir del descubrimiento de la diferencia anatómica de los sexos.

envoltura (del lat. *involvere*, envolver). f. A., *Hülle;* F., *enveloppe;* In., *envelope;* It., *coperta;* P., *envoltura*. Conjunto de pañales y mantillas con que se envuelve al niño de pecho. || Cubierta o membrana que protege una parte u órgano, como las meninges, membranas fetales, aponeurosis, etc. || Aplicación sobre una región enferma de un tejido o ungüento medicamentoso, especialmente la aplicación de un tejido de caucho alrededor de un miembro afecto de eccema crónico, para impedir la evaporación y realizar un verdadero baño local. || **-fría.** Procedimiento de refrigeración que comprende el empleo de la sábana mojada o *envoltura fría general* y la *envoltura parcial* o aplicación de compresas empapadas de agua fría sobre una región determinada, como el tórax en las afecciones pulmonares agudas.

enyesado (de *en* y el lat. *gypsum*, yeso). adj. Que contiene yeso o está endurecido con yeso.

enzima (del gr. *en*, en, y *zýme*, fermento). f. A., *Enzym;* F. e In., *enzyme;* It. y P., *enzima*. Sustancia capaz de acelerar o provocar ciertos procesos químicos sin sufrir ninguna modificación. Son complejos orgánicos que catalizan las reacciones bioquímicas y están compuestos por un grupo prostético o coenzima, que tiene especificidad funcional, y un grupo proteico o apoenzima, con especificidad de sustrato. El conjunto es la holoenzima. En la actualidad se conocen unas 1.000 enzimas, que se ordenan en diferentes clases: oxidorreductasas, transferasas, hidrolasas, liasas, isomerasas y ligasas. *Sin.*: Fermento, diastasa. || **-amarilla de Warburg.** ENZIMA RESPIRATORIA DE WARBURG. || **-amilolítica.** Enzima que convierte el almidón en oligosacáridos y disacáridos, como la ptialina. || **-autolítica.** Enzima que causa la digestión de la propia célula en que se encuentra. || **-coagulante.** La que convierte las proteínas solubles en otras insolubles, como el fibrinofermento. || **-de Dubos.** TIROTRICINA. || **-desamidizante.** Enzima que descompone los aminoácidos en compuestos amoniacales. || **-descarboxilante.** La que separa el anhídrido carbónico de los ácidos orgánicos. || **-esteatolítica** o **lipolítica.** Enzima que hidroliza los lípidos, particularmente los triglicéridos. || **-extracelular.** Lioenzima; enzima que conserva su actividad aun separada de la célula que la ha producido. || **-glucolítica.** Enzima que degrada los monosacáridos. || **-inorgánica.** Solución coloidal de un metal (metalsol), que tiene una acción semejante a la de las enzimas. || **-intracelular.** Enzima activa mientras se halla en la célula que se ha formado, pero inactiva una vez separada de ésta; fermento organizado. || **-inversora.** La que desdobla la sacarosa en glucosa y levulosa o fructosa. || **-mucolítica.** La que cataliza la despolimerización de los mucopolisacáridos. || **-proteolítica.** Enzima que convierte una proteína en peptona, como la pepsina. || **-reductora.** REDUCTASA. || **-respiratoria de Warburg.** Flavoproteína existente en muchos tejidos, que participa en numerosas reaccio-

envenenamientos

TABLA ALFABETICA DE LOS ENVENENAMIENTOS MAS COMUNES

Sustancia	Síntomas	Tratamiento

Ácido acético. V. Ácidos corrosivos.
Ácido acetilsalicílico. V. Salicilatos.
Ácido cianhídrico. V. Ciánicos (Compuestos).
Ácido fénico. V. Fenol.
Ácido oxálico.

    Efectos corrosivos (dolor epigástrico, vómitos negruzcos, diarrea sanguinolenta), hipocalcemia (fibrilaciones, tetania, convulsiones, arritmia y paro cardiaco) y nefrotoxicidad (anuria u oliguria con albuminuria y hematuria).

        V. Ácidos corrosivos. Como antídoto, gluconato cálcico al 10% por vía i.v. Hidratación abundante para evitar el bloqueo renal. Si hay anuria, están indicadas la diálisis peritoneal o hemodiálisis.

Ácido sulfhídrico.

    Concentrado, puede producir inconsciencia y muerte inmediatas. Grave irritación mucosa con edema pulmonar. Hipotermia, hipotensión, convulsiones, coma y fracaso respiratorio.

        Aire fresco. Inhalaciones de nitrito de amilo. O_2 con CO_2 al 5% y asistencia respiratoria. Reposo, vigilancia de la tensión arterial. Tratamiento del edema agudo pulmonar.

Ácidos corrosivos (clorhídrico, nítrico y sulfúrico).

    Vómitos, cólicos, quemaduras bucofaríngeas, coloración amarilla con el ácido nítrico, escaras, retención de orina, sudores fríos, timpanismos, peritonitis (como complicación por perforación gástrica).

        Agua de jabón, magnesia calcinada, sales de calcio, albúmina, mucilago de goma, leche y opio. No se dará bicarbonato. Están indicados cortisona y gluconato cálcico, i.v. Vigílese el shock. Puede ser necesaria la traqueotomía. No se darán eméticos.

Acónito (aconitina).

    Picor lingual y labial, salivación, vértigos, vómitos y diarrea, midriasis, hormigueos, bradicardia, disnea, accesos convulsivos y parálisis respiratoria.

        Lavado gástrico. Oxígeno y respiración asistida para la dificultad respiratoria. Atropina, 1mg s.c.; diacepam, 5 a 10 mg para las convulsiones. Meperidina para el dolor (no se dará morfina). Reposo, vigílese la tensión arterial. El carbón activado retardará la absorción, en espera del lavado gástrico.

Agárico. V. Hongos.
Álcalis (amoniaco, potasa y sosa).

    Quemaduras e hinchazón de la boca y faringe, dolores de garganta y estómago, vómitos de masas negruzcas, diarrea, peritonitis por perforación, salivación, sudores, convulsiones, pulso filiforme, orina alcalina.

        Vinagre, zumo de limón, sulfato sódico, inyecciones subcutáneas de atropina, lavado del estómago con agua carbónica, traqueotomía en el caso de edema de la glotis.

Alcohol.

    Estupor, anestesia, coma, pulso rápido, piel fría y húmeda, hipotermia, respiración estertorosa.

        Si no ha habido vómitos, lavado gástrico. Manténgase la temperatura corporal. Evítese la aspiración de vómitos. Vigílense la función respiratoria, la glucemia y el equilibrio acidobásico. En los casos graves se realiza una hemodiálisis.

Antimonio (Sales de).

    Náuseas, sabor metálico, vómitos, estomatitis, diarrea coleriforme, frialdad de la piel, vértigos, convulsiones y colapso.

        Lavado de estómago. Solución albuminosa o leche. Trátese el shock. Como antídoto específico es útil el BAL. En caso de inhalación pueden ser precisas transfusiones de sangre por la hemólisis, así como la utilización de oxígeno y respiración artificial.

Antipirina.

    Vértigos, sudores profusos, anuria, erupciones escarlatiniformes, respiración fatigosa, debilidad, palpitaciones, pulso débil, desfallecimiento.

        Lavado gástrico. Carbón activado. Catarsis salina. Vitamina C a dosis altas para prevenir la metahemoglobinemia. Tratamiento sintomático.

Arsénico (ácido arsenioso).

    Ardor en la boca y faringe, constricción de la garganta, vómitos y diarrea, cefalalgia, vértigo, dolores en los miembros, pulso débil, cianosis, anuria, frialdad en las extremidades, desfallecimientos, convulsiones, erupciones, catarros.

        Lavado gástrico con suspensión de carbón activado (dos cucharadas soperas) y magnesia calcinada (10 g). Se administra BAL, controlando la eliminación urinaria durante 5 ó 6 días. Morfina para el dolor y el cólico. Calor, tratamiento del shock.

Aspirina. V. Salicilatos.
Barbitúricos (Luminal®, Veronal®, etc.).

    Náuseas, vértigos, ebriedad, luego coma profundo, respiración estertorosa, congestión de la cara, hipotonía muscular, insensibilidad y arreflexia, hipertermia.

        Lavado gástrico. Púrguese con sulfato sódico por sonda gástrica. Puede ser preciso intubar para la administración de oxígeno y la ventilación asistida. Mantener la tensión arterial; la alcalinización de la orina aumenta la eliminación de los barbitúricos de acción prolongada. No se darán analépticos. En comas prolongados está indicada la antibioterapia.

Bario (Sales de).

    Todas son tóxicas, menos el sulfato; síntomas nerviosos (parálisis, convulsiones), calambres gástricos, bradicardia, hipertensión.

        Lavado gástrico con solución de sulfato sódico, seguido de sulfato sódico como purgante. Sulfato sódico por vía i.v. al 10%. Sulfato de atropina, 1 mg s.c., y morfina, 15 mg.

Sustancia	Síntomas	Tratamiento

Belladona (atropina).
Sequedad de la boca y garganta, ronquera, midriasis, congestión de la cara, aceleración del pulso, piel seca y caliente, vértigo, delirio, excitación, erupción escarlatiniforme, muerte por parálisis o convulsiones.
Provóquese vómito inmediatamente; lavado gástrico con carbón activado. Para las convulsiones, diacepam. Si hay depresión respiratoria, oxígeno y ventilación asistida. La neostigmina es el antídoto fisiológico en intoxicaciones graves, dando 2,5 mg i.v. o s.c., cada 3 ó 4 horas.

Bencina.
Narcosis, delirio, temblor, pulso irregular, frialdad cutánea, cianosis, colapso.
Lavado gástrico muy cuidadoso para protección de un reflujo a las vías respiratorias. Catarsis salina. No se darán leche ni sustancias grasas.

Bismuto.
Estomatitis, ribete gingival bismútico, anemia, astenia.
Lavado gástrico y catarsis con sulfato sódico. Vigílense las funciones renal y hepática.

Bromo (Compuestos de).
Coloración amarilla y flictenas de la piel, disnea, bronquitis, conjuntivitis, vértigos, cefalalgia, sopor, vómitos amarillentos, tumefacción bucal, olor a bromo.
Tratamiento como en los corrosivos. (V. Ácidos corrosivos). En ingestión, dilúyase con solución albuminosa. En inhalación, respiración asistida, corticoides y antibióticos.

Cafeína.
Dolor en la garganta y faringe, aturdimiento, debilidad, náuseas, sed viva, lengua seca, temblor de las extremidades, pulso débil, piel fría y colapso.
Lavado gástrico, previa intubación. La excitación se controla generalmente con 5 a 10 mg de diacepam por vía oral. En casos muy graves, respiración asistida y oxígeno.

Calabar (Haba de). V. Fisostigmina.

Cannabis.
Ansiedad, confusión, desorientación e ideas paranoides. Las dosis elevadas producirán vértigo y colapso vasomotor.
Tratamiento sintomático. Tranquilizando al intoxicado, la recuperación espontánea es la regla. No obstante, un posible colapso cardiovascular puede requerir tratamiento.

Cantáridas.
Fuerte irritación bucostomacal y urinaria, disfagia, ardor de boca, diarrea sanguinolenta, dolor en los riñones, tenesmo vesical, disuria y hematuria, priapismo, erupciones vesiculosas en la piel.
Lavado del estómago. Carbón vegetal. Sulfato sódico. Adminístrense diacepam y morfina, si hay dolor. Prevenir y controlar el shock. No se darán sustancias oleosas ni alcohol.

Carbono (Óxido de).
Zumbidos de oídos, cefalalgia, vértigos, náuseas, vómitos, estertores, congestión de la cara, desvanecimiento, convulsiones, parálisis, inconsciencia y trastornos mentales, coma, muerte por parálisis respiratoria o apoplejía; manchas rojas en la piel y mucosas.
Ventilación. Hágase respirar oxígeno o, al menos, aire puro. Puede ser conveniente el oxígeno en cámara hiperbárica. Reposo. Trátese la acidosis con bicarbonato. Evítese el edema cerebral con solución i.v. de manitol, seguida de dextrosa al 5%. Sangría si hay estasis sanguínea o edema pulmonar.

Ciánicos (Compuestos) (ácido prúsico y cianuros).
Vértigos, cefalalgia, opresión, trastornos visuales, midriasis, disnea, pérdida del sentido, relajación de los esfínteres, extinción respiratoria, cianosis, convulsiones, muerte por colapso.
Ventilación. Aire fresco u oxígeno. Procúrese la eliminación del tóxico no absorbido. Inhalación de nitrito de amilo y administración i.v. de 10 ml de solución de nitrito sódico al 3% dando más tarde 50 ml de solución de tiosulfato sódico. Otro procedimiento es administrar 300 mg de EDTA CO_2 por vía i.v.

Cicuta.
Ardor de boca, cosquilleo de garganta, sudores, náuseas, vómitos, estrabismo, debilidad de piernas, convulsiones, disnea y delirio.
Lavado gástrico precozmente (será peligroso en la fase convulsiva). Oxígeno y respiración asistida. Calor y tranquilidad. Dénse de 5 a 10 mg i.v. de diacepam para combatir la intranquilidad y las convulsiones. Se debe prevenir y combatir el shock. Adminístrense gluconato cálcico y complejo vitamínico B.

Cinc (Sales de).
Quemaduras de la boca, dolores bucofaríngeos, vómitos, nefritis, aceleración del pulso, dilatación pupilar, parálisis respiratoria, coma.
Los vómitos pueden ser espontáneos. Lavado de estómago con solución de bicarbonato sódico al 1%. Sulfato sódico. Combátanse el edema pulmonar y la fiebre.

Cloral (Hidrato de).
Vómitos, pulso débil, congestión cutánea, respiración lenta y estertorosa, debilidad muscular, delirio, sudor frío, colapso.
Emesis o lavado gástrico. Sulfato sódico como purgante. Oxígeno y eventualmente respiración asistida. Prevención del shock. No se darán analépticos centrales. En casos graves está indicada la diálisis.

Cloro.
Dificultad respiratoria, tos, irritación faríngea y traqueal, expectoración mucosanguinolenta, disfagia.
En la inhalación, está indicada una cautelosa inhalación de amoniaco. Aire fresco, inhalaciones de oxígeno o respiración asistida. Medidas para combatir el edema pulmonar. En la ingestión, lavado gástrico precoz con solución de bicarbonato al 5%, luego sulfato sódico. Se debe prevenir y tratar el shock. Calor y reposo.

envenenamientos

Sustancia	Síntomas	Tratamiento

Cloroformo (en bebida).
    Dolor en la boca y estómago, vómitos, piel fría, dilatación pupilar, frialdad, respiración estertorosa, pulso débil, ansiedad, olor a cloroformo.
        Prudencia en provocar el vómito, por el riesgo de aspiración. Se dará parafina o carbón vegetal. Lavado de estómago. Sulfato sódico. No se darán leche ni grasas. Tampoco adrenalina. Oxígeno y respiración asistida. Protección hepática.

Cobre (Sales de).
    Vómitos verdes, escaras verdes en la boca, sabor nauseoso metálico, salivación, hiperestesia y retracción del abdomen, diarrea rojopardusca, pulso débil, piel fría, ictericia, paresia de las extremidades, colapso.
        Se darán leche o huevos. Lavado de estómago con carbón activado. Sulfato de sodio. Si se considera preciso y no hay insuficiencia renal está indicado el edetato cálcico disódico.

Cocaína.
    Sequedad y ardor de garganta, náuseas, vómitos, cólicos, palpitaciones, midriasis, excitación, ebriedad, desvanecimiento, cianosis, convulsiones, parálisis y colapso.
        Lavado gástrico con solución de permanganato potásico al 0,05%. Carbón vegetal activado. Calor y tranquilidad. Contrólense las convulsiones con diacepam i.v. o i.m. Respiración asistida y oxígeno. No se dará morfina.

Colquicina (cólquico).
    Ardor en la boca, salivación, vómitos y diarrea sanguinolentos, vértigos, delirio, convulsiones, irregularidad del pulso, desfallecimiento.
        Lavado precoz de estómago con agua o leche. Carbón activado. Oxígeno y respiración asistida. Diuresis forzada. Manténgase la tensión arterial. Vigílese una posible insuficiencia renal.

Cornezuelo del centeno.
    Hormigueos en los dedos de las manos y pies, entumecimiento y dolor en ellos, pupilas dilatadas, pulso débil y lento, piel fría, convulsiones epileptoides, cólicos uterinos y, a veces, aborto, temblor y ataxia, trastornos intelectuales.
        Lavado gástrico, seguido de carbón activado y sulfato sódico. Las inhalaciones de nitrito de amilo pueden aliviar transitoriamente el vasospasmo. Infusión intravenosa de un vasodilatador, y luego éste por vía oral. Se puede usar heparina, para prevenir complicaciones.

Creosota. V. Fenol.

Cromo (Sales de).
    Dolores abdominales, vómitos, calambres, pupilas dilatadas, pulso débil, sudor viscoso, anuria, debilidad, colapso.
        Lavado gástrico con leche, purgante salino si no hay diarrea. Se discute la utilidad del edetato calcicodisódico. Contrólese el equilibrio hidrosalino. Tratamiento del colapso. Complejo vitamínico B. Dieta hidrocarbonada, pobre en grasas.

Crotón (Aceite de).
    Sensación de quemadura en las vías digestivas, vómitos, diarrea coleriforme, vértigos, adinamia, colapso.
        Dénse leche, mucílago de avena y huevos. Lavado gástrico con cuidado (si bien su utilidad se discute). Atropina, a dosis de 1 mg s.c., para el cólico. Combátase el dolor. Vigílese una posible insuficiencia hepatorrenal.

Curare.
    Inactivo por vía gástrica. Parálisis muscular y respiratoria, congestión facial, inteligencia y sensibilidad intactas.
        Respiración artificial con intubación. Oxigenoterapia. Adminístrense metilsulfato de neostigmina y atropina. También son antagonistas la fisostigmina y la efedrina.

Digital.
    Náuseas, vómitos, cólicos, constricción epigástrica, diarrea, palpitaciones, pulso lento, fuerte y dícroto, cefalgia frontal, coloración azul de la esclerótica, vértigos, zumbidos de oídos, anuria, oscurecimiento visual, midriasis, convulsiones, coma.
        Lavado de estómago, seguido de carbón activado. Sulfato sódico. Cloruro potásico. Se debe vigilar y tratar la arritmia.

Estricnina.
    Exaltación de los reflejos, extensión forzada de los miembros, rigidez de la nuca, trismo, risa sardónica, tétanos, opistótonos, lentitud del pulso, angustia, protrusión ocular, accesos convulsivos con parálisis respiratoria y descenso de la presión arterial.
        Lavado gástrico precoz, antes del inicio de las convulsiones o aspiración gástrica bajo anestesia general con relajantes. Carbón activado. Sulfato sódico. Diacepam contra las convulsiones. Inhalaciones de oxígeno durante los espasmos.

Fenol.
    Escozor bucofaríngeo, labios y boca blancos, piel fría y viscosa, pupilas contraídas, orina oscura y escasa o nula, insensibilidad, falta de reflejos, respiración rápida, coma.
        Lavado gástrico inmediato. Luego 50 ml de aceite de oliva y 30 g de sulfato sódico en 250 ml de agua. Compénsese la acidosis y vigílese el edema pulmonar.

Fisostigmina o eserina.
    Vértigos, desfallecimiento, postración, debilidad de las extremidades, sacudidas musculares, pupilas contraídas, asfixia.
        Lavado gástrico inmediato con solución de permanganato potásico hasta de 0,2%. Respiración asistida. Gluconato cálcico y diacepam. Contrólense las arritmias. La atropina mejora las acciones muscarínicas, pero puede producir taquicardia y arritmias.

| Sustancia | Síntomas | Tratamiento |

Flúor (Compuestos de).

Los vapores de ácido fluorhídrico producen irritación de las vías respiratorias, edema de la glotis y pulmón, vómitos y colapso. La ingestión de fluoruro sódico provoca irritación gastrointestinal, disnea, parálisis, coma y muerte.

Dése leche abundante. Lavado gástrico delicado con leche o solución de gluconato cálcico. Catarsis salina. Inyéctese solución de gluconato cálcico. Manténgase la diuresis. Eventual reanimación respiratoria y circulatoria.

Formaldehído (formalina o formol).

Dolor, vómitos teñidos de sangre que huelen a formaldehído, depresión cardiaca.

Lavado gástrico con solución de bicarbonato amónico al 1%. Sulfato sódico. Aceite de oliva. Vigílese la anuria.

Fósforo.

Dolor en el estómago, vómitos luminosos en la oscuridad, olor aliáceo del aliento, dolor en el hígado, debilidad general y cardiaca, hemorragias, metrorragias, aborto, orina escasa y albuminosa, desórdenes mentales, delirio, coma.

Dénse 120 ml de parafina líquida. Lavado gástrico con 5 a 10 l de agua, después sulfato sódico. Trátese la acidosis. Dieta hidrocarbonada pobre en grasas. El lavado de estómago también se puede hacer con solución de permanganato potásico al 1%.

Gas del alumbrado. V. Carbono (Óxido de).

Hongos venenosos.

Excitación cerebral, miosis, vómitos, cólicos, diarrea, respiración estertorosa, parálisis cardiaca y respiratoria.

Nada de leche. Dése agua salada tibia y provóquese el vómito a la primera sospecha. Carbón vegetal, lavado gástrico. Sulfato sódico. Sedación con diacepam. Vigílese el equilibrio hidrosalino. Protección hepática.

Mercurio (Compuestos de).

Labios y boca tumefactos y blanquecinos, sabor metálico, constricción de garganta, dolor de estómago, náuseas y vómitos de materias sanguinolentas, colitis disenteriforme, pulso pequeño, frecuente e irregular, piel fría y viscosa, erupción petequial, respiración difícil, nefritis, convulsiones y síncope.

En caso de ingestión de una sal mercurial, adminístrese agua albuminosa y luego practíquese lavado gástrico, a ser posible con edetato sódico, poniendo 1 g en 250 ml de agua. Dimercaprol. También la N-acetil-LD-penicilamina aumenta de forma efectiva la eliminación urinaria y fecal. La ingestión de mercurio metálico no suele dar cuadros tóxicos.

Morfina.

Pupilas puntiformes no reactivas, disminución de la actividad y pérdida de la capacidad de concentración. A veces sequedad de boca, sed, sudoración, náuseas, vómitos y estreñimiento. Pulso y respiración lentos, con estupor y coma. Cianosis y depresión respiratoria. Descenso de la temperatura. Muerte por fracaso respiratorio.

En caso de ingestión, lavado gástrico con permanganato potásico al 0,05%, seguido de sulfato sódico como purgante. Nalorfina, 10 mg i.v., o levalorfán, 2 mg i.v., repitiendo las dosis si es necesario. Calor, respiración asistida e inhalaciones de oxígeno.

Muscarina. V. Hongos venenosos.

Nicotina.

Náuseas, vómitos, debilidad, desfallecimiento, pulso débil, piel fría, confusión mental, debilidad visual, pupilas contraídas primero y dilatadas después.

Muy precozmente, lavado gástrico con suspensión de carbón activado o solución de permanganato potásico al 0,1%. Respiración asistida y oxigenoterapia. Para la excitación, hidrato de cloral. No se darán estimulantes. Diacepam i.v. o i.m. profundo, contra las convulsiones. La dietacina (500 mg) o el caramifén (50 mg) antagonizan por vía oral los efectos sistémicos de la nicotina, pero han de ser administrados precozmente.

Nitrito de amilo.

Opresión torácica, congestión cerebral, enrojecimiento de la cara, sudores, cefalalgia, pulso fuerte, debilidad, desfallecimiento.

Colóquese al paciente en posición horizontal, evitándole estímulos físicos. Puede estar indicada la respiración asistida y la oxigenoterapia.

Nitroglicerina.

Cefalalgia, palpitaciones, hormigueos, descenso de la presión arterial, coloración del semblante, confusión de ideas, náuseas, vómitos, ansiedad, colapso.

Colóquese al paciente en posición horizontal. Pueden ser necesarios los vasopresores. Se combatirá la metahemoglobinemia con azul de metileno por vía i.v. La cianosis puede requerir inhalaciones de oxígeno.

Opio. V. Morfina.

Oro (Sales de).

Estomatitis, náuseas, enterocolitis, ictericia, albuminuria, eritemas, agranulocitosis, sordera, radiculitis.

Suspensión del tratamiento; dése BAL o D-penicilamina. Prednisona o prednisolona siempre que pueda estimarse un mecanismo alérgico.

Pricrotoxina.

Náuseas, vómitos, debilidad muscular, convulsiones epileptiformes, somnolencia, erupciones escarlatiniformes.

V. Fisostigmina.

Sustancia	Síntomas	Tratamiento
Plomo (Sales de).	Sabor metálico, sed ardiente, cólicos, retracción abdominal, estreñimiento, calambres, convulsiones, sudor frío, debilidad, colapso.	Lavado gástrico con solución al 3% de sulfato sódico, o emesis previa ingestión de 500 ml de la misma solución. Sulfato sódico como purgante. Edetato cálcico disódico por vía i.v. Si hay convulsiones, diacepam o fenobarbital. El cólico se mejora con inyecciones i.v. de gluconato cálcico.
Salicilatos (Acido acetilsalicílico, salicilato de metilo, salicilato de sodio, etc.)	Vómitos, epigastralgia, sudoración, cefalea, vértigos, trastornos visuales, excitación psicomotriz, respiración de Cheyne-Stokes por la acidosis metabólica.	Lavado gástrico con agua corriente tibia, purgante salino. Contrólese el medio interno (reserva alcalina, glucemia, pH y electrolitos), trátese la acidosis con soluciones alcalinizadas con agregado de K.Hidratación forzada si no existe oliguria. Los casos graves pueden requerir una hemodiálisis.
Talio (Sales de).	Síntomas principalmente nerviosos, cefalalgia, irritabilidad, algias diversas, gastroenteritis, parálisis de las extremidades, hormigueo, caída del pelo, adelgazamiento.	Lavado gástrico inmediato con solución al 1% de ácido tánico, con té fuerte o con solución de tiosulfato sódico al 3%. Dimercaprol o, mejor aún, edetato calcicosódico, como quelantes. Tras el lavado gástrico se dará un purgante salino y luego 65 mg/kg de azul de Prusia en 200 ml de solución al 15% de manitol, que se introducirán directamente en la luz intestinal mediante una sonda duodenal.
Trementina.	Embriaguez, pupilas dilatadísimas, respiración estertorosa, olor de trementina en el aliento, orina escasa y sanguinolenta, de olor de violetas, opistótonos.	Lavado gástrico precoz, sulfato sódico. Leche con huevos como emoliente. Pueden ser precisos la respiración asistida y el oxígeno. Se administrarán líquidos en abundancia, salvo que amenace el edema pulmonar o aparezca oliguria.
Veratrina.	Calor en la garganta y estómago, disfagia, tialismo, diarrea, cefalalgia, palpitaciones, ansiedad, vértigos, desfallecimientos, convulsiones.	En ausencia de vómitos espontáneos, provóquense con agua templada con sal. Dése sulfato sódico como purgante, con carbón activado. Contrólese el equilibrio hidroelectrolítico. Si hay bradicardia e hipotensión es útil administrar atropina.
Yodo (Compuestos de).	Gastroenteritis violenta, salivación, dolor laríngeo, pulso rápido y débil, palidez, anuria, cianosis, convulsiones y colapso.	Dénse inmediatamente 100 ml de solución de tiosulfato sódico al 5%. Si esto no se tiene a mano, dése un mucílago de almidón o de harina y provóquese luego el vómito o practíquese un lavado de estómago. Sulfato sódico como purgante; leche y huevos para aliviar la irritación gástrica.

nes de oxidorreducción como la descarboxilación oxidativa del ácido pirúvico, la oxidación de los ácidos grasos o la degradación oxidativa de los aminoácidos, así como en la cadena de transporte de electrones de las mitocondrias. || **-respiratoria** o **transportadora de oxígeno.** Oxidasa que contiene hierro y cuyo papel es activar el oxígeno y transferirlo al citocromo (citocromooxidasa).

enzimólisis o **enzimosis** (de *enzima* y el gr. *lýsis*, disolución). f. F., *enzymolyse*. Acción o reacción producida por una enzima.

enzimología (de *enzima* y el gr. *lógos*, tratado). f. A., *Fermentlehre*; F., *enzymologie*; In., *enzymology*; It. y P., *enzimologia*. Tratado o estudio de las enzimas.

enzimopatías (de *enzima* y el gr. *páthe*, dolencia). f. pl. F., *enzymopathie*. Grupo de enfermedades con sintomatología muy variada, pero unidas por un vínculo patogénico común: alteración funcional primitiva de una o varias enzimas.

enzimuria (de *enzima* y el gr. *oûron*, orina). f. F., *enzymurie*. Presencia de enzimas en la orina.

enzootia (del gr. *en*, en, y *zôon*, animal). f. A., *Enzootie*; F., *enzootie*; In., *enzooty*; It. y P., *enzootia*. Término relativo a los animales que corresponde a lo que conocemos como *endemia*.

eonismo (del Caballero de *Eon*, diplomático francés, 1728-1810). m. A., *Transvestismus*; F., *transvestisme*; In., *transvestism*; It., *transvestitismo*; P., *travestismo*. Perversión sexual caracterizada por el deseo de adoptar el vestido del sexo opuesto; transvestismo.

eosina (del gr. *eós*, aura). f. A., *Eosin*; F., *éosine*; In., *eosin*; It. y P., *eosina*. Colorante ácido, derivado tetrabromado de la fluoresceína. Comercialmente llevan este nombre varios derivados halogenados de la fluoresceína. Tiñe de color de rosa, especialmente los hematíes y las fibras musculares.

eosinoblasto. m. MIELOBLASTO.

eosinofilemia (de *eosinófilo* y el gr. *haîma*, sangre). f. EOSINOFILIA, 2.ª acep.

eosinofilia (de *eosina* y el gr. *philía*, amistad). f. A., *Eosinophilie*; F., *éosinophilie*; In., *eosinophilia*; It. y P., *eosinofilia*. Formación y acumulación de un número extraordinario de células eosinófilas en la sangre; presencia de numerosos leucocitos eosinófilos. || Apetencia celular por los colorantes ácidos.

eosinófilo (de *eosina* y el gr. *phílos*, amigo). adj. F., *éosinophile*. Que se tiñe fácilmente con la eosina. || m. Célula o elemento histológico que tiene esta propiedad. || Variedad de leucocito, célula de Ehrlich, que contiene en su protoplasma granulaciones eosinófilas; existe normalmente en la sangre, en la proporción de 1 a 4 % de leucocitos, y este número aumenta en ciertos estados patológicos: leucemia, triquinosis, asma bronquial, etc.

eosinopenia (de *eosinó[filo]* y el gr. *penía*, pobreza). f. A., *Eosinopenie*; F., *éosinopénie*; In., It. y P., *eo-

sinopenia. Deficiencia anormal de células eosinófilas en la sangre.

eosinotáctico (de *eosina* y el gr. *tássein*, ordenar). adj. Que tiene influencia atractiva o repulsiva sobre las células eosinófilas.

epactal (del gr. *epaktós*, introducido). adj. F., *intercalé*. SUPERNUMERARIO. || m. Hueso wormiano, especialmente el rectangular que reemplaza a veces el ángulo superior del occipital.

eparsalgia (del gr. *epaírein*, levantar, y *álgos*, dolor). f. Desorden o trastorno debido al esfuerzo de una parte.

eparterial (del gr. *epí*, sobre, y de *arteria*). adj. F., *situé sur une artère*. Situado encima de una arteria. V. BRONQUIO EPARTERIAL.

epauxesiectomía (del gr. *epaúxesis*, crecimiento, y *ektomé*, escisión). f. Extirpación quirúrgica de una excrecencia o tumor.

epaxil (del gr. *epí*, sobre, y el lat. *axis*, eje). adj. F., *situé sur un axe*. Situado encima de un eje o del axis.

epencéfalo (de *epi-* y *encéfalo*). m. F., *arrière-cerveau*. Cerebro posterior; porción anterior de la vesícula cerebral posterior del embrión, de donde se originan el puente y una parte del cerebro. || CEREBELO.

ependimitis (de *epéndimo* y el suf. *-itis*, inflamación). f. A., *Ependymitis*; F., *épendymite*; In., *ependymitis*; It. y P., *ependimite*. Inflamación del epéndimo.

epéndimo (del gr. *epéndyma*, revestimiento). m. A., *Ependym*; F., *épendyme*; In., *ependyma*; It., *ependima*; P., *epêndima*. Membrana que tapiza los ventrículos del cerebro (*epéndimo ventricular*) y el conducto central de la médula espinal (*epéndimo espinal*).

ependimoblasto (de *epéndimo* y el gr. *blastós*, germen). m. F., *épendymoblaste*. Célula ependimaria embrionaria.

ependimocito (de *epéndimo* y el gr. *ktos*, cavidad). m. F., *épendymocyte*. Célula ependimaria.

ependimoma (de *epéndimo* y el suf. *-oma*). m. A., *Ependymon*; F., *épendymome*; In., *ependymoma*; It. y P., *ependimoma*. Tumor que contiene células ependimarias adultas.

Ephedra. Género de plantas gnetáceas. Las especies *E. equisetina* y *E. vulgaris* suministran la droga china *ma huang*, de la que se obtiene la efedrina.

epi-. Forma prefija (del gr. *epí*), con la significación de sobre, encima, después.

epiagnato (de *epi-*, *a* priv. y el gr. *gnáthos*, mandíbula). m. Individuo con maxilar superior deficiente.

epialopregnanolona. f. F., *épialopregnanolone*. Hormona cuya composición química deriva de los andrógenos; ha sido extraída de la orina de embarazada. La eliminación de pregnanolonas aumenta con bastante rapidez en los dos tercios finales de la gestación.

epiblasto (de *epi-* y el gr. *blastós*, germen). m. A., *Ektoblast*; F., *épiblaste*; In., *epiblast*; It., *ectoblasto*; P., *epiblasto*. Capa externa del blastodermo, ectodermo, de la que se desarrollan la epidermis, el sistema nervioso y los órganos de los sentidos.

epibléfaron (de *epi-* y el gr. *blépharon*, párpado). m. F., *épiblépharon*. Pliegue congénito de la piel a lo largo del borde del párpado inferior, que produce la inversión de las pestañas.

epibulbar (de *epi-* y el lat. *bulbus*, bulbo). adj. F., *épibulbaire*. Situado encima de un bulbo, del globo del ojo, por ejemplo.

epicantitis (de *epicanto* y el suf. *-itis*). f. Inflamación de la carúncula lagrimal.

epicanto (de *epi-* y el gr. *kanthós*, lagrimal). m. A., *Epikanthus*; F., *épicanthus*; In., *epicanthus*; It. y P., *epicanto*. Anomalía congénita en la que un pliegue de la piel cubre el ángulo interno y carúncula del ojo. Característica de la raza mongol, pero que no es rara en niños de otras razas en los que hay desarrollo incompleto de los huesos nasales.

epicardias (de *epi-* y el gr. *kardía*, corazón). m. A., *Epikardia*; F., *épicardia*; In. e It., *epicardia*; P., *epicárdia*. Porción del esófago que se extiende desde el cardias al hiato esofágico. || Situación anormal elevada del corazón.

epicardiectomía (de *epicardio* y el gr. *ektomé*, escisión). f. F., *épicardiectomie*. Exéresis quirúrgica del epicardio, que permite un mejor llenado diastólico en los casos de pericarditis constrictiva.

epicardio (de *epi-*, y el gr. *kardía*, corazón). m. A., *Epicardium*; F., *épicarde*; In., *epicardium*; It., *epicardio*; P., *epicárdio*. Hoja o lámina visceral del pericardio en contacto con el corazón.

epicarina. f. Ácido betaoxinaftiltoxime tatoluílico; polvo amarillo rojizo, no tóxico, casi insoluble en el agua; se emplea en las enfermedades parasitarias de la piel en pomadas al 10 ó 20 %.

epicauma (de *epi-* y el gr. *kaûma*, calor, quemadura). m. F., *épicaume*. Flictena y ulceración consecutiva del ojo por quemadura.

epicéfalo. m. EPICOMO.

epicelio o **epicelo** (de *epi-* y el gr. *koîlos*, hueco). m. Cuarto ventrículo del cerebro.

epicistitis (de *epi-*, el gr. *kýstis*, vejiga, y el suf. *-itis*). f. F., *inflammation des tissus situés devant la vessie*. Inflamación de los tejidos situados encima de la vejiga.

epicistotomía (de *epi-*, el gr. *kýstis*, vejiga, y *tomé*, corte). f. F., *incision sus-pubienne de la vessie*. Cistotomía suprapúbica; talla hipogástrica, *sectio alta*.

epicito (de *epi-* y el gr. *kýtos*, cavidad). m. Membrana celular. || Célula epitelial. || Capa externa del ectoplasma de un protozoo.

epicitoma (de *epicito* y el suf. *-oma*). m. Epitelioma maligno.

epicólico (de *epi-* y el gr. *kólon*, intestino grueso). adj. Situado encima del colon.

epicomo (de *epi-* y el gr. *kóme*, cabellera). m. F., *épicome*. Monstruo fetal con gemelo parásito reducido a una cabeza accesoria unida al vértice de su cráneo.

epicondialgia (de *epicóndilo* y el gr. *álgos*, dolor). f. F., *épicondylalgie*. Dolor funcional debido a esfuerzos excesivos del antebrazo, localizado en los músculos que se insertan en el epicóndilo.

epicondilitis (de *epicóndilo* y el suf. *-itis*). F., *épicondylite*. f. EPICONDIALGIA. || Periostitis de un epicóndilo. || **-humeral externa**. Codo de tenis.

epicóndilo (de *epi-* y *cóndilo*). m. A., *Epicondylus*; F., *épicondyle*; In., *epicondyle*; It., *epicondilo*; P., *epicôndilo*. Eminencia ósea encima de un cóndilo, especialmente las de los extremos inferiores del húmero y fémur.

epicondilocubital (de *epicóndilo* y el lat. *cubitus*, codo). adj. y s. Músculo ancóneo.

epicondilorradial (de *epicóndilo* y el lat. *radius*, radio). adj. y s. Músculo supinador corto.

epicono (de *epi-* y el gr. *kônos*, cono). m. Porción de la médula espinal inmediatamente encima del cono terminal, limitada hacia arriba por el punto de emergencia de la raíz Lv.

epicoracoideo (de *epi-* y *coracoideo*). adj. Situado encima de la apófisis coracoides.

epicordal (de *epi-* y el ita. *chorda*, cuerda). adj. F., *épicordal*. Situado hacia el dorso del notocordio.

epicorion. m. CADUCA. || EPIDERMIS.

epicostal (de *epi-* y el lat. *costa*, costilla). adj. F., *épicostal*. Situado encima de una costilla o costillas.

epicráneo (de *epi-* y el gr. *kraníon*, cráneo). m. A., *Epicranium*; F., *épicrâne*; In., *epicranium*; It., *epicranio*; P., *epicrânio*. Músculo occipitofrontal.

epicrisis (de *epi-* y *crisis*). f. F., *épicrise*. Crisis segunda o suplementaria; fenómeno importante acaecido después de la crisis y que la completa. || Juicio científico de una enfermedad.

epicrítico (del gr. *epikrínein*, decidir sobre). adj. F., *épicritique*. Relativo a la determinación exacta; el término se aplica a las fibras nerviosas cutáneas que reciben las delicadas variaciones de tacto o temperatura. V. SENSIBILIDAD EPICRÍTICA.

epicrosis (de *epi-* y el gr. *chróa*, tinte de la piel). f. Término general para las manchas pigmentadas de la piel. || **-lenticular**. EFÉLIDES. || **-precilia**. VITÍLIGO. || **-spilus**. NEVO PIGMENTADO.

epidemia (del gr. *epidemía*; de *epí*, sobre, y *dêmos*, pueblo). f. A., *Epidemie*; F., *épidémie*; It. y P., *epide-*

mia. Enfermedad accidental transitoria, generalmente infecciosa, que ataca al mismo tiempo y en el mismo país o región a gran número de personas.
epidemicidad. f. Cualidad de epidémico.
epidemiografía (de *epidemia* y el gr. *gráphein*, describir). f. F., *épidémiographie*. Descripción de epidemias.
epidemiología (de *epidemia* y el gr. *lógos*, tratado). f. F., *épidémiologie*. Tratado sobre las epidemias.
epidemiólogo. adj. y s. Experto en el estudio de las epidemias.
epidérmico o **epidermático.** adj. F., *épidermique*. Relativo a la epidermis, formado de ella o en ella situado.
epidermícula. f. F., *épidermicule*. Membrana o cutícula muy delgada, como la capa más superficial del pelo.
epidermis (del gr. *epi-* y el gr. *dérma, -atos*, piel). f. A., *Epidermis*; F., *éperdeme*; In., *epiderm*; It., *epidermo*; P., *epiderme*. Capa exterior de la piel, no vascular, situada sobre la dermis y formada por cinco capas: *basilar*, inmediatamente encima de la dermis, que consta de una sola fila de células prismáticas; *estrato espinoso*, *cuerpo mucoso* de Malpighi, *rete* o *stratum mucosum*, compuesto de células redondas o poligonales pigmentadas; *capa granular* de Langerhans, o *stratum granulosum* de Unna, formada de células aplanadas cuyo protoplasma contiene granulaciones de eleidina; *capa transparente* o *stratum lucidum* de Oehl, compuesta de varios estratos de células transparentes con núcleo atrofiado, y *capa córnea*, *stratum corneum*, formado de células aplanadas duras. Todas estas variedades celulares corresponden a la evolución de una sola clase de células, las células prismáticas de la capa basilar.
epidermización. f. F., *épidermisation*. Proceso de cubrir o cubrirse con epidermis. || Injerto cutáneo.
epidermodisplasia (de *epidermis*, el pref. *dis-*, y el gr. *plássein*, formar). f. F., *épidermodysplasie*. Desarrollo defectuoso de la epidermis. || **- verruciforme** o **de Lewandowsky-Lutz.** Displasia congénita de la epidermis con lesiones verrugosas planas de la cara y manos. Tiende a la degeneración maligna.
epidermofítide (de *epidermis* y el gr. *phytón*, planta). f. Erupción cutánea producida por el *Epidermophyton*.
epidermofitosis. f. F., *épidermomycose*, *épidermophytose*. Infección por hongos del género *Epidermophyton*. ||**-cruris.** TIÑA CRURAL. ||**-interdigital.** Pie de atleta.
epidermoide (de *epidermis* y el gr. *eîdos*, aspecto). adj. F., *épidermoïde*. Semejante a la epidermis. || m. Tumor o quiste formado por la inclusión de células epidérmicas de la piel o membranas mucosas.
epidermólisis (de *epidermis* y el gr. *lýsis*, disolución). f. A., *Epidermolyse*; F., *èpidermolyse*; In., *epidermolysis*; It., *epidermolisi*; P., *epidermólise*. Estado de flaccidez o desprendimiento de la epidermis por la acción de los cáusticos o de ciertos agentes físicos. || **-ampollar** o **vesicular hereditaria.** Predisposición de la piel a la formación de ampollas análogas al pénfigo por la irritación o frotamiento de la misma. *Sin.:* Pénfigo hereditario. ACANTÓLISIS.
epidermoma (de *epidermis* y el suf. *-oma*). m. A., *Epidermom*; F., *épidermome*; In. e It., *epidermoma*. Excrecencia cutánea; verruga, por ejemplo.
epidermomicosis (de *epidermis*, del gr. *mýkes*, hongo, y el suf. *-osis*). f. F., *épidermotrope*. Micosis de la epidermis.
Epidermophyton. Género de hongos semejante al *Trichophyton*, que ataca exclusivamente la epidermis; la especie *E. floccosum* o *inguinale* es el agente de la *tinea cruris* y la *E. interdigitale* produce el pie de atleta.
epidermoplastia (de *epidermis* y el gr. *plássein*, formar). f. Injerto epidérmico.
epidermosis (de *epidermis* y el suf. *-osis*). f. Afección cutánea que ataca especialmente la epidermis.
epidermotrópico (de *epidermis* y el gr. *trópos*, dirección). adj. F., *épidermotrope*. Que tiene afinidad especial por el tejido epidérmico.
epidiascopio (de *epi-*, el gr. *diá*, a través de, y *skopeîn*, observar). m. Combinación de episcopio y diascopio.

epididimario. adj. F., *épididymaire*. Relativo al epidídimo.
epididimectomía (de *epidídimo* y el gr. *ektomé*, escisión). f. A., *Epididymektomie*; F., *épididymectomie*; In., *epididymectomy*; It. y P., *epididimectomia*. Ablación quirúrgica del epidídimo; operación de Umbert.
epididimitis (de *epidídimo* y el suf. *-itis*, inflamación). f. A., *Nebenhodenentzündung*; F., *épididymite*; In., *epididymitis*; It. y P., *epididimite*. Inflamación del epidídimo. || **de Dron.** Inflamación del epidídimo en el período secundario de la sífilis. || **erótica.** La consecutiva a excesos sexuales o a excitación sexual insatisfecha.
epidídimo (de *epi-* y el gr. *dídymos*, gemelo). m. A., *Epididymis*; F., *épididyme*; In., *epididymis*; It., *epididimo*; P., *epidídimo*. Pequeño cuerpo oblongo, grisáceo, situado y fijo en la parte superior del testículo, formado por la reunión y apelotonamiento de los vasos seminíferos. Consta de *cabeza, cuerpo y cola, globus major, corpus y globus minor*, respectivamente; la cola se continúa con el conducto deferente.
epididimodeferentectomía (de *epidídimo*, el lat. *deferens, -entis*, el que trae, y el gr. *ektomé*, corte). f. F., *épididymo-déférentectomie*. Ablación quirúrgica del epidídimo y *vas deferens*.
epididimoorquitis (de *epidídimo* y el gr. *órchis*, testículo). f. F., *épididymo-orchite*. Inflamación del epidídimo y el testículo.
epididimotomía (de *epidídimo* y el gr. *tomé*, corte). f. F., *épididymotomie*. Operación de practicar una abertura en el epidídimo.
epididimovasectomía. f. EPIDIDIMODEFERENTECTOMÍA.
epididimovasostomía (de *epidídimo*, el lat. *vas*, vaso, y el gr. *stóma*, boca). f. F., *épididymo-vasostomie*. Operación de seccionar el conducto deferente y suturar el extremo periférico al epidídimo; se practica en la esterilidad debida a la obstrucción de aquel conducto.
epidosis (del gr. *epídosis*, aumento). f. Aumento; crecimiento, exacerbación.
epidroma (del gr. *epidromé*, incursión, ataque). f. Sobreactividad en el curso de los humores; aflujo, congestión.
epidrosis. f. HIPERHIDROSIS.
epidural (de *epi-* y el lat. *dura[mater])*. adj. F., *épidural*. Situado o que se realiza encima o fuera de la duramadre; supradural, extradural. Se aplica al método de anestesia de Cathelin o Sicard.
epiecia (de *epi-* y el gr. *oikía*, casa). f. Epidemia circunscrita, de límites muy reducidos, a una casa, por ejemplo.
epiesplenitis. f. EPISPLENITIS.
epifanina (Reacción de la). V. REACCIÓN.
epifaringe (de *epi-* y el gr. *phárygx, -yggos*, faringe). f. Porción nasal de la faringe, nasofaringe.
epifenómeno (de *epi-* y el gr. *phaínein*, manifestar). m. F., *épiphénomène*. Síntoma o accidente accesorio en el curso de una enfermedad.
epifilaxis (de *epi-* y el gr. *phýlax*, guardia). f. Aumento o refuerzo de la filaxis normal. || Reacción de defensa instantánea por sustancias no específicas elaboradas por los leucocitos (Wright).
epifisario. adj. F., *épiphysaire*. Relativo a una epífisis ósea. || Relativo a la glándula epífisis.
epifisiodesis (de *epífisis* y el gr. *désis*, ligamento). f. F., *épiphysiodèse*. Fijación quirúrgica de una epífisis a la diáfisis correspondiente.
epifisioide (de *epífisis* y el gr. *eîdos*, aspecto). adj. F., *épiphysioïde*. Semejante a una epífisis; se aplica a los huesos del tarso y carpo que se desarrollan como epífisis de los centros de osificación.
epifisiólisis (de *epífisis* y el gr. *lýsis*, disolución). f. F., *épiphysiolyse*. Desprendimiento de una epífisis.
epifisiopatía (de *epífisis* y el gr. *páthos*, enfermedad). f. F., *maladie épiphysaire*. Afección pineal o de una epífisis ósea.
epífisis (del gr. *epíphysis*, excrecencia). f. A., *Epiphysis*; F., *épiphyse*; In., *epiphysis*; It., *epifisi*; P., *epífise*. Extremo de un hueso largo unido al cuerpo o diáfisis de éste por cartílago durante

la infancia, pero que más tarde forma parte del mismo hueso. || CUERPO PINEAL.
epifisitis (de *epífisis* y el suf. *-itis*). f. A., *Epiphysitis;* F., *épiphysite;* In., *epiphysitis;* It. y P., *epifisite*. Inflamación de una epífisis o del cartílago que la separa del hueso principal.
epifitia (de *epi-* y el gr. *phytón*, planta). f. Término correspondiente a los de *epidemia* y *epizootia*, relativo a los vegetales.
epífito (de *epi-* y el gr. *phytón*, planta). m. F., *épiphyte*. Planta parásita de otra planta. || Parásito vegetal en la superficie del cuerpo de un animal.
epifoliculitis (de *epi-* y *foliculitis*). f. Inflamación de los folículos pilosos.
epífora (del gr. *epiphorá*, aflujo). f. A., *Epiphora;* F. e In., *epiphora;* It., *epifora;* P., *epífora*. Derrame de lágrimas por exceso de secreción u obstáculo en el desagüe.
epifrenal o **epifrénico (Síndrome)**. V. SÍNDROME.
Epigaea. Género de plantas ericáceas. La especie *E. repens*, de Norteamérica, es diurética.
epigámico (de *epi-* y el gr. *gámos*, matrimonio). adj. Que ocurre después de la concepción.
epigáster (de *epi-* y el gr. *gastér*, vientre). m. F., *côlon embryonnaire*. Formación embrionaria de la que se origina el colon.
epigastralgia (de *epigastrio* y el gr. *álgos*, dolor). f. A., *Schmerz im Oberbauch;* F., *épigastralgie;* In., It. y P., *epigastralgia*. Dolor en la región epigástrica.
epigastrio (del gr. *epigástrion;* de *epí*, sobre, y *gastér*, vientre). m. A., *Epigastrium;* F., *épigastre;* In., *epigastrium;* It., *epigastrio;* P., *pigastro*. Región superior y media del abdomen, entre ambos hipocondrios y desde la apófisis xifoides hasta dos dedos por encima del ombligo. *Sin.:* Hueco del epigastrio.
epigastrios o **epigastrius.** m. F., *xiphopage, épigastrius*. Monstruo doble en el cual el parásito es pequeño y forma un tumor en el epigastrio del autósito.
epigastrocele (de *epigastrio* y el gr. *kéle*, hernia). m. F., *épigastrocèle*. Hernia en la región epigástrica a través de la separación de las fibras de la línea blanca.
epigastrorrafia (de *epigastrio* y el gr. *raphé*, sutura). f. Oclusión por sutura de una herida epigástrica.
epigénesis (de *epi-* y *génesis*). f. F., *épigenèse*. Generación por formaciones sucesivas: teoría de Wolff que supone que el desarrollo arranca de una célula sin estructura y consiste en la formación y adición sucesivas de nuevas partes que no preexistían en el huevo fecundado; esta teoría es opuesta a la de evolución. || Síntoma accesorio.
epiglectomía o **epiglotectomía** (de *epiglotis* y el gr. *ektomé*, escisión). f. F., *épiglottectomie*. Ablación de la epiglotis.
epiglotidectomía. f. EPIGLECTOMÍA.
epiglotis (del gr. *epiglottís;* de *epí*, sobre, y *glottís*, glotis). f. A., *Epiglottis;* F., *épiglo-tte;* In., *epiglottis;* It., *epiglottide;* P., *epiglote*. Lámina fibrocartilaginosa, delgada, flexible, situada encima del orificio superior de la laringe, al que cierra en el momento de la deglución.
epiglotitis. f. F., *épiglottite*. Inflamación de la epiglotis y tejidos próximos.
epignato (de *epi-* y el gr. *gnáthos*, mandíbula). m. F., *épignathe*. Monstruo doble en el que el feto parásito o parte de él está inserto en la mandíbula del autósito.
epígone (de *epi-* y el gr. *góny*, rodilla). m. RÓTULA.
epiguanina. f. Base aloxúrica, encontrada algunas veces en la orina después de la ingestión de cacao.
epihial (de *epi-* e *hioides*). adj. Aplícase al hueso formado por la osificación del ligamento estilohioideo. Ú.t.c.s.
epilación (del lat. *e*, fuera, y *pilus*, pelo). f. DEPILACIÓN.
epilamelar (de *epi-* y el lat. *lamella*, laminilla). adj. Situado encima de una membrana basal.
epilaríngeo (de *epi-* y el gr. *lárygx, -yggos*, laringe). adj. Situado o que ocurre encima de la laringe.
epilatorio. adj. y s. DEPILATORIO.
epilema (de *epi-* y el gr. *lémma*, vaina, cáscara). m. A., *Endoneurium;* F., *épilemme;* In., *epilemma;* It., *endo-*

nervio; P., *epilema*. Vaina de una fibrilla nerviosa terminal.
epilepidoma (de *epi-*, el gr. *lepís, -idos*, escama, y el suf. *-oma*). m. Lepidoma de origen epiblástico.
epilepsia (del gr. *epilepsía*, intercepción). f. A., *Epilepsie;* F., *épilepsie;* In., *epilepsy;* It., *epilessia;* P., *epilepsia*. Afección crónica, de etiología diversa, caracterizada por crisis recurrentes debidas a una descarga excesiva de las neuronas cerebrales (crisis epiléptica) asociada eventualmente con diversas manifestaciones clínicas o paraclínicas. Las crisis epilépticas únicas, las ocasionales o las que aparecen durante una enfermedad aguda no constituyen epilepsia. ||-**alcohólica.** Epilepsia rara, cuyas crisis, usualmente generalizadas y de tipo tonicoclónico, ocurren en algunos alcohólicos crónicos durante la ingestión excesiva de alcohol o, más a menudo, después de ella. ||-**autonómica.** Forma de epilepsia caracterizada principal o exclusivamente por crisis epilépticas autonómicas. ||-**benigna del niño.** Forma de epilepsia parcial, propia de la infancia, principalmente entre los 5 y los 9 años, cuyas crisis sobrevienen principal o exclusivamente durante el sueño, y se caracterizan por convulsiones unilaterales (que interesan sobre todo la mitad de la cara), hipersalivación y, en ocasiones, trastornos del lenguaje; se distingue también por la presencia de descargas electroencefalográficas intercríticas localizadas en la región centrotemporal de uno o ambos hemisferios. ||-**catamenial.** Tipo de epilepsia señalado principal o exclusivamente por crisis epilépticas catameniales (que ocurren durante los días que preceden, acompañan o siguen a la menstruación). ||-**centroencefálica.** Tipo de epilepsia generalizada en la que se ha demostrado el mecanismo centroencefálico de las crisis. ||-**cingular.** Tipo de epilepsia parcial en el cual la descarga neuronal o la lesión que provoca las crisis se localiza en la corteza de la circunvolución del cíngulo. ||-**cortical.** Epilepsia parcial cuyas crisis, al menos inicialmente, resultan de una descarga neuronal localizada en una parte de la corteza cerebral. ||-**criptogenética.** Aquella cuya causa se desconoce. ||-**de la lectura.** Forma muy rara de epilepsia refleja caracterizada principal o exclusivamente por crisis epilépticas desencadenadas por la lectura. ||-**del contacto.** Tipo muy raro de epilepsia refleja caracterizado principal o exclusivamente por crisis epilépticas reflejas somatosensoriales provocadas por un contacto inesperado. ||-**del despertar.** Epilepsia cuyas crisis ocurren poco después del despertar. ||-**del lóbulo temporal.** Tipo de epilepsia parcial en la cual la descarga neuronal o la lesión que provoca la crisis se localiza en la totalidad o en una parte del lóbulo temporal. ||-**diencefálica.** La de origen diencefálico. ||-**diurna.** Epilepsia cuyas crisis ocurren durante el día. ||-**errática.** Tipo de epilepsia peculiar de los lactantes, caracterizado por crisis epilépticas erráticas (durante una misma crisis las convulsiones se desplazan de un miembro a otro). ||-**familiar.** Epilepsia que se observa en varios miembros de la misma familia y que resulta en general de una predisposición epiléptica constitucional y genética muy acentuada. ||-**febril.** Epilepsia de la niñez, cuyas crisis son provocadas regularmente por episodios febriles. ||-**funcional.** Expresión empleada para designar, en oposición a la epilepsia orgánica, las formas de epilepsia que se atribuyen solamente a la alteración de las funciones cerebrales, secundarias a una predisposición epiléptica hereditaria o a un trastorno metabólico. ||-**generalizada.** Forma de epilepsia caracterizada exclusivamente por una crisis epiléptica generalizada desde el comienzo, cualquiera que sean su sintomatología y su etiología. ||-**generalizada primaria.** Forma caracterizada por crisis epilépticas generalizadas desde el inicio como de crisis tonico-clónicas, o ausencias típicas, o mioclonía masiva bilateral; carencia habitual de signos neurológicos o psíquicos de lesión cerebral en los intervalos de las crisis; frecuente aparición en el niño o en el adolescente; fal-

ta de una etiología definida; descargas electroencefalográficas críticas bilaterales, síncronas y simétricas de morfología variable según la crisis. || **-generalizada secundaria.** Forma caracterizada por crisis epilépticas generalizadas desde el inicio como de crisis tónicas o atónicas, o ausencias atípicas, y en ocasiones crisis epilépticas tonicoclónicas o mioclonías masivas bilaterales; observación habitual de signos neurológicos o psíquicos; aparición frecuente durante la infancia; etiología atribuible a lesiones cerebrales difusas o multifocales; descargas electroencefalográficas críticas bilaterales, relativamente síncronas y simétricas, más o menos específicas de una forma determinada de crisis. || **-infantil.** Epilepsia cuyas crisis ocurren en el recién nacido, o en los niños pequeños hasta los 3 años. || **-jacksoniana.** Epilepsia caracterizada por «crisis epilépticas somatomotoras» es decir, crisis convulsivas tónicas o clónicas de cualquier parte de un lado del cuerpo que se propagan de una zona muscular a la contigua, siguiendo el orden de su representación somatotrópica en la corteza cerebral, donde la descarga neuronal correspondiente se distribuye con la misma rapidez a partir del foco inicial. || **-metabólica.** Epilepsia secundaria a un trastorno metabólico, que se observa principalmente en los recién nacidos y lactantes. || **-mioclónica progresiva familiar.** SÍNDROME DE UNVERRICHT-LUNDBORG. || **-morfeica.** Forma de epilepsia cuyas crisis ocurren principal o exclusivamente durante el sueño. || **-musicogénica.** Forma muy rara de epilepsia refleja caracterizada por crisis epilépticas provocadas al escuchar música. || **-orgánica.** La forma más común de epilepsia sintomática, cuyas crisis son el resultado de una lesión cerebral. || **-parcial.** Forma caracterizada por crisis epilépticas parciales con sintomatología elemental, o con sintomatología compleja, o cualquiera de ambas secundariamente generalizada; signos neurológicos relativamente frecuentes en el intervalo de las crisis; aparición en cualquier edad; etiología generalmente relacionada con lesiones cerebrales orgánicas; descargas electroencefalográficas críticas de puntas, puntas-ondas u ondas lentas, localizadas o difusas. || **-parcial continua.** SÍNDROME DE KOJEVNIKOV. || **-postraumática.** Epilepsia orgánica secundaria a lesiones cerebrales causadas por un traumatismo. || **-refleja.** Forma muy rara de epilepsia en la cual todas o la mayoría de las crisis son provocadas por estímulos sensoriales. || **-sintomática.** Epilepsia cuyas crisis resultan de una enfermedad bien identificada, de la cual representan solamente los síntomas. || **-sobresalto.** Variedad de epilepsia refleja cuyas crisis son provocadas por un estímulo sensorial breve, intenso, y sobre todo inesperado, que da lugar a una reacción de sorpresa que provoca un sobresalto. || **-uncinada.** Variedad de epilepsia del lóbulo temporal, en la cual la descarga neuronal o la lesión que provoca las crisis interesa el uncus de la circunvolución hipocámpica.

epileptiforme (de *epilepsia* y *forma*). adj. F., *épileptoïde*. Semejante a la epilepsia o a sus manifestaciones; epileptoide.

epileptógeno (del gr. *epíleptos*, epiléptico, y *gennân*, producir). adj. F., *épileptogène*. Que produce epilepsia; se dice de centros o zonas cuya irritación provoca crisis epilépticas.

epileptoide (del gr. *epíleptos*, epiléptico, y *eîdos*, aspecto). adj. F., *épileptoïde*. Semejante a la epilepsia; epileptiforme. || s. Persona sujeta a ataques nerviosos de naturaleza epiléptica.

epileptología (de *epilepsia* y el gr. *lógos*, tratado). f. F., *épileptologie*. Parte de la medicina que estudia la epilepsia.

epileptosis (de *epilepsia* y el suf. -*osis*). f. Enfermedad nerviosa o mental perteneciente al grupo epiléptico.

epilinfa (de *epi*- y el lat. *lympha*, agua). f. Líquido que llena el espacio entre el laberinto membranoso y el hueso; perilinfa.

epilobio. m. Planta onagrariácea, hierba de San Antonio. Las hojas de las especies *Epilobium angustifolium, E. hirsutum*, etc., son vulnerarias y detersivas.

epiloia. f. F., *épiloïa.* Síndrome generalmente congénito, caracterizado por deficiencia mental, ataques epilépticos, adenoma sebáceo, esclerosis de la corteza cerebral y tumores en el riñón y otros órganos; esclerosis tuberosa.

epilosis (del lat. *e*, fuera, y *piens).* f. CALVICIE.

epimastigote (de *epi*- y el gr. *mástix*, látigo). m. Forma o fase evolutiva de algunos tripanosómidos, que se caracteriza por un cuerpo alargado, provisto de flagelo lateral, y en algunos casos membrana ondulante. El núcleo, el corpúsculo parabasal y el cinetoplasto están juntos. Se observa en el género *Trypanosoma*, pero no en las especies del género *Crithidia*.

epimaxilar (de *epi*- y el lat. *maxilla*, mandíbula). adj. Situado encima de la mandíbula.

epimenorrea (de *epi*-, el gr. *men, menós*, mes, y *rheîn*, fluir). f. Ciclo menstrual menor del normal.

epimerización (de *epi*- y el gr. *méros*, parte). f. F., *épimérisation*. Cambio de configuración de un centro de asimetría en su imagen especular o configuración enantiomérica, sin variaciones en el resto de los centros de asimetría de la molécula. La conversión de la D-glucosa en D-galactosa (denominada *inversión de Walden*) es un caso de epimerización en el cual la configuración espacial del carbono 4 de la glucosa cambia al adoptar la disposición espacial característica de la molécula de la galactosa.

epímero (de *epi*- y del gr. *méros*, parte). m. Parte dorsal del mesodermo. || Porción dorsal de un miotoma. || Compuesto que se diferencia de otro, su isómero, en la configuración de un solo centro de asimetría. V. EPIMERIZACIÓN.

epimisio (de *epi*- y el gr. *mŷs*, músculo). m. A., *Epimysium;* F., *épimysium;* In., *epimysium;* It., *epimisio;* P., *epimísio*. Vaina fibrosa de un músculo; perimisio externo.

epimorfosis (de *epi*- y el gr. *morphé*, forma). f. F., *épimorphose*. Regeneración de una parte del organismo por proliferación en la superficie de sección.

Epimys. Género de ratas; la especie *E. rattus* es la que propaga la peste en la India; la *E. norwegicus* es la rata de los barcos.

epinefrectomía. f. ADRENALECTOMÍA.

epinefrina. f. ADRENALINA.

epinefritis (de *epi*- y el gr. *nephrós*, riñón). f. F., *surrénalite*. Inflamación de una glándula suprarrenal. || Inflamación de la cápsula adiposa del riñón.

epinefroma (de *epi*- y el gr. *nephrós*, riñón, y el suf. -*oma*). m. Hipernefroma, suprarrenaloma, tumor de Grawitz.

epinefros (de *epi*- y el gr. *nephrós*, riñón). m. Cápsula suprarrenal.

epineurio (de *epi*- y el gr. *neûron*, nervio). m. F., *périnèvre*. Vaina o cubierta de un tronco nervioso; perineurio.

epinina. f. Preparación patentada de dihidroxifenilmetilaminoetano, de acción semejante a la de la adrenalina pero más prolongada.

epiomida (de *epi*- y el gr. *ômos*, espalda). f. Porción superior del hombro.

epioniquia. m. EPONIQUIA.

epiorquio (de *epi*- y el gr. *órchis*, testículo). m. Túnica vaginal.

epiótico (de *epi*- y el gr. *oûs, otós*, oído). adj. F., *situé sur l'ouïe*. Situado encima de la oreja.

epiparoniquia (del gr. *epí*, sobre, *pará*, junto a, y *ónyx, -ychos*, uña). f. Combinación de eponiquia y paroniquia.

epipial (de *epi*- y *pia[madre]).* adj. Situado encima de la piamadre.

epípigo (de *epi*- y el gr. *pygé*, nalga, rabadilla). m. PIGOMELO.

epiplectomía (de *epiplón* y el gr. *ektomé*, corte). f. F., *épiplo-entérocèle*. Escisión o resección del epiplón.

epiplenterocele (de *epiplón*, el gr. *énteron*, intestino, y *kéle*, hernia). m. Hernia que contiene epiplón e intestino.

epiplerosis (de *epi*- y el gr. *plérosis*). f. Repleción, distensión.

epipleural (de *epi-* y el gr. *pleurón*, costilla). adj. Situado encima de la pleura o de una costilla. || Relativo a la pleurapófisis.

epiplexo. m. Plexo coroides del IV ventrículo.

epiplocele (de *epiplón* y el gr. *kéle*, hernia). m. Hernia del epiplón.

epiploítis (de *epiplón* y el suf. *-itis*). f. A., *Epiploitis*; F., *épiploïte*; In., *epiploitis*; It. y P., *epiploite*. Inflamación del epiplón.

epiplomerocele (de *epiplón*, el gr. *merós*, muslo, y *kéle*, hernia). m. Epiplocele crural o femoral.

epiplón (del gr. *epíploos*). m. A., *Epiploon*; F., *épiploon*; In., *epiploon*; It., *epiploon*; P., *epíploo*. Repliegue del peritoneo que une las vísceras entre sí y contiene los vasos y algunos conductos. *Sin.:* Omento. || EPIPLÓN MAYOR. || **-accesorio.** Apéndice o ligamento epiploico. || **-de Haller.** Prolongación desde el epiplón mayor, que algunas veces en la vida fetal se inserta en el testículo y puede ser incluido en una hernia inguinal. || **-gastrocólico.** EPIPLÓN MAYOR. || **-gastrohepático.** EPIPLÓN MENOR. || **-gastrosplénico.** Ligamento epiploico desde la cara posterior del estómago al hilio del bazo. || **-hepatocólico.** Prolongación a lo largo del colon ascendente de una porción del epiplón menor. || **-mayor.** Epiplón entre la curvatura mayor del estómago y el colon transverso, que cubre más o menos las asas del intestino delgado. || **-mediano.** EPIPLÓN GASTROSPLÉNICO. || **-menor.** Repliegue peritoneal desde el lado derecho del cardias al porta hepático y fisura del ligamento venoso. || **-pancreaticosplénico.** Repliegue peritoneal que une la cola del páncreas con el bazo.

epiplonfalocele (de *epiplón* y *onfalocele*). m. F., *épiplomphalocèle*. Hernia umbilical que contiene epiplón.

epiplopexia (de *epiplón* y el gr. *pêxis*, fijación). f. F., *épiploopexie*. Sutura del epiplón a la pared abdominal para evitar la formación de un nuevo derrame ascítico en la cirrosis del hígado; operación de Talma. OMENTOPEXIA.

epiploplastia (de *epiplón* y el gr. *plássein*, formar). f. F., *épiploplastie*. Autoplastia peritoneal después de ciertas operaciones abdominales, en la que se utiliza el epiplón para cubrir superficies cruentas.

epiplorrafia (de *epiplón* y el gr. *rhaphé*, sutura). f. EPIPLOPEXIA.

epiplosarconfalocele (de *epiplón*, el gr. *sárx, sarkós*, carne, *omphalós*, ombligo, y *kéle*, hernia). m. Epiplonfalocele complicado con una excrecencia carnosa local.

epiplosqueocele (de *epiplón* y *osqueocele*). m. F., *épiploschéocèle*. Hernia escrotal que contiene epiplón.

epiptérico (de *epi-* y *pterion*). adj. Situado encima del pterion; aplícase a un hueso wormiano en esta situación.

epirrotuliano. adj. SUPRARROTULIANO.

episarcina. f. Base aloxúrica que existe en la orina normal y en la de la leucemia.

esclera (de *epi-* y el gr. *sklerós*, duro). f. Epiesclerótica; tejido conjuntivo entre la esclerótica y la conjuntiva.

escleritis o **esclerotitis** (de *epi-*, *esclera* o *esclerótica* y el suf. *-itis*). f. A., *Episkleritis*; F., *épisclérite*; In., *episcleritis*; It. y P., *episclerite*. Inflamación del tejido celular entre la esclerótica y la conjuntiva. || **-(Botón).** V. BOTÓN.

esclerótica. f. EPIESCLERA.

episcomenia (del gr. *epíschesis*, retención, y *mén, menós*, mes). f. Supresión del flujo menstrual.

episcopio (de *epi-* y el gr. *skopeîn*, observar). m. Linterna de proyección de las imágenes de los objetos sólidos con sus colores naturales sobre una pantalla blanca. || Instrumento para examinar la superficie de los objetos.

episio-. Forma prefija (del gr. *epísion*, pubis), con la significación de vulva.

episiocele (de *episio-* y el gr. *kéle*, hernia). m. Prolapso de la pared anterior de la vagina; protrusión vulvar.

episioclisia (de *episio-* y el gr. *klîsis*, oclusión). f. Oclusión quirúrgica de la vulva.

episioelitrorrafia (de *episio-* y *elitrorrafia*). f. F., *épisio-élytrorraphie*. Operación de estrechar la vulva y la vagina para el sostenimiento de un útero prolapsado.

episioítis (de *episio-* y el suf. *-itis*). f. Inflamación de la vulva.

episioperineorrafia (de *episio-*, *perineo* y el gr. *raphé*, sutura). f. F., *épisio-périnéorraphie*. Sutura de la vulva y perineo para el sostenimiento de un útero prolapsado.

episioplastia (de *episio-* y el gr. *plássein*, formar). f. F., *épisioplastie*. Cirugía plástica de la vulva o perineo.

episiorrafia (de *episio-* y el gr. *raphé*, sutura). f. F., *épisiorraphie*. Restauración por sutura de un perineo desgarrado. || Sutura de los labios mayores.

episiostenosis (de *episio-* y el gr. *stenós*, estrecho). f. F., *épisiosténose*. Estrechez de la hendidura vulvar.

episiotomía (de *episio-* y el gr. *tomé*, corte). f. A., *Episiotomie*; F., *épisiotomie*; In., *episiotomy*; It. y P., *episiotomia*. Incisión quirúrgica lateral del orificio vulvar en el momento del desprendimiento de la parte fetal, para evitar que se produzca espontáneamente un desgarro grave del periné.

episodio (del gr. *epeisódion*, de *epeísodos*, entrada, intervención). m. A., *Episode*; F., *épisode*; In., *episode*; It., *episodio*; P., *episódio*. Incidente en el curso ordinario de los acontecimientos. || **-psicoléptico.** Impresión psíquica súbita e intensa, a la que un paciente atribuye el comienzo de su enfermedad y que se convierte en idea obsesiva.

episoma (de *epi-* y el gr. *sôma*, suerpo). m. F., *épisome*. Plásmido que se puede integrar reversiblemente en el genoma bacteriano de una determinada especie bacteriana, por ejemplo, el factor F. En este estado, si se inicia una conjugación el episoma arrastra el cromosoma de la célula dadora, que se puede transferir total o parcialmente. Las bacterias con un plásmido integrado en su genoma presentan una frecuencia muy elevada de recombinación.

epispadias o **epispadia** (de *epi-* y el gr. *spádon*, hendidura). m. A., *Epispadie*; F., *épispadias*; In., *epispadias*; It. y P., *epispadia*. Deformidad congénita en la cual la uretra se abre en el dorso del pene a mayor o menor distancia del arco del pubis; fisura uretral superior. || f. Fisura en la pared superior de la uretra femenina.

epispasis (del gr. *epispân*, atraer). f. Erupción local que sobreviene por la influencia de un tratamiento; exantema medicamentoso.

espasmo (de *epi-* y el gr. *spasmós*, convulsión). m. Inspiración que requiere violentos esfuerzos.

epispástico (del gr. *epispastikós*, de *epispân*, atraer). adj. Que levanta ampollas. VEJIGATORIO, VESICANTE.

epispinal (de *epi-* y el lat. *spina*, espina dorsal). adj. Situado encima de la medula o de la columna vertebral.

episplenitis (de *epi-* y *esplenitis*). f. Inflamación de la cápsula del bazo.

episquesis (del gr. *epíschein*, retener). f. Supresión de una evacuación natural.

epistafilino. m. Músculo palatostafilino.

epistasia o **epistasis** (de *epi-* y el gr. *stásis*, situación, estabilidad). f. A., *Epistase*; F., *épistasis*; In., *epistasis*; It., *epistasi*; P., *epístase*. Alteración funcional nerviosa dependiente de una excitación mínima, que produce perturbaciones reflejas en otros aparatos. || Detención de un flujo o derrame. || Espuma o película que se forma en la superficie de la orina. || Ocultación de un carácter hereditario por otro sobrepuesto.

epistaxis (del gr. *epistaxis*; de *epí*, sobre, y *stázein*, fluir gota a gota). f. A., *Epistaxis*; F., *épistaxis*; In., *epistaxis*; It., *epistassi*; P., *epistaxe*. Hemorragia por las fosas nasales. || **-adinámica.** Epistaxis de los estados febriles graves. || **-mecánica.** La que depende de una repleción sanguínea. || **-renal de Gull.** Hematuria renal esencial o angioneurótica, llamada también *hemofilia renal*. || **-suplementaria** o **vicariante.** Epistaxis mecánica consecutiva a la supresión de un flujo sanguíneo habitual. || **-uterina.** METRORRAGIA.

epistemología (del gr. *epístemos*, docto, y *lógos*, tratado). f. F., *épistémologie*. Doctrina de los fundamentos y métodos del conocimiento científico.

episternón (de *epi-* y el gr. *stérnon*, pecho). m. F., *episternum*. Primera pieza del esternón; manubrio.
epistótonos. m. EMPROSTÓTONOS.
epistrófeo (del gr. *epistrophé*, giro). m. Segunda vértebra cervical o axis.
epitálamo (de *epi-* y *tálamo*). m. A., *Epithalamus*; F., *épithalamus*; In., *epithalamus*; It., *epitalamo*; P., *epitálamo*. Parte del talamencéfalo que comprende la comisura posterior y el cuerpo o glándula pineal con su pedículo.
epitalaxis (de *epitelio* y el gr. *allássein*, cambiar, dejar, abandonar). f. A., *Epithalaxis*; F., *épithalasie*; In., *epithalaxia*; It., *epitalassi*; P., *epitalaxia*. Fenómeno de Sanarelli; descamación masiva del epitelio de las mucosas, especialmente de la intestinal, en el cólera experimental.
epitarso (de *epi-* y *tarso*). m. F., *épitarse*. Anomalía del ojo que consiste en un repliegue de la conjuntiva que pasa desde el fondo de saco conjuntival hasta cerca del borde del párpado. *Sin.*: Pterigión congénito.
epitela (de *epi-* y *tela*). f. Delicado tejido de la válvula de Vieussens.
epitelio (de *epi-* y el gr. *thelé*, pezón). m. A., *Epithel*; F., *épithélium*; In., *epithelium*; It., *epitelio*; P., *epitélio*. Capa celular que cubre todas las superficies externas e internas del cuerpo y se caracteriza principalmente por estar formada de células de forma y disposición variables, sin sustancia intercelular ni vasos. || Capa superficial de las mucosas. ||**-ciliado.** Epitelio cuyas células tienen pestañas vibrátiles en sus extremos libres. ||**-cilíndrico** o **columnar.** Epitelio formado por células cilíndricas. ||**-cromafín.** Sistema cromafín. ||**-cúbico.** Epitelio cuyas células tienen una forma cúbica. ||**-de transición.** Epitelio formado por capas de células distintas, en que cada una de aquéllas representa la transición de la capa adyacente. ||**-escamoso.** Forma de epitelio de células planas, simple o estratificado. ||**-especializado.** El formado por células que tienen una función especial, como la glandular. ||**-falso.** ENDOTELIO. ||**-germinativo de Waldeyer.** Porción del epitelio de la cavidad celómica en la cara interna del cuerpo de Wolff, de la que se desarrollan el testículo y el ovario. ||**-glandular.** El que reviste los ácinos de las glándulas, formado por células secretoras. ||**-laminar.** EPITELIO ESTRATIFICADO. ||**-mesenquimatoso.** Simple capa de células escamosas que tapiza los espacios subdural, subaracnoideo y perilinfático y cámaras del ojo. ||**-modificado.** Epitelio cuyas células son ciliadas, calciformes o pigmentarias. ||**-pavimentoso estratificado.** El compuesto de varias capas de células, de las cuales las más superficiales son planas y las más profundas globulosas, como la epidermis. ||**-pavimentoso simple.** Epitelio formado de una simple capa de células planas; endotelio. ||**-piramidal.** EPITELIO CILÍNDRICO. ||**-subcapsular.** Cara interna de la cápsula del ganglio espinal. || Epitelio simple de la cara posterior de la cápsula anterior del cristalino.
epitelioblastoma (de *epitelio*, el gr. *blastós*, germen, y el suf. *-oma*). m. A. *Epithelioblastom*; F., *épithélioblastome*; In., *epithelioblastoma*; It. y P., *epitelioblastoma*. Tumor formado por células epiteliales, como el papiloma, el adenoma y el carcinoma.
epitelioide (de *epitelio* y el gr. *eîdos*, aspecto). adj. F., *épithélioïde*. Semejante al epitelio; se aplica a ciertas células que se encuentran en producciones patológicas y que algunos consideran como leucocitos modificados.
epiteliolisina. f. F., *épithéliolysine*. Citolisina formada en el suero de un animal cuando se inyectan a éste células epiteliales de un animal de diferente especie. La epiteliolisina destruye las células epiteliales del animal de la misma especie de la que fueron tomadas las células epiteliales originales.
epiteliólisis (de *epitelio* y el gr. *lýsis*, disolución). f. F., *épithéliolyse*. Destrucción de las células epiteliales.
epitelioma (de *epitelio* y el suf. *-oma*). m. A., *Epitheliom*; F., *épithélioma*; In., *epithelioma*; It. y P., *epitelioma*. Tumor o neoplasia maligna constituido por células epiteliales neoformadas, con anaplasia en mayor o menor grado y capacidad de invadir tejidos vecinos y provocar metástasis a distancia en algún momento de su evolución. *Sin.*: Carcinoma. Se aplica en general a los tumores malignos epiteliales que derivan del epitelio de la piel o de mucosas externas (cavidad oral, orofaringe, pene, vulva y cuello uterino, etc.). ||**-basocelular.** Carcinoma basocelular o de células basales. Derivado de las células basales del epitelio y de las mucosas; lento en cuanto al crecimiento y la invasión local y con casi nula capacidad de provocar metástasis a distancia; por tanto, de comportamiento menos maligno. ||**-espinocelular.** Carcinoma escamoso o de células escamosas. Derivado de las células de la capa intermedia, con tendencia a la formación escamosa, y de globos córneos, con comportamiento más maligno. Sus células tienen epitelio fibrillar con puentes de unión intercelular.
epiteliomatosis (de *epitelioma* y el suf. *-osis*, dolencia). f. F., *épithéliomatose*. Estado producido por el desarrollo de epiteliomas, especialmente por el desarrollo múltiple sobre queratosis seniles.
epiteliomuscular. adj. Compuesto de epitelio y músculo.
epiteliosis (de *epitelio* y el suf. *-osis*). f. A., *Epitheliose*; F., *épithèliose*; In., *epitheliosis*; It., *epiteliosi*; P., *epiteliose*. Término genérico de las afecciones producidas por un virus filtrable que muestra afinidad especial por los tejidos epiteliales; comprende la viruela, vacuna, molusco contagioso, etc. (Borrel). || descamativa de la conjuntiva. Estado parecido al tracoma, que se observa en las islas Samoa.
epiteliotoxina (de *epitelio* y el lat. *toxicum*, veneno). f. F., *épithéliotoxine*. Toxina que destruye las células epiteliales.
epitelitis (de *epitelio* y el suf. *-itis*). f. Inflamación y desarrollo del epitelio debidos a una quemadura por los rayos X.
epitelización. f. F., *épithélisation*. Conversión en epitelio o producción de epitelio sobre una superficie dérmica.
epítema (del gr. *epíthema*, de *epitíthenai*, poner sobre). f. A., *Epithem*; F., *épithème*; In., *epithem*; It. y P., *epitema*. Medicación tópica que no es ungüento ni emplasto, como fomentos, cataplasmas, polvos, etc. || Término general para las cubiertas celulares estratificadas (epitelio, mesotelio, endotelio).
epitendón (de *epi-* y *tendón*). m. Vaina fibrosa de un tendón.
epítesis (del gr. *epitíthenai*, sobreponer). f. Corrección quirúrgica de las deformidades de los miembros. || FÉRULA.
epitiflitis (de *epi-* y el gr. *tiphlós*, ciego). f. APENDICITIS. PARATIFLITIS.
epitiflo. m. APÉNDICE VERMIFORME.
epitimia (de *epi-* y el gr. *thymós*, mente). f. Excitación cerebral intensa de carácter morboso. || Consuelo, alivio. || f. EPÍTEMA.
epitimpánico (de *epi-* y el gr. *týmpanon*, tambor). adj. Situado encima del tímpano.
epitímpano. m. ÁTICO.
epitónico. adj. HIPERTÓNICO.
epitoxoide (de *epi-*, el lat. *toxicum*, veneno y el gr. *eîdos*, aspecto). m. Toxoide que tiene menor afinidad por una antitoxina que la toxina correspondiente.
epitriquio (de *epi-* y el gr. *tríchion*, dim. de *thríx*, *trichós*, cabello). m. A., *Epitrichium*; F., *épitrichium*; In., *epitrichium*; It. epitrichio; P., *epitriquio*. Capa superficial de la epidermis, que desaparece generalmente antes del nacimiento.
epitróclea (de *epi-* y el lat. *trochlea*, polea). f. A., *Epitrochlea*; F., *épitrochlée*; In., *epitrochlea*; It. *epitroclea*; P., *epitróclea*. Epicóndilo medial del húmero; eminencia en la parte inferior e interna del húmero encima de la tróclea, en la que se fija el tendón común de los músculos flexores del antebrazo.
epitrocleano o **epitroclear.** adj. Relativo a la epitróclea.
epitrocleo-. Prefijo que indica relación con la epitróclea.

epitrocleometacarpiano (de *epitrocleo-* y el gr. *metakárpion*, metacarpo). m. Músculo palmar mayor.

epitrocleopalmar (de *epitrocleo-* y el lat. *palma*, palma de la mano). m. Músculo palmar delgado.

epitrocleorradial (de *epitrocleo-* y el lat. *radius*, radio). m. Músculo pronador redondo.

epituberculosis (de *epi-*, el lat. *tuberculum*, dim. de *tuber, -eris*, excrecencia, y el suf. *-osis*). f. A., *Epituberkulose*; F., *infiltration tuberculeuse*; In., *epituberculosis*; It., *epituberculosi*; P., *epituberculose*. Infiltración o reacción perituberculosa; proceso congestivo poco extenso alrededor de un foco tuberculoso.

epivertebral (de *epi-* y el lat. *vertebra*, articulación). adj. Situado encima de una vértebra. || Dícese de la apófisis espinosa de una vértebra.

epizoario o **epizoo**. m. ECTOZOARIO.

epizoicida (de *epizoo* y el lat. *caedere*, matar). adj. y s. F., *épizoïcide*. Que destruye los parásitos epizoarios; agente o sustancia que posee esta acción.

epizoonosis (de *epizoo* y el suf. *-osis*). f. Enfermedad cutánea producida por epizoarios.

epizootia (de *epi-* y el gr. *zôon*, animal). f. A., *Epizootie*; F., *épizootie*; In., *epizooty*; It., *epizoozia*; P., *epizootia*. Enfermedad que ataca gran número de animales a la vez. Término correspondiente a *epidemia*.

epizootiología. f. F., *épizootiologie*. Tratado sobre las epizootias.

eponimia (de *epi-* y el gr. *ónyma*, nombre). f. Designación de una parte, órgano, enfermedad o de otra cosa por el nombre de una persona o lugar.

eponiquia (de *eponiquio*). f. Vesícula o ampolla llena de pus de la epidermis correspondiente al eponiquio.

eponiquio (de *epi-* y el gr. *ónyx, ónichos*, uña). m. A., *Eponychium*; F., *périonyx*; In., *eponychium*; It., *eponichio*; P., *eponíquio*. Tejido córneo embrionario o epitriquio engrosado, del que se desarrolla la uña.

epooforectomía (de *epoóforo* y el gr. *ektomé*, escisión). f. F., *époophorectomie*. Ablación del paraovario o de un tumor del mismo.

epoóforo (de *epi-* y el gr. *oophóros*, que lleva huevos). m. F., *époophore*. Paraovario o cuerpo de Rosenmüller.

epornitia (de *epi-* y el gr. *órnis, -ithos*, ave). f. Epizootia de las aves.

epostosis. f. EXOSTOSIS.

Eppinger-Hess (Síndrome de) (Hans *Eppinger*, médico austriaco, 1879-1946). V. SÍNDROME.

epsomita. f. Sulfato de magnesio hidratado natural.

Epstein (Enfermedad, perlas de) (Alois *Epstein*, pediatra de Praga, 1849-1918). Véanse estos términos. ||-**(Síndrome de)** (Albert A. *Epstein*, médico norteamericano, 1880-1965). V. SÍNDROME. ||**-Barr (Virus)**. V. HERPESVIRUS.

eptocéfalo (de *lepto-* y el gr. *kephalé*, cabeza). m. F., *leptocéphale*. Individuo dolicocéfalo con cabeza anormalmente alta y estrecha.

épulis (de *epi-* y el gr. *oûlon*, encía). m. A., *Epulis*; F., *épulis*; In., *epulis*; It., *epulide*; P., *epúlide*. Tumor de la encía, especialmente el tumor fibromatoso o sarcomatoso del periostio del maxilar.

epuloide (de *épulis* y del gr. *eîdos*, aspecto). adj. Semejante al épulis.

epulosis (de *epi-* y el gr. *oulé*, cicatriz). f. Cicatrización, cicatriz.

equidnasa (del gr. *échidna*, víbora). f. Fermento flogógeno encontrado en el veneno de las serpientes.

equidnina o **equidnotoxina** (del gr. *échidna*, víbora, y, en el segundo caso, *toxina*). f. Principios venenosos que existen en la ponzoña de las serpientes.

equidnismo (del gr. *échidna*, víbora). m. Intoxicación producida por el veneno de las serpientes; estado patológico originado por dicha intoxicación.

equidnovacuna. f. Ponzoña de la víbora privada de sus propiedades tóxicas y empleada como vacuna contra la ponzoña.

equilenina. f. Esteroide estrógeno de la orina de yeguas preñadas, 3-hidroxi-17-ceto-1,3,5,6,8-estrapenteno.

equilibración (del lat. *aequilibratio*). f. A., *Gleichgewichtswiederstellung*; F., *équilibration*; In., *equilibration*; It., *equilibrazione*; P., *equilibração*. Mantenimiento o restablecimiento del equilibrio normal de un estado determinado de estación o en la locomoción general.

equilibrio (del lat. *aequilibrium* y éste de *aequus*, igual, y *libra*, peso, balanza). m. A., *Gleichgewicht*; F., *équilibre*; In., *equilibrium*; It., *equilibrio*; P., *equilíbrio*. Estado de un cuerpo en el que fuerzas opuestas se contrarrestan exactamente; ponderación de los elementos que componen la vida orgánica. ||-**acidobásico**. Proporción normal entre los elementos ácidos y básicos de los líquidos orgánicos; concentración iónica constante en el plasma, en condiciones normales (pH 7,4). ||-**biológico**. Estado en el cual el nivel de población de varias especies no sufre más que débiles fluctuaciones de amplitud como consecuencia de la interdependencia de estas especies y de las recíprocas acciones que ejercen unas sobre las otras. ||-**coloide**. Estabilidad de los coloides de los líquidos orgánicos, cuyo trastorno produce el choque coloidoclástico. ||-**de Donnan**. Equilibrio de membrana; estado de dos soluciones separadas por una membrana, entre las que hay una distribución desigual de los iones difusibles y se desarrolla un potencial eléctrico en ambos lados de la misma membrana. ||-**de membrana**. EQUILIBRIO DE DONNAN. ||-**dinámico**. Equilibrio de fuerzas opuestas. ||-**fisiológico**. Fenómeno en virtud del cual la cantidad de materiales que salen del organismo es igual a la que ingresan. ||-**homeostático**. V. HOMEOSTASIA. ||-**nitrogenado** o **proteínico**. Igualdad entre el ingreso de nitrógeno con los alimentos y el metabolismo y excreción del mismo. ||-**radiactivo**. Relación entre una sustancia radiactiva y el cuerpo de que procede, en la que en todo momento la proporción de desintegración es igual a la proporción de su formación.

equilina (del lat. *equa*, yegua). f. Esteroide estrogénico cristalizado de la orina de yeguas preñadas; 3-hidroxi-17-ceto-1,3,5,7-estratetreno.

equimolecularidad. f. Estado de las soluciones que a igual volumen poseen el mismo número de moléculas.

equimoma. m. EQUIMOSIS.

equimosis (del gr. *ekchmosis*, de *ekchymoûsthai*, extravasarse la sangre). f. A., *Ekchymose*; F., *ecchymose*; In., *ecchymosis*; It., *ecchimosi*; P., *equimose*. Extravasación de la sangre en el interior de los tejidos. || Coloración de la piel producida por la infiltración de sangre en el tejido celular subcutáneo o por la rotura de los vasos capilares subcutáneos; cardenal. ||-**cadavérica**. Manchas en el cadáver que se presentan algún tiempo después de la muerte en las porciones declives y que constituyen uno de los signos de muerte real. ||-**de Bayard**. Hemorragias capilares que se observan en pleuras y pericardio de neonatos que han respirado dentro del útero. ||-**de Tardieu**. V. MANCHA DE TARDIEU.

equinado. adj. EQUINULADO.

equinia (del lat. *equus*, caballo). f. MUERMO. ||-**mitis**. Forma leve de muermo observada algunas veces en el hombre, contraída del caballo.

equinismo. m. Estado del pie equino. || Marcha semejante a la del caballo a causa de heridas de la pierna.

equino (del lat. *equinus*, de *equus*, caballo). adj. F., *équine*. Relativo, perteneciente o parecido al caballo. V. PIE EQUINO.

equinococo (del gr. *echínos*, erizo, y *kókkos*, grano). m. A., *Echinokokkus*; F., *échinocoque*; In., *echinococcus*; It., *echinococco*; P., *equinococo*. Tenia del perro y otros mamíferos, cuyo huevo ingerido por el hombre u otros animales da origen al embrión hexacanto o larva que, emigrado a otros órganos (hígado, riñón, cerebro, etc.), produce el quiste o tumor hidatídico. || Este mismo quiste o tumor. ||-**alveolar** o **multilocular**. Quiste constituido por una gran masa de vesículas de distinto tamaño. ||-**cisticogranuloso** o **unilocular**. Forma vesicular ordinaria del quiste hidatídico.

equinococosis (de *equinococo* y el suf. *-osis*). f. F., *échinococcotomie*. Afección producida por el desarrollo de equinococos.

equinococotomía (de *equinococo* y el gr. *tomé*, corte). f. F., *échinococcotomie*. Escisión o evacuación de un quiste de equinococos.

equinodermos (del gr. *echînos*, erizo, y *dérma*, piel). m. pl. F., *échinoderme*. División del reino animal que comprende los erizos y estrellas de mar, holoturias, etc.

equinoftalmía (del gr. *echînos*, erizo, y *ophtalmós*, ojo). f. F., *échinophtalmie*. Inflamación de los párpados caracterizada por la proyección rectilínea, como erizada, de las pestañas.

equinosis (del gr. *echînos*, erizo). f. F., *crénelure*. Forma irregular de los hematíes, en la cual éstos aparecen como llenos de espinas; crenación.

equinovaro. adj. Dícese de la combinación de pie equino y pie varo. Ú.t.c.s.

equinovarus. m. EQUINOVARO.

equinulado (del gr. *echînos*, erizo). adj. Que tiene o presenta pequeñas púas o espinas. Aplícase especialmente a los cultivos bacterianos.

equipo (del fr. *équiper*). m. Conjunto de materiales para un fin determinado. ‖ Personal encargado de una labor médica o quirúrgica determinada.

equiseto (del lat. *equus*, caballo, y *seta*, cerda). m. Planta equisetácea, *Equisetum arvensis* (cola de caballo), que produce una forma de envenenamiento en los caballos que la comen. El tallo es diurético.

equivalente (del lat. *aequivalens, -entis*). adj. Que tiene el mismo valor. ‖ m. A., *Äquivalent*; F., *équivalent*; In., *equivalent*; It. y P., *equivalente*. Síntoma o fenómeno inusitado que reemplaza otro ordinario en una enfermedad determinada. ‖ **-antiséptico**. Dosis mínima de producto antiséptico que es necesario introducir en 1 kg de sustancia nutritiva para impedir el desarrollo del microbio. ‖ **-balneoterapéutico**. Cantidad de constituyentes químicos de un agua mineral que debe tomar un adulto en 24 horas para obtener el efecto terapéutico deseado. ‖ **-epiléptico**. Trastorno mental o físico que puede ocurrir en lugar de un ataque epiléptico. ‖ **-gramo**. Masa de un cuerpo puro cuyo valor en gramos se expresa por el mismo número que su equivalente químico. ‖ **-isodinámico**. Proporción entre los hidratos de carbono y la grasa, que es de 2,3 a 1, es decir, una parte de grasa equivale a 2,3 de azúcar o almidón. ‖ **-mecánico del calor**. Factor de conversión de las unidades de calor en unidades de trabajo. ‖ **-químico**. Peso de un elemento que en una reacción se combina con un átomo de hidrógeno o puede sustituirlo. ‖ **-tóxico**. Cantidad mínima de veneno capaz de matar, por inyección intravenosa, un animal de 1 kg.

equívoca (del lat. *aequivoca*, fem. de *aequivocus*). adj. Dícese de la generación espontánea, en oposición a la generación *unívoca* o por *gérmenes*.

Er. Símbolo del *erbio*.

erasión (del lat. *erasum*, supino de *eradere*, raer, raspar). f. RASPADO.

Erasístrato. Famoso médico gr. del siglo III a. de J. C., de la escuela de Alejandría; inició los estudios anatómicos del sistema nervioso central.

Erb (**Miopatía, parálisis, punto, signo** o **síndrome de**) (Wilhelm E. *Erb*, médico de Heidelberg, 1840-1921). Véanse estos términos. ‖ **-Charcot** (**Enfermedad de**). V. ENFERMEDAD. ‖ **-Goldflam** (**Enfermedad de**). V. ENFERMEDAD.

Erben (**Fenómeno de**) (Siegmund *Erben*, médico de Viena, n. en 1863). V. FENÓMENO.

erbio. m. F., *erbium*. Elemento metálico poe raro. Símbolo *Er*, peso atómico 167,7, número atómico 68.

Erdmann (**Reactivo de**) (H. *Erdmann*, químico alemán, 1862-1910). V. REACTIVO.

erección (del lat. *erectio, -onis*). f. A., *Erektion*; F., *érection*; In., *erection*; It., *erezione*; P., *erecção*. Enderezamiento, especialmente la turgencia y rigidez del pene o del clítoris por el aflujo de la sangre a los cuerpos cavernosos de estos órganos.

eréctil (del lat. *erectus*, erguido). adj. Que tiene la propiedad de ponerse en erección.

erector (del lat. *erector*). adj. y s. F., *érecteur, muscle érecteur*. Nombre de músculos, centros o nervios que excitan la erección o mantienen rígida una parte. ‖ **-pili**. V. ARRECTOR.

eremacausia (del gr. *eremôs*, lentamente, y *kaûsis*, combustión). f. Oxidación o combustión sin desprendimiento manifiesto de calor.

eremofobia (del gr. *éremos*, solo, y *phóbos*, temor). f. Temor morboso a la soledad.

erepsina (del gr. *ereípein*, destruir). f. A., *Erepsin*; F., *érepsine*; In., *erepsin*; It. y P., *erepsina*. Fermento o peptidasa de la mucosa intestinal que actúa sobre las peptonas y deuteroalbúminas, pero no sobre la albúmina inalterada.

ereptasa. f. EREPSINA, PEPTIDASA.

eretismo (del gr. *erethízein*, irritar). m. A., *Erethismus*; F., *eréthisme*; In., *erethism*; It. y P., *eretismo*. Exaltación de las propiedades vitales de un órgano. ‖ **-mercurial**. Irritación nerviosa consecutiva a la intoxicación por el mercurio. ‖ **-postencefálico**. Estado hipomanaíco con malignidad, seudología, etc., después de la encefalitis epidémica.

eretisofrenia (del gr. *erethízein*, irritar, y *phrén, phrenós*, mente). f. Excitabilidad mental exagerada.

eretítico. adj. Denominación de Hunt para el temperamento excitable, inquieto, impulsivo y emotivo.

ereutofobia (del gr. *éreuthos*, rubor, y *phóbos*, temor). f. Temor morboso a ruborizarse, acompañado de rubor real. ERITROFOBIA.

ereutosis. f. ERITROSIS, RUBOR.

erg (del gr. *érgon*, trabajo). m. F., *erg*. Unidad cegesimal de trabajo equivalente al desarrollado por 1 dina al recorrer 1 cm.

ergamina. f. HISTAMINA.

ergasia (del gr. *ergasía*, trabajo). f. F., *ergasie*. Actividad funcional.

ergasiatría (del gr. *ergasía*, trabajo, y *iatreía*, curación). f. Psiquiatría (Meyer).

ergasidermatosis (del gr. *ergasía*, trabajo, *dérma, -atos*, piel, y el suf. *-osis*). f. Dermatosis profesional.

ergasiofobia (del gr. *ergasía*, trabajo, y *phóbos*, temor). f. F., *ergasiophobie*. Aversión anormal al trabajo.

ergasiomanía (del gr. *ergasía*, trabajo, y de *manía*). f. F., *ergasiomanie*. Tendencia patológica a la actividad continua.

ergasionosis o **ergasiopatía**. f. Enfermedad profesional.

ergastenia (del gr. *érgon*, trabajo, y de *astenia*). f. Estado de astenia consecutivo a un trabajo excesivo.

ergastoplasma. m. F., *ergastoplasme*. Retículo endoplásmico rugoso.

ergina (del gr. *érgon*, trabajo). f. ant. F., *ergine*. Supuesta sustancia en los líquidos y células del organismo que se une con el antígeno para producir la alergia (Pirquet).

ergio. m. Denominación castellanizada del erg.

ergocalciferol. m. VITAMINA D_2.

ergocrisina o **ergocristina**. f. F., *ergocristine*. Principios activos del cornezuelo del centeno.

ergodinamógrafo (del gr. *érgon*, trabajo, *dýnamis*, fuerza, y *gráphein*, registrar). m. F., *ergodynamographe*. Aparato para registrar la fuerza y el trabajo muscular.

ergofobia. f. ERGASIOFOBIA.

ergóforo (del gr. *érgon*, trabajo, y *phorós*, que lleva). m. F., *ergophore*. Grupo de átomos de una molécula que confiere la actividad específica de una sustancia, como la toxina, aglutinina, etc.

ergoftalmología (del gr. *érgon*, trabajo, *ofthalmós*, ojos, y *lógos*, ciencia). f. Ultraespecialidad de la oftalmología que estudia los problemas del ojo en relación con el trabajo. Oftalmología laboral.

ergogenia (del gr. *érgon*, trabajo, y *gennân*, producción). f. Energía total potencial y cinética de los procesos de adaptación de los seres vivos.

ergógrafo (del gr. *érgon*, obra, trabajo, y *gráphein*, registrar). m. F., *ergographe*. Ergómetro registrador; instrumento para registrar el trabajo efectuado con el

ejercicio muscular. ‖ **–de Mosso.** Aparato para registrar la fuerza y frecuencia de la flexión de los dedos.
ergograma (del gr. *érgon*, trabajo, y *grámma*, trazado). m. F., *ergogramme*. Trazado hecho por el ergógrafo.
ergomanía. f. Ergasiomanía.
ergometrina. f. Ergonovina.
ergómetro (del gr. *érgon*, trabajo, y *métron*, medida). m. Dinamómetro.
ergón. m. Erg.
ergona. f. Término general para las sustancias oligodinámicas: vitaminas, hormonas, enzimas.
ergonomía (del gr. *érgon*, trabajo, y *nómos*, ley). f. Ciencia que estudia la economía del rendimiento humano.
ergonovina. f. F., *ergonovine*. Alcaloide del cornezuelo del centeno, que combina las propiedades oxitócicas de los demás alcaloides del cornezuelo con una acción rápida y la ausencia de efectos tóxicos y necrosantes. Sin.: Ergobasina, ergometría, ergostetrina y ergotocina.
ergoplasma. m. Ergastoplasma.
ergorama (del gr. *érgon*, trabajo, y *hórama*, vista, espectáculo). m. En luminotecnia laboral se designa así la zona o campo de trabajo visual de un individuo. La zona que rodea el ergorama se denomina *panorama*.
ergóstato (del gr. *érgon*, trabajo, y *statós*, estacionario). m. Aparato que se emplea para ejercitar los músculos y mantenerlos en actividad en la cura de la obesidad, etc. (Gärtner).
ergosterina o **ergosterol.** f. y m. F.,*ergostérol*. Esterol $C_{28}H_{43}OH$, aislado primitivamente por Tanret del cornezuelo del centeno (lat. *ergota*), de donde proviene su nombre, pero que existe en varios tejidos animales y vegetales. Esta sustancia, expuesta a los rayos ultravioletas, *ergosterol irradiado* o *viosterol*, se convierte sucesivamente en una serie de isómeros, uno de los cuales es la vitamina D_2 o factor antirraquítico.
ergostesiógrafo (del gr. *érgon*, trabajo, *aísthesis*, sensación, y *gráphein*, registrar). m. Aparato para registrar gráficamente la aptitud muscular de los aspirantes a pilotos.
ergostetrina. f. Ergonovina.
ergotamina. f. F., *ergotamine*. Alcaloide del cornezuelo del centeno con propiedades parecidas a las de la ergotoxina.
ergoterapia (del gr. *érgon*, trabajo, y *therapeía*, tratamiento). f. A., *Arbeitstherapie*; F., *ergothérapie*; In., *ergotherapy*; It. y P., *ergoterapia*. Tratamiento de ciertos estados psiconeuróticos por trabajos agrícolas o de otra clase. ‖ Método de ejercicios pasivos provocados por la electricidad en el tratamiento de la obesidad y de ciertas cardiopatías (Bergonié).
ergotina (del fr. *ergotine*, de *ergot*, cornezuelo del centeno). f. A., *Ergotin*; F., *ergotine*; In., *ergotine*; It. y P., *ergotina*. Nombre de diferentes extractos del cornezuelo del centeno. ‖ **-de Bonjean.** Extracto hidroalcohólico del cornezuelo del centeno, blando, de color rojo y pardo, con las mismas propiedades fisiológicas y terapéuticas que posee el cornezuelo. Se suele emplear comúnmente en forma de porción. ‖ **-de Ivón.** Extracto acuoso de cornezuelo, líquido, del cual 1 ml representa 1 g de cornezuelo. Se emplea en inyecciones hipodérmicas.
ergotismo (del fr. *ergot*, cornezuelo). m. A., *Ergotismus*; F., *ergotisme*; In., *ergotism*; It. y P., *ergotismo*. Intoxicación, aguda o crónica, por el cornezuelo del centeno. ‖ **-crónico.** Intoxicación producida por el uso habitual del pan de centeno con cornezuelo, de la que se distinguen dos formas: *convulsiva*, caracterizada principalmente por manifestaciones nerviosas, vértigos, hormigueos y convulsiones tetaniformes, y *gangrenosa*, en la que los signos anteriores van seguidos de gangrena seca y simétrica de las extremidades, formas que en realidad sólo representan grados distintos en la evolución de la intoxicación.
ergotizado. adj. F., *ergotissé*. Afecto o contaminado por el cornezuelo del centeno; sometido a la influencia de éste.

ergotocina. f. Ergonovina.
ergotoxina. f. F., *ergotoxine*. Producto cristalino aislado del cornezuelo del centeno, con potente actividad vasoconstrictora, oxitócica y bloqueante de los receptores adrenérgicos α. Se trata en realidad de una mezcla de tres alcaloides: ergocristina, ergocriptina y ergocornina.
ergotropía (del gr. *érgon*, trabajo, y *tropé*, vuelta). f. Designación dada a la reacción de las células a los estímulos no específicos (inyección de proteínas, por ejemplo), cuyo objeto es estimular las defensas orgánicas generales, más bien que producir anticuerpos específicos.
Erichsen (Enfermedad de) (John *Erichsen*, cirujano inglés, 1818-1896). V. Enfermedad.
ericiscopia (del gr. *erízein*, disputar, y *skopeín*, observar). f. Técnica que utiliza la aberración cromática del ojo para determinar las ametropías.
ericiscopio. m. Aparato refractométrico que consiste en una caja con una ventana cubierta por un cristal mitad rojo y mitad azul, atravesado por franjas negras.
ericolina. f. Uno de los glucósidos de la uva ursi.
erigente. adj. Erector.
Erigeron. Género de plantas compuestas. Las hojas y sumidades floridas del *E. canadensis*, hierba cana, se emplean en infusión como tónicas y diuréticas. De ellas se separa también un aceite amarillo, denso, que se emplea como hemostásico en las hemorragias uterinas.
erina (del fr. *érine* y *érigne*, y éste del ant. *aragne*, araña). f. A., *Kackenpinzette*; F., *érigne*; In., *diresting hook*; It., *uncino*; P., *erina*. Instrumento metálico en forma de gancho, que se emplea en las disecciones y operaciones para coger, sostener, levantar o separar ciertas partes. ‖ **-de Marjolin.** Erina doble para practicar la escisión de las amígdalas. ‖ **-doble.** Tallo metálico terminado por dos ganchos.
eriodictina. Glucósido de la citrina. Expectorante.
Eriodyction. Género de plantas hidrofiláceas, una de cuyas especies, la *E. californicum* o *hierba santa*, es útil en la bronquitis.
eriometría (del gr. *érion*, lana, y *métron*, medida). f. F., *ériometrie*. Medición, con un instrumento denominado *eriómetro*, del diámetro de fibras diminutas por el tamaño de los anillos de color producidos por la difracción de la luz; se aplica a la medición del diámetro de los eritrocitos.
erisífaco (del gr. *erýesthai*, extraer, y *phakós*, lente). m. F., *érisiphaque*. Aparato ideado por Barraquer, que se utiliza para la extracción total de la catarata por medio del vacío.
erisimina. f. Glucósido de las semillas del jaramago, *Erysimum aureum;* de acción semejante a la de la digital.
erisipela (del gr. *erysípelas*). f. A., *Erysipel*; F., *érysipèle*; In., *erysipelas*; It. y P., *erisipela*. Enfermedad infecciosa aguda de la piel febril y eruptiva causada por el *Streptococcus pyogenes* o de Fehleisen y el *Staphilococcus aureus*, caracterizada por síntomas generales y la erupción de una o varias placas rojas, dolorosas, con edema o infiltración de los tejidos subyacentes, limitadas por un reborde bien manifiesto a la vista y al tacto. La enfermedad dura de ocho a diez días, y si no existen complicaciones, termina generalmente por la curación. ‖ **-Ambulante.** Erisipela que va ganando los tegumentos cercanos y ocupa en definitiva una región muy alejada de la placa original.‖ **-blanca.** Edema de naturaleza erisipelatosa, pero sin dilatación aparente de los vasos sanguíneos. ‖ **-bronceada.** Nombre de la septicemia gangrenosa, a causa del tinte lívido que toman los tegumentos. ‖ **-catamenial.** Forma benigna que se observa en ciertas mujeres en cada período menstrual y se desarrolla más generalmente en la cara. ‖ **-crónica.** Erisipeloide. ‖ **-de la costa.** Afección observada en Guatemala y caracterizada por la formación de pequeños nódulos fibrosos en el cuero cabelludo, causados por la filaria *Onchocerca caecutiens*. ‖ **-de la faringe.**

Angina erisipelatosa. ‖ -**de los cerdos.** Enfermedad contagiosa de los cerdos jóvenes, caracterizada por fiebre y aparición de manchas rojas. Denomínase también *fiebre roja de los cerdos (rouget du porc).* ‖ -**de repetición.** Erisipela que sobreviene a intervalos periódicos y más o menos cercanos según los casos. El tipo principal es la *erisipela catamenial.* ‖ -**de retorno.** Erisipela que se reproduce con carácter benigno cinco o seis días después de su aparición. ‖ -**del recién nacido.** Erisipela, generalmente mortal, de los niños al nacer, por infección umbilical. ‖ -**errante.** Erisipela en la cual las placas se desarrollan en diferentes puntos del tegumento sin relación de contigüidad. ‖ -**espontánea.** Erisipela médica. ‖ -**facial.** Tipo común de la erisipela médica, que afecta la cara y frecuentemente el cuero cabelludo. ‖ -**fija.** La que queda limitada a los puntos primitivamente afectos. ‖ -**flemonosa.** Erisipela complicada con supuración en el tejido celular subcutáneo; presenta dos formas: *circunscrita* y *difusa.* ‖ -**gangrenosa.** Variedad acompañada o seguida de esfacelo de las partes afectas, que se observa principalmente en los sujetos caquécticos, debilitados, o en los ancianos. ‖ -**grave interna.** Forma de fiebre puerperal con erisipela en la vagina, útero y peritoneo. ‖ -**idiopática.** Erisipela médica. ‖ -**linfática.** Erisipela blanca. ‖ -**maligna.** Erisipela flemonosa o gangrenosa de carácter grave. ‖ -**médica.** Erisipela que no es consecutiva a una lesión apreciable y cuyo punto de origen es muchas veces desconocido. Se presenta comúnmente en la cara y cuero cabelludo, y de orginario sigue un curso benigno. ‖ -**migratoria.** Erisipela ambulante. ‖ -**perstans.** Erupción erisipatoidea observada algunas veces en conjunción con el lupus eritematoso. ‖ -**pustulosa.** Erisipela con vesículas llenas de pus. ‖ -**quirúrgica** o **traumática.** La consecutiva a un traumatismo u operación quirúrgica con puerta de entrada manifiesta. ‖ -**recurrente.** Forma benigna, comúnmente facial, con tendencia a las recidivas. ‖ -**serpiginosa.** Erisipela que se propaga por contigüidad y no a saltos como la ambulante. ‖ -**vacunal.** La que se origina en una pústula de vacuna. ‖ -**verrugosa.** Variedad caracterizada por el aspecto que indica su denominación. ‖ -**vesiculosa.** Erisipela con formación de vesículas y ampollas. ‖ -**zoonótica.** Erisipeloide.

erisipeloide (de *erisipela* y el gr. *eîdos,* aspecto). f. A., *Erysipeloid;* F., *érysipéloïde;* In., *erysipeloid;* It., *erisipeloide;* P., *erisipelóide.* Dermatitis infecciosa semejante a la erisipela, pero sin fiebre, causada por el *Erysipelothrix suis;* comienza siempre por una lesión cutánea y se observa casi exclusivamente en los que tratan con carnes. Enfermedad de Rosenbach.

eritema (del gr. *erýthema,* rubicundez). m. A., *Erythem;* F., *érythème;* In., *erythema;* It. y P., *eritema.* Enrojecimiento en manchas o difuso de la piel producido por la congestión de los capilares, que desaparece momentáneamente por la presión. ‖ -**anular centrífugo.** Enfermedad recidivante rara, que se caracteriza por lesiones policíclicas eritematosas reiteradas que tienden a crecer excéntricamente. ‖ -**brucellum.** Erupción eritematosa generalmente limitada a los antebrazos, que se da en veterinarios y ganaderos. ‖ -**calórico** (ab igne). Eritema acompañada de elastosis, por la exposición al calor durante largo tiempo. ‖ -**crónico migratorio.** Lesión única bien delimitada formada por una banda delgada eritematosa que se expande. Parece ser causada por rickettsias. ‖ -**de Besnier.** Eritema marginado. ‖ -**del recién nacido.** Afección benigna de enrojecimiento difuso que se presenta en los niños a los 3-4 días de vida y que desaparece hacia el décimo. ‖ -**discrómico persistente.** Placas pigmentadas de matiz violáceo y fino borde eritematoso, infiltrado. Puede haber simultáneamente hiper o hipopigmentación en la misma placa. ‖ -**elevado diutinum.** Placas anulares persistentes, elevadas, más dolorosas que pruríticas, de preferencia alrededor de las articulaciones. Se considera como una vasculitis crónica. ‖ -**escarlatiniforme.** Erupción que puede parecerse a la escarlatina; se acompaña de prurito y descamación. A diferencia de la escarlatina, no afecta la boca ni tiene síntomas generales. ‖ -**exantematoso.** Aparición repentina y explosiva de eritema después de los síntomas prodrómicos. Casi siempre es de origen vírico. ‖ -**generalizado.** Distribución extensa del eritema. ‖ -**infeccioso** (*quinta enfermedad*). Exantema benigno, infeccioso, que ocurre en epidemias de primavera y verano, prácticamente sin síntomas. Se cree que es causado por un enterovirus. ‖ -**intertrigo.** El que aparece en superficies cutáneas adosadas, habitualmente en ingles, axilas y debajo de las mamas colgantes, debido a la fricción, al calor moderado y al sudor. ‖ -**marginado.** Eritema anular localizado principalmente en tronco y que se observa en la fiebre reumática. Es una variante del sistema polimorfo. ‖ -**morbiliforme.** Máculas de color pardorrojizo que más tarde coalescen hasta formar un eritema difuso. Las reacciones medicamentosas a menudo se presentan bajo este aspecto. ‖ -**multiforme.** Eritema polimorfo. ‖ -**nudoso.** Cuadro reaccional compuesto de nódulos eritematosos y dolorosos localizados en las piernas, que representan una respuesta de hipersensibilidad a distintos factores. Las causas más frecuentes son infecciones estreptocócicas, tuberculosas, anticonceptivos, reacciones medicamentosas, infecciones víricas, enfermedades inflamatorias intestinales, etc. ‖ -**ondulatorio súbito.** Ondulaciones eritematosas ligeramente sobreelevadas que aparecen por todo el cuerpo. Suele ser manifestación de una enfermedad maligna. ‖ -**palmar.** El localizado en las palmas de las manos, preferentemente en la región hipotenar. Puede tener relación con afecciones hepáticas o pancreáticas. ‖ -**palmar hereditario.** Eritema de origen hereditario. ‖ -**pernio.** Sabañones. Eritema violáceo por exposición al frío. ‖ -**polimorfo.** Cuadro cutáneo reaccional caracterizado por distintas lesiones, que pueden ser maculares, papulosas, vesiculares y ampollosas, incluyendo entre ellas el característico herpes iris o lesión en escarapela. Se trata de un síndrome de hipersensibilidad con infiltrado linfohistocitario en el límite dermoepidérmico y necrosis de los queratinocitos, aislados o en masa. Es afección de carácter agudo, frecuentemente recidivante, que incide sobre todo en niños y jóvenes, principalmente en primavera e invierno. Los factores desencadenantes pueden ser: infecciosos, fármacos, alteraciones endocrinas y carcinomas internos. ‖ -**solar.** Rubicundez ocasionada por el calor del sol. ‖ -**tóxico.** El de causa interna por tóxicos externos.

eritemámetro (de *eritema* y el gr. *métron,* medida). m. Instrumento para apreciar la sensibilidad de la piel a la insolación.

eritematodes. m. Lupus eritematoso.

eritemia. f. Eritremia.

eritemógeno (de *eritema* y el gr. *gennân,* producir). adj. Que produce eritema; rubefaciente.

eritemoide (de *eritema* y el gr. *eîdos,* aspecto). adj. Semejante al eritema.

eritralgia (de *eritro-* y el gr. *álgos,* dolor). f. A., *Erythralgie;* F., *érythralgie;* In., *erythralgia;* It. y P., *eritralgia.* Enrojecimiento y dolor de una parte al mismo tiempo. ‖ Eritromelalgia.

eritrasma (del gr. *erythrós,* rojo). m. A., *Erythrasma;* F., *érythrasma;* In., *erythrasma;* It. y P., *eritrasma.* Dermatomicosis de la ingle, escroto, axila, debida a la presencia del *Microsporum* o *Nocardia minutissimum.* ‖ -**de Baerensprung.** Eccema marginado localizado en los muslos.

eritredema (de *eritrema* y el gr. *oídema,* hinchazón). m. A., *Erythrödem;* F., *erythroedème;* In., *erythredema;* It. y P., *eritredema.* Polineuropatía, afección propia de la infancia, caracterizada por la tumefacción cianótica de pies y manos, trastornos digestivos y tróficos, artritis múltiples, astenia muscular, taquicardia, hiperglobulia, etc. Su patogenia es oscura (W. Swift). *Sin.*: Enfermedad de Swift, enfermedad de Selter-Feer, acrodinia, eritema artriticoepidémico, dermatopolineuritis, parálisis infantil del sistema vegetativo, trofodermatoneurosis, enfermedad rosada.

eritremia (de *eritro-* y el gr. *haîma*, sangre). f. A., *Erythraemie*; F., *érythrémie*; In., *erythraemia*; It. y P., *eritremia*. POLICITEMIA VERA.

eritremoide (de *eritremia* y el gr. *eîdos*, aspecto). adj. Semejante a la eritremia.

eritremomelalgia. f. ERITROMELALGIA.

eritrentería (de *eritro-* y el gr. *énteron*, intestino). f. Hiperemia o congestión de los intestinos.

eritridosis. f. Cromidrosis roja.

eritrina. f. Cromógeno derivado de algunos líquenes, como el *Roccella tinctoria*. || Alcaloide obtenido de las semillas de arbustos del género *Erythrina*, de acción análoga a la del curare.

eritrismo (del gr. *erythrós*, rojo). m. F., *érythrisme*. Coloración roja del cabello y barba en individuos de raza oscura, como en los judíos. ||**-parcial de Delpech.** Cabello de color común, y bigote, barba y pelos del pubis rojos.

eritro-. Forma prefija del gr. *erythrós*, con la significación de rojo.

eritroblastemia. f. ERITROBLASTOSIS.

eritroblasto (de *eritro-* y el gr. *blastós*, germen). m. A., *Erythroblast*; F., *érythroblaste*; In., *erythroblast*; It. y P., *eritroblasto*. Célula nucleada precursora de la serie eritrocítica. De acuerdo con su basofilia citoplasmática, que disminuye con su grado de madurez, se clasifican en eritroblasto basófilo, policromatófilo y acidófilo u ortocromático. Normalmente se encuentra en la médula ósea; su presencia en la sangre circulante es rara e indica hiperproducción medular o la existen-cia de focos hematopoyéticos extramedulares activos (eritroblastosis fetal, hemólisis bruscas, leucosis). *Sin.*: Normoblasto.

eritroblastoma (de *eritro-*, el gr. *blastós*, germen, y el suf. *-oma*). m. A., *Erythroblastom*; F., *érythroblastome*; In., *erythroblastoma*; It. y P., *eritroblastoma*. Variedad de mieloma constituido por eritroblastos.

eritroblastosis (de *eritroblasto* y el suf. *-osis*). f. A., *Erythroblastosis*; F., *érythroblastose*; In., *erythroblastosis*; It., *eritroblastosi*; P., *eritroblastose*. Formación excesiva de eritroblastos o presencia de eritroblastos en la sangre, fenómeno que se observa en diversos estados morbosos, anasarca fetoplacentaria, icteria grave de los recién nacidos, anemia del tipo Cooley, etc. ||**-fetal.** Enfermedad hemolítica de los recién n. s que ocurre cuando la madre es Rh-negativo y desarrolla anticuerpos contra un feto Rh-positivo.

eritrocatálisis (de *eritro* y el gr. *katálysis*, disolución). f. Disolución de los eritrocitos; eritrocitólisis.

eritrocianosis (de *eritro-* y el gr. *kýanos*, azul). f. A., *Erythrozyanose*; F., *érythrocyanose*; In., *erythrocyanosis*; It., *eritrocianosi*; P., *eritrocianose*. Decoloración de la piel con manchas rojas y azules. ||**-de las piernas** o **supramaleolar.** Cianosis simétrica de las piernas de ciertas muchachas jóvenes, después de la pubertad, con infiltración de la piel en el tercio inferior y enfriamiento con manchas rojas. El frío desempeña un importante papel en su aparición. *Sin.*: Asfixia simétrica, edema estrumoso, eritrocianosis cutis simétrica, *eritrocianosis frigida crurum puellarum*.

eritrocitemia. f. ERITREMIA.

eritrocito (de *eritro-* y el gr. *kýtos*, cavidad). m. A., *Erythrozyt*; F., *érythrocyte*; In., *erythrocyte*; It., *eritrocita*; P., *eritrócito*. Corpúsculo o glóbulo rojo de la sangre; hematíe. ||**-acrómico.** Corpúsculo fantasma o eritrocito incoloro. ||**-basófilo.** El que se tiñe con colorantes básicos. ||**-crenado.** Eritrocito de forma dentada, debido a retracción por pérdida de agua. Crenocito. ||**-falciforme.** Drepanocito. ||**-nucleado.** Eritroblasto. ||**-ortocromático.** El que sólo se tiñe con colorantes ácidos. ||**-policromático, policromatofílico.** El que muestra varios tonos de azul y rojo una vez teñido.

eritrocitoblasto. m. ERITROBLASTO.

eritrocitolisina. f. HEMOLISINA.

eritrocitólisis (de *eritrocito* y el gr. *lýsis*, disolución). f. F., *érythrocytolyse*. Disolución o destrucción de los glóbulos rojos con salida de la hemoglobina. ERITRÓLISIS, HEMÓLISIS, PLASMÓLISIS.

eritrocitómetro (de *eritrocito* y el gr. *métron*, medida). m. F., *érythrocytomètre*. Instrumento para la numeración de los glóbulos rojos; hematímetro.

eritrocitopenia. f. ERITROPENIA.

eritrocitopoyesis. f. ERITROPOYESIS.

eritrocitorrexis (de *eritrocito* y el gr. *rhêxis*, rotura). f. F., *érythrocytorrhexis*. Fragmentación de los glóbulos rojos de la sangre, proceso natural de destrucción. *Sin.*: Eritroclasis, eritrorrexis, plasmorrexis.

eritrocitosis (de *eritrocito* y el suf. *-osis*). f. A., *Erythrozytose*; F., *érythrocytose*; In., *erythrocytosis*; It., *eritrocitosi*; P., *eritrocitose*. Aumento del número de glóbulos rojos de la sangre circulante como resultado de algún estímulo. || Policitemia sintomática. || Predominio de eritrocitos en un exudado. ||**-esplenomegálica.** ERITREMIA. ||**-primitiva.** Enfermedad de Escudero; afección crónica sifilítica a una reacción ortoplástica de la médula de los huesos largos.

eritrocitosquisis (de *eritrocito* y el gr. *schísis*, hendidura). f. Cambio morfológico de los corpúsculos rojos sanguíneos, por el cual éstos degeneran en cuerpos discoideos semejantes a las plaquetas. *Sin.*: Plasmosquisis.

eritrocitotrópico (de *eritrocito* y el gr. *trópos*, dirección). adj. Que tiene afinidad electiva por los eritrocitos.

eritroclasis (de *eritro-* y el gr. *klásis*, rotura). f. ERITROCITORREXIS.

eritrocloropía o **eritrocloropsia** (de *eritro*, el gr. *chlorós*, verde, y *óps*, *opós*, ojo; en el segundo término *ópsis*, visión). f. F., *érythrochloropie*. Facultad de distinguir los colores rojo y verde, pero no el azul o amarillo.

eritroconto (de *eritro-* y el gr. *kontós*, vara). m. F., *érythroconte*. Corpúsculo en forma de bastoncito encontrado en los glóbulos rojos de la sangre en las anemias graves, especialmente en la perniciosa (Schilling).

eritrocromía (de *eritro-* y el gr. *chrôma*, color). f. F., *érythrochromie*. Coloración roja anormal de una parte; se aplica especialmente a la coloración hemorrágica del líquido cefalorraquídeo.

eritrodermatitis o **eritrodermitis** (de *eritro-*, el gr. *dérma*, *-atos*, piel, y el suf. *-itis*). f. Inflamación de la piel con enrojecimiento. ||**-descamativa de los lactantes.** Enfermedad de Ritter.

eritrodermia (de *eritro-* y el gr. *dérma*, piel). f. A., *Erythrodermie*; F., *érythrodermie*; In., *erythrodermia*; It. y P., *eritrodermia*. Afección cutánea caracterizada principalmente por el enrojecimiento o eritema; pitiriasis rubra. ||**-descamativa** o **exfoliativa.** Enfermedad de los niños de pecho, con síntomas semejantes al eccema seborreico generalizado. || Enfermedad de Ritter. ||**-escamosa.** Erupción de grupos de pápulas escamosas. ||**-ictiosiforme congénita.** Afección congénita semejante a la ictiosis, con enrojecimiento de la piel, que ataca principalmente las superficies flexoras. ||**-maculopapular.** Erupción rojiza de máculas y pápulas. ||**-maculosa perstans.** Eritrodermia pitiriásica en placas diseminadas o enfermedad de Brocq.

eritrodextrina. f. Dextrina que se enrojece por el yodo y se convierte en maltosa por varios fermentos digestivos.

eritrodoncia (de *eritro-* y el gr. *odoús*, *-óntos*, diente). f. Enrojecimiento de los dientes.

eritroedema. f. ERITREDEMA.

eritrofagia (de *eritro-* y el gr. *phageîn*, comer). f. F., *érythrophagie*. Fagocitosis de los hematíes.

eritrófano (de *eritro-* y el gr. *phaínein*, manifestarse). m. Pigmento de los conos, hasta el presente hipotético, capaz de captar la luz roja.

eritrófilo (de *eritro-* y el gr. *phílos* amigo). adj. F., *érythrophile*. Que se tiñe fácilmente por los colorantes rojos. || m. Célula o elemento que tiene esta propiedad. || Eosinófilo.

eritrofleína. f. Alcaloide tóxico del eritrófleo de Guinea, con propiedades anestésicas análogas a las de la cocaína, tonicocardíacas y paralizantes.

eritrófleo. m. Planta leguminosa, *Erythrophloeum guineense*, que suministra la corteza de mancona, cuya acción sería análoga a la de la digital. Se ha empleado también la tintura como colirio anestésico.

eritrofobia (de *eritro-* y el gr. *phóbos*, temor). f. A., *Erythrophobie*; F., *érythrophobie*; In., *erythrophobia*; It. y P., *eritrofobia*. Aversión morbosa al color rojo. Ereutofobia, hematofobia. || Manifestación neurótica de ciertos sujetos, que se ruborizan por la más ligera provocación.

eritróforo (de *eritro-* y el gr. *phorós*, que lleva). adj. y s. F., *érythrophore*. Cromatóforo con gránulos de pigmento pardo o rojo; alóforo.

eritrofosia. f. Fosia roja. V. Fosia.

eritroftoria (de *eritro-* y el gr. *phtheírein*, destruir). f. Destrucción rápida de los hematíes por un proceso distinto del de la hemólisis.

eritrogénesis o **eritrogenia** (de *eritro-* y el gr. *gennân*, producir). f. A., *Erythrozytogenese*; F., *érythrogenèse*; In., *erythrogenesis*; It., *eritrogenesi*; P., *eritrogénese*. Producción de eritrocitos.

eritrógeno (de *eritro-* y el gr. *gennân*, producir). adj. F., *érythrogène*. Que produce corpúsculos rojos. || Que produce sensación de rojo. || m. Sustancia cromática que se halla en la bilis anormal.

eritroglucina. f. Eritrol.

eritrogonio (de *eritro-* y el gr. *goné*, semilla). m. F., *hématoblaste*. Eritroblasto precursor del eritrocito.

eritroide (de *eritro-* y el gr. *eîdos*, aspecto). adj. F., *érythroïde*, *rougeâtre*. Semejante al rojo. || f. Túnica musculosa o rojiza del testículo formada por las fibras del cremáster.

eritroidina. f. F., *érythroïdine*. Alcaloide de las semillas de la *Erythrine coralloides*, con propiedades semejantes a las del curare que se ha ensayado en la reducción de los espasmos.

eritrol. m. F., *érythrol*. Alcohol tetratómico de algunas algas y musgos. || Yoduro doble de bismuto y cinconidina. Antiséptico y tónico. || Compuesto cristalino, producto de la nitración de la eritrita. Empléase como vasodilatador en el asma, angina de pecho, afecciones cardíacas, etc., a semejanza de la nitroglicerina.

eritrolabe. m. F., *érythrolabe*. Cromopigmento de los conos retinianos, que absorbe preferentemente la luz roja.

eritroleucemia (de *eritro-*, el gr. *leukós*, blanco, y *haîma*, sangre). f. F., *érythroleucémie*. In., *erythroleukemia*. Afección sanguínea caracterizada por la aparición en la sangre periférica de eritroblastos y mieloblastos atípicos; parecida a las formas aguda y crónica de mielosis eritrémica; forma parte, con otros síntomas, del síndrome de Di Guglielmo. Leucemia eritroide.

eritroleucoblastosis (de *eritro-*, el gr. *leukós*, blanco, *blastós*, germen, y el suf. *-osis*). f. F., *érythro*. Eritroblastosis con alteraciones o cambios de los leucocitos; ictericia grave de los recién nacidos.

eritroleucotrombocitemia (de *eritro-*, el gr. *leukós*, blanco, *trombocito*, y el gr. *haîma*, sangre). f. F., *érythro-leucothrombocythémie*. Hiperplasia de los tejidos eritroblástico, leucoblástico y megacariocítico, con aparición de células no maduras en la sangre (Di Guglielmo).

eritrolisina o **eritrólisis**. f. F., *érythrolysine*, *hémolysine*. Sustancia capaz de producir eritrocitólisis; hemolisina.

eritromanía. f. Eritrofobia.

eritromelalgia (de *eritro-* y el gr. *mélos*, miembro, y *álgos*, dolor). f. F., **érythromélalgie**. Afección de naturaleza desconocida, caracterizada por crisis dolorosas con enrojecimiento de las extremidades, generalmente las inferiores. El dolor, de carácter urente por lo común, aumenta con el movimiento y la posición baja del miembro. La enfermedad es tenaz y de evolución lenta y la han sido atribuida a una afección o a una neurosis vasomotora. Sin.: Acromelalgia, enfermedad de Weir-Mitchell, enfermedad de Gerhardt.

eritromelia (de *eritro-* y el gr. *mélos*, miembro). f. A., *Erythromelie*; F., *érythromélie*; In., *erythromelia*; It. y P., *eritromelia*. Afección distinta de la eritromelalgia, caracterizada por el enrojecimiento progresivo indoloro de la piel en las superficies dorsales de los brazos y piernas, asociado finalmente con atrofia cutánea. Acrodermatitis crónica atrófica, enfermedad de Pick, enfermedad de Herxheimer.

eritromicina. f. F., *érythromycine*. Antibiótico bacteriostático obtenido a partir de cultivos de *Streptomyces erythreus*. Se emplea casi exclusivamente en las infecciones por cocos grampositivos (estafilococo, enterococo y estreptococo). Se utiliza preferentemente por vía oral.

eritrón. m. F., *érythron*. Circulación sanguínea de eritrocitos, sus elementos precursores y elementos hísticos que intervienen en su producción.

eritroneocitosis (de *eritro-* y el gr. *néos*, nuevo, y *kýtos*, cavidad). f. F., *érythronéocytose*. Presencia en la sangre de formas de regeneración de los glóbulos rojos.

eritropenia (de *eritro-* y el gr. *penía*, escasez). f. A., *Erythrozytopenie*; F., *érythrocytopénie*; In., *erythropenia*; It., *eritrocitopenia*; P., *eritropenia*. Deficiencia en el número de eritrocitos o hematíes.

eritropía. f. Eritropsia.

eritropicnosis. f. Picnosis.

eritroplasia (de *eritro-* y el gr. *plássein*, formar). f. A., *Erythroplasie*; F., *érythroplasie*; In., *erythroplasia*; It. y P., *eritroplasia*. Epitelioma papilar o epitelioma sifiloide benigno del pene. Afección local de las mucosas genitales y de la boca, caracterizada por la formación de placas rojas indoloras en el epitelio pavimentoso, con tendencia a la malignidad (Queyrat), por lo que se consideran como estado precanceroso.

eritropoyesis (de *eritro-* y el gr. *poíesis*, producción). f. A., *Erythropoiese*; F., *érythropoïese*; In., *erythropoiesis*; It. y P., *eritropoiese*. Producción de glóbulos rojos en los órganos hemopoyéticos.

eritropoyetina. f. F., *érythropoïétine*. Hormona formada en el hígado y riñón cuando existe hipoxia celular y que actúa estimulando la eritropoyesis.

eritroprosopalgia (de *eritro-* y el gr. *prósopon*, cara, y *álgos*, dolor). f. F., *érythroprosopalgie*. Enrojecimiento doloroso de la cara; alteración nerviosa semejante a la eritromelalgia.

eritropsia (de *eritro-* y el gr. *ópsis*, visión). f. A., *Erythropsie*; F., *érythropsie*; In., *erythropsia*; It. y P., *eritropsia*. Visión roja de los objetos; fenómeno frecuente después de la extracción de la catarata y en el curso de ciertos ataques epilépticos.

eritropsina (de *eritro-* y el gr. *ópsis*, vista). f. Púrpura visual o rodopsina.

eritroqueratodermia (de *eritro-*, el gr. *kéras*, *-atos*, cuerno, y *dérma*, piel). f. F., *érythro-kératodermie*. Afección familiar de herencia autosómica dominante, caracterizada por placas hiperqueratósicas de irregular distribución y zonas de eritrodermia con cambios de tamaño y localización de un día a otro. Sin.: Eritroqueratodermia variabilis, síndrome de Mendes da Costa.

eritrorresina (de *eritro-* y el lat. *resina*, resina). f. Resina contenida en el ruibarbo amarillo, soluble en alcohol.

eritrorrexis. f. Eritrocitorrexis.

eritrosa. f. Tetrosa. || Eritrosis. ||**-peribucal pigmentaria.** Nombre dado por Brocq a un tipo de eritremia con pigmentación peribucal que se desarrolla en las púberes, y que aparece y desaparece según el ritmo menstrual.

eritrosedimentación (de *eritro-* y el lat. *sedimento*, sedimentación). f. F., *sédimentation globulaire*. Sedimentación de los eritrocitos.

eritrosina. f. F., *érythrosine*. Sal sódica o potásica de la tetrayodofluoresceína, empleada como colorante histológico.

eritrosinófilo (de *eritrosina* y el gr. *phílos*, amigo). adj. Que se tiñe fácilmente con eritrosina.

eritrosis (de *eritro-* y el sufijo *-osis*). F., *érythrose*. Coloración rojiza de la piel y mucosas observada en la policitemia vera Hiperplasia del tejido eritropoyético.

eritrotoxina. f. F., *érythrotoxine.* Toxina que actúa sobre los glóbulos rojos; eritrolisina.
eritrotrombomonoblastosis (de *eritro-*, el gr. *thrómbos,* coágulo, *mónos,* único, *blastós,* germen, y el suf. *-osis*). f. F., *érythro-thrombomonoblastose.* Estado consecutivo al exceso en la sangre de eritroblastos, trombocitos y normoblastos, caracterizado por esplenomegalia, atrofia ósea e hipermetabolia.
eritroxilina. f. Cocaína.
eritruria (de *eritro-* y el gr. *oûron,* orina). f. Emisión de orina roja.
Erlenmeyer (Frasco de) (Emil *Erlenmeyer,* químico alemán, 1825-1909). V. Frasco. ||**-(Mixtura de)** (Friedrich A. *Erlenmeyer,* psiquiatra alemán, 1849-1926). V. Mixtura.
Erodium. Género de plantas geraniáceas, algunas de cuyas especies, como *E. cicutarium* y *E. moschatum,* son tónicas, astringentes, hemostáticas y vulnerables. Se emplean en infusión y extracto.
erógeno (del gr. *éros,* pasión, y *gennân,* producir). adj. F., *érogène, érotogène.* Que produce sensaciones eróticas; se aplica a ciertas zonas cutáneas o mucosas cuya excitación las provoca.
erosina. f. Sustancia resinosa cristalizada de color amarillo oscuro, derivada del *Chadamicum luteum.* Tónica, diurética y vermífuga.
erosión (del lat. *erosio, -onis,* roedura). f. A., *Abschürfung;* F., *érosion;* In., *erosion;* It., *erosione;* P., *erosão.* Destrucción o ulceración lenta y progresiva de un tejido por fricción, compresión o por la acción de una sustancia corrosiva. ||**-cervical.** Endocervitis en la que el orificio uterino es de color rojo y está cubierto de epitelio cilíndrico en lugar de pavimentoso. ||**-dentaria.** Desgaste progresivo de un diente a partir del esmalte. ||**-hemorrágica.** Pérdida de sustancia muy superficial de la mucosa gástrica, con hemorragias mínimas. ||**-interdigital blastomicética.** Pie de atleta; erosiones en las caras laterales de los dedos del pie, producidas por tricófitos.
erostratismo (de *Eróstrato,* nombre del efesio que para adquirir celebridad incendió el templo de Artemisia). m. Comisión de delitos por afán de notoriedad.
erotismo (del gr. *éros, érotos,* amor). m. A., *Erotismus;* F., *érotisme;* In., *erotism;* It. y P., *erotismo.* Exageración del instinto sexual. ||**-anal.** Satisfacción sexual asociada a la defecación. ||**-oral.** Sensación y satisfacción libidinosas asociadas al acto de comer u otras actividades bucales.
erotodromomanía (del gr. *éros, érotos,* amor, y de *dromomanía*). f. ant. Impulso morboso a viajar como escape de una situación sexual penosa (Hirschfeld).
erotofobia (del gr. *éros, érotos,* amor, y *phóbos,* temor). f. A., *Erotophobie;* F., *érotophobie;* In., *erotophobia;* It. y P., *erotofobia.* Repugnancia, temor morboso al acto sexual.
erotógeno (del gr. *éros, érotos,* amor, y *gennân,* producir). adj. Erógeno.
erotografomanía (del gr. *éros, érotos,* amor; *gráphein,* escribir, y *manía*). f. Hábito morboso de escribir cartas amorosas.
erotomanía (del gr. *éros, érotos,* amor, y de *manía*). f. A., *Erotomanie;* F., *érotomanie;* It. y P., *erotomania.* Preocupación exagerada por las fantasías o temáticas sexuales. || Término de Clérambault para designar un tipo de delirio interpretativo en el que el sujeto cree ser amado y que evoluciona a través de los estadios de ilusión, esperanza, desilusión y rencor.
erotomaniaco o **erotómano.** adj. y s. F., *érotomane.* Afecto de erotomanía.
erotopsíquico (del gr. *éros, erotos,* amor, y *psyché,* mente). adj. Caracterizado por la perversión del impulso sexual.
erradicación (del lat. *eradicatio, -onis*). f. Arrancamiento, avulsión.
errante o **errático** (del lat. *errans, -antis,* o, en el segundo término, *erraticus*). adj. F., *erratique.* Que se mueve libremente o es anormalmente movible. || Dícese de una enfermedad o síntoma de asiento inconstante o marcha irregular.
errino (del gr. *en,* en, y *rhís, rhinós,* nariz). adj. y s. Que provoca el estornudo.
erripsis. f. Caída de los párpados.
Erro. Uno de los gén. s de virus de la clasificación de Holmes (1939), actualmente en desuso, y en el que se incluían algunos de los arbovirus productores de encefalitis, que en la actualidad se clasifican en la familia *Togaviridae.*
error (del lat. *error, -oris*). m. A., *Fehler;* F., *erreur;* In., *error;* It., *errore;* P., *erro.* Concepto equivocado o falso. ||**-congénito del metabolismo.** Grupo de enfermedades en las que se ha podido demostrar un trastorno enzimático primitivo que radica en alteración genética en la síntesis de una o varias enzimas. ||**-de la indicación.** Después de la rotación sobre una plataforma giratoria, el sujeto normal yerra siempre al intentar con el pulpejo del índice la punta que se le ofrece para ello, y su mano se desvía hacia el lado opuesto al del nistagmo posrotatorio.
errugación. f. Liberación o remoción de arrugas en la piel por medios quirúrgicos o cosméticos.
erubescencia (del lat. *erubescentia*). f. Rubefacción de la piel.
erúcico (Ácido). V. Docosenoico (ácido).
eructación (del lat. *eructatio, -onis*). f. Eructo.
eructar (del lat. *eructare*). intr. Expeler con ruido por la boca gases del estómago.
eructo (de *eructar*). m. A., *Aufstossen;* F., *éructation;* In., *belching;* It., *eruttazione;* P., *eructação.* Acción y efecto de eructar.
erupción (del lat. *eruptio, -onis*). f. A., *Ausschlag;* F., *éruption;* In., *eruption;* It., *eruzione;* P., *erução.* Aparición en la piel, con fiebre o sin ella, de enrojecimiento o prominencias, o de ambas cosas a la vez; exantema. || Lesión cutánea; mácula, pápula, pústula, etc.|| Salida de un órgano fuera de las partes que lo envuelven, a consecuencia de su desarrollo natural, como la salida de los dientes. ||**-anómala.** La que no puede referirse a ninguna sp. conocida o la que sigue un curso irregular. ||**-biotrófica.** Erupción debida a una infección latente, pero provocada por la administración de un medicamento (Milian). ||**-crustácea, eritematosa, papulosa, petequial, pustulosa, vesiculosa,** etc. La caracterizada especialmente por la formación de costras, eritemas, pápulas, etc., respectivamente. ||**-dentaria.** Fenómeno por el cual afloran los dientes por la encía.||**-macular.** Erupción en forma de manchas, debida a hemorragias intersticiales o congestiones. ||**-medicinal.** Dermatitis medicamentosa. ||**-profesional.** La producida por el contacto prolongado de las sustancias irritantes manipuladas en una profesión aut. ||**-sérica.** Erupción o exantema consecutiva a la inyección de un suero.
ervasina. f. Ácido acetilcresotínico, compuesto cristalino empleado normalmente en el reumatismo.
Erwinia (de *Erwin* F. Smith, bacteriólogo norteamericano, 1854-1927). Género de bacterias de la familia enterobacteriáceas. Incluye diversas especxies saprofitas y patógenas de las plantas. Determinadas especies, por ejemplo, *E. carotovora,* atacan la pectina y licuan los tejidos de ciertos vegetales. Ocasionalmente se han descrito como patógenos humanos o de animales superiores.
Eryngium. Género de plantas umbelíferas. Las especies *E. campestre* y *E. maritimum,* muy extendidas, se emplean en infusión como sudoríficas y diuréticas en las inflamaciones vesicales.
Erysimum. Género de plantas crucíferas. Las especies *E. officinale* y *E. auerum* son tónicas expectorantes en infusión y sus semillas poseen propiedades cardiotónicas.
Erysipelotrix. Género de bacterias cuya especie *E. insidiosa (Bacillus insidiosi, E. rhusiopathiae)* produce el erisipeloide (mal rojo del cerdo).
Erythraea. Género de plantas gencianáceas, entre cuyas especies se halla la centaura menor *(E. centaurium),* tónica y estomáquica. V. Centaura.

Erythrina. Género de arbustos leguminosos de los países cálidos. La especie *E. corallodendron*, árbol de coral, suministra un extracto hipnótico y sedante.
Erythrophloeum. V. ERITRÓFLEO.
Erythroxylon. Género de plantas lináceas, arbustos y árboles, una de cuyas especies, la *E. coca*, suministra las hojas de coca. V. COCA.
es (del lat. *esse*, ser). Término de Nietzsche para un estado metafísico inferior al ego consciente.
Esbach (Albuminómetro, reactivo, tubo de) (Georges Hubert *Esbach*, médico de París, 1843-1890). Véanse estos términos.
escabicida (del lat. *scabies*, sarna, y *caedere*, matar). adj. F., *scabies, gale*. Que cura la sarna por destrucción del *Sarcopte*. || m. Agente que posee esta acción.
escabies (del lat. *scabies*). f. F., *scaphocéphalie consécutive à une hydrocéphalie*. Sarna.
escabiofobia (del lat. *scabies*, sarna, y el gr. *phóbos*, temor). f. Temor morboso o exagerado a la sarna.
escabiosa. f. Planta dipsácea de la que varias especies, *Scabiosa succisa, S. arvensis*, ligeramente astringentes y amargas, en terapéutica se emplean como agentes depurativos y sudoríficos.
escabioso (del lat. *scabiosus*). adj. Relativo a la sarna.
escafandra (del gr. *skáphe*, barco, y *anér, andrós*, hombre). f. Funda de tela que recubre la cara, excepto los ojos, y la cabeza del cirujano durante las operaciones.
escafocefalia (del gr. *skáphe*, barco, y *kephalé*, cabeza). f. A., *Skaphozephalie*; F., *scaphocéphalie*; In., *scaphocephaly*; It., *scafocefalia*; P., *escafocefalia*. Deformidad del cráneo en quilla, o sea alargado y elevado en el sentido anteroposterior y aplastado transversalmente. *Sin.*: Esfenocefalia.
escafohidrocefalia (del gr. *skáphe*, barco, *hýdor*, agua, y *kephalé*, cabeza). f. F., *scaphoïdite*. Hidrocefalia en la cual la cabeza toma una forma de barco.
escafoideo (del gr. *skáphe*, barco, y *eîdos*, aspecto). adj. En forma de barco o navicular.
escafoides (del gr. *skáphe*, barco, y *eîdos*, aspecto). m. A., *Skaphoides*; F., *scaphoïde*; In., *scaphoid*; It., *scafoide*; P., *escafóide*. Hueso más externo y mayor de la primera fila del carpo. || **-del tarso.** HUESO NAVICULAR. V. HUESOS (TABLA DE).
escafoiditis (de *escafoides* y el suf. *-itis*). f. F. *scaphoïdite*. Inflamación del hueso escafoides. || **-tarsiana.** Enfermedad de Köhler; osteítis traumática del escafoides del tarso.
escala (del lat. *scala*). f. A., *Skala*; F., *échelle*; In. e It., *scala*; P., *escala*. Sucesión ordenada de cosas de la misma especie. || Serie de divisiones grabadas en un instrumento. || Serie de valores fijados convencionalmente que permite evaluar la intensidad de un fenómeno. || Cualquiera de los tres conductos de la cóclea o caracol. || **-de acomodación.** Espacio en el cual puede moverse un objeto sin hacerse invisible. || **-de Baumé.** Hidrómetro para determinar el peso específico de los líquidos. || **-de Benoist.** Escala en la medición de la dureza de los rayos X, a base de su paso a través de hojas de aluminio. || **-de Bloch.** Serie de soluciones de tintura de benjuí en agua glicerinada para determinar, por comparación de enturbiamiento, la cantidad de albúmina precipitada de la orina u otro líquido por el calor. || **-de Charrière.** Escala de graduación del calibre de sondas uretrales. || **-de Dunfermline.** Esquema para clasificar a los niños según su grado de nutrición. || **-de Holzknecht.** Escala crónica empleada en conjunción con el cromorradiómetro del mismo autor. || **-de Löwenburg o media.** Conducto coclear; espacio entre las membranas basilar y de Reissner, que contiene el órgano de Corti. || **-de Sörensen.** Escala de concentración de los iones de hidrógeno, cuyos valores se expresan en pH. || **-de Tallqvist.** Serie de colores litografiados, que muestran los distintos matices de la sangre, desde el 10 al 100 % de hemoglobina. Lleva adjunta una colección de hojas de papel preparado, que se humedecen con una gota de sangre para comparar su color con los de la escala. || **-del tímpano.** Conducto timpánico; porción del conducto espiral debajo de la lámina espiral. || **-del vestíbulo.** Conducto vestibular; porción del conducto espiral encima de la lámina espiral. || **-diafanométrica.** Escala para la medición de la transparencia de soluciones turbias en las reacciones de floculación. || **-termométrica.** V. TERMÓMETRO.
escalariforme (del lat. *scala*, escalera, y de *forma*). adj. F., *scalariforme*. En forma de escala o escalera; dícese de las líneas de cemento de Eberth que unen las fibras del miocardio.
escaldadura. f. A., *Verbrühung*; F., *échaudure*; In., *scalding*; It., *scottadura*; P., *escaldadura*. Quemadura producida por un líquido caliente o vapor húmedo.
escalenectomía (de *escaleno* y el gr. *ektomé*, escisión). f. F., *scalénectomie*. Extirpación de un músculo escaleno.
escaleno (del gr. *skalenós*, desigual). adj. y s. F., *muscle scalène*. Músculo escaleno. V. MÚSCULOS (TABLA DE).
escalenotomía (de *escaleno* y el gr. *tomé*, sección). f. F., *scalénotomie*. Sección de los músculos escalenos de un lado cerca de su inserción en las costillas, que se practica sola o en conjunción con la frenicectomía, para restringir la actividad respiratoria de la porción superior del tórax en la tuberculosis pulmonar.
escalofrío (del lat. *cale frige*, caliéntate, enfríate). m. A., *Frösteln*; F., *frisson*; In., *shiver*; It., *brivido*; P., *escalafrio*. Estremecimiento general del cuerpo con sensación de frío y calor, indicio generalmente del comienzo de una fiebre. U. m. en pl.
escalpelo (del lat. *scalpellum*). m. A., *Skalpell*; F. e In., *scalpel*; It., *scalpello*; P., *escalpelo*. Instrumento cortante, puntiagudo, de uno o dos filos y mango, que se emplea en las disecciones y operaciones quirúrgicas.
escalpro (del lat. *scalprum*). m. Escalpelo fuerte. || Raspador.
escama (del lat. *squama*). f. A., *Schuppe*; F., *écaille*; In. e It., *squama*; P., *escama*. Laminilla formada por células epidérmicas adheridas que se desprenden espontáneamente de la piel. || Porción de un hueso en forma de escama: del frontal, occipital y temporal.
Escamilla-Lisser (Síndrome de) (Roberto F. *Escamilla*, médico norteamericano, n. en 1905; H. *Lisser*, médico norteamericano contemporáneo). V. SÍNDROME.
escamocelular (del lat. *squama*, escama, y de *célula*). adj. Que tiene células escamosas.
escamocigomático. adj. Relativo a la porción escamosa y a la apófisis cigomática del temporal.
escamonea (del gr. *skammonía*). f. F., *scammonée d'Alep*. Planta de la familia de las convolvuláceas (*Convolvulus scammonia*), de cuya raíz se extrae una gomorresina (*escamonea de Alepo*), que se usa como purgante drástico y antihelmíntico y forma parte de muchas preparaciones purgantes, como el aguardiente alemán. || **-de Esmirna.** Gomorresina obtenida de las mismas raíces que la anterior o de las de la *Periploca secamone* (asclepiadáceas). Se ha usado en vez de la de Alepo, pero es de inferior calidad.
escamonina. f. Glucósido existente en la escamonea; es un anhídrido ácido.
escamoparietal (del lat. *squama*, escama, y de *parietal*). adj. Relativo a la porción escamosa del temporal y al parietal.
escandio. m. F., *scandium*. Elemento metálico que se encuentra en la gadolinita y otros minerales raros. Símbolo, Sc; peso atómico, 43,97.
escáner (del ingl. *scanner*, que explora o registra). m. F., *scanographe, escanner*. Aparato tubular utilizado en la exploración radiográfica, en el cual la radiación es enviada concéntricamente al eje longitudinal del cuerpo. Esta radiación es recogida a su salida del cuerpo por un sistema de detectores y la información recibida ordenada mediante un computador, lo cual permite obtener la imagen completa de varias y sucesivas secciones transversales de la región corporal explorada.
escansión (del lat. *scansio, -onis*). f. A., *Skandieren*; F., *scansion*; In., *scanning*; It., *scansione*. Modo de hablar descomponiendo las palabras en sus sílabas y

pronunciándolas separadamente; trastorno que se encuentra sobre todo en enfermedades neurológicas, particularmente en la esclerosis en placas.

escape (del lat. vulg. *excappare*, salirse de un estorbo). m. A., *Fliehen;* F., *échappement;* In., *escape;* It., *schivamento*. P., *escape;* Acción de escapar. || Fuga de un gas o un líquido. ||**-ventricular.** Estado de arritmia vagal en el que el impulso auriventricular actúa antes que el sinoauricular.

escapismo (de *escapar*). m. Dirección del pensamiento hacia una actividad imaginativa placentera que le aparta de la rutina y realidad. || Evasión de responsabilidad.

escápula (del lat. *scapula*). f. A., *Schulterblatt;* F., *scapule;* In., *scapula;* It., *scapola;* P., *escápula*. Hueso triangular del hombro, omóplato. V. Huesos (TABLA DE). ||**-alada.** Omóplato separado exageradamente del tórax a causa de la atrofia de los músculos, observada en el llamado *tórax tísico*. ||**-crepitante.** Estado patológico caracterizado por la crepitación o chasquidos en los movimientos del omóplato, casi siempre debido a la existencia de un pequeño osteoma u osteocondroma en la cara anterior del hueso o de una bolsa con paredes fibrosas cartilaginosas. ||**-de Graves.** Escápula cuyo borde vertebral es cóncavo. ||**-escafoidea.** Omóplato abarquillado observado en la sífilis hereditaria. ||**-flotante.** Estado morboso producido por la parálisis de los músculos del hombro y atrofia consecutiva, que da por resultado la movilización constante del hombro en todos los movimientos.

escapulalgia (del lat. *scapula*, hombro, y el gr. *álgos*, dolor). f. A., *Omalgie;* F., *scapulalgie;* In., *scapulalgia;* It., *scapolalgia;* P., *escapulalgia*. Dolor en la región escapular. ESCAPULODINIA, OMALGIA. || Artritis tuberculosa del hombro.

escapulartrocace (del lat. *scapula*, hombro, el gr. *árthron*, articulación, y *káke*, malignidad). m. Tumor blanco de la articulación del hombro.

escapulectomía (del lat. *scapula*, hombro, y el gr. *ektomé*, escisión). f. A., *Skapulektomie;* F., *scapulectomie;* In., *escapulectomy;* It., *scapolectomia;* P., *escapulectomia*. Ablación quirúrgica del omóplato.

escapuloclavicular (del lat. *scapula*, espalda, y de *clavícula*). adj. Relativo a la escápula y la clavícula.

escapulodinia (del lat. *scapula*, hombro, y el gr. *odýne*, dolor). f. F., *scapulalgie*. Dolor en el hombro. || Omalgia reumática.

escapulohumeral (del lat. *scapulae*, espalda, y de *húmero*). adj. F., *scapulo-huméral*. Relativo a la escápula y al húmero. || m. Músculo redondo mayor.

escapulohumeroolecraniano (del lat. *scapulae*, espalda, *umerus*, hombro, y del gr. *oléne*, codo, y *kraníon*, cabeza). adj. y s. Músculo tríceps braquial.

escapulopexia (del lat. *scapula*, hombro, y el gr. *pêxis*, fijación). f. A., *Skapulopexia;* F., *scapulopexie;* In., *scapulopexy;* It., *scapolopessia;* P., *escapulopexia*. Operación de fijar la escápula a las costillas. Se practica en algunos casos de miopatía.

escapulorradial (del lat. *scapulae*, espalda, y *radius*, radio). adj. Relativo a la escápula y al radio. || m. Músculo bíceps braquial.

escapulotroquítereo (del lat. *scapulae*, espalda, y de *troquíter*). adj. Relativo a la escápula y al troquíter. || m. Músculo subespinoso.

escara (del gr. *eschára*). f. A., *Schorf;* F., *eschare;* In., *scab;* It. y P., *escara*. Costra negra o parduzca, resultado de la mortificación y desorganización de un tejido por efecto de la gangrena por la acción del calor o de un cáustico.

escarificación (del lat. *scarificatio, -onis*). f. A., *Skarifizierung;* F. e In., *scarification;* It., *scarificazione;* P., *escarificação*. Producción accidental o quirúrgica de una escara. || Serie de incisiones pequeñas y superficiales practicadas con el escarificador o con el bisturí o lanceta, con objeto revulsivo o derivativo. ||**-cuadriculada** o **lineal.** Método de tratamiento del lupus y otras dermatosis por medio de incisiones paralelas y perpendiculares entre sí, respectivamente. ||**-subcutánea.** LACERACIÓN.

escarificador. m. A., *Schnépper;* F., *scarificateur;* In., *scarificator;* It., *scarificatore;* P., *escarificador*. Instrumento para practicar la escarificación, del que hay varios modelos. El más común consiste en una caja en una de cuyas caras existen hendiduras por las que salen al mismo tiempo, por medio de un resorte, otras tantas puntas de lanceta. ||**-de Vidal.** Instrumento para la escarificación lineal; consiste en una hoja de acero con bordes cortantes a 1 cm de la punta.

escarlata. adj. CARMÍN.

escarlatina. f. A., *Scharlach;* F., *scarlatine;* In., *scarlatina;* It., *scarlattina;* P., *escarlatina*. Enfermedad infecciosa, contagiosa, epidémica y exantemática producida por un estreptococo hemolítico, *Streptococcus pyogenes*. Comienza por escalofríos, fiebre, dolor de garganta y angina; luego aparece la erupción de puntos y después de placas anchas irregulares de color rojo escarlata en el cuello, pecho, vientre, cara y extremidades, que se extienden y confluyen; se amortiguan a los dos o tres días y termina por descamación epidérmica y foliácea. La enfermedad dura de dos a tres semanas en los casos favorables y ataca principalmente a los niños. La complicación más frecuente es la nefritis, productora a veces de hidropesía y uremia. ||**-ambulatoria.** Forma benigna, en que la fiebre es nula y los fenómenos del comienzo se reducen a una ligera cefalea. ||**-anginosa.** Forma grave caracterizada por la exacerbación de los síntomas faríngeos. ||**-apirética.** Forma benigna que evoluciona como de costumbre respecto de los síntomas iniciales, pero el estado general es bueno y la fiebre ínfima. ||**-azul.** ESCARLATINA FULMINANTE. Forma brusca, hiperpirética, con cuadro meníngeo y coma. ||**-frustrada** o **latente.** Forma sin exantema, pero en la que la angina o la nefritis, con la coexistencia de una epidemia reinante, hacen presumir su existencia. ||**-hemorrágica.** Escarlatina con extravasaciones subcutáneas de sangre o hematuria. ||**-maligna.** Variedad con síntomas graves y gran postración. Se dice también de la escarlatina en la cual el exantema desaparece súbita y prematuramente. ||**-miliar.** La asociada con erupción de vesículas miliares. ||**-nerviosa.** Forma caracterizada por los vómitos incoercibles o por el predominio de los síntomas cerebrales y convulsiones. ||**-papulosa.** La asociada con erupción de pequeñas pápulas. ||**-pruriginosa.** URTICARIA. ||**-puerperal.** Eritema infeccioso escarlatinoide, consecutivo a la fiebre puerperal. ||**-quirúrgica.** Antigua denominación de la septicemia aguda cuando se asociaba con erupción y hemorragias. ||**-reumática.** DENGUE. ||**-rubeólica.** CUARTA ENFERMEDAD.

escarlatinela. f. CUARTA ENFERMEDAD.

escarlatiniforme (de *escarlatina* y *forma*). adj. F., *scarlatiniforme*. Dícese del exantema cuyas características recuerdan las de la escarlatina.

escarlatinoide (de *escarlatina* y el gr. *eîdos*, aspecto). adj. F., *scarlatinoïde*. ESCARLATINIFORME. || m. CUARTA ENFERMEDAD. ||**-metadiftérico.** Eritema semejante a la escarlatina, con fiebre, que aparece a continuación de la difteria, pero sin descamación de la piel ni de las mucosas.

escarótico (del gr. *escharoticós*). adj. F., *escarrotique*. Corrosivo; capaz de producir escara. || m. Sustancia de acción enérgica destinada a corroer o destruir la piel y fungosidades. Los principales son: las aguas fagedénicas, la piedra divina, el cáustico de Viena o de Filhos, la pasta de Canquoin, los cilindros cáusticos, el ungüento egipciaco, etc.

escarza. f. Herida en los pies o manos de las caballerías por penetración de un cuerpo extraño.

Escat (Enfermedad, operación de) (E. Escat, 1865-1948, y M. Escat, n. en 1906, médicos franceses). V. ENFERMEDAD, OPERACIÓN.

escatacracia (del gr. *skór, skatós*, excremento, y *akráteia*, incapacidad). f. Incontinencia de las heces.

escatemia (del gr. *skór, skatós*, excremento, y *haima*, sangre). f. Toxemia intestinal; autointoxicación intestinal. Escoretemia, copremia.

escatofagia (del gr. *skór, skatós*, excremento, y *phageîn*, comer). f. A., *Skatophagia;* F., *coprophagie;* In., *scatophagy;* It. y P., *escatofagia.* COPROFAGIA.

escatofilia (del gr. *skór, skatós*, excremento, y *philía*, amistad, afición). f. A., *Koprophilie;* F., *scatophilie;* In., *scatophilia;* It., *coprofilia;* P., *escatofilia.* Afición morbosa, pervertida, a los excrementos.

escatol. m. A., *Skatol;* F., *scatol;* In., *skatole;* It., *scatolo;* P., *escatol.* Metilindol, sustancia cristalizable, inodora cuando pura, pero generalmente con olor excrementicio, de las heces humanas, producto de la descomposición de las proteínas en el intestino.

escatolalia. f. COPROLALIA.

escatología (del gr. *skór, skatós*, excremento, y *lógos*, tratado). f. F., *coprologie, scatologie.* Tratado de las heces. || (del gr. *éschatos*, último, y *lógos*, tratado). f. Conjunto de creencias relativas a las postrimerías o al último fin de la existencia humana.

escatológico. adj. F., *coprologique, scatologique.* Referencia a la escatología en sus dos acepciones.

escatoscopia (del gr. *skór, skatós*, excremento, y *skopeîn*, observar). f. F., *examen des fèces.* Examen o inspección de las heces.

escatoxil. m. Producto de oxidación del escatol, encontrado en la orina en ciertos casos de enfermedad del intestino grueso.

escátula. f. Caja oblonga de papel para el despacho de polvos.

escelalgia (del gr. *skélos*, pierna, y *álgos*, dolor). f. Dolor en la pierna. ||**-parestésica.** Enfermedad de Roth. ||**-puerperal.** *Flegmasia alba dolens.*

escelastenia (del gr. *skélos*, pierna, y de *astenia*). f. Debilidad de las piernas.

escelodídimo. m. V. ISQUIÓPAGO.

esceptofilaxis (del gr. *skeptikós*, que observa sin afirmar, y de *filaxis*). f. F., *tachyphylaxie, skeptophylaxie.* Estado en el que una pequeña dosis de una sustancia tóxica para los animales produce una inmunidad temporal inmediata a la acción del veneno, aunque en la sangre del animal sea altamente tóxica durante el período de inmunidad. || Método de desensibilización alérgica por la inyección preliminar de pequeñas cantidades de alergeno, como se hace generalmente antes de la inyección de un antisuero.

escevolismo (de M. *Escévola*). m. Automutilación.

Escherichia (de Theodor *Escherich*, pediatra alemán, 1857-1911). Género de bacterias de la familia enterobacteriáceas, en el que se acepta una sola especie: *E. coli.* Se trata de la enterobacteriácea saprofita más frecuente en el intestino humano; su presencia en las aguas de suministro se considera índice de contaminación fecal. Se clasifica en diversos tipos de acuerdo con sus antígenos somáticos (O), flagelares (H) y capsulares (K). Es el agente etiológico numéricamente más frecuente de infecciones urinarias y de diversos procesos patológicos por enterobacteriáceas: sepsis, complicaciones respiratorias en enfermos traqueotomizados o intubados, infecciones postoperatorias, meningitis del recién nacido, etc. Cuando una cepa de *E. coli* es portadora de un determinado plásmido puede ser causa de cuadros diarreicos coleriformes como la llamada *gastroenteritis epidémica del lactante.* ||**-coli K 12.** Cepa de *E. coli* ampliamente usada en todo el mundo para estudios de genética bacteriana.

escialiscopio (del gr. *skiá*, sombra, y *skopeîn*, observar). m. Aparato para proyectar las imágenes de una operación en una sala oscura separada del quirófano.

esciascopia. f. ESQUIASCOPIA.

escíbalo (del gr. *skýbalon*, excremento). m. A., *Skybalum;* F., *scybale;* In., *scybalum;* It., *scibala;* P., *cíbalo.* Masa de materia fecal dura y seca en el intestino.

escieropía o **escieropsia** (del gr. *skierós*, umbroso, sombrío, *óps, opós*, ojo, y, en el segundo término, *ópsis*, vista). f. Defecto de la visión en el cual los objetos aparecen sombreados.

escifoide (del gr. *skýphos*, vaso, y *eîdos*, aspecto). adj. En forma de copa.

escila (del lat. *scilla*). f. A., *Meerzwiebel;* F., *scille;* In., *Squill;* It., *scilla;* P., *scila.* Planta liliácea, cebolla albarrana *(Scilla urginea, Scilla maritima),* cuyo bulbo se emplea en medicina en *polvo, tintura, vinagre, oximiel,* etc. Tiene propiedades diuréticas y estimulantes del músculo cardíaco y forma parte de gran número de compuestos: vino amargo de la caridad, vino diurético de Trousseau, etc.

escilaína o **escilina.** f. Glucósidos tóxicos de la escila.

escilipicrina o **escilitoxina.** f. Principios activos amargos de la escila.

escilismo. m. Intoxicación por la escila o sus glucósidos.

escilitina. f. Glucósido de los bulbos de la *Scilla maritima.* Es amorfo, amarillo y amarguísimo.

escindir (del lat. *scindere*). tr. Cortar, dividir, separar.

escintigrafía (del lat. *scintilla*, chispa, y el gr. *gráphein*, describir). f. A., *Szintigraphie;* F., *scintigraphie;* In., *scintigraphy;* It., *scintigrafia;* P., *gamagrafía.* Registro de los rayos γ emitidos para el estudio de la forma y tamaño de ciertos órganos después de administrar isótopos radioactivos; gammagrafía.

escintigrama (del lat. *scintilla*, chispa, y el gr. *gramma*, lo grabado). m. F., *scintigramme.* Gráfica obtenida por escintigrafía. Gammograma.

escintilación (del lat. *scintilla*, centella, chispa). f. A., *Flimmerm;* F. e In., *scintillation;* It., *scintillamento;* P., *cintilação.* Emisión de chispas. || Sensación visual subjetiva de centelleo.

escintilascopio. m. F., ESPINTEROSCOPIO.

escirro (del gr. *skírros*, tumor duro). m. A., *Szirrhus;* F., *squirrhe;* In., *scirrhus;* It., *scirro;* P., *cirro.* Cáncer duro con predominio notable de tejido conjuntivo. ||**-del pulmón.** Induración gris del pulmón en la neumonía crónica.

escirroblefaronco (de *escirro*, el gr. *blépharon*, párpado, y *ógkos*, tumor). m. Tumor escirroso del párpado.

escirrocele (de *escirro*, y el gr. *kéle*, hernia). m. Escirro de los testículos, sarcocele.

escirroide (de *escirro* y el gr. *eîdos*, aspecto). adj. F., *d'aspect squirrheux.* Semejante al escirro.

escirroma. m. ESCIRRO. ||**-caminianorum.** Cáncer de los deshollinadores.

escirrosarca (de *escirro* y el gr. *sárx, sarkós*, carne). m. ESCLERODERMA.

escisión (del lat. *scissio, -onis*, corte, división). f. A., *Excision;* F. e In., *excision;* It., *escissione;* P., *excisão.* Extirpación de un tejido u órgano. V. también ABLACIÓN, EXCISIÓN, EXÉRESIS, EXTIRPACIÓN, RESECCIÓN. || División, disociación, fisuración o desdoblamiento de un órgano o tejido mediante incisión. || En química, división de una molécula compleja en dos o más moléculas sencillas. ||**-de la personalidad.** Destrucción de la unidad de la personalidad, como puede observarse en la esquizofrenia o en la personalidad múltiple. ||**-del objeto.** Mecanismo de defensa contra la angustia descrito por Melanie Klein, en el cual el objeto al que tienden las pulsiones es dividido en objeto «bueno» y objeto «malo». ||**-del yo.** Mecanismo psíquico descrito por Freud, especialmente en la psicosis, fetichismo y también en ciertas neurosis, por el cual coexisten dentro del yo dos actitudes psíquicas independientes, una de las cuales tiene en cuenta la realidad externa y la otra la rechaza, con objeto de satisfacer la exigencia pulsional y el deseo. ||**-nuclear.** Rotura de un núcleo atómico en dos porciones aproximadamente iguales, con liberación de energía, generalmente mediante el bombardeo con neutrones.

escisiparidad. f. FISIPARIDAD.

escisura (del lat. *scindere*, rasgar). f. Cisura, fisura.

escititis (del gr. *skýtos*, piel). f. DERMATITIS.

escitoblastema (del gr. *skýtos*, piel, y de *blastema*). m. Piel rudimentaria del embrión.

escitropasmo (del gr. *skythrós*, sombrío, triste, mustio). m. Expresión indefinida, de fatiga, sombría, considerada como síntoma grave de una enfermedad.

escler-. V. ESCLERO-.

esclera. f. ESCLERÓTICA.

escleradenitis (de *esclero-* y *adenitis*). f. A., *Skleradenitis;* F., *scléradénite;* In., *scleradenitis;* It., *sclerade-*

nite; P., *escleradenite.* Inflamación y endurecimiento de una glándula o ganglio.

escleral. adj. F., *scléral.* Relativo a la esclerótica.

escleratéroma. m. ATEROSCLEROSIS.

escleratitis. f. ESCLEROTITIS.

escleratógeno. adj. ESCLERÓGENO.

esclerectasia (de *escler[ótica]* y *ectasia*). f. A., *Sklerektasie;* F., *sclérectasie;* It. y P., *esclerectasia.* Distensión o dilatación de una porción de la esclerótica.

esclerectoiridectomía (de *esclerectasia,* el gr. *íris, -idos,* y *ektomé,* corte). f. F., *sclérecto-iridectomie.* Operación de Lagrange, que consiste en escindir una parte de la esclerótica y del iris para el tratamiento del glaucoma.

esclerectoiridodiálisis. f. F., *sclérectomie et détachement de l'iris.* Esclerectomía e iridodiálisis conjuntamente.

esclerectomía (de *esclero-* y el gr. *ektomé,* sección). f. A., *Sklerektomie;* F., *sclérectomie;* In., *sclerectomy;* It., *sclerectomia;* P., *esclerectomia.* Escisión de una parte de la esclerótica. ‖ Separación de las partes esclerosas del oído medio en la otitis media.

escleréctomo (de *esclero-* y el gr. *ektomé,* sección). m. F., *sclérectome.* Instrumento para practicar la esclerectomía.

escleredema (de *esclero-* y *edema*). m. F., *scléroedème.* Edema duro. ‖ ESCLEREMA DE LOS RECIÉN NACIDOS. ‖ **-de Buschke.** Estado semejante al esclerema del recién nacido, observado en los adultos.

esclerema (del gr. *sklerós,* duro). m. A., *Sklerem;* F., *sclérème;* In. e It., *sclerema;* P., *esclerema.* Estado escleroso o endurecido de un tejido, especialmente de la piel. ‖ **-adiposo.** Esclerema del tejido adiposo. ‖ **-de los adultos.** ESCLERODERMA. ‖ **-edematoso** o **de los recién nacidos.** Enfermedad que comienza a los pocos días después del nacimiento, con enfriamiento y endurecimiento de la piel y fenómenos de atrepsia, y acaba pronto por la muerte; se cree debida al endurecimiento de la grasa por deficiencia de ácido oleico. ESCLEREDEMA, *algor progressivus.*

escleremia. f. ESCLERODERMIA.

esclerencefalia (de *esclero-* y el gr. *enkephalé,* cerebro). f. F., *sclérose du tissu cérébral.* Esclerosis del encéfalo.

esclereritrina (de *esclero-* y el gr. *erythrós,* rojo). f. Materia colorante roja del cornezuelo del centeno.

escleriasis. f. ESCLERODERMA. ‖ Endurecimiento de un párpado.

escleriritomía (de *esclera, iris* y el gr. *tomé,* corte). f. F., *incision de la sclérotique et de l'iris.* Sección de la esclerótica y el iris en el estafiloma anterior.

esclerismo. m. ESCLEROSIS.

escleritis. f. ESCLEROTITIS.

esclero-. Forma prefija (del gr. *sklerós*), con la significación de duro.

escleroadiposo (de *esclero-* y el lat. *adeps, adipis,* grasa). adj. F., *scléro-adipeux.* Compuesto de tejidos adiposo y fibroso.

escleroblastema (de *esclero-* y el gr. *blastós,* germen). m. Tejido embrionario que toma parte en la formación del hueso.

esclerocatarata (de *esclero-* y el lat. *cataracta,* catarata). f. F., *cataracte dure, sclérocataracte.* Catarata dura.

escleroconjuntival. adj. F., *cléro-conjonctival.* Relativo a la esclerótica y la conjuntiva.

escleroconjuntivitis (de *esclero-,* el lat. *coniuctivus,* conjuntivo, y el suf. *-itis*). f. F., *scléro-conjonctivite.* Inflamación de la esclerótica y la conjuntiva.

esclerocórnea (de *esclero-* y el lat. *corneus,* de cuerno). f. F., *sclérotique et cornée.* La esclerótica y la córnea consideradas como formando un solo órgano.

esclerocoroiditis (de *esclero-, coroides,* y el suf. *-itis*). f. A., *Sklerochoroiditis;* F., *sclérochoroïdite;* In., *sclerochoroiditis;* It. y P., *esclerocoroidite.* Inflamación de la esclerótica y la coroides. ‖ **-anterior.** Afección rara que puede producir el estafiloma anterior. ‖ **-posterior.** Estado observado en la miopía progresiva y en el cual es constante el estafiloma posterior.

esclerodactilia (de *esclero-* y el gr. *dáktylos,* dedo). f. A., *Sklerodaktylie;* F., *sclérodactylie;* In., *sclerodactyly;* It., *sclerodattilia;* P., *esclerodactilia.* Escleroderma limitado a los dedos de la mano o del pie. ‖ **-anular ainhumoide.** Forma que algunas veces destruye las falanges terminales.

escleroderma o **esclerodermia** (de *esclero-* y el gr. *dérma,* piel). f. y m. A., *Sklerodermie;* F., *sclérodermie;* In., *scleroderma;* It., *sclerodermia;* P., *esclerodermia.* Afección de naturaleza infecciosa, caracterizada por la induración y retracción de la piel y su atrofia más o menos completa. La forma ordinaria, la difusa de los adultos, comienza por una sp. de edema duro de la piel, la cual se retrae, se atrofia y se adhiere a las partes subyacentes. Es a menudo incurable. Sin.: Escleremia, escleremia de los adultos o de Buschke, escleroma, corionitis, cutis tensa crónica, dermatosclerosis, esclerostenosis cutánea. ‖ **-circunscrito** o **placas.** MORFEA. ‖ **-del recién nacido.** Esclerema de los niños al nacer. ‖ **-difuso simétrico.** Escleroderma de los adultos. ‖ **-vascular.** V. ACROSCLEROSIS.

esclerodermatitis o **esclerodermitis.** f. Inflamación y endurecimiento de la piel.

esclerodesmia (de *esclero-* y el gr. *desmós,* ligadura). f. A., *Sklerodesmie;* F., *sclérodesmie;* In. e It., *sclerodesmia;* P., *esclerodesmia.* Induración o esclerosis de los ligamentos.

escleroftalmía (de *esclero-* y el gr. *ophthalmós,* ojo). f. F., *sclérophtalmie.* Xeroftalmía. ‖ Estado de diferenciación imperfecto de la esclerótica y la córnea, en el que la primera invade la segunda, dejando sólo transparente la parte central.

esclerogenia (de *esclero-* y el gr. *gennân, producir*). f. Desarrollo de tejido escleroso.

esclerógeno (de *esclero-* y el gr. *gennân,* producir, engendrar). adj. F., *sclérogène.* Que endurece o esclerosa los tejidos; dícese especialmente de un método curativo. V. MÉTODO.

esclerogomoso (de *esclero-* y el lat. vulg. *gumma,* goma). adj. Compuesto de tejidos fibroso y gomoso.

escleroide (de *esclero-* y el gr. *eîdos,* aspecto). adj. F., *fibreux.* Parecido al tejido escleroso.

escleroiritis (de *esclero-* y el gr. *íris, -idos,* y el suf. *-itis*). f. A., *Skleroiritis;* F., *scléro-iritis;* In., *scleroiritis;* It., *escleroirite.* P., *escleroirite.* Inflamación de la esclerótica y el iris.

esclerolipomatosis (de *esclero-, lipoma* y el suf. *-osis*). f. Esclerosis y adiposis conjuntamente.

esclerólisis (de *esclero-* y el gr. *lýsis,* disolución). f. Resolución terapéutica por electrólisis, especialmente de producciones escleróticas o fibrosas.

escleroma (de *esclero-* y el suf. *-oma,* tumor). m. F., *sclérome.* Foco indurado de tejido de granulación en la piel o las mucosas.

escleromalacia (de *esclero-* y el gr. *malakía,* reblandecimiento). f. F., *scléromalacie.* Reblandecimiento de la esclerótica. ‖ Osteítis deformante.

escleromeninge. f. DURAMADRE.

escleromeningitis. f. PAQUIMENINGITIS.

esclerómera (de *esclero-* y el gr. *méros,* parte). f. F., *scléromère.* Segmento o metámera del sistema esquelético; osteómera.

escleroniquia (de *escler-* y el gr. *ónyx, ónychos,* uña). f. A., *Skleronychie;* F., *scléronychie;* In., *scleronychia;* It., *scleronichia;* P., *escleroniquia.* Engrosamiento y sequedad de las uñas.

escleronixis (de *esclero-* y el gr. *nýxis,* punción). f. A., *Skleronyxis;* F., *scléronyxie;* In., *scleronyxis;* It., *scleronissi;* P., *escleronixe.* Punción quirúrgica de la esclerótica.

esclerooforitis (de *esclero-,* el gr. *oón,* huevo, *phorós,* el que lleva y el suf. *-itis*). f. F., *scléroovarite.* Inflamación esclerosa del ovario.

escleropatía (de *esclero-* y el gr. *páthos,* enfermedad). f. Induración en general; esclerosis.

escleroplastia (de *esclero-* y el gr. *plássein,* formar). f. A., *Skleroplastik;* F., *scléroplastie;* In., *scleroplasty;* It., *scleroplastica;* P., *escleroplastia.* Cirugía plástica de la esclerótica.

escleroqueratitis (de *esclero-* y el gr. *kéras, -atos,* cuerno). f. A., *Sklerokeratitis;* F., *sclérokératite;* In., *sclerokeratitis;* It., *sclerocheratite;* P., *escleroqueratite.* Inflamación de la esclerótica y la córnea.

esclerosante. adj. F., *sclérosante.* Que produce esclerosis.

esclerosarcoma (de *esclero- sárx, sarkós,* carne, y el suf. *-oma*). m. A., *Sklerosarkom;* F., *sclérosarcome;* In. e It., *sclerosarcoma;* P., *esclerossarcoma.* Variedad dura y carnosa de epulis.

esclerosis (del gr. *sklerós,* duro). f. A., *Sklerose;* F., *sclérose;* In., *sclerosis;* It., *sclerosi;* P., *esclerose.* Endurecimiento o induración morbosa de los tejidos, especialmente del tejido intersticial de un órgano, consecutiva a la inflamación. ||**-adicional.** Esclerosis debida a la evolución especial de elementos anatómicos, leucocitos o tejido conjuntivo proliferado. Llámase también *episclerosis.* ||**-anterolateral.** Esclerosis de los cordones anteriores y laterales de la médula espinal, que produce paraplejía espasmódica. ||**-anular.** Esclerosis de la médula espinal en forma de anillo. ||**-arterial** o **arteriocapilar.** ARTERIOSCLEROSIS. ||**-cerebelosa hereditaria.** Heredoataxia de Marie. ||**-cerebral.** Esclerosis múltiple del cerebro. ||**-cerebral difusa.** Enfermedad de Schilder, encefalitis periaxil difusa. ||**-cerebrospinal.** ESCLEROSIS MÚLTIPLE O EN PLACAS. ||**-combinada.** Esclerosis de los cordones posteriores y laterales de la medula, a la que corresponden los tipos clínicos siguientes: enfermedad de Friedreich, heredoataxia cerebelosa de P. Marie y paraplejía espasmódica familiar de Strümpell. ||**-coronaria.** Lesión irreversible y progresiva de las arterias coronarias. ||**-de Alzheimer.** Degeneración hialina de los vasos pequeños cerebrales. ||**-de los cordones posteriores.** Tabes dorsal. ||**-de Mönckeberg.** Degeneración de la túnica media de las arterias, con atrofia de los elementos musculares y depósitos calcáreos en estos últimos. ||**-difusa.** Variedad que afecta vastas zonas de cerebro y médula. ||**-diseminada, local** o **insular.** ESCLEROSIS MÚLTIPLE. ||**-familiar centrolobular.** Enfermedad congénita rara, caracterizada por trastornos del lenguaje, incoordinación, atetosis, retardo intelectual y alteraciones psíquicas, debida a la atrofia de la sustancia blanca del cerebro; llamada también *enfermedad de Merzbacher-Pelizaeus.* ||**-fasciculada.** Esclerosis que afecta uno o varios fascículos de la médula en cierta longitud. ||**-hiperplásica.** Variedad de arteriosclerosis de las pequeñas arterias, con engrosamiento de la subíntima. ||**-lateral amiotrófica** o **lateral simétrica.** Induración de los cordones laterales de la médula espinal, que puede ser primitiva o secundaria a una lesión del encéfalo, con atrofia y contractura de los miembros superiores o paresia y rigidez de los inferiores, aumento de los reflejos tendinosos y, finalmente, parálisis bulbar. La enfermedad dura dos o tres años. Denomínase también *enfermedad de Charcot.* ||**-lobular.** Gliosis y atrofia que afecta un lóbulo del cerebro. ||**-maligna.** Forma grave de hipertensión arterial, de etiología desconocida. ||**-medular posterior.** Ataxia locomotriz progresiva. ||**-miliar.** Esclerosis en placas diminutas. ||**-múltiple** o **en placas.** Afección del sistema nervioso central, de etiología desconocida, que se caracteriza por placas de desmielinización seguidas de esclerosis, localizadas en la sustancia blanca del encéfalo y médula. Enfermedad incurable de curso crónico, que evoluciona por brotes con remisiones a veces de larga duración. Sus síntomas clásicos son: temblor intencional, nistagmo, palabra escandida, ataxia, vértigos, diplopía, trastornos mentales. ||**-neumónica.** Esclerosis pulmonar consecutiva a las neumonías; el pulmón, al corte, está retraído, encogido, liso y negruzco. ||**-polinésica.** ESCLEROSIS MÚLTIPLE. ||**-posterolateral.** Esclerosis combinada, enfermedad de Friedreich. ||**-pulmonar.** ESCLEROSIS NEUMÓNICA. ||**-redux.** Chancro redux o monorrecidiva. ||**-renal.** Afección terminal que representa el final de un gran número de enfermedades renales. ||**-tuberosa.** Afección congénita del cerebro, caracterizada por la presencia de numerosos nódulos gliales y que clínicamente se manifiesta por trastornos mentales, ataques epilépticos y a veces tumores en la piel, riñones, etc. ||**-unilobular concéntrica.** ENFERMEDAD DE BALO.

esclerosqueleto (de *esclero-* y el gr. *skeletós,* esqueleto). m. F., *ossifications defférents du squelett de soutien.* Parte del esqueleto óseo formada por la osificación de ligamentos, tendones o fascias.

esclerostenosis (de *esclero-* y *estenosis*). f. Induración combinada con contracción o estenosis. ||**-cutánea.** ESCLERODERMA.

esclerostomía (de *esclerótica* y el gr. *stóma,* boca). f. Operación de crear una abertura fistulosa en la esclerótica para aliviar el glaucoma.

escleroterapia (de *esclero-* y el gr. *therapeía,* tratamiento). f. F., *injection sclérosante.* Tratamiento de las varices por medio de las inyecciones esclerosantes.

esclerótica (del gr. *sklerós,* duro). f. A., *Sklera;* F., *sclérotique;* In., *sclera;* It., *sclerotica;* P., *esclerótica.* Membrana exterior del ojo, blanca, dura, fibrosa, con una abertura grande anterior en la que se encaja la córnea y otra posterior, pequeña, que da paso al nervio óptico. Esclera, córnea opaca.

escleroticectomía. f. ESCLERECTOMÍA.
escleroticocoroiditis. f. ESCLEROCOROIDITIS.
escleroticonixis. f. ESCLERONIXIS.
escleroticotomía. f. ESCLEROTOMÍA.

esclerotitis. f. A., *Skleritis;* F., *sclérite;* In., *scleritis;* It., *sclerite;* P., *esclerotite.* Inflamación de la esclerótica, superficial o episclerotitis, y profunda o esclerocoroiditis. ||**-anterior, posterior.** La que afecta el segmento anterior o posterior, respectivamente, de la esclerótica. ||**-anular.** Variedad en forma de anillo alrededor de la córnea.

esclerotoma (de *esclero-* y el gr. *tomé,* corte). m. F., *sclérotome.* Masa de tejido en el embrión primitivo, origen del esqueleto; tejido esqueletógeno. || Tejido duro que separa miotomas sucesivos en los vertebrados inferiores.

esclerotomía (de *esclero-* y el gr. *tomé,* corte). f. A., *Sklerotomie;* F., *sclérotomie;* In., *sclerotomy;* It., *sclerotomia;* P., *esclerotomia.* Incisión quirúrgica de la esclerótica. ||**-anterior.** Abertura de la cámara anterior del ojo en el tratamiento del glaucoma. ||**-posterior.** Abertura del cuerpo vítreo a través de la esclerótica en el desprendimiento de la retina o en la extracción de un cuerpo extraño.

esclerótomo (de *esclero-* y el gr. *tomós,* cortante). m. F., *sclérotome.* Instrumento empleado para incidir la esclerótica.

esclerotonixis. f. ESCLERONIXIS.

esclerotriquia (de *esclero-* y el gr. *thríx, trichós,* cabello). f. F., *sclérotrichie.* Estado de sequedad y dureza anormales del cabello o pelo.

esclerozona (de *esclero-* y el gr. *zóne,* zona). f. Superficie ósea en la que se insertan los músculos de un miotoma determinado.

escobilladura (de *escobillar*). f. Introducción de un escobillón seco o embadurnado con una sustancia medicamentosa en el interior de un conducto orgánico, para su fricción.

escobillón (aum. de *escobilla*). m. A., *Tupfer;* F., *écouvillon;* In., *swab;* It., *scovolo;* P., *escovilhão.* Utensilio semejante a una pequeña escoba, o simplemente un pequeño tallo con una bola de algodón fijada en un extremo, para toques o para limpiar el interior de una cánula o sonda. ||**-de Kruse.** Escobillón de alambres de platino para extender material bacteriano sobre una placa de cultivo.

escocedura (de *escocer*). f. Inflamación eritematosa con escozor en alguna parte del cuerpo, especialmente en las superficies de aposición; eritema intertriginoso.

escodismo (de *Skoda*). m. Aumento de sonoridad pulmonar en los casos de derrame pleurítico o de hidrotórax por encima del nivel del líquido, y también en la neumonía en el punto opuesto al foco de hepatización.

escoleciasis (del gr. *skólex, -ekos,* lombriz). f. Estado morboso debido a la presencia de larvas o gusanos en el cuerpo.
escoleciforme. adj. ESCOLECOIDE.
escolecitectomía. f. arc. APENDICECTOMÍA.
escolecitis. f. arc. APENDICITIS.
escolecoide (del gr. *skólex,* escólex, gusano, y *eîdos,* aspecto). adj. Semejante a un gusano. || Semejante a un escólex; hidátide.
escolecoidectomía. f. arc. APENDICECTOMÍA.
escolecoiditis. f. arc. APENDICITIS.
escolecología (del gr. *skólex, -ekos,* gusano, y *lógos,* tratado). f. HELMINTOLOGÍA.
escolectomía. f. arc. APENDICECTOMÍA.
escoledocostomía. f. arc. APENDICOSTOMÍA.
escólex (del gr. *skólex,* gusano). m. A., *Skolex;* F. e In., *scolex;* It., *scolice;* P., *escólex.* GUSANO. Más especialmente, el extremo anterior o cabeza de la tenia. || Fase larval o agámica de los gusanos y otros animales.
escoliocifosis (de *escoliosis* y *cifosis*). f. A., *Kyphoskoliose;* F., *cypho-scoliose;* In., *scoliokyphosis;* It., *cifoscoliosi;* P., *cifoscoliose.* Combinación de escoliosis y cifosis; curvatura en sentido lateral y anteroposterior de la columna vertebral.
escoliometría (del gr. *skoliós,* torcido, y *métron,* medida). f. Medición de curvas.
escoliómetro (del gr. *skoliós,* torcido, y *métron,* medida). m. F., *scoliosomètre.* Instrumento para medir curvas, especialmente las de la columna vertebral.
escoliorraquítico. adj. y s. Afecto de escoliosis y raquitismo.
escoliosimetría. f. ESCOLIOMETRÍA.
escoliosis (del gr. *skoliós,* torcido). f. A., *Skoliose;* F., *scoliose;* In., *scoliosis;* It., *scoliosi;* P., *escoliose.* Desviación lateral del raquis. || **-ciática.** Curvatura de la columna vertebral hacia el miembro afecto de ciática o hacia el opuesto (homóloga y cruzada, respectivamente); síntoma de Vanzetti. || **-cicatrizal.** La debida a la retracción cicatrizal consecutiva a caries o necrosis de las vértebras. || **-coxítica.** Escoliosis compensadora de la región lumbar, producida por coxalgia. || **-empiemática.** Escoliosis debida a un empiema. || **-estática.** La consecutiva al acortamiento de uno de los miembros inferiores. || **-habitual.** La determinada por una posición viciosa del tronco. || **-isquiática.** ESCOLIOSIS COXÍTICA. || **-miopática.** Escoliosis debida a la parálisis de los músculos del tronco o a un trastorno en el antagonismo fisiológico de los mismos. || **-ocular.** Escoliosis atribuida a la inclinación de la cabeza por astigmatismo. || **-osteopática.** Escoliosis consecutiva al raquitismo o a una afección inflamatoria o tuberculosa de las vértebras. || **-paralítica.** La miopática debida a la parálisis de un grupo muscular. || **-reumática.** La consecutiva al reumatismo de los músculos del tronco.
escoliosómetro. m. ESCOLIÓMETRO.
escolopendra (del gr. *skolópendra*). f. Planta de la familia de los helechos (*Asplenium scolopendrium*), llamada vulgarmente *lengua de ciervo,* que se empleaba antes como aperitiva. || Miriápodo quilópodo, *Scolopendra morsitans,* de mordedura venenosa.
escolopsia (del gr. *skólops,* estaca, empalizada). f. Sutura entre dos huesos que permite el movimiento de uno sobre otro.
escombrina. f. Protamina encontrada en la esperma del escombro o caballa, *Scomber scombrus.*
escoparina. f. Principio activo cristalino amarillo de las flores del *Cytisus scoparius;* diurético.
escoplo (del lat. *scalprum*). m. A., *Meissel;* F., *ciseau;* In., *chisel;* It., *cesello;* P., *escopro.* Instrumento de acero, cortante por un extremo, a modo de cincel, que se usa en las operaciones sobre huesos.
escopofilia (del gr. *skopeîn,* mirar, y *phileîn,* amar). f. V. ESCOPTOFILIA.
escopofobia (del gr. *skopeîn,* mirar, y *phóbos,* temor). f. Temor morboso a ser visto.
escopolamina. f. F., *scopolamine.* L-Hioscina. Alcaloide obtenido del *Hyoscyamus niger* y de otras plantas de la familia de la belladona, con acciones parasimpaticolíticas semejantes a las de la atropina (V. ATROPINA). Puede emplearse con las mismas indicaciones que la atropina. Es uno de los fármacos más eficaces que se conocen para la prevención del mal del movimiento o cinetosis.
escopoleína. f. Alcaloide cristalino de plantas de los géneros *Scopolia, Duboisia* y *Atropa.* Midriático y sedante. Llámase también *rotoína.*
escopoletina. f. F., *scopoletine.* Principio cristalizable que se encuentra junto con la escopoleína en la *Scopolia lurida* y la *Sc. japonica.* Su acción es idéntica a la de la escopolamina.
escopolia. f. V. SCOPOLIA.
escopometría (del gr. *skopeîn,* observar, y *métron,* medida). f. F., *scopométrie.* Determinación de la densidad óptica de un precipitado para determinar la concentración de las sustancias en suspensión.
escoptofilia (del gr. *sképtesthai,* mirar, y *phileîn,* amar). f. F., *scopophilie, scoptophilie.* Perversión en la cual el placer sexual se obtiene al mirar el acto sexual, el cuerpo desnudo o los genitales de otros. Voyeurismo.
escopulariopsosis. f. F., *scopulariopside.* Infección por hongos del género *Scopulariopsis.*
escoracracia (del gr. *skór,* excremento, y *akráteia,* intemperancia). f. Emisión involuntaria de las heces, incontinencia.
escorbuto (del fr. *scorbut,* probabl. del ant. neerlandés **schorbut;* tiña). m. A., *Skorbut;* F., *scorbut;* In., *scurvy;* It., *scorbuto;* P., *escorbuto.* Afección de curso lento, semejante a la púrpura, debida principalmente a la falta o insuficiencia de vitamina C y a las malas condiciones higiénicas. Se caracteriza por depresión nerviosa, tinte amarillento de la piel, tumefacción de las encías, petequias y equimosis subepidérmicas que pueden ulcerarse, dolores articulares, hemorragias múltiples, anemia, etc. || **-de los Alpes.** PELAGRA. || **-infantil.** Afección que ataca a los niños de pecho alimentados exclusivamente con leche esterilizada o industrial, caracterizada por anemia, equimosis gingivales y hemorragias subperiósticas. Enfermedad de Barlow, enfermedad de Moeller, enfermedad de Cheadle, raquitismo hemorrágico. || **-terrestre.** PÚRPURA HEMORRÁGICA.
escordinema (del gr. *skordinâsthai,* estar hastiado). f. Pandiculación con sensación de lasitud en el período de incubación de una enfermedad infecciosa.
escordio. m. Planta labiada del género *Teucrium,* aromática, tónica, estimulante, que entra en la preparación del diascordio.
escoretemia (del gr. *skór, skatós,* excremento, y *haîma,* sangre). f. ESCATEMIA.
escorpión (del lat. *scorpio, -onis*). m. A., *Skorpion;* F. e In., *scorpion;* It., *scorpione;* P., *escorpião.* Arácnido muy común en los países cálidos y templados, con cola provista de dardo, cuya picadura determina gran inflamación local y fenómenos generales.
escorzonera (del ital. *scorzonero,* de *scorza,* corteza, y *nera,* negra). f. Planta de la familia de las sinantéreas, salsifí, cuya raíz es alimenticia y emoliente.
escotadura. (del gót. *skaut,* orilla). f. A., *Incisura;* F., *échancrure;* In., *notch;* It. y P., *incisura.* Incisura o depresión principalmente en el borde de un hueso u otro órgano. || **-acetabular.** Depresión en la porción inferior del borde del acetábulo frente al agujero obturado. || **-cardíaca.** Depresión en el borde anterior del pulmón izquierdo, para el vértice del corazón. || **-cerebelosa.** INCISURA CEREBELOSA. || **-ciática.** Escotadura en el borde posterior de cada coxal por debajo de la espina ilíaca posterior e inferior, subdividida por la espina ciática en dos escotaduras secundarias: *ciática mayor* la superior y *ciática menor* la inferior. || **-clavicular.** La situada en el extremo superior del esternón a cada lado, para la articulación con la clavícula. || **-coracoidea.** ESCOTADURA ESCAPULAR. || **-cotiloidea.** ESCOTADURA ACETABULAR. || **-de Rivino.** Canal en el anillo timpánico óseo ocupado por la membrana de Shrapnell. || **-de Santorini.** Incisuras del cartílago del conducto auditivo. || **-de Sibson.** Escotadura en

el límite superior izquierdo de la matidez precordial en el hidropericardias agudo. || **-escapular.** Escotadura convertida en agujero por un ligamento en el borde superior de la escápula, que da paso al nervio suprascapular. || **-esfenopalatina.** Espacio entre las apófisis orbitaria y esfenoidal del palatino. || **-etmoidal.** Escotadura en la cara inferior del frontal para el hueso etmoides. || **-iliociática.** ESCOTADURA CIÁTICA MAYOR. || **-intercondílea.** FOSA INTERCONDÍLEA. || **-intertrágica.** Espacio entre el trago y el antitrago. || **-intervertebral.** Cada una de las escotaduras superior e inferior en los pedículos de las vértebras, que por su reunión regular forman los agujeros intervertebrales. || **-isquiática.** ESCOTADURA CIÁTICA. || **-lagrimal.** Escotadura en el borde de la superficie orbitaria del maxilar, para el hueso lagrimal. || **-mandibular.** Profunda depresión en el borde superior de la rama de la mandíbula, la cabeza de la mandíbula y la apófisis coronoides. || **-marsupial.** Incisura cerebelosa posterior. || **-mastoidea.** Fosa digástrica. || **-mayor.** ESCOTADURA CIÁTICA MAYOR. || **-menor.** ESCOTADURA CIÁTICA MENOR. || **-nasal.** Espacio semicircular en el borde anterior del frontal, que se articula con los huesos de la nariz y las apófisis frontales del maxilar. || **-pancreática.** Depresión en la cara anterior del páncreas para los vasos mesentéricos craneales. || **-poplítea.** Depresión en la cara posterior de la cabeza de la tibia entre los dos cóndilos. || **-pterigoidea.** Escotadura entre las láminas de las apófisis pterigoideas del hueso esfenoides. || **-radial.** Depresión articular en la parte proximal del cúbito para la articulación con la circunferencia articular del radio. || **-sacrociática.** ESCOTADURA CIÁTICA. || **-semilunar.** ESCOTADURA TROCLEAR. || **-sigmoidea.** ESCOTADURA TROCLEAR. || ESCOTADURA MANDIBULAR. || **-supraorbitaria.** Escotadura (a veces agujero) en el arco supraorbitario. || **-timpánica.** ESCOTADURA DE RIVINO. || **-troclear.** Depresión profunda, llamada también *cavidad sigmoidea mayor,* en el extremo superior del cúbito, que separa la apófisis coronoides del olécranon. || **-umbilical.** Depresión en el borde anterior del hígado cerca de la línea media. || **-yugular.** Depresión del borde temporal del occipital, que concurre a formar el agujero rasgado posterior. || ESCOTADURA CLAVICULAR.

escotodinia (del gr. *skotodineîn,* padecer vértigo tenebroso). f. Estado de vértigo con oscuridad de la visión y cefalalgia.

escotofobia (del gr. *skótos,* tinieblas, y *phóbos,* temor). f. F., *scotofhobie.* Temor morboso a la oscuridad.

escotografía. f. RADIOGRAFÍA.

escotoma (del gr. *skótoma,* vértigo). m. A., *Skotom;* F., *scotome;* In. e It., *scotoma;* P., *escotoma.* Mancha oscura, más o menos extensa, inmóvil, que cubre una porción del campo visual u objeto que se mira, resultado de la insensibilidad de una porción correspondiente de la retina. || **-absoluto.** Área en el campo visual respecto a la que el ojo es completamente ciego. || **-anular.** Zona escotomatosa que rodea el centro del campo visual. || **-auricular.** Pérdida de la facultad de percibir sonidos procedentes de cierta dirección. || **-centelleante.** Teicopsia o espectro de fortificación. || **-central.** Mancha limitada a la parte del campo visual correspondiente a la mácula lútea. || **-de Bjerrum.** Escotoma que se continúa directamente con el punto ciego. || **-de Seidel.** Extensión del punto ciego en forma alar. || **-fisiológico.** Punto ciego. || **-insular.** Mancha en el campo visual rodeada completamente por la porción visible. || **-móvil.** Opacidades del humor vítreo que cambian de lugar. || **-negativo.** Defecto del campo visual que el paciente no percibe y que sólo se descubre después de un examen visual. || **-paracentral.** Escotoma cuyo borde pasa por la mácula. || **-periférico.** Mancha en cualquier punto del campo visual fuera del punto de fijación. || **-positivo.** El percibido por el paciente como mancha oscura.

escotomatógrafo (del gr. *skótoma,* vértigo, y *gráphein,* registrar). m. F., *scotomètre.* Instrumento para registrar los escotomas.

escotómetro (de *escotoma* y el gr. *métron,* medida). m. F., *scotomètre.* Instrumento para localizar y medir los escotomas.

escotopía o **escotopsia** (del gr. *skótos,* oscuridad, y *óps, opós,* ojo, o, en la segunda forma, *ópsis,* visión). f. F., *scotopsie.* Adaptación del ojo a la oscuridad. || Moscas volantes, miiodesopsia.

escotópico. adj. F., *scotopique.* Relativo a la luz poco intensa.

escotopsina. f. F., *scotopsine.* Cuerpo que resulta, al igual que el retinal, de la descomposición de la rodopsina por la luz.

escotoscopia. f. ESQUIASCOPIA.

escototerapia (del gr. *skótos,* oscuridad, y *therapeía,* tratamiento). f. F., *scotothérapie.* Tratamiento de ciertas enfermedades por la exclusión completa de la luz.

escozor (de *escocer*). m. A., *Brennung;* F., *brûlure;* In., *ardor;* It., *bruciore;* P., *ardência.* Sensación de dolor y ardor determinada por quemaduras ligeras, picaduras de ortigas, contacto de sustancias irritantes, etc., en la piel o mucosas.

escribomanía. f. GRAFORREA.

escritura (del lat. *scriptura*). f. A., *Schrift;* F., *écriture;* In., *writing,* It., *scrittura;* P., *escritura.* Acción y efecto de escribir. || **-automática.** Escritura de los sonámbulos y médiums en el momento en que presentan alucinaciones motoras. || **-en espejo.** Escritura en la cual las letras, colocadas de derecha a izquierda, como en ciertas lenguas asiáticas, están trazadas como vistas en un espejo.

escrobiculado (del lat. *scrobis,* hoyo). adj. Marcado con depresiones o cavidades.

escrófula (del lat. tardío *scrofula,* dim. de *scrofa,* hembra del cerdo). f. A., *Skrofeln;* F., *scrofule;* In., *scrofula;* It., *scrofola;* P., *escrófula.* Estado morboso indeterminado, constitucional, caracterizado por un conjunto de afecciones variables en su asiento y modalidad patogénica de los sistemas tegumentario, linfático y óseo. Según Escherich, la tuberculosis sumada al linfatismo daría lugar a la escrófula, esto es, una tuberculosis atenuada evolucionando sobre un terreno especial. || Tuberculosis crónica de los ganglios linfáticos, huesos y articulaciones. || **-mesentérica.** TABES MESENTÉRICA.

escrofularia. f. Planta escrofulariácea. Las especies *Scrofularia aquatica* y *S. nodosa* se han recomendado como tónicas, resolutivas y antiescrofulosas.

escrofularina. f. Sustancia cristalina, amarga, de la escrofularia nudosa.

escrofúlide. f. A., *Skrofulid;* F., *scrofulide;* In., *scrofulide;* It., *scrofolide;* P., *escrofúlide.* Nombre genérico de las afecciones tegumentarias que se observan en la escrófula, de origen tuberculoso, que reciben distintos calificativos según la forma que afectan: *pustulosa, exantemática, ulcerativa, escamosa, verrugosa,* etc.; escrofuloderma.

escrofulismo. m. Estado escrofuloso; escrofulosis.

escrofuloderma (de *escrófula* y el gr. *dérma,* piel). m. ESCROFÚLIDE. || **-papuloso.** Liquen escrofuloso. || **-tuberculoso.** Granuloma; nódulo subcutáneo que degenera de forma lenta y finalmente se ulcera.

escrofulofima (de *escrófula* y el gr. *phŷma,* tumor). f. Tumoración tuberculosa de la piel.

escrofuloma (de *escrófula* y el suf. *-oma*). m. Tumor de naturaleza escrofulosa.

escrofulosis. f. A., *Skrofulose;* F., *scrofulose;* In., *scrofulosis;* It., *scrofolosi;* P., *escrofulose.* Diátesis escrofulosa; conjunto de alteraciones de los ganglios linfáticos, de la piel, mucosa, huesos, etc., de carácter erético o tórpido, que reconocen casi constantemente un origen tuberculoso.

escrolalia. f. COPROLALIA.

escrotectomía (de *escroto* y el gr. *ektomé,* escisión). f. Escisión de una porción de escroto.

escrotitis. f. F., *inflammation du scrotum.* Inflamación del escroto.

escroto (del lat. *scrotum*). m. A., *Scrotum;* F. e In., *scrotum;* It., *scroto;* P., *escroto.* Envoltura cutánea común a ambos testículos. || Bolsa testicular formada por la piel, dartos, túnicas celular, muscular, fibrosa y vaginal.

escrotocele (de *escroto* y el gr. *kéle,* tumor). m. F., *scrotocèle.* Hernia que desciende al fondo del escroto.

escrúpulo (del lat. *scrupulus,* dim. de *scrupus,* piedra puntiaguda). m. Peso antiguo equivalente a 24 granos o 1,198 g. || Duda o recelo que atormenta la conciencia y que acostumbra aparecer en los estados obsesivos.

escrupulosidad. f. F., *méticulosité.* Sensibilidad en cuestiones de conciencia que, exagerada, puede constituir la pantofobia.

Escudero (Enfermedad, prueba de) (Pedro *Escudero,* médico argentino, 1877-1963). Véanse estos términos.

escudo (del lat. *scutum*). m. A., *Schild;* F., *écu;* In., *shield;* It., *scudo;* P., *escudo.* Placa o lámina delgada. || Escama o estructura de aspecto escamoso. || Hueso o porción de hueso; rótula. || **-de Buller.** Especie de vidrio de reloj adaptado al ojo para protegerlo de la infección blenorrágica. ||**-del corazón.** ESTERNÓN. ||**-timpánico.** Lámina ósea delgada entre el ático del tímpano y las células mastoideas.

escuela (del lat. *schola*). f. A., *Schule;* F., *école;* In., *school;* It., *scuola;* P., *escola.* Doctrina, principios o sistema de un autor o conjunto de autores, como la de Alejandría, la de Salerno, etc.

Esculapio. Hijo de Apolo y padre de Higea; dios mitológico de la Medicina.

esculeína. f. Sustancia tóxica derivada de la escila, idéntica a la escilitoxina.

esculina. f. Glucósido de la corteza del castaño de Indias, *Aesculus hippocastanum;* febrífugo.

escupidera. f. A., *Spucknaft;* F., *crachoir;* In., *spittoon;* It., *sputacchiera;* P., *cuspidera.* Recipiente para esputos y saliva. || **-de bolsillo.** Vaso portátil, que puede cerrarse y desinfectarse.

escupidura (de *escupir* y éste del lat. *exconspuere*). f. Materia que se arroja por la boca en el acto de escupir; esputo. || Excoriación de los labios que a veces se observa en la fiebre.

escutelaria (del lat. *scutella,* copita). f. Nombre de plantas de la familia de cuyas especies, *Scutellaria galericulata* y *S. lateriflora,* son tónicas, antiespasmódicas, estomáquicas y febrífugas.

escutelarina. f. Principio cristalizable, amargo, de la escutelaria y otras plantas labiadas.

escutiforme (del lat. *scutum,* escudo, y *forma,* forma). adj. En forma de escudo, tiroide.

escútula (del lat. *scutulum,* escudo pequeño). f. A., *Scutula;* F., *godet favique;* In., *scutulum;* It., *scutulo;* P., *escutula.* Costra pequeña en forma de disco o escudo, especialmente del favo.

esencia (del lat. *essentia*). f. A., *Essenz;* F., e In., *essence;* It., *essenza;* P., *essência.* Lo que constituye el ser y naturaleza de las cosas; lo que necesariamente está como causa de las propiedades de un cuerpo. || Nombre de unos líquidos volátiles y olorosos, abundantes en el reino vegetal y llamados también *aceites esenciales* o *volátiles;* a ellos deben las plantas su olor. Las esencias son mezclas de compuestos químicos muy diversos, entre los que figuran a menudo terpenos y sus derivados; son casi insolubles en el agua, solubles, en cambio, en el alcohol, el éter, el sulfuro de carbono, las grasas, etc. ; se extraen generalmente por destilación con vapor de agua. Algunas se solidifican a temperaturas superiores a $0°$; otras, por enfriamiento, se dividen en una parte sólida (estearopteno) y otra líquida (eleoptemo). || En perfumería se llaman a veces esencias las disoluciones alcohólicas de las mismas. || Se llaman también a veces esenciales algunos medicamentos compuestos, como el vino de extracto de Smith *(esencia de zarzaparrilla).* || CIMENO. ||**-cefálica.** Tintura aromática compuesta de nuez moscada, clavos de especia, flores de granado y canela. ||**-de ajo.** Contiene diversos compuestos sulfurados, de olor desagradable. ||**-de almendras amargas.** Está formada principalmente por aldehído benzoico, y puede contener ácido cianhídrico. ||**-de anís.** Líquido incoloro extraído por destilación del anís verde, que se solidifica con el frío. Se emplea como carminativo y correctivo. ||**-de bergamota.** La del *Citrus bergamia.* ||**-de canela.** La de la canela de Ceilán; contiene aldehído cinámico; estimulante y carminativa. ||**-de cayeput.** Esencia del *Melaleuca leucadendron.* Tiene propiedades anodinas, antisépticas, carminativas y antihelmínticas. ||**-de cedro.** Esencia del *Juniperus virginiana;* agente aclarador empleado en los trabajos de microscopia. ||**-de cilantro** o **coriandro.** Esencia de las semillas de cilantro; carminativa y aromática. ||**-de clavos.** Esencia incolora, de sabor urente, de los clavos de especia. Estimulante enérgico y agente aclarador. ||**-de comino.** CUMINOL. || CIMENO ||**-de copaiba.** Esencia extraída de la copaiba, que químicamente es isómera de la trementina y se emplea con el mismo objeto que la copaiba. ||**-de espliego.** Esencia de las hojas de espliego; estimulante y antiespasmódica. ||**-de eucalipto.** Esencia de las hojas del *Eucalyptus globulus,* compuesta principalmente de eucaliptol. ||**-de gualteria.** ESENCIA DE WINTERGREEN. ||**-de limón.** Líquido amarillento, extraído de la corteza de limón; aromática y estimulante. ||**-de manzanilla.** Esencia de las cabezuelas del *Anthemis nobilis* y la *Matricaria chamomilla.* ||**-de menta.** La de las hojas de la *Mentha piperita* y otras sp. s del mismo gén. ; contiene mentol. Carminativa y estimulante. ||**-de mirbana.** Mononitrobenzol; tiene olor parecido al de la esencia de almendras amargas; se ha usado para adulterarla. ||**-de mostaza.** Esencia de las semillas de la mostaza negra; contiene isosulfocianato de alilo; su olor es picante, desagradable, muy intenso; estimulante. ||**-de naiouli.** GOMENOL. ||**-de neroli.** Esencia de las flores de azahar o de naranjo. ||**-de orégano.** Esencia del *Origanum majorana;* estimulante, carminativa; se emplea también en los trabajos de microscopia. ||**-de patata.** Alcohol amílico. ||**-de pippermint.** ESENCIA DE MENTA. ||**-de rosas.** Esencia de los pétalos de la *Rosa damascena;* líquido amarillento que se solidifica por el frío, de olor suave; ligeramente astringente. ||**-de ruda.** Esencia de la *Ruta graveolens;* estimulante y emenagoga. ||**-de sándalo.** Esencia de la madera de sándalo blanco o cetrino; se empleó antiguamente en las afecciones bronquíticas y gonorrea. ||**-de sasafrás.** Esencia obtenida de la planta de su nombre, que contiene safreno y safrol. Es veneno enérgico; sudorífica. ||**-de tomillo.** Líquido rojizo que contiene el 20 o 30 % de timol. ||**-de trementina** *(aguarrás).* Líquido incoloro, móvil, de olor penetrante y sabor urente, obtenido de la trementina de varias sp. s del gén. *Pinus.* Estimulante, diurético, antiséptico, vermífugo y anticatarral. ||**-de Wintergreen.** Salicilato de metilo, esencia de las flores de la *Gaultheria procumbens;* útil en el reumatismo.

esencial (del lat. *essentialis*). adj. F., *essentiel.* Que constituye la parte indispensable o inherente de una cosa y le da sus propiedades peculiares. || Idiopático, que existe por sí mismo, sin causa excitante exterior; dícese también de las enfermedades de etiología oscura y sin alteraciones orgánicas demostrables.

esencismo (del lat. *essentia,* esencia). m. Término genérico de las intoxicaciones por bebidas espiritosas que contienen esencias.

esera. f. URTICARIA.

eseridina. f. Alcaloide, del haba del Calabar, en cristales incoloros; de acción análoga a la eserina, pero mucho más suave. Se emplea como catártico.

eserina (de *esere,* nombre africano del haba del Calabar). f. FISOSTIGMINA.

esf. Abreviatura de *esférico* o *lente esférica.*

esfacelación (del gr. *sphákelos,* gangrena). f. Mortificación; gangrena.

esfacelismo. m. Esfacelación o necrosis.

esfacelo (del gr. *sphákelos,* gangrena). m. A., *Sphacelus;* F., *sphacèle;* In., *sphacelus;* It., *sfacelo;* P., *esfacelo.* Masa de tejido gangrenado. || Gangrena húmeda.

esfaceloderma (de *esfacelo* y del gr. *dérma*, piel). m. Gangrena de la piel.
esfagismo (del gr. *sphagé*, garganta). m. des. Espasmo de los músculos del cuello; tortícolis espasmódico.
esfagitis (del gr. *sphagé*, garganta, y el suf. *-itis*). f. Inflamación de la garganta; faringitis. || Inflamación de la vena yugular.
esfalerotocia (del gr. *sphalerós*, inconstante, vacilante, y *tókos*, parto). f. Cólicos uterinos falsos, sin parto.
esfenión (del gr. *sphén*, *sphenós*, cuña). m. F., *sphénion*. Punto craneométrico en el ángulo del parietal correspondiente al esfenoides.
esfeno-. Forma prefija (del gr. *sphén*, *sphenós*), con la significación de cuña.
esfenobasilar (de *esfeno-* y el lat. *basis*, base). adj. Relativo al esfenoides y a la apófisis basilar del hueso occipital.
esfenoccipital (de *esfeno-* y el lat. *occipitium*, occipucio). adj. Relativo al esfenoides y al occipital.
esfenocéfalo (de *esfeno-* y *kephalé*, cabeza). m. F., *sphénocéphale*. Monstruo fetal con la cabeza en forma de cuña en la región del bregma, por sinostosis precoz de las fontanelas posteriores.
esfenocigomático (de *esfeno-* y el gr. *zygón*, yugo). adj. Relativo al esfenoides y al arco cigomático.
esfenoetmoidal (de *esfeno-* y *etmoides*). adj. Relativo al esfenoides y el etmoides.
esfenofrontal (de *esfeno-* y el lat. *frons*, *frontis*, frente). adj. Relativo al esfenoides y el frontal.
esfenoidal. adj. F., *sphénoïdal*. Perteneciente o relativo al esfenoides.
esfenoideo. adj. F., *sphénoïde*. En forma de cuña. || Esfenoidal.
esfenoides (del gr. *sphenoeidés*, de *sphén*, cuña, y *eîdos*, aspecto). m. A., *Keilbein*; F., *sphénoïde*; In., *sphenoidale*; It., *sfenoide*; P., *esfenóide*. Hueso impar, irregular, enclavado en la base del cráneo, delante del occipital y detrás de los etmoides. V. HUESOS (TABLA DE).
esfenoiditis. f. A., *Sphenoiditis*; F., *sphénoïdite*; In., *sphenoiditis*; It., *sfenoidite*; P., *esfenoidite*. Inflamación que se localiza en la mucosa que cubre los senos esfenoidales.
esfenomalar (de *esfeno-* y el lat. *mala*, mandíbula superior). adj. Relativo al esfenoides y al pómulo.
esfenomaxilar (de *esfeno-* y el lat. *maxilla*, mandíbula). adj. Relativo al esfenoides y el maxilar.
esfenómetro (del gr. *sphén*, *sphenós*, cuña, y *métron*, medida). m. F., *sphénomètre*. Instrumento para medir la cuña de hueso que debe extraerse en las operaciones para corrección de las incurvaciones de aquél.
esfenopalatino (de *esfeno-* y el lat. *palatum*, paladar) adj. F., *sphéno-palatin*. Relativo al esfenoides y al palatino. || Denominación del ganglio de Meckel.
esfenoparietal (de *esfeno-* y el lat. *parietalis*, parietal). adj. Relativo al esfenoides y a los parietales.
esfenopetroso (de *esfeno-* y el lat. *petrosus*, petroso). adj. Relativo al esfenoides y al peñasco.
esfenopterigopalatino (de *esfeno-*, el gr. *ptéryx*, *-yggos*, ala, y el lat. *palatum*, paladar). adj. y s. Músculo peristafilino externo.
esfenorbitario. (de *esfeno-* y el lat. *orbis*, círculo). adj. F., *sphéno-orbitaire*. Relativo al esfenoides y las órbitas. || m. Denominación de la porción anterior del cuerpo del esfenoides en el feto, que forma un hueso distinto.
esfenosalpingostafilino (de *esfeno-*, el gr. *sálpygx*, *-yggos*, trompeta, y *staphylé*, racimo). adj. y s. Músculo tensor del paladar o peristafilino externo.
esfenoscamoso (de *esfeno-* y el lat. *squama*, escama). adj. Relativo al esfenoides y la porción escamosa del temporal.
esfenostafilino (de *esfeno-* y el gr. *staphylé*, racimo). adj. y s. Músculo peristafilino externo.
esfenotemporal (de *esfeno-* y el lat. *tempora*, sienes). adj. Relativo a los huesos esfenoide y temporal.
esfenótico (de *esfeno-* y el gr. *oûs*, *otós*, oído). m. F., *portion du sphénoïde foetal*. Hueso fetal que se convierte en la parte del esfenoides adyacente al conducto carotídeo.
esfenoturbinal (de *esfeno-* y *turbinal*). adj. F., *cornets de Bertin*. Relativo al esfenoides y las conchas nasales. || m. Pequeño hueso delgado y curvo delante del ala menor del esfenoides, con la que se fusiona.
esfenovomeriano (de *esfeno-* y el lat. *vomer*, reja de arado). adj. Relativo al esfenoides y el vómer.
esfera (del gr. *sphaîra*). f. A., *Sphäre*; F., *sphère*; In., *sphere*; It., *sfera*; P., *esfera*. Masa o cuerpo redondeado; globo. || **-de atracción**. Zona de citoplasma condensado, centrosoma, de la que parten granulaciones protoplasmáticas radiadas y que tiene una función importantísima en la cariocinesis. || **-de Redlich-Fischer**. Lesiones anatómicas peculiares de la corteza cerebral en la enfermedad de Alzheimer. || **-de segmentación**. Mórula o masa de células formada por el fraccionamiento del núcleo del óvulo. || **-embrionaria**. ESFERA DE SEGMENTACIÓN. || **-sensorial**. Localización de los centros específicos (acústico, gustativo, olfatorio, táctil y visual) en la corteza cerebral. || **-vitelina**. ESFERA DE SEGMENTACIÓN.
esferestesia (de *esfera* y el gr. *aísthesis*, sensación). f. Sensación morbosa de contacto con una bola o esfera.
esferobacteria (de *esfera* y el gr. *baktérion*, bastoncito). f. Coco o micrococo.
esferocilindro (de *esfera* y el gr. *kýlindros*, cilindro). m. Lentes esférica y cilíndrica combinadas.
esferocito (de *esfera* y el gr. *kýtos*, cavidad). m. F., *sphérocyte*. Eritrocito pequeño, globuloso, cuya proporción espesor/diámetro es mayor que la normal.
esferocitosis (de *esferocito* y el suf. *-osis*). f. F., *sphérocytose*.; In., *spherocytosis*. Forma de anemia hemolítica caracterizada por la presencia de eritrocitos esféricos.
esferoidal o **esferoide** (de *esfera* y el gr. *eîdos*, aspecto). adj. Que tiene la forma de esfera.
esferolito (de *esfera* y el gr. *líthos*, piedra). m. Cualquiera de los diminutos depósitos esféricos encontrados en el tejido adiposo del riñón del recién nacido. Probablemente son depósitos uráticos.
esferoma (de *esfera* y el suf. *-oma*). m. Tumor globuloso.
esferómetro (de *esfera* y el gr. *métron*, medida). m. F., *sphéromètre*; In., *spherometer*. Instrumento para medir el grado de curvatura de una superficie, de las lentes ópticas especialmente.
esferoplasto (de *esfera* y el gr. *plastós*, modelado). m. Estructura resultante de la pérdida o alteración parcial de la pared celular de bacterias (en especial gramnegativas) u hongos unicelulares. Las células con pared defectuosa toman forma más o menos esférica.
esferospermia (de *esfera* y el gr. *spérma*). f. F., *état rond et écaudé des spermatozoïdes*; In., *spherospermia*. Estado de los espermatozoides de cuerpo redondeado y sin cola.
esferotriquia (de *esfera* y el gr. *thríx*, *thrichós*, pelo). f. Esferas de Fischer en la corteza cerebral.
esférula (del lat. *sphaerula*, dim. de *sphaera*, esfera). f. A., *Kügelchen*; F., *sphérule*; In., *spherule*; It., *sferula*; P., *esférula*. Pequeña esfera. || **-de Fulci**. Pequeños cuerpos rojos en gran número, en los estados inflamatorios de la médula espinal. || **-paranuclear**. Arquiplasma.
esfígmico (del gr. *sphygmós*, pulso). adj. F., *sphygmique*; In., *sphygmic*. Relativo al pulso, especialmente a la fase de expansión arterial.
esfigmo-. Forma prefija (del gr. *sphygmós*), con la significación de pulso.
esfigmobolograma. m. F., *sphygmobologramme*. Trazado hecho en el esfigmobolómetro.
esfigmobolometría. f. F., *sphygmobolométrie*. Medición y registro de la energía de la onda pulsátil.
esfigmobolómetro (de *esfigmo-*, el gr. *bólos*, lanzamiento, y *métron*, medida). m. F., *sphygmobolomètre*. Instrumento que mide la energía del pulso e indirectamente la fuerza de la sístole.
esfigmocardiografía (de *esfigmo-*, el gr. *kardía*, corazón, y *gráphein*, describir). f. Registro del pulso y el

latido cardíaco al mismo tiempo por medio del esfigmocardiógrafo.

esfigmocardioscopio (de *esfigmo-*, el gr. *kardía*, corazón, y *skopeîn*, observar). m. F., *sphygmocardiographe*. Aparato que registra la onda del pulso, la acción cardíaca y los sonidos.

esfigmocronógrafo (de *esfigmo-*, pulso; *chrónos*, tiempo, y *gráphein*, escribir). m. F., *sphymographe enregistreur*. Esfigmógrafo modificado que representa gráficamente la relación cronológica entre el latido cardíaco y la onda pulsátil.

esfigmodinamómetro (de *esfigmo-* y *dinamómetro*). m. Instrumento para determinar la fuerza del pulso; esfigmobolómetro.

esfigmófono (de *esfigmo-* y el gr. *phoné*, sonido). m. F., *sphygmophone*. Aparato que permite oír las vibraciones del pulso.

esfigmografía. f. F., *sphygmographie*. Registro de las pulsaciones de las arterias por medio de instrumentos.

esfigmográfico. adj. Relativo a la esfigmografía.

esfigmógrafo (de *esfigmo-* y el gr. *gráphein*, describir). m. A., *Sphygmograph*; F., *sphygmographe*; In., *sphygmograph*; It., *sfigmografo*; P., *esfigmógrafo*. Instrumento para registrar los movimientos, forma y fuerza del pulso arterial. Los hay de varios modelos, pero los más empleados son los de Marey, Frey y Jaquet. El primero consiste esencialmente en una palanca, de ligereza extrema, que deprime la arteria radial por medio de un resorte elástico, el cual transmite el movimiento a la palanca provista de una pluma que inscribe las oscilaciones en un cilindro giratorio.

esfigmograma (de *esfigmo-* y el gr. *grámma*, registro). m. A., *Sphygmogramm*; F., *sphygmogramme*; In., *sphygmogram*; It., *sfigmogramma*; P., *esfigmograma*. Trazado esfigmográfico; gráfica del pulso arterial obtenida por el esfigmógrafo. Consiste en una curva que ofrece una elevación súbita seguida de un descenso rápido al principio y luego gradual con algunas elevaciones secundarias, la mayor y más constante de las cuales es la onda dicrótica.

esfigmoideo (de *esfigmo-* y el gr. *eîdos*, aspecto). adj. F., *sphygmoïde*. Semejante al pulso.

esfigmología (de *esfigmo-* y el gr. *lógos*, tratado). f. F., *sphygmologie*. Suma de conocimientos relativos al pulso.

esfigmomanometría. f. Medición de la tensión arterial, fundada en general en la medida de la presión necesaria para suspender el pulso arterial.

esfigmomanómetro (de *esfigmo-*, el gr. *manós*, no denso, y *métron*, medida). m. F., *sphygmomanomètre*. Instrumento para medir la tensión arterial. Los hay de muchas formas, que reciben el nombre de sus autores: *Potain, Riva-Rocci, Erlanger, Busch, Janeway, Rogers,* etc.

esfigmomanometroscopio (de *esfigmomanómetro* y el gr. *skopeîn*, observar). m. Aparato que combina en uno el brazalete de Riva-Rocci, el tonómetro, los dos manómetros de Busch y el manómetro de agua, y se emplea para determinar la presión sanguínea de la extremidad superior.

esfigmometría. f. ESFIGMOGRAFÍA.

esfigmómetro. m. ESFIGMÓGRAFO.

esfigmometroscopio. m. ESFIGMOSCOPIO.

esfigmopalpación. f. F., *palpation du pouls*. Palpación del pulso.

esfigmopletismógrafo. m. F., *sphygmopléthysmographe*. Pletismógrafo que dibuja un trazado del pulso junto con la curva de fluctuación de volumen.

esfigmoscilómetro (de *esfigmo-*, el lat. *oscillatio*, balanceo, y el gr. *métron*, medida). m. F., *sphygmooscillomètre*. Forma de esfigmomanómetro en el cual la aparición y desaparición del pulso se indica por medio de una aguja oscilante.

esfigmoscopia (de *esfigmo-* y el gr. *skopeîn*, observar). f. F., *examen du pouls, enregistrement des battements du pouls*. Examen del pulso en general. || Empleo del esfigmoscopio.

esfigmoscopio (de *esfigmo-* y el gr. *skopeîn*, observar). m. F., *sphygmoscope*. Aparato que hace visibles las pulsaciones arteriales; oscilómetro.

esfigmotecnia (de *esfigmo-* y el gr. *techne*, arte). f. Arte de diagnosticar y pronosticar por medio del pulso.

esfigmotonógrafo (de *esfigmo-*, el gr. *tónos*, tensión, y *gráphein*, describir). m. F., *sphygmotonographe*. Instrumento utilizado para medir la presión de la sangre y la elasticidad de las arterias.

esfigmoviscosimetría (de *esfigmo-* y viscosimetría). f. F., *mesure de la tension artérièlle et de la viscosité du sang*. Medición de la presión y la viscosidad de la sangre.

esfingolípido. m. F., *sphingolipide*. Todo lípido que contiene esfingosina. Incluye a las ceraminas, cerebrósidos, gangliósidos y esfingomielinas.

esfingolipidosis. f. F., *sphingolipidose*. desus. LIPOIDOSIS.

esfingomielina. f. F., *sphingomyéline*. Fosfolípido que por hidrólisis se descompone en esfingosina, colina, un ácido graso y ácido fosfórico. Se encuentra en el cerebro, médula espinal, riñón y la yema de huevo.

esfingosina. f. F., *sphingosine*. Base dialcohólica nitrogenada que forma parte de la estructura de la esfingomielina y de los cerebrósidos.

esfínter (del gr. *sphigktér, -êros*, de *sphíggein*, cerrar). m. A., *Sphinkter*; F., *sphincter*; In., *sphincter*; It., *sfintere*; P., *esfíncter*. Músculo en forma de anillo que cierra un orificio natural. || **-cardial** o **esofágico**. Anillo de fibras musculares que rodea el esófago en el cardias. || **-de Busi**. Grupo de fibras circulares que al examen radiológico señalan el punto de transición del ciego al colon ascendente. || **-de Giordano**. Anillo muscular en el extremo duodenal del colédoco. || **-de Henle**. Fibras musculares que rodean la porción prostática de la uretra. || **-de Hyrtl**. Banda incompleta de fibras musculares en el recto. V. MÚSCULOS (TABLA DE). || **-de la vagina**. Músculo bulbocavernoso. || **-de la vejiga**. Fibras musculares circulares alrededor del cuello de la vejiga. || **-de los labios**. Músculo orbicular de los labios. || **-de los ojos** u **oral**. Músculos orbiculares de los párpados y de los labios, respectivamente. || **-de Nélaton**. Esfínter superior del recto, engrosamiento de la capa circular de fibrócelulas del recto a 7-9 cm por encima del ano. || **-de O'Beirne**. Banda de fibras en la unión del colon y el recto. || **-de Oddi**. Engrosamiento del colédoco en el cuello de la ampolla de Vater. || **-del ano**. MÚSCULOS (TABLA DE). || **-del iris**. El que produce la contracción de este órgano. || **-ileocólico**. Espesamiento de las fibras musculares circulares del intestino en el punto de unión del íleon con el colon. || **-pilórico**. Engrosamiento de la capa muscular del estómago alrededor del orificio pilórico. || **-prepilórico**. Banda de fibras musculares encima del precedente. || **-tercero**. VÁLVULA DE HOUSTON. || **-vasculolinfaticonervioso**. Supuesta banda de fibras contráctiles en el borde de la pupila.

esfinteralgia (de *esfínter* y el gr. *álgos*, dolor). f. F., *sphinctérectomie*. Dolor en el esfínter anal.

esfinterectomía (de *esfínter* y el gr. *ektomé*, escisión). f. F., *sphinctérospasme*. Escisión o resección de un esfínter. || Iridectomía. || Blefarotomía oblicua.

esfinterismo. m. F., *sphinctérite*. Espasmo de un esfínter, del anal especialmente.

esfinteritis (de *esfínter* y el suf. *-itis*). f. F., *sphinctérite*. Inflamación de un esfínter, del de Oddi especialmente.

esfinterólisis (de *esfínter* y el gr. *lýsis*, disolución). F., *séparation de l'iris de la cornée dans la synéchie antérieure*. Operación de separar el iris de la córnea en la sinequia anterior.

esfinteroplastia (de *esfínter* y el gr. *plássein*, formar). f. F., *sphinctéroplastie*. Reparación plástica de un esfínter. || Formación de un esfínter artificial por operación plástica.

esfinteroscopia (de *esfínter* y el gr. *skopeîn*, observar). f. F., *sphinctéroscopie*. Inspección o examen visual de

un esfínter, del anal especialmente, por medio de un esfinteroscopio.
esfinteroscopio (de *esfínter* y el gr. *skopeîn*, examinar). m. Espéculo para la inspección del esfínter anal.
esfinterotomía (de *esfínter* y el gr. *tomé*, corte). f. F., *sphinctérotomie*. Incisión de un esfínter, del anal especialmente.
esfirectomía (del gr. *sphŷra*, martillo, y *ektomé*, resección). f. F., *excision du marteau*. Operación quirúrgica que consiste en la escisión del martillo.
esfirotomía (del gr. *sphyra*, martillo, y *tomé*, corte). f. F., *excision d'une partie du manche du marteau*. Escisión quirúrgica de una parte del martillo, el mango, junto con una porción de la membrana timpánica.
esfuerzo (de *esforzar*). m. A., *Anstrengung;* F., *effort;* In., *strain;* It., *sforzo;* P., *esfôrço*. Contracción muscular para vencer una resistencia o cumplir una función natural, pero difícil o laboriosa.
esguince (del lat. vulg. *esquintiare*, partir en cinco pedazos). m. A., *Verrenkung;* F., *entorse;* In., *strain;* It., *stortura;* P., *torcedura*. Torcedura o distensión violenta de una articulación sin luxación, que puede llegar a la rotura de algún ligamento o de fibras musculares próximas. Se caracteriza por dolor, tumefacción rápida e incapacidad para los movimientos. ||**-de Schlatter**. Enfermedad de Schlatter. ||**-yuxtaepifisario de Ollier**. Variedad de esguince que ocurre en los niños, con desprendimiento del periostio y derrame sanguíneo debajo del mismo.
esmalte (del fráncico **smalt*, y éste del germ. **smaltjan*, fundir, probabl. a través del cat. u occ. *esmalt*). m. A., *Schmelz;* F., *émail;* In., *enamel;* It., *smalto;* P., *esmalte*. Sustancia blanca, dura, compacta, que cubre la corona de los dientes, formada por una serie de columnas prismáticas y desarrollada del órgano embrionario del esmalte. SUSTANCIA ADAMANTINA.
Esmarch (Venda de) (Johann Friedrich von *Esmarch*, cirujano alemán, 1823-1908). V. VENDA.
esmegma (del gr. *smêgma*, jabón para desengrasar). m. A., *Smegma;* F., In. e It., *smegma;* P., *esmegma*. Sustancia espesa, caseosa, maloliente, que se encuentra en el surco balanoprepucial y alrededor de los labios menores, producto de la acumulación de células pavimentosas descamadas. ||**-fetal**. Vérnix caseoso o unto fetal.
esmegmolito (de *esmegma* y el gr. *líthos*, piedra). m. F., *smegmolithe*. Concreción prepucial de esmegma; cálculo prepucial, postolito.
esmilacina. f. Saponina de la raíz de la zarzaparrilla, *Smilax officinalis*.
esocataforia (del gr. *éso*, dentro, y de *cataforia*). f. F., *ésocataphorie*. Estado en el cual los ejes visuales se dirigen hacia abajo y adentro.
esódico (del gr. *éso*, dentro, y *hodós*, camino). adj. F., *afferent*. Aferente o centrípeto.
esofagalgia (de *esófago* y el gr. *álgos*, dolor). f. F., *douleur dans l'oesophage*. Dolor en el esófago. ESOFAGODINIA.
esofagectasia (de *esófago* y el gr. *éktasis*, dilatación). f. F., *dilatation de l'œsophage*. Dilatación del esófago.
esofagectomía (de *esófago* y el gr. *ektomé*, escisión). f. A., *Ösophagektomie;* F., *œso-phagectomie;* In., *esophageictomy;* It., *esofagectomia*. P., *esofagectomía*. Escisión de una parte del esófago.
esofagismo. m. Espasmo del esofago, esofagospasmo.
esofagitis (de *esófago* y el suf. *-itis*). f. A., *Ösophagitis;* F., *æsophagite;* In., *esophagitis;* It. y P., *esofagite*. ||**-corrosiva**. La producida por la deglución de sustancias químicas corrosivas (sosa cáustica, ácidos, lejía, etc.). ||**-exfoliativa**. Esofagitis consecutiva a la difteria, viruela, etc. ||**-flemonosa**. Flemón de la pared del esófago con desprendimiento de la mucosa. ||**-tóxica**. ESOFAGITIS CORROSIVA.
esófago (del gr. *oisophágos*). m. A., *Ösophagus;* F., *æsophage;* In., *esophagus;* It., *esofago;* P., *esófago*. Conducto musculomembranoso, de 24 a 28 cm de longitud, que se extiende desde la faringe hasta el estómago.

esofagocardiograma (de *esófago*, el gr. *kardía*, corazón, y *gramma*, lo grabado). m. Trazado electrocardiográfico registrado con derivación esofágica.
esofagocele (de *esófago* y el gr. *kéle*, hernia). m. A., *Diverticulum oesophagi;* F., *diverticule de l'æsophage;* In., *esophagocoele;* It., *diverticolo dell'esofago;* P., *esofagocele*. Distensión anormal del esófago. ||Hernia de la mucosa y submucosa esofágicas a través de una rotura de la capa muscular, formando una bolsa o divertículo.
esofagodesmocologastrostomía (de *esófago*, el gr. *desmós*, ligadura, *kólon*, intestino grueso, *gastér, gastrós*, estómago, y *stóma*, boca). f. Esofagogastrostomía obtenida por medio de una plastia cutánea, prolongada por un segmento de colon.
esofagodinia (de *esófago* y el gr. *odyne*, dolor). f. A., *Ösophagodynie;* F., *odynophagie;* In., *esophagodynia;* It., *esofagodinia*. P., *esofagodinia*. Dolor en el esófago: odinofagia.
esofagoduodenostomía. f. ESOFAGOENTEROSTOMÍA.
esofagoenterostomía (de *esófago*, el gr. *énteron*, intestino, y *stóma*, boca). f. A., *Ösophagoduodenostomie;* F., *æsophagoduodénostomie;* In., *esophagoduodenostomy;* It. y P., *esofagoduodenostomia*. Operación de anastomosar el esófago con el duodeno y escindir el estómago. Operación de Schlatter.
esofagogastrostomía (de *esófago*, el gr. *gastér, gastrós*, estómago, y *stóma*, boca). f. F., *æsophago-gastrostomie*. Operación de formar una comunicación artificial entre el estómago y el esófago.
esofagogastroyeyunostomía. f. ESOFAGOYEYUNOGASTROSTOMOSIS.
esofagograma (de *esófago* y el gr. *gramma*, lo grabado). m. F., *radiographie de l'œsophage*. Radiografía seriada del esófago, cuando éste es visualizado por la administración de contraste baritado.
esofagología (de *esófago* y el gr. *lógos*, tratado). f. F., *œsophagologie*. Suma de conocimientos relativos al esófago.
esofagomalacia (de *esófago* y el gr. *malakía*, blandura). f. F., *œsophagomalacie*. Reblandecimiento de las paredes del esófago.
esofagomicosis (de *esófago* y el gr. *mýkes*, hongo, y el suf. *-osis*) f. Enfermedad del esófago producida por hongos.
esofagopatía (de *esófago* y el gr. *páthos*, enfermedad). f. Término general para las afecciones del esófago.
esofagoplastia (de *esófago* y el gr. *plássein*, formar). f. F., *œsophagoplastie*. Cirugía plástica del esófago.
esofagoplicación (de *esófago* y el lat. *plicatio, -onis*, plegadura). f. F., *opération chirurgicale pour diminuer le calibre da l'œsophage*. Tratamiento quirúrgico de una bolsa o divertículo esofágico por la plegadura de sus paredes.
esofagoptosis (de *esófago* y el gr. *ptôsis*, caída). f. Prolapso del esófago.
esofagorragia (de *esófago* y el gr. *regnýnai*, romper). f. Hemorragia por el esófago.
esofagoscopia (de *esófago* y el gr. *skopeîn*, observar). f. A., *Ösophagoskopie;* F., *æsophagoscopie;* In., *esophagoscopy;* It. y P., *esofagoscopia*. Exploración del esófago con luz artificial por medio del esofagoscopio.
esofagospasmo (de *esófago* y el gr. *spasmós*, convulsión). m. F., *œsophagospasme*. Espasmo del esófago.
esofagostenosis (de *esófago* y el gr. *stenós*, estrecho). f. F., *sténose de l'œsophage*. Estrechez o constricción del esófago.
esofagostomía (de *esófago* y el gr. *stóma*, boca). f. A., *Ösophagostomie;* F., *æsophagostomie;* In., *esophagostomy;* It. y P., *esofagostomia*. Creación de una abertura artificial permanente en el esófago.
esofagostomiasis. f. Infestación con los gusanos intestinales del género *Oesophagostomum*.
esofagotomía (de *esófago* y el gr. *tomé*, corte). f. F., *œsophagotomie*. Incisión del esófago. ||**-externa**. Abertura del esófago de fuera adentro para la extracción en un cuerpo extraño. ||**-interna**. Sección de una estrechez esofágica dentro del mismo conducto por medio del esofagótomo.

esofagoyeyunogastrostomosis (de *esófago*, el lat. *ieiunus*, en ayunas, el gr. *gastér*, gastrós, estómago, y *stóma*, boca). f. F., *œsophago-jéjuno-gastrostomie*. Operación de Roux, que consiste en movilizar un asa de yeyuno e implantar su extremo proximal en el esófago y el extremo distal en el estómago. Practícase en los casos de estenosis esofágica.
esofilaxis (del gr. *éso*, adentro, y de *filaxis*). f. Influencia protectora o filáctica ejercida desde dentro, como la de las células y líquidos orgánicos, opuesto a *exofilaxis*.
esoforia (del gr. *éso*, adentro, y *phérein*, llevar). f. A., *Esophorie;* F., *ésophorie;* In., *esophoria;* It. y P., *esoforia*. Estrabismo convergente; tendencia anormal de los ejes visuales a convergir.
esogastritis (del gr. *éso*, adentro, y de *gastritis*). f. F., *gastrite*. Inflamación de la mucosa del estómago.
esotérico (del gr. *esoterikós;* de *éso*, dentro). adj. Que se origina dentro del organismo; oculto, reservado.
esotoxina. f. ENDOTOXINA.
esotropía. f. ESOFORIA.
espacio (del lat. *spatium*). m. A.,*Raum;* F., *espace;* In., *space;* It., *spazio;* P., *espaço*. Área, zona o cavidad del cuerpo. ||**-alveolodentario o apical.** Espacio en el alveolo que rodea el vértice de un diente. ||**-aracnoideo.** ESPACIO SUBARACNOIDEO. ||**-bregmático.** Fontanela superior. ||**-cardíaco.** Espacio en la cara anterior del tórax correspondiente al corazón. ||**-claro retrocardíaco, retrosternal.** En la radiografía del tórax en posición lateral, porciones más claras entre la sombra cardíaca y el raquis y detrás del esternón, respectivamente. ||**-corneal.** Lagunas entre las laminillas de la córnea. ||**-de Blessig.** Degeneración cistoidea en la periferia de la retina de los ancianos. ||**-de Bogros.** Espacio en el que puede encontrarse la porción inferior de la arteria ilíaca externa sin cortar el peritoneo, situado debajo de éste y encima de la fascia transversal. ||**-de Broca.** Porción central del lóbulo anterior olfatorio del cerebro. ||**-de Burns.** Espacio comprendido entre las capas de la fascia cervical profunda, que algunas veces contiene un ganglio linfático. ||**-de Colles.** Espacio debajo de la aponeurosis perineal, que contiene los músculos transverso del periné, isquiocavernoso y bulbocavernoso, los vasos y nervios posteriores escrotales o labiales y la porción bulbosa de la uretra. ||**-de Cotunnius.** Espacio comprendido en el laberinto membranoso. ||**-de Crookes.** Espacio oscuro en el cátodo de una ampolla de rayos X casi agotada por la que pasa una corriente. Se denomina también *espacio catódico oscuro*. ||**-de Czermak.** Espacios huecos irregulares en la sustancia interglobular de la dentina. ||**-de Disse.** Espacios en el hígado entre los capilares y las células hepáticas. ||**-de Douglas.** Fondo de saco profundo formado por el peritoneo delante del recto. ||**-de Fontana.** Denominación de los espacios entre las prolongaciones del ligamento pectinado del iris. ||**-de Havers.** Cavidades irregulares llenas de médula ósea en los huesos esponjosos y en desarrollo. ||**-de Henke.** Espacio entre la columna vertebral y la faringe y el esófago, que contiene tejido conjuntivo. ||**-de His.** Espacios linfáticos perivasculares de la médula espinal. ||**-de Holzknecht.** Espacio claro retrocardíaco. ||**-de Kiernan.** Espacios linfáticos interlobulillares del hígado. ||**-de Kretschmann.** Depresión en el ático timpánico, debajo del espacio de Prussak. ||**-de Kuhnt.** Serie de espacios radiados en la cámara anterior del ojo, que contienen el humor acuoso. ||**-de Larrey.** Intervalos entre las porciones de diafragma insertadas en las costillas y las que se insertan en el esternón. ||**-de Leshaft.** Espacio romboideo que existe en algunas personas entre los músculos oblicuo externo, dorsal ancho y serrato lateral, por el que puede aparecer un absceso o hernia. ||**-de Magendie.** Espacios linfáticos entre la piamadre y la aracnoides, que corresponden a los principales surcos del cerebro. ||**-de Malacarne.** Espacio perforado posterior. ||**-de Marie.** Zona del lenguaje de Marie; espacio cuadrilátero del hemisferio cerebral, limitado por fuera por la corteza, por dentro por la cápsula interna y anterior y posteriormente por la ínsula del trigémino. ||**-de Meckel.** Espacio intradural, que contiene el ganglio. ||**-de Mohrenheim.** Surco en el músculo deltoides para la vena cefálica y una rama de la arteria acromiotorácica. ||**-de Nuel.** Espacios que separan los extremos de las células acústicas de la membrana basilar en el órgano de Corti. ||**-de Parona.** Espacio entre el pronador cuadrado y los tendones del flexor profundo, a 5 cm por encima de la muñeca, en continuidad directa con las vainas tendinosas y el espacio palmar medio. ||**-de Petit.** CONDUCTO DE PETIT. ||**-de Poiseuille.** Porción periférica de la corriente sanguínea, por la que no circulan los corpúsculos rojos. ||**-de Portal.** Espacio ocupado por tejido areolar situado entre el pericardio y el diafragma. ||**-de Prussak.** Espacio en el ático entre el ligamento externo del martillo, la membrana de Shrapnell y el cuello del martillo. ||**-de Robin.** Minúsculos espacios en la túnica exterior de las arterias, en conexión con los vasos linfáticos. ||**-de Schwalbe.** ESPACIO SUBVAGINAL. ||**-de Tarin.** ESPACIO PERFORADO POSTERIOR. ||**-de Tenon.** Espacio linfático entre la esclerótica y la cápsula de Tenon. ||**-de Troeltsch.** Dos pequeñas bolsas de mucosa en la porción superior del ático. ||**-de Virchow-Robin.** Espacios linfáticos entre la adventicia de los vasos sanguíneos cerebrales y la piamadre, en conexión con el espacio subaracnoideo. ||**-de Westberg.** Espacio periaórtico entre el pericardio y el comienzo de la aorta. ||**-de Zang.** Espacio de la fosa supraclavicular entre los tendones inferiores del esternocleidomastoideo. ||**-epidural.** Espacio entre la duramadre espinal y el periostio que tapiza el conducto vertebral. ||**-epispinal.** Espacio entre la piamadre espiral y la médula. ||**-epitimpánico.** El ático del tímpano. ||**-indefenso.** Porción superior membranosa del tabique interventricular. ||**-intercelular.** Espacios en la sustancia fundamental del tejido conjuntivo, en los que se hallan los corpúsculos del mismo tejido. ||**-intercostal.** Espacio entre dos costillas adyacentes, ocupado por los músculos intercostales. ||**-interfascial.** ESPACIO DE TENON. ||**-interglobular.** ESPACIO DE CZERMAK. ||**-interorgánico o lagunar.** Laguna linfática. ||**-interóseo.** Espacio entre dos huesos paralelos. ||**-interpeduncular.** Espacio perforado posterior. ||**-interpleural.** MEDIASTINO. ||**-intervalvular.** Espacios entre los senos aórticos y pulmonares en el lado externo de la aorta y de la arteria pulmonar. ||**-isquiorrectal.** FOSA ISQUIORRECTAL. ||**-linfático.** Espacio abierto en conexión con el sistema linfático. En sentido más amplio, el término comprende las cavidades serosas y linfáticas. ||**-neumático.** Senos de las fosas nasales. ||**-palmar.** Espacio aponeurótico de la palma de la mano, dividido por un tabique fibroso en *espacio mediopalmar*, entre el metacarpiano central y el lado radial de la eminencia hipotenar, y *espacio tenar*, entre aquel metacarpiano y el tendón del flexor largo del pulgar. ||**-parasinoidal.** Espacios en la duramadre a lo largo del seno longitudinal superior, que reciben la sangre venosa. ||**-pelvirrectal.** Porción de pelvis comprendida entre el recto y las paredes de la pelvis. ||**-perforado anterior.** Sustancia perforada anterior; superficie a cada lado de la cara inferior del cerebro, entre el pedúnculo del cuerpo calloso, la cintilla óptica y la raíz blanca del nervio olfatorio, cubierta por una lámina de sustancia gris perforada por gran número de vasos. ||**-perforado posterior.** Fosa interpeduncular; superficie de sustancia gris perforada en los pedúnculos cerebrales, por delante del puente. ||**-plantar.** Espacio aponeurótico de la planta del pie, subdividido por tabiques fibrosos. ||**-poplíteo.** El comprendido entre las dos ramas de bifurcación de la línea áspera del fémur en la cara posterior de la epífisis inferior de este hueso. ||**-prevertebral.** Espacio claro retrocardiaco. ||**-prevesical.** Espacio entre el pubis y la cara anterior de la vejiga urinaria; espacio o cavidad de Retzius. ||**-retrofaríngeo.** Espacio detrás de la faringe, que contiene tejido areolar. ||**-retroingui-**

nal. ESPACIO DE BOGROS. ‖ -retroperitoneal. Espacio comprendido entre el peritoneo y la columna vertebral y los músculos lumbares. ‖ -retropúbico. ESPACIO PREVESICAL. ‖ -semilunar de Traube. Área en la parte inferior e izquierda del tórax, en la que el aire contenido en el estómago produce un sonido timpánico a la percusión. ‖ -subaracnoideo. Espacio entre la aracnoides y la piamadre, que contiene el líquido cefalorraquídeo. ‖ -subdural. Espacio linfático entre la duramadre y la aracnoides. ‖ -subvaginal. Espacio linfático dentro de la vaina dural del nervio óptico. ‖ -suprapúbico. Comprendido entre el músculo recto del abdomen y la fascia transversal, en el punto por encima del pubis en que ambos se alejan entre sí. ‖ -suprasternal. ESPACIO DE BURNS. ‖ -triangular. Espacio en la cara exterior de la vejiga entre los conductos deferentes y la reflexión del fondo de saco rectovesical. ‖ -zonular. CONDUCTO DE PETIT.

espado o **espadón** (del lat. *spado, -onis*, y éste del gr. *spádon, -outos*, eunuco). m. Castrado, EUNUCO.

espagiria (del gr. *spân*, extraer, y *ageírein*, reunir). f. Sistema alquimista o de Paracelso.

espalda (del lat. *spathula*, omóplato). f. A., *Rücken;* F., *dos;* In., *back;* It., *dorso;* P., *costas*. Parte posterior del cuerpo desde los hombros hasta la cintura. DORSO.

espanemia (del gr. *spanós*, escaso, y *haîma*, sangre). f. Anemia; isquemia.

espanergia (del gr. *spanós*, escaso, y *érgon*, obra). Acción o trabajo insuficiente o débil. ‖ -cardíaca. Insuficiencia del miocardio; espanocardia.

espanocardia. f. BRADICARDIA.

espanomenorrea (del gr. *spanós*, escaso, y *menorrea*). f. A., *Oligomenorrhöe;* F., *spanioménorrhée;* In., *spaniomenorrhea;* It., *oligomenorrea;* P., *oligomenorreia*. Menstruación escasa.

espanopnea (del gr. *spanós*, escaso, y *pneîn*, respirar). f. Respiración lenta con sensación subjetiva de disnea.

espanositia (del gr. *spanós*, escaso, y *sitíon*, alimento). f. Escasez alimentaria.

esparadrapo (del bajo lat. *sparadrapum*). m. A., *Heftpflaster;* F., *emplâtre adhésif;* In., *strap;* It., *sparadrappo;* P., *esparadrapo*. Lienzo, tafetán o papel cubierto uniformemente de una sustancia emplástica medicamentosa que se aplica y adhiere a la piel.

esparganosis. f. A., *Sparganosis;* F., *sparganose;* In., *sparganosis;* It., *sparganosi;* P., *esparganose*. Parasitosis propia de países orientales, provocada en el hombre por el desarrollo de larvas de algunas especies del género *Diphyllobothrium* y el género *Spirometra*.

esparginosis. f. V. ESPARGANOSIS.

espargosis (del gr. *spargân*, estar hinchado). f. Elefancía de los árboles.

espárrago. m. V. ASPARAGUS.

esparteína. f. F., *spasme accomodatif*. Alcaloide líquido, oleoso, tóxico, de la retama, *Genista scoparia* o *Spartium scoparius*, $C_{15}H_{26}N_2$, insoluble en el agua. El sulfato es un compuesto blanco cristalizable, soluble en el agua; regulariza y aumenta la fuerza de las contracciones cardíacas.

espasmo (del gr. *spasmós*). m. A., *Spasmus;* F., *spasme;* In., *spasm;* It., *spasmo;* P., *espasmo*. Contracción involuntaria persistente de un músculo o grupo muscular; algunos reservan el nombre de espasmo para la contracción tónica persistente de los músculos de fibra lisa. ‖ -agitante. PARÁLISIS AGITANTE. ‖ -atetoide. Espasmo de un miembro con movimientos semejantes a los de la atetosis. ‖ -bronquial. Contracción espasmódica de los músculos de Reisseisen. ‖ -cadavérico. Rigidez cadavérica. ‖ -canino o cínico. Risa sardónica. ‖ -carpopedal o carpopédico. Espasmo de la muñeca o del pie, observado en los niños raquíticos y en casos de laringitis estridulosa. ‖ -clónico. Sucesión de contracciones musculares y relajación. ‖ -danzante. ESPASMO SALTATORIO. ‖ -de acomodación. Espasmo de los músculos ciliares que produce un exceso de acomodación para los objetos cercanos. ‖ -de Bell. TIC CONVULSIVO. ‖ -de fatiga. Espasmo funcional. ‖ -de la glotis. Contracción espasmódica de los músculos de la glotis, sintomática o esencial, especialmente esta última, afección de los niños de pecho, caracterizada por accesos de sofocación súbitos, con cianosis y movimientos convulsivos. Es análogo a la laringitis estridulosa de los niños mayores y va asociada con frecuencia con trastornos digestivos y raquitismo. ‖ -de la vejiga. Contracciones dolorosas de la vejiga de la orina, que están determinadas por la presencia de cálculos. ‖ -de los escribientes. CALAMBRE DE LOS ESCRIBIENTES. ‖ -de los herreros. Hemiplejía espasmódica. ‖ -de Romberg. Espasmo de los músculos masticatorios inervados por el quinto par. ‖ -de salaam o salutatorio. Espasmo clónico de los esternocleidomastoideos, que produce movimientos de salutación. ‖ -de torsión. Distonía muscular deformante o disbasia lordótica progresiva, caracterizada por inflexión lateral del tronco, movimientos coreoatetósicos, hipertonía parcial, espasmos dolorosos, etc., que se considera debida a una lesión del sistema extrapiramidal. ‖ -del píloro. PILOROSPASMO. ‖ -difuso del esófago. Trastorno de la motilidad esofágica, que aparece de forma espontánea o desencadenado por la ingesta de alimentos o bebidas a temperaturas extremas y que cursa con dolor torácico intenso y disfagia. ‖ -esencial. Convulsión espasmódica neurótica. ‖ -esofágico. Contracción del esófago. ‖ -facial. TIC CONVULSIVO. ‖ -fijo. Rigidez permanente de un músculo. ‖ -fonatorio. Espasmo de los músculos tensores de las cuerdas vocales. ‖ -funcional. Neurosis funcional de ocupación; calambre debido a la repetición del mismo movimiento, como el calambre de los escribientes, telegrafistas, costureras, etc. ‖ -histriónico. Tic convulsivo de los músculos faciales. ‖ -intencional. Espasmo que ocurre al intentar movimientos voluntarios. ‖ -maleatorio. Convulsiones rápidas de los músculos de la mano. ‖ -mesogástrico. Estado espasmódico de las fibras circulares del estómago, que produce dos cámaras en el órgano (reloj de arena o clepsidra espástica) y suele indicar una úlcera de la curvatura menor. ‖ -mímico. Convulsiones de los músculos de la cara. ‖ -móvil. Convulsión tónica de los miembros, con movimientos irregulares, observada especialmente después de la hemiplejía; atetosis. ‖ -muscular idiopático. Tétanos intermitente. ‖ -nictitante. Contracción espasmódica del orbicular de los párpados. ‖ -nutans. ESPASMO DE SALAAM. ‖ -perineal. VAGINODINIA. ‖ -profesional. ESPASMO FUNCIONAL. ‖ -respiratorio. Espasmo de los músculos de la respiración. ‖ -rotatorio. Contracción intermitente del músculo esplenio, que produce rotación de la cabeza. ‖ -saltatorio. Espasmo clónico de los músculos de la pantorrilla, que produce ligeros movimientos de salto. Llámase también *enfermedad de Bamberger*. ‖ -sinclónico. Espasmo clónico de más de un músculo. ‖ -tetánico o tónico. Contracción muscular persistente. ‖ -tóxico. Espasmo debido a un veneno. ‖ -uterino. Contracción total o parcial de las fibras musculares del útero durante el parto o después de éste, que produce variaciones de forma del órgano.

espasmodermia (de *espasmo* y el gr. *dérma*, piel). f. Afección espasmódica de la piel.

espasmodinia (de *espasmo* y el gr. *odýne*, dolor). f. Espasmo doloroso.

espasmodismo. m. Estado espasmódico debido a la excitación medular.

espasmofemia (de *espasmo* y el gr. *phéme*, palabra). f. Variedad de disfemia en la que el habla es entrecortada por períodos sin sonidos.

espasmofilia (de *espasmo* y el gr. *philía*, amistad). f. A., *Spasmophilie;* F., *spasmophilie;* In., *spasmophilia;* It., *spasmofilia;* P., *espasmofilia*. Diátesis espasmófila; hiperexcitabilidad mecánica y eléctrica del sistema nervioso, que crea una predisposición a las modalidades espasmódicas, tétanos, laringospasmo y eclampsia infantil. El estado parece idéntico a la tetania.

espasmógeno (de *espasmo* y el gr. *gennân*, producir). adj. Dícese de ciertos puntos y zonas cuya compresión provoca espasmo o convulsiones.

espasmoligmo (de *espasmo* y el gr. *lygmós*, hipo, sollozo). m. Hipo espasmódico.
espasmólisis (de *espasmo* y el gr. *lýsis*, disolución). f. F., *spasmolyse*. Supresión o cura de los espasmos.
espasmotoxina. f. Principio tóxico de los cultivos del bacilo del tétanos.
espasticidad. f. A., *Spastizität*; F., *spasticité*; In., *spasticity*; It., *spasticità*; P., *espasticidade*. Cualidad de espástico o espasmódico. || Hipertonía debida a la lesión de las fibras piramidales estrictas o corticospinales directas, asociada a la de otros sistemas de fibras que discurren en íntima asociación con ellas. Constituye una forma de disminución de la pasividad neuromuscular, suele acompañarse de exaltación de los reflejos musculares clínicos (tendinosos, etc.) y a veces del fenómeno de la «navaja de muelle».
espátula (del lat. *spathula*). f. A., *Spatel*; F., *spatule*; In., *spatula*; It., *spatola*; P., *espátula*. Instrumento plano obtuso, semejante a un cuchillo, que se emplea para extender emplastos, confeccionar pomadas y otras operaciones farmacéuticas. || **-de Roux.** Pequeña espátula de acero que se emplea en la siembra de cultivos. || **-del martillo.** Extremo plano del mango del martillo, que se inserta en la membrana timpánica.
especia (del lat. *species*). f. A., *Gewürz*; F., *épice*; In., *spice*; It., *spezie*; P., *espécie*. Condimento aromático que debe ordinariamente sus propiedades a una esencia, como clavos, canela, pimienta, etc.
especialidad. f. F., *spécialité*. Rama particular de la medicina. || Específico.
especialismo. m. Cultivo de una especialidad.
especialista. adj. F., *spécialiste*. Dícese del que con especialidad cultiva una rama determinada de la medicina o sobresale en ella. Ú.t.c.s.
especie. (del lat. *species*). f. A., *Art*; F., *espèce*; In., *species*; It., *specie*; P., *espécie*. Subdivisión primaria de un género. || pl. Mezcla de partes vegetales, raíces, hojas, semillas, etc., dotadas de propiedades medicinales análogas; como: *especies amargas, aromáticas, astringentes, diuréticas, emolientes, laxantes, pectorales, sudoríficas*, etc.
especificidad. f. A. *Spezifizität*; F., *spécificité*; In., *specificity*; It., *specificità*; P., *especificidade*. Calidad del específico. || Propiedad por la que cada enfermedad o infección constituye una entidad especial debida a un agente particular. || Propiedad de ciertos medicamentos que obran exclusivamente sobre una enfermedad o lesión determinada. || En inmunología, afinidad especial del anticuerpo para el correspondiente antígeno.
específico (del lat. *specificus*). adj. F., *spécifique*. Relativo a una especie o característico de la misma. || Producido con una sola especies de gérmenes. || Preparación específica patentada. || V. PESO ESPECÍFICO. || m. Remedio indicado especialmente en una enfermedad particular.
especilo (del lat. *spicere*, ver). m. Sonda o estilete. || LENTE.
espécimen (del lat. *specimen*). m. F., *spécimen, échantillon*. Ejemplar, muestra, porción de sustancia, tejido, etc., destinados al examen químico o microscópico.
espectinomicina. f. F., *spectinomycine*. Antibiótico obtenido del *Streptomyces spectabilis*, derivado del aminociclitol. Se emplea específicamente por vía intramuscular en el tratamiento de la gonorrea genital y rectal.
espectro (del lat. *spectrum*). m. A., *Spektrum*; F., *spectre*; In., *spectrum*; It., *spettro*; P., *espectro*. Imagen coloreada que produce la luz descompuesta por su paso a través de un prisma. || **-actínico.** Región del espectro que obra sobre la placa fotográfica. || **-bacteriano** o **terapéutico.** Amplitud de la serie de las diversas especies microbianas sobre las que un medicamento (especialmente antibióticos) es terapéuticamente activo. || **-continuo.** Espectro en el que no se han desarrollado las rayas de Fraunhofer. || **-cromático.** Porción del espectro que comprende los rayos visibles. || **-de absorción.** Imagen de una luz que ha pasado por varios medios gaseosos, los cuales han absorbido los rayos de que se compone su propio espectro. || **-de fortificación.** TEICOPSIA. || **-de infecciosidad.** Amplitud de posibilidades de un germen para colonizar en distintas especies animales. || **-gaseoso.** Espectro producido por un gas incandescente. || **-invisible.** El producido por radiaciones de longitud de onda menor de 3.900 Å (rayos ultravioletas, X y gamma) o por radiaciones entre 7.700 y 120.000 Å (rayos infrarrojos). || **-ocular.** Impresión visual que dura aún después que la imagen propia no es visible. || **-ocular.** Moscas volantes. || **-químico.** Porción del espectro que comprende los rayos ultravioletas o actínicos. || **-solar.** El producido por la luz del sol. || **-térmico** o **calorífico.** Porción del espectro que actúa sobre el termómetro. || **-toxina.** Esquema en forma de espectro empleado por Ehrlich para mostrar el poder neutralizante de la antitoxina. || **-visible.** El formado por vibraciones electromagnéticas de longitud de onda comprendida entre 7.700 y 3.900 Å, y que es percibido como luz.
espectrocolorímetro (de *espectro*, el lat. *color, -oris*, color, y el gr. *métron*, medida). m. F., *spectrocolorimètre*. Aparato que aísla un simple color espectral; se usa para descubrir la ceguera para un color.
espectrofotometría (de *espectro*, el gr. *phôs, photós*, luz, y *métron*, medida). f. F., *spectrophotométrie*. Determinación cuantitativa de la materia colorante en una sustancia por medio del aparato especial espectrofotómetro.
espectrógrafo (de *espectro* y del gr. *gráphein*, escribir). m. Espectroscopio provisto de un sistema que permite registrar un espectro. || Aparato que obtiene el espectro de un sonido por análisis de un sonido complejo en los elementos que lo componen. || **-de masas.** Aparato utilizado en la separación y determinación de iones de acuerdo con su carga y masa.
espectrometría. f. Determinación de la desviación de un rayo luminoso producida por un prisma, o de la longitud de onda de los rayos de un espectro por medio del aparato especial espectrómetro.
espectrómetro (de *espectro* y el gr. *métron*, medida). m. Espectroscopio que permite determinar con precisión las desviaciones angulares correspondientes a las distintas líneas del espectro. || **-de centelleo.** Contador de centelleo provisto de un circuito discriminador que permite determinar la energía de partículas dentro de un intervalo determinado. || **-de masas.** Aparato similar al espectrógrafo de masas, pero en el cual los haces iónicos, previamente separados por un campo magnético, inciden sobre un dispositivo electrométrico, con el que se obtiene una medida precisa de su intensidad.
espectropolarímetro (de *espectro*, el lat. *polus*, polo, y el gr. *métron*, medida). m. F., *spectropolarimètre*. Aparato que combina el espectroscopio y el polariscopio, para determinar la concentración de soluciones de sustancias que giran el plano de la luz polarizada.
espectroscopia. f. Empleo del espectroscopio.
espectroscopio (de *espectro* y el gr. *skopeîn*, observar). m. A.,*Spektroskop*; F. e In.,*spectroscope*; It., *spettroscopio*; P.,*espectroscópio*. Instrumento para la producción y examen del espectro de un cuerpo o sustancia.
especular (del lat. *specularis*, de *speculum*, espejo). adj. Relativo o parecido a un espejo. || Que parece visto en un espejo; invertido lateralmente; dícese de ciertas formas de escritura y lenguaje.
espéculo (del lat. *speculum*, espejo). m. A., *Spekulum*; F., *spéculum*; In., *speculum*; It., *speculum*; P., *espéculo*. Instrumento destinado a dilatar la entrada de ciertas cavidades y mantener separadas las paredes de las mismas con objeto de examinar su interior directamente o por medio de superficies de reflexión propias del instrumento. Recibe diferentes calificativos, según la cavidad a que se le destina, como *anal, nasal, bucal, vaginal*, etc. || **-de Bouveret.** Modificación del espéculo de Cusco. || **-de Bozeman.** Espéculo vaginal de dos valvas que se mantienen paralelas

espejismo - espermatopatía

al separarse. ‖ **-de Brinkerhoff.** Espéculo rectal formado por un tubo cónico que tiene un extremo cerrado, pero provisto de una varilla lateral que lo abre. ‖ **-de Collin.** Espéculo vaginal bivalvo, metálico, una de las formas más comunes. ‖ **-de Cook.** Otra forma de espéculo rectal. ‖ **-de Cusco.** Espéculo bivalvo en forma de pico de ánade, que permite una gran separación de las paredes vaginales. ‖ **-de Doyen.** Espéculo vaginal de una sola valva. ‖ **-de Duplay.** Forma de espéculo nasal con un tornillo para mantener separadas las dos valvas de que se compone. ‖ **-de Fergusson.** Espéculo vaginal en forma de cilindro de varios calibres, uno de cuyos extremos está cortado en pico de flauta. ‖ **-de Gruber.** Forma de espéculo auricular. ‖ **-de Helmont.** Espejo de van Helmont. ‖ **-de Kelly.** Espéculo rectal tubular con un obturador. ‖ **-de Killian.** Espéculo nasal metálico de dos valvas abarquilladas rectas. ‖ **-de Martin.** Forma de espéculo rectal cilindrocónico con obturador. ‖ **-de Mayer.** Espéculo vaginal de una valva articulada con el mango. ‖ **-de Sims.** Instrumento compuesto de un tallo con una valva redondeada en cada extremo en forma de canal. ‖ **-de Toynbee.** Espéculo auricular en forma de embudo. ‖ **-de Zaufal.** Espéculo nasal en forma de embudo. ‖ **-laríngeo.** Laringoscopio.
espejismo (de *espejo*). m. A., *Luftspiegelung;* F. e In., *mirage;* It., *miraggio;* P., *miragem*. Ilusión óptica que consiste en que los objetos lejanos parecen invertidos, como reflejados en el agua, debido a la desigual densidad de las capas de aire próximas al suelo.
espejo (del lat. *speculum*). m. A., *Spiegel;* F., *miroir;* In., *mirror;* It., *specchio;* P., *espelho*. Superficie pulimentada que refleja la luz y las imágenes situadas ante ella. Según su forma, puede ser *plano, convexo* o *cóncavo*. ‖ **-de Glatzel.** Hoja metálica pulimentada fría que se mantiene horizontalmente debajo de la nariz que sirve para la determinación de la permeabilidad de las fosas nasales. Se denomina *espejo nasográfico*. ‖ **-de Van Helmont.** Centro tendinoso del diafragma. ‖ **-(Escritura en).** Trastorno de la escritura que consiste en la inversión de las letras de una frase como si fueran vistas reflejadas por un espejo. ‖ **-frontal.** Espejo circular plano o cóncavo que se fija en la cabeza y se emplea especialmente en conexión con un espéculo nasal, auricular o vaginal. ‖ **-(Lenguaje en).** Trastorno del lenguaje que consiste en la inversión de las sílabas o letras de las palabras; *drema* en lugar de *madre*, por ejemplo.
espeleostomía. f. Cavernotomía.
espelunca (del lat. *spelunca*). f. Caverna pulmonar.
esperma (del gr. *spérma,* simiente). amb. A., *Sperma;* F., *sperme;* In., *sperm;* It., *sperma;* P., *esperma*. Semen o secreción testicular. También el líquido complejo eyaculado en el orgasmo venéreo, que consta, además del semen puro, del líquido de las vesículas seminales, del líquido prostático y de secreción de las glándulas de Cooper. ‖ **-de ballena.** Grasa sólida, dura, compuesta principalmente de palmitato de cetilo; obtenido de la cabeza del cachalote, *Physeter macrocephalus*. Demulcente; forma parte de varios ceratos y ungüentos.
espermaceti (del lat. *sperma ceti*, esperma de cetáceo; del gr. *spérma*, simiente, y *kêtos*, ballena). m. Esperma de ballena. *Sin.*: Cetina, blanco de ballena, *cetaceum, album ceti*.
espermacrasia (de *esperma* y *acrasia*). f. F., *défectuosité du sperme, spermatorrhée*. Deficiencia de espermatozoides en el semen. ‖ Imperfección del semen. ‖ Espermatorrea.
espermaducto (de *esperma* y el lat. *ductus*, conducto). m. Conducto o vaso deferente.
espermagonio. m. Espermatogonio.
espermatanergia (del gr. *spérma, -atos*, semilla, y de *anergía*). f. Esterilidad masculina.
espermateliosis. f. Espermiogénesis.
espermatenfraxis (del gr. *spérma, -atos*, semilla, y *émphraxis*, obstrucción). f. F., *obstacle à l'émission du sperme*. Obstrucción a la eyaculación del semen.

espermaticida (del gr. *spérma, -atos*, semilla, y el lat. *caedere*, matar). adj. y s. F., *spermicide*. Destructor de espermatozoides.
espermátide. f. A., *Spermid;* F. e In., *spermatide;* In., *spermatid;* P., *espermatide*. Célula derivada de un espermatocito secundario por fisión, origen del espermatozoide.
espermatismo. m. Antigua doctrina que sostenía que las características del embrión eran predeterminadas en el esperma.
espermatista. m. Partidario del espermatismo.
espermatitis. f. A., *Spermatitis;* F. e It., *funiculite;* In., *Spermatitis;* P., *espermatite*. Inflamación de un conducto deferente; deferentitis o funiculitis.
espermatoblasto (del gr. *spérma, -atos*, semilla, y *blastós*, germen). m. Espermátide.
espermatocele (del gr. *spérma, -atos*, semilla, y *kéle*, hernia). m. A., *Spermatozele;* F., *spermatocèle;* In. e It., *spermatocele;* P., *espermatocele*. Distensión quística del epidídimo o de la red testicular que contiene los espermatozoides.
espermatocida. adj. Espermaticida.
espermatocistectomía (de *espermatocisto* y el gr. *ektomé*, escisión). f. F., *spermatocystectomie*. Ablación de las vesículas seminales. Vesiculectomía.
espermatocistitis. f. A., *Spermatozystitis;* F., *vésiculite;* In., *spermatocystitis;* It., *vescicolite seminale;* P., *espermatocistite*. Inflamación de una vesícula seminal.
espermatocisto (del gr. *spérma, -atos*, semilla, y *kýstis*, vejiga). m. F., *vésicule séminale, spermatocyste*. Vesícula seminal. ‖ Espermatocele.
espermatocistotomía (de *espermatocisto* y el gr. *tomé*, corte). f. F., *vésiculotomie*. Incisión de la vesícula o vesículas seminales para su drenaje.
espermatocito (del gr. *spérma, -atos*, semilla, y *kýtos*, cavidad). m. A., *Spermatozyt;* F., *spermatozyte;* In., *spermatozyte;* It., *spermatocito;* P., *espermatócito*. Célula madre de un espermatozoo. ‖ **-primario.** Célula derivada del espermatogonio; espermatogonio; espermiocito, auxocito. ‖ **-secundario.** Una de las dos células en que se subdivide el espermatocito primario, que a su vez da origen a las espermátides: preespermátide.
espermatocitogénesis (de *espermatocito* y el gr. *génesis*, origen). f. F., *spermatocytogenèse*. Período inicial en la formación de espermatozoos, en el que el espermatogonio se desarrolla en espermatocito.
espermatogénesis o **espermatogenia** (del gr. *spérma, -atos*, semilla, y *gennân*, producir). f. A., *Spermatogenese;* F., *spermatogenèse;* In., *spermatogenesis;* It., *spermatogenesi;* P., *espermatogênesis*. Serie de procesos o fenómenos evolutivos que acaban con la producción de espermatozoides.
espermatogonio (del gr. *spérma, -atos*, semilla, y *goné*, generación). m. A., *Spermatogonie;* F., *spermatogonie;* In., *spermatogonium;* It., *spermatogonio;* P., *espermatogônio*. Célula indiferenciada que se origina en un tubo seminal y se divide en dos espermatocitos primarios. *Sin.*: Espermatóforo, espermiogonio, espermatospora.
espermatoide (del gr. *spérma, -atos*, semilla, y *eîdos*, aspecto). adj. F., *spermatoïde*. Parecido a la esperma o al espermatozoide; dícese también de la forma masculina o flagelada del microorganismo del paludismo. Ú.t.c.s.
espermatólisis (del gr. *spérma, -atos*, semilla, y *lýsis*, disolución). f. A., *Spermatolyse;* F., *spermatolyse;* In., *spermatolysis;* It., *spermatolisi;* P., *espermatólise*. Destrucción o disolución de los espermatozoides.
espermatómera o **espermatomerita** (del gr. *spérma, -atos*, semilla, y *méros*, parte). f. F., *spermatomère*. Nombre de los gránulos de cromatina en que se desintegra el núcleo espermático en la fecundación.
espermaton (del gr. *spérma, -atos*, semilla, y *oón*, huevo). m. Núcleo o cabeza del espermatozoide.
espermatopatía (del gr. *spérma, -atos*, semilla, y *páthos*, enfermedad). f. F., *spermatopathie*. Estado de alteración del semen.

espermatopoyesis (del gr. *spérma, -atos,* semilla, y *poíesis,* producción). f. Producción o elaboración del semen.
espermatorrea (del gr. *spérma, -atos,* semilla, y *rheîn,* fluir). f. A., *Samenfluss;* F., *spermatorrhée;* In., *spermatorrhea;* It., *spermatorrea;* P., *espermatorreia.* Derrame excesivo, frecuente e involuntario del semen, sin coito y a veces sin erección. || **-falsa.** Prostatorrea.
espermatosoma. m. ESPERMATOZOIDE.
espermatospora. f. ESPERMATOGONIO.
espermatosquesis (del gr. *spérma, -atos,* semilla, y *schésis,* retención). f. Supresión de la secreción del semen.
espermatotoxina. f. ESPERMOTOXINA.
espermatóvum (del gr. *spérma, -atos,* semilla, y el lat. *ovum,* huevo). m. óvulo fecundado.
espermatozoario. adj. Relativo a los espermatozoides. || m. ESPERMATOZOIDE.
espermatozoicida. adj. s. ESPERMATICIDA.
espermatozoide (del gr. *spérma, -atos,* semilla, y *zoïdion,* animalillo). m. A., *Spermatozoon;* F., *spermatozoïde;* In., *spermatozoid;* It., *spermatozoo;* P., *espermatozóide.* Célula reproductora masculina madura, mide de 10 a 60 m, móvil, producto específico de los testículos y elemento esencial del semen, que sirve para impregnar el óvulo. Consta de cabeza o núcleo, segmento intermediario, cola y segmento terminal. *Sin.:* Espermio, espermatozoario, espermatosoma, nemaspermo, filamento sexual, zoospermo, espermatozoo.
espermatozoo (del gr. *spérma, -atos,* semilla, y *zôon,* animal). m. ESPERMATOZOIDE.
espermaturia (del gr. *spérma, -atos,* semilla, y *oûron,* orina). f. A., *Spermaturie;* F., *spermaturie;* In. e It., spermaturia; P., *espermatúria.* Presencia de semen en la orina.
espermectomía (del gr. *spérma, -atos,* semilla, y *ektomé,* corte). f. F., *résection d'une partie du canal déférent.* Escisión de una porción del cordón espermático.
espermicida. adj. s. ESPERMATICIDA.
espérmida. f. ESPERMÁTIDE.
espermidina. f. F., *spermidine.* Poliamina presente en todas las bacterias y en la mayoría de las células animales.
espermiducto. m. ESPERMADUCTO.
espermina. f. F., *spermine.* Sustancia cristalizable del semen, esputo y otros productos animales. Los cristales de Charcot-Neumann están compuestos de fosfato de espermina. Se utilizó en el tratamiento de varias enfermedades nerviosas. || Preparación terapéutica de testículos de animales. || Poliamina presente en todas las bacterias y en la mayoría de las células animales.
espermio. m. ESPERMATOZOIDE.
espermiocito. m. Espermatocito primario.
espermiogénesis. f. F., *spermiogenèse.* Espermatogénesis, especialmente el período de ésta en que las espermátides se convierten en espermatozoides.
espermiogonio. m. ESPERMATOGONIO.
espermiograma. m. F., *spermogramme.* Recuento de los espermatozoides y descripción de las formas anormales.
espermoblasto. m. ESPERMÁTIDE.
espermocitoma. m. SEMINOMA.
espermocultivo. m. Cultivo de esperma para su examen bacteriológico.
espermoflebectasia (de *espérma,* el gr. *phléps, phlebós,* vena, y *ectasia*). f. F., *spermophlébectasie.* Estado varicoso de las venas espermáticas.
espermoide. adj. y s. Espermatoide. || Microgameto.
espermolisina. f. ESPERMOTOXINA.
espermólisis. f. ESPERMATÓLISIS.
espermolito (de *esperma,* y el gr. *líthos,* piedra). m. F., *calcul spermatique, spermolithe.* Cálculo o concreción de las vías seminales.
espermoneuralgia (del gr. *sperma, -atos,* semilla, *neûron,* nervio, y *álgos,* dolor). f. F., *névralgie dans le cordon spermatique.* Dolor neurálgico en el conducto espermático.

espermoplasma (del gr. *spérma, -atos,* semilla, y *plásma,* modelado). m. Protoplasma de las espermátides.
espermosfera (de *esperma* y *esfera*). f. F., *spermosphère.* Grupo o masa de espermátides formadas por la segmentación de un espermatocito secundario.
espermospora. f. ESPERMATOGONIO.
espermotoxina. f. F., *spermotoxine.* Toxina que produce la muerte o aglutinación de los espermatozoides de la misma sp. animal de los que han servido para la producción del suero espermotóxico.
espermozoario. m. ESPERMATOZOIDE.
espica. f. VENDAJE EN ESPICA O ESPIGA.
espicanardo (del lat. *spica nardi,* espiga del nardo). m. A., *Spickenarde;* F., *spicanard;* In., *spikenard;* It., *spiganardo;* P., *espiganardo.* Nombre de varias plantas aromáticas valerianáceas empleadas principalmente en Oriente. || **-americano.** Planta aromática, *Aralia racemosa;* estimulante y diaforética. || **-falso.** Hierba de la India *(Andropogon nardus);* aromática y estimulante.
espícula (del lat. *spiculum,* púa). f. A., *Spikulum;* F., *spicule;* In., *spicule;* It., *spicola;* P., *espícula.* Cuerpo o fragmento en punta o aguja; especialmente las agujas óseas en la superficie interna de un absceso óseo.
espiga (del lat. *spica*). f. A., *Spica;* F., *éperon;* In., *spica;* It., *spiga;* P., *espiga.* Pieza cilíndrica de material resistente y no intricante que es introducida en la cavidad medular de los huesos largos fracturados, para impedir su desviación lateral. || ESPICA.
espigelia. f. Planta loganiácea. Las hojas y raíces de la especie *Spigelia marilandica* se emplea en infusión como antihelmínticas.
espigelina. f. Principio amargo y volátil de las especies *Spigelia marilandica* y *S. anthelmíntica,* nauseoso y purgante.
espilantina. f. Sustancia acre, cristalizable, del espilanto.
espilanto. m. Planta compuesta, *Spilanthes oleracea* o *S. acmella,* berro de Pará; es un remedio para el dolor de muelas y posee propiedades antiescorbúticas.
Espíldora-Luque (Síndrome de) (Cristóbal *Espíldora-Luque,* oftalmólogo chileno contemporáneo). V. SÍNDROME.
espilo o **espiloma** (del gr. *spîlos,* mancha). m. NEVO.
espiloplanía (del gr. *spîlos,* mancha, y *plános,* errante). f. Estado caracterizado por manchas eritematosas transitorias o errantes. || Elefancía de los griegos, lepra.
espiloplaxia (del gr. *spîlos,* mancha, y *pláx,* plano). f. Mancha roja observada en pacientes con lepra o pelagra.
espina (del lat. *spina*). f. A., *Dorn;* F., *épine;* In. e It., *spina;* P., *espinha.* Parte u órgano en forma de espina, especialmente una apófisis ósea más o menos larga y delgada. || **-alar** o **angular.** Apófisis espinosa del esfenoides. || **-bífida.** Hendidura o fisura congénita de los arcos vertebrales, a través de la cual salen la médula o una porción de la misma junto con sus envolturas, que forman un tumor mayor o menor debajo de la piel. || **-bífida oculta.** Espina bífida en la que el tumor es pequeño y completamente oculto por la piel que lo cubre. || **-ciática.** Espina entre las dos escotaduras ciáticas mayor y menor. || **-de Cajal.** Puntas de las prolongaciones protoplasmáticas de las células nerviosas, que tenderían por efecto establecer contactos más o menos extensos entre estas prolongaciones y las arborizaciones terminales de los cilindroejes a los cuales enlazan. || **-de Civinini.** APÓFISIS PTERIGOSPINOSA. || **-de Henle.** Apófisis puntiaguda en el temporal, encima y detrás del meato auditivo. || **-de la tibia.** Eminencia intercondílea en la cabeza de la tibia. || **-de Spix.** LÍNGULA MANDIBULAR. || **-de hélice** o **hélicis.** Prolongación del hélix de la oreja. || **-del omóplato.** ESPINA ESCAPULAR. || **-del pubis.** TUBÉRCULO DEL PUBIS. || **-dorsal.** COLUMNA VERTEBRAL. || **-escapular.** Eminencia triangular horizontal en la cara posterior de la escápula que separa y forma las fases supra e infraspinosa. || **-esfenoidal.** Cresta en la cara anterior del esfenoides, que se articula con el etmoides.

‖ **-frontal.** Espina nasal superior. ‖ **-gutural.** Espina nasal inferior posterior. ‖ **-ilíaca.** Cada uno de los extremos de las crestas ilíacas *(espinas ilíacas superiores, anterior y posterior),* y otras dos eminencias semejantes, separadas cada una de las primeras por una escotadura *(espinas ilíacas inferiores, anterior y posterior).* ‖ **-isquiática.** ESPINA CIÁTICA. ‖ **-nasal.** Cada una de las apófisis *superior, inferior anterior* e *inferior posterior,* alrededor de las fosas nasales. ‖ **-neural.** Apófisis espinosa de las vértebras. ‖ **-palatina.** Uno de los bordes de la cara inferior de la apófisis palatina del maxilar superior. ‖ **-supraauricular.** ESPINA DE HENLE. ‖ **-timpánica mayor, menor.** Cresta timpánica. ‖ **-troclear.** Eminencia en la superficie orbitaria del hueso frontal, para la inserción de la tróclea del músculo oblicuo superior. ‖ **-ventosa.** Tumor o caries óseo, especialmente en una falange, en que el hueso se dilata y adelgaza como si estuviera lleno de aire. ‖ **-yugular del temporal.** Apófisis intrayugular en el borde posterior del peñasco, que divide el agujero yugular.

espinal (del lat. *spinalis,* de *spina,* espinazo). adj. F., *spinal, rachidien.* Perteneciente o relativo a la médula espinal o columna vertebral. ‖ En fisiología experimental dícese de los animales descerebrados. ‖ m. Nervio accesorio de Willis u XI par. V. NERVIOS (TABLA DE).

espinazo (de *espina*). m. Columna vertebral o raquis.

espiniaxoidooccipital (del lat. *spina,* espinazo, el gr. *áxon,* eje, *eîdos,* aspecto, y el lat. *occipitum* occipucio). adj. y s. Músculo recto posterior de la cabeza.

espiniaxoidotraqueliatloideo (de *espina, axoide,* el gr. *tráchelos,* cuello, y de *atloideo*). adj. y s. Músculo oblicuo mayor de la cabeza.

espiniforme (del lat. *spina,* espinazo, y *forma*). adj. En forma de espina.

espinífugo (del lat. *spina,* espina, y *fugere,* huir). adj. F., *médullofuge.* Que parte de la médula espinal.

espinilla. f. A., *Schienbeinkante;* F., *crête du tibia;* In., *shir;* It., *stinco;* P., *canela.* Cresta de la tibia. ‖ Denominación vulgar de los comedones.

espinípeto (del lat. *spina,* espina, y *petere,* dirigirse a). adj. F., *espinipeto;* In., *spinipetal.* En dirección a la médula espinal.

espinitis. f. Mielitis espinal.

espino cerval. m. Arbusto espinoso de la familia de las ramnáceas *(Rhamnus catharticus),* de cuyas bayas maduras se obtienen un extracto y un jarabe purgante.

espinobulbar (del lat. *spina,* espinazo, y *bulbus,* bulbo). adj. F., *spinocellulaire.* Relativo a la médula espinal y al bulbo.

espinocelular (del lat. *spina,* espinazo, y *cellula,* celdilla). adj. F., *spinocellulaire.* Constituido por células espinosas.

espinocerebeloso (del lat. *spina,* espina dorsal, y *cerebellum,* cerebelo). adj. F., *spino-cérébelleux.* Relativo a la médula espinal y al cerebelo; dícese de un haz de fibras nerviosas.

espinocostal (del lat. *spina,* espinazo, y *costa,* costilla). adj. Relativo a la columna vertebral y a las costillas. ‖ m. Músculos serratos inferior y posterior juntamente.

espinogalvanización. f. Galvanización de la médula espinal pasando lentamente el ánodo por la columna vertebral.

espinoglenoideo (del lat. *spina,* espina dorsal, *gléne,* cavidad, y *eîdos,* aspecto). adj. Relativo a la espina del omóplato y la cavidad glenoidea.

espinotransverso (del lat. *spina,* espinazo, y *transversus,* atravesado). adj. y s. Músculos esplenio y oblicuo de la cabeza juntamente.

espinterismo o **espinteropía** (del gr. *spinthér, -êros,* chispa, y, en el segundo término, *óps, opós,* ojo). f. A., *Spintherismus;* F., *spinthéropie;* In., *spintherism;* It., *spinteropia;* P., *espinteropia.* Fotopsia; visión subjetiva de centellas.

espinterómetro (del gr. *spinthér, -êros,* chispa, y *métron,* medida). m. F., *spintermètre.* Instrumento empleado en radiología para reconocer en cada ampolla la fuerza o longitud de las chispas eléctricas.

espinteropsia. f. ESPINTERISMO.

espinteroscopio (del gr. *spinthér, -êros,* chispa, y *skopeîn,* observar). m. F., *spinthariscope.* Instrumento para observar las emanaciones de radio.

espinulosina. f. Sustancia antibiótica derivada del *Penicillium spinulosum* y del *Aspergillus fumigatus,* de escasa actividad.

espinulosismo. m. Hiperqueratosis del orificio folicular, en el que se forma un tapón córneo que sobresale de él.

espiración (del lat. *spiratio, -onis*). f. F., *expitation.* Acto de expeler el aire de los pulmones; segundo tiempo de la respiración.

espiradenoma. m. Adenoma de las glándulas sudoríparas.

espirador. adj. Dícese principalmente de los músculos que contribuyen a estrechar el tórax y, por consiguiente a la espiración. Ú.t.c.s.

espiral (del gr. *speîra,* rollo). adj. s. A., *spiral;* F., *spirale;* In., *spiral;* It., *spirale;* P., *espiral.* ‖ Que da vueltas alrededor de un centro. Ú.t.c.s. ‖ de Curschmann. Fibrillas de mucina arrolladas, que algunas veces se encuentran en los esputos del asma bronquial. ‖ de Herxheimer. FIBRA DE HERXHEIMER.

espiramicina. f. F., *spiramycine.* Antibiótico de acción bacteriostática obtenido de cultivos de *Streptomyces ambofaciens.* Muy semejante a la eritromicina y oleandomicina, se administra por vía oral.

espirantes o **espiranto.** m. Planta orquidácea; la *Spiranthes autumnalis* se considera como afrodisíaca, y otra, la *S. pleuretica,* de Chile, como diurética.

espirema (del gr. *speírama,* enrollamiento). m. A., *Spirem;* F., *spirème;* In., *spireme;* It., *spirema;* P., *espirema.* Ovillo de fibrillas de cromatina, del que luego se formarán las asas cromáticas en las primeras fases de la mitosis.

espiriláceas. f. pl. Familia de bacterias espiriladas y curvadas, que comprende dos géneros: *Spirillum* y *Campylobacter.*

espirilemia (de *espirilo* y el gr. *haîma,* sangre). f. Presencia de espirilos en la sangre.

espirilicida (de *espirilo* y el lat. *caedere,* matar). adj. y s. F., *spirillicide.* Destructor de espirilos.

espirilo. m. Microorganismo más o menos espiral, del género *Spirillum.* (V. SPIRILLUM.)

espirilólisis (de *espirilo* y el gr. *lýsis,* disolución). f. F., *spirillolyse.* Lisis o destrucción de espirilos.

espirilosis. f. F., *spirillose.* Estado morboso o enfermedad infecciosa por la presencia de espirilos en el cuerpo, especialmente una enfermedad de las aves de corral producida por el *Spirillum gallinarum,* transmitida por insectos del género *Argas,* y la fiebre por mordedura de rata producida por *Spirillum minus* en el hombre. ‖ ESPIROQUETOSIS

espirilotrópico (de *espirilo* y el gr. *trépein,* girar). adj. F., *spirillotropique.* Que tiene afinidad especial por los espirilos.

espiritoso o **espirituoso** (del lat. *spiritus,* soplo de aire). adj. F., *alcoolique.* Dícese de los líquidos o bebidas que contienen abundante proporción de alcohol.

espíritu (del lat. *spiritus*). m. A., *Spiritus;* F., *esprit;* In., *spirit;* It., *spirito;* P., *espírito.* Principio inmaterial que anima el cuerpo viviente. ‖ Producto líquido obtenido por destilación. ‖ **-ácido.** cido volatilizado durante la destilación de cualquier sustancia. ‖ **-alcalino.** AMONIACO. ‖ **-ardiente.** Antiguo nombre del alcohol rectificado. ‖ **-columbiano.** Alcohol metílico desodorizado. ‖ **-de azufre.** Anhídrido sulfuroso, obtenido quemando azufre. (V. SULFUROSO.) ‖ **-de madera.** ALCOHOL METÍLICO. ‖ **-de Minderero.** Solución de acetato de amoniaco. ‖ **-de patatas.** Alcohol destilado de patatas. ‖ **-de sal.** Antiguo nombre de la solución del ácido clorhídrico. ‖ **-de Venus.** Nombre antiguo del ácido acético concentrado obtenido por destilación de materias animales o vegetales. ‖ **-de vino.** Alcohol mezclado con menos de la mitad de su peso de agua. ||**-desflogisticado.** Cloro. ||**-piroacético.** Acetona. |**-piroleñoso.** Alcohol metílico.

espiritualista. m. Partidario de la existencia de una entidad independiente de la materia para explicar los actos normales y morbosos de la materia; animista.

espirobacteria (del gr. *speîra*, rollo, y el gr. *baktérion*, bastoncito). f. ant. Denominación que comprende las bacterias espirales, espirilos, espiroquetas y vibriones.

espiróforo (del lat. *spirare*, respirar, y el gr. *phorós*, que lleva). m. Aparato para efectuar la respiración artificial y combatir los accidentes de asfixia, en los ahogados y recién nacidos especialmente.

espirografía (del lat. *spirare*, espirar, y el gr. *gráphein*, escribir). f. F., *spirographie*. Registro gráfico de los movimientos respiratorios obtenido por medio de un instrumento especial, espirógrafo.

espirograma (del lat. *spirare*, espirar, y el gr. *gramma*, lo grabado). m. F., *spirogramme*. Trazado gráfico de los movimientos respiratorios.

espiroide (del gr. *speîra*, rollo, y *eîdos*, aspecto). m. Semejante a una espiral.

espiroma. m. Espiradenoma.

espirometría. f. A., *Spirometrie*; F., *spirometrie*; In., *spirometry*; It., *spirometria*; P., *espirometria*. Medición de la capacidad respiratoria de los pulmones.

espirómetro (del lat. *spirare*, espirar, y el gr. *métron*, medida). m. A., *Spirometer*; F., *spiromètre*; In., *spirometer*; It., *spirometro*; P., *espirómetro*. Instrumento para medir el aire respirado o capacidad vital del pulmón. ||**-de Hutchinson.** Gasómetro en comunicación con la boca del sujeto por medio de un tubo por el que éste sopla. ||**-de Tissot.** Espirómetro de una capacidad de 100 litros o más, empleado en la determinación del metabolismo basal. El sujeto aspira el aire atmosférico y espira en el espirómetro. Al final de la prueba se mide el volumen total del aire espirado y se toman muestras para el análisis del CO_2 y O_2. ||**-registrador.** Espirómetro adaptado a un instrumento registrador que indica las corrientes de aire inspiradas y espiradas. Llámase también *anapnógrafo*.

espiromona. f. V. Spiromonas.

espironema (de *espira* y el gr. *nêma*, hilo). f. Espiroqueta que constituía un gén. aparte, incluido hoy en el *Borrelia*.

espironolactona. f. F., *spironolactone*. Antagonista de la aldosterona a nivel del túbulo renal. Produce un aumento de la eliminación de sodio y de agua, y disminuye la eliminación de potasio. Se le denomina diurético «ahorrador de potasio», y se usa frecuentemente en combinación con los diuréticos del grupo de las tiacidas.

espiroqueta (del gr. *speîra*, espira, y *chaíte*, pelo). f. A., *Spirochäte*; F., *spirochète*; In., *spirochaeta*; It., *spirocheta*; P., *espiroqueta*. Microorganismo del gén. *Spirochaeta*. V. Spirochaeta.

espiroquetáceas. f. pl. *Spirochaetaceae*. Familia de bacterias que se sitúan en la parte 5 de la clasificación de Bergey (8.ª ed.). Comprende bacterias muy finas (0,09-0,5 nm) y generalmente muy largas (hasta 500 nm), arrolladas en espiral. Son móviles por fibrillas axiales periplásmicas (axón). Son aerobias o aerobias facultativas. Algunas especies son patógenas. Comprende cinco géneros: *Spirochaeta* y *Cristispira*, no patógenos, y *Treponema*, *Borrelia* y *Leptospira*, que pueden ser patógenas para el hombre.

espiroquetales o **espiroquétidos.** m. pl. Orden de protozoos semejantes a esquizomicetos, que comprende varios géneros: *Spirochaeta, Borrelia, Cristispira, Treponema*, etc.

espiroquetemia (de *espiroqueta* y el gr. *haîma*, sangre). f. Presencia de espiroquetas en la sangre.

espiroqueticida (de *espiroqueta* y el lat. *caedere*, matar). adj. y s. F., *spirochétocide*. Destructor de espiroquetas.

espiroquetógeno (de *espiroqueta* y el gr. *gennân*, producir). adj. Producido por espiroquetas.

espiroquetólisis (de *espiroqueta* y el gr. *lýsis*, disolución). f. F., *spirochétolyse*. Destrucción de espiroquetas por lisis.

espiroquetosis (de *espiroqueta* y el suf. *-osis*). f. F., *spirochétose*. Infección producida por espiroquetas. ||**-artrítica.** Afección reumatoidea de las articulaciones producida por la *Spirochaeta forans* (Reiter). ||**-broncopulmonar.** Broncospiroquetosis, enfermedad de Castellani, bronquitis hemorrágica de los países cálidos.

espiroqueturia (de *espiroqueta* y el gr. *oûron*, orina). f. Eliminación de espiroquetas por la orina.

espiroscopio (del lat. *spirare*, respirar, y *skopeîn*, observar). m. F., *spiroscope*. Aparato ideado por Woillez para el estudio de los movimientos respiratorios y la auscultación por medio de un pulmón normal fresco, suspendido en un tubo de vidrio en el que se hace el vacío, y en comunicación con el aire exterior. || Aparato destinado a ejercicios respiratorios y espirométricos, en el que se ve el desplazamiento de una mayor o menor cantidad de agua según la fuerza de los ejercicios.

espirosoma (del gr. *speîra*, espira, y *sôma*, cuerpo). m. Espiroqueta.

espirurídeos (del gr. *speîra*, espira, *ourá*, cola, y *eîdos*, aspecto). m. pl. Conjunto de familias del suborden filarioideos de los gusanos nematodos, que pueden parecerse a los ascáridos o a las filarias.

esplacnapófisis (de *esplacno-* y *apófisis*). f. Elemento esquelético en conexión con el tubo digestivo, el maxilar inferior, por ejemplo.

esplacnectopia (de *esplacno-* y *ectopia*). f. F., *ectopie viscérale*. Desplazamiento de una víscera.

esplacnenfraxis (de *esplacno-* y el gr. *émphraxis*, obstrucción). f. F., *obstruction intestinale*. Obstrucción de una víscera, particularmente del intestino.

esplacnestesia (de *esplacno-* y el gr. *aísthesis*, sensación). f. F., *splanchnesthésia*. Sensación visceral.

esplacnicectomía (de *esplácnico* y el gr. *ektomé*, escisión). f. F., *splanchnicectomie*. Resección de una porción de nervio esplácnico.

esplácnico. adj. F., *splanchnique*. Relativo a las vísceras; visceral. || m. Nervio esplácnico. V. Nervios (tabla de).

esplacnicotomía. f. F., *splanchnicotomie*. Sección de un nervio esplácnico; operación de Pende.

esplacno-. Forma prefija (del gr. *splágchnon*), con la significación de entrañas, vísceras.

esplacnoblasto (de *esplacno-* y el gr. *blastós*, germen). m. F., *ébauche jouant un rôle dans la formation d'un viscère*. Rudimento embrionario de una víscera.

esplacnocele (de *esplacno-* y el gr. *kéle*, hernia). m. F., *splanchnocèle*. Hernia de una víscera. || (de *esplacno-* y el gr. *koîlos*, cavidad). m. Cavidad o celoma de que se desarrollan las vísceras. Celoma ventral, cavidad pleuroperitoneal.

esplacnodermo. m. Esplacnopleura.

esplacnodiastasis (de *esplacno-* y el gr. *diástasis*, separación). f. F., *déplacement d'un viscère*. Separación o desplazamiento de una víscera.

esplacnodinia (de *esplacno-* y el gr. *odýne*, dolor). f. Dolor de una víscera, especialmente abdominal.

esplacnografía (de *esplacno-* y el gr. *gráphein*, describir). f. F., *splanchnographie*. Anatomía descriptiva de las vísceras. || Radiografía de las vísceras.

esplacnolito (de *esplacno-* y el gr. *líthos*, piedra). m. A., *Darmstein*; F., *splanchnolithe*; In., *splanchnolith*; It., *splancnolito*; P., *esplancnólito*. Cálculo o concreción en una víscera.

esplacnología (de *esplacno-* y el gr. *lógos*, tratado). f. F., *splanchnologie*. Suma de conocimientos relativos a las vísceras.

esplacnomegalia (de *esplacno-* y el gr. *mégas, megále, méga*, grande). f. A., *Splanchnomegalie*; F., *splanchnomégalie*; In., *splanchnomegaly*; It., *splancnomegalia*; P., *esplacnomegalia*. Aumento anormal del volumen de una víscera.

esplacnomicria (de *esplacno-* y el gr. *mikrós*, pequeño). f. F., *splanchnomicrie*. Pequeñez anormal de una víscera.

esplacnopatía (de *esplacno-* y el gr. *páthos*, enfermedad). f. F., *esplachnopathie*. Término general para las enfermedades de las vísceras.

esplacnopleura (de *esplacno-* y el gr. *pleurá*, costado). f. A., *Darmfaserblatt;* F., *splanchnoplèvre;* In., *splanchnopleura;* It., *splancnopleura;* P., *esplancnopleura*. Hoja interna del mesodermo, que se une con el endodermo, a distinción de la *somatopleura* u hoja externa, parietal, entre las cuales hay el espacio pleuroperitoneal o celoma; da origen a los músculos y al tejido conjuntivo intersticial. Lámina fibrointestinal o esplácnica, mesodermo esplácnico.

esplacnoptosis (de *esplacno-* y el gr. *ptôsis*, caída). f. A., *Splanchnoptose;* F., *splanchnoptôse;* In., *splanchnoptosis;* It., *splancnoptosi;* P., *esplancnoptose*. Caída o prolapso de una víscera o vísceras. ENTEROPTOSIS. *Sin.*: Visceroptosis, enfermedad de Glénard.

esplacnosclerosis (de *esplacno-* y el gr. *sklerós*, duro). f. F., *sclérose viséral*. Induración o esclerosis de las vísceras.

esplacnoscopia (de *esplacno-* y el gr. *skopeîn*, observar). f. F., *splachnoscopie*. Examen de las vísceras, especialmente por transiluminación.

esplacnosqueleto (de *esplacno-* y el gr. *skeletós*, esqueleto). F., *splachnosquelette*. Conjunto de piezas esqueléticas en conexión con las vísceras, especialmente las piezas óseas que en algunos animales forman parte de ciertos órganos, la lengua, pene, etc.

esplacnotomía (de *esplacno-* y el gr. *tomé*, sección). f. F., *splachnotomie*. Anatomía o disección de las vísceras.

esplen- o espleno-. Formas prefijas (del gr. *splén, splenós*), con la significación de bazo.

esplenadenoma (de *esplen-* y *adenoma*). m. F., *hyperplasie du tissu lymphoïde de la rate*. Adenoma del bazo; hiperplasia del tejido linfoide del bazo.

esplenalgia (de *esplen-* y el gr. *álgos*, dolor). f. Dolor en el bazo.

esplenatrofia (de *esplen-* y *atrofia*). f. A., *Milzatrophie;* F., *splénatrophie;* In., *splenatrophy;* It., *splenatrofia;* P., *esplenatrofia*. Atrofia del bazo.

esplenauxa (de *esplen-* y el gr. *aúxe*, aumento). f. Aumento del bazo: esplenomegalia.

esplénculo. m. Bazo accesorio diminuto.

esplenectasia (de *esplen-* y el gr. *éktasis*, dilatación). f. F., *hypertrophie de la rate*. Distensión o dilatación del bazo.

esplenectomía (de *esplen-* y el gr. *ektomé*, escisión). f. A., *Milzexstirpation;* F., *splénectomie;* In., *splenectomy;* It., *splenectomia;* P., *esplenectomia*. Extirpación total o parcial del bazo. ‖ **-subcapsular**. Esplenectomía practicada a través de una incisión de la cápsula del órgano.

esplenectopia (de *esplen-* y el gr. *ektópios*, fuera de lugar). f. F., *splénectopie*. Desplazamiento o ectopia del bazo; bazo flotante.

esplenemia (de *esplen-* y el gr. *haîma*, sangre). f. F., *congestion de la rate*. Congestión del bazo. ‖ Leucemia esplénica.

esplenenfraxis (de *esplen-* y el gr. *émphraxis*, obstrucción). f. F., *splénemphraxie*. Congestión u obstrucción del bazo.

esplenhepatitis (de *esplen-*, el gr. *hêpar, hépatos*, hígado, y el suf. *-itis*). f. Inflamación del bazo y el hígado.

esplenial. adj. F., *se rapportant au muscle splenius*. Relativo al músculo esplenio.

esplénico. adj. F., *splénique*. Relativo al bazo.

esplenificación. f. ESPLENIZACIÓN.

espleniforme (de *esplen-* y *forma*). adj. Semejante al bazo.

esplenio (del gr. *splénion*, venda). m. F., *splenium corporis callosi, bourrelet du corps calleux*. Extremo posterior redondeado del cuerpo calloso. ‖ Músculo esplenio. V. MÚSCULOS (TABLA DE).

esplenitis (de *esplen-* y el suf. *-itis*). f. A., *Splenitis;* F., *splénite;* In., *splenitis;* It., *splenite;* P., *esplenite*. Inflamación del bazo. ‖ **-espodógena**. Esplenitis debida a la acumulación de partículas extrañas en el órgano.

esplenización. f. F., *splénisation*. Estado de un órgano, especialmente del pulmón, que tiene la apariencia del tejido del bazo, debido a la congestión y condensación. ‖ **-hipostática**. La producida por neumonía hipostásica.

esplenocele (de *espleno-* y el gr. *kéle*, hernia). m. F., *splénocèle*. Hernia del bazo.

esplenocito (de *espleno-* y el gr. *kýtos*, cavidad). m. A., *Milzzelle;* F., *splénocyte;* In., *splenocyte;* It., *splenocita;* P., *esplenócito*. Célula propia del tejido esplénico. ‖ Célula mononuclear fagocitaria que emigra al bazo y continúa su existencia en este órgano (Pappenheim).

esplenocitoma. m. ESPLENOMA.

esplenocólico (de *esplen-* y el gr. *lólon*, intestino grueso). adj. Relativo al bazo y al colon.

esplenodinia (de *espleno-* y el gr. *odýne*, dolor). f. ESPLENALGIA.

esplenoflebitis (de *espleno-*, el gr. *phléps, phlebós*, vena, y el suf. *-itis*). f. Inflamación de la vena esplénica.

esplenofrénico (de *espleno-* y el gr. *phrén, phrenós*, diafragma). adj. Relativo al bazo y el diafragma.

esplenógeno (de *espleno-* y el gr. *gennân*, producir). adj. F., *splénogène*. Originado o formado en el bazo.

esplenografía (de *espleno-* y el gr. *gráphein*, describir). f. A., *Lienographie;* F., *splénographie;* In., *lienography;* It., *splenografia;* P., *esplenografia*. Descripción del bazo. ‖ Radiografía del bazo previa inyección de una sustancia opaca que en él se acumule.

esplenograma (de *espleno-* y el gr. *gramma*, lo grabado). m. F., *splénogramme*. Resultado del estudio citológico cuantitativo y cualitativo del producto obtenido de la punción del bazo.

esplenogranulomatosis (de *espleno-*, *grenuloma* y el suf. *-osis*). f. F., *splénogranulomatose*. Formación de granulomas o nódulos en el bazo o su cápsula. ‖ **-siderótica**. Esplenomegalia con engrosamiento de la cápsula, presencia de nódulos en ésta y de depósitos ferruginosos en la pulpa.

esplenohemia. f. ESPLENEMIA.

esplenohepatomegalia (de *espleno-*, el gr. *hêpar, hépatos*, hígado, y *mégas, mégale, méga*, grande). f. F., *spléno-hépatomégalie*. Aumento de volumen simultáneo del hígado y del bazo. ‖ **-lipoidocelular**. ENFERMEDAD DE NIEMANN-PICK.

esplenoide (de *espleno-* y el gr. *eîdos*, aspecto). adj. F., *splénoïde*. Semejante al bazo.

esplenolinfático. Relativo al bazo y los ganglios linfáticos.

esplenolinfático (de *espleno-* y el lat. *lympha*, agua). adj. F., *splénolymphatique*. De carácter esplénico y linfático.

esplenólisis (de *espleno-* y el gr. *lysis*, disolución). f. F., *splénolyse*. Destrucción del tejido esplénico.

esplenología (de *espleno-* y el gr. *lógos*, tratado). f. Estudio de las funciones y enfermedades del bazo.

esplenoma (de *esplen-* y el suf. *-oma*). m. F., *splénome*. Tumor del bazo. ‖ Esplenocitoma, tumor constituido por células representantes de una forma atípica de los grandes mononucleares de la pulpa.

esplenomalacia (de *espleno-* y el gr. *malakía*, blandura). f. F., *splénomalacie*. Reblandecimiento anormal del bazo.

esplenomedular (de *espleno-* y el lat. *medulla*, médula). adj. Relativo al bazo y a la médula ósea.

esplenomegalia (de *espleno-* y el gr. *mégas, mégale, méga*, grande). f. A., *Splenomegalie;* F., *splénomégalie;* In., *splenomegaly;* It., *splenomegalia;* P., *esplenomegalia*. Aumento de volumen o hipertrofia del bazo. ‖ **-congestiva**. Engrosamiento del bazo por hipertensión crónica de la vena esplénica. ‖ **-endotelioide**. ENFERMEDAD DE GAUCHER. ‖ **-espodógena**. desus. Aumento de volumen del bazo atribuido a la acumulación de eritrocitos en el órgano. ‖ **-gastrorrágica hemocitopénica de Pedro-Pons**. desus. Síndrome bantiano más común en nuestros días. ‖ **-hemolítica**. Esplenomegalia caracterizada por la destrucción de glóbulos rojos de la sangre. ‖ **-infecciosa.** La que aparece en gran número de estas enfermedades. ‖ **-mieloide.** Síndrome mieloproliferativo crónico con metaplasia mieloide del bazo y mielofibrosis. ‖ **-primitiva.** Afección del bazo caracterizada por aumento de volumen del órgano, dolor, anemia progresiva sin leucemia y trastornos digestivos, generalmente secundaria a una afección del hígado o de la sangre. ‖ **-siderótica.** La caracterizada por fibrosis con depósitos de hierro y calcio. ‖ **-tropical.** KALA-AZAR.

esplenomielomalacia (de *espleno-*, el gr. *myelós*, medula, y *malakía*, blandura). f. F., *spléno-myélomalacie*. Reblandecimiento del bazo y la médula ósea.

esplenonco (de *esplen-* y el gr. *ógkos*, tumor). m. ESPLENOMA.

esplenonéfrico (de *espleno-* y el gr. *nefrós*, riñón). adj. Relativo al bazo y el riñón; esplenorrenal.

esplenonefroptosis (de *espleno-*, el gr. *nephrós*, riñón, y *ptôsis*, caída). f. Caída o prolapso del bazo y riñón del mismo lado.

esplenoneumonía (de *espleno-* y el gr. *pneûma, -atos*, respiración). f. A., *Splenopneumonie*; F., *splénopneumonie*; In. e It., *splenopneumonia*; P., *esplenopneumonia*. Neumonía con esplenización pulmonar. Corticopleuritis, enfermedad de Desnos, enfermedad de Grancher.

esplenopancreático (de *espleno-* y el gr. *págkreas*, páncreas). adj. Relativo al bazo y el páncreas.

esplenopatía (de *espleno-* y el gr. *páthos*, enfermedad). f. A., *Milzkrankheit*; F., *splénopathie*; In., *lienopathy*; It., *splenopatia*; P., *esplenopatia*. Término general para las afecciones del bazo.

esplenopexia (de *espleno-* y el gr. *pêxis*, fijación). f. A., *Splenopexie*; F., *splénopexie*; In., *splenopexy*; It., *splenopessia*; P., *esplenopexia*. Fijación quirúrgica del bazo móvil en su propio lugar.

esplenoportografía (de *espleno-*, *porta* y el gr. *gráphein*, describir). f. F., *splénoportographie*. Exploración radiográfica de las venas esplénica y porta, previa inyección de una sustancia opaca.

esplenoptosis (de *espleno-* y el gr. *ptôsis*, caída). f. A., *Splenoptose*; F., *ptôse splénique*; In., *splenoptosis*; It., *splenoptosi*; P., *esplenoptose*. Caída o prolapso del bazo

esplenopulmonitis. f. ESPLENONEUMONÍA.

esplenoqueratosis. f. ESPLENOSCLEROSIS.

esplenorrafia (de *espleno-* y el gr. *rhaphé*, sutura). f. A., *Milznaht*; F., *suture de la rate*; In., *splenorrhaphy*; It., *splenorrafia*; P., *esplenorrafia*. Sutura de las heridas del bazo. ‖ ESPLENOPEXIA.

esplenorragia (de *espleno-* y el gr. *regnýnai*, romper). f. A., *Milzblutung*; F., *hémorragie splénique*; In., *splenorrhagia*; It., *splenorragia*; P., *esplenorragia*. Hemorragia del bazo.

esplenosclerosis (de *espleno-* y el gr. *sklerós*, duro). f. Induración o esclerosis del bazo.

esplenosis (de *esplen-* y el suf. *-osis*, dolencia). f. Presencia de nódulos de tejido esplénico en la cavidad peritoneal.

esplenoterapia (de *espleno-* y el gr. *therapeía*, tratamiento). f. Tratamiento por la administración de tejido esplénico.

esplenotomía (de *espleno-* y el gr. *tomé*, corte). f. F., *splénotomie*. Incisión quirúrgica del bazo. ‖ ESPLENECTOMÍA.

esplenotrombosis (de *espleno-*, el gr. *thrómbos*, coágulo, y el suf. *-osis*). f. Trombosis de la vena esplénica, a menudo consecutiva a la tromboflebitis del sistema porta.

esplénulo o **esplenúnculo.** m. F., *rate surnuméraire*. Bazo pequeño, accesorio; masa de bazo desprendida.

espliego (del lat. tardío *spiculum*, dim. de *spicum*, espiga, a través del ant. y aragonés *espliego*). m. A., *Lavendel*; F., *lavande*; In., *lavender*; It., *lavendola*; P., *alfazema*. Planta de la familia de las labiadas (*Lavandula vera*); es carminativa y estimulante, y de sus sumidades floridas se extrae una esencia y se prepara un alcoholato; entraba en la composición de muchas preparaciones antiguas: vinagre de los cuatro ladrones, bálsamo tranquilo, bálsamo nerval, etc.

esplín (del ing. *spleen*, y éste del gr. *splén*, bazo). m. Hipocondria, *taedium vitae*.

espodio (del gr. *spodós*, ceniza, cenizas de los muertos). m. Ceniza de huesos.

espodófago (del gr. *spodós*, ceniza, y *phageîn*, comer). adj. Destructor de los materiales excrementicios o detritos del cuerpo.

espodóforo (del gr. *spodós*, ceniza, y *phorós*, que lleva). adj. Que conduce o separa los restos de combustión o materiales excrementicios.

espodógeno (del gr. *spodós*, ceniza, y *gennân*, producir). adj. Causado por un material de desecho. ‖ **-(Esplenomegalia).** ESPLENOMEGALIA ESPODÓGENA.

espolón (de *esporón* del germ. *esporo*). m. A., *Sporn*; F., *éperon*; In., *spur*; It., *sperone*; P., *esporão*. Eminencia en forma de espuela de gallo. ‖ **-calcáneo.** Excrecencia en la cara inferior del hueso calcáneo. ‖ **-de Morand.** Eminencia conoidea en el suelo del ventrículo lateral; hipocampo menor; *calcar avis*. ‖ **-intestinal.** Eminencia angulosa formada por adosamiento de dos porciones del intestino en el ano contra natura. ‖ **-traqueal.** CARINA.

espondilalgia (de *espóndilo* y el gr. *álgos*, dolor). f. F., *spondylalgie*. Dolor de una vértebra o en las vértebras.

espondilartritis (de *espóndil* y *artritis*). f. A., *Spondylarthritis*; F., *spondylarthrite*; In., *spondylarthritis*; It., *spondilartrite*; P., *espondilartrite*. Inflamación de la articulación entre las vértebras.

espondilartrocace (de *espóndilo*, del gr. *árthron*, articulación, y *káke*, malignidad). m. Tuberculosis vertebral.

espondíleo. adj. Relativo a las vértebras.

espondilexartrosis (de *espóndilo*, el gr. *éxo*, fuera, y *árthron*, articulación). f. Dislocación o luxación vertebral.

espondilicema (de *espóndilo* y el gr. *ízema*, hueco, vacío). f. Deslizamiento o caída de una vértebra a consecuencia de la destrucción o reblandecimiento de la vértebra inferior a ella.

espondilitis (de *espóndilo* y el suf. *-itis*). f. A., *Spondylitis*, *spondylite*; In., *spondylitis*; F., *spondilite*; P., *espondilite*. Inflamación de una vértebra o vértebras. ‖ **-anquilopoyética** o **rizomélica.** Anquilosis de la columna vertebral debida a un proceso de artritis de las pequeñas articulaciones, observada especialmente en el sexo masculino. ‖ **-brucelósica.** Espondilitis que aparece en el curso de la brucelosis. ‖ **-deformante.** Artritis deformante de las articulaciones intervertebrales; *enfermedad de Bechterew*. ‖ **-postraumática.** ENFERMEDAD DE KÜMMELL. ‖ **-tífica.** Afección dolorosa de la columna vertebral, que se presenta a veces en los últimos períodos de la fiebre tifoidea, con síntomas muy parecidos a los del mal de Pott agudo. ‖ **-tuberculosa.** Afección tuberculosa de las articulaciones intervertebrales; mal de Pott.

espóndilo (del gr. *spóndylos*, vértebra). m. VÉRTEBRA.

espondilocace. m. ESPONDILARTROCACE.

espondiloclisis (de *espóndilo* y el gr. *klísis*, inclinación). f. Variedad de espondilolistesis en la cual el cuerpo vertebral se inclina hacia la pelvis, pero no penetra en ella.

espondilodesis (de *espóndilo* y el gr. *deîn*, sujetar). f. Operación de Albee, de inmovilizar dos o más vértebras tuberculosas por medio de un injerto óseo implantado en las apófisis espinosas.

espondilodiagnosis (de *espóndilo* y el gr. *diágnosis*, discernimiento). f. Diagnóstico por los reflejos obtenidos mediante la estimulación de las vértebras.

espondilodídimo (de *espóndilo* y el gr. *dídymos*, gemelo). m. F., *spondylodidyme*. Monstruo fetal doble unido por las vértebras.

espondilodinia. f. ESPONDILALGIA.

espondilólisis (de *espóndilo* y el gr. *lysis*, disolución, relajación). f. A., *Spondylolysis*; F., *spondylolyse*; In., *spondylolysis*; It., *spondilolisi*; P., *espondilólise*. Disolución o destrucción de una vértebra. ‖ ESPONDILOSQUISIS.

espondilolistesis (de *espóndilo* y el gr. *olísthesis*, resbalón, caída). f. A., *Spondylolisthesis*; F., *spondylolisthésis*; In., *spondylolisthesis*; It., *spondilolistesi*; P., *espondilolistese*. Deslizamiento de una vértebra sobre otra. Puede aparecer en todas las regiones vertebrales, pero ocurre más frecuentemente entre las vértebras L<small>IV</small> y L<small>V</small>.

espondilomalacia (de *espóndilo* y el gr. *malakía*, reblandecimiento). f. A., *Spondylomalazie*; F., *spondylomalacie*; In., *spondylomalacia*; It., *spondilomalacia*; P., *espondilomalacia*. Reblandecimiento de una vértebra. ||**-traumática.** E<small>NFERMEDAD DE</small> K<small>ÜMMELL</small> o K<small>ÜMMELL</small>-V<small>ERNEUIL</small>.

espondilomielitis (de *espóndilo*, el gr. *myelós*, medula, y el suf. *-itis*). f. Inflamación de la sustancia medular de las vértebras. || Espondilitis y mielitis simultáneas.

espondilopatía (de *espóndilo* y el gr. *páthos*, enfermedad). f. F., *spondylopathie*. Término general para las afecciones de las vértebras. ||**-traumática.** E<small>NFERMEDAD DE</small> K<small>ÜMMELL</small>.

espondilopiosis (de *espóndilo* y el gr. *pŷon*, pus). f. Supuración en una o varias vértebras.

espondiloptosis (de *espóndilo* y el gr. *ptôsis*, caída). f. F., *spondyloptose*. Espondilolistesis, especialmente la de grado extremo.

espondilosindesis. f. E<small>SPONDILODESIS</small>.

espondilosis (de *espóndilo* y el suf. *-osis*). f. Afección no inflamatoria de las vértebras. ||**-crónica anquilopoyética** o **rizomélica.** Poliartritis anquilosante de las raíces de los miembros y columna vertebral; enfermedad de Marie-Strümpell.

espondilosquisis (de *espóndilo* y el gr. *schísis*, hendidura). f. F., *spondyloschisis*. Fisura congénita de un arco vertebral.

espondiloterapia (de *espóndilo* y el gr. *therapeía*, tratamiento). f. Tratamiento de las afecciones vertebrales por los medios físicos.

espondilotomía. f. R<small>AQUITOMÍA</small>.

espongiforme (del gr. *spoggiá*, esponja, y de *forma*). adj. F., *spongoïde*, *spongiforme*. Semejante a una esponja.

espongioblasto (del gr. *spoggiá*, esponja, y *blastós*, germen). m. A., *Spongioblast*; F., *spongioblaste*; In., *spongioblast*; It., *spongioblasto*; P., *espongioblasto*. Célula radiada embrionaria, en el neuroeje primitivo, cuyas prolongaciones forman la red de donde se desarrolla la neuralgia.|| Célula amacrina.

espongioblastoma (de *espongioblasto* y el suf. *-oma*, tumor). m. A., *Spongioblastom*; F., *spongioblastome*; In., *spongioblastoma*; It., *glioblastoma*; P., *espongioblastoma*. Tumor formado por espongioblastos; glioblastoma.

espongiocito (del gr. *spoggiá*, esponja, y *kýtos*, cavidad). m. F., *spongiocyte*. Célula de neuroglia.|| Célula del estrato esponjoso de la zona fasciculada de la sustancia cortical suprarrenal. || Célula protoplasmática de las paratiroides.

espongioide (del gr. *spoggiá*, esponja, y *eîdos*, aspecto). adj. Semejante a una esponja en su forma o estructura.

espongioplasma (del gr. *spoggiá*, esponja, y *plasma*, plasma). m. A., *Spongioplasma*; F., *spongioplasma*; In., *spongioplasma*; It., *spongioplasma*; P., *espongioplasma*. Red de fibrillas que forma el retículo celular; en oposición a hialoplasma; mitoma o masa fibrilar de Flemming.

espongiosis (del gr. *sponggiá*, esponja). f. A., *Spongiosis*; F., *spongiose*; In., *espongiosis*; It., *spongiosi*; P., *espongiose*. Edema intercelular de la capa de Malpighi o espongiosa de la piel.

espongiostitis. f. F., *spongiosite*. Inflamación de un cuerpo esponjoso.

espongiotrofoblasto. m. T<small>ROFOSPONGIA</small>.

esponja (del gr. *spoggiá*). f. A., *Schwamm*; F., *éponge*; In., *sponge*; It., *spugna*; P., *esponja*. Esqueleto flexible, fibroso y elástico de la *Spongia officinalis* o *usitatissima*, espongiario marino, que se emplea principalmente como absorbente. || Inflamación granular de la piel de los caballos en el Brasil, debida probablemente a la infección por las larvas del *Habronema muscoe*. ||**-de fibrina.** Esponja formada por fibrina usada como hemostático. ||**-de platino.** Platino metálico, finamente dividido, obtenido por calcinación del cloroplatinado amónico. Absorbe los gases, y especialmente el hidrógeno, en cantidades considerables. ||**-gelatinada absorbible.** Esponja elaborada a base de gelatina estéril, que se emplea para cohibir hemorragias operatorias. Es totalmente absorbible. ||**-preparada.** Esponja que se empleaba para dilatar conductos u orificios naturales o accidentales.||**-(Prueba de la).** V. P<small>RUEBA</small>.

esponjoso (de *esponja*). adj. Dícese de las estructuras que recuerdan una esponja. V. C<small>UERPO ESPONJOSO</small>.

espontáneo (del lat. *spontaneus*). adj. F., *spontané*. Voluntario, instintivo; que sobreviene sin causa exterior.

espora (del gr. *sporá*, semilla). f. A., *Spore*; F. e In., *spore*; It., *spora*; P., *esporo*. Elemento reproductor de las criptógamas y de los bacilos. Se distingue en *exosporas* o *conidios*, esporas asexuales que nacen por brote en el extremo de un filamento de micelio, que a su vez se denomina, según su tamaño, *macro* o *microconidio*, y *endosporas* o *gonidios*, que se forman en el interior del esporangio. Las *clamidosporas* son esporas asexuales en descanso con pared gruesa: las *cigosporas* son esporas formadas por la conjugación entre los filamentos de micelio.||**-asexual.** Espora producida por división dentro de las paredes de una célula madre. ||**-de Malassez.** Parásito polimorfo ovalado en una forma de reloj de arena que se halla abundantemente en las escamas de la pitiriasis simple. ||**-negra de Ross.** Oocisto palúdico pigmentado y degenerado en el cuerpo del mosquito.

esporación. f. E<small>SPORULACIÓN</small>.

esporádico (del gr. *sporadikós*, de *sporás*, disperso). adj. F., *sporadique*. Dícese principalmente en las enfermedades no difundidas, que sólo atacan un individuo aisladamente, con abstracción de toda influencia de tiempo y lugar.

esporangio (del gr. *sporá*, espora, y *aggeîon*, vaso). m. F., *sporange*. Vaso o vesícula que contiene las esporas, como el que existe en el período larvario de los parásitos trematodos y en ciertos hongos.

esporicida (del gr. *sporá*, espora, y el lat. *caedere*, matar). adj. y s. F., *sporicide*. Destructor de esporas.

esporidio. m. E<small>SPORA</small>. || Organismo protozoario en el período de espora de su desarrollo.

esporidiosis. f. Infección con esporidios.

esporífero (del gr. *sporá*, espora, y el lat. *ferre*, llevar). adj. F., *sporifère*. Que tiene o lleva esporas.

esporíparo (del gr. *sporá*, espora, y el lat. *parere*, producir). adj. F., *sporipare*. Productor de esporas.

esporoaglutinación (del gr. *sporá*, espora, y el lat. *agglutinare*, pegar). f. F., *sporoagglutination*. Aglutinación de las esporas en el diagnóstico de esporotricosis.

esporoblasto (del gr. *sporá*, semilla, y *blastós*, germen). m. F., *sporoblaste*. Célula madre; espora formada por la unión de los gametos en ciertos protozoos. Cigotómero. || Cuerpo formado dentro del oocisto del parásito palúdico en el mosquito, del que se desarrolla el esporozoíto.

esporocisto (del gr. *sporá*, espora, y *kýstis*, saco). m. F., *sporocyste*. Saco o vesícula que contiene esporas o células reproductoras; oocisto. || Envoltura que se forma alrededor de un esporoblasto cuando éste se desarrolla en espora.|| Redia.

esporogénesis o **esporogenia** (del gr. *sporá*, espora, y, *génesis*, generación). f. F., *sporogenèse*. Formación de esporas; reproducción por esporas, esporogonia.

esporógeno o **esporogénico** (del gr. *sporá*, espora, y *gennân*, producir, engendrar). adj. F., *sporogène*. Que se reproduce por esporas.

esporogonia (del gr. *sporá*, espora, y *goneía*, generación). f. A., *Sporogonie*; F., *sporogonie*; In., *sporogony*; It., *sporogonia*; P., *esporogonia*. Esporogenia, especialmente la esporulación después de la fertilización.

esporomicosis (del gr. *sporá*, espora, *mýkes*, hongo, y el suf. *-osis*). f. Infección con esporas de hongos.

esporonto (del gr. *sporá*, espora, y *ón*, *óntos*, el que es, de *eînai*, ser). m. Protozoo gregarino sexualmente maduro.

esporoplasma (del gr. *sporá*, espora, y *plássein*, formar). m. F., *sporoplasme*. Protoplasma de las células reproductoras o esporas.

esporosis. f. Estado de maduración y emisión de las esporas.

esporospermio. m. Esporozoo.

esporoteca (del gr. *sporá*, espora, y *théke*, caja). f. Esporangio. ‖ Envoltura que poseen los esporozoitos antes de salir del mosquito.

esporotrico. m. Sporotrichum.

esporotricosis (del gr. *sporá*, espora, *thríx*, *trichós*, pelo, y el suf. *-osis*). f. A., Sporotrichose; F., *sporotrichose*; In., *sporotrichosis*; It., *sporotricosi*; P., esporotricose. Infección por hongos del género *Sporotrichum*, que producen una erupción de abscesos subcutáneos de varios tipos: subcutáneo gomoso de focos múltiples; linfangítico gomoso subcutáneo, y de abscesos grandes, múltiples, diseminados. Invade las vías linfáticas, mucosas, huesos, sinoviales y músculos.

esporozoito (del gr. *sporá*, espora, y *zôon*, animal). m. A., Sporozoit; F., *sporozoïte*; In., *sporozoite*; It., *sporozoito*; P., *esporozoíto*. Producto final de la esporogonia en los esporozoos. ‖ En el paludismo, una de las fases de desarrollo del parásito, en la que éste pasa del mosquito al hombre en forma de cuerpos falciformes. Gametoblasto. Cigotoblasto.

esporozoo o **esporozoario**. (del gr. *sporá*, espora, y *zôon*, animal). m. F., *sporozoaire*. Protozoo endoparásito que se reproduce por esporulación. ‖ Parásito f. del paludismo en el período de capsulación de un macrogameto; por división da los esporozoitos.

esporozoosis. f. F., *sporozoose*. Enfermedad producida por esporozoos.

espórula. f. Espora pequeña. ‖ Gránulo diminuto dentro de una espora.

esporulación. f. A., Sporenbildung; F. e In., *sporulation*; It. *sporulazione*; P., *esporulação*. Formación de esporas; esporogenia, forma de reproducción que consiste en la división espontánea de la célula en cuatro o más elementos hijos, cada uno de los cuales contiene una parte del núcleo primitivo. ‖ **-artrógena**. Forma de esporilación en la cual se desarrollan hileras de esporas articuladas. ‖ **-endógena**. Esporulación de un protozoo que tiene lugar dentro de su huésped.

esprue (del hol. *sprouw*, afta). f. A., Sprue; F., In. e It., *sprue*; P., *espru*. Nombre con que se designa un grupo de afecciones incluidas en los síndromes de malabsorción, cuyo síntoma principal es la esteatorrea; según su etiopatogenia se divide en primaria, de etiología imprecisa (enfermedad celíaca infantil, esprue *nostras* y esprue tropical), y secundaria a diversas enfermedades del tracto digestivo. ‖ **-celíaca infantil**. Véase Enfermedad celíaca. ‖ **-nostras**. Enfermedad que se observa en el adulto, caracterizada por esteatorrea, anemia, astenia, y atrofia de las vellosidades intestinales. Mejora con una dieta sin gluten. Sin.: Esprue no tropical, esteatorrea idiopática, enfermedad celíaca del adulto. ‖ **-secundaria**. Esprue que se observa en diversos procesos gástricos (gastrectomía), hepáticos, pancreáticos e intestinales (tuberculosis intestinal, amiloidosis, enteritis regional, linfomas, etc.). ‖ **-tropical**. Síndrome de malabsorción que se observa en algunas regiones tropicales y subtropicales (India, Cuba, Puerto Rico, etc.), cuya clínica es similar a la esprue nostras, y su causa probable de origen bacteriano o vírico. No mejora con dietas sin gluten.

espuela de caballero. f. Planta ranunculácea *(Delphinium consolida)*, cuyas semillas son diuréticas, emenagogas y tóxicas.

espuma (del lat. *spuma*). f. A., Schaum; F., *écume*; In., *foam*; It., *schiuma*; P., *espuma*. Conjunto de burbujas adherentes entre sí que se forman en la superficie de un líquido. ‖ Saliva espumosa de burbujas gruesas en los labios, dientes o boca, que se presenta en ciertos trastornos nerviosos. ‖ **-bronquial**. La que se produce en los bronquios en ciertos casos de disnea por mezcla del aire con el moco bronquial superabundante.

espundia. f. Afección ulcerativa leishmaniásica de la piel en Bolivia, semejante al lupus. ‖ Úlcera maligna de las caballerías.

espurio (del lat. *spurius*). adj. F., *faux*. Falso, simulado, no genuino.

esputación. f. Acción de escupir, de arrojar esputos. ‖ **-de los alienados**. Expulción continua de ciertos enfermos mentales, por la que llegan a arrojar cantidades considerables de un líquido espumoso.

esputo (del lat. *sputum*). m. A., Sputum; F., *crachat*; In., *sputum*; It., *sputo*; P., *esputo*. Materia procedente de las vías respiratorias inferiores que llega a la boca por esfuerzos de expectoración y que es escupida o tragada. ‖ Escasa cantidad de moco o mucopús, a veces teñido de sangre, que se expulsa por el recto en la rectitis. ‖ **-albuminoideo**. Esputo espumoso amarillento en enfermos en quienes se han extraído grandes cantidades de líquido pleurítico, debido al edema pulmonar. ‖ **-bilioso**. Esputo amarillo o verde, semejante a la bilis. ‖ **-cocido** o **maduro**. Mucopús del período final de las bronquitis y laringitis. ‖ **-crudo**. Moco claro filamentoso del primer período de las bronquitis y laringitis. ‖ **-cruento**. Esputo de sangre o sanguinolento. ‖ **-de zumo de ciruelas**. Esputo oscuro de color rojo pardo de ciertas formas graves de neumonía, cáncer, gangrena pulmonar, etc. ‖ **-fibrinoso**. Esputo formado por fibrina, de la neumonía y bronquitis fibrinosa. ‖ **-globular**. Masas esféricas, amarillas; característico de los últimos períodos de la tuberculosis. ‖ **-hemoptoico**. Esputo sanguinolento. ‖ **-herrumbroso**. Esputo de color rojo semejante al vino, característico de la neumonía, al principio. ‖ **-ictérico**. Esputo bilioso en la ictericia. ‖ **-lanuginoso**. Esputo que en el agua se deshace en fibras semejantes a la lana. ‖ **-numular**. Esputo de discos redondos semejantes a monedas. ‖ **-perlado**. Pequeño bloque de moco denso, vítreo, característico de la bronquitis crónica seca. ‖ **-porcelánico**. Esputo espeso, mucopurulento, que refleja la luz como fragmentos de porcelana. ‖ **-porráceo**. Esputo verde color de puerro. ‖ **-puriforme**. Esputo semejante al pus. ‖ **-purulento**. Esputo de pus en la tuberculosis cavitaria y bronquiectasia. ‖ **-rectal**. Esputo 2ª acep. ‖ **-ruginoso**. Esputo herrumbroso.

esquelalgia. f. Encelalgia.

esquelético. (del gr. *skeletós*, seco). adj. De extrema delgadez. ‖ Relativo al esqueleto. ‖ m. Aparato parcial removible usado en odontología para la reposición protésica de piezas dentarias ausentes.

esqueletización. f. F., *squelettisation*. Paso al estado de esqueleto. ‖ Separación de las partes blandas del cuerpo. ‖ Emaciación extrema. ‖ **-del feto**. Incrustación por sales calcáreas del feto enquistado.

esqueleto (del gr. *skeletós*, de *skéllein*, secar, desecar). m. A., Skelett; F., *squelette*; In., *skeleton*; It., *scheletro*; P., *esqueleto*. Armazón duro del cuerpo animal, especialmente el conjunto de los huesos en los animales vertebrados. El número de los huesos que lo forman, sin contar los dientes ni los huesos sesamoides, llega a 206 en el hombre adulto. ‖ **-apendicular**. Esqueleto de los miembros. ‖ **-axil**. Esqueleto de la cabeza y el tronco. ‖ **-del corazón**. Anillos fibrocartilaginosos en los que se insertan las fibras musculares cardíacas. ‖ **-exterior**. Nombre de las partes duras de los animales invertebrados situadas en el exterior del cuerpo de los mismos. ‖ **-visceral**. Porción del esqueleto que protege las vísceras, como el esternón y las costillas.

esqueletógeno (del gr. *skeletós*, esqueleto, y *gennân*, producir). adj. F., *producteur de squelette*. Que produce tejidos óseos o esqueléticos.

esqueletografía (del gr. *skeletós*, esqueleto, y *gráphein*, describir). f. Descripción anatómica del esqueleto. ‖ Radiografía del esqueleto.

esqueletología (del gr. *skeletós*, seco, y *lógos*, tratado). f. F., *squelettologie*. Suma de conocimientos relativos al esqueleto.
esquema (del gr. *schêma*, forma, hábito). m. A., *Schema*; F., *schéma*; In. e It., *schema*; P., *esquema*. Representación gráfica que tiene por objeto demostrar la disposición general de una cosa prescindiendo de ciertas particularidades; plan, diseño. ||**-de Arneth.** FÓRMULA DE ARNETH. ||**-de Bolk.** Disposición del cerebro fundada en la anatomía comparada y la embriología, según la cual se divide este órgano en dos lados, uno anterior pequeño, otro posterior muy grande, dividido a su vez en una parte anterior y otra posterior, que se subdivide en lóbulo medio y tres lóbulos laterales. ||**-de Grancher.** Cuando por la palpación, percusión y auscultación se encuentra sonido + (de tonalidad más elevada que normalmente), vibraciones + (aumentadas) y respiración – (débil), se obtiene el esquema ++–, que indica una congestión pulmonar. ||- Expresión por los signos + y – de las alteraciones en los fenómenos comprobados por la palpación, auscultación y percusión, que indica, según la combinación de dichos signos, la naturaleza de la afección pulmonar. ||**-de Hamberger.** Los músculos intercostales externos y los intercartilaginosos son inspiratorios; los músculos intercostales internos son espiratorios. ||**-de Waller.** Modo de repartición del potencial eléctrico de la corriente de acción producida por las contracciones cardíacas.
esquematógrafo (del gr. *schêma*, *-atos*, figura, y *gráphein*, describir). m. Instrumento para trazar el esquema del campo visual medido por medio del perímetro.
esquenitis. f. F., *skénite*. Inflamación de las glándulas de Skene.
esqueocitosis (del gr. *skaiós*, situado a mano izquierda, y de *citosis*). f. Presencia de formas no maduras de leucocitos en la sangre; desviación a la izquierda en la fórmula de Arneth.
esqueptofilaxis. f. ESCEPTOFILAXIS.
esquiagrafía. f. RADIOGRAFÍA.
esquiascopia (del gr. *skiá*, sombra, y *skopeîn*, observar). f. A., *Skiaskopie*; F., *squiascopie*; In., *skiascopy*; It., *schiascopia*; P., *esquiascopia*. Examen de la refracción ocular por medio del oftalmoscopio y la observación de los movimientos de la luz y la sombra en la retina. Pupiloscopia, retinoscopia. QUERATOSCOPIA. || RADIOSCOPIA.
esquieropía o **esquieropsia** (del gr. *skierós*, sombrío, y *óps*, *opós*, ojo, o, en el segundo término, *ópsis*, visión). f. Visión defectuosa en la que todos los objetos aparecen oscuros.
esquinancia o **esquinencia.** f. Cinanquia; angina.
esquindilesis (del gr. *schindýlesis*, acción de cortar en pedazos pequeños). f. F., *schindylèse*. Sinartrosis en la cual un hueso encaja en la hendidura de otro; es única, en la articulación de la lámina del etmoides con el vómer.
esquirla (probablemente del fr. **esquil(i)e*, y éste, por vía semiculta, del lat. tardío *schidio* viruta). f. A., *Splitter*; F., *esquille*; In., *splinter*; It., *scheggia*; P., *esquírola*. Pequeña porción o astilla desprendida, parcial o totalmente, de un hueso fracturado o necrosado.
esquirro. m. ESCIRRO.
esquistasis (del gr. *schistós*, hendido). f. F., *schistase*. Término general para las hendiduras o fisuras congénitas en cualquier parte del cuerpo.
esquisto-. Forma prefija (del gr. *schistós*), con la significación de hendido, separado.
esquistocéfalo (de *esquisto-* y el gr. *kephalé*, cabeza). m. F., *schizocéphale*. Monstruo fetal con la cabeza hendida.
esquistocelia (de *esquisto-* y el gr. *koilía*, vientre). f. F., *fistule abdominale*. Fisura congénita del abdomen.
esquistocistis (de *esquisto-* y el gr. *kýstis*, vejiga). f. F., *fistule de la vessie*. Fisura de la vejiga.
esquistocito (de *esquisto-* y el gr. *kýtos*, cavidad). m. F., *schizocyte*, *schistocyte*. Corpúsculo sanguíneo en vía de segmentación. || Glóbulo enano procedente de la fragmentación de los hematíes. ||**-parasitífero.** Porción del corpúsculo rojo dividido que contiene el parásito.
esquistocitosis (de *esquistocito* y el suf. *-osis*, enfermedad). f. F., *ensemble de schizocytes dans le sang*. Acumulación de esquistocitos en la sangre.
esquistocormo (de *esquisto-* y el gr. *kormós*, tronco). m. F., *schistocorme*. Monstruo fetal con el tronco hendido.
esquistoglosia (de *esquisto-* y el gr. *glôssa*, lengua). f. Fisura de la lengua.
esquistomelia (de *esquisto-* y el gr. *mélos*, miembro). f. F., *schizomélie*, *schistomélie*. Hendidura congénita de los miembros.
esquistómetro (de *esquisto-* y el gr. *métron*, medida). m. Instrumento para medir la abertura de la glotis.
esquistoprosopia (de *esquisto-* y el gr. *prósopon*, cara). f. F., *schizoprosopie*, *schistoprosopie*. Fisura congénita de la cara. PROSOPOSQUISIS.
esquistorraquis. m. F., *spina-bifida*. Espina bífida.
esquistosis. f. F., *scistose*. Neumoconiosis de los que trabajan esquistos o pizarras; silicosis.
esquistosoma (del gr. *schistós*, hendido, y *sôma*, cuerpo). m. F., *schistosome*. Parásito trematodo del género *Schistosoma*.
esquistosomía (de *esquisto-* y el gr. *sôma*, cuerpo). f. F., *schistosomie*. Hendidura congénita lateral o central del abdomen con eventración visceral.
esquistosomiasis. f. A., *Schistosomiasis*; F., *schistosomiase*; In., *schistosomiasis*; It., *schistosomiasi*; P., *esquistossomíase*. Enfermedad endémica en algunos países tropicales, producida por algunas sp. s de *Schistosoma*. BILHARZIOSIS. || Dermatitis esquistosómica. ||**-asiática, hepática** o **japónica.** La producida por la *S. japonica*; enfermedad katayama. ||**-intestinal** o **de Manson.** Infección con la *S. mansoni*, caracterizada por la inflamación del hígado y los intestinos. ||**-urinaria.** Infección con el *S. haematobium*, que produce cistitis y hematuria.
esquistosomo (de *esquisto-* y el gr. *sôma*, cuerpo). m. F., *schistosome*. Monstruo fetal con el abdomen hendido; los miembros inferiores faltan ordinariamente o son rudimentarios.
esquistosterna o **esquistotórax** (de *esquisto-* y el gr. *stérnon*, pecho, o *thórax*, tronco). f. y m. F., *schizothorax*, *schistothorax*. Fisura congénita del pecho o esternón.
esquistotraquelo (de *esquisto-* y el gr. *tráchelos*, cuello). m. F., *fente du cou*. Monstruo fetal con el cuello hendido.
esquizo- (del gr. *schízein*, hender). Prefijo con el significado de dividido o de algo relacionado con la división.
esquizoblefaria (del *esquizo-* y *blépharon*, párpado). f. Hendidura vertical de los párpados; coloboma palpebral.
esquizocéfalo. m. ESQUISTOCÉFALO.
esquizocitosis. f. ESQUISTOCITOSIS.
esquizofasia (de *esquizo-* y *phásis*, palabra). f. A., *Schizophasie*; F., *schizophasie*; In., *schizophasia*; It., *loquela scandita*; P., *esquizofasia*. Conducta verbal anormal observada en ciertos esquizofrénicos, que puede ser episódica y que se caracteriza por una cuantía igual o superior a la normal, una relación ártrica o prosódica normal, una producción de parafasias y neologismos en distinta cantidad y una componente más o menos aparente de glosomanía.
esquizofrenia (de *esquizo-* y *phrén*, *phrenós*, mente). f. A., *Schizophrenie*; F., *schizophrénie*; In., *schizophrenia*; It., *schizofrenia*; P., *esquizofrenia*. Término ideado por Bleuler para definir una psicosis de carácter evolutivo, previamente descrita por Kraepelin como demencia precoz. Se distinguen las formas clínicas simple, paranoide, catatónica y hebefrénica. La enfermedad se caracteriza por disociación psíquica, despersonalización, alteraciones del curso del pensamiento, autismo, alteraciones psicomotrices (catatonía), trastornos de la afectividad (ambivalencia), trastornos sensoperceptivos (alucinaciones) y delirio

paranoide. Evoluciona en accesos y puede llevar con frecuencia a un síndrome deficitario de la personalidad.

esquizofrenosis (de *esquizo-*, el gr. *phrén, phrenós*, mente, y el suf. *-osis*). f. Término de Southard para toda afección del grupo de la demencia precoz.

esquizogénesis (de *esquizo-* y *gênnan*, engendrar). f. F., *schizogenèse*. Reproducción por fisión.

esquizogiria (de *esquizo-* y *gyros*, círculo). f. F., *schizogyrie*. Estado en el cual las circunvoluciones cerebrales ofrecen resquebrajaduras cuneiformes.

esquizogonia. f. ESQUIZOGÉNESIS.

esquizoide (de *esquizo-* y el gr. *eîdos*, aspecto). adj. F., *schizoïde*. In., *schizoid*. Dícese del tipo de personalidad descrito por Bleuler, caracterizada por inhibición, replegamiento en sí mismo, dificultad de contacto con los demás y una afectividad inadecuada que oscila entre la frialdad y los accesos agresivos. Ú.t.c.s.

esquizoidia (de *esquizo*, y *eîdos*, aspecto). f. A., *Schizoidie*; F., *schizoïdie*; In. e It., *schizoidia*; P., *esquizoidia*. Término con que se designa un carácter patológico definido por la introspección, el aislamiento social, la dificultad de adaptación y las conductas impulsivas e inadecuadas. Correspondería a un trastorno de la personalidad descrito por Kretschmer como propio de los sujetos asténicos o leptomorfos.

esquizomanía (de *esquizo-* y el gr. *manía*, locura). f. Término de Claude para la pérdida de la facultad de adaptarse a las circunstancias, que sufren algunos individuos de constitución esquizoide por influencias afectivas o infecciosas o sin causa apreciable.

esquizomicetos (de *esquizo-* y el gr. *mýkes*, hongo). m. Nombre con el que se designaban las bacterias cuando se las clasificaba dentro del reino vegetal. V. BACTERIA, PROCARIOTA.

esquizomicosis (de *esquizo-* y *mýkes*, hongo). f. Término en desuso con el que se designaban las enfermedades producidas por bacterias (esquizomicetos).

esquizoniquia (de *esquizo-* y *ónyx, ónychos*, uña). f. Fisuración de las uñas.

esquizonoia. f. ESQUIZOMANÍA.

esquizonte (de *esquizo-* y *ón, óntos*, el que es, de *eînai*, ser). m. A., *Schizont*; F., *schizonte*; In., *schizont*; It., *schizonto*; P., *esquizonte*. Forma de desarrollo por esquizogénesis de un protozoo que presenta alternancia de generaciones.

esquizopatía. f. Psicopatía de la esquizoidia.

esquizoprosopía (de *esquizo-* y *prósopon*, cara). f. F., *schizoprosopie*. División de la cara por prolongación de un labio leporino. || Término general para las hendiduras congénitas de la cara, labio leporino, hendidura del paladar, etc.

esquizosis. f. Autismo; síndrome de interiorización que comprende la esquizofrenia, la esquizoidia y la esquizomanía.

esquizotemia (de *esquizo-* y *thema*, tema). f. Interrupción de una argumentación por reminiscencias; considerado como signo histérico por Breuer y Freud.

esquizotimia (de *esquizo-*, y mente). f. A., *Schizothymie*; F., *schizothymie*; It., *schizotimia*; P., *esquizotimia*. Designación de la afectividad que corresponde al psicotipo esquizoide de Bleuler, de carácter normal, y que se caracteriza por retraimiento, hipersensibilidad, inhibición y conductas insolidarias o peculiares.

esquizotonía (de *esquizo-* y el gr. *tónos*, tensión). f. División de la tonicidad muscular de modo que el grupo flexor del brazo, por ejemplo, se vuelve hipertónico, mientras que en la pierna es el grupo extensor el que se hipertoniza.

esquizotórax. m. ESQUISTOSTERNA.

esquizotripanosis. f. F., *schizotrypanosomiase*. Infección por tripanosomas del género *Schizotrypanum*.

esquizotriquia (de *esquizo-* y *thríx, trichós*, cabello). f. A., *Schizotrichie*; F., *schizotrichie*; In. e It., *schizotrichia*; P., *esquizotriquia*. División del extremo del pelo o cabello.

esquizozoito. m. MEROZOITO.

estábil (del lat. *stabilis*). adj. Estable; opuesto a *lábil*. Se dice de la corriente aplicada por electrodos fijos.

estabilización. f. F., *stabilisation*. Proceso en virtud del cual una solución, mezcla, suspensión o estado, se hace más estable.

estable (del lat. *stabilis*). adj. F., *stable*. Fijo, inmóvil, firme; que no se descompone fácilmente.

estación (del lat. *statio, onis*). f. A., *Jahreszeit, Station*; F., *saison, station*; In., *season, station*; It., *stazione*; P., *estação*. Cada una de las partes o tiempos en que se divide el año. || Modo de estar, posición, actitud. || Localidad, país o instalación balnearia (de altura, termal, marina, etc.). || **-bípeda.** Actitud normal en el hombre, que se sostiene con los dos pies.

estacional (del lat. *stationalis*). adj. Dícese de la enfermedad que depende de un estado o constitución particular de la atmósfera o que se presenta en una estación determinada del año.

estacionario (del lat. *stationarius*). adj. F., *stationnaire*. Que no está sujeto a cambios de lugar, forma o volumen.

estactómetro. m. ESTALAGMÓMETRO.

estadidensigrafía. f. Método de registro de las sombras radioscópicas móviles que utiliza células fotoeléctricas y fotomultiplicadoras sensibles en los rayos X. Permite registrar el pulso pulmonar, o sea, la distensión y retracción rítmica de calibre de las arterias pulmonares.

estadio (del gr. *stádion*). m. A., *Stadium*; F., *stade*; In., *stage*; It., *stadio*; P., *estádio*. Período definido o fase en el desarrollo de una enfermedad. || Período, dicho especialmente de los tres que se observan en cada acceso de fiebre intermitente.

estadística. f. A., *Statistik*; F., *statistique*; In., *statistics*; It., *statistica*; P., *estadística*. Ciencia que tiene por objeto dar a conocer, por medio de números, la frecuencia de los fenómenos naturales o accidentales. || **-vital.** Rama de la biometría que establece leyes a base de datos numéricos sobre mortalidad, morbididad, natalidad y demografía; bioestadística.

estado (del lat. *status*). m. A., *Status*; F., *état*; In., *state*; It., *stato*; P., *estado*. Condición, disposición, situación. || Período de una enfermedad en el cual los síntomas tienen mayor intensidad. || Cada uno de los grados o modos de agración de moléculas de un cuerpo. Por ejemplo: Estado líquido, sólido, etc. || **-actual.** Conjunto de síntomas que presenta un paciente en el momento de su observación. || **-adinámico.** ADINAMIA. || **-álgido.** Colapso y enfriamiento de la piel, con debilidad del pulso y síntomas nerviosos. || **-alotrópico.** ALOTROPÍA. || **-anelectrotónico.** Estado de un nervio cerca del ánodo durante el paso de una corriente continua. || **-anginoso.** Síndrome semejante a la angina de pecho, sin obstrucción coronaria. || **-ansioso.** Temor y miedo sin motivo externo. || **-artrítico.** ARTRITISMO. || **-bilioso.** Estado morboso indefinido, con ligera ictericia y trastornos gastrointestinales. || **-catelectrotónico.** Estado de un nervio cerca del cátodo durante el paso de una corriente eléctrica. || **-convulsivo.** Estado morboso caracterizado por la sucesión de convulsiones. || **-crepuscular.** Trastorno psíquico transitorio, en el que el individuo ejecuta actos inconscientemente, sin que luego los recuerde y sin perder del todo el conocimiento. || **-de mal epiléptico.** Estado que se caracteriza por una crisis epiléptica de suficiente duración (crisis prolongada) o que se repite a intervalos suficientemente breves para producir un estado de mal epiléptico fijo y duradero. Las formas de estado de mal epiléptico son tan variadas como los tipos de crisis epilépticas. *Sin.:* Status epilepticus. || **-desmielinizado.** Enfermedad de Hallevorden-Spatz; reducción del número de vainas de mielina en el *globus pallidus* y sustancia negra, con acumulación de pigmento férrico; se manifiesta principalmente en los niños por la rigidez de las extremidades inferiores y deficiencia mental creciente. || **-disráfico.** Defecto del desarrollo en la oclusión del tubo neural, asociado con anomalías de la médula espinal, columna vertebral y esternón. ||-**epiléptico.** Estado de mal epiléptico. ||-**febril.** Que tiene fiebre. ||-**fetal del pulmón.** Atelectasia. ||-**gástrico.** Indigestión gástrica; trastorno gástrico. ||-**hipnagógico.** Estado que media entre el sueño y la vigilia en el momento de dormirse o despertarse. ||-**hipnóidico o de sueño.** Condición defectuosa de la conciencia, en la que la conducta aparentemente lógica del individuo coincide con una ideación de sueño. ||-**hipnótico.** Hipnotismo. ||-**linfático.** Linfatismo. ||-**marmóreo.** Alteración del cuerpo estriado caracterizada por la aparición de fibras de mielina donde existen normalmente células ganglionares; se manifiesta por espasticidad, hipercinesia y movimientos coreicos; se denomina también *enfermedad o síndrome de Vogt y enfermedad de Little.* ||-**morboso.** Estado de enfermedad. ||-**nervioso.** Estado de malestar indefinible con convulsiones o sin ellas. ||-**presente.** Estado actual. ||-**psicopático constitucional.** Incapacidad de adaptación al ambiente social, sin alteración mental reconocida. ||-**puerperal.** Puerperalidad. ||-**saburral.** Acumulación de mucosidades en el estómago, que producen dispepsia. ||-**tifóidico.** Estado de adinamia y estupor, boca seca y fuliginosa, delirio musitario, pulso débil e incontinencia, que se observa en la fiebre tifoidea y otras enfermedades infecciosas. ||-**tímico** o **timolinfático.** Linfatismo, sobreabundancia del tejido linfático en el niño, con persistencia de la glándula timo. ||-**vertiginoso.** Estado prolongado de vértigo.

estafil- o **estafilo-.** Formas prefijas (del gr. *staphylé,* racimo), que indican principalmente relación con la úvula.

estafilectomía (de *estafil-* y el gr. *ektomé,* escisión). f. A., *Uvulektomie;* F., *staphylectomie;* In., *staphylectomy;* It., *stafilectomia;* P., *estafilectomia.* Escisión de la úvula.

estafiledema (de *estafil-* y el gr. *oídema,* hinchazón). m. A., *Zäpfchenödem;* F., *œdème de la luette;* In., *staphyledema;* It., *edema dell'ugola;* P., *estafiledema.* Tumefacción o edema de la úvula.

estafilematoma (de *estafil-* y de *hematoma).* f. F., *estafilematoma.* Hematoma de la úvula o hemorragia de la úvula.

estafilino (del gr. *staphylé,* racimo). adj. F., *staphylin.* Relativo o perteneciente a la úvula. || En forma de racimo. || m. Músculo de la úvula o palatostafilino. ||-**externo.** Músculo tensor del velo del paladar. ||-**interno.** Músculo elevador del velo del paladar.

estafilinofaríngeo (de *estafilino* y el gr. *phárygx, -yggos,* faringe). adj. y s. Músculo palatogloso.

estafilión. m. F., *staphylion.* Punto craneométrico en la mitad del borde posterior del paladar óseo. || Úvula. || Pezón.

estafilitis (de *estafil-* y el suf. *-itis).* f. A., *Uvulitis;* F., *staphylite;* In., *staphylitis;* It., *stafilite;* P., *estafilite.* Inflamación de la úvula.

estafiloangina. f. Angina estafilocócica.

estafilobacterina. f. Vacuna bacteriana preparada de los estafilococos.

estafilocinasa. f. F., *staphylokinasa.* Cinasa bacteriana de ciertas cepas de estafilococos, capaz de activar el plasminógeno sanguíneo de varias especies animales.

estafilocoagulasa. f. F., *staphylocoagulase.* Sustancia coagulante del plasma obtenida de cultivos de estafilococos virulentos.

estafilococemia (de *estafilococo* y el gr. *haîma,* sangre). f. A., *Staphylohämie;* F., *staphylococcémie;* In., *staphylococcemia;* It., *stafilococcemia;* P., *estafilococemia.* Presencia de estafilococos en la sangre.

estafilococia. f. Afección primitiva o secundaria producida por estafilococos, especialmente la supuración de la piel de origen estafilocócico.

estafilococo (de *estafilo-* y el gr. *kókkos,* grano, coco). m. A., *Staphylokokkus;* F., *staphylocoque;* In., *Staphylococcus;* It., *stafilococco;* P., *estafilococo.* Variedad de coco en la que los elementos se disponen en racimos. V. Staphylococcus.

estafilococomicosis. f. Estafilomicosis.

estafilococosis (de *estafilococo* y el suf. *-osis).* f. F., *staphylococcie.* Infección con estafilococos.

estafilodermatitis o **estafilodermia** (de *estafilo[coco]* y el gr. *dérma,* piel). f. F., *staphylodermie, dermatite staphylococcique.* Afección cutánea producida por estafilococos.

estafilodiálisis (de *estafilo-* y el gr. *diálysis,* relajación). f. F., *relâchement de la luette.* Relajación de la úvula.

estafilofaríngeo. adj. Relativo a la úvula y la faringe. || m. Músculo palatofaríngeo.

estafilofaringorrafia (de *estafilo-, faringe* y el gr. *rhaphé,* sutura). f. F., *staphylo-pharyngorraphie.* Sutura de las mitades del velo del paladar a la pared faríngea posterior; operación de Passavant.

estafilogloso. m. Músculo glosostafilino.

estafilohematoma. m. Estafilematoma.

estafilohemia (de *estafilo[coco]* y el gr. *haîma,* sangre). f. Presencia de estafilococos en la sangre; estafilococemia.

estafiloleucocidina (de *estafilo[coco], leucocito* y el lat. *caedere,* matar). f. F., *leucocidine staphylococcique.* Toxina de cultivos de estafilococos que destruye los leucocitos.

estafilolisina. f. F., *staphylolysine.* Hemolisina producida por estafilococos. Es antigénica.

estafiloma (del gr. *staphloma).* m. A., *Staphylom;* F., *staphylome;* In., *staphyloma;* It., *stafiloma;* P., *estafiloma.* Convexidad o protrusión anormal de la córnea o esclerótica, consecutiva a un traumatismo o inflamación. ||-**anterior.** Estafiloma de la esclerótica en la parte anterior del globo ocular; queratoglobo. ||-**anular.** Estafiloma de la esclerótica en la región ciliar que se extiende alrededor del borde de la córnea. ||-**ciliar.** Estafiloma de la esclerótica en la parte que cubre el cuerpo ciliar. ||-**cónico.** Queratocono. ||-**de la córnea.** Convexidad que presenta la córnea distendida por el humor acuoso, con pérdida de su transparencia o sin ella (*estafiloma opaco* y *pelúcido,* respectivamente) y con protrusión del iris o sin ella. ||-**de la esclerótica.** Eminencia del contenido del globo ocular en un punto demasiado delgado de la esclerótica. ||-**de Scarpa.** Estafiloma posterior. ||-**ecuatorial.** Estafiloma de la esclerótica en el ecuador del ojo. ||-**pelúcido.** Queratoglobo. ||-**posterior.** Distensión de la esclerótica en el segmento posterior del ojo, característica en la miopía, que aumenta el diámetro anteroposterior del ojo; esclerocoroiditis posterior. ||-**proyectante.** Estafiloma de la córnea. ||-**racemoso.** Estafiloma de la córnea con varias perforaciones por las cuales sale el iris. ||-**retiniano.** Proyección anterior en la retina. ||-**uveal.** Protrusión de la úvea a través de la esclerótica.

estafilomicosis (de *estafilo-* y el gr. *mýkes,* hongo). f. Infección estafilocócica.

estafilonco (de *estafil-* y el gr. *ógkos,* tumor). m. F., *tumeur de la luette.* Tumor o tumefacción de la úvula.

estafiloplastia (de *estafilo-* y el gr. *plássein,* formar). f. A., *Palatoplastik;* F., *staphyloplastie;* In., *staphyloplasty;* It., *stafiloplastica;* P., *estafiloplastia.* Cirugía plástica de la úvula; restauración de las pérdidas de sustancia del velo del paladar. Palatoplastia, uranoplastia.

estafiloptosis (de *estafilo-* y el gr. *ptôsis,* caída). f. A., *Uvuloptosis;* F., *élongation de la luette;* In., *staphyloptosis;* It., *stafiloptosi;* P., *estafiloptose.* Elongación de la úvula.

estafilorrafia (de *estafilo-* y el gr. *rhaphé,* sutura). f. A., *Gaumennaht;* F., *staphylorraphie;* In., *staphylorrhaphy;* It., *stafilorrafia;* P., *estafilorrafia.* Oclusión quirúrgica de una fisura palatina. Uranorrafia.

estafilosquisis (de *estafilo-* y el gr. *schísis,* hendidura). f. F., *staphyloschisis.* Fisura de la úvula y el velo del paladar.

estafilostreptococia. f. Infección piógena de estafilococos y estreptococos.

estafilotomía (de *estafilo-* y el gr. *tomé*, corte). f. F., *staphylotomie*. Escisión de un estafiloma de la córnea. || Incisión de la úvula o escisión de una porción de la misma.

estafilotoxina. f. F., *staphylotoxine*. Toxina que se produce en los cultivos de estafilococos; estafilolisina.

estafilotrópico (de *estafilo-* y el gr. *trópos*, dirección). adj. F., *staphylotropique*. Que posee afinidad selectiva por los estafilococos.

estafisagria (del gr. *staphís agría*, uva silvestre). f. Planta ranunculácea *(Delphinium staphisagria)*, conocida vulgarmente con el nombre de *hierba piojera*, cuyas semillas son tóxicas y narcóticas, contienen varios alcaloides, delfinina, estafisagrina, etc., y se emplean como vermífugas y drásticas, pero principalmente, reducidas a polvo, como antipediculares.

estafisagrina. f. Alcaloide tóxico, sólido, amarillento, de la estafisagria.

estaitinodermia (del gr. *staítinos*, preparado con pasta, y *dérma*, piel). f. Piel pastosa o fofa.

estalactitas óseas. Prolongaciones óseas que se forman en los callos irregulares, alrededor de los tumores blancos, etc.

estalagmometría. f. Método de diagnóstico fundado en la medida de la tensión superficial de los líquidos orgánicos determinando el número y tamaño de gotas de una cantidad del mismo. V. REACCIÓN DE LA MIOSTAGMINA.

estalagmómetro (del gr. *stálagma, -atos,* filtrado gota a gota, y *métron,* medida). m. Aparato para practicar la estalagmometría.

estancación. f. A., *Stockung;* F. e In., *stagnation;* It., *ristagno;* P., *estancamento*. Estado de la sangre y otros líquidos que no circulan o lo efectúan muy lentamente; estasis.

estancamiento. m. ESTANCACIÓN.

estannífero (del lat. *stannum,* estaño, y *ferre,* llevar). adj. Que contiene estaño.

estaño (del lat. *stannun* o *stagnum*). m. A., *Zinn;* F., *étain;* In., *tin;* It., *stagno;* P., *estanho*. Elemento metálico blanco, peso atómico 118, símbolo *Sn,* algunas de cuyas sales se emplean como reactivos, otras como colorantes y otras, como el óxido, se han ensayado en medicina en el tratamiento de las infecciones estafilocócicas.

estapedectomía (del lat. *stapes, -edis,* estribo, y el gr. *ektomé,* escisión). f. A., *Steigbügelabtragung;* F., *excision de l'étrier;* In., *stapedectomy;* It., *stapedectomia;* P., *estribotomia*. Escisión del estribo. || Por extensión, intervención que sustituye el estribo con una prótesis artificial que une la apófisis lenticular del yunque con la ventana oval. En la actualidad constituye el tratamiento de elección de la otosclerosis, en la fase de sordera de transmisión.

estapedio (del lat. *stapes, -edis,* estribo). F., *muscle de l'étrier*. Músculo del estribo.

estapediotenotomía (de *estapedio,* el gr. *ténon,* tendón, y *tomé,* corte). f. F., *ténotomie du muscle de l'étrier*. Sección del tendón del músculo estapedio o del estribo.

estapediovestibular (de *estapedio* y el lat. *vestibulum,* vestíbulo). adj. F., *se rapportant à l'étrier et au vestibule*. Relativo al estribo y el vestíbulo.

estasia. f. ESTASIS.

estasibasifobia o **estasiagorafobia** (del gr. *stásis,* estar de pie, *básis,* marcha, y *phóbos,* temor). f. A., *Stasobasophobie;* F.,*stasobasophobie;* In., *stasibasiphobia;* It., *stasibasofobia;* P., *estasiobasiofobia*. Desconfianza morbosa en la propia capacidad para estar de pie y andar.

estasifobia (del gr. *stásis,* acción de poner de pie, y *phóbos,* temor). f. Temor morboso a estar de pie.

estasimetría (del gr. *stásis,* detención, y *métron,* medida). f. Medición de la consistencia de los cuerpos blandos.

estasimorfia (del gr. *stásis,* detención, y *morphé,* forma). f. Deformidad o anomalía de forma de algún órgano debida a la detención de desarrollo.

estasis (del gr. *stásis,* detención). f. A., *Stase;* F., *stase;* In., *stasis;* It., *stasi;* P., *estase*. Estancamiento de la sangre u otro líquido en una parte del cuerpo. ||**-intestinal.** COPROSTASIA. ||**-papilar.** Edema de la papila. ||**-varicosa.** Insuficiencia venosa.

estasofobia. f. ESTASIFOBIA.

estátice. f. Planta plumbagínea, de cuyo gén. algunas especies, como la *Statice limonium* o *S. armeria*, tienen raíces tónicas y astringentes.

estatidensigrafía (del gr. *stásis,* detención, el lat. *densus,* denso, y el gr. *gráphein,* describir). f. Método de registro de las sombras radioscópicas móviles que utiliza células fotoeléctricas y fotomultiplicadoras sensibles en los rayos X. Permite registrar el pulso pulmonar, o sea, la distensión y retracción rítmica del calibre de las arterias pulmonares.

estatmocinesis (del gr. *stásis,* fijación, y *kínesis,* movimiento). f. Bloqueo de la mitosis.

estatocisto (del gr. *stásis,* detención, y *kýstis,* vejiga). m. F., *statocyste*. Uno de los sacos vestibulares del laberinto, que influye en el mantenimiento del equilibrio estático.

estatoconia. f. OTOCONIA.

estatofobia (del gr. *statós,* estacionario, y *phóbos,* temor). f. Temor morboso a permanecer de pie.

estatolito. m. OTOCONIA.

estatómetro (del gr. *stásis,* detención, y *métron,* medida). m. F., *statomètre*. Instrumento para medir el grado de exoftalmía; exoftalmómetro.

estatopatía (del gr. *stásis,* detención, y *páthe,* sufrimiento). f. Desviación ocular.

estatura (del lat. *statura*). f. A., *Statur;* F., *stature;* In., *stature;* It., *statura in piedi;* P., *estatura*. Talla de una persona en la estación vertical.

estaurión (del gr. *staurós,* cruz). m. F., *staurion*. Punto en el cruzamiento de las suturas palatinas media y transversa.

estauroplejía (del gr. *staurós,* cruz, y *plegé,* golpe). f. Hemiplejía cruzada.

estaxis (del gr. *stáxis,* goteo). f. HEMORRAGIA, EPISTAXIS.

esteapsina (del gr. *stéar,* grasa, y *pépsis,* digestión). f. F., *lipase pancréatique, stéapsine*. Lipasa; fermento que emulsiona y saponifica las grasas.

esteapsinógeno (de *esteapsina* y el gr. *gennân,* producir). m. F., *stéapsinogène*. Proenzima de la esteapsina.

estearato. m. F., *stéarate*. Compuesto de ácido esteárico.

esteárico (Ácido). Cuerpo $C_{18}H_{36}O_2$ de la grasa sólida de animales, en la que se encuentra en estado de glicérido.

esteariforme. adj. Que parece grasa.

estearina (del gr. *stéar,* grasa). f. A., *Stearin;* F., *stéarine;* In., *stearin;* It., *stearina;* P., *estearina*. Sustancia blanca cristalizada, fusible, encontrada en las grasas sólidas; es el triglicérido del ácido esteárico. ||**-cerebral.** CEREBRINA.

estearolado. m. Nombre genérico de las pomadas.

estearopteno (del gr. *stéar,* grasa, y *ptenós,* volátil). m. Parte sólida de un aceite volátil en oposición a *eleopteno*.

esteatadenoma (del gr. *stéar,* grasa, y *adenoma*). m. Adenoma de las glándulas sebáceas.

esteatitis (del gr. *stéar,* grasa, y el suf. *-itis*). f. F., *inflammation du tissu adipeux*. Inflamación del tejido adiposo.

esteato-. Forma prefija (del gr. *stéar*), con la significación de grasa sólida, sebo.

esteatocele (de *esteato-* y el gr. *kéle,* hernia). m. F., *stéatocèle*. Masa adiposa formada dentro del escroto. || ESTEATOMA.

esteatógeno (de *esteato-* y el gr. *gennân,* producir). adj. F., *producteur de graisse*. Que produce esteatosis.

esteatólisis (de *esteato-* y el gr. *lýsis,* disolver). f. F., *stéatolyse*. Proceso de emulsión e hidrólisis de las grasas antes de su absorción.

esteatoma (de *esteato-* y el suf. *-oma*). m. A., *Steatom;* F., *stéatome;* In., *steatoma;* It., *steatoma;* P., *esteatoma*. Quiste sebáceo. || LIPOMA. || COLESTEATOMA. ||**-de Müller.** Lipoma fibroso, lipofibroma.

esteatomatosis. f. F., *stéatomatose.* Multiplicidad de esteatomas; presencia de numerosos quistes sebáceos.

esteatomería (de *esteato-* y el gr. *merós*, muslo). f. Depósito de grasa en la cara externa del muslo y cadera, que se observa en algunas mujeres.

esteatonecrosis (de *esteato-* y el gr. *nékrosis*, mortificación). f. A., *Steatonekrose;* F., *stéatonécrose;* In., *steatonecrosis;* It., *steatonecrosi;* P., *esteatonecrose.* Necrosis del tejido adiposo. ‖ **-diseminada.** Presencia de placas lactescentes en el peritoneo y epiplón, que se observa a menudo en el absceso pancreático.

esteatopatía (de *esteato-* y el gr. *páthos*, enfermedad). f. Término general para las afecciones de las glándulas sebáceas.

esteatopigia (de *esteato-* y el gr. *pygé*, nalga). f. Adiposis exagerada de las nalgas; deformidad de las hotentotes.

esteatorrea (de *esteato-* y del gr. *rhein*, fluir). f. A., *Steatorrhöe;* F., *stéatorrhée;* In., *steatorrhea;* It., *steatorrea;* P., *esteatorreia.* SEBORREA. ‖ Presencia de grasa en exceso en las deposiciones. ‖ **-esencial** o **idiopática.** Infantilismo intestinal.

esteatosis (de *esteato-* y el suf. *-osis*, enfermedad). f. A., *Steatosis;* F., *stéatose;* In., *steatosis;* It., *steatosi;* P., *esteatose.* Infiltración o degeneración adiposa en los elementos anatómicos. ‖ Enfermedad de las glándulas sebáceas. ‖ **-cordis.** Corazón adiposo.

esteatotrocantería. f. ESTEATOMERÍA.

esteatozoo (de *esteato-* y el gr. *zöon*, animal). m. Denominación dada al *Demodex folliculorum.*

estefanión (del gr. *stephaníon*, pequeña corona). m. F., *stéphanion.* Punto craneométrico en la intersección del borde del temporal con la sutura coronal.

estegnosis (del gr. *stegnoûn*, cerrar, restreñir). f. Constricción, estenosis; supresión de las evacuaciones.

estegomia. f. V. STEGOMYIA.

estelaria (del lat. *stella*, estrella). f. Planta de la familia de las cariofiláceas. La *Stellaria holostea* y la *S. media* se usaron en otro tiempo como demulcentes.

estelectomía (del lat. *stellatus* [ganglion *stellatum*, N. A. P.], estrellado, y de *ektomé*, sección). f. A., *Stellektomie;* F., *stellectomie;* In., *stellectomy;* It., *stellectomia;* P., *estelectomia.* Resección del ganglio estrellado. SIMPATICECTOMÍA CERVICAL POSGANGLIONAR. ‖ Sección quirúrgica del cordón simpático cervical por encima del ganglio estrellado, para aliviar la angina de pecho. SIMPATICECTOMÍA CERVICAL PREGANGLIONAR.

estematología (del gr. *aísthema*, *-atos*, percepción, y *lógos*, tratado). f. Ciencia de los sentidos y de sus órganos.

estenia (del gr. *sthénos*, fuerza). f. Fuerza vital, actividad orgánica, exceso de estímulo.

estenión (del gr. *stenós*, estrecho). m. F., *stenion.* Punto craneométrico situado en la región temporal a cada extremo del diámetro transverso menor de la cabeza.

esteno-. Forma prefija (del gr. *stenós*), con la significación de estrecho.

estenobregmático o **estenobregmato** (de *esteno-* y el gr. *brégma*, *-atos*, coronilla). adj. F., *sténobregmatique.* Que tiene estrecha la porción superior y anterior de la cabeza.

estenocardia (de *esteno-* y el gr. *kardía*, corazón). f. A., *Stenokardie;* F., *sténocardie;* In. e It., *stenocardia;* P., *estenocardia.* Angina de pecho.

estenocefalia (de *esteno-* y el gr. *kephalé*, cabeza). f. F., *sténocephalie.* Estrechez excesiva de la cabeza.

estenocoria (de *esteno-* y el gr. *kóre*, pupila). f. Miosis, estrechez o constricción de la pupila.

estenocoria (de *esteno-* y el gr. *chóra*, espacio). f. F., *sténochorie.* Estenosis o estrechez.

estenocrotafia (de *esteno-* y el gr. *krótaphos*, sien). f. Disminución del diámetro transversal de la cabeza en la región temporal.

estenomería (de *esteno-* y el gr. *merós*, muslo). f. Estrechez del fémur en la porción proximal de la diáfisis.

estenometría (del gr. *sthénos*, fuerza, y *métron*, medida). f. Medición de la fuerza del cuerpo; dinamometría.

estenómetro. m. DINAMÓMETRO.

estenopeico (de *esteno-* y el gr. *opé*, agujero). adj. Que hace más estrecho; que tiene una abertura o hendidura estrecha.

estenópira (del gr. *sthénos*, fuerza, y *pŷr*, *pyrós*, fuego). f. Fiebre esténica.

estenoplásico (de *esteno-* y el gr. *plássein*, formar). adj. De forma larga o dolicomorfa.

estenosis [**esténótico**] (de *esteno-* y *-osis*). f. A., *Stenose;* F., *sténose;* In., *stenosis;* It., *stenosi;* P., *estenose.* Estrechez patológica congénita o accidental de un orificio o conducto. ‖ **-anular.** Obstrucción en forma de anillo alrededor de las paredes de un órgano. ‖ **-cardíaca.** Estrechez de cualquier orificio o cavidad del corazón; como: *estenosis mitral, pulmonar, aórtica.* ‖ **-cicatrizal.** Estenosis de un conducto producido por la retracción de una cicatriz. ‖ **-contráctil.** La que se puede dilatar mecánicamente, pero que pronto vuelve al estado primitivo. ‖ **-de Dittrich.** Estenosis del cono arterioso. ‖ **-de Duroziez.** Estenosis mitral. ‖ **-espasmódica.** La debida al espasmo muscular. Se denomina también *falsa* o *funcional.* ‖ **-orgánica** o **permanente.** La debida a un cambio de estructura, depósito de tejido adventicio, inflamación plásica o neoplasia. ‖ **-pilórica.** Estrechez del píloro, que puede ser congénita, como la estenosis hipertrófica del píloro, o adquirida, consecuencia de una úlcera duodenal o de cáncer de estómago.

estenostomía (de *esteno-* y el gr. *stóma*, boca). f. F., *sténostomie.* Estrechez de la boca. MICROSTOMÍA.

estenotérmico o **estenotermo** (de *esteno-* y el gr. *thérme*, calor). adj. Capaz de resistir solamente pequeñas variaciones de temperatura; se aplica a bacterias.

estenotórax (de *esteno-* y el gr. *thórax*, tórax). m. Estrechez del tórax.

estepaje (del ing. *step*, paso). m. Alteración de la marcha caracterizada por la caída pendular del pie, que obliga a levantar la rodilla flexionando exageradamente el muslo sobre la pelvis. Traduce la afectación de la musculatura inervada por el ciático poplíteo externo.

estequiología (del gr. *stoicheîon*, elemento, y *lógos*, tratado). f. Ciencia de los elementos en cualquier rama del saber: química, anatomía o fisiología; fisiología celular.

éster. m. A., *Ester;* F. e In., *ester;* It., *estere;* P., *éster.* Compuesto formado de un alcohol y un ácido por la eliminación de agua. Se denomina también *éter compuesto y sal etérea.* ‖ **-acetoacético.** Líquido incoloro empleado en la síntesis de muchos compuestos. ‖ **-de Cori, Embden, Harden-Young, Robinson,** etc. Ésteres hexosafosfóricos de los procesos químicos, de la contracción muscular y la fermentación de la glucosa por las levaduras.

esterasa. f. F., *estérase.* Enzima que cataliza la hidrólisis de un éster en alcohol y ácido. V. HIDROLASA.

estercobilina (del lat. *stercs*, excremento, y de *bilina*). f. F., *stercobiline.* Producto de reducción de la bilirrubina, que da color oscuro a las heces.

estercolito (del lat. *stercus*, excremento, y el gr. *líthos*, piedra). m. F., *stercolithe.* Concreción fecal, escíbalo. Fecalito, coprolito.

estercoráceo o **estercoral** (del lat. *stercus*, *-oris*, estiércol). adj. F., *stercoral.* Compuesto de heces o que las contiene; fecal.

estercoremia (del lat. *stercus*, *-oris*, excremento, y el gr. *haîma*, sangre). f. A., *Koprämie;* F., *stércorémie;* In., *stercoremia;* It., *stercoremia;* P., *estercoremia.* Estado de autointoxicación ocasionada por los venenos producidos por la estasis fecal. COPREMIA.

estercorina. f. COPROSTERINA.

estercoroma (del lat. *stercus*, *-oris*, excremento, y el suf. *-oma*). m. A., *Sterkorom;* F. e In., *stercorome;* It., *fecaloma;* P., *estercoroma.* Tumor de masas fecales. *Sin.:* Escatoma. COPROMA, FECALOMA.

estereo-. Forma prefija (del gr. *stereós*), con la significación de sólido.

estereoagnosia (de *estereo-*, el gr. *a*, no, y *gnôsis*, conocimiento). f. F., *stéréoagnosie, agnosie tactile*. Pérdida del sentido estereognósico.

estereoartrólisis (de *estereo-*, el gr. *árthron*, articulación, y *lysis*, disolución). f. F., *libération d'une jointure ankylosée*. Formación quirúrgica de una nueva articulación movible en los casos de anquilosis ósea.

estereoauscultación (de *estereo-* y el lat. *auscultare*, escuchar). f. F., *stéréoauscultation*. Auscultación por medio de dos fonendoscopios, cada uno en diferentes partes del tórax.

estereocampimetría (de *estereo-*, el lat. *campus*, campo, y el gr. *métron*, medida). f. Estudio de los escotomas centrales unilaterales y los defectos de la zona central de la retina.

estereocardiograma (de *estereo-* y *cardiograma*). m. Vectorcardiograma desarrollado en tres dimensiones del espacio.

estereocilio (de *estereo-* y *cilio*). m. Filamento protoplasmático o cilio, inmóvil, inserto en una célula.

estereocognosia. f. ESTEREOGNOSIS.

estereofantoscopio (de *estereo-*, el gr. *phaínein*, aparecer, y *skopeîn*, observar). m. F., *stéréoscope avec disques giratoires*. Estereoscopio grande con discos giratorios en lugar de dibujos.

estereofluoroscopia. f. Fluoroscopia estereoscópica.

estereoforoscopio (de *estereo-*, el gr. *phorós*, que lleva, y *skopeîn*, observar). F., *stéréophoroscope*. Forma de zoescopio que se emplea en el examen de la percepción visual.

estereognosis [estereognóstico] (de *estereo-* y el gr. *gnôsis*, conocimiento). f. A., *Stereognosis*; F., *stéréognosie*; In., *stereognosis*; It. y P., *estereognosia*. Facultad de reconocer la naturaleza de los objetos por su forma o consistencia. || Percepción por los sentidos de la solidez de los objetos.

estereografía (de *estereo-* y el gr. *gráphein*, describir). f. Radiografía estereoscópica.

estereoisomería (de *estereo-*, el gr. *ísos*, igual, y *méros*, parte). f. Isomería estereoquímica.

estereoisómero. m. F., *stéréo-isomère*. Compuesto que, teniendo el mismo peso molecular y la misma composición centesimal que otro, difiere de él en algunas propiedades, explicándose las diferencias por la distinta posición relativa que guardan los átomos en el espacio.

estereometría (de *estereo-* y el gr. *métron*, medida). f. F., *stéréométrie*. Medición de los sólidos o de la capacidad de un espacio hueco.

estereoplasma (de *estereo-* y el gr. *plásma*, modelado). f. Porción sólida del protoplasma.

estereopsia o **estereopsis** (de *estereo-* y el gr. *ópsis*, visión). f. F., *stéréopsie*. Visión estereoscópica.

estereoquímica. f. F., *stéréochimie*. Rama de la química que trata de las relaciones de espacio entre los átomos.

estereorradiografía o **estereorroentgenografía** (de *estereo-*, el lat. *radius*, rayo, o de *Roentgen*, y el gr. *gráphein*, describir). F., *stéréoradiographie*. Radiografía estereoscópica.

estereoscopio (de *estereo-* y el gr. *skopeîn*, observar). m. F., *stéréoscope*. Instrumento de óptica que permite ver los objetos con sus relieves y perspectivas por combinación de dos imágenes de un mismo objeto.

estereosquigrafía. f. Radiografía estereoscópica.

estereostético. adj. ESTEREOGNÓSTICO.

estereotaxis. f. Estereotropismo. TIGMOTAXIS.

estereotipia (de *estereo-* y el gr. *typos*, marea). f. A., *Stereotype*; F., *stéréotype*; In., *stereotypy*; It., *stereotipia*; P., *estereotipia*. Repetición persistente de palabras, gestos, tics, etc., automáticos e inconscientes en los alienados, especialmente en la demencia precoz.

estereotrópico. adj. Caracterizado por estereotropismo.

estereotropismo (de *estereo-* y el gr. *tropé*, vuelta). m. F., *stéréotropisme*. Movimiento de un organismo provocado por el contacto con un cuerpo.

estersol. m. Barniz antiséptico compuesto de bálsamo de Tolú, benjuí, esencia de canela, ácido fénico y sacarina disueltos en alcohol. Empléase en las enfermedades de la piel.

estérido. m. F., *stéride*. Lípido cuyo alcohol es el colesterol u otro esterol. Los estéridos tienen las mismas propiedades que los lípidos y se encuentran en todos los tejidos orgánicos.

esterigma (del gr. *stérigma*, sostén, apoyo). m. ESPORÓFORO. || Órgano que consolida o sostiene a otro. || Nombre de ciertos vendajes.

estéril (del lat. *sterilis*). adj. A., *Keimfrei*; F., *stéril*; In. e It., *sterile*; P., *estéril*. Infecundo, que no da fruto. || Aséptico, libre de microorganismos.

esterilidad. f. A., *Sterilität*; F., *stérilité*; In., *sterility*; It., *sterilità*; P., *esterilidade*. Calidad de estéril. || Imposibilidad de procrear. || Ausencia absoluta de microorganismos. || **-de un hijo.** Esterilidad, generalmente gonocócica, de la mujer, que se instaura después del primer parto. || **-femenina.** Incapacidad de una mujer de quedar embarazada, debida a una alteración en la estructura o función de sus órganos genitales. || **-masculina.** Imposibilidad de fecundar el óvulo, por una insuficiencia o anomalía de la espermatogénesis o por oclusión en las vías epididimarias o deferentes eyaculadoras.

esterilización. f. A., *Sterilisierung*; F., *stérilisation*; In., *sterilization*; It., *sterilizzazione*; P., *esterilização*. Destrucción de todos los microorganismos contenidos en una parte u objeto cualquiera por medios físicos (calor, presión, etc.) o químicos (antisépticos); desinfección, asepsia, antisepsia. || Operación que tiene por objeto privar a un individuo de la facultad de reproducción. || **-fraccionada** o **intermitente.** Método de esterilización por el calor, en varios tiempos, para que entre ebullición y ebullición se desarrollen las esporas en formas adultas, las cuales son destruidas más fácilmente. || **-mecánica.** La realizada por filtración.

esterilizador. m. adj. F., *stérilisateur*. Que esteriliza. || Instrumento o aparato para esterilizar sustancias o instrumentos; estufa seca.

esternal. adj. F., *sternal*. Relativo al esternón.

esternalgia (de *esternón* y el gr. *álgos*, dolor). f. F., *sternalgie*. Dolor en el esternón. || Angina de pecho.

esternebra (de *esternón* y *vértebra*). f. Vértebra esternal; cualquiera de los segmentos del esternón.

esternoclavicular o **esternocleido** (del gr. *stérnon*, pecho, y el lat. *clavícula*, dim. de *clavis*, llave, o el gr. *kleís, kleidós*, llave). adj. F., *sterno-claviculaire*. Relativo al esternón y la clavícula. || m. Músculo inconstante en el hombre, que nace en el esternón y se inserta en la clavícula; se distinguen en ocasiones tres manojos musculares de este nombre: *anterior, posterior y superior.*

esternocleidohioideo (de *esternón, kleís, kleidós*, llave, y *hyoeidés*, en forma de ípsilon). adj. y s. V. MÚSCULOS (TABLA DE).

esternocleidomastoideo (de *esternón, kleís, kleidós*, llave, *mastós*, mama y *eîdos*, aspecto). adj. y s. F., *muscle sterno-cléido-mastoïdien*. V. MÚSCULOS (TABLA DE).

esternocondroscapular (de *esternón, chóndros*, cartílago y del lat. *scapulae*, espalda). m. Músculo accidental desde el esternón y el primer cartílago costal hasta el borde superior del omóplato.

esternocostal (de *esternón*, el lat. *costa*, costilla). adj. F., *sternocostal*. Relativo al esternón y las costillas. || m. Músculo triangular del esternón.

esternocostoclavihumeral (de *esternón*, el lat. *costa*, costilla, de *clavícula*, y el lat. *umerus*, hombro). adj. y s. Músculo pectoral mayor.

esternodimia (de *esternón* y el gr. *dídymos*, gemelo). f. F., *sternopagie*. Monstruosidad fetal caracterizada por la unión de dos gemelos por la pared anterior del pecho.

esternódimo (de *esternón* y el gr. *dídymos*, gemelo). m. F., *sternoïde*. Monstruo fetal doble unido por la pared anterior del pecho.

esternodinia (de *esternón* y el gr. *odýne*, dolor). f. ESTERNALGIA.

esternohioideo (de *esternón* y el gr. *hyoeidés*, en forma de ípsilon). adj. Relativo al esternón y el hioides. || m. Músculo esternocleidohioideo.

esternoide (de *esternón* y el gr. *eîdos*, aspecto). adj. F., *sternoïde*. Semejante al esternón.

esternomastoideo (de *esternón*, el gr. *mastós*, mama, y *eîdos*, aspecto). adj. F., *sterno-mastoïdien*. Relativo al esternón y la apófisis mastoides. || m. Músculo esternocleidomastoideo.

esternón (del gr. *stérnon*, de *stornnai*, extender). m. A., *Sternum;* F. e In., *sternum;* It., *sterno;* P., *esterno*. Hueso impar, plano situado en la parte media y anterior del tórax. V. HUESOS (TABLA DE).

esternópago (de *esternón* y el gr. *págos*, cosa fijada). m. ESTERNÓDIMO.

esternopericardíaco (de *esternón*, el gr. *perí*, alrededor, y *kardía*, corazón). adj. Relativo al esternón y el pericardio.

esternopubiano. m. Músculo recto abdominal.

esternopubiano (de *esternón* y *pubis*). adj. Relativo al esternón y el pubis.

esternoscapular (de *esternón* y el lat. *scapulae*, espalda). adj. Relativo al esternón y el omóplato.

esternosquisis (de *esternón* y el gr. *schísis*, hendidura). f. Fisura esternal.

esternotiroideo (de *esternón* y el gr. *thyroeidés*, semejante a una puerta). adj. F., *sterno-thyroïdien*. Relativo al esternón y cartílago tiroides. || m. Músculo esternotiroideo. V. MÚSCULOS (TABLA DE).

esternotomía (de *esternón* y el gr. *tomé*, sección). f. F., *sternotomie*. Sección del esternón.

esternotraqueal (de *esternón* y el gr. *tracheîa*, áspera). adj. Relativo al esternón y la tráquea.

esternovertebral (de *esternón* y el lat. *vertebra*, articulación). adj. F., *sterno-vértébral*. Relativo al esternón y las vértebras; calificativo de las costillas verdaderas.

esteroide (de *éster* y el gr. *eîdos*, aspecto). m. F., *stéroïde*. Sustancia de gran importancia fisiológica, constituida por cuatro anillos unidos de manera característica (ciclopentanoperhidrofenantreno), a los que se adhieren una o dos cadenas laterales.

esterol (de *estereo-* y el lat. *oleum*). m. F., *stérol*. Grupo de sustancias alcohólicas cristalinas identificadas en la materia no saponificable de las plantas y animales, caracterizadas estructuralmente por la presencia de un sistema saturado de un anillo de fenantreno con un anillo adicional de 5 miembros fundidos en la posición 1,2. El más importante del organismo es el colesterol.

esterolítico (de *esterol* y el gr. *lýsis*, disolución). adj. F., *stérolytique*. Capaz de disolver los esteroles.

esterotaxia (de *estereo-* y el gr. *táxis*, orden, disposición). f. F., *stéréotaxie*. Perteneciente y caracterizado por una posición espacial precisa. || **-cerebral.** Procedimiento quirúrgico para lesionar con fines terapéuticos, por cauterización, inyección de alcohol o extirpación, cualquier estructura encefálica de situación profunda, a través de una pequeña trepanación y previa localización topográfica de estas estructuras.

estertor (del lat. *stertere*, roncar). m. A., *Stertor;* F., *râle;* In., *rale;* It., *rantolo;* P., *estertor*. Ruido que en los moribundos produce el paso del aire a través de las mucosidades acumuladas en la laringe, tráquea y bronquios gruesos. || Sonido anormal percibido por la auscultación torácica, producida por el paso del aire a través de líquidos bronquiales o por la resonancia del tórax en distintas condiciones patológicas de los bronquios. || **-anfórico.** SOPLO ANFÓRICO. || **-cavernoso.** Estertor subcrepitante que se origina en una cavidad pulmonar, lo que le da una resonancia metálica especial. || **-consonante.** Estertor que se percibe en una zona pulmonar rodeada de tejido condensado, se percibe como si estuviera en el propio oído. || **-crepitante.** Estertor de burbujas pequeñas, numerosas e iguales, que se produce en la inspiración o al final de la misma y que es característico del período inicial de la neumonía fibrinosa. Se observa también en el edema pulmonar. || **-de Baas.** Estertor postespiratorio característico de las cavernas pulmonares. || **-de burbujas.** Estertor húmedo, que parece producido por la formación y rotura de burbujas y que se distingue en estertor de grandes, medianas y pequeñas burbujas. || **-de colapso.** Estertor fino crepitante del tejido pulmonar colapsado y también de la hipostasis del mismo. || **-de Hirtz.** desus. Estertor húmedo subcrepitante de timbre metálico, signo de reblandecimiento tuberculoso. || **-de retorno.** Estertor húmedo de gruesas burbujas que se percibe en el período de resolución de la neumonía. || **-de Skoda.** Estertor bronquial percibido a través del tejido hepatizado en la neumonía. || **-espiratorio.** El que únicamente se percibe en la espiración. || **-extratorácico o gutural.** Estertor producido por la laringe y la tráquea llenas de mucosidades, que cuando es intenso puede oírse a distancia. || **-húmedo.** Estertor producido por la presencia de líquido en los bronquios o cavidades pulmonares. || **-inspiratorio.** El que se ausculta en la inspiración. || **-laríngeo.** Estertor extratorácico producido en la laringe. || **-metálico.** Estertor claro, sonoro, engendrado en los tubos bronquiales rodeados de una zona de consolidación. || **-mucoso.** ESTERTOR SUBCREPITANTE. || **-no consonante.** Estertor que por originarse en una zona pulmonar no rodeada de tejido condensado, se percibe apagado y lejano. || **-ronco.** ESTERTOR SECO. || **-seco.** Estertor producido por la presencia de una secreción viscosa en los tubos bronquiales o por engrosamiento de la pared de los mismos. || **-sibilante.** Estertor seco agudo característico del asma y procesos bronquíticos y bronquiolíticos en período secretante. || **-sonoro.** Estertor húmedo de pequeñas burbujas, semejante al arrullo de las palomas, producido por el paso del aire a través del moco en los bronquios capilares. || **-subcrepitante.** Estertor húmedo de burbujas de distinto tamaño que se percibe en ambos tiempos de la respiración y que se observa cuando los bronquios están obstruidos con un líquido, moco, sangre o pus. Es producido por la rotura de burbujas viscosas en los bronquios finos. || **-vesicular.** ESTERTOR CREPITANTE.

Estes (Operación de) (William L. *Estes*, cirujano norteamericano, 1885-1940). V. OPERACIÓN.

estesia (del gr. *aísthesis*, sensación). f. A., *Ästhesie;* F., *esthésie;* In., *esthesia;* It. y P.,*estesia*. Sensación, sensibilidad.

estesioblasto (de *estesia* y el gr. *blastós*, germen). m. Ganglioblasto; célula embrionaria de los ganglios espinales.

estesiódico. adj. ESTESÓDICO.

estesiofisiología (del gr. *aísthesis*, sensación, y *phisiología*, estudio de la naturaleza). f. F., *esthésiophysiologie*. Fisiología de los sentidos y facultades perceptivas.

estesiógeno (de *estesia* y el gr. *gennân*, engendrar, producir). adj. F., *esthésiogène*. Que provoca sensibilidad excesiva.

estesiología (de *estesia* y el gr. *lógos*, tratado). f. A., *Ästhesiologie;* F., *esthésiologie;* In., *esthesiology;* It. y P., *estesiologia*. Ciencia de la sensación y de los sentidos.

estesiomanía (del gr. *aísthesis*, sensación, y *manía*, locura). f. A., *Ästhesiomanie;* F., *esthésiomanie;* In., *esthesiomania;* It. y P., *estesiomania*. Alienación con perversión de los sentidos.

estesiómetro (de *estesia* y el gr. *métron*, medida). m. F., *esthésiomètre*. Instrumento en forma de compás de espesor para medir la sensibilidad táctil.

estesioneurosis (de *estesia* y el gr. *aísthesis*, sensación, *neûron*, nervio, y el suf. *-osis*). f. Trastorno de los nervios sensoriales; neurosis de sensibilidad.

estesionosis (de *estesia* y el gr. *nósos*, enfermedad). f. Enfermedades de los sentidos.

estesioscopia (de *estesia* y el gr. *skopeîn*, observar). f. Determinación de las zonas o regiones cutáneas en que se siente el dolor.

estesódico (de *estesia* y el gr. *hodós*, vía). adj. F., *qui trasmet les sensations*. Relativo a la conducción de las impresiones sensoriales.

estetacústico (de *esteto-* y el gr. *akoustós,* que se puede oír). adj. Oído por auscultación del pecho.

estético (del gr. *aisthetikós*). adj. Relativo a la sensación; estésico.

esteticocinético (del gr. *aisthetikós,* sensible, y *kinetikós,* motor). adj. Sensitivo y motor al mismo tiempo.

esteto-. Forma prefija del gr. *stêthos,* pecho.

estetocirtógrafo o **estetocirtómetro** (de *esteto-,* el gr. *kyrtós,* encorvado, redondeado, y *gráphein,* registrar, o *métron,* medida). m. Instrumento para medir y registrar las curvas del tórax.

estetofonómetro (de *esteto-,* el gr. *phoné,* sonido, y *métron,* medida). m. F., *stéthophonomètre.* Instrumento para medir la intensidad de los sonidos percibidos por auscultación torácica.

estetogoniómetro. m. ESTETOCIRTÓGRAFO.

estetografía (de *esteto-* y el gr. *gráphein,* describir). f. F., *stéthographie.* Método gráfico para obtener los trazados de la forma, la frecuencia, la amplitud y el ritmo de los movimientos respiratorios, por medio del estetógrafo.

estetómetro (de *esteto-* y el gr. *métron,* medida). m. F., *stéthomètre.* Instrumento para medir el contorno y la expansión absoluta o relativa de ambos lados del tórax.

estetoparálisis (de *esteto-* y el gr. *paralein,* paralizar). f. Parálisis de los músculos del tórax.

estetopoliscopio (de *esteto-,* el gr. *pols,* mucho, y *skopeîn,* observar). m. Estetoscopio susceptible de ser usado simultáneamente por varias personas.

estetoscopia (de *esteto-* y el gr. *skopeîn,* observar). f. F., *stéthoscopie.* Empleo del estetoscopio y conjunto de los signos suministrados por la auscultación.

estetoscopio (de *esteto-* y el gr. *skopeîn,* observar). m. A., *Stethoskop;* F., *stéthoscope;* In., *stethoscope;* It., *stetoscopio;* P., *estetoscópio.* Instrumento cilíndrico, de varias formas, tamaños y materiales, para la práctica de la auscultación mediata, no sólo de los órganos torácicos, sino también de otras partes, abdomen, cráneo, arterias periféricas, etc. ǁ **-biauricular.** Estetoscopio con dos ramas ajustables a ambos oídos. ǁ **-diferencial.** Estetoscopio que permite la comparación de los sonidos de dos diferentes partes del cuerpo. ǁ **-flexible.** Tubo de caucho provisto de auricular y pabellón.

estetospasmo (de *esteto-* y el gr. *spasmós,* convulsión). m. Espasmo de los músculos del pecho.

estevado (de *esteva,* pieza corva y trasera del arado). adj. Se dice del que tiene las piernas torcidas, en genu varo.

estibenilo. m. F., *stibenyle.* Sal sódica del ácido paracetilaminofenilestibínico, que contiene el 23 % de antimonio; polvo soluble en agua, empleado en el tratamiento de la tripanosomiasis, kala-azar, bilharziasis, granuloma inguinal, en inyecciones intramusculares o intravenosas.

estibiación (del lat. *stibium,* estibio, antimonio). f. Administración a grandes dosis de los antimoniales, especialmente del tártaro estibiado.

estibiado (de *estibio*). adj. F., *stibié.* Que contiene antimonio. ǁ **-(Tártaro).** Tartrato antimonicopotásico.

estibialismo o **estibismo** (de *estibio*). m. A., *Stibismus;* F., *stibialisme;* In., *stibialism;* It., *stibialismo;* P., *estibialismo.* Intoxicación, especialmente crónica, por el antimonio.

estibina. f. Sulfuro natural del antimonio, Sb_2S_5.

estibofén. m. F., *stibophène.* Compuesto de amonio trivalente, muy útil en el tratamiento de las esquistosomiasis.

estibosán. m. Sal sódica de antimonio muy soluble en el agua y mucho menos tóxica que el tártaro estibiado; se emplea en inyecciones intravenosas en el kala-azar.

esticocromo (del gr. *stichos,* hilera, y *chróma,* color). adj. Dícese de la célula nerviosa que tiene la sustancia colorable (cuerpos cromofílicos) dispuesta en estrías o capas más o menos regulares.

esticosis. f. Presencia de sulfato de calcio en los órganos, especialmente cuando esta sustancia se localiza en los ganglios linfáticos.

estiércol del diablo (*stercus diaboli*). ASA FÉTIDA.

estigma (del lat. *stigma,* picadura, señal, y éste del gr. *stízein,* picar, punzar). m. A., *Stigma;* F., *stigmate;* In. e It., *stigma;* P., *estigma.* Mancha, cicatriz o impresión en la piel. ǁ Espacio u orificio entre células endoteliales. ǁ rea colorable en el epitelio en los puntos de unión de grupos celulares. ǁ Síntoma o signo morboso persistente, característico de una enfermedad determinada. ǁ Parte del pistilo destinada a recibir el polen. ǁ **-costal.** SIGNO DE STILLER. ǁ **-de Benecki.** Erosiones y petequias de la mucosa gástrica en forma de úlcera gástrica aguda. ǁ **-de Cloquet.** Pliegues radiados de la serosa peritoneal en correspondencia del cuello de una hernia, producidos por un proceso adhesivo de peritonitis plástica. ǁ **-de degeneración.** Cualquier anormalidad orgánica en los degenerados. ǁ **-de Fournier.** Signos de sífilis congénita, cicatrizales o distróficos. ǁ **-de Giuffrida-Ruggeri.** Escasa profundidad de la fosa glenoidea. ǁ **-de maíz.** Estigmas de la *Zea mais,* que se emplean como diuréticos en infusión. ǁ **-de Malpighi.** Puntos por donde las venas más pequeñas penetran en las mayores en el bazo. ǁ **-del folículo de De Graaf.** Mancha en la superficie del ovario que indica el punto de rotura del folículo. ǁ **-enteróptico.** SIGNO DE STILLER. ǁ **-histérico.** Alteración morbosa con características somáticas o psíquicas, como la hemianestesia, las zonas histerógenas, reducción del campo visual, etc., la mayoría de ellas sugeridas por el mismo examen. ǁ **-psíquico.** Estado mental caracterizado por susceptibilidad a la sugestión. ǁ **-somático.** Signo orgánico de ciertas enfermedades nerviosas.

estigmasterol. m. Esterol de origen vegetal que se encuentra en la soja y el haba de Calabar. Está emparentado, química y biológicamente, con la progesterona.

estigmático. adj. Que tiene estigmatismo.

estigmatismo. m. A., *Stigmatismus;* F., *stigmatisme;* In., *stigmatism;* It., *stigmatismo;* P., *estigmatismo.* Estado debido a los estigmas o caracterizado por ellos. ǁ Normalidad en los medios refringentes del ojo; opuestos a *astigmatismo.* ǁ Cualidad de un sistema óptico de enfocar las imágenes en un punto.

estigmatización. f. A., *Stigmatisation;* F., *stigmatisation;* In., *stigmatization;* It., *stigmatizzazione;* P., *estigmatização.* Aparición o formación de estigmas en la piel. ǁ Formación de puntos hemorrágicos o de líneas rojas en la piel por sugestión hipnótica. ǁ **-vegetativa.** Denominación que se aplica a los individuos que presentan estigmas de vago o simpaticotonía.

estigmatodermia. f. DERMOGRAFISMO. ǁ URTICARIA.

estigmatosis. f. Enfermedad cutánea con puntos o manchas ulcerados.

estilación. f. Caída de un líquido gota a gota; estilicidio.

estilbeno. m. Tolulieno.

estilbestrol. m. F., *diéthylstilbestrol, stilbestrol.* Producto sintético, sin relación con los estrógenos naturales, pero cuya acción estrogénica es superior a la que posee la propia estrona. ǁ Dietilestilbestrol.

estilete (dim. de *estilo*). m. A., *Stilett;* F., *stilet;* In., *stylet;* It., *stiletto;* P., *estilete.* Sonda metálica, flexible o rígida, con una pequeña dilatación olivar en uno de sus extremos.

estilicidio (del lat. *stillicidium;* de *stilla,* gota, y *cadere,* caer). m. Goteamiento. ǁ EPIFORA. ǁ **-de la orina.** ESTRANGURIA. ǁ **-lagrimal.** EPIFORA.

estiliforme. adj. F., *styliforme.* Semejante a un estilete o punzón; estiloide.

estilingina. f. Alcaloide de la *Stillingia sylvatica.*

estilisco. m. Sonda cilíndrica delgada.

estilo (del lat. *stilus,* y éste del gr. *stýlos,* punzón). m. ESTILETE. ǁ Parte del pistilo que sostiene el estigma. ǁ Modo, manera, forma. ǁ **-de vida.** m. Término de Adler para indicar las tendencias inconscientes del individuo que propenden a la estructuración de su personalidad.

estilo-. Forma prefija del gr. *stŷlos*, punzón, que indica relación con la apófisis estiloides del temporal.

estilofaríngeo (de *estilo-* y el gr. *phárygx, -yggos*, faringe). adj. F., *stylo-pharyngien, muscle stylo-pharyngien*. Relativo a la apófisis estiloides y la faringe. || m. Músculo estilofaríngeo. V. MÚSCULOS (TABLA DE).

estilogloso (de *estilo-* y el gr. *glôssa*, lengua). m. F., *muscle stylo-glosse*. Relativo a la apófisis estiloides y la lengua. || Músculo estilogloso. V. MÚSCULOS (TABLA DE).

estilohioideo (de *estilo* y el gr. *hyoeidés*, semejante a la ípsilon). adj. F., *stylo-hyoïdien, muscle stylo-hyoïdien*. Relativo a la apófisis estiloides y el hioides. || m. Músculo estilohioideo. V. MÚSCULOS (TABLA DE). || **-alter.** Pequeño músculo accidental desde la apófisis estiloides al asta menor del hueso hioides. Puede sustituir al ligamento estilohioideo.

estiloide o **estiloideo** (de *estilo-* y el gr. *eîdos*, aspecto). adj. F., *styloïde*. Semejante a un estilete, pluma o punzón; largo y delgado. || Denominación de los músculos que se insertan en la apófisis estiloides.

estiloides. adj. APÓFISIS ESTILOIDES.

estiloiditis (de *estiloides* y el suf. *-itis*). f. F., *styloïdite*. Inflamación de los tejidos del rededor de la apófisis estiloides.

estilolaríngeo (de *estilo-* y el gr. *lárygx, -yggos*, laringe). adj. F., *stylo-laryngien*. Dícese de la porción del músculo estilofaríngeo que se inserta en el cartílago tiroides y en la epiglotis. Ú.t.c.s.

estilomastoideo (de *estilo-*, el gr. *mastós*, mama, y *eîdos*, aspecto). adj. F., *stylo-mastoïdien*. Relativo a las apófisis estiloides y mastoides. || V. AGUJERO ESTILOMASTOIDEO.

estilomaxilar (de *estilo-* y el lat. *maxilla*, mandíbula). adj. Relativo a la apófisis estiloides y el maxilar inferior.

estilostafilino (de *estilo-* y el gr. *staphylé*, racimo). adj. Relativo a la apófisis estiloides y al velo del paladar.

estilosteofito (de *estilo* y *osteofito*). m. Exostosis en forma de pilar o punzón.

estilostixis (de *estilo-* y el gr. *stíxis*, punción). f. ACUPUNTURA.

estimulación (del lat. *stimulatio, -onis*). f. A., *Stimulation*; F. e In., *stimulation;* It., *stimolazione;* P., *estimulação*. Excitación de la actividad funcional; efecto de esta excitación.

estimulante. adj. A., *Stimulans;* F. e In., *stimulant;* It., *stimolante;* P., *estimulante*. Que produce estimulación. || m. Agente o medicamento que excita la actividad funcional de los diversos órganos de la economía. || **-alcohólico.** El que tiene por base el alcohol etílico, como vino, licores, etc. || **-β-adrenérgico.** Grupo de fármacos que estimulan los receptores adrenérgicos, β1 y β2 del sistema simpático. || **-bronquial.** EXPECTORANTE. || **-cardíaco, cerebral, cutáneo, gástrico, hepático, renal**, etc. Estimulante que actúa principalmente excitando las funciones propias de las partes u órganos citados. || **-difusivo.** Estimulante cuya acción es general y pronta, pero transitoria. Algunos obran al mismo tiempo como sedantes del sistema nervioso, como el alcanfor, éter, amoníaco, etc. || **-general.** ESTIMULANTE DIFUSIVO. || **-genital.** AFRODISÍACO. || **-intestinal.** CATÁRTICO. || **-local** o **tópico.** El que actúa principalmente sobre la parte a que se aplica, como mostaza, cloroformo, etc. || **-nervioso.** Estimulante de los centros nerviosos, cerebrales o medulares. || **-persistente.** Estimulante cuya acción es menos rápida que la del estimulante difusivo; pero más duradera, como la canela, la mirra, la vainilla, etc. || **-respiratorio.** El que aumenta los movimientos de la respiración, como el amoníaco, el arsénico, la estricnina, etc. || **-uterino.** Ecbólico, emenagogo. || **-vascular** o **vasomotor.** El que actúa sobre los centros vasomotores, como el amoniaco, la estricnina, el opio, la ergotina, etc.

estimulina. f. Término de Metchnikov para los elementos protectores en el suero sanguíneo que producen inmunidad cuando se inyectan, por estimular la acción de los fagocitos. || **-biógena.** Sustancia que, según Filatow y su escuela, contiene los tejidos muertos y que obra como excitante de los tejidos vivos enfermos.

estímulo (del lat. *stimulus*, aguijón). m. A., *Stimulus;* F. e In., *stimulus;* It., *stimolo;* P., *estímulo*. Agente, acto o influencia que produce una reacción trófica o funcional en un tejido irritable. || **-adecuado.** El que actúa específicamente sobre un órgano determinado, como la luz sobre la retina. || **-eléctrico.** Aplicación de la electricidad en cualquier forma sobre un tejido u órgano excitable. || **-especifico.** El que por naturaleza es más adecuado para suscitar una actividad fisiológica. || **-heterólogo.** El que produce un efecto aplicado en cualquier parte de las vías nerviosas. || **-heterotópico.** Estímulo de la contracción cardíaca originado en parte distinta del nodo senoauricular. || **-homólogo.** ESTÍMULO ADECUADO. || **-liminal** o **mínimo.** El menor estímulo que provoca una reacción. || **-mecánico.** Aplicación estimulante de una fuerza mecánica, como la fricción. || **-químico.** El que produce un cambio químico en el tejido a que se aplica, como el nitrato de plata. || **-subliminal** o **supraliminal.** El que está por debajo o por encima, respectivamente, del umbral o limen. || **-térmico.** Aplicación del calor.

estimuloterapia (de *estímulo* y el gr. *therapeía*, tratamiento). f. Tratamiento por los estimulantes o excitantes; en ella se incluye la piretoterapia en sus diversas formas.

estiómeno (del gr. *esthiómenos*, p. p. de *esthíein*, comer). m. A., *Esthiomenos;* F., *esthiomène;* In., *esthiomene;* It., *estiomene;* P., *estiómeno*. Úlcera de la vulva, con esclerosis e hipertrofia de diversa naturaleza: tuberculosa, cancerosa, sifilítica, linfogranulomatosa, etc.

estipado o **estipaje.** m. Proyección de un chorro de cloruro de etilo sobre una estipa o compresa aplicada en la piel, para producir la anestesia local.

estipsis (del gr. *stýphein*, apretar). f. Acción astringente. || Tratamiento por los astringentes.

estíptico (del gr. *styptikós*, de *stýphein*, apretar). adj. A., *Styptikum;* F., *styptique;* In., *styptic;* It., *stitico;* P., *estíptico*. Astringente, hemostásico, antidiarreico. || m. Sustancia que tiene esta acción; los principales estípticos son el alumbre, ácido tánico, sulfato de cobre, cloruro y sulfato de hierro, cloruro de cinc, etc.

estirace. m. ESTORAQUE.

estiracina. f. Principio cristalizado del estoraque líquido.

estirol. m. Líquido aromático, hidrocarburo del estoraque. Sin.: Cinameno, feniletileno.

estirpe (del lat. *stirps, stirpis*). f. A., *Stamm;* F., *souche;* In., *strain;* It., *stipite;* P., *estirpe*. Raza o familia. || Término usado por Galton para designar el agregado o suma de gémulas o unidades orgánicas del huevo fecundado.

estirpicultura (del lat. *stirps, stirpis*, estirpe, y *cultura*, cultivo). f. Cultivo o mejoramiento de la raza.

estivación (del lat. *aestivatio, -onis*). f. F., *estivation*. Mecanismo de adaptación orgánica al calor y sequedad propios del verano.

estivoautumnal (del lat. *aestivus*, estival, y *autumnalis*, otoñal). adj. Relativo al verano y el otoño; término que se aplica a una forma de paludismo. FIEBRE ESTIVOAUTUMNAL.

Estlander (Operación de) (Jakob August *Estlander*, cirujano finlandés, 1831-1881). V. OPERACIÓN.

estocástico (del gr. *stochastikós*, hábil en conjeturar). adj. Perteneciente o relativo al azar.

estofisiología. f. Fisiología de la sensación y de los órganos de los sentidos, llamada más propiamente estesiofisiología.

estoiquiología (del gr. *stoicheîon*, elemento, y *lógos*, tratado). f. Ciencia de los elementos, especialmente de los celulares.

estoma (del gr. *stóma, -atos*, boca). m. A., *Stoma;* F., *stomate;* In. e It., *stoma;* P., *estoma*. Poro, orificio o abertura diminuta en una superficie libre; histológicamente, orificios microscópicos entre las células endoteliales de las serosas y los vasos. || Boca anastomótica.

estomacace (del gr. *stóma*, boca, y *káke*, malignidad). m. Estomatitis ulcerativa. || ESCORBUTO.

estomacal. adj. ESTOMÁQUICO. Ú.t.c.s.

estomacalgia. f. GASTRALGIA.

estomacodinia. f. GASTRALGIA.

estomacoscopia. f. GASTROSCOPIA.

estomadeo. m. ESTOMODEO.

estómago (del gr. *stómachos*). m. A., *Magen*; F., *estomac*; In., *stomach*; It., *stomaco*; P., *estômago*. Órgano hueco de estructura musculomembranosa, que se continúa con el esófago por una parte y con el duodeno por otra, situado debajo del diafragma, en el epigastrio y parte del hipocondrio izquierdo. Tiene dos caras: anterosuperior y posteroinferior; dos orificios: el *cardias*, que comunica con el esófago, y el *píloro*, que comunica con el duodeno; dos bordes: el superior cóncavo o *curvatura menor* y el inferior convexo o *curvatura mayor*, y dos extremos: *tuberosidad mayor* o *fondo de saco mayor* en el cardias y *tuberosidad o fondo de saco menor* en el píloro *(antro del píloro)*. Está formado de cuatro capas: *externa*, serosa peritoneal; *muscular*, con fibras longitudinales, circulares y oblicuas; *submucosa*, con la *muscularis mucosae*, y *mucosa*, que forma la túnica interna. Es órgano digestivo y en él se secreta el jugo gástrico. ||**-bilocular, en bisaco** o **en reloj de arena**. Deformidad permanente, congénita o adquirida, debida a la existencia de una estenosis que ocupa la parte media del órgano y lo divide en dos porciones o cámaras. ||**-celular**. Hipertrofia de los pliegues longitudinales y oblicuos de la mucosa del estómago, los que limitan una serie de depresiones o vacuolas. ||**-de Holzknecht** o **en cuerno de buey**. Imagen radiográfica de un tipo normal de estómago, situado diagonalmente con el píloro en el extremo inferior de la diagonal, encorvado hacia arriba. ||**-de Pavlov**. Porción aislada del estómago de un perro que se abre en la pared abdominal por una fístula. ||**-en caracol**. Aproximación de cardias y píloro que casi se ponen en contacto a causa de retracción de la pequeña curvatura. ||**-en cascada**. Forma de estómago bilocular, congénita o adquirida, en la que las dos cavidades ocupan distintos planos, vaciándose la superior en cascada en la inferior. ||**-en valija**. Forma de dilatación en la que antro y fondo son indistinguibles. ||**-trífido**. Estómago con dos constricciones o estenosis que dan lugar a la formación de tres bolsas.

estomalgia o **estomatalgia** (de *estómago* y el gr. *álgos*, dolor). f. A., *Mundschmerz*; F., *stomatodynie*; In. e It., *stomalgia*; P., *estomalgia*. Dolor bucal.

estomáquico. adj. F., *stomachique*. Relativo al estómago.m. || Medicamento que favorece la función digestiva gástrica y es propio para combatir la dispepsia.

estomatitis (del gr. *stóma*, *-atos*, boca, y el suf. *-itis*). f. A., *Stomatitis*; F. e It., *stomatite*; In., *stomatitis*; P., *estomatite*. Inflamación de la mucosa de la boca. ||**-aftosa**. Formación de úlceras pequeñas y superficiales en la mucosa de la boca. ||**-angular**. BOQUERA. ||**-arsenical**. Estomatitis ulcerosa debida a la intoxicación arsenical. ||**-catarral**. Catarro simple de la mucosa de la boca. ||**-de Vincent**. Forma gangrenomembranosa producida por el espirilo de Vincent asociado con el bacilo fusiforme. ||**-epidérmica** o **epizoótica**. GLOSOPEDA. ||**-eritematopultácea**. Estomatitis caracterizada por el enrojecimiento de la membrana mucosa y la formación de una espesa capa de materia pultácea. Se observa en la uremia. ||**-escorbútica**. ESCORBUTO. ||**-exantemática**. Estomatitis secundaria a un exantema. ||**-folicular**. ESTOMATITIS AFTOSA. ||**-gangrenosa**. NOMA. ||**-herpética**. ESTOMATITIS AFTOSA. ||**-hipomicótica**. MUGUET. ||**-intertropical**. ESPRUE. ||**-mercurial**. Inflamación de la boca que se observa especialmente en los individuos sujetos al tratamiento mercurial, caracterizada por la salivación exagerada, gusto metálico, aliento fétido, hinchazón de las encías y flojedad y descalzamiento de los dientes. Tiene dos formas: la *estomatitis de alarma*, ligera, y la *estomatitis histórica*, grave, que no suele observarse en la actualidad. ||**-micótica** o **parasitaria**. MUGUET. ||**-seudomembranosa**. Forma grave de estomatitis caracterizada por la formación de ulceraciones que luego se cubren de un exudado pultáceo grisáceo o negro. Llámase también *difteria bucal*. ||**-simple** o **eritematosa**. ESTOMATITIS CATARRAL. ||**-tropical**. ESPRUE. ||**-ulcerativa**. Forma caracterizada por la formación de úlceras superficiales y dolorosas en la mucosa de las mejillas, lengua y labios, acompañada de salivación, fiebre y postración. ||**-ulceromembranosa**. ESTOMATITIS SEUDOMEMBRANOSA. ||**-venenata**. La causada por irritantes de naturaleza química. ||**-vesicular**. ESTOMATITIS AFTOSA.

estomato-. Prefijo (del gr. *stóma*, *-atos*) que denota relación con la boca.

estomatocace. m. ESTOMACACE, ESTOMATITIS ULCERATIVA.

estomatodeo. m. ESTOMODEO.

estomatodinia (de *estomato-* y el gr. *odýne*, dolor). f. F., *stomatodynie*. Dolor en la boca.

estomatodisodia (de *estomato-* y el gr. *dysodía*, hedor). f. Hedor de la boca; aliento fétido.

estomatolalia (de *estomato-* y el gr. *lalein*, hablar). f. F., *stomatolalie*. Variedad de voz nasal por obturación de los orificios posteriores de las fosas nasales. Rinolalia cerrada.

estomatología (de *estomato-* y el gr. *lógos*, tratado). f. A., *Zahnkunde*; F., *stomatologie*; In., *stomatology*; It., *stomatologia*; P., *estomatologia*. Rama de la medicina que estudia la boca y sus enfermedades.

estomatólogo (de *estomato-* y el gr. *lógos*, tratado). adj. y s. F., *stomatologiste*. Especialista en enfermedades de la boca.

estomatomalacia (de *estomato-* y el gr. *malakía*, blandura). f. F., *ramollissement buccal*. Reblandecimiento de los tejidos de la boca.

estomatomenia (de *stomato-* y el gr. *meniaia*, menstruación). f. Menstruación vicaria por las encías y mucosa bucal.

estomatomicosis (de *estomato-* y el gr. *mýkes*, hongo). f. F., *muguet*, *oïdiomycose*. Enfermedad bucal debida a hongos, especialmente a *Candida albicans*.

estomatonecrosis (de *estomato-* y el gr. *nékrosis*, mortificación). f. Noma, estomatonoma.

estomatopatía (de *estomato-* y el gr. *páthos*, enfermedad). f. F., *maladie de la cavité buccale*. Término general para las afecciones de la boca.

estomatoplastia (de *estomato-* y el gr. *plássein*, modelar). f. A., *Mundplastik*; F., *stomatoplastie*; In., *stomatoplasty*; It., *stomatoplastica*; P., *estomatoplástica*. Cirugía plástica de la boca o del orificio externo del cuello del útero.

estomatorragia (de *estomato-* y el gr. *regnýnai*, romper). f. A., *Mundblutung*; F., *stomatorragie*; In., *stomatorrhagia*; It., *stomatorragia*; P., *estomatorragia*. Hemorragia de la mucosa bucal.

estomatoscopio (de *estomato-* y el gr. *skopein*, observar). m. F., *stomatoscope*. Instrumento para el examen de la boca.

estomatosis. f. ESTOMATOPATÍA.

estomatosquisis (de *estomato-* y el gr. *schísis*, hendidura). f. F., *fissure buccale*. Fisura de la boca que comprende las siguientes variedades: queilosquisis, gnatosquisis, uranosquisis, estafilosquisis.

estomenorragia (del gr. *stóma*, boca, *mén*, *menós*, mes, y *regnynai*, romper). f. Hemorragia bucal cíclica suplementaria; estomatomenia.

estomion. m. Punto central de la línea interlabial estando la boca cerrada.

estomocéfalo o **estomencéfalo** (del gr. *stóma*, boca, y *kephalé*, cabeza, o *enkephalé*, encéfalo). m. F., *stomocéphale*. Monstruo fetal con una sola órbita central y boca y maxilares rudimentarios en forma de trompa.

estomodeo (del gr. *stóma, -atos,* boca, y *daíein,* dividir). m. Fosa bucal primitiva; invaginación del ectodermo del embrión, de la que se forman la boca y la parte superior de la faringe.

estomografía (del gr. *stóma, -atos,* boca, y *gráphein,* describir). f. Descripción completa de la boca.

estomosquisis. f. ESTOMATOSQUISIS.

estoraque (del lat. *styraca* y *storax,* y éste del gr. *sýtrax*). m. A., *Storax;* F., *styrax;* In., *storax;* It., *storace;* P., *estoraque.* Bálsamo sólido, de consistencia variable y olor agradable, que fluye naturalmente, o por incisiones, del *Styrax officinalis.* Es estimulante. || **-americano.** LIQUIDÁMBAR. || **-líquido.** Bálsamo de consistencia de miel y olor aromático, que procede del *Liquidambar orientale* y otras especies.

estornudo (de *estornudar,* y éste del lat. *sternutare,* frec. de *sternuere*). m. A., *Niesen;* F., *éternuement;* In., *sneeze;* It., *sternuto;* P., *esternutação.* Espiración refleja violenta espasmódica y sonora a través de las fosas nasales y la boca, con arrastre de mucosidades o sin él. || **-(Signo del).** V. SIGNO.

estornutatorio. adj. Que provoca estornudos.

estovaína (de *stove,* voz inglesa que significa hornillo, como el apellido del francés *Fourneau,* su descubridor). f. Clorhidrato del éter benzoico del dimetilaminopropanol, compuesto cristalino, menos tóxico que la cocaína, que se emplea como ésta para la anestesia local, principalmente en oculística, y para la raquianestesia y en las afecciones de la boca, garganta y nariz. Tiene acción vasodilatadora.

estrabismo (del gr. *strabismós,* de *strabós,* bizco). m. A., *Strabismus;* F., *strabisme;* In., *strabismus;* It., *strabismo;* P., *estrabismo.* Desviación de uno de los ojos de su dirección normal, de suerte que los ejes visuales no pueden dirigirse simultáneamente a un mismo punto; heterotropía. || **-absoluto.** Estrabismo para todas las distancias del punto de fijación. || **-acomodativo.** El debido al esfuerzo de acomodación, escaso o exagerado. || **-alternante, bilateral o binocular.** Variedad que afecta cada ojo alternativamente. || **-cicatrizal.** ESTRABISMO MECÁNICO. || **-concomitante.** Estrabismo en el que el ojo desviado sigue al otro. || **-constante.** Estrabismo persistente. || **-convergente.** Desviación de un ojo hacia dentro; esotropía. || **-de Braid.** Rotación simultánea de los ojos hacia arriba y adentro; medio que se adopta algunas veces para producir el estado hipnótico. || **-deorsum vergens.** Desviación del ojo hacia abajo. || **-dinámico.** ESTRABISMO LATENTE. || HETEROFORIA. || **-divergente.** Desviación del ojo hacia fuera; exotropía. || **-espasmódico.** El debido a la contractura más o menos persistente de los músculos del ojo. || **-externo.** ESTRABISMO DIVERGENTE. || **-intermitente.** El que ocurre a intervalos solamente. || **-interno.** ESTRABISMO CONVERGENTE. || **-latente.** Tendencia al estrabismo por insuficiencia y fatiga de los músculos oculares, que provoca fenómenos de astenopía. || **-manifiesto.** El que se ve claramente. || **-mecánico.** Estrabismo debido a la presión o tracción sobre un ojo a consecuencia de un tumor o cicatriz. || **-monolateral.** Estrabismo en el que el ojo desviado es siempre el mismo. || **-muscular.** ESTRABISMO CONCOMITANTE. || **-no concomitante.** Estrabismo en el cual el grado de desviación del ojo estrábico varía según la dirección en que miran los ojos. || **-paralelo.** ESTRABISMO DIVERGENTE. || **-paralítico.** Estrabismo debido a la parálisis de uno o varios músculos del ojo, acompañado en el estado agudo de diplopía y oscuridad de la visión. || **-periódico.** El que se observa solamente durante los esfuerzos de acomodación. || **-relativo.** Estrabismo que existe solamente para ciertas posiciones de la mirada. || **-suprimido.** HETEROFORIA. || **-sursum vergens.** Desviación del ojo hacia arriba. || **-unilateral.** Estrabismo que sólo afecta un ojo. || **-vertical.** Hipertropía; elevación de un ojo visual sobre el otro.

estrabismómetro o **estrabómetro** (de *estrabismo* o el gr. *strabós,* bizco, y del gr. *métron,* medida). m. F., *strabomètre.* Aparato para medir o apreciar el grado de estrabismo.

estrabología (del gr. *strabós,* bizco, y *lógos,* tratado). f. F., *strabologie.* Parte de la oftalmología que estudia los estrabismos.

estrabólogo. adj. Dícese del médico oftalmólogo que se ha ultraespecializado en estrabología. Ú.t.c.s.

estrabometría. f. F., *strabotome.* Medición del grado de estrabismo.

estrabotomía (del gr. *strabós,* bizco, y *tomé,* corte). f. A., *Strabotomie;* F., *strabotomie;* In., *strabotomy;* It., *strabotomia;* P., *estrabotomia.* Operación del estrabismo; sección de un tendón ocular en el tratamiento quirúrgico del estrabismo.

estrabótomo (del gr. *strabós,* bizco, y *tomós,* cortante). m. F., *mesure du degré de strabisme.* Cuchillo para la práctica de la estrabotomía.

estradiol. m. F., *estradiol.* Esteroide estrógeno, dihidroxiestratrieno, aislado del líquido de los folículos de ovarios de cerda y de orina de embarazadas y preparado semisintéticamente por hidrogenación de la estrona. Se usan principalmente el benzoato, el dipropionato y el etinilestradiol.

estramonina. f. DATURINA.

estramonio (del lat. *stramonium*). m. A., *Stechapfel;* F., *stramoine;* In., *stramonium;* It., *stramonio;* P., *estramônio.* Planta solanácea *(Datura stramonium),* cuyas hojas y semillas son narcóticas, antiespasmódicas y tóxicas. Su acción es semejante a la de la belladona, pero más activa. El humo de las hojas se usa para combatir los accesos de asma y la disnea de naturaleza nerviosa o espasmódica, y los diversos preparados de la planta se emplean contra el reumatismo, calambres, dismenorrea y retención espasmódica de la orina.

estrangalestesia (de *estrangular* y *estesia*). f. ZONESTESIA.

estrangulación (del lat. *strangulatio, -onis*). f. A., *Strangulation;* F. e In., *strangulation;* It., *strangolamento;* P., *estrangulação.* Constricción alrededor o delante del cuello, que se opone al paso del aire y suspende bruscamente la respiración y la vida. || Detención de la circulación sanguínea en una parte, debida a la compresión o constricción. || **-anular.** Estrechamiento que se encuentra en las fibras nerviosas de mielina, en el que por la falta de ésta la vaina de Schwann entra en contacto con el cilindroeje. || **-interna.** Oclusión intestinal por bridas, compresiones o invaginación.

estranguria (del lat. *stranguria,* y éste del gr. *straggouría,* de *strágx,* gota, y *oureîn,* orinar). f. F., *strangurie.* Micción lenta y dolorosa debida al espasmo de la uretra o vejiga; estilicidio de la orina.

estrano. m. F., *estrane.* Sustancia madre de los estrógenos naturales constituida por un núcleo ciclopentanoperhidrofenantreno con un solo grupo metílico en posición 13.

extraño (del lat. *extraneus*). adj. De origen extraorgánico; intruso; anormal en el lugar donde se encuentra.

estrapefobia (del gr. *stráptein,* centellear, despedir rayos, y *phóbos,* temor). f. Temor morboso a truenos, relámpagos y tempestades.

estratificación (de estratificar, y éste del lat. *stratus,* extendido, y *facere,* hacer). f. A., *Schichtung;* F. e In., *stratification;* It., *stratificazione;* P., *stratificação.* Disposición en capas o estratos.

estratigrafía (del lat. *stratum,* lecho, y el gr. *gráphein,* escribir). f. Radiografía seriada por planos paralelos.

estrato (del lat. *stratum,* lecho). m. A., *Stratum;* F. e In., *stratum;* It., *strato;* P., *estrato.* Cada una de las capas superpuestas de un tejido orgánico, como en la epidermis. (Para los términos que no se encuentren en este apartado, consúltense las voces CAPA y MEMBRANA.) || **-basal.** Capa más profunda del estrato de Malpighi, compuesto de células cilíndricas, separadas de la dermis por la membrana basal. || **-cilíndrico.** ESTRATO BASAL. || **-cinéreo.** Capa superior gris del cerebelo. || **-compacto.** Capa superficial de la caduca basal. || **-córneo.** Capa exterior de la piel. || **-de Arlt.** ESTRATO RETICULAR. || **-de Malpighi.** Red o capa profunda de la piel, formada por los estratos basal y espinoso. ‖ **-de Oehl.** ESTRATO LÚCIDO. ‖ **-dorsal.** Una de las capas que representan la prolongación del tegmen debajo de la parte posterior del tálamo óptico. ‖ **-espinoso.** Capa epidérmica formada por varias series de células poligonales que presentan puentes citoplasmáticos que las unen con sus vecinas. ‖ **-esponjoso.** Capa media de la caduca. ‖ **-fibroso.** Capa externa de la cápsula de una articulación. ‖ **-filamentoso.** ESTRATO DE MALPIGHI. ‖ **-ganglionar.** Capa de células nerviosas de la retina. ‖ **-ganglionar.** Capa de las células de Purkinje del cerebelo. ‖ **-gelatinoso.** La más interna de las cuatro capas del lóbulo olfatorio. ‖ **-germinativo.** ESTRATO DE MALPIGHI. ‖ **-glomerular.** Una de las cuatro capas del lóbulo olfatorio. ‖ **-granuloso.** Capa interna rojiza de la corteza cerebelosa. ‖ **-granuloso de la piel.** Capa delgada de la epidermis entre el estrato lúcido y el espinoso, compuesta de dos o tres hileras de células que contienen queratohialina. ‖ **-intermedio.** Capa de células del órgano del esmalte por fuera de la capa ameloblástica. ‖ **-lagunar.** Capa del hipocampo mayor, encima del estrato radiado, que consta de neuroglia reticulada. ‖ **-lúcido.** Segunda de las capas de la epidermis. ‖ **-mucoso.** ESTRATO DE MALPIGHI. ‖ **-nuclear.** Capa granulosa de la retina. ‖ **-olfatorio.** Una de las cuatro capas del lóbulo olfatorio. ‖ **-óptico.** Capa media o segunda de las tres del colículo. ‖ **-papilar.** Capa externa del corion. ‖ **-piramidal.** Una de las capas de la corteza cerebral. ‖ **-radiado.** Capa del hipocampo mayor cruzada por las prolongaciones de las células piramidales anchas situadas a lo largo de sus bordes. ‖ **-reticulado.** Estrato más profundo del corion, formado en su mayor parte por fibras colágenas. ‖ **-reticular.** Red de fibras que conectan el lóbulo occipital con el tálamo. ‖ **-suprapiramidal.** Capa molecular de la corteza cerebral. ‖ **-vascular.** Capa media del miometrio.

estrechez (del lat. *strictura*). f. A., *Striktur;* F., *rétrécissement;* In., *stricture;* It., *restringimento;* P., *estreiteza.* Disminución anormal del calibre de un conducto u orificio por contracción cicatrizal o por depósito de tejido patológico; estenosis. El término se aplica preferentemente a las estenosis de la uretra consecutivas a la blenorragia. ‖ **-anular.** Obstrucción en forma de anillo de las paredes de un órgano o conducto. ‖ **-contráctil.** La que puede ser dilatada mecánicamente, pero que vuelve pronto al estado de contracción. ‖ **-de Hunter.** Estrechez del uréter por inflamación local de la pared. ‖ **-espasmódica** o **espástica.** La debida a espasmo muscular. ‖ **-falsa** o **funcional.** ESTRECHEZ ESPASMÓDICA. ‖ **-impermeable.** La que no permite el paso de ninguna sonda. ‖ **-irritable.** Estrechez en la cual el paso de un instrumento produce dolor intenso. ‖ **-orgánica** o **permanente.** ESTRECHEZ. ‖ **-temporal.** ESTRECHEZ ESPASMÓDICA.

estrecho (del lat. *strictus*). m. A., *Beckenenge;* F., *détroit;* In., *strait;* It., *stretto;* P., *estreito.* Cada una de las dos aberturas, superior e inferior, de la pelvis, límite, el primero, entre la pelvis mayor y menor.

estrefenopodia (del gr. *stréphein,* torcer, girar, *en,* adentro, y *poús, podós,* pie). f. PIE VARO.

estrefexopodia (del gr. *stréphein,* girar, torcer, *éxo,* fuera, y *poús, podós,* pie). f. PIE VALGO.

estrefopodia (del gr. *stréphein,* girar, torcer, y *poús, podós,* pie). f. Pie bot o zambo.

estrefosimbolia (del gr. *stréphein,* torcer, girar, y de *simbolia*). f. Trastorno de la percepción por el cual los objetos son vistos torcidos e invertidos como reflejados en un espejo. Causa de dificultad para aprender a leer en los niños por la imposibilidad de distinguir entre letras semejantes, *p* y *q, n* y *u,* por ejemplo.

estrella (del lat. *stella*). f. A., *Stern;* F., *étoile;* In., *star;* It., *stella;* P., *estrêla.* Órgano o parte en forma de estrella, especialmente las figuras de esta forma en la carionesis. ‖ **-de Heller.** Aspecto debido a la disposición radiada que adoptan las arterias en el tejido submucoso del intestino. ‖ **-de Hering.** Capilares radiados en que se resuelve la vena central del lobulillo hepático. ‖ **-de Stenon.** Torbellino que forman las fibras musculares del corazón en el vértice de este órgano. ‖ **-de Verheyen.** Rosetas de raicillas venosas debajo de la cápsula del riñón. ‖ **-de Winslow.** Grupos de vasos capilares de los que se originan las venas vorticosas de la coroides. ‖ **-dentaria.** Señal en los dientes incisivos de los caballos que aparece a la edad de 8 años. ‖ **-hija** o **polar.** DIÁSTER. ‖ **-madre.** MONÁSTER.

estremecimiento (del lat. *ex* y *tremiscere,* de *tremere,* temblar). m. A., *Schwirren;* F., *frémissement;* In., *thrill;* It., *fremito;* P., *estremecimiento.* Temblor más o menos generalizado, con horripilación o sin ella, que precede o acompaña al escalofrío. ‖ Vibración perceptible por el tacto; frémito. V. FRÉMITO. ‖ **-catario** o **gatuno.** Sensación que percibe la mano semejante al runrún de los gatos acariciados. ‖ **-hidatídico.** Sensación de temblor comparable al de una masa gelatinosa, obtenida por la palpación de un quiste hidatídico.

estrepsinema (del gr. *strépsis,* acción de volver, y *nêma,* hilo). m. Hilos de cromatina en la meiosis.

estrepticemia. f. ESTREPTOCOCEMIA.

estreptoangina. f. ANGINA ESTREPTOCÓCICA.

estreptobacilo (del gr. *strépsis,* acción de volver, y el lat. *bacillum,* bastoncito). m. Variedad de bacilos en forma de cadenas de bastoncillos. V. STREPTOBACILLUS.

estreptobacterias (del gr. *streptós,* trenzado, y *bactérion,* bastoncito). f. pl. Grupo que comprende las bacterias que, como *Actinomyces, Nocardia, Streptomyces,* etc., están unidas en cadenas torcidas.

estreptobacterina. f. Vacuna bacteriana utilizada en la profilaxis de las enfermedades estreptocócicas.

estreptocinasa. f. F., *streptokinase.* Enzima producida por estreptococos patógenos que licúa los coágulos hemáticos, purulentos o fibrinosos.

estreptocito (del gr. *streptós,* trenzado, y *kýtos,* cavidad). m. ESTREPTOCOCO. Cuerpo ameboideo de aspecto moniliforme que se observa en las vesículas de la estomatitis epizoótica.

estreptococemia (de *estreptococo* y el gr. *haîma,* sangre). f. A., *Streptokokkämie;* F., *streptococcémie;* In. e It., *streptococcemia;* P., *estreptococemia.* Presencia de estreptococos en la sangre.

estreptococia o **estreptococicosis** (de *estreptococo* y el suf. *-osis*). f. Término de las infecciones producidas por estreptococos.

estreptococo (del gr. *streptós,* trenzado, y *kókkos,* grano). m. A., *Streptokokkus;* F., *streptocoque;* In., *streptococcus;* It., *streptococco;* P., *estreptococo.* Coco esférico agrupado en cadenas. V. STREPTOCOCCUS.

estreptococócida (de *estreptococo* y el lat. *caedere,* matar). adj. y s. Destructor de estreptococos.

estreptococolisina. f. ESTREPTOLISINA.

estreptodermia (de *estreptococo* y el gr. *dérma,* piel). f. pl. Lesión cutánea producida por estreptococos o sus toxinas.

estreptodornasa. f. F., *streptodornase.* Enzima producida por algunas cepas de estreptococo hemolítico que hidroliza la desoxirribonucleoproteína de los núcleos y licúa los exudados purulentos.

estreptolisina. f. F., *streptolysine.* Toxina hemolítica producida especialmente por los estreptococos del grupo A, de la que se distinguen dos clases: la estreptolisina O, sustancia de naturaleza proteica, antigénica, inestable en presencia de oxígeno, y la estreptolisina S, que carece de propiedades antigénicas y es inestable frente al calor y los ácidos.

estreptomicina. f. A., *Streptomyzin;* F., *streptomycine;* In., *streptomycin;* It., *streptomicina;* P., *estreptomicina.* Antibiótico aminoglucósido (V. AMINOGLUCÓSIDO) obtenido a partir de *Streptomyces griseus.* Tiene carácter básico y se emplea en forma de sulfato o de otras sales orgánicas. Es bactericida. Se utiliza en administración intramuscular en el tratamiento de la tuberculosis (en asociación con otros fármacos antituberculosos), en la endocarditis bacteriana por *Str. viridans* y enterococos (conjuntamente con penicilina), en el tratamiento de la peste, de la brucelosis (en

estreptomicinorresistencia. f. Resistencia de los gérmenes a la estreptomicina.

estreptomicosis (de *estreptococo* y el gr. *mýkes*, hongo). f. A., *Streptomykose*; F., *streptomycose*; In., *streptomycosis*; It., *streptomicosi*; P., *estreptomicose*. Estado morboso debido a estreptococos; estreptococia.

estreptopodia. f. ESTREFOPODIA.

estreptoquinasa. f. ESTREPTOCINASA.

estreptosepticemia (de *estreptococo*, el gr. *sêpsis*, putrefacción, y *haîma*, sangre). f. F., *streptothricine*. Septicemia debida a estreptococos.

estreptotríceas (del gr. *streptós*, trenzado, y *thríx*, *thrichós*, pelo). f. pl. Familia de hongos que comprende varias especies patógenas, entre ellas el *Actinomyces*.

estreptotricina. f. Sustancia antibiótica aislada del *Streptomyces (Streptothrix) lavendula*, hidrosoluble, activa contra varios microorganismos grampositivos y gramnegativos, de escasa toxicidad.

estreptotricosis o **estreptotriquiasis.** f. A., *Streptotrichose*; F., *streptotrichose*; In., *streptotrichosis*; It., *streptotricosi*; P., *estreptotricose*. Estado morboso causado por estreptotrix.

estreptotrix (del gr. *streptós*, trenzado, y *thríx*, pelo). m. Hongo de filamentos ramificados. V. STREPTOTHRIX.

estrés (del ingl. *stress*, esfuerzo, violencia, tensión). m. F., *stress*. Agresión contra un organismo vivo. || Conjunto de reacciones (biológicas, psicológicas) que se desencadenan en el organismo cuando éste se enfrenta de forma brusca con un agente nocivo, cualquiera que sea su naturaleza.

estresante. adj. Que produce estrés.

estreñimiento (del lat. *stringere*, apretar). m. A., *Obstipation*; F. e In., *constipation*; It., *costipazione*; P., *obstipação*. Retención de las materias fecales debida a varias causas, generalmente independiente de todo obstáculo mecánico al curso de dichas materias. Sin.: Constipación, obstrucción, obstipación, coprostasis, estripsis. || **-atónico.** El debido a la atonía intestinal. || **-espasmódico.** Estreñimiento caracterizado por la constricción espasmódica de una porción de intestino. || **-proctógeno.** Torpor del recto; estado en el que las materias fecales no excitan al reflejo de defecación.

estría (del lat. *stria*). f. A., *Streifen*; F., *strie*; In., *streak*; It., *stria*; P., *estria*. Línea o surco fino en algunos puntos de ciertos huesos. || Línea más oscura que las partes próximas, que resulta de la yuxtaposición de fibras o elementos anatómicos. || **-acústica** o **auditiva.** ESTRÍA MEDULAR DEL CUARTO VENTRÍCULO. || **-angioide.** Línea pigmentada que aparece en la retina después de una hemorragia. || **-atrófica.** Línea albicante; atrofia cutánea de forma alargada, saliente, plana o deprimida, que parece debida a un desgarro y distensión de la piel. || **-blanca de Sergent.** LÍNEA DE SERGENT. || **-cutis.** ESTRÍA ATRÓFICA. || **-de Amici.** MEMBRANA DE KRAUSE. || **-de Baillarger.** CAPA DE BAILLARGER. || **-de distensión.** Las de la piel del abdomen y mamas en el embarazo y otros procesos, debidas a desgarros subdérmicos. || **-de Gennari.** ESTRÍA DE VICQ D'ÁZYR. || **-de Knapp.** ESTRÍA ANGIOIDE. || **-de Mees.** Líneas blancas diagonales de las uñas en la intoxicación arsenical. || **-de Schriger.** Líneas oscuras irregulares que cruzan los bastones del esmalte y las estrías paralelas de Retzius. || **-de Vicq d'Ázyr.** Fibras de la corteza del cerebelo que constituyen la capa de Baillarger o banda de Vicq d'Ázyr. || **-de Wickham.** Finísimas líneas blanquecinas en la superficie de las pápulas de liquen plano. || **-fornicis.** ant. ESTRÍA MEDULAR DEL TÁLAMO. || **-gravídica.** ESTRÍA ATRÓFICA. || **-longitudinal** o **de Lancici.** Cada una de las líneas longitudinales lateral y central en la superficie superior del cuerpo calloso. || **-maleolar.** Estría en la membrana timpánica, producida por el mango del martillo. || **-medular del cuarto ventrículo.** Nombre de las líneas blancas transversales que cruzan el suelo del cuarto ventrículo en conexión con las raíces del nervio vestibulococlear; barbas del *calamus scriptorius*. || **-medular del tálamo.** Fascículo de fibras delgado, situado por debajo de la estría terminal y que se prolonga hacia la habénula. || **-meningítica.** Raya meningítica o mancha cerebral. || **-olfatoria.** Cada una de las tres líneas blancas que se extienden hacia atrás desde el trígono olfatorio. || **-paralela de Retzius.** Líneas oscuras que cruzan los prismas de esmalte y que se observan al cortar éste. || **-pineal.** ant. ESTRÍA MEDULAR DEL TÁLAMO. || **-sanguínea.** Filetes de sangre en el pus, esputos o mucosidades. || **-terminal.** Banda de fibras en el borde externo del tálamo, que señala la separación entre éste y el núcleo caudado.

estriación. f. Estría, serie de estrías. || **-de Baillarger.** CAPA DE BAILLARGER. || **-tigroide.** Estrías en el tejido muscular afecto de degeneración adiposa.

estriasis. f. Infección con las larvas de las moscas del género *Oestrus*.

estriatosis. f. Enfermedad del cuerpo estriado.

estribo (del gót. **striups*). m. A., *Steigbügel*; F., *étrier*; In., *stapes*; It., *staffa*; P., *estribo*. El más interno de los huesillos del oído, que se articula por su cabeza con el yunque y por su base se inserta en la ventana vestibular. || Vendaje para la sangría del pie; *spica pedis*. || **-de Finochietto.** Cinta de acero en forma de U, pasada por transfixión en el calcáneo, la cual se fija con un tallo metálico sobre el que se practica tracción continua.

estricnina (del gr. *strýchnos*, nombre de varias solanáceas venenosas). f. A., *Strychnin*; F., *strychnine*; In., *strychnine*; It., *stricnina*; P., *estricnina*. Alcaloide cristalino, amargo, tóxico, $C_{21}H_{22}N_2O_2$, que existe en la nuez vómica y otras varias especies del género *Strychnos* y en el haba de San Ignacio *(Ignatio amara)*. Tiene las propiedades fisiológicas y tóxicas de la nuez vómica y del haba de San Ignacio. Se ha utilizado como tónico y estimulante, pero su eficacia terapéutica es muy discutible.

estricninomanía (de *estricnina* y el gr. *manía*, locura). f. Alienación debida al envenenamiento por la estricnina.

estricnismo. m. F., *strychnisme*. Intoxicación por la estricnina.

estricnización. f. Sujeción a la influencia de la estricnina.

estrictura (del lat. *strictus*, estrecho). f. Estrechez, estenosis.

estricturotomía (de *estrictura* y el gr. *tomé*, corte). f. F., *stricturotomie*. Sección, división de estrecheces, especialmente de las vías lagrimales o de la uretra.

estridor (del lat. *stridor*). m. A., *Stridor*; F. e In., *stridor*; It., *stridore*; P., *estridor*. Sonido agudo, duro, semejante al silbido. || **-congénito** o **laríngeo.** Afección de los recién nacidos, caracterizada por cornaje respiratorio, atribuida a un espasmo de la glotis. || **-serrático.** Ruido semejante al que produce la sierra, causado por la respiración a través del tubo de traqueotomía.

estridulismo. m. LARINGITIS ESTRIDULOSA.

estriduloso (del lat. *stridulus*). adj. F., *striduleux*. Calificación de los ruidos respiratorios, laríngeos y traqueales, cuyo sonido es agudo, de silbido.

estrina. f. Término general para las sustancias estrógenas del ovario: estradiol, estrona, estriol.

estriocelular (de *estría* y el lat. *cellula*, celdilla). adj. Compuesto de fibras musculares estriadas y de células.

estriol. m. Hidrostrona, sustancia derivada de la hidratación de la estrona, que se encuentra en la orina de las hembras embarazadas.

estriopalidal (de *estría* y el lat. *pallidus*, pálido). adj. Relativo al cuerpo estriado y al *globus pallidus*; extrapiramidal.

estriospinoneural (de *stría*, el lat. *spina*, espinazo, y el gr. *neûron*, nervio). adj. Relativo al cuerpo estriado, a la médula espinal y a nervios.

estro [estral] (del gr. *oîstros*, arrebato). m. A., *Östrus;* F., *æstrus;* In., *estrus;* It. y P., *estro.* Período de celo de los animales, especialmente de las hembras. || Larva de díptero estrido.

estróbilo (del lat. *stróbilos*, peonza). m. Tenia adulta o completa.

estrobiloide (de *estróbilo* y el gr. *eîdos*, aspecto). adj. Semejante a una hilera de segmentos de tenia.

estroboscopio (del gr. *stróbos*, torbellino, y *skopeîn*, observar). m. A., *Stroboskop;* F. e In., *stroboscope;* It., *stroboscopio;* P., *estroboscópio.* Instrumento utilizado para el estudio de los cuerpos en movimiento, por la iluminación a intervalos rítmicos frecuentes o por su observación a través de las aberturas de un disco giratorio, que les confiere inmovilidad aparente por ilusión óptica.

estrofantina. f. F., *strophantine.* Glucósido cristalino blanco, tóxico, del estrofanto; soluble en agua y alcohol. Se emplea como tónico cardíaco.

estrofantismo. m. Intoxicación por el estrofanto.

estrofanto (del gr. *strophé*, vuelta, y *ánthos*, flor). m. A., *Strophantus;* F. e In., *strophantus;* It., *strofanto;* P., *estrofanto.* Planta apocinácea *(Strophantus hispidus)*, tóxica, cuyas semillas, en tintura o extracto, se emplean como sucedáneo de la digital.

estrofiola. f. CARÚNCULA.

estrofocefalia (del gr. *strophé*, vuelta, y *kephalé*, cabeza). f. F., *strophocéphalie.* Monstruosidad en la que hay porciones de cara y cráneo torcidas o desplazadas.

estrófulo (del lat. *strophus*, cintilla). m. A., *Strophulus;* F. e In., *strophulus;* It., *strofulo;* P., *estrófulo.* Dermatosis de la infancia, caracterizada por la erupción de pápulas pruriginosas pequeñas, asociada a menudo con la erupción de los dientes y trastornos digestivos. ||**-albus** o **albidus.** MILIO. ||**-candidus.** Variedad en la que las pápulas son anchas, blancas y sin areola inflamatoria. ||**-confertus.** Estrófulo con pápulas aglomeradas. ||**-intertinctus.** Variedad en que las pápulas, a veces excoriadas en su vértice, se hallan sobre una placa de eritema. ||**-pruriginosus.** Forma caracterizada por un prurito intenso, en la que se añaden verdaderas pápulas de prurigo excoriadas. ||**-volaticus.** Estrófulo en el que las pápulas desaparecen rápidamente y se reproducen en brotes sucesivos.

estrógeno (de *estro* y el gr. *gennân*, producir). adj. A., *Östrogen;* F., *estrogène;* In., *estrogen;* It., *estrogeno;* P., *estrogénio.* Que produce el estro. || m. Término aplicado a los compuestos derivados de los esteroides, elaborados por el ovario, testículo, corteza suprarrenal y placenta, que estimulan el desarrollo y el mantenimiento de los caracteres sexuales secundarios femeninos, a la vez que promueven el crecimiento y trofismo de los órganos genitales en la mujer. En los animales dan lugar a la producción del estro.

estroma (del gr. *strôma*, tapiz). f. A., *Stroma;* F., In. e It., *stroma;* P., *estroma.* Trama o armazón de un órgano, glándula u otra estructura, generalmente de tejido conjuntivo, que sirve para sostener entre sus mallas los elementos celulares; debe diferenciarse del parénquima o parte funcional. ||**-de Rollet.** Estroma de los hematíes, porción de corpúsculo rojo que queda después de desaparecida la hemoglobina.

estromanía (de *estro* y *manía*). f. Exageración del apetito sexual; satiríasis; ninfomanía.

estromatólisis (de *estroma* y el gr. *lýsis*, disolución). f. Disolución de la estroma, especialmente de la de los corpúsculos rojos.

estrona (de *estro*). f. F., *estrone.* Esteroide estrógeno cristalizado, $C_{18}H_{22}O_2$, aislado de la orina de las hembras grávidas. Se produce en el organismo por oxidación del estradiol.

estronciana (de *Strontian*, localidad escocesa en que se encontró este mineral). f. Óxido de estroncio, SrO, base alcalinotérrea.

estroncio (de *estronciana*). m. A., *Strontium;* F., e In., *strontium;* It., *stronzio;* P., *estrôncio.* Metal de color amarillo oscuro; símbolo *Sr* y peso atómico 87,3. En terapéutica se emplean algunas de sus sales, arsenito, bromuro, lactato y yoduro, con fines diversos.

estrongílidos. m. pl. Familia de gusanos nematodos que contiene varios géneros, entre ellos el *Ancylostoma, Eustrogylus, Necator, Physaloptera, Strongylus,* etc.

estróngilo (del gr. *strogglos*, redondo, redondeado). m. A., *Strongylus;* F., *strongle;* In., *strongylus;* It., *strongilo;* P., *estróngilo.* Gusano nematodo del género *Strongylus.* V. STRONGYLUS.

estrongiloide (del gr. *stroggýlos*, redondo, y *eîdos*, aspecto). m. Gusano nematodo del género *Strongyloides.* V. STRONGYLOIDES.

estrongiloidosis o **estrongiloidiasis.** f. F., *strongyloïdiose.* Infestación con estrongiloides.

estrongilosis. f. F., *strongylose.* Infestación con gusanos del género *Strongylus.*

estruación. f. ESTRO. || Empléase también el término para indicar las alteraciones genitales específicas producidas en los animales de laboratorio, que se pueden originar experimentalmente por la inyección de sustancias estrógenas.

estructura (del lat. *structura*). f. A., *Struktur;* F. e In., *structure;* It., *struttura;* P., *estructura.* Disposición o arquitectura de los diferentes órganos y tejidos del cuerpo o de éste en su totalidad. || En psicología, sistema que presenta leyes o propiedades de totalidad, distintas las de sus elementos integrantes. || Disposición de las partes del cuerpo u otra cosa. ||**-cenocítica.** Estructura en la cual en un mismo citoplasma se encuentran varios núcleos que no se hallan separados por tabiques.

estructuralismo. m. F., *structuralisme.* En psicología, designa una escuela que tiende a considerar la vida psíquica en su dinamismo y estructura e intencionalidad global.

estruma (del lat. *struma*, escrófula). m. A., *Kropf;* F., *goire;* In., *struma;* It., *gozzo;* P., *estruma.* BOCIO. ||**-aberrante.** Bocio de una glándula tiroidea accesoria. ||**-de Hashimoto.** ESTRUMA LINFOMATOSO. ||**-de Riedel.** Fibrosis de la glándula tiroides, tiroiditis crónica o leñosa. ||**-linfomatoso.** Tiroiditis crónica linfocítica. Enfermedad de Hashimoto. ||**-maligno.** Cáncer de la glándula tiroides. ||**-ovárico.** Tejido tiroideo teratomatoso en el ovario. ||**-suprarrenal.** HIPERNEFROMA.

estrumectomía (de *estruma* y el gr. *ektomé*, resección). f. TIROIDECTOMÍA.

estrumiforme. adj. Semejante al estruma.

estrumiprivo (del lat. *struma*, escrófula, y *privus*, privado). adj. A., *strumiprivus;* F., *strumiprive;* In., *strumiprivous;* It., *strumiprivo;* P., *strumiprivo.* Causado por la ablación de la glándula tiroides. V. CAQUEXIA ESTRUMIPRIVA.

estrumitis. f. A., *Strumitis;* F. e In., *strumite;* It., *strumitis;* P., *estrumite.* Inflamación de la glándula tiroides afecta de bocio o de hipertrofia; tiroiditis.

estuario (del lat. *aestuarium*, lugar inundado por la marea). m. Baño de vapor o lugar donde se toma.

estufa (del lat. vulgar *extuphare*, escaldar). f. A., *Ofen;* F., *étuve;* In., *stove;* It., *stufa;* P., *estufa.* Aparato dentro del cual se eleva artificialmente la temperatura. ||**-a la parafina.** Caja metálica de paredes dobles entre las que hay agua caliente y que contiene parafina licuada, para la inclusión de las piezas histológicas en esta sustancia. ||**-de desinfección.** Estufa semejante a una autoclave, para destruir los gérmenes microbianos. ||**-de incubación** o **de cultivos.** Aparato en el que la temperatura se mantiene a un grado constante, lo que permite el desarrollo de las colonias microbianas sembradas en los medios de cultivo que se han colocado dentro del aparato.

estupefaciente (del lat. *stupefaciens, -entis*, de *stupefacere*, causar estupor). adj. A., *Betäubungsmittel;* F., *stupéfiant;* In., *stupefacient;* It., *stupefaciente;* P., *estupefaciente.* Dícese de la sustancia que produce un estado estuporoso. || m. Sustancia narcótica y analgésica que causa hábito, altera las condiciones fisiológicas y psíquicas del paciente y produce un estado especial de euforia.

estupemanía. f. Alienación estuporosa.

estupidez (de *estúpido*, y éste del lat. *stupidus*). f. A., *Stumpfsinn;* F., *stupidité;* In., *stupidity;* It., *stupidezza;* P., *estupidez*. Incapacidad profunda de las facultades intelectuales, generalmente congénita; asinesia. || Estupor agudo o primario. || Confusión mental.

estupor (del lat. *stupor*). m. A., *Stupor;* F., *stupeur;* In., *stupor;* It., *stupore;* P., *estupor*. Estado de inconsciencia parcial con ausencia de movimientos y reacción a los estímulos; se observa en ciertas formas graves de fiebre tifoidea, en algunas formas de melancolía en la catatonía y en la confusión mental. || **-anérgico.** Forma de demencia en la que el paciente está quieto y a nada se resiste. || **-epiléptico.** El que sigue al ataque convulsivo.

estupro (del lat. *stuprum*). m. A., *Schändung;* F., *viol;* In., *rape;* It., *stupro;* P., *estupro*. Acceso carnal con mujer conseguido por engaño o prevalimiento, aun existiendo voluntad o consentimiento por parte de la mujer.

esuritis (del lat. *esuries*, hambre). f. Ulceración del estómago producida por inanición.

etacrínico (Ácido). Diurético de acción rápida y muy potente. Actúa impidiendo la resorción de sodio y cloro en la porción ascendente del asa de Henle.

etambutol (Diclorhidrato de). F., *éthambutol*. Agente antimicrobiano dotado de actividad antituberculosa muy intensa y bien tolerado por los pacientes aunque se administre durante largo tiempo. No deben rebasarse los 20 mg/kg *per os*, en una toma diaria. Se administra siempre asociado con otro antibiótico antituberculoso.

etamiván. m. F., *éthamivan*. Estimulante inespecífico del sistema nervioso central. Se emplea como analéptico respiratorio.

etano. m. F., *éthane*. Hidrocarburo gaseoso. C_2H_6, constituyente del gas del alumbrado.

etanol. m. ALCOHOL ETÍLICO.

etapa (del fr. *étape*, lugar donde pernoctan las tropas en marcha). f. Época o avance en el desarrollo de una acción o proceso. V. FASE.

eteno. m. ETILENO.

eteogénesis (del gr. *étheos*, soltero, y *génesis*, generación). f. Reproducción asexual en gametos masculinos de protozoos.

éter (del gr. *aithér*). m. A., *Äther;* F., *éther;* In., *ether;* It., *etere;* P., *éter*. Fluido hipotético de la más extremada tenuidad, que llena el espacio y sirve como medio transmisor de las ondas de luz y calor. || Nombre dado a los óxidos de los radicales alcohólicos, y también a los cuerpos que resultan de sustituir por dichos radicales el hidrógeno de los ácidos. || **-absoluto.** Se llama así el éter etílico cuando está exento de agua y de alcohol. || **-acético.** Acetato de etilo. || **-alílico.** Óxido de alilo. || **-alilsulfhídrico.** Sulfuro de alilo o esencia de ajo, de propiedades estimulantes e irritantes; rubefaciente y vermífugo. || **-amilnitroso.** Nitrito de amilo. || **-anestésico.** Éter sulfúrico purificado. || **-benzoico.** Benzoato de etilo. || **-bromhídrico.** Bromuro de etilo. || **-carbonílico.** Feniluretano. || **-clorhídrico.** Cloruro de etilo. || **-clorhídrico perclorado.** Tetracloruro de carbono. || **-clórico.** Mezcla de alcohol y cloroformo. || **-compuesto.** Éster. || **-de petróleo.** Producto derivado del petróleo, del que destila de 40 a 60°. Llámase también *benzolina*. || **-divinílico.** Éter no saturado, muy inestable. $CH_2=CH-O-CH=CH_2$. Éter vinílico. || **-etilacético.** ÉTER ACÉTICO. || **-etílico.** Óxido de etilo $(C_2H_5)_2O$, llamado también *éter ordinario* o *éter sulfúrico;* se obtiene por la acción del ácido sulfúrico sobre el alcohol etílico. Líquido incoloro, movible, muy volátil, inflamable, de olor particular y sabor urente, poco soluble en el agua, miscible en todas proporciones con el alcohol absoluto. Se emplea principalmente en inhalación como anestésico y se usa también en pulverizaciones para la anestesia local.
|| **-etilnitroso.** Nitrito de etilo. || **-etilyodhídrico.** Yoduro de etilo. || **-fenilsalicílico.** Salol. || **-fórmico.** Formiato de etilo. || **-formilamidofénico.** Antipirético en escamas brillantes insípidas, solubles en agua caliente. Antídoto de la estricnina y de otros venenos convulsivos y tetánicos. || **-glicerilnítrico.** Nitroglicerina. || **-guayacolbencílico.** Pirocatequina. || **-guayacolfosfórico.** Fosfato de guayacol. || **-luminífero.** ÉTER, 1.ª acep. || **-mentacético.** Solución de mentol en ácido acético, usada al exterior como antineurálgico. || **-metilclorhídrico.** Cloruro de metilo. || **-metilfenílico.** Anisol. || **-metilsalicílico.** Salicilato de metilo. || **-metilyodhídrico.** Yoduro de metilo. || **-mixto.** Éter que contiene dos radicales alcohólicos distintos. || **-muriático.** ÉTER CLORHÍDRICO. || **-nitroso.** Nitrito de etilo. || **-nitroso alcohólico.** Espíritu de nitro dulce, de acción análoga a la del nitrito de amilo. || **-ordinario.** ÉTER ETÍLICO. || **-piroacético.** Acetona. || **-sulfúrico.** Éter etílico, llamado así porque se obtiene por la acción del ácido sulfúrico sobre el alcohol. || **-valeriánico.** Valerianato de etilo. || **-vínico.** ÉTER ETÍLICO. || **-vinílico.** ÉTER DIVINÍLICO. || **-yodhídrico.** Yoduro de etilo.

eterato. m. ETEROLADO.

etéreo (del lat. *aetherius*). adj. F., *éthéré*. Relativo al éter, preparado con él, semejante a él o que lo contiene.

eterificación (de *éter* y el lat. *eficere*, hacer). f. F., *éthérification*. Proceso de formación del éter o de transformación del alcohol en éter.

eterismo. m. Conjunto de fenómenos fisiológicos y morbosos producidos por la inhalación de éter; eteromanía.

eterización. f. F., *éthérisation*. Administración de éter por inhalación y anestesia consecutiva.

eterocloroformo. m. Mezcla de partes iguales de éter y cloroformo, para la anestesia quirúrgica u obstétrica prolongada.

eterolado o **eterolito.** m. Disolución de principios medicamentosos en éter; tintura etérea.

eterolato. m. Producto de la destilación del éter sobre sustancias aromáticas; abandonado.

eterolaturo. m. Tintura etérea.

eterólico. m. Medicamento que tiene por excipiente el éter.

eteromanía (de *éter* y el gr. *manía*, locura). f. A., *Ätheromanie;* F., *éthéromanie;* In., *etheromania;* It. y P., *eteromania*. Hábito morboso de consumir éter como estimulante.

eterómano. adj. y s. Que padece eteromanía.

ética (del gr. *ethikón*, y éste de *êthos*, costumbre). f. A., *Ethik;* F., *éthique;* In., *ethics;* It., *etica;* P., *ética*. Ciencia de la moral y las obligaciones del hombre; sistema de reglas que rigen la conducta. || **-médica.** Conjunto de reglas o principios que rigen la conducta profesional del médico.

etideno. m. ETILIDENO.

etilaldehído. m. Aldehído acético.

etilamina. f. F., *éthylamine*. Tomaína líquida, del tejido vegetal en putrefacción, que posee muchas de las propiedades del amoníaco; se ha empleado el urato en la gota y la litiasis renal.

etilendiamidotetraacético (Ácido). V. EDTA.

etileno. m. A., *Äthylen;* F., *éthylène;* It., *etilene;* P., *etileno*. Gas oleificante, hidrocarburo C_2H_4, incoloro, tóxico, inflamable, que forma la parte esencial del gas del alumbrado. || **-(Bicloruro de).** Licor de los holandeses, o dicloroetano β $C_2H_4Cl_2$, líquido oleoso, anestésico general y local, no muy empleado. || **-(Bromuro de).** Líquido oleoso pardusco, que se ha empleado en la epilepsia. Llámase también *dibromoetano*.

etilenoetenildiamina. f. LISIDINA.

etilhidrocupreína. f. OPTOQUINA.

etílico. m. Alcohólico, refiriéndose a personas. || adj. F., *éthylique*. Relativo al etilo.

etilideno. m. F., *éthylidène*. Radical bivalente, C_2H_4. Su cloruro es un líquido incoloro, volátil, anestésico, de olor y sabor semejantes a cloroformo, pero más peligroso. Llámase también *dicloretano* α.

etilismo. m. A., *Ethylismus;* F., *éthylisme;* In., *ethylism;* It. y P., *etilismo.* Intoxicación por el alcohol etílico; alcoholismo.

etilo (del gr. *aithér,* éter, e *hýle,* materia). m. A., *Äthyl;* F., *éthyle;* In., *ethyl;* It., *etile;* P., *etilo.* Radical univalente del alcohol, C_2H_5 o CH_3CH_2. ||-**(Acetato de).** Éster del ácido acético y el alcohol etílico. Líquido de olor y sabor de vinagre, con propiedades estimulantes y antiespasmódicas. ||-**(Alcohol de).** ETANOL. ||-**(Aminobenzoato de).** Benzocaína; polvo cristalino, anestésico local de la piel y mucosas. ||-**(Carbamato de).** URETANO. ||-**(Cloruro de).** Líquido incoloro, inflamable, C_2H_5Cl, anestésico general y local y estimulante. Generalmente se expende contenido en un tubo con una abertura capilar cerrada herméticamente por un tapón metálico, de la que sale en forma de chorro impelido por el solo calor de la mano. ||-**(Diacetato de).** Sustancia que se ha empleado en las pruebas urinarias. ||-**(Nitrito de).** Éter nitroso, líquido que mezclado con alcohol constituye el espíritu de nitro dulce, el cual tiene propiedades diuréticas, diaforéticas, anodinas y antiespasmódicas. ||-**(Óxido de).** ÉTER ETÍLICO. ||-**(Salicilato de).** Éter ácido salicílico de alcohol etílico, cuyas indicaciones terapéuticas son las mismas que las de los salicilatos. ||-**(Sulfhidrato de).** MERCAPTÁN. ||-**(Valerianato de).** Éter valeriánico, líquido incoloro, neutro, de olor suave, usado como esencia. ||-**(Yoduro de).** Éter yodhídrico. Líquido incoloro de olor etéreo, aliáceo, que se usa en inhalaciones en el asma y la bronquitis.

etinilestradiol. m. Derivado del estradiol que se administra por vía oral.

etiología (del gr. *aitía,* causa, y *lógos,* tratado). f. A., *Ätiologie;* F., *étiologie;* In., *etiology;* It. y P., *etiologia.* Parte de la medicina que tiene por objeto el estudio de las causas de enfermedades.

etionamida. f. F., *éthionamide.* Derivado de la tioisonicotinamida empleado como medicamento de segunda línea en el tratamiento de la tuberculosis.

etiopatogenia (del gr. *aitía,* causa, *páthos,* enfermedad, y *gennân,* producir). f. A., *Pathogenese;* F., *pathogénie;* In., *pathogeny;* It., *patogenesi;* P., *etiopatogenia.* Palabra que indicaría el modo de obrar de las causas, concepto que ya está enteramente comprendido en el término patogenia.

etiotrópico (del gr. *aitía,* causa, y *trópos,* vuelta). adj. Dirigida contra la causa de la enfermedad; dícese de los agentes o remedios que se emplean para combatir el factor causal.

etmifitis (del gr. *ethmós,* criba, y el suf. *-itis*). f. Inflamación del tejido celular; celulitis.

etmocarditis (del gr. *ethmós,* criba, *kardia,* corazón, y el suf. *-itis*). f. Inflamación del tejido conjuntivo del corazón.

etmocéfalo (del gr. *ethmós,* criba, y *kephalé,* cabeza). m. Monstruo de cabeza imperfecta, de órbitas muy aproximadas y nariz rudimentaria, desplazada de ordinario hacia arriba.

etmofrontal (del gr. *athmós,* criba, y el lat. *frons, frontis,* frente). adj. Relativo a los huesos etmoides y frontal.

etmoidal. adj. Relativo o perteneciente al hueso etmoides.

etmoidectomía (de *etmoides* y el gr. *ektomé,* escisión). f. A., *Ethmoidektomie;* F., *ethmoïdectomie;* In., *ethmoidectomy;* It. y P., *etmoidectomia.* Escisión de las células etmoidales o de una porción del hueso etmoides.

etmoides (del gr. *ethmoeidés;* de *ethmós,* criba, y *eîdos,* aspecto). m. A., *Ethmoides;* F., *ethmoïde;* In., *ethmoid;* It., *etmoide;* P., *etmóide.* Hueso criboso o esponjoso, pequeño, impar y simétrico, encajado en la escotadura frontal. V. HUESOS (TABLA DE).

etmoiditis. f. A., *Ethmoiditis;* F., *ethmoïdite;* In., *ethmoiditis;* It. y P., *etmoidite.* Inflamación del hueso etmoides.

etmoturbinal (del gr. *athmós,* criba, y el lat. *turbo, -inis,* remolino, trompo). adj. Relativo a los cornetes superior y medio.

étnico (del gr. *ethnikós,* de *éthnos,* pueblo, raza). adj. Relativo a las razas y a sus caracteres.

etnografía (del gr. *éthnos,* pueblo, raza, y *gráphein,* describir). f. A., *Ethnographie;* F., *ethnographie;* In., *ethnography;* It. y P., *etnografia.* Descripción de las razas humanas.

etnología (del gr. *éthnos,* pueblo, y *lógos,* tratado). f. A., *Ethnologie;* F., *ethnologie;* In., *ethnology;* It. y P., *etnologia.* Parte de la antropología que estudia las razas humanas biológica y socialmente.

etología (del gr. *éthos,* carácter, y *lógos,* tratado). f. Ciencia de los caracteres. || BIONÓMICA.

etomidato. m. Carboxilato de imidazol. Nuevo anestésico venoso de acción breve, con ausencia de efecto analgésico e histaminógeno.

etopropacina. f. F., *éthopropazine.* Fenotiacina empleada en el tratamiento de la enfermedad de Parkinson.

etosuximida. f. F., *éthosuximide.* Derivado de la succinimida, indicado en la forma de epilepsia conocida como *ausencias.*

etusa. f. Planta umbelífera, *Aetusa cynapium,* cicuta menor o de los jardines, venenosa y confundible con el perejil.

Eu. Símbolo químico del *europio.*

eu-. Forma prefija del gr. *eû,* bien.

eubacteriales. f. pl. Nombre que se daba a un orden bacteriano que incluía las familias de bacterias típicas. No se acepta en las clasificaciones actuales.

Eubacterium. Género de bacterias anaeróbicas, grampositivas e inmóviles. Pueden ser patógenas, la especie tipo es *E. foedans.*

eubiótica (de *eu-* y el gr. *bíos,* vida). f. F., *eubiotique.* Ciencia de la vida higiénica; dietética.

eubolismo. m. Metabolismo normal.

eucaína. f. F., *eucaïne.* Sustancia blanca, cristalina, β-clorhidrato de benzoiltrimetiloxipiperidina; anestésico local semejante a la cocaína, de la que posee las propiedades anestésicas en menor grado, pero sin su toxicidad; solución del 2 al 5 %.

eucalipto (de *eu-* y el gr. *kalyptós,* cubierto). m. A., *Eukalyptusbaum;* F. e In., *eucalyptus;* It. y P., *eucalipto.* Árbol de la familia de las mirtáceas (*Eucalyptus globulus*), originaria de Australia y llamado también *árbol de la fiebre;* sus hojas principalmente contienen una esencia y se emplean en polvo, infusión, tintura y extracto, como diaforéticas, estimulantes, antipútridas, anticatarrales, febrífugas y antisépticas. ||-**(Esencia de).** Antiséptica, antiperiódica y estimulante.

eucaliptol. m. F., *eucalyptol.* Líquido incoloro, de olor semejante al alcanfor, que constituye la mayor parte de la esencia de eucalipto.

eucapnia (de *eu-* y el gr. *kapnós,* humo). f. A., *Eukapnie;* F., *eucapnie;* It. y P., *eucapnia.* Tasa normal de anhídrido carbónico en la sangre.

eucariota (de *eu-* y el gr. *káryon,* núcleo). m. F., *eucaryote.* Organismo que posee: núcleo bien diferenciado; genoma con más de un cromosoma envuelto por membrana unitaria; citoplasma con estructura reticular con organelos (mitocondrias, aparato de Golgi), envueltos por membrana unitaria, y ribosomas 80S. Sus membranas contienen esteroles, el DNA está unido a histonas y se reproducen por mitosis. Esta estructura es propia de todas las células vegetales y animales.

euciesis (de *eu-* y el gr. *kýein,* estar encinta). f. Embarazo normal.

eucinesia (de *eu-* y el gr. *kínesis,* movimiento). f. A., *Eukinesie;* F., *eucinésie;* In., *eukinesia;* It. y P., *eucinesia.* Facultad normal de movimiento.

euclorhidria. f. Proporción normal de ácido clorhídrico libre en el jugo gástrico.

euclorina. f. CLORAMINA.

eucolia (de *eu-* y el gr. *cholé,* bilis). f. A., *Eucholie;* F., *eucholie;* In., *eucholia;* It. y P., *eucolia.* Estado normal de la bilis.

eucrasia (de *eu-* y el gr. *krâsis,* mezcla). f. A., *Eukrasie;* F., *eucrasie;* It. y P., *eucrasia.* Temperamento o constitución normales o buenos.

eucromatina. f. F., *euchromatine.* Cromatina de los cromosomas, abundante en ácido nucleico que contiene los genes. || Sustancia de los eucromosomas, en distinción de la sustancia de los heterocromosomas.

eucromatopsia (de *eu-*, y el gr. *chrôma*, color, y *ópsis*, visión). f. Visión normal de los colores.

eucromosoma. m. AUTOSOMA.

eucupina. f. Isoamilhidrocupreína, derivado de la quina; antiséptico y anestésico.

eudiaforesis (de *eu-* y el gr. *diaphóresis*, secreción). f. Sudación o perspiración fácil, normal.

eudiemorrisis (de *eu-*, el gr. *diá*, a través, *haîma*, sangre, y *rhsis*, corriente). f. Circulación normal de la sangre por los capilares.

eudoxina. f. Sal bismútica de nosófeno; polvo rojo pardo inodoro, antiséptico, que contiene el 52 % de yodo y el 15 % de bismuto. Empléase en la enteritis catarral.

eudrenina. f. Solución de 0,01 g de clorhidrato de eucaína y 0,0003 de cloruro de adrenalina por centímetro cúbico; anestésico local. sase especialmente en cirugía dentaria.

euergasia (de *eu-* y el gr. *ergasía*, trabajo). f. Funcionamiento psicobiológico normal.

euestesia (de *eu-* y el gr. *aísthesis*, sensación). f. Estado normal de los sentidos; sensación de bienestar.

euexia (de *eu-* y el gr. *échein*, encontrarse). f. EUFORIA.

eufenesis (de *eu-* y el gr. *phanerós*, evidente). f. Dirección correcta del desarrollo humano.

euflavina. f. ACRIFLAVINA.

eufonía (de *eu-* y el gr. *phoné*, voz). f. Voz clara normal.

euforbia (del lat. *euphorbia*, y éste del gr. *euphórbion*). f. A., *Wolfsmilch*; F., *euphorbe*; In., *euphorbia*; It., *euforbia*; P., *euforbia.* Nombre de plantas de la familia de las euforbiáceas, que comprende gran número de especies, peligrosas todas por su jugo lechoso muy cáustico. Tienen propiedades eméticas, catárticas y tóxicas.

euforbina. f. Extracto seco de la raíz de la *Euphorbia corollata*, sedante, purgante y expectorante.

euforbio (del lat. *euphorbium*, de *Euforbo*, médico de Juba, rey mauritano, que descubrió el uso de esta planta). m. Gomorresina acre, irritante, de la especie *Euphorbia resinifera*, drástico demasiado violento para ser empleado al interior; se utilizaba al exterior como rubefaciente y contrairritante, el polvo es un violento estornutatorio.

euforbismo. m. Intoxicación por plantas del gén. *Euphorbia*.

euforia (del gr. *euphoria*, de *eúphoros*; de *eû*, bien, y *phérein*, llevar). f. A., *Euphorie*; F., *euphorie*; In., *euphoria*; It. y P., *euforia.* Sensación de bienestar, de satisfacción, natural o provocada por la administración de fármacos o drogas. Euexia.

eufrasia (de *eu-* y el gr. *phrásis*, dicción). f. Dicción clara normal. || Planta de la familia de las escrofulariáceas (*Euphrasia officinalis*), débilmente aromática, amarga y astringente.

eufrenia (de *eu-* y el gr. *phrén, phrenós*, mente). f. Mente sana, normal.

euftalmina. f. Tropeína artificial, derivada de la eucaína β y del ácido mandélico. La solución acuosa, del 2 al 10 %, es midriásica.

eugenesia, eugénesis o **eugenia** (de *eu-* y el gr. *génesis*, generación, o *génos*, origen). f. A., *Eugenik*; F., *eugénésie*; In., *eugenics*; It., *eugenica*; P., *eugénia.* Estudio y cultivo de las condiciones y medios más favorables al mejoramiento físico y moral de las generaciones humanas futuras. Es *positiva* o *negativa* según adopte aquellas medidas sociales que tiendan, respectivamente, a aumentar el número de individuos del mejor tipo o a disminuir el de los individuos de peor tipo. || Término de Broca para el cruzamiento cuyos productos son indefinidamente fecundos, no sólo entre sí, sino con los individuos de las razas progenitoras.

eugenética. f. EUGENESIA.

Eugenia. Género de árboles y arbustos mirtáceos, una de cuyas especies, la *E. caryophyllata*, suministra el clavo de especia, y la *E. pimenta*, la pimienta.

eugenina. f. Alcanfor del clavo de especia.

eugenismo. m. EUGENESIA. || Conjunto de las condiciones más favorables para una existencia sana y feliz (Galton).

eugenista. adj. y s. Experto en materia de eugenesia.

eugenol. m. F., *eugénol.* Ácido eugénico o cariofílico; líquido oleoso, obtenido de la esencia de clavo (que lo contiene en proporción de 70 a 90 %). Antiséptico y anestésico local empleado en odontología.

Euglena (de *eu-* y *glêne*, pupila ocular). f. Género de infusorios flagelados que abundan en aguas estancadas.

euglobulina. f. Proteína que con la seudoglobulina forma la sueroglobulina o paraglobulina.

euglucemia (de *eu-*, el gr. *glykýs*, dulce, y *haîma*, sangre). f. Proporción normal de azúcar en la sangre.

eugónico (de *eu-* y el gr. *goné*, semilla). adj. Que se desarrolla o crece de un modo exuberante. Dícese de los cultivos bacterianos.

eulalia (de *eu-* y el gr. *laleîn*, hablar). f. Dicción fácil.

Eulenburg (Enfermedad de) (Albert *Eulenburg*, neurólogo alemán, 1840-1917). V. ENFERMEDAD.

eumenol. m. Extracto no tóxico de la raíz del tangkui, *Aralia cordata*, de China; regularizador de la función menstrual.

eumenorrea (de *eu-*, el gr. *mén, menós*, mes, y *rheîn*, fluir). f. A., *Eumenorrhöe*; F., *euménorrhée*; In., *eumenorrhea*; It. y P., *eumenorrea.* Menstruación normal.

eumetría (de *eu-* y el gr. *métron*, medida). f. Apreciación exacta del grado de esfuerzo o de la ext. de movimiento en la acción muscular.

eumicetos (de *eu-* y el gr. *mýkes, -etos*, hongo). m. pl. F., *eumycètes.* División dentro de los hongos, en la que se incluyen los llamados hongos verdaderos o perfectos, que presentan, además de la reproducción asexuada, una forma de reproducción de tipo sexual.

eumidrina. f. Metilnitrato de atropina; polvo blanco, algo soluble en agua. Empléase como midriático y para combatir los sudores nocturnos de enfermos afectos de tuberculosis pulmonar.

Eumycetes. V. EUMICETOS.

Eumycota. V. EUMICETOS.

eunuco (del lat. *eunuchus*, y éste del gr. *eunoûchos*, de *euné*, lecho, y *échein*, tener, guardar). m. A., *Eunuch*; F., *eunuque*; In., *eunuch*; It. y P., *eunuco.* Hombre castrado; privado de órganos genitales externos. || **-completo.** Individuo con ablación total de pene, testículos y escroto. || **-imperfecto.** El privado solamente de testículos.

eunucoide (de *eunuco* y el gr. *eîdos*, aspecto). adj. y s. Dícese de un hombre con testículos fisiológicamente inactivos; dícese también de la voz de falsete en el hombre. || Criptórquido de aspecto poco masculino.

eunucoidismo. m. A., *Eunuchoidismus*; F., *eunuchisme*; In., *eunuchism*; It. y P., *eunucoidismo.* Anomalía de desarrollo por deficiencia de las glándulas endocrinas que presiden los órganos sexuales masculinos, con presencia a veces de caracteres sexuales femeninos secundarios. || **-tardío.** Distrofia adiposogenital.

eunuquismo. m. Estado o cualidad de eunuco; agenitalismo.

euonimina. f. EVONIMINA.

euosmia (de *eu-* y el gr. *osmé*, olfato). f. A., *Euosmie*; F., *euosmie*; It. y P., *euosmia.* Estado normal del sentido del olfato.

eupatorina. f. F., *eupatorine.* Glucósido amargo de varias especies del género *Eupatorium*.

eupatorio (del lat. *eupatoria*, de *Eupátor*, sobrenombre de Mitridates el Grande, rey del Ponto, que hizo uso de una planta de este género). m. Planta sinantérea del género *Eupatorium*, el cual comprende varias especies, *E. cannabinum*, única que crece en Europa, *E. purpureum, E. rebaudiana*, etc. Las hojas y sumidades floridas del *E. perfoliatum* son tónicas, diuréticas, diaforéticas y estomáquicas; se empleaban en las dispepsias y en los estados febriles.

eupepsia (de *eu-* y el gr. *pépsis*, digestión). f. A., *Eupepsie*; F., *eupepsie*; In., It. y P., *eupepsia.* Digestión fácil, normal.

Euphorbia. V. EUFORBIA.

eupirexia (de *eu-*, y el gr. pŷr, *pyrós*, fuego, y *héxis*, estado). f. Fiebre ligera en el primer período de una infección, considerada como un esfuerzo del organismo para combatir la enfermedad.
euplasia (de *eu-* y el gr. *plásis*, acción de modelar). f. Regeneración o formación fácil de los tejidos.
euploide. adj. F., *euploïde*. Que tiene un número equilibrado de cromosomas según el esquema haploide básico.
eupnea (de *eu-* y el gr. *pneîn*, respirar). f. A., *Eupnöe;* F., *eupnée;* In. e It., *eupnea;* P., *eupenia*. Respiración fácil o normal.
eupraxia (de *eu-* y el gr. *prâxis*, ejecución). f. A., *Eupraxie;* F., *eupraxie;* In. y P., *eupraxia;* It., *euprassia*. Ejecución normal o fácil de una función o de movimientos coordinados.
euquilia (de *eu-* y el gr. *chylós*, jugo). f. F., *condition normale du chyle*. Estado normal del quilo.
euquinina. f. Etilcarbonato de quinina, compuesto en cristales aciculares blancos muy pequeños; su acción es semejante a la de la quinina, pero no tiene el sabor desagradable de ésta.
euribléfaron (del gr. *eurýs*, ancho, y *blépharon*, párpado). m. Anomalía congénita caracterizada por la anchura excesiva de los párpados.
euricefalia (del gr. *eurýs*, ancho, y *kephalé*, cabeza). f. Cráneo ancho, con un índice cefálico entre 81 y 85,4. Para algunos es Sin. de braquicefalia.
euricéfalo. adj. y s. F., *eurycéphale*. *Sin.:* Braquicéfalo.
eurignato (del gr. *eurýs*, ancho, y *gnáthos*, mandíbula). m. Sujeto que tiene la mandíbula ancha.
eurión (del gr. *eurýs*, ancho). m. F., *euryon*. Punto en cada extremo del diámetro transverso mayor del cráneo.
euriopía (del gr. *eurýs*, ancho, y *óps, opós,* ojo). f. F., *euryopie*. Abertura anormalmente amplia de los ojos.
eurisomía (del gr. *eurýs*, ancho, y *sôma*, cuerpo). f. Forma corporal gruesa.
euritérmico o **euritermo** (del gr. *eurýs*, ancho, y *thérme*, calor). adj. F., *euryth-rme*. Capaz de vivir en temperaturas muy distintas. Dícese de las bacterias.
Europio (de *Europa).* m. Elemento raro perteneciente a la serie de los lantánidos. Símbolo, *Eu;* número atómico; 63; masa atómica, 152.
eurritmia (de *eu-* y el gr. *rhythmós*, ritmo). f. A., *Eurhythmie;* F., *eurythmie;* In., *eurhytmia;* It. y P., *euritmia*. Regularidad del pulso; ritmo normal.
euscopia (de *eu-* y el gr. *skopeîn*, observar). f. Visión regular normal. || Empleo del euscopio.
euscopio. m. Microscopio modificado, en el que la imagen se proyecta sobre una pantalla de bario en una cámara oscura, de suerte que puede verse fácilmente por varias personas al mismo tiempo.
eusemia (de *eu-* y el gr. *sêma*, señal). f. Conjunto de buenos signos de una enfermedad.
eusístole. f. Sístole normal.
eusitia (de *eu-* y el gr. *sitos*, alimento). f. Apetito normal. || Alimentación regular o normal.
eusonfaliano (de *eu-* y el gr. *omphalós*, ombligo). m. Monstruo que resulta de la reunión de dos individuos casi completos con ombligo independiente cada uno.
eusplacnia (de *eu-* y el gr. *splágchna*, vísceras). f. Estado normal de los órganos o vísceras.
eustachium. m. La trompa de Eustaquio.
Eustaquio (Conducto, trompa, válvula de) (Bartolommeo *Eustachi* o *Eustachio*, anatomista Italiano 1520-1574). Véanse estos términos.
eustaquitis. f. Inflamación de la trompa de Eustaquio.
Eustis (Prueba de) (Allan Chotard *Eustis*, médico norteamericano, n. en 1876). V. Prueba.
eustrongilosis. f. Enfermedad producida por gusanos del género *Eustrongylus.*
Eustrongylus. Género de gusanos nematodos, en la actualidad llamados *Dioctophyma;* la especie *E. gigas* es común en los animales domésticos y rara en el hombre; es de color rojo, de 30 a 90 cm de longitud, y se encuentran en la pelvis renal o libre en el peritoneo. Produce hematurias y atrofia del riñón. Se llama también *Dioctophyma renale*.

eutanasia (de *eu-* y el gr. *thánatos*, muerte). f. A., *Euthanasie;* F., *euthanasie;* In., *euthanasia;* It., *eutanasia;* P., *eutanásia*. Muerte natural suave, indolora, sin agonía. || Muerte criminal provocada sin sufrimientos por medio de agentes adecuados.
eutaxia (de *eu-* y el gr. *táxis*, orden). f. Disposición regular de las distintas partes del cuerpo.
euténica (de *eu-* y el gr. *títhenai*, excitar). f. Mejoramiento de la raza por la regulación del medio ambiente.
eutérmico (de *eu-* y el gr. *thérme*, calor). adj. Que promueve calor.
eutiforia (del gr. *euthýs*, derecho, recto, y *phérein*, llevar). F.,*euthyphorie*. Adaptación normal del plano de la visión, de suerte que coincida con el plano del horizonte.
eutimia (de *eu-* y el gr. *thymós*, voluntad, deseo). f. Tranquilidad de espíritu.
eutireosis o **eutiroidismo** (de *eu-* y *tiroides).* f. m. F., *euthyréose*. Estado de funcionamiento normal de la glándula tiroides.
eutocia (de *eu-* y el gr. *tókos*, parto). f. A., *Eutokie;* F., *eutocie;* It. y P., *eutocia*. Parto natural, fácil, normal.
eutócico. adj. Atributo del parto normal. || Que favorece o facilita el parto; medio o agente que tiene esta acción.
eutonía (de *eu-* y el gr. *tónos*, tensión). f. Tono normal.
eutópico (de *eu-* y el gr. *tópos*, lugar). adj. F., *eutopique*. Situado normalmente.
eutrapelia (del gr. *eutrapelía*, jocosidad urbana, jovialidad). f. Moderación de las diversiones.
eutricosis (de *eu-* y el gr. *thríx, trichós*, cabello). f. Desarrollo normal del pelo.
eutrofia (de *eu-* y el gr. *trophé*, nutrición). f. A., *Eutrophie;* F., *eutrophie;* In., *eutrophia;* It. y P., *eutrofia*. Estado normal de nutrición.
euzoodinamia. f. Zoodinamia normal; fisiología animal.
evacuación (del lat. *evacuatio, -onis).* f. A., *Entleerung;* F., *évacuation;* In., *evacuation;* It. *evacuazione;* P., *evacuação*. Acción y efecto de vaciar o evacuar. || Deyección o deposición intestinal. || Salida natural o artificial de materias excrementicias o patológicas por un punto cualquiera.
evaginación (de *e* por *ex-* y el lat. *vagina*, vaina). f. A., *Evagination;* F., *évagination;* In., *evagination;* It., *evaginazione;* P., *evaginação*. Protrusión de una parte a través de una vaina.
evanescente o **evasnecente** (del lat. *evanescere*, desvanecer). adj. Que se desvanece o esfuma.
Evans (Cardiomegalia de) (William *Evans*, cardiólogo inglés contemporáneo). V. Cardiomegalia. || **-(Síndrome de)** (Robert S. *Evans*, médico norteamericano contemporáneo). V. Síndrome.
evaporación (del lat. *evaporatio, -onis).* f. A., *Verdämpfung;* F., *évaporation;* In., *evaporation;* It., *evaporazione;* P., *evaporação*. Conversión de un líquido o sólido en vapor; formación insensible de vapores en la superficie libre de un líquido. || Operación de reducir a vapor un líquido que contiene en disolución una sustancia medicamentosa, con objeto de obtener ésta en menos volumen o en estado de sequedad.
Eve (Método de) (F. C. *Eve,* médico inglés, 1871-1952). V. Respiración artificial.
eventración (de *e* por *ex-* y el lat. *venter, -tris*, vientre). f. A., *Bauchbruch;* F., *éventration;* In., *eventration;* It., *sventramento;* P., *eventração*. Protrusión o hernia de vísceras abdominales a nivel de una cicatriz quirúrgica o traumática. *Sin.:* Hernia quirúrgica. || **-diafragmática.** Pérdida de tonicidad del diafragma, que se deja rechazar hacia la cavidad torácica por el empuje de las vísceras abdominales, simulando una hernia diafragmática.
Eversbusch (Operación de) (Oscar *Eversbusch*, oftalmólogo alemán, 1855-1912). V. Operación.
eversión (del lat. *eversio, -onis*, trastorno). f. A., *Eversion;* F., *éversion;* In., *eversion;* It., *eversione;* P., *eversão*. Versión hacia fuera, especialmente de la mucosa que rodea un orificio natural. || Acción de girar una

parte hacia fuera, como los párpados, para poner al descubierto la superficie interna. ||**-de los puntos lagrimales.** Desviación hacia fuera de los puntos lagrimales en el ectropión.

Evipán. m. Nombre comercial del preparado N-metilciclohexenilbarbitúrico, o hexobarbital, anestésico intravenoso.

eviración (de *e* por *ex-* y el lat. *vir, viri,* varón). f. A., *Entmannung;* F., *éviration;* In., *eviration;* It., *evirazione;* P., *eviração.* Castración, emasculación. || Pérdida prematura de los deseos sexuales y de las facultades sexuales en el hombre. || Forma de paranoia en la que el paciente se cree mujer y asume cualidades femeninas (Krafft-Ebing).

evisceración (del lat. *evisceratio,* de *e,* fuera, y *viscera,* vísceras). f. A., *Evisceration;* F., *éviscération;* In., *evisceration;* It., *eviscerazione;* P., *evisceração.* Salida de la masa intestinal fuera del abdomen, a consecuencia de un traumatismo, herida o, en el postoperatorio de laparotomías, por dehiscencia de la sutura de la pared. ||**-obstétrica.** Extracción de las vísceras abdominales y torácicas del feto (fetotomía) para provocar el parto. *Sin.:* Exenteración. ||**-ocular.** Vaciamiento del globo ocular, conservando la esclerótica. ||**-orbitaria.** Extracción del contenido de la órbita, con raspado de su capa perióstica. ||**-pélvica.** Extracción de los órganos pelvianos.

E-viton. Unidad de cantidad de radiación ultravioleta biológicamente eficaz.

evocador. m. F., *évocateur.* En embriología, sustancia química que tiene la facultad de despertar las potencialidades morfogénicas latentes de un territorio.

evodia. f. Planta de la familia de las rutáceas *(Evodia febrifuga),* cuya corteza sirve para falsificar la angostura verdadera. El fruto de la *E. rutecarpa* se considera purgante y suministra un alcaloide, *evodiamina* o *evodina.*

evolución (del lat. *evolutio, -onis).* f. A., *Entwicklung;* F., *évolution;* In., *evolution;* It., *evoluzione;* P., *evolução.* Desenvolvimiento, desarrollo.|| Proceso de cambio continuo y progresivo de un órgano u organismo por el cual se hace cada vez más complejo por diferenciación de sus partes.|| Sucesión de partes por las que pasa una enfermedad desde su origen hasta su terminación. ||**-bátmica** u **ortogénica.** Evolución debida al mismo organismo, independientemente del medio exterior.||**-espontánea.** Mecanismo normal del parto en la presentación de tronco, posible solamente con feto muy pequeño y pelvis muy amplia.

evolucionismo. m. Teoría de la evolución, especialmente la del transformismo.

evolutivo. adj. F., *évolutif.* Relativo a la evolución.

evonimina. f. Resinoide obtenido del *Evonymus atropurpurea.* || Principio aperitivo o colagogo obtenido de la misma especie.

Evonymus. Género de arbustos y árboles celastráceos. V. BONETERO. La corteza de la raíz del *E. atropurpurea* tiene propiedades colagogas, aperitivas, diuréticas y tónicas.

evulsión (del lat. *evulsio, -onis).* f. A., *Ausreissen;* F., *évulsion;* In., *evulsion;* It., *avulsione;* P., *evulsão.* Arrancamiento, avulsión.

Ewald (Comida de prueba) (Carl Anton *Ewald,* médico alemán, 1845-1915). V. COMIDA DE PRUEBA.

Ewart (Signo de) (William *Ewart,* médico Inglés, 1848-1929). V. SIGNO.

Ewing (Sarcoma de) (James *Ewing,* patólogo de Nueva York, 1866-1943). V. SARCOMA.

ex-. Forma prefija del lat. y del gr. *ex,* con distintas significaciones: fuera, fuera de, privación, alejamiento.

exa. Elemento compositivo inicial de nombres que significan el trillón de veces (10^{18}) de las respectivas unidades. Su símbolo es E.

exacerbación (del lat. *exacerbatio, -onis).* f. A., *Exazerbation;* F. e In., *exacerbation;* It., *esacerbazione;* P., *exacerbação.* Aumento o exageración de la gravedad de un síntoma, dolor, fiebre o enfermedad.

exageración (del lat. *exaggeratio, -onis).* f. A., *Übertreibung;* F. e In., *exageration;* It., *exagerazione;* P., *exageração.* Intensificación; mayor actividad; se aplica casi exclusivamente a los reflejos. || Aplicado a una enfermedad, síntoma, secuela o defecto, corresponde a la simulación, no del hecho en sí, sino de su grado de importancia, que se manifiesta o finge mayor de lo que es en realidad.

exalgina (de *ex-* y el gr. *álgos,* dolor). f. Preparación de metilacetanilida; analgésica y antipirética.

exaltación (del lat. *exaltatio, -onis).* f. A., *Gemütserregung;* F. e In., *exaltation;* It., *esaltazione;* P., *exaltação.* Estado anímico y mental anormal caracterizado por gran vivacidad de la afectividad e ideación.|| Aumento exagerado de la acción de un órgano o sistema de órganos; aplícase también a los reflejos exagerados.

examen (del lat. *examen).* m. A., *Prüfung;* F., *examen;* In., *examination;* It., *esame;* P., *exame.* Indagación y observación por los sentidos, solos o auxiliados de instrumentos, de las cualidades y circunstancias que presenta una parte u órgano, con objeto diagnóstico especialmente.

exangia (de *ex* y el gr. *aggeion,* vaso). f. Perforación, rotura o dilatación de un vaso sanguíneo.

exanguinotransfusión. f. A., *Austauschtransfusion;* F. e In., *exsanguinotransfusion;* It., *exsanguinotrasfusione;* P., *exsanguinotransfusão.* Sustitución parcial o total de la sangre de un paciente por la de otro u otros individuos sanos. Comprende dos operaciones: inyección de sangre de un dador y sustracción de sangre del paciente, que se realizan simultáneamente y en la misma cantidad. Indicada en las intoxicaciones, nefritis aguda, eritroblastosis fetal y leucemias.

exangüe (del lat. *exanguis;* de *ex-,* priv., y *sanguis,* sangre). adj. Desangrado, sin sangre o fuerzas.

exanimación (del lat. *exanimatio, -onis).* f. Privación de las funciones vitales; inconsciencia, coma. || Decaimiento.

exánime (del lat. *exanimis).* adj. Que no da señal de vida; muerto.|| Desfallecido en extremo.

exantema (del lat. *exanthema,* y éste del gr. *exánthema,* de *exantheîn,* florecer). m. A., *Exanthem;* F., *exanthème;* In., *exanthem;* It. *esantema;* P., *exantema.* Erupción, mancha cutánea. || Enfermedad eruptiva y erupción que caracteriza esta enfermedad, especialmente las erupciones que no desaparecen por la presión del dedo, como el sarampión, la escarlatina, etc. ||**-furfuráceo.** Exantema en el cual la piel se desprende en pequeñas escamas semejantes al salvado. ||**-súbito** o **crítico.** Variedad de fiebre eruptiva, que se observa en los niños pequeños, caracterizada por fiebre elevada que dura dos o tres días y termina por crisis, seguida de erupción morbiliforme en el tronco. ||**-vesicular.** Erupción de vesículas en los caballos, en la mucosa de la vagina y en la piel de la vulva y pene.

exantemógeno (de *exantema* y el gr. *gennân,* producir). adj. Dícese de una sustancia o medicamento que produce exantema.

exantesis. f. Exantema; erupción de un exantema. ||**-rosalia artrodinia.** DENGUE.

exantrópico o **exántropo** (de *ex-* y el gr. *ánthropos,* hombre). adj. Que no está situado dentro del cuerpo humano; dícese especialmente de las causas de enfermedad.

exarteritis (de *ex-, arteria* y el suf. *-itis).* f. Inflamación de la túnica externa de las arterias.

exarticulación (de *ex-* y el lat. *articulus,* articulación). f. A., *Desartikulation;* F., *désarticulation;* In., *exarticulation;* It., *disarticolazione;* P., *exarticulação.* Desarticulación; amputación por una articulación. || Dislocación o luxación. ||**-intertarsiana anterior.** Operación de Bona-Jäger. ||**-intertarsiana posterior** o **tarsometatarsiana.** Amputación de Lisfranc.

exartrosis. f. EXARTICULACIÓN.

exasperación (del lat. *exasperatio, -onis).* f. EXACERBACIÓN.

excavación (del lat. *excavatio, -onis).* f. A., *Aushöhlung;* F., *excavation;* In., *excavatio;* It., *escavazione;* P., *escavação.* Acción de practicar una cavidad en una parte. || Esta misma cavidad. || Lugar o región hueca o que se ha vuelto así. ||**-atrófica.** Excavación de la papila óptica debida a la atrofia de las fibras del nervio óptico. ||**-fisiológica.** Excavación parcial de la papila óptica que existe normalmente. ||**-glaucomatosa.** Excavación de la papila óptica debida al exceso de presión intraocular. ||**-pélvica.** Pelvis menor. ||**-rectouterina.** Cavidad o bolsa de Douglas. ||**-vesicouterina.** Bolsa formada por la reflexión del peritoneo entre la vejiga y el útero.

excavador (del lat. *excavare*, minar). m. A., *Exkavator*; F., *excavateur*; In., *excavator*; It., *escavatore*; P., *escavador*. Instrumento quirúrgico, en general de forma de cuchara. ||**-dental.** Instrumento para la extracción de restos cariados de una cavidad dentaria.

excéntrico (de *ex-* y el gr. *kéntron*, aguijón, centro). adj. F., *excentrique*. Situado o que ocurre fuera de un centro || Que procede de un centro || Aplícase a la persona de hábitos extravagantes o raros.

excentropiesis (del gr. *ek*, fuera de, *kéntron*, centro, y *piézein*, apretar). f. Presión de dentro afuera.

excerebración (de *ex-* y el gr. *cerebrum*, cerebro). f. Extirpación del cerebro, principalmente el del feto en la embriotomía.

excernante (del lat. *excernere*, limpiar, purgar). adj. Que produce evacuación o descarga.

excicloforia (de *ex-*, el gr. *kýklos*, círculo, y *phérein*, llevar). f. Cicloforia hacia fuera.

excipiente (del lat. *excipiens, -entis*, p. a. de *excipere*, sacar, tomar). m. A., *Vehikel*; F. e In., *excipient*; It., *eccipiente*; P., *excipiente*. Sustancia más o menos inerte, que determina la consistencia, forma o volumen de las preparaciones farmacéuticas. V. MENSTRUO, 2.ª acep., VEHÍCULO.

excisión. f. ESCISIÓN.

excitabilidad. f. A., *Reizbarkeit*; F., *excitabilité*; In., *excitability*; It., *eccitabilità*; P.,*excitabilidade*. Irritabilidad, facultad de responder a un estímulo.

excitación (del lat. *excitatio, -onis*, acción de despertar). f. A., *Reiz*; F. e In., *excitation*; It., *eccitazione*; P., *excitação*. Efecto producido por un estímulo o excitante. || Estado de aceleración del modo normal de una o varias funciones. ||**-directa.** Estimulación de un músculo por colocación directa de un electrodo en el mismo músculo. ||**-indirecta.** Estimulación de un músculo por intermedio del nervio correspondiente. ||**-latente.** Breve espacio de tiempo entre la estimulación del músculo y el momento en que éste empieza a contraerse.

excito-. Prefijo que indica facultad excitante de la parte señalada por el sufijo: *excitoglandular, excitomuscular, excitovascular*, etc.

excitometabólico (de *excito-* y el gr. *metabolé*, transformación). adj. F., *excitométabolique*. In., *excitometabolic*. Que estimula el metabolismo en general; excitoanabólico y excitocatabólico, excitante del metabolismo constructivo o destructivo, respectivamente.

excitomotor (de *excito-* y el lat. *movere*, mover). adj. F., *excitomoteur*. Que produce movimiento o estimula la función motora.

excitosecretorio (de *excito-* y el lat. *secretio, -onis*, separación). adj. F., *excitosécrétoire*. Que aumenta la secreción. Dícese de los nervios que activan la secreción de los elementos glandulares.

exclusión (del lat. *exclusio, -onis*). f. A., *Ausschaltung*; F. e In., *exclusion*; It., *esclusione*; P., *exclusão*. Operación que consiste en separar una porción de un órgano, especialmente del intestino, del resto del mismo, pero sin extirparla del cuerpo. ||**-abierta** o **parcial.** Exclusión de un segmento de intestino, en la que dicho segmento comunica con el exterior por un orificio accidental. ||**-cerrada** o **total.** Exclusión de un segmento de intestino cerrado por ambos extremos. ||**-(Diagnóstico por).** V. DIAGNÓSTICO.

excocleación (de *ex-* y el lat. *cochlea*, cuchara). f. F., *curettage d'une cavité*. Operación de raspar una cavidad por medio de la cucharilla; raspado. Legrado, raspado.

excoriación (de *ex-* y el lat. *corium*, piel). f. A., *Hautabschürfung*; F. e In., *excoriation*; It., *escoriazione*; P., *escoriação*. Pérdida superficial de sustancia que sólo interesa la epidermis, como la producida por rascadura.

excrecencia (del lat. *excrescentia*). f. A., *Auswuchs*; F., *excroissance*; In., *excrescence*; It., *escrescenza*; P., *excrescência*. Tumor de cualquier naturaleza saliente en la superficie de un órgano o parte, especialmente de la piel o mucosas.

excreción (del lat. *excretio, -onis*). f. A., *Ausscheidung*; F., *excrétion*; In., *excretion*; It., *escrezione*; P., *excreção*. Eliminación de los productos de secreción de la glándula que los ha producido o del reservorio donde se habían acumulado. || Materia excretada.

excremento (del lat. *excrementum*). m. A., *Exkrement*; F., *excrément*; In., *excrement*; It., *escremento*; P., *excremento*. Materia fecal, residuo de las sustancias sometidas a la digestión. ||**-recrementicio.** Dícese de un líquido de secreción que en parte debe ser eliminado y en parte resorbido, como la leche, la saliva, las lágrimas.

excrescencia. f. EXCRECENCIA.

excreta. f. A., *Exkreta*; F., In. y P., *excreta*; It., *escreti*. Término general para los materiales de desecho arrojados fuera del cuerpo (heces, orina, sudor, etc.). U.m.e.pl.: *Las excreta*.

excursión (del lat. *excursio, -onis*). f. Movimiento de una parte u órgano y ext. del mismo.

excurvación. f. CIFOSIS.

exdermoptosis (de *ex-*, el gr. *dérma*, piel, y *ptôsis*, caída). f. Hipertrofia de los folículos sebáceos de la piel, que forma un tumor colgante.

exección. f. ESCISIÓN.

exedente (de *ex-* y *edere*, comer). adj. Corrosivo.

exelcosis. f. EXULCERACIÓN.

exemia (de *ex-* y el gr. *haîma*, sangre). f. Sangre excluida de la circulación, pero no del cuerpo, estancada en alguna parte del sistema circulatorio.

exencéfalo (de *ex-* y el gr. *egképhalos*, cerebro). m. F., *exencéphale*. Monstruo con cráneo imperfecto y con la masa encefálica fuera de éste.

exencefalocele (de *exencéfalo* y el gr. *kéle*, hernia). m. Hernia cerebral.

exenteración (del lat. *exenteratio, -onis*, acción de sacar las tripas; del gr. *ex-*, priv., y *énteron*, intestino). f. A., *Ausweiden*; F., *exentération*; In., *exenteration*; It., *eviscerazione intestinale*; P., *exenteração*. Evisceración, especialmente evisceración intestinal.

exenteritis (de *ex-*, el gr. *énteron*, intestino, y el suf. *-itis*). f. F., *inflammation de la paroi externe de l'intestin*. Inflamación de la cubierta peritoneal del intestino.

exéresis (de *ex-* y el gr. *haíresis*, acción de tomar). f. A., Exeresis; F., *exérèse*; In., *exeresis*; It., *eseresi*; P., *exérese*. Separación quirúrgica de una parte, natural o accidental, del cuerpo.

exérgico (de *ex-* y el gr. *érgon*, trabajo). adj. Se aplica a las reacciones con disminución de energía.

exergónico. adj. Dícese del fenómeno o reacción química que libera energía.

exesión (del lat. *exessum*, supino de *exedere*, comer, devorar, corroer). f. Destrucción gradual de las partes de un tejido.

exflagelación (de *ex-* y el lat. *flagellum*, azote). f. Protrusión o formación de flagelos en un protozoo; formación de gametos masculinos de un microgametocito.

exfoliación (de *exfoliar*, y éste del lat. **exfoliare*). f. A., *Abschilferung*; F. e In., *exfoliation*; It., *esfogliazione*; P., *esfoliação*. Desprendimiento de escamas o láminas de una parte u órgano; desprendimiento de las capas superficiales de la epidermis.

exhalación (del lat. *exhalatio, -onis*). f. A., *Ausdünstung*; F. e In., *exhalation*; It., *esalazione*; P., *exalação*. Eliminación por la superficie de la piel o por los pulmones de líquidos, vapores o gases. || Líquidos o vapor exhalado. || Espiración.

exhausto (del lat. *exhaustus*, p. p. de *exhaurire*, agotar). adj. Agotado, consumido; neurasténico.

exhibicionismo (del lat. *exhibere*, mostrar). m. A., *Exhibitionismus*; F., *exhibitionnisme*; In., *exhibitio-*

nism; It., *esibizionismo;* P., *exibicionismo.* Tendencia perversa, consciente o inconsciente, a exhibir partes del cuerpo, especialmente los órganos genitales, con objeto de obtener placer o gratificación sexual. Por extensión se denomina así también al conjunto de conductas por las que se tiende a llamar la atención sobre sí mismo.

exhumación (del lat. *ex,* fuera de, y *humus,* tierra). f. A., *Exhumation;* F. e In., *exhumation;* It., *esumazione;* P., *exumação.* Desentierro de un cadáver.

exicosis (de *ex-* y el lat. *siccus,* seco). f. A., *Exsikkose;* F., *exsicosse;* In., *exsiccosis;* It., *essiccosi;* P., *exsicação.* Estado morboso producido por la insuficiencia de ingreso de agua en el organismo.

exinanición (del lat. *exinanitio, -onis).* f. Agotamiento e inanición extremos.

existencia (del lat. *existentia).* f. Acción de ser o estar. || Vida.|| Presencia.

exitus (lat.). m. Salida. || Muerte. ||**-letalis.** Muerte. || **-pelvis.** Estrecho inferior de la pelvis.

Exner (Nervio o **plexo de)** (Sigismund *Exner,* fisiólogo austriaco, 1846-1926). V. PLEXO.

exo-. Forma prefija del gr. *éxo,* fuera.

exocardia (de *exo-* y el gr. *kardía,* corazón). f. A., *Extrakardia;* F., *exocardie;* In., *exocardia;* It., *ectocardia.* P., *exocardia;* Desplazamiento o posición anormal del corazón.

exocarditis. f. PERICARDITIS.

exocataforia (de *exo-* y el gr. *kataphorá,* descenso). f. F., *déplacement extérieur de l'axe visuel.* Estado en el cual los ejes visuales giran hacia abajo y afuera.

exoceloma (de *exo-* y el gr. *koíloma,* cavidad). m. Parte de celoma situada en la región extraembrionaria.

exocervicitis (de *exo-,* el lat. *cervix, -icis,* cuello, y el suf. *-itis).* f. Inflamación de la superficie exterior del cuello uterino.

exocolitis (de *exo-,* el gr. *kólon,* intestino grueso, y el suf. *-itis).* f. F., *inflammation de la couche péritonéale colique.* Inflamación de la capa exterior o serosa del colon.

exocolocistopexia (de *exo-* y *colocistopexia).* f. Operación de fijar la vesícula biliar fuera del abdomen.

exocorion (de *exo-* y el gr. *chórion,* membrana, piel). m. F.,*exoxhorion.* Parte del corion derivada del ectodermo.

exocráneo. m. PERICRÁNEO.

exocrino (de *exo-* y el gr. *krínein,* separar). adj. A., *exokrin;* F. e In., *exocrine;* It., *esocrino;* P., *exócrino.* Relativo a la secreción externa de una glándula; opuesto a *endocrino.*

exodermo. m. ECTODERMO.

exódico (de *exo-* y el gr. *hodós,* camino). adj. F., *efférent.* Centrífugo o eferente.

exodoncia (de *ex-* y el gr. *odoús, odóntos,* diente). f. F., *exodontie.* Parte de la odontología que trata de las extracciones dentarias. Extracción o avulsión dentaria.

exoducción (de *exo-* y el lat. *ducere,* conducir). f. ABDUCCIÓN.

exoenzima. f. F., *exoenzyme.* Enzima que actúa fuera de las células en que se origina; enzima extracelular.

exofilaxis (de *exo-* y el gr. *phylássein,* guardar). f. Profilaxis contra las enfermedades originadas en el exterior; influencia protectora de la piel.

exoflebitis (de *exo-,* el gr. *phléps, phlebós,* vena, y el suf. *-itis).* f. Inflamación de la túnica exterior de las venas.

exoforia. f. HETEROFORIA.

exoftalmía o **exoftalmos** (de *ex-* y el gr. *ophthalmós,* ojo). f. y m. A., *Exophthalmus;* F., *Exophthalmie;* In., *exophthalmos;* It., *esoftalmo;* P., *exoftalmia.* Protrusión o proyección anormal del globo del ojo. || **-inflamatoria.** La producida por procesos inflamatorios en la órbita. || **-pulsátil.** El que se acompaña de pulsaciones y soplo vascular, causado por un aneurisma que desplaza el globo ocular hacia delante. || **-intermitente.** La que aparece y desaparece según el estado de plenitud de las varices de las venas orbitarias causa del estado.

exoftalmómetro (de *ex-,* el gr. *ophthalmós,* ojo, y *métron,* medida). m. F., *exophtalmomètre.* Instrumento para medir el grado de exoftalmía.

exogamia (de *exo-* y el gr. *gámos,* unión). A., *Exogamie;* F., *exogamie;* In., *exogamy;* It., *esogamia;* P., *exogamia.* Fecundación protozoaria por la unión de elementos que no derivan de una misma célula. V. AUTOGAMIA Y ENDOGAMIA. || Matrimonio de sujetos no consanguíneos.|| HETEROSEXUALIDAD.

exogastritis (de *exo-,* el gr. *gastér, gastrós,* estómago, y el suf. *-itis).* f. F., *périgastrite.* Inflamación de la capa externa o serosa del estómago.

exógeno (de *exo-* y el gr. *gennán,* producir). adj. A., *exogen;* F., *exogène;* In., *exogenic;* It., *esogeno;* P., *exógeno.* Que se origina en el exterior del cuerpo, que es debido a una causa externa.

exognatia (de *exo-* y el gr. *gnáthos,* mandíbula). f. PROGNATISMO.

exognatio. m. Apófisis alveolar del maxilar superior.

exohemofilaxis (de *exo-,* el gr. *haîma,* sangre, y *phylássein,* guardar). f. ant. F., *exohémophylaxie.* Procedimiento de taquifilaxis que tiene por objeto reducir la sensibilidad de la sangre y que consiste en mezclar, dentro de la misma jeringa de inyecciones que contiene la solución de arsenobenzol que va a inyectarse, esta solución con la sangre que se aspira del paciente, y en la inyección consecutiva de la mezcla, cinco o diez minutos después.

exohisteropexia (de *exo-,* el gr. *hystéra,* matriz, y *pêxis,* fijación). f. F., *exohystéropexie.* Fijación uterina por implantación del fondo del órgano en la pared abdominal.

exometritis (de *exo-* y el gr. *métra,* útero). f. Inflamación de la superficie exterior o peritoneal del útero.

exomisio. m. PERIMISIO.

exonerar (del lat. *exonerare).* tr. Aliviar, descargar, libertar de peso, carga u obligación. Ú.t.c.s.pr.|| Separar, privar o destituir.

exónfalo (de *exo-* y el gr. *omphalós,* ombligo). m. A., *Nabelbruch;* F., *hernie ombilicale;* In., *exomphalos;* It., *esonfalo;* P., *exonfalia.* Protrusión o hernia del ombligo.

exonfalocele (de *exo-,* el gr. *omphalós,* ombligo, y *kéle,* hernia). m. Exónfalo, onfalocele.

exopatía (de *exo-* y el gr. *páthos,* enfermedad). f. Cualquier enfermedad originada por una causa exterior al organismo.

exopexia (de *exo-* y el gr. *pêxis,* fijación). f. Fijación de un órgano fuera de su situación normal.

exoplasma. m. ECTOPLASMA.

exorbitis o **exorbitismo.** f. y m. EXOFTALMÍA.

exormía (de *exo-* y el gr. *ormé,* asalto). f. Afección papulosa de la piel.

exoserosis (de *exo-,* el lat. *serum,* suero, y el suf. *-osis).* f. A., *Exoserose;* F., *exosérose;* In., *exoserosis;* It., *exoserosi;* P., *exoserose.* Rezumamiento de suero y formación de vesículas como reacción cutánea en el eccema.

exósmosis o **exosmosis** (de *exo-* y el gr. *osmós,* impulso). f. A., *Exosmose;* F., In. y P., *Exosmose;* It., *exosmosi.* Difusión u ósmosis de dentro afuera a través de las paredes de los vasos o de una membrana semipermeable.

exosplenopexia (de *exo-,* el gr. *splén, splenós,* bazo, y *pêxis,* fijación). f. Operación quirúrgica que consiste en suturar el bazo a la superficie del cuerpo o a la herida quirúrgica.

exospora (de *exo-* y *espora).* f. F., *exospore.* Conidio, espora asexual que se origina por gemación del extremo de las hifas.

exosqueleto (de *exo-* y *esqueleto).* m. F., *exosquelette.* Porción dura desarrollada en el exterior del cuerpo, como la cubierta de un crustáceo. En los vertebrados el término se aplica a los órganos producidos por la epidermis: pelos, uñas, pezuñas, dientes, etc.

exostosectomía (de *exostosis* y el gr. *ektomé,* ablación). f. F., *ablation d'une exostose.* Ablación o escisión de una exostosis.

exostosis (de *exo-* y el gr. *ostéon,* hueso). f. A., *Exostose;* F., y P., *exostose;* In., *exostosis;* It., *esostosi.* Hipertrofia parcial, circunscrita a la superficie de un hueso o diente. ‖ **-bursata.** Exostosis cubierta de bolsa serosa. ‖ **-cartilaginosa.** OSTEOCONDROMA. ‖ **-de crecimiento.** Exostosis en el cartílago de conjunción de los huesos largos, que aparece en la época del crecimiento y cuyo curso se detiene cuando éste termina. ‖ **-dentaria.** ODONTOMA. ‖ **-ebúrnea.** Exostosis de gran dureza. ‖ **-osteogénica.** EXOSTOSIS DE CRECIMIENTO.

exotelio. m. Epitelio plano estratificado.

exotelioma. m. MENINGIOMA.

exotérico (del lat. *exotericus*, y éste del gr. *exoterikós*, externo). adj. Generado o desarrollado fuera del organismo.

exotérmico (de *exo-* y el gr. *thérme*, calor). adj. Relativo a la producción de calor; que produce calor al formarse.

exótico (del lat. *exoticus*, y éste del gr. *exotikós*). adj. F., *exotique*. Que procede del país extranjero. Dícese especialmente de drogas y enfermedades.

exotospora. f. Espora del parásito del paludismo, semejante a una aguja (esporozoito), por medio de la cual penetra en el corpúsculo rojo. Denomínase también *oxispora* y *rafidiospora*.

exotoxina. f. A., *Exotoxin;* F., *Exotoxine;* In., *exotoxin;* It., *esotossina;* P., *exotoxina*. Toxina microbiana que ejerce su acción fuera o independientemente de la bacteria productora y que es posible aislar sin destrucción de ésta.

exotropía (de *exo-* y el gr. *tropé*, vuelta). f. Estrabismo divergente; rotación anormal de uno o ambos ojos hacia fuera.

expansión (del lat. *expansio, -onis*). f. A., *Ausbreitung;* F. e In., *expansion;* It., *espansione;* P., *expansão*. Aumento en cualquiera de las dimensiones. ‖ Aumento momentáneo de volumen por dilatación o distensión, como el del pulso, de un aneurisma, etc. ‖ Superficie prolongada o extendida de una parte u órgano, tendón, aponeurosis, nervio, etc.

expansor. m. F., *expanseur*. Que expande. ‖ **-del plasma.** Grupo de sustancias (dextrán, polivinilpirrolidona, gelatina, pectina, etc.) de origen natural o sintético, empleadas como sustitutos de la sangre en la transfusión y que tienen la propiedad de retener líquido en el sistema vascular.

expectación (del lat. *exspectatio, -onis*). f. A., *Expektation;* F. e In., *expectation;* It., *attesa;* P., *expectação*. Observación y vigilancia del curso de una enfermedad curable naturalmente, con el solo auxilio de los medios dietéticos, sin intervención activa médica o quirúrgica. ‖ **-armada.** Expectación con todo preparado para intervenir tan pronto se requiera. ‖ **-de vida.** Número de años que toda persona de edad determinada puede razonablemente esperar que viva. V. FÓRMULA DE DEMOIVRE.

expectante. adj. Que espera y vigila; se aplica a un método fundado en la expectación.

expectoración (del lat. *expectoratum*, supino de *expectorare*, expectorar; de *ex*, fuera de, y *pectus*, pecho). f. A., *Auswurf;* F. e In., *expectoration;* It., *espettorazione;* P., *expectoração*. Expulsión, por medio de la tos, de materias contenidas en la tráquea, bronquios o pulmones. ‖ Materia expulsada, esputo.

expectorante. adj. A., *Expectorans;* F. e In., *expectorant;* It., *espettorante;* P., *expectorante*. Que provoca o promueve la expectoración. ‖ m. Medicamento que posee la propiedad de favorecer la expulsión de materias contenidas en los bronquios.

experiencia (del lat. *experientia*, ensayo, de *experiri*, poner a prueba). f. A., *Erfahrung;* F., *expérience;* In., *experience;* It., *esperienza;* P., *experiência*. Efecto de haber experimentado. ‖ EXPERIMENTO. ‖ **-de Ackenbruch.** Demostración de que la anestesia regional por las inyecciones de cocaína se produce en zonas romboideas.

experimentación. f. Observación provocada; experimento.

experimental. adj. Relativo a la experimentación o fundado en ella.

experimento (del lat. *experimentum*). m. A., *Versuch;* F., *expérimentation;* In., *experiment;* It., *esperimento;* P., *experimento*. Producción o provocación de un hecho o fenómeno para la investigación de sus propiedades y causas. ‖ Operación encaminada a descubrir una verdad general o demostrar un hecho. ‖ **-crucial.** Experimento definitivo que no deja lugar a dudas. ‖ **-de Aristóteles.** Poniendo una bolita entre los dedos cruzados de una mano de modo que establezca contacto a la vez con la cara radial de uno y la cara cubital del otro, el sujeto, con los ojos cerrados, percibirá la sensación de dos objetos. ‖ **-de Cyon.** El estímulo de una raíz nerviosa espinosa anterior intacta produce una contracción muscular más fuerte que el mismo estímulo aplicado al extremo periférico de la raíz nerviosa seccionada. ‖ **-de Mariotte.** Experimento para demostrar el punto ciego de la retina, el cual consiste en fijar un ojo en el centro de una cruz dibujada en una tarjeta en la que se ha señalado también un punto. Se acerca y se aleja la tarjeta de la cara, y a cierta distancia desaparece la imagen del punto. ‖ **-de Müller.** Esfuerzo de inspiración forzada que se efectúa con la glotis cerrada, previa espiración profunda, que aumenta el retorno sanguíneo al corazón. ‖ **-de O'Beirne.** Inyección de aire o agua en una asa intestinal pasada a través de un agujero en una hoja de papel para demostrar la causa de la hernia-estrangulada. ‖ **-de Pavlov.** Comida ficticia en el perro con fístula esofágica, para demostrar la secreción del jugo gástrico sin intervención de los alimentos. ‖ **-de Scheiner.** Experimento de mirar un objeto a través de dos pequeños agujeros en una tarjeta. Si el objeto está en el foco, sólo se ve una imagen; en el caso contrario se ven dos o más. ‖ **-de Stenon** o **Stensen.** Producción en un animal de parálisis del cuarto posterior, por compresión directa o indirecta de la aorta abdominal. ‖ **-de Toynbee.** Producción del vacío parcial en la caja del tímpano por la acción de deglutir con la boca y nariz cerradas. ‖ **-de Valsalva.** Insuflación de la trompa de Eustaquio y la caja timpánica y aumento de la presión intratorácica, que produce una disminución del retorno venoso al corazón, mediante una espiración forzada con la boca y la nariz cerradas.

experto (del lat. *expertus*, p. p. de *experire*, experimentar). adj. y s. PERITO.

expiración (del lat. *expiratio, -onis*). f. MUERTE.

explantación. f. Desarrollo de tejidos animales, sacados del cuerpo en medios determinados.

exploración (del lat. *exploratio, -onis*). f. A., *Exploration;* F. e In., *exploration;* It., *esplorazione;* P., *exploração*. Acto de investigación o examen, con instrumental apropiado o sin él, de órganos internos especialmente.

explorador. m. F., *explorateur*. Instrumento que sirve para explorar. ‖ Instrumento en forma de trocar para extraer una porción del tejido sólido en el que se hunde, con propósito diagnóstico. ‖ **-eléctrico.** Sonda metálica en combinación con una pila y un aparato revelador, para descubrir la presencia de cuerpos metálicos en la profundidad de los tejidos. SONDA.

explosión (del lat. *explosio, -onis*). f. A., *Ausbruch;* F., *explosion;* In., *outburst;* It., *esplosione;* P., *explosão*. Aparición súbita y violenta de una emoción, enfermedad o síntoma. ‖ Descarga de una célula nerviosa.

expresión (del lat. *expressio, -onis*). f. A., *Ausdruck;* F., e In., *expression;* It., *expressione;* P., *expressão*. Modo de manifestarse en la cara las impresiones físicas o morales recibidas; facies. ‖ Manifestación oral, mímica o escrita. ‖ Acción de exprimir, operación de extraer el líquido que contiene un cuerpo por medio de la presión. ‖ **-del útero.** Procedimiento operatorio para acelerar el parto o favorecer la expulsión de la placenta por medio de la presión ejercida con una o ambas manos sobre el fondo del útero a través de la pared abdominal.

expresividad. f. F., *expressivité*. En genética, grado en que se manifiestan los efectos genéticos de un individuo.

expuición (de *ex-* y el lat. *sputum*, supino de *spuere*, escupir). f. Acción de escupir una materia propia de la boca, como la saliva, o procedente de las vías respiratorias.

expulsión (del lat. *expulsio, -onis*). f. A., *Austreibung;* F. e In., *expulsion;* It., *espulsione;* P., *expulsão*. Evacuación del contenido, normal o patológico, de un órgano o conducto por las propias fuerzas contráctiles y naturales de estos últimos.

ext. Abreviatura de *extensar, externo, extracto*.

éxtasis (del lat. *extasis*, y éste del gr. *ékstasis*). m. A., *Ekstase;* F., *extase;* In., *ecstasy;* It., *estasi;* P., *êxtase*. Estado de contemplación fija con exaltación mental y abolición de la sensibilidad y el movimiento.

extemporáneo (del lat. *extemporaneus*). adj. Impropio del tiempo en que sucede o se hace. || Inoportuno, inconveniente.

extensión. (del lat. *extensio, -onis*). f. A., *Streckung;* F. e In., *extension;* It., *estensione;* P., *extensão*. Movimiento por el cual dos segmentos de un miembro se apartan y disponen en línea recta; opuesto a *flexión*. || Operación quirúrgica, manual o instrumental, que tiende a colocar en línea recta los extremos de un hueso fracturado o luxado. || Espacio, amplitud. || Preparación microscópica delgada y transparente extendida entre dos cristales, obtenida de un líquido espeso o tejido semilíquido o pastoso (sangre, secreciones, exudados, cultivo de bacterias). ||**-continua.** Medio de tratamiento de las fracturas de los miembros, especialmente del fémur, que tiene por objeto prevenir el acortamiento de la extremidad fracturada y que se practica con diversos aparatos que en sustancia se reducen a férulas o tiras sujetas a una o varias partes del miembro y en las cuales se ejerce una tracción continua mediante pesos. ||**-de Bardenheuer.** Extensión para miembros fracturados mediante tracciones longitudinales, transversas y rotatorias, que producen la ext. en todas las direcciones en que actúan los músculos que producen el desplazamiento de los fragmentos.||**-de Buck.** Extensión continua en la fractura de la pierna, con los pies anteriores de la cama levantados para que el cuerpo ejerza la contraextensión.||**-de Codivilla.** Extensión continua, en la que la tracción se efectúa mediante un clavo atravesado por el extremo inferior del hueso. ||**-por clavos** o **de Steinmann.** Extensión ejercida en el fragmento distal o periférico de un hueso fracturado por medio de clavos implantados en el mismo.||**-(Tiempo de).** Desprendimiento de la cabeza en las presentaciones de vértice.

extensor. adj. F., *extenseur*. Que extiende. || m. Músculo extensor. V. MÚSCULOS (TABLA DE).

extenuación (del lat. *extenuatio, -onis*). f. A., *Erschöpfung;* F., *épuisement;* In., *exhaustion;* It., *esaurimento;* P., *extenuação*. Agotamiento; último grado de fatiga.

exterior (del lat. *exterior*). adj. F., *extérieur*. Situado en la parte de fuera; externo.|| m. Aspecto, facies.

exteriorización. f. Exposición temporal de un órgano o tumor fuera del cuerpo. || Referencia de una sensación a la situación real del objeto que la produce. || En psiquiatría, proyección hacia fuera del interior del paciente.

externo (del lat. *externus*). adj. F., *externe*. Que ocurre o está situado fuera. || m. Médico o alumno adjunto a un hospital, que sólo presta servicio durante el día y habita fuera del mismo.

exteroceptor. m. A., *Exterozeptor;* F., *exterocepteur;* In. y P., *exteroceptor;* It., *esterocettor*. Nombre de Sherrington para los órganos terminales sensitivos (receptores) de la piel o mucosas que reciben los estímulos de origen exterior; opuesto a *interoceptor*.

extinción (del lat. *exstinctio, -onis*). f. A., *Auslöschung;* F. e In., *extinction;* It., *estinzione;* P., *extinção*. Cesación o supresión de una cosa, especialmente del fuego o la luz. ||**-de la voz.** AFONÍA. ||**-del mercurio.** Trituración completa del mercurio con grasas u otros vehículos hasta la desaparición de toda huella de dicho metal. ||**-óptica.** Absorción que experimentan los rayos luminosos al atravesar un medio cuya composición química no alteran.

extirpación (del lat. *exstirpatio, -onis*). f. A., *Existirpation;* F. e In., *extirpation;* It., *estirpazione;* P., *extirpação*. Separación completa o erradicación de una parte u órgano con objeto experimental o quirúrgico.

extorsión (del lat. *extorsio, -onis*). f. F., *extorsion*. Torsión o rotación hacia fuera.

extra-. Prefijo latino que indica *fuera, más allá, en adición*.

extraantrópico. adj. EXANTRÓPICO.

extraarticular (de *extra-* y el lat. *articulus*, articulación). adj. F., *extraarticulaire*. Situado o que ocurre fuera de una articulación.

extrabronquial (de *extra-* y el lat. *bronchium*, bronquio). adj. Fuera o independiente de los bronquios.

extrabucal (de *extra-* y el lat. *bucca*, boca). adj. Fuera de la boca.

extrabulbar (de *extra-* y el lat. *bulbus*, bulbo). adj. F., *extrabulbaire*. Situado o que ocurre fuera de un bulbo, especialmente del medular, el de la uretra o el globo del ojo.

extracapsular (de *extra-* y el lat. *capsula*, cajita). adj. F., *extracapsulaire*. Situado o que ocurre fuera de una cápsula.

extracardíaco (de *extra-* y el gr. *kardía*, corazón). adj. F., *extracardiaque*. Situado o que se produce fuera del corazón; exocardíaco.

extracarpiano (de *extra-* y el gr. *karpós*, muñeca). adj. Fuera del carpo o región de la muñeca.

extracción (del lat. *extractio, -onis*). f. A., *Extraktion;* F. e In., *extraction;* It., *estrazione;* P., *extracção*. Operación de separar una sustancia del compuesto del que forma parte. || Operación quirúrgica, manual o instrumental, de retirar, separar o arrancar un cuerpo extraño o sustancia patológica, o una parte u órgano enfermo o molesto, diente o catarata especialmente.

extracelular (de *extra-* y el lat. *cellula*, celdilla). adj. F., *extracellulaire*. Situado o que ocurre fuera de una célula o células.

extracístico (de *extra-* y el gr. *kýstis*, vejiga). adj. Fuera de una vejiga o vesícula.

extracorporal o **extracorpóreo** (de *extra-* y el lat. *corpus, -oris*, cuerpo). adj. F., *extracorporal*. Fuera del cuerpo; aplícase a los períodos de un parásito en los cuales éste vive fuera de su huésped o a la circulación de la sangre cuando se establece una derivación de ésta hacia un aparato depurador. V. RIÑÓN ARTIFICIAL.

extracorpuscular (de *extra-* y el lat. *corpusculum*, cuerpecito). adj. F., *extracorpusculaire*. Fuera de los corpúsculos.

extracorriente (de *extra-* y el lat. *currens, -entis*, que corre). f. Corriente inducida que se produce en una bobina de inducción al abrir o cerrar el circuito.

extracraneal (de *extra-* y el lat. *cranium*, cráneo). adj. F., *extracrânien*. Fuera del cráneo.

extractivo. adj. Dícese de las sustancias que existen en pequeña cantidad en un tejido organizado o en un compuesto y que requieren un método especial para ser extraídas.

extracto (del lat. *extractus*, p. p. de *extrahere*, extraer, sacar). m. A., *Extrakt;* F., *extrait;* In., *extract;* It., *estratto;* P., *extracto*. Producto que se obtiene de una droga animal o vegetal sometiéndola a la acción de un disolvente y evaporando el líquido resultante hasta consistencia o volumen determinados, o bien evaporando del mismo modo ciertos líquidos naturales, como los zumos. ||**-acético, acuoso, alcohólico, amoniacal, etéreo.** Extracto para el que se han empleado como disolvente el ácido acético, el agua, alcohol, amoníaco o éter, respectivamente. ||**-animal.** Extracto de algún órgano de animal, obtenido por digestión de una mezcla de glicerina, alcohol y ácido bórico, del cual se cree que contiene el principio activo del órgano. ||**-blando.** Extracto de consistencia de miel. ||**-compuesto.** Extracto preparado con más de una droga. ||**-de bilis de buey.** Extracto de hiel de buey obtenido por evaporación de hiel de buey al baño de María. ||**-de buey.** Fibrina soluble de carne de buey parcialmente desecada. ||**-de buey de Leube.** Extracto de carne de buey que ha sido predigerida por la ebullición en una solución de ácido clorhídrico. ||**-de Collip.** Extracto de glándulas paratiroides. ||**-de hígado.** Extracto de glándula hepática fresca de animales, para el tratamiento de la anemia perniciosa. ||**-de Liebig.** Extracto acuoso de carne de buey, preconizado como analéptico, compuesto en su mayor parte de creatina. ||**-de meconio.** Extracto acuoso de opio. ||**-de Saturno.** Solución de subacetato de plomo. ||**-equivalente.** VALOIDE. ||**-fluido.** Solución concentrada del principio activo de una droga, vegetal especialmente, de tal fuerza que 1 ml del extracto representa 1 g de la droga. ||**-gomoso.** Extracto que contiene materias gomosas. ||**-mamario.** Extracto de las mamas de oveja; hemostático y preconizado para detener el crecimiento de los fibromas uterinos. ||**-pancreático.** Extracto pancreático desinsulinizado que se emplea como hipotensor por contener una sustancia (calcreína) hormonal, que produce una fugaz acción vasodilatadora. ||**-placentario.** Extracto de placenta humana. ||**-renal.** Extracto animal de riñones. ||**-seco.** Extracto en forma de escamas y enteramente privado de agua. ||**-seco.** Extracto secado y pulverizado con azúcar de leche u otro ingrediente inactivo. ||**-suprarrenal.** Principio extraído de las glándulas suprarrenales; vasoconstrictor local y tónico cardíaco. V. ADRENALINA. ||**-tebaico.** Extracto acuoso de opio.

extractor (del lat. *extractor*). m. A., *Extraktor;* F. e In., *extractor;* It., *estrattore.* P., *extractor;* Cualquier instrumento empleado para sacar, tirar o extraer cuerpos extraños de la profundidad de los tejidos o de alguna cavidad.

extradural (de *extra-* y *duramadre*). adj. F., *extradural.* Que está situado u ocurre fuera de la duramadre; epidural.

extraembrionario (de *extra-* y el gr. *émbryon*, feto). adj. F., *extraembryonnaire.* Que no forma parte del propio embrión. Aplícase a aquella parte del embrión que se halla fuera del tallo umbilical.

extragenital (de *extra-* y el lat. *genitalis*, de *gignere*, engendrar). adj. F., *extragénital.* Situado u originado fuera de los órganos genitales; se aplica especialmente al chancro e infección sifilíticos.

extrahepático (de *extra-* y el gr. *hêpar, hépatos*, hígado). adj. F., *extrahépatique.* Fuera del hígado o sin relación con este órgano.

extralobular o **extralobar** (de *extra-* y el lat. *lobulus*, lóbulo). adj. Situado o que ocurre fuera de un lóbulo o lobo.

extramastoiditis (de *extra-*, *mastoides* y el suf. *-itis*). f. A., *Perimastoiditis;* F., *périmastoïdite;* In., *extramastoiditis;* It., *perimastoidite;* P., *extramastoidite.* Inflamación de la superficie exterior de la apófisis mastoides y de los tejidos circundantes.

extramediano (de *extra-* y el lat. *medium*, medio). adj. Fuera de la línea media.

extramedular (de *extra-* y el lat. *medulla*, médula). adj. F., *extramedullaire.* Situado o que ocurre fuera de una médula, especialmente la espinal.

extramural (de *extra-* y el lat. *muralis*, mural). adj. F., *hors d'une paroi.* Situado o que ocurre fuera de un tabique o pared.

extranuclear (de *extra-* y el lat. *nucleus*, pulpa de fruta con cáscara). adj. F., *extranucléaire.* Situado o que ocurre fuera de un núcleo.

extraparenquimatoso (de *extra-* y el gr. *parégchyma*, sustancia de los órganos). adj. F., *extra-parenchymateux.* Fuera o formado fuera del parénquima.

extrapélvico (de *extra-* y el lat. *pelvis*, lebrillo). adj. Fuera de la pelvis o sin relación con ella.

extraperitoneal (de *extra-* y el gr. *peritónaion*, peritoneo). adj. Fuera del peritoneo.

extrapiramidal (de *extra-* y el lat. *pyramis, -idis*, pirámide). adj. Fuera de las vías piramidales. V. SISTEMA.

extraplacentario (de *extra-* y lat. *placenta*, torta). adj. Independiente de la placenta.

extrapleural (de *extra-* y el gr. *pleurá*, costado). adj. Situado o que ocurre fuera de la pleura.

extrapulmonar (de *extra-* y el lat. *pulmo, -onis*, pulmón). adj. F., *extrapulmonaire.* Sin relación con los pulmones; fuera de éstos.

extraseroso (de *extra-* y el lat. *serum*, suero). adj. Fuera de una cavidad serosa.

extrasillar (de *extra-* y el lat. *sella*, silla). adj. Fuera de la silla turca; dícese generalmente de ciertos tumores hipofisarios.

extrasístole (de *extra-* y el gr. *systolé*, contracción). f. A., *Extrasystole;* F. e In., *extrasystole;* It., *extrasistole;* P., *extra-sístole.* Contracción prematura de la aurícula o el ventrículo, o de ambos, independiente del ritmo normal y que se produce por una excitación heterotópica intercalada en el ritmo común o básico. ||**-auriculoventricular o nodular.** Extrasístole cuyo estímulo se supone originado en el nodo auriculoventricular. ||**-interpolada.** Contracción que se produce entre dos latidos cardíacos normales. ||**-retrógrada.** Contracción ventricular prematura seguida de contracción auricular prematura, debida a la transmisión retrógrada del estímulo por el fascículo de His. ||**-ventricular.** Extrasístole cuyo estímulo se supone originado en la porción ventricular del fascículo auriculoventricular.

extrasistolia. f. Trastorno del ritmo cardíaco caracterizado por la presencia de extrasístoles.

extrasomático (de *extra-* y el gr. *sôma, -atos*, cuerpo). adj. F., *extrasomatique.* Fuera del cuerpo o sin relación con él.

extratimpánico (de *extra-* y el gr. *tympanon*, timbal). adj. Fuera de la caja del tambor o tímpano.

extratubárico (de *extra-* y el lat. *tuba*, trompeta). adj. F., *extratubaire.* Fuera de un tubo o trompa, como la de Falopio o la de Eustaquio.

extrauterino (de *extra-* y el lat. *uterus*, útero). adj. F., *extra-utérin.* Situado o que ocurre fuera del útero.

extravaginal (de *extra-* y el lat. *vagina*, vaina, vagina). adj. F., *extra-vaginal.* Fuera de la vagina o de una vaina o cubierta.

extravasación (de *extra-* y el lat. *vas, vasis*, vaso). f. A., *Extravasation;* F. e In., *extravasation;* It., *stravaso;* P., *extravasão.* Salida de un líquido del vaso que lo contiene. || Sangre u otro líquido extravasado. ||**-puntiforme.** Hemorragia subcutánea puntiforme.

extravascular. adj. F., *extra-vasculaire.* Situado o que ocurre fuera de un vaso o vasos.

extraventricular (de *extra-* y el lat. *ventriculus*, ventrículo). adj. F., *extra-ventriculaire.* Situado o que ocurre fuera de un ventrículo.

extraversión. f. F., *exstrophie, extroversion.* EXTROVERSIÓN.

extremidad (del lat. *extremitas, -atis*). f. A., *Extremität;* F., *extrémité;* In., *extremitas, estremità;* P., *extremidade.* Cabo o extremo de una cosa. || MIEMBRO. ||**-inferior, superior.** Miembros abdominal y torácico, respectivamente.

extrínseco (del lat. *extrinsecus*). adj. F., *extrinsèque.* Que viene o procede de fuera; que no forma parte esencial del órgano o miembro donde se encuentra.

extrofia (de *ex-* y el gr. *stréphein*, girar). f. A., *Exstrophie;* F., *exstrophie;* In., *exstrophy;* It. y P., *extrofia.* Vicio de conformación congénito de un órgano interno, hueco especialmente, por el que la superficie interna del mismo se halla al descubierto. ||**-de la vejiga.** Deformidad congénita por detención del desarrollo de la pared abdominal y la anterior de la vejiga, en la cual la cara interna de la pared posterior de este órgano aparece en forma de tumor en la región anteroinferior del abdomen.

extroversión (de *extra-* y el lat. *versus*, p. p. de *vertere*, hacer girar). f. Versión hacia fuera; extrofia.

extubación (de *ex-* y *tubo*). f. A., *Extubation;* F., *extubation;* In., *extubation;* It., *estubazione;* P., *extubação.* Acción y efecto de sacar un tubo o cánula; desintubación.

exuberante (del lat. *exuberans, -antis*, p. a. de *exuberare*, abundar mucho). adj. F., *exubérant*. De proliferación excesiva o copiosa.

exudación (del lat. *exsudatio, -onis*). f. A., *Exsudation;* F., *exsudation;* In., *exudation;* It., *essudazione;* P., *exudação*. Salida por rezumamiento de un humor de las paredes del vaso o reservorio natural. || Exudado.

exudado. m. A., *Exsudat;* F., *exsudat;* In., *exudate;* It., *essudato;* P., *exsudado*. Materia más o menos fluida salida de los vasos pequeños y capilares por exudación, en los procesos inflamatorios, y que se deposita en los intersticios de los tejidos o en la cavidad de una serosa. Recibe distintos calificativos: *albuminoso, fibrinoso, hemorrágico, seroso*, etc., según la naturaleza y aspecto físico de su contenido. || **-intersticial** o **parenquimatoso.** El que se infiltra en los intersticios de los tejidos. || **-libre.** El que se deposita en la superficie de un órgano o en una cavidad. || **-plásico.** Neoformación de tejidos accidentales.

exudina. f. Factor del exudado inflamatorio que aumenta la permeabilidad capilar.

exulceración (de *ex-* y el lat. *ulcus, ulceris*, úlcera). f. F., *exulcération*. Ulceración superficial.

exulceratio simplex. f. Ulceración múltiple superficial del estómago.

exumbilicación. Hernia umbilical.

exumbilicación (de *ex-* y el lat. *umbilicus*, ombligo). f. Protrusión notable del ombligo.

exuviación (del lat. *exuviae, -arum*, despojos). f. Caída o desprendimiento de la epidermis o de una producción epidérmica.

eyaculación (del lat. *eiaculatio, -onis*). f. A., *Ejakulation;* F., *éjaculation;* In., *ejaculation;* It., *eiaculazione;* P., *ejaculação*. Emisión súbita de un líquido, como la del semen. || **-precoz.** Eyaculación prematura.

eyaculador o **eyaculatorio.** adj. F., *éjaculateur*. Que contribuye a la eyaculación. || Conducto espermático.

eyección. f. Deyección.

Eysson (Hueso de) (H. *Eysson*, anatomista holandés, 1620-1690). V. Hueso.

F. Abreviatura de *Fahrenheit, faradio, fiat, folia, F.* (calibre de sondas). || Símbolo del *flúor*.

F₁, F₂. Primera y segunda generaciones filiales.

Fab-fragmento. V. FRAGMENTO FAB.

fabela (del lat. *fabella,* dim. de *faba,* haba). f. Fibrocartílago sesamoideo que a veces se desarrolla en los músculos gemelos y sóleo, visible por radiografía.

Faber (Anemia, enfermedad o síndrome de) (Kund *Faber,* médico danés, 1862-1956). ANEMIA HIPOCROMA.

Faber Hayem (Enfermedad de). V. ENFERMEDAD.

fabiana. f. Planta de la familia de las solanáceas *(Fabiana imbricata),* de la que se obtiene el *pichi*.

fabismo. m. FAVISMO, LATIRISMO.

Fabricio (Jerónimo). Anatomista y cirujano italiano, llamado también *Fabricio de Acquapendente* (1537-1619). Fue discípulo de Falopio y maestro de Harvey.

Fabry (Enfermedad o síndrome de) (Johannes *Fabry,* dermatólogo alemán, 1860-1930). V. SÍNDROME.

fabuco o hayuco. m. Fruto del haya, *Fagus sylvatica;* contiene cantidad abundante de un aceite graso.

fabulación. f. MITOMANÍA.

faceta (del F. *facette*). f. A., *Facette;* F., *facette;* In., *facet;* It., *facetta;* P., *faceta*. Carilla, pequeña superficie plana circunscrita, articular muchas veces, en los huesos especialmente. || **-auricular.** Superficie plana en forma de oreja en el coxal, que se articula con otra carilla homónima del sacro.

facetectomía (de *faceta* y el gr. *ektomé,* resección). f. F., *excision d'une facette*. Resección de una faceta articular.

facial (del lat. *facialis,* de *facies,* cara). adj. y s. A., *facial;* F., *facial;* In., *facial;* It., *facciale;* P., *facial;* Relativo o perteneciente a la cara. V. ARTERIA, NERVIO FACIAL, en las tablas respectivas.

facies (del lat. *facies,* cara). f. A., *Facies;* F., *faciès;* In., *facies;* It., *faccia;* P., *fácies*. CARA. || Aspecto o expresión de la cara determinados por las modificaciones que en ella imprime la enfermedad. || Superficie de un diente especialmente: como facies *octusal, bucal, lingual, lateral,* etc. || **-abdominal.** Expresión de la cara que caracteriza una afección abdominal, inflamatoria y de la serosa especialmente. Se distingue por la ansiedad, contracción muscular, ojos hundidos y nariz y labio superior levantados. || **-acromegálica.** Cara alargada, oval, con prominencia manifiesta de los pómulos, nariz y labios y prognatismo acentuado. || **-adenoidea.** Expresión de estupidez, con la boca abierta, característica de los niños con vegetaciones adenoideas. || **-agónica.** FACIES HIPOCRÁTICA. || **-angélica.** Mejillas tersas y sonrosadas, cabellos rubios y rizados, pestañas largas y facciones bien modeladas en la hipertrofia tímica. || **-ansiosa.** Facies de la disnea respiratoria. || **-antonina.** Aspecto de la cara en ciertos casos de lepra, caracterizado por el tinte pálido, emaciación, inmovilidad y lagoftalmía. || **-aórtica.** Aspecto de la cara en las personas con insuficiencia aórtica: tinte pálido, mejillas retraídas y escleróticas pálidas y azuladas. || **-basedowoide.** Cara animada de ojos saltones. || **-bovina.** Expresión facial característica del hipertelorismo ocular. || **-cardíaca.** Expresión de ansiedad en los enfermos del corazón, caracterizada por el brillo de los ojos ampliamente abiertos y húmedos y retracción ligera de los rasgos de la fisonomía. || **-cianótica.** De tinte azulado con mayor relieve en los labios. Se aprecia en las bronconeumopatías crónicas y en la insuficiencia cardíaca derecha. || **-colérica.** Cara enjuta, semejante a la hipocrática, de los enfermos de cólera. || **-coreática.** Cara con movimientos amplios innecesarios de los párpados, ojos, boca y lengua. || **-de Corvisart.** Aspecto de la cara en la insuficiencia cardíaca. || **-de esfinge.** Facies anímica típica de la atrofia muscular progresiva. || **-de Hutchinson.** Aspecto peculiar de la cara en la oftalmoplejía externa total, caracterizado por la elevación de las cejas, caída de los párpados y fijeza de los globos oculares. || **-de Marshall-Hall.** Aspecto de la cara en la hidrocefalia. || **-de Parkinson o parkinsoniana.** Hipomimia por hipocinesia, con parpadeo espontáneo escaso, aumento del parpadeo a la amenaza y a veces sialorrea. Es característica de la parálisis agitante o enfermedad de Parkinson. || **-de Shattuck.** En la estenosis tricuspídea, cianosis asociada a subictericia (tinte olivácea). || **-de Spencer-Wells o de Wells.** Emaciación y tinte térreo de la cara, con expresión de ansiedad, que se observa en las enfermas del ovario. || **-descomposita.** FACIES HIPOCRÁTICA. || **-disneica.** Aspecto angustiado, ojos abiertos, ventanas nasales dilatadas, palidez, cianosis de los labios, boca entreabierta. || **-escafoidea.** Deformidad del perfil de la cara caracterizada por la prominencia de la frente y maxilar inferior y retroceso de la porción intermedia. || **-escarlatinosa.** Enrojecimiento general de la cara, con palidez alrededor de la boca. || **-esclerodérmica.** Aspecto caracterizado por inmovilidad de la fisonomía, lagrimeo por parálisis del músculo de Horner, nariz afilada y labios delgados. || **-febril.** La animada con mejillas sonrosadas y ojos brillantes. || **-gástrica.** La característica de mal humor de los enfermos crónicos que sufren del estómago. || **-hepática.** Cara delgada, ictérica, con ojos hundidos y amarillentos, característica de ciertas enfermedades crónicas del hígado. || **-hidrocefálica.** Expresión propia de la meningitis tuberculosa, caracterizada por la mirada brillante y baja, palidez, boca cerrada y convulsiones de los labios. || **-hipocrática.** Aspecto lívido de la cara, con la piel retraída, nariz afilada, ojos hundidos y rasgos acentuados, que indica un fin próximo. || **-infantil.** Expresión infantil de la cara de un adulto; importante carácter degenerativo. || **-insulínica.** Leve edema que borra las arrugas de la cara, acompañado de una palidez especial que recuerda la porcelana. Aparece en ocasiones en enfermos diabéticos graves que inician tratamiento con insulina. || **-leonina.** Cara peculiar «de león» en ciertos casos de lepra y en la erisipela. || **-lunar.** Cara abotagada, redondeada, característica del mixedema. || **-marmórea.** FACIES DE PARKINSON. || **-mediastínica.** Edema de la cara, cuello o fosas supraclaviculares, parte superior del tórax y ambos brazos; cianosis de labios y extremidades digitales o de la cara, cuello y miembros superiores; gran ingurgitación de las venas yugulares. || **-miasmática.** Cara enjuta de color amarillo oscuro y conjuntivas subictéricas, propia de la caquexia palúdica. || **-miopática.** Aspecto caracterizado por la inmovilidad de la cara producida por la atrofia de los músculos faciales, desaparición de las arrugas y comisuras, boca entreabierta y labios salientes. || **-mitral o mitrocúspide.** Expresión de la cara de los enfermos con afección mitral, caracterizada por la coloración de las mejillas, dilatación de los capilares y cianosis. || **-mixedematosa.** Hinchazón de la cara, coloración cérea, tumefacción palpebral, mejillas trémulas y arrugas de xerodermia. || **-mongólica.** Cara con los caracteres generales de la raza amarilla, frente baja, cejas oblicuas, ojos almendrados y pómulos salientes.‖ **-negroide**. En las cardiopatías congénitas, cianosis con abultamiento de los labios y la nariz. ‖ **-ovárica**. FACIES DE SPENCER-WELLS. ‖ **-pertussis**. Cara vultuosa con inyección de los ojos, propia de los niños afectos de coqueluche. ‖ **-péstica**. Cara con ojos fijos en el período de invasión de la peste bubónica. ‖ **-potatorum**. La típica del alcoholismo crónico caracterizada por ectasias en la nariz y pómulos. ‖ **-renal**. Edema palpebral y piel de color pajizo. ‖ **-sardónica**. Facies característica del tétanos y la tetania. ‖ **-senil**. FACIES VOLTERIANA. ‖ **-seudobulbar**. Cara inmóvil, inexpresiva, en la parálisis seudobulbar. ‖ **-tetánica**. Rigidez de la cara por espasmo facial y trismo. ‖ **-tífica**. Aspecto que presenta a menudo la cara de los enfermos de tifoidea: expresión de desconfianza y extravío, con enrojecimiento, de un tinte plomizo.‖ **-uterina**. Expresión de sufrimiento, tinte terroso de la piel y círculo oscuro alrededor de los ojos en las enfermas de metritis crónica. ‖ **-viril**. Cara de mujer con caracteres masculinos. ‖ **-volteriana**. Característica de la atrepsia; piel arrugada, apergaminada, ojos grandes, boca enormemente ensanchada, dando al niño aspecto de un pequeño anciano. ‖ **-vultuosa**. Ojos hinchados y mejillas coloradas. Se presenta en el período de invasión de ciertas enfermedades agudas.

facilitación (del lat. *facilis*, fácil). f. A., *Bahnung;* F., *facilitation;* In., *facilitation;* It., *facilitazione;* P., *facilitação*. Promoción o apresuramiento de un acto o proceso natural; lo contrario de *inhibición*. ‖ **facilitación**. Disminución de la resistencia de un nervio al paso de impulsos sucesivos, de modo que un segundo estímulo provoca la reacción más fácilmente.

faciobraquial (del lat. *facies*, cara, y *brachium*, brazo). adj. Relativo a la cara y el brazo.

facioplastia (del lat. *facies*, cara, y el gr. *plássein*, modelar). f. F., *chirurgie plastique du visage*. Cirugía plástica de la cara.

facioplejía (del lat. *facies*, cara, y el gr. *plegé*, golpe). f. PARÁLISIS FACIAL.

facitis (del gr. *phakós*, objeto de forma lenticular, y el suf. *-itis*). f. F., *phacitis*, *inflammation du cristallin*. Supuesta inflamación del cristalino.

faco-. Forma prefija del gr. *phakós*, objeto de forma lenticular.

facocele (de *faco-* y el gr. *kéle*, hernia). m. A., *Phakozele;* F., *phacocèle;* In., *phacocele;* It., *facocele;* P., *facocele*. Hernia o desplazamiento del cristalino.

facocistectomía (de *faco-*, el gr. *kýstis*, vejiga, y *ektomé*, resección). f. F., *phacocystectomie*. Escisión de una parte de la cápsula del cristalino en la operación de la catarata.

facocistitis (de *faco-* y *cistitis*). f. F., *phacocystite*. Inflamación de la cápsula del cristalino.

facocisto (de *faco-* y el gr. *kýstis*, vejiga). m. A., *Linsenkapsel;* F., *capsule du cristallin;* In., *phacocyst;* It., *capsula del cristallino;* P., *facociste*. Cápsula del cristalino.

facoemulsión (de *faco-* y el lat. *emulgere*, ordeñar). Nombre dado por Kelman a la fragmentación de la catarata por ultrasonidos.

facoéresis (de *faco-* y el gr. *erein*, extraer). f. A., *Phakoerysis;* F., *phaco-érysis;* In., *phacoerysis;* It., *facoerisi;* P., *facoerise*. Método de Barraquer de extracción de la catarata por aspiración mediante el erisífaco.

facohimenitis (de *faco-* e *himen*). f. Inflamación de la cápsula del cristalino; facocistitis.

facoide (de *faco-* y el gr. *eîdos*, aspecto). adj. En forma de lente.

facoidoscopio. m. FACOSCOPIO.

facolisina. f. F., *phacolysine*. Albúmina del cristalino del ojo.

facólisis (de *faco-* y el gr. *lýsis*, disolución). f. A., *Linsenauslösung;* F., *phacolyse;* In., *phacolysis;* It., *facolisi;* P., *facólise*. Disección del cristalino seguida de su extracción. Operación para remediar la miopía grave. ‖ Disolución del cristalino por una facolisina.

facoma (de *faco-* y el suf. *-oma*). m. A., *Phakom;* F., *phacome;* In., *phacoma;* It., *facoma;* P., *facoma*. Formación displásica retiniana congénita, característica de algunas enfermedades hereditarias, que a la oftalmoscopia aparece como una mancha blanquecina.

facomalacia (de *faco-* y el gr. *malakía*, blandura). f. A., *Phakomalazie;* F., *phacomalacie;* In., *phacomalacia;* It., *facomalacia;* P., *facomalacia*. Reblandecimiento del cristalino; catarata blanda.

facomatosis (de *facoma* y el suf. *-osis*). f. A., *Phakomatose;* F., *phacomatose;* In., *phacomatosis;* It., *facomatosi;* P., *facomatose*. Grupo de enfermedades de origen hereditario caracterizadas por deformaciones congénitas en varias partes del cuerpo, especialmente en el sistema nervioso central. En él se incluyen la esclerosis tuberosa (facomatosis de Bourneville), la enfermedad de Hippel-Lindau y la enfermedad de Recklinghausen.

facometacoresis o **facometecesis** (de *faco-* y el gr. *metachoreîn*, cambiar de lugar, o *metoíkesis*, emigración). f. Desplazamiento o migración del cristalino.

facómetro (de *faco-* y el gr. *métron*, medida). m. F., *phacomètre*. Instrumento para medir el poder refringente del cristalino.‖ Instrumento que permite reconocer el poder dióptrico de las lentes de los anteojos.

facopiosis (de *faco-* y el gr. *píon*, pus). f. Supuesta supuración del cristalino; catarata blanca.

facoplanesis (de *faco-* y el gr. *plánesis*, acción de extraviar). f. Movilidad anormal del cristalino; cristalino errante.

facosclerosis (de *faco-* y *esclerosis*). f. A., *Linsensklerose;* F., *phacosclérose;* In., *phacosclerosis;* It., *facosclerosi;* P., *facosclerose*. Endurecimiento del cristalino; catarata dura.

facoscopio (de *faco-* y el gr. *skopeîn*, observar). m. F., *phacoscope*. Instrumento para el examen de los cambios de acomodación en el cristalino.

facoscotismo o **facoscotoma** (de *faco-* y el gr. *skótos*, tiniebla). m. Oscurecimiento o enturbiamiento del cristalino.

facoterapia. f. HELIOTERAPIA.

facticio (del lat. *facticius*). adj. Artificial, no natural.

factor (del lat. *factor, -oris*). m. A., *Faktor;* F., *facteur;* In., *factor;* It., *fattore;* P., *factor;* Elemento que contribuye a producir algo. ‖ GEN. ‖ Cantidad o símbolo que multiplicado da un producto. ‖ **-α y β**. Los que regulan respectivamente las fases estrual y progestacional del ciclo ovárico. ‖ **-accesorio**. VITAMINA. ‖ **-antialopecia**. Inositol. ‖ **-antianémico**. Sustancia específica del hígado; madurador de eritrocitos. ‖ **-anticanicie**. Acido paraaminobenzoico. ‖ **-antilipotrópico**. desus. Compuestos que favorecen la degeneración grasa del hígado, en oposición a los factores lipotrópicos, que tienden a evitarla. Los más caracterizados factores antilipotrópicos son la cistina, la biotina y el colesterol. ‖ **-antineurítico**. Vitamina B₁. ‖ **-antinuclear**. ANF. Anticuerpo contra los constituyentes del núcleo celular que pueden ser detectados por técnicas de inmunofluorescencia en el suero de enfermos de lupus eritematoso diseminado, artritis reumatoidea y otras colagenosis. ‖ **-antipelagra**. Ácido nicotínico. ‖ **-antixerótico**. Vitamina A. ‖ **-citrovorum**. Forma activa del ácido fólico; necesario para el crecimiento.‖ **-de Castle**. V. FACTOR INTRÍNSECO. ‖ **-de Durán Reynals**. Hialuronidasa.‖ **-de permeabilidad**. Vitamina P. ‖ **-de Simon** o **séptico**. Disminución de los eosinófilos y aumento de los neutrófilos en la sangre, en las infecciones piógenas.‖ **-de sulfatación**. SOMATOMEDINA. ‖ **-de Trapp**. Las dos últimas cifras que expresan el peso específico de la orina; multiplicadas por 2 dan el peso de partes sólidas por 1.000. ‖ **-extrínseco**. Nombre con que se conoce la vitamina B₁₂ por su relación inicial con el factor intrínseco de Castle. ‖ **-F**. Nombre del primer plásmido autotransferible identificado. Las células en las que penetra por conjugación se convierten en células dadoras o fértiles; también llamado *factor de fertilidad* o *sexual*. Actualmente se denominan factor F los plásmidos que sólo contienen los genes que regulan su autoduplicación y los que regulan la conjugación. Se integran con facilidad en el cromosoma.

‖ **-fi.** Factor cuya presencia en una célula inhibe la expresión de un factor F coexistente (*factor fi*$^+$). El que no la inhibe se denomina *factor fi*$^-$. Esta fue la primera clasificación, actualmente superada, que se hizo de los plásmidos R autotransferibles o factores R. V. PLÁSMIDO R. ‖ **-intrínseco.** Proteína secretada por la mucosa gástrica, que permite la absorción intestinal de la vitamina B$_{12}$. Factor de Castle. ‖ **-lipotrópico.** Sustancia que previene la acumulación grasa en el hígado. COLINA. METIONINA. ‖ **-plaquetario.** Designación de cada una de las actividades en relación con las plaquetas que contribuyen a la coagulación de la sangre. Se describen los siguientes factores: *Factor plaquetario 1:* es el factor V plasmático absorbido por las plaquetas. *Factor plaquetario 2:* proteína plaquetaria que actúa como acelerador de la reacción trombina-fibrinógeno. *Factor plaquetario 3:* fosfolípido plaquetario que interviene en la activación intrínseca de la protrombina. *Factor plaquetario 4:* factor antiheparínico, glucoproteína plaquetaria; inhibe la acción de la heparina y precipita el fibrinógeno. ‖ **-plasmático.** Cada una de las sustancias que se encuentran en la sangre y son esenciales en el proceso de la coagulación y, por tanto, para el mantenimiento de la hemostasis; se enumeran con cifras romanas. Químicamente son proteínas, con excepción del factor IV (Ca), y los suficientemente definidos son: *Factor I:* FIBRINÓGENO. *Factor II:* PROTROMBINA. *Factor III:* TROMBOPLASTINA HÍSTICA. *Factor IV:* calcio, requerido en varias fases del proceso de la coagulación: *Factor V:* proacelerina o factor lábil, que interviene en ambos sistemas, intrínseco y extrínseco de la coagulación; su déficit congénito origina la parahemofilia de Owren. *Factor VI:* no existe. *Factor VII:* proconvertina, factor estable, SPCA (Serum *proth*rombin *c*onversion *a*ccelerator), participa solamente en la vía extrínseca de la coagulación, su déficit congénito origina un cuadro hemorrágico de tipo hemofílico y el déficit adquirido se observa en hepatopatías graves y en la avitaminosis K. *Factor VIII:* factor antihemofílico (AHF), globulina antihemofílica, tromboplastinógeno; interviene en la vía intrínseca de conversión de protrombina en trombina y tiene tres actividades: antigénica, coagulante y Willebrand; su déficit origina la hemofilia A y la enfermedad de Willebrand; el fallo en su actividad coagulante ocasiona la clásica hemofilia A, y su trastorno global origina la enfermedad de Willebrand. *Factor IX:* factor antihemofílico B, factor Christmas, componente plasmático de la tromboplastina (PTC); interviene solamente en la vía intrínseca de la coagulación; su deficiencia origina la hemofilia B. *Factor X:* factor Stuart-Prower, factor Stuart; actúa en ambas vías de conversión de protrombina en trombina; su déficit congénito ocasiona hemorragias moderadas, y su déficit adquirido se observa en hepatopatías y avitaminosis K. *Factor XI:* antecedente tromboplastínico del plasma (PTA), factor antihemofílico C, factor de Rosenthal; interviene en la vía intrínseca de la coagulación; su deficiencia ocasiona un cuadro hemorrágico (síndrome de la Rosenthal). *Factor XII:* factor Hageman; su activación inicia la vía intrínseca de la coagulación; su déficit ocasiona un alargamiento del tiempo de coagulación y excepcionalmente un cuadro hemorrágico. *Factor XIII:* factor estabilizador de la fibrina, factor de Laki-Lorand; polimeriza los monómeros de la fibrina, que se vuelven estables e insolubles; su déficit ocasiona un cuadro hemorrágico heredofamiliar de tipo hemofílico. ‖ **-PP.** Ácido nicotínico. ‖ **-R.** PLÁSMIDO r. ‖ **-Rh.** V. RH.

factorial (de *factor*). f. F., *factorial*. Producto de multiplicar un número por todos los números enteros que le siguen hasta llegar a la unidad. Se representa por el símbolo n! Así 7! = 7 x 6 x 5 x 4 x 3 x 2 x 1 = 5. 040.

facultad (del lat. *facultas, -atis*). f. A., *Fähigkeit*; F., *faculté*; In., *faculty*; It., *facoltà*; P., *faculdade*. Poder de hacer algo; aptitud para manifestar u operar. ‖ Función o poder normal, especialmente una función mental. ‖ Cuerpo de profesores o maestros de una ciencia o ciencias en las universidades y establecimientos donde enseñan. ‖ **-de fusión.** Poder de convertir en una de las dos imágenes vistas por ambos ojos. ‖ **-germinativa.** Propiedad de germinar de las semillas después de un período de vida latente.

facultativo. adj. No obligatorio, voluntario, potestativo. ‖ m. Médico o cirujano.

FAD. Sigla de flavín-adenín-dinucleótido.

fagarina. f. Alcaloide de las hojas de un árbol de la Argentina *(Fagara coco)* que se emplea como la quinidina en las arritmias cardiacas (fibrilación auricular).

fagedenia. f. FAGEDENISMO.

fagedénico (del gr. *phagedainikós*). adj. Relativo al fagedenismo. ‖ Aplícase a las sustancias que se emplean para consumir las fungosidades.

fagedenismo (del gr. *phagédaina*, úlcera). m. Tendencia de las úlceras, de cualquier naturaleza, a extenderse rápidamente por corrosión de los tejidos próximos.

fagedeno. m. A., *Phagedena;* F., *phagédène;* In., *phagedena;* It., *fagedeno;* P., *fagedeno*. Úlcera corrosiva. ‖ **-nosocomial.** Gangrena o podredumbre de los hospitales. ‖ **-tropical.** Fagedeno infeccioso que se presenta en los trópicos en ataques repetidos que a veces terminan en una úlcera crónica atónica; úlcera tropical, de Cochinchina, del Yemen, de Adén; peste anamita.

fagedenoma. m. Úlcera fagedénica.

Faget (Signo de) (Jean Charles *Faget,* médico francés, 1818-1884). V. SIGNO.

-fagia. Sufijo gr., de *phageîn,* comer, que señala relación con este acto.

fagina. f. Principio narcótico de la nuez de haya.

fago (del gr. *phageîn,* comer). m. F., *phage*. Nombre genérico de los bacteriófagos. V. BACTERIÓFAGO. ‖ **-conversión.** V. LISOGENIZACIÓN. ‖ **-temperado.** V. LISOGENIZACIÓN.

fago-. Forma prefija del gr. *phageîn,* comer.

fagocariosis (de *fago-* y el gr. *káryon,* núcleo). f. Acción fagocitaria del núcleo celular.

fagocitario o **fagocítico.** adj. F., *phagocytaire*. Relativo a los fagocitos o producido por ellos.

fagocitismo. m. FAGOCITOSIS.

fagocito (de *fago-* y el gr. *kýtos,* cavidad). m. A., *Phagozyt;* F., *phagocyte;* In., *phagocyte;* It., *fagocito;* P., *fagócito*. Célula del organismo que tiene la propiedad de englobar microbios, células o cuerpos extraños. Existen varios órdenes de fagocitos: *macrófagos* y *micrófagos móviles,* como los leucocitos, y *fijos,* como algunas células del sistema reticuloendotelial e histiocitos.

fagocitoblasto (de *fagocito* y el gr. *blastós,* germen). m. F., *phagocytoblaste*. Célula que da origen a un fagocito.

fagocitólisis (de *fagocito* y el gr. *lýsis,* disolución). f. A., *Phagozytolyse;* F., *phagolyse;* In., *phagocytolysis;* It., *fagocitolisi;* P., *fagocitólise*. Destrucción de los fagocitos; destrucción del poder fagocitario de los leucocitos.

fagocitosis (de *fago-* y el gr. *kýtos,* cavidad). f. A., *Phagozytose;* F., *phagocytose;* In., *phagocytosis;* It., *fagocitosi;* P., *fagocitose*. Fenómeno que consiste en el englobamiento y destrucción por los fagocitos de partículas sólidas, organizadas o inertes. Ha motivado la teoría del mismo nombre de Metchnikov, para explicar los hechos de la inflamación e inmunidad. ‖ **-espontánea.** Fagocitosis en un medio indiferente. ‖ **-inducida.** Fagocitosis auxiliada por la acción de las opsoninas del suero sanguíneo.

fagodinamómetro (de *fago-* y el gr. *dýnamis,* fuerza, y *métron,* medida). m. Aparato para medir la fuerza ejercida en la masticación.

fagólisis (de *fagocito* y el gr. *lýsis,* disolución). f. F., *phagolyse*. Fagocitólisis; disolución de los fagocitos en el líquido que los contiene y liberación del contenido y fermentos de los mismos. ‖ Destrucción o acción disolvente del bacteriófago.

fagolítico. adj. Relativo a la fagólisis.

fagomanía (de *fago-* y el gr. *manía,* locura). f. Alienación caracterizada por el hambre insaciable. ‖ Obsesión por las cuestiones gastronómicas.

fagopirismo (de *fago-* y el gr. p͡yr, *pyrós*, fuego). m. Estado de hipersensibilidad para ciertos alimentos: tocino, ostras, quesos, que producen síntomas de intoxicación. || Intoxicación en los animales producida por la ingestión de la planta *Fagopyrum esculentum*, trigo sarraceno.

fagopirosis (de *fago-*, el gr. p͡yr, *pyrós*, fuego, y el suf. *-osis*). f. Pirosis consecutiva a la comida.

fagosoma (de *fago-* y el gr. *sôma*, cuerpo). m. F., *phagosome*. Vacuola citoplasmática que contiene material fagocitado.

faham o **fahan**. m. Planta de la familia de las orquidáceas *(Angroecum fragrans)*, cuyas hojas secas, de olor y sabor aromático por contener cumarina, se emplean como digestivas en infusión teiforme. Se denomina también *té de Borbón* o *de Madagascar*.

Fahr (Enfermedad de) (Karl Theodor *Fahr*, anatomopatólogo alemán, 1877-1945). V. ENFERMEDAD.

Fahrenheit (Termómetro de) (Gabriel Daniel *Fahrenheit*, físico alemán, 1685-1736). V. TERMÓMETRO.

Fairbank (Enfermedad de) (Sir Thomas *Fairbank*, radiólogo inglés contemporáneo). V. ENFERMEDAD.

falacrosis (del gr. *phalakrós*, calvo). f. ALOPECIA.

falange (del gr. *phálagx*, línea de soldados). f. A., *Phalanx;* F., *phalange;* In., *phalanx;* It., *falange;* P., *falange*. En general, cualquiera de los pequeños huesos largos de los dedos de la mano o del pie; en particular, la primera o la que sigue al metacarpiano o metatarsiano. || **-de Deiters**. Cada una de las placas dispuestas en filas que constituyen la membrana reticular del órgano de Corti. || **distal, proximal**. La tercera y la primera falanges, respectivamente, de la mano o del pie.

falangectomía (de *falange* y el gr. *ektomé*, resección). f. A., *Phalanxresektion;* F., *phalangectomie;* In., *phalangectomy;* It., *falangectomia;* P., *falangectomia*. Escisión o ablación de una falange de la mano o del pie.

falangeta. f. A., *Phalangette;* F., *phalangette* In., *phalangete;* It., *falangetta;* P., *falangeta*. Falange terminal, tercera, distal o ungular.

falangina. f. Falange segunda o media, entre la primera falange y la falangeta.

falangita. f. FALANGETA.

falangitis. f. F., *inflammation d'une phalange*. Inflamación de una o más falanges.

falangización. f. F., *phalangisation*. Formación quirúrgica de un muñón en la mano, que pueda servir de dedo.

falangosis. f. TRIQUIASIS. || PTOSIS.

falcadina. f. Enfermedad de Istria caracterizada por la formación de papilomas y ulceraciones serpiginosas.

falcicular (del lat. *falcicula*, dim. de *falx, falcis*, hoz). adj. FALCIFORME.

falciforme (del lat. *falx, falcis*, hoz, y de *forma)*. adj. F., *falciforme*. En forma de hoz.

falcografía (del lat. *falx, falcis*, hoz, y *gráphein*, describir). f. Exploración radiológica de la hoz cerebral mediante la inyección de un medio de contraste en el seno longitudinal.

Falconer-Weddell (Síndrome de). V. SÍNDROME.

fálcula (del lat. *falcula*, hoz pequeña). f. Hoz del cerebelo.

falcular (del lat. *falcula*, hoz pequeña). adj. FALCIFORME.

falectomía (del gr. *phallós*, miembro viril, y *ektomé*, resección). f. A., *Penisamputation;* F., *ablation du pénis;* In., *phallectomy;* It., *fallectomia;* P., *falectomia*. Amputación del pene.

fálico (del gr. *phallikós*). adj. F., *phallique*. Relativo o perteneciente al pene.

faliforme (del gr. *phallós*, falo, y de *forma)*. adj. F., *phalliforme*. En forma de falo; faloide.

falina. f. F., *phalline*. Glucósido hemolítico tóxico, de la *Amanita phalloides*.

falitis (del gr. *phallós*, falo, y el suf. *-itis)*. f. F., *phallite*. Inflamación del pene.

falo (del gr. *phallus*, pene). m. A., *Phallus;* F., *phallus;* In., *phallus;* It., *fallo;* P., *falo*. Miembro viril, especialmente su representación simbólica. || Prefijo que indica relación con el pene. || El concepto de falo, en psicoanálisis, ocupa un eje privilegiado en la organización y evolución de la libido, como así también en el desarrollo de los complejos de castración y de Edipo. J. Lacan recentra la teoría psicoanalítica alrededor de la noción de falo como «significante del deseo» (sic).

falocampsis (de *falo* y el gr. *kámpsis*, curvatura). f. Curvatura del pene en erección.

faloide (de *falo* y el gr. *eîdos*, aspecto). adj. F., *phalloïde*. Semejante al pene.

Falopio (Acueducto, hiato, ligamento, trompa de) (Gabriel *Falloppio* o *Fallopius*, anatomista italiano, 1523-1562). Véanse estos términos.

faloplastia (de *falo* y el gr. *plássein*, formar, modelar). f. F., *phalloplastie*. Cirugía plástica del pene.

falorrea (de *falo* y el gr. *rheîn*, fluir). f. Blenorrea o gonorrea en el hombre.

falsete. m. A., *Fistelstimme;* F., *fausset;* In., *falsetto;* It., *falsetto;* P., *falsete*. Voz aguda y penetrante; se denomina también voz de cabeza o eunucoide.

falsificación (de *falsificar*, y éste de *falsificare;* de *falsus*, falso, y *facere*, hacer). f. F., *falsification*. Alteración intencionada de una sustancia alimentaria o medicamentosa por la mezcla de otras sustancias inertes o de inferior calidad.

falso, -a (del lat. *falsus)*. adj. F., *faux*. Aparente, pero no real, no verdadero o genuino; epíteto aplicado a medicamentos, órganos, síntomas, estados morbosos, etc., que simulan los verdaderos por sus caracteres aparentes. Espurio, seudo. || **-imputación**. Atribución de una lesión o secuela real a una causa distinta de la que la produjo. || **-vía**. Accidente del cateterismo, uretral especialmente, en el que la sonda ocasiona un desgarro en una pared del conducto que explora y se introduce en los tejidos próximos.

falta (del lat. vulg. *fallita*, y ésta de *fallere*, engañar). f. A., *Mangel, Fehler;* F., *faute;* In., *fault, lack;* It., *fallo;* P., *falta*. Defecto, ausencia de una parte u órgano. || Supresión de un período menstrual, especialmente durante el embarazo.

Falta (Síndrome, tratamiento, tríada de) (Wilhelm *Falta*, clínico de Viena, contemporáneo). V. SÍNDROME, TRATAMIENTO, TRÍADA.

falunita. f. Silicato doble de alúmina y magnesio.

falx. f. HOZ en lat. || **-cerebelli, cerebri**. Hoz del cerebelo y del cerebro, respectivamente. || **-inguinalis** o **aponeurotica inguinalis**. Tendón conjunto. || **-ligamentosa**. Ligamento falciforme o suspensorio del hígado.

fallecimiento (de *fallecer*, y éste de un incoativo del lat. *fallere)*. m. Defunción, muerte.

Fallot (Enfermedad, pentalogía, tetralogía, trilogía de) (Étienne Louis Arthur *Fallot*, médico francés, 1850-1911). V. ENFERMEDAD, PENTALOGÍA, TETRALOGÍA, TRILOGÍA.

fames. f. HAMBRE, en lat. || **-canina**. BULIMIA.

familia (del lat. *familia)*. f. A., *Familie;* F., *famille;* In., *family;* It., *famiglia;* P., *família*. Conjunto de ascendientes, descendientes y colaterales de un linaje. || Grupo taxonómico subordinado al orden, inmediatamente superior a la tribu o subfamilia.

fan (del gr. *phanerós*, manifiesto). m. Manifestación o expresión externa de un carácter físico.

Fanconi (Enfermedad de) (Guido Fanconi, pediatra suizo, n. en 1892). V. ENFERMEDAD. || **-Hegglin (Síndrome de)**. V. SÍNDROME. || **-Lignac (Síndrome de)**. V. SÍNDROME DE LIGNAC-FANCONI. || **-(Síndrome de Toni-Debré)**. V. SÍNDROME.

fanera (del *gr. phanerós*, evidente). f. Término general para las producciones aparentes y persistentes en la superficie de la piel, como el pelo, uñas, etc.

fanerógamo (del gr. *phanerós*, aparente, y *gámos*, unión). adj. y s. F., *phanérogame*. Vegetal que tiene aparentes los órganos reproductores; opuesto a *criptógamo*.

fanerogénico o **fanerógeno** (del gr. *phanerós*, evidente, y *gennán*, engendrar, producir). adj. F., *phanérogénetique*. Que tiene causa conocida; opuesto a *criptógeno, criptogenético*.

faneromanía (del gr. *phanerós*, evidente, y de *manía*). f. Obsesión o atención anormalmente persistente sobre una excrecencia o formación exterior, como una verruga. La onicofagia es un ejemplo de faneromanía.

faneroscopia. f. F., *phanéroscope*. Examen de la piel con el faneroscopio.

faneroscopio (del gr. *phanerós*, evidente, y *skopeîn*, observar). m. Instrumento para iluminar la piel y hacerla translúcida para su examen.

fanerosis. f. F., *phanérose*. Liberación o manifestación de una sustancia previamente indemostrable debido a su estado de combinación.

fango (del cat. *fang*, de orig. germánico). m. A., *Schlamm*; F., *boue*; In., *sludge*; It., *fango*; P., *lama*. Barro mineral o medicinal, especialmente el de Battaglio (Italia), aplicado en la gota, reumatismo, etc. || **-de Sclafani.** Tierra volcánica amarillenta importada de Sicilia, que contiene azufre en forma muy dividida, empleada en el tratamiento de afecciones cutáneas.

fangoterapia (de *fango* y el gr. *therapeía*, tratamiento). f. Tratamiento por la aplicación del fango de las aguas medicinales.

fánico (del gr. *phaínein*, aparecer). adj. Aparente, visible.

fantascopio (del gr. *phántasma*, espectro, y *skopeîn*, observar). m. Aparato que facilita la convergencia de los ojos y por ella la observación de ciertos fenómenos de visión binocular.

fantasía. f. V. Fantasma.

fantasma (del gr. *phántasma*). m. A., *Phantasie*; F., *fantasme*; In., *fantasy* o *phantasy*; It., *fantasia* o *fantasma*; P., *fantasia*. Percepción ilusoria de un objeto que no existe. || En psicoanálisis, construcción mental imaginaria que aparece en el sujeto y se presenta de diversas maneras, como sueños diurnos, o como una estructura inconsciente que subyace a contenidos manifiestos. Estos fantasmas o fantasías representan la realización de un deseo inconsciente. *Sin.*: Fantasía. || **-originario** (pl.). Según Freud constituye un legado filogenético que desempeña un papel organizador de la vida fantasmática, independientemente de la experiencia personal y corresponden a las fantasías de vida intrauterina, escena primaria, castración y seducción. *Sin.*: Protofantasías, fantasías primitivas u originarias.

fantasmatomoria (del gr. *phántasma, -atos*, aparición, y *moría*, locura). f. Demencia con ilusiones absurdas.

fantasmoscopia (de *fantasma* y el gr. *skopeîn*, ver). f. Visión delirante de fantasmas.

fantoma (del F. *fantôme*). m. F., *fantôme*. Fantasma. || Maniquí o modelo de una parte del cuerpo para estudio o enseñanza. || En medicina nuclear, ingenio que ayuda a descubrir el material radiactivo depositado *in vivo* y permite su valoración cuantitativa y efectos. || **-de Schultze.** Modelo de la pelvis y partes adyacentes, con muñeco fetal para la enseñanza de la obstetricia.

FAO. Sigla de Food and Agriculture Organization, agencia de las Naciones Unidas creada especialmente para favorecer y estimular el desarrollo de la agricultura, de la pesca y de las industrias forestales a nivel mundial. Tiene su sede en Roma.

faquitis. f. Facitis.

Farabeuf (Operación, separador, triángulo de) (Louis Hubert *Farabeuf*, cirujano francés, 1841-1910). V. Operación, separador, triángulo.

farad. m. Nombre del faradio en la nomenclatura internacional.

Faraday (de M. *Faraday*). m. F., *faraday*. Unidad de medida eléctrica. Un faraday equivale a 96.500 culombios, cantidad necesaria para depositar 1 equivalente-gramo de cualquier sustancia por electrólisis. || **-(Ley de)** (Michael *Faraday*, físico inglés, 1791-1867). V. Ley.

faradímetro (de *faradio* y el gr. *métron*, medida). m. Instrumento para medir la electricidad farádica.

faradio (de Michael *Faraday*). m. F., *farad*. Unidad de capacidad eléctrica. Capacidad para retener 1 culombio con el potencial de 1 voltio; se han adoptado como unidades prácticas sus submúltiplos: el *microfaradio* o millonésima de faradio (μF) y el *picofaradio* (pF). $1F=10^6 \mu F=10^{12}$ pF.

faradipuntura. f. Aplicación de la corriente farádica por medio de agujas electrodos introducidas en los tejidos.

faradismo [farádico]. m. Electricidad inducida. || Electricidad inducida en una corriente rápidamente alternante. || Faradización.

faradización. f. A., *Faradisierung*; F., *faradisation*; In., *faradization*; It., *faradizzazione*; P., *faradisação*. Aplicación de la corriente farádica con objetivo diagnóstico o terapéutico. || **-galvánica.** Empleo de una corriente continua o galvánica juntamente con una corriente alterna.

faradocontractilidad (de *faradio* y el lat. *contrahere*, encoger). f. Contractilidad en respuesta al estímulo farádico.

faradoterapia. f. Faradización.

farbitina. f. Resina análoga a la jalapina, que constituye el principio activo de las semillas de la planta convulvulácea *Pharbitis Nil Choisy*, conocidas con el nombre de *kaladana*.

farcinoma (del lat. *farcire*, rellenar, y el suf. *-oma*). m. Tumor muermoso.

farcinosis. f. Muermo, especialmente el crónico de los tegumentos.

fárfara (del lat. *farfarus*). f. Hojas secas y flores de la planta compuesta *Tussilago farfara*, que se usan como béquicas por su contenido mucilaginoso.

farfulla. f. Defecto del habla que consiste en la pronunciación precipitada y poco distinta de las palabras.

farina. f. Harina en lat. . || **-seminis lini.** Harina de lino. || **-tricti.** Harina de trigo.

faringalgia (de *faringo-* y el gr. *álgos*, dolor). f. F., *pharyngalgie, pharyngodynie*. Dolor en la faringe.

faringe (del gr. *phárygx, -yggos*). f. A., *Pharynx*; F., *pharynx*; In., *pharynx*; It., *faringe*; P., *faringe*. Conducto irregular musculo-membranoso, entre la boca y porción posterior de las fosas nasales y el esófago, con el que se continúa. Tiene una pared superior formada por la base del cráneo, una pared posterior plana separada de la columna vertebral por tejido laxo, y paredes laterales en las que se ven el orificio de la trompa auditiva, la amígdala y el pilar posterior del velo del paladar; en la parte anterior la faringe presenta las aberturas posteriores de las fosas nasales, la cara posterior del velo del paladar, el istmo de las fauces, la base de la lengua, la epiglotis, la entrada de la laringe y la cara posterior de este órgano. Forma parte de las vías respiratorias y digestivas y está tapizada por una mucosa con epitelio vibrátil en la porción nasal y pavimentoso en las otras regiones. La capa muscular está formada por los músculos estilofaríngeo y constrictores de la faringe. || **-nasal.** Nasofaringe. || **-oral.** Orofaringe. || **-posterior.** Retrofaringe.

faringectasia (de *faringe* y el gr. *éktasis*, ext.). f. Dilatación de la faringe. || Faringocele.

faringectomía (de *faringo-* y *ectomía*). f. F., *pharyngectomie*. Escisión quirúrgica de una porción de faringe.

faringenfraxis (de *faringo-* y el gr. *émphraxis*, obstrucción). f. F., *obstruction du pharinx*. Obstrucción de la faringe.

faringismo. m. A., *Pharyngismus*; F., *pharyngisme*; In., *pharyngism*; It., *faringismo*; P., *faringismo*. Espasmo muscular de la faringe.

faringitis (de *faringe* y el suf. *-itis*). f. A., *Pharyngitis*; F., *pharyngite*; In., *pharyngitis*; It., *faringite*; P., *faringite*. Inflamación de la faringe. || **-aguda.** Angina aguda, inflamación debida generalmente al enfriamiento, caracterizada por dolor, especialmente en la deglución, sequedad y congestión de la mucosa y fiebre. || **-amigdalopriva.** Faringitis que a veces resulta de la extirpación de las amígdalas. || **-apostemática.** Faringitis o angina flemonosa. || **-atrófica.** Faringitis crónica con atrofia del tejido submucoso.

‖ -**catarral.** FARINGITIS AGUDA. ‖ -**crónica.** La que resulta de inflamaciones agudas repetidas o es debida a la tuberculosis o la sífilis, caracterizada por secreción excesiva. ‖ -**crupal** o **diftérica.** DIFTERIA FARÍNGEA. ‖ -**flemonosa.** Flemón o absceso de la faringe. ‖ -**folicular** o **glandular.** Faringitis crónica con hipertrofia de las glándulas de la mucosa. ‖ -**gangrenosa.** Forma de faringitis caracterizada por manchas de esfacelo. ‖ -**granulosa.** Faringitis crónica en la que se forman granulaciones en la mucosa. ‖ -**herpética.** Forma de faringitis aguda en la que se forman vesículas que originan excoriaciones. ‖ -**membranosa.** Faringitis con exudado fibrinoso y formación de falsas membranas. ‖ -**queratosa.** FARINGOMICOSIS. ‖ -**seca.** Faringitis atrófica con sequedad de la garganta. ‖ -**ulcerosa.** Variedad de faringitis aguda caracterizada por fiebre, dolor, postración y formación de úlceras cubiertas por un depósito membranoso amarillento. ‖ -**vesicular de Coxsackie.** HERPANGINA.
faringo-. Forma prefija del gr. *phárygx, -yggos*, faringe.
faringoamigdalitis (de *faringo-*, el gr. *amygdále*, almendra, y el suf. *-itis*). f. A., *Pharyngotonsillitis;* F., *pharyngoamygdalite;* In., *pharyngoamygdalitis;* It., *faringoamigdalite;* P., *faringotonsilite.* Inflamación de la faringe y las amígdalas.
faringocele (de *faringo-* y el gr. *kéle*, hernia). m. A., *Pharyngozele;* F., *pharyngocèle;* In., *pharyngocele;* It., *faringocele;* P., *faringocele.* Protrusión herniaria de una porción de faringe; bolsa herniaria o cualquier deformidad sacciforme de la faringe.
faringodinia (de *faringo-* y el gr. *odýne*, dolor). f. A., *Pharynxschmerz;* F., *pharyngalgie;* In., *pharyngodynia;* It., *faringodinia;* P., *faringodinia.* Dolor en la faringe; faringalgia.
faringoepiglótico (de *faringo-* y el gr. *epiglottís*, epiglotis). adj. Relativo a la faringe y la epiglotis. ‖ m. Manojo muscular derivado del estilofaríngeo, inserto en la epiglotis y en el ligamento faringoepiglótico.
faringoesofágico (de *faringo-* y el gr. *oisóphagos*, esófago). adj. Relativo a la faringe y el esófago.
faringogloso (de *faringo-* y el gr. *glôssa*, lengua). adj. F., *glosso-pharyngien.* Relativo a la faringe y la lengua. ‖ m. F., *muscle glosso-pharyngien, muscle pharyngo-glosse.* Manojo de fibras musculares desde el constrictor superior de la faringe a la lengua.
faringolaríngeo (de *faringo-* y el gr. *lárygx, -ggos*, laringe). adj. Relativo a la faringe y la laringe.
faringolaringitis. f. A., *Pharyngolaryngitis;* F., *pharyngolaryngite;* In., *pharyngolaryngitis;* It., *faringolaringite;* P., *faringolaringite.* Inflamación de la faringe y la laringe.
faringolito (de *faringo-* y el gr. *líthos*, piedra). m. F., *pharyngolithe.* Concreción en las paredes de la faringe.
faringología (de *faringo-* y el gr. *lógos*, tratado). f. F., *pharyngologie.* Suma de conocimientos relativos a la faringe.
faringomaxilar (de *faringo-* y el lat. *maxilla*, quijada). adj. Relativo a la faringe y el maxilar.
faringomicosis (de *faringo-* y el gr. *mýkes*, hongo). f. A., *Pharyngomykose;* F., *pharyngomycose;* In., *pharyngomycosis;* It., *faringomicosi;* P., *faringomicose.* Enfermedad de la faringe producida por hongos. FARINGITIS QUERATOSA, FARINGOQUERATOSIS, ALGOSIS FAUCIUM.
faringonasal (de *faringo-* y el lat. *nasus*, nariz). adj. Relativo a la faringe y las fosas nasales; rinofaríngeo, nasofaríngeo.
faringooral (de *faringo-* y el lat. *os, oris*, boca). adj. Relativo a la faringe y la boca; orofaríngeo.
faringopalatino (de *faringo-* y el lat. *palatum*, paladar). adj. Relativo a la faringe y el paladar. ‖ m. Músculo palatofaríngeo.
faringoparálisis. f. FARINGOPLEJÍA.
faringopatía (de *faringo-* y el gr. *páthos*, enfermedad). f. F., *maladie du pharynx.* Término general para las afecciones de la faringe.
faringoplastia (de *faringo-* y el gr. *plássein*, modelar). f. A., *Pharyngoplastik;* F., *plastie pharyngée;* In., *pharyngoplasty;* It., *faringoplastica;* P., *faringoplastia.* Operación plástica en la faringe.
faringoplejía (de *faringo-* y el gr. *plegé*, golpe). f. A., *Pharyngoplegie;* F., *pharyngoplégie;* In., *pharyngoplegia;* It., *faringotomía;* P., *faringoplegia.* Parálisis de los músculos de la faringe.
faringoqueratosis (de *faringo-* y el gr. *kéras, -atos*, cuerno). f. A., *Pharyngokeratose;* F., *pharyngokératose;* In., *pharyngokeratosis;* It., *cheratosi faringea;* P., *faringoqueratose.* Queratosis de la faringe.
faringorragia (de *faringo-* y un derivado del gr. *regnýnai*, reventar). f. Hemorragia de la faringe.
faringorrinitis (de *faringo-* y el gr. *rhís, rhinós*, nariz). f. A., *Rhinopharyngitis;* F., *rhino-pharyngite;* In., *rhinopharyngitis;* It y P., *rinofaringite.* Inflamación de la nasofaringe; rinofaringitis.
faringorrinoscopia (de *faringo-* y *rinoscopia*). f. F., *rhinoscopie postérieure.* Examen de la faringe y orificios posteriores de las fosas nasales; rinoscopia posterior.
faringosalpingitis (de *faringo-* y el gr. *sálpigx, -iggos*, trompeta). f. F., *pharyngosalpingite.* Inflamación de la trompa de Eustaquio consecutiva a una faringitis.
faringoscleroma (de *faringo-*, el gr. *sklerós*, duro, y el suf. *-oma*). m. Escleroma de la faringe.
faringosclerosis. f. Esclerosis de la faringe.
faringoscopia (de *faringo-* y el gr. *skopeîn*, observar). f. A., *Pharyngoskopie;* F., *pharyngoscopie;* In., *pharyngoscopy;* It., *faringoscopia;* P., *faringoscopia.* Examen de la faringe por medio del faringoscopio.
faringospasmo (de *faringo-* y el gr. *spasmós*, contracción). m. F., *pharyngospasme.* Espasmo de los músculos de la faringe; faringismo.
faringostafilino (de *faringo-* y el gr. *staphylé*, racimo). m. Músculo palatofaríngeo o faringopalatino.
faringostenosis (de *faringo-* y el gr. *stenós*, estrecho). f. A., *Pharynxstenose;* F., *pharyngosténose;* In., *pharyngostenosis;* It., *faringostenosi;* P., *faringostenose.* Estenosis de la faringe.
faringoterapia (de *faringo-* y el gr. *therapeía*, tratamiento). f. F., *traitement des maladies du pharynx.* Tratamiento de las afecciones de la faringe, especialmente irrigaciones y pulverizaciones de la nasofaringe.
faringotomía (de *faringo-* y el gr. *tomé*, corte). f. A., *Pharyngotomie;* F., *pharyngotomie;* In., *pharyngotomy;* It., *faringotomía;* P., *faringotomia.* Incisión quirúrgica de la faringe, especialmente la operación de abrir un absceso faríngeo o la de extraer un cuerpo extraño enclavado en la faringe. ‖ -**externa**, **interna.** Faringotomía practicada desde el exterior o el interior, respectivamente, de la faringe. ‖ -**subhioidea.** Sección de la faringe a través de la membrana tirohioidea.
faringótomo (de *faringo-* y el gr. *tomós*, cortante). m. F., *pharyngotome.* Instrumento cortante escondido dentro de una vaina, para la abertura de los abscesos faríngeos y de las amígdalas.
faringotonsilitis. f. FARINGOAMIGDALITIS.
faringoxerosis (de *faringo-* y el gr. *xerós*, seco). f. A., *Pharyngoxerosis;* F., *pharyngoxérose;* In., *pharyngoxerosis;* It., *faringoxerosi;* P., *faringoxerose.* Sequedad de la faringe.
farm. Abreviatura de *farmacia, farmacopea.*
farmacéutico (del gr. *pharmakeutikós*, de *pharmakeúein*, preparar o administrar drogas). adj. F., *pharmaceutique.* Relativo a la farmacia. ‖ m. F., *pharmacien.* Persona que profesa o ejerce la farmacia.
farmacia (del gr. *pharmakeía*, empleo de medicamentos). f. A., *Arzneiwissenschaft;* F., *art pharmaceutique;* In., *pharmaceutics;* It., *farmaceutica;* P., *farmácia.* Ciencia que tiene por objeto reconocer, recoger y conservar las drogas simples y preparar los medicamentos compuestos. ‖ BOTICA. ‖ -**galénica.** Parte de la farmacia que se ocupa en la preparación, etc., de los medicamentos que no son compuestos químicos definidos. ‖ -**química.** Parte de la farmacia que se refiere a los medicamentos que son compuestos químicos bien definidos.

fármaco. m. F., *médicament.* Droga, medicamento.
farmaco-. Forma prefija del gr. *phármakon,* medicamento, droga.
farmacocinética (de *farmaco-* y el gr. *kínesis,* movimiento). f. F., *pharmacocinétique.* Parte de la farmacología que estudia el paso de los medicamentos por el organismo.
farmacodiagnosis (de *farmaco-* y el gr. *diagignóskein,* conocer). f. F., *pharmacodiagnostic.* Empleo de drogas en el diagnóstico de las enfermedades; tratamiento de prueba.
farmacodinamia (de *farmaco-* y el gr. *dýnamis,* trabajo). f. A., *Pharmakodynamik;* F., *pharmacodynamie;* In., *pharmacodynamics;* It., *farmacodinamica;* P., *farmacodinamia.* Estudio de la acción de los medicamentos en el organismo.
farmacofobia (de *farmaco-* y el gr. *phóbos,* temor). f. Temor morboso a los medicamentos.
farmacogenética (de *farmaco-* y el gr. *génesis,* engendramiento, producción, origen). f. F., *pharmacogénétique.* Parte de la farmacología que estudia las variaciones en las respuestas a los medicamentos que son debidas a causas hereditarias.
farmacognosia (de *farmaco-* y el gr. *gnôsis,* conocimiento). f. Estudio de los efectos de las sustancias medicamentosas en su estado natural.
farmacología (de *farmaco-* y el gr. *lógos,* tratado). f. A., *Pharmakologie;* F., *pharmacologie;* In., *pharmacology;* It. y P., *farmacologia.* Suma de conocimientos relativos a los medicamentos y a su acción sobre el organismo.
farmacólogo. m. F., *pharmacologiste.* Experto en farmacología.
farmacomanía (de *farmaco-* y el gr. *manía,* locura). f. F., *pharmacomanie.* Inclinación morbosa a tomar o administrar medicamentos.
farmacoorictología (de *farmaco-*, el gr. *oryktós,* mineral, y *lógos,* tratado). f. Mineralogía farmacéutica; estudio de las drogas minerales.
farmacopea (del gr. *pharmakopoiïa;* de *phármakon,* medicamento, y *poieîn,* hacer). f. A., *Pharmakopöe;* F., *pharmacopée;* In., *pharmacopoeia;* It., *farmacopea;* P., *farmacopeia.* Arte de preparar los medicamentos. ‖ Conocimiento de las fórmulas y procedimientos relativos a esta preparación. ‖ Libro oficial que, redactado y revisado periódicamente por una comisión científica, publica cada Estado para que sirva de norma legal en la preparación, ensayo, dispensación, etc., de los medicamentos.
farmacopedia (de *farmaco-* y el gr. *paideía,* instrucción). f. F., *pharmacopédie.* Ciencia que trata de las propiedades y preparación de los medicamentos.
farmacopoyesis (de *farmaco-* y el gr. *poíesis,* producción). f. Preparación o producción de los medicamentos.
farmacoquímica. f. Química farmacéutica, quimioterapia.
farmacorroentgenografía (de *farmaco-*, *Roentgen,* y el gr. *gráphein,* describir). f. Examen radiológico de los órganos corporales sometidos a la acción de medicamentos que los hace visibles (medios de contraste).
farmacoterapia (de *farmaco-* y el gr. *therapeía,* tratamiento). f. A., *Pharmakotherapie;* F., *pharmacothérapie;* In., *pharmacotherapy;* It., *farmacoterapia;* P., *farmacoterapia.* Tratamiento de las enfermedades por drogas.
Farr (Ley de) (William *Farr,* médico estadista inglés, 1807-1883). V. LEY.
Farre (Línea de) (Arthur Frederik John *Farre,* ginecólogo inglés, 1811-1887). V. LÍNEA. ‖ **-(Tubérculo de)** (John Richard *Farre,* médico inglés, 1775-1862). V. TUBÉRCULO.
fascia (del lat. *fascia,* banda). f. A., *Faszie;* In., *fascia;* It., *fascia;* P., *fáscia.* Envoltura de tejido conjuntivo que recubre uno o más músculos. Por ext. se aplica a cualquier envoltura estructural. ‖ **-bicipital.** Aponeurosis desprendida del tendón del bíceps braquial, que se continúa con la aponeurosis profunda del brazo; *lacertus fibrosus.* ‖ **-bucofaríngea** o **buccinatoria.** Cinta entre la apófisis pterigoides y la parte posterior de los alveolos de la mandíbula en la cual se insertan el constrictor superior de la faringe y el bucinador. ‖ **-cervical.** Fascia del cuello, que se distingue en *cervical media, profunda* y *superficial.* ‖ **-cremastérica.** Fascia situada sobre el cremáster y entre sus fibras. ‖ **-cribiforme.** Porción de la fascia lata que cubre el hiato safeno, caracterizada por presentar numerosos orificios. ‖ **-cribiforme** o **cribosa.** Hoja superficial de la *fascia lata,* que constituye la pared anterior del conducto femoral. ‖ **-de Albernethy.** Lámina de tejido areolar encima de la arteria ilíaca externa. ‖ **-de Buck.** Continuación sobre el pene de la aponeurosis de Colles. ‖ **-de Charpy.** Hoja aponeurótica extendida desde la aponeurosis faríngea posterior al vértice de la apófisis transversa de las vértebras cervicales; divide el espacio celuloso perifaríngeo. ‖ **-de Camper.** Capa superior de la fascia superficial en la porción inferior del abdomen. ‖ **-de Cloquet.** Tejido areolar que cierra el anillo femoral. ‖ **-de Colles.** Capa profunda de la fascia perineal superficial. ‖ **-de Cooper.** Lámina celulosa del cordón espermático, superpuesta a la capa del cremáster. ‖ **-de Cruveilhier.** Fascia perineal superficial. ‖ **-de Denonvilliers.** Hoja superior de la aponeurosis perineal media, entre el recto y la próstata. ‖ **-de Godman.** Fascia en la base del cuello que se extiende hasta el pericardio. ‖ **-de Scarpa.** Porción de la capa profunda de la fascia superficial del abdomen, encima del ligamento inguinal. ‖ **-de Tarini.** FASCIA DENTADA. ‖ **-de Thomson.** Fibras ocasionales amarillentas que cubren la mitad interna del anillo inguinal superficial. ‖ **-dentada.** Cinta de sustancia gris situada debajo del borde interno del hipocampo mayor. ‖ **-endotorácica.** Capa fibrosa entre la pared torácica y la pleura parietal. ‖ **-espermática externa.** Prolongación de la fascia superficial del oblicuo externo del abdomen. ‖ **-espermática interna.** Prolongación de la fascia transversal sobre el cordón espermático, situada por debajo del cremáster. ‖ **-extrapleural.** Prolongación de la fascia endotorácica, de conocimiento importante por las modificaciones que puede imprimir en los ruidos de auscultación al vértice de los pulmones. ‖ **-faríngeas.** Dos láminas fibrosas, una interior, entre la túnica muscular y la fibrosa, *faringobasilar,* y otra exterior que reviste la superficie de la laringe, *externa* o *perifaríngea;* además, una fascia estilofaríngea o alas de la faringe de Jonnesco, lámina fibrosa transversal entre la faringe y la apófisis estiloides. ‖ **-ilíaca.** Lámina fibrosa que cubre los músculos psoas e ilíaco. ‖ **-iliopectínea.** Fascia que cubre el suelo de la fosa iliopectínea, formada por las fascias ilíaca y pectínea. ‖ **-isquiorrectal.** fascia que cubre el lado perineal del músculo elevador del ano. ‖ **-lata.** Aponeurosis del muslo; membrana gruesa y resistente que envuelve todos los músculos de la región y forma dos compartimientos, uno anterior y otro posterior. ‖ **-lumbodorsal.** Especie de tendón muy largo que une a la columna vertebral fascículos carnosos del dorsal ancho, oblicuo menor, transverso del abdomen y glúteo mayor. ‖ **-omoclavicular.** Porción de la lámina pretraqueal de la fascia cervical, que en la abertura superior del tórax se fija en la clavícula, esternón, primera costilla, pericardio y aponeurosis del subclavio. ‖ **-pectínea.** Porción púbica de la fascia lata. ‖ **-puborrectal.** Porción de la *fascia pelviana.* ‖ **-subescapular.** Membrana inserta en la circunferencia de la fosa subescapular. ‖ **-superficial.** Capa de tejido laminar de diverso grosor y consistencia, que se encuentra por todas partes, excepto en la cara, debajo de la piel. ‖ **-supraspinosa.** Gruesa capa membranosa que envuelve parcialmente el músculo supraspinoso. ‖ **-tirolaríngea.** Lámina que cubre el cuerpo tiroides y se inserta en el cartílago cricoides. ‖ **-transversal.** Lámina fibroceluloso entre el músculo transverso y el peritoneo. ‖ **-umbilical.** Hoja accidental occidental que se inserta en la vaina de los músculos rectos abdominales y limita un conducto detrás de la línea

blanca. ‖ **–vertebral.** Lámina delgada que encierra parcialmente el músculo erector de la columna vertebral.

fasciagrafía (de *fascia* y el gr. *gráphein*, describir). f. F., *fasciagraphie*. Radiografía de una fascia o aponeurosis previa inyección de aire en ella.

fasciculación. f. F., *fasciculation*. Disposición en fascículos.

fascículo [**fasciculado** o **fascicular**] (del lat. *fasciculus*, hacecito). m. A., *Fasciculus*; F., *faisceau*; In., *fasciculus*; It., *fascicolo*; P., *fascículo*. Haz o grupo regular de fibras musculares o nerviosas. ‖ **-aberrante.** FASCÍCULO DE MONAKOW. ‖ **-acústico.** Nombre dado a las barbas del *calamus scriptorius*, considerados como filetes de origen del nervio acústico. ‖ **-anterior propio.** FASCÍCULO FUNDAMENTAL ANTERIOR. ‖ **-anterolateral ascendente** o **superficial.** FASCÍCULO DE GOWERS. ‖ **-arqueado.** FASCÍCULO LONGITUDINAL SUPERIOR. ‖ **-atrioventricular** o **auriculoventricular.** FASCÍCULO DE HIS. ‖ **-cerebelospinal.** FASCÍCULO CEREBELOSO DIRECTO. ‖ **-cerebrospinal anterior.** FASCÍCULO PIRAMIDAL DIRECTO. ‖ **-cerebrospinal lateral.** FASCÍCULO PIRAMIDAL CRUZADO. ‖ **-cerebeloso directo.** V. TRACTO ESPINOCEREBELOSO DORSAL. ‖ **-cuneiforme** o **cuneatus.** Porción externa del cordón posterior de la médula espinal. ‖ **-de Bachmann.** Banda muscular transversal extendida entre las bases de los apéndices auriculares. ‖ **-de Bruce.** Fascículo cornucomisural de fibras espinospinales descendentes en las regiones cervical y torácica de la médula contiguas a la sustancia gris en la unión del asta dorsal con la comisura. ‖ **-de Burdach.** FASCÍCULO CUNEIFORME. ‖ **-de Ciaglinski.** Fibras sensoriales en la comisura gris entre el borde anterior de los cordones posteriores y el conducto central. ‖ **-de Clarke.** Fascículo de fibras nerviosas que se extienden entre las columnas de Clarke y de Burdach. ‖ COLUMNA DE CLARKE. ‖ **-de Déjerine.** FASCÍCULO OCCIPITOFRONTAL. ‖ **-de Flechsig.** FASCÍCULO CEREBELOSO DIRECTO. ‖ **-de Foix y Nicolescu.** FASCÍCULO PALIDAL. ‖ **-de Forel.** Ancho fascículo de fibras nerviosas que se origina en el núcleo rojo y su cápsula y se dirige hacia arriba, afuera y atrás, a la porción anterior del tálamo, a la cara reticular, etc. ‖ **-de Foville.** Fascículo cerebeloso directo de la médula espinal. ‖ **-de Gierke.** FASCÍCULO SOLITARIO. ‖ **-de Goll.** FASCÍCULO GRACILIS. ‖ **-de Gowers.** TRACTO ESPINOCEREBELOSO VENTRAL. ‖ **-de Gratiolet.** Fascículo de fibras nerviosas que va desde el tálamo óptico al centro óptico en el lóbulo occipital del cerebro. ‖ **-de Held.** FASCÍCULO TECTOSPINAL. ‖ **-de Hélie.** Fascículo medio vertical, ansiforme, en la superficie de la túnica muscular uterina. ‖ **-de Helweg.** TRACTO ESPINOOLIVAR. ‖ **-de His.** Banda muscular que contiene fibras nerviosas que conexionan las aurículas con los ventrículos cardíacos y sirve para transportar los estímulos de aquéllas a éstos. Se halla formado por cuatro porciones: nódulo auriculoventricular, fascículo principal, divisiones septales derecha e izquierda y división terminal. Se denomina también *puente de Gaskill*. ‖ **-de Hoeve.** LEMNISCO TEMPORAL Y OCCIPITAL. ‖ **-de Keith.** Fascículo de fibras musculares en la pared de la aurícula izquierda entre las venas cavas. ‖ **-de Kenthis.** FASCÍCULO DE HIS. ‖ **-de Lenhossék.** Raíz ascendente de los nervios vago y glosofaríngeo. ‖ **-de Lissauer.** TRACTO DORSOLATERAL. ‖ **-de Löwenthal.** FASCÍCULO TECTOSPINAL. ‖ **-de Marchi.** FASCÍCULO TECTOSPINAL. ‖ **-de Meynert.** Pequeño fascículo de fibras nerviosas que va desde la habénula al espacio interpeduncular. ‖ **-de Monakow.** FASCÍCULO PREPIRAMIDAL. ‖ **-de Paladino-His.** FASCÍCULO DE HIS. ‖ **-de Pick.** Manojo accidental de fibras nerviosas en el bulbo en conexión con el fascículo piramidal. ‖ **-de Rolando.** Cabeza del cuerpo posterior de sustancia gris en la médula oblongada. ‖ Haz que nace en el núcleo rojo y se extiende hasta las células motoras de las astas anteriores; en la medula; está situado delante del fascículo piramidal cruzado. ‖ **-de Schultze.** FASCÍCULO INTERFASCICULAR. ‖ **-de Sébileau.** Manojo de fibras que se extiende desde la aponeurosis de los músculos estíleos a la pared faríngea, dividiendo el espacio maxilofaríngeo. ‖ **-de Spitzka.** FASCÍCULO DE LISSAUER. ‖ **-de Stanley-Kent.** FASCÍCULO DE HIS. ‖ **-de Stilling.** FASCÍCULO SOLITARIO. ‖ **-de Tarin.** FASCIA DENTADA. ‖ **-de Thorel.** Fascículo de fibras musculares en el corazón, que conexiona el seno auricular y los nódulos auriculoventriculares y pasa alrededor del orificio de la vena cava inferior. ‖ **-de Türck.** FASCÍCULO PIRAMIDAL ANTERIOR. ‖ **-de Weissmann.** Fascículo de fibras estriadas de un huso neuromuscular. ‖ **-dorsolateral.** FASCÍCULO DE LISSAUER. ‖ **-exilis.** Grupo de fibras musculares que unen el flexor largo del pulgar con el cóndilo interno del húmero o con la apófisis coronoides del cúbito. ‖ **-geniculado.** TRACTO CORTICONUCLEAR. ‖ **-gracilis** o **grácil.** Porción interna del cordón posterior de la médula, al que forma en unión del fascículo de Burdach. ‖ **-innominado.** Cada uno de los fascículos de fibras nerviosas en la medula oblongada, continuación de las eminencias mediales. ‖ **-interfascicular.** Fascículo en forma de coma (,) situado a lo largo de la mitad de la porción anterior del cordón posteroexterno de la médula espinal. ‖ **-intermediario del bulbo.** Cordón blanco que representa la continuación de una porción de las fibras del cordón lateral de la médula. ‖ **-intermedio.** Fascículo del cordón lateral de la médula, entre el lateral profundo y el de Gowers. ‖ **-lateral profundo.** Porción de cordón lateral de la médula entre los cuernos de sustancia gris. ‖ **-lateral propio.** Residuo del cordón lateral de la médula espinal, excluidos el fascículo piramidal cruzado, el cerebeloso directo, el de Gowers y el lateral profundo. ‖ **-lenticular de Forel.** Manojo de fibras nerviosas procedentes de las fibras radiadas del núcleo lenticular que va a formar parte de la cápsula del cuerpo subtalámico. ‖ **-longitudinal inferior.** Fascículo de fibras de asociación entre los lóbulos occipital y temporal del cerebro. ‖ **-longitudinal medio** o **posterior.** Manojo de fibras nerviosas que reúnen los colículos y los núcleos de los pares cuarto y sexto. ‖ **-longitudinal superior.** Fascículo arqueado, manojo de fibras nerviosas que parte del lóbulo frontal y termina en parte en el lóbulo occipital y en parte en el lóbulo temporal. ‖ **-macular.** Sistema de fibras nerviosas que se originan en la mácula lútea, de las cuales unas son cruzadas y otras no. ‖ **-mamilotalámico.** Fascículo de fibras nerviosas desde el cuerpo mamilar al núcleo anterior del tálamo. ‖ **-marginal.** Sustancia blanca en el vértice del cuerno posterior de la médula espinal. ‖ **-muscular.** Fascículo de fibras musculares incluido en una vaina. ‖ **-occipitofrontal.** Fascículo de fibras nerviosas que se extienden a lo largo del ángulo externo del ventrículo lateral, dentro de la corona radiante, encima del núcleo caudado y debajo del cuerpo calloso. ‖ **-olivospinal.** FASCÍCULO DE HELWEG. ‖ **-palidal.** Manojo de fibras nerviosas del *globus pallidus* al polo superoexterno del *locus niger*. ‖ **-piramidal anterior, directo.** TRACTO CORTICOSPINAL VENTRAL. ‖ **-piramidal cruzado, lateral.** TRACTO CORTICOSPINAL LATERAL. ‖ **-prepiramidal.** TRACTO RUBROSPINAL. ‖ **-redondo.** FASCÍCULO SOLITARIO. ‖ **-respiratorio de Gierke.** FASCÍCULO SOLITARIO. ‖ **-retroflexo.** FASCÍCULO DE MEYNERT. ‖ **-rubrospinal.** FASCÍCULO PREPIRAMIDAL. ‖ **-semilunar.** Fascículo de fibras nerviosas en la sustancia blanca del hemisferio cerebeloso. ‖ **-septomarginal.** Condensación de las fibras endógenas descendentes espinales en la parte media del fascículo. ‖ **-sinoatrial.** FASCÍCULO DE KEITH. ‖ **-solitario.** Fibras que conexionan la cápsula interna y el núcleo lenticular con las partes subyacentes. ‖ **-subcalloso.** Fascículo de fibras largas de asociación debajo del cuerpo calloso, que van a los lóbulos frontal, parietal y occipital. ‖ **-talamomamilar.** FASCÍCULO DE VICQ D'ÁZYR. ‖ **-tectospinal.** TRACTO TECTOSPINAL. ‖ **-teres.** FUNICULUS TERES. ‖ **-trinéurico.** Pequeño fascículo de fibras nerviosas en la porción superior de la médula, que conexiona los nervios vago y glosofaríngeo. ‖ **-unciforme.** Serie de fibras que conexionan los lóbulos frontal y temporosfe-

noidal. ‖ **-fundamental anterior.** ant. Porción de cordón anterior entre el fascículo piramidal directo y las raíces anteriores. ‖ **-de Vicq d'Ázyr.** FASCÍCULO MAMILOTALÁMICO.
fasciectomía (de *fascia* y el gr. *ektomé*, escisión). f. F., *fasciectomie*. Escisión parcial o total de una fascia.
fascinación. f. HIPNOTISMO.
fasciodesis (de *fascia* y el gr. *désis*, acción de ligar). f. F., *fasciodèse*. Operación de suturar un tendón a una fascia.
fasciola (voz latina: tira, venda). f. FASCIA DENTADA. ‖ **-cinerea.** Prolongación de la fascia dentada hacia el cuerpo calloso, al que circunda.
Fasciola. Género de trematodos caracterizados por la presencia de un tubo digestivo ramificado. La sp. *F. hepatica* es común en los conductos biliares del carnero, y algunas veces se la ha encontrado en el hígado humano, en el que produce síntomas graves de obstrucción, hepatomegalia y degeneración quística. Se denomina también *Distoma hepaticum*.
fascioliasis. f. F., *fascioliase*. Infestación del organismo con la *Fasciola hepatica*.
Fascioloides. m. Género de trematodos que viven en el hígado de animales herbívoros en América del Norte.
fasciolopsiasis. f. F., *fasciolopsiase*. Infestación con gusanos del gén. *Fasciolopsis*.
Fasciolopsis buskii, fuelleborni o **rathouisi.** Gusano trematodo encontrado en la vejiga biliar y en el duodeno de residentes en Asia; produce indigestión y diarrea.
fascioplastia (de *fascia* y el gr. *plássein*, formar). f. F., *chirurgie plastique d'une aponévrose*. Cirugía plástica de una fascia.
fasciorrafia (de *fascia* y el gr. *rhaphé*, sutura). f. F., *fasciorraphie, aponévrorraphie*. Sutura de una fascia o fascias.
fasciotomía (de *fascia* y el gr. *tomé*, corte). f. F., *fasciotomie, aponévrotomie*. Incisión quirúrgica o división de una fascia o aponeurosis.
fascitis. f. A., *Aponeurotitis*; F., *aponéurotite*; In., *fasciitis*; It., *fascite*; P., *fascite*. Inflamación de una fascia. ‖ **-seudosarcomatosa.** Proceso inflamatorio de la fascia, que puede localizarse en las aponeurosis superficiales o en las grandes fascias de los miembros. Probablemente relacionada con la esclerodermia. *Sin.* : Fascitis nodular, fibromatosis subcutánea seudosarcomatosa, neoplasia mesenquimatosa benigna.
fase del gr. *phásis*, de *phaínein*, brillar). f. A., *Phase*; F., *phase*; In., *phase*; It., *fase*; P., *fase*. Etapa de una enfermedad o una función fisiológica, química o fisiológica en un momento dado. ‖ Gas, líquido o sólido, separado físicamente de otro, por un límite neto. ‖ Cada uno de los diversos aspectos que presenta un fenómeno o una cosa. ‖ Cada uno de los estados por los que pasa el núcleo celular en los organismos con reproducción sexual, según posea un núcleo simple (*n*, fase haploide) o doble (*2n*, fase diploide) de cromosomas. ‖ -α y β. Fases folicular y luteínica del ciclo ovárico, respectivamente. ‖ **-anal.** Segundo período del desarrollo psicosexual infantil (de 1 a 3 años), en el que la obtención del placer se halla orientada bajo la primacía de la zona erógena anal. La relación de objeto está determinada por las significaciones psíquicas de los actos expulsión-retención de las heces, su representación simbólica y las modalidades de la educación esfinteriana. ‖ **-de dispersión** o **interna.** Porción interna o discontinua de un sistema coloide. ‖ **-del espejo.** Concepto psicoanalítico de J. Lacan, que se refiere a un período axial en la constitución del psiquismo humano, caracterizado por la aparición del primer núcleo constitutivo del yo. Esta fase se desarrolla entre los 6-18 meses de edad, y en ella el niño anticipa imaginariamente su unidad corporal a partir de la identificación con la imagen del semejante.‖ **-estrogénica.** FASE FOLICULAR. ‖ **-externa.** Medio de dispersión de un coloide. ‖ **-fálica.** En psicoanálisis, tercer período del desarrollo psicosexual infantil (entre 3-6 años), caracterizado por la convergencia de las pulsiones parciales y experiencias placenteras predominantemente sobre los órganos genitales. Durante este período el niño y la niña sólo reconocen un órgano genital: el pene, y la diferencia de los sexos es vivida e imaginada en relación directa a su presencia o ausencia (castración). Las alternativas de esta fase se corresponden con las del complejo de Edipo. ‖ **-folicular** o **proliferativa.** Fase del ciclo ovárico caracterizada por la maduración y rotura del folículo de De Graaf, la ovulación y crecimiento del endometrio, y que es estimulado por los estrógenos. ‖ **-genital.** En psicoanálisis, consolidación definitiva del desarrollo psicosexual infantil, que se instala normalmente desde la pubertad y a continuación del período de latencia. Se caracteriza por la afirmación de la síntesis de las pulsiones parciales bajo la primacía de la zona genital y la elección estable del objeto sexual. *Sin.:* Organización genital.‖ **-libidinal** o **libidinosa.** En psicoanálisis se refiere al concepto de la evolución psicosexual infantil del sujeto en distintos períodos sucesivos. Se caracteriza por la organización de la libido en etapas determinadas por la primacía de una zona erógena, en cada una de las cuales predominan distintos mecanismos y modos de relación de objeto, que marcan hitos destacados en el desarrollo psíquico del individuo. ‖ **-luteínica.** Fase del ciclo ovárico que comprende la formación y evolución del cuerpo amarillo y secreción de progesterona. ‖ **-negativa.** Disminución del índice opsónico que sigue a la inyección de una vacuna bacteriana. ‖ **-oral.** En psicoanálisis, primer período del desarrollo psicosexual infantil (de 0 a 12 meses) en el cual la excitación en torno a la zona bucal la convierte en centro predominante de placer sexual que acompaña a la alimentación. Suelen considerarse dentro de esta fase dos actividades básicas diferenciadas, que según ciertos autores (Abraham) representan etapas distintas: fase oral precoz, con predominio de la pasividad y succión, y fase oral sádica, que coincide con la dentición y donde predominan la actividad y agresividad. La relación de objetos es asignada por las significaciones psíquicas vinculadas a las actividades de la nutrición (comer-ser comido, etc.).‖ **-positiva.** Elevación del índice opsónico, subsiguiente a la fase negativa. ‖ **-pregenital.** Término psicoanalítico usado para designar los procesos y mecanismos que se desarrollan durante el período que abarca las fases oral y anal del desarrollo psicosexual del niño. ‖ **-progestacional** o **secretoria.** FASE LUTEÍNICA.
faseolina. f. F., *phaséoline*. Globulina derivada de especies del género *Phaseolus*.
fasina. f. Miembro de un grupo de sustancias nitrogenadas de las semillas, cortezas, etc., que aglutinan los hematíes.
fastigatum. adj. Aguzado, en punta.
fastigio (del lat. *fastigium*, cumbre, cima). m. F., *fastigium, noyaux du toit du quatrième ventricule*. ACMÉ. ‖ Ángulo en la unión del vermis con el velo medular superior.
fastigium (lat.). m. FASTIGIO.
fatiga (de *fatigar*, y éste del lat. *fatigare*; de *fatim*, con exceso, y *agere*, hacer). f. A., *Ermüdung*; F., *fatigue*; In., *fatigue*; It., *fatica*; P., *fadiga*. Estado y sensación de las partes del cuerpo después de la exagerada actividad de las mismas. ‖ **-de estimulación.** Disminución de la excitabilidad de un nervio por el estímulo repetido del mismo.
fatigabilidad. f. F., *fatigabilité*. Susceptibilidad fácil para la fatiga.
fatnorrea (del gr. *phátnion*, alveolo dental, y *rheîn*, fluir). f. Piorrea alveolar.
faucal. adj. F., *se rapportant au gosier*. Relativo a las fauces.
fauces (del lat. *fauces*). f. A., *Schlund*; F., *gosier*; In., *fauces*; It., *fauci*; P., *fauce*. Paso de la boca a la faringe.‖ *Sin.*: Istmo de las fauces.
Fauchart (Enfermedad de) (Pierre *Fauchart*, médico francés, 1680-1761). V. ENFERMEDAD.

Faucher (Tubo o sonda de) (N. *Faucher*, médico francés del siglo XIX). V. TUBO.

faucial. adj. F., *se rapportant au gosier.* Relativo a las fauces.

faucitis. f. F., *pharyngite.* Inflamación de la mucosa de las fauces.

Faure, J. L. (Operaciones de). V. OPERACIÓN.

Fauvel (Gránulos de) (Sulpice Antoine *Fauvel*, médico francés, 1813-1884). V. GRÁNULO.

faveolado o faveolar (del lat. *faveolus*, hueco). adj. Con huecos o depresiones en forma de panal de miel; alveolar.

fávide. f. Erupción cutánea por alergia general a la infección fávica.

favismo (del It. *fava*, haba). m. A., *Favismus;* F., *favisme;* In., *favism;* It., *favismo;* P., *favismo.* Enfermedad endémica en Cerdeña, que coincide con la floración de una variedad de haba, *Vicia faba*, y caracterizada clínicamente por fenómenos de hemólisis que a veces revisten mucha gravedad, en pacientes con defecto de glucosa-6-fosfato deshidrogenasa.

favo (del lat. *favus*, panal de miel). m. A., *Favus;* F., *favus;* In., *favus;* It., *favo;* P., *favus.* Tiña favosa. || Costra de la tiña favosa, cuerpo duro, seco, constituido por los diversos elementos del parásito *Trichophyton schönleinii. Sin.:* Tinea ficosa, tiña lupinosa verdadera; pórrigo favoso, larval, lupinoso, scutulata; dermatomicosis favosa; tricomicosis favosa.

favoso. adj. Semejante a un panal de miel. Aplícase a una clase de tiña.

Favre-Croizat-Guichard (Enfermedad de). V. ENFERMEDAD. ||**-Chaix (Síndrome de).** V. SÍNDROME.

favus (lat.). m. FAVO.

faz (del lat. *facies*). f. CARA.

Fazio-Londe (M. *Fazio*, médico italiano del siglo XIX; P. F. L. *Londe*, neurólogo francés, 1864-1944). V. TIPO.

Fe. Símbolo del hierro.

febricida (del lat. *febris*, fiebre, y *caedere*, matar). adj. y s. F., *fébrifuge, antipyrétique.* Que quita la fiebre; antitérmico, febrífugo.

febricitante (del lat. *febricitans, -antis,* p. a. de *febricitare*, tener calentura). adj. y s. Enfermo de fiebre; calenturiento.

febrícula (del lat. *febricula*, dim. de *febris*, fiebre). f. A., *Eintagsfieber;* F., *fébricule;* In., *febricula;* It., *febbricola;* P., *febrícula.* Fiebre ligera, especialmente la de la larga duración y origen no bien conocido. EFÉMERA.

febrifaciente o **febrífico** (del lat. *febris*, fiebre, y *facere*, hacer). adj. F., *febrigène.* Que produce fiebre.

febrífugo (del lat. *febris*, fiebre, y *fugare*, ahuyentar). adj. F., *fébrifuge, antipyrétique.* Que hace desaparecer o disminuye la fiebre. || m. F., *fébrifuge, antipyrétique.* Remedio contra la fiebre.

febris (lat.). f. FIEBRE. ||**-comitata.** Fiebre perniciosa. ||**-endémica roseola.** DENGUE. ||**-flava.** Fiebre amarilla. ||**-insons.** Fiebre aséptica. ||**-melitensis.** Fiebre de Malta. ||**-pallida.** Endocarditis infecciosa maligna aguda. ||**-quintana.** Fiebre de cinco días, de las trincheras o de Volhinia. ||**-rubra.** Escarlatina. ||**-tritaea.** FIEBRE TERCIANA. ||**-undulans.** BRUCELOSIS.

fecal (del lat. *faex, faecis*, hez). adj. F., *fécal.* Relativo a las heces o de su naturaleza.

fecalito (del lat. *faex, faecis*, hez, y el gr. *líthos*, piedra). m. F., *coprolithe.* Concreción intestinal, escíbalo.

fecaloide (de *fecal* y el gr. *eîdos*, aspecto). adj. A., *Kotartig;* F., *fécaloïde;* In., *fecaloid;* It., *fecaloide;* P., *fecalóide.* Semejante a la materia fecal. Dícese especialmente de los vómitos en la obstrucción intestinal.

fecaloma (de *fecal* y el suf. *-oma*). m. A., *Fäkalom;* F., *fécalome;* In., It. y P., *fecaloma.* Tumor fecal, coproma, estercoroma, escatoma.

fecaluria (de *fecal* y el gr. *oûron*, orina). f. A., *Fäkalurie;* F., *fécalurie;* In., *fecaluria;* It., *copruria;* P., *fecalúria.* Presencia de materia fecal en la orina.

Fechner (Ley de) (Gustav Theodor *Fechner*, filósofo prusiano, 1801-1887). V. LEY.

fécula (del lat. *faecula*). f. A., *Stärke;* F., *fécule;* In., *fecula;* It., *fecola;* P., *fécula.* Almidón, especialmente el de la patata. || Depósito o sedimento, especialmente el precipitado de los jugos obtenidos de los vegetales por expresión. ||**-de Toloman.** Fécula de granos gruesos, de las raíces de las plantas amomáceas *Canna coccinea* y *C. edulis.*

feculento (del lat. *faeculentus*). adj. F., *féculent.* Que contiene fécula. || Que tiene heces o sedimento.

fecundación (del lat. *fecundatio, -onis*). f. A., *Fekundation;* F., *fécondation;* In., *fecundation;* It., *fecondazione;* P., *fecundação.* Impregnación del óvulo maduro por el espermatozoide y fusión de los pronúcleos m. y f. ||**-artificial.** Inyección de semen en el útero por medio de una jeringa. ||**-in vitro.** La experimental, extracorpórea, en un matraz o la platina de un microscopio.

fecundidad (del lat. *fecunditas, -atis*). f. A., *Fruchtbarkeit;* F., *fécondité;* In., *fecundity;* It., *fecondità;* P., *fecundidade.* Facultad de los seres vivos para reproducirse.

fecundo (del lat. *fecundus*). adj. Fértil, prolífico, productivo.

Fede (Enfermedad de) (Francesco *Fede*, pediatra italiano, 1832-1913). V. ENFERMEDAD.

feed-back. In. RETROACCIÓN. RETROALIMENTACIÓN.

Feer (Enfermedad de) (Emil *Feer*, pediatra suizo, 1864-1955). V. ENFERMEDAD.

Fehling (Licor de) (Hermann *Fehling*, químico alemán, 1812-1885). V. REACTIVO. ||**-(Maniobra de)** (Hermann *Fehling*, ginecólogo alemán, 1847-1925). MANIOBRA DE RITGEN.

Feil-Klippel (Síndrome de). V. KLIPPEL-FEIL (SÍNDROME DE).

fel. Bilis en lat. ||**-bovis, tauri.** Bilis de buey.

felación (del lat. *fellatum*, supino de *fellare*, mamar, chupar). f. FELATORISMO.

felandreno. m. F., *phellandrène.* Hidrocarburo líquido, $C_{10}H_{16}$, que existe en la esencia del hinojo, elemí, felandrio y eucalipto de Australia.

felandrina. f. Líquido oleoso nauseabundo, principio activo de las semillas de felandrio.

felandrio. m. A., *Wasserfenchel;* F., *phellandre;* In., *waterhemlock;* It., *felandrio;* P., *felânfrio.* Planta umbelífera, *Phellandrium aquaticum,* llamada también *cicuta acuática*, cuyos frutos se han preconizado como aperitivos, diuréticos y expectorantes.

felator, triz (de *fellator*, el que mama o chupa). adj. s. El que practica el felatorismo.

felatorismo (de *felator*). m. F., *fellation.* Coito *per os;* estimulación bucal de los genitales masculinos.

Feldman (Síndrome de) (Samuel *Feldman*, dermatólogo norteamericano, 1877-1947). V. SÍNDROME.

Felix (Operación de) (Willi *Felix*, cirujano alemán, 1892-1962). V. OPERACIÓN.

Felton (Suero de) (Lloyd D. *Felton*, médico norteamericano, 1885-1953). V. SUERO.

Felty (Síndrome de) (A. R. *Felty*, médico norteamericano, n. en 1895). V. SÍNDROME.

feminidad, femineidad (del lat. *femina*, mujer). f. A., *Weiblichkeit;* F., *féminité;* In., *feminity;* It., *femminilità;* P., *feminidade.* Conjunto de caracteres normales propios de la mujer.

feminismo (del lat. *femina*, mujer). m. A., *Feminismus;* F., *féminisme;* In., *feminism;* It., *femminismo;* P., *feminismo.* Existencia en el hombre de caracteres físicos o morales de la mujer. EFEMINACIÓN. ||**-mamario.** GINECOMASTIA.

feminización (del lat. *femina*, mujer). f. F., *féminisation.* || Desarrollo de las características femeninas. Desarrollo de caracteres sexuales f. s en el macho. ||**-testicular.** Estado en el cual el individuo, fenotípicamente f., tiene el sexo cromosómico representado por XY. El útero y las trompas faltan o son rudimentarios y las gónadas son testículos, a veces no descendidos.

feminonúcleo. m. Pronúcleo femenino.

femoral (del lat. *femur, -oris*, muslo). adj. Relativo al fémur. ‖ f. F., *fémoral*. Arteria o vena femorales. V. ARTERIA, VENAS (TABLAS DE).

femorocalcáneo (del lat. *femur, -oris, y calcaneum*, talón). adj. Relativo al fémur y el calcáneo. ‖ m. Músculo plantar delgado.

femorocele (del lat. *femur, -oris*, muslo, y el gr. *kéle*, hernia). m. Hernia crural.

femorocutáneo (del lat. *femur, -oris*, muslo, y *cutis*, piel). adj. Relativo al fémur o muslo y a la piel. ‖ m. V. NERVIOS (TABLA DE).

femorogenital (del lat. *femur, -oris*, muslo, y *genitalis*, genital). adj. Relativo al muslo y los genitales. ‖ m. V. NERVIOS (TABLA DE).

femoropretibial (del lat. *femur, -oris*, muslo, *prae-*, adelante, y *tibia*, tibia). adj. Relativo al fémur y a la cara anterior de la tibia.

femorotibial. adj. Relativo al fémur y a la tibia.

femorovascular (del lat. *femur, -oris*, muslo, y *vasculum*, vaso pequeño). adj. Denominación de Thomson para el anillo crural y para el embudo o infundíbulo que forma el conducto del mismo nombre.

femto- (del danés *femten*, quince). Prefijo de nombres que significan la milbillonésima parte (10^{-15}) de las respectivas unidades.

fémur (del lat. *femur*, muslo). m. A., *Femur*; F. y P., *fémur*; In., *femur*; It., *femore*. Hueso del muslo, el más largo del cuerpo, que se articula con el coxal y la tibia. V. HUESOS (TABLA DE).

fen-, feno-. Prefijo procedente de *fenil*, que indica derivación del benceno.

fenacaína. f. F., *phénacaïne*. Clorhidrato de etinil-*p*-dietoxidifenilamidina, anestésico local empleado especialmente en las operaciones oculares en solución acuosa al 1%.

fenacetina. f. A., *Acetylphenetidin*; F., *phénacétine*; In., *phenacetin*; It. y P., *fenacetina*. Acetofenetidina. Derivado del *p*-aminofenol con propiedades antitérmicas y analgésicas en dolores leves o moderados.

fenacistoscopio (del gr. *phenakízein*, engañar, y *skopein*, observar). m. ESTROBOSCOPIO.

fenamina. f. FENOCOL.

fenantreno. m. F., *phénanthrène*. Hidrocarburo cristalino incoloro, $C_{14}H_{10}$, obtenido por el paso de algunos compuestos de benceno a través de un tubo calentado al rojo.

fenato. m. F., *phénate*. Sal formada por la unión de una base con ácido fénico (fenol) y un metaloide monovalente, como el sodio o potasio que reemplaza un hidrógeno del grupo hidroxílico.

fenciclidina. f. F., *phencyclidine*. Sustancia alucinógena más activa que el LSD en lo que respecta a la desorganización del pensamiento y a la pérdida del sentido de la realidad; tiene además una potente acción analgésica.

fenelcina. f. F., *phénelzine*. Inhibidor de la monoaminooxidasa, empleado en el tratamiento de ciertas formas de depresión.

fenestra (lat.). f. VENTANA. ‖ **-cochleae.** Ventana redonda. ‖ **-ovalis, rotunda.** Ventanas oval y redonda, respectivamente. ‖ **-vestibuli.** Ventana oval.

fenestración (del lat. *fenestra*, ventana). f. A., *Fenestration*; F. e In., *fenestration*; It., *finestrazione*; P., *fenestração*. Acción y efecto de perforar o practicar aberturas. ‖ Operación que consiste en practicar una nueva abertura permanente en el laberinto, en sustitución de la ventana oval cerrada por otosclerosis. ‖ ‖ **-aorticopulmonar.** Anomalía congénita consistente en una comunicación entre la aorta y la arteria pulmonar por encima de la válvula semilunar.

fenestrado (del lat. *fenestra*, ventana). adj. F., *fenêtré*. Agujereado con una o más aberturas o hendiduras. Aplícase a vendajes, compresas e instrumentos.

feneticilina. f. Fenoxietilpenicilina, $C_{17}H_{19}KN_2O_5S$, penicilina que se administra por vía oral y se emplea en el tratamiento de las infecciones del aparato respiratorio alto.‖- f. F., *phénethicilline*

fenetidina. f. F., *phénétidine*. Compuesto derivado de la anilina y sus homólogos, $C_2H_5·OC_6H_4·NH_2$, que se emplea en la preparación de la fenacetina. A menudo aparece en la orina después de la administración de la fenacetina.

fenetidinuria (de *fenetidina* y el gr. *oûron*, orina). f. F., *phénétidinurie*. Presencia de fenetidina en la orina.

fenetol. m. F., *phénétol*. Fenato de etilo, líquido oleoso, $C_6H_5·OC_2H_5$.

fenfluramina. f. F., *fenfluramine*. Fármaco utilizado en el tratamiento de la obesidad.

fenformina. f. F., *phenformine*. Biguanida empleada en el tratamiento de la diabetes del adulto. Su acción hipoglucemiante, a diferencia de las sulfonilureas, no depende de la presencia de un páncreas funcionante.

fengofobia (del gr. *féggos*, luz, y *phóbos*, temor). f. FOTOFOBIA.

fenicado. adj. Que contiene ácido fénico o fenol.

fénico (Ácido). FENOL.

fenigma (del gr. *phoînix, -ikos*, púrpura). m. Rubefacción de la piel producida por los sinapismos, ortigas, etc.

fenilacetamida. f. ACETANILIDA, antifebrina.

fenilalanina. f. F., *phénylalanine*. Aminoácido, α-amino-γ-fenilpropiónico, esencial en la nutrición humana.

fenilamina. f. ANILINA.

fenilbutazona. f. F., *phénylbutazone*. Derivado sintético de la pirazolona dotado de actividad analgésica, antipirética y antiflogística empleado en las afecciones reumáticas y flebíticas.

fenilbutírico (Ácido). Ácido feniletilacético. Inhibidor de la síntesis orgánica del colesterol.

fenilcetonuria. f. F., *phénylcétonurie*. Error metabólico hereditario de la fenilalanina en virtud del cual el ácido fenilpirúvico aparece en la orina. A menudo se asocia con deficiencia mental. OLIGOFRENIA FENILPIRÚVICA.

fenildimetilpirazolona. f. ANTIPIRINA.

fenilefrina (Clorhidrato de). m. F., *phényléphrine*. Fármaco que tiene propiedades semejantes a la adrenalina. Agente simpaticomimético, vasoconstrictor y midriático. Se utiliza en el tratamiento de la hipotensión, como descongestionante nasal y como midriático.

feniletanolamina. f. Compuesto sintético, sulfato de fenilaminoetanol, que tiene propiedades biológicas semejantes a las de la efedrina.

feniletilacético (Ácido). FENILBUTÍRICO (ÁCIDO).

feniletilbarbitúrico (Ácido). Fenobarbital o luminal.

feniletilmalonilurea. f. LUMINAL.

fenilglucosazona. f. Una de las sustancias en que se convierte la glucosa al reaccionar con la fenilhidracina. En una primera etapa la fenilhidracina desplaza el oxígeno del grupo carbonilo de la aldosa, constituyéndose una fenilhidrazona. El tratamiento posterior de la glucosa con fenilhidracina determina la oxidación del grupo alcohólico contiguo, que se convierte en un grupo carbonilo; una segunda condensación con fenilhidracina a este nivel da lugar a la formación de la fenilglucosazona correspondiente. Las fenilglucosazonas permiten caracterizar e identificar los azúcares de acuerdo con las diferencias estructurales y de configuración existentes en los carbonos 3 y sucesivos. Las fenilglucosazonas cristalizan en agujas amarillas y poseen la fórmula $C_{12}H_{22}O_4N_4$.

fenilhidracina. f. A., *Phenylhydrazin*; F., *phenylhydrazine*; In., *phenylhydrazine*; It., *fenilidrazina*; P., *fenilidrazina*. Líquido oleoso, derivado de la anilina, tóxico y hemolítico, cuyo clorhidrato se emplea como reactivo para la glucosa y en el tratamiento de la eritremia.

fenílico. adj. Relativo al fenilo. ‖ **(Ácido).** FENOL.

fenilisopropilamina. f. Amina simpaticomimética dotada de una intensa acción estimulante sobre el sistema nervioso central.

fenilmetilacetona. f. ACETOFENONA.

fenilo. m. F., *phényle*. Radical univalente, C_6H_5. ‖ **-(Hidrato de).** Ácido fénico, fenol. ‖ **(Salicilato de).** SALOL.

fenilpirúvico (Ácido). m. Producto metabólico de la fenilalanina. El estado de deficiencia mental conocido como oligofrenia fenilpirúvica se caracteriza por la excreción de este ácido.

fenilquinaldina. f. Sustancia cristalizada incolora derivada de la acetofenona; analgésica y antipirética.

fenilurea. f. Sustancia dotada de acción hipnótica.

feniluretano. m. Euforina, fenilcarbonato de etilo.

feniquinolina. f. Cualquier miembro del grupo de derivados de la quinolina; tóxico activo para los microorganismos e infusorios.

fenitoína. f. V. DIFENILHIDANTOÍNA.

fenobarbital. m. LUMINAL.

fenocigo (del gr. *phaínein*, mostrar, y *zygón*, yugo). adj. y s. Que tiene el cráneo más estrecho que la cara, de suerte que mirada por arriba la cabeza se ven los arcos cigomáticos.

fenocol o **fenocola.** m. y f. Amidofenacetina; sustancia antipirética y analgésica derivada de la hulla. Se emplea generalmente el clorhidrato, sal en agujas incoloras y soluble.

fenocopia (del gr. *phaínein*, aparecer, y de *copia*). f. Modificación corporal causada por influencias ambientales y que no transmite a la descendencia. Por este último hecho se diferencia de la mutación.

fenogreco (del lat. *foenum graecum*). m. Planta de la familia de las leguminosas, *Trigonella foenum graecum* o *alholva*, cuyas semillas oleosas se emplean en cataplasmas y en la práctica veterinaria.

fenol (del gr. *phaínein*, brillar). m. A., *Phenol;* F., *phénol;* In., *phenol;* It., *fenolo;* P., *fenol*. Compuesto cristalizado incoloro, C_6H_5OH, obtenido por destilación de la brea de hulla. Por la adición del 10 % de agua se convierte en un líquido claro de olor peculiar y sabor urente. Es un antiséptico poderoso, desinfectante, germicida y muy tóxico. Empléase en solución al 2,5 % para la curación de heridas y úlceras. Empléase también al 5 % como desinfectante de los instrumentos quirúrgicos, de las manos del operador y del campo de operación, etc. En estado puro es cáustico y anestésico local. En pomada se emplea a la dosis del 10 %. *Sin.:* Ácido fénico, ácido fenílico, ácido carbólico, hidroxibenceno.

fenolamina. f. ANILINA.

fenolasa. f. F., *phénolase*. Enzima que oxida los fenoles y aminas aromáticas.

fenolato. m. F., *phénolate*. Compuesto de un fenol con un metal, en el que el hidrógeno del hidroxilo es reemplazado por un metal monovalente. || Fenato.

fenolemia (de *fenol* y el gr. *haîma*, sangre). f. Presencia de fenoles en la sangre.

fenolftaleína. f. A., *Phenolphthalein;* F., *phénolphtaléine;* In., *phenolphthalein;* It., *fenolftaleina;* P., *fenolftaleina*. Producto de condensación del fenol con el anhídrico ftálico; polvo blanco amarillento soluble en los álcalis, con coloración roja que desaparece con la adición de ácidos, por lo que se emplea como indicador, por pH de 8,3 a 10, siendo incoloro a 8,3 y rojo a 10; posee también propiedades purgantes.

fenolización. f. gr., *phénolisation*. Acción anestésica del fenol sobre estructuras nerviosas, las cuales pierden su propiedad de conducción durante largo tiempo.

fenología (del gr. *phaínein*, aparecer, y *lógos*, tratado). f. A., *Phänologie;* F., *phénologie;* In., *phenology;* It., y P., *fenologia*. Estudio de los efectos del ambiente sobre la vida y salud de los fenómenos vitales en su relación con los climáticos.

fenolsulfonftaleína. f. F., *phénolsulfonephtaléine*. Polvo cristalino rojo, producto de condensación de fenol y ácido ortosulfobenzoico; se emplea como prueba para apreciar el poder secretorio del riñón. Después de inyectada hipodérmicamente, esta sustancia aparece en la orina al cabo de 10 a 15 minutos en estado fisiológico. La aparición más tardía indica alteración en la función renal.

fenoltetraclorftaleína. f. F., *phénoltétrachlorphtaléine*. Derivado de la fenolftaleína, empleado como purgante en inyección subcutánea y como indicador de la función hepática en inyección intravenosa.

fenomenización. f. Modo de manifestarse un fenómeno.

fenómeno (del lat. *phaenomenon*, y éste del gr. *phainómenon*, de *phaínein*, aparecer). m. A., *Phänomen;* F., *phénomène;* In., *phenomenon;* It., *fenomeno;* P., *fenómeno*. Apariencia o manifestación de cualquier orden. || Cambio apreciable por los sentidos que sobreviene en un órgano o función. || Signo o síntoma. || - **anafilactoide.** SEUDOANAFILAXIS. || **-bulbomímico.** FENÓMENO DE MODONESI. || **-cervicolumbar.** Correlación de sensaciones en el cuello o en la región lumbar y extremidades inferiores, cuando existen lesiones en la parte inferior o superior, respectivamente, de la médula espinal. || **-de abducción de Behz.** En la parálisis del recto ocular externo, se produce miosis en lugar de midriasis, al mirar al lado de la parálisis. || **-de Arias-Stella.** Cambios observados en el epitelio endometrial caracterizados por agrandamiento e hiperpigmentación nuclear y vacuolización citoplasmática, relacionados con la presencia, dentro o fuera del útero, de tejido coriónico. || **-de Arthus.** Anafilaxis local manifestada por edema y gangrena del tejido subcutáneo del conejo sensibilizado por la inyección del antígeno específico (suero de caballo). || **-de Aschner.** Lentitud del pulso consecutiva a la presión de los globos oculares: signo de excitabilidad del neumogástrico. || **-de Aubert.** Por una ilusión óptica parece, cuando la cabeza gira hacia un lado, que una línea vertical se inclina hacia el otro lado. || **-de Auer.** En un conejo sensibilizado por la inyección previa en el peritoneo de suero de caballo, la fricción de la oreja con xilol, poco después de haber recibido la segunda inyección del suero, produce inflamación o necrosis. || **-de Babinski.** Por la excitación de la planta del pie, los dedos se extienden y separan, en lugar de flexionarse, en la hemiplejía debida a una lesión de las vías piramidales. || **-de Baccelli.** En la auscultación de los derrames pleuríticos, la voz se transmite tanto más claramente cuanto más seroso es el exudado. || **-de Bail.** En un conejo tuberculizado por inyección peritoneal previa, la nueva inyección de bacilos tuberculosos produce la muerte rápida; en un conejo nuevo esta misma inyección provoca la peritonitis tuberculosa. || **-de Balint.** Mayor acidez de los tejidos en los enfermos de úlcera péptica. || **-de Barraquer.** Fenómeno del contraste de la contracción. Abolición del reflejo de un músculo con exaltación de su reacción idiomuscular, obtenida por percusión directa de la masa muscular. Aparece en las lesiones radiculares posteriores, por ej. en la tabes. || **-de báscula de Dressler.** En la insuficiencia tricuspídea, la inspección de la región precordial manifiesta una propulsión anterior de la región esternal inferior derecha, por la expansión sistólica del hígado, y una retracción precordial. || **-de Bell.** Movimiento del globo ocular hacia fuera y arriba al intentar cerrar el ojo; se observa en el lado afecto de parálisis facial periférica. || **-de Bittorf.** En la endocarditis séptica crónica, la sangre tomada del lóbulo de la oreja contiene mayor número de leucocitos y células endoteliales atípicas polimorfas, con prolongaciones, leucocitos y eritrocitos. || **-de Blum.** Producción de azoemia a consecuencia de la descloruración, con accidentes graves que desaparecen con la administración del cloruro de sodio. || **-de Bordet.** Prueba del suero de Bordet. V. PRUEBA DE BORDET. || **-de Bordet-Gengou.** FIJACIÓN DEL COMPLEMENTO. || **-de Bride-Jonan.** Desarrollo y multiplicación acelerada de un cultivo de bacterias, cuando a este cultivo se añade el 100 % de suero inmune específico de tales bacterias. || **-de Charcot-Marie.** Temblor generalizado rapidísimo en la enfermedad de Basedow. || **-de Chauffard-Laederich.** Desigualdad pupilar en la pleuresía con derrame, correspondiendo la pupila más dilatada al lado del derrame. || **-de Collie.** Luminosidad brillante de color anaranjado en un tubo de cristal que contenga neón puro y un glóbulo de mercurio y se agite. || **-de Curie.** FENÓMENO PIEZOELÉCTRICO. || **-de Cushing.** Elevación de la presión sanguínea como resultado del aumento de la presión intracraneal. ‖ **-de d'Hérelle.** Fenómeno de la lisis bacteriana transmisible. Si a un cultivo en caldo de bacilos disentéricos o tifóidicos se añade una gota de una emulsión de deposiciones de un convaleciente de disentería o tifoidea, se produce en pocas horas la lisis del cultivo respectivo. Una gota de este cultivo lisado, añadida a otro cultivo fresco, produce igualmente la lisis de éste, y así sucesivamente en centenares de transferencias. Esta acción se atribuye a un parásito ultramicroscópico de bacterias que d'Herélle ha denominado *bacteriófago,* pero otros creen que es causada por una enzima autolítica producida por las bacterias. ‖ **-de Danysz.** Disminución de la influencia neutralizante de una antitoxina cuando se le añade la toxina en porciones fraccionadas en lugar de toda de una vez. ‖ **-de Debré.** Ausencia de erupción en el lugar donde se ha inyectado suero de convaleciente de sarampión, cuando este suero no ha impedido la erupción sarampionosa. ‖ **-de Déjerine-Lichtheim.** En la afasia motriz subcortical, el paciente no puede hablar, pero puede indicar con los dedos el número de sílabas de la palabra. ‖ **-de Denys-Leclef.** Fagocitosis que ocurre en un tubo de ensayo al mezclar en él leucocitos, bacterias y suero inmune. ‖ **-de Donaggio.** Retención urinaria en el período postoperatorio. ‖ Fenómeno del obstáculo: normalmente la orina no dificulta la precipitación de un color básico de anilina por un mordiente, pero en ciertas circunstancias adquiere la propiedad de limitar o impedir esta precipitación: fiebre espontánea o provocada, epilepsia, fatiga, etc. Esta propiedad puede revelar, p. ej., la acción de sustancias piretógenas aun antes de producirse la fiebre, por lo que es posible predecir, cuando el obstáculo es positivo, la próxima aparición de un estado morboso. ‖ **-de Donath.** La sangre de un paciente de hemoglobinuria paroxismal enfriada a 5° y luego calentada a la temperatura del cuerpo se hemoliza. ‖ **-de Doppler.** El tono de un silbido sobre un cuerpo que se mueve rápidamente, como una locomotora, es más alto cuando el cuerpo se aproxima al oyente. ‖ **-de Duckworth.** Detención de la respiración antes del paro del corazón en ciertas afecciones cerebrales funestas. ‖ **-de Eisenberg.** Con la concentración progresiva de las aglutininas añadidas a una emulsión bacteriana, la absorción absoluta de éstas por las bacterias aumenta, mientras que desciende el coeficiente de absorción. ‖ **-de entrecruzamiento.** Intercambio de material genético entre los miembros de un par de cromosomas. ‖ **-de Erben.** Lentitud temporal del pulso al detenerse o sentarse; característico de algunos casos de neurastenia. ‖ **-de Friedrich.** Elevación del tono de resonancia escódica en las pleuresías con derrame durante la inspiración. ‖ **-de Fähreus.** Reacción de sedimentación de los eritrocitos. ‖ **-de Galassi.** Fenómeno de Westphal-Piltz. ‖ **-de Gengou-bordet.** Fijación del complemento. ‖ **-de Gowers.** En la ciática, producción de dolor en todo el curso del nervio por la flexión dorsal pasiva del pie. ‖ **-de Grasset-Gaussel.** Incapacidad de levantar las dos piernas al mismo tiempo, pudiéndolo hacer separadamente; observado en la hemiplejía orgánica incompleta. ‖ **-de Gärtner.** El grado de plenitud de las venas del brazo, a medida que éste se eleva a diferentes alturas indica el grado de presión en la aurícula derecha. ‖ **-de Hamburger.** Al aumentar la tensión del CO_2 en el plasma sanguíneo, el ácido carbónico reacciona con el cloruro de sodio; el cloro aumenta en los hematíes y disminuye en el plasma, y éste aumenta su reserva alcalina en bicarbonato de sodio. ‖ **-de Hapke.** Prominencia extraordinaria del parietal en la cabeza del primero de los gemelos. ‖ **-de Hata.** Aumento de la gravedad de una enfermedad infecciosa cuando se administra una dosis insuficiente de antibióticos. ‖ **-de Hektoen.** La introducción de antígenos en el cuerpo en estados alérgicos es capaz de producir una mayor proporción de anticuerpos, incluso de anticuerpos relativos a infecciones e inmunizaciones previas. ‖ **-de Hering.** Soplo débil que con el estetoscopio se percibe por poco tiempo después de la muerte en el extremo inferior del esternón. ‖ **-de Hoffmann.** Mayor excitabilidad de los nervios sensitivos al estímulo eléctrico. ‖ **-de Holmes.** V. Fenómeno de Stewart-Holmes. ‖ **-de Houssay.** Hipoglucemia y marcado aumento de la sensibilidad a la insulina producidos por la hipofisectomía en animales despancreatizados ‖ **-de Huneke.** Con la inyección perifocal de 0,5 a 1 ml de una solución de novocaína y cafeína desaparece totalmente la sintomatología local y general del foco séptico. ‖ **-de Hunt.** En la distonía muscular deformante, si el examinador intenta la flexión plantar forzada del pie que se halla en espasmo dorsal, se produce un aumento de éste; pero si se dice al paciente que extienda el pie, ejecutará la flexión plantar. ‖ **-de Kienböck** o **Kienboeck.** Contracción paradójica del diafragma; en el piotórax y neumohidrotórax, la porción de diafragma correspondiente al lado afecto se eleva en la inspiración y desciende en la espiración. ‖ **-de Koch.** Colapso súbito de los animales tuberculosos cuando se les inyecta un cultivo reciente de bacilos tuberculosos en el peritoneo. El exudado que se forma contiene casi exclusivamente linfocitos. ‖ Si se inyectan bacilos tuberculosos virulentos a un cobayo ya tuberculoso, no se produce generalización de la nueva infección, sino que ésta queda localizada en el punto de inoculación y se forma una escara que cura rápidamente. ‖ **-de Koebner.** Aparición de lesiones de psoriasis en puntos traumatizados. ‖ **-de Kohnstamm.** Elevación espontánea del brazo después de haberlo entorpecido por fuerte presión contra un objeto rígido. ‖ **-de Kreuzfuchs.** En la tuberculosis pulmonar, el vértice no se aclara en la radiografía por los golpes de tos. ‖ **-de la almohada.** Fenómeno catatónico, descrito especialmente en el parkinsonismo postencefalítico, en el que el enfermo mantiene por un tiempo la cabeza inmóvil cuando se le quita la almohada que la sostenía. ‖ **-de la escalera.** Aumento sucesivo en las contracciones del músculo cardiaco excitado repetidamente con estímulos de igual intensidad. ‖ **-de la extinción.** Fenómeno de Schultz-Charlton. ‖ **-de la mano.** Clonos de la mano. ‖ **-de la navaja de muelle.** Fenómeno propio de la espasticidad, aunque no constante, que aparece en el cuádriceps femoral. Consiste en que al proseguir la flexión de la rodilla, luego de una fase en que aumenta la resistencia espástica a la elongación muscular, esta resistencia se funde (como ocurre con el muelle de ciertas navajas), debido a liberación y exaltación de la acción inhibidora de las terminaciones secundarias de los husos del cuádriceps, sensibles al grado de elongación de éste. ‖ **-de la pierna.** Signo de Schlesinger. ‖ **-de la pronación.** En la hemiplejía, vuelta inmediatamente a la pronación de la mano, del lado afecto cuando ambas han sido puestas pasivamente en supinación y abandonadas súbitamente. ‖ **-de la rueda dentada.** Al extender pasivamente el observador el antebrazo en flexión del paciente, se perciben los resaltes sucesivos de la musculatura antagonista que cede continuamente a la contracción de los agonistas; es propio de la rigidez extrapiramidal. ‖ **-de Leede-Rumpel.** Producción de pequeñas hemorragias subcutáneas en el brazo por debajo de una ligadura elástica no muy apretada durante 10 minutos; en la escarlatina y en las discementosis capilar. ‖ **-de Lemaire.** Supresión del dolor profundo y visceral mediante la anestesia cutánea en la zona del dolor referido. ‖ **-de Lewis.** Absorción por los macrófagos del plasma que los rodea. ‖ **-de Liepmann.** La compresión de los globos oculares produce en ciertos alienados alucinaciones visuales. ‖ **-de Liesegang.** Formación periódica peculiar de un precipitado en anillos concéntricos y espirales cuando dos electrólitos se difunden y encuentran un gel coloide. ‖ **-de los dedos de Souques.** V. Fenómeno de Souques. ‖ **-de Lust.** Abducción con flexión dorsal del pie al percutir el nervio poplíteo externo inmediatamente por debajo de la cabeza del peroné; signo de espasmofilia.

‖ **-de Marcus Gunn.** Elevación brusca del párpado al comer o hablar y en los movimientos de lateralización de la mandíbula en las lesiones supranucleares del trigémino. ‖ **-de Mauthner.** Contracción enérgica del frontal cuando se intenta elevar el párpado en la ptosis de éste por parálisis del III par. ‖ **-de Metchnikoff.** En el fenómeno de Pfeiffer, si 12 horas antes de la prueba se da a los animales una inyección intraperitoneal de caldo, los fenómenos líticos son reemplazados en gran parte por la fagocitosis. ‖ **-de Mills-Reincke.** La mortalidad disminuye en todas las enfermedades como resultado de la purificación del agua. ‖ **-de Modonesi.** La compresión de los globos oculares a través de los párpados por encima del borde corneal determina la contracción de los músculos faciales en el coma, por lesiones orgánicas del cerebro (hemorragias). ‖ **-de Moreschi.** FIJACIÓN DEL COMPLEMENTO. ‖ **-de Nasaroff.** Disminución gradual de la diferencia entre las temperaturas rectales anterior y posterior al baño, después de baños fríos repetidos. ‖ **-de Negro.** En la parálisis agitante, rigidez y contracción rítmica a sacudidas de los músculos cuando son estirados pasivamente. ‖ **-de Neisser-Doering.** Supresión de la acción hemolítica normal del suero humano a causa de la presencia de alguna sustancia antihemolítica; fenómeno observado algunas veces en la cirrosis renal y en la arteriosclerosis. ‖ **-de Neisser-Wechsberg.** Fenómeno de desviación del complemento o cesación de la bacteriólisis por adición de dosis crecientes de amboceptor. ‖ **-de Neufeld.** Disolución de neumococos en una solución de sales biliares. ‖ **-de ombligo.** SIGNO DE CULLEN. ‖ **-de Orbeli.** La excitación del simpático aumenta la altura de las contracciones musculares cuando éstas disminuyen a causa de la fatiga. ‖ **-de Osler.** Aglutinación de las plaquetas de la sangre inmediatamente después que ésta es retirada de la circulación. ‖ **-de Parinaud.** Poliopsia combinada con micropsia o megalopsia monocular en el histerismo. ‖ **-de Pfeiffer.** La inoculación de vibriones coléricos en el peritoneo de un cobayo inmunizado contra el cólera es inocua, pues los vibriones se desintegran y desaparecen; lo mismo ocurre si junto con los vibriones se introduce suero anticolérico en un cobayo no inmunizado. ‖ **-de Pool.** SIGNO DE SCHLESINGER. ‖ **-de Pool.** Contracción de los músculos del brazo cuando éste se levanta por encima de la cabeza con el codo extendido, por estiramiento del plexo braquial; se observa en la tetania postoperatoria. ‖ **-de Porret.** FENÓMENO MUSCULAR DE KÜHNE. ‖ **-de Purkinje.** Imágenes de igual brillo, pero de distinto color, se hacen desigualmente brillantes si se disminuye la intensidad de la iluminación. ‖ **-de Redlich.** En los neurópatas el apretón de manos muy intenso y persistente dilata e irregulariza las pupilas y a veces reduce o hace desaparecer la fotorreacción. ‖ **-de Richet.** ANAFILAXIS. ‖ **-de Rieckenberg.** Reacción de la trombocitobarina; acumulación de plaquetas sanguíneas sobre los tripanosomas en un suero inmune. ‖ **-de Rieger.** Tendencia de los músculos a continuar o mantenerse en su posición normal de descanso. ‖ **-de Ritter-Rollet.** Flexión del pie por estímulo eléctrico ligero y ext. del mismo por la excitación eléctrica enérgica. ‖ **-de Rust.** SIGNO DE RUST. ‖ **-de Sanarelli.** Un conejo tolera perfectamente la inyección intravenosa de un cultivo de gérmenes del cólera, pero si unas horas después se le inyecta por la misma vía un filtrado inofensivo de cualquier otro germen, el conejo muere con lesiones hemorrágicas del intestino y el epiplón. ‖ **-de Schellong-Strisower.** Descenso de la presión sanguínea sistólica al pasar de la posición acostada a la de pie. ‖ **-de Schramm.** En las afecciones de la médula espinal es visible con el cistoscopio la totalidad o parte de la uretra posterior. ‖ **-de Schultz-Charlton.** Fenómeno de la extinción; una erupción escarlatinosa desaparece en mayor o menor ext. en el punto donde se ha inyectado intracutáneamente suero de persona normal o convaleciente de escarlatina. ‖ **-de Schüller.** En la hemiplejía funcional el paciente al andar se vuelve hacia el lado sano y en la hemiplejía orgánica hacia el lado afecto. ‖ **-de Sherrington.** Reacción de la musculatura posterior del miembro al ser estimulado el nervio motor previamente degenerado. ‖ **-de Shwartzman.** Inyectando en la piel del conejo 0,25 ml de filtrado de un cultivo bacteriano, se produce una reacción escasa o nula; pero si 24 horas después se inyecta en la vena 0,01 ml del mismo filtrado, se produce una infiltración necroticohemorrágica en el punto de la piel inyectado antes. ‖ **-de Sinkler.** En una extremidad inferior totalmente paralizada, la flexión aguda y rápida del dedo gordo puede ir seguida de la flexión de la rodilla. ‖ **-de Souques.** Sincinesia patológica por afectación piramidal. En la hemiplejía incompleta, cuando se levanta el brazo se extienden y separan involuntariamente los dedos. ‖ **-de Stewart-Holmes.** Se le pide al enfermo que flexione vigorosamente el antebrazo sobre el brazo, mientras el examinador se opone a este movimiento sujetando su antebrazo, para luego súbitamente soltarlo. Cuando existe un déficit cerebeloso falla la pronta contracción del antagonista y la mano del paciente rebota cerca de su hombro. *Sin.:* Signo del rebote de Stewart-Holmes. ‖ **-de Strassmann.** Fenómeno que se observa en el cordón umbilical ligado de una placenta inserta todavía; la más ligera presión sobre el fondo del útero se percibe en el extremo del cordón, transmitida por la sangre que llena sus venas. ‖ **-de Strümpell.** Flexión involuntaria del tobillo al flexionar la cadera y la rodilla. ‖ **-de T. Smith.** Fenómeno de la anafilaxia. V. ANAFILAXIS. ‖ **-de Thomsen.** Alteración *in vitro* de los corpúsculos sanguíneos, por la que se vuelven aglutinables por todos los tipos de sueros humanos. ‖ **-de Traube.** Soplo doble sistólico y diastólico percibido en las arterias periféricas en la insuficiencia aórtica y en la estenosis mitral. ‖ **-de Trousseau.** Contracciones espasmódicas de los músculos provocadas por la compresión de los nervios que los inervan; observado en la tetania. ‖ **-de Twort-d'Hérelle.** FENÓMENO DE D'HÉRELLE. ‖ **-de Tyndall.** Las soluciones coloidales, que aparecen límpidas a la luz refleja, iluminadas por un rayo de luz que las atraviese se muestran túrbidas por partículas flotantes. ‖ **-de Wartenberg.** Debilitación de las vibraciones del párpado superior en la parálisis facial. ‖ **-de Wedensky.** Aplicando una serie de excitaciones rápidamente repetidas a un músculo, éste se contrae en seguida en respuesta al primer estímulo y luego deja de contraerse; pero si las excitaciones son espaciadas, el músculo responde a cada una de ellas. ‖ **-de Westphal-Piltz.** Contracción de la pupila seguida de dilatación después de la oclusión vigorosa de los párpados. ‖ **-de Wilbrandt.** Fácil agotamiento de la agudeza visual en los neurasténicos, revelado por el hecho de que, tomando dos veces consecutivas el campo visual para un mismo color, la segunda vez se encuentra el campo más reducido. ‖ **-de Williams.** La resonancia escódica en los derrames pleuréticos varía de tono según el paciente esté con la boca abierta o cerrada. ‖ **-del camaleón.** Coloración verde de un cultivo en patata del bacilo piociánico en el punto donde toca un alambre de platino. ‖ **-del cutáneo o platisma.** En la hemiplejía, cuando el paciente abre extensamente la boca se produce una contracción exagerada del cutáneo del lado no afecto. ‖ **-del obstáculo.** FENÓMENO DE DONAGGIO. ‖ **-del orbicular.** FENÓMENO DE WESTPHAL-PILTZ. ‖ **-del pie.** CLONO DEL PIE. ‖ **-del radial.** Flexión dorsal involuntaria de la muñeca en la flexión palmar de los dedos. ‖ **-del rebote.** V. FENÓMENO DE STEWART-HOLMES. ‖ **-dentario.** Sensaciones térmicas y táctiles en las encías con odontalgia producida por la estimulación farádica repetida de líneas hiperestesiantes en el cuerpo (Calligaris). ‖ **-diafragmático de Litten.** Depresión horizontal móvil en las regiones laterales inferiores del tórax durante la respiración. ‖ **-facial.** SIGNO DE CHWOSTEK. ‖ **-frénico.** Espasmo rítmico de la mitad izquierda del diafragma, observado en el tétanos. ‖ **-muscular de Kühne.** El paso de una corriente continua por una fibra muscular viva produce una ondulación desde el polo positivo al negativo. ||-**piezoeléctrico.** Si abrimos y cerramos un campo eléctrico en el que está dispuesto un cristal de cuarzo, éste se comprime y dilata sucesivamente. La vibración que adquiere de esta forma el cristal de cuarzo es el origen de la frecuencia e intensidad propia de las radiaciones ultrasónicas.

fenomenología (de *fenómeno* y el gr. *lógos*, tratado). f. Estudio de los fenómenos de una ciencia. || SINTOMATOLOGÍA.

fenopirina. f. Líquido oleoso compuesto de fenol y antipirina en partes iguales; antipirético.

fenosal. f. Acetosalicilato de parafenetidina, sal en placas o agujas incoloras. Antipirético; empléase en el reumatismo agudo.

fenosalil. m. Líquido siruposo espeso, antiséptico y desinfectante. Compuesto de fenol (8 g), ácido salicílico (1 g), mentol (0,5 g) y ácido láctico (3 g). Denomínase también *solución de Christmas*.

fenotiacina. f. F., *phénothiazine*. Miembro de un numeroso grupo de compuestos que poseen en su estructura un núcleo fenotiacina, es decir, una estructura formada por tres anillos en la que dos anillos bencénicos están unidos por un átomo de azufre y un átomo de nitrógeno. Las sustituciones en las posiciones 2 y 10 (que corresponde al átomo de nitrógeno) de esta estructura dan lugar a los distintos compuestos. De acuerdo con las sustituciones en la posición 10, las fenotiacinas se clasifican en: *a) alifáticas* (clorpromacina, prometacina, promacina), *b) piperidínicas* (tioridacina, mesoridacina) y *c) piperacínicas* (perfenacina, flufenacina, acetofenacina, trifluoperacina). Se emplean en el tratamiento de algunas psicosis graves, como la esquizofrenia y los cuadros maníacos, los síndromes cerebrales orgánicos, en la medicación preanestésica, como antieméticos y en el prurito (prometacina). Un derivado de este grupo, la metotrimepracina o levomepromacina, tiene propiedades analgésicas.

fenotipo (del gr. *phaínein*, aparecer, y *týpos*, tipo). m. A., *Phänotypus*; F., *phénotype*; In., *phenotype*; It., *fenotipo*. P., *fenotipo*. Conjunto de las propiedades manifiestas de un organismo, sean o no hereditarias. || Grupo de individuos de aspecto semejante, pero de diferente constitución genética.

fenoxibenzamina. f. F., *phénoxybenzamine*. Haloalquilamina con propiedades bloqueantes de los receptores adrenérgicos α. Vasodilatador.

fenoxina. f. Tetracloruro de carbono; líquido incoloro, claro. Anestésico que se emplea hipodérmicamente o por inhalación.

fentanil. m. F., *phentanyle*. Analgésico central opiáceo de síntesis. Empleado en la neuroleptoanalgesia y otras técnicas anestésicas en las cuales la analgesia tiene un importante papel.

fentobiomicroscopia. f. Exploración *in vivo* del globo ocular mediante el fentobiomicroscopio.

fentobiomicroscopio (del fr. *fente*, hendidura, y de *biomicroscopia*). m. Aparato que sirve para explorar el ojo, mediante un microscopio y una hendidura luminosa desplazable. *Sin.*: Lámpara de hendidura.

fentolamina. f. F., *phentolamine*. Derivado de la imidazolina con propiedades bloqueantes de los receptores adrenérgicos A. Se usa en el diagnóstico y tratamiento del feocromocitoma y en los síndromes vasculares periféricos.

fentomicroscopia. f. V. FENTOBIOMICROSCOPIA.

fentomicroscopio. m. V. FENTOBIOMICROSCOPIO.

fenugreco. m. FENOGRECO.

Fenwick (Enfermedad de) (Samuel *Fenwick*, médico inglés, 1821-1902). V. ENFERMEDAD.

feocromo (del gr. *phaiós*, sombrío, pardo, y *chrôma*, color). adj. F., *phéochrome*. Que se tiñe de oscuro con las sales de cromo; dícese de ciertas células embrionarias y de células de varias glándulas de secreción interna. CROMAFÍN.

feocromoblasto (de *feocromo* y el gr. *blastós*, germen). m. F., *phéochromoblaste*. Célula embrionaria que se desarrolla en célula cromafín.

feocromocito (de *feocromo* y el gr. *kýtos*, cavidad). m. F., *phéochromocyte*. Célula cromafín.

feocromocitoma (de *feocromo* y el suf. *-oma*, indicando tumor). A., *Phäochromozytom*; F., *phéochromocytome*; In., *pheochromocytoma*; It. y P., *feocromocitoma*. Neoplasia de la médula adrenal secretora de adrenalina, noradrenalina o ambas.

feral (del lat. *feralis*). adj. Peligroso, mortal.

Féréol (Nudosidad de) (Louis Henri Félix *Féréol*, médico francés, 1825-1891). V. NUDOSIDAD.

Fergusson (Espéculo, incisión de) (sir William *Fergusson*, cirujano inglés, 1808-1877). V. ESPÉCULO, INCISIÓN.

ferina (Tos) (del lat. *ferina*, f. de *ferinus*, de fiera, salvaje). f. Coqueluche, pertussis. V. TOS.

fermentación (del lat. *fermentatio, -onis*). f. A., *Gärung*; F., *fermentation*; In., *fermentation*; It., *fermentazione*; P., *fermentação*. Reacción o descomposición de un compuesto orgánico por la influencia de un fermento. ||-**acética.** Transformación del alcohol en ácido acético por la acción del *Mycoderma aceti*. ||-**alcohólica.** Desdoblamiento de los hidratos de carbono en alcohol etílico y anhídrido carbónico por la acción de una levadura. ||-**amílica.** Fermentación que produce alcohol amílico del azúcar. ||-**amoniacal.** Formación de amoníaco y óxido de carbono de la urea. ||-**benzoica.** Desdoblamiento de la amigdalina en presencia del agua y la emulsina. ||-**butírica.** Transformación del azúcar y otras sustancias orgánicas en ácido butírico. ||-**caseosa.** Conversión de la caseína en queso con producción de amoníaco y ácidos grasos. ||-**diastásica.** Cambio del almidón en glucosa por la influencia de la tialina. ||-**directa, indirecta.** La que es provocada por un fermento orgánico o por fermentos solubles, respectivamente. ||-**falsa.** Desdoblamiento producido en las sustancias orgánicas por los cuerpos nitrogenados denominados *cimasas*. ||-**láctica.** Proceso por el cual la leche se vuelve agria por la acción de varios microorganismos. ||-**propiónica.** Producción de ácido propiónico en las soluciones de sacarina por la acción del *Bacillus cavicidus*. ||-**pútrida.** PUTREFACCIÓN. ||-**sacarobutírica.** Fermentación intestinal de los hidratos de carbono con formación de ácido butírico por el *Bacillus aerogenes capsulatus*. ||-**verdadera.** Fermentación producida por organismos vivientes. ||-**viscosa.** Producción de sustancias gomosas en la leche, orina, vino, etc., por la influencia de varios bacilos.

fermentemia (de *fermento* y el gr. *haîma*, sangre). f. Presencia de fermentos en la sangre.

fermento (del lat. *fermentum*, y éste de *fervere*, hervir). m. V. ENZIMA. ||-**lab.** V. LAB.

fermentógeno (de *fermento* y el gr. *gennân*, producir). m. Sustancia que es susceptible de convertirse en fermento.

fermentoide (de *fermento* y el gr. *eîdos*, aspecto). m. Fermento alterado, sin propiedades activas.

fermentum. m. FERMENTO. || LEVADURA.

fermenturia (de *fermento* y el gr. *oûron*, orina). f. Presencia de fermentos en la orina.

Fermi (Tratamiento de) (Claudio *Fermi*, médico italiano del siglo XIX). V. TRATAMIENTO.

fermio (de Enrico *Fermi*, físico italiano, 1901-1954; premio Nobel de Física en 1938). m. francés, *fermium*. Elemento radiactivo, obtenido por síntesis, perteneciente a la serie de los actínidos. Símbolo, *Fm*; número atómico, 100; masa del isótopo más estable, 255.

Fernet (Síndrome de). V. SÍNDROME. ||-**Boulland (Síndrome de).** V. SÍNDROME.

feromonas (del gr. *phér, pherós*, animal). f. F., *phérormone*. Sustancia de naturaleza hormonal secretada para impresionar el sentido del olfato y dar principio a determinado gén. de conducta.

Ferrán (Vacuna de) (Jaime *Ferrán*, bacteriólogo español, 1852-1923).

Ferraro (Enfermedad de). V. ENFERMEDAD.

Ferrata (Célula de) (Adolfo *Ferrata*, histólogo italiano, 1880-1946). V. HEMOHISTIOBLASTO.

Ferraton (Enfermedad de) (Louis *Ferraton*, cirujano francés, n. en 1860). V. ENFERMEDAD.

ferredoxina. f. F., *ferredoxine*. Metaloproteína que contiene hierro y que actúa como catalítico en las reacciones de oxidorreducción del sistema transportador de electrones de los cloroplastos; este sistema acepta los electrones de la clorofila activada por la luz y los transfiere, por medio de otros compuestos, a dióxido de carbono para formar compuestos orgánicos de carácter reducido.

Ferrein (Pirámides, tubos de) (Antoine *Ferrein*, anatomista francés, 1693-1769). V. PIRÁMIDE, TUBO.

férrico (del lat. *ferrum*, hierro). adj. F., *ferrique*. Que contiene hierro en su mayor valencia, en forma de ion férrico (Fe^{+++}).

ferriprivo (del lat. *ferrum*, hierro, y *privus*, privado). adj. Que carece de hierro.

ferritina. f. F., *ferritine*. Compuesto ferriproteico formado por la unión de hierro férrico y apoferritina. Se encuentra en la mucosa gastrointestinal, hígado, bazo y médula ósea.

ferrocinética (del lat. *ferrum*, hierro, y el gr. *kineîn*, mover). f. F., *ferrocinétique*. Complejo de la transformación química de hierro en el interior del organismo.

ferropenia (del lat. *ferrum*, hierro, y el gr. *penía*, indigencia). f. Carencia de hierro en el organismo, con tasa anormalmente baja en el plasma, hematíes y depósitos.

ferropénico. adj. Relativo o debido a la ferropenia.

ferropexia (del lat. *ferrum*, hierro, y el gr. *pêxis*, fijación). f. Fijación del hierro en los tejidos.

ferropirina. f. Polvo de color anaranjado, compuesto de antipirina y cloruro férrico; soluble en 5 partes de agua y en alcohol, pero insoluble en éter. Antianémico y astringente local.

ferroporfirina. f. F., *ferroporphyrine*. Sustancia de núcleo porfírico que contiene hierro y que constituye el grupo prostético de numerosos pigmentos respiratorios.

ferroso (del lat. *ferrum*, hierro). adj. F., *ferreux*. Que contiene hierro en su menor valencia (Fe^{++}).

ferroterapia (del lat. *ferrum*, hierro, y el gr. *therapeía*, tratamiento). f. F., *traitement par médicaments à base de fer*. Uso terapéutico del hierro y sus compuestos.

ferrum (lat.). m. HIERRO. ||**-candens.** Hierro candente. ||**-reductum.** Hierro reducido.

fértil (del lat. *fertilis*, de *ferre*, llevar). adj. F., *fertile*. Fecundo; no estéril, capaz de originar un nuevo individuo.

fertilización. f. FECUNDACIÓN.

fertilizante. m. Compuesto químico que se adiciona a la tierra con objeto de hacerla más fértil y productiva.

Ferula. Género de plantas umbelíferas, entre cuyas spp. se encuentra el asa fétida (*F. asafoetida*), el *gálbano* (*F. galbaniflua*), etc.

férula (del lat. *ferula*). f. A., *Schiene*; F., *férule*; In., *splint*; It., *steca*; P., *férula*. Tablilla de madera, hierro, cartón, alambre, etc., rígida o flexible, que se aplica para mantener en su posición partes movibles o desplazadas, especialmente huesos fracturados o luxados. ||**-bávara.** Férula enyesada en la que el yeso se halla entre dos hojas de franela mojadas. ||**-de abducción** o **en aeroplano.** Férula de alambre combinada con un vendaje enyesado para las fracturas del miembro superior, del brazo especialmente, que sostiene a éste en abducción en posición más o menos horizontal. ||**-de Asch.** Forma de férula en tubo para la fractura de los huesos de la nariz. ||**-de Böhler-Braun.** Férula metálica para la fractura supracondílea del fémur con tracción esquelética tibial. ||**-de coaptación.** Tablillas ajustadas alrededor de un miembro fracturado con objeto de mantener la coaptación de los fragmentos. ||**-de Cramer.** Férula flexible compuesta de dos gruesos alambres paralelos, entre los cuales hay otros alambres más delgados a modo de peldaños de escalera. ||**-de Dupuytren.** Férula lateral para la reducción de la fractura de Pott. ||**-de Engelmann.** Modificación de la férula de Thomas. ||**-de Finochietto.** Férula articulada regulable, que puede acoplarse al estribo del mismo autor, utilizados en el tratamiento por ext. continua de las fracturas de la extremidad inferior. ||**-de Gilmer.** Férula de alambre de plata que se adapta a los dientes inferiores en las fracturas de la mandíbula. ||**-de Hennequin.** Férulas de tarlatana enyesada, cortadas de un modo especial, para las fracturas del brazo. ||**-de Maisonneuve.** Férula de tarlatana enyesada para la sujeción del muslo, pierna y pie, en número de dos, una posterior, que comprende el muslo, pierna y planta del pie, y otra lateral, que recorre el miembro y pasa por debajo del pie a modo de estribo. ||**-de Stader.** Barra metálica con una púa de acero en cada extremo en ángulo recto que se clava en los fragmentos del hueso sirviendo la barra para mantener la alineación. ||**-de Stromeyer.** Férula compuesta de tablillas articuladas que puede fijarse en un ángulo cualquiera. ||**-de Thomas.** Dispositivo para el tratamiento de urgencia de las fracturas del miembro inferior, del fémur especialmente, compuesto en esencia de dos barras metálicas paralelas que en un extremo se ajustan a un anillo y en el otro están unidas por una barra transversal en la que se aplica la tracción. Hay férulas de Thomas para el brazo también, rectas y acodadas.||**-de Volkmann.** Gotiera para las fracturas del miembro inferior. ||**-de Watson-Williams.** Férula metálica para las fracturas de los huesos de la nariz. ||**-interdentaria.** Tablilla para la fractura del maxilar inferior, mantenida en posición por alambres sujetos en los dientes. ||**-intranasal de Carter.** Puente de acero fenestrado empleado en la operación de la nariz deprimida. ||**-poroplástica.** Férula de material que puede reblandecerse con agua y moldearse sobre el miembro.

fervescencia (del lat. *fervescens, -entis*, p. a. de *fervescere*, empezar a hervir). f. Aumento de la temperatura del cuerpo o fiebre.

festinación (del lat. *festinatio, -onis*, prisa). f. A., *Festination*; F., *festination*; In., *festination*; It., *festinazione*; P., *festinação*. Tendencia involuntaria a aumentar la celeridad de la marcha para evitar la caída hacia delante, como se observa en la parálisis agitante y en otras enfermedades nerviosas; primer grado de la propulsión.

fetación (del lat. *fetus*, feto). f. A., *Fötalentwicklung*; F., *gestation*; In., *fetation*; It., *fetazione*; P., *fetação*. Desarrollo del feto; gestación o embarazo.

fetalismo (del lat. *fetus*, feto). m. Persistencia en la vida extrauterina de ciertos caracteres fetales.

fetichismo (de *fetiche*, y éste del F. *fétiche*, el cual, a su vez, deriva del port. *feitiço*). m. A., *Fetischismus*; F., *fétichisme*; In., *fetishism*; It., *feticismo*; P., *fetichismo*. Perversión en la que el paciente asocia sus sensaciones eróticas con objetos de la persona amada.

feticidio (del lat. *fetus*, feto, y *caedere*, matar). m. Destrucción del feto en el útero.

feticultura (del lat. *fetus*, feto, y *cultura*, cultivo). f. Higiene del embarazo.

fétido (del lat. *foetidus*, de *foetere*, oler mal). adj. A., *stinkend*; F., *fétide*; In., *fetid*; It., *fetido*; P., *fétido*. Que exhala olor sumamente desagradable.

feto (del lat. *fetus*). m. A., *Fetus*; F., *fætus*; In., *fetus*; It., *feto*; P., *feto*. Producto de la concepción desde el final del tercer mes hasta el parto. ||**-arlequín.** Forma grave de ictiosis congénita en la que la piel se afecta en el útero y provoca la formación de placas gruesas, córneas, que cubren por completo la superficie corporal. Sin.: Ictiosis grave congénita, ictiosis intrauterina, queratosis difusa fetal, niño pez. ||**-in fetu.** Inclusión fetal. ||**-papiráceo.** Feto momificado, comprimido por el desarrollo del gemelo vivo. ||**-parásito.** El que se nutre de su gemelo más desarrollado o autósito. ||**-sanguinolento.** Feto macerado. ||**-viable.** Feto a partir de los seis meses de la gestación.

fetografía (de *feto* y el gr. *gráphein*, describir). f. F., *foetographie*. Radiografía del feto en el útero.

fetometría (de *feto* y el gr. *métron,* medida). f. F., *foetométrie.* Medición del feto, especialmente de los diámetros de la cabeza, o la realizada por medio de los rayos X.
fetoplacentario. adj. F., *foeto-placentaire.* Relativo al feto y a la placenta.
fetoscopia (de *feto* y el gr. *skopeîn,* ver). f. Visualización directa del feto mediante un sistema óptico y de iluminación introducido en la cavidad amniótica por punción transabdominal.
fexismo. m. Especie de cretinismo observada en Estiria (Austria).
fibra (del lat. *fibra*). f. A., *Faser;* F., *fibre;* In., *fiber;* It., *fibra* P., *fibra.* Elemento anatómico largo y delgado. || **-accesoria.** Fibra de la zónula de Zinn no agrupada en fascículo. || **-acelerante.** Fibra nerviosa que transmite los impulsos que aceleran el ritmo cardíaco. || **-adrenérgica.** Fibra nerviosa que libera en su terminación, al paso del impulso nervioso, una sustancia semejante a la adrenalina. La mayoría son fibras posganglionares del sistema simpático. || **-albugínea.** Fibra de los tendones, ligamentos articulares y aponeurosis. || **-alimentaria.** Sustancias presentes en los alimentos que no pueden ser digeridas por los jugos digestivos (celulosas, hemicelulosas, pectinas, gomas, etc.). || **-amiantoide.** Fibras que se observan en los cartílagos costales o laríngeos en degeneración hialina, parecidas a fibras de amianto y resultado de la osificación de las fibras colágenas. || **-amielínica.** Fibra de Remak. || **-anastomótica.** Fibra muscular o nerviosa que se extiende de un fascículo muscular a otro o entre dos troncos nerviosos. || **-aponeurótica.** Fibra laminosa. Fibra elástica. || **-arciforme** o **arqueada.** Fibras de asociación que conexionan dos circunvoluciones adyacentes. || Fibras curvilíneas de la aponeurosis del oblicuo externo que van a reforzar el anillo inguinal superficial. || Fibras nerviosas en los extremos superior e inferior de las olivas y pirámides, que se entrecruzan en el interior del bulbo con las del lado opuesto. || **-argentófila** o **argirófila.** Fibra reticular. || **-axil.** Cilindroeje de una fibra nerviosa. || **-basilar.** Fibras que forman la capa media de las zonas arqueada y pectinada del órgano de Corti || **-capsular.** Fibra nerviosa de la cápsula interna del cerebro. || **-carnosa.** Fibra roja muscular. || **-cerebeloprotuberancial.** Fibras procedentes del cerebelo que se detienen en la sustancia gris de la protuberancia o en los núcleos del puente. || **-cerebrospinal.** Fibras en la cápsula interna, que van de la región motora de la corteza a las pirámides del bulbo. || **-cilioecuatorial.** Fibra desde el vértice de un proceso ciliar al ecuador del cristalino. || **-colágena.** Fibras blandas, blancas, flexibles, constituyente característico de todos los tipos de tejido conjuntivo. || **-colinérgica.** Fibra nerviosa motora que en su terminación libera una sustancia semejante a la acetilcolina. || **-comisural.** Fibras interhemisféricas que conectan ambos hemisferios cerebrales. || **-corticoganglionar, corticolenticular, corticoprotuberancial.** Fibras nerviosas que unen la corteza cerebral con las distintas partes mencionadas y pasan por la cápsula interna. || **-corticostriada.** Fibras que parten del borde externo del núcleo caudado y se extienden en abanico en la corona radiada del centro oval. || **-cromática.** Larga fibra de cromatina que forma el espirema en los primeros períodos de la cariocinesis. || **-de asociación.** Fibras nerviosas que conexionan diferentes zonas de la corteza cerebral. || **-de Beale.** Fibra nerviosa espiral. || **-de Bergmann.** Prolongaciones que irradian de células neurólgicas del cerebelo y penetran en la piamadre. || **-de Bernheimer.** Fibras nerviosas del cerebro desde la vía óptica al cuerpo de Luys. || **-de Burdach.** Fibras nerviosas conexionadas con el núcleo de Burdach. || **-de Bühlmann.** Serie de líneas peculiares en los dientes cariados producidas por bacterias. || **-de Corti.** Bastoncitos de Corti. || **-de Darkschewitz.** Fibras nerviosas cerebrales que van de la vía óptica al ganglio habenular. || **-de Edinger.** Fibras en el cerebro de los anfibios que constituyen parte de las vías visuales. || **-de esmalte.** Columna de esmalte. || **-de Gerdy.** Fibras del ligamento transverso superficial de los dedos entre los espacios interdigitales en su superficie palmar. || **-de Goll.** Fibras que se extienden desde el núcleo de Goll al vermis del cerebro. || **-de Gottstein.** Fibras nerviosas que forman parte de la expansión del nervio auditivo de la cóclea. || **-de Gratiolet.** Fibras radiantes desde el centro óptico, en el lóbulo occipital, al cuerpo geniculado lateral y al pulvinar. || **-de Henle.** Fibras, unas elásticas y otras nucleadas, que existen en ciertas arterias entre las túnicas externa y media. || **-de Herxheimer.** Pequeñas fibras espirales en el estrato mucoso de la piel. || **-de Korff.** Fibras de la periferia de la pulpa dentaria, que penetran en la dentina y se extienden por ella. || **-de Meynert.** Fibras nerviosas que transmiten las sensaciones luminosas desde los colículos superiores al núcleo oculomotor. || **-de Monakow.** Asa o Ansa lenticular. || **-de Müller.** Fibra de sostén en la neuroglia de la retina. || **-de Nélaton.** Esfínter de Nélaton. || **-de Perlia.** Fibras nerviosas de función óptica en el cerebro, que van a la médula oblongada. || **-de proyección.** Fibras de la corona radiada; todas las que unen la corteza cerebral con las masas grises subyacentes. || **-de Prussak.** Cada uno de los dos cortos filamentos desde el extremo de la apófisis corta del martillo hasta la escotadura de Rivino. || **-de Purkinje.** Fibras musculares moniliformes que forman una red en el tejido subendotelial de los ventrículos cardíacos, a las que se atribuye la transmisión de contracciones, desde las aurículas. || **-de Ranvier.** Fibra de Sharpey. || **-de Reissner.** Fibra libre en el conducto central de la médula espinal. || **-de Remak.** Fibras nerviosas desprovistas de mielina, especialmente numerosas en los nervios simpáticos. || **-de Retzius.** Filamentos de las células de Deiters en el órgano de Corti. || **-de Ritter.** Fibra en el eje de un bastoncillo de la retina. || **-de Rolando.** Fibras arqueadas externas del bulbo. || **-de Sappey.** Fibras musculares lisas en las prolongaciones orbitarias de los músculos rectos medial y lateral, cerca de su inserción orbitaria. || **-de Sharpey.** Fibras que unen las laminillas óseas. || **-de Stilling.** Fibras que sostienen la textura nerviosa de la retina. || **-de Tomes.** Prolongaciones ramificadas de los odontoblastos en los conductos dentinales. || **-de Weissmann.** Fibras dentro del huso muscular. || **-de Wernicke.** Fibras radiantes de Gratiolet. || **-decusante.** Fibras que se cruzan en el quiasma óptico y conectan la retina de un ojo con el hemisferio cerebral opuesto. || **-dendrítica.** Fibras nerviosas en forma arborizada. || **-dentada.** Fibras transparentes, sin granulaciones, con bordes finamente dentados, que forman el núcleo del cristalino. || **-dentinal.** Fibra de Tomes. || **-dentinógena.** Fibra de Korff. || **-depresiva.** Fibra nerviosa aferente que transmite los estímulos que disminuyen el tono del centro vasoconstrictor. || **-ecuatorial** o **circular.** Fibras que constituyen el músculo de Müller. || **-elástica.** Fibras amarillentas de cualidad elástica que atraviesan la sustancia intercelular del tejido conjuntivo. || **-elemental.** Elemento anatómico cuya existencia y naturaleza idéntica en todos los tejidos eran admitidas erróneamente en otro tiempo. || **-en T.** Prolongaciones que parten en ángulo recto del cilindroeje de una célula nerviosa. || **-en U.** Fibras arciformes del cerebro. || **-endógena** o **exógena.** Fibras nerviosas de la médula espinal que nacen de células situadas dentro o fuera, respectivamente, de la médula. || **-estriada.** Fibra muscular propia de los músculos voluntarios y las que constituyen el miocardio. || **-fusiforme.** Fibra del tejido celular en forma de huso. || **-gamma.** Fibra que conduce sensaciones de tacto y presión a una velocidad de 15 a 40 m/seg. || **-gelatiniforme.** Fibra gris. || **-geminal.** Cada una de las dos fibras formadas por división de las fibras piramidales de la médula, una de las cuales continúa en el mismo lado de la médula y la otra pasa al lado opuesto. || **-gris.** Fibra no medulada o de Remak. || **-heterodesmótica.**

Fibras nerviosas que unen partes grises disimilares del sistema nervioso central. || **-homodesmótica.** Fibras nerviosas que unen partes grises similares del sistema nervioso central. || **-intercolumnar, intercrural.** FIBRA ARCIFORME, última acepción. || **-interzonal.** Fibras delicadas y acromáticas que forman el huso central en la cariocinesis. || **-itinerante.** FIBRA DE PROYECCIÓN. || **-laminar o laminosa.** Fibras largas delgadas, aplanadas, lisas e hialinas del tejido conjuntivo o laminoso. || **-lanciforme.** Fibras en horquilla, terminación en empalizado de fibrillas nerviosas en el cuello del folículo piloso. || **-lisa.** Fibra muscular sin estrías de los músculos de la vida vegetativa. || **-longitudinal.** Fibras nerviosas directas de las vías ópticas, que van de la retina de un ojo al hemisferio cerebral correspondiente. || **-medulada o de mielina.** Fibra nerviosa, cuyo cilindroeje está rodeado de una capa de mielina o sustancia blanca de Schwann. || **-meridiana o meridional.** MÚSCULO DE BRÜCKE. || **-motora o motriz.** Fibra en un nervio mixto que transmite impulsos motores solamente. || **-muscular.** Elemento anatómico constitutivo del músculo; se distinguen dos variedades: la *fibra muscular estriada*, y la *fibra muscular lisa* o *fibrocélula*. V. MÚSCULO. || **-musgosa.** Fibra nerviosa de la sustancia medular del cerebelo, abundantemente ramificada con engrosamientos y expansiones divergentes que le dan un parecido al musgo. || **-nerviosa.** Toda fibra que tiene la propiedad de conducir o transmitir estímulos o sensaciones. || **-nucleada.** Fibras que forman la capa superficial del cristalino. || **-oblicua.** Fibras musculares en asa de la capa profunda de la túnica muscular del estómago. || **-orbicular.** MÚSCULO DE BRÜCKE. || **-pálida.** FIBRA DE REMAK. || **-pectínea o pectinada.** Fibras musculares que se extienden en el techo de las aurículas desde la tenia terminal al tabique auriculoventricular. || **-pilosa.** Fibra córnea con vestigios de núcleo, que forma la sustancia principal del cabello o pelo. || **-piramidal.** Fibras de la movilidad voluntaria. V. SISTEMA PIRAMIDAL. || **-pontina.** Fibra del puente. || **-posganglionar, preganglionar.** En el simpático, las fibras que conectan los ganglios con las vísceras que de ellos dependen, y las que los conectan con la médula, respectivamente. || **-precolágena.** FIBRA RETICULAR. || **-presora.** Fibras nerviosas aferentes que transmiten la excitación al centro vasoconductor. || **-primitiva.** Fibra de tejido conjuntivo considerada como origen de todas las demás fibras. || **-radicular.** FIBRA EXÓGENA. || **-reflejomotora** (Kölliker) o **sensitivomotora** (Cajal). Fibras colaterales de los cordones posteriores de la medula, que cruzan el asta posterior y terminan alrededor de las células motoras del asta anterior; se relacionan con los movimientos reflejos. || **-reticular o de reticulina.** Fibras argentófilas de tejido conjuntivo que forman la armazón reticular del tejido linfoide y mieloide y que también se encuentran en el tejido intersticial de los órganos glandulares. || **-senospiral.** Fibras musculares espirales que forman parte de la musculatura de aurículas y ventrículos. || **-sensitivomotora.** FIBRA REFLEJOMOTORA. || **-talamopeduncular.** Fibras que constituyen una de las terminaciones de la cinta de Reil y penetran en la parte inferior del tálamo óptico. || **-tangencial.** Fibra nerviosa paralela a la superficie de la corteza cerebral. || **-unitiva.** Fibras musculares comunes del corazón || **-varicosa.** Fibras medulares sin neurilema, en las que después de la muerte se acumula líquido entre la mielina y el cilindroeje, dándoles aspecto varicoso. || **-zonular.** Fibras de la zónula de Zinn, agrupadas en fibras accesorias y fibras principales.

fibralbúmina. f. GLOBULINA.

fibremia (del lat. *fibra* y el gr. *haîma*, sangre). f. FIBRINEMIA.

fibriforme. adj. En forma de fibra; fibroide.

fibrilación (del lat. *fibrilla*, dim. de *fibra*, filamento). f. A., *Flimmern;* F., *fibrillation;* In., *fibrillation;* It., *fibrillazione;* P., *fibrilhação*. Disposición en fibrillas. || Débil contracción muscular, apenas visible, debida a una activación espontánea de un grupo de fibras musculares. || **-auricular.** Movimientos irregulares convulsivos de las aurículas debidos a que gran número de estímulos actúan sobre ellas y las fibras musculares actúan independientemente. || **-ventricular.** Contracciones fibrilares de las fibras musculares de los ventrículos cardíacos; los impulsos atraviesan los ventrículos tan rápidamente que la coordinación de las contracciones ocurre raramente.

fibrilla (del lat. *fibrilla*, dim. de *fibra*, fibra). f. A., *Fäserchen;* F., *fibrille;* In., *fibril;* It., *fibrilla;* P., *fibrilha*. Fibra pequeña o filamento. || **-colágena.** Delicadas fibrillas de colágeno en el tejido conjuntivo. || **-de Dirck.** Pequeñas fibras que conectan las capas de fibras elásticas de la túnica media de las arterias. || **-de Ebner.** Filamentos en la dentina y cemento de un diente. || **-dentinal.** Componentes de la matriz dentaria. || **-elemental.** Cada uno de los componentes de las neurofibrillas. || **-larga de Bethe.** Fibrillas de la red intracelular de la célula nerviosa, en escaso número, que no se anastomosan. || **-lateral de Golgi.** Ramificaciones finas en ángulo recto en un neuroeje cerca de su unión con la célula ganglionar. || **-muscular.** Delgados filamentos que forman los cilindros de Leydig. || **-nerviosa.** CILINDROEJE. || **-primitiva.** NEUROFIBRILLA.

fibriloblasto (del lat. *fibrilla*, dim. de *fibra*, fibra, y el gr. *blastós*, germen). m. F., *odontoblaste*. Odontoblasto, llamado así por dar origen a una fibra de Tomes o dentinal.

fibriloceptor (de *fibrilla* y el lat. *capere*, coger). m. Receptor específico en las terminaciones de las neurofibrillas de las neuronas sensoriales periféricas, que recibe los estímulos.

fibriloflúter (de *fibrilla* y el ing. *flutter*, aleteo). m. Combinación de fibrilación y aleteo auriculares.

fibrilólisis (del lat. *fibrilla*, dim. de *fibra*, fibra, y el gr. *lýsis*, disolución). f. F., *fibrillolyse*. Destrucción o disolución de fibrillas.

fibrina (de *fibra*). f. A., *Fibrin;* F., *fibrine;* In., *fibrin;* It., *fibrina;* P., *fibrina*. Sustancia albuminoidea, proteína, de la sangre y los líquidos serosos del cuerpo. Se observa en masas fibrilares blancas, elásticas, insoluble en agua, alcohol y éter, pero soluble en los ácidos diluidos y en los álcalis. La fibrina no existe en la sangre circulante, sino que se forma del fibrinógeno por la acción de la trombina. || **-(Esponja o espuma de).** Sustancia esponjosa derivada del fibrinógeno y trombina del plasma sanguíneo humano, hemostática, empleada en neurocirugía y heridas de órganos parenquimatosos y en la hemofilia. || **-(Filme o película de).** Película elástica, plegable, preparada de plasma sanguíneo, que se emplea en la reparación de defectos durales y prevención de adherencias meningocerebrales. || **-muscular.** MIOSINA. || **-vegetal.** GLUTEN.

fibrinación. f. F., *augmentation du taux de fibrine*. Formación de una cantidad anormalmente grande de fibrina.

fibrinemia (de *fibrina* y el gr. *haîma*, sangre). f. A., *Fibrinämie;* F., *fibrinémie;* In., *fibrinemia;* It., *fibremia;* P., *fibrinemia;* Presencia de fibrina en la sangre.

fibrinoastenia (de *fibrinógeno* y el gr. *asthéneia*, debilidad). ant. f. Estado morboso descrito por Fanconi, caracterizado por una alteración cualitativa del fibrinógeno.

fibrinocelular (de *fibrina* y el lat. *cellula*, celdilla). adj. Formado de fibrina y células.

fibrinodiagnóstico (de *fibrina* y el gr. *diagnostikós*, capaz de discernir). m. Investigación de la cantidad de fibrina contenida en la sangre, por medio del examen microscópico del retículo fibrinoso, el cual puede tener sus mallas más o menos apretadas.

fibrinofermento. m. TROMBINA.

fibrinogenasa. f. F., *fibrinogénase*. Enzima que influye en la coagulación proteínica.

fibrinogenemia (de *fibrinógeno* y el gr. *haîma*, sangre). f. F., *fibrinogénémie*. Exceso de fibrinógeno en la sangre.

fibrinogénico. adj. F., *fibrinogène.* Que da origen a la fibrina.

fibrinógeno (de *fibrina* y el gr. *gennân,* producir). adj. Fibrinogénico. ‖ m. A., *Fibrinogen;* F., *fibrinogène;* In., *fibrinogen;* It., *fibrinogeno;* P., *fibrinogénio.* Globulina plasmática de alto peso molecular, alrededor de 340.000, sintetizada en el hígado; interviene en la segunda fase de la coagulación al transformarse en fibrina por acción de la trombina. Su ausencia, descenso, excesivo consumo o destrucción originan cuadros hemorrágicos.

fibrinogenopenia. f. Fibrinopenia.

fibrinoglobulina. f. Globulina que entra en la composición del fibrinógeno.

fibrinoide (de *fibrina* y el gr. *eîdos,* aspecto). m. F., *fibrinoïde.* Sustancia formada durante la caseificación por los tejidos, así denominada por su semejanza con la fibrina.

fibrinolisina. f. A., *Fibrinolysin;* F., *fibrinolysine;* In., *fibrinolysin;* It. y P., *fibrinolisina;* V. Plasmina. ‖ **-seminal.** Enzima del semen humano que disuelve los coágulos de semen.

fibrinólisis (de *fibrina* y el gr. *lýsis,* disolución). f. F., *fibrinolyse.* Disolución de la fibrina por la acción de enzimas.

fibrinopenia (de *fibrina* y el gr. *penía,* escasez). f. F., *fibrinopénie.* Falta de fibrinógeno o de fibrina, de suerte que la sangre no puede coagularse o lo hace imperfectamente.

fibrinoplásico (de *fibrina* y el gr. *plássein,* formar). adj. F., *fibrinoplastique.* Que forma fibrina; de la naturaleza de la fibrinoplastina.

fibrinoplastina o **fibrinoplasto.** f. Paraglobulina. ‖ **-de Schmidt.** Seroglobulina.

fibrinopurulento. adj. Formado de fibrina y pus.

fibrinosa. f. Albumosa derivada de la fibrina.

fibrinoscopia. f. Inoscopia.

fibrinosis. f. F., *fibrinose.* Estado caracterizado por el exceso de fibrina en la sangre.

fibrinuria (de *fibrina* y el gr. *oûron,* orina). f. F., *fibrinurie.* Presencia de fibrina en la orina.

fibro-. Prefijo latino, *fibra,* que indica relación con fibras o tejido fibroso.

fibroadenia (de *fibro-* y el gr. *adén, adénos,* glándula). f. A., *Fibroadenie;* F., *fibro-adénie;* It., *fibroadenia;* P., *fibroadenia.* Degeneración fibroide del tejido glandular, especialmente la hiperplasia de la estroma del bazo en la enfermedad de Banti.

fibroadenoma (de *fibro-,* el gr. *adén, adénos, glándula,* y el suf. *-oma.* m. A., *Fibroadenom;* F., *adénofibroma;* In., *fibroadenoma;* It., *fibroadenoma;* P., *fibroadenoma.* Adenoma que contiene tejido fibroso.

fibroangioma (de *fibro-,* el gr. *aggeîon,* vaso, y el suf. *-oma*). m. Angioma que contiene abundante tejido fibroso.

fibroareolar (de *fibro-* y el lat. *areola,* dim. de *area,* superficie). adj. Fibroso y areolar al mismo tiempo.

fibroblasto (de *fibro-* y el gr. *blastós,* germen). m. A., *Fibroblast;* F., *fibroblaste;* In., *fibroblast;* It., *fibroblasto;* P., *fibroblasto.* Elemento celular del que se desarrolla una fibra. ‖ Célula alargada, plana, de tejido conjuntivo que constituye el elemento de los tejidos fibrosos; tendón, aponeurosis, etc. *Sin.:* Fibrocito. Desmocito.

fibroblastoma. m. A., *Fibroblastom;* F., *fibroblastome;* It., *fibroblastoma;* P., *fibroblastoma.* Nombre genérico para los tumores formados del tejido conjuntivo; fibroma. ‖ **-aracnoide.** Meningioma. ‖ **-perineural.** Fibroma desarrollado del tejido conjuntivo de un nervio.

fibrocalcáreo (de *fibro-* y el lat. *calcarius,* que contiene cal). adj. Fibroso y calcáreo a la vez, como por depósito de material calcificado en tejido fibroso.

fibrocarcinoma. m. Carcinoma que contiene tejido fibroso.

fibrocartílago (de *fibro-* y el lat. *cartilago, -inis,* cartílago). m. A., *Faserknorpel;* F., *fibrocartilage;* In., *fibrocartilage;* It., *fibrocartilagine;* P., *fibrocartilagem.* Cartílago cuya sustancia fundamental contiene cantidad importante de tejido fibroso blanco; muchos reciben el nombre de *cartílagos.* ‖ **-anular** o **circunferencial.** Fibrocartílago que forma un borde alrededor de una cavidad articular. ‖ **-basilar.** El que llena el agujero rasgado de la base del cráneo. ‖ **-conjuntivo.** Fibrocartílago de las sincondrosis. ‖ **-elástico.** Cartílago fibroelástico. ‖ **-esponjoso.** Fibrocartílago conjuntivo. ‖ **-estratiforme.** Fibrocartílago que tapiza los canales óseos por donde se deslizan los tendones. ‖ **-falso.** El que sólo contiene células de tejido fibroso, como los tarsos de los párpados. ‖ **-interarticular.** Meniscos o láminas de fibrocartílago entre superficies articulares opuestas; los principales son los *fibrocartílagos acromioclaviculares, intercoccígeos, intervertebrales, púbico, radiocubital, sacrococcígeo, esternoclavicular* y *temporomandibular.* ‖ **-intervertebral.** Disco intervertebral. ‖ Fibrocartílago anular. ‖ **-navicular.** El que amplía la cavidad glenoidea de la cara posterior del navicular para articularse con la cabeza del astrágalo. ‖ **-semilunar.** Dos laminillas semilunares, externa e interna, en la articulación tibiofemoral. Meniscos. ‖ **-tarsal.** Cada uno de los órganos fibrosos resistentes que en el espesor de los párpados se extienden de una a otra comisura y en cuyo interior hay las glándulas de Meibomio. ‖ **-verdadero.** El compuesto de tejido fibroso y cartilaginoso.

fibrocaseoso (de *fibro-* y el lat. *caseus,* queso). adj. Fibroso y caseoso a la vez.

fibrocélula (de *fibro-* y el lat. *cellula,* celdilla). f. Fibra muscular lisa. ‖ **-laminosa.** Fibrocélula grande de la caduca y las arterias.

fibrocístico o **fibroquístico** (de *fibro-* y el gr. *kýstis,* vejiga). adj. F., *fibrocystique.* Fibroso y quístico a la vez.

fibrocistoma (de *fibrocístico* y el suf. *-oma*). m. F., *fibrocystome.* Fibroma que ha sufrido la degeneración quística.

fibrocito. m. Fibroblasto.

fibrocondritis (de *fibro-,* el gr. *chóndros,* cartílago, y el suf. *-itis*). f. Inflamación de un fibrocartílago.

fibrocondroma. m. Combinación de fibroma y condroma.

fibroelástico. adj. Compuesto de tejido fibroso y elástico.

fibroelastosis (de *fibro-,* el gr. *elastós,* dúctil, y el suf. *-osis*). f. F., *fibro-élastose.* Proliferación excesiva de los elementos fibrosos y elásticos. ‖ **-endocárdica.** Hipertrofia de la pared del ventrículo izquierdo y conversión del endocardio en una capa fibroelástica con reducción de la capacidad ventricular. Las valvas de la válvula aórtica son verrugosas e irregulares en número y tamaño.

fibroencondroma. m. Encondroma que contiene elementos fibrosos.

fibroepitelioma (de *fibro-,* el gr. *epí,* encima, *thelé,* pezón, y el suf. *-oma*). m. F., *tumeur fibro-épithéliale.* Epitelioma basocelular con predominio de estroma dérmica.

fibrofascitis. f. Fibrositis.

fibrógeno. m. Fibrinógeno.

fibroglia (de *fibro-* y *glía*). f. A., *Fibroglia;* F., *fibroglie;* In., *fibroglia;* It., *fibroglia;* P., *fibroglia.* Sustancia fibrilar que se cree producida por células del tejido conjuntivo (fibroblastos), en relación análoga con éstas a la que parece tener la neuroglia con las células ramificadas propias de ella.

fibroglioma (de *fibro-,* el gr. *glía,* sustancia viscosa, y el suf. *-oma*). m. A., *Fibrogliom;* F., *fibrogliome;* In., It. y P., *fibroglioma.* Fibroma asociado con glioma.

fibroide (de *fibra* y el gr. *eîdos,* aspecto). adj. F., *fibroïde.* Semejante a un fibroma o de estructura fibrosa. ‖ m. Fibroma. ‖ **-basal.** Pólipo fibromatoso de la nasofaringe. ‖ **-recurrente de Paget.** Sarcoma fusiforme del tejido subcutáneo.

fibroidectomía (de *fibroide* y el gr. *ektomé,* resección). f. F., *fibromectomie.* Escisión de un fibroide o mioma uterino.

fibroína. f. F., *fibroïne*. Proteína básica de la seda, constituida por los aminoácidos glicina, alanina, tirosina y arginina.

fibrolipoma (de *fibro-*, el gr. *lípos*, grasa, y el suf. *-oma*). m. A., *Fibrolipom;* F., *fibrolipome;* In., It. y P., *fibrolipoma*. Fibroma combinado con lipoma o lipoma que contiene gran cantidad de tejido fibroso.

fibrolisina. f. Combinación soluble de tiosinamina y salicilato de sodio. Se emplea en inyecciones con objeto de destruir el tejido fibroso.

fibroma (de *fibra* y el suf. *-oma*). m. A., *Fibrom;* F., *fibrome;* In., *fibroma;* It., *fibroma;* P., *fibroma*. Tumor benigno compuesto en su totalidad de fibras de tejido conectivo, llamado también *fibroide*. || **-ameloblástico.** Tumor odontogénico caracterizado por la proliferación simultánea de tejido epitelial y mesenquimatoso. || **-cavernoso.** Fibroma con vasos sanguíneos muy dilatados. || **-cimentante.** V. CEMENTOBLASTOMA. || **-cístico.** Fibroma con degeneración cística. || **-concéntrico.** Fibroma uterino que circunda la cavidad del órgano. || **-condromixoma.** Neoplasia benigna con características histológicas derivadas del cartílago, que algunas veces se confunde con el condrosarcoma. || **-digital recurrente de la infancia.** FIBROMATOSIS DIGITAL. || **-intracanalicular.** Fibroma de la mama. || **-mixomatoide.** MIXOFIBROMA. || **-mucinoso.** Fibroma con degeneración mucoide. || **-nasofaríngeo juvenil.** Angiofibroma nasofaríngeo. || **-no osteogénico.** Lesión proliferativa del tejido medular y cortical del hueso, que ocurre más comúnmente cerca de los extremos de las diáfisis de los huesos largos, particularmente en las extremidades inferiores. || **-odontogénico.** Tumor benigno de la mandíbula. || **-osificante.** Tumor benigno de crecimiento lento; tumor central del hueso, especialmente de la mandíbula, compuesto por tejido conectivo dentro del cual se forma tejido óseo. || **-osteogénico.** OSTEOBLASTOMA. || **-peduncular.** Fibroma peduncular de la piel. || **-sarcomatoso.** FIBROSARCOMA. || **-tecocelular.** Tumor de células de la teca. || **-telangiectásico.** ANGIOFIBROMA. || **-xantoma.** FIBROXANTOMA.

fibromatoide (de *fibroma* y el gr. *eîdos*, aspecto). adj. Semejante al fibroma.

fibromatosis. f. A., *Fibromatosis;* F., *fibromatose;* In., *fibromatosis;* It., *fibromatosi;* P., *fibromatose*. Producción de fibromas múltiples en la piel o en el útero especialmente. || **-digital.** Tumores que aparecen en los primeros meses de la vida, en forma de uno o varios fibromas que se localizan en los dedos de las manos y pies. Histológicamente las lesiones no están encapsuladas y contienen tejido fibroso y abundante colágeno. || **-generalizada.** Enfermedad de Recklinghausen. || **-gingival.** Fibroma difuso de las encías y paladar, denso y difuso o nodular. || **-subcutánea seudosarcomatosa.** V. FASCITIS SEUDOSARCOMATOSA. || **-ventricular.** Linitis plástica.

fibromectomía (de *fibroma* y el gr. *ektomé*, corte). f. F., *fibromectomie*. Ablación de un fibroma.

fibromembranoso (de *fibro-* y el lat. *membrana*, piel). adj. Compuesto de una membrana que contiene abundante tejido fibroso.

fibromiectomía (de *fibroma* y el gr. *ektomé*, corte). f. F., *fibromyectomie*. Ablación de un fibromioma.

fibromiitis o **fibromiositis** (de *fibra*, el gr. *mys*, *myós*, músculo, y el suf. *-itis*). f. A., *Fibromyositis;* F., *fibromyosite;* In., *fibromyositis;* It. y P., *fibromiosite*. Inflamación y degeneración fibrosa de un músculo. || **-nodular.** Enfermedad caracterizada por la inflamación y formación de nódulos en los músculos.

fibromioma (de *fibro-* y el gr. *mys*, *myós*, músculo, y el suf. *-oma*). f. A., *Fibromyom;* F., *fibromyome;* In., *fibromyoma;* It., *fibromioma;* P., *fibromioma*. Tumor constituido por una combinación de mioma y fibroma.

fibromiotomía. f. FIBROMIECTOMÍA.

fibromixoma (de *fibro-*, el gr. *myxa*, moco, y el suf. *-oma*). m. A., *Fibromyxom;* F., *fibromyxome;* In., *fibromyxoma;* It. y P., *fibromixoma*. Combinación de fibroma y mixoma.

fibromixosarcoma (de *fibromixoma* y *sarcoma*). m. A., *Fibromyxosarkom;* F., *fibromyxosarcome;* In., *fibromyxosarcoma;* It., *fibromixosarcoma;* P., *fibromixossarcoma*. Sarcoma que contiene tejido fibroso y mixoide.

fibromuscular (de *fibro-* y el lat. *muscularis*, muscular). adj. Que está compuesto de tejido fibroso y muscular.

fibroneuroma (de *fibro-*, el gr. *neûron*, nervio, y el suf. *-oma*). m. A., *Fibroneurom;* F., *neurofibrome;* In., *fibroneuroma;* It., *fibroneuroma;* P., *fibroneuroma*. Tumor compuesto de tejido fibroso y fibras nerviosas; neurofibroma.

fibronuclear (de *fibro-* y el lat. *nucleus*, pulpa de fruta con cáscara). adj. Formado de fibras nucleadas.

fibroosteoma. m. OSTEOFIBROMA.

fibropapiloma (de *fibro-*, el lat. *papilla*, pezón, y el suf. *-oma*). m. F., *fibropapillome*. Papiloma que contiene gran cantidad de tejido fibroso.

fibropericarditis. f. Pericarditis fibrinosa.

fibroplasia (de *fibra* y el gr. *plássein*, formar). f. A., *Bindegewebsbildung;* F., *fibroplasie;* In., *fibroplasia;* It., *fibroplasia;* P., *fibroplasia*. Producción de tejido fibroso, como en la cicatrización de una herida. || **-retrolental.** Formación de tejido fibroso detrás del cristalino, causa de ceguera total o parcial; es atribuida generalmente a las altas concentraciones de oxígeno en el ambiente de las incubadoras en las que se colocan los fetos prematuros.

fibroplastina. f. PARAGLOBULINA.

fibropólipo. m. Pólipo fibroide.

fibropsamoma (de *fibro-*, el gr. *psámmos*, arena, y el suf. *-oma*). m. Psamoma con fibrosis abundante o fibroma de cuerpos de psamoma.

fibropurulento. adj. FIBRINOPURULENTO.

fibrorreticulado (de *fibro-* y el lat. *reticula*, redecilla). adj. Compuesto de una red de fibras.

fibrosarcoma (de *fibro-*, el gr. *sárx*, *sarkós*, carne, y el suf. *-oma*). m. A., *Fibrosarkom;* F., *fibrosarcome;* In., *fibrosarcoma;* It., *fibrosarcoma;* P., *fibrossarcoma*. Tumor maligno constituido por células fusiformes sin otra diferenciación celular, con colágeno y fibras de reticulina abundantes. Se organizan a veces en haces de células paralelas entre sí y ordenadas a lo largo de haces de colágeno. El tumor produce metástasis, predominantemente por vía hematógena y raras veces por propagación linfática.

fibroscopio (de *fibra* y el gr. *skopeîn*, observar). m. Aparato utilizado para realizar endoscopia y que transmite la imagen a través de fibra de vidrio. V. ENDOSCOPIO.

fibroseroso (de *fibro-* y el lat. *serum*, suero). adj. F., *fibro-séreux*. Compuesto de elementos fibrosos, pero que presenta una superficie serosa; dícese de ciertas membranas.

fibrosis [fibrótico] (de *fibra* y el suf. *-osis*). f. A., *Fibrose;* F., *fibrose;* In., *fibrosis;* It., *fibrosi*. P., *fibrose;* Formación de tejido fibroso. || Degeneración fibroide. || **-arteriocapilar.** Oclusión de las pequeñas arterias y capilares por fibrosis inflamatoria interna, causa de hipertensión según algunos. || **-de sustitución.** Desarrollo de tejido fibroso en sustitución de tejido atrofiado. || **-neoplásica o proliferativa.** Fibrosis que continúa desarrollándose después que ha cesado de actuar la acción irritante. || **-nodular subepidérmica.** Formación de nódulos fibrosos múltiples en la piel por inflamación exudativa. || **-quística.** MUCOVISCIDOSIS. || **-quística de la mama.** Hiperplasia del tejido conjuntivo de la mama, seguida de esclerosis y dilatación quística de los conductos galactóforos. || **-quística del páncreas.** Proceso hereditario caracterizado por afección pulmonar crónica, insuficiencia pancreática y disfunción de las glándulas exocrinas. MUCOVISCIDOSIS. || **-retroperitoneal.** Proceso fibroso del retroperitoneo, que llega a obstruir uréteres y venas. || **-uterina.** Producciones fibroides difusas, causa del aumento de volumen del órgano.

fibrositis (de *fibroso* y el suf. *-itis*). f. F., *fibrosite*. Inflamación no supurativa del tejido fibroso en cualquier parte del cuerpo, sea cual fuere la causa. Miositis, miofascitis, mialgia, reumatismo muscular, panniculitis, fibrofascitis, neuromiositis, lumbago, periartritis, perineuritis, tendinitis.

fibrosolenoma (de *fibro-*, el gr. *solén, solênos*, canal, tubo, y el suf. *-oma*). m. Solenoma en el que domina el tejido fibroso.

fibrotórax (de *fibro-* y el gr. *thórax, -akos*, tórax). m. A., *Fibrothorax*; F., *fibrothorax*; In., *fibrothorax*; It., *fibrotorace*; P., *fibrotórax*. Proceso natural de curación de algunas afecciones pulmonares consistente en la formación de adherencias fibrosas que inmovilizan el pulmón con sínfisis pleural, retracción de la pared torácica, etc.

fibrotuberculoma (de *fibro-*, el lat. *tuberculum*, tumor pequeño, y el suf. *-oma*). m. *Tumor fibroso que contiene tubérculos.*

fibrotuberculosis. f. Tuberculosis fibroide.

fibrovascular (de *fibro-* y el lat. *vasculum*, vasito). adj. Compuesto de fibras y vasos.

fibroxantoma (de *fibro-*, el gr. *xanthós*, amarillo, y el suf. *-oma*). m. Combinación de fibroma y xantoma; histiocitoma lipoidal.

fíbula (voz latina: hebilla, broche). f. PERONÉ.

fibulación. f. INFIBULACIÓN.

ficarina. f. Sustancia análoga a la saponina, que se extrae del ranúnculo. Se ha preconizado como tópico en las hemorroides.

Ficario. Género de plantas de la familia de las ranunculáceas. V. RANUNCULUS.

ficha (del F. *fiche*). f. Cédula de cartulina o papel fuerte donde en los hospitales e instituciones semejantes se anotan los datos generales, historial, etc., del paciente, y que se guarda clasificada. ‖ **-antropométrica** o **de identidad.** Expediente de identidad de los acusados, en el que se consignan cierto número de datos que sirven para reconocerlos, como medidas antropométricas, retratos de perfil y de frente, impresiones digitales y señas particulares.

ficiforme (del lat. *ficus*, higo, y de *forma*). adj. En forma de higo.

ficina (del lat. *ficus*, higo). f. Enzima proteolítica presente en la savia de higuera; con propiedades antihelmínticas.

Ficker (Diagnóstico de) (Philip Martin Ficker, bacteriólogo alemán, 1868-1950). V. DIAGNÓSTICO DE FICKER.

ficocromo (del gr. *phŷkos*, alga, y *chrôma*, color). m. Pigmento verde azulado de varias algas del tipo más simple.

ficoide (del lat. *ficus*, higo, y el gr. *eîdos*, aspecto). adj. En forma de higo; ficiforme. ‖ (del gr. *phŷkos*, alga y *eîdos*, aspecto). adj. Semejante a las algas.

ficomicetos (del gr. *phŷkos*, alga, y *mýkes*, hongo). m. pl. Orden de hongos en los cuales la reproducción se efectúa por la unión de dos gametos iguales.

ficosis (del lat. *ficus*, higo, y de *-osis*). f. SICOSIS.

Ficus. Género de árboles al que pertenece la higuera, *F. carica*.

ficus. m. Higo en latín. ‖ Antiguo nombre del tumor hemorroidal.

fidiasis. f. OFIDISMO.

fidicinales o **fidicinios** (del lat. *fidicen, -inis*, citarista). m. pl. Músculos lumbricales de la mano.

fiebre [febril] (del lat. *febris*). f. A., *Fieber*; F., *fièvre*; In., *fever*; It., *febbre*; P., *febre*. Síndrome complejo integrado por hipertermia, taquicardia, taquipnea, estado saburral, quebrantamiento e intranquilidad o estupor. ‖ **-adenomeníngea.** Nombre dado por Pinel a una forma especial *(pituitosa)* de la dotienteritis. ‖ **-adenonerviosa.** PESTE BUBÓNICA. ‖ **-adinámica.** Nombre dado por Pinel a las fiebres en que la debilidad muscular es extrema. ‖ **-adinamoatáxica.** Fiebre adinámica y atáxica a la vez. ‖ **-aftosa.** ESTOMATITIS AFTOSA. ‖ Enfermedad febril aguda de los rumiantes y cerdos, transmisible al hombre, caracterizada por la erupción de vesículas en la membrana mucosa de las mejillas y en la piel de los dedos. Denomínase también *aftas epizoóticas y glosope-* da. ‖ **-agripnoda** o **agripnótica.** Fiebre que priva del sueño. ‖ **-álgida.** Fiebre caracterizada por la duración o intensidad del escalofrío. ‖ **-alimentaria.** Fiebre súbita con trastornos digestivos que dura algunos días, atribuida a la autointoxicación intestinal. ‖ **-amarilla.** Enfermedad infecciosa epidémica, endémica en la América tropical y Senegal, caracterizada por la degeneración adiposa del hígado y congestión de las mucosas del estómago e intestinos. Es debida a un virus filtrable transmitido por la picadura del mosquito *Stegomyia fasciata* o *Aedes aegypti*. Después de una incubación de 2 a 15 días la enfermedad comienza por escalofrío, frío, cefalalgia frontal y, sobre todo, dolor en la región lumbar y vómitos. La fiebre se eleva rápidamente, hay estreñimiento, los vómitos se suceden con frecuencia y hacia el cuarto día las materias vomitadas son de color rojo o negro, debido a la presencia de sangre. Sin.: Tifus icteroides, vómito negro, fiebre tropical. ‖ **-amarilla del Mediterráneo.** ENFERMEDAD DE WEIL. ‖ **-anabática.** Fiebre que decrece gradualmente a medida que se acerca a su terminación. ‖ **-anféméra.** Fiebre cotidiana remitente. ‖ **-ardiente.** *Causus* de los antiguos, estado de irritación intestinal y cerebral, con fiebre y sensación de ardor. ‖ **-artificial.** Fiebre producida con fines terapéuticos; piretoterapia. ‖ **-artrítica.** Fiebre que algunas veces acompaña los accesos de gota. ‖ **-aséptica.** Fiebre independiente de toda causa infecciosa. ‖ **-asténica.** Fiebre caracterizada por debilidad del pulso, depresión nerviosa y piel pegajosa. ‖ **-áurica.** Estado febril debido al empleo de remedios que contienen oro. ‖ **-autumnal.** Fiebre intermitente que aparece en otoño. ‖ **-azul.** Fiebre de las Montañas Rocosas. ‖ **-barbiero.** Tripanosomiasis americana. ‖ **-bicotidiana.** Fiebre palúdica con dos accesos diarios. ‖ **-biduoterciana.** Fiebre terciana en la que los paroxismos se prolongan tanto que la fiebre es casi continua. ‖ **-biliosa.** Nombre dado al empacho gástrico febril; a un estado febril con complicaciones aparentes del hígado y vómitos biliosos; a una forma de fiebre remitente endémica en los países cálidos. ‖ **-biliosa de los caballos.** Enfermedad propia de estos animales, debida a la infección con el *Piroplasma equi*, caracterizada por la pigmentación biliar de las membranas mucosas. ‖ **-biliosa de los perros.** Forma de ictericia maligna con fiebre en los perros, producida por el *Piroplasma canis*. ‖ **-biliosa hematúrica.** FIEBRE HEMOGLOBINÚRICA. ‖ **-biliosa perniciosa.** FIEBRE AMARILLA. ‖ **-biliosa perniciosa.** FIEBRE PERNICIOSA ICTÉRICA DE MADAGASCAR. ‖ **-biliosa remitente.** FIEBRE HEMOGLOBINÚRICA. ‖ **-biliosséptica.** Fiebre biliosa intermitente, debida a la infección de las vías biliares. ‖ **-blanca.** CLOROSIS. ‖ **-boo-boo** o **buhu.** FIEBRE DE HAWAI. ‖ **-botonosa.** Enfermedad de Olmer o fiebre exantemática del Mediterráneo. ‖ **-cacoquímica.** FIEBRE HÉCTICA. ‖ **-caquéctica.** KALAAZAR. ‖ **-carbuncular.** Variedad de ántrax maligno en los animales, caracterizada por la formación de tumefacciones circunscritas en la piel, que más tarde se gangrenan. ‖ **-cardítica.** Variedad de fiebre intermitente perniciosa, con palpitaciones violentas y dolor intenso cardíaco que provoca el síncope. ‖ **-catamenial.** Febrícula unos días antes de la regla, que desaparece con ésta. ‖ **-catarral.** FIEBRE MUCOSA, CATARRO PULMONAR. ‖ **-catarral epidémica.** GRIPE. ‖ **-catarral maligna de los bóvidos.** Viriasis de los bóvidos caracterizada por coriza gangrenosa y síntomas nerviosos. ‖ **-catémera.** FIEBRE ANFÉMERA. ‖ **-cerebral.** Meningitis o cerebromeningitis. ‖ Fiebre tifoidea con síntomas manifiestos de complicaciones cerebrales. ‖ **-cerebrospinal.** MENINGITIS CEREBROSPINAL. ‖ **-colérica.** Fiebre perniciosa o disentería coliforme. ‖ **-colicuativa.** FIEBRE HÉCTICA. ‖ **-comatosa.** Fiebre perniciosa cuyo acceso se caracteriza por el coma profundo. ‖ Fiebre descrita por Sydenham y Willis. Seguramente idéntica a la encefalitis letárgica. ‖ **-congestiva.** Fiebre remitente de invierno en los países cálidos. ‖ **-consecutiva.** FIEBRE HÉCTICA. ‖ **-contagiosa de los barcos.** TIFUS EXANTEMÁTICO.

‖ **-continua.** Fiebre que sólo tiene variaciones ligeras sin bajar nunca a la temperatura normal; a veces designa la fiebre tifoidea. ‖ **-cotidiana.** Fiebre intermitente cuyos accesos son diarios. Puede ser *doble* o *triple,* según el número de los accesos. ‖ **-criptogénica.** Fiebre de causa desconocida. ‖ **-crítica.** Hipertermia en una enfermedad, considerada como uno de los signos por los que se anuncia la *crisis* de aquélla. ‖ **-crónica.** FIEBRE INTERMITENTE. ‖ **-cuadrilátera.** FIEBRE Q. ‖ **-cuartana.** Fiebre palúdica producida por el *Plasmodium malariae,* cuyos accesos están separados por intervalos de dos días de apirexia. ‖ **-cuartana doble.** Cuartana en la que sólo hay un día de intervalo apirético en una serie de cuatro días. ‖ **-dandy.** DENGUE. ‖ **-de absorción.** Fiebre que se observa a menudo durante las primeras horas después del parto o a determinadas intervenciones y traumatismos. ‖ **-de accesos.** Fiebre que entra en el tipo de las intermitentes. ‖ **-de aclimatación.** Enfermedad producida por el cambio de clima. ‖ Enfermedad de los caballos y ganado debida a cambios en el medio ambiente, como la variación de pastos. ‖ **-de Aden.** Dengue. ‖ **-de Archibald.** Fiebre que se observa en el Sudán debida a un microorganismo del grupo *Bacillus cloacae.* ‖ **-de Assam.** KALA-AZAR. ‖ **-de Borras.** Enfermedad endémica en ciertas partes de América, que según algunos sería una forma atenuada de fiebre amarilla. ‖ **-de Bullis.** Rickettsiosis transmitida por garrapatas de la sp. *Amblyomma americanum,* observada en soldados en Texas, y que se manifiesta por hipertermia, cefaleas, linfadenitis y neutropenia. ‖ **-de Cantón.** Tifus de tipo palúdico de esta parte de China. ‖ **-de Carter.** Fiebre recurrente asiática. ‖ **-de Cavite.** Fiebre endémica semejante al dengue, propia de Cavite y sus alrededores, caracterizada por su aparición súbita, hipertermia, dolor muscular y sensibilidad de los globos oculares. ‖ **-de Chagres.** Paludismo maligno, endémico en las riberas del río Chagres, de América del Sur. ‖ **-de Charcot.** Fiebre séptica resultado del enclavamiento de cálculos biliares con ictericia consecutiva. ‖ **-de Chipre.** FIEBRE DE MALTA. ‖ **-de Chitral.** FIEBRE PAPATACI. ‖ **-de cinco días.** FIEBRE DE VOLINIA. ‖ **-de Cobb.** Enfermedad observada en la India, con fiebre que se eleva rápidamente, trastornos gastrointestinales y pigmentación en las mejillas y la nariz. ‖ **-de conejos.** TULAREMIA. ‖ **-de deshidratación.** FIEBRE DE INANICIÓN. ‖ **-de fatiga.** Ataque febril debido a un exceso de ejercicio y a la absorción de productos catabólicos. ‖ **-de Forrest.** Fiebre que se observa en Rangún y dura por lo general de 3 a 15 días; es de curva parabólica que raramente excede de 40°. ‖ **-de fractura.** Fiebre consecutiva a la fractura de un hueso. ‖ **-de Gambia.** TRIPANOSOMIASIS. ‖ **-de garrapatas.** Estado morboso transmitido por esta clase de insectos, cualquiera que sea el agente causal: rickettsia, piroplasma o espiroqueta. ‖ **-de Garrick.** Fiebre contagiosa que se cebó en Dublín en el año 1742. ‖ **-de Gibraltar.** FIEBRE DE MALTA. ‖ **-de Hankow.** ENFERMEDAD DE KATAYAMA. ‖ **-de Haverhill.** Enfermedad que apareció en forma epidémica en Haverhill (Mass.) en 1926, caracterizada por fiebre, trastornos digestivos, erupción roja y manifestaciones articulares. Es una variedad de fiebre *morsus muris.* ‖ **-de Hawai.** Enfermedad endémica en las islas de Hawai, caracterizada por fiebre remitente, esplenomegalia, ictericia y cefalalgia. ‖ **-de Hungría.** Especie de tifus que invadió Hungría en 1556. ‖ **-de Ikwa.** FIEBRE DE LAS TRINCHERAS. ‖ **-de inanición.** Fiebre transitoria en los recién n. s; se cree debida a la deshidratación. ‖ **-de inundación.** FIEBRE FLUVIAL JAPONESA. ‖ **-de irritación.** Estado morboso febril debido a la presencia de sustancias irritantes en el cuerpo. ‖ **-de Kinkiang.** ENFERMEDAD DE KATAYAMA. ‖ **-de la Camarga.** Leptospirosis de los trabajadores de arrozales producida por el *L. ballum.* ‖ **-de las Montañas Rocosas.** Enfermedad infecciosa de esta región, caracterizada por la hipertermia, erupción de manchas rojas que pueden confluir y síntomas mentales. Es causada por la *Rickettsia rickettsii,* transmitida por la picadura de varias garrapatas del gén. *Dermacentor.* ‖ **-de las prisiones.** TIFUS EXANTEMÁTICO. ‖ **-de las trincheras.** Fiebre de recidivas que se observó principalmente entre las tropas inglesas y francesas en Salónica y en Volinia, durante la Primera Guerra Mundial, probablemente una forma de tifus y transmitida igualmente por piojos. Fiebre quintana, de los cinco días, de Mosa, tibiálgica de Scheer; enfermedad de Werner-His. ‖ **-de Lassa.** Fiebre hemorrágica aguda epidémica producida por un arenavirus, que presenta petequias y equimosis, afectación pleuropulmonar, renal y del sensorio, y elevado índice de mortalidad, que se observa en la ciudad de Lassa (Nigeria). ‖ **-de Levante.** Fiebre endémica en Levante, que algunos creen de origen palúdico. ‖ **-de los campamentos** o **castrense.** TIFUS EXANTEMÁTICO. ‖ **-de los ejércitos.** TIFUS EXANTEMÁTICO. ‖ **-de los fundidores.** V. FIEBRE DE LOS HUMOS METÁLICOS. ‖ **-de los hospitales.** TIFUS EXANTEMÁTICO. ‖ Infección purulenta. ‖ **-de los humos metálicos.** Cuadro que se manifiesta varias horas después de la exposición a humos de determinados metales (cinc, plomo, mercurio, cadmio, cobre, magnesio o latón) y que se caracteriza por tos seca, opresión torácica, fiebre y sudoración. V. VIROSIS HEMORRÁGICA DEL NOROESTE BONAERENSE. ‖ **-de los siete días.** FIEBRE JAPONESA DE LOS SIETE DÍAS. ‖ **-de los tres días.** FIEBRE PAPATACI. ‖ **-de Macaca.** Fiebre peculiar de naturaleza política endémica de Macaca (Brasil). ‖ **-de Malta.** Enfermedad infecciosa que predomina en los países de la región mediterránea, pero no por ello desconocida en América. Es producida por *Brucella melitensis* y se caracteriza por su curso irregular, ondulante; ofrece numerosos y variadísimos síntomas, entre los que descuellan el malestar general, cefalea, dolores en los miembros, tumefacción de las articulaciones, congestión del bazo, sudoración, debilidad creciente y anemia. *Sin.:* Septicemia de Bruce; melitococosis; fiebre continua, del Mediterráneo, de Chipre, de Nápoles, de Gibraltar, ondulante, melitense. ‖ **-de Manchuria.** Enfermedad análoga a la fiebre tifoidea, endémica en Manchuria. ‖ **-de Marsella.** FIEBRE BOTONOSA. ‖ **-de Mossman.** Enfermedad endémica entre los que recolectan la caña de azúcar en Mossman (Queensland, Australia), caracterizada por la tumefacción de los ganglios de la axila y de la ingle. ‖ **-de Naegele.** Fiebre asociada con urticaria, que este autor ha descrito como propia de Sudáfrica. ‖ **-de Natal.** Fiebre botonosa transmitida por picadura de un insecto. ‖ **-de Oroya.** Fiebre de Carrión, que se observa en Perú. Caracterizada por fiebre elevada irregular, anemia perniciosa que se desarrolla rápidamente y gran sensibilidad de los tejidos hemopoyéticos. A veces se asocia con el estado denominado *verruga peruana,* que es una fase de la misma enfermedad. Es producida por el parásito de la sangre *Bartonella bacilliformis* y transmitida por la picadura de una sp. del gén. *Phlebotomus.* ‖ **-de Pahvant-Valley.** Tularemia. ‖ **-de Panamá.** FIEBRE DE CHAGRES. ‖ **-de Pel-Ebstein.** Tipo de fiebre remitente que se observa en la enfermedad de Hodgkin, caracterizada por períodos de fiebre elevada de 7 a 10 días, seguidos de temperatura normal durante dos o tres semanas. ‖ **-de Pfeiffer.** Forma leve de fiebre ganglionar. ‖ **-de Pick.** Fiebre papataci, dengue mediterráneo o fiebre de los tres días, producida por un virus y vehiculizada por el mosquito *Phlebotomus papatasii.* ‖ **-de Pretoria.** Fiebre con síntomas semejantes a la fiebre tifoidea abortiva, observada en Sudáfrica. ‖ **-de proteínas.** Alta temperatura producida por la inyección de proteínas en el cuerpo. ‖ **-de Queensland.** FIEBRE Q. ‖ **-de Rangún.** FIEBRE DE FORREST. ‖ **-de Rhodesia.** Forma de piroplasmosis del ganado en África producida por la *Piroplasma parva,* caracterizada por hipertermia y tumefacción de los ganglios linfáticos. ‖ **-de Rift.** Hepatitis epizoótica de esta región de Kenia, producida por un virus y transmisible al hombre. ‖ **-de Robles.** Fiebre irregular de síntomas generalmente moderados, que dura de dos semanas a tres meses y se observa en Belice. ‖ **-de Rose.** Reacción alérgica producida por el aplastamiento de las larvas en la miiasis subcutánea. ‖ **-de Salónica.** FIEBRE DE LAS TRINCHERAS. ‖ **-de San Joaquín Valley.** Coccidioidomicosis. ‖ **-de Schee.** FIEBRE DE LAS TRINCHERAS. ‖ **-de sed.** Aumento brusco y transitorio de la temperatura que sobreviene a los recién n. s, particularmente en verano. Es debido a la reducción de líquidos y en consecuencia a una pérdida de calor por radiación. ‖ **-de Siam.** FIEBRE AMARILLA. ‖ **-de São Paulo.** Enfermedad brasileña semejante a la fiebre de las Montañas Rocosas, transmitida por la *Amblyomma cajennense*. ‖ **-de Texas.** V. FIEBRE DE BULLIS. ‖ Enfermedad infecciosa del ganado bovino producida por microorganismos de la sp. *Babesia bigemina* y transmitida por la picadura de la garrapata *Boophilus bovis*. ‖ **-de Ucrania.** Enfermedad muy parecida a la de Volinia, de comienzo brusco y fiebre alta, con remisiones matinales, cefaleas, esplenomegalia y exantema. ‖ **-de un día.** FIEBRE EFÍMERA. ‖ **-de Volinia.** FIEBRE DE LAS TRINCHERAS. ‖ **-decimana.** Fiebre remitente que aparece cada 10 días. ‖ **-del Danubio.** Tipo de fiebre remitente, endémica en las orillas del Danubio. ‖ **-del desierto.** Coccidioidomicosis. ‖ **-del heno.** Estado alérgico que se presenta anualmente al aproximarse la primavera o el verano, y que se caracteriza por conjuntivitis y catarro nasal acompañado de síntomas asmáticos, producidos por la inhalación del polen de ciertas plantas. *Sin.:* Asma del heno, catarro primaveral, polinosis, enfermedad de Bostock. ‖ **-del Mediterráneo.** FIEBRE DE MALTA. ‖ **-del Mosa.** FIEBRE DE LAS TRINCHERAS. ‖ **-del mosquito.** Enfermedad propia de Herzegovina, que afecta a las personas no aclimatadas al país en el comienzo de la estación en que aparecen los mosquitos. ‖ **-del Valle del Rift.** Viriasis del ganado bovino del Valle del Rift que puede transmitirse al hombre. ‖ **-diaforética.** Fiebre acompañada de sudor continuo; fiebre sudoral. ‖ **-diatésica.** Manifestación de una diátesis. ‖ **-digestiva.** Ligera elevación de la temperatura normal durante el proceso de la digestión. ‖ **-disentérica.** Fiebre perniciosa con accidentes intestinales disentéricos. ‖ **-disociada de Jaccoud.** Fiebre del segundo período de la meningitis tuberculosa, en el que la temperatura es alta y el pulso lento e irregular. ‖ **-dumdum.** KALA-AZAR. ‖ **-efémera.** Fiebre ligera que sólo dura un día o dos. ‖ **-elefantoidea.** Fiebre de la filariasis. ‖ **-eloda** o **heloda.** Fiebre adinámica con sudores abundantes. ‖ **-entérica.** FIEBRE TIFOIDEA. ‖ **-enteromesentérica.** FIEBRE TIFOIDEA. ‖ **-epial.** Dícese de una fiebre continua maligna con persistentes escalofríos. ‖ **-errática.** Fiebre que aparece a intervalos irregulares. ‖ **-eruptiva.** Enfermedad infecciosa y contagiosa febril, caracterizada por una erupción cutánea específica (escarlatina, viruela, sarampión, etc.). ‖ **-eruptiva pluriorificial.** Proceso agudo, infeccioso, febril, probablemente vírico, caracterizado por la predilecta localización de las lesiones cutáneas maculopapulosas en la piel de la entrada de los orificios naturales. ‖ **-esencial.** Fiebre de causa desconocida. ‖ **-española.** Denominación muy extendida de la gripe de 1918-1919, por creer que apareció primero en España. ‖ **-esplénica.** Fiebre acompañada de congestión del bazo, como los diversos tipos de fiebre intermitente. ‖ ÁNTRAX. ‖ ÁNTRAX MALIGNO. ‖ **-estercoral.** Fiebre determinada por la retención de materias fecales. ‖ **-estival de tres días.** FIEBRE PAPATACI. ‖ **-estivoautumnal.** Forma grave de paludismo. ‖ **-exantemática.** FIEBRE ERUPTIVA. ‖ **-exantemática de los tres días.** Exantema súbito o sexta enfermedad. ‖ **-exantemática del Mediterráneo.** Enfermedad de Olmer, caracterizada por fiebre, dolores articulares, trastornos digestivos y erupción de máculas; es debida a la *Rickettsia conori* y transmitida por una garrapata del perro, *Rhipicephalus sanguineus*. ‖ **-fermentativa.** Fiebre debida a la absorción de productos de fermentación séptica. ‖ **-flava.** FIEBRE AMARILLA. ‖ **-flebotoma.** FIEBRE PAPATACI. ‖ **-fluvial**

japonesa. Enfermedad endémica aguda de curso definido y gran mortalidad, caracterizada por la presencia en la piel de una escara inicial que sobreviene por la picadura de una especie de *Trombidium*. Ésta va seguida de úlcera, linfangitis, fiebre, erupción exantemática, bronquitis y conjuntivitis. ‖ **-fricoda.** Decíase de la fiebre intermitente o remitente, en la que el enfermo experimenta un frío intenso. ‖ **-funcional.** Fiebre resultado del funcionamiento exagerado de un tejido o aparato, cuya actividad normal produce calor, como la fiebre muscular, la del parto. ‖ **-ganglionar.** Estado morboso caracterizado por la elevación de temperatura y la infiltración de los ganglios del cuello, con leucocitosis moderada y a veces graves lesiones de las fauces; se conocen tres tipos: *ganglionar* o *tipo de Pfeiffer*, *anginoso* y *febril*. Mononucleosis infecciosa, adenitis aguda infecciosa epidémica, angina monocítica, enfermedad de Pfeiffer. ‖ **-ganglionar exantemática.** FIEBRE FLUVIAL JAPONESA. ‖ FIEBRE AMARILLA. ‖ **-gástrica.** Catarro gástrico febril. ‖ FIEBRE AMARILLA. ‖ **-glandular.** FIEBRE GANGLIONAR. ‖ **-gotosa.** FIEBRE ARTRÍTICA. ‖ **-hebdomadaria.** Fiebre intermitente semanal. ‖ **-héctica.** Fiebre diaria remitente, acompañada de escalofríos, sudor profuso, frecuencia y debilidad del pulso, enflaquecimiento y diarrea, asociada con la tuberculosis o supuración interna. ‖ **-hematúrica.** Fiebre palúdica asociada con hematuria. ‖ **-hemitrítea.** Combinación de fiebre cotidiana y fiebre terciaria en que los accesos son diarios, pero alternativamente débiles e intensos. ‖ **-hemoglobinúrica.** Enfermedad infecciosa grave de los trópicos, de carácter palúdico, acompañada de ictericia, hematuria y fiebre remitente. Ataca casi exclusivamente a los blancos. *Sin.*: Fiebre blackwater, fiebre biliosa hematúrica, fiebre biliosa remitente. ‖ **-hemorrágica aguda epidémica.** Término que agrupa enfermedades víricas que se designan con el nombre del lugar donde fueron observadas (de Crimea, Argentina, Bolivia, Lassa, Corea, etc.) y que se caracterizan por hipertermia, petequias, hemorragias capilares, insuficiencia renal y shock. ‖ **-hemorrágica de Junín.** V. VIROSIS HEMORRÁGICA DEL NOROESTE BONAERENSE. ‖ **-hepática.** Angiocolitis catarral. ‖ **-herpética.** Estado morboso con fiebre, faringitis y erupción herpética en la cara. ‖ **-hiperpirética.** La continua por encima de 40º. ‖ **-histérica.** Elevación irregular de la temperatura sin síntomas generales, observada algunas veces en el histerismo. ‖ **-homotona.** Fiebre continua de la misma intensidad, sin paroxismos ni remisiones. ‖ **-ictérica** o **icterohemorrágica.** Variedades de la fiebre perniciosa. ‖ ENFERMEDAD DE WEIL. ‖ **-intercurrente.** La que sobreviene durante el curso de otra enfermedad no febril. ‖ **-intermenstrual.** Fiebre que algunas veces se observa en las anexitis crónicas entre los períodos menstruales. ‖ **-intermitente.** Fiebre que aparece por accesos, con intervalos apiréticos más o menos alejados. ‖ PALUDISMO. ‖ **-intestinal.** FIEBRE BILIOSA. ‖ **-japonesa de los siete días.** Espiroquetosis del Japón, semejante a la enfermedad de Weil, producida por la *Spirochaeta hebdomadis* y transmitida por el ratón campestre, *Microtus montebelli*. ‖ **-kedani.** FIEBRE FLUVIAL JAPONESA. ‖ **-láctica** o **de la leche.** Fiebre funcional secretora de las mamas o cualquier estado morboso febril que coincide con el establecimiento de la secreción láctea y se atribuye erróneamente a ésta. ‖ Enfermedad grave de las vacas después del parto, caracterizada por parálisis; parálisis del parto. ‖ **-larvada.** Fiebre intermitente que se manifiesta por síntomas periódicos, pero extraños a la forma habitual de la fiebre. ‖ **-lenta.** FIEBRE HÉCTICA. ‖ **-leprótica.** Trastornos febriles irregulares que se observan en los primeros períodos de la lepra. ‖ **-lingoda.** Fiebre con hipo. ‖ **-local.** Fiebre intermitente anómala de forma larvada. ‖ **-maculosa.** TIFUS EXANTEMÁTICO. ‖ **-malárica.** PALUDISMO. ‖ **-maligna.** FIEBRE ATÁXICA. ‖ Fiebre en la cual la sangre experimenta cambios degenerativos rápidos. ‖ **-maligna de los barcos.** TIFUS EXANTEMÁTICO. ‖ **-meningogástrica.** Nombre

fiebre

de Pinel para la fiebre biliosa. ||**-menstrual o premenstrual.** Exacerbación febril que precede o acompaña a la menstruación en algunos procesos ginecológicos. ||**-miliar.** Afección exantemática caracterizada por la erupción de papulitas rojas semejantes al mijo *(milium)*, que aparece en el curso de diversas enfermedades y en las puérperas. ||**-miliárica.** FIEBRE DE MALTA. ||**-morsus muris.** Sodoku, infección consecutiva a la mordedura de ratas, caracterizada por ataques febriles con una erupción de manchas rojoazuladas y dolores musculares intensos; el agente casual es el *Borrelia muris* o *Spirillum minus*. Otro tipo de esta fiebre es el eritema artrítico epidémico causado por el *Streptobacillus moniliformis*.||**-mucosa.** Forma ligera de catarro intestinal. ||**-muma.** Miositis purulenta tropical. ||**-nakva o nasha.** Fiebre remitente de la India, caracterizada por congestión cerebral y la turgencia patognomónica de los vasos de la membrana mucosa nasal. ||**-nanukayami.** FIEBRE JAPONESA DE LOS SIETE DÍAS. ||**-napolitana.** FIEBRE DE MALTA. ||**-nerviosa.** Fiebre dependiente de un trastorno funcional primitivo del sistema nervioso. ||**-nodular.** ERITEMA NUDOSO. ||**-nonana.** Fiebre intermitente que aparece cada nueve días. ||**-nosocomial.** TIFUS EXANTEMÁTICO. ||**-nutritiva.** Fiebre resultado de la vida exagerada de los tejidos, como la fiebre por irritación mecánica de éstos. ||**-ondulante.** La que presenta ondas febriles seguidas de intervalos de febrícula o apirexia; se observa en la brucelosis.|| FIEBRE DE MALTA. ||**-origosa.** URTICARIA.||**-oscilante.** FIEBRE ONDULANTE. ||**-palúdica o de los pantanos.** PALUDISMO. ||**-papataci.** Enfermedad febril de breve duración, tres días, producida por un virus filtrable y transmitida por la picadura del insecto *Phlebotomus papatasii*. ||**-paracmástica.** Fiebre que comienza con gran intensidad, pero decrece gradualmente a continuación. ||**-paramelitensis.** Enfermedad semejante clínicamente a la fiebre de Malta, pero producida por un germen diferente||**-paratifoidea.** Fiebre continua con síntomas muy semejantes o idénticos a los de fiebre tifoidea, pero en la que es negativa la reacción de Widal. Se produce por los bacilos del grupo colotifoide, del que existen tres tipos, A, B y C, agrupados hoy en el gén. *Salmonella: S. paratyphi, S. schottmülleri* y *S. hirschfeldi*. ||**-perniciosa.** Paludismo con síntomas graves, de curso rápido, que algunas veces termina por la muerte en los primeros accesos.||**-perniciosa ictérica de Madagascar.** Forma peculiar de paludismo endémica en Madagascar, cuya causa predisponente más manifiesta es la aclimatación.||**-pestilencial.** PESTE. || TIFUS EXENTEMÁTICO. ||**-piogénica.** Infección purulenta. FIEBRE TIFOIDEA. ||**-pitogénica.** FIEBRE TIFOIDEA. ||**-pituitosa.** FIEBRE MUCOSA. ||**-por arañazo de gato.** Linforreticulosis benigna de inoculación. ||**-posprandial.** La que aparece 2-3 horas después de las comidas. ||**-prodrómica.** La que en el ciclo térmico de una enfermedad infecciosa precede a los síntomas. ||**-puerperal.** Estado morboso consecutivo al parto o aborto, debido a la penetración en el organismo, por la herida uterina, de diversos gérmenes, estreptococos especialmente, y que presenta diversas formas más o menos graves, desde la simple metritis a la infección purulenta y septicemia. ||**-punticular.** Fiebre maligna con manchas como en el tifus exantemático. ||**-purpúrea americana.** FIEBRE DE LAS MONTAÑAS ROCOSAS. ||**-purulenta.** La que acompaña a las grandes supuraciones. PIETEMIA. ||**-pútrida de los barcos.** TIFUS EXANTEMÁTICO. ||**-Q.** Enfermedad febril aguda endémica observada en Queensland (Australia), causada por la especie *Coxiella burnetii (Rickettsia burnetii)*, caracterizada por neumonitis, náuseas, malestar general. En América se ha observado un síndrome semejante producido por la *Rickettsia diaporica*. No es mortal ninguna de ambas formas. ||**-quintana.** Fiebre intermitente cuyos accesos aparecen cada cinco días. || FIEBRE DE LAS TRINCHERAS. ||**-recurrente.** Cualquiera de un grupo de enfermedades infecciosas causadas por especie del género *Borrelia*, siendo las más frecuentes de éstas la *B. recurrentis* o espirilo de Obermeier y la *B. duttoni*, transmitida la primera por piojos y la segunda por garrapatas del gén. *Ornithodoros*. Son enfermedades extendidas por todo el globo y se caracterizan por escalofríos, fiebre súbita continua, cefalalgia y dolores en el cuerpo; al final de la primera semana los síntomas desaparecen después de una sudoración profusa para reaparecer tras un intervalo variable, precedidos igualmente de un escalofrío. Pueden ocurrir tres y hasta cuatro recidivas. ||**-remitente.** Fiebre palúdica con exacerbación y remisiones, pero sin intervalos apiréticos o, si los hay, de muy breve duración. ||**-residual.** Fiebre secundaria que queda después de curada una enfermedad infectiva, sin que haya causa evidente de complicación. ||**-reumática.** Reumatismo poliarticular agudo. ||**-roja.** ESCARLATINA. ||**-romana.** DENGUE. ||**-romana.** Tipo pernicioso de fiebre palúdica que prevalece en la campiña de Roma. ||**-rompehuesos.** DENGUE. ||**-secundaria.** Fiebre que aparece después de una crisis o en la declinación de otra enfermedad febril. ||**-septana, sextana.** Formas de la fiebre intermitente en las que los accesos aparecen cada siete y seis días, respectivamente. ||**-séptica.** Fiebre debida a la penetración de toxinas sépticas en la sangre. ||**-sifilítica.** Estado febril debido a la infección sifilítica. ||**-sincopal.** Paludismo pernicioso, caracterizado por síncopes repetidos. ||**-sinoca.** Fiebre continua simple. ||**-solar.** DENGUE. ||**-subcontinua o subintrante.** Fiebre intermitente en la que un acceso comienza en la declinación del anterior.||**-sudatoria.** *Sudor anglicus*; fiebre epidémica caracterizada por la sudoración profusa y erupción de pápulas a las que suceden pústulas. ||**-supurativa.** Infección purulenta. ||**-telúrica.** PALUDISMO. ||**-terapéutica.** PIRETOTERAPIA. ||**-terciana.** Forma de la fiebre intermitente causada por el *Plasmodium vivax*, en la que los accesos aparecen cada dos días y están separados por un día de apirexia completa. ||**-terciana doble.** Terciana en la que hay dos accesos cada dos días. ||**-terciana maligna.** FIEBRE ESTIVOAUTUMNAL. ||**-termal.** Movimiento febril que se observa en algunas personas al comenzar el empleo de aguas medicinales termales o frías. ||**-térmica.** INSOLACIÓN. ||**-tibiálgica.** FIEBRE DE LAS TRINCHERAS. ||**-tifoidea.** Fiebre entérica, tifus abdominal, dotienentéritis. Enfermedad contagiosa específica causada por el bacilo de Eberth *(Eberthella typhy* o *Bacterium typhosum)* y caracterizada por la inflamación y ulceración de las placas de Peyer, congestión del bazo y ganglios mesentéricos y catarro de las mucosas gastrointestinales. El agente causal está contenido en las deposiciones y se transmite por el alimento y agua potable contaminados. El período de incubación dura de 10 a 20 días y la enfermedad en total, cuatro septenarios. La fiebre sigue un curso ascendente por remisiones diarias alcanzando la acmé en la mitad de la segunda semana, período en que suele aparecer, en el tórax y abdomen, la roséola típica constituida por manchas o pápulas rosadas y discretas. A la tercera semana comienza la declinación gradual de la fiebre y de los otros síntomas, que puede ser interrumpida por recaídas. Las complicaciones más importantes son las hemorragias y perforaciones intestinales. ||**-tifoidea abentérica.** Fiebre tifoidea en la cual el tubo digestivo no se afecta. ||**-tifoidea abortiva.** Forma en la cual los síntomas de una tifoidea ordinaria desaparecen en pocos días después de iniciados. ||**-tifoidea ambulatoria o ambulante.** Forma cuya intensidad de los síntomas permite al enfermo dedicarse a sus ocupaciones, aunque puede hacerse grave en cualquier momento. ||**-tifomalárica.** Estado morboso con síntomas análogos a los de la fiebre tifoidea, pero de origen palúdico. ||**-tifus.** TIFUS ||**-tópica.** FIEBRE LOCAL. ||**-traumática.** La consecutiva a un traumatismo o a una supuración de las grandes heridas. ||**-triteofia.** Fiebre terciana de accesos irregulares. ||**-uretral.** Fiebre que a veces se observa después del cateterismo uretral. ||**-urinosa.**

Fiebre dependiente de la infección de las vías urinarias. ||-**uveoparotídea.** Enfermedad de Heerfordt, asociación de síntomas de la glándula parótida y la úvea con iridociclitis, parálisis facial unilateral, lasitud y fiebre ligera. ||-**verminosa.** Fiebre provocada por los gusanos intestinales. ||-**vesicular.** FIEBRE SUDATORIA. ||-**vitularia.** FIEBRE DE LA LECHE, 2.ª acep.

Fiedler (Enfermedad de) (Carl Ludwig Alfred *Fiedler,* médico alemán, 1835-1921). V. ENFERMEDAD.

Fieschi (Operación de). V. OPERACIÓN.

Fiessinger (Síndrome de) (Noël Armand *Fiessinger,* médico francés, 1881-1946). V. SÍNDROME. ||-**Brodin (Síndrome de).** V. SÍNDROME. ||-**Guy Albot (Síndrome de).** V. SÍNDROME. ||-**Leroy (Síndrome de).** V. SÍNDROME. ||-**Leroy-Reiter (Síndrome de).** V. SÍNDROME. ||-**Merklen (Síndrome de).** V. SÍNDROME. ||-**Rendu (Síndrome de).** V. SÍNDROME.

Figuera (Síndrome de). V. SÍNDROME.

figura (del lat. *figura).* f. A., *Bild;* F., *configuration;* In., *figure;* It., *figura,* P., *figura.* Forma exterior de un objeto; imagen. ||-**acromática.** HUSO ACROMÁTICO. ||-**de fortificación.** TEICOPSIA. ||-**de Langhans.** Figuras estrelladas que aparecen en la cara interna de una arteria gruesa desprovista de endotelio por la acción de las sales de plata. ||-**de Purkinje.** IMAGEN DE PURKINJE. ||-**de Stifel.** Disco negro con una mancha blanca en el centro, empleado para localizar el punto ciego de la retina. ||-**de Zöllner.** LÍNEAS DE ZÖLLNER. ||-**del rayo.** Marcas del rayo.

figurado. adj. Dícese de un cuerpo o elemento que tiene forma determinada; no amorfo.

fijación (del lat. *fixatio, -onis).* f. A., *Fixierung;* F., e In., *fixation;* It., *fissazione;* P., *fixação.* Acción y efecto de mantener un cuerpo u órgano en una posición fija. || Operación del laboratorio que tiene por objeto conservar en los tejidos su estructura primitiva y fijar los colorantes por medio de la desecación, del calor o de los reactivos químicos llamados *fijadores.* || En psicoanálisis refiere a la ligazón libidinal con relación a experiencias infantiles con personas, imagos o fantasías en una determinada fase del desarrollo psicosexual. La fijación se organiza según las características estructurales de la fase evolutiva (oral, anal o fálica) y constituye un hito que predispone al sujeto a la vía de la regresión. ||-**del complemento.** Reacción o fenómeno de Bordet-Gengou, que es la base de numerosas pruebas de infecciones específicas, como la de Wassermann en la sífilis, y que se produce cuando a un suero hemolítico inactivado se añade otro suero fresco que contiene el complemento correspondiente; la sensibilizatriz del primer suero fija el complemento del segundo para recobrar su acción hemolítica. ||-**esquelética externa.** Fijación de los fragmentos óseos de una fractura con clavos o tornillos metálicos aplicados exteriormente. ||-**materna, paterna.** Inclinación afectiva hacia la madre o el padre, que persiste en la edad adulta. ||-**telescópica.** Fijación de los fragmentos de una fractura por la introducción de la punta de uno en la cavidad medular del otro.

fijador. m. A., *Fixier;* F., *fixateur;* In., *fixator;* It., *fissatore;* P., *fixador.* Nombre de los reactivos químicos empleados para asegurar la fijación de ejemplares histológicos o patológicos. Los principales fijadores son: *alcohol, ácido ósmico, sublimado corrosivo, yodo, ácido pícrico, bicromato de potasio, formalina,* etc. || AMBOCEPTOR.

fila. (pl. lat. de *filum,* hilo). ||-**olfactoria.** Filamentos del nervio olfatorio aferente al bulbo de este nervio desde la membrana mucosa nasal. ||-**radicularia.** Filamentos nerviosos que constituyen las raíces de los nervios craneales y raquídeos.

filáceo. adj. Formado de filamentos.

filactotransfusión. f. Transfusión practicada con sangre de sujetos inmunizados antes activamente.

filamentación. f. Formación de hilos; especialmente la reacción peculiar de ciertas bacterias en sueros inmunes como la del *Bacillus proteus* y el de la tifoidea; reacción de Pfaundler.

filamento (del bajo lat. *filamentum,* y éste del lat. *filum,* hilo). m. A., *Faser;* F., *filament;* In., *filament;* It., *filamento;* P., *filamento.* Hilo delgado, fibra u órgano o resto de éste en forma de tal. ||-**axil.** CILINDROEJE. ||-**blenorrágico.** Filamentos de moco en la orina de los blenorrágicos crónicos, que llevan englobados corpúsculos de pus y células epiteliales de la uretra. ||-**de Ammón.** Pestañas o cilios en la superficie interna del cuerpo ciliar del ojo. ||-**espermático.** Cola de espermatozoide. ||-**sexual.** ESPERMATOZOIDE. ||-**terminal.** FILUM TERMINALE.

filancia. f. Dícese de la propiedad que tienen ciertas secreciones, como el moco del cuello uterino, de «formar hilos» al ser extraídas.

filanto. m. Planta euforbiácea del gén. *Phyllanthus,* cuyos frutos, mirobálanos, son comestibles y medicinales entre el vulgo. La especie *Phyllanthus niruri* o quina criolla tiene hojas dotadas de propiedades tónicas y diuréticas; otra especie, *Ph. engleri,* es muy tóxica y el humo de la corteza o raíces parece producir la muerte.

filantropía (del gr. *philanthropía,* de *phílos,* el que ama, y *ánthropos,* hombre). f. F., *philanthropie.* Amor a la humanidad.

Filaria (del lat. *filum,* hilo). f. Género de nematodos endoparásitos del hombre y los animales, que comprende numerosas spp. . ||-**bancrofti.** Filaria de la sangre o *Wuchereria bancrofti.* FILARIA SANGUINIS HOMINIS. ||-**demarquayi.** Especie muy pequeña encontrada en la sangre de negros de San Vicente. ||-**diurna.** Forma larval de la *Loa loa, Microfilaria diurna.* ||-**dracunculus.** FILARIA MEDINENSIS. ||-**loa.** LOA LOA. ||-**medinensis** o **de Medina.** Dragoncillo. V. DRACUNCULUS MEDINENSIS. ||-**nocturna.** FILARIA SANGUINIS HOMINIS. ||-**perstans.** *Acanthocheilonema perstans,* variedad que habita, en su forma adulta, en el tejido conjuntivo y adiposo del mesenterio, y en su forma larval en la sangre periférica, muy común en ciertas regiones de África. ||-**sanguinis hominis** o **de la sangre.** Pequeño gusano *(Wuchereria bancrofti)* blanquecino, de 80 mm de longitud el macho y el doble la hembra, que vive en el sistema linfático del hombre y cuyos embriones, llamados *microfilarias,* se extienden a la sangre, en la que sólo es posible encontrarlos durante la noche y de la que son ingeridos por algún artrópodo chupador de sangre, en el que experimentan una serie de metamorfosis. Se les encuentra también en los vasos linfáticos de los miembros inferiores y del escroto, en donde producen dilatación de aquéllos, abscesos y elefancía. La filaria es transmitida al hombre por medio de la picadura de mosquitos del gén. *Culex.* ||-**volvulus.** ONCHOCERCA VOLVULUS.

filariasis o **filariosis.** f. A., *Filariasis;* F., *filariose;* In., *filariasis;* It., *filariosi;* P., *filaríase.* Estado morboso debido a la presencia de filarias, especialmente de la *Filaria sanguinis hominis (Wucheria bancrofti),* en el organismo, que comprende diversas manifestaciones, como la elefancía, el hidrocele quiloso y la hematoquiluria.

filaricida (de *filaria* y el lat. *caedere,* matar). adj. F., *filaricide.* Destructor de filarias. || m. Agente que tiene esta acción.

filáridos. m. pl. Familia de nematodos que comprende los gusanos de cuerpo largo y filiforme, uno de cuyos gén. s es la *Filaria.*

filariforme. adj. F., *filariforme.* En forma de filaria.

Filatov (Estimulinas, biógenas, histoterapia, método de) (Vladimir P. *Filatov,* oftalmólogo ruso, 1875-1956). Véanse estos términos. || **Dukes (Enfermedad de).** V. ENFERMEDAD.

Filatov o **Filatow (Enfermedad, manchas de)** (Nil Feodorovich *Filatov,* pediatra de Moscú, 1847-1902). Véanse estos términos.

filaxina (del gr. *phýlax,* guardián). f. Sustancia que protege contra las infecciones, de la que existen dos clases: *microfilaxina,* que actúa destruyendo los microorganismos, y *toxofilaxina,* que destruye o neutraliza las toxinas producidas por las bacterias. ALEXINA.

filaxis (del gr. *phylax*, guardián). f. A., *Phylaxe;* F., *phylaxie;* In., *phylaxis;* It., *filassi;* P., *filaxia*. Protección contra la infección; defensa orgánica contra la infección.

filete. m. A., *Schleife;* F., *bandelette;* In., *fillet;* It., *filetto;* P., *filête*. Frenillo. || Ramificación muy tenue de un nervio. ||**-terminal.** Filum terminale.

filético. adj. Relativo a la filogenia. Perteneciente a un grupo o raza.

filia (Forma sufija del gr. *philía*, amor, amistad, inclinación). f. Inclinación irresistible; término opuesto a *fobia*.

-filia. (Forma sufija del gr. *philia,*). amistad, inclinación.

filiación (del lat. *filiatio, -onis).* f. A., *Abstammung;* F. e In., *filiation;* It., *filiazione;* P., *filhação*. Procedencia de los hijos respecto de los padres. || Señales personales de un individuo.

filicina. f. Ácido filícico; polvo amorfo obtenido del helecho, de propiedades tenífugas.

filicismo (del lat. *filix, -icis,* helecho). m. Intoxicación por el helecho macho.

filiforme (del lat. *filum,* hilo, y *forma,* forma). adj. F., *filiforme*. En forma de hilo; p. ej., *pulso*. || f. Sonda muy delgada.

Filino. Médico griego de Cos, que vivió hacia el año 250 antes de J. C. Fue discípulo de Herófilo y se le cree uno de los fundadores de la escuela de los empíricos.

filipéndula (del lat. *filum,* hilo, y *pendulus,* colgante). f. Planta de la familia de las rosáceas *(Spiroea filipendula),* cuya raíz, que contiene almidón y tanino, se ha empleado en cocimiento, como astringente, en la diarrea.

Filipovič o **Filipowicz (Signo de)** (Casimir *Filipovič,* médico polaco contemporáneo). V. Signo.

filipuntura (del lat. *filum,* hilo, y de *puntura).* f. Introducción de un alambre o hilo dentro de un aneurisma.

filirina. f. Sustancia cristalizada de las hojas y corteza de varias especies del género *Phillyrea*. Tiene propiedades antipalúdicas.

filix. m. Helecho, en latín. ||**-mas.** Helecho macho.

filmarón. m. Polvo amorfo, aspidinofilicina, obtenido del helecho macho; empléase en solución al 10 % en aceite de ricino como antihelmíntico.

filo (del lat. *phylum,* y éste del gr. *phŷlon,* raza). m. F., *phylum*. En los sistemas filogenéticos, serie de organismos que se consideran originados unos de otros a partir de una misma forma fundamental. *Sin.*: Tipo.

filo-. Forma prefija del gr. *phŷllon,* hoja. || m. Borde cortante de un cuchillo o escalpelo.

filocitasa. f. Amboceptor.

filodio o **filodo** (del gr. *phŷllon,* hoja, y *eîdos,* aspecto). adj. y s. En forma de hoja; se aplica a los tumores cuya sección tiene aspecto lobulado. || m. Cistosarcoma.

filogénesis o **filogenia** (del gr. *phŷlon,* estirpe, raza, y *gennân,* producir, engendrar). f. A., *Phylogenie;* F., *phylogénie;* In., *phylogeny;* It., *filogenia;* P., *filogenia*. Historia del desarrollo de un tipo orgánico o especie, desde la forma más simple, en distinción de la *ontogenia* o evolución del individuo.

filoneísmo (del gr. *phílos,* amante, y *néos,* nuevo). m. Inclinación anormal hacia lo nuevo; opuesto a *misoneísmo*.

filopodio o **filópodo** (del lat. *filum,* hilo, y el gr. *poús, podós,* pie). m. F., *filopode*. Seudópodo delgado, filamentoso.

filopresión (del lat. *filum,* hilo, y *pressus,* p. p. de *premere,* apretar). f. Compresión de un vaso sanguíneo por medio de un hilo.

filoquinona. f. 2-metil-3-fitil-1,4-naftoquinona; forma de vitamina K presente en las porciones de planta que contienen clorofila. Vitamina K_1.

filotión (del gr. *phílos,* amigo, y *theîon,* azufre). m. Sustancia obtenida de levaduras y tejidos animales, que tiene la propiedad de formar hidrógeno sulfurado del azufre pulverizado.

filovaricosis (del lat. *filum,* hilo, y *varix, -icis,* varice). f. Desarrollo de varicosidades en el cilindroeje de una fibra nerviosa.

filtración (del lat. *filtratio, -onis).* f. A., *Filtrierung;* F., *filtration;* In., *filtration;* It., *filtrazione;* P., *filtração*. Paso de un líquido a través de un filtro. || Operación que tiene por objeto la clarificación o esterilización de un líquido por medio de un filtro. || En radioterapia, paso de los rayos X por una hoja de aluminio, cobre, plomo, estaño, para eliminar los rayos blandos y dejar pasar sólo los rayos duros o penetrantes.

filtrado. m. A., *Filtrat;* F., *filtrat;* In., *filtrate;* It., *filtrato;* P., *filtrado*. Líquido que ha pasado a través de un filtro.

filtrar. tr. Eliminar el material suspendido en un gas o en un líquido pasando la dispersión a través de un material poroso (papel, arena, etc.).

filtro (del bajo lat. *filtrum).* m. A., *Filter;* F., *filtre;* In., *filter;* It., *filtro;* P., *filtro;* Utensilio de diversa naturaleza (papel, lana, cartón, porcelana, amianto, vidrio, arena, etc.) a través del cual se hace pasar agua u otro líquido para su clarificación o esterilización. || Surco en la línea media del labio superior. || En radiología, artefacto de diferentes materiales que permite el paso de algunas radiaciones e impide el de otras. ||**-de Berkefeld.** Filtro en el cual el líquido pasa a través de una preparación de algas diatomáceas. ||**-de Chamberland.** Filtro de Pasteur-Chamberland. ||**-de Coors, de Jenkins, de Reichel, de Seitz.** Variedades de filtros bacterianos, más o menos análogos al de Kitasato y que tiene por base la porcelana porosa y la succión o aspiración. ||**-de Fouville.** Aparato propio para filtrar a presión el agua destinada a bebida, compuesto de un cilindro hueco de madera lleno de varias capas de diversas sustancias, esponja, arena, etc. ||**-de Gooch.** Vaso de platino o de porcelana cuyo fondo agujereado está cubierto de una capa de fibras de amianto. ||**-de Kitasato.** Aparato de laboratorio compuesto de un frasco cuyo orificio está obturado completamente por un tapón de caucho atravesado por una bujía pequeña de porcelana que llega hasta cerca del fondo del frasco, en el cual se practica el vacío por succión. ||**-de Pasteur-Chamberland.** Aparato empleado para filtrar agua, compuesto esencialmente de una bujía de porcelana sin barnizar, cerrada por un extremo, a través de la que se filtra el líquido bajo presión. ||**-de Wood.** Pantalla que absorbe los rayos visibles del espectro y únicamente permite el paso de los rayos ultravioletas. ||**-percolador.** Empleado para depuración de aguas, consiste en una capa de sustancia porosa a través de la cual pasa el líquido.

filtrum ventriculi o **de Meikel.** Depresión o surco entre las proyecciones formadas en la pared posterior de la laringe por los cartílagos aritenoides y de Morgagni.

filum (lat.). m. Hilo. || V. Filo. || Parte en forma de hilo. ||**-coronarium.** Borde en forma de cuerda, cerca del orificio auricular del corazón. ||**-terminale.** Extremo inferior delgado de la médula espinal.

fima (del gr. *phŷma,* tumor). m. A., *Gewächs;* F., *phyma;* In., *phyma;* It., *nodulo cutaneo;* P., *fima*. Tumor de la piel o tubérculo cutáneo; especialmente tumefacción circunscrita de la piel, mayor que el tubérculo, producida por exudación en el tejido subcutáneo.

fimatiasis. f. Fimatosis.

fimatoide (del gr. *phŷma, -atos,* tumor, y *eîdos,* aspecto). adj. Semejante a un tumor o fima.

fimatología (del gr. *phŷma, -atos,* tumor, y *lógos,* tratado). f. Estudio o tratado de los tumores.

fimatosis. f. Estado morboso caracterizado por la presencia de fimas. || Tuberculosis.

fimbria (del lat. *fimbria).* f. A., *Zotte;* F., *frange;* In., *fimbria;* It., *frangia;* P., *fímbria*. Franja, especialmente el extremo ovárico de la trompa de Falopio. || Apéndice filamentoso, más pequeño y numeroso que los flagelos, presente en algunas bacterias. Posee propiedades antigénicas. *Sin.*: Pilus. pl. pili. ||**-del**

hipocampo. Cinta o tenia de sustancia blanca a lo largo del hipocampo; cuerpo franjeado. || **-ovárica, tubárica.** Extremo franjeado del oviducto.
fimbriatum. m. CUERPO FRANJEADO.
fimbriocele (de *fimbria* y el gr. *kéle,* hernia). m. Hernia que contiene el pabellón de la trompa.
fimia (del gr. *phyma,* excrecencia, tumor). f. TUBERCULOSIS.
fimosis (del gr. *phímosis,* de *phimós,* bozal, cabestro). f. A., *Phimose;* F., *phimosis;* In., *phimosis;* It., *fimosi;* P., *fimose.* Estrechez natural, congénita o accidental de la abertura del prepucio, de la que resulta la imposibilidad de descubrir el glande. *Sin.:* Capistración. || **-labial.** Atresia bucal. || **-vaginal.** Atresia de la vagina.
Finckh (Prueba de) (Johann *Finckh,* psiquiatra alemán, n. en 1873). V. PRUEBA.
Finikov (Tratamiento de) *(Finikov,* cirujano ruso, n. en 1886). V. TRATAMIENTO.
Finlay (Teoría de) (Carlos Juan *Finlay,* biólogo y médico cubano, 1833-1915). V. TEORÍA.
Finney (Operación de) (John M. T. *Finney,* cirujano norteamericano, 1863-1942). V. OPERACIÓN.
Finochietto (Aspirador, estribo, férula, garrote, navaja, operación, separador, signo, trocar de) (Enrique *Finochietto,* cirujano argentino, 1881-1948). V. estos términos.
Finsen (Luz de) (Niels Ryberg *Finsen,* médico danés, 1860-1904). Premio Nobel de Medicina en 1903). V. LUZ.
Finsterer (Operación de) (Hans *Finsterer,* cirujano austriaco, 1877-1955). V. OPERACIÓN.
Fioravanti (Bálsamo de) *(Fioravanti,* médico de Bolonia, m. en 1588). V. BÁLSAMO.
fisalífera (del gr. *physalís,* burbuja, y *phorós,* el que lleva, o el lat. *ferre,* llevar). adj. || Que contiene burbujas o vacuolas.f. Célula vacuolada, especialmente la que contiene mucina y glucógeno, característica del cordoma (VIRCHOW).
fisalización. f. Formación de una espuma permanente por agitación de un líquido con un gas.
fisalopteriasis. f. F., *physaloptériase.* Infestación con parásitos del gén. *Physaloptera.*
Fischer (Signo, soplo de) (Louis *Fischer,* médico de Nueva York, 1864-1944). Véanse estos términos. || **-(Reacción de)** (Emil *Fischer,* químico alemán, 1852-1919; premio Nobel de Química en 1902). V. REACCIÓN. || **-(Tratamiento de)** (Martin Henry *Fischer,* médico norteamericano, n. en 1879). V. TRATAMIENTO.
fisconia (del gr. *phýskon, -onos,* barrigudo). f. Engrosamiento o tumefacción del abdomen, especialmente por timpanitis. || **-acuosa.** Ascitis. || **-adiposa.** Obesidad.
fisesis (del gr. *phŷsa,* burbuja de aire). f. Tumefacción enfisematosa o por gases.
fisético. adj. CARMINATIVO.
Fisher (Síndrome de) (C. Miller *Fisher,* neurólogo norteamericano contemporáneo). V. SÍNDROME.
fisiatría (del gr. *phýsis,* naturaleza, y *iatreía,* tratamiento). f. A., *Physiatrik;* F., *physiatrie;* In., *physiatrics;* It., *fisiatria;* P., *fisiatria.* Curación natural o por procedimientos naturales de las enfermedades. || FISIOTERAPIA.
física (del lat. *physica,* y éste del gr. *phýsis,* naturaleza). f. A., *Physik;* F., *physique;* In., *physics;* It., *física;* P., *física.* Ciencia de las leyes y fenómenos de la naturaleza, especialmente de las fuerzas y propiedades generales de la materia. || **-médica.** Aplicación de los conocimientos de física a la observación e interpretación de los fenómenos morbosos.
fisicismo (del gr. *phýsis,* naturaleza). m. Sistema que pretende explicar los fenómenos orgánicos sólo por las leyes de física.
físico (del lat. *physicus,* y éste del gr. *physikós,* de *phýsis,* naturaleza). adj. A., *Physisch;* F., *physique;* In., *physical;* It., *fisico;* P., *físico.* Relativo a la física. || Natural. || Relativo a la constitución y naturaleza corpórea; opuesto a *moral* y *psíquico.*

fisicogénico o **fisicógeno** (del gr. *physikós,* de la naturaleza, y *gennân,* producir). adj. Debido a causas físicas.
fisicoquímico. adj. Relativo o perteneciente a la física y a la química.
fisicoterapéutica o **fisicoterapia.** f. FISIOTERAPIA.
fisio- (del gr. *phýsis,* naturaleza). Prefijo que se refiere a la naturaleza de aquello a que el compuesto alude.
fisiocracia (de *fisio-* y *krátos,* poder). f. Curación natural de las enfermedades, con escasa o nula intervención terapéutica.
fisiogénesis o **fisiogenia** (de *fisio-* y *gennân,* producir, engendrar). f. F., *physiogenèse.* Origen y desarrollo natural del organismo. || EMBRIOLOGÍA.
fisiognomía (del lat. *physiognomia,* y éste del gr. *physiognomonía,* de *physiognómon;* de *phýsis,* naturaleza, y *gnómon,* el que distingue). f. FISONOMÍA. || Expresión y apariencia de la cara como medio de diagnóstico.
fisiognómica o **fisiognosis.** F., *fhysiognomique.* f. Conocimiento de la naturaleza. || Determinación del carácter de una persona por sus rasgos fisonómicos. || Diagnóstico por la expresión de la cara o facies.
fisiografía (de *fisio-* y *gráphein,* describir). f. Descripción de la naturaleza.
fisiólisis (de *fisio-* y *lýsis,* disolución). f. Desintegración natural de los tejidos.
fisiología (del lat. *physiologia,* y éste del gr. *physiología,* de *physiológos,* que estudia la naturaleza). f. A., *Physiologie;* F., *physiologie;* In., *physiology;* It. y P., *fisiologia.* Tratado de la naturaleza. || Ciencia biológica que tiene por objeto el estudio de la dinámica de los cuerpos organizados. || **-celular.** Estudio de las propiedades vitales del elemento anatómico. || **-comparada.** Estudio y comparación entre sí de la fisiología de animales o vegetales de distintas especies. || **-especial.** Fisiología que tiene por objeto de estudio una especie viviente o un órgano particular. || **-experimental.** La que se vale de la experimentación para estudiar o demostrar los actos efectuados por las diversas partes u órganos. || **-general.** Ciencia de los fenómenos de la vida en general, sin aplicación a una especie determinada. || **-humana.** Fisiología del hombre. || **-médica.** Aplicación de los conocimientos fisiológicos a la interpretación de los fenómenos morbosos. || **-normal.** Estudio de los actos del organismo en estado de salud. || **-patológica.** Estudio del funcionamiento del organismo o de sus partes en estado de enfermedad. || **-psíquica.** Parte de la fisiología humana que estudia las condiciones en que se realizan los actos anímicos, psicología.
fisiologismo. m. Doctrina que considera la enfermedad como resultado de un trastorno de las funciones vitales, producido por causas accidentales, externas o internas, sin que intervenga ningún otro tipo de influencia congénita o predisponente.
fisiólogo (del lat. *physiologus,* y éste del gr. *physiológos,* de *phýsis,* naturaleza). m. F., *physiologiste.* Especialista en el estudio de la fisiología.
fisión (del lat. *fissio, -onis*). f. A., *Spaltung;* F., *fission;* In., *fission;* It., *scissione;* P., *cisão.* Segmentación. || Reproducción asexual por división del cuerpo en dos o más partes, cada una de las cuales forma un individuo independiente. || **-atómica** o **nuclear.** División del núcleo de un átomo por bombardeo neutrónico en dos fragmentos principales. || **-binaria.** División primero del núcleo y luego del citoplasma en dos partes iguales; común en los protozoos.
fisionomía (del lat. *physiognomia,* y éste del gr. *physiognomía,* de *physiognómon;* de *phýsis,* naturaleza, y *gnómon,* el que distingue). f. Ciencia de las leyes de la naturaleza.
fisiopático. adj. Nervioso funcional, no psicopatológico (Babinski).
fisiopatología (de *fisio-,* el gr. *páthos,* enfermedad, y *lógos,* tratado). f. A., *Physiopathologie;* F., *physiopathologie;* In., *physiopathology;* It., *fisiopatologia;* P., *fisiopatologia.* Estudio de la ciencia de las funciones en

el curso de la enfermedad y de las modificaciones que sufren a causa de ésta. || Fisiología patológica.

fisiopsíquico. adj. Relativo o perteneciente al cuerpo y a la mente.

fisioquímica. f. Química fisiológica.

fisioterapia (de *fisio-* y *therapeía*, tratamiento). f. A., *Physiotherapie*; F., *physiothérapie*; In., *physiotherapy*; It., *fisioterapia*; P., *fisioterapia*. Empleo de agentes físicos: luz, calor, aire, agua, ejercicios mecánicos, etc. en el tratamiento de las enfermedades. *Sin.:* Fisicoterapia. Fisiatría.

fisiparidad (del lat. *fissus*, hendido, y *parere*, producir). f. A., *Spaltzeugung*; F., *fissiparité*; In., *scissiparity*; It., *scissiparità*; P., *fissiparidade*. Modo de reproducción asexual por fisión o segmentación, en la que la célula se divide en dos partes aproximadamente iguales. *Sin.:* Escisiparidad.

fisocefalia (del gr. *phýsa*, burbuja de aire, y *kephalé*, cabeza). f. Tumefacción enfisematosa de la cabeza; neumatocefalia.

fisocele (del gr. *phýsa*, burbuja, y *kéle*, tumor). m. A., *Physozele*; F., *physocèle*; In., *physocele*; It., *pneumatocele*; P., *fisocele*. Tumor lleno de gases. Neumatocele. || Hernia intestinal que contiene gases. || Dilatación del escroto por gases.

fisodermia. f. Enfisema cutáneo.

fisómetra (del gr. *phýsa*, burbuja, y *métra*, matriz). m. F., *physométrie*. Aire o gases en la cavidad uterina; timpanismo uterino.

fisonomía (de *fisionomía*). f. A., *Physiognomie*; F., *physionomie*; In., *physiognomy*; It., *fisionomía*. P., *fisionomía*. Aspecto particular de la cara que resulta del conjunto de sus rasgos. || Fisiognomía.

fisopiosalpinx (del gr. *phýsa*, burbuja de aire, *pýon*, pus, y *sálpigx*, trompeta). m. F., *physo-pyosalpinx*. Presencia de gases y pus en la trompa de Falopio.

fisostigmina. f. A., *Physostigmin*; F., *physostigmine*; In., *physostigmine*; It., *fisostigmina*; P., *fisostigmina*. Alcaloide del haba del Calabar, *Physostigma venenosum*, altamente tóxico, estimulante del parasimpático y sedante de la médula espinal. La sal más empleada es el salicilato, que en solución del 0,25 a 1 % se emplea en instilaciones como miótico y en el glaucoma para disminuir la presión intraocular. Al interior se emplea como antiespasmódico en el tétanos e intoxicación por la estricnina; es útil en la atonía intestinal postoperatoria y en la miastenia grave.

fisostigminismo. m. F., *intoxication par physostigmine*. Intoxicación por la fisostigmina.

fisotórax. m. Neumotórax.

fisovenina. f. Alcaloide cristalino del haba del Calabar.

fístula (del lat. *fistula*, flauta, tubo). f. A., *Fistel*; F. e In., *fistule*; It., *fistola*; P., *fístula*. Trayecto patológico congénito o adquirido que pone en comunicación anormal dos órganos entre sí *(fístula interna)* o con el exterior *(fístula externa)*. || Comunicación anómala artificial, quirúrgica o experimental, de un órgano con el exterior a través de un orificio cutáneo o mucoso, o con otro órgano, como en el caso de la fístula de Eck. || **-abdominal.** Fístula que comunica la superficie del abdomen con una víscera hueca intraabdominal. || **-aérea.** Fístula cervical que comunica con la tráquea o un bronquio. || **-alveolar.** Fístula dental. || **-anal** o **del ano.** La cercana al ano, comunicante o no con el recto o con la piel. || **-anfibólica.** Apertura practicada en la vesícula biliar de un animal con objeto de obtener bilis, dejando intacto el colédoco para que aquel líquido pueda fluir por él cuando la fístula permanece cerrada. || **-anovesicovaginal.** Fístula del ano, vagina y vejiga. || **-arteriovenosa.** Comunicación anómala entre una arteria y una vena, traumática o congénita. Entre las primeras se cuentan el aneurisma arteriovenoso y entre las segundas las comunicaciones arteriovenosas de Sucquet o vasos reguladores de la dinámica circulatoria. || **-biliar.** La que comunica cualquier segmento de las vías biliares con el exterior a través de la pared abdominal *(fístula biliar externa)* o con un órgano hueco o conducto internos *(fístula biliar interna)*. || **-bimucosa.** Fístula completa, con dos orificios, que comunica con dos superficies mucosas. || **-branquial.** Fístula congénita resultante de la persistencia de un segmento de hendidura branquial. || **-cervical congénita.** Fístula branquial. || **-cervico-vaginal.** La formada en la portio uterina, entre la luz cervical y la vagina. || **-cibalis** o **esofágica.** Fístula que comunica el esófago con la superficie cutánea cervical o con el tracto traqueobronquial. || **-ciega.** Fístula abierta en un solo extremo, pudiendo ser *ciega externa* o *interna*, según que el extremo abierto comunique con la piel, con una superficie mucosa o con una cavidad interna. || **-coccígea.** Fístula congénita de las proximidades del cóccix, por invaginación cutánea dentro del mesodermo, o adquirida por infección secundaria de un quiste congénito sacrococcígeo. *Sin.:* Fístula pilonidal. || **-colónica.** La que comunica la luz del colon con una víscera o con la pared abdominal. || **-completa.** Fístula abierta por sus dos extremos. || **-congénita cervical.** Fístula resultante de la persistencia de un conducto o cavidad fetales (hendidura branquial, conducto tirogloso de His) o de la infección secundaria de una formación congénita (quiste branquial, quiste del tracto tirogloso). || **-corneal.** La que pone en conexión la cámara ocular anterior con el exterior. || **-de Eck.** Comunicación artificial entre los sistemas porta y cava. || **-de Mann-Bollman.** Fístula entérica, donde el extremo proximal del asa aislada se anastomosa con la pared abdominal. || **-de Thiry.** Fístula experimental realizada en el perro para obtener jugo intestinal. || **-de Vella.** Fístula intestinal practicada en los animales para obtener jugo intestinal puro, mediante la secreción de un segmento de intestino, cuyos extremos se abocan a la pared abdominal. || **-del conducto tirogloso de His.** Fístula resultante de la infección secundaria y apertura al exterior de restos del tracto o conducto tirogloso de His o de Bochdalek. || **-del uraco.** Fístula entre el uraco permeable, resto de la vesícula alantoidea y ombligo. || **-dental** o **dentaria.** Fístula formada a partir de un absceso dentario apical, propagado a través del hueso alveolar hacia el seno maxilar, suelo bucal, bóveda palatina, vestíbulo oral o piel. Fístula alveolar. || **-en herradura.** Trayecto fistuloso semicircular alrededor del ano. || **-enterocutánea.** La que comunica la luz intestinal con la piel del abdomen. || **-enterovaginal.** Fístula entre intestino y vagina. || **-enterovesical.** Comunicación fistulosa entre cavidad vesical y luz intestinal. || **-estercorácea** o **fecal.** Fístula intestinal externa, generalmente debida a un flemón estercoráceo, por cuyo orificio cutáneo parietoabdominal salen materias fecales. || **-externa.** La que se establece entre una víscera hueca o conducto interno y la superficie exterior del cuerpo. || **-fecal.** Fístula estercorácea. || **-foliculovestibular.** Fístula periuretral en las mujeres. || **-gástrica.** Abertura artificial del estómago en la pared abdominal, rara vez espontánea, practicada generalmente en el hombre con fines quirúrgicos. Gastrostomía de descarga. Gastrostomía de carga o alimentaria. || **-gástrica experimental.** Fístula realizada en animales de laboratorio para el estudio del quimismo, motilidad y reflejos gástricos. || **-gastrocólica** o **gastrocolónica.** La establecida entre estómago y colon. || **-gastrointestinal.** La formada entre estómago e intestino. || **-gastroyeyunocólica.** Fistulización entre las cavidades gástrica, yeyunal y cólica, por perforación de un ulcus de boca anastomótica, después de la operación de Billroth II, o por infección o perforación secundaria de un carcinoma de antro pilórico. || **-genitourinaria.** La que comunica cualquier segmento de las vías urinarias con el aparato genital. Fístula urogenital. || **-ileocólica** o **ileocolónica.** La que establece comunicación entre las luces del íleon y colon. || **-incompleta.** Fístula ciega. || **-interna.** Fístula sin orificio exterior que comunica dos órganos internos, cuando es *completa*, o se abre en la luz de un órgano hueco o en una cavidad orgánica, cuando es *incompleta* interna. || **-intestinal.** La formada entre la cavidad intestinal y piel *(intestinal externa)* o entre dos porciones de intestino *(intestinal interna).* ‖ Abertura quirúrgica del intestino a través de la pared abdominal. ENTEROSTOMÍA. ‖ **-intestinal experimental.** Abertura experimental de la luz entérica a través de la pared del abdomen. ‖ **-lacrimal** o **lagrimal.** Fístula completa o, más raramente, ciega interna del saco lagrimal, debida a una dacriocistitis supurada. ‖ **-láctea.** Fistulización de un galactóforo en la piel mamaria a consecuencia de una mastitis supurada puerperal. ‖ Fístula en la ubre de los vacunos, como resultado de una herida mal suturada. ‖ **-metroperitoneal.** Fístula uteroperitoneal. ‖ **-onfaloentérica.** Comunicación del ombligo con el intestino, por persistencia del conducto onfaloentérico fetal. FÍSTULA UMBILICAL. ‖ **-ostial.** *Fistula sine fistula.* Fístula sin trayecto, representada sólo por el orificio de comunicación directa entre una cavidad interna, p. ej. la luz intestinal, y el exterior. ‖ **-ótica congénita.** La formada por la persistencia del primer surco branquial, abierta en el pabellón auricular, por cuyo orificio fistuloso rezuma una secreción blancoamarillenta, a veces fétida. ‖ **-parietal.** Fístula a través de las paredes torácica o abdominal. ‖ **-pilonidal.** Fístula sacrococcígea congénita, o debida a infección purulenta y fistulización secundaria de un quiste pilonidal sacrococcígeo. ‖ **-proctocolpocística.** FÍSTULA ANOVESICOVAGINAL. ‖ **-pulmonar.** Comunicación del parénquima pulmonar con los bronquios, la pleura o el exterior, consecutiva a la apertura de un absceso, caverna o foco gangrenoso o neoplásico. ‖ **-rectovaginal, rectovesical, rectovestibular** o **rectovulvar.** Fístulas entre el recto, de una parte, y la vagina, vejiga, vestíbula o vulva, respectivamente, de otra. ‖ **-sacrococcígea.** FÍSTULA PILONIDAL. ‖ **-salival** o **salivar.** Fistulización de una glándula o conducto salival al exterior o a la cavidad bucal. ‖ **-sigmoidovesical.** Comunicación fistulosa entre la luz del colon y la cavidad vesical. ‖ **-submentoniana.** Fístula salival abierta por debajo del mentón. ‖ **-torácica.** Fístula que se abre en la pared del tórax. ‖ **-traqueoesofágica.** Fístula congénita que suele acompañar la atresia esofágica, constituida por una comunicación anómala entre esófago y tráquea, o un bronquio principal, de extraordinaria gravedad. ‖ **-umbilical.** Fístula que se abre en la piel del anillo umbilical. Puede proceder de un conducto onfaloentérico permeable, del yeyuno o del uraco. FÍSTULA ONFALOENTÉRICA. FÍSTULA DEL URACO. ‖ **-umbilical intestinal.** La abierta en el anillo umbilical procedente de la luz yeyunal o ileal. ‖ **-umbilicourinaria.** Comunicación entre la cavidad vesical y el ombligo, por persistencia anómala de la vesícula alantoidea fetal. FÍSTULA DEL URACO. ‖ **-uretral.** Comunicación entre el conducto uretral y la piel del pene *(fístula uretropeneana)* o entre la uretra y un órgano de la vecindad, como el recto, vagina y escroto. ‖ **-uretrovaginal.** La que comunica la vagina con la uretra. ‖ **-urinaria.** Cualquiera de los trayectos anómalos vehiculadores de orina a través de distintos órganos y tramos y que se originan en las vías urinarias. ‖ **-vesicocervical.** Trayecto anormal entre cavidad vesical y cuello uterino. ‖ **-vesicocólica** o **vesicolónica.** La comunicación entre vejiga y colon. ‖ **-vesicohipogástrica, vesicointestinal, vesicouterina** y **vesicovaginal.** Fístulas entre la vejiga, de una parte, y el hipogastrio, intestino, útero o vagina, de otra. ‖ **-yuxtacervicovesical.** Fístula extendida desde la vagina a la vejiga, a través de la unión cervicouterina.

fistulátomo. m. SIRINGÓTOMO.

fistulectomía (de *fístula* y el gr. *ektomé,* corte). f. F., *fistulectomie.* Escisión de una fístula.

fistulización. f. F., *fistulisation.* Formación patológica o quirúrgica de fístulas.

fistulografía (de *fístula* y el gr. *gráphein,* describir). f. Radiografía con medios de contraste del trayecto de cualquier fístula.

fistulotomía (de *fístula* y el gr. *tomé,* sección). f. F., *fistulotomie.* Sección y dilatación de la pared de una fístula.

fisura (del lat. *fissura*). f. A., *Spalte;* F., *fissure;* In., *fissura;* It., *fessura;* P., *fissura;* Cisura, hendidura, ragadía o surco superficial normal o patológico. (Para las voces que no se encuentran en este apartado, véanse los términos *cisura, hendidura* y *surco.*) ‖ **-adoccipital.** Fisura que algunas veces cruza la porción caudal del lóbulo cuadrangular del cerebelo y se reúne con la fisura occipital. ‖ **-auricular.** FISURA TIMPANOMASTOIDEA. ‖ **-congénita.** Solución de continuidad en una parte u órgano por detención del desarrollo y falta de soldadura de los elementos que los constituyen. ‖ **-cutánea.** Hendidura lineal de la epidermis o de la epidermis y corion, causada por enfermedad o traumatismo. *Sin.:* Grieta, rasgadura, cuarteadura, hendidura. ‖ **-de Ammon.** Abertura en la esclerótica en la vida embrionaria. ‖ **-de Glaser.** Hendidura que divide en dos partes el fondo de la cavidad glenoidea del temporal; se denomina también *petrotimpánica.* ‖ **-de Henle.** Cada uno de los espacios entre las fibras musculares del corazón llenos de tejido conjuntivo. ‖ **-de Santorini.** Fisura natural que se observa en el cartílago del conducto auditivo externo. ‖ **-del ano.** Úlcera lineal superficial entre los pliegues radiados de las márgenes del ano, que produce dolor más o menos intenso poco después de la defecación. ‖ **-espinal.** ESPINA BÍFIDA. ‖ **-labioalveolar** o **labiopalatina.** LABIO LEPORINO. ‖ **-longitudinal del cerebro.** Gran fisura media que separa los dos hemisferios cerebrales. ‖ **-orbitaria inferior.** Hendidura entre el ala mayor del esfenoides y la lámina orbitaria del maxilar. ‖ **-orbitaria superior.** Hendidura entre las alas mayores y menores del esfenoides. ‖ **-ósea.** Fractura incompleta cuyos fragmentos no se separan. Es frecuente en los huesos del cráneo. ‖ **-timpanomastoidea.** Surco en el temporal entre las porciones timpánica, escamosa y mastoidea, que aloja la rama auricular del nervio vago. ‖ **-transversa del cerebro.** Gran hendidura semicircular transversa, de concavidad anterior, en la cara inferior del cerebro, entre ambos surcos laterales, limitada por la cara inferior del borde del cuerpo calloso y por el borde anterior del cerebelo. ‖ **-umbilical.** Surco longitudinal izquierdo del hígado, que aloja la vena umbilical. ‖ **-uretral.** Epi o hipospadias.

fisuración. f. Producción de fisuras en una parte u órgano.

fitalbúmina (de *fito-* y *albúmina*). f. Albúmina vegetal.

fítico (Ácido). INOSITAHEXAFOSFÓRICO (ÁCIDO).

fitina. f. A., *Phytin;* F., *phytine;* In., *phytin;* It. y P., *fitina.* Compuesto orgánico fosforado, procedente de las semillas; tónico y estimulante. Es la sal potasicomagnésica del ácido anhidrooximetilenodifosfórico.

fito-. Forma prefija del gr. *phytón,* planta.

-fito. Forma sufija del gr. *phytón,* planta.

fitoalopecia. f. TRICOFITOSIS.

fitoanafilactógeno (de *fito-, anafilaxis,* y el gr. *gennân,* producir). adj. Dícese de la proteína de origen vegetal capaz de producir anafilaxis. Ú. t.. c. s.

fitobezoar. m. Bezoar o egagrópilo compuesto de materias vegetales.

fitocromo. f. Cromoproteína vegetal.

fitodemia (de *fito-* y el gr. *dêmos,* pueblo). f. Enfermedad epidémica de las plantas.

fitodermatitis (de *fito-,* el gr. *dérma, -atos,* piel, y el suf. *-itis).* f. Sensibilización de la piel, influida por la luz solar, al ponerse en contacto con plantas que contengan furocumarinas.

fitófago (de *fito-* y el gr. *phageîn,* comer). adj. y s. Que se alimenta de vegetales; vegetariano.

fitogénesis o **fitogenia** (de *fito-* y el gr. *gennân,* producir, engendrar). f. F., *phytogenèse.* Origen y desarrollo de las plantas.

fitogenético, fitogénico o **fitógeno** (de *fito-* y el gr. *gennân,* producir, engendrar). adj. F., *phytogène.* Derivado de una planta o producido por desarrollo vegetal.

fitoglobulina. f. Globulina vegetal.

fitohormona. f. Hormona vegetal.

fitoide (de *fito-* y el gr. *eîdos,* aspecto). adj. Semejante a una planta.

fitol. m. Alcohol alifático procedente de la hidrólisis de la clorofila, relacionado con la vitamina A y carotenoides.
fitolaca. f. A., *Hermesbeere;* F., *phytolaque;* In., *pokeroot;* It., *fitolacca;* P., *fitolaca.* Planta fitolacácea, *Phytolacca decandra,* cuyos fruto y raíz son catárticos, eméticos y antirreumáticos. Se ha empleado contra el reumatismo, enfermedades parasitarias de la piel y hemorroides.
fitolaccina o **fitolacina.** f. Resina amarga, purgante y colagoga, de la raíz de la *Phytolacca decandra.*
fitología (de *fito-* y el gr. *lógos,* tratado). f. Estudio de las plantas; botánica.
fitonosis (de *fito-* y el gr. *nósos,* enfermedad). f. Enfermedad producida por plantas.
fitoparásito (de *fito-,* el gr. *pará,* junto a, y *sîtos,* comida). m. F., *phytoparasite.* Organismo parásito de la naturaleza vegetal.|| Parásito de los vegetales.
fitopatía (de *fito-* y el gr. *páthos,* enfermedad). f. Enfermedad de las plantas.|| F., *phytopathie.* Enfermedad producida por plantas.
fitopatógeno (de *fito-* y *patógeno*). adj. F., *phytopathogène.* Que produce enfermedad en las plantas.
fitopatología. f. Patología de las plantas. || Patología de los estados producidos por organismos vegetales parasitarios.
fitoplasma. m. Protoplasma vegetal.
fitoprecipitina. f. Precipitina producida por inmunización con sustancias albuminosas de origen vegetal.
fitoquímica (de *fito-* y el gr. *chymós,* jugo de planta). f. Estudio de los procesos químicos que se verifican en las plantas.
fitosensitinógeno. m. Fitoanafilactógeno.
fitosis. f. Fitonosis.
fitosterina o **fitosterol.** f. m. Alcohol monoatómico, semejante a la colesterina, que existe en las semillas y tallos de ciertas plantas.
fitoterapia (de *fito-* y el gr. *therapeía,* tratamiento). f. A., *Phytotherapie;* F., *phytothérapie;* In., *phytotherapy;* It., *fitoterapia;* P., *fitoterapia.* Terapéutica por las plantas o sustancias vegetales.
fitotoxina. f. Toxina derivada de una planta, como la abrina, ricina, etc.
fitovitelina. f. Vitelina de origen vegetal.
fitozoo (de *fito-* y el gr. *zôon,* animal). m. Organismo intermediario entre las plantas y los animales; zoófito.
Fitz (Ley, síndrome de) (Reginald Heber *Fitz,* médico de Boston, 1843-1913). Véanse estos términos. ||-**Hugh (Síndrome de).** V. Síndrome.
flabelado o **flabeliforme.** adj. Dispuesto en abanico.
flabelo (del lat. *flabellum,* abanico). m. Serie de fibras radiadas en el cuerpo estriado.
flaccidez o **flacidez.** f. Calidad de fláccido.F., *flaccidité.* || Laxitud, debilidad muscular, flojedad.
fláccido o **flácido** (del lat. *flaccidus*). adj. A., *Schlaff;* F., *flaccide;* In., *flaccid;* It., *flaccido;* P., *flácido.* Débil, laxo y blando.
Flack-Keith. V. Keith y Flack.
flaco (del lat. *flaccus*). adj. De pocas carnes o grasa.
flagelación (del lat. *flagellatio, -onis*). f. A., *Flagellation;* F., *flagellation;* In., *flagellation;* It., *flagellazione;* P., *flagelação.* Protrusión de flagelos. || Aberración sexual que provoca el placer erótico por fustigación.|| Forma de masaje por golpeteo con los dedos.
flagelado. adj. F., *flagellé.* Provisto de flagelo o flagelos. || m. Protozoo flagelado.
flagelados. m. pl. V. Zoomastigóforos.
flagelo (del lat. *flagellum*). m. A., *Flimmerhaar;* F., *flagelle;* In., *flagellum;* It., *flagello;* P., *flagelo.* Prolongación celular filiforme móvil, semejante a un látigo, que poseen ciertos protozoos como órgano de locomoción.
flagelospora. f. Espora provista de uno o más flagelos.
Flajani (Enfermedad de) (Giuseppe *Flajani,* médico italiano, 1741-1808). Enfermedad de Basedow.
flameo (del lat. *flamma,* llama). m. Procedimiento de desinfección que no obra más que sobre la superficie del objeto que se ha de desinfectar. Consiste en pasar repetidamente una llama sobre dicho objeto.

flanco (del F. *flanc*). m. A., *Flanke;* F., *flanc;* In., *flank;* It., *fianco;* P., *flanco.* Región lateral del tronco comprendida entre las costillas y el hueso ilíaco; costado.
flapping tremor (In.). V. Asterixis.
flash back (voz inglesa). Fenómeno que pueden experimentar quienes han sufrido experiencias alucinatorias por acción de sustancias psicodislépticas, y que consiste en la reproducción de dichas experiencias tiempo después y sin estar bajo los efectos de ningún psicodisléptico.
Flatau (Ley, reflejo, síndrome de) (Edward *Flatau,* neurólogo de Varsovia, 1869-1932). Véanse estos términos.
flato o **flatosidad** (del lat. *flatus,* viento). m. A., *Flatus;* F., *flatuosité;* In., *flatus;* It., *flato;* P., *flato.* Aire o gas desarrollado en el interior del cuerpo, especialmente en el estómago e intestino. || -**vaginal.** Expulsión ruidosa de gases por la vagina; *garrulitas vulvae.*
flatulencia (del bajo lat. *flatulentia,* y éste del lat. *flatus,* viento). f. A., *Flatulenz;* F., *flatulence;* In., *flatulence;* It., *flatulenza;* P., *flatulência.* Distensión del estómago o intestinos por aire o gases.
flavacina, flavicina. f. Sustancia antibiótica del *Aspergillus flavus* (hongo), idéntica a la aspergilina.
flavedo (del lat. *flavus,* amarillo). f. Amarillento.
flaveria. f. Planta de la familia de las sinantéreas, *Flaveria contrahierba;* se emplea en Sudamérica como vermífuga.
flavina. f. Acriflavina. || Pigmento amarillo derivado de la isoaloxacina de origen animal o vegetal.
flavinictericia. f. Ictericia flavínica.
flavismo (del lat. *flavus,* amarillo). m. Amarillez del cabello.
Flavivirus o **Flavovirus.** Género de virus de la familia *Togaviridae.* Su virión contiene RNA monocatenario; son de simetría cúbica, envueltos, y miden 40 nm. Comprenden los virus clasificados con anterioridad en el grupo B de los arbovirus. Se transmiten por mosquitos o garrapatas y son los agentes causales de la fiebre amarilla, dengue, diversos tipos de encefalitis y algunas fiebres hemorrágicas.
flavo (del lat. *flavus*). adj. De color amarillo y rojo; amarillo.
Flavobacterium. Género de bacteriáceas saprofitas que producen pigmento amarillo, alguna de cuyas spp., como *Fl. fecale,* se ha aislado del intestino del hombre.
flavona. f. F., *flavone.* Fenilcromona. Sustancia cristalina incolora de la que derivan muchos e importantes colorantes amarillos, algunos de acción antiescorbútica.
flavoproteína. f. F., *flavoprotéine.* Proteínas conjugadas que tienen como grupo prostético derivados de la isoaloxicina, que les confiere color amarillo.
flavor (lat.). m. Cualidad de sustancia que afecta el olfato o el gusto. || Cualquier sustancia que mejora el sabor de los alimentos o de una medicina.
fleb- o **flebo-.** Formas prefijas del gr. *phléps, phlebós,* vena.
flebalgia (de *fleb-* y el gr. *álgos,* dolor). f. A., *Phlebalgie;* F., *phlebalgie;* In., *phebalgia;* It., *flebalgia;* P., *flebalgia.* Dolor en el trayecto de una vena varicosa. || Neuralgia producida por varicosidades en un tronco nervioso.||-**isquiática.** Isquias o isquialgia varicosa.
flebanestesia (de *fleb-,* el gr. *an-,* part. negativa, y *aísthesis,* percepción). f. F., *phlébonarcose.* Narcosis producida por inyección intravenosa; flebonarcosis.
flebangioma (de *fleb-,* el gr. *aggeion,* vaso, y el suf. *-oma*). m. F., *phlébangiome.* || Angioma venenoso. || Aneurisma venoso.
flebarteriectasia (de *fleb-, arteria* y *ectasia*). f. Dilatación general de venas y arterias.
flebarteriodiálisis (de *fleb-, arteria,* y el gr. *diálysis,* disolución). f. Aneurisma arteriovenoso.
flebastenia (de *fleb-* y el gr. *asthéneia,* debilidad). f. F., *phlébasthénie.* Insuficiencia de las paredes venosas.
flebectasia. f. A., *Phlebektasie;* F., *phlébectasie;* In. e It., *flebectasia;* P., *flebectasia.* Dilatación de una ve-

na; varice. ||**-de la laringe.** Dilatación permanente de las venas de la laringe. ||**-hemorroidal.** HEMORROIDE.

flebectomía (de *fleb-* y el gr. *ektomé*, resección). f. A., *Phlebektomie*; F., *phlébectomie*; In., *phlebectomy*; It., *flebectomia*; P., *flebectomia*. Operación quirúrgica que consiste en la escisión parcial o total de una vena.

flebectopia (de *fleb-* y el gr. *éktopos*, fuera de lugar). f. F., *déplacement d'une veine*. Desplazamiento de una vena.

flebenfraxis (de *fleb-* y el gr. *émphraxis*, obstrucción). f. F., *obstruction d'une veine*. Obstrucción de una vena por un trombo.

flebepatitis (de *fleb-* y *hepatitis*). f. A., *Pylephlebitis*; F., *pyléphlébite*; In., *phlebepatitis*; It., *flebepatite*; P., *flebepatite*. Inflamación de la vena hepática.

flebeurisma. amb. VARICE.

flebexairesis (de *fleb-* y el gr. *exaíresis*, extracción). f. Avulsión de una vena.

flebismo. m. Turgencia anormal de las venas.

flebitis (de *fleb-* e *itis)*. f. A., *Phlebitis*; F., *phlébite*; In., *phlebitis*; It. y P., *flebite*. Inflamación de la pared de una vena. ||**-adhesiva.** Flebitis que tiende a la obliteración de la vena.||**-aguda.** Estado de corta evolución caracterizado por la infiltración de las túnicas del vaso y la formación de un trombo de sangre coagulada o de un depósito puriforme en la luz de éste. Los síntomas locales son dolor, edema y formación de una cuerda dura roja en el sitio de la vena. ||**-anémica** o **clorótica.** Forma asociada algunas veces con la clorosis. ||**-crónica.** Inflamación lenta consecutiva a ciertas infecciones, como el paludismo, o a intoxicaciones repetidas, caracterizada por la esclerosis de la pared y a veces incrustación calcárea. ||**-gotosa.** Variedad dependiente de la diátesis artrítica, recidivante a menudo y algunas veces obliterante. ||**-migratoria.** Flebitis que recidiva en diferentes partes de un mismo miembro. ||**-necrótica** o **nodular.** Variedad en la cual se forman nódulos en la piel, con necrosis en el centro de éstos, que se extiende lentamente. ||**-obliterante.** Flebitis que cierra la luz del vaso.|| FLEGMASÍA ALBA DOLENS. ||**-plástica** o **proliferativa.** FLEBITIS ADHESIVA. ||**-portal.** PILEFLEBITIS. ||**-puerperal.** Flebitis séptica de las venas uterinas u otras consecutiva al parto. ||**-recurrente.** Flebitis que reaparece a intervalos más o menos largos. ||**-séptica** o **supurativa.** Flebitis aguda consecutiva a procesos sépticos, erisipela, cáncer, tuberculosis, caracterizada por la infiltración purulenta de las túnicas del vaso y desprendimiento de embolias sépticas que son transportadas a distintas partes del cuerpo, produciendo el cuadro clínico de la infección purulenta.

fleboanestesia. f. FLEBANESTESIA.

fleboclisis (de *flebo-* y el gr. *klýzein*, lavar). f. A., *Phleboklysis*; F., *phléboclyse*; In., *phleboclysis*; It., *fleboclisi*; P., *flebóclise*. Inyección intravenosa de suero artificial u otra sustancia. ||**-gota a gota.** Administración intravenosa, gota a gota, de un líquido.

flebocolosis (de *flebo-* y el gr. *cholós*, cojo). f. Enfermedad de las venas; flebopatía.

flebofibrosis. f. FLEBOSCLEROSIS.

fleboflebostomía (de *flebo-* y el gr. *stóma*, boca). f. F., *anastomose entre deux veines*. Anastomosis quirúrgica de una vena con otra.

flebógeno (de *flebo-* y el gr. *gennân*, producir, engendrar). adj. F., *phlébogène*. Producido u originado en las venas; dícese especialmente de un angioma originado en los *vasa vasorum* de las venas.

flebografía (de *flebo-* y el gr. *gráphein*, describir). f. A., *Phlebographie*; F., *phlébographie*; In., *phlebography*; It., *flebografia*; P., *flebografia*. Descripción de las venas. || Radiografía de las venas de una parte. || Registro gráfico del pulso venoso por medio de un instrumento adecuado, el *flebógrafo*.

flebograma (de *flebo-* y el gr. *grámma*, escrito, trazado). m. A., *Phlebogramm*; F., *phlébogramme*; In., *phlebogram*; It., *flebogramma*; P., *flebograma*. Trazado del pulso venoso por medio del flebógrafo o esfigmógrafo.

fleboide (de *flebo-* y el gr. *eîdos*, aspecto). adj. F., *veineux*. Semejante a una vena; compuesto de venas.

flebolitiasis (de *flebo-* y el gr. *líthos*, piedra). f. F., *phlébolithiase*. Desarrollo de flebolitos.

flebolito (de *flebo-* y el gr. *líthos*, piedra). m. A., *Phlebolith, Venenstein*; F., *phlébolithe*; In., *phlebolith*; It., *flebolito*; P., *flebólito*. Cálculo o concreción en una vena. || Coágulo de fibrina incrustado de sales calcáreas, que se encuentra a veces en el interior de las varices.

flebología (de *flebo-* y el gr. *lógos*, tratado). f. F., *phlébologie*. Suma de conocimientos relativos a las venas.

flebomiomatosis (de *flebo-*, el gr. *mys, myós*, músculo, y los suf. *-oma* y *-osis*). f. Desarrollo exagerado o neoformación de fibras musculares en las paredes de las venas.

flebonarcosis. f. FLEBANESTESIA.

flebopatía (de *flebo-* y el gr. *páthos*, enfermedad). f. Término general para las enfermedades de las venas.

flebopiezometría (de *flebo-*, el gr. *piezeîn*, apretar, y *métron*, medida). f. Medición de la presión venosa.

fleboplastia (de *flebo-* y el gr. *plássein*, formar). f. A., *Venenplastik*; F., *phléboplastie*; In., *phleboplasty*; It., *fleboplastica*; P., *fleboplastia*. Reparación plástica de una vena.

fleborrafia (de *flebo-* y el gr. *rhaphé*, sutura). f. F., *phléborraphie*. Sutura de una vena.

fleborragia (de *flebo-* y un derivado del gr. *regnýnai*, romper). f. A., *Phleborrhagie*; F., *phléborragie*; In., *phleborrhagia*; It., *fleborragia*; P., *fleborragia*. Hemorragia venosa.

fleborrexis (de *flebo-* y el gr. *rhêxis*, rotura). f. A., *Phleborrhexis*; F., *phléborrhexie*; In., *phleborrhexis*; It., *fleborresi*; P., *fleborrexe*. Rotura de una vena.

flebosclerosación (de *flebo-* y el gr. *sklerós*, duro). f. Producción artificial de esclerosis en las venas, en el tratamiento de las varices.

flebosclerosis. f. A., *Phlebosklerosis*; F., *phlébosclérose*; In., *phlebosclerosis*; It., *flebosclerosi*; P., *flebosclerose*. Esclerosis o endurecimiento de una vena, especialmente de su túnica interna.

flebostasia o **flebostasis** (de *flebo-* y el gr. *stásis*, detención). f. A., *Venenstauung*; F., *stase veineuse*; In., *phlebostasis*; It., *flebostasi*; P., *flebostase*. Retardo de la circulación sanguínea en las venas. || Supresión temporal de una parte del sangre de la circulación general por compresión de las venas de un miembro.

flebostenosis (de *flebo-* y el gr. *stenós*, angosto). f. F., *phlébosténose*. Estenosis de una vena.

flebostrepsis (de *flebo-* y el gr. *strépsis*, acción de volver). f. Torsión quirúrgica de una vena.

flebotomía (de *flebo-* y el gr. *tomé*, corte). f. A., *Phlebotomie*; F., *phlébotomie*; In., *phlebotomy*; It., *flebotomia*; P., *flebotomia*. Sangría, venesección. ||**-incruenta.** FLEBOSTASIA, 2.ª acep.

flebotomista. m. Sangrador.

flebótomo (del lat. *phlebotomus*, y éste del gr. *phléps, phlebós*, vena, y *tomós*, cortante). m. A., *Phlebotom*; F., *phlébotome*; In., *phlebotome*; It., *flebotomo*; P., *flebótomo*. Bisturí o lanceta para la sangría; especialmente un instrumento hoy desus. que consistía en una pequeña caja metálica de la que por medio de un resorte salía una hoja cortante.|| PHLEBOTOMUS.

flebotrombosis (de *flebo-* y el gr. *thrómbos*, coágulo). f. A., *Venenthrombose*; F., *thrombophlébite*; In., *phlebothrombosis*; It., *trombosi venosa*; P., *flebotrombose*. Trombosis venosa.

Flechsig (Área, fascículo de) (Paul Emil *Flechsig*, neurólogo alemán, 1874-1929). Véanse estos términos.

fledonía (del gr. *phledón, -ónos*, charlatán). f. Delirio de grandezas manifestado en ciertas enfermedades mentales.

flegmasía (del gr. *phlegmasía*, de *phlégein*, quemar, arder). f. A., *Phlegmasia*; F., *phlegmasie*; In., *phlegmasia*; It., *flegmasia*; P., *flegmasia*. Inflamación o fiebre. ||**-alba dolens.** Forma de flebitis obliterante, de la vena femoral generalmente, que se observa algunas veces después del parto y de fiebres graves. Se

caracteriza, además de los síntomas propios de la flebitis, por el edema blanco doloroso del miembro. La complicación más frecuente y grave es la embolia o el infarto pulmonar. Se denomina también *leucoflegmasía*. ||-**celulítica.** Tumefacción e inflamación de la pierna después del parto, por infección del tejido conjuntivo. ||-**cerulea dolens.** Flegmasía alba dolens que presenta un color azulado por la complicación de las venas superficiales.|| -**de Malabar.** Elefancía.||-**trombótica.** Flegmasía alba dolens.
Fleiner (Método de) (Wilhelm *Fleiner*, patólogo de Heidelberg, 1857-1926). Método de Mintz-Fleiner.
Fleischmann (Bolsa de) (Godfried *Fleischmann*, anatomista alemán, 1777-1853). V. Bolsa.
Fleischner (Síndrome de) (Felix *Fleischner*, radiólogo alemán contemporáneo). V. Síndrome.
flema (del gr. *phlégma, -atos*, humor flemático). f. A., *Phlegma*; F., *flegme*; In., *phlegm*; It., *flemma*; P., *flegma*. Uno de los cuatro humores, según la antigua patología humoral. || Mucosidad, especialmente de la nariz y garganta.|| Tranquilidad apática.
flemagogo (de *flema* y el gr. *agogós*, conductor). adj. Propio para la evacuación de flemas o pituitas. || m. Agente o droga con esta acción.
flematorragia. f. Flemorragia.
Fleming (Tintura de) (Alexander *Fleming*, médico inglés, 1824-1875). V. Tintura. || (Sir Alexander *Fleming*, bacteriólogo inglés, 1881-1955; premio Nobel de Medicina en 1945). V. Penicilina.
flemingen. m. Polvo de color rojo anaranjado, colorante intenso, en pequeñas agujas prismáticas, de la *Flemingia grahamiana*.
Flemming (Líquido o solución de) (Walther *Flemming*, anatomista alemán, 1843-1905). V. Solución.
flemón (del lat. *phlegmon, -onis*, y éste del gr. *phlegmoné*, de *phlégein*, quemar). m. A., *Phlegmone*; F., *phlegmon*; In., *phlegmon*; It., *flemmone*; P., *fleimão*. Inflamación del tejido conjuntivo, especialmente del subcutáneo o subaponeurótico. ||-**circunscrito.** Flemón caracterizado por la naturaleza ordinariamente benigna de la inflamación, la cual se limita exactamente y termina por lo común supurando. ||-**de Dupuytren.** Supuración flemonosa en la región anterolateral del cuello. ||-**de Heurtaux.** Ganglio subumbilical que se desarrolla en el tejido celular subperitoneal. ||-**de Petit.** Flemón biliar con fistulizaciones intraperitoneales o externas. ||-**difuso.** Inflamación aguda extensa y progresiva del tejido celular, con infiltración y tendencia a la necrosis, asociada con síntomas generales graves. Celulitis difusa, erisipela flemonosa. ||-**enfisematoso o gaseoso.** Flemón difuso con formación de gases. ||-**leñoso.** Enfermedad de Reclus, induración inflamatoria crónica del tejido celular del cuello, con escasa supuración, fiebre y dolor.
flemorragia (del gr. *phlégma*, humor, y *regnýnai*, romper). f. Excreción de abundantes mucosidades. ||-**pulmonar.** Bronquitis serosa.
flemoso. adj. Relativo a la flema o de su naturaleza.
flexibilidad (del lat. *flexibilitas, -atis*). f. A., *Biegsamkeit*; F., *flexibilité*; In., *flexibility*; It., *flessibilità*; P., *flexibilidade*. Cualidad de flexible. ||-**cérea.** Estado catatónico y cataléptico en el cual los miembros conservan la posición en que se les coloca, oponiendo una resistencia que recuerda la de la cera.
flexible (del lat. *flexibilis*). adj. F., *flexible*. Susceptible de doblarse sin romperse.
fleximetro (de *flexible* y el gr. *métron*, medida). m. F., *fleximètre*. Instrumento para medir el grado de flexión de una articulación.
flexión (del lat. *flexio, -onis*). f. A., *Beugung*; F., *flexion*; In., *flexion*; It., *flessione*; P., *flexão*. Acción y efecto de doblar o doblarse. || Movimiento por el cual una sección de un miembro se dobla sobre otra situada por encima de ella; contrario a *extensión*. ||-**del útero.** Angulación del cuerpo del útero sobre el cuello hacia delante (normal, *anteflexión*), hacia atrás (*retroflexión*) o hacia un lado (*lateroflexión*). V. Versión. ||-**forzada.** Método de tratamiento de los aneurismas situados en el lado del pliegue articular, que produce el retardo de la circulación y favorece la formación de los depósitos fibrinosos.
flexor (del lat. *flexor*). adj. y s. F., *fléchisseur*. Que flexiona; músculo cuya contracción flexiona un segmento o segmentos distales de un miembro sobre un segmento proximal. V. Músculos (tabla de).
flexuoso (del lat. *flexuosus*). adj. Que ofrece curvaturas que alternan en su dirección; tortuoso.
flexura (lat.). f. A., *Biegung*; F., *coudure*; In., *flexura*; It., *flessura*; P., *flexura*; Curva, doblez, pliegue. ||-**cólica hepática o derecha.** Flexura hepática. ||-**cólica lineal o izquierda.** Flexura esplénica. ||-**del codo.** Línea anterior por donde se efectúa la flexión del antebrazo. ||-**duodenoyeyunal.** Acodamiento en el punto de unión del duodeno con el yeyuno. ||-**esplénica.** Curva del colon en la unión de sus porciones transversa y descendente. ||-**hepática.** Curva del colon en la unión de sus porciones ascendente y transversa. ||-**mesencefálica.** Concavidad del cerebro embrionario en el mesencéfalo. ||-**sacra del recto.** Curva de concavidad anterior del recto delante del ano. ||-**sigmoidea.** Porción curva del colon antes del recto; S iliaca.
flictena (del gr. *phlýktaina*, pústula, ampolla). f. A., *Phlyktäne*; F., *phlyctène*; In., *phlyctena*; It., *flittena*; P., *flictena*. Lesión cutánea elemental que consiste en una ampolla o vesícula formada por la epidermis levantada, llena de suero, como en las producidas por quemaduras.
flictenógeno (de *flictena* y el gr. *gennân*, producir). adj. Que produce flictenas; vesicante.
flictenoide (de *flictena* y el gr. *eîdos*, aspecto). adj. Semejante a una flictena.
flictenosis. f. Lesión o afección flictenular. ||-**estreptogénica.** Enfermedad de la piel debida a estreptococos. ||-**recidivante de las extremidades.** Acrodermatitis supurativa.
flictenula (A., *Phlyktäne*; F., *phlycténule*; In., *phlyctenule*; It., *flittenula*; P., *flicténula*. Flictena diminuta o nódulo ulcerado de la córnea o conjuntiva.
Flindt (Manchas de) (N. *Flindt*, médico danés, 1843-1913). V. Manchas de Koplik.
Flint (Arcada de) (Austin *Flint*, médico norteamericano, 1836-1915). V. Arcada. ||-**(Soplo)** (Austin *Flint*, médico norteamericano, 1812-1886). V. Soplo.
flint-glass. (Ingl.) m. Cristal muy fino compuesto de arena, minio y potasa, del que se fabricaban lentes.
flisacia (del gr. *phyzákion*, pústula pequeña). f. Pústula pequeña.|| Ectima.
flobáfeno (del gr. *phloiós*, corteza, y *baphé*, tinte). m. F., *phlobaphène*. Miembro de una serie de compuestos derivados del tanino, semejantes a las resinas, que difieren de éstas únicamente en que se disuelven en agua amoniacal diluida.
flocilación o flocilegio. f. y m. Carfología.
flocoso (del lat. *floccosus*). adj. F., *floconneux*. Que tiene aspecto de copo o que contiene copos de fibrina o moco.
floculación (del lat. *floccus*, hilacha). f. A., *Ausflockung*; F., *floculation*; In., *flocculation*; It., *flocculazione*; P., *floculação*. Precipitación de los coloides de una solución en copos visibles, discretos, en lugar de una coagulación en masa.
flóculo (del lat. *flocculus*). m. A., *Flocculus*; F., *flocculus*; In., *flocculus*; It., *flocculo*; P., *flóculo*. Pequeño lóbulo en la cara inferior de cada hemisferio cerebeloso; lóbulo del neumogástrico.
flogisticado. adj. Dícese de todo cuerpo combinado con el flogiston. ||-**(Aire).** Nitrógeno.
flogístico. adj. Inflamatorio.
flogisto o flogiston (del gr. *phlogistós*, consumido por la llama). m. Supuesto principio del fuego y combustión. El término fue propuesto por Stahl en 1697, quien suponía que las sustancias combustibles eran compuestas de flogiston y que la combustión era debida al desprendimiento de este principio.

flogocito (del gr. *phlóx, phlogós*, llama, ardor, y *kýtos*, cavidad). m. Célula plasmática, característica de los tejidos en estado de inflamación.

flogocitosis. f. Presencia de flogocitos en la sangre.

flogogénico o **flogógeno** (del gr. *phlóx, phlogós*, llama, ardor, y *gennân*, producir). adj. F., *phlobogène, phlobogénetique*. Que produce inflamación.

flogópira (del gr. *phlóx, phlogós*, llama, y *pŷr, pyrós*, fuego). f. Fiebre inflamatoria.

flogosina. f. Sustancia no nitrogenada, cristalizable, de los cultivos del *Staphylococcus aureus*. Introducida en el ojo, produce supuración intensa.

flogosis (del gr. *phlógosis*). f. A., *Phlogose;* F., *phlogose;* In., *phlogosis;* It., *flogosi;* P., *flogose*. Inflamación. || Enrojecimiento y calor que caracterizan la inflamación. || ERISIPELA.

flogoterapia (del gr. *phlóx, phlogós*, llama, y *therapeía*, tratamiento). f. Terapia por la inyección de proteínas no específicas. || PIRETOTERAPIA.

Flood (Ligamento de) (Valentine *Flood*, cirujano irlandés, 1880-1847). V. LIGAMENTO.

flor (del lat. *flos, floris*). f. A., *Blume;* F., *fleur;* In., *flower;* It., *fiore;* P., *flor*. Conjunto de órganos que forman el aparato sexual de una planta fanerógama. || Droga después de sublimada. || Óxido de un metal. || **-de azufre.** Azufre sublimado. || **-de benjuí.** Ácido benzoico. || **-de cinc.** Óxido de cinc.

flora (de *Flora*, diosa de las flores). f. A., *Pflanzenwelt, Darmflora;* F., *flora;* In., *flora;* It., *flore;* P., *flora;* Conjunto de plantas en una área o región determinada. || Conjunto de bacterias que suelen residir en un órgano o parte: *flora intestinal, flora cutánea*. || **-médica.** Conjunto de plantas empleadas en medicina.

Florence (Reacción de) (Albert *Florence*, médico francés, 1851-1927). V. REACCIÓN.

flores. f. pl. Flores de plantas medicinales. || **-blancas.** LEUCORREA (corrupción de *fleurs blanches*). || **-cinae.** Capítulos secos de la *Artemisia cina* o *maritima*. V. SANTONINA. || **-de kousso.** Sumidades floridas de la *Brayera antihelmíntica*.

floretina. f. Compuesto cristalino, derivado de la floricina. Se le atribuyen propiedades febrífugas.

floricina (del gr. *phloiós*, corteza, y *rhíza*, raíz). f. A., *Phlorídzin;* F., *phloridzine;* In., *phloridzin;* It., *floricina;* P., *floricina*. Glucósido amargo de la corteza de la raíz de algunos árboles frutales: manzano, peral, cerezo, etc. La inyección de esta sustancia produce glucosuria transitoria y se emplea también como una de las pruebas de insuficiencia renal.

florido. adj. De color rojo brillante; dícese de ciertas erupciones cutáneas. || Activo, progresivo; se aplica especialmente a las formas clínicas ricas en sintomatología.

floridzina. f. FLORICINA.

floroglucina o **floroglucinol** (de *floricina* y el gr. *glykós*, dulce). f. y m. Fenol triatómico de la corteza del manzano y otros árboles frutales; dulce, cristalino; se emplea como reactivo del ácido clorhídrico y para la identificación de la pentosa en la orina.

florosa. f. Azúcar que se forma cuando se hierve la floricina con ácidos diluidos.

Florschütz (Fórmula de) (Georg *Florschütz*, médico alemán del siglo XIX). V. FÓRMULA.

Flos medicinae. f. Famoso Código medicohigiénico redactado en el siglo XII por la escuela de Salerno, escrito en versos hexámetros y pentámetros y dividido en varios capítulos o tratados. También se conoce con el nombre de *Regimen Sanitatis*.

Flosdorf (Método) (Earl William *Flosdorf*, bacteriólogo norteamericano, 1904-1958). V. LIOFILIZACIÓN.

flotante (del lat. *fluctuans, -antis*, de *fluctuare*, flotar). adj. Que flota; dícese de las dos últimas costillas y del riñón ectópico.

Flourens (Nudo vital de) (Marie Jean Pierre *Flourens*, fisiólogo francés, 1794-1867). V. NUDO.

Flower (Índice de) (Sir William H. *Flower*, médico inglés, 1831-1899). V. ÍNDICE DENTARIO.

flucitosina. f. F., *flucytosine*. 5-Fluorocitosina. Pirimidina fluorada que se administra por vía oral en el tratamiento de las micosis internas producidas por cándidas y criptococos.

flucticuli (lat.). m. pl. Ondas pequeñas. || Marcas o señales semejantes a pequeñas ondas en la pared lateral del tercer ventrículo, detrás de la comisura anterior.

fluctuación (del lat. *fluctuatio, -onis*). f. A., *Fluktuation;* F. e In., *fluctuation;* It., *fluttuazione;* P., *flutuação*. Movimiento de onda comunicado a un líquido acumulado en una cavidad natural o accidental del cuerpo, deprimiendo o percutiendo con una mano la pared de la cavidad; el movimiento es percibido por la otra mano aplicada a la parte opuesta. || **-falsa.** Nombre dado a la sensación de onda que se experimenta investigando transversalmente la fluctuación en los tumores situados en la parte interarticular de los miembros. || **-(Prueba de la).** V. PRUEBA. || **-vibratoria.** La producida en un derrame pleurítico por la percusión breve efectuada con los dedos alargados; signo de Tripier.

fluente (del lat. *fluens, fluentis*). adj. Que fluye. Aplícase a las hemorroides que sangran.

flufenacina. f. F., *fluphénazine*. V. FENOTIACINA.

Fluhmann (Prueba de) (C. Frederic *Fluhmann*, ginecólogo norteamericano, n. en 1898). V. PRUEBA.

Fluhrer (Sonda de) (William Francis *Fluhrer*, médico de Nueva York, 1870-1932). V. SONDA.

fluidextracto. m. Extracto fluido.

fluidificación (del lat. *fluidus*, fluido, y *facere*, hacer). f. Paso de un cuerpo al estado fluido.

fluidismo. m. HUMORALISMO.

fluido (del lat. *fluidus*). adj. A., *Flüssig;* F., *fluide;* In., *fluid;* It., *fluido;* P., *fluido*. Dícese de los cuerpos cuyas moléculas tienen entre sí poca o ninguna cohesión (como los líquidos y los gases), lo que les permite adoptar la forma del recipiente que los contiene. || m. Agente hipotético, invisible, imponderable e incoercible, de orden físico o vital, que sería la esencia misma de los fenómenos que produce, como fluido magnético, nervioso o vital que admitían algunos fisiólogos. || **-elástico.** GAS. || **-negativo** o **positivo.** Fluidos eléctricos desarrollados en la resina y el vidrio, respectivamente.

flujo (del lat. *fluxus*). m. A., *Fluss;* F., *flux;* In., *flux;* It., *flusso;* P., *fluxo*. Derrame o evacuación cuantiosa al exterior de un líquido normal o patológico. || **-alvino.** DIARREA. || **-bilioso.** Diarrea formada en su mayor parte por bilis. || **-blanco.** LEUCORREA. || **-catamenial.** MENSTRUACIÓN. || **-celíaco.** Diarrea quilosa o de alimentos no digeridos. || **-de ideas.** Ideación incoherente. || **-de vientre.** DIARREA. || **-hepático.** HEPATORREA. || **-sanguíneo.** DISENTERÍA.

flumina pilorum (lat.). m. pl. Líneas o remolinos según los cuales se disponen los pelos en las distintas partes del cuerpo.

fluocinolona. f. F., *fluocinolone*. Acetónido de fluocinolona, esteroide antiinflamatorio que se administra tópicamente. Synalar®.

fluoformo. m. Compuesto, CHF_2, análogo en cierto modo al cloroformo.

flúor (del lat. *fluor*, de *fluere*, fluir). m. F., *fluor*. Elemento no metálico, halógeno, gaseoso, semejante al cloro. Símbolo, *F*; peso atómico, 19.

fluor albus (lat.). m. LEUCORREA.

fluoresceína o **fluorescina.** f. F., *fluoresceíne*. Ftaleína de la resorcina; materia colorante que, en solución alcalina, presenta una fluorescencia verde intensa, visible aun en soluciones extremadamente diluidas. La fluoresceína sódica, soluble, se emplea en solución al 2 % para descubrir erosiones corneales, las cuales se tiñen de verde. Se ha indicado también como medio para diferenciar la muerte aparente de la real, por la inyección intravenosa de 1 g de aquella solución: si la circulación persiste, las mucosas no tardan en teñirse de amarillo.

fluoresceingrafía. f. RETINOFLUORESCEINGRAFÍA.

fluorescencia (de *fluorita*, mineral en que se observó por vez primera el fenómeno). f. A., *Fluoreszenz;* F. e In., *fluorescence;* It., *fluorescenza;* P., *fluorescência*.

Propiedad que exhiben algunos compuestos de absorber luz de una determinada longitud de onda y emitirla a una longitud de onda superior.

fluorhídrico (Ácido). Solución de fluoruro de hidrógeno en agua. Se prepara por solución del fluoruro de calcio con ácido sulfúrico; altamente tóxico e irritante de las mucosas.

fluórico. adj. Relativo al flúor.

fluorografía (de *flúor* y el gr. *gráphein*, describir). f. F., *fluorographie*. Combinación de fluoroscopia o radioscopia y radiografía, en la que se toma una pequeña fotografía de la imagen radioscópica; medida económica en los exámenes del tórax en gran número de individuos (escuelas, talleres, cuarteles). Se denomina también *fluorradiografía* o *fluorroentgenografía*.

fluorol. m. Fluoruro de sodio, NaF; polvo blanco, cristalino, que se emplea como antiséptico, antiperiódico, etc.

fluorómetro (de *flúor* y el gr. *métron*, medida). m. F., *fluoromètre*. Aparato para medir la cantidad de rayos emitidos por un tubo de Crookes. || Aparato que se adapta al fluoroscopio y permite asegurar una sombra correcta y localizar exactamente la posición en que se halla situado un objeto.

fluoroscopia (de *fluorescencia* y el gr. *skopeîn*, observar). f. Examen radioscópico. RADIOSCOPIA.

fluoroscopio. m. F., *fluoroscope*. Utensilio empleado en el examen de los tejidos profundos por los rayos X. Consiste en una pantalla (pantalla fluorescente) cubierta de cristales de tungstato de cal. ||**-biplano.** Fluoroscopio con dos pantallas y dos tubos de rayos X en ángulo recto, para el examen en dos planos: vertical y horizontal.

fluorosis. f. A., *Fluorvergiftung*; F., *fluorose*; In., *fluorosis*; It., *fluorismo*; P., *fluorose*. Envenenamiento crónico por el flúor. || Caquexia fluórica; enfermedad crónica del ganado que se halla próximo a fábricas que despiden emanaciones de flúor, caracterizada por rigidez muscular, fragilidad de los huesos y parálisis. ||**-endémica crónica.** Afección dentaria crónica debida al uso de agua potable que contenga más de 1 ppm de flúor, en la que los dientes permanentes de los niños se manchan de amarillo pardo o casi negro.

fluorouracilo. m. F., *fluoro-uracile*. 5-Fluorouracilo. Antimetabolito. Análogo pirimidínico que se administra por vía oral en el tratamiento de ciertos tipos de neoplasias, en particular de mama y del tubo digestivo, y en aplicación tópica en el tratamiento de las queratitis premalignas de la piel, y en los carcinomas de las células basales superficiales.

fluoroxeno. m. Éter halogenado (éter 2,2,2-trifluoroetilvinílico). Anestésico general volátil halotano. *Sin.*: Fluroxeno. Fluoromar®.

fluoruro. m. Combinación de flúor con un metal o metaloide.

fluotano. m. HALOTANO.

fluracepam. m. F., *flurazépam*. V. BENZODIACEPINA.

flúter o **flutter auricular** (ingl.). V. ALETEO.

fluxión (del lat. *fluxio, -onis*). f. A., *Fluxion*; F., e In., *fluxion*; It., *flussione*; P., *fluxão*. Congestión o hiperemia activa. || Infiltración flemonosa o edematosa de las encías y tejido celular de las mejillas, consecutiva generalmente a una afección dentaria. ||**-pulmonar.** CONGESTIÓN PULMONAR.

fluyente. adj. FLUENTE.

fobia (del gr. *phóbos*, temor). f. A., *Phobie*; F., *phobie*; In., *phobia*; It. y P., *fobia*. Temor enfermizo, obsesionante y angustioso, que sobreviene en ciertos individuos (neuróticos) en determinadas circunstancias. Generalmente se usa como suf. indicando temor específico a lo que indica el prefijo (p. ej., *agorafobia, claustrofobia*, etc.). || En psicoanálisis, desplazamiento, condensación y proyección de la angustia, resultante de un conflicto intrapsíquico reprimido, sobre un objeto externo (situaciones, personas, animales, objetos diversos, etc.).

fobodipsia (del gr. *phóbos*, temor, y *dípsa*, sed). f. HIDROFOBIA.

fobofobia. f. Estado psicasténico caracterizado por el miedo a tener fobias.

focal. adj. F., *focal*. Relativo a un foco o que lo constituye.

Fochier (Absceso de) (Alphonse *Fochier*, cirujano francés, 1845-1903). V. ABSCESO.

focímetro (del lat. *focus*, hogar, y el gr. *métron*, medida). m. F., *focomètre*. Instrumento para buscar y medir el foco de una lente.

foco (del lat. *focus*, hogar, fuego). m. A., *Fokus*; F., *foyer*; In., *focus*; It., *fuoco*; P., *foco*. Punto de convergencia de rayos luminosos reflejados o refractados, o de ondas acústicas. || Centro principal de un proceso morboso. ||**-aplanático.** Punto desde el cual los rayos divergentes atraviesan una lente sin aberración de esfericidad. ||**-conjugado.** Cada una de las posiciones recíprocas que un punto luminoso y su foco ocupan en el eje principal de una lente o de un espejo esférico. ||**-de Assmann.** Lesión posprimaria exudativa de la región subapical en la tuberculosis pulmonar. ||**-de Ghon.** Foco primario tuberculoso, que de ordinario es una lesión subpleural discreta, redondeada, de 1 cm de diámetro, la cual, junto con la linfangitis tuberculosa e infección de ganglios hiliares, constituye el complejo primario. ||**-de Simons.** Pequeños focos densos de los vértices pulmonares, posprimarios, persistentes y estables. ||**-principal.** Punto en donde los rayos luminosos antes paralelos se cruzan después de reflejados o refractados. ||**-purulento.** Parte en donde se forma el pus. ||**-real.** FOCO PRINCIPAL. ||**-sanguíneo** o **hemorrágico.** Cavidad accidental producida en un órgano por un derrame de sangre circunscrito. ||**-secundario.** Punto de un eje secundario en donde se reúnen los rayos paralelos a este eje. ||**-virtual.** Punto en el cual se cruzarían los rayos divergentes si se prolongaran en sentido opuesto.

focomelia. f. F., *phocomélie*. Estado de focomelo.

focomelo (del gr. *phóke*, foca, y *melós*, miembro). m. F., *phocomèle*. Monstruo fetal en el que las manos o pies parecen insertarse directamente en el tronco, como ocurre en las focas.

Fodéré (Signo de) (François Emmanuel *Fodéré*, médico francés, 1764-1835). V. SIGNO.

Foeniculum. Género de plantas umbelíferas. V. HINOJO.

Foerster (Síndrome, operación de) (Otfried *Foerster*, neurólogo alemán, 1873-1941). V. OPERACIÓN, SÍNDROME. ||**-(Coroiditis, fotómetro de)** (Carl F. Richard *Foerster*, oftalmólogo alemán, 1825-1902). V. estos términos.

foetor (lat.). m. HEDOR. ||**-ex ore.** Aliento fétido de la boca por afecciones de ésta, del estómago o pulmonares; halitosis.

Foix (Maniobra, síndrome de) (Charles *Foix*, neurólogo francés, 1882-1927). V. MANIOBRA, SÍNDROME. ||**-Alajouanine (Mielopatía, síndrome de).** V. MIELOPATÍA. ||**-Chavany-Lévy (Síndrome de).** V. SÍNDROME. ||**-Hillemand (Síndrome de).** V. SÍNDROME. ||**-Julien Marie (Enfermedad de).** V. ENFERMEDAD.

folia. n. pl. lat. por HOJAS. ||**-antiasthmatica.** Hojas de estramonio y nitrato potásico, partes iguales. ||**-cerebelli.** Pliegues del córtex cerebeloso, separados por surcos. ||**-lingualia.** Papilas foliares de la lengua. ||**-vermis.** Parte del vermis cerebeloso entre el declive y el túber del dermis.

foliáceo (del lat. *foliaceus*, de *folium*, hoja). adj. F., *foliacé*. Relativo o semejante a una hoja.

foliclis. f. Tubercúlide papulonecrótica caracterizada por la erupción en las extremidades de nódulos rojos que más tarde se convierten en pústulas reunidas por grupos, las cuales se ulceran y dejan una cicatriz semejante a la de la viruela.

fólico (Ácido). V. PTEROILGLUTÁMICO (ÁCIDO).

foliculina (de *folículo*). f. F., *folliculine, estrone*. Estrina, hormona sexual ovárica.

foliculinuria (de *foliculina* y el gr. *oûron*, orina). f. Presencia de foliculina en la orina.

foliculitis (de *folículo* y el suf. *-itis*). f. A., *Follikulitis*; F., *folliculite*; In., *folliculitis*; It., *folliculite*; P., *folicu-

lite. Inflamación de uno o más folículos. ‖ Sicosis. ‖ **–agminada o decalvante.** Foliculitis crónica con formación de pústulas que produce la destrucción de los folículos pilosos. ‖ **–esclerótica de la nuca.** *Dermatitis papillaris capillitii.* ‖ **–gonorreica** o **blenorrágica.** Inflamación de las glándulas de Littre. ‖ **–rubra.** Queratosis pilosa de la cara. ‖ **–uleritematosa reticulada.** Erupción en la cara, mejillas especialmente, caracterizada por pequeñas zonas de atrofia separadas por estrechas eminencias que le dan un aspecto de panal de miel; atrofoderma vermicular. ‖ **–vulvar.** Inflamación de las glándulas sebáceas arracimadas de la vulva y partes próximas, bastante común en las embarazadas.

folículo (del lat. *folliculus,* dim. de *follis,* fuelle, odre). m. A., *Follikel;* F., *follicule;* In., *follicle;* It., *follicolo;* P., *folículo.* Cripta o pequeño saco en forma de dedo de guante en una mucosa o en la piel, generalmente con función secretoria. ‖ **–cerrado.** Glándula cerrada sin conducto excretorio. ‖ Órganos linfoides que existen en la mucosa del intestino, ora aislados *(folículos solitarios),* ora agrupados, constituyendo las placas de Peyer. ‖ **–de De Graaf.** Cada una de las vesículas ováricas u ovisacos en las cuales está contenido el ovocito y un líquido en el que se encuentra la foliculina o estrina. ‖ **–de Fleischmann.** Glándula mucosa inconstante en el suelo de la boca, cerca del borde anterior del músculo geniogloso. ‖ **–de Lieberkühn** o **intestinal.** Pequeñas criptas tubulares en la mucosa del intestino delgado. ‖ **–de Montgomery.** Depresiones en la membrana mucosa del útero. ‖ **–de Naboth.** Huevo de Naboth. ‖ **–dentario.** Órgano en forma de saco dentro de los maxilares, que contiene el diente antes de su erupción. ‖ **–lenticular.** Folículo linfático de la mucosa del estómago. ‖ **–linfático.** Masas que tienen la estructura de los folículos cerrados y ocupan la sustancia cortical de los ganglios linfáticos. ‖ **–oóforo.** Folículo de De Graaf. ‖ **–piloso.** Invaginación de la epidermis que rodea el pelo y le ha dado origen. ‖ **–primordial.** Folículo de De Graaf no maduro, en vía de desarrollo. ‖ **–sebáceo.** Glándula sebácea de la piel. ‖ **–sinovial.** Fondo de saco o prolongación de una membrana sinovial entre los fascículos de las cápsulas y vainas fibrosas. ‖ **–tuberculoso.** Lesión elemental de la tuberculosis, constituida por una célula gigante rodeada de células epitelioideas y células embrionarias. ‖ **–vesicular ovárico.** Folículo de De Graaf.

foliculoma (de *folículo-* y el suf. *-oma).* m. A., *Follikulom;* F., *folliculome;* In., *folliculoma;* It. y P., *foliculoma.* Tumor de ovario formado por el epitelio de los folículos de De Graaf y que contiene corpúsculos semejantes a folículos.

foliculosis. F., *folliculose.* ‖ f. Estado caracterizado por el excesivo desarrollo de los folículos linfáticos. ‖ Conjuntivitis foliculosa.

foliculoso. adj. Relativo a los folículos; folicular.

Folin (Reacción, reactivo de) (Otto Knut *Folin,* químico y fisiólogo norteamericano, 1867-1934). V. Reacción, Reactivo.

folinerina. f. Glucósido de las hojas de *Nerium oleander,* de acción parecida a la de la digital.

folínico (Ácido). Factor *citrovorum.* Forma activa del ácido fólico estable en solución neutra o alcalina y lábil en solución ácida.

folíolo (del lat. *foliolum).* m. Hoja pequeña. ‖ **–del cerebelo.** Subdivisión en forma de hoja de una circunvolución cerebelosa.

folium (lat.). m. Hoja. ‖ **–cacuminis** o **vermis.** Porción posterior del vermis superior del cerebelo.

Folius (Apófisis de) (Caecilius *Follius* o *Folli,* anatomista de Venecia, 1615-1650). V. Apófisis.

Foltz (Válvula de) (J. C. E. *Foltz,* oftalmólogo francés, 1822-1876). V. Válvula.

Fölling (Enfermedad de) (Ivar Asbjörn *Fölling,* fisiólogo noruego, n. en 1888). V. Enfermedad.

fomentación (del lat. *fomentatio, -onis).* f. A., *Bähung;* F. e In., *fomentation;* It., *fomentazione;* P., *fomentação.* Tratamiento por la aplicación de sustancias o medios calientes, especialmente húmedos. ‖ **-seca.** Aplicación del calor seco, sacos de arena, botella de agua caliente, etc.

fomento (del lat. *fomentum,* contracc. de *fovimentum;* de *fovere,* abrigar, calentar). m. Paño, esponja, lienzo, algodón, etc., empapado de agua, alcohol o de un líquido medicamentoso caliente, que se aplica sobre una parte del cuerpo. Cataplasma, epítema.

fomes o **fomites** (del lat. *fomes, -itis,* fomes, yesca). f. F., *vecteur passif.* Sustancia u objeto cualquiera, no alimenticio, que conserva y transmite el contagio.

fon (del gr. *phoné,* voz). m. F., *phone.* Unidad de sonoridad. Corresponde a la sonoridad de un sonido puro de intensidad igual a 1.000 Hz de frecuencia.

fon- o **fono-.** Formas prefijas del gr. *phoné,* voz, sonido.

fonación (del gr. *phoné,* voz). f. A., *Phonation;* F., *phonation;* In., *phonation;* It., *fonazione;* P., *fonação.* Emisión de la voz o de la palabra.

fonastenia (de *fon-* y *astenia).* f. A., *Stimmbandüberanstrengung;* F., *phonasthénie;* In., *phonasthenia;* It., *fonastenia.* P., *fonastenia.* Debilidad de la voz.

fonautógrafo (de *fono-* y *autógrafo).* m. Aparato que registra automáticamente las vibraciones del aire por la voz.

fondo (del lat. *fundus).* m. A., *Boden;* F., *fond;* In., *fundus;* It., *fondo;* P., *fundo.* Base o parte de un órgano hueco opuesta o más alejada de su boca u orificio. ‖ **-de Douglas.** Fondo de saco recto uterino. Bolsa peritoneal entre el recto y el útero o la vejiga de la orina. ‖ **-de estómago.** Porción cardial del estómago. ‖ **-de ojo.** Porción posterior e interior del ojo examinado desde fuera a través de la pupila; retina. ‖ **-de saco.** Fondo de un tubo glandular o repliegue de una serosa en forma de saco. ‖ **-del útero.** Parte del útero por encima de los orificios tubáricos. ‖ **-vesical.** Base de la vejiga urinaria.

fonema (del gr. *phónema,* sonido de la voz). m. F., *phonème.* Cada sonido simple del lenguaje hablado o letra diptongo o sílaba. ‖ Alucinación auditiva de voces.

fonendoscopio (de *fon-,* el gr. *endon,* dentro, y *skopein,* observar). m. A., *Phonendoskop;* F., *phonendoscope;* In., *phonendoscope;* It., *fonendoscopio;* P., *fonendoscópio.* Instrumento que intensifica los sonidos de auscultación y sirve además para la determinación topográfica de las vísceras; consta, en esencia, de dos placas de vulcanita, una de las cuales establece contacto con la piel del paciente, y la otra, que vibra al unísono de la primera, transmite el sonido al observador por dos tubos auriculares.

fonendosquiascopio (de *fon-,* el gr. *éndon,* dentro, *skiá,* sombra, y *skopeîn,* observar). m. F., *phonendoschiascope.* Fonendoscopio en combinación con una pantalla fluorescente para ver y oír simultáneamente los movimientos y sonidos del corazón.

fonesis. f. Sonido de percusión torácica.

fonética (del gr. *phonetiké,* f. de *phonetikós,* fonético). f. A., *Phonetik;* F., *phonétique;* In., *phonetics;* It., *fonetica;* P., *fonética.* Ciencia de los sonidos vocales.

-fonía. Sufijo del gr. *phoné,* voz), que indica relación con la voz o el sonido.

foniatría (de *fon-* y el gr. *iatreía,* tratamiento, curación). f. A., *Stimmheilkunde;* F., *phoniatrie;* In., *phoniatrics;* It., *foniatria;* P., *foniatria.* Tratamiento de los defectos del lenguaje o de la voz.

fonismo. m. F., *phonisme.* Sonido o sensación acústica, subjetiva, producida por efecto de algo visto, oído, olido, gustado o simplemente pensado.

fono-. V. Fon- o fono-.

fonoauscultación (de *fono-* y el lat. *auscultare,* escuchar con atención). f. F., *phonoauscultation.* Auscultación en la que se coloca un diapasón sobre un órgano y se auscultan sus vibraciones a través de un estetoscopio aplicado al mismo órgano.

fonocardiografía. f. A., *Phonokardiographie;* F., *phonocardiographie;* In., *phonocardiography;* It., *cardiofonografia;* P., *fonocardiografia.* Registro gráfico de los ruidos del corazón por reproducción eléctrica en el que se emplea un micrófono, amplificador y galvanó-

fonocardiograma - fórceps

metro, o por transmisión de las vibraciones a una fina membrana cuyas oscilaciones se registran ópticamente.

fonocardiograma (de *fono*-, el gr. *kardía*, corazón, y *grámma*, registro). m. F., *phonocardiogramme*. Curva del registro de las variaciones en el tono cardíaco.

fonoelectrocardioscopio (de *fono*-, el gr. *élektron*, ámbar, *kardía*, corazón, y *skopeîn*, observar). m. F., *phono-électrocardioscope*. Instrumento que permite el registro visual directo de la fonocardiografía y electrocardiografía. Comprende un osciloscopio de doble fascículo de rayos catódicos y una pantalla de posresplandor prolongado.

fonofobia (de *fono*- y el gr. *phóbos*, temor). f. F., *phonophobie*. Temor morboso a hablar en voz alta.

fonóforo (de *fono*- y el gr. *phorós*, que lleva). adj. Que transmite el sonido. || m. F., *osselet*. Huesillo del oído. || F., *forme de stéthoscope*. Especie de estetoscopio que actúa como una trompetilla y hace más audibles los sonidos.

fonofotografía (de *fono*-, el gr. *phôs, photós*, luz, y *gráphein*, observar). f. F., *phonophotographie*. Registro fotográfico de los movimientos de un diafragma figurados por ondas de sonido.

fonógrafo (de *fono*- y el gr. *gráphein*, registrar). m. Aparato para registrar y reproducir sonidos y voces.

fonograma. m. F., *phonogramme*. Inscripción gráfica de un sonido.

fonología (de *fono*- y el gr. *lógos*, tratado). f. FONÉTICA.

fonología (del gr. *phónos*, asesinato, y *lógos*, tratado). f. CRIMINOLOGÍA.

fonomanía (del gr. *phónos*, asesinato, y de *manía*). f. A., *Mordsucht*; F., *phonomanie*; In., *phonomania*; It. y P., *fonomania*. Alienación caracterizada por la tendencia a cometer asesinatos. V. AMOK.

fonomasaje (de *fono*- y el fr. *masser*, amasar). m. Tratamiento de las afecciones del oído por medio de un aparato que transmite las vibraciones musicales al conducto auditivo.

fonómetro (de *fono*- y el gr. *métron*, medida). m. F., *phonomètre*. Instrumento para medir la intensidad del sonido.

fonomiografía (de *fono*-, el gr. *mŷs, myós*, músculo, y *gráphein*, registrar). f. F., *phonomyographie*. Registro de los ruidos producidos por la contracción muscular y transmitidos por un micrófono aplicado al músculo.

fononeumomasaje (de *fono*-, el gr. *pneûma, -atos*, aire, y el fr. *masser*, amasar). m. Masaje aéreo del oído medio.

fonopatía (de *fono*- y el gr. *páthos*, enfermedad). f. F., *phonopathie*. Afección o alteración de los órganos del lenguaje.

fonopsia (de *fono*- y el gr. *ópsis*, visión). f. F., *phonopsie*. Sensación subjetiva de visión de colores producida por la percepción de sonidos.

fonorreceptor (de *fono*- y el lat. *recipere*, recibir). m. F., *phonorécepteur*. Receptor de estímulos sonoros.

fonoscopia (de *fono*- y el gr. *skopeîn*, observar). f. Fonendoscopia. F., *phonoscopie*. || Registro fotográfico de los movimientos de un diafragma provocados por los ruidos cardíacos, por medio de un instrumento especial, el fonoscopio.

fonospasmia (de *fono*- y el gr. *spasmós*, convulsión). f. Espasmo o convulsiones en el momento de emitir la voz.

fonostetógrafo (de *fono*-, el gr. *stêthos*, pecho, y *gráphein*, registrar). m. F., *phonostétographe*. Instrumento que amplifica y registra en un disco fonográfico los ruidos que se producen en el tórax.

fontactómetro o **fontactoscopio** (del lat. *fons, fontis*, fuente, el gr. *aktís, -inos*, rayo, y *métron*, medida, o *skopeîn*, observar). m. Instrumento para medir u observar la radiactividad de las aguas minerales.

Fontana (Conducto, espacios de) (Felice *Fontana*, naturalista Italiano, 1730-1805). Véanse estos términos. ||**-(Enfermedad, método de)** (Arturo *Fontana*, dermatólogo Italiano contemporáneo). V. COLORACIÓN (MÉTODO), ENFERMEDAD.

fontanela (del It. *fontanella*, fuentecilla). f. A., *Fontanelle*; F., *fontanelle*; In., *fontanel*; It., *fontanella*; P., *fontanela*. Espacio sin osificar en el cráneo del niño. *Sin.:* Fontículo.|| **-anterior**. La situada en la unión de las suturas frontal, coronal y sagital. || **-anterolateral**. FONTANELA ESFENOIDAL. || **-astérica**. FONTANELA MASTOIDEA. || **-bregmática**. FONTANELA ANTERIOR. || **-de Casser**. Fontanela en la unión de los huesos parietal, temporal y occipital. || **-de Gerdy**. Fontanela accidental en la sutura sagital. || **-esfenoidal**. Fontanela en el punto de unión del frontal, parietal, porción escamosa del temporal y ala mayor del esfenoides. || **-frontal**. FONTANELA ANTERIOR. || **-glabelar** o nasofrontal. Fontanela supernumeraria en la glabela. || **-mastoidea**. La situada entre los bordes adyacentes del parietal, occipital y porción mastoidea del temporal. || **-mayor**. FONTANELA ANTERIOR. || **-metópica**. Fontanela supernumeraria en la sutura metópica o mediofrontal. ||**-posterior**. La situada en la unión de las suturas lambdoidea y sagital. || **-posterolateral**. FONTANELA MASTOIDEA. || **-sagital**. FONTANELA DE GERDY.

fontículo (del lat. *fonticulus*, dim. de *fons, fontis*, fuente). m. FONTANELA.

foramen (lat.). m. AGUJERO. || **-alveoli**. Abertura de los conductos alveolares sobre la superficie posteroexterna del cuerpo del maxilar. || **-bursae omentalis**. Agujero o hiato de Winslow. || **-caecum posterius**. AGUJERO DE VICQ D'ÁZYR. || **-dextrum**. Orificio en el diafragma, que da paso a la vena cava inferior. || **-diafragmatis (sellae)**. Orificio en el centro del diafragma de la silla turca, que da paso al infundíbulo hipofisario. || **-ischiaticum**. Agujero sacrociático. || **-lacerum**. AGUJERO RASGADO.|| **-magnum**. AGUJERO OCCIPITAL. || **-obturatum**. AGUJERO OBTURADO.|| **-quadratum**. FORAMEN DEXTRUM. || **-rotundum**. AGUJERO REDONDO.|| **-singulare**. Orificio en el fondo del conducto auditivo interno, que da paso al ramo ampollar del nervio vestibular.|| **-spinosum**. AGUJERO ESPINOSO.

foramina (lat.). m. pl. de FORAMEN. || **-intervertebralia**. Agujeros intervertebrales.|| **-nasalia**. Orificios en la cara posterior de los huesos nasales. || **-nervosa**. Orificio en el borde timpánico de la lámina espiral, por los que pasan los nervios cocleares. || **-palatina minora**. Orificios inferiores de los conductos palatinos accesorios. || **-venarum minimarum**. Orificios de las venas de Tebesio en la aurícula derecha.

foraminífero (del lat. *foramen, -inis*, agujero, y *ferre*, llevar). adj. Que tiene foramina o agujeros.

foraminula (lat., dim. de *foramina*, agujeros). m. pl. Orificios pequeñísimos, especialmente los del miocardio, que dan paso a venas. || **-de Lannelongue**. FORAMINA VENARUM MINIMARUM.

Forbes-Albright (Síndrome de) (A. P. *Forbes*, endocrinólogo norteamericano contemporáneo). V. SÍNDROME.

fórceps (del lat. *forceps, -ipis*, tenaza). m. A., *Forceps*; F., *forceps*; In., *forceps*; It., *forceps*; P., *fórceps*. Instrumento de dos ramas para la presión o compresión; pinzas. || Instrumento obstétrico en forma de pinza, destinado a extraer la cabeza del feto durante el parto. || Parte de órgano en forma de pinzas, particularmente las fibras terminales del cuerpo calloso. || **-alto**. Fórceps aplicado por encima del estrecho superior cuando la cabeza fetal no está encajada; esta maniobra no debe realizarse porque acarrea una elevada morbididad y mortalidad fetales. || **-anterior**. FÓRCEPS MENOR. || **-bajo**. Fórceps aplicado sobre la cabeza fetal, cuando ésta se ve o ha sido vista entreabriendo los labios, y por tanto ha alcanzado el suelo de la pelvis. || **-de Chamberlen**. Primitivo fórceps obstétrico, inventado por Chamberlen en 1647, con una sola curva en las ramas para la cabeza del feto. || **-de Kjelland**. Fórceps obstétrico de mangos cortos, sin curvatura pelviana, curva cefálica acentuada y una articulación que permite el deslizamiento de una cuchara sobre otra. || **-de Levret**. Fórceps inventado por Levret en 1747, quien añadió la curva pélvica en los bordes de las ramas y del cual se han hecho numerosísimas modificaciones sin ventajas positivas. ||

de Luikart. Fórceps de ramas no fenestradas. || **-de Nägele.** Fórceps A. del que derivan muchos modelos. || **-de sierra.** Fórceps provisto de una cadena dentada que reemplaza el cefalotribo. || **-de Smellie-Simpson.** Variedad de fórceps de Levret corto. || **-de Tarnier.** Forma de fórceps al que se ha añadido una nueva curvatura perineal y en el cual, mediante un dispositivo, la tracción se efectúa por el eje de las cucharas, que corresponde al eje del conducto genital. || **-mayor** o **posterior**. Fibras terminales del cuerpo calloso que pasan al lóbulo occipital; cuernos occipitales del cuerpo calloso. || **-menor.** Fibras terminales del cuerpo calloso que van del esplenio al lóbulo frontal; cuernos frontales del cuerpo calloso.

forcipresión (del lat. *forceps, -ipis*, tenaza, y *premere*, apretar). f. A., *Forcipressur;* F. e In., *forcipressure;* It., *forcipressura;* P., *forcipresão*. Presión de un vaso con pinzas hemostáticas, para cohibir una hemorragia.

forclusión (voz francesa). f. V. REPUDIO.

Fordyce (Enfermedad de) (John A. *Fordyce*, dermatólogo norteamericano, 1858-1925). V. ENFERMEDAD.

Forel (Campo, comisura, decusación, fascículo de) (Auguste *Forel*, neurólogo suizo, 1848-1931). Véanse estos términos.

forense (del lat. *forensis*, de *forum*, foro). adj. Perteneciente o relativo al foro o tribunales de justicia. || **-(Médico).** Facultativo encargado de auxiliar a la administración de justicia en todos los casos y actuaciones en que sea necesaria o conveniente su intervención.

foresis (del gr. *phérein*, llevar). Transmisión de iones a los tejidos por corrientes eléctricas.

Forestier-Certonciny (Síndrome de) (Jacques *Forestier*, médico francés, n. en 1890). V. SÍNDROME. || **-Jaquelin (Síndrome de).** V. SÍNDROME. || **-Rotés (Síndrome de).** V. SÍNDROME.

forestización (de *Forest*). f. ELECTROTOMÍA.

foria (del gr. *phérein*, llevar). f. F., *phorie*. Dirección o tendencia de las líneas visuales. V. HETEROFORIA, ORTOFORIA, etc.

Forlanini (Método o tratamiento de) (Carlo *Forlanini*, médico It., 1847-1918). V. TRATAMIENTO. || **-Morelli (Método o tratamiento)** (Eugenio *Morelli*, neurólogo italiano, 1881-1960). V. TRATAMIENTO.

forma (del lat. *forma*). f. A., *Form;* F., *forme;* In., *form;* It. y P., *forma*. Configuración exterior de un cuerpo. || TIPO. || Conjunto de caracteres que distinguen las variedades de una enfermedad o síntoma; como *forma adinámica, atáxica*, etc. || **-frustrada.** Dícese de la que ofrece una enfermedad cuando no presenta todos los síntomas característicos. || **-L.** Denominación que en homenaje a Lister dio Klieneberger-Nobel a ciertas formas bacterianas defectivas. Se trata de bacterias con ausencia parcial o total de pared celular, que adoptan forma esférica o irregular y que aparecen espontáneamente *(Bacillus, Proteus, Streptococcus, Vibrio)* o a consecuencia de diversos estímulos: shock térmico, variaciones osmóticas, antibióticos que actúan sobre la pared, etc. Algunas pueden revertir a formas bacterianas normales.

formación (del lat. *formatio, -onis*). f. A., *Formatio, Gestaltung;* F. e In., *formation;* It., *formazione;* P., *formação*. Tejido u estructura de forma definida; organización, disposición. || **-alba** o **blanca**. Porción media de la formación reticular. || **-claustral.** Quinta capa de la sustancia gris de la corteza cerebral. || **-endógena.** Multiplicación de células dentro de una membrana de envoltura correspondiente a una célula madre. || **-gris.** Porción lateral más oscura de la formación reticular. || **-interhemisférica.** Partes del encéfalo que conectan los hemisferios cerebrales, como el cuerpo calloso, quiasma óptico, tubérculos mamilares, etc. || **-patológica.** Neoformación de un tejido morboso cualquiera. || **-reactiva.** Mecanismo de defensa del yo, por el cual el sujeto desarrolla actitudes o rasgos psicológicos contrarios a un deseo reprimido inaceptable (p. ej., limpieza excesiva ante la tendencia a la suciedad, pudor ante deseos exhibicionistas, etc.). || **-reticular.** Red formada por las prolongaciones de la sustancia gris que se extiende desde la región inferior del bulbo hasta la parte superior del tronco cerebral. Desempeña un papel fundamental en la aparición de la fatiga, en el ritmo del estado de vigilia y posiblemente en los automatismos. || **-sustitutiva.** Concepto psicoanalítico que designa los síntomas y las formaciones equivalentes (actos fallidos, lapsus, chistes, etc.) que reemplazan y expresan contenidos psíquicos reprimidos.

formal (de *fórmico* y *alcohol*). m. Metilal o dimetilato de metileno. Líquido claro, aromático, que se emplea como anestésico e hipnótico.

formaldehído. m. A., *Formaldehyd;* F., *formaldéhyde;* In., *formaldehyde;* It., *formaldeido;* P., *formaldeído*. Aldehído fórmico, gas desinfectante, que se emplea para esterilizar habitaciones, ropas, etc. La solución acuosa al 40 % es volátil, incolora, y se emplea con los nombres de *formol* y *formalina* como antiséptico general y preservativo. *Sin.:* Ácido formícico.

formalina. f. V. FORMALDEHÍDO.

formamida. f. Líquido oleoso incoloro, que reaccionando con el cloral forma cloralamida.

formán. m. Éter clormetilmentílico. La humedad lo descompone en aldehído fórmico, mentol y ácido clorhídrico. Recomendado como tópico contra la coriza.

formanilida. f. Sustancia en forma de laminillas blancas, semejante a la acetanilida; anodina, antipirética y anestésica local.

formatio (lat.). f. FORMACIÓN. || **-reticularis.** FORMACIÓN RETICULAR. || **-vermicularis.** La amígdala y flóculo del cerebelo considerados como un solo órgano.

formativo. adj. Que forma o produce; relativo al origen de un organismo o tejido.

formeno. m. Protocarburo de hidrógeno, CH_4; gas incoloro e insípido, que se produce por la descomposición espontánea y en la destilación de las materias orgánicas. Mezclado con oxígeno detona violentamente en contacto de un cuerpo inflamado *(grisú)*. Se forma también en el intestino por la fermentación de la celulosa y las materias albuminoideas. *Sin.:* Gas de los pantanos, hidruro de metilo. METANO.

formiato. m. Sal de ácido fórmico.

formicación (del lat. *formicatio, -onis*). f. F., *formication, fourmillement*. HORMIGUEO.

formiciasis (del lat. *formica*, hormiga). f. Estado de irritación local resultante de las picaduras de hormigas.

formícico. adj. FÓRMICO.

formicina. f. Formaldehidoacetamida; antipirético y desinfectante.

fórmico (Ácido) (del lat. *formica*, hormiga). Líquido incoloro, de olor penetrante, CH_2O_2, de las hormigas. Se obtiene también del ácido oxálico y la glicerina. Producto del metabolismo del alcohol metílico o metanol. Vesicante. *Sin.:* Ácido metanoico.

formilasa. f. F., *formilase*. Fermento que convierte el ácido acético en ácido fórmico inestable.

formilo. m. F., *formyle*. Grupo característico de los aldehídos, -HCO.

formina. f. Urotropin® o hexametilenotetramina.

formo-gel-reacción. Prueba de labilidad coloidal fundada en la acción gelificante del formol sobre el suero, si existe una disproteinemia.

formol. m. V. FORMALDEHÍDO.

formolgelificación. f. Prueba de labilidad coloidal, que se emplea para el diagnóstico de ciertas hepatopatías.

formonitrilo. m. Ácido cianhídrico.

fórmula (del lat. *formula*, dim. de *forma*). f. A., *Formel;* F., *formule;* In. e It., *formula;* P., *fórmula*. RECETA. || Combinación de símbolos para expresar la composición química de un cuerpo. || Expresión resultado de un cálculo que sirve para resolver una cuestión o tema. || **-acústica.** FÓRMULA DE BRENNER. || **-de Ambard.** Señala el índice de urea en las enfermedades del riñón:

$$\frac{Ur}{\sqrt{D \times \frac{70}{P}} \times \sqrt{\frac{C}{25}}} = K$$

en la que Ur representa la proporción de urea en la sangre; D, la cantidad de gramos de urea excretada en 24 horas; P, el peso del cuerpo del paciente en kilogramos; C, la concentración de urea en la orina. La constante de Ambard en estado normal está comprendida entre 0,065 y 0,07. ǁ **-de Arneth.** Fórmula que muestra la clasificación de los leucocitos polimorfonucleares en cinco grupos, dependiendo del número de los lóbulos (1 a 5) que presenta el núcleo, y el tanto por ciento de cada grupo en las personas sanas: 1 lóbulo, 5%; 2 lóbulos, 35%; 3 lóbulos, 41%; 4 lóbulos, 17%, y 5 Lóbulos, 2%.ǁ –**de Arrhenius.** Log. x=0c, en la que x es la viscosidad de la solución en relación con la del medio de suspensión; c el porcentaje del volumen ocupado por las partículas suspendidas, y 0, una constante. ǁ **-de Beckmann.** Fórmula $M = \frac{KP}{\Delta}$ empleada en crioscopia, en la cual M es el peso molecular de las sustancias disueltas; K, la constante para cada disolvente; P, la concentración de la solución, y Δ, el descenso del punto de congelación en grados. ǁ **-de Bérard.** En los huesos diafisarios se suelta primero la epífisis hacia la cual se dirige el conducto nutricio. ǁ **-de Bird.** Las dos últimas cifras del peso específico de la orina representan aproximadamente el peso en miligramos de los sólidos por cada gramo de orina.ǁ **-de Black.** Adaptación de la fórmula de Pignet al sistema inglés de medidas. F = (W + C) - H, donde W es el peso expresado en libras, C el perímetro torácico en inspiración máxima en pulgadas y H la altura en pulgadas. Si F es mayor que 120 la persona es muy fuerte; entre 110 y 120, fuerte; entre 100 y 110, bueno; entre 90 y 100, mediano; entre 80 y 90 débil; y por debajo de 80, muy débil. V. FÓRMULA DE PIGNET. ǁ **-de Bouchardat.** Se multiplican 2 las dos últimas cifras de la densidad de la orina, y el producto, por la cantidad de orina emitida en 24 horas; se resta de 30 a 60 según la cantidad emitida, y el resultado representa *grosso modo* la cantidad de azúcar en 24 horas.ǁ **-de Brenner.** V. PRUEBA DE BRENNER. ǁ **-de Broca.** Un hombre adulto pesa tantos kilogramos com centímetros excede en talla a 1 m. ǁ **-de constitución.** FÓRMULA DE TRAPP. ǁ **-de Demoivre.** La expectativa de vida es igual a los dos tercios de la diferencia entre la edad de la persona y ochenta. ǁ **-dentaria.** Combinación o expresión de símbolos que indica la disposición de las piezas dentarias en los maxilares. La del hombre es la siguiente:

$$I \frac{2\text{-}2}{2\text{-}2} \ C \frac{1\text{---}1}{1\text{---}1} \ P \frac{2\text{---}2}{2\text{---}2} \ M \frac{3\text{---}3}{3\text{---}3} = 32$$

ǁ **-de Dreser.** Fórmula que muestra el trabajo efectuado por el riñón por comparación de la concentración molecular de la orina con la de la sangre. ǁ **-de Dreyer.** Expresa la capacidad vital de los pulmones como función de la superficie del cuerpo. $\frac{W^{0,72}}{CV} = K$ en la que P es el peso del cuerpo, CV la capacidad vital en mililitros, y K es una constante que a 0,69 representa la máxima adaptación.ǁ **-de Du Bois.** Cálculo del área de superficie: O=$P^{0,725}$x$L^{0,725}$x71,84; P significa peso y L altura del cuerpo. ǁ **-de estructura.** FÓRMULA QUÍMICA. ǁ **-de Florschütz.** L:(2 B - L), en la que L es la longitud del cuerpo y B la circunferencia del abdomen; un índice de 5 es normal y el inferior a 5 indica el grado de peso excesivo. ǁ **-de Haines.** Las dos últimas cifras del peso específico de una muestra de orina multiplicadas por 1,1 dan el peso, en miligramos, de las sustancias sólidas contenidas en 1 g de orina.ǁ **-de Hayem.** $G = \frac{R}{N}$, en la que G designa el valor globular o cantidad de hemoglobina que contiene cada glóbulo; N, el número de glóbulos rojos, y R, la riqueza de hemoglobina, expresada por el número de glóbulos normales a que corresponden los glóbulos de la sangre examinada. ǁ **-de Julien.** En la osificación de los huesos, el primer punto aparece en el extremo más importante desde el primer punto de vista funcional. ǁ **-de Katz.** Fórmula para obtener la velocidad media de sedimentación de los eritrocitos:

$$\frac{S_1 + \frac{S_2}{2}}{2}$$

en la que S_1 = columna de líquido claro en milímetros al cabo de una hora y S_2 su altura al cabo de dos horas. ǁ **-de Loebisch.** Multiplicando las dos últimas cifras del peso específico de una orina determinada por 2,2, el producto da el peso, en gramos, de los sólidos contenidos en 1.000 ml de orina.ǁ **-de MacLean.** Modificación de la fórmula de Ambard:

$$I = \frac{g\ urea\ 24\ h\ \sqrt{g\ urea \times litro\ orina \times 8{,}96}}{peso\ en\ kg \times (g\ urea \times litro\ sangre)^2}$$

ǁ **-de Mall.** La edad (en días) de un embrión se obtiene extrayendo la raíz cuadrada de su longitud (en milímetros) del vértice a las nalgas y multiplicando por 100. ǁ **-de Meeh.** Para calcular el área de superficie: O = K V P^2, en la que K es una constante (12,3) y P el peso del cuerpo. ǁ **-de Picqué.** FÓRMULA DE BÉRARD. ǁ **-de Pignet.** Es la siguiente: F = T - (C + P). T indica la altura en centímetros; C, medida del tórax en espiración máxima en centímetros; P, peso en kilogramos. Si F es menor que 10, la persona es muy fuerte; entre 10 y 15, fuerte; entre 15 y 20, buena; entre 20 y 25, mediana; entre 25 y 30, débil; por encima de 30, muy débil. ǁ **-de Poisson-Pearson.** Fórmula para calcular el porcentaje de error al determinar el índice endémico del paludismo: N es el número de muchachos menores de 15 años en la localidad; n es el número examinado respecto al bazo; x es el número de los que tienen el bazo hipertrofiado; $\frac{x}{n}$ = proporción de bazo. El porcentaje de error es:

$$\frac{200}{n} \sqrt{\frac{2 \cdot x \cdot x^*}{n}} \sqrt{1 - \frac{n-1}{N-1}}$$

ǁ **-de Ranke.** Es la siguiente: A = peso específico - 1.000 x 0,52 - 5,406, en la que A es el peso, en gramos, de albúmina por litro de un líquido seroso.ǁ **-de Read.** Fórmula adoptada para el cómputo del metabolismo basal: 0,75 (p + 0,74 a) - 72, en la que p representa las pulsaciones por minuto y a la presión del pulso. ǁ **-de Reuss.** $E = \frac{3}{8} (S - 1.000) - 2{,}8$, en la que E expresa la proporción de albúmina en una muestra determinada de exudado o trasudado líquido patológico y S su peso específico. ǁ **-de Rollier.** Fórmula para la exposición gradual del cuerpo a dosis crecientes de rayos ultravioleta solares. ǁ **-de Runeberg.** Modificación de la fórmula de Reuss, en la cual 2,8 es sustituido por 2,88 en el exudado inflamatorio. ǁ **-de Sappey.** En el proceso de osificación, los puntos epifisarios son tanto más precoces cuanto más considerable es el volumen que están destinados a alcanzar. ǁ **-de Trapp** o **Trapp-Häser.** Para encontrar el peso, en gramos, de sustancias sólidas contenidas en 1.000 ml de orina, multiplíquense las dos últimas cifras del peso específico por 2 (coeficiente de Trapp) o, según otros, por 2,33. ǁ **-de Van Slyke.** Fórmula para obtener el coeficiente urinario de varias sustancias:

$$\frac{D}{Bl \times \sqrt{Wt \times V}}$$

en la que D es la excreción diaria en gramos de la sustancia en la orina; Bl, gramos de alguna sustancia por litro de sangre; Wt, peso del paciente en kilogramos; V, orina total en 24 horas. ǁ **-de Vierordt-Mesh.** O = $mP^{\frac{2}{3}}$, en la que O es la superficie del cuerpo, m la estatura y P el peso. ǁ **-de Zoia.** Relación de grasas neutras + ácidos grasos divididos por jabones ácidos, que en condiciones normales es igual a 1 o menos de 1; si se altera la digestión pancreática, el cociente se eleva a 15-30 o más. ǁ **-eléctrica.** Serie de símbolos que expresan una reacción eléctrica. ǁ **-empírica.** FÓRMULA QUÍMI-

CA. ‖-estereoquímica. FÓRMULA QUÍMICA. ‖-floral. Expresión de símbolos que sirve para representar la constitución de una flor. ‖-glíptica. FÓRMULA QUÍMICA. ‖-gráfica. FÓRMULA QUÍMICA. ‖-leucocitaria. Proporción entre las diversas variedades de leucocitos; en estado normal, en 100 glóbulos blancos se cuentan: 65-75 polimorfonucleares, 22-25 linfocitos, 2-3 mononucleares medios o grandes, 2-4 eosinófilos. ‖-magistral. Fórmula o receta apropiada para un caso dado y que el farmacéutico prepara. ‖-molecular. Expresión que muestra la constitución teórica de una molécula especial. ‖-oficinal. La reconocida o dirigida por una farmacopea o formulario oficial. ‖-química. Agrupación de símbolos que expresa los elementos que forman un compuesto y sus proporciones relativas; en las fórmulas modernas, referidas al peso molecular, se indica el número de átomos de cada elemento que constituyen la molécula del compuesto. Las fórmulas químicas pueden ser *empíricas* o *unitarias* y de *constitución*; en las primeras se prescinde del modo de estar agrupados los elementos; en las de *constitución*, *de estructura* o *racionales*, se expresa la agrupación hipotética de los difrentes átomos que constituyen la molécula; cuando en vez de expresar dicha agrupación en un plano, se representa en el espacio, la fórmula se llama *estereoquímica*. ‖-racional. V. FÓRMULA QUÍMICA. ‖-unitaria. V. FÓRMULA QUÍMICA. ‖-vertebral. Expresión en símbolos o iniciales del número de vértebras es $C_7 D_{12} L_5 S_5 C_4 = 33$.

formulario. m. F., *formulaire*. Colección de fórmulas, recetas o prescripciones oficinales o magistrales, de carácter oficial o privado. ‖ FARMACOPEA.

fornicación (del lat. *fornicatio, -onis*). f. F., *fornication*. Ayuntamiento o cópula carnal fuera del matrimonio.

fornicado. adj. F., *voûté, arqué*. En forma de arco o fórnix.

fornicolumna. f. Pilar anterior del fórnix.

fórnix (del lat. *fornix*, arco o bóveda). m. A., *Gewölbe*; F., *voûte*; In., *fornix*; It., *fornice*; P., *fórnix*. Bóveda de tres pilares; lámina triangular de sustancia blanca, fibrosa, situada debajo del cuerpo calloso y del tabique transparente de los ventrículos laterales, que forma la bóveda del III ventrículo. ‖ Espacio en forma de bóveda o arco. ‖-conjunctivae o conjuntival. Fondos de saco oculopalpebrales superior e inferior. ‖-cranii. CALVARIO. ‖-faríngeo. Bóveda de la faringe. ‖-longus de Forel. Cinta de fibras que perforan el cuerpo calloso y pasan a través del *septum pellucidum*. ‖-vaginal. Fondos de saco anterior y posterior de la vagina.

foro-. Forma prefija o sufija del gr. *phorós*, que indica relación con movimiento o expresa la idea de llevar o contener.

forocito (de *foro-* y el gr. *kýtos*, célula). Célula de tejido conjuntivo.

forocitosis. f. Proliferación de las células de tejido conjuntivo.

forología (de *foro-* y el gr. *lógos*, tratado). f. Estudio de los portadores de enfermedades.

forometría. f. F., *phorométrie*. Empleo del forómetro.

forómetro (de *foro-* y el gr. *métron*, medida). m. F., *phoromètre*. Instrumento para apreciar el grado y clase de heteroforia o declinación ocular.

foronomía (de *foro-* y el gr. *nómos*, ley). f. Estudio de las leyes del movimiento.

forópata. adj. y s. PATÓFORO.

foróptero (de *foro-* y el gr. *optós*, visible). m. F., *phoroptère*. Instrumento para el examen de la visión, que contiene 36 lentes con las que son posibles infinitas combinaciones automáticas.

foroptómetro (de *foróptero* y el gr. *métron*, medida). m. Instrumento de óptica que combina el prisma rotatorio de 30°, el forómetro y la serie cilíndrica de Maddox.

foroscopio (de *foro-* y el gr. *skopeîn*, observar). m. F., *phoroscope*. Aparato fijo portador de lentes de ensayo para el examen de la visión, con un soporte para la cabeza.

forótono (de *foro-* y el gr. *tónos*, tensión). m. F., *appareil pour exercer les muscles de l'oeil*. Instrumento para ejercitar los músculos del ojo.

Forssell (Seno de) (Gösta *Forssell*, radiólogo sueco, 1876-1950). V. SENO.

Forssman (Antígeno de) (John *Forssman*, patólogo sueco, 1868-1947). V. ANTÍGENO.

Förster. V. FOERSTER.

Forster-Kennedy (Síndrome de). V. KENNEDY.

fortificante (del lat. *fortificans, -antis*, p. a. de *fortificare*, fortificar; de *fortis*, fuerte, y *facere*, hacer). adj. Tónico, analéptico.

forúnculo. m. FURÚNCULO.

fosa (del lat. *fossa*, de *fodere*, cavar). f. A., *Fossa*; F., *fosse*; In., *fossa*; It., *fossa*; P., *fossa*. Excavación ancha y más o menos profunda, cavidad, hueco, depresión. ‖-acetabular. fondo no articular del acetábulo. ‖-amigdalina. Cada uno de los huecos entre los pilares del velo del paladar que alojan las amígdalas. ‖-ancónea. FOSA OLECRANIANA. ‖-axilar. AXILA. ‖-basilar. CANAL BASILAR. ‖-canina. Depresión en la cara externa del maxilar, encima de la implantación del diente canino. ‖-carotídea o carótica. Espacio limitado por los músculos infrahioideos, el borde anterior del esternocleidomastoideo, el vientre posterior del digástrico y la pared de la faringe. ‖-central de la retina. FÓVEA. ‖-cerebral. FOSA CRANEAL. ‖-cerebral lateral. Depresión en el fondo del surco lateral, en la que se localiza la ínsula. FOSA INFRATEMPORAL. ‖-cigomática. ‖-cística. Depresión en la cara inferior del lóbulo derecho del hígado en la que se aloja la vesícula biliar. ‖-condiloidea. Depresión delante y detrás de cada cóndilo occipital. ‖-coronoidea. Cavidad en el húmero, que recibe la apófisis coronoides del cúbito. ‖-cotiloidea. CAVIDAD COTILOIDEA O ACETÁBULO. ‖-craneal. Cada una de las excavaciones en el suelo del cráneo para los lóbulos del cerebro y cerebelo, que se distinguen en *anterior, media* y *posterior*. ‖-de Biesiadecki. Hueco del peritoneo en la región del músculo psoas. ‖-de Broesike. Fosita en el mesoyeyuno detrás de la arteria mesentérica superior. ‖-de Claudius. Espacio triangular en el que está alojado el ovario, limitado por la vena ilíaca externa por arriba, el uréter por abajo y el ligamento redondo por delante. ‖-de Duret. Espacios llenos de grasa limitados por las láminas de tejido conjuntivo que envuelven la glándula mamaria. ‖-de Eustaquio. Surco en el peñasco, que aloja una porción de la trompa de Eustaquio. ‖-de Gerdy. Triángulo carotídeo superior. ‖-de Gruber. Divertículo en el espacio suprasternal en el extremo interno de la clavícula. ‖-de Grüber-Landzert. Bolsa peritoneal detrás del ángulo que forman el duodeno y el yeyuno. ‖-de Hartmann. Bolsa peritoneal entre el mesoapéndice y el ligamento de Tuffier. ‖-de Ionescu o Jonnesco. FOSA DUODENO-YEYUNAL. ‖-de Jobert. HUECO POPLÍTEO. ‖-de Krause u ovárica. Espacio comprendido entre la bifurcación de la arteria ilíaca común en la pared lateral de la excavación pélvica. ‖-de Landzert. FOSA PARADUODENAL. ‖-de Luschka. FOSA ILEOCÓLICA. ‖-de Malgaigne. Triángulo carotídeo superior. ‖-de Mohrenheim. FOSA INFRACLAVICULAR. ‖-de Morgagni. Fosa navicular de la uretra. ‖-de Rosenmüller. Depresión en la faringe a cada lado de la abertura de las trompas de Eustaquio. ‖-de Scarpa. TRIÁNGULO DE SCARPA. ‖-de Silvio. FOSA CEREBRAL LATERAL. ‖-de Tarin. ESPACIO DE TARIN. ‖-de Treitz. FOSA DUODENOYEYUNAL. ‖-de Waldeyer. Doble fosa duodenal superior e inferior. ‖-del uraco. Depresión en la superficie interior de la pared abdominal anterior, entre el surco y la arteria umbilical. ‖-digástrica. Depresión en la apófisis mastoides para la inserción del músculo digástrico. ‖-digital. FOSA TROCANTÉREA. ‖ Depresión en la base de la superficie interna de la apófisis mastoides. ‖-duodenal inferior. Bolsa formada por un repliegue del peritoneo a lo largo de la parte inferior y externa de la porción ascendente del duodeno. ‖-duodenal superior. Bolsa

fosfágeno - fosfatasa

formada por un repliegue del peritoneo en la pared superior y externa de la porción ascendente del duodeno. ||-**duodenoyeyunal.** Bolsa oval formada por un repliegue del peritoneo que desde la pared anterior de la porción terminal del duodeno da la vuelta para unirse con el peritoneo parietal. ||-**epigástrica.** FOSA DEL URACO. || HUECO EPIGÁSTRICO. ||-**escafoidea.** Cavidad entre el hélix y el antehélix. || Fosita en la base de la lámina interna de la apófisis pterigoides del esfenoides. ||-**esfenotemporal.** Excavación en la fosa media craneal, que recibe el polo anterior del lóbulo temporal del cerebro. Canal en la lámina cribiforme del etmoides, que aloja el lóbulo olfatorio. ||-**faríngea.** Fosa congénita anormal en la línea media de la faringe, que produce síntomas catarrales. ||-**femoral.** Depresión en la pared abdominal anterior correspondiente al anillo femoral. ||-**frontal.** Concavidad de la cara posterior del hueso frontal. ||-**glenoidea.** FOSA MANDIBULAR. ||-**gutural.** Depresión situada en la región superior y lateral de la faringe, frente a la trompa auditiva. ||-**hemielíptica** o **semiovoidea.** RECESO ELÍPTICO. ||-**hemisférica.** RECESO ESFÉRICO. ||-**hialoidea.** Depresión en la cara anterior del cuerpo vítreo, en la que se aleja el cristalino. ||-**hipofisaria.** Excavación en el cuerpo del esfenoides que aloja la hipófisis. ||-**hipogástrica.** Depresión en la cara interna de la pared abdominal anterior, entre los repliegues hipogástricos. ||-**ileocecal ínfima.** FOSA DE HARTMANN. ||-**ileocólica.** Bolsa peritoneal larga y estrecha detrás del repliegue ileocólico. ||-**ilíaca externa.** Cara glútea del ilion. Ancha depresión en la cara externa del coxal, ocupada por los músculos glúteos. ||-**ilíaca interna.** Ancha depresión en la porción superior de la cara interna del coxal. ||-**iliopectínea.** Depresión entre los músculos psoas y pectíneo en el centro del triángulo de Scarpa. ||-**incisiva.** Depresión en los huesos maxilares y mandíbula, encima y debajo, respectivamente, de la implantación de los dientes incisivos. ||-**infraclavicular.** Depresión ancha debajo de la clavícula, limitada por los músculos pectoral mayor, pectoral menor y deltoides. ||-**infraduodenal.** Bolsa peritoneal debajo de la tercera porción del duodeno. ||-**infraorbitaria.** FOSA CANINA. ||-**infraspinosa.** Porción inferior, debajo de la espina de la escápula, de la cara posterior de este hueso. ||-**infratemporal.** Espacio entre el borde superior del ala externa de la apófisis pterigoides y la cresta que desciende de la tuberosidad malar al borde alveolar del maxilar. ||-**inguinal externa.** Fosita en la superficie interna de la pared abdominal anterior, correspondiente a la posición del anillo inguinal superficial. ||-**inguinal interna.** Fosita en la superficie interna de la pared abdominal anterior, entre la arteria umbilical obliterada y el uraco. ||-**inguinal media.** Fosita en la superficie interna de la pared abdominal anterior, entre la arteria epigástrica y la umbilical obliterada. ||-**innominada.** Depresión entre el repliegue aritenoepiglótico y el pliegue vestibular. ||-**intercondílea.** Depresión entre los cóndilos del fémur. ||-**intercrural.** FOSA TRIANGULAR. ||-**intermesocólica transversa.** Bolsa peritoneal en la misma situación que la fosa duodenoyeyunal, pero en dirección transversa. ||-**isquiorrectal.** Espacio triangular entre el recto y la tuberosidad isquiática. ||-**lagrimal.** Depresión en la porción anterior de la parte superior de la órbita, que aloja la glándula lagrimal. ||-**lenticular.** FOSA HIALOIDEA. ||-**mandibular.** Cavidad en el hueso temporal en la base de la apófisis cigomática, que forma parte de la articulación temporomandibular. ||-**mastoidea.** Depresión en la cara interna de la apófisis mastoides para el seno lateral. ||-**maxilar.** FOSA CANINA. ||-**mirtiforme.** Fosa incisiva del maxilar. ||-**nasal.** Cada una de las dos cavidades anfractuosas, contiguas a la línea media de la cara, que dan paso al aire y sirven para la olfacción. ||-**navicular.** Cavidad detrás de la abertura vaginal. || Expansión de la uretra en el glande. || Fosa entre el hélix y el antehélix o fosa escafoidea. || Depresión en la apófisis pterigoides del esfenoides. ||-**navicular de Poelchen.** Depresión en la porción basilar del occipital delante del tubérculo faríngeo. ||-**occipital.** Cada una de las cuatro depresiones, dos superiores y dos inferiores, en la cara anterior o cerebral del hueso occipital, en las que se alojan los lóbulos posteriores del cerebro y el cerebelo. ||-**olecraniana.** Depresión en la porción inferior de la cara posterior del húmero, que sirve para alojar el olécranon del cúbito. ||-**orbitaria.** ÓRBITA. ||-**oval.** Fosita en la aurícula derecha del corazón, reliquia del agujero oval. || Depresión en la pared interna del oído medio, en cuyo fondo se abre la ventana vestibular u oval. ||-**oval de Scarpa.** HIATO SAFENO. ||-**palatina.** Porción superior de la boca o bóveda del paladar. ||-**paraduodenal.** Espacio formado por dos pliegues del peritoneo al lado del duodeno, por el que pasan la arteria cólica izquierda y la vena mesentérica inferior. ||-**parayeyunal.** FOSA DE BROESIKE. ||-**parietal.** Porción profunda excavada de la cara interna del hueso parietal. ||-**parotídea.** FOSA RETROMAXILAR. ||-**patelar.** FOSA LENTICULAR. || FOSA INTERCONDÍLEA. ||-**petrosa.** Pequeña depresión en la cara interna del peñasco entre la fosa yugular y el agujero carotídeo externo. ||-**pituitaria.** FOSA HIPOFISARIA. ||-**poplítea.** Espacio situado en la cara posterior de la articulación de la rodilla. ||-**provesical.** FOSA ILEOCECAL ÍNFIMA. ||-**pterigoidea.** Fosa entre las láminas de la apófisis pterigoides. ||-**pterigomaxilar** o **pterigopalatina.** Pequeña depresión entre la tuberosidad del maxilar superior y la cara anterior de la apófisis pterigoides. ||-**radial.** Depresión en la cara anterior del húmero encima de la cabeza del radio. ||-**redonda.** Depresión de la pared interna del oído medio, en cuyo fondo se abre la ventana coclear o redonda. ||-**retroduodenal.** Bolsa del peritoneo debajo y detrás de la tercera porción del duodeno. ||-**retromaxilar.** Espacio detrás de la mandíbula, debajo del músculo esternocleidomastoideo, que aloja la glándula parótida. ||-**romboidea.** Suelo del cuarto ventrículo cerebral. ||-**sagital derecha** e **izquierda.** Los dos surcos longitudinales de la cara inferior del hígado, el derecho que aloja la vesícula y la vena cava y el izquierdo que comprende la vena umbilical y el conducto venoso de Arancio. ||-**subcecal.** Bolsa peritoneal debajo del ciego. ||-**subescapular.** Cara anterior cóncava de la escápula. ||-**sublingual** o **submandibular.** Depresiones en la cara posterior de la mandíbula para las glándulas salivales del mismo nombre. ||-**subpiramidal.** Fosita en la pared interna del oído medio detrás de la ventana redonda y debajo de la pirámide. ||-**subsigmoidea.** Bolsa peritoneal incluida entre el mesenterio de la S ilíaca y el del colon descendente. ||-**supraclavicular.** Depresión a cada lado del cuello detrás de la clavícula. ||-**supraclavicular menor.** ESPACIO DE ZANG. ||-**supraspinosa.** Porción superior de la cara posterior de la escápula, limitada por abajo por la espina de este hueso. ||-**suprasternal.** Depresión en la base del cuello en la línea media entre las dos inserciones de los esternocleidomastoideos. ||-**triangular.** Fosa en el pabellón del oído entre las ramas del antehélix. ||-**trocantérea.** Cavidad digital del trocánter mayor del fémur, en la que se insertan los músculos obturadores y géminos. ||-**troclear.** Depresión de la órbita para la tróclea del músculo oblicuo superior. ||-**yugular.** Depresión en el peñasco detrás del conducto auditivo para la vena yugular.

fosfágeno (de *fosfato* y el gr. *gennân*, producir). m. F., *phosphagène*. Sustancia de alto nivel energético que existe como depósito en el músculo en reposo. En el momento de la contracción se transforma en creatina y fosfato.

fosfatado. adj. F., *phosphaté*. Que contiene fosfatos.

fosfatasa. f. F., *phosphatase*. Enzima que hidroliza los ésteres monofosfóricos con liberación de ácido fosfórico. Se encuentra en todos los líquidos y células del organismo. ||-**ácida.** Secretada por la próstata, aparece en la pubertad para aumentar con la madurez sexual, momento en que alcanza un valor fijo. Su aumento por encima de niveles normales es indicio de cáncer prostático con metástasis óseas. || **-alcalina.** Producida por los osteoblastos y células proliferativas del cartílago y periostio; interviene en: 1, la precipitación del fosfato cálcico en los huesos; 2, la absorción de fosfatos por el intestino, y 3, la síntesis de las proteínas hísticas y la hidrólisis de los ésteres fosfáticos del riñón e hígado con liberación de glucosa, que pasa a la sangre. Está aumentada durante el crecimiento, enfermedad de Paget, ictericias obstructivas y procesos hepáticos difusos o locales, así como en el cáncer hepático. || **-alcalina leucocitaria.** Enzima presente en las granulaciones de las células de la serie granulocítica, a partir del mielocito. Su disminución se observa en la leucemia mieloide.

fosfatemia (de *fosfato* y el gr. *haîma*, sangre). f. A., *Blutphosphatspiegel*; F., *phosphatémie*; In., *phosphatemia*; It. y P., *fosfatemia*. Presencia de fosfatos en la sangre.

fosfátido. f. F., *phosphatide, glycérophospholipide*. Antiguo término para fosfoglicérido.

fosfatidosis. f. F., *phosphatidose*. Lipoidosis constituida principalmente por fosfátidos.

fosfatina. f. Miembro de un grupo considerable de compuestos de fósforo semejantes a los fosfatos y encontrados en la sustancia encefálica.

fosfato. m. A., *Phosphat*; F., *phosphate*; In., *phosphate*; It. y P., *fosfato*. Sal de ácido fosfórico. || **-ácido.** Fosfato en el que sólo se han reemplazado uno o dos átomos de hidrógeno del ácido. || **-alcalino.** Fosfato de un metal alcalino, como el sodio o potasio. || **-alcalinotérreo.** Fosfato de cal o magnesio. || **-amoniocomagnésico.** Sal doble de amonio y magnesio y ácido ortofosfórico. || **-normal.** Fosfato en el cual se han sustituido todos los átomos de hidrógeno. || **-triple.** Fosfato de magnesio, amonio y calcio, encontrado algunas veces en la orina; sal microcósmica.

fosfatómetro (de *fosfato* y el gr. *métron*, medida). m. Instrumento para medir los fosfatos de la orina.

fosfaturia (de *fosfato* y el gr. *oûron*, orina). f. A., *Phosphaturie*; F., *phosphaturie*; In., *phosphaturia*; It., *fosfaturia*; P., *fosfatúria*. Eliminación abundante de fosfatos por la orina.

fosfeno (del gr. *phôs*, luz, y *phaínein*, mostrar). m. A., *Phosphen*; F., *phosphène*; In., *phosphene*; It., *fosfeno*; P., *fosfeno*. Sensación luminosa producida por presión del globo ocular. || **-de acomodación.** El que rodea el campo visual, visto en oscuro, después de la acomodación.

fosfina. f. Fosfuro de hidrógeno, PH$_3$, compuesto gaseoso. F., *phosphine*. || Colorante derivado de la brea de hulla, extremadamente destructor de los infusorios. Denomínase también *amarillo de Filadelfia*.

fosfito. m. Sal de ácido fosforoso.

fosfocreatina. f. F., *phosphocréatine*. Fosfágeno o fosfato de creatina; sustancia que existe en el tejido muscular y que durante la contracción de éste se desdobla en creatina y fosfato.

fosfodiesterasa. f. F., *phosphodiestérase*. Enzima que, por medio de la hidrólisis de los enlaces éster, inactiva el AMP cíclico. *Sin.:* Adenildiesterasa.

fosfogenia. f. Producción de fosforescencia.

fosfógeno. m. FOSFÁGENO.

fosfoglicérido. m. F., *glycérophospholipide*. Lípido complejo constituido por glicerol, uno de cuyos grupos hidroxilo primario está esterificado con el ácido fosfórico, mientras que los otros dos lo están con sendos ácidos grasos. Los compuestos resultantes poseen un átomo de carbono asimétrico. *Sin.:* Glicerilfosfátido. Impropiamente conocido también como fosfolípido o fosfátido.

fosfoglobulina. f. NUCLEOALBÚMINA.

fosfoglucomutasa. f. V. GLUCOFOSFOMUTASA.

fosfoglucoproteína. f. F., *phosphoglucoproteíne*. Glucoproteína que contiene fósforo.

fosfohexosa-isomerasa. f. F., *phosphohexose-isomérase*. Enzima descubierta inicialmente en los extractos musculares, que cataliza la interconversión entre la glucosa-6-fosfato y la fructosa-6-fosfato.

fosfolípido o **fosfolipina.** m. y f. FOSFOGLICÉRIDO.

fosfoluteína. f. LECITINA.

fosfonecrosis o **fosforonecrosis** (de *fósforo* y el gr. *nékrosis*, mortificación). f. Necrosis fosfórica, especialmente la de la mandíbula.

fosfonio. m. Radical univalente hipotético PH$_4$, análogo al amonio NH$_4$.

fosfonucleasa. f. A., *Phosphornuklease*; F., *phosphonucléase*; In., *phosphonuclease*; It., *fosfonucleasi*; P., *fosfonucleasa*. Enzima que desdobla los nucleótidos en nucleósidos y ácido fosfórico; nucleotidasa.

fosfopenia (de *fósforo* y el gr. *penía*, escasez, indigencia). f. A., *Phosphormangel*; F., *phosphoropénie*; In., *phosphopenia*; It. y P., *fosfopenia*. Deficiencia de compuestos de fósforo en el organismo.

fosfopiridinnucleótido. m. Núcleo químico formado por nicotinamida, una pentosa, adenina y ácido fosfórico; constituye la estructura de algunas coenzimas.

fosfoproteína. f. F., *phosphoprotéine, phosphoprotéide*. Proteína que contiene fósforo aparte las nucleoproteínas. Lo son la ovovitelina, la albúmina del huevo, la pepsina y la caseína de la leche.

fosforado. adj. F., *phosphoré*. Que tiene o está combinado con fósforo.

fosforescencia. f. A., *Phosphorescenz*; F., *phosphorescence*; In., *phosphorescence*; It., *fosforescenza*; P., *fosforescência*. Emisión de luz apreciable en la oscuridad, sin calor sensible; luminosidad inducida que persiste después de cesar la irradiación causal.

fosforhidrosis o **fosforidrosis** (de *fósforo* y el gr. *hidrós*, sudor). f. Secreción de sudor luminoso.

fosfórico (Ácido). Ácido derivado del anhídrido fosfórico (P$_2$O$_3$). Los ácidos fosfóricos son tres: *ortofosfórico* (PO$_4$H$_3$), *pirofosfórico* (P$_2$O$_7$H$_4$) y el *metafosfórico* (PO$_3$H).

fosforilación. f. F., *phosphorylation*. Proceso que consiste en la adición del grupo trivalente PO a un compuesto orgánico.

fosforilasa. f. F., *phosphorylase*. Enzima muy extendida en la naturaleza que forma glucosa-l-fosfato (éster de Cori) del glucógeno y un fosfato inorgánico.

fosforismo. m. A., *Phosphorvergiftung*; F., *phosphorisme*; In., *phosphorism*; It., *fosforismo*; P., *fosforismo*. Intoxicación crónica por el fósforo.

fósforo (del lat. *phosphorus*, y éste del gr. *phosphóros*, el lucero de la mañana; de *phôs*, luz, y *phérein*, llevar). m. A., *Phosphor*; F., *phosphore*; In., *phosphorus*; It., *fosforo*; P., *fósforo*. Elemento translúcido no metálico, muy tóxico e inflamable. Peso atómico 31; símbolo P. Se presenta en tres formas: *amorfo o rojo, metálico y céreo*. Se obtiene de los huesos, de la orina y de varios minerales. El fósforo ordinario o céreo, blanco, amarillo o vítreo, que se emplea en medicina, es muy inflamable, sumamente tóxico y produce la degeneración adiposa del hígado y otras vísceras. La inhalación de sus vapores causa a menudo la necrosis de la mandíbula. (V. ENVENENAMIENTOS [TABLA DE].) Empléase en terapéutica contra el raquitismo, osteomalacia, enfermedades nerviosas y cerebrales, escrofulosis y tuberculosis, y como excitante genital. || **-32 o radiactivo.** Isótopo radiactivo de peso atómico 32, empleado en el tratamiento de la leucemia y para facilitar el estudio del metabolismo del fósforo; gracias a su radiactividad es posible captar este elemento en distintas partes del cuerpo.

fosforogénico (de *fosforescente* y el gr. *gennân*, producir, engendrar). adj. Que produce o determina fosforescencia.

fosforólisis (de *fósforo* y el gr. *lýsis*, disolución). F., *phosphorolyse*. Combinación y separación reversible de azúcar y ácido fosfórico por acción de la enzima fosforilasa, en el metabolismo de los hidratos de carbono.

fosforoscopio (de *fósforo* y el gr. *skopeîn*, observar). m. Aparato de Becquerel para determinar y medir la fosforescencia de un cuerpo.

fosforoso (Ácido). Ácido PO$_3$H$_3$, cristalizable, delicuescente, que forma las sales denominadas *fosfitos*.

fosfotomaína (de *fósforo* y el gr. *ptôma*, cadáver). f. Compuesto tóxico encontrado en la sangre en el envenenamiento por el fósforo.

fosfotúngstico (Ácido). Compuesto que se emplea en la preparación de colorantes histológicos y como reactivo para las tomaínas.

fosfuro. m. Compuesto binario de fósforo y otro elemento o radical.

fosgénico. adj. FOTÓGENO.

fosgeno. m. F., *phosgène, chlorure de carbonyle*. Cloruro de carbonilo, $COCl_2$, colognita de los franceses; empleado en la guerra de 1914-1918, en forma de nubes de gases asfixiantes, puro o mezclado con cloro, o en forma de granadas explosivas. Probablemente fue el más mortífero de los gases empleados en aquella guerra, y actuaba como irritante respiratorio. Ordinariamente tardan algunas horas en manifestarse los síntomas tóxicos, y en el intervalo no se aprecia ningún signo de peligro.

Foshay (Suero, prueba de) (Lee Foshay, bacteriólogo norteamericano, 1896-1960). V. SUERO.

fosia (del gr. *phôs*, luz). f. Sensación subjetiva de luz o color.

fosis. f. Producción de fosia.

fosita. f. A., *Grübchen;* F., *fossette;* In., *fossula;* It., *fossetta;* P., *fosseta*. Fosa pequeña. V. FOSA. || Úlcera pequeña y profunda de la córnea. ||**-central de Merkel.** La que existe en la unión de los ventrículos laríngeos con la cavidad laríngea. ||**-cerebelosa media.** Fosita que existe a veces en la cara cóncava del occipital, en medio de la bifurcación de la cresta vertical, entre la protuberancia occipital interna y el agujero magno. ||**-coccígea.** Depresión de la piel correspondiente al dorso del cóccix. ||**-de Hyrtl.** ADITUS AD ANTRUM. ||**-de Rosenmüller.** FOSA DE ROSENMÜLLER.

fossula (dim. del lat. *fossa*). f. FOSITA. || Cualquiera de las pequeñas depresiones que existen en gran número en la superficie del cerebro. ||**-fenestrae cochleae.** FOSA REDONDA. ||**-fenestrae vestibuli.** FOSA OVAL. ||**-petrosa.** FOSA PETROSA. ||**-tonsillaris.** Cada una de las lagunas, criptas o folículos de las amígdalas.

fot. m. FOTIO.

fotalgia (de *foto-* y el gr. *álgos*, dolor). f. A., *Photodynie;* F., *photalgie;* In., *photalgia;* It., *fotodinia;* P., *fotalgia*. Dolor ocular producido por la luz.

fotalocromía (de *foto-*, el gr. *állos*, otro, y *chrôma*, color). f. F., *photallochromie*. Cambio alotrópico con alteración del color, debido a la luz.

fotaugiafobia (del gr. *photaugeía*, brillo, y *phóbos*, temor). f. Intolerancia anormal a la luz brillante.

fotestesia (de *foto-* y el gr. *aísthesis*, sensación). f. F., *photesthésie*. Sensibilidad a la luz.

Fothergill (Enfermedad, píldoras de) (John Fothergill, médico inglés, 1712-1780). Véanse estos términos.

fotio. m. F. e In., *phot*. Unidad de iluminación definida como la que presenta una superficie de 1 cm^2 sobre la que incide el flujo luminoso de 1 lumen. *Sin.:* Fot.

fotismo. m. F., *photisme*. Imagen visual, sensación de color producida por otra sensación auditiva, gustativa, olfativa o táctil.

foto-. Forma prefija del gr. *phôs, photós*, luz.

fotoactínico (de *foto-* y el gr. *aktís, -înos*, rayo). adj. Que desprende rayos luminosos y actínicos.

fotoalergia (de *foto-*, el gr. *allós*, otro, y *érgon*, trabajo). f. F., *photoallergie*. Alergia por sensibilidad a la luz.

fotobacteria (de *foto-* y el gr. *baktería*, bastón). f. Bacteria luminiscente.

fotobiogénesis (de *foto-* y *biogénesis*). f. Producción de luz por algunos seres vivos.

fotobiología (de *foto-*, el gr. *bíos*, vida, y *lógos*, tratado). f. F., *photobiologie*. Parte de la Biol. que trata de los efectos de la luz sobre los organismos.

fotocatálisis (de *foto-* y el gr. *katálysis*, disolución). f. Catálisis producida por la luz.

fotocauterio (de *foto-* y el gr. *kautérion*, hierro candente). m. FOTOCAUTERIZACIÓN. || Aparato para producir la fotocauterización.

fotocauterización. f. F., *photocauterisation*. Cauterización por los rayos X y sustancias radiactivas.

fotoceptor. m. F., *photorécepteur*. Ceptor nervioso que recibe sensaciones luminosas.

fotocinético (de *foto-* y el gr. *kinetikós*, móvil). adj. F., *photokinétique*. Que se mueve o funciona en respuesta a los estímulos luminosos.

fotocoagulación (de *foto-* y el lat. *coagulum*, coágulo). f. A., *Lichtkoagulation;* F. e In., *photocoagulation;* It., *fotocoagulazione;* P., *fotocoagulação*. Método destinado a provocar coagulaciones localizadas en las diferentes estructuras del globo ocular, por medio de lámpara de xenón, argón o láser (en sus diferentes tipos). ||**-panretiniana.** Fotocoagulación aplicada a toda la retina. ||**-retiniana.** Fotocoagulación practicada en determinadas zonas de la retina.

fotocolorímetro (de *foto-*, el lat. *color, -oris*, color, y el gr. *métron*, medida). m. Aparato compuesto de una o más células fotoeléctricas como indicadoras y de varios filtros de color.

fotodermatismo (de *foto-* y el gr. *dérma, -atos*, piel). m. Sensibilidad a la luz de las células epiteliales de la piel.

fotodermatosis (de *foto-*, el gr. *dérma, -atos*, piel, y el suf. *-osis*). f. A., *Lichtdermatose;* F., *photodermatose;* In., *photodermatosis;* It., *attinodermatosi;* P., *fotodermatose*. Dermatosis producida por la exposición a la luz.

fotodinamia (de *foto-* y el gr. *dýnamis*, fuerza). f. Influencia de la luz sobre el movimiento de los organismos.

fotodinámico. adj. Relativo a la fotodinamia; dícese de las sustancias que, como la eosina, sensibilizan la piel a la acción de los rayos solares.

fotodinia (de *foto-* y el gr. *odýne*, dolor). f. FOTALGIA.

fotodisforia (de *foto-* y el gr. *dýsforos*, difícil de llevar). f. F., *photophobie, photodysphorie*. Intolerancia para la luz; fotofobia.

fotodromía. f. FOTOTAXIA.

fotoelectricidad (de *foto-* y el gr. *eléktron*, ámbar). f. F., *photoélectricité*. Electricidad desarrollada por la acción de la luz.

fotoelectrón. m. F., *photoélectron*. Electrón emitido por una superficie metálica al incidir sobre ella una irradiación luminosa, especialmente de corta longitud de onda.

fotoelemento (de *foto-* y el lat. *elementum*, elemento). m. F., *photoélément*. Elemento galvánico que se descompone por la luz y produce fotoelectricidad.

fotoelómetro (de *foto-*, el gr. *elýein*, envolver, y *métron*, medida). m. Fotocolorímetro que indica la concentración de una sustancia en solución, por la intensidad de la luz que absorbe.

fotoeritema (de *foto-* y el gr. *erýthema*, rubicundez). m. F., *photoérythème*. Eritema producido por la exposición a la luz.

fotofarmacología (de *foto-*, el gr. *fármakon*, medicamento, *lógos*, tratado). f. F., *photopharmacologie*. Estudio de los efectos de las irradiaciones en general sobre los medicamentos y su acción farmacológica.

fotófilo (de *foto-* y el gr. *phílos*, amigo). adj. Amante de la luz o atraído por ella.

fotofluorograma (de *foto-*, *flúor*, y el gr. *gramma*, lo grabado). f. Fotografía de una imagen fluoroscópica.

fotofluoroscopia. f. FLUOROGRAFÍA.

fotofobia (de *foto-* y el gr. *phóbos*, temor). f. A., *Photophobie;* F., *photophobie;* In., *photophobia;* It. y P., *fotofobia*. Intolerancia anormal para la luz, especialmente la provocada por afecciones oculares.

fotófono (de *foto* y el gr. *phoné*, voz). Aparato que transmite o registra el sonido por medio de ondas luminosas.

fotóforo (de *foto-* y el gr. *phorós*, que lleva). m. F., *photophore*. Lámpara para el examen de cavidades.

fotoftalmía (de *foto-* y el gr. *ophthalmós*, ojo). f. Oftalmía producida por luz excesiva.

fotogastroscopio (de *foto-*, el gr. *gastér, gastrós*, vientre, y *skopeîn*, observar). m. Aparato para fotografiar el interior del estómago.

fotogénesis (de *foto-* y el gr. *gennân*, producir). f. Producción de luz o fosforescencia.

fotógeno (de *foto-* y el gr. *gennân*, producir, engendrar). adj. Que produce luz. ‖ m. Sustancia existente en las bacterias fotógenas, en las que produciría luminosidad. ‖ Impresión visual de una imagen que persiste después que la imagen propia ha cesado de ser visible.

fotograma (de *foto-* y el gr. *grámma*, registro). m. F., *réprésentation photographique d'un essai physiologique*. Registro fotográfico de un experimento fisiológico.

fotohemotacómetro (de *foto-*, el gr. *haîma*, sangre, *táchos*, rapidez, y *métron*, medida). m. F., *hématachomètre permettant de photographier la vitesse du sang*. Hemotacómetro que registra fotográficamente la velocidad de la corriente sanguínea.

fotólisis (de *foto-* y el gr. *lýsis*, disolución). f. F., *photolyse*. Descomposición química y orgánica por la acción de la luz.

fotólito (de *foto-* y un derivado del gr. *lýein*, disolver). m. F., *photolyte*. Sustancia descomponible o descompuesta por la acción de la luz.

fotología (de *foto-* y el gr. *lógos*, tratado). f. F., *photologie*. Ciencia de la luz, de sus propiedades y efectos.

fotoluminiscencia (de *foto-* y el lat. *lumen, -inis*, luz). f. F., *photoluminescence*. Luminosidad inducida por irradiación: fluorescencia o fosforescencia.

fotoma. m. A., *Photom*; F., *photome*; In., *photoma*; It., *fotoma*; P., *fotoma*. Sensaciones alucinatorias elementales de luz y color.

fotomagnetismo (de *foto-* y el gr. *mágnes*, piedra imán). m. F., *photomagnétisme*. Magnetismo inducido por la acción de la luz, especialmente de los rayos verdes, azules y violeta.

fotomanía (de *foto-* y el gr. *manía*, locura). f. Síntomas de alienación maníaca, agravados por la influencia de la luz. ‖ Enfermedad caracterizada por la afición morbosa a la luz.

fotometahemoglobina. f. Compuesto formado por la acción de la luz sobre la metahemoglobina.

fotometría (de *foto-* y el gr. *métron*, medida). f. F., *photométrie*. Medición de las variaciones de la intensidad luminosa.

fotómetro (de *foto-* y el gr. *métron*, medida). m. F., *photomètre*. Instrumento para medir las variaciones de la intensidad de la luz.‖ **-de Förster**. Fotoptómetro.

fotomicrografía. f. Microfotografía.

fotomicroscopia (de *foto-*, el gr. *mikrós*, pequeño, y *skopeîn*, observar). f. F., *photomicroscopie, photomicrographie*. Fotografía de las imágenes ampliadas de los objetos microscópicos; microfotografía.

fotomorfismo o **fotomorfosis** (de *foto-* y el gr. *morphé*, forma). m. y f. Influencia de la luz sobre la forma o estructura de los organismos.

fotón. m. F., *photon*. Partícula (quantum) elemental de luz.

fotopatía (de *foto-* y el gr. *páthos*, enfermedad). f. F., *photopathie*. Afección producida por la luz.

fotoperceptivo. adj. Capaz de percibir luz.

fotoperiodicidad, fotoperiodismo (de *foto-* y el gr. *períodos*, circuito). f. y m. F., *photopériodisme*. Variación periódica del comportamiento de los organismos vivientes como consecuencia de las modificaciones de intensidad de la radiación luminosa.

fotopía (de *foto-* y el gr. *óps, opós*, ojo). f. A., *Lichtadaptation*; F., *photopie*; In., *photopia*; It. y P., *fotopia*. Fotopsia. ‖ Adaptación del ojo a la luz brillante; opuesto a *escotopía*.

fotopsia (de *foto-* y el gr. *ópsis*, visión). f. A., *Photopsie*; F., *photopsie*; In., *photopsia*; It. y P., *fotopsia*. Sensación luminosa, como de chispas o relámpagos, debida a una afección de la retina.

fotoptarmosis (de *foto-* y el gr. *ptarmós*, estornudo). f. Estornudo producido por la influencia de la luz.

fotoptometría (de *foto-*, el gr. *optós*, visible, y *métron*, medida). f. A., *Lichtperzeptionmessung*; F., *photoptométrie*; In., *photoptometry*; It., *fotoptometria*; P., *fotoptometria*. Medición de la percepción luminosa.

fotoptómetro. m. F., *photoptomètre*. Instrumento para el examen de la agudeza visual por medio de la determinación de la menor intensidad luminosa que hace visible un objeto.

fotoptria. f. Unidad de fotoptometría equivalente al mínimo visible, representado por un cuadrado blanco de 27 x 27,5 mm, iluminado por una bujía a la distancia de 3,17 m.

fotoquímica. f. F., *photochimie*. Suma de conocimientos relativos a las propiedades y efectos químicos de los rayos luminosos.

fotoquimioterapia (de *fotoquímica* y el gr. *therapeía*, tratamiento). f. Modalidad terapéutica consistente en la aplicación de radiaciones ultravioletas tipo A, de longitud de onda entre 390 y 420 nm, junto a la administración de psoralenos *per os*. De eficacia comprobada en la psoriasis y la micosis fungoide.

fotorradiografía o **fotorroentgenografía**. f. Fluorografía.

fotorradiómetro (de *foto-*, el lat. *radius*, radio, y el gr. *métron*, medida). m. Aparato para medir la cantidad de rayos X que penetran en una superficie dada.

fotorreacción. f. F., *photoréaction*. Reacción producida por la luz.

fotorreceptor. m. Fotoceptor.

fotoscopia (de *foto-* y el gr. *skopeîn*, observar). f. Esquiascopia, radioscopia.

fotosensibilización. f. A., *Photosensibilisierung*; F. e In., *photosensitization*; It., *fotosensibilizzazione*; P., *fotossensibilização*. Sensibilización de una sustancia u organismo a la influencia de la luz.

fotosíntesis. f. A., *Photosynthese*; F., *photosynthèse*; In., *photosynthesis*; It., *fotosintesi*; P., *fotosíntese*. Combinación química producida por la acción de la luz; especialmente la formación de hidratos de carbono a partir del anhídrido carbónico, por la clorofila influida por la luz.

fotostable. adj. Estable a la luz.

fotostetoscopio (de *foto-*, el gr. *stêthos*, pecho, y *skopeîn*, observar). m. F., *photostéthoscope*. Instrumento que transforma los sonidos amplificados por un micrófono en pulsaciones luminosas; se ha ideado para el registro de los latidos cardíacos del feto.

fototactismo, fototaxia o **fototaxis** (de *foto* y el gr. *táxis*, disposición). f. F., *phototactisme*. Movimiento de atracción o repulsión de las células y microorganismos, como reacción de éstos a la influencia de la luz (*fototaxia positiva* y *negativa*, respectivamente).

fototerapia (de *foto-* y el gr. *therapeía*, tratamiento). f. A., *Phototherapie*; F., *phototherapie*; In., *phototherapy*; It. y P., *fototerapia*. Tratamiento de las enfermedades por la acción de la luz, natural o artificial, especialmente por la diferente concentración de los rayos luminosos o por la distinta coloración de la luz.

fototermia (de *foto-* y el gr. *thérme*, calor). f. F., *phototermie*. Efectos calóricos que son producidos por medio de la luz o energía radiante.

fototonía (de *foto-* y el gr. *tónos*, tono). f. Irritabilidad del protoplasma por la influencia de la luz.

fototropismo (de *foto-* y el gr. *tropé*, vuelta). f. F., *phototropisme*. Fototaxia. ‖ Cambio de color en una sustancia producido por la acción de la luz.

fotoxilina (de *foto-* y el gr. *xýlon*, madera). f. Variedad de piroxilina obtenida de la pulpa de madera; se usa en microscopia y en cirugía.

foturia (de *foto-* y el gr. *oûron*, orina). f. Emisión de orina de aspecto luminoso.

Fouchet (Reacción de) (A. *Fouchet*, médico francés, n. en 1894). V. Reacción.

foulage (F.). m. Forma de masaje que se efectúa con el borde cubital de la mano friccionando como si ésta fuera una cuchara.

Fouquet (Síndrome de) (Henri *Fouquet*, médico francés, 1727-1806). V. Síndrome.

Fourcroy (Bálsamo de) (Antoine *Fourcroy*, químico francés, 1755-1809). Bálsamo de Laborde.

Fournier (Enfermedad, jarabe, prueba, signo de) (Jean Alfred *Fournier*, dermatólogo de París, 1832-1915). Véanse estos términos.

fóvea (del lat. *fovea*). f. A., *Fossa;* F., *fosse;* In., *fovea;* It., *fossa;* P., *fóvea.* Fosa o depresión pequeña, especialmente la central de la retina. ||-**anterior.** Depresión en el suelo del cuarto ventrículo delante de las eminencias mediales. ||-**central.** Fosita en la mácula lútea. ||-**central.** Depresión en el suelo del cuarto ventrículo, entre los colículos faciales. ||-**costal.** Facetas en el cuerpo de una vértebra torácica, para articularse con la cabeza de una costilla. ||-**de la cabeza del fémur.** Fosita en la cabeza del fémur, punto de inserción del ligamento redondo. ||-**dentaria.** Faceta en la cara posterior del arco del atlas, que se articula con la apófisis odontoides. ||-**inguinal.** FOSA INGUINAL. ||-**oblonga y triangular de los cartílagos aritenoides.** Dos depresiones en la cara externa de esos cartílagos, separadas por una cresta. ||-**troclear.** Fosita en la porción orbitaria del hueso frontal, para la inserción de la polea del oblicuo superior.

foveola (del lat. *foveola*, dim. de *fovea*, hoya). f. Pequeña fóvea o depresión. ||-**coccígea.** Hoyuelo en la región correspondiente a la punta del cóccix que señala el punto de unión del tubo embrionario neural con la piel. ||-**del trigémino.** Depresión en el suelo del cuarto ventrículo, entre el colículo facial y el tubérculo acústico. ||-**gástrica.** Aberturas de las glándulas gástricas en la mucosa del estómago. ||-**granular.** Depresiones de Pacchioni. ||-**vagal.** ALA CINÉREA.

Foville (Fascículo, síndrome de) (Louis *Foville,* neurólogo francés, 1799-1878). V. FASCÍCULO, SÍNDROME.

Fowler (Operación, posición de) (George Ryerson *Fowler,* cirujano norteamericano, 1848-1906). Véanse estos términos. ||-**Murphy (Tratamiento de)** (G. R. *Fowler;* John Benjamin *Murphy,* médico norteamericano, 1857-1916). V. TRATAMIENTO. ||-**(Solución de)** (Thomas *Fowler,* médico inglés, 1736-1801). V. LICOR ARSENICAL.

Fox (Impétigo de) (William Tilbury *Fox,* dermatólogo inglés, 1836-1879). V. IMPÉTIGO. ||-**Fordyce (Síndrome de)** (G. H. *Fox,* dermatólogo norteamericano, 1846-1937; John Addison *Fordyce,* dermatólogo norteamericano, 1858-1925). V. SÍNDROME.

Fracastorius o **Fracastoro (Girolamo).** Médico y poeta italiano (1483-1553), famoso autor de la obra *Syphilis sive de morbo gallico,* de la que deriva el nombre de la enfermedad, y de otras de no menor importancia, que revelan sus conocimientos enciclopédicos y en las que se desarrollan ideas muy acertadas sobre el contagio.

fracción (del lat. *fractio, -onis,* de *fractum,* supino de *frangere,* romper). f. F., *fraction.* Cada una de las partes o porciones de un todo con relación a él. ||-**antiperniciosa de Cohn.** Principio muy activo del hígado.

fraccionario (de *fracción*). adj. F., *fractionnaire.* Que se efectúa por divisiones repetidas; dícese de las dosis pequeñas y repetidas.

fractura (del lat. *fractura*). f. A., *Fraktur;* F., *fracture;* In., *fracture;* It., *frattura;* P., *fractura.* Solución de continuidad en un hueso, producida traumática o espontáneamente. ||-**abierta.** Fractura complicada con herida exterior que comunica con el foco de fractura. ||-**articular.** Fractura de la superficie articular de un hueso. ||-**cerrada.** FRACTURA SIMPLE. ||-**completa.** Fractura que interesa todo el hueso y separa más o menos los fragmentos. ||-**complicada.** Fractura con lesión de las partes adyacentes y en comunicación con el exterior. ||-**con impacto.** Fractura en la que un fragmento penetra en otro. ||-**congénita.** La que se produce en el feto dentro del útero. ||-**conminuta.** Fractura en la cual el hueso o una parte de él quedan reducidos a fragmentos o esquirlas. ||-**de Banaldi.** Fractura de la extremidad superior del húmero entre la inserción del pectoral mayor y la V deltoidea. ||-**de Barton.** Fractura del extremo inferior del radio. ||-**de Bennet.** Fractura longitudinal del primer metacarpiano, complicada con luxación. ||-**de chófer.** Fractura del radio o del carpo producida por un retroceso violento o repentino de la manivela de arranque de los automóviles al tratar de poner en marcha el motor. ||-**de Colles.** Fractura del tercio inferior del radio y cúbito, que da a la mano el aspecto de dorso de tenedor, por desplazamiento de los fragmentos hacia atrás. ||-**de Dupuytren.** FRACTURA DE POTT. ||-**de Duverney.** Fractura del hueso ilíaco inmediatamente por debajo de la espina ilíaca anterior y superior. ||-**de Galeazzi.** Fractura del extremo inferior del radio con luxación del extremo distal del cúbito. ||-**de Gosselin.** Fractura en V del extremo inferior de la tibia, que se extiende hasta la articulación próxima. ||-**de Guérin.** Fractura horizontal del maxilar superior, que interesa la lámina vertical del palatino. ||-**de Herrgott.** Fractura del cuarto superior del peroné, con lesión del nervio ciático poplíteo externo. ||-**de Le Fort.** Fractura bilateral del maxilar superior, con interlínea horizontal. ||-**de los boxeadores.** Aplastamiento de la cabeza del primer metacarpiano e implantación de aquélla sobre el cuello de éste. ||-**de Malgaigne.** Fractura doble unilateral del hueso ilíaco, entre el pubis y la articulación sacroilíaca. ||-**de Monteggia.** Fractura del tercio superior del cúbito asociada con luxación de la cabeza del radio. ||-**de Moore.** Fractura del extremo inferior del radio con dislocación de la cabeza del cúbito y aprisionamiento de la apófisis estiloides debajo del ligamento anular. ||-**de Pott.** Fractura del extremo inferior del peroné con traumatismo extenso de la articulación tibioastragalina y generalmente fractura del maléolo interno o rotura del ligamento lateral interno. ||-**de Pouteau.** FRACTURA DE COLLES. ||-**de Quervain.** Fractura del escafoides junto con dislocación del semilunar hacia delante. ||-**de Rhea-Barton.** Fractura marginal posterior de la extremidad inferior del radio. ||-**de Shepherd.** Fractura del astrágalo con desprendimiento de la porción externa. ||-**de Skillern.** Fractura completa del tercio inferior del radio y en caña verde del tercio inferior del cúbito. ||-**de Smith.** Fractura inversa a la de Colles, con desplazamiento del fragmento hacia delante. ||-**de Stieda.** Fractura y separación del cóndilo interno del fémur. ||-**de Wagstaffe.** Separación del maléolo interno. ||-**de Walther.** Fractura total del isquion. ||-**directa.** Fractura en el punto de traumatismo. ||-**doble.** Fractura en dos puntos de un mismo hueso. ||-**en bayoneta.** V. FRACTURA DE COLLES. ||-**en caña verde.** Fractura subperióstica, en la cual se rompe un lado del hueso y el opuesto se encorva solamente. ||-**en cuña.** FRACTURA EN V. ||-**en dorso de tenedor.** FRACTURA DE COLLES. ||-**en mariposa.** Fractura conminuta en la que hay dos fragmentos, uno a cada lado de otro principal. ||-**en ojal** o **perforante.** Perforación de un hueso por un proyectil. ||-**en pico de flauta.** Fractura completa oblicua de un hueso largo. ||-**en rama verde.** FRACTURA EN CAÑA VERDE. ||-**en tallo verde.** FRACTURA EN CAÑA VERDE. ||-**en V, en T** o **en Y.** Fracturas cuyas líneas figuran tales letras. ||-**epifisaria.** Fractura en la línea de unión de la epífisis con la diáfisis. ||-**espiral** o **espiroidea.** Fractura en la que la línea de rotura sigue una dirección espiral en relación al eje del hueso y éste se ha torcido más o menos. ||-**espontánea.** La que resulta de enfermedades propias del hueso, como se observa en la ataxia, o de causas desconocidas, sin violencia exterior. ||-**estrellada.** La que presenta un foco principal del que parten numerosas fisuras. ||-**extracapsular.** Fractura del húmero o del fémur en la proximidad y fuera del ligamento capsular. ||-**incompleta.** La que no destruye completamente la continuidad del hueso. ||-**indirecta.** FRACTURA POR CONTRAGOLPE. ||-**intraarticular.** FRACTURA ARTICULAR. ||-**intracapsular.** Fractura de una cabeza articular dentro del ligamento capsular. ||-**intraperióstica.** Fractura del hueso sin rotura del periostio. ||-**intrauterina.** FRACTURA CONGÉNITA. ||-**lineal** o **longitudinal.** Fractura cuya línea sigue una dirección longitudinal. ||-**múltiple.** Variedad en la que existen dos o más líneas de fractura del mismo hueso o fracturas independientes. ||-**neurógena.** La patológica debida a una lesión nerviosa, como la tabes. ||-**oblicua.** Fractura en la cual la línea se extiende en dirección oblicua. ‖ **-oblicua espiroidea de Gerdy**. FRACTURA DE GOSSELIN. ‖ **-parcial**. FRACTURA INCOMPLETA. ‖ **-por arrancamiento**. Fractura a nivel de la inserción de un músculo o tendón producida por contracción muscular o por un movimiento brusco que pone en tensión un ligamento. ‖ **-por contragolpe**. Fractura, especialmente del cráneo, distante del punto traumatizado. ‖ **-por torsión**. FRACTURA ESPIRAL. ‖ **-secundaria**. La consecutiva a otra lesión. ‖ **-secundaria**. FRACTURA ESPONTÁNEA. ‖ **-simple**. Fractura en la que han quedado intactos los tegumentos suprayacentes. ‖ **-subcutánea**. FRACTURA SIMPLE, FRACTURA CERRADA. ‖ **-subperióstica**. Fractura incompleta, en rama verde o intraperióstica, en la que no se pierde o muy poco la dirección propia del hueso, por impedirlo la integridad del periostio. ‖ **-supracondílea** o **transcondílea**. Fractura del húmero por encima o a través de los cóndilos, respectivamente. ‖ **-surcularia**. FRACTURA EN CAÑA VERDE. ‖ **-transversa**. Fractura en ángulo recto con el eje del hueso. ‖ **-trófica**. La debida a trastornos tróficos.

Fraga (Síndrome de). V. SÍNDROME.
fragiforme (del lat. *fraga*, fresa, y de *forma*). adj. En forma de fresa.
fragilidad (del lat. *fragilitas, -atis*). f. A., *Zerbrechlichkeit*; F., *fragilité*; In., *fragility*; It., *fragilità*; P., *fragilidade*. Disposición que tiene un objeto para romperse con facilidad. Dícese principalmente de los cabellos y huesos. ‖ **-capilar**. Escasa resistencia de los cabellos o capilares a romperse. ‖ **-de la sangre**. Susceptibilidad de los eritrocitos a disgregarse por la alteración de la proporción salina del plasma sanguíneo. ‖ **-de los huesos**. OSTEOPSATIROSIS.
fragilitas (lat.). f. FRAGILIDAD. ‖ **-crinium**. TRICOPTILOSIS. ‖ **-ossium**. OSTEOPSATIROSIS.
fragmento (del lat. *fragmentum*). m. A., *Bruchstück*; F. e In., *fragment*; It., *frammento*; P., *fragmento*. Cada una de las partes de un hueso fracturado, pero formando cuerpo con él. ‖ **-de Spengler**. desus. Pequeños cuerpos redondeados en el esputo de los tuberculosos. ‖ **-Fab**. Parte de la molécula de las inmunoglobulinas (correspondiente a los brazos de ésta) que se obtiene mediante el tratamiento con papaína. Cada uno de los fragmentos Fab contiene las zonas específicas de una cadena ligera y una pesada. ‖ **-Fc**. Parte de la molécula de las inmunoglobulinas (correspondiente al pie de la misma) que se obtiene por desarticulación de la molécula con la papaína.
frambesia. f. A., *Framboesia*; F., *framboesa*; In., *frambesia*; It., *framboesa*; P., *framboesa*; Enfermedad infecciosa y contagiosa, tropical, producida por la *Spirochaeta* o *Treponema pertenue*, análoga a la sífilis y caracterizada por excrecencias parecidas a frambuesas en la cara, manos y cuerpo, que luego se ulceran y se cubren de costras. Sin.: Botón de Amboina, buba, polipapiloma tropical, yaws. PIAN, TONGA.
frambesioma. m. Lesión primaria de la frambesia.
frambuesa (del F. *framboise*, y éste del fráncico **brambasi*, zarzamora). f. A., *Himbeere*; F., *framboise*; In., *raspberry*; It., *lampone*; P., *framboesa*. Fruto del frambueso (*Rubus idaeus*), ácido y refrescante, que se emplea en tisana y gargarismo. Con él se prepara un jarabe.
Franceschetti (Síndrome de) (Adolphe *Franceschetti*, oftalmólogo suizo, 1896-1968). V. SÍNDROME.
francio. m. F., *francium*. Elemento metálico, sexto del grupo de los alcalinos. Número atómico, 87; masa atómica del isótopo más estable, 223; símbolo químico, *Fr*.
Francis (Enfermedad de) (Edward *Francis*, médico norteamericano, 1872-1957). V. ENFERMEDAD.
Francisella. Género de bacterias cuya especie *F. tularensis* o *Pasteurella tularensis* produce la tularemia.
Franck (Síndrome de). V. SÍNDROME.
Francke (Signo de) (Carl Ernst *Francke*, médico alemán, 1859-1920). V. SIGNO.
frangofilia (del lat. *frangere*, romper, y el gr. *philía*, amistad, afición). f. desus. Tendencia a romper objetos.

frángula. f. Planta de la familia de las ramnáceas (*Rhamnus frangula*), arraclán, cuya corteza es laxante y emética y las bayas purgantes.
frangulina. f. Glucósido amarillo, cristalizable, purgante de la frángula.
franja (del F. *frange*, y éste del lat. *fimbria*). f. A., *Zotte*; F., *frange*; In., *fringe*; It., *frangia*; P., *franja*. Fimbria, festón, especialmente la disposición anatómica en cortaduras o lengüetas del borde del pabellón de la trompa de Falopio. ‖ **-de Adamson**. Ramificaciones micélicas que suelen presentarse en gran número en la tiña microspórica. ‖ **-del hipocampo**. Tira de sustancia blanca a lo largo del hipocampo. ‖ **-ovárica**. La franja más larga del pabellón de la trompa de Falopio. ‖ **-sinovial**. Repliegues de las membranas sinoviales, muy vasculares, análogos a los apéndices epiploicos del intestino.
franjeado. adj. Dispuesto a modo de franja. V. CUERPO FRANJEADO.
Frank (Operación de) (Fritz *Frank*, ginecólogo alemán, 1856-1923; Rudolf *Frank*, cirujano austriaco, 1862-1913). V. OPERACIÓN.
Franke (Operación de) (Felix *Franke*, cirujano alemán del siglo XIX). V. OPERACIÓN.
Frankenhäuser (Ganglio de) (Ferdinand *Frankenhäuser*, ginecólogo alemán n. en 1894). V. GANGLIO.
Franklin (Lentes de) (Benjamin *Franklin*, físico norteamericano, 1706-1790). V. LENTE.
franklin o **franklinio** (de Benjamín *Franklin*). m. Unidad de carga eléctrica en el sistema electrostático cegesimal. Se define como la carga que una fuerza de 1 dina ejerce sobre otra carga igual situada a 1 cm de distancia en el vacío.
franklinismo o **franklinización**. m. y f. Uso terapéutico de la electricidad estática. ‖ **-hertziano**. Método de electrización en el que se emplean las oscilaciones hertzianas producidas por la máquina estática.
franquincienso (del lat. *francum incensum*, incienso puro). m. INCIENSO.
franquincienso Dase también este nombre a la trementina de varias especies de pino.
Franz (Marco de) (Carl *Franz*, ginecólogo alemán, 1870-1926). V. MARCO.
François-Hallermann-Streiff (Síndrome de) (Jules *François*, oftalmólogo belga, n. en 1907; Wilhelm *Hallermann*, oftalmólogo alemán contemporáneo; E. Bernardo *Streiff*, oftalmólogo suizo, n. en 1908). V. SÍNDROME.
frasco (del got. **flaskô*). m. A., *Flasche*; F., *flacon*; In., *flask*; It., *bottiglia*; P., *frasco*. Vasija de diversa materia en forma de botella, para la conservación de sustancias u otros usos. ‖ **-de cultivo**. Frasco para el desarrollo de bacterias. ‖ **-de Erlenmeyer**. Frasco cónico de vidrio de ancha base y cuello estrecho, para trabajos de química. ‖ **-volumétrico**. Frasco con cuello largo y estrecho, graduado.
frasera (de Juan *Fraser*, 1750-1819). f. Planta de la familia de las gencianáceas, *Frasera walteri*, y su raíz o colombo americano. Tónico amargo.
fraserina. f. Preparación concentrada de la *Frasera walteri*. Tónica, astringente y estimulante.
fratría (del gr. *phratría*, clan, tribu). f. Grupo de individuos de una misma generación pertenecientes a la misma familia (hermanas, hermanos y primos).
Fraunhofer (Líneas o rayas de) (Joseph von *Fraunhofer*, óptico alemán, 1787-1826). V. LÍNEA.
fraxina (del lat. *fraxinus*, fresno). f. Glucósido amargo de la corteza del fresno, cuya solución presenta el fenómeno de la fluorescencia azul. Tiene acción ligeramente febrífuga.
fraxinela. f. Planta herbácea rutácea (*Dictamnus albus*), fresnillo, cuya raíz amarga fue empleada en terapéutica en forma de polvo, infusión, tintura, etc., como estimulante difusivo.
Fraxinus. Género de árboles al que pertenecen el fresno y el castaño. V. MANÁ.
Frazier (Aguja, operación de) (Charles Harrinson *Frazier*, neurólogo americano, 1870-1936). V. AGUJA, OPERACIÓN.

frecuencia (del lat. *frequentia*). f. A., *Häufigkeit;* F., *fréquence;* In., *frequency;* It., *frequenza;* P., *frequência.* Repetición reiterada de un acto o suceso. || En estadística, número de casos ocurridos de una determinada enfermedad por unidad de tiempo y población. || **-de una corriente.** Número de períodos por segundo en una corriente alterna. Cuando este número es de 150.000 a 1.000.000, dícese que la corriente es de *alta frecuencia;* introducida por D'Arsonval en terapéutica. || **-del pulso** o **de la respiración.** Número de pulsaciones o respiraciones en un tiempo determinado. || **-paradójica del pulso.** Aceleración del pulso en los estados de hipertensión. V. LEY DE MAREY.

Frédéricq (Signo de) (Louis Auguste *Frédéricq,* médico belga, 1815-1853). V. SIGNO.

Frédet-Rammstedt (Operación de) (Pierre August *Fredet,* cirujano francés, 1870-1945, y Conrad *Rammstedt,* cirujano alemán, 1867-1963). V. OPERACIÓN.

free-martin (In.). En medicina veterinaria nombre del feto hembra estéril e intersexual que ha sufrido la influencia hormonal de su gemelo macho, con el que presentaba una circulación común.

Frei (Enfermedad o prueba de) (Wilhelm *Frei,* dermatólogo alemán, 1885-1943). V. ENFERMEDAD.

Freiberg (Enfermedad de) (Albert Henry *Freiberg,* cirujano norteamericano, 1868-1940). V. ENFERMEDAD DE KÖHLER. || **-Köhler (Enfermedad de).** V. ENFERMEDAD DE KÖHLER.

frémito (del lat. *fremitus*). m. A., *Fremitus;* F., *frémissement;* In., *fremitus;* It., *fremito;* P., *frémito.* Estremecimiento o vibración, especialmente el que es perceptible por la palpación. || **-aneurismático.** Estremecimiento sistólico que se aprecia por encima de un aneurisma. || **-catario.** Estremecimiento particular con vibraciones sensibles a la mano aplicada a la región precordial, semejante al runrún de satisfacción que expresan los gatos cuando se les pasa la mano por el lomo; síntoma de lesiones valvulares crónicas del corazón. || **-hidatídico.** Sensación particular que experimenta la mano que percute un quiste hidatídico, que resulta de la vibración del líquido contenido. || **-por fricción.** Vibración particular producida por el frote de dos superficies serosas secas, percibida en la pleuritis, pericarditis, etc. || **-vibratorio** o **vocal.** Vibración de las paredes torácicas percibida por la mano aplicada al pecho del que habla y que es abolida por procesos patológicos pulmonares o pleurales, que impiden la transmisión de las ondas sonoras de la laringe a las paredes torácicas. En algunos procesos pulmonares está aumentado, como en la neumonía.

fren- o **freno-.** Formas prefijas del gr. *phrén, phrenós,* mente o diafragma.

frenador. adj. Que detiene o inhibe. Dícese de ciertos nervios; inhibidor.

frenalgia (de *fren-* y el gr. *álgos,* dolor). f. A., *Zwerchfellschmerz;* F., *phrénalgie;* In., *phrenalgia;* It., *frenalgia;* P., *frenalgia.* Dolor en el diafragma o neuralgia diafragmática. || Psicalgia, melancolía.

frenastenia (de *fren-* y astenia). f. A., *Phrenasthenie;* F., *phrénasthénie;* In., *phrenasthenia;* It. y P., *frenastenia.* Debilidad mental; cerebrastenia.

frenectomía o **frenicectomía** (de *fren-* y el gr. *ektomé,* escisión). f. A., *Phrenikusexhairese;* F., *phrénicectomie;* In., *phrenicectomy;* It., *frenicectomia;* P., *frenicectomia.* Sección con exéresis del nervio frénico.

frenesí (del lat. *phrenesis*). m. Delirio furioso. || Violenta exaltación y perturbación del ánimo.

freniatría (de *fren-* y el gr. *iatreía,* curación). f. Medicina mental; psiquiatría.

frenicectomía (de *fren-* y el gr. *ektomé,* resección). f. F., *phrénicectomie.* Resección parcial del nervio frénico.

freniclasia o **frenifraxis** (de *frénico* y *klásis,* rotura, o *phrássein,* apretar uno contra otro). f. F., *phrénicoclasie, phrénicotripsie.* Aplastamiento o compresión del nervio frénico.

frénico (del gr. *phrén, phrenós,* diafragma). adj. F., *phrénique.* Relativo al diafragma. || m. Nervio frénico.

frenicoexéresis o **freniconeurectomía.** f. FRENECTOMÍA.

frenicotomía (de *frénico* y el gr. *tomé,* corte). f. A., *Phrenikotomie;* F., *phrénicotomie;* In., *phrenicotomy;* It. y P., *frenicotomia.* Sección quirúrgica de un nervio frénico con objeto de producir la parálisis unilateral del diafragma, que en este caso es empujado hacia arriba y comprime un pulmón afecto.

frenillo (dim. de *freno*). m. A., *Bändchen, Frenulum;* F., *frein;* In., *frenulum;* It., *frenulo;* P., *freio.* Repliegue membranoso que limita los movimientos de una parte, como el de la cara interna del labio en la línea media, el de la lengua de su cara inferior, el del prepucio y el del clítoris. || FRÉNULO. || **-de Macdowel.** Grupo de fibras insertas en el tendón del pectoral mayor, que refuerzan el tabique intermuscular. || **-de Morgagni.** Repliegue formado por los extremos unidos de la válvula ileocólica, que se extiende en parte hacia el interior del colon. || **-pudendo.** HORQUILLA VULVAR.

frenitis (de *fren-* y el suf. *-itis*). f. F., *phrénite.* Inflamación del diafragma. || Inflamación del encéfalo; frenesí. || **-potatorum.** *Delirium tremens.*

Frenkel (Método, síndrome o **tratamiento, de)** (Heinrich S. *Frenkel,* neurólogo suizo, 1860-1931). V. estos términos.

freno-. V. FREN- o FRENO-.

frenocardia (de *freno-* y el gr. *kardía,* corazón). f. A., *Phrenokardie;* F., *phrénocardie;* In., *phreniocardia;* It., *neurosi cardiaca;* P., *frenocardia.* Estado morboso psíquico con síntomas cardíacos; neurastenia cardiovascular de Herz, caracterizada por la tríada: dolor en la región precordial, trastornos respiratorios y palpitaciones.

frenoclonía (de *freno-* y el gr. *klónos,* clono, agitación). f. Convulsión clónica del diafragma.

frenocolopexia (de *freno-, colon* y el gr. *pêxis,* fijación). f. Operación de fijar el colon prolapsado al diafragma.

frenocostal (de *freno-* y el lat. *costa,* costilla). adj. Relativo al diafragma y costillas.

frenodinia (de *freno-* y el gr. *odýne,* dolor). f. FRENALGIA.

frenogástrico (de *freno-* y el gr. *gastér, gastrós,* estómago). adj. Relativo al diafragma y estómago.

frenoglótico (de *freno-* y el gr. *glottís, -ídos,* glotis). adj. Relativo al diafragma y glotis. Se dice del espasmo que afecta estas regiones.

frenógrafo (de *freno-* y el gr. *gráphein,* registrar). m. F., *phrénographe.* Aparato para registrar los movimientos del diafragma.

frenohepático (de *freno-* y el gr. *hêpar, hépatos,* hígado). adj. Relativo al diafragma e hígado.

frenolepsia (de *freno-* y el gr. *lêpsis,* acción de coger). f. Manía aguda.

frenología (de *freno-* y el gr. *lógos,* tratado). f. Teoría de Gall, según la cual sería posible adivinar y conocer las facultades e instintos de un individuo por la inspección y palpación de sus protuberancias craneales, que estarían en relación con localizaciones hipotéticas de aquellas facultades en el encéfalo. Craneoscopia.

frenólogo. adj. y s. Experto en frenología.

frenoparálisis. f. FRENOPLEJÍA.

frenópata. adj. y s. ant. Enfermo mental. || ALIENISTA.

frenopatía (de *freno-* y el gr. *páthos,* enfermedad). f. A., *Phrenopathie;* F., *phenopathie;* In., *phrenopathy;* It. y P., *frenopatia.* Término que se utilizaba para designar cualquier enfermedad o desorden mental; frenosis. || Afección del diafragma.

frenopático. adj. Relativo a las enfermedades mentales.

frenopatología (de *freno-,* el gr. *páthos,* enfermedad, y *lógos,* tratado). f. Parte de la patología que trata de las enfermedades mentales.

frenopericarditis (de *freno-*, el gr. *perí*, alrededor, *kardía*, corazón, y el suf. *-itis*). f. Pericarditis adhesiva al diafragma.

frenoplejía (de *freno-* y el gr. *plegé*, golpe). f. F., *phrénoplégie*. || Parálisis del diafragma. Pérdida o parálisis de las facultades mentales.

frenoptosis (de *freno-* y el gr. *ptôsis*, caída). f. A., *Zwerchfelltiefstand;* F., *phrénoptôse;* In., *phenoptosis;* It., *frenoptosi;* P., *frenoptose.* Caída o desplazamiento del diafragma hacia abajo.

frenosecretorio (del lat. *frenum*, freno, y *secretorio*). adj. Que ejerce una acción inhibitoria o restrictiva sobre las secreciones.

frenosinas. f. pl. Cerebrósidos con hidroxiácidos.

frenosis. f. ant. Enfermedad mental; frenopatía.

frenospasmo (de *freno-* y gr. *spasmós*, convulsión). m. F., *phrénospasme, cardiospasme.* Espasmo del diafragma; cardiospasmo.

frenosplénico (de *freno-* y el gr. *splén, splenós*, bazo). adj. Relativo al diafragma y bazo.

frenotomía (de *freno-* y el gr. *tomé*, sección). f. A., *Frenotomie;* F., *frénotomie;* In., *frenotomy;* It., *frenulotomia;* P., *frenotomia.* Sección de un frenillo, especialmente el de la lengua.

frente (de *fruente*, y éste del lat. *frons, frontis*). f. A., *Stirn;* F., *front;* In., *forehead;* It. y P., *fronte.* Parte superior de la cara, comprendida entre las sienes desde las cejas hasta la raíz de los cabellos. || **-angulosa** o **carenada.** Aplanamiento lateral de la cabeza, que hace a la frente saliente. || **-deprimida.** Notable depresión de la frente en la microcefalia. || **-olímpica.** Abombamiento exagerado de la frente en la hidrocefalia y en la sífilis congénita.

frénulo (del lat. *frenulum*). m. F., *frein.* FRENILLO. || Elevación media en la porción superior de la válvula de Vieussens, que se extiende hasta los tubérculos cuadrigéminos; *frenulum veli.* || **-de la língula.** Banda extendida sobre los pedúnculos cerebelosos, desde la lámina posterior de la língula.

freón (del In. *freon*, nombre registrado). m. Nombre de una serie de refrigerantes no inflamables del grupo de los fluorocarburos, como el tricloromonofluorometano (freón 11), diclorodifluorometano (freón 12), tetrafluoretano (freón 114), y octafluorociclobutano (freón C-318).

fresa (del F. *fraise*, y éste, al parecer, del lat. *fraga*). f. A., *Erdbeere;* F., *fraise;* In., *strawberry;* It., *fragola;* P., *morango.* Fruto del fresal o fresera, laxante y antigotoso. || Útil de acero en forma de cono para agrandar los orificios hechos por el trépano.

fresal o **fresera**. m. y f. Planta rosácea, *Fragaria vesca*, cuyas raíces se han empleado en cocimiento como astringentes, diuréticas y antiblenorrágicas.

fresnillo. f. FRAXINELA.

fresno. (del lat. *fraxinus*). m. A., *Esche;* F., *frêne;* In., *ash;* It., *frassino;* P., *freixo.* Planta oleácea, gén. *Fraxinus*, que comprende varias especies. El fresno común *(Fraxinus excelsior)* contiene en sus hojas y corteza la fraxina, sustancia febrífuga, y las hojas se han recomendado en infusión como diuréticas y antirreumáticas. Otras especies, la *Fraxinus rotundifolia* y la *F. ornus*, exudan el maná, naturalmente o por incisiones.

fretum (lat.). m. ESTRECHO. || **-halleri.** Constricción entre las aurículas y los ventrículos del corazón fetal. || **-oris.** Istmo de las fauces.

Freud (Teoría de) (Sigmund *Freud*, neurólogo y psiquiatra de Viena, 1856-1939). V. PSICOANÁLISIS. || **-(Síndrome de).** V. SÍNDROME.

freudiano. adj. F., *freudien.* Relativo a Freud o a sus teorías y prácticas. || m. Partidario de las teorías de Freud.

Freund (Anomalía, operación de) (Hermann W. *Freund*, ginecólogo alemán, 1859-1925). Véanse estos términos. || **-(Ley, operación de)** (Wilhelm Alexander *Freund*, ginecólogo alemán, 1833-1917). Véanse estos términos.

Frey (Pelos de) (Max von *Frey*, médico alemán, 1852-1932). V. PELO. || **-(Síndrome de)** (Lucie *Frey*, médica polaca contemporánea). V. SÍNDROME AURICULOTEMPORAL.

Freyer (Operación de) (Peter Johnson *Freyer*, cirujano inglés, 1852-1921). V. OPERACIÓN.

friabilidad. f. Calidad de friable.

friable (del lat. *friabilis*, de *friare*, desmenuzar). adj. F., *friable.* Que se pulveriza o desmenuza fácilmente.

frialdad. f. Calidad o sensación de frío. || FRIGIDEZ, ALGIDEZ.

fricasmo (del gr. *phríke*, estremecimiento). m. CUTIS ANSERINA.

fricción (del lat. *frictio, -onis*). f. A., *Friktion;* F. e In., *friction;* It., *frizione;* P., *fricção.* Acción de frotar el cuerpo o una parte de él como medio de masaje *(fricción seca)*, o como medio de aplicación de sustancias medicamentosas *(fricción húmeda).* || Linimento para fricciones o friegas. || ROCE. || **-eléctrica.** Procedimiento de electrización por medio de un cepillo o bolsa cubierta de franela al extremo de un conductor eléctrico.

Frick (Operación de) (George *Frick*, oftalmólogo norteamericano, 1793-1870). V. OPERACIÓN.

Fricke (Vendaje de) (Johann Karl *Fricke*, cirujano alemán, 1790-1841). V. VENDAJE.

frícoda o **frícode** (del gr. *phríx, -ikós*, erizamiento de los pelos, y *eîdos*, aspecto). adj. ÁLGIDO.

frictopático (del gr. *phriktós*, que produce escalofríos, y *páthos*, enfermedad, afección). adj. Que produce estremecimiento o asociado a una sensación de temblor.

Friedel-Pick (Síndrome de). V. SÍNDROME.

Friedländer (Bacilo, colorante de) (Carl *Friedländer*, patólogo alemán, 1847-1887). V. BACILO, COLORANTE. || **-(Enfermedad de)** (Max *Friedländer*, médico alemán, n. en 1841). V. ENFERMEDAD.

Friedmann (Enfermedad, síndrome de) (Max *Friedmann*, médico alemán, 1858-1925). Véanse estos términos.

Friedmann (Prueba de) (Maurice H. *Friedman*, médico norteamericano, n. en 1903). V. PRUEBA.

Friedreich (Ataxia, enfermedad, signo de) (Nikolaus *Friedreich*, médico alemán, 1825-1882). Véanse estos términos.

friega. f. FRICCIÓN.

friera (de *frío*). f. SABAÑÓN.

Friess-Pierrou (Síndrome de). V. SÍNDROME.

frigidez (de *frígido*). f. A., *Frigidität;* F., *frigidité;* In., *frigidity;* It., *frigidità;* P., *frigidez.* Frialdad, especialmente la falta de deseos sexuales; anestesia sexual.

frigolábil (del lat. *frigus, -oris*, frío, y *labilis*, lo que fácilmente cae). adj. Fácilmente alterable por el frío.

frigorífico (del lat. *frigorificus;* de *frigus, -oris*, frío, y *facere*, hacer). adj. F., *frigorifique.* Que produce frío; refrigerante. Ú. t. c. m.

frigorismo (del lat. *frigus, -oris*, frío). m. Estado morboso producido por el frío. || **-local.** Pie de trinchera.

frigostable. adj. Que no se altera por el frío.

frigoterapia (del lat. *frigus, -oris*, frío, y *therapeía*, tratamiento). f. F., *cryothérapie, frigothérapie.* Tratamiento por el frío; crioterapia.

Frimodt-Moeller (Síndrome de). V. SÍNDROME.

frinoderma o **frinodermia** (del gr. *phrynos*, sapo, y *dérma*, piel). m. y f. A., *Phrynoderma;* F., *phrynodermie;* In., *phrynoderma;* It., *frinoderma;* P., *frinodermia.* Piel de sapo; erupción cutánea papulosa seca, asociada con trastornos neuríticos y oculares moderados, que se observa en las Indias Orientales, en donde se alimenta principalmente de maíz; probablemente debida a una deficiencia en vitamina A.

frinolisina. f. Lisina o toxina del veneno de los sapos.

frío (de *frido*, y éste del lat. *frigidus*). m. A., *Kälte;* F., *froid;* In., *cold;* It., *freddo;* P., *frio.* Falta de calor y sensación producida por esta falta. En medicina el frío se aplica como anestésico local, antiflogístico y excitante. || adj. Sin inflamación ni irritación.

Frisch (Bacilo o **bacteria de)** (Anton von *Frisch*, cirujano austriaco, 1849-1917). Bacteria del rinoescleroma *(Klebsiella rhinoscleromatis).*

fritilarina. f. Alcaloide amorfo de la planta liliácea *Fritillaria verticillata,* cuyos bulbos contienen un principio acre purgante.

Fritsch (Sonda de) (Heinrich *Fritsch,* ginecólogo alemán, 1844-1915). V. SONDA DE BOZEMAN.

Froesch-Prader (Síndrome de). V. SÍNDROME.

Frohn (Reactivo de) (Damianus *Frohn,* médico alemán, del siglo XIX). V. REACTIVO.

Froin (Síndrome de) (Georges *Froin,* médico francés, n. en 1874). V. SÍNDROME.

Froment (Signo, síndrome de) (Jules *Froment,* médico francés, 1878-1946). Véanse estos términos.

Frommann (Líneas de) (Carl *Frommann,* anatomista alemán, 1831-1892). V. LÍNEA.

Frommel (Enfermedad, operación de) (Richard *Frommel,* ginecólogo alemán, 1854-1912). Véanse estos términos.

fronda (del F. *fronde,* y éste del lat. *funda,* honda). f. A., *Schlinge;* F., *fronde;* In., *sling;* It., *fionda;* P., *funda.* Vendaje de cuatro cabos que tiene la forma de una honda y se aplica especialmente a la nariz y a la mandíbula. ‖ **-de Santorini.** Capa de fibras transversales en el fondo del útero grávido.

frontal (del lat. *frontalis*). adj. F., *frontal.* Relativo a la frente. ‖ m. Hueso frontal o coronal. ‖ Músculo frontal. V. HUESOS, MÚSCULOS (TABLAS DE).

frontípeto (del lat. *frons, frontis,* frente, y *petere,* dirigirse a). adj. F., *dirigé vers le front.* Dirigido hacia la frente o en sentido frontal.

frontoetmoidal (del lat. *frons, frontis,* frente, y el gr. *ethmoeidés,* en forma de criba). adj. Relativo al hueso frontal y etmoides.

frontofocómetro (del lat. *frons,* frente; *focus,* fogón, y el gr. *métron,* medida). m. Aparato para medir la potencia dióptrica frontal de las lentes.

frontomalar (de *frontal* y el lat. *mala,* mejilla). adj. F., *fronto-malaire.* Relativo a los huesos frontal y pómulo.

frontomaxilar (de *frontal* y el lat. *maxilla,* mandíbula). adj. F., *fronto-maxillaire.* Relativo o perteneciente a los huesos frontal y maxilar superior.

frontonasal de (de *frontal* y el lat. *nasus,* nariz). adj. F., *fronto-nasal.* Relativo al hueso frontal y nariz. ‖ m. Músculo piramidal de la nariz.

frontooccipital (de *frontal* y el lat. *occiputium,* occipucio). adj. Relativo a la frente y el occipucio.

frontoparietal (de *frontal* y el lat. *paries, -etis,* pared). adj. Relativo a los huesos o regiones frontal y parietal.

frontosuperciliar (de *frontal* y el lat. *supercilium,* ceja). adj. Relativo a la frente y ceja. ‖ m. Fibras del músculo orbicular.

frontotemporal (de *frontal* y el lat. *tempora,* sienes). adj. Relativo a los huesos frontal y temporal.

Froriep (Ganglio de) (August von *Froriep,* anatomista alemán, 1849-1917). V. GANGLIO.

frotamiento o **frote.** m. F., *frottement, friction.* ROCE. ‖ Movimiento de frotación efectuado en un masaje.

frotis (F.). V. EXTENSIÓN.

Fruchand (Incisión de). V. INCISIÓN.

Fruchaud (Operación de) (Henri *Fruchaud,* cirujano francés, 1894-1960). V. OPERACIÓN.

fructosa (del lat. *fructus,* fruto). f. F., *fructose.* Levulosa o azúcar de fruta, $C_6H_{12}O_6$, cetohexosa encontrada en todos los frutos dulces.

fructosán o **fructosano.** m. F., *fructosane.* Hexosa obtenida al separar una molécula de agua de la fructosa. $C_6H_{10}O_5$. *Sin.:* Levulosán, levulosano.

fructosuria (de *fructosa* y el gr. *oûron,* orina). f. F., *fructosurie.* Presencia de fructosa en la orina. LEVULOSURIA.

fructovegetal (del lat. *frunctus,* fruto, y *vegetare,* vivificar). adj. Compuesto de frutos y vegetales; dícese de un régimen constituido por estos elementos.

Frugoni (Enfermedad de) (Cesare *Frugoni,* médico italiano, n. en 1881). V. ENFERMEDAD.

frustración (del lat. *frustratio, -onis*). f. A., *Vereitelung;* F. e In., *frustration;* It., *frustrazione;* P., *frustração.* Estado de tensión emocional aumentada por fracaso en el logro de satisfacciones o gratificaciones, generalmente como consecuencia de fuerzas externas o internas.

frustrado (del lat. *frustratus,* p. p. de *frustrare,* frustrar). adj. ‖ Individuo afecto de frustración. ‖ Dícese de las contracciones cardíacas sin efecto en el pulso, que dan la impresión de pulso intermitente y de los impulsos bloqueados.

frustradoV. FORMA FRUSTRADA.

fruto (del lat. *fructus*). m. A., *Frucht;* F. e In., *fruit;* It., *frutto;* P., *fruto.* Ovario desarrollado de una planta, que comprende las semillas y sus envolturas.

Fränkel (Bacilo, signo de) (Albert *Fränkel,* médico alemán, 1848-1916). Véanse estos términos. ‖ **-Gabbet (Coloración de)** (Carl *Fränkel,* bacteriólogo alemán, 1861-1915; Henry S. *Gabbet,* bacteriólogo In. , siglo XIX). V. COLORACIÓN (MÉTODOS DE). ‖ **-(Prueba de)** (Bernhard *Fränkel,* laringólogo alemán, 1836-1911). V. PRUEBA.

Fröhlich (Enfermedad de) (Hermann *Fröhlich,* médico alemán, del siglo XIX). V. ENFERMEDAD. ‖ **-(Síndrome de)** (Alfred *Fröhlich,* neurólogo y farmacólogo austriaco, 1871-1953). V. SÍNDROME.

Fröschel (Síntoma de) (Emil *Fröschel,* otólogo austriaco, n. en 1883). V. SÍNTOMA.

ftaleína. f. F., *phtaléine.* Miembro de una serie de compuestos formados por la condensación del ácido ftálico con el fenol. Algunas, como la *fenolftaleína,* tienen acción purgante; otras, como la *resorcinftaleína* o *fluoresceína* y sus derivados halogenados *(eosinas),* son utilizados por sus propiedades colorantes.

ftálico (Ácido). Compuesto cristalino, $C_5H_6O_4$, formado por oxidación de la naftalina.

ftalilsulfatiazol. m. F., *phtalysulfathiazol.* Sulfamida insoluble, no absorbible, empleada en la antisepsia e infección intestinal.

ftalmotoxina. f. Toxina formada por la inyección de una emulsion de cuerpo ciliar.

ftiriasis (del gr. *phtheír, phtheirós,* piojo). f. A., *Phthiriasis;* F., *phthiriase;* In., *phthiriasis;* It., *ftiriasi;* P., *fíríase.* Infestación con piojos; pediculosis.

ftiriofobia (del gr. *phtheír, phtheirós,* piojo, y *phóbos,* temor). f. Temor morboso a infestarse con piojos.

ftisis. f. TISIS.

Fuadina (dedicado a *Fuad I,* de Egipto). f. Marca registrada del estibofén.

fucáceas. f. pl. Familia de algas feofíceras, uno de cuyos géneros es el *Fucus.*

fuchina. f. FUCSINA.

Fuchs (Coloboma de) (Ernst *Fuchs,* oculista alemán, 1851-1930). V. COLOBOMA. ‖ **-(Prueba de)** (H. J. *Fuchs,* médico alemán, 1873-1942). V. PRUEBA. ‖ **-(Síndrome de).** V. SÍNDROME.

fucina. f. Principio gelatinoso de diversos fucos, del carragaen principalmente.

fuco. m. FUCUS.

fucosa. f. Azúcar cristalino de las algas.

fucsia. f. Planta de la familia de las onagrariáceas *(Fuchsia racemosa),* indígena de América. Febrífuga y astringente.

fucsina (de L. *Fuchs*). f. A., *Fuchsin;* F., *fuchsine;* In., *fuchsin;* It., *fucsina;* P., *fucsina.* Rojo de anilina; nombre de varias materias colorantes derivadas de la anilina, especialmente el clorhidrato de rosanilina, sal cristalizada de color violeta, sabor dulzaino y olor desagradable. Tiene dos variedades, la *fucsina básica,* roséina o magenta, y la *fucsina ácida,* que es un derivado sulfónico de la primera. Empléase como colorante en los trabajos de microscopia.

fucsinófilo (de *fucsina* y el gr. *phílos,* amante). adj. F., *fuchsinophile.* Que se tiñe fácilmente por la fucsina. ‖ m. Elemento que tiene esta propiedad.

Fucus. Género de algas. La especie *F. crispus* suministra el musgo de Islandia. La *F. vesiculosus* o *varech* se emplea en el bocio y en las enfermedades ganglionares, por el yodo que contiene, y contra la obesidad.

fuego (del lat. *focus*). m. A., *Feuer;* F., *feu;* In., *fire;* It., *fuoco;* P., *fogo.* Calor y luz producidos por combustión. || Ardor. || CAUTERIO ACTUAL. || Erupción o enrojecimiento que produce calor. ||-**cruzado**. Radiación terapéutica aplicada por cambio frecuente de posición de un aplicador o por medio de dos o varios en distintos puntos. ||-**pérsico**. ZONA. ||-**sagrado** o **de San Antonio**. Enfermedad epidémica que apareció en el siglo XI, probablemente ergotismo gangrenoso.

fuelle (del lat. *follis*). m. V. RUIDO DE FUELLE.

fuerza (del lat. **fortia*, de *fortis*, fuerte). f. A., *Kraft*; F. e In., *force*; It., *forza*; P., *força*. Causa o propiedad que produce, impide o modifica el movimiento. Energía, estenia, potencia, vis. ||-**animal**. Energía muscular. ||-**catabiótica**. Energía derivada de la desintegración de los alimentos. ||-**coercitiva de los músculos**. Nombre impropio de la propiedad que tienen las fibras musculares de no ser influidas por las ramificaciones motrices nerviosas sino en la ext. de éstas. ||-**electromotriz**. Fuerza que por diferencia de potencial da origen a una corriente eléctrica, la cual se mide por voltios. ||-**medicatriz**. NATURALEZA MEDICATRIZ. ||-**plástica**. Potencia generadora de los tejidos o cuerpos organizados. ||-**radical** o **de reserva**. Energía que queda después de consumida la requerida para el funcionamiento normal. ||-**vital**. Energía que caracteriza los seres vivos.

fuga (del lat. *fuga*). f. A., *Flucht*; F., *fugue*; In., *fugue*; It. y P., *fuga*. Acceso de dromomanía o automatismo ambulatorio. || Realización inconsciente y sin recuerdo ulterior de actos con propósito más o menos determinado. ||-**de las ideas**. Asociación rápida, más o menos incoherente, de las ideas por falta de atención voluntaria sobre su sucesión.

fugina o **fugotoxina** (del japonés *fugu*, nombre del pescado). f. F., *fugotoxine*. Sustancia extremadamente tóxica que existe en peces de los gén. s *Diodon* y *Tetrodon*, de los gimnodontos de los mares de China y Japón. Se emplea contra las neuralgias y el reumatismo articular.

-**fugo**. (Forma prefija del lat. *fugere*, huir, o *fugare*, ahuyentar.

fuguismo. m. F., *fuguisme*. Envenenamiento por la ingestión del pescado *fugu*, del género *Tetrodon*. V. FUGINA.

Fukala (Operación de) (Vincenz *Fukala*, oculista austriaco, 1847-1911). V. OPERACIÓN.

Fuld (Reacción o prueba de) (Ernst *Fuld*, médico alemán, n. en 1873). V. REACCIÓN.

fulguración (del lat. *fulguratio, -onis*). f. A., *Fulguration*; F. e In., *fulguration*; It., *folgorazione*; P., *fulguração*. Conjunto de efectos producidos por el rayo sobre el hombre o los animales. || Tratamiento por la aplicación local de chispas eléctricas, especialmente las de alta frecuencia, para destrucción de tejidos.

fulgurante (del lat. *fulgurans, -antis*, p. a. de *fulgurare*, relampaguear, resplandecer). adj. F., *fulgurant*. Que aparece y desaparece con la rapidez de un relámpago. Dícese de ciertos dolores, en la tabes dorsal especialmente.

fuliginosidad (del lat. *fuliginosus*, fuliginoso). f. Materia oscura que cubre los dientes, labios y encías en las enfermedades febriles graves adinámicas.

fuligo (voz latina: hollín). f. FULIGINOSIDAD.

fuligocali. m. Remedio preconizado contra las afecciones crónicas de la piel, compuesto de hollín y potasa.

Fülleborn (Método de) (Friedrich *Fülleborn*, parasitólogo alemán, 1866-1933). V. MÉTODO.

Fuller (Operación de) (Eugene *Fuller*, cirujano norteamericano, 1858-1930). V. OPERACIÓN. ||-**Albright (Enfermedad de)**. V. ENFERMEDAD.

fulmicotón. m. Algodón pólvora, piroxilina.

fulminante (del lat. *fulminans, -antis*, p. a. de *fulminare*, fulminar, de *fulmen*, rayo). adj. F., *fulminant*. Que aparece súbitamente con gravedad intensa.|| Que detona por la acción del calor, del roce, la compresión, etc. Ú. t. c. s.

fumagillina. f. Antibiótico obtenido del *Aspergillus fumigatus*, de acción antiamebiana.

fumarasa. f. F., *fumarase*. Enzima que cataliza la reacción de transformación del ácido fumárico en ácido málico.

fumaria. f. Planta papaverácea (*Fumaria officinalis*), cuyo jugo, amargo, se emplea como tónico y depurativo contra la escrófula y el escorbuto; entra en la composición del vino antiescorbútico.

fumárico (Ácido). Ácido orgánico que se emplea como aditivo en la panificación y en la elaboración de bebidas carbónicas, además de como antioxidante.

fumarina. f. Alcaloide de la fumaria, blanco, amargo e insoluble; protopina.

fumiforme (del lat. *fumus*, humo, y de *forma*). adj. En forma de humo.

fumigacina o **fumigatina**. f. F., *fumigacine*. Dos antibióticos derivados del *Aspergillus fumigatus*; el primero es idéntico al ácido helvólico.

fumigación (del lat. *fumigatio, -onis*). f. A., *Fumigation*; F. e In., *fumigation*; It., *fumigazione*; P., *fumigação*. Producción en un espacio más o menos cerrado de humos o vapores de sustancias desinfectantes o medicamentosas que obran por contacto, inhalación, etc.

función (del lat. *functio, -onis*). f. A., *Funktion*; F., *fonction*; In., *function*; It., *funzione*; P., *função*. Acción especial, propia, normal, de una parte, órgano o aparato. ||-**aloméríca**. Función de la médula resultante de la acción que integra cada una de sus partes. ||-**antixénica**. Reacción de los órganos o tejidos a las sustancias extrañas.||-**cromagoga**. Función hepática que tiene por objeto extraer del organismo y excretar por la bilis determinadas sustancias colorantes introducidas artificialmente en el medio sanguíneo. ||-**de Carnot**. Relación entre la cantidad de calor perdido por un cuerpo y el trabajo que puede hacerse con él.||-**isomérica**. Función individual de cada una de las secciones del eje cerebrospinal.

funcional. adj. F., *fonctionnel*. Perteneciente o relativo a las funciones. || Dícese de los síntomas, trastornos, etc., dependientes de una alteración de la función de un órgano, sin lesión anatómica aparente de éste.

fundectomía (del lat. *fundus*, fondo, y *ektomé*, resección). f. F., *fundusectomie*. Exéresis del fondo de un órgano, como el estómago o del útero. || Gastrectomía limitada al fondo del estómago.

fundente (p. a. de *fundir*). adj. Resolutivo; disolvente. Dícese de una sustancia propia para resolver una infiltración o tumor. || m. Fármaco con esta acción.

fúndico (del lat. *fundus*, fondo). adj. F., *fundique*. Relativo a un fondo.

fundiforme (del lat. *funda*, honda, y de *forma*). adj. F., *fondiforme*. En forma de honda.

fundisectomía. f. FUNDECTOMÍA.

fundoplicopexia (del lat. *fundus*, fondo, *plica*, pliegue, y el gr. *pêxis*, fijación). f. V. OPERACIÓN DE PERA.

fundosectomía. f. FUNDECTOMÍA.

fundus (lat.). m. FONDO. ||-**meatus acustici interni**. Fondo del conducto auditivo interno. ||-**oculi**. Fondo de ojo.||-**uteri**. Fondo de útero. ||-**ventriculi**. Fondo de estómago. ||-**vesicae felleae**. Fondo de la vesícula biliar.

funduscopia (del lat. *fundus*, fondo, y el gr. *skopeîn*, observar). f. F., *ophtalmoscopie*. Observación del fondo del ojo. Oftalmoscopia.

fundusectomía. f. FUNDECTOMÍA.

fungi imperfecti. V. DEUTEROMICETOS.

fungicida (del lat. *fungus*, hongo, y *caedere*, matar). adj. y s. F., *fongicide*. Agente que destruye los hongos.

fungiforme (del lat. *fungus*, hongo, y de *forma*). adj. F., *fongiforme*. En forma de hongo.

fungistasis, fungistático (del lat. *fungus*, hongo, y el gr. *stásis*, detención). f. y adj. F., *fongistatique*. Inhibición del crecimiento de los hongos. Sustancia que tiene esta acción.

fungoide (del lat. *fungus*, hongo, y el gr. *eîdos*, aspecto). adj. FUNGIFORME.

fungosidad (del lat. *fungositas, -atis*). f. F., *fongosité*. Excrecencia o mamelón carnoso fungoide o fungoso

que se desarrolla a menudo en la superficie de las heridas o úlceras, constituyendo un tejido morboso de granulación.
fungoso (del lat. *fungosus*). adj. F., *fongeux*. Que tiene la forma de un hongo. m. || Que presenta fungosidades.
fungus (lat.). m. A., *Fungus*; F., *fongus*; In., *fungus*; It. y P., *fungo*. Hongo. || Fungosidad. || Tumor saliente en forma de hongo. || **-articular.** Tumor blanco. || **-de la duramadre.** Tumor sarcomatoso de esta membrana, que acaba por perforar el cráneo y salir al exterior. || **-del pie.** Pie de Madura. || **-haematodes.** Tumor maligno, de tejido blando y fungoso, que sangra fácilmente; sarcoma telangiectásico. || **-nasal.** Rinofima. || **-radiado.** Actinomicosis. || **-testis.** Hernia testicular a través del escroto cubierta de fungosidades. || **-testis.** Masa de granulaciones en la abertura de una fístula escrotal en la epididimitis tuberculosa.
funiculalgia (de *funículo* y el gr. *álgos*, dolor). f. Dolor en el cordón espermático. || Dolores debidos a lesiones de los cordones medulares. Se diferencian de los debidos a una radiculitis en que son unilaterales, causan contractura paravertebral vecina y aumentan con la movilización de la columna vertebral, percusión y palpación.
funiculitis (de *funículo* y el suf. *-itis*). f. A., *Funiculitis*; F., It. y P., *funiculite*; In., *funiculitis*. Inflamación del cordón espermático o de un fascículo o cordón de la médula. Espermatitis. || **-endémica.** Enfermedad propia de Ceilán y del sur de la India, caracterizada por la tumefacción dolorosa del cordón espermático, escalofríos, náuseas y vómitos. Si no se interviene quirúrgicamente, acaba por una septicemia mortal (Castellani). || **-vertebral.** Inflamación de una raíz nerviosa espinal en su trayecto intrarraquídeo.
funículo (fúnico o **funicular)** (del lat. *funiculus*, dim. de *funis*, cordón, cuerda). m. A., *Strang*; F., *funicule*; In., *funicle*; It., *funicolo*; P., *funicolo*. Cordón espermático. || Cordón umbilical. || Columnas o cordones medulares; fascículos.
funiculocentesis (del lat. *funiculus*, dim. de *funis*, cordón, y el gr. *kéntesis*, punción). f. Punción del cordón umbilical durante el embarazo para extraer muestras de sangre fetal, cuyo análisis permite el diagnóstico de diversas alteraciones cromosómicas y genéricas y de las infecciones intrauterinas.
funiculopexia (de *funículo* y el gr. *pêxis*, fijación). f. F., *funiculopexie*. Fijación o sutura del cordón espermático a los tejidos contiguos.
funiculus (lat.). Funículo. || **-cuneatus.** Fascículo de Burdach. || **-gracilis.** Fascículo de Goll. || **-teres.** Fascículo de fibras nerviosas a cada lado del surco medio del cuarto ventrículo; eminencia teres o medial.
funiforme (del lat. *funis*, cuerda, y de *forma*). adj. F., *funiforme*. En forma de cordón; funicular.
funis (lat.). m. Cordón, especialmente umbilical. || **-brachii.** Vena cefálica del brazo. || **-hippocratis.** Tendón de Aquiles.
Funk (Casimir). Bioquímico norteamericano, n. en el año 1884. Formuló la hipótesis de la existencia de las vitaminas, a las que dio este nombre.
furacina. f. Nitrofurazona.
Fürbringer (Signo de) (Paul *Fürbringer*, médico de Berlín, 1849-1930). V. Signo.
furcula (lat.). f. Horquilla. || Eminencia en forma de herradura en la laringe embrionaria, que limita anterior y lateralmente la abertura faríngea.
furfuráceo (del lat. *furfuraceus*, de *furfur*, salvado). adj. F., *furfuracé*. Semejante al salvado.
furfural o **furfurol.** m. F., *furfural*. Sustancia oleosa derivada de la destilación del salvado, serrín, etc., en ácido sulfúrico diluido; disolvente y reactivo. Produce convulsiones y parálisis en los animales.
furibundo o **furioso** (del lat. *furibundus* o *furiosus*, respectivamente). adj. Lleno de furor o furia; rabioso.
furor (del lat. *furor*). m. A., *Wut*; F., *fureur*; In., *furor*; It., *furore*; P., *furor*; Estado de locura en su más alto grado, con movimientos y gritos violentos. || **-amatorio.** Erotomanía. || **-epiléptico.** Forma intensa de trastornos psíquicos, con ejecución de actos violentos y brutales, en la epilepsia. || **-operatorio.** Tomomanía. || **-uterino.** Ninfomanía.
furosemida. f. F., *furosémide*. Diurético de acción rápida y muy potente. Actúa impidiendo la resorción de sodio y cloro en la porción ascendente del asa de Henle.
Fürstner (Enfermedad de) (Karl *Fürstner*, pediatra alemán, 1848-1906). V. EnfermedadFurtado-Alvim (Síndrome de). V. Síndrome.
furuncular. adj. F., *furonculeux*. Perteneciente o de la naturaleza de un furúnculo.
furúnculo (del lat. *furunculus*). m. A., *Furunkel*; F., *furoncle*; In., *furuncle*; It., *foruncolo*; P., *furúnculo*. Inflamación circunscrita del aparato pilosebáceo de la piel. La reunión de varios furúnculos constituye el ántrax. || **-oriental.** Afección contagiosa, endémica en algunas regiones de Asia y África, Indostán, Yugoslavia, Argelia, Egipto, etc.; leishmaniasis cutánea caracterizada por la aparición en las partes descubiertas de una pápula que se convierte en tubérculo y luego en úlcera circunscrita de variable tamaño desde algunos milímetros hasta 8 ó 10 cm, de larga duración y que termina por la formación de una cicatriz indeleble. Es producido por el protozoo *Leishmania tropica*. Ha recibido distintos nombres, según la localidad en donde se la ha observado, *Alepo, Delhi, Natal, Biskra, Lahore, Punjab, Bagdad*, etc., con el apelativo de *úlcera, botón* o *furúnculo*, indistintamente.
furunculoide (de *furúnculo* y el gr. *eîdos*, aspecto). adj. F., *furonculoïde*. Semejante a un furúnculo.
furunculosis (de *furúnculo* y el suf. *-osis*, enfermedad). f. A., *Furunkulose*; F. y P., *furonculose*; In., *furunculosis*; It., *foruncolosi*. Estado morboso caracterizado por la aparición simultánea o por brotes sucesivos de varios furúnculos. || **-blastomicética** o **criptocócica.** Forma de blastomicosis en la cual las lesiones se parecen a furúnculos.
Fusarium. Género de hongos del orden moniliales. Comprende diversas especies fitopatógenas, agentes causales de queratitis en el hombre.
fuscina (del lat. *fuscus*, oscuro). f. F., *fuscine*. Pigmento oscuro del epitelio retinal.
fusídico (Ácido). Antibiótico de estructura esteroidea aislado del hongo *Fusidium coccineum*. Es bactericida para los cocos grampositivos y gramnegativos, pero produce resistencias con facilidad. Se administra con otro antibiótico (penicilina o eritromicina). Fucidina®.
fusiforme (del lat. *fusus*, huso, y *forma*). adj. F., *fusiforme*. En forma de huso.
Fusiformis. Nombre dado antiguamente al gén. *Fusobacterium*.
fusión (del lat. *fusio, -onis*). f. A., *Schmelzen*; F. e In., *fusion*; It., *fusione*; P., *fusão*. Licuación de un cuerpo sólido por la acción del calor. || Coalescencia anormal de partes adyacentes, de dos mitades de órganos o de dos órganos pares. || **-de las imágenes dobles.** Fenómeno visual por el que las imágenes dobles dan la impresión de una imagen simple. || **-de las sacudidas musculares.** Estado tetaniforme producido en un músculo por una serie de excitaciones sucesivas y suficientemente aproximadas. || **-purulenta.** Supuración consecutiva a la inflamación total de un órgano o parte, en la que la colección purulenta ocupa el lugar del órgano.
Fusobacterium. Género de bacterias de la familia bacteoidáceas. Bacilos con extremos en punta, gramnegativos, anaerobios estrictos, inmóviles o móviles por flagelación perítrica. Saprofitos de las cavidades del hombre y animales. Algunas especies pueden ser patógenas. || **-plautivincenti.** V. Leptotrichia buccalis.
fusocelular (del lat. *fusus*, huso, y el lat. *cellula*, celdilla). adj. Que posee células fusiformes.
fusospirilosis (del lat. *fusus*, huso, *spirilla*, dim. de *spira*, rosca, y el suf. *-osis*). f. F., *fuso-spirillose*. Infección con bacilos fusiformes y espirilos conjuntamente, como en la angina ulceromembranosa de Vincent.

fusospiroquetosis (del lat. *fusus,* huso, el gr. *speîra,* espiral, *chaíte,* pelo, y del suf. *-osis*). f. F., *fuso-spirochétose.* Infección con bacilos fusiformes y espiroquetas; fusospirilosis. ‖ **-bronquial.** Infección de Vincent en los bronquios.

fustete (probablemente del ár. *fustaq,* alfóncigo). Arbusto terebintáceo del género *Rhus.* V. RHUS.

fustigación (del lat. *fustigatio, -onis*). f. A., *Geisselung;* F. e In., *fustigation;* It., *fustigazione;* P., *fustigação.* Tratamiento de ciertas afecciones por la flagelación. ‖ **-eléctrica.** Flagelación con los electrodos.

fustina. f. Colorante amarillo de varias especies de *Rhus*.

g

g. Símbolo de *gramo*. || Símbolo de la aceleración de la gravedad.
γ. Tercera letra del alfabeto griego. || En química indica el tercero de una serie de compuestos. || ant. Microgramo o milésima de miligramo. || V. Rayos γ.. ||- **globulina.** V. Globulina γ..
Ga. Símbolo del *galio*.
Gaba. Siglas del ácido gamma-aminobutírico.
Gabastou (Método de) (Juan A. *Gabastou*, ginecólogo argentino, n. en 1883). V. Método.
Gabbet (Método o solución de) (Henry Singer *Gabbet*, médico inglés, contemporáneo). V. Coloración (métodos de).
gadinina. f. Tomaína del pescado putrefacto y de los cultivos de heces humanas.
gadoleico (Ácido). Ácido graso de 20 átomos de carbono, que posee un doble enlace, presente en determinados aceites vegetales.
gadolinio. m. F., *gadolinium*. Elemento químico raro, de peso atómico 157,3 y símbolo Gd.
gaduina. f. Principio graso básico, $C_{35}H_{46}O_9$, del aceite de hígado de bacalao.
Gadus. Género de peces, una de cuyas especies, *G. morrhua*, es el bacalao, de cuyo hígado se extrae un aceite rico en vitaminas A y D.
gafas (del germ. *gafa*, gancho). f. pl. A., *Brille;* F., *lunettes;* In., *spectacles;* It., *occhiali;* P., *óculos.* Anteojos que se apoyan sobre la nariz y se sujetan a cada una de las orejas.
gafedad. f. Cualidad de gafo. || Especie de lepra de los dedos, en la que éstos se mantienen fuertemente encorvados en forma de gancho.
gafeira. f. Término sudamericano para la lepra.
Gaffkya. desus. V. Micrococcus.
gafo (del germ. *gafa*, garra). adj. Que tiene los dedos contraídos constantemente, lo que impide su movimiento. || m. Persona que tiene la mano en forma de garra.
Gaillard (Sutura de) (François Lucien *Gaillard*, médico francés, 1805-1869). V. Sutura. ||-**(Síndrome de).** V. Síndrome.
Gaisböck (Enfermedad, síndrome de) (Felix *Gaisböck*, médico alemán, 1868-1955). V. Policitemia relativa.
galact-, galacto. F., *gallate.* gr., Formas prefijas del gr. *gala, galaktos*, leche.
galactagogo m. (de *galact-* y el gr. *agogós*, que lleva o conduce). adj. F., *galactagogue.* Que aumenta la secreción de la leche. || Agente que posee esta propiedad.
galactán. m. F., *galactane.* Principio hidrocarbonado que por hidrólisis produce galactosa.
galactasa. f. Enzima de la leche, que produce el enranciamiento de los quesos.
galactemia (de *galact-* y el gr. *haîma*, sangre). f. F., *aspect laiteux du sang.* Estado morboso que antiguamente se consideraba debido a la presencia de leche en la sangre.
galactia. f. Galactorrea.
galactidrosis (de *galact-* y el gr. *hidrós*, sudor). f. Sudación de un líquido lechoso.
galactina. f. Lactosa. || Prolactina.
galactoblasto (de *galacto-* y el gr. *blastós*, germen). m. F., *galactoblaste.* Corpúsculo de calostro de los ácinos de la glándula mamaria.
galactocele (de *galacto-* y el gr. *kéle*, tumor). m. A., *Galaktocele, Milchbruch;* F., *galactocèle;* In. y P., *galactocele;* It., *galattocele.* Dilatación quística en una glándula mamaria, que contiene leche. || Hidrocele de líquido lechoso, generalmente manifestación de la filariasis.
galactocimasa o **galactozimasa** (de *galacto-* y el gr. *zýme*, fermento). f. F., *galactozymase.* Fermento que licua el almidón.
galactocinasa. f. F., *galactokinase.* Enzima que en presencia de ATP cataliza la fosforilación de la galactosa a galactosa-1-fosfato.
galactodendro (de *galacto-* y el gr. *déndron*, árbol). m. Árbol llamado *de la leche*, de la familia de las artocarpáceas, cuyo tronco suministra un líquido abundante análogo a la leche.
galactófago (de *galacto-* y el gr. *phageîn*, comer). adj. F., *galactophage.* Que se alimenta de leche.
galactoforitis (de *galactóforo* y el suf. *-itis*). f. F., *galactophorite.* Inflamación de los conductos galactóforos.
galactóforo (de *galacto-* y el gr. *phorós*, que lleva). adj. A., *milchführend;* F., *galactophore;* In., *galactophorous;* It., *galattoforo;* P., *galactóforo.* Que lleva o transporta leche, como los conductos excretorios de las glándulas mamarias. || m. Pezonera.
galactófugo (de *galacto-* y el gr. *fugare*, ahuyentar). adj. Que detiene la secreción de la leche.
galactógeno (de *galacto-* y el gr. *gennân*, producir, engendrar). adj. F., *galactògene.* Que favorece la producción de leche; galactogogo.
galactogogo (de *galacto-* y el gr. *agogós*, conductor). adj. A., *galaktagog;* F. e In., *galactogue;* It., *galattogogo;* P., *galactogogo.* Que aumenta la secreción de la leche.
galactoideo (de *galacto-* y el gr. *eîdos*, aspecto). adj. Semejante a la leche.
galactolípido o **galactolipina** (de *galacto-* y el gr. *lípos*, grasa). f. F., *galactolipide.* Compuesto de un ácido graso que contiene nitrógeno, pero no fósforo, combinado con la galactosa.
galactoma (de *galacto-* y el suf. *-oma*). m. Galactocele.
galactometástasis (de *galacto-* y el gr. *metástasis*, cambio de lugar). f. Galactoplania.
galactómetro (de *galacto-* y el gr. *métron*, medida). m. F., *galactòmetre.* Instrumento para medir el peso específico de la leche; lactodensímetro, cremómetro.
galactonco (de *galacto-* y el suf. *ógkos*, tumor). m. Galactocele.
galactopexia (de *galacto-* y el gr. *pêxis*, fijación). f. F., *galactopexie.* Fijación de la galactosa por el hígado.
galactópira (de *galacto-* y el gr. *pýr, pyrós*, fuego). f. Fiebre de leche o láctea.
galactoplania (de *galacto-* y el gr. *planân*, descaminar, andar errante). f. Secreción de leche en una parte anormal; metástasis láctea.
galactoposia (de *galacto-* y el gr. *pósis*, bebida). f. Dieta láctea.
galactopoyesis (de *galacto-* y el gr. *poíesis*, producción). f. F., *galactopoïèse.* Producción o secreción de leche.
galactoquinasa. f. V. Galactocinasa.
galactorrea (de *galacto-* y el gr. *rheîn*, fluir). f. A., *Galaktorrhöe;* F., *galactorrhée;* In., *galactorrhea;* It., *galattorrea;* P., *galactorreia.* Secreción abundante o excesiva de leche. || Poligalactia.
galactosa. f. F., *galactose.* Monosacárido de seis átomos de carbono (hexosa) presente, en combinación con otros azúcares, en las legumbres, el agar, la pectina y la goma arábiga; constituyente de la lactosa.

El poder edulcorante de la galactosa es un 32 del de la sacarosa.

galactoscopio (de *galacto-* y el gr. *skopeîn*, observar). m. Instrumento que permite apreciar la proporción de nata en la leche; lactoscopio.

galactosemia (de *galacto-* y el gr. *haîma*, sangre, o *sêma*, seña). f. A., *Galaktosämie;* F., *galactosémie;* In. y P., *galactosemia;* It., *galattosemia*. Presencia de galactosa en la sangre. || Trastorno hereditario del metabolismo de los hidratos de carbono motivado por déficit de la enzima galactosa-1-fosfato-uridiltransferasa, necesaria para el paso de galactosa-1-fosfato a glucosa-1-fosfato, lo que ocasiona un cuadro caracterizado por ictericia, hepatosplenomegalia, hipoglucemia, catarata, retraso mental y estaturoponderal, galactosuria y aminoaciduria. En la mayoría de los casos los síntomas comienzan al iniciarse la alimentación láctea. Existe otro tipo de galactosemia por deficiencia de galactocinasa, enzima responsable de la fosforilación inicial de la galactosa, de curso más benigno, y que presenta galactosemia, galactosuria y cataratas.

galactosidasa. f. F., *galactosidasa*. Enzima que cataliza la escisión de los galactósidos.

galactósido. m. F., *galactoside*. Glucósido que por hidrólisis da galactosa.

galactosis. f. GALACTOPOYESIS.

galactosquesis (de *galacto-* y el gr. *schésis*, detención). f. Supresión de la secreción láctea; galactisquia.

galactostasis (de *galacto-* y el gr. *stásis*, detención). f. Cesación de la secreción láctea. || Colección anormal de leche.

galactosuria (de *galacto-* y el gr. *oûron*, orina). f. F., *galactosurie*. Presencia de galactosa en la orina.

galactoterapia (de *galacto-* y el gr. *therapeía*, tratamiento). f. F., *galactothérapie*. Tratamiento de las enfermedades de los niños de pecho por la administración de los remedios a la madre o nodriza. || Proteinoterapia por la leche. || Cura de leche.

galactotoxina. f. F., *galactotoxine*. Toxina básica en la leche por el desarrollo de un micrófito.

galactotoxismo. m. F., *intoxication par le lait*. Intoxicación por la leche.

galactotrofia (de *galacto-* y el gr. *trophé*, nutrición). f. F., *galactotrophie*. Nutrición o alimentación por la leche.

galacturia (de *galacto-* y el gr. *oûron*, orina). f. A., *Galakturie;* F., *galacturie;* In. *galacturia;* It., *galatturia;* P., *galactúria*. Emisión de orina de aspecto lechoso; quiluria o lipuria.

galanga. f. Nombre de las plantas cingiberáceas de China *Alpinia galanga* y *A. officinalis* (galanga menor y galanga mayor, respectivamente) y de sus rizomas, aromáticos y estimulantes.

galangina. f. Glucósido de la galanga.

galanto. m. Planta de la familia de las amarilidáceas *(Galanthus nivalis)*, cuyos bulbos se emplean como cataplasma emoliente.

Galassi (Reflejo de) *(Galassi*, neurólogo italiano del siglo XIX). REFLEJO DE GIFFORD.

galato. m. Sal de ácido gálico.

gálbano (del lat. *galbanum*). m. Gomorresina de las especies *Ferula gummosa* y *F. rubricaulis*, plantas umbelíferas de Persia; existen dos formas: *blanda* y *seca*. Estimulante, antiespasmódico, expectorante, emenagogo y contrairritante al exterior. Entraba en la composición de la triaca, diascordio y otras preparaciones usadas antiguamente.

Galbiati (Operación de) (Gennaro *Galbiati*, cirujano italiano, 1776-1844). V. OPERACIÓN.

galea (lat.). f. CASCO. ||**-aponeurótica.** Aponeurosis epicraneal. ||**-capitis.** Capuchón o acrosoma de la cabeza del espermatozoo. ||**-neurasténica.** Cefalalgia en casco, característica de la neurastenia.

galeantropía (del gr. *galê*, gata, y *ánthropos*, hombre). f. Variedad de zooantropía, en la cual el enfermo se cree transformado en gato.

Galeati (Glándulas de) (Domenico *Galeati*, anatomista italiano, 1686-1775). GLÁNDULAS DE LIEBERKÜHN.

Galeazzi (Fractura, signo de) (Riccardo *Galeazzi*, cirujano italiano, 1866-1952). V. FRACTURA, SIGNO.

galega (del lat. mod. *galega*, y éste del gr. *gála*, leche, y *aíx, aigós*, cabra). f. Planta de la familia de las leguminosas, género *Galega*. La *G. officinalis*, ruda cabruna, y otras especies se preconizaban como galactogogas y sudoríficas.

galegina. f. Alcaloide tóxico de las semillas de la galega.

galeína. f. Materia sintética, dioxifluoresceína, usada como indicador, que con los álcalis se vuelve roja y con los ácidos amarilla.

galemia. f. GALACTEMIA.

galénico. adj. F., *galénique*. Relativo al sistema o doctrina de Galeno. || Calificativo de las preparaciones estándar que contienen uno o varios ingredientes orgánicos, en contraste con las preparaciones químicas o espagíricas.

galenismo. m. Doctrina de Galeno, según la cual los fenómenos de la salud y la enfermedad dependerían de la acción de los cuatro humores: sangre, bilis, linfa y pituita.

Galeno (Claudio o **Claro).** Célebre médico griego de Pérgamo (130-210). Practicó con gran fama en Roma y escribió gran número de obras de medicina, ciencias naturales, etc., de las que se conservan unas ochenta. Durante muchos siglos sus doctrinas fueron indiscutibles.

galeofilia o **galeofobia** (del gr. *galê*, gata, y *philía*, amistad, o *phóbos*, temor). f. Amor o temor exagerados, respectivamente, a los gatos. Gatofilia, ailurofilia, ailurofobia.

galeropía o **galeropsia** (del gr. *galerós*, sereno, y *óps, opós*, ojo, u *ópsis*, visión). f. Claridad o agudeza anormal de la visión.

galicina. f. Éter metílico del ácido gálico, en agujas sedosas blancas como la nieve o en polvo blanquecino. Empléase en el catarro de la conjuntiva.

gálico (Ácido) (del lat. *galla*, nuez de agallas). Ácido trioxibenzoico cristalizado, $C_7H_6O_5$, de la nuez de agallas. Astringente y desinfectante.

gálico (del lat. *gallicus*, gálico, francés). m. VENÉREO.

galillo. m. ÚVULA.

Galipea cusparia. ANGOSTURA.

galipina. f. Alcaloide cristalino de la corteza de la *Galipea cusparia*.

galobromol. m. Derivado del ácido gálico y bromo, de color pardusco, soluble en alcohol y éter. Ácido dibromogálico.

galoformina. f. Sustancia en cristales semejantes a agujas, producto de condensación de la hexametilentetramina y el ácido gálico; antiséptico intestinal.

galopante (de *galopar*). f. Dícese de las formas patológicas de evolución rápida y maligna (tuberculosis, sífilis, parálisis general, etc.).

galope (Ruido de). V. RITMO.

galotánico (Ácido). Tanino o ácido tánico.

Galton (Delta, ley de) (Francis *Galton*, antropólogo inglés, 1822-1911). V. DELTA, LEY. ||**-(Silbato de).** V. SILBATO.

Galvagni (Síntoma de) (Ercole *Galvagni*, clínico italiano, 1836-1903). V. SÍNTOMA.

galvanismo (de Luigi *Galvani*, médico italiano, 1737-1798). m. F., *galvanisation, galvanisme*. Electricidad galvánica o electricidad de corriente continua derivada de una batería química.

galvanización. f. A., *Galvanisation;* F., *galvanisation;* In., *galvanization;* It., *galvanizzazione;* P., *galvanização*. Aplicación de la electricidad galvánica al diagnóstico y tratamiento.

galvano-. Prefijo que indica relación con una corriente galvánica.

galvanocaustia o **galvanocáustica** (de *galvano-* y el gr. *kaustikós*, que quema, de *kaíein*, quemar). f. Conjunto de operaciones que se practican por medio de cauterios eléctricos. ||**-química.** ELECTRÓLISIS. ||**-térmica.** Utilización de las propiedades físicas térmicas de las corrientes eléctricas por medio del galvanocauterio.

galvanocauterio (de *galvano-* y el gr. *kautéryon*, cauterio). m. A., *Galvanokauter;* F., *galvanocautère;* In., *galvanocautery;* It., *galvanocauterio;* P., *galvanocautério.* Cauterio formado por un alambre por el que pasa una corriente galvánica que lo pone candente.

galvanocirugía (de *galvano-* y el gr. *cheirourgía*, trabajo manual). f. Empleo quirúrgico del galvanismo.

galvanocontractilidad (de *galvano-* y el lat. *contractus*, de *contrahere*, reducir). f. F., *capacité de se contracter sous l'application d'un courant galvanique.* Contractilidad en respuesta a un estímulo galvánico.

galvanofaradización. f. Empleo simultáneo de corrientes continuas e interrumpidas o farádicas.

galvanoionización. f. IONTOFORESIS.

galvanólisis. f. ELECTRÓLISIS.

galvanómetro (de *galvano-* y el gr. *métron*, medida). m. A., *Galvanometer;* F., *galvanomètre;* In., *galvanometer;* It., *galvanometro;* P., *galvanômetro.* Instrumento para descubrir la existencia de una corriente eléctrica y determinar su dirección e intensidad. || **-de Einthoven** o **de hilo.** Aparato para descubrir corrientes eléctricas muy pequeñas, compuesto de un hilo fino de platino o cuarzo plateado, estirado entre los polos de un imán.

galvanopalpación (de *galvano-* y el lat. *palpare*, tocar). f. Método para examinar los nervios sensitivos y vasomotores de la piel por la aplicación de un ánodo puntiagudo en la parte correspondiente, aplicando el cátodo en cualquier otra parte del cuerpo.

galvanopuntura. f. ELECTROPUNTURA.

galvanoquímico. adj. Relativo a la acción química de la corriente galvánica.

galvanoscopia. f. Examen diagnóstico por medio del galvanismo.

galvanoscopio (de *galvano-* y el gr. *skopeîn*, observar). m. Instrumento que señala el paso de una corriente galvánica.

galvanotaxis (de *galvano-* y el gr. *táxis*, orden). f. Electrotropismo por la influencia de la electricidad galvánica.

galvanoterapia (de *galvano-* y el gr. *therapeía*, tratamiento). f. A., *Galvanotherapie;* F., *galvanothérapie;* In., *galvanotherapy;* It. y P., *galvanoterapia.* Empleo terapéutico del galvanismo.

galvanotermia (de *galvano-* y el gr. *thérme*, calor). f. Calentamiento o quemadura por medio de la corriente galvánica.

galvanotonía o **galvanotono** (de *galvano-* y el gr. *tónos*, tensión). f. y m. Reacción tónica al galvanismo.

galvanotropismo. m. ELECTROTROPISMO.

Gall (Craneología de) (Franz Joseph *Gall*, médico austriaco, 1758-1828). FRENOLOGÍA.

galla (lat.). f. V. AGALLA.

Gallais (Síndrome de). V. SÍNDROME DE APERT-GALLAIS.

gallamina. f. Fármaco sintético con actividad semejante a la tubocurarina.

Galli Mainini (Reacción de) (Carlos *Galli Mainini*, médico argentino contemporáneo). V. REACCIÓN.

Gallium. m. GALIO.

gama (del gr. *gámma*, nombre de la letra del alfabeto griego con la cual se iniciaba la serie de sonidos musicales). f. Serie gradual de sonidos o colores.

gamacismo. m. F., *gammacisme.* Expresión o articulación defectuosa de los sonidos en que entra la letra *g*.

Gamaleia (Espirilo de) (M. *Gamaleia*, bacteriólogo ruso, 1859-1949). VIBRIO *metschnikovii*.

gamasidiosis. f. A., *gamasoïdose.* Estado de infestación con ácaros gamásidos parásitos de las aves, como los del género *Dermanyssus*.

gambir. m. CATO.

gameto (del gr. *gameté*, esposa, o *gametés*, marido). m. A., *Gamet;* F., In. e It., *gamete;* P., *gâmeta.* Célula sexual; masculina o femenina. || En el ciclo sexual de ciertos protozoos, elemento celular que se une con otro para formar el cigoto; macrogameto y microgameto.

gametoblasto. m. ESPOROZOITO.

gametocida (de *gameto* y el lat. *caedere*, matar). adj. y s. F., *gamétocide.* Destructor de gametos.

gametocito (del gr. *gamétes*, esposo, y *kýtos*, cavidad). m. A., *Gametozyt;* F., *gamétocyte;* In., *gametocyte;* It., *gametocita;* P., *gametócito.* Célula madre de la cual deriva un gameto. || GAMETO.

gametogénesis o **gametogenia** (de *gameto* y el gr. *gennân*, engendrar). f. F., *gamétogenèse.* Desarrollo de elementos sexuales o gametos.

gametogonia (de *gameto* y el gr. *goné*, semilla, generación, procreación). f. F., *gamétogonie.* Reproducción sexual por gametos. || Fase del ciclo evolutivo del plasmodio en el hombre, con formación de gametocitos masculinos y femeninos.

gametoide (de *gameto* y el gr. *eîdos*, aspecto). adj. Semejante a un gameto o célula reproductora.

gametotrópico (de *gameto* y el gr. *trópos*, dirección). adj. F., *gamétotropique.* Que tiene afinidad por los gametos.

-gamia. (Forma sufija del gr. *gamos*). Matrimonio.

gamma. Milésima de miligramo. || f. Tercera letra del alfabeto griego (γ).

gamma-aminobutírico (Ácido). Aminoácido monocarboxílico con importantes acciones como neuromodulador inhibitorio en el sistema nervioso central.

gamma-OH. m. Gammahidroxibutirato de sodio. Inductor de sueño no barbitúrico.

gammaglobulina. f. F., *gammaglobuline.* V. GLOBULINA γ..

gammagrafía (de *gamma* y el gr. *gráphein*, describir). f. F., *scintigraphie, gammagraphie.* Técnica radiológica basada en la reconstrucción de un órgano mediante los centelleos contados por un Geiger, tras la administración de un isótopo radiactivo que se fija en el órgano que se estudia.

gammapatía (de *gamma* y el gr. *páthe*, dolencia). f. F., *dysglobulinémie.* Término que incluye diversas afecciones con proliferación de células de la serie linfoplasmocitaria y alteraciones de las immunoglobulinas. Puede ser *monoclónica*, con aumento de una clase o fracción de inmunoglobulina (mieloma múltiple, macroglobulinemia, enfermedades de las cadenas pesadas y gammapatías benignas o idiopáticas), o *policlónica*, en la que aumentan en forma indiscriminada todas las inmunoglobulinas (enfermedad de Hodgkin, leucemia linfática, hepatopatías crónicas).

gamo-. Forma prefija del gr. *gámos*, matrimonio.

gamobio (de *gamo-* y el gr. *bíos*, vida). m. Generación sexual en los casos de alternancia de generaciones.

gamofagia (de *gamo-* y el gr. *phageîn*, comer). f. A., *Gametenvernichtung;* F., *gamétophagie;* In., *gamophagia;* It. y P., *gamofagia.* Asimilación y desaparición de los elementos masculinos o femeninos en la conjugación de organismos unicelulares.

gamogénesis o **gamogonia** (de *gamo-* y el gr. *génesis*, principio, o *gónos*, origen). f. Reproducción sexual. || GAMETOGONIA.

gamonto (de *gamo-* y el gr. *ón, óntos*, ser). m. Cada uno de los elementos de conjugación. || GAMETOCITO.

gamsodactilia (del gr. *gampsós*, curvado, y *dáktylos*, dedo). f. F., *gampsodactylie.* Deformidad de los dedos del pie caracterizada por la hiperextensión de la primera falange y flexión de las otras dos.

Gamstorp (Enfermedad de) (Ingrid *Gamstorp*, pediatra sueca contemporánea). V. ENFERMEDAD.

gancho (del gr. *gampsós*, curvo, retorcido). m. A., *Haken;* F., *crochet;* In., *hook;* It., *gancio;* P., *gancho.* Instrumento quirúrgico formado por un tallo curvado en un extremo para la fijación o tracción de una víscera. || Parte en forma de gancho, como la del ala interna de la apófisis pterigoides o la porción libre de la lámina espiral ósea del caracol. || **-agudo.** Instrumento obstétrico empleado antiguamente para la extracción del feto después de la cefalotripsia. || **-de Bose.** Gancho pequeño que se emplea en la traqueotomía. ||**-de Braun**, de decolación. Gancho para la decapitación del feto. || **-de Bush.** Ganchos, en los mangos de ciertos modelos de fórceps, para la tracción. ||**-de Eiselberg.** Gancho romo y delgado para las paredes abdominales. ||**-de estrabismo.** Gancho para la tracción de un tendón ocular en la operación del estrabismo.

|| **-de la circunvolución del hipocampo.** V. UNCUS.
|| **-de la pterigoides.** Apófisis en forma de gancho en la extremidad inferior de la lámina pterigoidea interna. || **-de Loughnane.** Gancho doble para la extracción de fragmentos de la próstata, después de la prostatectomía transuretral. || **-de Malgaigne.** Dos pares de ganchos unidos por un tornillo para la aproximación de los fragmentos en la fractura de la rótula. || **-de Pajot.** Forma de gancho de decolación. || **-de Rambotham.** Instrumento obstétrico para decapitar el feto. || **-de Tyrrell.** Gancho delgado que se emplea en cirugía ocular. || **-del páncreas.** PÁNCREAS MENOR o *gyrus uncinatus*. || **-lagrimal.** Punta ganchosa del hueso lagrimal, que se une con el tubérculo lagrimal del maxilar. || **-obtuso.** Instrumento obstétrico en forma de gancho, de 13 a 16 cm de longitud, que sirve para ejercer la tracción de una parte fetal, brazo o pierna, y facilitar el desprendimiento de la misma sin lastimarla.

ganchoso. Hueso unciforme o cuarto de la segunda fila del carpo. || adj. y s. F., *unciforme, uncinulé*. En forma de gancho.

gancliclovir. m. Fármaco antiviral, análogo de la guanina, $C_9H_{13}N_5O_4$, eficaz en las infecciones por citomegalovirus. DHPG.

Gandy (Enfermedad de). V. ENFERMEDAD. || **-Gamna (Nódulos de).** V. NÓDULOS.

Gandzer (Músculo de) (F. L. *Gandzer*, anatomista alemán de principios del siglo pasado). V. MÚSCULO.

ganga. f. ESTROMA.

gangliado. adj. Provisto de ganglios.

gangliastenia. f. Astenia debida a una enfermedad ganglionar.

gangliectomía. f. A., *Gangliektomie*; F., *gangliectomie*; In., *gangliectomy*; It. y P., *gangliectomia*. Escisión de uno o más ganglios.

gangliforme. adj. F., *gangliforme*. Semejante a un ganglio por su forma.

ganglio [ganglion] (del lat. *ganglion*, y éste del gr. *gágglion*). m. A., *Ganglion*; F. e In., *ganglion*; It. *ganglio*; P., *gânglio*. Engrosamiento de forma, tamaño y estructura variable, en el trayecto de un nervio; por extensión se aplica incorrectamente el término a los nódulos linfáticos. || **-abdominal.** GANGLIO SEMILUNAR. || **-aberrante.** Acumulaciones de células nerviosas halladas algunas veces sobre la raíz nerviosa espinal posterior entre el ganglio y la médula espinal. || **-absor-bente.** GANGLIO LINFÁTICO. || **-acústico facial.** Ganglio de la vida embrionaria, del cual persiste una porción en el ganglio geniculado. || **-aorticorrenal.** Porción del ganglio semilunar desprendida parcialmente. || **-axilar.** Cada uno de los numerosos nódulos linfáticos de la axila, de los que parten tres o cuatro troncos que en el lado izquierdo se abren en el conducto torácico y en el derecho forman la gran vena linfática derecha. || **-basal.** Denominación común de algunos núcleos nerviosos situados debajo de la corteza cerebral, a saber: el *tálamo*, los *cuerpos estriados*, los *colículos craneales* y *caudales*, el *tubérculo cinéreo* y los *cuerpos geniculados*. || **-bronquial.** Cada uno de los numerosos nódulos linfáticos ovoideos, blandos, rojizos en el niño, morenos o negruzcos en el adulto, situados delante de la bifurcación de la tráquea, alrededor de los bronquios y en el interior de los pulmones. || **-cardíaco.** Cada uno de los centros de inervación cardíacos constituidos por los ganglios de Wrisberg, de Remak, de Ludwig y de Bidder. || **-cardíaco superior.** GANGLIO DE WRISBERG. || **-carotídeo inferior.** Ganglio en la porción inferior del conducto carotídeo. || **-carotídeo o cavernoso.** GLOMO CAROTÍDEO. || **-carotídeo superior.** Ganglio en la porción superior del conducto carotídeo. || **-celíaco.** GANGLIO SEMILUNAR. || **-celíaco.** Nódulos linfáticos en la parte anterior de la aorta abdominal. || **-central del cerebro.** Tálamo óptico y cuerpos estriados. || **-cervical.** Cada uno de los tres ganglios del tronco simpático en el cuello: el *superior*, debajo y detrás del ángulo mandibular; el *medio o tiroideo*, a nivel de la vértebra Cv, y el *inferior*, detrás de la arteria vertebral, entre la apófisis transversa de la vértebra CVII y el cuello de la primera costilla. || **-cervical.** Cada uno de los numerosos nódulos linfáticos situados en las partes laterales y posteriores del cuello. || **-cervicouterino.** Ganglio situado cerca del cuello del útero. || **-ciliar.** Ganglio nervioso, pequeño, rectangular, situado cerca del fondo de la órbita en el lado externo del nervio óptico; de él parten los nervios ciliares. || **-de Andersch.** Ganglio del nervio glosofaríngeo en la cara inferior del peñasco, que suministra el nervio de Jacobson. || **-de Auerbach.** Cada uno de los ganglios del plexo de Auerbach. || **-de Bezold.** Serie de células ganglionares en el tabique interauricular. || **-de Bidder.** Grupo de células nerviosas en la implantación de la válvula auriculoventricular izquierda. Denomínase también *ventricular*. || **-de Bochdalek.** Engrosamiento en la unión de los nervios alveolares superior y medio. || **-de Bock.** GANGLIO CAROTÍDEO. || **-de Böttcher.** Pequeña masa ganglionar en el ramo vestibular del nervio coclear, en el fondo del meato acústico interno. || **-de Cloquet.** Engrosamiento del nervio nasopalatino en el conducto palatino anterior. || **-de Corti.** Ganglio entre las orejas de la lámina espiral, que envía filamentos al órgano de Corti. || **-de Darkshevich.** V. NÚCLEO DE DARKSHEVICH. || **-de Ehrenritter.** Pequeño núcleo sensitivo del nervio glosofaríngeo. || **-de Frankenhäuser.** GANGLIO CERVICOUTERINO. || **-de Froriep.** Ganglio del cuarto segmento occipital en el embrión humano. || **-de Ganser.** CUERPO INTERPENDICULAR de || GANGLIO DEL TRIGÉMINO. || **-de Gudden.** Ganglio en la parte posterior del cuerpo mamilar del cerebro. || **-de Huber.** Ganglio nervioso en el cruzamiento de las raíces medulares del nervio accesorio con las raíces posteriores del primer nervio cervical. || **-de Küttner.** Ganglio linfático en la vena yugular interna, debajo del vientre posterior del músculo digástrico. || **-de Langley.** Células nerviosas en el hilio de la glándula submandibular.] || **-de Laumonier.** GANGLIO CAROTÍDEO. || **-de Lee.** Ganglio cervical del útero. || **-de Lobstein.** Pequeño engrosamiento en el nervio esplácnico mayor, encima del diafragma. || **-de Loetwig.** BULBO ARTERIOSO. || **-de Ludwig.** Grupo de células nerviosas en el tabique interauricular. || **-de Luschka.** GLÁNDULA COCCÍGEA. || **-de Meckel.** GANGLIO ESFENOPALATINO. || **-de Meissner.** Pequeños nódulos ganglionares en el plexo del mismo nombre. || **-de Meynert.** Grupo de células dentro del tubérculo cinéreo. || **-de Müller.** GANGLIO PROSTÁTICO. || **-de Neubauer.** El formado por la unión de los ganglios cervical inferior y torácico superior. || **-de Philip.** Nódulo linfático ingurgitado que algunas veces se observa encima de la clavícula en la tuberculosis infantil. || **-de Poirier.** Nódulos linfáticos en el borde superior del istmo del tiroides. || **-de Remak.** Grupo de células nerviosas en la desembocadura de la vena cava inferior. || **-de Ribes.** Supuesta terminación superior del tronco simpático, que rodea la arteria comunicante anterior del cerebro. || **-de Rosenmüller.** Nódulo linfático del anillo femoral. || **-de Scarpa.** Par ganglionar nervioso situado cerca del conducto auditivo externo, en el punto de unión del nervio facial y la rama vestibular del nervio vestibulococlear. || **-de Schacher.** GANGLIO OFTÁLMICO. || **-de Schmield.** Ganglio carotídeo inferior. || **-de Sömmering.** Sustancia negra del pedúnculo cerebral. || **-de Troisier.** Nódulo linfático engrosado observados algunas veces encima de la clavícula en los casos de neoplasia gástrica. || **-de Valentin.** Ganglio nervioso en la unión de los nervios alveolares posterior y medio. || **-de Virchow.** GANGLIO YUGULAR, 3.ª acep. || **-de Walther.** GLÁNDULA COCCÍGEA. || **-de Wrisberg.** Plexo o ganglio nervioso detrás del cayado de la aorta, cerca del origen de ésta, formado por raíces simpáticas y del vago, que emite filetes que van a los demás ganglios cardíacos. || **-del trigémino.** Ganglio de la raíz sensitiva del trigémino, situado en una depresión del borde superior del peñasco, y del que parten los nervios oftálmico, maxilar y mandibular. || **-diafragmático.** GANGLIO FRÉNICO. || **-difuso.** Tumefacción inflamatoria de varias vainas tendinosas adyacentes.‖ **-ectomamilar.** Cada uno de los cuerpos albicantes. ‖ **-esfenopalatino.** Ganglio pterigopalatino. ‖ **-espinal.** Cada uno de los ganglios situados en el trayecto de las raíces posteriores de la médula espinal. ‖ **-espiral.** Ganglio de Corti. ‖ **-esplácnico.** Ganglio accidental en el nervio esplácnico mayor. ‖ **-estrellado.** Ganglio cervical inferior del simpático, fundido a veces con el primer ganglio torácico. ‖ **-estrumoso.** Nódulo linfático tuberculoso. ‖ **-falso.** Engrosamiento en el trayecto de un nervio sin la estructura propia de un ganglio. ‖ **-faríngeo.** Ganglio en una rama anterior del plexo carotídeo. ‖ **-frénico.** Ganglio debajo del diafragma en la unión del nervio frénico derecho y el plexo frénico; procede del simpático y se distribuye por el diafragma, hígado, vena cava, suprarrenal, etc. ‖ **-gastroepiploico.** Cada uno de los nódulos linfáticos situados entre las hojas del epiplón mayor. ‖ **-geniculado.** Ganglio del nervio facial en el acueducto de Falopio. ‖ **-habénula.** Engrosamiento en forma de maza en la cara anterior del tálamo óptico. ‖ **-hepático.** Ganglio que rodea la arteria hepática. ‖ **-hipogástrico.** Cada uno de los ganglios a cada lado del cuello uterino en conexión con los plexos sacro e hipogástrico. ‖ **-hipogloso.** Ganglio de la raíz posterior del nervio del mismo nombre, que existe raras veces en el hombre. ‖ **-indurado.** Nódulo linfático infiltrado en el período inicial de la sífilis. ‖ **-inferior del cerebro.** Tálamo óptico.‖ **-inframandibular anterior.** Ganglio nervioso cerca de los dientes incisivos, derivado del nervio mandibular y que suministra filetes a los dientes. ‖ **-inframandibular posterior.** Ganglio nervioso situado cerca de los últimos molares. ‖ **-inguinal.** Cada uno de los nódulos linfáticos de la ingle.‖ **-inhibitorio.** Ganglio nervioso con función inhibitoria.] ‖ **-interatrial.** Ganglio de Ludwig. ‖ **-intercarotídeo.** Paraganglio. ‖ **-intercrural** o **interpeduncular.** Cuerpo interpeduncular. ‖ **-intersticial** (Cajal). Células nerviosas aisladas en el tejido conjuntivo intersticial del páncreas, entre los ácinos de las glándulas salivales, etc.‖ **-intracardíaco.** Ganglio nervioso del corazón. ‖ **-lenticular.** Ganglio oftálmico. ‖ **-linfático.** Nódulo linfático.‖ **-lingual.** Ganglio nervioso en la rama anterior del plexo cervical superior. ‖ **-lumbar.** Cada uno de los ganglios nerviosos, en número de cuatro o cinco pares, situados a los lados y detrás de la aorta abdominal.‖ **-mesentérico.** Denominación común de los nódulos linfáticos o nerviosos situados en el mesenterio. ‖ **-nasal.** Ganglio de Meckel o esfenopalatino. ‖ **-nasopalatino.** Ganglio de Cloquet.‖ **-nefrolumbar.** Ganglio en la unión de las ramas de los nervios espermático y lumbar, que da ramas al riñón y a la región lumbar. ‖ **-nervioso.** Masa de sustancia nerviosa gris situada en el trayecto de un nervio, cuyo elemento fundamental característico está representado por las células nerviosas y que sirve como centro de influencia nerviosa. ‖ **-nudoso.** Ganglio yugular. ‖ **-oftálmico.** Ganglio ciliar. ‖ **-óptico.** Tubérculo cuadrigémino. ‖ Ganglio de Meynert. ‖ **-orbitario.** Ganglio oftálmico. ‖ **-ótico.** Ganglio nervioso situado debajo del agujero oval esfenoideo, medial al nervio mandibular.‖ **-pancreaticosplénico.** Nódulo linfático a lo largo de la arteria esplénica. ‖ **-petroso.** Ganglio de Andersch. ‖ **-plexiforme.** Ganglio yugular. ‖ **-prostático.** Ganglio nervioso situado en la próstata en conexión con el plexo prostático. ‖ **-pterigopalatino.** Ganglio nervioso, triangular del tamaño de una lenteja, situado en la fosa pterigomaxilar por fuera del agujero esfenopalatino. ‖ **-renal posterior.** Ganglio del plexo renal en la cara posterior de la arteria renal. ‖ **-reticulado.** Sustancia gris esparcida en la médula oblongada. ‖ **-sacro.** Cada uno de los cuatro o cinco ganglios en la cara anterior del sacro. ‖ **-semilunar.** Cada uno de los ganglios nerviosos, en número de dos, *derecho* e *izquierdo*, situados en la cara anterior del cuerpo de la primera vértebra lumbar, de los que parten numerosos ramos que concurren a formar el plexo solar. ‖ **-semilunar.** Ganglio de Gasser. ‖ **-senoauricular.** Ganglio de Remak. ‖ **-sensorial.** Denominación de los tubérculos cuadrigéminos, tálamos ópticos y otros órganos sensoriales del cerebro. ‖ **-solar.** Cada uno de los numerosos y pequeños ganglios situados en el trayecto de los nervios que forman el plexo solar. ‖ **-submandibular.** Ganglio nervioso pequeño, ovoide, situado en la cara externa de la glándula submandibular. ‖ **-submaxilar.** Ganglio submandibular. ‖ **-superior.** Ganglio nervioso pequeño, sin ramas, del nervio glosofaríngeo en el agujero yugular. ‖ **-superior.** Cuerpos estriados. ‖ **-suprarrenal.** Ganglio en la unión de los nervios esplácnicos mayores.‖ **-tiroideo inferior y superior.** Ganglios cervicales medio y superior, respectivamente. ‖ **-torácico.** Cada uno de los doce pares de ganglios nerviosos situados entre las apófisis transversas de las vértebras y las cabezas de las costillas. ‖ **-ventricular.** Ganglio de Bidder. ‖ **-yugular.** Pequeño ganglio del nervio vago en el agujero yugular, que da ramas meníngeas y auriculares. ‖ Ganglio superior o de Ehrenritter.‖. Nódulo linfático detrás de la inserción clavicular del esternocleidomastoideo.

ganglioblasto (de *ganglio* y el gr. *blastós*, semilla). m. F., *ganglioblaste*. Célula embrionaria de los ganglios espinales.

gangliocito (de *ganglio* y el gr. *kýtos*, cavidad). m. F., *gangliocyte*. Célula ganglionar.

gangliocitoma (de *gangliocito* y el suf. *-oma*). m. A., *Gangliozytom*; F., *gangliocytome*; In., *gangliocytoma*; It. y P., *gangliocitoma*. Tumor de células ganglionares.

ganglioglioma (de *ganglio*, el gr. *glía*, sustancia viscosa, y el suf. *-oma*). m. F., *gangliocytome*. Glioma en el que abundan células ganglionares.

ganglioide (de *ganglio* y el gr. *eidos*, aspecto). adj. En forma de ganglio.

ganglioma (de *ganglio* y el suf. *-oma*). m. A., *Gangliom*; F., *gangliome*; It. y P., *ganglioma*. Tumor de un ganglio, especialmente linfático. ‖ **-embrionario simpático.** Neuroblastoma maligno del simpático.

ganglión. m. Tumor quístico indoloro en un tendón o aponeurosis, principalmente alrededor de las articulaciones del pie o de la mano. ‖ **-de Acrel.** Ganglión de los tendones que se localiza en la cara posterior de la muñeca.

ganglionectomía (de *ganglio* y el gr. *ektomé*, escisión). f. A., *Ganglionektomie*; F., *ganglionectomie*; In., *ganglionectomy*; It. y P., *ganglionectomia*. Extirpación de un ganglio.

ganglioneuroblastoma (de *ganglio*, el gr. *neûron*, nervio, *blastós*, retoño, y el suf. *-oma*). m. F., *ganglioneuroblastome*. Ganglioneuroma de células inmaduras.

ganglioneuroma (de *ganglio*, el gr. *neûron*, nervio, y el suf. *-oma*). m. A., *Ganglioneurom*; F., *ganglioneurome*; In., *ganglioglioma*; It. y P., *ganglioneuroma*. Tumor formado de células ganglionares; cerebroma.

ganglionitis (de *ganglio* y el suf. *-itis*). f. A., *Ganglionitis*, It. y P., *ganglionite*; In., *ganglionitis*. Inflamación de un ganglio.

gangliopléjico (de ganglio y el gr. *pléssein*, herir). adj. F., *gangliolégique*. Dícese de un grupo de medicamentos cuya acción común consiste en bloquear la transmisión nerviosa, simpática y parasimpática ganglionar. Ú.t.c.s.

gangliorradiculitis (de *ganglio*, el lat. *radicula*, dim. de *radix*, raíz, y el suf. *-itis*). f. Inflamación de los ganglios y raíces espinales posteriores; sinónimo de herpe zoster, por considerarse éste debido a dicha inflamación.

gangliósido. m. F., *ganglioside*. Glucolípido formado por ácidos grasos, esfingosina, hexosas, hexosamina y ácido siálico o N-acetilneuramínico.

gangliosidosis. f. F., *gangliosidose*. Idiocia amaurótica familiar.

gangliosimpatectomía (de *ganglio*, el gr. *sympátheia*, simpatía, y *ektomé*, resección). f. F., *excision*

d'un ganglion sympathique. Ablación de un ganglio simpático.
ganglitis (de *ganglio* y el suf. *-itis*). f. Inflamación de un ganglio o ganglios. ||**-posterior aguda.** Herpe zoster.
gangosa. f. F., *rhinopharyngite mutilante, gangosa.* Enfermedad observada en las islas Carolinas y de los Ladrones, Santo Domingo, Fijí, etc., caracterizada por ulceración destructiva que comienza por el velo del paladar y se extiende al paladar óseo, laringe, fosas nasales y cara, y de la que resulta siempre desfiguración. Algunos creen que se trata de una lesión terciaria de frambesia. *Sin.:* Otorrinofaringitis mutilante.
gangrena (del lat. *gangraena,* y éste del gr. *gággraina,* de *grân,* comer, roer). f. A., *Gangrän, Brand;* F., *gangrène;* In., *gangrene;* It., *cancrena;* P., *gangrena.* Mortificación de una parte del cuerpo, muerte local, producida por numerosas causas: físicas, químicas, circulatorias, nerviosas, tóxicas o infecciosas. NECROSIS, ESFACELO. ||**-anafiláctica.** La consecutiva a inyecciones repetidas de un suero. ||**-anémica.** Gangrena debida a la obstrucción circulatoria de una parte. ||**-angioneurótica.** GANGRENA ESPONTÁNEA. ||**-angiosclerótica.** Gangrena producida por la esclerosis vascular. ||**-benigna de los párpados.** Afección caracterizada por la formación de edema y placas gangrenosas en los párpados, que generalmente terminan por la curación. ||**-blanca.** La debida a la infiltración local consecutiva a la obstrucción linfática completa. ||**-carbólica.** Gangrena tóxica debida a la acción del ácido fénico. ||**-cutánea diseminada.** Gangrena múltiple caquéctica de la piel; dermatitis gangrenosa. ||**-de la boca.** NOMA. ||**-de Lasègue.** Gangrena curable del pulmón. ||**-de Raynaud.** ENFERMEDAD DE RAYNAUD. ||**-diabética.** Gangrena húmeda en los enfermos de diabetes. ||**-diftérica.** Gangrena superficial de la piel o las mucosas, en la cual se ha confundido erróneamente la capa necrótica con una seudomembrana diftérica. ||**-embólica.** Necrosis debida a la obstrucción circulatoria por un émbolo. ||**-enfisematosa.** GANGRENA GASEOSA. ||**-epidémica.** ERGOTISMO. ||**-espontánea.** Enfermedad propia de la vejez, debida a la trombosis y esclerosis de los vasos sanguíneos, caracterizada por la gangrena seca de los dedos del pie, que pueden extenderse más o menos por la extremidad inferior. ||**-espontánea o fulminante de los órganos genitales.** Afección caracterizada por la formación brusca de una placa de gangrena rodeada de una zona edematosa en el pene. ||**-estática.** Gangrena debida a la estasis sanguínea. ||**-fulminante.** Edema maligno o gangrenoso. ||**-gaseosa.** Gangrena difusa y rápida del tejido celular subcutáneo, con producción de gases y estado general gravísimo, debida a bacterias del género *Clostridium.* ||**-glucémica.** GANGRENA DIABÉTICA. ||**-hospitalaria.** PODREDUMBRE. ||**-húmeda.** Forma caracterizada por la infiltración de los tejidos y derrame de un líquido fétido. ||**-mefítica.** GANGRENA GASEOSA. ||**-mixta.** Gangrena seca con placas de gangrena húmeda. ||**-molecular.** ULCERACIÓN. ||**-múltiple.** Gangrena que afecta varias partes simultáneamente. ||**-neurótica.** Gangrena de origen nervioso. ||**-nosocomial.** PODREDUMBRE. ||**-oral.** *Cancrum oris;* noma. ||**-presenil.** TROMBOANGITIS OBLITERANTE. ||**-primaria.** Gangrena que se presenta sin inflamación previa de la parte. ||**-progresiva.** Variedad en la que no se forma la zona de reacción inflamatoria que limita la lesión. ||**-pulmonar.** Enfermedad caracterizada por la necrosis, circunscrita o difusa, del tejido pulmonar, con formación de cavernas y estado general gravísimo, que termina generalmente por la muerte. ||**-seca.** Gangrena caracterizada por el endurecimiento y desecación de los tejidos, debida a oclusión arterial. ||**-secundaria.** La consecutiva a una inflamación local. ||**-senil.** Gangrena seca, arteriosclerosa, de los viejos. ||**-simétrica de las extremidades.** ENFERMEDAD DE RAYNAUD. ||**-trófica.** Gangrena debida a la lesión del nervio trófico de una parte. ||**-trombótica.** Gangrena debida a la trombosis de un vaso o vasos. ||**-venosa.** GANGRENA ESTÁTICA.
ganoblasto (del gr. *gános,* brillo, y *blastós,* germen). m. AMELOBLASTO.
Ganser (Ganglio, síndrome) (Sigbert *Ganser,* psiquíatra alemán, 1853-1931). Véanse estos términos.
Gänsslen (Enfermedad de) (Max *Gänsslen,* médico alemán, n. en 1895). V. ENFERMEDAD.
Gant (Clamp o pinzas de) (Samuel Goodwin *Gant,* cirujano de Nueva York, 1870-1944). V. PINZAS. ||**-Línea, operación de)** (Frederick J. *Gant,* cirujano inglés, 1825-1905). V. LÍNEA, OPERACIÓN.
García (Manuel *García,* profesor de canto español, 1805-1905). Inventó el laringoscopio
Garcin (Síndrome de) (Raymond *Garcin,* médico francés, 1875-1971). V. SÍNDROME.
Garcinia. Género de plantas de la familia de las gutíferas, una de cuyas especies, la *G. morella,* suministra la goma guta.
gardenina. f. Cuerpo cristalino amarillento de la *Gardenia lucida,* árbol del Sur de Asia.
Gardiner-Brown (Prueba de) (Alfred *Gardiner-Brown,* otólogo inglés). V. PRUEBA.
Gardner (Síndrome de). V. SÍNDROME. ||**-Planck-Richards (Síndrome de).** V. SÍNDROME.
Garel (Signo de) (Jean *Garel,* médico francés, 1852-1931). V. SIGNO.
Garengeot (Llave de) (R. C. de *Garengeot,* cirujano francés, 1688-1759). V. LLAVE.
garg. Abreviatura de gargarismo.
gargajeo. m. Expulsión de mucosidades, esputos, etc., de la garganta.
gargajo (de la raíz onomatopéyica *garg-*). m. Secreción nasal o faríngea, expulsada por la boca. || ESPUTO.
garganta (de la raíz onomatopéyica *garg-*). f. A., *Kehle;* F., *gorge;* In., *throat;* It., *gola;* P., *garganta.* Faringe, fauces. || Parte anterior del cuello. ||**-del pie.** Parte superior del pie en su unión con la pierna.
gárgara (de la raíz onomatopéyica *garg-*). f. Acción de mantener un líquido en la garganta y agitarlo en todos sentidos por la contracción de los músculos del velo del paladar y la acción del aire espirado.
gargarismo (del lat. *gargarisma,* y éste del gr. *gargarismós*). m. A., *Gurgelwasser;* F., *gargarisme;* In., *gargarism;* It., *gargarismo;* P., *gargarejo.* GÁRGARA. || Líquido medicamentoso de naturaleza variada, que se emplea para gárgaras en las afecciones de la boca, garganta y faringe.
gargolismo. m. F., *gargoylisme.* Enfermedad heredofamiliar caracterizada por alteraciones nerviosas semejantes a las de la idiocia amaurótica familiar, facies característica, defectos acondroplásicos, deficiencia mental y visión defectuosa por depósitos en la córnea; es debido a la imposibilidad heredada que ciertas células del cuerpo sufren para metabolizar sustancias de elevado peso molecular; las cuales se acumulan; lipocondrodistrofia.
Gariel (Pesario de) (Maurice *Gariel,* médico francés, 1812-1878). V. PESARIO.
Garland (Triángulo de) (George Minott *Garland,* médico norteamericano, 1848-1926). V. TRIÁNGULO.
Garnier-Reilly (Síndrome de). V. SÍNDROME.
garra (del celta *garra,* pierna). f. A., *Klaue;* F., *griffe;* In., *claw;* It., *artiglio;* P., *garra.* Disposición de la mano en la atrofia de los músculos interóseos, caracterizada por la extensión de las primeras falanges y flexión de las otras. ||**-cubital.** Variedad incompleta de mano en garra consecutiva a una lesión del nervio cubital.
garrapata (del ant. *gaparrata,* y éste del moz. *caparra,* garrapata, y el suf. *-ata,* que designa animal pequeño). f. F., *tique.* Acárido (*Ixodes ricinus* y otros), parásito de los animales especialmente. V. IXODES.
Garré (Osteomielitis de) (Carl *Garré,* cirujano suizo, 1857-1928). V. OSTEOMIELITIS.
Garrod (Prueba de) (Alfred Baring *Garrod,* médico inglés, 1819-1907). V. PRUEBA. ||**-Reacción de)** (Archibald Edward *Garrod,* médico inglés, 1857-1937). V. REACCIÓN.

garrote (de *garra*). m. A., *Aderpresse;* F. e In., *garrot;* It., *randello;* P., *garrote*. Especie de torniquete que consiste en un pequeño cilindro de madera y un vendaje circular alrededor de un miembro, y con el que se efectúa la compresión arterial, introduciendo el cilindro bajo el vendaje y dándole vueltas hasta que cesan los latidos arteriales. V. TORTOR. || **-de Finochietto.** Disco de metal que lleva insertos cuatro tallos perpendiculares separados por tres espacios. Para comprimir el miembro se aplica el disco sobre la piel y a continuación se imprimen tres vueltas al tubo elástico alrededor de la extremidad, y se fija cada vuelta en una de las ranuras.

garrotillo (dim. de *garrote*). m. DIFTERIA LARÍNGEA.

garrulitas vulvae. Expulsión ruidosa de gases por la vagina; *flatus vaginalis.*

Garrya. Género de plantas de la familia de las cornáceas. La especie *G. fremontii*, de California, es tónica y antiperiódica.

Gärtner (Bacilo de) (August *Gärtner,* bacteriólogo alemán, 1848-1934). SALMONELLA ENTERIDITIS. || **-(Conducto de)** (Hermann Treschow *Gärtner,* anatomista danés, 1785-1827). V. CONDUCTO. || **-(Fenómeno, tonómetro de)** (Gustav *Gärtner,* médico austríaco, 1855-1937). V. FENÓMENO, TONÓMETRO.

Garus (Elixir de) *(Garus,* farmacéutico holandés del s. XVIII). V. ELIXIR.

gas (del gr. *cháos,* caos, caprichosamente desfigurado por J. B. van Helmont). m. A., *Gas;* F., *gaz;* In. e It., *gas;* P., *gás*. Fluido elástico aeriforme a la temperatura y presión ordinarias. || **-ácido marino.** CLORHÍDRICO (ÁCIDO). || **-amoníaco.** AMONÍACO. || **-asfixiante.** Monóxido de carbono o cualquiera de los gases perjudiciales al aparato respiratorio empleados en la guerra: cloro, fosgeno, iperita, etc. || **-de Clayton.** Ácido sulfuroso empleado como desinfectante y raticida. || **-de guerra.** Cualquiera de los gases tóxicos o líquidos finamente dispersados, lacrimógenos, asfixiantes, vesicantes, etc., de empleo en la guerra. || **-de los pantanos.** METANO. || **-del alumbrado.** Producto de la destilación seca de la hulla; contiene hidrógeno y formeno, óxido de carbono, etileno, acetileno, etc. Las emanaciones de este gas se emplearon en el tratamiento de la coqueluche. || **-del estómago, intestinal.** Gas producido por las fermentaciones microbianas de las materias albuminoideas e hidrocarbonadas. || **-deletéreo, mefítico.** Todo gas que ejerce acción perniciosa sobre el organismo, como el de las letrinas. || **-desflogisticado.** OXÍGENO. || **-estornutatorio.** El gas que irrita la mucosa nasal, especialmente la difenilclorarsina. || **-hemolítico.** Gas venenoso (arsina) usado en la guerra, cuya inhalación produce hemólisis y hemoglobinuria. || **-hepático.** Ácido sulfhídrico. || **-hilarante.** Óxido nitroso, empleado como anestésico general en cirugía. || **-inerte.** Cada uno de los gases químicamente inactivos que existen en pequeña concentración en la atmósfera: helio, neón, argón, criptón, xenón y radón. || **-lacrimógeno.** Gas empleado en la guerra con objeto de irritar la conjuntiva, solo o asociado con otros gases letales; los más importantes fueron los bromuros de xililo y toluilo. || **-líquido.** Hidrógeno líquido. || **-mostaza.** Sulfuro de dicloretilo; gas muy empleado en la guerra de 1914-18, por sus propiedades vesicantes e irritantes de las vías respiratorias. V. MOSTAZA. || **-muriático.** CLORHÍDRICO (ÁCIDO). || **-nitroso.** Óxido nitroso. || **-noble.** Gas inerte. || **-olefiante** u **oleificante.** ETILENO. || **-silvestre.** CARBÓNICO, ÁCIDO. || **-sofocante.** Gas utilizado en la guerra; produce irritación respiratoria intensa y tendencia al edema pulmonar (cloro, fosgeno, disfogeno, oxiclorcarbono). || **-vesicante.** GAS MOSTAZA.

gasa. f. A., *Gaze;* F. y P., *gaze;* In., *gauze;* It., *garza*. Tela de hilo, o más generalmente de algodón, de hilos muy separados, de frecuentísimo empleo en cirugía, previamente esterilizada, *gasa aséptica,* o impregnada, *gasa antiséptica,* de sustancias antisépticas: sublimado, yodoformo, ácido fénico, ácido bórico, ácido salicílico, etc. *Sin.:* Compresa.

gaseado. adj. y s. Que ha sufrido o sufre los efectos de gases asfixiantes.

gaseiforme. adj. En forma de gas; gaseoso.

gaseoso. adj. F., *gazeux*. En estado de gas, de sus cualidades o que desprende gas.

gasífero (de *gas* y el lat. *ferre,* llevar). adj. Dícese de los polvos que mezclados con agua producen gas.

Gaskell (Puente de) (Walter Holbrook *Gaskell,* fisiólogo inglés, 1847-1914). FASCÍCULO DE HIS.

gasometría (de *gas* y el gr. *métron,* medida). f. Determinación química de la cantidad de gas en una mezcla.

Gasser (Enfermedad, ganglio de) (Johann Lorenz *Gasser,* anatomista vienés, 1723-1765). V. ENFERMEDAD, GANGLIO.

gasserectomía. f. A., *Gasserektomie;* F., *gassérectomie;* In., *gasserectomy;* It. y P., *gasserectomia*. Escisión quirúrgica del ganglio de Gasser.

gasseritis. f. Inflamación del ganglio de Gasser.

Gastaut (Enfermedad de) (H. J. P. *Gastaut,* neurólogo francés, n. en 1915). V. ENFERMEDAD.

gaster (gr.). m. ESTÓMAGO. || VIENTRE.

gasteralgia. f. GASTRALGIA.

gasterangienfraxis (del gr. *gastér,* estómago, *aggeîon,* vaso, y *émphraxis,* obstrucción). f. Obstrucción de los vasos sanguíneos del estómago.

gasterastenia. f. GASTRASTENIA.

Gasterophilus. Género de moscas cuyas larvas anidan en la pared gástrica de los caballos.

gasto (de *gastar,* y éste del lat. *vastare,* destruir). m. A., *Leistung;* F., *débit;* In., *output;* It., *portata;* P., *débito*. Cantidad que un manantial de fluido proporciona en un tiempo determinado. || **-cardíaco.** Cantidad de sangre propulsada por el corazón en un minuto. || **-urinario.** Cantidad en peso de una sustancia eliminada en un tiempo dado por los riñones.

gastradenitis (de *gastro-,* el gr. *adén,* glándula, y el suf. *-itis*). f. Inflamación de las glándulas del estómago.

gastralgia (de *gastro-* y el gr. *álgos,* dolor). f. A., *Gastralgie;* F., *gastralgie;* In., It. y P., *gastralgia*. Dolor en el estómago. *Sin.:* Gastrodinia. Cardialgia, epigastralgia. || **-apendicular.** Gastralgia debida a una lesión del apéndice vermiforme.

gastralgocenosis o **gastralgoquenosis** (de *gastralgia* y el gr. *kenós,* vacío). f. Gastralgia paroxismal que aparece cuando el estómago está vacío; se alivia por la ingestión de alimentos (Boas).

gastraneuria (de *gastro-* y *aneuria*). f. Funcionalismo alterado de los nervios del estómago.

gastrastenia (de *gastro-* y *astenia*). f. Estado de debilidad de las funciones del estómago.

gastratrofia (de *gastro-* y *atrofia*). f. F., *atrophie gastrique*. Atrofia del estómago.

gastrectasia (de *gastro-* y el gr. *éktasis,* dilatación). f. A., *Gastrektasie;* F., *gastrectasie;* In., It. y P., *gastrectasia*. Dilatación del estómago. || **-aguda.** La que se establece de manera brusca con atonía e hipersecreción gástricas.

gastrectomía (de *gastro-* y el gr. *ektomé,* escisión). f. A., *Gastrektomie;* F., *gastrectomie;* In., *gastrectomy;* It. y P., *gastrectomia*. Escisión total o de la mayor parte del estómago. || **-subtotal.** Escisión parcial del estómago.

gastrelcosis (de *gastro-* y el gr. *hélkos,* llaga). f. Úlcera del estómago.

gastrícola (de *gastro-* y el lat. *colere,* habitar). adj. Dícese de las larvas que viven en el estómago.

gastrina. f. F., *gastrine*. Hormona de la mucosa pilórica gástrica, que al ser inyectada aumenta la secreción de jugo gástrico.

gastritis (de *gastro-* y el suf. *-itis,* inflamación). f. A., *Gastritis;* F., It. y P., *gastrite;* In., *gastritis*. Inflamación aguda o crónica, de la mucosa del estómago. || **-ácida.** GASTRITIS HIPERPÉPTICA. || **-atrófica.** Gastritis crónica con atrofia de la membrana mucosa y de las glándulas. || **-catarral.** desus. Inflamación de la membrana mucosa gástrica, con hipertrofia, secreción excesiva de moco y consiguiente alteración del jugo gástrico. ||**-erosiva.** Forma en la que se desprenden pedazos de mucosa. ||**-fibrinosa.** Inflamación aguda con abundancia de fibrina en el exudado; denominada también *crupal* y *diftérica*. ||**-flemonosa.** Forma rara de gastritis con inflamación purulenta, circunscrita o difusa, de la capa submucosa y consiguiente formación de abscesos. ||**-folicular.** Gastritis crónica en la que predomina la inflamación glandular.||**-hiperpéptica.** Forma crónica caracterizada por la mayor secreción de ácido clorhídrico o jugo gástrico. ||**-hipertrófica.** Gastritis crónica con inflamación y engrosamiento de las glándulas y la mucosa. ||**-intersticial.** Linitis plástica. ||**-micótica.** Gastritis producida por microorganismos vegetales. ||**-parenquimatosa.** Gastritis hipertrófica con vegetaciones semejantes a pólipos. ||**-seudomembranosa.** GASTRITIS FIBRINOSA. ||**-tóxica.** La producida por un veneno. ||**-ulcerosa.** Úlcera del estómago.

gastro-. Forma prefija del gr. *gastér, gastrós,* estómago, vientre.

gastroadenitis. f. GASTRADENITIS.

gastroadinámico (de *gastro-* y *adinamia*). adj. F., *gastroadynamique.* Caracterizado por el estado adinámico del estómago.

gastroanastomosis (de *gastro-* y el gr. *anastómosis,* embocadura). f. A., *Gastroanastomosis;* F., *gastrogastrostomie;* In., *gastroanastomosis;* It., *gastroanastomosi;* P., *gastroanastomose.* Establecimiento de una comunicación entre las dos porciones de un estómago en reloj de arena; gastrogastrostomía.

gastroatonía (de *gastro-* y el gr. *atonía,* flojedad). f. Atonía del estómago; gastrastenia.

gastroblenorrea (de *gastro-,* el gr. *blenna,* moco, y *rhein,* fluir). f. Excesiva secreción de moco por el estómago; gastromixorrea.

gastrobrosis (de *gastro-* y un derivado del gr. *bibróskein,* devorar). f. Perforación del estómago por ulceración o corrosión.

gastrocardíaco (de *gastro-* y el gr. *kardía,* corazón). adj. Relativo al estómago y al corazón. V. SÍNDROME GASTROCARDÍACO.

gastrocele (de *gastro-* y el gr. *kéle,* hernia). m. A., *Magenbruch;* F., *gastrocèle;* In., It. y P., *gastrocele.* Hernia del estómago.

gastrocelo (de *gastro-* y el gr. *koîlos,* hueco). m. F., *gastrocèle.* Cavidad del arquenteron en la gástrula, que forma la cavidad digestiva primitiva embrionaria.

gastrocinesógrafo (de *gastro-,* el gr. *kínesis,* movimiento, y *gráphein,* registrar). m. Aparato para registrar los movimientos del estómago.

gastrocitograma (de *gastro-,* el gr. *kýtos,* cavidad, y *gramma,* lo grabado). m. Estudio y recuento de las células de descamación gástrica tras un lavado de estómago con solución salina.

gastrocnemio (de *gastro-* y el gr. *knéme,* pierna). m. F., *muscle gastrocnémien.* Nombre de los músculos gemelos y el sóleo conjuntamente con los gemelos.

gastrocólico (de *gastro-* y el gr. *kólon,* intestino grueso). adj. F., *gastrocolique.* Relativo al estómago y el colon.

gastrocolitis (de *gastro-,* colon, y el suf. *-itis*). f. F., *gastrocolite.* Inflamación del estómago y el colon.

gastrocoloptosis (de *gastro-,* el gr. *kólon,* colon, y *ptôsis,* caída). f. F., *gastrocoloptose.* Prolapso o descenso del estómago y el colon.

gastrocolostomía (de *gastro-,* el gr. *kólon,* colon, y *stóma,* boca). f. A., *Gastrokolostomie;* F., *gastrocolostomie;* In., *gastrocolostomy;* It. y P., *gastrocolostomia.* Establecimiento de una comunicación entre el estómago y el colon.

gastrocolotomía (de *gastro-,* el gr. *kólon,* intestino grueso, y *tomé,* corte). f. Incisión del estómago y el colon.

gastrocolpotomía (de *gastro-,* el gr. *kólpos,* seno, y *témnein,* cortar). f. F., *gastroélytrotomie, laparoélytrotomie.* Cesárea con incisión vaginal. || Colpotomía a través de la pared abdominal.

gastrodiafanía o **gastrodiafanoscopia** (de *gastro-,* el gr. *diá,* a través, y *phaínein,* mostrar, o, en la segunda forma, *skopeîn,* observar). f. A., *Gastrodiaphanie;* F., *gastrodiaphanie;* In., *gastrodiaphany;* It. y P., *gastrodiafanoscopia.* Exploración del estómago por transparencia por medio de una lámpara eléctrica introducida por el esófago.

gastrodiálisis (de *gastro-* y el gr. *diálysis,* disolución). f. Separación o esfacelo de la mucosa gástrica. || Solución de continuidad en la pared gástrica.

gastrodídimo (de *gastro-* y el gr. *dídymos,* gemelo). m. F., *gastrodidyme.* Monstruo fetal doble con un solo abdomen.

gastrodinia (de *gastro-* y el gr. *odýne,* dolor). f. GASTRALGIA.

gastrodisciasis. f. F., *amphistomiase.* Infestación por el *Gastrodiscoides hominis.*

gastrodisco. m. DISCO GERMINAL.

Gastrodiscoides hominis. Parásito trematodo de 5 a 8 mm de longitud, común en Asia en el ciego e intestino grueso del cerdo y en ocasiones del hombre. AMPHISTOMA HOMINIS.

gastroduodenal (de *gastro-* y el lat. *duodeni,* de doce en doce). adj. Relativo al estómago y al duodeno.

gastroduodenectomía (de *gastro-,* el lat. *duodeni,* de doce en doce, y el gr. *ektomé,* sección). f. F., *gastroduodénectomie.* Escisión del estómago y el duodeno.

gastroduodenitis (de *gastro-,* duodeno y el suf. *-itis*). f. F., *gastroduodénite.* Inflamación del estómago y el duodeno.

gastroduodenoenterostomía. f. GASTRODUODENOSTOMÍA.

gastroduodenoscopia (de *gastro-, duodeno* y el gr. *skopeîn,* observar). f. F., *gastro-duodénoscopie.* Examen con el gastroscopio del interior del estómago y el duodeno a través de una abertura abdominal.

gastroduodenostomía (de *gastro-, duodeno* y el gr. *stóma,* boca). f. A., *Gastroduodenostomie;* F., *gastroduodénostomie;* In., *gastroduodenostomy;* It. y P., *gastroduodenostomia.* Creación quirúrgica de una comunicación entre el estómago y el duodeno.

gastroelitrotomía (de *gastro-,* el gr. *élytron,* vaina, y *tomé,* corte). f. GASTROCOLPOTOMÍA, LAPAROELITROTOMÍA.

gastroenteralgia (de *gastro-,* el gr. *énteron,* intestino, y *álgos,* dolor). f. F., *gastro-entéralgie.* Dolor en el estómago e intestinos.

gastroentérico (de *gastro-* y el gr. *énteron,* intestino). adj. GASTROINTESTINAL.

gastroenteritis (de *gastro-* y *enteritis*). f. A., *Magendarmentzündung;* F., *gastro-entérite;* In., *gastroenteritis;* It., *gastroenterite;* P., *gastrenterite.* Inflamación infecciosa del estómago y los intestinos. ||**-aftosa índica.** Afta oriental. ||**-folicular.** FIEBRE TIFOIDEA. ||**-infecciosa aguda.** Enteronitis o enfermedad de Spencer.

gastroenteroanastomosis. f. GASTROENTEROSTOMÍA.

gastroenterocolitis (de *gastro-,* el gr. *énteron,* intestino, *kólon,* intestino grueso y el suf. *-itis*). f. F., *gastroentérocolite.* Inflamación del estómago, intestino delgado y colon.

gastroenterocolostomía (de *gastro-,* el gr. *énteron,* intestino, *kólon,* intestino grueso, y *stóma,* boca). f. A., *Gastroenterokolostomie;* F., *gastroentérocolostomie;* In., *gastroenterocolostomy;* It., *gastroenterocolostomia;* P., *gastrenterocolostomia.* Operación quirúrgica que consiste en establecer una comunicación entre el estómago, el intestino delgado y el colon.

gastroenterología (de *gastro-,* el gr. *énteron,* intestino, y *lógos,* tratado). f. F., *gastro-entérologie.* Suma de conocimientos relativos al estómago e intestinos.

gastroenterólogo. adj. y s. F., *gastro-entérologue.* Especialista en enfermedades del estómago e intestinos.

gastroenteropatía (de *gastro-,* el gr. *énteron,* intestino, y *páthos,* enfermedad). f. F., *gastro-entéropathie.* Término general para las enfermedades del estómago e intestinos.

gastroenteroplastia (de *gastro-,* el gr. *énteron,* intestino, y *plássein,* formar). f. F., *gastro-entéroplastie.* Cirugía combinada del estómago e intestinos.

gastroenteroptosis (de *gastro-,* el gr. *énteron,* intestino, y *ptôsis,* caída). f. Prolapso o descenso del estómago e intestinos.

gastroenterostomía (de *gastro-*, el gr. *énteron*, intestino, y *stóma*, boca). f. A., *Gastroenterostomie*; F., *gastroentérostomie*; In., *gastroenterostomy*; It., *gastroenterostomia*; P., *gastrenterostomia*. Creación quirúrgica de una comunicación entre el estómago y una porción de intestino. ‖ **-antecólica.** Unión del estómago con el intestino por delante del mesocolon transverso. ‖ **-antiperistáltica.** Unión del estómago con el intestino de forma que las ondas peristálticas gástricas intestinales discurren en sentido contrario. ‖ **-isoperistáltica.** Gastroenteroanastomosis en la que los tramos digestivos que se unen presentan un peristaltismo en la misma dirección. ‖ **-precólica.** GASTROENTEROSTOMÍA ANTECÓLICA. ‖ **-transmesocólica.** Gastroenteroanastomosis en la que la unión de los dos tramos digestivos se hace a través del mesocolon transverso.

gastroenterotomía (de *gastro-*, y el gr. *énteron*, intestino, y *tomé*, corte). f. F., *gastro-entérotomie*. Incisión quirúrgica del estómago e intestino.

gastroepiploico (de *gastro-* y el gr. *epíploon*, epiplón). adj. F., *gastro-épiploïque*. Perteneciente o relativo al estómago y el epiplón.

gastroesofágico (de *gastro-* y el gr. *oisophágos*, esófago). adj. Relativo al estómago y el esófago.

gastroesofagostomía (de *gastro-*, el gr. *oisophágos*, esófago, y *stóma*, boca). f. F., *gastro-oesophagostomia*. Anastomosis quirúrgica entre el esófago y el estómago, practicada en la estenosis del extremo inferior del esófago.

gastrofaradización. f. Aplicación terapéutica de las corrientes farádicas al estómago.

gastróforo (de *gastro-* y el gr. *phorós*, que lleva). m. Instrumento para fijar el estómago y coaptar sus paredes durante las operaciones sobre este órgano.

gastrofotografía. f. F., *gastrophotographie*. Fotografía de la mucosa gástrica por medio de una pequeña cámara introducida en el estómago.

gastrofrénico (de *gastro-* y el gr. *phrén, phrenós*, diafragma). adj. F., *gastro-phrénique*. Relativo al estómago y al diafragma.

gastrogalvanización. f. Aplicación terapéutica de las corrientes galvánicas al estómago.

gastrogastrostomía. f. GASTROANASTOMOSIS.

gastrogénico (de *gastro-* y el gr. *gennân*, producir). adj. F., *gastrogène*. Formado u originado en el estómago.

gastrógrafo (de *gastro-* y el gr. *gráphein*, describir). m. Aparato para registrar los movimientos peristálticos del estómago.

gastrohelcosis. f. GASTRELCOSIS.

gastrohepático (de *gastro-* y el gr. *hêpar, -atos*, hígado). adj. Relativo al estómago y el hígado.

gastrohidrorrea (de *gastro-*, el gr. *hýdor*, agua, y *rhein*, fluir). f. Secreción por el estómago de líquido acuoso que contiene poca cantidad de ácido clorhídrico y fermentos gástricos.

gastrohipercinesis (de *gastro-*, el gr. *hypér*, sobre, y *kínesis*, movimiento). f. Hipercinesis del estómago.

gastrohipertonía (de *gastro-*, el gr. *hypér*, sobre, y *tónos*, tensión). f. Tonicidad mayor o exagerada del estómago.

gastrohisterectomía (de *gastro-*, el gr. *hystéra*, útero, y *ektomé*, resección). f. Histerectomía por vía abdominal.

gastrohisteropexia o **gastrohisterorrafia** (de *gastro-*, el gr. *hystéra*, útero, y *pêxis*, fijación, o *rhaphé*, sutura). f. Histeropexia abdominal.

gastrohisterotomía (de *gastro-*, el gr. *hystéra*, matriz, y *tomé*, corte). f. Operación cesárea abdominal.

gastrointestinal. adj. Relativo al estómago e intestino; gastroentérico.

gastrolienal (de *gastro-* y el lat. *lien, lienis*, bazo). adj. GASTROSPLÉNICO.

gastrólisis (de *gastro-* y el gr. *lýsis*, disolución). f. F., *gastrolyse*. Operación de liberar el estómago de sus adherencias con órganos o partes próximas.

gastrolito (de *gastro-* y el gr. *líthos*, piedra). m. A., *Gastrolith*; F., *gastrolithe*; In., *gastrolith*; It., *gastrolite*; P., *gastrólito*. Concreción calcárea o de otra naturaleza formada en el estómago.

gastrología (de *gastro-* y el gr. *lógos*, tratado). f. F., *gastrologie*. Suma de conocimientos relativos al estómago.

gastrólogo. m. F., *gastrologue*. Especialista en las enfermedades del estómago.

gastromalacia (de *gastro-* y el gr. *malakía*, debilidad, flojedad). f. A., *Gastromalazie*; F., *gastromalacie*; In. e It., *gastromalacia*; P., *gastromalácia*. Reblandecimiento anormal de las paredes del estómago.

gastromegalia (de *gastro-* y el gr. *mégas, megále, méga*, grande). f. Volumen exagerado del estómago.

gastromelia (de *gastro-* y el gr. *mélos*, miembro). f. Monstruosidad caracterizada por la inserción de miembros en el abdomen.

gastrometrotomía (de *gastro-*, el gr. *métra*, matriz, y *tomé*, corte). f. GASTROHISTEROTOMÍA.

gastromicosis (de *gastro-* y el gr. *mýkes*, hongo). f. A., *Gastromykosis*; F., *gastromycose*; In., *gastromycosis*; It., *gastromicosi*; P., *gastromicose*. Enfermedad del estómago producida por hongos.

gastromiotomía (de *gastro-*, el gr. *mýs, myós*, músculo, y *tomé*, corte). f. PILOROTOMÍA.

gastromixorrea (de *gastro-*, el gr. *mýxa*, moco, y *rhein*, fluir). f. F., *gastromyxorrhée*. Secreción excesiva de moco por el estómago; gastrosucorrea mucosa.

gastroneumónico (de *gastro-* y el gr. *pneúmon*, pulmón). adj. Relativo al estómago y pulmones; gastropulmonar.

gastropancreatitis (de *gastro-*, el gr. *págkreas*, páncreas, y el suf. *-itis*). f. F., *gastro-pancréatite*. Inflamación del estómago y el páncreas.

gastroparálisis. f. F., *paralyse de l'estomac*. Parálisis del estómago; gastroplejía.

gastroparesia (de *gastro-* y el gr. *páresis*, debilitamiento). f. F., *gastroparésie*. Parálisis del estómago; grado máximo de atonía gástrica. Gastroplejía.

gastroparietal (de *gastro-* y el lat. *paries, -etis*, pared). adj. Relativo al estómago y a la pared del abdomen.

gastropatía (de *gastro-* y el gr. *páthos*, enfermedad). f. A., *Gastropathie*; F., *gastropathie*; In., *gastropathy*; It. y P., *gastropatia*. Término general para las enfermedades del estómago. GASTROSIS.

gastroperiodinia (de *gastro-*, *período* y el gr. *odýne*, dolor). f. Ataques periódicos de gastralgia.

gastroperitonitis (de *gastro-*, el lat. *peritonaeum*, peritoneo, y el suf. *-itis*). f. F., *gastro-péritonite*. Inflamación del estómago y el peritoneo.

gastropexia (de *gastro-* y el gr. *pêxis*, fijación). f. A., *Gastropexie*; F., *gastropexie*; In., *gastropexy*; It., *gastropessia*; P., *gastropexia*. Corrección de la gastroptosis por la fijación del estómago a la pared abdominal o a otra parte.

Gastrophilus. Género de moscas cuyas larvas infectan el estómago e intestino de los caballos.

gastropilorectomía (de *gastro-*, el gr. *pylorós*, portero, y *ektomé*, corte). f. F., *gastro-pylorectomie*. Escisión de la porción pilórica del estómago.

gastropilorospasmo (de *gastro-*, el gr. *pylorós*, portero, y *spasmós*, contracción). m. Espasmo de la musculatura lisa del estómago y el píloro.

gastroplastia (de *gastro-* y el gr. *plássein*, formar, modelar). f. F., *gastroplastie*. Cirugía plástica del estómago para la corrección de deformidades del órgano.

gastroplejía (de *gastro-* y el gr. *plegé*, golpe). f. A., *Gastroplegie*; F., *gastroplégie*; In., It. y P., *gastroplegia*. Parálisis de la túnica muscular del estómago. Gastroparálisis, gastroparesia.

gastroplicación (de *gastro-* y el lat. *plicatio, -onis*, acción de plegar). f. A., *Gastroplicatio*; F. e In., *gastroplication*; It., *gastroplicazione*; P., *gastroplicação*. Operación que se practica en los casos de dilatación gástrica, consistente en la formación y sutura a la pared del órgano de un pliegue de la misma, o en la escisión de este mismo pliegue y sutura consecutiva.

gastroporo. m. BLASTOPORO.

gastroptixis (de *gastro-* y el gr. *prýx*, pliegue). f. Operación para reducir las dimensiones de un estómago

gastroptosis - **Gaylis**

dilatado, que consiste en pasar una serie de hilos paralelos por la túnica externa en la cara anterior del órgano de una a otra curvatura, y luego anudarlos apretadamente.
gastroptosis (de *gastro-* y el gr. *ptôsis*, caída). f. A., *Gastroptose*; F., *gastroptôse*; In., *gastroptosis*; It., *gastroptosi*; P., *gastroptose*. Caída o descenso del estómago.
gastropulmonar (de *gastro-* y el lat. *pulmo, -onis*, pulmón). adj. Relativo al estómago y pulmón.
gastrorrafia (de *gastro-* y el gr. *rhaphé*, sutura). f. A., *Gastrorrhaphie*; F., *gastrorraphie*; In., *gastrorrhaphy*; It. y P., *gastrorrafia*. Sutura de una herida o incisión en el estómago. || GASTROPLICACIÓN.
gastrorragia (de *gastro-* y un derivado del gr. *regnýnai*, reventar). f. A., *Magenblutung*; F., *gastrorragie*; In., *gastrorrhagia*; It. y P., *gastrorragia*. Hemorragia por el estómago.
gastrorrea (de *gastro-* y el gr. *rheîn*, fluir). f. A., *Gastrorrhöe*; F., *gastrorrhée*; In., *gastrorrhea*; It., *gastrorrea*; P., *gastrorreia*. Secreción excesiva de moco o jugo gástrico; gastrosucorrea.
gastrorrexis (de *gastro-* y el gr. *rhêxis*, desgarradura). f. A., *Gastrorrhexis*; F., *gastrorrhexis*; In., *gastrorrhexis*; It., *gastrorressi*; P., *gastrorrexis*. Rotura del estómago.
gastroscopia. f. A., *Gastroskopie*; F., *gastroscopie*; In., *gastroscopy*; It. y P., *gastroscopia*. Endoscopia gástrica.
gastroscopio (de *gastro-* y el gr. *skopeîn*, observar). m. F., *gastroscope*. Instrumento para el examen visual directo del interior del estómago.
gastrosis. f. F., *gastrosis*. Término general para las enfermedades del estómago, especialmente las degenerativas.
gastrospasmo o **gastropasmo** (de *gastro-* y el gr. *spasmós*, contracción). m. A., *Magenkrampf*; F., *gastrospasme*; In., *gastrospasm*; It. y P., *gastrospasmo*. Espasmo de la túnica muscular del estómago.
gastrosplénico (de *gastro-* y el gr. *splén*, *splenós*, bazo). adj. F., *gastro-splénique*. Relativo al estómago y bazo.
gastrosquisis (de *gastro-* y el gr. *schísis*, hendidura). f. A., *Bauchspalte*; F., *gastroschise*; In., *gastroschisis*; It., *gastroschisi*. P., *gastroschise*; Fisura o hendidura que se localiza en la pared del vientre.
gastrostaxis (de *gastro-* y el gr. *stazein*, destilar, gotear). f. F., *suintement sanguin de la muqueuse gastrique*. Rezumamiento de sangre por la mucosa gástrica.
gastrostenosis. f. Estenosis del estómago.
gastrostoma (de *gastro-* y el gr. *stóma*, boca). m. F., *fistule gastrique*. Fístula gástrica.
gastrostomía (de *gastro-* y el gr. *stóma*, boca). f. A., *Gastrostomie*; F., *gastrostomie*; In., *gastrostomy*; It. y P., *gastrostomia*. Creación de una abertura permanente que comunica el estómago con la pared abdominal (fístula gástrica), en los casos de obstrucción de las vías digestivas superiores. ||**-de Beck**. Fístula gástrica a través de un tubo constituido por la curvatura mayor del estómago.
gastrosucorrea (de *gastro-*, el lat. *succus*, jugo, y el gr. *rheîn*, fluir). f. A., *Gastrosucorrhöe*; F., *gastrosuccorrhée*; In., *gastrosuccorrhea*; It., *gastrosuccorrea*; P., *gastrosuccorreia*. Secreción excesiva y continua de jugo gástrico; enfermedad de Reichmann. ||**-mucosa**. Excesiva secreción de moco por el estómago; gastromixorrea.
gastrotimpanitis (de *gastro-*, el gr. *týmpanon*, tambor, y el suf. *-itis*). f. Distensión timpánica del estómago.
gastrotomía (de *gastro-* y el gr. *tomé*, sección). f. F., *gastrostomie*. Incisión del estómago.|| LAPAROTOMÍA.
gastrotonometría (de *gastro-*, el gr. *tónos*, tono, tensión, y *métron*, medida). f. F., *gastronométrie*. Medición de la tonicidad de la musculatura del estómago o de la presión intragástrica.
gastrotoracópago (de *gastro-*, el gr. *thórax, -akos*, tórax, y *págos*, cosa fija). m. F., *gastrothoracopage*. Monstruo doble unido por el vientre y el tórax.

gastrotraquelotomía (de *gastro-*, el gr. *trachêlos*, cuello, y *témnein*, cortar). f. Cesárea por incisión cervical del útero.
gastrotribo (de *gastro-* y el gr. *tríbein*, frotar, triturar). m. Instrumento de forcipresión empleado en la resección del estómago.
gastrotrópico (de *gastro-* y el gr. *trópos*, vuelta). adj. F., *gastrotrope*. Que tiene afinidad por el estómago.
gastroxia o **gastroxinsis** (de *gastro-* y el gr. *oxnein*, aguijar, excitar). f. HIPERCLORHIDRIA. || Forma de dispepsia nerviosa paroxismal caracterizada por cefalalgia violenta, hipersecreción gástrica y vómitos repetidos (Rossbach).
gastroyeyunoesofagostomía. f. ESOFAGOYEYUNOGASTROSTOMOSIS.
gastroyeyunostomía (de *gastro-*, el lat. *ieiunus*, en ayunas, y el gr. *stóma*, boca). f. A., *Gastrojejunostomie*; F., *gastrojéjunostomie*; In., *gastrojejunostomy*; It., *gastrodigiunostomia*; P., *gastrojejunostomia*. Gastroenterostomía entre el estómago y el yeyuno.
gástrula (del gr. *gastér, gastrós*, estómago, vientre, y el suf. de dim. latino *-ula*). f. A., *Gastrula*; F., In. e It., *gastrula*; P., *gástrula*. Forma del embrión primitivo que sigue al período de blástula, en la cual aquél consta de dos capas, ectodermo y endodermo, y dos cavidades, una entre estas dos capas y la otra, *arquenteron*, formada por invaginación dentro del endodermo y con una abertura denominada *blastoporo*.
gastrulación. f. F., *gastrulation*. Paso del embrión de la forma de blástula a la de gástrula. ||**-por embolia**. Gastrulación por invaginación. ||**-por emigración**. Aquella que se efectúa por emigración celular.
Gatch (Cama de) (Willis Dew *Gatch*, cirujano norteamericano contemporáneo). V. CAMA.
gatillo. m. Especie de pinzas resistentes rectas o curvas, de varias formas, para la extracción de piezas dentarias.||**-(Zona)**. ZONA GATILLO.
gatismo (del F. *gâtisme*, chochera, chochez). m. F., *gâtisme*. Incontinencia rectal y vesical, especialmente en los alienados.
gatofilia o **gatofobia** (de *gato* y el gr. *philía*, afición, o *phóbos*, temor). f. F., *ailurophilie*, *gatophilie*. Afición o aversión, respectivamente, exageradas a los gatos. Elurofilia, elurofobia.
Gaucher (Enfermedad de) (Phillipe Charles *Gaucher*, médico francés, 1854-1918). V. ENFERMEDAD.
gaulterina. f. Glucósido de la corteza del abedul negro. || Sal sódica del salicilato de metilo, empleada en el reumatismo.
Gaultheria (de *Gaulthier*). Género de plantas ericáceas. Las hojas de la especie *G. procumbens*, de la América del Norte, suministran una esencia abundante en salicilato de metilo, que se emplea como aromatizante y en terapéutica es utilizado como antirreumático y antiséptico local.
gausio (de *gauss*). m. F., *gauss*. Unidad de inducción magnética en el sistema cegesimal electromagnético. 1 gausio = 10^{-4} tesla.
gauss (de Karl Friedrich *Gauss*, matemático, físico y astrónomo alemán, 1777-1855). m. Nombre del gausio en la nomenclatura internacional.
Gauss (Signo de) (Carl J. *Gauss*, ginecólogo alemán, 1875-1957). V. SIGNO.
Gauvain (Líquido de) (E. Almore *Gauvain*, dermatólogo norteamericano contemporáneo). V. LÍQUIDO.
gavaje (F. *gavage*). m. A., *Mästung*; F., *gavage*; In., *gavage*; It., *ingozzatura*. P., *gavage*; Sobrealimentación forzada por medio de la sonda esofágica.
Gavard (Músculo de) (Hyacinthe *Gavard*, anatomista francés, 1753-1802). V. MÚSCULO.
Gay (Glándulas de) (Alexander *Gay*, anatomista ruso, 1842-1907). V. GLÁNDULA.
Gay-Lussac (Leyes de) (Joseph Louis *Gay-Lussac*, físico y naturalista francés, 1778-1850). V. LEY.
Gayet-Wernicke (Enfermedad o síndrome de) (Prudent *Gayet*, cirujano francés, 1833-1904). V. SÍNDROME.
Gaylis (Signo de). V. SIGNO.

gayuba. f. Planta de la familia de las ericáceas *(Arctostaphylos uva-ursi)*. V. UVA URSI.
Gaza (Operación de) (Wilhelm *Gaza*, cirujano alemán, 1883-1936). V. OPERACIÓN.
gaznate. m. Garganta, fauces, tráquea.
Gd. Símbolo del *gadolinio*.
Ge. Símbolo del *germanio*.
Gee (Enfermedad de) (Samuel Jones *Gee*, médico inglés, 1839-1911). V. ENFERMEDAD. ‖ **-Herter-Heubner (Enfermedad de).** V. ENFERMEDAD.
Gegenbauer (Célula de) (Carl *Gegenbauer*, anatomista alemán, 1826-1903). OSTEOBLASTO.
Geigel (Reflejo de) (Richard *Geigel*, médico alemán, 1859-1930). V. REFLEJO.
geisospermina. f. Alcaloide tóxico del *Geissospermum taeve*, árbol apocináceo de América tropical, cuya corteza se emplea como febrífuga.
Geissler (Reacción de) (Ernst *Geissler*, médico alemán del siglo XIX). V. REACCIÓN. ‖ **-(Tubo de)** (Heinrich *Geissler*, físico alemán, 1814-1879). V. TUBO.
gel. m. A., *Gel;* F., In., It. y P., *gel*. Dispersión coloidal en el agua de compuestos hidrófilos, como la gelatina, la agarosa, las pectinas, etc. El gel está constituido por una malla que resulta de la interacción mutua de las macromoléculas de cadena larga. El gel puede ser licuado por calentamiento o por sobrepresión.
gelación o **gelatión.** f. F., *gélification*. Conversión de un sol en gel.
gelanto. m. Barniz preparado con tragacanto, gelatina, glicerina, agua de rosas, timol, etc.
gelasma o **gelasmo** (del gr. *gélasma*, risa). m. Risa excesiva, histérica. ‖ Risa sardónica.
gelatificación o **gelatinización.** Coagulación en masa de un sol en gel. ‖ f. F., *gélatinisation*. Conversión en gelatina, especialmente la solidificación del suero por la exposición de éste a una temperatura conveniente.
gelatina (del lat. *gelatus*, helado, congelado). f. A., *Gelatine;* F., *gélatine;* In., *gelatin;* It. y P., *gelatina*. Proteína de carácter hidrófilo, obtenida a partir del colágeno; es un compuesto sólido, incoloro o ligeramente amarillento, no dializable, soluble en agua hirviente, con la cual constituye un gel duro al enfriarse. Se utiliza extensamente en farmacia como vehículo en la preparación de cápsulas y supositorios, y en dietética en la obtención de alimentos proteicos, aunque su valor nutritivo es escaso por su bajo contenido en triptófano. En bacteriología la gelatina se emplea, sola o mezclada con otras sustancias, como medio de cultivo y también para la conservación de preparaciones microscópicas. ‖ **-(Azúcar de).** GLICOCOLA. ‖ **-carmín.** Mezcla de una solución de carmín en agua y amoniaco y otra solución de gelatina en agua destilada, a la que se añaden unas gotas de una solución de ácido acético al 25 %, preparación empleada para la inyección de vasos en anatomía. ‖ **-de Elsner.** Medio de cultivo de caldo de patatas, solidificado con el 10 o 15 % de gelatina. ‖ **-de Piorkowski.** Medio de cultivo para el bacilo de Eberth, compuesto de 5 g de peptona, 33 g de gelatina y orina de peso específico 1.020, c.s. para un litro. ‖ **-de Rolando.** Sustancia gris gelatiniforme, que constituye la mayor parte de la cabeza del cuerno posterior de la médula. ‖ **-de Stilling.** Neuralgia que rodea el conducto central de la médula o epéndimo. ‖ **-de Wharton.** Sustancia gelatinosa del cordón umbilical. ‖ **-(Esponja).** V. FIBRINA (ESPONJA). ‖ **-formalina.** GLUTOL. ‖ **-glicerina.** Preparación de partes iguales de gelatina y glicerina. ‖ **-japonesa.** AGAR-AGAR. ‖ **-mineral.** VASELINA. ‖ **-peptona.** Producto de la digestión de la gelatina. ‖ **-vegetal.** Sustancia gelatinoide obtenida de los tejidos vegetales. ‖ **-(Vientre de).** V. SEUDOMIXOMA PERITONEAL.
gelatinado. adj. Que contiene gelatina.
gelatinasa. f. F., *gélatinase*. Enzima que licua la gelatina, pero que no afecta la albúmina de huevo. Existe en las bacterias, hongos, levaduras, etc.
gelatinífero (de *gelatina* y el lat. *ferre*, llevar). adj. F., *gélatinifère*. Que produce o contiene gelatina.

gelatiniforme. adj. Semejante a la gelatina.
gelatinoide (de *gelatina* y el gr. *eîdos*, aspecto). adj. F., *gélatinoïde*. Semejante a la gelatina; coloide.
gelatinolítico (de *gelatina* y el gr. *lytikós*, apto para disolver). m. F., *se rapportant à la dissolution de la gélatine*. Que fluidifica o hidroliza la gelatina.
gelatosa. f. F., *gélatose*. Albuminosa formada por la hidrólisis de la gelatina por un ácido, álcali o enzima.
gelfiltración o **gelcromatografía.** Variante de cromatografía de exclusión. V. CROMATOGRAFÍA.
gelfiltración o **gelcromatografía** (de *gel*, el lat. *filtratio, -onis*, filtración, o el gr. *chrôma, -atos*, color). f. Método de resolución de los componentes de una mezcla, según su tamaño molecular, fundado en que cuando las moléculas son superiores a las mallas del retículo que forma la matriz del gel, se distribuirán únicamente por el solvente; las de mayor tamaño se distribuyen tanto en la fase solvente libre como en la fase contenida en el gel.
gelidusi (término compuesto de *Ge*wicht zehnfach *li*near *du*rch Sitz*h*öbe). m. PELIDISI.
gelificación. f. Coagulación de un sol en gel, en copos más o menos voluminosos. ‖ Gelatinización.
Gélineau (Síndrome de) (Jean Baptiste Edouard *Gélineau*, neurólogo francés, 1837-1906). V. SÍNDROME.
Gellé (Prueba, síndrome de) (Marie Ernest *Gellé*, otólogo francés, 1834-1923). Véanse estos términos.
gelodiagnosis (de *gel* y el gr. *diáknosis*, discernimiento). f. Método para distinguir el colibacilo del bacilo de Eberth, cultivados en gelosa, que consiste en añadir al cultivo ácido fénico y lactosa; el colibacilo produce la fermentación de esta última sustancia, y el bacilo de Eberth, no.
gelolepsia (del gr. *gélos*, risa, y *lêpsis*, captura). f. Término en desuso, que designaba la epilepsia parcial en la que crisis epilépticas afectivas se expresan por un breve ataque de risa inmotivada, acompañada de una corta obnubilación de la conciencia y algunas veces de otras manifestaciones críticas.
geloplejía (del gr. *gélos*, risa, y *plegé*, golpe). f. Acceso de vértigo con pérdida de conocimiento y caída, en el momento de la risa natural.
gelosa. f. A., *Gelose;* F. e In., *gelose;* It., *gelose;* P., *gelosa*. Sustancia gelatinosa, obtenida del agar y el musgo del Japón, alga del género *Gelidium;* amorfa, insoluble, que se emplea para preparar medios de cultivo sólidos, por la propiedad que posee de solidificar los líquidos nutritivos o caldos. Agar-agar.
gelosis (del lat. *gelare*, congelar). f. F., *durcissement*. Proceso patológico caracterizado por el paso de las sustancias coloidales del organismo al estado de gel. V. MIOGELOSIS.
gelotripsia (de *gelosis* y el gr. *trípsis*, fricción). f. Tratamiento de las masas endurecidas en la miogelosis por el masaje.
gelsemina. f. Alcaloide tóxico del jazmín amarillo. Empléase en las neuralgias y el asma.
gelsemismo. m. Intoxicación por el jazmín amarillo o la gelsemina.
Gelsemium. Género de plantas loganiáceas de la América del Norte. La raíz de la especie *G. sempervirens* (jazmín amarillo) tiene propiedades sedantes, depresivas y diaforéticas. Se emplea en las neuralgias, corea, fiebres, tos ferina, asma, dismenorrea, etc.
gélula. f. Cápsula gelatinosa compuesta de dos medias cápsulas que encajan recíprocamente, para la contención y administración de medicamentos.
Gely (Sutura de) (Jules Aristide *Gely*, cirujano francés, 1806-1861). V. SUTURA.
gema (del lat. *gemma*). f. F., *bourgeon, gemme*. Yema o botón. ‖ MICELA.
gemación (del lat. *gemmatio, -onis*). f. F., *gemmation*. Modo de reproducción celular que consiste en la formación, en una parte del cuerpo de la célula, de una yema o botón que se desprende para formar un nuevo individuo.
gemelación (de *gemelo*). f. Gestación y parto de gemelos.

gemelípara (del lat. *gemellipara*, de *gemellus*, gemelo, y *parere*, producir, parir). adj. y s. Mujer que pare gemelos.

gemelo (del lat. *gemellus*). m. A., *Zwillinge*; F., *jumeaux*; In., *twins*; It., *gemelli*; P., *gémeos*. Cada uno de los dos o más individuos nacidos de un mismo parto. || **-bicoriales, bicigóticos** o **biovulares**. Los que resultan de la fecundación simultánea o casi simultánea de dos huevos. || **-monocoriales, monocigóticos** o **monoovulares**. Los desarrollados de un mismo huevo.

gémina. m. pl. Cuerpos cuadrigéminos.

geminación (del lat. *geminatio, -onis*). f. F., *gémination*. GEMELACIÓN. || Desarrollo de dos dientes en un solo alveolo.

geminado. adj. F., *géminé*. Par, dispuesto dos a dos, o que nace en par de un mismo punto.

gémino (del lat. *geminus*). adj. F., *géminé*. Repetido, doble.|| GEMELO.|| m. V. MÚSCULOS (TABLA DE).

gemiparidad (de *gémino* y el lat. *parere*, parir). f. Reproducción por gemación.

gémula (del lat. *gemmula*, dim. de *gemma*, gema). f. F., *gemmule*. Gema pequeña; producto inmediato de la gemación. || Cada una de las pequeñas excrecencias que en gran número existen en la prolongación protoplasmática de las células nerviosas.|| MICELA.

gen (del lat. *genus*, linaje). m. A., *Gen*; F., *gène*; In., It. y P., *gene*. Unidad de material hereditario, que ocupa un *locus* en un cromosoma.||**-dominante.** El que necesita una sola dosis para expresarse. || **-estructural.** El que regula la formación de una enzima o proteína estructural. || **-holándrico**. El colocado en la región no homóloga del cromosoma Y.|| **-letal.** El que produce la muerte en su portador. || **-ligado al sexo.** El asentado en el cromosoma X. || **-nucleolar.** El distribuido a lo largo de la molécula de DNA de la cromatina extendida en las porciones que van a formar los nucléolos. || **-operador.** El que pone en funcionamiento el estructural. || **-recesivo.** El que necesita doble dosis para expresarse. || **-regulador.** El que modifica la acción del operador. || **-represor.** El que reprime el operador.

gena (lat.). Mejilla, carrillo.

genalcaloide. m. Compuesto aminóxido de acción idéntica a la del alcaloide fundamental de que deriva, pero menos tóxico: *genatropina, geneserina*, etc.

genciana (del lat. *gentiana*). f. A., *Enzian*; F., *gentiane*; In., *gentian*; It., *genziana*; P., *genciana*. Planta de la familia de las gencianáceas. Se emplean varias especies en medicina. La raíz de la *Gentiana lutea* es amarga, tónica y estomáquica. Contiene varios glucósidos: gencianina, gencianosa, genciobiosa, genciopicrina, ácido genciánico, etc., y está indicada en la dispepsia y catarro gastrointestinal, en maceración, cocimiento, tintura, polvo, jarabe, etc.

gencianela. f. Nombre de la especie *Gentiana amarella*, de propiedades análogas, aunque más débiles, a las de la genciana.

genciopicrina (de *genciana* y el gr. *pikrós*, amargo). f. Glucósido cristalino, amargo, de la raíz de genciana, de acción análoga a la de la quinina.

geneagenesia (de *génesis* y *agénesis*). f. GENERACIÓN ALTERNANTE.

geneógeno. adj. CONGÉNITO.

generación (del lat. *generatio, -onis*). f. A., *Zeugung*; F., *génération*; In., *generation*; It., *generazione*; P., *geração*. Proceso de reproducción; conjunto de funciones destinadas a producir un nuevo ser. || Sucesión de descendientes.|| Período desde el nacimiento de un individuo al nacimiento de sus descendientes; un tercio de siglo aproximadamente. || **-alternante.** Alternación de generaciones, sexual y asexual, en una misma especie; digénesis. || **-asexual.** Reproducción sin intervención de elementos sexuales. || **-endógena.** Multiplicación en el interior de la membrana de una célula madre. || **-espontánea.** Pretendida producción de seres vivos sin intervención de individuos originales preexistentes.||**-filial.** Dos generaciones, señaladas F_1 y F_2, la primera producida por el cruzamiento de dos individuos desiguales; la segunda, por unión de dos miembros de la primera. || **-por esporas**. Producción en el interior del cuerpo de células germinativas especiales que acaban por separarse de él, para desarrollarse al exterior. || **-sexual.** Reproducción por la unión de elementos masculinos con otros femeninos. || **-vivípara.** Modo de reproducción de los mamíferos, en que el huevo fecundado se desarrolla en el seno de la madre y sale al exterior convertido en ser viviente.

general (del lat. *generalis*). adj. A., *allgemein*; F., *général*; In., *general*; It., *generale*; P., *geral*. Que afecta a muchas partes o a la totalidad del organismo; opuesto a *local*.

generalización. f. F., *généralisation*. Extensión o diseminación a todo el organismo de un foco morboso local.

género (del lat. *genus, generis*). m. A., *Gattung*; F., *genre*; In., *genus*; It., *genere*; P., *genero*. Grupo taxonómico de especie s que poseen uno o varios caracteres comunes.

genésico. adj. F., *génésique, génétique*. Relativo a la reproducción, al nacimiento u origen.|| CONGÉNITO.

genesiología (de *génesis* y el gr. *lógos*, tratado). f. F., *science de la reproduction*. Suma de conocimientos relativos a la reproducción.

génesis (del gr. *génesis*, engendramiento, producción, origen). f. A., *Entstehung*; F., *genèse*; In., *genesis*; It., *genesi*; P., *genese*. Reproducción, origen o desarrollo.

-génesis. Sufijo gr., que indica relación con reproducción u origen; igual a *-genia* y *-gonía*.

genesistasis (del gr. *génesis*, génesis, y *stásis*, detención). f. Detención del mecanismo proliferativo de los organismos o células.

genética (del gr. *génesis*, engendramiento, producción). f. A., *Erblehre*; F., *génétique*; In., *genetics*; It. y P., *genetica*. Ciencia que trata de la reproducción, herencia, variación y del conjunto de fenómenos y problemas relativos a la descendencia.

genetista o **geneticista.** adj. y s. F., *généticien*. Experto en genética.

genetopatía (de *genética* y el gr. *páthe*, enfermedad). f. Término general para las afecciones de los órganos reproductores.

Gengou-Moreschi (Fenómeno) (Octave *Gengou*, bacteriólogo belga, 1875-1959). FIJACIÓN DEL COMPLEMENTO.

geni (del gr. *géneion*, barbilla). f. Nombre colectivo de las cuatro eminencias o apófisis en la cara posterior de la sínfisis del maxilar inferior.

-genia. Sufijo gr., con la misma significación que *-génesis*.

geniano (del gr. *géneion*, barbilla, o *génys*, mandíbula). adj. F., *génien, mentonnier*. Relativo a la barbilla, mentón o a la mejilla.

geniantralgia (del gr. *génys*, maxilar, *ántron*, cueva, y *álgos*, dolor). f. Dolor en el seno maxilar.

geniantritis. f. Inflamación del antro o seno maxilar.

geniantro (del gr. *génys*, maxilar, y *ántron*, cueva). m. Antro o cueva de Highmore.

geniculado (del lat. *geniculum*, por *genuculum*, dim. de *genu*, rodilla). adj. F., *géniculé*. Doblado como una rodilla.

genículo o **geniculum.** m. Curvatura aguda en un órgano, especialmente en un nervio. || **-del nervio facial.** Curvatura en la raíz del nervio facial que produce la eminencia del facial en el suelo del IV ventrículo.

genihioideo. adj. y s. V. MÚSCULOS (TABLA DE).

genina. f. V. AGLICONA.

genio (del lat. *genius*). m. A., *Genius*; F., *génie*; In., *genius*; It., *genio*; P., *genio*. Carácter de una afección, especialmente en una enfermedad epidémica; genio epidémico. || Capacidad artística o intelectual extraordinaria.

geniofaríngeo (de *geni* y el gr. *phárigx, yggos*, faringe). adj. Relativo a las apófisis geni y a la faringe. || m. V. MÚSCULOS (TABLA DE).

geniogloso (de *geni* y el gr. *glôssa*, lengua). adj. F., *génio-glosse*. Relativo a la apófisis geni y a la lengua. m. V. MÚSCULOS (TABLA DE).

genión. m. Punto craneométrico situado en las apófisis geni.

genioplastia (del gr. *géneion*, mentón, y *plássein*, formar). f. A., *Kinnplastie;* F., *génioplastie;* In., *genioplasty;* It., *genioplastica;* P., *genioplastia.* Cirugía plástica de la barbilla o mentón.

geniospasmo (de *geni* y el gr. *spasmós*, contracción). m. Espasmo de los músculos del mentón.

geniplastia o **genoplastia** (del gr. *génys*, mejilla, y *plássein*, formar). f. A., *Wangenplastik;* F., *génoplastie;* In., *genyplasty;* It., *genoplastica;* P., *genoplastia.* Cirugía plástica de la mejilla.

geniqueiloplastia o **geniquiloplastia** (del gr. *génys*, mejilla, *cheîlos*, labio, y *plássein*, formar). f. Cirugía plástica de las mejillas y los labios.

genital (del lat. *genitalis*). adj. F., *génital.* Relativo a los órganos de la reproducción. || m. pl. Órganos de la reproducción.

genitoblasto (de *genital* y el gr. *blastós,* germen). m. Nombre dado por Snoo a los elementos embrionarios esparcidos por el parénquima uterino, de los que derivaría la célula miomatosa.

genitocrural o **genitofemoral** (de *genital* y el lat. *crus, cruris,* pierna, o *femur, -oris,* muslo). adj. F., *génito-crural.* Relativo a los órganos genitales y muslo. || V. NERVIOS (TABLA DE).

genitospinal (de *genital* y el lat. *spina,* espinazo). adj. Relativo a los órganos genitales y médula espinal.

genitourinario (de *genital* y el lat. *urina,* orina). adj. F., *génito-urinaire.* Relativo a los órganos o vías genitales y urinarias.

Gennari (Banda o **línea de)** (Francesco *Gennari*, anatomista italiano, n. en 1750). V. LÍNEA.

Gennerich (Tratamiento de) (Wilhelm *Gennerich*, dermatólogo alemán, 1877-1951). V. TRATAMIENTO.

Gennes-Delarue-Véricourt (Enfermedad de). V. ENFERMEDAD.

-geno. Forma sufija del gr. *gennân,* producir, engendrar.

genoblasto (del gr. *gennân,* producir, engendrar, y *blastós,* germen). m. F., *noyau de l'oeuf fécondé.* Célula germinativa.|| Núcleo del óvulo impregnado.

genocidio (del gr. *génos,* raza, y el lat. *caedere,* matar). m. A., *Völkermord;* F., *génocide;* In., *genocide;* It. y P., *genocidio.* Matanza de un pueblo o raza humanos o negación del derecho de vivir a un grupo o raza.

genocito (del gr. *gennân,* producir, engendrar, y *kýtos,* cavidad). m. Célula o elemento sexual.

genodermatosis (del gr. *gennân,* producir *dérma, -atos,* piel, y el suf. *-osis*). f. A., *Genodermatose;* F., *génodermatose;* In., *genodermatosis;* It., *genodermatosi;* P., *genodermatose.* Grupo de dermatosis hereditarias con trastornos metabólicos: agenesias, alopecia, acantosis nigricans, ainhum, ictiosis, linfangioma, nevo pigmentario, neurofibromatosis, etc.

genóforo (del gr. *gennân,* producir, y *phorós,* el que lleva). m. Equivalente cromosómico en los virus, bacterias y otros organismos procarióticos.

genoma. m. F., *génome.* Conjunto de los genes de los cromosomas.

genonema (del gr. *gennân,* producir, engendrar, y *nêma,* hilo). m. AXONEMA.

genotipo (del gr. *génos,* origen, y *tpos,* tipo). m. A., *Genotypus;* F., *génotype;* In., *genotype;* It., *genotipo;* P., *genótipo.* Constitución fundamental hereditaria de un organismo que resulta de una combinación particular de genes; idiotipo. || Especie tipo de un género.

Gensoul (Enfermedad de) (Joseph *Gensoul,* cirujano francés, 1797-1858). V. ENFERMEDAD.

gentamicina. f. F., *gentamicine.* Antibiótico obtenido del *Micromonospora purpurea.* En activo sobre los bacilos gramnegativos, en especial enterobacteriáceas, *Pseudomonas* y estafilococos. Por vía intramuscular produce una gran concentración urinaria del producto; de aquí su indicación en las afecciones urinarias. Es tóxica para el VIII par y el riñón, por lo que debe administrarse con precauciones.

gentísico (Ácido). m. Antirreumático cuya sal sódica tiene acción paralela a los salicilatos, aunque es más tolerable y menos tóxico. Debe administrarse a dosis elevadas, fraccionándolas.

genu (lat.). RODILLA. || **-recurvatum.** Curvatura anormal, de convexidad posterior, de la rodilla. || **-valgum.** Piernas en X debido a que las rodillas se juntan y los pies se separan. || **-varum.** Piernas en O porque las rodillas se separan y los pies se juntan.

genuclasto (del lat. *genu,* rodilla, y el gr. *klân,* romper). m. F., *instrument pour briser les adhérences de l'articulation du genou.* Instrumento para romper las adherencias de la articulación de la rodilla.

genucubital (del lat. *genu,* rodilla, y *cubitus,* codo). adj. F., *geni-cubitale.* Relativo a las rodillas y codos o que se apoya sobre ellos; dícese de una posición.

genufacial (del lat. *genu,* rodilla, y *facies,* cara). adj. F., *geni-facial.* Relativo a la cara y las rodillas o que descansa sobre ellas.

genuino (del lat. *genuinus*). adj. Natural, puro, idiopático. || Calificativo de la neumonía fibrinosa.

genupectoral (del lat. *genu,* rodilla, y *pectus, -oris,* pecho). adj. Relativo a las rodillas y pecho o que se apoya sobre ellos; dícese de una posición.

genus (lat.). m. GÉNERO.

geoda (del lat. *geodes,* y éste del gr. *geódes,* térreo). f. Espacio linfático dilatado. || Cavidad patológica o caverna en un órgano o parte.

geofagia o **geofagismo** (del gr. *gê,* tierra, y *phageîn,* comer). f. m. A., *Geophagie;* F., *géophagie;* In., *geophagia;* It. y P., *geofagia.* Hábito morboso de comer tierra o sustancias similares que no poseen valor nutritivo.

geofroína. f. SURINAMINA.

geomedicina. Distribución geográfica de las enfermedades.

geomedicina (del gr. *gê,* tierra, y el lat. *medicina,* remedio). f. F., *nosogéographie.* Geografía médica o medicina geográfica; estudio de las condiciones físicas de una región en su relación con las enfermedades.

Geophilus. Género de gusanos miriápodos, de especies generalmente inofensivas, pero que accidentalmente pueden introducirse en las fosas nasales *(G. cephalicus)* o en el tubo digestivo *(G. electricus).*

Georgi (Reacción de) (Walter *Georgi,* bacteriólogo alemán, 1889-1920). REACCIÓN DE SACHS-GEORGI.

geotaxias. f. GEOTROPISMO.

Geotrichum. Género de hongos de la familia endomicetáceas. || **-candidum.** Agente etiológico de la geotricosis en el hombre.

geotricosis. f. F., *géotrichose.* Infección producida por hongos del género *Geotrichum,* con lesiones en la boca, bronquios, pulmones, intestinos, etc.

geotropismo (del gr. *gê,* tierra, y *tropé,* vuelta). m. F., *géotropisme.* Influencia de la gravedad sobre el desarrollo o movimientos orgánicos; es positivo o negativo según la tendencia sea hacia la tierra o en dirección contraria.

Geraghty (Prueba de) (John T. *Geraghty,* médico norteamericano, 1876-1924). V. PRUEBA.

geranio (del lat. *geranion,* y éste del gr. *géranion*). m. A., *Geranium;* F., *géranium;* In., *geranium;* It., *geranio;* P., *gerânio.* Planta geraniácea. La raíz de la especie *Geranium maculatum* tiene propiedades tónicas y astringentes y se emplea en cocimiento como colutorio contra las aftas y ulceraciones de la boca y como antidiarreico.

geraniol. m. Líquido incoloro que huele a rosas y se encuentra en las esencias de rosa, geranio, eucalipto, etc. Denomínase también *rodonil.*

Gerdy (Fibras, fontanela, tubérculo de) (Pierre Nicolas *Gerdy,* médico francés, 1797-1856). Véanse estos términos.

Gerhardt (Enfermedad, signo, síndrome, triángulo de) (Carl Adolf J. *Gerhardt,* médico alemán, 1833-1902). Véanse estos términos. || **-(Reacción de) (**Charles Frédéric *Gerhardt,* químico francés, 1816-1856). V. REACCIÓN.

geríatra o **geriatra** (del gr. *gêras,* vejez, e *iatrós,* médico). adj. y s. Médico especializado en las enfermedades de la vejez.

geriatría (del gr. *gêras*, vejez, e *iatreía*, curación). f. A., *Geriatrie;* F., *gériatrie;* In., *geriatrics;* It. y P., *geriatria.* Parte de la medicina que trata de las enfermedades de la vejez.

gericultura. f. Educación de los ancianos para lograr el máximo de salud, bienestar y rendimiento en la vejez.

geriopsicosis (del gr. *gêras*, vejez, y de *psicosis*). f. Término de Southard para las afecciones mentales de los grupos senil y presenil.

Gerlach (Red, válvula de) (Joseph von *Gerlach*, anatomista alemán, 1820-1896). V. RED, VÁLVULA.

Gerlier (Enfermedad de) (Felix *Gerlier*, médico suizo, 1840-1914). V. ENFERMEDAD.

germanina. f. Complejo químico muy eficaz contra la tripanosomiasis. Es una carbamida del ácido m-aminobencil-m-amino-p-metil-benzoil-naftil-amino-4,6,8 -trisulfónico.

germanio (de *Germania*, por haberse descubierto en Alemania). m. F., *germanium.* Metal blanco, raro; símbolo Ge, peso atómico 72,5. Su dióxido se ha empleado en el tratamiento de las anemias, en solución acuosa al 0,2 %.

germectomía (de *germen* y el gr. *ektomé*, sección). f. Intervención ortodóncica consistente en la exéresis de los gérmenes dentarios ectópicos o supernumerarios.

germen (del lat. *germen*). m. A., *Keim;* F., *germe;* In., *germ.* It., *germe;* P., *germe;* Microorganismo o bacteria. || ESPORA. || Huevo fecundado. || **-de trigo (Aceite).** V. ACEITE. || **-dentario.** Rudimento embrionario dentario que consta de un saco que comprende la papila dentinal y el órgano del esmalte. || **-plasma.** Término de Weismann para la sustancia del elemento germinativo de un individuo que se sucede a través de las generaciones y por la que se transmitirían los caracteres hereditarios.

germicida (de *germen* y el lat. *caedere*, matar). adj. F., *germicide.* Destructor de gérmenes. || m. Agente o sustancia que destruye gérmenes.

germicultivo. f. Cultivo artificial de bacterias.

germífugo. m. Agente o sustancia que tiene esta propiedad.

germífugo (de *germen* y el lat. *fugare*, ahuyentar). adj. Que tiene la propiedad de hacer desaparecer los gérmenes.

germinación (del lat. *germinatio, -onis*). f. A., *Keimung;* F. e In., *germination;* It., *germinazione;* P., *germinação.* Conjunto de fenómenos que se realizan en una semilla desprendida del vegetal de origen en circunstancias favorables para desarrollarse una nueva planta.

germinoblasto. m. V. CENTROBLASTO.

germinocito. m. CENTROCITO.

germógeno (de *germen* y el gr. *gennân*, producir, engendrar). m. F., *germogène.* Masa de protoplasma de la cual se originan las células reproductoras.

gerocomía (del gr. *géron*, anciano, y *komeîn*, tener cuidado de). f. Conjunto de cuidados debidos a la vejez; higiene y terapéutica de la vejez.

gerocomio (del gr. *géron*, anciano, y *komeîn*, tener cuidado de). m. Asilo para ancianos o inválidos.

gerodermia (del gr. *géron*, anciano, y *dérma*, piel). f. A., *Gerodermie;* F., *gérodermie;* In., It. y P., *gerodermia.* Distrofia de la piel en la vejez. || **-genitodistrófica.** Senilismo precoz, enfermedad de Rummo y Ferranini.

geromarasmo (del gr. *géron*, anciano, y *marasmós*, consunción). m. Marasmo senil.

geromorfismo (del gr. *géron*, anciano, y *morphé*, forma). m. Decrepitud prematura; ritidosis, estado de un tejido u órgano que toma el aspecto que posee en el viejo. || **-cutáneo.** GERODERMIA.

gerontismo. m. GERONTOXON.

gerontología (del gr. *géron, -ontos*, anciano, y *lógos*, tratado). f. A., *Gerontologie;* F., *gérontologie;* In., *gerontology;* It. y P., *gerontologia.* Estudio científico de la vejez y de las cualidades y fenómenos propios de ella.

gerontopía o **gerontopsia** (del gr. *géron, -ontos*, anciano, y *óps, opós*, ojo, u *ópsis*, visión). f. Presbiopía, senopía.

gerontoxon o **gerontotoxon** (del gr. *géron, -ontos*, anciano, y *toxón*, arco). m. A., *Gerontoxon;* F., *gérontoxon;* In., It. y P., *gerontoxo.* Arco senil; opacidad anular en la periferia de la córnea. || **-lentis.** Enturbiamiento senil del ecuador del cristalino.

Gerota (Cápsula, método de) (Dumitru *Gerota*, anatomista rumano, 1876-1939). V. CÁPSULA, MÉTODO.

Gerstmann (Síndrome de) (Josef *Gerstmann*, neurólogo austriaco, n. en 1887). V. SÍNDROME.

Gersuny (Operación, signo de) (Robert *Gersuny*, cirujano vienés, 1844-1924). V. estos términos.

gesarol. m. DDT.

gesta (del lat. *gesta*, hechos). m. pl. Denominación general de los movimientos o ejercicios musculares.

gestación (del lat. *gestatio, -onis*). f. A., *Gravidität;* F. e In., *gestation;* It. *gestazione;* P., *gestação.* Embarazo, preñez.

gestágeno (de *gestación* y el gr. *gennân*, producir). m. F., *progestatif.* Esteroide de acción progesterónica.

gestaltismo (del al. *Gestalt*, forma). m. F., *gestaltisme.* Sistema de psicología que concibe los fenómenos tanto físicos, biológicos como psicológicos, integrados de modo que constituyen una unidad, un todo no analizable en sus partes ni constituido por la sumación de elementos separados. La estructura y la función de cada elemento dependen del conjunto como parte del todo y no a la inversa.

gestosis. f. A., *Gestose;* F. e In., *gestoses;* It., *gestosis;* P., *gestosi.* Término general para las manifestaciones toxémicas del embarazo.

Geum. Género de plantas rosáceas. La especie *G. urbanum*, hierba de San Benito, tiene un rizoma que se ha empleado como astringente y tónico.

geumafobia (del gr. *geûma*, acción de gustar, y *phóbos*, temor). f. Aversión morbosa a los sabores.

geusimetría (del gr. *geûsis*, acción de gustar, y *métron*, medida). f. Medida de la sensibilidad gustativa.

geusiolepsia (del gr. *geûsis*, gusto, y *leptós*, delicado). f. Sabor agradable; dícese especialmente de ciertos medicamentos.

Geyelin-Bawle-Penfield (Síndrome de). V. SÍNDROME.

Ghilarducci (Reacción de) (Francesco *Ghilarducci*, médico italiano, 1857-1924). V. REACCIÓN.

Ghon (Foco o lesión de) (Anthon *Ghon*, patólogo de Praga, 1866-1936). V. FOCO.

Giacomini (Banda de) (Carlo *Giacomini*, anatomista italiano, 1841-1898). f. BANDA.

Giannuzzi (Células semilunares de) (Giuseppe *Giannuzzi*, fisiólogo italiano, 1839-1876). V. CÉLULA MARGINAL.

Gianotti-Crosti (Síndrome de) (F. *Gianotti*, dermatólogo italiano contemporáneo). V. SÍNDROME.

Giardia (de Alfred *Giard*, biólogo francés, 1840-1908). Género de protozoos flagelados. En el intestino del hombre se ha encontrado la especie *G. lamblia*, organismo piriforme con cuatro pares de flagelos, provisto de disco de succión. *Sin.:* Dicercomonas, *Megastoma entericum,* cercomonas, *Lamblia intestinal, Giardia intestinalis.*

giardiasis. f. A., *Giardiasis;* F., *giardose;* In., *giardiasis;* It., *giardasi;* P., *giardíase.* Infestación con protozoos del género *Giardia;* lambliasis.

giba (del lat. *gibba*). f. A., *Buckel;* F., *bosse;* In., *boss;* It., *gobba;* P., *giba.* Corcova; gibosidad || **-cardíaca.** CIFOSIS. || Abombamiento de la pared torácica que se observa en individuos con hipertrofia y dilatación cardíacas secundarias a una cardiopatía juvenil adquirida.

Gibbon (Hernia de) (Q. V. *Gibbon*, cirujano norteamericano, 1813-1894). V. HERNIA.

Gibbs (Teorema de) (Josiah W. *Gibbs*, físico norteamericano, 1839-1903). V. TEOREMA.

Gibert (Enfermedad, jarabe de) (Camille Melchior *Gibert*, médico francés, 1797-1886). V. ENFERMEDAD, JARABE.

gibosidad. f. A., *Gibbosität;* F., *gibbosité;* In., *gibbosity;* It., *gibbosità;* P., *gibosidade.* Eminencia ósea anormal en el raquis por caries, deformidad o desviación de las vértebras.
Giemsa (Coloración de) (Gustav *Giemsa,* químico de Hamburgo, 1867-1948). V. COLORACIÓN (MÉTODOS DE).
Gierke (Corpúsculo, fascículo de) (Hans Paul *Gierke,* anatomista alemán, 1847-1886). V. CORPÚSCULO, FASCÍCULO. ||-**(Enfermedad de)** (Edgard von *Gierke,* patólogo alemán, 1877-1945). V. ENFERMEDAD.
Gieson (Coloración de) (Ira van *Gieson,* neurólogo de Nueva York, 1866-1913). V. COLORANTE.
Gifford (Reflejo, signo de) (Harold *Gifford,* oculista norteamericano, 1858-1929). V. REFLEJO, SIGNO.
giga- (del lat. *gigas, -antis*). Elemento compositivo inicial con el significado de mil millones (10^9), que se emplea para formar nombres de múltiplos de determinadas unidades.
gigantismo (del lat. *gigas, -antis*, gigante). m. A., *Riesenwuchs;* F., *gigantisme;* In., *gigantism;* It. y P., *gigantismo.* Aumento anormal del desarrollo y talla del cuerpo. ||-**acromegálico.** El debido a un trastorno hipofisario manifiesto principalmente en los huesos cortos y planos. ||-**eunucoideo.** El caracterizado por deficiencia sexual y proporciones corporales del eunuco. ||-**normal.** Aquel en el cual las proporciones somáticas y el desarrollo sexual son normales.
gigantoblasto (del lat. *gigas, -antis*, gigante, y el gr. *blastós,* retoño). m. A., *Gigantoblast;* F., *gigantoblaste;* In., *gigantoblast;* It., megaloblasto; P., *gigantoblasto.* Corpúsculo rojo nucleado de gran tamaño; megaloblasto.
gigantocito (del lat. *gigas, -antis*, gigante, y el gr. *kýtos,* cavidad). m. A., *Gigantozyt;* F., *gigantocyte;* In., *gigantocyte;* It., *megalocita;* P., *giagantócito.* Célula gigante. || Eritrocito de más de 16 micras de diámetro.
gigantosomía (del gr. *gígas, -antos*, gigante, y *sôma,* cuerpo). f. GIGANTISMO.
Gigartina. Género de algas; la especie *G. helminthocorton* forma parte del musgo de Córcega.
Gigli (Operación, sierra de) (Leonardo *Gigli,* ginecólogo italiano, 1863-1908). V. OPERACIÓN, SIERRA.
Gil Vernet (Operación de J. M.) (Salvador *Gil Vernet,* cirujano español, n. en 1892). V. OPERACIÓN.
gilbert (de Willian *Gilbert,* físico inglés, 1544-1603). m. Nombre del GILBERTIO en la nomenclatura internacional.
Gilbert (Enfermedad, signo de) (Nicolás A. *Gilbert,* médico francés, 1858-1927). Véanse estos términos. ||-**Fournier (Síndrome de).** V. SÍNDROME. ||-**Lereboullet (Síndrome de).** V. SÍNDROME. ||-**Lereboullet-Herscher (Enfermedad de).** V. ENFERMEDAD.
gilbertio. m. F., *gilbert.* Unidad de la fuerza magnetomotriz o potencial magnético en el sistema c.g.s. de unidades. Equivalente a 10/4 π amperio-voltios.
Gilchrist (Enfermedad o micosis de) (Thomas Casper *Gilchrist,* médico norteamericano, 1862-1927). BLASTOMICOSIS.
gilenina, gillenina. f. Polvo blanco, soluble y amargo, principio activo de la raíz de la planta rosácea *Gillenia trifoliata,* de propiedades eméticas y purgantes.
Gilford (Enfermedad, progeria de) (Hastings *Gilford,* médico inglés, 1861-1941). V. PROGERIA.
Gilles de la Tourette (Enfermedad de) (Georges *Gilles de la Tourette,* neurólogo francés, 1857-1904). V. ENFERMEDAD.
Gilliam (Operación de) (David Tod *Gilliam,* ginecólogo en Colombia, 1844-1923). V. OPERACIÓN.
Gilmer (Férula de) (Thomas L. *Gilmer,* cirujano norteamericano, 1849-1931). V. FÉRULA.
Gimbernat (Ligamento de) (Antonio *Gimbernat,* anatomista y cirujano español, 1734-1816). V. LIGAMENTO.
gimnasia (del lat. *gymnasia,* y éste del gr. *gymnasía,* ejercicio, de *gymnós,* desnudo). f. A., *Gymnastik;* F., *gymnastique;* In., *gymnastics;* It., *ginnastica;* P., *ginástica.* Ejercicio muscular sistemático, general o parcial. ||-**médica.** Ejercicio muscular activo o pasivo aplicado a un objeto terapéutico determinado. ||-**ocular.** Ejercicio sistemático de los músculos del ojo. ||-**sueca.** Tipo de gimnasia educativa que se basa fundamentalmente en la periodicidad de los movimientos, que son poco intensos y continuados, acompañados de ejercicios respiratorios. ||-**vocal.** Ejercicio metódico de la voz con el propósito de aumentar la expansión pulmonar.
gimnémico (Ácido). Ácido derivado de las hojas de *Gymnema sylvestre,* arbusto asclepiadáceo del sur de Asia; por contacto con la mucosa lingual, produce la abolición temporal del sentido del gusto para lo dulce y amargo.
gimno-. Forma prefija del gr. *gymnós,* desnudo.
gimnobacteria (de *gimno-* y *bacteria*). f. F., *gymnobactérie.* Bacteria sin flagelos.
gimnocito (de *gimno-* y el gr. *kýtos,* cavidad). m. Célula sin membrana de envoltura.
gimnofobia (de *gimno-* y el gr. *phóbos,* temor). f. Temor o aversión morbosa a la vista de cuerpos desnudos.
gimnoplasto (de *gimno-* y el gr. *plastós,* modelado). m. Masa de protoplasma sin envoltura.
gimnosofía (de *gimno-* y el gr. *sophía,* sabiduría). f. Nudismo; culto al desnudo.
gimnospora (de *gimno-* y *espora*). f. F., *gymnospore.* Espora sin envoltura protectora.
gin-, gine-, gineco-. Formas prefijas del gr. *gyné, gynaikós,* mujer.
ginandria, ginandrismo, ginantropía o **ginantropismo** (de *gin-* y *anér, andrós,* varón, o *ánthropos,* hombre). f. y m. A., *Gynandrie;* F., *gynandrie;* In., *gynandria;* It. y P., *ginandria.* Seudohermafroditismo parcial en la mujer; desarrollo del clítoris y soldadura de los labios mayores. || Masculinismo. || Hermafroditismo en el hombre.
ginandromorfismo. m. HERMAFRODITISMO.
ginatresia (de *gin-* y *atresia*). f. A., *Gynatresie;* F., *gynatrésie;* In., *gynatresia;* It. y P., *ginatresia.* Atresia de los órganos sexuales femeninos; imperforación de la vagina o cuello cervical.
ginebra (del fr. *geniévre,* y éste del lat. *junipérus,* enebro). f. Bebida alcohólica con un contenido habitual en alcohol que oscila entre 37 y 43 %.
gineceo (del lat. *gynaeceum,* y éste del gr. *gynaikeîon*). m. Aparato sexual femenino de una flor.
ginecóforo (de *gineco-* y el gr. *phorós,* que lleva). m. Ranura longitudinal del *Schistosoma* macho, donde se aloja la hembra. || SCHISTOSOMA.
ginecoide (de *gineco-* y *eîdos,* aspecto). adj. F., *gynécoïde.* Semejante a una mujer.
ginecología (de *gineco-* y el gr. *lógos,* tratado). f. A., *Frauenheilkunde;* F., *gynécologie;* In., *gynecology;* It. y P., *ginecologia.* Rama de la medicina que trata de la mujer y las enfermedades que le son propias, principalmente las sexuales.
ginecólogo. m. F., *gynécologue.* Experto en ginecología.
ginecomanía. f. SATIRIASIS.
ginecomastia (de *gineco-* y el gr. *mastós,* mama). f. A., *Gynäkomastie;* F., *gynécomastie;* In., *gynecomasty;* It. y P., *ginecomastia.* Volumen excesivo de las mamas en el hombre.
ginecopatía (de *gineco-* y el gr. *páthos,* enfermedad). f. F., *gynécopathie.* Término general de las enfermedades de los órganos genitales femeninos.
ginefobia (de *gine-* y el gr. *phóbos,* temor). f. F., *gynéphobie.* Aversión o temor morboso al trato con mujeres.
gineforia (de *gine-* y el gr. *phorós,* que lleva). f. Modo de herencia en la que una mujer heterocigota fenotípicamente normal transmite un gen recesivo a alguno de sus hijos, como en la hemofilia.
gingiva (lat.). f. ENCÍA.
gingivectomía (del lat. *gingiva,* encía, y el gr. *ektomé,* resección). f. F., *gingivectomie.* Escisión de porciones de encía infectadas y despegadas en las infecciones peridentales.
gingivitis (del lat. *gingiva,* encía, y el suf. *-itis*). f. A., *Zahnfleischentzündung;* F., *gingivite;* In., *gingivitis.*

It. y P., *gingivite;* Inflamación de las encías; ulitis ‖ -**aftosa**. La combinada con aftas. ‖ **-escorbútica**. La producida por el escorbuto. ‖ **-expulsiva**. Osteoperiostitis alveolar, de la que resulta la expulsión del giente. ‖ **-fagedénica**. Gingivitis ulcerativa rápidamente progresiva. ‖ **-fungosa**. Producción de fungosidades en las encías. ‖ **-intersticial**. Inflamación del tejido conjuntivo de las encías. ‖ **-marginal supurativa**. Primer período de la piorrea alveolar. ‖ **-ulceromembranosa**. Enfermedad infecciosa producida por la espiroqueta de Vincent, en la que se forman úlceras características en las encías y otras partes de la boca.

gingivoglositis (del lat. *gingiva*, encía, y el gr. *glôssa*, lengua). f. F., *gingivo-glossite*. Inflamación de las encías y la lengua.

gingivolabial (del lat. *gingiva*, encía, y *labium*, labio). adj. F., *gingivo-labial*. Relativo a las encías y los labios.

gingivopericementitis (de *gingiva*, encía, el gr. *perí*, alrededor, el lat. *cementum*, cemento, y el suf. *-itis*). f. Piorrea alveolar.

gingivorragia (del lat. *gingiva*, encía, y un derivado del gr. *regnnai*, romper). f. Hemorragia de las encías.

gínglimo (del gr. *gigglymós*, gozne). m. A., *Scharniergelenk;* F., *ginglyme;* In., *ginglymus;* It., *ginglimo;* P., *gínglimo*. Variedad de diartrosis que permite movimientos de deslizamiento y rotación y de combinación de ambos. ‖ **-angular**. TRÓCLEA. ‖ **-helicoide** o **lateral**. F., *hélicoïdal, hélicoïde*. TROCOIDE.

ginglimoartrodial (del gr. *gigglymós*, gozne, y *arthrodía*, articulación). adj. En parte gínglimo y en parte artrodia.

ginglimoide o **gingliforme** (de *gínglimo* y el gr. *eîdos*, aspecto, o de *forma*). adj. F., *ginglymoïde*. Semejante al gínglimo.

giniatría (de *gin-* y el gr. *iatreía*, tratamiento). f. Tratamiento de las enfermedades de las mujeres; ginecología.

ginogénesis (del gr. *gyné*, mujer, y de *génesis*). f. Desarrollo de un elemento sexual que sólo contiene cromosomas maternos.

ginoplastia (del gr. *gyné*, mujer, y *plássein*, formar). f. F., *gynoplastie*. Cirugía plástica de los órganos genitales femeninos.

Giordano (Esfínter de) (Davis *Giordano*, cirujano italiano, 1864-1954). V. ESFÍNTER.

Giovannini (Enfermedad de) (Sebastiano *Giovannini*, dermatólogo italiano, 1851-1920). V. ENFERMEDAD.

gipsosis (del gr. *gpsos*, yeso). m. Neumoconiosis debida a la inhalación de yeso.

giración. f. Revolución en círculo o círculos.

Giraldes (Órgano de) (Joachim Albin *Giraldes*, cirujano portugués, de París, 1808-1875). V. PARADÍDIMO.

Girard (Tratamiento de) (Alfred C. *Girard*, cirujano suizo, 1850-1916). V. TRATAMIENTO.

Girdlestone (Operación de) (Gathorne Robert *Girdlestone*, cirujano inglés, 1881-1950). V. OPERACIÓN.

Girdner (Sonda de) (John Harvey *Girdner*, médico neoyorquino, 1856-1933). V. SONDA ELÉCTRICA.

girencéfalo (del gr. *gýros*, circunvolución, y *egképhalon*, cerebro). adj. y s. Que tiene el cerebro marcado con circunvoluciones; opuesto a *lisencéfalo*.

giro (del lat. *gyrus*, y éste del gr. *gýros*). m. Término empleado por los alemanes e ingleses para designar la circunvolución cerebral.

girocroma (del gr. *gýros*, vuelta, y *chrôma*, color). f. Célula nerviosa en que los cuerpos de Nissl se disponen en el citoplasma en forma de anillo.

giromela. f. Sonda flexible o tubo esofágico, con una esponja en un extremo.

girosis. f. Vértigo de origen gástrico en el que todo da vueltas.

girospasmo (del gr. *gŷros*, giro, y *spasmós*, contracción). m. Espasmo rotatorio de la cabeza.

girótropo. m. REÓTROPO.

gitagismo. m. F., *githagisme*. Enfermedad similar al latirismo, que se cree producida por la ingestión de semillas de cereales emponzoñadas por el hongo *Lychis githago*.

gitalina. f. Glucósido de la digital.

Giuffrida-Ruggeri (Estigma de) (Vincenzo *Giuffrida-Ruggeri*, antropólogo italiano). V. ESTIGMA.

Gl. Símbolo del *glucinio*.

glabela (del lat. *glabella*). f. A., *Glabella;* F., *glabelle;* In. e It., *glabella;* P., *glabela*. Entrecejo; parte del hueso frontal correspondiente al entrecejo y punto craneométrico en esta parte.

glabro (del lat. *glaber*). adj. F., *glabre*. Desprovisto de pelos y glándulas; liso.

glacial (del lat. *glacialis*). adj. F., *glacial*. Semejante al hielo; vítreo; sólido. ‖ **-(Ácido acético)**. Ácido acético puro. ‖ **-(Ácido fosfórico)**. Ácido fosfórico monobásico.

gladiado (del lat. *gladius*, espada). adj. En forma de espada; ensiforme.

gladíolo (del lat. *gladiolum*, puñal). m. CUERPO DEL ESTERNÓN.

glairina (del fr. *glaire*, clara de huevo, y éste del lat. *clarus*). f. Sustancia gelatinosa de origen bacteriano encontrada en el agua de ciertos manantiales sulfurosos.

glande (del lat. *glans, glandis*, bellota). m. A., *Eichel;* F., *gland;* In., *glans;* It. y P., *glande*. Extremidad distal del pene, semejante a una bellota, formada por la expansión de la porción esponjosa de la uretra y cubierta por el prepucio. *Sin.:* Bálano.

glandilema (del lat. *glans, glandis*, bellota, y el gr. *lémma*, corteza). m. F., *capsule glandulaire*. PREPUCIO. ‖ Cápsula o envoltura exterior de un ganglio o glándula.

glándula (del lat. *glandula*, amígdala, dim. de *glans, glandis*, bellota). f. A., *Drüse;* F., *glande;* In., *gland;* It., *ghiandola;* P., *glândula*. Órgano cuya función es fabricar productos especiales a expensas de los materiales de la sangre. ‖ Nódulo linfático o linfoglándula. ‖ **-abierta**. Glándula con conducto excretorio. ‖ **-accesoria**. Masa de tejido glandular desprendida y situada cerca de una glándula de estructura similar. ‖ **-ácida**. Glándula gástrica que secreta el ácido de jugo gástrico. ‖ **-acinosa**. Glándula formada de uno o varios ácinos. ‖ **-acinotubular**. Glándula tubular en la que cada tubo termina en ácino. ‖ **-admaxilar**. Glándula salival accesoria que vierte su secreción en el conducto de Stenon. ‖ **-adrenal**. GLÁNDULA SUPRARRENAL. ‖ **-agminada**. Glándula en grupo o reunidas; placa de Peyer. ‖ **-albuminosa**. Glándula cuya secreción es acuosa. ‖ **-alveolar**. GLÁNDULA ACINOSA. ‖ **-anacrina**. GLÁNDULA EXOCRINA. ‖ **-anal**. Glándula sudorípara de la mucosa del ano. ‖ **-anómala**. GLÁNDULA CERRADA. ‖ **-anteprostática**. GLÁNDULA DE COWPER. ‖ **-apical**. GLÁNDULA DE BLANDIN Y NUHN. ‖ **-apocrina**. Glándula cuya secreción contiene sustancia propia de las células secretantes. ‖ **-apórica**. GLÁNDULA CERRADA. ‖ **-areolar**. GLÁNDULA DE MONTGOMERY. ‖ **-arterial**. Masa de tejido vascular, como el de la glándula coccígea. ‖ **-bucal**. Glándulas acinosas de la mucosa de las mejillas. ‖ **-bulbocavernosa**. GLÁNDULA DE COWPER. ‖ **-bulbouretral**. Cada una de las glándulas acinosas, situadas paralelamente a la porción membranosa de la uretra, delante de la próstata, cuyo conducto excretorio se abre en la uretra delante del veru montanum. ‖ **-cardial**. Glándulas del cardias del estómago. ‖ **-carotídea**. GANGLIO O GLOMO CAROTÍDEO. ‖ **-cerrada**. Glándula sin conducto excretorio. ‖ **-ceruminosa**. Glándulas que secretan el cerumen, en el conducto auditivo externo. ‖ **-ciliar**. GLÁNDULA DE MOLL. ‖ **-clausa**. GLÁNDULA CERRADA. ‖ **-coccígea**. CUERPO COCCÍGEO. ‖ **-compuesta**. Glándula formada de pequeñas bolsas o glándulas de conducto excretorio ramificado. ‖ **-concreta**. GLÁNDULA DE MONRO. ‖ **-conglomerada**. GLÁNDULA ACINOSA. ‖ **-cutánea**. Glándula de la piel, sebácea, sudorípara o de otra naturaleza. ‖ **-de Avicena**. Tumor capsulado. ‖ **-de Bartholin**. GLÁNDULA VESTIBULAR. ‖ **-de Bauhin**. GLÁNDULA DE BLANDIN Y NUHN. ‖ **-de Blandin y Nuhn**. Glándulas sublinguales mixtas cerca de la punta de la lengua. ||**-de Bochdalek.** Quistes de la lengua procedentes del conducto tirogloso primitivo. ||**-de Boerhaave.** ant. GLÁNDULA SUDORÍPARA. ||**-de Bonnot.** Glándula interescapular. ||**-de Bowman.** Glándulas de la región nasal olfatoria. ||**-de Bruch.** Folículos linfáticos de la conjuntiva del párpado inferior. ||**-de Brunner.** Glándulas acinosas de la mucosa duodenal. ||**-de Ciaccio.** Glándulas lagrimales accesorias que se abren en la conjuntiva palpebral. ||**-de Cobelli.** Glándulas mucinosas de la mucosa del esófago, encima del cardias. ||**-de Cowper.** GLÁNDULA BULBOURETRAL. ||**-de Duverney.** GLÁNDULA DE BARTHOLIN. ||**-de Ebner.** Glándulas mucosas de la lengua. ||**-de Fränkel.** Pequeñas glándulas que se abren debajo del borde de las cuerdas vocales. ||**-de Galeati.** GLÁNDULA DE LIEBERKÜHN. ||**-de Galeno.** Porción orbitaria de la glándula lagrimal. ||**-de Gay.** Glándulas sudoríparas anales muy desarrolladas. ||**-de Gley.** GLÁNDULA PARATIROIDES. ||**-de Harder.** Glándula lagrimal rudimentaria en el ángulo interno del ojo, en los animales que poseen membrana nictitante. ||**-de Havers.** Lobulillos de tejido adiposo muy vasculares en el interior de las cápsulas sinoviales. ||**-de Henle.** Glándulas tubulares en la conjuntiva de los párpados. ||**-de Hughier.** Dos pequeñas glándulas vaginales. ||**-de Krause.** Glándulas mucosas de la conjuntiva. ||**-de la pubertad.** Células intersticiales de Leydig del testículo y células de luteína del ovario (Steinach). ||**-de Lieberkühn.** Glándulas tubulares simples de la mucosa del intestino que secretan el jugo intestinal. ||**-de Littre.** Glándulas acinosas, en la porción esponjosa de la uretra principalmente. ||**-de Luschka.** Cuerpo coccígeo; cuerpo vascular junto a la punta del cóccix. ||**-de Manz.** Depresiones glandulares en los bordes de los párpados. ||**-de Meibomio.** Folículos sebáceos entre el tarso y la conjuntiva de los párpados, secretorios de las legañas. ||**-de Méry.** GLÁNDULA DE COWPER. ||**-de Moll.** Pequeñas glándulas sudoríparas modificadas, que se abren en los bordes palpebrales. ||**-de Monro.** Porción superior de la glándula lagrimal. ||**-de Montgomery.** Glándulas sebáceas de la areola del pezón. ||**-de Morgagni.** GLÁNDULA DE LITTRE. ||**-de Nuhn.** GLÁNDULA DE BLANDIN Y NUHN. ||**-de Pacchioni.** CUERPOS DE PACCHIONI. ||**-de Peyer.** Folículos linfáticos del intestino, principalmente del íleon, aislados o en placas. ||**-de Rivinus.** GLÁNDULA SUBLINGUAL. ||**-de Rosenmüller.** Porción palpebral de la glándula lagrimal. ||**-de Sandström.** GLÁNDULA PARATIROIDES. ||**-de Schüller.** Divertículos de los conductos de Gärtner. ||**-de secreción externa.** Las que vierten el producto de su secreción por un conducto al exterior o en una cavidad del cuerpo. ||**-de secreción interna.** GLÁNDULA ENDOCRINA. ||**-de Serres.** Masas perladas de células epiteliales cerca de la superficie de las encías en el niño. ||**-de Sigmund.** Nódulo linfático de la epitróclea. ||**-de Skene.** Dos glándulas adosadas al meato de la uretra femenina. ||**-de Suzanne.** Glándula mucosa de la boca, debajo del surco alveololingual. ||**-de Theile.** Formaciones linfáticas en las paredes del conducto cístico y en el fondo de la vesícula biliar. ||**-de Tiedemann.** GLÁNDULA DE BARTHOLIN. ||**-de Tyson.** Glándulas sebáceas de la corona del glande y de los labios menores de la vulva, que secretan una materia fluida, de olor fuerte, uno de los componentes del esmegma. ||**-de Verga.** Glándulas palatinas al lado de la línea media, entre la mucosa y el periostio, que forman una capa bastante gruesa. ||**-de Waldeyer.** Glándulas acinotubulares en la porción profunda de la piel del párpado en el borde fijo. ||**-de Wasman.** GLÁNDULA PÉPTICA. ||**-de Weber.** Glándulas mucosas tubulares linguales. ||**-de Willis.** CORPUS ALBICANS. ||**-de Woelfler.** Tiroides accesorio que se encuentra en el mediastino, inmediatamente por encima del cayado aórtico. ||**-de Wolfring.** GLÁNDULA DE CIACCIO. ||**-de Zeis.** Glándulas sebáceas del borde libre de los párpados. ||**-de Zuckerkandl.** Pequeña masa amarillenta que a veces se encuentra entre los músculos genihioideos, considerada como accesoria del tiroides. ||**-diastemática.** Glándula intersticial del testículo. ||**-duodenal.** GLÁNDULA DE BRUNNER. ||**-ecrina.** Glándula que únicamente produce su simple secreción, sin adición de sustancia propia celular. ||**-endocrina.** Glándula cerrada o de secreción interna productora de hormonas. ||**-excretoria.** Glándula que excreta productos de desasimilación del organismo, como el riñón. ||**-exocrina.** GLÁNDULA DE SECRECIÓN EXTERNA. ||**-fúndica.** Verdaderas glándulas del fondo del estómago, que secretan el jugo gástrico. ||**-gástrica.** Nombre de las glándulas del estómago, que comprende las glándulas cardiales, las pilóricas y las del fondo. ||**-genal** o **geniana.** Glándula salival aislada en el tejido submucoso de las mejillas. ||**-genital.** Testículo u ovario. ||**-gingival.** Repliegues epiteliales glandulosos en la unión de las encías con los dientes. ||**-glomiforme.** GLÁNDULA CERUMINOSA. ||**-gustatoria.** GLÁNDULA DE EBNER. ||**-hemática.** GLÁNDULA HEMOLINFÁTICA. ||**-hematopoyética.** Nombre de ciertos órganos como el bazo, que toman parte en la formación de la sangre. ||**-hemolinfática.** Nombre de ciertos corpúsculos semejantes a ganglios linfáticos, pero que en lugar de espacios linfáticos contienen senos sanguíneos. Se subdividen en esplenolinfáticos y medulolinfáticos. ||**-heterocrina.** Glándula de secreción mixta, mucosa y albuminosa. ||**-hidrófora.** GLÁNDULA SUDORÍPARA. ||**-holocrina.** Glándula en la cual la secreción está formada por la célula completa, que se transforma y desprende, como en las glándulas sebáceas. ||**-intersticial.** Nombre dado al conjunto de células de Leydig. ||**-intestinal.** GLÁNDULA DE LIEBERKÜHN. ||**-lagrimal.** Órgano secretorio de las lágrimas, compuesto de dos porciones, una situada en la parte superior, anterior y externa de la órbita, y otra, porción palpebral, en el espesor del párpado superior. ||**-lenticular.** Folículo lingual. ||**-linfática.** NÓDULO LINFÁTICO. **-lingual anterior.** GLÁNDULA DE BLANDIN Y NUHN. ||**-mamaria.** MAMA. ||**-merocrina.** Glándula en la que el producto de secreción se vierte por el conducto excretorio sin desprendimiento de las células secretorias, que continúan elaborando su secreción propia. ||**-miliar.** GLÁNDULA SUDORÍPARA. ||**-mixta.** Glándula de carácter mucoso y seroso o de secreción interna y externa a la vez, como el hígado, ovario, testículo. ||**-monoptíquicas.** Glándula cuyos elementos secretorios están dispuestos en una sola fila. ||**-mucípara** o **mucosa.** Glándula que secreta moco. ||**-odorífica.** GLÁNDULA DE TYSON. ||**-oxíntica.** GLÁNDULA ÁCIDA. ||**-palpebral.** GLÁNDULA DE MEIBOMIO. ||**-paratiroides.** Glándulas endocrinas, en número de 1 a 4, situadas en dos grupos detrás del tiroides. Producen la hormona paratiroidea (paratormona) e intervienen en el metabolismo del calcio y fósforo. ||**-parauretral.** GLÁNDULA DE LITTRE. ||**-parotídea.** PARÓTIDA. ||**-péptica.** Glándulas de la mucosa gástrica. ||**-perspiratoria.** GLÁNDULA SUDORÍPARA. ||**-pilórica.** Glándulas secretoras de pepsina de la porción pilórica del estómago. ||**-pilosa.** Glándula sebácea de un folículo piloso. ||**-pineal.** CUERPO PINEAL. ||**-pituitaria.** CUERPO PITUITARIO o HIPÓFISIS. ||**-poliptíquica.** Glándula cuyos elementos están dispuestos en varias capas. ||**-prehioides.** GLÁNDULA PARATIROIDES. ||**-prepucial.** GLÁNDULA DE TYSON. ||**-prostática.** PRÓSTATA. ||**-racemosa.** GLÁNDULA ACINOSA. ||**-reticulada.** Nombre dado a algunos parénquimas, como el del hígado, a causa de la disposición de sus elementos constitutivos. ||**-sacular.** Glándula compuesta de un saco tapizado de epitelio glandular. ||**-salival.** Cualquiera de las glándulas secretoras de saliva, como la parótida, la submandibular y la sublingual. ||**-sebácea.** Cualquiera de las numerosas glándulas acinosas situadas en el corion, en conexión generalmente con un folículo piloso y que secretan la materia sebácea. ||**-seromucosa.** Glándula que secreta una sustancia mucosa y albuminosa. ||**-serosa.** Glándula racemosa especialmente, que secreta un líquido acuoso, como las de la porción posterior de la lengua. ||**-sexual.** Testículo u ovario. ||**-sinovial.** GLÁNDULA DE HAVERS. ||**-solitaria.** Folículo

linfático del intestino delgado. ||-**sublingual**. Glándula salival en el suelo de la boca, con varios conductos excretorios, uno aislado, el de Bartholin, y otros reunidos, en número de veinticinco a treinta, o de Rivino. || GLÁNDULA DE BLANDIN Y NUHN. ||-**submaxilar**. GLÁNDULA SUBMANDIBULAR. ||-**sudorípara**. Glándulas de la piel formadas por un tubo largo arrollado sobre sí mismo en forma de glomérulo, que secreta el sudor. ||-**suprarrenal**. Órgano plano triangular situado en el polo superior del riñón. Está compuesto de una sustancia medular y una corteza cubierta por una vaina de tejido conjuntivo, desde la cual parten tabiques hacia el interior del órgano. La médula elabora la adrenalina, y la corteza, hormonas esteroides. ||-**tarsal**. GLÁNDULA DE MEIBOMIO. ||-**timo**. TIMO. ||-**tiroides**. TIROIDES. ||-**tubular** o **tubulosa**. Glándula formada por un tubo simple, como las de Lieberkühn, o por uno o varios tubos ramificados, como las del estómago. ||-**unicelular**. Célula con fusión secretora. ||-**uretral**. GLÁNDULA DE LITTRE. ||-**uterina**. Glándulas tubulares del endometrio. ||-**vascular sanguínea**. GLÁNDULAS HEMATOPOYÉTICA Y HEMOLINFÁTICA. ||-**vascular sanguínea**. Glándula de secreción interna. ||-**vestibular**. Glándulas vulvovaginales, en número de dos, homólogas a las glándulas bulbouretrales en el hombre, situadas en las partes lateral y profunda de la vulva, con orificio excretorio a 1 cm por encima de la horquilla. ||-**vulvovaginal**. GLÁNDULA DE BARTHOLIN.
glandular. adj. F., *glandulaire*. Propio de las glándulas.
glanduloso (del lat. *glandulosus*). adj. Que tiene glándulas, o está compuesto de ellas.
glans (lat.). m. GLANDE. ||-**clitoridis**. Extremo distal del clítoris. ||-**penis**. GLANDE.
Glanzmann (Trombastenia o enfermedad de) (Edward *Glanzmann*, pediatra suizo, 1887-1959). V. TROMBASTENIA.
Glaser (Fisura de) (Johann Heinrich *Glaser*, anatomista suizo, 1629-1675). V. FISURA.
Glauber (Sal de) (Johann Rudolf *Glauber*, médico y químico alemán, 1604-1668). V. SAL.
glaucina. f. Alcaloide tóxico de las hojas de la planta papaverácea *Glaucium luteum;* estas hojas se habían empleado como diuréticas y litotrípticas.
glauco (del gr. *glaukós*, verde pálido). adj. Verde claro.
glaucoma (del gr. *glaukós*, verde pálido, y el suf. *-oma*). m. A., *Glaukom;* F., *glaucome;* In., It. y P., *glaucoma*. Enfermedad del ojo, así denominada por el color verdoso que toma la pupila, caracterizada por el aumento de la presión intraocular, dureza del globo del ojo, atrofia de la papila óptica y ceguera. ||-**absoluto**. Período final del glaucoma agudo, con ceguera total y gran dureza del globo ocular. ||-**agudo**. Forma caracterizada por la inyección de los vasos conjuntivales y ciliares, opacidad de la córnea, midriasis, dureza del globo ocular, dolor, lagrimeo y debilidad considerable de la visión. La enfermedad progresa por accesos y conduce fatalmente a la ceguera si no se interviene a tiempo. ||-**apoplético**. Glaucoma asociado con hemorragia retinal. ||-**crónico**. Forma insidiosa, caracterizada principalmente por la excavación y atrofia de la papila óptica y pulsaciones espontáneas de la arteria central de la retina. ||-**de Donders**. Glaucoma simple atrófico. ||-**fulminante**. Variedad súbita e intensamente aguda de glaucoma. ||-**hemorrágico**. GLAUCOMA APOPLÉTICO. ||-**infantil**. HIDROFTALMÍA. ||-**inflamatorio**. GLAUCOMA AGUDO. ||-**maligno**. Forma que progresa rápidamente a pesar de la iridectomía. ||-**primario**. Aumento de la presión intraocular que ocurre sin enfermedad previa. ||-**secundario**. Glaucoma consecutivo a otra afección del ojo. ||-**simple**. Forma que no presenta síntomas inflamatorios acentuados, pero con pérdida progresiva de la visión.
glaucosis. f. F., *cécité glaucomateuse*. Ceguera producida por el glaucoma.
glaucosuria o **glaucuria** (del gr. *glaukós*, verde claro, y *oûron*, orina). f. F., *glaucurie*. Emisión de orina azul verdosa por eliminación de indicán, o tras la inyección o ingestión de azul de metileno.
Glegg (Mixtura de) (Wilfrid *Glegg*, médico inglés, del siglo XIX). V. MIXTURA.
glena (del gr. *gléne*, cavidad). f. Cavidad superficial de un hueso en la que encaja la cabeza del otro hueso.
Glénard (Enfermedad, prueba de) (Frantz *Glénard*, médico francés, 1848-1920). V. ENFERMEDAD, PRUEBA.
glenohumeral (de *glenoide* y el lat. *umerus*, hombro). adj. Relativo a la cavidad glenoidea y húmero.
glenoide (del gr. *gléne*, cavidad, y *eîdos*, aspecto). adj. y s. F., *glénoïde*. Nombre de las cavidades articulares poco profundas, que permiten extensos y fáciles movimientos, como la del omóplato y el radio.
glenosporosis. ant. f. Infección con hongos del género *Glenospora*, actualmente incluidos en otros géneros.
Gley (Células, glándulas de) (Marcel Eugène *Gley*, fisiólogo francés, 1857-1930). V. CÉLULA, GLÁNDULA. ||-**Vassali (Síndrome de)**. V. SÍNDROME.
gliacito (de *glía*, y el gr. *kýtos*, cavidad). m. Célula de neuroglia.
gliadina (del gr. *glía*, sustancia viscosa). f. Proteína que se obtiene del gluten del trigo.
glicemia. f. GLUCEMIA.
glicerado o **glicerato**. m. F., *glycérolé*. Denominación común de las preparaciones farmacéuticas, sólidas o líquidas, a base de glicerina.
glicérico (Ácido). Ácido dihidroximonobásico obtenido por la acción del ácido nítrico sobre la glicerina.
glicérido. m. F., *glycéride*. Término general para los ésteres de la glicerina; grasa neutra.
glicerilfosfátido. m. FOSFOGLICÉRIDO.
glicerilo. m. F., *glycéryle*. Radical trivalente, C_3H_5, de la glicerina. ||-**(Trinitrato de)**. NITROGLICERINA.
glicerina (del gr. *glykerós*, dulce). f. A., *Glyzerin;* F., *glycérine;* In., *glycerin;* It. y P., *glicerina*. Aceite dulce; líquido incoloro, límpido, siruposo, obtenido por hidrólisis de los aceites y grasas; $C_3H_5(OH)_3$ trihidroxipropano. Es un alcohol triatómico en agua y alcohol; es muy higroscópico. Empléase para la conservación de los tejidos y también como medio de montaje de las piezas histológicas. Úsase en medicina en aplicaciones externas emolientes en el eccema, zona, ectima y otras afecciones pruriginosas; en colutorios y gargarismos. Al interior se preconiza como reconstituyente, laxante, antilitiásico y como sustituto del azúcar en los diabéticos. *Sin.:* Glicerol.
glicerinado. adj. F., *glycériné*. Tratado o conservado por la glicerina.
glicerito. m. Mezcla o disolución de una sustancia medicinal en glicerina.
glicerocinasa. f. Enzima que en presencia de ATP cataliza la conversión del glicerol en α-glicerolmonofosfato.
gliceroextracto. m. Extracto acuoso que contiene la mitad de su peso de glicerina.
glicerofosfato. m. F., *glycérophosphate*. Sal de ácido glicerofosfórico; varias de esas sales de sodio, calcio, etc., se emplean como tónicos, en la creencia de que su fósforo es más asimilable que el de otros compuestos.
glicerofosfórico (Ácido). Líquido oleoso amarillo cuyas sales son tonicnerviosas.
glicerol. m. GLICERINA. || GLICERITO.
glicerolado. m. Preparación farmacéutica líquida o sólida a base de glicerina.
gliceroquinasa. f. GLICEROCINASA.
glicerosa. f. F., *glycérose*. Azúcar derivado de la oxidación de la glicerina.
glicilo. m. F., *glycyle*. Radical ácido univalente derivado de la glicocola.
gliciltriptófano. m. F., *glycyltryptophane*. Dipéptido que consta de los radicales glicina y triptófano. Empleado como reactivo en el cáncer del estómago.
glicina. f. F., *glycine*. Ácido aminoacético; glicocola. Aminoácido monocarboxílico que desarrolla acciones parecidas a las del ácido γ-aminobutírico en el sistema nervioso central, aunque su distribución es distinta.

glicinuria (de *glicina* y el gr. *oûron*, orina). f. F., *glycinurie*. Aminoaciduria muy rara en la que existe un defecto para la resorción de la glicina. La única manifestación clínica son crisis de litiasis renal y eliminación urinaria de glicina.

glicirricina (del gr. *glykýrrhiza*, regaliz; de *glykýs*, dulce, y *rhíza*, raíz). f. Principio dulce, $C_{24}H_{36}O_9$, de la raíz de regaliz *Glycyrrhiza glabra*. ‖ **-amoniacal.** Compuesto amónico de la glicirrina, dulce, que se emplea como la regaliz.

glicocálix. m. Material filamentoso que recubre la zona más externa de las microvellosidades.

glicocola (del gr. *glýkos*, vino dulce, y *kólla*, liga). f. F., *glycocolle, acide aminoacétique*. Ácido aminoacético, $NH_2CH_2CO_2H$, compuesto cristalino derivado de muchas proteínas. Se ha recomendado en algunas afecciones musculares. *Sin.*: Glicina, glicocina, glicolamina.

glicocolato. m. F., *glycocholate*. Sal de ácido glicocólico.

glicocólico (Ácido). Ácido cristalizado, encontrado en la bilis en estado de glicocolato de sosa, resultado de la unión de la glicocola con el ácido cólalico.

glicogelatina. f. Mezcla de gelatina y glicerina, que sirve de base para pomadas y supositorios.

glicol. m. F., *glycol*. Alcohol dihídrico alifático.

glicolamina. f. GLICOCOLA.

gliobacteria (de *glía* y *bacteria*). f. Bacteria rodeada por una zooglea.

glioblastoma. m. A., *Glioblastom*; F., *glioblastome*; In., It. y P., *glioblastoma*. Glioma, espongioblastoma. ‖ **-multiforme.** Glioma cerebral caracterizado por la presencia de gran número de tipos celulares.

gliocito. m. GLIACITO.

gliococo (del gr. *glía*, sustancia viscosa, y *kókkos*, grano). m. Micrococo que forma materia gelatinosa.

glioepitelioma (de *glía*, el gr. *epí*, sobre, *thelé*, pezón, y el suf. *-oma*). m. Tumor nervioso que comprende algunos neuroepiteliomas y los tumores ependimarios llamados ependimomas y ependimoblastomas.

gliofagia (de *glía* y el gr. *phageîn*, comer). f. F., *phagocytose des cellules névrogliques*. Fagocitosis de las células de neuroglia.

gliógeno (de *glía* y el gr. *gennân*, engendrar, producir). adj. F., *produit ou formé par les cellules de la névroglie*. Producido o formado por células de neuroglia.

glioma (de *glía* y el suf. *-oma*). m. A., *Gliom*; F., *gliome*; In., It. y P., *glioma*. Tumor de los centros nerviosos y de la retina, de estructura análoga a la neuroglia, formado por células nucleadas, estrelladas, granulosas, y materia intercelular homogénea, semilíquida y translúcida. Por extensión el término incluye todos los tumores primitivos del cerebro y de la médula espinal (astrocitomas, ependimomas, neurocitomas, etc.). ‖ **-de la retina.** RETINOBLASTOMA. ‖ **-endófito.** Glioma de la retina, que comienza en la capa interna. ‖ **-ependimario.** Tumor voluminoso del cuarto ventrículo. ‖ **-exófito.** Glioma de la retina, que comienza en la capa externa. ‖ **-ganglionar.** NEUROBLASTOMA. ‖ **-mixto.** Glioma cuyos componentes son de varios tipos celulares. ‖ **-óptico.** Glioma de crecimiento lento del nervio óptico o del quiasma, caracterizado por pérdida de visión, estrabismo y parálisis ocular. ‖ **-periférico.** SCHWANOMA. ‖ **-sarcomatoso.** GLIOSARCOMA. ‖ **-telangiectásico.** Glioma de vasos sanguíneos dilatados.

gliomatosis. f. F., *gliomatose*. GLIOSIS. ‖ Desarrollo excesivo de neuroglia en la médula espinal en la siringomielia.

gliomioma (de *glía*, el gr. mŷs, músculo, y el suf. *-oma*). m. A., *Gliomyom*; F., *gliomyome*; In., *gliomyoma*; It. y P., *gliomioma*. Combinación de mioma y glioma.

gliomixoma (de *glía*, el gr. *mýxa*, moco, y el suf. *-oma*). m. A., *Gliomyxom*; F., *gliomyxome*; In., *gliomyxoma*; It., *gliomissona*; P., *gliomixoma*. Tumor que contiene elementos gliomatosos y mixomatosos.

glioneuroma (de *glía*, el gr. *neûron*, nervio, y el suf. *-oma*). m. A., *Glioneurom*; F., *glioneurome*; It. y P., *glioneuroma*. Tumor que contiene elementos gliomatosos y neuromatosos.

gliosa (de *glía*). f. F., *gliose*. Sustancia gris de la médula espinal, que cubre la cabeza del cuerno posterior y rodea el conducto central.

gliosarcoma (de *glía*, el gr. *sárx, sarkós*, carne, y el suf. *-oma*). m. A., *Gliosarkom*; F., *gliosarcome*; In. e It., *gliosarcoma*; P., *gliossarcoma*. Glioma con células fusiformes abundantes; espongioblastoma.

gliosis. f. A., *Gliosis*; F. y P., *gliose*; In., *gliosis*; It., *gliosi*. Gliomatosis; proliferación patológica de la neuroglia; recibe distintos calificativos según el lugar donde asienta: basilar, cerebelosa, difusa, espinal, hemisférica, perivascular, etc.

gliosoma (de *glía* y el gr. *sôma*, cuerpo). m. F., *gliosome*. Gránulo citoplásmico de las células de neuroglia.

gliotoxina. f. Antibiótico derivado de cultivos de *Trichoderma, Gliocladium* y *Aspergillus fumigatus*.

glisonitis. f. A., *Perihepatitis*; F., It. y P., *glissonite*; In., *glissonitis*. Proceso flogístico de la cápsula de Glisson o del tejido conjuntivo que circunda las formaciones del hilio hepático.

Glisson (Cápsula, enfermedad de) (Francis *Glisson*, médico y anatomista inglés, 1597-1677). V. CÁPSULA, ENFERMEDAD.

globina (del lat. *globus*, globo). f. A., *Globin*; F., *globine*; In., *globin*; It. y P., *globina*. Proteína constitutiva de la hemoglobina, soluble en agua, en soluciones ácidas y alcalinas y coagulable por el calor. ‖ Miembro de un grupo de proteínas similares a la globina.

globinómetro (de *globina* y el gr. *métron*, medida). m. F., *hémoglobinomètre*. Instrumento para determinar la proporción de oxihemoglobina en la sangre; hemoglobinómetro.

globo (del lat. *globus*). m. A., *Globus*; F., *globe*; In., *globus*; It. y P., *globo*. Cuerpo esférico o bola. ‖ **-de Barnes.** Saco de goma del mismo uso que el siguiente. ‖ **-de Champetier de Ribes.** Saco de goma insuflable, con el que se obtiene la dilatación del cuello uterino en el parto provocado. ‖ **-de Petersen.** Saco de goma insuflable que se introduce en el recto para elevar la vejiga en la cistotomía suprapúbica. ‖ **-de seguridad o uterino.** Masa globulosa formada por la retracción espontánea o provocada del útero después del alumbramiento. ‖ **-epidérmico.** Cuerpo esferoidal o de otra forma, que existe en número variable en los tumores epiteliales de la piel principalmente, formado por una masa central de materia amorfa rodeada de varias capas de células epiteliales pavimentosas. ‖ **-histérico.** Sensación subjetiva de bola en la laringe y de estrangulación, que se observa a menudo en el histerismo. ‖ **-mayor, menor.** Cabeza y extremo periférico o cola, respectivamente, del epidídimo. ‖ **-medular.** CORPUS ALBICANS. ‖ **-ocular.** El ojo separado de los músculos y demás tejidos que lo rodean. ‖ **-pálido.** Porción descolorida interior del núcleo lenticular.

globocelular (del lat. *globus*, globo, y *cellula*, celdilla). adj. Dícese de una variedad de sarcoma formado de pequeñas células redondeadas; sarcoma encefaloide.

globomieloma (del lat. *globus*, globo, el gr. *myelós*, médula, y el suf. *-oma*). m. Sarcoma de células redondas.

globularia. f. Planta dicotiledónea, tipo de las globulariáceas. La especie *Globularia alypum* es purgante. Se emplean el cocimiento de hojas y el extracto alcohólico.

globulicida (del lat. *globulus*, glóbulo, y *caedere*, matar). adj. y s. F., *globulicide*. Que destruye los glóbulos de la sangre.

globulífero (del lat. *globulus*, glóbulo, y *ferre*, llevar). adj. Que lleva o engloba los corpúsculos de la sangre.

globulímetro (del lat. *globulus*, glóbulo, y el gr. *métron*, medida). m. Instrumento para determinar el número de glóbulos en una cantidad dada de sangre.

globulina. f. A., *Globuline*; F., *globuline*; In., *globulin*; It. y P., *globulina*. Miembro de una clase de proteínas que se caracterizan por ser insolubles en agua pura, pero que son solubles en disoluciones de cloruro de sodio al 5 %. Se distinguen de las albúminas por su

globulinuria - **glosodesmo**

menor solubilidad, mayor peso molecular, sedimentación más rápida y movilidad electroforética más lenta. Son coagulables por el calor. ‖ -α, β, γ. Fracciones de globulina del suero separables por electroforesis; la α contiene seroenzimas y hormonas; la β, anticuerpos de grupos sanguíneos, protrombina y fracciones de complemento; la γ comprende la mayoría de los anticuerpos. V. INMUNOGLOBULINAS. ‖ -**inmune**. Solución estabilizada de anticuerpos extraídos de la sangre de un convaleciente para la profilaxis de infecciones, especialmente víricas.

globulinuria (de *globulina* y el gr. *oûron*, orina). f. F., *globulinurie*. Presencia de globulina o globulinas en la orina.

glóbulo (del lat. *globulus*, dim. de *globus*, globo). m. A., *Globulus*; F., *globule*; In., *globule*; It. y P., *glóbulo*. Corpúsculo esferoidal; el término se emplea generalmente como sinónimo de célula. ‖ Pequeña masa esférica medicamentosa de menor tamaño que una píldora, homeopática inclusive. ‖ SUPOSITORIO. ‖ -**blanco**. LEUCOCITO. ‖ -**clorótico**. Eritrocito grueso, pálido, con una zona más clara en el centro. ‖ -**de dentina**. Pequeñas esferas de dentina en los espacios periféricos dentinales. ‖ -**de Dobie**. Corpúsculos colorables en medio del disco transparente de una fibrilla muscular. ‖ -**de Marchi**. Fragmentos de mielina que se tiñen por el método de Marchi, en la degeneración de la médula espinal. ‖ -**de Morgagni**. Esférulas hialinas que algunas veces se encuentran entre el cristalino y su cápsula, especialmente en los casos de catarata. ‖ -**del cristalino**. GLÓBULO DE MORGAGNI. ‖ -**director**. GLÓBULO POLAR. ‖ -**inflamatorio, de la linfa, del moco**. LEUCOCITO. ‖ -**organoplásico**. CÉLULA ELEMENTAL O EMBRIONARIA. ‖ -**polar**. Corpúsculos translúcidos que representan el residuo de cariocinesis sucesivas sin fase de reposo del núcleo del óvulo maduro antes de la impregnación y que permanecen debajo de la membrana vitelina. ‖ -**rojo**. HEMATÍE. ‖ -**sudanófilo**. Glóbulos blancos con gotitas adiposas que se coloran en el Sudán III; su presencia en la sangre es indicio de un foco de supuración. ‖ -**transparente**. GLÓBULO POLAR.

globulólisis (de *glóbulo* y el gr. *lýsis*, disolución). f. F., *globulolysis, cytolysis*. Lisis de los glóbulos sanguíneos; hematólisis.

globus (lat.). m. GLOBO. ‖ -**major, minor**. Extremos superior e inferior, respectivamente, del epidídimo. ‖ -**pallidus**. Interior pálido del núcleo lenticular.

glomangioma (del lat. *glomus*, pelotón, ovillo, y de *angioma*). m. F., *glomangiome, tumeur glossique*. Tumor del glomo cutáneo que clínicamente se presenta bajo la forma de nodulillos de color de heces de vino sumamente dolorosos al contacto o variaciones térmicas.

glomerulitis. f. F., *glomérulite*. Inflamación de los glomérulos renales.

glomérulo (del lat. *glomerulus*, dim. de *glomus*, ovillo, pelotón). m. A., *Glomerulus*; F., *glomérule*; In., *glomerule*; It., *glomerulo*; P., *glomérulo*. Glomo pequeño. ‖ -**cereboloso**. Formaciones especiales constituidas por las terminaciones de las fibras musgosas, junto con las ramificaciones cilindraxiles de las células de Golgi. ‖ -**de Malpighi** o **renal**. Apelotonamiento de capilares arteriales en el extremo dilatado de cada tubo urinífero. ‖ -**de Ruysch**. GLOMÉRULO DE MALPIGHI. ‖ -**olfatorio**. Grupos de fibras nerviosas apelotonadas cerca de la cara inferior del bulbo olfatorio. ‖ -**protoplasmático**. Terminación de las dendritas más largas de las células nerviosas de los ganglios simpáticos.

glomerulonefritis (de *glomérulo*, el gr. *nephrós*, riñón, y el suf. *-itis*). f. A., *Glomerulonephritis*; F., *glomérulonéphrite*; In., *glomerulonephritis*; It. y P., *glomerulonefrite*. Enfermedad inflamatoria renal con predominio de las lesiones en los glomérulos, donde se depositan inmunocomplejos o anticuerpos antimembrana basal glomerular. Clínicamente puede presentar: edemas, hipertensión arterial, hematuria y proteinuria e insuficiencia renal. ‖ -**aguda**. La de comienzo brusco y evolución corta, típicamente postestreptocócica. ‖ -**crónica**. La de comienzo solapado y evolución larga. ‖ -**difusa**. La que afecta todos los glomérulos. ‖ -**extramembranosa**. Forma histológica de la glomerulonefritis crónica en la que se observan depósitos fibrinoides por fuera de la membrana basal. ‖ -**focal**. Aquella en la que las lesiones se distribuyen en focos y no se afectan todos los glomérulos. ‖ -**maligna**. GLOMERULONEFRITIS SUBAGUDA. ‖ -**mesangial**. Forma anatomopatológica en la que se observa proliferación o incremento mesangial. ‖ -**mesangiocapilar**. Forma anatomopatológica, observada en la glomerulonefritis crónica, caracterizada por proliferación y alteraciones de la pared capilar. ‖ -**proliferativa endocapilar** y **extracapilar**. Forma histológica de la glomerulonefritis subaguda, caracterizada por proliferación endo y extracapilar difusa, con focos de necrosis y depósitos de fibrina en el espacio capsular y en las semilunas epiteliales. ‖ -**proliferativa endocapilar**. Forma anatomopatológica correspondiente a la glomerulonefritis aguda, que presenta proliferación de células endoteliales y mesangiales. ‖ -**rápidamente progresiva**. GLOMERULONEFRITIS SUBAGUDA. ‖ -**subaguda**. Forma muy grave de comienzo agudo y curso progresivo, que puede llegar a la destrucción de todos los glomérulos en semanas o meses. ‖ -**segmentaria**. La que afecta sólo una parte de las estructuras glomerulares.

glomo o **glomus** (del lat. *glomus*, pelotón, ovillo). m. A., *Glomus*; F. e In., *glomus*; It. y P., *glomo*. Masa o apelotonamiento de vasos. ‖ -**carotídeo**. Ganglio nervioso gris rojizo de pequeño tamaño situado en el seno cavernoso por fuera de la carótida interna. ‖ -**coccígeo**. CUERPO O GLÁNDULA COCCÍGEA. ‖ -**coroideo**. Engrosamiento fusiforme del plexo coroideo a nivel del trígono colateral, en la raíz del asta posterior. ‖ -**cutáneo**. Formación subcutánea especialmente en la parte distal de las extremidades constituido por una red de anastomosis arteriovenosas.

glomus (lat.). GLOMO. ‖ -**caroticum**. GANGLIO CAROTÍDEO. ‖ -**choroideum**. GLOMO COROIDEO. ‖ -**coccygeum**. CUERPO COCCÍGEO O GLÁNDULA COCCÍGEA.

glonoinismo. m. Intoxicación por la nitroglicerina.

glosagra (de *gloso-* y el gr. *ágra*, presa). f. F., *glossalgie*. Dolor gotoso en la lengua: glosalgia.

glosalgia (de *gloso-* y el gr. *álgos*, dolor). f. F., *glossalgie, glossodynie*. Dolor en la lengua.

glosántrax (de *gloso-* y *ántrax*). m. Ántrax maligno o carbunco de la lengua.

glosectomía (de *gloso-* y el gr. *ektomé*, resección). f. A., *Glossektomie*; F., *glossectomie*; In., *glossectomy*; It. y P., *glossectomia*. Escisión de la lengua; elinguación.

glositis. f. A., *Glossitis*; F., *glossite*; In., *glossitis*. It. y P., *glossite*; Inflamación de la lengua. ‖ -**de Hunter**. Atrofia lisa de la lengua, observada en la anemia perniciosa. ‖ -**de Möller**. Glositis superficial crónica, que se extiende a veces al resto de la boca, caracterizada por dolor urente, descamación en placas rojas irregulares, atrofia de las papilas. *Sin*.: Glosodinia exfoliativa, papilitis lingual crónica, *glossy tongue*, lengua luciente. ‖ -**disecante**. Forma crónica en la que se excavan profundos surcos en el órgano. ‖ -**exfoliativa** o **areata marginada**. Lengua geográfica, afección caracterizada por la descamación en placas circunscritas por un reborde blanco circinado. Pitiriasis lingual, eritema marginado descamativo, lengua geográfica. ‖ -**flemonosa**. Flemón de la lengua. ‖ -**rómbica media**. Afección congénita caracterizada por la presencia de un rombo de color rojo, sin papilas gustativas, en el dorso de la lengua.

gloso-. Forma prefija del gr. *glôssa*, lengua.

glosocele (de *gloso-* y el gr. *kéle*, tumor). m. F., *glossocèle*. Prolapso de la lengua por macroglosia u otras causas.

glosocinestesia (de *gloso-*, el gr. *kínesis*, movimiento, y *aísthesis*, sensación). f. F., *glossokinesthésie*. Percepción de los movimientos de la lengua al hablar.

glosodesmo (de *gloso-* y el gr. *desmós*, atadura). m. Frenillo de la lengua.

glosodinamómetro (de *gloso-*, el gr. *dýnamis*, fuerza, y *métron*, medida). m. Instrumento para apreciar la fuerza de la lengua en la resistencia que ofrece contra una presión.
glosodinia (de *gloso-* y el gr. *odyne*, dolor). f. GLOSALGIA. ‖ **-exfoliativa.** Glositis de Möller.
glosoepiglótico (de *gloso-*, el gr. *epí*, sobre, y *glottís*, glotis). adj. Relativo a la lengua y epiglotis.
glosofaríngeo (de *gloso-* y el gr. *phárygx, -yggos*, faringe). adj. Relativo a la lengua y faringe. ‖ m. F., *glosso-pharyngien*. Nervio glosofaríngeo, IX par. V. NERVIOS (TABLA DE). ‖ Músculo glosofaríngeo, porción superior del constrictor superior de la faringe.
glosofitia (de *gloso-* y el gr. *phytón*, planta). f. Lengua negra, estado morboso de la lengua debido a la presencia de micrófitos.
glosógrafo (de *gloso-* y el gr. *gráphein*, inscribir). m. F., *glossographe*. Aparato que registra los movimientos de la lengua en el lenguaje.
glosohioideo (de *gloso-* y el gr. *hyoeidés*, que tiene forma de ípsilon). adj. Relativo a la lengua y hueso hioides.
glosoide (de *gloso-* y el gr. *eîdos*, aspecto). adj. En forma de lengua; lingüiforme.
glosolabiolaríngeo (de *gloso-*, el lat. *labium*, labio, y el gr. *lárygx, -yggos*, laringe). adj. Relativo a la lengua, labios y laringe. Dícese de una forma de parálisis.
glosolalia (de *gloso-* y el gr. *laleîn*, balbucear). f. F., *glossolalie*. Conducta verbal anormal caracterizada por la producción de largas parrafadas de fragmentos neologísticos.
glosólisis. f. GLOSOPLEJÍA.
glosología (de *gloso-* y el gr. *lógos*, tratado). f. F., *glossologie*. Suma de conocimientos relativos a la lengua.
glosomanía (de *gloso-* y *manía*). f. Conducta verbal caracterizada por la producción de oraciones cuyos componentes son elegidos fundamentalmente por su afinidad o parentesco fonológico. Se invoca en este trastorno una necesidad de jugar con las palabras.
glosonco (de *gloso-* y el gr. *ógkos*, tumor). m. Tumor o tumefacción de la lengua.
glosopalatino (de *gloso-* y el lat. *palatus*, paladar). adj. Relativo a la lengua y paladar. ‖ m. F., *glosso-palatin*. Músculo palatogloso. V. MÚSCULOS (TABLA DE).
glosopatía (de *gloso-* y el gr. *páthos*, enfermedad). f. A., *Zungenleiden*; F., *glossopathie*; In., *glossopathy*; It. y P., *glossopatia*. Término general para las afecciones de la lengua.
glosopeda (de *gloso-* y el lat. *pes, pedis*, pie). f. Enfermedad febril contagiosa típica de los rumiantes y los cerdos, transmisible al hombre y caracterizada por la erupción de pequeñas vesículas en la mucosa de la boca y entre las pezuñas. *Sin.:* Estomatitis epidémica o epizoótica, aftas epizoóticas, eccema epizoótico. Estomatitis aftosa.
glosopirosis (de *gloso-* y el gr. *pýr, pyrós*, fuego). f. F., *glossopyrosis, langue brûlante*. Sensación de ardor en la lengua.
glosoplastia (de *gloso-* y el gr. *plássein*, formar). f. F., *glossoplastie*. Cirugía plástica de la lengua.
glosoplejía (de *gloso-* y el gr. *plegé*, golpe). f. A., *Zungenlähmung*; F., *glossoplégie*; In., It. y P., *glossoplegia*. Parálisis de la lengua.
glosoptosis (de *gloso-* y el gr. *ptôsis*, caída). f. A., *Glossoptosis*; F., *glossoptôse*; In., *glossoptosis*; It., *glossoptosi*; P., *glossoptose*. Caída de la lengua hacia atrás. ‖ MACROGLOSIA.
glosorrafia (de *gloso-* y el gr. *rhaphé*, sutura). f. F., *glossorraphie*. Sutura quirúrgica de la lengua.
glosorragia (de *gloso-* y un derivado del gr. *regnýnai*, reventar). f. Hemorragia de la lengua.
glososcopia (de *gloso-* y el gr. *skopeîn*, observar). f. F., *glossoscopie*. Examen de la lengua.
glosospasmo (de *gloso-* y el gr. *spasmós*, contracción). m. F., *glossospasme*. Espasmo de los músculos de la lengua.
glosostafilino (de *gloso-* y el gr. *staphylé*, uva, úvula). adj. Relativo a la lengua y úvula o velo del paladar. ‖ m. Músculo palatogloso. V. MÚSCULOS (TABLA DE).
glosostéresis. f. GLOSECTOMÍA.
glosotomía (de *gloso-* y el gr. *tomé*, corte). f. F., *glossotomie*. Incisión o disección de la lengua. ‖ Amputación de la lengua o glosectomía.
glosotriquia (de *gloso-* y el gr. *thríx, trichós*, cabello). f. F., *langue hirsute, langue pileuse*. Lengua pilosa.
Glossina. Género de moscas, al que pertenecen las llamadas *tsetsé*, transmisoras de la tripanosomiasis. Las especies principales son la *G. morsitans*, del sur de África, que transmite el *Trypanosoma brucei*, agente de la nagana de los caballos, y la *G. palpalis*, transmisora del *T. gambiense*, agente de la enfermedad del sueño o tripanosomiasis humana. Otras especies también probablemente transmisoras son *G. fusca, G. longipalpis, G. brevipennis*, etc.
glossy-skin (ing.). Piel luciente; trastorno trófico de la piel, especialmente de los dedos, caracterizado por su aspecto liso y luciente, debido a una lesión nerviosa.
glotis (del gr. *glottís*, o *glossís*, lengüeta o embocadura de un instrumento de viento). f. A., *Glottis*; F., *glotte*; In., *glottis*; It., *glottide*; P., *glote*. Abertura o espacio triangular entre las cuerdas vocales inferiores o verdaderas. ‖ **-cartilaginosa.** Tercio posterior de la glotis, formado por los cartílagos aritenoides. ‖ **-espuria** o **falsa.** Espacio entre las cuerdas vocales superiores o falsas. ‖ **-inferior, ligamentosa, verdadera** o **vocal.** GLOTIS, 1.ª acep. ‖ **-media.** GLOTIS FALSA. ‖ **-respiratoria.** GLOTIS CARTILAGINOSA.
glotiscopio. m. LARINGOSCOPIO.
glotitis. f. CORDITIS VOCAL.
Glotz (Síndrome de). V. SÍNDROME.
Glover-Dávila (Operaciones de). V. OPERACIÓN.
glucagón. m. A., *Glukagon*; F. e In., *glucagon*; It., *glucagone*; P., *glucágon*. Factor hiperglucemiante glucogenolítico secretado por el páncreas como defensa de la hipoglucemia o por estímulo del lóbulo hipofisario anterior.
glucasa. f. F., *glucase*. Fermento de las plantas y microorganismos que convierte el almidón en dextroglucosa.
glucatonía (de *gluco-* y *atonía*). f. Choque insulínico; reducción excesiva del azúcar sanguíneo por la inyección de insulina.
glucemia (de *gluco-* y el gr. *haîma*, sangre). f. A., *Glykämie*; F., *glycémie*; In., *glycemia*; It. y P., *glicemia*. Presencia de azúcar en la sangre. ‖ **-curva.** Determinación de las variaciones de la cantidad de azúcar en la sangre tras la ingestión de una cantidad fija de azúcar.
glucida. f. SACARINA.
glúcido. m. F., *glucide*. Término general que comprende los hidratos de carbono y los glucósidos.
glucinio. m. BERILIO.
gluco-. Forma prefija del gr. *glykýs*, dulce.
glucobacteria. f. Microorganismo que convierte el almidón en azúcar.
glucocinina (de *gluco-* y el gr. *kineîn*, mover). f. F., *glucokinine*. Insulina vegetal; hormonoide obtenido de los tejidos vegetales, que, inyectado en los animales, produce hipoglucemia y actúa en los perros despancreatizados de un modo análogo a la insulina.
glucocorticoide (de *gluco-*, el lat. *cortex, -icis*, corteza, y el gr. *eîdos*, aspecto). m. F., *glucocorticoïde, glucocorticostéroïde*. Esteroide aislado de la corteza suprarrenal, que interviene en el metabolismo de los glúcidos aumentando la formación de glucosa y glucógeno a partir de los prótidos y lípidos.
glucofosfomutasa. f. Enzima que cataliza la transformación reversible de la glucosa-1-fosfato en glucosa-6-fosfato. Puede catalizar también, aunque con una velocidad cien veces menor, la conversión de la manosa-1-fosfato en manosa-6-fosfato. *Sin.:* Fosfoglucomutasa.
glucogenasa. f. F., *glycogenase*. Enzima del hígado, que descompone el glucógeno en dextrina y maltosa.
glucogénesis o **glucogenia** (de *gluco-* y el gr. *gennân*, producir). f. F., *glycogenèse*. Producción de azúcar o de glucógeno.

glucógeno (de *gluco-* y el gr. *gennân*, producir). A., *Glykogen*; F., *glycogène*; In., *glycogen*; It., *glicogeno*; P., *glicogénio*. Que produce azúcar. || m. Principio no nitrogenado, $(C_6H_{10}O_5)_{11}$, isómero con el almidón, que existe en el hígado, músculos, cartílagos, leucocitos, etc. Se forma en el hígado a expensas de los hidratos de carbono, y en este órgano se almacena, destinado a convertirse en azúcar a medida que las necesidades del organismo lo requieran. *Sin.*: Almidón animal, dextrina animal, hepatina, zoamilina.

glucogenólisis (de *glucógeno* y el gr. *lýsis*, disolución). f. F., *glycogénolyse*. Descomposición del glucógeno en cuerpos más simples.

glucogenopexia (de *glucógeno* y el gr. *pêxis*, fijación). f. Fijación de glucosa en los tejidos bajo forma de glucógeno.

glucogenosis (de *glucógeno* y el suf. *-osis*). f. A., *Glykogenose*; F., *glycogénose*; In., *glycogenosis*; It., *glicogenosi*; P., *glicogenose*. Término genérico que designa un grupo de enfermedades hereditarias en las que por déficit enzimático se altera la síntesis o degradación del glucógeno; con depósito de éste en diversas partes del organismo. Se han descrito varios tipos de glucogenosis: *Tipo I*. Causada por déficit de la glucosa-6-fosfatasa caracterizada por hepatomegalia, retraso del desarrollo, hipoglucemia, cetosis, hiperlipemia y acidemia hiperláctica. *Sin.*: Enfermedad de Von Gierke, glucogenosis hepatorrenal. *Tipo II*. Glucogenosis generalizada originada por déficit de la α-1,4-glucosidasa, que se manifiesta en forma de cardiomegalia, hipotonía y muerte en el primer año de vida, o en forma neuromuscular con hipotonía similar a la de la enfermedad de Werdnig-Hoffmann. *Sin.*: Enfermedad de von Gierke, glucogenosis hepato. *Tipo III*. Originada por falta o escasez de la amilo-1,6-glucosidasa (enzima desramificadora), y se manifiesta por hipoglucemia y cetosis. *Sin.*: Enfermedad de Forbes, enfermedad de Cori, dextrinosis límite. *Tipo IV*. Originada por ausencia de la enzima amilo-1,4-1,6-transglucosidasa (enzima ramificante) y se caracteriza por hepatosplenomegalia, cirrosis y a veces ictericia. *Sin.*: Enfermedad de Andersen, amilopectinosis. *Tipo V*. Glucogenosis causada por déficit de la fosforilasa muscular, que se manifiesta por fatigabilidad muscular, dolor y rigidez de los músculos después del ejercicio. *Sin.*: Enfermedad de McArdle, síndrome de McArdle-Schmid-Pearson. *Tipo VI*. Caracterizada por hepatomegalia por acumulación de glucógeno en el hígado. El fallo radica en la deficiencia de la fosforilasa hepática. *Sin.*: Enfermedad de Hers. *Tipo VII*. Originada por falta de la fosfofructocinasa y de síntomas parecidos al tipo V. *Sin.*: Enfermedad de Tauri. *Tipo VIII*. Caracterizada por hepatomegalia, degeneración cerebral progresiva e inactivación de la fosforilasa hepática. *Sin.*: Enfermedad de Hug. *Tipo IX*. Originado por deficiencia de la fosforilasa-cinasa y se manifiesta por hepatomegalia con aumento del contenido en glucógeno. *Sin.*: Enfermedad de Hug. *Tipo X*. Originada por deficiencia de la fosforilasa-cinasa y presenta clínicamente hepatomegalia. *Sin.*: Enfermedad de Hug.

glucogeusia (de *gluco-* y el gr. *geûsis*, gusto). f. F., *glycogeusia*. Sensación subjetiva de sabor azucarado.

glucohemia (de *gluco-* y el gr. *haîma*, sangre). f. GLUCEMIA.

glucólisis (de *gluco-* y el gr. *lsis*, disolución). f. F., *glycolyse*. Digestión del azúcar o utilización del mismo dentro del organismo. || Descomposición de la glucosa en el seno de los tejidos.

glucometabolismo (de *gluco-* y el gr. *metabolé*, mudanza). m. Metabolismo del azúcar.

glucometría (de *gluco-* y el gr. *métron*, medida). f. Determinación de la cantidad de glucosa en un líquido.

gluconeogénesis (de *gluco-*, el gr. *néos*, nuevo, y *génesis*, principio). f. F., *glyconéogenèse*. Formación de hidratos de carbono de las moléculas de proteína o grasa.

glucónico (Ácido). Ácido dextrógiro, obtenido por la oxidación de la dextrosa, azúcar de caña, dextrina, almidón y maltosa. Forma gluconatos; el de *calcio* es una sal soluble que se presta mejor que el cloruro para la administración hipodérmica.

glucopenia (de *gluco-* y el gr. *penía*, escasez). f. HIPOGLUCEMIA.

glucopexia (de *gluco-* y el gr. *pêxis*, fijación). f. Fijación del azúcar en los tejidos.

glucopoliuria (de *gluco-*, el gr. *polýs*, numeroso, y *oûron*, orina). f. F., *glycopolyurie*. Diabetes moderada, pero con aumento notable de la cantidad de ácido úrico.

glucoproteido o **glucoproteína**. m. y f. F., *glycoprotéine*. Proteínas compuestas, que se conocen también con el nombre de *mucoproteidos*, cuyo grupo prostético está formado por un complejo hidrocarbonado. Entre ellas se encuentran las *mucinas*, que existen en la mayoría de secreciones de los epitelios, y los *condroides*.

glucorraquia (de *gluco-* y el gr. *rháchis*, raquis). f. F., *glycorachie*. Presencia de glucosa en el líquido cefalorraquídeo.

glucorrea (de *gluco-* y el gr. *rheîn*, fluir). f. F., *glycorrhée*. Descarga abundante de azúcar, como la que se efectúa por la orina.

glucosa (del gr. *glýkys*, dulce). f. A., *Traubenzucker*; F. e In., *glucose*; It., *glucosio*; P., *glicose*. Azúcar de uva o dextrosa, $C_6H_{12}O_6$; compuesto cristalino, incoloro, soluble en agua, que tiene la propiedad de ser dextrógiro. Existe en gran número de frutas, en la miel, en la sangre y en la orina diabética. || **-animal**. Glucosa o azúcar del hígado.

glucosacarosa (del *gluco-* y el gr. *sákchar*, *-aros*, azúcar). f. Enzima que hidroliza la sacarosa.

glucosamina. f. F., *glycosamine*, *glucosamine*. Alfaamino derivado de la dextrosa (α-glucosa), obtenido por hidrólisis de la mucina y quitina.

glucosazona. f. F., *glucosazone*. Sustancia cristalina, que se produce tratando la dextrosa por la fenilhidracina y el ácido acético.

glucosemia. f. GLUCEMIA.

glucosialia o **glucotialismo** (de *gluco-* y el gr. *síalon*, saliva, o *prýalon*, que significa también saliva). f. m. Presencia de azúcar en la saliva.

glucosialorrea (de *gluco-*, el gr. *síalon*, saliva, y *rheîn*, fluir). f. Sialorrea que contiene azúcar.

glucosidasa. f. F., *glucosidase*. Enzima que escinde el enlace glucosídico de los glucósidos. Las glucosidasas presentan especificidad de enlace (enlace α o β-glucosídico) así como de sustrato (estructura del monosacárido y del alcohol constituyentes). V. HIDROLASA.

glucósido. m. A., *Glykosid*; F. In. e It., *glucoside*; P., *glicósido*. Derivado de un azúcar en el que se sustituye el OH del carbono terminal por un radical; según el tipo de azúcar recibe el nombre de glucósido, galactósido, ramnósido, etc. || **-cardíaco**. Miembro de un grupo de glucósidos de acción específica sobre el corazón, derivados de la digital, estrofanto, escila, etc.

glucosina. f., *glucosine*. Polvo blanco cristalino, inodoro y dulce, que se emplea en sustitución del azúcar en la diabetes. || Miembro de un grupo de bases derivadas de la glucosa por la acción del amoniaco, algunas de las cuales son muy tóxicas.

glucosismo. m. Estado morboso producido por la ingestión excesiva de azúcar; sacarismo.

glucosómetro (de *glucosa* y el gr. *métron*, medida). m. F., *glycosomètre*. Instrumento empleado para determinar la proporción de azúcar en la orina.

glucosona. f. F., *glucosone*. Sustancia derivada de la fenilglucosazona por hidrólisis con el ácido clorhídrico; preconizada como posible sustituto de la insulina.

glucosulfatasa. Enzima que hidroliza el éster gluco-6-sulfúrico.

glucosuria (de *glucosa* y el gr. *oûron*, orina). f. A., *Glykosurie*; F., *glycosurie*; In., *glycosuria*; It., *glicosuria*; P., *glicosúria*. Presencia de glucosa en la orina, en especial cuando excede la cantidad normal de 100 a 200 mg/24 horas. || **-alimentaria** o **digestiva**. Glucosuria consecutiva a la ingestión de grandes cantidades de azúcar o almidón. || **-benigna**. GLUCOSURIA RENAL. || **-floricínica**. Glucosuria consecutiva a la administración de floricina. ‖ **-hiperglucémica.** La dependiente de una elevada proporción de azúcar en la sangre. ‖ **-neurógena.** La que depende de lesiones encefálicas, como la punción del IV ventrículo, que afectan el centro que regula el metabolismo de los hidratos de carbono. ‖ **-normoglucémica.** GLUCOSURIA RENAL. ‖ **-pancreática.** La producida por secreción deficiente o nula de insulina en el páncreas. ‖ **-renal.** Glucosuria con proporción normal de azúcar en la sangre.

glucotaxis (de *gluco-* y el gr. *táxis*, disposición). f. F., *glycotaxie*. Distribución metabólica del azúcar en los tejidos orgánicos.

glucotrópico (de *gluco-* y el gr. *trópos*, dirección). adj. F., *glucotrope*. Que tiene afinidad por el azúcar; productor de hiperglucemia.

glucuresis. f. Glucosuria, especialmente la presencia en la orina normal de pequeñas cantidades de azúcar, sin hiperglucemia ni diabetes (Benedict).

glucurónico (Ácido). m. Variante de monosacáridos ácidos (ácidos hexurónicos) en los cuales el carbono 6 ha sido oxidado a ácido carboxílico. Compuesto que se forma en el organismo por oxidación de la glucosa y que tiene interés por constituir el vehículo eliminador de muchas sustancias tóxicas para el organismo, como la bilirrubina indirecta, que con él forman glucuronidatos atóxicos que son excretados por la orina.

glucuronidasa. f. F., *glucuronidase*. Enzima que hidroliza el enlace glucosídico en el cual reside la función reductora del ácido glucurónico. Presente en todos los tejidos animales, principalmente en el hígado y el bazo; interviene en la degradación del ácido hialurónico. La enzima glucuronidasa β hidroliza selectivamente los enlaces entre los ácidos β-glucosidurónicos y los grupos arilo, acilo o alcohol.

glucurónido. m. F., *glucuronide, glycuroconjugué*. Compuesto resultante de la conjugación de sustancias varias con el ácido glucurónico.

glucuronidoconjugación. f. Proceso de desintoxicación mediante el cual el organismo de los mamíferos inactiva y elimina las sustancias formadas en el curso de los procesos metabólicos, conjugándolos con el ácido glucurónico.

glucuronuria. f. F., *glycuronurie*. Presencia de ácido glucurónico en la orina.

Gluge (Corpúsculos de) (Gottlieb *Gluge*, patólogo alemán, 1812-1898). V. CORPÚSCULO.

glusida. f. SACARINA.

glutámico o **glutamínico (Ácido).** Aminoácido, $C_5H_9NO_4$, producto de la hidrólisis de los proteidos.

glutamil. m. F., *glutamyle*. Radical monovalente del ácido glutámico. ‖ **-transpeptidasa.** f. Enzima que interviene en el transporte de aminoácidos a través de la membrana celular, con participación del tripéptido glutatión. Se halla en elevadas concentraciones en el hígado, riñón, próstata y bazo. La actividad de la γ-glutamil-transpeptidasa en el sueño refleja el grado de lesión hepatocelular y es probablemente el mejor indicador bioquímico de afectación hepática. *Sin.:* glutamiltransferasa.

glutamina. f. F., *glutamine*. Amida del ácido glutámico, cuya formación es catalizada por la glutaminasa.

glutaminasa. f. F., *glutaminase*. Enzima presente en numerosos tejidos orgánicos, que en un pH de 7,5 cataliza la transformación de la glutamina en ácido glutámico.

glutatión (de *glutámico* y el gr. *theîon*, azufre). m. F., *glutathion*. Tripéptido compuesto de cisteína, ácido glutámico y glicina. Pasa fácilmente de modo reversible de la forma oxidada a la reducida, con lo cual desempeña un importante papel como transportador de hidrógeno.

glutelina. f. F., *glutéline*. Proteína de origen vegetal no precipitable por el calor e insoluble en agua, que se encuentra en el trigo como parte integrante del gluten.

gluten (del lat. *gluten*, cola). m. A., *Glutin*; F. e In., *gluten*; It., *glutine*; P., *glúten*. Proteína de la harina de trigo y otros cereales, que otorga a su masa una consistencia elástica y resistente. ‖ **-(Pan de).** Bizcocho confeccionado con harina lavada previamente para quitarle la fécula.

glúteo (del gr. *gloutós*, nalga). adj. F., *appartenant aux fesses, muscle fessier*. Relativo a las nalgas. V. ARTERIAS, MÚSCULOS, NERVIOS (TABLAS DE).

gluteofemoral (de *glúteo* y el lat. *femur, -oris*, muslo). adj. Relativo a las nalgas y el muslo.

glutina. f. Sustancia viscosa derivada del gluten; gelatina vegetal o gluten caseína.

glutitis (de *glúteo* y el suf. *-itis*). f. F., *inflammation des muscles fessiers*. Inflamación de las nalgas o de los músculos glúteos.

glutoformo. m. GLUTOL.

glutoide (del lat. *gluten*, cola, y el gr. *eîdos*, aspecto). m. Preparación de gelatina y formaldehído, no digerible por el jugo gástrico, pero sí por el intestinal. Se emplea para la fabricación de cápsulas destinadas a contener medicamentos que no deban obrar sobre la mucosa gástrica.

glutol. m. Polvo blanco, insoluble en agua; compuesto antiséptico de gelatina y formaldehído. Se empleó como aglutinante y protectivo en las heridas.

Gluzinski (Prueba de) (Anton *Gluzinski*, médico de Lemberg, 1856-1935). V. PRUEBA.

glycerinum (lat.). m. GLICERINA.

Glycyrrhiza. Género de plantas leguminosas; la especie *G. glabra* es el regaliz. V. REGALIZ.

Gmelin (Reacción de) (Leopold *Gmelin*, fisiólogo alemán, 1788-1853). V. REACCIÓN.

gnat-, gnato-. Formas prefijas del gr. *gnáthos*, mandíbula.

gnatalgia (de *gnato-* y el gr. *álgos*, dolor). f. Dolor en la mandíbula; prosopalgia.

gnatión. m. F., *gnathion*. Punto inferior en la línea media del maxilar inferior.

gnatitis (del gr. *gnáthos*, mandíbula, y el suf. *-itis*). f. A., *Gnathitis*; F., *gnathite*; In., *gnathitis*; It. y P., *gnatite*. Inflamación de la mandíbula.

gnatocéfalo (de *gnato-* y el gr. *kephalé*, cabeza). m. F., *gnathocéphale*. Monstruo fetal cuya cabeza está representada solamente por la mandíbula.

gnatodinamómetro (de *gnato-*, el gr. *dýnamis*, fuerza, y *métron*, medida). m. F., *gnathodynamomètre*. Instrumento para medir la fuerza ejercida al apretar los dientes.

gnatodinia (de *gnato-* y el gr. *odne*, dolor). f. GNATALGIA.

gnatoplastia (de *gnato-* y el gr. *plássein*, formar). f. A., *Gnathoplastie*; F., *gnathoplastie*; In., *gnathoplasty*; It., *gnatoplastica*; P., *gnatoplastia*. Cirugía plástica de los maxilares o las mejillas.

gnatoplejía (de *gnato-* y el gr. *plegé*, golpe). f. Parálisis de la mandíbula.

gnatoptosis (de *gnato-* y el gr. *ptôsis*, caída). f. Caída de la mandíbula; gnatoplejía.

gnatorragia. f. Hemorragia de las mejillas o los maxilares.

gnatosquisis (de *gnato-* y el gr. *schísis*, hendidura). f. A., *Kieferspalte*; F., *gnathoschise*; In., *gnathoschisis*; It., *gnatoschisi*; P., *gnatosquise*. Fisura congénita del maxilar, acompañada a menudo de queilosquisis y palatosquisis.

gnatostomiasis o **gnatostomosis.** f. F., *gnathostomiase*. Infestación con parásitos del género *Gnathostoma*, gusanos nematodos del intestino de los animales domésticos, como la especie *G. hispidum*, que algunas veces invade los tejidos subcutáneos del hombre.

gnosia o **gnosis** (del gr. *gnôsis*, conocimiento). f. A., *Gnose*; F., *gnosie*; In., *gnosia*; It., *gnosi*. P., *gnosia*; Facultad de percibir y reconocer.

-gnosia o **-gnosis.** Sufijo griego, que indica *conocimiento* o *percepción* de lo señalado en la primera parte del término.

gnotobiología (del gr. *gnotós*, conocido, y *biología*). f. F., *gnotobiologie*, *gnotoxénologie*. Rama de la biología que estudia los animales axénicos experimentalmente infectados con microorganismos conocidos.

gnotobiótica. f. GNOTOBIOLOGÍA.
gnotobiótico. adj. F., *gnotobiotique*. Dícese del animal nacido y criado en condiciones de esterilidad y que con fines experimentales ha sido parasitado sólo por una o algunas especies de microorganismos. Ú.t.c.s.
Godélier (Ley de) (Charles P. *Godélier*, médico francés, 1813-1877). V. LEY.
Goebell-Stoeckel (Operación de) (Rudolf *Goebell*, cirujano alemán, n. en 1873). V. OPERACIÓN.
Goelet (Método de). V. MÉTODO.
Goethe (Hueso de) (Johann Wolfgang von *Goethe*, poeta y naturalista alemán, 1749-1832). V. HUESO INTERMAXILAR.
Goetsch (Prueba de) (Emil *Goetsch*, médico norteamericano contemporáneo). V. PRUEBA.
Goffe (Operación de) (J. Riddle *Goffe*, ginecólogo de Nueva York, 1851-1932). V. OPERACIÓN.
goitrina. f. F., *goitrine*. Sustancia bociógena presente en algunos vegetales, perteneciente al grupo de las tioureas.
Golberg-Maxwell (Síndrome de) (Minnie B. *Golberg*, médica estadounidense, n. en 1900). V. SÍNDROME.
Goldblatt (Pinzas, síndrome de) (Harry *Goldblatt*, médico norteamericano, n. en 1891). V. PINZAS, SÍNDROME.
Golden (Signo de) (W. W. *Golden*, médico norteamericano contemporáneo). V. SIGNO.
Goldenhar (Síndrome de) (Maurice *Goldenhar*, médico estadounidense, n. en 1924). V. SÍNDROME.
Goldflam (Enfermedad de) (Samuel *Goldflam*, neurólogo polaco, 1852-1932). V. MIASTENIA GRAVE SEUDOPARALÍTICA. ||**-Erb (Enfermedad de)** (Wilhelm Heinrich *Erb*, médico alemán, 1840-1921). V. MIASTENIA GRAVE SEUDOPARALÍTICA.
Goldscheider (Enfermedad, percusión de) (Alfred *Goldscheider*, médico alemán, 1858-1935). V. ENFERMEDAD, PERCUSIÓN.
Goldspohn (Operación de) (Albert *Goldspohn*, ginecólogo norteamericano, 1851-1929). V. OPERACIÓN.
Goldstein (Enfermedad, signo de) (Hyman I. *Goldstein*, médico norteamericano, 1887-1954). V. ENFERMEDAD, SIGNO. ||**-(Rayos de)** (Eugen *Goldstein*, físico alemán, 1850-1930). V. RAYOS.
Goldthwait (Maniobra, operación, síntoma de) (Joel Ernest *Goldthwait*, cirujano norteamericano contemporáneo). V. MANIOBRA, OPERACIÓN, SÍNTOMA.
golfo (del lat. *colpus*, y éste del gr. *kólpos*, seno). m. Seno, dilatación o hueco. ||**-de la vena yugular.** Origen de la vena yugular interna en el agujero rasgado posterior. ||**-de Lecat.** Dilatación bulbar de la uretra.
Golgi (Células, corpúsculos, método de coloración de) (Camilo *Golgi*, histólogo italiano, 1843-1926; premio Nobel de Medicina en 1906). Véanse estos términos.
golondrino. m. Inflamación de las glándulas sudoríparas de la axila; absceso tuberoso de Velpeau.
golpe. m. A., *Schlag*; F., *coup*; In., *blow*; It., *colpo*; P., *golpe*. CONTUSIÓN. ||**-de calor.** Estado caracterizado por cefalea, vértigo, sed, náuseas y calambres musculares, provocado por exposición a calor excesivo. Acaloramiento.
Goll (Fascículo, núcleo de) (Friedrich *Goll*, anatomista suizo, 1829-1904). V. FASCÍCULO, NÚCLEO.
goma (del lat. vulgar *gumma*). f. A., *Gumma*; F., *gomme*; In., *gumma*; It., *gomma*; P., *goma*. Sustancia vegetal, producto de excreción de varias plantas, sólida, no cristalizable, inodora, insípida e inalterable, que espesa el agua haciéndola mucilaginosa. || m. Sifiloma; producción morbosa de la sífilis terciaria, formada de tejido semejante al de la granulación, que se encuentra principalmente en la piel y tejido celular subcutáneo y con menos frecuencia en el hígado, huesos, testículos, riñones, etc. ||**-acacia.** GOMA ARÁBICA. ||**-acaroide.** Resina derivada de una planta liliácea de Australia, *Acarois* o *Xanthorrhoea astilis*. ||**-amoníaco.** Gomorresina de la *Dorema ammoniacum*, planta umbelífera de Persia y Libia, en lágrimas amarillentas y en masas. Empléase para disminuir la secreción mucosa del catarro pulmonar, siendo utilizada en forma de píldoras o emulsión. ||**-animal.** Hidrato de carbono que existe en la orina y en la leche, y que puede obtenerse por la acción del vapor sobrecalentado sobre las glándulas mucosas y salivales. ||**-arábiga.** Goma que exuda naturalmente de varias especies del género *Acacia*, perfectamente soluble. Empléase como emoliente y en la preparación de mucílagos, jarabes y pastillas. ||**-artificial.** GOMELINA. ||**-cesarina.** GOMA NOSTRAS. ||**-de Australia, de Basora.** Gomas semejantes a la arábiga y que la sustituyen. ||**-de Kordofán.** Goma arábiga de la mejor calidad de Kordofán y región adyacente. ||**-de Orenburg.** Goma de sabor dulzaino, comestible, soluble, que se encuentra en el centro del alerce. ||**-de Senegal.** GOMA ARÁBICA. ||**-de Sumatra.** GUTAPERCHA. ||**-elástica.** CAUCHO. ||**-elefantina.** Goma suministrada por la *Feronia elephantum*, planta auranciácea; semejante a la arábiga. ||**-escrofuloso.** ESCROFULODERMA. ||**-glicerina de Farrant.** Medio de montaje compuesto de glicerina, 50 ml; agua, 50 ml; goma arábiga pulverizada, 50 g, y ácido arsenioso, 1 g. ||**-guayaco.** Resina de guayaco. ||**-guta.** Gomorresina de la *Garcinia morella*, de Asia; purgante drástico a la dosis de 0,1 a 0,4 g. ||**-laca.** LACA. ||**-nostras** o **del país.** La que secretan, durante el verano, varias especie s frutales, como el cerezo, el ciruelo, etc. ||**-tragacanto.** TRAGACANTO. ||**-tuberculoso.** Granuloma infeccioso de origen tuberculoso; escrofuloderma.
Gombault (Neuritis de) (François Alexis *Gombault*, neurólogo francés, 1844-1904). V. NEURITIS. ||**-Déjerine (Tipo de).** ENFERMEDAD DE DÉJERINE-SOTTAS. ||**-Philippe (Triángulo de)** (Claudius *Philippe*, médico francés, 1866-1903). V. TRIÁNGULO.
gomelina. f. Goma artificial; dextrina desecada, de uso análogo al de la goma arábiga.
gomenol. m. Líquido oleoso complejo, destilado de las hojas de la especie *Melaleuca viridiflora*. Antiespasmódico, analgésico y anticatarral.
gomorresina. f. Producto vegetal obtenido por incisión de varias plantas. Las gomorresinas constan de resina, goma, esencia, agua y sales; son insolubles en agua y solubles en alcohol de 60°, y comprenden la goma, amoníaco, asa fétida, gálbano, opopónaco, mirra, escamonea, etc.
gónada (del lat. *gonas*, y éste del gr. *goné*, semilla). f. A., *Gonade*; F. e It., *gonade*; In., *gonad*; P., *gónada*. Glándula productora de gametos y hormonas, masculinos o femeninos; testículo u ovario. ||**-indiferente.** Glándula sexual embrionaria antes de que sea posible identificarla como testículo u ovario. ||**-tercera.** La corteza suprarrenal, así llamada a causa de su capacidad para secretar hormonas de la misma naturaleza que las gonadales.
gonadectomía (de *gónada* y el gr. *ektomé*, resección). f. F., *excision d'une gonade*. Ablación de una glándula sexual.
gonadopausia (de *gónada* y el gr. *paûsis*, cesación). f. Cesación de la actividad de las gónadas, por influencia de la edad, o proceso patológico con síntomas de envejecimiento corporal.
gonadostimulina (de *gónada* y el lat. *stimulus*, excitante). f. Hormona hipofisaria, que estimula las glándulas sexuales.
gonadoterapia (de *gónada* y el gr. *therapeía*, tratamiento). f. F., *gonadothérapie*. Tratamiento por hormonas ováricas o testiculares.
gonadotrópico o **gonadotrófico** (de *gónada* y el gr. *trópos*, dirección, o *trophé*, alimento). adj. F., *gonadotrope*. Que tiene afinidad especial por las glándulas sexuales.
gonadotropina. f. A., *Gonadotropin*; F., *gonadotrophine*; In., *gonadotropin*; It. y P., *gonadotropina*. Sustancia de origen hipofisario que estimula las gónadas; gonadostimulina. ||**-coriónica.** Hormona de la orina de la mujer embarazada, formada en la placenta, que en hombre provoca la formación del cuerpo lúteo y en el hombre estimula la glándula intersticial del testículo. Su descubrimiento en la orina es la base de las prue-

bas biológicas del embarazo. ‖ **-equina.** La obtenida del suero de yeguas preñadas; mezcla de hormonas foliculostimulantes y luteinizantes. ‖ **-pituitaria anterior.** La producida en el lóbulo anterior de la hipófisis, de la que existen dos variedades: foliculostimulante (prolán A) y luteinizante (prolán B).

gonaducto (del gr. *goné*, semilla, y el lat. *ductus*, conducto). m. Conducto espermático. ‖ OVIDUCTO.

gonagra (del gr. *góny*, rodilla, y *ágra*, presa). f. A., *Gonagra;* F., *gonagre;* In., It. y P., *gonagra.* Gota en la rodilla.

gonalgia (del gr. *góny*, rodilla, y *álgos*, dolor). f. A., *Gonalgie;* F., *gonalgie;* In., It. y P., *gonalgia.* Dolor en la rodilla.

gonangiectomía (del gr. *goné*, semilla, *aggeîon*, vaso, y *ektomé*, escisión). f. F., *vasectomie, gonangiectomie.* Escisión quirúrgica del conducto o vaso deferente; vasectomía.

gonartritis (del gr. *góny*, rodilla, y *artritis*). f. A., *Kniegelenkentzündung;* F., *gonarthrite;* In., *gonarthritis;* It. y P., *gonartrite.* Inflamación de la articulación de la rodilla.

gonartrocace (del gr. *góny*, rodilla, *árthron*, articulación y *káke*, malignidad). m. F., *gonarthrocace.* Artrocace o tumor blanco de la rodilla.

gonartromeningitis (del gr. *góny*, rodilla, *árthron*, articulación, y *mênigx*, *-iggos*, membrana). f. Inflamación de la membrana sinovial de la articulación de la rodilla.

gonartrotomía (del gr. *góny*, rodilla, *árthron*, articulación, y *tomé*, corte). f. Artrotomía de la rodilla.

gonatagra. f. GONAGRA.

gonatocele (del gr. *góny*, *gónatos*, rodilla, y *kéle*, tumor). m. F., *gonatocèle.* Tumor de la rodilla.

gonecistitis (del gr. *goné*, semilla, *kýstis*, vejiga, y el suf. *-ítis*). f. F., *gonécystite.* Inflamación de la vesícula o vesículas seminales.

gonecisto (del gr. *goné*, semilla, y *kýstis*, vejiga). m. F., *vésicule séminale.* Vesícula seminal.

gonecistopiosis (de *gonecisto* y el gr. *pon*, pus, y el suf. *-osis*). f. Piosis o supuración en una vesícula seminal.

goneítis o **gonitis.** f. F., *gonite.* GONARTRITIS.

gonfíasis (del gr. *gomphíos*, diente molar). f. Flojedad de los dientes.

gonfosis (del gr. *gómphos*, clavija). f. A., *Einzapfung;* F., *gomphose;* In., *gomphosis;* It., *gonfosi;* P., *gonfartrose.* Articulación inmóvil, en la cual una espiga de un hueso penetra en el hueco del otro, como la implantación de los dientes en los alveolos.

gongiloide (del gr. *goggýlos*, redondo, y *eîdos*, aspecto). adj. De forma redondeada.

Gongylonema (del gr. *goggýlos*, redondo, y *nêma*, filamento). Género de nematodos filáricos, parásitos comunes en la mucosa esofágica de carneros, cabras, vacas, etcétera. La especie *G. pulchrum* se ha encontrado también en el hombre, en América del Norte.

gonia. f. Término genérico para las células sexuales inmaduras.

gonicrotesis (del gr. *góny*, rodilla, y *krótesis*, golpe). f. *Genu valgum.*

gonidia o **gonidio** (del gr. *goné*, semilla). f. y m. F., *gonidie.* ‖ GÓNADA. Espora o célula reproductora asexual, especialmente las esporas asexuales de las algas.

Gonin (Operación de) (Jules *Gonin*, oculista suizo, 1870-1935). V. OPERACIÓN.

gonio-. Forma prefija del gr. *gonía*, ángulo.

goniocraneometría (de *gonio-* y *craneometría*). f. Medición de los ángulos craneales.

gonioma (del gr. *goné*, semilla, y el suf. *-oma*). m. Tumor derivado de las células sexuales.

goniómetro (de *gonio-* y el gr. *métron*, medida). m. Instrumento para medir ángulos de los cristales, cefálicos, de flexión y extensión de los miembros, etc.

gonión. m. F., *gonion.* Vértice del ángulo del maxilar inferior.

gonionco (del gr. *góny*, rodilla, y *ógkos*, tumor). m. Tumor de la rodilla.

gonioscopio (de *gonio-* y el gr. *skopeîn*, observar). m. A., *Gonioskop;* F. e In., *gonioscope;* It., *gonioscopio;* P., *gonioscópio.* Especie de oftalmoscopio para el examen del ángulo de la cámara anterior y de los diversos ángulos formados por el eje óptico con las líneas de movilidad y rotación ocular.

goniotomía. f. OPERACIÓN DE BARKAN.

goniótomo (de *gonio-* y el gr. *tomós*, cortante). m. Bisturí modificado para practicar goniotomías.

gonitis. f. Inflamación de la rodilla; gonartritis.

gono-. Forma prefija del gr. *gónos*, semilla.

gonoblasto (de *gono-* y el gr. *blastós*, retoño). m. Célula germen; óvulo o espermatozoide.

gonoblenorrea. f. BLENORRAGIA.

gonocampsis (del gr. *góny*, rodilla, y *kámpsis*, curvatura). f. Flexión permanente de la rodilla.

gonocele (de *gono-* y el gr. *kéle*, tumor). m. ESPERMATOCELE.

gonocele (del gr. *góny*, rodilla, y *kéle*, tumor). m. Tumefacción de la rodilla.

gonocida. m. GONOCOCIDA.

gonocito (de *gono-* y el gr. *kýtos*, cavidad). m. A., *Gonozyt;* F. e In., *gonocyte;* It., *gonocita;* P., *gonocito.* Célula reproductora primitiva, ovario o espermatozoide.

gonococemia (de *gonococo* y el gr. *haîma*, sangre). f. Presencia de gonococos en la sangre.

gonococia. f. A., *Gonokokkeninfektion;* F., *gonococcie;* In., *gonococcia;* It. y P., *gonococcia.* Infección con gonococos; gonococemia.

gonococida (de *gonococo* y el lat. *caedere*, matar). adj. F., *destructif du gonocoque.* Destructor de gonococos. ‖ m. Agente o medicamento que destruye los gonococos.

gonococo (de *gono-* y el gr. *kókkos*, grano). m. A., *Gonokokkus;* F., *gonocoque;* In., *gonococcus;* It., *gonococco;* P., *gonococo.* Micrococo específico de la blenorragia, que se encuentra libre en el pus o en el interior de los leucocitos, de forma ovoidea con un borde ligeramente excavado; están reunidos en pares por su cara cóncava y son gramnegativos. Sin.: *Micrococcus gonorrhoeae*, diplococo de Neisser. NEISSERIA GONORRHOEAE.

gonóforo (de *gono-* y el gr. *phorós*, que lleva). m. Órgano reproductor accesorio, como el oviducto, el conducto espermático; gonaducto.

gonohemia (de *gono-* y el gr. *haîma*, sangre). f. Infección blenorrágica general; gonococemia.

gonolobus. V. CONDURANGO.

gonomería (de *gono-* y el gr. *méros*, parte). f. F., *gonomérie.* Estado de separación o de fusión incompleta de los cromosomas paternos y maternos, que se ve en ciertos híbridos.

gononefrótomo (de *gono-* y el gr. *nephrós*, riñón, y *tomé*, corte). m. Parte del mesodermo que se desarrolla en órganos reproductores y excretorios embrionarios.

gonorrea (de *gono-* y el gr. *rheîn*, fluir). f. A., *Gonorrhöe;* F., *gonorrhée;* In., *gonorrhea;* It., *gonorrea;* P., *gonorréia.* ESPERMATORREA. ‖ BLENORREA O BLENORRAGIA.

gonosepticemia. f. GONOCOCEMIA.

gonosoma (de *gono-* y el gr. *sôma*, cuerpo). m. F., *gonosome.* Cromosoma sexual (X e Y).

gonótomo (de *gono-* y el gr. *tomé*, corte). m. F., *gonotome.* Parte del mesodermo que da origen a los órganos reproductores del embrión.

gonotoxemia (de *gono-*, el lat. *toxicum*, veneno, y el gr. *haîma*, sangre). f. F., *toxémie d'origine gonococcique.* Toxemia producida por el gonococo.

gonotóxico. adj. Debido a la infección blenorrágica o a la toxina gonocócica.

gonotoxina. f. F., *toxine gonococcique.* Toxina del gonococo.

Goodell (Signo de) (William *Goodell*, ginecólogo norteamericano, 1829-1894). V. SIGNO.

Goodpasture (Colorante, síndrome de) (Ernest W. *Goodpasture*, patólogo norte-americano, 1886-1960). V. COLORANTE, SÍNDROME.

Gopalan (Síndrome de) (G. *Gopalan*, médico indio contemporáneo). V. SÍNDROME.

Gordan-Overstreet (Síndrome de) (Gilbert Saul *Gordan*, médico estadounidense, n. en 1916). V. Síndrome.

Gordius. Género de gusanos nematelmintos acuáticos. La especie *G. medinensis* es el dracúnculo o gusano de Medina y el *G. robustus* es una especie parásita en el hombre, que ocasiona síntomas intestinales y nerviosos.

gordolobo. m. Verbasco.

Gordon (Reflejo, signo de) (Alfred C. *Gordon*, neurólogo norteamericano, 1874-1953). V. Reflejo, Signo.

gorgoteo. m. A., *Gurgeln*; F., *gargouillement*; In., *gurgling*; It., *gorgoglio*; P., *gorgeio*. Variedad de borborigmo, especialmente el que se produce artificialmente por presión de la fosa ilíaca derecha, que moviliza los gases del ciego. El bazuqueo gástrico y el estertor cavernoso son también formas de gorgoteo.

Gorham (Enfermedad de) (Lemuel W. *Gorham*, médico estadounidense, 1885-1968). V. Enfermedad. ||-**Stoor (Enfermedad de).** V. Enfermedad.

Goslee (Diente de) (Hart J. *Goslee*, dentista norteamericano, 1871-1930). V. Diente.

Gosselin (Fractura, signo de) (Léon Athanase *Gosselin*, cirujano francés, 1815-1887). V. Fractura, signo.

Gossypium. Género de plantas de la familia de las malváceas. La raíz de la especie *G. herbaceum*, algodonero, tiene acción diurética, emenagoga y oxitócica muy débil. Úsase el extracto fluido. La borra que envuelve, dentro del fruto, las semillas de dicha especie constituye el algodón.

gota (del lat. *gutta*). f. A., *Gicht*; F., *goutte*; In., *gout, drop*; It., *gotta*; P., *gota*. Pequeña masa de líquido que se desprende de otra masa principal de líquido contenida en un recipiente; 20 gotas de agua destilada a 15° pesan 1 g. || Estado morboso constitucional distrófico, agudo o crónico, caracterizado por el exceso de ácido úrico y uratos en la sangre y por los ataques dolorosos inflamatorios, generalmente nocturnos, en las articulaciones, del dedo gordo del pie en particular, con formación de depósitos uráticos (tofos). ||-**a gota.** Instilación continua, gota a gota, en el recto, según el método de Murphy, en las venas o en el tejido subcutáneo, de suero artificial u otro líquido. ||-**abarticular.** Gota que no ataca las articulaciones. ||-**aguda.** Gota en la que existen claramente los signos de inflamación en la articulación afecta, acompañada de un estado general febril. ||-**anormal.** Gota abarticular. ||-**asténica** o **atónica.** Gota crónica sin síntomas manifiestos de inflamación en las articulaciones atacadas, pero con tumefacción, formación de depósitos tofáceos en las mismas y deformidad consecutiva. ||-**cálcica.** Llamada también seudogota o condrocalcinosis. Se debe a la acumulación articular de cristales de pirofosfato de cal. ||-**de los pobres.** Artritis deformante. ||-**inflamatoria.** Gota aguda. ||-**irregular.** Gota abarticular. ||-**latente.** Uricemia sin los caracteres típicos de gota. ||-**militar.** Blenorragia crónica. ||-**pendiente.** V. Cultivo en gota pendiente. ||-**regular.** Gota que afecta una articulación. ||-**retropulsa.** Gota en la que los síntomas articulares desaparecen súbitamente o no existen, y en cambio aparecen manifestaciones graves cerebrales, cardíacas o gástricas. Llámase también *enfermedad de Da Costa*. ||-**reumática.** Artritis atrófica. ||-**saturnina.** Afección semejante a la gota, debida a la intoxicación por el plomo. ||-**serena.** Amaurosis. ||-**tofácea.** Gota en la que abundan los depósitos de urato de sodio en las articulaciones. ||-**visceral.** Antigua denominación de las afecciones crónicas viscerales en individuos que previamente hubiesen sufrido ataques de gota.

gotas. f. pl. Medicamento cuya dosis se cuenta por gotas. ||-**amargas de Baumé.** Maceración de habas de San Ignacio, 500 g; carbonato potásico, 5 g; hollín, 1 g, en alcohol de 60°, 1.000 g. Empléabase como aperitivo. ||-**anodinas de Hoffmann.** Mixtura de alcohol y éter. ||-**de Peter** o **Wade.** Tintura de benjuí compuesta. ||-**negras inglesas.** Medicamento preparado macerando 100 g de opio en 600 g de vinagre destilado, y un poco de nuez moscada y azafrán, colando el líquido, añadiéndole azúcar y concentrándolo en baño de María hasta el peso de 200 g. Empléabase como aperitivo.

goteo. m. Cojeo del caballo con enfermedad de la articulación del codo. || Caída de un líquido gota a gota. || Gota a gota.

gotero. m. Instrumento para administrar un líquido gota a gota.

Göthlin (Prueba de) (Gustaf F. *Göthlin*, médico sueco, 1874-1949). V. Prueba.

gotiera (del fr. *gouttière*). f. Galicismo por férula.

gotitas de Flügge. f. pl. Partículas diminutas expelidas al hablar, toser, estornudar, que pueden transportar gérmenes infecciosos de un individuo a otro.

Gottschalk (Operación de) (Sigmund *Gottschalk*, cirujano alemán, 1860-1914). V. Operación.

Gottstein (Fibras, prolongación, taponamiento de) (Jacob *Gottstein*, otólogo de Breslau, 1832-1895). Véanse estos términos.

Gougerot (Enfermedad de) (Henri *Gougerot*, médico francés, 1881-1955). V. Enfermedad. ||-**Blum (Síndrome de).** V. Síndrome. ||-**Burnier (Síndrome de).** V. Síndrome. ||-**Carteaud (Enfermedad de).** V. Enfermedad. ||-**Degos (Enfermedad de).** V. Enfermedad. ||-**Hailey-Hailey (Síndrome de).** V. Síndrome. ||-**Houwer-Sjögren (Síndrome de).** V. Síndrome.

Gould (Signo de) (George Milbry *Gould*, oftalmólogo norteamericano, 1848-1922). V. Signo. ||-**(Sutura de)** (Alfred P. *Gould*, cirujano inglés, 1852-1922). V. Sutura.

Gouley (Catéter o **sonda, síndrome de)** (John W. *Gouley*, cirujano norteamericano, 1832-1920). V. Catéter, síndrome.

goundou. m. Gundú.

Gouraud (Enfermedad de) (Vincent O. *Gouraud*, cirujano francés, 1772-1848). V. Enfermedad.

Gowers (Enfermedad, fascículo, signo de) (Sir William R. *Gowers*, neurólogo inglés, 1845-1915). V. Enfermedad, fascículo, signo.

Goyanes (Anestesia de) (José *Goyanes*, cirujano español, n. en 1876). V. Anestesia.

Graaf (Folículo, vesícula de De) (Reinier *De Graaf*, anatomista alemán, 1641-1673). Véanse estos términos.

Graber-Duvernay (Operación de). V. Operación.

grácil (del lat. *gracilis*). adj. Delgado o delicado, tenue.

gracilis (lat.). m. Músculo recto interno del muslo.

graciola o **gratiola.** f. Planta escrofulariácea (*Gratiola officinalis*), hierba de los pobres, purgante, emética y diurética. Se empleaba en forma de infusión, en polvo (píldoras o sellos) y en extracto.

graciolina. f. Glucósido tóxico, en agujas sedosas o agregados amarillos, de la *Gratiola officinalis*.

Gradenigo (Síndrome de) (Giuseppe *Gradenigo*, médico italiano, 1859-1936). V. Síndrome.

gradiente (de *grado*). m. A., *Gefälle*; F. e In., *gradient*; It., *pendenza*; P., *gradiente*. Intensidad de aumento o disminución de una magnitud variable; el término abarca también a la curva que representa. ||-**auriculoventricular.** Diferencia de presión diastólica entre aurícula y ventrículo. ||-**mitral.** Diferencia de presión diastólica entre aurícula y ventrículo izquierdos. ||-**ventricular.** Suma algebraica de los ejes eléctricos medios de complejo QRS y onda T.

grado (del lat. *gradus*). m. A., *Grad*; F., *degré*; In., *degree*; It., *grado*; P., *grau*. Modo o cantidad de calidad en general. || Cada una de las divisiones de la escala de ciertos instrumentos (aerómetros, alcohómetros, termómetros, etc.). || Unidad de medida de arcos de circunferencia y de ángulos, contenida 360 veces en la circunferencia completa. || Unidad de medida de temperatura. ||-**Celsius** o **centígrado.** Unidad de temperatura de la escala Celsius. V. Termómetro. ||-**Fahrenheit.** Unidad de temperatura de la escala Fahrenheit. V. Termómetro.

graduado. adj. F., *gradué* (1.ª acep.), *diplômé* (2.ª acep.) Dividido en grados. || m. Persona que posee un grado universitario.

Graefe (Aprietanudos de) (Carl F. von *Graefe*, cirujano alemán, 1787-1840). V. APRIETANUDOS. ‖ **-(Enfermedad, operación, signo de)** (Albrecht von *Graefe*, oftalmólogo alemán, 1828-1870). Véanse estos términos.

grafema (del gr. *graphé*, escritura). m. Término de lingüística que sirve para designar unidades mínimas de la escritura. Por ejemplo: e, f, etc.

grafestesia (del gr. *gráphein*, escribir, trazar, y *aísthesis*, sensación). f. F., *graphesthésie, dermolexie*. Sentido por el cual se reconoce la significación de lo que se traza en la piel.

-grafía o **grafia**. Formas sufijas del griego *gráphein*, escribir.

gráfico, ca (del lat. *graphicus*, y éste del gr. *graphikós*). adj. Expresado por medio de un dibujo; relativo al uso de diagramas o trazados en el estudio científico de los fenómenos. ‖ m. y f. A., *Karte;* F., *graphique;* In., *chart;* It., *grafica;* P., *gráfico*. Este mismo dibujo o trazado.

grafo-. Sufijo (del gr. *gráphein*) con el significado de escribir o registrar.

grafoanálisis (de *grafo-* y *análisis*). m. F., *graphoanalyse*. Análisis del carácter por medio del estudio de la escritura.

grafocatarsis (de *grafo-* y el gr. *kátharsis*, purificación). f. F., *graphocatharsis*. Método catártico en el cual el paciente escribe los pensamientos que le afligen.

grafocinestésico (de *grafo-* y el gr. *kínesis*, movimiento, y *aísthesis*, sensación). adj. F., *graphokinesthésique*. Relativo a la sensación que produce el acto de escribir.

grafocinético (de *grafo-* y el gr. *kinetikós*, movible, motor). adj. Relativo a los movimientos de escritura.

grafología (de *grafo-* y el gr. *lógos*, tratado). f. A., *Graphologie;* F., *graphologie;* In., *graphology;* It. y P., *grafologia*. Estudio de la escritura, como indicación del carácter del individuo y diagnóstico de alteraciones nerviosas.

grafomanía. f. GRAFORREA.

grafomotor. adj. F., *graphomoteur*. Relativo o que afecta los movimientos que se requieren para escribir; grafocinético.

grafopatología (de *grafo-* y el gr. *páthe*, dolencia). f. F., *graphopathologie*. Estudio de la escritura como indicación del estado mental o físico del individuo.

graforrea (de *grafo-* y el gr. *rhein*, fluir). f. A., *Graphorrhöe;* F., *graphorrhée;* In., *graphorrhea;* It., *graforrea;* P., *graforreia*. Estado de insania, caracterizado por la inclinación irresistible a escribir largamente sin sentido.

grafospasmo (de *grafo-* y el gr. *spasmós*, contracción). m. F., *crampe de l'écrivain*. Calambre de los escribientes.

gragea (del ant. cast. *dragea* o *adragea*, y éste del fr. *dragée*). f. A., *Dragee;* F., *dragée;* In., *sugar-coated pill;* It., *confetto;* P., *confeito*. Preparación medicamentosa; píldora pequeña cubierta de una capa de azúcar.

Graham (Ley de) (Thomas *Graham*, químico inglés, 1805-1869). V. LEY. ‖ **-Cole (Método de)** (Evarts A. *Graham* y Warren H. *Cole*, cirujano norteamericano, n. en 1898). V. MÉTODO. ‖ **-(Prueba de)** (Evarts A. *Graham*, cirujano norteamericano, 1883-1957). V. PRUEBA.

Graham Steell (Soplo de) (*Graham Steell*, médico inglés, 1851-1942). V. SOPLO.

Gram (Licor o solución, método de) (Hans Christian Joachim *Gram*, médico danés, 1853-1938). V. COLORACIÓN, SOLUCIÓN.

grama (del lat. *gramina*, pl. de *gramen, -inis*, hierba, césped, grama). f. A., *Duecke;* F., *chiendent;* In., *couchgrass;* It., *gramigna;* P., *grama*. Nombre de dos plantas de la familia de las gramíneas, muy comunes (*Triticum repens* y *Panicum dactylon*), cuyas raíces son diuréticas por las sales de potasa que contienen.

gramicidina. f. F., *gramicidine*. Antibiótico aislado de cultivos del *Bacillus brevis*, destructor de bacilos grampositivos, neumococos, estreptococos, etc.; con la tirocidina constituye la tirotricina.

gramo (del gr. *grámma, -atos*). m. F., *gramo*. Unidad ponderal en el sistema métrico decimal, equivalente al peso de 1 ml de agua destilada a la temperatura de 4° y a 760 mm de Hg. ‖ **-ion**. Cantidad de un ion cuyo peso en gramos es igual numéricamente al peso atómico del ion. ‖ **-molécula**. Peso de una sustancia en gramos equivalente a su peso molecular.

grampositiva o **gramnegativa**. adj. F., *gram-négatif, gram positif*. Dícese de las bacterias que teñidas con determinados colorantes básicos (generalmente cristal violeta), al ser tratadas con alcohol conservan o pierden, respectivamente, el colorante. Teñidas con cristal violeta, las que lo conservan (grampositivas) aparecen de color azul oscuro, y las que lo pierden (gramnegativas) toman el colorante que se emplea como contraste, generalmente rojo o anaranjado. Es muy útil en la primera fase de identificación bacteriana y traduce una especial composición de la pared bacteriana. Son bacterias grampositivas: *Staphylococcus, Streptococcus, Bacillus, Clostridium, Corynebacterium*, etc., y son gramnegativas: *Escherichia, Salmonella, Klebsiella, Proteus, Pseudomomas, Brucella, Haemophilus, Bacteroides, Neisseria*, etc.

granada (del lat. *granatum* [*malum*]). f. A., *Granatapfel;* F., *grenade;* In., *pomegranate;* It., *melagrana;* P., *romã*. Fruto del granado, de corteza astringente y pulpa acídula y refrescante.

granado (de *granada*). m. Árbol de la familia de las punicáceas (*Punica granatum*). Las flores son astringentes y la corteza de la raíz se emplea con éxito como tenífuga. V. PELETIERINA.

granatonina. f. SEUDOPELETIERINA.

Grancher (enfermedad, signo de) (Jacques Joseph *Grancher*, médico francés, 1843-1907). V. ENFERMEDAD, SIGNO. ‖ **- (Esquemas de)** Expresión por los signos + y – de las alteraciones en los fenómenos comprobados por la palpación, auscultación y percusión, que indica, según la combinación de dichos signos, la naturaleza de la afección pulmonar.

Grandry (Corpúsculo de) (*Grandry*, anatomista francés del siglo XIX). CORPÚSCULO DE MERKEL.

Granger (Línea, signo de) (Amédée *Granger*, radiólogo norteamericano, 1879-1939). V. LÍNEA, SIGNO.

grano (del lat. *granum*). m. A., *Korn;* F. e In., *grain;* It., *grano;* P., *grão*. Antigua unidad de peso medicinal, que equivalía aproximadamente al peso de un grano de cebada. En Inglaterra y en los Estados Unidos de Norteamérica se emplea aún esta unidad de peso, que equivale a 65 miligramos. ‖ Semilla de los cereales. ‖ Eminencia cutánea circunscrita, vesiculosa y papulosa. ‖ **-del paraíso**. Fruto verde de algunas especies africanas del género *Amomum*. Estimulante y diurético.

granulación (del lat. *granulatio, -onis*). f. A., *Granulation;* F. e In., *granulation;* It., *granulazione;* P., *granulação*. Reducción de un cuerpo o masa a partículas pequeñas o gránulos. ‖ Formación en una úlcera o herida de pequeñas masas carnosas redondas constituidas por tejido de granulación y también estas mismas masas. ‖ Gránulo o conjunto de gránulos. ‖ pl. Producción patológica formada por la unión de pequeñas masas linfoides, neoplásicas, vasculares, en la conjuntiva palpebral, en la faringe, laringe, etc. TRACOMA. ‖ **-de Bayle**. pl. Tubérculos grises que han sufrido la degeneración fibroide. ‖ **-de Bright**. pl. Granulaciones en la nefritis intersticial crónica. ‖ **-de Carswell**. pl. Infiltración tuberculosa en forma de pequeños racimos alrededor de los bronquios más pequeños. ‖ **-de Langley**. pl. Gránulos proteicos en el protoplasma de las células adelomorfas o principales de las glándulas gástricas. ‖ **-de Virchow**. pl. Granulaciones que contienen elementos ependimarios y neuróglicos, encontradas en las paredes de los ventrículos cerebrales en la parálisis general. ‖ **-exuberante**. Desarrollo excesivo del tejido de granulación en una úlcera o herida. ‖ **-gris**. Reunión de folículos tuberculosos o tubérculo de pequeñas dimensiones, semitransparente. ‖ -**melánica.** Impregnación de los elementos anatómicos por gránulos de melanina. ‖ -**meníngeas, aracnoides o de Pacchioni.** pl. Cuerpos de Pacchioni. ‖ -**miliar.** Granulación gris antigua que se ha hecho opaca; tubérculo miliar. ‖ -**pigmentaria.** Partículas sólidas de color propio que existen anormal o accidentalmente en los tejidos.

granulado. adj. Granuloso o granular. ‖ m. Preparación farmacéutica en forma de gránulos; contiene casi siempre, como excipiente, gran cantidad de azúcar.

granulia. f. Tuberculosis miliar; tisis aguda granúlica.

granuliforme. adj. F., *granuliforme.* En forma de gránulo.

gránulo (del lat. *granulum*). m. A., *Körnchen;* F. e In., *granule;* It., *granulo;* P., *grânulo.* Grano pequeño o partícula. ‖ Partícula intracelular que se tiñe específicamente con ciertos colorantes. ‖ Pequeña gragea que contiene una cantidad mínima de medicamento heroico. ‖ -**acidófilo.** Gránulo eosinófilo. ‖ -**albuminoso.** Gránulo citoplásmico. ‖ -**alfa.** Gránulo eosinófilo. ‖ -**anfófilo.** Gránulo beta. ‖ -**azurófilo.** Gránulo citoplasmático que se tiñe de azul rojizo con el Giemsa. ‖ -**basal.** Blefaroplasto. ‖ -**basófilo.** Gránulos colorables por los reactivos básicos, que existen en la sangre, médula ósea y muy abundantes en la sangre leucémica. ‖ -**beta.** Gránulos pequeños redondeados, en las cavidades medulares óseas y algunas veces en los leucocitos. ‖ -**citoplásmico.** Corpúsculos del citoplasma de muchas células normales, que desaparecen ópticamente por la acción del ácido acético y no se afectan por el éter o cloroformo. ‖ -**cromafin.** Corpúsculo de sustancia semejante a la de las cápsulas suprarrenales. ‖ -**cromófilo.** Cualquiera de las partículas de sustancia colorable dentro o fuera de una célula o elemento. ‖ -**de Altmann.** Pequeñas masas redondas, coloreables por la fucsina ácida, que existen en las células glandulares de los vertebrados, en relación con la actividad secretora. ‖ -**de antitripsina** α₁. Acumulación densa eosinófila, PAS-diastasa-positiva, presente en los hepatocitos de los pacientes con déficit de secreción de la enzima antitripsina α₁. ‖ -**de Babes-Ernst.** Gránulos en el interior de algunas bacterias, que tienen la propiedad de teñirse intensamente por los colorantes básicos, pero con tinte algo diferente del colorante empleado. ‖ -**de Bettelheim.** Pequeños gránulos móviles observados en la sangre. ‖ -**de Bollinger.** Diminutas masas de corpúsculos blancoamarillentos, que contienen micrococos, en el tejido de granulación de la botriomicosis. ‖ -**de Bütschli.** Engrosamiento que forma el segundo anfíaster que queda en el vitelo después de la formación del segundo glóbulo polar. ‖ -**de cimógeno.** Gránulos en las células de las glándulas, que se supone contienen la materia preliminar que da origen a la enzima. ‖ -**de Dioscórides.** Gránulos medicamentosos que contienen 1 mg de ácido arsenioso. ‖ -**de Druse.** Granos amarillos de la actinomicosis. ‖ -**de Ehrlich o Ehrlich-Heinz.** Gránulos celulares que se tiñen con el colorante triácido de Ehrlich. ‖ -**de Fauvel.** Abscesos peribronquiales. ‖ -**de Grawitz.** Corpúsculos diminutos observados en los hematíes en la intoxicación por el plomo. ‖ -**de Isaacs.** Gránulos muy refringentes de algunos hematíes, que representarían el período final de maduración. ‖ -**de la linfa.** Linfocito. ‖ -**de Mezi.** Corpúsculos parduscos esféricos en los frotis de lesiones de estreptotricosis cutánea. ‖ -**de Much.** Gránulos coloreables por el Gram, que se consideran como bacilos tuberculosos modificados. ‖ -**de Neusser.** Gránulos basófilos observados alrededor del núcleo de los leucocitos. ‖ -**de Nissl.** Cuerpos de Nissl. ‖ -**de Palade.** Ribosoma. ‖ -**de Plehn.** Gránulos basófilos en la forma conjugada del parásito del paludismo. ‖ -**de queratohialina.** Granulaciones presentes en las células del estrato granuloso de la epidermis. ‖ -**de Schridde.** Gránulos semejantes a los de Altmann, pero más pequeños, encontrados en los plasmocitos y linfocitos. ‖ -**de Schüffner.** Gránulos rojos observados en los hematíes en el paludismo con la coloración por el azul de metileno policromo. ‖ -**de Schügner.** Gránulo de Plehn. ‖ -**de Trantas.** pl. Puntos blancos pequeños en el limbo de la conjuntiva, en la conjuntivitis vernal. ‖ -**del cerebro.** Mielocito. ‖ -**delta.** Gránulos basófilos en los linfocitos. ‖ -**elemental.** Hemoconia. ‖ -**eosinófilo.** Gránulos que existen en algunos leucocitos refringentes, colorables por la eosina. ‖ -**épsilon.** Gránulos neutrófilos en el protoplasma de los leucocitos polinucleares. ‖ -**feocromo.** Gránulo cromafín. ‖ -**fucsinófilo.** Gránulo de Altmann. ‖ -**gamma.** Gránulo basófilo. ‖ -**infectivo.** Pequeños cuerpos granulosos que transmiten la infección en la tripanosomiasis. ‖ -**intersticial de Kölliker.** Gránulos de distinto tamaño en el sarcoplasma de las fibras musculares. ‖ -**kappa.** Gránulos azurófilos gruesos, rojizos, que se ven en muchos linfocitos. ‖ -**linfoide de Malpighi.** Corpúsculos de Malpighi del bazo. ‖ -**metacromático.** Gránulo de Babes-Ernst. ‖ -**neutrófilo.** El que se tiñe simultáneamente con colorantes básicos y ácidos. ‖ -**oxífilo.** Gránulo eosinófilo. ‖ -**polar.** Gránulo de Babes-Ernst. ‖ -**riciforme u orizoide.** Corpúsculos de fibrina que se encuentran libres en las articulaciones en las vainas de los tendones, asociados frecuentemente con procesos tuberculosos. ‖ -**seminal.** Pequeños granos observados en el líquido espermático. ‖ -**yodófilo.** Gránulos que se tiñen de pardo por el yodo y que se observan en los leucocitos polinucleares en varias infecciones agudas.

granuloadiposo (de *gránulo* y el lat. *adeps, adipis,* grasa). adj. F., *granulograisseux.* Dícese del estado en que aparecen los elementos anatómicos degenerados que contienen gránulos de grasa.

granuloblasto (de *gránulo* y el gr. *blastós,* retoño). m. F., *granuloblaste, myéloblaste.* Célula sanguínea embrionaria que contiene gránulos y se desarrolla en granulocito.

granulocito (de *gránulo* y el gr. *kýtos,* cavidad). m. A., *Granulozyt;* F. e In., *granulocyte;* It., *granulocita;* P., *granulocito.* Célula que contiene gránulos, especialmente leucocito que contiene gránulos neutrófilos basófilos o eosinófilos en su protoplasma.

granulocitopenia (de *granulocito* y el gr. *penía,* escasez). f. A., *Granulozytopenie;* F., *granulocytopénie;* In., *granulocytopenia;* It. y P., *granulocitopenia.* Escasez de granulocitos en la sangre; agranulocitosis.

granulocitopoyesis (de *gránulo,* el gr. *kýtos,* cavidad, y *poíesis,* producción). f. F., *granulocytopoïèse.* Producción normal de granulocitos en la médula ósea.

granulocitosis. f. Leucocitosis polinuclear.

granulofilocito (de *gránulo,* el lat. *filum,* hilo, y el gr. *kýtos,* cavidad). m. Reticulocito.

granuloma (de *gránulo* y el suf. *-oma*). m. A., *Granulom;* F., *granulome;* It. y P., *granuloma.* Tumor o neoplasia formado por tejido de granulación. ‖ -**anular.** Estado caracterizado por la formación de nódulos duros, rojizos, dispuestos en círculos, que se ensanchan y forman un anillo. ‖ -**benigno del tiroides.** Inflamación crónica del tiroides que produce un endurecimiento notable de la glándula. ‖ -**benigno pediculado.** Botriomicosis. ‖ -**coccidioide. Enfermedad infecciosa debida al hongo** *Coccidioides immitis* (*Oidium coccidioides*), cuyos síntomas son semejantes a los de la tuberculosis y que ataca todos los órganos. Sin.: Enfermedad de California, dermatitis coccidioide. Oidiomicosis. ‖ -**de Hodgkin.** Enfermedad de Hodgkin. ‖ -**de las piscinas.** Granuloma originado por el *Mycobacterium balnei,* de evolución lenta y transmitido por el agua de las piscinas. ‖ -**de MacLeod-Donovan.** Úlcera serpiginosa de los genitales propia de las zonas tropicales. ‖ -**del iris.** Neoplasia muy vascular, de forma variada, que crece en el iris. ‖ -**dentario.** Pequeña masa de tejido de granulación que contiene depósitos bacterianos en la raíz del diente. ‖ -**eosinófilo o eosinofílico de los huesos.** Tumefacción ósea localizada en especial en el cráneo, de evolución benigna, acompañada de eosinofilia. Histológicamente presenta granulomas múltiples con histiocitos y numerosos eosinófilos y lesiones osteolíticas. Es más frecuente en niños. ‖ **-epitelioide.** SARCOIDOSIS. ‖ **-facial** o **facial eosinofílico.** Afección benigna de causa desconocida, que se caracteriza por la presencia de placas en la cara, extremidades o tronco, constituidas por un infiltrado dérmico de leucocitos, linfocitos, histiocitos y fibroblastos. ‖ **-fungoide.** MICOSIS FUNGOIDE. ‖ **-infeccioso.** Granuloma producido por un microorganismo, de la tuberculosis, de la sífilis o de la actinomicosis. ‖ **-inguinal.** GRANULOMA ULCERATIVO DE LOS GENITALES. ‖ **-lipofágico.** ESTEATONECROSIS. ‖ **-maligno.** Enfermedad de Hodgkin o linfogranulomatosis. ‖ **-micótico.** Lesión fungoide constituida por una zona central rica en polinucleares neutrófilos, un estrato externo histiocitario epitelioide y otro más externo fibroblástico. ‖ **-múltiple hemorrágico.** Sarcoma idiopático múltiple. ‖ **-piógeno.** Masa fungosa más o menos pediculada, cuyas granulaciones están formadas por masas de estafilococos. MICOSIS FUNGOIDE. ‖ **-sarcomatoso.** ‖ **-telangiectásico.** Variedad caracterizada por la presencia de numerosos vasos dilatados. ‖ **-tropical.** FRAMBESIA. ‖ **-ulcerativo de los genitales.** Enfermedad de los países tropicales, causada por *Calymmabacterium granulomatis,* que afecta los genitales y las partes próximas y se caracteriza por su aspecto granular, gran extensión y curso crónico. *Sin.:* Granuloma venéreo, granuloma inguinal, úlcera pudenda.

granulomatosis. f. A., *Granulomatose;* F. e In., *granulomatosis;* It., *granulomatosi;* P., *granulomatose.* Formación de granulomas múltiples. ‖ **-lipoide.** XANTOMATOSIS. ‖ **-maligna.** Linfogranulomatosis o enfermedad de Hodgkin.

granulopenia. f. GRANULOCITOPENIA.

granulopexia (de *gránulo* y el gr. *pêxis,* fijación). f. Fijación de gránulos. ‖ Fijación de granulocitos.

granuloplásico (de *gránulo* y el gr. *plássein,* formar). adj. F., *granulopoïèse.* Que forma gránulos o granulocitos; granulopoyético.

granuloplasma. m. ENTOSARCO.

granulopoyesis (de *gránulo* y el gr. *poíesis,* formación, producción). f. F., *granulopoïèse.* Formación de granulocitos.

granulosa. f. F., *granulose* (1.ª acep.), *granulosa* (2.ª acep.). Parte más soluble del almidón. ‖ Membrana granulosa.

granulosarcoma. m. MICOSIS FUNGOIDE.

granulosis. f. A., *Körnchenbildung;* F. e In., *granulosis;* It., *granulosi;* P., *granulose.* Formación de una masa de gránulos. ‖ TRACOMA. ‖ **-rubra nasi.** Afección de la piel de la nariz, que algunas veces se extiende a las mejillas, caracterizada por el color rojo brillante con formación de pápulas, hiperhidrosis e inflamación crónica de los vasos que rodean las glándulas sudoríparas.

Granville (Martillo de) (Joseph Mortimer *Granville,* médico inglés, 1833-1906). V. MARTILLO.

grapa (probl. del cat. *grapa,* y éste del germ. *krappa,* gancho o garra). f. A., *Klammer;* F., *agraffe;* In., *clip;* It., *grappa;* P., *grapa.* En ortopedia, pieza metálica de osteosíntesis, cuyos dos extremos, doblados en ángulo recto y aguzados, se clavan en los respectivos segmentos óseos. AGRAFE. LAÑA. ‖ **-de Dujarier-Jacoël.** Grapa para osteosíntesis de fracturas del calcáneo.

grasa (de *graso,* y éste del lat. *crassus*). f. A., *Fett;* F., *graisse;* In., *fat;* It., *grasso;* P., *gordura.* Cuerpo líquido o sólido, de procedencia animal o vegetal, constituido principalmente por una mezcla de glicéridos (estearina, palmitina, oleína, etc.). Las grasas se encuentran, en los vegetales, principalmente en los frutos y semillas, y en los animales superiores y en el hombre, en casi todos los órganos. Son insolubles en el agua, solubles en el éter, la bencina, el cloroformo y el sulfuro de carbono; por la acción de los álcalis se saponifican. ‖ **-de los cadáveres.** ADIPOCIRA. ‖ **-molecular.** La que existe en el interior de las células.

Graser (Divertículo de) (Ernst *Graser,* cirujano alemán, 1860-1929). V. DIVERTÍCULO.

graso (Ácido). Cualquiera de los ácidos que se encuentran en las grasas formando ésteres con la glicerina (p. ej., el oleico, el palmítico, el esteárico).

Grasset (Enfermedad, fenómeno, ley de) (Joseph *Grasset,* médico francés, 1849-1918). Véanse estos términos. ‖ **-Rauzier (Síndrome de).** V. SÍNDROME.

gratificación (del lat. *gratificatio, -onis,* beneficio). f. F., *gratification.* Descenso de la tensión emocional consecutiva a la satisfacción de un instinto.

Gratiolet (Radiación óptica de) (Louis Pierre *Gratiolet,* anatomista francés, 1815-1865). V. RADIACIÓN.

Gräupner (Prueba de) (Sigurd *Gräupner,* médico alemán, 1861-1916). V. PRUEBA.

Graux-Féréol (Tipo de) (Gaston *Graux,* médico francés del siglo XIX; L. H. Félix *Féréol,* médico francés 1825-1891). V. TIPO.

gravativo (del lat. *gravatus,* p.p. de *gravare,* gravar). adj. Dícese del color con sensación de peso.

grave (del lat. *gravis*). adj. F., *grave.* Que pesa. ‖ Dícese del sonido profundo o bajo, es decir, del de pequeña frecuencia de vibraciones. ‖ Aplícase a las enfermedades que ponen la vida en peligro.

gravedad (del lat. *gravitas, -atis*). f. A., *Schwere;* F., *gravité;* In., *gravity;* It., *gravità;* P., *gravidade.* Cualidad de grave. ‖ Propiedad por la cual todo cuerpo propende a dirigirse al centro de la Tierra, cayendo hacia ésta al quitar el obstáculo que lo detiene.

gravela (del fr. *gravelle*). f. Concreción litiásica menor que un cálculo y mayor que la arenilla.

Graves (Enfermedad de) (Robert *Graves,* médico irlandés, 1797-1853). V. ENFERMEDAD.

grávida. A., *Schwanger;* F., *enceinte;* In., *gravid;* It., *gravida;* P., *prenhe.* Dícese de la mujer embarazada. U.t.c.s. ‖ Como suf. de *primi, secundi, terci,* etc., indica la que está embarazada por primera, segunda, tercera, etc., vez.

gravidez (de *grávido*). f. A., *Gravidität;* F., *gravidité;* In., *gravidity;* It., *gravidanza;* P., *gravidez.* Estado de embarazo o gestación; preñez.

Gravier (Operación de). V. OPERACIÓN.

gravímetro (del lat. *gravis,* pesado, y el gr. *métron,* medida). m. F., *gravimètre.* Instrumento para determinar el peso o gravedad específica.

gravistático (del lat. *gravis,* pesado, y el gr. *statós,* estacionario). adj. Debido a la gravitación, como: *congestión pulmonar gravistática.*

graviterapia (del lat. *gravis,* pesado, y el gr. *therapeía,* tratamiento). f. Tratamiento por pesos.

Grawitz (Tumores de) (Paul *Grawitz,* patólogo alemán, 1850-1932). V. TUMOR.

Gray (Unidad). (L. H. *Gray,* físico inglés). V. UNIDAD.

Greeg (Síndrome de). V. SÍNDROME.

Greene (Signo de) (Charles L. *Greene,* médico norteamericano, 1863-1929). V. SIGNO.

Greenhow (Enfermedad de) (Edward Headlane *Greenhow,* médico inglés, 1814-1888). V. ENFERMEDAD.

Greenwald (Enfermedad de). V. ENFERMEDAD.

grefótomo (del fr. *greffe,* injerto, y el gr. *tomós,* cortante). m. Instrumento para la sección de injertos.

gregaloide (del lat. *grex, gregis,* rebaño, y el gr. *eîdos,* aspecto). adj. Formado por la unión casual de células independientes; dícese de las colonias de protozoarios.

gregarinosis. f. F., *infestation par les grégarines.* Estado morboso producido por la infección con gregarinas, microorganismos protozoarios parásitos de los insectos.

gregarismo (del lat. *gregarius,* de *grex, gregis,* rebaño). m. Instinto de rebaño; tendencia a reunirse en grupos y a adoptar las opiniones y conducta de otros.

Grégoire (Síndrome de). V. SÍNDROME.

Greig (Hipertelorismo, síndrome de) (David M. *Greig,* médico escocés, 1864-1936). V. SÍNDROME.

Grenet (Síndrome de) (*Grenet,* médico francés del siglo XIX). V. SÍNDROME. ‖ **-Mézard (Síndrome de).** V. SÍNDROME.

Griesinger (Enfermedad, signo de) (Wilhelm *Griesinger,* neurólogo alemán, 1817-1868). V. ENFERMEDAD, SIGNO.

grieta (del ant. *crieta*, y éste del lat. vulgar *crepta, contracc. de *crepita*, p. p. de *crepare*, crepitar, reventar). f. A., *Schrunde*; F., *crevasse*; In., *crevice*; It., *screpolatura*; P., *greta*. Pequeña hendidura longitudinal, regadía poco profunda, más o menos dolorosa, de la epidermis y porción superficial de la dermis. ||-**del pezón.** Excoriación lineal superficial en el pezón, muy dolorosa, que aparece en los primeros días de la lactancia y que puede ser causa de mastitis.
grifa. f. V. CÁÑAMO.
Griffith (Mixtura de) (Robert Eglesfeld *Griffith*, médico norteamericano, 1798-1850). V. MIXTURA.
Grimson (Operación de) (Keith S. *Grimson*, cirujano norteamericano, n. en 1910). V. OPERACIÓN.
Grindelia (de H. *Grindel*, 1776-1836). Género de plantas de la familia de las compuestas, originarias de América. Las hojas y capítulos de la especie *G. robusta* contienen una materia resinosa que posee una acción antiasmática y expectorante. De ellos se obtienen también un alcaloide amargo, *grindelina*, y un glucósido, *grindelol*.
griocroma. m. Célula nerviosa en la cual la materia colorable del cuerpo celular aparece en forma de gránulos minúsculos.
gripe (del fr. *grippe*). f. A., *Grippe*; F. e It., *grippe*; In., *influenza*; P., *gripe*. Nombre vulgar de la bronquitis febril.|| Influenza, enfermedad infecciosa aguda, epidémica o pandémica causada por un virus, *Influenzavirus*, del que existen tres tipos (A, B y C) sin relación alguna desde el punto de vista antigénico y sin aparición de inmunidad cruzada entre los mismos. Entre los síntomas destacan la fiebre, dolores generalizados, catarro respiratorio y depresión nerviosa. V. INFLUENZAVIRUS.
griposis o **grifosis** (del gr. *grypós*, ganchudo, encorvado). f. A., *Krümmung*; F., *grypose*; In., *gryposis*; It., *griposi*; P., *gripose*. Incurvación anormal de una formación anatómica, particularmente de las uñas (onicogriposis). ||-**penis.** ENCORDAMIENTO. ||-**ungulum.** Onicogriposis.
gris (probablemente del occ. ant. *gris*, y éste del fráncico *gris). adj. A., *Grau*; F. y P., *grio*; In., *gray*; It., *grigio*. Dícese del color que resulta de la mezcla de blanco y negro. Véanse los términos asociados: ACEITE, COMISURA, SUSTANCIA, etc., grises. ||-**nervioso.** Término de Nissl para el constituyente específico desconocido de la sustancia gris del sistema nervioso.
Grisel (Tortícolis de) (Pierre *Grisel*, cirujano pediatra francés, 1874-1959). V. ENFERMEDAD.
griseofulvina. f. F., *griséofulvine*. Antibiótico obtenido del hongo *Penicillium griseofulvium* y *P. patulum*, activo contra las micosis cutáneas. Se administra por vía oral.
griserina. f. LORETINA.
Grisolle (Signo de) (Augustin *Grisolle*, médico francés, 1811-1869). V. SIGNO.
grisú (del fr. *grisou*, y éste del valón *feu grisou*, forma dialec. del fr. *feu grégeois*, fuego griego). m. Gas metano o formeno de las minas de hulla, mezclado con el aire atmosférico.
grito. m. A., *Schrei*; F., *cri*; In., *cry*; It., *grido*; P., *grito*. Sonido vocal fuerte y súbito. ||-**del Douglas.** Grito agudo prolongado que profieren algunas pacientes al manipular el fondo de saco de Douglas. ||-**epiléptico.** Alarido que algunas veces profieren los epilépticos al iniciarse el ataque. ||-**hidrocefálico.** Grito penetrante breve, inconsciente y repetido, que interrumpe el estado de somnolencia de los niños afectos de meningitis tuberculosa u otra enfermedad grave intracraneal. ||-**nocturno.** Grito agudo proferido por un niño durante el sueño, observado a menudo en el comienzo de una afección articular.
Gritti (Amputación u operación de) (Rocco *Gritti*, cirujano italiano, 1857-1920). V. AMPUTACIÓN.
Grocco (Signo o triángulo de) (Pietro *Grocco*, médico italiano, 1856-1916). V. SIGNO, TRIÁNGULO.
Groenblad-Strandberg (Síndrome de) (Ester Elisabeth *Groenblad*, oftalmóloga sueca, n. en 1898). V. SÍNDROME.

Groenouw (Enfermedad de) (Arthur *Groenouw*, oftalmólogo alemán, 1862-1945). V. ENFERMEDAD.
grosella (del fr. *groseille*, de orig. incierto). f. A., *Johannisbeere*; F., *groseille*; In., *currant*; It., *ribes*; P., *groselha*. Fruto o baya de grosellero, cuya pulpa es ácida y se emplea en la confección de jarabes y bebidas.
Gross (Enfermedad, píldoras de) (Samuel D. *Gross*, cirujano norteamericano, 1805-1884). V. ENFERMEDAD, PÍLDORA.
Grossich (Método de) (Antonio *Grossich*, cirujano de Fiume, 1849-1926). V. MÉTODO.
Grossman (Signo de) (Morris *Grossman*, médico norteamericano, n. en 1881). V. SIGNO.
Grott (Método de). V. MÉTODO.
Gruber (Candelilla, espéculo, prueba de) (Josef *Gruber*, otólogo austríaco, 1827-1900). Véanse estos términos. ||-**(Enfermedad de).** V. ENFERMEDAD. ||-**(Fosa de)** (Wenzel Leopold *Gruber*, anatomista bohemo en Rusia, 1814-1890). V. FOSA. ||-**(Reacción de)** (Max *Gruber*, bacteriólogo de Munich, 1853-1927). REACCIÓN DE WIDAL.
Gruby (Enfermedad de) (David *Gruby*, médico húngaro en París, 1810-1898). V. ENFERMEDAD. ||-**Sabouraud (Enfermedad de).** V. ENFERMEDAD.
grueso (del lat. *grossus*). adj. Grande, voluminoso, abultado. Dícese especialmente de la porción del intestino que va del íleon al recto (ciego, colon y recto).
Grumbach (Síndrome de). V. SÍNDROME. ||-**Bourrillon-Auvert (Enfermedad de).** V. ENFERMEDAD.
grumo (del lat. *grumus*). m. A., *Klümpchen*; F., *grumeau*; In., *clot*; It. y P., *grumo*. Pequeño cuerpo sólido formado por la coagulación de un líquido, leche o sangre.
Grünbaum (Prueba de) (Albert S. *Grünbaum*, médico inglés, 1869-1921). V. PRUEBA. ||-**Widal (Prueba de)** (Georges Fernand *Widal*, médico francés, 1862-1929). V. REACCIÓN DE WIDAL.
Gruner-Bertolotti (Síndrome de). V. SÍNDROME.
grupo (del ital. *gruppo*, y éste probablemente del gót. *krupps, objeto abultado). m. A., *Gruppe*; F., *groupe*; In., *group*; It., *gruppo*; P., *grupo*. Conjunto de objetos, átomos, células, microorganismos o individuos que tienen ciertas analogías.||-**aglutinación.** V. AGLUTINACIÓN. ||-**colon-tifóidico-disentérico.** Grupo de bacterias gramnegativas más o menos semejantes al bacilo de Eberth. ||-**de Lancefield.** pl. Técnica útil en la identificación de las bacterias del género *Streptococcus* basada en la especial composición que presentan a nivel del carbohidrato C de la pared, que permite agruparlos independientemente de su clasificación en especies. Se trata de una sustancia serológicamente activa que se pone de manifiesto mediante pruebas de precipitación. Los grupos se designan con letras: A, B, C, D, E, F, G, H, K, L, M, O y S. ||-**epóxido.** Grupo orgánico en el cual el oxígeno está situado por fuera de la cadena carbonada. ||-**haptóforo.** V. HAPTÓFORO. ||-**natural.** Conjunto de individuos organizados más semejantes entre sí que a cualquier otro perteneciente a distinto grupo. ||-**paratifoidenteritis** o **Salmonella.** Grupo de microorganismos que producen la intoxicación alimentaria en el hombre y varias infecciones en los animales, como el cólera de los cerdos. ||-**QRS.** Parte del electrocardiograma representada por estas letras. ||-**sanguíneo.** ||-**sanguíneo.** Cada uno de los diversos tipos o grupos en que se ha clasificado la sangre de las personas en relación con la compatibilidad de los corpúsculos y suero de un individuo donador de sangre con los corpúsculos y suero de otro individuo que la recibe. La determinación de estos grupos, que al principio se limitaba a la selección de donadores y receptores para la transfusión sanguínea, se ha extendido hoy a la determinación de la paternidad y a la identificación en criminología. Estos grupos son cuatro, que en la clasificación de *Jansky* y *Moss* van numerados de I a IV y en la de *Landsteiner*, clasificación hoy universal, se denominan O, A, B y AB, que se caracterizan por las diferentes combinaciones de dos aglutinógenos existentes en los corpúsculos rojos y

de dos aglutininas α (anti-A) y β (anti-B) contenidas en el suero. La siguiente tabla representa los cuatro grupos y su compatibilidad entre sí para los efectos de la transfusión:

Grupos	Aglutinógeno	Aglutininas	Da sangre a	Recibe sangre de	Frecuencia en la raza blanca
O	Ninguno	α y β	Todos	O	O 46 %
A	A	β	A y AB	A y O	A 42 %
B	B	α	B y AB	B y O	B 8-10 %
AB	A y B	Ninguna	AB	Todos	AB 2-4 %

El grupo O, como se ve, es donador universal, y el grupo AB, receptor universal. En la actualidad se admite la existencia de los subgrupos A_1, A_2, A_3, A_1B, A_2B y A_3B. Existe un sustrato básico, la sustancia H, sobre el que se desarrollan los antígenos A y B. Se encuentra en todos los hematíes, incluso en los del grupo O, que serían incapaces de transformar dicha sustancia en los antígenos mencionados. Son numerosos los grupos sanguíneos detectados que por su poco poder antigénico tienen menor interés clínico, pero son de utilidad en genética, antropología y medicina legal. *Sistema Diego:* Presenta dos antígenos, Di^a y Di^b, determinado por genes alelos. *Sistema Duffy:* Se transmite por dos genes alelos, Fy^a y Fy^b. *Sistema HLA:* Sistema plurihístico, sus antígenos se hallan en los leucocitos, plaquetas y numerosas células del organismo; es primordial para la histocompatibilidad y está formado por cuatro *loci* diferentes, que se denominan: A, con 18 antígenos; B, con 24 antígenos; C, con 5 antígenos, y D, el *locus* del cultivo mixto linfocitario. *Sistema Ii:* Formado por los antígenos i e I. El i es más importante en el último estadio de la vida fetal; después del nacimiento se reprime y surge el I. *Sistema Kell:* Determinado por dos genes alelos K y k, que dan lugar a tres genotipos. *Sistema Kidd:* Grupo sanguíneo formado por dos genes alelos, Jk^a y Jk^b. *Sistema Lewis:* Grupo constituido por los genes Le^a y Le^b. *Sistema Lutheran:* Lo constituyen dos pares de genes alelos, Lu^a y Lu^b. *Sistema MNSs:* Formado por los antígenos M y N, a los cuales se hallan ligados los antígenos S y s, situados en el mismo cromosoma, lo que ofrece un gran número de variantes. *Sistema P:* Grupo formado por los tipos P1, P2 y Pk (muy raro). *Sistema Rh.* V. RH. Los sistemas ABO y Rh son los más importantes en clínica. *Grupos plaquetarios:* Se han podido hallar en las plaquetas antígenos A, B y factor Rh. Además tendrían antígenos específicos, entre los que pueden mencionarse los sistemas Zw, Ko, Pl y Duzo. *Grupos séricos:* Las distintas proteínas que constituyen el plasma sanguíneo, (Haptoglobinas, transferrina, globulinas γ, lipoproteínas β) representan cada una el soporte de uno o varios sistemas séricos.

grutum. m. Acné miliar; mílium; lesión de la piel producida por la retención de la secreción de una glándula sebácea.
Grynfelt (Triángulo de) (Joseph C. *Grynfelt*, cirujano francés, 1840-1913). V. TRIÁNGULO.
guachamaca. f. Árbol de la familia de las apocináceas *(Malouetia nitida),* de la América del Sur. La corteza, tóxica, se ha recomendado en la hidrofobia y el tétanos.
guacina. f. Principio resinoso amargo del guaco, *Mikania guaco*. Estimulante, emético y diaforético.
guaco. m. Nombre indígena de varias plantas de la América Central y del Sur, especialmente de la *Mikania guaco*. Empléase en el asma, reumatismo, gota y enfermedades de la piel. Tiene fama de preventivo y curativo de las mordeduras de serpiente venenosa y de antisifilítico y antihelmíntico. *Sin.:* Huaco.
guaiaci lignum (lat.). m. Madera del guayaco *(Guaiacum officinale* y *G. sanctum).*
Guaiacum. Género de árboles rutáceos de las regiones tropicales de América; las especies *G. officinale* y *G. sanctum* suministran la madera y resina de guayaco.

gualdo. adj. AMARILLO. Ú.t.c.s.
guanetidina. f. F., *guanéthidine.* Derivado guanidínico que inhibe las respuestas a la estimulación nerviosa adrenérgica sin impedir las respuestas del órgano efector a la administración de aminas simpaticomiméticas exógenas, o los efectos de la estimulación nerviosa colinérgica. Se emplea en el tratamiento de la hipertensión arterial.
guanidasa. f. F., *guanidase.* Enzima que escinde la guanidina en urea y amoníaco.
guanidina. f. F., *guanidine.* Base tóxica, aminourea, formada por la descomposición de las proteínas. || **- (Clorhidrato).** Compuesto empleado en el tratamiento de la miastenia grave.
guanílico (Ácido). Nucleótido que estimula la producción de leucocitos de la serie mieloide.
guanina. f. F., *guanine.* Base cristalina, aminooxipurina, uno de los productos de la descomposición de la nucleína, encontrado en el guano y en varios tejidos animales. Se presenta en forma de depósito en los tejidos de los cerdos afectos de una especie de gota.
guano. m. A., *Guano;* It. y P., *guano.* Materia procedente de la descomposición de los excrementos de aves marinas, acumulada en varias extensiones. Contiene guanina y otras bases nitrogenadas, uratos, fosfatos, etc.; poderoso abono mineral de los cultivos vegetales.
guanóforo (de *guanina* y el gr. *phorós,* que lleva). m. F., *guanophore.* Célula con cristales de guanina, de aspecto plateado por la interferencia de la luz producida por los cristales.
guanosina. f. F., *guanosine.* Nucleósido constituido por guanina y ribosa. Producto de la hidrólisis química o enzimática del nucleótido correspondiente, ácido guanílico. Producto que se forma durante la transformación del ácido guanílico en ácido úrico.
guanosinhidrasa. f. Enzima que escinde la guanosina en guanina y glúcidos.
guantelete (del fr. *gantelet*). m. Vendaje que se practica con una venda muy larga, que cubre la mano y los dedos a modo de guante; manopla; quiroteca.
guarana. f. Nombre de un árbol del Brasil, de la familia de las sapindáceas *(Paullinia sorbilis),* y de una pasta seca preparada con sus semillas, amarga, excitante y astringente. Contiene un alcaloide, *guaranina,* idéntico a la cafeína.
Guarea. Género de plantas de la familia de las meliáceas. La corteza de la especie *G. purgans,* o *guaré,* es emetocatártica y ecbólica.
Guarnieri (Cuerpos o **corpúsculos de)** (Giuseppe *Guarnieri,* médico italiano, 1856-1918). V. CUERPO.
guavacina. f. GUVACINA.
guayacetina. f. Polvo blanco, inodoro, pirocatequinmonoacetato sódico, soluble en agua, formado por la acción del ácido cloroacético sobre la pirocatequina. Empléase como el guayacol en procesos respiratorios.
guayacil. m. Polvo gris azulado, guayacolsulfonato cálcico; anestésico local que se emplea en inyecciones subcutáneas.
guayacina. f. F., *guaïacine.* Principio resinoso del guayaco. || Guayacolsulfonato de quinina; polvo amarillento, sucedáneo del guayacol; poco usado.
guayaco. m. F., *gaïac, guaiacum.* Nombre de dos árboles *(Guaiacum officinale* y *G. sanctum)* y de su madera y resina, de olor balsámico y propiedades diuréticas y diaforéticas. Empléase la madera en cocimiento (de 30 a 200 g en 1.000 de agua) en la gota y en el reumatismo. La resina se usa en píldoras y tintura.
guayacol. m. A., *Guajakol;* F., *gaïacol;* In., It. y P., *guaiacol.* Líquido oleoso, incoloro, obtenido por la destilación fraccionada de la creosota; éter monometílico de la pirocatequina, soluble en alcohol, éter y aceites. Posee las mismas propiedades terapéuticas que la creosota, a la que aventaja por ser menos irritante, y se emplea en los mismos casos que ella, en píldoras, cápsulas, vino y en inyecciones subcutáneas. También se empleó en fricciones como antitérmico general. Sus principales compuestos son el *benzoato* o benzosol; el *carbonato* o duotal; el *fosfato,* el *salicilato;* el *sulfonato* o tiocol, etc.

guayacolato. m. Compuesto formado sustituyendo por un metal el hidrógeno oxhidrílico del guayacol.

guayaformo. m. Polvo antiséptico de color amarillo pardusco; combinación de guayacol y formaldehído.

guayaquina. f. Bisulfonato de quinina y guayacol, polvo amargo cristalino, que se emplea como antiséptico intestinal.

guayasanol. m. Clorhidrato de dietilglicocolguayacol, en cristales blancos solubles; antiséptico y anestésico recomendado en las afecciones oculares en solución al 2 a 5 %, en las afecciones pulmonares y contra los oxiuros.

gubernaculum. m. Término latino que significa *timón, dirección.* ||**-de Hunter o testis.** Cordón fetal inserto en el extremo inferior del epidídimo y en el fondo del escroto, que sirve de guía en el proceso del descenso del testículo. ||**-dentis.** Cordón de tejido conjuntivo que conexiona el saco dentario embrionario con la encía.

gubia (del lat. tardío *gulbia,* de orig. céltico). f. A., *Hohlmeissel;* F. e In., *gouge;* It., *sgorbia;* P., *goiva.* Cincel vaciado semiesférico, tallado en bisel, que se emplea en la ablación de las partes óseas.

Gubler (Ictericia, línea, parálisis, reacción, tumor de) (Adolphe *Gubler,* médico francés, 1821-1879). Véanse estos términos. ||**-Robin (Tifus de)** (Albert E. *Robin,* médico francés, 1847-1928). V. Tifus.

Gudden (Comisura, ganglio de) (Bernhard von *Gudden,* neurólogo alemán, 1824-1886). V. Comisura, ganglio.

Guelpa (Cura o tratamiento de) (Guglielmo *Guelpa,* médico italiano en París, 1850-1930). V. Tratamiento.

Guellinot-Henoch (Enfermedad de). V. Enfermedad.

Guéneau de Mussy (Botón o punto de) (Noël François Odon *Guéneau de Mussy,* médico francés, 1813-1885). V. Punto.

Guérin (Fractura, pliegue, seno de) (Alphonse F. Marie *Guérin,* cirujano francés, 1816-1895). Véanse estos términos. ||**-(Ley de)** (Jules *Guérin,* cirujano francés, 1801-1886). V. Ley. ||**-Stern (Síndrome de).** V. Síndrome.

guía (del verbo *guiar,* y éste posiblemente del got. *widam,* juntarse). f. A., *Leitung;* F., *gouverne;* In., *guidance;* It., *guida;* P., *guia.* Sonda acanalada.|| Punto anatómico de referencia, especialmente en relación con una arteria. || Bujía filiforme que sirve de guía para la introducción de una sonda a través de una estrechez uretral.

Guidi (Conducto de) (Guido *Guidi* o *Vidus Vidius,* anatomista italiano, 1500-1569). Conducto vidiano o pterigoideo.

guilno. m. Nombre chileno de una planta gramínea (*Bromus catharticus),* cuyo rizoma es purgante.

Guillain-Alajouanine-Mathieu (Síndrome de). V. Síndrome. ||**-Barré (Reflejo, síndrome de)** (Georges *Guillain,* 1876-1961, y J. A. *Barré,* n. en 1880, neurólogos franceses). V. Reflejo, síndrome. ||**-Barré-Strohl (Síndrome de).** V. Síndrome. ||**-Garcin-Péron (Síndrome de).** V. Síndrome. ||**-Stern (Síndrome de).** V. Síndrome. ||**-Thaon (Síndrome de).** V. Síndrome.

guillotina (de Joseph I. *Guillotin,* médico francés, 1738-1814). f. A., *Mandelschlitzer;* F., *tonsillotome;* In., *guillotine;* It., *tonsillotomo;* P., *amigdalótomo.* Instrumento para la sección de una amígdala o de la úvula.|| V. Amputación en guillotina.

Guinard (Tratamiento de) (Aimé *Guinard,* cirujano francés, 1856-1911). V. Tratamiento.

Guinon (Enfermedad de) (George *Guinon,* médico francés, 1859-1932). V. Enfermedad.

guiñada, guiño. m. A., *Blindzeln;* F., *clignotement;* In., *winking;* It., *ammiccamento;* P., *piscadela.* Movimiento de aproximación rápida de los párpados, voluntario o involuntario, por espasmo del músculo orbicular de los mismos.

güisqui. m. V. Whisky.

Guist (Operación de) (Gustav *Guist,* oftalmólogo alemán contemporáneo). V. Operación.

Guiteras (Enfermedad de) (Juan *Guiteras,* médico cubano, 1852-1925). V. Enfermedad.

gulosa. f. F., *gulose.* Monosacárido isómero de la glucosa.

Gull (Enfermedad de) (Sir William Wi-they *Gull,* médico inglés, 1816-1890). V. Enfermedad. ||**-y Sutton (Enfermedad de)** (Henry G. *Sutton,* médico inglés, 1837-1891). V. Enfermedad.

Gullstrand (Lámpara de hendidura de) (Allvar *Gullstrand,* oftalmólogo sueco, 1862-1930; premio Nobel de Medicina en 1911). V. Lámpara.

gummi (lat.). m. Goma.

gundú o **gundo.** m. F., *goundou.* Nombre indígena de una osteítis hipertrófica de los huesos de la nariz y maxilares superiores, que se observa en los indígenas del África occidental, caracterizada por la producción de exostosis simétricas a los lados de la nariz, derrame nasal purulento y cefalalgia. Algunos atribuyen esta afección a la frambesia. Sin.: Anakhre, henpue.

Gunn (Signo, síndrome de) (Robert Marcus *Gunn,* oftalmólogo inglés, 1850-1909). V. Signo, síndrome.

Gunnera. Género de plantas de la familia de las onagrariáceas. La especie *G. chilensis* tiene raíces y hojas astringentes empleadas en Chile como antidiarreicas.

Gunning (Reacción de) (Jan Willem *Gunning,* químico holandés, 1827-1901). V. Reacción.

Günther (Coloración de) (Carl Oscar *Günther,* médico alemán, 1854-1929). V. Coloración (métodos de). ||**-(Enfermedad de).** V. Enfermedad.

Günz (Ligamento de) (Justus Gottfried *Günz,* anatomista alemán, 1714-1789). V. Ligamento.

Günzburg (Reacción de) (Alfred *Günzburg,* médico alemán, contemporáneo). V. Reacción.

gurjún. m. V. Bálsamo de gurjún.

Gurvič (Rayos de) (Alexander *Gurvič,* patólogo ruso, n. en 1874). V. Rayos.

gusano (de origen incierto, probablemente prerromano). m. A., *Wurm;* F., *ver;* In., *worm;* It. y P., *verme.* Término vulgar de los macroparásitos intestinales en general: ascáridos, tenias, oxiuros. ||**-de Guinea, de Medina.** Dracunculus o filaria medinensis. ||**-del Cayor.** Larva de la *Cordylobia anthropophaga,* mosca africana. Se introduce en la piel del hombre y de los animales, determinando la formación de una especie de furúnculo muy doloroso. ||**-macaco.** Larva de la mosca *Dermatobia noxialis.*

Gussenbauer (Operación, sutura de) (Carl *Gussenbauer,* cirujano alemán, 1842-1903). V. Operación, sutura.

gustación (del lat. *gustatio, -onis*). f. A., *Schmecken;* F. e In., *gustation;* It., *gustazione;* P., *gustação.* Sentido del gusto; ejercicio del gusto. ||**-coloreada.** Asociación de un color con un sabor determinado.

gustatismo. m. Sensación gustativa provocada indirectamente, por estímulos diferentes de los propios de la gustación.

gusto (del lat. *gustus*). m. A., *Geschmack;* F., *goût;* In., *taste;* It. y P., *gosto.* Sentido por el que se percibe el sabor de una sustancia soluble y cuyo órgano especial es la mucosa de la lengua, aunque también la parte anterior del velo del paladar es sensible a los sabores. En la lengua existen órganos particulares, mamelones o corpúsculos del gusto, repartidos principalmente por la periferia y porción posterior, que son terminaciones nerviosas de los nervios glosofaríngeo y lingual, únicos que transmiten las sensaciones gustativas.||**-depravado.** Pica.

gustometría. f. F., *gustométria.* Examen del sentido del gusto, especialmente distinción entre los diversos sabores; saporimetría.

gutagamba. f. Goma guta.

gutapercha (del In. *gutta-percha,* y éste del malayo *gata perca;* de *gata,* goma, y *perca,* nombre del árbol que la produce). f. Jugo concreto de un árbol sapotáceo del género *Palaquium,* originario de Sumatra. Por su blandura y maleabilidad y conservación indefinida se emplean en la fabricación de sondas y pesarios y en la preparación de vendajes ortopédicos.

Guthrie (Músculo de) (George J. *Guthrie,* cirujano inglés, 1785-1856). V. Músculo. ‖ **-Emery (Síndrome de).** V. Síndrome. ‖ **-(Prueba de)** (R. *Guthrie,* pediatra norteamericano n. en 1916). V. Prueba.

gutta (lat.). f. Gota. ‖ **-cadens.** Retintín metálico en el hidro o pioneumotórax. ‖ **-rosácea.** Acné rosácea. ‖ **-serena.** Amaurosis.

Guttmann (Signo de) (Paul *Guttmann,* médico alemán, 1834-1893). V. Signo.

gutural (del lat. *gutturalis,* de *guttur,* garganta). adj. F., *guttural.* Relativo a la garganta.

guturofonía (del lat. *guttur, -uris,* garganta, y del gr. *phoné,* voz). f. Voz de cuello o garganta.

guturotetania (del lat. *guttur, -uris,* garganta, y el gr. *tétanos,* tensión, rigidez). f. Espasmo gutural.

Gutzeit (Reacción de) (Max Adolf *Gutzeit,* químico alemán, 1847-1915). V. Reacción.

guvacina. f. Alcaloide de la nuez de areca; tenicida.

Guy (Píldoras de) (William A. *Guy,* médico inglés, 1819-1900). V. Píldora. ‖ **-de Chauliac.** V. Chauliac.

Guyon (Jeringa, signo de) (Félix Jean C. *Guyon,* urólogo francés, 1831-1920). Véanse estos términos.

Gwathmey (Anestesia de) (James T. *Gwathmey,* cirujano americano, 1863-1944). V. Anestesia.

Gymnema. Género de árboles de la familia de las asclepiadáceas. Las hojas de la especie *G. sylvestre,* de África, se emplean para quitar el sabor de las sustancias amargas.

Gyromitra. Género de setas helveláceas, cuya especie *G. esculenta,* ingerida en su forma natural, ocasiona cuadros hemolíticos.

gyrus. m. Término latino que emplean los alemanes e ingleses para designar las circunvoluciones cerebrales. ‖ **-fornicatus.** Circunvolución callosa. ‖ **-uncinatus.** Extremo anterior en la circunvolución del hipocampo; uncus.

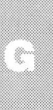

h

H. Símbolo del *hidrógeno*.
H (Enfermedad). V. ENFERMEDAD.
H⁺. Símbolo del *ion hidrógeno*.
H¹. Símbolo del *protión* o *hidrógeno ligero*.
H². Símbolo del *hidrógeno pesado* o *deuterio*.
Ha. Símbolo de hectárea.
Haab (Imán, reflejo de) (O. *Haab*, oftalmólogo de Zurich, 1850-1931). V. IMÁN, REFLEJO.
haba (del lat. *faba*). f. A., *Ackerbohne;* F., *fève;* In., *horse bean;* It., y P., *fava*. Planta de la familia de las leguminosas *(Faba vulgaris* o *Vicia faba)*, cuya familia, del mismo nombre, es muy abundante en fécula. || Tumor que se forma en el paladar de las caballerías, inmediatamente detrás de los dientes incisivos. || -**de Calabar.** Semilla venenosa de *Physostigma venenosum,* planta leguminosa del África occidental, cuyos principios activos son la fisostigmina o eserina y la calabarina. Tiene propiedades mióticas, antiespasmódicas y depresivas. Se emplea en ciertas afecciones generales del sistema nervioso, corea y tétanos, y como estimulante en las bronquitis y atonía intestinal. || -**de los jesuitas** o **de San Ignacio.** Semilla de la *Ignatia amara,* planta apocinácea de Filipinas, amarga, cuyo principio activo es la estricnina, que posee todas las propiedades de la nuez vómica. Se emplea en forma de gotas amargas de Baumé. || -**tonca.** Semilla aromática de la sarapia, *Dipteryx odorata,* de la familia de las leguminosas.
habena (lat.). f. Rienda; pedúnculo de la glándula pineal. || HABÉNULA.
habénula (del lat. *habenula*, dim. de *Habena,* rienda). f. A., *Habenula;* F., *habénule;* In., e It., *habenula;* P., *habénula*. Órgano o parte en forma de rienda o freno. || Pedúnculo de la glándula pineal. || Pequeño núcleo gris superficial del tálamo óptico, delante y encima del punto en donde penetra la comisura posterior; *núcleo* o *trígono habenular.* || -**conarii.** Pedúnculo de la glándula pineal. || -**de Haller.** Restos del proceso vaginal del peritoneo. || -**pectinata.** Porción externa de la membrana basilar de la cóclea. || -**uretrae** o **uretral.** Cada una de las dos líneas blanquecinas que se extienden desde el meato urinario al clítoris en las jóvenes.
Habib (Síndrome de). V. SÍNDROME.
hábitat (del lat. v. *habitat*, del v. *habitare)*. m. F., *habitat*. Conjunto local de condiciones geofísicas en que se desarrolla la vida de una especie o de una comunidad animal o vegetal. || Espacio vital ocupado por una especie o individuo teniendo en cuenta el conjunto de condiciones ambientales que actúan sobre él.
hábito (del lat. *habitus)*. m. A., *Gewohnheit;* F., *habitude;* In., *habit;* It., *abito;* P., *hábito*. Costumbre o práctica adquirida por la repetición frecuente de un mismo acto. || Disposición orgánica resultado de la influencia repetida de una acción. || Modo de ser de un individuo; temperamento, predisposición. || -**adenoideo.** Predominio linfático, con vegetaciones adenoides. || -**apoplético.** Estado de plétora caracterizado por la repleción de los vasos visibles, rubicundez y tendencia a la obesidad. || -**atlético.** El caracterizado por gran desarrollo musculosquelético; hombros anchos, pelvis estrecha; piernas delgadas; cara ovoidea, alargada; cráneo alto y estrecho. || -**de Stiller.** Astenia general. || -**fisiológico.** Modificación funcional, que se ha hecho permanente por la repetición constante. || -**glaucomatoso.** Estrechez de la cámara anterior del ojo y dilatación de la pupila, observadas en personas predispuestas al glaucoma. || -**leptosomático.** Constitución débil; de cuerpo delgado. || -**pícnico.** Constitución fuerte, de cuerpo grueso. || -**tísico.** Hábito leptosomático pronunciado, con palidez, emaciación y escaso desarrollo muscular.
habituación. f. A., *Anpassung;* F., *adaptation;* In., *habituation;* It., *addatamento;* P., *habituação*. Adaptación gradual a un estímulo o al medio. || Aumento de la tolerancia a una droga desarrollada por su repetida administración.
habitual (del lat. *habitualis)*. adj. Relativo al hábito; que se ha convertido en hábito.
habla (del ant. *fabla*, y éste del lat. *fabula*, conversación). f. A., *Sprache;* F., *langage;* In., *speech;* It., *linguaggio;* P., *fala*. Facultad de expresión de las palabras y modo de ser de esta facultad.
habón. m. A., *Quaddel;* F., *boule;* In., *wheal;* It., *ortica;* P., *verruga*. Elevación cutánea aplanada, en ocasiones pruriginosa.
habromanía (del gr. *habrós,* espléndido, y de *manía).* f. A., *Hedonie;* F., *hédonisme;* In., *habromania;* It., *edonismo*. P., *habromania;* Estado de alienación mental caracterizado por la alegría continua; amenomanía.
habronemiasis o **habronemosis.** f. Infección con gusanos nematodos del gén. *Habronema,* parásitos en el estómago de los caballos, cuyas larvas pueden llegar a la piel de estos animales y producir una dermatitis y una variedad de granuloma.
Hackenbruch (Experiencia de) (Peter *Hackenbruch,* cirujano en Wiesbaden, 1864-1924). V. EXPERIENCIA.
Hacker (Operación de) (Victor von *Hacker,* cirujano alemán, 1852-1933). V. OPERACIÓN.
hachazo (del fr. *hache,* y éste del fránico *hapja,* segur). m. Depresión anormal en una parte del cuerpo.
hachís (del ár. *hasis,* hierba). m. Preparación de hojas y sumidades de la *Cannabis sativa*. V. CÁÑAMO.
hadefobia (del gr. *haídes* o *hádes,* infierno, y *phóbos,* temor). f. Temor morboso al infierno.
Hadra (Operación de). V. OPERACIÓN.
Haeckel (Ley de) (Ernst Heinrich *Haeckel,* naturalista alemán, 1834-1919). V. LEY.
Haemadipsa (del gr. *haîma,* sangre, y *dípsa,* sed). Género de sanguijuelas terrestres propias de los trópicos.
Haemagogus (del gr. *haîma,* sangre, y *agogós,* que lleva). Género de mosquitos, algunos de los cuales son vectores de la fiebre amarilla en los trópicos de América del Sur.
Haemamoeba (del gr. *haîma,* sangre, y *amoibé,* canvio). V. PLASMODIUM.
Haemamoeba. laverani quartana. PLASMODIUM MALARIAE.
Haemamoeba. laverani tertiana. PLASMODIUM VIVAX.
Haemaphysalis (del gr. *haîma,* sangre, y *physallís,* burbuja). Género de garrapatas; la especie *H. leachi* es la garrapata común del sur de África, transmisora de la *Babesia canis;* la *H. leporis-palustris,* garrapata de los conejos, transmite la fiebre maculosa de las Montañas Rocosas.
Haematobia (del gr. *haîma,* -atos, sangre, y *bíos,* vida). Género de dípteros de la familia múscidos, al que pertenece *H. irritans* (mosca de los cuernos), que perturba el ganado bovino.
Haematopinus (del gr. *haîma,* sangre, y *pínein,* beber). Género de insectos anopluros, que infestan a ciertos animales y cuyas especies más importantes son: *H. asini* (del caballo), *H. eurysternus* (de los bovinos) y *H. suis* (del cerdo).

Haematoxylon. V. CAMPECHE.
Haementeria (del gr. *haîma*, sangre, y *énteron*, intestino). Género de sanguijuelas que se emplean médicamente en América Central y del Sur.
Haemodipsus (del gr. *haîma*, sangre, y *dípsa*, sed). Género de piojos; la especie *H. ventricosus*, piojo del conejo, es un agente transmisor de la *Pasteurella tularensis*, agente de la tularemia.
Haemophilus (del gr. *haîma*, sangre, y *phílos*, amigo). Género de bacterias situadas como de clasificación incierta en la parte VIII de la clasificación de Bergey. Son bacilos, o cocobacilos gramnegativos, pequeños (0,4 x 1 μm), susceptibles de pleomorfismo, aerobios o anaerobios facultativos, inmóviles. ‖ **-aegyptius.** Bacilo de Koch-Weeks. Agente de conjuntivitis agudas. ‖ **-aphtophilus, haemolyticus, parainfluenzae.** Se consideran agentes ocasionales de procesos respiratorios, endocarditis bacteriana subaguda, osteomielitis, abscesos cerebrales, etc. ‖ **-ducreyi.** Bacilo de Ducrey; agente etiológico del chancro blando. ‖ **-influenzae.** Bacilo de Pfeiffer. Agente responsable de procesos respiratorios, sinusitis, meningitis y epiglotitis obstructiva en niños pequeños.
Haemopis. Género de sanguijuelas. La especie *H. sanguisuga*, sanguijuela de caballo de Europa meridional y África, es mayor que la sanguijuela ordinaria, pero sólo puede atacar las mucosas de las vías nasales.
Haemoproteus (del gr. *haîma*, sangre, y el lat. *Proteus*, Proteo). Género de protozoos parásitos de los corpúsculos rojos de las aves.
Haemosporidia. V. HEMOSPORIDIOS.
Haenel (Signo de) (Hans *Haenel*, neurólogo alemán, 1874-1942). V. SIGNO.
Haeser (Coeficiente de) (Heinrich *Haeser*, médico alemán, 1811-1885). V. COEFICIENTE.
hafalgesia (del gr. *haphé*, tacto, y *álgesis*, sufrimiento). f. A., *Haphalgesie;* F., *haphalgésie;* In., *haphalgesia;* It., *afalgesia;* P., *hafalgesia*. Estado de hipersensibilidad, por el que el simple contacto produce dolor. ‖ Tacto doloroso.
hafefobia (del gr. *haphé*, tacto, y *phóbos*, temor). f. Temor morboso a ser tocado.
hafemetría (del gr. *haphé*, tacto, y *métron*, medida). f. Determinación o medición de la sensibilidad táctil; estesiometría.
Haff (Enfermedad del) (del *Haff* [ensenada] de Kaliningrado, en el Báltico). ENFERMEDAD.
Haffkine (Vacuna de) (Waldemar Mordecai Wolff *Haffkine*, bacteriólogo anglorruso de la India, 1860-1930). V. VACUNA.
Hafnia. Género bacteriano, de la familia enterobacteriáceas. Bacilos gramnegativos, aerobios o anaerobios facultativos. Saprofitos del aparato digestivo del hombre y de otros vertebrados. Ocasionalmente agente responsable de infecciones urinarias y sepsis.
hafnio (de *Hafniae*, Copenhague). m. F., *hafnium*. Elemento químico, de carácter metálico, perteneciente al grupo IV B de la tabla periódica. Número atómico, 72; peso atómico = 178,5; símbolo, Ha.
Hagedorn (Aguja de) (Werner *Hagedorn*, cirujano alemán, 1831-1894). V. AGUJA.
Hageman (Enfermedad de) (del paciente en quien se observó). V. ENFERMEDAD.
Hagenia. V. BRAYERA.
hagioterapia (del gr. *hágios*, santo, y *therapeía*, tratamiento). f. Tratamiento o curación milagrosa.
Haglund (Enfermedad, síndrome de) (Sims Emil Patrik *Haglund*, cirujano sueco, 1870-1937). V. ENFERMEDAD, SÍNDROME.
Hagner (Operación de) (Francis R. *Hagner*, cirujano norteamericano, 1873-1940). V. OPERACIÓN.
Hahn (Cánula de) (Eugen *Hahn*, cirujano alemán, 1841-1902). V. CÁNULA.
hahnemaniano. adj. y s. HOMEÓPATA.
Hahnemann (Samuel Friedrich Christian). Médico alemán. (1755-1843), fundador de la homeopatía.
Hailey-Hailey (Síndrome de) (de William [n. en 1898] y Hugh [n. en 1909] *Hailey*, dermatólogos norteamericanos). V. SÍNDROME.

Haines (Fórmula, reacción de) (W. Stanley *Haines*, químico de Chicago, 1850-1923). V. FÓRMULA, REACCIÓN.
Halban (Enfermedad, signo de) (Joseph *Halban*, ginecólogo austriaco, 1870-1937). V. ENFERMEDAD, SIGNO.
Halbrecht (Ictericia de) (de J. *Halbrecht*, pediatra norteamericano del siglo XX). V. ICTERICIA.
Haldane (Cámara de) (John Scott *Haldane*, fisiólogo inglés, 1860-1936). V. CÁMARA.
Hales (Piesímetro de) (Stephan *Hales*, clérigo y fisiólogo inglés, 1677-1761). V. PIESÍMETRO.
halictiotoxina (del gr. *háls, halós*, sal, *ichthŷs*, pez, y *toxikón*, veneno). f. Toxina de origen bacteriano presente en el pescado rancio.
halictiotoxismo (del gr. *háls, halós*, sal, *ichthŷs*, pescado, y de *toxismo*). m. Intoxicación por la halictiotoxina presente en el pescado rancio.
halistéresis (del gr. *háls, halós*, sal, y *stéresis*, privación). f. A., *Halisterese;* F., *halistérèse;* In., *halisteresis;* It., *osteomalacia;* P., *halistérese*. Privación de sales de cal; reblandecimiento óseo; osteomalacia. Halostéresis. ‖ **-cérea.** Reblandecimiento céreo de los huesos.
hálito (del lat. *halitus*). m. A., *Halitus;* F., *exhalaison;* In., *halitus;* It., *alito;* P., *hálito*. Exhalación o vapor; aire espirado.
halitosis (del lat. *halitus*, exhalación). f. A., *Ozostomie;* F., *halitose;* In., *halitosis;* It., *fiato puzzolente;* P., *halitose*. Olor anormal del aire espirado; aliento fétido; bromopnea, *foetor ex ore*.
Hall (Enfermedad de) (Marshall *Hall*, médico inglés, 1790-1857). V. ENFERMEDAD. ‖ **-(Signo de).** V. SIGNO.
Hallauer (Anteojos de) (Otto *Hallauer*, oftalmólogo suizo del siglo XIX). V. ANTEOJOS.
Hallberg (Efecto de) (J. Henry *Hallberg*, radiólogo norteamericano). V. EFECTO.
Hallé (Punto de) (Adrien Joseph Marie Noël *Hallé*, médico francés, 1859-1947). V. PUNTO.
Haller (Ácido de) Mezcla de alcohol y ácido sulfúrico.
Haller (Arcos, asa, círculo, línea, membrana) (Albrecht von *Haller*, fisiólogo y político suizo, 1708-1777). Véanse estos términos.
Hallermann-Streiff (Síndrome de) (Wilhelm *Hallermann*, oftalmólogo alemán del siglo XX). V. SÍNDROME.
Hallevorden-Spatz (Enfermedad de) (Julius *Hallervorden*, neurólogo alemán, 1882-1965). V. ENFERMEDAD.
Hallion (Ley de) (Louis *Hallion*, fisiólogo francés, 1862-1940). V. LEY.
Hallopeau (Enfermedad de) (François Henri *Hallopeau*, dermatólogo francés, 1842-1919). V. ENFERMEDAD. ‖ **-Leredde (Enfermedad de).** V. ENFERMEDAD.
hallus o **hallux** (lat.). m. Dedo gordo del pie. ‖ **-flexus** o **malleus.** Dedo gordo en martillo. ‖ **-rigidus.** Afección dolorosa del dedo gordo, asociada generalmente con el pie plano. ‖ **-valgus.** Desviación del dedo gordo hacia los demás dedos, a los que cruza por encima o por debajo. ‖ **-varus.** Separación del dedo gordo de los otros dedos.
Hallwachs (Efecto de) (Wilhelm *Hallwachs*, fisiólogo alemán, 1859-1922). V. EFECTO.
halmatogénesis (del gr. *hálma, -atos*, salto, y de *génesis*). f. Alteración súbita del tipo de una generación a otra.
halo (del gr. *hálos*, halo). m. A., *Hof;* F., *halo;* In., *halo;* It., *alone;* P., *halo;* Círculo, aureola como la que rodea el pezón en la glándula mamaria. ‖ Impresión de los procesos ciliares en el cuerpo vítreo. ‖ Anillo blanquecino alrededor de la papila en el glaucoma. ‖ **-glaucomatoso.** Círculo con los colores del espectro que el enfermo de glaucoma ve alrededor de una luz.
halófilo (del gr. *háls, halós*, sal, y *phílos*, amigo). adj. F., *halophile*. Que tiene afinidad por las sales.
halógeno (del gr. *háls, halós*, sal, y *gennân*, engendrar, producir). adj. y s. A., *Halogen;* F., *halogène;* In., *halogen;* It., *alogeno;* P., *halogêneo*. Elemento electronegativo, capaz de formar sales haloideas. Los halógenos son el cloro, el bromo, el yodo y el flúor.

halografía (del gr. *háls, halós,* sal, y *gráphein,* describir). f. Descripción o tratado de las sales.

haloide (del gr. *háls, halós,* sal, y *eîdos,* aspecto). adj. F., *haloïde.* Semejante a la sal común. Dícese de las sales resultado de la combinación de un elemento halógeno con un metal.

halomegalia (del lat. *hallux,* dedo gordo del pie, y el gr. *mégas, megále, méga,* grande). f. Hipertrofia del dedo gordo del pie.

halómetro (del gr. *hálos,* disco, y *métron,* medida). m. F., *halomètre.* Instrumento para medir el diámetro de los eritrocitos por los halos de difracción que éstos producen. || Instrumento para medir los halos oculares.

haloperidol. m. V. BUTIROFENONA.

halostéresis. f. HALOSTÉRESIS.

halotano. m. F., *halothane.* Anestésico tan potente como el cloroformo, pero menos tóxico (2-bromo-2-cloro-1,1,1,-trifluoretano). La inhalación de sus vapores no es irritante y el período de excitación que provoca es muy breve. Fluotano.

Halsted (Operación, síndrome, sutura de) (William Steward *Halsted,* cirujano de Baltimore, 1852-1922). V. OPERACIÓN, SÍNDROME, SUTURA.

halterio (del gr. *haltéria, -on,* pesas de los ejercicios gimnásticos). m. Barra metálica o balancín con una bola de plomo o de hierro en cada extremo, que se emplea en los ejercicios gimnásticos. || **-de Schäfer.** Cuerpos microscópicos semejantes a halterios en el tejido muscular estriado. || **-(Imagen en).** Imagen bipolar.

halzoun o **halzún.** m. Nombre indígena de una enfermedad de Siria producida por la *Fasciola hepatica,* localizada ésta en la mucosa faríngea y caracterizada por zumbidos de oídos, tensión auricular, disfagia, disnea y asfixia.

Hamamelis. Género de árboles y arbustos hamamelidáceos. Las hojas de la especie *H. virginica* son estípticas, sedantes y vulnerarias; se emplean en forma de extracto fluido (hazelina) contra las hemorragias, aborto, hemorroides, etc.

hamartia (del gr. *hamartía,* error, falta). f. A., *Hamartie;* F., *dysembryoplasie;* In., *hamartia;* It., *amartia.* P., *hamartia;* Error o vicio de desarrollo; coristoma.

hamartofobia (del gr. *hamartía,* error, defecto, y *phóbos,* temor). f. Temor morboso de los neurasténicos a portarse incorrectamente.

hamartoma o **hamartoblastoma** (del gr. *hamartía,* error, y, en el segundo caso, *blastós,* germen, y del suf. *-oma*). m. A., *Hamarton;* F., *hamartoma;* In., *hamartoma;* It., *amartoma.* P., *hamartoma.* Tumor constituido por una mezcla anormal (por la proporción o disposición) de los elementos constitutivos de un tejido.

hamartoplasia (del gr. *hamartía,* error, defecto, y *plássein,* formar). f. Desarrollo exagerado de un tejido en su reacción de reparación.

hamartritis (del gr. *háma,* juntamente, y de *artritis*). f. F., *polyarthrite.* Inflamación simultánea de muchas articulaciones.

hamatum (lat.). m. Hueso unciforme o ganchoso.

Hamberger (Esquema de) (Georg Ehhard *Hamberger,* médico alemán, 1697-1755). V. ESQUEMA.

hambre (del lat., **famen, -inis,* por *fames*). f. A., *Hunger;* F., *faim;* In., *hunger;* It., *fame;* P., *fome.* Sensación interna, intensa especialmente, que indica la necesidad de alimento. || **-canina.** Hambre exagerada. || **-(Cura de).** Dieta famis, empleada en tratamiento de ciertas enfermedades; limoterapia, nestoterapia, nestiatría.

Hamburger (Intercambio de) (Hartog J. *Hamburger,* fisiólogo holandés, 1859-1924). V. INTERCAMBIO. || **-Crosnier-Mathé (Síndrome de).** V. SÍNDROME.

hamelar (del lat. *hamulus,* pequeño gancho). adj. En forma de gancho o guarnecido de ganchos.

Hamilton (Método, vendaje de) (Frank Hastings *Hamilton,* cirujano norteamericano, 1813-1875). Véanse estos términos.

Hamman (Enfermedad, signo de) (Louis Virgil *Hamman,* médico norteamericano, 1877-1946). V. ENFERMEDAD, SIGNO.

Hammarsten (Reacción de) (Olof *Hammarsten,* fisiólogo de Upsala, 1841-1932). V. REACCIÓN.

Hammerschlag (Método de) (Albert *Hammerschlag,* médico de Viena, 1863-1935). V. MÉTODO.

Hammond (enfermedad de) (William A. *Hammond,* neurólogo norteamericano, 1828-1900). V. ENFERMEDAD.

Hammurabi (Códice). Texto médico asiriobabilónico contenido en una columna, que se conserva en el Museo del Louvre (París).

Hampson (Unidad). V. UNIDAD.

hámster. m. Roedor *(Cricetus cricetus)* de la familia de los múridos, empleado como animal de laboratorio.

hamulus (voz latina: pequeño gancho). m. A., *Hamulus;* F., *crochet;* In., *hamulus;* It., *uncino.* Gancho o anzuelo pequeño. Término con que se designa la punta curva, terminación de la parte interna ósea de la lámina espiral de la cóclea. || **-lacrimalis.** Apófisis ganchosa del hueso lagrimal. || **-pterygoideus.** Terminación en gancho del ala interna de la apófisis pterigoides del esfenoides.

Hand-Schüller-Christian (Enfermedad de). V. ENFERMEDAD.

Hanger (Enfermedad de). V. ENFERMEDAD.

Hannover (Conducto de) (Adolf *Hannover,* médico danés, 1814-1894). V. CONDUCTO.

Hanot (Cirrosis o enfermedad de) (Victor Charles *Hanot,* médico F., 1844-1896). V. ENFERMEDAD. || **-Chauffard (Enfermedad de).** V. ENFERMEDAD. (Cirrosis || **-Gilbert (Síndrome de).** V. SÍNDROME. || **-Kiener (Enfermedad de).** V. ENFERMEDAD. || **-Lauth (Enfermedad de).** V. ENFERMEDAD.

Hansen (Bacilo, enfermedad de) (Gerhard Armaur *Hansen,* médico noruego, 1841-1912). BACILLUS LEPRAE, LEPRA.

hap-, hapto-. Forma prefija del gr. *háptomai,* tocar.

hapaloniquia (del gr. *hapalós,* tierno, delicado, y *ónyx, -ychos,* uña). f. Estado de blandura de las uñas.

Hapke (Fenómeno de) (Franz *Hapke,* médico alemán contemporáneo). V. FENÓMENO.

haplobacteria (del gr. *haplóos,* simple, sencillo, y de *bacteria*). f. F., *haplobactérie.* Bacteria sin filamentos.

haplodermatitis o **haplodermitis** (del gr. *haplóos,* simple, y *dérma, -atos,* piel). f. Inflamación no complicada de la piel.

haplodonto (del gr. *haplóos,* sencillo, y *odoús, odóntos,* diente). adj. F., *haplodonte.* Que tiene dientes con coronas planas.

haplofase (de *haplóos,* sencillo, y *phásis,* denuncia). f. F., *haplophase.* Fase de núcleos haploides.

haploide (del gr. *haplóos,* sencillo, y *eîdos,* aspecto). adj. F., *haploïde.* Que tiene en los gametos el número de cromosomas reducido, en distinción del número diploide o completo de cromosomas en las células somáticas normales. En el hombre el número haploide es de 23 cromosomas. || m. Individuo o célula que presenta esta característica.

haplonto (del gr. *haplóos,* sencillo, y *ón, óntos,* ser). m. F., *haplonte.* Individuo haploide.

haplopatía (del gr. *haplóos,* simple, y *páthos,* enfermedad). f. Enfermedad no complicada.

haplopía (de *haplóos,* simple, y *óps, opós,* ojo). f. F., *haploscope.* Visión simple o estado en el que el objeto mirado se ve como uno y no doble.

haploscopio (del gr. *haplóos,* simple, y *skopeîn,* observar). m. F., *haptodysphorie.* Forma de estereoscopio para el examen de los ejes visuales. || **-de espejo.** Instrumento para estudiar los diferentes grados de convergencia de los ejes visuales.

haplosporidos. m. pl. Grupo de esporozoarios, parásitos intestinales de los anélidos marinos, de los que una sola especie *Rhinosporidium seeberi,* se ha encontrado en el hombre.

haptefobia (de *hapto-* y el gr. *phóbos,* temor). f. Temor morboso a ser tocado.

hapteno (de *hapto-*). m. A., *Hapten;* F., *haptène;* In., *hapten;* It., *Apteno;* P., *hapteno.* Antígeno incompleto que induce la formación de anticuerpos cuando se combina con otra partícula que actúa de portador *(carrier),* dado que por sí misma no es inmunogénica. En cambio, reacciona incluso aislada (es antigénica) con los anticuerpos inducidos por el complejo haptenoportador.
háptico (de *hapto-*). m. Táctil. ‖ adj. Relativo al tacto.
haptina. f. HAPTENO.
haptodisforia (de *hapto-* y de *disforia*). f. F., *haptophore.* Sensación desagradable que experimentan algunas personas al tocar ciertos objetos: terciopelo, melocotón, etc.
haptófilo (de *haptó[foro]* y el gr. *phílos,* amante). adj. Que posee afinidad peculiar por un haptóforo.
haptóforo (de *hapto-* y el gr. *phorós,* que lleva). adj. y s. F., *haptoglobine.* En la teoría de las cadenas laterales de Ehrlich, grupo de las moléculas de toxinas, lisinas, aglutininas, etc., por el que éstas se adhieren a los antígenos, anticuerpos o receptores de las células, haciendo posible la acción específica del grupo cimóforo de aquéllas. ‖ m. Elemento estable no tóxico de una toxina, que permite que ésta se una a una antitoxina y se neutralice.
haptoglobina (de *hapto-* y *globina*). f. F., *harmonie.* Globulina α_2 que tiene la específica propiedad de combinarse estequiométricamente con la hemoglobina. Por electroforesis se han identificado tres tipos, según las relaciones recíprocas de los genes somáticos condominantes, Hp^1 y Hp^2. Se han descrito también otras variantes. Aptoglobina.
haptómetro (de *hapto-* y el gr. *métron,* medida). m. ESTESIÓMETRO.
haptotaxis. f. TIGMOTAXIS.
Harada (Enfermedad o síndrome de) (E. *Harada,* oftalmólogo japonés contemporáneo). V. ENFERMEDAD.
haramaitismo. m. Matrimonio de niños entre los hindúes y consecuencias desfavorables que de él resultan.
Harder (Glándulas de) (Johann Jacob *Harder,* anatomista suizo, 1656-1711). V. GLÁNDULA.
Hare (Síndrome de) (Edward B. *Hare,* cirujano inglés, 1838-1912). V. SÍNDROME.
harina (del lat. *farina*). f. A., *Mehl;* F., *farine;* In., *meal;* It., *farina;* P., *farinha.* Polvo que resulta de la molienda de varias semillas, especialmente de las gramíneas y leguminosas. ‖ **-amarilla.** Harina de maíz. ‖ **-emoliente.** Harinas de lino, cebada y centeno en partes iguales. ‖ **-lacteada.** Polvo compuesto de leche concentrada, galleta y azúcar; alimento para niños. ‖ **-resolutiva.** Mezcla de partes iguales de harinas de haba, altramuz, holco y orobias, que se aplica en forma de cataplasma.
Harkavi (Síndrome de). V. SÍNDROME.
Harley (Enfermedad de) (George *Harley,* médico inglés, 1829-1896). V. ENFERMEDAD.
harmalina o **harmina.** f. Alcaloides de la ruda silvestre, *Peganum harmala,* de Turquía. El primero es vermífugo y ambos estimulantes, por lo que se recomendaron en las parálisis cerebrales y la encefalitis letárgica.
harmonía (del gr. *harmonía,* adaptación). f. F., *hectogramme.* Sinartrosis formada por superficies casi lisas; sutura harmónica.
harmozón (del gr. *harmózein,* ajustar, adaptar). m. Hormona que regula el crecimiento y nutrición del organismo. Término empleado en un tiempo para distinguir estas hormonas de las llamadas chalonas (inhibidoras).
harpaxofobia (del gr. *hárpax, -agos,* ladrón, *phóbos,* temor). f. Temor morboso a los ladrones.
Harper (Mixtura de). V. MIXTURA.
Harrington (Solución de) (Francis *Harrington,* cirujano de Boston, 1854-1914). V. SOLUCIÓN.
Harris (Síndrome de) (R. I. *Harris*). V. SÍNDROME.
Harrison (Surco de) (Edward *Harrison,* médico inglés, 1766-1838). V. SURCO.

Harrower (Hipótesis, prueba de) (Henry R. *Harrower,* médico norteamericano, n. en 1883). V. HIPÓTESIS, PRUEBA.
Hart (Síndrome de) (E. V. *Hart,* médico inglés contemporáneo). V. SÍNDROME.
Hartel (Método de) (F. *Hartel,* cirujano alemán contemporáneo). V. MÉTODO.
Hartley-Krause (Operación de) (Francis *Hartley,* cirujano de Nueva York, 1857-1913, y Fedor *Krause,* cirujano alemán, 1831-1893). V. FOSA, SACO.
Hartman (Solución de) (Le Roy L. *Hartman,* dentista norteamericano). V. SOLUCIÓN.
Hartmann (Fosa, saco de) (Robert *Hartmann,* anatomista alemán, 1831-1983). V. FOSA, SACO. ‖ **-(Operación de)** (Henri *Hartmann,* cirujano francés, 1860-1952). V. OPERACIÓN.
Hartmannella. Género de protozoos de la clase rizópodos; son amebas de vida libre. Ocasionalmente se les ha señalado como agentes de meningitis amebianas primarias. Sin.: *Acanthamoeba,* para algunos autores.
Hartnup (Enfermedad de) (del apellido de la familia de pacientes en quienes se observó). V. ENFERMEDAD.
Harvey (William). Célebre médico y fisiólogo inglés, 1578-1657, que en su obra *Exercitatio de Motu Cordis et Sanguinis in Animalibus* (1628) describió el mecanismo de la circulación de la sangre. Hizo también importantes estudios sobre embriología.
haschís. m. Hachís. V. CÁÑAMO.
Hashimoto (Enfermedad de) (Hakaru *Hashimoto,* cirujano japonés, 1881-1934). V. ENFERMEDAD.
Hasner (Pliegue o válvula de) (Joseph Ritter von *Hasner,* oftalmólogo de Praga, 1819-1892). V. PLIEGUE.
Hassall (Corpúsculos de) (Arthur Hill *Hassall,* médico y químico inglés, 1817-1894). V. CORPÚSCULO.
Hassin (Síndrome, tratamiento de) (Georges Boris *Hassin,* neurólogo ruso en Estados Unidos, 1873-1951). V. SÍNDROME, TRATAMIENTO.
hastío (del lat. *fastidium*). m. Repugnancia a la comida. ‖ TEDIO.
Hata (Fenómeno, preparación de) (Sahachiro *Hata,* médico japonés, 1872-1938). V. PREPARACIÓN.
Haudek (Nicho o signo de) (Martin *Haudek,* radiólogo austriaco, 1880-1931). V. NICHO y SIGNO.
Haussmann (Maniobra de). V. MANIOBRA.
haustro (del lat. *haustrum,* cubo, saculación, caldera, vasija). m. A., *Haustrum;* F., *sillon du côlon;* In., *haustrum;* It., *haustrum;* P., *haustrum.* Cavidad formada por cada una de las saculaciones o abolladuras del colon, entre los pliegues semilunares.
haustrum (lat.). pl. *haustra.* HAUSTRO.
haustus (lat.). m. Bebida o poción. ‖ **-niger.** Infusión compuesta de sen.
Haven (Síndrome de) (Hale *Haven,* neurocirujano norteamericano, n. en 1902). V. SÍNDROME.
Haverhill (Fiebre de) (de *Haverhill,* población de Massachusetts, EE. UU.). V. FIEBRE.
Havers (Conducto, espacios de) (Clopton *Havers,* anatomista inglés, 1650-1702). V. CONDUCTO, ESPACIO.
Hawkins (Queloide de) (Caesar H. *Hawkins,* cirujano inglés, 1798-1884). V. QUELOIDE.
haxix. m. Hachís. V. CÁÑAMO.
haxixina. f. CANABINA.
haxixismo. m. Intoxicación, aguda o crónica, por el hachís.
Hay (Prueba de) (Matthew *Hay,* médico escocés, 1855-1932). V. PRUEBA.
Hayem (Clorosis, encefalitis, enfermedad, suero de) (Georges *Hayem,* médico francés, 1841-1933). Véanse estos términos. ‖ **-Faber (Enfermedad de).** V. ENFERMEDAD. ‖ **-Von Jaksch-Luzet (Enfermedad de).** V. ENFERMEDAD. ‖ **-Weil (Síndrome de).** V. SÍNDROME. ‖ **-Widal (Síndrome de).** V. SÍNDROME.
Haygarth (Nódulos o nudosidades de) (John *Haygarth,* médico inglés, 1740-1827). V. NUDOSIDAD.
Haynes (Operación de) (Irving S. *Haynes,* cirujano de Nueva York, 1861-1946). V. OPERACIÓN.
haz (del lat. *fascis*). m. FASCÍCULO.

Hazen (Teorema de) (Hallen *Hazen*, ingeniero civil norteamericano, n. en 1869). V. TEOREMA.
Hb. Símbolo de la *hemoglobina*.
He. Símbolo del *helio*.
Head (Zonas de) (Henry *Head*, neurólogo inglés, 1861-1940). V. ZONA.
Heath (Operación de) (Christopher *Heath*, cirujano inglés, 1835-1905). V. OPERACIÓN. ||**-(Operación de)** (Charles Joseph *Heath*, otólogo inglés, 1856-1934). V. OPERACIÓN.
Heaton (Operación de) (George *Heaton*, cirujano norteamericano, 1808-1879). V. OPERACIÓN.
heautoscopia (del gr. *heautón*, a sí mismo, y *skopeîn*, observar). f. Percepción alucinatoria del propio cuerpo como si se viera desde fuera. *Sin.:* Alucinación autoscópica.
hebdomadario (del lat. *hebdomada*, semana). adj. Semanal, que aparece cada semana.
hebefrenia (del gr. *hébe*, pubertad, y *phrén, phrenós*, mente). f. A., *Hebephrenie;* F., *hébéphrénie;* In., *hebephrenía;* It., *ebefrenia;* P., *hebefrenia*. Forma clínica de la demencia precoz (esquizofrenia) propia de los jóvenes, que se caracteriza por depresión, ilusiones absurdas, pérdida gradual de las facultades mentales y relajación moral; demencia precoz hebefrénica.
hebeosteotomía, hebetomía o **hebotomía** (del gr. *hébe*, pubertad, *ostéon*, hueso, y *tomé*, corte). f. PUBIOTOMÍA.
Heberden (Enfermedad, nódulos de) (William *Heberden*, médico inglés, 1710-1801). V. ENFERMEDAD, NÓDULO.
hebético (del gr. *hebetikós*, juvenil). adj. Relativo al período de la pubertad o que ocurre durante el mismo.
hebetud (del lat. *hebetudo*). f. A., *Strumpfsinnigkeit;* F., *hébétude;* In., *hebetude;* It., *ebetudine;* P., *hebetismo*. Estado de entorpecimiento mental, primer grado de estupor, que se observa en la conmoción cerebral y en las fiebres asténicas, apoplejía, etc.
heboide (del gr. *hébe*, pubertad, y *eîdos*, aspecto). adj. Relativo a la forma simple de la demencia precoz. Ú.t.c.s.f.
heboidofrenia (de *heboide* y el gr. *phrén, phrenós*, mente). f. Término de Kahlbaum referido a una forma de esquizofrenia que se manifiesta por alteraciones del curso del pensamiento, experiencias delirantes, autismo y conducta psicopática.
Hebra (Enfermedad o prurigo, pomada de) (Ferdinand von *Hebra*, dermatólogo austriaco, 1816-1880). V. ENFERMEDAD, POMADA. ||**-Jadasson (Enfermedad de)**. V. ENFERMEDAD. ||**-Kaposi (Enfermedad de)**. V. ENFERMEDAD.
hecatómero (del gr. *hekáteros*, ambos, cada uno de los dos, y *méros*, parte). adj. Dícese de ciertas neuronas de asociación que tienen prolongaciones que se bifurcan y terminan a cada lado de la médula.
heces (del lat. *faex, faecis*). f. pl. EXCREMENTO. || Depósito o sedimento del vino. || Residuo de frutas, hierbas u otra sustancia, exprimidas o hervidas para sacarles el jugo.
Hecht (Reacción de) (Hugo *Hecht*, médico de Praga, n. en 1883). V. REACCIÓN.
Hecker (Ley de) (Karl V. *Hecker*, tocólogo alemán, 1827-1882). V. LEY.
hectárea (de *hecto-* y *área*). f. Medida de superficie, equivalente a 100 áreas 10. 000 m² o 2,471 acres. Símbolo: *ha*.
hecticópira (del gr. *hektikós*, hético, y *pŷr, pyrós*, fuego). f. Fiebre hética.
hectina. f. Benzosulfoparaminofenilarseniato de sodio; compuesto arsenical.
hectiqueo o **hectisia** (del gr. *hektikós*, hético). f. Estado particular de enflaquecimiento y caquexia producido por la fiebre héctica (tisis, septicemia, etc.).
hecto- (contracc. irreg. del gr. *hekatón*, ciento). Prefijo gr. que indica *cien* y que entra en la composición de varios vocablos relativos a medida, como *hectogramo, hectolitro, hectómetro*, etc.

hectogramo. m. F., *hectogramme*. Unidad del sistema métrico decimal equivalente a 100 gramos.
hectolitro. m. F., *hectolitre*. Unidad del sistema métrico decimal equivalente a 100 litros.
hectómetro. m. F., *hectomètre*. Unidad del sistema métrido decimal equivalente a 100 metros.
HED. Sigla de *Haut-Erythem-Dosis* (dosis eritema cutáneo), utilizada en roentgenología.
Hedblom (Síndrome de) (Adolf Frederik *Hedblom*, médico sueco, n. en 1898). V. SÍNDROME.
Hedeoma. Género de plantas de la familia de las labiadas. Las hojas de la especie *H. puegloides*, de América, son estimulantes, carminativas y emenagogas.
Hedera. Género de araliáceas al que pertenece la hiedra, *H. helix*.
hederáceo o **hederiforme** (del lat. *hederaceus*, o de *hedera*, hiedra, y *forma*). adj. A., *ayant la forme d'un lierre*. En forma de hiedra; dícese de ciertas terminaciones nerviosas en la capa de Malpighi de la piel.
hederina (del lat. *hedera*, hiedra). f. Jugo gomoso que fluye del tronco de las hiedras viejas en los países cálidos. Se ha empleado como excitante y emenagogo.
hediosita. f. Lactona del ácido glicoheptónico α; polvo cristalino blanco que puede emplearse como edulcorante en la diabetes.
hedonal. m. Metilpropilcarbinoluretano; compuesto cristalino incoloro, ligeramente soluble en agua; hipnótico. Puede también administrarse por vía subcutánea.
hedonía o **hedonismo** (del gr. *hedoné*, placer). f. y m. A., *Hedonismus;* F., *hédonisme;* In., *hedonism;* It., *edonismo;* P., *hedonismo*. Afición exagerada al placer; doctrina que juzga al placer como bien supremo.
hedor (del lat. *foetor, -oris*). m. A., *Gestank;* F., *puanteur;* In., *fetor;* It., *fetore;* P., *fedor*. Olor fétido.
hedra (del gr. *hédra*, asiento, base). f. ANO. || Herida del cráneo que interesa superficialmente el hueso.
hedratresia (del gr. *hédra*, base, y de *atresia*). f. Imperforación del ano.
hedrocele (del gr. *hedra*, base, y *kéle*, tumor). m. A., *Hedrozele;* F., *hédrocèle;* In., *hedrocele;* It., *edrocele*. P., *hedrocele;* Prolapso del intestino por el ano. || Hernia de asas intestinales arrastradas por el prolapso total del recto.
Hedyosmum. m. Género de plantas piperáceas, empleadas en Jamaica y otros países tropicales como antiespasmódicas y febrífugas.
Heerfordt (Enfermedad, síndrome de) (C. F. *Heerfordt*, oftalmólogo danés, 1871-1953). V. ENFERMEDAD, SÍNDROME.
hefestiorrafia (del gr. *Héphaistos*, Vulcano, y *rhaphé*, sutura). f. Cauterización de los bordes de una herida para producir adherencias.
Hegar (Dilatador, operación, signo de) (Alfred *Hegar*, ginecólogo alemán, 1830-1914). Véanse estos términos.
Hegglin (Síndrome de) (Robert M. *Hegglin*, médico suizo, n. en 1907). V. SÍNDROME DE MAY-HEGGLIN.
Heiberg-Esmarch (Maniobra de) (Jacob *Heiberg*, cirujano noruego, 1843-1888, y *Esmarch*). V. MANIOBRA.
Heichelheim (Prueba de) (Siegmund Rudolf *Heichelheim*, médico alemán contemporáneo). V. PRUEBA.
Heidenhain (Bastoncitos, células, ley de) (Rudolf *Heidenhain*, médico alemán, 1834-1897). Véanse estos términos. ||**-Coloración de)** (Martin *Heidenhain*, histólogo alemán del siglo XIX). V. COLORACIÓN (MÉTODOS DE). ||**-(Síndrome de)** (Adolf *Heidenhain*, neurólogo alemán contemporáneo). V. SÍNDROME.
Heilbronner (Síntoma o muslo de) (Karl *Heilbronner*, médico alemán, 1869-1914). V. MUSLO.
Heilgen Damm o Doberan. V. DOBERAN.
Heim-Kreysig (Signo de) (Ernst Ludwig *Heim*, médico alemán, 1747-1834, y Friedrich *Kreysig*, médico alemán, 1770-1839). V. SIGNO.
Heine (Operación de) (Leopold *Heine*, oculista alemán, 1870-1940). V. OPERACIÓN. ||**-Medin (Enfermedad de)** (Jacob *Heine*, médico alemán, 1800-1879;

Oskar *Medin,* médico sueco, 1847-1927). V. ENFERME-DAD.
Heinecke (Solución de) *(Heinecke,* médico alemán del siglo XIX). V. SOLUCIÓN. ||**-Mikulicz (Operación de)** (Walter Hermann *Heinecke,* cirujano alemán, 1834-1901). V. OPERACIÓN.
Heiser (Tratamiento de) (Victor G. *Heiser,* médico norteamericano, n. en 1873). V. TRATAMIENTO.
Heisrath (Operación de) (Friedrich *Heisrath,* oftalmólogo alemán, 1850-1904). V. OPERACIÓN.
Heister (Divertículo, válvula de) (Lorenz *Heister,* anatomista alemán, 1683-1758). V. DIVERTÍCULO, VÁLVULA.
Heitz-Boyer (Enfermedad de) (Maurice G. A. *Heitzboyer,* urólogo francés, 1876-1950). V. ENFERMEDAD. ||**-Hovelacque (Operación de).** V. OPERACIÓN.
Hektoen (Fenómeno de) (Ludwig *Hektoen,* patólogo norteamericano, 1863-1951). V. FENÓMENO.
heladura. f. Congelación.
helcoide (del gr. *hélkos,* úlcera, y *eîdos,* aspecto). adj. F., *ulcéreux.* Semejante a una úlcera.
helcología (del gr. *hélkos,* úlcera, y *lógos,* tratado). f. F., *helcologie.* Estudio científico de las úlceras.
helcoma. m. Úlcera corneal (Hipócrates). || m. F., *ulcère de la cornée.* ÚLCERA.
helcoplastia (del gr. *hélkos,* úlcera, y *plássein,* modelar). f. F., *traitement des ulcères par greffe dermique.* Cirugía plástica de las úlceras; injerto, etc.
helcópoda (del gr. *hélkein,* arrastrar, y *poús, podós,* pie). adj. Dícese de una marcha en la que un miembro inferior es arrastrado; marcha *en draguant* de Charcot.
helcosis (del gr. *hélkos,* úlcera). f. Ulceración; úlcera. ÚLCERA TROPICAL. GANGRENA HOSPITALARIA.
helcosol o **helcosal.** m. Pirogalato de bismuto, polvo amarillo insoluble que contiene el 60% de bismuto.
Helcosoma tropicum. Término de G. J. H. Wright para el microorganismo encontrado por él en el furúnculo oriental. Denomínase también *Herpetomonas tropica* y *Leishmania tropica.*
Held (Fascículo de) (Hans *Held,* anatomista alemán, 1866-1942). V. FASCÍCULO.
helecho (del lat. **filictum,* de *filix, -licis).* m. A., *Farn;* F., *fougère;* In., *fern;* It., *felce;* P., *feto.* Plantas criptógamas vasculares, vivaces, arborescentes en los climas cálidos y herbáceas en los templados, cuyos órganos de fructificación son esporangios reunidos en grupos llamados *soros.* Viven comúnmente en parajes húmedos y sombríos. ||**-hembra.** Helecho polipodiáceo *(Asplenium filix foemina),* cuyo rizoma se usó antiguamente como antihelmíntico. ||**-macho.** Helecho polipodiáceo *(Polipodium* o *Aspidium filix mas),* cuyo rizoma contiene una esencia, ácido filícico, y una sustancia grasa. El llamado *aceite de helecho de Peschier* o *extracto etéreo de helecho macho,* porque se obtiene por medio del éter, contiene la esencia y el ácido filícico disueltos en la materia grasa y es un líquido espeso, de color pardo, de olor y sabor desagradables, eficaz contra la tenia y el botriocéfalo, en cápsulas, solo o asociado con los calomelanos.
helenina o **helenol.** f. m. F., *hélénine.* Principio cristalino amarillo, amargo, o de la *Inula helenium* o énula campana. Antiséptico y antiespasmódico.|| INULINA.
heliantina. f. F., *hélianthine.* Colorante de anilina amarillo anaranjado; sal de sodio del ácido paradimetilaminoazobencenosulfónico. Su solución se colora de rojo por los ácidos y de amarillo por los álcalis. *Sin. :* Anaranjado de metilo, anaranjado de Poivrier. TROPEOLINA.
heliantо (del gr. *hélios,* sol, y *ánthos,* flor). m. A., *Sonnenblume;* F., *tournesol;* In., *sunflower;* It., *girasole;* P., *girassol.* Girasol, *Helianthus annuus,* planta compuesta de cuyos aquenios se extrae una papila o pan y un aceite.
hélice. f. HÉLIX.
helicina. f. F., *hélicine.* Mucilago de los caracoles. || Sustancia cristalizable blanca, soluble en alcohol y agua hirviente, que resulta de la oxidación de la salicina por el ácido nítrico diluido.

helicino (del gr. *hélix,* espiral). adj. F., *hélicin.* Relativo al hélix o al caracol. || En forma de hélice; dícese de las arterias en espiral del tejido eréctil.
helicoide (del gr. *hélix, -ikos,* espiral, y *eîdos,* aspecto). adj. Semejante a una hélice o espiral.
helicópoda (del gr. *hélix, -ikos,* espiral, y *poús, podós,* pie). adj. F., *hélicopode.* Aplícase a un tipo de marcha con circunducción del pie, como segando.
helicoproteína. f. Sustancia glucoproteica obtenida del caracol *Helix pomatia.*
helicotrema (del gr. *hélix, -ikos,* espiral, y *trêma,* agujero). m. A., *Helicotrema;* F., *hélicotréma;* In., *helicotrema;* It., *elicotrema.* P., *helicotrema;* Paso que conexiona al vértice del caracol desde las rampas timpánicas y vestibular; hiato de Scarpa.
Hélie (Fascículo de) (Louis T. *Hélie,* anatomista francés, 1804-1867). V. FASCÍCULO.
helio (del gr. *hélios,* sol, por haberse descubierto este gas antes en el sol que en la tierra). m. A., *Helium;* F., *hélium;* In., *helium;* It., *elio;* P., *hélio.* Elemento gaseoso inerte, incoloro, inodoro, no inflamable, que existe en escasas proporciones en la atmósfera. Símbolo *He;* peso atómico, 4. Por ser muy ligero se emplea para llenar globos y dirigibles. Mezclado con oxígeno es útil para respirarlo los que trabajan sometidos a presiones de varias atmósferas y en varios tipos de disnea por obstrucción respiratoria.
helio-. Forma prefija del gr. *hélios,* sol.
helioencefalitis (de *helio-* y *encefalitis).* f. Encefalitis provocada por la acción del sol.
heliofobia (de *helio-* y el gr. *phóbos,* temor). f. A., *Heliophobie;* F., *héliophobie;* In., *heliophobia;* It., *fotofobia;* P., *heliofobia.* Temor morboso a la luz solar; fotofobia.
heliopatía (de *helio-* y el gr. *páthos,* enfermedad). f. F., *héliopathie.* Cualquier estado morboso producido por la luz solar.
heliosis. f. INSOLACIÓN.
heliotalasoterapia (de *helio-,* el gr. *thálassa,* mar, y *therapeía,* tratamiento). f. Combinación de cura de sol y de mar.
heliotaxis. f. HELIOTROPISMO.
helioterapia (de *helio-* y el gr. *therapeía,* tratamiento). f. A., *Heliotherapie;* F., *héliothérapie;* In., *heliotherapy;* It., *elioterapia;* P., *helioterapia.* Tratamiento de diversas enfermedades por la exposición del cuerpo o de una parte a los rayos solares. Llámase también *cura* o *baños de sol.*
heliotropismo (de *helio-* y el gr. *tropé,* vuelta). m. F., *héliotropisme.* Tropismo inducido por la acción del sol.
heliotropo (de *helio-* y el gr. *trópos,* vuelta, de *trépein,* girar). m. A., *Heliotrop;* F., *héliotrope;* In., *heliotrope;* It., *heliotropia;* P., *heliotrópio.* Planta borráginea *(Heliotropium europaeum),* muy empleada antiguamente como vulneraria, y como tópico de las verrugas y otras neoformaciones cutáneas. ||**-B.** Violeta de amatista.
hélix (del lat. *helix, -icis,* y éste del gr. *hélix, -ikos,* espiral). m. A., *Helix;* F., *hélix;* In., *helix;* It., *elice.* P., *hélix;* Repliegue semicircular que forma el borde del pabellón auricular.
Helix. Género de moluscos gasterópodos entre cuyas especies *(H. pomatia, H. adspersa,* etc.) figuran los caracoles terrestres más comunes.
Hellat (Signo de) (Piotr *Hella,* otólogo ruso, 1857-1912). V. SIGNO.
Helleborus. V. ELÉBORO.
Hellendall (Signo de) (Hugo *Hellendall,* ginecólogo alemán, n. en 1872). V. SIGNO DE CULLEN.
Heller (Reacción de) (Johann Florenz *Heller,* patólogo austriaco, 1813-1871). V. REACCIÓN. ||**-Döhle (Enfermedad de)** (Arnold Ludwig *Heller,* patólogo alemán, 1840-1913; Karl Gottfried *Döhle,* patólogo alemán, 1855-1928). V. ENFERMEDAD. ||**-(Operación de)** (Ernst *Heller,* cirujano alemán, 1877-1964). V. OPERACIÓN.
Helmerich (Pomada de) *(Helmerich,* médico alemán del siglo XIX). V. POMADA.

CLASIFICACION DE HELMINTOS DE INTERES EN PATOLOGIA HUMANA

Phylum	Clase	Género	Especie
Platelmintos	Trematodos	Schistosoma	S. haematobium S. mansoni S. japonicum
		Fasciola	F. hepatica
	Cestodos	Taenia	T. saginata T. solium
		Echinococcus	E. granulosus
		Diphyllobothrium	D. latum
Nematelmintos	Nematodos	Trichinella	T. spiralis
		Trichuris	T. trichiura
		Strongyloides	S. stercoralis
		Ancylostoma	A. duodenale A. braziliense
		Necator	N. americanus
		Enterobius	E. vermicularis
		Ascaris	A. lumbricoides
		Toxocara	T. cati T. canis
		Wuchereria	W. bancrofti
		Brugia	B. malayi
		Onchocerca	O. volvulus
		Loa	L. loa
		Dirofilaria	D. inmitis
		Dracunculus	D. medinensis

Helmholtz (Ligamento, teoría de) (Hermann-Ludwig F. von *Helmholtz*, fisiólogo alemán, 1821-1894). V. LIGAMENTO, TEORÍA. ||**-Harrington (Síndrome de).** V. SÍNDROME.
helmintagogo (del gr. *hélmins, -inthos,* gusano, lombriz, y *agogós,* que conduce). adj. VERMÍFUGO.
helmintemesis (de *helminto* y *emesis*). f. Vómito de gusanos.
helmintiasis (de *helminto*). f. A., *Helminthiasis;* F., *helminthiase;* In., *helminthiasis;* It., *elmintiasi;* P., *helmintíase.* Infestación por helmintos. ||**-cutánea.** LARVA MIGRANS. ||**-elástica.** Presencia de tumores elásticos en la axila e ingle, atribuidos a la filaria.
helminticida (de *helminto* y el lat. *caedere,* matar). m. VERMÍFUGO.
helmintismo. m. HELMINTIASIS.
helminto (del gr. *hélmins, -inthos,* gusano). m. A., *Darmwurm;* F., *helminthe;* In., *helminth;* It., *elminto;* P., *helminto.* Gusano intestinal, parásito del hombre o los animales.
helmintocorton (de *helminto* y el gr. *chórtos,* hierba). m. Musgo de Córcega empleado contra las lombrices.
helmintofobia (de *helminto* y el gr. *phóbos,* temor). f. Temor morboso a la infestación con gusanos.
helmintogénesis (de *helminto* y el gr. *génesis,* principio). f. Producción de gusanos; helmintiasis.
helmintoide (de *helminto* y el gr. *eîdos,* aspecto). adj. F., *helminthoïde.* Semejante a un gusano o lombriz.
helmintología (de *helminto* y el gr. *lógos,* tratado). f. F., *helminthologie.* Suma de conocimientos relativos a los gusanos endoparásitos.
helmintoma (de *helminto* y el suf. *-oma*). m. F., *tumeur due à la présence des vers parasites.* Tumor producido por gusanos. ||**-elástico.** Término de Bancroft para designar los ganglios axilares e inguinales varicosos causados por filarias.
helmintópira (de *helminto* y el gr. *pŷr, pyrós,* fuego). f. Fiebre verminosa.
Helmont (Espejo de van) (Johannes Baptista *von Helmont,* médico belga, 1577-1644). V. ESPEJO.
heloda (del gr. *helódes,* pantanoso). f. Fiebre adinámica con sudores abundantes. || Fiebre palúdica.
Heloderma. Género de lagartos ponzoñosos de Arizona y Nuevo México; la especie *H. suspectum* es el *monstruo de Gila.*
helodermia (del gr. *hîlos,* verruga, y *dérma,* piel). f. Piel verrugosa o tuberculosa.
heloma (del gr. *hêlos,* verruga, y *-oma,* tumor). m. A., *Hornbildung;* F., *durillon;* In., *heloma;* It., *callosità;* P., *heloma.* Cuerno, callosidad, verruga de la piel.
helópira (del gr. *hêlos,* pantano, y *pŷr, pyrós,* fuego). f. Fiebre de los pantanos; paludismo.
helosis (del gr. *hêlos,* verruga). f. Presencia de producciones córneas en la piel.
helotis. f. PLICA POLONESA.
helotomía (del gr. *hêlos,* verruga, y *tomé,* corte). f. F., *exérèse des durillons.* Escisión de producciones córneas. || Cirugía de los cuernos.
helvético (Ácido). Constituyente activo del hongo *Morchella helvella.* Es tóxico y produce síntomas similares a los causados por la falina.
Helweg (Fascículo de) (Hans Kristian Saxtorph *Helweg,* médico danés, 1847-1901). V. FASCÍCULO.
hem. m. F., *hème.* Sustancia amorfa, $C_{34}H_{32}O_4FeOH$, insoluble, constituida por un anillo de protoporfirina unido a un átomo de hierro bivalente, situado en su parte central. Constituye el grupo prostético de la he-

moglobina, de la catalasa, de la peroxidasa y de la citocromooxidasa.
hem-, hema-, hemato-. Formas prefijas del gr. *haîma*, sangre.
hemabarómetro. m. F., *hématobaromètre*. Instrumento para determinar el peso específico de la sangre.
hemacito. m. HEMATOCITO.
hemacitómetro (de *hema-*, el gr. *ktos*, cavidad, y *métron*, medida). m. A., *Hämozytometer;* F., *hémocytomètre;* In., *hemacytometer;* It., *emocitometro;* P., *hematímetro*. Instrumento para contar las células de la sangre; hematímetro.
hemacitopoyesis. f. HEMOPOYESIS.
hemacitozoo (de *hemacito* y el gr. *zôon*, animal). m. F., *hématozoaire*. Microorganismo animal, parásito de las células sanguíneas o de la sangre.
hemacituria. f. HEMATOCITURIA.
hemacrino (de *hema-* y el gr. *krymós*, frío). adj. De sangre fría.
hemacroína o **hemacroma** (de *hema-* y el gr. *chróa*, color, o *chrôma*, también color). f. m. Materia colorante roja de la sangre; hematina.
hemacromatosis o **hemacrosis** (de *hema-* y el gr. *chrôma, -atos*, color, o *chróa*, también color). f. F., *hématochromatose, hémochromatose*. Pigmentación general de origen hemático. || Coloración roja de la sangre, especialmente la excesiva. || HEMOCROMATOSIS.
hemadeno (de *hema-* y el gr. *adén*, glándula). m. Glándula sanguínea o de secreción interna.
hemadenología (de *hemadeno* y el gr. *lógos*, tratado). f. ENDOCRINOLOGÍA.
hemadinámica. f. HEMODINÁMICA.
hemadostenosis (de *hemadeno* y el gr. *stenós*, angosto). f. Estenosis u obliteración de un vaso sanguíneo.
hemadromómetro. m. HEMODROMÓMETRO.
hemafaciente (de *hema-* y el lat. *faciens, -entis*, p. a. de *facere*, hacer). adj. Que forma sangre. HEMOPOYESIS.
hemafecia (de *hema-* y el lat. *faex, faecis*, excremento). f. Sangre en las heces.
hemafeína (de *hema-* y el gr. *phailós*, pardo). f. Materia colorante parda, patológica, formada en la sangre y orina a expensas de la hemoglobina destruida en exceso y que el hígado no transforma en pigmentos biliares.
hemafeísmo. m. Presencia de hemafeína en la orina.
hemafobia. f. HEMOFOBIA.
hemaglutinación (de *hem-* y el lat. *agglutinare*, pegar). f. A., *Blutkörperchenagglutination;* F., *hémo-agglutination;* In., *hemagglutination;* It., *emoagglutinazione;* P., *hemaglutinação*. Aglutinación de los corpúsculos sanguíneos, originada por anticuerpos, virus o ciertas sustancias de alto peso molecular.
hemaglutinina. f. A., *Hämagglutinin;* F., *hémagglutinine;* In., *hemagglutinin;* It., *emoagglutinina;* P., *hemaglutinina*. Anticuerpo que induce la aglutinación de las células rojas o hematíes, las cuales pueden ser *auto-, iso-* y *heteroaglutininas*, según aglutinen, respectivamente, las células de la misma sangre en que están contenidas, las células de animales de la misma especie o las de animales de especie diferentes.
hemaglutinógeno (de *hemaglutinina* y el gr. *gennân*, producir). m. Antígeno presente en los hematíes y en todas las células y ciertos humores del organismo que constituye el sustrato sobre el que actúan las hemaglutininas. Constituye un carácter fijo e inmutable, que se transmite según las leyes mendelianas con carácter dominante. V. GRUPO SANGUÍNEO.
hemagogo (de *hema-* y el gr. *agogós*, conductor). adj. y s. A., *Hämagogum;* F., *hémagogue;* In., *hemagogue;* It., *emagogo;* P., *hemagogo*. Que favorece o promueve un flujo sanguíneo o agente o sustancia con esta acción.
hemagonio (de *hema-* y el gr. *goné*, semilla). m. HEMOBLASTO.
hemal. adj. HEMÁTICO. || Dícese del arco inferior o anillo visceral de la vértebra tipo o protovértebra, en oposición aλ *neural*.

hemalbúmina. f. Albúmina de la sangre.
hemaleucina (de *hema-* y el gr. *leukós*, blanco). f. Fibrina; porción blanca del coágulo sanguíneo.
hemalexis (de *hema-* y el gr. *aléxein*, rechazar, apartar). f. Producción de alexinas en la sangre.
hemalopía o **hemalopsia** (de *hema-* y el gr. *óps, opós*, ojo, o en el segundo término, *ópsis*, visión). f. Efusión de sangre en el ojo; hipema. || ERITROPSIA.
hemalum. m. Colorante nuclear empleado en histología, compuesto de hematoxilina y alumbre.
hemanálisis (de *hem-* y el gr. *análysis*, disolución). m. Análisis de la sangre.
hemangiectasia (de *hema-*, el gr. *aggeîon*, vaso, y *éktasis*, dilatación). f. A., *Hämangiektasie;* F., *hémangiectasie;* In., *hemangiectasis;* It., *angiectasia;* P., *hemangiectasia*. Dilatación de los vasos sanguíneos.
hemangioblastoma (de *hem-*, el gr. *an-ggeîon*, vaso, y *blastós*, germen). m. A., *Hämangioblast;* F., *hémangioblaste;* In., *hemangioblast;* It., *emangioblastoma;* P., *hemangioblastoma*. Hemangioma compuesto principalmente de angioblastos.
hemangioendotelioblastoma (de *hem-*, el gr. *anggeîon*, vaso, *éndon*, dentro, *thelé*, pezón, *blastós*, germen, y el suf. *-oma*). m. Tumor de origen mesenquimatoso, cuyas células tienden a formar el endotelio de los vasos sanguíneos.
hemangioendotelioma (de *hem-*, el gr. *anggeîon*, vaso, *endotelio*, y el suf. *-oma*). m. A., *Hämangioendotheliom;* F., *hémangioendothéliome;* In., *hemangioendothelioma;* It., *emangioendotelioma;* P., *hemangioendotelioma*. Neoformación del endotelio de los vasos capilares. ||-**tuberoso múltiple.** Hiperplasia del endotelio de los vasos sanguíneos cutáneos, con producción de nódulos y pápulas.
hemangioma (de *hema-* y *angioma*). m. A., *Hämangiom;* F., *hémangioma;* In., *hemangioma;* It., *emangioma*. P., *hemangioma;* Angioma verdadero, o sea de vasos sanguíneos neoformados, en distinción del *linfangioma*. ||-**ameloblástico.** Tumor compuesto de amiloblastoma y angioma. ||-**capilar.** Nevo flámeo. ||-**cavernoso.** Angioma cavernoso. ||-**simple.** Nevo flámeo.
hemangiomatosis. f. F., *hémangiomatose*. Producción de hemangiomas múltiples. ||-**familiar.** Angiomatosis hemorrágica familiar; enfermedad de Rendu-Osler.
hemangiopericitoma. m. F., *hémangiopéricytome*. PERIEPITELIOMA.
hemangiosarcoma (de *hemangioma*, el gr. *sárx, sarkós*, carne y el suf. *-oma*). F., *angiosarcome, hémangiosarcome*. m. Sarcoma combinado con hemangioma; angiosarcoma.
hemantina. f. Alcaloide tóxico de la planta amarilidácea *Hemanthus coccineus*, flor de sangre, del sur de África, que suministra un veneno para flechas, de propiedades análogas a las de la atropina.
hemapófisis (de *hem-* y el gr. *apóphysis*, excrecencia). f. Pleurapófisis del arco hemal, en oposición a la *neurapófisis* del arco neural.
hemapoyesis. f. HEMOPOYESIS.
hemartros o **hemartrosis** (de *hema-* y el gr. *árthron*, articulación). m. y f. A., *Hämarthrose;* F., *hémarthrose;* In., *hemarthrosis;* It., *emartrosi;* P., *hemartrose*. Acumulación de sangre extravasada en una articulación o en su cavidad sinovial.
hemaspina (de *hema-* y el lat. *spina*, espina dorsal). f. Esternón; punto en el arco hemal correspondiente a las apófisis espinosas o neurospinales del arco neural.
hemastática (de *hema-* y *estática*). f. Parte de la fisiología que trata de las leyes del equilibrio o estática de la sangre.
hemastenia o **hemastenosis** (de *hema-* y el gr. *asthéneia*, debilidad). f. Circulación defectuosa o estado de debilidad de la sangre.
hematacómetro. m. HEMOTACÓMETRO.
hemataerómetro (de *hemato-*, el gr. *aér*, aire, y *métron*, medida). m. Instrumento para medir la presión de los gases en la sangre.

hemataloscopia (de *hemato-*, el gr. *allos*, otro, y *skopeîn*, observar). f. Examen medicolegal de la sangre con objeto de distinguir una clase de otra.

hematapostasis (de *hemato-* y el gr. *apóstasis*, distancia, alejamiento). f. Distribución desigual de la sangre con congestión en alguna parte.

hematapostema (de *hemato-* y el gr. *apostêma*, absceso). f. Apostema o absceso que contiene sangre.

hematedema (de *hemato-* y el gr. *oídema*, hinchazón). m. Edema o tumefacción por efusión de sangre.

hemateína. f. F., *hématéine*. Sustancia cristalina, $C_{16}H_{12}O_6$, derivada de la hematoxilina por oxidación. Colorante nuclear.

hematemesis (de *hemato-* y *emesis*). f. A., *Blutbrechen*; F., *hématémèse*; In., *hematemesis*; It., *ematemesi*; P., *hematémese*. Vómito de sangre. || **-de Goldstein**. Hematemesis debida a telangiectasias hemorrágicas del estómago.

hematencéfalo (de *hemato-* y el gr. *egképhalos*, encéfalo). F., *hématencéphale*. m. Efusión de sangre en el encéfalo.

hematerapia. f. HEMOTERAPIA.

hematermo (de *hema-* y el gr. *thermós*, caliente). adj. Que tiene sangre caliente. Dícese de los animales cuya sangre permanece a temperatura constante.

hematexodia (de *hemato-* y el gr. *éxodos*, salida). f. Desintegración de los hematíes, señalada por la expulsión de granulaciones y filamentos de sustancia.

hemátide. m. HEMATÍE. || f. Erupción cutánea de origen sanguíneo.

hematidrosis (de *hemato-* y el gr. *hidrós*, sudor). f. A., *Haemathidrosis*; F., *hématidrose*; In., *hematidrosis*; It., *ematidrosi*; P., *hematidrose*. Sudación sanguínea o de un líquido teñido de sangre.

hematíe (del gr. *haîma, -atos*, sangre). m. A., *rotes Blutkörperchen*; F., *hématie*; In., *erythrocyte*; It., *emazia*; P., *hematia*. Los hematíes contienen hemoglobina, que tiene por misión transportar el oxígeno a la intimidad de los tejidos. Existen normalmente en número de 5.000.000 por mm^3. || Glóbulo rojo, eritrocito. Célula de la sangre de los animales de sangre roja, de forma variable según la sp. animal. En el hombre tiene la forma de un disco bicóncavo sin núcleo, con un diámetro de 6 a 8 μm y un grosor de 2 μm. || **-nucleado**. Eritroblasto; variedad de hematíes con núcleo que sólo se encuentra en la sangre del adulto en casos patológicos, anemias, leucemias, y que, según su tamaño, reciben diversas denominaciones: *microblastos, normoblastos* o *megaloblastos*.

hematimetría (de *hemato-* y el gr. *métron*, medida). f. Numeración de los corpúsculos sanguíneos contenidos en una cantidad determinada de sangre; hematocitometría.

hematímetro (de *hemato-* y el gr. *métron*, medida). m. F., *hématimètre*. Instrumento para contar los glóbulos de la sangre; hemocitómetro.

hematina (del gr. *haîma, -atos*, sangre). f. A., *Hämatin*; F., *hématine*; In., *hematin*; It., *ematina*; P., *hematina*. V. HEM. || **-albúmina**. Polvo pardo obtenido sobre la fibrina de la sangre.|| **-reducida**. HEMOCROMÓGENO.

hematinemia (de *hematina* y el gr. *haîma*, sangre). f. F., *hématinémie*. Presencia de hematina libre en la sangre.

hematinógeno. m. HEMATÓGENO.

hematinómetro (de *hematina* y el gr. *métron*, medida). m. F., *hématimètre*. Pequeño vaso de cristal de caras paralelas, en el que se pone la sangre desfibrinada y más o menos diluida para su examen espectroscópico.|| HEMOGLOBINÓMETRO.

hematinuria (de *hematina* y el gr. *oûron*, orina). f. F., *hématurie*. Presencia de hematina en la orina.

hematisquesis (de *hemato-* y el gr. *schésis*, detención). f. HEMOSTASIS.

hemato-. Forma prefija del gr. *haîma, -atos*, sangre.

hematobio (de *hemato-* y el gr. *bíos*, vida). m. Organismo que vive en la sangre, especialmente un microorganismo animal.

hematoblasto (de *hemato-* y el gr. *blastós*, germen). m. A., *Hämatoblast*; F., *hématoblaste*; In., *hematoblast*; It., *ematoblasto*; P., *hematoblasto*. Eritroblasto o eritrogonio, célula o masa celular de la que deriva un corpúsculo rojo o hematíe, tanto si se encuentra en la sangre como en el tejido hemopoyético. || Nombre dado por Hayen a las plaquetas sanguíneas, por creer erróneamente que eran origen de los hematíes.

hematobulbia. f. Hemorragia en el bulbo.

hematocatarsis (de *hemato-* y el gr. *kátharsis*, purificación). f. A., *Hämatoka-tharsis*; F., *hématocatharsie*; In., *hematocatharsis*; It., *ematocatarsi*; P., *hematocatarse*. Lavado de la sangre; inyección intravenosa masiva de suero artificial.

hematocéfalo (de *hemato-* y el gr. *kephalé*, cabeza). m. Feto cuya cabeza se halla distendida por la sangre.

hematocele (de *hemato-* y el gr. *kéle*, tumor). m. A., *Hämotozele*; F., *hématocèle*; In., *hematocele*; It., *ematocele*. P., *hematocele*; Tumor sanguíneo o colección sanguínea en general; hematoma, especialmente el de la túnica vaginal del testículo. || Tumor sanguíneo formado alrededor del útero. || **-del escroto**. Infiltración o derrame de sangre en las envolturas del testículo, del que existen dos variedades: *parietal* y *vaginal*, según sea la sangre en las envolturas exteriores a la túnica vaginal o dentro de ésta. || **-espontáneo**. Hematocele vaginal consecutivo a una vaginitis crónica. || **-extraperitoneal**. Falso hematocele periuterino, situado debajo del peritoneo entre las hojas del ligamento ancho. || **-funicular**. Hematocele en el trayecto del cordón espermático. || **-paramétrico, periuterino** o **retrouterino**. Acumulación de sangre en el repliegue de Douglas, que forma un tumor al enquistarse.

hematocelia (de *hemato-* y el gr. *koilía*, cavidad). F., *hématocèle péritonéal*. f. Efusión de sangre en la cavidad peritoneal.

hematocianina (de *hemato-* y el gr. *kýanos*, azul). F., *hémocyanine*. f. Cromoproteína de la sangre de algunos invertebrados, pigmento respiratorio que contiene cobre.

hematocimosis (de *hemato-* y el gr. *zýmosis*, fermentación). f. Fermentación de la sangre.

hematocistis o **hematocisto** (de *hemato-* y el gr. *kýstis*, vejiga). m. F., *hématocyste*. Efusión de sangre en una vejiga o en un quiste.

hematocito (de *hemato-* y el gr. *kýtos*, cavidad). m. A., *Blutzelle*; F., *globule sanguin*; In., *hematocyte*; It., *ematocita*; P., *hematócito*. Célula o corpúsculo de la sangre.

hematocitoblasto. m. MIELOBLASTO.

hematocitólisis (de *hematocito* y el gr. *lýsis*, disolución). f. F., *hémolyse*. Disolución y desintegración de los corpúsculos de la sangre. || HEMÓLISIS.

hematocitómetro. m. HEMATÍMETRO.

hematocitozoo. m. HEMACITOZOO.

hematocituria (de *hematocito* y el gr. *oûron*, orina). f. A., *Hämaturie*; F., *hématurie*; In., *hematuria*; It., *ematuria*; P., *hematocitúria*. Presencia de corpúsculos sanguíneos en la orina.

hematoclasis. f. HEMOCLASIS.

hematocolpos (de *hemato-* y el gr. *kólpos*, seno). m. A., *Hämatokolpos*; F., *hématokolpos*; In., *hematokolpos*; It., *ematocolpos*; P., *hematocolpia*. Acumulación de flujo menstrual en la vagina por imperforación del himen o de la parte inferior de la vagina.

hematócrito (de *hemato-* y el gr. *krités*, el que interpreta). m. A., *Hämatokrit*; F., *hématocrite*; In., *hematocrit*; It., *ematocrito*; P., *hematócrito*. Aparato centrifugador que permite la separación de los glóbulos y plasma sanguíneo. La cantidad y proporción relativa de ambos constituye el índice o valor hematócrito que, normalmente, es de 45% de glóbulos.

hematocromatosis (de *hemato-* y el gr. *chrôma, -atos*, color). f. Coloración de los tejidos con pigmentos sanguíneos.

hematodermia (de *hemato-* y el gr. *dérma*, piel). f. Dermatosis causada por alteraciones hemáticas.

hematodinamómetro. m. HEMODINAMÓMETRO.

hematodistrofia. f. HEMODISTROFIA.

hematofagia (de *hemato-* y el gr. *phageîn*, comer). f. F., *hématophagie*. HEMATOPOSIA. || Alimentación con la sangre de otro animal. || Fagocitosis de los hematíes.

hematófito (de *hemato-* y el gr. *phytón*, planta). m. Organismo vegetal microscópico que vive en la sangre.

hematofobia (de *hemato-* y el gr. *phóbos*, temor). f. Temor morboso, emoción intensa o aversión a la vista de sangre.

hematogénesis (de *hemato-* y el gr. *gennân*, producir). f. F., *formation du sang*. Producción de sangre; hemopoyesis.

hematógeno (de *hemato-* y el gr. *gennân*, producir). adj. F., *hématogène*. Producido en la sangre o derivado de ella. || Que produce sangre. || m. Nombre de algunas preparaciones farmacéuticas, a base de hierro, vitamina B_{12}, ácido fólico, etc., que se administran en los estados de anemia o debilidad.

hematogonia (de *hemato-* y el gr. *goné*, generación, procreación). f. A., *Hämatogonie*; F., *hématogonie*; In., *hematogone*; It., *ematogonia*; P., *hematogónia*. HEMOCITOBLASTO. || Término de Vogel para designar unas células linfoideas pequeñas, cuyo núcleo piriforme presenta un surco o incisura; se observan en la sangre, ganglios linfáticos y médula ósea en ciertos linfomas.

hematógono. m. V. HEMATOGONIA.

hematohialina o **hematohialoide** (de *hemato-*, y el gr. *hýalos*, vidrio, y, en el segundo caso, *eîdos*, aspecto). f. y m. Sustancia hialina formada en la degeneración de los trombos por conglutinación de hematíes y plaquetas.

hematohidrosis. f. HEMATIDROSIS.

hematohistona. f. Globina sanguínea.

hematoide (de *hemato-* y el gr. *eîdos*, forma). adj. F., *hématoïde*. Semejante a la sangre.

hematoidina. f. F., *hématoïdine*. Sustancia cristalina de color rojo, sin hierro, de los coágulos sanguíneos y antiguos focos hemorrágicos, idéntica a la bilirrubina.

hematolinfangioma (de *hemato-*, el lat. *lympha*, agua, el gr. *aggeîon*, vaso, y el suf. *-oma*). F., *hématolymphangiome, hémolynphangiome*. m. Tumor compuesto de vasos sanguíneos y linfáticos.

hematólisis. f. HEMÓLISIS.

hematolito. m. HEMOLITO.

hematología (de *hemato-* y el gr. *lógos*, tratado). f. A., *Hämatologie*; F., *hématologie*; In., *hematology*; It., *ematologia*; P., *hematologia*. Suma de conocimientos relativos a la sangre.

hematólogo. m. F., *hématologue*. Experto en el estudio de la sangre.

hematoma (de *hemato-* y el suf. *-oma*). m. A., *Hämatom, Blutbeule*; F., *hématome*; In., *hematoma*; It., *ematoma*. P., *hematoma*; Tumor por acumulación de sangre. || CEFALEMATOMA. ||**-arterial.** Aneurisma falso circunscrito. ||**-auris.** Tumor sanguíneo en el pericondrio de la oreja. ||**-de la duramadre o dural.** Focos sanguíneos en la paquimeningitis. ||**-neonatorum.** CEFALEMATOMA. ||**-pélvico.** Hematocele, infiltración circunscrita de sangre en el tejido celular de la pelvis. ||**-pulsátil.** Aneurisma falso. ||**-subcorial.** HEMATOMOLA.

hematómetra (de *hemato-* y el gr. *métra*, matriz). m. A., *Hämatometra*; F., *hématometre*; In., *hematometra*; It., *ematometra*; P., *hematométrio*. Acumulación de sangre menstrual en el útero, por atresia del cuello o de la vagina.

hematometría. f. HEMATIMETRÍA.

hematómetro. m. HEMÓMETRO. || HEMODINAMÓMETRO.

hematomicosis (de *hemato-* y el gr. *mýkes*, hongo). f. Presencia de hongos en la sangre; microbiemia.

hematomielia (de *hemato-* y el gr. *myelós*, médula). f. A., *Hämatomyelie*; F., *hématomyélie*; In., *hematomyelia*; It., *ematomielia*; P., *hematomielia*. Derrame de sangre en la médula espinal.

hematomielitis (de *hemato-*, el gr. *myelós*, médula, y el suf. *-itis*). f. A., *Hämatomyelitis*; F., *hématomyélite*; In., *hematomyelitis*; It., *ematomielite*; P., *hematomielia*. Mielitis aguda con efusión sanguínea.

hematomieloporosis (de *hematomielia* y el gr. *póros*, paso). f. F., *syringomélie post-hémorragique*. Mielopatía caracterizada por la formación de conductos o cavidades debidos a hemorragias.

hematomola. f. F., *hématome-môle*. Deformidad del huevo, que consiste en la producción de un hematoma subcorial de la caduca; mola de Breus.

Hematomonas. Género de protozoos parásitos que viven en la sangre.

hematonefrosis. f. HEMONEFROSIS.

hematónfalo (de *hemato-* y el gr. *omphalós*, ombligo). m. HEMATONFALOCELE. || Signo de Cullen-Hofstäter u ombligo azul.

hematonfalocele (de *hemato-*, *omphalós*, ombligo, y *kéle*, tumor). m. F., *hématomphalocèle*. Onfalocele que contiene sangre.

hematónico (de *hema-* y el gr. *tónos*, tensión). adj. y s. Tónico de la sangre.

hematonosis. f. HEMOPATÍA.

hematopedesis (de *hemato-* y el gr. *pédesis*, salto). f. Rezumamiento de sangre; hematidrosis.

hematopelvis (de *hemato-* y el lat. *pelvis*, lebrillo). f. Acumulación de sangre en la pelvis.

hematopexis. f. HEMOPEXIS.

hematopiesis (de *hemato-* y el gr. *piézein*, apretar). f. Presión sanguínea.

hematoplanía (de *hemato-* y el gr. *planés*, errante). f. Menstruación vicaria. || Curso anormal de la sangre.

hematoplasia. f. HEMOPOYESIS.

hematoplasto. m. HEMATOBLASTO.

hematopneico (de *hemato-* y el gr. *pneîn*, respirar). adj. Relativo a la oxigenación de la sangre.

hematoporfiria. f. PORFIRIA.

hematoporfirina (de *hemato-* y el gr. *porphýra*, púrpura). f. F., *hématoporphyrine*. Derivado de la hematina privado de hierro ($C_{34} H_{38} O_6 N_4$); producto de la descomposición de la hemoglobina, que se observa en la orina después de la destrucción de los glóbulos rojos.

hematoporfirinuria. f. PORFIRINURIA.

hematoposia (de *hemato-* y el gr. *pósis*, bebida). f. Uso de la sangre en bebida con objeto terapéutico; hematofagia.

hematopoyesis. f. HEMOPOYESIS.

hematopoyético. adj. HEMOPOYÉTICO.

hematoquecia (de *hemato-* y el gr. *chézein*, defecar). f. F., *selles sanguinolentes*. Deposición intestinal sanguinolenta. || Defecación de sangre.

hematoquiluria (de *hemato-* y el gr. *chylós*, jugo, y *oûron*, orina). f. F., *hémato-chylurie*. Presencia de sangre y quilo en la orina, debida a la *Filaria sanguinis hominis*.

hematórax. m. HEMOTÓRAX.

hematorraquis (de *hemato-* y el gr. *rháchis*, raquis). m. A., *Hämatorrhachis*; F., *hématorrachie*; In., *hematorrhachis*; It., *ematorrachia*; P., *hematorráquio*. Hemorragia extramedular entre las meninges o en el conducto raquídeo; apoplejía meníngea espinal.

hematorrea (de *hemato-* y el gr. *rheîn*, fluir). f. Flujo de sangre.

hematosalpinx (de *hemato-* y el gr. *sálpigx*, trompeta). m. A., *Hämatosalpinx*; F., *hématosalpinx*; In., *hematosalpinx*; It., *ematosalpinge*; P., *hematossalpinge*. Colección de sangre en una trompa de Falopio.

hematoscopia (de *hemato-* y el gr. *skopeîn*, observar). f. F., *hématoscopie*. Examen de la sangre, especialmente con el espectroscopio.

hematoscopio (de *hemato-* y el gr. *skopeîn*, observar). m. F., *hématoscope*. Instrumento para el examen óptico o espectroscópico de la sangre.

hematosina. f. HEMATINA.

hematosis (del gr. *haimátosis*, de *haimatoûn*, cambiar la sangre). f. A., *Hämatose*; F., *hématose*; In., *hematosis*; It., *ematosi*; P., *hematose*. Arterialización o aireación de la sangre en los pulmones. || HEMOPOYESIS.

hematospectrofotómetro (de *hemato-*, el lat. *spectrum*, espectro, el gr. *phôs, photós*, luz, y *métron*, medida). m. F., *hématospectrophotomètre*. Espectrofotómetro para determinar la cantidad de hemoglobina en la sangre.

hematospermatocele (de *hemato-*, el gr. *spérma*, simiente, y *kéle*, hernia). m. F., *hématospermatocèle*. Espermatocele que contiene sangre.

hematospermia. f. HEMOSPERMIA.

hematospilia (de *hemato-* y el gr. *spîlos*, mancha). f. Mancha de sangre, púrpura, petequia.

hematospongia (de *hemato-* y el lat. *spongia*, esponja, del gr. *spóggos*). f. Sarcoma medular.

hematosporidios. m. pl. HEMOSPORIDIOS.

hematosqueocele (de *hemato-*, el gr. *óscheon*, escroto, y *kéle*, tumor). m. Hematocele del escroto.

hematostático (de *hemato-* y el gr. *stásis*, detención). adj. F., *hémostatique*. Debido a la estancación de la sangre o caracterizado por ella. || HEMOSTÁTICO.

hematósteon (de *hemato-* y el gr. *ostéon*, hueso). m. Hemorragia en la cavidad medular de un hueso.

hematoterapia. f. HEMOTERAPIA.

hematotermo. adj. HEMATERMO.

hematotímpano. m. HEMOTÍMPANO.

hematotórax. m. HEMOTÓRAX.

hematotóxico. adj. Relativo a la intoxicación sanguínea.

hematotoxina. f. HEMOTOXINA.

hematóxico. adj. HEMATOTÓXICO, HEMOTÓXICO.

hematoxilina (de *hemato-* y el gr. *xýlon*, madera). f. F., *hématoxyline*. Principio colorante cristalino, $C_{16}H_{14}O_6 + 3H_2O$ del palo campeche; muy empleado en distintas composiciones como colorante histológico. V. COLORACIÓN (MÉTODOS DE).

hematóxilo. m. CAMPECHE.

hematoxina. f. F., *hémotoxine*. Sustancia tóxica para la sangre o desarrollada en la sangre; hematotoxina, hemotoxina.

hematozimosis. f. HEMATOCIMOSIS.

hematozoario (de *hemato-* y el gr. *zôon*, animal). m. HEMATOZOO. ||**-de Laveran** o **del paludismo.** PLASMODIUM MALARIAE.

hematozoo (de *hemato-* y el gr. *zôon*, animal). m. F., *hématozaire*. Organismo parásito que vive en la sangre, como el plasmodio y la filaria.

hematuria o **hematuresis** (de *hemato-* y el gr. *oûron*, orina). f. A., *Hämaturie*; F., *hématurie*; In., *hematuria*; It., *ematuria*; P., *hematúria*. Emisión por la uretra de sangre pura o mezclada con la orina; síntoma de enfermedades diversas. ||**-angioneurótica** o **esencial.** Epistaxis renal de Gull, enfermedad de la edad adulta, caracterizada por hemorragia renal sin lesión conocida. Se denomina también *hemofilia renal*. ||**-de Egipto.** BILHARZIASIS ||**-falsa.** Emisión de orina teñida de rojo por alguna materia o pigmento distinto de la sangre. ||**-microscópica.** La que sólo puede descubrirse con el microscopio. ||**-renal, uretral, vesical.** Emisión de orina con sangre procedente de los órganos enumerados.

hembra (del lat. *femina*). f. A., *Weib*; F., *femelle*; In., *female*; It., *femmina*; P., *fêmea*. Animal sexuado cuyas glándulas genitales producen óvulos. || Parte de un instrumento que recibe otra parte denominada *macho*.

heme. m. V. HEM.

hemendotelioma (de *hem-*, el gr. *éndon*, dentro, *théle*, pezón, y el suf. *-oma*). m. F., *hémoendothéliome*, *hémangioendothéliome*. Forma de endotelioma constituido por la proliferación del endotelio vascular.

Hementaria. Género de sanguijuelas cuya especie *H. officinalis* se empleó en México y América Central con fines terapéuticos.

hemerálope. adj. F., *héméralope*. Dícese de la persona afecta de hemeralopía.

hemeralopía (del gr. *heméra*, día, *alaós*, ciego, y *óps, opós*, ojo). f. A., *Hemeralopie*; F., *héméralopie*; In., *hemeralopia*; It., *emeralopia*; P., *hemeralopia*; Término equívoco que aunque etimológicamente significa falta de aptitud para ver a pleno día, se emplea en sentido contrario o sea de disminución de la agudeza visual a la luz crepuscular o poco intensa.

hemeritrina (de *hema-* y el gr. *erythrós*, rojo). f. F., *hémérythrine*. Pigmento rojo del plasma sanguíneo de ciertos gusanos.

hemeropatía (del gr. *heméra*, día, y *páthos*, enfermedad). f. Enfermedad de un día. || Enfermedad que aparece o es más grave de día.

hemeropía. f. HEMERALOPÍA.

hemi-. Forma prefija del gr. *hemi-*, semi.

hemiablepsia (de *hemi-*, *a-* y el gr. *blépein*, ver). f. HEMIANOPSIA.

hemiacardio (de *hemi-* y *acardio*). m. F., *hémiacardien*, *hémicarde*. Uno de los fetos gemelos, en el cual sólo se efectúa una parte de la circulación por su propio corazón. || Gemelo parásito con corazón rudimentario.

hemiacéfalo (de *hemi-* y *acéfalo*). m. F., *hémiacéphale*. Monstruo fetal cuya cabeza está representada por una masa informe; anencéfalo.

hemiácigos (de *hemi-* y el gr. *ázygos*, impar). f. Vena ácigos menor o torácica longitudinal izquierda.

hemiacromatopsia (del *hemi-*, *a-*, y el gr. *chrôma, -atos*, color, y *óps, opós*, ojo). f. F., *hémiachromatopsie*. Acromatopsia en una mitad, o en mitades correspondientes, del campo visual.

hemiageusia (de *hemi-*, *a-*, y el gr. *geûsis*, el sentimiento del gusto). f. A., *Hemiageusie*; F., *hémiagueusie*; In., *hemiageusia*; It., *emigeusia*. P., *hemiageusia*; Ageusia en una mitad de la lengua.

hemialgia (de *hemi-* y el gr. *álgos*, dolor). f. F., *hémialgie*. Neuralgia en un lado solamente; hemicrania; jaqueca.

hemiamaurosis. f. HEMIANOPSIA.

hemiamblyopía (de *hemi-*, el gr. *amblys*, obtuso, y *óps, opós*, ojo). f. A., *Hemiamblyopie*; F., *hémiamblyopie*; In., *hemiamblyopia*; It., *emiambliopia*; P., *hemiambliopia*. Ambliopía en una mitad de la retina.

hemiamiostenia (de *hemi-*, *a-*, el gr. *mys, myós*, músculo, y *sthénos*, fuerza). f. Amiostenia en una mitad del cuerpo.

hemianacusia (de *hemi-*, *an-* y el gr. *akoúein*, oír). f. A., *Hemianakusis*; F., *hémisurdité*; In., *emianacusia*; P., *hemianacusia*. Pérdida del sentido del oído en un lado, sordera unilateral.

hemianalgesia (de *hemi-*, *an-* y el gr. *algós*, dolor). f. A., *Einseitenanalgesie*; F., *hémianalgésie*; In., *hemianalgesia*; It., *emianalgesia*; P., *hemianalgesia*. Analgesia en un lado del cuerpo.

hemianestesia (de *hemi-*, *an-*, y el gr. *aísthesis*, sensación). f. A., *Hemianästhesie*; F., *hémianesthésie*; In., *hemianesthesia*; It., *emianestesia*; P., *hemianestesia*. Anestesia de una mitad lateral del cuerpo. ||**-alterna.** HEMIANESTESIA CRUZADA. ||**-cerebral.** La debida a una lesión de la cápsula interna. ||**-cruzada.** Anestesia de un lado de la cabeza y el lado opuesto al cuerpo. ||**-espinal.** La debida a una lesión medular. ||**-mesocefálica.** Hemianestesia resultado de una afección del puente de Varolio. ||**-sensitivosensorial.** Abolición en un lado de toda clase de sensibilidad.

hemianopsia o **hemianopía** (de *hemi-* y *anopsia*). f. A., *Halbblindheit*; F., *hémianopsie*; In., *hemianopsia*; It., *emianopsia*; P., *hemianopsia*. Ceguera en la mitad del campo visual de uno o ambos ojos; hemiopía ||**-absoluta.** La relativa a la luz, color y forma. ||**-altitudinal.** La que afecta la mitad superior o inferior del campo visual. ||**-binasal, bitemporal.** Ceguera en el lado nasal o temporal del campo visual de ambos ojos. ||**-completa.** La que afecta toda la mitad de cada campo visual. ||**-cruzada** o **heterónima.** Hemianopsia que afecta las mitades heterónimas de ambas retinas, de modo que el sujeto ve el objeto completo en la visión binocular. ||**-homónima.** Hemianopsia en la que el sujeto ve con ambos ojos la misma mitad del campo visual. ||**-horizontal.** Aquella en que el paciente ve solamente la porción superior o inferior de un objeto. ||**-unilateral** o **uniocular.** La que afecta un ojo solamente. ||**-vertical.** Hemianopsia en la que el paciente sólo percibe una mitad lateral del campo visual.

hemianosmia (de *hemi-*, *an-* y el gr. *osmé*, olfato). f. F., *hémianosmie*. Anosmia en una fosa nasal o en una mitad de la mucosa nasal.

hemiapraxia (de *hemi-* y el gr. *apraxía*, inacción). f. F., *hémiapraxie*. Apraxia unilateral; imposibilidad de realizar acciones coordinadas en ambos lados.

hemiartrosis (de *hemi-*, el gr. *árthron*, articulación, y el suf. *-osis*). f. F., *hémiartrhose*. Sincondrosis falsa.

hemiasinergia (de *hemi-*, *a-*, y el gr. *synergía*, cooperación). f. Asinergia que afecta un lado del cuerpo.

hemiataxia (de *hemi-* y el gr. *ataxía*, indisciplina). f. A., *Halbseitenataxie*; F., *hémiataxie*; In., *hemiataxia*; It., *emiatassia*. P., *hemiataxia*; Ataxia o incoordinación motora que afecta un lado del cuerpo.

hemiatetosis (de *hemi-* y el gr. *áthetos*, no fijado). f. F., *hémiathétose*. Atetosis que afecta un lado del cuerpo.

hemiatrofia (de *hemi-*, *a-* y el gr. *atrophía*, desnutrición). f. A., *Einseitenatrophie*; F., *hémiatrophie*; *hemiatrophy*; It., y P., *hemiatrofia*. Atrofia de un lado del cuerpo o de la mitad de un órgano o parte. || **-facial**. Atrofia de la mitad de la cara. || **-lingual progresiva**. Atrofia progresiva de una mitad de la lengua.

hemiautotrófico. adj. Que se nutre parcialmente por sí solo; fabrica las proteínas con nitrógeno inorgánico, pero precisa carbono orgánico.

hemibalismo (de *hemi-* y el gr. *ballismós*, danza, salto). m. A., *Hemiballismus*; F., *hémiballisme*; In., *hemiballism*; It., *emiballismo*; P., *hemibalismo*. Variedad de hemicorea en la que una mitad del cuerpo está afecta de movimientos involuntarios, violentos y desordenados; debida a una lesión del cuerpo de Luys o subtalámico (Kussmaul).

hemicardia (de *hemi-* y el gr. *kardía*, corazón). f. F., *hémicarde*. Cada mitad del corazón. || **-dextra, sinistra**. Corazón derecho e izquierdo, respectivamente.

hemicarion (de *hemi-* y el gr. *káryon*, núcleo). m. F., *hémicaryon*. Núcleo que contiene el número haploide de cromosomas.

hemicauda (de *hemi-* y el lat. *cauda*, cola). f. Mitad lateral de la cola de caballo, *cauda equina*, cuyas lesiones producen un grupo peculiar de síntomas que a veces se ha denominado *síndrome de la hemicauda* (parálisis de un miembro inferior con dolor, anestesia y amiotrofia).

hemicefalia (de *hemi-* y el gr. *kephalé*, cabeza). f. F., *hémicéphalie*. Falta congénita de una mitad lateral del cráneo; anencefalia.

hemicelulasa. f. F., *hémicellulase*. Enzima que cataliza la hidrólisis de la hemicelulosa.

hemicelulosa. f. F., *hémicellulose*. Hidrato de carbono semejante a la celulosa, pero más soluble y más fácilmente descomponible.

hemicerebro. m. F., *hémisphère cérébral*. Hemisferio cerebral.

hemicigotia. f. F., *hémizygote*. Cualidad del hemicigótico.

hemicigótico (de *hemi-* y el gr. *zygón*, yugo). adj. F., *hémizygote*. Dícese de cualquiera de los genes asentados en el único cromosoma X del varón.

hemiclonía (de *hemi-* y el gr. *klónos*, tumulto). f. Mioclonía lateral.

hémico (del gr. *haîma*, sangre). adj. F., *sanguin*, *hématique*. Relativo a la sangre; hemático.

hemicolectomía (de *hemi-*, el gr. *cholé*, bilis, y *ektomé*, corte). f. F., *hémicolectomie*. Colectomía parcial.

hemicolinio. m. Compuesto sintético que bloquea el sistema de transporte por el cual la colina se acumula en las terminaciones de los axones colinérgicos, con lo que se impide la síntesis de acetilcolina disponible para ser liberada.

hemicorea (de *hemi-* y el gr. *choréia*, danza). f. A., *Einseitenchorea*; F., *hémichorée*; In., *hemichorea*; It., *emicorea*; P., *hemicoreia*. Corea que sólo afecta un lado del cuerpo; *chorea dimidiata*.

hemicránea (del lat. *hemicrania*, y éste del gr. *hemikranía*; de *hemi-* y el gr. *kraníon*, cráneo). f. A., *Hemikranie*; F., *hémicranie*; In., *hemicrania*; It., *emicrania*; P., *hemicrania*. Dolor en un lado de la cabeza; jaqueca. V. Migraña. || **-oftalmopléjica**. ENFERMEDAD DE MÖBIUS.

hemicraniosis. f. F., *hémicrâniose*. Hiperostosis de una mitad del cráneo o cara con síntomas cerebrales, debida a neoformaciones malignas (endotelioma) de la duramadre.

hemicromosoma (de *hemi-*, el gr. *chrôma*, color, y *sôma*, cuerpo). m. F., *hémichromosome*. Cuerpo formado por la división longitudinal de un cromosoma.

hemidesmosoma (de *hemi-*, el gr. *desmós*, vínculo, y *sôma*, cuerpo). m. F., *hémidesmosome*. Complejo de unión, equivalente a la mitad de un desmosoma, situado en el plasmalema basal de ciertos epitelios estratificados.

Hemidesmus. Género de plantas asclepiadáceas. La raíz de la especie *H. indicus* se emplea como la zarzaparrilla.

hemidiafragma (de *hemi-* y el gr. *dia-phrássein*, interceptar). m. F., *hémidiaphragme*. Una mitad del diafragma.

hemidisergia (de *hemi-*, *dis-*, y el gr. *érgon*, obra). f. Disergia que afecta a un lado del cuerpo.

hemidisestesia (de *hemi-*, *dis-*, y el gr. *aísthesis*, sensación). f. F., *hémidysesthésie*. Disestesia que afecta una mitad del cuerpo.

hemidistrofia (de *hemi-*, *dis-* y el gr. *trophé*, nutrición). f. F., *hémidystrophie*. Desarrollo desigual de ambos lados del cuerpo.

hemidrosis o **hemidiaforesis** (de *hemi-* y el gr. *hidrós*, sudor, o, en la segunda forma, *diaphóresis*, secreción de humores). f. A., *Hemidrosis*; F., *hémidrose*; In., *hemidrosis*; It., *emidrosi*; P., *hemidrose*. Hiperhidrosis unilateral.

hemielastina (de *hemi-* y el gr. *elastós*, dúctil). f. Sustancia formada por la digestión o hidrólisis de la elastina.

hemiencefalia. f. HEMICEFALIA.

hemiepilepsia (de *hemi-* y el gr. *epílepsis*, ataque epiléptico). f. F., *hémiépilepsie*. Epilepsia que afecta un lado del cuerpo solamente.

hemifacial (de *hemi-* y el lat. *facies*, cara). adj. F., *hémifacial*. Que afecta una mitad de la cara.

hemifalacrosis (de *hemi-* y el gr. *phalákrosis*, calvicie). f. Calvicie limitada a una mitad de la cabeza.

hemifalangectomía (de *hemi-*, el gr. *phálagx*, *-aggos*, fila de soldados, y *ektomé*, corte). f. F., *hémiphalangectomie*. Falangectomía parcial en el *hallux valgus*.

hemifonía (de *hemi-* y el gr. *phoné*, voz). f. Debilidad de la voz, media voz, en los estados de agotamiento.

hemigastrectomía (de *hemi-*, el gr. *gastér*, *gastrós*, estómago, y *ektomé*, corte). f. F., *hémigastrectomie*. Escisión de una mitad del estómago; especialmente resección de la bolsa pilórica en casos de estómago binocular.

hemigeusia. f. HEMIAGEUSIA.

hemiglositis (de *hemi-*, el gr. *glôssa*, lengua, y el suf. *-itis*). f. F., *hémiglossite*. Inflamación de una mitad de la lengua.

hemiglosoplejía (de *hemi-*, el gr. *glôssa*, lengua, y *pléssein*, golpear). f. Glosoplejía unilateral.

hemihidrosis. f. HEMIDROSIS.

hemihipalgesia (de *hemi-*, el gr. *hipó*, bajo, y *álgesis*, dolor). f. F., *hémihypoalgésie*. Hipalgesia que afecta una mitad del cuerpo.

hemihiperestesia (de *hemi-*, el gr. *hypér*, sobre, y *aísthesis*, sensación). f. F., *hémihyperesthésie*. Hiperestesia en una mitad del cuerpo.

hemihipertonía (de *hemi-*, el gr. *hypér*, sobre, y *tónos*, tensión). f. F., *hémihypertonie*. Hipertonía de los músculos de un lado.

hemihipertrofia (de *hemi-*, el gr. *hypér*, sobre, y *trophé*, nutrición). f. F., *hémihypertrophie*. Hipertrofia de una mitad o lado del cuerpo. || **-facial**. Hipertrofia de una mitad de la cara.

hemihipestesia. f. F., *hémihypoesthésie*. Hipestesia de una mitad del cuerpo.

hemihipotermia (de *hemi-*, el gr. *hipó*, debajo, y *thérme*, calor). f. Hipotermia de una mitad del cuerpo.
hemihipotonía (de *hemi-*, el gr. *hipó*, debajo, y *tónos*, tensión). f. F., *hémihypotonie*. Hipotonía en una mitad del cuerpo.
hemilaminectomía (de *hemi-*, el lat. *lamina*, hoja de metal, y el gr. *ektomé*, resección). f. F., *hémilaminectomie*. Laminectomía en un lado del raquis solamente.
hemilaringectomía (de *hemi-*, el gr. *lárygx, -yggos*, laringe, y *ektomé*, resección). f. F., *hémilaryngectomie*. Escisión de una mitad de la laringe.
hemilateral (de *hemi-* y el lat. *latus, -eris*, lado). adj. F., *hémilatéral*. Que afecta la mitad de un lado. || Relativo a una mitad lateral.
hemilesión (de *hemi-* y el lat. *laesio, -onis*, lesión). f. Lesión unilateral de la médula espinal.
hemilingual (de *hemi-* y el lat. *lingua*, lengua). adj. Que afecta un lado de la lengua.
hemimacroglosia (de *hemi-*, el gr. *makrós*, grande, y *glôssa*, lengua). f. Macroglosia unilateral.
hemimelia (de *hemi-* y el gr. *mélos*, miembro, con el suf. *-ía*). f. F., *hémimélie*. Monstruosidad caracterizada por la ausencia total o parcial de la mitad del extremo distal de un miembro; por esto se califica de cubital, radial, tibial o peroneal, según el segmento que falta.
hemimelo (de *hemi-* y el gr. *mélos*, miembro). m. F., *hémimèle*. Feto o persona afectos de hemimelia.
hemimetabolia o **hemimetamorfosis** (de *hemi-* y el gr. *metabolé*, canvio, o *metamórphosis*, transformación). f. En Biol., metamorfosis incompleta o irregular.
hemimiastenia (de *hemi-*, el gr. *mŷs*, músculo, y *asthéneia*, debilidad). f. Miastenia unilateral.
hemimimia (de *hemi-* y el lat. *mimus*, pantomimo). f. Alteración unilateral de la mímica de la cara.
hemina. f. F., *hémine*. Cloruro de hematina, sustancia constituyente de los cristales de Teichmann, que en medicina legal son utilizados para el diagnóstico de las manchas de sangre.
heminefrectomía (de *hemi-*, el gr. *nephrós*, riñón, y *ektomé*, resección). f. F., *héminéphrectomie*. Nefrectomía parcial.
hemiopía o **hemiopsia** (de *hemi-* y el gr. *óps, opós*, ojo; en la segunda forma, *ópsis*, visión). f. F., *hémiopie, hémianopsie*. Visión en una mitad del ojo solamente; equivalente a *hemianopia*. V. HEMIANOPSIA.
hemípago (de *hemi-* y el gr. *págos*, cosa fija). m. F., *hémipage*. Feto gemelo monstruoso, unido al otro por el tórax, cuello y parte inferior de la cara.
hemiparacusia (de *hemi-*, el gr. *pará*, junto a, y *akoúein*, oír). f. Paracusia unilateral.
hemiparálisis. f. HEMIPLEJÍA.
hemiparanestesia (de *hemi-*, el gr. *pará*, junto a, y *aísthesis*, sensación). f. F., *paraanesthésie unilatérale*. Paranestesia de un lado del cuerpo.
hemiparesia (de *hemi-* y el gr. *páresis*, debilitamiento). f. F., *hémiparésie*. Paresia de una mitad del cuerpo.
hemiparestesia (de *hemi-*, el gr. *pará*, junto a, y el gr. *aísthesis*, sensación). f. F., *hémiparesthésie*. Parestesia unilateral.
hemiparkinsonismo. m. F., *hémiparkinsonisme*. Parkinsonismo unilateral.
hemipiocianina. f. Antibiótico producido por el *Pseudomonas pyocianea*, el cual es activo frente al *Achorion schoenleinii* y *Candida albicans*.
hemiplejía (del gr. *hemiplexía*; de *hemi-* y *pléssein*, herir, golpear). f. A., *Hemiplegie*; F., *hémiplégie*; In., *hemiplegia*; It., *emiplegia*; P., *hemiplegia*. Parálisis de un lado del cuerpo. ||**-alterna**. La que afecta un lado de la cara y el lado opuesto del cuerpo. Se denomina *alterna superior* u *oculomotora* al síndrome de Weber; *alterna inferior* o *facial* al síndrome de Millard-Gubler, y *alterna hipoglósica* a la parálisis homolateral del hipogloso y contralateral de las extremidades. ||**-ascendente**. Parálisis ascendente de una mitad del cuerpo. ||**-capsular, peduncular, pontina**. Formas debidas a lesiones en las partes aludidas. ||**-cerebral**. La debida a una lesión del cerebro. ||**-cruzada**. HEMIPLEJÍA ALTERNA. ||**-espasmódica** o **espástica**. Hemiplejía con espasticidad y atrofia generalmente infantil. ||**-espinal**. Hemiplejía debida a una lesión de la médula; parálisis de Brown-Séquard. ||**-homolateral**. Hemiplejía del mismo lado de la lesión cerebral. ||**-infantil**. Hemiplejía debida a una hemorragia cerebral o meníngea que puede producirse durante la vida intrauterina o a consecuencia de traumatismos en el curso del parto normal o distócico.
hemiproteína. f. ANTIALBÚMINA.
hemípteros (de *hemi-* y el gr. *pterón*, ala). m. pl. Orden de insectos que comprende las chinches, piojos, cochinillas, etc., y cuyo aparato bucal está organizado para picar o chupar.
hemirraquisquisis (de *hemi-*, el gr. *rháchis*, espina dorsal, y *schísis*, hendidura). f. Raquisquisis sin prolapso de la médula espinal.
hemisacralización (de *hemi-* y el lat. *saccus*, saco). f. F., *hémisacralisation*. Sacralización de una mitad de la V vértebra lumbar.
hemiscotoma o **hemiscotosis** (de *hemi-* y el gr. *skótoma*, vértigo). m. y f. F., *scotome limité a la moitié du champ visuel*. Escotoma localizado en una mitad del campo visual.
hemisección. Corte o sección de una mitad. || f. BISECCIÓN.
hemiseptum (lat.). m. Lámina del *septum lucidum*. ||**-auricular, ventricular**. Mitad lateral del tabique interauricular o interventricular, respectivamente.
hemisferectomía (de *hemisferio* y el gr. *ektomé*, escisión). f. A., *Hemisphärektomie*; F., *hémisphérectomie*; In., *hemispherectomy*; It., *emisferectomia*; P., *hemisferectomia*. Resección parcial o total de un hemisferio cerebral o cerebeloso.
hemisferio (del lat. *hemisphaerium*, y éste del gr. *hemisphaírion*; de *hemi-* y *sphaîra*, esfera). m. A., *Halbkugel, Hemisphäre*; F., *hémisphère*; In., *hemisphere*; It., *emisfero*; P., *hemisfério*. Cara mitad lateral del cerebro o del cerebelo. ||**-dominante**. El derecho en los zurdos y el izquierdo en los manidextros.
hemisfigmia (de *hemi-* y el gr. *sphygmós*, pulso). f. Estado en el que el pulso late dos veces por cada contracción cardíaca.
hemisfinterectomía (de *hemi-*, el gr. *sphíggein*, apretar, y *ektomé*, resección). f. Resección parcial del píloro limitada a su parte anterior en la cura de la úlcera pilórica o yuxtapilórica.
hemisíndrome (de *hemi-* y el gr. *syndromé*, concurso). m. F., *hémysyndrome*. Síndrome indicativo de una lesión unilateral de la médula espinal.
hemisístole o **hemisistolia** (de *hemi-* y el gr. *systolé*, contracción). f. F., *hémisystolie*. desus. Contracción del ventrículo izquierdo después de cada dos contracciones auriculares, fenómeno que se traduciría por la existencia de dos latidos cardíacos por cada latido arterial.
hemispasmo (de *hemi-* y el gr. *spasmós*, contracción). m. Espasmo unilateral. ||**-facial alterno**. SÍNDROME DE BRISSAUD-SICARD.
hemisporosis. f. Micosis debida a un hongo del gén. *Hemispora*, en la que se producen abscesos de evolución crónica en los huesos y otros tejidos.
hemistrumectomía. f. Estrumectomía parcial.
hemiteria (de *hemi-* y el gr. *téras*, monstruo). f. Vicio de formación, anomalía orgánica congénita poco notable que no puede considerarse como una verdadera monstruosidad.
hemitermia (de *hemi-* y el gr. *thérme*, calor). f. Aumento de la temperatura en una mitad del cuerpo.
hemitermoanestesia (de *hemi-*, el gr. *thérme*, calor, y *anaisthesía*, insensibilidad). f. Termoanestesia unilateral.
hemitetania (de *hemi-* y el gr. *tétanos*, rigidez). f. Tetania en una mitad del cuerpo.

hemitiroidectomía (de *hemi-*, *tiroides*, y el gr. *ektomé*, resección). f. F., *hémithyroïdectomie*. Tiroidectomía parcial de la mitad del órgano.

hemitis (de *hema-* y el suf. *-itis*). f. Inflamación de la sangre o estado de la sangre en las enfermedades inflamatorias.

hemitonía. f. HEMIHIPERTONÍA.

hemitórax (de *hemi-* y el gr. *thórax, -akos*, tronco). m. A., *Hemithorax*; F., *hémithorax*; In., *hemithorax*; It., *emitorace*; P., *hemitórax*. Mitad derecha o izquierda del tórax.

hemitoxina. f. Toxina cuya toxicidad se ha reducido a la mitad.

hemivagotonía (de *hemi-*, el lat. *vagus*, errante, y el gr. *tónos*, tensión). f. Irritabilidad del neumogástrico en un lado solamente.

hemo. m. V. HEM.

hemo-. Forma prefija del gr. *haîma*, sangre.

hemoaglutinación. f. HEMAGLUTINACIÍN.

hemoalcalímetro (de *hemo-*, *álcali*, y el gr. *métron*, medida). m. Instrumento para determinar la alcalinidad de la sangre.

hemobilia o **hematobilia** (de *hemo-* o *hemato-* y el lat. *bilis*, bilis). f. Hemorragia en las vías biliares.

hemobilinuria (de *hemo-*, *bilis*, y el gr. *oûron*, orina). f. Urobilina en la sangre y orina.

hemoblasto (de *hemo-*, y el gr. *blastós*, retoño). m. A., *Hämoblast*; F., *hémoblaste*; In., *hemoblast*; It., *emoblasto*; P., *hemoblasto*. Hematoblasto, célula sanguínea primitiva. || Plaqueta. || Eritroblasto.

hemoblastosis. f. A., *Hämoblastose*; F., *hémoblastose*; In., *hemoblastosis*; It., *emoblastosi*; P., *hemoblastose*. Proliferación de los elementos o tejidos hemopoyéticos; comprende la leucosis, eritrosis, reticuloendoteliosis. *Sin.:* Hemolinfadenosis, hemomielosis.

hemocatarsis. f. HEMATOCATARSIS.

hemocatatonístico (de *hemo-* y *catatonía).* adj. Que disminuye la cohesión entre la hemoglobina y los hematíes.

hemocateresis (de *hemo-* y el gr. *kathaíresis*, destrucción). f. Destrucción de la sangre o de los glóbulos rojos; hemólisis.

hemoceloma (de *hemo-* y el gr. *koilía*, cavidad). m. Porción de celoma de la que se desarrolla el corazón. || Quiste sanguíneo.

hemocianosis. f. CIANOSIS.

hemocida (de *hemo-* y el lat. *caedere*, matar). adj. Destructor de las células sanguíneas, hemolítico.

hemocito (de *hemo-* y el gr. *kýtos*, cavidad). m. Hematocito; célula de la sangre.

hemocitoblasto (de *hemocito* y el gr. *blastós*, germen). m. A., *Hämozytoblast*; F., *hémocytoblaste*; In., *hemocytoblast*; It., *emocitoblasto*; P., *hemocitoblasto*. Término de Ferrata que designa la célula germinal indiferenciada precursora de las series eritrocítica, granulocítica y megacariocítica.

hemocitopenia (de *hemocito* y el gr. *penía*, escasez). f. Disminución de los elementos celulares de la sangre.

hemocitólisis (de *hemo-*, el gr. *kýtos*, cavidad, y *lýsis*, disolución). F., *hémocytolyse*. f. Disolución o destrucción de las células sanguíneas. || HEMÓLISIS.

hemocitología (de *hemocito* y el gr. *lógos*, tratado). f. Estudio o tratado de las células de la sangre.

hemocitómetro. m. HEMATÍMETRO.

hemocitopoyesis. f. HEMOPOYESIS.

hemocitosis. f. Aumento de los elementos celulares de la sangre.

hemocitozoo (de *hemocito* y el gr. *zôon*, animal). m. F., *hémocytozoaire*. Parásito animal que habita en las células sanguíneas; plasmodio.

hemoclasis (de *hemo-* y el gr. *klásis*, rotura). f. Hemólisis; especialmente la destrucción de los glóbulos rojos.

hemococcidia. f. PLASMODIO.

hemocolecisto (de *hemo-*, el gr. *chólē*, bilis, y *kstos*, vejiga). m. F., *hémocholécyste*. Hemorragia no traumática en la vesícula biliar.

hemoconcentración. f. F., *hémoconcentration*. Disminución del volumen plasmático sin modificación del número de células hemáticas, de donde resulta un aumento relativo del número de ellas por milímetro cúbico.

hemoconia (de *hemo-* y el gr. *kónis*, polvo). f. A., *Hämokonie*; F., *hémoconie*; In., *hemokonia*; It., *emoconi*; P., *hemocónia*. Polvo de la sangre. Corpúsculos de Müller. Pequeños cuerpos (1 μm) animados de movimientos brownianos, visibles con el ultramicroscopio cuando se examina una gota de sangre fresca; son partículas de grasa.

hemoconiosis (de *hemo-*, el gr. *kónis*, polvo, y el suf. *-osis*). f. Presencia de una cantidad anormal de hemoconias en la sangre.

hemocrinia (de *hemo-* y el gr. *krínein*, separar). f. Presencia de sustancias endocrinas (hormonas) en la sangre; endocrinemia.

hemocrioscopia (de *hemo-*, el gr. *kros*, frío, y *skopeîn*, observar). f. Crioscopia de la sangre.

hemocroína. f. HEMATINA.

hemocroma o **hemocromo** (de *hemo-* y el gr. *chrôma*, color). m. F., *hémochrome*. Materia colorante o pigmento de la sangre (hemoglobina, eritrocruorina, clorocruorina, hematocianina y hemoeritrina).

hemocromatosis (de *hemo-*, el gr. *chrôma, -atos*, color, y el suf. *-osis*). f. A., *Hämochromatose*; F., *hémochromatose*; In., *hemochromatosis*; It., *emocromatosi*; P., *hemocromatose*. Trastorno metabólico, más frecuente en el varón, caracterizado por acumulación de grandes cantidades de hierro en la economía con pigmentación cutánea y visceral, cirrosis hepática y participación de otros órganos y disminución de la tolerancia a los hidratos de carbono; diabetes bronceada.

hemocromógeno (de *hemocroma* y el gr. *gennân*, producir). m. F., *hémochromogène*. Sustancia cristalina, roja, derivada de la reducción de la hemoglobina. || HEMOGLOBINA.

hemocromometría (de *hemocroma* y el gr. *métron*, medida). f. F., *hémoglobinométrie*. Determinación en la cantidad de hemoglobina en la sangre; hemoglobinometría.

hemocromómetro (de *hemocroma* y el gr. *métron*, medida). m. HEMOGLOBINÓMETRO.

hemocromoproteína. f. F., *hémochromoprotéine*. Proteína conjugada, coloreada, con función respiratoria, descubierta en la sangre de los animales.

hemocultivo o **hemocultura** (de *hemo-* y el lat. *cultura*, cultivo). m. y f. A., *Hämokultur*; F., *hémoculture*; In., *hemoculture*; It., *emocultura*; P., *hemocultura*. Siembra en medios apropiados de una pequeña cantidad de sangre de un enfermo, con objeto de establecer el diagnóstico bacteriológico.

hemodia (del gr. *haimodia*, dentera). f. DENTERA.

hemodiagnosis (de *hemo-* y el gr. *diágnosis*, discernimiento). f. Diagnóstico deducido del examen de la sangre.

hemodiálisis (de *hemo-* y el gr. *diálysis*, disolución). f. A., *Blutentschackung*; F., *hémodialyse*; In., *hemodialysis*; It., *emodialisi*; P., *hemodiálise*. Separación de las sustancias difusibles de la sangre circulante de un animal del organismo humano, por su paso continuo desde una arteria, a través de un sistema de tubos de celoidina sumergidos en una solución salina, hasta una vena, en lo que por diálisis se desprenden algunos de los constituyentes de la sangre, en el líquido que rodea los tubos. Técnica de depuración sanguínea extrarrenal por medio de hemodializadores que funcionan con circulación extracorpórea. V. RIÑÓN ARTIFICIAL.

hemodiastasa. f. F., *hémodiastase*. Enzima amilolítica de la sangre.

hemodilución (de *hemo-* y el lat. *dilutio*, lavado). f. Aumento del volumen del plasma en relación al de los glóbulos rojos.

hemodinámica (de *hemo-* y el gr. *dynamicós*, eficaz). f. A., *Hämodynamik*; F., *hémodynamique*; In., *hemodynamics*; It., *emodinamica*; P., *hemodinâmica*. Estudio de los movimientos de la sangre y de las fuerzas que los impulsan.

hemodinamómetro (de *hemo-*, el gr. *dýnamis*, fuerza, y *métron*, medida). m. F., *hémodynamomètre*. Aparato o manómetro para medir la presión de la sangre.
hemodistrofia (de *hemo-, dis-* y el gr. *trophé*, nutrición). m. Distrofia de la sangre; estado defectuoso de la sangre, como anemia, oligocitemia.
hemodrómico (de *hemo-* y el gr. *drómos*, carrera). adj. Que acelera la circulación de la sangre.
hemodromógrafo (de *hemo-*, el gr. *drómos*, carrera, y *gráphein*, describir). m. Hemodromómetro registrador.
hemodromómetro (de *hemo-*, el gr. *drómos*, carrera, y *métron*, medida). m. Instrumento para medir la velocidad de la corriente sanguínea; hemotacómetro.
hemoencefálico (de *hemo-* y el gr. *enkephalé*, encéfalo). adj. Relativo a la sangre y al encéfalo. V. BARRERA.
hemoendotelial (de *hemo-*, el gr. *éndon*, dentro, y *thelé*, pezón). adj. F., *hémoendothélial*. Relativo a la sangre materna y al endotelio de las vellosidades del corion.
hemofagia. f. HEMATOFAGIA.
hemofagocitosis (de *hemo-*, el gr. *phageîn*, devorar, *kýtos*, cavidad, y el suf. *-osis).* f. F., *hémophagocytose.* Fagocitosis de los glóbulos rojos.
hemofilia (de *hemo-* y el gr. *philía*, amistad, afición). f. A., *Hämophilie;* F., *hémophilie;* In., *hemophilia;* It., *emofilia;* P., *hemofilia.* Alteración hereditaria de la hemostasis por afectación de la vía intrínseca de la coagulación, que se transmite en forma recesiva ligada al cromosoma X, que afecta habitualmente al hombre y es transmitida por las mujeres que son portadoras sanas. Se distinguen la hemofilia A y la B; la primera debida a una anomalía del factor VIII, por déficit (A-) o inactivación (A+). La hemofilia B, o enfermedad de Christmas, es debida a anomalías del factor plasmático IX, ya sea por su déficit (B-) o su inhibición (B+). Clínicamente no se diferencian y se caracterizan por presentar hemorragias espontáneas o provocadas por leves traumatismos, en forma de equimosis o hematomas, cutaneomucosos, musculares, articulares o viscerales. ||-**C.** Diátesis hemorrágica similar a la hemofilia por déficit del factor XI. Síndrome de Rosenthal.
hemófilo. adj. F., *hémophile.* Aplícase a los microorganismos que se desarrollan en un medio que contiene sangre. || HAEMOPHILUS.
hemoflagelado (de *hemo-* y el lat. *flagellum*, látigo). adj. y s. F., *hémoflagellé.* Protozoo flagelado, parásito de la sangre, como los tripanosomas o leishmanias.
hemofleína. f. Alcaloide cristalizado, muy semejante a la eritrofleína.
hemofobia (de *hemo-* y el gr. *phóbos*, temor). f. A., *Hämatophobie;* F., *hémato-phobie;* In., *hemophobia;* It., *ematofobia;* P., *hemofobia.* Hematofobia; temor morboso a la sangre, a la simple visión de ella o a las hemorragias.
hemofórico (de *hemo-* y el gr. *phorós*, que lleva). adj. Que transporta o lleva sangre.
hemoftalmía o **hemoftalmo** (de *hemo-* y el gr. *ophthalmós*, ojo). f. y m. A., *Hämophthalmus;* F., *hémophtalmie;* In., *hemophthalmia;* It., *emoftalmo;* P., *hemoftalmia.* Extravasación de sangre dentro del ojo.
hemofuscina (de *hemo-* y el lat. *fuscus*, pardo). f. F., *hémofuchsine.* Pigmento pardoamarillento, sin hierro, producto de descomposición de la hemosiderina; confiere a la orina un color rojizo.
hemogénesis. f. HEMATOGÉNESIS.
hemogenia (de *hemo-* y el gr. *gennân*, producir, engendrar). f. desus. Diátesis hemorrágica, análoga a la hemofilia; debida a un trastorno funcional del sistema hemopoyético; seudohemofilia; púrpura trombocitopénica idiopática; enfermedad de Werlhof. || Enfermedad casi exclusiva de las mujeres, caracterizada por la prolongación del tiempo de sangría.
hemoglobina (de *hemo-* y *globina).* f. A., *Hämoglobin;* F., *hémoglobine;* In., *hemoglobin;* It., *emoglobina;* P., *hemoglobina.* Heteroproteína de color rojo existente en los hematíes, de peso molecular 68.000 y cuya función primordial es transportar el O_2 hacia los tejidos. La forman cuatro cadenas polipeptídicas (globina), a cada una de las cuales se une un hem, cuyo átomo de Fe es capaz de combinarse de forma reversible al O_2. Las diferentes cadenas globínicas se denominan α, β, γ, δ, ε y ξ. En el hombre las hemoglobinas que se encuentran normalmente son: Hb A (98 %), Hb A_2 (2 %) y Hb F, en la sangre fetal. ||-**A_2.** Hemoglobina normal presente en el hombre en pequeña cantidad, formada por dos cadenas α y dos cadenas δ. ||-**A.** Hemoglobina típica del adulto, formada por dos cadenas α y dos cadenas β. ||-**Bart.** Hemoglobina anormal formada por cuatro cadenas γ, con gran afinidad por el O_2. ||-**C.** Hemoglobina anormal, asintomática en el heterocigoto, y responsable de la hemoglobinopatía C en el homocigoto. ||-**Chesapeake.** Hemoglobina anormal con afinidad aumentada por el O_2 y que se manifiesta por poliglobulia. ||-**corpuscular media.** Cifra que expresa la cantidad media de Hb presente en los hematíes. ||-**D.** Hemoglobina anormal formada por mutaciones en la cadena β. Los homocigotos son raros, y en los heterocigotos es asintomática. ||-**E.** Hemoglobina anormal por mutación de la cadena β, responsable en los homocigotos de discreta anemia con células en diana y microcitosis. ||-**F.** Hemoglobina propia de la sangre fetal, formada por dos cadenas α y dos cadenas γ. ||-**glucosilada.** Fracción de la hemoglobina A unida a glucosa. Su determinación permite conocer el grado de control de la diabetes mellitus durante períodos prolongados de tiempo. ||-**Gowers.** Hemoglobina normal en la vida embrionaria y caracterizada por una cadena polipeptídica ε (épsilon). ||-**H.** Hemoglobina anormal compuesta por cuatro cadenas β, con gran afinidad por el O_2 y causante de un cuadro de anemia hipocrómica, anisocitosis y poiquilocitosis con cuerpos de inclusión en los hematíes. ||-**inestable.** Hemoglobina que se desnaturaliza rápidamente *in vivo* e *in vitro*, y precipita originando en los homocigotos cuadros de anemia hemolítica, cuerpos de inclusión de Heinz en los hematíes y hemoglobinuria. Actualmente se conocen varias: Hb Bibba, Colonia, Friburgo, Génova, Sabine, Santa Ana, Sidney, Zurich, etc. ||-**Lepore.** Hemoglobina anormal que en los homocigotos es responsable de un cuadro similar a la tasalemia mayor, y en los heterocigotos, similar a la talasemia menor. ||-**oxigenada.** Oxihemoglobina; forma ordinaria, cristalizable. ||-**reducida.** Hemoglobina de la sangre venosa que ha perdido el O_2 y que se convierte en oxihemoglobina por la absorción de O_2. ||-**S.** La más frecuente de las hemoglobinas anormales, debida a la sustitución en la cadena *B* del ácido glutámico con la valina. Responsable de la drepanocitosis en los homocigotos. ||-**SC.** Asociación en el mismo sujeto de Hb S y C, responsable de la hemoglobinopatía SC. ||-**SD.** Asociación de Hb S y D en el mismo sujeto, que presenta el cuadro de hemoglobinopatía SD. ||-**Yakima.** Hemoglobina anormal que presenta afinidad aumentada para el O_2 y poliglobulia.
hemoglobinemia (de *hemoglobina* y el gr. *haîma*, sangre). f. A., *Hämoglobinämie;* F., *hémoglobinémie;* In., *hemoglobinemia;* It., *emoglobinemia;* P., *hemoglobinemia.* Presencia anormal de hemoglobina en el plasma sanguíneo, por destrucción de los glóbulos rojos, causa ordinaria de hemoglobinuria.
hemoglobinífero (de *hemoglobina* y el lat. *ferre*, llevar). adj. F., *hémoglobinifère.* Que lleva o cede hemoglobina.
hemoglobinobilia o **hemoglobinocolia** (de *hemoglobina* y *bilis,* o, en la segunda forma, el gr. *cholé*, bilis). f. F., *hémoglobinobilie.* Presencia de hemoglobina en la bilis.
hemoglobinólisis (de *hemoglobina* y el gr. *lsis*, disolución). f. F., *hémoglobinolyse.* Destrucción o disolución de la hemoglobina.
hemoglobinómetro o **hemoglobinímetro** (de *hemoglobina* y el gr. *métron*, medida). m. F., *hémoglonomètre.* Instrumento para determinar la cantidad de hemoglobina en un líquido orgánico; los hay de varios

modelos: Dax, Fleischl, Gowers-Sahli, etc., fundados casi todos en el método colorimétrico.

hemoglobinopatía (de *hemoglobina* y el gr. *páthos*, enfermedad). f. A., *Hämoglobinopathie;* F., *hémoglobinopathie;* In., *hemoglobinopathy;* It., *emoglobinopatia;* P., *hemoglobinopatia*. Nombre genérico que designa un grupo de afecciones hereditarias responsables de enfermedades graves en los homocigotos, y con frecuencia asintomáticas en los heterocigotos, caracterizadas por la presencia de hemoglobinas anormales, debidas a mutación de un aminoácido en alguna de las cadenas α o β de la globina, o por entrecruzamiento o deleción de su lugar específico en la molécula (V. DREPANOCITOSIS, TALASEMIA) o por síntesis defectuosa del grupo hem (porfiria eritropoyética o enfermedad de Günther). || **-C.** Presencia de hemoglobina C, que se caracteriza por presentar anemia hemolítica, discreta ictericia, esplenomegalia y presencia de células en diana en la sangre. || **-SC.** Presencia de hemoglobina S y C, que se caracteriza por anemia hemolítica importante y células diana en la sangre. || **-SD.** Presencia de hemoglobina S y D, que se manifiesta por anemia hemolítica, moderada esplenomegalia y células en diana.

hemoglobinorrea (de *hemoglobina* y el gr. *rhein*, fluir). f. Salida de hemoglobina a través de los vasos sanguíneos.

hemoglobinuria (de *hemoglobina* y el gr. *oûron*, orina). f. A., *Hämoglobinurie;* F., *hémoglobinurie;* In., *hemoglobinuria;* It., *emoglobinuria;* P., *hemoglobinúria*. Presencia de hemoglobina en la orina, sin hematíes o con muy pocos glóbulos rojos, síntoma de diversas enfermedades infecciosas e intoxicaciones, en las que ha habido destrucción de los glóbulos rojos. || **-bovina.** Fiebre del ganado de Texas. || **-de la marcha.** Hemoglobinuria de esfuerzo muscular que aparece después de la marcha. || **-de los carneros.** Enfermedad del ganado ovino, caracterizada por anemia, ictericia y hemoglobinuria, producida por una *Rickettsia* y transmitida por garrapatas; se denomina también *lengua azul* y *fiebre catarral palúdica*. || **-epidémica.** Enfermedad de Winckel. || **-intermitente.** Hemoglobinuria que aparece en episodios aislados. V. HEMOGLOBINURIA PAROXÍSTICA «A FRIGORE» y HEMOGLOBINURIA PAROXÍSTICA NOCTURNA. || **-palúdica.** FIEBRE HEMOGLOBINRICA. || **-paralítica.** La que se acompaña de parálisis musculares. Es rara en el hombre y frecuente en el caballo. || **-paroxística «a frigore».** Estado morboso peculiar caracterizado por la aparición brusca de accesos de hemoglobinuria, consecutivos generalmente a un enfriamiento; enfermedad de Harley. || **-paroxística nocturna.** Forma rara paroxismal de hemoglobinuria caracterizada por episodios, que ocurren por descenso del pH sanguíneo por la noche, con hemosiderinuria y aumento de la hemoglobina plasmática. Síndrome de Marchiafava-Micheli. V. ANEMIA HEMOLÍTICA. || **-tóxica.** Hemoglobinuria consecutiva a la ingestión de ciertos venenos, especialmente del ácido fénico, hidrógeno arsenical, ácido pirogálico, clorato de potasa, etc.

hemograma (de *hemo-* y el gr. *grámma*, registro, inscripción). m. A., *Hämogramm;* F., *hémogramme;* In., *hemogram;* It., *emograma*. Cuadro o fórmula sanguínea en que se expresan el número, proporción y variaciones de los elementos celulares de la sangre periférica. || **-de Schilling.** Numeración diferencial de los leucocitos neutrófilos polimorfonucleares, en la que éstos se dividen en cuatro grupos: 1.º, mielocitos, cuyo elemento nuclear es un solo cuerpo excéntrico; 2.º, formas juveniles, en las que el núcleo es un solo fragmento; 3.º, formas en las que el núcleo es una simple banda, y 4.º, formas segmentadas, cuyo núcleo está dividido aparentemente en dos o más fragmentos. || **-rojo, blanco.** Hemogramas concernientes a los glóbulos rojos o blancos, respectivamente.

hemogregarinas (de *hemo-* y el lat. *gregarius*, de *grex, gregis*, rebaño). f. pl. Protozoos parásitos de los corpúsculos sanguíneos de los reptiles y anfibios.

hemohidartrosis. f. HEMARTROSIS.

hemohistioblasto (de *hemo-*, el gr. *histós*, tejido, y *blastós*, germen). m. A., *Hämohistioblast;* F., *hémohistioblaste;* In., *hemohistioblast;* It., *emoistioblasto;* P., *hemohistioblasto*. Denominación para la hipotética célula madre, origen de todas las células sanguíneas (Ferrata).

hemoide (de *hemo-* y el gr. *eîdos*, aspecto). adj. Semejante a la sangre.

hemoleucocítico o **hemoleucocitario** (de *hemo-*, el gr. *leukós*, blanco, y *kýtos*, cavidad). adj. Relativo a los leucocitos de la sangre.

hemolinfa. f. F., *hémolymphe*. La sangre y la linfa. || La sangre de los invertebrados.

hemolinfangioma (de *hemo-*, el lat. *lympha*, agua, el gr. *aggeîon*, vaso, y el suf. *-oma*). m. F., *hémolymphangiome*. Angioma constituido por vasos sanguíneos y linfáticos.

hemolinfocitotoxina (de *hemo-*, el lat. *lympha*, agua, el gr. *kýtos*, cavidad, y de *toxina*). f. Toxina que destruye las células sanguíneas y linfáticas.

hemolipasa. f. Enzima de la sangre capaz de saponificar la grasa.

hemolisina (de *hemo-* y *lisina*). f. A., *Hämolysin;* F., *hémolysine;* In., *hemolysin;* It., *emolisina;* P., *hemolisina*. Sustancia capaz de originar la hemólisis de los hematíes. || **-bacteriana.** Sustancia tóxica producida por ciertas bacterias, que origina la lisis de los hematíes. || **-inmune.** Hemolisina específica que se halla en el suero de un animal por la inyección de corpúsculos rojos de otro animal. HEMAGLUTININA.

hemólisis (de *hemo-* y *lýsis*, disolución). f. A., *Hämolyse;* F., *hémolyse;* In., *hemolysis;* It., *emolisi;* P., *hemólise*. Desintegración o disolución de los corpúsculos sanguíneos, especialmente de los hematíes, con liberación consiguiente de la hemoglobina por la acción de lisinas específicas o hemolisinas de bacterias, sueros hipotónicos, fármacos, etc. || **-biológica.** Hemólisis por lisinas producida en animales o plantas. || **-corpuscular.** La originada por una anomalía intrínseca de los eritrocitos (anomalías de la membrana, de la hemoglobina, de una enzima, etc.). || **-extracorpuscular.** La causada por un factor extrínseco (p. ej., inmunológico, tóxico, físico, etc.). || **-extravascular.** Hemólisis por destrucción anormalmente rápida de los eritrocitos que tiene lugar en el bazo o hígado. || **-fisiológica.** La que se produce al término de la vida de los eritrocitos. || **-intravascular.** Hemólisis patológica que se produce en el interior de los vasos sanguíneos.

hemolisófilo (de *hemólisis* y el gr. *phílos*, amigo). adj. Que se une rápidamente con la hemolisina.

hemolisoide (de *hemolisina* y el gr. *eîdos*, aspecto). m. F., *hémolysoïde*. Hemolisina inactiva cuyo grupo toxóforo ha sido destruido. Puede combinarse con las células de la sangre, pero no destruirlas.

hemolisopoyesis (de *hemo-*, el gr. *lýsis*, disolución, y *poíesis*, producción). f. Formación y destrucción de las células sanguíneas y equilibrio o regulación entre ambos mecanismos.

hemolítico (de *hemo-* y el gr. *lýsis*, disolución). adj. F., *hémolytique*. Relativo a la hemólisis; que provoca la hemólisis.

hemolito (de *hemo-* y el gr. *líthos*, piedra). m. Concreción en la pared o luz de un vaso sanguíneo.

hemolización. f. F., *production d'hémolyse*. Producción de hemólisis y su efecto.

hemolizante. adj. Que provoca la hemólisis. Ú. t. c. s.

hemología. f. HEMATOLOGÍA.

hemoluteína (de *hemo-* y el lat. *luteus*, de lodo). f. Pigmento amarillo de suero sanguíneo de ciertos animales.

hemomanómetro. m. HEMODINAMÓMETRO.

hemomediastino (de *hemo-*, el lat. *medius*, en medio, y *stare*, permanecer). m. F., *hémomédiastin*. Presencia de sangre extravasada en el mediastino.

hemómetra. m. HEMATÓMETRA.

hemometrectasia (de *hemómetra* y el gr. *éktasis*, dilatación). f. Ectasia o dilatación del útero por hematómetra.

hemometría (de *hemo-* y el gr. *métron*, medida). f. F., *hémométrie*. Medición de la hemoglobina o del número de glóbulos de la sangre.

hemómetro (de *hemo-* y el gr. *métron*, medida). m. HEMODINAMÓMETRO. || HEMATÍMETRO. || HEMOGLOBINÓMETRO.

hemomielosis. f. HEMOBLASTOSIS.

hemonefrosis (de *hemo-*, el gr. *nephrós*, riñón, y el suf. *-osis*). f. Presencia de sangre en la pelvis renal.

hemoneumopericardio (de *hemo-*, el gr. *pneúmon*, pulmón, *perí*, alrededor, y *kardía*, corazón). m. F., *hémopneumopéricardie*. Neumopericardio con efusión hemorrágica.

hemoneumotórax (de *hemo-*, el gr. *pneúmon*, pulmón, y *thórax*, pecho). m. F., *hémopneumothorax*. Hemotórax y neumotórax combinados.

hemoneurocrinia (de *hemo-*, el gr. *neûron*, nervio, y *krínein*, secretar). f. Paso al sistema nervioso, por vía sanguínea, de productos de secreción.

hemonormoblasto. m. ERITROBLASTO.

hemopatía (de *hemo-* y el gr. *páthos*, enfermedad). f. A., *Blutkrankheit*; F., *hémopathie*; In., *hemopathy*; It., *emopatia*; P., *hemopatia*. Enfermedad de la sangre en general.

hemopatología (de *hemo-* y *patología*). f. F., *pathologie du sang*. Estudio de las enfermedades de la sangre.

hemopenia (de *hemo-* y el gr. *penía*, escasez). ant. f. Escasez de sangre; anemia.

hemopericardio (de *hemo-*, el gr. *perí*, alrededor, y *kardía*, corazón). m. F., *hémopéricarde*. Acumulación de sangre en el pericardio.

hemoperitoneo (de *hemo-* y el gr. *periteínein*, extender). m. F., *hémopéritoine*. Presencia de sangre extravasada en la cavidad peritoneal.

hemopexis (de *hemo-* y el gr. *pêxis*, fijación). f. Fijación o coagulación de la sangre; tiempo de coagulación de la sangre.

hemopielectasia (de *hemo-* y el gr. *pelos*, pelvis, y *éktasis*, dilatación). f. F., *hémopyélectasie*. Dilatación de la pelvis renal por acumulación de sangre; hemonefrosis.

hemopiesímetro o **hemopiesómetro** (de *hemo-* y el gr. *píesis*, presión). m. Aparato para medir la presión sanguínea.

hemopiesis (de *hemo-* y el gr. *píezein*, oprimir). f. Presión de la sangre.

hemoplanía. f. HEMATOPLANÍA.

hemoplásico. adj. HEMOPOYÉTICO.

hemoplasmodio (de *hemo-*, *plasma* y el gr. *eîdos*, aspecto). m. Plasmodio de un parásito sanguíneo, del palúdico especialmente.

hemopleura. f. HEMOTÓRAX.

hemoporfirina. f. PORFIRINA.

hemopoyesis (de *hemo-* y el gr. *poíesis*, producción). f. A., *Hämatopoese*; F., *hémopoïèse*; In., *hemopoiesis*; It., *emopoiesi*; P., *hematopoiese*. Formación o producción de sangre, especialmente de sus elementos celulares.

hemopoyético. adj. F., *hématopoïétique, hémopoïétique*. Dícese del agente que provoca la hemopoyesis.

hemopoyetina. f. F., *hémopoïétine*. Nombre con que se designaba antes una sustancia estimulante de la eritropoyesis. V. ERITROPOYETINA.

hemoprecipitina. f. F., *précipitine du sang*. Precipitina de la sangre.

hemoproccia o **hemoproctia** (de *hemo-* y el gr. *proktós*, ano). f. F., *hémorragie rectale*. Hemorragia por el recto.

hemoprofilaxis (de *hemo-* y el gr. *prophilássein*, prevenir). f. Profilaxis de una enfermedad infecciosa por la inyección de sangre de un sujeto inmune a la misma.

hemopsonina (de *hemo-* y el gr. *opsoneîn*, aprovisionarse). f. F., *opsonine*. Opsonina que actúa sobre los corpúsculos rojos y los hace susceptibles de ser fagocitados; *eritrocitopsonina*.

hemoptísico. adj. Dícese del enfermo atacado de hemoptisis.

hemoptisis (del gr. *haimóptysis*; de *hâima*, sangre, y *ptein*, escupir). f. A., *Hämoptisis*; F., *hémoptysie*; In., *hemoptysis*; It., *emottisi*; P., *hemoptise*. Expectoración de sangre roja en cantidad mayor o menor, exteriorizada por accesos de tos.

hemoptoico. adj. HEMOPTÍSICO.

hemoptosis (de *hemo-* y el gr. *ptôsis*, caída). f. Hemorragia.

hemorragia (hemorrágico) (del lat. *haemorrhagia*, y éste del gr. *haimorrhagía*; de *haîma*, sangre, y *regnnay*, reventar). f. A., *Hämorrhagie, Blutung*; F., *hémorragie*; In., *hemorrhage*; It., *emorragia*; P., *hemorragia*. Salida más o menos copiosa de sangre de los vasos por rotura accidental o espontánea de éstos. || APOPLEJÍA PULMONAR. || **-activa.** La que depende de la congestión activa de los vasos capilares. La que se encuentra en curso. || **-arterial.** Escape de sangre de una arteria, reconocible, cuando es exterior, por el color rojo de la sangre y salida en forma de surtidor, con reforzamientos rítmicos con el latido cardíaco. || **-bronquial.** HEMOPTISIS. || **-capilar.** Salida de sangre de los vasos capilares en sábana. || **-cerebelosa.** Derrame de sangre en el cerebelo, originado por las mismas causas que la hemorragia cerebral, pero que se distingue clínicamente de ésta por la conservación casi constante de la inteligencia en el ataque, persistencia de los vómitos, trastornos visuales, vértigo y titubeo. || **-cerebral.** Derrame de sangre en una parte del cerebro, generalmente en el tálamo óptico y cuerpo estriado, aunque también puede invadir las circunvoluciones y los ventrículos; resultado casi siempre de la arteriosclerosis de los vasos cerebrales, que motiva la rotura de los aneurismas miliares formados en ellos. La sintomatología difiere según el punto donde radica la hemorragia, pero ordinariamente se caracteriza por el ataque de apoplejía, que dura más o menos; hemiplejía, trastornos de la sensibilidad, vasomotores y tróficos, contracturas, etc. || **-complementaria.** La que sucede a un flujo sanguíneo habitual cuya duración ha sido menor que de ordinario. || **-crítica.** La que anuncia un cambio en la evolución de la enfermedad. || **-de la médula espinal.** Hematomielia, hematorraquis. || **-digestiva.** La que procede de cualquier punto del aparato digestivo. || **-digestiva alta.** La que se inicia por encima del ángulo de Treitz. || **-digestiva baja.** La que se origina por debajo del ángulo de Treitz. || **-discrásica.** La atribuida a una alteración de la crasis sanguínea. || **-en sábana.** Hemorragia capilar continua en toda la extensión de una superficie cruenta. || **-esencial** o **espontánea.** Hemorragia no debida a un traumatismo. || **-ex vacuo.** La producida por rotura de los capilares por descompresión brusca de éstos en una cavidad que, llena de líquido, se ha vaciado rápidamente. || **-externa.** Salida de sangre al exterior del cuerpo. || **-gravitante.** Hemorragia en el conducto raquídeo, en la que la sangre se deposita en la porción inferior de éste por la acción de la gravedad. || **-interna.** Hemorragia en la cual la sangre extravasada permanece en el interior del cuerpo, y es reconocible por los fenómenos que provoca. || **-mecánica.** La que resulta de la distensión, activa o pasiva, de los vasos. || **-nasal.** Epistaxis. || **-oculta.** Hemorragia escasa de la mucosa gástrica o intestinal, no reconocible macroscópicamente y que sólo se descubre por análisis químico. || **-parenquimatosa.** Hemorragia en la sustancia o parénquima de un órgano. || **-pasiva.** La que se efectúa sin congestión previa, por el hecho de alteraciones vasculares, como en los individuos caquécticos. || **-petequial.** Pequeñas hemorragias subcutáneas que motivan la formación de petequias. || **-posparto, puerperal.** La que ocurre después del parto o durante el puerperio. || **-primitiva.** La que es resultado inmediato de un traumatismo. || **-pulmonar.** HEMOPTISIS. || **-puntiforme.** Pequeñas colecciones sanguíneas en el interior de los tejidos, debidas a hemorragias capilares. || **-recidivante.** Hemorragias sucesivas por la formación y desaparición alternativa de coágulos sanguíneos que obturan la herida del vaso. || **-renal.** NEFRORRAGIA. || HEMATURIA. || **-secundaria.** La consecutiva a un accidente o traumatismo después de un tiempo más o menos prolongado. ||-**subaracnoidea.** Hemorragia en el espacio subaracnoideo debida generalmente a un aneurisma de las arterias cerebrales. ||-**suplementaria.** La que reemplaza un flujo sanguíneo habitual. ||-**traumática.** La que resulta de la sección de uno o varios vasos por contusión, herida o punción. ||-**venosa.** Escape de sangre de una vena, reconocible, cuando es exterior, por el color rojo oscuro de la sangre, chorro continuo si la vena es gruesa y detención de la hemorragia por la compresión debajo del punto de salida de la sangre. ||-**vicaria.** HEMORRAGIA SUPLEMENTARIA.

hemorragina. f. Citolisina que existe en ciertas ponzoñas y venenos, como los de las serpientes, y en la ricina, destructora de las células endoteliales de los vasos sanguíneos.

hemorragíparo (de *hemorragia* y el lat. *parere*, producir). adj. F., *hémorragipare*. Que produce hemorragia.

hemorraquis (de *hemo-* y el gr. *rháchis*, espina dorsal). m. F., *hématorrachis*. Derrame de sangre en el conducto vertebral.

hemorrea (de *hemo-* y el gr. *rheín*, fluir). f. Flujo copioso de sangre. || Hemorragia pasiva.

hemorrelcosis (de *hemorroide* y el gr. *hélkos*, úlcera). f. Ulceración de las hemorroides.

hemorroide o **hemorroides** (del lat. *haemorrhois, -idis*, y éste del gr. *haimorrhoïs*; de *haîma*, sangre, y *rheín*, fluir). f. A., *Hämorrohoiden*; F., *hémorroïdes*; In., *hemorrhoids*; It., *emorroidi*; P., *hemorróidas*. Tumores vasculares formados por dilataciones varicosas de las últimas raíces de las venas hemorroidales; pueden motivar un flujo sanguíneo anal. ||-**centinela.** La que acompaña la fisura del ano.

hemorroide ||-**estrangulada.** Hemorroide interna prolapsada y comprimida por el esfínter anal. ||-**externas.** Hemorroides situadas por fuera del esfínter anal. ||-**internas.** Hemorroides situadas por encima del esfínter. ||-**trombosada.** La que contiene coágulos sanguíneos; flebotrombosis.

hemorroidectomía (de *hemorroide* y el gr. *ektomé*, resección). f. F., *hémorroïdectomie*. Escisión de las hemorroides.

hemoscopio. m. HEMATOSCOPIO.

hemosialemesis (de *hemo-*, el gr. *síalon*, saliva, y de *emesis*). f. Vómito o flujo de saliva sanguinolenta.

hemosiderina (de *hemo-* y del gr. *síderos*, hierro). f. F., *hémosidérine*. Pigmento amarillo oscuro que contiene hierro, producto de descomposición de la hemoglobina que se encuentra en los focos hemorrágicos antiguos, en determinados estados patológicos, infiltrando las vísceras, particularmente el hígado.

hemosiderosis (de *hemo-*, el gr. *síderos*, hierro, y el suf. *-osis*). f. F., *hémosidérose*. Depósito de hemosiderina en los tejidos, especialmente en el hígado; hemocromatosis.

hemosideruria (de *hemosiderina* y el gr. *oûron*, orina). f. F., *hémosidérinurie*. Eliminación urinaria de hemosiderina.

hemósito (de *hemo-* y el gr. *sîtos*, alimento). m. Parásito de la sangre.

hemosócico (de *hemo-* y el gr. *sózein*, prevenir). adj. Que previene la hemólisis; antihemolítico.

hemospasia (de *hemo-* y el gr. *spán*, atraer). f. Atracción o aspiración de sangre, especialmente por medio de ventosas.

hemospástico. adj. Que sirve para atraer o aspirar la sangre.

hemospasto (de *hemo-* y el gr. *spán*, atraer hacia sí). m. Ventosa o instrumento cualquiera utilizado para atraer sangre.

hemospermia (de *hemo-* y el gr. *spérma*, semilla). f. A., *Hämospermie*; F., *hémospermie*; In., *hemospermia*; It., *emospermia*; P., *hemospermia*. Presencia de sangre en el semen.

hemosporia (de *hemo-* y el gr. *sporá*, siembra). f. Siembra por la sangre; metástasis.

hemosporidios (de *hemo-* y *esporidio*). m. pl. Orden de esporozoos parásitos de los corpúsculos de la sangre de los animales vertebrados; entre los géneros más importantes comprende: *Plasmodium, Haemoproteus, Babesia, Leukocytozoon*.

hemosporidiosis (de *hemo-* y el gr. *sporá*, semilla). f. Nombre genérico de las infecciones producidas por hemosporidios.

hemosqueocele (de *hemo-*, el gr. *óscheon*, escroto, y *kéle*, tumor). m. Hematocele del escroto; hematosqueocele.

hemostasia o **hemostasis** (de *hemo-* y el gr. *stásis*, detención). f. A., *Hämostase*; F., *hémostase*; In., *hemostasis*; It., *emostasi*; P., *hemóstase*. Detención, espontánea o artificial, de un flujo sanguíneo o hemorragia. || Mecanismo fisiológico por medio del cual se detiene un proceso hemorrágico, y en el que intervienen tres factores: la vasoconstricción del área dañada, la adhesión y agregación plaquetarias y la coagulación sanguínea. ||-**definitiva.** Pinzamiento y ligadura del vaso que sangra. ||-**provisional.** Conjunto de maniobras rápidas que permiten la detención inmediata de una hemorragia mientras se busca el medio definitivo de su coerción.

hemostático o **hemostíptico.** m. F., *hémostatique*. adj. Que cohíbe el flujo de sangre o hemorragia. || Agente mecánico, físico o químico que posee esta acción.

hemóstato. m. Aparato o instrumento que cohíbe una hemorragia.

hemotacómetro (de *hemo-*, el gr. *táchos*, rapidez, y *métron*, medida). m. Instrumento para medir la velocidad de la corriente sanguínea; hemodromómetro.

hemoteca (de *hemo-* y el gr. *théke*, caja). f. Banco de sangre.

hemotelangiosis (de *hemo-* y *telangiosis*). f. Enfermedad de los vasos sanguíneos menores o de los capilares. || TELANGIECTASIA.

hemoterapia (de *hemo-* y el gr. *therapeía*, tratamiento). f. A., *Hämotherapie*; F., *hémothérapie*; In., *hemotherapy*; It., *emoterapia*; P., *hemoterapia*. Empleo de la sangre como medio terapéutico; opoterapia sanguínea.

hemotígmico (de *hemo-* y el gr. *thígma*, conducto). adj. Se aplicó a las sustancias o tejidos a cuyo contacto no coagula la sangre.

hemotimia (de *hemo-* y el gr. *thymós*, pasión, ira). f. Locura homicida; fonomanía.

hemotímpano (de *hemo-* y el gr. *týmpanon*, tambor). m. Presencia de sangre en la caja del tímpano u oído medio, que se traduce por un color azul pizarra del tímpano.

hemotipo (de *hemo-* y el gr. *týpos*, marca). m. Genotipo de la sangre y tipo de Rh.

hemotonía (de *hemo-* y el gr. *tónos*, tensión). f. Tensión o tono de la sangre o de sus elementos.

hemotórax (de *hemo-* y el gr. *thórax*, pecho). m. A., *Hämothorax*; F., *hémothorax*; In., *hemothorax*; It., *emotorace*; P., *hemotórax*. Colección de sangre en la cavidad torácica, en especial en la pleura.

hemotóxico (de *hemo-* y el lat. *toxicum*, veneno). adj. F., *hémotoxique*. Tóxico para la sangre o debido a la intoxicación de la sangre.

hemotoxina. f. F., *hémotoxine*. Toxina o citotoxina de acción hemolítica no específica.

hemotrofia (de *hemo-* y el gr. *trophé*, nutrición). f. Nutrición por la sangre. || Plétora sanguínea.

hemotrofo. m. Suma total de las sustancias nutritivas que llegan al embrión, desde la sangre materna, durante la gestación.

hemotrópico (de *hemo-* y el gr. *trópos*, dirección). adj. F., *hémotrope*. Que tiene afinidad por la sangre o los corpúsculos sanguíneos.

hemotropina. f. HEMOPSONINA.

hemoxímetro (de *hemo-*, el gr. *oxýs*, ácido, y *métron*, medida). m. Instrumento para medir la cantidad de oxígeno en la sangre; oxihemoglobinómetro.

hemozoína. f. Pigmento descubierto en los parásitos del paludismo.

hemozoo. m. HEMATOZOO.

Hench-Aldrich (Reacción de) (Philip S. *Hench*, 1896-1965, y Martha *Aldrich*, n. en 1897, médicos norteamericanos). V. Reacción. ||-**Rosenberg (Síndrome de).** V. Síndrome.

Henderson-Jones (Enfermedad de) (Melville *Henderson*, 1883-1954, y Hugh T. *Jones*, n. en 1892, ortopedistas norteamericanos). V. Enfermedad.

hendidura (de *hendido*, p. p. de *hender*, y éste del lat. *findere*). f. A., *Spalte;* F., *fente;* In., *fissure;* It., *fessura;* P., *fenda*. Abertura estrecha y larga o surco profundo y prolongado. (Para los términos que no se encuentren en este apartado, consúltense las voces Cisura, fisura y surco.) ||-**branquial**. Cada uno de los espacios entre los arcos branquiales del embrión, que en los vertebrados superiores desaparecen por soldadura de los arcos. ||-**bucal**. Corresponde a la línea de contacto entre el labio superior y el inferior. ||-**cerebral de Bichat**. Fisura transversa del cerebro. ||-**cigomaticosfenoidal**. Fisura orbitaria superior. ||-**de Henle**. Espacios de tejido conjuntivo que separan las fibras musculares cardíacas. ||-**de Kiernan**. Hendiduras que unen los espacios del mismo nombre y rodean el lobulillo hepático. ||-**de Larrey**. Triángulo esternocostal. ||-**de Santorini**. Fisura en el fibrocartílago de la oreja. ||-**esfenomaxilar**. Fisura orbitaria inferior. ||-**palpebral**. Abertura entre los párpados. ||-**visceral**. Cada una de las hendiduras entre los arcos viscerales del embrión, como las ya citadas *branquiales*, la *hioidea* o *hiomaxilar* entre los arcos hioideo y maxilar y la *hiobranquial* o *posthioidea* entre los arcos hioideo y I branquial. ||-**vulvar**. Espacio entre los labios de la vulva.

Henke (Espacio, triángulo de) (Wilhelm *Henke*, anatomista alemán, 1834-1896). V. Espacio, triángulo.

Henle (Asa, capa, hendidura, membrana, reacción, vaina de) (Friedrich Gustav J. *Henle*, anatomista alemán, uno de los más célebres de todos los tiempos, 1809-1885). Véanse estos términos.

henna o **henné**. f. m. Hojas secas y pulverizadas de la *Lawsonia inermis*, arbusto de Oriente, empleadas como cosmético y para teñir los cabellos; astringente útil.

Hennebert (Signo de) (*Hennebert*, otólogo belga, 1867-1954). V. Signo.

Hennequin (Aparato o vendaje de) (Jules *Hennequin*, cirujano francés, 1836-1910). V. Vendaje.

heno (del lat. *fenum).* m. A., *Heu;* F., *foin;* In., *hay;* It., *fieno;* P., *feno.* Planta gramínea o hierba segada, seca, que se emplea como forraje. ||-**(Asma del)**. Fiebre del heno.

Henoch (Enfermedad de) (Edouard Heinrich *Henoch*, pediatra alemán, 1820-1910). V. Púrpura y corea eléctrica. ||-**Bergeron (Enfermedad de)**. V. Enfermedad.

henosis (del gr. *hénosis*, unión). f. Unión o cicatrización.|| Simbléfaron.

henpue o **henpuye** *(nariz de perro).* m. Nombre del gundú en la Costa de Oro.

henrio (de Joseph *Henry*, físico norteamericano, 1797-1878). m. F., *henry.* Unidad de inductancia eléctrica y de autoinducción. Equivale a la inductancia de un circuito cerrado en el que una variación uniforme de 1 A/seg en la intensidad eléctrica produce una fuerza electromotriz inducida del 1 V. Símbolo, *H.*

Henríquez Arellano (Signo de). V. Signo.

henry. m. Nombre del henrio en la nomenclatura internacional.

Henry (Ley de) (William *Henry*, químico inglés, 1775-1837). V. Ley de Dalton.

Hensen (Células, conducto, disco de) (Víctor *Hensen*, anatomista y fisiólogo alemán, 1835-1924). Véanse estos términos.

Hensing (Ligamento de) (Frederick Wilhelm *Hensing*, anatomista alemán, 1719-1745). V. Ligamento.

hepaptosis. f. Hepatoptosis.

hepar (voz latina, del gr. *hêpar, hépatos,* hígado). Hígado. || Nombre antiguo de los sulfuros. ||-**lobatum**. Hígado dividido en numerosos lóbulos por fisuras profundas producidas por la sífilis. ||-**mobile**. Hígado errante o caído. ||-**sulfuris**. Azufre hepático.

heparina (del gr. *hêpar*, hígado). f. A., *Heparin;* F., *héparine;* In., *heparin;* It., *eparina;* P., *heparina.* Mucopolisacárido ácido que se halla en varios tejidos primordialmente en el hígado. La mezcla de principios activos obtenidos del hígado o pulmón de animales domésticos, inyectada intravenosamente, hace incoagulable la sangre por interferir la formación de tromboplastina y la acción de la trombina. Se emplea como preventivo en la trombosis y endocarditis bacteriana y en el embolismo pulmonar postoperatorio, así como en otras muchas afecciones.

heparinasa. F., *héparinase.* Enzima hidrolítica que escinde la heparina.

hepatalgia (de *hepato-* y el gr. *álgos*, dolor). f. A., *Leberschmerz;* F., *hépatalgie;* In., *hepatalgia;* It., *epatalgia;* P., *hepatalgia*. Dolor en el hígado.

hepatargia (de *hepato-* y el gr. *argía*, inacción). f. Insuficiencia del hígado y autointoxicación que resulta de ella; encefalopatía hepática.

hepatauxia (de *hepato-* y el gr. *aúxe*, aumento). f. Hipertrofia o engrosamiento del hígado.

hepatectomía (de *hepato-* y el gr. *ektomé*, escisión). f. A., *Hepatektomie;* F., *hépatectomie;* In., *hepatectomy;* It., *epatectomia;* P., *hepatectomia*. Escisión parcial o total del hígado.

hepatemia (de *hepato-* y el gr. *haîma*, sangre). f. Congestión hepática.

hepatenfraxis (de *hepato-* y el gr. *émphraxis*, obstrucción). f. Obstrucción del hígado.

hepática. f. F., *hépatique*. Nombre de varias plantas ranunculáceas del género *Hepatica* o *Anemone*, como las hepáticas *blanca, de los jardines, estrellada,* etc., que se habían empleado en las enfermedades del hígado por su aspecto y forma comparables a los de este órgano.

hepaticocolangiocolecistenterostomía (de *hepatico-,* el gr. *cholé*, bilis, *aggeîon*, vejiga, *énteron*, intestino, y *stóma*, boca). f. Anastomosis quirúrgica entre la vesícula biliar y el conducto hepático y entre el intestino y la vesícula biliar.

hepaticoduodenostomía (de *hepatico-,* el lat. *duodeni*, de doce en doce, y el gr. *stóma,* boca). f. F., *hépatico-duodénostomie*. Anastomosis quirúrgica entre el conducto hepático y el intestino.

hepaticoliasis. f. F., *hépaticoliase*. Infestación con gusanos nematodos del género *Hepaticola*, que algunas veces se ha observado en el hombre.

hepaticolitotripsia (de *hepatico-,* el gr. *líthos*, piedra, y *trîpsis*, fricción). f. F., *hépaticolithotripsie*. Litotripsia en el conducto hepático.

hepaticorrafia (de *hepático* y el gr. *rhaphé*, sutura). f. Sutura del conducto hepático.

hepaticostomía (de *hepático* y el gr. *stóma,* boca). f. F., *hépaticostomie*. Formación quirúrgica de una abertura persistente en el conducto hepático.

hepaticotomía (de *hepático* y el gr. *tomé,* corte). f. F., *hépaticotomie*. Incisión del conducto hepático.

hepatina. f. Glucógeno.

hepatismo. m. Estado morboso debido a una afección del hígado.

hepatitis (de *hepato-* e *-itis).* f. A., *Leberentzündung;* F., *hepatite;* In., *hepatitis;* It., *epatite;* P., *hepatite*. Inflamación del hígado. ||-**aguda parenquimatosa**. desus. Insuficiencia hepática aguda. ||-**anictérica**. Forma de hepatitis que cursa sin icteria. ||-**crónica**. Proceso inflamatorio prolongado del hígado, originado por varios agentes etiológicos (virus, fármacos, etc.). Puede evolucionar de manera favorable o llevar a la cirrosis hepática. ||-**fulminante**. Insuficiencia hepática aguda en el curso de una hepatitis vírica. ||-**vírica**. Inflamación aguda del hígado causada por virus distintos, A, B, C, D y otros. El virus A es responsable de la *hepatitis A, epidémica* o *infecciosa,* y el virus B, de la *hepatitis B, sérica* o *por inoculación.* Clínicamente ambas se caracterizan por presentar: un período preictérico, con astenia, anorexia, epigastralgia, náuseas; un período ictérico, con icteria, coluria, acolia y hepatomegalia, y un período de convalecencia prolongado. La hepatitis A se transmite de persona a persona o por contaminación de agua o alimentos con heces infectadas, y la hepatitis B se transmite por vía parenteral, tiene un plazo de incubación más prolongado, entre 50 y 160 días, y su índice de mortalidad es más elevado. El virus C, antigénicamente diferente del virus A y del B, es responsable de la llamada *hepatitis C*, que presenta en su fase aguda un cuadro similar al de la hepatitis B, con mayor tendencia a la cronicidad. El agente delta, un virus incompleto que precisa la membrana lipídica sintetizada por el virus de la hepatitis B para ser patógeno, es el responsable de la *hepatitis D*, que, por tanto, afecta exclusivamente a portadores del virus de la hepatitis B. El resto de hepatitis víricas agudas permanecen mal definidas en la actualidad y se engloban bajo el término de *hepatitis no-A no-B*.

hepatización. f. A., *Hepatisation;* F., *hepatisation;* In., *hepatization;* It., *epatizzazione;* P., *hepatização*. Macización e hiperemia de un tejido, especialmente del pulmonar, por lo cual presenta un aspecto semejante al del hígado. || **-amarilla.** Tercera fase en el curso de la neumonía, en la que la fibrina se fragmenta en pequeñas granulaciones, aparecen los leucocitos y se inicia la resolución. || **-gris.** Infiltración purulenta del tejido pulmonar en la neumonía; terminación anormal y a menudo funesta de la misma. || **-roja.** Segunda fase en el curso de la neumonía, en la que el tejido pulmonar tiene el aspecto del hígado por la coagulación de la fibrina, que oblitera los alveolos y bronquios y retiene los glóbulos rojos.

hepato-. Forma prefija del gr. *hêpar, hépatos,* hígado.

hepatobiliar (de *hepato-* y el lat. *bilis,* bilis). adj. F., *hépato-biliaire*. Relativo al hígado y a la bilis o sistema de conductos biliares.

hepatocele (de *hepato-* y el gr. *kéle,* hernia). m. A., *Leberbruch;* F., *hépatocèle;* In., *hepatocele;* It., *epatocele;* P., *hepatocele*. Hernia de una porción del hígado.

hepatocelular (de *hepato-* y el lat. *cellula,* celdilla). adj. F., *hépatocellulaire*. Relativo o que afecta a las células hepáticas.

hepatocirrosis (de *hepato-* y el gr. *kirrós,* amarillo). f. F., hépatocirrhose. Cirrosis del hígado.

hepatocístico. adj. F., *hépato-cystique*. Relativo al hígado y a la vesícula biliar.

hepatocisto (de *hepato-* y el gr. *kýstis,* vejiga). m. Vesícula biliar.

hepatocolangiocistoduodenostomía (de *hepato-,* el gr. *cholé,* bilis, *aggeîon,* vaso, *kstis,* vejiga, y *duodenostomía*). f. F., *hépato-cholangio-entérostomie*. Drenaje quirúrgico de las vías biliares en el duodeno a través de la vesícula biliar.

hepatocolangioenterostomía (de *hepato-,* el gr. *cholé,* bilis, *anggeîon,* vaso, *énteron,* intestino, y *stóma,* boca). f. Anastomosis quirúrgica de los conductos biliares con el intestino.

hepatocolangiostomía (de *hepato-,* el gr. *cholé,* bilis, *aggeîon,* vaso, y *stóma,* boca). f. Drenaje quirúrgico de las vías biliares por la pared abdominal (hepatocolangiostomía *externa*) o por una porción del intestino (hepatocolangiostomía *interna*).

hepatocolangioyeyunostomía (de *hepato-,* el gr. *cholé,* bilis, *anggeîon,* vaso, el lat. *ieiunus,* en ayunas, y el gr. *stóma,* boca). f. Anastomosis quirúrgica entre el conducto hepático y el yeyuno.

hepatocólico (de *hepato* y el gr. *kólon,* intestino grueso). adj. F., *hépato-colique*. Relativo al hígado y al colon.

hepatodinia (de *hepato-* y el gr. *odne,* dolor). f. F., *doleur hépatique*. Dolor en el hígado; hepatalgia.

hepatodistrofia (de *hepato-, dis-,* y el gr. *trophé,* nutrición). f. F., *hépatodystrophie*. Atrofia amarilla aguda del hígado.

hepatoentérico (de *hepato-* y el gr. *énteron,* intestino). adj. F., *hépato-entérique*. Relativo al hígado y al intestino.

hepatófago (de *hepato-* y el gr. *phageîn,* comer). m. F., *hépatophage*. Célula gigante, destructora de las células hepáticas.

hepatoflavina. f. Riboflavina obtenida del tejido hepático.

hepatoflebitis (de *hepato-,* el gr. *phléps, phlebós,* vena, y el suf. *-itis)*. f. F., *inflammation des veines hépatiques*. Flebitis del hígado.

hepatoflebotomía (de *hepato-,* el gr. *phléps, phlebós,* vena, y *tomé,* corte). f. F., *phlébotomie du foie*. Flebotomía o aspiración de sangre del hígado.

hepatófugo (de *hepato-* y el lat. *fugare,* huir). adj. F., *s'éloignant du foie*. Dirección del flujo apartándose del hígado.

hepatogénico o **hepatógeno** (de *hepato-* y el gr. *gennân,* producir). adj. F., *hépatogène*. Originado o producido en el hígado.

hepatoglobina. f. Fracción proteínica del plasma, que aumenta notablemente en las infecciones, procesos malignos y trastornos endocrinos.

hepatografía (de *hepato-* y el gr. *gráphein,* describir). f. A., *Hepatographie;* F., *hépatographie;* In., *hepatography;* It., *epatografia;* P., *hepatografia*. Descripción del hígado. || Registro o trazado del pulso hepático. || Radiografía del hígado, previa ingestión o inyección de una sustancia de contraste que, acumulándose en él, lo hace opaco a los rayos X.

hepatograma (de *hepato-* y el gr. *grámma,* registro). m. F., *hépatogramme*. Trazado del pulso hepático; esfigmograma hepático. || desus. PRUEBA DE FUNCIÓN HEPÁTICA.

hepatoide (de *hepato-* y el gr. *eîdos,* aspecto). adj. F., *hépatoïde*. Semejante al hígado en su estructura.

hepatolenticular (de *hepato-* y el lat. *lenticula,* dim. de *lens, lentis,* lenteja). adj. Relativo al hígado y al núcleo lenticular.

hepatolienal (de *hepato-* y el lat. *lien, lienis,* bazo). adj. F., *hépato-splénique*. Relativo al hígado y el bazo; hepatosplénico.

hepatolisina. f. Citolisina destructora de las células hepáticas.

hepatólisis (de *hepato-* y el gr. *lýsis,* disolución). f. F., *hépatolyse*. Disolución o destrucción de las células hepáticas.

hepatolitectomía (de *hepato-,* el gr. *líthos,* piedra, y *ektomé,* resección). f. F., *excision des calculs biliaires*. Litectomía del hígado o del conducto hepático.

hepatolitiasis. f. F., *lithiase biliaire*. Formación o presencia de cálculos en los conductos biliares intrahepáticos.

hepatolito (de *hepato-* y el gr. *líthos,* piedra). m. A., *Leberstein;* F., *hépatolithe;* In., *hepatolith;* It., *epatolito;* P., *hepatólito*. Cálculo biliar, especialmente intrahepático.

hepatolitotripsia. f. HEPATICOLITOTRIPSIA.

hepatología (de *hepato-* y el gr. *lógos,* tratado). f. F., *hépatologie*. Suma de conocimientos relativos al hígado.

hepatólogo. adj. y s. F., *hépatologue*. Especialista, experto en lo referente al hígado.

hepatoma (de *hepato-* y el suf. *-oma*). m. F., *hépatome*. Tumor del hígado.

hepatomacrosia (de *hepato-* y el gr. *makrós,* grande, largo). f. HEPATOMEGALIA.

hepatomalacia (de *hepato-* y el gr. *malakía,* suavidad). f. F., *hépatomalacie*. Reblandecimiento del hígado.

hepatomegalia (de *hepato-* y el gr. *mégas, mégale, méga,* grande). f. A., *Leberschwellung;* F., *hépatomégalie;* In., *hepatomegalia;* It., *epatomegalia;* P., *hepatomegalia*. Aumento de volumen del hígado, que lo hace palpable por debajo del reborde costal derecho. Hepatomacrosia, megalohepatía. || **-blanda.** Hepatomegalia de consistencia disminuida. || **-congestiva.** La secundaria a acumulación de sangre, propia de la insuficiencia cardíaca congestiva y de la pericarditis crónica constrictiva. || **-dura.** Hepatomegalia de consistencia aumentada. || **-glucogénica, policórica.** Glucogenosis tipo I o enfermedad de von Gierke. || **-lisa.** Hepatomegalia sin irregularidades en la superficie hepática. || **-nodular.** La de superficie hepática abollonada, propia de la cirrosis hepática y de la infiltración tumoral. ‖ **-tumoral.** La secundaria a infiltración por células tumorales.

hepatomelanosis (de *hepato-*, el gr. *mélas, mélaina, mélan,* negro, y el suf. *-osis*). f. Melanosis hepática.

hepatomieloma (de *hepato-*, el gr. *myelós,* médula, y el suf. *-oma*). m. Mieloma del hígado.

hepatón. m. Lobulillo hepático.

hepatonco (de *hepato-* y el gr. *ógkos,* tumor). m. HEPATOMA.

hepatonefritis (de *hepato-* y el gr. *nephrós,* riñón). f. desus. A., *Hepatonephritis;* F., *hépatonéphrite;* In., *hepatonephritis;* It., *epatonefrite;* P., *hepatonephrite.* Inflamación simultánea del hígado y el riñón debida a la misma causa tóxica o infecciosa, que produce una forma grave de ictericia con albuminuria y oliguria.

hepatonefromegalia (de *hepato-*, el gr. *nephrós,* riñón, y *mégas, mégale, méga,* grande). f. F., *hépatonéphromégalie.* Hepatomegalia y nefromegalia simultáneas. ‖ **-glucogénica.** GLUCOGENOSIS.

hepatónfalo o **hepatonfalocele** (de *hepato-*, el gr. *omphalós,* ombligo, y en el segundo término, *kéle,* hernia). m. Hernia umbilical de una porción del hígado.

hepatopatía (de *hepato-* y el gr. *páthos,* enfermedad). f. F., *hépatopathie.* Término general para las afecciones del hígado.

hepatópeto (de *hepato-* y el lat. *petere,* ir hacia). adj. F., *dirigé vers le foie.* Aplícase a la dirección del flujo hacia el hígado.

hepatopexia (de *hepato-* y el gr. *pêxis,* fijación). f. A., *Hepatopexie;* F., *hépatopexie;* In., *hepatopexy;* It., *epatopessia;* P., *hepatopexia.* Fijación del hígado móvil por hepatorrafia.

hepatoptosis (de *hepato-* y el gr. *ptôsis,* caída). f. A., *Hepatoptosis,* F., *hépatoptose;* In., *hepatoptosis;* It., *epatoptosi;* P., *hepatoptose.* Descenso y movilidad anormal del hígado.

hepatorrafia (de *hepato-* y el gr. *rhaphé,* sutura). f. A., *Hepatorrhaphie;* F., *hépatorraphie;* In., *hepatorrhaphy;* It., *epatorrafia;* P., *hepatorrafia.* Sutura de una herida del hígado. ‖ HEPATOPEXIA.

hepatorragia (de *hepato-* y un derivado del gr. *regnýnai,* reventar). f. F., *hépatorragie.* Hemorragia del hígado.

hepatorrea (de *hepato-* y el gr. *rhein,* fluir). f. Secreción excesiva de bilis.

hepatorrenal (de *hepato-* y el lat. *ren, renis,* riñón). adj. Relativo al hígado y a los riñones.

hepatorrexis (de *hepato-* y el gr. *rhêxis,* rotura). f. F., *hépatorrhexie.* Rotura del hígado.

hepatoscopia (de *hepato-* y el gr. *skopeîn,* observar). f. F., *hépatoscopie.* Examen del hígado.

hepatosis. f. desus. A., *Hepatose;* F., *hépatose;* In., *hepatosis;* It., *epatosi;* P., *hepatose.* Afección o lesión degenerativa del hígado, en distinción de la inflamación o hepatitis, análogamente a las nefrosis o nefritis.

hepatosplénico (de *hepato-* y el gr. *splén, splenós,* bazo). adj. Relativo al hígado y al bazo.

hepatosplenografía (de *hepato-*, el gr. *splén, splenós,* bazo, y *gráphein,* describir). f. F., *hépato-splénographie.* Radiografía simultánea del hígado y el bazo.

hepatostomía (de *hepato-* y el gr. *stóma,* boca). f. F., *hépatostomie.* Formación de una abertura más o menos persistente en el hígado, con abocamiento a la pared abdominal, en la obstrucción irremediable de las vías biliares.

hepatoterapia (de *hepato-* y el gr. *therapeía,* tratamiento). f. A., *Lebertherapie;* F., *hépatothérapie;* In., *hepatotherapy;* It., *epatoterapia;* P., *hepatoterapia.* Empleo terapéutico del hígado o de sus extractos. ‖ Opoterapia hepática. ‖ Tratamiento que propuso Whipple para la anemia perniciosa por medio de hígado fresco o de sus extractos.

hepatotomía (de *hepato-* y el gr. *tomé,* corte). f. A., *Hepatotomie;* F., *hépatotomie;* In., *hepatotomy;* It., *epatotomia;* P., *hepatotomia.* Disección anatómica del hígado. ‖ Incisión quirúrgica del hígado. ‖ **-transtorácica.** Operación de incidir el hígado en busca de un absceso o cálculo intrahepático mediante la resección de una costilla, abertura del saco pleural e incisión del diafragma.

hepatotoxemia. f. F., *hépatotoxémie.* Toxemia de origen hepático.

hepatotoxina. f. F., *hépatotoxine.* Toxina destructora de las células hepáticas. ‖ Toxina elaborada en el hígado.

hepatotrofia (de *hepato-* y el gr. *atrophía,* falta de alimento). f. Atrofia del hígado.

hepatotrópico (de *hepato-* y el gr. *tropé,* vuelta). adj. F., *hépatotrope.* Que tiene afinidad o acción específica para el hígado.

Hepatozoon. Género de parásitos de la sangre de varias especies animales, perros y ratas, transmitidos por la picadura de garrapatas.

hepta-. Prefijo gr. (de *heptá*), que designa el número siete.

heptacrómico (de *hepta-* y *chrôma,* color). adj. F., *heptachromique.* Que posee la visión clara de los siete colores del espectro.

heptágono (del lat. *heptagonus,* y éste del gr. *heptágonos;* de *heptá,* siete, y *gonía,* ángulo). m. Polígono de siete lados. ‖ **-de Willis.** Círculo o polígono arterial de Willis, cuando se cuenta como séptimo lado la comunicante anterior.

heptano. m. Hidrocarburo, C_7H_{16}, de la resina de pino de California y del petróleo; hidruro de heptilo; solvente y anestésico.

heptosa (del gr. *heptá,* siete). f. F., *heptose.* Azúcar cuya molécula contiene siete átomos de carbono.

heptosuria (de *heptosa* y el gr. *oûron,* orina). f. F., *heptosurie.* Presencia de heptosa en la orina.

herba. f. HIERBA en lat. ‖ **-absinthii.** AJENJO. ‖ **-bursae pastoris.** Planta crucífera del gén. *Capsella,* vulneraria. ‖ **-capilli veneris.** ADIANTO. ‖ **-centauri minoris.** ERYTHRAEA CENTAURIUM. ‖ **-millefolii.** ACHILLEA MILLEFOLIUM. ‖ **-pulsatillae.** ANEMONE PULSATILLA.

herbáceo (del lat. *herbaceus*). adj. F., *herbacé.* Que tiene los caracteres de hierba; semejante a la hierba.

herbario (del lat. *herbarius*). m. Primera porción o panza del estómago de los rumiantes. ‖ Colección de hierbas.

Herbert (Operación de) (Herbert *Herbert,* oftalmólogo inglés, 1865-1942). V. OPERACIÓN.

herbicida (del lat. *herba,* hierba, y *caedere,* matar). m. A., *Unkrautbekämpfungsmittel;* F., *désherbant;* In., *weed-killer;* It., *erbicida;* P., *herbicida.* Compuesto químico que se emplea para destruir los hierbajos o malas hierbas.

herbívoro (del lat. *herba,* hierba, y *vorare,* devorar). adj. y s. F., *herbivore.* Que se alimenta de hierbas o plantas.

herbolario (del lat. *herbula,* dim. de *herba,* hierba). m. Persona que vende hierbas y plantas medicinales. ‖ Tienda en que se venden.

hercio (de Heinrich Rudolf *Hertz,* físico alemán, 1857-1894). m. F., *hertz.* Unidad de frecuencia equivalente a 1 oscilación o vibración por segundo. Símbolo, *Hz.*

hercúleo. adj. De fuerza extraordinaria; semejante a Hércules.

heredoataxia (del lat. *heres, -edis,* heredero, y el gr. *ataxía,* desorden). f. F., *hérédoataxie.* ATAXIA FAMILIAR O ENFERMEDAD DE FRIEDREICH. ‖ **-cerebelosa.** Enfermedad hereditaria caracterizada por la atrofia del cerebelo, incoordinación motriz y trastornos de la palabra y la visión; heredoataxia o enfermedad de Marie.

heredocontagio (del lat. *heres, -edis,* heredero, y *contagium,* contagio). m. Contagio del embrión o feto.

heredodegeneración (del lat. *heres, -edis,* heredero, y *degener, -eris,* degenerado). f. F., *hérédodégénérescence.* Degeneración hereditaria. ‖ **-espinocerebelosa.** Denominación que comprende la enfermedad de Friedreich, la heredoataxia cerebelosa y la paraplejía espasmódica infantil, por la similitud de caracteres de estas afecciones.

heredofamiliar (del lat. *heres, -edis,* heredero, y *familiaris,* familiar). adj. F., *hérédofamilial.* Hereditario en ciertas familias.

heredoinfección (del lat. *heres, -edis,* heredero, e *inficere,* infectar). f. F., *hérédo-infection.* Infección germinal.
heredolúes (del lat. *heres, -edis,* heredero, y *lues,* epidemia). f. F., *hérédosyphilis.* Sífilis congénita; heredosífilis.
heredopatía (del lat. *heres, -edis,* heredero, y el gr. *páthe,* dolencia). f. F., *hérédopathie.* Enfermedad hereditaria. || **-atáxica polineurotiforme.** V. ENFERMEDAD DE REFSUM.
heredosífilis. f. A., *Heredosyphilis;* F., *hérédo-syphilis;* In., *heredolues;* It., *eredosifilide;* P., *heredossífilis.* Sífilis congénita.
Hérelle (Fenómeno de d') (Félix Hubert *d'Hérelle,* bacteriólogo francés, 1873-1949). V. FENÓMENO.
herencia (del lat. *haerentia,* pl. n. de *haerens, -entis,* p. a. de *haerere,* estar adherido). f. A., *Vererbung;* F., *hérédité;* In., *heredity;* It., *eredità;* P., *herança.* Transmisión a los descendientes de los rasgos normales o patológicos de los ascendientes. || **-anfígona.** Herencia de las cualidades de ambos padres. || **-atávica.** ATAVISMO. || **-de terreno.** Predisposición. || **-diándrica, digínica.** La que se transmite por línea masculina o femenina, respectivamente. || **-directa.** Herencia de padre o madre a hijo. || **-disimilar.** HERENCIA HETERÓLOGA. || **-dominante.** Herencia de un gen dominante. || **-heteróloga** o **heterónoma.** Herencia de un carácter que en los hijos se manifiesta de modo distinto que en los padres. || **-holoándrica** u **hologínica.** Herencia de un carácter exclusivo de varones o mujeres, respectivamente. || **-homóloga** u **homogénea.** Herencia de un carácter que se presenta en el hijo de igual modo que en los padres. || **-inmediata.** HERENCIA DIRECTA.|| **-ligada al sexo.** Herencia de un gen ligado al cromosoma X. || **-mendeliana.** Herencia de un factor que se transmite de acuerdo con las leyes de Mendel. V. LEY DE MENDEL. || **-mosaica** o **en mosaico.** Herencia en la que la influencia paterna predomina en un sentido y la materna en otro. || **-multifactorial.** HERENCIA POLIGÉNICA. || **-poligénica.** Herencia de un carácter controlado por varios genes. || **-recesiva.** Herencia de un gen recesivo.
Herff (Agrafe o **grapas de)** (Otto *Herff,* ginecólogo suizo, 1856-1916). V. ÁGRAFE.
herida (de *herir,* y éste del lat. *ferire).* f. A., *Wunde;* F., *blessure;* In., *wound;* It., *ferita;* P., *ferida.* Solución de continuidad en las partes blandas. || Lesión cualquiera producida por una violencia exterior; traumatismo. || **-abierta.** Aquella cuyos labios se hallan separados. || **-articular.** Herida que abre una articulación. || **-aséptica.** Herida no infectada con gérmenes patógenos. || **-contusa** o **por contusión.** Herida producida por un instrumento u objeto obtuso. || **-en sedal.** Herida penetrante con abertura de entrada y salida en un mismo lado. || **-envenenada, emponzoñada.** Herida complicada con la introducción de un veneno mineral u orgánico o ponzoña. || **-incisa.** Herida producida por un instrumento cortante. || **-lacerada.** Herida con desgarro o por desgarro de los tejidos. || **-penetrante.** Herida producida por un instrumento punzante. || Herida que deja abierta una cavidad del cuerpo o que la atraviesa de parte a parte.|| **-por aplastamiento.** Herida contusa en la cual los tejidos se esfacelan por atrición. || **-por arma de fuego.** Herida por contusión producida por el proyectil de un arma de fuego. || **-por arrancamiento.** Herida en la cual es separado por tracción violenta un miembro o segmento de miembro. || **-séptica.** Herida infectada con gérmenes patógenos. || **-subcutánea.** Herida de una parte u órgano subcutáneo, en la que sólo existe una pequeñísima abertura en la piel por la que se ha producido. || **-traumatopneica.** Herida penetrante del tórax, por la que entra y sale el aire.
Hering (Fenómeno de) (Ewald *Hering,* médico alemán, 1866-1948). V. FENÓMENO. || **-Breuer (Reflejo de).** V. REFLEJO. || **-(Hipótesis, prueba de)** (Ewald *Hering,* fisiólogo alemán, 1834-1918). V. HIPÓTESIS, PRUEBA.

hermafrodita (del gr. *Hermaphróditos,* personaje que participaba de ambos sexos; de *Hermês,* Mercurio, y *Aphrodite,* Venus). adj. y s. F., *hermaphrodite.* Planta, animal o persona que posee los dos sexos. Individuo que tiene tejido testicular u ovárico en sus gónadas, lo que origina anomalías somáticas que le dan la apariencia de reunir ambos sexos.
hermafroditismo o **hermafrodismo.** m. A., *Hermaphroditismus;* F., *hermaphrodisme;* In., *hermaphrodism;* It., *ermafroditismo;* P., *hermafroditismo.* Existencia en un mismo individuo de los dos sexos o de algunos caracteres de cada sexo; sexo doble o dudoso. || **-aparente.** HERMAFRODITISMO FALSO. || **-bilateral.** Presencia a cada lado de las dos glándulas sexuales, masculina y femenina. || **-completo.** HERMAFRODITISMO VERDADERO. || **-con exceso.** Presencia de algún órgano supernumerario de sexo distinto en un sujeto, macho o hembra, bien conformado. || **-dimidiado.** HERMAFRODITISMO LATERAL. || **-espurio o falso.** Sexo dudoso, pero no doble, especie de hermafroditismo que más se observa en el gén. humano, debido al desarrollo deficiente o exagerado de algunos de los órganos genitales, el clítoris, p. ej., o a una malformación congénita, como el hipospadias profundo, pero con la existencia de una sola clase de gónadas: ovarios o testículos. V. SEUDOHERMAFRODITISMO. || **-femenino** o **masculino.** Predominio en un sujeto hermafrodita de los órganos sexuales externos femeninos o masculinos, respectivamente. || **-lateral** o **alterno.** El caracterizado por la existencia de órganos femeninos en un lado del cuerpo y órganos masculinos en el otro. || **-neutro.** Asociación superpuesta y confusa de caracteres masculinos y femeninos. || **-transverso.** El caracterizado por la presencia de órganos genitales externos de un sexo y los internos de sexo distinto. || **-unilateral.** Presencia en un lado de un ovario o testículo y un ovario y testículo a la vez en el otro lado. || **-verdadero.** Presencia en un mismo individuo de órganos genitales masculinos y femeninos.
Hermann (Líquido, solución de) (Friedrich *Hermann,* anatomista alemán, 1859-1920). V. COLORACIÓN (MÉTODO DE).
hermético (de *Hermes).* adj. Relativo a la ciencia de Hermes o alquimia. || Impenetrable para el aire y las sustancias más volátiles.
hermodáctilo o **hermodáctil** (del gr. *hermodáktylos;* de *Hermés,* Mercurio, y *diáktylos,* dedo). m. CÓLQUICO.
hermofenil o **hermofenol.** m. Fenoldisulfonato sódico mercúrico, polvo blanco empleado como antiséptico externo y como antisifilítico.
hernia (del lat. *hernia).* f. A., *Bruch, Hernie;* F., *hernie;* In., *hernia;* It., *ernia;* P., *hérnia.* Tumoración formada por la protrusión, salida o deslizamiento de un órgano a través de una abertura natural o accidental, y de las capas serosa, muscular, aponeurótica u ósea que lo cubren. || **-abdominal.** Protrusión de una o varias vísceras a través de la pared del abdomen. || **-acuosa.** HIDROCELE. || **-adiposa.** ADIPOCELE. || **-adquirida.** La que aparece después del nacimiento a través de una abertura cerrada al nacer, de ordinario a consecuencia de un esfuerzo, o por debilidad de pared. || **-atascada.** HERNIA INCARCERADA. || **-carnosa.** SARCOCELE. || **-cecal.** Hernia que contiene el ciego.|| **-cerebral.** ENCEFALOCELE. || **-ciática.** La que emerge de la pelvis a través de la escotadura ciática mayor, por encima o por debajo del músculo piramidal, junto con el pedículo de los vasos glúteos. || **-cística.** CISTOCELE. || **-coercible.** HERNIA REDUCTIBLE. || **-completa.** La hernia cuyo saco y contenido han atravesado por completo el orificio herniario, en oposición a la punta de hernia. || **-congénita.** La que existe en el momento del nacimiento o facilitada por una disembrioplasia o vicio de confirmación preexistente. || **-corneal.** QUERATOCELE. || **-crural.** Hernia salida a través del orificio crural, o anillo femoral, que puede ser *interna* o *externa* según su situación con respecto a los vasos femorales. Merocele (ant.). *Sin.:* Hernia femoral. || **-de Astley-Cooper.** HERNIA ENQUISTADA. || **-de Barth.** Hernia de un asa intestinal insinuada entre la serosa

de la pared abdominal y la del conducto onfalomesentérico persistente. ||-**de Béclard.** Hernia crural salida a través del infundíbulo crural y del orificio de la safena interna. ||-**de Birkett.** Hernia sinovial. ||-**de Cloquet.** Hernia pectínea. Hernia crural salida por detrás de los vasos femorales, sobre la aponeurosis pectínea. ||-**de Cooper.** Hernia retroperitoneal. ||-**de Gibbon.** Combinación de hidrocele y hernia inguinal. ||-**de Goyrand.** Hernia inguinal descendida al escroto. ||-**de Grynfelt.** Hernia congénita surgida a través del cuadrilátero de Grynfelt y, en un plano más superficial, por el triángulo de J. L. Petit. ||-**de Hesselbach.** Variedad externa de la hernia crural, con un divertículo a través de la fascia cribiforme. ||-**de Hey.** Hernia enquistada, hernia de Astley-Cooper. ||-**de Holthouse.** Hernia mixta, inguinocrural. ||-**de Kroenlein.** Hernia inguinoperitoneal. ||-**de Kuester.** Hernia inguinosuperficial. ||-**de la línea alba.** Hernia epigástrica. ||-**de Laugier.** Hernia crural a través del ligamento de Gimbernat. ||-**de Littré.** Hernia divertícular, hernia del divertículo de Meckel. ||-**de Maydl.** Hernia retrógrada. ||-**de Petit.** Cualquier hernia lumbar que, en último término, salga por el triángulo de J. L. Petit. ||-**de Petit.** Cualquiera de las protrusiones viscerales que salen por la región lumbar, en el espacio comprendido entre la XII costilla y la cresta ilíaca. En su mayoría emergen primeramente por el cuadrilátero de Grynfelt y, más tarde, por el triángulo de Petit. ||-**de Richter.** Penetración en el saco herniario de una porción del contorno de la pared intestinal, como si hubiera sido pellizcada. Hernia parietal. ||-**de Rieux.** Hernia retrocecal. ||-**de Rokitansky.** Hernia mucosa. ||-**de Schmoll.** Hernia intraesponjosa. ||-**de Spiegel.** Protrusión herniaria a través de un punto de la línea. Semilunar del músculo transverso. Hernia semilunar. ||-**de Treitz.** Hernia duodenoyeyunal. ||-**de Velpeau.** Hernia crural, en la que el saco se halla situado por delante de los vasos femorales. ||-**de von Bergmann.** Pequeña hernia hiatal, por lo general de aparición intermitente. ||-**de Winslow.** Hernia de la trascavidad de los epiplones. Hernia de Cooper. ||-**del elevador** (*m. levator ani*). Hernia isquiorrectal. ||-**del estómago.** Gastrocele. ||-**del fondo de saco de Douglas.** Colporrectocele. ||-**del hígado.** Hepatocele. ||-**del iris.** Protrusión de una porción del iris a través de una perforación espontánea o traumática de la córnea. ||-**diafragmática.** Protrusión de vísceras abdominales en la cavidad torácica a través de un orificio normal o patológico del diafragma. *Sin.:* Diafragmatocele, frenocele, hernia frénica. ||-**discal del disco** o **intervertebral.** Salida del núcleo pulposo de un disco intersomático a través de una fisura o rotura del anillo fibroso. ||-**divertícular.** Protrusión de un divertículo intestinal congénito. ||-**doble.** Presencia de dos sacos herniarios en el mismo lado, salidos por el mismo o distintos orificios. ||-**duodenoyeyunal.** Hernia retroperitoneal salida al interior de la fosilla duodenoyeyunal. *Sin.:* Hernia de Treitz. ||-**en doble asa.** Hernia retrógrada. ||-**en pantalón.** Combinación de hernia inguinal directa e indirecta con doble saco herniario separado por los vasos epigástricos inferiores. ||-**en W.** Hernia en la que el saco herniario contiene dos asas intestinales, comprendiendo un segmento intermedio situado dentro del abdomen. Hernia retrógrada. ||-**encarcelada.** Hernia incarcerada. ||-**enquistada.** Hernia escrotal en la que el intestino envuelto por su saco penetra en la túnica vaginal, de modo que posee tres cubiertas peritoneales. *Sin.:* Hernia de Astley-Cooper o de Hey. ||-**epigástrica.** Hernia a través de la línea alba, por encima del ombligo. *Sin.:* Hernia de la línea alba. ||-**epipolica.** Hernia cuyo saco sólo contiene epiplón. Epiplocele. Hernia omental. ||-**escrotal.** Hernia inguinal descendida hasta el escroto. Osqueocele. ||-**esofágica.** Protrusión sacular de las túnicas mucosa y submucosa esofágicas a través de una rotura de la cara muscular. Esofagocele. ||-**espontánea.** La no debida a esfuerzo físico, de or-

dinario acompañada de debilidad congénita del anillo inguinal. ||-**estrangulada.** Constricción enérgica del anillo o cuello de una hernia, causante de oclusión completa de la luz intestinal, con subsiguiente sintomatología de obstrucción y necrosis de la parte herniada. ||-**externa.** La que se abre camino hacia la pared abdominal, en la que hace prominencia. ||-**extrasacular.** Variedad de hernia por deslizamiento, en la cual la víscera arrastrada queda desprovista de revestimiento peritoneal en su totalidad, por lo que aparece envuelta por tejido celular y separada del saco. ||-**femoral.** Hernia crural. ||-**frénica.** Hernia diafragmática. ||-**funicular.** Hernia del cordón espermático o del cordón umbilical. ||-**gastroesofágica.** Variedad de hernia hiatal en la que la porción inferior del esófago y la parte adyacente del estómago quedan desplazadas hacia el tórax. ||-**glútea.** Hernia isquiática. ||-**gutural.** Bocio. ||-**hiatal.** Hernia de una o varias vísceras abdominales a través del hiato esofágico. ||-**humoral.** Orquicele, sarcocele. ||-**incarcerada** o **encarcelada.** Hernia irreductible por estrechez del anillo herniario, pero sin oclusión. Hernia atascada. ||-**incisional.** La que reaparece en seguida de reducida. ||-**incompleta.** Hernia crural o inguinal cuyo saco y contenido no han atravesado por completo el orificio o anillo herniario. ||-**infantil.** Hernia congénita. Hernia inguinal oblicua, detrás de la prolongación funicular del peritoneo. ||-**inguinal.** La que progresa por el conducto inguinal. Bubonocele. ||-**inguinal anterior.** Hernia inguinal directa. ||-**inguinal directa.** La que no recorre el conducto inguinal, sino que hace protrusión por su pared posterior y sale, por dentro de los vasos epigástricos, en el área del triángulo de Hesselbach. Hernia inguinal interna, hernia inguinal posterior, hernia retroinguinal. ||-**inguinal externa.** Hernia inguinal indirecta. ||-**inguinal indirecta.** La que atraviesa el anillo inguinal profundo, sigue el trayecto del cordón espermático en el conducto y emerge por el anillo inguinal superficial. *Sin.:* Hernia inguinal anterior, hernia inguinal externa, hernia inguinal lateral, hernia inguinal oblicua externa, hernia intracanalicular o intrainguinal. ||-**inguinal interna.** Hernia inguinal directa. ||-**inguinal lateral.** Hernia inguinal externa o indirecta. ||-**inguinal oblicua externa.** Hernia inguinal indirecta. ||-**inguinal posterior.** Hernia inguinal directa. ||-**inguinocrural** o **inguinofemoral.** Formas combinadas de hernia inguinal y hernia crural. *Sin.:* Hernia de Holthouse. ||-**inguinoperitoneal.** Hernia mixta, inguinal y properitoneal. *Sin.:* Hernia de Kroenlein. ||-**inguinosuperficial.** Hernia intersticial que después de recorrer el conducto inguinal sale por el anillo inguinal externo y se desvía hacia arriba y afuera, descansando sobre la aponeurosis del oblicuo mayor o externo. *Sin.:* Hernia de Kuester. ||-**intermuscular** o **interparietal.** Hernia intersticial que se encuentra entre uno u otro de los planos aponeuróticos o musculares del abdomen. ||-**interna.** Penetración de una víscera en una de las numerosas fosillas constantes o inconstantes del peritoneo, en el interior del abdomen. Entocele. ||-**intersticial.** La que se forma y progresa entre las capas musculoaponeuróticas de la pared abdominal. ||-**intestinal.** Aquella cuyo saco contiene sólo intestino. Enterocele. ||-**intracanalicular** o **intrainguinal.** Hernia inguinal indirecta. ||-**intraesponjosa.** Hernia de núcleo pulposo que penetra en la sustancia esponjosa del cuerpo vertebral. *Sin.:* Hernia de Schmorl. ||-**irreductible.** La hernia cuyo contenido visceral no puede ser reintegrado a la cavidad abdominal, excepto por tratamiento quirúrgico. ||-**isquiática.** Hernia a través de uno de los agujeros sacrociáticos, el mayor y el menor. Hernia glútea. ||-**isquiorrectal.** Hernia emergida a través de las fibras del elevador del ano. *Sin.:* Hernia del elevador, hernia pudenda. ||-**labial.** Hernia inguinal que invade un labio mayor de la vulva. ||-**mesentérica.** Hernia interna, en la cual un segmento o asa intestinal pasa a través de una brecha anormal del mesenterio. ||-**mu-**

cosa. Protrusión o invaginación de la mucosa intestinal a través de una dehiscencia de la túnica muscular. *Sin.:* Hernia de Rokitansky. ‖ **-muscular.** Tumor constituido por la salida de una porción muscular a través de una rotura de la vaina aponeurótica. ‖ **-obturatriz** u **obturatoria.** Protrusión de una víscera a través del agujero obturador. Hernia subpúbica. Oodeocele. ‖ **-oculta.** Hernia no perceptible por palpación. ‖ **-omental.** HERNIA EPIPLOICA. ‖ **-ovárica.** Hernia de un ovario. ‖ **-paraesofágica.** Variedad de hernia hiatal, en la cual la tuberosidad mayor del estómago ocupa el saco herniario y, al propio tiempo, el cardias se encuentra en posición normal. ‖ **-paraperitoneal.** Hernia de la vejiga, en la que sólo una parte de la región herniaria está cubierta por el peritoneo del saco. ‖ **-parasacular.** Modalidad de hernia por deslizamiento, en la que la serosa de la víscera arrastrada forma parte del propio saco y se halla en disposición sésil dentro del mismo. ‖ **-parietal.** HERNIA DE RICHTER. ‖ **-pectínea.** Aquella cuyo saco herniario perfora la fascia pectínea y se coloca entre músculo y aponeurosis pectíneos. *Sin.:* Hernia de Cloquet. ‖ **-perineal.** Todas las hernias que se abren paso a través de las aponeurosis y músculos del periné. ‖ **-por deslizamiento.** Aquella cuyo contenido comprende un segmento variable de intestino grueso, deslizado al saco herniario por la inclusión en este saco del peritoneo parietal al que está sujeto aquel segmento. ‖ **-preperitoneal.** Hernia intersticial entre el peritoneo parietal y la fascia transversal. ‖ **-preuterina.** COLPOCISTOCELE. ‖ **-properitoneal.** HERNIA PREPERITONEAL. ‖ **-pudenda.** HERNIA ISQUIORRECTAL. ‖ **-pulmonar.** Herniación del pulmón a través de un desgarro de los músculos intercostales o de un orificio anómalo del diafragma. ‖ **-recidivada, recurrente** o **reproducida.** La aparecida en el mismo lugar, después de haber sido intervenida quirúrgicamente. ‖ **-recidivante.** Hernia que tiende a reaparecer a pesar de varias herniorrafias. ‖ **-rectovaginal.** COLPORRECTOCELE. ‖ **-reductible.** La que puede reintroducirse en su cavidad natural por manipulación externa o taxis. ‖ **-retrocecal.** Modalidad de hernia retroperitoneal, en la que las vísceras hacen protrusión en la fosilla retrocecal. *Sin.:* Hernia de Rieux. ‖ **-retrógrada.** Hernia estrangulada, constituida por un saco herniario con dos asas intestinales que comprenden un segmento intermedio intraabdominal que más tarde se esfacela. *Sin.:* Hernia en doble asa, hernia de Maydl, hernia en M o W. ‖ **-retroinguinal.** HERNIA INGUINAL DIRECTA. ‖ **-retroperitoneal.** Hernia interna constituida por la protrusión de vísceras dentro de fosillas o repliegues retroperitoneales, p. ej. la fosilla retroduodenal, la retrocecal o la sigmoidea. Un tipo especial lo forma la penetración de vísceras en la trascavidad de los epiplones, a través del hiato de Winslow, en la Hernia de Cooper o de Winslow. ‖ **-retrouterina.** COLPORRECTOCELE. ‖ **-semilunar.** HERNIA DE SPIEGEL. ‖ **-sinovial.** Protrusión de la membrana sinovial articular a través de la capa fibrosa capsular. Hernia de Birkett. ‖ **-subpúbica.** HERNIA OBTURATRIZ. ‖ **-triple.** Hernia combinada constituida por la asociación de hernia crural, inguinal directa e inguinal indirecta de un mismo lado. ‖ **-umbilical.** ONFALOCELE. Salida de una víscera abdominal, o porción de la misma, a través del anillo umbilical. V. también EXONFALO. ‖ **-uterina.** HISTEROCELE. Penetración del fondo uterino o del cuerno unilateral dentro del saco de una hernia crural o femoral. ‖ **-vaginal.** Hernia dentro de la vagina. COLPOCELE. ‖ **-vaginal posterior.** COLPORRECTOCELE. ‖ **-vaginolabial.** Hernia de una víscera en el extremo posterior del labio mayor de la vulva. Hernia labial posterior. ‖ **-varicosa.** VARICOCELE. ‖ **-ventosa.** NEUMATOCELE. ‖ **-ventral.** EVENTRACIÓN. ‖ **-vesical.** CISTOCELE.

herniación. f. A., *Herniation;* F., e In., *herniation;* It., *erniazione;* P., *herniação.* Formación o desarrollo de una hernia. ‖ **-del núcleo pulposo.** Rotura o prolapso del núcleo pulposo en el conducto raquídeo.

herniado. adj. Dícese del afecto de hernia. Ú. t. c. a.

Herniaria. Género de plantas cariofiláceas. La especie *H. glabra,* milengrana o hierba de la piedra, se ha empleado como diurética.

herniario. adj. F., *herniaire.* Relativo o asociado con una hernia.

hernioenterotomía (de *hernia,* el gr. *énteron,* intestino, y *tomé,* corte). f. F., *hernio-entérotomie.* Herniotomía en combinación con enterotomía.

hernioide (de *hernia* y el gr. *eîdos,* aspecto). adj. F., *ressemblant à une hernie.* Semejante a la hernia.

herniolaparotomía (de *hernia,* el gr. *lapára,* costado, y *tomé,* corte). f. F., *hernio-laparotomie.* Laparotomía para la cura de la hernia.

herniología (de *hernia* y el gr. *lógos,* tratado). f. F., *partie de la chirurgie qui traite des hernies.* Suma de conocimientos relativos a las hernias.

hernioplastia (de *hernia* y el gr. *plássein,* formar). f. A., *Bruchnaht;* F., *hernioplastie;* In., *hernioplasty;* It., *ernioplastica;* P., *hernioplastia.* Operación plástica para la cura radical de la hernia.

herniopuntura (de *hernia* y el lat. *punctura,* punción). f. Punción quirúrgica de una hernia.

herniorrafia (de *hernia* y el gr. *rhaphé,* sutura). f. A., *Bruchnaht;* F., *hernioplastie;* In., *herniorrhaphy;* It., *ernioplastica;* P., *hernioplastia.* Sutura de una hernia; operación radical de la misma.

herniotomía (de *hernia* y el gr. *tomé,* corte). f. A., *Bruchschnitt;* F., *herniotomie;* In., *herniotomy;* It., *erniotomia;* P., *herniotomia.* Sección del saco herniario en la hernia estrangulada; quelotomía.

herniotomo (de *hernia* y el gr. *tomós,* cortante). m. Instrumento cortante de extremo obtuso para la quelotomía.

Herófilo (Prensa o **tórculo de).** *(Herophilus,* célebre médico y anatomista de Alejandría, 300 años antes de J. C.). V. PRENSA.

heroico (del lat. *heroicus,* y éste del gr. *heroïkós).* adj. De singular eficacia y energía. Aplícase a los medicamentos especialmente.

heroína. f. A., *Heroin;* F., *héroïne;* In., *heroin;* It., *eroina;* P., *heroína.* Eter diacético de la morfina, diacetilmorfina; polvo cristalino, amargo, blanco. Anodino y sedante; se emplea el clorhidrato al interior para combatir la tos espasmódica de tipo irritativo. Produce un hábito de iguales o peores consecuencias que el de la morfina, por lo que en ciertos países se ha prohibido o regulado su empleo.

heroinismo o **heroinomanía.** m. y f. F., *héroïnomanie.* Intoxicación por la heroína.

herpangina (de *herpe* y *angina).* f. A., *Herpangina;* F., *herpangine;* In., *herpangina;* It., *erpangina;* P., *herpangina.* Forma clínica de la enfermedad causada por el virus de Coxsackie. V. COXSACKIE. ‖ **-de Zahorsky.** Angina aguda febril, de comienzo brusco, con vesículas herpetiformes que se ulceran.

herpe o **herpes** (del lat. *herpes,* y éste del gr. *hérpein,* arrastrarse). m. A., *Herpes;* F., *herpès;* In., *herpes;* It., *erpete.* P., *herpes;* Afección inflamatoria de la piel, caracterizada por la aparición de pequeñas vesículas transparentes reunidas en grupos rodeados de una areola roja; dartros. ‖ **-catarral.** HERPE FEBRIL. ‖ **-circinado.** TIÑA CIRCINADA. ‖ **-conjuntival.** CONJUNTIVITIS FLICTENULAR. ‖ **-corneal.** Inflamación herpética de la córnea. ‖ **-crítico.** Herpe labial en la neumonía. ‖ **-estiómeno** o **exedens.** Lupus; tumor canceriforme. ‖ **-facial.** Herpe febril de la cara. ‖ **-febril.** HERPE, definición. ‖ **-flictenoides.** DERMATITIS HERPETIFORME. ‖ **-genital.** Variedad de herpe que se desarrolla en los órganos genitales externos masculinos y femeninos. ‖ **-gestacional.** Dermatitis polimorfa, dolorosa y recidivante del embarazo. ‖ **-gutural.** Angina herpética, caracterizada por la formación de vesículas en la faringe, que luego se ulceran. ‖ **-iris.** Variedad de herpe, en forma de anillos, que aparece en las manos y en los pies; hidroa vesiculosa. ‖ **-labial.** Herpe febril en los labios. ‖ **-menstrual.** Herpe genital que recidiva en cada período menstrual. ‖ **-piémico.** Impétigo herpetiforme. ‖ **-prepucial.** Herpe genital en el prepucio. ‖ **-progenital.** HERPE GENITAL. ‖ **-simple.**

HERPE FEBRIL. ‖ **-tonsurante.** TIÑA TONSURANTE. ‖ **-vegetante.** Pénfigo vegetante.‖**-zoster.** ZONA.

Herpesviridae. Familia de virus que presentan DNA bicatenario, simetría cúbica, diámetro aproximado de 150 nm. Se hallan envueltos y son sensibles al éter. Algunos de sus miembros poseen indudable capacidad oncogénica. Afectan al hombre, primates, anfibios, pájaros y otros vertebrados.

Herpesvirus. Género de virus de la familia *Herpesviridae* en el que se incluyen los siguientes virus: *v. del herpes simple*, agente de lesiones cutáneas recidivantes alrededor de los orificios naturales o cuadros generales graves, como la encefalitis herpética; *v. de la varicela-zoster*, agente de la varicela y del herpes zoster; *v. de Epstein-Barr*, agente de la mononucleosis infecciosa y asociado al linfoma de Burkitt y al carcinoma nasofaríngeo; *v. B de los monos*, que puede ser causa de encefalitis en el hombre; *v. de la enfermedad de Marek*, causante de un proceso tumoral que afecta ciertas aves, y *v. de las inclusiones citomegálicas (citomegalovirus)*, que pueden producir cuadros de afectación del sistema nervioso central en recién nacidos.

herpétide. f. Erupción cutánea en relación con el herpetismo. ‖ **-maligna exfoliativa.** Dermatitis grave generalizada consecutiva a otra dermatosis rebelde, sp. de caquexia cutánea que aparece en los sujetos debilitados y que termina generalmente por la muerte.

herpetiforme. adj. F., *herpétiforme*. Semejante al herpe.

herpetismo. m. Predisposición al herpe.

Herpetomonas (del gr. *herpetós*, que se arrastra, y *monás*, *-ádos*, solitario). Género de microparásitos animales flagelados, que existen en el intestino de ciertos insectos y en la sangre de varios animales, muy parecidos a las formas de desarrollo de los tripanosomas. V. LEISHMANIA.

herpetomoniasis. f. Infección producida por los microparásitos herpetomonas.

Herpetoviridae. HERPESVIRIDAE.

Herrgott (Fractura de) (L. A. *Herrgott*, cirujano francés, 1849-1927). V. FRACTURA.

Herrick (Anemia, enfermedad de) (James B. *Herrick*, médico norteamericano, 1861-1954). ANEMIA, ENFERMEDAD.

herrumbroso. adj. Semejante al orín o herrumbre. Dícese de los esputos característicos de la neumonía fibrinosa.

Hers (Enfermedad de) (Henry Géry *Hers*, bioquímico belga, n. en 1923). V. ENFERMEDAD.

hersaje (del F. *hersage*). m. Disociación de las fibras de un nervio periférico con un peine o rastrillo de puntas romas, en las neuralgias rebeldes.

Herter (Enfermedad de) (Christian Archibald *Herter*, médico norteamericano, 1865-1910). ENFERMEDAD DE GEE.

Hertoghe (Síndrome de) (Eugène *Hertoghe*, endocrinólogo belga, 1860-1928). V. SÍNDROME.

Hertwig (Vaina de) (Richard *Hertwig*, zoólogo alemán, 1850-1937). V. VAINA. ‖ **-Magendie (Fenómeno, signo de)** (François *Magendie*, fisiólogo francés, 1783-1855). V. SIGNO.

hertz (de Heinrich Rudolf *Hertz*). m. Nombre del hercio en la nomenclatura internacional.

hertzianas (Ondas) (Heinrich *Hertz*, físico alemán, 1857-1894). V. ONDA.

Herxheimer (Fibras, reacción de) (Karl *Herxheimer*, dermatólogo alemán, 1861-1944). V. FIBRA, REACCIÓN.

Heryng (Signo de) (Theodor *Heryng*, laringólogo polaco, 1847-1925). V. SIGNO.

Herzog (Síndrome de). V. SÍNDROME.

Heschl (Circunvolución de) (Richard *Heschl*, patólogo austriaco, 1824-1881). V. CIRCUNVOLUCIÓN.

hesperanopía o **hesperanopsia** (del gr. *hespera*, tarde, y *de anopía*, o, en el segundo término, *anopsia*). f. NICTALOPÍA.

hesperidina. f. Vitamina P.

Hesselbach (Hernia, triángulo de) (Franz Kaspar *Hesselbach*, cirujano alemán, 1759-1816). V. HERNIA, TRIÁNGULO.

heteradelfia (de *hetero-* y el gr. *adelphós*, hermano). f. F., *hétéradelphie*. Monstruosidad doble en la cual uno de los fetos está mucho más desarrollado que el otro.

heteradenia (heteradénico) (de *hetero-* y el gr. *adén*, *adénos*, glándula). f. Alteración o anomalía del tejido glandular; dícese de un tejido semejante al glandular, pero que se desarrolla en regiones desprovistas de glándulas.

heteradenoma (de *heteradenia* y el suf. *-oma*). m. Cilindroma hialino.‖ Tumor de tejido heteradénico.

heteralio o **heterálico** (de *hetero-* y el gr. *hálos*, disco). m. Monstruo doble en el cual el sujeto accesorio es muy incompleto y reducido a una cabeza imperfecta, implantada en la cabeza del otro.

heterauxia (de *hetero-* y *auxesia*). f. Desproporción entre el crecimiento de dos partes de un mismo cuerpo.

heteraxil (de *hetero-* y el lat. *axis*, eje). adj. Que tiene ejes de desigual longitud.

heterecio (de *hetero-* y el gr. *oíkos*, casa). adj. Que vive sobre huéspedes diferentes en los diversos períodos de generación.

heterestesia (de *hetero-* y el gr. *aísthesis*, sensación). f. Variación en el grado de sensibilidad en áreas adyacentes de la superficie cutánea.

hetero-. Forma prefija del gr. *héteros*, otro, desigual.

heteroaglutinina (de *hetero-* y el lat. *agglutinare*, pegar). f. F., *hétéroagglutinine*. Aglutinina que existe en la sangre de un animal por la inyección de sangre de otro de diferente especie.

heteroalbumosa (de *hetero* y *albúmina*). f. Forma de hemialbumosa que no es soluble en el agua, pero lo es en el ácido clorhídrico y en las soluciones salinas.

heteroautoplastia (de *hetero-*, el gr. *autós*, mismo, y *plássein*, modelar). f. Trasplante quirúrgico de tejido de una parte del cuerpo a otra.

heteroblásico (de *hetero-* y el gr. *blastós*, germen). adj. Que se origina en diferentes clases de tejido.

heterocéfalo (de *hetero-* y el gr. *kephalé*, cabeza). m. F., *hétérocéphale*. Monstruo con dos cabezas desiguales.

heterocelular (de *hetero-* y el lat. *cellula*, celdilla). adj. Compuesto de células de diferentes clases.

heterocéntrico (de *hetero-* y el lat. *kéntron*, aguijón, centro). adj. F., *hétérocentral*. Dícese de los rayos luminosos que no son paralelos ni se encuentran en un punto.

heterocíclico (de *hetero-* y el gr. *kklos*, círculo). adj. F., *hétérocyclique*. Dícese del compuesto cíclico en cuyo núcleo la cadena, en vez de estar formada solamente por átomos de carbono, los tiene también de otros elementos (azufre, nitrógeno, etc.).

heterocigosis (de *hetero-* y el gr. *zygón*, yugo, pareja). f. Formación de híbridos por la unión de gametos desiguales.‖ HETEROCIGOTIA.

heterocigotia. f. Calidad de heterocigoto.

heterocigótico. adj. HETEROCIGOTO.

heterocigoto (de *hetero-* y *cigoto*). adj. A., *Heterozygot*; F., *hétérozygote*; In., *heterozygote*; It., *eterozigote*; P., *heterozigote*. Dícese del individuo con alelos distintos en un locus determinado del mismo par cromosómico. Ú. t. c. s.

heterocinesis (de *hetero-* y el gr. *kínesis*, movimiento). f. A., *Heterokinesie*; F., *hétérokinèse*; In., *heterokinesis*; It., *eterocinesi*; P., *heterocinesia*. Estado en el cual el individuo ejecuta movimientos contrarios a los que se le indican. ‖ Período de la meiosis en el que los cromosomas sexuales se distribuyen diferentemente en los gametos.

heterocitolisina. f. HETEROLISINA.

heterocitotoxina. f. F., *hétérocytotoxine*. Toxina que destruye las células de un animal de diferente especie.

heterocládico (de *hetero-* y el gr. *kládos*, rama). adj. F., *hétérocladique*. Dícese de las anastomosis entre ramas terminales de arterias diferentes.

heterocomplemento (de *hetero-* y el lat. *complementum*, complemento). m. F., *hétérocomplément*. Complemento derivado de un animal de distinta especie de la del que suministra el amboceptor.

heterocrania (de *hetero-* y el gr. *kraníon*, cráneo). f. Asimetría craneal.

heterocrinia (de *hetero-* y el gr. *krínein*, secretar). f. Secreción de sustancias diferentes.

heterocrisis (de *hetero-* y el gr. *krísis*, distinción). f. Crisis anormal.

heterocromatina. f. F., *hétérochromatine*. Material cromosómico o nuclear que se tiñe de forma distinta con respecto al resto de la cromatina. La cromatina sexual es una porción de heterocromatina que corresponde a un cromosoma X parcialmente inhibido.

heterocromía (de *hetero-* y el gr. *chrôma*, color). f. A., *Heterochromie*; F., *hétérochromie*; In., *heterochromia*; It., *eterocromia*; P., *heterocromia*. Diversidad de color de una parte, especialmente la diferencia de coloración de ambos iris o de partes de un mismo iris.

heterocromo. adj. F., *hétérochrome*. Caracterizado por la diversidad de color.

heterocromosoma (de *hetero-*, el gr. *chrôma*, color, y *sôma*, cuerpo). m. F., *hétérochromosome*. Cromosoma sexual. Alosoma.

heterocronía (de *hetero-* y el gr. *chrónos*, tiempo). f. A., *Heterochronie*; F., *hétérochronie*; In., *heterochronia*; It., *eterocronia*; P., *heterocronia*. Variación en las relaciones de tiempo. || Desarrollo de tejidos u ocurrencia de fenómenos en tiempo impropio o anormal; *aberratio temporis*. || Diferencia en el tiempo en que se producen dichos fenómenos o procesos.

heteróctono (de *hetero-* y el gr. *chthón, chthonós*, tierra). adj. Originario de una región distinta de aquella en que se encuentra.

heterodaquía (de *hetero-* y el lat. *adaequare*, igualar). f. Fenómeno normal que puede exagerarse y constituir una anomalía. Consiste en la falta de coincidencia de las caras o de los bordes homólogos de los dientes antagonistas.

Heterodera. Género de nematodos. La especie *H. radicicola* es parásita de las raíces de algunas plantas: rábanos, zanahorias, etc., y sus huevos pueden aparecer en las heces humanas y confundirse con los de los oxiuros.

heterodérmico (de *hetero-* y el gr. *dérma*, piel). adj. F., *hétérodermique*. Se dice del colgajo tomado de la piel de otra persona.

heterodesmótico (de *hetero-* y el gr. *desmé*, haz). adj. F., *se dit des fibres nerveuses réunissant des centres différents*. De bandas o fascículos diferentes; aplícase a fibras de la médula espinal.

heterodidimia o **heterodimia**. f. Estado o cualidad de heteródimo.

heteródimo (de *hetero-* y el gr. *dídymos*, gemelo). m. F., *hétérodyme*. Monstruo gemelar en el que el parásito está representado por una cabeza, un cuello y un tórax que se implanta en la parte anterior del autósito.

heterodonto (de *hetero-* y el gr. *odoús, -ontos*, diente). adj. y s. F., *hétérodonte*. Que tiene dientes de diferente clase; incisivos, molares, etc.

heteródromo (de *hetero-* y el gr. *drómos*, carrera). adj. Que sigue o se propaga en direcciones opuestas; dícese de las contracciones cardíacas.

heteroerotismo (de *hetero-* y el gr. *éros*, pasión amorosa). m. F., *hétéroérotisme*. Sentimiento sexual hacia otro individuo; opuesto a *autoerotismo*.

heterofanía (de *hetero-* y el gr. *phaínein*, aparecer). f. Diferencia en las manifestaciones de un mismo estado o proceso.

heterofasia (de *hetero-* y el gr. *phásis*, expresión). f. A., *Heterophasie*; F., *hétérophasie*; In., *heterophasia*; It., *eterolalia*; P., *heterofasia*. Expresión frecuente o habitual de términos impropios, debida a una lesión central. Sin.: Heterofemia, heterofrasia, heteroftongia, heterolalia.

heterofemia. f. Heterofasia.

heterofiasis. f. F., *distomatose intestinale*. Infestación con gusanos trematodos del gén. *Heterophyes*.

heterofonía (de *hetero-* y el gr. *phoné*, voz). f. Alteración o anormalidad en la fonación; disfonía.

heteroforalgia (de *heteroforia* y el gr. *álgos*, dolor). f. F., *douleur oculaire due à la hétérophorie*. Heteroforia asociada con dolor, o dolor provocado por la heteroforia.

heteroforia (de *hetero-* y el gr. *phorós*, que lleva). f. A., *Heterophorie*; F., *hétérophorie*; In., *heterophoria*; It., *eteroforia*; P., *heteroforia*. Falta de paralelismo entre los ejes visuales; comprende la *esoforia, exoforia, hiperforia*, etc. ; opuesto a *ortoforia*.

heterofrasia (de *hetero-* y el gr. *phrásis*, lenguaje). f. Heterofasia.

heteroftalmía (de *hetero-* y el gr. *ophthalmós*, ojo). f. A., *Heterophthalmus*; F., *hétérophthalmie*; In., *heterophthalmia*; It., *eteroftalmia*; P., *heteroftalmia*. Diferencia en el color, *heterocromía*, o en la dirección de los ejes, *heteroforia*, de ambos ojos.

heteroftongia (de *hetero-* y el gr. *phthóggos*, expresión). f. Trastorno en la expresión de las palabras.

heterogamético. adj. F., *hétérogamétique*. Relativo a la producción de gametos portadores de cromosomas sexuales diferentes; el sexo masculino, constituido por XY, es *heterogamético*.

heterogamia (de *hetero-* y el gr. *gámos*, matrimonio). f. F., *hétérogamie*. Conjugación de gametos de estructura y tamaño desiguales.

heteroganglionar (de *hetero-* y el gr. *gágglion*, ganglio). adj. Que conexiona varios ganglios; aplícase al sistema nervioso simpático.

heterogéneo (del gr. *heterogenés*; de *hetero-* y el gr. *génos*, género). adj. F., *hétérogène*. Que no es de la misma naturaleza u origen; compuesto de partes de diversa naturaleza.

heterogénesis o **heterogenia** (de *hetero-* y el gr. *gennân*, producir, engendrar). f. F., *hétérogenèse*. Desviación orgánica en la cual existe una anomalía. Abiogénesis. || Alternación de generaciones. || Heteroplasia. || Mutación.

heterogonia (de *hetero-* y el gr. *goné*, procreación). f. Heterogenia. || Generación heteromorfa, en la que alternan la reproducción sexual y la partenogénica o hermafrodita.

heterografía (de *hetero-* y el gr. *gráphein*, describir). f. Escritura de palabras distintas de las que se intenta escribir.

heterohemaglutinación (de *hetero-*, el gr. *haîma*, sangre, y el lat. *agglutinare*, pegar). f. F., *hétéroagglutination*. Aglutinación de eritrocitos por una hemaglutinina de otra especie.

heterohemaglutinina. f. F., *hétéroagglutinine*. Hemaglutinina que aglutina eritrocitos de organismos de otras especies.

heterohemolisina (de *hetero-*, el gr. *haîma*, sangre, y *lýsis*, disolución). f. F., *hétérolysine, hétérohémolysine*. Hemolisina de un animal normal, que destruye las células sanguíneas de un animal de especie diferente. || Heterolisina.

heteroinfección (de *hetero-* y el lat. *inficere*, contagiar). f. Infección exógena.

heteroinjerto (de *hetero-* y el lat. *inserere*, insertar). m. Injerto heteroplástico.

heteroinmune (de *hetero-* y el lat. *immunis*, inmune). adj. F., *hétéro-inmun*. Inmune a las células de un animal de sp. diferente de la del que suministra el suero inmunizante.

heteroinoculación (de *hetero-* y el lat. *inoculatio*, inoculación). f. Inoculación de un germen de otro organismo.

heterointoxicación. f. Intoxicación exógena.

heterolalia (de *hetero-* y el gr. *laleîn*, hablar). f. Heterofasia.

heterolateral (de *hetero-* y el lat. *latus, -eris*, lado). adj. Relativo a lados opuestos.

heterolisina. f. F., *hétérolysine*. Hemolisina que destruye los eritrocitos de animales de especie diferente o lisina formada por la introducción de un antígeno de un animal de especie diferente.

heterólisis (de *hetero-* y el gr. *lysis*, disolución). m. Lisis provocada por heterolisinas. || Lisis anómala. || Lisis exógena.

heteroliteral (de *hetero-* y el lat. *littera*, letra). adj. Caracterizado por la sustitución de una letra por otra en la pronunciación de las palabras.

heterólogo (de *hetero-* y el gr. *lógos*, tratado). adj. F., *hétérologue*. Opuesto a homólogo; formado por el tejido que no existe en estado normal o que se separa del tipo normal. || Derivado de especie diferente; heterogéneo.

heterómero (de *hetero-* y el gr. *méros*, parte). adj. Constituido por partes desiguales. || Dícese de las células nerviosas que envían prolongaciones a través de una comisura a la sustancia blanca del otro lado de la médula espinal.

heterometaplasia (de *hetero-* y *metaplasia*). f. Desarrollo de tejido en una forma extraña a la parte en que se produce.

heterometría. f. HETEROPLASIA.

heterometropía (de *hetero-*, el gr. *métron*, medida, y *óps, opós*, ojo). f. Refracción diferente para cada ojo; antimetropía.

heteromorfia o **heteromorfismo** (de *hetero-* y el gr. *morphé*, forma). f. m. Polimorfia. || Heterología o heteroplasia. || Opuesto a *isomorfia*.

heteromorfosis (de *hetero-* y el gr. *morphé*, forma). f. Desviación de la forma, posición o constitución de tipos; forma o estructura anormal.

heterónimo (de *hetero-* y el gr. eólico *ónyma*, nombre). adj. F., *hétéronyme*. Opuesto a *homónimo;* dícese de lesiones o trastornos en relación opuesta.

heteronomia (de *hetero-* y el gr. *nómos*, ley). f. Desviación de las leyes normales o sujeción a leyes diferentes.

heterónomo. adj. F., *hétéronome*. Opuesto a *autónomo*. || En biología, sujeto a diferentes leyes de crecimiento. || En psicología, sometido a otra voluntad, como en el hipnotismo.

heterópago (de *hetero-* y el gr. *págos*, cosa fijada). adj. y s. F., *hétéropage*. Monstruo de doble heterotipo, en el que el parásito está inserto en la parte anterior del autósito: *thoracopagus parasiticus*.

heteropatía (de *hetero-* y el gr. *páthos*, enfermedad). f. ALOPATÍA.

Heterophyes. Género de gusanos trematodos parásitos intestinales del hombre, perro y gato en Egipto. Las especies más comunes en el hombre son la *H. heterophyes*, y *Metagonimus yokogawai*, que pueden pasar por vía linfática al músculo cardíaco.

heteroplasia (de *hetero-* y el gr. *plássein*, formar). f. A., *Heteroplasie;* F., *hétéroplasie;* In., *heteroplasia;* It., *eteroplasia*. P., *heteroplasia;* Formación de un tejido anómalo o patológico en otro normal; neoformación diferente: heterocronía, heterogénesis, heterología, heterometría y heterotopia.

heteroplasma. m. Tejido heteroplástico o heteromorfo.

heteroplastia (de *hetero-* y el gr. *plássein*, formar). f. A., *Heteroplastik;* F., *hétéroplastie;* In., *heteroplasty;* It., *alloplastica;* P., *heteroenxerto*. Trasplante de injertos tomados de un individuo de especie diferente, aloplastia; opuesto a *homoplastia* y *autoplastia*.

heteroploide (de *hetero-*, y el gr. *háploos*, sencillo, y *eîdos*, aspecto). adj. F., *hétéroploïde*. Que tiene un número de cromosomas que no es múltiplo exacto del haploide característico de la especie. Ú. t. c. s.

heteroploidía. f. F., *hétéroploïdie*. Calidad de heteroploide.

heteropodia (de *hetero-* y el gr. *poús, podós*, pie). f. Diferencia entre ambos pies.

heterópodo (de *hetero-* y el gr. *poús, podós*, pie). adj. De pies desiguales; dícese de las células nerviosas que tienen prolongaciones de diferentes clases o formas.

heteroprosopus (de *hetero-* y el gr. *prósopon*, cara). adj. y s. Monstruo con dos cabezas fundidas y caras en dirección opuesta. || ÛANICÉFALO.

heteroproteasa. f. Proteasa primaria insoluble en el agua y soluble en soluciones salinas diluidas.

heteroproteido (de *hetero-* y *proteína*). m. Miembro de un grupo de proteidos cuya hidrólisis da lugar, finalmente, no sólo a aminoácidos, sino también a cuerpos de naturaleza no proteica, cuyo conjunto constituye el *grupo prostético*.

heteroproteinoterapia (de *hetero-*, *proteína* y el gr. *therapeía*, tratamiento). f. Tratamiento por proteínas extrañas o heterógenas.

heteropsia (de *hetero-* y el gr. *ópsis*, visión). f. A., *Heteropsie;* F., *hétéropsie;* In., *heteropsia;* It., *eteropsia*. P., *heteropsia;* Visión desigual de los ojos.

heteróptica (de *hetero-* y el gr. *ópsis*, visión). f. Visión falsa o pervertida.

heteroquilia (de *hetero-* y el gr. *chylós*, quilo). f. F., *variation de la composition du suc gastrique*. Variación súbita en la composición del jugo gástrico, especialmente en su acidez.

heteróquiro (de *hetero-* y el gr. *cheír, cheirós*, mano). adj. Transpuesto en relación al lado derecho o izquierdo, pero de la misma forma y tamaño.

heterorexia. f. DISOREXIA.

heteroscopia. f. HETEROPSIA.

heteroscopio (de *hetero-* y el gr. *skopeîn*, observar). m. Instrumento para la determinación del grado de heteroforia.

heteroseroterapia (de *hetero-*, el lat. *serum*, suero, y el gr. *therapeía*, tratamiento). f. Seroterapia común, ordinaria; opuesto a *autoseroterapia*.

heterosexualidad (de *hetero-* y el lat. *sexus*, sexo). f. F., *hétérosexualité*. Atracción sexual hacia el sexo opuesto; heteroerotismo.

heterósido. m. GLUCÓSIDO.

heterosis (del gr. *hetérosis*, cambio). f. Estado en que la primera generación de un híbrido es más vigorosa que cualquiera de las cepas paternas.

heterosmia (de *hetero-* y el gr. *osmé*, olor). f. Interpretación incorrecta de los olores; disosmia.

heterosoma. m. GONOSOMA.

heterosomía (de *hetero-* y el gr. *sôma*, cuerpo). f. Asimetría corporal.

heterosporo (de *hetero-* y el gr. *sporá*, semilla). adj. Que tiene dos clases de esporas.

heterosugestión (de *hetero-* y el lat. *suggerere*, sugerir). f. Sugestión por otros; opuesto a *autosugestión*.

heterotaxia o **heterotaxis** (de *hetero-* y el gr. *táxis*, orden). f. Inversión de vísceras; *situs transversus viscerum*.

heteroterapia (de *hetero-* y el gr. *therapeía*, tratamiento). f. Tratamiento de las enfermedades por medicaciones antagónicas a los principales síntomas de la enfermedad; terapéutica inespecífica.

heterotermo (de *hetero-* y el gr. *thérme*, calor). adj. y s. Animal de sangre fría; opuesto a *homotermo*.

heterotipia (de *hetero-* y el gr. *týpos*, molde). f. Monstruosidad doble en la que hay gran diferencia entre el tamaño del parásito y del autósito; comprende la *heteradelfia, heterodimia* y *heteropagia*. || Desviación del tipo normal.

heterotonía (de *hetero-* y el gr. *tónos*, tensión). f. Tono o tensión variable.

heterotopia (de *hetero-* y el gr. *tópos*, lugar). f. A., *Heterotopie;* F., *hétérotopie;* In., *heterotopia;* It., *eterotopia*. P., *heterotopia;* Ectopia o desplazamiento congénito de un órgano o tejido; *aberratio loci*. || HETEROPLASIA.

heterotóxico. adj. Relativo a los venenos exógenos o a su acción.

heterotoxina. f. Toxina exógena.

heterotrasplante. f. HETEROPLASTIA.

heterotricosis (de *hetero-* y el gr. *thríx, trichós*, cabello). f. F., *hétérotrichie*. Irregularidad en el color, tamaño o distribución del pelo o cabello. || **-superciliar.** Diferencia en el color de las cejas.

heterotrofia (de *hetero-* y el gr. *trophé*, nutrición). f. F., *hétérotrophie*. Desorden o trastorno de la nutrición; nutrición anormal o pervertida. || Cambio de régimen alimentario. || Calidad de heterótrofo.

heterótrofo. adj. F., *hétérotrophe.* Dícese de los organismos incapaces de elaborar su propia materia orgánica a partir de sustancias inorgánicas.

heterotropia. f. ESTRABISMO.

heterótropo. adj. ANISÓTROPO.

heterovacuna. f. F., *hétérovaccin.* Vacuna no específica, constituida por bacterias distintas de las que producen la enfermedad que se trata con ella.

heteroxantina. f. Base xántica, monometilxantina, de la orina.

heteroxénico o **heteróxeno** (de *hetero-* y el gr. *xénos,* huésped). adj. F., *hétéroxène.* Que requiere más de un huésped para realizar su ciclo vital.

heterozigoto. m. HETEROCIGOTO.

hético (del gr. *hektikós,* habitual). adj. y s. Tísico, consumido.

Heubner (Enfermedad de) (Johann Otto *Heubner,* pediatra alemán, 1843-1926). V. ENFERMEDAD. ||-**Herter (Enfermedad de).** V. ENFERMEDAD. ||-**Schilder (Síndrome de).** V. SÍNDROME.

Heuck (Enfermedad de). V. ENFERMEDAD. ||-**Gottron (Signo de).** V. SIGNO.

heurteloup (del barón Charles Louis Stan *Heurteloup,* cirujano francés, 1793-1864). m. Sanguijuela artificial.

Heuschen (Método o procedimiento de). V. MÉTODO.

Hewlett (Colorante de) (R. Tanner *Hewlett,* patólogo inglés, 1865-1940). V. COLORACIÓN (MÉTODOS DE).

hexa-. Forma prefija del gr. *hex,* seis.

hexacanto (de *hexa-* y el gr. *ákantha,* espina). adj. F., *hexacanthe.* Provisto de seis ganchos; dícese del embrión de los cestodos.

hexaclorofeno. m. F., *hexachlorophène.* Derivado fenólico antiséptico atóxico, no irritante muy empleado junto al jabón, u otros detergentes, a la proporción del 1-3 %.

hexacrómico (de *hexa-* y el gr. *chrôma,* color). adj. F., *capable de percevoir seulement six des sept couleurs du spectre.* Capaz de distinguir solamente seis de los siete colores del espectro, con exclusión del añil.

hexadactilia o **hexadactilismo** (de *hexa-* y el gr. *dáktylos,* dedo). f. m. F., *hexadactylie.* Presencia de seis dedos en la mano o en el pie; sexdigitismo.

hexadecanoico (Ácido). Ácido graso saturado de dieciséis átomos de carbono presente en las grasas y aceites naturales. *Sin.:* Ácido palmítico.

$$CH_3-(CH_2)_{14}-C\diagup^{O}_{OH}$$

hexadecenoico (Ácido). Ácido graso de dieciséis átomos de carbono que contiene un doble enlace; presente en muchos tipos de lípidos. *Sin.:* Ácido palmitoleico.

$$CH_3-(CH_2)_5-CH=CH-(CH_2)_7-C\diagup^{O}_{H}$$

hexágono (del lat. *hexagonus,* y éste del gr. *hexágonos;* de *hex,* seis, y *gonía,* ángulo). adj. Aplícase al polígono de seis lados. Ú.t.c.s. ||-**arterial de Willis.** CÍRCULO DE WILLIS.

hexal. m. Combinación de ácido salicílico y hexametilenamina; sustancia cristalina que se emplea en las enfermedades de las vías urinarias.

hexametilenamina, hexametilenotetramina o **hexamina.** f. UROTROPIN.

hexametonio (Bromuro de). F., *hexaméthonium.* Polvo cristalino, soluble en agua y alcohol. Produce un bloqueo ganglionar simpático.

hexano. m. F., *hexane.* Hidrocarburo líquido, C_6H_{14}, de la serie parafina.

hexaploide. adj. V. POLIPLOIDE.

hexápodo (de *hexa-* y el gr. *poús, podós,* pie). adj. Dícese del animal que tiene seis patas. Ú. t. c. s. || INSECTO.

hexatómico o **hexavalente.** adj. F., *hexatomique.* Que tiene valencia de seis; que puede combinarse o puede sustituir a seis átomos de hidrógeno.

hexestrol. m. F., *hexestrol.* Estrógeno sintético dihidrodietilestilbestrol más activo que el estilbestrol.

hexil. m. F., *hexyle.* Radical monovalente, C_6H_{13}, del hexano, con varias formas isoméricas.

hexilamina. f. F., *hexylamine.* Base tóxica de las levaduras y de algunas muestras de aceite de hígado de bacalao.

hexilcaína. f. F., *hexylcaïne.* Anestésico local con doble potencia respecto de la procaína. Cyclaine ©.

hexiología (del gr. *héxis,* hábito, y *lógos,* tratado). f. Estudio de las relaciones del organismo con el medio ambiente.

hexobarbital. m. F., *hexobarbital.* V. BARBITÚRICO.

hexosa. f. F., *hexose.* Nombre genérico de los hidratos de carbono de fórmula $C_6H_{12}O_6$, llamados también *monosacáridos* y *glucosas.*

hexosafosfato. m. F., *hexose-phosphate.* Monofosfato de hexosa, sustancia que existe en el músculo y que durante la contracción de éste se desdobla en ácido láctico y ácido fosfórico, cambio químico esencial de la contracción.

hexosamina. f. F., *hexosamine.* Derivado de un azúcar con seis átomos de carbono en el que se fijó un radical amina (NH_2).

hexurónico (Ácido). ASCÓRBICO (ÁCIDO).

Hey (Amputación, hernia, ligamento, sierra de) (Williams *Hey,* cirujano inglés, 1736-1819). Véanse estos términos.

Heyd (Síndrome de) (Charles Gordon *Heyd,* cirujano norteamericano n. en 1884). V. SÍNDROME.

Heynsius (Reacción de) (Adrian *Heynsius,* médico holandés, 1831-1885). V. REACCIÓN.

Hg. Símbolo del *mercurio* (Hydrargyrum).

HHE (Síndrome). V. SÍNDROME.

hial. adj. HIOIDE.

hialina. f. A., *Hyalin;* F., *hyaline;* In., *hyalin;* It., *ialina;* P., *hialina.* Sustancia albuminoidea translúcida, homogénea, que existe normalmente en el cartílago, cuerpo vítreo, coloide del tiroides y, patológicamente, como producto de un tipo especial de degeneración. ||-**hematógena.** HEMATOHIALINA.

hialino (del lat. *hyalinus,* y éste del gr. *hyálinos,* de *halos,* vidrio). adj. A., *hyalin;* F., *hyalin;* In., *hyaline;* It., *ialino;* P., *hialino.* Vítreo o casi transparente.

hialinosis (del gr. *halos,* vidrio, y el suf. *-osis*). f. A., *Hyalinose;* F., *hyalinose;* In., *hyalinosis;* It., *ialinosi;* P., *hialinose.* Degeneración hialina.

hialitis (del gr. *halos,* vidrio, y el suf. *-itis*). f. A., *Hyalitis;* F., *hyalite;* In., *hyalitis;* It., *ialite;* P., *hialite.* Inflamación del humor o cuerpo vítreo o de la membrana hialoidea *(hialoiditis).* ||-**asteroide.** Formación de cuerpos esféricos o asteriformes en el cuerpo vítreo; enfermedad de Benson. ||-**punctata.** Forma caracterizada por la formación de pequeñas opacidades. ||**supurativa.** Inflamación purulenta del humor vítreo.

hialo-. Forma prefija del gr. *hýalos,* vidrio.

hialoencondroma (de *hialo-,* el gr. *en,* en, *chóndros,* cartílago, y el suf. *-oma*). m. Condroma de cartílago hialino.

hialofagia (de *hialo-* y el gr. *phageîn,* comer). f. Variedad de pica en la que se come vidrio.

hialofobia (de *hialo-* y el gr. *phóbos,* temor). f. Temor o aversión morbosa al vidrio.

hialógeno (de *hialo-* y el gr. *gennân,* producir). m. F., *hyalogène.* Sustancia albuminosa del cartílago, humor vítreo, etc., que puede convertirse en hialina.

hialoide (de *hialo-* y el gr. *eîdos,* aspecto). adj. F., *hyaloïde, hyaloïdien.* Semejante al cristal. || HIALOIDES. || Relativo al humor vítreo.

hialoides. f. Membrana de envoltura del cuerpo vítreo.

hialoiditis (de *hialoides* y el suf. *-itis*). f. F., *hyalite.* Hialitis, especialmente inflamación de la membrana hialoides.

hialoidomalacia (de *hialoide* y el gr. *malakía,* reblandecimiento). f. Reblandecimiento del cuerpo vítreo.

hialoidoproptosis (de *hialoide,* el gr. *pro,* delante, y *ptôsis,* caída). f. Caída o salida del humor vítreo.

hialoma (de *hialo-* y el suf. *-oma*). m. Millium coloide o coloidoma miliar.

hialómera (de *hialo-* y el gr. *méros,* parte). f. Porción pálida homogénea de un elemento celular, en oposición a la *cromómera.*

hialomitoma. m. Hialoplasma.

hialomucina (de *hialo-* y el lat. *mucus,* moco). f. Mucina cuyo grupo prostético es el ácido malurónico. A este tipo pertenece la mucina que se obtiene de la gelatina de Wharton, del líquido sinovial, humor vítreo y córnea.

hialomucoide (de *hialo-,* el lat. *mucus,* moco, y el gr. *eîdos,* aspecto). m. Mucoide del cuerpo vítreo.

hialonixis (de *hialo-* y el gr. *nýxis,* punción). f. Punción del cuerpo vítreo.

hialoplasma (de *hialo-* y *plasma*). m. A., *Hyaloplasma;* F., *hyaloplasme;* In., *hyaloplasm;* It., *ialoplasma;* P., *hialoplasma.* Sustancia fundamental citoplasmática en la cual están en suspensión los organitos y las inclusiones.‖ **-nuclear.** Cariolinfa.

hialoproptosis (del gr. *hýalos,* vidrio, *pró,* delante, y *ptôsis,* caída). f. Protrusión o salida hacia delante del cuerpo vítreo.

hialoserositis. f. F., *hyalosérosite.* Serositis caracterizada por la formación de un revestimiento fibrohialino.

hialosoma (de *hialo-* y el gr. *sôma,* cuerpo). m. F., *structure d'aspect nucléolaire.* Formación semejante al nucléolo de una célula, pero que sólo se tiñe ligeramente.

hialurónico (Ácido). Polisacárido viscoso que existe en la sinovia, humor vítreo, tejido conjuntivo colágeno, cápsulas bacterianas, etc., y forma la masa gelatinosa que envuelve el óvulo después de la dehiscencia del folículo. Su viscosidad dificulta la difusión de los gérmenes.

hialuronidasa. f. A., *Hyaluronidase;* F., *hyaluronidase;* In., *hyaluronidase;* It., *ialuronidase;* P., *hialuronidase.* Enzima, polisacarasa, que existe en el esperma, venenos animales y en ciertas bacterias patógenas, estreptococos, *Clostridium welchii,* etc., que desintegra el ácido hialurónico en las barreras polisacáridas protectoras y permite la invasión rápida y difusa por el agente patógeno. La que existe en el esperma, al destruir el ácido hialurónico de la masa que envuelve el óvulo, facilita la penetración del espermatozoo. Factor de Durán-Reynals, invasina.

hiato (hiatal) (del lat. *hiatus,* abertura). m. A., *Hiatus;* F., *hiatus;* In., *hiatus;* It., *iato;* P., *hiato.* Nombre de algunos anillos, orificios o fisuras.‖ La vulva.‖ **-aductor.** Anillo del aductor mayor.‖ **-aórtico.** Abertura en el diafragma para el paso de la aorta y conducto torácico.‖ **-de Bochdalek.** Hiato pleuroperitoneal, orificio del diafragma fetal; su falta de cierre puede originar una hernia diafragmática completa.‖ **-de Breschet.** Helicotrema.‖ **-de Falopio.** Abertura en la cara superior del peñasco para la rama petrosa del nervio vidiano.‖ **-de Scarpa.** Helicotrema.‖ **-de Winslow.** Abertura de comunicación de la cavidad peritoneal con la cavidad posterior epiploica, situada debajo del hígado y encima de la primera porción del duodeno. Orificio epiploico.‖ **-esofágico.** Orificio del diafragma para el paso del esófago.‖ **-maxilar.** Abertura del antro de Highmore en la superficie nasal del maxilar.‖ **-pleuroperitoneal.** Hiato de Bochdalek.‖ **-sacro.** Abertura en el extremo inferior del conducto sacro.‖ **-safeno.** Abertura ovalada artificial que se produce en la parte inferior del conducto crural, al quitar la fascia cribiforme que constituye la pared anterior de dicho conducto.‖ **-semilunar.** Surco en la pared lateral del meato medio nasal en el que se abren el seno maxilar y las celdillas etmoidales anteriores.‖ **-semilunar.** Abertura en la fascia profunda del brazo que da paso a la vena basílica.‖ **-tendinoso.** Hiato aductor.

Hibbs (Operación de) (Russell H. *Hibbs,* cirujano norteamericano, 1869-1932). V. Operación.

hibernación (del lat. *hibernum,* invierno). f. A., *Hibernation;* F., *hibernation;* In., *hibernation;* It., *ibernazione;* P., *hibernação.* Estado de somnolencia a que están sujetos ciertos animales durante el invierno.‖ **-artificial.** Disminución de los procesos metabólicos celulares mediante el empleo de antihistamínicos, adrenovagolíticos y refrigeración orgánica por medios físicos. En tal estado se consiguen anestesias generales con el empleo de dosis farmacológicas inferiores a las habituales.

hibernoma (del lat. *hibernus,* invernal, y el suf. *-oma*). m. Tumoración adiposa benigna de escasa frecuencia. Recibe su nombre por la semejanza con la grasa parda de los mamíferos hibernantes.

hibernoterapia (del lat. *hibernus,* invernal, y el gr. *therapeía,* tratamiento). f. Tratamiento de ciertas afecciones por medio de la hibernación.

hibridación. f. A., *Kreuzung;* F., *hybridation;* In., *hybridization;* It., *ibridazione;* P., *hybridação.* Producción de híbridos.

hibridismo. m. Cualidad de híbrido.‖ Hibridación.

híbrido (del lat. *hybrida,* y éste del gr. *hbris,* injuria). adj. Dícese del animal o planta originarios del cruzamiento de dos especies distintas o de dos variedades de una especie; bastardo, heterocigoto. Ú. t. c. s.

hican. m. Enfermedad muy rara observada en el Japón, debida a la carencia de vitamina A.

hicantona. f. Antihelmíntico derivado de la tioxantona, empleado por vía intramuscular en el tratamiento de las infestaciones por *Schistosoma haematobium* y *S. mansoni.*

Hicks (Signo, versión de) (John Braxton *Hicks,* tocólogo inglés, 1825-1897). V. Signo, versión.

hidantoína (del gr. *hdor,* agua, y de *alantoína*). f. F., *hydantoïne.* Base cristalina, glucolilurea, $C_3H_4N_2O_3$, derivada de la alantoína.

hidátide (del gr. *hydatís, -ídos,* humor acuoso). f. A., *Hydatide;* F., *hydatide;* In., *hydatid;* It., *idatide;* P., *hidátide.* Equinococo o vesícula que lo contiene.‖ Quiste hidatídico.‖ Por extensión, tumor enquistado que contiene un líquido transparente.‖ **-de Morgagni.** Resto del conducto de Müller en forma de quiste, inserto en la cabeza del epidídimo o en un oviducto; *appendix testis* o *vesiculosus.*‖ **-del útero.** Mola.‖ **-estéril, fértil.** Hidátide no provista o provista, respectivamente, de membrana germinativa. La primera se denomina también *acefalocisto.*‖ **-hija.** Vesículas que se originan de la hidátide, idénticas a ésta y que a su vez se reproducen también.‖ **-sésil.** Hidátide de Morgagni.

hidatidiforme. adj. En forma de hidátide.

hidatidocefalia (del gr. *hydatís, -ídos,* humor acuoso, y *kephalé,* cabeza). f. Hidrocefalia hidatídica.

hidatidocele (de *hidátide* y el gr. *kéle,* tumor). m. Tumor de hidátide.‖ Osqueocele hidatídico.

hidatidógeno (de *hidátide* y el gr. *gennân,* producir). adj. Que engendra hidátides o producido por hidátides.

hidatidoma (de *hidátide* y el suf. *-oma*). m. Tumor de hidátides.

hidatidosis (de *hidátide* y el suf. *-osis*). f. F., *hydatidose.* Estado morboso provocado por hidátides; infestación equinocócica.‖ Producción de hidátides.

hidatidostomía (de *hidátide* y el gr. *stóma,* boca). f. F., *ponction d'un kyste hydatique.* Abertura y drenaje de un quiste hidatídico.

hidatiduria (de *hidátide* y el gr. *oúron,* orina). f. F., *hydaturie.* Expulsión de los quistes hidatídicos por la orina.

hidatiforme. adj. F., *hydatiforme.* Hidatidiforme.

hidatígeno. adj. Hidatidógeno.

hidatígero. m. Cisticerco.

hidatismo (del gr. *hýdor, -atos,* agua). m. F., *hydatisme.* Sonido producido por la presencia de un líquido en una cavidad; bazuqueo.‖ Estremecimiento o vibración hidatídicos.

hidatocele. m. Hidrocele.

hidatoide (del gr. *hýdor, -atos,* agua, y *eídos,* aspecto). adj. F., *hydatoïde.* Semejante al agua.‖ Relativo a un humor acuoso.

hidatoides. f. Humor acuoso.‖ Membrana hialoides.

hidnocarpo. m. Árbol de la India, *Hydnocarpus wightiana, H. alcalae,* de cuyas semillas se obtiene un aceite semejante al de chaulmogra, que se emplea en el tratamiento de la lepra y enfermedades de la piel.

hidracida. f. Quimioterápico antituberculoso, que resulta de la combinación de un ácido orgánico con la hidracina.

hidrácido. m. F., *hydracide*. Ácido haloide, sin oxígeno, compuesto de hidrógeno y un elemento halógeno.

hidracina. f. F., *hydrazine*. Diamina gaseosa incolora, H_2N-NH_2.

hidradenitis (de *hidro-* y *adenitis*). f. A., *Hidradenitis*; F., *hidradénite*; In., *hidradenitis*; It., *idroadenite*; P., *hidrosadenite*. Inflamación de una glándula sudorípara. Adenitis sudorípara, absceso tuberoso, hidroadrenitis. || **-supurativa.** Enfermedad de la piel caracterizada por la formación de nódulos debidos a la inflamación de las glándulas sudoríparas, que se llenan de pus, aumentan progresivamente de tamaño y terminan por supurar.

hidradenoma (de *hidro-* y *adenoma*). m. A., *Hidradenom*; F., *hidradénome*; In., *hidradenoma*; It., *idradenoma*; P., *hidradenoma*. Adenoma de una glándula sudorípara; siringocistadenoma; adenoma que contiene dilataciones quísticas. || **-eruptivo.** Erupción cutánea de pápulas rosadas de tamaño variable, indoloras.

hidragogo (de *hidro-* y el gr. *agogós*, conductor). adj. Dícese del catártico que produce purgación acuosa. || m. Término general para los medicamentos o agentes que provocan evacuaciones acuosas: diaforéticos, diuréticos, purgantes, y especialmente para estos últimos.

hidralacina. f. F., *hydralazine*. Estructura química derivada de la ftalacida, de acción adrenolítica y vasodilatadora.

hidralcohol. m. Alcohol diluido con agua.

hidralcohólico. adj. Se aplica al extracto que se obtiene agotando la droga primero con agua, concentrando después el líquido, añadiendo alcohol, filtrando y volviendo a concentrar. Algunas farmacopeas aplican también este adj. a todos los extractos alcohólicos, por prepararse con alcohol más o menos diluido.

hidramilo. m. Pentano, C_5H_{12}, líquido hidrocarburado del petróleo; anestésico.

hidramina. f. F., *hydramine*. Aminoalcohol; amina derivada de un glicol en la que un hidroxilo es reemplazado por un grupo aminado.

hidramnios (de *hidro-* y *amnios*). m. A., *Hydramnion*; F., *hydramnios*; In., *hydramnios*; It., *idramnios*; P., *hidramnio*. Hidropesía del amnios; exceso de líquido amniótico.

hidranencefalia. f. Hidrocefalia interna.

hidrangina. f. Glucósido obtenido de la raíz del árbol saxifragáceo *Hydrangea arborescens*; diurético.

hidrangiología (de *hidro-* y *angiología*). f. Tratado de los vasos linfáticos.

hidrargiria. f. HIDRARGIRISMO. || Intoxicación por mercurio o sus preparados, generalmente referido a las formas crónicas.

hidrargírico. adj. MERCURIAL.

hidrargirio (del lat. *hydrargyrus*, y éste del gr. *hydrárgyros*; de *hýdor*, agua, y *árgyros*, plata). m. MERCURIO.

hidrargirismo. m. A., *Merkurialismus*; F., *hydrargyrisme*; In., *hydrargyrism*; It., *idrargirismo*; P., *hidrargirismo*. Intoxicación mercurial; mercurialismo.

hidrargiromanía (de *hidrargirio* y el gr. *manía*, locura). f. Locura debida a la intoxicación mercurial.

hidrargirosialorrea (de *hidrargirio*, el gr. *síalon*, saliva, y *rhein*, fluir). f. Sialorrea mercurial.

hidrargirosis. f. Hidrargirismo.

hidrartrosis o hidrartros (de *hidro-* y el gr. *árthron*, articulación). f. y m. A., *Hydrarthrose*; F., *hydrarthrose*; In., *hydrarthrosis*; It., *idartrosi*; P., *hidartrose*. Acumulación de serosidad en la cavidad de una articulación; hidropesía articular. || **-intermitente o periódica.** Hidropesía articular intermitente.

hidrasa. f. F., *hydrase*, *hydratase*. Enzima que añade o quita, sin hidrólisis, agua a un compuesto.

hidrastina. f. Alcaloide amargo del *Hydrastis canadensis*, de cristales blancos y brillantes; tónico, febrífugo y antidiarreico.

hidrastinina. f. F., *hydrastinine*. Alcaloide artificial, producto de la oxidación de la hidrastina. El clorhidrato tiene acción análoga a la de la ergotina, pero más rápida.

hidratación. f. F., *hydratation*. Combinación de un cuerpo con el agua; paso al estado de hidrato.

hidrato. m. A., *Hydrat*; F., *hydrate*; In., *hydrate*; It., *idrato*; P., *hidrato*. Compuesto oxhidrilo con un metal o un radical; compuesto químico en el cual la mitad del hidrógeno de una o más moléculas de agua es reemplazado por un metal o un radical. || Sal u otro compuesto que contiene agua de cristalización. || **-carbono.** V. CARBONO. || **-de Cloral.** V. CLORAL. || **-potasa.** Potasa cáustica. || **-de potasa y cal.** Cáustico de Viena.

hidráulica (del lat. *hydraulica*, y éste del gr. *hydrauliké*, f. de *hydraulikós*, hidráulico). f. Rama de la física que estudia las propiedades mecánicas de los líquidos.

hidrazona. f. F., *hydrazone*. Compuesto que se forma por la acción de la fenilhidracina sobre los aldehídos y las cetonas (con las dicetonas se forman osazonas).

hidrectasia (de *hidro-* y el gr. *éktasis*, dilatación). f. Distensión producida por serosidad acumulada; edema.

hidremesis (de *hidro-* y *emesis*). f. Vómito acuoso.

hidremia (de *hidro-* y el gr. *haîma*, sangre). f. A., *Hydrämie*; F., *hydrémie*; In., *hydremia*; It., *idremia*; P., *hidremia*. Exceso de agua en la sangre; proporción excesiva de suero sanguíneo con relación a los corpúsculos sin aumento de la masa total de sangre.

hidrencéfalo. m. HIDROCÉFALO.

hidrencefalocele (de *hidro-* y *encefalocele*). m. Variedad de encefalocele congénito, en el que la parte herniada comprende una porción de ventrículo distendido por líquido.

hidriatria (de *hidro-* y el gr. *iatreia*, curación). f. HIDROTERAPIA.

hídrico. Por ext., relativo al agua. || adj. F., *hydrique*. Relativo al hidrógeno o combinado con él; que contiene hidrógeno reemplazable; se usa principalmente como suf.: *clorhídrico*, *bromhídrico*, etc.

hidrido. m. HIDRURO.

hidrión. m. Ion hidrógeno.

hidro- (del gr. *hýdor*, agua, o *hýdros*, sudor). Prefijo que significa *agua*.

hidroa. m. A., *Hydroa*; F., *hydroa*; In., *hydroa*; It., *idroa*; P., *hidroa*. Enfermedad cutánea caracterizada por la erupción de vesículas o flictenas sobre manchas rojas e irregulares; dermatitis herpetiforme. || **estival, infantil o vacciniforme.** Enfermedad de los niños caracterizada por el desarrollo de vesículas sobre placas de eritema solar, que suele recidivar cada verano. || **-febril.** HERPE SIMPLE. || **-gestationis o gravidarum.** HERPE GESTACIONAL. || **-vesiculosa.** HERPE IRIS.

hidroabdomen. m. ASCITIS.

hidroadenitis. f. HIDRADENITIS.

hidroadipsia (de *hidro-* y *adipsia*). f. Carencia de sed para el agua.

hidroaéreo (de *hidro-* y el gr. *aér*, *aéros*, aire). adj. Constituido por agua y aire; dícese de los ruidos espontáneos o provocados en las cavidades normales o patológicas que contienen líquidos y gases.

hidroalcohólico. adj. HIDRALCOHÓLICO.

hidrobilirrubina. f. Pigmento pardorrojizo, producto de reducción de la bilirrubina. Se le cree idéntico a la estercobilina y la urobilina.

hidrobléfaron (de *hidro-* y el gr. *blépharon*, párpado). m. Edema de los párpados.

hidrocarbarismo, hidrocarbonismo o hidrocarburismo. m. Intoxicación por los hidrocarburos.

hidrocarbono. m. HIDROCARBURO.

hidrocarburo. m. A., *Hohlenwasserstoff*; F., *hydrocarbure*; In., *hydrocarbon*; It., *idrocarburo*; P., *hidrocarboneto*. Compuesto de carbono e hidrógeno. Los hidrocarburos son muy numerosos; pueden ser gaseosos, líquidos o sólidos; se dividen en series homólogas en que cada término difiere del anterior en un grupo CH_2; de estas series las hay de cadena abierta y de cadena cerrada, y de compuestos saturados y no saturados. Se encuentran hidrocarburos en el petróleo, en muchas esencias, en el gas del alumbrado, etc. El estudio de los hidrocarburos y de sus derivados constituyó el fundamento de la química orgánica. V. además, BENZOL, NAFTALINA, OLEFINAS, PARAFINAS, TERPENO, etc. ||**-alicíclico.** El que tiene estructura cíclica y propiedades alifáticas. ||**-alifático.** Aquel cuyos átomos de carbono no forman un anillo. ||**-aromático.** Hidrocarburo de cadena cerrada, como el benzol y sus derivados (toluol, xilol, etc.), la naftalina, etc. ||**-graso.** El de cadena lineal o abierta, saturado o no. ||**-saturado.** El de cadena lineal, cuyos átomos de carbono están unidos entre sí por una sola valencia; en los *no saturados* hay dobles o triples uniones entre dichos átomos. Los hidrocarburos saturados se llaman también *parafinas* (metano, etano, etc.); los no saturados son las *olefinas*, que se dividen a su vez en eténicos (2 enlaces) y etínicos (3 enlaces).

hidrocardia. m. HIDROPERICARDIO.

hidrocefalia (de *hidro-* y el gr. *kephalé*, cabeza). f. A., *Hydrocephalie*; F., *hydrocéphalie*; In., *hydrocephalia*; It., *idrocefalia*; P., *hidrocefalia*. Dilatación anormal de las cavidades ventriculares cerebrales, a consecuencia de una alteración de la dinámica normal de líquido cefalorraquídeo. ||**-comunicante.** La producida por un trastorno de la producción o resorción del líquido cefalorraquídeo, sin existencia del bloqueo en la circulación de éste. ||**-ex vacuo.** La consecutiva a una agenesia o atrofia del encéfalo. ||**-no comunicante** u **obstructiva.** Hidrocefalia causada por un bloqueo en cualquier nivel del sistema de circulación del líquido cefalorraquídeo.

hidrocéfalo (de *hidro-* y el gr. *kephalé*, cabeza). m. A., *Hydrozephalus*; F., *hydrocéphale*; In., *hydrocephalus*; It., *idrocefalo*; P., *hidrocéfalo*. Individuo que presenta hidrocefalia.

hidrocefalocele. m. HIDRENCEFALOCELE.

hidrocefaloide (de *hidrocéfalo* y el gr. *eîdos*, aspecto). adj. Semejante al hidrocéfalo.

hidrocele (del lat. *hydrocele*, y éste del gr. *hydrokéle*). m. A., *Hydrozele*; F., *hydrocèle*; In., *hydrocele*; It., *idrocele*; P., *hidrocele*. Acumulación de líquido, especialmente en la cavidad vaginal del testículo o en el cordón espermático. Vaginalitis serosa. Hernia acuosa. ||**-cervical** o **del cuello.** Quiste acuoso cervical. Dilatación serosa de una hendidura branquial, de un conducto cervical persistente o de un hidrocele cervical profundo. Hidrocele de Maunoir. ||**-congénito.** Hidrocele en el conducto no obliterado entre las cavidades peritoneal y vaginal. ||**-de Béraud.** Hidrocele subcutáneo vaginal fluctuante. ||**-de Dupuytren.** Hidrocele bilocular de la túnica vaginal. ||**-de Maunoir.** HIDROCELE CERVICAL. ||**-de Nuck.** HIDROCELE FEMENINO. ||**-del cordón.** Hidrocele de la vaina del cordón espermático. ||**-difuso.** Infiltración de líquido en el tejido conjuntivo laxo del cordón espermático. ||**-enquistado.** QUISTE ESPERMÁTICO. ||**-escrotal** o **externo.** Acumulación de líquido en la cavidad vaginal del escroto. ||**-espinal.** ESPINA BÍFIDA. ||**-femenino.** Derrame seroso enquistado de los labios mayores. Dilatación por líquido del conducto de Nuck. Hidrocele de Nuck. ||**-funicular.** Hidrocele con hernia voluminosa. ||**-herniario.** Distensión de un saco herniario por colección de líquido. ||**-quiloso.** Hidrocele que contiene líquido de aspecto lechoso.

hidrocelectomía (de *hidrocele* y el gr. *ektomé*, resección). f. F., *excision d'une hydrocéle*. Escisión de un hidrocele.

hidrocelia (de *hidro-* y el gr. *koilía*, cavidad). f. HIDROPESÍA ABDOMINAL.

hidrocenosis (de *hidro* y el gr. *kénosis*, evacuación). f. Evacuación de un líquido hidrópico.

hidrociánico. m. V. CIANHÍDRICO (ÁCIDO).

hidrocinética (de *hidro-* y el gr. *kinetikós*, movible). f. Rama de la mecánica que trata de los líquidos en movimiento; hidrodinámica.

hidrocirsocele (de *hidro-*, el gr. *kirsós*, varice, y *kéle*, hernia). m. Hidrocele combinado con variocele.

hidrocisto (de *hidro-* y el gr. *kstis*, vejiga). m. F., *hydrocyste*. Quiste que contiene líquido acuoso o seroso.

hidrocistoma (de *hidrocisto* y el suf. *-oma*). m. A., *Hydrozystom*; F., *hydrocystome*; In., *hydrocystoma*; It., *idrocistoma*; P., *hidrocistoma*. Enfermedad quística de las glándulas sudoríparas de la cara, con dilatación subsiguiente de las mismas, que les da un aspecto de granos de sagú hervidos. Se observa a veces en los sujetos cuyo oficio los expone a la humedad.

hidroclorato. m. CLORHIDRATO.

hidrocloronítrico (Ácido). AGUA REGIA.

hidroclorotiacida. f. F., *hydrochlorothiazide*. V. TIACIDA.

hidrocolecisto (de *hidro-*, el gr. *chóle*, bilis, y *kýstis*, vejiga). m. Hidropesía de la vesícula biliar.

hidrocoleresis (de *hidro-*, el gr. *chóle*, bilis, y *haíresis*, remoción). f. Coleresis en la que la bilis es más fluida, de menor peso específico y contenido de sólidos.

hidrocoloide (de *hidro-*, el gr. *kólla*, cola, y *eîdos*, aspecto). m. A., *Hydrokolloid*; F., *hydrocolloïde*; In., *hydrocolloid*; It., *idrocolloide*; P., *hidrocolóide*. Compuesto orgánico hidrosoluble que da lugar a la formación de dispersiones coloidales o de geles, de elevada viscosidad. Se distinguen en reversibles e irreversibles según puedan o no convertirse del estado de gel en estado de sol.

hidrocolpos (de *hidro-* y el gr. *kólpos*, seno). m. A., *Hydrokolpos*; F., *hydrocolpos*; In., *hydrocolpos*; It., *idrocolpo*; P., *hidrocolpos*. Acumulación de líquido acuoso en la vagina.

hidrocortisona. f. F., *hydrocortisone*. 17-Hidroxicorticosterona. Hormona cristalina aislada de la corteza adrenal por Kendall, que se obtiene hoy sintéticamente. Se emplea principalmente el acetato.

hidrocución (de *hidro-* y el lat. *guatere*, golpear). f. Síncope primitivo reflejo que provoca la muerte por inmersión en un líquido antes de que éste sea aspirado.

hidrocupreína (de *hidro-* y el lat. *cuprum*, cobre). f. Alcaloide artificial obtenido por reducción de la cupreína; el clorhidrato de la etilhidrocupreína es la optoquina.

hidroderma (de *hidro-* y el gr. *dérma*, piel). m. Edema de la piel; anasarca.

hidrodiarrea (de *hidro-* y el gr. *diarrheîn*, fluir a través). f. Diarrea serosa.

hidrodiascopio (de *hidro-*, el gr. *diá*, a través, y *skopeîn*, observar). m. Instrumento semejante a unos anteojos, con cámaras llenas de solución fisiológica, que se emplea en la corrección del queratocono y el astigmatismo.

hidrodictiotomía (de *hidro-*, el gr. *díktyon*, red, y *tomé*, corte). f. Incisión de la retina para la corrección del edema y desprendimiento.

hidrodifusión (de *hidro-* y el lat. *diffusio*, desbordamiento). f. F., *mélange de deux liquides de différente densité*. Difusión en medio acuoso.

hidrodinámica (de *hidro-* y el gr. *dnamis*, fuerza). f. F., *hydrodynamique*. Rama de la mecánica que trata de los líquidos en movimiento.

hidrodipsomanía (de *hidro-*, el gr. *dípsa*, sed, y *manía*, locura). f. Dipsomanía irrefrenable en ataques periódicos, observada a veces en la esquizofrenia y epilepsia.

hidroeléctrico (de *hidro-* y el gr. *élektron*, ámbar). adj. F., *hydroélectrique*. Que combina el uso, generalmente terapéutico, del agua y la electricidad.

hidroelectrización. f. Tratamiento por el baño hidroeléctrico, electrización en la que el agua sirve de electrodo.

hidroencefalocele (de *hidro-*, el gr. *enkephalé*, encéfalo, y *kéle*, hernia). m. HIDRENCEFALOCELE.

hidroenterocele (de *hidro-*, el gr. *énteron*, intestino, y *kéle*, hernia). m. Enterocele complicado con hidrocele.

hidroenteroepiplocele (de *hidro-*, el gr. *énteron*, intestino, *epíploos*, epiplón, y *kéle*, hernia). m. Enteroepiplocele cuyo saco contiene serosidad o complicado con hidrocele.

hidroenterónfalo (de *hidro-*, el gr. *énteron*, intestino, y *omphalós*, ombligo). m. Hernia umbilical con acumulación de serosidad en el saco.

hidroepiplocele (de *hidro-*, el gr. *epíploos*, epiplón, y *kéle*, hernia). m. Epiplocele combinado con hidrocele o cuyo saco contiene serosidad.

hidroergotinina. f. ERGOTOXINA.

hidrofagocitosis (de *hidro-*, el gr. *phageîn*, comer, *kýtos*, cavidad, y del suf. *-osis*). f. Absorción por los fagocitos del plasma que los rodea.

hidrofalo (de *hidro-* y el gr. *phallós*, pene). m. Tumefacción edematosa del pene.

hidrofido (de *hidro-* y el gr. *óphis*, serpiente). m. Serpiente de agua o de mar, muy venenosa.|| Liófilo.

hidrófilo (de *hidro-* y el gr. *phílos*, amigo). adj. F., *hydrophile*. Que absorbe fácilmente la humedad; higroscópico.

hidrofimosis (de *hidro-* y el gr. *phimós*, bozal). f. Fimosis edematosa.

hidrofisocele. m. HIDRONEUMATOCELE.

hidrofisómetra (de *hidro-*, el gr. *phsa*, burbuja de aire, y *métra*, matriz). m. F., *hydro-physomètre*. Presencia de líquido y gases en el útero.

hidrófito (de *hidro-* y el gr. *phytón*, planta). m. Planta acuática; alga.

hidroflegmasía o **hidroflogosis** (de *hidro-*, el gr. *phlégma*, inflamación, o, en la segunda forma, *phlógosis*, también inflamación). f. Inflamación con producción de serosidad en el tejido inflamado.

hidrofobia (del lat. *hydrophobia*, y éste del gr. *hydrophobía*). f. A., *Wasserscheu*; F., *hydrophobie*; In., *hydrophobia*; It., *idrofobia*; P., *hidrofobia*. Aversión morbosa al agua y a los líquidos en general. || RABIA.

hidrofobina. f. LISINA, 2.ª acep.

hidrófobo (del lat. *hydrophobus*, y éste del gr. *hydrophóbos*; de *hdor*, agua, y *phóbos*, temor). adj. F., *hydrophobe*. Afecto de hidrofobia.|| Liófobo.

hidrofobofobia. f. LISOFOBIA.

hidróforo (de *hidro-* y el gr. *phorós*, que lleva). adj. Que conduce agua; dícese de los folículos o glándulas sudoríparas. || m. Catéter irrigador y dilatador de la uretra.

hidroftalmía o **hidroftalmos** (de *hidro-* y el gr. *ophthalmós*, ojo). f. m. A., *Hydrophthalmus*; F., *hydrophtalmie*; In., *hydrophtalmos*; It., *idroftalmo*; P., *hidroftalmia*. Hidropesía del ojo. Afección excepcional en el adulto, caracterizada por la distensión y dureza del globo ocular a causa de la hipersecreción y retención de líquido, que produce bulftalmía, queratoglobo, estafiloma, ulceraciones y hasta roturas espontáneas. Puede ser *anterior, posterior* y *total*, según las regiones del ojo afectadas. Glaucoma infantil.

hidrogastrio (de *hidro-* y el gr. *gastér, gastrós*, vientre). m. ASCITIS.

hidrogel. m. Coloide que se solidifica con un gran contenido de agua.

hidrogenación. f. A., *Hydrierung*; F., *hydrogénation*; In., *hydrogenation*; It., *idrogenazione*; P., *hidrogenação*. Introducción o incorporación de hidrógeno a un compuesto. || Saturación o endurecimiento de los aceites y de las grasas por medio de la adición de hidrógeno a los enlaces dobles mediante la aplicación de calor, presión o un catalizador (níquel, p. ej.). La hidrogenación parcial de los triglicéridos de los aceites y grasas posee gran importancia industrial al mejorar algunas de las características de los triglicéridos originales: aumenta el punto de fusión o reblandecimiento de la grasa, se reduce la cantidad o intensidad de color de la grasa, disminuye el olor y el gusto, y mejora la estabilidad del compuesto frente a la acción del aire y el calor. Los aceites hidrogenados se enrancian con mayor dificultad, producen menos humos y se oscurecen menos con la edad o por efecto del calor.

hidrogenasa. f. F., *hydrogénase*. Enzima del grupo de las deshidrasas que cataliza la reducción del sustrato del hidrógeno molecular. || **-fumárica.** Enzima que cataliza la reducción del ácido fumárico en ácido succínico.

hidrogenión. m. Ion de hidrógeno positivo (H^+) que se libera en la disociación de los ácidos.

hidrógeno (de *hidro-*, el gr. *gennân*, producir). m. A., *Wasserstoff*; F., *hydrogène*; In., *hydrogen*; It., *idrogeno*; P., *hidrogênio*. Elemento gaseoso, más ligero que el aire, inflamable, incoloro, inodoro e insípido. Símbolo, H; peso atómico, 1; peso específico, 0,069. Constituido por un protón y un electrón. Su ion es el elemento activo de todos los ácidos. Existe en forma de tres isótopos: hidrógeno ordinario, hidrógeno pesado o *deuterio* y *tritio*. || **-aceptor.** Sustancia que por reducción toma átomos de hidrógeno de otra sustancia denominada *donador de hidrógeno*. || **-arsenical.** Arseniuro de hidrógeno, gas muy tóxico, de acción hemolítica. || **-(Monóxido de).** El agua H_2O. || **-(Peróxido o bióxido de).** Líquido, H_2O_2. || **-sulfurado.** Sulfuro de hidrógeno o ácido sulfhídrico.

hidrogenoide (de *hidrógeno* y el gr. *eîdos*, aspecto). adj. Término homeopático para designar una constitución o temperamento que no tolera la humedad en exceso.

hidrogimnasia (de *hidro-* y *gimnasia*). f. Ejercicios activos dentro del agua.

hidroglosa o **hidroglosia** (de *hidro-* y el gr. *glôssa*, lengua). f. RÁNULA.

hidrohematocele (de *hidro-*, el gr. *haîma, -atos*, sangre, y *kéle*, tumor). m. Hidrocele que contiene sangre.

hidrohematonefrosis (de *hidro-*, el gr. *haîma, -atos*, sangre, y *nephrós*, riñón). f. Hidronefrosis en la que la orina es sanguinolenta.

hidrohematorrea (de *hidro-*, el gr. *haîma, -atos*, sangre, y *rheîn*, fluir). f. Flujo serosanguinolento.

hidrohemia. f. HIDREMIA.

hidrohimenitis (de *hidro-*, el gr. *hymén*, membrana, y el suf. *-itis*). f. Inflamación de una membrana serosa.

hidroide (de *hidro-* y el gr. *eîdos*, aspecto). adj. Semejante al agua. || Semejante al sudor.

hidrolábil (de *hidro-* y el lat. *labare*, tambalearse). adj. Variable en el peso de agua.

hidrolado. m. Medicamento líquido obtenido por la solución de una droga en agua.

hidrolasa (de *hidro-* y el suf. *-asa*, fermento). f. F., *hydrolase*. Miembro de un grupo de enzimas que catalizan la escisión de los enlaces entre el carbono y otro tipo de átomo, por adición de agua. Entre las hidrolasas se incluyen enzimas que atacan o escinden los enlaces de tipo éster: *esterasas* (como las fosfatasas, lipasas, etc.), los de tipo peptídico: *peptidasas* (como la pepsina, tripsina, etc.), los de tipo glucosídico: *glucosidasas* (como la amilasa, maltasa, etc.), etc.

hidrolato. m. Medicamento obtenido por la destilación de una droga en el agua. || Agua destilada.

hidrolaturo. m. Infusión de sustancias orgánicas.

hidrolinfa (de *hidro-* y el lat. *lympha*, líquido). f. Sangre acuosa de los animales inferiores.

hidrolipomatosis (de *hidro-*, el gr. *lípos*, grasa, y el suf. *-oma*, tumor, y *-osis*, enfermedad). f. Tendencia del tejido adiposo a la retención de agua, en ciertos casos de obesidad.

hidrólisis (de *hidro-* y el gr. *lsis*, disolución). f. A., *Hydrolyse*; F., *hydrolyse*; In., *hydrolysis*; It., *idrolisi*; P., *hidrólise*. Reacciones químicas que consisten en la adición de agua a una sustancia compleja, con la subsiguiente descomposición de ésta en otras más sencillas.

hidrólito. m. Sustancia que experimenta la hidrólisis.

hidrología (de *hidro-* y el gr. *lógos*, tratado). f. F., *hydrologie*. Suma de conocimientos relativos al agua, a su composición, usos, etc. || **-médica.** Estudio de las aguas minerales desde el punto de vista terapéutico.

hidroma (de *hidro-* y el suf. *-oma*). m. F., *hydrome*. Tumor o quiste seroso. || HIGROMA.

hidromanía (de *hidro-* y el gr. *manía*, locura). f. Alienación caracterizada por la tendencia al suicidio por sumersión. || POLIDIPSIA.

hidromediastino. m. Hidropesía del mediastino.

hidromel o **hidromiel** (de *hidro-* y el lat. *mel, mellis*, miel). m. Mezcla de agua y miel. Emoliente y laxante.

hidromelado. m. Preparación medicamentosa compuesta de hidromel y materias extractivas.

hidromeningitis (de *hidro-*, el gr. *mênigx, -iggos*, meninge y el suf. *-itis*). F., *hydroméningite*. f. Meningitis con exudación serosa. || Descemetitis o ciclitis.

hidromeningocele (de *hidromeninge* y el gr. *kéle*, tumor). m. F., *hydroméningocèle*. Meningocele con serosidad en el saco.

hidrómetra (de *hidro-* y el gr. *métra*, matriz). m. F., *hydromètre, hydromètrie*. Colección de líquido seroso en el útero; ascitis del útero.

hidrometría (de *hidro-* y el gr. *métron*, medida). f. F., *hydrométrie*. Determinación del peso específico de los líquidos por medio de un instrumento especial, el *hidrómetro*.

hidrómetro (de *hidro-* y el gr. *métron*, medida). F., *hydromètre*. Instrumento para determinar el peso específico de los líquidos.

hidromielia (de *hidro-* y el gr. *myelós*, médula). f. Hidrorraquis interno. ||F., *hydromyélie*. HIDROMIELOCELE.

hidromielocele (de *hidro-*, el gr. *myelós*, médula, y *kéle*, hernia). m. F., *hydromyélocéle*. Espina bífida con serosidad en el saco; mielocistocele.

hidromineral. adj. Relativo a las aguas minerales.

hidromioma (de *hidro-*, el gr. *mys, myós*, músculo, y el suf. *-oma*). m. Mioma quístico, generalmente uterino, que contiene líquido.

hidronaftilamina. f. Sustancia propuesta como midriásico poderoso.

hidronaftol. m. Preparación desinfectante de naftol, que se usó en la fiebre tifoidea, en inyecciones hipodérmicas en la tuberculosis y en la solución al 1 por 1.000 para desinfectar los instrumentos.

hidronal. m. Cloral polimerizado y piridina; hipnótico.

hidronefrosis (de *hidro-* y el gr. *nephrós*, riñón). f. A., *Hydronephrose*; F., *hydronéphrose*; In., *hydronephrosis*; It., *idronefrosi*; P., *hidronefrose*. Distensión de la pelvis y cálices renales con compresión del parénquima renal por la acumulación de orina en estos órganos a causa de la oclusión de las vías urinarias, y que forma un tumor fluctuante más o menos voluminoso. ||**-aguda.** La de instauración reciente y rápida. V. CÓLICO RENAL. ||**-cerrada.** La permanente. ||**-crónica.** La de larga evolución. ||**-intermitente.** Hidronefrosis que se reduce en varias ocasiones a causa del escape de la orina por el uréter.

hidroneumático. adj. HIDROAÉREO.

hidroneumatocele (de *hidro-*, el gr. *pneûma, -atos*, aire, y *kéle*, tumor). m. Hernia o tumor que contiene líquido y gases.

hidroneumatosis (de *hidro-* y *neumatosis*). f. Colección de líquido y gases en los tejidos.

hidroneumopericardio (de *hidro-*, el gr. *pneûma, -atos*, aire, *perí*, alrededor, y *kardía*, corazón). m. F., *hydropneumopéricarde*. Colección de líquido y aire en el pericardio.

hidroneumoperitoneo (de *hidro-*, el gr. *pneûma, -atos*, aire, y *periteínein*, extender alrededor). m. F., *hydropneumopéritoine*. Presencia de líquido y gases en la cavidad peritoneal.

hidroneumotórax (de *hidro-* y el gr. *pneûma, -atos*, aire, y *thórax*, pecho). m. F., *hydropneumothorax*. Colección de líquido y aire en la cavidad pleural.

hidrónfalo (de *hidro-* y el gr. *omphalós*, ombligo). m. F., *hydromphale*. Tumor con líquido o quiste en el ombligo.

hidronio. m. Ion hidrógeno, H_3O^-, presente en las soluciones acuosas de los ácidos.

hidronosis (de *hidro-* y el gr. *nósos*, enfermedad). f. Enfermedad exudativa o de las glándulas sudoríparas.

hidrooforia o **hidroóforon** (de *hidro-* y el gr. *oophóros*, que tiene huevos en su seno). f. y m. Hidropesia del ovario.

hidrooligocitemia (de *hidro-*, el gr. *olígos*, poco, *kýtos*, cavidad, y *haîma*, sangre). f. Anemia u oligocitemia con exceso de suero.

hidroparasalpinx (de *hidro-*, el gr. *pará*, alrededor, cerca de, y *sálpigx*, trompeta). m. Acumulación de líquido acuoso alrededor de la trompa de Falopio.

hidroparótida (de *hidro-* y el gr. *parotés*, parótida). f. Edema de la parótida.

hidrópata. adj. El que padece una hidropatía.

hidropatía (de *hidro-* y el gr. *páthe*, sufrimiento). F., *hydropathie*. f. Afección provocada por el agua o el sudor. || HIDROTERAPIA.

hidropericardio(de *hidro-*, el gr. *perí*, alrededor, y *kardía*, corazón). m. F., *hydropéricarde*. Acumulación de líquido seroso en el pericardio.

hidropericarditis (de *hidropericardio* y el suf. *-itis*). f. F., *hydropéricardite*. Pericarditis con derrame seroso.

hidroperinefrosis (de *hidro-*, el gr. *perí*, alrededor, y *nephrós*, riñón). f. Colección de líquido en el tejido conjuntivo retroperineal, que luego se abre en la pelvis del riñón.

hidroperineumonía (de *hidro-*, el gr. *perí*, alrededor, y *pneúmon*, pulmón). f. Neumonía complicada con derrame pleurítico.

hidroperitoneo o **hidroperitonía** (de *hidro-* y gr. *periteínein*, extender alrededor). m. y f. F., *hydropéritoine*. Ascitis o hidropesía peritoneal.

hidropesía (del lat. *hydropisis*, y éste del gr. *hdrops*; de *hdor*, agua, y *óps*, aspecto). f. A., *Wassersucht*; F., *hydropisie*; In., *hydrops*; It., *idrope*; P., *hidropisia*. Acumulación del líquido seroso trasudado en una cavidad o en el tejido celular. ||**-abdominal.** ASCITIS. ||**-ad matulam.** POLIURIA. ||**-aguda epidérmica.** Enfermedad epidémica entre los indígenas de la India, caracterizada por fiebre, anemia, parestesia y diarrea, seguidos estos síntomas de la aparición súbita de edema. ||**-articular.** HIDRARTROSIS. ||**-articular intermitente.** Edema angioneurótico o enfermedad de Quincke de las articulaciones. ||**-asmática.** BERIBERI. ||**-cardíaca.** La debida a la pérdida de compensación en las enfermedades cardíacas. ||**-cutánea.** Edema. Anasarca. ||**-de guerra, del hambre.** Edema de guerra. ||**-del amnios.** HIDRAMNIOS. ||**-del antro.** Hidropesía del seno maxilar o antro de Highmore. ||**-del mediastino.** Edema del tejido celular del mediastino. ||**-del ovario.** Quiste o cistoma del ovario. ||**-del pericardio.** HIDROPERICARDIO. **de la cabeza.** HIDROCEFALIA. ||**-de la pleura.** HIDROTÓRAX. ||**-enquistada del ovario.** QUISTE DEL OVARIO. ||**-espástica.** EDEMA NERVIOSO. ||**-espuria** o **falsa.** Acumulación en una cavidad del líquido que normalmente contiene o pasa por ella, como la hidronefrosis o la hidropesía del saco lagrimal, hidramnios, etc. ||**- fetal.** Eristroblastosis fetal. ||**-hepática.** La debida a una enfermedad del hígado. ||**-hipostrófica.** EDEMA ANGIONEURÓTICO. ||**-mecánica.** La que es resultado de un obstáculo al curso de la sangre venosa. ||**-pasiva.** HIDROPESÍA MECÁNICA. ||**-peritoneal.** ASCITIS. HIDROTÓRAX. ||**-renal.** Edema debido a una afección renal. || HIDRONEFROSIS. ||**-subcoroidea.** Acumulación de líquido entre la coroides y la retina. ||**-uterina** HIDRÓMETRA. ||**-ventricular.** Producción exagerada de serosidad en los ventrículos cerebrales.

hidropexis (de *hidro-* y el gr. *pêxis*, fijación). f. Fijación del agua.

hidrópico. adj. F., *hydropique*. Relativo a la hidropesía o afectado por ella. Ú. t. c. s.

hidropígeno (de *hidro-* y el gr. *gennân*, producir). adj. Que produce hidropesía.

hidropionefrosis (de *hidro-*, el gr. *pýon*, pus, y *nephrós*, riñón). f. Acumulación de orina y pus en el riñón y pelvis renal.

hidrópira (de *hidro-* y el gr. *pŷr, pyrós*, fuego). f. Fiebre exudativa.
hidropirina. f. Acetilsalicilato de litio.
hidropismo. m. Estado de hidropesía.
hidroplasma o **hidroplasmia** (de *hidro-* y el gr. *plásma, -atos*, obra modelada). m. y f. Estado acuoso del plasma sanguíneo. || Estado acuoso o hidrópico de los tejidos.
hidropleura (de *hidro-* y el gr. *pleurá*, costado). f. Hidropesía de la pleura; hidrotórax.
hidropónica (de *hidro-* y el gr. *pónos*, trabajo). f. F., *hydroponique*. Cultivo de plantas en ausencias de tierra, en la cual los nutrientes se hallan disueltos en el agua que circula de manera constante entre los espacios que quedan entre las piezas de gravilla o arena que constituye el lecho donde se asientan las plantas.
hidropoterapia (del gr. *hdrops, -opos*, de aspecto acuoso, y *therapeïa*, tratamiento). f. Inyección terapéutica de líquido ascítico.
hidropoyesis (de *hidro-* y el gr. *poíesis*, formación). f. Producción del sudor, agua o serosidad.
hidroquinidina. f. Alcaloide de la quina, isómero de la hidroquinina, que se encuentra en la quinidina comercial.
hidroquinina. f. Metilhidrocupreína, polvo cristalino blanco, que se emplea en el paludismo.
hidroquinona. f. F., *hydroquinone*. Fenol diatómico, dihidroxibenceno, $C_6H_4(OH)_2$, llamado también *paradioxibenzol*. Es isómero de la resorcina y de la pirocatequina; cristalino, soluble en agua, alcohol y éter. Antipirético y antiséptico. Se usa también como revelador en fotografía.
hidroquinonuria (de hidroquinona y el gr. *oûron*, orina). f. Presencia de hidroquinona en la orina como resultado de la administración de salol, resorcinol, fenol o uva ursi.
hidrorraquicentesis (de hidrorraquis y el gr. *kéntesis*, punción). f. Punción del hidrorraquis.
hidrorraquis (de *hidro-* y el gr. *rháchis*, raquis). m. F., *hydrorrachis*. Colección de líquido en el conducto vertebral, con espina bífida o sin ella. || **-externo.** Hidropesía del espacio subaracnoideo raquídeo; hidromielomeningocele. || **-interno.** Colección de líquido en el conducto central o epéndimo; hidromielia. || Espina Bífida.
hidrorraquitis (de *hidro-* el gr. *ráchis*, espinazo, y el suf. *-itis*). f. Inflamación del conducto vertebral acompañada de exudación serosa.
hidrorrea (de *hidro-* y el gr. *rheîn*, fluir). f. A., *Hydrorrhöe*; F., *hydrorrhée*; In., *hydrorrhea*, It., *idrorrea*; P., *hidrorréia*. Flujo lento, crónico y copioso de un líquido acuoso. || Sudación profusa. || **-amniótica.** Derrame continuo de líquido amniótico por la vagina debido a una perforación del amnios. || **-cefálica.** Salida de líquido cefalorraquídeo por la lámina cribosa del etmoides, por traumatismo de la base del cráneo que alcance algún seno nasal. || **-decidual.** Flujo de las mujeres embarazadas, como consecuencia de endometritis. || **-gravídica.** Flujo mucoso tenue vaginal debido a la secreción excesiva de las glándulas uterinas. || **-nasal.** Secreción excesiva del humor acuoso por la nariz; rinohidrorrea.
hidrosa. f. Glairina.
hidrosacaruro. m. Jarabe simple.
hidrosadenitis (de *hidro-* y *adenitis*). f. A., *Hidrosadenitis*; F., *hidrosadénite*; In., *hidrosadenitis*, It., *idrosadenite*; P., *hidrosadenite*. Hidradenitis; inflamación de las glándulas sudoríparas; absceso tuberoso de Velpeau. || **-axilar.** Golondrino. || **-destruens suppurativa.** Variedad de tubercúlide acneiforme necrótica; enfermedad de Pollitzer.
hidrosalpinge o **hidrosalpinx** (de *hidro-* y el gr. *sálpigx*, trompeta). m. A., *Hydrosalpinx*; F., *hydrosalpinx*; In., *hydrosalpinx* It., *idrosalpinge*; P., *hidrossalpinge*. Distensión de una trompa de Falopio por líquido. || **-intermitente.** Hidrosalpinge por oclusión del orificio abdominal de la trompa de Falopio, que por exceso de tensión del líquido se vacía de vez en cuando en el útero.

hidrosarca. f. Anasarca.
hidrosarcocele (de *hidro-*, el gr. *sárx, sarkós*, carne, y *kéle*, hernia). m. Hidrocele combinado con sarcocele.
hidroscopio (de *hidro-* y el gr. *skopeîn*, observar). m. F., *hydroscope*. Instrumento para descubrir la presencia de agua.
hidrosfigmógrafo (de *hidro-*, el gr. *sphygmós*, pulso, y *gráphein*, registrar). m. Esfigmógrafo en el que el agua sirve de índice.
hidrosintasia (de *hidro-* y el gr. *sntasis*, distensión). f. Tumefacción de los tejidos o partes por la penetración de agua.
hidrosíntesis. f. F., *synthèse de l'eau*. Reacción química en la que se forma agua.
hidrosiringomielia (de *hidro-*, el gr. *sýrigx, -iggos*, caña, fístula, y *myelós*, médula). f. Hidromielia interna asociada con degeneración y formación de cavidades en la médula espinal.
hidrosis (del gr. *hidrós*, sudor). f. A., *Hidrosis*; F., *hidrose*; In., *hidrosis*; It., *idrosi*; P., *hidrose*. Secreción y excreción del sudor. || Enfermedad de la piel que afecta primitivamente las glándulas sudoríparas. || Sudor profuso.
hidrosol. m. Emulsoide líquido cuya fase de dispersión es el agua.
hidrospirómetro (de *hidro-*, el lat. *spirare*, respirar, y el gr. *métron*, medida). m. Espirómetro en el cual sirve de índice una columna de agua.
hidrosquelia (de *hidro-* y el gr. *skelís*, pierna). f. Edema de las piernas.
hidrosqueocele (de *hidro-*, el gr. *schéon*, testículo, y *kéle*, hernia). m. Osqueocele que contiene líquido.
hidrosquesis (de *hidro-* y el gr. *schésis*, retención, impedimento). f. Supresión del sudor.
hidrostable (de *hidro-* y el lat. *stare*, permanecer). adj. Que conserva un peso fijo de agua; opuesto a *hidrolábil*.
hidrostática (de *hidro-* y el gr. *statiké*, f. de *statikós*, estático). f. F., *hydrostatique*. Parte de la mecánica que estudia el equilibrio de los líquidos.
hidrosudoterapia (de *hidro-*, el lat. *sudor, -oris*, sudor, y el gr. *therapeïa*, tratamiento). f. Hidroterapia que induce la perspiración.
hidrotaxis (de *hidro-* y el gr. *táxis*, disposición). f. Movimiento de los organismos o de las células relacionado con la humedad.
hidroterapia (de *hidro-* y el gr. *therapeía*, tratamiento). f. A., *Hydrotherapie*; F., *hydrothérapie*; In., *hydrotherapy*; It., *idroterapia*; P., *hidroterapia*. Empleo del agua en el tratamiento de las enfermedades, especialmente en forma de abluciones, baños y duchas. Hidiatría.
hidrotermoterapia (de *hidro-*, el gr. *thermós*, caliente, y *therapeía*, tratamiento). f. Empleo terapéutico del agua caliente.
hidrótico. adj. Relativo a la hidrosis o que la produce; diaforético, sudorífico. || Hidragogo.
hidrotimetría (de *hidro-*, el gr. *timé*, valor, y *métron*, medida). f. Determinación aproximada de la proporción de sales cálcicas y magnésicas contenidas en las aguas. Los resultados del análisis hidrotimétrico se expresan en grados de *dureza*; cuanto más *dura* es el agua, más cal y magnesio contiene.
hidrotímpano (de *hidro-* y el gr. *týmpanon*, tambor). m. F., *hydrotympan*. Hidropesía de la cavidad timpánica.
hidrotión (de *hidro-* y el gr. *theîon*, azufre). m. Hidrógeno sulfurado, sulfuro de hidrógeno o ácido sulfhídrico.
hidrotionemia (de *hidro-*, el gr. *theîon*, azufre, y *haîma*, sangre). f. Presencia de ácido sulfhídrico en la sangre.
hidrotionuria (de *hidro-*, el gr. *theîon*, azufre, y *oûron*, orina). f. Presencia de ácido sulfhídrico en la orina.
hidrotis o **hidrotitis** (de *hidro-* y el gr. *oûs, otós*, oído). m. Acumulación líquida dentro del oído medio por oclusión de la trompa de Eustaquio.
hidrotomía (de *hidro-* y el gr. *tomé*, corte). f. Disección anatómica por la inyección de agua bajo presión.

hidrotórax (de *hidro-* y el gr. *thórax,* tronco). m. A., *Hydrothorax;* F., *hydrothorax;* In., *hydrothorax;* It., *idrotorace;* P., *hidrotórax.* Derrame seroso trasudado en la cavidad pleural, sin inflamación previa de ésta, sintomático de enfermedad del corazón, obstrucción venosa, alteraciones sanguíneas, etc. || **-quiloso.** Presencia de quilo en la cavidad pleural por rotura del conducto torácico.

hidrotropismo (de *hidro-* y el gr. *trópos,* dirección). m. Quimiotropismo producido por el agua.

hidrouréter o **hidroureterosis** (de *hidro-, uréter* y, en el segundo caso, del suf. *-osis*). f. y m. F., *hydrouretère.* Distensión anormal del uréter por la orina o por un líquido acuoso.

hidrovario (de *hidro-* y el lat. *ovarium,* ovario). m. F., *hydropisie de l'ovaire.* Hidropesia del ovario o quiste ovárico.

hidroxianfetamina. f. F., *hydroxyamphétamine.* Derivado de la anfetamina con acciones semejantes a las de la efedrina, excepto la estimulación del sistema nervioso central.

hidroxibenceno. m. FENOL.

hidroxicafeína. f. Ácido trimetilúrico, diurético eficaz.

hidroxicina. f. Derivado del difenilmetano, empleado como sedante.

hidróxido. m. F., *hydroxyde.* Compuesto de hidroxilo y otro radical; hidrato.

hidroxilamina. f. F., *hydroxilamine.* Amina cuyo clorhidrato, antiséptico, se emplea en las enfermedades de la piel.

hidroxilo (de *hidrógeno, oxígeno* y el gr. *hle,* materia). m. F., *hydroxyle.* Radical monovalente, OH, derivado del agua por separación de un átomo de hidrógeno; se llama también *oxhidrilo;* tiene importancia para la constitución química de los hidróxidos metálicos, los oxácidos, los ácidos orgánicos, los alcoholes, los fenoles, etc.

hidroxinervónico (Ácido). Ácido graso no saturado, de 24 átomos de carbono, que posee además una función alcohólica en posición α, constituyente de un grupo de lípidos complejos conocidos como cerebrósidos (monoglucosilceramidas).

hidroxitolueno butilado. V. BHT.

hidrozono. m. Solución concentrada de agua oxigenada. Detergente y antiséptica.

hidruria (de *hidro-* y el gr. *oûron,* orina). f. A., *Hydrurie;* F., *hydrurie;* In., *hydruria;* It., *idruria;* P., *hidrúria.* Eliminación abundante de orina acuosa; Sin. de poliuria y diabetes insípida.

hidruro. m. Compuesto de hidrógeno con un elemento o radical. || **-de metilo.** FORMENO.

hiedra (del lat. *hedera*). f. A., *Efeu;* F., *lierre;* In., *ivy;* It., *edera;* P., *hera.* Planta trepadora de la familia de las araliáceas *(Hedera helix),* cuyas bayas son purgantes y las hojas se empleaban como excitantes emenagogas y vulnerarias. || **-terrestre.** Planta de la familia de las labiadas *(Nepeta glechoma),* cuyas sumidades floridas se han empleado como vulnerarias y expectorantes.

hiel (del lat. *fel, fellis*). f. A., *Galle;* F., *fiel;* In., *fel;* It., *bile.* P., *fel;* BILIS.

hielo (del lat. *gelu*). m. A., *Eis;* F., *glace;* In., *ice;* It., *ghiaccio;* P., *gêlo.* Agua solidificada por descenso de su temperatura a un grado inferior a 0. Empléase en medicina, al interior, para combatir el vómito y la hemorragia gástrica, y al exterior como antiflogístico, en las afecciones inflamatorias. || **-seco.** NIEVE CARBÓNICA.

hiemal (del lat. *hiemalis,* invernal). adj. Relativo al invierno o que se produce en él.

hienanquina. f. Principio amargo, análogo a la estricnina, tóxico, de la *Hyaenanche globosa,* planta de la familia de las euforbiáceas, propias de África.

hieralgia (del gr. *hierós,* sagrado, y *álgos,* dolor). f. A., *Hieralgie;* F., *hiéralgie;* In., *hieralgia;* It., *ieralgia.* P., *hieralgia;* Dolor en el sacro o región sacra.

hieranosis (del gr. *hierós,* sagrado, y *nósos,* enfermedad). f. Enfermedad sagrada; epilepsia.

hierba (del lat. *herba*). f. A., *Kraut;* F., *herbe;* In., *herb;* It., *erba;* P., *erva.* Planta cuyo tallo, análogo a las hojas por su consistencia, perece después de dar simiente, conservándose solamente las raíces; planta herbácea. Gran número de ellas se califican por sus propiedades medicinales. || **-amarga.** TANACETO. || **-buena.** Planta labiada, aromática, *(Micromeria douglasii).* Carminativa, altihelmíntica y anticatarral. MENTA. || **-callera.** Planta de la familia de las crasuláceas *(Sedum telephium),* cuyas hojas son emolientes. || **-campana.** La énula campana *(Inula helenium).* || **-cana.** Planta de la familia de las compuestas *(Senecio vulgaris).* Emoliente. || **-carmín.** FITOLACA. || **-de la golondrina.** Nombre de varias plantas del gén. *Euphorbia,* empleadas en México contra las mordeduras de las serpientes. || **-de las verrugas.** Planta labiada, aromática *(Micromeria douglasii).* Carminativa, antihelmíntica y anticatarral. || HELIOTROPO. || VALERIANA. || **-de los gatos.** *Nepeta cataria.* || **-de los pordioseros.** CLEMATIS. || **-de San Juan.** CORAZONCILLO. || **-de San Juan.** ARTEMISIA VULGARIS. || **-del asma.** LOBELIA. || **-del embajador.** TABACO. || **-del hígado.** HEPÁTICA. || **-herniaria.** HERNIARIA. || **-Luisa.** Arbusto de la familia de las verbenáceas *(Aloysia citriodora),* cuyas hojas, muy aromáticas, se emplean en infusión teiforme. || **-mate.** MATE. || **-meona.** MILENRAMA. || **-mora.** Planta solanácea *(Solanum nigrum).* Sedante y emoliente al exterior; entra en la composición del bálsamo tranquilo y del ungüento populeón. || **-piojera.** ESTAFISAGRIA. || **-pulguera.** ZARAGATONA. || **-puntera.** Planta crasulácea *(Sempervirum tectorum),* de hojas carnosas. Emolientes. || **-reuma.** Planta de California, Texas, etc. *(Frankenia grandiflora);* astringente y anticatarral. || **-santa.** ERIODYCTION.

hierofobia (del gr. *hierós,* sagrado, y *phóbos,* temor). f. Miedo morboso a lo sagrado o a la religión.

hierolistesis (del gr. *hierós,* sagrado, y *olísthesis,* resbalón, caída). f. A., *Sakrolisthesis;* F., *hiérolisthésis;* In., *hierolisthesis;* It., *sacrolistesi;* P., *hierolistese.* Desplazamiento del sacro; sacro basculado.

hieromanía (del gr. *hierós,* sagrado, y de *manía*). f. Manía religiosa.

hierópira (del gr. *hierós,* sagrado, y *pŷr, pyrós,* fuego). f. Fuego sagrado o de San Antonio, enfermedad epidémica en Europa en el siglo XI.

hieroterapia (del gr. *hierós,* sagrado, y *therapeía,* tratamiento). f. Tratamiento supersticioso de las enfermedades por ritos religiosos.

hierro (del lat. *ferrum*). m. A., *Eisen;* F., *fer;* In., *iron;* It., y P., *ferro.* Elemento metálico muy extendido en la Naturaleza, en estado mineral, en tierras y aguas; símbolo, *Fe;* peso atómico, 55,9; peso específico, 7,7. El hierro existe en la sangre, en la hemoglobina especialmente, de la que es un componente esencial, y se emplea en terapéutica para la reconstitución de la sangre en la anemia del tipo hipocrómico. Los compuestos de hierro, ferruginosos, son tónicos, astringentes y estípticos. Son numerosas las sales y compuestos de hierro que se emplean en terapéutica, siendo las principales sales ferrosas que se administran por vía oral: sulfato, fumarato, gluconato, succinato, glutamato y lactato. Las sales férricas se absorben mucho menos y son más irritantes. Por inyección se utiliza el hierro-dextrano. || **-cromado.** CROMITA. || **-de Quevenne.** HIERRO REDUCIDO. || **-dializado.** Solución acuosa de oxicloruro de hierro preparada por adición de amoníaco a la solución de cloruro férrico, separando por diálisis el cloruro amónico formado. || **-dulce.** Hierro que apenas contiene impurezas. || **-pulverizado.** Hierro metálico pulverizado mecánicamente. || **-reducido.** Hierro metálico finamente dividido; obtenido del óxido férrico por reducción en caliente mediante el hidrógeno. || **-utilizable.** Parte del hierro de los alimentos que es separada por el proceso digestivo en iones ferrosos.

Hierton-Lindberg (Síndrome de). V. SÍNDROME.

hifa (del gr. *hyphé,* tejido). f. F., *hyphe.* Nombre de los filamentos que constituyen el micelio de un hongo.

hifema. m. HIPEMA.
hifomicetoma (del gr. *hyphé*, tejido, *mkes*, hongo, y el suf. *-oma*). m. Tumor producido por hifomicetos.
hifomicetos (del gr. *hyphé*, tela, y *mkes*, hongo). m. pl. F., *Hyphomycète*. Grupo de deuteromicetos (hongos imperfectos) que presentan conidios externos y cuyos conidióforos se desarrollan en la superficie del sustrato.
hifomicosis. f. F., *infection due aux Hyphomycètes*. Infección producida por hifomicetos.
hígado (del lat. [*iecur*] *ficatum*, [hígado] alimentado con higos). m. A., *Leber*; F., *foie*; In., *liver*; It., *fegato*; P., *fígado*. Glándula impar asimétrica, la mayor del cuerpo, situada en la parte superior del abdomen, debajo del diafragma y constituida por la reunión de un número considerable de lobulillos o *hepatones*. Está dividida por surcos en lóbulos: derecho, izquierdo, cuadrado y caudado o de Spiegel, con sus dos procesos, el papilar y el caudado. Posee cinco clases de vasos: arteriales, venosos hepáticos y portales, conductos biliares y linfáticos. Es un órgano esencial para la vida y tiene por funciones: secretar la bilis, formar el glucógeno, fijar la grasa, convertir las sustancias nitrogenadas en urea, contribuir a la formación y destrucción de los hematíes y neutralizar, fijar o destruir los venenos, toxinas o bacterias. El hígado fresco de mamíferos o sus extractos se emplean en terapéutica. || **-abramantado.** Engrosamiento, pliegues y cicatrices en la superficie hepática propios de la sífilis. || **-adiposo.** Hígado que ha sufrido la degeneración o infiltración adiposa.|| **-albuminoideo.** Hígado en degeneración albuminosa. || **-amiloideo.** Hígado en degeneración amiloidea. || **-bronceado.** Coloración bronceada del hígado en la caquexia palúdica. || **-cardíaco.** CIRROSIS ESTÁSICA. || **-céreo.** HÍGADO AMILOIDEO. || **-cirrótico.** Cirrosis del hígado. || **-claveteado.** Aspecto del hígado en ciertas variedades de cirrosis atrófica, en que las esclerosis parecen como clavos finos en el parénquima. || **-de azufre.** Sulfuro de potasio. || **-degradado.** Hígado humano dividido en muchos lóbulos, como el de los monos superiores. || **-en acordeón.** Hepatomegalia reducible con el tratamiento tónico cardíaco. || **-espumoso.** Aspecto *post mortem* del hígado con espacios llenos de gas producido por bacterias anaerobias, especialmente la *Clostridium welchii*.|| **-flotante** o **errante.** Hígado dislocado y movible, hepatoptosis. || **-garapiñado.** Aspecto del hígado en la enfermedad de Pick o pericarditis crónica constrictiva. || **-helado.** Perihepatitis con engrosamiento de la cápsula de Glisson y aspecto congelado.|| **-infantil.** Cirrosis biliar de los niños.|| **-lardáceo.** HÍGADO AMILOIDEO. || **-moscado** o **de nuez moscada.** Aspecto del hígado en la congestión crónica pasiva, en el que manchas blancas de tejido conjuntivo hipertrófico se intercalan con zonas oscuras de estasis venosa e infiltración pigmentaria. || **-pigmentado.** Hígado con depósitos de pigmentos sanguíneos, resultado generalmente del paludismo. || **-tropical.** Congestión aguda del hígado que se observa en los individuos no aclimatados a los países cálidos, debida al calor, exceso de alimentación y falta de ejercicio.
Higea. f. En la mitología, diosa de la salud, hija de Esculapio.
Highmore (Antro, cuerpo de) (Nathaniel *Highmore*, cirujano inglés, 1613-1684). V. ANTRO, CUERPO.
highmoritis. f. Inflamación de la mucosa del antro de Highmore.
hígido (del gr. *hygiés*, sano, robusto). adj. Sano, normal.
higiene (del gr. *hygíeia*, salud). f. A., *Gesundheitslehre*; F., *hygiène*; In., *hygiene*; It., *igiene*; P., *higiene*. Ciencia que trata de la salud y de su conservación. ||-**especial.** Aplicación de los conocimientos de higiene general a determinado estado, edad, profesión, etc. || -**general.** Estudio de las relaciones del hombre sano con el medio cósmico, de cuya influencia no puede librarse. || **-industrial.** Aplicación de los conocimientos higiénicos a la conservación de la salud en las distintas profesiones u oficios. || **-mental.** La que tiene por objeto el desarrollo y conservación de un buen estado mental. || **-privada.** Higiene del individuo en particular. || **-pública.** Aquella en cuya aplicación interviene la autoridad dictando reglas. || **-sexual.** La que trata del sexo, conducta y educación sexual y matrimonio.|| **-social.** Higiene general que comprende especialmente la sexual, las relaciones familiares, la restricción de las enfermedades venéreas, etc.|| **-terapéutica.** Aplicación particular de las reglas ordinarias de la higiene al tratamiento de las enfermedades.
higienista. adj. y s. F., *hygiéniste*. Persona perita o especialista en higiene.
higienización. f. F., *hygiénisation*. Establecimiento de condiciones higiénicas particulares o generales.
higiocomio (del gr. *hygiés*, sano, y *komízein*, cuidar). m. Casa de salud o de convalecencia.
higiolatría (del gr. *hygiés*, sano, y *latreía*, servicio de mercenario, de donde adoración, de *latreúein*, servir). f. Atención excesiva a la conservación de la salud propia.
higiología (del gr. *hygiés*, sano, y *lógos*, tratado). f. F., *hygiologie*. Tratado de la salud, de la fisiología normal, sin carácter práctico de aplicación.
higo (del lat. *ficus*). m. A., *Feige*; F., *figue*; In., *fig*; It., *fico*; P., *figo*. Fruto de la higuera (*Ficus carica*). Laxante, emoliente, pectoral y nutritivo. || Verruga acuminada.
higro-. Forma prefija del gr. *hygrós*, húmedo.
higrocele. m. HIDROCELE.
higrodermia (de *higro-* y el gr. *dérma*, piel). f. Humedad de la piel.
higrófilo. adj. HIDRÓFILO.
higroftálmico (de *higro-* y el gr. *ophthalmós*, ojo). adj. Que sirve para humedecer el ojo.
higrología (de *higro-* y el gr. *lógos*, tratado). f. Tratado de los humores de la economía.
higroma (de *higro-* y el suf. *-oma*). m. A., *Wassergeschwulst*; F., *hygrome*; In., *hydroma*; It., *igroma*; P., *higroma*. Saco o quiste lleno de líquido; hidroma. || Inflamación, aguda o crónica, de una bolsa subcutánea, distendida por el exudado. || **-de Fleischmann.** Distensión de una bolsa en el suelo de la boca, en el lado externo del músculo geniogloso. || **-fungoso** o **caseoso.** Higroma de naturaleza tuberculosa. || **-prepatelar.** Higroma de la bolsa suprarrotuliana. || **-quístico congénito del cuello.** Linfangioma quístico congénito retromastoideo del cuello. || **-subdural.** Higroma situado debajo de la duramadre.
higrometría (de *higro-* y el gr. *métron*, medida). f. Medición de la proporción de vapor acuoso en la atmósfera.
higrometricidad. f. Cualidad de higrométrico o higroscópico.
higrosarca (de *higro-* y el gr. *sárx, sarkós*, carne). f. Edema, anasarca.
higroscopia (de *higro-* y el gr. *skopeîn*, observar). f. Medición del grado de humedad de la atmósfera; higrometría.
higroscópico. adj. Relativo a la higroscopia.|| Que absorbe fácilmente la humedad del ambiente y es susceptible de modificarse por esta causa.
higroscopio (de *higro-* y el gr. *skopeîn*, observar). m. Instrumento para determinar la mayor o menor humedad atmosférica; higrómetro.
higrostomía (de *higro-* y el gr. *stóma*, boca). f. Tialismo o salivación.
higuera (de *higo*). f. A., *Feigenbaum*; F., *figuier*; In., *fig tree*; It., *fico*; P., *figueira*. rbol de la familia de las moráceas (*Ficus carica*), de jugo lactescente cáustico. || **-infernal.** RICINO. || **-loca.** DATURA STRAMONIUM.
higuerón. m. Nombre vulgar en América Central de la sp. *Ficus laurifolia*, cuyo jugo lactescente se emplea en la anquilostomiasis.
Hijmans van den Bergh (Reacción de) (Albert A. *Hijmans van den Bergh*, patólogo holandés, 1869-1943). REACCIÓN DE VAN DEN BERGH.
hila. f. HILAS. || Extensión lateral del acueducto de Silvio o paracueducto (*hyla*).

hilarante (del lat. *hilarans, -antis*, p. a. de *hilarare*, alegrar). adj. Que hace reír o alegra; dícese del gas anestésico protóxido de nitrógeno.

hilas (de *hilo*). f. pl. A., *Wundgaze*; F., *effilure;* In., *lint;* It., *filaccia;* P., *fiapo*. Masa informe de hebras o hilachas de lienzo usado, que servía en otro tiempo para la curación de heridas o llagas.

Hildebrandt (Reacción de) (Fritz *Hildebrandt*, farmacólogo alemán, n. en 1887). V. REACCIÓN.

Hildenbrand (Enfermedad de) (Johann Valentin von *Hildenbrand*, médico austriaco, 1763-1818). V. ENFERMEDAD.

hilera (de *hilo*). f. Formación en línea recta de un número de cosas. || Placa metálica con agujeros de diversos diámetros, destinada al calibramiento exacto de las sondas uretrales. La más conocida es la de Charrière, que tiene 30 agujeros, desde un tercio de milímetro a 1 centímetro.

Hilger (Síndrome de) (Jerome Andrew *Hilger*, otorrinolaringólogo norteamericano, n. en 1912). V. SÍNDROME.

hilio [**hiliar**] (del lat. *hilum*, manchita negra en la pared cóncava del haba). m. A., *Hilus;* F., *hile;* In., *hilus;* It., *ilo;* P., *hilo*. Fisura o depresión en una víscera parenquimatosa, bazo, pulmón, riñón, ovario especialmente, por la que entran y salen los elementos vasculares, nerviosos y linfáticos.

Hillemand (Operación de) (Pierre *Hillemand*, médico francés, n. en 1895). V. OPERACIÓN.

Hilliard (Lupus de) (del paciente que lo sufría). V. LUPUS MARGINATUS.

hilo (del lat. *filum*). m. A., *Faden, Draht;* F., *fil;* In., *thread, string;* It., *filo;* P., *fio*. Conjunto de hebras vegetales de cáñamo, lino, seda y otras sp. s, así como de fibras artificiales y plásticas, largas, delgadas y retorcidas. Se utilizan en ligaduras y suturas. || Alambre muy delgado de bronce, aluminio, acero inoxidable, cobre, plata u otros metales, usado con los mismos fines. || HILIO. ||**-de celuloide.** Hilo de lino esterilizado e impregnado con una solución de celuloide. Hilo de Pagenstecher. Hilo del lino de Pagenstecher. ||**-de Pagenstecher.** V. HILO DE CELULOIDE. ||**-de platino.** Aguja de platino de 5 a 6 cm de longitud sujeta a un mango, cuya extremidad libre tiene distintas formas (recta, curva, en asa o espátula) y se emplea en los trabajos de laboratorio como medio de siembra y para recoger productos patológicos. ||**-de Simonart.** BRIDA DE SIMONART. ||**-metálico.** Hilo de diversos metales para suturas quirúrgicas. SUTURA METÁLICA. ||**-(Prueba de).** PRUEBA DE GARROD. ||**-(Reacción del).** REACCIÓN DE MANDELBAUM.

hilo-. Forma prefija del gr. *hýle*, materia.

hilogénesis o **hilogenia** (de *hilo-* y el gr. *gennân*, producir). f. Producción o formación de la materia.

hilología (de *hilo-* y el gr. *lógos*, tratado). f. Tratado de la materia o estudio de los elementos primitivos.

hiloma (de *hilo-* y el suf. *-oma*). m. A., *Hylom;* F., *hylome;* In., *hyloma;* It., *iloma;* P., *hiloma*. Tumor formado en uno de los tejidos originales embrionarios. ||**-atípico.** GLIOSARCOMA. ||**-típico.** Neuroma o glioma.

hilón. m. Hernia de iris.

hilopatismo (de *hilo-* y el gr. *páthos*, enfermedad). m. Teoría según la cual la enfermedad es debida a cambios en la constitución de la materia.

hilotropía (de *hilo-* y el gr. *tropé*, vuelta). f. Cambio o renovación de la materia. || Cambio de forma sin modificación de la composición.

Hilton (Músculo, sáculo) (John *Hilton*, cirujano inglés, 1804-1878). V. MÚSCULO, SÁCULO.

hilum o **hilus** (lat.). m. HILIO.

himen (del lat. *hymen*, y éste del gr. *hymén*, membrana). m. A., *Hymen;* F., *hymen;* In., *hymen;* It., *imene;* P., *hímen*. Repliegue membranoso de la mucosa de la vagina que ocluye parcialmente la entrada de ésta en las vírgenes. ||**-anular** o **circular.** Himen en forma de diafragma con una abertura en el centro. ||**-bifenestrado.** Himen con dos aberturas laterales y un ancho tabique entre ellas. ||**-bilabiado.** Himen con una abertura central longitudinal. ||**-cribiforme.** Himen con varios orificios. ||**-franjeado** o **denticular.** Himen cuya abertura tiene bordes dentados naturalmente. ||**-imperforado.** Himen que ocluye totalmente el orificio vaginal; atresia vaginal. ||**-infundibuliforme.** Himen con un orificio central y en forma de embudo. ||**-semilunar** o **en herradura.** Himen que tiene esta forma, con la concavidad hacia arriba y que sólo ocluye la porción inferior del orificio vaginal. ||**-subseptus.** Variedad de himen bifenestrado cuyo tabique medio es incompleto.

himen-, himeno-. Formas prefijas del gr. *hymén, -énos*, himen, o membrana en general.

himenectomía (de *himen-* y el gr. *ektomé*, escisión). f. F., *hymenectomie*. Escisión del himen. || Escisión de una membrana.

himenitis. f. F., *hyménite*. Inflamación de una membrana, del himen especialmente.

himenografía (de *himeno-* y el gr. *gráphein*, describir). f. Descripción de las membranas.

himenoide (de *himeno-* y el gr. *eîdos*, aspecto). adj. En forma de membrana, membranoso o membraniforme.

himenolepiasis. f. F., *hyménolépiase*. Infestación con gusanos del género *Hymenolepis*.

himenología (de *himeno-* y el gr. *lógos*, tratado). f. F., *étude des membranes*. Suma de conocimientos relativos a las membranas.

himenomalacia (de *himeno-* y el gr. *malakía*, blandura). f. Reblandecimiento de las membranas.

himenopterismo. m. F., *état pathologique produit par les piqûres des Hyménoptères*. Estado morboso producido por la picadura de insectos himenópteros, como las abejas.

himenorrafia (de *himeno-* y el gr. *rhaphé*, sutura). f. F., *hyménorraphie*. Sutura del himen o de una membrana cualquiera.

himenorrexis (de *himeno-* y el gr. *rhêxis*, rotura). f. Rotura del himen.

himenotomía (de *himeno-* y el gr. *tomé*, corte). f. F., *hyménotomie*. Incisión quirúrgica del himen perforado. || Anatomía y disección de las membranas.

hinchazón (de *hinchar*). f. Aumento de volumen de una parte u órgano; tumefacción, tumescencia.

hiniesta (del lat. *genesta*). RETAMA.

hinojo (del lat. *fenuculum*). m. A., *Fenchel;* F., *fenouil;* In., *fennel;* It., *finocchio;* P., *funcho*. Planta herbácea, umbelífera y de fruto aromático, estimulante, diurético y emenagogo. ||**-acuático.** FELANDRIO.

hio-. Forma prefija del gr. *hyoeidés*, que tiene la forma de la letra griega ípsilon. || Forma prefija del gr. *hŷs, hyós*, cerdo.

hiobasiogloso (de *hio-*, el lat. *basis*, base, y el gr. *glôssa*, lengua). m. Porción basal del músculo hiogloso.

hioepiglótico (de *hio-*, el gr. *epí*, sobre, y *glottís, -ídos*, glotis). adj. F., *hyo-épiglottique*. Relativo al hueso hioides y a la epiglotis.

hiofaríngeo. m. Músculo constrictor medio de la faringe.

hiofaríngeo (de *hio-* y el gr. *pahárygx, -iggos*, faringe). adj. F., *hyo-pharyngien*. Relativo al hioides y a la faringe.

hioftalmo (de *hio-*, 2.ª acep., y el gr. *ophthalmós*, ojo). adj. Dícese de quien tiene la abertura palpebral estrecha, a semejanza del ojo del cerdo. Ú. t. c. s.

hioglosa (de *hio-*, 2.ª acep., y el gr. *glóssa*, lengua). f. Lengua de cerdo.

hiogloso (de *hio-*, 1.ª acep., y el gr. *glóssa*, lengua). adj. Relativo al hioides y a la lengua. || m. A., *Zungenmuskel;* F., *hyoglosse;* In., *hyoglossus;* It., *ioglosso;* P., *hioglosso*. Músculo iogloso. V. MÚSCULOS (TABLA DE).

hioide o **hioideo** (del gr. *hyoeidés*, que tiene la forma de *ípsilon*) adj. F., *hioïde*. Semejante a la letra griega ípsilon. || Relativo al hueso hioides.

hioides (de *hioide*). m. A., *Zungenbein;* F., *hyoïde;* In., *hyoid;* It., *ioide;* P., *hióide*. Hueso impar, simétrico, solitario, de forma parabólica, situado en la parte anterior y media del cuello entre la base de la lengua y la laringe. V. HUESOS (TABLA DE).

hiosciamina (de *hio-*, 2.ª acep., y el gr. *kamos*, haba). f. A., *Hyoscyamin;* F., *hyoscyamine;* In., *hyoscyamine;* It., *iosciamina;* P., *hiosciamina*. Alcaloide del beleño, *Hyoscyamus niger*, y otras plantas solanáceas, isómero de la hioscina y atropina. Bloqueador del parasimpático; empleado otrora en el tratamiento del parkinsonismo.

hioscina. f. F., *hyoscine*. Alcaloide del beleño, amorfo, isómero con la hiosciamina y atropina. Midriásico y depresor del sistema nervioso; indicado preferentemente en todos los estados de agitación maniaca, delirio, insomnio, etc. Idéntico a la escopolamina.

hiotiroideo (de *hio-* y el gr. *thyroeidés*, semejante a una puerta). adj. Relativo al hueso tiroides y al cartílago tiroides.

hiotirotomía (de *hio-*, *tiroides* y el gr. *tomé*, corte). f. Faringotomía subhioidea.

hipacidemia (de *hipo-* y *acidemia*). f. Hipoacidemia.

hipacidez (de *hipo-* y *acidez*). f. Hipoacidez.

hipacusia o **hipacusis** (de *hipo-* y el gr. *akoúein*, oír). f. Hipoacusia.

hipafrodisia (de *hipo-* y el gr. *Aphrodíte*, Afrodita). f. Afrodisia disminuida.

hipalbuminosis. f. Hipoalbuminosis.

hipalgesia o **hipalgia**. f. Hipoalgesia.

hipamnesia (de *hipo-* y el gr. *mnêsis*, memoria). f. Hipoamnesia.

hipamnios (de *hipo-* y *amnios*). m. Deficiencia de líquido amniótico.

hipanacinesia (de *hipo-* y el gr. *anakínesis*, excitación). f. Deficiencia de la acción mecánica.

hipanisognatismo (de *hipo-*, el gr. *ánisos*, desigual, y *gnáthos*, mandíbula). m. Estado en el que los dientes superiores son más anchos que los inferiores y sin correspondencia entre ambas mandíbulas.

hipantropía (del gr. *híppos*, caballo, y *ánthropos*, hombre). f. Variedad de zoantropía en la que el paciente se cree convertido en caballo.

hiparterial (de *hipo-* y *arterial*). adj. Situado debajo de una arteria.

hipastenia (de *hipo-* y *astenia*). f. Astenia ligera.

hipaxil o **hipaxial** (de *hipo-* y el lat. *axis*, eje). adj. F., *ventral*. Situado debajo de un eje o de la columna vertebral; ventral.

hipazoúria (de *hipo-*, *ázoe*, y el gr. *oûron*, orina). f. Eliminación deficiente de nitrógeno por la orina.

hipectasia (de *hipo-* y el gr. *éktasis*, dilatación). f. Ectasia, extensión o dilatación ligeras.

hipema (del gr. *hýphaimos*, inyectado en sangre). m. A., *Hyphäma;* F., *hyphéma;* In., *hyphema;* It., *ifemia;* P., *hifema*. Hemorragia en la cámara anterior del globo ocular, de origen traumático o espontáneo.

hipemia. f. Hipoemia.

hipencéfalo. f. F., *encéfalo*. m. Cerebelo embrionario. || Cuerpos cuadrigéminos, puente y bulbo.

hipengiofobia (del gr. *hypégguos*, responsable, y *phóbos*, temor). f. Temor morboso a la responsabilidad.

hipénquima (de *hipo-* y *parénquima*). m. Tejido embrionario primitivo formado en la cavidad del arquenterón.

hiper-. Forma prefija del gr. *hypér*, con la significación de superioridad o exceso.

hiperacantosis (de *hiper-*, el gr. *ákantha*, espina, y el suf. *-osis*, estado). f. F., *hyperacanthose*. Hipertrofia de la capa espinosa de la piel.

hiperacción. f. Hiperactividad.

hiperacidaminuria (de *hiper-*, *acidamina* y el gr. *oûron*, orina). f. Exceso de ácidos aminados en la orina.

hiperacidez (de *hiper-* y el lat. *acidus*, ácido). f. A., *Hyperacidität;* F., *hyperacidité;* In., *hyperacidity;* It., *iperacidità;* P., *hiperacidez*. Grado excesivo de acidez. || **-gástrica larvada.** Hiperclorhidria no manifiesta.

hiperactividad (de *hiper-* y el lat. *activitas*, actividad). f. F., *hyperactivité*. Actividad exagerada; sobreactividad; hipercinesis.

hiperacusia o **hiperacusis** (de *hiper-* y el gr. *akoúein*, oír). f. A., *Hyperakusis;* F., *hyperacousie;* In., *hyperacusis;* It., *iperacusia;* P., *hiperacusia*. Aumento de la sensibilidad auditiva. || **-álgera** o **dolorosa.** Sensibilidad dolorosa a los ruidos fuertes. || **-de Willis.** Fenómeno que consiste en que algunos semisordos perciben mejor los sonidos cuando éstos se producen juntamente en un ambiente ruidoso.

hiperadenosis (de *hiper-* y el gr. *adén*, adenos, glándula). f. Hipertrofia de una glándula o ganglio.

hiperadiposis (de *hiper-*, el lat. *adeps*, *adipis*, grasa, y el suf. *-osis*). f. F., *hyperadiposité*. Adiposis excesiva o exagerada.

hiperadrenalemia (de *hiper-*, *adrenalina* y el gr. *haîma*, sangre). f. Adrenalemia anormalmente elevada.

hiperadrenalismo. m. A., *Hyperadrenalismus;* F., *hypersurrénalisme;* In., *hyperadrenalism;* It., *ipersurrenalismo;* P., *hiperadrenalismo*. Aumento de la actividad de la secreción de las cápsulas suprarrenales. Síndrome de Cushing.

hiperadrenia. f. Hiperadrenalismo.

hiperadrenocorticalismo (de *hiper-* y *adrenocortical*). m. F., *hyperadrénocorticisme*. Hiperfunción adrenal cortical. Síndrome de Cushing.

hiperaeración. f. Hiperventilación.

hiperaérea (de *hiper-* y el gr. *aér*, *aéros*, aire). adj. Término de Casper que se refiere a la imagen pulmonar, macroscópica y microscópica, observada en los pulmones de los ahogados por sumersión, y que es una combinación de edema acuoso y enfisema aéreo. Ú.t.c.s.

hiperafia (de *hiper-* y el gr. *haphé*, tacto). f. A., *Hyperaphie;* F., *hyperaphie;* In., *hyperaphia;* It., *iperafia;* P., *hiperafia*. Sensibilidad táctil exagerada; hiperestesia táctil; hiperpselafesia.

hiperafrodisia. f. Ninfomanía, satiriasis.

hiperagudo (de *hiper-* y el lat. *acutus*, agudo). adj. F., *suraigu*. Extremadamente agudo; dícese de los síntomas, enfermedades o infecciones.

hiperalbuminosis (de *hiper-*, el lat. *albumen*, *-inis*, clara de huevo, y el suf. *-osis*). f. F., *hyperalbuminose*. Exceso de materias albuminoideas en la sangre u otros líquidos.

hiperalcalinidad o **hiperalcalescencia.** f. F., *hyperalcalinité*. Alcalinidad excesiva.

hiperaldosteronismo. m. F., *hyperaldostéronisme*. Estado patológico debido al aumento de aldosterona secretada por la corteza suprarrenal. || **-primario.** V. Síndrome de Conn. || **-secundario.** Hiperproducción de aldosterona como fenómeno compensatorio en varios procesos extrasuprarrenales (síndrome nefrótico, cirrosis hepática, estenosis de la arteria renal, etc.).

hiperalgesia o **hiperalgia** (de *hiper-* y el gr. *álgesis*, sufrimiento, o *álgos*, dolor). f. A., *Hyperalgesie;* F., *hyperalgésie;* In., *hyperalgesia;* It., *iperalgia;* P., *hiperalgesia*. Sensibilidad excesiva al dolor; hiperestesia dolorosa. || **-auditiva.** Estado en el cual el menor ruido produce dolor. || **-muscular.** Estado en el cual el más pequeño ejercicio produce sensación de fatiga dolorosa.

hiperalimentación. f. Sobrealimentación.

hiperalimentosis (de *hiper-*, el lat. *alimentum*, alimento, y el suf. *-osis*). f. Enfermedad debida a la alimentación sobreabundante.

hiperalonemia (de *hiper-*, el gr. *hals*, *halós*, sal, y *haîma*, sangre). f. Exceso de sales en la sangre.

hiperaminoacidemia (de *hiper-*, *aminoácido* y el gr. *haîma*, sangre). f. F., *hyperaminoacidémie*. Exceso de aminoácidos en la sangre.

hiperanabolismo (de *hiper-* y el gr. *anabolé*, elevación). m. Anabolismo aumentado o excesivo.

hiperanacinesia (de *hiper-* y el gr. *anakínesis*, preludio del combate). f. Aumento de la actividad mecánica; actividad excesiva de una parte u órgano.

hiperartritis (de *hiper-*, el gr. *árthon*, articulación, y el suf. *-itis*). f. Artritis grave.

hiperastenia (de *hiper-* y el gr. *asthéneia*, debilidad). f. Astenia o debilidad extrema.

hiperauxesis (de *hiper-* y el gr. *aúxe*, crecimiento). f. Crecimiento exagerado de una parte u órgano.

hiperazoemia (de *hiper-*, *ázoe* y el gr. *haîma*, sangre). f. F., *hyperazotémie*. Presencia de gran cantidad de sustancias nitrogenadas en la sangre.

hiperazoúria (de *hiper-*, *ázoe* y el gr. *oûron*, orina). f. F., *hyperazoturie*. Eliminación abundante o excesiva de sustancias nitrogenadas por la orina.

hiperbaria (de *hiper-* y el gr. *baros*, peso). f. F., *hyperbarie*. Caracterizado por el aumento de la presión o peso; se aplica a los gases y a los líquidos o a una solución de peso específico superior a un líquido que sirve de referencia.

hiperblastosis (de *hiper-* y el gr. *blastós*, germen). f. F., *hyperblastose*. Desarrollo excesivo de tejido embrionario.

hiperbraquicefalia (de *hiper-*, el gr. *brachs*, corto, y *kephalé*, cabeza). f. Braquicefalia exagerada.

hiperbulia (de *hiper-* y el gr. *boulé*, voluntad). f. Exageración morbosa de la voluntad.

hipercalcemia o **hipercalcinemia** (de *hiper-*, el lat. *calx, calcis*, cal, y el gr. *haîma*, sangre). f. A., *Blutkalkspiegelerhöhung*; F., *hypercalcémie*; In., *hypercalcemia*; It., *ipercalcemia*; P., *hipercalcemia*. Calcemia aumentada.

hipercalcinuria o **hipercalcuria** (de *hiper-*, el lat. *calx, calcis*, cal, y el gr. *oûron*, orina). f. A., *Hyperkalziurie*; F., *hypercalciurie*; In., *hypercalciuria*; It., *ipercalciuria*; P., *hipercalciúria*. Exceso de calcio en la orina.

hipercalcipexia (de *hiper-*, el lat. *calx, calcis*, cal, y el gr. *pêxis*, ajustamiento). f. Fijación excesiva de calcio.

hipercaliemia (del ár. *kalî*, potasio). f. F., *hyperkaliémie*. Exceso de potasio en la sangre.

hipercamerrinia (de *hiper-*, el gr. *chamaí*, en tierra, y *rhís, rhinós*, nariz). f. Estado en el que la nariz es tanto o más ancha que larga.

hipercapnia (de *hiper-* y el gr. *kapnós*, humo). f. A., *Hyperkapnie*; F., *hypercapnie*; In., *hypercapnia*; It., *ipercapnia*; P., *hipercapnia*. Cantidad excesiva de CO_2 en la sangre.

hipercarotinemia (de *hiper-*, el lat. *carota*, zanahoria, y el gr. *haîma*, sangre). f. F., *hypercaroténémie*. Carotinemia superior a la normal.

hipercatarsis. f. Catarsis o purgación excesiva.

hipercedemonia (de *hiper-* y el gr. *kedemonía*, cuidado). f. Angustia o ansiedad extremas. || Celo excesivo.

hipercementosis (de *hiper-*, el lat. *cementum*, cemento, y el suf. *-osis*). f. F., *hypercémentose*. Desarrollo excesivo del cemento dentario.

hipercenestesia (de *hiper-*, el gr. *koinós*, común, y *aísthesis*, sensación). f. F., *hypercénesthésie*. Sensación exagerada de bienestar o de euforia en la parálisis general y en ciertas manías.

hipercenosis (de *hiper-* y el gr. *kénosis*, evacuación). f. Evacuación excesiva.

hiperceratosis. f. HIPERQUERATOSIS.

hipercetonuria (de *hiper-*, *cetona*, y el gr. *oûron*, orina). f. F., *hypercétonurie*. Exceso de cetonas en la orina.

hipercetosis. f. F., *hypercétose*. Exceso de producción de cetonas.

hipercianótico (de *hiper-* y el gr. *kyáneos*, azul oscuro). adj. Extremadamente cianótico.

hiperciesis (de *hiper-* y el gr. *kein*, llevar en el seno). f. Embarazo múltiple. || F., *grossesse multiple*. Superfetación.

hipercinesia o **hipercinesis** (de *hiper-* y el gr. *kínesis*, movimiento). f. A., *Hyperkinesis*; F., *hipercinèse*; In., *hyperkinesia*; It., *ipercinesia*; P., *hipercinesia*. Movimiento excesivo; actividad muscular exagerada; el término comprende las contracturas, convulsiones, corea, temblores, epilepsias sintomáticas, etc. || **-cordis.** Taquicardia, palpitaciones.

hipercirtosis (de *hiper-* y el gr. *krtos*, encorvado). f. Curvatura exagerada.

hipercitemia (de *hiper-*, el gr. *ktos*, cavidad, y *haîma*, sangre). f. A., *Polycythaemia*; F., *polycythémie*; In., *hypercythemia*; It., *poliglobulia*; P., *hipercitemia*. Exceso de células, especialmente rojas, en la sangre.

hipercitosis. f. HIPERLEUCOCITOSIS.

hipercloremia (de *hiper-*, *cloro* y el gr. *haîma*, sangre). f. Exceso de cloruros en la sangre.

hiperclorhidria. f. A., *Hyperchlorhydrie*; F., *hyperchlorhydrie*; In., *hyperchlorhydria*; It., *ipercloridria*; P., *hipercloridria*. Excesiva secreción de ácido clorhídrico por las glándulas gástricas o exceso de ácido clorhídrico en el jugo gástrico. || **-larvada.** Hiperclorhidria sin síntomas clínicos.

hipercloruración. f. F., *hyperchloruration*. Administración o ingestión excesiva de cloruro de sodio; exceso de cloruros en el cuerpo.

hipercloruria (de *hiper-*, *cloro* y el gr. *oûron*, orina). f. F., *hyperchlorurie*. Aumento de cloruros en la orina.

hipercolesteremia, hipercolesterinemia o **hipercolesterolemia** (de *hiper-*, *colesterol* y el gr. *haîma*, sangre). f. A., *Hypercholesterinämie*; F., *hypercholestérinémie*; In., *hypercholesteremia*; It., *iperclolesterinemia*; P., *hipercolesterolemia*. Exceso de colesterina o colesterol en la sangre que predispone a múltiples complicaciones isquémicas por desarrollo de arteriosclerosis (cerebral, miocárdica, renal).

hipercolesterolia. f. Contenido anormalmente alto de colesterol en la bilis.

hipercolia (de *hiper-* y el gr. *cholé*, bilis). f. A., *Hypercholie*; F., *hypercholie*; In., *hypercholia*; It., *ipercolia*; P., *hipercolia*. Aumento de la secreción de bilis.

hipercondroplasia. f. Condroplasia exagerada que produce alargamiento de los huesos, por hiperplasia de los cartílagos de conjunción.

hipercoria (de *hiper-* y el gr. *kóros*, saciedad). f. Sensación de saciedad precoz. || Acumulación extrema de reservas en el organismo.

hipercorrección (de *hiper-* y el lat. *correctio, -onis*, acción de corregir). f. Empleo de lentes demasiado potentes para corregir un defecto de la visión.

hipercorticalismo. m. A., *Hypercortizismus*; F., *hypercorticisme*; In., *hypercorticalism*; It., *ipercorticalismo*; P., *hipercorticalismo*. Función hiperactiva de la corteza de las cápsulas suprarrenales.

hipercrialgesia (de *hiper-*, el gr. *kryos*, frío, y *analgesia*). f. Crialgesia exagerada.

hipercriestesia. f. HIPERCRIALGESIA.

hipercrinemia (de *hiper-* y el gr. *krínein*, separar, y *haîma*, sangre). f. Aumento de sustancias endocrinas en la sangre.

hipercrinia o **hipercrinismo** (de *hiper-* y el gr. *krínein*, separar). f. y m. A., *Hypersekretion*; F., *hypersécrétion*; In., *hypersecretion*; It., *ipersecrezione*; P., *hipercrinia*. Aumento en el organismo de los productos de secreción, especialmente endocrina.

hipercrisis (de *hiper-* y el gr. *krísis*, separación). f. Crisis más intensa que de ordinario.

hipercroma (de *hiper-* y el gr. *chrôma*, color). m. Hipercromía.

hipercromafinismo (de *hiper-*, el gr. *chrôma*, color, y el lat. *affinis*, semejante). m. Estado producido por la hiperactividad de las células del sistema cromafín.

hipercromasia. f. HIPERCROMATISMO.

hipercromatismo. m. A., *Hyperchromasie*; F., *hyperchromie*; In., *hyperchromatism*; It., *ipercromia*; P., *hipercromia*. Hipercromía. || Forma de degeneración del núcleo celular, en la que éste se llena de partículas pigmentarias. || **-macrocitario.** Macrocitemia hipercromática.

hipercromatopsia (de *hiper-*, el gr. *chrôma*, *-atos*, color, y *ópsis*, visión). f. F., *hyperchromatopsie*. Estado de la visión en el cual todos los objetos aparecen coloreados; seudocromestesia.

hipercromatosis. f. HIPERCROMATISMO.

hipercromemia (de *hiper-*, el gr. *chrôma*, color, y *haîma*, sangre). f. F., *hyperchromémie*. Hipercromía de la sangre, índice de color elevado de la sangre.

hipercromía (de *hiper-*, el gr. *chrôma*, color). f. A., *Hyperchromie*; F., *hyperchromie*; In., *hyperchromia*; It., *ipercromia*; P., *hipercromia*. Pigmentación excesiva. || Término general para las pigmentaciones anormales de la piel, congénitas o adquiridas. || Aumento del contenido de hemoglobina en los glóbulos rojos. || HIPERCROMATISMO.

hipercusia. f. HIPERACUSIA.

hiperdacriosis (de *hiper-* y el gr. *dákry*, lágrima). f. Secreción excesiva de lágrimas.

hiperdactilia (de *hiper-* y el gr. *dáktylos*, dedo). f. F., *hyperdactilie*. Existencia de dedos supernumerarios; polidactilia.

hiperdaquía (de *hiper-* y el lat. *adaequare*, igualar). f. Exceso de oclusión dentaria.

hiperdermatosis (de *hiper-*, el gr. *dérma*, piel, y el suf. *-osis*). f. Hipertrofia de la piel; paquidermia.

hiperdesmosis (de *hiper-* y el gr. *desmós*, ligadura). f. Hipertrofia del tejido conjuntivo.

hiperdiástole (de *hiper-* y el gr. *diastolé*, dilatación). f. Diástole activa o exagerada.

hiperdicrotismo (de *hiper-* y el gr. *díkrotos*, de doble pulsación). m. Dicrotismo marcado o exagerado.

hiperdiemorrisis (de *hiper-*, el gr. *diá*, a través, *haîma*, sangre, y *rhýsis*, corriente). f. Actividad mayor de la circulación sanguínea; hiperemia capilar.

hiperdinamia (de *hiper-* y el gr. *dnamis*, fuerza). f. A., *Hyperdynamie*; F., *hyperactivité musculaire*; In., *hyperdynamia*; It., *iperdinamia*; P., *hiperdinamia*. Mayor actividad muscular. || **-uterina**. Contracciones excesivamente intensas del útero en el parto.

hiperdistensión (de *hiper-* y el lat. *distentus*, hinchado). f. Distensión exagerada.

hiperdiuresis (de *hiper-* y el gr. *dioureîn*, orinar). f. F., *hyperdiurèse*. Diuresis excesiva.

hiperecrisis (de *hiper-*, el gr. *ek*, fuera de, y *krísis*, separación). f. Excreción excesiva.

hiperectasia o **hiperectasis** (de *hiper-* y el gr. *éktasis*, extensión). f. Ectasia o dilatación excesiva.

hiperectodermosis. f. Síndrome de Siemens.

hiperefidrosis. f. Hiperhidrosis.

hiperemesis o **hiperémesis** (de *hiper-* y *emesis*). f. A., *Hyperemesis*; F., *hyperémèse*; In., *hyperemesis*; It., *iperemesi*; P., *hiperémese*. Emesis continuada. || **-gravídica**. Vómitos incoercibles del embarazo.

hiperemia (de *hiper-* y el gr. *haîma*, sangre). f. A., *Hyperämie*; F., *hyperémie*; In., *hyperemia*; It., *iperemia*; P., *hiperemia*. Acumulación de sangre en una parte u órgano. Congestión, fluxión, plétora. || **-activa, arterial** o **fluxionaria**. Aflujo mayor de sangre a las arterias. || **-de Bier**. Congestión venosa producida artificialmente en el tratamiento de estados inflamatorios crónicos. || **-pasiva** o **venosa**. Acumulación de sangre en las venas.

hiperemotividad (de *hiper-* y el lat. *emovere*, conmover). f. F., *hyperémotivité*. Emotividad exagerada.

hiperempatía (de *hiper-* y el gr. *empathés*, apasionado por). f. Grado positivo excesivo de sintonía afectiva con el ambiente o personas.

hiperencéfalo (de *hiper-* y el gr. *enkephalé*, encéfalo). m. F., *hyperencéphale*. Monstruo exencéfalo sin bóveda craneal, pero sin fisura raquídea.

hiperendocrinia o **hiperendocrinismo** (de *hiper-*, el gr. *éndon*, dentro, y *krínein*, separar). f. y m. F., *hyperendocrinie*. Hipercrinia de las glándulas de secreción interna.

hiperenergía (de *hiper-* y el gr. *enérgeia*, fuerza). f. Actividad o energía excesiva; hiperdinamia.

hipereosinofilia (de *hiper-*, el gr. *eós*, aura, y *philía*, amistad). f. Eosinofilia excesiva.

hiperepidermotrofia (de *hiper-*, *epidermis* y el gr. *trophé*, nutrición). f. Hipertrofia de la epidermis. || **-generalizada**. Dermatosis rara, caracterizada por hiperqueratosis, aumento de la secreción sebácea, hipertricosis y formación de ampollas.

hiperepidosis (de *hiper-* y el gr. *epídosis*, desarrollo, aumento). f. Hipertrofia.

hiperepidrosis. f. Hiperhidrosis.

hiperepinefria. f. Hiperadrenalismo.

hiperepitimia (de *hiper-* y el gr. *epithymía*, deseo, pasión). f. Deseo exagerado.

hiperequema o **hiperequesis** (de *hiper-* y el gr. *héchema* o *héchesis*, ruido). f. Exageración o aumento de intensidad de un ruido anormal.

hipereretisia o **hipereretismo** (de *hiper-* y el gr. *erethízein*, irritar). f. y m. Eretismo o irritabilidad exagerados.

hiperergasia (de *hiper-* y el gr. *ergasía*, trabajo). f. F., *hyperergasie*. Actividad funcional exagerada.

hiperergia (de *hiper-* y el gr. *érgon*, trabajo). f. A., *Hyperergie*; F., *hyperergie*; In., *hyperergia*; It., *iperergia*; P., *hiperergia*. Forma de alergia, caracterizada por su mayor intensidad; hipersensibilidad a los aletargados. || Hiperergasia.

hipereritrocitemia (de *hiper-*, el gr. *erythrós*, rojo, *kýtos*, cavidad, y *haîma*, sangre). f. F., *hyperérythrocytémie*, *poliglobulie*. Hipercitemia relativa a los corpúsculos rojos.

hiperesoforia (de *hiper-* y *esoforia*). f. Estrabismo hacia arriba y adentro.

hiperesplenia. f. Hiperesplenismo.

hiperesplenismo (de *hiper-* y el gr. *splén*, *splenós*, bazo). m. F., *hyperslpénie*. Exageración de las funciones inhibitorias y destructivas del bazo, y que se caracteriza por pancitopenia, esplenomegalia, médula ósea con celularidad normal y mejoría por esplenectomía.

hiperesplenomegalia (de *hiper-*, el gr. *splén*, *splenós*, bazo, y *megaleîos*, grande). f. Esplenomegalia enorme.

hiperesteatosis (de *hiper-*, el gr. *stéar*, *stéatos*, grasa, y el suf. *-osis*). f. Esteatosis exagerada.

hiperestenia (de *hiper-* y el gr. *sthénos*, fuerza). f. F., *hypersthénie*. Fuerza o tonicidad mayor de la normal. || Aumento de la fuerza vital.

hiperestenuria (de *hiperestenia* y el gr. *oûron*, orina). f. F., *hypersthénurie*. Aumento de la secreción urinaria, caracterizada por la elevación del grado o punto de congelación de la orina a causa de su dilución; este grado es superior a 2,43º.

hiperestesia (de *hiper-* y el gr. *aísthesis*, sensación). f. A., *Hyperästhesie*; F., *hyperesthésie*; In., *hyperesthesia*; It., *iperestesia*; P., *hiperestesia*. Aumento o exageración de la sensibilidad general o especial. || **-acústica** o **auditiva**. Hiperacusia. || **-cerebral**. La debida a una lesión del cerebro. || **-clorhídrica digestiva**. Producción de dolor o pirosis, por hiperclorhidria mínima. || **-cutánea**. Hiperestesia tactil. || **-dolorosa**. Hiperalgesia. || **-gustatoria**. Hipergeusia. || **-muscular**. Hipersensibilidad del músculo al dolor o a la fatiga. || **-olfatoria**. Hiperosmia. || **-onírica**. Hiperestesia en los sueños. || **-sexual**. Exageración anormal del apetito genésico. || **-táctil**. Hiperafia o hiperpselafesia.

hiperestrinismo (de *hiper-* y *estrina*). m. Estado debido a la producción exagerada de estrógeno.

hiperestrogenemia (de *hiper-*, *estrógeno* y el gr. *haîma*, sangre). f. F., *hyperfolliculinémie*. Exceso de estrógenos en la sangre; hiperfoliculinemia.

hipereuriopía (de *hiper-*, *eurs*, ancho, y *óps*, *opós*, ojo). f. Abertura anormalmente grande de los párpados.

hiperevolutismo (de *hiper-* y el lat. *evolvere*, desarrollar). m. Desarrollo que excede del normal.

hiperexcreción (de *hiper-* y el lat. *excretus*, p. p. de *excernere*, separar). f. Excreción exagerada; hiperecrisis.

hiperexoforia (de *hiper-*, el gr. *éxo*, afuera, y *phérein*, llevar). f. F., *hyperexophorie*. Estrabismo hacia arriba y afuera.

hiperextensión (de *hiper-* y el lat. *extendere*, extender). f. A., *Überdehnung*; F., e In., *hyperextension*; It., *iperestensione*; P., *hiperextensão*. Extensión extrema o excesiva.

hiperfalangismo (de *hiper-* y el gr. *phálagx*, *-aggos*, hilera de soldados). m. F., *hyperphalangie*. Existencia de falanges supernumerarias.

hiperfasia (de *hiper-* y el gr. *phásis*, expresión). f. Locuacidad continua, excesiva; verborrea, logorrea.

hiperfemia. f. Hiperfasia.

hiperfibrinogenemia. f. Aumento de la concentración sérica de fibrinógeno que puede aparecer de forma primaria o secundaria a diversos procesos crónicos (procesos inflamatorios, infecciosos, neoplásicos, etc.) y que puede desembocar en un estado de hipercoagulabilidad sanguínea.

hiperfisemia (de *hiper-*, el gr. *phýsa*, aire, y *haîma*, sangre). f. Exceso de gases en la sangre y estado anormal consecutivo.

hiperfísico (de *hiper-* y el gr. *phýsis*, naturaleza). adj. Extranatural; metafísico.

hiperflexión (de *hiper-* y el lat. *flexio, -onis*, flexión). f. A., *Überbeugung*; F., e In., *hyperflexion*; It., *iperflessione*; P., *hiperflexão*. Flexión extrema o excesiva.

hiperflogosis (de *hiper-* y el gr. *phlógosis*, inflamación). f. Flogosis o inflamación en su más alto grado.

hiperfoliculinia. f. Secreción exagerada de foliculina; hiperestrinismo.

hiperfonesis (de *hiper-* y el gr. *phónesis*, acción de hablar). f. Mayor intensidad de los sonidos a la auscultación o percusión; hiperequema.

hiperfonía (de *hiper-* y el gr. *phoné*, voz). f. F., *hyperphonie*. Fonación excesivamente alta o enérgica, como se observa en los tartamudos.

hiperforia (de *hiper-* y el gr. *phérein*, conducir). f. A., *Hyperphorie*; F., *hyperphorie*; In., *hyperphoria*; It., *iperforia*; P., *hiperforia*. Elevación de un eje visual sobre el otro.

hiperfosfatasia. f. F., *hyperphosphatasie*. Elevación anormal del nivel de fosfatasa en el cuerpo.

hiperfosfatemia (de *hiper-*, fosfato y el gr. *haîma*, sangre). f. A., *Hyperphosphatämie*; F., *hyperphosphatémie*; In., *hyperphosphatemia*; It., *iperfosforemia*; P., *hiperfosfatemia*. Presencia de una cantidad anormalmente grande de fosfatos en la sangre.

hiperfosfaturia (de *hiper-*, fosfato y el gr. *oûron*, orina). f. A., *Hyperphosphaturie*; ár., F., *hyperphosphaturie*; In., *hyperphosphaturia*; It., *iperfosfoturia*; P., *hiperfosfatúria*. Eliminación de una cantidad excesiva de fosfatos por la orina.

hiperfrasia. f. Hiperfasia.

hiperfrenia (de *hiper-* y el gr. *phrén, phrenós*, mente). f. Excitación mental; manía.

hiperfunción (de *hiper-* y el lat. *functio, -onis*, función). f. Aumento de la actividad o la función normal de un órgano.

hiperfuncionamiento. m. F., *hyperfonction*. Funcionamiento excesivo de una parte u órgano.

hipergalactosis (de *hiper-* y el gr. *gála, -aktos*, leche). f. F., *hypergalactie*. Secreción abundante de leche.

hipergammaglobulinemia (de *hiper-*, *gammaglobulina* y el gr. *haîma*, sangre). f. F., *hipergammaglobulinémie*. Exceso de gammaglobulinas en la sangre; se observa con frecuencia en las enfermedades infecciosas crónicas. Gammapatía.

hipergastroneuria (de *hiper-*, el gr. *gastér, gastrós*, estómago, y *neûron*, nervio). f. Excitabilidad nerviosa exagerada del estómago.

hipergénesis o **hipergenia** (de *hiper-* y el gr. *gennân*, producir, engendrar). f. Desarrollo o hipertrofia excesiva.

hipergénesis o **hipergenia**. Epigénesis.

hipergenitalismo (de *hiper-* y el lat. *genitalis*, genital). m. F., *hypergénitalisme*. Actividad excesiva de la secreción interna de las gónadas, de la que resultan la pubertad precoz, la hipertrofia de los genitales, etc.

hipergeusestesia (de *hipergeusia* y el gr. *aísthesis*, sensación). f. Hipergeusia.

hipergeusia (de *hiper-* y el gr. *geûsis*, gusto). f. A., *Hypergeusie*; F., *hypergueusie*; In., *hypergeusia*; It., *ipergeusia*; P., *hipergeusia*. Agudeza extrema del sentido del gusto.

hipergigantosomía (de *hiper-*, el gr. *gigas, -antos*, gigante, y *sôma*, cuerpo). f. Gigantismo.

hiperglicinemia (de *hiper-*, *glicina* y el gr. *haîma*, sangre). f. F., *hyperglycinémie*. Aumento de la concentración plasmática de la glicina.

hiperglicinuria (de *hiper-*, *glicina* y el gr. *oûron*, orina). f. F., *hyperglicinurie*. Aumento de la excreción urinaria de glicina. || **–con hiperglicinemia**. Trastorno metabólico de herencia autosómica recesiva, generalmente de curso mortal, que se observa en el período neonatal. Se caracteriza por acidosis metabólica, cetonuria, osteoporosis, trombopenia y neutropenia.

hiperglobulia (de *hiper-* y el lat. *globulus*, globulito). f. A., *Hyperglobulie*; F., *polyglobulie*; In., *hyperglobulia*; It., *poliglobulia*; P., *hiperglobulia*. desus. Exceso de hematíes en la sangre. Poliglobulia, eritrocitosis. V. Policitemia. || Aumento del diámetro de los glóbulos rojos. || **–relativa**. Disminución de la cantidad de suero sanguíneo sin aumento real del número de glóbulos rojos.

hiperglobulismo. m. Hiperglobulia.

hiperglucemia (de *hiper-*, el gr. *glyks*, dulce, y *haîma*, sangre). f. A., *Hyperglykämie*; F., *hyperglycémie*; In., *hyperglycemia*; It., *iperglicemia*; P., *hiperglicemia*. Aumento anormal de la cantidad de glucosa en la sangre. Condición típica de la diabetes mellitus.

hiperglucistia (de *hiper-*, el gr. *glykýs*, dulce, e *histós*, tejido). f. Exceso de azúcar en los tejidos orgánicos.

hiperglucogenólisis (de *hiper-*, el gr. *glykýs*, dulce, *gennân*, producir, y *lysis*, disolución). f. F., *hyperglycogénolyse*. Desdoblamiento excesivo del glucógeno, del que resulta un exceso de glucosa en el organismo.

hiperglucorraquia (de *hiper-*, el gr. *glykýs*, dulce, y *rhegnnai*, romper). f. F., *hyperglycorachie*. Exceso de azúcar en el líquido cefalorraquídeo.

hiperglucosemia. f. Hiperglucemia.

hiperglucosuria (de *hiper-*, *glucosa* y el gr. *oûron*, orina). f. F., *hyperglycosurie*. Glucosuria exagerada.

hipergonadismo (de *hiper-* y el gr. *goné*, semilla). m. F., *hypergénitalisme, hypergonadisme*. Secreción ovárica o testicular superior a la normal.

hiperhedonía o **hiperhedonismo** (de *hiper-* y el gr. *hedoné*, placer). f. y m. A., *Hyperhedonie*; F., *hyperhédonie*; In., *hyperhedonia*; It., *iperedonia*; P., *hiperhedonismo*. Intensidad mayor del placer al efectuar actos que habitualmente lo proporcionan.

hiperhematoblastia (de *hiper-*, el gr. *haîma, -atos*, sangre, y *blastós*, germen). f. Aumento en el número de hematoblastos en la sangre.

hiperhemia. f. Hiperemia.

hiperhemoglobinemia (de *hiper-*, *hemoglobina* y el gr. *aîma*, sangre). f. F., *hyperhémoglobinémie*. Presencia de una cantidad anormalmente elevada de hemoglobina en la sangre.

hiperhepatía (de *hiper-* y el gr. *hêpar, hépatos*, hígado). f. desus. Exageración anatómica o fisiológica en el número o actividad, respectivamente, de los hepatocitos; hiperfunción hepática.

hiperhepatismo. m. Hiperhepatía.

hiperhidrocloria. f. Hiperclorhidria.

hiperhidropexia (de *hiper-*, el gr. *hýdor*, agua, y *pêxis*, fijación). f. Hidropexia exagerada o excesiva.

hiperhidrosis (de *hiper-* y el gr. *hidrós*, sudor). f. A., *Hyperhidrose*; F., *hyperhidrose*; In., *hyperhidrosis*; It., *iperidrosi*; P., *hiper-hidrose*. Sudación excesiva general o localizada.

hiperhipercitosis (de *hiper-*, el gr. *kýtos*, cavidad, y el suf. *-osis*). f. Leucocitosis con aumento relativo de los neutrófilos.

hiperhipnosis (de *hiper-* y el gr. *hýpnos*, sueño). f. Hipnosis excesiva o demasiado frecuente.

hiperhipocitosis (de *hiper-*, el gr. *hipó*, debajo, *kýtos*, cavidad, y el suf. *-osis*). f. Leucopenia con exceso de neutrófilos.

hiperhipofisia o **hiperhipofisismo**. f. y m. Hiperpituitarismo.

hiperhistaminemia (de *hiper-*, *histamina* y el gr. *haîma*). f. Aumento de histamina en la sangre.

hiperhormónico. adj. Con exceso de hormonas o debido a un exceso de hormonas.

hipericón. m. Corazoncillo.

hiperidrosis. f. Hiperhidrosis.

hiperingestión (de *hiper-* y el lat. *ingerere*, lanzar). f. Ingestión anormalmente excesiva de alimentos o bebidas.

hiperinmunidad (de *hiper-* y el lat. *immunis*, inmune). f. Grado de inmunidad mayor que de ordinario.

hiperinmunización. f. F., *hyperimmunisation*. Introducción de sustancias inmunizantes en el organismo, con el fin de estimular la producción de grandes cantidades de anticuerpos.

hiperinosemia o **hiperinosis** (de *hiper-*, el gr. *ís, inós*, fibra, y, en el primer término, *haîma*, sangre). f. A., *Hyperinose*; F., *hyperinose*; In., *hyperinosis*; It., *iperinosi*; P., *hiperinose*. desus. HIPERFIBRINOGENEMIA.
hiperinsulinismo. m. F., *hyperinsulinisme*. Secreción excesiva de insulina por el páncreas e hipoglucemia consiguiente. || Choque insulínico por dosis excesivas.
hiperinterrenal (de *hiper-*, el lat. *inter*, entre, y *renes*, riñones). adj. Relativo a la hiperfunción de la corteza suprarrenal.
hiperinvolución. f. Involución excesiva de un órgano, como la del útero después del parto.
hiperisotonía. f. Cualidad de un suero o solución que contiene más sal de la necesaria para la conservación de los glóbulos rojos.
hiperlactacidemia (de *hiper-*, el lat. *lac, lactis*, leche, *ácido* y el gr. *haîma*, sangre). f. Exceso de ácido láctico en la sangre.
hiperlactación (de *hiper-* y el lat. *lactare*, contener leche). F., *hyperlactation*. f. Secreción excesiva de leche. || Prolongación desmesurada del período de lactancia.
hiperlecitinemia. f. F., *hyperlécithinémie*. Exceso de lecitina en la sangre.
hiperleucocitosis o **hiperleucocitemia** (de *hiper-*, el gr. *leukós*, blanco, *kýtos*, cavidad, y del suf. *-osis* o del gr. *haîma*, sangre.). f. F., *hyperleucocytose*. Leucocitosis exagerada o leucocitosis simplemente.
hiperlicuorrea (de *hiper-*, el lat. *liquor, -oris*, estado líquido, y el gr. *rheîn*, fluir). f. Producción excesiva del líquido cefalorraquídeo.
hiperlipemia (de *hiper-*, el gr. *lípos*, grasa, y *haîma*, sangre). f. A., *Hyperlipämie*; F., *hyperlipémie*; In., *hyperlipemia*; It., *iperlipemia*; P., *hiperlipemia*. Exceso de grasa, lípidos o lipoides en la sangre; lipemia exagerada. Factor de riesgo de arteriosclerosis y pancreatitis.
hiperlipidemia o **hiperlipoidemia.** f. HIPERLIPEMIA.
hiperlipoproteinemia (de *hiper-*, el gr. *lípos*, grasa, de *proteína* y el gr. *haîma*, sangre). f. F., *hyperlipoprotéinémie*. Aumento de las lipoproteínas en el plasma. || **-familiar.** Agrupa a un número de enfermedades de herencia autosómica recesiva o dominante que se caracteriza por presentar una alteración de la concentración de las β-lipoproteínas y otros lípidos en el plasma. Se distinguen cinco tipos diferentes: *tipo I*, llamado síndrome de Bürger-Grütz (V. SÍNDROME); *tipo II*, en el que existe un aumento de las β-lipoproteínas, colesterol y fosfolípidos. La cifra de triglicéridos se mantiene normal. En los homocigotos la enfermedad es grave con xantomatosis y arteriosclerosis coronaria. *Sin.*: Hipercolesterolemia familiar xantomatosa; *tipo III*, en el que existe un aumento de las β-lipoproteínas, pre-β-lipoproteínas, colesterol, fosfolípidos y triglicéridos. Presenta xantomas de varios tipos, tuberosos y planos, enfermedad vascular coronaria y periférica; *tipo IV*, en el que se observa un aumento del nivel de pre-β-lipoproteínas y triglicéridos con cifras normales de β-lipoproteínas, colesterol y fosfolípidos. Presenta xantomas de tipo eruptivo, tendencia a la obesidad, diabetes mellitus e infarto de miocardio y el *tipo V*, en el que hay un aumento de los quilomicrones, pre-β-lipoproteínas y triglicéridos y tendencia a la arteriosclerosis.
hiperliposis (de *hiper-*, el gr. *lípos*, grasa, y el suf. *-osis*). f. F., *hyperlipomatose*. Liposis o lipomatosis exagerada. || Exceso de grasa en la sangre o en los tejidos.
hiperlogía (de *hiper-* y el gr. *lógos*, palabra). f. HIPERFASIA.
hiperlutemia (de *hiper-*, el lat. *luteus*, lúteo, y el gr. *haîma*, sangre). f. Presencia de una cantidad excesiva de hormona lútea en la sangre.
hipermacrosquelia (de *hiper-*, el gr. *makrós*, grande, y *skélos*, pierna). f. Macrosquelia exagerada en relación con la talla.
hipermaduro (de *hiper-* y el lat. *maturus*, maduro). adj. F., *hypermature*. Que ha pasado el período de madurez.

hipermanganato. m. PERMANGANATO.
hipermanía (de *hiper-* y el gr. *manía*, locura). f. F., *hypermanie*. Manía extrema, hiperactiva.
hipermastia (de *hiper-* y el gr. *mastós*, mama). f. A., *Hypermastie*; F., *hypermastie*; In., *hypermastia*; It., *ipermastia*; P., *hipermastia*. Hipertrofia de la glándula mamaria. || POLIMASTIA.
hipermegalia (de *hiper-* y el gr. *megaleîos*, grande). f. Megalia exagerada; engrosamiento excesivo.
hipermegasomía (de *hiper-*, el gr. *mégas, megále, méga*, grande, y *sôma*, cuerpo). f. Desarrollo exagerado del cuerpo.
hipermenorrea (de *hiper-*, el gr. *mén, menós*, mes, y *rheîn*, fluir). f. F., *hypermenorrhée*. Menstruación extremadamente profusa.
hipermesosomía (de *hiper-*, el gr. *mésos*, mediano, y *sôma*, cuerpo). f. Estatura que excede de la ordinaria.
hipermetabolismo (de *hiper-* y el gr. *metabolé*, canvio). m. F., *hypermétabolisme*. Metabolismo aumentado.
hipermetamorfosis (de *hiper-* y el gr. *metamórphosis*, transformación). f. F., *hypermétamorphose*. Metamorfosis más completa o con períodos más numerosos que de ordinario. || Aceleración del curso del pensamiento que produce confusión y distracción mental, como se observa en la manía.
hipermetaplasia (de *hiper-* y el gr. *metaplássein*, transformar). f. Metaplasia exagerada.
hipermetría (del gr. *hypermetría*, de *hypérmetros*, desmesurado; de *hypér*, más allá, y *métron*, medida). f. F., *hypermétrie*. Forma de dismetría en la que los movimientos son exagerados y exceden siempre de su propósito.
hipermétrope. m. F., *hypermétrope*. Afecto de hipermetropía.
hipermetropía (del gr. *hypérmetros*, desmesurado, y *óps, opós*, ojo). f. A., *Hypermetropie*; F., *hypermétropie*; In., *hypermetropia*; It., *ipermetropia*; P., *hipermetropia*. Hiperopía; estado del ojo en el cual los rayos luminosos paralelos al eje del mismo forman foco más allá de la retina; caracterizado principalmente por la dificultad de ver con claridad los objetos situados cerca de los ojos. || **-absoluta.** La que sólo se corrige con el uso de lentes convexas, pues el ojo es incapaz por sí mismo de hacer esfuerzo alguno de acomodación para corregirla. || **-adquirida.** Hipermetropía que se debe a la parálisis del músculo ciliar, a los progresos de la edad o a la extracción del cristalino (afaquia). || **-axil.** La debida a la cortedad del diámetro anteroposterior del ojo. || **-congénita.** HIPERMETROPÍA AXIL. || **-facultativa** o **latente.** La que es compensada por el sujeto haciendo un esfuerzo de acomodación. || **-manifiesta.** La que no puede corregirse sino con el empleo de lentes convexas. || **-relativa.** Hipermetropía en la que la visión es distinta solamente en la convergencia excesiva. || **-total.** Hiperopía manifiesta y latente combinadas.
hipermicrosomía (de *hiper-*, el gr. *mikrós*, pequeño, y *sôma*, cuerpo). f. Microsomía o nanismo exagerados.
hipermimia (de *hiper-* y el gr. *mîmos*, mímica). f. F., *hypermimie*. Exageración de la mímica emotiva o de los gestos al hablar. HIPERSEMIA.
hipermiotonía (de *hiper-*, el gr. *mŷs, myós*, músculo, y *tónos*, tono, tensión). f. F., *hypertonie musculaire*. Hipertonía muscular.
hipermiotrofia (de *hiper-*, el gr. *mŷs, myós*, músculo, y *trophé*, alimentación). f. F., *hypertrophie musculaire*. Hipertrofia muscular.
hipermixia (de *hiper-* y el gr. *mxa*, moco). f. Hipersecreción de moco.
hipermnesia (de *hiper-* y el gr. *mnêstis*, memoria). f. A., *Hypermnesie*; F., *hypermnésie*; In., *hypermnesia*; It., *ipermnesi*; P., *hipermnésia*. Memoria extremada, total o parcial.
hipermnésico. adj. Relativo a la hipermnesia. || Término de Meyer para los trastornos psíquicos caracterizados por sobreactividad mental (manía, obsesiones).

hipermorfo (de *hiper-* y el gr. *morphé*, forma). adj. F., *hypermorphe*. Dícese del individuo de estatura elevada estando de pie, en comparación con su menor talla en la posición sentada, con brazos y piernas largos y estrechos. Ú. t. c. s. V. HIPOMORFO y MESOMORFO.

hipermovilidad o **hipermotilidad** (de *hiper-* y el lat. *mobilitas, -atis*, movilidad, o *motus*, p. p. de *movere*, mover). f. F., *hypermotilité*. Movilidad exagerada o excesiva.

hipernanosomía. f. HIPERMICROSOMÍA.

hipernatremia (de *hiper-*, el ár. *natrón*, sodio, y el gr. *haîma*, sangre). f. A., *Hypernaträmie*; F., *hypernatrémie*; In., *hypernatremia*; It., *ipernatremia*; P., *hipernatremia*. Cantidad excesiva de sodio o de sus sales en la sangre.

hipernefritis (de *hiper-*, el gr. *nephrós*, riñón, y el suf. *-itis*). f. Inflamación de las cápsulas suprarrenales.

hipernefroide (de *hiper-*, el gr. *nephrós*, riñón, y *eidos*, aspecto). adj. Semejante a la cápsula suprarrenal.

hipernefroma (de *hiper-*, el gr. *nephrós*, riñón, y el suf. *-oma*). m. A., *Hypernephrom*; F., *hypernéphrome*; In., *hypernephroma*; It., *ipernefroma*; P., *hipernefroma*. Tumor derivado del tejido suprarrenal, en la misma glándula o en el riñón u otra parte; tumor de Grawitz.

hipernefros (de *hiper-* y el gr. *nephrós*, riñón). m. Cápsula suprarrenal.

hiperneocitosis (de *hiper-*, el gr. *neós*, nuevo, *kýtos*, cavidad). f. Hiperleucocitosis en la que existen muchas formas no maduras.

hiperneuria (de *hiper-* y el gr. *neûron*, nervio). f. Actividad nerviosa exagerada.

hipernitremia (de *hiper-*, nitrógeno, y el gr. *haîma*, sangre). f. Exceso de sustancias nitrogenadas en la sangre.

hipernoia (de *hiper-* y el gr. *noûs*, mente). f. Actividad mental excesiva; hiperfrenia.

hipernómico (de *hiper-* y el gr. *nómos*, ley). adj. Excesivo; por encima de la ley.

hipernormal (de *hiper-* y el lat. *norma*, regla). adj. F., *hypernormal*. Que excede o rebasa de lo que es normal.

hipernormocitosis (de *hipernormal*, el gr. *kýtos*, cavidad, y el suf. *-osis*). f. Aumento anormal en la proporción de neutrófilos en la sangre.

hipernucleosis (de *hiper-*, el lat. *nucleus*, pulpa de fruto sin cáscara, y el suf. *-osis*). f. Aumento en el número de leucocitos polimorfonucleares en la sangre.

hipernutrición (de *hiper-* y el lat. *nutrimen, -inis*, alimento). f. F., *hypernutrition*. Sobrealimentación y sus efectos consiguientes.

hiperonicosis o **hiperoniquia** (de *hiper-* y el gr. *ónyx, -ychos*, uña). f. A., *Hyperonychosis*; F., *hyperonychose*; In., *hyperonychosis*; It., *iperonichia*; P., *hiperonicose*. Hipertrofia de las uñas.

hiperope. m. HIPERMÉTROPE.

hiperopia o **hiperopsia.** f. HIPERMETROPÍA.

hiperorexia (de *hiper-* y el gr. *órexis*, apetito). f. Bulimia; hambre canina.

hiperorquidia o **hiperorquidismo** (de *hiper-* y el gr. *órchis*, testículo). f. m. F., *hyperorchidie*. Actividad exagerada de la secreción interna testicular.

hiperortocitosis (de *hiper-*, el gr. *orthós*, recto, *kýtos*, cavidad, y el suf. *-osis*). f. Hiperleucocitosis en la que es normal la proporción entre las diversas formas de leucocitos.

hiperortognatia (de *hiper-*, el gr. *orthós*, recto, y *gnáthos*, mandíbula). f. Ortognatia excesiva.

hiperosfresia (de *hiper-* y el gr. *ósphresis*, olfato). f. HIPEROSMIA.

hiperosmia (de *hiper-* y el gr. *osmé*, olfato). f. A., *Hyperosmie*; F., *hyperosmie*; In., *hyperosmia*; It., *iperosmia*; P., *hiperosmia*. Sensibilidad anormalmente exagerada del sentido del olfato.

hiperosteogenia (de *hiper-*, el gr. *ostéon*, hueso, y *gennân*, producir). f. Hipergénesis o hipertrofia ósea; producción de exostosis.

hiperostosis (de *hiper-* y el gr. *ostéon*, hueso). f. A., *Hyperostose*; F., *hyperostose*; In., *hyperostosis*; It., *iperostosi*; P., *hiperostose*. Neoformación o hipertrofia difusa o localizada de un hueso. ‖ **-frontal interna** o **de Morgagni.** Engrosamiento difuso o en placas de la tabla interna del hueso frontal, visible a veces por radiografía; asintomática.

hiperovaría o **hiperovarismo** (de *hiper-* y el lat. *ovarium*, ovario). f. y m. A., *Hyperovarismus*; F., *hyperovarie*; In., *hyperovarismo*; It., *iperovarismo*; P., *hiperovarismo*. Exageración de la actividad ovárica y precocidad sexual consecutiva.

hiperoxemia, hiperoxia (de *hiper-*, el gr. *oxs*, ácido, y *haîma*, sangre). m. A., *Hyperoxämie*; F., *hyperoxie*; In., *hyperoxemia*; It., *iperossia*; P., *hiperoxemia*. Hiperacidez de la sangre. ‖ Oxigenación superabundante de la sangre.

hiperoxidación. f. Oxidación excesiva; exceso en la cantidad de oxígeno.

hiperpalestesia (de *hiper-*, el gr. *pállein*, sacudir, y *aísthesis*, sensación). f. A., *erhöhte Vibrationsempfindung*; F., *hyperpallesthésie*; In., *hyperpallesthesia*; It., *iperpallestesia*; P., *hiperpalestesia*. Palestesia exagerada; aumento exagerado de la sensibilidad a las vibraciones.

hiperpancreatismo (de *hiper-*, el gr. *pân*, todo, y *kréas, kréatos*, carne). m. Actividad exagerada del funcionalismo pancreático.

hiperparásito (de *hiper-*, el gr. *pará*, junto a, y *sítos*, comida). m. Parásito sobre otro parásito, parásito de parásito. ‖ **-de segundo grado.** Parásito de hiperparásito.

hiperparatiroidismo o **hiperparatireosis** (de *hiper-*, el gr. *pará*, junto a, y *thyroeidés*, semejante a una puerta, o *thyreós*, escudo oblongo). f. y m. F., *hyperparathyroïdie*. Exageración de las funciones de las paratiroides, traducida por hipersecreción de hormona paratiroidea, descalcificación de los huesos e hipotonía muscular. ‖ **-primario.** Trastorno primitivo de las glándulas paratiroides que cursa con hipercalcemia. ‖ **-secundario.** Estado que se desarrolla en respuesta a una situación de hipocalcemia. No suele cursar con hipercalcemia.

hiperparotidismo o **hiperparotidia** (de *hiper-*, el gr. *pará*, junto a, y *oûs, otós*, oreja). f. y m. F., *hyperparotidie*. Aumento del volumen y actividad de las glándulas parótidas.

hiperpatía (de *hiper-* y el gr. *páthos*, enfermedad, afección). f. A., *Hyperpathie*; F., *hyperpathie*; In., *hyperpathia*; It., *iperpatia*; P., *hiperpatia*. Enfermedad extremadamente grave. ‖ Sensibilidad extrema.

hiperpepsia (de *hiper-* y el gr. *pépsis*, digestión). f. F., *hyperpepsie*. Dispepsia por exceso de cloruros en el jugo gástrico. ‖ Exageración de la función digestiva.

hiperpepsinia. f. Secreción profusa o exagerada de pepsina gástrica.

hiperperistaltismo o **hiperperistalsis** (de *hiper-*, el gr. *perí*, alrededor, y *stálsis*, contracción). m. y f. F., *hyperpéristaltisme*. Peristaltismo extremadamente activo del estómago o intestinos.

hiperpermeabilidad (de *hiper-* y el lat. *permeare*, atravesar). f. Permeabilidad extrema o excesiva.

hiperpexia (de *hiper-* y el gr. *pêxis*, fijación). f. Fijación por un tejido, de una cantidad excesiva de sustancia.

hiperpícrico (de *hiper-* y el gr. *pikrós*, amargo). adj. Extremadamente amargo.

hiperpiesia o **hiperpiesis** (de *hiper-* y el gr. *piérein*, apretar). n. desus. A., *Hyperpiesie*; F., *hyperpiésie*; In., *hyperpiesia*; It., *iperpiesia*; P., *hiperpiese*. Presión sanguínea elevada; hipertensión ‖ Estado morboso, caracterizado por hipertensión arterial sin alteraciones orgánicas; hipertensión esencial.

hiperpigmentación (de *hiper-* y el lat. *pigmentum*). f. F., *hyperpigmentation*. Pigmentación excesiva.

hiperpinealismo (de *hiper-* y el lat. *pinea*, piña). m. F., *hypernéalisme*. Secreción pineal excesiva y trastornos consecutivos.

hiperpipecolatemia (de *hiper-*, pipercólico y el gr. *haîma*, sangre). f. F., *hyperpipécolatémie*. Trastorno metabólico en el cual aumenta el ácido pipecólico en el suero. Presenta hepatoesplenomegalia y una desmielinización progresiva del sistema nervioso.

hiperpiremia (de *hiper-*, el gr. *pr, pyrós*, fuego, y *haîma*, sangre). f. Exceso de materias carbonadas no oxidadas en la sangre.

hiperpirexia (de *hiper-* y *pirexia*). f. HIPERTERMIA.

hiperpituitarismo (de *hiper-* y el lat. *pituita*, mucosidad). m. A., *Hyperpituitarismus*; F., *hyperpituitarisme*; In., *hyperpituitarism*; It., *iperpituitarismo*; P., *hiperpituitarismo*. Actividad exagerada de la hipófisis o glándula pituitaria y estado morboso consecutivo. ‖ **-basófilo**. desus. El resultante de un adenoma de células basófilas que origina compresión pituitaria o hipopituitarismo. ‖ **-eosinófilo**. desus. El debido a hipertrofia de las células eosinófilas y que origina gigantismo y acromegalia.

hiperplasia (de *hiper-* y el gr. *plásis*, acción de modelar). f. A., *Hyperplasia*; F., *hyperplasie*; In., *hyperplasia*; It., *iperplasia*; P., *hiperplasia*. HIPERGÉNESIS. ‖ Multiplicación anormal de los elementos de los tejidos; hipertrofia numérica. ‖ **-inflamatoria** o **neoplásica**. La debida a un proceso inflamatorio o neoplasia, respectivamente.

hiperplasmia (de *hiper-* y *plasma*). f. Mayor proporción del plasma de la sangre respecto a los corpúsculos.

hiperplatimeria (de *hiper-* y *platimeria*). f. Platimeria exagerada, de índice 74,9 ó menor.

hiperplatirrinia (de *hiper-*, el gr. *platýs*, aplanado, y *rhís, rhinós*, nariz). f. Platirrinia exagerada; nariz en silla de montar.

hiperplerosis (de *hiper-* y el gr. *plérosis*, plenitud). f. Plenitud o repleción excesiva, especialmente de los vasos.

hiperploidía. f. F., *hyperploïdie*. Característica de los núcleos celulares consistente en tener un número de cromosomas mayor que el considerado como normal, $2n$.

hiperpnea (de *hiper-* y el gr. *pnoé*, respiración). f. A., *Hyperpnoe*; F., *hyperpnée*; In., *hyperpnea*; It., *iperpnea*; P., *hiperpneia*. Exageración en la amplitud y profundidad de los movimientos respiratorios.

hiperpolipeptidemia (de *hiper, polipéptido* y el gr. *haîma*, sangre). f. F., *hyperpolypeptidémie*. Exceso de polipéptidos en la sangre.

hiperporosis (de *hiper-* y el gr. *póros*, pasaje). f. Porosis extrema.

hiperpotasemia (de *hiper-*, *potasio* y el gr. *haîma*, sangre). f. A., *Hyperkaliämie*; F., *hyperkaliémie*; In., *hyperpotassemia*; It., *iperpotassiemia*; P., *hipercaliemia*. Exceso de sales de potasio en la sangre; hipercaliemia.

hiperpraxia o **hiperpraxis** (de *hiper-* y el gr. *prâxis*, acción). f. Actividad exagerada o maníaca; delirio de los actos.

hiperpresbiopía (de *hiper-*, el gr. *présbys*, anciano, y *óps, opós*, ojo). f. HIPERMETROPÍA.

hiperprocoresis (de *hiper-*, el gr. *pro*, adelante, y *choreía*, danza del coro). f. Exageración anormal de una función motora propulsiva, especialmente hiperperistalsis.

hiperprolanemia. f. Exceso de prolán en la sangre.

hiperprosexia (de *hiper-* y el gr. *prósexis*, atención). f. Exageración de la atención; idea fija obsesionante.

hiperpselafesia (de *hiper-* y el gr. *pseláphesis*, tanteo). f. Hiperestesia táctil; hiperafia. ‖ POLIESTESIA. ‖ HAFALGESIA.

hiperpsicosis (de *hiper-*, el gr. *psyché*, mente, y el suf. *-osis*). f. Psicosis de grado extremo. ‖ HIPERFRENIA.

hiperqueratomicosis (de *hiper-*, el gr. *kéras, -atos*, cuerno, *mýkes*, hongo y el suf. *-osis*). f. Hiperqueratosis causada por micosis.

hiperqueratosis (de *hiper-* y el gr. *kéras, -atos*, cuerno). f. A., *Hyperkeratosis*; F., *hyperkératose*; In., *hyperkeratosis*; It., *ipercheratosi*; P., *hiperceratose*. Hipertrofia de la capa córnea de la piel, o cualquier enfermedad cutánea caracterizada por ella; queratoma. ‖ Hipertrofia de la córnea. ‖ **-excéntrica**. POROQUERATOSIS. ‖ **-folicular**. La que ocurre en los orificios de los folículos, debida a veces a deficiencia de vitamina A. . ‖ **-ictiosiforme generalizada**. ICTIOSIS LAMINAR. ‖ **-lagunar**. Repleción de las criptas amigdalinas por masas fijas y duras. ‖ **-lingual**. GLOSOFITIA. ‖ **-universal congénita**. Dermatosis de los recién nacidos, cuyo cuerpo parece cubierto de una cota de malla córnea; ictiosis.

hiperquetonuria. f. V. HIPERCETONURIA.

hiperquetosis. f. V. HIPERCETOSIS.

hiperquilia. f. HIPERCLORHIDRIA.

hiperquinesia. f. HIPERCINESIA.

hiperreflexia (de *hiper-* y el lat. *reflexus*, vuelto hacia atrás). f. A., *Reflexerhöhung*; F., *hyperréflexie*; In., *hyperreflexia*; It., *iperreflessia*; P., *hiper-reflexia*. Exageración de los reflejos.

hiperresonancia (de *hiper-* y el lat. *resonare*, resonar). f. Resonancia exagerada; hiperfonesis.

hiperrinoplatia. f. HIPERPLATIRRINIA.

hipersalemia. f. HIPERALONEMIA.

hipersalivación. f. F., *ptyalisme*. Hipercrinia salival, sialorrea.

hipersarcia o **hipersarcosis** (de *hiper-* y el gr. *sárx, sarkós*, carne). f. POLISARCIA. ‖ Desarrollo exagerado de tejido de granulación en las heridas. ‖ Hipertrofia muscular. ‖ ELEFANCÍA.

hipersecreción (de *hiper-* y el lat. *secretio, -onis*, separación). f. A., *Hypersekretion*; F., *hypersécrétion*; In., *hypersecretion*; It., *ipersecrezione*; P., *hipersecreção*. Secreción copiosa o excesiva, hipercrinia. ‖ **-gástrica**. Hiperclorhidria.

hipersemia (de *hiper-* y el gr. *sêma*, signo). f. Exageración de los gestos y el lenguaje mímico, que se observa en la manía, estados de agitación, etc. ; hipermimia.

hipersensibilidad o **hipersensitividad** (de *hiper-* y el lat. *sensibilis*, sensible, o *sensitivus*, sensitivo). f. A., *Überempfindlichkeit*; F., *hypersensibilité*; In., *hypersensitivity*; It., *ipersensibilità*; P., *hipersensibilidade*. Sensibilidad exagerada; estado anafiláctico o alérgico en el que el organismo reacciona a los agentes extraños más enérgicamente que de ordinario.

hipersensibilización. f. F., *hypersensibilité*. Producción o estado de hipersensibilidad; alergia o anafilaxis.

hipersialosis (de *hiper-* y el gr. *síalon*, saliva). f. Salivación abundante; sialorrea, tialismo.

hipersimpaticotonía (de *hiper-*, el gr. *sympátheia*, simpatía, y *tónos*, tensión). f. Simpaticotonía exagerada.

hipersístole o **hipersistolia** (de *hiper-* y el gr. *systolé*, contracción). f. F., *hypersystolie*. Exageración anormal de la sístole.

hipersomía (de *hiper-* y el gr. *sôma*, cuerpo). f. GIGANTISMO.

hipersomnia o **hipersomnio** (de *hiper-* y el lat. *somnus*, sueño). f. y m. A., *Schlafsucht*; F., *hypersomnie*; In., *hypersomnia*; It., *ipersonnia*; P., *hipersónia*. Sueño excesivo, patológico.

hipersudoración (de *hiper-* y el lat. *sudatio, -onis*, sudor). f. Hipercrinia sudoral; hiperhidrosis.

hipersuprarrenalismo. m. HIPERADRENALISMO.

hipersusceptibilidad. f. HIPERSENSIBILIDAD.

hipertelia (de *hiper-* y el gr. *thelé*, pezón). f. Hipertrofia del pezón. ‖ POLITELIA.

hipertelorismo (de *hiper-*, el gr. *téle*, lejos, y *horízein*, separar). m. A., *Hypertelorismus*; F., *hypertélorisme*; In., *hypertelorism*; It., *ipertelorismo*; P., *hipertelorismo*. Separación excesiva entre dos partes u órganos. ‖ **-ocular**. Mayor separación entre los ojos por deformidad craneal.

hipertensina. f. Polipéptido presente en la sangre y que produce hipertensión, formado por la acción de la renina sobre el hipertensinógeno.

hipertensinasa. Enzima presente en la sangre y tejidos, que destruye la hipertensina.

hipertensinógeno (de *hipertensina* y el gr. *gennân*, producir). m. Globulina del plasma sanguíneo que, por acción de la renina, produce la hipertensina.

hipertensión (de *hiper-* y el lat. *tensus*, p. p. de *tendere*, tender). f. A., *Hochdruck*; F., e In., *hypertension*;

It., *ipertensione;* P., *hipertensão.* Aumento del tono o tensión en general; especialmente aumento de la presión vascular o sanguínea. || **-arterial lábil.** Prehipertensión; estado en que el aumento de presión es episódico y cuyos síntomas desaparecen al estabilizarse espontáneamente la tensión en un nivel casi constante. || **-arterial maligna.** Forma muy grave de hipertensión esencial, de comienzo súbito y tempestuoso y curso progresivo hacia la superficie renal y cardíaca y encefalopatía hipertensiva. || **-benigna.** Hipertensión esencial, que durante muchos años no produce trastornos. || **-convergente.** Aquella en que la presión diastólica se eleva proporcionalmente más que la sistólica. || **-de Goldblatt.** Hipertensión por oclusión de las arterias renales. || **-decapitada.** Descenso de la presión sistólica, antes elevada, con mantenimiento de la presión diastólica por desfallecimiento cardíaco. || **-endocraneal.** hipertensión del sistema nervioso cerebral por acumulación de líquido (edema), sangre (hemorragia), o infiltración infecciosa o neoplásica.|| **-esencial.** Presión elevada de la sangre en la que no se encuentra ninguna causa. || **-pálida o roja.** Hipertensión maligna y benigna, respectivamente. || **-portal.** La que afecta la vena porta, habitualmente en las hepatopatías. || **-pulmonar.** Aumento de la presión en la circulación pulmonar.|| **-renal.** La secundaria a afectación renal. || **-vascular.** Presión sanguínea elevada. || **-venosa.** Hipertensión de este territorio habitualmente por dificultad de retorno.

hipertermal, hipertérmico (de *hiper-* y el gr. *thérme,* calor). adj. De temperatura superior a la normal; el primer término se aplica ordinariamente a ciertas aguas mineromedicinales.

hipertermalgesia (de *hiper-,* el gr. *thérme,* calor, y *álgesis,* sufrimiento). f. A., *Thermohyperästhesie;* F., *thermohyperesthésie;* In., *hyperthermalgesia;* It., *termoiperestesia;* P., *hipertermalgesia.* Sensibilidad extremada al calor; hiperalgesia exagerada para el calor.

hipertermestesia (de *hiper-,* el gr. *thérme,* calor, y *aisthesis,* sensación). f. HIPERTERMALGESIA.

hipertermia (de *hiper-* y el gr. *thérme,* calor). f. A., *Hyperthermie;* F., *hyperthermie;* In., *hyperthermia;* It., *ipertermia;* P., *hipertermia.* Elevación de la temperatura corporal.

hipertimergasia (de *hiper-,* el gr. *thymós,* mente, y *ergasía,* trabajo). f. Hiperactividad de la mente, con excitación y emotividad.

hipertimia (de *hiper-* y el gr. *thymós,* mente). f. A., *Hyperthymie;* F., *hyperthymie;* In., *hyperthymia;* It., *ipertimia;* P., *hipertimia.* Hiperfrenia, exaltación; exceso de afectividad.

hipertimismo o **hipertimización** (de *hiper-* y el gr. *thymós,* ánimo). f. y m. Actividad exagerada de la glándula timo y estado consecutivo.

hipertireosis. f. HIPERTIROIDISMO.

hipertiroidismo o **hipertiroidia** (de *hiper-* y el gr. *thyroeidés,* semejante a una puerta). m. y f. A., *Hyperthyroidismus;* F., *hyperthyroidismie;* In., *hyperthyroidism;* It., *ipertiroidismo;* P., *hipertiroidismo.* Conjunto sintomático debido a la actividad exagerada de la glándula tiroides; tirotoxicosis. || **-enmascarado** u **oculto.** Hipertiroidia oscurecida por una cardiopatía. || **-primario.** El causado por defecto primitivo de la glándula tiroides. || **-secundario.** Hipertiroidismo por exceso de hormona tirostimulante producida por la hipófisis. || **-terciario.** El debido a hiperproducción hipotalámica del factor liberador de la hormona tirostimulante.

hipertiroxinemia (de *hiper-,* tiroxina y el gr. *haîma,* sangre). f. F., *hyperthyroxinémie.* Exceso de tiroxina en la sangre.

hipertonía (de *hiper-* y el gr. *tónos,* tensión). f. A., *Hypertonie;* F., *hypertonie;* In., *hypertonia;* It., *ipertonia;* P., *hipertonia.* Tono o tensión exagerados, especialmente el tono muscular; de las diversas variedades de hipertonía muscular, dos son las más importantes: la *espasticidad,* que es debida a lesiones piramidales, y la *rigidez,* que se debe a lesiones extrapiramidales. || Estado de un líquido cuya concentración molecular es mayor que la del suero de la sangre. || HIPERTENSIÓN.

hipertóxico. adj. Extremadamente tóxico.

hipertrefocitosis (de *hiper-,* el gr. *tréphein,* nutrir, *kýtos,* cavidad, y el suf. *-osis).* f. ant. Aumento del número de trefocitos o de su actividad.

hipertricofridia (de *hipertricosis* y el gr. *ophrs,* ceja). f. Desarrollo exagerado del pelo de las cejas.

hipertricosis (de *hiper-* y el gr. *thrís, trichós,* pelo). f. A., *Hypertrichosis;* F., *hypertrichose;* In., *hypertrichosis;* It., *ipertricosi;* P., *hipertricose.* Desarrollo exagerado del pelo o cabellera; hirsutismo. || **-fetal.** Persistencia del lanugo fetal; fenómeno generalmente coexistente con alteraciones varias (espina bífida). || **-general** o **universal.** Presencia de pelo en todo el cuerpo. || **-gravídica.** Signo de Halban. || **-parcial.** Aparición de pelo en puntos donde no existe normalmente. || **-sacra.** Cola de fauno.

hipertriquiasis. f. HIPERTRICOSIS.

hipertrofia (de *hiper-* y el gr. *trophé,* nutrición). f. A., *Hypertrophie;* F., *hypertrophie;* In., *hypertrophy;* It., *ipertrofia;* P., *hipertrofia.* Desarrollo exagerado de los elementos anatómicos de una parte u órgano sin alteración de su estructura, que da por resultado el aumento de peso y volumen del órgano. || **-complementaria.** Aumento del tamaño de una porción de un órgano para suplir la pérdida de función de otra parte del mismo. || **-concéntrica.** Aumento del grosor de las paredes de un órgano hueco, del corazón especialmente, con disminución de la cavidad del mismo; aneurisma activo de Corvisart. || **-condensante de los huesos.** Producción en un hueso de tejido compacto en vez de tejido esponjoso o de cavidad medular. || **-de adaptación** o **compensadora.** Aumento total o parcial de un órgano o estructura anatómica como consecuencia de su hiperactividad. || **-de Billroth.** Piloritis hipertrófica benigna idiopática. || **-de Marie.** Engrosamiento de las partes blandas de una articulación, consecutivo a una periostitis. || **-endémica del calcáneo.** Afección observada en la Costa de Oro, de África, y otros países tropicales, caracterizada por la tumefacción y dolor del talón, que impide la locomoción. || **-esencial, fisiológica** o **funcional.** La debida exclusivamente a la mayor actividad funcional de un órgano. || **-excéntrica.** Hipertrofia de un órgano hueco con dilatación de su cavidad. || **-falsa.** Hipertrofia exclusiva del tejido conjuntivo o estroma de un órgano. || **-numérica** o **cuantitativa.** HIPERPLASIA o HIPERGÉNESIS. || **-seudomuscular.** PARÁLISIS SEUDOHIPERTRÓFICA. || **-simulada.** Aumento del tamaño de un órgano, de los dientes especialmente, debido a la falta de atrición o desgaste normal. || **-verdadera.** La debida al aumento de todos los elementos componentes. || **-vicariante** o **supletoria.** Hipertrofia de un órgano consecutiva a la falta de acción de otro.

hipertrombocitosis (de *hiper-,* el gr. *thrombós,* coágulo, *kýtos,* cavidad, y el suf. *-osis).* f. Mayor número de plaquetas en la sangre.

hipertropía. f. HIPERFORIA.

hiperuresis. f. POLIURIA.

hiperuricemia. f. A., *Hyperurikämie;* F., *hyperuricémie;* In., *hyperuricemia;* It., *iperuricemia;* P., *hiperuricemia.* Exceso de ácido úrico en la sangre y efectos consecutivos; uremia.

hiperuricuria (de *hiper-, úrico,* y el gr. *oûron,* orina). f. F., *hyperuricurie.* Eliminación exagerada de ácido úrico por la orina.

hipervascular (de *hiper-* y el lat. *vasculum,* vasito). adj. Muy vascularizado.

hipervegetativo (de *hiper-,* y el lat. *vegetare,* vigorizar). adj. F., *macrosplanchnique.* Dícese del tipo constitucional en el que la función vegetativa o nutricia domina a la neuromuscular. Sin.: Megalosplácnico. BRAQUIMORFO, PÍCNICO.

hipervenosidad (de *hiper-* y el lat. *vena,* vena). f. Desarrollo excesivo del sistema venoso.

hiperventilación (de *hiper-* y el lat. *ventilare*, dar aire). f. A., *Hyperventilation;* F., e In., *hyperventilation;* It., *iperventilazione;* P., *hiperventilação*. Respiración exageradamente profunda y prolongada; puede producir un ataque de tetania o de epilepsia en los predispuestos.

hiperviscosidad (de *hiper-* y el lat. *viscum*, liga). f. Viscosidad excesiva.

hipervitaminosis. f. A., *Hypervitaminose;* F., *hypervitaminose;* In., *hypervitaminosis;* It., *ipervitaminosi;* P., *hipervitaminose*. Estado producido por la administración excesiva de vitaminas, principalmente estudiado en las vitaminas A, D, B_1.

hipervolemia (de *hiper-* y *volemia*). f. A., *Hypervolämie;* F., *hypervolhémie;* In., *hypervolemia;* It., *ipervolemia;* P., *hipervolemia*. Aumento anormal del volumen del líquido circulante (plasma) en el cuerpo.

hipesoforia. f. HIPOESOFORIA.

hipestesia (de *hipo-* y el gr. *aísthesis*, sensación). f. HIPOESTESIA.

hipexoforia. f. HIPOEXOFORIA.

hiphemia. f. HIPEMIA.

hiphidrosis. f. HIPOHIDROSIS.

hipíatra (del gr. *hippo*, caballo, y *iatrós*, médico). m. Experto en hipiatría.

hipiatría (del gr. *hippos*, caballo, y *iatreía*, curación). f. Medicina y cirugía de los caballos; por extensión, veterinaria.

hipidrosis. f. HIPOHIDROSIS.

hipinosis (de *hipo-* y el gr. *ís, inós*, fibra). f. A., *Hypinose;* F., *hypinose;* In., *hypinosis;* It., *ipoinosi;* P., *hipoinose*. Disminución de la cantidad de fibrina en la sangre y consiguiente coagulabilidad menor de esta última.

hipnagógico (de *hipno-* y el gr. *agogós*, conductor). adj. F., *hypnagogique*. Dícese de los sueños, delirios o alucinaciones que preceden inmediatamente al sueño, y del estado entre vigilia y sueño.

hipnagogo (de *hipno-* y el gr. *apágein*, conducir). adj. F., *hypnagogue, hypnotique*. Que induce al sueño; hipnótico.

hipnal. f. Antipirina cloral.

hipnalgia (de *hipno-* y el gr. *álgos*, dolor). f. Dolor que se siente durante el sueño y desaparece al despertar. NICTALGIA.

hipnestesia (de *hipno-* y el gr. *aísthesis*, sensación). f. F., *somnolence*. Sensación de sueño; somnolencia.

hipniatra. Sonámbulo que en sueños indica remedios. ‖ adj. Dícese de la persona que se dedica a la hipniatría. Ú. t. c. s.

hipniatría (de *hipno-* y el gr. *iatreía*, tratamiento). f. Tratamiento de las enfermedades nerviosas por el sueño o hipnotismo.

hípnico. adj. F., *hypnotique*. Relativo al sueño o que lo provoca.

hipno-. Forma prefija del gr. *hýpnos*, sueño.

hipnoanálisis (de *hipno-* y el gr. *análysis*, resolución). m. F., *hypnoanalyse*. Método psicoterapéutico que utiliza la hipnosis asociada a elementos de la teoría y técnica psicoanalítica.

hipnoanestesia (de *hipno-* y el gr. *anaisthesía*, insensibilidad). f. Anestesia por el sueño artificial.

hipnobasia (de *hipno-* y el gr. *básis*, paso, marcha). f. SONAMBULISMO.

hipnóbata (de *hipno-* y el gr. *baínein*, andar). adj. y s. Sonámbulo.

hipnofobia (de *hipno-* y el gr. *phóbos*, temor). f. Temor morboso al sueño.

hipnofrenosis (de *hipno-*, el gr. *phrén, -enós*, mente, y el suf. *-osis*). f. Término general para los trastornos del sueño.

hipnogénico o **hipnógeno** (de *hipno-* y el gr. *gennân*, producir). adj. F., *hypnogène*. Que induce o provoca el sueño o el hipnotismo. Ú. t. c. s.

hipnoide (de *hipno-* y el gr. *eîdos*, aspecto). adj. F., *hypnoïde*. Semejante al sueño o estado hipnótico.

hipnoidización. f. Producción de hipnosis ligera o del estado hipnoide.

hipnolepsia (de *hipno-* y el gr. *lêpsis*, acción de coger y de recibir). f. A., *Schlafsucht;* F., *hypnolepsie;* In., *hypnolepsy;* It., *ipnolessia;* P., *hipnolepsia*. Somnolencia anormal. ‖ Narcolepsia como equivalente epiléptico.

hipnología (de *hipno-* y el gr. *lógos*, tratado). f. F., *hypnologie*. Suma de conocimientos relativos al sueño o al hipnotismo.

hipnona. f. Acetofenona, metilfenilacetona; líquido hipnótico.

hipnonarcosis (de *hipno-*, el gr. *nárke*, letargo, y el suf. *-osis*). f. A., *Hypnonarkose;* F., *hypnonarcose;* In., *hypnonarcosis;* It., *ipnonarcosi;* P., *hipnonarcose*. Narcosis combinada con hipnosis.

hipnopómpico (de *hipno-* y el gr. *pompikós*, relativo a procesiones). adj. F., *hypnopompique*. Que persiste después del sueño; aplícase a las visiones que aún se ven después del despertar completo.

hipnosedante (del gr. *hýpnos*, sueño, y el lat. *sedans, -antis*, que calma). m. Término que designa un grupo de psicofármacos depresores del SNC, que producen sedación y a dosis más elevadas provocan sueño. Incluye entre otros las benzodiacepinas y los barbitúricos.

hipnosis (del gr. *hypnoûn*, adormecer). f. A., *Hypnose;* F., *hypnose;* In., *hypnosis;* It., *ipnosi;* P., *hipnose*. Estado semejante al sueño, inducido artificialmente por otra persona (hipnotizador) por medio de la sugestión, durante el cual el sujeto puede ser influido por órdenes o mandatos, siempre que éstos no entren en grave conflicto con sus deseos o convicciones. En la actualidad se utiliza en el tratamiento de ciertas enfermedades psíquicas (neurosis, enfermedades psicosomáticas) o para obtener una anestesia ligera en cirugía menor, partos, odontología, etc.

hipnosofia (de *hipno-* y el gr. *sophía*, sabiduría). f. Estudio del sueño y de sus fenómenos.

hipnoterapia (de *hipno-* y el gr. *therapeía*, tratamiento). f. A., *Schlafkur;* F., *cure de sommeil;* In., *hypnotherapy;* It., *ipnoterapia;* P., *hipnoterapia*. Tratamiento de las enfermedades por el hipnotismo.

hipnótico (del gr. *hypnotikós*, soñoliento). adj. A., *Schlafmittel;* F., *hypnotique;* In., *hypnotic;* It., *ipnotico;* P., *hipnótico*. Relativo al sueño o a hipnotismo. ‖ Que provoca el sueño. ‖ m. Agente o fármaco que provoca el sueño. ‖ **-indirecto.** Agente o fármaco que procura el sueño por su acción contra las causas que lo impiden, como el hierro en la anemia, etc.

hipnotismo Braidismo, magnetismo animal, mesmerismo. ‖ (del gr. *hpnos*, sueño). m. A., *Hypnotismus;* F., *hypnotisme;* In., *hypnotism;* It., *ipnotismo;* P., *hipnotismo*. Teoría y práctica de la hipnosis.

hipnotista o **hipnotizador.** adj. y s. Persona experta en hipnotizar.

hipo. m. A., *Schlucken;* F., *hoquet;* In., *hiccup;* It., *singhiozzo;* P., *soluço*. Espasmo súbito de diafragma y la glotis, con sacudida de las paredes torácica y abdominal y sonido agudo inspiratorio; singultus. ‖ HIPPUS. ‖ **-epidémico.** Estado observado en la encefalitis letárgica o epidémica.

hipo-. Forma prefija del gr. *hypó*, debajo de, que indica deficiencia o situación inferior; opuesto a *hiper-* y a *epi-*.

hipoacidemia (de *hipo-, acidez*, y el gr. *haîma*, sangre). f. Deficiencia de ácidos en la sangre.

hipoacidez. f. F., *hypoacidité*. Acidez deficiente; falta de la acidez normal.

hipoactividad. f. F., *hypoactivité*. Actividad disminuida.

hipoacusia (de *hipo-* y el gr. *akoúein*, oír). f. A., *Hypoacusis;* F., *hypoacousie;* In., *hypoacusis;* It., *ipoacusi;* P., *hipoacusia*. Disminución de la sensibilidad auditiva.

hipoadenia (de *hipo-* y el gr. *adén, adénos*, glándula). f. Actividad glandular insuficiente.

hipoadrenalismo (de *hipo-* y *adrenalina*). m. A., *Nebennierenunterfunktion;* F., *hyposurrénalisme;* In., *hypoadrenalism;* It., *iposurrenalismo;* P., *hipoadrenalismo*. In-

hipoalbuminosis - Hipócrates

suficiencia de las glándulas suprarrenales. Enfermedad de Addison.

hipoalbuminosis (de *hipo-*, el lat. *albumen, -inis*, clara de huevo, y el suf. *-osis*). f. F., *hypoalbuminémie*. Deficiencia de albúmina en la sangre.

hipoalgesia (de *hipo-* y el gr. *álgos*, dolor). f. A., *Hypalgesie;* F., *hypoalgésie;* In., *hypalgesia;* It., *ipoalgesia;* P., *hipoalgesia*. Disminución de la sensibilidad al dolor.

hipoalimentación. f. F., *sous-alimentation*. Alimentación insuficiente; espanositia.

hipoalonemia (de *hipo-*, el gr. *háls, halós*, sal, y *haîma*, sangre). f. Deficiencia de sales en la sangre.

hipoamnesia (de *hipo* y el gr. *mnêsis*, memoria). f. Memoria deficiente.

hipoanfotonía (de *hipo-*, el gr. *amphí*, alrededor de, y *tónos*, tensión). f. Hipotonía de los sistemas vago y simpático.

hipoazoúria (de *hipo-*, *ázoe* y el gr. *oûron*, orina). f. F., *hypo*azoturie. Deficiencia de sustancias nitrogenadas en la orina.

hipobaropatía (de *hipo-*, el gr. *báros*, peso, gravedad, y *páthos*, enfermedad). f. F., *hypo*baropathie. Estado morboso dependiente de la simple disminución de la presión atmosférica; comprende el mal de las montañas, el mal de los aviadores, etc.

hipobdela (de *hipo-* y el gr. *bdélla*, sanguijuela). f. Sanguijuela de caballo.

hipoblasto. m. ENDOBLASTO O ENDODERMO.

hipobromoso (Ácido). Ácido HBrO, que forma hipobromitos; el hipobromito sódico se emplea en la determinación de la urea.

hipobulia (de *hipo-* y el gr. *boulé*, voluntad). f. A., *Willenschwäche;* F., *hypoboulie;* In., *hypobulia;* It., *ipobulia;* P., *hipobulia*. Debilidad anormal de la voluntad.

hipocalcemia (de *hipo-*, el lat. *calx, calcis*, cal, y el gr. *haîma*, sangre). f. A., *Hypokalzämie;* F., *hypocalcémie;* In., *hypocalcemia;* It., *ipocalcemia;* P., *hipocalcemia*. Reducción de la tasa de calcio en la sangre.

hipocalcipexia (de *hipo-*, el lat. *calx, calcis*, cal, y el gr. *pêxis*, fijación). f. Fijación deficiente de las sales de calcio.

hipocalemia. f. Término incorrecto por HIPOCALIEMIA.

hipocaliemia (de *hipo-*, el lat. *kalium*, potasa, y el gr. *haîma*, sangre). f. A., *Hypokaliämie;* F., *hypokaliémie;* In., *hypokaliemia;* It., *ipopotassiemia;* P., *hipopotassemia*. Contenido anormalmente bajo de potasio en la sangre.

hipocampo (del lat. *hippocampus*, y éste del gr. *hippókampos;* de *híppos*, caballo, y *kampé*, curvatura). m. A., *Ammonshorn;* F., *hippocampe;* In., *hippocampus;* It., *ippocampo;* P., *hipocampo*. Eminencia alargada, que ocupa la pared externa del divertículo esfenoidal de cada ventrículo lateral del cerebro. Sin.: Pie del hipocampo, hipocampo mayor, cuerno de Ammón. || - **menor.** Eminencia blanca en el divertículo occipital del ventrículo lateral del cerebro; espolón de Morand.

hipocapnia (de *hipo-* y el gr. *kapnós*, vapor, humo). f. A., *Hypokapnie;* F., *hypocapnie;* In., *hypocapnia;* It., *ipocapnia;* P., *hipocapnia*. Tasa anormalmente baja de anhídrido carbónico en la sangre.

hipocardia (de *hipo-* y el gr. *kardía*, corazón). f. Insuficiencia cardíaca. || XARDIOPTOSIS.

hipocastaño. m. CASTAÑO DE INDIAS.

hipocatalasemia, hipocatalasia (de *hipo-*, *catalasia* y, en el primer caso, el gr. *haîma*, sangre). f. Nivel anormalmente bajo de catalasa en la sangre y en los tejidos, respectivamente.

hipocatarsis (de *hipo-* y el gr. *kátharsis*, purificación). f. Catarsis o purgación deficiente.

hipocatexis (de *hipo-* y el gr. *kéthexis*, acción de retener). f. Disminución de la concentración de la energía psíquica sobre un objeto determinado.

hipoceloma (de *hipo-* y el gr. *koíloma*, hueco). m. Porción ventral del celoma.

hipocenestesia (de *hipo-* y *cenestesia*). f. Falta de la sensación normal de bienestar, observada algunas veces en la hipocondría.

hipociclosis (de *hipo-* y el gr. *kýklosis*, acción de rodear). f. Acomodación insuficiente por debilidad del músculo ciliar o por rigidez del cristalino.

hipocinesia (de *hipo-* y el gr. *kínesis*, movimiento). f. A., *Hypokinesia;* F., *hypokinésie;* In., *hypokinesia;* It., *ipocinesi;* P., *hipocinesia*. Debilidad motora, disminución del movimiento o de la actividad funcional en los organismos vivos.

hipocistotomía (de *hipo-*, el gr. *kýstis*, vejiga, y *tomé*, sección). f. Cistotomía a través del periné.

hipocitosis (de *hipo-*, el gr. *kýtos*, cavidad, y el suf. *-osis*). f. Disminución del número de corpúsculos sanguíneos.

hipocloremia (de *hipo-*, *cloro* y el gr. *haîma*, sangre). f. A., *Hypochlorämie;* F., *hypochlorémie;* In., *hypochloremia;* It., *ipocloruremia;* P., *hipocloremia*. Disminución anormal de cloruros en la sangre.

hipoclorhidria. f. A., *Hypochlorhydrie;* F., *hypochlorhydrie;* In., *hypochlorhydria;* It., *ipocloridria;* P., *hipocloridria*. Disminución de la proporción de ácido clorhídrico libre o combinado en el jugo gástrico.

hipocloridemia. f. HIPOCLOREMIA.

hipoclorización. f. Disminución de la cantidad de cloruro sódico en la dieta.

hipocloroso (Ácido). Compuesto ClOH, muy inestable, agente desinfectante y de blanqueo. Sus sales (hipocloritos) se usan como agentes medicinales.

hipocloruración. f. HIPOCLORIZACIÓN.

hipocloruria (de *hipo-*, *cloro* y el gr. *oûron*, orina). f. F., *hypo*chlorurie. Disminución de la cantidad de cloruros en la orina.

hipocolasia (de *hipo-* y el gr. *kólasis*, castigo, corrección). f. Trastorno funcional de los mecanismos de inhibición.

hipocolesterinemia o **hipocolesteremia.** f. HIPOCOLESTEROLEMIA.

hipocolesterolemia (de *hipo-*, *colesterol* y el gr. *haîma*, sangre). f. A., *Hypocholesterinämie;* F., *hypocholestérolémie;* In., *hypocholesterolemia;* It., *ipocolesterinemia;* P., *hipocolesterolemia*. Disminución de la tasa de colesterol en la sangre por debajo de 100 mg/100 ml.

hipocolia (de *hipo-* y el gr. *cholé*, bilis). f. A., *Gallenmangel;* F., *oligocholie;* In., *hypocholia;* It., *oligocolia;* P., *hipocolia*. Disminución de la secreción biliar; oligocolia.

hipocoluria (de *hipo-*, el gr. *cholé*, bilis, y *oûron*, orina). f. Disminución anormal de la cantidad de bilis o de pigmentos biliares en la orina.

hipocondíleo (de *hipo-* y el gr. *kóndylos*, nudo de una articulación). adj. Situado o que ocurre debajo de un cóndilo.

hipocondría (del lat. *hypochondria*, y éste del gr. *hypochóndria*, los hipocondrios). f. A., *Hypochondrie;* F., *hypocondrie;* In., *hypochondria;* It., *ipocondria;* P., *hipocondria*. Síndrome caracterizado por preocupación exagerada y sin fundamento sobre el estado de salud y exageración de los sufrimientos, reales o imaginarios. Estos trastornos psíquicos pueden observarse en las psicosis, donde adquieren características de delirio, o en las neurosis, con menor intensidad, donde el paciente tiene cierta conciencia del carácter psicopatológico de sus síntomas.

hipocondrio (del gr. *hypochóndrion;* de *hypó*, debajo, y *chóndros*, cartílago). m. A., *Hypochondrium;* F., *hypocondre;* In., *hypochondrium;* It., *ipocondrio;* P., *hipocôndrio*. Región superior y lateral del abdomen a cada lado del epigastrio.

hipoconúlido (de *hipo-*, el lat. *conulus*, dim. de *conus*, cono, y el gr. *eîdos*, aspecto). m. Cúspide quinta o distal de un molar inferior.

hipocónulo. m. Cúspide quinta o distal de un molar superior.

Hipócrates. Famoso médico griego, llamado el *Padre de la Medicina*, nacido en la isla de Cos el año 460 antes de J. C., el primero que puso la medicina sobre las bases de la observación y la experiencia. De los 87 escritos que forman la colección hipocrática, indudablemente muchos fueron redactados por otros autores.

hipocratismo. m. Sistema hipocrático de tratamiento, fundado en la observación e imitación de los procesos de la naturaleza.

hipocrinia o **hipocrinismo** (de *hipo-* y el gr. *krínein*, separar). f. y m. F., *hypo*crinie. Deficiencia de las secreciones.

hipocromafinia. f. Deficiencia del sistema cromafín.

hipocromasia. HIPOCROMEMIA. || f. HIPOCROMÍA.

hipocromático. Falto de materia colorante. || adj. F., *hypochromatique.* Que contiene un número anormalmente pequeño de cromosomas.

hipocromatismo o **hipocromatosis** (de hipo-, el gr. *chrôma, -atos,* color y, en el segundo caso, el suf. -*osis).* f. y m. F. hypochromatose. Disminución de la croatina del nucleo celular. || HIPOCROMÍA.

hipocromemia o **hipocromatemia** (de *hipo-*, el gr. *chrôma, -atos,* color, y *haîma,* sangre). f. Estado en el que la sangre tiene un índice bajo de coloración.

hipocromía (de *hipo-* y el gr. *chrôma,* color). f. A., *Hypochromie;* F., *hypochromie;* In., *hypochromia;* It., *ipocromia;* P., *hipocromia.* Coloración o pigmentación disminuidas o deficientes. || Disminución del contenido de hemoglobina en los eritrocitos. *Sin.* : Hipocrosis.

hipodactilia (de *hipo-* y el gr. *dáktylos,* dedo). f. F., *hypodactylie.* Número menor de dedos.

hipodermatomía (de *hipo-*, el gr. *dérma, -atos,* piel, y *tomé,* corte). f. Sección o incisión subcutánea.

hipodermis (de *hipo-* y el gr. *dérma,* piel). f. A., *Hypoderm;* F., *hypoderme;* In., *hypoderm;* It., *ipoderma;* P., *hipoderme.* Tejido celular subcutáneo. || Capa exterior de células en los invertebrados, correspondientes a la epidermis, secretora del exosqueleto cuticular de los artrópodos, anélidos, etc.

hipodermoclisis (de *hipodermis* y el gr. *klysis,* inyección). f. A., *Hypodermoklyse;* F., *hypodermoclyse;* In., *hypodermoclysis;* It., *ipodermoclisi;* P., *hipodermóclise.* Introducción en el tejido subcutáneo de gran cantidad de líquido, especialmente de solución salina fisiológica.

hipodermolitiasis (de *hipodermis* y el gr. *líthos,* piedra). f. Presencia de nódulos calcáreos subcutáneos.

hipodermoterapia (de *hipodermis* y el gr. *therapeía,* tratamiento). f. Tratamiento para las inyecciones hipodérmicas; medicación subcutánea.

hipodiafragmático (de *hipo-* y el gr. *diaphrágnynai,* separar). adj. F., *sous-diaphragmatique.* Debajo del diafragma; subfrénico.

hipodinamia (de *hipo-* y el gr. *dŷnamis,* fuerza). f. Fuerza disminuida. ||-**cordis.** Debilidad cardíaca; miocardia.

hipodinia (de *hipo-* y el gr. *odne,* dolor). f. Dolor leve.

hipodipsia (de *hipo-* y el gr. *dípsa,* sed). f. Ingestión deficiente de líquidos.|| Sed escasa o nula.

hipodípsico. m. Calmante de la sed.

hipoemia (de *hipo-* y el gr. *haîma,* sangre). f. A., *Blutmangel;* F., *hyphémie;* In., *hyphemia;* It., *oligoemia;* P., *hipoemia.* Disminución del volumen de la sangre; anemia, espanemia.

hipoendocrinia o **hipoendocrinismo** (de *hipo-*, el gr. *éndon,* dentro, y *krínein,* separar). f. y m. F., *hypoendocrinie.* Actividad de las glándulas endocrinas.

hipoeosinofilia (de *hipo-*, *eosina* y el gr. *philía,* amistad). f. F., *éosinopénie.* Disminución del número de leucocitos eosinófilos de la sangre.

hipoepinefria. f. HIPOADRENALISMO.

hipoergasia. f. Actividad funcional disminuida.

hipoergia (de *hipo-* y el gr. *érgon,* trabajo). f. HIPOERGIA. || Sensibilidad o reactividad menor a los alergenos.

hipoesoforia (de *hipo-*, el gr. *éso,* adentro, y *phérein,* llevar). f. F., *hypo-ésophorie.* Hipoforia combinada con esoforia; estrabismo hacia abajo y adentro.

hipoesplenismo (de *hipo-* y *esplenismo).* f. F., *hyposplénie.* Ausencia anatómica o funcional del bazo, que provoca una serie de alteraciones hematológicas, como la presencia de dianocitos y acantocitos, eritroblastosis, leucocitosis y trombocitosis e infecciones bacterianas frecuentes.

hipoestenia (de *hipo-* y el gr. *sthénos,* fuerza). f. Debilidad, astenia moderada.

hipoestenizante. adj. Hipoesténico o perteneciente a la hipoestenia.

hipoestesia (de *hipo-* y el gr. *aísthesis,* sensación). f. A., *Hypästhesie;* F., *hypoesthésie;* In., *hyposthesia;* It., *ipoestesia;* P., *hipostesia.* Disminución de la sensibilidad.

hipoestrinemia. f. Cantidad anormalmente pequeña de estrógenos en la sangre.

hipoevolutismo (de *hipo-* y el lat. *evolutus,* p. p. de *evolvere,* desarrollar). m. Retardo o deficiencia de la evolución orgánica.

hipoexoforia (de *hipo-*, el gr. *ex,* fuera, y *phérein,* llevar). f. F., *hypo-exophorie.* Hipoforia combinada con exoforia; estrabismo hacia abajo y afuera.

hipofagia (de *hipo-* y el gr. *phageîn,* comer). f. Ingestión escasa de alimentos; espasnositia. || (del gr. *híppos,* caballo, y *phageîn,* comer). f. Uso de la carne de caballo como alimento.

hipofalangismo (de *hipo-* y el gr. *phálagx, -aggos,* hilera de soldados). m. F., *hypophalangie.* Disminución del número de las falanges.

hipofamina. f. ant. Extracto del lóbulo posterior de la hipófisis.||-**alfa.** OXITOCINA. ||-**beta.** VASOPRESINA.

hipofaringe. f. A., *Hehlkopfrachen;* F., e In., *hypopharynx;* It., *ipofaringe;* P., *hipofaringe.* Porción inferior de la faringe.

hipofaringoscopia (de *hipo-*, faringe y el gr. *skopeîn,* observar). f. Examen de la porción inferior de la faringe.

hipofasia (de *hipo-* y el gr. *phásis,* palabra). f. Alteración del lenguaje, caracterizada por la lentitud y la monotonía.

hipofibrinogenemia. f. Descenso de la concentración sérica de fibrinógeno que puede aparecer de forma primaria o secundaria (estados carenciales, hepatopatías, coagulopatía por consumo) y que puede dar lugar a trastornos hemorrágicos por defecto de los mecanismos de la coagulación sanguínea.

hipofisectomía. f. A., *Hypophysenexstirpation;* F., *hypophysectomie;* In., *hypophysectomy;* It., *ipofisectomia;* P., *hipofisectomia.* Ablación quirúrgica de la hipófisis o cuerpo pituitario.

hipofisina. f. Sustancia fosforada secretada por el lóbulo posterior de la hipófisis, que tiene la facultad de aumentar la contracción de las fibras musculares lisas.

hipófisis (del gr. *hypóphysis,* crecimiento por debajo). f. A., *Hypophyse;* F., *hypophyse;* In., *hypophysis;* It., *ipofisi;* P., *hipófise.* Cuerpo o glándula pituitarios; órgano glandular, pequeño, rojizo, situado en la silla turca y pendiente del cerebro por un pedículo o tallo pituitario. Consta de dos lóbulos: *anterior,* prehipófisis, adenohipófisis, *pars anterior* o *distalis,* de textura glandular, y *posterior,* neurohipófisis, *pars nervosa* o cuerpo infundibular, de textura nerviosa; entre ambas hay la *pars intermedia,* de textura epitelial. Es una glándula de secreción interna, que produce numerosas e importantes hormonas; las de la *pars anterior* regulan el crecimiento de todos los tejidos orgánicos, dirigen el desarrollo y función del tiroides, corteza suprarrenal, gónadas y probablemente las paratiroides e inducen la lactación. Las del lóbulo posterior afectan la presión sanguínea, la contractilidad de los músculos lisos y la función renal. La *pars intermedia* elabora una hormona de dispersión de melanóforos, cuya función no se conoce completamente. ||-**cerebral, craneal** o **principal.** Hipófisis propiamente dicha. ||-**faríngea.** Hipófisis accesoria constante en la mucosa de la bóveda faríngea.

hipofisitis. f. F., *hypophysite.* In., *hypophysitis.* Inflamación de la glándula pituitaria.

hipofisoprivia (de *hipófisis* y el lat. *privus,* privado de). f. Deficiencia de secreción hipofisaria, sea por hipofunción, sea por ablación de la glándula.

hipofobia (de *hipo-* y el gr. *phóbos,* temor). f. A., *Hypophobie;* F., *hypophobie;* In., *hypophobia;* It., *ipofobia;* P., *hipofobia.* Disminución anormal de la impresionabilidad, que impide darse cuenta de los peligros; falta de miedo ante un hecho o fenómeno que generalmente lo produce.

hipofonesis (de *hipo-* y el gr. *phoné,* voz). f. Disminución de la intensidad de los ruidos o sonidos en la auscultación o percusión.

hipofonía (de *hipo-* y el gr. *phoné,* voz). f. A., *Hypophonie;* F., *hypophonie;* In., *hypophonia;* It., *ipofonia;* P., *hipofonia.* Disminución del tono o timbre de la voz; ligera afonía.

hipoforia (de *hipo-* y el gr. *phérein,* llevar). f. A., *Hypophorie;* F., *hypophorie;* In., *hypophoria;* It., *ipoforia;* P., *hipoforia.* Estado de los ejes visuales en que uno es inferior al otro.

hipofosfatasia. f. F., *hypophosphatasie.* Concentración anormalmente baja de fosfatasa alcalina en la sangre (normal: 2-3 U Bodansky). || **-congénita.** Se caracteriza por una mineralización anormal del hueso, disminución del nivel sérico de la fosfatasa alcalina y excreción aumentada de fosforiletanolamina por la orina. Presenta deformaciones óseas, retraso del crecimiento y trastornos oculares (cataratas, edema de papila, atrofia óptica). Comienza en la primera infancia y con frecuencia es mortal.

hipofosfatemia (de *hipofosfato* y el gr. *haîma,* sangre). f. A., *Hypophosphatämie;* F., *hypophosphatémie;* In., *hypophosphatemia;* It., *ipofosforemia;* P., *hipofosfatemia.* Disminución de la cantidad de fosfatos que normalmente se hallan en la sangre.

hipofosfato o **hipofosfito.** m. F., *hypophosphate.* Sal de ácido hipofosfórico o de ácido hipofosforoso, respectivamente.

hipofosfaturia (de *hipofosfato* y el gr. *oûron,* orina). f. Disminución de la cantidad de fosfatos en la orina.

hipofrasia (de *hipo-* y el gr. *phrásis,* lenguaje). f. HIPOFASIA.

hipofrenia (de *hipo-* y el gr. *phrén, phrenós,* mente). f. Debilidad mental.

hipofrénico. adj. y s. Débil mental; subfrénico.

hipofunción o **hipofuncionamiento** (de *hipo-* y el lat. *functio, -onis,* cumplimiento). f. y m. F., *hypofonction.* Insuficiencia de la función de un órgano o parte.

hipogalactia (de *hipo-* y el gr. *gála, gálaktos,* leche). f. A., *Hypogalaktie;* F., *hypogalactie;* In., *hypogalactia;* It., *agalassia;* P., *hipogalactia.* Insuficiencia de la secreción láctea.

hipogammaglobulinemia (de *hipo-, gammaglobulina* y el gr. *haîma,* sangre). f. F., *hypogammaglobulinémie.* Déficit o disminución de las gammaglobulinas plasmáticas. V. AGAMMAGLOBULINEMIA.

hipogastrio (del lat. *hypogastrium,* y éste del gr. *hypogástrion;* de *hipó,* debajo, y *gáster,* vientre, estómago). m. A., *Hypogastrium;* F., *hypogastre;* In., *hypogastrium;* It., *ipogastrio;* P., *hipogástrico.* Región media anterior e inferior del abdomen, entre las dos fosas ilíacas; región infraumbilical.

hipogastrocele (de *hipogastrio* y el gr. *kéle,* hernia). m. Eventración en la región hipogástrica a través de la línea alba.

hipogastrodídimo o **hipogastrópago** (de *hipogastrio* y el gr. *dídymos,* gemelo, o *págos,* cosa fijada). m. F., *hypogastropage.* Monstruo doble unido por el hipogastrio.

hipogastrosquisis (de *hipogastrio* y el gr. *schísis,* hendidura). f. Fisura abdominal limitada a la región hipogástrica.

hipogénesis o **hipogenia** (de *hipo-* y el gr. *gennân,* producir, engendrar). f. A., *Wachstumhemmung;* F., *hypogénésie;* In., *hypogenesis;* It., *ipogenesi;* P., *hipogénesis.* Crecimiento o desarrollo deficiente; anomalía por defecto de desarrollo.

hipogenitalismo (de *hipo-* y el lat. *genitalis,* genital). m. A., *Hypogenitalismus;* F., *hypogénitalisme;* In., *hypogenitalism;* It., *ipogenitalismo;* P., *hipogenitalismo.* Estado de menor desarrollo o actividad genital debido a una insuficiencia de la secreción interna testicular u ovárica; eunucoidismo; hipovarismo; hipogonadismo.

hipogeusia (de *hipo-* y el gr. *geûsis,* gusto). f. F., *hypogueusie.* Debilidad o disminución del sentido del gusto.

hipogigantosomía (de *hipo-,* el gr. *gígas, -antos,* gigante, y *sôma,* cuerpo). f. Gigantismo moderado.

hipoglobulia (de *hipo-* y el lat. *globulus,* dim. de *globus,* esfera). f. Disminución del número de glóbulos rojos de la sangre; oligocitemia.

hipoglosia o **hipoglosis.** f. Parte inferior o raíz de la lengua.

hipoglositis. f. Inflamación de la parte inferior de la lengua.

hipogloso (de *hipo-* y el gr. *glôssa,* lengua). adj. F., *hypoglosse.* Debajo de la lengua. || m. Nervio hipogloso. V. NERVIO (TABLA DE).

hipoglotis (de *hipo-* y el gr. *glottís, -ídos,* glotis). f. F., *face inférieure de la langue.* Porción inferior de la lengua. || RÁNULA.

hipoglucemia (de *hipo-,* el gr. *glykýs,* dulce, y *haîma,* sangre). f. A., *Hypoglykämie;* F., *hypoglycémie;* In., *hypoglycemia;* It., *ipoglicemia;* P., *hipoglicemia.* Disminución de la concentración de glucosa en la sangre, por debajo de sus valores normales (< 70 mg/dl). Clínicamente se caracteriza por sensación de hambre, temblor, palidez, sudor profuso, cefalea, diplopía, trastornos psíquicos y convulsiones, pudiendo llegar al coma y muerte si no se corrige rápidamente.

hipoglucemiante. adj. Dícese de todo cuanto tiende a disminuir el contenido en glucosa de la sangre.

hipoglucemosis. f. Estado morboso, resultado de la hipoglucemia.

hipoglucogenólisis (de *hipo-, glucógeno* y el gr. *lýsis,* disolución). f. F., *hypoglycogénolyse.* Glucogenólisis deficiente.

hipoglucorraquis (de *hipo-,* el gr. *glykýs,* dulce, y *rháchis,* espina dorsal). m. F., *hypoglycorachie.* Disminución de la cantidad de azúcar en el líquido cefalorraquídeo.

hipognato (de *hipo-* y el gr. *gnáthos,* mandíbula). adj. F., *hypognathe.* Que tiene la mandíbula inferior prominente. || m. Monstruo fetal con una cabeza rudimentaria, inserta en el maxilar inferior.

hipogonadía o **hipogonadismo.** f. y m. HIPOGENITALISMO.

hipogranulocitosis (de *hipo-,* el lat. *granulus,* dim. de *granus,* grano, el gr. *kýtos,* cavidad, y el suf. *-osis*). f. F., *hypogranulocytose.* Disminución del número de leucocitos granulosos (granulocitos) en la sangre.

hipohedonía (de *hipo-* y el gr. *hedoné,* placer). f. Disminución patológica del placer en los actos que naturalmente lo proporcionan.

hipohemia. f. HIPOEMIA.

hipohepatía (de *hipo-* y el gr. *hêpar, hépatos,* hígado). f. Insuficiencia hepática.

hipohidrosis (de *hipo-* y el gr. *hýdros,* sudor). f. Sudación escasa.

hipohipófisis o **hipohipofisismo.** f. y m. HIPOPITUITARISMO.

hipoinmunidad (de *hipo-* y el lat. *immunis,* inmune). f. Inmunidad menor o disminuida.

hipoinosemia (de *hipo-,* el gr. *ís, inós,* fibra, y *haîma,* sangre). f. desus. HIPOFIBRINOGENEMIA.

hipoinosis. f. HIPOINOSEMIA.

hipoinsulinia o **hipoinsulinismo.** f. y m. F., *hypo-insulinisme.* Secreción deficiente de insulina y estado consecutivo.

hipoisotónico (de *hipo-,* el gr. *ísos,* igual, y *tónos,* tensión). adj. Menos que isotónico; hipotónico.

hipoleucocitosis (de *hipo-,* el gr. *leukós,* blanco, *kýtos,* cavidad, y el suf. *-osis*). f. Disminución del número de leucocitos en la sangre. Sin.: Hipoleucia, hipoleucemia. LEUCOPENIA.

hipolinfemia (de *hipo-,* el lat. *lympha,* líquido, y el gr. *haîma,* sangre). f. Disminución del número de linfocitos en la sangre.

hipolipidemia (de *hipo-,* el gr. *lípos,* grasa, y *haîma,* sangre). f. F., *hypolipidémie.* Escasa proporción de lípidos en la sangre.

hipoliposis (de *hipo-* y el gr. *lípos*, grasa). f. F., *hypolipomatose*. Deficiencia de grasa en los tejidos.

hipolito (del gr. *híppos*, caballo, y *líthos*, piedra). m. Bezoar o concreción en el conducto digestivo de los caballos.

hipología (de *hipo-* y el gr. *lógos*, palabra). f. Variedad de hipofrasia en la que sólo es posible la pronunciación de palabras mono o bisilábicas. || Pobreza de lenguaje.|| (del gr. *híppos*, caballo, y *lógos*, tratado). f. Historia natural del caballo.

hipolutemia (de *hipo-*, el lat. *luteus*, amarillento, y el gr. *haîma*, sangre). f. F., *hypolutéinémie*. Disminución de la hormona lútea o luteína en la sangre.

hipómanes. Pequeños corpúsculos redondeados descubiertos en el líquido amniótico de algunos animales, especialmente ungulados.

hipómanes (del gr. *hippomanés*, humor inguinal). m. Derrame vaginal de la yegua en celo.

hipomanía (del gr. *híppos*, caballo, y de *manía).* f. Pasión exagerada o manía por los caballos.|| Especie de frenesí que ataca a los caballos. || (de *hipo-* y *manía).* f. F., *hypomanie*. Manía de tipo moderado.

hipomastia (de *hipo-* y el gr. *mastós*, mama). f. A., *Hypomastie;* F., *hypomastie;* In., *hypomastia;* It., *ipomastia;* P., *hipomastia*. Desarrollo insuficiente de las glándulas mamarias.

hipomegasomía. f. HIPOGIGANTOSOMÍA.

hipomelancolía (de *hipo-*, el gr. *mélas*, negro, y *chóle*, bilis). f. Melancolía con ligeros trastornos mentales.

hipomenorrea (de *hipo-*, el gr. *mén, menós*, mes, y *rheîn*, fluir). f. A., *Hypomenorrhöe;* F., *hypoménorrhée;* In., *hypomenorrhea;* It., *ipomenorrea;* P., *hipomenorreia*. Menstruación deficiente en cantidad o duración, pero a intervalos normales.

hipómera (de *hipo-* y el gr. *méros*, parte). F., *hipomère*. f. Porción del mesodermo, que al desarrollarse, forma las paredes de la cavidad pleuroperitoneal.|| Porción ventrolateral de un miotoma inervada por el ramo anterior de un nervio raquídeo.

hipomesosomía (de *hipo-*, el gr. *mesos*, médio, y *sôma*, cuerpo). f. Estatura algo menor de la ordinaria.

hipometabolismo (de *hipo-* y el gr. *metabolé*, cambio). m. F., *hypométabolisme*. Metabolismo reducido, escaso.

hipometría (de *hipo-* y el gr. *métron*, medida). f. Trastorno de los movimientos voluntarios en el que éstos no llegan a realizar su propósito.

hipometropía. f. MIOPÍA.

hipomicrón (de *hipo-* y el gr. *mikrós*, pequeño). m. Partícula invisible con el microscopio ordinario, pero visible con el ultramicroscopio; submicrón.

hipomicrosomía (de *hipo-*, el gr. *mikrós*, pequeño, y *sôma*, cuerpo). f. La estatura menor dentro de la normal.

hipomimia (de *hipo-* y el gr. *mîmos*, imitador). f. Debilitación de la mímica emotiva.

hipomineralización. f. Mineralización deficiente o disminuida.

hipomiotonía (de *hipo-*, el gr. *mŷs, myós*, músculo, y *tónos*, tensión). f. Hipotonía muscular.

hipomixia (de *hipo-* y el gr. *mýxa*, moco). f. Secreción deficiente de moco.

hipomnesia (de *hipo-* y el gr. *mnêstis*, recuerdo). f. Memoria deficiente; debilidad de la memoria; hipamnesia.

hipomoclio o **hipomoclion** (del gr. *hypomóchlion;* de *hipó*, debajo, y *mochlós*, palanca). m. Punto de apoyo de una palanca.

hipomorfo (de *hipo-* y el gr. *morphé*, forma). adj. Persona de baja estatura estando de pie, en comparación con su altura relativa estando sentada.

hipomovilidad o **hipomotilidad** (de *hipo-* y el lat. *mobilitas, -atis*, movilidad, o de *motus*, p. p. de *movere*, mover). f. F., *hypomotolité*. Deficiencia en el poder de movimiento de una parte del cuerpo.

hiponanosomía (de *hipo-*, el gr. *nánnos*, enano, y *sôma*, cuerpo). f. Enanismo extremado.

hiponatremia (de *hipo-*, el lat. *natrium*, sodio, y el gr. *haîma*, sangre). f. F., *hyponatrémie*. Deficiencia de sales de sodio en la sangre, depleción salina.

hiponeocitosis (de *hipo-*, el gr. *néos*, nuevo, *kýtos*, cavidad, y el suf. *-osis).* f. Leucopenia en la que se encuentran formas inmaduras de leucocitos.

hiponeuria (de *hipo-* y el gr. *neûron*, nervio). f. Disminución de la actividad nerviosa de una parte.

hiponicón (de *hipo-* y el gr. *ónyx, -ychos*, uña). m. Equimosis debajo de la uña.

hiponiquio (de *hipo-* y el gr. *ónyx, -ychos*, uña). m. A., *Hyponychium;* F., *lit de l'ongle;* In., *hyponychium;* It., *iponichio;* P., *hiponíquio*. Capa epidérmica sobre la que descansa el cuerpo de la uña.

hiponoia (de *hipo-* y el gr. *noûs*, mente). f. Actividad mental lenta; hipofrenia.

hiponomoderma (del gr. *hypónomos*, galería subterránea, y *dérma*, piel). m. LARVA MIGRANS.

hipoonquia (de *hipo-* y el gr. *ógkos*, masa, montón, peso). f. Disminución de la presión oncótica.

hipoosmia. f. HIPOSMIA.

hipoparatiroidismo, hipoparatireosis o **hipoparatiroidia** (de *hipo-*, el gr. *pará*, junto a, y *thyroeidés*, semejante a una puerta). m. A., *Hypoparathyreose;* F., *hypoparathyroïdisme;* In., *hypoparathyroidism;* It., *ipoparatiroidismo;* P., *hipoparatiroidismo*. Insuficiencia de la secreción de las glándulas paratiroides y estado consecutivo; síndrome paratiroprivo. ||-**primario.** El idiopático de naturaleza autoinmune. ||-**secundario.** El causado por agresión, habitualmente quirúrgica, de las glándulas paratiroides.

hipopepsia (de *hipo-* y el gr. *pépsis*, cocción). f. F., *hypopepsie*. Digestión deficiente debida a la menor secreción de enzimas gástricas.

hipoperistalsis (de *hipo-*, el gr. *perí*, alrededor, y *stálsis*, contracción). f. F., *hypopéristaltisme*. Peristalsis lenta, poco activa.

hipopexia (de *hipo-* y el gr. *pêxis*, fijación). f. Fijación deficiente de una sustancia por un tejido orgánico.

hipopiesis (de *hipo-* y el gr. *piézein*, apretar). f. Presión arterial u otra anormalmente baja.

hipopinealismo (de *hipo-* y el lat. *pinea*, piña). m. F., *hypoponéalisme*. Secreción deficiente de la glándula pineal y estado consecutivo.

hipopión (de *hipo-* y el gr. *pýon*, pus). m. A., *Hypopyon;* F., *hypopyon;* In., *hypopyon;* It., *ipopion;* P., *hipópion*. Acumulación de pus en la cámara anterior del ojo. ||-**queratitis.** Úlcera serpiginosa de la córnea con hipopión.

hipopituitarismo (de *hipo-* y el lat. *pituita*, mucosidad). m. A., *Hypopituitarismus;* F., *hypopituarisme;* In., *hypopituitarism;* It., *ipopituitarismo;* P., *hipopituitarismo*. Secreción deficiente de la hipófisis o glándula pituitaria y estado consecutivo. ||-**primario.** Hipofunción primitiva de la glándula hipofisaria. ||-**secundario.** Hipofunción hipotalámica que lleva al estado de hipopituitarismo.

hipoplasia (de *hipo-* y el gr. *plásis*, acción de modelar). f. A., *Hypoplasie;* F., *hypoplasie;* In., *hypoplasia;* It., *ipoplasie;* P., *hipoplasia*. Disminución de la actividad formadora o productora; desarrollo incompleto o defectuoso.

hipoplastia (de *hipo-* y el gr. *plássein*, formar). f. HIPOPLASIA.

hipoporosis (de *hipo-*, el gr. *póros*, paso, y el suf. *-osis).* f. Formación deficiente del callo.

hipopraxis (de *hipo-* y el gr. *práxis*, acción). f. Actividad deficiente.

hipoprolanemia. f. Disminución de la tasa del prolán sanguíneo.

hipoprosexia (de *hipo-* y el gr. *prósexis*, atención). f. Disminución de la atención o atención deficiente.

hipoprotidemia. f. Disminución de las hemoproteínas.

hipoprotrombinemia (de *hipo-*, protrombina y el gr. *haîma*, sangre). f. F., *hypoprothrombinémie*. Deficiencia de protrombina en la sangre, de lo cual resulta una tendencia a las hemorragias.

hipopselafesia (de *hipo-* y el gr. *pseláphesis*, tanteo). f. Disminución o torpeza del sentido del tacto.

hipopsicosis (de *hipo-*, el gr. *psyché*, mente, y el suf. *-osis).* f. Psicosis moderada.

hipoquilia (de *hipo-* y el gr. *chylós*, jugo). f. A., *Chylusmangel;* F., *hypochylie;* In., *hypochylia;* It., *ipochilia;* P., *hipoquilia.* Deficiencia de quilo o de enzimas digestivas.

hiporexia (de *hipo-* y el gr. *órexis*, apetito). f. Anorexia moderada; desgana.

hiporreflexia (de *hipo-* y el lat. *reflexus*, p. p. de *reflectere*, volver hacia atrás). f. F., *hyporéflexie.* Disminución o debilitación de los reflejos.

hiposarca. f. ANASARCA.

hiposemia (de *hipo-* y el gr. *sêma*, signo). f. Debilitación del lenguaje mímico.

hiposensibilización. f. F., *hyposensibilisation.* Sensibilización menor o disminuida.

hiposensitivo (de *hipo-* y el lat. *sentire*, sentir). adj. De sensibilidad disminuida por dosis repetidas y gradualmente crecientes de alergeno. || De sensibilidad disminuida.

hiposexualidad (de *hipo-* y el lat. *sexus*, sexo). f. Sexualidad deficiente o escasamente desarrollada.

hiposfagma (de *hipo-* y el gr. *sfagé*, herida). f. Hemorragia subconjuntival que se produce en la episclera.

hiposfixia (de *hipo-* y el gr. *sphúzein*, palpitar). f. A., *Hyposphyxie;* F., *hyposphyxie;* In., *hyposphyxia;* It., *ipofissia;* P., *hiposfixia.* Debilidad o disminución del pulso. || Estado de lentitud circulatoria con hipotensión y estancación venosa. || Hematosis insuficiente.

hiposfresia (de *hipo-* y el gr. *ósphresis*, olfato). f. HIPOSMIA.

hiposialadenitis (de *hipo-*, el gr. *síalon*, saliva, y *adén*, glándula). f. Inflamación de la glándula salival submaxilar.

hiposialia (de *hipo-* y el gr. *síalon*, saliva). f. Secreción deficiente de saliva.

hiposimpaticotonía (de *hipo-*, el gr. *sympátheia*, simpatía, y *tónos*, tensión). f. Disminución del tono del sistema simpático.

hiposinergia (de *hipo-* y el gr. *synergía*, cooperación). f. Sinergia o coordinación deficiente o incompleta.

hiposistolia (de *hipo-* y el gr. *sistolé*, contracción). f. A., *Hyposystolie;* F., *hyposystolie;* In., *hyposystole;* It., *iposistolia;* P., *hipossistolia.* Disminución o debilidad anormal de la sístole; término más correcto que *asistolia.*

hiposmia (de *hipo-* y el gr. *osmé*, olfato). f. A., *Hyposmie;* F., *hyposmie;* In., *hyposmia;* It., *iposmia;* P., *hiposmia.* Debilidad o disminución del sentido del olfato.

hipósmosis. f. Ósmosis lenta.

hiposo. adj. y s. Afecto de hipo.

hiposomía (de *hipo-* y el gr. *sôma*, cuerpo). f. Desarrollo deficiente del cuerpo; enanismo.

hiposomnia o **hiposomnio** (de *hipo-* y el lat. *somnus*, sueño). f. y m. Sueño muy corto, ligero, inquieto y menos restaurador que en estado normal.

hipospadias o **hipospadia** (de *hipo-* y el gr. *spân*, desgarrar). m. A., *Hypospadie;* F., *hypospadias;* In., *hypospadias;* It., *ipospadia;* P., *hipospadia.* Abertura congénita anormal de la uretra en la cara inferior del pene. || Abertura anormal de la uretra dentro de la vagina.

hiposplenismo. m. HIPOESPLENISMO.

hiposqueocitosis (de *hipo-*, el gr. *skaiós*, izquierda, y de *citosis*). f. HIPONEOCITOSIS.

hipostasis (del gr. *hypóstasis*, sedimento). f. A., *Hypostase;* F., *hypostase;* In., *hypostasis;* It., *ipostasi;* P., *hipóstase.* Depósito o sedimento. || Formación de un depósito, especialmente de sangre, en un punto declive, por debilidad de la circulación. ||**-cadavérica.** Manchas rojoazuladas en las partes más declives del cuerpo después de la muerte. ||**-pulmonar.** Congestión de las partes declives del pulmón en los sujetos obligados al decúbito.

hiposteatólisis (de *hipo-*, el gr. *stéar, stéatos*, grasa, y *lýsis*, disolución). f. Esteatólisis o desdoblamiento insuficiente de las grasas en la digestión.

hipostenia. f. HIPOESTENIA.

hipostenuria (de *hipo-*, el gr. *sthénos*, fuerza, y *oûron*, orina). f. F., *hyposthénurie.* Disminución del poder de concentración del riñón.

hipostesia. f. HIPOESTESIA.

hipostipsis (de *hipo-* y el gr. *stphein*, apretar, tener sabor astringente). f. Astringencia moderada o reducida.

hiposulfito. m. Sal de ácido hiposulfuroso; tiosulfato.

hiposuprarrenalismo. m. HIPOADRENALISMO.

hipotálamo (de *hipo-* y el gr. *thálamos*, cámara nupcial). m. A., *Hypothalamus;* F., *hypothalamus;* In., *hypothalamus;* It., *ipotalamo;* P., *hipotálamo.* Porción del diencéfalo que forma el suelo y parte de la pared lateral del III ventrículo; comprende el quiasma óptico, los cuerpos mamilares, el tuber cinéreo, infundíbulo e hipófisis. Ejerce el control de las actividades viscerales, equilibrio hídrico, temperatura corporal, etc.

hipotaxia (de *hipo-* y el gr. *táxis*, orden). f. F., *hypotaxie.* Ataxia de grado moderado. || Estado de dominio deficiente de la voluntad y acciones, como ocurre en el primer período del hipnotismo.

hipotenar (de *hipo-* y el gr. *thénar*, palma de la mano). m. A., *Hypothenar;* F., *hypothénar;* In., *hypothenar;* It., *ipotenar;* P., *hipotenar.* Eminencia en el borde interno o cubital de la palma de la mano; antitenar.

hipotensión (de *hipo-* y el lat. *tensus*, p. p. de *tendere*, tender). f. A., *Hypotension;* F., *hypotension;* In., *hypotension;* It., *ipotensione;* P., *hipotensão.* Tensión o presión baja o reducida, especialmente de la sangre. ||**-arterial permanente.** Síndrome constituido por disminución de la tensión vascular, tendencia al síncope, cianosis, fatigabilidad y enfriamiento de las extremidades; angiohipotonía constitucional. ||**-dirigida.** Hipotensión provocada, sostenida y regulada farmacológicamente durante ciertas operaciones quirúrgicas, con fines hemostásicos. ||**-ortostática.** Disminución de la presión arterial cuando se adopta la posición vertical, después del decúbito, asociada o no con vértigos y lipotimias.

hipotensor. adj. F., *hypotenseur.* Reductor de la tensión o presión, especialmente sanguínea. || m. Agente que posee esta acción.

hipotermia (de *hipo-* y el gr. *thérme*, calor). f. A., *Hypothermie;* F., *hypothermie;* In., *hypothermia;* It., *ipotermia;* P., *hipotermia.* Disminución o descenso de la temperatura del cuerpo por debajo de los límites de la normalidad.

hipótesis (del lat. *hypothesis*, y éste del gr. *hypóthesis*). f. A., *Hypothese;* F., *hypothèse;* In., *hypothesis;* It., *ipotesi;* P., *hipotese.* Suposición que se toma como base de razonamiento. ||**-de Harrower.** Cada órgano tendría su hormona especial, de la que dependería su función; la deficiencia de hormonas provoca el hambre hormónica. ||**-de Hering-Semon.** Teoría mnémica, según la cual la célula poseería una «memoria» de las influencias sufridas y que explicaría la herencia de los caracteres adquiridos. ||**-de Makeham.** La muerte es debida a dos causas coexistentes; la casualidad, que es constante, y la incapacidad de resistir la destrucción, que progresa geométricamente. ||**-de Planck.** TEORÍA DE LOS QUANTA. ||**-de Woods-Fildes.** ant. Las sulfamidas tienden a sustituir el ácido paraaminobenzoico, que es un metabolito esencial para ciertas bacterias.

hipotialismo (de *hipo-* y el gr. *ptalon*, saliva). m. Disminución de la secreción de saliva.

hipotimia (de *hipo-* y el gr. *thymós*, mente). f. Disminución anormal del tono emotivo; depresión. || HIPOFRENIA. || HIPOTIMISMO.

hipotimismo. m. Actividad deficiente del timo.

hipotireosis. f. HIPOTIROIDISMO.

hipotiroidación. f. Disminución de la secreción tiroidea vertida en la sangre. || HIPOTIROIDISMO.

hipotiroidismo, hipotireosis o **hipotiroidia** (de *hipo-* y el gr. *thyroeidés*, semejante a una puerta). m. y f. A., *Hypothyreosis;* F., *hypothyroïdie;* In., *hypothyreosis;* It., *ipotireosis;* P., *hipotiroidismo.* Actividad deficiente de la glándula tiroides y estado consecutivo. V. Bocio, cretinismo, mixedema. || **-primario.** Defecto primitivo de la glándula tiroides. || **-secundario.** Hipofunción tiroidea por defecto hipofisario en la producción de hormona tirostimulante. || **-terciario.** Hipofunción tiroidea por defecto hipotalámico en la producción de factor de liberación de la hormona tireostimulante.

hipotonía (de *hipo-* y el gr. *tónos*, tensión). f. A., *Hypotonie;* F., *hypotonie;* In., *hypotonia;* It., *ipotonia;* P., *hipotonia.* Tensión o tonicidad disminuida, especialmente de los músculos; tensión intraocular menor; hipotensión. || Estado de un líquido cuya concentración molecular es menor que la que posee el suero de la sangre normal.

hipotoxicidad. f. Toxicidad reducida o mitigada.

hipotrepsia (de *hipo-* y el gr. *tréphein*, nutrir). f. A., *Hypothrepsie;* F., *hypothrepsie;* In., *hypothrepsia;* It., *ipotressia;* P., *hipotrepsia.* Desnutrición.

hipotricosis (de *hipo-* y el gr. *thríx, trichós*, cabello). f. A., *Hypotrichose;* F., *hypotrichose;* In., *hypotrichosis;* It., *ipotricosi;* P., *hipotricose.* Falta total o parcial del pelo o cabello.

hipotrofia (de *hipo-* y el gr. *trophé*, nutrición). f. A., *Hypotrophie;* F., *hypotrophie;* In., *hypotrophy;* It., *ipotrofia;* P., *hipotrofia.* Nutrición deficiente, retardo de desarrollo; abiotrofia.

hipotrombinemia (de *hipo-, trombina* y el gr. *haîma*, sangre). f. F., *hypothrombinémie.* Deficiencia de trombina en la sangre.

hipotropía (de *hipo-* y el gr. *tropé*, vuelta). f. Estrabismo en el cual el eje de un ojo se desvía hacia abajo.

hipourocrinia (de *hipo-*, el gr. *oûron*, orina, y *krinein*, secretar). f. Secreción deficiente de orina.

hipovaría o **hipovarismo** (de *hipo-* y el lat. *ovarium*, ovario). f. y m. F., *hypo-ovarie.* Secreción interna del ovario deficiente y estado consecutivo.

hipovitaminosis (de *hipo-, vitamina* y el suf. *-osis*). f. A., *Hypovitaminose;* F., *hypovitaminose;* In., *hypovitaminosis;* It., *ipovitaminosi;* P., *hipovitaminose.* Carencia relativa de una o más vitaminas y estado consecutivo.

hipovolemia (de *hipo-* y *volemia*). f. A., *Blutmangel;* F., *hypovolhémie;* In., *hypovolemia;* It., *oligoemia;* P., *hipovolemia.* Disminución del volumen total de sangre.

hipoxemia (de *hipo-, oxígeno* y el gr. *haîma*, sangre). f. A., *Hypoxämie;* F., *hypoxémie;* In., *hypoxemia;* It., *ipossiemia;* P., *hipoxemia.* Oxigenación deficiente de la sangre. || Escasez de ácido en la sangre.

hipoxia. f. F., *hypoxie.* Anoxia moderada.

Hippel (Enfermedad de) (Eugen von *Hippel*, oftalmólogo alemán, 1867-1939). V. Enfermedad. ||**-Lindau (Enfermedad de).** V. Enfermedad.

Hippobosca. Género tipo de los hipobóscidos, insecto díptero, parásito de caballos y bueyes. La sp. *H. rufipes*, transmite probablemente la fiebre biliosa de estos animales.

hippus (del gr. *hippos*, enfermedad de los ojos). m. Espasmo clónico del iris que produce alteraciones rápidas de la amplitud de la pupila; atetosis pupilar. ||**-respiratorio.** Dilatación de la pupila durante la inspiración y contracción en la espiración.

hipsarritmia. f. F., *hypsarythmie.* V. Disritmia mayor.

hipsi-. Forma prefija (del gr. *hpsi*, arriba), con la significación de alto.

hipsiatría. f. Hipsoterapia.

hipsiliforme. m. En forma de la letra griega υ.

hipsiloide (del gr. *hypsilón*, nombre de la letra υ, y *eîdos*, aspecto). Hioides.

hipsistafilia (de *hipsi-* y *staphylé*, úvula). f. Bóveda palatina estrecha y elevada.

hipsistenocéfalo (de *hipsi-* y *stenós*, estrecho, y *kephalé*, cabeza). adj. Dícese de una forma de cabeza con vértice alto y curvo, pómulos prominentes y prognatismo, común entre los abisinios y los coptos. Ú.t.c.s.

hipso-. Forma prefija del gr. *hypsos*, altura.

hipsobraquicéfalo (de *hipso-* y *braquicéfalo*). adj. Que tiene la cabeza alta y ancha. Ú.t.c.s.

hipsocefalia (de *hipso-* y el gr. *kephalé*, cabeza). f. Cráneo cuyo índice es superior a 75. Acrocefalia, oxicefalia, turricefalia.

hipsoconquia (de *hipso-* y el gr. *kógche*, concha, órbita). f. Órbita espaciosa, elevada, de índice superior a 85.

hipsofobia (de *hipso-* y el gr. *phóbos*, temor). f. A., *Höhenangst;* F., *acrophobie;* In., *hipsophobia;* It., *acrofobia;* P., *hipsofobia.* Temor morboso a las grandes alturas; acrofobia.

hipsofonía (de *hipso-* y el gr. *phoné*, voz). f. Voz de timbre elevado; voz eunucoide.

hipsonosis (de *hipso-* y el gr. *nósos*, enfermedad). f. Mal de las montañas, de los aviadores.

hipsoterapia (de *hipso-* y el gr. *therapeía*, tratamiento). f. Cura de altitud.

hipurgia (del gr. *hypourgía*, ayuda, socorro). f. Arte de atender y prestar a los enfermos los cuidados menores, necesarios para su curación.

hipuria (del gr. *híppos*, caballo, y *oûron*, orina). f. Exceso de ácido hipúrico en la orina. || Oliguria.

hipuricasa. f. A., *Hippurikase;* F., *hippuricase;* In., *hippuricase;* It., *ippuricasi;* P., *hipuricasa.* Enzima que existe en varios órganos: riñón, páncreas, hígado, etc., que cataliza la hidrólisis del ácido hipúrico en ácido benzoico y glicina.

hipúrico. adj. Que deriva de la orina de los caballos. ||**-(Ácido).** Ácido benzoilaminoacético o benzoilglicocola, descubierto primero en la orina de los animales herbívoros.

hipuropatía (del gr. *híppos*, caballo, *ourá*, cola, y *páthos*, enfermedad). f. Afección de los nervios que forman la cola de caballo.

hiragónico (Ácido). Ácido graso insaturado, que contiene tres enlaces dobles, líquido a temperatura ambiente y que se encuentra en el aceite de sardina. $C_{16}H_{20}O_2$.

hircina (del lat. *hircus*, macho cabrío). f. Principio maloliente del sebo de las cabras y carneros.

hircismo. m. F., *hircisme.* Olor fuerte de la axila.

hircus. m. Macho cabrío en lat. . || Pelo de la axila. || Fuerte olor de la axila. || Trago de la oreja.

Hirschberg (Imán, método de) (Julius *Hirschberg*, oculista alemán, 1843-1925). V. Imán, método.

Hirschfeld (Conductos de) (J. *Hirschfeld*, dentista norteamericano, 1881-1965). V. Conducto. ||**-(Enfermedad de)** (Felix *Hirschfeld*, médico alemán, n. en 1863). V. Enfermedad. ||**-(Nervio de)** (Ludwig M. *Hirschfeld*, anatomista austriaco, 1816-1876). V. Nervio.

Hirschfelder (Tuberculina de) (Joseph Oakland *Hirschfelder*, médico norteamericano, 1854-1920). Oxituberculina.

Hirschsprung (Enfermedad de) (Harold *Hirschsprung*, médico danés, 1830-1916). V. Enfermedad.

hírsico (Ácido). Ácido de olor peculiar, encontrado en la leche de cabra y sebo de carnero, que, al parecer, es una mezcla de varios ácidos grasos.

Hirst (Operación de) (Barton Cooke *Hirst*, ginecólogo norteamericano, 1861-1935). V. Operación.

hirsutismo (de *hirsuto*). m. A., *Hirsutismus;* F., *hirsutisme;* In., *hirsutism;* It., *irsutismo;* P., *hirsutismo.* Hipertricosis, especialmente en la mujer.

hirsuto (del lat. *hirsutus*). adj. Dícese del pelo o cabello áspero y duro y de lo que está cubierto abundantemente de pelo de esta clase.

hirudina (del lat. *hirudo*, sanguijuela). f. A., *Hirudin;* F., *hirudine;* In., *hirudin;* It., *irudina;* P., *hirudina.* Principio activo anticoagulante extraído de las glándulas bucales de las sanguijuelas.

hirudiniasis (del lat. *hirudo, -inis*, sanguijuela). f. Infestación de la boca, fosas nasales, faringe, etc., con sanguijuelas.

hirudinización. f. Alteración de la sangre por la inyección de hirudina, que la hace incoagulable.

Hirudo. Género de sanguijuelas, del que algunas sp. s se introducen en el cuerpo al beber el agua que las contiene, como la *H. sanguisorba* o *Haemopis sanguisuga*, muy común en Europa y norte de África. La especie *H. medicinalis* u *officinalis* se empleaba mucho en otro tiempo en terapéutica, como sangría local, en diversos procesos flogísticos.

His (Bolsa, conducto, espacio de) (Wilhelm *His, senior,* anatomista alemán, 1831-1904). Véanse estos términos. ||-**(Enfermedad, fascículo, huso de)** (Wilhelm *His, junior,* médico alemán, 1863-1934). Véanse estos términos. ||-**Werner (Enfermedad de).** V. ENFERMEDAD.

hisopo. m. Planta de la familia de las labiadas *(Hyssopus officinalis),* cuyas hojas y sumidades floridas son aromáticas, estimulantes, béquicas y tónicas.

híspido (del lat. *hispidus,* erizado, áspero). adj. HIRSUTO.

Hiss (Coloración de) (Philip Hanson *Hiss,* bacteriólogo norteamericano, 1868-1913). V. COLORACIÓN (MÉTODOS DE).

histafín. adj. Que tiene afinidad por los tejidos. || m. Sustancia que existe en el suero sanguíneo de animales afectos de ciertas enfermedades y que se combina con algunos constituyentes de los tejidos, produciendo de este modo el fenómeno de fijación del complemento.

histamina. f. A., *Histamin;* F., *histamine;* In., *histamine;* It., *istamina;* P., *histamina.* Amina depresora que se encuentra en el cornezuelo del centeno y en el organismo animal, donde se produce por descarboxilación de la histidina. Se la considera una hormona hística que produce vasodilatación y aumento de la permeabilidad capilar y participa en las reacciones inflamatorias y de hipersensibilidad. Es una sustancia muy activa, aun en cantidades mínimas, que se libera en el colapso anafiláctico y se halla presente, en pequeña concentración, en determinadas células y tejidos (p. ej., en los granulocitos basófilos). V. REACCIÓN DE LA HISTAMINA.

histaminasa. f. F., *histaminase.* Enzima que actúa sobre la histamina desdoblándola y desposeyéndola de sus propiedades fisiológicas y farmacológicas.

histaminemia. f. F., *histaminémie.* Presencia de histamina en la sangre.

histaminosis o **histaminia.** f. Estado de choque producido por un exceso de histamina.

histanoxia (de *histo-* y *anoxia).* f. Anoxia de los tejidos por riego sanguíneo insuficiente.

hister- o **histero-.** Formas prefijas del gr. *hystéra,* matriz, útero.

histeralgia (de *hister-* y el gr. *álgos,* dolor). f. A., *Hysteralgie;* F., *hystéralgie;* In., *hysteralgia;* It., *isteralgia;* P., *histeralgia.* Dolor neurálgico en el útero.

histeratresia (de *hister-* y de *atresia).* f. Estrechez uterina.

histerectomía (de *hister-* y el gr. *ektomé,* escisión). f. A., *Hysterektomie;* F., *hystérectomie;* In., *hysterectomy;* It., *isterectomia;* P., *histerectomia.* Operación de extirpación parcial o totalmente el útero por vía abdominal o vaginal: laparohisterectomía o colpohisterectomía. ||-**cesárea.** OPERACIÓN DE PORRO. ||-**de Czerny.** Histerectomía por vía vaginal. ||-**de Péan, de Segond.** Variedades de histerectomía vaginal. ||-**de Wertheim.** Operación de Wertheim, o histerectomía radical: extirpación del útero, parte superior de la vagina y los parametrios, que se emplea como tratamiento del cáncer. ||-**fúndica.** Histerectomía que extirpa el fondo uterino, las trompas y los ovarios. Histerectomía cuneiforme. ||-**radical y linfadenectomía pélvica.** Histerectomía radical que incluye además la exéresis de los ganglios pélvicos (ilíacos, hipogástricos, obturadores, paraaórticos).||-**subtotal** o **supravaginal.** Histerectomía en la que el cuello del útero se deja en su lugar. ||-**total.** Extirpación del cuerpo y del cuello del útero.

histerelcosis (de *hister-* y el gr. *kélkos,* úlcera). f. Ulceración del útero.

histéresis (del gr. *hystéresis,* carencia, falta). f. Falta de coordinación entre dos fenómenos asociados.

histereurínter (de *hister-* y el gr. *eurnein,* ensanchar). m. Instrumento o agente para dilatar el cuello uterino; meteurínter.

histereurisis (de *hister-* y el gr. *eurys,* ancho). f. Dilatación del orificio uterino.

histeria (del gr. *hystéra,* matriz). f. A., *Hysterie;* F., *hystérie;* In., *hysteria;* It., *isteria;* P., *histeria.* Psiconeurosis que presenta diversas formas clínicas, aunque habitualmente se diferencian dos: la histeria de conversión y la histeria de angustia, ambas vinculadas con una misma estructura y organización del psiquismo del individuo, que evidencia la hegemonía del conflicto edípico y cuyo principal mecanismo de defensa es la represión. Los síntomas histéricos pueden hallarse presentes en diversos cuadros clínicos de neurosis y psicosis. ||-**de angustia.** Su eje sintomático es la fobia (miedo), que es la expresión del desplazamiento de la angustia o distintos objetos externos. ||-**de conversión.** El conflicto psíquico se expresa con predominio de múltiples síntomas físicos que pueden ser temporales (crisis paroxísticas con hiperactividad y agitación) o duraderos (parálisis, anestesias, etc.).

histericismo. m. Tendencia al histerismo: histerismo poco intenso.

histeriforme. adj. F., *hystériforme.* Semejante al histerismo.

histerismo. m. V. HISTERIA. ||-**de conversión.** HISTERIA DE CONVERSIÓN. ||-**mayor, menor.** Histeria que causa la pérdida del sentido, con estupor, convulsiones o sólo estas últimas sin pérdida de la conciencia, respectivamente.

histerobubonocele (de *histero-,* el gr. *boubón,* ingle, y *kéle,* tumor). m. Bubonocele o hernia inguinal que contiene el útero.

histerocatalepsia (de *histero-* y el gr. *katálipsis,* captura). f. Histerismo con síntomas catalépticos.

histerocele (de *histero-* y el gr. *kéle,* hernia). m. Hernia del útero.

histerocervicotomía (de *histero-,* el lat. *cervix, -icis,* cerviz, cuello, y el gr. *tomé,* corte). f. F., *hystéro-cervicotomie.* Incisión del cuello uterino y segmento inferior del útero en los partos difíciles.

histerociesis (de *histero-* y el gr. *kein,* llevar en el seno). f. Embarazo uterino.

histerocístico (de *histero-* y el gr. *kýstis,* vejiga). adj. F., *se rapportant à l'utérus et à la vessie.* Relativo al útero y la vejiga urinaria.

histerocistocele (de *histero-,* el gr. *kýstis,* vejiga, y *kéle,* tumor). m. Hernia del útero y la vejiga urinaria.

histerocistocleisis (de *histero-,* el gr. *kistís,* canastilla y *kleîsis,* cierre). f. F., *hystérocléisis vésical.* Operación de Bozeman, que se practica en la fístula vesicouterina o ureterouterina, y que consiste en suturar el cuello del útero a los labios de la fístula.

histerocistopexia (de *histero-,* el gr. *kistís,* canastilla, y *pêxis,* ajuste). f. F., *hystéro-cystopexie.* Histeropexia y cistopexia simultáneas; ventrovesicofijación.

histerocleisis (de *histero-* y el gr. *kleîsis,* cierre). f. A., *Hysterocleisis;* F., *hystérocleisis;* In., *hysterocleisis;* It., *isteroclisi;* P., *histeroclise.* Oclusión quirúrgica del orificio uterino. ||-**vesical.** Sutura del labio posterior del hocico de tenca al borde anterior de una fístula vesicovaginal yuxtacervical; histerostomacleisis.

histerodinia (de *hister-* y el gr. *odne,* dolor). f. HISTERALGIA.

histeroepilepsia (de *histero-* y el gr. *epilepsía,* detención). f. F., *hystéroépilepsie.* Término de Charcot que hace referencia a las formas de histeria en las que predominan los síntomas motores (crisis convulsivas, temblores) con pérdida incompleta de la conciencia.

histeroepileptogénico o **histeroepileptógeno** (de *histeroepiléptico* y el gr. *gennân,* producir). adj. Que produce histeroepilepsia.

histerofílico (de *histeria* y el gr. *philía,* amistad). adj. Término aplicado a ciertos trastornos psicosomáticos semejantes al histerismo: jaqueca, asma, espasmo intestinal, etc.

histerofisia (de *histero-* y el gr. *phŷsa,* soplo). f. FISÓMETRA.

histeróforo (de *histero-* y el gr. *phorós,* que lleva). m. Pesario para sostener el útero.

histerogastrorrafia (de *histero-*, el gr. *gastér, gastrós*, vientre, y *rhaphé*, sutura). f. Sutura del útero a la pared abdominal o gástrica.

histerogénico o **histerógeno** (de *histero-* y el gr. *gennân*, producir, engendrar). adj. F., *hystérogène*. Que produce o provoca ataques de histerismo; se dice especialmente de los puntos o zonas cuya compresión provoca un ataque histérico.

histerografía (de *histero-* y el gr. *gráphein*, describir). f. A., *Hysterographie*; F., *hystérographie*; In., *hysterography*; It., *isterografia*; P., *histerografia*. Descripción del útero. || Radiografía del útero.

histeroide (de *hister-* y el gr. *eîdos*, aspecto). adj. Semejante al histerismo, histeriforme.

histerolabo (de *histero-* y el gr. *lambánein*, coger). m. Instrumento para mantener fijo el útero durante la laparotomía.

histerolaparotomía (de *histero-*, el gr. *lapára*, costado, y *tomé*, corte). f. F., *laparohystérotomie, hystérolaparotomie*. Histerotomía a través de la pared abdominal; laparohisterotomía.

histerólisis (de *histero-* y el gr. *lýsis*, disolución). f. F., *opération pour détacher l'utérus de ses adhérences*. Operación de desprender el útero de sus inserciones o adherencias.

histerolito (de *histero-* y el gr. *líthos*, piedra). m. Cálculo o concreción en el útero.

histeroma (de *hister-* y suf. *-oma*). m. Tumor del útero.

histeromalacia (de *histero-* y el gr. *malakía*, blandura). f. Reblandecimiento del útero.

histeromanía. f. Manía histérica. || NINFOMANÍA.

histerometría. f. A., *Messen des Uterus*; F., *hystérométrie*; In., *hysterometry*; It., *isterometria*; P., *histerometria*. Medición de la longitud o dimensiones del útero por medio del instrumento especial *histerómetro*.

histerómetro (de *histero-* y el gr. *métron*, medida). m. Instrumento para la práctica de la histerometría.

histeromioma (de *histero-*, el gr. *mŷs, myós*, músculo, y el suf. *-oma*). m. Mioma del útero.

histeromiomectomía (de *histeromioma* y el gr. *ektomé*, resección). f. F., *exérèse d'un fibromyome et de l'utérus*. In., Escisión de un mioma uterino.

histeronarcolepsia (de *histero-*, el gr. *nárke*, letargo, y *lêpsis*, captura). f. Narcolepsia producida por el histerismo.

histeroneurastenia (de *histero-*, el gr. *neûron*, nervio, y *asthéneia*, debilidad). f. Neurastenia asociada con histerismo.

histeroneurosis (de *histero-*, el gr. *neûron*, nervio, y el suf. *-osis*). ant. f. Neurosis debida a una afección uterina.

histerooforectomía (de *histero-*, el gr. *oón*, huevo, *phorós*, que lleva, y *ektomé*, resección). f. F., *hystéro-oophorectomie*. Histerectomía y ooforectomía simultáneas; histeroovariectomía.

histerooterectomía (de *histero-*, el gr. *oón*, huevo, *théke*, estuche, y *ektomé*, resección). f. HISTEROOFORECTOMÍA.

histeropatía (de *histero-* y el gr. *páthos*, enfermedad). f. F., *hystéropathie*. Término general para las afecciones del útero.

histeropexia (de *histero-* y el gr. *pêxis*, fijación). f. A., *Hysteropexie*; F., *hystéropexie*; In., *hysteropexy*; It., *isteropessi*; P., *histeropexia*. Fijación quirúrgica del útero desplazado. || **-abdominal**. Fijación del útero a la pared abdominal; ventrofijación uterina, gastrohisteropexia, histerogastropexia. || **-vaginal**. Fijación del útero a la pared de la vagina; vaginofijación, colpohisteropexia.

histeropía o **histeropsia** (de *hister-* y el gr. *óps, opós*, ojo, o en el segundo término, *ópsis*, visión). f. Trastorno visual histérico.

histeroplejía (de *histero-* y el gr. *plegé*, golpe). f. Parálisis o inercia uterina.

histeropsicosis (de *histero-*, el gr. *psyché*, mente, y el suf. *-osis*). f. Psicosis histérica.

histeroptosia o **histeroptosis** (de *histero-* y el gr. *ptôsis*, caída). f. A., *Hysteroptose*; F., *hystéroptôse*; In., *hysteroptosis*; It., *isteroptosi*; P., *histeroptose*. Caída o prolapso del útero.

histerorrafia (de *histero-* y el gr. *rhaphé*, sutura). f. F., *hystérorraphie*. Sutura de una incisión o desgarro del útero. || HISTEROPEXIA.

histerorragia. f. METRORRAGIA.

histerorrea (de *histero-* y el gr. *rhêxis*, rotura). f. A., *Metrorrhexis*; F., *rupture de l'utérus*; In., *hysterorrhexis*; It., *metrorrexia*; P., *histerorrexia*. Rotura o desgarro del útero.

histerosalpingografía (de *histero-*, el fr. *sálpigx, -iggos*, trompa, y *gráphein*, describir). f. F., *hystéro-salpingographie*. Radiografía del útero y la trompa de Falopio, previa inyección de sustancia opaca.

histerosalpingooforectomía (de *histero-*, el gr. *sálpigx, -iggos*, trompa, de *oóforo* y el gr. *ektomé*, resección). f. F., *excision de l'utérus, des trompes et des ovaires*. Ablación quirúrgica del útero y sus anexos, trompas de Falopio y ovarios.

histerosalpingostomía (de *histero-*, el gr. *sálpigx, -iggos*, trompa, y *tomé*, corte). f. F., *hystéro-salpingostomie*. Anastomosis quirúrgica entre el útero y una porción de la trompa de Falopio, después de escisión de la porción obstruida de esta última.

histeroscopia (de *histero-* y el gr. *skopeîn*, observar). f. A., *Hysteroskopie*; F., *métroscopie*; In., *hysteroscopy*; It., *isteroscopia*; P., *histeroscopia*. Examen del interior del útero con un instrumento análogo al cistoscopio, el *histeroscopio*.

histerospasmo (de *histero-* y el gr. *spasmós*, contracción). m. F., *spasme de l'utérus*. Espasmo del útero.

histerostato (de *histero-* y el lat. *stare*, permanecer). m. Utensilio para mantener en una situación determinada los tubos de radio en el útero.

histerostomatomía (de *histero-*, el gr. *stóma, -atos*, boca, y *tomé*, corte). f. Dilatación cruenta del orificio uterino.

histerotocotomía (de *histero-*, el gr. *tókos*, parto, y *tomé*, sección). f. Sección u operación cesárea.

histerotomía (de *histero-* y el gr. *tomé*, corte). f. A., *Hysterotomie*; F., *hystérotomie*; In., *hysterotomy*; It., *isterotomia*; P., *histerotomia*. Incisión del útero; operación cesárea. || HISTERECTOMÍA.

histerotomocia (de *histero-*, el gr. *tomé*, y *tókos*, parto). f. Operación cesárea, histerotocotomía.

histerotraquelectomía (de *histero-*, el gr. *tráchelos*, cuello, y *tomé*, corte). f. Amputación del cuello del útero.

histerotraquelorrafia (de *histero-*, el gr. *tráchelos*, cuello, y *rhaphé*, sutura). f. A., *Zervixnaht*; F., *trachélorraphie*; In., *hysterotrachelorrhaphy*; It., *trachelorrafia*; P., *histerotraquelorrafia*. Sutura del cuello uterino; cirugía plástica del mismo; operación de Emmet.

histerotraquelotomía. f. Incisión del cuello uterino; histerostomatomía.

histerotraumatismo (de *histero-* y el gr. *traûma, -atos*, herida). m. Síntomas histéricos después de un traumatismo.

histerotrismo (de *histero-* y *trismo*). m. Espasmo del útero.

histerovaginoenterocele (de *histero-*, *vagina*, el gr. *énteron*, intestino, y *kéle*, hernia). m. Hernia múltiple que contiene el útero, la vagina y parte del intestino.

histerovariotomía (de *histero-*, el lat. *ovarium*, ovario, y el gr. *tomé*, corte). f. Ablación quirúrgica del útero y los ovarios; histerooforectomía.

hístico (del gr. *histós*, tejido). adj. F., *tissulaire*. Relativo a un tejido o de su naturaleza.

histidasa. f. F., *histidase*. Enzima perteneciente al grupo de la amidasa, que provoca la apertura del anillo imidazólico de la histidina, liberando amoníaco y formando formilglutamina.

histidina. f. F., *histidine*. Aminoácido no esencial para el hombre, pero esencial para ciertos animales (rata); ácido α-amino-β-imidazolpropiónico. Constituyente, en proporción considerable, de la mayoría de las proteínas; la hemoglobina contiene alrededor de 8,5 % de histidina. Puede ser descarboxilada por determina-

das bacterias intestinales, dando lugar a la formación de histamina.
histio- o **histo-.** Forma prefija del gr. *histós*, tejido.
histioblasto o **histoblasto.** m. HISTIOCITO LOCAL.
histiocito o **histocito** (de *histo-* y el gr. *ktos*, cavidad). m. A., *Histiozyt*; F., *histiocyte*; In., *histiocyte*; It., *istiocito*; P., *histiócito*. Célula grande fagocitaria del sistema reticuloendotelial; endoteliocito. || **-local.** Célula del sistema reticuloendotelial, que se halla en íntimo contacto con los líquidos sanguíneo y linfático.
histiocitosis o **histocitosis** (de *histocito* y el suf. *-osis*). f. A., *Retikulose*; F., *histiocytose*; In., *histiocytosis*; It., *istiocitosi*; P., *histiocitose*. Proliferación de histiocitos en los ganglios linfáticos y otros órganos del sistema hemopoyético. || **-lipóidica.** ENFERMEDAD DE NIEMANN-PICK. || **-X.** Término general que comprende el granuloma eosinófilo, la enfermedad de Letterer-Siwe y la enfermedad de Hand-Schüller-Christian.
histiocitoma (de *histiocito* y el suf. *-oma*). m. A., *Histiozytom*; F., *histiocytome*; In., *histiocytoma*; It., *istiociotoma*; P., *histiocitoma*. Tumor constituido por histiocitos; variedad de sarcoma notable por sus metástasis.
histiocitomatosis. f. desus. LIPOIDOSIS.
histoclástico (de *histo-* y el gr. *klân*, romper). adj. Dícese de ciertas células que destruyen el tejido.
histocompatibilidad. f. F., *histocompatibilité*. Semejanza entre los caracteres antigénicos de los tejidos de un donante y los de un receptor de un injerto o trasplante, necesaria para el éxito del procedimiento.
histocromatosis (de *histo-*, el gr. *chrôma, -atos*, color, y el suf. *-osis*). f. desus. Término general para los trastornos del sistema reticuloendotelial; comprende la xantomatosis, las enfermedades de Gaucher y Niemann-Pick, la infogranulomatosis, etc.
histodiagnosis (de *histo-* y el gr. *diágnosis*, discernimiento). f. Diagnóstico por medio del examen microscópico de los tejidos.
histodiálisis (de *histo-* y el gr. *diálysis*, disolución). f. Diálisis o descomposición de los tejidos.
histofisiología (de *histo-*, el gr. *phýsis*, naturaleza, y *lógos*, tratado). f. Fisiología de los tejidos orgánicos.
histofluorescencia. f. Fluorescencia de los tejidos sometidos a los rayos X, producida por la administración previa de algunas sustancias.
histogénesis o **histogenia** (de *histo-* y el gr. *gennân*, producir). f. A., *Histogenese*; F., *histogenèse*; In., *histogenesis*; It., *istogenesi*; P., *histogénese*. Generación y desarrollo de los tejidos orgánicos normales o patológicos.
histografía (de *histo-* y el gr. *gráphein*, describir). f. Descripción de los tejidos.
histohematina. f. Antiguo nombre de un pigmento rojo que hoy se conoce como *citocromo*.
histoide (de *histo-* y el gr. *eîdos*, aspecto). adj. En forma de tejido o tela. || Dícese de los tumores constituidos por una sola clase de tejido perfectamente diferenciado, en oposición a los tumores complejos, organoides o teratoides. || Parecido a uno de los tejidos del cuerpo.
histoincompatibilidad. f. F., *histo-incompatibilité*. Diferencia entre los caracteres antigénicos de los sujetos, en grado suficiente para provocar el rechazo de un tejido u órgano trasplantado de uno a otro.
histólisis (de *histo-* y el gr. *lsis*, disolución). f. A., *Hystolise*; F., *hystolise*; In., *hystolisis*; It., *istolisi*; P., *histólise*. Desintegración o descomposición de los tejidos.
histología (de *histo-* y el gr. *lógos*, tratado). f. A., *Histologie*; F., *histologie*; In., *histology*; It., *istologia*; P., *histologia*. Estudio de la composición y estructura microscópica de los tejidos orgánicos; anatomía microscópica de los tejidos; en estado de salud, *histología normal*, o de enfermedad, *histología patológica*.
histólogo. adj. F., *histologiste*. Experto en histología. Ú.t.c.s.
histoma (de *histo-* y el suf. *-oma*). m. Cualquier tumor de células típicas de un tejido, como el fibroma.

histometaplásico (de *histo-*, el gr. *metá*, más allá, y *plássein*, formar). adj. Que produce o estimula la metaplasia de los tejidos.
histomorfología (de *histo-*, el gr. *morphé*, forma, y *lógos*, tratado). f. Morfología de los tejidos; histología.
histona. f. F., *histone*. Proteína básica, simple, que existe en el núcleo de las células; algunos tipos son tóxicos y contienen fósforo; la globina de la hemoglobina es una histona. Se han encontrado en la orina, en la leucemia y estados febriles.
histonectomía. f. Simpatectomía periarterial.
histoneurología (de *histo-*, el gr. *neûron*, nervio, y *lógos*, tratado). f. Histología del sistema nervioso.
histonomía (de *histo-* y el gr. *nómos*, ley). f. Conjunto de reglas que rigen el desarrollo de los tejidos.
histonuria (de *histona* y el gr. *oûron*, orina). f. Eliminación de histona por la orina.
histopatología. f. Histología patológica.
Histoplasma. Género de hongos pertenecientes al grupo de levaduras asporógenas. || **-capsulatum.** Agente de la histoplasmosis humana y animal. || **-farciminosum.** Agente de la linfangitis epizoótica de los solípedos. || **-muris.** Agente de la enfermedad esplenomegálica de los múridos.
histoplasmosis. f. A., *Histoplasmose*; F., *histoplasmose*; In., *histoplasmosis*; It., *istoplasmosi*; P., *histoplasmose*. Enfermedad endémica de Norteamérica, producida por el hongo *Histoplasma capsulatum*, semejante al kala-azar o a la tuberculosis y caracterizada por esplenomegalia, emaciación, fiebre y leucopenia; citomicosis reticuloendotelial.
histopoyesis (de *histo-* y el gr. *poíesis*, acción, producción). f. Formación de tejidos; histogénesis. || Conjunto de fenómenos quimicobiológicos que influyen en el desarrollo de los tejidos y permiten su diferenciación.
histoquimia o **histoquímica** (de *histo-* y el gr. *chymós*, jugo de planta). f. Estudio químico de los tejidos organizados.
historia (del lat. *historia* y éste del gr. *historía*, indagación). f. Relación sucesiva de acontecimientos. || **-clínica.** Relación ordenada y detallada de todos los datos y conocimientos, tanto anteriores, personales y familiares, como actuales, relativos a un enfermo, que sirve de base para el juicio acabado de la enfermedad actual.
historradiografía (de *histo-*, el lat. *radius*, rayo, y el gr. *gráphein*, escribir). f. A., *Historadiographie*; F., *historadiographie*; In., *historadiography*; It., *istoradiografia*; P., *historradiografia*. Aplicación de la radiografía al estudio histológico.
historretención (de *histo-* y el lat. *retentio, -onis*, retención). f. Retención de materias por los tejidos.
historrexis (de *histo-* y el gr. *rhéxis*, rotura). f. F., *historrhexie*. Rotura de tejidos. || Destrucción focal de tejido nervioso de naturaleza no infecciosa.
histósito (de *histo-* y el gr. *sîtos*, comida). adj. y s. Parásito de los tejidos.
histoterapia (de *histo-* y el gr. *therapeía*, tratamiento). f. A., *Zellentherapie*; F., *histothérapie*; In., *histotherapy*; It., *istoterapia*; P., *histoterapia*. Tratamiento de ciertas enfermedades por la administración de tejidos animales. || Método propuesto por Filatov para el tratamiento de múltiples afecciones oculares, especialmente la retinosis pigmentaria. Consiste en el injerto de un fragmento de placenta humana en el globo ocular. V. ESTIMULINA BIÓGENA.
histotomía (de *histo-* y el gr. *tomé*, corte). f. Anatomía o disección de los tejidos.
histótomo (de *histo-* y el gr. *tomós*, cortante). m. MICRÓTOMO.
histotonía (de *histo-* y el gr. *tónos*, tensión). f. Contracción fibrilar de los músculos.
histotribo (de *histo-* y el gr. *tríbein*, frotar). m. Pinza fuerte para sujetar y aplastar o triturar una masa de tejido que contiene vasos sanguíneos y cohibir de este modo la hemorragia.
histotripsia (de *histo-* y el gr. *trípsis*, trituración). f. A., *Histotripsie*; F., *histotripsie*; In., *histotripsy*; It., *is-*

totripsia; P., *histotripsia.* Destrucción, trituración de los tejidos, especialmente el aplastamiento lineal con un constrictor.

histotrófico (de *histo-* y el gr. *trophé,* alimentación). adj. F., *histotrophique.* Que estimula la nutrición del tejido.

histotrofo. m. Materia nutritiva suministrada al embrión, distinta de la sangre de la madre, en los animales vivíparos, como secreciones glandulares, secreción uterina, trasudados, etc.

histotrópico (de *histo-* y el gr. *trópos,* dirección). adj. Que tiene afinidad especial por los tejidos.

histozima. f. HIPURICASA.

histozoo (de *histo-* y el gr. *zôon,* animal). m. Parásito protozoario que vive en los tejidos orgánicos.

histriciasis o **histricismo** (del gr. *hýstrix,* puerco espín). f. m. Erección morbosa de los pelos o cabellos. || ICTIOSIS HYSTRIX.

histrionismo (del lat. *histrio, -onis,* farsante, cómico). m. Adopción morbosa o histérica de gestos exagerados; dramatismo.

híter (contracción de *hidro-* y *termo).* m. Efecto combinado de la humedad y la temperatura del aire sobre el cuerpo.

Hittorf (Ampolla o tubo de) (Johann Wilhelm *Hittorf,* físico alemán, 1838-1907). V. TUBO.

Hitzig (Cintura, prueba de) (Julius Edward *Hitzig,* neurólogo alemán, 1838-1907). Véanse estos términos.

HIV. V. VIH.

Ho. Símbolo del HOLMIO.

Hoagland (Signo de). V. SIGNO.

Hoche (Cintilla de) (Alfred Erich *Hoche,* psiquíatra alemán, 1865-1943). V. CINTILLA.

Hochenegg (Operación, síntoma de) (Julius von *Hochenegg,* cirujano austriaco, 1859-1940). Véanse estos términos.

Hochsinger (Signo de) (Karl *Hochsinger,* pediatra austriaco, n. en 1860). V. SIGNO.

hocico (de *hozar).* m. A., *Flotzmaul;* F., *mufle;* In., *muzzle;* It., *muso;* P., *focinho.* Parte más o menos prolongada de la cabeza de algunos animales, en que están la boca y las narices. || Boca de hombre cuando tiene los labios muy abultados. ||-**catatónico.** Proyección de los labios hacia el exterior por contractura de los orbiculares. ||-**de tenca.** Porción vaginal del cuello del útero; orificio vaginal del útero.

Hock-Weeks (Hemófilo de). HAEMOPHILUS AEGYPTIUS.

Hodara (Enfermedad de) (Menahem *Hodara,* médico turco, m. en 1926). V. ENFERMEDAD.

Hodge (Pesario, plano de) (Hugh Lenox *Hodge,* ginecólogo de Filadelfia, 1796-1873). Véanse estos términos.

Hodgkin (Enfermedad de) (Thomas *Hodgkin,* médico inglés, 1798-1866). V. ENFERMEDAD. ||-**Paltauf-Sternberg (Enfermedad de).** V. ENFERMEDAD.

Hodgson (Enfermedad de) (Joseph *Hodgson,* médico inglés, 1788-1869). V. ENFERMEDAD.

hodofobia (del gr. *hodós,* camino, y *phóbos,* temor). f. Temor morboso a los viajes o caminos.

hodología (del gr. *hodós,* camino, y *lógos,* tratado). f. Parte de la neurología que estudia las vías nerviosas.

hodoneurómera (del gr. *hodós,* camino, *neûron,* nervio, y *méros,* parte). f. Segmento del tronco embrionario con sus nervios y prolongaciones.

Hoehne (Signo de) (Ottomar *Hoehne,* ginecólogo alemán, 1871-1932). V. SIGNO.

Hofbauer (Células de) (Isfred Isidor J. *Hofbauer,* ginecólogo norteamericano, 1879-1961). V. CÉLULA.

Hoffa (Enfermedad, operación de) (Albert *Hoffa,* cirujano alemán, 1859-1907). Véanse estos términos.

Hoffmann (Atrofia, signo, síndrome de) (John *Hoffmann,* neurólogo alemán, 1857-1919). Véanse estos términos. ||-**(Conducto de)** (Moritz *Hoffmann,* anatomista alemán, 1622-1698). CONDUCTO DE WIRSUNG. ||-**Hebermann (Enfermedad de).** V. ENFERMEDAD. ||-**(Licor anodino de)** (Friedrich *Hoffmann,* médico alemán, 1660-1742). V. LICOR ANODINO.

Hofmann (Prueba de) (H. *Hofmann,* tocólogo alemán). V. PRUEBA. ||-**Bielchowsky (Reacción de).** V. REACCIÓN.

Hofmeister (Reacción de) (Franz *Hofmeister,* químico alemán, 1850-1922). V. REACCIÓN.

Hohl (Método de) (Anton Friedrich *Hohl,* médico alemán, 1789-1862). V. MÉTODO.

hoja (del lat. *folia,* pl. de *folium).* f. A., *Blatt;* F., *feuille;* In., *folium;* It., *foglio;* P., *folha.* rgano, por lo común aplanado y casi siempre verde, que nace en los tallos de las plantas. Muchos fármacos se componen de hojas: eucalipto, tusílago, belladona, altea, etc. || Denominación de ciertas partes delgadas y extensas. ||-**blastodérmica.** Cada una de las tres porciones del blastodermo: ectodermo, mesodermo y endodermo. ||-**de higuera.** Conjunto de surcos en la cara cerebral de los huesos parietales. ||-**parietal** o **visceral.** Porción de una membrana serosa, pleura o peritoneo, que establece contacto con la pared o las vísceras, respectivamente. ||-**superficial de la fascia lata.** FASCIA CRIBIFORME.

holándrico (de *holo-* y el gr. *anér, andrós,* hombre). adj. Relativo a los genes contenidos en el cromosoma Y o a las características heredadas por línea paterna.

holartritis. f. Hamartritis o poliartritis.

Holden (Línea de) (Luther *Holden,* cirujano inglés, 1815-1905). V. LÍNEA.

holergasia (de *holo-* y el gr. *ergasía,* trabajo). f. Trastorno profundo mayor de las funciones psíquicas.

Holger Nielsen (Método de) (de Holger *Nielsen,* médico danés, 1866-1955). V. MÉTODO.

Holmes (Fenómeno, síndrome de) (Gordon *Holmes,* neurólogo irlandés, 1876-1965). V. FENÓMENO, SÍNDROME. ||-**Adie (Síndrome de)** V. SÍNDROME DE ADIE. ||-**(Operación de)** (Timothy *Holmes,* cirujano inglés, 1825-1907). V. OPERACIÓN.

Holmgren (Prueba de) (Alarik Frithiof *Holmgren,* fisiólogo sueco, 1831-1897). V. PRUEBA.

holmio (de *Holm,* geólogo sueco). m. F., *holmium.* Elemento raro, del tipo de los metaloterreos, perteneciente al grupo IIB de la tabla periódica. Número atómico, 67; peso atómico, 164,94; símbolo, Ho.

holo-. Forma prefija del gr. *hólos,* todo.

holoacardio (de *holo-* y *acardio).* m. Monstruo fetal con el cuerpo completamente cerrado, pero sin corazón. ||-**acéfalo.** Holoacardio sin cabeza. ||-**acórmico.** Holoacardio al que falta la parte caudal del cuerpo. ||-**amorfo.** Masa informe de tejidos.

holoblástico (de *holo-* y el gr. *blastós,* retoño). adj. Dícese del huevo que se segmenta en totalidad y cuyas dos partes constituyentes, formativa y nutritiva, se hallan íntimamente mezcladas.

holocaína. f. Paradietoxietenildifenilamidina; combinación de fenacetina y parafenetidina, base cristalina tóxica. El clorhidrato se ha empleado como anestésico ocular en solución al 1 %.

holocéfalo (de *holo-* y el gr. *kephalé,* cabeza). adj. y s. Que tiene la cabeza completa; dícese de un monstruo fetal.

holocrino (de *holo-* y el gr. *krínein,* separar). adj. F., *holocrine.* Se aplica a las glándulas cuyas células secretoras se desintegran y forman parte de la secreción; las glándulas sebáceas, por ejemplo. V. MEROCRINO.

holodiastólico. adj. F., *holodiastolique.* Relativo a una diástole completa.

holofítico (de *holo-* y el gr. *phytón,* planta). adj. Que tiene todos los caracteres propios de una planta; dícese de ciertos microorganismos.

hologamia (de *holo-* y el gr. *gámos,* matrimonio). f. F., *hologamie.* Copulación de gametos de igual tamaño y estructura que las células somáticas.

hologénesis (de *holo-* y el gr. *génesis,* origen). f. Teoría según la cual el origen del hombre sería múltiple en toda la Tierra y no único en una región determinada.

hologínico (de *holo-* y el gr. *gyné,* mujer). adj. Relativo a las características heredadas por línea materna exclusivamente de madre a hija a través de las generaciones.

holomastígota (de *holo-* y el gr. *mástix, -igos*, látigo, azote). adj. Con flagelos en toda la superficie (protozoos).

holomorfosis (de *holo-* y el gr. *morphé*, forma). f. Regeneración completa de una pérdida de sustancia.

holopatía (de *holo-* y el gr. *páthos*, enfermedad). f. Enfermedad general o constitucional. || Teoría según la cual todas las afecciones locales serían manifestaciones de una enfermedad general.

holoplasia (de *holo-* y el gr. *plássein*, formar). f. Reconstitución natural total de un órgano o parte.

holorraquisquisis (de *holo-*, el gr. *rháchis*, espinazo, y *schísis*, hendidura). f. Raquisquisis total.

holosistólico (de *holo-* y el gr. *systolé*, contracción). adj. F., *holosystolique*. Relativo a una sístole total o completa; se aplica a los soplos que ocupan toda la duración de la sístole.

holosquisis (de *holo-* y el gr. *schísis*, hendidura). f. División celular directa; amitosis.

Holothyrus. Género de ácaros; la especie *H. coccinella*, de la isla Mauricio, parásita de los patos, produce en el hombre tumefacciones dolorosas de la boca, lengua y garganta.

holotomía (de *holo-* y el gr. *tomé*, corte). f. Ablación completa de una parte u órgano.

holotonía (de *holo-* y el gr. *tónos*, tensión). f. Espasmo muscular general.

holotopia (de *holo-* y el gr. *tópos*, lugar). f. Posición de una parte u órgano en relación con todo el cuerpo.

holotrico (de *holo-* y el gr. *thríx, trichós*, pelo, cabello). adj. Cubierto de pelos o cilios.

holozoico (de *holo-* y el gr. *zôon*, animal, ser vivo). adj. Que tiene todos los caracteres propios de un animal; que requiere la ingestión de sustancias orgánicas.

Holtermüller-Wiedemann (Síndrome de). V. SÍNDROME.

Holthouse (Hernia de) (Charsten *Holthouse*, cirujano inglés, 1810-1901). V. HERNIA.

Holzinger (Signo de) (*Holzinger*, médico alemán contemporáneo). V. SIGNO.

Holzknecht (Espacio, estómago, unidad de) (Guido *Holzknecht*, radiólogo austriaco, 1872-1931). Véanse estos términos.

Holla (Enfermedad de) (de *Holla*, ciudad noruega). V. ENFERMEDAD.

Holländer (Termocauterio de) (Eugen *Holländer*, cirujano alemán, 1867-1932). V. TERMOCAUTERIO.

hollín (del lat. **fulligo, -inis*, por *fuligo, -iginis*). m. A., *Russ;* F., *suie;* In., *soot;* It., *fuliggine;* P., *fuligem*. Sustancia negra, amarga, que el humo deposita en las chimeneas; compuesta principalmente de carbón, aceites empireumáticos y ácido acético.

homalocéfalo (del gr. *homalós*, llano, y *kephalé*, cabeza). adj. Que tiene la cabeza plana. Ú. t. c. s.

homalodermia (del gr. *homalós*, liso, y *dérma*, piel). f. Piel lisa.

homalografía (del gr. *homalós*, plano, y *gráphein*, describir). f. Estudio de la anatomía por medio de secciones, por planos, de las partes.

Homalomyia. Género de insectos múscidos, cuyas larvas infestan a veces el intestino del hombre.

homatropina. f. F., *homatropine*. Alcaloide midriático, fenilglicoliltropina, de efectos y empleo iguales a los de la atropina. Se usa el bromhidrato en solución al 1 %. El metilbromuro es parasimpaticolítico y se emplea en los espasmos gastrointestinales y en la hiperclorhidria.

homaxil. adj. De ejes iguales; esférico.

hombre [humano] (del lat. *homo, -inis*). m. A., *Mensch;* F., *homme;* In., *man;* It., *uomo;* P., *homem*. Individuo del gén. humano *Homo sapiens*, especialmente el adulto.

hombro (del lat. *umerus*). m. A., *Schulter;* F., *épaule;* In., *shoulder;* It., *spalla;* P., *ombro*. Región del cuerpo comprendida entre el cuello y la articulación escapulohumeral inclusive.

Home (Lóbulo de) (Sir Everard *Home*, cirujano inglés, 1763-1832). V. LÓBULO.

Homén (Síndrome de) (Ernst Alexander *Homén*, anatomopatólogo finés, 1851-1926). V. SÍNDROME.

homeo- u **homo-** (Formas prefijas del gr. *hómoios*, semejante, igual u *homós*, del mismo significado).

homeobiótico (de *homeo-* y el gr. *bíos*, vida). adj. Semejante a la vida.

homeocito. m. LINFOCITO.

homeoinjerto. m. HOMOPLASTIA.

homeomorfo (de *homeo-* y el gr. *morphé*, forma). adj. De forma igual o semejante.

homeópata. m. F., *homéopathe*. Médico que ejerce la homeopatía.

homeopatía (de *homeo-* y el gr. *páthos*, enfermedad). f. A., *Homöopathie;* F., *homéopathie;* In., *homeopathy;* It., *omeopatia;* P., *homeopatia*. Sistema médico y terapéutico A. ideado por Samuel Christian Friedrich Hahnemann (1755-1843), que se funda en los siguientes principios: ley de los semejantes, *similia similibus curantur:* las enfermedades se curan por sustancias que producen efectos semejantes a los síntomas específicos de las mismas; dinamismo de las dosis infinitesimales: las drogas producen tanto más efecto cuanto más diluidas, e individualización del enfermo y el medicamento.

homeoplasia (de *homeo-* y el gr. *plássein*, formar). f. Formación de un nuevo tejido normal semejante al tejido adyacente.

homeostasia (de *homeo-* y el gr. *stásis*, detención). f. A., *Homöostasis;* F., *homéostasie;* In., *homeostasis;* It., *omeostasi;* P., *homeostasia*. Tendencia al equilibrio o estabilidad orgánica en la conservación de las constantes fisiológicas.

homeóstasis u **homeostasis [homeostático].** f. HOMEOSTASIA.

homeosteoplastia (de *homeo-*, el gr. *ostéon*, hueso, y *plássein*, formar). f. Osteoplastia de una porción de hueso semejante al hueso en que se injerta.

homergia (de *homo* y el gr. *érgon*, trabajo). f. Metabolismo normal.

homicidio (del lat. *homicidium;* de *homo*, hombre, y *caedere*, matar). m. A., *Mord;* F., *homicide;* In., *homicide;* It., *omicidio;* P., *homicidio*. Muerte causada a una persona por otra, sin las circunstancias agravantes del asesinato o el parricidio y sin las que tipifican el infanticidio.

homicultura (del lat. *homo, -inis*, hombre, y *cultura*, cultivo). f. Estirpicultura de la sp. humana; eugenesia.

hominívoro (del lat. *homo, -inis*, hombre, y *vorare*, devorar). adj. Que devora al hombre; dícese de las larvas de moscas del gén. *Lucilia*.

Homo. m. Hombre, en latín. || **-primigenius.** Hombre primitivo, testigo del diluvio (*diluvii testis*), a cuya raza pertenecerían el *heidelbergensis*, el *neanderthalensis*, el *aurignacensis*, etc. || **-sapiens.** Tipo de los hombres actuales.

homo-. Prefijo griego. V. HOMEO-.

homoarterenol. m. Nordefrin; simpaticomimético.

homoblástico (de *homo-* y el gr. *blastós*, germen). adj. Derivado de gérmenes iguales.

homocaína. f. Coca etilina, polvo blanco casi insoluble en agua; anestésico local suave.

homocéntrico (de *homo-* y el gr. *kéntron*, centro). adj. Que tiene el mismo centro o foco; concéntrico.

homocíclico. adj. F., *homocyclique*. Dícese del compuesto cíclico constituido por átomos pertenecientes al mismo elemento; p. ej., el anillo del benceno.

homocigosis (de *homo-* y *cigosis*). f. F., *homozygose*. Cigosis por la unión de gametos genéticamente iguales. || HOMOCIGOTIA.

homocigotia. f. Cualidad de homocigoto.

homocigótico. adj. HOMOCIGOTO.

homocigoto. adj. F., *homozygote*. Dícese del individuo que posee alelos idénticos en un locus determinado del mismo par cromosómico. Ú.t.c.s.

homocinconidina. f. Alcaloide isómero de la cinconidina obtenido de algunas quinas.

homocládico (de *homo-* y el gr. *kládos*, rama). adj. Dícese de las anastomosis formadas entre las ramas de la misma arteria.

homócrono (de *homo-* y el gr. *chrónos*, tiempo). adj. Que ocurre a la misma edad o período en generaciones sucesivas.

homodesmótico (de *homo-* y el gr. *desmós*, ligadura). adj. Dícese de las fibras nerviosas que unen partes similares del sistema nervioso central.

homodonto (de *homo-* y el gr. *odoús, -óntos*, diente). adj. F., *homodonte*. Que tiene todos los dientes iguales.

homódromo (de *homo-* y el gr. *drómos*, carrera). adj. Que se mueve en la misma dirección.

homoerotismo. m. HOMOSEXUALIDAD.

homogamético (de *homo-* y el gr. *gamétes*, marido). adj. F., *homogamétique*. Dícese del sexo cuyos gametos tienen gonosomas idénticos; el sexo femenino, de constitución XX, es homogamético.

homogeneización. f. A., *Homogenisierung;* F., *homogénéisation;* In., *homogeneization;* It., *omogeneizzazione;* P., *homogenização*. Acción y efecto de hacer homogénea una cosa. ‖ Proceso por medio del cual se fragmenta y dispersa con medios mecánicos una sustancia en el seno de un disolvente o medio de dispersión, lo que da lugar a una mezcla uniforme de partículas muy finas. En la homogeneización de la leche, p. ej., se reduce el tamaño de los glóbulos de grasa para que se distribuyan de manera más homogénea por toda la masa líquida. ‖ **-de los esputos.** Dilución de los esputos con sustancias alcalinas para fluidificarlos y facilitar su investigación microscópica.

homogéneo (del bajo lat. *homogeneus*, y éste del gr. *homogenés*, de la misma raza; de *homós*, semejante, y *génos*, origen, clase). adj. F., *homogène*. Del mismo género, especie o naturaleza o de cualidad uniforme. ‖ De estructura semejante por derivar de un principio común.

homogénesis u **homogenia** (de *homo-* y el gr. *gennán*, producir). f. F., *homogenèse*. Reproducción del mismo proceso en cada generación; modo de generación en que el nuevo individuo es semejante al reproductor. ‖ Afinidad sexual entre individuos de especies diferentes.

homogenitalidad. f. HOMOSEXUALIDAD.

homogentísico (Ácido). Producto intermediario en la oxidación de la tirosina y la fenilalanina. Se encuentra algunas veces en la orina de los pacientes alcaptonúricos.

homogentisinuria. f. ALCAPTONURIA.

homogonia. f. HOMOGENIA.

homohemoterapia (de *homo-*, el gr. *haîma*, sangre, y *therapeía*, tratamiento). f. Hemoterapia con sangre de la misma especie.

homoinjerto. m. HOMOPLASTIA.

homolateral (de *homo-* y el lat. *latus, lateris*, lado). adj. F., *homolatéral*. Que se halla situado o que ocurre en el mismo lado.

homólisis (de *homo-* y el gr. *lýsis*, disolución). f. Lisis de células por células de la misma clase.

homología (de *homo-* y el gr. *lógos*, relación). f. Cualidad de homólogo; identidad morfológica de partes correspondientes. ‖ **-de los miembros.** Correspondencia entre los diversos segmentos de los miembros superior e inferior, muy semejantes en los primeros períodos del desarrollo y profundamente diferenciados después del desarrollo completo.

homólogo (del lat. *homologus*, y éste del gr. *homólogos;* de *homós*, parecido, y *lógos*, razón). adj. F., *homologue*. Dícese de cada uno de los órganos pares idénticos entre sí en su forma y estructura o de ambas mitades de un órgano impar. ‖ En anatomía comparada se aplica a las partes u órganos que se corresponden en las diversas especies, con variedad de formas y funciones. ‖ Apícase a los tejidos morbosos análogos a los que existen en estado normal.

homómero (de *homo-* y el gr. *méros*, parte). adj. Que tiene partes iguales.

homomorfismo. m. Semejanza superficial sin verdadera homología; mimetismo.

homomorfo (de *homo-* y el gr. *morphé*, forma). adj. De forma y estructura semejantes.

homónimo (del lat. *homonymus*, y éste del gr. *homónymos;* de *homós*, común, y el gr. eólico *ónyma*, nombre). adj. Que tiene el mismo nombre o la misma posición relativa.

homónomo (de *homo-* y el gr. *nómos*, ley). adj. Sujeto a las mismas leyes.

homoplastia (de *homo-* y el gr. *plássein*, formar). f. A., *Homoplastik;* F., *homoplastie;* In., *homoplasty;* It., *omoplastica;* P., *homoenxerto*. Sustitución operatoria de pérdidas de tejidos con partes similares de individuos de la misma sp. . Sin. : Homotrasplante.

homorgánico (de *homo-* y el gr. *organikós*, instrumental). adj. Producido por órganos homólogos o por el mismo órgano.

homosexual (de *homo-* y el lat. *sexus*, sexo). adj. Relativo al mismo sexo o a la homosexualidad. ‖ com. F., *homosexuel*. Persona con apetencias sexuales hacia el mismo sexo; uranista; invertido.

homosexualidad. f. A., *Homosexualität;* F., *homosexualité;* In., *homosexuality;* It., *homossessualità;* P., *homossexualidade*. Atracción sexual hacia individuos del mismo sexo. V. PERVERSIÓN.

homosporo (de *homo-* y el gr. *spóros*, semilla). adj. Que sólo tiene una clase de esporas, o de esporas iguales.

homostimulante (de *homo-* y el lat. *stimulare*, aguijonear). adj. Que estimula el mismo órgano de que deriva; dícese de algunos extractos.

homotérmico u **homotermo** (de *homo-* y el gr. *thérme*, calor). adj. De temperatura uniforme; se dice de los animales de sangre caliente que conservan la misma temperatura en ambientes distintos.

homotipia (de *homo-* y el gr. *týpos*, marca). f. Semejanza en el tipo de constitución, aunque no de forma idéntica; el fémur y el húmero son homotípicos. ‖ Simetría bilateral.

homotipo. m. ANTÍMERO.

homotónico (de *homo-* y el gr. *tónos*, tensión). adj. De tono o tensión uniformes.

homotrasplante. f. HOMOPLASTIA.

homotropismo (de *homo-* y el gr. *trépein*, girar). m. F., *homotropisme*. Propiedad que tienen las células de atraer otras células del mismo tipo.

homozigoto. adj. HOMOCIGOTO.

homozoico (de *homo-* y el gr. *zôon*, animal). adj. Relativo al mismo animal o a la misma especie.

homúnculo (lat. *homunculus*, dim. de *homo*, hombre). m. Enano sin deformidad o desproporción de partes. ‖ En psiquiatría, hombre creado por la imaginación.

hongo (del lat. *fungus*). m. A., *Pilz;* F., *fongus;* In., *fungus;* It., *fungo*. P., *fungo*. Microorganismo eucariota, unicelular o pluricelular; sus células presentan pared rígida y no contienen clorofila. Se clasifican dentro del reino vegetal. Son quimioheterótrofos, aerobios o anaerobios facultativos. Constan de una estructura vengativa de sostén (micelio) y reproductora (esporas). En las formas unicelulares (levaduriformes) algunas esporas se presentan como seudomicelios; las formas pluricelulares pueden presentarse en colonias filamentosas (mohos) o compactas (setas). Ampliamente difundidos en la naturaleza, intervienen en los procesos de degradación de la materia orgánica, en diversos procesos fermentativos de interés en la alimentación (pan, vino, cerveza, queso) y en la obtención de anbitióticos (penicilinas, cefalosporinas). Algunos son responsables de infecciones en el hombre y los animales, otros producen intoxicaciones y otros son comestibles. V. ENVENENAMIENTOS (TABLA DE). ‖ HONGOS, CLASIFICACIÓN (TABLA DE). FUNGUS. ‖ **-imperfectos** (pl). V. DEUTEROMICETOS. ‖ **-perfectos** o **verdaderos** (pl.). V. EUMICETOS.

Hoover (Signo de) (Charles F. *Hoover*, neurólogo norteamericano, 1865-1927). V. SIGNO.

Hopmann (Pólipo de) (Carl Melchior *Hopmann*, rinólogo alemán, 1844-1925). V. PÓLIPO.

hopogán. m. Peróxido de magnesio; polvo blanco no higroscópico, inodoro, insípido, casi insoluble en agua.

CLASIFICACION DE HONGOS DE INTERES EN PATOLOGIA HUMANA

Clase	Géneros (1)	Grupos (2)
I. Ficomicetos	*Rhizopus* *Mucor* *Absidia* *Basidiobolus*	
II. Ascomicetos	*Nanizzia (Microsporum)* *Arthroderma (Trichophyton)*	Formas sexuadas de dermatófitos
	Emmonsiella (Histoplasma)	Formas sexuada de hongos dimórficos
	Eurotium, Sartoya (Aspergillus) *Petriellidium boydii (Monosporium apiospermium*	Forma sexuada de hongos filamentosos
	Pichia (Candida)	Forma sexuada de hongos levaduriformes
III. Basidiomicetos	*Filobasidiella neoformans (Cryptococcus neoformans)*	
IV. Deuteromicetos (Fungi imperfecti)	*Candida albicans, C. tropicalis* *Cryptococcus neoformans* *Torulopsis glabrata* *Trichosporum beigelei*	Blastomicetos
	Microsporum canis *Trichophyton mentagrophytes* *Epidermophyton floccosum*	Hifomicetos no dematiáceos: a) Dermatófitos
	Histoplasma capsulatum *Paracoccidioides brasiliensis* *Blastomyces dermatitidis* *Sporothrix schenckii*	b) Hongos dimórficos
	Coccidioides immitis *Aspergillus fumigatus, A. niger* *Geotrichum candidum*	c) Mohos
	Phialophora, Clodosporium, Madurella	Hifomicetos dematiáceos
Hongos de clasificación incierta	*Loboa (Glenosporella) Loboi* *Rhinosporidium seeberi*	

(1) Entre paréntesis, nombre de la forma asexuada.
(2) Sin significación taxonómica.

Contiene el 7,15 % de oxígeno activo. Se usa al interior.

Hoppe-Seyler (Reacción de) (Ernst Felix *Hoppe-Seyler*, químico alemán, 1825-1895). V. REACCIÓN.
hordeiforme (del lat. *hordeum*, cebada, y de *forma*). adj. Semejante a un grano de cebada.
hordenina. f. Alcaloide cristalino incoloro, variedad de paraoxifenildimetilfenilamina de la cebada. Se ha empleado contra la diarrea y en la fiebre tifoidea como tónico cardíaco.
hordeolum (lat.). m. ORZUELO.
hordeum (lat.). m. CEBADA.
horismascopio (del gr. *horismós*, delimitación, y *skopeîn*, observar). m. Instrumento, variedad de albumoscopio con el que pueden verse ligeros indicios de albúmina.
horizocardia (del gr. *horízon*, horizonte, y *kardía*, corazón). f. Posición horizontal del corazón.
hormesis (del gr. *hormé*, movimiento rápido). f. Efecto estimulante de una sustancia que, a mayor concentración, es inhibitoria.
hormiga (del lat. *formica*). f. A., *Ameise*; F., *fourmi*; In., *ant*; It., *formica*; P., *formiga*. Insecto himenóptero de la familia de los formícidos, que excreta ácido fórmico. Los antiguos habían empleado la cabeza de ciertas hormigas grandes, provistas de mandíbulas resistentes como medio de sutura de las heridas, de modo análogo a los ágrafes de Michel. || Enfermedad de la piel que produce comezón.
hormigueo. m. A., *Kribbeln*; F., *fourmillement*; In., *formication*; It., *formicazione*; P., *formigamento*. Sensación más o menos molesta en la piel, comparable a la que producirían las hormigas bullendo en la misma; mirmestesia.
hormión. m. F., *hormion*. Punto medio anterior de la porción basilar del hueso esfenoccipital.
Hormodendrum. Género de hongos saprofitos, cuyas especies actúan como alergenos. Las especies *H. compactum* y *H. pedrosoi*, patógenos, se han aislado de la cromoblastomicosis.
hormona (del gr. *hormôn*, p. a. de *hormân*, excitar, mover). f. A., *Hormon*; F., *hormone*; In., *hormone*; It., *ormone*; P., *hormona*. Sustancia química específica producida en un órgano o en determinadas células de un órgano, que es transportada por la circulación sanguínea o de otros líquidos, produce efectos específicos de activación o regulación en otros órganos o partes; autacoide excitante. || **-adenohipofisaria.** Producida en la adenohipófisis o pituitaria anterior; su número no se conoce exactamente: somatotropina (STH) o estimulante del crecimiento (GH), tirotropina o estimulante del tiroides (TSH), gonadotropina o estimulante de las gónadas (FSH y LH), corticotropina o estimulante de la corteza suprarrenal (ACTH), prolactina o luteotropina (LTH), melanotropina (MSH). || **-adrenocortical.** Esteroide biológicamente activo que en número de seis se han aislado de la corteza de las suprarrenales; su acción es mantener la vida de los animales adrenectomizados, influir en el metabolismo de las proteínas e hidratos de carbono y aumentar la fuerza muscular. || **-adrenocorticotropa.** V. CORTICOTROPINA. || **-adrenomedular.** ADRENALINA. || **-antidiurética.** De origen hipotalámico, se almacena y se-

hormonogénesis - hospitalización

creta en el lóbulo posterior de la hipófisis o neurohipófisis. Su acción primordial se ejerce a nivel del túbulo contorneado distal del riñón, permitiendo la resorción de agua y regulando la ingesta de agua y la diuresis. Además produce contracción capilar y arteriolar de la piel, tejido conjuntivo, órganos internos, musculatura del tracto gastrointestinal, miocardio y, en menor grado, del resto de la musculatura, aumentando, por consiguiente, la presión sanguínea. VASOPRESINA. ||-**cromafín.** ADRENALINA. ||-**cromatoforotrópica.** INTERMEDINA. MELANOTROPINA. ||-**de Allen Doysi.** Hormona folicular del ovario. ||-**de Aschheim-Zondek.** Hormona pituitaria anterior descubierta en la orina, que produce la maduración de los folículos ováricos y la formación de cuerpos lúteos. ||-**de Swingle y Pfiffner.** CORTINA. ||-**del crecimiento.** HORMONA ADENOHIPOFISARIA. ||-**del cuerpo lúteo.** PROGESTINA. PROGESTERONA. ||-**diabetógena.** Que provoca hiperglucemia. ||-**estimulante de las células intersticiales** (ICSH). V. HORMONA LUTEINIZANTE. ||-**estimulante de los melanocitos.** MELANOTROPINA. ||-**estrogénica.** Hormona del ovario y placenta que estimula las formaciones y características sexuales secundarias en las hembras y cuya producción aumenta en el embarazo; prolán A y estrina. ||-**folicular.** Que se sintetiza y secreta en el folículo ovárico. ||-**foliculostimulante.** FSH, hormona gonadotrópica de la adenohipófisis que estimula el crecimiento y desarrollo de los folículos ováricos y la espermatogénesis en los testículos. ||-**galactopoyética.** PROLACTINA. ||-**gametogenética.** HORMONA FOLICULOSTIMULANTE. ||-**gástrica.** GASTRINA. ||-**glucostática.** Que interviene en el mantenimiento de la glucemia. ||-**gonadotrópica.** Que estimula el crecimiento, desarrollo, síntesis y secreción hormonal de las gónadas. HORMONA FOLICULOSTIMULANTE (FSH) y LUTEINIZANTE (LH). ||-**hipotalámica.** La sintetizada por núcleos hipotalámicos y que a través de los axones es vertida al sistema porta de la eminencia media para ser enviada a la adenohipófisis y regular la secreción de sus hormonas trópicas. Su número no se conoce exactamente: hormona liberadora de hormona del crecimiento (GH-RH), hormona liberadora de gonadotropinas (Gn-RH), hormona liberadora de melanotropina (MRH), hormona inhibidora de melanotropina, somatostatina u hormona inhibidora de la hormona del crecimiento (GH-IH). ||-**intestinal.** La producida en la mucosa del intestino: secretina, colecistocinina, péptido intestinal vasoactivo (VIP), polipéptido inhibidor gástrico (GIP), quimodina, enteroglucagón. ||-**lactógena.** PROLACTINA. ||-**langerhansiana.** INSULINA. ||-**luteinizante.** Hormona gonadotropa de la adenohipófisis que estimula la síntesis y secreción de hormonas ováricas y testiculares, actuando en concierto con la hormona foliculostimulante. ||-**mamotrópica.** PROLACTINA. ||-**melanostimulante.** V. MELANOTROPINA. ||-**neurohipofisaria.** Hormona de la hipófisis o pituitaria posterior, pituitrina de la que se han aislado principios aminos activos: pitresina o hipofamina β, estimulante de la fibra lisa, la pitocina u oxitocina, hipofamina α, estimulante del músculo uterino y la HAD o antidiurética (metabolismo del agua). ||-**orquídica.** HORMONA TESTICULAR. ||-**ovárica.** Dos tipos de hormonas: la folicular o estrógena, estradiol, estrina, y la lútea, progesterona, producida por el cuerpo lúteo. ||-**pancreática.** INSULINA Y GLUCAGÓN. ||-**paratiroidea.** PARATIROIDINA. ||-**pituitaria anterior.** V. HORMONA ADENOHIPOFISARIA. ||-**pituitaria posterior.** V. HORMONA NEUROHIPOFISARIA. ||-**placentaria.** Que se sintetiza y secreta en la placenta: estrógenos, progestágenos, gonadotropina coriónica, lactógeno placentario. ||-**progestágena.** De naturaleza y acción similar a la de la progesterona. ||-**simpática.** ADRENALINA. NORADRENALINA. ||-**somatomamotrópica.** LACTÓGENO PLACENTARIO. ||-**testicular.** TESTOSTERONA. ||-**tiroestimulante.** TSH; sintetizada en la adenohipófisis estimula la síntesis y secreción de las hormonas tiroideas. TIROTROPINA. HORMONA TIROTRÓPICA. ||-**tiroidea.** Tiroxina y triyodotironina, estimulantes del metabolismo de todas las células del crecimiento, desarrollo y diferenciación de los tejidos, excitante del tono muscular, del sistema nervioso y circulatorio. ||-**tirotrópica.** Hormona pituitaria anterior que estimula el tiroides.

hormonogénesis u **hormonogenia** (de *hormona* y el gr. *génnsis,* generación, o *gennân,* producir). f. F., *hormonogenèse.* Producción de hormonas; hormonopoyesis.

hormonopexia (de *hormona* y el gr. *pêxis,* fijación). f. Fijación de hormonas.

hormonopoyesis u **hormopoyesis** (de hormona y el gr. *poiesis,* producción). f. F., *hormonopoïèse.* Producción de hormonas.

hormonoterapia (de *hormona* y el gr. *therapeía,* tratamiento). f. A., *Hormontherapie;* F., *hormonothérapie;* In., *hormonotherapy;* It., *ormonoterapia;* P., *hormonoterapia.* Empleo terapéutico de las hormonas.

hormozina. f. HORMONA.

Horn (Signo de) (C. *Horn,* cirujano holandés contemporáneo). V. SIGNO.

Horner (Ley, síndrome de) (Johann Friedrich *Horner,* oftalmólogo suizo, 1831-1886). Véanse estos términos. ||-**(Músculo de)** (William Edmund *Horner,* anatomista norteamericano, 1793-1853). V. MÚSCULO.

Hornibrook-Nelson (Síndrome de). V. SÍNDROME.

Horniker (Síndrome de). V. SÍNDROME.

horóptero (del gr. *hóros,* límite, y *optér,* observador). m. Suma de todos los puntos que se ven simples por formarse sus imágenes retinianas en puntos correspondientes, en la visión binocular.

horquilla (dim. de *horca*). f. A., *Gabel;* F., *fourchette;* In., *fourchet;* It., *forchetta;* P., *forquilha.* Instrumento quirúrgico de esta forma para levantar y sostener la lengua en la sección del frenillo. ||-**del esternón.** Escotadura semilunar en el extremo superior de este hueso. ||-**vulvar.** Comisura posterior de la vulva.

horrida cutis. (lat.). CUTIS ANSERINA.

horripilación (del lat. *horripilatio, -onis*). f. A., *Piloerektion;* F., *horripilation;* In., *horripilation;* It., *orripilazione;* P., *horripilaç~ao.* Estremecimiento general con erizamiento de los cabellos o pelos.

Horsley (Operación de) (John Shelton *Horsley,* cirujano norteamericano, 1870-1946). V. OPERACIÓN. ||-**(Operación de)** (Sir Victor *Horsley,* cirujano inglés, 1857-1916). V. OPERACIÓN.

Hortega (Células, coloración de) (Pío del *Río Hortega,* histólogo español, 1882-1945). V. CÉLULA, COLORACIÓN.

Horton (Enfermedad, síndrome de) (Bayard Taylor *Horton,* médico norteamericano, n. en 1895). V. ENFERMEDAD, SÍNDROME.

hospital (del lat. *hospitalis*). m. A., *Hospital;* F., *hôpital;* In., *hospital;* It., *ospedale.* P., *hospital;* Establecimiento destinado al tratamiento de enfermos internados. ||-**baniano.** Hospital para animales. ||-**civil, militar.** El destinado a paisanos o individuos del ejército, respectivamente. ||-**de base.** Unidad hospitalaria dentro de las líneas de comunicación del ejército, designada para la recepción definitiva de heridos y enfermos de los hospitales de campaña y evacuación. ||-**de campaña.** Hospital militar móvil, situado a 3 ó 4 km de la zona de combate, detrás de las estaciones de primeros auxilios, designado para la asistencia de heridos transportados por las ambulancias. ||-**de día.** Establecimiento hospitalario donde los pacientes reciben su tratamiento durante el día (especialmente psiquiátrico), reintegrándose a sus hogares por la noche. ||-**de evacuación.** Unidad hospitalaria avanzada, dentro de las líneas de comunicación del ejército, designada para cumplir sus funciones de hospital de campaña cuando éste avanza con las divisiones y como suplemento de los hospitales de base. ||-**de noche.** Tipo de establecimiento hospitalario en el cual los pacientes continúan con sus actividades habituales durante el día, ingresando por la noche para su tratamiento.

hospitalización. f. A., *Krankenhausaufnahme;* F., *hospitalisation;* In., *hospitalization;* It., *ospedaliza-*

zione; P., *hospitalizaç~ao.* Traslado y permanencia de un enfermo en un hospital donde puede recibir un tratamiento adecuado.

Hotchkiss (Operación de) (Lucien W. *Hotchkiss*, cirujano de Nueva York, 1859-1926). V. OPERACIÓN.

Houghton (Prueba de) (E. M. *Houghton*, médico norteamericano, 1867-1937). V. PRUEBA.

House-Carrey (Síndrome de). V. SÍNDROME.

Houssay (Animal, fenómeno, síndrome de) (Bernardo Alberto *Houssay*, fisiólogo argentino, 1887-1971). V. ANIMAL, FENÓMENO, SÍNDROME.

Houston (Músculo, válvula de) (John *Houston*, cirujano irlandés, 1802-1845). Véanse estos términos.

Hovius (Conducto de) (Jacob *Hovius*, anatomista holandés, n. en 1675). V. CONDUCTO DE FONTANA.

Howard (Método de) (Benjamin Douglas *Howard*, médico de Nueva York, 1840-1900). V. RESPIRACIÓN ARTIFICIAL.

Howell (Corpúsculos de) (William Henry *Howell*, fisiólogo norteamericano, 1860-1945). V. CORPÚSCULO.

Howship (Laguna, síntoma de) (John *Howship*, cirujano inglés, 1781-1841). Véanse estos términos.

Hoyer (Coloración de) (Heinrich *Hoyer*, histólogo polaco, 1834-1907). V. COLORACIÓN (MÉTODO DE).

hoyo (de *hoya*, y éste del lat. *fovea*). m. A., *Delle;* F., *godet;* In., *dimple;* It., *fossetta;* P., *covinha.* Concavidad, hueco, especialmente las señales que deja la viruela. V. CACARAÑA.

hoz (del lat. *falx, falcis*). f. A., *Sichel;* F., *faux;* In., *falx;* It., *falce;* P., *foice.* Repliegue membranoso de esta forma. ||**-del cerebelo.** Repliegue de la duramadre, que separa los hemisferios cerebelosos. ||**-del cerebro.** Repliegue longitudinal de la duramadre extendido desde la apófisis *crista galli* hasta la parte media de la tienda del cerebelo, que separa los hemisferios cerebrales. ||**-inguinal.** Hoja tendinosa formada por la reunión de los tendones, de los músculos transverso y oblicuo interno, inserta en la línea pectínea del pubis. ||**-ligamentosa** o **mayor del peritoneo.** Ligamento falciforme del hígado. ||**-menor del peritoneo.** Cada uno de los ligamentos triangulares del hígado y los repliegues que forma el peritoneo levantado por las arterias umbilicales.

Ht. Símbolo de *hipermetropía total.*

HTP-test. V. PRUEBA DE CASA-ÁRBOL-PERSONA.

huaco. m. GUACO.

Huber (Ganglio de) (Jean Jacques *Huber*, anatomista suizo, 1707-1778). V. GANGLIO.

Huchard (Enfermedad, signo, suero de) (Henri *Huchard*, médico francés, 1844-1910). Véanse estos términos.

Hueck (Ligamento de) (Alexander Friedrich *Hueck*, anatomista alemán, 1802-1842). V. LIGAMENTO.

hueco (del lat. *vacuus*, vacío). m. A., *Höhle;* F., *fosse;* In., *pit;* It., *fossa;* P., *oco.* Nombre de varias regiones más o menos deprimidas. ||**-axilar.** AXILA. ||**-de la mano.** Cara anterior de la mano, *vola manus; poculum Diogenis.* ||**-epigástrico.** Epigastrio; *scrobiculus cordis.* ||**-poplíteo.** FOSA POPLÍTEA.

huélfago (del lat. *follicare*, de *follis*, fuelle). m. A., *Stridor;* F., *cornage;* In., *cornage;* It., *cornage;* P., *estridor.* Ruido o estridor que se produce al respirar en caso de obstrucción de las vías respiratorias altas y que ha sido comparado al de un cuerno dentro del cual se sopla.

huesillo. m. A., *Knöchelchen;* F., *osselet;* In., *ossicle;* It., *ossicino;* P., *ossículo.* Hueso pequeño. ||**-de Andernach.** Hueso wormiano. ||**-de Bertin.** Huesos esfenoturbinales. ||**-de Kerckring.** Pequeño hueso de la vida embrionaria, futura apófisis basilar del occipital. ||**-de Riolano.** Osículos en la sutura entre la apófisis mastoides del temporal y el occipital. ||**-del oído.** Cada una de las piezas que forman la cadena ósea del tímpano: martillo, yunque y estribo.

hueso [óseo] (del lat. vulgar *ossum*). m. A., *Knochen;* F., *os;* In., *bone;* It., y P., *osso.* Cada uno de los órganos duros cuyo conjunto forma el esqueleto de la mayoría de los animales vertebrados. V. TEJIDO ÓSEO, HUESOS, TABLA ALFABÉTICA. ||**-ancho.** HUESO PLANO. ||**-anónimo.** Hueso coxal o ilíaco. ||**-basilar** o **basiocipital.** Apófisis basilar del occipital. ||**-central del carpo.** Hueso raro supernumerario que se encuentra a veces en la región dorsal del carpo, entre el escafoides, el trapezoides y el hueso grande. ||**-coronal.** FRONTAL. ||**-corto.** Hueso que tiene sus tres dimensiones casi iguales, formado de tejido esponjoso cubierto por una capa de tejido compacto. ||**-cribiforme.** ETMOIDES. ||**-cuadrado.** HUESO INTERMAXILAR. ||**-cuneiforme de la muñeca.** PIRAMIDAL. ||**-cuneiforme primero, segundo** y **tercero.** V. CUÑA o CUNEIFORMES en HUESOS, TABLA ALFABÉTICA. ||**-de Bertin.** CORNETE ESFENOIDAL. ||**-de Eysson.** Hueso sinfisario anómalo del maxilar. ||**-de la resurrección.** SACRO. ||**-de los caballeros.** Formación ósea accidental en el músculo aductor mayor del fémur o en su tendón. ||**-de los jinetes.** HUESO DE LOS CABALLEROS. ||**-de Riolan.** Pequeños huesos semejantes a los wormianos en la sutura del occipital con el peñasco del temporal. ||**-de Vesalio.** Porción posterior y externa de la tuberosidad del quinto metatarsiano. ||**-del carpo.** Cada uno de los ocho huesos cortos que forman el esqueleto de la muñeca. ||**-del corazón.** Hueso en el tabique interventricular de algunos animales. ||**-del inca.** HUESO INTERPARIETAL. ||**-ectetmoide.** Masa lateral del etmoides. ||**-enostal.** HUESO INTERMAXILAR. ||**-epactal.** Hueso wormiano o supernumerario. ||**-epihial.** Ligamento estilohioideo osificado. ||**-epiptérico.** Pequeño hueso wormiano observado algunas veces entre el ala mayor del esfenoides y el parietal. ||**-exoccipital.** Apófisis cotiloides del occipital. ||**-incisivo.** HUESO INTERMAXILAR, 2.ª acep. ||**-innominado.** Hueso coxal o ilíaco. ||**-intermaxilar.** Hueso cuadrado entre la base del cráneo y la mandíbula en las aves. || Hueso de la vida fetal entre ambos maxilares (Goethe). ||**-interparietal.** Hueso algunas veces existente entre los parietales y el occipital. ||**-largo.** Hueso de las extremidades, en la que predomina la longitud, que consta de cuerpo o diáfisis con un conducto medular central y de extremos o epífisis formados de tejido esponjoso rodeado de una capa de tejido compacto. ||**-marmóreo de Albers-Schönberg.** Resultado de osteosclerosis en la que el hueso sufre un proceso de condensación, perdiéndose todo vestigio de espacios medulares. ||**-multiangular mayor y menor.** TRAPECIO Y TRAPEZOIDES, respectivamente. ||**-navicular.** Hueso en el lado interno del tarso, delante del astrágalo y detrás de los cuneiformes. ||**-orbicular.** Huesillo lenticular del oído. ||**-palomo.** CÓCCIX. ||**-petroso.** Peñasco del temporal. ||**-plano.** Hueso que forma las paredes de las cavidades esplácnicas, constituido por dos láminas de tejido compacto reunidas por tejido esponjoso. || Lámina orbitaria del etmoides. ||**-sedentario.** ISQUION. ||**-sesamoideo.** Cada uno de los pequeños huesos aislados, planos, alrededor de las articulaciones. ||**-sutural.** HUESO WORMIANO. ||**-tibial externo.** Pequeño hueso que algunas veces se encuentra libre en la parte interna del navicular. ||**-timpanal** o **timpánico.** En el feto, parte timpánica del hueso temporal. ||**-trígono.** Huesillo que existe algunas veces independiente en la parte posterior del astrágalo. ||**-triquetro.** CUNEIFORME. ||**-turbinado** o **turbinal.** CORNETE. ||**-wormiano.** Cada uno de los pequeños huesos irregulares situados entre las suturas craneales.

huésped (del lat. *hospes, -itis*). m. A., *Wirt;* F., *hôte;* In., *host;* It., *ospite;* P., *hóspede.* Animal o planta en que vive otro organismo parasitario. || Gemelo relativamente normal o autósito, en el que está inserto el gemelo parásito. ||**-definitivo** o **primario.** Animal en el que un parásito sigue su vida sexual. ||**-intermediario** o **secundario.** Animal en el que un parásito pasa su existencia de larva. ||**-reservorio.** Animal, de ordinario vertebrado, que alberga el germen que infecta al hombre.

Huet (Síndrome de). V. SÍNDROME.

Hueter (Línea, maniobra, signo, vendaje de) (Karl *Hueter*, cirujano alemán, 1838-1882). Véanse estos términos.

hueso

TABLA ALFABÉTICA DE LOS HUESOS

Nombre	Caracteres generales	Situación y osificación	Puntos de osificación	Inserciones musculares
Astrágalo *(Talus)*.	Corto, par, irregular, compuesto de tres porciones: *cuerpo, cabeza* y *cuello*; con seis caras: superior e inferior, laterales y anterior y posterior, todas las cuales son más o menos articulares.	En la parte superior de la primera fila del tarso. Se articula con la tibia, peroné, calcáneo y navicular o escafoides del tarso.	Uno primitivo del 6.º al 9.º mes de la vida fetal.	
Atlas *(Atlas)*.	Vértebra C_I, constituida por dos *masas laterales* unidas por dos arcos, *anterior* y *posterior*, que circunscriben el agujero vertebral.	Debajo del occipital y encima del axis, con los cuales se articula.	Dos *primitivos* en el arco posterior y uno *complementario* para el arco anterior en el primer año.	Largo del cuello, recto anterior de la cabeza, en el *tubérculo y arco anteriores*; oblicuos superior e inferior de la cabeza, recto lateral, esplenio, elevador de la escápula, escaleno posterior, longísimo del cuello, intertransversos anterior y posterior, en las masas laterales; recto posterior menor de la cabeza, en el *tubérculo posterior*.
Axis *(Axis)*.	Vértebra C_{II}, cuyo cuerpo presenta la apófisis odontoides, que puede considerarse como el cuerpo del atlas.	Debajo del atlas y encima de la vértebra C_{III}, con los que se articula.	Los de todas las vértebras, más dos puntos *primitivos* para la apófisis odontoides.	Largo del cuello, en el *cuerpo*; largo del cuello, intertransversos, longísimo del cuello, esplenio, escaleno posterior, elevador de la escápula, oblicuo inferior, en las *apófisis transversas*; recto posterior mayor de la cabeza, transverso espinoso, interespinoso, en las *apófisis espinosas*.
Calcáneo *(Calcaneus)*.	Corto, par, asimétrico, de forma irregularmente cúbica, con seis *caras:* superior e inferior, laterales y anterior y posterior, de las cuales dos son más o menos articulares.	En la parte inferior de la primera fila del tarso. Se articula con el astrágalo por arriba y con el cuboides por delante.	Uno *primitivo* en el 4.º y 5.º mes de la vida fetal y uno *secundario* a los 8 o 10 años para la parte posterior. La soldadura completa se efectúa de los 16 a los 20 años.	Plantar y tríceps sural (por el tendón de Aquiles), en la *cara posterior*; extensor corto de los dedos, en la *superior*; flexor corto de los dedos, aductor del dedo gordo, cuadrado plantar, y tibial posterior (inconstante), en la *cara inferior*; cuadrado plantar, en la *cara interna*.
Cigomático *(Os zygomaticum)*.	Par, corto y compacto, en forma de cuadrilátero con dos *caras*, externa e interna; cuatro *bordes*, y cuatro *ángulos*.	En los lados de la cara debajo del frontal, entre el maxilar y los huesos que forman la fosa temporal, con todos los cuales se articula.	Uno, dos o tres, según los autores, al final del 2.º mes, y totalmente soldados al 5.º mes de la vida intrauterina.	Cigomáticos menor y mayor, elevador del labio superior en la *cara externa*; temporal, en la *cara interna*; masetero, en el *borde posteroinferior*.
Clavícula *(Clavicula)*.	Largo, par y asimétrico, en forma de S alargada con dos *curvaturas*, interna y externa; dos *caras*, superior e inferior; dos *bordes* y dos *extremos*.	En la parte superior del tórax y en el hombro, entre el esternón y el omóplato, con los que se articula.	Uno *primitivo* para el cuerpo y extremo externo al final de la 4.ª semana de la vida embrionaria y uno *secundario* a los 20 o 22 años para el extremo interno.	Deltoides, trapecio y esternocleidomastoideo, subclavio, pectoral mayor y esternohioideo.
Cóccix *(Os coccygis)*.	Corto, impar, central y simétrico, compuesto de cuatro o cinco piezas soldadas *(vértebras coccígeas)* en forma de triángulo, con *base, vértice,* dos *caras* y dos *bordes*.	Debajo del sacro, con el cual se articula y al que continúa formando la última pieza ósea de la columna vertebral.	Cinco *primitivos* y diez *complementarios*, suma de los correspondientes a cada una de las piezas coccígeas, cuya soldadura se completa de los 20 a los 25 años.	Glúteo mayor, en la *cara posterior*; elevador del ano y coccígeo, en los *bordes*; esfínter del ano, en el *vértice*.

Nombre	Caracteres generales	Situación y conexiones	Puntos de osificación	Inserciones musculares

Cornete inferior *(Concha nasalis inferior).*
Lámina ósea compacta, con dos *caras,* interna y externa, dos *bordes* y dos *extremos.*
En la porción inferior de las fosas nasales. Se articular con el etmoides y maxilar por arriba, con el lagrimal por delante y con el palatino por detrás.
Uno *primitivo* al 4.° o 5.° mes después del nacimiento.

Costillas *(Costae).*
Planos: en número de 12 a cada lado, *7 verdaderas, 3 falsas* y *2 flotantes,* en forma de arco con un *cuerpo con dos caras,* externa e interna; dos *bordes,* superior e inferior, y dos *extremos:* posterior, con cabeza, cuello y tuberosidad, y anterior.
Con la columna vertebral, con la cual se articulan, y con esternón, al que se unen la mayoría, forman la jaula torácica o tórax.
Uno *primitivo* y tres *complementarios* para cada costilla. El 1.° a los 40 días de la vida embrionaria, y los otros tres, para la cabeza y tuberosidad, de los 8 a los 14 años. La soldadura completa se efectúa de los 16 a los 25 años.
Escalenos, anterior, medio y posterior, subclavio, serratos anterior y posterior, elevadores de las costillas e intercostales externos e internos, iliocostal, longísimo, dorsal ancho, pectorales mayor y menor, subcostales, transverso del tórax, recto, oblicuos y transverso del abdomen, cuadrado lumbar y diafragma.

Coxal *(Os coxae: ilium, ischium, pubis).*
Par, plano, esponjoso, en forma de cuadrilátero irregular, compuesto de tres porciones: *ilion, pubis* e *isquion.* Se distinguen en él dos *caras,* externa e interna; cuatro *bordes,* superior, inferior, anterior y posterior, y cuatro *ángulos.*
En la cadera, cuyo esqueleto forma. Se articula con el homónimo opuesto y con el sacro, para formar la pelvis, y con el fémur.
Tres *primitivos,* uno para cada una de las porciones, entre el 3.° y 5.° mes de la vida fetal, y nueve *complementarios* casi constantes para distintas partes del hueso desde los 12 a los 18 años.
Iliocostal, longísimo y transverso espinoso, dorsal ancho, cuadrado lumbar, transverso del abdomen, oblicuos externo e interno y tensor de la fascia lata, en la *cresta ilíaca;* glúteos mayor, mediano y menor y recto femoral, en la *cara glútea;* ilíaco y obturador interno en la *fosa ilíaca;* sartorio, transverso del abdomen, oblicuos externo e interno y tensor de la fascia lata, en la *espina ilíaca anterior* y *superior;* recto femoral e ilíaco, en la *espina ilíaca anterior* e *inferior;* piriforme, en la *escotadura ciática mayor;* géminos superior e inferior, coccígeo y elevador del ano, en la *espina* y *escotadura ciática menor;* semimembranoso, semitendinoso, bíceps femoral, cuadrado femoral, obturador externo, aductores, transverso femoral superficial del periné, obturador interno, isquiocavernoso y transverso profundo del periné, en el *isquion* y *rama isquiopubiana;* psoas mayor, pectíneo, recto femoral piriforme, aductores, obturadores interno y externo y elevador del ano, en el *cuerpo* y *rama horizontal del pubis.*

Cúbito *(Ulna).*
Largo, par, asimétrico, irregular, formado de un *cuerpo* prismático triangular, con tres *caras,* anterior, posterior e interna; tres *bordes,* anterior, posterior y externo, y dos *extremos,* superior e inferior o *cabeza.*
En la parte interna del antebrazo; se articula por arriba con el húmero y el radio, y por abajo con el piramidal del carpo y con el radio.
Uno *primitivo* para la diáfisis al 2.° mes de la vida embrionaria, y dos *complementarios* o *epifisarios,* superior u olecraniano, de los 14 a los 18 años, e inferior, de los 6 a los 9 años.
Braquial, flexor superficial de los dedos, pronador redondo, flexor profundo, flexor largo del pulgar, en la *apófisis coronoides;* tríceps braquial, flexor cubital del carpo y ancóneo, en el *olécranon;* flexor profundo de los dedos, pronador cuadrado, ancóneo, extensor cubital del carpo, supinador, abductor largo y extensor largo del pulgar, extensor del índice, extensor y flexor cubitales del carpo, en el *cuerpo.*

Cuboides *(Cuboideum).*
Corto, par, de forma irregularmente cúbica como su nombre indica, con seis *caras,* superior e inferior, laterales y anterior y posterior, de las cuales tres son articulares.
En la parte externa de la segunda fila del tarso; se articula con el calcáneo, con la III cuña y con los metacarpianos IV y V.
Uno *primitivo al año.*
Tibial posterior (expansión tendinosa), aductor del dedo gordo y flexor corto del mismo (fascículos).

Nombre	Caracteres generales	Situación y conexiones	Puntos de osificación	Inserciones musculares

Cuñas o cuneiformes *(Cuneiformes primum, secundum, tertium).*
    Cortos, en número de tres para cada pie, I, II y III de dentro afuera; grandes, pequeña y mediana, respectivamente; ofrecen cuatro *caras*, *base* y *vértice*.
        En la segunda fila del tarso; se articulan todas con el navicular o escafoides del tarso por detrás, entre sí lateralmente y por delante con el I, II y III metatarsianos, respectivamente. Además, la I se articula exteriormente con el II metatarsiano; la III, interiormente con el II metatarsiano y exteriormente con el cuboides.
        Uno *primitivo* para cada una, al año para la I y a los 4 o 5 años para las II y III.
        Tibial anterior, tibial posterior y I interóseo dorsal, en la *I cuña*; expansión tendinosa del tibial posterior, en la II tibial posterior, flexor corto del dedo gordo y aductor de éste, en la *III cuña*.

Escafoides (del carpo) *(Os scaphoideum).*
    Par, corto, esponjoso, de forma cuboidea, comparable a una navecilla, con seis *caras*, de las cuales tres son articulares.
        Primer hueso externo de la primera fila del carpo. Se articula con el radio, semilunar, hueso grande, trapezoides y trapecio.
        Uno o dos, según los autores, al 3.º o 4.º año.
        Abductor corto del pulgar.

Escafoides (del tarso). V. NAVICULAR.

Escápula *(Scapula).*
    Par, plano, delgado y compacto, de forma triangular, con dos *caras*, anterior y posterior; tres *bordes*, superior, interno y externo, y tres *ángulos*, superior, anterior e inferior.
        En la parte posterior y superior del tórax; forma con la clavícula el esqueleto del hombro. Se articular con aquélla y con el húmero.
        Uno *primitivo* en el centro del hueso a los 50 o 55 días de la vida embrionaria, y siete *secundarios*, dos coracoideos, acromial, glenoideo superior y placa glenoidea, inferior y marginal, desde los 18 meses a los 20 años.
        Supraspinoso, infraspinoso, redondos mayor y menor, en la *cara posterior*; trapecio y deltoides, en el *acromion* y *espina*; subescapular y serrato, en la *cara anterior*; omohioideo y tríceps braquial, en los *bordes superior* y *axilar*; bíceps corto, coracobraquial, pectoral menor y subclavio, en la *apófisis coracoides*; romboides y dorsal ancho, en el *vértice*.

Esfenoides *(Os sphenoidale).*
    Impar, central y simétrico; corto, de forma irregular de murciélago; consta de un cuerpo cúbico, con dos alas menores en la cara superior, dos alas mayores en las caras laterales y dos apófisis en la cara inferior.
        En la parte media e inferior del cráneo, entrel el frontal y etmoides por delante y el occipital por detrás. Se articula, además, por los lados con los parietales y temporales, con los cigomáticos por delante y afuera, con los palatinos y el vómer por debajo.
        Se desarrolla en dos porciones; esfenoides anterior y esfenoides posterior, con cuatro puntos para la primera y ocho para la segunda, del 3.º al 7.º mes de la vida fetal.
        Temporal, pterigoideo lateral, en las *alas mayores*; elevador del párpado superior, oblicuo superior, rectos superior, inferior, medial y lateral, en las *alas menores*; pterigoideo medial, pterigoideo lateral, constrictor superior de la faringe y tensor del velo del paladar en las *apófisis pterigoides*.

Esternón *(Sternum).*
    Plano, impar, central y simétrico, compuesto de varias piezas soldadas *(esternebras)*, manubrio, cuerpo y apófisis xifoides, con dos *caras*, anterior y posterior, dos *bordes* laterales y dos *extremos*, superior o *base* e inferior o *vértice*.
        En la parte media y anterior del tórax, entre las clavículas y las siete primeras costillas de cada lado.
        Uno *primitivo* y dos *secundarios* para el manubrio hacia el 6.º mes de la vida fetal; ocho *primitivos* para el cuerpo, del 7.º al 8.º y uno para la apófisis xifoides, de los 3 a los 18 años. La soldadura total del cuerpo no se efectúa hasta los 25 años.
        Esternocleidomastoideo, pectoral mayor y recto del abdomen, en la *cara anterior*; esternohioideo, esternotiroideo, transverso del tórax y diafragma en la *cara posterior*; aponeurosis del transverso, en la *apófisis xifoides*.

Etmoides *(Os ethmoidale).*
    Corto y compacto, central, impar y simétrico, compuesto esencialmente de una *lámina vertical* y media, una *lámina horizontal* perpendicular a la primera y dos *masas laterales*.
        Es la escotadura etmoidal del frontal y delante del esfenoides. Se articula con éstos y con los palatinos por detrás, con los nasales por delante, con los maxilares y lagrimal por fuera y con el vómer por debajo.
        Dos laterales para las masas a los 4 meses de la vida fetal, y dos medios para las porciones restantes al año.

Nombre	Caracteres generales	Situación y conexiones	Puntos de osificación	Inserciones musculares
Falanges de la mano *(Phalanges digitorum manus).*	Largos, en número de tres para cada dedo, excepto el pulgar que tiene dos; denominadas I, II y III, o *falange, falangina* y *falangeta*. Constan cada una de un *cuerpo* con dos *caras*, anterior y posterior, y dos *extremos*, superior e inferior, articulares ambos en la I y II y sólo el superior en la III.	En los dedos, cuyo esqueleto forman. Se articulan: la I con el metacarpiano respectivo y con la II; la II, con la I y la III y ésta con la II.	Uno *primitivo* para el cuerpo y extremo inferior al 2.º mes de la vida embrionaria, y uno *complementario* para el extremo superior a los 6 años.	Abductor, flexor, aductor y extensor cortos del pulgar, en la *I falange del pulgar*; interóseos dorsales y palmares, en la *I falange de los demás dedos*; flexor corto y abductor del meñique, en la *I falange de éste*; flexor superficial de los dedos, extensor de los dedos y extensores del meñique y del índice en la *II*; extensor y flexor largos del pulgar, en la *falange del pulgar*; extensor de los dedos, interóseos palmares y dorsales, lumbricales y flexor profundo de los dedos, en la *III de los demás dedos*.
Falanges del pie *(Phalanges digitorum pedis).*	Largo en miniatura, en número de tres para cada dedo, excepto el gordo, que sólo tiene dos; denominadas I, II y III, o *falange, falangina* y *falangeta*, respectivamente; constan de un *cuerpo* y dos *extremos*, anterior y posterior, articulares ambos en la I y II y sólo el posterior en la III.	En los dedos del pie, cuyo esqueleto forman. Se articulan las I con los metatarsianos respectivos; las II con las I y III, y éstas con las II.	Uno *primitivo* para el cuerpo y extremo anterior a los 46 días de la vida embrionaria, y uno *secundario* para el extremo posterior, de los 3 a los 4 años.	Extensor corto de los dedos, tendón común del aductor y flexor corto del dedo gordo, tendón común del abductor y flexor corto del mismo en la *I del dedo gordo*; interóseos dorsales, interóseos plantares y lumbricales, en la *I de los demás dedos*; flexor corto y abductor del dedo pequeño, en la *I del V dedo*; tendones del extensor largo de los dedos y del flexor corto de los dedos, en la *II de los cuatro últimos dedos*; extensor y flexor largos propios del dedo gordo, en la *II del dedo gordo*; extensor largo y flexor largo de los dedos, en la *III de los cuatro últimos dedos*.
Fémur *(Femur).*	Par, largo, asimétrico, formado de un *cuerpo* o *diáfisis* prismático triangular, con tres *caras*, anterior y laterales; tres *bordes*, posterior, interno y externo, y dos *extremos* o *epífisis articulares*.	En el muslo, cuyo esqueleto forma. Se articular con el coxal por el extremo superior, y con la rótula y la tibia por el inferior.	Uno *primitivo* para el cuerpo al 2.º mes de la vida embrionaria, y cuatro *complementarios*, tres para el extremo superior (cabeza a los 2 meses, trocánter mayor a los 3 años y trocánter menor a los 8) y uno para el extremo inferior o intercondíleo, 15 días antes del nacimiento.	Glúteos medio y menor, piriforme, géminos superior e inferior, obturadores interno y externo, cuadrado femoral, vasto lateral y psoas-ilíaco, en el *extremo superior*; articular de la rodilla, cuádriceps, glúteo mayor, aductores, pectíneo, bíceps, semimembranoso, gastrocnemio y plantar, en el *cuerpo*; gastrocnemio, aductor mayor y poplíteo, en los *cóndilos*.
Frontal *(Os frontale).*	Plano, impar, central y simétrico, en forma de concha, con tres *caras*, anterior, posterior e inferior, y tres *bordes*, anterior, superior y posterior.	Delante de los parietales y el esfenoides y sobre el etmoides, nasales, cigomáticos, lagrimales y maxilares, con todos los cuales se articula.	Dos *primitivos*, uno para cada mitad, que aparecen a los 40 o 50 días de la vida embrionaria, y 6 *secundarios*.	Frontal (inconstante), corrugador de la ceja, orbicular del ojo, elevador del ala de la nariz y labio superior y temporal.
Ganchoso o **unciforme** *(Os hamatum).*	Par, corto, esponjoso, de forma piramidal, con cinco caras, de las cuales tres son articulares.	IV hueso de la II fila del carpo. Se articula con el piramidal, hueso grande, semilunar y IV y V metacarpianos.	Uno o dos, según los autores, del 1.º y 3.º año.	Flexor corto y oponente del meñique, flexor cubital del carpo (inconstante).
Grande *(Os capitatum).*	Par, corto y esponjoso, cuboideo, formado por tres porciones: *cabeza, cuello* y *cuerpo*, con seis caras, de las cuales cuatro son articulares.	Tercer hueso de la segunda fila del carpo. Se articula con el escafoides, semilunar, trapezoides, ganchoso y II, III y IV metacarpianos.	Uno *primitivo*, del 1.º al 3.º año.	Aductor y flexor corto del pulgar.

Nombre	Caracteres generales	Situación y conexiones	Puntos de osificación	Inserciones musculares

Hioides (Os hyoideum).
Corto y compacto, impar, central y simétrico, en forma de ípsilon, con un *cuerpo* con dos *caras*, dos *bordes*, dos *extremos* y cuatro *prolongaciones laterales* o *astas*, dos a cada lado, *mayores* y *menores*.
En la parte anterior del cuello, encima de la laringe y debajo de la lengua, cuyo esqueleto forma.
Seis *primitivos*, dos para el cuerpo, dos para las astas mayores al final de la vida fetal y dos para las menores al final de la adolescecia.
Genihioideo, milohioideo, hiogloso, digástrico, estilohioideo, geniogloso, esternohioideo, omohioideo y tirohioideo, en el *cuerpo*; digástrico, estilohioideo, tirohioideo, constrictor medio de la faringe, hiogloso, en las *astas mayores*; geniogloso, constrictor medio y linguales inferior y superior, en las *astas menores*.

Húmero (Humerus).
Largo, par, asimétrico, con un cuerpo casi rectilíneo que ofrece tres *caras*, externa, interna y posterior; tres *bordes*, anterior, interno y externo, y dos *extremos*, superior o cabeza e inferior.
En el brazo, cuyo esqueleto forma; se articula con la escápula por arriba y con el cúbito y el radio por abajo.
Uno *primitivo* en la diáfisis, que aparece a los 45 días de la vida intrauterina, y siete *secundarios*. De éstos, tres para el extremo superior, de los 4 meses a los 2 años, y cuatro para el extremo inferior, desde los 3 años a los 12, en que aparecen los epicondíleos.
Supraspinoso, infraspinoso, redondo menor y subescapular, en la *cabeza*; dorsal, ancho, redondo mayor, coracobraquial, braquial, deltoides, tríceps braquial, pectoral mayor, braquiorradial y extensor radial largo del carpo, en el *cuerpo*; pronador redondo, flexor radial del carpo y palmar largo, flexores superficial y profundo, flexor cubital del carpo, extensor radial corto del carpo y extensor común, supinador y extensor del meñique, extensor cubital del carpo y ancóneo, en el *extremo inferior*.

Ilíaco. V. Coxal.

Lagrimal (Os lacrimale).
Pequeña lámina ósea, compacta, cuadrilátera, con dos *caras*, externa e interna, y cuatro *bordes*.
En la parte anterior de la cara interna de la órbita, entre el maxilar, el frontal y el etmoides. Se articula, además, con el cornete inferior.
Uno al 3.º mes de la vida embrionaria.
Tendón reflejo del orbicular del ojo y músculo de Horner.

Malar o pómulo. V. Cigomático.

Mandíbula (Mandibula).
Plano, impar, central y simétrico, en forma de herradura, constituido por un cuerpo con dos *caras*, anterior y posterior; dos *bordes*, y dos *extremidades laterales* o *ramas*, con dos *caras*, interna y externa, y cuatro *bordes* cada una.
En la parte inferior y anterior de la cara. Se articula con los dos temporales y establece contacto con los maxilares.
Seis *primitivos* para cada mitad del hueso, visibles a los 50 días de la vida embrionaria. La soldadura media se efectúa a los 3 meses del nacimiento.
Mentoniano, depresor del ángulo de la boca, depresor del labio inferior, en *cara anterior*; geniogloso, genihioideo, milohioideo, constrictor superior de la faringe, en la *cara posterior*; buccinador, en el *borde superior*; digástrico, platisma y transverso del mentón en el *borde inferior*; masetero, pterigoideos medial y lateral y temporal, en las *ramas*.

Maxilar inferior. V. Mandíbula.

Maxilar (Maxilla).
Par, corto y compacto, de forma irregularmente cuadrilátera, con dos *caras*, interna y externa, cuatro *bordes* y cuatro *ángulos*.
En el centro de la cara, debajo del frontal y del etmoides. Se articula con estos huesos y con el maxilar del otro lado, cigomático, lagrimal, nasal, vómer y cornete inferior.
Cinco *primitivos*, molar, orbitario, nasal, palatino e incisivo, hacia el final del 2.º mes de la vida embrionaria; la soldadura se verifica al 6.º mes de la vida fetal.
Oblicuo inferior del ojo, en la *porción orbitaria*; orbicular del ojo, elevador del ala de la nariz y labio superior, elevador del labio superior, masetero, buccinador, elevador del ángulo de la boca, transverso de la nariz, depresor del tabique y dilatador del ala de la nariz, en la *cara externa* y *apófisis ascendente*.

Nombre	Caracteres generales	Situación y conexiones	Puntos de osificación	Inserciones musculares

Metacarpianos *(Ossa metacarpalia)*.

Largos, en número de cinco, I, II, III, IV y V de fuera adentro, con cuerpos prismaticotriangulares y dos extremos: *superior*, con cinco caras, de las cuales tres son articulares (excepto el I, que sólo tiene una, y el II y V, que tienen dos), e *inferior* o *digital*, con una cara articular.

En la palma de la mano, cuyo esqueleto forman. Se articulan por el extremo superior unos con otros y con los huesos de la segunda fila del carpo: el I con el trapecio, el II con el trapecio y trapezoides, el III con el grande, el IV con el grande y ganchoso y el V con el ganchoso, y por el extremo inferior con las falanges de los dedos respectivos.

Uno *primitivo* para el cuerpo y extremo superior al 3.º mes de la vida intrauterina, y uno *secundario* para la extremidad inferior a los 5 o 6 años, para el II, III, IV y V. Para el I, uno *primitivo*, al 4.º mes de la vida fetal para el cuerpo y extremo inferior y uno *secundario* para el extremo carpiano a los 7 años.

Abductor largo, extensor corto y oponente del pulgar y I interóseo dorsal, en el *I metacarpiano*; extensor radial largo del carpo, flexor radial del carpo, aductor del pulgar, interóseos dorsal y palmar primeros, en el *II metacarpiano*; extensor radial corto del carpo, aductor del pulgar, interóseos dorsales II y III, en el *III metacarpiano*; interóseo palmar II e interóseos dorsales IV y V, en el *IV metacarpiano*; extensor cubital del carpo, interóseo palmar III, flexor cubital del carpo (inconstante), oponente del meñique e interóseo dorsal IV, en el *V metacarpiano*.

Metatarsianos *(Ossa metatarsalia)*.

Largos en número de cinco: I, II, III, IV y V de dentro afuera, formados de un *cuerpo* prismático triangular con tres *caras*, superior y laterales, y dos *extremos*, anterior y posterior, este último con cinco caras, de las cuales tres son articulares (excepto el I y el V, que sólo tienen dos).

En el metatarso. Se articulan por el extremo posterior unos con otros y con los huesos de la segunda fila del tarso: el I con la I cuña; el II con las tres cuñas; el III con la III cuña, y el IV y V con el cuboides. Por el extremo anterior se articulan con las falanges de los dedos respectivos.

Uno *primitivo* para el cuerpo y extremo posterior al 3.º mes de la vida intrauterina, y uno *complementario* para el extremo anterior a los 2 o 4 años. La soldadura se efectúa de los 16 a los 18 años.

Tibial anterior, peroneo largo y I interóseo dorsal, en el *I*; tibial anterior, aductor del dedo gordo, I y II interóseos dorsales en el *II*; tibial posterior y aductor del dedo gordo, I y II interóseos dorsales y I interóseo plantar, en el *III*; tibial posterior y aductor del dedo gordo, III y IV interóseos dorsales y II interóseo plantar, en el *IV*; peroneos corto y tercero abductor, flexor corto y oponente del V dedo, IV interóseo dorsal y III interóseo plantar, en el V.

Nasal *(Os nasale)*.

Par, corto y compacto, en forma de cuadrilátero, con dos *caras*, anterior y posterior, y cuatro *bordes*.

Entre el frontal y la apófisis del maxilar. Se articular con éstos, con el etmoides y con el homónimo del lado opuesto.

Uno al 3.º mes de la vida intrauterina.

Prócero y, a veces, fibras del elevador del ala de la nariz y labio superior.

Navicular *(Os naviculare)*.

Corto, par, asimétrico, comparado a una navecilla; ofrece dos *caras*, anterior y posterior; dos *bordes*, superior e inferior, y dos *extremos*, externo e interno.

En la parte interna de la segunda fila del tarso. Se articula con la cabeza del astrágalo por detrás, con las tres cuñas por delante y con el cuboides por fuera (inconstante).

Uno *primitivo* a los 4 o 5 años.

Tibial posterior.

Occipital *(Os occipitale)*.

Plano, impar, central y simétrico; de forma irregularmente romboidal con dos *caras*, posteroinferior y anterosuperior, cuatro *bordes* y cuatro *ángulos*.

Parte posterior, inferior y media del cráneo, detrás del esfenoides y encima del atlas. Se articula además con los parietales por arriba y con los temporales por los lados.

Cinco *principales* del 2.º al 3.º mes de la vida intrauterina, uno respectivamente para la apófisis basilar y regiones condíleas y dos para la porción escamosa, y varios *secundarios*.

Occipitofrontal, trapecio, esternocleidomastoideo, esplenio, semiespinoso de la cabeza, rectos posterior menor y posterior mayor y oblicuo superior de la cabeza, en la *concha*; recto lateral, en la *apófisis yugular*; recto anterior y largo de la cabeza y constrictor superior de la faringe, en la *apófisis basilar*.

Omóplato. V. Escápula.

Nombre	Caracteres generales	Situación y conexiones	Puntos de osificación	Inserciones musculares

Palatino *(Os palatinum)*.

Par, corto y compacto, de forma completamente irregular; consta esencialmente de dos porciones o *láminas: horizontal* y *perpendicular*, ambas con dos caras y cuatro bordes.

Detrás del maxilar: se articulan con éste, con el palatino del lado opuesto, con el esfenoides, etmoides, cornete inferior y vómer.

Dos *primitivos* que aparecen a los 45 días de la vida embrionaria, uno para la apófisis piramidal y otro para la porción restante del hueso, y dos *secundarios* para las apófisis esfenoidal y orbitaria.

Músculos de la úvula, tensor del velo del paladar y palatofaríngeo, en la *porción horizontal*; constrictor superior de la faringe, pterigoideo medial y pterigoideo lateral, en la *porción perpendicular*.

Parietal *(Os parietale)*.

Plano, par de forma cuadrilátera, con dos *caras*, interna y externa, y cuatro *bordes* con sus respectivos *ángulos*.

En los lados del cráneo, detrás del frontal, delante del occipital y encima del temporal. Se articula, además, con el parietal del lado opuesto y con el esfenoides.

Uno *primitivo* a los 45 días de la vida embrionaria.

Temporal.

Peroné *(Fibula)*.

Largo, par, asimétrico, formado de un *cuerpo* prismático triangular, con tres *caras*, externa, interna y posterior; tres *bordes*, anterior y laterales, y dos *extremos*, superior o cabeza e inferior o maléolo externo.

En la parte externa de la pierna. Se articula por dentro con la tibia y por abajo con el astrágalo.

Uno *primitivo* para el cuerpo a los 40 días de la vida embrionaria, y dos *complementarios*, uno para cada extremo, el superior a los 4 años y el inferior a los 10. La soldadura de la epífisis se efectúa de los 18 a los 22 años.

Bíceps femoral, sóleo y peroneo largo, en el *extremo superior*; peroneos largo y corto, extensor largo de los dedos, tercer peroneo extensor del dedo gordo, tibial posterior, sóleo y flexor largo del dedo gordo, en el *cuerpo*.

Piramidal *(Os triquetrum)*.

Par, corto, esponjoso, en forma de pirámide, con seis *caras*, de las cuales cuatro son articulares.

Tercer hueso de la primera fila del carpo; se articula con el cúbito, pisiforme, semilunar y ganchoso.

Uno *primitivo* a los 3 o 4 años.

Pisiforme *(Os pisiforme)*.

Par, corto, esponjoso, con cuatro *caras*, de las cuales una es articular, y dos *extremos*, superior e inferior.

Cuarto hueso de la primera fila del carpo; se articula con el piramidal.

Uno *primitivo* de los 10 a los 16 años.

Flexor cubital del carpo y abductor del meñique.

Propio de la nariz. V. NASAL.

Radio *(Radius)*.

Largo, par, asimétrico, formado de un *cuerpo* prismático triangular, con tres *caras*, anterior, posterior y externa; tres *bordes*, anterior, posterior e interno, y dos *extremos*, superior o cabeza e inferior en forma de pirámide con seis caras.

En la parte externa del antebrazo. Se articula por arriba con el húmero y el cúbito y por abajo con el cúbito, escafoides y semilunar.

Uno *primitivo* para la diáfisis a los 40 días de la vida intrauterina y dos *complementarios*, o *epifisarios*, superior a los 6 años e inferior a los 5. La soldadura se efectúa de los 16 a los 25 años para la epífisis inferior.

Bíceps braquial, supinador, flexor superficial de los dedos, flexor largo del pulgar, pronador cuadrado, flexor profundo, abductor largo del pulgar, extensor corto del pulgar, pronador redondo, en el *cuerpo*; braquiorradial, en la *apófisis estiloides*.

Rótula *(Patella)*.

Sesamoideo, par, corto, esponjoso, en forma de triángulo esférico con dos *caras*, anterior y posterior, una *base*, un *vértice* y dos *bordes* laterales.

En la parte anterior de la rodilla. Se articula con la tróclea del fémur.

Uno *primitivo* de los 2 a los 5 años. La osificación es completa a los 15.

Cuádriceps femoral.

Sacro *(Os sacrum)*.

Corto y plano, impar, central y simétrico, oblicuo, compuesto de cinco piezas soldadas *(vértebras sacras)* en forma de pirámide cuadrangular, con una *base*, un *vértice* y cuatro *caras*, anterior, posterior y laterales.

Debajo de la vértebra Lv y encima del cóccix y entre los huesos coxales, con todos los cuales se articula. Constribuye a formar la columna vertebral y la pelvis.

Veinticuatro *primitivos* y diecinueve *secundarios*, suma de los correspondientes a cada una de las vértebras de que está formado, y cuya soldadura se completa hacia los 25 años.

Ilíaco en la *base*; piriforme, en la *cara anterior*; coccígeo, en los *tubérculos laterales y vértice*; longísimo, dorsal ancho, iliocostal, transverso espinoso y glúteo mayor, en la *cara posterior*.

Nombre	Caracteres generales	Situación y conexiones	Puntos de osificación	Inserciones musculares
Semilunar (*Os lunatum*).	Par, corto, esponjoso, de forma cuboidea, semilunar, con seis *caras*, de las cuales cuatro son articulares.	Segundo hueso de la primera fila del carpo; se articula con el radio, escafoides, piramidal, ganchoso y hueso grande.	Uno *primitivo* a los 3 o 4 años.	
Temporal (*Os temporale*).	Par, irregular, comprende tres porciones: *escamosa, mastoidea* y *petrosa* o *peñasco*.	En los lados del cráneo; se articula con el parietal por arriba, el occipital por detrás, por delante con el esfenoides y cigomático, por dentro y fuera respectivamente, y con la mandíbula, abajo.	Cuatro *principales* para la escama, peñasco, círculo timpánico y apófisis estiloides respectivamente, con muchísimos *complementarios*. La soldadura de las tres piezas no se efectúa hasta la mitad del 2.° año.	Temporal, en la *escama*; occipital, auricular posterior, esternocleidomastoideo, esplenio, longísimo de la cabeza y digástrico, en la *apófisis mastoides*; masetero, en la *apófisis cigomática*; estilogloso, estilohioideo y estilofaríngeo, en la *apófisis estiloides*; elevador del velo del paladar en el *peñasco*.
Tibia (*Tibia*).	Largo, par, asimétrico, en forma de S itálica alargada y retorcida; presenta un *cuerpo* o diáfisis prismática triangular, con tres *caras*, posterior y laterales; tres *bordes*, anterior, interno y externo, y dos *extremos* o epífisis articulares.	En la parte anterior e interna de la pierna. Se articula con el fémur por arriba, con el astrágalo por abajo y con el peroné por fuera.	Uno *primitivo* para el cuerpo a los 40 días de la vida embrionaria, y tres *complementarios*, uno para la epífisis superior en el nacimiento, otro para la inferior en la mitad del 2.° año y otro para la tuberosidad anterior entre los 2 y 4 años. La soldadura de las epífisis se efectúa de los 16 a los 24 años.	Bíceps femoral, peroneo largo, extensor largo de los dedos, tibial anterior, tendón rotuliano del cuádriceps, fascículos de los vastos medial y lateral, tensor de la fascia lata y semimembranoso, en el *extremo superior*; sartorio, semitendinoso, grácil, tibial anterior, extensor largo del dedo gordo, poplíteo, sóleo, tibial posterior y flexor largo de los dedos, en el *cuerpo*.
Trapecio (*Trapezium*).	Par, corto, esponjoso, cuboideo, con seis *caras*, de las cuales tres son articulares.	Primer hueso externo de la segunda fila del carpo; se articula con el escafoides, trapezoides y los dos primeros metacarpianos.	Uno *primitivo* de los 4 a los 5 años.	Oponente, flexor corto y abductor corto del pulgar; abductor largo del pulgar (inconstante).
Trapezoide (*Trapezoideum*).	Par, corto, esponjoso, cuboideo, con seis *caras*, de las cuales cuatro son articulares.	Segundo hueso de la segunda fila del carpo; se articula con el escafoides, II metacarpiano, trapecio y hueso grande.	Uno *primitivo* de los 4 a los 5 años.	Abductor del pulgar; flexor corto del pulgar (inconstante).
Unguis. V. LAGRIMAL.				
Vértebras (*Vertebrae*).	Cortos; en número de 7 cervicales, 12 torácicas y 5 lumbares; ofrecen un *cuerpo*, un *agujero* o *conducto* detrás de éste, una prolongación media posterior o *apófisis espinosa*; seis prolongaciones laterales, dos transversas o *apófisis transversas*; dos dirigidas hacia arriba y dos hacia abajo; *apófisis articulares*; dos porciones planas o *láminas*, y 2 pedículos que unen el cuerpo a la masa apofisaria.	Superpuestas unas a otras forman, con el sacro y cóccix, la columna vertebral. Las torácicas se articulan con las costillas.	Tres *primitivos*, uno central para el cuerpo y dos laterales para las apófisis articulares hacia el 2.° mes de la vida embrionaria, y cinco *complementarios*, que aparecen de los 14 a 16 años, para la apófisis espinosa, apófisis transversas y dos para el cuerpo, respectivamente.	Además de los detallados en el atlas y en el axis, que también existen en otras vértebras, se insertan en conjunto en la columna vertebral: el escaleno anterior, el medio, y el posterior, trapecio, dorsal ancho, romboides, serratos posteriores superior e inferior, longísimo, iliocostal, masa común de los músculos del dorso: semiespinosos, multífidos rotadores, intertransversos, interespinosos y espinosos; oblicuo interno y transverso del abdomen por medio de aponeurosis; cuadro lumbar, psoasilíaco y psoas menor; pilares del diafragma.
Vómer (*Vomer*).	Lámina cuadrilátera compacta, impar y central, con dos *caras* y cuatro *bordes*.	En la parte posterior de las fosas nasales, cuyo tabique constituye. Se articula con el esfenoides y etmoides por arriba, con los palatinos y maxilares por abajo.	Dos *primitivos* al 2.° mes de la vida embrionaria.	

huevo (del lat. *ovum*). m. A., *Ei;* F., *oeuf;* In., *egg;* It., *uovo;* P., *ovo*. Masa formada en los ovarios, de composición compleja, que contiene el germen del animal futuro y las sustancias destinadas a nutrirlo durante cierto período de su desarrollo. || Producto de la concepción en el útero. || Óvulo. ||**-alecito, holoblástico** o **meroblástico.** Véanse estos términos. ||**-de Bryce-Teacher.** Huevo humano estudiado por estos autores en 1908, considerado hoy como patológico. ||**-de Naboth.** Glándulas mucosas distendidas alrededor del orificio del cuello uterino.

Hugonia. Género de plantas de la familia de las lináceas. La especie *H. mystax* es diurética, sudorífica y antihelmíntica.

Huguenin (Edema de) (Gustave *Huguenin,* psiquíatra suizo, 1841-1920). V. Edema.

Huguier (Círculo, conducto, enfermedad de) (Pierre Charles *Huguier,* cirujano francés, 1804-1873). Véanse estos términos.

humanizado (del lat. *humanus,* humano). adj. Se dice de los virus que han pasado por el organismo humano.

humectación (del lat. *humectatio, -onis*). f. F., *humectation*. Acción y efecto de humedecer; estado de un cuerpo cuya superficie conserva cierta cantidad de agua.

humectante. adj. A., *Nässungmittel;* F., *humectant;* In., *humectant;* It., *umidificante;* P., *humectante.* Que humedece. || m. Medicamento líquido refrescante o diluyente.

humedad (del lat. *humiditas, -atis*). f. A., *Feuchtigkeit;* F., *humidité;* In., *humidity;* It., *umidità;* P., *humidade.* Cualidad o grado de húmedo. ||**-absoluta.** Proporción de vapor de agua en la atmósfera. ||**-relativa.** Proporción de vapor acuoso en la atmósfera en comparación con la cantidad necesaria del mismo para producir la saturación, a la que se atribuye el valor de 100.

húmedo (del lat. *humidus*). adj. F., *humide, moite*. Dícese del aire impregnado de vapor de agua o en un cuerpo en cuya superficie hay líquido no reunido en gotas.

húmero (del lat. *umerus,* hombro). m. A., *Oberarmknochen;* F., *humérus;* In., *humerus;* It., *omero;* P., *úmero.* Hueso largo del brazo, desde el hombro al codo. V. Huesos (tabla de).

humerocubital (de *húmero* y el lat. *cubitus,* codo). adj. y s. Relativo al húmero y al cúbito. || m. Músculo braquial anterior.

humeroolecraniano (de *húmero,* el gr. *oléne,* codo, y *kraníon,* cráneo). adj. Relativo al húmedo y apófisis del olécranon. || m. Músculo tríceps braquial.

humerorradial. adj. Relativo al húmero y radio.

humeroscapular (de *húmero* y el lat. *scapulae,* espaldas). adj. Relativo al húmero y escápula.

humerosubradial (de *húmero,* el lat. *sub,* debajo de, y *radius,* radio). adj. y s. Músculo supinador largo.

humerosuprametacarpiano (de *húmero,* el lat. *supra,* sobre, el gr. *metá,* a continuación, y *karpós,* muñeca). adj. y s. Músculo radial externo.

humilde (del lat. *humilis*). adj. Calificación dada por los antiguos al músculo recto inferior del ojo.

humor (del lat. *humor, -oris*). m. A., *Flüssigkeit, Humor;* F., *humeur;* In., *humor;* It., *umore.* P., *humor;* Término general para los líquidos o semilíquidos del cuerpo. || En psicología, variedad de estado afectivo que se mantiene por algún tiempo. ||**-acuoso.** Líquido claro que ocupa el espacio entre la córnea y el cristalino. ||**-cardinal.** Cada uno de los cuatro humores principales de los antiguos: sangre, pituita, bilis y atrabilis. ||**-cristalino.** Sustancia que constituye el cristalino. ||**-de Cotugno.** Linfa del laberinto del oído interno. ||**-de Morgagni.** Líquido que sale del cristalino de un cadáver cuando se abre la cápsula de aquél. ||**-de Valsalva.** Humor de Cotugno. ||**-excrementicio.** Líquido que es expulsado de la economía, como la orina. ||**-frío.** Escrófula. ||**-glandular.** Producto de secreción de una glándula. ||**-hialoideo.** Humor vítreo. ||**-profundo** o **permanente.** Cualquiera de los líquidos normales o patológicos contenidos en una cavidad profunda del cuerpo. ||**-recrementicio.** Humor secretado que se conserva dentro del organismo, como el líquido cefalorraquídeo, sinovia, etc. ||**-vítreo.** Sustancia que lleva la cámara posterior del ojo, detrás del cristalino.

humoralismo o **humorismo.** m. Sistema médico de Hipócrates y Galeno, que atribuía todas las enfermedades a la alteración de los humores; patología humoral.

humoralista, humorista. adj. y s. Partidario del humoralismo. Ú. t. c. s.

humulina (del lat. *humulus,* lúpulo). f. Lupulino.

humulo. m. Lúpulo.

humus (lat.). m. Materia pardusca, procedente de la descomposición de las sustancias orgánicas vegetales del suelo; empléase terapéuticamente en ciertas formas de baños.

Hunner (Úlcera de) (Guy Le Roy *Hunner,* cirujano norteamericano, 1868-1957). V. Úlcera.

Hunt (Enfermedad, fenómeno, síndrome de) (James Ramsay *Hunt,* neurólogo norteamericano, 1874-1937). Véanse estos términos. ||**-(Reacción de)** (Reid *Hunt,* farmacólogo norteamericano, 1870-1948). V. Reacción.

Hunter (Conducto, chancro, operación de) (John *Hunter,* anatomista y cirujano inglés, 1728-1793). Véanse estos términos. ||**-(Glositis de)** (William *Hunter,* médico inglés, 1861-1937). V. Glositis. ||**-(Ligamento, línea de)** (William *Hunter,* médico inglés, 1718-1783, hermano de John). Véanse estos términos. ||**-(Signo de).** V. Signo.

Huntington (Corea de) (George Summer *Huntington,* médico norteamericano, 1851-1916). V. Corea.

Huppert (Enfermedad de) (Hugo *Huppert,* médico bohemo, 1832-1904). V. Enfermedad.

Hurler (Enfermedad de) (Gertrud *Hurler,* pediatra alemán contemporáneo). V. Enfermedad.

Huschke (Agujero, conducto, válvula de) (Emil *Huschke,* anatomista alemán, 1797-1858). Véanse respectivamente estos términos.

huso (del lat. *fusus*). m. A., *Spindel;* F., *fuseau;* In., *spindle;* It., *fuso.* P., *fuso.* Objeto redondeado, más largo que grueso y que va adelgazándose del centro a las puntas. ||**-acromático.** Figura fusiforme de fibras de acromatina en el núcleo celular en la cariocinesis. ||**-aórtico.** Porción dilatada de la aorta debajo del istmo. ||**-de dirección.** Huso acromático. ||**-de His.** Huso aórtico. ||**-de Krukenberg** o **Axenfeld-Krukenberg.** Opacidad rojopardusca fusiforme vertical en la cara posterior de la córnea. ||**-de Kühne.** Huso neuromuscular. ||**-neuromuscular.** Estructura fusiforme en los músculos, compuesta de fibras musculares estriadas incluidas en una vaina de tejido conjuntivo e inervadas por una fibra nerviosa. ||**-nuclear.** Huso acromático.

Hutchinson (Dientes, facies, tríada de) (Sir Jonathan *Hutchinson,* médico inglés, 1828-1913). Véanse estos términos.

Hutinel (Enfermedad de) (Victor *Hutinel,* pediatra francés, 1849-1933). V. Enfermedad. ||**-Pick (Enfermedad de).** V. Enfermedad. ||**-Sabourin (Cirrosis de).** V. Cirrosis. ||**-Tixier (Síndrome de).** V. Síndrome.

Huyghens (Ocular de) (Christian *Huyghens,* físico holandés, 1629-1695). V. Ocular.

Hyalomma (del gr. *halos,* vidrio, y *ómma,* ojo). Género de ácaros ixódidos. La especie *H. anatolicum* ataca preferentemente al ganado de frica, India y sur de Europa, y en el vector probable de la fiebre hemorrágica de Uzbekistán y de una variedad de encefalomielitis equina.

Hyde (Enfermedad de) (James Nevin *Hyde,* dermatólogo norteamericano, 1840-1910). V. Enfermedad.

Hydnocarpus. Género de árboles tropicales. La especie *H. wightiana* tiene semillas que suministran un aceite de propiedades análogas al de chaulmogra, que, como éste, se ha empleado en el tratamiento de la lepra.

hydrargyrum (del gr. *hýdor,* agua, y *argrion,* plata). m. Mercurio. ||-**amidato bichloratum.** Precipitado blanco. ||-**bichloratum.** Sublimado corrosivo. ||-**chloratum mite.** Calomelanos. ||-**oxidum flavum.** Óxido amarillo de mercurio.

Hydrastis. Género de plantas ranunculáceas. El rizoma y las raíces del *H. canadensis* tienen acción tónica, colagoga, diurética, sialagoga y febrífuga, y obran favorablemente sobre las alteraciones y hemorragias uterinas.

Hydrogenomonas. Metamonadáceas, suborden seudomonadíneas, orden seudomonadales que habitan en lugares pantanosos donde por las descomposiciones orgánicas existe mucho hidrógeno libre, que oxidan produciendo agua y energía. Incluye las especies *H. facilis, H. flava, H. pantotropha* y *H. vitrea.*

hydrops (lat.). m. Hidropesía. ||-**abdominis.** Ascitis. ||-**ad matulam.** Poliuria. ||-**asthmaticus.** Beriberi. ||-**hypostrophos.** Edema angioneurótico. ||-**tubae profluens.** Hidrosalpinx intermitente.

Hygrophila spinosa. Planta demulcente y diurética del Asia tropical, *Asteracantha longifolia.*

Hylemyia. Género de moscas, cuyas larvas infestan los vegetales comestibles, cebolla, col, etc.

Hymenolepis. Género de gusanos cestodos. La especie *H. nana* o *murina* es una tenia enana, que en su forma adulta se encuentra en el intestino del hombre, adquirida probablemente de la rata.

Hynes (Método o procedimiento de) (Wilfred *Hynes,* cirujano británico nacido en 1903). V. Método.

Hyoscyamus. Género de plantas solanáceas al que pertenece el beleño.

Hyphomycetes. V. Hifomicetos.

Hypoderma. Género de insectos dípteros, éstridos, cuyas larvas son parásitos de los rumiantes. Las especies *H. bovis* e *H. diana* también se han encontrado en el hombre.

Hyrtl (Asa, esfínter, fosita de) (Joseph *Hyrtl,* anatomista en Praga y Viena, 1810-1894). Véanse estos términos.

hystrix. m. Ictiosis hystrix.

Högyes (Tratamiento de) (Endre *Högyes,* médico húngaro, 1847-1906). V. Tratamiento.

Hösslin (Signo de) (Rudolph *Hösslin,* neurólogo alemán, 1858-1936). V. Signo.

Hürthle (Células de) (Karl *Hürthle,* histólogo alemán, 1860-1945). V. Célula.

I. Símbolo químico del *yodo*.
131I. Isótopo radiactivo del yodo, peso atómico 131 y vida media de 8,04 días.
132I. Isótopo radiactivo del yodo, peso atómico 132 y vida media de 2 1/2 horas.
iamalogía (del gr. *íama*, remedio, y *lógos*, tratado). f. YAMATOLOGÍA.
-iasis. Sufijo de origen gr., con la significación de *proceso* o estado resultante.
iátrico o iatrología. adj. YÁTRICO, YATROLOGÍA.
ibogaína. f. Alcaloide tóxico de la *Tabernanthe iboga*, planta apocinácea del Congo. Aumenta la presión de la sangre y la diuresis, eleva la temperatura y excita las secreciones.
ibuprofén. m. F., *ibuprofène*. Derivado del ácido arilalcaloico empleado en el tratamiento de la artritis reumatoidea.
icaco. m. Arbusto rosáceo de las Antillas (*Chrysobalanus icaco*), cuyo fruto, del mismo nombre, es comestible y contiene una almendra astringente que se emplea contra la disentería.
Icard (signo de) (Séverin *Icard*, médico francés, del siglo XIX). V. SIGNO.
icnograma (del gr. *íchnos*, huella del pie, y *grámma*, marca). m. F., *empreinte plantaire*. Trazado o registro de las huellas o impresiones de los pies, en ciertas enfermedades medulares, para fijar la manera de andar y como medio de identificación de los recién nacidos en las maternidades.
icor (del gr. *ichór*, pus, sangre de los dioses). m. A., *Ichor*; F. e In., *ichor*; It., *icore*; P. , *icor*. Serosidad que exudan las llagas o tumores ulcerados; sanies.
icoremia (del gr. *ichór*, icor, y *haîma*, sangre). f. Intoxicación de la sangre por materia saniosa o derivados tóxicos de la supuración; septicemia.
icoroide (de *icor* y el gr. *eîdos*, aspecto). adj. Semejante al icor o pus.
icorrea. f. Derrame copioso de líquido sanioso.
ICSH. Sigla de *interstitial cell stimulant hormone*, hormona hipofisaria estimulante de las células intersticiales. V. HORMONA LUTEINIZANTE.
ictafín (de *ictus* y *afín*). adj. Dícese de una constitución que propende a las crisis convulsivas.
ictammol. m. ICTIOL.
icterepatitis. f. ICTEROHEPATITIS.
ictericia (del gr. *íkteros*). f. A., *Ikterus*, *Gelbsucht*; F., *ictère*, *jaunisse*; In., *icterus*, *jaundice*; It., *itterizia*; P., *icterícia*. Coloración amarilla de la piel, mucosas y secreciones, debido a la presencia de pigmentos biliares en la sangre. ||-**acolúrica.** Aquella en la cual no existen pigmentos biliares en la orina. ||-**acolúrica familiar.** Anemia hemolítica familiar. ||-**anhepatógena.** La que no es debida a una alteración hepática. ||-**bilifeica.** La verdadera, debida a la presencia de pigmentos biliares en la sangre. ||-**catarral.** Hepatitis vírica. ||-**colúrica.** Ictericia con pigmentos biliares en la orina. ||-**de Budd. (desus.).** Atrofia aguda amarilla del hígado. V. ATROFIA. ||-**de Gubler.** Ictericias bilifeicas o hepáticas y hemafeicas o hemolíticas. ||-**de Halbrecht.** Ictericia benigna del recién nacidos, precoz, distinta de la fisiológica y debida a incompatibilidad ABO entre la madre y el feto. ||-**de los recién nacidos.** V. ICTERICIA FISIOLÓGICA. ||—**de Schmorl.** Ictericia nuclear o querníctero. ||-**febril aguda.** ENFERMEDAD DE WEIL. ||-**fisiológica.** Ictericia benigna de los recién nacidos, debida a la destrucción masiva de eritrocitos, junto a una deficiencia transitoria de la conjugación y eliminación de la bilirrubina por el hígado. ||-**flavínica.** La que produce una coloración amarilla sucia de la piel. ||-**hemafeica.** ICTERICIA HEMOLÍTICA. ||-**hemolítica.** La originada por la destrucción excesiva de eritrocitos en las anemias hemolíticas, que ocasiona un aumento de producción de bilirrubina, superando la capacidad de conjugación del hepatocito. ||-**latente.** Colemia sin pigmentación de los tejidos. ||-**mecánica.** ICTERICIA OBSTRUCTIVA. ||-**melánica.** Coloración verde oscura de la piel. ||-**nuclear.** Ictericia de los recién nacidos, con predominio de síntomas nerviosos. V. QUERNÍCTERO. ||-**obstructiva.** La debida a un obstáculo mecánico o inflamatorio en las vías biliares. ||-**pleiocromática.** ICTERICIA HEMOLÍTICA. ||-**por jeringuillas de inyección.** V. HEPATITIS VÍRICA. ||-**por suero homólogo.** V. HEPATITIS VÍRICA. ||-**rubínica.** La de tinte anaranjado. ||-**verdínica.** La de color verde aceituna. ||-**xantocrómica.** Anemia hemolítica constitucional.
ictérico. adj. F., *ictérique*. Relativo a la ictericia. ||-(**Índice**). V. ÍNDICE.
icteroanemia (de *ictericia* y el gr. *ánaimos*, sin sangre). f. Enfermedad caracterizada por ictericia y anemia asociadas con esplenomegalia, urobilinuria y hemólisis. *Sin.*: Icteroanemia hemolítica; síndrome de Widal.
icterógeno (del gr. *íkteros*, ictericia, y *gennân*, engendrar). adj. F., *ictérigène*. Que produce ictericia.
icterohematúrico (de *ictericia*, el gr. *haîma*, sangre, y *oûron*, orina). adj. Caracterizado por ictericia y hematuria.
icterohemoglobinuria (de *ictericia*, *hemoglobina* y el gr. *oûron*, orina). f. F., *ictéro-hémoglobinurie*. Ictericia y hemoglobinuria combinadas.
icterohepatitis (de *ictericia*, el gr. *hêpar*, *hépatos*, hígado, y el suf. *-itis*). f. Inflamación del hígado con ictericia manifiesta.
icteroide (del gr. *íkteros*, ictericia, y *eîdos*, aspecto). adj. Semejante a la ictericia. ||-(**Tifus**). FIEBRE AMARILLA.
icterus (lat.). m. Ictericia, *morbus regius*, *aurigo*. ||-**castrensis.** ENFERMEDAD DE WEIL. ||-**gravis.** Atrofia amarilla aguda. ||-**melas.** ENFERMEDAD DE WINCKEL. ||-**praecox.** Ictericia en la sífilis secundaria.
ictidina o ictina (del gr. *ichthýs*, pez). f. Sustancias albuminosas de las huevas de pescado.
ictiocola (del gr. *ichthýs*, pez, y *kólla*, cola). f. A., *Fischleim*; F., *ichthyocolle*; In., *ichthyocolla*; It., *ittiocolla*; P., *ictiocola*. Cola de pescado; sustancia gelatinosa preparada especialmente de las vejigas natatorias de ciertos peces, en particular del esturión (*Acipenser sturio*). Se presenta en láminas blancas, córneas, y se emplea como demulcente y clarificador y en la preparación de diversos emplastos y apósitos adhesivos y protectores. ||-**vegetal.** ||- Agar-agar.
ictiodina. f. ISAROL.
ictiofobia (del gr. *ichthýs*, pez, y *phóbos*, temor). f. A., *Ichthyophobie*; F., *ichtyophobie*; In., *ichthyophobia*; It. y P., *ictiofobia*. Aversión anormal al pescado.
ictioformo. m. ICTOFORMO.
ictiol (del gr. *ichthýs*, pez, y el lat. *oleum*, aceite). m. A., *Ichtyol*; F., *ichthyol*; In., *ichthyol*; It., *ictiolo*; P., *ictiol*. Sustancia líquida espesa, negruzca, sulfoictiolato amónico, que se obtiene sulfonando el producto de la destilación seca de una roca bituminosa muy abundante en peces fósiles y neutralizando con amoniaco el ácido sulfónico formado; soluble totalmente en el

agua y parcialmente en alcohol y éter y miscible con los aceites. Es muy usado en las enfermedades de la piel como alterante y en la práctica ginecológica.

ictiolato. m. Mezcla o combinación de ictiol con alguna otra sustancia.

ictiosarcotoxismo (del gr. *ichthýs*, pez, *sárx, sarkós*, carne, y del lat. *toxicum*, veneno). m. Intoxicación por la carne de peces venenosos.

ictiosis (del gr. *ichthýs*, pez). f. A., *Ichthyosis;* F., *ichtyose;* In., *ichthyosis;* It., *ittiosi;* P., *ictiose*. Enfermedad de la piel, caracterizada por la sequedad y formación de escamas más o menos adherentes, que dan un aspecto de superficie parecido a la de un pez. ‖ **-ampollar.** ICTIOSIS LAMINAR. ‖ **-bucal** o **lingual.** LEUCOPLASIA. ‖ **-congénita.** ICTIOSIS LAMINAR. ‖ **-córnea.** ICTIOSIS HYSTRIX. ‖ **-dominante.** ICTIOSIS VULGAR. ‖ **-grave congénita.** FETO ARLEQUÍN. ‖ **-hystrix.** Aquellas cuyas escamas son duras y córneas; histricismo. ‖ **-intrauterina.** FETO ARLEQUÍN. ‖ **-laminar.** Variedad de ictiosis que generalmente aparece al nacer. Se caracteriza por grandes escamas de entre 5 y 15 mm, de color grisáceo, libres por los bordes y adheridas por el centro. ‖ **-ligada al cromosoma X.** Ictiosis heredada de forma ligada al cromosoma X, caracterizada por escamas grandes y prominentes en el cuello, cuero cabelludo, cara, pabellones auriculares y piel de los pliegues. *Sin.:* Ictiosis ligada al sexo. ‖ **-nigricans.** ICTIOSIS LIGADA AL CROMOSOMA X. ‖ **-nítida.** ICTIOSIS VULGAR. ‖ **-palmar y plantar.** QUERATOSIS PALMAR Y PLANTAR. ‖ **-saurodérmica.** ICTIOSIS LIGADA AL CROMOSOMA X. ‖ **-sebácea.** ICTIOSIS LAMINAR. ‖ **-simple.** ICTIOSIS VULGAR. ‖ **-uterina.** Estado caracterizado por la transformación del epitelio cilíndrico del endometrio en epitelio estratificado. ‖ **-vulgar.** Forma común de ictiosis, transmitida en forma hereditaria autosómica dominante, que aparece en los primeros tres meses de vida y se caracteriza por la formación de finas escamas que parecen estar pegadas por todo el cuerpo, acompañadas de sequedad de la piel.

ictiosismo o **ictismo.** m. Intoxicación por el pescado venenoso o en vías de putrefacción.

ictiotoxina. f. F., *ichtyotoxine*. Término general aplicado a las sustancias tóxicas derivadas de pescados.

ictiotoxismo (del gr. *ichthýs*, pez, y *toxis*). m. F., *ichtyosisme*. Intoxicación producida por cualquier tóxico procedente de pescado.

ictoformo. m. Polvo pardo oscuro, combinación de ictiol y formaldehído. Antiséptico.

ictoide (del gr. *ichthýs*, pez, y *eîdos*, aspecto). adj. Semejante a un pez o que tiene su forma.

ictómetro (del lat. *ictus*, golpe, y el gr. *métron*, medida). m. Instrumento para apreciar la fuerza del choque cardíaco en la pared torácica.

ictus. m. Término latino que significa *golpe, ataque súbito*. ‖ **-apoplecticus.** APOPLEJÍA. ‖ **-cordis.** Latido cardíaco, especialmente el que levanta en masa la región precordial (*Herzstoss* de los alemanes). ‖ **-epiléptico.** Ataque epiléptico. ‖ **-immunisatorius.** Inyección de una gran cantidad de bacterias o toxinas con el propósito de provocar la formación de gran cantidad de anticuerpos. ‖ **-laríngeo.** Vértigo laríngeo, frecuente en los diferentes períodos de la tabes y a veces en la fase preatáxica de la enfermedad. ‖ **-solis.** INSOLACIÓN. ‖ **-traumático.** CHOQUE TRAUMÁTICO.

id. m. Cromómera. V. ELLO.

idante. m. Cromosoma constituido por *ides*, según la teoría de Weismann.

Ide (Reacción de) (Sobei y Tamao *Ide*, médicos japoneses contemporáneos). V. REACCIÓN.

-ide. (Forma sufija del gr. *eîdos*), aspecto, que indica una lesión cutánea específica: *sifílide, tubercúlide*, etc.

idea (del gr. *idéa*, forma). f. A., *Gedanke;* F., *idée;* In. e It., *idea;* P., *ideia*. Contenido mental, producto de las funciones intelectuales, que puede estar compuesto de imágenes o pensamientos; imagen o representación en el psiquismo, del objeto percibido. ‖ **-compulsiva.** Idea que se impone al sujeto en contra de su voluntad. ‖ **-de influencia.** Creencia delirante de que una influencia exterior ejerce un control sobre el funcionamiento mental del paciente. ‖ **-delirante.** Convicción falsa que desconoce el principio de realidad o los datos de la experiencia y que constituye la base de los delirios. ‖ **-dominante.** Idea que preside las acciones y pensamientos. ‖ **-fija.** Idea parásita que persiste obstinadamente en la conciencia de ciertos estados patológicos y que influye en el pensamiento y la conducta. ‖ **-obsesiva.** Representación o idea unida a un sentimiento de compulsión, que el sujeto reconoce como anómala sin poder eliminarla de su conciencia.

ideación. f. F., *idéation*. Formación de ideas, objetos o imágenes en la mente. ‖ **-incoherente.** Flujo de ideas; estado mental en el que es imposible expresar un pensamiento concreto por la intromisión de otras ideas que trastornan la sucesión lógica o natural del raciocinio.

ideal (del lat. *idealis*). adj. F., *idéal*. Relativo a las ideas, impresiones o imaginación. ‖ m. Modelo estético o ético, que puede concebirse como alcanzable o inalcanzable, o estado de perfección respecto a una norma. ‖ Prototipo, modelo, ejemplo de perfección. ‖ **-del yo.** En psicoanálisis, instancia psíquica que se funda sobre identificaciones del sujeto con sus padres y sustitutos, que le marca el modelo de perfección al que desea ajustarse. ‖ **-(Yo).** V. Yo IDEAL.

idealización (de *ideal*). f. F., *idéalisation*. Proceso psíquico a través del cual el sujeto sobrevalora, engrandece e imagina como perfecto al objeto. En el desarrollo infantil es el proceso por el cual el niño atribuye a sus padres y figuras sustitutivas unas cualidades de perfección inalcanzables.

idéntico (del lat. *idem*, el mismo, lo mismo). adj. Que es igual o muy parecido; se aplica especialmente a puntos en ambas retinas donde deben formarse las imágenes de un objeto para que éste sea visto simple.

identidad (del lat. *identitas, -atis*). f. A., *Identität;* F., *identidé;* In., *identity;* It., *identità;* P., *identidade*. Calidad de idéntico. ‖ Calidad de ser una persona o cosa la misma que se supone o busca.

identificación. f. A., *Identifizierung;* F. e In., *identification;* It., *identificazione;* P., *identificação*. En Medicina legal, establecimiento de la identidad de un sujeto vivo o de un cadáver, completo o incompleto, por la determinación de la edad, talla, sexo y signos particulares. ‖ En psicoanálisis, proceso psíquico inconsciente por el cual un sujeto asimila un aspecto parcial o la totalidad de atributos de otro que se constituye en modelo. La personalidad se desarrolla sobre la base de una serie de identificaciones sucesivas, de las cuales adquieren especial relevancia las que se realizan con los padres o sustitutos, en la evolución del complejo de Edipo. ‖ **-edípica.** IDENTIFICACIÓN SECUNDARIA. ‖ **-primaria.** Primeras identificaciones del sujeto sobre el modelo del otro al que incorpora, sin haber llegado a reconocer el objeto como independiente de sí mismo. ‖ **-proyectiva.** Término de M. Klein para un mecanismo psíquico por el cual el individuo introduce partes de sí mismo en el objeto, para dañarlo o controlarlo. Este mecanismo se observa y predomina en la posición esquizoparanoidea. ‖ **-regresiva.** Proceso psíquico en el que se reemplaza una catexis de objeto por una identificación. ‖ **-secundaria.** Identificación que se realiza en la fase de disolución del complejo de Edipo.

ideodinamismo (de *idea* y el gr. *dýnamis*, fuerza). m. Estímulo que por las células cerebrales ejerce una idea en las fibras nerviosas que deben realizar esta misma idea.

ideofrenia. f. IDIOFRENIA.

ideógeno (de *idea* y el gr. *gennán*, producir, engendrar). adj. Producido por una idea; sin causa física o material.

ideoglandular (de *idea* y el lat. *glandula*, dim. de *glans, glandis*, bellota). adj. Relativo a la actividad glandular inducida por influencia mental.

ideometabolismo (de *idea* y el gr. *metabolé*, cambio). m. Metabolismo inducido por influencia mental.
ideomotor. adj. PSICOMOTOR.
ideoplastia (de *idea* y el gr. *plássein*, formar). f. Estado de pasividad e inercia de la mente de un sujeto hipnotizado, en el cual recibe las sugestiones del hipnotista.
ideosínquisis (de *idea* y el gr. *sýgchysis*, confusión). f. Confusión de ideas; delirio.
ideovascular (de *idea* y el lat. *vasculum*, vaso pequeño). adj. Relativo a los cambios vasculares producidos por la ideación.
idio-. Forma prefija del gr. *ídios*, propio, especial.
idioaglutinina (de *idio-* y el lat. *agglutinare*, pegar). f. Aglutinina que se origina independientemente de todo medio artificial.
idioblasto (de *idio-* y el gr. *blastós*, germen). m. BIÓFORO. ‖ Célula o germen de forma o carácter peculiares, diferentes de los que tienen las otras células circundantes.
idiocia (del gr. *idioteía*, ignorancia). f. A., *Idiotie*; F., *idiotie*; In., *idiocy*; It., *idiozia*; P., *idiotia*. Forma extrema de deficiencia mental, en la que el sujeto es incapaz de adquisición del lenguaje, de valerse por sí mismo e incluso de preservarse de los peligros físicos y cuyo CI es inferior a 25. ‖ **-amaurótica familiar.** Grupo de enfermedades hereditarias transmitidas con carácter autosómico recesivo, en las cuales existe un trastorno en el metabolismo de los lípidos, con acumulación de diferentes gangliósidos en el sistema nervioso central por deficiencia enzimática de hexosaminidasa. Presenta deterioro mental progresivo, parálisis, amaurosis (con coloración cereza de la mácula) y finalmente muerte. De acuerdo a la edad de aparición se distinguen las formas: infantil o enfermedad de Tay-Sachs (comienzo a los 3-6 meses de edad); tardía infantil o enfermedad de Bielschowsky-Jansky (comienzo a los 3-4 años); juvenil o enfermedad de Spielmeyer-Vogt (comienzo a los 6-10 años), y la forma juvenil tardía o enfermedad de Kufs. ‖ **-azteca.** Idiocia microcefálica con perfil triangular del cráneo. ‖ **-hidrocefálica, microcefálica.** La asociada con hidrocefalia o microcefalia, respectivamente. ‖ **-mongólica.** MONGOLISMO. V. SÍNDROME DE DOWN. ‖ **-sensorial.** La asociada con pérdida temprana de uno o más sentidos.
idiocinesis (de *idio-* y el gr. *kínesis*, movimiento). f. Movimientos o mutaciones del idioplasma; causa de la idiovariación.
idiocrasia. f. IDIOSINCRASIA.
idiocromatina (de *idio-* y el gr. *chrôma, -atos*, color). f. F., *idiochromatine*. Cromatina que toma parte en la reproducción celular.
idiocromidio. f. F., *idiochromidie*. Porción de cromidio o cromatina extranuclear que contribuye a la reproducción de la célula.
idiocromosoma (de *idio-*, el gr. *chrôma*, color, y *sôma*, cuerpo). m. F., *idiochromosome*. Cromosoma accesorio.
idióforo (de *idio-* y el gr. *phorós*, que lleva). m. Forma primaria hipotética de la sustancia viviente. BIÓFORO.
idiofrenia (de *idio-* y el gr. *phrén, phrenós*, mente). f. Perversión de la mente. ‖ **-paranoide.** Estado mental de delirio crónico, semejante a la paranoia.
idiogénesis o **idiogenia** (de *idio-* y el gr. *génnesis*, origen, o *gennân*, producir). f. Origen desconocido de las enfermedades.
idiógeno (de *idio-* y el gr. *gennân*, producir, engendrar). adj. Relativo a la idiogénesis. ‖ Llámase así al idiotipo o genotipo.
idioglosia (de *idio-* y el gr. *glôssa*, lengua). f. Expresión de sonidos particulares inarticulados y sin significación, en lugar de palabras corrientes.
idiograma (de *idio-* y el gr. *grámma*, lo escrito). m. Representación esquemática de la dotación cromosómica de una determinada especie.
idiohipnotismo (de *idio-* y el gr. *hýpnos*, sueño). m. Hipnotismo espontáneo o autoinducido.
idiolalia (de *idio-* y el gr. *laleîn*, hablar). f. IDIOLOGÍA.

idiolisina. f. Lisina producida espontáneamente.
idiología o **idiologismo** (de *idio-* y el gr. *lógos*, palabra). f. y m. Expresión peculiar característica o modo particular de hablar de una persona.
idiómera. f. CROMÓMERA.
idiometritis (de *idio-* y el gr. *métra*, matriz). f. Inflamación del parénquima o sustancia propia del útero.
idiomuscular (de *idio-* y el lat. *musculus*, ratón). adj. Propio del tejido muscular exclusivamente, sin intervención del estímulo nervioso; término que se aplica a ciertas contracciones que se efectúan en músculos degenerados.
idioparásito (de *idio-*, el gr. *pará*, junto a, y *sîtos*, comida). m. Parásito originado dentro del cuerpo del huésped.
idiopatía (de *idio-* y el gr. *páthos*, enfermedad). f. Enfermedad de origen primitivo o desconocido. ‖ **-tóxica.** Afección debida a la sensibilización a una proteína peculiar; denominación que comprende el asma, la fiebre del heno, la urticaria, el edema angioneurótico, etc.
idioplasma (de *idio-* y *plasma*). m. A., *Idioplasma*; F., *idioplasma*; In., *idioplasm*; It., *plasma germinativo*; P., *idioplasma*; Porción activa, reproductiva, de la célula, contenida en los cromosomas del núcleo y de la cual dependen los caracteres peculiares hereditarios. PLASMA GERMINATIVO.
idiopsicología (de *idio-*, el gr. *psyché*, mente, y *lógos*, tratado). f. Psicología fundada en el examen introspectivo de la función mental propia.
idiorreflejo (de *idio-* y el lat. *reflexus*, p. p. de *reflectere*, volver atrás). m. Reflejo producido por una causa inherente al mismo órgano.
idiorretinal (de *idio-* y el lat. *rete*, red). adj. Relativo a la retina exclusivamente; se aplica a la sensación luminosa producida sin estímulo visual.
idiosincrasia (del gr. *idiosygkrásia*; de *ídios*, propio, especial, y *sygkrásis*, temperamento). f. A., *Idiosynkrasie*; F., *idiosyncrasie*; In., *idiosyncrasy*; It., *idiosincrasia*; P., *idiossincrasia*. Hábito o temperamento peculiar de cada individuo. ‖ Susceptibilidad peculiar o personal a un fármaco, alimento o agente cualquiera; alergia y anafilaxis.
idiosoma (de *idio-* y el gr. *sôma*, cuerpo). m. F., *idiosome*. Hipotética unidad de materia viva; idioblasto, micela, bióforo.
idiospasmo (de *idio-* y el gr. *spasmós*, contracción). m. Espasmo de una parte o región limitada.
idiostenia (de *idio-* y el gr. *sthénos*, fuerza). f. Fuerza con caracteres propios o peculiares; fuerza innata o espontánea.
idiota (del lat. *idiota*, y éste del gr. *idiótes*, simple, ignorante). adj. A., *Idiot*; F., *idiot*; In., *idiot*; P., *idiota*. Dícese de la persona afecta de idiocia. Ú.t.c.s. ‖ **-erético** o **tórpido.** Idiota con gran actividad psicomotora o con inhibición, respectivamente. ‖ **-moral.** Sujeto incapaz de discernir la naturaleza moral de sus actos. ‖ **-sabio.** Deficiente mental con condiciones para determinada actividad intelectual (música, aritmética, etc.) o con excelente memoria.
idiotez. f. IDIOCIA.
idiotopia (de *idio-* y el gr. *tópos*, lugar). f. F., *idiopathie*. Relación topográfica entre las partes de un mismo órgano.
idiotrópico (de *idio-* y el gr. *tropé*, tendencia). adj. Se aplica al tipo de personalidad que se satisface con sus propias experiencias intelectuales y emotivas.
idiovariación (de *idio-* y el lat. *variatio, -onis* variación). f. Mutación del plasma germinativo o idioplasma de causa desconocida.
idioventricular (de *idio-* y el lat. *ventriculus*, ventrículo). adj. Relativo o que afecta solamente al ventrículo o ventrículos del corazón.
idórgano (de *idio-* y *órgano*). m. Unidad morfológica que contiene por lo menos dos plástidas, pero que no posee individualidad (Haeckel).
idosa. f., *idose*. Monosacárido isómero de la glucosa.
idoxiuridina. f. F., *idoxuridine*. 5-Yodo-2'-desoxiuridina; IDU. Análogo sintético del nucleósido natural ti-

midina. Úsase en aplicación tópica en el tratamiento de la queratitis herpética y del herpe cutaneomucoso.

idoxuridina. f. Fármaco antiviral, $C_9H_{11}IN_2O_5$, activo frente a la mayoría de herpesvirus y poxvirus. IDU.

igasurina (de *igasur*, haba de San Ignacio, en malayo). f. Principio activo del haba de San Ignacio; compuesto no definido, mezcla de estricnina y brucina, según algunos.

Ignatia amara. f. HABA DE SAN IGNACIO.

igniextirpación (del lat. *ignis*, fuego, y de *extirpación*). f. Extirpación de una parte u órgano por el cauterio actual.

ignipedites (del lat. *ignis*, fuego, y *pes, pedis,* pie). f. Sensación de quemadura en la planta de los pies. BERI-BERI.

ignipuntura (del lat. *ignis*, fuego, y *punctura*, punzada, puntura). f. A., *Ignipunktur;* F., *ignipuncture;* In., *ignipuncture;* It., *ignipuntura;* P., *ignipunctura.* Método de cauterización que consiste en la punción repetida de los tejidos enfermos con agujas incandescentes.

ignis (lat.). m. FUEGO. || **-sacer.** Antigua denominación del herpe zoster o de la erisipela. || **-Sancti Ignatii.** Fuego de San Antonio; erisipela.

iguala. f. Pacto o convenio entre médico y cliente, por el que el primero presta sus servicios al segundo por una cantidad determinada al año, en metálico o en especies.

ijada o **ijar** (del lat. **iliata*, o **iliaris*, de *ilia*, ijares). f. y m. A., *Flanke;* F., *flanc;* In., *flank;* It., *fianco;* P., *flanco.* Espacio entre las costillas falsas y la cadera; vacío. || Dolor en esta región.

ikota. f. Forma de neurosis de las mujeres casadas entre los samoyedos de Siberia. Se caracteriza por la imitación de todo cuanto ven y oyen.

ilaqueación (del lat. *laqueus*, lazo). f. Operación de enderezar las pestañas invertidas en la triquiasis, por medio de suturas a través del párpado.

ileadelfo. m. ILIADELFO.

ilectomía (de *íleon* y el gr. *ektomé,* escisión). f. A., *Ileumresektion;* F., *résection de l'iléon;* In., *ileectomy;* It. y P., *ileectomia.* Escisión quirúrgica del íleon o de una porción del mismo.

ilegítimo (del lat. *illegitimus;* de *in-,* priv., y *legitimus,* legítimo). adj. Falso, espurio o irregular.

ileítis (de *íleon* y el suf. *-itis*). f. A., *Ileitis;* F., *iléite;* In., *ileitis;* It., *ileite;* P., *ileíte.* Inflamación del íleon. || **-isquémica.** ISQUEMIA INTESTINAL. || **-terminal** o **regional.** Enfermedad de Crohn; inflamación de la proporción terminal del íleon, de carácter ulcerativo y estenosante. || **-tuberculosa.** TUBERCULOSIS INTESTINAL.

íleo (del gr. *eileós,* cólico violento). m. A., *Ileus;* F., *iléus;* In., *ileus;* It., *ileo;* P., *íleo.* Vólvulo o miserere; oclusión intestinal con dolor violento. || **-adinámico** o **paralítico.** Obstrucción intestinal que tiene por causa la parálisis de la túnica muscular del intestino. || **-angiomesentérico** o **arteriomesentérico.** Oclusión aguda del duodeno, comprimido por la raíz del mesenterio y los vasos mesentéricos. || **-espástico** o **dinámico.** El producido por calambres o contracción espasmódica de las fibras musculares intestinales. || **-funcional.** El paralítico o el espástico. || **-mecánico.** El producido por obstrucción mecánica: tumoraciones, fecalomas, helmintos, cálculos biliares, etc. || **-meconial.** Obstrucción intestinal por meconio en el recién nacido. || **-verminoso.** Íleo producido por acumulación de gusanos intestinales.

ileo-. Prefijo que indica relación con el íleon.

ileocecal (de *ileo-* y el lat. *caecus,* ciego). adj. Relativo al íleon y ciego.

ileocecostomía (de *ileo-,* el lat. *caecus*, el ciego, y el gr. *stóma,* boca). f. A., *Ileozökostomie;* F., *iléo-caecostomie;* In., *ileocecostomy;* It., *cecoileostomia;* P., *ileocecostomia.* Anastomosis quirúrgica entre el ciego y el íleon.

ileocleisis (de *ileo-* y el gr. *kleîsis,* oclusión). f. Oclusión del íleon.

ileocólico o **ileocolónico** (de *ileo-* y el gr. *kólon,* intestino grueso). adj. Relativo al íleon y colon.

ileocolitis. f. A., *Ileokolitis;* F., *iléocolite;* In., *ileocolitis;* It. y P., *ileocolite.* Inflamación del íleon y el colon.

ileocolorrectoplastia (de *ileo-,* el gr. *kôlon,* colon, el lat. *rectus,* recto, y el gr. *plássein,* formar). f. Anastomosis quirúrgica entre el colon y el recto por medio de un asa del íleon.

ileocolostomía (de *ileo-,* el gr. *kôlon,* intestino grueso, y *stóma,* boca). f. A., *Ileokolostomie;* F., *iléo-colostomie;* In., *ileocolostomy;* It. y P., *ileocolostomia.* Anastomosis quirúrgica del íleon y el colon.

ileoileostomía. f. A., *Ileoileostomie;* F., *iléo-iléostomie;* In., *ileoileostomy;* It. y P., *ileoileostomia.* Anastomosis quirúrgica entre dos porciones del íleon.

íleon (del gr. *eileîn,* retorcerse). m. A., *Ileum;* F., *iléon;* In., *ileum;* It., *ileo;* P., *íleo.* Tercera y última porción del intestino delgado, que se extiende desde el yeyuno al ciego.

ileoproctostomía (de *ileo-,* el gr. *proktós,* recto, y *stóma,* boca). f. Anastomosis quirúrgica entre el íleon y el recto.

ileosigmoidostomía (de *ileo-,* el gr. *sîgma,* sigma, *eîdos,* aspecto, y *stóma,* boca). f. Anastomosis quirúrgica del íleon y la S ilíaca.

ileostomía (de *ileo-* y el gr. *stóma,* boca). f. A., *Ileostomie;* F., *iléostomie;* In., *ileostomy;* It. y P., *ileostomia.* Creación de una abertura en el íleon.

ileotifus. m. FIEBRE TIFOIDEA.

ileotomía (de *ileo-* y el gr. *tomé, sección).* f. A., *Ileotomie;* F., *iléotomie;* In., *ileotomy;* It. y P., *ileotomia.* Incisión simple del íleon.

ileotransversostomía (de *ileo-,* el lat. *transversus,* atravesado, y del gr. *tomé,* corte). f. Enteroanastomosis entre íleon y colon transverso.

ileso (del lat. *illaesus*). adj. A., *Unverletzt;* F., *illésé;* In., *unhurt;* It. y P., *illeso.* Sin daño o lesión.

Ilex. Género de plantas ilicíneas al que pertenece el acebo. La especie *I. paraguayensis* es el mate.

ilexantina. f. Principio cristalino amarillo de las hojas de acebo.

ilíaco (del lat. *iliacus*). adj. In., *iliac;* Relativo al ilion o a los flancos. m. F., *iliaque.* Hueso ilíaco, coxal o innominado.

iliacotrocantíneo. adj. Relativo al hueso ilíaco y al trocánter menor del fémur. || m. Músculo ilíaco.

iliadelfo (de *ilio-* y el gr. *adelphós,* hermano). m. Monstruo doble unido por la pelvis.

ilicina. f. Compuesto amargo antiperiódico derivado del acebo común *Ilex aquifolium.*

iligología (del gr. *híliggos,* vértigo, y *lógos,* tratado). f. Rama de la medicina que estudia y trata los vértigos.

ilio-. Prefijo que indica relación con el ilion, flanco o hueso ilíaco.

ilioabdominal (de *ilio-* y el lat. *abdomen, -inis,* vientre). adj. Relativo al ilion y abdomen. || m. Músculo oblicuo menor del abdomen.

iliocapsular (de *ilio-* y el lat. *capsula,* cajita). adj. Relativo al hueso coxal o ilíaco y a la cápsula articular coxofemoral. || m. Músculo ilíaco menor, constituido por fibras del músculo ilíaco que se insertan en la cápsula de la articulación de la cadera.

iliococcígeo (de *ilio-* y el gr. *kókkyx,* cuclillo). m. F., *iliococcygien.* Músculo constituido por algunas fibras del elevador del ano que se insertan en el cóccix. || adj. Relativo al hueso coxal o ilíaco y al cóccix.

iliocolotomía (de *ilio-,* el gr. *kólon,* intestino grueso, y *tomé,* corte). f. Colotomía en la región ilíaca.

iliocostal (de *ilio-* y el lat. *costa,* costilla). m. F., *iliocostal.* Músculo cuadrado de los lomos. || adj. Relativo al hueso ilíaco y a las costillas.

iliofemoral (de *ilio-* y el lat. *femur, -oris,* muslo). adj. Relativo al ilion y al fémur; coxofemoral.

iliofemoroplastia (de *ilio-,* el lat. *femur,* muslo, y el gr. *plássein,* formar). f. F., *ilio-fémoroplastie.* Operación plástica en la articulación coxofemoral, que consiste en aplicar un colgajo óseo, tomado de la cara externa del ilion, en la solución de continuidad formada por la separación del trocánter mayor de la diáfisis del fémur.

iliohipogástrico (de *ilio*-, el gr. *hypó*, debajo, y *gáster*, vientre). adj. F., *ilio-hypogastrique*. Relativo al ilion y al hipogastrio. || m. Nervio abdominogenital menor.

ilioinguinal (de *ilio*- y el lat. *inquen, -inis,* ingle). m. Nervio abdominogenital mayor.|| adj. Relativo a las regiones ilíaca e inguinal.

ilioisquiático o **iliociático** (de *ilio*- y del gr. *ischíon,* cadera, o *ischía, -iôn,* huesos de la cadera). adj. Relativo al ilion e isquion.

iliolumbar (de *ilio*- y el lat. *lumbus,* lomo). adj. Relativo a las regiones ilíaca y lumbar.

iliolumbocostoabdominal (de *ilio*-, el lat. *lumbus,* lomo, *costa,* costilla, y *abdomen,* vientre). adj. y s. Músculo oblicuo menor del abdomen.

ilion (del lat. *ilium,* ijar). m. A., *Weichenbein;* F., *ilium;* In., *ilium;* It., *ileo;* P., *ilio.* Hueso que forma la cadera, distinto en la vida fetal, pero que en el adulto constituye la porción ancha superior y posterior del hueso coxal.

ilíópago (de *ilio*- y el gr. *págos,* cosa fijada). m. ILIADELFO.

iliopectíneo (de *ilio*- y el lat. *pecten, -inis,* peine). adj. Relativo al ilion y pubis.

iliopélvico (de *ilio*- y el lat. *pelvis,* lebrillo). adj. Relativo a la región ilíaca y pelvis.

iliopretibial (de *ilio*-, el lat. *prae,* delante, y *tibia,* tibia). adj. Relativo al ilion y parte anterior de la tibia. || m. Músculo sartorio.

iliopsoas (de *ilio*- y el gr. *psóai,* músculos lumbares). m. F., *muscle psoas iliaque.* Músculo ilíaco y psoas mayor considerados como un solo músculo; psoasilíaco.

iliopsoítis (de *iliopsoas* y el suf. *-itis*). f. Inflamación del músculo psoasilíaco.

iliopubiano. adj. ILIOPECTÍNEO.

iliopubicostoabdominal (de *ilio*-, el lat. *pubes,* pubis, *costa,* costilla, y *abdomen,* vientre). adj. y s. Músculo oblicuo mayor del abdomen.

iliorrotuliano (de *ilio*- y el lat. *rotula,* dim. de *rota,* rueda). m. Músculo recto anterior del muslo.

iliosacrofemoral (de *ilio*- el lat. *sacer,* sagrado, y *femur,* muslo). adj. y s. Músculo glúteo mayor.

iliospinal (de *ilio*- y el lat. *spina,* espina dorsal). adj. Relativo al hueso ilíaco y la columna vertebral.

iliotibial (de *ilio*- y el lat. *tibia,* tibia). adj. Relativo al hueso ilíaco y la tibia.

iliotoracópago (de *ilio*-, el gr. *thórax, -akos,* tórax, y *págos,* cosa fijada). m. Monstruo fetal doble unido por el tórax y la pelvis.

iliotrocantéreo (de *ilio*- y el gr. *trochantér,* trocánter). adj. Relativo al ilion y trocánter.

ilioxifópago. m. XIFODÍDIMO.

ilium (lat.). m. ILION; *os ilium,* hueso ilíaco.|| Ijada.

-ilo. Sufijo que indica un radical, que puede ser hidrocarburado univalente (*met*ilo, *et*ilo) o ácido (*acet*ilo, *sulfidr*ilo), etc.

iloterapia (de *xilo*- y el gr. *therapeía,* tratamiento). f. Modo de tratamiento por la aplicación de ciertas maderas o leños al cuerpo.

iloticina. f. ERITROMICINA.

iluminación (del lat. *illuminatio, -onis*). f. A., *Erleuchtung;* F. e In., *illumination;* It., *illuminazione;* P., *iluminação.* Empleo de la luz natural o artificial para el examen de una cavidad, órgano o parte. || **-axil** o **central.** Transmisión o reflexión de la luz por el eje del microscopio. || **-crítica.** Aplicación del foco luminoso de una lente o espejo cóncavo sobre el objeto que debe examinarse. || **-focal.** La que se obtiene dirigiendo la luz sobre el foco de la lente. || **-lateral** u **oblicua.** Iluminación de los lados de una parte, especialmente de la córnea, para distinguir las opacidades de la misma o del cristalino.

iluminado. adj. y s. Aplícase a la persona afecta de iluminismo.

iluminador. adj. Que ilumina o sirve para la iluminación. V. CONDENSADOR.

iluminismo. m. F., *illuminisme.* Excitación cerebral alucinatoria con apariencias de comunicación con objetos o seres sobrenaturales.

ilusión (del lat. *illusio, -onis*). f. A., *Wahnvorstellung;* F. e In., *illusion;* It., *illusione;* P., *ilusão.* Interpretación falsa de una imagen sensorial.

iluso (del lat. *illusus,* p. p. de *illudere,* burlar). adj. y s. Aplícase a la persona afecta de ilusiones.

ilutación (del lat. *in,* en, y *lutum,* lodo). f. Aplicación exterior, total o parcial, del limo o barro de las aguas minerales, con objeto terapéutico.

Illicium. Género de plantas magnoliáceas, una de cuyas spp. es el anís estrellado o badiana *(I. verum* o *I. anisatum).*

ima (lat.). adj. f. La más inferior.

imagen (del lat. *imago, -inis*). f. A., *Bild;* F. e In., *image;* It., *immagine;* P., *imagem.* Representación más o menos semejante de un objeto real. || Representación psíquica de un objeto o sensación. || Reunión, después de reflejados o refractados, de los haces luminosos emanados de un cuerpo. || **-accidental.** IMAGEN CONSECUTIVA. ||**-acústica** o **auditiva.** Concepto correspondiente a un sonido. ||**-apolillada.** Imagen radiológica de la colitis ulcerosa grave. || **-consecutiva.** Impresión retiniana que continúa después que la luz o imagen propia ha desaparecido. || **-corporal.** Esquema o representación mental que se tiene del propio cuerpo, estático o en cualquier movimiento. || **-de árbol en invierno, primavera, verano, podado.** Calificativos que se dan a las imágenes broncográficas. || **-de Purkinje.** Imagen en la retina producida por la sombra de los vasos sanguíneos. ||**-de Purkinje-Sanson.** Imágenes que se observan en la exploración de la pupila en el caso de transparencia del cristalino, en número de tres: una correspondiente a la cara anterior de la córnea, otra a la cara anterior del cristalino, y la tercera, invertida, correspondiente a la cara posterior del cristalino, que no se percibe cuando este órgano es opaco. ||**-de Stierlin.** Aspecto radiográfico de la tuberculosis ileocecal. ||**-directa** o **derecha.** Imagen producida por rayos luminosos, reflejados o refractados, antes de llegar a su foco.||**-diverticular.** Nicho de Haudeck o imagen radiográfica de la úlcera gástrica. || **-eidética.** Imagen intermedia entre la representación y la percepción. || **-en halterio.** Imagen bipolar. || **-falsa.** La formada en el ojo desviado en el estrabismo. || **-fantástica.** Imagen construida por la actividad imaginativa. || **-heterónima.** Imagen de un objeto cuando el ojo está enfocado para un punto más remoto que el objeto. || **-hipnagógica.** La producida en la transición de la vigilia al sueño. || **-hipnopómpica.** La producida inmediatamente después de dormir y antes de despertarse totalmente. || **-homónima.** Imagen de un objeto cuando el ojo está enfocado para un punto más próximo que el objeto. || **-incidental.** IMAGEN CONSECUTIVA. || **-invertida.** IMAGEN REAL. ||**-lagunar.** Imagen radiográfica de ciertas neoplasias, en las que parece suprimida una porción del órgano. ||**-mental.** Concepto correspondiente a un objeto apreciado por los sentidos.||**-onírica.** La que integra los sueños. ||**-óptica.** La formada por la reflexión o refracción de los rayos luminosos. ||**-pareidólica.** Imagen construida por la fantasía, pero a base de imágenes reales. Representa el intermedio entre la imagen fantástica y la ilusoria. ||**-real.** Imagen invertida que se produce en el foco real de una lente o espejo cóncavo, tanto mayor cuanto más apartado está del foco. ||**-retiniana** o **retinal.** Imagen de un objeto formada en la retina. ||**-sensorial.** Imagen mental por medio de los sentidos.||**-sinestésica.** Representación en la esfera de un sentido por excitación de otro. ||**-táctil.** Imagen sensorial correspondiente a un objeto percibido por el sentido del tacto. ||**-virtual.** IMAGEN DIRECTA. ||**-visual.** Concepto mental correspondiente a un objeto visto.

imaginación (del lat. *imaginatio, -onis*). f. A., *Einbildung;* F. e In., *imagination;* It., *immaginazione;* P., *imaginação.* Facultad mental que reproduce, combina o crea imágenes; fantasía.

imaginario (del lat. *imaginarius*). adj. Falso; que solamente existe en la imaginación.

imago. m. F., *imago.* Período adulto o final de la metamorfosis de un insecto. || f. En psicoanálisis, término creado por Jung, que refiere a la imagen mental inconsciente elaborada a partir de las primeras relaciones intersubjetivas, reales y fantasmáticas, con las personas claves de la red vincular familiar y social (imago materna, paterna y fraterna).

imán (del fr. *aimant*, y éste del lat. *adamas, -antis,* diamante, piedra dura). m. A., *Magnet;* F., *aimant;* In., *magnet;* It., *imano;* P., *iman.* Óxido de hierro nativo, que tiene la propiedad de atraer el hierro, acero, níquel, etc. Barra de hierro o acero que tiene polaridad magnética y atrae el hierro y el acero. ||**-artificial.** Hierro o acero imanado. ||**-de Grüning, de Haab o de Hirschberg.** Formas de imanes que se emplean para extraer cuerpos metálicos del ojo. ||**-en herradura.** Barra de hierro imanada, curvada en forma de U. ||**-permanente.** Imán que posee cualidades magnéticas permanentes. ||**-temporal.** Sustancia que sólo posee propiedades magnéticas durante el paso de la corriente eléctrica o cerca de un imán.

imbalance (ingl.). Anglicismo con la significación de desequilibrio.

imbécil (del lat. *imbecillis*). adj. A., *Schwachsinniger;* F., *imbécile;* In., *imbecile;* It., *imbecille;* P., *imbecil.* Dícese de la persona afecta de imbecilidad. Ú.t.c.s. || El que padece una forma de deficiencia mental en la que el sujeto es incapaz de comprender el lenguaje escrito y de discernir el real alcance de sus actos. Psicométricamente corresponde a quienes presentan CI situados entre 25 y 50. ||**-moral.** Término anticuado que designa al sujeto incapaz de comprender los principios y valores morales y actuar según éstos.

imbecilidad (del lat. *imbecillitas, -atis*). f. A., *Imbezillität;* F., *imbécillité;* In., *imbecility;* It., *imbecillità;* P., *imbelicidade.* Estado congénito o adquirido de debilidad intelectual que comprende a individuos con CI de 25 a 50, con capacidad para adquirir el lenguaje oral pero no el escrito.

imbibición (del lat. *imbibere*, embeber). f. A., *Imbibition;* F. e In., *imbibition;* It., *imbibizione;* P., *imbibição.* Penetración de un líquido entre las moléculas de un cuerpo sólido. ||**-cadavérica del globo ocular.** Signo de certeza de la muerte; aparición de una mancha negra en la esclerótica.

imbricación (del lat. *imbricatum,* supino de *imbricare,* cubrir con tejas). f. A., *Überdeckung;* F. e In., *imbrication;* It., *copertura;* P., *imbricação.* Superposición parcial de capas o estratos.

imbricado (del lat. *imbricatus*). adj. F., *imbriqué.* Compuesto de láminas, costras o escamas superpuestas en parte, como las piezas de un tejado.

Imhotep. Dios egipcio de la Medicina. Antiguo rey sacerdote de la III dinastía (3.000 años antes de J.C.), que fue divinizado y se le erigieron santuarios en Menfis.

imida. f. F., *imide.* Amina secundaria; compuesto que contiene el grupo divalente NH.

imidazol. m. F., *imidazole.* Compuesto orgánico nitrogenado, que forma parte de la histidina y de la histamina; inhibe las acciones de la histamina.

imido, imino. Prefijos que indican la presencia de un grupo NH, unido en el primer caso a un radical ácido y en el segundo a uno no ácido.

imipramina. f. F., *imipramine.* V. ANTIDEPRESIVO TRICÍCLICO.

imitación (del lat. *imitatio, -onis*). f. A., *Nachahmung;* F. e In., *imitation;* It., *imitazione;* P., *imitação.* Inclinación o aptitud, morbosa de ordinario, para remedar más o menos exactamente los actos fisiológicos o patológicos de una persona o animal; contagio nervioso.

Imlach (Pelotón, tapón de) (Francis *Imlach,* médico escocés, 1819-1891). V. PELOTÓN y TAPÓN.

impacción (del lat. *impactio, -onis*). f. A., *Impaktion;* F. e In., *impaction;* It., *impazione;* P., *impacto.* Colisión súbita y violenta de dos objetos, con penetración y detención de uno en otro. || Fractura del cráneo, de las costillas, del cuello del fémur, del radio, en varios fragmentos, de los cuales unos se empotran en los otros. ||**-dentaria.** Estado en el que un diente está implantado en el alveolo de tal modo que es imposible su erupción.

impactación (de lat. *impactus,* p. p. de *impingere,* chocar). f. A., *Einkeilung;* F., *engrènement;* In., *rabbeting;* It., *incuneamento;* P., *impacto.* Acción y efecto de quedar detenido, alojado o fijado fuertemente; se aplica a proyectiles, fragmentos óseos, dientes, cálculos, excrementos, etc.

impacto (del lat. *impactus*). m. A., *Anprall;* F. e In., *impact;* It., *urto;* P., *impacto.* Choque de un cuerpo contra otro. Huella o señal que se produce. IMPACCIÓN.

impalpable (del lat. *in-* y *palpare,* palpare). adj. F., *impalpable.* Que no es percibido por la palpación o tacto. || Extremadamente fino.

impaludación (del lat. *in,* adentro, y *palus, -udis,* pantano). f. A., *Impfmalaria;* F. e In., *impaludation;* It., *impaludazione;* P., *impaludação.* Inoculación del paludismo con propósito terapéutico; malarioterapia.

impaludismo. m. Acto de contraer el paludismo.

impar. adj. Sin igual, único; ácigos.

impardigitado (del lat. *impar, -aris,* desigual, y *digitus,* dedo). adj. Que tiene dedos en número impar.

impedancia. f. F., *impédance.* Resistencia aparente que presenta un circuito eléctrico al paso de una corriente alterna. Símbolo: Z. ||**-acústica.** Relación entre la amplitud de velocidad y la amplitud de presión de una vibración sonora.

impedanciometría (de *impedancia* y el gr. *métron,* medida). f. Técnica para medir la impedancia del oído medio.

impedanciómetro. m. Instrumento destinado a la medición de la impedancia.

impediencia. f. IMPEDANCIA.

impedina. f. Sustancia o agente contrario a las facultades antimicrobianas del organismo.

impenetrable. adj. IMPERMEABLE.

imperativo (del lat. *imperativus*). adj. Dominante; dícese de los afectos, impulsos o sensaciones no sujetos al dominio de la voluntad.

imperatoria (del lat. *imperatoria,* f. de *imperatorius,* imperatorio). f. Planta umbelífera *(Imperatoria ostruthium),* cuya raíz es amarga, tónica y estimulante.

imperatorina. f. Sustancia cristalina de la raíz de la imperatoria; peucedonina.

impercepción (del lat. *in-* y *perceptio, -onis,* percepción). f. A., *Auffassungsmangel;* F., *défaut de perception;* In., *imperception;* It., *impercezione;* P., *impercepção.* Falta de percepción o percepción defectuosa.

imperforación (del lat. *in-* y *perforare,* taladrar). m. A., *Imperforatio;* F. e In., *imperforation;* It., *imperforazione;* P., *imperfuração.* Oclusión congénita y anormal de un orificio o conducto; atresia. ||**-de la abertura palpebral.** ANQUILOBLÉFARON. ||**-del ano.** Aproctia. ||**-ótica.** ANQUILOTIA.

imperioso (del lat. *imperiosus*). adj. Imperativo, apremiante.

impermeable (del lat. *impermeabilis;* de *in-,* priv., y *permeabilis,* penetrable). adj. A., *undurchlässig;* F., *imperméable;* In., *impermeable;* It., *impermeabile;* P., *impermeavel.* Dícese del cuerpo o conducto que no permite el paso de los líquidos. m. Lienzo impermeable.

impervio (del lat. *impervius*). m. Impenetrable; impermeable.

impetiginización. f. A., *Impetiginisierung;* F., *impétiginisation;* In., *impetiginization;* It., *impetiginizzazione;* P., *impetiginização.* Desarrollo de impétigo en una dermatosis cualquiera.

impétigo (del lat. *impetigo*). m. A., *Impetigo;* F., *impétigo;* In., *impetigo;* It., *impetigine.* P., *impetigo;* Dermatosis infecciosa, hétero y autoinoculable, caracterizada por la aparición de vesicopústulas, aisladas o aglomeradas, de distinto tamaño, que al desecarse forman costras amarillentas que caen sin dejar cicatriz. Perifoliculitis pustulosa superficial. ‖ **-acneiforme.** Variedad de impétigo, vestigio de una sicosis anterior. ‖ **-ampollar.** Prodermitis cuyo elemento eruptivo es una pústula o una ampolla purulenta. ‖ **-contagioso.** Impétigo propiamente dicho. ‖ **-de Bockhart.** IMPÉTIGO SIMPLE. ‖ **-de Fox.** Impétigo contagioso, producido por estreptococos, principalmente de la cara. ‖ **-de Tilbury-Fox.** Impétigo estreptocócico. ‖ **-eccematodes.** ECCEMA PUSTULOSO. ‖ **-folicular.** IMPÉTIGO SIMPLE. ‖ **-granulado.** Variedad de impétigo del cuero cabelludo, en el que las costras tienen la forma de granos pegados a los cabellos. ‖ **-herpetiforme.** Herpe piémico, dermatosis rara, que se observa principalmente en el embarazo, caracterizada por la formación de pústulas miliares agrupadas, fiebre continua y estado general grave. ‖ **-larval.** Impétigo facial cuyas costras numerosas forman como una máscara. ‖ **-sicosiforme.** Foliculitis del labio superior, con formación de costras y engrosamiento de los tejidos. ‖ **-sifilítico.** Erupción pustulosa en la sífilis. ‖ **-simple.** Impétigo contagioso debido a estafilococos. ‖ **-varioloso.** Erupción pustular entre las pústulas secas de la viruela. ‖ **-vulgar.** USAGRE.

implantación (del lat. *in,* adentro, y *planta,* vegetal). f. A., *Implantation;* F. e In., *implantation;* It., *impiantagione;* P., *implantação.* Fijación, inserción o injerto de un tejido u órgano en otro. ‖ Introducción de un medicamento sólido debajo de la piel. ‖ Inoculación de bacterias en la sangre u otro líquido cuyo poder bactericida se examina. ‖ Fijación del huevo fecundado en la mucosa uterina. ‖ Teratismo doble, en el que el gemelo rudimentario está en la superficie exterior del otro. ‖ **-filigrana.** Fijación de una red metálica, de plata u otro material, dentro de la pared del abdomen, con objeto de ocluir una hernia abdominal amplia. ‖ **-interna.** INCLUSIÓN ‖ **-nerviosa.** Inserción de un nervio en otro nervio. ‖ **-perióstica.** Inserción de un tendón sano en un colgajo perióstico de una región movida por un músculo paralizado, para suplir la acción de éste. ‖ **-terminoterminal.** Reparación quirúrgica de un intestino, tendón o nervio cortados, por la unión directa de los extremos seccionados.

imponderable (del lat. *in-* y *ponderare,* pesar). adj. Que no tiene peso ni es posible pesar; elementos imponderables son la luz, el calor y la electricidad. ‖ m. Factor o circunstancia imprevisible. Ú. m. en pl.

impotencia (del lat. *impotentia*). f. A., *Impotenz;* F., *impuissance;* In., *impotency;* It., *impotenza;* P., *impotência.* Falta de poder o capacidad; especialmente incapacidad para ejercer el acto sexual por defecto físico del pene o por falta de erección de éste, con pérdida de apetito genésico o sin ella. ‖ **-coeundi.** Incapacidad para el coito. ‖ **-erigendi.** Incapacidad de erección del pene. ‖ **-generandi.** Incapacidad de procrear, aunque el coito sea posible; esterilidad. ‖ **-psíquica.** La que no depende de causa orgánica, sino de complejos mentales.

impregnación (del lat. *impregnatio*). f. A., *Imprägnation;* F. e In., *impregnation;* It., *impregnazione;* P., *impregnação.* Fecundación del óvulo. ‖ Antigua teoría genética que sostenía la posibilidad que una primera fecundación influyera en las ulteriores, de distinto progenitor. ‖ IMPRONTA. ‖ IMBIBICIÓN. ‖ SATURACIÓN.

impresión (del lat. *impressio, -onis*). f. A., *Impression;* F. e In., *impression;* It., *impressione;* P., *impressão.* Acción de un cuerpo u órgano sobre otro, por la que éste conserva la huella del primero. ‖ Efecto producido en la mente, en los sentidos o en el cuerpo por una causa exterior. ‖ Hundimiento, depresión o desigualdad en la superficie de un hueso. ‖ **-aórtica.** Surco en el lado izquierdo de la columna vertebral correspondiente a la aorta torácica. ‖ **-basilar.** PLATIBASIS. ‖ **-cardíaca.** Concavidad en la superficie mediastínica del pulmón correspondiente al corazón. ‖ Depresión en la cara superior del hígado correspondiente al corazón. ‖ **-centrífuga.** Impresión motora enviada desde un centro nervioso a la periferia. ‖ **-cólica, duodenal, esofágica, gástrica, renal** o **suprarrenal.** Depresiones en la cara inferior del hígado efectuadas, respectivamente, por dichos órganos. ‖ **-de Gasser.** IMPRESIÓN TRIGEMINAL. ‖ **-deltoidea.** Ranura en la parte media y externa del húmero, en la que se inserta el vértice del deltoides. ‖ **-digital.** Cada una de las numerosas depresiones en la superficie interior del cráneo correspondientes a las circunvoluciones cerebrales. ‖ **Huella dactiloscópica.** ‖ **-hepática.** Depresión en el riñón en el punto de contacto con el hígado. ‖ **-materna.** Efecto producido en el feto por un trastorno de la madre. ‖ **-mental.** Efecto producido en la mente o espíritu por una comunicación recibida de un objeto exterior. ‖ **-petrosa.** Depresión en el lóbulo temporal del cerebro correspondiente a la prominencia del conducto semicircular superior del peñasco. ‖ **-romboidea.** Tuberosidad costal. ‖ **-sensorial.** Efecto producido en los órganos de los sentidos por una excitación procedente de un objeto exterior. ‖ **-trigémina.** Depresión en el peñasco del hueso temporal para el ganglio de Gasser.

impresionable (del lat. *impressio, -onis,* marca). adj. Que reacciona intensamente a las impresiones.

impronta (del ital. *impronta,* y éste del lat. *imprimere,* imprimir). f. F., *empreinte.* En biología, proceso de aprendizaje que tiene lugar en los animales jóvenes durante un corto período de receptividad, del que resulta una forma estereotipada de reacción frente a un modelo, que puede ser otro ser vivo o un juguete mecánico.

impúber o **impúbero** (del lat. *impubes, -eris*). adj. A., *impuber;* F., *impubère;* In., *impuberal;* It., *impubere;* P., *impúbere.* Que no ha llegado todavía a la pubertad. Ú. t. c. s.

impulsión. f. IMPULSO.

impulsivo. adj. Dícese de lo que impele o puede impeler. Dícese del que llevado de impresiones del momento, procede sin reflexión ni cautela.

impulso (del lat. *impulsus*). m. A., *Impuls;* F., *impulsion;* In., *impulse;* It. y P., *impulso.* Inclinación irresistible, morbosa generalmente, al cumplimiento de ciertos actos anormales sin intervención de ideas delirantes. ‖ Fuerza súbita impelente. ‖ **-antidrómico.** Impulso nervioso en las fibras sensitivas en sentido contrario al centrífugo. ‖ **-cardíaco.** Latido cardíaco. ‖ **-ectópico.** El que se origina en una parte del corazón que no sea el nodo senoatrial. ‖ **-enteroceptivo** o **exteroceptivo.** Impulso nervioso aferente estimulado desde un órgano interno o del exterior, respectivamente. ‖ **-heterogenético** u **homogenético.** Aquel cuyo origen depende de un proceso anormal o normal en el músculo. ‖ **-nervioso.** Cambio fisicoquímico transitorio que se propaga rápidamente por la fibra nerviosa hasta la terminación de ésta, donde produce la excitación de un músculo, glándula, etc., según la función propia del nervio. ‖ **-vital.** En psicoanálisis, vida instintiva del individuo.

IMVIC. Sigla que designa el conjunto de cuatro pruebas bioquímicas (indol, rojo de metilo, Voges-Proskauer y citrato) de amplio uso en la identificación de bacterias de la familia enterobacteriáceas.

In. Símbolo del *indio.*

in-. Prefijo latino que significa *dentro* o *negación.*

in anima nobili. Locución latina que se refiere a las experiencias realizadas en el hombre.

in anima vili. Locución latina que se emplea hablando de experimentos realizados en los animales.

in articulo mortis (lat.). Al tiempo de morir, en la hora de la muerte.

in extremis (lat.). En estado preagónico.

in situ (loc. lat.). En su lugar natural.

in utero (loc. lat.). Dentro del útero.

in vitro (loc. lat.). Dentro de un vaso de vidrio; observable en un tubo de ensayo, o en cualquier vasija de laboratorio; que ocurre fuera del organismo, opuesto a *in vivo.*

in vivo (loc. lat.). En el cuerpo vivo.

inacción (del lat. *in-* y *actio, -onis*, acción). f. A., *Untätigkeit;* F. e In., *inaction;* It., *inazione;* P., *inacção*. Reacción deficiente a un estímulo normal. || Inercia.

inacidez. f. Falta de acidez, especialmente del jugo gástrico; anacidez.

inactivación (del lat. *in-* y *activus*, activo). f. A., Inaktivation; F. e In., *inactivation;* It., *inattivazione;* P., *inactivação*. Supresión de la acción o actividad de una sustancia. ||**-del complemento o del suero.** Supresión de la actividad del suero por la acción del calor (56° durante 30 min), que destruye el complemento.

inactivo. adj. Sin acción, inerte.

inactosa. f. Variedad de azúcar vegetal ópticamente inactiva.

inaglutinable (del lat. *in-* y *agglutinare*, pegar). adj. Incapaz de aglutinarse.

inamovible (del lat. *in-* y *amovere*, apartar). adj. Aplícase a todo lo que se deja por tiempo indefinido.

inanición (del lat. *inanitio, -onis*). f. A., *Inanition;* F. e In., *inanition;* It., *inanizione;* P., *inanição*. Estado de agotamiento o debilidad que resulta de la privación completa o incompleta de alimentos.

inanimado (del lat. *inanimatus*). adj. Sin vida. Falto de animación.

inanquiloglosia (del lat. *in-*, adentro, el gr. *agkýlos*, encorvado, y *glõssa*, lengua). f. Estado de inmovilidad de la lengua congénito o adquirido.

inapetencia (del lat. *in-* y *appetitus*, instinto). f. A., *Inappetenz;* F. e In., *inappetence;* It., *inappetenza;* P., *inapetência*. Falta de apetito o de deseos; anorexia.

inarticulado (del lat. *inarticulatus*). adj. F., *inarticulé*. Dícese de la voz o sonidos vocales sin significado propio. || Dícese del animal sin artículos o articulaciones. Ú.t.c.s.

inasimilable (del lat. *in-* y *assimilare*, hacer semejante). adj. No susceptible de ser asimilado o utilizado como alimento.

inauración (del lat. *inauratum*, supino de *inaurare*, dorar). f. Operación farmacéutica de dorar las píldoras.

inaxón o inaxona (del gr. *ís, inós*, fibra, y *áxon*, eje). m. y f. Célula nerviosa de cilindroeje largo.

incandescencia (del lat. *incandescere*, ponerse incandescente). f. Estado de un cuerpo que es luminoso por el calor que ha absorbido.

incapacidad (del lat. vulg. *incapax, -acis*, incapaz). f. A., Unfähigkeit; F., *incapacité;* In., *disability;* It., *incapacità;* P., *incapacidade*. Falta de capacidad o potencia, para el trabajo especialmente. || Estado del alienado privado de sus derechos. ||**-absoluta o total.** Estado en que queda la víctima de una enfermedad o accidente que ha perdido completamente su aptitud para el trabajo.

incarceración (del lat. *incarceratum*, supino de *incarcerare*, encarcelar). f. A., *Einklemmung;* F., *incarcération;* In., *incarceration;* It., *incarceramento;* P., *incarceração*. Retención o aprisionamiento anómalo de una parte. ||**-de la placenta.** Retención de este órgano por contracción de un segmento del útero. ||**-del útero grávido.** Retención del útero grávido retroverso en la excavación pelviana. ||**-herniaria.** Estrangulación de una hernia.

incarnativo o incarnante (del lat. vulg. *incarnatio, -onis*, encarnación). adj. Que promueve la formación de granulaciones. || m. Agente o sustancia con esta acción.

incesto (del lat. *incestus*). m. A., *Inzest;* F., *inceste;* In., *incest;* It. y P., *incesto*. Relación carnal entre parientes muy próximos, cuyo matrimonio está prohibido.

inchacao. m. Denominación brasileña del beriberi.

inciclofória (del lat. *in-*, adentro, el gr. *kýklos*, círculo, y *phérein*, llevar). f. Ciclofória latente hacia dentro.

inciclotropía (de *in-*, el gr. *kýklos*, movimiento circular, y *trépein*, inclinar, girar). f. Estado permanente de ciclofória de menor grado.

incidencia (del lat. *incidens, -entis*, p. a. de *incidere*, caer en, cortar). f. A., *Incidenz;* F. e In., *incidence;* It., *incidenza;* P., *incidência*. Acto o modo de caer; forma en que un cuerpo cae sobre otro. || En estadística sanitaria, proporción de enfermos nuevos de una enfermedad por 1.000 habitantes en un espacio de tiempo, generalmente un año. Frecuencia.

incidente (del lat. *incidens, -entis*, p. a. de *incidere* [de *in*, en, y *cadere*, caer] o de *incidere* [de *in*, en, y *caedere*, contar]). adj. y s. Suceso o lance en el curso de un proceso más o menos independiente de éste. || Aferente. || Que cae o choca. || Cortante.

incidir (del lat. *incidere*, cortar). Hacer una incisión o cortadura.

incienso (del lat. *incensum*, propiamente supino de *incendere*, encender). m. A., *Weihrauch;* F., *encens;* In., *incense;* It. y P., *incenso*. Gomorresina de varios árboles burseráceos del género *Boswelia*, de la India, Arabia y el E. de África; olíbano. Entra en la composición de ciertos emplastos, de la triaca y del bálsamo de Fioravanti.

incineración (del lat. *incineratum*, supino de *incinerare*, incinerar; de *in*, en, y *cinis*, ceniza). f. A., *Veraschung;* F., *incinération;* In., *incineration;* It., *incinerimento;* P., *incineração*. Reducción de un cuerpo orgánico a ceniza; cremación.

incipiente (del lat. *incipiens, -entis*, p. a. de *incipere*, empezar). adj. Que comienza; dícese de una enfermedad en sus comienzos.

incircunciso (del lat. *incircumcisus*). adj. y s. No circuncidado.

incisión (del lat. *incisio, -onis*). f. A., *Einschnitt, Schnitt;* F. e In., *incision;* It., *incisione;* P., *incisão*. División metódica de las partes blandas con un instrumento cortante. La herida quirúrgica resultante de la incisión. ||**-angular.** Incisión en forma de ángulo. ||**-compuesta.** Incisión formada por la reunión de dos o más incisiones simples. ||**-crucial.** La que tiene forma de cruz. ||**-de Albarrán.** Lumbotomía para descubrir el riñón y uréter, incidiendo desde el ángulo costomuscular hasta dos traveses de dedo por detrás y encima de la espina ilíaca anterosuperior. ||**-de Alexander.** Incisión paralela a la ingle en la región hipogástrica. ||**-de Auvray.** Extensión de la incisión ordinaria para la esplenectomía hacia arriba y posteriormente sobre las costillas, a nivel del VIII espacio intercostal. ||**-de Bar.** Cesarotomía a través de una incisión laparotómica media supraumbilical. ||**-de Bardenheuer.** Incisión lumbar vertical para descubrir el riñón, que sigue la prolongación de la línea axilar desde la XX costilla hasta la cresta ilíaca, combinada a veces con otra horizontal hacia atrás desde el extremo inferior. ||**-de Bardenheuer II.** Incisión a lo largo del surco submamario para evacuar supuraciones retromamarias y resecar ciertas tumoraciones; la cicatriz queda oculta por la ptosis mamaria fisiológica. *Sin.:* Incisión en cobertera. ||**-de Battle-Jalaguier-Kammerer.** Laparotomía paramedia, consistente en la incisión vertical de la piel, fascia superficial y hoja anterior de la aponeurosis del recto abdominal, reclinación hacia dentro del músculo y división de la hoja posterior de la vaina aponeurótica del recto, junto con el tejido subperitoneal y peritoneo. ||**-de Bergmann.** Lumbotomía para descubrir al riñón, incidiendo desde el borde externo de la masa lumbar a nivel de la XII costilla hasta la unión de los tercios medio y externo del ligamento de Poupart. ||**-de Bevan.** Incisión vertical a lo largo del borde externo del músculo recto abdominal derecho para las operaciones sobre la vesícula biliar. ||**-de Blanco Acevedo.** Incisión que consta de dos segmentos: uno horizontal efectuado en el pliegue abdominal inferior a nivel del punto de Lanz, y otro vertical a lo largo del borde externo del músculo recto anterior. Ofrece un amplio acceso al cuadrante abdominal inferoexterno. ||**-de Bruns.** Incisión de Simon, con resección de la XII costilla. ||**-de Chaput.** Incisión horizontal a nivel del punto de Lanz, continuada por un tramo vertical en el que se inciden las fibras del oblicuo mayor, oblicuo menor y transverso. Permite un amplio acceso al cuadrante inferoexterno del abdomen. ||**-de Clairmont.** Incisión oblicua hacia abajo y afuera, a lo largo del reborde costal, desde el apéndice xifoides hasta la X costilla. ‖ **-de Clute.** Para la reparación de la hernia diafragmática. Se incide desde el ombligo hasta el borde costal izquierdo y desde aquí a la fusión de los cartílagos de las costillas VI, VII y VIII. Se corta transversalmente el músculo recto y lo necesario de los cartílagos. ‖ **-de Cushing.** Incisión compuesta por una curva de convexidad superior en la parte inferior del occipucio, de una a otra apófisis mastoides, y por una recta a partir de la vértebra Cvɪɪɪ hasta unirse con la incisión curva. Se usa para la craniotomía subtentorial. ‖ **-de Deaver.** Incisión para la apendicectomía, a través de la vaina del músculo recto abdominal derecho. Hay también una incisión de Deaver para la mastectomía total ampliada. ‖ **-de Drüner.** Incisión arqueada, de concavidad inferior, desde el reborde costal de un hemitórax, a nivel aproximado de la X costilla, hasta el punto simétrico del lado opuesto, pasando cerca del apéndice xifoides. ‖ **-de Dührsen.** Incisiones cervicovaginales para la cesárea vaginal. ‖ **-de Edebohls.** Lumbotomía vertical posterior desde la XII costilla hasta la cresta ilíaca, siguiendo el borde externo de los músculos espinales. ‖ **-de Fergusson.** La efectuada para resecar el maxilar superior. Sigue la línea de unión de la nariz con la mejilla, bordea el ala de la nariz hacia la línea media del labio superior y acaba seccionando éste. ‖ **-de Fowler.** Incisión angular para la laparotomía anterolateral. ‖ **-de Fruchand.** Incisión paralela a la columna vertebral desde la espina de la escápula, para la toracoplastia. Actualmente se usa para los vaciamientos vertebrales pótticos. ‖ **-de Grégoire.** Incisión que sigue la bisectriz del ángulo formado entre el borde externo del recto abdominal y el pliegue de la ingle. Se usa en las herniorrafias inguinales. ‖ **-de Gurd.** Incisión horizontal un poco encima del ombligo, desde la línea alba hasta un punto algo por fuera del borde externo del recto anterior. ‖ **-de Gutiérrez.** Incisión vertical pararrectal externa, sobre el borde lateral del recto, desde el reborde costal hasta llegar a la línea basilíaca superior. ‖ Un segundo tipo de incisión de Gutiérrez, de trayecto horizontal, se extiende desde la unión cigomática temporomalar hasta la vecindad del trago, desde donde alcanza la base de la apófisis mastoides contorneando el lóbulo de la oreja; desde aquí desciende por la cara del músculo esternocleidomastoideo hasta el nivel del hioides, donde se incurva. Se usa en operaciones sobre la parótida. ‖ **-de Harrington-Weir.** Incisión similar a la de McBurney, pero extendida hacia la línea media del abdomen, a través de la vaina aponeurótica del recto anterior, a la que secciona. ‖ **-de Hartmann.** Incisión para operaciones sobre vías biliares, que desde debajo del apéndice xifoides desciende oblicuamente a lo largo del reborde costal derecho. ‖ **-de Jalaguier.** Incisión clásica de apendicectomía, a lo largo del borde externo del recto anterior derecho, cuya vaina incide. ‖ **-de Kausch.** Sigue una línea oblicua hacia abajo y adentro desde el reborde costal derecho hasta la línea media, algo por encima del ombligo. ‖ **-de Kehr.** Incisión en bayoneta, vertical amplia, desde el apéndice xifoides hasta cerca del pubis, a la derecha del ombligo. ‖ Una segunda incisión de Kehr, en ángulo recto, va desde la punta del xifoides a la mitad de la línea xifoumbilical y de ahí horizontalmente hasta cruzar la VII costilla derecha. ‖ **-de Kocher.** Incisión de 10 cm de longitud a 4 cm por debajo del borde costal derecho y paralelo al mismo, para las intervenciones sobre vías biliares. ‖ Una segunda incisión de Kocher, llamada *incisión en cuello de camisa*, se utiliza para la tiroidectomía. Consiste en la sección transversal de la piel y músculos cervicales anteriores siguiendo una línea horizontal arqueada entre los dos bordes internos de los esternocleidomastoideos, a dos traveses de dedo por encima de la horquilla esternal. ‖ **-de Küstner.** Incisión semilunar de concavidad superior por encima de la sínfisis del pubis y paralela a uno de los pliegues de la pared abdominal. ‖ **-de Langenbeck.** Sección abdominal a través de la línea semilunar, paralela a las fibras del músculo recto, para operaciones sobre el riñón, bazo y cola del páncreas. ‖ **-de Lecène.** Sección lumbar de convexidad anterior desde la última costilla a la cresta ilíaca. ‖ **-de Lecène-Deniker.** Incisión oblicua transversal, que iniciada en la VIII costilla izquierda, atraviesa la línea alba por encima del ombligo y termina a escasos centímetros de ella en el lado derecho del abdomen. ‖ **-de Leclerc.** Incisión transversal arqueada, algo cóncava hacia abajo, extendida desde el borde externo de un músculo recto anterior abdominal hasta el borde externo del músculo homólogo opuesto, pasando por encima del ombligo. ‖ **-de Lennander-Jalaguier.** Incisión pararrectal, vertical, infraumbilical e interna, que secciona en planos perpendiculares las sucesivas capas parietoabdominales; de ahí el nombre de incisión en parrilla o alternante. ‖ **-de Mac Arthur.** Sección vertical a través del recto abdominal, con división transversa de la vaina posterior y el peritoneo. ‖ **-de Mackenrodt.** Incisión semilunar transversa del abdomen, cuyo punto más bajo dista unos 2 cm del pubis. ‖ **-de Mainetti.** Prolongación de la incisión de McBurney mediante un corte que parte del extremo externo de ésta y que se dirige verticalmente hacia arriba, hasta el reborde costal derecho. Amplía el campo operatorio de la apendicectomía. ‖ **-de Mason.** Incisión que expone de modo adecuado el abdomen superior y respeta la inervación de los músculos rectos. ‖ **-de McBurney.** Incisión abdominal paralela a las fibras del oblicuo externo, a unos 3 cm de la espina ilíaca anterosuperior. ‖ **-de Meyer.** Incisión abdominal inferior, curvada en uno de sus extremos, para la apendicitis complicada. ‖ **-de Michaelis.** Incisión de episiotomía. ‖ **-de Mikulicz-Kausch.** Incisión ligeramente oblicua, en dirección descendente, extendida desde el reborde costal, a la altura de la VIII costilla, hasta el ombligo. ‖ **-de Morris.** Incisión lumbar que comienza a 1 cm por debajo de la última costilla en el borde externo de los músculos espinales y sigue paralela a la costilla en extensión conveniente. ‖ **-de Parker.** Incisión sobre el área de matidez de un absceso apendicular, casi paralela al pigmento de Poupart. ‖ **-de Péan.** Incisión a lo largo del borde externo del recto abdominal derecho. ‖ **-de Perthes.** Incisión en ángulo recto, de dos tramos; el vertical es una laparotomía media supraumbilical y el segundo una incisión horizontal desde el ombligo hasta el reborde costal derecho. Se emplea en cirugía biliar. ‖ **-de Pfannenstiel.** Laparotomía arqueada de convexidad inferior, por encima de la sínfisis pubiana, en la línea media. ‖ **-de Pribram.** Comienza a la derecha del apéndice xifoides, desciende oblicuamente hacia fuera, atraviesa el reborde costal a nivel del borde externo de la vaina del recto y continúa algunos centímetros sobre el hipocondrio derecho. Se usa en la cirugía biliar, sobre todo en pacientes obesos. ‖ **-de Rio-Branco.** Incisión angular para descubrir las vías biliares en la línea xifoidoumbilical y de ésta al borde costal. ‖ **-de Robson.** Lumbotomía oblicua, desde la espina ilíaca anterosuperior hasta la XXI costilla. ‖ **-de Roubaix.** Incisión transversa, oblicua, ligeramente arqueada, de concavidad superoexterna, extendida un poco por dentro del reborde costal, desde el nivel del apéndice xifoides hasta la IX costilla. ‖ **-de Roux.** Incisión de apendicectomía. Sigue una dirección paralela al arco crural, a 2 cm por dentro de la espina ilíaca anterosuperior. ‖ **-de Simon.** Lumbotomía vertical posterior, a lo largo del borde externo de la masa sacrolumbar, desde el ángulo costolumbar hasta la cresta ilíaca. ‖ **-de Sonnenburg.** Incisión simple en el hemiabdomen derecho, paralela al arco crural que secciona oblicuamente todos los planos musculares. Se usa en las apendicitis graves. ‖ **-de Suckard.** Incisión paravaginal para hacer campo en la vía vaginal. ‖ **-de Visscher.** Incisión lumboilíaca. ‖ **-de Warren.** Incisión II de Bardenheuer o *en cobertera*. ‖ **-de Wilde.** Incisión retroauricular para descubrir la apófisis mastoides. ‖ **-exploradora** o **diagnóstica.** Incisión con objeto diagnóstico, en particular la laparotomía. ‖ **-lumboilíaca de Visscher.** Separación por disección roma de fibras musculares y tendinosas de los músculos lumboilíacos inmediatamente por encima del centro de la cresta ilíaca, sin transección de las fibras musculares ni de los nervios. ‖ **-mediana supraumbilical.** Se extiende desde el apéndice xifoides al ombligo. Es el tipo preferido de incisión simple, por no seccionar elementos anatómicos importantes. ‖ **-paramedia** o **paramediana.** La que se hace paralela a la línea alba, sobre el área del músculo recto abdominal. ‖ **-pararrectal externa.** La efectuada sobre la vaina aponeurótica del músculo recto, a 2 cm de su borde externo. A continuación, se rechaza el músculo hacia la línea media. ‖ **-pararrectal interna.** Incisión vertical sobre la vaina aponeurótica del músculo recto. Seguidamente se rechaza el músculo hacia fuera. ‖ **-posterior oblicua de Israel.** Lumbotomía posterior, consistente en una incisión oblicua descendente, desde el ángulo lumbocostal hasta cerca de la espina ilíaca posterosuperior, pero sin llegar a ella. Permite operaciones sobre el riñón, cápsula suprarrenal y cara posterior del hígado. ‖ **-simple.** Incisión única, practicada en un solo tiempo y en la misma dirección. ‖ **-supraumbilical media.** Laparotomía desde el apéndice xifoides al ombligo. ‖ **-transrectal.** Incisión vertical sobre la vaina del músculo recto del abdomen, en un plano equidistante de la línea alba y borde externo del músculo, y con separación de las fibras musculares mediante disección roma, sin transección.

incisivo o **incisor** (del lat. *incisum,* supino de *incidere,* cortar). adj. Apto o propio para cortar. ‖ Decíase de los remedios o agentes propios para disminuir la viscosidad de los humores y secreciones. m. Diente incisivo, central y lateral.

incisura (del lat. *incisura*). f. A., *Einschnitt;* F., *incisure;* It. y P., *incisura.* Escotadura, cisura o cavidad. ‖ En radiología, indentación estrecha y profunda en la sombra del estómago, producida por contracciones espasmódicas o bridas. ‖ **-apicis cordis.** Escotadura en el borde anterior del pulmón izquierdo. ‖ **-cartilaginis meatus acustici externi.** INCISURA DE SANTORINI. ‖ **-cerebelosa anterior.** Escotadura semilunar en la cara anterior del cerebelo, que contiene los pedúnculos superiores y tubérculos cuadrigéminos inferiores. ‖ **-cerebelosa posterior.** Escotadura entre los hemisferios cerebelosos que contiene la hoz del cerebelo. ‖ **-de Santorini.** Cada una de las fisuras o hendiduras de la porción cartilaginosa del conducto auditivo externo. ‖ **-de Schmidt** o **Lanterman.** Líneas oblicuas en las vainas de las fibras nerviosas medulares. ‖ **-isquiática mayor** o **isquiática menor.** Escotaduras ciáticas mayor y menor. ‖ **-pallii transversa.** Espacio entre el cerebro y el cerebelo, ocupado por la tienda del cerebelo. ‖ **-semilunaris.** ESCOTADURA TROCLEAR. ‖ **-timpánica.** Escotadura de Rivinus; defecto de la porción superior del anillo timpánico que cubre la membrana de Shrapnell.

incitante (del lat. *incitans, -antis,* que incita). adj. Excitante, estimulante.

inclinación (del lat. *inclinatio, -onis*). A., *Neigung;* F., *inclinaison;* In., *slope;* It., *inclinazione;* P., *inclinação.* Desviación de una parte u órgano de su dirección normal o de la vertical. ‖ Tendencia natural o morbosa más o menos irresistible a una acción determinada. ‖ **-de la pelvis.** Ángulo que con el plano horizontal forma el plano del estrecho superior de la pelvis.

inclusa (del lat. *inclusus,* p. p. de *includere,* encerrar). f. Asilo de niños expósitos.

inclusión (del lat. *inclusio, -onis*). f. A., *Einschliessung;* F. e In., *inclusion;* It., *inclusione;* P., *inclusão.* Penetración o contención de una cosa o parte dentro de otra. Penetración en un tejido de una sustancia líquida, colodión o parafina, que luego se solidifica y permite cortar aquel tejido en secciones delgadas. ‖ **-celular.** Sustancia extraña en el protoplasma de la célula. ‖ Cualquiera de los cuerpos o corpúsculos de inclusión en el protoplasma o núcleo de las células: corpúsculos de Döhle, de Negri, etc. ‖ **-fetal.** Monstruosidad doble en la que un feto rudimentario se halla dentro del feto más desarrollado; implantación interna.

incoercible (del lat. *in-* y *coercere,* reprimir). adj. Que no es posible detener o contener; se aplica especialmente a vómitos.

incoherencia (del lat. *in-* y *cohere,* estar unido). f. A., *Incohärenz;* F., *incohérence;* In., *incoherence;* It., *incoerenza;* P., *incoerência.* Falta de coherencia. ‖ Falta de relación entre dos o más cosas, especialmente falta de ilación en la asociación de las ideas.

incoloro (del lat. *incolor, -oris*). adj. Sin color; acrómico.

incombustible (del lat. *in-* y *comburere,* encerrar). adj. Dícese de los cuerpos que no arden en las circunstancias ordinarias.

incompatibilidad (del lat. *in-* y *compassio, -onis,* sentimiento común con otro). f. A., *Unverträglichkeit;* F., *incompatibilité;* In., *incompatibility;* It., *incompatibilità;* P., *incompatibilidade.* Oposición entre dos o más sustancias, medicamentos, enfermedades, tipos de sangre, etc., por la que no pueden juntarse o combinarse. ‖ **-fisiológica.** Cualidad de un agente que no es conveniente que obre junto con otro determinado, por sus efectos antagónicos. ‖ **-hística.** HISTOINCOMPATIBILIDAD. ‖ **-química.** Cualidad de una sustancia de no poder mezclarse con otra determinada sin que ocurra un cambio químico. ‖ **-terapéutica.** Oposición entre dos o más medicamentos por sus efectos contrarios o por su composición química peculiar, que al asociarse causa inactividad o producción de un nuevo cuerpo tóxico.

incompensación. f. Falta de compensación; descompensación.

incompetencia (del lat. *incompetens, -entis,* incompetente). f. INSUFICIENCIA. Incapacidad para una función o acción determinadas.

incompleto (del lat. *incompletus*). adj. Que no está completo o entero.

incomprensible (de *in-* y el lat. *comprehendere,* apoderarse de). adj. Que no se puede comprender.

incompresible (de *in-* y el lat. *comprimere,* apretar). adj. Que no es posible comprimir o reducir a menor volumen.

inconsciencia (del lat. *inconscientia*). f. Sin conciencia o conocimiento.

inconsciente (del lat. vulg. *inconscius,* inconsciente, o de *in-* y el lat. *consciens, -entis,* de *conscire,* tener conciencia de algo malo). adj. A., *unbewusste, das Unbewusste;* F., *inconscient;* In., *unconscious;* It., *inconscio;* P., *inconsciente.* Dícese de la persona que obra sin tener conciencia de sus actos o que ha perdido momentáneamente el conocimiento por síncope, coma, etc. ‖ Insensible, reflejo, inadvertido. ‖ m. Concepto primordial de la teoría psicoanalítica desarrollado por Freud, que designa en sentido tópico el sistema del aparato psíquico constituido especialmente por los impulsos primitivos y deseos reprimidos. En sentido descriptivo, designa las representaciones que no tienen acceso a la conciencia. V. APARATO PSÍQUICO. ‖ **-colectivo.** Según Jung, inconsciente integrado por experiencias ancestrales, común a la humanidad en general.

inconstante (del lat. *inconstans, -antis*). adj. No constante; se aplica a órganos o partes que no siempre existen, pero cuya ausencia no constituye anomalía.

incontinencia (del lat. *incontinentia*). f. A., *Inkontinenz;* F. e In., *incontinence;* It., *incontinenza;* P., *incontinência.* Emisión involuntaria de material cuya excreción se halla sometida normalmente a la voluntad. ‖ Pérdida de la facultad de refrenar los apetitos. ‖ **-alva** o **fecal.** Incontinencia de excrementos. ‖ **-paradójica de orina.** Micción continua gota a gota debido a la presión de la orina que llena por completo la vejiga. *Sin.:* Incontinencia por rebozamiento. ‖ **-pigmentaria** o **de pigmento.** Anomalía caracterizada por manchas dérmicas irregulares dependientes del exceso de melanina con defectos oculares, dentarios y del pelo; ataca únicamente a las mujeres. *Incontinentia pigmenti.* ‖ **-urinaria.** Pérdida de la facultad de regulación voluntaria de los esfínteres vesical y uretral, con emisión involuntaria de orina. ENURESIS.

incontinentia pigmenti (lat.). V. INCONTINENCIA PIGMENTARIA.

incoordinación (de *in-* y el lat. *coordinatio, -onis,* coordinación). f. A., *Inkoordination;* F. e In., incoordination; It., *incoordinazione;* P., *incoordenação.* Falta de conexión entre los movimientos musculares que tienen por objeto el cumplimiento de un acto; ataxia.

incordio. m. Bubón venéreo.

incorporación (del lat. *incorporatio, -onis*). f. A., *Einverleibung;* F. e In., *incorporation;* It., *incorporazione;* P., *incorporação.* Unión completa de una sustancia con otra. Acción de sentar o reclinar el cuerpo que estaba tendido.

incorruptible (del lat. *incorruptibilis*). adj. Que no se corrompe o descompone.

incrasación. f. INSPISACIÓN.

incrasante (del lat. vulg. *incrassans, -antis,* de *incrassare,* engrasar). adj. Dícese de los agentes o remedios propios para aumentar la consistencia de los humores. Ú.t.c.s.

increción (del lat. *increscere,* crecer en). Secreción interna o endocrina. f. A., *In-kretion;* F., *sécrétion interne;* In., *incretion;* It., *increto;* P., *increção.* Secreción que queda en el interior del organismo; opuesto a *excreción.* ‖ Secreción interna o endocrina.

incremento (del lat. *incrementum*). m. A., *Zunahme;* F., *incrément;* In., *increment;* It. y P., *incremento.* Aumento de un cuerpo por aglomeración de nuevas moléculas constituyentes. ‖ Materia que permanece en el organismo que la ha producido; opuesto a excremento.

incretina. f. Nombre de un extracto de mucosa duodenal; duodenina. Fracción de la secretina, obtenida por la acción de la pepsina, que no estimula la secreción pancreática, al contrario de la excretina, que la estimula.

incretógeno. adj. Producido por una secreción interna o por hormonas.

incretología. f. ENDOCRINOLOGÍA.

incretopatía. f. ENDOCRINOPATÍA.

incretorio. adj. Relativo a las secreciones internas; endocrino.

incretoterapia (de *increción* y el gr. *therapeía*). f. Tratamiento por la administración de sustancias endocrinas.

incruento (del lat. *incruentus;* de *in-,* priv., y *cruor,* sangre). adj. Que se practica sin derrame de sangre; dícese de ciertos métodos o prácticas.

incrustación (del lat. *incrustatio, -onis*). f. A., *Verkrustung;* F. e In., *incrustation;* It., *incrostazione;* P., *incrustação.* Formación de depósitos calcáreos en los tejidos. ‖ Formación de costras, y estas mismas costras.

incubación (del lat. *incubatio, -onis*). f. A., *Entwicklungszeit;* F. e In., *incubation;* It., *incubazione;* P., *incubação.* Período de latencia que transcurre entre el contagio y las primeras manifestaciones de una enfermedad infecciosa. ‖ Mantenimiento en una estufa apropiada y a una temperatura constante y favorable al desarrollo de los cultivos microbianos, embriones o recién nacidos prematuros.

incubadora (de *incubar*). f. A., *Wärmeschrank;* F., *couveuse;* In., *incubator;* It., *incubatrice;* P., *incubadora.* Aparato o local apropiado para la incubación artificial. Aparato especial para el cuidado médico de los prematuros, que ofrece temperatura y humedad regulables, ventilación constante y condiciones de asepsia, a la vez que permite la alimentación e higiene del niño.

íncubo (del lat. *incubus*). m. A., *Alp;* F., *incube;* In., *incubus;* It., *incubo;* P., *íncubo.* PESADILLA. ‖ Antigua denominación para un demonio que tenía trato carnal con una mujer durante el sueño de ésta.

incudectomía (del lat. *incus, incudis,* yunque, y *ektomé,* sección). f. F., *excision de l'enclume.* Ablación quirúrgica del yunque.

incudiforme (del lat. *incus, incudis,* yunque, y de *forma*). adj. F., *en forme d'enclume.* En forma de yunque.

incudomáleo (del lat. *incus, incudis,* yunque, y *malleus,* martillo). adj. Relativo al yunque y el martillo.

incudostapedio (del lat. *incus, incudis,* yunque, y *stapes, -edis,* estribo). adj. Relativo a los huesillos yunque y estribo.

incurable (del lat. *incurabilis*). adj. F., *incurable.* No susceptible de curación espontáneamente o por el arte. ‖ m. Persona afecta de enfermedad incurable.

incurvación. f. ENCORVADURA.

incus (lat.). m. Yunque, huesillo del oído medio.

indemne (del lat. *indemnis*). adj. Dícese de lo que está libre o exento de daño.

indentación. f. A., *Zähnelung;* F., *dentelure;* In., *indentation;* It., *dentellatura.* Muesca, escotadura o depresión en un borde.

independiente. adj. AUTÓNOMO.

indicación (del lat. *indicatio, -onis*). f. A., *Indikation;* F. e In., *indication;* It., *indicazione;* P., *indicação.* Conjunto de circunstancias del enfermo que sirven como guía para la aplicación de un determinado tratamiento. ‖ **-causal.** Indicación derivada del estudio de la causa de la enfermedad. ‖ **-morbosa** o **sintomática.** Indicación derivada de la naturaleza, curso o síntomas del proceso morboso que se observa. ‖ **-operatoria.** Examen de las circunstancias relativas al estado local y general de un enfermo, del que deriva la decisión y elección de una operación quirúrgica. ‖ **-vital.** Circunstancia que exige el empleo rápido de un medio determinado, sin el cual se considera segura la pérdida de la vida.

indicador. adj. y s. A., *Indikator;* F., *indicateur;* In., *indicator;* It., *indicatore;* P., *indicador.* Que indica. ‖ Dedo índice. ‖ Músculo extensor del dedo índice. ‖ Sustancia que experimenta variaciones en alguno de sus caracteres (habitualmente el color) a medida que progresa una reacción química, sin afectar el curso de la misma. Los indicadores se utilizan en las reacciones de titulación acidobase, como por ejemplo: el azul de metileno, el anaranjado de metilo, la fenolftaleína, etc. ‖ **-de Andrade.** Solución de fucsina ácida, 0,5, en 100 ml de agua, decolorada hasta el amarillo por la solución de hidrato sódico, que se añade a un medio de cultivo azúcar-caldo. Un microorganismo productor de ácido cultivado en este caldo colora el medio de rojo magenta. ‖ **-radiactivo.** Isótopo radiactivo que reemplaza a un elemento químico estable y que, una vez introducido en el cuerpo, puede ser detectado y seguido en su metabolismo, distribución y eliminación, por un contador Geiger o aparato similar.

indicán. m. A., *Indikan;* F. e In., *indican;* It., *indicano;* P., *indicana.* Glucósido del D-3-hidroxiindol, presente en las plantas que contienen índigo o añil. Por hidrólisis se escinde en glucosa e indoxilo, el cual por oxidación se transforma en índigo. Indoxisulfonato de potasio, producto que resulta de la transformación del triptófano en indoxilo por la acción de las bacterias intestinales. El indol es oxidado en el hígado y transformado en indoxilo, el cual, conjugado o esterificado con el ácido sulfúrico, es eliminado por la orina.

indicanemia (de *indicán* y el gr. *haîma,* sangre). f. F., *indicanémie.* Presencia de indicán en la sangre.

indicanhidrosis o **indicandrosis** (de *indicán* y el gr. *hidrós,* sudor). f. Sudación azul.

indicanuria (de *indicán* y el gr. *oûron,* orina). f. A., *Indikanurie;* F., *indicanurie;* In., *indicanuria;* It., indicanuria; P., *indicanúria.* Presencia de indicán en la orina. En circunstancias fisiológicas la cantidad detectable es insignificante; puede aumentar en la insuficiencia hepática y en las disbacteriosis intestinales con exceso de putrefacción o fermentación.

índice (del lat. *index, -icis*). m. A., *Index, Zeigefinger;* F., *indice, index;* In., *index, forefinger;* It., *indice;* P., *índice.* Relación numérica comparativa entre una cantidad tipo y otra variable. || Relación constante entre dos cantidades. || Dedo de la mano después del pulgar. ||**-alveolar.** Grado de prominencia de los maxilares. ||**-anteroposterior del estrecho superior.** Índice pélvico que consiste en la relación centesimal entre el diámetro sacropúbico y la anchura máxima de la circunferencia superior. ||**-antitrípico.** Número que representa el aumento de viscosidad de una solución de caseína tratada por tripsina a la que se ha añadido suero sanguíneo de un enfermo de cáncer, en comparación con la viscosidad hallada por el mismo procedimiento de puntuación que permite valorar la normalidad o el grado de depresión del recién nacido basado sobre la apreciación del ritmo cardíaco, respiración, tono muscular, respuesta a los estímulos y color de la piel, que se efectúa a los minutos 1, 5 y 10 posteriores al nacimiento. Cada uno de estos criterios se puntúa de 0 a 2; una puntuación inferior a 7 es considerada anormal, la puntuación óptima es 10. ||**-auricular de Topinard.** Relación entre la altura y la anchura de la oreja. ||**-auriculoparietal.** Relación entre la anchura máxima del cráneo y la anchura del mismo en los puntos auriculares. ||**-basilar.** Relación entre la longitud total del cráneo y la distancia entre el basión y el punto alveolar. ||**-cálcico.** Proporción relativa de calcio en la sangre en comparación con una solución de óxido de cal al 1 por 6.000. ||**-cardíaco.** Volumen por minuto de evacuación cardíaca por metro cuadrado de superficie del cuerpo. Término medio normal, 2,2 litros. ||**-cardiotorácico.** Relación entre los diámetros transversos de las sombras radiográficas del corazón y el tórax. ||**-cefálico.** Relación entre los diámetros transversos y anteroposterior del cráneo, expresada por la fórmula

$$I = \frac{DT \times 100}{DA - D}$$

||**-cefaloorbitario.** Número que se obtiene multiplicando la capacidad del cráneo por 100 y dividiendo por la capacidad de ambas órbitas. ||**-cerebrospinal.** Cifra obtenida multiplicando la presión final del líquido cefalorraquídeo por la cantidad de líquido extraído y dividiendo luego por la presión inicial. ||**-cigomaticoauricular.** Relación entre los diámetros cigomático y auricular del cráneo. ||**-citofágico.** Relación de la facultad fagocitaria de los leucocitos de un origen determinado con la de otros leucocitos de origen distinto, considerados como tipo. ||**-cnémico.** Índice de la tibia, o sea relación centesimal entre el ancho de un lado a otro y el grueso anteroposterior en la mitad de la caña. ||**-colorimétrico.** Proporción relativa de hemoglobina en un glóbulo rojo. ||**-contagioso.** Relación entre el número de individuos expuestos a contraer una infección y el número de individuos que la contraen. ||**-craneal.** ÍNDICE CEFÁLICO. ||**-creatina.** Capacidad del organismo para retener la creatina ingerida. El porcentaje retenido es bajo en el hipertiroidismo y alto en el hipotiroidismo. ||**-de acidosis.** Número que representa el grado de intensidad de un caso de acidosis. ||**-de Arneth.** Proporción relativa de los granulocitos basada en la lobulación del núcleo. ||**-de Barach.** Índice de operabilidad de un paciente fundado en la función cardíaca; su fórmula es (PS x NP) + (PD x NP) en la que PS y PD representan la presión sistólica y diastólica, respectivamente, y NP el número de pulsaciones. El límite de operabilidad se encuentra entre 13.000 y 20.000. ||**-de Bouchard.** División del peso del cuerpo en kilogramos por la altura del mismo en decímetros. ||**-de Broders.** Índice de malignidad de los tumores, fundado en el hecho de que cuanto más indiferenciadas son las células, tanto más maligno es el tumor; los grados son cuatro: el 1.º contiene un cuarto de células embrionarias; el 2.º, la mitad; el 3.º, los tres cuartos, y el 4.º, la totalidad. ||**-de Brugsch.** La circunferencia torácica multiplicada por 100 y el producto dividido por la talla. ||**-de depuración ureica.** V. PRUEBA DE VAN SLYKE. ||**-de Flower.** ÍNDICE DENTARIO. ||**-de Hirtz.** Diferencia en centímetros entre el perímetro torácico durante la inspiración máxima y la espiración forzada. ||**-de Kamp.** Peso del cuerpo dividido por la altura del mismo. ||**-de Katz.** V. FÓRMULA. ||**-de Lennhoff.** Relación de la distancia entre la escotadura esternal y la sínfisis del pubis con la circunferencia mayor del abdomen. ||**-de Livi.** Peso del cuerpo multiplicado por 100 y dividido por la altura del mismo. ||**-de Permanyer.** Relación entre la velocidad de sedimentación globular a las 24 horas y a la 1 hora. ||**-de Pirquet.** Multiplicación del peso del cuerpo en gramos por 100, división del producto por la talla en centímetros, en posición sentada, y extracción de la raíz cúbica del cociente; un resultado inferior a 0,945 indica nutrición defectuosa. ||**-de refracción.** Relación constante entre los senos de los ángulos de incidencia y de refracción. ||**-de resistencia.** Comparación de la proporción de neutrófilos en la sangre con el número total de leucocitos; la primera representa la gravedad de la infección, el segundo el poder de resistencia. ||**-de Röhrer.** Multiplicación del peso del cuerpo en gramos por 100 y división del producto por el cubo de la talla en centímetros; índice del estado de nutrición. ||**-de saturación.** Cifra que indica el contenido de hemoglobina de los hematíes de un enfermo en comparación con el normal. ||**-de sedimentación.** Cifra en milímetros de la sedimentación total de los corpúsculos rojos al cabo de 30 min. ||**-de vitalidad.** Relación entre el perímetro torácico multiplicado por 100 y la estatura. ||**-de volumen.** Relación del volumen de los eritrocitos con su número. **-dentario.** Número que se obtiene multiplicando la longitud dentaria por 100 y dividiendo por la longitud de la línea basionasal. ||**-endémico.** Proporción de enfermos endémicos en una determinada localidad. ||**-escapular.** Relación centesimal del diámetro transverso de la escápula con la altura de este hueso. ||**-esplenomegálico.** Proporción de individuos con esplenomegalia palúdica en una localidad. ||**-estafilopsónico.** Índice opsónico en la infección estafilocócica. ||**-facial.** Número que se obtiene multiplicando el diámetro bicigomático por 100 y dividiendo por la distancia del punto alveolar al ofrión. ||**-fagocitario.** Promedio de bacterias englobadas bajo la acción de un suero que contiene opsoninas. ||**-fagocitario de Arneth.** Proporción en la sangre de leucocitos neutrófilos multinucleares con núcleos que tienen tres o más lóbulos. ||**-gnático.** ÍNDICE ALVEOLAR. ||**-gonopsónico.** Índice opsónico en la infección gonocócica. ||**-hemofagocitario.** Facultad fagocítica de la sangre en conjunto, leucocitos y suero. ||**-hemorrenal.** Relación de la proporción de sales inorgánicas en la orina con la de la sangre; se obtiene dividiendo la resistencia eléctrica de la sangre por la de la orina. ||**-ictérico.** Cantidad de bilirrubina en la sangre; el color del suero de la sangre se compara con el de una solución determinada de bromuro de potasio. ||**-leucocitario de Krebs.** División del porcentaje de neutrófilos por el de linfocitos. ||**-leucopénico.** Índice fundado en la capacidad de ciertas sustancias para reducir el número de leucocitos después de su ingestión. La numeración total se hace antes y después de tomar la sustancia. ||**-nasal.** Número que se obtiene multiplicando la anchura nasal por 100 y dividiendo por la altura de la nariz. ||**-opsónico.** Relación entre las opsoninas existentes en el suero sanguíneo de un enfermo y las que existen en un suero normal, determinada por la fagocitosis *in vitro*. ||**-opsonocitofágico.** ÍNDICE HEMOFAGOCITARIO. ||**-orbitario.** Relación entre la altura y la anchura de la cavidad orbitaria. ||**-oscilométrico.** Grado de presión arterial que coincide con la más amplia oscilación en el oscilómetro de Pachon. ||**-palatino** o **palatomaxilar.** Número que se obtiene multiplicando la anchura palatomaxilar por 100 y dividiendo por la altura palatomaxilar. ||**-pélvico.** Relación entre los diámetros transverso y conjugado de la pelvis. ||**-quimioterápico.** Toxicidad de una droga para el organismo en comparación con su toxicidad para un parásito; se en-

cuentra dividiendo la máxima dosis tolerada por kilogramo de peso del cuerpo por la mínima dosis curativa por kilogramo de peso del cuerpo. || **-respiratorio.** Diferencia en centímetros entre el perímetro torácico durante la inspiración máxima y la espiración forzada. || **-sacro.** Multiplicación de la anchura del sacro por 100 y división del producto por la longitud del hueso. **-tibiofemoral.** Relación de la longitud de la tibia con la del fémur. || **-torácico de Fourmentin.** Número que se obtiene multiplicando el diámetro transversal del tórax por 100 y dividiendo por el diámetro anteroposterior. || **-tuberculopsónico.** Índice opsónico en la infección tuberculosa. || **-ureosecretorio.** FÓRMULA DE AMBARD. || **-vertical.** Número que se obtiene multiplicando la altura del cráneo por 100 y dividiendo por la longitud. || **-vital.** Proporción de nacimientos y defunciones en un período de tiempo determinado.

indicio (del lat. *indicium*, signo). m. Fenómeno que permite conocer o inferir la existencia de otro no percibido. || Cantidad pequeñísima de algo, que no acaba de manifestarse como mesurable o significativa.

Indiella. Género de hongos del que algunas especies, como *I. mansoni, I. brumpti*, son causa del pie de Madura.

indiferente (del lat. *indifferens, -entis*). adj. Que no tiene afinidad o acción preponderante; neutro, inocuo.

indígena (del lat. *indigena*). adj. y s. Nativo, no exótico.

indigestión (del lat. *indigestio, -onis*). f. A., *Verdauungstörung*; F. e In., *indigestion*; It., *indigestione*; P., *indigestão*. Trastorno transitorio de las funciones digestivas que sobreviene súbitamente, motivado por diversas causas. || **-gástrica.** Dispepsia aguda.

indigesto (del lat. *indigestus*). adj. Difícilmente digestible. No digerido.

indiglucina. f. F., *indiglucine*. Azúcar que se forma juntamente con el índigo en la descomposición del indicán.

índigo (del lat. *indicus*, de la India). m. A., *Indigo*; F. e In., *indigo*; It., *indaco*. P., *indigo*; Añil; materia colorante azul, de varias plantas leguminosas y otras como la *Indigofera tinctoria, Galega tinctoria*, etc. Se encuentra algunas veces en la orina y en el sudor, derivando del indicán, y se prepara sintéticamente. || **-azul o puro.** INDIGOTINA. || **-rojo.** Indoxil rojo.

indigógeno (de *índigo* y el gr. *gennân*, producir). m. Principio cristalino del índigo.

indigotina. f. Materia colorante azul, índigo azul, constituyente principal del índigo comercial; los agentes reductores la convierten en *blanco de añil* o *indigotina incolora*, oxidable al aire regenerando el color azul.

indiguria (de *índigo* y el gr. *oûron*, orina). f. F., *indigurie*. Presencia de índigo en la orina.

indio. m. A., *Indium*; F. e In., *indium*; It., *indio*; P., *índio*. Metal raro, blando, semejante al plomo. Símbolo *In (Indium)*; presenta al espectroscopio una raya de color índigo, motivo de su nombre.

indirecto (del lat. *indirectus*). adj. F., *indirect*. No inmediato o directo. || Que actúa a través de un agente intermediario.

indirrubina. f. Pigmento rojo encontrado algunas veces en la orina.

indisposición (del lat. *indispositus*, desordenado). f. Malestar; alteración ligera de la salud.

individualidad. f. A., *Eigentumlichkeit*; F., *individualité*; In., *individuality*; It., *individualità*; P., *individualidade*. Conjunto de caracteres que, en una especie, distinguen un individuo de otro. || **-morbosa.** Conjunto de fenómenos patológicos característicos de una enfermedad y que la distinguen de las demás.

individuo (del lat. *individus*). m. A., *Einzelwesen*; F., *individu*; In., *individual*; It., *individuo*; P., *indivíduo*. Ser que no puede dividirse sin perder el carácter propio. Cuerpo o elemento organizado que tiene vida propia.

indofenol. m. F., *indophénol*. Miembro de un grupo de colorantes derivados nitrogenados de la quinona.

indofenolasa. f. CITOCROMO C-OXIDASA.

indofenoloxidasa. f. F., *indophénol-oxydase*. Enzima que cataliza la oxidación del citocromo, haciéndole pasar del estado ferroso (Fe^{++}, bivalente) al férrico (Fe^{+++}, trivalente). El nombre de indofenoloxidasa obedece a que esta enzima puede formar azul de indofenol con el reactivo de nadi.

indol. m. A., *Indol*; F., In. e It., *indole*; P., *indol*. Cuerpo cristalizable, C_8H_7N, derivado del índigo y de la descomposición del triptófano en los intestinos; se encuentra también en los cultivos del espirilo del cólera. Comunica su olor peculiar a las heces y se encuentra en gran cantidad en la orina en los casos de obstrucción intestinal. || **-(Prueba del).** V. PRUEBA.

indolente (del lat. *indolens, -entis*). adj. Que produce poco o ningún dolor. || Que no experimenta dolor; dícese de una región o parte.

indológeno (de *indol* y el gr. *gennân*, engendrar). adj. Productor de indol.

indoloro. adj. A., *schmerzlos*; F., *indolore*; In., *indolent*; It., *indoloro*; P., *indolente*. Que no causa dolor.

indoluria (de *indol* y el gr. *oûron*, orina). f. Presencia de indol en la orina.

indometacina. f. F., *indométacine*. Fármaco sintético derivado del indol, dotado de potentes propiedades antitérmicas, antiinflamatorias y analgésicas. Indicado en el tratamiento de la artritis reumatoide, la artritis anquilopoyética y otras enfermedades reumáticas.

indoxilemia (de *indoxilo* y el gr. *haîma*, sangre). f. Presencia de indoxilo en la sangre.

indoxilo. m. F., *indoxyle*. Producto de oxidación del indol, C_8H_7ON, que se elimina a veces por la orina y que por sulfoconjugación forma el indicán urinario o indoxilsulfato de potasio. || **-rojo.** Materia colorante formada por calentamiento a $130°$ de una solución acuosa de indoxilo.

indoxiluria (de *indoxilo* y el gr. *oûron*, orina). f. F., *indoxylurie*. Presencia o exceso de indoxilo en la orina; indicanuria.

inducción (del lat. *inductio, -onis*). f. A., *Induktion*; F. e In., *induction*; It., *induzione*; P., *indução*. Acción y efecto de inducir o causar un fenómeno. || Generación de electricidad o de fenómenos magnéticos en un cuerpo por la influencia de corrientes eléctricas o campos magnéticos cerca del primero. || Efecto estimulante y directivo de ciertos tejidos embrionarios sobre tejidos o partes próximas, al principio del desarrollo del embrión (Speman). || Proceso mental por el que de hechos particulares se establecen reglas generales. || **-del parto.** Iniciación de las contracciones uterinas provocada por varios métodos, antes de su comienzo espontáneo.

inducido. adj. A., *induziert*; F., *induit*; In., *induced*; It., *indotto*; P., *induzido*. Producido por inducción o artificialmente. || Producido por inducción eléctrica. || m. Órgano de la dinamo en el que se producen las fuerzas electromotrices de inducción.

inductancia. f. A., *Induktanz*; F. e In., *inductance*; It., *induttanza*; P., *indutância*. Propiedad de un circuito en virtud de la cual un campo magnético se asocia con él cuando el circuito es atravesado por una corriente. La unidad de inductancia es el henrio.

inductor o inductorio (del lat. *inductor*). adj. y s. F., *inducteur*. Aparato para generar corrientes de electricidad inducida. || En embriología, sustancia o grupo de sustancias que inducen el desarrollo de una parte determinada.

inductotermia (del lat. *inducere*, inducir, y el gr. *thérme*, calor). f. Piretoterapia fundada en el principio de la inducción electromagnética y aplicada con un aparato especial, *inductotermo*.

indulina. f. F., *induline*. Colorante histológico azul obtenido por reacción entre compuestos aminoazoicos y aminas, en presencia de los clorhidratos de estas últimas.

induración (del lat. *induratio, -onis*). f. A., *Verhartung*; F. e In., *induration*; It., *indurimento*; P., *induração*. Endurecimiento de los tejidos de un órgano. ||

Región o parte endurecida anormalmente. Inclusión de tejidos en un medio fijo endurecido para evitar su sección. ‖ **-cianótica.** Estado de congestión y densificación renal, en el que la corriente sanguínea se retarda y está impedida la trasudación del líquido a través de los glomérulos. ‖ **-de Froriep.** MIOSITIS FIBROSA. ‖ **-fibroidea.** CIRROSIS. ‖ **-granular.** CIRROSIS. ‖ **-gris.** Estado de endurecimiento del tejido pulmonar en la neumonía o después de ella, sin pigmentación. ‖ **-laminar.** Endurecimiento apergaminado del corion en el chancro sifilítico. ‖ **-negra.** Endurecimiento y pigmentación del tejido pulmonar en la neumonía. ‖ **-parda.** Depósito de pigmento sanguíneo alterado en la neumonía. ‖ Notable incremento del tejido conjuntivo pulmonar y pigmentación excesiva, debido a la congestión prolongada a causa de una enfermedad valvular o a la antracosis. ‖ **-plásica del pene.** Esclerosis de los cuerpos cavernosos. ‖ **-roja.** Tumefacción roja con congestión del tejido intersticial del pulmón.

indurado. adj. F., *induré*. Afecto de induración.

indusium griseum. m. Capa delgada de sustancia gris, encima del cuerpo calloso, vista en una sección horizontal del cerebro.

inebriación (del lat. *inebriatio, -onis*). f. EMBRIAGUEZ.

inedia (lat.). f. Abstinencia o privación de alimentos y efectos consecutivos; inanición.

inemia (del gr. *ís, inós*, fibra, y *haîma*, sangre). f. A., *Hyperfibrinämie;* F., *hiperfibrinémie;* In., *inemia;* It., *iperfibrinemia.* Presencia de fibrina en la sangre.

inercia (del lat. *inertia*). f. A., *Inertie;* F., *inertie;* In., *inertia;* It., *inerzia;* P., *inércia.* Inactividad; incapacidad de moverse espontáneamente. ‖ **-uterina.** Cesación de las contracciones uterinas durante el parto o después del mismo. ‖ **-vesical.** Defecto de contractilidad de la vejiga, que da por resultado retención o incontinencia de orina.

inerme (del lat. *inermis*). adj. Desprovisto de armas; dícese de una especie de tenia que no tiene ganchos en la cabeza.

inerte (del lat. *iners, inertis*). adj. A., *träge;* F., It. y P., *inerte;* In., *inert*. Sin acción o movimiento; paralizado.

inervación (del lat. *in*, en, y *nervus*, nervio). f. A., *Innervation;* F. e In., *innervation;* It., *innervazione;* P., *inervação.* Conjunto de las acciones nerviosas. ‖ Distribución de nervios o de energía nerviosa en una parte, órgano o región. ‖ **-doble.** Inervación de los músculos voluntarios por fibras de nervios cerebrospinales y simpáticos. ‖ **-recíproca.** Inervación de los músculos en la que los centros motores se hallan conectados de tal suerte que, cuando son excitados los agonistas, los antagonistas son inhibidos.

inestable. adj. No estable; lábil.

inexcitabilidad. f. Falta de excitabilidad. ‖ **-periódica.** Estado refractario de las fibras del miocardio.

infancia (del lat. *infantia*). f. A., *Kindheit;* F., *enfance;* In., *childhood;* It., *infanzia;* P., *infância.* Período de la vida desde el nacimiento hasta el comienzo de la adolescencia. Se suele dividir en *primera* y *segunda*, siendo la segunda dentición el límite divisorio entre ambas.

infanticidio (del lat. *infanticidium;* de *infans*, infante, niño, y *caedere*, matar). m. A., *Kindesmord;* F. e In., *infanticide;* It., *infanticidio;* P., *infanticídio.* Muerte dada violentamente a un niño, sobre todo si es recién nacido. Este término caracteriza un delito tipificado con algunas diferencias en los códigos penales de diversos países. ‖ **-por omisión.** Aquel en que existe una falta de prestación de cuidados intencional y dirigida a la muerte del niño.

infanticultura. f. PUERICULTURA.

infantil (del lat. *infantilis*). adj. A., *kindlich;* F., In. e It., *infantile;* P., *infantil.* Relativo a la infancia o que ocurre durante ella.

infantilismo. f. A., *Infantilismus;* F., *infantilisme;* In., *infantilism;* It. y P., *infantilismo.* Persistencia en la adolescencia o en la edad adulta de los caracteres físicos y mentales propios de la infancia, por retardo de desarrollo. ‖ **-anangioplásico.** Infantilismo atribuido al desarrollo defectuoso del sistema vascular. ‖ **-caquéctico.** Infantilismo asociado a malnutrición. ‖ **-celíaco.** INFANTILISMO INTESTINAL. ‖ **-de Brissaud.** INFANTILISMO DISTIRÓIDICO. ‖ **-de Herter.** INFANTILISMO INTESTINAL. ‖ **-de Lorain.** INFANTILISMO HIPOFISARIO. ‖ **-distiróidico.** Infantilismo debido a la acción tiroidea deficiente. ‖ **-hepático, linfático, pancreático** o **renal.** Infantilismo asociado o debido a un trastorno de los órganos correspondientes. ‖ **-hipofisario.** Tipo de enanismo con persistencia de caracteres infantiles, debido a la deficiencia de hormonas gonadotrópicas y del crecimiento de la hipófisis; llamado también *infantilismo* o *enanismo pituitario, enanismo de Paltauf, infantilismo de Lorain* o de *Levi-Lorain, ateleiosis.* ‖ **-idiopático.** INFANTILISMO HIPOFISARIO. ‖ **-intestinal.** Enfermedad celíaca de Gee o esteatorrea idiopática; afección de la segunda infancia, caracterizada por retardo de desarrollo, diarrea abundante con grasa y anemia. ‖ **-mixedematoso.** Infantilismo asociado con mixedema; cretinismo. ‖ **-parcial.** Retardo de desarrollo en una parte u órgano. ‖ **-reversivo** o **tardío.** Infantilismo que comienza después de completado el desarrollo del cuerpo. ‖ **-sexual.** Persistencia de los caracteres sexuales prepúberes más allá de la pubertad. ‖ **-toxémico.** INFANTILISMO INTESTINAL. ‖ **-universal.** Nanismo con ausencia de los caracteres sexuales.

infarto (del lat. *infarctus*, relleno). m. A., *Infarkt;* F., *infarctus;* In., *infarct;* It. y P., *infarto.* Porción de parénquima privada súbitamente de circulación sanguínea por obstrucción de vasos arteriales o venosos y conjunto de fenómenos morbosos consecutivos a esta obstrucción. ‖ **-anémico** o **blanco.** Área de necrosis en un tejido producida por la obstrucción de un vaso arterial. ‖ **-blando.** Infarto no infectado. ‖ **-calcáreo.** Depósito de fosfato o carbonato de cal en el tejido conjuntivo de un órgano. ‖ **-cardíaco.** El debido a obstrucción coronaria aguda por trombosis o, más raramente, por embolia. ‖ **-de Brewer.** Zonas cuneiformes de color rojo oscuro, semejantes a infartos, en la sección de un riñón en la pielonefritis. ‖ **-de miocardio.** INFARTO CARDÍACO. ‖ **-embólico.** Infarto consecutivo a una embolia. ‖ **-hemoptoico de Laennec.** Infarto hemorrágico del pulmón, que se manifiesta clínicamente por hemoptisis. ‖ **-hemorrágico** o **rojo.** Producción de hemorragia en la zona de un infarto por fluxión colateral, aumento de tensión, etc. ‖ **-placentario.** V. PLACENTA TRUFADA. ‖ **-pulmonar.** Masa piramidal de tejido pulmonar infiltrado, producida por embolia o trombo de la arteria pulmonar. ‖ **-rojo.** El hemorrágico. ‖ **-trombótico.** El producido por trombosis de un vaso.

infausto (del lat. *infaustus*). adj. Desgraciado, infeliz.

infección [infeccioso] (del lat. *infectio, -onis*). f. A., *Infektion;* F. e In., *infection;* It., *infezione;* P., *infecção.* Implantación y desarrollo en el organismo de seres vivientes patógenos, y acción morbosa de los mismos y reacción orgánica consecutiva. ‖ ENFERMEDAD INFECCIOSA. ‖ **-aérea.** Infección microbiana cuyo vehículo es el aire o las partículas suspendidas en él. ‖ **-consecutiva.** Infección séptica que se implanta sobre un proceso morboso ya restablecido. ‖ **-criptogénica** o **criptogenética.** La que no tiene puerta de entrada perceptible. ‖ **-directa.** La producida por contacto con un individuo infectado. ‖ **-endógena.** Infección producida por bacterias que normalmente existen en el organismo y que por cualquier circunstancia adquieren virulencia. ‖ **-exógena.** Infección producida por agentes procedentes del exterior. ‖ **-focal** o **local.** Infección en que las bacterias están confinadas en un punto desde el que envían sus productos a la corriente sanguínea, por ejemplo, en las amígdalas, tejido peridentario, trompas y próstata. ‖ **-indirecta.** La transmitida por el agua, los alimentos u otro medio de transporte. ‖ **-latente.** Estado en el que las bacterias permanecen vivas sin multiplicarse, habituándose a las condiciones del organismo y sin dar manifestaciones de enfermedad. ‖ **-masiva.** Penetración de una gran cantidad de microorganismos en el torrente circulatorio. ‖ -**mixta.** Estado de infección producido por más de una especie patógena al mismo tiempo. ‖ -**nosocomial.** La adquirida en los hospitales. ‖ -**oportunista.** Aquella que aparece por causa de disminución de las defensas. ‖ -**piémica.** Estado morboso grave producido por la penetración en la sangre de los microbios de la supuración; piemia. Septicemia, sepsis, bacteriemia. ‖ -**por gotitas.** Infección por partículas diminutas procedentes del aparato respiratorio que permanecen en suspensión en el aire después de haber sido expulsadas por la tos, estornudos o simplemente por hablar. ‖ -**secundaria.** Infección consecutiva a otra por una bacteria de la misma especie. ‖ INFECCIÓN CONSECUTIVA. ‖ -**séptica.** SEPTICEMIA. ‖ -**simple.** Infección en la que el agente causal es de una sola especie. ‖ -**subclínica.** La inaparente que no produce síntomas perceptibles. ‖ -**terminal.** Infección aguda que ocurre cerca del término de otra enfermedad y que con frecuencia causa la muerte.

infecciosidad. f. F., *infectiosité.* Grado o cualidad de infeccioso.

infectado. adj. Que sufre infección. ‖ Inficionado.

infectante. adj. Que causa infección.

infectividad. f. INFECCIOSIDAD.

infectivo. adj. F., *infectieux.* De la naturaleza de una infección; infeccioso.

infecto (del lat. *infectus,* p. p. de *inficere,* infectar). adj. F., *infecté.* Infectado. ‖ Hediondo.

infectopatía. f. Enfermedad infecciosa.

infecundidad. f. ESTERILIDAD.

inferior (del lat. *inferior,* que se halla más abajo, comparativo de *inferus,* de abajo, subterráneo). adj. F., *inférieur.* Situado o dirigido hacia abajo.

inferioridad. f. F., *infériorité.* Calidad de inferior; aplícase a un complejo. V. COMPLEJO.

infernal. adj. V. PIEDRA INFERNAL.

inferolateral (de *inferior* y el lat. *latus, -eris,* costado, lado). adj. Situado debajo y a un lado.

inferomediano (de *inferior* y el lat. *medium,* centro). adj. Situado en la mitad de la parte inferior.

inferoposterior (de *inferior* y el lat. *posterior, -oris,* que está detrás). adj. Situado debajo y detrás.

infertilidad (de *in-* y el lat. *fertilis,* fértil). f. A., *Unfruchtbarkeit;* F., *stérilité;* In., *infertility;* It., *sterilità;* P., *fertilidade.* Incapacidad para llevar un embarazo a término *(infertilidad femenina).* En el hombre, disminución de la fertilidad ocasionada por un proceso reversible *(infertilidad masculina).*

infestación (del lat. *infestatio, -onis*). f. A., *Infestation;* F. e In., *infestation;* It., *infestazione;* P., *infestação.* Estado morboso, especialmente el producido por parásitos macroscópicos.

infibulación (del lat. *infibulatio, -onis*). F., *infibulation.* In., *infibulation.* Oclusión del prepucio o de los labios mayores por medio de anillos o suturas, con objeto de impedir el coito.

infiltración (de *in-* y el gr. *phíltron,* filtro). f. A., *Infiltration;* F. e In., *infiltration;* It., *infiltrazione;* P., *infiltração.* Acumulación o depósito de un tejido de una sustancia extraña a él, y estado morboso consecutivo a esta acumulación. ‖ -**adiposa.** Depósito de grasa en cantidad anormal en un elemento o tejido, sin cambios degenerativos de éste. ‖ -**calcárea.** Depósito de cal y sales de magnesio en los tejidos. ‖ -**celular.** Migración y acumulación de células en un tejido. ‖ -**cérea.** Depósito de sustancia amiloidea en un tejido. ‖ -**circunferencial.** Formación de una zona circular de edema anestésico alrededor de una región en la que debe operarse. ‖ -**de Jessner.** Infiltración benigna de la piel caracterizada por un acúmulo de linfocitos en la dermis. ‖ -**epituberculosa.** Hiperemia colateral e infiltración inflamatoria no específica que se produce alrededor de un foco tuberculoso; epituberculosis. ‖ -**glucogénica.** Depósito de glucógeno en las células. ‖ -**gris** o **gelatinosa.** Estado de los pulmones en la tuberculosis aguda, en el que ofrecen un aspecto gris. ‖ -**hialina.** V. DEGENERACIÓN HIALINA. ‖ -**inflamatoria.** Infiltración de un exudado inflamatorio en un tejido. ‖ -**paraneural.** ANESTESIA PARANEURAL ‖ -**pigmentaria.** Depósito anormal de pigmento de un tejido. ‖ -**purulenta.** Colección difusa de pus. ‖ -**salina.** Depósito de sales minerales. ‖ -**sanguínea.** Infiltración de sangre extravasada. ‖ -**serosa.** EDEMA. ‖ ANASARCA. ‖ -**tuberculosa.** Formación de tubérculos o de grupos de folículos tuberculosos y bacilos en un tejido. ‖ -**urática.** Infiltración de urato de sosa mezclado con una pequeña cantidad de uratos de cal y de magnesio, que forma los depósitos uráticos o tofos de los gotosos y que se encuentran también en los cuerpos cavernosos, en las cuerdas vocales, en la piamadre, en el riñón, etc. ‖ -**urinaria o de orina.** Derrame de orina en el tejido celular próximo a las vías urinarias por rotura de éstas.

infiltrado. adj. A., *durchsetzt, Infiltrat;* F., *infiltré;* In., *infiltrate;* It., *infiltrato;* P., *infiltrado.* Afecto de infiltración. m. Sustancia depositada por infiltración. ‖ -**de Assmann.** Pequeña lesión tuberculosa circunscrita, aislada, tórpida, generalmente subclavicular, forma de comienzo del período terciario de la tuberculosis. ‖ -**eosinófilo.** Infiltrado pulmonar fugaz con eosinofilia sanguínea. ‖ -**precoz.** Forma en que suele instaurarse la tuberculosis pulmonar en el adulto, que se establece rápidamente, pero susceptible de resolución parcial por resorción de la infiltración epituberculosa que acompaña a la erupción del tubérculo.

infirme (del lat. *infirmis*). adj. y s. Débil, achacoso o inválido por enfermedad o vejez.

inflación. m. INSUFLACIÓN.

inflamación (del lat. *inflammatio, -onis*). f. A., *Entzündung;* F. e In., *inflammation;* It., *infiammazione;* P., *inflamação.* Estado morboso complejo con fenómenos generales, diversamente definido, que en sustancia se reduce a la reacción del organismo contra un agente irritante o infectivo y que se caracteriza esencialmente, desde los tiempos de Celso, por los cuatro síntomas cardinales: *rubor, tumor, calor* y *dolor,* a los que Galeno añadió el de *functio laesa* (trastorno funcional), que se traduce histológicamente por vasoconstricción primitiva, seguida de vasodilatación, lentitud de la corriente sanguínea, acumulación y emigración de leucocitos, exudación de líquido y fase de cicatrización. FLEGMASÍA, FLOGOSIS. ‖ -**activa.** INFLAMACIÓN ESTÉNICA. ‖ -**adhesiva.** La que promueve la unión de superficies inmediatas. ‖ -**aguda.** Inflamación de curso rápido y fenómenos intensos. ‖ -**asténica.** Inflamación aguda de síntomas poco intensos y reacción general débil. ‖ -**atrófica.** Inflamación cuyo término es la organización del exudado, de la que resulta atrofia y deformidad de la parte. ‖ -**catarral.** La que afecta principalmente las mucosas y se caracteriza por el flujo mucopurulento con restos epiteliales. ‖ -**cirrótica.** INFLAMACIÓN ATRÓFICA. ‖ -**congestiva.** La que se caracteriza principalmente por hiperemia de la parte; flujión arterial. ‖ -**crónica.** Inflamación de curso lento y síntomas poco intensos, caracterizada principalmente por la neoformación de tejido conjuntivo. ‖ -**crupal.** Inflamación fibrinosa con producción de falsas membranas no diftéricas. ‖ -**difusa.** Inflamación intersticial y parenquimatosa a la vez. ‖ -**diseminada.** Inflamación con varios focos distintos. ‖ -**eliminadora.** La que se produce alrededor de una parte necrosada o de un cuerpo extraño cualquiera. ‖ -**eritematosa.** Inflamación congestiva de la piel. ‖ -**esclerosante.** INFLAMACIÓN ATRÓFICA. ‖ -**específica.** La debida a un microorganismo determinado. ‖ -**esténica.** Inflamación aguda con fenómenos circulatorios y de calor intensos. ‖ -**exudativa.** Inflamación cuyo carácter predominante es el exudado. ‖ -**fibrinosa.** La que produce exudado de fibrina coagulada. ‖ -**fibroide.** INFLAMACIÓN ATRÓFICA. ‖ -**folicular.** Inflamación catarral de los folículos. ‖ -**granulomatosa.** Inflamación crónica con producción de tejido granuloso y formación de pequeños abscesos y trayectos fistulosos. ‖ -**hiperplásica** o **hipertrófica.** La que produce neoformación de fibras de tejido conjuntivo. ‖ -**intersticial.** Inflamación que afecta primitivamente la estroma conjuntiva de los órganos parenquimatosos. || **-metastásica.** La que se produce a distancia del foco primitivo por transporte sanguíneo o linfático de materia séptica. || **-necrótica.** Inflamación de intensidad extrema con producción de un foco central más o menos extenso de necrosis. || **-nodular.** Nombre común de las enfermedades que se caracterizan por la presencia de nódulos o granulomas infecciosos, como la tuberculosis, el muermo, la lepra, etc. || **-obliterante.** Inflamación de la membrana que tapiza una cavidad o conducto, con producción de adherencias entre las superficies. || **-parenquimatosa.** Inflamación que afecta primitivamente el elemento esencial o noble de un tejido. || **-pasiva.** INFLAMACIÓN ASTÉNICA. || **-plásica, productiva** o **proliferante.** INFLAMACIÓN HIPERPLÁSICA. || **-reactiva.** La que se produce alrededor de un cuerpo extraño o la eliminadora de tejidos necrosados. || **-reumática.** La debida al reumatismo. || **-seca.** Inflamación sin exudado. || **-seroplásica.** Aquella cuyo exudado es seroso y plásico. || **-serosa.** La que produce exudación semejante al suero. || **-simple.** Inflamación sin pus ni otros productos inflamatorios. || **-supurativa.** La que produce exudado purulento. || **-tarsiana.** BLEFARITIS. || **-térmica.** Inflamación producida por el calor. || **-tóxica** o **traumática.** Inflamaciones causadas por un veneno o toxina o por un traumatismo, respectivamente.

inflamatorio. adj. F., *inflamatoire.* Que causa inflamación.

inflexión (del lat. *inflexio, -onis*). f. A., *Biegung;* F., *inflexione;* In., *inflection;* It., *inflessione;* P., *inflexão.* Curvatura o desviación; flexión hacia dentro. || Modificación del timbre de la voz. || **-lateral.** Desviación hacia un lado del tronco en la presentación de nalgas, análoga a la deflexión en la presentación de vértice.

influenza (ital.). f. GRIPE.

Influenzavirus. Especie de virus del gén. *Orthomyxovirus,* responsable de la gripe. Su virión contiene RNA, es de simetría helicoidal, su tamaño oscila entre 80-120 nm y presenta envoltura y espículas. De acuerdo con las proteínas de la nucleocápsida y de la envoltura se distinguen tres tipos: A, B y C. Dentro de cada tipo se establecen variantes según la composición y distribución de las espículas de hemaglutinina y neuraminidasa, característica ésta que se modifica con gran facilidad por mutación, lo que hace que las vacunas tengan que prepararse en cada caso según la cepa productora y que la inmunidad adquirida en una epidemia no sea positiva frente a otra variante aun dentro del mismo tipo. El tipo A ha sido el responsable de las pandemias del siglo actual.

información (del lat. *informatio, -onis*). f. Acción y efecto de informar o informarse. || **-genética.** La procedente del DNA cromosómico y que es transmitida por el RNA mensajero, según la disposición de sus bases nitrogenadas, y que sirve para que la síntesis proteica se realice en forma específica en cada especie e individuo.

informática (del fr. *informatique,* compuesto de *information* y *automatique*). f. Conjunto de conocimientos científicos y técnicas que hacen posible el tratamiento automático de la información por medio de ordenadores. En medicina se aplica a un extenso campo de actividades, como, p. ej.: registro de datos clínicos, estadísticos y bibliográficos; automatización de los exámenes de laboratorio; diagnóstico y terapéutica; etc.

infra-. Forma prefija del lat. *infra,* debajo.

infraaxilar (de *infra-* y el lat. *axilla,* axila). adj. Situado o que ocurre debajo de la axila.

infracción (del lat. *infractio, -onis*). f. A., *Knickbruch;* F. e In., *infraction;* It., *infrazione;* P., *infração.* Fractura incompleta de un hueso sin desplazamiento de los fragmentos. || Depresión de un hueso del cráneo.

infraclavicular (de *infra-* y el lat. *clavicula,* dim. de *clavis,* llave). adj. A., *Infraclavicularis;* F., *sous-claviculaire;* In. y P., *infraclavicular;* It., *sottoclavicolare.* Situado debajo de una clavícula.

infracomisura (de *infra-* y el lat. *commissura,* de *committere,* juntar). f. Comisura inferior del cerebro.

infraconsciente. adj. SUBCONSCIENTE.

infraconstrictor (de *infra-* y el lat. *constrictus,* p. p. de *constringere,* sujetar). m. Constrictor inferior de la faringe.

infracortical (de *infra-* y el lat. *cortex, -icis,* corteza). adj. Situado o que ocurre debajo de una corteza, cerebral o renal especialmente; subcortical.

infracostal (de *infra-* y el lat. *costa,* costilla). adj. Situado debajo de una o más costillas.

infracotiloideo (de *infra-,* el gr. *kotýle,* cavidad, y *eîdos,* aspecto). adj. Debajo de la cavidad cotiloidea o acetábulo.

infradiafragmático (de *infra-* y el gr. *diaphrássein,* interceptar). adj. Situado o que ocurre debajo del diafragma.

infraducción (de *infra-* y el lat. *ducere,* conducir, llevar). f. Movimiento hacia abajo de una parte, especialmente del ojo.

infragenual (de *infra-* y el lat. *genu,* rodilla). adj. INFRARROTULIANO.

infraglenoideo (de *infra-,* el gr. *gléne,* muñeca, y *eîdos,* aspecto). adj. Debajo de la fosa o cavidad glenoidea.

infraglótico (de *infra-* y el gr. *glottís,* glotis). adj. Situado o que ocurre debajo de la glotis.

infrahioideo (de *infra-* y el gr. *hyoeidés,* en forma de ípsilon). adj. Situado o que ocurre debajo del hueso hioides.

infrainguinal (de *infra-* y el lat. *inguen, -inis,* ingle). adj. Debajo de la ingle.

infralemnisco. m. Lámina inferior del lemnisco.

inframamario. adj. Situado o que ocurre debajo de la glándula mamaria.

inframamilar (de *infra-* y el lat. *mammilla,* pezón). adj. Situado debajo del pezón.

inframandibular. adj. INFRAMAXILAR.

inframarginal (de *infra-* y el gr. *margo, -inis,* margen). adj. Situado debajo de un borde o margen, como la cisura de Silvio.

inframastitis (de *infra-,* el gr. *mastós,* mama, y el suf. *-itis*). f. Inflamación del tejido celular situado entre la mama y la pared torácica.

inframaxilar (de *infra-* y el lat. *maxilla,* mandíbula). adj. Situado debajo de la mandíbula: submaxilar. || m. Maxilar inferior.

inframicrobio (de *infra-,* el gr. *mikrós,* pequeño, y *bíos,* vida). m. Virus filtrable.

infranuclear (de *infra-* y el lat. *nucleus,* pulpa de fruto con cáscara). adj. Debajo de un núcleo.

infraoclusión (de *infra-* y el lat. *oclusio, -onis,* cierre). f. Falta de oclusión normal de los dientes.

infraorbitario (de *infra-* y el lat. *orbis,* círculo). adj. Situado en el suelo de la órbita o debajo de ésta.

infrapatelar (de *infra-* y el lat. *patella,* rótula). adj. INFRARROTULIANO.

infrapsíquico (de *infra-* y el gr. *psyché,* mente). adj. Automático; de nivel psíquico inferior.

infrapúbico (de *infra-* y el lat. *pubes,* pubis). adj. Situado debajo del pubis; subpúbico.

infrarrecto (de *infra-* y el lat. *rectus,* derecho). m. Recto inferior del ojo.

infrarrojo. adj. F., *infrarouge.* Dícese de las radiaciones del espectro invisible comprendidas entre las radiaciones u ondas hertzianas y las radiaciones del color rojo (por encima de los 7. 500-8. 000 Å).

infrarrotuliano (de *infra-* y el lat. *rotula,* ruedecita). adj. Situado o que ocurre debajo de la rótula.

infrascapular (de *infra-* y el lat. *scapulae,* espaldas, hombros). adj. A., *infrascapularis;* F., *sous-scapulaire;* In., *infrascapular;* It., *infrascapolare;* P., *infra-escapular.* Situado debajo del omóplato.

infraspinoso (de *infra-* y el lat. *spina,* espinazo). adj. F., *sous-épineux.* Situado debajo de la espina del omóplato. || m. Músculo infraspinoso.

infrasternal (de *infra-* y el gr. *stérnon,* esternón). adj. Situado debajo del esternón.

infratemporal (de *infra-* y el lat. *tempora,* sienes). adj. Situado debajo de la fosa temporal.

infratentorial (de *infra-* y el lat. *tentorium,* tienda). adj. Debajo de la tienda del cerebelo.

infratonsilar (de *infra-* y el lat. *tonsillae*, glándulas de la garganta). adj. Debajo de la amígdala.

infratraqueal (de *infra-* y el gr. *tracheîa*, áspera). adj. Situado o que ocurre debajo de la tráquea.

infratroclear (de *infra-* y el gr. *trochilaía*, polea). adj. Debajo de la tróclea.

infratubárico (de *infra-* y el lat. *tuba*, trompeta). adj. Debajo de una trompa, de Falopio o de Eustaquio.

infraturbinal (de *infra-* y el lat. *turbineus*, arremolinado). adj. Debajo del cornete.

infraumbilical (de *infra-* y el lat. *umbiculus*, ombligo). adj. Situado debajo del ombligo.

infricción. f. Fricción.

infundibuliforme (del lat. *infundibulum*, embudo, y *forma*, forma). adj. F., *infundibuliforme*. En forma de un infundíbulo o embudo.

infundíbulo [infundibular] (del lat. *infundibulum*, embudo). m. A., *Infundibulum*; F. e In., *infundibulum*; It., *infundibolo*; P., *infundíbulo*. Parte en forma de embudo. || Cada una de las divisiones de la pelvis renal. || Cavidad del pabellón de la trompa auditiva. || Cavidad en el extremo superior del conducto de la cóclea. || **-cerebral.** Prolongación del III ventrículo, que forma el origen del tallo pituitario. || **-del corazón.** Cono arterioso; prolongación corta del ventrículo derecho, de cuyo vértice parte la arteria pulmonar. || **-del etmoides.** Paso entre el meato nasal y las celdillas etmoidales. || **-femoral.** Vaina de los vasos femorales. || **-hipotalámico.** Infundíbulo cerebral. || **-membranoso.** Conducto formado por el peritoneo entre la abertura del intestino y el orificio de la pared abdominal en el ano contra natura. || **-pélvico.** Excavación pelviana. || **-pulmonar.** Porción terminal, sáculo alveolar de los conductillos alveolares del lobulillo pulmonar.

infusible (de *in-* y el lat. *fusus*, p. p. de *fundere*, derramar). adj. Incapaz de fundirse.

infusión (del lat. *infusio, -onis*). f. A., *Infusion*; F. e In., *infusion*; It., *infusione*; P., *infusão*. Operación farmacéutica de verter agua hirviente sobre drogas vegetales para obtener sus principios medicamentosos, o de echar la droga en un vaso con agua hirviente. || Producto de esta operación; infuso. Introducción terapéutica de un líquido, especialmente de una solución salina en una vena. || **-salina.** Inyección hipodérmica o intravenosa de solución salina.

infuso (del lat. *infusus*). m. Producto de la infusión; infusión; preparación medicamentosa aplicable a hojas, flores, cortezas, raíces, etc., de numerosas plantas: digital, quina, sen, maná, polígala, etc.

infusodecocción (de *infuso* y del lat. *decoctus*, p. p. de *decoquo*, reducir cociendo). f. Mezcla de la infusión y cocimiento de una sustancia medicamentosa.

infusorios (del lat. *infusorium*). m. pl. Clase de protozoos, provistos de pestañas o cilios vibrátiles, llamados así porque se descubrieron principalmente en las infusiones después de expuestas al aire. Algunas especies, como *Balantidium coli*, son parásitas del hombre.

infusum (lat.). m. Infusión.

ingesta. f. A., *Ingesta*; It. y P., *ingesta*. Término general para los alimentos y bebidas destinados a ser introducidos por ingestión.

ingestión (del lat. *ingestio, -onis*). f. A., *Ingestion*; F. e In., *ingestion*; It., *ingestione*; P., *ingestão*. Acto de introducir sólidos y líquidos en las vías digestivas por la boca.

ingle [inguinal] (del lat. *inguen, -inis*). f. A., *Leiste*; F., *aine*; In., *groin*; It., *inguine*; P., *virilha*. Depresión angulosa entre la raíz del muslo y el abdomen.

ingluvies (lat.). f. Buche de las aves. Primer estómago de los animales rumiantes.

ingluvina. f. Fermento digestivo obtenido de la molleja de algunas aves, gallinas, avestruces y palomas.

Ingrassia (Apófisis de) (Giovanni Filippo *Ingrassia*, anatomista italiano, 1510-1580). V. Apófisis.

ingravescente (de *in-* y el lat. *gravescens*, aumentar de peso). adj. Que aumenta gradualmente en gravedad o peso.

ingrediente (del lat. *ingrediens, -entis*, p. a. de *ingredi*, entrar en). m. A., *Bestandteil*; F., *ingrédient*; In., *ingredient*; It. y P., *ingrediente*. Cualquiera de las sustancias que entran en la composición de un medicamento o fórmula.

inguinoabdominal (del lat. *inguen, -inis*, y *abdomen, -inis*, vientre). adj. Relativo a la ingle y el abdomen.

inguinocrural (del lat. *inguen, -inis*, ingle, y *crus, cruris*, pierna). adj. Relativo a la ingle y el muslo.

inguinodinia (del lat. *inguen, -inis*, ingle, y el gr. *odýne*, dolor). f. Dolor en la ingle.

inguinolabial (del lat. *inquen, -inis*, ingle, y *labium*, labio). adj. Relativo a la ingle y un labio de la vulva.

inguinoscrotal (del lat. *inguen, -inis*, ingle y *scrotum*, escroto). adj. Relativo a la ingle y el escroto.

ingurgitación (del lat. *ingurgitatio, -onis*). f. Deglución. || Sinónimo de repleción, obstrucción, inflamación de tejidos o conductos.

inhalación (del lat. *inhalatio, -onis*). f. A., *Inhalation*; F. e In., *inhalation*; It., *inalazione*; P., *inalação*. Aspiración de aire o vapores, especialmente medicamentosos. || Sustancia o vapor empleado en las inhalaciones.

inhalador. m. A., *Inhalator*; F., *inhalateur*; In., *inhaler*; It., *inalatore*; P., *inalador*. Aparato para la administración de vapores o preparaciones medicamentosas por inhalación. || Aparato para prevenir la entrada de polvo, humo, etc., en los pulmones. || **-de Allis.** Instrumento para la administración de los vapores de éter en la anestesia. || **-de oxígeno.** Saco de goma lleno de este gas, con un dispositivo adecuado para su inhalación.

inhalatorio o **inhalatorium.** m. Establecimiento o institución para el tratamiento de las enfermedades por el método de inhalaciones.

inherente (del lat. *inhaerens, -entis*, p. a. de *inhaerere*; estar unido). adj. F., *inhérent*. Intrínseco, innato. Que por su naturaleza está unido a otra cosa, de tal forma, que no puede separarse.

inhibición (del lat. *inhibitio, -onis*). f. A., *Hemmung*; F. e In., *inhibition*; It., *inibizione*; P., *inibição*. Restricción o detención de la función de un órgano por estímulo de una parte lejana, por mediación nerviosa u hormonal. || Detención o restricción de un proceso cualquiera, físico o psíquico. || En psicoanálisis, restricción o limitación de los comportamientos del sujeto, generados por las tendencias pulsionales, especialmente cuando éstas entran en conflicto con el superyó o las exigencias del mundo externo. || **-de Wedensky.** Período de excitabilidad disminuida que sigue inmediatamente al paso de un impulso. || **-del complemento.** Inactivación del complemento por adición de solución salina del 15 al 25 %, estado que puede conservarse en el refrigerador durante semanas y que desaparece cuando con agua destilada se restablece la isotonicidad. || **-motora.** Escasez de movimiento, efectuándose éste en forma lenta y cansada. || **-refleja.** Inhibición, 1.ª acep.

inhibina. f. Factor hipotético de naturaleza hormonal producida por los túbulos seminíferos y que ejercería un control por retroalimentación negativa sobre la secreción de hormona foliculostimulante.

inhomogeneidad. f. Falta de homogeneidad.

inhumación (del lat. *inhumatum*, supino de *inhumare*, inhumar; de *in*, en, y *humus*, tierra). f. A., *Beerdigung*; F. e In., *inhumation*; It., *inumazione*; P., *inumação*. Entierro de un cadáver.

inicial (del lat. *initialis*). adj. Relativo al comienzo de una enfermedad o proceso.

iniencefalia (de *inión* y el gr. *egképhalos*, cerebro). f. Monstruosidad caracterizada por una fisura occipital y protrusión del encéfalo.

iniódimo (de *inión* y el gr. *dídymos*, gemelo). m. Monstruo con dos cabezas unidas por el occipucio; *diprosopus tetraophthalmus*.

iniofacial (de *inión*, y el lat. *facies*, cara). adj. Relativo al occipucio y cara.

inión [**iniaco** o **inial**] (del gr. *iníon,* occipucio). m. A., *Inion;* In. e It., *inion;* P., *ínion.* Punto craneométrico en el vértice de la protuberancia occipital externa.

iniópago (de *inión* y el gr. *págos,* cosa fijada, de *pegnýnai,* unir, juntar). m. F., *iniopage.* Monstruo doble unido por el occipucio.

iniope o **iniops** (de *inión* y el gr. *óps, opós,* ojo). m. Monstruo doble por debajo del ombligo, con una cabeza y dos caras, de las que una es incompleta.

initis (del gr. *ís, inós,* fibra, e *-itis*). f. F., *inflammation de tissu fibreux, tendinite.* Inflamación de la sustancia propia del músculo.

injerto (del lat. *inserere,* introducir, insertar, intercalar, derivó *enxerir* y después *injerir,* cuyos p. p. correspondientes fueron, respectivamente, *ensierto, inxierto* y, por último [s. XIII] *injerto*). m. A., *Transplantat, Pfropfen;* F., *greffe;* In., *graft;* It., *innesto;* P., *enxerto.* Acción y efecto de implantar en la piel o en otro tejido un trozo de tejido para reparar una pérdida de sustancia, mejorar las condiciones de un área lesionada con menoscabo anatomofuncional, o con fines estéticos. || En el aspecto técnico quirúrgico se refiere específicamente al injerto libre, desprendido completamente del área dadora, en oposición al colgajo y a la plastia, que conservan su conexión con el lecho dador, al menos al principio. || El material autólogo, homólogo, heterólogo o alógeno con que se realiza la operación. TRASPLANTE. || **-activado.** INJERTO HIPERPLÁSTICO. || **-adiposo.** El que se realiza con tejido adiposo para rellenar huecos o depresiones, o para prestar movilidad recíproca a dos superficies anormalmente adheridas. || **-alógeno.** El realizado con material aloplástico. || **-animal.** En el hombre, INJERTO HETERÓLOGO. || **-aponeurótico.** El extraído de una aponeurosis, en particular fascia lata, para reparar amplias brechas herniarias o pérdidas de sustancia de la duramadre. || **-arterial.** El realizado con un segmento de arteria autoplástica, homoplástica o heteroplástica. || **-autodérmico, autoepidérmico.** El efectuado con piel del mismo paciente. || **-autógeno, autólogo** o **autoplástico.** Injerto tomado del cuerpo del propio individuo. || **-bipediculado.** Injerto mediante colgajo en puente, para reparar lesiones de la mano o antebrazo. Se toma por lo general de la piel torácica y debajo de la cara cruenta del injerto se coloca el área receptora, para que se enfrenten mutuamente. || **-brefoplástico.** Trasplante de un tejido embrionario o fetal a un cuerpo adulto. || **-con órgano intermediario.** INJERTO EN ETAPAS. || **-corioalantoideo.** Injerto de tejidos o sustancias en la membrana corioalantoidea del huevo de gallina, que suministra un medio favorable para el desarrollo. Se emplea también para el cultivo de virus en la preparación de vacunas. V. CULTIVO (MEDIOS DE). || **-corneal.** Trasplante corneal homoplástico para mejorar la visión. || **-cutáneo** o **dermoepidérmico.** Injerto que comprende todo el grosor de la piel. || **-de Blair-Brown.** INJERTO DERMOEPIDÉRMICO MEDIANO. || **-de Braun-Wangensteen.** Injerto dermoepidérmico delgado, constituido por pequeños fragmentos de unos 5 mm^2 de superficie, los cuales se introducen en la profundidad de las granulaciones que tardan en cicatrizar o que tienden a infectarse de modo recidivante, a fin de obtener una rápida epitelización. || **-de Davis.** Pequeño injerto de piel en forma redondeada, de unos 0,5 cm de diámetro, con un centro de piel total y un borde biselado de epidermis y dermis. Permite cubrir amplias áreas cruentas. || **-de Douglas.** INJERTO EN CRIBA. || **-de esponja.** Fragmento de esponja implantado en una herida o úlcera para favorecer la formación de granulaciones. || **-de Esser.** Injerto sobre molde. || **-de Gillies.** COLGAJO TUBULADO. || **-de implantación.** INJERTO DE BRAUN-WANGENSTEEN. || **-de Krause-Wolfe.** Injerto de piel total de una sola pieza. Ofrece resultados estéticos y funcionales excelentes, aunque no puede ser de gran tamaño. || **-de Mangold.** Pequeños fragmentos epidérmicos obtenidos por raspado de la piel, utilizados antes para acelerar la cicatrización de un área cruenta. || **-de nervio, neural** o **neuroinjerto.** Sustitución de la pérdida de sustancia entre los cabos de la sección de un nervio, mediante un segmento de nervio homólogo del mismo sujeto, de nervios conservados o de material nervioso heteroplástico (p. ej., médula de gato o conejo). || **-de Ollier-Thiersch.** Injerto dermoepidérmico delgado, en tiras anchas. || **-de pequeños fragmentos delgados.** INJERTO DE REVERDIN. || **-de pequeños fragmentos profundos.** INJERTO DE DAVIS. || **-de piel.** Lámina cutánea de tamaño y forma variables para conseguir la rápida y completa reparación de una superficie cruenta. Según su grosor se clasifican en epidérmicos, dérmicos y de piel total. || **-de placenta** o **placentario.** V. HISTOTERAPIA. || **-de Reverdin.** Injerto dermoepidérmico fino, formado por pequeños fragmentos de 1 a 3 mm^2, que se aplican sobre un área cruenta. Actualmente apenas se usa. || **-de Thiersch.** INJERTO DE OLLIER-THIERSCH. || **-de uréter** o **uréteres.** Implantación del abocamiento vesical de un uréter, o ambos, en el intestino grueso o en la piel. V. URETEROCOLOSTOMÍA, URETEROSTOMÍA. || **-de Wolfe.** INJERTO DE KRAUSE-WOLFE. || **-dérmico.** Injerto que comprende el espesor de la dermis, desprovista de su cubierta epidérmica. Puede utilizarse para la reparación de amplias brechas herniarias y como material de relleno en depresiones tegumentarias. || **-dermoepidérmico.** El que comprende toda la epidermis y un grosor variable de dermis, aunque siempre queda algo de capa dérmica en el área dadora. || **-dermoepidérmico delgado.** El compuesto de epidermis y porción más superficial de la dermis. || **-dermoepidérmico grueso.** El que comprende la epidermis y tres cuartos, por lo menos de dermis. || **-dermoepidérmico mediano.** El que incluye la epidermis y la mitad de la dermis. || **-diferido.** INJERTO EN ETAPAS. || **-en acolchado.** El realizado con dos o más fragmentos de piel, suturados entre sí *por sus bordes,* cuando con uno solo no se recubre toda la superficie cruenta. *Sin.:* Injerto en sábana. || **-en acordeón.** Injerto dermoepidérmico al que se han practicado varios cortes, con objeto de estirarlo y recubrir un área más amplia de superficie cruenta. || **-en cedazo.** INJERTO EN CRIBA. || **-en criba.** Injerto de piel total con numerosos orificios redondos que le comunican un aspecto criboide. Los islotes de piel que faltan en el injerto quedan en la zona dadora, donde constituyen puntos de partida para la cicatrización. || **-en estampilla** o **sello de correos.** Injerto dermoepidérmico cortado en pequeños fragmentos cuadrados o rectangulares, de 2 a 3 cm^2 de superficie, que se aplican a una zona cruenta separados entre sí por un pequeño espacio. || **-en etapas.** Colgajo pediculado tomado de un área muy distante al lecho receptor, que es objeto de trasplantes sucesivos hasta implantarlo, por último, en el área receptora. || **-en puente.** INJERTO BIPEDICULADO. || **-en sábana.** INJERTO EN ACOLCHADO. || **-en tablero de ajedrez.** INJERTO EN ESTAMPILLA O SELLO DE CORREOS. || **-en túnel.** Injerto de Krause-Wolfe aplicado por debajo del área que debe ser separada, en lugar de colocarlo sobre ésta. Cuando ha prendido el injerto, se reseca la lesión por completo. || **-epiploico.** Operación de cubrir con epiplón las suturas peritoneales. *Sin.:* Epiploplastia. || **-germinado.** INJERTO DE BRAUN-WANGENSTEEN. || **-heterólogo.** El de estirpe histológica o especie animal distinta. || **-heteroplástico.** Injerto tomado de una sp. animal diferente. || **-heterotópico.** El que se realiza con un tejido u órgano de lugar distinto a aquel donde se implanta. || **-hiperplástico.** El realizado con piel cuyas capas se encuentran en fase activa de reparación, de ordinario por haberse extraído con anterioridad otro injerto del mismo territorio. Se utiliza cuando el área que se debe reparar es extensa y quedan pocas parcelas disponibles para la toma de injertos. || **-homólogo.** El de igual estirpe histológica y zoológica. || **-homoplástico.** El realizado con material de injerto tomado de la misma especie biológica. En propiedad sería sólo el de hombre a hombre. || **-incluido.** INJERTO SOBRE MOLDE. || **-intramedular** o **de**

enclavamiento. Osteosíntesis mediante un osteoinjerto aplicado a la cavidad medular del hueso receptor. ||**-isoplástico.** INJERTO HOMOPLÁSTICO. ||**-Italiano.** Reconstitución de la nariz con un colgajo tomado de la piel del brazo y cuyo pedículo permanece inserto en éste; en propiedad es una plastia por colgajo.||**-laminar** o **cutáneo parcial.** Injerto cutáneo cuyo espesor no contiene todos los elementos biológicos y fisiológicos de la piel. ||**-libre.** Fragmento hístico separado por completo de su lecho habitual e implantado en un nuevo lecho receptor, a expensas del cual se nutre. (En realidad es un vicio de dicción, o redundancia, porque todo injerto es libre, al contrario del colgajo y plastias, que conservan el aporte nutricio del área dadora.)||**-mucoso.** El formado por una placa de membrana mucosa.||**-óseo.** Fragmento de hueso cortical, o virutas de esponjosa obtenidos del propio paciente, de un banco de huesos homoplásticos o de hueso animal. ||**-pediculado.** COLGAJO. ||**-perióstico.** Recubrimiento con periostio de una superficie ósea denudada. ||**-sobre molde.** Injerto cutáneo para reparar o promover la epitelización de cavidades, surcos o trayectos; su adaptación se realiza mediante un molde previo, confeccionado con pasta de dentista, masa de Stent, material acrílico, y otras sustancias moldeables. El injerto se aplica sobre el molde con la cara cruenta hacia fuera y el conjunto se sutura sobre el área que se debe reparar; después que el injerto ha prendido, se retira el molde.||**-tendinoso.** Injerto de un segmento de tendón para reparar una pérdida de sustancia en otro más importante. ||**-tiroideo.** Implantación de una porción de glándula tiroides en el seno de un tejido, como tratamiento del mixedema.||**-tubular** o **en asa.** Tira larga de tejido, levantada de una parte, cuyos extremos permanecen insertos en ésta y cuyos bordes se suturan uno con otro para formar un tubo o cuerda. En propiedad se trata de un colgajo. V. COLGAJO TUBULAR. ||**-zooplástico.** INJERTO ANIMAL.

inmaduro. adj. F., *inmature.* No maduro o plenamente desarrollado.

Inman (Enfermedad de) (Thomas *Inman,* médico inglés, 1820-1876). MIALGIA.

inmaturo. adj. INMADURO.

inmediato (del lat. *immediatus;* de *in-,* priv., y *medium,* medio). adj. F., *inmédiat.* Directo; sin intervención ni interposición; contiguo.

inmedicable. adj. Que no es curable por el arte.

inmersión (del lat. *immersio, -onis*). f. A., *Eintauchen;* F. e In., *immersion;* It., *immersione;* P., *imersão.* Introducción de una parte en un líquido. Empleo en el microscopio del objetivo de inmersión. ||**-homogénea.** Interposición entre el objetivo del microscopio y el vidrio cubreobjeto de una gota de un líquido, esencia de cedro generalmente, de índice de refracción casi igual al del vidrio.

inminente (del lat. *imminens, -entis,* p. a. de *imminere,* amenazar). adj. Que amenaza ocurrir prontamente.

inmiscible (de *in-,* priv., y el lat. *miscere,* mezclar). adj. Que no puede mezclarse.

inmovilización (de *in-* y el lat. *mobilis,* movible). f. A., *Immobilisierung;* F. e In., *immobilization;* It., *immobilizzazione;* P., *bilização.* Supresión temporal de toda articular. ||**-del treponema (Prueba).** V. PRUEBA DE NELSON. ||**-directa.** Operación de fijar en posición normal los fragmentos óseos en una fractura por medio de la sutura metálica u otro procedimiento adecuado.

inmune (del lat. *immunis*). adj. A., *immun;* F., *immun;* In. e It., *immune;* P., *imune.* Dícese de la persona o animal que, tras un contacto con un antígeno, ha desarrollado la capacidad de producir anticuerpos (o una respuesta celular) específica para aquél.||**-(Suero).** V. SUERO.

inmunidad (del lat. *immunitas, -atis*). f. A., *Immunität;* F., *immunité;* In., *immunity;* It., *immunità;* P., *imunidade.* Insensibilidad relativa de una persona o animal para una infección por microorganismos patógenos o para los efectos nocivos de ciertas sustancias antigénicas (p. ej., toxinas). Estado en el que el organismo es capaz de reaccionar de una manera anormal frente a tales antígenos (hipersensibilidad). ||**-activa.** La debida a una reacción del organismo contra el agente nocivo, después de curado de una enfermedad infecciosa o de inoculado (vacunado) con el microorganismo causal o sus productos. ||**-actual.** INMUNIDAD ACTIVA. ||**-adquirida.** La obtenida por un individuo después del nacimiento; puede ser activa o pasiva. ||**-antibacteriana** o **antitóxica.** Inmunidad contra la acción de las bacterias o las toxinas, respectivamente. ||**-antivírica.** Inmunidad desarrollada frente a los virus o sus componentes. ||**-artificial.** La provocada por inoculación de vacunas o inmunoglobulinas. ||**-atrépsica.** Inmunidad debida a la falta en el organismo de la sustancia específica necesaria, para el desarrollo de las bacterias.||**-bacteriolítica.** INMUNIDAD ANTIBACTERIANA. ||**-celular.** Inmunidad en la que los factores activos son las células fagocitarias. ||**-congénita.** Inmunidad que poseen ciertos individuos o especies de animales contra una enfermedad determinada, como la que tienen muchas especies respecto de la sífilis. ||**-de comunidad.** La que por medidas higiénicas u otras se confiere a un grupo de individuos contra una enfermedad a la que particularmente cada individuo sigue siendo sensible. ||**-específica.** Inmunidad contra una enfermedad o antígeno particular. ||**-familiar.** Inmunidad que existe como característica de algunas familias. ||**-humoral.** Aquella cuyos factores activos son anticuerpos en los humores orgánicos. ||**-inherente** o **innata.** INMUNIDAD CONGÉNITA. ||**-local.** La de ciertas regiones, tejidos o células. ||**-mixta.** INMUNIDAD ADQUIRIDA. ||**-natural.** INMUNIDAD CONGÉNITA. ||**-opsónica.** La debida a la presencia de opsoninas que estimulan la fagocitosis. ||**-paraspecífica, colateral** o **cruzada.** La conferida por inoculación de una bacteria que no es precisamente la causa de la enfermedad contra la cual se queda inmunizado.||**-pasiva.** Inmunidad que depende de factores defensivos no espontáneos, sino adquiridos pasivamente por la inyección de inmunoglobulinas de un animal inmunizado activamente contra una enfermedad determinada o adquiridos pasivamente por la madre en la fase intrauterina. ||**-racial.** Resistencia que los miembros de una raza o grupo presentan a ciertas infecciones. ||**-relativa.** Inmunidad debida a la menor susceptibilidad de las células orgánicas al efecto nocivo de cualquier agente patógeno.

inmunisina. f. AMBOCEPTOR.

inmunitario. adj. Relativo o perteneciente a la inmunidad.

inmunización. f. A., *Immunisierung;* F. *immunisation;* In., *immunization;* It., *immunizzazione;* P., *imunização.* Proceso de hacer o hacerse inmune. ||**-activa.** Inoculación de antígenos capaces de aumentar o provocar la aparición de anticuerpos. ||**-colateral.** Inmunización no específica, producida por la inoculación de un microbio distinto del que causa la enfermedad. ||**-isopática.** Inmunización para una enfermedad que se ha sufrido anteriormente en virtud de la propia enfermedad padecida o por la introducción del virus atenuado de la misma. ||**-pasiva.** Inoculación al paciente de anticuerpos procedentes de otra persona o animal inmune.||**-química.** Inmunización por los productos metabólicos de una especie determinada de bacterias.||**-inmunizador** o **inmunizante.** adj. Que produce inmunidad.

inmunoblasto (de *inmune* y el gr. *blastós,* germen). m. F., *inmunoblaste.* Célula de transformación linfocitaria. Posee un núcleo grande ovalado de cromatina laxa con un nucléolo central muy evidente. *Sin.:* Virocito.

inmunocito (de *inmune* y el gr. *kýtos,* cavidad). m. A., *Immunozyt;* F. e In., *immunocyte;* It., *immunocito;* P., *imunócito.* Designación del linfocito en tanto que célula efectora de la inmunidad celular.

inmunocitoadherencia (de *inmunocito* y el lat. *adhaerere,* estar adherido). f. Adherencia de un antígeno a la superficie de un inmunocito al que es específicamente sensible.

inmunocomplejo (de *inmune* y el lat. *complexus*, p. p. de *complecti*, abrazar). m. F., *complexe immun, immun-complex*. Complejo macromolecular de antígeno y anticuerpo unidos entre sí de forma específica. La presencia de inmunocomplejos circulantes representa un importante factor en la patogenia de ciertas enfermedades, como glomerulonefritis, enfermedad del suero, etc. *Sin.*: Complejo inmune, complejo antígeno-anticuerpo.

inmunodeficiencia (de *inmune*, y el lat. *deficiens, -entis*, de *deficere*, faltar). f. F., *immunodéficience*. Proceso en el que existe una deficiencia de la respuesta inmunitaria, ya sea de la inmunidad humoral, de la celular o de ambas. V. SÍNDROME DE INMUNODEFICIENCIA. || **-adquirida**. La que aparece en un sujeto previamente inmunocompetente. || **-congénita**. La de base genética o presente en el mismo momento del nacimiento.

inmunodiagnosis (de *inmune*, y el gr. *diágnosis*, discernimiento). f. F., *immunodiagnose*. Diagnóstico por las reacciones de inmunidad; serodiagnóstico.

inmunodifusión (Prueba de). V. PRUEBA.

inmunoelectroforesis (de *inmune*, el gr. *élektron*, ámbar, y *phorós*, que lleva). f. F., *immunoélectrophorèse*. Método de estudio de líquidos biológicos por la separación de las proteínas por electroforesis y precipitación por la acción de inmunosueros.

inmunofluorescencia. f. F., *immunofluorescence*. Prueba inmunológica en la cual un antígeno o anticuerpo determinado se conjuga con un colorante fluorescente, lo que permite localizar su fijación con el anticuerpo o antígeno correspondiente en las células o productos biológicos del organismo.

inmunogenética (de *inmune* y el gr. *génnesis*, origen). f. F., *immunogénétique*. Suma de conocimientos relativos a las interrelaciones entre las reacciones inmunes y la constitución genética.

inmunógeno (de *inmune* y el gr. *gennân*, engendrar). adj. F., *immunogène*. Productor de inmunidad o de antitoxina.

inmunoglobulina (de *inmune* y el lat. *globulus*, dim. de *globus*, esfera). f. A., *Immunoglobulin*; F., *immunoglobuline*; In., *immunoglobulin*; It., *immunoglobulina*; P., *imunoglobulina*. Glucoproteína presente en el plasma y otros líquidos orgánicos de la mayoría de los vertebrados, que constituye los anticuerpos, componentes fundamentales de los mecanismos de inmunidad humoral. Consta de cuatro cadenas (dos ligeras y dos pesadas) unidas por fuerzas iónicas y enlaces disulfuro. Cada cadena presenta una zona terminal donde reside la especificidad y que es idéntica en las cuatro cadenas de una inmunoglobulina. Se conocen dos tipos de cadenas ligeras, K y λ, y cinco de cadenas pesadas, γ, μ, ε, α y δ. Para una molécula de inmunoglobulina las dos cadenas ligeras son del mismo tipo, así como las dos pesadas. Se han reconocido cinco clases de inmunoglobulinas (IgG, IgM, IgE, IgA e IgD) según la naturaleza de sus cadenas pesadas, el peso molecular, el coeficiente de sedimentación y el contenido de hidratos de carbono. V. TABLA DE CARACTERÍSTICAS DE LAS INMUNOGLOBULINAS.

inmunohematología (de *inmune*, el gr. *haîma, -atos*, sangre, y *lógos*, tratado). f. F., *immunohématologie*. Rama de la hematología que estudia los mecanismos inmunológicos relacionados con la patogenia y sintomatología de ciertas enfermedades sanguíneas.

inmunohemólisis (de *inmune*, el gr. *haîma*, sangre, y *lýsis*, disolución). f. Hemólisis de los hematíes debida a la acción combinada del complemento y de anticuerpos contra los glóbulos rojos de la especie animal empleada.

inmunología (de *inmune* y el gr. *lógos*, tratado). f. A., *Immunitätsforschung*; F., *immunologie*; In., *immunology*; It., *immunologia*; P., *imunologia*. Suma de conocimientos relativos a la inmunidad.

inmunomimético (de *inmune* y el gr. *mímesis*, imitación). adj. Que incita el proceso de inmunidad.

inmunoproteína. f. Proteína que actúa como inmunizante o como anticuerpo.

inmunoquímica (de *inmune* y el gr. *chymós*, jugo de planta). f. A., *Immunochemie*; F., *immunochimie*; In., *immunochemistry*; It., *immunochimica*; P., *imunoquímica*. Química de las sustancias y reacciones relativas a la inmunidad.

inmunorreacción (de *inmune*, el pref. *re*, de nuevo, y el lat. *actio, -onis*, acción). f. F., *immunoréaction*. Reacción de inmunidad.

inmunosuero. m. V. SUERO INMUNE.

inmunosupresión (de *inmune* y el lat. *suppressio, -onis*, retención). f. F., *immunosupresion*. Suspensión o modificación artificial de la respuesta inmunológica consecutiva a la administración de fármacos (antimetabolitos), a la acción de radiaciones (rayos X) o a la administración de suero antilinfocítico.

inmunoterapia (de *inmune* y el gr. *therapeía*, tratamiento). f. F., *immunothérapie*. Tratamiento de las enfermedades infecciosas por la producción de inmunidad; seroterapia.

inmunotoxina. f. ANTITOXINA.

inmunotransfusión (de *inmune* y el lat. *transfusio, -onis*, transfusión). f. F., *immunotransfusion*. Transfusión de sangre de un donador previamente inmunizado por vacunas bacterianas o de una persona que se ha curado recientemente de una enfermedad infecciosa.

innato (del lat. *innatus*, p. p. de *innasci*, nacer en, producirse). adj. F., *héréditaire, congénital, inné*. Congénito, connatural, hereditario.

innidación (del lat. *in*, en, y *nidus*, nido). f. A., *Einnistung*; F., *nidation*; In., *innidiation*; It., *nidazione*; P., *nidação*. Desarrollo de células en la parte a la que han sido transportadas por metástasis. Llámase también *colonización*.

innocuidad. f. Calidad de innocuo.

innocuo (del lat. *innocuus*). adj. A., *unschädlich*; F., *inoffensif*; In., *innocuous*; It., *innocuo*; P., *inócuo*. Que no daña; inocente, inofensivo.

innominado (de *in-* y el lat. *nominatus*, nombrado). || adj. Que no tiene nombre, anónimo. || m. Hueso ilíaco. F., *innominé*. Tronco braquiocefálico.

ino-. Forma prefija del gr. *ís, inós*, fibra.

inoblasto. m. FIBROBLASTO.

inocistoma (de *ino-* y *cistoma*). m. Tumor fibroso en degeneración quística.

inocito (de *ino-*, y el gr. *kýtos*, cavidad). m. Célula de tejido fibroso; fibrocélula.

inocondritis (de *ino-*, el gr. *chóndros*, cartílago, y el suf. *-itis*). f. Inflamación de un fibrocartílago.

inocondroma. m. FIBROCONDROMA.

inocuidad. f. INNOCUIDAD.

inoculable. No inmune contra una enfermedad transmisible por inoculación. || adj. F., *inoculable*. Susceptible de ser inoculado o transmisible por inoculación.

inoculación (del lat. *inoculatio, -onis*). f. A., *Impfung*; F., e In., *inoculation*; It., *inoculazione*; P., *inoculação*. Introducción, voluntaria o accidental, por una herida de los tegumentos, del virus o principio material de una enfermedad. || Introducción de una sustancia infectiva u otra en tejidos vivos o en medios de cultivo. || **-curativa** o **preventiva**. Inoculación de sueros o vacunas con objeto de curar o prevenir una enfermedad infecciosa.

inóculo (del lat. *inoculum*). m. A., *Inokulum*; F. e In., *inoculum*; It., *inoculo*; P., *inóculo*. Sustancia que se inocula.

inocuo. adj. INNOCUO.

inodoro (del lat. *inodorus*). adj. Que no tiene olor.

inodular. adj. Fibroso; se aplica al tejido fibroso cicatrizal.

inofragma (de *ino-* y el gr. *phrágma*, barrera). m. Nombre dado a la membrana de Krause o a la línea de Hensen, por continuarse ininterrumpidamente como membranas a través de las fibrillas adyacentes de una fibra muscular.

inogénesis (de *ino-* y el gr. *gennân*, producir). f. Producción o formación de tejido fibroso.

CARACTERÍSTICAS DE LAS INMUNOGLOBULINAS

Clase	IgG	IgA	IgM	IgE	IgD
Peso molecular	150.000	160.000 (385.000)	900.000	200.000	185.000
Peso molecular de una cadena pesada	50.000	55.000	70.000	65.000	60.000
Constante de sedimentación	7S	7S	19S	8S	7S
Símbolo de la cadena pesada	γ	α	μ	ε	δ
Porcentaje de carbohidratos	4	10	15	18	18
Concentración en el suero (mg/100 ml)	750-1.500	100-400	60-180	0,03	3-5
Vida media (días)	23	6	1	2,5	3
Subclases (en el hombre)	4	2	2	1	1
Propiedades	Atraviesan la placenta. Anticuerpos activos contra toxinas bacterianas, bacterias y virus. Aparecen tardíamente en la respuesta inmunológica. Fijadoras del complemento.	Importante como anticuerpo secretorio en las mucosas. Inmunidad de pared.	Anticuerpos activos sobre toxinas bacterianas, bacterias y virus. Aparecen precozmente en la respuesta inmunológica. Aglutininas muy eficaces. Opsoninas y fijadoras del complemento.	Reacciones anafilácticas. Receptores en las membranas de los basófilos. Activas contra parásitos.	Probable función reguladora sobre la membrana de los linfocitos B.

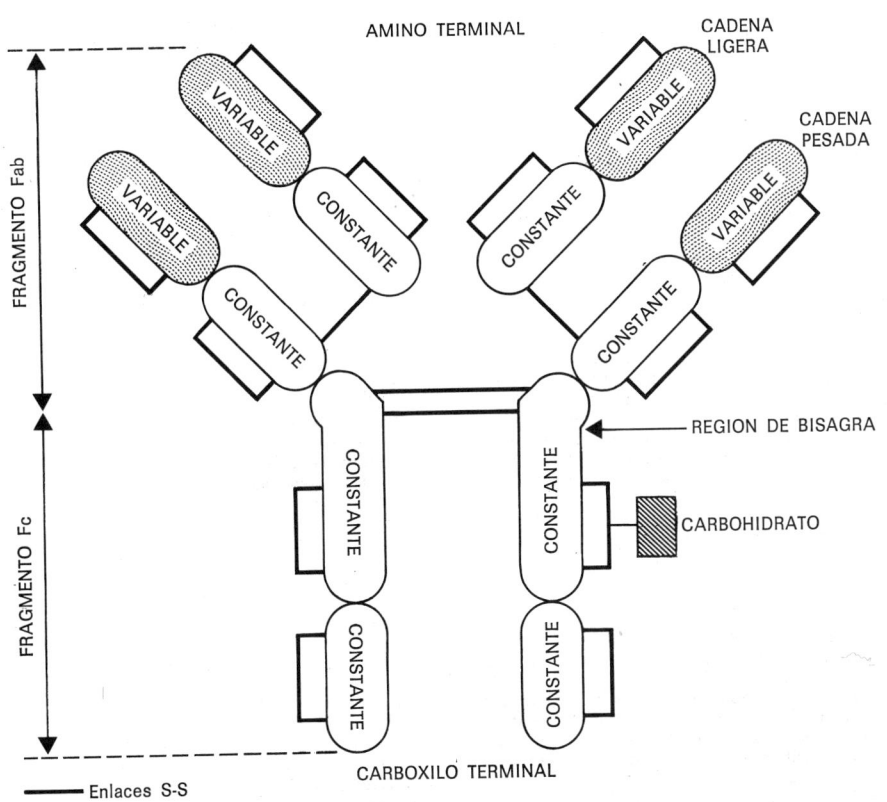

Representación esquemática de una molécula de IgG. Se señala la localización de las regiones constantes y variables sobre las cadenas ligeras y pesadas.

inoglia. f. FIBROGLIA.
inohimenitis (de *ino-*, y el gr. *hymén*, membrana, e *-itis*). f. Inflamación de una membrana fibrosa.
inoleiomioma o **inoliomioma** (de *ino-*, el gr. *leîos*, liso, y *-oma*). m. Tumor compuesto de tejido muscular de fibra lisa.
inolito (de *ino-* y el gr. *líthos*, piedra). m. Concreción fibrosa.
inoma. m. FIBROMA.
inomioma. m. FIBROMIOMA.
inoperable (de *in-* y el lat. *operare*, obrar). adj. F., *inopérable*. No curable por operación; se aplica especialmente a los tumores malignos demasiado avanzados para que se pueda esperar su extirpación total y eficaz.
inopexia (de *ino-* y el gr. *pêxis*, fijación). f. Tendencia a la coagulación espontánea de la sangre en el organismo.
inopia (lat.). f. Defecto, carencia. ||**-virilitatis.** IMPOTENCIA.
inopinosis. f. Enfermedad por carencia.
inorgánico (de *in-* y el lat. *órganon*, instrumento). adj. A., *unorganisch*; F., *inorganique*; In., *inorganic*; It., *inorganico*; P., *inorgânico*. Que no tiene órganos. || De origen no orgánico. En química, dícese de las materias o compuestos que no pertenecen al grupo de los compuestos de carbono, llamados *orgánicos*.
inosa. f. INOSITA.
inosclerosis (de *ino-* y *esclerosis*). f. Induración fibrosa.
inoscopia (de *ino-* y el gr. *skopeîn*, observar). f. Método bacterioscópico que consiste en la provocación de coágulos en los líquidos normales o patológicos del cuerpo y digestión de dichos coágulos, para el descubrimiento de las bacterias que hubiesen englobado.
inosculación (del lat. *in*, en, y *osculatio, -onis*, desembocadura). f. Abocamiento o anastomosis directa de dos ramas arteriales, venosas u otros conductos de igual calibre.
inosemia (de *ino-* y el gr. *haîma*, sangre). f. Exceso de fibrina en la sangre.
inosina. f. F., *inosine*. Compuesto de hipoxantina y ribosa, que resulta de la descomposición del ácido inosínico.
inosita. f. INOSITOL.
inositis. f. Inflamación del tejido fibroso.
inositohexafosfórico (Ácido). Producto raquitógeno que se halla en la harina de avena; ácido fítico.
inositol. m. A., *Inositol*; F., In. y P., *inositol*; It., *inositolo*. Hexahidroxiciclohexano. Sustancia de fórmula empírica igual a la de la glucosa, presente en nueve formas isoméricas distintas. La más conocida es la correspondiente al denominado mio-, meso- o i-inositol, compuesto blanco, sólido a temperatura ambiente y soluble en agua. Ampliamente distribuido en los tejidos, es especialmente abundante en las glándulas de secreción interna. Entre los vegetales, los granos de cereales son los más ricos en inositol, el cual está almacenado en forma de su éster hexafosfórico o ácido fítico. El inositol es necesario para el normal desarrollo de los animales.
inosituria (de *inosita* y el gr. *oûron*, orina). f. F., *inositolurie, inositurie*. Presencia de inosita en la orina.
inosteatoma (de *ino-*, el gr. *stéar, stéatos*, grasa, y el suf. *-oma*). m. Esteatoma que contiene elementos fibrosos.
inosuria. f. INOSITURIA.
inotagma (de *ino-* y el gr. *tágma*, disposición). f. Disposición lineal de los elementos estructurales contráctiles de una fibra muscular.
inotrópico o **inótropo** (de *ino-* y el gr. *trépein*, girar). adj. Relativo a la fuerza o energía de las contracciones musculares; dícese de los nervios cardíacos, que influyen positiva o negativamente sobre la musculatura cardíaca.
inquietud (del lat. *inquietudo*). A., *Unruhe*; F., *inquiétude*; In., *restlessness*; It., *inquietudine*; P., *inquietude*. Agitación moderada; desasosiego. ||**-epitelial.** Estado en el cual el epitelio del cuello uterino muestra una actividad superior a la normal. ||**-peristáltica.** Aumento de la peristalsis con borborigmos después de las comidas, molestia frecuente en los neurasténicos.
inquilino (del lat. *inquilinus*). m. Parásito que vive sobre o dentro de un huésped, pero que no se alimenta de él.
inquinado (del lat. *inquinare*). adj. Infectado, malsano.
inructación. f. Deglución de aire.
insalivación. f. A., *Einspeichelung*; F. e In., *insalivation*; It., *insalivazione*; P., *insalivação*. Impregnación del alimento con la saliva en el acto de la masticación.
insalubre (del lat. *insalubris*). adj. No saludable; malsano.
insanable. adj. Incurable.
insania (del lat. *insania*). f. Locura.
insano (del lat. *insanus*). adj. y s. Afecto de insania. || Insalubre.
insanoide (de *insano* y el gr. *eîdos*, aspecto). adj. y s. Semejante a un loco; casi loco.
inscripción (del lat. *inscriptio, -onis*). f. A., *Einschreibung*; F. e In., *inscription*; It., *inscrizione*; P., *inscrição*. Parte de una fórmula o prescripción que contiene los nombres de los medicamentos y las dosis. ||**-tendinosa.** Cuerda tendinosa que cruza el vientre de un músculo y lo divide más o menos completamente, como en el recto abdominal.
insecticida (del lat. *insectum*, insecto, y *caedere*, matar). adj. A., *Insektizid*; F. e In., *insecticide*; It. y P., *insecticida*. Que destruye los insectos. || m. Agente que posee esta acción.
insectífugo (del lat. *insectum*, insecto, y *fugare*, ahuyentar). adj. y s. F., *insectifuge*. Sustancia que repele los insectos.
insectos (del lat. *insectum*, insecto). m. pl. F., *insecte*. Clase de animales artrópodos, provistos de cabeza, tórax y abdomen, y de seis patas. Tres órdenes de éstos tienen interés médico; los hemípteros, los dípteros y los sifonápteros.
inseminación (del lat. *inseminatum*, supino de *inseminare*, sembrar en). f. A., *Befruchtung*; F., *insémination*; In., *insemination*; It., *inseminazione*; P., *inseminação*. Siembra. || Fecundación del óvulo. || Introducción del semen en la vagina. ||**-artificial.** Introducción por medio de instrumentos del semen en la vagina o la matriz para producir el embarazo; práctica corriente en veterinaria. ||**-heteróloga.** Inseminación con semen que no es del marido de la paciente. ||**-homóloga.** Inseminación con semen del marido.
insenescencia (del lat. *in-*, negat., y *senescere*, envejecer). f. Calidad de lo que no envejece.
insensibilidad (del lat. *insensibilitas, -atis*). f. A., *Unempfindlichkeit*; F., *insensibilité*; In., *insensibility*; It., *insensibilità*; P., *insensibilidade*. Cualidad de insensible. || Anestesia; analgesia.
insensibilización. f. Producción de la insensibilidad por los anestésicos o narcóticos. || Desensibilización pasajera, obtenida por la administración repetida de antígenos.
insensible (del lat. *insensibilis*). adj. F., *insensible*. Desprovisto de sensibilidad o conciencia. || No apreciable por los sentidos.
inserción (del lat. *insertio, -onis*). A., *Ansatz*; F. e In., *insertion*; It., *inserzione*; P., *inserção*. Acción y efecto de introducir o implantar una cosa en otra. || Adherencia íntima de un músculo, ligamento o tendón en una parte, especialmente en un hueso. ||**-velamentosa.** PLACENTA VELAMENTOSA.
inserto (del lat. *insertus*, p. p. de *inserere*, introducir, injerir). adj. Introducido, incluido. Fijado por inserción.
insexual. adj. ASEXUAL.
insidioso (del lat. *insidiosus*). adj. A., *schleichend*; F., *insidieux*; In., *insidious*; It. y P., *insidioso*. Que aparece lentamente sin provocar síntomas o signos manifiestos.

insight (voz inglesa). m. F., *insight*. En psicoanálisis, toma de conciencia y comprensión de la dinámica psicológica y de las conductas del sujeto, que se obtiene en el curso de una psicoterapia psicoanalítica. Por extensión, conocimiento y adecuada percepción que el individuo tiene acerca de sí mismo y de sus conflictos o síntomas.

insípido (del lat. *insipidus*). adj. Que no tiene sabor; insulso.

insolación (del lat. *insolatio, -onis*). f. A., *Insolation*; F. e In., *insolation*; It., *insolazione*; P., *insolação*. Exposición del cuerpo al sol; baño de sol. || Fiebre térmica; efecto producido en el organismo por la exposición a los rayos solares o al calor excesivo, que se manifiesta con diversos fenómenos, según las diferentes formas: *sincopal* o *cardíaca, cerebral* o *meningítica, asfíctica, hiperpiréxica,* etc., pero en la que predominan la cefalalgia, vértigos, delirio o coma, y cuya evolución puede ser muy rápida, de algunos minutos, acabando por la muerte, o más lenta, de uno o dos días.

insoluble (del lat. *insolubilis*). adj. F., *insoluble*. Que no es susceptible de disolverse en un líquido.

insomnio (del lat. *insomnium*). m. A., *Insomnie*; F. e In., *insomnia*; It., *insonnia*; P., *insónia*. Falta de sueño, desvelo anormal. *Sin.:* Agripnia. || **-dormicional.** Dificultad de reconciliar el sueño al despertarse en la noche. || **-posdormicional.** Despertar precoz. || **-predormicional.** Dificultad de conciliar el sueño.

insorción. f. Paso de una sustancia desde el tubo digestivo al torrente circulatorio.

inspección (del lat. *inspectio, -onis*). f. A., *Inspektion*; F. e In., *inspection*; It., *inspezione*; P., *inspecção*. Examen detenido en general; especialmente el que se efectúa por medio de la vista.

inspersión (del lat. *inspersio, -onis*). f. Acto de polvorear o esparcir.

inspiración (del lat. *inspiratio, -onis*). f. A., *Einatmung*; F. e In., *inspiration*; It., *inspirazione*; P., *inspiração*. Acto de la respiración por el cual el aire entra en los pulmones; aspiración.

inspirador. m. Forma de inhalador.

inspirómetro (del lat. *inspirare*, soplar en, y el gr. *métron*, medida). m. Aparato para medir el volumen del aire inspirado.

inspisación (del lat. *inspissatio, -onis*). f. A., *Eindickung*; F. e In., *inspissation*; It., *inspessimento*; P., *inspissação*. Acción y efecto de espesar, hablando de los humores o de ciertos extractos.

instancia (del lat. *instantia*). f. A., *Instanz*; F., *instance*; In., *agency*; It., *istanza*; P., *instância*. Término utilizado por Freud para designar las diferentes subestructuras del aparato psíquico: yo, superyó y ello.

instilación (del lat. *instillatio, -onis*). f. A., *Einträufelung*; F. e In., *instillation*; It., *instillazione*; P., *instilação*. Acción y efecto de verter un líquido gota a gota sobre una superficie o en una cavidad. || **-rectal.** Gota a gota rectal.

instilador. m. Instrumento para la práctica de la instilación.

instinto (del lat. *instinctus*). m. A., *Instinkt*; F., *instinct*; In., *instinct*; It., *istinto*; P., *instinto*. Tendencia o propensión permanente a actuar de manera organizada y biológicamente adaptada, característica de una especie, cuyo fin sería la autoconservación y la continuación de la misma. || En psicoanálisis, término utilizado por algunos autores como equivalente al freudiano *Trieb.* V. PULSIÓN. || **-de muerte.** PULSIÓN DE MUERTE. || **-de rebaño.** GREGARISMO. || **-de vida.** PULSIÓN DE VIDA. || **-sexual.** PULSIÓN SEXUAL.

instituto o **institución** (del lat. *institutum* o *institutio, -onis*, respectivamente). f. m. Establecimiento, fundación. || Principio fundamental.

instrucción (del lat. *instructio, -onis*). Parte de una prescripción o fórmula en la que se indica el modo de empleo.

instrumentación. m. Empleo de los instrumentos; trabajo practicado con instrumentos.

instrumental. adj. F., *instrumental*. Relativo a los instrumentos o practicado con ellos. || m. Conjunto de instrumentos necesarios para la práctica de una operación determinada.

instrumentista. m. En cirugía operatoria, ayudante que cuida y proporciona el instrumental al operador.

instrumento (del lat. *instrumentum*). m. A., *Instrument*; F. e In., *instrument*; It. y P., *instrumento*. Útil, aparato o máquina que se emplea en una operación.

insucación (del lat. *in*, en, y *sucus*, jugo). f. Imbibición completa de una droga antes de preparar un extracto de ella.

insuficiencia (del lat. *insufficientia*). f. A., *Insuffizienz*; F., *insuffisance*; In., *insufficiency*; It., *insufficienza*; P., *insuficiência*. Disminución de la capacidad de un órgano para cumplir su función propia. || **-activa.** Incapacidad de un músculo debida a la aproximación anormal de su inserción a su origen. || **-aórtica.** Oclusión incompleta de las válvulas sigmoideas aórticas, que permite la regurgitación de sangre en el ventrículo izquierdo en cada diástole. || **-cardíaca anterógrada.** La que provoca un volumen de expulsión cardíaco inapropiado. || **-cardíaca congestiva** o **retrógrada.** La producida por aumento de la presión venosa con ingurgitación venosa pulmonar y sistémica con edemas y hepatosplenomegalia, por deficiencia ventricular derecha. || **-cardíaca** o **del miocardio.** Término general de las afecciones cardíacas llegadas al período de hipostolia. || **-cardíaca ventricular derecha.** INSUFICIENCIA CARDÍACA CONGESTIVA. || **-cardíaca ventricular izquierda.** La originada por insuficiencia del ventrículo izquierdo, con disnea y rémora circulatoria pulmonar. || **-coronaria.** Disminución del flujo sanguíneo a través de las arterias coronarias, sea por ateromatosis, espasmo o por aumento de la masa cardíaca y, por ende, de las exigencias musculares. || **-de los externos** o **de los internos.** Insuficiencia de los músculos rectos externos o rectos internos del ojo, que produce esoforia o exoforia, respectivamente. || **-funcional.** Insuficiencia valvular no debida a la misma válvula, sino a la relajación o ampliación del orificio cerrado por ella. || **-gástrica, hepática, renal, suprarrenal, tiroidea** o **uterina.** Incapacidad mayor o menor de los órganos respectivos, para cumplir las funciones debidas. || **-hepática aguda.** Fracaso súbito de las funciones del hígado dentro de las ocho primeras semanas de evolución de una hepatopatía aguda, sobre un hígado previamente sano, que se manifiesta con encefalopatía hepática y descenso de la tasa de protrombina por debajo del 50 %. || **-mitral o tricuspídea.** Oclusión imperfecta de las válvulas mitral o tricúspide, causa de que la sangre refluya a las aurículas respectivas durante la sístole. || **-muscular.** Disminución de la actividad muscular || Insuficiencia de una válvula cardíaca por la acción deficiente de los músculos papilares. || **-pilórica.** Oclusión imperfecta del píloro, que motiva el paso al intestino del alimento no digerido por el estómago. || **-pulmonar.** Oclusión deficiente de las válvulas del orificio pulmonar, que permite que la sangre refluya al ventrículo derecho durante la diástole. || **-seudoaórtica.** Estado caracterizado por algunos de los síntomas de la insuficiencia aórtica, debido a la arteriosclerosis. || **-suprarrenal.** Enfermedad de Addison. || **-tiroidea.** HIPOTIROIDISMO. || **-valvular.** Insuficiencia de las válvulas de los orificios cardíacos. || **-venosa.** Edema, generalmente de las extremidades inferiores por estasis venosa.

insuficiente (del lat. *insufficiens, -entis*). adj. Que no basta. com. Individuo con insuficiencia mental en un determinado orden de ideas o actos.

insuflación (del lat. *insufflatio, -onis*). f. A., *Einblasen*; F. e In., *insufflation*; It., *insufflazione*; P., *insuflação*. Operación de introducir aire o una sustancia pulverulenta en una cavidad u órgano. || Distensión de una cavidad u órgano hueco por medio del aire, para su estudio anatómico. || **-intratraqueal.** Operación de introducir aire o vapores anestésicos en la tráquea a través de un tubo colocado en la laringe, como medio de evitar el colapso de los pulmones en las operaciones intratorácicas. ||**-perirrenal.** Inyección de aire alrededor de los riñones para que aparezcan mejor en la radiografía. ||**-pulmonar.** Introducción de aire en los pulmones con objeto de remediar los accidentes de asfixia, especialmente en los recién nacidos.||**-tubárica.** PRUEBA DE RUBIN.

insuflador. m. F., *insufflateur*. Instrumento para la práctica de la insuflación.

ínsula (del lat. *insula*, isla). f. F., *insula*. Lóbulo de la ínsula, isla de Reil; eminencia de la corteza cerebral oculta en el fondo del surco lateral, constituida por cuatro pequeñas circunvoluciones rectilíneas casi verticales. || ISLA.

insulina (de *ínsula*). f. A., *Insulin*; F., *insuline*; In., *insulin*; It., *insulina*. P., *insulina*. Hormona pancreática, extracto acuoso incoloro de los islotes de Langerhans, proteína obtenida en 1921 por Banting y Best, de Toronto. Se emplea en el tratamiento de la diabetes por vía subcutánea. Reduce el azúcar sanguíneo y urinario, acción hipoglucémica, y favorece la utilización por el organismo de los hidratos de carbono, además de disminuir los cuerpos cetónicos de la orina. Se la ha mezclado con otras sustancias: globina, hexamina, histona, protamina, cinc, con objeto de retardar su absorción y prolongar su acción.

insulinasa. f. F., *insulinase*. Enzima hística que destruye o inactiva la insulina.

insulinemia (de *insulina* y el gr. *haîma*, sangre). f. F., *insulinémie*. Presencia de insulina en la sangre.

insulinismo. m. F., *hyperinsulinisme*. Secreción excesiva de insulina, o choque insulínico por dosis excesivas; hiperinsulinismo.

insulinización. f. INSULINOTERAPIA.

insulinochoqueterapia. f. Sistema terapéutico consistente en la provocación de un choque, seguido de coma, por medio de la administración de insulina. Se empleó primordialmente en el tratamiento de la esquizofrenia y en algunas paranoias. *Sin.*: Choque insulínico, cura o tratamiento de Sakel.

insulinoide (de *insulina* y el gr. *eîdos*, aspecto). adj. Semejante a la insulina por su acción hipoglucemiante.

insulinoma (del lat. *insula*, isla, y el suf. *-oma*). m. F., *insulinome*. Adenoma de los islotes de Langerhans.

insulinorresistencia. f. Resistencia a la acción de la insulina; estado en el cual esta sustancia, aun a dosis elevada, no basta para corregir la hiperglucemia.

insulinoterapia (de *insulina* y el gr. *therapeía*, tratamiento). f. Tratamiento de ciertas enfermedades por la administración de insulina.

insuloma. m. INSULINOMA.

insulto (del lat. *insultus*). m. Ataque. ||**-apoplético.** Apoplejía o hemorragia cerebral.||**-peritoneal.** PERITONISMO.

insusceptibilidad. f. INMUNIDAD.

intacto (del lat. *intactus*). adj. No tocado, inalterado, indemne.

integración (del lat. *integratio, -onis*). f. A., *Integration*; F., *intégration*; In., *integration*; It., *integrazione*; P., *integração*. Asimilación; acción o actividad anabólica. Asimilación de material genético proveniente de una bacteria en el cromosoma de otra. Cooperación de actos para un fin común. ||**-primaria.** Reconocimiento por el niño de que su cuerpo es una unidad diferenciada y separada del medio ambiente.||**-secundaria.** Unificación gradual de las pulsiones parciales pregenitales que se observa en el niño alrededor de los 6 años y que es la expresión de la culminación del desarrollo psicosexual infantil.

integrador. adj. F., *intégrateur*. Que integra. Ú.t.c.s. ||**-de superficie.** Instrumento para la medición de las superficies corporales.

integridad (del lat. *integritas, -atis*). f. F., *intégrité*. Cualidad de íntegro.

íntegro (del lat. *integer, -gri*). adj. Completo, sin falta.

integumentario. adj. Relativo a la piel o formado por ella. Que sirve de cubierta, como la piel.

integumento, integumentum (lat.). m. Revestimiento. ||**-común.** La piel.

intelecto (del lat. *intellectus*). m. INTELIGENCIA.

intelectual (del lat. *intellectualis*). adj. Relativo a la inteligencia. || com. Persona que cultiva preferentemente las ciencias o las letras.

intelectualización. f. A., *Intellektualisierung*; F. e In., *intellectualization*; It., *intellettualizzazione*; P., *intelectualização*. En psicoanálisis, mecanismo de defensa en el cual el sujeto utiliza el razonamiento o la lógica con el fin de evitar la percepción y conocimiento de sus conflictos y emociones.

inteligencia (del lat. *intelligentia*). f. A., *Intelligenz*; F. e In., *intelligence*; It., *intelligenza*; P., *inteligência*. Facultad de pensar, conocer y comprender; conjunto de funciones psíquicas superiores o de asociación.

intemperancia (del lat. *intemperantia*). f. A., *Unmässigkeit*; F., *intempérance*; In., *intemperance*; It., *intemperanza*; P., *intemperança*. Exceso o abuso en las bebidas y alimentos, especialmente en las bebidas alcohólicas.

intempestivo (del lat. *intempestivus*). adj. Fuera de tiempo; inoportuno.

intención (del lat. *intentio, -onis*). f. F., *intention*. Sinónimo de *reunión* respecto a la cicatrización o curación de las heridas; *primera* o *segunda intención; per primam* o *secundam intentionem*.

intencional. adj. Relativo a la intención o que ocurre en un acto intencionado. ||**-(Temblor).** V. TEMBLOR.

intensidad (de *intenso*). f. A., *Intensität*; F., *intensité*; In., *intensity*; It., *intensità*; P., *intensidade*. Cualidad de intenso; grado de fuerza, actividad o tensión.

intensificación. f. Acto o proceso de hacerse intenso.

intensímetro (de *intensidad* y el gr. *métron*, medida). m. F., *appareil pour mesurer l'inténsité des rayons X*. Instrumento para medir la intensidad de los rayos X, fundado en la variación de resistencia eléctrica de una célula de selenio.

intensionómetro. m. IONÓMETRO.

intensivo (del lat. *intensivus*). adj. F., *intensif, intense*. De fuerza o intensidad creciente.

intenso (del lat. *intensus*). adj. Dícese de todo lo que posee una actividad, fuerza o energía en grado elevado.

inter-. Prefijo latino que indica *entre* o *en medio*.

interaccesorio (de *inter-* y el lat. *accedere*, añadirse). adj. Situado entre dos apófisis vertebrales accesorias.

interacción (de *inter-* y el lat. *actio, -onis*, acción). f. A., *Wechselwirkung*; F. e In., *interaction*; It., *interazione*; P., *interacção*. Relación existente entre dos elementos de un sistema debida a la cual la actividad de cada uno de ellos es determinada por la actividad del otro.

interacinoso (de *inter-* y el lat. *acinus*, grano de uva). adj. Situado entre ácinos.

interalveolar (de *inter-* y el lat. *alveolus*, vaso pequeño). adj. Situado entre dos alveolos.

interanestesia (de *inter-* y el gr. *anaisthésia*, insensibilidad). f. Etapa correspondiente a la administración y efecto directo de los anestésicos quirúrgicos.

interangular (de *inter-* y el lat. *angulus*, rincón, ángulo). adj. Situado entre dos o más ángulos.

interanular (de *inter-* y el lat. *anulus*, anillo). adj. Situado entre dos anillos o estrangulaciones, o entre dos nódulos de Ranvier.

interapofisario (de *inter-* y el gr. *apóphysis*, protuberancia). adj. Situado entre dos apófisis.

interaritenoideo (de *inter-*, el gr. *arýtaina*, cuchara, y *eîdos*, aspecto). adj. Situado entre los cartílagos aritenoides.

interarticular (de *inter-* y el lat. *articulus*, articulación). adj. Situado entre dos o más articulaciones o entre dos superficies articulares.

interatrial o **interauricular** (de *inter-* y el gr. *átrion*, atrio, o el lat. *auricula*, orejuela). adj. F., *interauriculaire*. Situado entre ambas aurículas o entre los oídos u orejas.

intercadencia (de *inter-* y el lat. *cadere*, caer). f. F., *intercadence*. Aparición de un latido adicional o supernumerario entre dos latidos arteriales. || Este mismo latido.

intercalación (del lat. *intercalatio, -onis*). f. Neurosis del lenguaje en la que se interpone una palabra o sonido entre palabras o frases.
intercalado (del lat. *intercalatus*, p. p. de *intercalare*, intercalar). adj. F., *intercalé*. Interpuesto; situado o inserto entre dos o más partes o elementos.
intercalatum. m. *Locus niger*; sustancia negra del cerebro.
intercambio (de *inter-* y el lat. tardío *cambiare*, cambiar). m. A., *Austausch*; F., *échange*; In., *exchange*; It., *scambio*; P., *intercâmbio*. Cambio recíproco entre dos o más partes u órganos. ||**-de Hamburger.** Intercambio iónico entre las células sanguíneas y el plasma, que regula la reacción de la sangre. ||**-iónico.** V. RESINA.
intercanalicular (de *inter-* y el lat. *canaliculus*, dim. de *canalis*, canal). adj. Situado entre canalículos.
intercapilar (de *inter-* y el lat. *capillus*, cabello). adj. Situado entre capilares o entre cabellos.
intercarotídeo (de *inter-* y el gr. *káros*, letargo). adj. Situado entre las dos ramas de la arteria carótida primitiva.
intercarpiano (de *inter-* y el gr. *karpós*, muñeca). adj. Situado entre los huesos del carpo.
intercartilaginoso (de *inter-* y el lat. *cartilago, -inis*, cartílago). adj. Situado entre cartílagos; intercondral.
intercavernoso (de *inter-* y el lat. *caverna*, caverna). adj. Situado entre dos cavidades o entre los cuerpos cavernosos.
intercelular (de *inter-* y el lat. *cellula*, celdilla). adj. Situado entre las células de una estructura.
intercentral (de *inter-* y el gr. *kéntron*, centro). adj. Situado entre dos o más centros nerviosos o que los une.
intercervical (de *inter-* y el lat. *cervix, -icis*, cuello). adj. Situado entre las vértebras cervicales. || m. pl. Músculos interespinosos del cuello.
interciático. adj. INTERISQUIÁTICO.
intercidencia. f. INTERCADENCIA.
interciliar (de *inter-* y el lat. *cilium*, ceja). adj. Situado entre las cejas.
intercilio (de *inter-* y el lat. *cilium*, pestaña, ceja). m. Entrecejo; glabela.
intercinesis (de *inter-* y el gr. *kínesis*, movimiento). f. Intervalo entre dos divisiones celulares sucesivas. Interfase.
interclavicular (de *inter-* y el lat. *clavicula*, llavecita). adj. Que se extiende de una a otra clavícula; entre ambas clavículas.
interclinoide (de *inter-* y el gr. *klinoeidés*, semejante a una cama). adj. Situado entre las apófisis clinoides del esfenoides.
intercoccígeo (de *inter-* y el gr. *kókkyx, -ygos*, cuclillo). adj. Situado entre las piezas del cóccix.
intercolumnar o **intercolumnario** (de *inter-* y el lat. *columna*, columna). adj. Situado entre dos columnas o pilares.
intercondíleo (de *inter-* y el gr. *kóndylos*, articulación). adj. Situado entre dos cóndilos.
intercondral (de *inter-* y el gr. *chóndros*, cartílago). adj. INTERCARTILAGINOSO.
intercostal (de *inter-* y el lat. *costa*, costilla). adj. F., *intercostal*. Situado o comprendido entre dos costillas. || Arteria, músculo, nervios intercostales. V. ARTERIAS, MÚSCULOS, NERVIOS (TABLAS DE).
intercostohumeral (de *inter-*, el lat. *costa*, costilla, y *umerus*, hombro). adj. F., *intercostohuméral*. Relativo a un espacio intercostal y el húmero. || m. Rama cutánea lateral del segundo nervio intercostal, que va a la piel del brazo.
intercoxal (de *inter-* y el lat. *coxa*, cadera). adj. Situado entre los huesos coxales o ilíacos.
intercricotirotomía (de *inter-*, *cricotiroides* y el gr. *témnein*, cortar). f. F., *intercricothyrotomie*. Laringotomía o traqueotomía a través de la membrana cricotiroidea; coniotomía; laringotomía infratiroidea.
intercristal (de *inter-* y el lat. *crista*, cresta). adj. Entre dos crestas.

intercromático (de *inter-* y el gr. *chrôma, -atos*, color). adj. Situado en los espacios de la red cromática nuclear.
intercrural (de *inter-* y el lat. *crus, cruris*, pierna). adj. INTERFEMORAL. || INTERPEDUNCULAR.
intercuneal (de *inter-* y el lat. *cuneus*, cuña). adj. Situado entre los huesos cuñas o cuneiformes.
intercurrente (del lat. *intercurrens, -entis*). adj. Que aparece durante el curso de otra enfermedad y la modifica más o menos.
intercutaneomucoso (de *inter-*, el lat. *cutis*, piel, y *mucus*, mucosidad). adj. Situado o que ocurre entre la piel y la mucosa.
interdeferencial (de *inter-* y el lat. *deferre*, llevar). adj. Situado entre dos conductos deferentes.
interdentario o **interdental** (de *inter-* y el lat. *dens, dentis*, diente). adj. Situado entre los dientes.
interdigitación (de *inter-* y el lat. *digitus*, dedo). f. F., *interdigitation*. Entrecruzamiento de los dedos de una mano con los de la otra o de partes similares, como el de las digitaciones extremas de los músculos oblicuo externo y serrato mayor.
interdigital (de *inter-* y el lat. *digitus*, dedo). adj. Situado entre dos dedos contiguos.
interdisciplinario (de *inter-* y el lat. *disciplina*, enseñanza). adj. Dícese de los estudios, equipos asistenciales u otras actividades que se realizan mediante la cooperación de varias disciplinas.
interencéfalo. adj. TALAMENCÉFALO.
interepitelial (de *inter-*, el gr. *epí*, sobre, y *thelé*, pezón). adj. Situado entre las células epiteliales.
interescápula (de *inter-* y el lat. *scapulae*, espaldas). f. Espacio entre ambos omóplatos.
interespacio (de *inter-* y el lat. *spatium*, espacio). m. Espacio entre dos órganos o partes semejantes.
interespinoso (de *inter-* y el lat. *spina*, espina dorsal). adj. F., *interépineux, muscle interépineux*. Situado entre dos espinas o entre dos apófisis espinosas vertebrales. || m. Músculo interespinoso. V. MÚSCULOS (TABLA DE).
interfalángico (de *inter-* y el gr. *phálagx, -aggos*, falange). adj. Situado en una articulación entre dos falanges.
interfascicular (de *inter-* y el lat. *fasciculus*, manojo). adj. Situado entre dos o más fascículos.
interfase (de *inter-* y el gr. *phásis*, palabra). f. F., *interphase*. Intervalo de tiempo o espacio entre dos o más fases. || Fase quiescente de la mitosis. Intercinesis. || En química, límite o superficie entre dos fases de un sistema heterogéneo.
interfaz. f. INTERFASE.
interfecto (del lat. *interfectus*, muerto). adj. Dícese en términos forenses de la persona muerta violentamente. Ú.t.c.s.
interfeminium o **interfemus** (lat.). m. Espacio entre los muslos.
interfemoral (de *inter-* y el lat. *femus, femoris*, muslo). adj. Situado entre los muslos.
interferencia (de *inter-* y el lat. *ferens, -entis*, p. a. de *ferre*, llevar). f. A., *Interferenz*; F., *interférence*; In., *interference*; It., *interferenza*; P., *interferência*. Fusión de dos ondas de luz o sonoras, que en el primer caso producen oscuridad, y en el segundo, silencio. || Trastorno de la conducción del impulso cardíaco debido a que éste alcanza la zona de conducción cuando ésta se halla todavía en estado refractario. ||**-vírica.** Fenómeno que consiste en la imposibilidad de desarrollo de un virus en una célula que ya estaba parasitada por otro. Los mecanismos de dicha interferencia son: imposibilidad de penetración del segundo virus si el primero había bloqueado o saturado los receptores de la membrana celular; competencia de los dos virus en las vías de replicación, y producción de interferón por la célula infectada por el primer virus.
interferir. tr. Estorbar. Ú.t.c. intr.
interferometría (de *interferir* y el gr. *métron*, medida). f. F., *interférométrie*. Método para medir distancias o movimientos diminutos por medio de fenómenos derivados de la interferencia de los rayos lumino-

sos. Para ello se utiliza un instrumento llamado interferómetro.

interferón. m. F., *interféron*. Proteína de bajo peso molecular producida por células animales *(in vivo* e *in vitro)* en respuesta a determinados inductores como virus, moléculas de RNA, polinucleótidos sintéticos y ciertas especies bacterianas. Es específico de la especie animal en que se origina, e inhibe la replicación en ella de cualquier virus. Su producción se inicia a los pocos minutos del estímulo y cesa con éste. Tiene un importante papel en los mecanismos defensivos inespecíficos antivíricos.

interfibrilar (de *inter-* y el lat. *fibrilla*, dim. de *fibra*, filamento). adj. Situado entre fibrillas.

interfibroso. adj. Situado entre fibras.

interfilético (de *inter-* y el gr. *phýlon*, raza). adj. De forma intermedia entre dos tipos de células u organismos.

interfrontal (de *inter-* y el lat. *frons, frontis*, frente). adj. Situado entre ambas mitades del hueso frontal.

interganglionar (de *inter-* y el gr. *gágglion*, nódulo). adj. Situado entre ganglios o que los conexiona.

interglobular (de *inter-* y el lat. *globulus*, dim. de *globus*, esfera). adj. Entre glóbulos; se dice especialmente de los espacios de Czermak de la dentina.

interglúteo (de *inter-* y el gr. pl. *gloutoí*, nalgas). adj. Situado entre los músculos glúteos o entre las nalgas.

intergrado (de *inter-* y el lat. *gradus*, paso). m. Paso o estadio entre otros dos estadios.

interhemisférico (de *inter-* y el gr. *hemisphaírion*, hemisferio). adj. Situado o que ocurre entre dos hemisferios encefálicos.

interhumano (de *inter-* y el lat. *humanus*, humano). adj. Entre individuos de la especie humana.

interinhibitorio (de *inter-* y el lat. *inhibere*, inhibir). adj. Mutuamente inhibitorio.

interior (del lat. *interior, -oris*). adj. F., *intérieur*. Situado dentro o más cerca del centro de una parte.

interisquiático (de *inter-* y el gr. *ischíon*, isquion). adj. Entre los dos isquiones.

interlabial (de *inter-* y el lat. *labium*, labio). adj. Situado entre labios.

interlaminar (de *inter-* y el lat. *lamina*, chapa de metal). adj. Situado entre dos láminas u hojas.

interlaterocostal (de *inter-*, el lat. *latus, -eris*, y *costa*, costilla). adj. Calificativo de los músculos intercostales externos.

interligamentario o **interligamentoso** (de *inter-* y el lat. *ligamentum*, atadura). adj. Situado entre ligamentos.

interlobitis. f. INTERLOBULITIS.

interlobular (de *inter-* y el lat. *lobulus*, lóbulo). adj. Situado o que ocurre entre dos lóbulos.

interlobulillar. adj. Situado o que ocurre entre lobulillos.

interlobulitis. f. Pleuresía interlobular.

intermaleolar (de *inter-* y el lat. *malleus*, mazo). adj. Situado o que ocurre entre los maléolos.

intermamario o **intermamilar** (de *inter-* y el lat. *mamma*, mama, o *mamilla*, pezón). adj. Situado entre las mamas o pezones.

intermarginal (de *inter-* y el lat. *margo, -inis*, margen). adj. Situado entre dos bordes. || Situado entre las ramas del maxilar inferior. m. Hueso intermaxilar o incisivo.

intermaxilar (de *inter-* y el lat. *maxila*, mandíbula). F., *intermaxillaire*. adj. Situado entre ambos maxilares superiores. || Situado entre el maxilar superior y el inferior.

intermediario (de *inter-* y el lat. vulg. *mediator, -oris*, mediador). adj. F., *intermédiaire*. Que media entre dos o más personas o cosas. Ú.t.c.s. || INTERMEDIO. ||**-de Wrisberg.** V. NERVIOS (TABLA DE).

intermedina. f. F., *intermédine*. desus. MELANOTROPINA.

intermedio (del lat. *intermedius*). adj. F., *intermède*. Situado en medio, en el espacio o el tiempo. Ú.t.c.s. || m. Sustancia que en la preparación de un medicamento facilita la mezcla de otras sustancias o cualquiera otra operación farmacéutica; excipiente.

intermediolateral (de *intermedio* y el lat. *latus, -eris*, lado). adj. Intermedio y lateral a un tiempo.

intermembranoso (de *inter-* y el lat. *membrana*, membrana). adj. Situado o que ocurre entre membranas.

intermeníngeo (de *inter-* y el gr. *mênigx, -iggos*, meninge). adj. Situado o que ocurre entre las meninges.

intermenstrual (de *inter-* y el lat. *menstruus*, mensual). adj. Que ocurre entre dos períodos menstruales.

intermetacarpiano (de *inter-*, el gr. *metá*, detrás, y *karpós*, muñeca). adj. Situado entre dos huesos metacarpianos.

intermetamérico (de *inter-* el gr. *metá*, detrás, y *merós*, parte). adj. Situado o que ocurre entre dos metámeras.

intermetatarsiano (de *inter-*, el gr. *metá*, detrás, y *tarsós*, planta del pie). adj. Situado entre los huesos del metatarso.

intermisión o **intermitencia** (del lat. *intermissio, -onis*, y, en la segunda forma, *intermittens, -entis*, p. a. de *intermittere*, intermitir). f. A., *Intermission*; F., e In., *intermission*; It., *intermissione*; P., *intermissão*. Intervalo; cesación temporal o período entre dos accesos o paroxismos. ||**-del pulso.** Pausa, a veces periódica, que rompe la regularidad de los latidos cardíacos.

intermural (de *inter-* y el lat. *murus*, muro). adj. Situado entre paredes.

intermuscular (de *inter-* y el lat. *musculus*, dim. de *mus*, ratón). adj. Situado entre dos o más músculos.

internamiento. HOSPITALIZACIÓN.

internamiento (del lat. *internus*, interior). m. Reclusión de un alienado en un manicomio público o privado, previos los requisitos legales.

internarial (de *inter-* y el lat. *nares*, orificios nasales). adj. Situado entre las ventanas o agujeros nasales.

internasal (de *inter-* y el lat. *nasus*, nariz). adj. Situado entre los huesos o fosas nasales.

interneurona (de *inter-* y el gr. *neûron*, nervio). f. F., *interneurone, neurone intercalaire*. Neurona, de una cadena de varias de ellas, que se halla situada entre la aferente primaria y la terminal motora.

internista. adj. F., *interniste*. Dícese del médico que se dedica especialmente al tratamiento de las enfermedades generales no quirúrgicas de los órganos internos. Ú.t.c.s.

interno (del lat. *internus*). adj. F., *interne*. Situado dentro o más cerca de la línea media del cuerpo o de una parte; mesial. || m. Alumno de medicina o médico que presta sus servicios en un hospital a las órdenes de un médico jefe y con residencia más o menos fija en el establecimiento.

internodo (de *inter-* y el lat. *nodus*, nudo). m. Parte entre dos nudos o nódulos. || Segmento interanular de una fibra nerviosa. ||**-de Ranvier.** Parte de una fibra nerviosa entre dos nódulos de Ranvier.

internodular. adj. Referido a un internodo o situado en él.

internuclear (de *inter-* y el lat. *nucleus*, pulpa de fruto con cáscara). adj. Situado entre núcleos.

internuclear. F., *internucléaire*. Situado entre las capas nucleares de la retina.

internuncial (del lat. *internuntius*, mensajero). adj. Que sirve como medio de comunicación entre dos neuromas o centros nerviosos; interneurona.

internus (lat.). adj. Interno. m. Músculo recto interno del ojo.

interoceptor (de *interior* y el lat. *capere*, coger). m. Cualquiera de los órganos terminales (ceptores) de las vísceras que reciben estímulos de las actividades viscerales; visceroceptor.

interofectivo (de *interior* y el lat. *facere*, hacer). adj. Término de Cannon para el sistema nervioso autónomo.

interoinferior. adj. Situado dentro y abajo.

interolivar (de *inter-* y el lat. *oliva*, aceituna). adj. Situado entre los cuerpos olivares.

interorbitario (de *inter-* y el lat. *orbis*, círculo). adj. Situado entre las dos órbitas.
interóseo (de *inter-* y el lat. *os, ossis*, hueso). adj. F., *interosseux*. Situado entre huesos. || m. Músculo interóseo. V. MÚSCULOS (TABLA DE).
interpalpebral (de *inter-* y el lat. *palpebrae*, párpados). adj. F., *interpalpébral*. Entre ambos párpados.
interpapilar (de *inter-* y el lat. *papilla*, teta). adj. Situado entre papilas.
interparietal (de *inter-* y el lat. *paries, -etis*, pared). adj. F., *interpariétal*. Situado entre los dos huesos parietales. || Situado entre dos paredes. || m. Hueso interparietal o del inca.
interparoxismal (de *inter-* y el gr. *paroxysmós*, irritación). adj. Que ocurre entre dos paroxismos.
interpedicular (de *inter-* y el lat. *pediculus*, dim. de *pes, pedis*, pie). adj. Situado entre pedículos, de las vértebras especialmente.
interpeduncular (de *inter-* y el lat. *pedunculus*, dim. de *pes, pedis*, pie). adj. Situado entre pedúnculos, cerebrales especialmente.
interpial (de *inter-* y el lat. *pia*, piadosa). adj. Situado entre las dos hojas de la piamadre.
interpleural (de *inter-* y el lat. *pleurá*, costado). adj. Situado o que ocurre entre las pleuras.
interpleurocostal (de *inter-*, el gr. *pleurá*, costado, y el lat. *costa*, costilla). adj. Calificativo de los músculos intercostales internos.
interpolación (del lat. *interpolare*, intercalar). f. Implantación quirúrgica de un tejido. || Determinación de valores medios en una serie tomando como base los valores observados.
interpolar. adj. Situado entre dos polos.
interpositum. m. Tela coroidea del III ventrículo.
interpretación (del lat. *interpretatio, -onis*). f. A., *Deutung;* F., *interprétation;* In., *interpretation;* It., *interpretazione;* P., *interpretação*. En el tratamiento psicoanalítico designa la acción de comunicar al paciente las deducciones del psicoanalista acerca del sentido latente de su discurso o comportamiento. La interpretación tiende a comprender y revelar los deseos inconscientes y los mecanismos defensivos que subyacen a toda producción del inconsciente (sueño, acto fallido, síntoma, etc.). ||**-delirante.** V. DELIRIO INTERPRETATIVO.
interprotometamérico (de *inter-* y el gr. *prôtos*, primero, *meta*, a través, *méros*, parte). adj. Situado entre los segmentos primarios del embrión.
interpúbico (de *inter-* y el lat. *pubes*, pubis). adj. Situado entre los huesos del pubis.
interpupilar (de *inter-* y el lat. *pupilla*, pupila). adj. Situado entre las pupilas.
interradial (de *inter-* y el lat. *radius*, radio). adj. Situado entre dos radios o rayos.
interrenal (de *inter-* y el lat. *ren, renis*, riñón). adj. Situado entre ambos riñones o en la corteza suprarrenal.
interrenalina. f. CORTINA.
interrenalismo. m. ant. Estado de virilismo debido a la hiperfunción o hiperplasia de la corteza suprarrenal.
interrenalopatía (de *inter-*, el lat. *renalis*, renal, y el gr. *páthos*, enfermedad). f. ant. Estado morboso cualquiera debido a un trastorno funcional de la corteza suprarrenal.
interrenina. f. CORTINA.
interrogatorio (del lat. *interrogatorius*). m. Serie de preguntas que el médico hace al enfermo o a los que lo rodean, con objeto diagnóstico.
interrumpido (del lat. *interrumpere*, interrumpir). adj. No continuo; caracterizado por intermitencias o soluciones de continuidad.
interruptor (del lat. *interruptor*). m. Utensilio para cerrar el circuito eléctrico a intervalos regulares.
intersección (del lat. *intersectio, -onis*). f. F., *intersection*. Punto común de dos líneas que se cortan. ||**-tendinosa.** Fibras tendinosas que refuerzan o sirven para la inserción de determinados músculos.
intersegmentario. adj. F., *intersegmentaire*. Entre dos segmentos.

intersegmento (de *inter-* y el lat. *segmentum*, franja). m. F., *métamère*. Uno cualquiera de una serie de segmentos; metámera.
intersexual (de *inter-* y el lat. *sexus*, sexo). adj. F., *intersexué*. Dícese del individuo que posee caracteres sexuales masculinos y femeninos.
intersexualidad. f. F., *intersexualité*. Estado o cualidad en el que el individuo muestra caracteres sexuales de ambos sexos. V. HERMAFRODITISMO.
intersístole (de *inter-* y el gr. *systolé*, contracción). f. A., *Intersystole;* F. e In., *intersystole;* It., *intersistole;* P., *intersístole*. Intervalo que existe entre el final de la sístole auricular y el comienzo de la sístole ventricular.
intersticial. adj. F., *interstitiel*. Relativo a los intersticios o interespacios de una parte; que rellena el espacio que dejan otros elementos más diferenciados.
intersticioloma. m. V. TUMOR DE CÉLULAS DE LEYDIG.
intersticio (del lat. *interstitium*). m. A., *Zwischenraum;* F., *interstice;* It., *interstizio;* P., *interstício*. Pequeño espacio o hendidura en un tejido. || Espacio pequeño entre dos órganos o partes.
intertarsiano (de *inter-* y el gr. *tarsós*, planta del pie). adj. Situado entre los huesos del tarso.
intertransverso (de *inter-* y el lat. *transversus*, atravesado). adj. F., *intertransversaire, muscle intertransversaire*. Situado entre las apófisis transversas de las vértebras o que las conexiona. || m. Músculo intertransverso. V. MÚSCULOS (TABLA DE).
intertraqueliano. adj. INTERTRANSVERSO.
intertrigo (del lat. *intertrigo*, excoriación). m. A., *Intertrigo;* F., In., It. y P., *intertrigo*. Inflamación eritematosa de la piel en las regiones sujetas a roces entre dos superficies cutáneas, tales como los pliegues, acompañada de comezón y exudación más o menos abundante. Es muy frecuente en los niños y en las personas deseadas y obesas. *Sin.:* Eritema intertrigo.
intertrocantéreo (de *inter-* y el gr. *trochantér*, trocánter). adj. Situado entre ambos trocánteres.
intertubercular o **intertuberculoso** (de *inter-* y el lat. *tuberculum*, dim. de *tuber, -eris*, tumor). adj. Entre tubérculos.
interuretérico o **interureteral** (de *inter-* y el gr. *ouretér*, uréter). adj. Entre los uréteres.
interuteroplacentario (de *inter-*, el lat. *uterus*, útero, y *placenta*, torta). adj. Entre el útero y la placenta.
intervalo (del lat. *intervallum*). m. A., *Intervall;* F., *intervalle;* In., *interval;* It., *intervallo;* P., *intervalo*. Espacio entre dos lugares o tiempos. ||**-acromático.** Intervalo lumínico entre la sensación de luz y la sensación cromática de una onda del espectro de luz. ||**-auriculocarotídeo.** Intervalo entre las ondas auricular y carotídea en el trazado del pulso yugular. ||**-auriculoventricular.** Tiempo que media entre las sístoles auricular y ventricular. ||**-auscultatorio.** Hiato de silencio percibido en el curso de la medición de la presión sanguínea en los pacientes hipertensos o con estenosis mitral. ||**-cardioarterial.** Espacio entre el latido de la punta y el de las arterias. ||**-de chispa.** Distancia entre los bornes de un circuito de alta tensión, salvada por la chispa disruptiva. ||**-de Sturm.** INTERVALO FOCAL DE STURM. ||**-focal.** Distancia entre el punto focal anterior y posterior. ||**-focal de Sturm.** Distancia entre las líneas focales anterior y posterior de un sistema óptico astigmático. ||**-libre.** Período entre dos ataques de apendicitis, después de curado completamente el primero. ||**-lúcido.** Período de claridad mental en las psicosis o locuras cíclicas y recurrentes. || Lapso entre un traumatismo craneal y la aparición de síntomas de compresión por hematoma subdural. ||**-pasivo.** Tiempo de descanso cardíaco. ||**-postesfígmico** y **presfígmico.** Intervalo entre el comienzo de la dilatación del ventrículo y la abertura de las válvulas auriculoventriculares, y el que se da entre el comienzo de la contracción ventricular y la abertura de las válvulas arteriales respectivamente. ||**-PQ.** Tiempo de conducción auriculoventricular del electrocardiograma. ||**-PR.** Intervalo del trazado

electrocardiográfico entre las ondas P y R. Dura unos 0,15 seg. ‖ **-QRS.** Complejo de activación ventricular. ‖ **-QRST.** Complejo ventricular. ‖ **-QT.** Sístole eléctrica ventricular. ‖ **-ST.** Tiempo isoeléctrico de despolarización ventricular.

intervalvular (de *inter-* y el lat. *valvula*, dim. de *valvae, batientes*). adj. Situado entre válvulas.

intervascular (de *inter-* y el lat. *vasculum*, dim. de *vas*, vaso). adj. Situado entre vasos, sanguíneos o linfáticos.

intervelloso (de *inter-* y el lat. *villus*, pelo). adj. Situado entre vellosidades.

intervención (del lat. *interventio, -onis*). f. OPERACIÓN.

interventricular (de *inter-* y el lat. *ventriculus*, ventrículo). adj. F., *interventriculaire*. Situado entre dos ventrículos.

intervertebral (de *inter-* y el lat. *vertebra*, articulación). adj. Situado entre dos vértebras contiguas.

intestino (del lat. *intestinus*, de *intus*, dentro). m. A., *Darm*; F., *intestin*; In., *intestine*; It. y P., *intestino*. Porción de tubo digestivo entre el estómago y el ano. ‖ **-anterior** o **faríngeo.** Tubo embrionario que resulta de la soldadura de las láminas que forman el surco intestinal; producción endodérmica. ‖ **-delgado.** Porción de intestino extendida desde el píloro hasta el ciego; comprende el duodeno, yeyuno e íleon, y mide en conjunto 6,5 m (duodeno 22 cm, yeyuno 2,2 m e íleon 4 m) aproximadamente. ‖ **-grueso.** Porción de intestino entre el ciego y el ano; comprende el ciego, el colon y el recto, que en conjunto miden 1,6 m. ‖ **-mesenterial** o **mesostenial.** Yeyuno e íleon en conjunto; porción que posee mesenterio. ‖ **-pancreático.** DUODENO. ‖ **-posterior.** Depresión endodérmica en el extremo caudal del embrión, que comunica con la cavidad del endodermo por el aditus posterior.

intestinum (lat.). m. Intestino. ‖ **-crasum** o **tenue.** Intestino grueso y delgado, respectivamente.

íntima (del lat. *intima*). adj. F., *intima*. Aplícase a la más interna, endotelial, de las tres capas de una arteria; *túnica íntima*. Ú.t.c.s.

intimitis. f. F., *intimite, endartérite*. Inflamación de la íntima arterial. ‖ **-proliferativa.** Inflamación de la íntima arterial y venosa de los pequeños vasos cutáneos, con liveo reticular y úlceras dérmicas.

intolerancia (del lat. *in-*, negativo, y *tolerare*, llevar, sostener). f. A., *Intoleranz*; F., *intolérance*; In., *intolerance*; It., *intolleranza*; P., *intolerância*. Imposibilidad de soportar o resistir. Conjunto de reacciones generales o locales opuestas a la acción de un agente nocivo o medicamento; puede ser innata, *idiosincrasia*, o adquirida, *sensibilización, alergia*.

intorsión (del lat. *intorsio, -onis*, y éste de *intorquere*, torcer). f. F., *intorsion*. Torsión hacia dentro; rotación interna.

intoxicación (de *intoxicar*, y éste del lat. *in*, en, y *toxicum*, veneno). f. A., *Intoxikation, Vergiftung*; F. e In., *intoxication*; It., *intossicazione*; P., *intoxicação*. Envenenamiento; especialmente estado crónico de envenenamiento por la absorción continua de pequeñas cantidades de un tóxico exógeno o endógeno; toxicosis. V. ENVENENAMIENTOS (TABLA). ‖ **-ácida.** ACIDOSIS. ‖ **-acuosa.** Estado producido por la exagerada ingestión de agua o por la anormal retención de ésta, que da por resultado la dilución de las sales orgánicas; se caracteriza por calambres, vértigos, cefalalgia y vómitos. ‖ **-alcohólica.** ALCOHOLISMO. ‖ **-gravídica.** Conjunto de fenómenos de aspecto tóxico que aparecen en ciertas grávidas y conducen algunas veces a la eclampsia. ‖ **-inaparente.** Estado tóxico que no produce síntomas, pero que puede ser revelado por medios de laboratorio. ‖ **-intestinal.** AUTOINTOXICACIÓN. ‖ **-saturnina.** SATURNISMO. ‖ **-séptica.** SAPREMIA.

intra-. Forma prefija del lat. *intra*, dentro de.

intra partum. loc. lat. Que ocurre durante el parto.

intra vitam. loc. lat. Durante la vida, en vida.

intraabdominal (de *intra-* y el lat. *abdomen, -inis*, vientre). adj. Situado o que ocurre dentro del abdomen.

intraacinoso (de *intra-* y el lat. *acinus*, grano de uva). adj. Que ocurre dentro de un ácino.

intraapendicular (de *intra-* y el lat. *apendix, -icis*, apéndice). adj. Dentro del apéndice.

intraarterial (de *intra-* y el gr. *artería*, arteria). adj. Dentro de una arteria o arterias; intravascular.

intraarticular (de *intra-* y el lat. *articulus*, juntura). adj. Situado o que ocurre dentro de una articulación.

intraatrial. adj. INTRAAURICULAR, 2.ª acep. ‖ Dentro de un atrio.

intraaural. adj. INTRAURAL.

intraauricular (de *intra-* y el lat. *auricula*, dim. de *auris*, oreja). adj. F., *intraauriculaire*. Dentro del oído. ‖ Dentro de una aurícula.

intrabronquial (de *intra-* y el lat. *bronchium*, bronquio). adj. Situado o que ocurre dentro de un bronquio.

intrabucal (de *intra-* y el lat. *buca*, boca). adj. Dentro de la boca o en la superficie interna de las mejillas.

Intracaína. f. Anestésico local patentado, dietoxina o β-dietilamino-etil-*p*-etoxibenzoato.

intracanalicular (de *intra-* y el lat. *canaliculus*, dim. de *canalis*, canal). adj. Dentro de canalículos.

intracapsular (de *intra-* y el lat. *capsula*, dim. de *capsa*, caja). adj. Situado o que ocurre dentro de una cápsula.

intracardíaco (de *intra-* y el gr. *kardía*, corazón). adj. Dentro del corazón; endocardíaco.

intracartilaginoso (de *intra-* y el lat. *cartilago, -inis*, cartílago). adj. Situado o formado en la sustancia de un cartílago.

intracavitario (de *intra-* y el lat. *cavus*, hueco). adj. F., *intracavitaire*. Situado o que ocurre dentro de una cavidad.

intracefálico (de *intra-* y el gr. *kephalé*, cabeza). adj. F., *intracrânien, intracérébral*. Intracraneal; intracerebral.

intracelíaco (de *intra-* y el gr. *koilía*, cavidad del vientre). adj. Dentro de una de las cavidades del cuerpo.

intracelular (de *intra-* y el lat. *cellula*, celdilla). adj. Dentro de una o más células.

intracerebeloso (de *intra-* y el lat. *cerebellum*, cerebelo). adj. F., *intracérébelleux*. Situado o que ocurre en la sustancia propia del cerebelo.

intracerebral (de *intra-* y el lat. *cerebrum*, cerebro). adj. F., *intracérébral*. Situado o que ocurre en la sustancia propia del cerebro.

intracervical (de *intra-* y el lat. *cervix, -icis*, cuello). adj. Situado en el interior de un conducto cervical. ‖ Situado dentro del cuello uterino.

intracístico (de *intra-* y el gr. *kýstis*, vejiga). adj. F., *intracystique*. Situado dentro de una vejiga o quiste.

intracólico (de *intra-* y el gr. *kôlon*, intestino grueso). adj. Dentro del colon.

intracordal (de *intra-* y el gr. *chordé*, cuerda). adj. Dentro de un cordón o cuerda o del notocordio.

intracordial (de *intra-* y el lat. *cor, cordis*, corazón). adj. INTRACARDÍACO.

intracorpuscular (de *intra-* y el lat. *corpusculum*, dim. de *corpus, -oris*, cuerpo). adj. Dentro de uno o más corpúsculos.

intracostal (de *intra-* y el lat. *costa*, costilla). adj. En la superficie interna de las costillas.

intracraneal (de *intra-* y el gr. *kranion*, cráneo). adj. Situado o que ocurre dentro del cráneo.

intracto. m. Preparación de plantas frescas, sometidas a los vapores de alcohol, por cuya acción conservan por tiempo indefinido toda su actividad terapéutica.

intracutáneo (de *intra-* y el lat. *cutis*, piel). adj. Situado o que se practica en el espesor de la piel.

intradérmico (de *intra-* y el gr. *dérma*, piel). adj. Intracutáneo, endodérmico.

intradermorreacción (de *intra-*, el gr. *dérma*, piel, y de *reacción*). f. A., *Intradermoreaktion*; F., *intradermoréaction*; In., *intradermoreaction*; It., *intradermoreazione*; P., *intradermorreação*. Reacción intracutánea inflamatoria que se produce cuando se practica una inyección en el mismo espesor de la dermis de una pequeña cantidad de toxina o antígeno (*tubercu-*

lina, Mantoux; *luetina*, Noguchi; *toxina diftérica*, Schick; etc.). Revela si el sujeto sufre o ha sufrido la enfermedad correspondiente y el grado de alergia o inmunidad frente a la misma.

intradural (de *intra-* y *duramadre*). adj. Dentro de la duramadre.

intraescleral. adj. INTRAESCLERÓTICO.

intraesclerótico (de *intra-* y el gr. *sklerós*, duro). adj. Situado dentro de la esclerótica.

intraescrotal (de *intra-* y el lat. *scrotum*, escroto). adj. Situado dentro del escroto.

intraespinal. adj. Situado en la sustancia de la médula espinal. || INTRARRAQUÍDEO.

intraestromático (de *intra-* y el gr. *stróma*, lo que se extiende). adj. Dentro de la estroma de un órgano. || INTERSTICIAL.

intraestrómico. adj. INTRAESTROMÁTICO. || INTERSTICIAL.

intrafaradización. f. Faradización de la superficie interna de un órgano hueco, del estómago especialmente.

intrafascicular (de *intra-* y el lat. *fasciculus*, manojo). adj. Situado o que ocurre dentro de un fascículo.

intrafilar. adj. INTRARRETICULAR.

intrafistular o **intrafistuloso** (de *intra-* y el lat. *fistula*, conducto). adj. Dentro de una fístula.

intrafisural (de *intra-* y el lat. *fissus*, hendido). adj. Situado dentro de una cisura o fisura.

intragalvanización. f. Galvanización de la superficie interna de un órgano.

intragástrico (de *intra-* y el gr. *gastér*, vientre). adj. Situado o que ocurre dentro del estómago.

intraglandular (de *intra-* y el lat. *glandula*, dim. de *glans, glandis*, bellota). adj. Dentro de una glándula.

intraglobular. adj. Dentro de un corpúsculo sanguíneo.

intrahepático (de *intra-* y el gr. *hêpar, -atos*, hígado). adj. F., *intrahépatique*. Situado dentro de la sustancia propia del hígado.

intraintestinal. adj. Situado o que ocurre dentro del intestino.

intralaríngeo. adj. Dentro de la laringe.

intraleucocitario (de *intra-*, el gr. *leukós*, blanco, y *kýtos*, cavidad). adj. Situado o que se produce dentro de los leucocitos.

intraligamentario o **intraligamentoso**. adj. Situado dentro de un ligamento, especialmente del ancho.

intralobular. adj. Situado o que ocurre dentro de un lóbulo.

intralobulillar. adj. Situado o que ocurre dentro de un lobulillo.

intraluminal (de *intra-* y el lat. *lumen, -inis*, luz). adj. Dentro de la luz de un vaso o conducto.

intramamario (de *intra-* y el lat. *mamma*, mama). adj. Dentro de la glándula mamaria.

intramastoiditis (de *intra-*, el gr. *mastós*, teta, y el suf. *-itis*). f. Inflamación del antro y células de la apófisis mastoides.

intramedular (de *intra-* y el lat. *medulla*, médula). F., *intramédullaire*. Situado o que ocurre dentro de la cavidad medular de un hueso. || adj. Dentro de la médula espinal.

intramembranoso. adj. Situado o que se forma en el espesor de una membrana.

intramiocardíaco (de *intra-*, el gr. *mŷs, myós*, músculo, y *kardía*, corazón). adj. F., *intramyocardiaque*. Situado o que ocurre en el espesor del miocardio.

intramural (de *intra-* y el lat. *murus*, pared). adj. INTRAPARIETAL, 1.ª acep.

intramuscular. adj. Dentro de la sustancia del músculo.

intranasal. adj. Dentro de las fosas nasales.

intranatal. adj. Que ocurre durante el nacimiento.

intraneural (de *intra-* y el gr. *neûron*, nervio). adj. Dentro de un nervio o de la sustancia nerviosa.

intranuclear. adj. Dentro de un núcleo.

intraocular. adj. Dentro del globo del ojo.

intraoral. adj. Dentro de la boca.

intraorbitario (de *intra-* y el lat. *orbis*, órbita). adj. F., *intraorbitaire*. Situado o que ocurre dentro de la cavidad orbitaria.

intraóseo (de *intra-* y el lat. *os, ossis*, hueso). adj. Dentro de la sustancia propia del hueso.

intraovárico. adj. Situado o que ocurre dentro del ovario.

intrapapilar. adj. Situado dentro de una papila.

intraparenquimatoso (de *intra-* y el gr. *parégchima*, sustancia de los órganos). adj. Situado o que ocurre dentro del parénquima de un órgano.

intraparietal (de *intra-* y el lat. *paries, -etis*, pared). adj. Situado en la sustancia de una pared. || Comprendido en la región parietal del cráneo o cerebro.

intrapélvico (de *intra-* y el lat. *pelvis*, lebrillo). adj. Situado o que ocurre dentro de la pelvis.

intraperineal. adj. En el espesor de los tejidos perineales.

intraperitoneal (de *intra-* y el gr. *periteínein*, extender alrededor). adj. Situado o que ocurre dentro de la cavidad peritoneal.

intrapial. adj. Dentro de la piamadre.

intrapirético (de *intra-* y el gr. *pŷr, pyrós*, fuego). adj. Que ocurre o se efectúa dentro del período febril.

intraplacentario (de *intra-* y el lat. *placenta*, torta). adj. Dentro de la placenta.

intrapleural (de *intra-* y el gr. *pleurà*, costado). adj. Dentro de la cavidad pleural.

intrapontino (de *intra-* y el lat. *pons, pontis*, puente). adj. Situado o que ocurre en la sustancia del puente de Varolio.

intraprotoplasmático o **intraprotoplásmico** (de *intra-*, el gr. *prôtos*, primero, y *plássein*, formar). adj. Dentro del protoplasma.

intrapsíquico (de *intra-* y el gr. *psyché*, mente). adj. F., *intrapsychique*. Que sucede o se origina dentro del campo mental o psíquico.

intrarraquídeo (de *intra-* y el gr. *rháchis*, espina dorsal). adj. F., *intrarachidien*. Situado o que ocurre dentro del conducto vertebral.

intrarrectal. adj. Dentro del recto.

intrarreticular (de *intra-* y el lat. *reticula*, dim. de *rete*, red). adj. Situado dentro de un retículo.

intrascleral. adj. INTRAESCLERÓTICO.

intrasclerótico. adj. INTRAESCLERÓTICO.

intrascrotal. adj. INTRAESCROTAL.

intrasillar (de *intra-* y el lat. *sella*, silla). adj. Dentro de la silla turca.

intrasinovial. adj. Dentro de la cavidad sinovial de una articulación.

intraspinal. adj. INTRARRAQUÍDEO. || INTRAESPINAL.

intrastromático. adj. INTRAESTROMÁTICO. || INTERSTICIAL.

intrastrómico. adj. INTRAESTROMÁTICO. || INTERSTICIAL.

intratecal (de *intra-* y el gr. *théke*, depósito). adj. Dentro de una teca o vaina; intrarraquídeo.

intratorácico (de *intra-* y el gr. *thóraх, -akos*, pecho). adj. Situado o que ocurre dentro del tórax.

intratrabecular (de *intra-* y el lat. *trabecula*, dim. de *trabs, trabis*, viga). adj. Situado o que ocurre dentro de las trabéculas.

intratubárico (de *intra-* y el lat. *tuba*, trompa). adj. Dentro de una trompa (de Falopio o de Eustaquio).

intratubular (de *intra-* y el lat. *tubula*, dim. de *tuba*, trompa). adj. Situado o que ocurre dentro de los tubos o canalículos de un órgano.

intraural. adj. Dentro del oído.

intrauterino. adj. Situado o que ocurre dentro del útero.

intrautricular (de *intra-* y el lat. *utriculus*, dim. de *uter, utris*, odre). adj. Dícese de lo que se halla situado dentro de un utrículo.

intravaginal (de *intra-* y el lat. *vagina*, vaina). adj. Dentro de la vagina o de la túnica vaginal del testículo.

intravasación (de *intra-* y el lat. *vas, vasis*, vaso). f. Ingreso de sustancias dentro de los vasos.

intravascular (de *intra-* y el lat. *vasculum,* dim. de *vas,* vaso). adj. Situado o que ocurre dentro de uno o más vasos.
intravenoso. adj. F., *intraveineux.* En el interior de una vena; endovenoso.
intraventricular (de *intra-* y el lat. *ventriculum,* dim. de *venter,* vientre). adj. F., *intraventriculaire.* Situado o que ocurre dentro de un ventrículo.
intravertebral. adj. INTRARRAQUÍDEO.
intravesical (de *intra-* y el lat. *vesica,* vejiga). adj. Situado o que ocurre dentro de la vejiga de la orina.
intravesicular (de *intra-* y el lat. *vesicula,* dim. de *vesica,* vejiga). adj. Situado dentro de una vesícula.
intravítreo (de *intra-* y el lat. *vitreus,* de vidrio o cristal). adj. En el interior del humor vítreo.
intrínseco (del lat. *intrinsecus,* interiormente). adj. Íntimo, esencial y exclusivo de una parte u órgano.
intro-. Forma prefija (del lat. *intro*), con la significación de dentro.
introductor. m. INTUBADOR.
introflexión (de *intro-* y el lat. *flectere,* doblar). f. Flexión hacia dentro.
introito (del lat. *introitus*). m. A., *Eingang;* F., *introït;* In., *introitus;* It. y P., *introito.* Entrada a una cavidad o espacio. || **-esofágico.** CARDIAS. || **-pélvico.** Abertura superior de la pelvis. || **-vaginal.** Orificio vaginal; vulva.
intromisión (del lat. *intromissio, -onis*). f. A., *Einführung;* F. e In., *intromission;* It., *intromissione;* P., *intromissão.* Introducción de una parte u órgano dentro de otra.
introrsión (del lat. *introrsum,* hacia dentro). f. Acción de volverse hacia dentro. || **-heterotópica.** Mecanismo por el cual se producen los estados heterotópicos o de enclavamiento embrionario.
introspección (del lat. *introspectio, -onis*). f. A., *Introspektion;* F. e In., *introspection;* It., *introspezione;* P., *introspecção.* Contemplación o examen de los propios pensamientos y sentimientos; autoanálisis.
introsuscepción. f. INTUSUSCEPCIÓN.
introversión (de *intro-* y el lat. *vertere,* hacer girar). f. INVERSIÓN, 1.ª acep. || Dirección de la energía psíquica hacia sí mismo y no hacia el mundo exterior o real.
introvertido. adj. Dado a la introversión. Ú.t.c.s.
introvisión. f. INTROSPECCIÓN.
introyección (de *intro-* y el lat. *iacere,* arrojar). f. A., *Introjektion;* F. e In., *introjection;* It., *introiezione;* P., *introjeção.* Proceso psíquico inconsciente por medio del cual el individuo incorpora cualidades de los objetos del mundo exterior. Es un mecanismo opuesto al de proyección, que interviene en la constitución y estructuración del aparato psíquico y es de importancia fundamental en los procesos de identificación.
intrusismo. m. CURANDERISMO.
intubación (de *in-* y *tubo*). f. A., *Intubation;* F. e In., *intubation;* It., *intubazione;* P., *intubação.* Introducción de un tubo en una cavidad, especialmente en el acto operatorio de introducir un tubo adecuado en la laringe a través de la glotis para dar paso al aire en el curso de intervenciones quirúrgicas. || **-gástrica** o **duodenal.** Colocación de una sonda permanente por la nariz a fin de alimentar a los enfermos o aspirar el contenido gastrointestinal. || **-intestinal.** Aspiración intestinal continua en la oclusión. || **-nasal.** Introducción de un tubo al aparato respiratorio o gastrointestinal a través de la nariz. || **-oral.** El mismo proceso anterior logrado a través de la boca.
intubador. m. F., *intubateur.* Instrumento empleado para la intubación.
intumescencia (del lat. *intumescens, -entis,* p. a. de *intumescere,* hincharse). f. A., *Anschwellung;* F. e In., *intumescence;* It., *intumescenza;* P., *intumescência.* Tumefacción o engrosamiento. || **-cervical** o **lumbar.** Engrosamiento cervical y lumbar de la médula espinal. || **-ganglioforme.** GANGLIO GENICULADO.
intussusceptum (lat.). m. Porción del intestino invaginada dentro de otra.
intussuscipiens (voz latina: que recibe dentro, de *intus,* interiormente, y *suscipiens, -entis,* p. a. de *suscipere,* recibir). m. Porción de intestino que contiene otra porción invaginada.
intususcepción (del lat. *intus,* interiormente, y *susceptio, -onis,* acción de recibir). f. A., *Einstülpung;* F., *invagination;* In., *intussusception;* It., *invaginazione;* P., *intussuscepção.* INVAGINACIÓN. || Desarrollo o crecimiento por transformación de las sustancias alimenticias en sustancia propia.
Inula. Género de plantas compuestas. La raíz de la especie *I. helenium* o *énula campana* es tónica, emenagoga y diaforética. Se emplea en polvo, infusión, tintura y extracto.
inulasa. f. F., *inulase.* Enzima que existe en el *Aspergillus niger* y en el *Penicillium glaucum* y que convierte la inulina en levulosa. || **-inosina.** Enzima que hidroliza la inosina en hipoxantina y azúcar.
inulina. f. A., *Inulin;* F., *inuline;* In., *inulin;* It. y P., *inulina.* Variedad de almidón polisacárido, encontrado en el rizoma de ciertas plantas. Es una forma polimerizada de fructofuranosa que produce levulosa por hidrólisis. Se emplea en una prueba para determinar la función renal.
inulol. m. ALANTOL.
inunción (de *in-* y el lat. *unctio, -onis,* unción). f. A., *Einreibung;* F., *onction;* In., *inunction;* It., *unzione;* P., *junção.* Unción con fricción. || Ungüento fabricado con lanolina como excipiente.
inustión (de *in-* y el lat. *ustio, -onis,* acción de quemar). f. Revulsión por el cauterio incandescente.
invaginación (de *invaginar,* y éste del lat. *in,* en, y *vagina,* vaina). f. A., *Invagination;* F. e In., *invagination;* It., *invaginazione;* P., *invaginação.* Penetración de una porción de intestino en otra adyacente, generalmente inferior, que determina síntomas de oclusión intestinal. Intususcepción, indigitación. || Procedimiento quirúrgico que consiste en introducir y suturar un cabo de intestino en el otro en la operación de la hernia estrangulada. || Proceso embriológico por el cual una porción de la pared de una cavidad se hunde y va a aplicarse a la pared opuesta, determinando la formación de una nueva cavidad independiente y sin comunicación con la primera. || **-cólica** o **ileal.** Penetración de porciones de colon o del íleon, respectivamente, en otras del mismo nombre. || **-ileocecal.** Penetración del íleon en el ciego. || **-retrógrada.** Penetración de una porción inferior de intestino en otra superior.
inválido (del lat. *invalidus*). adj. A., *Behinderte;* F., *invalide;* In., *handicaped;* It., *invalido;* P., *inválido.* Que no tiene fuerza ni vigor. Ú.t.c.s. || Persona incapacitada por enfermedad o lesión.
invasibilidad. f. Capacidad de un germen para invadir el organismo.
invasina. f. HIALURONIDASA.
invasión (del lat. *invasio, -onis*). f. A., *Invasion;* F. e In., *invasion;* It., *invasione;* P., *invasão.* Ataque o período inicial de una enfermedad, desde la aparición de los primeros síntomas hasta el período de estado. || Penetración de bacterias en el organismo, a la que puede seguir o no la infección. || Multiplicación exagerada de una clase de elementos anatómicos, que da por resultado la sustitución por ellos de elementos contiguos que se atrofian y desaparecen, como la invasión de la sustancia del cartílago por los elementos óseos durante el crecimiento.
inverminación (de *in-* y el lat. *verminare,* agusanarse). f. Estado morboso debido a gusanos endoparásitos; helmintiasis.
invernación. f. HIBERNACIÓN.
inversión (del lat. *inversio, -onis*). f. A., *Umkehrung;* F. e In., *inversion;* It., *inversione;* P., *inversão.* Vuelta hacia dentro. || Trastorno en la relación normal de una parte o fenómeno. || Desdoblamiento de la glucosa, por hidrólisis, en sacarosa y levulosa; se llama así porque se invierte el poder rotatorio de la solución. || En genética, aberración cromosómica resultante de un entrecruzamiento entre dos cromosomas que han experimentado rotura. Un segmento de ellos se invierte y los genes correspondientes aparecen en or-

den inverso. || INVERSIÓN SEXUAL. ||**-de la vejiga.** EXTROFIA DE LA VEJIGA. ||**-del testículo.** Situación anormal del testículo en las bolsas, con el epidídimo hacia delante. ||**-esplácnica** o **visceral.** *Situs inversus;* transposición, desviación de las vísceras de su posición normal o situación de las mismas en lugar opuesto. ||**-sexostética.** Eonismo o travestismo. ||**-sexual.** Homosexualidad, uranismo. ||**-térmica.** Estado en el cual la temperatura de un enfermo es más alta por la mañana. ||**-uterina.** Invaginación de la pared del útero, de modo que la cara interna se convierte en externa por el descenso del fondo de la matriz, y de la cual existen varios grados hasta la inversión completa, en la que el útero emerge de la vulva. ||**-visceral.** Transposición total o parcial de las vísceras del lado derecho al izquierdo y viceversa.

inverso (del lat. *inversus*). m. F., *inverse.* Artificio que consiste en doblar la venda sobre sí misma al cubrir un miembro de abajo arriba, para que las vueltas se superpongan regularmente en la extensión deseada.

invertasa. f. F., *invertase.* Enzima que hidroliza la sacarosa por escisión en sus constituyentes glucosa y fructosa. Se encuentra en las células de la levadura de cerveza y en las microvellosidades intestinales, donde hidroliza la sacarosa de la dieta. *Sin.:* Sacarasa, invertina.

invertebrados (de *in-* y el lat. *vertebra*, articulación). m. pl. Clase de animales sin columna vertebral; *invertebrata.*

invertido. adj. y s. HOMOSEXUAL, URANISTA.

invertina. f. INVERTASA.

invertosa. f. F., *sucre interverti.* Azúcar invertido.

investigación (del lat. *investigatio, -onis*). f. A., *Erforschung;* F. e In., *investigation;* It., *investigazione;* P., *investigação.* Exploración, examen.

inveterado (del lat. *inveteratus*). adj. Crónico y confirmado; de larga duración y de cura difícil.

invisible (del lat. *invisibilis*). adj. No perceptible a simple vista ni con el microscopio; ultramicroscópico.

involución (de lat. *involutio, -onis*, acción de envolver). f. A., *Involution;* F. e In., *involution;* It., *involuzione;* P., *involução.* Lo contrario de *evolución;* cambio retrógrado, modificación regresiva de un organismo u órgano. || Se aplica a las formas que ofrecen las bacterias cuando se hallan en condiciones desfavorables de nutrición. ||**-senil.** Cambios que experimentan los órganos por la influencia de la edad. ||**-uterina.** Retorno del útero a su tamaño normal después del parto.

involucro (del lat. *involucrum*). m. A., *Hülle;* F., *gaine;* In., *involucrum;* It., *involucro;* P., *invólucro.* Cubierta o vaina, como la que contiene el secuestro de un hueso necrosado.

involuntario (del lat. *involuntarius*). adj. F., *involontaire.* Que se efectúa con independencia de la voluntad; se aplica especialmente a los movimientos reflejos y a los músculos de fibra lisa.

inyección (del lat. *iniectio, -onis*). f. A., *Injektion;* F. e In., *injection;* It., *iniezione;* P., *injecção.* Líquido que se inyecta. || Repleción sanguínea, congestión. || Medio empleado en técnica anatómica para hacer más aparentes los vasos. || Acción y efecto de inyectar. ||**-anatómica.** Inyección de los vasos de un cadáver para facilitar su disección. ||**-capilar.** Hiperemia de los capilares, generalmente inflamatoria, que los hace visibles. ||**-de aire.** Forma de aeroterapia que consiste en inyectar aire, o mejor nitrógeno, en las serosas que son asiento de un derrame crónico (pleura o peritoneo). ||**-de aire.** Procedimiento para hacer visibles radiográficamente determinadas regiones del cuerpo, como los ventrículos cerebrales, la cápsula perirrenal, la vejiga, etc. ||**-de Brown-Séquard.** Inyección de extracto testicular. ||**-desencadenante.** La que determina accidentes en los organismos en el estado de anafilaxis creado por la inyección preparante. ||**-epiaponeurótica.** Inyección practicada en la superficie de una aponeurosis. ||**-esclerosante.** Inyección en un vaso sanguíneo de una sustancia que provoque una inflamación esclerosante del mismo (tratamiento de las venas varicosas, angiomas, etc.). ||**-gaseosa.** INSUFLACIÓN. ||**-gelatinosa, oleosa,** etc. Inyección de sustancias medicinales diversas, cuya base es la gelatina, aceite, etc. ||**-hipodérmica.** Inyección de un preparado medicamentoso o de suero en el tejido subcutáneo. ||**-intracardíaca, intradérmica, intramuscular, intrarraquídea, intravascular** o **intravenosa.** La practicada en las partes señaladas. ||**-paravenosa.** Error de técnica en la inyección intravenosa, cuando el líquido, en lugar de introducirse dentro de la vena, se inyecta en las cercanías de ésta. ||**-paravertebral.** Inyección anestesiante de los nervios espinales cerca de las vértebras. ||**-parenquimatosa.** Inyección que se practica dentro de la sustancia propia de un órgano. ||**-periquerática.** Vasodilatación de las arterias que rodean la córnea en la iridociclitis. ||**-preparante.** Primera inyección de una proteína o antígeno sensibilizante, que crea el estado de anafilaxis. ||**-preservativa.** Inyección de un líquido antiséptico y desinfectante en los vasos de un cadáver u órgano para evitar la descomposición del mismo. ||**-salina.** Inyección de suero artificial. ||**-subcutánea.** INYECCIÓN HIPODÉRMICA.

inyectable. adj. F., *injectable.* Dícese de la sustancia o medicamento preparados para ser inyectados. Ú.t.c.s.

inyectado. Congestionado. adj. F., *injecté.* Introducido o lleno por inyección.

inyectar (del lat. *iniectare*). tr. Acción de introducir, bajo presión y por medio de un instrumento adecuado, un líquido o gas en una parte, órgano o cavidad, natural o accidental.

inyector. m. Instrumento adecuado para inyecciones, jeringa.

Iodamoeba. Género de protozoo del orden Amoebida. ||**-bütschlii.** Especie no patógena, frecuente en el intestino humano, cuyos quistes contienen glucógeno que se tiñe intensamente con el yodo. ||**-williamsi.** I. BÜTSCHLII.

iodemia. f. YODEMIA.

iodo. m. YODO.

iofobia (del gr. *iós*, veneno, y *phóbos*, temor). f. Temor morboso a los venenos.

ion (del gr. *ión, -óntos*, p. a. de *iénai*, ir). m. A., *Ion;* F. e In., *ion;* It., *ione;* P., *ion.* Cada uno de los átomos o grupos de átomos, provistos de carga eléctrica, en que se descomponen una sal, un ácido, etc., al sufrir estos cuerpos la disociación electrolítica en su solución acuosa, y que pueden separarse por medio de la corriente eléctrica. Los iones pueden ser *electropositivos* o *cationes* (K·, Na·) y *electronegativos* o *aniones* (Cl', SO_2"). Su cuantivalencia se expresa por puntos en los cationes y vírgulas en los aniones, colocados en la parte superior derecha de los respectivos símbolos o fórmulas, o por + y –, respectivamente. || Elemento que procede de la disociación de un átomo, átomo sin uno o varios electrones, que posee una carga electropositiva equivalente a la carga negativa del electrón perdido. ||**-dipolar.** *Zwitterion;* ion que contiene carga positiva y negativa a la vez. ||**--hidrógeno.** Átomo de H que ha perdido su electrón; protón. ||**-(Intercambio).** V. RESINAS. ||**-marcado.** Iones de isótopos radiactivos que se utilizan para estudiar los procesos íntimos del metabolismo celular e hístico al poder determinar y valorar su cantidad en el órgano o tejido donde se fijaron.

ionización. f. A., *Ionisierung;* F. e In., *ionization;* It., *ionizzazione;* P., *ionização.* Acción y efecto de ionizar. || Formación de iones mediante la pérdida o incorporación de electrones en átomos o estructuras moleculares eléctricamente neutros. || IONTOFORESIS.

ionizar (de *ion*). tr. Disociar una molécula en iones o convertir un átomo o molécula en ion.

iono- o **ionto-.** Forma prefija, del gr. *ion, ióntos*, que se refiere a los iones.

ionóforo (de *iono-* y el gr. *phorós*, el que lleva). m. F., *ionophore.* Sustancia que actúa sobre membranas lipídicas o lipoproteicas (p. ej., las membranas celulares) produciendo alteraciones que aumentan su permeabilidad para determinados iones. Es el mecanismo de acción de algunos antibióticos (gramicidina) que alteran la permeabilidad de la membrana bacteriana.

ionógeno (de *iono-* y el gr. *gennân*, producir, engendrar). adj. F., *ionogène*. Que forma o suministra iones.

ionograma (de *iono-* y el gr. *gramma*, lo escrito o grabado). m. F., *ionogramme*. Determinación y registro de la concentración de los diversos aniones y cationes de un líquido orgánico, expresados en miliequivalentes por litro.

ionometría (de *iono-* y el gr. *métron*, medida). f. F., *ionométrie*. Medición de la intensidad o cantidad de los cuerpos radiactivos, fundada en la acción ionizante del aire que poseen estos rayos, mediante el ionómetro.

ionómetro (de *iono-* y el gr. *métron*, medida). m. F., *ionomètre*. Aparato ionométrico usado en roentgenterapia para dosificar los cuerpos radiactivos en las condiciones de aplicación.

ionoterapia (de *iono-* y el gr. *therapeia*, tratamiento). f. IONTOFORESIS. (del gr. *íon*, violeta, y *therapeia*, tratamiento). f. Tratamiento por los rayos ultravioleta.

iontocuantimetría. f. IONOMETRÍA.

iontoforesis (de *ionto-* y *foresis*). f. A., *Iontophorese;* F., *ionothérapie;* In., *iontophoresis;* It., *iontoforesi;* P., *iontoforese*. Introducción, por medio de una corriente eléctrica, de iones de sustancias diversas en los tejidos orgánicos, con objeto terapéutico. *Sin.:* Electroforesis, galvanoionización, ionización, ionoterapia, iontoterapia.

iontoterapia. f. IONTOFORESIS.

iotacismo o **yotacismo** (del gr. *iôta*, nombre de la 9.ª letra del alfabeto). m. Empleo abusivo del sonido *i* o *y* en el lenguaje.

ipeca o **ipecacuana**. f. F., *ipéca, ipécacuanha*. Nombre brasileño de la raíz de la planta rubiácea *Cephaelis ipecacuanha*, de la que existen distintas variedades y cuyo principio activo es la emetina. Irritante local al exterior; emética y expectorante, según las dosis, al interior.

iperita. V. YPERITA.

ipofaringoscopia (de *hipo-, faringe* y el gr. *skopeîn*, observar). f. Examen de la porción inferior de la faringe.

ipoh. m. Nombre malayo de varios venenos para flechas.

Ipomaea. Plantas convolvuláceas, algunas de cuyas especies poseen raíces purgantes, como la jalapa y el turbit.

iproniacida. f. F., *iproniazide*. Derivado isopropílico de la isoniacida, que tiene la propiedad de inhibir la enzima monoaminooxidasa. Fue el primer compuesto conocido dotado de esta propiedad.

ipsación (del lat. *ipse*, el mismo). f. Narcisismo. Masturbación.

ipsileno. m. Gas desinfectante que se obtiene calentando bajo presión el yodoformo y el cloruro de etilo.

ipsismo. m. MASTURBACIÓN.

ipsolateral (del lat. *ipse*, el mismo, y *latus, -eris*, lado). adj. F., *ipsilatéral*. Situado o que ocurre en el mismo lado; dícese generalmente de los síntomas que aparecen en el mismo lado de la lesión cerebral que los provoca.

Ir. Símbolo del *iridio*.

iralgia. f. IRIDALGIA.

irascibilidad (del lat. *irascibilis*, y éste de *irasci*, enojarse). f. A., *Zornmütigkeit;* F., *irascibilité;* In., *irascibility;* It., *irascibilità;* P., *irascibilidade*. Irritabilidad morbosa, rápida y exagerada del carácter; iracundia morbosa.

iridal. adj. IRÍDICO.

iridalgia (de *irido-* y el gr. *álgos*, dolor). f. F., *iridalgie*. Dolor en el iris.

iridauxesis (de *irido-* y el gr. *aúxesis*, crecimiento). f. F., *iridauxésis*. Engrosamiento o hipertrofia del iris.

iridectomesodiálisis (de *irido-*, y el gr. *ektomé*, resección, *mésos*, medio, que está en medio, y de *diálisis*). f. F., *iridectomédialyse*. Operación de escindir y separar las adherencias alrededor del borde interno del iris, para la formación de una pupila artificial.

iridectomía (de *irido-* y el gr. *ektomé*, resección). f. A., *Iridektomie;* F., *iridectomie;* In., *iridectomy;* It. y P., *iridectomia*. Escisión quirúrgica de una porción del iris. || **-antiflogística.** La que se practica para disminuir la hipertensión ocular en ciertos estados, como el glaucoma y la iridocoroiditis. || **-estenopeica.** Iridectomía estrecha en la que se procura conservar el esfínter. || **-óptica.** La que se practica para establecer una pupila artificial o corregir y ampliar una pupila anormalmente pequeña. || **-preliminar.** La que se practica como tiempo accesorio de otras operaciones, la de la catarata, por ejemplo.

iridéctomo. m. F., *iridéctome*. Instrumento cortante de empleo en la iridectomía.

iridectropión (de *irido-*, el gr. *ek*, fuera, y *trépein*, girar). m. F., *iridectropion*. Ectropión o eversión del iris.

iridelcosis (del gr. *iris, iridos*, iris, y *hélkos*, llaga). f. Ulceración del iris.

iridemia (de *irido-* y el gr. *haima*, sangre). f. A., *Irisblutung;* F., *iridémie;* It. y P., *iridemia*. Congestión o hemorragia del iris.

iridencleisis o **iridenclisis** (de *irido-* y el gr. *egkleíein*, encerrar). f. F., *iridenclésis*. Operación antiglaucomatosa que consiste en incarcerar un trozo de iris en una incisión escleral. || **-reparadora.** Método operatorio para el establecimiento de la pupila artificial, que consiste en fijar en la incisión de la córnea o esclerocórnea una porción desprendida de la circunferencia mayor del iris.

iridentropión (de *irido-*, el gr. *en*, dentro, y *trépein*, girar). m. F., *iridentropion*. Entropión o inversión del iris.

irideremia (de *irido-* y el gr. *eremía*, privación). f. F., *iridérémie*. Falta congénita del iris; aniridia.

iridesis. f. IRIDODESIS.

iridiano o **irídico.** adj. F., *iridien*. Relativo al iris. || **-(Ácido).** Ácido que se obtiene de la raíz del iris o lirio de Florencia.

iridina. f. Oleorresina obtenida del *Iris versicolor*, planta liliácea de la América del Norte; aperitiva y colagoga.

iridio. m. A., *Iridium;* F. e In., *iridium;* It. y P., *iridio*. Elemento metálico perteneciente al grupo VIII de la tabla periódica. Número atómico, 77; peso atómico, 192,2. Constituye un metal blanco, muy duro; símbolo, *Ir*.

iridiscencia (del lat. *iridescere*). f. F., *iridescence*. Propiedad que tienen ciertos cuerpos de mostrar colores brillantes y variados como los del arco iris.

iridización. f. F., *iridopsie, iriopsie*. Percepción subjetiva de un halo iridiscente que rodea los focos luminosos en el glaucoma.

irido-. Forma prefija del gr. *iris, iridos*, que indica relación con el iris.

iridoavulsión (de *irido-* y el lat. *avulsio, -onis*, de *avellere*, arrancar de). f. Desgarro completo de la periferia del iris. || Iridectomía.

iridocapsulitis (de *irido-*, el lat. *capsula*, cajita, y suf. *-itis*). f. F., *inflammation de l'iris et de la capsule du cristallin*. Inflamación del iris y la cápsula del cristalino.

iridocele (de *irido-* y el gr. *kéle*, hernia). m. A., *Iridozele;* F., *iridocèle;* In., It. y P., *iridocele*. Protrusión herniaria de una porción del iris a través de la córnea. || Tumor del iris.

iridoceratitis. f. IRIDOQUERATITIS.

iridociclectomía (de *irido-*, el gr. *kýklos*, círculo, y *ektomé*, resección). f. Escisión quirúrgica del iris y el cuerpo ciliar.

iridociclitis. f. A., *Iridozyklitis;* F. e In., *iridocyclitis;* It. y P., *iridociclite*. Inflamación del iris y el cuerpo ciliar.

iridociclocoroiditis. f. Inflamación del iris, cuerpo ciliar y coroides.

iridocinesis (de *irido-* y el gr. *kínesis,* movimiento). f. Movimientos de contracción y expansión del iris.

iridocistectomía. f. F., *opération pour faire une pupille artificielle.* Operación de Knapp para formar una pupila artificial después de una iridociclitis consecutiva a una extracción de catarata.

iridocoloboma (de *irido-* y el gr. *koloboún,* truncar). m. F., *colobome de l'iris, iridocolobome.* Coloboma o fisura congénita del iris.

iridoconstrictor (de *irido-* y el lat. *constringere,* sujetar). adj. F., *iridoconstricteur.* Aplícase al músculo constrictor de la pupila o esfínter del iris. Ú.t.c.s. || Agente físico medicamentoso o de otra índole, que hace contraer la pupila.

iridocorneosclerectomía (de *irido-,* el lat. *corneus,* de cuerno, el gr. *sklerós,* duro, y *ektomé,* resección). f. F., *irido-cornéo-sclérectomie.* Escisión de una porción del iris, de la córnea y de la esclerótica en el tratamiento del glaucoma.

iridocoroiditis (de *irido-,* el gr. *chórion,* piel, *eîdos,* aspecto, y el suf. *-itis*). f. F., *iridochoroïdite.* Inflamación del iris y la coroides.

iridodesis (de *irido-* y el gr. *désis,* atadura). f. A., *Irisdehnung;* F., *iridodésis;* In., *iridodesis* It., *iridodesi;* P., *iridódese.* Operación de fijar una porción del iris en una incisión de la córnea, con objeto de formar una pupila artificial o cambiar la posición de la pupila; iridencleisis.

iridodiagnosis (de *irido-* y el gr. *diágnosis,* discernimiento). f. Diagnóstico de las enfermedades por los signos suministrados por el iris.

iridodiálisis (de *irido-* y *diálisis*). f. A., *Iridodialysis;* F. e In., *iridodialysis;* It., *iridodialisi;* P., *iridodiálise.* Separación o desprendimiento quirúrgico o traumático del iris de sus adherencias.

iridodiastasis (de *irido-* y el gr. *diástasis,* separación). f. A., *iridodiastase.* Ausencia o alteración congénita parcial de la raíz del iris. Es comparable a la iridodiálisis traumática.

iridodilatador. adj. y s. Que dilata la pupila.

iridodonesis (de *irido-* y el gr. *donein,* agitar). f. Temblor anormal pasivo del iris en los movimientos oculares; iris tremulans.

iridoleptinsis (de *irido-* y el gr. *léptynsis,* adelgazamiento). f. Delgadez o atrofia del iris.

iridomalacia (de *irido-* y el gr. *malakía,* blandura). f. A., *Iriserweichung;* F., *iridomalacie;* In., It. y P., *iridomalacia.* Reblandecimiento del iris.

iridomesodiálisis. f. IRIDECTOMESODIÁLISIS.

iridomotor. adj. F., *iridomoteur, iridokinétique.* Relativo a los movimientos del iris.

iridonco (de *irido-* y el gr. *ógkos,* tumor). m. Tumor o tumefacción del iris.

iridonesis. f. IRIDODONESIS.

iridoparálisis. f. IRIDOPLEJÍA.

iridoparelquisis (de *irido-* y el gr. *parélkein,* apartar a un lado). f. Desplazamiento quirúrgico de la pupila por medio del prolapso del iris.

iridoparesis (de *irido-* y el gr. *páresis,* debilitamiento). f. Paresis o parálisis ligera del iris.

iridoperifacitis (de *irido-,* y el gr. *perí,* alrededor, y *phakós,* objeto de forma lenticular). f. F., *irido-périphakite.* Inflamación del iris y la cápsula del cristalino.

iridopexia (de *iris* y el gr. *pêxis,* fijación). f. Incarceración quirúrgica del iris en una incisión corneoscleral.

iridoplejía (de *irido-* y el gr. *plegé,* golpe). f. A., *Iridoplegia;* F., *iridoplégie;* In., It. y P., *iridoplegia.* Parálisis del iris. || **-completa.** Estado del iris en el cual no reacciona a ningún estímulo. || **-de acomodación.** Imposibilidad del iris para contraerse en los esfuerzos de acomodación. || **-refleja.** V. SIGNO DE ARGYLL-ROBERTSON.

iridopsia (de *irido-* y el gr. *ópsis,* visión). f. Visión de luz irisada; iridización.

iridoptosis (de *irido-* y el gr. *ptôsis,* caída). f. F., *iridoptose, prolapsus de l'iris.* Prolapso o hernia del iris.

iridopupilar (de *irido-* y el lat. *pupilla,* pupila). adj. Relativo al iris y la pupila.

iridoqueratitis (de *irido-,* el gr. *kéras, -atos,* cuerno, córnea, e *itis*). f. F., *irido-kératite.* Inflamación del iris y la córnea.

iridorrafia (de *irido-* y el gr. *rhaphé,* sutura). f. Sutura del iris.

iridorrexis (de *irido-* y el gr. *rhêxis,* rotura). f. A., *Iriseinriss;* F., *iridorrhexie;* In., *iridorhexis;* It., *iridoressi;* P., *iridorrexia.* Desgarro del iris.

iridosclerotomía (de *irido-* y *esclerotomía*). f. F., *iridosclérotomie.* Incisopunción de la esclerótica en el borde del iris para el glaucoma.

iridoscopio (de *irido-* y el gr. *skopein,* observar). m. Instrumento para examinar el interior del ojo.

iridosis. f. IRIDODESIS.

iridospasmo (de *irido-* y el gr. *spasmós,* contracción). m. Espasmo del iris.

iridosquisis o **iridosquisma.** f. y m. IRIDOCOLOBOMA.

iridostéresis (de *irido-* y el gr. *stéresis;* privación). f. Iridectomía total o parcial.

iridotasis (de *irido-* y el gr. *tásis,* tensión). f. Estiramiento del iris en el glaucoma; operación de Borthen.

iridotomía (de *irido-* y el gr. *tomé,* sección). f. A., *Iridotomie;* F., *iridotomie;* In., *iridotomy;* It., y P., *iridotomía.* Incisión simple del iris; formación de una pupila artificial por incisión del iris.

iridotromos (de *irido-* y el gr. *trómos,* temblor). f. IRIS TREMULANS.

iris (del lat. *iris,* y éste del gr. *îris, íridos,* iris). m. A., *Regenbogenhaut;* F. e In. *iris;* It., *iride;* P., *iris.* Membrana circular, pigmentada, contráctil, situada detrás de la córnea y delante del cristalino, bañada por el humor acuoso de la cámara anterior del ojo, con dos circunferencias: *mayor,* inserta en el músculo ciliar, y *menor,* que limita el espacio central o pupila. Está formada de fibras musculares circulares que rodean la pupila (esfínter de la pupila), fibras radiadas (dilatador de la pupila) y una capa posterior de pigmento. || **-abombado.** Estado de convexidad del iris por acumulación del humor acuoso en la sinequia posterior total. || **-tremulans.** Temblor pasivo del iris en los movimientos del ojo; *hippus;* iridodonesis.

Iris. Género de plantas iridáceas, algunas de cuyas especies se emplean en medicina. El rizoma del *I. versicolor* es purgante, emético y diurético. || **-de Florencia.** Raíz del *I. florentina,* aromática cuando seca, astringente y pectoral. Se llama también *lirio de Florencia.*

irisación. f. IRIDISCENCIA.

irisina. f. Polisacárido del *Iris pseudoacorus.* Aperitiva y colagoga.

irisopsia. f. IRIDOPSIA.

iritis (de *iris* e *-itis*). f. A., *Iritis;* F. e In., *iritis;* It. y P., *irite.* Inflamación del iris, caracterizada por el cambio de coloración del órgano, contracción de la pupila, tensión dolorosa, fotofobia y congestión de la región ciliar. || **-catamenial.** Iritis que recidiva en cada período menstrual. || **-diabética.** Aquella en la que existen depósitos de glucógeno en los diabéticos. || **-esponjosa.** Iritis con exudado fibrinoso que forma una masa esponjosa en la cámara anterior del ojo. || **-parenquimatosa.** Inflamación profunda del iris. || **-plástica.** Variedad en la que el exudado, de naturaleza fibrinosa, es causa de sinequias. || **-purulenta** o **serosa.** Iritis cuyo exudado consiste en pus o serosidad, respectivamente. || **-reumática, sifilítica** o **traumática.** Iritis cuya causa es el reumatismo, la sífilis o un traumatismo. || **-simpática.** Iritis en un ojo consecutiva a una lesión traumática del otro ojo.

iritoectomía. f. IRIDECTOMÍA.

iritomía. f. IRIDOTOMÍA.

irradiación (del lat. *irradiatio, -onis*). f. A., *Ausstrahlung;* F. e In., *irradiation;* It., *irradiazione;* P., *irradiação.* Acción y efecto de irradiar. || Agrandamiento aparente de un objeto brillante, visto sobre fondo oscuro. || Utilización de toda clase de rayos para fines diagnósticos y terapéuticos. || Diseminación de impulsos nerviosos a partir de una zona encefálica o medular. || Aplicación de radiaciones, sobre todo ultravioletas, a algunas sustancias para aumentar su potencia vitamínica. || Disposición anatómica de fibras nerviosas o vasos que parten de un centro común.

irreducible o **irreductible** (de *in-* y el lat. *reducere,* llevar hacia atrás). adj. F., *irréductible.* Que no es susceptible de ser reducido o llevado al lugar que antes ocupaba; dícese de algunas hernias y fracturas. || Dícese del acto o propiedad fisiológicos que no pueden ser explicados por otros más simples.

irregular (de *in-* y el lat. *regula,* norma). adj. No conforme con las reglas naturales; que no se efectúa o acontece a intervalos regulares; asimétrico. Dícese especialmente del pulso y la respiración.

irreparable (del lat. *irreparabilis*). adj. Que no es posible reparar; incurable.

irrespirable. adj. Dícese de un gas que aun sin ser tóxico es impropio para la respiración.

irresponsabilidad (de *in-* y el lat. *respondere,* responder). f. A., *Unzurechnungsfähigkeit;* F., *irresponsabilité;* In., *irresponsability;* It., *irresponsabilità;* P., *irresponsabilidade.* Calidad de irresponsable. || Ausencia de responsabilidad de un sujeto respecto al perjuicio sufrido por otro. Condición de un sujeto que por presentar una perturbación mental grave no incurre en responsabilidad civil o penal.

irreversible (de *in-* y el lat. *reverti,* volver). adj. No reversible, que sólo va en una dirección; se aplica a coloides, reacciones químicas, impulsos nerviosos, etc.

irrigación (del lat. *irrigatio, -onis*). f. A., *Irrigation;* F. e In., *irrigation;* It., *irrigazione;* P., *irrigação.* Riego de una parte con agua o líquidos medicinales con fin terapéutico. ||-**continua.** Método antiflogístico, antiséptico y sedante, que consiste en dirigir a una parte inflamada o traumatizada uno o varios chorritos de soluciones por medio de un dispositivo apropiado. || Método de Carrel de tratamiento de las heridas con el líquido de Dakin. ||-**gástrica.** Lavado de estómago. ||-**intestinal.** ENEMA. ||-**mediata.** Paso de una corriente de agua caliente o fría por un tubo de goma arrollado en una parte.

irrigador (del lat. *irrigator*). m. Utensilio propio para irrigaciones.

irritabilidad (del lat. *irritabilitas, -atis*). f. A., *Irritabilität;* F., *irritabilité;* In., *irritability;* It., *irritabilità;* P., *irritabilidade.* Propiedad de la sustancia viva de reaccionar a los estímulos o excitaciones. || Sensibilidad o reacción anormalmente exageradas de un órgano a las excitaciones ligeras. || Característica psicológica de los individuos que reaccionan exageradamente a las influencias exteriores. ||-**cardíaca, espinal, gástrica, testicular, uterina** o **vesical.** Estado neurótico o inflamatorio de los órganos señalados, que se traduce por dolor y exageración de sus reacciones. ||-**eléctrica.** Reacción de un nervio o músculo a la corriente eléctrica que lo atraviesa.||-**específica.** V. LEY DE LA IRRITABILIDAD ESPECÍFICA. ||-**farádica** o **galvánica.** Reacción muscular a las corrientes eléctricas de esta naturaleza. ||-**miotáctica.** Facultad que el músculo posee de contraerse como reacción al estiramiento del mismo.||-**muscular.** Contractilidad muscular.||-**nerviosa.** Facultad que posee un nervio de transmitir los impulsos. || Excitabilidad del sistema nervioso. ||-**química.** Modificación química producida en el seno de los tejidos y que actúa estimulando los receptores nerviosos.

irritable (del lat. *irritabilis*). adj. F., *irritable.* Capaz de reaccionar a un estímulo. || Exageradamente sensible a los estímulos.

irritación (del lat. *irritatio, -onis*). f. A., *Reizung;* F. e In., *irritation;* It., *irritazione;* P., *irritação.* Excitación o estimulación. || Estado de sobreexcitación o sensibilidad exagerada de una parte. || Sinónimo vulgar de INFLAMACIÓN.||-**funcional.** Actividad funcional excesiva sin lesión orgánica. ||-**nutritiva.** HIPERTROFIA. ||-**plásica.** HIPERPLASIA.

irrumación (del lat. *irrumare*). f. Coito *per os;* felatorismo.

Isaacs (Gránulos de) (Raphael *Isaacs,* hematólogo norteamericano, n. en 1891). V. GRÁNULO.

isadelfo (de *iso-* y el gr. *adelphós,* hermano). m. Monstruo de cuerpos bien desarrollados y dependientes uno de otro por partes sin importancia.

Isambert (Enfermedad de) (Emile *Isambert,* médico francés, 1828-1876). V. ENFERMEDAD.

isarol. m. Sal amónica de un ácido sulfónico obtenido de los productos destilados de esquistos bituminosos; líquido espeso pardo oscuro que posee las propiedades anticimióticas y astringentes del ictiol. Denomínase también *ictiodina.*

isauxesis (de *iso-* y el gr. *aúxesis,* crecimiento). f. Desarrollo o crecimiento de una parte en proporción adecuada a la de todo el organismo.

iscnofonía (del gr. *ischnós,* endeble, frágil, y *phoné,* voz). f. desus. Debilidad de la voz.

isco-. Forma prefija del gr. *íschein,* que significa retener.

iscoblenia (de *isco-* y el gr. *blénnos,* humor viscoso). f. Supresión o retención de un flujo mucoso.

iscocolia (de *isco-* y el gr. *cholé,* bilis). f. Supresión o retención de la bilis.

iscofonía (de *isco-* y el gr. *phoné,* voz). f. TARTAMUDEZ.

iscogaláctico (de *isco-* y el gr. *gála, gálaktos,* leche). adj. Que suprime la secreción láctea. || m. Agente que tiene esta acción.

iscoloquia (de *isco-* y el gr. *lóchia,* loquios). f. Supresión o retención de los loquios.

iscomenia (de *isco-* y el gr. *mén, menós,* mes). f. Supresión o retención de los menstruos.

iscopiosis (de *isco-* y el gr. *pon,* pus). f. Supresión o retención de un flujo purulento.

iscoquimia (de *isco-* y el gr. *chymós,* jugo). f. Supresión de la digestión gástrica; término de Einhorn para la dilatación del estómago.

iscospermia (de *isco-* y el gr. *spérma,* semilla). f. Supresión o retención de la secreción seminal.

iscuria (de *isco-* y el gr. *oûron,* orina). f. A., *Ischurie;* F., *ischurie;* In., *ischuria;* It., *iscuria;* P., *iscúria.* Supresión o retención de orina. ||-**espasmódica.** Retención de la orina por espasmo del esfínter vesical. ||-**paradójica.** Estado en el cual la vejiga se halla distendida por la orina, aunque el paciente siga orinando por rebosamiento.

iseiconía. f. ISOICONÍA.

isertia. f. Planta de la familia de las rubiáceas (*Isertia coccinea*). Tónica, astringente y febrífuga.

Ishihara (Prueba de) (Shinobu *Ishihara,* oftalmólogo japonés, 1879-1963). V. PRUEBA.

isinglass. m. ICTIOCOLA.

isla (del lat. *insula*). f. A., *Insel;* F., *île;* In., *island;* It., *isola;* P., *ilha.* Porción de tejido aislado o grupo de células aislado. V. ISLOTE.||-**de Calleja.** ISLA OLFATORIA. ||-**de Pander.** ISLA DE WOLFF. ||-**de proliferación.** Engrosamientos nodulares que presenta la capa plasmoidal de la placenta fetal. ||-**de Reil.** Ínsula, lóbulo del cuerpo estriado. ||-**de Wolff.** Aglomeraciones de células derivadas del endodermo, que dan origen a los vasos y los glóbulos rojos. ||-**olfatoria.** Masas de células piramidales en la parte caudal del espacio perforado anterior. ||-**sanguínea.** Acumulación de células hematopoyéticas en los vasos sanguíneos embrionarios.

islote. m. A., *Insel;* F., *îlot;* In., *islet;* It., *isola;* P., *ilhota.* Isla pequeña. V. ISLA. ||-**de Langerhans.** Corpúsculos globulosos que existen en gran número en el parénquima del páncreas, constituidos por cordones celulares macizos arrollados y anastomosados, sin conexión con los conductos glandulares y separados de los ácinos por una membrana reticular. Son de naturaleza endocrina y están compuestos principalmente de células α (que secretan el glucagón), β (secretoras de insulina) y δ (que secretan somatostatina). *Sin.:* Islas de Langerhans, puntos foliculares de Renaut, masas intertubulares de Kühne, seudofolículos de Podwyssotsky.

iso-. Forma prefija del gr. *ísos,* igual.

isoaglutinación (de *iso-* y el lat. *agglutinare*, pegar). f. F., *isoagglutination*. Aglutinación de los hematíes por las aglutininas de otro individuo de la misma especie.

isoaglutinina. f. A., *Isoagglutinin*; F., *isoagglutinine*; In., *isoagglutinin*; It., *isoagglutinina*; P., *isoaglutinina*. Aglutinina contenida en un suero capaz de aglutinar los hematíes provenientes de un individuo de la misma especie.

isoanafilaxis (de *iso-*, el gr. *aná*, al contrario, y *phýlax, -akos*, guardia). f. F., *isoanaphylaxie*. Anafilaxis producida por la introducción de un suero de la misma especie.

isoanticuerpo. m. F., *isoanticorps*. Anticuerpo que reacciona específicamente con antígenos de individuos de la misma especie.

isoantígeno (de *iso-*, el gr. *antí*, contra, y *gennân*, engendrar). m. F., *isoantigène*. Antígeno presente en determinados individuos de una especie y que es capaz de provocar una respuesta inmunológica en otros individuos de la misma especie, pero inmunológicamente diferentes. Son ejemplo de isoantígenos los determinantes de los grupos sanguíneos en el hombre.

isóbaro (de *iso-* y el gr. *báros*, peso). adj. F., *isobare*. Se aplica a uno o más elementos químicos con el mismo peso atómico, pero número atómico distinto. Ú.t.c.s.

∥**-(Línea)**. Líneas trazadas en un mapa que unen puntos que tienen la misma presión atmosférica.

isobolismo (de *iso-* y el gr. *bállein*, arrojar). m. Tendencia que tienen las fibras neuromotoras a experimentar por el estímulo la excitación máxima.

isocaína. f. Anestésico local muy semejante a la procaína, pero más tóxico, que se emplea especialmente para la anestesia superficial de las mucosas íntegras; clorhidrato de paraaminobenzoildiisopropilaminoetanol.

isocarboxacida. f. F., *isocarboxazide*. Inhibidor de la enzima monoaminooxidasa.

isocelular (de *iso-* y el lat. *cellula*, celdilla). adj. Formado de células iguales o similares.

isocíclico (de *iso-* y el gr. *kýklos*, círculo). adj. F., *isocyclique*. Dícese de los compuestos de cadena cerrada en los que todos los átomos son del mismo elemento.

isocitolisina o **isocitotoxina**. f. F., ISOLISINA.

isocitosis (de *iso-* y el gr. *kýtos*, cavidad). f. F., *isocytose*. Igualdad en el tamaño de las células, especialmente de los eritrocitos.

isocomplemento. m. F., *isocomplément*. Complemento derivado del mismo individuo, o de otro de la misma especie, que suministra el amboceptor.

isocoria (de *iso-* y el gr. *kóre*, pupila). f. A., *Isokorie*; F., *isocorie*; In., It. y P., *isocoria*. Igualdad en el tamaño de ambas pupilas.

isocórtex. f. F., *isocortex*. Porción la más extensa de la corteza cerebral, que contiene las seis capas o estratos del *tipo fundamental* de la estructura cortical celular: capa molecular, capa granulosa externa, capa piramidal externa, capa granulosa interna, capa ganglionar y capa polimorfa o de las células fusiformes.

isocromático o **isocrómico** (de *iso-* y el gr. *chrôma, -atos*, color). adj. F., *isochromatique*. Del mismo color o que se tiñe con el mismo color.

isocromosoma (de *iso-*, el gr. *chrôma*, color, y *sôma*, cuerpo). m. Cromosoma simétrico por duplicación de los brazos largos con ausencia de los cortos, o de los cortos con ausencia de los largos.

isocronía. f. F., *isochronisme*. Cualidad de isócrono; simultaneidad de acción entre órganos correspondientes o dependientes entre sí.

isócrono (del gr. *isóchronos*; de *ísos*, igual, y *chrónos*, tiempo). adj. F., *isochrone*. Que se realiza al mismo tiempo o que dura igual tiempo.

isodactilia (de *iso-* y el gr. *dáktylos*, dedo). f. F., *isodactylie*. Igualdad de longitud de los dedos.

isódico. m. ESÓDICO.

isodinamia (de *iso-* y el gr. *dýnamis*, fuerza). f. De igual fuerza. V. LEY DE LA ISODINAMIA.

isodonto (de *iso-* y el gr. *odoús, -óntos*, diente). adj. F., *isodonte*. Que tiene todos los dientes iguales.

isoeléctrico (de *iso-* y el gr. *élektron*, ámbar). adj. Uniformemente eléctrico en todas partes; que tiene el mismo potencial eléctrico.

isoeléctrico. F., *isoélectrique*. Valor de pH en el cual un compuesto no presenta carga neta alguna y, por tanto, no emigra cuando se le somete a la acción de un campo eléctrico; punto de mínima solubilidad.

isoenergético (de *iso-* y el gr. *enérgeia*, fuerza). adj. Que manifiesta energía igual.

isoenzima. f. F., *isoenzyme*. Una de las diferentes formas en que puede presentarse una enzima en un organismo. Posee las mismas propiedades catalíticas, pero difieren en sus características físicas, químicas e inmunológicas. Un ejemplo son las isoenzimas de la lactato-deshidrogenasa. *Sin*. Isozima.

isofluorano. m. F., *isofluorane*. Éter 1-cloro-2,2,2-trifluoroetildifluorometileno. Anestésico general volátil no inflamable ni metabolizable. Forane®.

isófono (de *iso-* y el gr. *phoné*, voz). adj. Que tiene la misma extensión o fuerza de voz.

isoforia (de *iso-* y el gr. *phorós*, que empuja). f. F., *isophorie*. Tensión igual de los músculos verticales de cada ojo; estado en el que los ojos se hallan en el mismo plano horizontal.

isogamia (de *iso-* y el gr. *gámos*, matrimonio). f. F., *isogamie*. Conjugación de gametos enteramente iguales o de células semejantes entre sí.

isogénesis o **isogenia** (de *iso-* y el gr. *gennân*, producir, engendrar). f. Similitud en el proceso de desarrollo; igualdad de genotipos.

isoglucemia (de *iso-*, el gr. *glykýs*, dulce, y *haîma*, sangre). f. Glucemia que persiste a la misma concentración, sin ser influida por la alimentación o el ejercicio.

isognato (de *iso-* y el gr. *gnáthos*, mandíbula). adj. Que tiene mandíbulas iguales.

isohemaglutinina. f. ISOAGLUTININA.

isohemolisina. f. F., *isohémolysine*. Hemolisina que actúa sobre la sangre de animales de la misma especie del animal del cual deriva.

isohidria (de *iso-* y el gr. *hýdor*, agua). f. Equilibrio acuoso en el organismo.

isohipercitosis (de *iso-*, el gr. *hypér*, sobre, *kýtos*, cavidad, y el suf. *-osis*). f. Aumento global en el número de los leucocitos, con proporción normal de los diversos tipos que integran su fórmula.

isohipocitosis (de *iso-*, el gr. *hypó*, bajo, *kýtos*, cavidad, y el suf. *-osis*). f. Disminución del número de leucocitos, con proporción normal de las diversas formas.

isoiconía (de *iso-* y el gr. *eîkon*, imagen). f. Igualdad en ambos ojos de las imágenes visuales.

isoinmunización (de *iso-* y el lat. *immunis*, inmune). f. F., *iso-immunisation*. Inmunización de un animal con antígenos procedentes de animales de la misma especie pero inmunológicamente diferentes, como el desarrollo de un suero anti-Rh por transfusión de sangre Rh-positiva en un individuo Rh-negativo.

isoionía (de *iso-* y el gr. *ión, -óntos*, p. a. de *iénai*, ir). f. Constancia en la concentración iónica de una solución.

isoleucocitosis (de *iso-*, el gr. *leukós*, blanco, *kýtos*, cavidad, y el suf. *-osis*). f. Leucocitosis con proporción normal de las diversas formas.

isolisina. f. F., *isolysine*. Hemolisina que actúa contra las células sanguíneas de un animal de la misma especie del animal de que procede.

isólisis (de *iso-* y el gr. *lýsis*, disolución). f. Hemólisis producida por una isolisina.

isomerasa. f. F., *isomérase*. Grupo de enzimas que catalizan las reacciones de reorganización intramolecular, con la producción de derivados que poseen la misma composición elemental pero con estructura y propiedades distintas a la del compuesto original.

isomería o **isomerismo** (del gr. *isomerés*, isómero; de *ísos*, igual, y *méros*, parte). f. m. A., *Isomerie*; F., *isomérie*; In., *isomerism*; It., *isomeria*; P., *isomerismo*. Fenómeno por el cual ciertos compuestos, estando formados por los mismos elementos y en las mismas proporciones, tienen propiedades físicas o químicas distintas debido a las diferentes posiciones relativas de los átomos en la molécula. *Sin.:* Alotropía y polimorfismo. || **-en cadena.** Tipo de isomerismo en el cual los componentes difieren en cuanto a la unión en cadena con los átomos de carbono. || **-estereoquímica.** Isomería de cuerpos de igual composición y constitución, que difieren principalmente por su comportamiento con la luz polarizada; se explica teóricamente por diferencias en la posición de los átomos en el espacio.|| **-física.** Isomería en la cual sólo difieren las propiedades físicas. || **-óptica.** Tipo en el cual un apreciable número de moléculas es la imagen en espejo de otras.|| **-química.** Isomería en la cual varían las propiedades químicas y que presenta dos casos: *metamería,* cuando el peso molecular y la composición centesimal son iguales, y *polimería,* cuando la composición centesimal es la misma, pero el peso molecular es distinto.

isométrico (de *iso-* y el gr. *métron,* medida). adj. F., *isométrique.* De dimensiones iguales. || Se aplica al músculo que varía de tensión conservando la misma longitud.

isometropía (de *iso-,* el gr. *métron,* medida, y *óps, opós,* ojo). f. A., *Isometropie;* F., *isométropie;* In., It. y P., *isometropia.* Igualdad en la refracción de ambos ojos.

isomorfo (de *iso-* y el gr. *morphé,* forma). adj. F., *isomorphe.* De igual forma; se aplica especialmente a los cuerpos que cristalizan en el mismo sistema.

isoniacida. f. F., *isoniazide.* Hidracida del ácido isonicotínico. Fármaco que constituye generalmente la piedra angular de los tratamientos antituberculosos. Se suele emplear en combinación con otros fármacos tales como la estreptomicina, la rifampicina, el etambutol, el PAS, etc. Se administra por vía oral.

isonicotínico (Ácido). Ácido piridincarboxílico con el grupo COOH en posición 4.

isonormocitosis (de *iso-,* el lat. *norma,* regla, el gr. *kýtos,* cavidad, y el suf. *-osis*). f. Normalidad en el número de los hematíes sin que existan formas inmaduras.

isopatía (de *iso-* y el gr. *páthos,* enfermedad). f. Tratamiento de las enfermedades infecciosas por el virus que las produce. Doctrina según la cual el organismo, por influencia de la enfermedad, elabora sustancias que combaten esta misma enfermedad.

isopeletierina. f. Alcaloide líquido de la corteza de la raíz de granado; el tanato y el sulfato de isopeletierina se emplean como tenicidas.

isopía (de *iso-* y el gr. *ops, opós,* ojo). f. Igualdad de visión en ambos ojos; isometropía.

isoplastia (de *iso-* y el gr. *plássein,* formar, modelar). f. Trasplante en el cual el injerto pertenece a un individuo de la misma especie.

isoprecipitina. f. F., *isoprécipitine.* Precipitina activa contra el suero de animales de la misma especie, aunque inmunológicamente diferentes, del animal de que deriva.

isoprenalina. f. F., *isoprénaline.* Isopropilnoradrenalina; isoproterenol. Catecolamina sintética que estimula específicamente los llamados receptores adrenérgicos β. Se emplea como broncodilatador en el asma y como estimulante en los casos de paro cardíaco.

isóptera (de *iso-* y el gr. *optér,* observador). f. F., *isoptère.* Línea que une las partes del campo visual que tienen el mismo nivel de estimulación.

isoscopio (de *iso-* y el gr. *skopeîn,* observar). m. Aparato para el examen de los cambios de posición de las líneas horizontales y verticales en los movimientos del ojo.

isosfigmia (de *iso-* y el gr. *sphygmós,* pulsación). f. Igualdad o regularidad del pulso.

isosmia (de *iso-* y el gr. *osmé,* olor). f. Confusión de los olores.

isosmótico. adj. Que tiene la misma tensión osmótica; isotónico.

isospora (de *iso-* y el gr. *sporá,* germen). f. Espora asexual que se desarrolla directamente en forma adulta, sin conjugación.

Isospora. F., *isospore.* Género de protozoos del subfílum esporozoos, subclase coccidios. Algunos son parásitos intracelulares del hombre y animales. Las especies *I. hominis* e *I. belli* provocan parasitaciones asintomáticas, aunque en ocasiones *I. belli* puede ser causa de diarreas leves. *I. bigemina* es patógena para gatos y perros, en los que ocasiona cuadros intestinales con diarrea sanguinolenta y emaciación.

isosporosis. f. COCCIDIOSIS.

isosténico (de *iso-* y el gr. *sthénos,* fuerza). adj. De fuerza igual.

isostenuria (de *iso-,* el gr. *sthénos,* fuerza, y *oûron,* orina). f. F., *isosthénurie.* Estado de insuficiencia renal en el que se produce un fallo total de las funciones tubulares de concentración y dilución.

isóstera. f. Sustancia que debido a similitudes estructurales, de configuración espacial u otros parámetros moleculares presenta propiedades físicas y químicas análogas a las de otras.

isostimulación (de *iso-* y el lat. *stimulare,* aguijonear). f. Estimulación de unas células por células de la misma naturaleza.

isosueroterapia (de *iso-,* el lat. *serum,* suero, y el gr. *therapeía,* tratamiento). f. Inyección terapéutica de suero sanguíneo de individuos que han sufrido la misma enfermedad.

isotélico (de *iso-* y el gr. *télos,* cumplimiento). adj. Dícese del factor alimenticio capaz de reemplazar a otro en un régimen determinado para una especie particular; así, en la especie humana el caroteno es isotélico con la vitamina A.

isoterapia. f. ISOPATÍA.

isotermia [isotermal, isotérmico o isotermo] (de *iso-* y el gr. *therme,* calor). f. Igualdad de temperatura en una o más partes.|| **-cutánea.** Igualdad de temperatura en todas las regiones cutáneas, fenómeno observado con frecuencia en el bocio exoftálmico.

isotermognosis (de *isotermo* y el gr. *gnôsis,* conocimiento). f. Trastorno de la sensibilidad, en el que todos los estímulos de tacto, dolor, frío, son percibidos como sensaciones de calor.

isotonía. Igualdad de presión osmótica entre dos soluciones. (de *iso-* y el gr. *tónos,* tensión). f. A., *Isotonie;* F., *isotonie;* In., It. y P., *isotonia.* Resistencia normal o uniforme de partes o elementos a los estímulos u otras influencias.

isotonicidad. f. Cualidad de isotónico.

isotónico (de *iso-* y el gr. *tónos,* tono, tensión). adj. F., *isotonique.* Que posee una tonicidad igual a otra dada. Dícese especialmente de las soluciones salinas cuya concentración molecular en sales es igual a la del suero de la sangre; tiene, por tanto, la misma presión osmótica que éste y no produce la desintegración de los glóbulos rojos. || Se aplica al músculo cuya longitud varía mientras su tensión permanece igual.

isótopo (de *iso-* y del gr. *tópos,* lugar). m. A., *Isotop;* F., *isotope;* In., *isotope;* It., *isotopo;* P., *isótopo.* Término aplicado a cuerpos químicamente idénticos, ya que tienen el mismo número de electrones y protones (número atómico) pero que difieren en el peso atómico por tener diferente número de neutrones. Ocupan idéntico lugar en la clasificación periódica, de aquí su nombre. || **-estable.** Isótopo que no se desintegra por la radiactividad.|| **-radiactivo.** Isótopo con propiedades radiactivas por bombardeo del elemento en un ciclotrón. Los más importantes en medicina son el azufre 35, calcio 45, carbono 14, cobalto 60, fósforo 32, hierro 59, iridio 192, oro 198, potasio 42, sodio 24 y yodo 131 y 133.

isotoxina. f. Toxina formada en un animal por la inoculación de una sustancia procedente de otro animal de la misma especie.

isotrasplantación (de *iso-* y el lat. vulg. *transplantare,* trasplantar). f. F., *isotransplantation.* Acción y efecto de trasplantar un injerto de un individuo a otro de la misma especie.

isotropía. f. Cualidad de isotrópico. Teoría de la segmentación ovular, según la cual todas las partes del huevo serían iguales y no predestinadas a ciertas particularidades de desarrollo.

isotrópico o **isótropo** (de *iso-* y el gr. *tropé*, vuelta). adj. F., *isotrope*. Que tiene una refracción simple y uniforme. || Físicamente homogéneo. || Que tiene iguales propiedades en todas las direcciones.

isovaleriánico (Ácido) (del lat. *valere*, poder, ser fuerte). Ácido de olor penetrante y desagradable, que se detecta en el queso, en el sudor de los pies, y en la orina y aliento de diversos tipos de enfermos. El olor del ácido isovaleriánico es particularmente notable en el defecto del sistema enzimático isovaleril-CoA-deshidrogenasa, en el que la enzima se acumula e hidroliza a ácido isovaleriánico, que es excretado por la orina y el sudor.

isozima. f. ISOENZIMA.

ispagul. m. Planta de la India *(Plantago ispaghula)*, cuya semilla contiene gran cantidad de mucílago.

isquemia (de *isco-* y el gr. *haîma*, sangre). f. A., *Ischämie*; F., *ischémie*; In., *ischemia*; It., *ischemia*; P., *isquemia*. Detención de la circulación arterial en una parte y estado consecutivo de la misma. || **-intestinal.** Término que engloba las manifestaciones clínicas consecuentes a la isquemia de cualquier tramo intestinal.

isquesis (del gr. *íschein*, retener). f. Retención o supresión de un flujo o derrame.

isquiadelfo. m. ISQUIODÍDIMO.

isquiagra (de *isquion* y el gr. *ágra*, presa). f. Gota en la cadera. CIÁTICA.

isquialgia (de *isquion* y el gr. *álgos*, dolor). f. A., *Ischialgie*; F., *ischialgie*; In. e It., *ischialgia*; P., *isquialgia*. Neuralgia de la cadera; ciática, mal de Cotunnio o Cotugno.

isquias o **ischias.** m. ISQUIALGIA.

isquiatitis. f. desus. Inflamación del nervio ciático, CIÁTICA.

isquidrosis (de *isco-* y el gr. *hidrós*, sudor). f. Supresión de la secreción del sudor.

isquio-. Forma prefija del gr. *ischíon*, isquion, que indica relación con el isquion.

isquioanal (de *isquio-* y el lat. *analis*, anal). adj. Relativo al isquion y al ano.

isquiobulbar. adj. Relativo al isquion y al bulbo de la uretra.

isquiocavernoso. adj. Relativo o perteneciente al isquion y al cuerpo cavernoso. m. Músculo erector del pene y del clítoris.

isquiocele (de *isquio-* y el gr. *kéle*, hernia). m. Hernia a través de la escotadura sacrociática.

isquioclitorídeo (de *isquio-* y el gr. *kleitorís*, clítoris). adj. Relativo al isquion y al clítoris. || m. Músculo isquiocavernoso.

isquiococcígeo (de *isquio-* y el gr. *kókkyx, -ygos*, cuclillo). adj. Relativo al isquion y el cóccix. || m. F., *ischio-coccygien*. Músculo isquiococcígeo.

isquiodídimo (de *isquion* y el gr. *dídymos*, doble). m. F., *ischiodidyme*, *ischiopage*. Monstruo doble con los cuerpos unidos por los isquiones.

isquiodinia (de *isquion* y el gr. *odýne*, dolor). f. ISQUIALGIA.

isquiofemoroperoneo (de *isquio-*, el lat. *femur, -oris*, muslo, y el gr. *peroné*, aguja). adj. y s. Músculo bíceps crural.

isquiohebotomía (de *isquio-*, el gr. *hébe*, pubis, y *tomé*, corte). f. ISQUIOPUBIOTOMÍA.

isquion (del gr. *ischíon*, cadera). m. A., *Sitzbein*; F., *ischion*; In., *ischium*; It., *isquio*; P., *ísquio*. Porción inferoposterior del coxal, que forma la tuberosidad isquiática.

isquioneuralgia. f. ISQUIALGIA.

isquiópago (de *isquio-* y el gr. *págos*, cosa fijada, de *pegnnai*, fijar, clavar). m. F., *ischiopage*. Monstruo doble con los cuerpos unidos por la pelvis; isquiadelfo, isquiodídimo.

isquioperineal (de *isquio-* y el gr. *perínaios*, perineo). adj. Relativo al isquion y al periné.

isquiopoplíteotibial (de *isquio-*, el lat. *poples, -itis*, corva, y *tibia*, hueso de la pierna). adj. y s. Músculo semimembranoso.

isquiopretibial (de *isquio-*, el lat. *prae*, delante, y de *tibia*). adj. y s. Músculo semitendinoso.

isquioprostático (de *isquio-* y el gr. *prostátes*, que está delante). adj. Relativo al isquion y la próstata. || m. Músculo depresor de la vejiga.

isquiopubiotomía (de *isquio-*, el lat. *pubes*, pubis, y el gr. *tomé*, corte). f. División quirúrgica de las ramas ascendentes del isquion y horizontal del pubis para facilitar el parto en las pelvis estrechas. *Sin.*: Hebotomía, isquiohebotomía, operación de Farabeuf, pelvitomía, pubiotomía.

isquiorrectal (de *isquio-* y el lat. *rectus*, derecho). adj. Relativo o perteneciente al isquion y el recto.

isquiosubtrocantéreo. adj. y s. Músculo cuadrado crural.

isquiotrocantéreo. adj. Relativo al isquion y el trocánter. m. pl. Músculos géminos.

isquiouretral (de *isquio-* y el gr. *ouréthra*, uretra). adj. Relativo al isquion y uretra. || m. Músculo de Guthrie.

Israel (Coloración de) (James Adolf *Israel*, cirujano alemán, 1848-1926). V. COLORACIÓN (MÉTODOS DE).

istmectomía (del gr. *isthmós*, istmo, y *ektomé*, resección). f. F., *isthmectomie*. Escisión de un istmo, especialmente del lóbulo medio o istmo del tiroides.

istmitis. f. F., *inflammation du grosier*. Inflamación del istmo de las fauces.

istmo (del gr. *isthmós*). m. A., *Isthmus*; F., *isthme*; In., *isthmus*; It. y P., *istmo*. Paso estrecho que conexiona dos cavidades o porción más estrecha de una parte u órgano. || **-de Haller** *(fretum halleri)*. Constricción entre las aurículas y los ventrículos del corazón fetal. **-de His.** ISTMO ROMBENCEFÁLICO. || **-de la aorta.** Porción estrecha de la aorta, entre el cayado y la aorta torácica. || **-de la faringe.** Estrecho que separa la faringe de la cavidad posterior de las fosas nasales, limitado por los pilares posteriores del velo del paladar. || **-de la próstata.** Lóbulo medio de la próstata. || **-de la trompa auditiva.** Porción más estrecha de este conducto, en la unión de sus porciones ósea y cartilaginosa. || **-de la trompa uterina.** Parte estrecha de la trompa en su unión con el útero. || **-de las fauces.** Pasaje estrecho entre la boca y la faringe. || **-de Vieussens.** Relieve de fibras musculares alrededor de la fosa del tabique interauricular. || **-del encéfalo.** PUENTE (1.ª acep.). || **-del tiroides.** Faja estrecha que une los dos lóbulos de la glándula. || **-del útero.** Porción del útero entre el cuerpo y el cuello. || **-rombencefálico.** Segmento estrecho del encéfalo, que forma el plano de separación entre el rombencéfalo y el cerebro en el desarrollo embrionario.

istmoide (del gr. *isthmós*, istmo, y *eîdos*, aspecto). adj. En forma de istmo.

istmoplejía (del gr. *isthmós*, istmo, y *plegé*, golpe). f. F., *isthmoplégie*. Parálisis del istmo de las fauces.

isuria Eliminación diaria de igual cantidad de orina. (de *iso-* y el gr. *oûron*, orina). f. Emisión uniforme de la orina.

Itard (Sonda de) (Jean Marie *Itard*, otólogo francés, 1775-1838). V. SONDA. || **-Cholewa (Signo de)** (Erasmus Rudolph *Cholewa*, médico alemán, del siglo XIX). V. SIGNO.

iter (lat.). Pasaje o vía tubular. || **-a tertio ad quartum ventriculum.** ACUEDUCTO DE SILVIO. || **-ad infundibulum.** Comunicación entre el III ventrículo y el infundíbulo. || **-chordae anterius** o **posterius.** Aberturas por las que la cuerda del tímpano sale y entra, respectivamente en él. || **-seminarium.** VAS DEFERENS.

iteración (del lat. *iteratio, -onis*). f. Repetición de palabras o movimientos.

iterbio (de *Ytterby*, en Suecia). m. F., *ytterbium*. Elemento metálico, número atómico 70, peso atómico 173,04. Símbolo, Yb.

iticifosis (del gr. *ithýs*, recto, y de *cifosis*). f. desus. Cifosis sin curvatura lateral.

itilordosis. f. desus. Lordosis sin curvatura lateral.

-itis. Sufijo gr. que denota inflamación de la parte u órgano señalados por el prefijo.

itrio. m. Metal muy raro, hallado en Suecia; símbolo, Yt.
itrol. m. Citrato de plata; polvo insípido ligeramente soluble en agua; antiséptico y bactericida.
Iúescanina. Moquillo de los perros.
Iúesdivina. EPILEPSIA.
ivaína. f. Sustancia aromática amarilla, amarga, de la iva, *Achillea moschata*.
Ivanissevich (Operación de) (Oscar *Ivaníssevich*, cirujano argentino, n. en 1895). V. OPERACIÓN.
Ivanov (Edema retinal o quiste de) (Vladimir P. *Ivanov*, oftalmólogo ruso, n. en 1861). QUISTE DE BLESSIG.
Ivemarck (Síndrome de) (Björn J. *Ivemark,* pedíatra sueco, n. en 1925). V. SÍNDROME.
Ixodes. Género de arácnidos que comprende las garrapatas y otros ácaros parásitos de los animales y del hombre; algunas especies, como la *I. ricinus, I. hexagonus,* etc., son transmisoras de enfermedades.
ixodiasis. f. F., *ixodisme, infestation par les tiques*. Estado morboso producido por la picadura de parásitos del gén. *Ixodes.* || Fiebre de garrapatas.
ixódidos. m. pl. Familia de ácaros que comprende los géneros que se caracterizan por su escudo duro: *Ixodes, Dermacentor, Boophilus, Rhipicephalus,* etc.
ixodina. f. Extracto de ácaros del género *Ixodes;* tiene actividad anticoagulante parecida a la de la hirudina.
ixomielitis (del gr. *ixs,* cintura, cadera, y de *mielitis*). f. desus. Inflamación de la porción lumbar de la médula espinal.
Izar y Ascoli (Reacción de) (Guido *Izar,* patólogo italiano, n. en 1883). REACCIÓN DE LA MIOSTAGMINA.

j

J. Símbolo del *equivalente de Joule* o *julio*.
jabón (del lat. *sapo, -onis*). m. A., *Seife*; F., *savon*; In., *soap*; It., *sapone*; P., *sabĺo*. Cualquier compuesto de uno o más ácidos grasos o sus equivalentes, con una base. Se dividen en dos tipos: *solubles* (detergentes) preparados con metales alcalinos como sodio o potasio, e *insolubles*, sales de ácidos grasos y metales de otros grupos. ||**-amigdalino.** JABÓN MEDICINAL. ||**-animal.** El preparado con una grasa animal y sosa. ||**-arsenical, alcanforado, de cinc, fenicado, ferruginoso, sublimado, sulfuroso.** Los que contienen, respectivamente, las sustancias indicadas. ||**-blando.** El muy blando y untuoso preparado con aceite y lejía de potasa. ||**-duro.** El preparado con sosa. ||**-líquido.** Solución de jabón. ||**-medicinal.** El preparado con aceite vegetal, ácido oleico, hidróxido de potasio, glicerina y agua. ||**-verde.** JABÓN BLANDO.
jaborandi. m. Nombre indígena brasileño del arbusto rutáceo de la América del Sur *Pilocarpus jaborandi* y de otras especies congéneres. Las hojas de la especie citada se emplean en infusión acuosa, en extracto, etc. Poseen propiedades sialogogas, sudoríficas, antipiréticas y depresivas. De él se extrae la pilocarpina, alcaloide parasimpaticomimético.
jaborandina. f. PILOCARPINA.
jaborina. f. Alcaloide obtenido del jaborandi.
Jaboulay (Amputación, botón, operación de) (Mathieu *Jaboulay*, cirujano francés, 1860-1913). V. AMPUTACIÓN, BOTÓN, OPERACIÓN.
Jacaranda. Género de plantas bignoniáceas de la América tropical, algunas de cuyas especies, la *J. caroba* y la *J. lancifoliata*, se emplearon en la sífilis, blenorragia, reumatismo y enfermedades de la piel.
jacareuba. f. Planta medicinal de la América del Sur (*Calophyllum brasiliense*).
Jaccoud (Enfermedad, signo de) (Sigismond *Jaccoud*, médico francés, 1830-1912). V. ENFERMEDAD, SIGNO. ||**-Osler (Enfermedad de).** V. ENFERMEDAD.
Jackson (Ley de) (John Hughlings *Jackson*, médico inglés, 1835-1911). V. LEY. ||**-(Adenoma de).** V. ADENOMA. ||**-(Membrana de)** (Jabez North *Jackson*, cirujano norteamericano, 1868-1935). V. MEMBRANA. ||**-(Signo o síndrome de)** (James *Jackson*, médico norteamericano, 1810-1834). V. SIGNO, SÍNDROME.
jacksoniana (Epilepsia) (de John Hughlings *Jackson*). V. EPILEPSIA.
Jacob (Membrana, úlcera de) (Arthur *Jacob*, oftalmólogo irlandés, 1790-1874). V. MEMBRANA, ÚLCERA.
Jacobaeus (Operación de) (Hans Christian *Jacobaeus*, cirujano sueco, 1879-1937). V. OPERACIÓN.
Jacobson (Conducto, órgano, plexo de) (Ludwig Levin *Jacobson*, anatomista danés, 1783-1843). Véanse estos términos. ||**-(Retinitis de)** (Julius *Jacobson*, oftalmólogo alemán, 1829-1889). V. RETINITIS.
Jacobsthal (Reacción de) (Erwin Wolfgang *Jacobsthal*, bacteriólogo alemán, contemporáneo). V. REACCIÓN.
Jacod (Síndrome de) (Maurice *Jacod*, médico francés, contemporáneo). V. SÍNDROME.
Jacquemier (Maniobra, signo de) (Jean Marie *Jacquemier*, tocólogo francés, 1806-1879). V. MANIOBRA, SIGNO.
Jacquet (Dermatitis, enfermedad, síndrome de) (Leonard Marie Lucien *Jacquet*, dermatólogo francés, 1860-1915). V. DERMATITIS, SÍNDROME.
jactación o **jactitación** (del lat. *iactatio, -onis*, o, en la segunda forma, *iactitatum*, supino de *iactitare*, mover, agitar). f. A., *Jaktitation*; F. e In., *jactation*; It., *iattanza*; P., *jactação*. Agitación en las enfermedades febriles agudas y con delirio. ||**-nocturna de la cabeza** (*iactatio capitis nocturna*). Movimientos rítmicos involuntarios de la cabeza durante el sueño; tic del sueño.
jaculífero (del lat. *iaculum*, dardo, arma arrojadiza, y *ferre*, llevar). adj. Portador de púas o espinas.
Jadassohn (Anetodermia, enfermedad, prueba de) (Josef *Jadassohn*, dermatólogo suizo, 1863-1936). V. ANETODERMIA, ENFERMEDAD, PRUEBA. ||**-Jaffe (Enfermedad de).** V. ENFERMEDAD. ||**-Dösseker (Síndrome de).** V. SÍNDROME. ||**-Lewandowsky (Síndrome de).** V. SÍNDROME.
jadear (de *ijadear*). intr. Respirar anhelosamente por efecto de algún trabajo o ejercicio impetuoso.
Jadelot (Líneas de) (Jean François N. *Jadelot*, médico francés, 1791-1830). V. LÍNEA.
Jaeger (Tipos de, prueba de) (Edward *Jaeger*, oculista austriaco, 1818-1884). V. PRUEBA.
Jaesche (Operación de) (Georg Emanuel *Jaesche*, cirujano alemán, 1815-1876). V. OPERACIÓN.
Jaffé (Reacción de) (Max *Jaffé*, fisiólogo y químico alemán, 1841-1941). V. REACCIÓN. ||**-Lichtenstein (Enfermedad de)** (Henry Lewis *Jaffé* y Louis *Lichtenstein*, médicos norteamericanos contemporáneos). V. ENFERMEDAD. ||**-(Signo de)** (Karl *Jaffé*, cirujano alemán, 1854-1943). V. SIGNO DE PFUHL-JAFFÉ.
jagziekte (voz holandesa que significa literalmente *enfermedad rápida*). Adenomatosis pulmonar endémica en el África del Sur, que afecta a las personas que trabajan en la industria lanar.
Jahnke (Síndrome de). V. SÍNDROME.
Jakob (Enfermedad de) (Alfons *Jakob*, psiquiatra alemán, 1884-1931). f. ENFERMEDAD.
Jaksch (Enfermedad, reacción de) (Rudolf von *Jaksch*, médico de Praga, 1855-1947). V. ENFERMEDAD, REACCIÓN. ||**-Hahem-Luzet (Enfermedad de).** V. ENFERMEDAD.
Jalaguier (Incisión de). V. INCISIÓN.
jalapa (de *Jalapa*, ciudad mexicana). f. Raíz de la *Ipomoea purga* y otras plantas convolvuláceas del mismo género, de México. Purgante drástico y colagogo.
jalapina. f. Glucósido resinoso amarillento, purgante, de varias especies de jalapa.
jalde (del lat. *galbinus*, verde claro). adj. Amarillo subido.
jalea (del fr. *gelée*). f. A., *Gelee*; F., *gelée*; In., *jelly*; It., *gelatina*; P., *geleia*. Sustancia blanda, transparente, generalmente masa coloidal semisólida. ||**-anticoncepcional.** La no grasosa que se introduce en la vagina para evitar la concepción. ||**-real de abejas.** Producto descubierto en 1938 en las colmenas y con el cual las obreras alimentan a la larva de la futura reina. Se emplea por vía oral en gerontología.
jambuaçu (voz port.). m. Raíz de un árbol brasileño del género *Piper*, estimulante y febrífuga.
jambul. m. Corteza del árbol *Eugenia jambos*, de las Indias Occidentales. Estomáquica y astringente.
Janet (Enfermedad, prueba de) (Pierre *Janet*, médico francés, 1859-1947). V. ENFERMEDAD y PRUEBA. ||**-(Método de)** (Jules *Janet*, urólogo francés, del siglo XIX). V. MÉTODO. ||**-(Síndrome de).** V. SÍNDROME.
Janeway (Píldoras de) (Edward Gamaliel *Janeway*, médico norteamericano, 1841-1911). V. PÍLDORA. ||**-Mosenthal (Síndrome de).** V. SÍNDROME.
janicéfalo o **janiceps** (del lat. *Ianus*, Jano, y el gr. *kephalé*, cabeza, y, en la segunda forma, del lat. *caput*, cabeza). m. Monstruo cefalotoracópago, con dos

caras opuestas. ||-**asimétrico.** Janíceps con una cara imperfecta y otra más completa.

Janik-Billroth (Enfermedad de). V. ENFERMEDAD.

Janin (Tétanos de) (Joseph *Janin*, médico francés, n. en 1864). V. TÉTANOS CEFÁLICO.

Jano (Síndrome de). V. SÍNDROME.

Jansen (Operación de) (Albert *Jansen*, otólogo alemán, 1859-1933). V. OPERACIÓN. ||-**(Prueba de)** (W. Murk *Jansen*, cirujano holandés, 1868-1935). V. PRUEBA.

Jansky (Clasificación de) (Jan *Jansky*, médico checoslovaco, 1873-1921). V. GRUPO SANGUÍNEO.

japaconitina. f. Alcaloide extremadamente tóxico, de una especie de acónito originario del Japón.

jaqueca (del ár. *sagiga*, mitad, lado de la cabeza). f. V. MIGRAÑA.

jara. f. Arbusto cistáceo del género *Cistus*.

jarabe (del ár. *sarāb*, bebida). m. A., *Sirup*; F., *sirop*; In., *syrup*; It., *sciroppo*; P., *xarope*. Solución acuosa concentrada de azúcar (jarabe simple). Los jarabes medicinales llevan además sustancias medicamentosas y toman el nombre de las mismas *(jarabe de codeína, de yoduro ferroso, de quina, de ipecacuana,* etc.). ||-**aperitivo** o **de las cinco raíces.** Jarabe preparado con un infuso de raíces de hinojo, perejil, espárragos, apio y brusco. ||-**de Cruveilhier.** Jarabe vermífugo que contiene partes iguales de sen, ruibarbo, semencontra, abrótano, musgo de Córcega, hierba lombriguera y ajenjo. ||-**de Delabarre.** Colutorio de la dentición, a base de tamarindo, azafrán y miel depurada. ||-**de Desessartz.** Jarabe de ipecacuana compuesto. ||-**de diacodión.** Jarabe de extracto de adormideras. ||-**de Dupasquier.** Jarabe de yoduro ferroso. ||-**de Fournier.** Jarabe de corteza de naranjas, 100, y yoduro de sodio, 5. ||-**de Gibert.** Jarabe de biyoduro de mercurio y yoduro potásico. Antiguo antisifilítico. ||-**de Jollet.** Jarabe de hidrato de cloral. ||-**de Laroze.** Jarabe de miel con extracto de naranjas amargas. ||-**de Ruspini.** Jarabe de tartrato ferricopotásico y yoduro potásico. ||-**simple.** Jarabe de azúcar; solución de 1.775 g de azúcar en 1.000 ml de agua. ||-**vermífugo.** Jarabe compuesto de hojas de sen, santónico, coralina, ruibarbo, corteza de naranjas amargas y canela.

jaramago (del lat. *siser amaricum*, sisimbrio amargo). m. Planta crucífera *(Erysimum* o *Sysymbrium officinale),* cuyas hojas se han empleado en infusión en el catarro pulmonar crónico, como tónicas y expectorantes.

jararaca. f. Serpiente ponzoñosa del Brasil, del género *Bothrops*.

jargonafasia (del fr. *jargon*, jerga, y de *afasia*). f. A., *Jargonaphasie*; F., *jargonaphasie*; In., *jargonapharia*; It., *parafasia letterale*; P., *jargonafaria*. Producción verbal anormal de diversos tipos, caracterizada por ausencia de defectos articulatorios, prosodia que parece normal en conjunto, débito normal o logorreico y abundancia de parafasias. Se observa siempre una serie más o menos abundante de paragramatismos. En la inmensa mayoría de los casos las deformaciones parafásicas son de todo tipo, y a causa de su difícil identificación se califican de neologismos.

Jarisch (Pomada de) (Adolf *Jarisch*, dermatólogo austriaco, 1850-1902). V. POMADA. ||-**Herxheimer (Reacción de)** REACCIÓN DE HERXHEIMER.

Jarjavay (Músculo de) (Jean F. *Jarjavay*, cirujano francés, 1815-1868). V. MÚSCULO.

jarrete (del fr. *jarret*). m. Región poplítea. || Corva o corvejón.

Jarvis (Asa o **lazo de)** (William Champman *Jarvis*, laringólogo de Nueva York, 1855-1895). V. ASA.

jasmona. f. Quetona derivada de la esencia del jazmín.

Jatropha. Género de plantas tropicales euforbiáceas, una de cuyas especies, la *J. curcas*, da unas semillas que con el nombre de *piñones de Indias* se habían usado como purgantes. La especie *J. multifida* produce unas semillas de las que se obtiene un aceite purgante. En el mismo gén. incluyen algunos la *J. manihot (Manihot utilissima)*, de la cual se obtiene la tapioca.

Javel o **Javelle (Agua** o **solución de)** *(Javelle,* pob. francesa cerca de París). V. SOLUCIÓN.

javelización. f. Purificación de las aguas por su tratamiento con la solución de hipocloritos de Javel.

Jaworski (Corpúsculo, prueba de) (Valery *Jaworski*, médico polaco, 1849-1925). V. CORPÚSCULO, PRUEBA.

jazmín (del ár.-persa *yāsimīn*). m. A., *Jasmin*; F., *jasmin*; In., *jasmine*; It., *gelsomino*; P., *jasmin*. Arbusto, *Jasminum officinale, J. grandiflorum*, de flores aromáticas, de las que se extrae una esencia y que en otro tiempo se empleaban como emenagogas y emolientes. ||-**amarillo.** V. GELSEMIUM.

Jeanselme (Nódulos de) (Edouard *Jeanselme*, dermatólogo francés, 1858-1935). V. NÓDULO.

jecor, jecur (lat.). m. HÍGADO.

jecorina (del lat. *iecur, -oris*, hígado). f. Nombre empleado anteriormente para designar un complejo fosfolipídico presente en la sangre, hígado, bazo, cerebro, etc., de características mal definidas.

jecorizar (del lat. *iecur, -oris*, hígado). tr. Dar a alguna sustancia el valor terapéutico del aceite de hígado de bacalao, como al someter la leche a los rayos ultravioletas.

Jeddah (Úlcera de). FURÚNCULO ORIENTAL.

Jefferson (Síndrome de) (Sir Geoffrey *Jefferson*, cirujano inglés, 1886-1961). V. SÍNDROME.

Jeffersonia (de T. *Jefferson*, 1743-1826). Género de hierbas barberidáceas. La raíz de la *J. diphylla*, de la América del Norte, es utilizada en terapéutica por sus propiedades tónicas, diuréticas y expectorantes.

jejunum (lat.). m. YEYUNO.

Jellinek (Signo de) (Stefan *Jellinek*, médico austriaco, n. en 1871). V. SIGNO.

Jendrassik (Maniobra de) (Erno *Jendrassik*, clínico húngaro, 1858-1921). V. MANIOBRA.

jengibre (del lat. *zingiber, -iberis*, probablemente a través del occit. ant. *gingibre*). m. A., *Ingwer*; F., *gingembre*; In., *ginger*; It., *zenzero*; P., *gengibre*. Rizoma de la planta amomácea del mismo nombre *(Zingiber officinale)*, de las regiones tropicales. Aromático, estimulante y carminativo. Se emplea en los estados de flatulencia, dispepsia, y al exterior como rubefaciente y contrairritante en el dolor de muelas, cefalear, etc.

jengibrina. f. Polvo del jengibre.

Jenner (Colorante de) (Louis *Jenner*, médico inglés, 1866-1904). V. COLORANTE.

jenneriano. adj. Relativo a Edward *Jenner* (1749-1823), médico inglés descubridor de la vacuna contra la viruela.

jennerización. Inducción de inmunidad por la inoculación repetida de cultivos de bacterias privadas de virulencia.|| f. VACUNACIÓN.

Jensen (Clasificación de) (Orla *Jensen*, fisiólogo danés contemporáneo). V. CLASIFICACIÓN. ||-**(Sarcoma de)** (Carl Oluf *Jensen*, patólogo veterinario danés, 1864-1934). V. SARCOMA.

jequirití. m. Nombre brasileño del arbusto *Abrus precatorius*, especie de regaliz silvestre de Jamaica, y de sus semillas irritantes, empleadas contra el tracoma.

jequiritina. f. ABRINA.

jequiritol. m. Preparación de abrina, principio activo del jequirití, que se emplea en el tratamiento del pannus, tracoma y opacidades de la córnea.

jerez. m. Vino blanco espanol, preparado con uvas de los viñedos de Jerez de la Frontera (España).

jergafasia. f. JARGONAFASIA.

jeringa (del lat. *syringa*, y éste del gr. *sỹringx* tubo). f. A., *Spritze*; F., *seringue*; In., *syringe*; P., *seringa*. Instrumento destinado a la introducción de sustancias líquidas en conductos, cavidades o tejidos del cuerpo. Consta esencialmente de un tubo, uno de cuyos extremos termina en pico, al que se adapta una boquilla y dentro del cual funciona un émbolo u otro mecanismo que aspira e impele el líquido. ||-**de Anel.** Variedad de jeringa que se emplea en el tratamiento de las afecciones de los conductos lagrimales. ||-**de Barthélemy.** Jeringa construida especialmente para las inyecciones de aceite gris, dividida en quince partes, cada una de las cuales corresponde a 1

cg de mercurio si se emplea el aceite gris al 40 %. ‖ -**de Créquy, de Davidson.** Jeringas sin émbolo en las cuales la aspiración e impulsión del líquido se efectúan mediante una pequeña pera de goma adaptada a un extremodel tubo. ‖ -**de Engwer, de Loeb.** Modelos de jeringa con implantación excéntrica de la aguja, para inyecciones intravenosas. ‖ -**de instilaciones de Guyon.** Modelo de jeringa que se emplea para la práctica de instilaciones uretrales. ‖ -**de Janet.** Jeringa de cristal o de ebonita, de 100 a 200 ml de capacidad, para la práctica de los grandes lavados uretrovesicales sin sonda. ‖ -**de Lüer.** Jeringa para inyecciones hipodérmicas construida enteramente de cristal, incluso el émbolo en forma de cilindro. ‖ -**de Neisser.** Jeringa uretral de vidrio, con cánula cónica que se empleó mucho en la blenorragia. ‖ -**de Pravaz.** Primitiva jeringa para inyecciones hipodérmicas, de cuerpo de vidrio con armadura metálica, émbolo de cuero y varilla del émbolo graduada. ‖ -**de Roux.** Jeringa esterilizada para inyecciones de suero, de 20 ml de cabida, con armadura metálica. ‖ -**de Strauss-Collin.** Modificación de la jeringa de Pravaz.‖ -**hipodérmica.** Jeringa de pequeño calibre para inyecciones en el tejido subcutáneo. ‖ -**intrauterina de Braum.** Jeringa de cristal con armadura metálica, provista de una cánula de cristal con armadura metálica, provista de una cánula larga semejante a un histerímetro, en cuyo extremo se abren tres o cuatro pequeños agujeros. ‖ -**sonda.** Jeringa empleada en la práctica oftalmológica, cuya punta puede servir de sonda.
jeroderma. m. XERODERMA.
Jersild (Síndrome de). V. SÍNDROME.
jervina o **yervina.** f. Alcaloide tóxico del *Veratrum album* y *V. viride,* depresor de los centros motores y vasomotores.
Jesionek (Lámpara de) (Albert *Jesionek,* dermatólogo de Giessen, 1870-1935). V. LÁMPARA.
jeta (del ár. *jatm,* hocico, pico, nariz). f. Boca saliente, labios gruesos y abultados. ‖ Hocico de los animales.
jetaje. m. Secreción nasal del caballo que puede contagiar al hombre; para ejemplo, el muermo.
jibia (del lat. *sepia*). f. Molusco cefalópodo *(Sepia officinalis),* que contiene un cuerpo esponjoso, *hueso de jibia,* empleado en otro tiempo como absorbente y formado por una trama de quitina asociada con carbonato cálcico.
Jiménez Díaz (Síndrome de) (Carlos *Jiménez Díaz,* patólogo español, 1898-1967). V. SÍNDROME.
JNA. Sigla de *Jena Nomina Anatomica,* 1935.
Jobert (Fosa, operación, signo, sutura de) (Antoine Joseph *Jobert de Lamballe,* cirujano francés, 1798-1867). V. FOSA, OPERACIÓN, SIGNO, SUTURA.
Jochmann (Prueba, suero de) (Georg *Jochmann,* internista alemán, 1879-1915). V. PRUEBA DE MÜLLER-JOCHMANN Y SUERO.
Joffroy (Reflejo, signo de) (Alexis *Joffroy,* médico francés, 1844-1908). V. REFLEJO, SIGNO.
johanisina. f. Alcaloide del aceite de *Anda assu* del Brasil.
Johne (Enfermedad de) (Heinrich Albert *Johne,* patólogo alemán., 1839-1910). V. ENFERMEDAD.
johnina. f. Vacuna preparada con los filtrados de cultivos del *Mycobacterium paratuberculosis;* se emplea como prueba diagnóstica intradérmica en el ganado bovino. Paratuberculina.
Johnson (Reacción, síndrome de) (Sir George *Johnson,* médico inglés, 1818-1896). V. REACCIÓN, SÍNDROME.
Johnstone (Posición). V. POSICIÓN.
Jolles (Reacción de) (Adolf *Jolles,* químico austriaco, 1864-1944). V. REACCIÓN.
Jolliffe (Síndrome de) (Norman *Jolliffe,* médico norteamericano contemporáneo). V. SÍNDROME.
Jolly (Corpúsculo, cuerpos de) (Justin *Jolly,* histólogo francés, 1870-1953). Véanse estos términos. ‖ -**(Reacción de)** (Friedrich *Jolly,* neurólogo alemán, 1844-1904). V. REACCIÓN.
Jonas (Síntoma de) (Siegfried *Jonas,* médico austriaco, n. en 1874). V. SÍNTOMA.
Jonnesco (Fosa, operación, pliegue de) (Thomas *Jonnesco,* cirujano romano, 1860-1926). Véanse estos términos.
Jorgen-Schaumann (Enfermedad de). V. ENFERMEDAD.
Jorissene (Signo de) (Gustav *Jorisenne,* médico belga, n. en 1846). V. SIGNO.
joroba (del ár. hispánico *hudûba*). f. A., *Buckel;* F., *gibbosité;* In., *hunchback;* It., *gibbosità;* P., *giba.* Corcova o giba.
Josephs-Diamond-Blackfan (Síndrome de) (Hugh Wilson *Josephs,* pedíatra norteamericano, n. en 1892). V. SÍNDROME.
Josué (Síndrome de) (Otto *Josué,* médico francés, 1869-1923). V. SÍNDROME.
joule. m. JULIO.
Jourdain (Enfermedad de) (Anselme Louis Bernard *Jourdain,* cirujano francés, 1734-1816). V. ENFERMEDAD.
juanete. m. A., *Leichdorn;* F., *oignon;* In., *bunion;* It., *callosità dell'aluce;* P., *joanete.* Pómulo saliente. ‖ Extremo posterior abultado de la primera falange del dedo gordo o extremo anterior del metatarsiano primero. ‖ HALLUX VALGUS.
Judd (Operación de) (Edward Starr *Judd,* cirujano norteamericano, n. en 1878). V. OPERACIÓN.
juglandina. f. Preparación de hojas de nogal y cáscaras verdes de nuez. Se empleó en la escrofulosis y enfermedades de la piel.
Juglans. Género de árboles yuglandáceos, una de cuyas especies es el nogal.
jugo (del lat. *sucus*). m. A., *Saft;* F., *jus;* In., *juice;* It., *succo;* P., *suco.* Líquido que se obtiene exprimiendo una sustancia animal o vegetal; zumo. ‖ Secreción líquida fisiológica. ‖ Preparación opoterápica de órganos animales. ‖ -**canceroso.** Líquido lechoso que rezuma naturalmente de la sección de un tumor epitelial o que se obtiene por el rascado del mismo y que contiene células, materia amorfa y granulaciones adiposas. ‖ -**gástrico.** Líquido claro secretado abundantemente por las glándulas del estómago; contiene agua, ácidos clorhídrico y láctico, pepsina, fermento lab y sales minerales. ‖ -**intestinal.** Líquido claro, amarillento, alcalino, secretado por las glándulas de Lieberkühn. ‖ -**nuclear.** CARIOLINFA. ‖ -**pancreático.** Líquido viscoso, límpido, alcalino, secretado por el páncreas; contiene sustancias albuminoideas, fermentos, leucina, jabones, grasas y sales.
jugulum (lat.). m. CUELLO. ‖ Fosa yugular.
Juhel-Rénoy (Síndrome de) (Jean Edouard *Juhel-Rénoy,* médico francés, 1855-1894). V. SÍNDROME.
julepe (del ár. *yúllbê,* y éste del persa *gulab,* agua de rosas). m. Poción compuesta de agua destilada, jarabes y otras materias medicinales. ‖ -**gomoso.** Poción compuesta de agua, jarabe y agua de azahar, que sirve de vehículo a las sustancias insolubles.
Julien-Marie-See (Enfermedad de). V. ENFERMEDAD.
julio (de James P. *Joule,* físico inglés, 1818-1899). m. F., *joule.* Unidad de trabajo en el sistema basado en el metro, kilogramo y segundo. Equivale a 10^{-7} ergios. Abrev.: J.
jumbul. m. Planta empleada otrora contra la diabetes *(Syzygium jambolanum).*
jumentoso (de *jumento*). adj. Dícese de la orina sedimentosa, turbia, maloliente, semejante a la de caballo.
Juncadella Ferrer (Punto de) (Enrique *Juncadella Ferrer,* patólogo español, n. en 1907). V. PUNTO.
juncia (del lat. *iuncea,* parecida al junco). f. Planta ciperácea, del género *Cyperus,* considerada como astringente y estimulante.
juncturae tendinum. lat. pl. Nombre latino de las bandas estrechas que se extienden oblicuamente entre los tendones de inserción del extensor común de los dedos en el dorso de la mano. *Sin.:* Connexus intertendineus.

Jung (Músculo de) (Carl Gustav *Jung*, anatomista de Basilea, 1793-1864). V. Músculo. ||-**(Teorías de)** (Carl Gustav *Jung*, psiquiatra suizo, 1875-1961). V. Teoría.

Jungbluth (Vasa propia de) (Hermann *Jungbluth*, médico alemán contemporáneo). V. Vasa.

Jüngling (Enfermedad, síndrome de) (Otto *Jüngling*, cirujano alemán, 1884-1944). V. Enfermedad, síndrome.

Juniperus. Género de árboles coníferos al que pertenecen el enebro y la sabina.

Junod (Bota o ventosa de) (Victor Théodore *Junod*, médico francés, 1809-1881). V. Bota.

juntura (del lat. *iunctura*). f. Articulación.

juramento de Hipócrates. Juramento de la colección hipocrática y que ha sido la guía ética y norma de conducta de la profesión médica.

justo maior o **justo minor.** Locuciones latinas que indican que una cosa es mayor o menor que lo normal u ordinario.

Justus (Prueba de) (J. *Justus*, dermatólogo húngaro contemporáneo). V. Prueba.

Juvara (Operación de) (Ernest *Juvara*, cirujano rumano, 1870-1933). V. Operación.

juventud (del lat. *iuventus, -utis*). f. A., *Jugend;* F., *jeunesse;* In., *youth;* It., *gioventù;* P., *juventude.* Período de la vida que media entre la adolescencia y la edad adulta.

k

K. Símbolo del potasio *(Kalium)*.
K (Vitamina). V. VITAMINA K.
Kader (Operación de) (Bronislaw *Kader*, cirujano polaco, 1863-1937). V. OPERACIÓN.
Kaes-Bechterev (Capa de) (Theodor *Kaes*, neurólogo alemán, 1852-1913). CAPA DE BECHTEREV.
Kafka (Reacción de) (Victor *Kafka*, médico alemán, 1881-1955). V. REACCIÓN.
Kahlbaum (Enfermedad de) (Carl L. *Kahlbaum*, médico alemán, 1828-1899). V. ENFERMEDAD.
Kahler (Enfermedad, ley de) (Otto *Kahler*, médico austriaco, 1849-1893). V. ENFERMEDAD, LEY.
Kahlmetter (Enfermedad de). V. ENFERMEDAD.
Kahn (Reacción de) (Reuben Leon *Kahn*, bacteriólogo norteamericano, n. en 1887). V. REACCIÓN. ||-**(Reacción, signo de)** (Herbert *Kahn*, médico alemán, n. en 1900). V. REACCIÓN, SIGNO.
Kaiserling (Solución de) (Carl *Kaiserling*, patólogo alemán, 1869-1942). V. SOLUCIÓN.
kala-azar (en hindú, *fiebre negra*). m. F., *kala-azar*. Enfermedad parasitaria transmitida del perro al hombre por picadura de *Phlebotomus* caracterizada por su cronicidad, fiebre irregular, hipertrofia del bazo y a menudo del hígado, la presencia en éstos y otros órganos de la *Leishmania donovani*, enflaquecimiento, anemia, leucopenia, aumento relativo de los leucocitos mononucleares, aumento de globulina β y frecuentemente una hiperpigmentación peculiar de la piel y elevada mortalidad. *Sin.:* Esplenomegalia tropical febril, fiebre epidérmica de Assam, fiebre dum-dum, fiebre negra, leishmaniosis visceral, Sahib, Sirkari. ENFERMEDAD NEGRA. ||-**infantil.** Kalaazar confinado en los países mediterráneos, que ataca sobre todo a los niños, producido también por la *Leishmania donovani*. *Sin.:* Kala-azar canino mediterráneo, linfadenia esplénica de los niños, seudoleucemia infecciosa. Ponos, anemia esplénica infantil.
kaladana. f. Nombre de las semillas secas de la planta *Ipomoea nil*, purgantes y antihelmínticas.
kali. m. Potasa, en alemán.
kalicreína. f. V. CALICREÍNA.
kalium (lat.). m. POTASIO.
kallak. m. Nombre de una dermatitis pustular, común entre los esquimales.
kamala. f. CAMALA.
Kammerer (Incisión de) (Frederic *Kammerer*, cirujano norteamericano, 1856-1928). V. INCISIÓN DE BATLLE-JALAGUIER-KAMMERER.
kanagugui. m. Planta japonesa *(Lindera erythrocarpa)*.
kanamicina. f. F., *kanamycine*. Antibiótico aminoglucosídico obtenido a partir de cultivos de *Streptomyces kanamycetus*. Se utiliza en forma de sulfato. Es bactericida. Se administra por vía intramuscular; es tóxico para el VIII par craneal y el riñón.
Kanavel (Signo de) (Allen B. *Kanavel*, cirujano norteamericano, 1874-1938). V. SIGNO.
Kandahar (Úlcera de). FURÚNCULO ORIENTAL.
kangri. m. Nombre que recibe en la India la degeneración maligna de las lesiones debidas a la dermatitis crónica que aparecía en individuos que se aplicaban a la piel del abdomen y muslos recipientes de barro con carbón al rojo, como medio de obtener calor. Se presenta en individuos con un promedio de edad de 55 años, y la supervivencia es de unos 15 meses. Macroscópicamente la lesión es variable, pero histológicamente se trata de un carcinoma epidermoide típico.
kaolín. m. CAOLÍN.

Kaplan (Reacción de) (David M. *Kaplan*, médico norteamericano n. en 1870). V. REACCIÓN.
Kaposi (Enfermedad, sarcoma de) (Moritz Kohn *Kaposi*, dermatólogo austriaco, 1837-1902). V. ENFERMEDAD, SARCOMA. ||-**Juliusberg (Enfermedad de).** V. ENFERMEDAD.
Kappeler (Maniobra, operación de) (Otto *Kappeler*, cirujano alemán, 1841-1909). V. MANIOBRA, OPERACIÓN.
Karell (Cura o tratamiento de) (Philip *Karell*, médico ruso, 1806-1886). V. CURA.
karezza o **carezza.** f. Coito en el cual, voluntariamente, se suprime la eyaculación. Coito reservado.
Karman (Método de). V. MÉTODO.
Kartagener (Síndrome de) (Manes *Kartagener*, médico suizo, n. en 1897). V. SÍNDROME.
Kaschin-Beck (Enfermedad de) (Nicolai Ivanovic *Kaschin*, médico ruso, 1825-1872). V. ENFERMEDAD.
kassa. f. Término japonés para la lepra.
Kast (Síndrome de) (Alfred *Kast*, médico alemán, 1856-1903). V. SÍNDROME.
Katayama (Enfermedad de) *(Katayama,* ciudad del Japón). V. ENFERMEDAD. ||-**(Reacción de)** (Kumba *Katayama*, médico japonés, 1856-1931). V. REACCIÓN.
Katz (Fórmula de) (Johann R. *Katz*, químico alemán, 1880-1938). V. FÓRMULA.
Katzenstein (Prueba de) (Moritz *Katzenstein*, cirujano alemán, 1872-1932). V. PRUEBA.
Kauffmann (Prueba de) (Friedrich *Kauffmann*, internista alemán). V. PRUEBA.
Kaufmann (Coloración de) (Eduard *Kaufmann*, patólogo alemán, 1860-1937). V. COLORACIÓN (MÉTODOS DE). ||-**(Método o tratamiento de)** (Fritz *Kaufmann*, neurólogo alemán, n. en 1875). V. TRATAMIENTO.
kava-kava. Nombre polinésico del *Piper methysticum*, especie de pimentero común en las islas de Hawai.
kavaína. f. METISTICINA.
Kayser (Enfermedad de) (Heinrich *Kayser*, médico alemán, 1869-1954). V. ENFERMEDAD. ||-**Fleischer (Anillo de).** V. ANILLO.
Kaznelson (Anemia de) (Paul *Kaznelson*, médico checo contemporáneo). V. ANEMIA.
Keating-Hart (Fulguración o tratamiento de) *(Keating-Hart,* médico norteamericano de Marsella, 1870-1922). V. TRATAMIENTO.
kedani (Enfermedad). V. ENFERMEDAD.
Keeley (Cura de) (Leslie G. *Keeley*, médico norteamericano, 1832-1900). V. CURA.
Keen (Operación, signo de) (William Williams *Keen*, cirujano de Filadelfia, 1837-1932). V. OPERACIÓN, SIGNO.
kéfir (voz caucásica). m. Leche fermentada artificialmente, que contiene ácido láctico, alcohol y ácido carbónico. Producto dietético especialmente indicado en la fermentación intestinal patológica.
Kehr (Incisión, operación de) (Hans *Kehr*, cirujano alemán, 1862-1916). V. INCISIÓN, OPERACIÓN.
Kehrer (Reacción, signo de) (Ferdinand *Kehrer*, neurólogo alemán, 1883-1966). V. REACCIÓN, SIGNO.
Keith (Régimen de) (Norman M. *Keith*, médico norteamericano, n. en 1895). V. RÉGIMEN. ||-**(Fascículo, nudo de)** (Arthur *Keith*, médico de Londres, 1866-1955). V. FASCÍCULO, NUDO. ||-**y Flack (Nudo de)** (Martin *Flack*, fisiólogo inglés, 1882-1931). V. NUDO.
kelotomía. f. QUELOTOMÍA.
Kelsch-Klener (Síndrome de). V. SÍNDROME.

Keller (Prueba de) (Phillip *Keller*, dermatólogo alemán, contemporáneo). V. Prueba. ||-**(Operación de)**. V. Operación.

Kelling (Reacción de) (Georg *Kelling*, médico alemán, 1866-1945). V. Reacción.

Kelly (Espéculo, operación, prueba, signo de) (Howard Atwood *Kelly*, cirujano de Baltimore, 1858-1943). Véanse estos términos. ||-**Marion (Operación de)**. V. Operación. ||-**Patterson (Síndrome de)**. V. Síndrome.

Kendall (Edward Calvim *Kendall*, biólogo norteamericano, 1886-1972, premio Nobel de Medicina en 1950). V. Hidrocortisona, tiroxina.

Kennedy (Síndrome de) (Foster *Kennedy*, neurólogo norteamericano, 1884-1952). V. Síndrome.

Kenny (Método de) (Elizabeth *Kenny*, enfermera de Brisbane, Australia, 1886-1952). V. método.

Kent (Fascículo de) (Albert Frank S. *Kent*, médico inglés, 1863-1958). V. Fascículo de His.

Kérandel (Síntoma de) (Jean F. *Kérandel*, médico colonial, 1873-1934). V. Síntoma.

keratectomía. f. Queratectomía.

Kerckring (Huesillo, válvula de) (Theodorus *Kerckring*, anatomista holandés, 1640-1693). Véanse estos términos.

Kerl-Urbach (Enfermedad de) (Wilhelm *Kerl*, dermatólogo austriaco, n. en 1880). V. Enfermedad.

kermes. m. Quermes.

kernictero o **kernicterus**. m. Querníctero.

Kernig (Signo de) (Vladimir *Kernig*, médico ruso, 1840-1917). V. Signo.

ketamina. f. F., *kétamine*. Arilcicloalquilamina empleada como anestésico general en administración intramuscular o intravenosa.

Key-Retzius (Agujeros de) (Ernst Axel Henrik *Key*, médico sueco, 1832-1901, y Magnus Gustav *Retzius*, histólogo sueco, 1842-1919). V. Agujero.

kg. Símbolo de kilogramo.

khellin (del ár. *khella*). m. Principio activo de los extractos del *Amni visnaga*, planta umbelífera del Cercano Oriente. Produce relajación de la musculatura lisa y, principalmente, vasodilatación coronaria.

ki-mo. Enfermedad contagiosa, endémica, corriente entre los indígenas de Laos, caracterizada por ulceraciones cutáneas recubiertas de vegetaciones, que aparecen en brotes febriles sucesivos.

Kienböck o **Kienboeck (Enfermedad, fenómeno, unidad de)** (Robert *Kienböck*, médico austriaco, 1871-1953). Véanse estos términos.

Kiernan (Espacios de) (Francis *Kiernan*, médico inglés, 1800-1874). V. Espacio.

kieselguhr (al.). m. Tierra fósil empleada como absorbente y clarificador; tierra silícea, tierra de infusorios, dediatomeas.

Kiesselbach (Área o **locus de)** (Wilhelm *Kiesselbach*, laringólogo alemán, 1839-1902). V. Área.

kil. m. Arcilla blanca, pegajosa y jabonosa, de la región del mar Negro, que una vez esterilizada se emplea como base de pomadas en las enfermedades de la piel.

Kilian (Línea, pelvis de) (Hermann Friedrich *Kilian*, ginecólogo alemán, 1800-1863). V. Línea, pelvis.

Killian (Espéculo, método, operación de) (Gustav *Killian*, laringólogo alemán, 1860-1921). Véanse estos términos. ||-**(Prueba de)** (John *Killian*, bioquímico norteamericano, n. en 1891). V. Prueba.

kilo-. Forma prefija del gr. *chílioi*, mil.

kilocaloría. f. F., *kilocalorie*. Caloría grande, equivalente a 1.000 cal; cantidad de calor necesaria para elevar 1º la temperatura de un litro de agua a 15 ºC.

kilogramo. m. F., *kilogramme*. Unidad fundamental de masa en el sistema metro-kilo-segundo. Abrev.: *kg*. ||-**fuerza**. Kilopondio.

kilolitro. m. F., *kilolitre*. Medida de capacidad que corresponde a 1.000 litros o 1 m^3. Abrev.: *kl*.

kilómetro. m. F., *kilomètre*. Medida de longitud, equivalente a 1.000 metros. Abrev.: *km*.

kilonema (de *kilo-* y el gr. *némein*, alimentar). m. Unidad de valor nutritivo equivalente a 667 calorías, suministrada por un litro de leche.

kilopondio. m. Unidad de fuerza igual al peso de 1 kg sometido a la gravedad normal.

kilovatio (de *kilo-* y *vatio*). m. Unidad de potencia eléctrica equivalente a 10^3 vatios. Abrev.: *kW*.

kilovoltio. m. Medida de tensión eléctrica equivalente a 1.000 voltios. Abrev.: *kV*.

Killian (Espéculo, método, operación de) (Gustav *Killian*, laringólogo alemán, 1860-1921). Véanse estos términos. ||-**(Prueba de)** (John *Killian*, bioquímico norteamericano, n. en 1891). V. Prueba.

Kimmelstiel-Wilson (Síndrome de) (Paul *Kimmelstiel*, patólogo alemán, 1900-1970). V. Síndrome.

ki-mo. Enfermedad contagiosa, endémica, corriente entre los indígenas de Laos, caracterizada por ulceraciones cutáneas recubiertas de vegetaciones, que aparecen en brotes febriles sucesivos.

Kimpton-Brown (Tubo de) (Arthur Ronald *Kimpton*, cirujano de Boston, n. en 1881). V. Tubo.

kinasa. f. Cinasa.

kinesiología. f. Cinesiología.

kinesiólogo. m. Quinesiólogo.

kinesiterapia. f. Cinesiterapia.

Kinnier-Wilson (Enfermedad de). V. Enfermedad.

kino. m. Quino.

Kirchner (Divertículo de) (Wilhelm *Kirchner*, otólogo alemán, 1849-1935). V. Divertículo.

Kirmisson (Operación, signo de) (Edouard *Kirmisson*, cirujano francés, 1848-1927). V. Operación, signo.

kirsch (voz alemana). m. Licor alcohólico obtenido por la fermentación y destilación de las cerezas.

Kirschner (Alambre de) (Martin *Kirschner*, cirujano alemán, 1879-1942). V. Alambre.

Kirstein (Método de) (Alfred *Kirstein*, médico alemán, 1863-1922). V. Método.

Kisch (Reflejo de) (Bruno *Kisch*, fisiólogo alemán, 1890-1966). V. Reflejo auriculopalpebral.

Kitahara (Enfermedad de) (J. *Kitahara*, oftalmólogo japonés contemporáneo). V. Enfermedad.

kitasamicina. f. F., *kitasamycine*. Antibiótico macrólido extraído del *Str. kitasatoensis*, con actividad parecida a la de la eritromicina.

Kitasato (Filtro, suero de) (Shibasaburo *Kitasato*, bacteriólogo japonés, 1852-1931). Véanse estos términos.

Kittel (Tratamiento de) (M. J. *Kittel*, médico alemán, contemporáneo). V. Tratamiento.

Kjeldahl (Método de) (Johann Gustav Ch. *Kjeldahl*, químico danés, 1849-1900). V. Método.

Kjelland (Fórceps de) (Christian *Kjelland*, tocólogo noruego, 1871-1941). V. Fórceps.

Kjellberg-Waldenström (Síndrome de). V. Síndrome.

Klapp (Tratamiento de) (Rudolf *Klapp*, cirujano berlinés, 1873-1949). V. Tratamiento.

Klarenbeck (Enfermedad de). V. Enfermedad.

Klauder (Síndrome de) (Joseph Victor *Klauder*, dermatólogo norteamericano, n. en 1888). V. Síndrome.

Klebs-Löffler (Bacilo de) (Edwin *Klebs*, 1834-1913, y Friedrich A. J. *Löffler*, 1852-1915, bacteriólogos alemanes). Corynebacterium diphtheriae.

Klebsiella (de Edwin *Klebs*, bacteriólogo alemán, 1834-1913). Género de bacterias de la familia enterobacteriáceas, que se caracterizan por ser inmóviles (carecen de flagelos) y poseer cápsula. Se las clasifica en tipos de acuerdo con los antígenos de la cápsula. Se encuentran en el suelo y en el agua y como saprofitas se pueden aislar de las vías respiratorias e intestino. ||-**ozaenae**. Agente causal de la ocena. ||-**pneumoniae**. Agente causal de infecciones urinarias, sepsis y procesos respiratorios graves. *Sin*.: bacilo de Friedländer. ||-**rhinoschleromatis**. Agente causal del rinoscleroma.

Klein (Teoría de) (Melanie *Klein*, psico-analista austriaca, 1882-1960). V. Teoría kleiniana.

Kleine-Levin (Síndrome de) (Willi *Kleine*, neuropsiquiátra aleman contemporáneo). V. Síndrome.

Klemm (Tétanos de) (Paul *Klemm*, cirujano de Riga, 1861-1921). Tétanos cefálico.

Klemperer (Síndrome de). V. Síndrome. ||-**Pollack-Baehr (Enfermedad de).** V. Enfermedad.

Klimov (Reacción de) (Ivan Alex *Klimov*, médico ruso del siglo XIX). V. Reacción.

Kline (Reacción de) (Benjamin S. *Kline*, patólogo norteamericano n. en 1866). V. Reacción.

Klinefelter (Síndrome de) (Harry F. *Klinefelter*, médico norteamericano, n. en 1912). V. Síndrome. ||-**Reinfenstein-Albright (Síndrome de).** V. Síndrome.

Klippel (Enfermedad de) (Maurice *Klippel*, neurólogo francés, 1858-1942). V. Enfermedad. ||-**Feil (Síndrome de)** (André *Feil*, médico francés, contemporáneo). V. Síndrome. ||-**Trenaunay (Enfermedad de).** V. Enfermedad. ||-**Weil (Signo de).** V. Signo.

Kluge (Método, signo de) (Carl A. Ferdinand *Kluge*, tocólogo alemán, 1782-1844). V. Método, signo.

Klumpke (Parálisis de) (Mme. A. Déjerine *Klumpke*, neuróloga de París, 1859-1927). V. Parálisis.

Klüver-Bucy (Síndrome de) (Heinrich *Klüver*, neurólogo norteamericano contemporáneo). V. Síndrome.

Knapp (Estrías, pinzas de) (Hermann *Knapp*, oftalmólogo de Nueva York, 1832-1911). V. Estría, pinzas.

Knaus-Ogino (Ley, método de) (Hermann *Knaus*, obstetra austriaco, 1892-1970). V. Ley, método de Ogino-Knaus.

Kneipp (Cura de) (P. Sebastián *Kneipp*, 1821-1897). V. Cura.

Kobelt (Tubos de) (George L. *Kobelt*, médico alemán, 1804-1857). V. Tubo.

Kobert (Reacción de) (Eduard Rudolf *Kobert*, químico alemán, 1854-1919). V. Reacción.

Köbner (Enfermedad de) (Heinrich *Köbner*, dermatólogo alemán, 1838-1904). V. Enfermedad.

Koch (Bacilo, fenómeno, ley, tuberculina de) (Robert *Koch*, bacteriólogo alemán, 1843-1910). Véanse estos términos. ||-**(Nudo de)** (Walter *Koch*, cirujano alemán, n. en 1880). V. Nudo. ||-**(Prueba de)** (Lewis A. *Koch*, pediatra norteamericano, n. en 1900). V. Prueba. ||-**Weeks (Bacilo de)** (R. *Koch*; John Elmer *Weeks*, oftalmólogo norteamericano, 1853-1949). V. Haemophilus aegyptius.

Kocher (Incisión, maniobra, método, operación, pinzas, punto, reflejo, signo, úlcera de) (Emil Theodor *Kocher*, cirujano de Zürich, 1841-1917, premio Nobel de Medicina en 1909). Véanse estos términos.

Kocks (Operación de) (Joseph Kocks, cirujano alemán, 1846-1916). V. Operación.

Koehlmeier-Degos (Síndrome de). V. Síndrome.

Koenig (Enfermedad, operación, síndrome) (Franz Koenig, cirujano alemán, 1832-1910). V. estos términos.

Köhler (Enfermedad de) (Alban Köhler, médico alemán, 1874-1947). V. Enfermedad. ||-**Mouchet (Enfermedad de).** V. Enfermedad. ||-**Pellegrini-Stieda (Enfermedad de).** V. Enfermedad de Pellegrini-Stieda. ||-**Stieda (Enfermedad de).** V. Enfermedad.

Kohlrausch (Pliegue o válvula de) (Otto Ludwig Bernhard *Kohlrausch*, médico alemán, 1881-1854). V. Válvula.

Kohnstamm (Fenómeno de) (Oskar *Kohnstamm*, médico alemán, 1871-1917). V. Fenómeno.

Kojevnikov (Síndrome de) (Aleksei *Kojevnikov*, neurólogo ruso, 1836-1902). V. Síndrome.

kola. f. V. Cola.

Kolmer (Reacción de) (John A. *Kolmer*, patólogo norteamericano, 1886-1962). V. Reacción.

Kolle (Método, suero de) (Wilhem *Kolle*, bacteriólogo alemán, 1868-1935). V. Método, suero.

Kölliker (Capa, núcleo de) (Rudolph Albert von *Kölliker*, anatomista suizo, 1817-1905). V. Capa fibrosa de Kölliker, núcleo.

Kondoleon (Operación de) (Emmerich *Kondoleon*, cirujano griego, 1879-1919). V. Operación.

König (Enfermedad, operación, síndrome). V. Koenig (Enfermedad, operación, síndrome).

Koplik (Manchas o signo de) (Henry *Koplik*, pediatra de Nueva York, 1858-1927). V. Signo.

Kopp (Asma de) (Johann Heinrich *Kopp*, médico alemán, 1777-1858). V. Asma.

Korányi (Auscultación, tratamiento de) (Barón F. von *Korányi*, médico húngaro, 1829-1913). V. Auscultación, tratamiento.

Korotkov (Método, prueba de) (Nicolas *Korotkov*, internista ruso en Moscú contemporáneo). V. Método, prueba.

Korovnikov (Enfermedad de). V. Enfermedad.

Korsakov (Psicosis o síndrome de) (Sergei Sergeieviv *Korsakov*, neurólogo ruso, 1853-1900). V. Psicosis.

kosam. m. Nombre chino de las nueces de la planta *Brucea sumatrana*, de la familia de las simarrubáceas; se emplean en China contra la disentería y hemorragias uterinas.

Kossel (Reacción de) (Albrecht *Kossel*, fisiólogo alemán, 1853-1927). V. Reacción.

Köster (Nódulo de) (Carl *Köster*, patólogo alemán, 1843-1904). V. Nódulo.

Kostman (Agranulocitosis de). V. Agranulocitosis.

Kottmann (Reacción de) (K. *Kottmann*, médico alemán, 1877-1952). V. Reacción.

koumis. m. Cumís.

kouso o **kuso.** m. Flores de la *Brayera antelmintica*. V. Brayera.

Kovalevski (Conducto de) (Alexander Onufrievic *Kovalevski*, anatomista ruso, 1846-1901). V. Conducto.

Koyter (Músculo de) (Volcherus *Koyter*, anatomista holandés, 1534-1600). V. Músculo.

Kr. Símbolo químico del *criptón*.

Krabbe (Enfermedad, síndrome de) (Knud H. *Krabbe*, neurólogo danés, 1885-1961). V. Enfermedad, síndrome.

Kraepelin (Clasificación de) (Emil *Kraepelin*, psiquiatra alemán, 1856-1926). División de las enfermedades mentales en los grupos maniacodepresivo y esquizofrénico.

Krameria (de J. G. H. *Kramer*, botánico alemán). Género de plantas poligaláceas; las raíces de algunas de sus especies constituyen las diversas clases de ratania. V. Ratania.

Kraske (Operación, posición de) (Paul *Kraske*, cirujano alemán, 1851-1930). V. estos términos.

Kraupa-Posner-Schlossman (Síndrome de). V. Síndrome.

Krause (Corpúsculo, membrana de) (Wilhelm Johann F. *Krause*, anatomista alemán, 1833-1910). Véanse estos términos. ||-**(Glándula, ligamento de)** (Karl F. T. *Krause*, anatomista alemán, 1797-1868). Véanse estos términos. ||-**(Operación de)** (Fedor *Krause*, cirujano alemán, 1857-1937). V. Operación. ||-**(Signo, síndrome de).** V. Signo, síndrome.

Krebs (Ciclo de) (Hans Adolf *Krebs*, bioquímico inglés, n. en 1900, premio Nobel de Medicina en 1953). V. Ciclo. ||-**Índice de)** (Carl *Krebs*, patólogo danés, n. en 1892). V. Índice.

Kretschmann (Espacio de) (Friedrich *Kretschmann*, otólogo alemán, 1858-1934). V. Espacio.

Kretz (Paradoja de) (Richard *Kretz*, patólogo alemán, 1865-1920). V. Paradoja.

Kretschmann (Espacio de) (Friedrich *Kretschmann*, otólogo alemán, 1858-1934). V. Espacio.

Kretz (Paradoja de) (Richard *Kretz*, patólo alemán, 1865-1920). V. Paradoja.

Kreuzfuchs (Fenómeno de) (Siegmund *Kreuzfuchs*, radiólogo austriaco contemporáneo). V. Fenómeno.

Kreysig (Signo de) (Friedrich L. *Kreysig*, médico alemán de Dresde, 1770-1839). Signo de Heim-Kreysig.

Krishaber (Enfermedad o síndrome de) (Maurice *Krishaber*, médico húngaro en Francia, 1836-1883). V. Enfermedad.

Kristeller (maniobra, método de) (Samuel *Kristeller*, tocólogo alemán, 1820-1900). V. Método.

Kroenig (Campo o área) (Georg *Kroenig*, médico alemán, 1856-1911). V. Campo. ||-**(Método de)** (Bern-

hard *Kroenig*, ginecólogo alemán, 1863-1918). V. MÉTODO.
Kroenlein (Hernia, operación, punto) (Rudolf Ulrich *Kroenlein*, cirujano de Zürich, 1847-1910). V. estos términos.
Krogius (Operación de) (Frans Ali Bruno *Krogius*, cirujano finés, 1864-1939). V. OPERACIÓN.
Kromayer (Lámpara de) (Ernst Ludwig *Kromayer*, dermatólogo alemán, 1862-1933). V. LÁMPARA.
Krompecher (Tumor de) (Edmund *Krompecher*, patólogo de Budapest, 1870-1926). ULCUS RODENS.
Kronecker Centro, suero de) (Hugo *Kronecker*, patólogo suizo, 1839-1914). V. CENTRO, SUERO.
Krukenberg (Huso de) (Friedrich E. *Krukenberg*, oftalmólogo alemán, 1871-1946). V. HUSO. ‖-**(Mano o brazo de)** (Hermann *Krukenberg*, cirujano alemán, 1863-1935). V. MANO. ‖-**(Tumor de)** (Georg Peter Heinrich *Krukenberg*, ginecólogo alemán, 1856-1899). V. TUMOR.‖-**(Vena de)** (Adolf *Krukenberg*, anatomista alemán, 1816-1877). V. VENA.
Kruse (Pincel de) (Walter *Kruse*, bacteriólogo alemán, 1864-1943). V. PINCEL.
kryptón. m. CRIPTÓN.
kubisagari o **kubisgari.** m. Forma de vértigo paralítico, endémico en el Japón.
Kuger (Enfermedad de). V. ENFERMEDAD.
Kuhn (Máscara de) (Ernst *Kuhn*, médico alemán, 1873-1920). V. MÁSCARA. ‖-**(Tubo de)** (Franz *Kuhn*, cirujano alemán, 1866-1929). V. TUBO.
Kühne (Coloración de) (Heinrich *Kühne*, histólogo alemán). V. COLORACIÓN (MÉTODOS DE). ‖-**(Huso, placa terminal)** (Wilhelm *Kühne*, histólogo alemán, 1837-1900). Véanse estos términos.
Kuhnt (Operación de) (Hermann *Kuhnt*, oculista alemán, 1850-1925). V. OPERACIÓN.
Kulchitsky (Célula de) (Nicholas *Kulchitsky*, histólogo ruso, 1856-1925). V. CÉLULA.
Külz (Cilindros de) (Rudolph Eduard *Külz*, médico elamán, 1845-1895). V. CILINDRO.
Kümmell (Enfermedad, punto de) (Hermann *Kümmell*, cirujano de Hamburgo, 1852-1937). V. ENFERMEDAD, PUNTO. ‖-**Verneuil (Enfermedad o síndrome de).** ENFERMEDAD DE KÜMMELL, SÍNDROME.
Kundrat (Enfermedad o linfosarcoma de) (Hans *Kundrat*, patólogo austriaco, 1845-1893). V. LINFOSARCOMA.

Kunlin (Operación de). V. OPERACIÓN.
Küntscher (Operación de) (Gerhard *Küntscher*, cirujano alemán, 1902-1972). V. OPERACIÓN.
Kupffer (Células de) (Karl Wilhelm *Kupffer*, anatomista alemán, 1829-1902). V. CÉLULA.
Kupressov (Centro de) (J. *Kupressov*, médico ruso del siglo XIX). V. CENTRO.
kurch. m. Corteza de la raíz de la planta *Holarrhena antidysenterica*, de Asia. Astringente, febrífuga y antidisentérica.
Kurlov (Cuerpos de) (Mihajl G. *Kurlov*, médico ruso, 1859-1932). V. CUERPO.
Kurt-Mendel (Síndrome de). V. SÍNDROME.
kuru (voz de Nueva Guinea). m. Enfermedad crónica progresiva del sistema nervioso central, descrita por Gajdusek y cols. en tribus de Nueva Guinea que practican el canibalismo y caracterizada por presentar un síndrome cerebeloso y demencial. Se debe a una infección por virus lentos, que presenta un período de incubación de meses o años.
Küss (Complejo o nódulo de) (Georges *Küss*, patólogo francés, 1867-1936). V. NÓDULO.
Kussmaul (Coma, enfermedad, pulso, respiración de) (Adolf *Kussmaul*, médico alemán, 1822-1902). Véanse estos términos. ‖-**Griesinger (Síndrome de).** V. SÍNDROME. ‖-**Landry (Parálisis de).** PARÁLISIS DE LANDRY. ‖-**Maier (Enfermedad de).** ENFERMEDAD DE KUSSMAUL.
Küster (Operación de) (Ernst Georg Ferdinand *Küster*, cirujano alemán, 1839-1930). V. OPERACIÓN.
Küstner (Signo de) (Otto *Küstner*, ginecólogo alemán, 1849-1931). V. SIGNO.
kuterina. f. BASORINA.
kwashiorkor (voz africana con el significado de «niño apartado o destetado»). m. Malnutrición proteico-calórica grave observada en niños de 4 meses a 5 años de edad y que se caracteriza por déficit ponderal superior al 25 %, dermatitis, trastornos psíquicos (apatía, tristeza, etc.), hepatosplenomegalia, anemia y edemas generalizados.
Kyllingia. género de plantas ciperáceas. La especie *K. triceps* se emplea en la India contra la diabetes.
KZ (Síndrome). V. SÍNDROME.

L. Abreviatura de *Lactobacillus*, latín, *libra* y *longitud*.
l. Símbolo de *litro*.
L (Formas). V. FORMAS L.
L-. Prefijo que significa *levo*.
La. Símbolo del *lantano*.
La Peyronie (Enfermedad de) (François Gigot de La Peyronie, cirujano francés, 1678-1747). V. ENFERMEDAD.
lab o **lab-fermento** (del al. *lab*, cuajo). m. F., *lab*. Fermento que existe en el jugo gástrico, especialmente de los animales jóvenes, y tiene la propiedad de coagular la leche. Abunda más especialmente en el cuajar de los rumiantes. Se denomina también *quimosina, renina y quimasa*. Empleado en la coagulación de la leche para la obtención de derivados lácteos (queso, cuajada, etc.). ||-**cimógeno.** Proenzima producida en el estómago, que se transforma en fermento lab por acción de los ácidos contenidos en el jugo gástrico.
Labarraque (Licor o solución de) (Antoine Germain Labarraque, químico francés, 1777-1850). V. LICOR.
Labbé (Triángulo, vena de) (Léon Labbé, cirujano francés, 1832-1916). V. TRIÁNGULO, VENA. ||-**(Síndrome de).** V. SÍNDROME. ||-**Tinel-Doumer (Síndrome de).** V. SÍNDROME.
laberintectomía (de *laberinto* y el gr. *ektomé*, resección). f. A., *Labyrinthoperation;* F., *labyrinthectomie;* In., *rinthectomy;* It. y P., *labirintectomia*. Escisión del laberinto.
laberintitis (de *laberinto* y el suf. *-itis*). f. A., *Labyrinthitis;* F., *labyrinthite;* In., *labyrinthitis;* It. y P., *labirintite*. Inflamación del laberinto; otitis interna, serosa, supurativa o traumática.
laberinto (del lat. *labyrinthus*, y éste del gr. *labýrinthos*). m. A., *Labyrinth;* F., *labyrinthe;* In., *labyrinth;* It. y P., *labirinto*. Conjunto de los órganos, cóclea, vestíbulo y conductos semicirculares, que constituyen el oído interno. || Sistema de cavidades o conductos que comunican entre sí. ||-**cortical.** Red de pequeños tubos y vasos sanguíneos en la corteza del riñón. ||-**de Ludwig.** Espacios entre las columnas de Bertin y los arcos corticales. ||-**del etmoides.** Masas laterales del hueso etmoides. ||-**membranoso.** Contenido membranoso del laberinto óseo. ||-**olfatorio.** LABERINTO DEL ETMOIDES. ||-**óseo.** Porción ósea del oído interno.
laberintosis. f. Afección del laberinto.
Labey (Operación de) (G. Labey, cirujano francés, 1870-1935). V. OPERACIÓN.
labia. lat. pl. de *labium*, labio. ||-**maiora, minora.** Labios mayores y menores o ninfas, respectivamente, de la vulva. ||-**oris.** Labios de la boca.
labiadas. f. pl. Familia de plantas dicotiledóneas, muchas de las cuales, aromáticas, tónicas y excitantes, se emplean en medicina.
labiado. adj. Que posee labios o en forma de labio.
lábil (del lat. *labilis*). adj. A., *labil;* F., In. e It., *labile;* P., *lábil*. Deslizable; que se mueve fácilmente de un punto a otro.|| Inestable.
labilidad. f. A., F., *labilité;* In., *lability;* It., *labilità;* P., *labilidade*. Cualidad de lábil. ||-**afectiva.** Facilidad en el cambio de estado afectivo.
labio (del lat. tardío *labium*). m. A., *Lippe;* F., *lèvre;* In., *lip;* It., *labbro;* P., *lábio*. Cada una de las dos partes carnosas, *superior* e *inferior*, que circunscriben el orificio de la boca. || Borde de una herida. || Parte o borde en forma de labio. ||-**anterior, posterior.** Borde anterior y posterior, respectivamente, del orificio externo del cuello uterino. ||-**de Habsburgo.** Labio inferior grueso y pendiente, característico de algunos miembros de la familia Habsburgo. ||-**de tapir.** Boca de tapir; eminencia del labio superior en relación con el inferior en la facies miopática. ||-**doble.** Crecimiento exagerado del tejido sel labio a cada lado de la línea media. ||-**hendido** o **leporino.** Fisura congénita, especialmente del labio superior. Puede ser *simple* o *doble*, según afecte uno o dos lados; *complejo*, si la hendidura comprende porciones óseas; *unilateral, bilateral, mediano* o *comisural*, según se presente en un lado, en los dos, en la línea media o en la comisura, respectivamente. ||-**mandibular, maxilar.** Labios inferior y superior, respectivamente. ||-**mayor** o **grande.** Cada uno de los dos pliegues cutáneos pilosos a cada lado de la hendidura vulvar. ||-**menor** o **pequeño.** Cada uno de los dos pliegues mucosos o ninfas debajo de los labios mayores. ||-**timpánico.** Borde inferior del surco espiral. ||-**uretral.** Cada uno de los bordes laterales del meato urinario. ||-**uterino.** Borde, anterior o posterior, del orificio externo del cuello uterino. ||-**vestibular.** Porción superior del surco espiral.
labioalveolar (de *labio* y el lat. *alveolus*, dim. de *alveus*, cavidad). adj. Relativo a la superficie labial de un diente o dientes. || Relativo a los labios y los dientes.
labioglosofaríngeo (de *labio*, el gr. *glôssa*, lengua, y *phárygx, -yggos*, garganta). adj. Relativo a los labios, lengua y faringe.
labioglosolaríngeo (de *labio*, el gr. *glôssa*, y *lárygx, -yggos*, laringe). adj. Relativo a los labios, lengua y laringe.
labiomental (del lat. tardío *labium*, labio, y el lat. *mentum*, barba). adj. Relativo a los labios y la barbilla.
labiomicosis (del lat. tardío *labium*, labio, y el gr. *mýkes*, hongo). f. Enfermedad de los labios debida a una infección por algunas especies de hongos.
labionasal (del lat. tardío *labium*, labio, y el lat. *nasus*, nariz). adj. Relativo al labio y la nariz.
labiopalatino (del lat. tardío *labium*, labio, y el lat. *palatum*, paladar). adj. Relativo al labio y el paladar.
labioplastia. V. QUEILOPLASTIA.
labítomo (del gr. *labís*, pinza, y *témnein*, cortar). m. Pinza cortante.
labium (lat.). m. LABIO. ||-**articulare.** Anillo cartilaginoso en el borde de una superficie ósea articular. ||-**cerebri.** Borde del hemisferio cerebral encima del cuerpo calloso. ||-**fisum.** LABIO LEPORINO. ||-**maius, minus.** Labio mayor y menor, respectivamente.
labor (lat.). f. Trabajo.
laboratorio (de *laborar*). m.A., *Laboratorium;* F., *laboratoire;* In., *laboratory;* It; *laboratorio;* P., *laboratório*. Lugar adecuado para trabajos experimentales, análisis e investigaciones científicas, especialmente diagnósticas, como también para la preparación de medicamentos en todas sus formas.
Laborde (Método, pinzas de) (Jean B. Laborde, médico francés, 1830-1903). V. MÉTODO, PINZAS.
Laborit (Técnica de) (Henri Marie Laborit, médico naval francés, n. en 1914). V. TÉCNICA.
laborterapia (del lat. *labor, -oris*, trabajo, y el gr. *therapeía*, tratamiento). f. Tipo de tratamiento de las enfermedades mentales por medio de trabajos, especialmente manuales, dirigidos y seleccionados de acuerdo con la capacidad y preferencia del enfermo. Terapia ocupacional.

labrocito (del gr. *lábros*, voraz, y *kýtos*, cavidad). m. Célula cebada.
labrum (lat.). m. Labio, borde. || En los invertebrados labio superior en oposición a *labium*, labio inferior.
||-acetabulare. Anillo fibrocartilaginoso unido al borde del acetábulo de la cadera y que aumenta la profundidad del mismo. ||-**glenoidale.** Anillo fibrocartilaginoso unido a los bordes de la cavidad glenoidea humeral y que aumenta la profundidad de la misma.
lac, lactis (lat.). m. LECHE. ||-**defloratum.** Leche desnatada. ||-**sulphuris.** Azufre precipitado. ||-**vaccinum.** Leche de vaca.
laca (del ár. *lakk*). f. A., *Lack*; F., *laque*; In., *lac*; It., *lacca*; P., *laca*. Resina translúcida, quebradiza, rojoamarillenta, que fluye de varios árboles por efecto de la picadura del insecto *Coccus lacca*. Se ha empleado como tónica y astringente y en la preparación de ciertos barnices.
lacado. adj. Semejante a la laca; dícese de la sangre en la que la hemoglobina se ha separado de los glóbulos rojos y se ha disuelto en el suero.
Lacan (Teoría de) (Jacques *Lacan*, psiquíatra y psicoanalista francés, 1901-1981). V. TEORÍA LACANIANA.
lacerable. adj. Susceptible de desgarrarse.
laceración (del lat. *laceratio, -onis*). f. A., *Zerreissung*; F., *lacération*; In., *laceration*; It., *lacerazione*; P., *laceração*. Desgarro, herida por desgarro, especialmente la operación que consiste en desgarrar con un tenótomo o aguja de catarata los tejidos subcutáneos.
lacería. f. ant. LEPRA. || LEPROSERÍA.
lacertofulvina (del lat. *lacertus*, lagarto, y *fulvus*, amarillo). f. Materia colorante amarilla de la piel de ciertos reptiles.
lacertus fibrosus. m. Lámina aponeurótica desde el tendón del bíceps al antebrazo; fascia bicipital.
Lachesis. Género de crotálidos. La especie *L. mutus*, de América Central y del Sur, posee una poderosa hemotoxina.
laciniado (del lat. *lacinia*, franja, tira). adj. y m. V. LIGAMENTO. || Relativo a una fimbria.
lacmus (del al. *Lackmus*). m. TORNASOL.
lacocistorrinostomía (del gr. *lákkos*, lago, *kýstos*, cavidad, *rhís, rhinós*, nariz, y *stóma, -atos*, boca). f. Técnica quirúrgica que utiliza la mucosa del dacriocisto para comunicar el lago lagrimal con la fosa nasal.
lacorrinoplastia (del gr. *lákkos*, lago, *rhís, rhinós*, nariz, y *plássein*, formar). f. Operación plástica que comunica el lago lagrimal con la fosa nasal.
lacorrinostomía (del gr. *lákkos*, lago, *rhís, rhinós*, nariz, y *stóma*, boca, orificio). f. Procedimiento operatorio que forma una vía que conecta el lago lagrimal con la fosa nasal.
lacra f. Huella o señal de una enfermedad. || Defecto o vicio.
lacrima (lat.). f. LÁGRIMA.
lacrimación (del lat. *lacrimatio, -onis*). f. A., *Tränenfluss*; F., *lacrymation*; In., *lacrimation*; It., *lacrimazione*; P., *lacrimação*. Secreción de lágrimas. || LAGRIMEO.
lacrimal. adj. Relativo a las lágrimas. || LAGRIMAL.
lacrimo-. Forma prefija del lat. *lacrima*, lágrima.
lacrimógeno (del lat. *lacrima*, lágrima, y el gr. *gennân*, producir). adj. A., *tränentreibend*; F., *lacrymogène*; In., *dacryagogue*; It. *dacriagogo*; P., *lacrimógeneo*. Que excita la secreción de lágrimas; dacriógeno. Ú.t.c.s.
lacrimolabialis. adj. lat. Dícese del músculo superficial de la cara que va de la región lagrimal a la labial. Ú.t.c.s.
lacrimonasal (de *lacrimo-* y el lat. *nasus*, nariz). adj. Aplícase al conducto que une el saco lagrimal al meato inferior.
lacrimotomía (de *lacrimo-* y el gr. *tomé*, corte). f. F., *lacrymotomie*. Incisión del conducto o saco lagrimal.
lacrimótomo. m. F., *lacrynotome*. Bisturí modificado para seccionar las estrecheces de las vías lacrimales.
lactacidemia (del lat. *lac, lactis*, leche, *acidus*, ácido, y el gr. *haima*, sangre). f. A., *Laktazidämie*; F., *lactacidémie*; It. y P., *lactacidemia*. Presencia de ácido láctico en la sangre.
lactaciduria (del lat. *lac, lactis*, leche, *acidus*, ácido, y el gr. *oûron*, orina). f. A.,*Lactacidurie*; F., *lactacidurie*; In. e It., *lactaciduria*; P., *lactacidúria*. Presencia de ácido láctico en la orina.
lactación (del lat. *lactatio, -onis*). f. LACTANCIA. || Secreción de la leche.
lactagogo (del lat. *lac, lactis*, leche, y el gr. *agogós*, conductor). adj. GALACTAGOGO.
β-**lactamasa.** f. enzima bacteriana capaz de hidrolizar *in vitro* el anillobetalactámico constituyente característico de un importante grupo de antibióticos (penicilinas, cefalosporinas, cefamicinas, etc.). Se encuentra como *exoenzimas* (generalmente inducibles, frecuentes en bacterias grampositivas) o *endoenzimas* (constitutivas de la pared bacteriana, propias de bacterias gramnegativas). Puede estar codificada por genes cromosómicos (enzimas cromosoma-dependientes, características de especie) o por genes plasmídicos. Su acción hidrolizante *in vitro* puede manifestarse preferentemente sobre las penicilinas (penicilinasas), sobre las cefalosporinas (cefalosporinasas), o actuar indistintamente, sobre ambos tipos de sustratos (enzimas de amplio espectro). En muchas bacterias son las responsables de su resistencia a los antibióticos betalactámicos.
lactalbúmina (del lat. *lac, lactis*, leche, y *albumen, -inis*, clara de huevo). f. Albúmina de la leche.
lactamina. f. ALANINA.
lactancia (del lat. *lactantia*). f. A., *Saugen*; F., *allaitement*; In., *lactation*; It., *lattazione*; P., *lactação*. Alimentación de la criatura por medio de la leche en el período de la vida en que mama. || Este mismo período. ||-**artificial.** Empleo del biberón, cuchara u otro medio para dar la leche. ||-**materna, mercenaria.** Lactancia por la madre o la nodriza, respectivamente. ||-**mixta.** Empleo simultáneo de la lactancia artificial y la materna o mercenaria.
lactante (del lat. *lactans, -antis*). adj. Dícese de la criatura en el período de la lactancia; niño de pecho. Ú.t.c.s. ||adj. Dícese de la mujer que amamanta. Ú.t.c.s.
lactasa (del lat. *lac, lactis*, leche, y el suf. *-asa*, que indica fermento). f. A., *Laktase*; F. e In. y P., *lactase*; It., *lattasi*. Enzima elaborada por las células de la mucosa intestinal y que actúa en las microvellosidades, donde, por medio de hidrólisis, escinde las moléculas de lactosa en sus dos constituyentes: glucosa y galactosa.
lactato. m. F., *lactate*. Sal de ácido láctico. ||-**deshidrogenasa.** Grupo de 4 isoenzimas que transfieren H al citocromo y catalizan la reacción lactato piruvato. Su tasa en suero aumenta en el infarto de miocardio, distrofia muscular progresiva, neoplasias y leucemias.
lácteo (del lat. *lacteus*). adj. F., *lacté*. Relativo a la leche o que se compone de ella; lechoso. || Denominación de los vasos quilíferos.
lactescente (del lat. *lactescens, -entis*). adj. De aspecto o parecido a le leche; lechoso.
lacticemia. f. LACTACIDEMIA.
lacticinio. adj. LÁCTEO. || m. Cualquier preparación compuesta de leche.
láctico. adj. F., *lactique*. Relativo a la leche. ||-(**Ácido**). Ácido orgánico presente en dos formas asimétricas o isómeros ópticamente activos. El ácido láctico de tipo dextrógiro, denominado también ácido sarcoláctico (ácido láctico muscular), es producido durante la contracción muscular como consecuencia de la degeneración anaerobia de la glucosa liberada a partir del glucógeno muscular; el ácido láctico del músculo pasa a la sangre y por medio de ésta al hígado, donde es convertido de nuevo en glucosa y almacenado en forma de glucógeno. A pesar de desviar la luz polarizada a la derecha (dextrógiro) el ácido sarcoláctico tiene la configuración espacial L-correspondiente a la de la L-alanina, por lo que se designa con el nombre de ácido L-láctico. La forma levógira del ácido láctico

se origina como consecuencia de la fermentación de la lactosa por las bacterias (leche agria, heces, etc.) y presenta la configuración espacial D-láctico.

lactífago (del lat. *lac, lactis,* leche, y el gr. *phageîn,* comer). adj. GALACTÓFAGO.

lactífero (del lat. *lac, lactis,* leche, y *ferre,* llevar). adj. F., *lactifère.* Que lleva o produce leche; galactóforo.

lactificación (del lat. *lac, lactis,* leche, y *facere,* hacer). f. Producción de ácido láctico por las bacterias.

lactífugo (del lat. *lac, lactis,* leche, y *fugare,* ahuyentar). adj. F., *lactifuge.* Que suprime la secreción láctea. ‖ m. Agente con tal acción.

lactígeno. adj. GALACTÓGENO.

lactígero. adj. LACTÍFERO.

lactimorbo o **lactimorbus.** m. Enfermedad de la leche, particular del ganado vacuno y ovino.

lactina. f. LACTOSA.

lactípota (del lat. *lac, lactis,* leche, y *potare,* beber). adj. y s. Que bebe leche.

lactívoro (del lat. *lac, lactis,* leche, y *vorare,* devorar). adj. Que se alimenta o vive de leche.

lacto-. Forma prefija del lat. *lac, lactis,* leche.

Lactobacillus. Género de bacterias baciliformes grampositivas, no esporuladas, que se sitúan en la parte 15 de la clasificación de Bergey. Más del 50 % de los productos de su catabolismo son·lactatos. Muy abundante en la naturaleza, saprofito de la boca, aparato digestivo y vagina de los animales superiores y del hombre, raramente patógeno. Se conocen 25 especies. ‖ **-acidophilus.** Produce la fermentación de la leche. ‖ **-bifidus.** V. BIFIDOBACTERIUM BIFIDUM. ‖ **-bulgaricus.** Intervienen en la producción del yogur, kéfir y otros productos fermentados de la leche.

lactobiosa. f. LACTOSA.

lactobutirómetro (de *lacto-,* el lat. *butyrum,* manteca, y el gr. *métron,* medida). m. Instrumento para determinar la proporción de nata en la leche.

lactocele. m. GALACTOCELE.

lactoconía (de *lacto-* y el gr. *kónis,* polvo). m. Nombre de las pequeñísimas partículas observables con el ultramicroscopio en la leche de los animales.

lactodensímetro (del lat. *lac, lactis,* leche, *densus,* espeso, y el gr. *métron,* medida). m. Areómetro para la leche; lactómetro.

lactofarináceo (de *lacto-* y el lat. *farinaceus,* de *farina,* harina). adj. Compuesto de leche y harinas; dícese de un régimen alimenticio.

lactofenina. f. Polvo cristalino amargo, derivado de la fenetidina y el ácido láctico. Soluble en agua caliente; sedante, antineurálgico y antipirético.

lactofermento. m. Cuajo, fermento lab.

lactoflavina. f. RIBOFLAVINA, VITAMINA B$_3$.

lactógeno (del lat. *lac, lactis,* leche, y del gr. *gennân,* producir). adj. Lactígeno, galactógeno.

lactoglobulina. f. F., *lactoglobuline.* Globulina de la leche. ‖ **-inmune.** Anticuerpos que se secretan con el calostro. Para algunas especies animales (bóvidos, p. ej.) es la vía por la que el recién nacido recibe el aporte inmunológico de la experiencia materna, que le protegerá hasta que su sistema inmunitario madure. En la especie humana desempeña un papel muy escaso.

lactómetro (de *lacto-* y el gr. *métron,* medida). m. F., *lactomètre,* galactómetro. Instrumento para determinar la densidad de la leche; galactómetro.

lactona. f. F., *lactone.* Término genérico que designa los ésteres formados por esterificación de un grupo hidroxilo con el carboxilo (COOH) de una misma molécula.

lactopicrina (de *lacto-* y el gr. *pikrós,* amargo). f. Sustancia amarga, uno de los principios activos de la *Lactuca canadensis.*

lactoplasma (del lat. *lac, lactis,* leche, y el gr. *plássein,* formar). m. Parte líquida de la leche, que se desdobla en caseína y lactosuero.

lactoproteína. f. F., *lactoprotéine.* Cualquiera de las proteínas de la leche.

lactorrea (de *lacto-* y el gr. *rheîn,* fluir). f. GALACTORREA.

lactosa (del lat. *lactosa,* lechosa). f. A., *Laktose;* F., In. y P., *lactose;* It., *lattosio.* Azúcar de la leche, $C_{12}H_{22}O_{11} + 2H_2O$; disacárido cristalino que existe en la leche (4-7 %). Por hidrólisis se desdobla en sus componentes galactosa y glucosa. *Sin.:* Lactina, lactobiosa, azúcar de la leche.

lactosado. adj. Preparado con lactosa.

lactoscopio (de *lacto-* y el gr. *skopeîn,* observar). m. Instrumento para determinar la proporción de nata en la leche, en relación con la opacidad de ésta.

lactosuero (del lat. *lac, lactis,* leche, y *serum,* suero). m. F., *lactosérum.* Suero de la leche. ‖ Suero de un animal al que se inyecta leche de otro y que precipita la leche de los animales de la misma especie del que se toma la leche para la inyección.

lactosuria (de *lactosa* y el gr. *oûron,* orina). f. A., *Laktosurie;* F., *lactosurie;* In. e It., *lactosuria;* P., *lactosúria.* Presencia de lactosa en la orina.

lactoterapia (de *lacto-* y el gr. *therapeía,* tratamiento). f. Tratamiento por la leche o dieta láctea.

lactotoxina. f. Sustancia tóxica de la leche.

lactovegetariano. adj. y s. F., *lactovégétarien.* Compuesto de leche y vegetales; se aplica a regímenes y personas que admitan en la alimentación leche y sus derivados, huevos y vegetales.

Lactuca. Género de plantas compuestas que comprende las especies *L. sativa,* lechuga común, y *L. virosa,* principal origen del lactucario.

lactucario (del lat. *lactuca,* lechuga). m. A., *Lactucarium;* F., *lactucarium;* In., *lactucarium;* It., *lattucario;* P., *lactucário.* Jugo lactescente inspisado, obtenido por la incisión de varias especies de *Lactuca,* especialmente de la *L. virosa.* Contiene diversos principios: lactucerina, lactucina, lactucona. Hipnótico y sedante débil. Se emplea principalmente en forma de jarabe.

lactucismo. f. Intoxicación por la *Lactuca virosa.*

lactumen. m. Costras de leche. PORRIGO LARVALIS.

lacunar (del lat. *lacuna,* laguna). adj. Galicismo por lagunar.

lacúnula (lat.). f. Laguna pequeña.

lacus (lat.). m. LAGO. ‖ **-lacrimalis.** LAGO LAGRIMAL. ‖ **-vacuus.** Prensa de Herófilo. ‖ **-venae cavae.** Dilatación de la vena cava inferior en la desembocadura de las venas suprahepáticas.

Ladendorff (Reacción de) (August *Ladendorff,* médico alemán del siglo XIX). V. REACCIÓN.

ladilla (probablemente, del lat. **latella,* dim. de *lata,* ancha, por la forma achatada de este insecto). f. A., *Filzlaus;* F., *pou;* In., *louse;* It., *pidocchio;* P., *ladilha.* Insecto áptero parásito *(Pediculus pubis* o *Phthirius inguinalis),* que habita las regiones vellosas del cuerpo, especialmente el pubis. V. PEDICULUS, PIOJO.

Ladin (Signo de) (Louis J. *Ladin,* ginecólogo norteamericano, n. en 1862). V. SIGNO.

lado (del lat. *latus, -eris).* m. A., *Seite;* F., *côté;* In., *side;* It., *fianco;* P., *lado.* Costado o parte del cuerpo comprendida entre el brazo y la cadera. ‖ Cada una de las mitades, derecha e izquierda, del cuerpo, incluso las extremidades.

ladrería. ‖ f. ant. LEPROSERÍA. Enfermedad de los cerdos, transmisible al hombre, caracterizada por el desarrollo en el tejido celular de las larvas *(Cysticercus cellulosae)* de la *Taenia solium.*

Laennec (Catarro, cirrosis de) (René Théophile Hyacinthe *Laennec,* médico francés, 1781-1826, inventor del estetoscopio y descubridor de muchos signos de auscultación). V. CATARRO, CIRROSIS. ‖ **-Gendrin (Síndrome de).** V. SÍNDROME.

Lafora (Enfermedad, signo de) (Gonzalo Rodríguez *Lafora,* médico español, 1887-1971). V. ENFERMEDAD, SIGNO.

Laforest (Sonda de) *(Laforest,* cirujano francés del siglo XVIII). V. SONDA.

lagena (del lat. *lagena* o *lagoena,* botella). f. Redoma, frasco. ‖ Porción de la extremidad superior de la escala media o conducto coclear.

lageniforme (del lat. *lagoena* o *lagena,* botella, y *forma,* forma). adj. En forma de frasco o redoma.

Lagèze (Síndrome de). V. SÍNDROME.
lagneomanía (del gr. *lagneía,* lujuria, y *manía,* locura). f. ant. Satiriasis o ninfomanía, erotomanía.
lagnerragia (del gr. *lagneía,* lujuria, coito, y *regnýnai,* romper, desgarrar). f. Hemorragia intracoito.
lagnesis (del gr. *lagneía,* lujuria). f. ant. LAGNEOMANÍA.
lago (del lat. *lacus*). m. A., *Grube;* F., *lac;* In., *lacus;* It., *lago.* P., *lago.* Espacio más o menos cerrado, confluente o cisterna; especialmente los espacios subaracnoideos, donde confluye el líquido cefalorraquídeo. || **-lagrimal.** Espacio triangular que separa ambos párpados en el ángulo interno. Porción media del sistema lagrimal, situada entre el aparato de producción (glándulas lagrimales) y el de eliminación (conductos lagrimales). || **-sanguíneo.** Seno sanguíneo de la placenta.
lagoftalmía (del gr. *lagós,* liebre, y *opthalmós,* ojo). f. A., *Lagophthalmus;* F., *lagophtalmie;* In., *lagophthalmos;* It. y P., *lagoftalmia.* Ojo de liebre; estado en el cual los párpados no pueden cerrarse completamente por parálisis del orbicular o retracción del párpado superior.
lagoftalmo. m. LAGOFTALMÍA.
lagoqueilia (del gr. *lagós,* liebre, y *cheîlos,* labio). f. LABIO LEPORINO.
lagostoma (del gr. *lagós,* liebre, y *stóma,* boca). m. LABIO LEPORINO.
Lagrange (Operación de) (Pierre Félix *Lagrange,* cirujano francés, 1857-1928). V. ESCLERECTOIRIDECTOMÍA.
lágrima (del lat. *lacrima*). f. m. pl. A., *Träne;* F., *larme;* In., *tear;* It., *lacrima;* P., *lágrima.* Cada una de las gotas de la secreción acuosa, incolora, de la glándula lagrimal, que se vierte en la conjuntiva para facilitar los movimientos del globo del ojo y de los párpados. Ú. m. en pl. || Pequeñas masas, semejantes a lágrimas, que se forman naturalmente de las sustancias gomosas o resinosas. || **-de cocodrilo.** Lagrimeo al masticar, síntoma de parálisis del facial.
lagrimal. adj. F., *lacrymal.* Relativo a los órganos de secreción y excreción de las lágrimas. || m. Extremidad del ojo próxima a la nariz.
lagrimeo. m. Dacriorrea, epífora.
Lagrot (Operación de) (Félix *Lagrot,* cirujano francés, n. en 1899). V. OPERACIÓN. || **-Driguez (Método o procedimiento de).** V. MÉTODO. || **-Py (Operación de).** V. OPERACIÓN.
laguna [lagunar] (del lat. *lacuna*). f. A., *Bucht, Lücke;* F., *lacune;* In., It. y P., *lacuna.* Fosita, cavidad o depresión de pequeñas dimensiones. || Nombre dado en otro tiempo a los supuestos espacios sin paredes propias por los que circularía la sangre en el interior de los tejidos. || **-aérea.** Cavidades llenas de aire en los cabellos. || **-cartilaginosa.** Espacios en la matriz cartilaginosa ocupados por los grupos isogénicos. || **-cerebral.** INFUNDÍBULO CEREBRAL. || **-de absorción.** LAGUNA DE HOWSHIP. || **-de Blessig.** Cavidades de paredes lisas y regulares ocupadas por un líquido incoloro, en la región retinal de la ora serrata. || **-de Henle.** HENDIDURA DE HENLE. || **-de Howship.** Pequeñas depresiones en el hueso, debajo del periostio, producidas por la resorción de la sustancia ósea por los osteoclastos. || **-de Morgagni o de la uretra.** Depresiones en la mucosa de la uretra, especialmente numerosas en la región bulbar de la misma. || **-intervellosas.** Espacios sanguíneos de la placenta en que se hallan sumergidas las vellosidades coriales. || **-lateral.** SENO PARASINUSAL. || LAGUNA MUSCULAR. || **-media.** LAGUNA VASCULAR. || **-muscular o musculorum.** Espacio debajo del ligamento inguinal, atravesado por el músculo psoasilíaco y el nervio femoral. || **-vascular o vasorum.** Espacio debajo del ligamento inguinal, atravesado por los vasos femorales. Este espacio está separado del muscular por el arco iliopectíneo.
Lahore (Úlcera de). FURÚNCULO ORIENTAL.
Lain (Enfermedad de) (Everett S. *Lain,* dermatólogo norteamericano contemporáneo). V. ENFERMEDAD.
lalación. f. A., *Lallen;* F. e In., *lallation;* It., *lallazione;* P., *lalação.* Forma infantil del lenguaje; balbuceo. || LAMBDACISMO.

laliatría (del gr. *laleîn,* hablar, y *iatreía,* tratamiento). f. Estudio y tratamiento de los trastornos del lenguaje.
Lallemand (Cuerpos de) (Claude François *Lallemand,* cirujano francés, 1790-1853). V. CILINDROS DE BENCE-JONES.
lalofobia (del gr. *laleîn,* hablar, y *phóbos,* temor). f. A., *Lalophobie;* F., *lalophobie;* In., *lalophobia;* It. y P., *lalofobia.* Temor o disgusto morboso de hablar, asociado a menudo con tartamudez.
lalognosis (del gr. *laleîn,* hablar, y *gnôsis,* conocimiento). f. desus. Comprensión del lenguaje.
laloneurosis (del gr. *laleîn,* hablar, *neûron,* nervio, y de *-osis*). f. ant. Trastorno nervioso del lenguaje.
lalopatía (del gr. *laleîn,* hablar, y *páthos,* enfermedad). f. A., *Lalopathie;* F., *lalopathie;* In., *lalopathy;* It., *lopatia.* P., *lalopatia.* Nombre genérico de los trastornos que afectan al lenguaje, con integridad de la mente.
laloplejía (del gr. *laleîn,* hablar, y *plegé,* golpe). f. A., *Sprachlosigkeit;* F., *laloplégie;* In., It. y P., *laloplegia.* Parálisis de los órganos del lenguaje.
lalorrea (del gr. *laleîn,* hablar, y *rheîn,* fluir). f. A., *Lalorrhöe;* F., *logorrhée;* In., *lalorrhea;* It., *logorrea;* P., *lalorréia.* Flujo anormal o excesivo de palabras; verborrea, logorrea.
Lalouette (Pirámide de) (Pierre *Lalouette,* médico francés, 1711-1792). V. PIRÁMIDE.
Lamarck (Teoría de) (Jean Pierre Antoine *Lamarck,* naturalista francés, 1744-1829). V. TEORÍA.
lambda. f. Undécima letra del alfabeto griego (λ). F., *lambda.* Utilizada como símbolo para indicar la longitud de onda de las radiaciones electromagnéticas y antiguamente como medida de volumen (1 λ = 1 μl). || Punto craneométrico en la unión de las suturas interparietal o sagital y parietooccipitales, que en conjunto forman la sutura lambdoidea.
lambdacismo (del gr. *lambdakismós,* de *lambda,* nombre de la letra griega λ, equivalente a la *l* de nuestro alfabeto). F., *lambdacisme.* m. Sustitución en el lenguaje hablado de la r con la l. || . Imposibilidad de pronunciar correctamente la letra *l.*
lambdoideo. adj. En forma de la letra griega lambda (Λ o λ).
lambert (de Johann Heinrich *Lambert,* físico alemán, 1728-1777). m. Unidad fotométrica de la luz reflejada por una superficie, equivalente a 1 lumen por centímetro cuadrado.
Lambert (Tratamiento de) (Alexandre *Lambert,* médico norteamericano, 1861-1939). V. TRATAMIENTO.
Lambl (Nódulos de) (Wilhelm Dusan *Lambl,* patólogo bohemo, 1824-1895). V. NÓDULO.
Lamblia intestinalis (de Wilhelm Dusan *Lambl*). V. GIARDIA.
lambliasis. f. F.,*lambliase.* Infección con parásitos del género *Lamblia;* giardiasis.
Lambling-Conte (Síndrome de) (André Paul Noël *Lambling,* médico francés, n. en 1899). V. SÍNDROME.
Lambotte (Tratamiento de) (Albin *Lambotte,* cirujano belga, 1856-1912). V. TRATAMIENTO.
lamelar (del lat. *lamella,* laminilla). adj. Dispuesto en laminillas.
lameliforme. adj. En forma de lamela o laminilla.
lamella (lat.). f. LAMINILLA. || CUBREOBJETO.
lamiáceas. f. pl. LABIADAS.
lámina [laminar] (del lat. *lamina,* hoja o plancha de metal). f. A., *Blatt;* F., *lame;* In. y It., *lamina;* P., *lâmina.* Superficie plana, hoja o membrana. || Neuroapófisis de una vértebra. || **-affixa.** Lámina en la parte central del ventrículo lateral, encima del tálamo. || **-alar.** Una de las dos zonas longitudinales dorsolaterales del tubo neural. || **-basal.** Una de las dos zonas longitudinales ventrolaterales del tubo neural. || **-basal de las coroides.** Capa interna de la coroides. || **-basal del cuerpo ciliar.** Lámina situada entre la estroma del cuerpo ciliar y la capa pigmentaria de la retina, prolongación de la lámina basal de la coroides. || **-cinérea.** LÁMINA TERMINAL CINÉREA. || **-clinoides.** Porción del esfenoides, detrás de la silla turca.

|| **-coriocapilar.** Capa media de la coroides, formada por una red capilar muy densa. || **-cribosa.** Lámina plana, horizontal del etmoides. || Porción de la esclerótica por la que las fibras del nervio óptico entran en el ojo. || Cada uno de los dos espacios perforados de la base del encéfalo. || **-dentaria.** Invaginación del epitelio bucal que da origen a los dientes. || **-elástica anterior.** Capa delgada de la córnea debajo de la capa externa del epitelio estratificado. Membrana de Bowman. || **-elástica posterior.** Membrana posterior de la córnea. Membrana de Demours o Descemet. || **-espiral.** Tabique oseomembranoso que divide el caracol en dos compartimientos o escalas. || **-externa, interna.** Láminas o tablas de tejido óseo compacto, externa o interna, de los huesos planos del cráneo. || **-fibrocutánea, fibrointestinal.** Somatopleura y esplacnopleura, respectivamente. || **-fusca.** Capa de tejido pigmentado entre la esclerótica y la coroides. || **-horizontal del etmoides.** Lámina cribosa. || **-papirácea.** Os planum del etmoides. || **-perpendicular.** Porción media del etmoides. || **-propia.** Capa fibrosa de la membrana timpánica. || **-terminal cinérea.** Parte delantera del quiasma óptico, que forma la pared anterior del tercer ventrículo. || **-vertebral.** Porción alargada de las vértebras que reúne la apófisis espinosa con las articulares.

laminación. f. Disposición en láminas. || Escisión de la cabeza fetal en la embriotomía.

laminado. adj. A., *blattförmig*; F., *laminé*; In., *laminated*; It., *laminato*; P., *laminado*. Formado de láminas o dispuesto en capas o láminas.

Laminaria. Género de algas. El tallo de la especie *L. digitata*, susceptible de dilatarse en contacto con los líquidos, se empleó como medio de dilatación lenta de los trayectos fistulosos y del cuello uterino.

laminectomía (de *lámina* y el gr. *ektomé*, resección). f. A., *Laminektomie*; F., *laminectomie*; In., *laminectomy*. It. y P., *laminectomia*. Escisión del arco vertebral posterior.

laminilla. f. A., *Blättchen*; F., *lamelle*; In., *lamella*; It., *lamella*; P., *lamínula*. Lámina pequeña y delgada. || **-concéntrica** o **de Havers.** Laminillas óseas que rodean los conductos de Havers. || **-intermedia.** Laminillas óseas que se encuentran entre las capas concéntricas del hueso. || **-ósea.** Cualquiera de las pequeñas hojas óseas de que está compuesto el hueso y que se disponen alrededor de los conductos de Havers. || **-periférica, perióstica.** Laminillas óseas correspondientes a los sistemas de Havers más próximos al periostio. || **-triangular.** Capa que une los plexos coroideos del III ventrículo.

laminitis. f. F., *inflammation d'une lame*. Inflamación de una lámina o láminas, especialmente de las del casco de las caballerías.

laminografía (de *lamina* y el gr. *gráphein*, describir). f. Tomografía, radiografía seriada por planos paralelos.

laminotomía (de *lámina* y el gr. *tomé*, corte). f. F., *laminotomie*. Sección de una o varias láminas vertebrales.

lámpara (de *lámpada*, y éste del lat. *lampas, -adis*). f. A., *Lampe*; F., *lampe*; In., *lamp*; It., *lampada*; P., *lámpada*. Utensilio luminoso artificialmente, de usos diversos. || **-de cuarzo.** Tubo de cuarzo en el que se ha hecho el vacío y se iluminan, mediante el paso de la corriente eléctrica, los vapores de mercurio en él contenidos; manantial de rayos ultravioletas y germicidas. || **-de Duke-Elder.** Lámpara de rayos ultravioletas de empleo en oftalmología. || **-de Finsen.** Lámpara de arco de carbón que opera a 50 voltios y 50 amperios, construida de modo que la radiación se concentra en una zona de unos 2,5 cm^3, con un dispositivo de cuarzo con refrigeración de agua contra las radiaciones caloríficas y una pieza del mismo material para comprimir e isquemiar la piel. || **-de Gullstrand** o **de hendidura.** Lámpara para el examen de la parte anterior del ojo, provista de un diafragma con una hendidura que suministra un chorro plano de luz intensa, que al atravesar las partes que se examinan las muestra en sección óptica, quedando el resto en la oscuridad. Combinada con un microscopio corneal, permite el estudio de alteraciones mínimas estructurales de la conjuntiva, córnea, iris y cristalino. || **-de Jesionek.** Modelo para baños de sol artificial. || **-de Kromayer.** Lámpara de cuarzo de vapores de mercurio sumergida en una corriente de agua fría, medio de tratamiento por los rayos ultravioletas de las enfermedades de la piel. || **-de Loring, de Lortet-Genaud.** Lámparas eléctricas que se emplean en el tratamiento para la luz de Finsen. || **-de Nernst.** Lámpara incandescente cuyos filamentos están hechos de óxidos metálicos. || **-de tungsteno.** Lámpara con filamento de tungsteno. || **-de uviol.** Lámpara eléctrica cuyo globo es de vidrio uviol muy transparente a los rayos ultravioletas.

lamparones (pl. de *lamparón*, aum. de *lámpara*). m. pl. Afección muermosa cutánea de los caballos; farcinosis.

lamprofonía (del gr. *lamprós*, claro, brillante, y *phoné*, voz). f. Claridad o sonoridad de la voz.

Lamus. Género de chinches redúvidas, hoy denominado Triatoma.

lana (del lat. *lana*). f. A., *Wolle*; F., *laine*; In., *wool*; It., *lana*; P., *lã*. Vellón o pelo de ciertos mamíferos de los óvidos especialmente. || **-filosófica.** Óxido de cinc. || **-gosipina.** ALGODÓN.

lanaína. f. Grasa de lana purificada.

lanatósido. m. Glucósido natural de las hojas de *Digitalis lanata*; se han aislado tres glucósidos designados A, B y C. El lanatósido C, compuesto cristalino, se emplea como cardiotónico.

Lance-Adams (Síndrome de) (James *Lance*, neurólogo australiano contemporáneo; Raymond *Adams*, neurólogo y neuropatólogo estadounidense contemporáneo). V. SÍNDROME.

Lancefield (Clasificación o grupos de) (Rebecca C. *Lancefield*, bacterióloga norteamericana, n. en 1895). V. GRUPO.

lanceolado (del lat. *lanceolatus*). adj. A., *lanzettförmig*; F., *lancéolé*; In., *lanceolate*; It., *lanceolato*; P., *lanceolado*. En forma de hierro de lanza.

Lancereaux (Diabetes, enfermedad de) (Étienne *Lancereaux*, médico francés, 1829-1910). DIABETES, ENFERMEDAD.

lanceta (dim. de *lanza*). f. A., *Lanzette*; F., *lancette*; In., *lancet*; It., *lancetta*; P., *lanceta*. Instrumento quirúrgico de corte, con doble filo y terminado en punta aguda. Los modelos antiguos portaban dos cachas y se empleaban para la sangría. Actualmente la lanceta se utiliza muy poco y sólo de los tipos siguientes. || **-con resorte.** La de hoja antepulsada al liberar un resorte. || **-de absceso.** Lanceta de hoja ancha y curva. || **-de acné.** Lanceta con hoja estrecha y punta fina. || **-gingival.** La empleada para incidir las encías y despegarlas. || **-laríngea.** Lanceta utilizada en operaciones glóticas; se maneja por medio de una cánula. || **-redondeada.** La de hoja circular, excepto por el mango. || **-vaccinal** o **de vacuna.** Lanceta provista de ranura apical, como depósito de linfa. Sin.: Vaccinostilo.

lancinante (del lat. *lancinans, -antis*, p. a. de *lancinare*, herir despedazando, alancear). adj. A., *lanzenstichartig*; F., *lancinat*; In., *lancinating*; It. y P., *lancinante*. Dícese del dolor con sensación de lanzadas o pinchazos.

Lancisi (Estría o **nervio de)** (Giovanni Maria *Lancisi*, médico italiano, 1654-1720). V. NERVIO.

Landau (Reacción de) (Leopold *Landau*, cirujano alemán, 1848-1920). V. REACCIÓN.

Landolfi (Pasta de) (Nicola *Landolfi*, cirujano italino del siglo XIX). V. PASTA.

Landolt (Cuerpos de) (Edmund *Landolt*, oculista de París, 1846-1926). V. CUERPO.

Landouzy (Enfermedad de) (Louis Théophile *Landouzy*, médico francés, 1845-1917). ENFERMEDAD DE WEIL. || **-Déjerine (Distrofia, síndrome** o **tipo de)** (L. T. *Landouzy*; Joseph Jules *Déjerine*, neurólogo francés, 1849-1917). V. DISTROFIA.

landre (del lat. vulgar *glando, -inis*, por *glans*, bellota). m. Bubón, peste bubónica.

Landré-Beauvais (Enfermedad de) (A. S. *Landré-Beauvais*, médico francés, 1772-1840). V. ENFERMEDAD.

Landry (Enfermedad, parálisis o síndrome de) (Jean B. Octave *Landry*, médico francés, 1826-1865). V. PARÁLISIS ASCENDENTE AGUDA.

Landsteiner-Fanconi-Anderson (Síndrome de). V. SÍNDROME.

Landström (Músculo de) (John *Landström*, cirujano sueco, 1869-1910). V. MÚSCULO.

Lane (acodamiento o angulación, enfermedad, membrana, operación, placa de) (William Arbuthnot *Lane*, cirujano inglés, 1856-1943). Véanse estos términos.

Langdon Down (Enfermedad o síndrome de) (John *Langdon Down*, médico inglés, 1828-1896). V. SÍNDROME DE DOWN.

Lange (Operación de) (Fritz *Lange*, cirujano alemán, 1864-1952). V. OPERACIÓN. ||**-(Enfermedad de)** V. ENFERMEDAD. ||**-(Reacción, solución de)** (Carl *Lange*, dermatólogo alemán, n. en 1883). (Véanse REACCIÓN, SOLUCIÓN.)

Langenbeck (Amputación, incisión, triángulo de) (Bernhard Rudolf von *Langenbeck*, cirujano alemán, 1810-1887). V. AMPUTACIÓN, INCISIÓN, TRIÁNGULO.

Langer (Músculo de) (Carl Ritter Edenberg von *Langer*, anatomista alemán, 1819-1887). V. MÚSCULO.

Langerhans (Células, islotes de) (Paul *Langerhans*, patólogo alemán, 1847-1888). V. CÉLULA, ISLOTE.

Langeron (Síndrome de). V. SÍNDROME.

Langhans (Capa, células de) (Theodor *Langhans*, patólogo alemán, 1839-1915). V. CAPA, CÉLULA.

Langley (Sistema de) (John *Langley*, fisiólogo inglés, 1852-1925). SISTEMA NERVIOSO AUTÓNOMO.

languidez (de *lánguido*, y éste del lat. *languidus*). f. Decaimiento, astenia.

laniario (del lat. *laniarius*, desgarrar, trocear). adj. Calificativo dado algunas veces a los dientes caninos.

Lannelongue (Enfermedad, método, operación, tibia de) (Odilon March *Lannelongue*, cirujano francés, 1841-1911). Véanse estos términos. ||**-Achard (Enfermedad de).** V. ENFERMEDAD.

Lannois-Bernoud (Síndrome de). V. SÍNDROME.

lanoepitelioma. m. MELANOMA MALIGNO.

lanolina (del lat. *lana*, lana, y *oleum*, aceite). f. A., *Lanolin*; F., *lanoline*; In., *lanolin*; It. y P., *lanolina*. Sustancia análoga a las grasas, que se extrae de la lana del carnero; *adeps lanae*. Está constituida por ésteres de la colesterina; se adhiere bien a las mucosas, favorece la absorción de los medicamentos por la piel y admite, sin perder apenas consistencia, su peso de agua y el doble de glicerina. Se emplea como excipiente de pomadas.

lantalgia. f. Dolor en la planta del pie.

Lantana. Género de arbustos de la familia de las verbenáceas. La especie *L. brasiliensis* (hierba sagrada) se emplea como antiperiódica.

lantanina. f. Alcaloide de la planta *Lantana brasiliensis*. Antiperiódico y antipirético. || OXICROMATINA.

lantano (del gr. *lanthánein*, estar oculto). m. A., *Lanthan*; F., *lanthane*; In., *lanthanum*; It., *lantano*; P., *lantânio*. Elemento metálico raro, pulverulento. Símbolo, *La*; peso atómico, 138,9.

Lantermann (Incisuras de) (A. J. *Lantermann*, anatomista francés del siglo XIX). V. INCISURA DE SCHMIDT.

lanugo (lat.). m. A., *Wollhaar*; F. e In., *lanugo*; It., *lanugine*; P., *lanugem*. Vello, especialmente el del feto.

lanum. m. LANA. || LANOLINA.

Lanz (Operación, punto de) (Otto *Lanz*, cirujano en Amsterdam, 1865-1935). V. OPERACIÓN, PUNTO.

lapáctico (del gr. *lapássein*, evacuar). adj. Purgante, derivativo.

lapar- o **laparo-**. Formas prefijas del gr. *lapára*, abdomen.

laña (del lat. *lamna, lamina*). f. GRAPA.

laparectomía (de *lapar-* y el gr. *ektomé*, escisión). f. A., *Laparektomie*; F., *laparectomie*; In., *laparectomy*; It. y P., *laparectomia*. Escisión de una porción de la pared abdominal.

laparocele (de *laparo-* y el gr. *kéle*, hernia). m. A., *Bauchbruch*; In., It. y P., *laparocele*. Hernia ventral.

laparocistectomía (de *laparo-*, el gr. *kýstis*, vejiga, y *ectomé*, escisión). f. F.,*laparocystectomie*. Cistectomía previa laparotomía.

laparocistotomía (de *laparo-*, el gr. *kýstis*, vejiga, y *tomé*, corte). f. Laparotomía y extracción del contenido de un quiste dejando el saco. || Incisión de la vejiga urinaria a través de la pared abdominal.

laparoclisis (de *laparo-* y el gr. *klýzein*, lavar). f. Inyección intraperitoneal de solución salina fisiológica.

laparocolecistotomía. f. F., *laparocystotomie*. COLECISTOTOMÍA.

laparocolectomía. f. COLECTOMÍA.

laparocolostomía (de *laparo-*, el gr. *kólon*, colon, y *stoma*, boca). f. F., *laparocolostomie*. Colostomía por una incisión anterolateral de la pared abdominal.

laparocolotomía. (de *laparo-*, el gr. *kólon*, intestino grueso y *tomé*, corte). f. F., *colotomie abdominale, laparocolotomie*. Colotomía efectuada a través de la pared abdominal.

laparocolpohisterotomía (de *laparo-*, el gr. *kólpos*, vagina, *hystéra*, matriz, y *tomé*, corte). f. Operación cesárea por las vías vaginal y abdominal combinadas; parto de Buda.

laparocolpotomía (de *laparo-*, el gr. *kólpos*, vagina, y *tomé*, corte). f. Operación vaginal y abdominal simultáneas.

laparoenterostomía (de *laparo-*, el gr. *énteron*, intestino, y *stóma*, boca). f. F., *laparoenterostomie*. Formación de una abertura artificial en el intestino a través de la pared abdominal.

laparoenterotomía (de *laparo-*, el gr. *énteron*, intestino, y *tomé*, corte). f. F., *laparoentérotomie*. Incisión del intestino previa laparotomía.

laparogastrocopia (de *laparo-*, el gr. *gastér, gastrós*, estómago, y *skopeîn*, observar). f. F., *laparogastroscopie*. Examen del interior del estómago a través de una incisión gastrotómica.

laparogastrostomía. f. GASTROSTOMÍA.

laparogastrotomía (de *laparo-*, el gr. *gastér, gastrós*, vientre, y *tomé*, corte). f. F., *laparogastrostomie*. Incisión del estómago a través de una sección abdominal.

laparohisterectomía (de *laparo-*, el gr. *hystéra*, útero, y *ektomé*, resección). f. F., *hystérectomie par voie abdominale*. Histerectomía abdominal.

laparohisteropexia (de *laparo-*, el gr. *hystéra*, matriz, y *pêxis*, fijación). f. F. Fijación del útero a la pared abdominal; ventrofijación uterina.

laparohisterotomía. f. Histerotomía abdominal. || Operación cesárea.

laparoileotomía (de *laparo-*, el gr. *eileîn*, retorcerse, y *tomé*, corte). f. F., *laparo-iléotomie*. Laparotomía e incisión del íleon.

laparomiitis (de *laparo-* y *mitis*). f. Inflamación de los músculos abdominales o lumbares.

laparomonodídimo (de *laparo-*, el gr. *mónos*, solo, y *dídymos*, gemelo). m. Feto monstruoso doble desde la pelvis arriba.

laparonefrectomía (de *laparo-*, el gr. *nephrós*, riñón, y *ektomé*, resección). f. F., *néphrectomie par voie abdominale*. Nefrectomía por incisión en la región lumbar.

laparoplastia (de *laparo-* y el gr. *plássein*, formar). f. Cirugía plástica de la pared del abdomen.

laparoquelifotomía (de *laparo-*, el gr. *kélyphos*, corteza, y *tomé*, corte). f. Incisión del saco de un embarazo extrauterino previa laparotomía.

laparorrafia (de *laparo-* y el gr. *rhaphé*, sutura). f. A., *Bauchnaht*; F., *laparorraphie*; In., *laparorrhaphy*; It. y P., *laparorrafia*. Sutura de la pared abdominal.

laparosalpingectomía (de *laparo-*, el gr. *sálpigx, -iggos*, trompeta, y *ektomé*, resección). f. F., *laparosalpingectomie*. Salpingectomía previa laparotomía.

laparosalpingooforectomía (de *laparo-*, el gr. *sálpigx, -iggos*, trompeta, *oón*, huevo, *phorós*, que lleva, y *ektomé*, resección). f. F., *oophorosalpingectomie*.

Salpingectomía y ooforectomía a través de una sección abdominal.

laparoscopia (de *laparo-* y el gr. *skopeîn*, observar). f. A., *Laparoskopie;* F., *laparoscopie;* In., *laparoscopy;* It., *celioscopia;* P., *laparoscopia*. Examen endoscópico de la cavidad peritoneal. || Examen de la cavidad abdominal previa laparotomía.

laparoscopio. m. F., *laparoscope.* Instrumento de endoscopia, semejante a un cistoscopio, que se introduce en la cavidad peritoneal por una punción transparietal.

laparosplenectomía. f. Esplenectomía previa laparotomía.

laparóstato (de *laparo-* y el gr. *statós*, estacionario). m. Instrumento para mantener separados los labios de la herida durante la laparotomía.

laparotomía (de *laparo-* y el gr. *tomé*, corte). f. A., *Laparotomie;* F., *laparotomie;* In., *laparotomy;* It. y P., *laparotomia.* Incisión quirúrgica por el flanco o lomo. || Impropiamente, aunque de modo habitual, se aplica a la incisión y apertura de la cavidad abdominal en cualquier punto, como primer tiempo de muchas operaciones sobre los órganos abdominales. En esta acep. es más correcto, pero poco utilizado, el término *celiotomía.* ||**-exploradora.** La realizada con fines diagnósticos. ||**-mediana.** La efectuada en la línea alba, por encima o por debajo del ombligo. ||**-paramedia.** Laparotomía cercana a la línea media, pero dentro de la vaina de los músculos rectos, la cual es incidida. ||**-suprainfraumbilical.** Incisión extendida desde el apéndice xifoides hasta por debajo del ombligo, al que suele contornear por el lado izquierdo. ||**-vaginal.** La que permite entrar en la cavidad peritoneal desde la vagina.

laparotoracoscopia. f. Laparoscopia y toracoscopia combinadas.

Lapicque (Ley de) (Louis *Lapicque*, fisiólogo francés, 1866-1952). V. LEY.

lápiz (del lat. *lapis*, piedra). m. A., *Stift;* F., *crayon;* In., *pencil;* It. y P., *lapis.* Preparación medicinal, en forma de cilindro, obtenida por fusión de una sal o incorporación a las diversas sustancias activas que le dan nombre a una pasta blanda, que luego se deseca. ||**-de nitrato de plata.** Piedra infernal; nitrato de plata fundido en forma de cilindro; cáustico local. ||**-dermográfico.** Lapicero a base de manteca, cera y trementina, con una sustancia colorante (negro de humo, azul de Prusia, bermellón), para señalar el área de una región enferma sobre la que se ha de aplicar un remedio determinado o el límite de una tumoración, órgano o zona de matidez.

Laportea. Género de plantas urticáceas, algunas de cuyas especies son venenosas. Las semillas de la especie *L. crenulata* se usan en Nepal como aromáticas y estimulantes.

lapsus (lat.). m. Caída, ptosis, error. ||**-calami, linguae, memoriae.** Error en la escritura, discurso o recuerdo, respectivamente. Según Freud, expresa la realización de un deseo inconsciente. ACTO FALLIDO.

laqueado. adj. LACADO.

Larat (Tratamiento de) (Jules L. F. *Larat*, médico francés, n. en 1857). V. TRATAMIENTO.

lardaceína. f. F., *lardacéine.* Sustancia proteica encontrada en los tejidos afectos de degeneración amiloidea. Se caracteriza por ser insoluble en casi todos los reactivos, no digerible por el jugo gástrico y no susceptible de putrefacción. Con el yodo y el ácido sulfúrico da un color pardo.

lardáceo (del lat. *lardum*, lardo). adj. F., *lardacé.* Semejante a la grasa de cerdo o lardo. || AMILOIDEO.

Lardennois (Botón de) (Henri Georges *Lardennois*, cirujano francés, 1872-1940). V. BOTÓN.

lardo (del lat. *lardum*). m. A., *Speck;* F., *lard;* In., *lard;* It. y P., *lardo.* Grasa de cerdo; *adeps suillus.*

Larget (Operación de). V. OPERACIÓN.

largo (del lat. *largus*). adj. Dícese de ciertos órganos, huesos o músculos, cuya longitud excede a la anchura.

laricina. f. Ácido larícico, larixínico o agárico, cristalizable, de la corteza de alerce. V. AGARICINA.

laringalgia (de *laringo-* y el gr. *álgos*, dolor). f. Dolor en la laringe.

laringe (del gr. *lárygx*). f. A., *Larynx;* F. e In., *larynx;* It. y P., *laringe.* Aparato musculocartilaginoso, central y simétrico, hueco, tapizado interiormente por una mucosa, situado en la parte anterior y superior del cuello, delante de la faringe, debajo de la base de la lengua y encima de la tráquea, con la que se continúa. Es el órgano productor de la voz. Está formado por nueve cartílagos: tiroides, cricoides, epiglotis, dos aritenoides, dos de Santorini o corniculados y dos de Wrisberg o cuneiformes, articulados entre sí y mantenidos por membranas fibrosas y ligamentos y movidos por músculos intrínsecos.

laringectomía (de *laringo-* y el gr. *ektomé*, escisión). f. A., *Laryngektomie;* F., *laryngectomie;* In., *laryngectomy;* It. y P., *laringectomia.* Ablación total o parcial de la laringe.

laringelcia (de *laringo-* y el gr. *hélkos*, úlcera). f. desus. Ulceración de la laringe.

laringenfraxis (de *laringo-* y el gr. *émphraxis*, obstrucción). f. F., *occlusion du larynx.* Obstrucción de la laringe.

laríngeo. adj. F., *laryngien, laryngé.* Relativo o perteneciente a la laringe.

laringismo. m. A., *Laryngismus;* F., *laryngisme;* In., *laryngismus;* It. y P., *laringismo.* Espasmo de los músculos de la laringe, que produce la oclusión de la glotis y asfixia consecutiva. ||**-estriduloso.** LARINGITIS ESTRIDULOSA. ||**-paralítico.** Inspiración, a veces espiración, ruidosa del caballo, debida a alguna obstrucción de las vías aéreas o a la parálisis de las cuerdas vocales.

laringitis. f. A., *Laryngitis;* F., *laryngite;* In., *laryngitis;* It. y P., *laringite.* Inflamación de la laringe, especialmente de la mucosa de la misma. ||**-aguda, catarral** o **simple.** Afección caracterizada por la tumefacción de la mucosa con exudación de moco o de mucopús y acompañada de tos, disfagia, afonía o ronquera, disnea y fiebre. Puede ser primitiva o secundaria. ||**-atrófica.** Forma de laringitis crónica. ||**-crónica** o **catarral crónica.** Forma consecutiva a la laringitis aguda o a las irritaciones repetidas, con exudados mucopurulentos y ulceraciones superficiales de la mucosa. ||**-diftérica.** CRUP. ||**-edematosa.** EDEMA DE LA GLOTIS. ||**-espasmódica.** LARINGISMO. ||**-estridulosa.** Forma particular de laringitis en la infancia, caracterizada por accesos súbitos de sofocación durante la noche, tos ronca, inspiración sibilante y cianosis. Algunas veces aparece como afección independiente y en conexión con el raquitismo. *Sin.* : Asma de Millar, falso crup, laringismo estriduloso. ||**-flemonosa.** Forma grave, complicación ordinariamente funesta de la viruela, erisipela, etc., caracterizada por la formación de pequeños abscesos submucosos y por edema de la glotis. ||**-glandular.** Laringitis crónica, que ataca especialmente a las glándulas de la laringe. ||**-membranosa.** La caracterizada por la formación de falsas membranas diftéricas o de otra naturaleza. ||**-seca.** Laringitis crónica con exudado escaso o nulo. ||**-seudomembranosa.** LARINGITIS MEMBRANOSA. ||**-subglótica.** La localizada principalmente debajo de las cuerdas vocales, particularmente frecuente y grave en la lactancia y primera infancia. ||**-tuberculosa.** Afectación laríngea por lesión tuberculosa, prácticamente siempre en asociación con la tuberculosis pulmonar; son desconocidas las formas primarias.

laringo-. Forma prefija del gr. *lárygx, -yggos*, laringe.

laringocele (de *laringo-* y el gr. *kéle*, tumor). m. A., *Laryngozele;* F., *laryngocèle;* In., *laryngocele;* It. y P., *laringocele.* Dilatación sacular aérea del apéndice ventricular laríngeo; puede ser *interno* (no sobrepasa las estructuras endolaríngeas), *mixto* (presenta una bolsa endolaríngea en comunicación con otra que ha formado hernia a través de la membrana tirohioidea) o *externo* (hernia a través de la membrana tirohioidea, sin apenas participación endolaríngea).

laringocentesis (de *laringo-* y el gr. *kenteîn*, picar, aguijar). f. Punción quirúrgica de la laringe.
laringodinia (de *laringo-* y el gr. *odýne*, dolor). f. Dolor localizado en la laringe.
laringofaringe (de *laringo-* y el gr. *phárigx, -iggos,* faringe). f. Porción inferior de la faringe, en distinción de la orofaringe y la nasofaringe.
laringofaríngeo. adj. y s. F., *laryngopharyngien.* Músculo constrictor inferior de la faringe.
laringofaringitis. f. F., *laryngopharyngite.* Inflamación de la laringe y la faringe.
laringofisura (de *laringo-* y el lat. *fisura,* hendidura, incisión). f. Incisión media de la faringe; tirotomía o laringotomía media.
laringofonía (de *laringo-* y el gr. *phoné*, voz). f. Sonido vocal oído por auscultación de la laringe.
laringografía (de *laringo-* y el gr. *gráphein*, describir). f. F., *laryngographie.* Descripción de la laringe. || Registro de los movimientos laríngeos por medio del laringógrafo. || Examen radiográfico de la laringe, en especial los realizados mediante la introducción de contrastes radiológicos ultrafluidos.
laringógrafo (de *laringo-* y el gr. *gráphein*, describir). m. F., *laryngographe.* Aparato que registra los movimientos de la laringe.
laringología (de *laringo-* y el gr. *lógos*, palabra). f. F., *laryngologie.* Ciencia o estudio de la laringe y de sus enfermedades.
laringólogo. adj. y s. Experto en laringología.
laringomalacia (de *laringo-* y el gr. *malakía*, blandura). f. F., *laryngomalacie.* Anomalía congénita de la laringe, caracterizada por flaccidez anormal del vestíbulo laríngeo, que se acompaña de estridor y cornaje inspiratorio, disnea y trastornos de la deglución.
laringonecrosis (de *laringo-* y el gr. *nékrosis*, mortificación). f. Necrosis de los cartílagos de la laringe.
laringopatía (de *laringo-* y el gr. *páthos*, enfermedad). f. A., *Kehlkopfkrankheit;* F., *laryngopathie;* In., *laryngopathy;* It. y P., *laringopatia.* Término general para las afecciones de la laringe.
laringopiocele (de *laringo-,* el gr. *pýon*, pus, y *kéle*, tumor). f. Laringocele que presenta acumulación de pus.
laringoplastia (de *laringo-* y el gr. *plássein*, formar). f. A., *Kehlkoplphastik;* F., *laryngoplastie;* In., *laryngoplasty;* It., *laringoplastica;* P., *laringoplastia.* Cirugía plástica de la laringe.
laringoplejía (de *laringo-* y el gr. *plegé*, golpe). f. A., *Kehlkopflähmung;* F., *laryngoplégie;* In., *laryngoplegia;* It. y P., *laringoplegia.* Parálisis de los músculos de la laringe; laringoparálisis.
laringoptosis (de *laringo-* y el gr. *ptôsis*, caída). f. F., *laryngoptose.* Movilidad extrema de la laringe, que se observa algunas veces en los ancianos.
laringopuntura (de *laringo-* y el lat. *punctura,* punción). f. Puntura laríngea.
laringorragia (de *laringo-* y el gr. *regnýnai*, reventar). f. F., *laryngorragie.* Hemorragia de la laringe.
laringorrea (de *laringo-* y el gr. *rhein*, fluir). f. Secreción excesiva de moco en la laringe.
laringorrinología (de *laringo-,* el gr. *rhís, rhinós,* nariz, y *lógos,* tratado). f. Suma de conocimientos relativos a la laringe y la nariz.
laringoscleroma (de *laringo-,* el gr. *sklerós,* duro, y el suf. *-oma*). m. Escleroma o induración de la laringe.
laringoscopia (de *laringo-* y el gr. *skopeîn*, observar). f. A., *Laryngoskopie;* F., *laryngoscopie;* In., *laryngoscopy;* It. y P., *laringoscopia.* Examen del interior de la laringe, especialmente el realizado con el laringoscopio. || **-de apoyo de Kleinsasser.** Modificación de la laringoscopia por suspensión, en la que se introduce un sistema de apoyo del laringoscopio y el uso del microscopio operatorio, lo que posibilita la realización de maniobras microquirúrgicas intralaríngeas. || **-directa.** Exploración de la laringe con el laringoscopio, sin utilización del espejo reflector. || **-indirecta.** La que se efectúa con el espejo laringoscópico. Método ideado por el profesor de canto Manuel García en 1854. || **-por suspensión.** Procedimiento de Killian, poco utilizado actualmente, en el que la cabeza del paciente cuelga del borde de la mesa; la boca se mantiene abierta, por medio de un abrebocas y espátula lingual combinados, lo que deja libres ambas manos del examinador.
laringoscopio (de *laringo-* y el gr. *skopeîn*, observar). m. A., *Kehlkopfspiegel;* F. e In., *laryngoscope;* It., *laringoscopio;* P., *laringoscópio.* Instrumento empleado para el examen ocular de la laringe. Existen diversos modelos que se basan en la utilización de tubos o espátulas con luz proximal o distal. Los más conocidos son: el laringoscopio de McIntosh, utilizado en la intubación laríngea en anestesia-reanimación, y los de Ch. Jackson o Kleinsasser, que permiten maniobras quirúrgicas intralaríngeas.
laringospasmo (de *laringo-* y el gr. *spasmós*, convulsión). m. A., *Laryngospasmus;* F., *laryngospasme;* In., *laryngospasm;* It. y P., *laringospasmo.* Oclusión espasmódica de la laringe; laringismo estriduloso. *Sin.:* Frenoglotismo. Asma tímica, asma de Kopp, espasmo de la glotis.
laringospasmofilia (de *laringospasmo* y el gr. *philía,* amistad). f. Espasmofilia que se manifiesta por laringospasmo.
laringostasis (de *laringo-* y el gr. *stásis*, detención). f. CRUP.
laringóstato (de *laringo-* y el gr. *statós,* estacionario). m. F., *laryngostat.* Utensilio para mantener una cápsula de radio dentro de la laringe.
laringostenosis (de *laringo-* y el gr. *stenós*, angosto). f. A., *Kehlkopfstenose;* F., *sténose du larynx;* In., *laryngostenosis;* It., *laringostenosi;* P., *laringostenose.* Estrechez o estenosis de la laringe.
laringostomía (de *laringo-* y el gr. *stóma*, boca). f. A., *Laryngostomie;* F., *laryngostomie;* In., *laryngostomy;* It. y P., *laringostomia.* Formación de una abertura permanente en la laringe a través del cuello.
laringostroboscopio (de *laringo-,* el gr. *stróbos,* torbellino, y *skopeîn,* observar). m. Aparato para la observación de los fenómenos intralaríngeos de la fonación.
laringotifus o **laringotifo** (de *laringo-* y el gr. *t$\hat{y}$phos,* humo). m. Fiebre tifoidea con complicaciones laríngeas.
laringotisis (de *laringo-* y el gr. *phthínein,* consumirse). f. Tuberculosis de la laringe.
laringotomía (de *laringo-* y el gr. *tomé*, corte). f. A., *Laryngotomie;* F., *laryngotomie;* In., *laryngotomy;* It. y P., *laringotomia.* Incisión quirúrgica de la laringe. Puede ser *total* o *completa* y *parcial; superior:* tirohioidotomía; *media:* tirotomía; *inferior:* cricotomía, intercricotirotomía.
laringótomo (de *laringo-* y el gr. *tomós,* cortante). m. F., *laryngotome.* Instrumento cortante para la práctica de la laringotomía.
laringotraqueal (de *laringo-* y el gr. *tracheía,* áspera). adj. Relativo o perteneciente a la laringe y la tráquea.
laringotraqueítis. f. F., *laryngotrachéite.* Inflamación de la laringe y la tráquea.
laringotraqueobroncoscopia (de *laringo-,* el gr. *tracheía,* áspera, el lat. *bronchium,* bronquio, y el gr. *skopeîn,* observar). f. F., *laryngo-trachéo-bronchoscopie.* Broncoscopia a través de la laringe y la tráquea; broncoscopia *per os.*
laringotraqueotomía (de *laringo-,* el gr. *tracheía,* áspera, y *tomé,* corte). f. F., *laryngo-trachéotomie.* Incisión de la laringe y la tráquea; cricotraqueotomía.
laringoxerosis (de *laringo-* y el gr. *xerós,* seco). f. F., *sécheresse du larynx.* Sequedad de la laringe.
larinoide (del gr. *larinós,* grasiento, graso, y *eîdos,* aspecto). adj. LARDÁCEO.
Larix. f. Género de árboles coníferos.
larixina. f. LARICINA.
Laroyenne (Operación de) (Lucien *Laroyenne,* cirujano francés, 1875-1950). V. OPERACIÓN.
Larrey (Desarticulación, enfermedad, signo, venda de) (Dominique Jean *Larrey,* cirujano francés, 1766-1842). Véanse estos términos.

Larsen-Johansson (Enfermedad de) (Sinding. *Larsen*, médico noruego, 1866-1930). V. ENFERMEDAD.
Lartigue (Síndrome de). V. SÍNDROME.
larva (del lat. *larva*, fantasma). f. A., *Larve;* F. e In., *larve;* It., *larva.* P., *lerva.* Insecto que acaba de salir del huevo y no se ha transformado todavía; las larvas tienen a menudo aspecto vermiforme y carecen de ordinario de órganos de reproducción. Algunas se emplearon en el tratamiento de la osteomielitis y de úlceras infectadas, con objeto de eliminar tejidos necrosados por la acción de la alantoína de las secreciones larvales. ||**-migrans.** Erupción peculiar de la piel producida por la presencia de una larva parasitaria de helmintos de los géneros *Ancyclostoma, Uncinaria, Strongyloides, Gnathostoma, Bunostomum, Spirometra,* etc. y caracterizada por líneas delgadas vesiculares o papulosas, que se extienden por un extremo y curan por el otro. ||**-migrans visceral.** Cuadro clínico caracterizado por eosinofilia hepatomegalia y, frecuentemente, neumonitis, debida a la emigración de larvas de los helmintos *Toxocara canis* y *Toxocara cati* en tejidos que no son la piel.
larvado (del lat. *larvatus*, enmascarado). adj. A., *larviert;* F., *larvé;* In., *larvate;* It., *larvato;* P., *larvado.* Disfrazado, oculto; dícese de ciertas enfermedades o síntomas.
larvicida (de *larva* y el lat. *caedere*, matar). adj. F., *larvicide.* Dícese del agente destructor de larvas. Ú.t.c.s.
lasánum. m. Nombre de una antigua silla de partos.
Lasègue (Enfermedad, gangrena, signo, síndrome de) (Ernest Charles *Lasègue*, médico francés, 1816-1883). Véanse estos términos.
láser (sigla del Ingl. *light activation by stimulated emission of radiations*). m. F., *laser.* Tipo de máser que se aplica en cirugía y biología (destrucción de elementos celulares, sección de cromosomas, etc.). V. MÁSER.
lasitud (del lat. *lassitudo*). f. A., *Schwäche;* F., *lassitude;* In., *lassitude;* It., *lassitudine;* P., *lassidão.* Debilidad, desfallecimiento, cansancio, agotamiento.
Lassar (Pasta de) (Oskar *Lassar*, dermatólogo alemán, 1849-1907). V. PASTA.
Lassen (Operación de). V. OPERACIÓN.
Lassueur-Graham-Little (Síndrome de). V. SÍNDROME.
latah. f. F., *latah.* Enfermedad observada en algunos países de Asia y Oceanía tropical, semejante al tic convulsivo o espasmo salutatorio.
latencia (del lat. *latens, -entis*, oculto). f. A., *Latenz;* F., *latence;* In., *latency;* It., *latenza;* P., *latência.* Calidad o condición de latente.|| Período de inactividad aparente entre el estímulo y el comienzo de la reacción que provoca. || Período de incubación de una enfermedad. ||**-(Período de).** En psicoanálisis, período que se extiende desde la declinación de la sexualidad infantil (alrededor de los 6 años de edad) hasta la pubertad, en el cual existe disminución del interés sexual y aumento de las inclinaciones intelectuales. Corresponde a la disolución del complejo de Edipo, con predominio de la represión y sublimación de los impulsos sexuales.
latente (del lat. *latens, -entis*). adj. F., *latent.* Que existe aunque no se manifiesta al exterior. || En psicoanálisis, dícese de los contenidos del inconsciente.
lateral (del lat. *lateralis;* de *latus, -eris*, lado). adj. A., *seitlich;* F., *latéral;* In., *lateral;* It., *laterale.* P., *lateral;* Relativo o situado a un lado; opuesto a *medial;* externo.
latericio (del lat. *later, lateris*, ladrillo). adj. Semejante a polvo de ladrillo; se dice del sedimento urinario constituido por uratos amorfos.
lateroabdominal (del lat. *latus, -eris*, lado, costado, y *abdomen, -inis*, vientre). adj. Relativo a un lado y el abdomen o a un lado del abdomen.
laterocele (del lat. *latus, -eris*, lado, y el gr. *kéle*, hernia). m. Hernia en la pared lateral del abdomen; laparocele.

laterocidencia (del lat. *latus, -eris*, lado, y *cadere*, caer). f. Procidencia del cordón umbilical entre la parte fetal que se presenta y la pared vaginal.
laterodesviación. f. F., *déviation latérale, latérodéviation.* Desviación hacia un lado.
laterodución (del lat. *latus, -eris*, lado, y *ducere*, conducir). f. Movimiento de un ojo hacia uno y otro lados.
lateroflexión (del lat. *latus, -eris*, lado, y *flectere*, doblegar). f. F., *latéroflexion.* Flexión hacia un lado.
lateroposición (del lat. *latus, -eris*, y *positio, -onis*, situación). f. Desplazamiento hacia un lado.
lateropulsión (del lat. *latus, -eris*, lado, y *pulsio, -onis*, empuje). f. A., *Lateropulsion;* F., *latéropulsion;* In., *lateropulsion;* It., *lateropulsione;* P., *lateropulsão.* Tendencia involuntaria en la marcha a dirigirse hacia un lado.
laterosporina. f. Sustancia antibiótica producida por el *Bacillus laterosporus*, activa especialmente contra los gérmenes grampositivos.
laterotorsión (del lat. *latus, -eris*, lado, y *torquere*, torcer). f. F., *latérotorsion.* Inclinación hacia un lado del meridiano vertical de un órgano, del ojo especialmente.
lateroversión (del lat. *latus, -eris*, lado, y *vertere*, volver). f. F., *latéroversion.* Versión de un órgano hacia un lado, especialmente el útero.
látex (del lat. *latex*, líquido, licor). m. F., *latex.* Líquido blanco cremoso, obtenido de distintas variedades de árboles y arbustos. El tipo más común es el látex de caucho, obtenido a partir de *Hevea brasiliensis*, que contiene un 30 % de hidrocarburos, recubiertos de una capa de coloide protector, de tipo proteico. ||**-(Prueba del).** V. PRUEBA.
Latham (Círculo de) (Peter More *Latham*, médico inglés, 1789-1875). V. CÍRCULO.
latido (de *latir*, y éste del lat. *lattire*, lanzar ladridos agudos). m. A., *Schlag;* F., *battement;* In., *beat;* It., *battito;* P., *latejo.* Pulsación del corazón o de las arterias. || Pulsación en las partes inflamadas. ||**-de la punta.** Choque del vértice del ventrículo izquierdo contra la pared costal. ||**-ectópico.** Contracción cardíaca originada en un punto distinto del nodo senoauricular. ||**-en cúpula.** Latido amplio en las hipertrofias ventriculares izquierdas. ||**-epigástrico.** Latido observable por inspección en las dilataciones cardíacas derechas. ||**-prematuro.** EXTRASÍSTOLE.
latigazo (por analogía con el dolor provocado por un latigazo). m. Rotura de fibras musculares con ocasión de un esfuerzo o isquemia por trombosis; ordinario localizado en la pantorrilla. Se acompaña de dolor e hinchazón.
latirina. f. Sustancia amorfa amarillenta extraída de varias especies del género *Lathyrus*.
latirismo (del lat. *Lathyrus* [*sativus*], nombre botánico de la almorta). m. A., *Lathyrismus;* F., *lathyrisme;* In., *lathyrism;* It. y P., *latirismo.* Intoxicación crónica producida por la ingestión de alimentos que contienen harina de altramuz, *Lathyrus cicera*. Es una forma de paraplejía espástica con temblor. LUPINOSIS.
latissimus (lat.). adj. y s. Muy ancho.||**-colli.** Músculo cutáneo del cuello o platisma. ||**-dorsi.** Músculo dorsal ancho.
Latrodectes o **Latrodectus.** Género de arañas venenosas, una de cuyas especies más conocidas en Europa es la *L. malmignatus*. En América del Norte la especie *L. mactans* o *viuda negra* es muy ponzoñosa y su picadura produce síntomas graves y hasta la muerte.
latrodectismo. m. Cuadro tóxico consecutivo a la mordedura de una araña del género *Latrodectes*.
latus (lat.). m. Lado.|| adj. Ancho.
Latzko (Operación de) (Wilhelm *Latzko*, cirujano austriaco, 1863-1945). V. OPERACIÓN.
Laubry-Souilié-Heim de Balzac (Síndrome de) (Charles *Laubry*, médico francés, 1872-1941). V. SÍNDROME. ||**-Walser (Síndrome de).** V. SÍNDROME.
laudable (lat. *laudabilis*). adj. Digno de loa. Se calificó así antiguamente al pus de los abscesos calientes.

láudano (alteración del gr. *ládanon,* goma de la jara, de *lêdos,* jara). m. A., *Laudanum;* F. e In., *laudanum;* It; *laudano;* P., *láudano.* Antiguamente, opio. || Nombre de varias preparaciones o tinturas de opio. ||**-de Rousseau.** Preparación líquida de opio, miel, levadura de cerveza y alcohol; cada 4 g contienen 1 g de opio. ||**-de Sydenham.** Preparación líquida de opio, azafrán, canela, clavo de especia y vino de Málaga; cada 4 g contienen 0,5 g de opio.
Laughlen (Reacción de) (George F. *Laughlen,* patólogo canadiense n. en 1888). V. REACCIÓN.
Laugier (Hernia, signo de) (Stanislaus *Laugier,* cirujano francés, 1799-1872). V. HERNIA, SIGNO.
Laumonier (Ganglio de) (Jean Baptiste *Laumonier,* cirujano francés, 1749-1818). GANGLIO CAROTÍDEO.
Launois (Síndrome de) (Pierre F. *Launois,* médico francés, 1856-1914). V. GIGANTISMO. ||**-Bensaude (Enfermedad de).** V. ENFERMEDAD. ||**-Cléret (Síndrome de).** V. SÍNDROME ADIPOSOGENITAL.
laurel (del occ. ant. *laurier,* deriv. de *laur,* y éste del lat. *laurus.* m. A., *Lorbeerbaum;* F., *laurier;* In., *sweet bay;* It., *lauro;* P., *loureiro.* Árbol de la familia de las lauráceas *(Laurus nobilis),* de hojas y bayas aromáticas que se emplean como condimento. Suministra una esencia y un aceite fijo. ||**-cerezo.** Arbusto de la familia de las rosáceas *(Prunus laurocerasus)* cuyas hojas contienen un glucósido que, por desdoblamiento, da ácido cianhídrico. Por destilación de aquéllas se prepara el *agua de laurel cerezo,* que se emplea como calmante antiespasmódico.||**-rosa.** ADELFA.
laurelina. f. Alcaloide cristalizado de la *Laurelia novaezelandae.*
Laurence-Cléret (Síndrome de). V. SÍNDROME. ||**-Bardet (Síndrome de).** V. SÍNDROME. ||**-Biedl** o **Laurence-Moon-Biedl (Síndrome de)** (John Zacharias *Laurence,* oftalmólogo inglés, 1830-1874, y Arthur *Biedl,* endocrinólogo de Praga, 1869-1933). V. SÍNDROME.
laureola o **lauréola.** f. Planta timeleácea *(Daphne laureola),* de propiedades epispásticas.
laurocerasus (lat.). m. LAUREL CEREZO.
laurotetanina. f. Alcaloide obtenido de un arbusto lauráceo del sur de Asia, la *Litsea citrata,* que cristaliza en agujas. Produce espasmos tetánicos.
Laurus. Género de plantas lauráceas. V. LAUREL.
Lauth (Conducto de) (Ernest Alexander *Lauth,* fisiólogo de Estrasburgo, 1803-1837). V. CONDUCTO.||**-(Ligamento de)** (Thomas *Lauth,* anatomista y cirujano de Estrasburgo, 1758-1826). V. LIGAMENTO. ||**-(Violeta de)** (Charles *Lauth,* químico inglés, 1813-1890). V. VIOLETA.
LAV/HTLV III. V. VIH.
lavado (del lat. *lavare,* lavar). m. A., *Spülung;* F., *lavage;* In., *lavage;* It., *lavaggio;* P., *lavagem.* Irrigación de una parte u órgano, del estómago o intestino especialmente. ||**-de Diday.** Después de introducir una sonda de Nélaton, se inyectan en la vejiga urinaria 100 ml de la solución medicamentosa, y luego, al retirar la sonda, se van inyectando nuevas cantidades en la uretra posterior y anterior.||**-de la sangre.** Inyección masiva, intravenosa, de suero artificial en las toxemias. ||**-del estómago.** Operación que se practica con la bomba estomacal o simplemente con el tubo de Faucher, y consiste en hacer pasar una cantidad mayor o menor de agua o soluciones medicamentosas. Indicada en la ingestión de venenos. ||**-intestinal.** Enema. ||**-peritoneal, pleural.** Irrigación, generalmente con suero, en una de ambas cavidades, para arrastrar exudados patológicos.
lavador. adj. Que lava o sirve para lavar.||**-(Frasco).** Botella cuyo tapón da paso a dos tubos de vidrio dispuestos de modo que soplando por uno sale el líquido en chorro fino por el otro. Se emplea en los laboratorios de química.
lavanda (del fr. *lavande,* y éste del ital. *lavanda).* f. ESPLIEGO.
Lavandula (del lat. *lavanda,* f. de *lavandus,* p. de fut. de *lavare,* lavar). f. Género de plantas labiadas al que pertenece el espliego.

lavativa. f. ENEMA. || Instrumento adecuado para administrar enemas.
Lavdovski (Nucleoide de) (Mijail D. *Lavdovski,* histólogo ruso, 1846-1902). V. NUCLEOIDE.
Laveran (Corpúsculos, hematozoario de) (Charles Louis Alphonse *Laveran,* médico militar y bacteriólogo francés, 1845-1922). PLASMODIUM MALARIAE.
Laverania. Nombre genérico con que Grassi designó al hematozoario de Laveran. V. PLASMODIUM MALARIAE.
lavipedium (lat.). m. PEDILUVIO.
Lawford (Síndrome de) (John Bowring *Lawford,* oftalmólogo inglés, 1858-1934). V. SÍNDROME.
Lawrence (Síndrome de) (Robert Daniel *Lawrence,* médico inglés, 1895-1968). V. SÍNDROME.
Lawson (Síndrome de). V. SÍNDROME. ||**-Tait (Ley, nudo, operación de)** *(Lawson Tait,* cirujano inglés, 1845-1899). Véanse estos términos.
laxante (de *laxar,* y éste del lat. *laxare,* aflojar). adj. Dícese de los medicamentos o preparaciones purgantes suaves, que obran sin irritar el intestino. Ú.t.c.s.
laxativo. adj. LAXANTE.
laxator tympani (lat.). m. Músculo relajador del tímpano.
laxitud. f. A., *Schlaffheit;* F., *laxité;* In., *laxity;* It., *lassezza;* P., *laxitude.* Cualidad de laxo.
laxo (del lat. *laxus).* adj. Relajado, flojo; sin fuerza o tensión en las fibras.
Layani (Síndrome de) (Fernand *Layani,* reumatólogo francés, 1896-1964). V. SÍNDROME.
lazareto (del It. *lazzareto,* ant. *nazareto,* de Nazaret, infl. por *Lazzaro).* m. A., *Siechenhaus;* F. e In., *lazaret;* It., *lazzaretto;* P., *lazareto.* Edificio u hospital aislado que se destina para la desinfección de personas y cosas procedentes de un lugar donde reina una epidemia. || Estación o lugar de cuarentena.
lazo (del lat. *laqueus).* m. A., *Schlinge;* F., *loop;* In., *serrenoeud;* It., *laccio;* P., *laço.* Cinta, venda, cuerda, etc., anudada para sujetar o mantener alguna cosa. || NUDO.
Lazorthes (Síndrome de). V. SÍNDROME.
LD50. V. DOSIS LETAL 50 %.
Le Beau (Operación de). V. OPERACIÓN.
Le Chuiton (Operación de). V. OPERACIÓN.
Le Doux (Síndrome de). V. SÍNDROME.
Le Fort (Amputación, fractura, operación, sutura). (Léon Clement *Le Fort,* cirujano francés, 1829-1893). V. estos términos.
Leber (Enfermedad, plexo de) (Theodor *Leber,* oftalmólogo alemán, 1840-1917). V. ENFERMEDAD, PLEXO.
Leborgne-Gross (Técnica de). V. TÉCNICA.
lecanópago (del gr. *lekáne,* plato, fuente, y *págos,* cosa fija). adj. y s. Monstruo gemelar unido por la pelvis y partes inferiores; dicéfalo.
Lecat (Golfo de) (Claude Nicolas *Lecat,* cirujano francés, 1700-1768). V. GOLFO.
lecitalbúmina. f. Compuesto de albúmina y lecitina encontrado en varios órganos: estómago, hígado, pulmones y bazo.
lecitina (del gr. *lékithos,* yema de huevo). f. A., *Lezithin;* F., *lécithine;* In., *lecithin;* It., *lecitine;* P., *lecitina.* Fosfotidilcolina. Las lecitinas son un tipo de fosfolípidos constituidos por glicerol, en el cual los hidroxilos en posición 1 y 2 están esterificados con ácidos grasos y el hidroxilo en posición 3 lo está con el ácido fosfórico, el que a su vez se halla esterificado con la base nitrogenada colina. La lecitina es un constituyente normal de todas las membranas celulares y se encuentra en abundancia en todas las estructuras del sistema nervioso (cerebro, nervios, etc.), en el hígado, páncreas, corazón, etc. Además forma parte de la yema de huevo y de las semillas de soja.
lecitinasa. f. F., *lécithinase.* Enzima que hidroliza los ésteres de las lecitinas y cefalinas. Se distingue la *lecitinasa A* que hidroliza el enlace éster a nivel del carbono 1 y la *lecitinasa B* que hidroliza el enlace éster a nivel del carbono 2 del glicerol.
lecitinemia (de *lecitina* y el gr. *haîma,* sangre). f. F., *lécithinémie.* Presencia de lecitinas en la sangre.

lecito (del gr. *lékithos*). m. Yema de huevo; vitelo nutritivo.
lecitoblasto. m. Endodermo primitivo.
lecitoide (del gr. *lékithos*, yema de huevo, y *eîdos*, aspecto). adj. Semejante a la yema de huevo.
lecitorrinostomía (del gr. *lékithos*, yema de huevo, *rhís, rhinós*, nariz, y *stomá*, boca). f. Término introducido por Trantas que designa la variedad de canaliculorrinostomía en la que se aboca la porción canalicular común a las fosas nasales.
lecópira (del gr. *lechó*, parturienta, y *pýr, pyrós*, fuego). f. Fiebre puerperal.
lecranartritis (de *olécranon* y *artritis*). f. Inflamación de la articulación del codo.
lectulum. m. Voz latina dim. de *lectum*, lecho. ||**-unguis.** Lecho de la uña.
lecha o **lechaza.** f. Licor seminal de los peces y bolsas que lo contienen; sustancia compuesta de albúmina, principios fosforados y grasas.
leche (del lat. *lac, lactis*). f. A., *Milch*; F., *lait*; In., *milk*; It., *latte*; P., *leite*. Líquido secretado por las glándulas mamarias después del parto, que constituye el primer alimento del recién nacido o de los animales jóvenes. Consta de caseína, lactosa, grasas, sales y agua en distintas proporciones, según la especie animal. Es el alimento de elección en muchos estados morbosos generales y del tubo digestivo, hígado y riñones, por las propiedades desintoxicantes y diuréticas que posee. ||**-acidificada.** Leche que se acidifica por métodos biológicos o químicos con objeto de facilitar su digestión. ||**-adaptada.** Leche modificada de tal modo que se adapte a la capacidad digestiva de un niño de edad determinada. ||**-agria.** Leche en la que se ha producido la fermentación láctica. ||**-albuminosa.** Leche ácida, rica en proteínas y pobre en grasa e hidratos de carbono, para el tratamiento de las diarreas infantiles. ||**-artificial.** Preparación de caseína. ||**-azul.** Leche alterada, de coloración azul, por la acción de ciertas bacterias (*Pseudomonas cyanogenes*). || Subcarbonato e hidróxido de bismuto en suspensión de agua. ||**-concentrada** o **condensada.** Leche evaporada al vacío, hasta la consistencia de miel espesa, después de añadirle azúcar. ||**-de almendras.** Emulsión simple de almendras dulces. ||**-de azufre.** Líquido lechoso que resulta de la precipitación del azufre de un polisulfuro por un ácido. ||**-de bruja.** Líquido lactescente que secreta la mama del recién nacido. ||**-de Budde** o **budeizada.** Leche esterilizada por la acción de agua oxigenada y calentamiento consecutivo. ||**-de higuero.** Jugo lechoso de una higuera silvestre, *Ficus glabrata* o *F. doliara*, empleada como antihelmíntico en la América Central y del Sur; eficaz contra la tricuriasis. ||**-de magnesia.** Hidróxido de magnesio en suspensión de agua. ||**-de manteca.** Líquido que resulta de la preparación de la manteca. ||**-de pollo.** Emulsión de una yema de huevo en agua y leche azucarada y aromatizada. ||**-de Schloss.** Leche modificada, que contiene la misma proporción de sales y grasas que la leche humana. ||**-desnatada.** Leche privada de una cantidad mayor o menor de sustancias grasas después del reposo en un lugar fresco o por centrifugación. ||**-dializada.** Leche privada de su azúcar por el paso de la misma a través de un dializador. ||**-en polvo.** Leche privada de agua y de una parte de grasa, enriquecida con azúcar. Existen diferentes tipos según el contenido en grasa (completa, semidescremada y descremada). ||**-entera.** Leche original que sólo ha sido desecada. ||**-esterilizada.** Leche calentada en vasos cerrados a la temperatura de 120° y que se expende en los mismos vasos. ||**-fortificada.** Leche a la que se ha añadido nata o albúmina de huevo. ||**-homogeneizada.** Leche tratada de modo que la grasa se mezcle más íntimamente con ella. ||**-maternizada.** Leche de vaca privada por centrifugación de una parte de su caseína y grasa, hasta la proporción que ésta contiene la leche de mujer, y a la que se añade lactosa. ||**-metalizada.** La que contiene pequeñísimas cantidades de hierro, cobre y magnesio, indicada en la anemia. ||**-modificada.** Crema o nata de leche de vaca, a la que se añaden agua y lactosa en proporciones convenientes para la alimentación de los niños de pecho. ||**-oxigenada.** Leche con oxígeno disuelto bajo presión. Se encierra en sifones. ||**-pasterizada.** Leche calentada rápidamente a la temperatura de 60 a 70° y enfriada también rápidamente. ||**-uterina.** Sustancia líquida lechosa entre las vellosidades de la placenta. ||**-uviol.** Leche esterilizada por la acción de los rayos ultravioletas. ||**-virginal.** Cosmético compuesto de tintura alcohólica de benjuí y agua.
lechetrezna. f. Planta de la familia de las euforbiáceas (*Euphorbia helioscopia*), de jugo lechoso acre.
lechino (del lat. *licinium*, compresa, gasa, a través del dialecto mozárabe). V. Mecha.
lecho (del lat. *lectus*). m. Cama. ||**-capilar.** Conjunto total de capilares. ||**-de la uña.** Tejido cubierto por la uña y que contribuye a la formación de ésta.
lechuga (del lat. *lactuca*). f. A., *Kopfsalat*; F., *laitue*; In., *lettuce*; It., *lattuga*; P., *alface*. Nombre de varias plantas compuestas del género *Lactuca*. La especie *L. sativa*, o lechuga común, es alimenticia, refrescante y sedante, y con ella se prepara un agua destilada. Las especies *L. altissima* y *L. virosa* suministran el lactucario y el tridáceo. ||**-de mar.** Alga (*Phycoseris australis*) común en los escollos del mar, cuyas frondas se usaron como emolientes en infusión, cocimiento, tintura, gelatina, extracto, etc., en los abscesos, llagas escrofulosas, etc.
Ledderhose (Enfermedad de) (Georg *Ledderhose*, cirujano alemán, 1855-1925). V. Enfermedad.
Lederer (Anemia de) (Max *Lederer*, patólogo norteamericano, 1885-1952). V. Anemia. ||**-Brill (Enfermedad de).** V. Enfermedad.
Ledran (Sutura de) (Henri François *Ledran*, cirujano francés, 1685-1770). V. Sutura.
Leduc (Corriente de) (Stéphane Armand N. *Leduc*, físico francés, 1853-1939). V. Corriente.
Lee (Ganglio de) (Robert *Lee*, tocólogo inglés, 1793-1877). V. Ganglio.
Leede (Fenómeno de) (C. St. *Leede*, médico norteamericano, n. en 1882). Fenómeno de Leede-Rumpel.
legal (del lat. *legalis*). adj. F., *légal*. Relativo a la ley y previsto por ella. V. Medicina legal.
Legal (Enfermedad, reacción de) (Emmo *Legal*, médico alemán, 1859-1922). f. Enfermedad, reacción.
legaña (de un derivado del lat. *lema*). f. A., *Augenbutter*; F., *chassie*; In., *rheum*; It., *cispa*; P., *remela*. Secreción sebácea de las glándulas de Meibomio. Ú. m. en plural. *Sin.: Sebum palpebrale*.
lege artis. loc. lat. Según las reglas del arte.
Leger-Lande-Dorbon (Operación de). V. Operación.
Legg (Enfermedad de) (Arthur T. *Legg*, cirujano norteamericano, 1874-1939). V. Enfermedad. ||**-Calvé-Perthes (Enfermedad de).** V. Enfermedad.
legionaláceas. f. pl. Familia bacteriana creada en 1979, en la que se incluyen tres géneros: *Legionella, Tatlockia* y *Fluoribacter*. Bacilos aerobios estrictos que no se tiñen con el colorante de Gram y lo hacen bastante mal con safranina o fucsina. No crecen en los medios ordinarios de cultivo. En el hombre son responsables de procesos respiratorios graves (legionelosis, fiebre de Pontiac, neumonía de Pittsburg, etc.).
Legionella. V. Legionaláceas.
legionelosis. f. F., *légionellose*; In., *legionellosis*. Infección aguda por *Legionella pneumophila*, que ocurre generalmente en brotes epidémicos y cuya sintomatología es de intensidad variable, desde cuadros asintomáticos a bronconeumonías graves.
legra (del lat. *ligula*, cucharilla). f. A., *Kürette*; F., *curette*; In., *curette*; It., *curetta*; P., *legra*. Instrumento cortante empleado en cirugía para desprender el periostio y raspar las superficies óseas o mucosas. *Sin.: Periostótomo*. ||**-costal.** Legra larga usada para resecar costillas. ||**-de Doyen.** Legra con un extremo semicircular para el legrado profundo del periostio costal. ||**-de Farabeuf.** Legra desmontable para usar una cuchilla curva o recta. ||**-de Maurer.** La que

porta un extremo en gancho para resecar costillas a través de incisiones pequeñas. || **-de Ollier cóncava.** La provista de un extremo cóncavo y afilado, para la desperiostización habitual. || **-de Ollier convexa.** La de extremo convexo y cortante, para desperiostizar los bordes óseos. || **-dental.** Legra pequeña para desprender las encías, raspar la mucosa dental o limpiar de sarro los dientes.

legrado. m. A., *Auskratzung*; F., *curettage*; In., *curettage*; It., *raschiatura*; P., *raspado.* Acción u obra de la legra; extracción del endometrio, endocérvix o ambos mediante una legra. || **-digital.** Desprendimiento por el dedo o dedos de los restos placentarios o de caduca que han quedado retenidos después de un aborto. || **-explorador** o **de gabinete.** V. RAYADO. || **-por succión.** Extracción, mediante aspiración, de un embarazo precoz o de los restos placentarios o de caduca.

legumina. f. Globulina, semejante a la caseína, de las semillas de varias plantas, especialmente de la familia de las leguminosas.

Lehndorff-Leiner (Enfermedad de) (Heinrich *Lehndorff,* pediatra alemán, n. en 1877). V. ENFERMEDAD.

leiastenia. f. LIASTENIA.

Leichtenstern (Signo de) (Otto M. *Leichtenstern,* médico alemán, 1845-1900). V. SIGNO.

Leiner (Enfermedad de) (Carl *Leiner,* pediatra austriaco, 1871-1930). V. ENFERMEDAD. || **-Moussons (Enfermedad de).** V. ENFERMEDAD.

leiodermia. f. LIODERMIA.

leiomioma. m. V. LIOMIOMA.

Leishman (Célula, colorante, método de) (Sir William Boog *Leishman,* cirujano militar inglés, 1865-1926). Véanse estos términos. || **-Donovan (Cuerpos de)** *(Leishman,* y Charles *Donovan,* cirujano inglés). V. CUERPO.

Leishmania. Género de protozoos flagelados parásitos que para completar su ciclo requieren dos huéspedes: vertebrado (en los que están en fase de amastigote o leishmania) e invertebrado, generalmente flebótomos (en donde desarrollan la fase de leptomona). La *L. donovani* produce el kala-azar, la *L. tropica,* el botón de Oriente, y la *L. brasiliensis* la leishmaniasis cutaneomucosa.

leishmania. f. F., *leishmanie.* Fase en el ciclo de los tripanosómidos, en la que carecen de flagelos. También llamado *amastigote.*

leishmaniasis o **leishmaniosis.** f. A., *Leishmaniose*; F., *leishmaniose*; In., *leishmaniasis*; It., *leishmaniosi*; P., *leishmaniose.* Enfermedad debida a la infección con una especie del género *Leishmania.* || **-americana, brasileña.** LEISHMANIASIS CUTANEOMUCOSA. || **-cutaneomucosa.** Leishmaniasis producida por *Leishmania braziliensis,* observada en América Central y del Sur. Se caracteriza por ulceración de evolución tórpida, que puede propagarse a otras zonas y por lesiones mucosas (nariz, boca), que suelen ser deformantes. *Sin.:* espundia, uta, pian, bosque. || **-dérmica** o **cutánea.** FURÚNCULO ORIENTAL. || **-infantil.** KALA-AZAR INFANTIL. || **-nasooral.** LEISHMANIASIS CUTANEOMUCOSA. || **-visceral.** KALA-AZAR.

leishmanoide. m. Erupción de manchas blanquecinas junto con nódulos y pápulas, que sigue a un furúnculo oriental parcialmente curado.

Leiter (Carrete de) (Joseph *Leiter,* instrumentista austriaco del siglo XIX). V. CARRETE.

Leitner (Síndrome de) (St. J. *Leitner,* tisiólogo suizo contemporáneo). V. SÍNDROME.

lejía (del lat. [*aqua*] *lixiva*). f. A., *Lauge*; F., *lessive*; In., *lye*; It., *liscivia*; P., *lixívia.* Solución de sales alcalinas obtenidas por lixiviación. || Líquido obtenido al lixiviar cenizas de madera. || Solución de sosa o potasa.

Leloir (Enfermedad de) (Henri Camille *Leloir,* dermatólogo francés, 1855-1896). V. ENFERMEDAD. || **-Widal (Lupus de).** V. LUPUS.

Lelong-Joseph (Síndrome de) (Marcel Eugène Paul *Lelong,* pediatra francés, 1892-1973). V. SÍNDROME.

Lembert (Sutura de) (Antoine *Lembert,* cirujano francés, 1802-1851). V. SUTURA.

lémico (del gr. *loimós,* peste). adj. Relativo a una enfermedad epidémica o a la peste.

Lemierre-Marquézy (Síndrome de) (André Alfred *Lemierre,* médico francés, 1875-1956). V. SÍNDROME.

lemmoblasto. m. Lemmocito inmaduro.

lemmocito (del gr. *lémma,* vaina, lo que se pela, y *kýtos,* cavidad). m. F., *lemmocyte.* Célula que deriva de la cresta neural y que constituirá una célula del neurilema.

lemnisco (del lat. *lemniscus,* y éste del gr. *lemnískos,* cinta, banda). m. A., *Schleife*; F., *lemniscus*; In., *lemniscus*; It. y P., *lemnisco.* Haz de fibras sensitivas y sensoriales en el tronco cerebral que desde los cuerpos olivares llega al tálamo, pasando por la cara externa de los pedúnculos cerebelosos. || **-espinal.** Fibras ascendentes desde la médula espinal al tálamo óptico, que transmiten las sensaciones táctiles, térmicas y dolorosas. || **-lateral.** Tracto de fibras longitudinales que se extienden hacia arriba a través de la parte lateral de la sustancia tegmental del puente. Está formado por fibras del cuerpo trapezoideo. || **-medial.** Fascículo de fibras sensitivas que nace en los núcleos terminales de los nervios sensitivos espinales y bulbopalatinos y sube hacia el cerebelo y el cerebro después de haberse cruzado con el homólogo del lado opuesto en el bulbo. || **-óptico.** Tracto óptico. || **-temporal y occipital.** Fascículo de fibras nerviosas que conexiona la corteza de los lóbulos temporal y occipital del cerebro. Denomínase también *fascículo de Hoeve.* || **-trigeminal.** Fibras ascendentes secundarias que pasan por la región ventral del tálamo.

lemniscotomía (del gr. *lemniskos,* lemnisco, y *tomé,* corte). f. Sección del lemnisco lateral a nivel del tronco del encéfalo, con una incisión inmediatamente por delante del surco lateral del mesencéfalo. Se propuso como tratamiento sintomático del dolor.

lemografía o **lemología** (del gr. *loimós,* peste, plaga, y *gráphein,* describir, o, en el segundo término, *lógos,* tratado). f. Descripción y tratado de la peste u otras enfermedades epidémicas.

lemoparálisis (del gr. *laimós,* garganta, y de *parálisis*). f. Parálisis del istmo de las fauces.

lemostenosis (del gr. *laimós,* garganta, y de *estenosis*). f. Estenosis de la faringe o del esófago.

Lempert (Operación de) (Julius *Lempert,* otólogo norteamericano, n. en 1890). V. OPERACIÓN.

Lenard (Rayos de) (Philipp *Lenard,* físico alemán, 1862-1947). V. RAYOS.

lendroso. adj. Que tiene muchas liendres.

Lenègre-De Bruix (Síndrome de). V. SÍNDROME.

lengua (del lat. *lingua*). m. A., *Zunge*; F., *langue*; In., *tongue*; It., *lingua*; P., *língua.* Aparato musculomembranoso movible situado en la cavidad bucal; órgano principal del gusto, y que contribuye a la masticación, deglución y articulación de las palabras, compuesto de fibras musculares *intrínsecas,* músculos linguales, y *extrínsecas,* procedentes de los músculos hiogloso, geniogloso, estilogloso y palatogloso, que forman una masa dividida por un tabique fibroso, séptum lingual, en dos mitades. Está cubierta por una membrana mucosa, que en la cara inferior ofrece un pliegue o frenillo que la fija al suelo de la boca; esta membrana ofrece cuatro especies de papilas: *filiformes* o *cónicas,* en la punta y bordes; *fungiformes,* en la parte anterior del dorso; *lenticulares* o *caliciformes,* que forman la V lingual, y *hemisféricas.* Los corpúsculos gustativos se encuentran principalmente en las papilas caliciformes y fungiformes. || **-adherente.** Lengua inserta por repliegues mucosos a los lados y suelo de la boca. || **-aframbuesada** o **de gato.** Lengua de la escarlatina. || **-barnizada.** Lengua glosítica depapilada. || **-bífida.** Lengua dividida en su parte anterior por una fisura longitudinal. || **-cardenal.** Lengua roja, lisa, descamada, del primer período de la pelagra. || **-cerebriforme.** Lengua sembrada de surcos que recuerdan las circunvoluciones cerebrales. || **-de carpa.** Palanca para la extracción de dientes molares o de sus raíces. || **-de ciervo.** ESCOLOPENDRA.

‖-de Clarke. Lengua afecta de inflamación esclerosa sifilítica. ‖-de loro. Lengua córnea, seca y fija que se observa en los estados febriles adinámicos. ‖-de los fumadores. LEUCOPLASIA. ‖-de perro. CINOGLOSA. ‖-de Sandwich. Lengua extremadamente lisa y limpia de los últimos períodos de la pelagra. ‖-de serpiente. Legra afilada para separar el sarro de los dientes. ‖-en salazón de Rosenfeld. Sequedad excesiva de la lengua. ‖-escrotal. Lengua caracterizada por la presencia de surcos profundos que le dan un aspecto semejante al de la piel arrugada del escroto. ‖-geográfica. Lengua en la cual existen placas denudadas irregulares rodeadas de epitelio engrosado.‖-leñosa. Actinomicosis lingual. ‖-lisa. Aspecto de la lengua en la descamación marginada aberrante de algunas placas sifilíticas y en ciertas glositis con desaparición de las papilas. ‖-magenta. Lengua de color rojo vivo en la arriboflavinosis. ‖-montañosa. LENGUA ESCROTAL. ‖-negra. Glosofitia, afección caracterizada por la coloración más o menos negra del dorso de la lengua y por la hipertrofia de las papilas. Sin.: Antracosis lingual, hiperqueratosis lingual, melanotriquia lingual, lingua villosa, nigra, nigrites linguae. QUERATOMICOSIS. ‖-pilosa. Lengua cuyas papilas hipertrofiadas tienen el aspecto de pelos. ‖-saburral. Lengua cubierta de espesa capa de saburra, característica de los catarros de las vías intestinales. ‖-tostada. Lengua tifóidica con saburra pardogrisácea central.

lenguaje (del occ. lenguatge). m. A., Sprache; F., langage; In., speech; It., linguaggio; P., linguagem. Conjunto de sonidos articulados o palabras que expresan ideas. Sistema de comunicación entre los seres humanos. Producto de una actividad nerviosa superior (sistema funcional complejo), que hace posible la transmisión interpersonal de estados psíquicos (pensamiento) a través de un sistema de signos que los representan y de acuerdo con una convención o código específico. ‖-animal. Designación de los sistemas de comunicación entre animales. ‖-articulado. LENGUAJE ORAL. ‖-automático. Emisión de series de palabras (series naturales de números, días de la semana e incluso expresiones habituales, etc.) sin que intervenga una especial elaboración de intento de comunicación. Se opone al lenguaje proposicional voluntario. ‖-coloquial. El propio de la conversación habitual o familiar. Se opone a formas más elaboradas: literaria, científica, etc. ‖-de silbidos. Lenguaje cuya señal fónica son silbidos. Usado por pastores en el Bearn y en la isla de Gomera.‖-egocéntrico. Lenguaje infantil que se habla a sí mismo. ‖-empático. Aquel en que existe una identificación con el interlocutor, que llega a nivel de la experimentación del mismo estado de ánimo. ‖-endofásico. LENGUAJE INTERIOR. ‖-escandido. HABLA ESCANDIDA, ESCANSIÓN. ‖-escrito. Lenguaje cuya señal es un sistema de signos gráficos. ESCRITURA. ‖-esotérico. Sistema de comunicación visual que desarrolla espontáneamente el niño sordomudo. ‖-especular o en espejo. Lenguaje anormal en el que se invierte el orden de grafemas, letras o sílabas. ‖-exofásico. Lenguaje audible y desarrollado, que se opone al lenguaje endofásico. HABLA.‖-explosivo. Lenguaje en el que existe una súbita expresión de palabras en voz alta. ‖-gestual. Transmisión de información entre humanos a través de gestos convencionales. ‖-gráfico. Transmisión de información por medio de signos y símbolos perceptibles por la visión (escritos, pintados, fotográficos, esculpidos, etc.). ‖-hablado. LENGUAJE ORAL. ‖-haptográfico. Escritura en relieve para ciegos. ‖-infantil. El propio de la edad temprana. ‖-interior. Lenguaje formulado en la mente tras reducción e interiorización del lenguaje externo del niño. Lenguaje reducido, predicativo y amorfo gramatical, que constituye el elemento de paso del pensamiento hacia las estructuras gramaticales profundas de la expresión (Laria). ‖-lacunar. Lenguaje cuantitativa y cualitativamente insuficiente a causa de una hipoacusia importante. ‖-manual. Transmisión de información a través de un sistema gestual manual. ‖-oral. Lenguaje cuya señal es un sistema de signos fónicos. Lenguaje hablado. ‖-secreto. Sistema de comunicación cuyo código es conocido sólo por ciertas personas. ‖-simpráxico. Conducta verbal del niño paralela a la acción motora. ‖-visible. Transformación de los signos fónicos en figuras gráficas.

Lenhartz (Tratamiento de) (Hermann Albert Dietrich Lenhartz, médico alemán, 1854-1910). V. TRATAMIENTO.

Lenhossék (Fascículo de) (Mihaly Lenhossék, anatomista húngaro, 1863-1937). V. FASCÍCULO.

leníceps (del lat. lenis, suave, y capere, coger). m. Instrumento fundado en los mismos principios que el fórceps, que obraría como éste, pero con más suavidad. Actualmente en desuso.

leniceto. m. Preparación de acetato de alúmina polimerizada y finamente dividida.

lenitivo (del lat. lenitus, p. p. de lenire, ablandar). adj. F., lénitif. Que ablanda o suaviza. ‖ m. Agente que suaviza o calma el dolor en la parte a que se aplica.

Lennander (Operación de) (Karl Gustav Lennander, cirujano sueco, 1857-1908). V. OPERACIÓN.

Lennhoff (Índice, signo de) (Lennhoff, médico alemán, 1866-1933). V. ÍNDICE, SIGNO.

Lennox-Gastaut (Síndrome de) (Willian Lennox, neurólogo norteamericano, 1884-1960; Henri Gastaut, neurólogo francés, n. en 1915). V. SÍNDROME.

Lenoble-Aubineau (Síndrome de) (Emile Alexandre Lenoble, médico francés, 1864-1928). V. SÍNDROME.

Lenoir (Fractura de) (Camille A. H. Lenoir, cirujano francés, n. en 1867). FRACTURA DE LOS BOXEADORES.

Lenormant-Wilmoth (Operación de) (Charles J. J. Lenormant, cirujano francés, 1875-1948). V. OPERACIÓN.

lente (del lat. lens, lentis). amb. A., Linse; F., lentille; In., lens; It. y P., lente. Masa de vidrio o de cualquier otra sustancia diáfana limitada por superficies curvas. Las lentes usuales tienen, por lo general, las superficies constituidas por casquetes de esfera o de cilindro. ‖-acromática. Lente corregida para la aberración cromática. ‖-aniseicónica. Lente ordinaria de mayor espesor o curvatura o lentes dobles unidas por sus bordes mediante cemento con un espacio central aéreo entre las mismas, con objeto de igualar las dos imágenes retinales. ‖-aplanática o aplanática. Lente dispuesta de modo que corrige la aberración de esfericidad. ‖-apocromática. Lente corregida para las aberraciones esférica y cromática. ‖-bifocal. Lente que posee dos focos o lente dispuesta de modo que la parte superior sirve para la visión lejana y la inferior para la visión próxima. ‖-cilíndrica. Lente que resulta de cortar un cilindro paralelamente a su eje, resultando así una cara plana y otra de un trozo de superficie del cilindro. ‖-compuesta. La formada por varios segmentos. ‖-convergente o dispersante. Lente convexa y lente cóncava, respectivamente. ‖-cristalina. CRISTALINO. ‖-cruzada. Lente cuyas superficies tienen curvaturas distintas. ‖-de aumento. Lente biconvexa o planoconvexa. ‖-de catarata. Lente biconvexa que se emplea después de la operación de la catarata. ‖-de contacto. Lente delgada y curva, de materia plástica rígida o flexible, que se aplica y sostiene sobre la córnea en los casos de curvatura anormal, afaquia y para corregir defectos de refracción. ‖-de Crookes. Lente de cristal transparente a la luz, pero opaca para los rayos infrarrojos y ultravioletas. ‖-de Franklin. Lente bifocal. ‖-de inmersión. OBJETIVO DE INMERSIÓN. ‖-descentrada. Lente en la que la línea visual no pasa poe el centro. ‖-esférica. Lente que tiene una o las dos superficies constituidas por segmentos de esfera. ‖-iseicónica. Lente para la corrección de la aniseiconía. ‖-minus o plus. Lente cóncava y lente convexa, respectivamente. ‖-ortoscópica. Forma de lente que da un campo de visión plano y derecho. ‖-periscópica. Lente concavoconvexa o concavocóncava. ‖-tórica. Lente cortada de un toro por una sección paralela a su eje de formación. ‖-trifocal. Lente que posee tres focos dispuestos de modo que la parte su-

lenteja - lepra

perior sirve para la visión lejana y la inferior para la próxima. Entre ambas se extiende una delgada franja que sirve para la visión media.

lenteja (del lat. *lenticula*). f. A., *Linse;* F., *lentille;* In., *lentil;* It., *lenticchia;* P., *lentilha.* Planta de la familia de las leguminosas *(Ervum lens),* cuyo fruto es alimenticio. || **-de agua.** Planta de la familia de las lemnáceas *(Lemna minor),* cuyas hojas se emplean como emolientes.

lentes (del lat. *lens, lentis*). m. pl. A., *Brille;* F., *lunettes;* In., *spectacles;* It., *occhiali;* P., *óculos.* Cristales o lentes con armadura metálica o de otra materia para corregir algún defecto de refracción; anteojos.

lenticela. f. Lentícula, especialmente las glándulas en forma de lente que se hallan en la base de la lengua.

lentícono (de *lens* y el lat. *conus,* cono). m. Protrusión cónica de la sustancia del cristalino, cubierta por la cápsula o tejido conjuntivo, más frecuente en la superficie posterior pero posible en ambas; usualmente afecta un solo ojo.

lentícula. f. Núcleo lenticular. || Lenteja de agua. || PECA.

lenticular (del lat. *lenticularis*). adj. En forma de lente o lenteja; relativo a una lente o al cristalino. || m. NÚCLEO LENTICULAR. || Huesillo más pequeño de la cadena ósea del tímpano, entre la apófisis vertical o larga del yunque y el estribo. *Sin.:* Apófisis lenticular.

lenticuloóptico. adj. LENTICULOTALÁMICO.

lenticulostriado (de *lentícula* y el lat. *stria,* estría). adj. F., *lenticulo-strié.* Relativo al núcleo lenticular y el cuerpo estriado.

lenticulotalámico (de *lentícula* y el gr. *thálamos,* cámara nupcial). adj. F., *lenticulo-thalamique.* Relativo al núcleo lenticular y el tálamo óptico.

lentiforme (del lat. *lens, lentis,* lenteja, y de *forma*). adj. En forma de lente; lenticular.

lentiginosis (de *lentigo* y el suf. *-osis*). f. F., *lentiginose.* Presencia de numerosos lentigos. || **-centrofacial.** Agrupaciones de lentigos en la nariz y región infraorbitaria, que puede asociarse con malformaciones congénitas del sistema nervioso central. || **-periorificial.** Presencia de lentigos en la cara, especialmente en la región peribucal y mucosa bucal, asociados con pólipos intestinales, que pueden evolucionar de forma maligna.

lentigo (del lat. *lentigo*). m. A., *Linsenfleck;* F., In., It. y P., *lentigo.* Mácula, pigmentación circunscrita de la piel, que asienta con frecuencia en zonas descubiertas, originada por aumento de melanocitos en la capa basal epidérmica. || **-maligno.** Variedad de lentigo descrita por Hutchinson. Mácula que se extiende y oscurece progresivamente y adquiere las características histológicas del melanoma melanocítico invasor. *Sin.:* Peca maligna, melanosis precancerosa de Dubreuilh. || **-múltiple.** Síndrome de transmisión hereditaria constituido por máculas parduscas que se localizan preferentemente en el tronco. Puede acompañarse de anomalías cardíacas con alteración del ECG, principalmente por defectos de conducción y estenosis subaórtica. Se han presentado casos de ceguera familiar y alteraciones esqueléticas. *Sin.:* Síndrome del lentigo. || **-senil.** Variedad benigna de lentigo que se presenta en la piel descubierta de personas que se exponen continuamente al sol.

lentigomelanosis (del lat. *lentigo,* lentigo, y el gr. *mélas, mélaina, mélan,* negro). f. F., *lentigomélanose.* Enfermedad maligna de la piel de la cara, que se desarrolla sobre el lentigo.

lentilla. f. V. LENTE DE CONTACTO.

lentímetro (del lat. *lens, lentis,* lenteja, y del gr. *métron,* medida). m. Aparato para determinar rápida y exactamente el carácter, fuerza y eje de cualquier lente o combinación de lentes.

lentitis. f. F., *inflammation du cristallin.* Inflamación del cristalino; faquitis o facitis.

lento (del lat. *lentus*). adj. Tardo, perezoso; dícese de ciertas fiebres y del pulso.

lentor (del lat. *lentor*). m. FULIGINOSIDAD.

Lenzmann (Punto de) (Richard *Lenzmann,* médico alemán, 1856-1927). V. PUNTO.

leño (del lat. *lignum*). m. Sustancia compacta y dura del tallo, raíz y ramas de los árboles y arbustos; palo. || **-amargo.** CUASIA. || **-campeche.** CAMPECHE. || **-de áloe.** Nombre de varias maderas originarias de Asia, suministradas por distintas especies de leguminosas y aquilaráceas de los géneros *Aloexylon, Aquilaria* y *Aspalathus,* con las que en otro tiempo se hacían fumigaciones que se consideraban tónicas. || **-de las fiebres.** QUINA. || **-del Brasil.** Leño de la planta leguminosa *Caesalpinia echinata,* del que se obtiene la materia colorante denominada *brasilina.* || **-santo.** GUAYACO.

Leo (Prueba de) (Hans *Leo,* médico alemán, 1854-1928). V. PRUEBA. || **-Buerger (Enfermedad de).** ENFERMEDAD DE BUERGER.

leontiasis (del gr. *léon, -ontos,* león). f. A., *Leontiasis;* F. e In., *leontiasis;* It., *leontiasi;* P., *leontíase.* Hipertrofia de los tegumentos de la cara, la cual adquiere aspecto leonino; facies leonina de la lepra. || **-ósea.** Hipertrofia bilateral más o menos simétrica de los huesos de la cara y cráneo; megalocefalia.

leontodon. m. TARAXACUM.

Leopold (Ley de) (Christian Gerhard *Leopold,* médico alemán, 1846-1911). V. LEY.

leotrópico (del gr. *laiós,* izquierdo, situado a la izquierda, y *trépein,* girar). adj. Que va de la derecha a la izquierda.

Leotta (Signo de) (Nicolò *Leotta,* cirujano italiano, n. en 1878). V. SIGNO.

lepídico (del gr. *lepís, -ídos,* escama). adj. Relativo a las escamas o escamoso. Término de Adamí para denominar los tejidos de las membranas de cubierta caracterizados por la ausencia de una estroma conjuntiva definida entre las células.

lepidoma (del gr. *lepís, -ídos,* escama, y de *-oma*). m. Tumor derivado del tejido lepídico; *epi, hipo o mesolepidoma,* según la neoplasia se origine del epi, hipo o mesoblasto.

lepidosis. f. Erupción escamosa. || ICTIOSIS. || LEPRA. || PITIRIASIS.

Lépine-Froin (Síndrome de) (Pierre R. *Lépine,* urólogo francés, n. en 1901). V. SÍNDROME DE FROIN.

lepocito (del gr. *lépos,* vaina, y *kytos,* cavidad). m. Célula con pared o membrana.

leporino (del lat. *leporinus,* de *lepus, -oris,* liebre). adj. Semejante a la liebre; dícese del labio hendido, queilosquisis o lagoquilia.

Leporipoxvirus. Género de virus de la familia *Poxviridae.* Produce fibromas y mixomas en diversas especies de roedores.

lepotricosis. f. Tricomicosis nudosa axilar.

lepotrix (del gr. *lepís,* escama, y *thríx,* pelo). m. F., *lépothrix, trichomycose axillaire.* Afección micótica del pelo, especialmente el axilar y púbico, en la cual éste se cubre de escamas; asociada frecuentemente con cromhidrosis roja.

lepra (del lat. *lepra,* y éste del gr. *lépra,* de *leprós,* escamoso). f. A., *Lepra;* F., *lèpre;* In., *leprosy;* It., *lebbra;* P., *lepra.* Enfermedad infecciosa crónica generalizada del hombre, producida por *Mycobacterium leprae* y caracterizada por lesiones granulomatosas específicas en la piel, mucosas, nervios, hueso y vísceras. || **-dimorfa.** La caracterizada por casos malignos muy inestables. Casi siempre es positivo el estudio bacteriológico, la leprominorreacción es generalmente negativa. *Sin.:* Lepra limitánea de Wade, lepra intermedia de Cochrane. || **-indeterminada.** La que presenta casos benignos relativamente inestables. El examen bacteriológico rara vez es positivo; la leprominorreacción puede ser positiva o negativa. || **-lepromatosa.** Es de tipo maligno, estable, con numerosos bacilos en el examen bacteriológico. Se caracteriza por lesiones cutáneas más o menos infiltradas y por leprominorreacción negativa. Los troncos nerviosos periféricos son invadidos de modo manifiesto a medida que la enfermedad progresa, habitualmente de manera simétrica y dejando secuelas nerviosas. ||-**tuberculoide.** Es de tipo habitualmente benigno, estable, con bacteriología en general negativa. Se caracteriza por lesiones eritematosas elevadas marginalmente o en toda su extensión. Leprominorreacción positiva. Puede afectar los troncos nerviosos periféricos. ||-**tuberculoide macular.** Lepra tuberculoide con límites netos de las lesiones cutáneas, acompañada de insensibilidad cutánea. ||-**tuberculoide major.** Variedad con lesiones cutáneas de tamaño grande. ||-**tuberculoide minor.** Variedad con lesiones cutáneas pequeñas.

leprafobia o **leprofobia** (de *lepra* y el gr. *phóbos*, temor). f. Temor morboso a la lepra.

lepralgia (de *lepra* y el gr. *álgos*, dolor). f. Dolor muscular en la lepra.

leprechaunismo (de *leprechaune*, duendecillo irlandés). m. F., *lepréchaunisme.* Conjunto de malformaciones: abdomen abultado, pilosidad difusa, hipertelorismo y exoftalmo con orejas largas, de implantación baja y quistes ováricos que contienen glucógeno.

leprería. f. LEPROSERÍA.

lépride. f. Lesión leprosa de la piel.

leprocomio (de *lepra* y el gr. *komízein*, cuidar de). m. Hospital o asilo de leprosos.

leprología. f. F., *léprologie.* Estudio de la lepra.

leprólogo. adj. y s. F., *léprologue.* Experto en el estudio y tratamiento de la lepra.

leproma (de *lepra* y el suf. *-oma*). m. A., *Leprom;* F., *léprome;* In., It. y P., *leproma.* Tumor o tumefacción superficial leprosa; nódulo inflamatorio dérmico de la lepra lepromatosa, constituido fundamentalmente por histiocitos que contienen numerosos bacilos de Ham.

leprosería. f. A., *Leprosarium;* F., *léproserie;* In., *leprosary;* It., *leprosario;* P., *leprosaria.* Asilo, hospital o colonia para leprosos.

leprosis. f. Lepra como entidad específica.

leptandra. f. Planta escrofulariácea (*Leptandra* o *Veronica virginica*), cuya raíz aperitiva, colagoga y tónica, se emplea como el podofilino en el estreñimiento crónico. Llámase también *medicamento de Culver.*

leptandrina. f. Glucósido amargo de la leptandra o *Veronica virginica*, cuyas propiedades activas posee.

leptimenia (de *lepto-* y el gr. *hymén, -énos*, membrana). f. Delgadez de las membranas.

leptismo (del gr. *leptós*, pelado, delgado, fino). m. Extenuación, debilidad, consunción.

lepto-. Forma prefija del gr. *leptós*, pelado, delgado, fino.

leptocéfalo (de *lepto-* y el gr. *kephalé*, cabeza). m. Individuo dolicocéfalo con cabeza anormalmente alta y estrecha.

leptocito (de *lepto-* y el gr. *kýtos*, cavidad). m. A., *Kokardenzelle;* F., *cellule-cible;* In., *target cell;* It., *leptocita;* P., *eptócito.* Eritrocito anormalmente delgado, cuya hemoglobina se dispone en el centro y la periferia, lo que confiere un aspecto de diana. Se observa en la talasemia, anemias hipocrónicas, hepatopatías y trasesplenectomía. *Sin.:* Célula en diana, dianocito.

leptocroa (de *lepto-* y el gr. *chróa*, piel). f. Delgadez, finura de la piel.

leptocromático (de *lepto-* y *cromatina*). adj. Que posee una red fina de cromatina.

leptodactilia (de *lepto-* y el gr. *dáktylos*, dedo). f. F., *leptodactylie.* Delgadez exagerada de los dedos.

Leptodera. Antiguo nombre genérico de gusanos nemátodos que hoy se clasifican en los géneros *Strongyloides* y *Rhabditis.*

leptodermia (de *lepto-* y el gr. *dérma*, piel). f. Delgadez de la piel; leptocroa.

leptodonto (de *lepto-* y el gr. *odoús, -óntos*, diente). adj. F., *leptodonte.* Que tiene dientes delgados.

leptofonía (de *lepto-* y el gr. *phoné*, voz). f. Debilidad de la voz.

leptomeninge (de *lepto-* y el gr. *ménigx*, membrana). f. F., *leptoméninges.* PIAMADRE. En plural denota la piamadre y la aracnoides en conjunto.

leptomeningioma (de *leptomeninge* y el suf. *-oma*). m. Tumor desarrollado en una leptomeninge.

leptomeningitis. f. A., *Leptomeningitis;* F., *leptoméningite;* In., *leptomeningitis;* It., *leptomeningite.* P., *leptoméningite.* Inflamación de las meninges aracnoides y piamadre del encéfalo o de la médula. ||-**externa.** Inflamación de la aracnoides. ||-**interna.** Inflamación de la piamadre.

Leptomitus. Género de hongos del orden leptomitales, clase oomicetos; son ficomicetos acuáticos y saprofitos.

leptomonas (de *lepto-* y el gr. *monás, -ados*, solitario). f. pl. Forma (alargada y flagelada) que en su ciclo evolutivo presentan algunos tripanosómidos. Es la que el género *Leishmania* presenta en el huésped vertebrado y la propia del género *Leptomonas.*

Leptomonas. F., *Leptomonas.* Género de protozoos flagelados, parásitos de invertebrados.

leptonema (de *lepto-* y el gr. *néma*, hilo). m. LEPTOTENO.

leptopiélico o **leptopélvico** (de *lepto-* y el gr. *pýelos*, pelvis, o, en la segunda forma, de *pelvis*). adj. De pelvis estrecha.

leptoprosopia (de *lepto-* y el gr. *prósopon*, cara). f. Cara larga y estrecha.

leptorrinia (de *lepto-* y el gr. *rhís, rhinós*, nariz). f. Nariz larga y estrecha e índice nasal pequeño (de 42 a 47).

leptosomía [**leptosomático**] (de *lepto-* y el gr. *sóma, -atos*, cuerpo). f. Tipo de constitución caracterizado por la delgadez y pequeñez del cuerpo; comprende, junto con el tipo asténico, las modalidades gráciles y esbeltas, pero con fuerte vitalidad general.

Leptospira (de *lepto-* y el gr. *spaírein*, agitarse). Género de espiroquetas de la familia espiroquetáceas, orden espiroquetales, que se sitúan en la parte 3 de la clasificación de Bergey. Son bacterias helicoidales, de 5-20 μm de longitud por 0,1 μm de grosor, de extremos curvados, aerobias y móviles por filamento axial. Se las encuentra en aguas dulces, aguas marinas y aguas negras. Se acepta una sola especie: *L. interrogans*, que incluye diversos serotipos y serogrupos, que en la práctica se designan como especies, algunas de las cuales pueden ser patógenas; *L. hebdomadis*, encontrada en algunos casos de fiebre de siete días del Japón; *L. icterohaemorrhagie*, agente causal de la ictericia infecciosa o enfermedad de Weil; *L. grippotyphosa*, agente de la fiebre del cieno o limo; *L. pomona*, agente de la meningitis de los porqueros; *L. autumnalis*, agente de la fiebre otoñal; *L. australis*, agente de la fiebre de los campos de azúcar de Australia, etc.

leptospirosis (de *Leptospira* y el suf. *-osis*). f. A., *Leptospirose;* F. y P., *leptospirose;* In., *leptospirosis;* It., *leptospirosi.* Cuadro clínico producido por leptospiras.

leptoteno (de *lepto-* y el gr. *tainía*, cinta). m. F., *leptotène, stade leptotène.* Período de la *meiosis,* anterior a la sinapsis, en el que la cromatina se halla en forma de fino espirema.

Leptothrix. Género de bacterias que se incluyen en la parte 3 de la clasificación de Bergey. Se trata de bacilos flagelados, contenidos en una vaina que se impregna de hierro y manganeso. Son saprofitos de agua dulce.

Leptotrichia. Género bacteriano de la familia bacteroidáceas. Se trata de bacilos gramnegativos anaerobios estrictos, no móviles, saprofitos de la cavidad oral. La especie tipo *L. bucalis* (anteriormente *Fusobacterium fusiforme* y *F. plantivincenti*), juntamente con *Treponema vincentii* (anteriormente *Borrelia vincentii*), se consideran agentes etiológicos de la angina de Plaut-Vincent.

leptotricosis. f. A., *Leptotrichosis;* F., *leptotrichose;* In., *leptotrichosis;* It. *leptotricosis;* P., *leptotricose.* Infección con especies del género *Leptothrix.* ||-**de la conjuntiva.** Conjuntivitis de Parinaud.

leptotriquia (de *lepto-* y el gr. *thríx, trichós*, cabello). f. Delgadez y finura del pelo o cabello.

Leptus. Designación de la forma larval de los ácaros del género *Trombicula* y *Schongastia*. La *L. autumnalis* y otras especies penetran en la piel y producen una dermatosis que afecta preferentemente nalgas, muslos, piernas, genitales externos y axilas, con gran irritación y prurito.
Lerch (Percusión de) (Otto *Lerch,* médico norteamericano contemporáneo). V. PERCUSIÓN.
leresis (del gr. *léresis,* acción de decir necedades). f. Locuacidad insana o senil.
Léri (Enfermedad, signo, síndrome de) (André *Léri,* neurólogo francés, 1875-1930). V. ENFERMEDAD, SIGNO, SÍNDROME. || **-Joanny (Enfermedad de).** V. ENFERMEDAD. || **-Linossier (Enfermedad de).** V. ENFERMEDAD. || **-Weil (Enfermedad de).** V. ENFERMEDAD.
Leriche (Enfermedad, método, operación, signo, síndrome de) (René *Leriche,* cirujano francés, 1879-1955). V. estos términos. || **-Kunlin (Técnica d**e). V. TÉCNICA.
Lermoyez (Enfermedad, signo o síndrome de) (Marcel *Lermoyez,* médico francés, 1858-1929). V. ENFERMEDAD, SÍNDROME.
Lerner-Watson (Enfermedad de). V. ENFERMEDAD.
Leroux (Método de) (Laurent Charles *Leroux,* tocólogo francés, 1730-1792). V. MÉTODO.
Lesage (Enfermedad de) (Adolphe *Lesage,* médico francés, 1862-1952). V. ENFERMEDAD.
lesbianismo (de *Lesbos,* isla griega de donde era natural la poetisa Safo). m. A., *Tribadismus;* F., *lesbianisme;* In., *lesbianism;* It. y P., *lesbianismo*. Homosexualidad femenina. *Sin.:* Safismo, amor lésbico, tribadismo.
lesbiano. adj. Perteneciente o relativo a la homosexualidad femenina.||f. Mujer homosexual.
Leschke (Síndrome de) (Erich *Leschke,* médico alemán, 1887-1933). V. SÍNDROME.
Leser-Trélat (Signo de) (Edmund *Leser,* cirujano alemán, 1853-1916). V. SIGNO.
Lesieur (Signo de) (Charles *Lesieur,* médico francés, 1876-1919). V. SIGNO.|| **-Privey (Signo de).** V. SIGNO.
lesión (del lat. *laesio, -onis*). f. A., *Verletzung;* F., *lésion;* In., *lesion;* It., *lesione;* P., *lesão*. Acto u operación morbosa, orgánica o funcional, de los tejidos. ||**-celular.** La referida a los elementos componentes de la célula. || **-central.** Alteración de las neuronas superiores motoras o sensitivas.|| **-de Councilman.** V. CUERPO DE COUNCILMAN. || **-de Ebstein.** LESIÓN DE ARMANNI-EHRLICH. || **-degenerativa.** La caracterizada por degeneración. || **-destructiva.** La que produce la abolición de las funciones de un órgano.|| **-difusa** o **diseminada.** Lesión que se extiende ampliamente o que afecta varios puntos a la vez. || **-fibrilar de Alzheimer.** La impregnación argéntica del cerebro senil, además de las placas seniles, descubre engrosamientos de las neuronas con trayectos ondulados o sinuosos a modo de cesta. || **-focal.** Lesión de límites definidos. || Lesión del sistema nervioso que da origen a síntomas locales distintos. || **-funcional.** Trastornos de las funciones de un órgano sin alteración perceptible de la estructura del mismo. || **-histológica.** LESIÓN MICROSCÓPICA. || **-inflamatoria.** Respuesta hística ante una agresión. || **-inicial sifilítica.** CHANCRO DURO. || **-irreversible.** Lesión en la que no es posible la restitución de la estructura o la función alteradas. || **-irritativa.** Lesión que estimula o excita las funciones de la parte u órgano donde asienta. || **-local.** LESIÓN FOCAL. || **-macroscópica** o **microscópica.** Lesiones perceptibles a simple vista o sólo con auxilio del microscopio, respectivamente. || **-mixta.** Lesión que afecta distintas partes o sistemas del cuerpo.|| **-molecular.** Cambio sobrevenido en la composición inmediata de la sustancia de los elementos anatómicos, no perceptible ni con el auxilio del microscopio. || **-orgánica** o **estructural.** La que interesa la constitución de los tejidos u órganos. || **-parcial.** La que sólo afecta una parte de un órgano. || **-periférica.** Lesión de las terminaciones nerviosas o de las neuronas inferiores que relacionan la médula con los músculos o los órganos de los sentidos con las estaciones intermedias de la vía sensitiva. || **-primaria.** Chancro duro, primera lesión de la sífilis o foco de primera infección en la tuberculosis pulmonar infantil; tubérculo de Ghon. || **-reversible.** Aquella en que existe la posibilidad de restituir la estructura o función normales. || **-secundaria.** La que sigue a la lesión primaria, como las lesiones cutáneas de la sífilis o las lesiones que se desarrollan en la fase pospimaria de la tuberculosis. || **-total.** La que afecta todo un órgano. || **-tóxica** o **traumática.** Lesión producida por un veneno o traumatismo, respectivamente. || **-trófica.** Trastorno o alteración de la nutrición. || **-vascular.** La que afecta los vasos sanguíneos.
Lesshaft (Triángulo de) (Pyotr Frantsovič *Lesshaft,* anatomista ruso, 1836-1909). V. TRIÁNGULO.
letal (del lat. *letalis,* de *letum,* muerte). adj. F., *létal*. Mortal.
letalidad. f. A., *Letalität;* F., *léthalité;* In., *lethality;* It., *letalità;* P., *letalidade*. Mortalidad, especialmente proporción de muertes en una enfermedad respecto de los casos de esta enfermedad. || En genética, presencia en el patrimonio hereditario de un individuo de uno o varios genes que lo hacen inviable.
letargia (del lat. *lethargia,* y éste del gr. *lethargía*). f. LETARGO.
letargo (del lat. *lethargus,* y éste del gr. *léthargos,* olvidado de; de *léthe,* olvido, y *argós,* inactivo). m. A., *Lethargie;* F., *léthargie;* In., *lethargy;* It. y P., *letargia*. Estado patológico de sueño profundo y prolongado.
leteomanía. f. Afición a los narcóticos.
Letiévant (Operación de) (J. J. Émile *Letiévant,* cirujano francés, 1830-1880). V. OPERACIÓN.
letífero (del lat. *letum,* muerte, y *ferre,* llevar). adj. MORTÍFERO.
letífero (del gr. *léthe,* olvido, y el lat. *ferre,* llevar). adj. Que causa olvido.
letología (del gr. *léthe,* olvido, y *lógos,* palabra). f. Incapacidad para recordar las palabras o términos propios.
Letterer-Siwe (Enfermedad de) (Erich *Letterer,* médico alemán, n. en 1895, y August *Siwe,* médico alemán, 1897-1966). V. ENFERMEDAD.
Letulle (Enfermedad). V. ENFERMEDAD.
Leube (Tratamiento de) (Wilhelm Olivier *Leube,* clínico alemán, 1842-1922). V. TRATAMIENTO.
leucanemia. f. A., *Leukanämie;* F., *leucanémie;* In., *leukanemia;* It. y P., *leucanemia*. Estado morboso producido por la asociación de leucemia mielocítica y anemia perniciosa (Leube).
leucangitis. f. LINFANGITIS.
leucasmo (del gr. *leukós,* blanco). m. ALBINISMO. || LEUCODERMIA.
leucemia o **leucocitemia** (de *leuco-* y el gr. *haîma,* sangre, o, en el segundo término, de *leuco-,* el gr. *ktos,* cavidad, y *haîma,* sangre). f. A., *Leukämie;* F., *leucémie;* In., *leukemia;* It., *leucemia*. P., *leucemia*. Enfermedad neoplásica de los órganos formadores de las células sanguíneas, caracterizada por la proliferación maligna de leucocitos, eritrocitos, o sus precursores en la médula ósea y sangre periférica. Clínicamente se clasifica en leucémica y aleucémica (según exista o no aumento de células anormales en la sangre), aguda y crónica (por la duración y carácter de la enfermedad) y mieloide y linfoide (de acuerdo al tipo celular proliferante).|| **-aleucémica.** Leucemia en la que el contaje de glóbulos blancos en la sangre periférica es normal o inferior a la normalidad. || **-basofílica.** Leucemia aguda o crónica, en la que los elementos predominantes son los leucocitos basófilos. || **-de células plasmáticas.** Leucemia en la que predominan las células plasmáticas en la sangre periférica, presenta un cuadro clínico agudo. || **-eosinofílica.** Leucemia en que los elementos predominantes son los eosinófilos. En general los leucocitos son de aspecto normal, sin aparecer formas blásticas, pero puede seguir un curso agudo. || **-granulocítica crónica.** desus. LEUCEMIA MIELOIDE CRÓNICA. || **-indiferencia-da.** Leucemia en la que las células que predominan son tan inmaduras o primitivas que su clasificación

se hace imposible. ||**-linfática.** Leucemia linfocítica. ||**-linfoblástica.** V. Leucemia linfocítica aguda. ||**-linfocítica.** Leucemia originada en las células linfoides. ||**-linfocítica aguda.** Leucemia aguda con incidencia mayor en los niños; las células predominantes en la médula ósea y sangre periférica son blastos de estirpe linfoide. ||**-linfocítica crónica.** Forma caracterizada por invasión de linfocitos de aspecto maduro, con curso clínico lento e invasión de órganos linfoides: ganglios, bazo. ||**-mieloide aguda.** Leucemia con predominio de blastos de estirpe mieloide en la sangre y médula ósea, con mayor incidencia en la 2.ª y 3.ª décadas de la vida y de curso rápido y agudo. ||**-mieloide crónica.** Leucemia en la que los granulocitos, en todas sus formas de maduración, predominan en la sangre periférica. Suele ser de evolución lenta, hasta la aparición de la fase blástica aguda final. ||**-monocítica.** Subvariedad de leucemia mieloide aguda en la que los leucocitos predominantes semejan los monocitos. Se distinguen dos variedades: tipo Naegeli, en que las células parecen mieloblastos, y de Schilling en que las células predominantes se asemejan más a los verdaderos monocitos o histiocitos. ||**-eritroide.** Subvariedad de leucemia mieloide aguda a partir de las células precursoras de los hematíes. ||**-mieloblástica.** Leucemia mieloide aguda. ||**-promielocítica.** Subvariedad de leucemia mieloide aguda, en la que predominan los promielocitos más que los mieloblastos.
leucémide. f. A., *Leukämid;* F., *leucémide;* In., *leukemid;* It., *leucemide;* P., *leucémide.* Erupciones polimórficas de la piel asociadas con la leucemia.
leucemoide (de *leucemia* y el gr. *eîdos,* aspecto). adj. F., *d'aspect leucémique.* Semejante a leucemia. || m. Síndrome hematológico, semejante clínicamente a leucemia, de la que es difícil su diagnóstico diferencial. Es secundario a otros procesos; p. ej., tuberculosis, procesos infecciosos agudos y crónicos y neoplasias.
leucencefalitis. f. Leucoencefalitis.
leucilpeptidasa. f. Leucinaminopeptidasa.
leucina (del gr. *leukós,* blanco). f. F., *leucine.* Ácido aminoisocaproico. Aminoácido esencial, no sintetizado por el organismo, por lo que debe ser suministrado con la dieta. Presente en el gluten, caseína, queratina, etc. La leucina se halla en gran proporción en la globina de la hemoglobina (alrededor de un 15 %). Se libera por hidrólisis de los alimentos en el tracto gastrointestinal. Esencial para el adecuado desarrollo del organismo en crecimiento y para el mantenimiento del organismo adulto.
leucinaminopeptidasa. f. F., *leucine-aminopeptidase.* Enzima presente en la mucosa intestinal, que hidroliza los enlaces peptídicos a partir del aminoácido N-terminal de los péptidos presentes en la luz del intestino y resultantes de la acción digestiva de las enzimas proteolíticas.
leucinosis. f. F., *leucinose.* Situación metabólica anormal caracterizada por un exceso de leucina en el organismo, la cual se acumula en la sangre y aparece en grandes cantidades en la orina, juntamente con otros dos aminoácidos de cadena ramificada: valina e isoleucina. La perturbación metabólica cursa con alteraciones de la función cerebral. *Sin.:* Síndrome de Menkes.
leucinuria (de *leucina* y el gr. *oûron,* orina). f. F., *leucinurie.* Presencia de leucina en la orina.
leucismo. m. Albinismo.
leucitis. f. Esclerotitis.
leuco-. Forma prefija del gr. *leukós,* blanco, brillante.
leucoaglutinina (de *leuco-* y el lat. *agglutinare,* pegar). f. F., *leucoagglutinine.* Aglutinina que actúa sobre los leucocitos.
leucoangitis. f. Linfangitis.
leucoblasto (de *leuco-* y el gr. *blastós,* germen). m. F., *leucoblaste.* Leucocito no maduro; célula que se desarrolla en leucocito.
leucoblastosis. f. F., *leucoblastose.* Término amplio que se emplea para indicar la proliferación de leucocitos, incluye a la mielosis y linfadenosis.

leucocidina (de *leucocito* y el lat. *caedere,* matar). f. F., *leucocidine.* Exotoxina (u otra sustancia de acción similar) producida por algunas especies bacterianas (estafilococos, estreptococos hemolíticos-β), que destruye los leucocitos polinucleares y puede presentar acción lítica sobre otras células (p. ej., hematíes).
leucocitemia. f. Leucemia.
leucocito (de *leuco-* y el gr. *kýtos,* célula). m. A., *Leukozyt;* F., *leucocyte;* In., *leukocyte;* It., *leucocita;* P., *leucócito.* Glóbulos blancos de la sangre formados en las porciones linfoidea, mielopoyética y reticular del sistema reticuloendotelial. En la sangre circulante se encuentran dos variedades principales: *granulocitos* (eosinófilos, basófilos, neutrófilos) y *agranulocitos* o *linfocitos* y *monocitos.* ||**-acidófilo** o **eosinófilo.** Granulocito cuyas granulaciones se tiñen con los colorantes ácidos (eosina). ||**-basófilo.** Célula cebada de Ehrlich. Granulocito cuyas granulaciones se tiñen por los colorantes básicos. ||**-(Crema).** V. Crema. ||**-de Türck.** V. Türck (leucocito). ||**-mononuclear.** El que tiene un solo núcleo redondeado; puede ser grande o pequeño. ||**-neutrófilo.** Aquel cuyas granulaciones se tiñen indistintamente por los colorantes ácidos y básicos. ||**-oxífilo.** Leucocito acidófilo o eosinófilo. ||**-polimorfonuclear.** Leucocito polinuclear. ||**-polinuclear.** El que tiene el núcleo lobulado y protoplasma abundante y granuloso.
leucocitoblasto. m. Leucoblasto.
leucocitogénesis. f. Leucopoyesis.
leucocitoide (de *leucocito* y el gr. *eîdos,* aspecto). adj. Semejante a un leucocito.
leucocitolisina. f. F., *leucocytolysine.* Lisina que causa la disolución de los leucocitos; leucolisina, leucocidina.
leucocitólisis (de *leucocito* y el gr. *lýsis,* disolución). f. F., *leucocytolyse.* Destrucción o disolución de los leucocitos.
leucocitología (de *leucocito* y el gr. *lógos,* tratado). f. Estudio o tratado sobre los leucocitos.
leucocitoma. m. Aglomeración o acumulación de leucocitos en forma de tumor. || Linfoma.
leucocitómetro (de *leucocito* y el gr. *métron,* medida). m. F., *leucocytomètre.* Instrumento empleado para contar leucocitos; hematímetro.
leucocitopenia. f. Leucopenia.
leucocitoplanía (de *leucocito* y el gr. *plánes,* errante). f. Migración de los leucocitos o su paso a través de una membrana. Diapedesis.
leucocitopoyesis. f. Leucopoyesis.
leucocitosis. f. A., *Leukozytose;* F., *leucocytose;* In., *leukocytosis;* It., *leucocitosi;* P., *leucocitose.* Aumento en el número de los leucocitos de la sangre periférica (por encima de 10.000/mm^3). Ocurre normalmente durante la digestión y en el embarazo y se presenta como síntoma en diversos estados morbosos: infecciones, hemorragias, apendicitis, tumores, gota, etc. ||**-absoluta.** Aumento en el número total de los leucocitos de la sangre. ||**-agónica** o **terminal.** Leucocitosis que se observa durante la agonía. ||**-digestiva** o **gravídica.** Leucocitosis normal que existe durante la digestión y el embarazo, respectivamente. ||**-mononuclear.** Mononucleosis. ||**-polinuclear.** Aumento anormal del número de leucocitos polinucleares en la sangre. ||**-pura.** Aumento del número de los leucocitos sin anormalidades en el recuento del resto de elementos celulares de la sangre. ||**-relativa.** Aumento en la proporción de una variedad de leucocitos sin aumento en el número total de ellos. ||**-tóxica.** Leucocitosis que tiene por causa un síndrome tóxico.
leucocitotaxis. f. Leucotaxis.
leucocitoterapia (de *leucocito* y el gr. *therapeía,* tratamiento). f. Leucoterapia. || Tratamiento por la administración de leucocitos.
leucocituria (de *leucocito* y el gr. *oûron,* orina). f. A., *Leukozyturie;* F., *leucocyturie;* In., *leukocyturia;* It., *leucocituria;* P., *leucocitúria.* Presencia de leucocitos en la orina.
leucocoria (del gr. *leukós,* blanco, y *kóre,* pupila). f. F., *leucocorie.* Aspecto blanco de la pupila, provocado

por la existencia de una catarata, fibroplasia retrolental, tumor retiniano, etc.

leucoderivado. m. Derivado blanco de un pigmento o materia colorante.

leucodermia (de *leuco-* y el gr. *dérma,* piel). f. A., *Leukoderma;* F., *leucodermie;* In., *leukoderma;* It. y P., *leucodermia.* Decoloración de la piel o leucopatía; acromia o acromasia, especialmente la parcial y congénita.

leucodiagnosis. f. Diagnóstico fundado en el número, variedades y sensibilidad específica de los leucocitos.

leucodistrofia. f. F., *leucodystrophie.* Término introducido por Strümpell en 1879 para designar exclusivamente el endurecimiento del parénquima cerebral. Comprende un grupo de enfermedades (leucodistrofia metacromática, leucodistrofia sudanófila, leucodistrofia de células globoides, enfermedad de Pelizaeus-Merzbacher, enfermedad de Alexander, enfermedad de Canavan) secundarias a alteraciones del metabolismo de los lípidos contenidos en la vaina de mielina del sistema nervioso central o periférico; ello determina una desmielinización difusa de la sustancia blanca, pero persisten indemnes los cuerpos de las células nerviosas.

leucoencefalitis (de *leuco-,* el gr. *en,* en, *kephalé,* cabeza, y el suf. *-itis).* f. A., *Leukenzephalitis;* F., *leuco-encéphalite;* In., *leukencephalitis;* It. y P., *leucoencefalite.* Inflamación de la sustancia blanca del encéfalo.

leucoeritroblastosis (de *leuco-,* el gr. *erythrós,* rojo, *blastós,* germen, y el suf. *-osis).* f. F., *leuco-érythroblastose.* Presencia simultánea en la sangre circulante de elementos inmaduros eritroides y mieloides, que se acompaña de anemia y afectación de la médula ósea.

leucofaquia (del gr. *leukós,* blanco, y *phakós,* objeto de forma lenticular). f. Opacidad blanquecina, pequeña y estacionaria del cristalino.

leucoflegmasía (de *leuco-* y el gr. *phlegmaínein,* inflamarse). f. Flegmasía alba dolens.|| ENFISEMA.

leucógeno (de *leuco-* y el gr. *gennân,* producir). adj. Productor de leucocitos o leucocitosis.

leucograma (de *leuco-* y el gr. *gramma,* lo escrito o grabado). m. F., *leucogramme, formule leucocytaire.* Fórmula leucocitaria de una muestra de sangre.

leucohemia. f. LEUCEMIA.

Leucojum. Género de plantas amarilidáceas. Las especies *L. vernum* y *L. oestivum,* que se cultivan en los jardines, son eméticas y tóxicas.

leucólisis. f. LEUCOCITÓLISIS.

leucoma. m. A., *Leukom;* F., *leucome;* In., *leucoma.* It., *leucoma.* P., *leucoma.* Opacidad blanca de la córnea, consecutiva a una pérdida de sustancia de ésta. ||-**adherente.** Opacidad de la córnea, en la que ésta ha contraído adherencias con la cara anterior del iris. ||-**gerontoxon.** ARCO SENIL. ||-**oris.** LEUCOPLASIA. ||-**unguium.** LEUCONIQUIA.

leucomaína (de *leucoma).* f. A., *Leukomain;* F., leucomaïne; In., *leukomain;* It., *leucomaina;* P., *leucomaína.* Cada una del amplio grupo de sustancias básicas o alcaloides, normalmente presentes en los tejidos y que se forman en el curso del metabolismo vital; algunas son tóxicas y, muchas, fisiológicamente activas.

leucomainemia (de *leucomaina* y el gr. *haîma,* sangre). f. Presencia de leucomaínas en la sangre.

leucomatosis. f. Formación de manchas blancas.

leucomelalgia (de *leuco-,* el gr. *mélos,* miembro, y *álgos,* dolor). f. Afección semejante a la eritromelalgia, pero en la que la piel está fría y pálida.

leucomelanodermia (de *leuco-* y el gr. *mélas, mélaina, mélan,* negro, y *dérma,* piel). f. Trastorno de la pigmentación cutánea que consiste en hipercromía e hipocromía simultáneas. Puede ser una afección congénita o acompañar a diversas dermatosis (sifílides, terciarias, prurigos, líquenes, morfea, radiodermitis, cicatrices, etc.).

leucomielitis (de *leuco-,* el gr. *myelós,* médula, e *-itis).* f. desus. A., *Leukomyelitis;* F., *leucomyélite;* In., *leukomyelitis;* It., *leucomielite.* P., *leucomielite.* Inflamación de la sustancia blanca de la médula espinal.

leucomielopatía (de *leuco-,* el gr. *myelós,* médula, y *páthos,* afección). f. F., *leuconévraxite.* Mielopatía que afecta la sustancia blanca o cordones de la médula.

leucomioma. m. LIPOMIOMA.

leucomonocito. m. LINFOCITO.

leuconecrosis (de *leuco-* y el gr. *nékrosis,* mortificación). f. Gangrena de la que resulta la formación de un esfacelo blanco.

leuconiquia (de *leuco-* y el gr. *ónyx, -ychos,* uña). f. A., *Leukonychie;* F., *leuconychie;* In., *leukonychia;* It., *leuconichia;* P., *leuconiquia.* Decoloración parcial o total de la uña; manchas blancas en la uña.

Leuconostoc. Género de bacterias de la familia estreptococáceas. Sus células son cocoides o lenticulares, grampositivas, no esporuladas y se disponen en parejas o cadenas cortas. Son aerobias o anaerobias facultativas y tienen metabolismo fermentativo. Se las encuentra en la leche, jugos de fruta y caña de azúcar.

leucopatía (de *leuco-* y el gr. *páthos,* afección, enfermedad). f. F., *leucopathie.* Leucoderma, albinismo y, en general, dermatosis debida a una falta de pigmento; acromasia. || Enfermedad de leucocitos.

leucopédesis (de *leuco-* y el gr. *pédesis,* salto, pulsación). f. Diapédesis de los leucocitos.

leucopenia (de *leuco-,* y el gr. *penía,* escasez). f. A., *Leukopenie;* F., *leucopénie;* In., *leukopenia;* It. y P., *leucopenia.* Reducción del número de leucocitos en la sangre por debajo de 5.000; hipoleucocitosis; puede ser basófila o maligna. ||-**maligna** o **perniciosa.** AGRANULOCITOSIS.

leucopiretoterapia (de *leuco-,* el gr. *pyretós,* fiebre, y *therapeía,* tratamiento). f. Leucoterapia y piretoterapia combinadas.

leucoplaquia (de *leuco-* y el gr. *pláx, plakós,* placa). f. LEUCOPLASIA.

leucoplasia (de *leuco-* y el gr. *plássein,* formar). f. A., *Leukoplakie;* F., *leucoplasie;* In., *leukoplasia;* It. y P., *leucoplasia.* Lesión caracterizada por manchas blanquecinas, planas, ligeramente elevadas, de tacto algo áspero, en las mucosas (oral, del glande, o de la vulva). Asociada al hábito de fumar y a la lúes terciaria. Debe considerarse como premaligna, vigilarse clínicamente y someterla a biopsia a la menor sospecha. Histológicamente se presenta como zonas de hiperqueratosis, en las que ocasionalmente aparecen imágenes de carcinoma *in situ.* Sin.: Leucoplaquia.

leucoplástida. f. Gránulo incoloro de las células vegetales, del que derivan los elementos productores de almidón.

leucopoyesis (de *leuco-* y el gr. *poíesis,* producción). f. A., *Leukopoese;* F., *leucocytopoïèse;* In., *leukopoiesis;* It., *leucocitopoiesi;* P., *leucopoiese.* Producción de leucocitos.

leucoprofilaxis (de *leuco-* y el gr. *prophylaké,* puesto avanzado). f. Aumento del número de leucocitos en la sangre por medios artificiales, para asegurar la inmunidad contra la infección quirúrgica; leucoterapia preventiva.

leucoproteasa. f. F., *protease des polynucléaires.* Proteasa de los leucocitos polinucleares.

leucopsina (de *leuco-* y el gr. *ópsis,* visión). f. F., *leucopsine.* Sustancia incolora en la que se convierte la rodopsina por la exposición a la luz blanca. Puede revertir de nuevo a rodopsina en condiciones apropiadas.

leucoqueratosis. f. LEUCOPLASIA.

leucorragia (de *leuco-* y el gr. *regnýnai,* romper). f. Leucorrea profusa.|| Hemorragia en la leucemia.

leucorrea (de *leuco-* y el gr. *rheîn,* fluir). f. A., *Leukorrhöe;* F., *leucorrhée;* In., *leukorrhea;* It., *leucorrea;* P., *leucorréia.* Flujo blanco, flúor albus; salida de líquido no hemorrágico por el tracto genital femenino.

leucosarcoma (de *leuco-,* el gr. *sárx, sarkós,* carne, y el suf. *-oma).* m. A., *Leukosarkom;* F., *leusocarcome;* In., *leukosarkoma;* It., *leucosarcoma;* P., *leucossarcoma.* Linfoma que invade el torrente circulatorio y

provoca un cuadro clínico semejante al de la leucemia.
leucosarcomatosis. f. Estado caracterizado por la formación de leucosarcomas múltiples.
leucoscopio (de *leuco-* y el gr. *skopeîn*, observar). m. Instrumento de Helmholtz, modificado por König, para el examen de la ceguera para los colores.
leucosis. f. A., *Leukosis;* F., *leucosis;* In., *leukosis;* It., *leucosi.* P., *leucosis;* LEUCOPATÍA. || Término general para los procesos neoplásicos que afectan las células sanguíneas. || Semejante a leucemia.
leucotaxina. f. Factor del exudado inflamatorio que atrae los leucocitos y aumenta la permeabilidad capilar.
leucotaxis (de *leuco-* y el gr. *táxis*, disposición). f. A., *Leukotaxis;* F., *leucotaxis;* In., *leukotaxis;* It., *leucotassi;* P., *leucotaxia.* Citotaxis de leucocitos; atracción de los leucocitos en las regiones inflamadas o traumatizadas.
leucoterapia (de *leuco-* y el gr. *therapeía*, tratamiento). f. Tratamiento por la administración de leucocitos. || **-preventiva.** LEUCOPROFILAXIS.
leucotomía (de *leuco-* y el gr. *tomé*, corte). f. A., *Leukotomie;* F., *leucotomie;* In., *leukotomy;* It. y P., *leucotomia.* Sección quirúrgica de las fibras nerviosas de la sustancia blanca cerebral que conectan una parte de lacorteza cerebral con el resto del encéfalo. Ha sido utilizada en el tratamiento de trastornos mentales, epilepsia y dolores rebeldes a otras terapias.
leucótomo (de *leuco-* y el gr. *tomós*, cortante). m. F., *leucotome.* Instrumento para la práctica de la leucotomía; tiene forma de cánula y por ella pasa un asa metálica.
leucotoxina. f. A., *Leukotoxin;* F., *leucotoxine;* In., *leucotoxin;* It., *leucotossina;* P., *leucotoxina.* Citotoxina destructora de leucocitos; leucolisina.
leucotriquia (de *leuco-* y el gr. *thríx, trichós,* cabello). f. A., *Leukotrichie;* F., *leucotrichie;* In., *leukotrichia;* It., *leucotrichia;* P., *leucotriquia.* Blancura o canicie de los cabellos y pelos. || **-anular.** Estado en el cual el pelo o cabellos presentan anillos blancos.
leucourobilina (de *leuco-,* el gr. *oûron,* orina, y de *bilis*). f. Producto incoloro de la descomposición de la urobilina.
Leucovirus. Género de virus de la familia *Retroviridae*. Son huéspedes de aves y mamíferos. Algunos de ellos son agentes causales de leucemia, sarcoma y otras enfermedades neoplásicas en animales. No se conoce ningún caso de infección humana.
Leukocytozoon. Género de parásitos protozoarios de las células sanguíneas de las aves.
Levaditi (Método de) (Constantino *Levaditi*, bacteriólogo rumano que trabajó en París, 1874-1928). V. COLORACIÓN (MÉTODOS DE).
levadura (del lat. *levatura,* de *levare,* levantar). f. A., *Hefe;* F., *levure;* In., *yeast;* It., *lievito;* P., *levedura.* Categoría de hongos definidos en función de criterios morfológicos y fisiológicos (no taxonómicos). Las levaduras típicas son organismos unicelulares, esporíferos, que fermentan los hidratos de carbono. La reproducción asexual (ya sean ascomicetos, blastomicetos u hongos imperfectos) es por gemación; no obstante, ciertas levaduras forman seudomicelios o micelios verdaderos y otras se reproducen por fisión. Algunas levaduras pueden ser patógenas (género *Candida*). || **-de cerveza** o **del pan.** *Saccharomyces cerevisiae*, hongo blastomiceto que se emplea en la industria de la cerveza y del pan.
levantamiento. m. Acción de levantar. || **-del cadáver.** Diligencia medicolegal por la que por orden del juez se retira el cadáver de un individuo que ha sucumbido de muerte violenta o sospechosa de criminalidad. Incluye también la inspección ocular, la recogida de instrumentos, huellas o vestigios y las declaraciones y nombres de testigos o familiares del muerto.
levator (lat.). m. ELEVADOR.
Lévi (Síndrome de) (Léopold *Lévi*, endocrinólogo francés, 1868-1931). V. SÍNDROME.

levicelular (del lat. *levis,* liso, y *cellula*, célula). adj. De células lisas.
levigación (del lat. *laevigatio, -onis*). f. A., *Lävigation;* F., *lévigation;* In., *levigation;* It., *levigazione;* P., *levigação.* Operación de seleccionar las partículas más finas de una sustancia reducida a polvo por porfirización basándose en su propiedad de permanecer en suspensión en el agua.
levis (lat.). adj. Ligero, leve, liso.
levitación (del lat. *levis,* ligero). f. A., *Lävitation;* F., *lévitation;* In., *levitation;* It., *levitazione;* P., *levitação.* Sensación alucinatoria de mantenerse en el aire sin sostén alguno.
levo-. Forma prefija del lat. *laevus,* izquierdo.
levocardiograma. m. F., *lévocardiogramme.* Parte del cardiograma que representa la acción del ventrículo izquierdo.
levodopa. f. F., *lévodopa.* L-Dihidroxifenilalanina, L-dopa. Compuesto que se forma en los mamíferos a partir de la tirosina, como paso intermediario en la síntesis de catecolaminas. Las acciones que se observan tras la administración de levodopa exógena se deben a su transformación en dopamina en el organismo, por un proceso de descarboxilación. Se emplea en el tratamiento de la enfermedad de Parkinson, en la que existe una disminución de las concentraciones de dopamina en los núcleos del sistema extrapiramidal.
levoducción. f. F., *lévoduction.* Movimiento de una parte, especialmente del ojo, hacia la izquierda.
levoforia (de *levo-* y el gr. *phérein,* llevar). f. Inclinación a la izquierda de los ejes visuales.
levógiro (de *levo-* y el lat. *gyrare,* girar). adj. F., *lévogyre.* Que gira el plano de polarización de la luz hacia la izquierda.
levorrotatorio. adj. LEVÓGIRO.
levotorsión. f. F., *lévotorsion, torsion vers la gauche.* Torsión hacia la izquierda.
levoversión. f. F., *lévoversion.* Versión hacia la izquierda.
Levret (Fórceps, ley de) (André *Levret*, tocólogo francés 1703-1780). V. FÓRCEPS, LEY.
levulosa. f. FRUCTOSA.
levulosán o **levulosano.** m. V. FRUCTOSÁN.
levulosemia (de *levulosa* y el gr. *haîma*, sangre). f. F., *lévulosémie.* Presencia de levulosa en la sangre.
levulosuria (de *levulosa* y el gr. *oûron,* orina). f. F., *lévulosurie.* Presencia de levulosa en la orina.
levurasa. f. LEVADURA DE CERVEZA.
levúride. f. Dermatosis crónica escamosa, manifestación alérgica secundaria a una infección por levaduras.
levuriforme. adj. En figura de hongo.
Lewandowsky-Lutz (Enfermedad de) (Felix *Lewandowsky*, dermatólogo alemán, 1879-1921). V. ENFERMEDAD.
Lewin (Maniobra de). V. MANIOBRA.
Lewis (Fenómeno de). HIDROFAGOCITOSIS. || **-Gallavardin (Síndrome de).** V. SÍNDROME. || **-(Síndrome de)** (Thomas *Lewis,* cardiólogo inglés, 1881-1945). V. SÍNDROME.
lewisita (de W. Lee *Lewis,* químico norteamericano, 1879-1943). f. F., *léwisite.* Gas tóxico de guerra; dicloro (2-clorovinil) arsina.
Lewisohn (Método de) (Richard *Lewisohn*, cirujano de Nueva York, n. en 1875). V. MÉTODO.
Lexer (Operación de) (Erich *Lexer*, cirujano alemán, 1867-1938). V. OPERACIÓN.
ley (del lat. *lex, legis*). f. A., *Gesetz;* F., *loi;* In., *law;* It., *legge;* P., *lei.* Regla, norma, hecho o principio constante e invariable. || Precepto dictado por una autoridad. || **-biogenética.** LEY DE MÜLLER. || **-de Allen.** Mientras que en un individuo normal no se utiliza tanto más azúcar cuanto más se ingiere, en la diabetes ocurre lo contrario. || **-de Ambard.** Con una concentración constante de urea urinaria, la eliminación de urea varía en razón directa del cuadrado de la concentración de urea sanguínea, y con una concentración constante de urea sanguínea, la eliminación de

urea varía en razón inversa de la raíz cuadrada de la concentración urinaria. ||-**de Ampère.** La fuerza de la corriente eléctrica en un imán movible desvía el polo austral de éste a la izquierda. ||-**de Angström.** Las longitudes de onda de luz absorbidas por una sustancia son las mismas que las desprendidas por ésta cuando es luminosa. ||-**de Aran.** Las fracturas de la base del cráneo que resultan de traumatismos en la bóveda se extienden por irradiación siguiendo la línea del círculo más corto. ||-**de Arndt-Schulz.** Los estímulos débiles aumentan la actividad fisiológica y los muy fuertes inhiben o suprimen esta actividad. ||-**de Arrhenius.** Sólo las soluciones de elevada disociación electrolítica son eléctricamente conductoras. ||-**de Avogadro.** Volúmenes iguales de gases a la misma presión osmótica y temperatura, contienen igual número de moléculas. ||-**de Babinski.** Ley del vértigo voltaico; un sujeto normal se inclina hacia el lado del polo positivo; en estado patológico la caída se efectúa hacia el lado al que es espontánea la inclinación. Si el laberinto está destruido, no hay reacción. ||-**de Baer.** Las formas y órganos más especializados se originan de los más generales por cambios graduales. ||-**de Baruch.** Cuando la temperatura del agua del baño es superior o inferior a la de la piel, el efecto es estimulante; cuando ambas temperaturas son iguales, el efecto es sedante. ||-**de Bastian** o **de Bastian-Bruns.** Si existe una lesión transversa completa en la médula espinal en el engrosamiento lumbar, quedan abolidos los reflejos tendinosos de las extremidades inferiores y la parálisis es fláccida. ||-**de Baumès.** LEY DE COLLES. ||-**de Baumgarten.** La tuberculosis de los ganglios linfáticos es siempre secundaria a una lesión tuberculosa del territorio linfático tributario correspondiente. ||-**de Behring.** La sangre y el suero de un individuo inmunizado transferidos a otro individuo provocan la inmunización de éste. ||-**de Bell** o **de Bell-Magendie.** Las raíces anteriores de los nervios raquídeos son motoras y las posteriores son sensitivas. ||-**de Bergonié-Tribondeau.** Los rayos X obran sobre las células con tanto mayor intensidad cuanto mayor es la actividad reproductora de éstas. ||-**de Berthollet.** Si dos sales en solución por doble descomposición pueden producir una sal menos soluble que una y otra, se producirá esta sal. ||-**de Blagden.** En las soluciones moderadamente concentradas, la reducción del punto de congelación se hace en relación con la cantidad de sustancia que existe en la solución. ||-**de Bonnet.** En la hidrartrosis el paciente pone la articulación afecta en la posición que da la máxima capacidad a la cavidad articular. ||-**de Bordet.** Cuando se añaden corpúsculos sanguíneos en masa a un medio hemolítico, se disuelven más rápidamente que cuando se añaden por fracciones. ||-**de Boudin.** Antagonismo aparente entre el paludismo y la tuberculosis. ||-**de Bouillaud.** En el reumatismo articular agudo generalizado, de forma intensa, la coincidencia de pericarditis o endocarditis es de regla, y excepcional en las formas leves. ||-**de Bourguignon.** Todos los músculos sinérgicos de un movimiento determinado tienen la misma cronaxia. ||-**de Bourneville.** La uremia en todas sus formas produce descenso de la temperatura central. ||-**de Bowditch.** Cuando se contrae la fibra muscular cardíaca por un estímulo adecuado, el efecto es siempre máximo, sin relación con la intensidad del estímulo; dicho de otro modo: sea cual fuere el estímulo, la contracción es máxima o nula. ||-**de Boyle.** A igualdad de temperatura, los volúmenes de los gases están en razón inversa de la presión. ||-**de Buhl-Dittrich.** En todos los casos de tuberculosis miliar aguda existe previamente en el organismo un foco de caseificación antiguo. ||-**de Bunge.** Las células secretorias de las glándulas mamarias de la perra, gata y coneja toman del plasma sanguíneo la cantidad exacta de sales para el desarrollo de la prole. ||-**de Camerer.** Los niños de igual peso requieren igual cantidad de alimento, sin tener en cuenta la edad. ||-**de Charles.** El volumen de un gas a una presión constante varía directamente con la temperatura. ||-**de Chauveau.** En la excitabilidad eléctrica normal de los nervios y músculos el polo negativo obra más intensamente que el positivo. ||-**de Chopart-Stokes.** LEY DE STOKES. ||-**de Cohn.** Las formas específicas de las bacterias tienen una base fija e invariable. ||-**de Cohnheim-Baumgarten.** El bacilo de la tuberculosis sólo infecta el organismo después de haber producido una lesión en el punto de inoculación. ||-**de Colles.** La madre de un niño afecto de sífilis congénita heredada del padre no se infecta en la lactancia con las lesiones del primero, aunque no haya presentado signos de sífilis. ||-**de Coppet.** Las soluciones que tienen el mismo punto de congelación son equimoleculares. ||-**de Courvoiser.** La dilatación de la vesícula biliar por obstrucción calculosa del colédoco es rara; es frecuente en la obstrucción de otra naturaleza del mismo conducto. ||-**de Curie.** Todas las sustancias pueden hacerse radiactivas por la influencia de las emanaciones del radio, y las sustancias así influidas guardan más tiempo su radiactividad cuando se conservan dentro de cuerpos impermeables a las emanaciones. ||-**de Cushing.** El aumento de presión intracraneal produce el aumento de la presión sanguínea hasta un punto ligeramente superior a la presión ejercida contra el bulbo. ||-**de Dally.** El perímetro torácico del adulto normal debe ser superior a la mitad de la talla. ||-**de Dalton.** Aunque el volumen de un gas absorbido por un líquido es constante, el peso del mismo varía con la presión. ||-**de Dalton-Henry.** Cuando un líquido absorbe una mezcla de gases, absorbe de cada uno la misma cantidad que habría absorbido de cada uno separadamente. ||-**de Dastre-Morat.** La dilatación de los vasos esplácnicos se asocia generalmente con la constricción de los vasos periféricos, y viceversa. ||-**de Diday.** Una mujer que ha parido un feto muerto sifilítico, puede parir posteriormente un feto vivo con sífilis activa, más tarde un hijo con sífilis latente y por último un hijo aparentemente sano. ||-**de Donders.** La rotación del ojo alrededor de la línea de visión no es voluntaria; cuando se fija la vista en un objeto remoto, el grado de rotación se determina por la distancia angular del objeto al plano y al horizonte. ||-**de Draper.** Únicamente los rayos luminosos absorbidos son los que producen efecto en las sustancias fotoquímicas. ||-**de Du Bois-Reymond.** La variación de la intensidad de la corriente es la que obra como estímulo sobre un músculo o nervio motor, y no el valor absoluto de la intensidad de la corriente en un momento dado. ||-**de Dulong y Petit.** Los átomos de todos los elementos tienen exactamente la misma capacidad para el calor. ||-**de Edinger.** El aumento gradual en la función de la neurona produce al principio aumento de desarrollo, pero si es irregular y excesivo, ocasiona la atrofia y la degeneración. ||-**de Elliot.** La actividad de la adrenalina es debida a la excitación de las terminaciones nerviosas simpáticas. ||-**de Ewald.** El nistagmo que resulta de las corrientes endolinfáticas en un conducto semicircular tiene dirección paralela al plano del conducto y opuesta a la corriente. ||-**de Faget.** En la fiebre amarilla el pulso es acelerado al principio, pero cuando se eleva la temperatura tiende notablemente a disminuir. ||-**de Faraday.** En la electrólisis la cantidad de un ion liberada en un tiempo dado es proporcional a la fuerza de la corriente. ||-**de Farr.** La remisión es una propiedad de todas las enfermedades infecciosas; la curva epidémica asciende primero rápidamente y luego más lentamente hasta el máximo, con descenso más rápido que el ascenso. ||-**de Fechner.** La intensidad de una sensación producida por un estímulo varía directamente como el logaritmo del mismo. ||-**de Fick.** La proporción a la que una sustancia disuelta se difunde a través de un medio (solvente) depende de la concentración de la sustancia. ||-**de Fitz.** Se debe sospechar la pancreatitis aguda cuando un individuo sano sufre súbitamente dolor en el epigastrio, vómitos y colapso, seguidos estos síntomas, dentro de las veinticuatro horas, de tumefacción epigástrica, timpanitis o resistencia muscular con ligera elevación de temperatura. ‖ -**de Flatau.** Cuanto mayor es la longitud de las fibras de la médula espinal, tanto más próximas están en la periferia. ‖ -**de Flechsig.** La mielinización de las fibras nerviosas en el cerebro en desarrollo se efectúa en orden preciso, madurando al mismo tiempo las fibras que pertenecen a sistemas funcionales particulares. ‖ -**de Freund.** Los tumores del ovario varían de posición durante su desarrollo: mientras son pélvicos tienden a crecer hacia abajo por detrás del útero; cuando sobresalen de la pelvis tienden a caer hacia delante, hacia la pared abdominal. ‖ -**de Galton.** En la constitución de un individuo, ambos padres contribuyen en una mitad del total, los abuelos en un cuarto y así sucesivamente. ‖ La descendencia de padres con peculiaridades extremas, más o menos, hereda estas peculiaridades en menor grado que la heredaron los mismos padres. ‖ -**de Garrod.** En toda forma de gota hay producción excesiva de ácido úrico y eliminación disminuida de éste. ‖ -**de Gaskell.** El sistema nervioso ha sido el factor dominante en la evolución. ‖ -**de Gay-Lussac.** LEY DE CHARLES. ‖ -**de Giraud-Teulon.** Las imágenes binoculares retinianas se forman en la intersección de los ejes de proyección primarios y secundarios. ‖ -**de Godelier.** La tuberculosis peritoneal se asocia invariablemente con la tuberculosis de la pleura. ‖ -**de Golgi.** La gravedad de los accesos de paludismo depende del número de parásitos en la sangre. ‖ -**de Goodell.** Cuando el cuello del útero es duro como la nariz, no hay embarazo; cuando es blando como los labios, el embarazo es probable. ‖ -**de Graham.** El grado de difusión de un gas a través de una membrana porosa se halla en razón inversa de la raíz cuadrada de su densidad. ‖ -**de Grandidier.** Un hemofílico con una mujer de familia no hemofílica procrea hijos no hemofílicos; pero de las hijas pueden nacer hijos hemofílicos. ‖ -**de Grasset.** LEY DE LANDOUZY-GRASSET. ‖ -**de Grotthus.** LEY DE DRAPER. ‖ -**de Gudden.** La degeneración del extremo central de un nervio dividido es celulípeta. ‖ -**de Guérin.** Las lesiones del raquitismo siguen una evolución de abajo arriba y las deformidades son siempre más notables en las partes inferiores afectas de más antiguo. ‖ -**de Gull-Toynbee.** LEY DE TOYNBEE. ‖ -**de Gullstrand.** Cuando la cabeza gira hacia un lado, el reflejo corneal de un objeto distante fijo se mueve en la dirección del movimiento de la cabeza y en la dirección del músculo más débil. ‖ -**de Gunn.** En el tratamiento de las luxaciones, el miembro debe colocarse en la misma posición que ocupaba al luxarse y la fuerza que se ejerza sobre el hueso dislocado debe ser en sentido contrario a la que produjo la luxación. ‖ -**de Haeckel.** Un organismo en su evolución desde el óvulo experimenta todos los cambios de la clase animal al evolucionar desde las formas inferiores a las más superiores. ‖ -**de Hallion.** Los extractos de un órgano inyectados en un organismo ejercen una influencia estimulante sobre el mismo órgano. ‖ -**de Hamburger.** Cuando la sangre se vuelve ácida, el CL del suero penetra en el interior de los glóbulos rojos y el CO_3H^- pasa de los hematíes al suero; cuando la sangre se vuelve alcalina, ocurre lo contrario. ‖ -**de Hecker.** En cada parto sucesivo el peso de un feto es mayor que el de su predecesor en 150 a 200 g. ‖ -**de Heidenhain.** La secreción glandular implica siempre un cambio de la estructura de la glándula. ‖ -**de Hellin.** De cada 80 embarazos, uno es gemelar; de cada 80 × 80, uno es triple; de cada 80 × 80 × 80, uno es cuádruple. ‖ -**de Henry.** LEY DE DALTON. ‖ -**de Hering.** La claridad o pureza de una concepción o sensación depende de la relación que existe entre su intensidad y la suma total de las intensidades de todas las concepciones y sensaciones simultáneas. ‖ -**de Hilton.** El tronco nervioso que inerva los músculos de una articulación inerva también la piel situada encima de las inserciones de dichos músculos. ‖ -**de Horner.** La ceguera para los colores ordinaria se transmite de varón a varón a través de mujeres normales. ‖ -**de Houghton.** Cuando el mismo músculo o grupo muscular se mantiene en acción constante hasta la fatiga, el trabajo total efectuado, multiplicado por la proporción de trabajo, es constante. ‖ -**de Hunter.** En un mismo individuo no pueden coexistir dos fiebres eruptivas. ‖ -**de Jackson.** Las funciones nerviosas son las últimas que se desarrollan y las primeras que se destruyen. ‖ -**de Kahler.** Las ramas ascendentes de las raíces posteriores de los nervios espinales penetran en la médula en sucesión ascendente desde la raíz hacia el plano medio. ‖ -**de Kassowitz.** LEY DE DIDAY. ‖ -**de Keith.** El sostenimiento de una articulación o parte por los ligamentos nunca es continuo. ‖ -**de Kirchoff.** Las intensidades de la corriente galvánica son inversamente proporcionales a las resistencias respectivas de los conductores. ‖ -**de Knaus-Ogino.** V. LEY DE OGINO-KNAUS. ‖ -**de Knoop.** La β-oxidación produce sucesivamente productos con dos átomos menos de carbono. ‖ -**de Koch.** La especificidad de un microorganismo no puede ser demostrada sin el cumplimiento de las siguientes condiciones: 1.ª El microorganismo debe encontrarse en todos los casos de la enfermedad. 2.ª Debe ser cultivado en cultivo puro. 3.ª La inoculación de este cultivo debe reproducir la enfermedad en los animales susceptibles de sufrirla. 4.ª El microorganismo debe ser obtenido de nuevo de tales animales y desarrollarse otra vez en cultivo puro. ‖ -**de Küstner.** Si un tumor ovárico está situado a la izquierda, la torsión de su pedículo se efectúa hacia la derecha e inversamente. ‖ -**de la anticipación de Mott.** Los hijos de locos pierden la razón en edad más temprana que la perdieron sus padres. ‖ -**de la compensación.** Cuando un órgano se destruye parcialmente, la parte que subsiste aumenta su trabajo para mantener el equilibrio. ‖ -**de la conducción aislada.** La onda de impulso nervioso que pasa por una neurona jamás se comunica a otras neuronas, excepto en las terminaciones. ‖ -**de la difusión.** Todo proceso originado en los centros nerviosos afecta todo el organismo por un proceso de moción difusa. ‖ -**de la excitación.** El nervio motor responde por contracción del músculo que inerva a las variaciones de fuerza de una corriente eléctrica y no a la fuerza absoluta de la misma. ‖ -**de la facilitación.** Cuando un impulso o excitación ha pasado por cierta serie de neuronas con exclusión de otras, tenderá en otra ocasión a seguir el mismo curso, y cada vez que pase por esta vía, la resistencia en ella será menor. ‖ -**de la fatiga.** LEY DE HOUGHTON. ‖ -**de la intermitencia de acción y reposo.** Todo órgano de la vida animal, exterior o interior, obra sólo de un modo intermitente. ‖ -**de la irritabilidad específica.** Cada nervio sensitivo reacciona a una forma de estímulo y da origen a una forma de sensación solamente. ‖ -**de la isodinamia.** En la producción de calor orgánico los diferentes alimentos pueden sustituirse entre sí, según su valor en calorías. ‖ -**de la multiplicidad de las anomalías congénitas.** Las anomalías congénitas son ordinariamente varias y simultáneas. ‖ -**de la regresión filial.** LEY DE GALTON. ‖ -**de la relatividad.** Las sensaciones simultáneas y sucesivas se modifican mutuamente. ‖ -**de Lancereaux.** La trombosis marasmática aparece siempre en los puntos donde es mayor la tendencia a la estasis, y especialmente donde es menor la influencia de la aspiración torácica y la propulsión cardíaca. ‖ -**de Landouzy-Grasset.** En la lesión de un hemisferio cerebral la cabeza se vuelve hacia el lado de la lesión cerebral, si hay parálisis, y hacia el de los músculos afectos, si hay espasmo. ‖ -**de Lapicque.** La cronaxia es inversamente proporcional al diámetro de la fibra nerviosa. ‖ -**de las concentraciones.** La presión osmótica es directamente proporcional a la concentración o inversamente al volumen del solvente. ‖ -**de las temperaturas.** La presión osmótica crece proporcionalmente a la temperatura absoluta. ‖ -**de Laségue.** Los desórdenes funcionales o las lesiones superficiales de un órgano aumentan los reflejos, mientras que las lesiones orgánicas los disminuyen. || **-de Lawson Tait.** En todos los casos de afección abdominal que ponga la vida en peligro, debe practicarse la exploración por la laparotomía, salvo cuando se sabe que la afección es maligna. || **-de Leopold.** Cuando la placenta se inserta en la pared posterior del útero, los oviductos convergen hacia la pared anterior; pero si la inserción es en la pared anterior, los oviductos, en la posición supina, se dirigen hacia atrás y llegan a ser paralelos al eje del cuerpo. || **-de Levret.** La inserción del cordón es marginal en la placenta previa. || **-de Listing.** Cuando el ojo, en reposo, se mueve, el ángulo de rotación, en la segunda posición, es el mismo que si el ojo se hubiese movido alrededor de un eje fijo perpendicular a la primera y segunda posiciones de la línea visual. || **-de los prototipos.** La estructura de todo tumor corresponde invariablemente a la del tejido en que se desarrolla. || **-de Louis.** La tuberculosis pulmonar comienza generalmente por el vértice. || La tuberculosis de cualquier parte va acompañada casi siempre, de localización en los pulmones. || **-de Magendie.** Ley de Bell. || **-de Marey.** Cuando la presión arterial disminuye, el número de las pulsaciones aumenta, o bien el pulso de tensión elevada es lento. || **-de Marfan.** En sujetos que en su infancia padecieron adenitis supuradas y que luego curaron completamente, casi nunca se comprueba tuberculosis en evolución. || **-de Mariotte.** Ley de Boyle. || **-de Mečnikov.** Siempre que el organismo es atacado por bacterias, los leucocitos polinucleares y mononucleares grandes se hacen rápidamente fagocitos protectores. || **-de Meltzer.** Todas las funciones vitales son continuamente reguladas por dos fuerzas opuestas: aumento o acción e inhibición. || **-de Mendel.** El tipo hereditario de la prole no es intermediario a los tipos de los padres sino que en él predomina el de uno u otro de éstos. Si se cruzan dos variedades bien definidas de una misma especie, el descendiente híbrido manifestará las características distintivas de un progenitor solamente, *característica dominante*. La característica del otro progenitor, conocida con el nombre de *recesiva*, es latente y se manifestará en la próxima generación nacida del híbrido, cuya prole será de dos clases: tres cuartos ofrecen la característica dominante y un cuarto la característica recesiva. Si dos de estos miembros recesivos de la tercera generación procrean entre sí, las generaciones sucesivas manifestarán constantemente los caracteres recesivos. En cuanto a los miembros dominantes de la tercera generación, se divide en dos órdenes: un tercio de estos miembros produce una prole de carácter dominante puramente; los otros dos tercios son verdaderos híbridos que muestran un carácter mixto y cada generación sucesiva ofrece en la misma proporción los caracteres puros dominantes, recesivos e híbridos. Esta ley puede ser expresada por medio de la siguiente fórmula: $n(DD+2DR+RR)$, en la cual DD representa la prole dominante pura; RR, la recesiva; DR, la híbrida, y n, el número de la generación. || **-de Meyer.** La estructura del hueso plenamente desarrollado ofrece la mayor resistencia posible con la menor cantidad de materia. || **-de Mott.** Ley de la anticipación. || **-de Müller.** El embrión y el feto en su desarrollo resumen la evolución de la serie ancestral a la que pertenecen. || El tejido que constituye un tumor corresponde al tipo de tejido que se encuentra en el organismo en estado embrionario o en estado de completo desarrollo. || Ley de la irritabilidad específica. || **-de Nasse.** La hemofilia la padecen los hombres únicamente, pero es transmitida por las mujeres. || **-de Neumann.** El calor molecular es siempre el mismo en los compuestos de constitución análoga. || **-de Newton** (de enfriamiento). La velocidad de enfriamiento depende de la diferencia de temperaturas entre el cuerpo caliente y el ambiente, de modo que disminuye constantemente a medida que la diferencia de temperatura es menor. || **-de Nysten.** La rigidez cadavérica afecta primeramente los músculos de la masticación, luego los de la cara y cuello, los del tronco y brazos y, finalmente, los de las piernas y pies. || **-de Nägeli.** Una enfermedad en la que los eosinófilos existen en cantidad mitad de la normal, normal o superior a la normal no puede ser tifoide, y la presencia de unas pocas células de esta clase obliga a reservar el diagnóstico. || **-de Ogino-Knaus.** En la mujer bien reglada la fecundación sólo es posible entre los días 19 y 12 ambos inclusive, antes de la próxima menstruación. || **-de Oller.** La detención de desarrollo de uno de dos huesos paralelos unidos por sus extremos por los ligamentos implica trastornos en el desarrollo del otro. || **-de Pajot.** Un cuerpo sólido, contenido dentro de otro que tenga paredes lisas, tiende a conformarse a estas paredes; ley que rige los movimientos de rotación del feto en el parto. || **-de Parrot.** A una adenopatía bronquial tuberculosa corresponde siempre una alteración semejante del territorio pulmonar de que el ganglio tuberculoso recibe los linfáticos. || **-de Pascal.** La presión aplicada en un punto de un líquido se transmite por igual a todos los puntos de éste. || **-de Peters.** El ateroma afecta comúnmente los vasos sanguíneos en sus ángulos o acodaduras. || **-de Pfeiffer.** El suero sanguíneo de un animal inmunizado contra una enfermedad, inyectado en el cuerpo de otro animal, destruye las bacterias de la enfermedad. || **-de Pflüger.** Fisiológicamente, el reflejo se manifiesta primero en el nervio motor que procede del mismo lado y está al mismo nivel del nervio sensitivo estimulado, luego se difunde por nervios que derivan de mayores alturas y por último se extiende al lado opuesto simétricamente. || **-de Pinard.** Normalmente la relación de peso entre el feto y la placenta es de 6:1; en la sífilis es de 4:1 y hasta de 3:1. || **-de Pitres.** Presunto principio según el cual al suceder una afasia en un sujeto políglota la lengua que se conservaría mejor sería la que aprendió primero. Se ha demostrado que aunque este hecho tiene valor, no es el único que interviene y, por tanto, que no siempre se cumple tal «ley». || **-de Poiseuille.** La velocidad de la corriente en los tubos capilares es proporcional al cuadrado del diámetro de éstos. || **-de Prévost.** En una lesión cerebral lateral la cabeza gira hacia el lado de la lesión. || **-de Profeta.** El hijo no sifilítico nacido de padres sifilíticos es inmune contra la sífilis. || **-de Proust** o **de las proporciones definidas.** Todo compuesto contiene siempre la misma clase de elementos en las mismas proporciones. || **-de Raoult.** La disminución del punto de congelación de una solución es proporcional a la concentración molecular de la misma. || **-de Ritter.** La abertura y el cierre de una corriente eléctrica producen igualmente la estimulación del nervio. || **-de Ritter-Valli.** El aumento primitivo y la pérdida secundaria de la irritabilidad en un nervio producidos por la sección que lo separa del centro nervioso siguen una dirección periférica. || **-de Rommelaere.** En los casos de carcinoma existe disminución constante del nitrógeno de la orina. || **-de Rosenbach.** En las lesiones de los centros y troncos nerviosos la parálisis aparece en los músculos extensores antes que en los flexores. || **-de Rubner.** La rapidez del crecimiento es proporcional a la intensidad de los procesos metabólicos. || **-de Schroeder von der Kolk.** Las fibras sensoriales de un nervio mixto se distribuyen en las partes movidas por los músculos inervados por las fibras motoras del mismo nervio. || **-de Schwann.** Todo músculo posee su máximo de acción cuando se encuentra en su mayor alargamiento. || **-de Schütz.** La intensidad de la acción de una enzima es directamente proporcional a la raíz cuadrada de su concentración. || **-de Semon** o **Semon-Rosenbach.** En las enfermedades orgánicas progresivas de los nervios laríngeos motores, los músculos abductores de las cuerdas vocales (cricoaritenoideos posteriores) son los primeros y a veces los únicos afectos. || **-de Serres.** 1.ª Todo hueso que ocupa la línea media es primitivamente doble *(ley de simetría)*. 2.ª Toda eminencia ósea se desarrolla a expensas de un punto de osificación particular *(ley de las eminencias)*. 3.ª Toda cavidad ósea está formada por lo menos de dos distintas piezas (*ley de las cavidades*). ‖ **-de Sherrington.** Cada raíz espinal posterior inerva una región especial de la piel, aunque las fibras de segmentos medulares adyacentes invaden la misma región. ‖ **-de Snell.** Para dos mismos medios el seno del ángulo de incidencia tiene una relación fija con el seno del ángulo del ángulo de refracción, variando la relación con los diferentes medios. ‖ **-de Snell.** El rayo incidente y el refractado se encuentran en un mismo plano, que es perpendicular a la superficie que separa los medios. ‖ **-de Spallanzani.** La regeneración es más completa en los animales jóvenes que en los viejos. ‖ **-de Stokes.** El músculo adyacente a una membrana inflamada se afecta a menudo de parálisis. ‖ **-de Teevan.** Las fracturas de los huesos ocurren en la línea de ext. y no en la de compresión. ‖ **-de Toynbee.** En los casos de enfermedad cerebral debida a una afección ótica, los senos laterales y el cerebelo se afectan desde la mastoides, y el cerebro desde el techo de la caja timpánica. ‖ **-de Traube.** Hipertrofia del ventrículo izquierdo como consecuencia de la hipertensión nefrógena. ‖ **-de Virchow.** Los elementos de los tumores derivan de las células de los tejidos normales preexistentes. ‖ **-de Vulpian.** En la hemorragia ventricular una herida desvía la cabeza y los ojos hacia el lado del hemisferio afecto. ‖ **-de Waller.** Si las fibras sensoriales de la raíz de un nervio espinal se seccionan en el centro del ganglio, la porción periférica de las fibras no degenera y en cambio lo hace la porción de fibras conexionada con la médula. ‖ **-de Weber.** Existe una relación constante entre el estímulo primitivo que ha originado una sensación y el aumento del estímulo que ocasiona una sensación más fuerte. ‖ **-de Weber-Fechner.** Para que una sensación aumente en progresión aritmética, el estímulo debe crecer en progresión geométrica. ‖ **-de Weigert.** La pérdida o destrucción de elementos tiende a ir seguida de sobreproducción de estos elementos por el proceso de reparación. ‖ **-de Wilder.** Cuanto más intensa es la función de un órgano vegetativo, tanto más débil en su capacidad para ser excitado y tanto más fuerte su reacción a los factores depresivos. ‖ **-de Wolff.** Todos los cambios en la función de un hueso van acompañados de alteraciones definitivas en su estructura. ‖ **-de Wund-Lamansky.** La línea de visión, al moverse por un plano vertical paralelo al frontal, se mueve en línea recta en las direcciones vertical y horizontal y en línea curva en los otros movimientos. ‖ **-de Wyssakovitsch.** Las células que tapizan una parte del cuerpo protegen los tejidos subyacentes mientras conservan su integridad. ‖ **-de Zeune.** La proporción de casos de ceguera es menor en los climas templados que en los fríos, y en los climas cálidos es tanto mayor cuanto más cerca del Ecuador. ‖ **-del alud** o **avalancha.** Ley presumida por Cajal, de que una simple sensación en la periferia puede originar sensaciones múltiples en el cerebro. ‖ **-del todo o nada.** Ley de Bowditch. ‖ **-mielogénica.** Ley de Flechsig. ‖ **-psicofísica.** Ley de Weber-Fechner.

Leyden (Ataxia, cristales, enfermedad de) (Ernest Viktor von *Leyden*, médico alemán, 1832-1910). Véanse estos términos. ‖ **-Moebius (Distrofia, tipo de)** (Paul Julius *Moebius*, neurólogo alemán, 1853-1907). V. Distrofia, tipo.

Leydig (Células, cilindros, conducto de) (Franz von *Leydig*, anatomista alemán, 1821-1908). Véanse estos términos.

Leyton-Torn-Bull-Bratton (Síndrome de). V. Síndrome.

Lf. Límite de floculación. V. Unidad Lf.

Lhermitte (Enfermedad, signo, síndrome de) (Jean *Lhermitte*, neurólogo y psiquiatra francés, 1877-1959). Véanse estos términos. ‖ **-McAlpine (Síndrome de).** V. Síndrome. ‖ **-Trelles (Síndrome de)** (Oscar *Trelles*, neurólogo peruano contemporáneo). V. Síndrome. ‖ **-van Bogaert (Síndrome de).** V. Síndrome.

Li. Símbolo del *Litio*.

Lian (Síndrome de) (Camille C. *Lian*, médico francés, 1882-1969). V. Síndrome. ‖ **-Pollet (Síndrome de).** V. Síndrome. ‖ **-Puech (Síndrome de).** V. Síndrome. ‖ **-Siguier (Síndrome de).** V. Síndrome.

liasa. f. F., *lyase*. Enzima que cataliza la separación o introducción de grupos químicos en un sustrato, por vía no hidrolítica. Hasta el momento han sido descritas 116 liasas distintas.

liastenia (del gr. *leîos,* liso, y *de astenia*). f. A., *Glattmuskelasthenie*; F., *liasthénie*; In., *leiasthenia*. It. y P., *liastenia*. Astenia del sistema muscular liso.

libanol. m. Esencia de cedro (*Cedrus atlantica*), empleada en la blenorragia y en la bronquitis.

liberomotor (del lat. *liber,* libre, y *motor, -oris,* de *movere, mover*). adj. Relativo a las acciones o movimientos voluntarios o conscientes.

libídine (del lat. *libido, -inis*). f. Libido.

libido (del lat. *libido, -inis,* deseo de placer, sexualidad). f. A., *Libido*; F. e In., *libido*; It., *libidine*; P., *líbido*. Instinto, deseo sexual. ‖ En psicoanálisis es la energía de la pulsión sexual. ‖ **-narcisista** o **del yo.** Término de Freud que designa la libido que permanece o vuelve hacia el sujeto, quien se toma a sí mismo como objeto de amor. (V. Narcisismo). ‖ **-objetal.** Término de Freud que designa la libido destinada a la catexis de objetos externos.

Libman (Enfermedad, signo de) (Emanuel *Libman*, médico norteamericano, 1872-1946). V. Enfermedad, signo. ‖ **-Sacks (Enfermedad, síndrome de)** (*Libman*, y Benjamín *Sacks*, médico norteamericano, n. en 1896). V. Enfermedad, síndrome.

libra (del lat. *libra*). f. A., *Pfund*; F., *livre*; In., *pound*; It., *libbra*; P., *libra*. Unidad de peso utilizada en los países anglosajones y que corresponde a 453,592 g (sistema *avoirdupois*). V. Pesos y medidas.

libro. m. Omaso.

licaconitina. f. Alcaloide extremadamente tóxico de la especie *Aconitium lycoctonum*.

licantropía (del gr. *lýkos,* lobo, y *ánthropos,* hombre). f. A., *Lykanthropie*; F., *lycanthropie*; In., *lycanthropy*; It., *licantropia*. P., *licantropia*. Variedad de zoantropía en la que el hombre se cree convertido en lobo.

Lichtenstein (Reticulosis de) (L. *Lichtenstein*, médico norteamericano, n. en 1906). V. Reticulosis.

Lichtheim (Enfermedad, signo o síndrome de) (Ludwig *Lichtheim*, médico alemán, 1845-1915). V. Enfermedad, signo, síndrome.

licina. f. Betaína.

Lycium. Género de plantas solanáceas, algunas de cuyas especies, como la *L. afrum* y la *L. barbarum* o *cambronera,* son tónicas, aromáticas y analépticas.

licoctonina. f. Alcaloide de la especie *Aconitum lycoctonum,* acónito matalobos.

licomanía. f. Licantropía.

Lycoperdon. Género de hongos basidiomicetos, algunas de cuyas especies, como *L. bovista, L. gigantea, L. proteus* y otros, han tenido uso limitado como anodinas y estípticas.

licopina. f. Pigmento vegetal muy difundido en las plantas, en especial en los tomates, en los que representa el 90 % de todos los pigmentos. En 1 kg de tomates maduros hay 0,02 g de licopinas.

licopinemia (de *licopina* y el gr. *haîma,* sangre). f. Trastorno caracterizado por un aumento de licopinas en la sangre y su depósito; la piel adquiere un tinte amarillo anaranjado.

licopodina. f. Alcaloide amargo, volátil, que se obtiene del polvo del licopodio.

licopodio (del gr. *lýkos,* lobo, y *poús, podós,* pie). m. A., *Bärlapp*; F., *lycopode*; In., *lycopodium*; It., *licopodio*; P., *licopódio*. Polvo amarillo fino, constituido por las esporas del hongo *Lycopodium clavatum*, que se emplea como absorbente y secante y en farmacia para cubrir las píldoras. Se llama también *azufre vegetal.*

licor (del lat. *liquor*). m. A., *Liquor*; F., *liqueur*; In., *liquor*; It., *liquore*; P., *licor*. Líquido. ‖ Bebida alcohólica aromática. ‖ Nombre de algunos líquidos o humores del organismo. ‖ Nombre de algunas preparaciones terapéuticas. ‖ **-amoniacal anisado.** Preparación de alcohol, amoniaco y esencia de anís, que se emplea en las bronquitis y neumonías como expectorante y tónico y en las dispepsias flatulentas. ||-**anodino de Hoffmann.** Mezcla de éter sulfúrico y alcohol a partes iguales: anodino y antiespasmódico. ||-**arsenical de Fowler.** Solución de ácido arsenioso y carbonato potásico en agua destilada, aromatizada con melisa: contiene 1 cg de ácido arsenioso por gramo. ||-**arsenical de Pearson.** Solución de arseniato de sosa cristalizado en agua destilada; 6 g contienen 0,01 g de arseniato. ||-**de Batavia.** Preparación de láudano, 6 ml; éter, 2,5 ml, y agua de azahar, 6 ml. ||-**de Boudin.** Solución de ácido arsenioso al 1 por 1.000. ||-**de Burow.** Solución de acetato de alúmina. ||-**de Cadet.** ALCARSINA. ||-**de Cotugno.** Perilinfa del oído interno. ||-**de Fehling.** V. REACTIVO. ||-**de Fowler.** LICOR ARSENICAL DE FOWLER. ||-**de Hoffmann.** LICOR ANODINO DE HOFFMANN. ||-**de Labarraque.** Solución de hipoclorito de sosa; desinfectante. ||-**de Lampadius.** Sulfuro de carbono. ||-**de los holandeses.** Bicloruro de etileno. ||-**de Monro.** Líquido para conservar las piezas anatómicas, compuesto de alcohol de 22° con 4 g de ácido nítrico por litro. ||-**de Morgagni.** HUMOR DE MORGAGNI. ||-**de Scarpa.** Endolinfa del oído interno. ||-**de Van Swieten.** Solución alcohólica de sublimado corrosivo al 1 por 1.000. (Para las voces que no se encuentren en este apartado, consúltense los términos LÍQUIDO y SOLUCIÓN.) ||-**fumante de Boyle.** Bisulfuro amónico. ||-**prostático.** Líquido blanco cremoso, procedente de la próstata, que se mezcla a la esperma y forma parte de ella en el momento de la eyaculación. ||-**sanguíneo.** El plasma de la sangre. ||-**seminal.** Parte fluida del semen o esperma.

licorexia (del gr. *lýkos,* lobo, y *órexis,* apetito). f. Hambre de lobo. || BULIMIA.

licosa. f. TARÁNTULA.

licuación o **licuefacción** (del lat. *liquatio, -onis,* o, en la segunda forma, de *liquefactum,* supino de *liquefacere,* liquidar). f. A., *Verflüssigung;* F., *liquéfaction;* In., *liquefaction;* It., *liquefazione;* P., *liquefação.* Transformación de un gas o un sólido en líquido; fusión de un cuerpo sólido.

licuefaciente (del lat. *liquefaciens, -entis, p. a. de liquefacere,* derretir). adj. Que tiene la propiedad de convertir un cuerpo sólido en líquido.

licuescente (del lat. *liquescens, -entis,* p. a. de *liquescere,* licuarse). adj. Susceptible de licuarse o derretirse.

licuorrea (del lat. *liquor,* licor, y el gr. *rhein,* fluir). f. Derrame incesante de un líquido o jugo orgánico, especialmente salida del líquido cefalorraquídeo por las fosas nasales.

lidocaína. f. F., *lidocaïne.* Lignocaína; xilocaína. Compuesto sintético empleado en forma de hidrocloruro como anestésico local y, en administración intravenosa, como antiarrítmico.

Lieben (Reacción de) (Adolf *Lieben,* químico austriaco, 1836-1914). V. REACCIÓN.

Lieberkühn (Criptas, glándulas de) (Johann Nathaniel *Lieberkühn,* anatomista alemán, 1711-1756). V. CRIPTA, GLÁNDULA.

Liebermann (Reacción de) (Leo von Szentlőrincz *Liebermann,* médico húngaro, 1852-1926). V. REACCIÓN.

Liebermeister (Regla de) (Carl von *Liebermeister,* médico alemán, 1833-1901). V. REGLA.

Liebig (Reacción, teoría de) (Barón Justus van *Liebig,* químico alemán, 1803-1873). Véanse estos términos.

lien-, lieno-. Formas prefijas del lat. *lien, lienis,* bazo.

lienal. adj. ESPLÉNICO.

liencéfalo (gr. *leîos,* liso, y de *encéfalo).* adj. Dícese del animal cuyo cerebro es liso, sin circunvoluciones; lisencéfalo. Ú.t.c.s.

liendre [liendroso] (del lat. *lens, lendis).* f. A., *Nisse;* F., *lente;* In., *nit;* It., *lendine;* P., *lêndea.* Huevo de piojo; se encuentra pegado al pelo o cabello.

lienitis. f. ESPLENITIS.

lienocele (de *lieno-* y el gr. *kéle,* hernia). m. Hernia del bazo; esplenocele.

lienografía (de *lieno-* y el gr. *gráphein,* describir). f. Radiografía del bazo.

lienomalacia. f. ESPLENOMALACIA.

lienomedular (de *lieno-* y el lat. *medulla,* médula). adj. Relativo al bazo y la médula ósea.

lienomielógeno (de *lieno-,* el gr. *myelós,* médula, y *gennân,* engendrar). adj. Que se origina en el bazo y en la médula ósea.

lienopatía. f. ESPLENOPATÍA.

lientería (del gr. *leientería;* de *leîos,* liso, y *énteron,* intestino). f. A., *Lienterie;* F., *lientérie;* In., *lientery;* It. y P., *lienteria.* Diarrea en la que las deposiciones contienen alimento no digerido.

lienúnculo (del lat. *lienunculum,* dim. de *lien, lienis,* bazo). m. Masa desprendida de tejido esplénico; bazo accesorio.

Liepmann, Hugo Carl. Neurólogo alemán, 1983-1925, que en 1920 describió las apraxias, dividiéndolas en dos categorías: apraxia ideatoria y apraxia ideomotora.

Liesegang (Fenómeno de) (Ralph S. *Liesegang,* químico alemán, 1869-1947). V. FENÓMENO.

Lieutaud (Cuerpo, seno, trígono, úvula de) (Joseph *Lieutaud,* médico francés, 1703-1780). Véanse estos términos.

Lièvre (Enfermedad de). V. ENFERMEDAD. ||-**Bloch-Michel (Enfermedad de).** V. ENFERMEDAD.

ligación (del lat. *ligatio, -onis).* f. LIGADURA.

ligadura (del lat. *ligatura).* f. A., *Ligatur;* F., *ligature;* In., *ligature;* It., *legatura;* P., *ligadura.* Hilo de fibras vegetales (lino), animales (seda, catgut, crin de Florencia), metálicas (alambre de bronce, de aluminio, etc.) o de material plástico (nailon, etc.) empleado para ligar un vaso o fijar una estructura anatómica, implante o prótesis. || Acto u operación de aplicar este método. ||-**absorbible.** La efectuada con hilos de fibras animales (catgut, p. ej.), que una vez sepultadas entre los tejidos se resorben. ||-**catenaria** o **en cadena.** Ligadura de un pedículo ovárico en varios lugares escalonados, con un mismo hilo largo. ||-**de Anel.** Ligadura de un aneurisma, inmediatamente proximal al saco. ||-**de Antyllus.** Ligadura de un aneurisma por los dos extremos del saco. ||-**de Brasdor.** Ligadura inmediatamente distal al saco aneurismático. ||-**de Désault.** La de la arteria femoral en el lugar donde atraviesa el músculo aductor, como tratamiento del aneurisma poplíteo. ||-**de Erichsen.** Ligadura doble, con hilos blanco y negro, utilizada en la ligadura de nevos pigmentarios. ||-**de exclusión.** Ligadura de una arteria aferente para reducir el aporte sanguíneo a un órgano o víscera. ||-**de Hunter.** Ligadura de la arteria femoral en el conducto de Hunter, para el tratamiento de los aneurismas poplíteos. ||-**de Scarpa.** Ligadura de la arteria femoral en el triángulo de Scarpa como tratamiento del aneurisma poplíteo. ||-**de Stannius.** Ligadura del corazón de la rana entre el seno venoso y la aurícula. ||-**de Wardrop.** La aplicada distalmente al saco aneurismático, dejando una rama colateral entre el nudo y el aneurisma. ||-**de Woodbridge.** La practicada en el surco auriculoventricular para separar las aurículas de los ventrículos. ||-**distal.** La practicada en la parte más distal del saco aneurismático. ||-**doble.** Ligadura de un vaso en dos puntos, para seccionarlo entre ambos. ||-**elástica.** Banda o cinta de goma tensada que se utiliza para la estrangulación de hemorroides y de tumores pediculados. ||-**elástica de McGraw.** La empleada en la anastomosis intestinal. ||-**entrelazada.** La formada por lazos entrecruzados, aplicada a los pedículos vasculares. ||-**extemporánea.** Procedimiento de estrangulación o aplastamiento lineal, en el que la división de los tejidos se opera con un aprietanudos de hilo metálico. ||-**inmediata.** Ligadura de un vaso arterial o venoso aplicando el hilo directamente sobre el vaso. ||-**intermitente.** Ligadura temporal de un vaso arterial aplicada a intervalos regulares con el fin de interrumpir periódicamente el paso de sangre y facilitar la creación de circulación colateral. ||-**mediata.** Ligadura de una arteria que comprende una parte de los tejidos circundantes. ‖ -**oclusiva.** La que suprime de modo total el aporte sanguíneo a un órgano o víscera. ‖ -**parcial.** La que reduce la luz del vaso sólo en parte. ‖ -**polar de Mayo.** La aplicada en los polos superior e inferior de los lóbulos tiroideos, en las operaciones sobre la glándula tiroides. ‖ -**provisional.** Ligadura de una arteria practicada antes de iniciar una operación sobre el territorio irrigado por aquélla y que se retira antes de terminarla. ‖ -**proximal.** La aplicada en el extremo del saco aneurismático más cercano al corazón. ‖ -**resorbible.** V. LIGADURA ABSORBIBLE. ‖ -**soluble.** V. LIGADURA ABSORBIBLE. ‖ -**suboclusiva.** La que interrumpe la circulación principal, dejando libre una parte de tejido con capacidad para crear una circulación colateral capilar. ‖ -**terminal.** Ligadura de una arteria seccionada en un traumatismo, aplicándola al cabo proximal. ‖ -**viviente de Pinard.** Capa muscular media del útero, cuya contracción es hemostática.

ligamenta (lat.). pl. de LIGAMENTUM. ‖ -**alaria epistrophei.** LIGAMENTOS ALARES. ‖ -**auricularia.** LIGAMENTOS DE VALSALVA. ‖ -**basium (volaria, plantaria, dorsalia).** Bandas transversas que unen las bases de los metacarpianos o metatarsianos en sus caras palmar o plantar y dorsal, respectivamente. ‖ -**capitulorum transversa.** Bandas fibrosas que unen las cabezas de los metacarpianos y metatarsianos. ‖ -**cardinalia uteri.** Fascículos fibrosos extendidos por la base del ligamento ancho del útero. ‖ -**cinguli extremitatis inferioris, superioris.** Ligamentos intrínsecos y extrínsecos de las articulaciones de la pelvis y el hombro, respectivamente. ‖ -**collateralia.** Cintas fibrosas a los lados de las articulaciones de los dedos de los pies y de las manos y de las articulaciones metacarpofalángicas, y en general ligamentos laterales. ‖ -**cruciata** o **decussata.** LIGAMENTOS CRUZADOS. ‖ -**flava.** LIGAMENTOS AMARILLOS. ‖ -**ossiculorum auditus.** Ligamentos de los huesillos del oído; anterior, lateral y superior del martillo; posterior y superior del yunque, y anular de la base del estribo. ‖ -**vaginalia digitorum manus, pedis.** Vainas aponeuróticas más o menos completas para los tendones de los dedos. ‖ -**ventricularia.** Cuerdas vocales falsas. ‖ -**vocalia.** Cuerdas vocales verdaderas.

ligamento [**ligamentario**] (del lat. *ligamentum*). m. A., *Ligamentum;* F. e In., *ligament;* It., *legamento;* P., *ligamento.* Cinta, fascículo o membrana de tejido fibroso denso, inserta en los huesos o cartílagos, que sirve como medio de unión de las articulaciones o para otros fines. ‖ Pliegues o láminas membranosas destinados a mantener un órgano en su lugar. ‖ Expansión aponeurótica semejante a un ligamento. ‖ Nombre de algunos restos de órganos fetales. ‖ -**accesorio.** Ligamento o fascículo de fibras ligamentosas que refuerzan o sostienen la acción de otro ligamento. ‖ -**acromioclavicular.** Cada uno de los manojos fibrosos, superior e inferior, que se insertan en el acromion y en la clavícula. ‖ -**acromiocoracoideo** o **coracoacromial.** Lámina fibrosa triangular que se dirige transversalmente de la apófisis coracoides al acromion y cubre la articulación del hombro. ‖ -**adiposo.** Prolongación celulosa de la sinovial de la rodilla en la parte anterior de la escotadura intercondílea. ‖ -**alares.** Cada uno de los ligamentos occipitoodontoideos laterales. ‖ Retináculos de la rodilla, repliegues falciformes de la sinovial de la rodilla que sobresalen dentro de la cavidad articular. ‖ -**alveolodentario.** Desmodonto, conjunto de manojos fibrosos que van de la pared alveolar a la superficie del diente. ‖ -**amarillo.** Cada uno de los ligamentos que unen a distancia las láminas vertebrales entre sí, constituidos por tejido elástico. ‖ -**ancho.** Cada uno de los repliegues peritoneales que se extienden desde los bordes del útero a los lados de la pelvis y que en la parte superior presentan tres aletas o repliegues secundarios: posterior, medio y anterior. ‖ Ligamento suspensorio del hígado. ‖ Repliegue vertical de la pleura a cada lado del mediastino, que fija la porción inferior del pulmón a la columna vertebral. ‖ -**anococcígeo.** Cinta fibrosa entre el esfínter anal y el vértice del cóccix; cuerpo anococcígeo. ‖ -**anular.** Ligamento en forma de cinta semicircular que existe en diversas articulaciones y alrededor de ellas: radiocubital superior, de la muñeca, del tobillo. ‖ - LIGAMENTO DE WEBER. ‖ -**apendiculoovárico.** Repliegue del mesenterio que se extiende entre el apéndice y el ligamento ancho. ‖ -**arisantoriniano.** Cintas ligamentosas que unen los cartílagos aritenoides a los corniculados. ‖ -**arqueado.** Lámina fibrosa resistente semilunar, inmediatamente debajo de la sínfisis del pubis. ‖ -**arqueado externo.** LIGAMENTO LUMBOCOSTAL. ‖ -**arqueado interno.** Arco tendinoso en la porción superior del músculo psoas a cada lado de la columna vertebral. ‖ -**articular.** Ligamento conexionado con una articulación, como el capsular. ‖ -**articulotransverso.** Ligamentos de las vértebras lumbares, que se insertan en la apófisis transversa de una vértebra y en la articular superior de la que está debajo. ‖ -**astragaloscafoideo.** Cinta fibrosa desde el cuello del astrágalo al borde superior del escafoides. Se denomina también *astragalonavicular.* ‖ -**atloidoaxoideo.** Nombre de cuatro ligamentos, anterior, posterior y laterales, que mantienen unidos el atlas y el axis. ‖ -**auricular.** Cada uno de los tres ligamentos que mantienen unida la oreja al cráneo. ‖ -**axil del martillo.** LIGAMENTO DE HELMHOLTZ. ‖ -**bicórneo de Caldani.** Lámina fibrosa que desde la apófisis coracoides se dirige en dos fascículos, superior corto e inferior largo, a la cara inferior de la clavícula y superior de la I costilla, respectivamente. ‖ -**bifurcado.** Ligamento común a las articulaciones astrágalo navicular y calcaneocuboidea, que se inserta, por detrás, en la cara superior del calcáneo, y por delante, en la cara superoexterna del navicular y en la cara dorsal del cuboides. ‖ -**braquiocubital, braquiorradial.** Ligamentos colaterales cubital y radial, respectivamente, de la articulación del codo. ‖ -**calcaneoastragalino.** Nombre de tres ligamentos: interóseo, externo y posterior, de la articulación calcaneoastragalina. ‖ -**calcaneocuboideo.** Dos ligamentos, superior e inferior, de la articulación calcaneocuboidea. ‖ -**calcaneoscafoideo.** Fibrocartílago triangular entre el navicular y la apófisis menor del calcáneo. Se denomina también *calcaneonavicular.* ‖ -**calcaneotibial.** LIGAMENTO DELTOIDEO. ‖ -**capsular.** CÁPSULA ARTICULAR. ‖ -**caudal central.** FILUM TERMINALE. ‖ -**cervical posterior.** Porción cervical del ligamento supraspinoso. ‖ -**ciliar.** Órgano que une el iris a la córnea y esclerótica. ‖ -**coccígeo.** FILUM TERMINALE. ‖ -**conoideo.** Porción interna del ligamento coracoclavicular. ‖ -**coracoclavicular.** Ligamentos a distancia en número de dos, anteroexterno y posterointerno, entre la apófisis coracoides y la clavícula. ‖ -**coracohumeral.** Lámina fibrosa, ancha, gruesa y resistente, que se extiende desde la apófisis coracoides a los tubérculos mayor y menor del húmero. ‖ -**coracoideo.** Cinta fibrosa desde la apófisis coracoides a la parte superoposterior de la escotadura coracoidea, a la que convierte en orificio. ‖ -**corniculofaríngeo.** LIGAMENTO YUGAL. ‖ -**coronario.** Repliegue del peritoneo, que se extiende desde el borde posterior del hígado al diafragma. ‖ -**coronario.** Ligamento anular del radio. ‖ Fibras ligamentosas que fijan los meniscos a la superficie articular de la tibia. ‖ -**coronoides.** LIGAMENTO CONOIDEO. ‖ -**costocentral.** Manojo fibroso que fija la cabeza de la costilla al cuerpo de la vértebra. ‖ -**costoclavicular.** Ligamento entre la I costilla y la cara inferior de la clavícula. ‖ -**costocólico.** Repliegue peritoneal que se inserta en las costillas y en el colon. ‖ -**costopericardíaco.** Ligamento que une la primera articulación costosternal con el pericardio. ‖ -**costotransverso.** Manojos fibrosos, posterior, superior, inferior e interóseo, entre la tuberosidad de una costilla y la apófisis transversa de la vértebra correspondiente. ‖ -**costovertebral.** Cada uno de los ligamentos, anterior y posterior, de las articulaciones costovertebrales. ‖ -**costoxifoideo.** Manojos fibrosos que unen los cartílagos de la VI y VII costillas a la apófisis xifoides. ‖ -**cotiloideo.** RODETE ACETABULAR. ‖ -**cruciforme.** Ligamento formado por unos

ligamento

fascículos longitudinales y el ligamento transverso de la articulación atlantoaxoidea. ||**-crural.** LIGAMENTO INGUINAL. ||**-cruzado.** Nombre de dos ligamentos, anterior y posterior, situados en el interior de la articulación de la rodilla, insertos respectivamente en la espina de la tibia y en el cóndilo externo y detrás de la espina tibial y en el cóndilo interno.||**-cuadrado.** Lámina fibrosa cuadrilátera que se extiende desde el cúbito al radio en la articulación superior de estos huesos. ||**-de Allan Burns.** LIGAMENTO DE HEY. ||**-de Arancio.** Restos del conducto venoso del feto. || LIGAMENTO SUBPÚBICO. ||**-de Arnold.** Manojo fibroso atloidoaxoideo lateral. || Ligamento suspensorio que une el yunque con el techo del tímpano. ||**-de Bardinet.** Fascículo posterior, en abanico, del ligamento colateral cubital de la articulación del codo. ||**-de Barkow.** Ligamentos anterior y posterior de la articulación del codo. ||**-de Bellini.** Manojo de fibras ligamentosas desde la cápsula coxofemoral al trocánter mayor. ||**-de Béraud.** Ligamento suspensorio del pericardio, que se extiende a la III y IV vértebras torácicas||**-de Bertin.** LIGAMENTO ILIOFEMORAL. ||**-de Bichat.** LIGAMENTO SACROVERTEBRAL.|| LIGAMENTO SACROSPINOSO. ||**-de Bigelow.** LIGAMENTO ILIOFEMORAL. ||**-de Borgery.** Ligamento poplíteo oblicuo. ||**-de Botal.** Restos persistentes del conducto arterioso. ||**-de Brodie.** LIGAMENTO HUMERAL TRANSVERSO. ||**-de Burns.** Prolongación falciforme de la fascia lata. ||**-de Caldani.** LIGAMENTO BICÓRNEO. ||**-de Campbell.** Porción inferior de la fascia clavipectoral extendida desde el pectoral menor a la axila; ligamento suspensorio de la axila.||**-de Camper.** Aponeurosis perineal profunda. ||**-de Carcassonne.** Aponeurosis media del periné. ||**-de Clado.** Ligamento apendiculoovárico. ||**-de Cloquet.** Vestigio persistente del conducto fetal, que conexiona la túnica vaginal con la cavidad peritoneal; habénula de Haller. ||**-de Colles.** LIGAMENTO INGUINAL REFLEJO. ||**-de Cooper.** Fascículos ligamentosos arciformes desde la base del olécranon a la apófisis coronoides.|| Repliegue de la fascia transversal inserto en la eminencia iliopectínea y en la espina del pubis. || LIGAMENTO SUSPENSORIO DE COOPER. ||**-de Cowper.** Parte de la fascia lata que se inserta en la cresta del pubis. ||**-de Cruveilhier.** Ligamento anterior de las articulaciones metacarpofalángicas. ||**-de Denonvilliers.** Ligamento puboprostático. ||**-de Denucé.** LIGAMENTO CUADRADO. ||**-de Douglas.** PLIEGUE DE DOUGLAS. ||**-de Ellis.** Porción de la fascia rectovesical que se extiende a los lados del recto. ||**-de Falopio.** LIGAMENTO INGUINAL. ||**-de Ferrein.** Porción externa gruesa de la cápsula de la articulación temporomandibular. ||**-de Flood.** Ligamento glenohumeral superior. ||**-de Gerdy.** Manojos ligamentosos desde la apófisis coracoides hasta la piel de la axila. ||**-de Gimbernat.** LIGAMENTO LAGUNAR. ||**-de Günz.** Pared superior e interna del conducto que transmite los vasos y nervios obturadores. ||**-de Helmholtz.** Ligamentos anterior y posterior del martillo reunidos con el nombre de *ligamento axil del martillo.* ||**-de Henle.** Reforzamiento de la fascia transversal constituido por fibras verticales que se insertan por abajo en el ligamento de Cooper. Denomínase también *hoz inguinal.* ||**-de Hensing.** Pequeño pliegue seroso desde el extremo superior del colon descendente a la pared abdominal. ||**-de Hesselbach.** LIGAMENTO INTERFOVEOLAR. ||**-de Hey.** Borde externo de la abertura que se produce artificialmente en la parte inferior del conducto femoral al levantar la fascia cribiforme. Se denomina también *ligamento falciforme, ligamento de Allan-Burns, margo falciformis.* ||**-de Hueck.** LIGAMENTO PECTÍNEO. ||**-de Hunter.** LIGAMENTO REDONDO DEL ÚTERO. ||**-de Huschke.** Pliegue del peritoneo desde la porción superior de la curvatura menor del estómago a la superficie anterior del páncreas. ||**-de Krause.** Ligamento transverso del periné. ||**-de Lauth.** Ligamento transverso del atlas. ||**-de Lisfranc.** Cinta fibrosa desde la cara inferior del primer cuneiforme a la cara interna de la base del segundo metatarsiano.||**-de Lockwood.** Ligamento suspensorio del globo del ojo, que une la cápsula de Tenon con la órbita. ||**-de Luschka.** Cinta fibrosa extendida desde la cara anterior del pericardio a la posterior del esternón. ||**-de Mackenrodt.** LIGAMENTO UTEROSACRO. ||**-de Mauchart.** LIGAMENTOS OCCIPITOODONTOIDEOS LATERALES. ||**-de Mayer.** Ligamentos en el suelo del conducto carpiano, que conectan uno de los huesos del carpo. ||**-de Meckel.** Porción de ligamento que fija el martillo a la pared del tímpano.||**-de Morris.** LIGAMENTO ALAR. || LIGAMENTOS LATERALES, INTERNOS CORTO Y LARGO. ||**-de Petit.** Bordes ligamentosos del fondo de saco de Douglas. ||**-de Pétrequin.** Porción anterior gruesa de la cápsula de la articulación temporomandibular. ||**-de Poupart.** LIGAMENTO INGUINAL. ||**-de Retzius.** LIGAMENTO FUNDIFORME, 1.ª acep. ||**-de Robert.** Manojo de fibras desde el ligamento cruzado posterior de la rodilla al menisco lateral. ||**-de Sappey.** Ligamento atloidoaxoideo posterior.|| Porción posterior gruesa de la cápsula de la articulación temporomandibular. ||**-de Sömmerring.** Ligamento suspensorio de la glándula lagrimal.||**-de Teutleben.** Repliegues serosos que unen el pericardio al diafragma. ||**-de Toynbee.** Ligamento anterior tensor del martillo. ||**-de Treitz.** MÚSCULO DE TREITZ. ||**-de Trolard.** LIGAMENTO LAMINOCOSTAL. || LIGAMENTO SACRODURAL. ||**-de Tuffier.** Porción de mesenterio que se conexiona con la pared de la fosa ilíaca. ||**-de Valsalva.** Ligamento que une el pabellón del oído con el hueso temporal. ||**-de Vesalio.** LIGAMENTO DE POUPART. ||**-de Walther.** Fascículo posterior del ligamento peroneoastragalino.||**-de Weber.** Fibras circulares de la cápsula de la articulación coxofemoral. ||**-de Weitbrecht.** Cinta fibrosa, a veces doble, entre el cúbito y el radio por encima del ligamento interóseo del antebrazo. ||**-de Winslow.** Ligamento posterior de la rodilla. ||**-de Wrisberg.** Ligamento del menisco lateral.||**-de Zaglas.** Manojo corto y grueso del ligamento sacroilíaco posterior. ||**-de Zinn.** ANILLO TENDINOSO COMÚN. ||**-del ovario.** Cordón fibromuscular que va del extremo interno del ovario al ángulo correspondiente del útero, debajo y detrás de la inserción de la trompa, y comprendido en la aleta media del ligamento ancho. ||**-deltoideo.** Capa superficial triangular del ligamento lateral interno de la articulación del tobillo. ||**-dentado** o **denticulado.** Prolongaciones de la piamadre que se insertan en la duramadre entre los orificios de salida de las raíces nerviosas. ||**-dorsal.** Nombre de numerosos ligamentos de las articulaciones de los huesos del carpo, metacarpo, tarso y metatarso, en las caras posterior y superior, respectivamente, de las mismas.||**-elástico.** LIGAMENTO AMARILLO. ||**-en Y de Bigelow.** LIGAMENTO ILIOFEMORAL. ||**-en Y o en V.** LIGAMENTO BIFURCADO. ||**-epihial.** Manojo ligamentoso entre la apófisis estiloides del temporal y el asta menor del hueso hioides. ||**-esfenomandibular.** Ligamento accesorio de la articulación temporomandibular, extendido desde la espina del esfenoides a la parte media de la rama de la mandíbula. ||**-esfenomaxilar.** LIGAMENTO ESFENOMANDIBULAR. ||**-espinoglenoideo.** Manojo conjuntivo o fibroso extendido desde la espina de la escápula al borde de la cavidad glenoidea. ||**-esplenofrénico** o **frenicolienal.** Repliegue peritoneal que fija el bazo al diafragma. ||**-estapédico.** Cinta ligamentosa anular del estribo. ||**-esternoclavicular.** Nombre de tres ligamentos, anterior, posterior y superior, que unen entre sí la clavícula, el esternón y el primer cartílago costal. ||**-esternopericardíaco.** Manojos fibrosos que unen el esternón con el pericardio. ||**-estilohioideo.** Cordón fibroso desde la apófisis estiloides al asta menor del hioides. ||**-estilomandibular.** Ligamento accesorio de la articulación temporomandibular, extendido desde la apófisis estiloides al ángulo inferior de la mandíbula. ||**-estilomaxilar.** LIGAMENTO ESTILOMANDIBULAR. ||**-falciforme.** Ligamento suspensorio del hígado. || LIGAMENTO DE HEY. ||**-falso.** Dícese de los repliegues peritoneales sin estructura ligamentosa. ||**-frenocólico.** Porción del mesocolon que va del colon a la pared abdominal. ||**-fundiforme.** Porción del ligamento anular anterior del tobillo, que forma un asa alrededor del extensor largo de los dedos y del peroneo corto. || Expansión de la vaina del recto abdominal y de la línea alba, que se divide en dos cintas para rodear la raíz del pene. || **-gastrocólico, gastrohepático, gastrosplénico**, etc. Epiplón gastrocólico, gastrohepático, gastrosplénico, etc. || **-glenohumeral.** Nombre de tres cintas fibrosas, superior, media e inferior, gruesas y resistentes, de la cápsula articular del hombro. || **-glenoideo.** RODETE GLENOIDEO. || **-glosoepiglótico.** Cinta ligamentosa desde la base de la lengua a la epiglotis. || **-hamatometacarpiano.** Ligamento que conexiona el gancho del hueso ganchoso con la base del V metacarpiano. || **-hepatocólico, hepatoduodenal, hepatorrenal.** Pliegues peritoneales desde el hígado a los órganos respectivos. || **-hepatoumbilical.** LIGAMENTO REDONDO, 4.ª acep. || **-humeral transverso de Brodie.** Fascículos ligamentosos transversales que convierten en conducto la corredera bicipital del húmero. || **-ileofemoral.** Fascículo de refuerzo de la cápsula articular coxofemoral, que se inserta debajo de la espina ilíaca anterior superior y en la línea oblicua del fémur. || **-iliolumbar.** Formación fibrosa entre la porción inferior de la columna vertebral y el hueso ilíaco. || **-iliopectíneo.** ARCO ILIOPECTÍNEO. || **-iliopúbico.** LIGAMENTO INGUINAL. || **-iliotrocantéreo.** Porción de la cápsula de la articulación coxofemoral. || **-infundibulopélvico.** LIGAMENTO DEL OVARIO. || **-inguinal.** Borde inferior de la aponeurosis del oblicuo mayor desde la espina ilíaca anterosuperior a la espina del pubis. || **-inguinal reflejo.** Porción de la aponeurosis del oblicuo mayor que se extiende desde el ligamento inguinal a la línea alba; pilar posterior del anillo inguinal superficial. || **-interarticular.** Todo ligamento situado dentro de la cápsula de una articulación. || **-interclavicular.** Ligamento esternoclavicular superior. || **-intercondral.** Nombre de los manojos fibrosos que se extienden de uno a otro de los cartílagos costales. || **-interespinoso.** Tabique fibroso que llena el espacio entre dos apófisis espinosas. || **-interfoveolar.** Delgada cinta fibrosa desde la cara posterior de la fascia transversa al ligamento lagunar y al pubis. || **-interóseo.** Disco o menisco intervertebral que conexiona unos con otros los cuerpos de las vértebras. || Lámina fibrosa desde la cresta que separa las carillas articulares de la cabeza de las costillas hasta el disco intervertebral. || Ligamento de la articulación condrosternal. || LIGAMENTO TRIANGULAR. || Cada una de las membranas fibrosas que llenan los espacios entre el cúbito y el radio y entre la tibia y el peroné, las cuales prestan inserción a diferentes músculos. || Nombre de muchos ligamentos entre los huesos del carpo, tarso, metacarpo y metatarso. || Fibrocartílago interpubiano. || Fascículo de fibras cortas resistentes del ligamento sacroilíaco posterior. || **-intertransverso.** Cada uno de los numerosos ligamentos que unen las apófisis transversas de las vértebras. || **-interureteral** o **interuretérico.** Pliegue de la membrana mucosa vesical entre ambos orificios de los uréteres que constituye la base del trígono vesical. *Sin.:* Plica interuretérica, rodete o pliegue interuretérico. || **-isquiocapsular.** LIGAMENTO ISQUIOFEMORAL. || **-isquiofemoral.** Fascículo de refuerzo de la cápsula coxofemoral en la parte posterior de éste, desde el borde acetabular al trocánter mayor. || **-isquioprostático.** Aponeurosis perineal profunda. || **-laciniado.** Cinta fibrosa fuerte extendida desde el maléolo interno al calcáneo. || **-lagunar.** Porción de la aponeurosis del oblicuo externo que se refleja para insertarse en la línea pectínea y cuya base delgada forma el límite interno del anillo femoral. || **-lambdoideo.** LIGAMENTO FUNDIFORME. || **-aminocostal de Trolard.** Ligamento entre la costilla y el borde inferior de la lámina vertebral. || **-lateral externo, lateral interno.** Ligamentos colaterales, nombre de varios ligamentos situados en las caras externa e interna, respectivamente, de distintas articulaciones: temporomandibular, codo, muñeca, rodilla, tobillo, metacarpofalángicas y falángicas. || **-lateral interno corto de Morris.** Ligamento lateral interno de la articulación temporomandibular. || **-lateral interno largo de Morris.** LIGAMENTO ESFENOMAXILAR. || **-longitudinal.** Nombre de dos ligamentos, anterior y posterior, en forma de cintas largas nacaradas, extendidas desde el occipital al sacro, en las caras anterior y posterior, respectivamente, del cuerpo de las vértebras. || **-lumbocostal.** Borde superior y grueso de la lámina anterior de la fascia lumbar. || **-mixto.** Tejido fibroso interóseo que sirve para la inserción de músculos. || **-mucoso.** Repliegue sinovial de la articulación de la rodilla. || **-nucal.** Cinta elástica fuerte inserta en la protuberancia occipital externa y las apófisis espinosas de las vértebras cervicales. || **-occipitoatloideo.** Cada uno de los ligamentos, anterior y posterior, desde el borde del agujero occipital a los arcos anterior y posterior del atlas, respectivamente. || **-occipitoaxoideo, occipitoodontoideo.** Cada uno de los tres ligamentos, el ligamento del vértice del diente, el medio, los alares y los laterales, desde el occipital a la apófisis odontoides. Se denominan también *ligamentos odontoideos.* || **-orbicular.** Ligamento anular del radio. || **-palmar.** Nombre de varios ligamentos que unen entre sí los huesos del carpo y éstos con los metacarpianos por su cara anterior. || **-palpebral.** Cada uno de los ligamentos que en los ángulos interno y externo del ojo presta inserción al músculo orbicular de los párpados. || **-patelar.** LIGAMENTO ROTULIANO. || **-pectíneo.** Fibrillas de la membrana de Descemet que desde el anillo de Döllinger se dirigen a la cara anterior del iris. || LIGAMENTO DE COOPER, 2.ª acep. || **-peroneoastragalino.** Dos fascículos, anterior y posterior, del ligamento lateral externo de la articulación tibioperoneoastragalina. || **-peroneocalcáneo.** Fascículo medio del ligamento lateral externo de la articulación del tobillo. || **-pisihamato.** Ligamento desde el hueso pisiforme al gancho del ganchoso. || **-pisimetacarpiano.** Manojo fibroso entre el pisiforme y el V metacarpiano. || **-pisiunciforme.** LIGAMENTO PISIHAMATO. || **-plantar.** Nombre de algunos ligamentos en la cara inferior de los huesos del tarso y metatarso. || **-plantar grande mayor.** Ligamento plantar largo o gran ligamento plantar. || **-poplíteo.** Nombre de dos fascículos fibrosos de la porción media del ligamento posterior de la rodilla: el arqueado, constituido por fibras propias, y el oblicuo, constituido por una expansión del tendón recurrente del semimembranoso. || **-pterigomaxilar.** Ligamento accesorio de la articulación temporomandibular, desde el ala interna de la apófisis pterigoides al extremo del borde alveolar de la mandíbula. || LIGAMENTO PTERIGOMANDIBULAR. || **-pterigospinoso.** Ligamento extendido desde la espina del esfenoides al extremo superior de la lámina externa de la apófisis pterigoides. || **-púbico.** Cada uno de los tres ligamentos, anterior, posterior y superior, de la sínfisis del pubis. || **-pubocapsular.** LIGAMENTO PUBOFEMORAL || **-pubofemoral.** Conjunto de fascículos de refuerzo de la cápsula coxofemoral, delante de ésta, que se insertan diversamente en el pubis, cresta y eminencia pectíneas y en el trocánter menor. || **-pubovesical.** Cada uno de los dos ligamentos laterales que se extienden desde la sínfisis del pubis al cuello de la vejiga. || **-radiado.** LIGAMENTO COSTOVERTEBRAL ANTERIOR. || Nombre de ligamentos, anterior y posterior, de las articulaciones condrosternales. || **-radiocubital.** Nombre de algunos manojos fibrosos irregularmente dispuestos en las caras anterior y posterior de la articulación radiocubital inferior. || **-redondo.** Cinta fibrosa en el interior de la articulación coxofemoral, desde la cabeza del fémur a la escotadura acetabular. || Dos cordones conjuntivomusculares que desde los bordes laterales del útero, debajo y delante de las trompas, pasan por el conducto inguinal para ir a terminar en el tejido celuloso del monte de Venus, ingle y labios mayores. || LIGAMENTO DE WEITBRECHT. || Cordón que representa la vena umbilical, desde el ombligo al borde anterior del hígado. || **-romboideo.** LIGAMENTO COSTOCLAVICULAR. || **-rotuliano.** Ligamento anterior de la articulación de la rodilla, extendido desde el vértice de la rótula a la tuberosidad anterior de la tibia, considerado como porción terminal del tendón del cuádriceps. || **-sacrociático**

mayor. Ligamento sacrotuberoso. ||**-sacrociático menor.** Ligamento sacrospinoso. ||**-sacrococcígeo.** Ligamentos, anterior, posterior y laterales, que unen el sacro con el cóccix. ||**-sacrodural de Trolard.** Tabique fibroso que une la duramadre con la pared anterior del conducto sacro. ||**-sacroilíaco.** Nombre de dos ligamentos, anterior y posterior, de la articulación sacroilíaca. ||**-sacrospinoso.** Lámina triangular fibrosa, cuya base se inserta en el borde del sacro y del cóccix y el vértice de la espina ciática. ||**-sacrospinoso de Bichat.** Fascículo en forma de cinta del ligamento sacroilíaco posterior. ||**-sacrotuberoso.** Lámina fibrosa que se extiende desde las espinas ilíacas posteriores y la fosa ilíaca externa al borde correspondiente del sacro y del cóccix y el vértice de la espina ciática. ||**-sacrovertebral de Bichat.** Ligamento desde la apófisis transversa de la V lumbar hasta la base del sacro. ||**-subflavo.** Ligamento amarillo. ||**-subpúbico.** Ligamento arqueado. ||**-supraspinoso.** Cordón fibroso que se extiende de uno a otro extremo de la columna vertebral, adherido íntimamente al vértice de cada una de las apófisis espinosas. ||**-suspensorio.** Repliegues peritoneales que sostienen una víscera en su lugar. || Zónula de Zinn. ||**-suspensorio de Cooper.** Prolongaciones fibrosas que unen la fascia superficial del tórax con la glándula mamaria. ||**-suspensorio de la axila.** Ligamento de Campbell. ||**-suspensorio del pene o del clítoris.** Ligamento que por encima se inserta en la sínfisis púbica y por debajo en la fascia profunda del pene o clítoris, respectivamente. ||**-tarsiano.** Membrana fibrosa de los párpados. ||**-transverso.** Cinta fibrosa que une las masas laterales del atlas y que completa el anillo osteofibroso que recibe la apófisis del axis.|| Cinta que se extiende desde el II al V metacarpianos, adelante de las articulaciones metacarpofalángicas, o del I metatarsiano al V. || Fascículo resistente en la porción inferior de ligamento posterior de la articulación peroneotibial inferior.|| Banda aponeurótica fuerte que pasa horizontalmente, justo por debajo del arco púbico. || Cinta fibrosa desde el borde lateral de la espina de la escápula al borde adyacente de la cavidad glenoidea, que convierte en agujero la escotadura de la base de la espina.|| Porción de rodete acetabular de la articulación coxofemoral que pasa por encima de la escotadura acetabular.||**-transversocostal.** Ligamento costotransverso. ||**-trapezoide.** Ligamento coracoclavicular anteroexterno. ||**-triangular.** Fibrocartílago interóseo de la articulación radiocubital inferior.|| Ligamento púbico. || Repliegues peritoneales entre el diafragma y la cara superior del hígado. ||**-triangular de la uretra.** Lámina inferior de la aponeurosis media del perineo. ||**-uteroovárico.** Ligamento del ovario. ||**-uteropélvico.** Expansiones del tejido muscular en el ligamento ancho, que se extiende desde la fascia, encima del obturador interno, a los lados del útero y la vagina. ||**-uterorrectosacro** o **uterosacro.** Expansión del tejido subperitoneal o fascia de envoltura y fijación uterovaginal que se desprende de los lados de la porción inferior del útero y se fija en la fascia pélvica y en el sacro después de envainar el recto. ||**-vertebral común.** Ligamento longitudinal. ||**-vertebropleural.** Aponeurosis de Sibson. ||**-vesicoumbilical.** Uraco. ||**-vesicouterino.** Ligamentos anteriores del útero, formados por repliegues del peritoneo que se extienden desde el útero a la cara posterior de la vejiga. ||**-yugal.** Ligamento que une el cartílago de Santorini y el cartílago cricoides.

ligamentopexia (de *ligamento* y el gr. *pêxis,* fijación). f. F., *ligamentopexie.* Fijación y acortamiento del ligamento redondo del útero para la corrección de las retrodesviaciones del órgano; operaciones de Alexander y Doleris, que, muy utilizadas hace unos años, actualmente se practican muy raramente.

ligamentum (lat.). m. Ligamento. ||**-apicis dentis.** Ligamento occipitoaxoideo medio. ||**-arcuatum pubis.** Ligamento arqueado. ||**-bipartitum, bifurcatum.** Ligamento en Y o en V. ||**-fundiforme penis.** Ancha cinta aponeurótica que nace de la línea alba por encima de la sínfisis del pubis, rodea el pene y se continua por el escroto. Su homólogo en la mujer es el *fundiforme clitoridis.* ||**-incudis inferus, superius.** Dos ligamentos que unen el yunque a la pared del tímpano y al martillo. ||**-laciniatum.** Ligamento laciniado. ||**-lacunare.** Ligamento de Gimbernat. ||**-nuchae.** Tabique fibroso sagital que divide la nuca en dos mitades laterales, inserto en la cresta occipital externa y apófisis espinosas de las vértebras cervicales. ||**-pulmonile.** Pliegue pleural vertical extendido del hilio a la base del pulmón, que forma el límite posterior de la impresión cardíaca. ||**-teres.** Ligamento redondo.

ligamiento. f. Linkage.

ligasa. f. F., *ligase.* Enzima que cataliza la unión de los compuestos, con la participación de un enlace pirofosfato del ATP de un compuesto semejante del ATP. Los enlaces de alto nivel energético del ATP experimentan una ruptura, con liberación de pirofosfato o fosfato y de nucleótido-monofosfato o difosfato, respectivamente, como subproducto de la reacción. Se conocen más de 50 ligasas distintas, que poseen gran importancia en la conservación de la energía química intracelular.

Ligat (Prueba de) (David *Ligat,* cirujano inglés contemporáneo). V. Prueba.

Lightwood (Síndrome de) (Reginald *Lightwood,* pediatra inglés contemporáneo). V. Síndrome.

Lignac o **Lignac-Fanconi (Enfermedad** o **Síndrome de)** (George Otto Emile *Lignac,* pediatra alemán contemporáneo, y Guido *Fanconi,* pediatra suizo, n. en 1882). V. Síndrome.

Lignières (Prueba de) (José *Lignières,* médico de Buenos Aires, 1868-1933). V. Prueba.

lignina (del lat. *lignum,* leño). f. Polímero presente en la madera, donde junto con la celulosa representa uno de los componentes más abundantes (20-25 %). Su composición no está totalmente definida.

lignosa. f. Lignina.

lignum (lat.). m. Madera, leño o palo. ||**-caeruleum** o **campechianum.** Campeche. ||**-quassiae.** Cuasia. ||**-rhodium.** Madera de la *Amyris balsamifera,* árbol de la América tropical. ||**-santalinum rubrum.** Sándalo rojo. ||**-vitae.** Guayaco.

ligofilia (del gr. *lygaîos,* oscuro, y *philía,* amistad). f. Afición anormal a los lugares oscuros.

ligroína. f. Líquido volátil, inflamable, obtenido por destilación del petróleo, empleado como disolvente de las grasas.

lígula. f. Língula. || Cintilla de sustancia blanca situada en los bordes laterales inferiores del IV ventrículo y que se extiende desde el *óbex,* o extremo inferior de éste, hasta los ángulos laterales, donde constituye el *receso lateral* del IV ventrículo. || Género de gusanos cestodos. ||**-intestinalis.** Huésped normal de aves que comen peces. Ocasionalmente pueden infectar al hombre. ||**-mansoni.** Se clasifica en la actualidad como *Spirometra mansoni.*

lígústico. m. Planta umbelífera. *Levisticum officinale,* cuya raíz es aromática, carminativa y emenagoga.

lila. adj. Morado claro. Ú.t.c.s.

lilacina. f. Sustancia amarga cristalizable que se obtiene de los frutos y hojas de la lila; se llama también siringina.

Lilienthal (Operación de) (Howard *Lilienthal,* cirujano de Nueva York, 1861-1946). V. Operación.

Lillehei (Operación de) (Richard C. *Lillehei,* cirujano norteamericano, contemporáneo). V. Operación.

lima (del lat. *lima*). f. A., *Feile;* F., *lime;* In., *file;* It. y P., *lima.* Instrumento de acero de forma plana y estrecha, con superficies estriadas, que sirve para desbastar o pulir. Se emplea en odontología. || Fruto del limero. ||**-(Ruido de).** V. Ruido.

limación. f. Operación de pulir o limar un diente o hueso.

limadura (del lat. *limatura*). f. A., *Feilstaub;* F., *limaille;* In., *filings;* It., *limatura;* P., *limadura.* Partícula desprendida de un metal por medio de la lima. Se han empleado las de estaño como tenífugo. Las de hierro porfirizadas constituyen uno de tantos preparados ferruginosos y se emplearon en polvo, píldoras, etc.

limanol. m. Preparación de barro de marisma, empleada en el reumatismo.

límbico. adj. Relativo a un limbo.

limbo (del lat. *limbus*). m. A., *Limbus*; F., *limbe*; In., *limbus*; It., *lembo*; P., *limbo*. Borde, orla o ribete. ‖ **-alveolar.** Borde libre de las apófisis alveolares. ‖ **-anguloso.** Línea oblicua del cartílago tiroides. ‖ **-corneal.** Zona circular correspondiente al borde de la córnea. ‖ **-de Vieussens.** Limbo de la fosa oval o anillo oval. ‖ **-esclerocorneal.** Borde de la córnea que se une con la esclerótica. ‖ **-lúteo.** MÁCULA LÚTEA. ‖ **-palpebral.** Cada uno de los ángulos del borde libre de los párpados, anterior, provistos de pestañas, y posterior. ‖ **-ungueal.** Lámina córnea de la uña, enclavada por tres bordes dentro de un surco epidérmico.

limen (lat.). m. A., *Schwelle*; F., *seuil*; In., *threshold*; It., *soglia*; P., *umbral*. Umbral, mínimo o menor grado de estímulo que produce una sensación. ‖ Porción de cerebro situada entre la base y la ínsula de Reil. ‖ **-absoluto.** Límite menor posible de perceptibilidad de una sensación. ‖ **-acromático.** Mínima intensidad de espectro que produce una sensación de color; la reducción por debajo de este punto produce solamente una sensación de brillo sin distinción de color. ‖ **-auditivo.** Sonido más ligero perceptible; *minimum audible*. ‖ **-de la conciencia.** Límite menor de sensibilidad; *minimum sensible*. ‖ **-diferencial** o **relativo.** Límite menor de la sensibilidad discer-niente; relación que debe existir entre dos estímulos para que sea perceptible la menor diferencia entre ellos. ‖ **-insula.** LIMEN, 2.ª acep. ‖ **-nasi.** Línea divisoria entre las porciones ósea y cartilaginosa de la nariz. ‖ **-visual.** Visión mínima posible de un objeto; *minimum visible*.

limero. m. Árbol auranciáceo, originario de la India, que se cultiva en España, *Citrus limetta*. Su fruto, la lima, es comestible y contiene una esencia análoga a la bergamota.

liminal o **liminar** (del lat. *liminaris*). adj. Relativo al limen.

liminómetro (del lat. *limen, -inis*, umbral, y el gr. *métron*, medida). m. Instrumento que mide el grado de estímulo aplicado a un tendón, suficiente para iniciar el reflejo.

limitación (del lat. *limitatio, -onis*). f. A., *Begrenzung*; F. e In., *limitation*; It., *limitazione*; P., *limitação*. Circunscripción, reducción. ‖ **-excéntrica.** Reducción del campo visual, más acentuada en unas partes de la periferia que en otras.

limitante. adj. Que limita. ‖ f. Membrana limitante.

límite (del lat. *limes, itis*). m. A., *Grenze*; F., It. y P., *limite*; In., *limit*. Confín, término. ‖ **-auditivo** o **de audibilidad.** Extremo de vibración más allá del cual el oído humano no percibe ningún sonido; es decir, por debajo de 16-20 c/seg y por encima de 18.000-20.000 c/seg. ‖ **-de Anstie.** Cantidad máxima de bebidas alcohólicas que puede ingerirse sin daño V. REGLA DE ANSTIE. ‖ **-de asimilación** o **de saturación.** Cantidad de hidratos de carbono que el organismo puede metabolizar sin que se produzca glucosuria. ‖ **-de percepción visual.** Ángulo visual mínimo debajo del cual la percepción de un objeto es imposible. ‖ **-mortal** (L+). Cantidad menor de toxina que mezclada con una unidad antotóxica produce la muerte de un cobayo de 250 g en noventa y seis horas.

limítrofe. adj. y s. F., *borderline, état limite*. Aplícase al individuo que por su capacidad intelectual se sitúa entre la normalidad y la debilidad mental. Su CI oscila entre 70 y 90. Sin.: Fronterizo, *borderline* (este útimo se aplica también a las estructuras prepsicóticas de la personalidad).

limitrófico (del lat. *limes, -itis*, límite, y el gr. *trophé*, nutrición). adj. Que regula la nutrición; se aplica a los ganglios simpáticos y a sus conexiones.

Limnaea. Género de moluscos de agua dulce, algunas de cuyas especies, como *L. trunculata*, actúan de huéspedes de la *Fasciola hepatica*.

Limnatis. Género de sanguijuelas. La especie *L. nilotica*, africana, se encuentra a menudo en las fosas nasales y faringe de los animales.

limnemia (del gr. *límne*, pantano, y *haîma*, sangre). f. Paludismo, caquexia palúdica.

limnología (del gr. *límne*, pantano, y *lógos*, tratado). f. Estudio de las condiciones biológicas, químicas y físicas de los pantanos, lagos, etc.

limo (del lat. *limus*). m. A., *Schluff*; F., *limon*; In., *silt*; It. y P., *limo*. Barro formado de arcilla, mezclado con detritos orgánicos, en el fondo de los estanques, en ciertas fuentes medicinales, etc. ‖ Limón en latín.

limo-. Forma prefija del gr. *limós*, hambre.

limoctonía (de *limo-* y el gr. *kteínein*, matar). f. Inanición, privación de alimento. ‖ Muerte producida por el hambre.

limón (del ár. *laimūn*). m. A., *Zitrone*; F., *citron*; In., *lemon*; It., *limone*; P., *limão*. Fruto del limonero, *Citrus limonum*, árbol auranciáceo. La corteza de este fruto suministra una esencia aromática y estimulante. El zumo, astringente, se emplea como tópico en las anginas y para la confección de limonadas; contiene vitamina C.

limonada. f. A., *Limonade*; F., *citronade*; In., *lemonade*; It., *limonata*; P., *limonada*. Bebida refrescante compuesta de zumo de limón, agua y azúcar. ‖ Bebida ácida en general. ‖ **-cocida.** Cocimiento de limón y azúcar. ‖ **-común.** LIMONADA, 1.ª acep. ‖ **-gaseosa.** Limonada vegetal, en la que el agua está saturada de ácido carbónico. ‖ **-mineral.** Bebida preparada con agua y un ácido mineral, *clorhídrico, sulfúrico, nítrico* o *fosfórico*, en distintas proporciones. ‖ **-purgante.** Limonada que contiene citrato de magnesio, edulcorada con jarabe de limón ‖ **-seca.** Mezcla de las sustancias que integran la anterior en estado seco. ‖ **-vegetal.** Limonada común o compuesta con otro zumo ácido o con un ácido de origen vegetal, *cítrico, acético* o *tartárico*.

limonemo. m. Terpeno de la corteza de limón; citreno.

limonina. f. Principio amargo neutro, cristalino, de las semillas de limón y naranja.

limonita. f. Hidróxido férrico, Fe(OH)$_3$.

limopsora (de *limo-* y el gr. *psóra*, sarna). f. Dermatosis debida a la alimentación insuficiente.

limosis (del gr. *limós*, hambre). f. Hambre anormal y morbosa.

limoso (del lat. *limosus*). adj. Parecido al limo o lleno de él.

limoterapia (de *limo-* y el gr. *therapeía*, tratamiento). f. Cura de hambre, *dieta famis*. ‖ Tratamiento por medio de barro o limo.

limotisis (de *limo-* y *tisis*). f. Tisis o caquexia por falta de alimento.

límpido (del lat. *limpidus*). adj. Claro, transparente.

Lin-Wegelius (Técnica de). V. TÉCNICA.

lináloe o **lignáloe** (del lat. *lignum aloes*). m. Madera aromática y resina de un árbol de la India, *Aquilaria agallochum*.

linalol. m. Alcohol terpeno de muchas esencias: cilantro, bergamota, espliego, etc.

linaria (de *lino*). f. Planta de la familia de las escrofulariáceas, *Linaria vulgaris*, que se ha empleado al interior como purgante y derivativa y al exterior como emoliente en las hemorroides.

linaza (del lat. **linacea*, de *linum*). f. A., *Leinsamen*; F., *graine de lin*; In., *linseed*; It., *linosa*; P., *lanhaça*. Simiente de lino; granos elipsoidales, aplanados, duros y grises. Se emplea al interior como laxante a la dosis de una o dos cucharadas. Hervida con agua suministra un líquido viscoso, demulcente, que se emplea en lociones, fomentos y enemas. Por expresión de la misma se extrae un aceite secante que sirve para la preparación de sondas elásticas. El polvo, o harina de linaza, sirve para preparar cataplasmas.

lincomicina. f. F., *lincomycine*. Antibiótico de acción bacteriostática aislado a partir de cultivos de *Strep-*

tomyces lincolnensis. Su espectro de acción es semejante al de la eritromicina. Está especialmente indicado en las infecciones de los huesos producidas por estafilococos. Forzando las dosis puede ser bactericida. Es bien tolerado y se administra «per os» y por vía intramuscular e intravenosa.

linctus (lat.). m. Looch, emulsión, electuario; jarabe espeso medicinal.

Lindau (Enfermedad de) (Arvid *Lindau,* patólogo sueco, 1892-1958). V. ENFERMEDAD.

Lindemann (Método de) (August *Lindemann,* cirujano alemán, n. en 1880). V. MÉTODO.

Lindera. Género de plantas de la familia de las lauráceas, propias de América del Norte. La especie *L. benzoin,* tiene corteza aromática, diaforética y febrífuga.

línea (del lat. *linea).* f. A., *Linie;* F., *ligne;* In., *line;* It., *linea;* P., *linha.* Estría, señal, surco o borde largo y estrecho. ||**-adrenal.** LÍNEA DE SERGENT. ||**-alba.** Línea fibrosa extendida desde la apófisis xifoides hasta la sínfisis del pubis, formado por el entrecruzamiento de las aponeurosis de los músculos abdominales anteriores.||**-alba cervicalis.** Línea media del cuello, donde se confunden las aponeurosis de los músculos esternotiroideos y esternohioideos.||**-albicante.** Estrías blancas en el abdomen, en relación con la hipertrofia suprarrenal o terapéutica cortisónica.||**-alveolar.** Línea desde el nasión al punto alveolar. ||**-alveolobasilar.** Línea desde el basión al punto alveolar. ||**-alveolonasal.** Línea desde el punto nasal al punto alveolar. ||**-angular.** Línea irregular que divide la cara anterior del iris en dos zonas: externa o ciliar e interna o pupilar. ||**-angular de la escápula.** LÍNEA ESCAPULAR. ||**-arqueada.** Porción ilíaca o innominada de la línea iliopectínea. ||**-áspera del fémur.** Eminencia rugosa que forma el borde posterior de dicho hueso, que se trifurca en el extremo superior y en el inferior, y da inserción a numerosos músculos. ||**-atrópica.** línea normal al plano de los ejes de rotación del ojo. ||**-auriculobregmática.** Línea desde el punto auricular al bregma. ||**-axilar.** Cada una de las líneas, anterior y posterior, desde los bordes de la axila hacia abajo. ||**-azul.** Línea característica de las encías en la intoxicación por el plomo. ||**-base.** Línea que va desde el borde infraorbitario al meato auditivo externo y a la línea media occipital. ||**-basinasal, basibregmática.** Línea desde el basión al nasión y bregma, respectivamente. ||**-biauricular.** Línea convencional entre los dos meatos auditivos externos. ||**-bicigomática, bimastoidea.** Líneas convencionales de la base del cráneo entre los dos tubérculos cigomáticos y las dos apófisis mastoides, respectivamente. ||**-bisilíaca.** Línea recta que une los dos puntos opuestos más prominentes de las crestas ilíacas. || Cinta aponeurótica blanquecina desde la parte inferior de la sínfisis del pubis a la espina ciática. ||**-blanca de Brödel.** Línea blanquecina longitudinal en la superficie anterior del riñón, cerca del borde convexo. ||**-blanca suprarrenal.** LÍNEA DE SERGENT. ||**-cuadrada.** Línea en la cara posterior del fémur, para la inserción del músculo cuadrado femoral. ||**-curva del ilíaco.** LÍNEA GLÚTEA. ||**-curva del occipital.** LÍNEA NUCAL. ||**-de absorción.** BANDA DE ABSORCIÓN. ||**-de acreción.** LÍNEA DE RETZIUS. ||**-de Albanese.** Líneas que marcan sobre la placa radiográfica la articulación coxofemoral y que sirven para delimitar el triángulo de Albanesse, que debe ser simétrico en uno y otro lado. ||**-de Amberg.** Línea que indica la parte más accesible del seno lateral en las operaciones en la mastoides, que divide en dos mitades el ángulo que forman el borde anterior de la apófisis mastoides y la línea temporal. ||**-de Amici.** MEMBRANA DE KRAUSE. ||**-de Baillarger.** CAPA DE BAILLARGER. ||**-de Baudelocque.** DIÁMETRO DE BAUDELOCQUE. ||**-de Beau.** Surcos transversales que aparecen en la lúnula y avanzan distalmente a medida que va creciendo la uña. Son manifestación del paro temporal de la función de la matriz ungueal. Pueden producirse por diversos factores sistémicos o traumatismos locales. ||**-de Borsieri.** Línea blanquecina que aparece en la piel rascada por la uña al comienzo de la escarlatina. ||**-de Bouchard.** Línea entre el ombligo y el punto más próximo del reborde de las falsas costillas izquierdas. Si se percibe el bazuqueo gástrico por debajo de esta línea, hay dilatación del estómago. ||**-de Bryant.** Lado vertical del triángulo iliofemoral. ||**-de Brücke.** Anchas bandas que alternan con las membranas de Krause en las fibras musculares estriadas. ||**-de Burton.** LÍNEA AZUL. ||**-de Camper.** Línea del meato auditivo externo al punto inmediatamente inferior a la espina nasal. ||**-de Chaussier.** Rafe medio del cuerpo calloso. ||**-de Chiene.** Cada una de la serie de líneas establecidas para la localización de los centros cerebrales. ||**-de Clapton.** Línea verde que aparece en las encías en el envenenamiento por el cobre. ||**-de Conradi.** Línea desde la base de la apófisis xifoides a la región del choque de la punta, que constituye el límite superior de la matidez del lóbulo izquierdo del hígado. ||**-de Correra.** Línea en las radiografías torácicas que limita la periferia de los campos pulmonares. ||**-de Corrigan.** Raya de color rojo púrpura que aparece en las encías en el envenenamiento por el cobre. ||**-de Crampton.** Línea en el abdomen que indica la posición de la arteria ilíaca común, extendida desde el vértice del cartílago de la última costilla cerca de la cresta ilíaca y luego hacia delante hasta un punto inmediatamente por debajo de la espina ilíaca anterior y superior. ||**-de Damoiseau.** Denominada también *curva* o *signo de Damoiseau;* línea de Ellis. ||**-de Daubenton.** Línea desde el opistión al basión. ||**-de De Salle.** Línea de la cara que parte del borde superior del ala de la nariz y da la vuelta al ángulo de la boca; línea nasal de Jadelot. ||**-de demarcación.** Zona que limita el tejido gangrenado del sano. ||**-de Dobie.** MEMBRANA DE KRAUSE. ||**-de Douglas.** LÍNEA SEMICIRCULAR. ||**-de Duhot.** Línea desde la espina ilíaca superior al vértice del sacro. ||**-de Eberth.** Líneas escalariformes en la unión de las fibras musculares cardíacas. ||**-de Ellis.** Línea parabólica en el tórax desde la columna vertebral a la pared lateral, que indica el límite superior de los derrames pleuríticos. ||**-de Farre.** Línea blanquecina que señala la inserción del mesoovario sobre el ovario. ||**-de Feiss.** Línea desde el maléolo medio a la cara plantar de la primera articulación metatarsofalángica. ||**-de fijación.** Línea recta extendida desde el centro de rotación del ojo al objeto que se mira. ||**-de Fraunhofer.** Línea de absorción del espectro solar. ||**-de Frommann.** Líneas transversas en el cilindroeje de una fibra nerviosa, que se hacen visibles por la coloración con el nitrato de plata. ||**-de Gant.** Línea guía en las operaciones quirúrgicas en el fémur, debajo del trocánter mayor. ||**-de Gennari.** Línea formada por una masa densa de fibras en la capa media de la corteza cerebral. ||**-de Granger.** Línea curva en las radiografías del cráneo, producida por el surco óptico de la cara superior del cuerpo del esfenoides. ||**-de Gubler.** Línea que une los orígenes aparentes de las raíces del V par. ||**-de Göttinger.** Línea a lo largo del borde superior del arco cigomático. ||**-de Haller.** Cinta fibrosa a lo largo de la cara anterior de la piamadre medular. ||**-de Helbing.** Línea que pasa por el tendón de Aquiles y el borde posterior del talón. ||**-de Helmholtz.** Línea perpendicular al plano del eje de rotación del ojo. ||**-de Hensen.** Línea brillante en medio de la banda oscura de un segmento de fibrilla muscular. Banda o disco H. ||**-de Hilton.** Línea de unión de la piel del periné con la mucosa anal. ||**-de Holden.** Surco debajo del pliegue inguinal, que cruza la cápsula coxofemoral. ||**-de Hueter.** Línea recta entre el epicóndilo humeral y el vértice del olécranon en el brazo en extensión. ||**-de Hunter.** LÍNEA ALBA. ||**-de Jacoby.** LÍNEA BISILÍACA. ||**-de Jadelot.** Cada una de las líneas de la cara: *genal, nasal, labial* y *oculocigomática,* a las que se supone ser indicio de enfermedades. V. Arruga, 2.º art. ‖ -de **Kaes.** Tira de fibras en la zona suprarradial de la sustancia blanca de la corteza cerebral. ‖ -de **Kilian.** Línea prominente en el promontorio del sacro. ‖ -de **Krause.** Membrana de Krause. ‖ -de **Langer.** Líneas de tensión de la piel. ‖ -de **Lizars.** Línea imaginaria desde la espina ilíaca posterior y superior al punto medio entre la tuberosidad del isquion y el trocánter mayor. La arteria glútea superior nace en la unión del tercio superior de esta línea con los dos tercios inferiores. ‖ Línea desde la espina ilíaca posterosuperior a la tuberosidad isquiática. En la unión del tercio inferior con los dos superiores de esta línea nacen las arterias ciática y púbica. ‖ -de **Luton.** Línea entre el acromion derecho y la articulación condrosternal de la IV costilla izquierda; en su prolongación se encuentra la punta del corazón. ‖ -de **McKee.** Línea guía de la arteria ilíaca común, trazada desde la punta del cartílago de la XI costilla a un punto situado 4 cm por dentro de la espina ilíaca anterior y superior; luego se inclina hacia abajo, adelante y adentro hasta encima del anillo inguinal. ‖ -de **Monro** o **de Monro-Richter.** Línea recta desde el ombligo a la espina ilíaca anterior superior izquierda. ‖ -de **Mouriguaud.** La que corresponde al límite del fondo de saco costodiafragmático. ‖ -de **Moyer.** Línea imaginaria desde el centro del cuerpo de la III vértebra sacra al punto medio entre las espinas ilíacas anteriores superiores. ‖ -de **Nélaton.** Línea recta desde la espina ilíaca anterior y superior a la tuberosidad isquiática. En la luxación del trocánter no corresponde a esta línea, como en la flexión normal en ángulo recto del muslo sobre las pelvis, sino más atrás. ‖ -de **Ogston.** Línea imaginaria desde el tubérculo del fémur a la escotadura intercondílea. ‖ -de **Owen.** Espacios interglobulares en las partes profundas de la dentina de la corona vistos en sección longitudinal. ‖ -de **Pickerill.** Líneas horizontales en la superficie del esmalte. ‖ -de **Piorry.** La que une la articulación esternoclavicular izquierda con la extremidad libre de la XI costilla del mismo lado. ‖ -de **Poirier.** Línea desde el ángulo nasofrontal hasta un punto inmediatamente por encima del lambda. ‖ -de **Poupart.** Línea imaginaria en el abdomen, perpendicular al punto medio del ligamento inguinal. ‖ -de **Reid.** Línea basal desde el borde infraorbitario al meato auditivo externo y la línea media occipital. ‖ -de **Retzius.** Líneas microscópicas observadas en las secciones de esmalte, que marcan capas sucesivas de calcificación. ‖ -de **Robson.** Línea recta entre el pezón y el ombligo. ‖ -de **Roser** o **Roser-Nélaton.** Línea de Nélaton. ‖ -de **Salter.** Líneas que se supone muestran la estructura laminar de la dentina. ‖ -de **Schoemaker.** Línea imaginaria entre la punta del trocánter mayor y la espina ilíaca anterior superior; en condiciones normales pasa por el ombligo, y si el trocánter está más alto o más bajo, pasa por debajo o por encima del ombligo. ‖ -de **Schreger.** Líneas que se ven por medio de la luz refleja en los cortes longitudinales de la dentina y que indican las curvaturas primativas de los tubos de dentina. ‖ -de **Sergent.** Línea blanca en la piel del abdomen, consecutiva al rayado con la uña; se observa en casos de hipoadrenalismo. ‖ -de **Shenton** o **Skinner.** Línea curva en las radiografías de la cadera normal, formada por el vértice del agujero obturador. ‖ -de **Thomson.** Línea roja en las encías en la tuberculosis pulmonar. ‖ -de **Topinard.** Línea entre la glabela y el mentón. ‖ -de **Trümmerfeld.** Zona de degeneración metafisaria en los huesos en el escorbuto infantil. ‖ -de **Ullman.** En la espondilolistesis, una línea recta perpendicular, trazada desde la cara anterior de la primera vértebra lumbar, pasa a través de la última vértebra lumbar. ‖ -de **Venus.** Línea transversa principal en la cara anterior de la muñeca. ‖ -de **Virchow.** Línea desde la raíz de la nariz al lambda. ‖ -de **Voigt.** Líneas que limitan las áreas de distribución de los nervios periféricos. ‖ -de **Wagner.** Línea blanquecina en la unión de la diáfisis y la epífisis formada por calcificación preliminar. ‖ -de **Waldeyer.** Línea de Farre. ‖ -de **Wrisberg.** Serie de filamentos que conexionan las raíces motoras y sensitivas del trigémino. ‖ -de **Zöllner.** Serie de líneas dispuestas de un modo peculiar que se emplean en el examen de la visión. ‖ -**ectental.** Línea de unión entre el ectodermo y el endodermo. ‖ -**embrionaria.** Línea primitiva. ‖ -**epifisaria.** Línea de separación entre la epífisis y la diáfisis en los huesos largos. ‖ Línea de menor densidad observada en las radiografías de los huesos largos, entre la epífisis y la diáfisis, y que corresponde a la parte sin calcificar del cartílago de crecimiento. ‖ -**escapular.** Línea vertical desde el ángulo inferior de la escápula. ‖ -**espinal.** Línea vertical que pasa por el centro de la columna vertebral. ‖ -**esternal.** Cada una de las líneas topográficas que pasan por el eje y bordes del esternón. ‖ -**facial.** Línea entre la glabela y el punto alveolar. ‖ -**genal.** Una de las líneas de Jadelot, que se extiende desde el ángulo interno del ojo, cerca del ángulo de la boca, hasta el pómulo. ‖ -**gingival.** Límite entre las encías y los dientes. ‖ -**glútea.** Tres líneas, anterior, posterior e inferior, en la cara externa del hueso ilíaco, que limitan las zonas de inserción de los músculos glúteos. ‖ -**hemiclavicular.** Línea vertical que pasa por el punto medio de la clavícula; prácticamente es igual a la línea mamilar, pero más fija. ‖ -**iliopectínea.** Línea que limita el estrecho superior de la pelvis. ‖ -**incremental.** Líneas en las secciones de la dentina y del esmalte dentario que señalan zonas de calcificación imperfecta en el desarrollo del diente. ‖ -**infracostal.** Línea que une los bordes inferiores de los cartílagos costales décimos. ‖ -**infrascapular.** Línea horizontal a los ángulos inferiores de las escápulas. ‖ -**innominada.** Línea iliopectínea. ‖ -**intercondílea, intertrocantérea.** Líneas entre los cóndilos (línea posterior) y entre los trocánteres (líneas anterior y posterior) del fémur, respectivamente. ‖ -**labial.** Línea de Jadelot, desde el ángulo de la boca hacia fuera; se la consideró indicio de enfermedad en los pulmones. ‖ -**mamaria.** Línea horizontal que une los pezones. ‖ -**mamilar.** Línea vertical que pasa por el centro de un pezón. ‖ -**mandibular interna** o **milohioidea.** Cresta ósea de la cara interna de la mandíbula, desde las apófisis genianas hasta el último molar, que da inserción al músculo milohioideo. ‖ -**media.** Línea imaginaria que divide el cuerpo en dos mitades iguales. ‖ -**nasal.** Línea de Jadelot que se extiende en semicírculo desde la nariz alrededor de la boca. ‖ -**nasolabial.** Surco desde el ala de la nariz al ángulo de la boca. ‖ -**negra.** Línea pigmentada, que se forma generalmente en las embarazadas, del ombligo al pubis. ‖ -**nucal** o **nachae.** Tres líneas, suprema, superior e inferior en la cara posterior del hueso occipital, que sirven para inserciones musculares. ‖ -**oblicua del fémur.** Línea intertrocantérea. ‖ -**oculocigomática.** Línea de Jadelot, que se extiende hacia el cigoma desde el ángulo interno del ojo; se la supone indicio de alteraciones nerviosas. ‖ -**onfalospinosa.** Línea de Monro-Richter. ‖ -**parasternal.** Línea vertical que pasa entre la línea malar y el borde del esternón. ‖ -**pectínea.** Pecten, porción de la línea iliopectínea comprendida en el pubis. ‖ -**poplítea.** Línea oblicua en la cara posterior de la tibia, para la inserción del músculo poplíteo. ‖ -**primitiva.** Estría primitiva en el centro del área germinativa. ‖ -**semicircular.** Línea arqueada que señala la terminación de la vaina posterior del músculo recto del abdomen a nivel de la cresta ilíaca. ‖ -**semilunar de Spiegel.** Borde interno de la porción carnosa del músculo transverso del abdomen. ‖ -**silviana.** Línea imaginaria que se extiende desde la apófisis cigomática del frontal hasta un punto situado a 2,5 cm aproximadamente por debajo del punto más prominente del parietal; indica la dirección de la cisura de Silvio. ‖ -**splendens.** Línea de Haller. ‖ -**subcostal.** Línea infracostal. ‖ -**supraorbitaria.** Línea transversa de la frente inmediatamente por encima de la raíz de la apófisis cigomática del frontal. || **-temporal.** Línea en el hueso de este nombre que marca el límite que separa la porción escamosa de la mastoidea. Eminencia ósea en la cara externa e inferior de la cara anterior del frontal, que se continúa por detrás con una línea semejante del parietal y circunscribe la fosa temporal. || **-terminalis.** LÍNEA ILEOPECTÍNEA. || **-tiroidea roja.** Línea eritematosa producida por la irritación de la piel del cuello en el hipertiroidismo; signo de Marañón. || **-transpilórica.** Línea horizontal trazada a través de un punto en la línea media equidistante a la escotadura yugular y a la sínfisis del pubis. || **-transversa.** Líneas tendinosas transversas en el abdomen, que conexionan la línea blanca y la semilunar. || **-trapezoidea.** Línea de inserción del ligamento trapezoideo de la clavícula. || **-visual.** Línea desde el objeto visto al centro de la pupila. || **-vital.** Línea curva de la palma de la mano alrededor de la base del pulgar.

linfa (del lat. *lympha*). f. A., *Lymphe*; F., *lymphe*; In., *lymph*; It. y P., *linfa*. Líquido claro, transparente, alcalino, amarillo pálido u opalescente, de sabor salado, que llena los vasos linfáticos. La linfa se coagula como la sangre y, como ésta, se halla constituida por agua, albúmina, fibrina y sales, pero en proporciones muy diferentes, en especial la albúmina, que existe en menor cantidad, y el agua, en mayor proporción. Contiene leucocitos y en particular linfocitos, corpúsculos de grasa y accidentalmente hematíes. || Cualquier líquido o humor acuoso semejante a la linfa. || **-animal.** Vacuna u otra linfa procedente de un animal. || **-aplásica.** Linfa que contiene exceso de leucocitos y que no tiende a organizarse. || **-de Cotugno.** PERILNIFA. || **-de Koch.** TUBERCULINA. || **-euplásica** o **fibrinosa.** Linfa que tiende a la coagulación y se organiza. || **-humanizada.** Virus vacunal de procedencia humana. || **-inflamatoria.** Humor producido por la inflamación. || **-intercelular.** La que ocupa los espacios intercelulares en distinción de la intravascular. || **-plásica.** BLASTEMA. Linfa que tiende a organizarse. || **-vacuna.** Exudado de las pústulas de la vacuna.

linfadenectasia (de *linfadeno* y el gr. *éktasis*, dilatación). f. F., *dilatation des sinus d'un ganglion lymphatique*. Dilatación o engrosamiento de los ganglios linfáticos como consecuencia de un aumento en la cantidad de linfa.

linfadenectomía (de *linfadeno* y el gr. *ektomé*, escisión). f. F., *lymphadénectomie*. Ablación quirúrgica de ganglios linfáticos.

linfadenia (de *linfa* y el gr. *adén*, *adénos*, glándula). f. A., *Lymphadenie*; F., *lymphadénie*; In., *lymphadenia*; It. y P., *linfadenia*. Estado morboso caracterizado por la hipertrofia e hiperplasia del tejido linfático; seudoleucemia, diátesis linfógena. || **-aleucémica.** Linfadenia sin leucemia. || **-amigdalina.** Hiperplasia del tejido linfático de las amígdalas, que motiva el aumento de volumen de éstas. || **-cutánea.** MICOSIS FUNGOIDE. || **-esplénica.** ESPLENOMEGALIA PRIMITIVA. || **-leucémica.** LEUCEMIA. || **-ósea.** MIELOMA. || **-prurígena.** ENFERMEDAD DE HODGKIN. || **-testicular.** Hiperplasia del tejido linfático de los testículos, que ocasiona el aumento de volumen de los mismos.

linfadenismo. m. Estado morboso consecutivo al linfadenoma. || LINFADENIA.

linfadenitis (de *linfadeno* e *-itis*). f. A., *Lymphadenitis*; F., *lymphadénite*; In., *lymphadeniritis*; It. y P., *linfadenite*. Inflamación de los ganglios linfáticos, adenitis. || **-flemonosa.** ADENOFLEMÓN. || **-mesentérica.** Inflamación de los ganglios linfáticos del mesenterio. Su síntoma más destacado es el dolor, que origina un cuadro de abdomen agudo, que se resuelve espontáneamente. || **-neoplásica.** Linfadenitis por infiltración neoplásica. || **-paratuberculosa.** Inflamación de los nódulos linfáticos de una región, asociada con tuberculosis de otra parte del cuerpo, sin que en ellos exista el agente específico. || **-reactiva.** Linfadenitis regional sin afectación directa por el proceso mórbido activo. || **-tuberculosa.** Infección ganglionar causada por el bacilo tuberculoso.

linfadeno (de *linfa* y el griego *adén*, *adénos*, glándula). m. Ganglio linfático.

linfadenocisto (de *linfadeno* y el gr. *kýstis*, vejiga). m. Forma de degeneración del ganglio linfático, producida por oclusión de los vasos linfáticos eferentes.

linfadenografía (de *linfadeno* y el gr. *gráphein*, describir). f. F., *lymphadénographie*. Visualización radiográfica de los linfáticos, previa inyección de una sustancia opaca a los rayos X.

linfadenograma. f. F., *lymphadénogramme*. Recuento celular y diferenciación porcentual de las diversas células visibles en la extensión coloreada del producto de la punción de los ganglios linfáticos.

linfadenoide (de *linfadeno* y el gr. *eîdos*, aspecto). adj. F., *lymphadénoïde*. Semejante al ganglio o tejido linfático. El tejido linfadenoideo comprende los ganglios linfáticos, bazo, médula ósea y amígdalas.

linfadenoma. m. ADENOLINFOMA. || LINFOMA. || **-maligno.** LINFOSARCOMA. || **-multiple.** ant. ENFERMEDAD DE HODGKIN.

linfadenomatosis f. LINFOMATOSIS. || **-ósea generalizada.** ENFERMEDAD DE KAHLER.

linfadenomegalia (de *linfadeno* y el gr. *mégas*, *megále*, *méga*, grande). f. Aumento del volumen de los ganglios linfáticos.

linfadenomegalia. ((de *linfadeno* y el gr. *mégas*, *megále*, *méga*, grande).). f. Aumento del volumen de los ganglios linfáticos.

linfadenopatia (de *linfadeno* y el gr. *páthos*, enfermedad, afección). f. A., *Lymphdrüsenerkrankung*; F., *lymphadénopathie*; In., *lymphadenopathy*; It. y P., *linfadenopatia*. Término común para las afecciones de los ganglios o del tejido linfático. || **-folicular gigante.** Afección caracterizada por esplenomegalia e hipertrofia de los ganglios linfáticos en diversas partes del cuerpo, dependiente de la multiplicación excesiva de las células de los ganglios linfáticos; enfermedad de *Brill-Symmers*.

linfadenosis (de *linfadeno* y el suf. *-osis*). f. Hipertrofia generalizada de los ganglios linfáticos, de diversa etiología. || **-leucémica.** Leucemia linfocítica crónica.

linfagogo (de *linfa* y el gr. *agogós*, conductor). adj. F., *lymphagogue*. Que promueve la producción de la linfa. || m. Agente con esa acción.

linfangeítis. f. LINFANGITIS.

linfangiectasia (de *linfa* y *angiectasia*). A., *Lymphangiektasie*; F., *lymphangiectasie*; In., *lymphangiectasis*; It., *linfangectasia*; P., *linfangiectasia*. Dilatación de los vasos linfáticos.

linfangioendotelioma (de *linfa*, el gr. *aggeîon*, vaso, y de *endotelioma*). m. F., *lymphangioendothelioma*. Neoplasia maligna que forma estructuras linfáticas irregulares, revestidas de una o más capas de células endoteliales atípicas. Se observa en las áreas donde existe un edema linfático de larga evolución, más frecuentemente en el braquiedema posmastectomía radical.

linfangiofibroma (de *linfa*, el gr. *aggeîon*, vaso, el lat. *fibra*, filamento, y el suf. *-oma*). m. Fibroma con tejido linfangiomatoso.

linfangioflebitis (de *linfa*, el gr. *aggeîon*, vaso, *phléps*, *phlebós*, vena, y de *-itis*). f. F., *lymphangiophlébite*. Inflamación de los vasos linfáticos y las venas de una parte.

linfangiografia. f. LINFOGRAFÍA.

linfangiología (de *linfa*, el gr. *aggeîon*, vaso, y *lógos*, tratado). f. F., *lymphangiologie*. Parte de la anatomía relativa a los vasos linfáticos.

linfangioma (de *linfa*, el gr. *aggeîon*, vaso, y de *-oma*). m. A., *Lymphangiom*; F., *lymphangiome*; In., *lymphangioma*; It. y P., *linfangioma*. Tumor benigno constituido de vasos linfáticos con una sola capa de células endoteliales. La lesión es muchas veces congénita, y se debe a malformación del sistema linfático en las primeras fases de su desarrollo || **-capilar.** Variedad de linfangioma muy raro y difícil de distinguir del hemangioma capilar. || **-cavernoso.** Variedad con grandes cavidades que aparece en lactantes y niños pequeños en las regiones cervical, mediastínica y retroperitoneal. ‖ **-quístico.** Linfangioma con quistes múltiples en las mismas localizaciones que el linfangioma cavernoso.

linfangioplastia (de *linfa* y *angioplastia*). f. F., *lymphangioplastie*. Restauración o sustitución quirúrgica de los vasos linfáticos por la introducción subcutánea de largos hilos tubulares de seda, empleados como drenaje, en los edemas crónicos y elefancía. LINFOPLASTIA.

linfangiosarcoma (de *linfa*, el gr. *aggeîon*, vaso, *sárx, sarkós*, carne, y el suf. *-oma*). m. F., *lymphangiosarcome*. Angiosarcoma de los vasos linfáticos.

linfangiotomía (de *linfa*, el gr. *aggeîon*, vaso, y *tomé*, corte). f. Anatomía o disección de los vasos linfáticos.

linfangitis. f. A., *Lymphangitis;* F., *lymphangite;* In., *lymphangirs;* It., *linfangite;* P., *linfangite*. Inflamación de un vaso o vasos linfáticos; angioleucitis. ‖ **-endémica tropical.** Linfangitis de la elefancía. ‖ **-epizoótica.** Infección blastomicótica de los caballos, que afecta especialmente la piel y vías respiratorias, con formación de nódulos y metástasis en los ganglios; blastomicosis farcinosa. Sin.: Muermo falso, japonés o napolitano. LINFOSPORIDIOSIS. ‖ **-farciminosa bovis.** Infección del ganado vacuno con la *Streptothrix farcinica*, caracterizada por la formación de nódulos subcutáneos.

linfático (del lat. *lymphaticus*). adj. A., *lymphatisch;* F., *lymphatique;* In., *lymphatic;* It., *linfatico;* P., *linfático*. Relativo a la linfa o que la contiene. ‖ m. Vaso linfático. ‖ Individuo de temperamento linfático. ‖ **-aferente** o **eferente.** Vasos linfáticos que entran o salen, respectivamente, de un ganglio linfático.

linfaticostomía (de *linfático* y el gr. *stóma*, boca). f. F., *ouverture chirurgicale sur una vaisseau lymphatique*. Abertura quirúrgica permanente del conducto torácico.

linfatismo. m. A., *Lymphatismus;* F., *lymphatisme;* In., *lymphatism;* It. y P., *linfatismo*. Estado característico de la constitución, diátesis o temperamento linfático. V. TEMPERAMENTO. ‖ Estado morboso debido al desarrollo excesivo del tejido linfoideo, del timo, bazo, médula ósea. Linfotoxemia, linfoidotoxemia, estado tímico.

linfatitis. f. LINFANGITIS.
linfatocele. m. LINFOCELE.
linfatolisina. f. Lisina que actúa sobre el sistema linfático.
linfectasia. f. Ectasia linfática; linfangiectasia.
linfedema (de *linfa* y *edema*). m. A., *Lymphödem;* F., *lymphoedème;* In., *lymphedema;* It. y P., *linfedema*. Edema por obstrucción de un vaso linfático. ‖ **-congénito.** El congénito y hereditario. ‖ **-precoz, primario.** Enfermedad de los jóvenes adolescentes caracterizada por edemas linfáticos de las extremidades inferiores.

linfemia (de *linfa* y el gr. *haîma*, sangre). f. A., *Lymphämie;* F., *lymphémie;* In., *lymphemia;* It. y P., *linfemia*. Presencia de un número elevado de linfocitos o sus precursores en la sangre periférica. Sin.: Linfocitemia, leucemia linfática.

linfendotelioma. m. LINFANGIOENDOTELIOMA.
linfenteritis (de *linfa*, el gr. *énteron*, intestino, y el suf. *-itis*). f. Enteritis con infiltración serosa.
linfeurisma (de *linfa* y el gr. *eurýnein* ensanchar, dilatar). amb. Aneurisma linfático; linfangiectasia.
linfitis. f. LINFANGITIS.
linfoadenoma. m. LINFADENOMA.
linfoblastemia (de *linfoblasto* y el gr. *haíma*, sangre). f. LINFOBLASTOSIS.
linfoblasto (de *linfa* y el gr. *blastós*, germen). m. A., *Lymphoblast;* F., *lymphoblaste;* In., *lymphoblast;* It. y P., *linfoblasto*. Célula inmadura precursora de la línea linfopoyética, que presenta núcleo oval o redondo, uno a dos nucléolos y citoplasma basófilo. Morfológicamente es difícil de diferenciar del mieloblasto.

linfoblastoma (de *linfoblasto* y el suf. *-oma*). m. A., *Lymphoblastom;* F., *lymphoblastome;* In., *lymphoblastoma;* It. y P., *linfoblastoma*. Linfoma constituido por linfoblastos o por células de la serie linfocitaria.

linfoblastomatosis. f. LINFOBLASTOSIS.
linfoblastómide. f. Lesión cutánea específica linfoblastomatosa.
linfoblastosis. f. A., *Lymphoblastose;* F., *lymphoblastose;* In., *lymphoblastosis;* It., *linfoblastos;* P., *linfoblastose*. Exceso de linfoblastos en la sangre. ‖ **-benigna aguda.** Mononucleosis infecciosa.

linfocele (de *linfa* y el gr. *kéle*, tumor). m. A., *Lymphozyste;* F., *lymphocèle;* In., *lymphocoele;* It. y P., *linfocele*. Tumor o colección de linfa extravasada.

linfocisto (de *linfa* y el gr. *kýstis*, quiste). m. Quiste lleno de linfa. ‖ LINFOCELE.

linfocistosis. f. Formación de quistes que contienen linfa.
linfocitemia (de *linfocito* y el gr. *haîma*, sangre). f. A., *Lymphozythämie;* F., *lymphocythémie;* In., *lymphocythemia;* It. y P., *linfocitemia*. Exceso de corpúsculos linfáticos o linfocitos presentes en la sangre; linfemia; linfocitosis.

linfocito (de *linfa* y el gr. *kýtos*, cavidad). m. A., *Lymphozyt;* F. e In., *lymphocyte;* It., *linfocita;* P., *linfócito*. Célula sanguínea mononucleada que tiene un papel fundamental en la respuesta inmunológica del organismo y que se encuentra habitualmente en el torrente circulatorio y en los llamados «órganos linfoides» (ganglios linfáticos, bazo, timo). Existen dos tipos, denominados T y B, morfológicamente idénticos y con origen común en la médula ósea. Los linfocitos T (timodependientes), intervienen fundamentalmente en la inmunidad celular; durante su desarrollo pasan obligatoria mente por el timo, donde sufren un proceso de diferenciación funcional. Los linfocitos B (bursodependientes) se encargan de la inmunidad humoral (elaboración de anticuerpos). ‖ **-de Rieder.** Linfocito de núcleo lobulado, observado en la leucemia linfocítica.

linfocitoblasto. m. LINFOBLASTO.
linfocitoma o **linfocitoblastoma.** m. A., *Lymphozytom;* F., *lymphocytome;* In., *lymphocytoma;* It. y P., *linfocitoma*. Tumoración local o generalizada en el sistema linfático, en la cual los linfocitos son el elemento predominante. ‖ **-cutis.** Crecimiento de tejido linforreticular en la dermis y tejido subcutáneo.

linfocitomatosis. f. F., *lymphocytomatose*. Estado morboso producido por linfocitomas.
linfocitopenia (de *linfocito* y el gr. *penía*, escasez). f. A., *Lymphozytopenie;* F., *lymphocytopénie;* In., *lymphocytopenia;* It. y P., *linfocitopenia*. Leucopenia linfocitaria.

linfocitopoyesis (de *linfocito* y el gr. *poíesis*, producción). f. F., *lymphocytopoïèse*. Leucopoyesis linfocitaria.

linfocitosis. f. A., *Lymphozitose;* F., *lymphocitose;* In., *lymphocitosis;* It., *linfocitosi;* P., *linfocitose*. Exceso de linfocitos en la sangre o en otro líquido orgánico; linfocitemia.

linfocitotoxina. f. Toxina de acción específica sobre los linfocitos.
linfodectomía. f. Escisión de tejido linfoide, p. ej., adenoidectomía y amigdalectomía.
linfodermia (de *linfa* y el gr. *dérma*, piel). f. A., *Lymphodermie;* F., *lymphodermie;* In., *lymphodermia;* It. y P., *linfodermia*. Afección de los vasos linfáticos de la piel. ‖ **-perniciosa.** Manifestación leucémica de la piel; micosis fungoide.

linfoepitelioma (de *linfa*, el gr. *epí*, sobre, *thelé*, pezón, y el suf. *-oma*). m. F., *lymphoépithéliome*. Tumor mal diferenciado de estirpe epitelial, cuyo origen más frecuente es el cávum, aunque ocasionalmente puede encontrarse en la amígdala u otros puntos de la región orofaríngea. Su frecuencia es particularmente alta en ciertas comunidades del sur de China y en algunas zonas del norte de África. Se ha relacionado con el antígeno de histocompatibilidad S y con el virus de Epstein-Barr. Es radiosensible.

linfogénesis o **linfogenia** (de *linfa* y el gr. *gennân*, engendrar, producir). f. F., *lymphogenèse, lymphopoïèse*. Producción de la linfa.

linfógeno (de *linfa* y el gr. *gennân*, producir). adj. F., *lymphogène*. adj. Que produce linfa. || Producido por la linfa o en los linfáticos.

linfoglándula (de *linfa* y el lat. *glandula*, dim. de *glans, glandis*, bellota). f. Ganglio o nódulo linfático.

linfogonia (de *linfa* y el gr. *gónos*, semilla). f. LINFOGENIA. || Célula madre de linfocito, linfoblasto.

linfografía (de *linfa* y el gr. *gráphein*, describir). f. Descripción del sistema linfático. || Radiografía de los vasos y ganglios linfáticos de una región.

linfogranuloma (de *linfa*, el lat. *granulum*, dim. de *granum*, grano, y el suf. *-oma*). m. A., *Lymphogranulom;* F., *lymphogranulomatose;* In., *lymphogranuloma;* It., *linfogranulomatosi;* P., *linfogranulomatose*. Término específico para referirse a diferentes enfermedades cuyas alteraciones anatomopatológicas consisten en granulomas o lesiones de tipo granulomatoso en diferentes ganglios de la economía. || **-benigno**. SARCOIDE DE BOECK. || **-inguinal o venéreo.** Afección venérea específica de naturaleza vírica y curso crónico con adenopatía inguinal que evoluciona lentamente hacia la supuración consecutiva a una lesión ulcerativa primaria de los genitales; cuarta o quinta enfermedad venérea de Nicolas-Favre. || **-maligno.** V. ENFERMEDAD DE HODGKIN.

linfogranulomatosis. f. F., *lymphogranulomatose*. Toda enfermedad caracterizada por la aparición de linfogranulomas múltiples.

linfohematoma (de *linfa*, el gr. *haîma, -atos*, sangre, y el suf. *-oma*). m. Linfocele que también contiene sangre.

linfoide (de *linfa* y el gr. *eîdos*, aspecto). adj. F., *lymphoïde*. Semejante a la linfa. || Linfático; adenoide, linfoadenoide, reticular.

linfoidectomía (de *linfoide* y el gr. *ektomé*, resección). f. F., *excision de tissu lymphatique*. Escisión de tejido linfoide, p. ej., adenoidectomía y amigdalectomía.

linfoidocito (de *linfoide* y el gr. *kýtos*, cavidad). m. Célula linfoide; célula primitiva embrionaria; hemocitoblasto.

linfoidotoxemia. f. LINFATISMO.

linfoleucocito. m. LINFOCITO.

linfología (de *linfa* y el gr. *lógos*, tratado). f. Estudio del sistema linfático.

linfoma. m. A., *Lymphom;* F., *lymphome;* In., *lymphoma;* It. y P., *linfoma*. Nombre genérico de los tumores originados en tejido linfoide. En general se aplica para los malignos. Comprenden fundamentalmente: enfermedades de Hodgkin y de Burkitt, micosis fungoide, síndrome de Sézary y el linfosarcoma y reticulosarcoma clásicos.

linfomatosis f. A., *Lymphomatose;* F., *lymphomatose;* In., *linphomatosis;* It., *linfomatosi;* P., *linfomatose*. Hiperplasia del sistema linfoide. || Desarrollo de linfomas múltiples en varias partes del cuerpo. || **-granulomatosa.** Enfermedad de Hodgkin o granuloma maligno.

linfomielocito. m. MIELOBLASTO.

linfomixoma (de *linfa*, el gr. *mýxa*, moco, y el suf. *-oma*). m. Tumor benigno constituido por tejido adenoideo.

linfonoditis (de *linfa* y el lat. *nodus*, nudo). f. Inflamación de un ganglio linfático.

linfopatía (de *linfa* y el gr. *páthos*, enfermedad). f. F., *lymphopathie*. Término general para las enfermedades del sistema linfático. || **-atáxica.** Tumefacción súbita de los ganglios linfáticos, que se observa algunas veces asociada con las crisis dolorosas de la tabes dorsal. || **-venérea.** Linfogranulomatosis inguinal.

linfopenia. f. LINFOCITOPENIA.

linfoplastia. f. LINFANGIOPLASTIA.

linfopoyesis (de *linfa* y el gr. *poíesis*, producción). f. Producción de linfa, linfogenia. || AINFOCITOPOYESIS.

linforragia (de *linfa* y el gr. *regnýnai*, romper, desgarrar). f. LINFORREA.

linforrea (de *linfa* y el gr. *rheîn*, fluir). f. Linforragia. Derrame profuso de linfa de vasos linfáticos rotos o seccionados.

linforreticulosis (de *linfa*, el lat. *reticulum*, dim. de *rete*, red, y el suf. *-osis*). f. F., *lymphoréticulose*. Proliferación de las células reticuloendoteliales de los ganglios linfáticos. || **-benigna de inoculación.** Afección infecciosa benigna consecutiva a la inoculación de un virus por arañazo de gato y caracterizada clínicamente por un cuadro febril con adenopatía supurada; enfermedad por arañazo de gato.

linfosarcoma (de *linfa*, el gr. *sárx, sarkós*, carne, y el suf. *-oma*). m. A., *Lymphosarkom;* F., *lymphosarcome;* In., *lymphosarcoma;* It., *linfosarcoma;* P., *linfosarcoma*. Neoplasia maligna originada en el tejido linfoide, en cuya histología predominan formas diversas de estas células con características de malignidad. || **-de Kundrat.** Variedad que sólo ataca un pequeño número de ganglios, sin invadir los tejidos próximos, asociada con anemia, leucocitosis neutrófila y linfocitopenia.

linfosarcomatosis. f. Producción de linfosarcomas múltiples; estado morboso debido al linfosarcoma.

linfosis. f. LINFOPOYESIS.

linfosporidiosis. f. LINFANGITIS EPIZOÓTICA.

linfostasia o **linfostasis** (de *linfa* y el gr. *stásis*, detención). f. Detención de la corriente linfática.

linfotaxis (de *linfa* y el gr. *táxis*, orden). f. Propiedad de atraer o repeler los linfocitos; leucotaxis linfocitaria.

linfotomía (de *linfa* y el gr. *tomé*, corte). f. Anatomía del sistema linfático.

linfótomo (de *linfa* y el gr. *tomós*, cortante). m. Instrumento para escindir las vegetaciones adenoideas.

linfotoxemia. f. Toxemia debida al exceso de materias linfoideas o de tejido linfoideo, como en el raquitismo, hipertrofia del timo, etc.; estado linfático.

linfotoxina. f. desus. Toxina o citotoxina de acción preferente sobre el tejido linfático.

linfotrofia (de *linfa* y el gr. *trophé*, nutrición). f. Nutrición de las células por la linfa.

linfuria (de *linfa* y el gr. *oûron*, orina). f. A., *Lymphurie* F., *lymphurie;* In., *lymphuria;* It., *linfuria;* P., *linfúria*. Presencia de linfa en la orina; quiluria.

lingismo (de Peter H. *Ling*, poeta y profesor de gimnasia sueco, 1776-1839). m. Gimnasia sueca, cura de movimientos; cinesiterapia.

lingua (lat.). f. LENGUA. || **-crenata.** Lengua cuyos bordes muestran la impresión de los dientes. || **-exigua.** EPIGLOTIS. || **-fixata** o **frenata.** Cortedad anormal del frenillo de la lengua, que da por resultado la limitación de los movimientos de la misma. || **-nigra.** Blastomicosis de la lengua, producida por el *Cryptococcus linguae pilosae* y caracterizada por la hipertrofia de las papilas filiformes; glosofitia. || **-plicata.** LENGUA ESCROTAL. || **-vituli.** MACROGLOSIA.

lingual (del lat. *lingua*, lengua). adj. F., *lingual*. Relativo a la lengua. || m. HUESO HIOIDES. || V. MÚSCULOS Y NERVIOS (TABLAS DE).

Linguatula. Artrópodos pentastómidos, chupadores de sangre, endoparásitos de vertebrados adultos (reptiles, pájaros y mamíferos), en los que parasitan las vías respiratorias y cavidades orgánicas. Los huevos son expulsados con el esputo y en los excrementos. Algunas especies (*Armillifer, Porocephalus*) se han aislado en forma inmadura (larvaria) en el hígado, peritoneo y aun en la cámara anterior del ojo.

linguatuliasis. f. F., *linguatulose*. In., *linguatuliasis*. Infestación con parásitos del género *Linguatula*.

lingüiforme (de lat. *lingua*, lengua, y *forma*, forma). adj. En forma de lengua o linguiforme.

língula (de *lingula*, dim. del lat. *lingua*, lengua). f. F., *lingula*. Lengua pequeña; parte de un órgano en esta forma. || **-de Wrisberg.** LÍNEA DE WRISBERG. || **-del cerebelo.** Lóbulo pequeño anterior de este órgano. || **-esfenoidal.** Cresta entre el cuerpo y el ala mayor del esfenoides. || **-mandibular.** Eminencia ósea en el borde del agujero superior del conducto mandibular, donde se inserta el ligamento esfenomandibular. || **-maxi-**

lar. LÍNGULA MANDIBULAR. ||**-pulmonar.** Expansión desde la porción inferior del lóbulo superior del pulmón izquierdo hasta debajo de la incisura cardíaca.

linguodental. adj. Relativo a la lengua y a los dientes.

linguopapilitis. f. Glositis caracterizada por pequeñas úlceras redondas alrededor de las papilas en los bordes del órgano.

linimento (del lat. *linimentum*, de *linere*, untar suavemente). m. A., *Liniment;* F. e In., *liniment;* It. y P., *linimento.* Ungüento o pomada líquida; preparación farmacéutica, más espesa que el aceite, que se aplica exteriormente en fricciones. Los linimentos están compuestos de aceite o grasas y una sustancia activa cuyo nombre toman: *amoniacal, alcanforado, calcáreo, trementinado,* etc. ||**-ABC.** Compuesto de partes iguales de linimentos de acónito, belladona y cloroformo. ||**-anodino.** Preparación opiada compuesta de unguento populeón, bálsamo tranquilo, láudano de Rousseau y cloroformo. ||**-antipsoriásico.** Aceite de olivas y estoraque líquido. ||**-de Hufeland** o **antiescrofuloso.** Mezcla de bilis de buey, jabón blanco, ungüento de altea, aceite de petróleo y carbonato amónico. ||**-de Pick.** Preparación, empleada en el eccema, compuesta de goma tragacanto, glicerina y agua. ||**-de Rosen.** Manteca de nuez moscada y esencia de clavo, aa. 5 partes; tintura de romero, 90. ||**-de Stokes.** Compuesto de ácido acético y trementina. ||**-narcótico.** Mezcla de bálsamo tranquilo y láudano de Sydenham. ||**-oleocalcáreo.** Agua de cal, 8 partes, y aceite de almendras dulces, 1 parte. ||**-volátil.** Linimento amoniacal.

linina (del lat. *linum*, lino). f. F., *linine.* Sustancia que constituye el retículo acromático del núcleo de la célula, que lleva la cromatina en forma de gránulos; acromatina. || Sustancia pulverulenta, amarga, soluble en alcohol, obtenida del *Linum catharticum.* || Mucílago de linaza.

linitis (del gr. *línon*, lino, hilo y de *-itis*). f. A., *Linitis;* F., It. y P., *linite;* In., *linitis.* Inflamación del tejido celular, específicamente del tejido perivascular del estómago. ||**-plásica.** Hipertrofia difusa del tejido conjuntivo submucoso gástrico que endurece las paredes de la víscera. Cirrosis del estómago. Enfermedad de Brinton. Gastritis hipertrófica.

linkage (Ingles). m. F., *groupe de liaison, linkage.* En genética, tendencia de un grupo de genes en un cromosoma a permanecer en asociación continua de generación en generación. *Sin.:* Ligamento.

lino (del lat. *linum*). m. A., *Flachs;* F., *lin;* In., *flax;* It., *lino;* P., *linho.* Planta herbácea linácea del género *Linum;* dos son las especies que se emplean en medicina; lino común *(Linum usitatissimum).* (V. LINAZA) y lino catártico *(L. catharticum),* cuyas hojas son amargas y purgantes. || Materia textil obtenida del lino.

linoleína. f. Grasa neutra del aceite de lino; glicérido del ácido linoleico.

linoxantina (del gr. *línon*, hilo, y *xanthós*, amarillo). f. Pigmento amarillo anaranjado producido por *micrococcus luteus*, es la materia colorante del pus anaranjado.

lio.- Forma prefija del gr. *leîos*, liso.

liocomo. adj. LIÓTRICO.

liodermia (de *lio-* y el gr. *dérma*, piel). f. A., *Liodermie;* F., *liodermie;* In., It. y P., *liodermia.* Lisura y brillantez anormales de la piel.

liofilia (del gr. *lýein*, disolver, y *philía*, afición). f. Afinidad por el disolvente; se aplica a los sistemas coloidales con afinidad entre la fase dispersa y el medio de dispersión.

liofilización. f. A., *Gefriertrocknung;* F. e In., *lyophilization;* It., *liofilizzazione;* P., *liofilização.* Método de Flosdorf y Mudd de congelar rápidamente una sustancia (polen, suero, plasma, etc.) a una temperatura muy baja, y luego deshidratación rápida al vacío de la masa congelada.

liofobia (del gr. *lýein*, disolver, y *phóbos*, temor). f. Término que se aplica a los coloides que no tienen afinidad con el medio de dispersión.

liomioma (de *lio-* y mioma). m. A., *Leiomyom;* F., *liomyome;* In., *leiomyoma;* It., *leiomima;* P., *liomioma.* Mioma formado por fibras musculares lisas. ||**-cutis.** Dermatosis caracterizada por numerosos nódulos translúcidos del tamaño de guisantes, constituidos por masas de fibras musculares lisas, en la cara de extensión de los miembros.

liomiosarcoma (de *lio-*, el gr. *mŷs, myós*, músculo, y de *sarcoma*). m. A., *Leiomyosarkom;* F., *liomyosarcome;* In., *leiomyosarcoma;* It., *leiomiosarcoma;* P., *liomiosarcoma.* Tumor maligno formado por células fusiformes y acidófilas que recuerdan las células de la fibra muscular lisa. Puede originarse en cualquier área del organismo, incluso paredes de los grandes vasos; máxima frecuencia en el miometrio. Al contrario de otros tumores sarcomatosos, la diferenciación histológica guarda poca relación con la capacidad de metástasis o la probabilidad de recidiva.

liopodia (de *lio-* y el gr. *poús, podós*, pie). m. desus. PIE PLANO.

liótrico (de *lio-* y el gr. *thríx, trichós*, cabello). adj. De pelo liso, no ensortijada.

liotrópico (del gr. *lýein*, disolver, y *tropé*, vuelta). adj. Que tiende a disolverse; fácilmente soluble.

Liouville (Ictericia de) (Henri *Liouville*, médico francés, 1837-1887). Ictericia de los recién nacidos.

lip-. Forma prefija del gr. *lípos*, grasa.

lipacidemia (de *lip-*, ácido, y el gr. *haîma*, sangre). f. F., *lipacidémie.* Presencia de ácidos grasos en la sangre.

lipaciduria (de *lip-*, ácido, y el gr. *oûron*, orina). f. F., *lipacidurie.* Presencia de ácidos grasos en la orina.

liparia (del gr. *liparós*, gordo). f. Gordura, obesidad.

liparocele (del gr. *liparós*, gordo, y *kéle*, hernia). m. Tumor adiposo escrotal; adipocele. || Hernia que contiene grasa. || ADIPOCELE. || LIPOMA.

liparoide (del gr. *liparós*, gordo, y *eîdos*, aspecto). adj. Adiposo; semejante a la grasa.

liparónfalo (del gr. *liparós*, gordo, y *omphalós*, ombligo). m. Tumor adiposo en el ombligo.

liparotriquia (del gr. *liparós*, gordo, y *thríx, trichós*, cabello). f. Estado grasiento de los cabellos.

lipartritis (del gr. *leípein*, faltar, y de *artritis).* f. Artritis que tiene por causa la cesación de la función ovárica.

lipasa. f. A., *Lipase;* F., In. y P., *lipase;* It., *lipasi.* Enzima que hidroliza los triésteres del glicerol o triacilgliceroles (triglicéridos). La más importante es la secretada por el páncreas y conocida erróneamente como lipasa intestinal; la lipasa actúa sobre los triglicéridos en intestino delgado, donde para su correcta actuación precisa de las sales biliares y de un cofactor denominado colipasa.

lipasuria (de *lipasa* y el gr. *oûron*, orina). f. F., *lipasurie.* Presencia de lipasa en la orina.

lipectomía (de *lip-* y el gr. *ektomé*, escisión). f. A., *Lipektomie;* F., *lipectomie;* In., *lipectomy;* It. y P., *lipectomia.* Escisión de una porción de tejido adiposo.

lipedema (de *lip-* y edema). m. Depósito anormal de grasa subcutánea, que simula el edema.

lipemanía (del gr. *lýpe*, tristeza, y *manía*, locura). f. A., *Lypemanie;* F., *lypemanie;* In., *lypermania;* It. y P., *lipemania.* ant. Melancolía.

lipemia (de *lip-* y el gr. *haîma*, sangre). A., *Lipämie;* F., *lipémie;* In., *lippemia;* It. y P., *lipemia.* Presencia de lípidos o grasas en la sangre, normal después de la ingestión abundante de grasas o patológica en las enfermedades del hígado, alcoholismo crónico, diabetes, etc.

lípido (del gr. *lípos*, grasa). m. A., *Lipoid;* F. e It., *lipoide;* In., *lipid;* P., *lípido.* Cualquiera de las sustancias orgánicas constituidas por ésteres de ácidos grasos con glicerol, colesterol, etc., de elevado peso molecular y caracterizadas por su insolubilidad en el agua y su solubilidad en los denominados disolventes orgánicos (cloroformo, benceno, acetona, éter dietílico, alcohol, etc.).

lipidosis. f. LIPOIDOSIS.
lipiododiagnóstico. m. desus. Diagnóstico radiológico tras la inyección de lipiodol; lipiodolografía.
lipitud (del lat. *lippitudo*, mal de ojos). f. Blefaritis marginal.
lipo-. Forma prefija del gr. *lípos*, grasa.
lipoartritis. f. LIPARTRITIS.
lipoatrofia (de *lipo-* y *atrofia*). f. Atrofia del tejido adiposo. ||**-circunscrita.** Zonas de atrofia de la grasa subcutánea, causa de dermatólisis o *cutis laxa*.
lipoblasto (de *lipo-* y el gr. *blastós*, germen). m. Célula especializada de tejido conjuntivo, que da origen a la célula adiposa.
lipoblastoma. Tumor adiposo o lipoma. || m. Tumor constituido por lipoblastos.
lipobraquia (del gr. *leípein*, faltar, y *brachíon*, brazo). f. ABRAQUIA.
lipocaico. m. Hormona secretada por las células A de los islotes de Langerhans del páncreas, que evita el depósito de grasa en el hígado de los animales pancreatectomizados (Dragsted).
lipocardia (de *lipo-* y el gr. *kardía*, corazón). f. Corazón adiposo.
lipocele (de *lipo-* y el gr. *kéle*, tumor). m. Liparocele, adipocele.
lipocera. f. ADIPOCIRA.
lipocito (de *lipo-* y el gr. *kýtos*, cavidad). m. A., *Lypozyt;* F. e In., *lipocyte;* It., *lipocita;* P., *lipócito.* Célula adiposa.
lipoclástico. adj. LIPOLÍTICO.
lipocondrodistrofia. f. SÍNDROME DE HURLER.
lipocromo (de *lipo-* y del gr. *chróma*, color). m. F., *lipochrome.* Cualquier pigmento natural soluble en las grasas o solventes de los lípidos, como carotenoides, xantófila, cromófano y los pigmentos de la manteca; yema de huevo, etc.
lipodiéresis. f. LIPÓLISIS.
lipodistrofia (de *lipo-* y *distrofia*). f. A., *Lipodystrophie;* F., *lipodystrophie;* In., *lipodystrophy;* It. y P., *lipodistrofia.* Trastorno en el metabolismo de las grasas. ||**-cefalotorácica.** Emaciación de la parte superior del cuerpo y grotesca obesidad de la mitad inferior del mismo. ENFERMEDAD DE BARRAQUER. ||**-insulínica.** Reducción local de la grasa subcutánea en las regiones inyectadas repetidamente con insulina. ||**-intestinal.** Estado morboso caracterizado por las deposiciones grasientas, artritis, emaciación y astenia, asociado con el depósito de grasa en el tejido linfático intestinal. ||**-paradójica** o **progresiva.** Enfermedad de las mujeres, caracterizada por la desaparición progresiva de la grasa subcutánea de las regiones superiores a la pelvis, emaciación facial y acumulación de grasa en las nalgas y muslos; enfermedad de Barraquer Simons.
lipofagia (de *lipo-* y el gr. *phageín*, comer). f. F., *lipophagie.* Alimentación por grasas. || LIPÓLISIS. Autoconsunción de la grasa orgánica en la inanición y ciertas enfermedades.
lipofanerosis (de *lipo-* y el gr. *phanerós*, manifiesto). f. F., *lipophanérose.* Aparición de grasa en las células en degeneración por combinaciones lipoproteicas, preexistentes en el protoplasma.
lipófero o **lipóforo.** (de *lipo-* y el lat. *ferre*, llevar o el gr. *phorós*, que lleva). adj. Portador de grasa. U.t.c.s.
lipofibroma (de *lipo-*, el lat. *fibra*, filamento, y el suf. *-oma*). m. A., *Fibrolipom;* F., *fibrolipome;* In., *lipofibroma;* It., *lipofibroma;* P., *lipofibroma.* Lipoma que contiene elementos fibrosos.
lipofilia (de *lipo-* y el gr. *philía*, amistad, afección). f. F., *lipophilie.* Tendencia a la sobrecarga de grasa del tejido subdérmico.
lipofrenia (del gr. *leípein*, faltar, y *phrén, phrenós*, mente). f. ant. Deficiencia de las facultades mentales.
lipofuscina (de *lipo-* y el lat. *fuscus*, oscuro). F., *lipofuscine.* Pigmento cromolipoideo de color pardusco que puede estar presente en algunos tejidos.

lipofuscinosis. f. Acumulación patológica de lipofuscina.
lipogénesis o **lipogenia** (de *lipo* y el gr. *gennân*, producir). f. F., *lipogenèse.* Producción de grasa.
lipogénico o **lipógeno** (de *lipo-* y el gr. *gennân*, producir). adj. F., *se rapportant à la lipogenèse.* Que produce grasa o producido por grasas.
lipogranuloma (de *lipo-* el lat. *granulum*, granito, y el suf. *-oma*). m. A., *Lipogranulom;* F., *lipogranulome;* In., It. y P., *lipogranuloma.* Nódulo de tejido adiposo constituido por un centro de grasa degenerada y necrótica, incluido en un tejido de granulación, causado por traumatismo o por alteración en el metabolismo de las grasas.
lipogranulomatosis. f. A. y F., *Lipogranulomatose;* In., *lipogranulomatosis;* It., *lipogranulomatosi;* P., *lipogranulomatose.* Presencia de lipogranulomas múltiples.
lipohemia. f. LIPEMIA.
lipoico (Ácido). m. Ácido 6,8-ditiooctanoico. Se halla en estrecha relación con el tiamimopiro-fosfato y actúa como coenzima en el metabolismo de los glúcidos. Interviene en la transformación y transporte de energía. Se halla en la levadura y el hígado.
lipoide (de *lipo-* y el gr. *eîdos*, aspecto). adj. F., *lipoïde.* Semejante a las grasas. || m. AÍPIDO
lipoidemia (de *lipoide* y el gr. *haîma*, sangre). f. Presencia de lipoides en la sangre; lipemia.
lipoidoproteinosis. f. ENFERMEDAD DE URBACH-WIETHE.
lipoidosis (de *lipoide* y el suf. *-osis*). f. A., *Lipoidose;* F., *lipoïdose;* In., *lipoidosis;* It., *lipoidosi;* P., *lipidose.* Infiltración adiposa de las células o tejidos. || Trastorno del metabolismo de las grasas. ||**-cerebrósida.** ENFERMEDAD DE GAUCHER. ||**-de colesterol.** ENFERMEDAD DE SCHÜLLER-CHRISTIAN. ||**-fosfátida.** ENFERMEDAD DE NIEMANN-PICK. ||**-renal.** Nefrosis lipoide. ||**-simétrica.** Enfermedad o cuello de Madelung.
lipoiduria (de *lipoide* y el gr. *oûron*, orina). f. F., *lipoïdurie.* Presencia de lipoides en la orina.
lipólisis (de *lipo-* y el gr. *lysis*, disolución). f. A., *Lipolyse;* F., *lipolyse,* In., *lipolysis,* It., *lipolisi;* P., *lipólise.* Descomposición o desdoblamiento de las grasas en ácidos grasos y jabones en el curso de la digestión.
lipolítico. adj. y s. Que desdobla las grasas. || Relativo a la lipólisis.
lipoma (de *lipo-* y *-oma*). m. A., *Lipom;* F., *lipome;* In., *lipoma;* It., *lipoma;* P., *lipoma.* Tumor benigno constituido por una masa circunscrita de tejido adiposo; adipoma. ||**-anular del cuello.** Lipomatosis localizada en el cuello; cuello de Madelung. ||**-arborescente.** Lipoma en una articulación, con ramificaciones. ||**-capsulado, difuso.** Lipoma circunscrito o muy extendido, respectivamente. ||**-duro.** ESTEATOMA. ||**-fibroso.** Lipoma caracterizado por la hipertrofia de los fascículos conjuntivos que forman su estroma; esteatoma de Müller. ||**-herniario.** LIPOCELE. ||**-lipomatodes.** Xantoma esencial. ||**-mixomatoso.** MIXOLIPOMA. ||**-nevoideo.** LIPOMA TELANGIECTÁSICO. ||**-sarcomatoso.** LIPOSARCOMA. ||**-telangiectásico.** Lipoma caracterizado por el excesivo desarrollo de los vasos sanguíneos.
lipomatosis. f. A., *Lipomatose;* F., *lipomaiose;* It., *lipomatosi;* P., *lipomaiose.* Proporción excesiva de grasa en los tejidos; obesidad polisarcia. || Degeneración adiposa. || Estado caracterizado por la presencia de lipomas múltiples. ||**-cordis.** Infiltración adiposa del corazón. ||**-dolorosa.** ENFERMEDAD DE DERCUM. ||**-muscular primitiva de Heller.** Seudohipertrofia muscular. ||**-nodular.** Formación de numerosos nódulos lipomatosos de un tamaño no mayor de una nuez, en el cuerpo y extremidades, en el reumatismo crónico de brotes sucesivos. ||**-simétrica difusa.** Depósito excesivo de grasa subcutánea, especialmente alrededor del cuello. ||**-universal.** Obesidad.

lipomería (del gr. *leípein*, faltar, y *méros*, parte). f. Monstruosidad fetal que consiste en la falta congénita de una parte o miembro.
lipometabolismo (de *lipo-* y el gr. *metabolé*, cambio). m. Metabolismo de las grasas.
lipomicrón (de *lipo-* y el gr. *mikrós*, pequeño). m. F., *lipomicron*. Nombre que se da a las gotitas de grasa rodeadas de núcleos proteicos que existen en la sangre tras la absorción de grasas por el tubo digestivo.
lipomioma (de *lipo-*, el gr. *mŷs, myós*, músculo, y el suf. *-oma*). m. A., *Lipomyom;* F., *lipomyome;* In., *lipomyoma;* It. y P., *lipomioma*. Mioma que contiene tejido adiposo.
liponecrosis (de *lipo-* y el gr. *nékrosis*, mortificación). f. Necrosis del tejido adiposo. ||**-subcutánea.** Lipogranulomatosis.
liponefrosis (de *lipo-*, el gr. *nephrós*, riñón, y el suf. *-osis*). f. Nefrosis lipoidea.
lipopenia (de *lipo-* y el gr. *penía*, escasez). f. Deficiencia de grasa o de lípidos en una parte.
lipopexia (de *lipo-* y el gr. *péxis*, fijación). f. Acumulación o fijación de grasa en los tejidos.
lipoproteína (de *lipo-* y *proteína*). f. A., *Lipoprotein;* F., *lipoprotéine;* In., *lipoprotein;* It., *lipoproteina;* P., *lipoproteína*. Complejo constituido por lípidos y proteínas en proporciones variables y responsable del transporte de los lípidos por el plasma. En el plasma de un individuo normal en ayunas se encuentran tres tipos o familias de lipoproteínas distintas: *las de muy baja densidad* (VLDL o LMBD), denominadas también *lipoproteínas pre-β; las de baja densidad* (LDL o LBD), denominadas también *lipoproteínas β y las de alta densidad* (HDL o LAD), conocidas asimismo como *lipoproteínas a*. Los quilomicrones son un tipo de lipoproteínas de densidad inferior a las VLDL o LMBD, que aparecen en el plasma durante el período de absorción intestinal.
lipopsiquia (del gr. *leípein*, faltar, y *psyché*, conocimiento, alma). f. LIPOTIMIA.
liposarcoma. m. Sarcoma con elementos adiposos.
liposis. f. LIPOMATOSIS.
liposoluble. adj. F., *liposoluble*. Soluble en las grasas.
liposoma (de *lipo-* y el gr. *sôma*, cuerpo). m. Partícula de materia lipoide mantenida en emulsión en los tejidos en forma de grasa invisible.
lipostomía (del gr. *leípein*, faltar, y *stóma*, boca). f. Ausencia de abertura oral.|| Atrofia de la boca.
lipotimia (del gr. *lipothymía;* de *leípein*, abandonar, y *thymós*, ánimo, sentido). f. A., *Lipothymie;* F., *lipothymie;* In., *lipothymia;* It. y P., *lipotimia*. Desmayo, deliquio, pérdida súbita del conocimiento.
lipotrofia (de *lipo-* y el gr. *trophé*, nutrición). f. Aumento de la grasa del cuerpo.
lipotrópico (de *lipo-* y el gr. *tropé*, vuelta). adj. F., *lipotrophique*. Dícese de las sustancias que tienen afinidad por las grasas. Que acelera la remoción o disminuye los depósitos de grasa en el parénquima hepático.
lipovacuna. f. Vacuna preparada con aceite.
lipoxantina (de *lipo-* y el gr. *xanthós*, amarillo). f. Lipocromo amarillo.
lipoxenia (de *lipo-* y el gr. *leípein*, abandonar, y *xénos*, huésped). f. Abandono del huésped por el parásito.
lipoxidasa. f. LIPOXIGENASA.
lipoxidemia (de *lipo-*, el gr. *oxýs*, ácido, y *haîma*, sangre). f. Término más correcto que *lipacidemia*.
lipoxigenasa. f. F., *lipoxydase*. Enzima que cataliza la adición de oxígeno en los dobles enlaces de los ácidos grasos no saturados, con formación de derivados peroxidados. El mejor sustrato conocido es el ácido linoleico y su derivado el ácido araquidónico. *Sin.:* Lipoxidasa.
lipoyodina o **lipoyodo.** f. y m. Derivado yodado del ácido erúcico (docosenoico) o del ácido brasídico (transerúcico). Ester etílico del ácido 13,14-diyodo-13-docosenoico. Se emplea como los yoduros y como medio de contraste en radiografía.

Lipschütz (Cuerpo, célula, enfermedad de) (Benjamin *Lipschütz*, dermatólogo austriaco, 1878-1931). Véanse estos términos.
lipsotriquia (del gr. *leipsis*, falta, y *thríx, trichós*, cabello). f. Caída del cabello.
lipuria (de *lipo-* y el gr. *oûron*, orina). f. A., *Lipurie;* F., *lipurie;* In. e It., *lipuria;* P., *lipúria*. Presencia de grasa en la orina; adiposuria.
liquen (del lat. *lichen*, y éste del gr. *leíchein*, lamer). m. A., *Lichen, Flechte;* F. e In., *lichen;* It., *lichen;* P., *líquen*. Dermatosis papular de muchas especies, especialmente el liquen plano y sus diferentes variedades. || Planta criptógama de un grupo formado por algas y hongos en simbiosis. ||**-amiloideo.** Pápulas liquenoides muy pruriginosas sobre la cara anterior de piernas, muslos o antebrazos. Forma de amiloidosis limitada a la piel. ||**-ampollar.** Variedad de líquen plano (liquen plano penfigoide) constituido por vesículas y ampollas. Puede haber signo de Nikolsky positivo.||**-anular.** Variedad de liquen plano de configuración anular que asienta preferentemente en el pene, pudiendo producir atrofia e hiperpigmentación en el centro de la lesión. ||**-atrófico.** Variedad de liquen plano. Lesiones que se caracterizan por la atrofia de la zona central de la pápula, apareciendo al final como puntos blanquecinos. ||**-áureo.** Erupción rara de la piel que consiste en la aparición sobre placas de coloración dorada formadas por pápulas liquenoides muy juntas. ||**-eritematoso.** Variedad rara de líquen plano. Aparición de pápulas eritematosas que palidecen a la presión. Aparecen sobre todo en el tronco. ||**-escleroso atrófico.** Estado atrófico crónico de la piel, caracterizado por manchas blancas con un halo eritematoso alrededor y tapones córneos, foliculares, de color negro, semejantes a comedones. Las lesiones pueden confluir formando grandes placas atróficas. *Sin.:* Liquen albus, dermatitis liquenoide atrófica crónica, enfermedad de Csillag, enfermedad de manchas blancas. ||**-escrofuloso.** Erupción de pápulas foliculares, queratóticas, diminutas e indoloras, distribuidas por el tronco y extremidades. Aparece en sujetos con diátesis tuberculosa *Sin.:* Tuberculosis cutis liquenoide. ||**-espinuloso.** Se caracteriza por pápulas espinofoliculares que afectan el tronco y parte superior de brazos y piernas y cuero cabelludo, dejando alopecia cicatricial. *Sin.:* Liquen espinuloso y folicular decalvante de Graham-Little, síndrome de Lassueur-Graham-Little.||**-estriado.** Erupción polimorfa lineal unilateral que aparece repentinamente como un trazo irregular continuo o interrumpido. Se localiza en las extremidades y parte lateral de cuello, pero puede darse también en cualquier otra región. Generalmente no hay prurito. Las pápulas suelen agruparse y fusionarse para dar lugar a una mancha lineal. ||**-folicular.** Variedad de liquen plano en la cual aparecen placas de pápulas foliculares espinosas. *Sin.:* Liquen plano pilar. ||**-frambesiano.** Erupción miliar que se produce en la frambesia. ||**-leproso.** Pápulas liquenoides de consistencia dura y color amarillento que aparecen por lo general en el abdomen en enfermos con diátesis leprosa. ||**-lineal.** Forma lineal exagerada de la enfermedad, generalmente a lo largo de una extremidad o del tronco. ||**-mixedematoso.** Erupción liquenoide amplia y simétrica extendida o generalizada, producida por un depósito de mucopolisacáridos en la dermis. *Sin.* : Mucinosis papilar.||**-nítido.** Enfermedad inflamatoria crónica caracterizada por pápulas diminutas, brillantes, aplanadas, de color carne, que rara vez son mayores que una cabeza de alfiler. Generalmente no son pruriginosas. Afecta generalmente a ingles, muslos, tobillos, muñecas, pies y manos. ||**-obtuso.** Variedad de liquen plano que se caracteriza por la aparición de discos purpúreos, redondos u ovalados, de 1-2 cm de diámetro, situados generalmente en brazos y 1 uslos.||**-pilar.** Formación de tapones córneos en el infundíbulo de los folículos. Tiene predilección por las caras extensoras de brazos y muslos. *Sin.:* Queratosis pilar. ||**-plano.** Enfermedad inflamatoria de la piel y

de las mucosas, de origen desconocido, caracterizada por pápulas que tienen predilección por las caras flexoras de los miembros y tronco. *Sin.:* Liquen ruber plano. ‖ -**plano crónico.** Variedad de liquen plano caracterizada por placas violáceas pruriginosas, que puede dar lugar a lesiones hipertroficas. ‖ -**plano diseminado agudo.** Exantema agudo que en pocos días puede afectar la totalidad del tegumento. ‖ -**simple crónico.** Placa pruriginosa restringida y liquenificada que aparece en cualquier parte del cuerpo. *Sin.:* Neurodermatitis circunscrita. ‖ -**tropical.** Variedad de liquen plano que se presenta en las regiones tropicales, preferentemente en las partes del cuerpo expuestas al sol. ‖ -**ulcerativo.** Variedad de liquen plano que se manifiesta por la aparición de ampollas y úlceras preferentemente en los pies y se acompaña de pérdida definitiva de las uñas de los dedos de los pies y alopecia cicatricial. ‖ -**urticado.** URTICARIA PAPULOSA. ‖ -**verrugoso.** Variedad de liquen plano *(liquen plano hipertrófico).* Lesiones hipertróficas que asientan preferentemente sobre las crestas tibiales.

liquenificación o **liquenización.** f. A., *Lichenifikation;* F., *lichénification;* In., *lichenification;* It., *lichenificazione;* P., *liquenificação.* Adquisición, por parte de la piel sana o de una dermatosis, de los caracteres propios del liquen, especialmente a consecuencia de rascaduras.

liquenina. f. Sustancia amilácea, demulcente, del liquen de Islandia y otros líquenes.

liquenoide (de *liquen* y el gr. *eîdos,* aspecto). adj. F., *lichenoïde.* Semejante al liquen. ‖ m. Afección de la lengua en los niños pequeños, que consiste en placas blanquecinas rodeadas de anillos amarillos.

Liquidambar. Género de árboles hamamelidáceos. La corteza de la especie *L. orientalis,* propia del Asia Menor, suministra el estoraque.

líquido (del lat. *liquidus).* adj. A., *flüssig, Flüssigkeit;* F., *liquide;* In., *fluid;* It., *liquido;* P., *líquido.* Dícese de la sustancia ni sólida ni gaseosa, cuyas moléculas tienen una cohesión que les permite moverse manteniendo una distancia media entre ellas, por lo que se adaptan a la forma del recipiente que las contiene, manteniendo su volumen constante. Ú.t.c.s. ‖ LICOR. ‖ SOLUCIÓN. ‖ -**alantoideo.** Líquido contenido en la cavidad de la alantoides y que desaparece con ésta. ‖ -**amniótico.** Líquido claro o amarillento que rodea al embrión o feto, contenido en el amnios y que con éste es empujado en el acto del parto formando la *bolsa de las aguas.* ‖ -**animal.** HUMOR. ‖ -**ascítico.** Líquido seroso que se acumula en la cavidad peritoneal en la ascitis. ‖ -**cefalorraquídeo** o **cerebrospinal.** Líquido seroso contenido en los ventrículos cerebrales, espacios subaracnoideos y conducto medular. ‖ -**cuproamoniacal.** REACTIVO DE SWEITZER. ‖ -**de Altmann.** Líquido fijador, compuesto de partes iguales de una solución al 2 % de ácido ósmico y una solución al 5 % de bicromato de potasa. ‖ -**de Berthollet.** Mezcla de soluciones de cloruro de sodio e hipoclorito de sodio. ‖ -**de Bonain.** MIXTURA DE BONAIN. ‖ -**de Bouin.** Líquido fijador compuesto de solución acuosa saturada de ácido pícrico, 75 partes; ácido acético glacial, 5, y formalina, 20. ‖ -**de Callison.** Líquido empleado como diluyente en el recuento de los glóbulos rojos, compuesto de agua destilada, 90; azul de metileno de Löffler, 1; solución de formaldehído, 1; glicerina, 10; oxalato de amonio, 1; cloruro de sodio, 5. ‖ -**de Calot.** V. SOLUCIÓN. ‖ -**de Cohn.** Cultivo líquido para bacterias, compuesto de 1 parte de cenizas de levadura mezcladas con igual cantidad de tartrato amónico y 100 partes de agua destilada. ‖ -**de Condy.** Solución desinfectante de permanganatos de sodio y potasio. ‖ -**de cultivo.** Líquido empleado como medio de cultivo. ‖ -**de Dakin.** Solución acuosa de hipoclorito de sodio. V. TRATAMIENTO DE CARREL-DAKIN. ‖ -**de Delafield.** Solución fijadora alcohólica de ácido ósmico, ácido crómico y ácido acético. ‖ -**de Ebner.** Líquido descalcificante para material microscópico, compuesto de solución de ácido clorhídrico al 70 % y solución saturada de cloruro de sodio en partes iguales. ‖ -**de Ecker.** Líquido empleado en el recuento de las plaquetas. ‖ -**de Ehrlich.** Solución fijadora análoga al líquido de Müller, compuesta de bicromato de potasa, 2,5 g; sulfato de cobre, 0,5 g, y agua, 100 ml. ‖ -**de Falconi.** Solución de sulfato de cinc para la conservación de piezas anatómicas. ‖ -**de Fraenkel y Voges.** Cultivo líquido para bacterias, compuesto de 1.000 partes de agua destilada que contienen en disolución 6 partes de lactato amónico, 5 de cloruro sódico, 4 de asparagina y 2 de fosfato de sosa neutro. ‖ -**de Fralick.** Líquido germicida que contiene cloro y ozono en estado naciente y que se ha empleado en inyecciones intravenosas en la tuberculosis. ‖ -**de Gauvain.** Líquido que se empleaba en el empiema, compuesto de aceite de olivas, 100; guayacol, 2; yodoformo, 2; éter, 10. ‖ -**de Giemsa.** Líquido colorante usado en la técnica hematológica, compuesto de una mezcla de eosina y azul de metileno y agua. ‖ -**de Hayem.** Líquido conservador de diluciones, usado en hematimetría y compuesto de cloruro sódico, 1 parte; sulfato de sosa, 5; bicloruro de mercurio, 0,5; disuelto todo ello en agua, 200. ‖ -**de Kaiserling.** SOLUCIÓN DE KAISERLING. ‖ -**de Kroneker.** Líquido conservador indiferente compuesto de agua destilada, 100 ml, cloruro de sodio, 5 g, y carbonato de sodio, 0,06 g. ‖ -**de Lang.** Líquido endurecedor, compuesto de sublimado, cloruro de sodio, ácido acético y agua. ‖ -**de Mitchell.** Solución acuosa de cloruro de sodio, bromo y ácido clorhídrico, activada por una corriente eléctrica, usada otrora en la tuberculosis pulmonar. ‖ -**de Morton.** Mixtura yodoyodurada en glicerina, que se empleaba en inyecciones en el meningocele espinal. ‖ -**de Müller.** Solución fijadora, indurante y conservadora de piezas anatómicas e histológicas, compuesta de bicromato de potasa, 2 g; sulfato de sodio, 1 g, y agua, 100 ml. ‖ -**de Orth.** Reactivo general fijador; líquido de Müller más el 4 % de formaldehído. ‖ -**de Parker.** Solución al 1 % de formaldehído en alcohol de 70°; líquido indurante. ‖ -**de Pasteur.** Líquido de cultivo de bacterias, compuesto de agua, 100 partes; azúcar, 10; tartrato amónico, 0,5, y cenizas de levadura, 0,075. ‖ -**de Piazza.** Líquido coagulante de la sangre, compuesto de cloruro de sodio y cloruro de hierro, aa. 1 g, y agua, 4 ml. ‖ -**de Pitfield.** Líquido diluyente, empleado para el recuento de los leucocitos, que se compone de una solución de goma, 20 g, en 50 ml de agua destilada, 50 g de ácido acético glacial y 0,1 g de violeta de genciana. ‖ -**de Purdy.** Modificación de la solución de Fehling, compuesta de sulfato de cobre, 470 g; hidróxido de potasa, 23,5 g; amoniaco, 350 g; glicerina, 38 ml, y agua, cantidad suficiente para 1.000 ml. ‖ -**de Raulin.** Medio artificial de cultivo del *Aspergillus niger,* constituido por sustancias puramente minerales. ‖ -**de Scarpa.** ENDOLINFA. ‖ -**de Schaudinn.** Mezcla de 200 ml de solución saturada de sublimado corrosivo y 100 ml de alcohol, a la que se añaden 15 ml de ácido acético glacial. ‖ -**de Tellyesniczky.** Solución fijadora de bicromato de potasio, 3; agua, 100, y ácido acético glacial, 5. ‖ -**de Thoma.** Líquido descalcificante compuesto de una solución alcohólica de ácido nítrico al 4 %. ‖ -**de Waldeyer.** Líquido descalcificante compuesto de cloruro de paladio, 0,01 g, y ácido clorhídrico, 1.000 ml. ‖ -**de Wickersheimer.** Solución en una mezcla de agua, alcohol y glicerina, trióxido de arsénico, cloruro de sodio, sulfato, carbonato y nitrato de potasio. Se emplea para la conservación de piezas anatómicas. ‖ -**intersticial.** Líquido extracelular que baña las células y circula lentamente. ‖ -**laberíntico.** PERILINFA. ‖ -**prostático.** V. LICOR. ‖ -**seminal.** SEMEN. ‖ -**sinovial.** SINOVIA. ‖ -**subaracnoideo.** LÍQUIDO CEFALORRAQUÍDEO. ‖ -**ventricular.** LÍQUIDO CEFALORRAQUÍDEO.

liquiforme. adj. Semejante a un líquido.

liquor (lat.). m. LICOR, LÍQUIDO. ‖ -**acidus** Halleri. Mixtura sulfúrica ácida. ‖ -**ammonii acetatis.** Espíritu de Minderero; solución acuosa de acetato amónico. ‖ -**calcis.** Agua de cal. ‖ -**carbonis detergens.**

Mezcla de alquitrán y jabón diluidos en espíritu de vino. ‖ **-kalii arsenicosi.** Licor de Fowler. ‖ **-puris.** Porción líquida del pus. ‖ **-sanguinis.** Plasma o suero de la sangre. ‖ **-seminis.** Semen o porción líquida del semen.

lira (del lat. *lyra*, y éste del gr. *lýra*). f. F., *lyre, commissure interammonienne*. Nombre con que se conoce la serie de fibras longitudinales y oblicuas en la parte posterior de la cara inferior del fórnix o trígono cerebral. Salterio. ‖ **-del cuello del útero.** ÁRBOL DE LA VIDA.

lirio (del lat. *lilium*, y éste del gr. *leírion*). m. A., *Lilie*; F., *lis*; In., *lily*; It., *giglio*; P., *lírio*. Planta de la familia de las liliáceas (*Lilium candidum*), cuyo bulbo cocido se había empleado como cataplasma. ‖ **-de Florencia.** IRIS. ‖ **-de los valles.** CONVALARIA.

lirodiálisis. f. LITOCLISMA. ‖ LITOTRICIA.

lisa (del gr. *lýssa*). f. A., *Lyssa*; F., *rage*; In., *lyssa*; It., *lissa*; P., *raiva*. Rabia, hidrofobia.

lisado (del gr. *lýsis*, disolución). adj. Dícese del producto de la lisis celular bacteriana. Ú.t.c.s. m. ‖ Preparación obtenida de un órgano animal por digestión artificial. ‖ **-vacuna.** Producto de una vacuna microbiana, cuyos elementos figurados han sido destruidos por lisis.

lisargina (del gr. *lýsis*, disolución, y *argyrion*, plata). f. Plata coloidal que contiene el 52 % de plata metálica; antiséptico.

lisatina. f. Principio básico o leucomaína derivada de la caseína.

lisemia (de *lísis* y el gr. *haîma*, sangre). f. Disolución o desintegración de la sangre.

lisencefalia (del gr. *lissós*, liso, y de *encéfalo*). f. F., *lisencéphalie*. Estado del cerebro liso sin circunvoluciones.

lisérgico (Ácido). Estructura cíclica común a todos los derivados activos del cornezuelo del centeno, hongo que infecta los granos de los cereales.

Lisfranc (Amputación, articulación, ligamento, operación, tubérculo de) (Jacques *Lisfranc*, cirujano francés, 1790-1847). Véanse estos términos.

lisianto. m. Planta tropical de América de la familia de las gencianáceas, *Lisianthus pendulus*, cuyas raíces están dotadas de propiedades febrífugas.

lísico (del gr. *lýssa*, rabia). adj. Relativo a la rabia o hidrofobia.

lisidina. f. F., *lysidine*. Etilenetildiamina o metilglioxalidina, cuerpo cristalino higroscópico blanco, también su solución al 50 % amarillenta o rosada; se emplea como disolvente del ácido úrico ‖ **-Bitartrato de).** Polvo cristalino blanco, soluble, con un tercio del poder disolvente de la lisidina pura.

lisímetro (del gr. *lýsis*, disolución, y *métron*, medida). m. Instrumento para determinar la solubilidad de las sustancias.

lisina (del gr. *lýsis*, disolución). f. A., *Lysin*; F., *lysine*; In., *lysin*; It., *lisina*. P., *lisina*. Ácido α, ε-diaminocaproico, aminoácido esencial. ‖ Anticuerpo u otra sustancia (p. ej., toxinas) capaz de lisar células en condiciones adecuadas. Comprende las hemolisinas, bacteriolisinas, etc.

lisinogénesis o **lisiogenia** (de *lisina* y el gr. *gennân*, producir). f. Producción de lisinas.

lisinógeno. adj. y s. Productor de lisinas.

lisinosis (del gr. *lís*, tejido de lino). f. F., *pneumoconiose due aux fibres du coton*. Variedad de neumoconiosis debida a la inhalación de fibras textiles.

-lisis (del gr. *lýsis*, disolución). Sufijo con el significado de destrucción o disolución.

lisis (del gr. *lýsis*, disolución). f. A., *Lyse*; F., *lyse*; In., *lysis*; It., *lisi*; P., *lise*. Defervescencia gradual de una enfermedad; crisis lenta. ‖ Disolución o destrucción de células o bacterias por las lisinas.

liso (del gr. *lissós*). adj. De superficie igual, unida; no estriado.

lisofobia (del gr. *lýssa*, rabia, y *phóbos*, temor). f. Temor morboso a la rabia, con síntomas que simulan esta enfermedad.

lisogenización. f. F., *lysogénisation*. Infección no lítica de una bacteria por un bacteriófago. Se trata de una situación en la que el genoma del fago se incorpora en el de la bacteria y se multiplica sincrónicamente con él, como parte del mismo. En un momento dado puede liberarse e iniciar un *ciclo lítico*. Los fagos capaces de integrarse se llaman *temperados*. El estado de fago integrado se conoce como *profago*. La bacteria que alberga un fago temperado se denomina *bacteria lisógena*. Éstas, por el hecho de albergar un DNA extraño, presentan (o pueden presentar) características no habituales de la especie, fenómeno que se conoce por *fagoconversión* y que es la transformación celular consecutiva a la manifestación fenotípica de los genes del fago. Son ejemplos de fagoconversión la producción de toxina diftérica (capas lisógenas de *Corynebacterium diphtheriae*) y de toxina eritrogénica (capas lisógenas de *Streptococcus haemolyticus*).

lisógeno. adj. LISINÓGENO.

lisolecitina. f. F., *lysolécithine*. Lecitina intensamente hemolítica, cuyo ácido graso no saturado ha sido eliminado por la acción de la ponzoña de la cobra.

lisosoma (del gr. *lýsis*, disolución, y *sôma*, cuerpo). m. F., *lysosome*. Organoide celular descubierto por Duve y Pauli, muy rico en enzimas hidrolíticas capaces de lisar la mayor parte de los constituyentes celulares y de los elementos ingeridos por la célula. La membrana de los lisosomas mantiene segregadas y aisladas las potentes enzimas hidrolíticas en el interior de la bolsa lisosómica; la rotura de dicha membrana da lugar a la liberación de las enzimas y a la lisis celular.

lisótrico (del gr. *lissós*, liso, y *thríx, trichós*, cabello). adj. Dícese de las razas de cabello liso; liótrico.

lisozima (del gr. *lýsis*, disolución, y *zýme*, fermento). f. A., *Lysozym*; F., *lysozyme*; In., *lysozym*; It., *lisozima*; P., *lisozima*. Término de Fleming para una enzima lítica existente en las lágrimas, moco nasal y en la mayoría de los tejidos y secreciones. Antibiótico natural, inhibidor, por lisis, de numerosas bacterias patógenas. Hidroliza, en la mureína de la pared bacteriana, la unión entre ácido N-acetil-murámico y la N-acetilglucosamina.

Lissauer (Parálisis, zona de) (Heinrich *Lissauer*, neurólogo alemán, 1861-1891). V. PARÁLISIS, ZONA MARGINAL.

listerelosis. f. V. LISTERIOSIS.

Listeria (de Sir Joseph *Lister*, cirujano inglés, 1827-1912). Género de bacterias que se sitúa en la parte 16 de la clasificación de Bergey. Se trata de pequeños bacilos (0,5 X 1-2 μm), grampositivos, no esporulados. Se les puede encontrar en las heces del hombre y animales superiores, así como en las aguas negras, forraje y vegetales en descomposición. ‖ **-monocytogenes.** Saprofito habitual del intestino del hombre y animales; puede ser causa de cuadros patógenos que se denominan listeriosis.

listeriosis (de *Listeria*). f. A., *Listeriose*; F., *listériose*; In., *listeriosis*; It., *listerellosi*; P., *listeriose*. Infecciones por gérmenes de la especie *Listeria monocytogenes*. Afecta de preferencia a recién nacidos en los que da lugar a cuadros meníngeos, aunque también a infecciones oculares, cutáneas, septicémicas y endocárdicas, siendo la vía de infección el canal del parto. En los animales puede ser también causa de meningitis, septicemia, aborto y abscesos purulentos de localización múltiple.

listerismo (de Lord Joseph *Lister*). m. Principios y práctica de la cirugía antiséptica.

Listing (Ley de) (Johann Benedict *Listing*, fisiólogo alemán, 1808-1882). V. LEY.

Liston (Cuchillo, operación, pinzas de) (Robert *Liston*, cirujano escocés, 1794-1847). Véanse estos términos.

litagogo (de *lito-* y el gr. *agogós*, conductor). adj. Que expele cálculos. ‖ m. Agente que tiene esta acción.

litangiuria (de *lito-*, el gr. *aggeîon*, vaso, y *oûron*, orina). f. Afección calculosa de las vías urinarias.

litargirio (de *lito-* y el gr. *árgyros*, plata). m. A., *Lithargyrum;* F., *litharge;* In., *litharge;* It., *litargirio;* P., *litargirio.* Protóxido de plomo.

litecbolia (de *lito-* y el gr. *ekbolé*, expulsión; de *ekbállein*, echar fuera). f. desus. Expulsión de un cálculo.

litectasia (de *lito-* y el gr. *éktasis*, dilatación). f. desus. Extracción de un cálculo por la uretra dilatada.

litectomía. f. LITOTOMÍA.

litemia (de *lito-* y el gr. *haîma*, sangre). f. A., *Urikämie;* F., *uricémie;* In., *lithemia;* It. y P., *uricemia.* Exceso de ácido lítico o úrico en la sangre, debido al metabolismo imperfecto de las sustancias nitrogenadas.

litera. f. CAMILLA.

litiasis (del gr. *lithíasis, de lithiân*, tener mal de piedra; de *líthos*, piedra). f. A., *Lithiasis;* F., *lithiase;* In., *lithiasis;* It., *litiasi;* P., *litíase.* Formación de cálculos o concreciones en una parte, especialmente en las vías biliares o urinarias, calculosis, mal de piedra.|| Diátesis gotosa. ||**-amigdalar.** Concreción o cálculos en una amígdala.||**-apendicular.** Formación de concreciones en el interior del apéndice ileocecal, considerada como manifestación artrítica y hereditaria. ||**-biliar.** Colelitiasis; formación de cálculos en las vías biliares.||**-bronquial.** BRONCOLITIASIS.||**-conjuntival.** Estado caracterizado por la formación de concreciones blancas calcáreas en los ácinos de las glándulas de Meibomio.||**-intestinal.** Formación en el intestino de arenillas o cálculos compuestos de sustancias grasas y minerales, asociada comúnmente a la enterocolitis mucomembranosa.||**-pancreática.** Presencia de concreciones en el páncreas, señalada algunas veces por cólicos, diarrea grasa y diabetes.||**-salival.** Desarrollo de cálculos en las glándulas salivales o en sus conductos.||**-urinaria.** Formación de cálculos en las vías urinarias; nefrolitiasis, litiasis vesical.

lítico (del gr. *lýsis*, disolución). adj. A., *lytisch;* F., *lytique;* In., *lytic;* It., *litico;* P., *lítico.* Relativo a la lisis o a la lisina; que produce lisis.||**-(Combinado).** Conjunto de sustancias gangliopléjicas y antihistamínico que se administran a un paciente para reforzar la acción de un anestésico; *cóctel lítico*.

lítico (del gr. *lithikós, de líthos*, piedra). adj. A., *lithisch;* F., *lithique;* In., *lithic;* It., *litico;* P., *lítico.* || Relativo a los cálculos o piedras o al litio.||**-(Ácido).** ÚRICO (ÁCIDO).

liticosis (del gr. *lithikós* [de *líthos*, piedra] y de *-osis*). f. Neumoconiosis o silicosis de los picapedreros.

litina (del gr. *lithíne*, pétrea). f. Óxido de litio, Li_2O; sustancia blanca, alcalinocáustica, inodora, soluble, que se encuentra en muchas aguas minerales.

litio (del gr. *lithíon*, piedrecita). m. A., *Lithium;* F., *lithium;* In., *lithium;* It., *litio;* P., *lítio.* Cuerpo simple, metálico, blanco, peso atómico 6,94, símbolo *Li*, el más ligero de los metales alcalinotérreos. Sus sales son disolventes *in vitro* del ácido úrico, por lo que se empleó en las afecciones gotosas y reumáticas, y también como sustituto de la sal común en las dietas hiposódicas, con resultados desastrosos. En la actualidad las sales de litio, especialmente el carbonato, constituyen una terapéutica de elección en la profilaxis y tratamiento de la psicosis maniacodepresiva. Se administran por vía oral y su dosificación debe ser muy cuidadosa, ya que su margen de seguridad es muy estrecho.

litmus. m. TORNASOL.

lito-. Forma prefija del gr. *líthos*, piedra.

litocenosis (de *lito-* y el gr. *kénosis*, evacuación). f. Evacuación de los fragmentos de cálculos después de su fragmentación.|| LITOTRICIA.

litocistotomía (de *lito-*, el gr. *kýstis*, vejiga, y *tomé*, corte). f. F., *lithotomie, lithocystotomie*. Cistotomía para la extracción de cálculos.

litoclastia. f. LITOTRICIA.

litoclasto (de *lito-* y el gr. *klân*, romper). m. LITOTRITOR.

litoclisma (de *lito-* y el gr. *klýsma*, lavamiento). m. Inyección en la vejiga de líquidos disolventes de los cálculos.

litocólico (Ácido). V. BILIAR (ÁCIDO).

litoconion (de *lito-* y el gr. *koniân*, pulverizar). m. desus. Instrumento para pulverizar los cálculos en la vejiga.

litodiálisis. f. LITOCLISMA.||LITOTRICIA.

litogénesis o **litogenia** (de *lito-* y el griego *gennân*, producir). femenino A., *Steinbildung;* F., *lithogenèse;* In., *lithogenesis;* It., *litoginese;* P., *litogénese.* Formación de cálculos.

litógeno (de *lito-* y el gr. *gennân*, producir). adj. Productor de cálculos.

litogogo. Agente que tiene esta acción.

litoide (de *lito-* y el gr. *eîdos*, aspecto). adj. Semejante a un cálculo.|| m. PEÑASCO.

litolabo (de *lito-* y el gr. *labé*, instrumento con que se coge). m. Instrumento para mantener sujeto un cálculo vesical en la operación de extraerlo.

litolapaxia (de *lito-* y el gr. *lapássein*, evacuar). f. A., *Litholapaxie;* F., *litholapaxie;* In., *lithopaxy;* It., *litolapassi;* P., *litolapaxia.* Desmenuzamiento de un cálculo en la vejiga, seguido inmediatamente de la evacuación de los fragmentos por medio de la sonda aspiradora de Bigelow. Actualmente en desuso.

litoleína (de *lito-* y el lat. *oleum*, aceite). f. Líquido amarillo dicroico, análogo a la vaselina, destilado del petróleo. Úsase como tópico antiséptico y antiparasitario en las enfermedades de la piel.

litólisis (de *lito-* y el gr. *lýsis*, disolución). f. F., *litholyse.* Disolución de los cálculos, especialmente la artificial, por medio de sustancias litotrípticas.

litólito (de *lito-* y el gr. *lýsis*, disolución). adj. y s. F., *sonde pour traitement litholytique.* Instrumento para la práctica de la litólisis en la vejiga.

litología (de *lito-* y el gr. *lógos*, tratado). f. F., *lithologie.* Suma de conocimientos relativos a los cálculos y su tratamiento.

litomalacia (de *lito-* y el gr. *malakía*, blandura). f. Reblandecimiento espontáneo de ciertos cálculos.

litometra (de *lito-* y el gr. *métra*, matriz). m. Calcificación u osificación del útero.

litómetro (de *lito-* y el gr. *métron*, medida). m. Instrumento para medir las dimensiones de los cálculos.

litomosco (de *lito-* y el gr. *móschos*, ternero). m. Ternero fetal calcificado.

litonefria o **litonefrosis** (de *lito-* y el gr. *nephrós*, riñón). f. Calculosis renal; nefrolitiasis.

litonefritis (de *lito-*, gr. *nephrós*, riñón, y el suf. *-itis*). f. F., *néphrite due à une lithiase rénale.* Nefritis producida por la presencia de cálculos.

litonefrotomía (de *lito-*, el gr. *nephrós*, riñón, y *tomé*, corte). f. Nefrotomía para la extracción de cálculos.

litopedion (de *lito-* y el griego *paidíon*, niño). m. A., *Lithopädien;* F., *lithopédien;* In., *lithopedion;* It., *litopedion;* P., *lithopédio.* Feto muerto de un embarazo ectópico, que ha experimentado la infiltración calcárea.

litoquelifopedion (de *lito-* y el gr. *kélyphos*, vaina; *paidíon*, niño). m. Forma de litopedion en el cual el feto y las membranas están calcificadas.

litoquelifos (de *lito-* y el gr. *kélyphos*, vaina). m. Calcificación limitada a las membranas del embrión o feto.

litoscopio (de *lito-* y el gr. *skopeín*, observar). m. F., *lithoscope.* Instrumento para el examen de los cálculos en la vejiga; sonda para cálculos.

litosis (de *lito-* y el suf. *-osis*). f. Variedad de neumoconiosis debida a la inhalación de partículas pequeñísimas de piedra.

litotomía (de *lito-* y el gr. *tomé*, corte). f. A., *Lithotomie;* F., *lithotomie;* In., *lithotomy;* It. y P., *litotomia.* Extracción de un cálculo generalmente urinario a través de una incisión de la vejiga o de la uretra membranosa.

litotresis (de *lito-* y el gr. *trêsis*, perforación). f. F., *lithotrésie.* Perforación del cálculo para facilitar la litotricia.

litotricia (de *lito-* y el lat. *tritum*, supino, de *terere*, gastar, desmenuzar). f. A., *Lithotritie;* F., *lithotritie;* In., *lithotrity;* It., *litotrizia;* P., *litotricia.* Desmenuzamiento o fragmentación de un cálculo en la vejiga, por la vía uretral, por medio del litotritor||**-peri-**

neal. Desmenuzamiento de un cálculo voluminoso de la vejiga a través de una sección y dilatación de la uretra.

litotripsia (de *lito-* y el gr. *trîpsis*, fricción). f. LITOTRICIA.

litotriptoscopia (de *lito-*, el gr. *tríbein*, frotar, y *skopeîn*, observar). f. Litotricia con el auxilio de la vista por medio de un citoscopio especial, *litotriptoscopio*.

litotritor (de *lito-* y el lat. *tritum*, supino de *terere*, desmenuzar, gastar). m. F., *lithotriteur*. Instrumento para romper los cálculos en la vejiga a través de la uretra.

litoxiduria (de *lito-*, *óxido* y el gr. *oûron*, orina). f. Existencia de óxidos xánticos en la orina.

litritis. f. F., *littrite*. Inflamación de las glándulas de Littre.

litro (del fr. ant. *litron*, medida de granos). m. A., *Liter*; F., *litre*; In., *liter*; It. y P., *litro*. Unidad de capacidad del sistema métrico decimal equivalente al contenido de 1 dm^3.

Litten (Fenómeno diafragmático o signo de) (Moritz *Litten*, médico alemán, 1845-1907). f. FENÓMENO DIAFRAGMÁTICO.

Little (Enfermedad de) (William John *Little*, médico inglés, 1810-1894). V. ENFERMEDAD.

Littré (Glándula, hernia, operación de) (Alexis *Littré*, cirujano francés, 1658-1726). Véanse estos términos.

lituresis (de *lito-* y el gr. *oureîn*, orinar). f. A., *Lithurese*; F., *lithurèse*; In., *lithuresis*; It., *lituresi*; P., *liturese*. Emisión de arenillas con la orina.

litureteria (de *lito-* y *uréter*). f. Afección calculosa del uréter.

lituria (de *lito-* y el gr. *oûron*, orina). f. Exceso de ácido úrico o de uratos en la orina.

Litzmann (Oblicuidad de) (Carl Conrad *Litzmann*, ginecólogo alemán, 1815-1890). V. OBLICUIDAD.

livedo (lat.). f. Mancha lívida de la piel, *livor cutis*, por congestión pasiva generalmente. ‖ **-annularis** o **reticularis.** CUTIS MARMORATA.

livedoide (de *livedo* y el gr. *eîdos*, aspecto). adj. Semejante a la livedo.

livetina. f. Proteína encontrada junto con la lecitina en la yema de huevo.

Livi (Índice de) (Rodolfo *Livi*, médico militar italiano, 1856-1920). V. ÍNDICE.

lividez (de *lívido*). f. A., *Lividität*; F., *lividité*; In., *lividity*; It., *lividezza*; P., *lividez*. Estado de color amoratado, entre azul y negro. ‖ **-cadavérica.** Mancha irregular de color violáceo que aparece después de la muerte en las partes declives del cuerpo, no sometidas a presión. Su presencia es uno de los signos positivos de muerte.

lívido. adj. Que presenta lividez. ‖ Intensamente pálido.

Livierato (Prueba, signo de) (Panagino *Livierato*, médico italiano, 1860-1936). V. PRUEBA Y SIGNO.

livor (lat.). m. Lividez, mancha lívida. ‖ EQUIMOSIS. ‖ **-mortis.** LIVIDEZ CADAVÉRICA.

lixiviación (del lat. *lixivia*, lejía). f. A., *Auslaugung*; F., *lixiviation*; In., *lixiviation*; It., *lisciviazione*; P., *lixiviação*. Operación que consiste en hacer pasar un líquido, agua, alcohol, etc., a través de varias capas de una sustancia pulverizada, para obtener los principios solubles de ésta. Sin.: Percolación.

lixivio o **lixivium.** m. Líquido obtenido por la lixiviación; lejía.

Lyell (Síndrome de) (Alan *Lyell*, dermatólogo escocés contemporáneo). V. SÍNDROME.

Lyon (Prueba de) (B. B. Vincent *Lyon*, médico norteamericano, 1880-1953). V. PRUEBA DE MELTZER-LYON. ‖ **-Horgan (Operación de)** (James A. *Lyon* y Edmund *Horgan*, cirujanos norteamericanos contemporáneos). V. OPERACIÓN.

Lyssavirus. Género de virus de la familia *Rhabdoviridae*. Su virión contiene RNA monocatenario; son de simetría helicoidal, con uno de los extremos en punta (se compara a una bala de fusil); poseen envoltura; miden de 60-400 nm de longitud y de 60-85 nm de anchura. Es el agente de la rabia, zoonosis que afecta una amplia gama de animales de sangre caliente, incluido el hombre. En los animales infectados se le encuentra en el sistema nervioso central, saliva, orina, linfa, sangre y leche.

Lytta vesicatoria. Mosca de España o cantárida.

Lizars (Línea, operación de) (John *Lizars*, cirujano de Edimburgo, 1794-1860). V. LÍNEA, OPERACIÓN.

Loa loa (del dialecto kongo lowa). Especie de filaria que utiliza al hombre como huésped definitivo. En el individuo infectado los gusanos adultos habitan y migran libremente en el tejido celular subcutáneo (extremidades, tronco y cabeza) produciendo edemas alrededor de su localización (edemas migratorios o tumores de Calabar). El tamaño del macho es de 30-35 mm por 0,35-0,43 mm y el de la hembra de 50-60 mm por 0,4-0,6 mm. Las microfilarias se encuentran en la sangre periférica durante el día. Para poder ser infectantes deben ser ingeridas (por picadura) por moscas del género *Chrysops*, en las que maduran. Cuando la mosca pica un nuevo huésped le inocula las larvas ya infecciosas. Es común en África Central y Occidental.

loaiasis. f. FILARIASIS.

loanda (de *Loanda*, cap. de Angola). m. Especie de escorbuto.

lobanillo (dim. de *lóbano*, enfermedad del ganado, y éste de *lobo*). m. Denominación vulgar de los tumores quísticos subcutáneos, especialmente del ganglio y el quiste sebáceo o lupia.

Lobaría islandica. Variedad de liquen de Islandia.

Lobb (Enfermedad de). V. ENFERMEDAD.

lobectomía (del gr. *lobós*, lóbulo, y *ektomé*, escisión). f. A., *Lobektomie*; F., *lobectomie*; In., *lobectomy*; It. y P., *lobectomia*. Escisión de un lóbulo, del tiroides o del pulmón, por ejemplo.

lobelanidina o **lobelanina.** f. Alcaloides de la lobelia.

Lobelia (del médico holandés *De Lobel*, 1538-1616). Género de plantas de la familia de las lobeliáceas. Las hojas y sumidades floridas de la especie *L. inflata*, de la América del Norte, son sedantes, depresivas, eméticas y expectorantes. Se emplean en el asma, la tos ferina, el crup, etc., en forma de infusión, tintura, extracto.

lobelina. f. F., *lobéline*. Nombre de una mezcla de varios alcaloides y resinas de la *Lobelia inflata*, con la que se preparaba un sulfato de acción incierta sobre el asma, tos ferina, etc. Se han descubierto tres alcaloides cristalinos puros de la lobelia, de los cuales el principal, *lobelina a*, es un estimulante específico del centro respiratorio y cuyo clorhidrato se recomienda contra la disnea, colapso y choque.

lobelismo. m. Intoxicación o envenenamiento por la lobelia.

lobengulismo. m. Desorden caracterizado por el desarrollo de la grasa subcutánea y atrofia de los genitales y sistema piloso (Hutchinson).

lobitis (del gr. *lobós*, lóbulo). f. A., *Lobitis*; F., It. y P., *lobite*; In., *lobitis*. Inflamación de un lóbulo, especialmente pulmonar.

Lôbo (Enfermedad de) (Jorge *Lôbo*, dermatólogo brasileño, n. en 1899). V. ENFERMEDAD.

lobo [lobar](del gr. *lobós*, lóbulo). m. LÓBULO.

lobocito. m. ant. F., *polynucléaire*. Leucocito granuloso de núcleo segmentado; granulocito.

lobopodio o **lobópodo.** m. F., *pseudopode, lobopode*. Seudópodo grueso formado por parte considerable del cuerpo del organismo. V. FILÓPODO.

lobotomía (del gr. *lobós*, lóbulo, y *tomé*, corte). f. A.,*Lobotomie*; F., *Lotomie*; In., *lobotomy*; It., *lobotomia*. P., *lobotomia*. Sección de un lóbulo. ‖ **-cerebral.** Sección quirúrgica de la sustancia cerebral, utilizada habitualmente para corregir trastornos mentales.

Lobstein (Cáncer, enfermedad, ganglio de) (Johann F. *Lobstein*, cirujano de Estrasburgo, 1777-1835). V. CÁNCER, ENFERMEDAD, GANGLIO. ‖ **-Porak-Durante (Enfermedad de).** V. ENFERMEDAD.

lobulillitis. Inflamación de un lobulillo.

lobulillo. m. A., *Läppchen;* F. e In., *lobule;* It., *lobulo;* P., *lóbulo.* Lóbulo pequeño o subdivision de un lóbulo; cada una de las agrupaciones de elementos anatómicos, de ácinos o unidades de un órgano cuya reunión constituye el parénquima, como los del hígado, timo, pulmón, riñón, testículo, páncreas, etc. ‖ **-parietal inferior.** m. Porción de la corteza del lóbulo parietal que se funde con la circunvolución temporal superior para formar la circunvolución supramarginal. ‖ **-parietal superior.** Porción de la corteza cerebral, comprendida entre el borde superior del hemisferio y el surco intraparietal.
lobulitis. f. Inflamación de lóbulos.
lobulización. f. Transformación de tejido homogéneo en tejido lobulado.
lóbulo [lobular] (del lat. *lobulus*). m. A., *Lappen;* F. e In., *lobe;* It. y P., *lobo.* Porción más o menos saliente de una víscera, limitada por cisuras y divisiones. ‖ **-ácigo.** Lóbulo accesorio del pulmón derecho en la parte superior de la cara mediastínica. ‖ **-apendicular.** Lóbulo de Riedel. ‖ **-biventer.** Lóbulo digástrico. ‖ **-cacuminal.** Lóbulo semilunar superior del cerebelo. ‖ **-caudado.** Porción del lóbulo medio o central del cerebelo. ‖ Lóbulo de Spiegel. ‖ **-central.** Vermis superior del cerebelo. Isla de Reil. ‖ **-cerebeloso.** Los dos lóbulos del cerebelo, anterior y posterior, subdividido este último en medio y laterales. ‖ **-cerebral.** Cada una de las principales divisiones de la corteza en cada hemisferio cerebral: *frontal, parietal, temporal* y *occipital,* que por su situación corresponden a los huesos craneales del mismo nombre. ‖ **-cuadrado** Lóbulo hepático o eminencia porta anterior en la cara inferior del hígado, por delante del surco transverso. ‖ **-cuadrado.** Lóbulo lateral en la cara superior del cerebelo, continuación del vermis superior. ‖ Precúneo. ‖ **-cuadrilátero.** Precúneo. ‖ **-cubierto.** Lóbulo de la Ínsula. ‖ **-cuneado, cuneiforme.** Una de las circunvoluciones de la cara inferior del hemisferio cerebral, encima de la cisura calcarina. ‖ Lóbulo digástrico. ‖ **-de Home.** Lóbulo prostático entre el esfínter vesical y el verumontano, susceptible de hipertrofia en la vejez. ‖ **-de Huschke.** Circunvolución occipitotemporal externa. ‖ **-de la hipófisis.** Cada uno de los dos lóbulos anterior *(pars distalis)* y posterior *(pars nervosa)* de la glándula pituitaria, separados por una estrecha hendidura o *pars media.* ‖ **-de la ínsula.** Ínsula de Reil. ‖ **-de la oreja.** Porción carnosa inferior del pabellón auricular. ‖ **-de Riedel.** Anomalía del hígado que consiste en una porción lingüiforme de sustancia hepática inserta en el lóbulo derecho. ‖ **-de Spiegel.** Lóbulo caudado o eminencia porta posterior, situado detrás del surco transverso de la cara inferior del hígado. ‖ **-de Wrisberg.** Pequeña porción del lóbulo superior del pulmón, separado del resto por un surco producido por la vena ácigos. ‖ **-del bulbo raquídeo** o **raquídeo.** Amígdalas del cerebelo; dos lóbulos cerebelosos situados detrás y a los lados del bulbo. ‖ **-del cuerpo estriado.** Isla de Reil. ‖ **-del hipocampo.** V. Hipocampo. ‖ **-del neumogástrico.** Lóbulo lateral de la cara inferior del cerebelo. ‖ **-delgado.** Lóbulo lateral en la cara inferior del cerebelo, detrás del digástrico. ‖ **-digástrico.** Lóbulo lateral en la cara inferior del cerebelo, que se continúa con la pirámide del vermis. ‖ **-ensiforme.** Lóbulo semilunar. ‖ **-fusiforme.** Porción posterior de la primera circunvolución temporooccipital. ‖ **-gracilis anterior, posterior.** Porción anterior del lóbulo semilunar inferior y porción posterior del lóbulo digástrico. ‖ **-hepático.** Cada uno de los lóbulos *derecho, izquierdo, cuadrado, de Spiegel* o *caudado del hígado.* ‖ **-invertido.** Lobulillo hepático. ‖ **-límbico.** Circunvolución del cuerpo calloso; *gyrus fornicatus.* ‖ **-lingual.** Porción posterior de la segunda circunvolución temporooccipital. ‖ **-lingüiforme.** Lóbulo de Riedel. ‖ **-lunatus.** Dos porciones, anterior y posterior, del lóbulo cuadrado del cerebelo. ‖ **-marginal.** Primera circunvolución frontal. ‖ **-medio.** Vermis superior del cerebelo. ‖ **-olfatorio.** Engrosamiento o bulbo del nervio olfatorio en la cara superior de la lámina cribosa del etmoides. ‖ **-óptico.** Tubérculos cuadrigéminos. ‖ **-orbitario.** Cara inferior del lóbulo frontal del cerebro. ‖ **-piramidal del tiroides.** Prolongación piramidal del borde superior del istmo del tiroides, generalmente a la izquierda de la línea media. ‖ **-rolándico.** Opérculo de la ínsula. ‖ **-semilunar.** Dos lóbulos, superior e inferior, del cerebelo. ‖ **-uncinado.** Porción interna de la circunvolución occipitotemporal. ‖ **-vermiforme.** Vermis cerebeloso.
lobulus (lat.). m. Lóbulo, lobulillo. ‖ **-gracilis anterior, posterior.** Porción posterior del lóbulo digástrico y porción anterior del lóbulo semilunar inferior, respectivamente. ‖ **-paracentralis.** Puente entre la circunvolución frontal ascendente y la parietal ascendente en la cara interna del cerebro. ‖ **-parietalis superior, inferior.** Circunvolución parietal superior y circunvolución parietal inferior. Parte posterior y superior del lóbulo parietal y parte posterior lateral del mismo lóbulo, respectivamente. ‖ **-semilunaris inferior, superior.** Lóbulos que constituyen la porción inferior posterior y la porción lateral del hemisferio cerebeloso.
lobus (lat.). m. Lobo, Lóbulo. ‖ **-clivi.** Lóbulo cuadrado del cerebro. ‖ **-culminis.** Culmen. ‖ **-glandularis praehypophysis.** V. Adenohipófisis.
local (del lat. *localis*). adj. A., *lokal, örtlich;* F., In. y P., *local;* It., *locale.* Circunscrito o limitado a un punto o parte; no general.
localización. f. A., *Lokalisation;* F., *localization;* In., *localization;* It., *localizzazione;* P., *localização.* Fijación en un punto del organismo de un proceso morboso o un tóxico. Determinación de este punto por los rayos X o por cualquier otro medio. ‖ **-cerebral.** Determinación de las partes o centros del encéfalo que cumplen una función determinada V. Centro. ‖ **-electiva.** Elección por los microorganismos de una cierta variedad de tejidos. ‖ **-selectiva.** Localización electiva.
localizado. adj. Confinado en una parte o región limitada; opuesto a *generalizado.*
localizador. m. F., *localisateur.* Instrumento para señalar la situación de partículas sólidas en el globo del ojo, por medio de los rayos X.
lochia. pl. lat. Loquios.
loci (lat.). Plural de *locus.*
loción (del lat. *lotio, -onis*). f. A.,*Waschung;* F., e In., *lotion;* It., *lozione;* P., *loção.* Preparaciones acuosas que contienen alguna sustancia insoluble y están destinadas a ser aplicadas sobre la piel sin ser friccionadas. Las modernas lociones, verdaderos cosméticos, son emulsiones preparadas a base de sustancias tensioactivas, como el alcohol cetílico o el lauril sulfatosódico.
Locke (Solución de) (Frank Spiller *Locke,* médico inglés, 1871-1949). V. Solución.
Lockwood (Ligamento, signo de) (Charles Barrett *Lockwood,* cirujano inglés, 1858-1914). V. Ligamento.
loco (en port., *louco;* de un tipo *laucu, procedente quizá del ár. *lauqua, lauq,* f. y pl. de '*alwaq,* tonto, loco). adj. Relativo a la locura. ‖ m. A., *Toll;* F., *fou;* In., *mad;* It., *pazzo;* P., *louco.* Persona afecta de locura. ‖ Locoísmo. ‖ Nombre con que se designan varias plantas leguminosas de los géneros *Astragalus, Sophora, Oxytropis,* etc., tóxicas para el ganado equino, bovino y ovino en ciertas regiones, por el selenio que contienen. ‖ Animal que presenta locoísmo.
locoísmo. m. Envenenamiento producido en los caballos, carneros, etc., por ciertas especies de leguminosas calificadas de locas.
locomoción (del lat. *locus,* lugar, y *motio, -onis* movimiento). f. A., *Ortsbewegung;* F., *locomotion;* In., *locomotion;* It., *locomozione;* P., *locomoção.* Facultad de los seres animales de trasladarse de un lugar a otro. ‖ **-cardíaca.** Pretendida causa del choque de la punta del corazón como resultado de la propulsión de la sangre a la aorta y la arteria pulmonar. ‖ **-cuadrúpeda.** Marcha sobre los cuatro miembros en ciertos casos avanzados de lesión vertebral.
locomotorium. m. ant. Aparato locomotor.

locuacidad (del lat. *loquacitas, -atis*). f. Logorrea o verborrea.

lóculo (del lat. *loculus*, dim. de *locus*, lugar). m. Espacio pequeño o celdilla.

locura (de *loco*). f. A., *Irrsinn;* F., *folie;* In., *insanity;* It., *follia;* P., *loucura.* Término de significación imprecisa que engloba trastornos heterogéneos caracterizados por la afectación profunda de las facultades mentales. La mayoría de sus diversas formas se encuentran actualmente en desuso. Sinónimo coloquial de psicosis. V. PSICOSIS. ‖ **-à deux.** Delirio compartido por dos individuos en el que uno suele ser inductor y el otro inducido. ‖ **-afectiva.** Trastorno que interesa la esfera afectiva. ‖ **-alcohólica.** Alteraciones mentales en el alcoholismo. ‖ Delirium tremens. ‖ **-alterna.** LOCURA CIRCULAR. ‖ **-anticipada.** Locura hereditaria que aparece en un sujeto en edad más temprana de la que apareció en su ascendiente. ‖ **-cardíaca.** Arritmia perpetua. ‖ **-cíclica, circular.** Denominación ya en desuso de la psicosis maniacodepresiva. ‖ **-climatérica.** Locura asociada a la menopausia. ‖ **-comunicada.** LOCURA Á DEUX. ‖ **-confusional.** Confusion mental aguda. ‖ **-coreica.** Alteraciones mentales en la corea. ‖ **-de doble forma.** LOCURA CIRCULAR. ‖ **-de la duda.** Término anacrónico referido a los estados obsesivos con dudas patológicas. ‖ **-de los adolescentes.** DEMENCIA PRECOZ. ‖ **-de Venus.** Parálisis general progresiva. ‖ **-degenerativa.** Locura que termina en estado de demencia. ‖ **-depresiva.** MELANCOLÍA. ‖ **-discordante.** DEMENCIA PRECOZ. ‖ **-epidémica.** Contagio moral o psíquico en su más alto grado, que provoca en personas excitables actos violentos. ‖ **-epiléptica.** Alteración mental en la epilepsia, especialmente la caracterizada por la impulsión a los actos violentos, que algunas veces son equivalentes de un ataque. ‖ **-estuporosa.** Demencia aguda primaria con estupor más o menos continuo. ‖ **-hereditaria.** La heredada de los padres o ascendientes. ‖ **-homicida.** V. AMOK. ‖ **-homócrona.** Locura hereditaria que aparece en un sujeto a la misma edad que apareció en el ascendiente. ‖ **-homóloga.** Locura hereditaria de forma idéntica a la del ascendiente. ‖ **-ideacional, intelectual.** Locura caracterizada principalmente por la perversión de las ideas. ‖ **-impulsiva.** Forma de locura hereditaria, caracterizada especialmente por la tendencia a los actos violentos. ‖ **-intermitente.** LOCURA CIRCULAR. ‖ **-lúcida.** PSICOPATÍA. ‖ **-maniacodepresiva.** LOCURA CIRCULAR. ‖ **-menstrual.** Locura periódica que recidiva durante las reglas. ‖ **-moral.** Anomalía mental constitucional o psicodegenerativa, caracterizada por la ausencia de sentido moral y de dignidad personal, por lo que el individuo afecto de ella no se adapta a la vida social y comete actos delictivos; inmoralidad constitucional. ‖ **-paralítica.** PARÁLISIS GENERAL PROGRESIVA. ‖ **-pelagrosa.** Trastornos mentales en la pelagra. ‖ **-periódica.** La que recidiva a intervalos regulares. ‖ **-polineurítica.** PSICOSIS DE KORSAKOV. ‖ **-por imitación.** LOCURA EPIDÉMICA. ‖ **-primaria.** Locura independiente no consecutiva a una enfermedad anterior. ‖ **-progresiva.** Locura hereditaria cuya intensidad aumenta a través de las generaciones. ‖ **-puerperal.** Estado de alienación mental de forma variable que aparece durante el parto o puerperio. ‖ **-recurrente.** LOCURA PERIÓDICA O CIRCULAR. ‖ **-regresiva.** Locura hereditaria cuya intensidad disminuye en la descendencia. ‖ **-religiosa.** Forma de locura caracterizada principalmente por la exaltación o perversión de los sentimientos religiosos. ‖ **-senil.** Alienación mental debida a la degeneración senil. ‖ **-sensorial.** Locura en la que predominan las ilusiones o alucinaciones de los sentidos. ‖ **-simpática.** Alteración mental refleja por afección o enfermedad de cualquier órgano. ‖ **-simultánea.** Locura que aparece al mismo tiempo en dos o más personas que viven juntas. ‖ **-tóxica.** Delirio agudo por envenenamiento o intoxicación. ‖ **-transitoria.** Alienación mental pasajera, durante la cual el enfermo puede cometer un acto violento. ‖ **-uterina.** Locura refleja de una afección genital femenina; ninfomanía. ‖ **-vanidosa.** Delirio de grandezas. ‖ **-volitiva.** La caracterizada por la perversión de la voluntad.

locus (lat.). m. LUGAR. ‖ En genética, punto en un cromosoma ocupado por un gen. ‖ **-cinereus, coeruleus, ferrugineus.** Mancha amarillenta en el suelo del cuarto ventrículo, cerca de la parte superior del surco medio. ‖ **-kiesselbachii.** Lugar en la mucosa de la porción anterior del tabique nasal donde se producen con más frecuencia las epistaxis. ‖ **-luteus** o **de Ecker.** Región olfatoria de la membrana pituitaria. ‖ **-minoris resistentiae.** Punto o parte orgánica predispuesta a enfermar, más fácilmente que otras, por traumatismo o proceso morboso. ‖ **-niger** o **de Sömmerring.** Sustancia gris que separa las capas superior e inferior de sustancia blanca de los pedúnculos cerebrales. ‖ **-perforatus anterior, posterior.** ESPACIO PERFORADO ANTERIOR, POSTERIOR. ‖ **-ruber.** NÚCLEO ROJO O DE STILLING.

lodo (del lat. *lutum*). m. BARRO, FANGO.

Loeb (Jeringa de). V. JERINGA.

Loeffler. V. LÖFFLER. ‖ **-(Endocarditis de).** V. ENDOCARDITIS.

Loeper-Baumann (Síndrome de). V. SÍNDROME. ‖ **-Mathieu-Marre (Síndrome de).** V. SÍNDROME.

Loewenberg (Signo de). V. SIGNO.

Loewi. V. LÖWI.

Löffler (Bacilo, colorante, suero de) (Friedrich A. J. *Löffler*, bacteriólogo alemán, 1852 1915). V. estos términos.

Löfgren (Síndrome de) (Iven Halvar *Löfgren*, médico sueco contemporáneo) V SÍNDROME.

lofio (del gr. *lóphos*, eminencia). m. Eminencia o reborde entre dos surcos en la superficie ventricular del cerebro.

lofleria (de *Löffler*). f. desus. Estado morboso en el que existe el bacilo de la difteria sin los síntomas ordinarios de ésta.

lofodonto (del gr. *lophós*, cresta, y *odoús, -ontos,* diente). adj. Que tiene la corona de los molares en forma de crestas; opuesto a *bunodonto*.

lofótrico (del gr. *lóphos*, cresta, y *thríx, trichós,* cabello). adj. Provisto de pelos agrupados en manojo. Dícese sobre todo de las bacterias con un fascículo de flagelos en un polo.

logadectomía (del gr. *logádes* [pl.], blanco del ojo, y *ektomé*, resección). f. Escisión de una porción de la conjuntiva.

logaditis (del gr. *logades* [pl.], blanco del ojo, y *-itis*). f. A., *Skleritis;* F., *sclérite;* In., *logaditis;* It., *sclerite;* P., *logadite.* Inflamación de la conjuntiva o de la esclerótica.

logafasia (del gr. *lógos*, palabra, y de *afasia*). f. desus. Imposibilidad de expresar ideas en el lenguaje.

logagnosia (del gr. *lógos*, palabra, y de *agnosia*). f. desus. Imposibilidad de reconocer las palabras habladas o escritas; afasia, alogia.

logagrafía (del gr. *lógos*, palabra, α–, priv., y *gráphein*, escribir). f. desus. Imposibilidad de expresar ideas por la escritura.

logamnesia (del gr. *lógos*, palabra, y de *amnesia*). f. ant. Olvido de las palabras; ceguera o sordera verbales.

Logan (Operación de). V. OPERACIÓN. ‖ **-Turner (Operación de).** V. OPERACIÓN.

logastenia (del gr. *lógos*, palabra, y de *astenia*). f. A., *Logasthenie;* F., *logasthénie;* In., *logasthenia;* It., *logastenia;* P., *logastenia.* Disminución de la facultad mental de comprensión del lenguaje.

logestron. m. Sistema radiográfico inventado en 1954 por D. Craig, que refuerza los contrastes excesivos de la placa radiográfica disminuyendo la densidad. Los detalles perdidos por exceso de exposición (ennegrecidos) o insuficientemente expuestos (transparentes) son amplificados. Para lograr estos efectos el haz catódico es recogido por dos células fotoeléctricas, una que homogeneiza la intensidad y otra el tiempo de exposición. No crea contrastes: los hace accesibles.

logoclonía (del gr. *lógos*, palabra, y *klónos*, tumulto, agitación). f. A., *Logoklonie*; F., *logoclonie*; In., It y P., *logoclonia*. Repetición espasmódica de las sílabas terminales de las palabras.
logocofosis (del gr. *lógos*, palabra, y *kóphosis*, sordera). f. A., *Sprachtaubheit*; F., *logocophose*; In., *logokophosis*; It., *logocofosi*; P., *logocofose*. Sordera verbal, imposibilidad de comprender el lenguaje hablado.
logomanía (del gr. *lógos*, palabra, y de *manía*). f. Locuacidad exagerada.
logopedia (del gr. *lógos*, palabra, y *paideía*, educación). f. F., *logopédie*. Estudio y corrección de los trastornos del lenguaje.
logoplejía (del gr. *lógos*, palabra, y *plegé*, golpe). f. Parálisis de los órganos del lenguaje.
logorrea (del gr. *lógos*, palabra, y *rhein*, fluir). f. A., *Logorrhöe*; F., *logorrhée*; In., *logorrhea*; It., *logorrea*; P., *logorreia*. Afición inmoderada de ciertos alienados a hablar profusa y seguidamente; *tumultus sermonis*, delirio de la lengua.
logospasmo (del gr. *lógos*, palabra, y de *espasmo*). m. Espasmo en los órganos de articulación de la palabra.
Löhlein (Diámetro de) (Hermann *Löhlein*, ginecólogo alemán, 1847 1901). V. DIÁMETRO.
loiasis. f. FILARIASIS.
loimología. f. LEMOLOGÍA.
lolismo. f. Intoxicación por las semillas de la cizaña, *Lolium temulentum*.
Lombardi (Maniobra, signo de) (Antonio *Lombardi*, médico italiano contemporáneo). V. MANIOBRA, SIGNO.
lombriz (del lat. *lumbricus*). f. A., *Spulwurm*; F., *lombric*; In., *roundworm*; It., *ascaris*; P., *lombriga*. Término genérico vulgar de los gusanos parásitos intestinales, especialmente de los ascáridos.
lomo (del lat. *lumbus*). m. A., *Lende*; F., *lombe*; In., *loin*; It. y P., *lombo*. Porción del dorso entre el tórax y la pelvis. U. m. en plural.
Long (Coeficiente de) (John Harper *Long*, médico norteamericano, 1856-1927) V. COEFICIENTE.
longevidad (del lat. *longaevitas, -atis*). f. A., *Langlebigkeit*; F., *longévité*, In., *longevity*; It., *longevità*; P., *longevidade*. Larga duración de la vida; ancianidad prolongada.
longevo (del lat. *longaevus*; de *longus*, largo, y *aevum*, tiempo, edad). adj. Muy anciano o de larga vida.
longilíneo (del lat. *longus*, largo, y *linea*, línea). adj. Constituido en líneas o formas largas o estrechas; dolicomorfo.
longissimus dorsi (lat.). m. Músculo dorsal largo.
longitudinal (del lat. *longitudo, -inis*). adj. Relativo a la longitud, paralelo al eje mayor del cuerpo.
Longmire (Operación de) (William P. *Longmire*, cirujano estadounidense, nacido en 1913). Véase OPERACIÓN. || **-Sandford (Operación de)**. V. OPERACIÓN.
longus capitis o **longus colli** (lat.). m. Músculo recto anterior mayor y largo del cuello, respectivamente.
looch (del ár. *lauk*). m. Emulsión gomosa y edulcorada que se emplea como vehículo de principios medicinales solubles o insolubles. Se prepara con almendras dulces mondadas *(looch album*, blanco o *amigdalino)* o con aceite de las mismas *(looch oleoso)*, añadiendo goma tragacanto y azúcar y aromatizando con agua de azahar. || **-pectoral**. Looch blanco que contiene el 16 % de almendras amargas.
Loomis (Mixtura de) (Alfred L. *Loomis*, médico de Nueva York, 1831-1895). V. MIXTURA.
Looser-Debray-Milkman (Síndrome de) (Emile *Looser*, cirujano suizo, 1877-1936). V. SÍNDROME.
loquiocito (de *loquios* y el gr. *kýtos*, cavidad). m. F., *cellule de la caduque*. Célula decidual característica de los loquios.
loquiocolpos (de *loquios* y el gr. *kólpos*, vagina). m. F., *distension du vagin due à la rétention des lochies*. Distensión de la vagina por los loquios retenidos.
loquiómetra (de *loquios*, y el gr. *métra*, matriz). m. A., *Lochiometra*; F., *lochiométrie*; In. y It., *lochiometra*; P., *loquiometria*. Retención de los loquios en el útero.
loquiometritis. f. Metritis puerperal.
loquiópira (de *loquios* y el gr. *pyr, pýrós*, fuego). f. Fiebre puerperal.
loquiorrea (de *loquios* y el gr. *rhein*, fluir). f. F., *lochiorrhée*. Flujo loquial anormalmente abundante.
loquios [loquial] (del gr. *locheîa*, de *lóchos*, parto). m. pl. A., *Lochien*; F., *lochies*; In., *lochia*; It., *lochi*; P., *lóquios*. Derrame sanguíneo, serosanguíneo y seroso sucesivamente por la vagina en las primeras semanas después del parto. Se denominan *sanguinolentos* o *rojos, serosos* y *blancos*, según predominen en ellos la sangre, el suero o los glóbulos blancos.
loquiosquesis (de *loquios* y el gr. *schésis*, retención). f. Retención de los loquios.
loquiostasis (de *loquio* y el gr. *stásis*, detención). f. LOQUIOSQUESIS.
loquirragia. f. LOQUIORREA.
Lorain (Síndrome, tipo de) (Paul *Lorain*, médico francés, 1827-1875) V. INFANTILISMO, SÍNDROME y TIPO. || **-Levi (Síndrome de)**. V. SÍNDROME.
lordoma. m. ant. LORDOSIS.
lordoscoliosis. f. A., *Lordoskoliose*; F., *lordoscoliose*; In., *lordoscoliosis*; It., *lordoscoliosi*; P., *lordoscoliose*. Lordosis asociada con escoliosis.
lordosis [lordótico] (del gr. *lordós*, curvo). f. A., *Lordose*; F., *lordose*; In., *lordosis*; It., *lordosi*; P., *lordose*; Curvatura de los huesos, especialmente la curvatura de la columna vertebral de convexidad anterior, opuesta a *cifosis*.
Lorenz (Operación, signo de) (Adolf *Lorenz*, cirujano austriaco, 1854-1946). V. OPERACIÓN, SIGNO.
Loreta (Operación de) (Pietro *Loreta*, cirujano italiano, 1831-1889). V. OPERACIÓN.
loretina (de *P. Loreta*). f. Polvo cristalino, amarillo, antiséptico: ácido metayodoortooxiquinolinsulfónico, sucedáneo del yodoformo. Con el bismuto forma un compuesto, *loretinato de bismuto*, que también se emplea en pomada y en polvos al exterior y al interior como antidiarreico.
Loring (Oftalmoscopio de) (Edward Greely *Loring*, oculista norteamericano, 1837-1888). V. OFTALMOSCOPIO.
Lörrincz (Prueba de). V. PRUEBA.
Lossen (Regla de) (Hermann Friedrich *Lossen*, cirujano alemán, 1842-1909). V. REGLA.
lost (de los químicos *Lommel* y *Steinkopf*). m. Gas de guerra, iperita; diclordietilsulfúrico.
lotio (lat.). f. LOCIÓN.
Lotus. Género de leguminosas. La especie *L. arabicus* suministra un glucósido tóxico, lotusina, y un pigmento, lotoflavina.
Louis (Ángulo de) (Antoine *Louis*, cirujano francés, 1723-1792). V. ÁNGULO. || **- (Ley de)** (Pierre Charles Alesandre *Louis*, médico francés, 1787-1872). V. LEY. || **-Bar (Síndrome de)** (Denise *Louis-Bar*, neuropsiquiatra belga, n. en 1914). V. SÍNDROME.
louping-ill (ingl.). m. Enfermedad infecciosa vírica que afecta el ganado ovino y bovino, cuyo agente causal es un virus de la familia *Togaviridae*. La infección del animal se produce por picadura de garrapatas infectadas. Se caracteriza por fiebre, temblores, paresias, ataxia cerebelosa, parálisis y muerte. El hombre puede infectarse ocasionalmente con un cuadro febril leve de curso benigno. *Sin.:* Neuroaxitis vírica de los ovinos, ixodiasis del ganado lanar.
loutroterapia (del gr. *loutrón*, baño, y *therapeía*, tratamiento). f. Balneoterapia, especialmente tratamiento por los baños carbonados.
Löwe (Anillo de) (Karl Friedrich *Löwe*, oftalmólogo alemán, 1874-1955). V. ANILLO.
Lowe (Síndrome de) (Charles Upton *Lowe*, pediatra norteamericano, n. en 1921). V. SÍNDROME.
Lower (Anillos, tubérculo de) (Richard *Lower*, anatomista inglés, 1630-1691). V. ANILLOS, TUBÉRCULOS.
Löwenberg (Conducto, pinzas de) (Benjamin Benno *Löwenberg*, cirujano alemán, en París 1836-1905). V. CONDUCTO y PINZAS.

Löwenhardt (Regla de) (Sigismund Ed. *Löwenhardt*, médico alemán, 1794-1875). V. REGLA.
Löwenthal (Reacción, vía de) (Wilhelm *Löwenthal*, médico alemán, 1850-1894). V. REACCIÓN, VÍA.
Löwi (Reacción de) (Otto *Löwi*, patólogo alemán, 1873-1961, premio Nobel de Medicina en 1936). V. REACCIÓN.
Löwit (Linfocitos de) (Moritz *Löwit*, médico alemán, 1851-1918). LINFOGONIA, 2.ª acep.
Lowry-Schuman (Enfermedad de). V. ENFERMEDAD.
Lowsley (Operación de) (Oswald Swinney *Lowsley*, urólogo norteamericano, 1884-1955). V. OPERACIÓN.
loxartron o **loxartrosis** (del gr. *loxós*, oblicuo, y *árthron*, articulación). f. y m. desus. Deformidad oblicua de una articulación sin luxación de ésta, como el pie zambo.
loxociesis (del gr. *loxós*, oblicuo, y de *ciesis*). f. Situación oblicua del útero grávido.
loxoftalmía (del gr. *loxós*, oblicuo, y *ophthalmós*, ojo). f. ESTRABISMO.
loxótico (del gr. *loxós*, oblicuo). adj. Oblicuo, inclinado.
loxotomía (del gr. *loxós*, oblicuo, y *tomé*, corte). f. Amputación oblicua.
LSD. Dietilamida del ácido lisérgico *(Lysergic acid diethylamide)*. Alucinógeno muy potente obtenido sintéticamente después de encontrado en diversas plantas de los géneros *Ipomea* y *Rivea*.
Lu. Símbolo químico del *lutecio*.
Lubarsch (Cristales de) (Otto *Lubarsch*, patólogo alemán, 1860-1933). V. CRISTAL. ||-**Pick (Enfermedad de).** V. ENFERMEDAD.
Luc (Operación de) (Henri *Luc*, otorrinólogo francés, 1855-1925). OPERACIÓN DE CALDWELL-LUC.
Lucae (Sonda de) (August John *Lucae*, otólogo de Berlín, 1835-1911). V. SONDA.
Lucas (Signo de) (Richard Clement *Lucas*, médico inglés, 1846-1915). V SIGNO. ||-**Championnière (Enfermedad, método de)** (Just M. Marcelin Lucas-Championnière, cirujano francés, 1833-1913). V. ENFERMEDAD, MÉTODO.
Lucatello (Signo de) (Luigi *Lucatello*, médico italiano, 1863-1926). V. SIGNO.
Lucherini-Giacobini (Enfermedad de) (Tommaso *Lucherini*, reumatólogo italiano m. en 1967). V. ENFERMEDAD.
Luciani (Tríada de) (Luiigi *Luciani*, fisiólogo italiano, 1842-1919). V. TRÍADA. ||-**Wenckebach (Período de).** V. PERÍODO.
lucidez. f. A., *Klarheit*; F., *lucidité*; In., *lucidity*; It., *lucidità*; P., *lucidez*. Claridad de la mente.
lúcido (del lat. *lucidus*). adj. F., *lucide*. De entendimiento claro; aplícase especialmente a los intervalos, más o menos prolongados, en que se conservan ocasionalmente las funciones mentales de ciertos alienados, y del tiempo que media entre la lucidez y la pérdida del conocimiento en los traumatismos craneales.
luciferasa (del lat. *lux, lucis*, luz, *ferre*, llevar, y el sufijo *-asa*). f. Enzima termolábil que actúa sobre la luciferina produciendo radiaciones luminosas.
luciferina (del lat. *lux, lucis*, luz, y *ferre*, llevar). f. Sustrato termostábil aislado de algunos animales que por acción de una enzima termolábil (luciferasa) emite radiaciones luminosas (bioluminiscencia).
lucífugo (del lat. *lucifugus*; de *lux, lucis*, luz, y *fugere*, huir). adj. Que evita la luz; fotófobo.
Lucilia. Género de moscas dotadas de iridiscencia verde y azul. La especie *L. macellaria* o *L. hominivorax* deposita sus huevos en las fosas nasales, produciendo lesiones muy graves. La *L. caesar* se ha encontrado en estado larval en la miiasis cutánea. La *L. sericata* deposita sus larvas en las heridas.
lucitis. f. Nombre propuesto por Gougerot para designar las lesiones cutáneas debidas a la acción de la luz.
Lücke (Reacción de) (George *Lücke*, cirujano alemán, 1829-1894). V. REACCIÓN.
lucoterapia (del lat. *lux, lucis*, luz, y el gr. *therapeía*, tratamiento). f. FOTOTERAPIA.
luctuoso (del lat. *luctuosus*, de *luctus*, llanto). adj. Dícese de la respiración quejumbrosa.

Ludloff (Signo de) (Karl *Ludloff*, cirujano alemán, 1864-1954). V. SIGNO.
ludoterapia (del lat. *ludere*, jugar, y el gr. *therapeía*, curación). f. Psicoterapia por el juego; existen diversas técnicas. Aplicada en niños, en forma individual o grupal, se utiliza el juego para facilitar la expresión de los conflictos. En adultos, se emplea en psicoterapias grupales con diversos objetivos, por ejemplo estimular la movilización y elaboración de distintas conductas en las relaciones interpersonales, fomentar las actitudes de colaboración grupal, etc.
Ludwig (Angina de) (William F. von *Ludwing*, cirujano alemán, 1790-1865). V ANGINA. ||-**(Ángulo de).** (Daniel *Ludwig*, anatomista alemán, 1625-1680). V. ÁNGULO DE LOUIS. ||-**(Ganglio, teoría de)** (Carl Friedrich W. *Ludwig*, fisiólogo alemán, 1816-1895). V. GANGLIO, TEORÍA.
Luer (Jeringa de) *(Luer*, instrumentista alemán, en París, m. en 1883). V. JERINGA.
lúes o **lúe** (del lat. *lues*). f. A., *Lues*; F., *luès*; In. y P., *lues*; It., *lue*. Peste, epidemia; especialmente la sífilis. ||-**canina.** Moquillo de los perros. ||-**divina.** EPILEPSIA. ||-**venérea.** SÍFILIS.
luetina (de *lúes*). f. Cultivo puro muerto del *Treponema pallidum*; empleado en la dermorreacción sifilítica de Noguchi.
Luetscher (Síndrome de) (J. A. *Luetscher*, médico norteamericano contemporáneo). V. SÍNDROME.
lugar (de *logar*, y éste del lat. *localis*). m. A., *Stelle*; F., *lieu*; In., *place*; It., *luogo*; P., *lugar*. Sitio, región o punto. ||-**de elección** o **de necesidad.** Región o punto que para la práctica de una operación se escoge o debe adoptarse forzosamente.
Lugol (Cáustico, solución de) (Jean George Antoine *Lugol*, médico de París, 1786-1851). V. CÁUSTICO, SOLUCIÓN.
lujuriante (del lat. *luxurians- -antis*).). adj. A., *Wuchernd*; F. e In., *luxuriant*; It., *lussurioso*; P., *luxuriante*. Excesivo, que crece o vegeta excesivamente.
Luke (Método o procedimiento de). V. MÉTODO.
lumbago (del lat. *lumbago*, de *lumbus*, lomo). m. A., *Lumbago, Lendenweh*; F., *lumbago*; In., *Lumbago*, It., *lombaggine*. P., *lumbago*; Neuralgia o reumatismo de los lomos; mialgia lumbar.
lumbalgia (del lat. *lumbus*, lomo, y el gr. *álgos*, dolor). f. LUMBAGO.
lumbarización o **lumbalización** A., *Lumbalisation*; F., *lombarisation*; In., *lumbarization*; It., *lumbarizzazione*; P., *lombarizacão*. Coalescencia de la I vértebra sacra con las apófisis transversas de la V vértebra lumbar de lo cual resulta un sacro de sólo cuatro vértebras.
lumbartria (del lat. *lumbus*, lomo, y el gr. *árthron*, articulación). f. Espondilartritis lumbar.
lumboabdominal. adj. Relativo a los lomos y al abdomen. || m. Músculo transverso del abdomen.
lumboaórtico. adj. Relativo a la aorta lumbar.
lumbocolostomía (del lat. *lumbus*, lomo, y el gr. *kólon*, intestino grueso, y *stóma*, boca). f. F., *colostomie lombaire*. Colostomía lumbar; abertura permanente en el colon por una incisión a través de la región lumbar.
lumbocostal (del lat. *lumbus*, lomo, y *costa*, costilla). adj. Relativo a los lomos y las costillas. || m. Músculo serrato menor.
lumbodinia (del lat. *lumbus*, lomo, y el gr. *odýne*, dolor). f. LUMBAGO.
lumbodorsal (del lat. *lumbus*, lomo, y *dorsum*, espalda). adj. Relativo a las regiones lumbar y dorsal.
lumbohumeral (del lat. *lumbus*, lomo, y *umerus*, hombro). adj. Relativo a los lomos y el húmero. || m. Músculo dorsal mayor.
lumboilíaco (del lat. *lumbus*, lomo, e *ilia, -ium*, bajo vientre). adj. Relativo al lomo y el ilion.
lumbosacro (del lat. *lumbus*, lomo, y *sacer*, sagrado). adj. Relativo a los lomos y el sacro.
lumbrical (del lat. *lumbricus*, lombriz). adj. F., *lombrical*. Semejante a una lombriz. || m. pl. V. MÚSCULOS (TABLA DE).

lumbricida (del lat. *lumbricus*, lombriz, y *caedere*, matar). adj. F., *vermifuge, vermicide*. Destructor de lombrices o gusanos. Ú.t.c.s.

lumbricoide (del lat. *lumbricus*, lombriz, y el gr. *eîdos*, aspecto). adj. Semejante a la lombriz de tierra.

lumbricosis. f. A., *Spulwurmkrankheit;* F., *lombricose;* In., *lumbricosis;* It., *lombricosi;* P., *lombricose*. Infestación con gusanos intestinales.

Lumbricus. Género de anélidos al que pertenece la lombriz de tierra, *L. terrestris*, que puede actuar como huésped de *Metastrongylus elongatus* y transmitir la influenza porcina.

lumbus (lat.). m. LOMO.

lumen (lat.). m. F., *lumen*. Luz de un vaso o conducto. || Unidad de flujo luminoso equivalente al emitido en un ángulo sólido de un estereorradián, procedente de un foco puntual cuya intensidad es de 1 candela.

luminal. adj. F., *se rapportant à la lumière d'un vaisseau*. Relativo al lumen. || m. Ácido feniletilbarbitúrico; polvo blanco inodoro, casi insoluble en el agua; hipnótico y antiepiléptico. Sus derivados de calcio son muy solubles.

luminífero (del lat. *lumen, -inis,* luz, *ferre,* llevar). adj. F., *luminifère*. Que transporta o propaga la luz. || Dícese del grupo químico que da la propiedad de luminiscencia a los compuestos orgánicos. Ú.t.c.s.

luminiscencia (del lat. *lumen, -inis,* luz). f. A., *Lumineszenz;* F., *luminescence;* In., *luminescence;* It., *luminescenza;* P., *luminescência*. Emisión de luz sin el correspondiente grado de calor.

luminosidad. f. A., *Helligkeit;* F., *luminosité;* In., *luminosity;* It., *luminosità;* P., luminosidade. Intensidad de la acción luminosa de los rayos solares en un punto y tiempo determinados. || Abertura útil de un objetivo fotográfico.

lumisterol. m. Primer producto obtenido por la irradiación del ergosterol con la luz ultravioleta; la continuidad de la irradiación produce el calciferol (vitamina D_2).

Lumsden (Centro de) (Thomas W. *Lumsden*, médico inglés, 1874-1953). CENTRO NEUMOTÁXICO.

luna. f. Plata de los alquimistas. ||**-córnea.** Cloruro de plata.

lunar. adj. F., *lunaire*. Relativo a la luna o a la plata. F., *os semi-lunaire*. Hueso semilunar. || m. F., *naevus*. || Mancha de pigmento, con pelos o sin ellos, en la piel.

lunático (del lat. *lunaticus*). adj. A., *mondsüchtig*. F., *lunatique;* In., *lunatic;* It., *lunatico;* P., *lunático*. Aplicábase a los sujetos cuyas conductas incomprensibles eran atribuidas a los influjos de los distintos estados lunares. Ú.t.c.s.

lunatismo. m. ant. Afección influida por los cambios lunares. || Sonambulismo en las noches de luna.

lunatomalacia. f. ENFERMEDAD DE KIEMBÖK.

lunatus (lat.). m. *Os lunatum*, hueso semilunar.

Lundvall (Crisis de) (Halvar *Lundvall*, neurólogo sueco). V. CRISIS SANGUÍNEA.

lúnula (dim. de *luna*). f. A., *Nagelfleck;* F., *lunule;* In. e It., *lunula;* P., *lúnula*. Espacio blanquecino semilunar en la raíz de las uñas. Borde libre de la válvula semilunar a cada lado del cuerpo de Arancio. ||**-de Giannuzzi o Heidenhain.** SEMILUNAS DE GIANNUZZI.

lupa (del fr. *loupe*). f. A., *Lupe;* F., *loupe;* In., *loupe;* It., *lente di ingrandimento;* P., *lupa*. Lente de aumento.

lupanina. f. Alcaloide tóxico de varias especies del género *Lupinus*.

lupia (del lat. *lupinus*, altramuz). f. A., *Balggeschwulst;* F., *loupe;* In. e It., *lupia;* P., *lúpia*. Quiste sebáceo, especialmente del cuero cabelludo. Sin.: Lobanillo. || Ateroma en una arteria superficial, visible bajo la piel, por ejemplo la facial o la temporal superficial en ancianos.

lúpico. adj. Relativo al lupus o de su naturaleza.

lupiforme (del lat. **lupea*, lupia, y *forma*, forma). adj. F., *lupoïde*. Semejante a una lupia. || (Del lat. *lupus*, lobo, y *forma*, forma). adj. F., *lupoïde*. Semejante al lupus.

lupinina (del lat. *lupinus*, altramuz). f. Alcaloide tóxico de la harina de altramuces.

lupinosis (del lat. *lupinus*, altramuz). f. F., *lathyrisme*. Estado morboso producido por la ingestión de altramuces; latirismo.

lupinotoxina (del lat. *lupinus*, altramuz, y *toxina*). f. Principio aromático tóxico de la harina de altramuces.

Lupinus. Género de leguminosas papilonáceas, algunas de cuyas especies se cultivan como plantas forrajeras. Las semillas de la especie *L. albus*, altramuz, se emplean como alimento en algunos países mediterráneos, y su harina, para la confección de cataplasmas.

lupoide. adj. LUPIFORME. || SARCOIDE DE BOECK.

lupoma (de *lupus* y *-oma*). m. A., *Lupom;* F., *lupome;* In., It. y P., *lupoma*. Tubérculo lúpico; nódulo primario del lupus.

luposo. adj. Lúpico.

lupulina. f. Principio amargo ácido del lupulino.

lupulino. m. Polvo resinoso amarillo, amargo, del lúpulo; sedante y estomáquico.

lupulita. f. LUPULINA.

lúpulo (del lat. *lupulus*, lobito). m. A., *Hopfen;* F., *houblon;* In., *hops;* It., *luppolo;* P., *lúpulo*. Planta cannabinácea (*Humulus lupulus*) y su cono membranoso que contiene la sustancia pulverulenta (lupulino) a que debe su acción. Tónico sedante en la irritación genitourinaria. Se emplea en infusión, tintura y extracto fluido.

lupus (del lat. *lupus, -i,* lobo, por alusión a la acción corrosiva de la afección). m. A., *Lupus;* F., In. e It., *lupus;* P., *lúpus*. Afección tuberosa de la piel y de las mucosas de distintas formas caracterizadas por la producción de tubérculos que se ulceran dada su tendencia a la extensión. ||**-eritematoso.** Dermatitis inflamatoria de causa no conocida, que se manifiesta de diversas formas y puede afectar cualquier órgano. ||**-eritematoso discoide crónico.** Dermatitis crónica generalmente destructiva, que afecta el cuero cabelludo y las áreas de la piel (mejillas, nariz) expuestas al sol y al calor. ||**-eritematoso discoide difuso crónico.** Variedad superpuesta al discoide crónico. ||**-eritematoso discoide infantil.** Variedad diferenciada del LE, que aparece en la infancia con distribución típica de las placas eritematosas y atróficas discoideas con tapones foliculares. ||**-eritematoso diseminado.** V. LUPUS ERITEMATOSO SISTÉMICO. ||**-eritematoso profundo.** Aparición de nódulos subcutáneos o placas indurativas de situación profunda, ya sea debajo de la piel normal o de las típicas placas de LE, apreciándose hundimiento de la piel por encima de las estructuras subyacentes. ||**-eritematoso sistémico.** Enfermedad multisistémica de causa desconocida. Puede no afectarse la piel. La manifestación cutánea primordial es el eritema en mariposa que afecta el dorso de la nariz y los pómulos, de color rojizo y recubierto por una hiperqueratosis folicular. A veces produce fatiga o pérdida crónica de peso, fiebre, artritis o artralgia, afección renal, convulsiones, psicosis y afección gastrointestinal. ||**-hipertrófico.** Crecimiento vegetativo verrugoso, a menudo costroso o ligeramente exudativo. ||**-húmedo.** Placas edematosas semejantes a queloides pero suaves al tacto. ||**-marginado, marginatus.** Lupus verrugoso de las manos y brazos. ||**-miliar diseminado facial.** Nódulos superficiales discretos, diminutos y múltiples de 2-3 mm de diámetro, con predilección por los párpados, labio superior, barbilla y ventanas nasales. No suelen pasar de 50 elementos, de posible etiología tuberculoide. ||**-pernio.** LE de los dedos, que simula sabañones. ||**-pernio de Besnier.** SARCOIDOSIS. ||**-plano.** Mancha plana, lisa, deprimida o escasamente elevada sobre la piel, de color jalea de manzana. Cura con formación de cicatriz. ||**-ulcerativo.** Se presenta cuando los nódulos blandos del lupus se rompen y forman una ulceración. Asociado a escrofulodermia. ||**-vulgar.** Tipo más común de tuberculosis cutánea, caracterizada por la aparición de manchas rojopardusca s compuestas por nódulos de color jalea de manzana, que muestra tendencia a curar lentamente en una zona mientras progresa en otra.

lura (lat.). f. Orificio del infundíbulo del cerebro.

Luria, Aleksandr Romanovic. Médico y psicólogo soviético, Kazan 1902-Moscú 1977, que se ha destacado en la conformación de la neuropsicología moderna y por sus contribuciones en la teoría neuropsicológica, neurolingüísticas, memoria, etc.

lúrido (del lat. *luridus*). adj. Pálido, cetrino; dícese del color amarillento de los estados caquécticos.

Luschka (Agujero, amígdala, glándula de) (Hubert von *Luschka*, anatomista alemán, 1820-1875). Véanse estos términos.

lusco (del lat. *luscus*). adj. Bizco, tuerto.

Lusk (Anillo de) (William Thompson *Lusk*, médico de Nueva York, 1837-1897). ANILLO DE BANDL.

Lust-Nelis (Síndrome de). V. SÍNDROME.

Lustig (Suero de) (Alessandro *Lustig*, médico italiano, 1857-1938). V. SUERO.

lutecio. m. F., *lutétium*. Elemento raro descubierto en 1907. Símbolo. *Lu*; peso atómico, 175.

luteína (del lat. *luteus*, amarillo). f. A., *Lutein*; F., *lutéine;* In., *lutein;* It., *luteina;* P., *luteína*. Pigmento amarillo, lipocromo, del cuerpo lúteo y de la yema de huevo, idéntico a la xantófila. *Sin.:* Luteol. || Derivado hidroxilado del caroteno.

luteinización. f. A., *Luteinisierung;* F., *lutéinisation;* In., *lutenization;* It., *luteinizzazione;* P., *luteinização*. Proceso que se realiza en las células del folículo de De Graaf que han madurado y descargado su óvulo; estas células se hipertrofian y adquieren un color amarillo, convirtiéndose el folículo en cuerpo lúteo, cambio que se atribuye fundamentalmente a la hormona hipofisaria luteinizante (LH).

Lutembacher (Síndrome de) (René *Lutembacher*, cardiólogo francés, n. en 1884). V. SÍNDROME.

lúteo (del lat. *luteus*, amarillo). adj. De color amarillo. Se aplica a ciertas formaciones anatómicas como la mácula lútea y el cuerpo lúteo (v. estos términos).

luteoma. m. A., *Luteom;* F., *lutéinome;* In., It. y P., *luteoma*. Tumor en el cuerpo lúteo; xantofibroma tecocelular.

luteosterona. f. PROGESTERONA.

lutidina. f. Compuesto líquido formado en la destilación de la brea de hulla. || **-beta.** Líquido incoloro con propiedades narcóticas y antiespasmódicas, empleado como antídoto de la estricnina.

lutina. f. PROGESTERONA.

lutonismo. m. Estado morboso observado en los expuestos a las radiaciones del plutonio de las pilas atómicas, caracterizado por canicie, degeneración hepática y malformaciones óseas.

Lutz (Enfermedad de) (Adolfo *Lutz*, dermatólogo brasileño, 1855-1940). V. ENFERMEDAD. || **-Miescher (Enfermedad de).** V. ENFERMEDAD.

luxación (del lat. *luxatio, -onis*). f. A., *Luxation;* F. e In., *luxation;* It., *lussazione;* P., *luxação*. Dislocación permanente de una parte, especialmente de las superficies articulares de los huesos. Suele tomar el nombre del hueso más apartado del centro: *luxación del húmero, del fémur;* de la nueva región que ocupa el hueso luxado: *infraglenoidea, infracotiloidea,* o bien de la articulación luxada: *luxación del codo, de la rodilla.* || **-accidental.** LUXACIÓN TRAUMÁTICA. || **-antigua** o **inveterada.** Luxación en la que han ocurrido ya cambios estructurales. || **-cerrada.** LUXACIÓN SIMPLE. || **-complicada, compuesta.** La asociada con otros traumatismos graves como en la que la articulación comunica con el exterior. || **-congénita.** Luxación espontánea o traumática ocurrida antes del nacimiento o durante el mismo, consecutiva a una displasia de las superficies articulares. || **-de Kienböck.** Dislocación aislada del semilunar. || **-de Monteggia.** Luxación de la cadera en la que la cabeza del fémur se halla cerca de la espina ilíaca anterior superior. || **-de Nélaton.** Luxación del tobillo en la que el astrágalo se coloca entre la tibia y el peroné. || **-de Smith.** Dislocación hacia atrás y arriba de los metatarsianos y el cuneiforme interno. || **-del cristalino.** Dislocación de este órgano después de la rotura traumática o espontánea de sus medios de fijación. || **-dentaria.** Desplazamiento del diente de su posición correcta en el interior del alveolo. || **-divergente.** Luxación del codo, en la que el cúbito y el radio se dislocan separadamente. || **-espontánea.** LUXACIÓN PATOLÓGICA. || **-habitual, iterativa** o **recidivante.** Luxación repetida que se produce cuando el paciente efectúa movimientos normales, sin ningún esfuerzo ni violencia. || **-incompleta.** Subluxación. || **-parcial.** LUXACIÓN INCOMPLETA. || **-patológica.** La que es resultado de la parálisis muscular o de una afección de las superficies articulares. || **-simple.** Luxación no complicada con herida u otro traumatismo. || **-traumática.** Luxación, la más común, debida a una violencia exterior.

luxus (lat.). m. EXCESO.

Luys (Cuerpo de) (Jules Bernard *Luys*, médico francés, 1828-1898). HIPOTÁLAMO.

luz (del lat. *lux*). f. A., *Licht;* F., *lumiére;* In., *light;* It., *luce;* P., *luz*. Radiación de un cuerpo incandescente que estimula específicamente la retina y produce la sensación visual. Se trata de ondas electromagnéticas de longitud variable desde 770 nm para el rojo hasta 390 nm para el violado. || Interior de un vaso o conducto. || **-actínica.** La que es capaz de producir efectos químicos. || **-axil.** Luz de rayos paralelos entre sí y al eje óptico. || **-de Finsen.** Luz que consta principalmente de los rayos violetas y ultravioletas, obtenida por el paso de la luz solar o de un arco voltaico a través de una solución amoniacal de sulfato de cobre, que absorbe los rayos amarillos, rojos e infrarrojos del espectro. Se emplea con buenos resultados en el tratamiento del lupus y afecciones similares. || **-de Simpson.** Arco eléctrico en el que los electrodos son de tungstato de hierro y manganeso y emite rayos visibles e invisibles. Estos últimos son rayos caloríficos y ultravioletas. || **-de Wood.** Luz que ha atravesado un filtro que elimina los rayos visibles; excita la fluorescencia y se emplea como medio diagnóstico en algunas dermopatías. || **-difusa.** La dispersada por reflexión y refracción. || **-intrínseca de la retina.** Luz confusa mínima que existe siempre en el campo visual. LIMEN VISUAL. || **-monocromática.** Cualquiera de los siete colores del espectro. || **-negra.** LUZ DE WOOD. || **-polarizada.** Luz cuyas vibraciones se efectúan en un plano o en círculos o elipses.

Luzet (Anemia de) (Charles *Luzet*, médico francés del s. XIX). ANEMIA INFANTIL SEUDOLEUCÉMICA.

ll

llaga (del lat. *plaga*). f. ÚLCERA.

llamarada (de *llama*, y éste del lat. *flamma*). f. Sensación de calor que se experimenta de una manera súbita y transitoria en la cara, por congestión de la misma; aparece sobre todo en las mujeres en la menopausia, soflama.

llantén (del lat. *plantago, -inis*). m. A.,*Wegerich;* F., *plantairi;* In., *plantain;* It., *piantago;* P., *tamchagem.* Hierba de la familia de las plantagináceas, *Plantago major,* cuya raíz y hojas son ligeramente astringentes y emolientes, y se emplean en cocimiento para colirios, colutorios y gargarismos.

llave (del lat. *clavis*). f. A., *Schlüssel;* F., *clef;* In., *key;* It., *chiave;* P., *chave.* Instrumento o utensilio para ajustar, abrir,etc. ||**-de Dubois-Raymond.** Utensilio por medio del cual las corrientes eléctricas pueden ser percibidas en ambos electrodos a través de un circuito corto. ||**-de Garengeot.** Instrumento propio para la extracción de las últimas muelas. ||**-del fórceps.** Pequeño instrumento para montar y desmontar el fórceps. ||**-del trépano.** Pequeño utensilio que sirve para separar la corona del trépano de la pirámide.

lleno (del lat. *plenus*). adj. F., *empli, rempli, plein.* Dícese del pulso aumentado, fuerte.

llorar (del lat. *plorare*). Fluir lágrimas por los ojos.

Lloyd (Síndrome de) (Putnam C. *Lloyd,* médico americano del siglo XX). V. SÍNDROME.

m

M. Abreviatura de *Micrococcus, macerado, mega-, media, misce* o *mézclese, mixtura, molar, miopía, músculo, mil, meta.*
m. Abreviatura de *metro, mili-, mínimo.*
mA. Símbolo de *miliamperio.*
Mac Ardle (Síndrome de) (Alexander *Mac Ardle*, pedíatra inglés contemporáneo). V. SÍNDROME. ||**-Arthur (Método de)** (Louis Linn *Mac Arthur*, cirujano de Chicago, 1858-1934) V. MÉTODO. ||**-Burney (Incisión, operación, punto de)** (Charles *Mac Burney*, cirujano de Nueva York, 1845-1914). Véanse estos términos. ||**-Carthy (Reflejo de)** (Daniel J. *Mac Carthy*, neurólogo norteamericano, 1874-1958). V. REFLEJO. ||**-Clintock (Signo de)** (Alfred Henry *Mac Clintock*, médico irlandés, 1822-1881). V. SIGNO. ||**-Conkey (Colorante, cultivo de)** (Alfred Theodore *Mac Conkey*, bacteriólogo inglés, 1861-1931). Véanse estos términos. ||**-Donald (Regla, solución de)** (Ellice *Mac Donald*, ginecóloga americana, 1876-1955). Véanse estos términos. ||**-Dowell (Operación de)** (Ephraim *Mac Dowell*, cirujano norteamericano, 1771-1830). V. OPERACIÓN. ||**-Lean (Fórmula de)** (Franklin *Mac Lean*, patólogo norteamericano, n. en 1888). V. FÓRMULA. ||**- Lean-Maxwell (Enfermedad de)** (Charles Murray *Mac Lean*, médico del África Occidental, 1788-1824, y James Laidlaw *Maxwell*, médico inglés en Formosa). V. ENFERMEDAD. ||**-Leod (Reumatismo de)** (Roderick *Mac Leod*, médico escocés, 1795-1852). V. REUMATISMO CAPSULAR. ||**-Leod-Donovan (Granuloma de)** (John Hendric *Mac Leod*, dermatólogo escocés, n. en 1870). V. GRANULOMA. ||**-Mahon-Thannhauser (Síndrome de)** (H. M. *Mac Mahon*, hepatólogo norteamericano contemporáneo). V. SÍNDROME. ||**-Munn (Reacción de)** (Charles A. *Mac Munn*, patólogo inglés, 1852-1911). V. REACCIÓN. ||**-Quarrie (Prueba de)** (F. W. *Mac Quarrie*, psicólogo americano contemporáneo). V. PRUERA. ||**-Resectoscopio de)** (Joseph Francis *Mac Carthy*, urólogo norteamericano, 1874-1958). V. RESECTOSCOPIA. ||**-Whister (Técnica de)**. V. TÉCNICA. ||**-William (Reacción de)** (John A. *Mac William*, médico inglés, 1857 1937). V. REACCIÓN.
macabuhay. m. Planta de las islas Filipinas, *Menispermum crispum*, empleada como vomitiva y febrífuga y antirrábica.
Macaca. Género de monos, una de cuyas innumerables especies, el *M. mulata*, se emplea en los laboratorios para estudios fisiológicos.
macalina. f. Alcaloide de un árbol del Yucatán (macal), que se emplea como la quinina.
Macaón. Hijo de Esculapio y hermano mayor de Podalirio, que junto con éste asistió al sitio de Troya, como jefe médico.
maceración (del lat. *maceratio, -onis).* f. A., *mazeration;* F., *macération;* In., *maceration;* It., *macerazione;* P., *maceração.* Operación farmacéutica que consiste en someter una sustancia orgánica a la acción de un líquido: agua, alcohol, éter, durante más o menos tiempo, para obtener la disolución de los principios solubles de aquella sustancia. || Ablandamiento y descomposición de tejidos u órganos en el agua u otro líquido, como el feto muerto retenido en el útero.
macerado (del lat. *maceratus*, p. p. de *macerare*, macerar). m. Líquido que contiene los principios solubles de una sustancia obtenidos por maceración.

Macewen (Operación, triángulo de) (Sir William *Macewen*, cirujano inglés, 1848-1924). Véanse estos términos.
Mach (Síndrome de) (René *Mach*, endocrinólogo suizo, n. en 1904). V. SÍNDROME.
macho (del lat. *masculus*, dim. de *mas, maris*). adj. A., *Männchen;* F., *mâle;* In., *male;* It., *maschio;* P., *macho.* Masculino, animal del género m.Ú.t.c.s. ||m. Tubérculo típico de leishmaniasis dérmica.
macicez o **macidez.** V. MATIDEZ.
macilento (del lat. *macilentus).* adj. Flaco, descolorido, triste.
macintosh (del inventor Charles *Macintosh*, 1760-1844). m. Lienzo o tafetán hecho impermeable por una solución de caucho, que se empleó en los apósitos y curas.
macis (del lat. *macis).* f. A., *Muskahülse;* F., *macis;* In., *mace;* It., *macis;* P., *macis.* Arilo o envoltura seca del fruto de nuez moscada (*Myristica fragans*). La esencia contiene maceno y se emplea principalmente como aromática.
Mackenrodt (Operación de) A. Karl *Mackenrodt*, A., *Mackenrodt*, ginecólogo alemán, 1859-1925). V. OPERACIÓN.
Mackenzie (Enfermedad de) (James *Mackenzie*, médico escocés, 1853-1925) V. ENFERMEDAD X. ||**-(Síndrome de)** (Stephen *Mackenzie*, médico inglés, 1844-1909). V. SÍNDROME.
Macleod (John James Richard). Fisiólogo escocés, 1876-1935. Asociado con Banting y Best en el descubrimiento de la insulina.
Macquer (Sal de) (Pierre Joseph *Macquer*, químico francés, 1718-1784). V. SAL.
macrencefalia (de *macro-* y *encéfalo).* f. A., *Makrenzephalie;* F., *macrencéphalie;* In., *macrencephalia;* It., *macrencefalia;* P., *macrencefalia.* Hipertrofia del encéfalo o cerebro.
macro-. (forma prefija del gr. *makrós*, grande.
macrobacteria. f. Bacteria grande.
macrobio (de *macro-* y el gr. *bíos*, vida). adj. Dícese del animal grande. Ú. t. c. s.|| LONGEVO.
macrobiosis. f. Longevidad, vida larga.
macrobiótica (de *macro-* y el gr. *biotiké*, f. de *biotikós*, relativo a la vida). f. F., *art de vivre longtemps.* Parte de la higiene que estudia los medios de prolongar la vida.
macroblasto (de *macro-* y el gr. *blastós*, germen). m. A., *Makroblast;* F., *macroblaste;* In., *macroblast;* It., *macroblasto;* P., *macroblasto.* Célula grande de la serie eritrocítica, originada por una maduración anómala, de menor grado que la megaloblastosis.
macroblefaria (de *macro-* y el gr. *blépharon*, párpado). f. F., *hypertrophie des paupières.* Desarrollo anormal o tumefacción de los párpados.
macrobraquia (de *macro-* y el gr. *brachíon*, brazo). f. F., *macrobrachie.* Tamaño o longitud anormal de los brazos.
macrocardio (de *macro-* y el gr. *kardía*, corazón). m. Feto monstruoso con el corazón extremadamente grande.
macrocefalia (de *macro-* y el gr. *kephalé*, cabeza). f. A., Makrozephalie; F., *macrocéphalie;* In., *macrocephaly;* It., *macrocefalia;* P., *macrocefalia.* Calidad de cráneo o la cabeza excesivamente grandes.
macrocisto (de *macro-* y el gr. *kýstis*, quiste). m. A., *grosse Zyste;* F., *macrocyste;* In., *macrocyst;* It., *macrocisti;* P., *macrocisto.* Quiste o vejiga grande.

macrocitasa. f. Citasa formada por los macrocitos, capaz de destruir las células animales.
macrocitemia (de *macrocito* y el gr. *haîma*, sangre). f. A., *Makrozythämie;* F., *macrocythémie;* In., *macrocythemia;* It., *macrocitemia;* P., *macrocitemia.* Presencia de macrocitos en la sangre. ‖ **-hipercromática.** Hipercromatismo macrocitario; estado en que los macrocitos están anormalmente dotados de hemoglobina.
macrocito (de *macro-* y el gr. *kýtos,* cavidad). m. F., *macrocyte.* Eritrocito grande, de 8,5 a 11 μm de diámetro; megalocito.
macrocitosis. f. F., *macrocytose.* Formación de macrocitos. MACROCITEMIA.
macrocnemia (de *macro-* y el gr. *knéme,* pierna). f. F., *macrocnémie.* Tamaño o longitud anormalmente grandes de las piernas; macroscelia.
macrococo (de *macro-* y el gr. *kókkos,* grano). m. Coco de gran tamaño.
macrocolia o **macrocolon** (de *macro-* y el gr. *kólon,* colon). f. y m. F., *macrocôlon.* Longitud anormal del colon descendente; megacolon, enfermedad de Hirschsprung.
macrocórnea. f. QUERATOGLOBO.
macrocosmo (de *macro-* y el gr. *kósmos,* mundo). m. Dícese del mundo o universo en general, en oposición al *microcosmo,* el hombre.
macrodactilia (de *macro-* y el gr. *dáktylos,* dedo). f. A., *Makrodaktylie;* F., *macrodactylie;* In., *macrodactylia;* It., *macrodattilia;* P., *macrodactilia.* Monstruosidad caracterizada por el desarrollo excesivo de los dedos.
macrodontia o **macrodontismo** (de *macro-* y el gr. *odoús, odóntis,* diente). f. y m. A., *Makrodontie;* F., *macrodontie;* In., *macrodontia;* It., *megalodontia;* P., *macrodontia.* Cualidad de macrodonte; dientes grandes.
macrófago (de *macro-* y el gr. *phageîn,* comer). m. A., *Makrophage;* F., *macrophage;* In., *macrophage;* It., *macrofago;* P., *macrófago.* Célula fagocitaria perteneciente al sistema reticuloendotelial (sistema monocítico-fagocitario). Los hay de dos clases: *fijos,* como los histiocitos del tejido conjuntivo, las células de Kupffer del hígado y otros en el bazo, ganglios linfáticos, etc., y *libres,* en las zonas de inflamación.
macrofagocito (de *macro-,* el gr. *phageîn,* comer, y *kýtos,* cavidad). m. MACRÓFAGO. ‖ Fagocito de gran tamaño.
macrofalo (de *macro-* y el gr. *phallós,* miembro viril). m. F., *hypertrophie de la verge.* Pene grande. ‖ Individuo cuyo pene tiene un desarrollo excesivo.
macrofisocefalia (de *macro-,* el gr. *phýsa,* burbuja de aire, vesícula, y *kephalé,* cabeza). f. Aumento de volumen de la cabeza del feto por enfisema.
macroftalmía (de *macro-* y el gr. *ophthalmós,* ojo). f. F., *macrophtalmie.* Tamaño anormalmente grande de uno o de los dos ojos.
macrogameto (de *macro-* y el gr. *gameté,* esposa). m. A., *Makrogamet;* F., *macrogamète;* In., *macrogamete;* It., *macrogamete;* P., *macrogâmeta.* Gameto femenino, ovoide, de algunos protozoarios, de mayor tamaño que el gameto m. o microgameto, que se conjuga con éste en el ciclo de reproducción sexual para formar el cigoto.
macrogametocito (de *macro-,* el gr. *gamétes,* marido, y *kýtos,* cavidad). m. F., *macrogamétocyte.* Gameto grande. Gameto f. característico de algunas especies de protozoos.
macrogamia (de *macro-* y el gr. *gámos,* matrimonio). f. Conjugación o fusión entre individuos protozoarios adultos.
macrogastria (de *macro-* y el gr. *gastér, gastrós,* vientre, estómago). f. F., *macrogastre.* Dilatación del estómago. ‖ Desarrollo excesivo del vientre.
macrogénesis. f. GIGANTISMO.
macrogenitosomía (de *macro-* y el gr. *gennân,* engendrar, y *sôma, -atos,* cuerpo). f. F., *macrogénitosomie.* Desarrollo precoz y exagerado de los genitales externos del varón, debido a trastornos funcionales, de origen tumoral o no, de la epífisis, del hipotálamo, de la corteza suprarrenal o del testículo (Pellizzi).

macroglia. f. ASTROGLIA.
macroglobulina. f. F., *macroglobuline.* Globulina de peso molecular superior a 400.000, que posee una constante de sedimentación de 19S en la ultracentrifugación. Las mejor estudiadas son las IgM, las macrolobulinas α$_2$ y algunas lipoproteínas. La elevación de la tasa de macroglobulinas en el suero es debida generalmente a la IgM en el curso de ciertas afecciones (tripanosomiasis, macroglobulinemia de Waldenström, reticulosis, etc.).
macroglobulinemia (de *macro-, globulina* y el gr. *haîma,* sangre). f. F., *macroglobulinémie.* Discrasia de células plasmáticas productoras de IgM de naturaleza neoplásica. V. ENFERMEDAD DE WALDENSTRÖM.
macroglosia (de *macro-* y el gr. *glóssa,* lengua). f. A., *Makroglossie;* F., *macroglossie;* In., *macroglossia.* It., *macroglossia;.* P., *macroglossia.* Hipertrofia o aumento de volumen de la lengua por tumor o inflamación parenquimatosa difusa.
macrognato (de *macro-* y el gr. *gnáthos,* mandíbula). adj. Dícese del individuo de mandíbula gruesa. U.t.c.s.
macrografía (de *macro-* y el gr. *gráphein,* escribir). f. Escritura con letras de tamaño desmesurado.
macrolabia (de *macro-* y el lat. *labium,* labio). f. MACROQUEILIA.
macrólidos. m. pl. F., *macrolides.* Grupo de compuestos con un anillo lactónico macrocíclico similar, al que se encuentran unidos azúcares y aminoazúcares específicos. A él pertenecen la eritromicina, la carbomicina, la espiramicina, la oleandomicina y la kitasamicina.
macrolinfocito (de *macro-,* el lat. *lympha,* agua, y el gr. *kýtos,* cavidad). m. F., *macrolymphocyte.* Linfocito gigante.
macrolinfocitosis (de *macrolinfocito* y el suf. *-osis*). f. F., *macrolymphocytomatose.* Proliferación de linfocitos de gran tamaño, macrolinfocitos, y estado morboso caracterizado por ellos.
macromanía (de *macro-* y el gr. *manía,* locura). f. MEGALOMANÍA. ‖ Estados de alienación que hace ver los objetos o partes del cuerpo mayores de lo que son en realidad.
macromastia (de *macro-* y el gr. *mastós,* mama). f. A., *Makromastie;* F., *macromastie;* In., *macromastia;* It., *macromastia;* P., *macromastia.* Desarrollo excesivo de las mamas.
macromelia (de *macro-* y el gr. *mélos,* miembro). f. A., *Makromelie;* F., *macromélie;* In., *macromelia;* It., *macromelia;* P., *macromelia.* Desarrollo o tamaño excesivo de uno o más miembros, congénito o adquirido.
macrómera (de *macro-* y el gr. *méros,* parte). f. F., *macromère.* Blastómera de gran tamaño de los huevos alecitos.
Macromonas. Género de bacterias, orden seudomonadales y familia tiobacteriáceas, que comprende dos especies: *M. bipunctata* y *M. mobilis.*
macroniquia (de *macro-* y el gr. *ónyx, -ychos,* uña). f. F., *macronychie.* Desarrollo o longitud exagerada de las uñas.
macronúcleo (de *macro-* y el lat. *nucleus,* pulpa de fruto con cáscara). m. F., *macronucléus.* Núcleo trófico o trofonúcleo de los protozoos ciliados.
macroorquidia (de *macro-* y el gr. *órchis,* testículo). f. Tamaño exagerado de los testículos.
macroparásito (de *macro-,* el gr. *pará,* junto a, y *sîtos,* comida). m. Parásito grande perceptible a simple vista.
macropatología (de *macro-,* el gr. *páthe,* enfermedad, y *lógos,* tratado). f. Patología macroscópica de una enfermedad u órgano.
macropenisomía (de *macro-,* el lat. *penis,* pene, y gr. *sôma,* cuerpo). f. Tamaño excesivo del pene.
macropía (de *macro-* y el gr. *óps, opós,* ojo). f. MACROPSIA.
macroplasia. f. HIPERPLASIA.
macropodia (de *macro-* y el gr. *poús, podós,* pie). f. A., *Makropodie;* F., *macropodie;* In., *macropodia;* It., *ma-*

cropodia; P., *macropodia*. Desarrollo o tamaño desmesurado de los pies.

macropolicito (de *macro-*, el gr. *polýs*, mucho, y *kýtos*, cavidad). m. F., *macropolycyte*. Leucocito polimorfonuclear muy grande, de 16 a 20 mm de diámetro, con núcleo de seis o más lóbulos que se encuentra a menudo en la sangre periférica en la anemia perniciosa.

macroprosopia (de *macro-* y el gr. *prósopon*, cara). f. F., *macroprosopie*. Tamaño excesivo de la cara.

macropsia (de *macro-* y el gr. *ópsis*, visión). f. A., *Makropsie*; F., *macropsie*; In., It. y P., *macropsia*. Visión de los objetos mayores de lo que realmente son; megalopsia.

macroqueilia (de *macro-* y el gr. *cheîlos*, labio). f. A., *Makrocheilie*; F., *macrochéilie*; In., *macrocheilia*; It., *macrochilia*; P., *macroquília*. Hipertrofia o tamaño excesivo de los labios.

macroquímica (de *macro-* y el gr. *chymós*, jugo de planta). f. Química en la que las reacciones son perceptibles a simple vista.

macroquiria (de *macro-* y el gr. *cheír, cheirós*, mano). f. A., *Makrocheirie*; F., *macrochirie*; In., *macrocheiria*; It., *macrochiria*; P., *macroquiria*. Desarrollo exagerado de las manos.

macrorrinia (de *macro-* y el gr. *rhís, rhinós*, nariz). f. F., *macrorhinie*. Hipertrofia o desarrollo excesivo de la nariz.

macroscelia (de *macro-* y el gr. *skélos*, pierna). f. MACROSQUELIA.

macroscopia (de *macro-* y el gr. *skopeîn*, observar). f. F., *macroscopie*. Examen a simple vista.

macrosigma (de *macro-* y el gr. *sîgma, -atos*, sigma). f. Distensión anormal del sigmoide.

macrosis (del gr. *makrós*, grande). f. Aumento de tamaño en general.

macrosmático (de *macro-* y el gr. *osmân*, oler, olfatear). adj. Dícese de los animales de olfato muy desarrollado.

macrosmia (de *macro-* y el gr. *osmé*, olor, olfato). f. HIPEROSMIA.

macrosoma. m. Cada uno de los gránulos mayores observados en el núcleo de ciertas células.

macrosomía (de *macro-* y el gr. *sôma*, cuerpo). f. A., *Gigantismus*; F., *gigantisme*; In., *macrosomia*; It., *gigantismo*; P., *macrossomia*. Desarrollo o tamaño exagerado del cuerpo; gigantismo.

macrosplácnico (de *macro-* y el gr. *splágchnon*, víscera). adj. F., *macrosplanchnique*. Que tiene las vísceras grandes; término aplicado al tipo de constitución corporal en el que los diámetros horizontales están muy desarrollados en relación con los verticales.

macrospora (de *macro-* y el gr. *sporá*, germen). f. Espora grande.

macrosquelia (de *macro-* y el gr. *skélos*, pierna). f. F., *macroskélie*. Longitud o tamaño excesivo de las piernas; macroscelia, macrocnemia.

macrostereognosia (de *macro-* y el gr. *stereós*, sólido, y *gnôsis*, conocimiento). f. F., *macrostéréognosie*. Anomalía de la sensibilidad táctil en virtud de la cual los objetos aparecen a la palpación de tamaño mayor que el normal.

macrostesia (de *macro-* y el gr. *aísthesis*, sensación). f. Perversión de la sensibilidad, por la que los objetos producen la impresión de ser mayores de lo que son realmente.

macrostomía (de *macro-*. y el gr. *stóma*, boca). f. A., *Makrostomie*; F., *macrostomie*; In., *macrostomia*; It., *macrostomia*; P., *macrostomia*. Amplitud exagerada de la boca; fisura bucal transversal.

macrotia (de *macro-* y el gr. *oûs, otós*, oreja). f. A., *Makrotie*; F., *macrotie*; In., *macrotia*; It., *macrotia*; P., *macrotia*. Tamaño excesivo de las orejas.

macrotiria. f. Desarrollo anormalmente grande de la glándula tiroides.

macula o **mácula** (lat.; pl. *maculae*). f. MANCHA ‖ MÁCULA LÚTEA. ‖ **-albida**. Mancha blanquecina de las serosas despues de la muerte. ‖ **-caeruleae**. Manchas azules. ‖ **-cribosa**. Punto en la pared del vestíbulo perforado para el paso de los filamentos del nervio auditivo. ‖ **-densa**. Engrosamiento del epitelio situado en la II porción del asa contorneada. ‖ **-flava**. Nódulo amarillento en el extremo de una cuerda vocal. ‖ **-lútea**. Punto de visión más clara que el centro de la retina, por debajo y por fuera de la papila óptica, que tiene en el centro una depresion, *fovea centralis*. ‖ **-solaris**. Peca, léntigo. ‖ **-tendinea**. MACULA ALBIDA.

maculación. f. F., *maculation*. Formación o producción de manchas o máculas; estado de una superficie con manchas.

maculopápula. f. F., *maculo-papule*. Lesión de la piel, combinación de mácula y pápula.

madarosis (del gr. *madarós*, calvo). f. A., *Madarose*; F., *madarose*; In., *madarosis*; It., *madarosi*; P., *madarose*. Caída de los pelos de las cejas o de las pestañas, especialmente de éstas.

Maddock (Síndrome de). V. SÍNDROME.

Maddox (Cilindros, prisma de) (Ernest Edmund *Maddox*, oftalmólogo inglés, 1860-1933). V. estos términos.

madefacción (del lat. *madefactio, -onis*). f. Acción de humedecer.

Madelung (Cuello, deformidad, enfermedad, operación, signo de) (Otto Wilhelm *Madelung*, cirujano de Estrasburgo, 1846-1926). Véanse estos términos.

madescente (del lat. *madescens, -entis*, p. a. de *madescere*, humedecer). adj. Ligeramente húmedo.

madesis. f. MADAROSIS.

madre (del lat. *mater, -tris*). adj. Dícese de la célula o estructura origen de otras, como *célula madre, estrella madre*. ‖ f. A., *Mutter*; F., *Mère*; In., *mother*; It. y P., *madre*. Hembra que ha parido.

madreselva. f. A., *Geissblatt*; F., *chèvrefeuille*; In., *honeysuckle*; It., *caprifoglio*; P., *madresilva*. Planta caprifoliácea, *Lonicera sempervirens*, cuyas flores y hojas se han empleado en infusión en el catarro pulmonar, el asma y en gargarismos contra la angina simple.

madroño. m. Arbusto ericáceo (*Arbustus unedo*), cuyas hojas, astringentes y diuréticas, se emplean en infusión, cocimiento y en polvo. Los frutos son comestibles.

Madura (Pie de) (*Madura*, población del Indostán). V. MICETOMA.

maduración (del lat. *maturatio, -onis*, acción de apresurarse). f. A., *Reifung*; F. e In., *maturation*; It., *maturazione*; P., *maduração*. Formación de pus o actividad del proceso supurativo. ‖ En biología, proceso de reducción del número de cromosomas en las células germinativas a una mitad del número característico para cada especie.

madurativo. adj. Dícese de los tópicos, cataplasmas, emplastos, etc., que se emplean para favorecer o acelerar la formación del pus.

Madurella. Género de hongos patógenos para el hombre, entre los cuales el más importantes es el *Madurella mycetomi*, que produce micetomas del pie y de la mano.

madurez. f. A., *Reife*; F., *maturité*; In., *maturity*; It., *maturità*; P., *madureza*. Estado de maduro.

maduro (del lat. *maturus*). adj. A., *reif*; F., *mûr*; In., *mature*; It., *maturo*; P., *maduro*. Plenamente desarrollado, adulto. ‖ Dícese del absceso en el que el pus se halla completamente formado.

maduromicosis. f. MICETOMA.

Maffucci (Síndrome de) (Angelo *Maffucci*, patólogo italiano, 1845-1903). V. SÍNDROME.

magdaleón (del gr. *magdaliá*, miga de pan, masa). m. Forma farmacéutica cilíndrica obtenida rodando una masa medicamentosa plástica sobre una superficie plana. La forma de magdaleón se da a las masas pilulares antes de dividirlas, y a los emplastos para conservarlos.

magéirico (del gr. *mageirikós*, culinario). adj. Relativo a la culinaria, o dietético.

Magendie (Agujero, ley, solución de) (François *Magendie*, fisiólogo francés, 1783-1855). Véanse estos términos.

Magenstrasse (voz alemana que significa «calle del estómago»). f. Surco longitudinal en la mucosa del estómago a lo largo de la curvatura menor de este órgano, desde el cardias hasta el píloro, por el que se efectúa la propulsión del contenido gástrico y uno de los lugares más frecuentes del ulcus.
magenta. f. Fucsina u otra sal de rosanilina.
magistral (del lat. *magistralis*). adj. F., *magistral*. Relativo o perteneciente al maestro; dícese de las preparaciones farmacéuticas que se despachan según fórmula o receta del médico.
Magitot (Enfermedad, síndrome de) (Émile *Magitot*, dentista francés, 1833 1897). V. ENFERMEDAD, SÍNDROME.
magma (del gr. *mágma*, pasta amasada). amb. A., *Magma;* F., In; It. y P., *magma*. Masa espesa, viscosa, que queda después de la expresión de partes más fluidas de una sustancia. Sedimento, masa pulposa cualquiera. ||**-reticular.** Tejido interanexial.
Magnan (Movimiento, signo de) (Valentin *Magnan*, alienista francés, 1835-1916). Véanse estos términos.
magnesemia (de *magnesio* y el gr. *haîma*, sangre). f. A., *Blutmagnesiumspiegel;* F., *magnésiémie;* In., *magnesiemia;* It. y P., *magnesiemia*. Presencia de magnesio o de sus sales en la sangre.
magnesia (del gr. *Magnesía*, Magnesia, comarca de Grecia). f. A., *Magnesia;* F., *magnésie;* In. e It., *magnesia;* P., *magnésia*. Óxido de magnesio, MgO, sustancia blanda pulverulenta, ligera, inodora, insípida, casi insoluble en agua, que se obtiene calcinando el carbonato de magnesio. Tiene propiedades absorbentes, antiácidas y laxantes. ||**-alba** o **blanca.** Carbonato de magnesio hidratado. ||**-calcinada.** Forma ordinaria del óxido magnésico. ||**-efervescente.** Mezcla seca de magnesia, bicarbonato de sosa y ácido tártrico. ||**-inglesa.** MAGNESIA CALCINADA. ||**-laevis, ligera** o **usta.** Magnesia calcinada ordinaria. ||**-negra.** CARBÓN. ||**-pesada** o **ponderosa.** Polvo fino blanco, pesado, idéntico a la magnesia ligera, excepto en esa propiedad física.
magnesio (de *magnesia*). m. A., *Magnesium;* F., *magnésium;* In., *magnesium;* It., *magnesio;* P., *magnésio*. Elemento metálico blanco, ligero, símbolo Mg; peso atómico, 24,4; peso específico, 1,75. Es el segundo catión divalente, después del calcio en cuanto a abundancia en el organismo, donde desarrolla importantes funciones fisiológicas. ||**-(Benzoato de).** Polvo cristalino blanco, empleado en la gota y cálculos urinarios. ||**-(Borato de).** ANTIFUNGOIDE. ||**-(Carbonato de).** Sustancia blanca amorfa, soluble en agua carbónica, que se obtiene mezclando soluciones calientes de sulfato de magnesio y carbonato sódico y secando el precipitado. Empléase como absorbente y antiácido. ||**-(Óxido de).** MAGNESIA. ||**-(Citrato de).** Se prepara, en forma de solución, con ácido cítrico y carbonato de magnesio; limonada purgante.||**-(Salicilato de).** Sal cristalina incolora, que se emplea como antiséptico en la fiebre tifoidea y estados infectivos intestinales.||**-(Sulfato de).** Sal de Epson, cuerpo cristalino de color blanco, $MgSO_4 + 7H_2O$, purgante hidragogo. Por vía intravenosa se usa como sedante central y anticonvulsivante. Existe una forma seca que se emplea como el sulfato ordinario, pero que difiere de éste por la expulsión, por el calor, de su agua de cristalización. ||**-(Sulfito de).** Compuesto de fórmula $MgSO_3 + 6H_2O$, antiséptico, útil al interior en las fermentaciones gastrointestinales y al exterior en los procesos gangrenosos y saniosos.
magnesita. f. F., *magnésite*. Carbonato de magnesio natural, que se emplea como el yeso en la confección de vendajes y apósitos.
magnesium (lat.). m. MAGNESIO.
magnético (del lat. *magnes, -etis*, y éste del gr. *magnêtis lithós*, imán). m. A., *Magnetismus;* F., *magnétisme;* In., *magnetism;* It., *magnetismo;* P., *magnetismo*. Propiedad de atracción y repulsión de los imanes naturales o artificiales. ||**-animal.** Hipnotismo, mesmerismo.||**-remanente.** Magnetismo débil que conserva el hierro dulce después que ha cesado la causa que lo ha imantado.
magnetita. f. Óxido de hierro magnético; piedra imán.
magnetización. f. F., *magnétisation*. Comunicación a un cuerpo de la propiedad magnética. || HIPNOTISMO.
magnetoterapia (del gr. *magnêtis lithós*, imán, y *therapeía*, tratamiento). f. Tratamiento de las enfermedades por medio de los imanes o por hipnotismo.
magnetropismo. m. Desviación del crecimiento o dirección de un organismo por la influencia del magnetismo.
magniductor. m. Aductor mayor del muslo.
magnificación (del lat. *magnus*, grande, y *facere*, hacer). f. F., *grossissement*. Ampliación; aumento aparente del volumen de un objeto por el uso de lentes o espejos adecuados.
Magnolia (de Pierre *Magnol*, 1638-1785). Género de árboles magnoliáceos. Las especies *M. glauca* y *M. tripetala*, de América del Norte, poseen una corteza amarga y aromática de propiedades estimulantes, diaforéticas y antifebriles.
magnum u **os magnum.** m. Hueso grande del carpo.
Magnus (Signo de) (Rudolph *Magnus*, fisiólogo alemán, 1873-1927) V. SIGNO.
Magrassi-Leonardi (Síndrome de) (Flaviano *Magrassi*, médico italiano contemporáneo) V. SÍNDROME.
magrez. f. Estado de delgadez.
magro (del lat. *macer, macra, macrum*). adj. Flaco, sin grasa.
magrosis. f. Proceso de adelgazamiento.
maguey. m. AGAVE.
magulladura o **magullamiento** (*de magullar*, y éste de *magular*, el cual, a su vez, deriva del lat. *maculare*, manchar, tocar). f. y m. A., *Quetschung;* F., *meurtrissure;* In., *bruise;* It., *squassamento;* P., *adura*. Contusión o compresión violenta sin herida.
Mahler (Signo de) (Richard A. *Mahler*, tocólogo alemán contemporáneo). *Véase* V. SIGNO.
maicena (de *Maizena*, nombre comercial registrado). f. Harina fina de maíz.
maicina o **maisina.** f. Proteína encontrada en las semillas del maíz.
maidismo (del taíno *mahis*, maíz). m. Pelagra, intoxicación por el maíz alterado.
Maier (Enfermedad, seno de) (Rudolf *Maier*, médico alemán, 1824-1888). Véanse estos términos.
maiéutica (del gr. *maieutikós*, concerniente a los partos). f. OBSTETRICIA.
maiónico (Ácido). Ácido cristalino formado por la oxidación del ácido málico.
Maisonneuve (Uretrótomo, vendaje de) (Jules Germain *Maisonneuve*, cirujano francés, 1809-1897). Véanse estos términos.
Maissiat (Banda, cinta de) (Jacques Henri *Maissiat*, anatomista francés, 1805-1878). V. BANDA.
Maixner (Cirrosis de) (Emmerich *Maixner*, internista de Praga, 1847-1920). V. CIRROSIS.
maíz (del taíno *mahis*). m. A., *Mais;* F., *maïs;* In., *maize;* It., *mais;* P., *maís*. Planta gramínea *(Zea mays)* y sus granos o semillas, de los que se extrae una fécula alimenticia recomendable a los convalecientes, y por fermentación una bebida alcohólica. Los estigmas y estilos de esta planta se emplean en infusión para provocar diuresis.
Majocchi (Enfermedad de) (Domenico *Majocchi*, médico italiano, 1849-1929). V. ENFERMEDAD.
Makins (Soplo de) (George Henry *Makins*, cirujano inglés, 1853-1933). V. SOPLO.
mal (del adv. latino *male*). m. A., *Krankheit;* F., In. y P., *mal;* It., *male*. Enfermedad, dolencia, dolor, epilepsia, morbo. ||**-africano.** Enfermedad del sueño o nevalán. ||**-americano.** NEURASTENIA. ||**-ardiente** o **de los ardientes.** Enfermedad epidémica y gangrenosa de la Edad Media, ergotismo probablemente. ||**-azul.** PINTA. ||**-caduco.** EPILEPSIA. ||**-comicial.** EPILEPSIA. ||**-curial.** SÍFILIS. ||**-de abajo.** Denominación en Perú del cáncer uterino o de la sífilis. ||**-de alfercía.** ALFERCÍA. ||**-de altura.** MAL DE LAS MONTAÑAS. ||**-de Asturias.** Pelagra o acrodinia. ||-

de aventura. Panadizo subcutáneo. || **-de bazo.** Paludismo. || **-de boticas.** Dermatosis de contacto. || **-de Bright.** Nefritis crónica. || **-de Brunn.** Epidemia de sífilis observada en Brunn (Moravia), después de la aplicación de ventosas contaminadas. || **-de caderas.** Enfermedad de los caballos y mulos en el África del Sur y en el Brasil, que se cree producida por el *Trypanosoma equinum*. || **-de cativi.** CATARATA, PINTA. || **-de Cayena.** ELEFANCÍA. || **-de Crimea.** ELEFANCÍA. || **-de engasgo.** ENTALACÃO. || **-de estómago.** GASTRALGIA. || **-de estómago** Gastroenteritis crónica de los negros, caquexia africana o clorosis de Egipto, enfermedad de los negros causada por la geofagia. || **-de Fiume.** FALCADINA. || **-de garganta.** ANGINA. || **-de la bahia de San Pablo.** SÍFILIS. || **-de la nieve.** Estado morboso que ataca a los exploradores polares, y se manifiesta por afecciones oculares y congelaciones. || **-de la puna.** Fiebre de aclimatación en las altas regiones del Perú y Bolivia. Denomínase también *mareo*. || **-de la Teste.** PELAGRA. || **-de las Barbados.** ELEFANCÍA DE LOS ÁRABES. || **-de las bubas.** SÍFILIS. || **-de las mandibulas.** TÉTANOS. || **-de las montañas.** Estado morboso debido a la disminución de presión atmosférica que se observa en las ascensiones a las alturas o bien en las ascensiones en globo, que se manifiesta por vértigos, cefalalgia, somnolencia, disnea, trastornos circulatorios hipertensivos, trasudación sanguínea, vómitos, cianosis, etc. || **-de los alemanes.** SÍFILIS. || **-de los aviadores.** Estado morboso observado en los aviadores, caracterizado por somnolencia, cefalalgia, hipertensión y trastornos vasomotores. || **-de los cristianos.** SÍFILIS. || **-de los gusanos.** Erupción vesicopurulenta en las manos de los operarios de capullos de seda. || **-de los siete días.** Fiebre de los siete días; nanukayami. || **-de los turcos.** SÍFILIS. || **-de mar.** MAREO. || **-de Meleda.** Pelagra endémica en esta isla del Adriático. || **-de miseria.** PELAGRA. || **-de muerte.** Variedad de lepra en la que las partes afectas ofrecen un color lívido de gangrena. || **-de oídos.** OTITIS. || **-de piedra.** LITIASIS BILIAR o URINARIA. || **-de pinto** o **de los pintos.** Tricofitosis contagiosa de México. || **-de Pott** o **vertebral de Pott.** Nombre común de las afecciones inflamatorias tuberculosas de la columna vertebral, osteítis, artritis, caries de una o varias vértebras, que se manifiestan generalmente, aparte los síntomas generales propios de toda lesión tuberculosa, por gibosidad, fenómenos nerviosos por compresión medular y abscesos por congestión. || **-de quebracho.** Dermitis producida por el contacto de las hojas del quebracho rojo. || **-de rey.** ESCRÓFULA. || **-de riñones.** LUMBAGO. || **-de rosa** o **de la rosa.** MAL DE ASTURIAS. || **-de San Antonio.** ERISIPELA. || **-de San Juan** o **de San Pablo.** EPILEPSIA. || **-de San Lázaro.** LEPRA. || **-de San Lázaro.** ELEFANCÍA. || **-de San Vito.** COREA. || **-de Santa Eufemia.** SÍFILIS. || **-de Siam.** FIEBRE AMARILLA. || **-de Zousfana. Enfermedad de las caballerías en Argelia, una forma de surra probablemente.** || **-del aire.** AERONAUSIA. || **-del coito.** DURINA. || **-del país.** NOSTALGIA. || **-del sol.** PELAGRA. || **-divino.** EPILEPSIA. || **-español.** SÍFILIS. || **-Francés** o **gálico.** SÍFILIS. || **-(Gran).** Ataque convulsivo de epilepsia, morbo. || **-herculeo.** EPILEPSIA. || **-ignotus.** SÍFILIS. || **-lunar** o **lunático.** EPILEPSIA. || **-mensil.** MENSTRUACIÓN. || **-napolitano.** SÍFILIS. || **-negro.** Carbunco o ántrax maligno. || **-(Pequeño).** Epilepsia generalizada no convulsiva. V. PEQUEÑO MAL. || **-perforante.** Nombre de ciertas lesiones tegumentarias que tienden a profundizar. || **-perforante buca1.** Afección rara, no sifilítica, caracterizada por la caída de los dientes, desaparición progresiva de los alveolos y perforación del paladar. || **-perforante plantar.** Trastorno trófico que ocurre principalmente en el curso de muchas afecciones nerviosas y medulares y de la diabetes. Se caracteriza por la formación de un endurecimiento o callo en la planta del pie generalmente, seguido de ulceración con secreción serosanguinolenta, inflamación de las bolsas serosas, de las sinoviales tendinosas y articulares, osteítis, y caries y necrosis de los huesos próximos. || **-polonés** o **de los poloneses.** SÍFILIS. || **-químico.** Necrosis fosfórica del maxilar. || **-rojo de Cayena.** ELEFANCÍA. || **-rojo de los cerdos.** Erisipela porcina; afección septicémica producida por el *Bacillus erisypelatos suis*, caracterizada por la aparición de manchas rojas en la piel. || **-sagrado** o **santo.** EPILEPSIA. || **-venéreo.** SÍFILIS. || **-verde.** CLOROSIS. || **-vertebral suboccipital.** Tuberculosis del atlas y el axis; enfermedad de Rust.

malabsorción (de *mal* y el lat. *absorbere*, absorber). f. F., *malabsorption*. Absorción defectuosa en algunos aspectos; trastorno anabólico. Para los anglosajones el síndrome de malabsorción es sinónimo de enfermedad celíaca.

malabsorción. (Síndrome de). V. SÍNDROME.

Malacarne (Espacio, pirámide de) (Michele Vicenzo *Malacarne*, cirujano italiano, 1744-1816). Véanse estos términos.

malacia (del lat. *malacia*, y éste del gr. *malakía*, blandura, debilidad). f. A., *Malazie;* F., *malacie;* In., It. y P., *malacia*. Reblandecimiento anormal. || Perversión del apetito caracterizada por el deseo de manjares especiados y de sabor fuerte. || **-cordis.** Reblandecimiento del músculo cardíaco. || **-porótica.** Reblandecimiento acompañado de proliferación del tejido conjuntivo. || **-traumática.** ENFERMEDAD DE KIENBÖCK.

malaco-. forma prefija del gr. *malakós*, que significa blando.

malacogastria. f. GASTROMALACIA.

malacoma (de *malaco-* y *-oma*). m. Órgano, parte o tumor reblandecidos anormalmente.

malacopatía (de *malaco-* y el gr. *páthos*, enfermedad). f. Enfermedad por reblandecimiento.

malacoplaquia o **malacoplasia** (de *malaco-* y el gr. *pláx, plakós*, plancha, o, en la segunda voz, *plássein*, formar. f. Formación de placas blandas o fungosidades en una mucosa. || **-vesical.** Desarrollo de fungosidades blandas en la mucosa vesicoureteral.

malacosarcosis (de *malaco-* y el gr. *sárx, sarkós*, carne). f. Estado de reblandecimiento de los músculos.

malacosis. f. MALACIA.

malacósteon (de *malaco-* y el gr. *osteón*, hueso). m. OSTEOMALACIA.

maláctico (del gr. *malaktikós*, enervante). adj. Emoliente, ablandante.

malagna (del gr. *málagma*, de *malássein*, ablandar). m. Tópico blando, cataplasma emoliente.

malambo. m. Corteza de un arbusto euforbiáceo, *Croton malambo*, de América; aromática, amarga, tónica y febrífuga.

Malan (Síndrome de). V. SÍNDROME.

malar.

malar (del lat. *mala*, mejilla). adj. Relativo a la mejilla o pómulo. || m. F., *malaire*. Hueso malar, pómulo, yugal o cigomático. V. HUESOS (TABLA DE).

malaria (del italiano *mala aria*, mal aire). f. A., *Malaria;* F., In. e It., *malaria;* P., *malária*. PALUDISMO. || Efluvios palúdicos, causa supuesta anteriormente de las fiebres intermitentes.

malariosis. f. Estado achacoso consecutivo al paludismo.

malarioterapia. f. A., *Malariatherapie;* F., *malariathérapie;* In., *malariatherapy;* It. y P., *malarioterapia*. Variedad de piretoterapia por la inoculación al paciente de parásitos del paludismo, de la especie *Plasmodium vivax* o *P. malariae*.

Malassez (Coloración, enfermedad, espora de) (Louis Charles *Malassez*, fisiólogo de París, 1824-1910). Véanse estos términos.

Malassezia (de *Malassez*). PITYROSPORON. || **-furfur.** PITYROSPORON ORBICULARE.

malatería (de *malato*). f. Leprosería.

malato. m. Sal de ácido málico.

malato (del lat. *male habitus*). m. LEPROSO.

malaxación (del lat. *malaxatio, -onis*). f. A., *Knetmassage;* F., *malaxage;* In., *malaxation;* It., *malassazione;* P., *malaxação*. Amasamiento; modo de masaje que se practica cogiendo y comprimiendo una parte con la punta de los dedos o con toda la mano.

maleación (del lat. *malleus*. martillo). f. Martilleo; movimiento breve y rápido de las manos.

malear (del lat. *malleus*, martillo). adj. F., *malléaire*. Relativo al martillo, huesillo del oído medio; dícese de los músculos que lo mueven.

Malécot (Sonda de) (Étienne *Malécot*, médico francés, 1851-1894). V. Sonda.

maleficio (del lat. *maleficium*). m. Práctica supersticiosa empleada con el deseo de dañar. ‖ **-de Ondine**. Perturbación del control automático de la respiración con conservación del voluntario, que se observa a veces en la encefalitis.

maleína (del lat. *malleus*, muermo). f. A., *Mallein*; F., *malléine*; In., *mallein*; It., *malleina*; P., *maleína*. Sustancia obtenida de los cultivos del bacilo del muermo, que, inyectada a los animales afectos de esta enfermedad, provoca reacciones, local y general, que permiten el diagnóstico.

maleinización. f. Inoculación con la maleína.

maleoincúdeo (del lat. *malleus*, martillo, e *incus*, *-udis*, yunque). adj. Relativo al martillo y al yunque.

maleolar. adj. F., *malléolaire*. Relativo o perteneciente a los maléolos. ‖ En forma de martillo.

maléolo (del lat *malleolus*, martillejo). m. A., *Knöchel*; F., *malléole*; In., *malleolus*; It., *malleolo*; P., *maléolo*. Cada una de las eminencias óseas, interna y *externa*, en el extremo inferior de la pierna; tobillo. La primera, *maléolo interno*, es una eminencia de la tibia; la segunda, *maléolo externo*, está constituida por el extremo inferior del peroné.

maleotomía (del lat. *malleus*, martillo, y el gr. *tomé*, corte). f. F., *incision du marteau, sectionnement des ligament fixés aux malléoles*. Operación de dividir el martillo en la anquilosis ósea del oído medio. ‖ Operación de separar los maléolos por la sección de los ligamentos que los fijan.

Malerba (Reacción de) (Pasquale *Malerba*, médico italiano, 1849-1917). V. Reacción.

malestar. m. A., *Unbehagen*; F., *malaise*; In., *malaise*; It., *malessere*; P., *mal-estar*. Indisposición o incomodidad general vaga e imprecisa.

malformación. f. A., *Missbildung*; F. e In., *malformation*; It., *malformazione*; P., *malformação*. Anomalía o deformidad, especialmente congénita. ‖ **-de Arnold-Chiari**. Anomalía congénita caracterizada por el descenso anormal de la porción inferior del cerebelo (amígdalas y vérmix) y el bulbo en el conducto raquídeo, por debajo del agujero occipital. Es frecuente la platibasia y malformaciones en la unión cérvico-occipital. Presenta sintomatología cerebelosa, bulbar, medular alta y alteración en la circulación del líquido cefalorraquídeo, con hidrocefalia.

Malgaigne (Amputación, fractura o gancho de) (Joseph François *Malgaigne*, cirujano francés, 1806-1865). Véanse estos términos.

mali-mali. m. Forma de espasmo saltatorio endémico en las islas Filipinas.

maliasmo (del gr. *maliasmós*). m. Muermo o lamparones.

málico (Ácido) (del lat. *malum*, manzana). Sustancia obtenida de las manzanas verdes y otros frutos. La forma L constituye uno de los metabolitos intermedios del ciclo de Krebs o de los ácidos tricarboxílicos, que se desarrolla en el seno de las mitocondrias, convirtiéndose en ácido oxalacético en una dirección y en ácido fumárico en la otra.

malicorio (del lat. *malicorium*, granada). m. Corteza coriácea fuertemente astringente de la granada.

malignidad (del lat. *malignitas, -atis*). f. A., *Malignität*; F., *malignité*; In., *malignancy*; It., *malignità*; P., *malignidade*. Calidad de maligno; tendencia a progresar en virulencia o gravedad.

maligno (del lat. *malignus*). adj. A., *bösartig*; F., *maligne*; In., *malignant*; It. y P., *maligno*. Virulento o pernicioso; dícese de las enfermedades o tumores que se desarrollan rápidamente con tendencia a la invasión general y cuya gravedad va siempre en aumento.

malignograma (de *maligno* y el gr. *gramma*, lo grabado). m. Ordenación sistemática de valores numéricos asignados a diversos factores en los casos de carcinoma.

Malins (Síndrome de). V. Síndrome.

malis (del gr. *mális*). m. Maliasmo, muermo. ‖ Afección cutánea producida por parásitos. ‖ **-ácari**. Sarna. ‖ **-pediculi**. Pitiriasis.

malo (del lat. *malus*). adj. Nocivo. ‖ Enfermo.

maloclusión (de *mal* y el lat. *occludere*, cerrar). f. A., *Missokklusion*; F. e In., *malocclusion*; It., *malocclusione*; P., *mal-oclusão*. Oclusión defectuosa de los dientes superiores sobre los inferiores.

malocorion (del gr. *mallós*, vellón de lana, y de *corion*). m. Corion primitivo de los mamíferos, así denominado por sus vellosidades.

malónico (Ácido). Ácido cristalino formado por la oxidación del ácido málico.

malonilo. m. F., *malonyle*. Radical bivalente; $OCCH_2$-CO.

malonilurea. f. Ácido barbitúrico.

maloplastia (del lat. *mala*, mejilla, y el gr. *plássein*, formar). f. Cirugía plástica de las mejillas.

malparto. m. Aborto, parto antes de tiempo.

Malpighi (Capa o red, corpúsculo, cuerpo o glomérulo de) (Marcello *Malpighi*, anatomista italiano, 1628-1694). Véanse estos términos.

Malpighia. Género de plantas de la familia de las malpighiáceas, propias de las Antillas. La especie *M. coreus* tiene frutos alimenticios y astringentes que se emplean en la diarrea.

malpraxis. f. F., *incurie, négligence*. Práctica inhábil o impropia.

malsano. adj. Nocivo. ‖ Enfermizo.

malta (del inglés *malt*). f. A., *Malz*; F., *malt*; In., *malt*; It., *malto*; P., *malte*. Cebada germinada artificialmente y luego secada; contiene dextrina, maltosa y diastasa. Empléase como digestiva y nutritiva en la tuberculosis, cólera infantil y otras enfermedades consuntivas.

Malta (Fiebre de). V. Fiebre.

maltasa. f. A., *maltase*. Enzima que cataliza la hidrólisis de la maltosa en dos moléculas de glucosa.

malthusianismo, malthusismo (de Thomas R. *Malthus*, economista inglés, 1766-1834). m. Teoría según la cual, dado que la explosión demográfica es superior a los medios de subsistencia, debe limitarse la natalidad.

maltobiosa. f. Maltosa.

maltosa. f. A., *Malzzucker*; F., In. y P., *maltose*; It., *maltosio*. Azúcar de malta, producto obtenido del almidón y la malta por la acción de fermentos solubles, como la maltina, amilasa, etc.; se transforma en glucosa por la acción prolongada de los ácidos diluidos y por la acción de enzimas presentes en la superficie de los enterocitos (amilasa).

maltósido. m. F., *maltoside*. Compuesto análogo a los glucósidos pero en el cual el azúcar es maltosa en lugar de glucosa.

maltosuria (de *maltosa* y el gr. *oûron*, orina). f. F., *maltosurie*. Presencia de maltosa en la orina.

malum (lat.). m. Mal. ‖ **-aegyptiacum**. Difteria. ‖ **-perforans pedis**. Úlcera perforante del pie. ‖ **- pilare**. Triquinosis. ‖ **- senile**. Artritis deformante de los ancianos, *morbus coxae senilis*.

malusiano o **malúsico**. adj. Málico.

malva (del lat. *malva*). f. A., *Malve*; F., *mauve*; In., *mallow*; It. y P., *malva*. Planta y género de plantas, de la familia de las malváceas. Las hojas y flores de las especies *M. rotundifolia* y *M. sylvestris* se emplean como emolientes y pectorales, respectivamente.

malvavisco (del lat. *malvaviscus*). m. A., *Ebisch*; F., *guimauve*; In., *marshmallow*; It., *malvischio*; P., *malvaísco*. Planta malvácea del género *Althaea*; las raíces y hojas de la *A. officinalis* son emolientes y con ellas se prepara un jarabe que sirve de vehículo para muchos medicamentos contra la tos.

Maly (Reacción de) (Ricard Leo *Maly*, químico austriaco, 1839-1894). V. REACCIÓN.
Mall (Fórmula u óvulo de) (Franklin Paine *Mall*, embriólogo norteamericano. 1862-1917). Véanse estos términos.
Mallen (Reacción de). V. REACCIÓN.
malleolus (lat.). m. Maléolo. ‖ **-fibulae o tibiae.** Maléolos externo e interno, respectivamente. ‖ **- radialis o ulnaris.** Apofisis estiloides del radio y del cúbito, respectivamente.
Malleomyces (de lat. *malleus*, muermo, y el gr. *mýkes*, hongo). Género de bacterias que no se admite en la clasificación actual (Bergey, 8.ª ed.). Sus especies *M. mallei* y *M. pseudomallei*, agentes causales del muermo y de la melioidosis, respectivamente, se clasifican en el género *Pseudomonas (P. mallei* y *P. pseudomallei).*
malleus (lat.). m. Martillo, huesillo del oído medio. ‖ MUERMO.
Mallory (Cirrosis, coloración o cuerpos de) (Frank Burr *Mallory*, patólogo norteamericano de Boston, 1863-1941). Véanse estos términos. ‖ **-Mossé-Marchand (Cirrosis de).** CIRROSIS DE MALLORY. ‖ **-Weiss (Síndrome de).** V. SÍNDROME.
mama (del lat. *mamma*). f. A., *Mamma;* F., *sein;* In., *mamma;* It., *seno;* P., *mama*. Organo glandular especial de la secreción de la leche, que en número de dos, en la especie humana, están situados en la región superior, anterior y lateral del tronco. De forma hemisférica o cónica, están constituidos por la piel, en la que sobresale el pezón con su areola, y tejido adiposo subcutáneo que rodea por todas partes la glándula mamaria propiamente dicha, rudimentaria en el hombre y sólo perfectamente desarrollada en la mujer durante el período de lactancia. Este órgano, tipo de glándula holocrina o apocrina, está constituido por numerosos ácinos que se reúnen en lobulillos y éstos en lóbulos, de donde parten los conductos galactóforos, que en número de 10 a 16 para cada glándula, van a abrirse en el pezón sin anastomosarse. Sin.: Glándula mamaria, pecho, teta. ‖ **-accesoria o supernumeraria.** Mama o mamas que existen en otro punto anómalo del cuerpo. ‖ **-adiposa o glandulosa.** Mama en la que predomina, respectivamente, el tejido adiposo o el tejido glandular.
mamalgia. f. MASTALGIA.
mamapián (fr.). m. Úlcera madre del pian.
mamectomía. f. MASTECTOMÍA.
mamelón. m. Pezón, mamila. ‖ Excrecencia o eminencia carnosa en una superficie, normal o patológica.
mamey. m. Árbol gutífero *(Mammea americana)* y su fruto, astringente y aromático.
mamíferos (del lat. *mamma*, teta, y *ferre*. llevar). m. pl. A., *Säugetiere;* F., *mammifères;* In., *mammalia;* It., *mammiferi;* P., *mamíferos*. Clase de animales vertebrados que se caracterizan por tener mamas.
mamila (del lat. *mammilla*). f. A., *Mamille;* F., *mamelon;* In., *mamilla;* It., *mammella;* P., *mamilo.* Pezón: mamelón; parte en forma de melón.
mamiloplastia (de *mamila* y el gr. *plássein*, formar). f. A., *Mamillenplastik;* F., *mamiloplastie;* In., *mamiloplasty;* It., *mammilloplastica;* P., *mamiloplastia*. Cirugía plástica del pezón; teliplastia; especialmente la operación que tiene por objeto la desinvaginación del mismo.
mamografía (de *mama* y el gr. *gráphein*, describir). f. A., *Mammographie;* F., *mammographie;* In., *mammography;* It., *mastografia;* P., *mamografia*. Radiografía de la mama; mastografía.
mamograma. m. F., *mammographie*. Roentgenograma de la mama, usualmente empleado para el diagnóstico del carcinoma mamario.
mamoplastia (de *mama* y el gr. *plássein*, formar). f. F., *mammoplastie*. Cirugía plástica de la mama.
mamotomía. f. MASTOTOMÍA.
mamotropina (de *mama* y el gr. *trópos*, dirección). f. F., *mammotrophine, mammotropine, hormone lutéotrope*. Principio lactógeno de la parte anterior de la glándula pituitaria; prolactina.

Mamou (Síndrome de) (Henri *Mamou*, endocrinólogo francés, n. en 1903). V. SÍNDROME.
maná (del lat. *manna*, y éste del hebreo *man)*. m. A., *Manna;* F., *manne;* In. e It., *manna;* P., *maná*. Zumo concreto, sacarino, que fluye por incisión del tronco de fresnos de Sicilia y Calabria *(Fraxinus ornus).* Contiene manita, azúcar y dextrina y se emplea como laxante. ‖ **-de Armenia.** Variedad de maná obtenido de una especie de encina, que contiene glucosa. ‖ **-de Australia.** Maná de varias especies de eucalipto, que contiene melitosa en lugar de manita. ‖ **-de Brianzón o brigantiaco.** Sustancia sacarina ligeramente laxante, que fluye del alerce y contiene melecitosa. ‖ **-en lágrimas.** Maná puro en estalactitas transparentes, secas y porosas, tal como se recolecta en los meses de julio y agosto. ‖ **-en suerte.** Maná recogido en los meses de septiembre y octubre en grumos irregulares blandos. ‖ **-graso.** Maná en suerte alterado por el tiempo y la fermentación. ‖ **-tamarisco o de los hebreos.** Sustancia producida por la especie *Tamarix mannifera*, por la picadura de un insecto, que contiene sacarosa, glucosa y dextrina. ‖ **-trehala o de Persia.** Sustancia líquida de la especie *Aethiops persica*, que contiene los capullos del insecto *Larinus maculatus*. Se obtienen otras especies asiáticas de maná de los géneros *Althagi, Astragalus* y otras.
manaca. f. Mercurio vegetal, planta de la familia de las escrofulariáceas, del Brasil y Antillas *(Brunfelsia hopeana* o *Franciscea uniflora).* Empléase en el tratamiento de la gota o reumatismo.
mancha (del lat. **mancula*, de *mácula*, infl. por *mancus*, falto). f. A., *Fleck;* F., *tache;* In., *spot;* It., *macchia;* P., *mancha*. Mácula. ‖ Punto o área circunscrita en un órgano o tejido, de coloración distinta del resto. Señal o marca que una sustancia, sangre, esperma, meconio, etc., deja en un cuerpo y cuya naturaleza puede ilustrar a la justicia en los casos medicolegales. ‖ **-acústica.** MÁCULA CRIBOSA. ‖ **-amarilla.** CUERPO LÚTEO. ‖ **-amarilla.** MÁCULA LÚTEA. ‖ **-atrófica.** Nombre de las placas blanquecinas semejantes a cicatrices producidas en la atrofia de la piel. ‖ **-azul.** MANCHA CERÚLEA. ‖ **-blanca.** Eminencia gris, de número y tamaño variables, observada algunas veces en la superficie ventricular de la válvula mitral. ‖ **-blenorrágica.** MANCHA DE SÄNGER. ‖ **-cerúlea.** Manchas azules de la piel en la pediculosis. ‖ **-cribiforme o cribosa.** MÁCULA CRIBOSA. ‖ **-de Baelz.** Mancha mongólica. ‖ **-de Bitot.** Mancha de la conjuntiva de color gris brillante, triangulares, constituidas por masas de epitelio seco, microorganismos, etc., asociadas con deficiencia de vitamina A. ‖ **-de Brushfield.** Manchas en el iris observadas en el mongolismo. ‖ **-de Carleton.** Puntos de esclerosis ósea en la infección gonocócica. ‖ **-de Filatov o de Flindt.** MANCHA DE KOPLIK. ‖ **-de Janeway.** Pequeños focos de telangiectasia cirrótica rodeados de un halo difuso, propios de la endocarditis bacteriana aguda. ‖ **-de Koplik.** Pequeñas áreas blancoazuladas, rodeadas de areolas rojas, en la mucosa de las mejillas y labios, en los pródromos del sarampión. ‖ **-de la córnea.** Opacidad de la córnea, nubécula, albugo, leucoma. ‖ **-de Maurer.** Mancha irregular que se tiñe de rojo con el colorante de Leishman en los corpúsculos rojos infectados con el parásito de la terciana maligna. ‖ **-de Morgan.** Manchas rojizas semejantes a nevos, que a veces se ven en la piel de sujetos cancerosos. ‖ **-de Paltauf.** Extravasaciones subpleurales de sangre diluida con agua, típicas de la sumersión. ‖ **-de Robert.** Masa de materia colorante en los hematíes cuando se trata la sangre con solución de ácido tánico diluida. ‖ **-de Roth.** Puntos blancos en la retina en la inflamación séptica de esta membrana. ‖ **-de Sänger.** Enrojecimiento en ambos lados del vestíbulo vulvar, que en la inflamación blenorrágica hace visibles los orificios de las glándulas de Bartholin. ‖ **-de Sömmerring.** MÁCULA LÚTEA. ‖ **-de Tardieu.** Equimosis subpleurales y subpericárdicas que Tardieu había considerado como signo de certeza de la muerte

por sofocación, pero que es posible encontrar en otras asfixias mecánicas. ||**-de Tay**. Mancha rojiza rodeada de una zona circular blanca en la fóvea central en la idiocia amaurótica.||**-de Wagner**. Núcleo del óvulo humano o mancha germinativa. ||**-de Willner**. Manchas en la superficie interna del prepucio en la viruela.||**-embrionaria**. ÁREA GERMINAL O GERMINATIVA. ||**-germinativa**. Granulación sólida redondeada en la vesícula de Purkinje, que desaparece, como ésta, cuando el óvulo está maduro. ||**-hepática**. CLOASMA. ||**-melánica**. Nevo pigmentado. ||**-mongólica**. Mancha oscura en la región lumbar en los recién nacidos de la raza mongólica. ||**-olfativa**. Terminaciones nerviosas del nervio olfatorio en la pituitaria. ||**-perniciosa**. MANCHA DE MAURER. ||**-rosada lenticular**. Roséola; petequias de este color y forma que aparecen en el abdomen, principalmente en el primer septenario de la fiebre tifoidea. ||**-tendinosa**. MÁCULA ALBIDA.

Manchester (Operación de). V. OPERACIÓN.

mancinismo (del lat. *mancus*, manco). m. Estado de manco o de zurdo.

manco (del lat. *mancus*). adj. A., *einarmig*; F., *manchot*; In., *one-armed*; It. y P., *manco*. Dícese de la persona a quien falta un brazo o mano, o ha perdido el uso de los mismos. Ú.t.c.s.

mancona. f. Nombre de la corteza de la especie *Erytrophloeum guineense*, planta leguminosa del África tropical, cuyo principio activo es la eritrofleína.

Mandel (Reacción de) (John Alfred *Mandel*, químico fisiólogo de Nueva York, 1865-1929). V. REACCIÓN.

Mandelbaum (Reacción de) (Maier *Mandelbaum*, médico alemán, n. en 1881). V. REACCIÓN.

mandélico (del lat. *amandula*, almendra). adj. Relativo a las almendras o amígdalas. ||**-(Ácido)**. Compuesto cristalino, ácido fenilglucólico, de las almendras amargas. Sus sales, *mandelatos*, se han empleado como antisépticos urinarios.

mandíbula (del lat. *mandíbula*, de *mandere*, mascar). f. A., *Kiefer*; F., *mâchoire*; In., *jaw*; It., *mascella*; P., *mandíbula*. Nombre de la pieza ósea que sostiene los dientes; generalmente sin. de maxilar inferior. ||**-superior**. Compuesto óseo inmóvil formado por los maxilares superiores y el palatino.

mandioca (del guaraní *mandiog*). f. A., *Maniok*; F., *manioc*; In., *cassava*; It. y P., *mandioca*. Planta euforbiácea (*Jatropha manihot* o *Manihot utilissima*), cuya raíz contiene una fécula alimenticia que, una vez separada de los otros principios que la acompañan y convenientemente preparada, se expende con el nombre de *tapioca*.

Mandl (Método, solución de) (Louis *Mandl*, médico húngaro en París, 1812-1881). V. MÉTODO, SOLUCIÓN.

Mandrágora. Género de plantas solanáceas de varias especies La *M. officinalis*, *Atropa mandragora* o *mandrágora hembra*, es conocida desde muy antiguo y desempeñó un gran papel en las prácticas supersticiosas de la Edad Media; su raíz, carnosa y fétida, tiene propiedades análogas a las de la belladona y se empleaba como narcótica y sedante.

mandragorina. f. Alcaloide tóxico de la mandrágora, de propiedades semejantes a las de la atropina.

mandril (del ingl. *mandril*, derivado del fr. *mandrin*, el cual, a su vez, procede del ant. *mandre*). m. A., *Mandrin*; F. e In., *mandrin*; It., *mandrino*; P., *mandril*. Tallo o hilo metálico que se introduce en las sondas, cánulas o agujas de inyección, para aumentar la resistencia de las primeras o impedir que se obturen las segundas.

manganesismo o **manganismo**. m. F., *manganisme*. Intoxicación crónica de los que trabajan el manganeso o sus sales, que ataca principalmente el sistema nervioso (temblor, hipotonía, parálisis, etc.).

manganeso (de *manganesa*, y éste del fr. *manganèse*, pronunciación errónea de *magnesia*, grafía medieval de *magnesia*). m. A., *Mangan*; F., *manganèse*; In. e It., *manganese*; P., *manganés*. Elemento metálico bivalente, de propiedades análogas a las del hierro. Símbolo, *Mn*; peso atómico, 54,8; peso específico, 7,2.

Sus sales se emplean como sucedáneas de las de hierro. Las más empleadas son, además del bióxido, el carbonato y el sulfato. || Nombre comercial del bióxido de manganeso.

manganofobia (de *manganeso* y el gr. *phóbos*, temor). f. Sinistrosis que puede afectar a trabajadores que han presenciado cómo compañeros suyos desarrollaban un parkinsonismo mangánico o enfermedad profesional producida por el polvo del manganeso (Von Jarsch).

manganum (lat.). m. MANGANESO.

mangle. m. Árbol de la familia de las rizoforáceas, *Rhizophora mangle*, de corteza astringente. La resina de este árbol se conoce con el nombre de *bálsamo cativomangle*.

mango (del lat. *manicus*). m. A., *Stiel*; F., *manche*; In., *handle*; It., *manovello*; P., *cabo*. Manubrio. || Parte por donde se coge o empuña un instrumento, que por razones de asepsia conviene que sea metálico.

mango (del ingl. *mango*, y éste del portugués *manga*, procedente a su vez del tamul *mānāky*). m. A., *Mangobaum*; F., *manguo*; In. e It., *mango*; P., *mangueira*, *manga*. Árbol de la familia de las terebintáceas, tropical (*Mangifera indica*), cuyos frutos, llamados también *mangos*, son aromáticos y astringentes.

Mangold (Injerto de) (Heinrich *Mangold*, cirujano alemán, 1860-1909). V. INJERTO.

mangosta. f. Fruto del mangostán.

mangostán (del malayo *mangistan*, a través del portugués *mangostão*). m. F., *mangoustan*. Árbol de la familia de las gutíferas, *Garcinia mongostana*, cuyo fruto posee una corteza astringente y vermífuga y una pulpa laxante y antiescorbútica.

mangostina. f. F., *mangoustine*. Compuesto cristalino amarillo de la corteza del fruto del mangostán.

manguito (de *manga*). m. Colgajo circular de un miembro que el cirujano diseca antes de amputarlo, con objeto de cubrir el muñón.|| BRAZAL.

manía (del gr. *manía*, locura). f. A., *Manie*; F., *manie*; In., It. y P., *mania*. Síndrome psicótico caracterizado por excitación psicomotriz, euforia patológica, hiperactividad e ideas de grandeza y omnipotencia. Puede aparecer como trastorno aislado o como fase de la psicosis maniacodepresiva. || En psiquiatría, tendencias, conductas o ideas persistentes e irreductibles (por ejemplo, manía persecutoria, de limpieza, etc.). ||**-aguda alucinatoria**. SÍNDROME DE GANSER. ||**-a potu**. DELIRIUM TREMENS. ||**-danzante**. Corea epidémica o de San Guido, danza convulsiva que puede afectar las masas en época epidémica, precedida a menudo de estado melancólico. || Tarantismo y estados convulsivos. ||**-de Bell**. DELIRIO AGUDO. ||**-de la duda**. LOCURA DE LA DUDA. ||**-de Ray**. LOCURA MORAL. ||**-periódica**. Fase maníaca de la psicosis maniacodepresiva. ||**-sintomática**. Manía secundaria a trastornos tóxicos, traumáticos o lesionales. ||**-transitoria**. Locura furiosa de corta duración.

-manía. Sufijo que significa *preocupación excesiva*, *tendencia* o *hábito anormal*, como erotomanía, potomanía, dipsomanía, etc.

manicomio (del gr. *manía*, locura, y *komeîn*, cuidar). m. Asilo, casa u hospital para locos.

manierismo o **manerismo** (del ital., *maniera*). m. F., *maniérisme*. Trastorno observado principalmente en la esquizofrenia, por el que el paciente ejecuta movimientos superfluos e inútiles que complican los actos ordinarios de la vida: marcha con contorsiones, escritura sobrecargada de curvas ornamentales, expresiones mímicas que no corresponden a un estado afectivo real, etc.

maniluvio (del lat. *manus*, mano, y *luere*, lavar). m. Baño o lavado de manos.

maniobra (de *mano* y *obra*). f. A., *Handgriff*; F., *manœuvre*; In., *maneuver*; It., *manovra*; P., *manobra*. Operación manual hábil y reglada. ||**-anoparietal de Sanmartino**. En caso de contractura abdominal, ésta cede por la dilatación bidigital del esfínter del ano en ausencia de reacción peritoneal. ||**-de Alajouanine**. Los movimientos de la cabeza van seguidos por movimientos de los globos oculares en sentido contrario. ||-**de Amussat.** Maniobra utilizada para provocar la expulsión de un cuerpo extraño de la uretra. Se invita al paciente a que orine obliterando primero el meato, que luego se libera bruscamente. ||-**de Azoulay.** POSICIÓN DE AZOULAY. ||-**de Barré.** Paciente en decúbito prono, miembros inferiores flexionados sobre las rodillas y pies separados; si existe deficiencia en la vía piramidal, el miembro del lado enfermo va cayendo lentamente. Sin.: Maniobra de la pierna de Barré. ||-**de Bonnaire.** Procedimiento para acelerar el parto por medio de la dilatación del cuello uterino. ||-**de Bonuzzi.** Distensión de la columna vertebral por flexión fuerte del cuerpo y acercamiento de los miembros inferiores extendidos a la cabeza. ||-**de Bragard.** Flexión dorsal del pie con la pierna en posición extendida de Lasègue. Al estirar el tronco ciático provoca dolor en las neuritis y neuralgias. ||-**de Campbell-Suzmann.** Las arterias superficiales de la región interescapular se tornan visibles y palpables cuando el enfermo con la coartación aórtica se inclina hacia delante con los brazos pendientes. ||-**de Carnett.** Para diferenciar el dolor abdominal visceral del superficial parietal, se coloca al paciente en decúbito supino y se presiona sobre el punto doloroso al mismo tiempo que el enfermo contrae los músculos del abdomen intentando levantar la cabeza de la almohada contra resistencia (presión de la frente por el explorador). Si el dolor persiste, es superficial, y si desaparece o se mitiga, es profundo o visceral. ||-**de Charcot-Marie.** Flexión pasiva forzada de los dedos de los pies para explorar los reflejos de defensa o de automatismo medular. Previamente descrita por Sinkler (de Filadelfia) y por Bechterev (de San Petersburgo). ||-**de Credé.** Alumbramiento por expresión uterina. ||-**de Deutsch.** Maniobra de empujar el feto hacia arriba cuando en la versión interna se ha encajado en el estrecho superior. ||-**de Deventer-Müller.** Consiste en extraer el feto, incluso cuando los brazos están elevados, por tracciones oscilantes ejercidas sólo sobre el tronco. ||-**de Ely.** Flexión pasiva de la pierna sobre el muslo hasta que el talón toque la nalga, para explorar la región vertebral lumbosacra. ||-**de Erischen.** Presiones y tracciones sobre el cinturón pelviano como si se quisiera aproximar y separar las crestas ilíacas para explorar la articulación sacroilíaca. ||-**de Foix.** Dolor provocado por presión detrás del ángulo mandibular en infección profunda hacia la apófisis estiloides. ||-**de Glénard.** Aplicación de la palma de la mano en el costado, con el pulgar delante, para impedir el ascenso del riñón flotante después de haber descendido éste por una inspiración profunda. ||-**de Goldthwait.** Para explorar la región sacroilíaca se coloca al paciente en decúbito prono y se levantan simultáneamente ambas piernas con una mano mientras que con la otra se fija la pelvis; si el dolor aparece antes de inmovilizar la pelvis es de la articulación sacroilíaca. ||-**de Guérin-Valmale.** En las presentaciones de nalgas incompletas, en las que es inaccesible el surco inguinal, se introduce un dedo por el ano fetal. ||-**de Haussmann.** Para explorar el dolor apendicular, simultáneamente que se presiona el punto de Mac Burney, se levanta el miembro inferior extendido hasta que forme con el plano de la cama un ángulo de unos 60°; el dolor aumenta en la apendicitis. ||-**de Heiberg-Esmarch.** Propulsión de la mandíbula hacia delante para impedir el deslizamiento de la lengua hacia atrás durante la anestesia. ||-**de Hoffmann.** V. SIGNO DE HOFFMANN, 1ª acep. ||-**de Hueter.** Al introducir la sonda estomacal, el médico debe presionar la lengua del paciente hacia abajo y adelante con su índice izquierdo. ||-**de Jacquemier.** Desprendimiento manual, después de la embriotomía cefálica, del brazo anterior y luego el posterior en los casos en que los hombros se encajan difícilmente. ||-**de Jendrassik.** Procedimiento que facilita la provocación de los reflejos musculares clínicos («tendinosos», etc.) dependientes del circuito miotático y que consiste en que el paciente agarre fuertemente con los dedos flexionados de una mano los dedos también flexionados de la otra, y tire fuertemente hacia ambos lados. ||-**de Kappeler.** Variante de la maniobra de Heiberg-Esmarch. ||-**de Kocher.** Desprendimiento quirúrgico del marco duodenal en sus tres primeras porciones, lo que permite la movilización del duodeno, de la cabeza del páncreas y de los tramos retroduodenal e intrapancreático del colédoco. Descrita inicialmente por Vautrin. ||-**de La Chapelle.** Procedimiento de aplicación del fórceps, que consiste en hacer ejecutar a la rama anterior un movimiento de espiral. ||-**de Léri.** Hiperextensión del muslo con la rodilla flexionada para explorar la articulación sacroilíaca. ||-**de Lewin.** Paciente en decúbito lateral sobre el lado sano. Se ejerce presión con ambas manos sobre la cresta ilíaca. El dolor provocado se debe a la articulación sacroilíaca ya que el sacro no es comprimido contra la mesa de exploración. ||-**de Lombardi.** Desplazamiento del punto doloroso apendicular al desplazar el ciego hacia la línea media. ||-**de Martin-Wigand.** Variante de la maniobra de Mauriceau, en la que una mano presiona la cabeza fetal a través de la pared abdominal. ||-**de Mauriceau.** Maniobra destinada a extraer rápidamente la cabeza del feto en el parto de nalgas, que consiste en introducir dos dedos de una mano en la boca del feto, al que se coloca a caballo sobre el antebrazo de aquélla, y dos dedos de la otra mano abarcando el cuello. Con los primeros se flexiona y desprende progresivamente la cabeza, al mismo tiempo que se levanta el antebrazo, hasta poner el feto en posición vertical. ||-**de Mauriceau-Smellie-Veit.** MANIOBRA DE MAURICEAU. ||-**de Mingazzini.** Para explorar las paresias de origen piramidal de los miembros. Levantando los brazos o las piernas con los ojos cerrados, el miembro parésico desciende paulatinamente. ||-**de Nägeli.** Elevación de la cabeza del paciente por el empuje de una mano colocada debajo del occipucio y la otra en el maxilar inferior para cohibir una epistaxis. ||-**de Pinard.** Descenso de un pie en el parto en presentación de nalgas. ||-**de Praga.** Tracción de la cabeza última en el parto de nalgas, por medio de los dedos aplicados al cuello del feto. ||-**de Queckenstedt.** Aumento de la presión del líquido cefalorraquídeo al comprimir las yugulares. ||-**de Ritgen.** Presión de la cabeza fetal hacia arriba y adelante por medio de los dedos aplicados al perineo. ||-**de Rouault.** Aplicación de las palmas de las manos sobre los vértices pulmonares, de modo que los pulgares correspondan a la vértebra cervical, para apreciar la movilidad respiratoria. ||-**de Sanmartino.** V. MANIOBRA ANOPARIETAL DE SANMARTINO. ||-**de Scanzoni.** Rotación de la cabeza fetal con el fórceps, en la posición occipitoposterior. ||-**de Schober.** Para explorar la flexión de la columna lumbar. Se señala la apófisis espinosa de la L_V y otro punto 10 cm más arriba. En los sujetos normales en la flexión máxima la distancia debe pasar de los 10 a los 20 cm. ||-**de Sèze-Goldlewski** (maniobra de Lasègue en el brazo). Retropulsión forzada. ||-**de Smith y Bates.** Se comprime el punto doloroso abdominal al tiempo que el paciente contrae los músculos de la pared levantando ambas piernas sin flexionar las rodillas. Si el dolor es superficial persiste y si es profundo desaparece. ||-**de Strauss.** El paciente extiende la muñeca contra la resistencia que le opone el explorador. La comparación de un lado y otro muestra la debilidad muscular del lado parésico. ||-**de Thorn** o de **Zangemeister.** Maniobra de versión combinada para cambiar la presentación de cara en la de vértice.

manipulación (de *manipular*, y éste del lat. *manipulus*, de *manus*, mano). f. A., *Handhabung*; F. e In., *manipulation*; It., *manipolazione*; P., *manipulação*. Operación manual, farmacéutica o quirúrgica; maniobra.

manita. f. MANITOL.

manitol. m. F., *mannitol*. Alcohol hexatómico, constituyente principal del maná, exudado seco de *Fraxinus ornus*. Se obtiene también por reducción de la manosa o de la fructosa. Utilizado para explorar la función glomerular o para provocar una diuresis osmótica.

manitosa. f. F., *mannitose*. Azúcar de manita.

Mann (Signo de) (John Dixon *Mann*, médico inglés, 1840-1912). V. SIGNO. ||**-(Síndrome de)** (Ludwig *Mann*, neurólogo alemán, 1866-1936). V. SÍNDROME.

Mannaberg (Signo de) (Julius *Mannaberg*, médico de Viena, n. en 1860). V. SIGNO.

Mannkopf (Signo de) (Emil Wilhelm *Mannkopf*, médico alemán, 1836-1918). V SIGNO.

mano (del lat. *manus*). f. A., *Hand;* F., *main;* In., *hand;* It., *mano;* P., *mão*. Parte del cuerpo unida al extremo inferior del antebrazo, que comprende carpo, metacarpo y dedos; órgano de la prensión y principal del tacto. ||**-apostólica.** MANO DE PREDICADOR. ||**-de comadrón.** Posición de contractura de los músculos de la mano que se observa en la tetania. ||**-de faquir.** Contractura en flexión fuerte, de modo que las uñas se clavan en la palma. ||**-de Krukenberg.** Mano artificial constituida por la separación del cúbito y el radio en forma de horquilla en la amputación de la mano. ||**-de Madelung.** DEFORMIDAD DE MADELUNG. ||**-de mono.** Extensión permanente del pulgar por parálisis del nervio mediano. ||**-de predicador.** Actitud de la mano, frecuentemente observada en la siringomielia, que consiste en la extensión forzada de la mano sobre el antebrazo y flexión de las últimas falanges. ||**-de zapa mongólica.** Brevedad de la tercera falange, incurvación del meñique y alteración de los surcos palmares en el mongolismo. ||**-eléctrica.** Mano empleada como electrodo. ||**-en bandera.** Deformidad observada en la parálisis infantil, en la que el pulgar sigue la línea del radio, y el resto de la mano, en ext., forma casi ángulo recto con el antebrazo. ||**-en gancho.** Estado de flexión permanente del II y IV dedos. ||**-en garra.** Gafedad, flexión y atrofia de la mano y dedos; observada principalmente en la atrofia muscular progresiva del tipo Aran-Duchenne. ||**-en pala.** Mano gruesa, cuadrada, del mixedema y la acromegalia. ||**-en tridente.** Aspecto característico de la mano en la acondroplasia; los dedos son casi de la misma longitud y existe una separación particular de los dedos II y III en la segunda articulación falángica. ||**-esquelética.** Notable atrofia de la mano, que se mantiene en extensión. ||**-hipogenital de Marañón.** Mano fría cianótica, hinchada, con distrofia de las uñas, en el hipogenitalismo. ||**-obstétrica.** Contracción de la mano en la tetania, en la que el pulgar se halla en aducción forzada, los demás dedos recogidos y semiflexionados sobre aquél y la palma abarquillada. ||**-péndula.** Mano en flexión por parálisis de los extensores (parálisis del radial). ||**-(Prueba de las).** V. PRUEBA. ||**-simiesca.** La propia de la parálisis radial, caracterizada por atrofia de los músculos de la eminencia tenar. ||**-suculenta de Marinesco.** Tumefacción de la cara dorsal de la mano y engrosamiento fusiforme de los dedos, que se observa algunas veces en la siringomielia y hemiplejías antiguas. ||**-zamba.** Deformidad congénita de la mano, caracterizada por la desviación anterior y posterior o lateral sobre el antebrazo.

Manoilov (Reacción de) (E. O. *Manoilov*, médico ruso contemporáneo). V. REACCIÓN.

manómetro (del gr. *manós*, ligero, poco denso, y *métron*, medida). m. A., *Manometer;* F., *manomètre;* In., *manometer;* It., *manometro;* P., *manômetro*. Instrumento para medir la presión de los gases o vapores y la tensión de líquidos en vasos, como la sangre, etc. ||**-de König.** Aparato por medio del cual las notas de un instrumento de música o las vibraciones de la voz producen variaciones en el aspecto de una llama reflejada en un espejo vertical de cuatro caras que gira rápidamente.

manopla (del lat. *manupula*, por *manipula*, f. de *manipulus;* de *manus*, mano). f. Pala de cartón o madera que se aplica a la mano para mantenerla en ext. en ciertos vendajes.

manos. f. pl. Instrumento inventado por Palfin, precursor del fórceps.

manosa. f. F., *mannose*. Aldohexosa producida por oxidación de la manita.

manoscopio. f. BAROSCOPIO.

manquedad. f. Estado o calidad de manco; mancinismo.

mansa. f. Nombre de la raíz o rizoma de la especie *Houttuynia californica*, empleada como tónica en la disentería y el paludismo.

Manson (Piosis, Schistosoma y solución de) (Sir Patrick *Manson*, médico inglés, 1844-1922). Véanse estos términos.

Mansonella (del P. *Manson*). Nombre genérico con que se designa la filaria *M. ozzardi*. ||**-ozzardi.** Filaria causante de parasitosis en mesenterio y tejido adiposo visceral. Se observa en Yucatán, Panamá, Colombia, Argentina, Guayana y Surinan.

Mansonia. Género de mosquitos que comprende 55 especies, distribuidas primordialmente en los trópicos; son importantes transmisores de microfilarias y virus.

manteca (del prerromano hispánico *mantecca*). f. A., *Schweineschmalz, Butter;* F., *axonge, beurre;* In., *grease, butter;* It., *sugna, burro;* P., *manteiga*. Grasa de los animales, especialmente la de cerdo, *adeps suillus*, lavada y preparada, base de pomadas y ungüentos. || Principio graso de la leche, de vaca principalmente, que se obtiene batiendo la nata; alimenticia. ||**-artificial.** MARGARINA. ||**-de cacao.** Sustancia grasa blancoamarillenta, de sabor agradable, fusible, que se obtiene de las almendras de cacao despojadas de su epispermo. Entra en la composición de píldoras, pomadas y supositorios. ||**-de cera.** Mezcla de ácidos grasos, obtenida de la cera, que se ha empleado como resolutivo. ||**-de montaña.** Alumbre en estado natural. ||**-vegetal.** Nombre de las sustancias grasas que se obtienen de los vegetales, como la manteca de cacao y las menos importantes de coco, moscada, palma, etc.

mantequilla. f. F., *beurre*. Manteca de la leche de vaca, con azúcar o sin él.

mantienzima. f. Agente que neutraliza una enzima; se forma en el suero sanguíneo de un animal por la inyección de una enzima.

manto. m. A., *Mantel;* F., *manteau;* In., *mantle;* It., *mantello;* P., *manto*. Capa envolvente de ciertas estructuras. ||**-ácido cutáneo.** Medio epicutáneo, poco propicio para el desarrollo de gérmenes patógenos, constituido por la mezcla de sudor, secreción grasa y descamación celular, de pH bajo. ||**-cerebral.** Corteza de los hemisferios; *palium*. ||**-de la uña.** Pliegue de la dermis que cubre la raíz y el borde lateral de la uña. ||**-mioepicárdico.** Capa de mesodermo visceral del embrión, que rodea el tubo endocárdico y originará el miocardio y el epicardio. ||**- salino de Frankenhauser.** Revestimiento de cristales microscópicos de cloruro sódico que prolonga la acción hiperemiante cutánea de los baños de mar.

Mantoux (Poroqueratosis, reacción de) (Charles *Mantoux*, médico francés, 1877-1947). Véanse estos términos.

manual (del lat. *manualis*, de *manus*, mano). adj. F., *manuel*. Que se ejecuta con las manos o relativo a ellas. ||**-de técnica operatoria.** Conjunto de maniobras o prácticas que el cirujano ejecuta en una operación determinada; modo de practicar una operación quirúrgica.

manubrio (del lat. *manubrium*, mango). m. A., *Manubrium;* F., *manche;* In., *manubrium;* It., *manubrio;* P., *manúbrio*. Mango; porción superior del esternón. || Apófisis inferior del martillo.

manuluvio. m. MANILUVIO.

manus (lat.). f. Mano. ||**-cava.** Depresión profunda de la palma de la mano. ||**-extensa** o **flexa.** Desviación hacia atrás o delante, respectivamente, de la mano. ||**- valga.** Desviación de la mano hacia el lado cubital, deformidad de Madelung. ‖ **-vara.** Desviacion de la mano hacia el lado radial.

manustupración. f. MASTURBACIÓN.

Manz (Enfermedad o glándula de) (Wilhelm *Manz*, oftalmólogo de Friburgo, 1833-1911). Véanse estos términos.

manzanilla (dim. de *manzana*). f. A., *Kamille;* F. e In., *camomille;* It., *camomilla;* P., *camomila.* Nombre vulgar de varias especies de plantas de los géneros *Anthemis, Calendula,* etc., de la familia de las compuestas. La manzanilla común o romana *(A. nobilis)* tiene flores aromáticas, que se emplean en infusión como carminativas, diaforéticas, tónicas y estomáquicas, y en aplicaciones locales como calmantes.

manzanillo. m. Árbol de la familia de las euforbiáceas *(Hippomane mancenilla),* cuyo jugo es cáustico y extremadamente venenoso.

MAO. Sigla de monoaminooxidasa.

máquina (del lat. *machina,* y éste del gr. dialectal *machaná,* por el ático *mechané).* f. A., *Gerät;* F., *appareil;* In., *apparatus;* It., *apparecchio;* P., *aparato.* Nombre con que se conocían, en otro tiempo, diversos aparatos para ejercer una compresión o tracción, como la máquina de Esculteto para la compresión de la arteria intercostal, etc., hoy desusados. ‖ **-neumática.** Aparato para enrarecer el aire en una campana o cámara. ‖ **-vibratorias (Enfermedad de las).** V. ENFERMEDAD.

Maragliano (Suero de) (Edoardo *Maragliano,* médico italiano, 1849-1940). V. SUERO.

Maranta. Género de plantas tropicales; las raíces de varias especies suministran la fécula conocida con el nombre de *arrow-root* o *arruruz.*

marasmático. adj. F., *marastique.* Relativo o perteneciente al marasmo.

marasmo. (del gr. *marasmós,* consunción). m. A., *Marasmus;* F., *marasme;* In., *marasmus;* It., *marasma;* P., *marasmo.* Malnutrición proteicocalórica o proteicoenergética en su grado máximo, debida principalmente a un déficit en la ingestión proteica y que se presenta en general en los primeros años de la vida. *Sin.:* Atrofia infantil, atrepsia, marasmo infantil. ‖ **-senil.** Atrofia normal de los tejidos en la vejez.

marasmópira (del gr. *marasmós,* consunción, y *pŷr, pyrós,* fuego). f. FIEBRE HÉCTICA.

Marañón (Mano, signo o síndrome de) (Gregorio *Marañón,* médico español, 1887-1960). Véanse estos términos.

marcapaso o **marcapasos.** m. F., *pacemaker.* Aparato de tamaño muy reducido capaz de proporcionar al corazón la excitación eléctrica que precisa. ‖ **- uterino.** Centros de excitación, localizados habitualmente en el fondo uterino, que inician las contracciones uterinas y controlan su frecuencia.

marcha (de *marchar,* y éste del fr. *marcher,* der. del germ. *marhan).* f. A., *Gang;* F., *démarche;* In., *gait;* It., *andatura;* P., *marcha.* Curso. ‖ Conjunto de movimientos rítmicos de los miembros inferiores, mediante los cuales el sujeto se desplaza. ‖ **-a pequeños pasos.** En los enfermos seudobulbares por desintegración lacunar del parénquima cerebral de origen vascular, se produce una desautomatización de la marcha, en la que los pasos se hacen progresivamente más cortos. ‖ **-antálgica.** (Marcha característica de los curados de coxalgia, que evitan cargar el peso del cuerpo sobre la articulación afecta. ‖ **-atáxica.** Modo de andar en la ataxia locomotriz, en el que el pie se levanta muy alto hacia delante y desciende rápidamente para golpear el suelo con toda la planta. ‖ **-cautelosa.** Aquella en la que el paciente se apoya más sobre la punta de los dedos de los pies en la tarsalgia, y en el talón en la metatarsalgia. ‖ **-cerebelosa.** Marcha vacilante sintomática de las afecciones del cerebelo. ‖ **-dandinante.** MARCHA MIOPÁTICA. ‖ **-de Charcot.** Marcha espasmódica en zigzag, característica de la ataxia hereditaria. ‖ **-de gallo.** Forma de andar propia del individuo afectado de parkinsonismo mangánico. ‖ **-de Oppenheim.** Marcha caracterizada por la oscilación irregular de la cadera, cuerpo y miembros, observada en algunos casos de esclerosis múltiple. ‖ **-de pato.** MARCHA MIOPÁTICA. ‖ **-del chalán.** En la ciática, el enfermo al caminar, apoya todo el peso del cuerpo sobre el lado sano y el paso de la extremidad enferma es más corto y rápido que el de la sana. ‖ **-en estrella.** SÍNTOMA DE BABINSKI-WEIL. ‖ **-equina.** Modo de andar con flexión pronunciada de la articulación de la cadera, debido a la parálisis de los peroneos, que no permite flexionar el pie *(estepaje).* ‖ **-espasmódica** o **espástica.** Marcha patológica bilateral en la cual las piernas están juntas y rígidas. ‖ **-festinante.** FESTINACIÓN. ‖ **-hemipléjica.** En la hemiplejía piramidal clásica, el brazo tiende a mantenerse en semiflexión, delante del tronco y con pérdida del balanceo normal; la extremidad inferior avanza con el muslo en abducción, realizando un movimiento «en guadaña», y con el pie en equinismo y varo. ‖ **-laberíntica.** La oscilante en zigzag en la que el enfermo suele desplazarse hacia el lado del laberinto afecto. ‖ **-miopática.** Marcha propia de los enfermos miopáticos, secundaria a la afectación de la musculatura proximal de las extremidades inferiores, del cinturón pélvico y del tronco, que determina balanceo lateral, con aumento de la ensilladura lumbar. ‖ **-paralítica.** Marcha en la cual los pies parece que se arrastran. ‖ **-parkinsoniana.** En los enfermos parkinsonianos uno de los síntomas iniciales suele ser la pérdida de balanceo de los brazos durante la marcha. En estadios más avanzados, el parkinsoniano adopta generalmente durante la marcha una actitud con tendencia a la flexión, inclinando la cabeza y el tronco hacia delante, sin balancear los brazos, lo que en ocasiones determina un desplazamiento del centro de gravedad del enfermo hacia delante, que le obliga a correr en pos de sí mismo; es la marcha *festinante* o *propulsiva.* ‖ **-polineurítica.** Si se afectan preferentemente los músculos extensores de los dedos del pie y el peroneo, la marcha es muy típica: al levantar la pierna el pie queda extendido y, para no tropezar, levanta excesivamente la pierna y deja caer el pie, con fuerza, sobre el suelo. Marcha en estepaje. ‖ **-tabética.** MARCHA ATÁXICA.

Marchand (Adrenales de) (Felix *Marchand,* patólogo alemán, 1846-1928). Glándulas suprarrenales accesorias en el ligamento ancho. ‖ **-Mallori (Cirrosis de).** V. CIRROSIS. ‖ **-Waterhouse-Friderichsen (Síndrome de).** V. SÍNDROME.

Marchant (Operación de) (Gérard *Marchant,* cirujano francés, 1850-1903). V. OPERACIÓN DE GÉRARD MARCHANT.

Marchesani (Síndrome de) (Oswald *Marchesani,* oftalmólogo alemán, 1900-1952). V. SÍNDROME.

Marchi (Fascículo, glóbulos o reacción de) (Vittorio *Marchi,* médico italiano, 1851-1908). Véanse estos términos.

Marchiafava-Bignani (Enfermedad de) (Ettore *Marchiafava,* patólogo italiano, 1847-1916; Amico *Bignani,* patólogo italiano, 1862-1929). V. ENFERMEDAD. ‖ **- Micheli (Enfermedad de)** (Ferdinando *Micheli,* clínico italiano, 1872-1937). V. ENFERMEDAD.

marcial (del lat. *martialis,* de Marte). adj. F., *martial.* Dícese de los compuestos ferruginosos que los alquimistas dedicaban al dios Marte.

Marckwald (Operación de) (Max *Marckwald,* cirujano alemán, 1844-1923). V. OPERACIÓN.

marco (de *marcar,* y éste probablemente del ital. *marcare,* distinguir personas u objetos como una señal). m. Cerco que rodea, ciñe o guarnece algunas cosas. ‖ **-de Franz.** m. Bastidor cuadrado con un separador en cada lado, para mantener abierta la pared del abdomen en la laparotomía.

Marcus Gunn (Síndrome de) (Robert Marcus *Gunn,* oftalmólogo inglés, 1850-1909). V. SÍNDROME DE GUNN.

Maréchal (Reacción de) (Louis E. *Maréchal,* médico francés contemporáneo). V. REACCIÓN.

mareo (de *marearse,* y éste de *mar).* m. A., *Seekrankheit;* F., *mal de mer;* In., *sea sickness* It., *mal di mare;* P., *enjoo.* Mal de mar; malestar general con náuseas y vértigos y tendencia al síncope, provocado, en algunas personas, por los movimientos del barco, del tren, de un carruaje, etc. || Nombre de una fiebre de aclimatación en las regiones elevadas del Perú y Bolivia.||**-de la cordillera.** Mal de las montañas.

Marey (Ley de) (Étienne Jules *Marey*, fisiólogo francés, 1830-1904). V. LEY.

Marfan (Enfermedad, ley, método, signo o síndrome de) Bernard Jean A. *Marfan*, médico francés, 1858-1942). Véanse estos términos.

marfil (ár. *ázm al fil*, el hueso del elefante). A., *Elfenbein;* F., *ivoire;* In., *ivory;* It., *avorio;* P., *marfim.* DENTINA. || m. Sustancia dura y blanca de la que están formados los colmillos de los elefantes y otros huesos de los animales.

margarina (del gr. *márgaron*, perla). f. A., *Margarine;* F. e In., *margarine;* It. y P., *margarina.* Emulsión de agua en grasa, preparada de forma artificial, que se utiliza como alimento. La parte lipídica está constituida por una mezcla de grasas y aceites de origen vegetal y animal. Los aceites animales marinos, empleados profusamente en la fabricación de margarinas, son hidrogenados adecuadamente para aumentar su punto de fusión, evitar el enranciamiento y hacerlos más agradables al paladar.

margaritoma. m. COLESTEATOMA.

Margaropus annulatus. m. Especie de garrapata, llamada también *Boophylus bovis,* común en América y África, transmisora de la fiebre de Texas.

margen (del lat. *margo, -inis*). m. A., *Rand;* F., *Marge;* In., *Margin;* It., *margine;* P., *margem.* Borde, orilla, límite, contorno de un orificio, del ano especialmente. ||**-de conciencia.** En psicología, parte del campo consciente que sólo es sentida vaga y oscuramente.

marginación (de *marginar*, y éste del lat. *margo, -inis*). f. F., *margination.* Adherencia de los leucocitos a las paredes de los vasos, antes de la diapédesis, en las primeras fases de la inflamación.

marginoplastia (del lat. *margo, -inis*, margen, y *plássein*, formar). f. F., *chirurgie plastique du bord des paupières.* Cirugía plástica de un borde o margen del párpado.

margo (lat.). m. Margen, borde. ||**-alveolaris.** Arco alveolar del maxilar y la mandíbula. ||**-ciliaris iridis.** Borde ciliar del iris o base del iris. ||**-cordis acutus u obtusus.** Bordes del corazón derecho e izquierdo, respectivamente. ||**-falciformis.** Ligamento falciforme. ||**- liber.** Borde anterior del testículo o posterior del ovario. ||**-pupilae iridis.** Borde pupilar del iris. ||**-sagittalis.** Borde superior del parietal, que con el homólogo constituye la sutura sagital.

margosa. f. Corteza del árbol *Agadirachta indica* y aceite de las semillas del mismo, del que se extrae un ácido, *ácido margósico* cuyas sales se emplearon otrora contra la sífilis.

mariajuana, mariguana, marihuana o marijuana. f. F., *marihuana.* V. CÁÑAMO.

Marie (Enfermedad o signo de) (Pierre *Marie*, médico francés, 1853-1940) Véanse estos términos. ||**-Bamberger (Enfermedad de).** V. ENFERMEDAD. ||**-Charcot-Tooth-Hoffman (Síndrome de).** V. SÍNDROME. ||**-Leri (Enfermedad, síndrome de).** V. ENFERMEDAD, SÍNDROME. ||**-Mairet-Pierret (Síndrome de).** V. SÍNDROME. ||**-Robinson (Síndrome de).** V. SÍNDROME. ||**-Sainton (Síndrome de).** V. SÍNDROME. ||**- Sée (Síndrome de).** V. SÍNDROME. ||**- Strümpell (Enfermedad de).** V. ENFERMEDAD.

marihuana. f. V. CÁÑAMO.

Marín Amat (Síndrome de). V. SÍNDROME.

Marinesco (Mano de) (Georges *Marinesco*, neurólogo rumano, 1863-1938). MANO SUCULENTA. ||**-Sjögreen (Síndrome de).** V. SÍNDROME.

marinoterapia. f. TALASOTERAPIA.

Marion (Enfermedad de) (Georges J. B. C. *Marion*, cirujano francés, 1869-1960). V. ENFERMEDAD.

Mariotte (Experimento, ley o punto de) (Edme *Mariotte*, médico francés, 1620-1684). Véanse estos términos.

mariposa. f. A., *Schmetterling;* F., *papillon;* In., *butterfly;* It., *farfalla;* P., *borboleta.* Insecto lepidóptero. || Calificativo de ciertas dermatosis simétricas de la cara que por su forma se parecen a una mariposa. V. LUPUS ERITEMATOSO SISTÉMICO.

Marjolin (Úlcera de) (Jean Nicolas *Marjolin*, cirujano francés, 1780-1850). V. ÚLCERA.

Markee (Prueba de) (J. E. *Markee*, médico norteamericano, n. en 1904). V. PRUEBA.

Markus (Síndrome de) (Charles *Markus*, oftalmólogo inglés contemporáneo). V. SÍNDROME DE ADIE.

Marmorek (Suero de) (Alexander *Marmorek*, médico austriaco de París, 1865- 1923). V. SUERO.

marmóreo (del lat. *marmoreus*). adj. F., *marmoréen.* Semejante al mármol.

marmota (del F. *marmotte*, de orig. incierto). f. A., *Murmeltier;* F., *marmotte;* In., *marmot;* It., *marmotta;* P., *marmota.* Mamífero roedor, *Arctomys bobac*, reservorio natural de la peste, que es transmitida por una pulga del gén. *Ceratophyllus.*

Márquez (Biastigmatismo de) (Manuel *Márquez*, oftalmólogo español, 1872-1961). V. BIASTIGMATISMO.

Marquézy-Debray (Síndrome de). V. SÍNDROME.

Marriot (Método de) (William McKim *Marriot*, médico norteamericano, 1885-1936). V. MÉTODO.

marrón (del gr. *marron*, castaña). adj. F., *marron, brun.* De color castaño.

marrubina. f. Principio amargo del marrubio blanco, reputado como febrífugo.

marrubio (del lat. *marrubium*). m. Planta de la familia de las labiadas. El marrubio blanco o común *(Marrubium vulgare)* es amargo y aromático y se ha empleado contra la clorosis, histerismo, tos y diarrea, en infusión y extracto.

Marsden (Pasta de) (Alexander *Marsden*, cirujano inglés, 1832-1902). V. PASTA.

Marsh (Enfermedad de) (Sir Henry *Marsh*, médico irlandes, 1790-1860). BOCIO EXOFTÁLMICO. ||**-(Reacción de)** (James *Marsh*, químico inglés, 1794-1846). V. REACCIÓN.

Marshall (Pliegue de) (John *Marshall*, anatomista inglés, 1818-1891). V. PLIEGUE.

marsupia patellaris (lat.). Nombre de los ligamentos alares de la rodilla.

marsupialización (del lat. *marsupium*, bolsa). f. A., *Marsupialisation;* F., *marsupialisation;* In., *marsupialization;* It., *marsupializzazione;* P., *marsupialização.* Operación de suturar las paredes de un quiste, hidatídico especialmente, a los labios de la herida, de suerte que, una vez abierto y vaciado el quiste, queda una bolsa semejante a la que poseen los marsupiales y que taponada convenientemente, cura por formación de un tejido de granulación.

Martegiani (Área de) (J. *Martegiani*, anatomista italiano del siglo pasado). V. ÁREA.

martillazo. f. Golpe de martillo.||**-de agua.** Administración de 1.500 ml de agua que el paciente debe ingerir en menos de una hora; utilizado antaño en las glomerulonefritis.

martillo (lat. *martellus*). m. A., *Hammer;* F., *marteau;* In., *hammer;* It., *martello;* P., *martelo.* Instrumento metálico empleado en cirugía ósea. || Huesillo del oído medio que consta de cabeza, articulada con el yunque, cuello y mango, con dos apófisis. ||**-de Granville.** Instrumento en forma de martillo para la práctica del masaje vibratorio. ||**-de Mayor.** Especie de martillo metálico que se aplica como revulsivo después de haberlo sumergido por más o menos tiempo en agua hirviendo. ||**-percutor.** Pequeño martillo para explorar los reflejos tendinosos.

Martin (Tubo de) (August *Martin*, ginecólogo de Berlín, 1847-1933). V. TUBO. ||**-(Enfermedad o venda de)** (Henry Austin *Martin*, cirujano norteamericano, 1824-1884). Véanse estos términos.

Martinet (Síndrome de). V. SÍNDROME.

Martini-Balestra (Síndrome de). V. SÍNDROME.

Martinotti (Células o vacuna de) (Giovanni *Martinotti*, médico italiano, 1857-1928). Véanse estos términos.

Martorell (Signo, síndrome de) (Fernando *Martorell*, médico español contemporáneo). V. Signo, Síndrome. ‖ **-Fabré (Síndrome de).** V. Síndrome.
Maruta. Género de plantas compuestas. La especie *M. cotula* se emplea como la manzanilla.
Marwedel (Operación de) (Georg *Marwedel*, cirujano alemán, n. en 1868). V. Operación.
masa (del lat. *massa*). f. A., *Masse*; F., *masse*; In., *mass*; It., *massa*; P., *massa*. Volumen, conjunto, reunión. ‖ Cuerpo formado de partículas coherentes. ‖ **-acromática.** Porción no colorable de la figura cariocinética. ‖ **-de Priestley.** Sustancia verdosa o pardusca, que se observa algunas veces encima de los dientes incisivos y caninos en los niños, producida por un microorganismo cromógeno. ‖ **-de Stent.** Compuesto maleable empleado en odontología para obtener moldes dentarios. ‖ **-de Vallet.** Masa de carbonato ferroso (35 %). ‖ **-electrónica.** Masa de un electrón negativo que se mueve a velocidad moderada; es $8,999 \times 10^{-28}$ g. ‖ **-granular de Schultze.** Masas granulosas en la sangre, formadas principalmente de plaquetas. ‖ **-innominada.** Paradídimo. ‖ **-interfilar.** Hialoplasma. ‖ **-intermedia.** Conjunto de células etmoidales a cada lado de la lámina vertical del etmoides. ‖ Cinta de sustancia gris que conecta las superficies internas de los dos tálamos a través del atlas, una a cada lado, que sostienen las superficies articulares. ‖ **-pilular.** Pasta preparada de consistencia especial para convertirla en píldoras. ‖ **-sacrolumbar.** Músculos largos del tronco, que ocupan en la región lumbar los lados de la columna vertebral. ‖ **-tigroide.** Cuerpo de Nissl. ‖ **-ventrolateral.** Porción de la masa lateral primitiva del embrión, que origina los músculos abdominales, torácicos y cervicales anteriores.
masaje (del F. *massage*, de *masser*, amasar). m. A., *Massage*; F. e In., *massage*; It., *massaggio*; P., *massagen*. Método terapéutico manual o instrumental que consiste en friccionar, amasar, percutir, etc., el cuerpo o una parte, empleado principalmente como excitante y resolutivo. ‖ **-auditivo.** Masaje aéreo de la membrana del tímpano. ‖ **-cardíaco.** El efectuado directamente sobre el corazón previa incisión inmediatamente debajo del apéndice xifoides entre las inserciones diafragmáticas, por la que se introduce el pulgar de la mano derecha. El corazón es comprimido entre éste y los restantes dedos aplicados debajo del diafragma. ‖ **-de Cederschiöld.** Método de masaje por presiones rítmicas sobre las partes. ‖ **-de vapor.** Tratamiento de una cavidad por la proyección de vapores medicamentosos por presión interrumpida. ‖ **-ducha.** Masaje, local o general, combinado con la aplicación de una ducha. ‖ **-electrovibratorio.** Masaje por medio de un vibrador eléctrico. ‖ **-ginecológico.** Ejercicios de movilización y amasamiento de los órganos genitales internos. ‖ **-hidroneumático.** Masaje que se practica por medio del aire a presión contenido en un tubo que termina en una cámara con agua, la cual se aplica a la parte objeto del masaje. ‖ **-inspiratorio.** Práctica de inspiraciones profundas como medio de masaje indirecto del hígado por medio del diafragma. ‖ **-mecánico.** El que se practica con un aparato o máquina. ‖ **-prostático.** Amasamiento rectal de la próstata. ‖ **-vibratorio.** Masaje producido por la percusión ligera y rápida de un martillo o sonda vibratorios.
masajista. m. y f. Persona experta y hábil en la práctica del masaje.
mascaladenitis (del gr. *maschále*, sobaco, y *adén*, *adénos*, glándula). f. Inflamación de los ganglios de la axila.
mascaloma (del gr. *maschále*, sobaco, y de *-oma*). m. Tumor o tumefacción de la axila.
mascalonco (del gr. *maschále*, sobaco, y *ógkos*, tumor). m. Mascaloma.
máscara (del ár. *másjara*, bufón, probablemente a través del catalán). f. A., *Maske*; F., *masque*; In., *mask*; It., *maschera*; P., *máscara*. Aspecto de la cara, facies. ‖ Utensilio para ocultar, proteger o medicar la cara.

‖ **-anestésica de Barraquer.** Pérdida de la sensibilidad termoalgésica en la parte superior de la hemicara, asociada a parálisis de la musculatura facial local y lagoftalmo, que aparece en algunos casos de lepra con afectación del sistema nervioso. *Sin.:* Máscara anestésico-parética leprosa. ‖ **-de Camus.** Aparato para inhalación de cloretilo. ‖ **-de Curschmann.** Máscara para la inhalación de vapores de trementina. ‖ **-de Esmarch.** Armazón metálica en la que se sujetan compresas de gasa, que se empleaba en la administración del éter o cloroformo por inhalación. ‖ **-de Hutchinson.** Sensación subjetiva experimentada a veces en la tabes dorsal, semejante a la que produciría una careta que comprimiera la cara. ‖ **-de Kuhn.** Máscara que se aplica a la boca y nariz y provoca la hiperemia artificial de los tejidos pulmonares por la dificultad respiratoria que produce. ‖ **-de Mikulicz** o **de Tutle.** Diversos modelos de máscaras para cubrir la nariz y la boca del cirujano durante las operaciones. ‖ **-de Tisot.** Máscara contra los gases venenosos que se empleó en la guerra de 1914-18, y en esencia consistía en una caja llena de carbón y sustancias químicas, por la que se filtraba el aire. ‖ **-equimótica.** Cianosis cervicofacial; coloración rojocianótica, difusa de la cara y cuello, con edema palpebral y equimosis conjuntival y labial, y a veces epistaxis, debida comúnmente a una presión prolongada del tórax y abdomen, que se produce en casos de accidentes automovilísticos, derrumbamientos, etc. ‖ **-luética.** Pigmentación pardosanguínea en la frente, sienes y mejillas, que se observa algunas veces en la sífilis terciaria. ‖ **-pelagrosa.** Eritema pelagroso de la cara. ‖ **-tropical.** Pigmentación o cloasma bronceado de la cara y cuello, debido a la exposición al sol de los trópicos. ‖ **-uterina.** Cloasma.
masculación. f. Masculinismo.
masculinidad (del lat. *masculinus*, y éste de *mas, maris*, macho). f. F., *masculinité*. Cualidad del sexo macho, posesión de órganos para fecundar una hembra.
masculinismo. m. Adquisición o desarrollo de caracteres masculinos en el sexo femenino; virilismo.
mascullamiento (de *mascullar*, despectivo de *mascar*). m. ant. A., *Kaubewegung*; F., *mâchonnement*; In., *mumbling*; It., *biascicare*; P., *resmunga*. Movimiento incesante de masticación, con separación mínima de los maxilares, que efectúan los enfermos de parálisis general o de otras afecciones cerebrales.
máser (sigla inglesa de Microware by Stimulated Emission of Radiations). m. F., *maser*. Aplícase a todos los amplificadores y generadores atómicos. Según la gama de longitud de onda recibe los nombres de ráser (radiofrecuencia), iráser (infrarrojo) o láser (luz).
maseterino. adj. Relativo al masetero.
masetero (del gr. *maseter*, masticador). adj. y s. F., *muscle masséter*. Músculo masetero. V. Músculos (tabla de).
Masini (Signo de) (G. *Masini*, médico italiano, 1874-1937). V. Signo.
masivo (del F. *massif*). adj. A., *massiv*; F., *massive*; In., *massif*; It., *massivo*; P., *massivo*. Concentrado, copioso, abundante.
masol. m. Excipiente para píldoras compuesto de gelatina, glicerina, azúcar pulverizado y agua.
Mason (Incisión de) (James Tate *Mason*, cirujano nortemericano, 1882-1936). V. Incisión.
masoquismo (de Leopoldo von *Sacher-Masoch*, novelista austriaco, 1836-1895). m. A., *Masochismus*; F., *masochisme*; In., *masochism*; It., *masochismo*; P., *masoquismo*. Perversión sexual en la que el placer va ligado a sufrimientos experimentados por el propio sujeto. Comportamiento de autodestrucción, por ejemplo las conductas que propenden a la mutilación, al fracaso o a la actitud de víctimas. ‖ **-primario.** Según Freud, manifestación del instinto de muerte dirigido sobre el propio sujeto. ‖ **-secundario.** Explicación primera de Freud del masoquismo como la vuelta del sadismo sobre el individuo.
masoquista. com. Persona afecta de masoquismo.

masoterapia (de *masaje* y el gr. *therapeía*, tratamiento). f. F., *massothérapie*. Tratamiento de las enfermedades por el masaje.
massa (lat.). f. Masa. ||**- carnea jacobi sylvii.** Músculo accesorio del pie. ||**- copaibae.** Copaiba solidificada por la adición de magnesia. ||**- lateralis atlantis.** Masas laterales del atlas.
Masselon (Anteojos de) (Michel Julien *Masselon*, médico francés, 1844-1917). V. ANTEOJOS.
Masset (Reacción de) (Alfred Auguste *Masset*, médico francés, n. en 1870). V. REACCIÓN.
Massol (Bacilo de) (Léon *Massol*, bacteriólogo suizo, 1837-1909). LACTOBACILLUS BULGARICUS.
mast- o **masto-**. Formas prefijas del gr. *mastós*, mama.
Mastadenavirus. Género de virus de la familia *Adenoviridae*. Son parásitos del hombre y ciertos animales (bóvidos, roedores y aves). Se pueden aislar a partir de cultivos de amígdalas y adenoides extirpados de niños sanos. Son considerados agentes responsables de fiebres faringoconjuntivales, queratoconjuntivitis epidémica y cistitis hemorrágica infantil. Se habían denominado *Adenovirus*.
mastadenitis (de *mast-* y *adenitis*). f. F., *mastite*. Inflamación de la glándula mamaria; mastitis.
mastadenoma (de *mast-*, el gr. *adén, adénos*, glándula, y de *-oma*). m. F., *tumeur mammaire*. Tumor de la glándula mamaria.
mastalgia (de *mast-* y el gr. *álgos*, dolor). f. A., *Mastalgie*; F., *mastodynie*; In., *mastalgia*; It., *mastodinia*; P., *mastodinia*. Dolor o neuralgia de la mama; mastodinia.
mastatrofia (de *mast-* y *atrofia*). f. F., *atrophie mammaire*. Atrofia de la glándula mamaria.
mastauxa (de *mast-* y el gr. *aúxe*, aumento). f. F., *hypertrophie mammaire*. Hipertrofia o aumento de volumen de la mama.
mastectomía (de *mast-* y el gr. *ektomé*, escisión). f. A., *Brustabsetzung*; F., *mastectomie*; In., *mastectomy*; It., *mastectomia*; P., *mastectomia*. Ablación de la mama o de una porción de la glándula mamaria.
mastelcosis (de *mast-* y el gr. *hélkos*, úlcera). f. Ulceración del pecho o de la glándula mamaria.
Masters-Allen (Síndrome de) (William Howell *Masters*, ginecólogo norteamericano, n. en 1915). V. SÍNDROME.
masticación (del lat. *masticatio, -onis*). f. A., *Mastikation*; F. e In., *mastication*; It., *masticazione*; P., *mastigação*. Aplastamiento, trituración y fragmentación de los alimentos sólidos en la boca por medio de los maxilares y dientes, con la cooperación de la lengua, labios y carrillos, como preparación de la digestión gástrica.
masticador. adj. Que mastica. || m. Nervio masticador; raíz motora del trigémino. || Aparato que se emplea para triturar los alimentos y suplir la masticación natural.
masticatorio. adj. F., *masticatoire*. Relativo a la masticación. || m. Preparación terapéutica destinada a ser mascada solamente.
mastigóforos (*Mastigophora*). m. pl. Superclase de protozoos, subfílum sarcomastigóforos, en la que se incluyen aquellos protozoos cuya locomoción se realiza mediante flagelos.
mástique (del gr. *mastíche*, goma de lentisco). m. A., *Mastix*; F. e In., *mastic*; It., *mastice*; P., *mástique*. Resina de la *Pistacia lentiscus*; almáciga. Con el mástique coloidal se efectúan algunas reacciones: Emanuel, Rosenfeld, Jacobsthal, etc.
mastitis (de *mast-* e *-itis*). f. A., *Brustdrüsenentzündung*; F., *mastite*; In., *mastitis*; It. y P., *mastite*. Inflamación de la glándula mamaria. ||**-aguda.** Inflamación de la glándula mamaria y el tejido interlobulillar, con formación de abscesos, ordinariamente muy frecuente en los primeros tiempos de la lactancia. ||**-carcinosa.** CARCINOMA MASTITOIDES. ||**-del recién nacido.** Inflamación de los pechos del recién nacido. ||**-flemonosa.** Absceso de la mama. ||**-intersticial** o **parenquimatosa.** Inflamación del tejido periglandular o del tejido propio de la glándula, respectivamente. ||**-retromamaria** o **submamaria.** PARAMASTITIS.
mastocito (del alem. *Mast*, comida, y el gr. *kýtos*, cavidad). m. F., *mastocyte*. *Mastzelle*, célula cebada.
mastocitosis. f. F., *mastocytose*. Acumulación local o sistémica de células cebadas. Sin.: Urticaria pigmentosa.
mastocondroma o **mastocondrosis** (de *masto-*, el gr. *chóndros*, cartílago, y el suf. *-oma*). m. y f. Tumor cartilaginoso o condroma de la mama.
mastodinia (de *mast-* y el gr. *odýne*, dolor). f. MASTALGIA.
mastografía, mastograma (de *masto-* y el gr. *gráphein*, describir, o *gramma*, lo grabado). f. y m. F., *mastographie*. Radiografía de la mama.
mastoidal. adj. MASTOIDEO. || m. Punto inferior de la apófisis mastoides.
mastoidalgia (de *mastoide* y el gr. *álgos*, dolor). f. F., *douleur à la région mastoïdienne*. Dolor en la región mastoidea.
mastoidectomía (de *mastoideo* y el gr. *ektomé*, escisión). f. A., *Mastoidektomie*; F., *mastoidectomie*; In., *mastoidectomy*; It. y P., *mastoidectomia*. Escisión del antro o las células mastoideas. ||**-radical.** Exenteración de las células mastoideas, epitimpánicas, perilaberínticas y tubáricas. Se extirpan también la membrana timpánica, la cadena osicular, mucosa del tambor y músculos estapedio y tensor del tímpano. ||**-simple.** Exenteración de las células mastoideas únicamente.
mastoideo (de *masto-* y el gr. *eîdos*, aspecto). adj. F., *mastoïdien*. Relativo a la apófisis mastoides. || Semejante a la mama o pezón.
mastoides. f. A., *Mastoid*; F., *mastöïde*; In., *mastoid*; It., *mastoide*; P., *mastóide*. Apófisis mastoides.
mastoiditis (de *mastoides* y el suf. *-itis*). f. A., *Warzenfortsatzentzündung*; F., *mastoidite*; In., *mastoiditis*; It. y P., *mastoidite*. Inflamación de las apófisis mastoides. ||**-de Bezold.** ABSCESOS DE BEZOLD. ||**-esclerosante.** Inflamación acompañada de endurecimiento y condensación del hueso. ||**-externa.** Periostitis de la apófisis mastoides. ||**-interna.** Inflamación de las células o antro mastoideo.
mastoidoauricular (de *mastoides* y el lat. *auricula*, dim. de *auris*, oreja). adj. y s. Músculo auricular posterior.
mastoidocentesis (de *mastoides* y el gr. *kéntesis*, picadura). f. F., *paracentèse de l'apophyse mastoïde*. Paracentesis de las células mastoideas o el antro mastoideo.
mastoidogeniano (de *mastoides* y el gr. *géneion*, barbilla). adj. y s. Músculo digástrico.
mastoidotomía (de *mastoides* y el gr. *tomé*, corte). f. F., *mastoïdotomie*. Abertura quirúrgica del antro mastoideo.
mastomenia (del gr. *mastós*, mama, y *meniaîa*, menstruación). f. Menstruación vicaria por la mama.
mastonco (de *mast-* y el gr. *ógkos*, tumor). m. Tumor de la mama.
mastooccipital (de *masto-* y el lat. *occipitium*, occipucio). adj. Relativo a la apófisis mastoides y el hueso occipital.
mastoparietal (de *masto-* y el lat. *paries, -etis*, pared). adj. Relativo a la apófisis mastoides y el hueso parietal.
mastopatía (de *masto-* y el gr. *páthos*, enfermedad). f. A., *Mastopathie*; F., *mastopathie*; In., *mastopathy*; It., *mastopatia*; P., *mastopatia*. Término general para las afecciones de la glándula mamaria. ||**-esclerequística.** Afección crónica caracterizada por la aparición de nódulos dolorosos múltiples en ambas mamas, que por dilatación de los conductos galactóforos pueden sufrir transformación quística. Es benigna.
mastopexia (de *masto-* y el gr. *péxis*, fijación). f. A., *Mastopexie*; F., *mastopexie*; In., *mastopexy*; It., *mastopessia*; P., *mastopexia*. Fijación quirúrgica de la mama péndula.
mastoplastia (de *masto-* y el gr. *plássein*, formar). f. A., *Brustplastik*; F., *plastie du sein*; In., *mastoplasty*;

It., *mastoplastica;* P., *mastoplastia.* Cirugía plástica de la mama.

mastoptosis (de *masto-* y el gr. *ptôsis,* caída). f. A., *Hängebrust;* F., *mastoptose;* In., *mastoptosis;* It., *mastoptosi;* P., *mastoptose.* Caída o descenso de las mamas; mama péndula.

mastorragia (de *masto-* y el gr. *regnýnai,* romper). f. F., *mastorragie.* Hemorragia por la glándula mamaria. Mastomenia.

mastoscamoso (de *masto-* y el lat. *squama,* escama). adj. Relativo a las porciones mastoidea y escamosa del temporal.

mastoscirro (de *masto-* y el gr. *skírros,* tumor duro). m. Escirro de la glándula mamaria.

mastosis. f. Mastopatía de tipo degenerativo o productivo.

mastotomía (de *masto-* y el gr. *tomé,* corte). F., *mastotomie.* f. Incisión quirúrgica de las mamas. || Antrotomía.

masturbación (del lat. *masturbatio, -onis,* de *manus,* mano, y *stuprare,* violar). f. A., *Masturbation;* F. e In., *masturbation;* It., *masturbazione;* P., *masturbação.* Excitación de los órganos genitales y producción del orgasmo por manipulacion de los mismos. || En psicoanálisis, fenómeno que se presenta en la evolución psicosexual del individuo desde la infancia, caracterizado por la producción de excitaciones placenteras en distintas zonas erógenas y que se centra en los genitales a partir de la fase fálica.

mastzelle (del al. *mast,* cebado, y *Zelle,* célula). f. V. Célula cebada.

masurio (de *Masuria,* región de Prusia Oriental). m. Elemento de número atómico 43; símbolo Ma, conocido como *tecnecio* desde 1947.

Matas (Cinta o Banda u operación de) (Rodolfo *Matas,* cirujano de origen español, de Nueva Orleáns, 1860-1957). V. Cinta y endoaneurismorrafia.

mate. adj. Apagado, sin brillo o sonoridad; dícese del sonido que por la percusión dan las partes carnosas, como el muslo, las cavidades llenas de líquido, la ascitis, el hidrotórax o los órganos congestionados o indurados, el pulmón en la pulmonía. V. Matidez. || m. F., *maté.* Hojas secas de varias plantas aquifoliáceas del género *Ilex,* que se emplean en infusión teiforme: té del Paraguay. Diurético, diaforético, excitante y alimenticio.

Matéfy (Reacción de) (Ladislaus, *Matéfy,* médico húngaro, n. en 1889). V. Reacción.

mater (lat.). f. Madre.

materia (del lat. *materia).* f. A., *Materie;* F., *matière;* In., *matter;* It., *materia;* P., *matéria.* Sustancia que compone los cuerpos físicos. Se caracteriza por las propiedades de extensión, inercia y gravitación. || Pus. ||-**médica** o **farmacéutica.** Conjunto de los cuerpos orgánicos e inorgánicos que suministran los medicamentos, y parte de la farmacología que estudia el origen, caracteres y sustitución de los mismos. ||-**morbi.** Principio, agente, virus de una enfermedad. ||-**peccans.** Material patógeno. ||-**radiante.** Estado en extremo enrarecido o ultragaseoso de la materia; estado de un gas contenido en un tubo que por el vacío queda reducido a una millonésima de su densidad original, lo que le hace perder sus propiedades esenciales y adquirir otras nuevas, particularmente luminosas.

materialismo. m. Sistema o doctrina que sólo admite la existencia de la materia y fuerzas inmanentes, renunciando a toda especulación filosófica acerca de la explicación extramaterial de las causas primeras.

maternidad. f. A., *Mutterschaft, Maternität;* F., *maternitè;* In., *motherhood, maternity;* It., *maternità;* P., *maternidade.* Estado o calidad de madre. || Casa, hospital o asilo de parturientas y de niños pequeños.

materno (del lat. *maternus).* adj. Relativo a la madre o propio de ella.

maternología (de *materno* y el gr. *lógos,* tratado). f. Suma de conocimientos relativos a la higiene fisiológica y patológica de la maternidad.

Mathieu (Enfermedad o suero de) (Albert *Mathieu,* médico francés, 1855-1917). V. Enfermedad de Weil y suero.

matico. m. F., *matico.* Nombre del arbusto piperáceo *Piper angustifolium,* de América Central y del Sur, y de sus hojas, estimulantes, hemostáticas y amargas, empleadas en la leucorrea, la cistitis, en las diarreas crónicas y hemorragias internas.

matidez. f. A., *Dämpfung;* F., *matité;* In., *dullness;* It., *ottusità;* P., *macicez.* Sonido mate a la percusión. ||-**absoluta.** Matidez completa. ||-**precordial** o **poscordial.** Matidez en la cara anterior o posterior del tórax, respectivamente, en las regiones correspondientes al corazón. ||-**relativa.** Submatidez.

matraz (del fr. *matras,* de orig. incierto). m. A., *Kolben;* F., *matras;* In., *matrass;* It., *matraccio;* P., *matrás.* Vasija de vidrio, generalmente esférica, con cuello más o menos largo y estrecho, para maceraciones, concentraciones, sublimacion, etc. ||-**de Pasteur.** Matraz de fondo plano, cuyo tapón es una especie de embudo de cristal obstruido a su vez con algodón.

Matricaria. Género de plantas compuestas, cuya especie tipo es la manzanilla común, *M. chamomilla.*

matriz (del lat. *matrix, -icis).* f. A., *Uterus, Matrix;* F., *utérus, matrice;* In., *uterus, matrix;* It., *utero, matrice;* P., *útero, matriz.* Útero. || Materia básica de la que deriva algo, como la matriz ósea. ||-**de la uña.** Pliegue de la piel donde encaja el extremo posterior o raíz de la uña. ||-**del pelo.** Folículo piloso. ||-**mitocondrial.** Líquido que rellena el interior de cada mitocondria, algo más denso que el citoplasma circundante.

matrona (del lat. *matrona).* f. Comadre, comadrona.

matronismo. m. Variedad de obesidad en niñas, caracterizado por retraso de crecimiento y desarrollo sexual precoz. Ofrece el tipo observado de ordinario en la mujer adulta (Pende).

Mattei (Técnica de) Charles F. A. *Mattei,* médico corso, n. en 1889). V. Técnica.

maturación (del lat. *maturatio, -onis).* f. Maduración.

matzoon o **matzún.** m. Leche fermentada semejante al cumis, preparada en Asia Menor.

Mauchart (Ligamento de) (Burkhart David *Mauchart,* anatomista alemán, 1696-1751). V. Ligamento.

Maumené (Reacción de) (Edme Jules *Maumené,* químico francés del siglo XIX). V. Reacción.

Maunoir (Hidrocele de) (Jean Pierre *Maunoir,* cirujano francés, 1768-1861). V. Hidrocele.

Maunsell (Sutura de). V. Sutura.

Maurer (Manchas de) (Georg *Maurer,* médico alemán, en Sumatra). V. Mancha.

Mauriac (Enfermedad, síndrome de) (Charles *Mauriac,* médico francés, 1832-1905). V. Enfermedad, Síndrome.

Mauriceau (Maniobra de) (François *Mauriceau,* tocólogo francés, 1637-1709). V. Maniobra.

Mauthner (Prueba o vaina de) (Ludwig *Mauthner,* oftalmólogo austriaco, 1840-1894). Véanse estos términos.

mauveína. f. Materia colorante, violeta de Perkins, que resulta de la acción del cloruro de cal sobre una sal de anilina; se emplea como indicador, oscilando su pH entre -0,1 (amarillo) y 2,9 (carmesí).

Maxcy (Enfermedad de) (Kenneth F. *Maxcy,* bacteriólogo norteamericano, 1889-1966). V. Enfermedad.

maxilar (del lat. *maxillaris;* de *maxilla,* quijada). m. A., *maxillaris, maxilla, Kiefer (ober, unter);* F., *maxillaire, machoire;* In., *maxillary, maxilla;* It., *maxillare, mascella;* P., *maxillar.* Cada uno de los huesos maxilares superior e inferior. V. Huesos (tabla de). || Relativo al hueso maxilar o a la mandíbula.

maxilitis. f. V. *maxillite.* Inflamación del maxilar, osteítis, o de la glándula maxilar.

maxiloalveolonasal (de *maxilar,* el lat. *alveolus,* dim. de *alveus,* hoyo, y *nasus,* nariz). adj. y s. Músculo mirtiforme.

maxilodentario (de *maxilar* y el lat. *dens, dentis,* diente). adj. Relativo a los maxilares y los dientes.

maxilofaríngeo (de *maxilar* y el gr. *phárygx, yggos,* faringe). adj. Relativo al maxilar y la faringe.
maxilolabial (de *maxilar* y el lat. *labium,* labio). adj. Relativo al maxilar y los labios. || m. Músculo triangular de los labios.
maxilomandibular (de *maxilar* y el lat. *mandibula,* maxilar inferior). adj. Relativo a los maxilares superior e inferior.
maxilonasal (de *maxilar* y el lat. *nasus,* nariz). adj. y s. Relativo al maxilar y la nariz. || m. Músculo transverso de la nariz.
maxilopalatino (de *maxilar* y el lat. *palatum,* paladar). adj. F.,*maxillo-palatin.* Relativo al maxilar superior y el palatino.
maxilopalpebral (de *maxilar* y el lat. *palpebrae,* párpados). adj. y s. Relativo al maxilar y los párpados. || m. Músculo orbicular de los párpados.
maxilosclerótico (de *maxilar* y el gr. *sklerós,* duro). adj. Relativo al maxilar y la esclerótica.|| m. Músculo oblicuo menor del ojo.
maxiloturbinal. m. Cornete inferior.
maxiloyugal (de *maxilar* y el lat. *iugum,* yugo). adj. Relativo al maxilar y la mejilla.
máximo o **máximum.** adj. y s. Límite extremo a que puede llegar un efecto, dosis, proceso, enfermedad, etc.
Maxwell (Anillo de) (Patrik W. *Maxwell,* oftalmólogo irlandés, 1856-1917). V. Anillo. ||**-Goldberg (Síndrome de).** V. Síndrome.
May (Prueba o **signo de)** (Charles H. *May,* oftalmólogo norteamericano, 1860-1943). V. Signo. ||**-Hegglin (Síndrome de)** (Richard *May,* médico alemán, 1863-1937). V. Síndrome. ||**-Layani (Síndrome de).** V. Síndrome.
Maydl (Operación de) (Karl *Maydl,* cirujano de Bohemia, 1853-1903). V. Operación.
Mayer (anillo o **espéculo de)** (Carl W. *Mayer,* ginecólogo alemán, 1795-1868). Véanse estos términos. ||**-(Reacción de)** (Ferdinand F. *Mayer,* químico americano del siglo XIX). V. Reacción.
mayéutica (del gr. *maieutiké,* f. de *maieutikós,* concerniente a los partos, de *maîa,* madre, nodriza). f. Maiéutica, obstetricia.
Mayo (Operación o **signo de)** [Hermanos William James *Mayo* (1861-1939) y Charles Horace *Mayo* (1865-1939), cirujanos norteamericanos]. Véanse estos términos.
Mayor (Martillo de) (Mathias L. *Mayor,* cirujano suizo, 1776-1846). V. Martillo.
maza (del gr. *mâza,* pasta). f. Placenta.
maza (del lat. *mattea*). f. A., *Keule;* F., *massue;* In., *club;* It., *massa;* P., *maça.* Engrosamiento en esta forma.
mazamorra. f. Erupción cutánea provocada por la penetración de larvas de anquilostomas o uncinarias; *ground itch* de los ingleses.
mazodinia (del gr. *mazós,* seno, y *odýne,* dolor). f. Mastalgia.
mazopexia (del gr. *mazós,* seno, y *pêxis,* fijación). f. Mastopexia.
mazoplasia (del gr. *mazós,* seno, y *plássein,* formar). f. Hiperplasia del epitelio de los ácinos mamarios como fenómeno reactivo a la función ovárica.
Mazzoni (Corpúsculos de) (Vittorio *Mazzoni,* médico italiano, 1823-1885). V. Corpúsculo.
mbondu. m. Nombre indígena de un arbusto del Gabón, de raíz muy tóxica; se llama también *Icaja.*
Mc Ardle (Síndrome de) (B. *Mc Ardle,* pediatra inglés contemporáneo). V. Síndrome.
Mc Kessack-Leitch-Haussmann (Técnica de). V. Técnica.
mCi. Abreviatura de milicurie.
meable (del lat. *meabilis*). adj. Permeable.
Meadows (Síndrome de) (W. R. *Meadows,* ginecólogo norteamericano contemporáneo). V. Síndrome.
meato (del lat. *meatus*). m. A., *Meatus, Gang;* F., *méat;* In., *meatus;* It. y P., *meato.* Conducto, canal u orificio de un conducto. ||**-acústico** o **auditivo, externo** e **interno.** Conducto auditivo.||**-nasal.** Cada uno de los espacios o canales superior, medio e inferior en la pared externa de las fosas nasales comprendidos entre los cornetes. ||**-nasal común.** Espacio anterior en el que confluyen los tres meatos. ||**-urinario.** Orificio externo de la uretra.
meatorrafia (de *meato* y el gr. *rhaphé,* sutura). f. F.,*suture d'un méat.* Sutura al glande de los bordes de la incisión del meato urinario, practicada con objeto de agrandarlo.
meatoscopia (de *meato* y el gr. *skopeîn,* observar). f. F., *méatoscopie.* Inspección o examen de un meato.||**-ureteral.** Examen cistoscópico del orificio del uréter.
meatostenosis (de *meato* y el gr. *stenós,* estrecho). f. Estenosis congénita del meato uretral.
meatotomía (de *meato* y el gr. *tomé,* corte). f. A., *Meatotomie;* F., *méatotomie;* In., *meatotomy;* It., *meatotomia;* P., *meatotomia.* Incisión de un meato, especialmente del aparato urinario (uretral, ureteral), con objeto de ensancharlo.
meatus (lat.). m. Meato. ||**-conchae ethmoturbinalis minoris.** Meato nasal superior. ||**-conchae maxilloturbinalis.** Meato nasal inferior. ||**-conchae turbinalis maioris.** Meato nasal medio. ||**-nasopharyngeus.** Parte de la fosa nasal que se abre en la faringe.
mecamilamina. f. F., *mécamylamine.* Fármaco que bloquea la transmisión nerviosa en los ganglios vegetativos. Se emplea en las crisis hipertensivas.
mecánica (del lat. *mechanica,* y éste del gr. *mechaniké* [*téchne*]). f. A., *Mechanik;* F., *mécanique;* In., *mechanics;* It., *meccanica;* P., *mecânica.* Parte de la física que trata de las leyes del movimiento y el equilibrio: dinámica y estática, respectivamente.||**-animal.** Rama de la fisiología que aplica la mecánica al estudio de los movimientos de los seres animales.
mecanicismo. m. Teoría que pretende explicar los fenómenos vitales por las leyes físicas de la mecánica; opuesto a *vitalismo.*
mecanicoterapéutica. f. Mecanoterapia.
mecanismo. m. A., *Mechanismus;* F., *méchanisme;* In., *mechanism;* It., *meccanismos;* P., *mecanismo.* Conjunto de las partes de una máquina, aparato o instrumento, y de las funciones que cumplen. || Método de combinación de las partes de un aparato para el cumplimiento de una función. || Mecanicismo. ||**-de defensa.** Proceso inconsciente utilizado por el yo para neutralizar la angustia emergente de los conflictos psíquicos y que amenaza su integridad. Entre los principales mecanismos de defensa se pueden citar: condensación, desplazamiento, formación reactiva, negación, racionalización, represión, etc. ||**-del parto.** Conjunto de fenómenos fisiológicos que producen a la salida del feto y sus anejos, a través del conducto genital. ||**-mental.** Organización que rige el control mental. ||**-oculógiro.** Serie de centros nerviosos que rigen los movimientos oculares.
mecanista. adj. Dícese del partidario del mecanicismo; yatromecánico. Ú.t.c.s.
mecanogimnasia (de *mecánica* y el gr. *gymnasía,* ejercicio). f. F., *mécanothérapie.* Gimnasia practicada con aparatos mecánicos.
mecanograma (de *mecánica* y el gr. *gramma,* lo escrito o grabado). m. Trazado de los movimientos mecánicos de los músculos de un órgano.
mecanología (de *mecánica* y el gr. *lógos,* tratado). f. Ciencia de la mecánica.
mecanoterapia (de *mecánica* y el gr. *therapeía,* tratamiento). f. A., *Mechanotherapie;* F., *mécanothérapie;* In., *mechanotherapy;* It., *meccanoterapia;* P., *mecanoterapia.* Tratamiento de las enfermedades por medios mecánicos, como el masaje, o por medio de aparatos que obligan al enfermo a ejecutar pasiva o activamente movimientos determinados.
mecismo (del gr. *mêkos,* longitud). m. Prolongación anormal de una parte u órgano.
mecistocefalia (del gr. *mékistos,* larguísimo, y *kephalé,* cabeza). f. Longitud o altura exagerada de la cabeza.
Meckel (Cavidad o **ganglio de)** (Johann Friedrich *Meckel,* anatomista alemán, 1714-1777). Véanse es-

tos términos. ‖-(**Cartílago, divertículo** o **plano de**) Johann F. *Meckel*, anatomista alemán, nieto del anterior, 1781-1833). Véanse estos términos.
meckelectomía. f. F., *ablation du ganglion de Meckel*. Extirpación quirúrgica del ganglio de Meckel.
mecloretamina. f. F., *méchloréthamine, chlorméthine*. V. Mostaza nitrogenada.
Mečnikov (Teoría de) (Il'ja *Mečnikov*, biólogo ruso en París, 1854-1916). Teoría de la fagocitosis.
mecocéfalo (del gr. *mēkos*, longitud, y *kephalé*, cabeza). adj. y s. Dolicocéfalo.
mecografía (del gr. *mēkos*, longitud, y *gráphein*, describir). f. Representación gráfica de las leyes del desarrollo, magnitud y peso del cuerpo.
mecómetro (del gr. *mēkos*, longitud, y *métron*, medida). m. Instrumento para medir la longitud, especialmente de un feto o niño.
meconato. m. Sal de ácido mecónico.
mecónico (Ácido). Sustancia blanca cristalina del opio; narcótico débil.
meconidina. f. Alcaloide amorfo, amarillento, del opio.
meconio (del gr. *mekónion*, zumo de adormidera). m. A., *Kindspech;* F., *méconium;* In., *meconium;* It., *meconio;* P., *mecónio*. Materia pardoverdosa viscosa, neutra, compuesta de moco, bilis y restos epiteliales que evacua del intestino el recién nacido, así llamada por su aspecto semejante al zumo concreto de las adormideras, obtenido por incisión de la cápsula (opio).‖ Antigua denominación de este mismo zumo.
meconiorrea (de *meconio* y el gr. *rheîn*, fluir). f. F., *évacuation abondante de méconium*. Evacuación de meconio en cantidad desusada.
meconismo. m. Envenenamiento o intoxicación por el opio; opiumismo.
mecha (del gr. *mychá*, fondo, escondrijo). f. A., *Streifen;* F., *mèche;* In., *wick;* It., *stoppino;* P., *mecha*. Trozo de gasa en forma de cordón, introducido en una herida o fístula. Lechino.
mechero (de *mecha*). m. Parte de una lámpara por donde sale la llama. ‖-**de Argand**. Mechero para aceite o gas con un tubo interior para suministrar aire a la llama.‖-**de Bunsen**. Mechero para gas, en el que éste se mezcla con aire antes de producir la llama, para su oxidación completa.
mechoacán. m. Ruibarbo blanco; raíz purgante de la especie *Asclepias contrayerba* de México.
medéola. f. Planta de América del Norte *(Medeola virginica)*, cuya raíz, diurética y emética, se emplea en las hidropesías.
media. f. Túnica de las arterias.‖pl. F., *media*. lat. de *medium*.
medial. adj. F., *médial*. Perteneciente al medio o mitad.‖ Que está más cerca del plano o línea medios; opuesto a *lateral;* interno.
mediano (del lat. *medianus*). adj. F., *médian*. Situado en medio o central. ‖ Ni grande ni pequeño. ‖ V. Nervios y venas (tablas de).
mediastinitis. f. A., *Mediastinitis;* F., *médiastinite;* In., *mediastinitis*. It. y P., *mediastinite*. Inflamación de las estructuras del mediastino.‖-**fibrosa**. Cuadro esclerocompresivo de los órganos del mediastino (pericardio, vena cava, árbol traqueobronquial, esófago, etc.), generalmente de naturaleza colagenótica.‖-**indurativa**. Mediastinopericarditis.
mediastino (del lat. *mediastinus;* de *medius*, en medio, y *stare* permanecer). m. A., *Mediastinum;* F., *médiastin;* In., *mediastinum;* It. y P., *mediastino*. Espacio o partición media, especialmente el espacio comprendido entre ambas pleuras en la línea media de la jaula o caja torácica, espacio dividido en dos porciones: *mediastino posterior* y *mediastino anterior*, por la casi unión de las pleuras en el hilio del pulmón. En el primero quedan comprendidos la aorta torácica, el esófago, las venas ácigos, el conducto torácico y los nervios vago y tronco simpático; en el segundo, o mediastino anterior, en forma de reloj de arena, existen el timo, en la parte superior; el corazón, el pericardio, grandes vasos y bifurcación de la tráquea, en la parte inferior. ‖-**del cerebelo** o **del cerebro**. ant. Hoz del cerebelo y del cerebro, respectivamente.‖-**inferior**. Según algunos anatomistas, porción inferior del mediastino, que se subdivide en *anterior, medio* y *posterior*. ‖-**superior**. Porción del mediastino extendida desde el manubrio del esternón a la columna vertebral. ‖-**testis**. Cuerpo de Highmore.
mediastinopericarditis (de *mediastino*, el gr. *perí*, alrededor, *kardía*, corazón, y el suf. *-itis)*. f. F., *médiastino-péricardite*. Pericarditis externa y mediastinitis.
mediastinotomía (de *mediastino* y el gr. *tomé*, corte). f. F., *médiastinotomie*. Abertura quirúrgica del mediastino.
mediato (del lat. *mediatus*). adj. F., *médiat*. Indirecto; efectuado con auxilio de un medio.
medicable (lat. *medicabilis*). adj. F., *guérissable*. Susceptible de tratamiento con posibilidad de curación.
medicación (del lat. *medicatio, -onis*). f. A., *Arzneibehandlung, Heilart;* F., *médication;* In., *medication;* It., *medicazione;* P., *medicação*. Administración de remedios con objeto determinado. ‖-**antiblástica**. V. Antiblástico. ‖-**conservadora**. Medicación con objeto de conservar y acrecentar las fuerzas vitales del enfermo. ‖-**dialítica**. Tratamiento por el uso interno de aguas minerales o salinas.‖-**hipodérmica**. Introducción de soluciones medicamentosas debajo de la piel.‖-**iónica**. Paso por el organismo, por cataforesis, de los iones medicamentosos que van del polo de una batería al otro. ‖-**parenteral**. Aquella que se administra por vía intramuscular, subcutánea o intravenosa. ‖-**sublingual**. Administración de medicamentos, sólidos o líquidos, depositándolos debajo de la lengua.‖-**sustitutiva** o **derivativa**. Producción de una inflamación aguda no específica con el propósito de vencer o mitigar otra específica.
medicamento (del lat. *medicamentum)*. m. A., *Heilmittel;* F., *médicament;* In., *drug;* It., *medicamento;* P., *medicamento*. Agente o sustancia, simple o compuesta, que se administra al exterior o al interior con objeto terapéutico.
medicastro. m. Médico indocto.‖ Curandero.
medicefálica (del lat. *medius*, central, y el gr. *kephalé*, cabeza). f. Vena cefálica mediana.
medicina (del lat. *medicina)*. f. A., *Heilkunst, Medizin;* F., *médicine;* In., *medicine;* It. y P., *medicina*. Arte y ciencia de conocer y tratar las enfermedades, especialmente las internas. ‖ Medicamento. ‖-**aeronáutica**. Rama que se ocupa en los problemas fisiológicos, médicos, psicológicos y epidemiológicos relacionados con la aviación. ‖-**clínica**. Estudio y tratamiento de las enfermedades junto al lecho del enfermo. ‖-**del trabajo**. Parte de la medicina que cuida de la salud, el bienestar y la seguridad de los trabajadores. ‖-**deportiva**. La que estudia las funciones orgánicas con miras a la práctica de deportes. ‖-**doméstica**. Conjunto de consejos, recetas y advertencias que las familias ponen en práctica sin recurrir al médico. ‖-**dosimétrica**. La que atiende ante todo a la dosis exacta de los medicamentos.‖-**empírica**. La fundada en la experiencia. ‖-**espacial**. Rama de la medicina aeronáutica que estudia las condiciones que encuentra el hombre en el espacio. ‖-**espagírica**. Sistema de Paracelso, cabalístico y alquímico que curaba la corrupción de los elementos con minerales (oro, arsénico, mercurio, etc.). ‖-**estatal**. Sistema en el que el Estado asume la dirección y responsabilidad del tratamiento de las enfermedades. ‖-**expectante**. Expectación. ‖-**experimental**. La que se funda en la experimentación previa en animales. ‖-**forense**. Medicina legal. ‖-**galénica**. Sistema fundado en las enseñanzas de Galeno; humorismo. ‖-**geriátrica**. Geriatría. ‖-**industrial**. Medicina del trabajo. ‖-**interna**. La que estudia las enfermedades que no suelen ser objeto de cirugía. ‖-**legal**. Aplicación de los conocimientos médicos a los problemas de derecho civil y criminal. ‖-**mental**. Psiquiatría. ‖-**militar** o **naval**. Adaptación de los conocimientos médicos a las condiciones especiales de la armada y el

ejército en tiempos de guerra y de paz. ||-**mutualista.** Ejercicio práctico de la medicina en el ámbito de entidades aseguradoras de enfermedad. ||-**popular.** MEDICINA DOMÉSTICA. ||-**preventiva.** HIGIENE. ||-**psicosomática.** La que considera los componentes psíquico y físico como un todo indivisible. ||-**racional.** La fundada en conocimientos reales. ||-**social.** Higiene y medicina aplicadas a la comunidad o grupos extensos de personas. ||-**socializada.** Medicina regulada y controlada por el Estado, el cual se responsabiliza de la salud de la población y se hace cargo de los costos. ||-**tropical.** La que estudia las enfermedades que se observan de ordinario en los países cálidos. ||-**veterinaria.** Estudio de las enfermedades de los animales.

medicinal (del lat. *medicinalis*). adj. F., *médicinal*. Que posee cualidades curativas. || Relativo a la medicina.

médico, a (del lat. *medicus*). m. y f. A., *Arzt*; F., *médecin*; In., *physician*; It., *medico*; P., *médico*. Persona legalmente autorizada para ejercer la medicina. || adj. Relativo a la medicina o al tratamiento de las enfermedades. ||-**cirujano.** Licenciado en medicina y cirugía. ||-**consultor.** Aquel a quien el médico de cabecera y la familia del enfermo llama para evacuar consulta en los casos graves o complicados. ||-**de cabecera.** El que asiste especialmente y de continuo al enfermo. ||-**especialista.** ESPECIALISTA. ||-**forense.** FORENSE. ||-**generalista.** Aquel que se dedica al tratamiento de la patología humana en su conjunto, sin consagrarse a una especialidad en particular. ||-**residente.** El que realiza una residencia hospitalaria durante un tiempo determinado y que en general le permite formarse en una determinada especialidad.

medicolegal. adj. F., *médicolégal*. Relativo a la medicina legal o forense.

medicus (lat.). m. MÉDICO.

Medin (Enfermedad de) (Oskar *Medin*, médico sueco, 1847-1928). ENFERMEDAD DE HEINE-MEDIN.

Medina (Gusano de). DRACUNCULUS o FILARIA MEDINENSIS.

medio (lat. *medium*, neutro de *medius*). adj. Igual a la mitad de una cosa. || Dícese de lo que está en el centro de algo o intermedio en lugar o tiempo. || m. A., *Mittel, Milieu*; F.,*moyen, milieu*; In., *average, medium*; It., *medio, mezzo*; P., *meio*. Parte equidistante de los extremos. || Acción, procedimiento o cuerpo conveniente para conseguir un resultado. || Sustancia usada para cultivar bacterias. || Dedo medio o del corazón. || Sustancia que transmite impulsos. ||-**de contraste.** Sustancia opaca a los rayos X que se introduce en una parte para hacerla visible radiológicamente. ||-**de cultivo.** Cuerpo o sustancia empleada en el cultivo de microorganismos. V. CULTIVO (MEDIOS DE). ||-**de dispersión.** Porción de un sistema coloidal en el que se distribuyen las partículas de la fase dispersa. ||-**interno.** Aquel en el cual se hallan sumergidas las células (líquido intersticial) sin comunicación con el exterior.

Mediterráneo (Fiebre del). V. FIEBRE DE MALTA.

meditulio o **meditullium** (lat.). m. DIPLOE. ||-**profundum.** Colículo inferior.

médium (lat.). m. Medio. || Aplícase especialmente al individuo, según la doctrina espiritista, que cree comunicarse con los espíritus, y por extensión a la persona fácil de hipnotizar o magnetizar.

medroxiprogesterona (Acetato de). f. F., *médroxyprogestérone*. Derivado de la progesterona que se emplea por vía intramuscular como anticonceptivo.

medula o **médula** (del lat. *medulla*). f. A., *Mark*; F., *moelle*; In., *marrow, medulla*; It., *midollo*; P., *medula*. Sustancia blanda en el interior de los huesos. || Porción central de un órgano en distinción de la corteza. || MÉDULA ESPINAL. ||-**adiposa** o **amarilla.** MÉDULA ÓSEA. ||-**espinal.** Porción intrarraquídea del sistema nervioso desde el agujero occipital hasta la vértebra LII. Es cilíndrica con dos engrosamientos (cervical y lumbar) y está envuelta por las meninges; está formada por una serie de cordones de sustancia blanca que rodean la sustancia gris central. ||-**oblongada.** BULBO RAQUÍDEO. ||-**ósea.** Sustancia blanda que llena las cavidades y canalículos de los huesos, formada por una red conjuntiva fina entre cuyas mallas existen células de las series eritropoyética, granulocítica, megacariocítica y linfocítica. Según su aspecto y morfología se distingue en *médula roja*, propia de los huesos en vías de desarrollo, cortos, esternón y costillas y *médula amarilla*, propia de los huesos largos del adulto. La primera tiene función hemopoyética. ||-**raquídea** o **vertebral.** MÉDULA ESPINAL. ||-**renal.** Conjunto de pirámides renales.

medulación o **medulización.** f. F.,*médullisation*. Producción de médula ósea. || Adquisición, por muchas fibras nerviosas en vía de desarrollo, de una vaina de mielina.

medulitis. f. MIELITIS. || OSTEOMIELITIS.

meduloartritis (de *médula*, el gr. *árthron*, articulación, y el suf. *-itis*). f. Inflamación de los espacios medulares de los extremos articulares de los huesos.

meduloblasto (de *médula* y el gr. *blastós*, semilla). m. A., *Medulloblast*; F., *médulloblaste*; In., *medulloblast*; It., *midolloblasto*; P., *medulloblasto*. Célula del tubo neural embrionario, no diferenciada todavía.

medulocultivo. m. Cultivo bacteriano en sustancia medular o siembra de la médula ósea en un medio de cultivo para la investigación de las bacterias contenidas en ella.

medulograma. m. MIELOGRAMA.

medulosis. f. Degeneración de la médula espinal.

medulosuprarrenoma (de *médula*, el lat. *supra*, encima, *renes, -ium*, riñones, y el suf. *-oma*). m. Tumor derivado de la médula de la glándula suprarrenal; feocromocitoma.

Meduna (Método de). V. MÉTODO.

medusa. f. Ortiga de mar; animales acalefos que tienen una acción irritante sobre la piel. ||-**(Cabeza de).** V. CABEZA.

medusocongestina. f. Sustancia venenosa de los tentáculos de la medusa, con acción semejante a la congestina.

Meekrin-Ehler-Danlos (Síndrome de) (Job Janszoon van *Meekrin*, cirujano neerlandés, 1611-1666). V. SÍNDROME.

mefítico (del lat. *mephiticus*). adj. A., *mephitisch*; F., *méphitique*; In., *mephitic*; It., *mefitico*; P., *mefítico*. Dícese de los gases, vapores o exhalaciones, en especial de los malolientes, que respirados pueden ser nocivos.

mefitismo. m. Viciación del aire por un agente cualquiera, especialmente por el hidrógeno sulfurado, que lo hace irrespirable.

mefito. m. Producto de combustión del azufre o de compuestos sulfurados, según la química antigua.

mega- o **megalo-.** Formas prefijas del gr. *mégas, megále, méga*, grande. || La primera forma, elemento compositivo inicial que significa 1 millón (10^6); símbolo, M.

megacardia (de *mega-* y el gr. *kardía*, corazón). f. F., *mégacardie, cardiomégalie*. Hipertrofia cardíaca; cardiomegalia.

megacarioblasto. m. F., *mégacaryoblaste*. Megacariocito inmaduro.

megacariocito (de *mega-*, el gr. *káryon*, núcleo, y *kýtos*, cavidad). m. A., *Megakaryozyt*; F., *mégacaryocyte*; In., *megakaryocyte*; It., *megacariocita*; P., *megacariócito*. Célula gigante (30-40 μm) de la médula ósea, caracterizada por su voluminoso núcleo lobulado, precursora de las plaquetas sanguíneas.

megacéfalo o **megalocéfalo** (de *mega-* o, en la segunda forma, *megalo-* y el gr. *kephalé*). adj. Que tiene la cabeza grande. Ú.t.c.s.

megaciclo (de *mega-* y el gr. *kýklos*, círculo). m. F., *mégacycle*. Unidad de vibración de las ondas electromagnéticas, equivalente a 1 millón de ciclos. Símbolo, Mc.

megacoco (de *mega-* y el gr. *kókkos,* grano). m. Coco de gran tamaño.
megacolon (de *mega-* y *colon).* m. A., *Megakolon;* F., *mégacôlon;* In., *megacolon;* It., *megacolon;* P., *megacólon.* Tamaño anormalmente grande del colon. ‖ -**adquirido.** Dilatación del colon secundaria a un proceso orgánico que estenosa el recto. ‖ -**aganglionar** o **aganglónico.** Megacolon congénito por agenesia de las células ganglionares parasimpáticas de los plexos de Auerbach y Meissner. Enfermedad de Hirschsprung, de Mya o de Ruysch. ‖ -**congénito.** MEGACOLON AGANGLIONAR. ‖ -**funcional** o **psicógeno.** Observado en enfermos mentales. Se ignora su verdadera etiología; acaso debido a un espasmo funcional del esfínter anal.
megacurie. m. F., *mégacurie.* Unidad de radiactividad equivalente a 1 millón de curies. Símbolo, MCi.
megadontismo (de *mega-* y el gr. *odoùs, -óntos,* diente). m. F., *mégalodontie, macrodontie.* Desarrollo exagerado de los dientes.
megaelectronvoltio. m. Unidad equivalente a 1 millón de electronvoltios. Símbolo, MeV.
megaesófago. m. A., *Megaösophagus;* F., *méga-œsophage;* In., *megaesophagus;* It., *megaesofago;* P., *megaesófago.* Gran dilatación del esófago.
megafonía (de *mega-* y el gr. *phoné,* voz). f. Voz alta o fuerte.
megagameto. m. MACROGAMETO.
megalantropogenesia (de *megalo-,* el gr. *ánthropos,* hombre, y *génesis,* generación). f. Supuesto arte de procrear hombres de talento.
megalencefalia (de *megal-,* el gr. *en,* en, y *kephalé,* cabeza). f. F., *mégalencéphalie.* Desarrollo anormalmente grande del encéfalo.
megaleritema (de *megal-* y el gr. *erythema,* enrojecimiento). m. Eritema con tumefacción de la parte. ‖ -**epidémico.** ERITEMA INFECCIOSO.
megalgia (de *mega-* y el gr. *álgos,* dolor). f. Dolor grande, intenso.
megaloblasto (de *megalo-* y el gr. *blastós,* germen). m. A., *Megaloblast;* F., *mégaloblaste;* In., *megaloblast;* It. y P., *megaloblasto.* Células nucleadas gigantes, de más de 11 μm de diámetro, integrantes de una serie madurativa eritrocitaria anormal, que se observa en la anemia perniciosa y en otras anemias megaloblásticas. Se clasifican en basófilos, policromatófilos y ortocromáticos.
megalocardia (de *megalo-* y el gr. *kardía,* corazón). f. F., *mégalocardie, cardiomégalie.* Hipertrofia o dilatación cardíaca.
megalocefalia (de *megalo-* y el gr. *kephalé,* cabeza). f. F., *mégalocéphalie.* Cualidad de megacéfalo; macrocefalia. ‖ LEONTIASIS ÓSEA.
megalocito (de *megalo-* y el gr. *kýtos,* cavidad). m. F., *mégalocyte.* Glóbulo rojo no nucleado, gigante, de 10 a 15 μm de diámetro; macronormocito.
megalocitosis (de *megalo-,* el gr. *kýtos,* cavidad, y el suf. *-osis).* f. F., *mégalocytose.* Abundancia de megalocitos en la sangre; macrocitosis.
megalocolia. f. MEGACOLON.
megalocórnea (de *megalo-* y *córnea).* f. F., *mégalocornée.* Córnea prominente o de gran tamaño; queratoglobo.
megalodactilia (de *megalo-* y el gr. *dáktylos,* dedo). f. MACRODACTILIA.
megaloeritema. m. MEGALERITEMA.
megalofalmia HIDROFTALMÍA.
megalofalo (de *megalo-* y el gr. *phallós,* miembro viril). adj. MACROFALO.
megaloftalmía (de *megalo-* y el gr. *ophthalmós,* ojo). f. F., *mégalophtalmie.* Tamaño anormalmente grande de los ojos; macroftalmía.
megalogastria (de *megalo-* y el gr. *gastér, gastrós,* estómago). f. F., *mégalogastrie, mégagastrie.* Aumento de volumen o capacidad del estómago.
megaloglosia (de *megalo-* y el gr. *glôssa,* lengua). f. MACROGLOSIA.
megalomanía (de *megalo-* y el gr. *manía,* locura). f. A., *Megalomanie;* F., *mégalomanie;* In., *megalomania;* P., *megalomania.* Delirio de grandezas; convicción irracional de la propia riqueza, fama o poder.
megalómano. adj. y s. Persona afecta de megalomanía.
megalomelia (de *megalo-* y el gr. *mélos,* miembro). f. F., *mégalomélie.* Tamaño anormalmente grande de los miembros; acromegalia, macromelia.
megalonicosis (de *megalo-* y el gr. *ónyx, -ychos,* uña). f. Hipertrofia de las uñas.
megalopía (de *megalo-* y el gr. *óps, opós,* ojo). f. MACROPSIA.
megaloplastocito (de *megalo-,* el gr. *plastós,* formado, y *kýtos,* cavidad). m. Plaqueta sanguínea mayor de lo normal.
megalopodia (de *megalo-* y el gr. *poús, podós,* pie). f. F., *mégalopodie.* Tamaño excesivo de los pies.
megalopsia (de *megalo-* y el gr. *ópsis,* visión). f. MACROPSIA.
megaloquiria (de *megalo-* y el gr. *cheír, cheirós,* mano). f. QUIROMEGALIA.
megaloscopio (de *megalo-* y el gr. *skopeîn,* observar). m. Lente o espejo de aumento.
megalosindactilia (de *megalo-,* el gr. *sýn,* con, y *dáktylos,* dedo). f. Megalodactilia y sindactilia simultáneas.
megalosplacnia (de *megalo-* y el gr. *splágchnon,* víscera). f. Desarrollo anormal de una o varias vísceras. Predominio de la porción abdominal del cuerpo sobre la torácica.
megalosplenia (de *megalo-* y el gr. *splén, splenós,* bazo). f. Esplenomegalia.
Megalosporom. Nombre en desuso de los hongos tricofíticos de esporas grandes *M. ectothrix* y *M. endothrix,* que designaban las formas encontradas fuera y dentro, respectivamente, del tallo del pelo. En la actualidad se incluyen en el género *Trichophiton.*
meganúcleo. m. MACRONÚCLEO.
megaprosopia (de *mega-* y el gr. *prósopon,* cara). f. Longitud o amplitud anormalmente grandes de la cara.
megascopio. m. MEGALOSCOPIO.
megasema (de *mega-* y el gr. *semeîon,* signo). f. Término introducido por Broca, que designa la órbita muy ancha y baja, en la que el cociente anchura/altura es superior a 0,89.
megasigma o **megasigmoide** (de *mega-,* el gr. *sigma,* sigma, y, en el segundo caso, *eides,* aspecto). m. F., *megasigmoïde.* Dilatación anormal y permanente de la S ilíaca; megacolon.
megasomía (de *mega-* y el gr. *sôma,* cuerpo). f. Macrosomía, gigantismo.
megaspora. f. MACROSPORA.
megastoma (de *mega-* y el gr. *stóma,* boca). adj. De boca grande.
Megastoma. V. LAMBLIA O GIARDIA.
megastria. f. MEGALOGASTRIA.
megauréter (de *mega-* y el gr. *ouretér,* uréter). m. A., *Megaureter;* F., *méga-uretère;* In., *megaloureter;* It., *megaloureter;* P., *megauréter.* Dilatación y elongación congénita o adquirida del uréter.
megavoltio. m. F., *mégavolt.* Unidad equivalente a 1 millón de voltios. Símbolo, MV.
megoftalmo (de *mega-* y el gr. *ophthalmós,* ojo). m. Megaloftalmía, buftalmía.
megoxicito o **megoxifilo** (de *mega-,* el gr. *oxús,* ácido, y *kýtos,* cavidad, y *phílos,* amigo). f. Célula grande oxifila; leucocito eosinófilo de granulaciones gruesas.
Meibom o **Meibomio (Glándula, quiste de)** (Heinrich *Meibom,* anatomista alemán, 1638-1700). Véanse estos términos.
meibomitis. f. A., *Meibomitis;* F., *meibomiite;* In., *meibomitis;* It., *meibomiite;* P., *meibomite.* Inflamación de las glándulas de Meibomio.
Meige (Enfermedad, síndrome de) (Henri *Meige,* médico francés, 1866-1940). V. ENFERMEDAD, SÍNDROME. ‖ - **Milroy-Debove (Síndrome de).** V. SÍNDROME.
Meigs (Capilares de) (Arthur V. *Meigs,* médico de Filadelfia, 1850-1912). V. CAPILAR. ‖ - **(Síndrome de)**

(Joe Vincent *Meigs*, cirujano norteamericano, 1892-1963). V. SÍNDROME.

Meinicke (Reacción de) (Ernst *Meinicke*, médico alemán, 1878-1945). V. REACCIÓN.

meiopragia. f. MIOPRAGIA.

meiosis [meiótico] (del gr. *meíosis*, reducción). f. F., *méiose*. División reduccional o proceso típico de maduración celular sexual, en el que cada célula hija recibe la mitad del número de cromosomas de la célula progenitora y gracias al cual se mantiene la constancia del número de cromosomas de cada especie.

Meisen (Mixtura de) (Valdemar *Meisen*, cirujano danés, 1878-1934). V. MIXTURA.

Meissner (Corpúsculos o plexo de) (Georg *Meissner*, fisiólogo alemán, 1829-1903). Véanse estos términos.

mejilla (del lat. *maxilla*). f. A., *Wange*; F., *joue*; In., *cheek*; It., *guancia*; P., *face*. Porción prominente de la cara debajo de los ojos. || Porción lateral e inferior de la cara desde el arco cigomático y pómulo; *bucca*.

mejorana (del lat. tardío *maezurana*). f. A., *Majoran*; F., *marjolaine*; In., *marjoram*; It., *maggiorana*; P., *manjerona*. Especie de orégano, *Origanum majorana*, planta de la familia de las labiadas, fuertemente aromática, usada en medicina doméstica.

mel (lat.). m. Miel. || **- depuratum** o **despumatum.** Miel clarificada. || **- rosatum.** Miel rosada.

mela- o **melano-**. Formas prefijas del gr. *mélas, mélaina, mélan*, negro.

meladermia. f. MELANODERMA.

melagra (del gr. *mélos*, miembro, y *ágra*, ataque, presa, botín). f. Dolor muscular de los miembros.

Melaleuca. Género de plantas mirtáceas. Las hojas de algunas especies *(M. minor, M. leucadendron)* suministran la esencia de cayeput.

melalgia (del gr. *mélos*, miembro, y *álgos*, dolor). f. F., *mélalgie*. Dolor neurálgico en los miembros.

melampirina. f. DULCITA.

melancolía (del lat. *melancholia*, del gr. *melancholía*, bilis negra). f. A., *Melancholie*; F., *mélancolie*; In., *melancholia*; It., *malinconia*; P., *melancolia*. Psicosis caracterizada por una profunda depresión, dolor moral, inhibición psicomotriz, lentitud del pensamiento e ideas delirantes de culpa, ruina, autodesprecio y condenación, que pueden situar al sujeto en un gran riesgo de suicidio. || **-ansiosa.** Melancolía en la que predominan las manifestaciones de angustia. || **-involutiva.** La que aparece en la edad media de la vida o en el período climatérico en personas sin antecedentes melancólicos previos. || **-simple.** La que se presenta sin delirio.

melanemesis (de *melano-* y *emesis*). f. A., *schwarzes Brechen*; F., *hématémèse noire*; It., *ematemesi nera*; P., *vómito-negro*. Vómito negro que se da en algunos casos de fiebre amarilla.

melanemia (de *melano-* y el gr. *haîma*, sangre). f. A., *Hämochromatose*; F., *hémochromatose*; In. e It., *melanemia*; P., *hemocromatose*. Presencia en la sangre de gránulos oscuros de pigmento formados a expensas de la hemoglobina, libres en la sangre o en las paredes de los vasos o incluidos en los leucocitos; hemacromatosis. Este estado se observa en el paludismo, en los tumores melánicos y en la anemia perniciosa.

Melania. Género de caracoles de agua dulce cuyas especies son huéspedes intermedios de los gusanos trematodos *Paragonimus westermani* y *Metagonimus yokogawai*.

melanicterus. f. ENFERMEDAD DE WINCKEL.

melanidrosis (de *melano-* e *hidrosis*). f. Sudación negra u oscura.

melanífero (de *melanina* y el lat. *ferre*, llevar). adj. F., *mélanifère*. Que contiene melanina u otro pigmento negro.

melanina (del gr. *mélas, mélaina, mélan*, negro). f. A., *Melanin*; F., *mélanine*; In., *melanin*; It., *melanine*; P., *melanina*. Pigmento negro o pardorrojizo normal de la coroides, cabellos, capa de Malpighi, o patológico (tumores melánicos, etc.). La melanina se produce por oxidación enzimática de la tirosina, que a través de diversas etapas, como la dihidroxifenilalanina, se transforma en el 5,6-dihidroxiindol. Este compuesto indólico es a su vez oxidado y polimerizado dando lugar a un compuesto o pigmento castaño. || **-artificial.** MELANOIDE.

melanismo. m. MELANOSIS.

melano. m. Individuo de epidermis negra, en oposición a albino.

melano-. Forma prefija del gr. *mélas, mélaina, mélan*, negro.

melanoacantoma (de *melano-*, el gr. *ákantha*, espina, y el suf. *-oma*). m. F., *mélanoacanthome*. Tumoración cutánea benigna constituida por un crecimiento papilomatoso epidérmico, en el que proliferan queratinocitos y melanocitos conjuntamente.

melanoblasto (de *melano-* y el gr. *blastós*, germen). m. Célula epitelial productora de pigmento melánico, cromatóforo.

melanoblastoma. m. F., *mélanoblastome*. Tumor de melanoblastos; melanoma.

melanocarcinoma (de *melano-*, el gr. *karkínos*, cáncer, y el suf. *-oma*). m. F., *mélanocarcinome*. Carcinoma pigmentado de melanina; cáncer melánico; melanoma maligno.

melanocito (de *melano-* y el gr. *kýtos*, cavidad). m. F., *mélanocyte*. Célula pigmentada; cromatóforo. || Leucocito cargado de gránulos de melanina.

melanoderma o **melanodermia** (de *melano-* y el gr. *dérma*, piel). m. y f. A., *Melanodermie*; F., *mélanodermie*; In., *melanoderma*; It. y P., *melanodermia*. Coloración negra u oscura de los tegumentos por el depósito anormal de melanina o de pigmentos de otra naturaleza, como la argiria; melasma. || **-calórica.** Pigmentación reticular por el calor. || **-caquéctica.** Forma observada en la caquexia de algunas enfermedades: paludismo, sífilis, tuberculosis. || **-papilomatosa caquéctica.** Acantosis nigricans. || **-parasitaria.** Forma de origen externo debida a la irritación cutánea producida por los piojos; enfermedad de los vagabundos. || **-senil.** Pigmentación de la piel propia de los viejos.

melanodermatitis. f. A., *Melanodermatitis*; F., *mélanodermatite*; In., *melanodermatitis*; It. y P., *melanodermatite*. Dermatitis con pigmentación. || **-tóxica liquenoide.** Dermitis profesional que se observa en los que manipulan brea, caracterizada por pigmentación cutánea y erupción de placas liquenoides.

melanoedema (de *melano-* y el gr. *oídema*, hinchazón). m. Edema de tono oscuro que se observa en el ántrax o pústula maligna.

melanoepitelioma. m. MELANOMA MALIGNO.

melanófago (de *melano-* y el gr. *phageín*, comer). m. F., *mélanophage*. Macrófago cargado de pigmento melánico.

melanoforina. f. F., *mélanostimuline*. MELANOTROPINA.

melanóforo (de *melano-* y el gr. *phorós*, que lleva). adj. F., *mélanophore*. Dícese de los elementos celulares que contienen o transportan pigmento; melanoblasto dérmico.

melanógeno (de *melano-* y el gr. *gennân*, engendrar, producir). m. F., *mélanogène*. Cromógeno incoloro que por oxidación se convierte en melanina.

melanoglosia (de *melano-* y el gr. *glôssa*, lengua). f. A., *Melanoglossia*; F., *glossophytie*; In., *melanoglossia*; It., *lingua nerastra*; P., *melanoglossa*. Lengua negra; glosofitia.

melanoide (de *melano-* y el gr. *eîdos*, aspecto). adj. Semejante a la melanina.

melanoidina. f. Melanina obtenida de una albúmina.

melanoleucodermia (de *melano-*, el gr. *leukós*, blanco, y *dérma*, piel). f. F., *peau marbrée*. Presencia de manchas pigmentadas y de vitíligo en una región de la piel. || **-colli.** Collar venéreo o de Venus.

melanoma. m. A., *Melanoma*; F., *mélanome*; In., It. y P., *melanoma*. Tumores melánico o pigmentado. El término sin calificativo se refiere al melanoma maligno. || **-benigno.** NEVO PIGMENTARIO. || **-juvenil.** Tumor névico, generalmente de tipo benigno. || **-malig-**

no. Tumor maligno consistente en masas de células pigmentarias, que presenta una notable tendencia a metastatizar. Puede originarse en piel sana o por degeneración de un nevo.

melanomatosis. f. A., *Melanomatose;* F., *mélanomatose;* In., *melanomatosi;* It., *melanomatosi;* P., *melanomatose.* Desarrollo de melanomas múltiples.

melanoniquia (de *melano-* y el gr. *ónyx, -ychos,* uña). f. F., *mélanonychie.* Ennegrecimiento de la uña.

melanopatía (de *melano-* y el gr. *páthos,* enfermedad). f. F., *mélanopathie.* Término general para las enfermedades caracterizadas por la pigmentación anormal de la piel o de los tejidos; melanosis.

melanoplaquia o **melanoplasia** (de *melano-* y el gr. *pláx, plakós,* placa, o de *plássein,* formar). f. F., *mélanoplakie.* Formación de placas pigmentadas, especialmente en la mucosa de la boca.

melanorragia (de *melano-* y el gr. *rhegnýnai,* desgarrar). f. Evacuación abundante y frecuente de heces coloreadas con pigmentos sanguíneos; melena.

melanorrea (de *melano-* y el gr. *rhein,* fluir). f. MELANORRAGIA.

melanosarcoma. m. A., *Melanosarkom;* F., *mélanosarcome;* In. e It., *melanosarcoma;* P., *melanossarcoma.* V. MELANOMA MALIGNO.

melanosarcomatosis. f. V. MELANOMATOSIS.

melanoscirro. m. V. MELANOMA MALIGNO.

melanosis (del gr. *mélas, mélaina, mélan,* negro). f. A., *Melanosis;* F., *mélanose;* In., *melanosis;* It., *melanosi;* P., *melanose.* Estado caracterizado por la coloración negruzca de los tejidos normales o patológicos por la impregnación anormal de melanina u otro pigmento; melasma; melanoderma. ‖ **-de Ordóñez.** Pigmentación de los sujetos que viven en grandes alturas y subalimentados. ‖ **-de Riehl.** Melanosis de guerra. Poiquilodermia pigmentaria de la cara y cuello. ‖ **-episcleral.** Coloración negra difusa de la esclerótica debida a la presencia de melanóforos entre las mallas del tejido plexiforme. Es signo de inferioridad orgánica. ‖ **-falsa.** Melanosis producida por un pigmento distinto de la melanina. ‖ **-lenticular progresiva.** Xeroderma pigmentoso. ‖ **-simple.** Melanosis verdadera, que se presenta en tejidos normales o patológicos. ‖ **-verdadera.** Melanosis cuyo pigmento está constituido por la melanina. ‖ **-y ocronosis.** Pigmentaciones cutáneas y viscerales por distintas sustancias que se observa en varias afecciones. V. OCRONOSIS.

melanosoma (de *melano-* y el gr. *sôma,* cuerpo). F., *mélanosome.* Organela presente en el citoplasma de los melanocitos, que contiene el pigmento melánico. Al microscopio electrónico tiene forma elíptica y estructura laminar concéntrica.

melanotriquia (de *melano-* y el gr. *thríx, trichós,* cabello). f. F., *mélanotrichie.* Pigmentación negra del cabello o pelo. ‖ **-lingual.** GLOSOFITIA.

melanotrofina. f. MELANOTROPINA.

melanotropina. f. Hormona peptídica secretada por numerosas células del lóbulo anterior de la hipófisis y, en menor proporción, de la *pars intermedia,* cuya función es estimular la pigmentación cutánea melanógena. Hormona estimulante de los melanocitos, MSH.

melantina. f. Glucósido amorfo tóxico de las semillas de la planta ranunculácea *Nigella sativa.*

melanuria o **melanuresis** (de *melano-* y el gr. *oûron,* orina). f. A., *Melanurie;* F., *mélanurie;* In. e It., *melanurie;* P., *melanúria.* Emisión de orina negra u oscura.

melarsoprol. m. Compuesto orgánico de arsénico, indicado en el tratamiento de las tripanosomiasis.

melasma o **melas.** m. y f. F., *mélasmes.* Manchas parduscas o negruzcas múltiples, lisas, mal delimitadas, que se presentan en general en la cara, mejillas y frente. Es frecuente en el embarazo, menopausia, enfermedades endocrinas y por el uso de anticonceptivos. ‖ **-addisoniano** o **suprarrenal.** ENFERMEDAD DE ADDISON. ‖ **-gravídico** o **uterino.** Pigmentación de la piel en las embarazadas; cloasma.

Melastoma. Género de plantas melastomatáceas. La especie *M. malabaricum* tiene hojas astringentes y antidiarreicas.

melatonina. f. F., *mélatonine.* Hormona pineal que se estimula en la oscuridad y aclara los melanocitos. También se encuentra en la retina y en la glándula de Harder.

melaza (derivado intensivo de *miel.*). f. F., *mélasse;* In., *molasses;* It., *melazzo;* P., *melaço.* Líquido siruposo pardusco, de sabor dulce, que queda como residuo de la cristalización del azúcar.

Meleda (Enfermedad de) (de *Meleda,* isla dálmata). V. ENFERMEDAD.

melena (del gr. *mélaina,* negra). f. A., *Melaena;* F., *mélœna;* In., *melaena;* It. y P., *melena.* Expulsión de sangre alterada por el ano, sola o con heces, consecutiva, generalmente, a una enterorragia o gastrorragia. ‖ **-del recién nacido.** Forma grave de melena en los niños de pecho, debida a distintas causas, intra y extraintestinales. ‖ **-espuria** o **falsa.** Melena de los niños de pecho, en la que la sangre procede de grietas del pezón de la nodriza.

melenemesis. f. MELANEMESIS.

Meleney (Úlcera de). V. ÚLCERA.

melfalán. m. V. MOSTAZA NITROGENADA.

meli-. Forma prefija del gr. *méli, mélitos,* o del lat. *mel, mellis,* ambos con la significación de miel.

Melia. Género de plantas meliáceas, una de cuyas especies es la *M. azederach,* acederaque.

-melia o **-melo.** Formas sufijas del gr. *mélos,* miembro.

melibiosa. f. F., *mélibiose.* Disacárido obtenido de la melaza, que por hidrólisis se convierte en galactosa y dextrosa.

melicera o **meliceris** (de *meli-* y el gr. *kerós,* cera). f. y m. F., *mélicéris.* Quiste o lupia lleno de una sustancia semejante a la miel. ‖ adj. Viscoso, siruposo.

meliloto (del lat. *melilotos* y éste del gr. *melílotos*). m. Planta leguminosa papilionácea del género *Melilotus.* La especie *M. officinalis* se ha empleado en infusión al interior como sedante y carminativa y como colirio. Contiene cumarina, ácido cumárico y ácido melilótico.

melioidosis (del gr. *melís,* muermo, y *eîdos,* aspecto). f. A., *Melioidosis;* F., *mélioïdose;* In., *melioidosis;* It., *melioidosi;* P., *melioidose.* Enfermedad infecciosa de los roedores, transmisible al hombre, observada en los países tropicales de Extremo Oriente, caracterizada por múltiples abscesos granulomatosos, localizados en hígado, huesos, pulmón, piel y tejido subcutáneo, producidos por la implantación del germen *Pseudomonas pseudomallei* o *bacilo de Whitmore,* y por fenómenos generales: disnea, colapso, diarrea, delirio, etc. Se denomina también *enfermedad de Whitmore, de Stauton, seudocólera, muermo espurio.*

melisa (del gr. *mélissa,* abeja). f. A., *Melisse;* F., *mélisse;* In., It. y P., *melissa.* Planta labiada del género *Melissa.* La especie *M. officinalis* tiene hojas aromáticas que se emplean en infusión, agua destilada y alcoholato, como estomáquicas, estimulantes y antiespasmódicas. Es la base del agua del Carmen o de los carmelitas.

melisofobia (del gr. *mélissa,* abeja, y *phóbos,* temor). f. Temor morboso a las picaduras de abejas y avispas.

melisoterapia (del gr. *mélissa,* abeja, y *therapeía,* tratamiento). f. Tratamiento por medio del veneno de abejas.

melitagra (del gr. *méli, mélitos,* miel, y *ágra,* presa, botín). f. Impétigo con costras semejantes a un panal de miel. MELAGRA.

melitagroso. adj. Relativo a la melitagra (1.ª acep.).

melitense. adj. Relativo o perteneciente a Melita o Malta; dícese de la fiebre de Malta.

melitis (del gr. *mêla,* mejillas, e *-itis*). f. F., *inflammation de la joue.* Inflamación de la mejilla.

melito. m. Jarabe en el cual la miel sustituye el azúcar; jarabe de miel.

melitococia. f. Brucelosis: fiebre de Malta, del Mediterráneo, de Gibraltar; fiebre ondulante, sudoral, loca; febrícula.
melitococo. m. ant. BRUCELLA MELITENSIS.
melitosa. f. F., *mélitose, raffinose*. Azúcar cristalino, trihexosa del maná de Australia, remolacha, etc., que por hidrólisis se descompone en dextrosa, fructosa y galactosa.
melitriosa. f. MELITOSA.
melituria (del gr. *méli, -itos*, miel, y *oûron*, orina). f. F., *méliturie*. Término que indica la presencia de cualquier clase de azúcar en la orina (glucosa, galactosa, fructosa, pentosa, sacarosa, lactosa).
Melkersson-Rosenthal (Síndrome de) (Ernst Gustaf *Melkersson*, médico sueco, 1898-1932). V. SÍNDROME.
mellizo (del lat. **gemellicius*, de *gemellus*, gemelo). m. GEMELO.
melodermia. f. MELANODERMA.
melodioterapia. f. MUSICOTERAPIA.
Meloe. Género de insectos coleópteros vesicantes. V. CARRALEJA.
melomanía (del gr. *mélos*, canto con acompañamiento de música, y *manía*, manía). f. Afición extremada o morbosa a la música.
melómelo (del gr. *mélos*, miembro). m. Feto monstruoso con miembros supernumerarios rudimentarios.
melonco (del gr. *mêla*, mejillas, y *ógkos*, tumor). m. F., *tuméfaction de la joue*. Tumor o tumefacción de la mejilla.
melonematina. f. Sustancia amarga, emética y purgante de la raíz del melón *(Cucumis melo)*.
meloplastia (del gr. *mêla*, mejillas, y *plássein*, formar). f. Cirugía plástica de las mejillas.
meloplastia (del gr. *mélos*, miembro, y *plássein*, formar). f. F., *méloplastie*. Cirugía plástica de los miembros.
melorreostosis (del gr. *mélos*, miembro, y *reostosis*). f. A., *Melorheostose*; F., *mélorhéostose*; In., *melorheostosis*; It., *meloreostosi*; P., *melorreostose*. Osteítis hipertrófica de los huesos de las extremidades.
melosalgia (del gr. *mélos*, miembro, y *álgos*, dolor). f. Dolor en los miembros; algomelia.
melosis (del gr. *méle*, sonda). f. Acción de explorar con la sonda.
melosquisis (del gr. *mêla*, mejillas, y *schísis*, hendidura). f. F., *fissure congénitale de la joue*. Hendidura congénita de la mejilla, macrostomía.
melotia (del gr. *mêla*, mejillas, y *oûs, otós*, oreja). f. Implantación atópica de la oreja en la mejilla.
melotrídimo (del gr. *mélos*, miembro, y *trídymos*, triple). m. Monstruo fetal con tres pares de miembros.
Melotte (Metal de) (George V. *Melotte*, dentista americano, 1835-1915). V. METAL FUSIBLE.
melrosatum. f. Miel rosada.
Meltzer (Ley, método, signo o tratamiento de) (Samuel J. *Meltzer*, fisiólogo norteamericano, 1851-1920). Véanse estos términos. || **-Lyon (Prueba de)** (Bethuel Boyd Vincent *Lyon*, médico norteamericano, 1880-1953). V. PRUEBA.
membrana (del lat. *membrana*). f. A., *Membrane*; F., *membrane*; In., *membrane*; It. y P., *membrana*. Órgano o capa delgada de tejido de funciones diversas. CAPA, LÁMINA, TÚNICA. || **ovárica** u **ovular.** MEMBRANA VITELINA. || **-abdominal.** PERITONEO. || **-accidental.** SEUDOMEMBRANA. || **-adamantina.** MEMBRANA DE NASMYTH. || **-adventicia.** Túnica externa de las arterias. || Caduca refleja. || Membrana anómala, como la de una cicatriz. || **-agnina.** AMNIOS. || **-alveolodentaria.** PERICEMENTO. || **-anal.** Membrana que cierra el extremo anal del intestino embrionario. || **-anhista.** Membrana sin estructura. || **-animal.** Diafragma delgado, de procedencia animal, empleado como dializador. || **-bacteriana.** Primera envoltura del citoplasma bacteriano. Posee estructura de membrana unitaria. Carece de esteroles. Asientan en ella funciones de transporte y fosforilización oxidativa (en especies aerobias), excreción de exoenzimas hidrolíticas y depósito de enzimas y materiales para la síntesis de ADN, polímeros de la pared, lípidos, etc. || **-basal.** Capa delgada, transparente, debajo del epitelio de las membranas mucosas y glándulas secretorias. || **-basilar.** Porción membranosa del tabique de los conductos del oído interno. || **-caduca.** CADUCA. || **-capsular.** Membrana fibrosa de la cápsula articular. || **-capsulopupilar.** Porción de la membrana pupilar formada por vasos, extendida desde dicha membrana a la cápsula del cristalino. || **-celular.** Envoltura citoplasmática propia de toda célula, eucariota o procariota. Posee estructura de membrana unitaria y en ella asientan múltiples funciones esenciales para la vida celular (permeabilidad selectiva, transporte de electrones, excreción de enzimas, etc.). || **-cerebral.** MENINGE. || **-citoplasmática.** MEMBRANA CELULAR. || **-compleja** o **compuesta.** Membrana formada por varias capas de distinta estructura. || **-coriocapilar.** Capa interna vascular de la coroides. || **-cricotiroidea.** Membrana fibrosa que conexiona el cartílago tiroides con el cricoides. || **-cuadrangular.** Membrana fibrosa desde la epiglotis a los cartílagos aritenoides. || **-de Arnold.** LÁMINA FUSCA. || **-de Ascherson.** Cubierta de los glóbulos de la leche. || **-de Baer.** Membrana de vejiga de cerdo, cromada, que se emplea para cubrir superficies de sección ósea. || **-de Bichat.** MEMBRANA FENESTRADA DE HENLE. || **-de Bowman.** Capa superficial de la estroma de la córnea. || **-de Bruch.** Capa interna de la coroides. || **-de Brunn.** Capa epitelial de la región olfatoria de la pituitaria. || **-de Cargile.** Preparación de peritoneo de buey empleada para prevenir las adherencias de las superficies cuyo peritoneo se ha extirpado. || **-de Corti.** Membrana tectoria extendida sobre el órgano de Corti. || **-de Débove.** Capa delgada entre el epitelio y la túnica propia de las membranas mucosas traqueal, bronquial e intestinal. || **-de Demours** o **de Descemet.** Membrana posterior de la córnea. || **-de Driddell** o **de Duddell.** MEMBRANA DE DEMOURS O DE DESCEMET. || **-de Haller.** Capa vascular de la coroides. || **-de Henle.** Capa fibroelástica subendotelial de las arterias. || MEMBRANA DE BRUCH. || **-de Hovius.** Capa interna de la coroides. || **-de Huxley.** Membrana celular de la raíz de un pelo. || **-de Jackson.** Velo de adherencias que algunas veces se ha observado en el ciego, causa de obstrucción intestinal y de otros varios síntomas, cuyo conjunto ha recibido el nombre de *pericolitis membranosa*. || **-de Jacob.** Capa de conos y bastoncillos de la retina. || **-de Krause.** Membrana que separa los discos de las fibras musculares estriadas, banda Z. || **-de Kölliker.** MEMBRANA RETICULADA. || **-de Lane.** Banda laminar congénita del intestino, formada por fibras conectivas recubiertas de peritoneo, que contribuye a fijar el ciego en la fosa ilíaca derecha. Su acodadura produce suboclusión mecánica del íleon terminal, conocida como acodamiento de Lane. || **-de Nasmyth.** CUTÍCULA DENTIS. || **-de Ranvier** o **de Renaut.** Membrana hialina delgada entre el corion y la epidermis. || **-de Reichert.** MEMBRANA DE BOWMAN. || **-de Reissner.** Delgada membrana entre el conducto coclear y la escala del vestíbulo. || **-de Ruysch.** Capa capilar de la coroides o coroides capilar; entocoroidea. || **-de Sattler.** Estrato intervascular de fibras elásticas en la coroides. || **-de Scarpa.** Membrana que cierra la ventana redonda. || **-de Schneider.** MEMBRANA PITUITARIA. || **-de Schwann.** NEURILEMA. || **-de Shrapnell.** Porción fláccida superior de la membrana timpánica. || **-de Slavianski.** Membrana basal del folículo de De Graaf, que a la sección transversal aparece como una línea brillante. || **-de Tenon.** CÁPSULA DE TENON. || **-de Tortual.** Membrana cuadrangular extendida desde los bordes de la epiglotis a los cartílagos aitenoides. || **-de Volkmann.** Membrana amarillenta delgada que tapiza la pared de los abscesos tuberculosos. || **-de Wachendorf.** MEMBRANA PUPILAR. || MEMBRANA CELULAR. || **-de Zinn.** Capa anterior del iris; ectiris. || **-diftérica.** Variedad de seudomembranas característica de la difteria, resultado de la necrosis de coagulación. || **-dismenorreica.** Membra-

nas expulsadas en la dismenorrea membranosa. ‖ -**elástica de la laringe.** Capa submucosa de la laringe. ‖ **-estriada.** ZONA RADIADA. ‖ **-falsa.** SEUDOMEMBRANA. ‖ **-fenestrada** o **fenestrada de Henle.** Capa más externa de la túnica interna de las arterias. ‖ **-fértil.** Membrana transparente, delgada, que tapiza la cara anterior de la membrana propia de una hidátide. ‖ **-fetal.** Cada una de las membranas del huevo, corion, amnios o alantoides. ‖ **-fibroserosa.** Membrana transparente, delgada, resbaladiza, que forma un saco cerrado continente de algún órgano, como el peritoneo, pleura, pericardio, etc. ‖ **-fláccida.** MEMBRANA DE SHRAPNELL. ‖ **-fusca.** Capa de pigmento de la coroides. ‖ **-germinativa.** BLASTODERMO. ‖ Pared interna de los quistes hidatídicos. ‖ **-granulosa.** Capa celular que tapiza la superficie interna del folículo de De Graaf. ‖ **-granulosa externa** o **interna.** Dos capas de la retina. V. RETINA. ‖ **-hialina.** MEMBRANA BASAL. ‖ Membrana entre la raíz del pelo y la pared externa del folículo piloso. ‖ **-hialoidea.** Membrana que envuelve el humor vítreo. ‖ **-hidatoidea.** MEMBRANA DE DEMOURS O DE DESCEMET. ‖ **-homogénea.** Membrana que cubre las vellosidades de la placenta. ‖ **-intermedia de Hannover.** *Cuticula dentis* o membrana de Nasmyth. ‖ **-interósea.** Ligamento interóseo entre el cúbito y el radio o entre la tibia y el peroné. ‖ **-intracitoplasmática.** Envolturas intracelulares de los organelos de las células eucariotas (mitocondrias, aparato de Golgi, genoma) con estructura de membrana unitaria. ‖ **-limitante.** Membrana basal del epitelio glandular. ‖ Nombre de dos membranas de la retina. V. RETINA. ‖ **-limitante interna.** Capa elástica que separa las túnicas íntima y media de las arterias. ‖ **-mecónica.** Pared interna del recto fetal. ‖ **-medular.** ENDOSTIO. ‖ **-mucocutánea.** Membrana de transición entre una mucosa y la piel. ‖ **-mucosa.** Nombre de las membranas que tapizan las cavidades y conductos que comunican directa o indirectamente con el exterior, constituidas esencialmente por epitelio y corion, y accesoriamente por fibras elásticas musculares, glándulas, vellosidades, etc., según la mucosa considerada. ‖ **-nictitante.** Tercer párpado de ciertos animales, representado en el hombre por el repliegue semilunar de la conjuntiva. ‖ **-nuclear.** Envoltura intracelular con estructura de membrana unitaria que delimita el genoma o nucleoplasma. ‖ **-obturatriz.** Membrana fibrosa gruesa que cierra el agujero obturado. ‖ **-olfativa** u **olfatoria.** MEMBRANA PITUITARIA. ‖ **-ondulante.** Aleta protoplasmática a lo largo del cuerpo de ciertos protozoos. ‖ **-peridentaria.** PERICEMENTO. ‖ **-piógena.** Pared interna de un absceso. ‖ **-pituitaria.** Membrana mucosa de las fosas nasales. ‖ **-plasmática.** Parte especializada del citoplasma que regula la permeabilidad celular. ‖ **-profiláctica.** Membrana fibrinosa de la pared de las cavidades purulentas, que impide la resorción de las materias sépticas. ‖ **-prolígera.** BLASTODERMO. ‖ **-propia.** Membrana basal de las mucosas. ‖ **-protoplasmática.** MEMBRANA CELULAR. ‖ **-pupilar.** Membrana que cierra la pupila en la vida fetal. ‖ **-queratógena.** Dermis productora de tejido córneo. ‖ **-reticulada.** Membrana semejante a una tela que cubre el órgano de Corti. ‖ **-sacciforme.** Membrana sinovial de la articulación radiocubital. ‖ **-semipermeable.** Membrana que permite el paso de un solvente como el agua, pero que es impermeable para las moléculas de la sustancia disuelta. ‖ **-serosa.** Membrana que forma un saco sin abertura que tapiza las cavidades esplácnicas, constituida en esencia por endotelio y tejido conjuntivo, con vasos y linfáticos. ‖ **-serotina.** Porción de caduca que contribuye a la formación de la placenta. ‖ **-sinovial.** Membrana de naturaleza fibroserosa que secreta sinovia y que tapiza las cavidades articulares, las bolsas mucosas o las vainas de los tendones. ‖ **-subepitelial.** MEMBRANA BASAL. ‖ **-subzonal.** Capa externa del amnios. ‖ **-succingens.** PLEURA. ‖ **-suprapleural.** Refuerzo fibroso inserto en la vértebra CVII y en el vértice de la pleura, llamada también *ligamento vertebropleural.* ‖ **-tectoria.** MEMBRANA DE CORTI. ‖ **-tensa.** MEMBRANA TIMPÁNICA. ‖ **-testácea.** Cáscara del huevo. ‖ **-timpánica.** Membrana delgada, fibrosa, transparente, que separa el oído medio del externo, dividida en dos porciones: *inferior, tensa* o *vibrante,* que constituye la mayor parte de la membrana, *superior, pequeña,* membrana fláccida o de Shrapnell. ‖ **-timpánica secundaria.** MEMBRANA DE SCARPA. ‖ **-tipo.** MEMBRANA UNITARIA. ‖ **-tirohioidea.** Membrana fibrosa que une el borde superior del cartílago tiroides con el hueso hioides. ‖ **-unitaria.** Membrana en cuya estructura se considera esencial una capa bilaminar de fosfolípidos. Embebidos en la misma hay componentes proteicos que afloran hacia una u otra superficie; algunas la atraviesan. Esta estructura es la de casi todas las membranas biológicas de los seres vivos, eucariotas y procariotas. ‖ **-uteroepicorial.** CADUCA VERDADERA. ‖ **-versicolor.** TAPETUM. ‖ **-vestibular.** MEMBRANA DE REISSNER. ‖ **-vibrans.** MEMBRANA TIMPÁNICA. ‖ **-virginal.** HIMEN. ‖ **-vitelina.** Envoltura externa del óvulo. ‖ **-vítrea.** MEMBRANA DE DEMOURS O DE DESCEMET.

membranela. f. F., *membranule.* Membrana finísima compuesta de cilios, observada en ciertos organismos ciliados.

membraniforme. adj. F., *membraniforme.* Semejante a una membrana.

membranina. f. Sustancia albuminoide que constituye la cápsula del cristalino y la membrana de Descemet. ‖ Celulosa de las células de levadura.

membranoide. adj. MEMBRANIFORME.

membrillo (del lat. *melimelum,* y éste del gr. *melímelon,* manzana muy dulce). m. A., *Quitte;* F., *coing;* In., *quince;* It., *cotogna;* P., *marmelo.* Fruto del membrillero, *Pyrus cydonia* o *Cydonia vulgaris.* Las semillas contienen gran cantidad de mucílago, con el que se preparan colirios y tópicos demulcentes; con el zumo, astringente, se prepara un jarabe que se emplea como coadyuvante en las pociones antidiarreicas.

membrum (lat.). m. Miembro. ‖ **- muliebre.** CLÍTORIS. ‖ **- virile.** PENE.

memoria (del lat. *memoria*). f. A., *Gedächtnis;* F., *mémoire;* In., *memory;* It., *memoria;* P., *memória.* Capacidad mental que posibilita a un sujeto registrar, conservar y evocar las experiencias (ideas, imágenes, acontecimientos, sentimientos, etc.). ‖ En informática, dispositivo físico, generalmente electrónico, en el que se almacenan datos e instrucciones para ser utilizados posteriormente. ‖ **-anterógrada.** Memoria de los sucesos lejanos. ‖ **-cinestésica.** Memoria de los movimientos corporales. ‖ **-inmunológica.** Capacidad del sistema inmunológico de un organismo que permite responder a un antígeno con más rapidez y eficacia que ante la primera exposición al mismo. ‖ **-retrógrada.** Capacidad para recordar sucesos recientes.

menacma (del gr. *men, menós,* mes, y *akmé,* el punto más alto). m. Período de la vida caracterizado por la actividad menstrual.

menadiol. m. F., *ménadiol.* 2-Metil-1,4-naftohidroquinona; análogo de la vitamina K. ‖ **-(Difosfato sódico).** Derivado de la menadiona con acción y usos idénticos a los otros análogos de la vitamina K. Útil en las enfermedades hemorrágicas por hipotrombinemia debido a deficiencia de vitamina K.

menadiona. f. F., *ménadione.* Vitamina K sintética o vitamina K$_3$; 2-metil-1,4-naftoquinona o menaftona.

menagogo. adj. y s. EMENAGOGO.

menalgia (del gr. *men, menós,* mes, y *álgos,* dolor). f. Menstruación dolorosa; dismenorrea.

menarca (del gr. *mén, menós,* mes, y *arché,* principio). f. MENARQUIA.

menarquia o **menarquía** (del gr. *mén, menós,* mes, y *arché,* principio). f. A., *Menarche;* F., *ménarche;* In., *menarche;* It., *menarca;* P., *menarquia.* Establecimiento o comienzo de la menstruación.

Mende (Síndrome de) (Irmgard *Mende,* médica alemana contemporánea). V. SÍNDROME.

Mendel (Ley de) (Gregor Johann *Mendel*, monje y naturalista austriaco, 1822-1884). V. LEY. ‖ **-(Reacción de)** (Felix *Mendel*, médico alemán, 1862-1912). V. REACCIÓN. ‖ **-(Reflejo de)** (Kurt *Mendel*, neurólogo alemán, 1874-1946). V. REFLEJO DE BECHTEREW-MENDEL.
mendelismo. m. LEYES DE MENDEL.
Mendelsohn (Prueba de) (Martin *Mendelsohn*, médico alemán, 1860-1930). V. PRUEBA.
Mendelson (Síndrome de) (Curtis L. *Mendelson*, anestesista norteamericano contemporáneo). V. SÍNDROME.
Mendes da Costa (Síndrome de) (Samuel *Mendes da Costa*, dermatólogo neerlandés, n. en 1862). V. SÍNDROME.
menelipsis (del gr. *mén, menós*, mes, y *élleipsis*, falta, fallo). f. Suspensión temporal de la menstruación.
Ménétrier (Síndrome de) (Pierre Eugène *Ménétrier*, médico francés, 1859-1935). V. SÍNDROME.
Menge (Pesario de) (Carl *Menge*, ginecólogo alemán, 1864-1945). V. PESARIO.
meniantes o **menianto.** m. Planta gencianácea, *Menyanthes trifolium*, trébol acuático, cuyas hojas son tonicoamargas y se emplean en el reumatismo e ictericia. Contienen un glucósido amargo, *meniantina* o *inulina*.
Ménière (Síndrome, vértigo de) (Prosper *Ménière*, médico francés, 1799-1862). V. SÍNDROME, VÉRTIGO.
meninge (del gr. *mênigx, -iggos*, membrana). f. A., *Meninx*; F., *méninge*; In., *meninx*; It., *meninge*; P., *meninge*. Cada una de las tres membranas, duramadre, aracnoides y piamadre, que envuelven el encéfalo y la médula espinal. ‖ **-fibrosa.** DURAMADRE. ‖ **-serosa.** ARACNOIDES. ‖ **-vascular.** PIAMADRE.
meningematoma (del gr. *mênigx, -iggos*, meninge, *haîma, -atos*, sangre, y el sufijo *-oma*). m. Hematoma de las meninges.
meningeocortical (del gr. *mênigx, -yggos*, meninge, y el lat. *cortex, -icis*, corteza). adj. Relativo a las meninges y la corteza cerebral.
meningeorrafia (de *meninge* y el gr. *rhaphé*, sutura). f. F., *suture des méninges*. Sutura de una membrana, especialmente de las meninges espinales.
meningina. f. Piamadre y cara cerebral de la aracnoides, consideradas como una sola membrana; leptomeninge.
meningioma. m. A., *Meningiom*; F., *méningiome*; In., *meningioma*; It., *meningioma*; P., *meningeoma*. Tumor de las meninges originado de las células piales, de lento crecimiento, muy frecuentemente de gran vascularización y con abundantes calcificaciones. Crece por expansión y nunca es infiltrante o metastásico, aunque por compresión es capaz de provocar atrofia cerebral y erosión de la calota. Es de localización preferente supratentorial, sobre todo en la porción anterior de la hoz del cerebro. ‖ **-angioblástico.** Variedad con abundante vascularización, que se ha confundido muchas veces con el hemangioblastoma.
meningiomatosis. f. F.,*méningiomatose*. Enfermedad caracterizada por múltiples meningiomas.
meningismo. m. A., *Meningismus*; F., *méningisme*; In., *meningism*; It., *meningismo*; P., *meningismo*. Conjunto sintomático que recuerda una meningitis, pero con escasa inflamación de las meninges o sin ella.
meningitis (de *meninge* e *-itis*). f. A., *Meningitis*; F., *méningite*; In., *meningitis*; It. y P., *meningite*. Inflamación de las meninges, especialmente de la aracnoides y piamadre; leptomeningitis. Puede ser aguda o crónica. La primera se debe a veces a un traumatismo, a infección, a la localización de un proceso general o a la extensión de un proceso inflamatorio próximo (otitis), y se caracteriza por un primer período de excitación con fiebre, cefalalgia, vómitos, convulsiones, delirios, estreñimiento y síntomas nerviosos, que indican la irritación de los nervios de la base del cerebro, estrabismo, ptosis, rigidez de la nuca, y otro período de depresión con somnolencia, anestesia, parálisis, lentitud del pulso con elevación de la temperatura y coma. La forma *crónica* es debida generalmente a la sífilis. ‖ **-africana.** Nelaván o enfermedad del sueño. ‖ **-aséptica aguda.** Forma rara y benigna, caracterizada por la infección de las vías respiratorias altas con síntomas meníngeos, cefalalgia y rigidez del cuello. ‖ **-basilar.** La que afecta principalmente las membranas de la base del cerebro. ‖ **-cerebrospinal.** Inflamación simultánea de las meninges, cerebrales y espinales, producida por gran número de microorganismos: neumococo, estreptococo, colibacilo, gonococo, etc. ‖ **-cerebrospinal epidémica.** Enfermedad infecciosa aguda y epidémica, caracterizada principalmente por la inflamación seropurulenta de las meninges cerebrales y espinales, debida al meningococo *Neisseria meningitidis* o *Diplococcus intracellularis meningitidis* de Weichselbaum. Los síntomas son los ordinarios de la meningitis cerebral y espinal, pero con rigidez e hipertonía musculares más notables (signo de Kernig, aparición rápida del coma y erupción de manchas eritematosas, herpéticas o hemorrágicas en la piel). ‖ **-cerebrospinal epizoótica.** Enfermedad de Borna. ‖ **-de Quincke.** Meningitis serosa aguda. ‖ **-espinal.** Inflamación, aguda o crónica, de las meninges espinales, asociada generalmente a la meningitis cerebral o a la mielitis, caracterizada por dolor en la columna vertebral y que se irradia a los miembros, fiebre, rigidez muscular, disnea, retención de orina y parálisis. ‖ **-externa.** PAQUIMENINGITIS. ‖ **-linfocítica benigna.** MENINGITIS ASÉPTICA AGUDA. ‖ **-metastásica.** Meningitis consecutiva a una infección extrameníngea anterior por metástasis del germen morboso. ‖ **-micótica.** Meningitis ocasionada por hongos. ‖ **-necrotóxica reactiva.** Forma caracterizada por focos de reblandecimiento cerebral con síntomas de irritación meníngea; enfermedad de Jakimowicz. ‖ **-oclusiva.** Leptomeningitis que motiva la oclusión del agujero de Magendie. ‖ **-parietal.** PAQUIMENINGITIS. ‖ **-posterior.** Meningitis de la región cerebelosa. ‖ **-purulenta** o **serosa.** Formas de meningitis en las que el exudado es purulento o seroso, respectivamente. ‖ **-simpática.** Estado del líquido cefalorraquídeo producido por inflamación en la proximidad de las meninges; se caracteriza por aumento en la presión y en el contenido de albúmina y células, siendo el líquido estéril. ‖ **-tuberculosa.** Enfermedad frecuente en la infancia, caracterizada esencialmente por granulaciones tuberculosas en las meninges de la base del cerebro en particular y acumulación de serosidad en los ventrículos. Raramente primitiva, es consecutiva a otra lesión tuberculosa y aparece de modo insidioso con cefalalgia (grito hidrocefálico), vómitos y trastornos vasomotores, fiebre, lentitud del pulso, convulsiones, estrabismo, contracturas y parálisis. ‖ **-virásica.** Meningitis originada por virus.
meningo-. Forma prefija del gr. *mênigx, -iggos*, membrana, meninge.
meningoarteritis (de *meningo-*, el gr. *artería*, arteria, y el suf. *-itis*). f. F., *méningoartérite*. Inflamación de las arterias meníngeas.
meningoblastoma (de *meningo-* y el gr. *blastós*, germen). m. F., *méningoblastome*. Blastoma o melanoblastoma de las meninges.
meningocefalitis. f. MENINGOENCEFALITIS.
meningocele (de *meningo-* y el gr. *kéle*, hernia). m. A., *Meningozele*; F., *méningocèle*; In., It. y P., *meningocele*. Malformación congénita secundaria a un defecto en el cierre del arco neural, consistente en un saco que cubre el defecto vertebral constituido por piel, duramadre, aracnoides y líquido cefalorraquídeo.
meningococia (de *meningo-* y el gr. *kókkos*, grano). f. A., *Meningokokkämie*; F., *méningococcémie*; In., *meningococcemia*; It., *meningococcemia*; P., *meningococemia*. Infección general producida por el meningococo, con meningitis o sin ella.
meningococina. f. desus. Antígeno preparado con suspensiones salinas de meningococos, que se empleó en

inyecciones intradérmicas para descubrimiento de portadores de meningococos.
meningococo. m. V. Neisseria meningitidis.
meningocortical (de *meningo-* y el lat. *cortex, -icis,* corteza). adj. Relativo o que afecta las meninges y la corteza del cerebro.
meningoencefalitis (de *meningo-* y *encefalitis*). f. A., *Meningoenzephalitis;* F., *méningoencéphalite;* In., *meningoencephalitis;* It. y P., *meningoencefalite.* Inflamación simultánea, aguda o crónica, del encéfalo y las meninges. ||**-crónica.** Parálisis general.
meningoencefalocele. m. F., *méningo-encéphalocèle.* Tumor craneal formado por la hernia de las meninges, que contiene una porción de encéfalo.
meningoencefalomielitis (de *meningo-,* encéfalo y el gr. *myelós,* médula). f. F., *méningo-encéphalo-myélite.* Inflamación simultánea de las meninges, encéfalo y médula espinal.
meningofibroblastoma. m. Meningioma.
meningomalacia (de *meningo-* y el gr. *malakía,* blandura). f. Reblandecimiento de una membrana, especialmente las meninges.
meningomielitis (de *meningo-,* el gr. *myelós,* médula, e *-itis*). f. A., *Meningomyelitis;* F., *méningo-myélite;* In., *meningomyelitis;* It., *meningomielite;* P., *meningomielite.* Inflamación simultánea de la médula espinal y de sus cubiertas.
meningomielocele (de *meningo-,* el gr. *myelós,* médula, y *kéle,* tumor). m. F., *méningo-myélocèle.* Tumor raquídeo formado por la hernia de la médula y sus cubiertas; mielomeningocele; espina bífida.
meningomielorrafia (de *meningo-,* el gr. *myelós,* médula, y *rhaphé,* sutura). f. Sutura de la médula espinal, que comprende las meninges.
meningopatía (de *meningo-* y el gr. *páthos,* enfermedad). f. F., *méningopathie.* Término general para las afecciones de las meninges.
meningorradiculitis (de *meningo-,* el lat. *radicula,* raicilla, e *-itis*). f. F., *méningo-radiculite.* Inflamación de la meninge de las raíces espinales.
meningorragia (de *meningo-* y el gr. *regnýnai,* romper). f. F., *méningorragie.* Hemorragia meníngea.
meningorraquídeo (de *meningo-* y el gr. *rháchis,* espina dorsal). adj. F., *méningorachidien.* Relativo al raquis y las meninges.
meningosis. f. Unión de dos huesos por membranas; sindesmosis.
meningosteoflebitis (de *meningo-,* el gr. *ostéon,* hueso, *phléps, phlebós,* vena, e *-itis*). f. F., *méningite avec thrombophlébite.* Periostitis con inflamación de las venas de un hueso.
meningotifoidea o **meningotifus** (de *meningo-* y el gr. *typhos,* estupor). f. y m. Fiebre tifoidea con predominio de los síntomas meníngeos.
meninguria (de *meningo-* y el gr. *oûron,* orina). f. Emisión de orina con formaciones membranosas.
meninx (lat.). f. Membrana o meninge. ||**- primitiva.** Capa de mesodermo que rodea el tubo neural y forma el neurocráneo y meninges.
meniscectomía (de *menisco* y el gr. *ektomé,* resección). f. F., *méniscectomie.* Escisión de un menisco o cartílago semilunar.
meniscitis (de *menisco* e *-itis*). f. F., *méniscite.* Inflamación de un menisco o fibrocartílago semilunar de la rodilla.
menisco (del gr. *menískos,* media luna). m. A., *Meniskus;* F., *ménisque;* In., *meniscus;* It. y P., *menisco.* Nombre de varios fibrocartílagos interarticulares de forma más o menos semilunar: de la rodilla, articulación esternoclavicular, articulación temporomandibular, etc. || Lente cuyas superficies son esféricas. Curva en la superficie de un líquido contenido en un tubo estrecho. ||**-lateral** o **medial.** Cartílagos semilunares externo e interno de la rodilla, respectivamente. ||**-negativo** o **positivo.** Lentes convexocóncava y concavoconvexa, respectivamente. ||**-táctil.** Terminaciones en forma de discos de las fibras nerviosas en la epidermis.

meniscocito (de *menisco* y el gr. *kýtos,* cavidad). m. Eritrocito de forma semilunar o de hoz; drepanocito.
meniscocitosis. f. Presencia de meniscocitos en la sangre; anemia drepanocítica.
meniscopexia (de *menisco* y el gr. *pêxis,* fijación). f. Fijación por sutura de un menisco articular.
menispermina. f. Alcaloide insípido, insoluble, de la coca de Levante, *Menispermum cocculus.*
menisquesis (de *meno-* y el gr. *schésis,* retención). f. Retención de la menstruación.
Menkes (Enfermedad de) (John H. *Menkes,* pediatra norteamericano contemporáneo). V. Enfermedad.
Mennell (Técnica de) (James Beaver *Mennell,* ortopedista inglés, n. en 1880). V. Técnica.
meno-. Forma prefija del gr. *mén, menós,* mes, que denota relación con la menstruación.
menofanía (de *meno-* y el gr. *phaínein,* aparecer). f. Aparición de la menstruación en la pubertad; menarquia.
menolipsis. f. Menelipsis.
menología (de *meno-* y el gr. *lógos,* tratado). f. Estudio de la menstruación.
menometástasis (de *meno-* y el gr. *metástasis,* cambio de lugar). f. Menstruación vicariante; menoplanía.
menometrorragia (de *meno-,* el gr. *métra,* úetro, y *regnýnai,* romper). f. F., *méno-métrorregie.* Pérdida hemática uterina abundante, que ocurre a intervalos irregulares y dura más que una regla normal.
menopausia o **menopausis** (de *meno-* y el gr. *paûsis,* cesación). f. A., *Menopause;* F., *ménopause;* In., *menopause;* It. y P., *menopausa.* Cesación natural de la regla y período de la vida, entre los 45 y 55 años de edad, en que ocurre; edad crítica, climaterio. ||**-artificial.** La producida por operación quirúrgica o irradiación. ||**-prematura.** Cuando el cese de la regla ocurre antes de los 35 años.
menoplanía (de *meno-* y el gr. *plane,* desviación). f. Metástasis o aberración menstrual; menstruación vicaria.
menorragia (de *meno-* y el gr. *regnýnai,* romper, desgarrar). f. A., *Menorrhagie;* F., *ménorragie;* In., *menorrhagia;* It., *menorragia;* P., *menorragia.* Menstruación anormalmente profusa y duradera.
menorrea (de *meno-* y el gr. *rheîn,* fluir). f. A., *Menorrhöe;* F., *ménorrhée;* In., *menorrhea;* It., *menorrea;* P., *menorréia.* Flujo menstrual. || Menorragia.
menosepsis (de *meno-* y el gr. *sépein,* corromper). f. Septicemia por retención menstrual.
menosquesis. f. Menisquesis.
menostasia o **menostasis** (de *meno-* y el gr. *stásis,* detención). f. Supresión o retención de los menstruos; menisquesis o menopausia.
menostaxis (de *meno-* y el gr. *stázein,* gotear). f. Menstruación escasa y prolongada.
menotoxina. f. Sustancia tóxica existente en la sangre y secreciones corporales femeninas durante la menstruación.
menoxenia (de *meno-* y el gr. *xénos,* extranjero). f. Menstruación anormal, vicariante; menoplanía.
menstruación (de *menstruar,* y éste del *menstruo,* derivado a su vez del lat. *menstruus,* mensual). f. A., *Menstruation;* F. e In., *menstruation;* It., *menstruazione;* P., *menstruação.* Fenómeno fisiológico de la vida sexual femenina, por la cual se elimina periódicamente parte de la mucosa uterina con flujo sanguíneo y moco. *Sin.:* Flujo catamenial, reglas. ||**-anovular** o **anovulatoria.** Pérdida hemática sin previa ovulación. ||**-retrógrada** o **regurgitante.** La que se realiza a través de la trompa en la cavidad abdominal. ||**-suplementaria.** Menstruación vicariante. ||**-vicariante.** Flujo menstrual suplementario por un órgano distinto de la vagina.
menstruo (del lat. *menstruus,* de *mensis,* mes). m. Menstruación, flujo menstrual. || Disolvente o excipiente líquido; en la antigua alquimia se creía que ciertos disolventes debían obrar durante un mes.
mensuración (del lat. *mensuratum,* supino de *mensurare,* medir). f. F., *mensuration.* Medición, especialmente la de la pelvis, la cabeza y la talla.

menta. f. A., *Minze;* F., *menthe;* In., *mint;* It., *menta;* P., *menta.* Planta labiada del género *Mentha,* que tiene varias especies. La *M. piperita,* así llamada por su olor y sabor a pimienta, y la *M. viridis,* se emplean como carminativas, estimulantes, antieméticas, antiespasmódicas y emenagogas, y de ellas se obtienen diversos preparados: agua, alcoholado, esencia, etc.
mentagra (del lat. *mentum,* barba, y el gr. *ágra,* ataque). f. F., *mentagre.* Sicosis parasitaria de la barba.
mentagrófito (de *mentagra* y el gr. *phytón,* planta). m. TRICHOPHYTON MENTAGROPHYTES.
mentalidad. f. A., *Denkweise;* F., *mentalité;* In., *mentality;* It., *mentalità;* P., *mentalidade.* Poder o actividad intelectual en distintos grados; capacidad mental.
mente (del lat. *mens, mentis).* f. A., *Geist;* F., *esprit;* In., *mind;* It. y P., *mente.* Potencia intelectual del alma. || Designio, pensamiento, propósito, voluntad. || Sistema u organización de los procesos mentales o actividades psíquicas de un individuo. Psique.
menteno. m. Hidrocarburo líquido aromático, derivado del mentol.
mentismo. m. Estado de ansiedad transitorio observado en individuos fatigados o insomnes, que se presenta como una liberación del automatismo asociativo, con desfile rápido de ideas e imágenes angustiosas (Chaslin).
mentoanterior, mentoposterior o mentotransversa. adj. Que tiene la barbilla dirigida hacia delante, atrás o hacia un lado, respectivamente; se dice de las presentaciones de cara en obstetricia.
mentol. m. A., *Menthol;* F., *menthol;* In., *menthol;* It., *mentolo;* P., *mentol.* Alcanfor de menta; estearopteno cristalino de la esencia de menta piperita y otras. Analgésico y antipruriginoso local; antiséptico y anticatarral de las vías respiratorias superiores. Empléase también al interior como antiemético, asociado con alcohol y glicerina. Empleado también como aditivo en ciertas marcas de cigarrillos, pastas para dientes, jabones para el afeitado, etc.
mentolabial (del lat. *mentum,* barba, y *labium,* labio). adj. Referido al mentón y el labio. || m. F., *mento-labial.* Músculos cuadrado y borla de la barba considerados unitariamente.
mentón (del fr. *menton,* y éste del lat. *mentum,* barba). m. A., *Mentum, Kinn;* F., *menton;* In., *mentum chim;* It., *mento;* P., *queixo.* Barbilla, parte de la cara debajo del labio inferior.
mentonera. f. Vendaje para sujetar una cura en la barba.
mentula (lat.). f. PENE.
mentulado. adj. y s. MACROFALO.
mentulagra (del lat. *mentula,* miembro viril, y el gr. *ágra,* ataque). f. PRIAPISMO. || ENCORDAMIENTO.
mentum (lat.). m. MENTÓN.
Menzer (Suero de) (Arthur August L. *Menzer,* bacteriólogo alemán, n. en 1917). V. SUERO.
meñique (del lat. *minimus,* el menor de todos). adj. y s. F., *petit doigt.* Dedo meñique, auricular o V de la mano.
mepacrina. f. V. QUINACRINA.
meperidina. f. F., *mépéridine, péthidine.* Carboxilato de etilmetilfenilpiperidina. El clorhidrato es un polvo cristalino, incoloro, soluble, con las propiedades analgésicas y sedantes de la morfina. Produce también hábito. *Sin.:* Demerol, dolantina, isonipecaína, petidina.
mepivacaína. f. F., *mépivacaïne.* Anestésico local del grupo amida. Sus propiedades farmacológicas son semejantes a la lidocaína. Carbocaine⁼.
meprobamato. m. F., *méprobamate.* Dicarbamato de 2-metil-2n-propil-1,3-propanodiol. Compuesto alifático simple que tiene propiedades sedantes y relajantes musculares.
mEq. Abreviación de miliequivalente.
meralgia (del gr. *merós,* muslo, y *álgos,* dolor). f. A., *Meralgia;* F., *méralgie;* In., *meralgia;* It., *meralgia;* P., *meralgia.* Dolor en el muslo. || **-parestésica.** Afección caracterizada por trastornos sensitivos en la región inervada por el nervio femorocutáneo, con parestesias (molestias subjetivas como hormigueo, ador-
mecimiento, etc.), disestesias (sensación de electricidad y dolor al roce) e hiperestesias, consecutiva a una enfermedad infecciosa o sobrevenida en el curso de la intoxicación por el plomo o el alcohol, en la diabetes o por traumatismos o compresiones extrínsecas del nervio. *Sin.:* Enfermedad o síndrome de Bernhardt o de Roth-Bernhardt.
merbafeno. m. Compuesto cristalino, inodoro, de oxiacetato de mercuriclorofenilo con ácido dietilbarbitúrico, que contiene el 34 % de mercurio. Se empleó como diurético y antisifilítico.
merbromina. f. MERCUROCROMO.
mercaptán (lat. *mercurius captans).* m. F., *mercaptan.* Miembro de un grupo de compuestos orgánicos que presentan gran afinidad con el mercurio, similares a los alcoholes, pero que contienen el grupo sulfhidrilo —(—SH) en lugar del oxhidrilo (—OH). También llamados *compuestos tiólicos.*
mercáptida o mercáptido. f. y m. F., *mercaptide.* Compuesto de mercaptán y mercurio.
mercapto. Forma prefija que indica la presencia de un grupo sulfhidrilo (—SH).
6-mercaptopurina. $C_6H_4N_4S$. Base purínica que contiene azufre y que no se encuentra en las nucleoproteínas animales. Inhibe el crecimiento de ciertos tipos de cáncer, especialmente de la sangre, e interfiere la utilización de otras purinas y la producción de ácidos nucleicos.
Mercier (Barra, sonda, válvula de) (Louis Auguste *Mercier,* urólogo francés, 1811-1882). Véanse estos términos.
mercurial (del lat. *mercurialis).* adj. F., *mercuriel.* Relativo el mercurio o producido por él. || m. Preparado de mercurio. || f. Planta euforbiácea del género *Mercurialis,* que comprende varias especies, la *M. annua* y la *M. perennis* tienen propiedades alterantes y purgantes y se emplearon en la sífilis, la escrófula, etc.
mercurialismo. m. HIDRARGIRISMO.
mercurialización. f. F., *mercurialisation.* Sujeción a la influencia del mercurio; introducción por cualquier vía de mercurio o compuestos mercuriales.
mercúrico. adj. F., *mercurique.* Relativo al mercurio como elemento bivalente. || **- (Cloruro).** Bicloruro de mercurio o sublimado corrosivo.
mercurio (del lat. *mercurius).* m. A., *Quecksilber;* F., *mercure;* In., *mercury;* It., *mercurio;* P., *mercúrio.* Elemento metálico líquido a la temperatura ordinaria. Símbolo, *Hg* (*Hydrargyrum*); peso atómico, 200,7; peso específico, 13,59. Forma dos clases de compuestos: *mercuriosos* y *mercúricos,* según obre como monovalente o divalente. Se ha empleado en sustancia, es decir, en estado metálico, al interior en el íleo o vólvulo, a causa de su peso, y en píldoras, y al exterior en pomada o emplasto y en inyecciones intramusculares, asociado con una sustancia grasa. El mercurio, y sus sales principalmente, se emplean en medicina como purgantes, colagogos, antisifilíticos y diuréticos. || **-(Arsenito de).** Polvo pardusco. || **-(Atoxilato de).** Sal de mercurio del ácido paraaminofenilarsínico. Empléase en las afecciones producidas por espiroquetas. || **-(Benzoato de).** Sal blanca, insípida, cristalina. || **-(Bicloruro de).** Sublimado corrosivo, deutocloruro o cloruro mercúrico; sal blanca, cristalina, inodora, tóxica y cáustica, soluble, que se empleó al interior como antisifilítica en solución, píldoras, inyecciones hipodérmicas, etc.; al exterior es antiséptica y antiparasitaria en solución de 0,25 al 2 por 1 ‰. || **-(Cacodilato de).** Sal cristalina blanca higroscópica, tónica. || **-(Cianuro de).** Sal incolora extremadamente tóxica. Antiséptica. || **-(Cloruro de).** Se distinguen el cloruro mercúrico, bicloruro de mercurio o sublimado corrosivo, empleado como antiséptico, y el cloruro mercurioso o *calomelano,* utilizado principalmente como purgante. || **-coloidal.** Hirgol, masa parda que con el agua forma una suspensión finísima. || **-corrosivo.** Sublimado corrosivo. || **-(Deutocloruro de).** BICLORURO DE MERCURIO. || **-dulce.** Calomelanos. || **-(Imidosuccinato de).** Polvo blanco, cristalino. || **-(Oxicianuro de).** Sal blanca, cristalina, inestable,

peligrosa. ||-(**Óxido amarillo**). Antiséptico que se usa en pomada al 1-2 %. ||-(**Óxido rojo de**). Precipitado rojo. ||-(**Resorcinato de**). Sal cristalina de color amarillo oscuro. Empleóse como antisifilítica en inyecciones subcutáneas. ||-(**Salicilato de**). Sal blanca, insípida, insoluble. Empleóse al interior y al exterior como antisifilítica y antiblenorrágica. ||-**Sazoyodolato de**). Sal amarilla, antisifilítica. ||-**Yodocacodilato de**). Solución de cacodilato de mercurio y yoduro sódico. Antisifilítica. ||-(**Yoduro de**). Dos sales con este nombre: el *protoyoduro* o *yoduro mercurioso* y el *biyoduro yoduro mercúrico*, Ambas antisifilíticas, especialmente la segunda al interior o en inyecciones hipodérmicas, disuelta en aceite.

Mercurio (Posición de) (Geronimo Scipione *Mercurio*, tocólogo italiano, 1550-1595). V. Posición.

mercurioso. adj. Relativo al mercurio como elemento univalente. ||-(**Cloruro**). Calomelanos o protocloruro de mercurio.

mercurocromo. m. Sal sódica del dibromhidroximercurifluoresceína; germicida.

merergasia (del gr. *méros*, parte, y *ergasía*, trabajo). f. F., *mérergasie*. Tipo más simple de desorden de la función psíquica, caracterizado por ansiedad e inestabilidad emocional (Meyer).

mericismo (del gr. *merikázein*, rumiar). m. A., *Meryzismus*; F., *mérycisme*; In., *merycism*; It. y P., *mericismo*. Rumiación observada en algunos niños y en pacientes psicóticos.

meridiano (del lat. *meridianus*; de *meridies*, mediodía). m. Círculo que pasa por los polos de una esfera. ||-**de la córnea.** Curva de la cara anterior de la córnea, que pasa por el punto más saliente de ésta.

meridrosis (del gr. *méros*, parte, y de *hidrosis*). f. Sudación parcial o localizada.

merismático (del gr. *merismós*, reparto). adj. Por división o segmentación.

Merismopedia. Nombre con el que se había designado al género *Neisseria*.

Merista. ant. Género de cocos que presentan divisiones en ángulos rectos.

meristiforme (del gr. *meristós*, dividido, y de *forma*). adj. ant. Aplícase a una tétrada de cocos.

Merkel (Corpúsculos de) (Friedrich S. *Merkel*, anatomista alemán, 1845-1919). V. Corpúsculo. ||-(**Músculo de**) (Carl L. *Merkel*, anatomista alemán, 1812-1876). V. Músculo.

mero-. Forma prefija del gr. *méros*, parte.

meroacrania (de *mero-*, *a-*, priv., y el gr. *kraníon*, cráneo). f. Falta parcial congénita del cráneo.

meroblástico (de *mero-* y el gr. *blastós*, germen). adj. Que sólo se segmenta por una parte. Dícese de los huevos en que únicamente se segmenta el vitelo; opuesto a *holoblástico*.

merocele (del gr. *merós*, muslo, articulación, y *kéle*, hernia). m. Hernia crural.

merocito (de *mero-* y el gr. *kýtos*, cavidad). m. Núcleo aislado en los huevos meroblásticos.

merocoxalgia (de *mero-*, el lat. *coxa*, cadera, y el gr. *álgos*, dolor). f. Dolor en el muslo y la cadera.

merocrino (de *mero-* y el gr. *krínein*, secretar). adj. Que secreta parcialmente; opuesto a *holocrino*. V. Glándula merocrina.

merodiastólico. adj. F.,*mérodiastolique*. Relativo a una parte de la diástole o que sólo ocupa una parte de ella.

merogástrula. f. Gástrula de un óvulo meroblástico.

merogénesis. f. Segmentación.

merogonía (de *mero-* y el gr. *gónos*, generación). f. A., *Merogonie*; F., *mérogonie*; In., *merogony*; It., *merogonia*; P., *merogonia*. Desarrollo de un organismo a partir de un fragmento de huevo, especialmente de una porción sin núcleo de un huevo fecundado. Puede ser *androide, diploide* o *ginoide* según se desarrolle la porción del huevo que contiene los pronúcleos masculino, masculino. y femenino o femenino, respectivamente.

merología (de *mero-* y el gr. *lógos*, tratado). f. Tratado de las partes simples o elementales.

meromicrosomía (de *mero-*, el gr. *mikrós*, pequeño, y *sôma*, cuerpo). f. F., *misocromie partielle*. Pequeñez anormal de una parte del cuerpo.

meromorfosis (de *mero-* y el gr. *morphé*, forma). f. Regeneración incompleta o parcial de una pérdida de sustancia.

meronecrosis (de *mero-* y el gr. *nékrosis*, mortificación). f. Necrosis parcial.

meroparestesia (de *mero-*, el gr. *pará*, junto a, y *aísthesis*, sensación). f. Parestesia parcial. || Parestesia del muslo.

meropía (de *mero-* y el gr. *óps, opós*, ojo). f. Ceguera parcial.

meropsia (de *mero-* y el gr. *ópsis*, visión). f. Meropía.

merorraquisquisis (de *mero-*, el gr. *rháchis*, espina dorsal, y *schísis*, división). f. Raquisquisis parcial congénita.

meroscopia (de *mero-* y el gr. *skopeîn*, observar). f. Auscultación fraccional o disociada de las distintas partes del ciclo cardíaco.

merosistólico (de *mero-* y el gr. *sistolé*, contracción). adj. F., *mérosystolique*. Relativo a una parte de la sístole; dícese de ciertos soplos.

merosmia (de *mero-* y el gr. *osmé*, olor). f. Olfacción incompleta, parcial, de ciertos olores solamente.

merosoma (de *mero-* y el gr. *sôma*, cuerpo). m. Somita o metámera.

merotomía (de *mero-* y el gr. *tomé*, corte). f. División en segmentos.

merotomía Operación de escindir un segmento orgánico vivo para observar en él los fenómenos de supervivencia.

merozoito (de *mero-* y el gr. *zôon*, animal). m. A., *Merozoit*; F., *mérozoïte*; In. e It., *merozoite*; P., *merozoíto*. Espora formada de un esquizonto en la reproducción esquizógena de los protozoos.

Merseburgo (Tríada de) (*Merseburgo*, localidad donde ejercía Basedow). V. Tríada.

merulación. f. División en partes, segmentación.

Merulius lacrymans. m. Especie de hongo de la madera apolillada que, inhalado, produce una forma persistente y a veces grave de catarro bronquial.

Méry (Glándula de) (Jean *Méry*, anatomista francés, 1645-1722). Glándula de Cowper.

meryítis. f. Cowperitis.

Merzbacher-Pelizaeus (Enfermedad de) (Luis *Merzbacher*, médico alemán en Buenos Aires, n. en 1875; Friedrich *Pelizaeus*, neurólogo alemán, 1850-1917). V. Enfermedad.

mes. m. Menstruación. ||-**mayor.** Último mes del embarazo.

mesa. f. A., *Tisch*; F. e In., *table*; It., *tavola*; P., *mesa*. Mueble compuesto de una tabla o plancha sostenida por uno o más pies. ||-**de Hawley.** Mesa de operaciones utilizada en el tratamiento de las fracturas. ||-**de operaciones.** f. Mesa, generalmente metálica, y por tanto fácilmente esterilizable, de diversos modelos, según la operación a que se la destina, sobre la que se coloca al enfermo en el acto operatorio.

mesameboide (de *meso-* y *ameboide*). m. desus. Hemocitoblasto, célula sanguínea primitiva (Minot).

mesangio (de *meso-* y el gr. *aggeîon*, vaso). m. F., *mésangium*. Membrana delgada que sostiene los capilares renales.

mesaortitis (de *meso-* y *aortitis*). f. A., *Mesoaortitis*; F., *mésoaortite*; In., *mesoaortitis* It., *mesoaortite*; P., *mesaortite*. Inflamación de la túnica media de la aorta.

mesaraico o **mesareico** (de *meso-* y el gr. *araiá*, parte inferior del vientre). adj. Mesentérico.

mesarteritis (de *meso-* y el gr. *artería*, arteria, y el suf. -*itis*). f. F., *mésartérite*. Inflamación de la túnica media de las arterias. ||-**de Mönckeberg.** Esclerosis de Mönckeberg.

mesaticéfalo (del gr. *mésatos*, medio, y *kephalé*, cabeza). adj. F., *mésaticéphale, mésocéphale*. Dícese de los cráneos intermedios a los braquicéfalos y dolicocéfalos, cuyo índice cefálico oscila entre 75 y 79; mesocéfalo. Ú.t.c.s.

mesatipélico (del gr. *mésatos,* medio, y *pélyx, -ykos,* escudilla). adj. MESATIPÉLVICO. Ú.t.c.s.
mesatipélvico (del gr. *mésatos,* medio, y el lat. *pelvis,* pelvis). adj. F., *mésatipelvique.* Dícese de las pelvis cuyo índice oscila entre 90 y 95° y en las que el diámetro transverso del estrecho superior es casi igual al conjugado verdadero. Ú.t.c.s.
mescal. m. F., *mescal.* Líquido alcohólico obtenido por destilación del pulque, producto éste del maguey (*Agave americana*) de México.
mescalina. f. F., *mescaline.* Compuesto con estructura parecida a las aminas simpaticomiméticas, que se obtiene de un cactus conocido como peyote o mescal. Tiene propiedades alucinógenas.
mescalismo. m. F., *mescalisme.* Inclinación a la mescalina, cuyo síntoma principal es la producción de alucinaciones visuales.
meséctico (de *meso-* y el gr. *échein,* retener). adj. Que toma un término medio o cantidad media de oxígeno. Dícese, por ejemplo. de la sangre que a una presión de oxígeno de 40 mm lo toma en la proporción del 70 al 79 %. V. PLEONÉCTICO.
mesectoblasto (de *meso-,* el gr. *ektós,* fuera, y *blastós,* germen). m. Conjunto de ectoblasto y mesoblasto.
mesectodermo (de *meso-,* el gr. *ektós,* fuera, y *dérma,* piel). m. F., *mésectoderme.* Porción de mesénquima derivada del ectodermo, especialmente de la cresta neural, que se supone contribuye a formar las meninges.
mesencefalitis (de *meso-,* el gr. *en,* en, *kephalé,* cabeza, y el suf. *-itis).* f. Inflamación del mesencéfalo.
mesencéfalo (de *meso-* y *encéfalo).* m. A., *Mesenzephalon;* F., *mésencéphale;* In., *mesencephalon;* It., *mesencefalo;* P., *mesencéfalo.* Cerebro medio; mesocéfalo; subdivisión cerebral derivada de la vesícula cerebral media del cerebro embrionario, de la que se desarrollan los colículos o tubérculos cuadrigéminos y los pedúnculos cerebrales.
mesénquima (de *meso-* y el gr. *egchein,* derramar). m. A., *Mesenchym;* F., *mésenchyme;* In., *mesenchyma;* It., *mesenchima;* P., *mesênquima.* Tejido conjuntivo embrionario que forma la mayor parte del mesodermo, y del que derivan los tejidos conjuntivos y vasos sanguíneos y linfáticos.
mesenquimoma. m. F., *mésenchymome.* Neoformación que contiene dos o más derivados mesenquimales.
mesenterectomía (de *mesenterio* y el gr. *ektomé,* escisión). f. F., *mésentérectomie.* Escisión del mesenterio o de una parte de él.
mesenterio (de *meso-* y el gr. *énteron,* intestino). m. A., *Mesenterium;* F., *mesentère;* In., *mesentery;* It., *mesentere;* P., *mesentério.* Nombre que comprende los diversos repliegues peritoneales que fijan las diferentes porciones del intestino a las paredes abdominales. Su uso habitual designa específicamente el repliegue peritoneal, triangular, que fija el intestino delgado a la columna vertebral; mesenterio propio. || **-dorsal común.** En el embrión, pliegue peritoneal que envuelve el conducto intestinal y lo une al peritoneo parietal posterior de la cavidad celómica.
mesenteríolo. m. A., *Mesenteriolum;* F., *méso-appendice;* In., *mesenteriolum;* It., *mesenteriolo;* P., *mesenteríolo.* Mesenterio pequeño, especialmente el mesoapéndice o el de un divertículo intestinal.
mesenteriopexia (de *mesenterio* y el gr. *pêxis,* fijación). f. F., *mésopexie.* Fijación del mesenterio.
mesenteriorrafia (de *mesenterio* y el gr. *rhaphé,* sutura). f. F., *suture du mésentère.* Sutura del mesenterio.
mesenteriplicación (de *mesenterio* y el lat. *plicatio, -onis,* plegadura). f. Acortamiento operatorio del mesenterio, por plegadura y sutura del mismo.
mesenteritis. f. A., *Mesenteritis;* F., *mésentérite;* In., *mesenteritis;* It. y P., *mesenterite.* Inflamación del mesenterio. || **-retráctil.** Inflamación crónica fibrosa del mesenterio, con retracción más o menos acentuada que altera la inervación del tracto intestinal correspondiente.

mesenterium (lat.). m. MESENTERIO. || **-commune.** Mesenterio del intestino delgado o mesenterio propiamente dicho.
mesenteroblasto. m. MESÉNTERON.
mesénteron (de *meso-* y el gr. *énteron,* intestino). m. F., *mésentéron.* Porción media de la cavidad embrionaria, de la que derivan el tubo digestivo, los pulmones, el hígado y el páncreas.
mesentodermo (de *meso-,* el gr. *entós,* dentro, y *dérma,* piel). m. Capa celular del embrión primitivo, no diferenciada todavía en mesodermo y endodermo.
mesepitelio. m. MESOTELIO.
mesial (del gr. *mésos,* medio). adj. A., In. y P., *mesial;* F., *médial;* It., *mediale.* Medial; que está más cerca de la línea media; interno.
mesio-. En odontología, prefijo que indica la superficie dentaria frente a la línea media, siguiendo el arco dentario: *mesiobucal, mesiodistal, mesiooclusal,* etc.
mesión. m. F., *mésion.* Plano medio longitudinal del cuerpo, que lo divide en dos mitades simétricas, derecha e izquierda.
mesmerismo (de Franz A. *Mesmer,* médico austriaco en París, 1734-1815). m. F., *mesmérisme, hypnotisme.* Magnetismo animal o hipnotismo.
meso. m. Mesenterio de una víscera.
meso- Forma prefija del gr. *mésos,* medio.
mesoapéndice (de *meso-* y el lat. *apendix, -icis,* apéndice). m. F., *méso-appendice.* Mesenterio del apéndice, mesenteriolo.
mesoblasto. m. MESODERMO.
mesocardia (de *meso-* y el gr. *kardía,* corazón). f. F., *mésocardie congénitale.* Situación del corazón en la línea media del tórax.
mesocardio (de *meso-* y el gr. *kardía,* corazón). m. Membrana que conecta el corazón embrionario con las partes próximas en la porción superior del mesénteron. || Porción de pericardio inserta alrededor de los grandes vasos.
mesocarpiano (de *meso-* y el gr. *karpós,* muñeca). adj. F., *mésocarpien.* Situado entre las dos filas de huesos del carpo.
mesocéfalo m. MESATICÉFALO. || MESENCÉFALO. || **-de Chaussier.** Puente de Varolio.
mesocelio o **mesocele** (de *meso-* y el gr. *koilía,* hueco). m. ACUEDUCTO DE SILVIO.
mesociego (de *meso-* y el lat. *caecus,* ciego). m. Mesenterio del ciego, inserto en la cara posterior de éste.
mesocisto (de *meso-* y el gr. *kýstis,* vejiga). m. A., *Mesozyste;* F., *mésocyste;* In., *mesocyst;* It., *mesocisti;* P., *mesocisto.* Repliegue peritoneal que fija la vesícula biliar a la cara inferior del hígado || **-primitivo.** Pliegue medio que en el embrión une la vejiga y las dos arterias umbilicales a la pared abdominal anterior.
mesocito (de *meso-* y el gr. *kýtos,* cavidad). m. ant. Célula del tejido conjuntivo mesodérmico.
mesocitoma (de *mesocito* y el gr. *-oma,* tumor). m. Tumor de tejido conectivo.
mesococo (de *meso-* y el gr. *kókkos,* grano). m. desus. Coco de tamaño medio entre un micrococo y un megacoco.
mesocolon (de *meso-* y el gr. *kólon,* intestino grueso). m. A., *Mesokolon;* F., *mésocôlon;* In., *mesocolon;* It., *mesocolon;* P., *mesocolon.* Nombre del meso que fija el colon a la pared abdominal posterior y recibe distintos nombres: *lumbar derecho* o *ascendente, transverso, lumbar izquierdo* o *descendente, sigmoide* o *ilíaco,* según la porción de colon en que se inserta.
mesocolopexia (de *mesocolon* y el gr. *pêxis,* fijación). f. A., *Mesokolonraffung;* F., *mésocolopexie;* In., *mesocoloppexy;* It., *mesocolopessia;* P., *mesocolopexia.* Operación de plegar y suturar el mesocolon para limitar la movilidad del intestino grueso.
mesocoloplicación. f. MESOCOLOPEXIA.
mesocondrio (de *meso-* y el gr. *chóndros,* cartílago). m. Matriz en la que están incluidos los elementos celulares del cartílago hialino.
mesocordio (de *meso-* y el gr. *chordé,* cuerda). m. F., *mésocarde.* Repliegue del amnios que adhiere el cor-

dón umbilical con la placenta; el mismo cordón adherido.

mesocórnea (de *meso-* y el lat. *corneus*, de cuerno). f. Sustancia propia de la córnea.

mesocráneo (de *meso-* y el gr. *kraníon*, cráneo). m. Vértice o porción superior media del cráneo.

mesocuneiforme (de *meso-*, y el lat. *cuneus*, cuña). adj. Referido al hueso cuneiforme intermedio o cuña media. Ú.t.c.s.

mesocuña. f. V. MESOCUNEIFORME.

mesodermo (de *meso-* y el gr. *dérma*, piel). m. A., *Mesoderm;* F., *mésoderme;* In., *mesoderm;* It., *mesoderma;* P., *mesoderme*. Mesoblasto; capa media del blastodermo, entre el ecto y el endodermo, de que derivan el tejido conjuntivo óseo, cartilaginoso, muscular, sangre, vasos sanguíneos y órganos linfáticos, notocorda, epitelio celómico (pleura, pericardio, endotelio articular, peritoneo) y riñones y órganos sexuales. ||-**esplácnico.** Capa interna del mesodermo asociada con el endodermo después de formado el celoma. ||-**extraembrionario.** Mesodermo primitivo del embrión derivado del trofoblasto que forma parte del amnios, corion y saco vitelino. ||-**intermedio.** Masa no segmentada de mesodermo de la que deriva el tejido nefrógeno que formará el riñón; nefrotomo. ||-**somático.** Capa externa del mesodermo asociada con el endodermo después de la formación del celoma.

mesodermopatía (de *meso-*, el gr. *dérma*, piel, y *páthos*, enfermedad). f. Grupo de enfermedades que asientan en tejidos derivados del mesodermo.

mesodiastólico (de *meso-* y el gr. *diastolé*, dilatación). adj. F., *mésodiastolique*. Relativo o que ocurre a la mitad de la diástole; se dice de los soplos y ruidos percibidos por auscultación.

mesoduodeno (de *meso-* y el lat. *duodenus*, de doce en doce). m. A., *Duodenalgekröse;* F., *mésoduodénum;* In., *mesoduodenum;* It. y P., *mesoduodeno*. Repliegue del peritoneo en la vida fetal, y que algunas veces persiste, que fija el duodeno a la pared abdominal.

mesoencéfalo. m. MESENCÉFALO.

mesoepidídimo (de *meso-*, el gr. *epí*, sobre, y *dýdimos*, gemelo). m. F., *mésoépididyme*. Pliegue de la túnica vaginal que algunas veces conexiona el epidídimo con el testículo.

mesofaringe (de *meso-* y el gr. *phárygx*, *-iggos*, faringe). f. Porción media oral de la faringe, entre la nasofaringe y la laringofaringe.

mesófilo o **mesofílico** (de *meso-* y el gr. *phílos*, amigo). adj. Dícese de los organismos o bacterias que se desarrollan electivamente en temperaturas entre 20 y 55 °C.

mesoflebitis (de *meso-* y el gr. *phléps*, *phlebós*, vena). f. F., *mésophlébite*. Inflamación de la túnica media de las venas.

mesoformo (de *meso-* y el gr. *morphé*, forma). adj. Dícese de la persona de estatura media y complexión vigorosa. Ú.t.c.s.

mesofragma. f. LÍNEA DE HENSEN.

mesofrión (de *meso-* y el gr. *ophys*, ceja). m. GLABELA.

mesogastrio (de *meso-* y el gr. *gastér*, *gastrós*, vientre, estómago). m. A., *Mesogastrium;* F., *mésogastre;* In., *mesogastrium;* It., *mesogastrio;* P., *mesogástrio*. Región media o umbilical del abdomen, debajo del epigastrio y encima del hipogastrio. || Mesenterio del estómago embrionario, del que se desarrolla el epiplón mayor. || Epiplón gastrohepático.

mesoglia. f. OLIGODENDROGLIA.

mesogloso. m. GENIOGLOSO.

mesoglúteo. adj. GLÚTEO MEDIANO.

mesognático, ca. adj. Relativo al mesognatio. || Que tiene un índice alveolar entre 98 y 103.

mesognatio (de *meso-* y el gr. *gnáthos*, mandíbula). m. HUESO INTERMAXILAR.

Mesogonimus. Género de gusanos. V. PARAGONIMUS.

mesohepático. adj. Dícese de la porción de lámina mesodérmica del mesenterio ventral embrionario, en relación con el hígado. Ú.t.c.s. ||-**lateral.** LIGAMENTO TRIANGULAR DEL HÍGADO. ||-**ventral.** LIGAMENTO FALCIFORME.

mesohiloma (de *meso-*, el gr. *hýle*, materia, y el suf. *-oma*). m. Tumor desarrollado del mesotelio.

mesohipoblasto. m. MESENTODERMO.

mesoíleon (de *meso-* y el gr. *eileîn*, retorcerse). m. Mesenterio del íleon.

mesoinositol. m. Hexahidroxiciclohexano. Factor vitamínico que junto con otros desempeña una función lipotrópica.

mesolóbulo. m. CUERPO CALLOSO.

mesología (de *meso-* y el gr. *lógos*, tratado). f. Ciencia de los medios y de las relaciones de éstos con los seres organizados que en ellos habitan; ecología. ||-**histológica.** Influencia del medio sobre los elementos anatómicos y tejidos.

mesomélico (de *meso-* y el gr. *mélos*, miembro). adj. F., *mésomélique*. Relativo a la porción media de los miembros.

mesómera (de *meso-* y el gr. *méros*, parte). f. Blastómera de tamaño mediano. || Somita mesoblástico o protovértebra.

mesometrio (de *meso-* y el gr. *métra*, matriz). m. A., *Mesometrium;* F., *mésomètre;* In., *mesometrium;* It., *mesometrio;* P., *mesométrio*. Capa muscular media del útero; miometrio. || Mesenterio del útero, representado por los ligamentos anchos.

mesometritis (de *meso-*, el gr. *métra*, matriz, y el suf. *-itis*). f. F., *inflammation du parenchyme de l'utérus*. Inflamación del mesometrio.

mesón. m. MESOTRÓN.

mesonasal (de *meso-* y el lat. *nasus*, nariz). adj. Situado en la mitad de la nariz o fosas nasales.

mesonefroma (de *meso-*, el gr. *nephrós*, riñón, y el suf. *-oma*). m. F., *mésonéphrome*. Tumor maligno originado a partir de restos del mesonefros o del conducto mulleriano, que aparece principalmente en el aparato genital femenino.

mesonefros (de *meso-* y el gr. *nephrós*, riñón). m. A., *Urniere;* F., *rein moyen;* In., *mesonefros;* It., *mesonefro;* P., *mesonefro*. Uno de los tres órganos de excreción que surgen durante el período embrionario de los vertebrados. Se halla situado entre el pronefros (en situación caudal respecto al mismo) y el metanefros o riñón definitivo; cuerpo de Wolff.

mesoneumo (de *meso-* y el gr. *pneúmon*, pulmón). m. Pliegue de la pleura en el hilio del pulmón.

mesoneuritis.

mesoneuritis (de *meso-*, el gr. *neûron*, nervio, y el suf. *-itis*). f. A., *Mesoneuritis;* F., *mésonévrite;* In., *mesoneuritis;* It., *mesonevrite;* P., *mesoneurite*. Inflamación de la sustancia propia del nervio. || Neuritis intersticial que asienta en el tejido conjuntivo que representa el sistema linfático. ||-**nodular.** Hiperplasia inflamatoria del tejido conjuntivo de un nervio, de la que resultan engrosamientos nodulares en la superficie de éste.

mesónfalo (de *meso-* y el gr. *omphalós*, ombligo). m. OMBLIGO.

mesopexia (de *meso-* y el gr. *pêxis*, fijación). f. Mesenteriopexia; mesocolopexia.

mesopico (de *meso-* y el gr. *ópsis*, visión). adj. Relativo a visión con luz de mediana intensidad.

mesoporfirina. f. F., *mésoporphyrine*. Derivado cristalino, sin hierro, de la hematina, obtenido por un proceso de reducción.

mesoprosópico (de *meso-* y el gr. *prósopon*, cara). adj. Que tiene la cara de anchura moderada.

mesoridacina. f. V. FENOTIACINA.

mesoröpter (de *meso-* y el gr. *hóros*, límite, y *optér*, observador). m. Posición normal de los ojos con sus músculos en reposo.

mesorquio (de *meso-* y el gr. *órchis*, testículo). m. Pliegue peritoneal que envuelve el testículo fetal en el abdomen, más tarde túnica vaginal.

mesorrafia. f. MESENTERIORRAFIA.

mesorraquisquisis (de *meso-*, y el gr. *rháchis*, espina dorsal, y *schísis*, división). f. Fisura en la porción media de la columna vertebral.

mesorrecto (de *meso-* y el lat. *rectus,* derecho). m. A., *Mesorektum;* F., *mésorectum;* In., *mesorectum;* It., *mesoretto;* P., *mesorrecto.* Pliegue peritoneal que fija el recto, extendido desde la cara anterior del sacro a la posterior de aquél.
mesorretina. f. F., *couche intermédiaire de la rétine.* Porción media de las capas de la retina.
mesorrino (de *meso-* y el gr. *rhís, rhinós,* nariz). adj. Que tiene la nariz de tipo medio; de índice nasal entre 47 y 51° (raza mongólica).
mesosalpinx (de *meso-* y el gr. *sálpigx, -iggos,* trompeta). m. A., *Mesosalpinx;* F., *mésosalpinx;* In., *mesosalpinx;* It., *mesosalpinge;* P., *mesossalpinge.* Repliegue peritoneal que sostiene la trompa de Falopio.
mesoscápula (de *meso-* y el lat. *scapulae,* las espaldas, los hombros). f. Espina del omóplato.
mesosemo (de *meso-* y el gr. *sêma,* señal). adj. Que tiene un índice orbitario entre 83 y 90°.
mesosífilis. f. Sífilis secundaria.
mesosigmoide (de *meso-,* el gr. *sîgma,* sigma, y *eîdos,* aspecto). m. Porción del mesocolon inserta en la S ilíaca.
mesosigmoidopexia (de *mesosigmoide* y el gr. *pêxis,* fijación). f. Operación de plegar y suturar el mesosigmoide para la corrección del prolapso del recto.
mesosistólico (de *meso-* y el gr. *systolé,* contracción). adj. F., *mésosystolique.* Relativo o que ocurre a la mitad de la sístole.
mesosoma (de *meso-* y el gr. *sôma,* cuerpo). m. F., *mésosome.* Cada uno de los repliegues internos de la membrana citoplasmática propios de muchas bacterias, en especial en las grampositivas. Cumplen las mismas funciones que la membrana y parece que están relacionados con la replicación del DNA y con la formación del septo en el curso de la división bacteriana.
mesosomo (de *meso-* y el gr. *sôma,* cuerpo). adj. De estatura o cuerpo medianos. Ú.t.c.s.
mesóstato (de *meso-* y el gr. *statós,* estacionario). m. Producto de metabolismo intermedio en la formación de otro producto.
mesostenio (de *meso-* y el gr. *stenós,* estrecho). m. Mesenterio del yeyuno e íleon.
mesosternón (de *meso-* y el gr. *stornýnai,* extender). m. F., *mésosternum, corps du sternum.* Cuerpo del esternón o gladíolo, porción entre el mango y el apéndice xifoides.
mesotarsiano. adj. Situado o que ocurre entre las dos filas del tarso.
mesotelio (de *meso-* y *epitelio*). m. A., *Mesothelium;* F., *mésothélium;* In., *mesothelium;* It., *mesotelio;* P., *mesotélio.* Capa de células derivadas del mesodermo, que tapiza la cavidad del embrión. || Capa simple de células escamosas que cubre la superficie de las serosas.
mesotelioma. m. A., *Mesotheliom;* F., *mésothélioma;* In., *mesothelioma;* It. y P., *mesotelioma.* Endotelioma de las superficies serosas.
mesotenar. m. Músculo aductor del pulgar.
mesotendón (de *meso-* y el lat. *tendo, tendinis,* tendón). m. Pliegue de la membrana sinovial, que fija el tendón a su vaina fibrosa.
mesoterapia (del gr. *mésos,* medio, y *therapeía,* tratamiento). f. Método de administración de medicamentos alopáticos en dosis bajas, mediante inyecciones intradérmicas múltiples, aplicadas en la zona de proyección cutánea de la patología subyacente.
mesotórax. m. Porción media del tórax.
mesotorio. m. Producto de desintegración del torio, entre el torio y el radiotorio, que se ha empleado en el tratamiento del cáncer por sus propiedades radiactivas.
mesotrón. m. F., *méson.* Partícula subatómica de vida breve, cuya masa es mayor que la del electrón (200 veces) pero menor que la del protón.
mesouránico. adj. Que tiene un índice palatino entre 110 y 115°.
mesovario (de *meso-* y el lat. *ovarium,* ovario). m. A., *Mesovarium;* F., *mésovarium;* In., *mesovarium;* It., *mesovario;* P., *mesovário.* Repliegue peritoneal que mantiene el ovario en su lugar.
mesoyeyuno (de *meso-* y el lat. *ieiunus,* en ayunas). m. Porción de mesenterio correspondiente al yeyuno.
mestizo (del lat. *mixticius;* de *mixtus,* mezclado). adj. A., *zwitterleschlechtig;* F., *métis;* In., *half-caste;* It., *meticcio;* P., *mestico.* Dícese de la persona o animal producto del cruzamiento de dos razas distintas, especialmente en el hombre, de las razas blanca e india. Ú.t.c.s.
mestranol. m. F., *mestranol.* Compuesto con actividad estrogénica que forma parte de diferentes preparados contraceptivos.
meta-. Forma prefija del gr. *metá,* más allá, junto a, entre, con.
metaartrítico (de *meta-,* el gr. *árthron,* articulación, y el suf. *-itis*). adj. Que ocurre como consecuencia de la artritis.
metábasis (de *meta-* y el gr. *básis,* marcha; de *baínein,* ir, marchar). f. Cambio de una enfermedad en otra. || Tránsito de la vida intrauterina a la extrauterina. || Metástasis o cambio de localización de una enfermedad.
metabiosis (de *meta-* y el gr. *bíosis,* modo de vida). f. A., *Kommensalismus;* F., *métabiose;* In., *metabiosis;* It., *metabiosi;* P., *metabiose.* Forma de simbiosis en la que sólo uno de los organismos es beneficiado; el otro no es influido o es perjudicado.
metabolímetro (del gr. *metabolé,* cambio, y *métron,* medida). m. F., *métabolimètre.* Aparato para medir el metabolismo basal.
metabolina. f. Cualquier producto del metabolismo; metabolito.
metabolismo (del gr. *metabolé,* cambio). m. A., *Metabolismus, Stoffwechsel;* F., *métabolisme;* In., *metabolism;* It., *metabolismo;* P., *metabolismo.* Conjunto de transformaciones físicas, químicas y biológicas que en los organismos vivos experimentan las sustancias introducidas o las que en ellos se forman. || Antiguo sin. de catálisis y metamorfosis. || **-basal.** Gasto mínimo de energía que es necesario para mantener las funciones vegetativas, o sea el grado de calor expresado en calorías por hora y por metro cuadrado de superficie del cuerpo de un individuo en estado de reposo completo, en una atmósfera de 16° y sometido al ayuno desde unas 16 horas antes. La medición se efectúa por medio de un calorímetro. || **-endógeno** o **exógeno.** Metabolismo de las proteínas propias de los tejidos orgánicos o de las proteínas introducidas con la alimentación, respectivamente. || **-constructivo.** Anabolismo, especialmente la conversión de la materia en protoplasma. || **-destructivo.** Catabolismo, especialmente la conversión del protoplasma en un estado inferior de organización y, finalmente, en productos de desecho.
metabolito. m. A., *Stoffwechselprodukt;* F., *métabolite;* In., *metabolite;* It. y P., *metabolito.* Sustancia producida por metabolismo; metabolina.
metabología (del gr. *metabolé,* cambio, y *lógos,* tratado). f. Suma de conocimientos relativos a los procesos metabólicos.
metabolón. m. Forma de materia que sólo tiene existencia transitoria, formada por la desintegración de las sustancias radiactivas.
metabolopatía (del gr. *metabolé,* cambio, y *páthos,* enfermedad). f. Enfermedad debida a una o varias alteraciones metabólicas.
metacarpalia (lat.). n. pl. Conjunto de los huesos del metacarpo; metacarpo.
metacarpectomía (de *metacarpo* y el gr. *ektomé,* resección). f. F., *résection du métacarpe, métacarpectomie.* Resección del metacarpo.
metacarpiano. m. F., *métacarpien.* Cada uno de los cinco huesos cilíndricos, I, II, III, IV y V, que constituyen el esqueleto del metacarpo. V. HUESOS (TABLA DE).
metacarpo (del gr. *metakárpion,* de *metá,* después, y *karpós,* carpo). m. A., *Metakarpus, Mittelhand;* F., *métacarpe;* In., *metacarpus;* It., *metacarpo;* P., *meta-*

carpo. Parte de la mano comprendida entre el carpo y los dedos, constituida por los cinco metacarpianos.

metacarpofalángico. adj. F., *métacarpo-phalangien.* Relativo al metacarpo y a las falanges. Ú.t.c.s. || **-del pulgar.** Músculo aductor del pulgar. || **-lateral.** Interóseo palmar. || **-subpalmar.** Interóseo dorsal.

metacelio o **metacelo** (de *meta-* y el gr. *koilía,* hueco). m. Espacio que con el epicelio constituye el IV ventrículo cerebral.

metaceloma. m. Porción del celoma embrionario, de que se forma la cavidad pleuroperitoneal.

metacéntrico (de *meta-* y el gr. *kéntron,* centro). adj. F., *métacentrique.* Dícese del cromosoma con centrómero central y brazos de igual longitud.

metaciesis (de *meta-* y el gr. *kýesis,* embarazo). f. Embarazo ectópico o extrauterino.

metacinesis (de *meta-* y el gr. *kínesis,* movimiento). f. A., *Metacyesis;* F., *métaciése;* In., *metacyesis;* It. y P., *metaciese.* Movimiento en la mitosis de separación mutua de las estrellas hijas. || METAFASE.

metacircuito (de *meta-* y el lat. *circuitus,* de *circumire,* rodear). m. Conjunto neuronal que representa el sustrato específico de un conocimiento adquirido (J. Barbizet).

metacolina. f. F., *méthacholine.* Acetil-β-metilcolina. Éster de la acetilcolina relativamente resistente a la acetilcolinesterasa. Úsase como vasodilatador y vagomimético cardíaco.

metacono. m. Cúspide externa posterior (distobucal) de un molar superior. La cúspide interna anterior de un molar inferior se denomina *metaconida.*

metacresol. m. Una de las tres formas isómeras del cresol, la más antiséptica.

metacrítico (de *meta-* y el gr. *krísis,* decisión). adj. Consecutivo o posterior al período crítico de una enfermedad.

metacromasia (de *meta-* y el gr. *chróma,* color). f. A., *Metachromasie;* F., *métachromasie;* In., *metachromasia;* It., *metacromasia;* P., *metacromasia.* Fenómeno por el cual ciertas sustancias colorantes cambian su propio color en contacto con otras sustancias o elementos; inverso a la *ortocromasia.* || Diversa coloración de los tejidos por una misma sustancia colorante.

metacromático. adj. F., *métachromatique.* Dícese de lo que tiñe con un color distinto del colorante empleado.

metacromatismo. m. METACROMASIA. || Cambio de color por diferentes causas, edad, estados patológicos, etc.

metacrómico. adj. METACROMÁTICO.

metacromófilo (de *meta-,* el gr. *chróma,* color, y *phílos,* amigo). adj. Que se tiñe de modo diferente con un colorante determinado; metacromático.

metacrosis (de *meta-* y el gr. *chrósis,* color). f. Cambio de color.

metacualona. f. Derivado de la quinazolona, que se emplea como hipnótico.

metadisentería (de *meta-,* el gr. *dýs,* mal, y *énteron,* intestino). f. Colitis crónica debida al grupo de bacterias llamadas también *metadisentéricas;* se caracteriza por ataques recidivantes de diarrea de carácter disentérico de corta duración.

metadona. f. F., *méthadone.* Dimetilaminodifenilheptamona; sustancia analgésica sintética de efectos análogos a los de la morfina, a la que puede sustituir. Se ha empleado en la cura de desmorfinización por ser más leves los síntomas de carencia a los que da lugar la supresión de la administración.

metadrómico (de *meta-* y el gr. *drómos,* carrera). adj. V. PROGRESIÓN METADRÓMICA.

metaestructura (de *meta-* y el lat. *structura,* construcción). f. Conjunto de los metacircuitos (v. METACIRCUITO) que, en un hombre dado y en un momento dado de su vida, representa el sustrato del conjunto de sus conocimientos (*tesaurus cerebral*) inscritos en su cerebro (J. Barbizet).

metafacial (de *meta-* y el lat. *facies,* cara). adj. Situado más allá o detrás de la cara.

metafase (de *meta-* y el gr. *phásis,* palabra). f. F., *métaphase.* Fase de la mitosis durante la cual ocurre el desdoblamiento de los cromosomas en el plano ecuatorial. Sigue a la profase y precede a la anafase.

metáfeno. m. Sal de sodio de hidroximercuriortocresol que diluida al 1 por 1.000 se emplea como antiséptico y germicida, esterilizador de la piel e instrumentos.

metafisario. adj. Relativo a la metáfisis (1.ª acep.).

metafísico (de *meta-* y el gr. *phýsis,* naturaleza). adj. Dícese de lo que está más allá de lo físico o sensible.

metáfisis (de *meta-* y el gr. *phýein,* crecer). f. A., *Metaphyse;* F., *métaphyse;* In., *metaphysis;* It., *metafisi;* P., *metáfise.* Punto de unión de la diáfisis con la epífisis. || METAMORFOSIS.

metafosfórico (Ácido). Sustancia sólida brillante, soluble en agua; reactivo de la albúmina de la orina.

metafrenia (de *meta-* y el gr. *phrén, phrenós,* mente). f. Estado mental caracterizado por el alejamiento del afecto o interés por las demás personas para centrarse sobre el propio individuo.

metagastrio (de *meta-* y el gr. *gastér, gastrós,* vientre, estómago). m. Conducto intestinal permanente del embrión.

metagástrula. f. F., *métagastrula.* Gástrula con una hendidura que difiere del tipo normal.

metagenesia o **metagénesis** (de *meta-* y el gr. *génesis,* generación). f. Alternación de generaciones o generación alternante.

metaglobulina. f. FIBRINÓGENO.

metágmico (de *meta-* y el gr. *agmós,* fractura). adj. desus. Consecutivo a una fractura.

metagonimiasis. f. F., *métagonimose.* Infestación con trematodos intestinales del género *Metagonimus.* La especie *M. yokogawai* se ha encontrado en el hombre en el Japón, China, Indias holandesas, etc.

Metagonimus. Género de gusanos planos del grupo de los trematodos. Parasitan peces de agua dulce, de muy diversos países. || **-yokogawai.** Agente etiológico de la metagonimiasis. Se le había denominado también *Heterophyes yokogawai.*

metagripal. adj. Consecutivo o posterior a la gripe.

metahemoglobina. f. A., *Methämoglobina;* F., *méthémoglobine;* In., *methemoglobin;* It., *metemoglobina;* P., *metahemoglobina.* Producto de la oxidación incompleta de la hemoglobina que se produce cuando sobre ésta actúan nitritos, anilina y derivados de fenilhidracina y otros. Muy estable, no se disocia ni absorbe oxígeno, por lo que resulta fisiológicamente inerte y causa hipoxia. || **-reductasa.** Enzima presente en los hematíes, que cataliza la reducción de metahemoglobina a hemoglobina. Su déficit ocasiona una forma de metahemoglobinemia congénita. Sin.: Diaforasa.

metahemoglobinemia. f. A., *Methämoglobinämia;* F., *méthémoglobinémie;* In., *methemoglobinemia;* It., *metemoglobinemia;* P., *metahemoglobinemia.* Presencia de metahemoglobina en sangre, cuya tasa máxima normal es de 130 mg/dl (20 μmol/l). Su aumento ocasiona cuadros patológicos caracterizados por cianosis, vértigos, cefaleas y a veces anemia hemolítica. Se distinguen una forma adquirida, provocada por diversas sustancias químicas con propiedades oxidantes, como la fenilhidracina, derivados del ácido nitroso, agua oxigenada, colorantes, aminas aromáticas, etc., y dos variedades congénitas: una recesiva, por déficit de la enzima metahemoglobina-reductasa, y otra dominante, debida a la presencia de hemoglobina M.

metainfectivo. adj. Posterior a un proceso infeccioso.

metal (del lat. *metallum,* quizás a través del cat. *metall.*). m. A., *Metall;* F., *métal;* In., *metal;* It., *metallo;* P., *metal.* Nombre común de una serie de cuerpos simples caracterizados por el brillo particular, maleabilidad, ductilidad y conductibilidad del calor y la electricidad. || **-Brittania.** Aleación de estaño, antimonio, cobre, cinc y bismuto. || **-coloidal.** Solución coloidal de un metal; electrosol. || **-de Arcet** o **Darcet.** Aleación de plomo, bismuto y estaño; empleado por los dentistas. || **-de Babbitt.** Aleación de estaño, cobre y antimonio, de igual empleo. ||**-de Wood.** Aleación de bismuto, plomo, estaño y cadmio. ||**-fusible.** Aleación de bismuto, plomo y estaño, que se funde a una temperatura relativamente baja, como la de *Melotte*, empleada por los dentistas, que se funde a unos 96°.

metalbúmina (de *meta-* y *albúmina*). f. Seudomucina.

metalergia (de *meta-* y *alergia*). f. Estado alérgico específico en el cual un organismo sensibilizado a un antígeno determinado reacciona de la misma forma ante un antígeno cualquiera.

metalización. f. F., *métallisation*. Tratamiento o impregnación con metales.

metalofobia (del gr. *métallon*, metal, y *phóbos*, temor). f. Variedad de pselafobia relativa a los metales u objetos metálicos.

metaloide (del gr. *métallon*, metal, y *eîdos*, aspecto). m. A., *Metalloid*; F., *métalloide*; In., *metalloid*; It., *metalloide*; P., *metalóide*. Cuerpo simple, por lo general electronegativo, mal conductor del calor y de la electricidad, que combinado con el oxígeno forma anhídridos.

metaloplastia (del gr. *métallon*, metal, y *plássein*, formar). f. Uso plástico de los metales.

metalosis (del gr. *métallon*, metal, y el suf. *-osis*). f. Estado patológico ocasionado por la intoxicación con metales. ||**-pulmonar.** Neumoconiosis metálica, siderosis.

metalproteína. m. Proteína compuesta cuyo grupo prostético es un metal.

metalúes. f. Metasífilis.

metámera (de *meta-* y el gr. *méros*, parte). f. A., *Metamer*; F., *métamère*; In., *metamere*; It., *metàmero*; P., *metâmero*. Porción del cuerpo de un animal que contiene todas las partes esenciales orgánicas y que puede vivir aisladamente.|| Segmento primitivo o somita; protovértebra.

metamería (de *meta-* y el gr. *meros*, parte). f. A., *Metamerie*; F., *métamérie*; In., *metamerism*; It. y P., *metameria*. Isomería química. || Disposición o división en segmentos o metámeras. ||**-cutánea.** División de la superficie cutánea en zonas, cada una de las cuales corresponde a un segmento medular o neurotomo.

metamérico. adj. Relativo a una metámera o a la metamería.

metamerismo. m. Metamería.

metamielocito (de *meta-*, el gr. *myelós*, médula, y *kýtos*, cavidad). m. A., *Metamyelozyt*; F., *métamyélocyte*; In., *metamyelocyte*; It., *metamielocita*; P., *metamielócito*. Mielocito en el que se inicia el polimorfismo nuclear, anterior al leucocito granular, con núcleo en forma de haba (juvenil) o en U.

metamixovirus. m. Pneumovirus.

metamorfopsia (de *meta-*, el gr. *morphé*, forma, y *ópsis*, visión). f. F., *métamorphopsie*. Trastorno visual en el que los objetos aparecen cambiados en su forma o tamaño.||**-varians.** Metamorfopsia en la que varía continuamente el perfil del objeto.

metamorfosis (del lat. *metamorphosis*; y éste del gr. *metamórphosis*, de *metamorphoûn*, transformar). f. A., *Metamorphose*; F., *métamorphose*; In., *metamorphosis*; It., *metamorfosi*; P., *metamorfose*. Cambio de forma o estructura, degeneración. || Especialmente, conjunto de estados sucesivos por los que pasan los insectos y otros animales antes de llegar a la forma definitiva adulta: huevo, larva, ninfa, imago. ||**-adiposa.** Degeneración adiposa. ||**-de los exudados.** Cambios que éstos experimentan en sentido progresivo; organización. ||**-fibrosa.** Esclerosis. ||**-ovular.** Cambios evolutivos que ocurren en la ovulación. ||**-retrógrada.** Degeneración.

metanal. m. Formaldehído.

metanefrón o **metanefros** (de *meta-* y el gr. *nephrós*, riñón). m. A., *Metanephros*; F., *métanéphros*; It., *metanefro*; P., *metanefrónio*. De los tres órganos excretores que aparecen en la evolución de los vertebrados, el metanefros es el más caudal y constituye el riñón permanente en los mamíferos.

metanémico (de *meta-* y el gr. *ánaimos*, exangüe). adj. Consecutivo o posterior a la anemia.

metaneumónico (de *meta-* y el gr. *pneúmon*, pulmón). adj. Consecutivo a la neumonía.

metanfetamina. f. Derivado de la anfetamina, con mayor efecto sobre el sistema nervioso central y menores efectos periféricos. Se utiliza como anoréxico en la obesidad exógena y, en pediatría, en el déficit de atención. Es una sustancia objeto de abuso y se la conoce con el nombre de *speed*.

metano (del gr. *méthy*, vino). m. A., *Methan, Methylwasserstoff*; F., *méthane*; In., *methane*; It., *metano*; P., *metano*. Gas de los pantanos o formeno, CH_4, inflamable, producido por la descomposición de la materia orgánica.

metanol. m. Alcohol metílico.

metanomonadáceas. f. pl. Metilomonadáceas.

metantelina. f. Derivado sintético de amonio cuaternario, con acciones parasimpaticolíticas parecidas a las de la acetilcolina.

metanúcleo (de *meta-* y el lat. *nucleus*, dim. de *nux, nucis*, nuez). m. Núcleo ovular después de su exclusión de la vesícula germinativa.

metapeptona. f. Producto de la acción digestiva sobre los proteidos, intermedio a la parapeptona y la dispeptona.

metapirético (de *meta-* y el gr. *pyretós*, fiebre). adj. Consecutivo a la fiebre o resultado de ella.

metaplasia (de *meta-* y el gr. *plássein*, formar). f. A., *Metaplasie*; F., *métaplasie*; In., *metaplasia*; It., *metaplasia*; P., *metaplasia*. Producción, por las células de una especie determinada, de tejido distinto del que producen normalmente; cambio de un tejido en otro.

metaplasis. f. Estado en el cual el organismo ha alcanzado su desarrollo completo.

metaplasma. m. Partículas o granulaciones inorgánicas incluidas en el protoplasma.|| Deutoplasma.

metaplexo (de *meta-* y el lat. *plexus*, p. p. de *plectere*, entrelazar). m. Plexo coroideo del cuarto ventrículo.

metapófisis (de *meta-* y *apófisis*). f. Eminencia mamilar en las apófisis articulares superiores de ciertas vértebras.

metaporo. m. Agujero o foramen de Magendie.

metaproteína. f. F., *protéine obtenue par hydrolyse d'une protéine*. Producto de la acción de un ácido o un álcali sobre una proteína, de la que resulta un compuesto soluble en ácidos o álcalis muy diluidos, pero insoluble en los líquidos neutros.

metapsicología. f. A., *Metapsychologie*; F., *métapsychologie*; In., *metapsychology*; It., *metapsicologia*; P., *metapsicologia*. Término creado por Freud para designar su teoría psicológica en la cual se desarrollan los modelos conceptuales que integran la descripción y estudio de los procesos psíquicos desde un punto de vista tópico, dinámico y económico.

metapsíquica (de *meta-* y el gr. *psychiké*, f. de *psychikós*, psíquico). f. F., *métapsychique*. Estudio de los fenómenos que rebasan los límites de la psicología normal: adivinación, telepatía, telecinesis, etc. (Richet). || Parapsicología.

metaptosis (de *meta-* y el gr. *ptôsis*, caída). f. Metástasis.

metaquímico (de *meta-* y el gr. *chymós*, jugo de planta). adj. Dícese de lo que está más allá de los límites de la química.

metaquinesis (de *meta-* y el gr. *kínesis*, movimiento). f. Conciencia de los animales inferiores (Lloyd Morgan).

metaraminol. m. F., *métaraminol*. Amina simpaticomimética sintética que se utiliza en el tratamiento de los estados hipotensivos.

metarteriola. f. F., *précapillaire*. Vaso sanguíneo de carácter intermedio a la arteriola y el capilar; precapilar.

metasífilis. f. Sífilis congénita con degeneración general pero sin lesiones locales apreciables. || Consecuencia de la sífilis.|| Parasífilis.

metasimpático (de *meta-* y el gr. *sympathés,* simpático). adj. Dícese de los ganglios y nervios simpáticos existentes en las vísceras. U.t.c.s.
metasinapsis. f. Sinapsis de los cromosomas extremo con extremo.
metasincrisis (de *meta-* y el gr. *sygkrínein,* reunir). f. Regeneración o restauración del cuerpo o de una de sus partes.
metasíndesis. f. METASINAPSIS.
metaspermatogenia (de *meta-,* el gr. *spérma, -atos,* semilla, y *gennân,* producir). f. Espermatogenia defectuosa por alteración regresiva del tejido testicular.
metastable (de *meta-* y el lat. *stabilis,* firme). adj. No enteramente estable.
metástasis [metastásico] (del gr. *metástasis,* cambio de lugar). f. A., *Metastase;* F., *métastase;* In., *metastasis;* It., *metastasi;* P., *metástase.* Aparición de uno o más focos morbosos secundarios a otro primitivo, con o sin desaparición de éste, en regiones o partes no contiguas del punto de evolución del foco primitivo. ‖ **-calcárea.** Formación de sales calcáreas en el riñón y otras partes en los estados de hipercalcemia mantenida. ‖ **-cruzada.** Paso del material de la circulación venosa a la arterial sin atravesar los pulmones. ‖ **-de trasplantación.** La de un tejido en otro. ‖ **-directa.** La que se efectúa en dirección de la corriente sanguínea o linfática. ‖ **-paradójica** o **retrógrada.** Metástasis que se efectúa en dirección opuesta a la de la corriente sanguínea o linfática. ‖ **-purulenta.** INFECCIÓN PURULENTA.
metastatizar. intr. Dar origen a metástasis.
metasternón (de *meta-* y el gr. *stérnon,* pecho). m. Cartílago ensiforme o xifoides.
Metastrongylus. Género de gusanos nematodos. La especie *M. elongatus,* común en los cerdos, infesta las vías respiratorias y produce neumonía y bronquitis muy graves en los animales jóvenes. Se conocen algunos casos de infección humana.
metatálamo (de *meta-* y el gr. *thálamos,* cámara nupcial). m. A., *Metathalamus;* F., *corps genouillés;* In., *metathalamus;* It., *metatalamo;* P., *metatálamo.* Cuerpos geniculados interno y externo.
metatarsalgia (de *metatarso* y el gr. *álgos,* dolor). f. A., *Metatarsalgie;* F., *métatarsalgie;* In., *metatarsalgia;* It., *metatarsalgia;* P., *metatarsalgia.* Dolor en el metatarso; enfermedad o neuralgia de Morton.
metatarsectomía (de *metatarso* y el gr. *ektomé,* resección). f. F., *métatarsectomie.* Escisión o amputación del metatarso.
metatarsiano. m. F., *métatarsien.* Cada uno de los cinco huesos I a V, cilindroideos y paralelos, situados en la parte media del pie y articulados con la segunda fila del tarso y las primeras falanges. V. HUESOS (TABLA DE).
metatarso (de *meta-* y el gr. *társos,* tarso). m. A., *Metatarsus, Mittelfuss;* F., *métatarse;* In., *metatarsus;* It., *metatarso;* P., *metatarso.* Porción del pie situada entre el tarso y los dedos, constituida por los metatarsianos.
metatarsofalángico. adj. *métatarso-phalangien.* Relativo o perteneciente al metatarso y las falanges. ‖ **-del dedo gordo** o **del dedo pequeño.** Abductor de dedo gordo y flexor corto del dedo pequeño, respectivamente.
metatela. f. Tela coroidea del IV ventrículo.
metátesis (del lat. *metathesis* y éste del gr. *metáthesis;* de *metá,* en otro lugar, y *thésis,* colocación). f. F., *méthathèse.* Traslación artificial de un proceso o producto patológico de un punto a otro, especialmente desplazamiento de sustancias tóxicas por diferentes agentes modificadores. ‖ Reacción química en la cual un elemento o radical de un compuesto se cambia con otro elemento o radical de otro compuesto.
metatípico (de *meta-* y el gr. *typos,* marca). adj. Dícese de los tumores compuestos de los elementos del tejido en el cual se desarrollan, pero dispuestos de un modo distinto o atípico.
metatopia (de *meta-* y el gr. *tópos,* lugar). f. Proliferación o desarrollo en un tejido de elementos no preponderantes en él.

metatrofia (de *meta-* y el gr. *trophé,* nutrición). f. F., *état nutritif morbide.* Estado de nutrición defectuosa. ‖ Cambio en la alimentación, especialmente en la administración de un medicamento, con objeto de reforzar la acción de éste. Ejemplo: supresión de la sal en los epilépticos para aumentar la acción de los bromuros.
metatuberculosis (de *meta-,* el lat. *tuberculum,* dim. de *tuber, -eris,* tumor, y el suf. *-osis*). f. Estado en que el organismo muestra reacciones tuberculosas sin lesiones específicas.
metaxenia (de *meta-* y el gr. *xénos,* extraño). f. Necesidad de dos huéspedes para el completo ciclo de existencia de un parásito.
metazoos (de *meta-* y el gr. *zôon,* animal). m. pl. División del reino animal, que incluye los seres que se caracterizan por la segmentación del huevo, que forma células diferenciadas y agrupadas en tejidos; comprende a todos menos los protozoos.
Metchnikoff. V. MEČNIKOV.
metecio (de *meta-* y el gr. *oîkos,* casa). m. HETERECIO.
metencéfalo (de *meta-* y *encéfalo*). m. A., *Metenzephalon, Hinterhirn;* F., *métencéphale;* In., *metencephalon;* It., *metencéfalo;* P., *metencéfalo.* Porción de encéfalo embrionario de la que se desarrollan el puente y el cerebelo; es la parte anterior del rombencéfalo. Sin.: Epencéfalo. ‖ CEREBELO.
metencefalospinal. adj. CEREBELOSPINAL.
metenilo. m. Radical trivalente ≡CH. ‖ **-(Tribromuro, tricloruro** o **triyoduro de).** Bromoformo, cloroformo y yodoformo, respectivamente.
meteorismo (del gr. *metéoros,* elevado). m. A., *Meteorismus;* F., *météorisme;* In., *meteorism;* It. y P., *meteorismo.* Distensión del abdomen por gases contenidos en el tubo digestivo; puede ser generalizado o localizado en una parte del intestino. Neumatosis, timpanitis, timpanismo. ‖ **-peritoneal.** NEUMOPERITONEO.
meteorización. f. Producción de meteorismo.
meteorolábil. adj. Sensible a las variaciones atmosféricas.
meteoropatía (de *meteoro* y el gr. *páthos,* afección). F., *météoropathie.* Trastorno debido a las condiciones del clima o atmósfera; ciclonopatía.
meteororresistente. adj. F., *météororésistant.* Insensible a los cambios atmosféricos.
meteorosensitivo. adj. METEOROLÁBIL.
meteorotrópico (de *meteoro* y el gr. *trépein,* girar). adj. F., *météorotrope.* Influido por las condiciones atmosféricas.
metepencéfalo. m. MIELENCÉFALO.
metergasis (de *meta-* y el gr. *ergasía,* trabajo). f. Cambio de trabajo o de función.
Methamonadaceae. f. pl. V. METILOMONADÁCEAS.
Methanomonas. V. METHYLOMONAS.
methemoglobina. f. METAHEMOGLOBINA.
methemoglobinuria. f. Presencia de metahemoglobina en la orina.
Methylococcus. Género bacteriano de la familia metilomonadáceas, que oxidan el metano y el metanol. Son bacterias gramnegativas, aerobias, no móviles y encapsuladas.
Methylomonadaceae. f. pl. V. METILOMONADÁCEAS.
Methylomonas. Género bacteriano de la familia metilomonadáceas. Son bacterias gramnegativas capaces de oxidar el metano y el metanol, como fuente de carbono y energía.
meticaína. f. Anestésico local y raquídeo; clorhidrato de benzol-γ-(2-metilpiperidina)-propilo.
meticilina. f., *méticilline.* V. PENICILINA.
metilacetanilina. f. Derivado del benceno; analgésico y antipirético; exalgina.
metilación. f. F., *méthylation.* Reacción en la cual, en un compuesto químico, uno o varios átomos de hidrógeno son sustituidos con grupos metílicos (—CH_3).
metilal. m. FORMAL.
metilamida. f. METILAMINA.
metilamina. f. F., *méthylamine.* Gas tóxico inflamable, NCH_5, de olor de pescado podrido, que se obtiene por

metilandrostenodiol - método

el paso de una corriente de gas amoniaco por el yoduro de metilo. Se emplea como refrigerante.

metilandrostenodiol. m. Esteroide químicamente emparentado con la metiltestosterona, pero con escasa acción virilizante.

metilantipirina. f. Tolipirina, sustancia cristalina incolora, soluble en 10 partes de agua, con las mismas indicaciones que la antipirina.

metilarsinato. m. Sal de ácido metilarsínico. ||**-disódico.** ARRENAL.

metilarsínico (Ácido). Compuesto blanco, cristalino, derivado orgánico del arsénico.

metilatropina (Bromuro de). F., *méthylatropine*. Compuesto blanco, cristalino, soluble, que se empleó para combatir los sudores de los tísicos. Se emplea también como midriásico en colirios, en la misma proporción que las sales de atropina (1 % a 0,5 %).

metilbenzaconina. f. Derivado de la aconitina, que tiene propiedades fisiológicas análogas a las del curare.

metilbenzoilecgonina. f. COCAÍNA.

metilcolantreno. m. Hidrocarburo cancerígeno dotado de propiedades estrogénicas.

metildopa. f. F., *méthyldopa*. α-Metildopa. L-α-metil-3,4-dihidroxifenilalanina. Análogo metilado de la dopa, empleado en el tratamiento de la hipertensión arterial.

metileno. m. A., *Methylen;* F., *méthylène;* In., *methylene;* It. y P., *metileno*. Radical bivalente CH_2 del metano. ||**-(Azul de).** V. AZUL. ||**-(Bicloruro de).** Líquido volátil, anestésico, que se emplea del mismo modo que el cloroformo. ||**-(Biyoduro de).** Líquido amarillento que tiene propiedades anestésicas e hipnóticas.

metilenófilo (de *metileno* y el gr. *phílos*, amigo). adj. Que se tiñe por el azul de metileno.

metilepsia (del gr. *méthy*, vino, y *lêpsis*, posesión). f. Afición morbosa a las bebidas embriagantes; metomanía.

metilfenilacetona. f. HIPNONA.

metilglioxalidina. f. LISIDINA.

metilguanidina. f. Tomaína tóxica del pescado podrido.

metilhidantoína. f. Compuesto cristalino, producto de la descomposición de la creatina.

metílico. adj. F., *méthylique*. Que contiene el grupo metilo o que es derivado del alcohol metílico.

metilindol. m. ESCATOL.

metilmercaptán. m. F., *méthylmarcaptan*. CH_3SH. Gas que se forma en los intestinos en la descomposición de las proteínas; comunica a la orina el olor especial que se percibe después de comer espárragos. A nivel industrial se prepara haciendo reaccionar alcohol metílico con disulfuro de hidrógeno; se emplea fundamentalmente para la síntesis de metionina.

metilmorfina. f. F., *méthylmorphine*, *codéine*. CODEÍNA.

metilnaftoquinona. f. Vitamina K_4.

metilnarcotina. f. Uno de los principios activos del opio.

metilo (del gr. *méthy*, vino, e *hýle*, madera). m. A., *methyl;* F., *mèthile;* In., *methil;* It., *metile;* P., *metilo*. Radical hipotético monovalente, CH_3, del metano. ||**-(Alcohol de).** Alcohol metílico o de madera. Sedante, narcótico y tóxico. ||**-(Cloruro de).** Gas que se licua por la presión y que, pulverizado en dicho estado, es un potente anestésico local. ||**-(Hidrato de).** ALCOHOL METÍLICO. ||**-(Hidruro de).** FORMENO. ||**-(Nitrato de).** Compuesto que se ha empleado como vasodilatador. ||**-(Óxido de).** Éter metílico, gas incoloro muy refrigerante e inflamable. ||**-(Rojo de).** Ácido paradimetilaminoazobencenortocarboxílico; se emplea como indicador de la concentración del ion hidrógeno; su pH oscila entre 4,4 (rojo) y 6 (amarillo). ||**-(Salicilato de).** Esencia artificial de gaulteria, muy empleada en el tratamiento externo de las afecciones reumáticas, sola o asociada con otros tópicos. ||**-(Verde de).** Colorante de anilina que se forma metilando la rosanilina. Empléase en microscopia. ||**-(Violeta de).** Pioctanina azul. ||**-(Yoduro**

de). Líquido incoloro o amarillento, anestésico local y vesicante.

metilmonadáceas. f. pl. Familia bacteriana que comprende los géneros *Methylomonas* y *Methylococcus*. Son bacterias del suelo que utilizan el metano y el metanol como única fuente de energía y carbono.

metilpirocatequina. f. GUAYACOL.

metilprednisolona. f. F., *méthylprednisolone*. 6-Metilprednisolona. Corticosteroide sintético con potente actividad glucocorticoide y antiinflamatoria y escasa actividad mineralocorticoide.

metilsulfonal. m. TRIONAL.

metiltiobromina. f. CAFEÍNA.

metiltionina. f. AZUL DE METILENO.

metionina. f. F., *méthionine*. Ácido aminometiltiolbutírico. Aminoácido natural, esencial para el desarrollo, presente en la mayoría de las proteínas excepto en las protaminas e histonas más simples. Sirve como precursor para la síntesis de la cisteína y cistina. La metionina no sólo proporciona una estructura esquelética única, sino que actúa como importante agente metilante, facilitando la síntesis de la colina.

metisergida. f. F., *méthysergide*. Derivado del ácido lisérgico que bloquea específicamente las acciones de la serotonina. Se emplea como profiláctico en la migraña.

metisticina. f. Principio de las raíces del *Piper methysticum* o kava-kava. *Sin.:* Kavaína.

metocarbamol. m. F., *méthocarbamol*. Relajante de la musculatura esquelética por acción sobre el sistema nervioso central.

metodismo. m. Sistema o escuela de los metodistas, fundado por Temison en el año 50 a. de J. C., modificación de la doctrina solidista de Epicuro, en la que se atribuye a todos los cuerpos la propiedad de estrecharse y relajarse *(strictum et laxum)*, siendo el trastorno de este mecanismo de todas las funciones el origen de las enfermedades.

método (del lat. *methodus*, y este del gr. *méthodos;* de *metá*, hacia, y *hodós*, camino). m. A., *Methode;* F., *méthode;* In., *method;* It., *metodo;* P., *método*. Manera de practicar un acto u operación, sujeta a ciertos principios (Para los términos que no se encuentren en este apartado, consúltense las voces COLORACIÓN, PRUEBA, REACCIÓN, RESPIRACIÓN y TRATAMIENTO.) ||**-ABC** *(alum, blood, charcoal)*. Decoloración de materias de letrina por la adición de alumbre, sangre y carbón. ||**-abierto, cerrado, semiabierto o semicerrado.** Métodos de anestesia general inhalatoria que se diferencian según que los gases espirados estén o no en comunicación con el exterior o lo estén sólo de manera parcial||**-catártico de Freud.** Método psicoanalítico por el cual se estimula al paciente a que refiera lo que sabe sobre una cuestión, a fin de depurar sus sentimientos. ||**-de Abbott.** Tratamiento de la escoliosis por la hipercorrección y el corsé de yeso aplicado en un bastidor especial. ||**-de Abeatici y Campi.** Esplenoportografía transparietal para el estudio de la circulación venosa esplenoportal. ||**-de Achard-Castaigne.** Prueba del azul de metileno. ||**-de Achúcarro.** Impregnación del tejido conjuntivo con un preparado de plata y tanino. ||**-de Addis.** V. RECUENTO DE ADDIS. ||**-de Adelmann.** Flexión forzada de una extremidad para cohibir la hemorragia arterial. ||**-de Ahlfeld.** Desinfección de las manos con agua caliente y alcohol. ||**-de Anel.** Tratamiento de los aneurismas por la ligadura de la arteria por encima del tumor. ||**-de Antyllus** o **Antilo.** Doble ligadura por encima y por debajo de un saco aneurismático, y apertura y vaciamiento de éste. ||**-de Astrup.** Micrométodo utilizado para valorar el equilibrio acidobásico y determinar el pH. ||**-de Audibert y Monge.** Autoseroterapia con líquido ascítico. ||**-de Baccelli.** Tratamiento del aneurismo por la introducción de un muelle de reloj en el saco. ||**-de Baer.** V. TRATAMIENTO. ||**-de Bang.** Determinación de las cantidades de azúcar, albúmina, urea, etc, en la sangre, por el examen de unas cuantas gotas recogidas en papel secante. || Prevención de la extensión de la tuberculosis bovina por el aislamiento de las reses en fermas y separación lo más pronto posible de los terneros de las vacas afectas y alimentación de aquéllos con leche sana. ||**-de Baréty.** Método de extensión para el tratamiento de las afecciones de la cadera y fracturas del muslo. ||**-de Barraquer.** Extracción de la catarata por medio del vacío ejercido por un aparato adecuado denominado *erisífaco*; facoérisis. || Zonulólisis enzimática. ||**-de Bastianelli.** Esterilización de la piel antes de una operación con una solución de yodo en bencina al 1 % seguida de la aplicación de tintura de yodo al 50 %. ||**-de Behring.** Producción de una inmunización activa contra la difteria por la inyección de mezclas de toxina diftérica y antitoxina que se neutralizan. ||**-de Belmas.** Compresión total y continua de la arteria entre el corazón y un aneurisma, en el tratamiento de éste. ||**-de Berger.** Sutura en la fractura transversa de la rótula. ||**-de Bergonié.** Tratamiento de la obesidad por la faradizacion general. ||**-de Besredka.** Aplicación a la piel de extractos de cultivos de estafilococos y otros microorganismos, para la producción de la inmunidad local. || Vacunación antianafiláctica por medio de la inyección de una pequeñísima cantidad de suero (0,1 a 0,01 ml), dos horas antes de la inyección curativa. || Vacunación con microbios vivos. ||**-de Beuttner.** Extirpación de los anexos uterinos con conservación de una porción del ovario y escisión transversa cuneiforme del fondo uterino. ||**-de Bier.** Hiperemia pasiva producida artificialmente para el tratamiento de procesos inflamatorios crónicos de una articulación o parte. || Método de anestesia en un miembro por la inyección intravenosa de cocaína al 0,5 %, después de eliminar la sangre por elevación y constricción. ||**-de Bivine.** Administración de hidrato de cloral en la intoxicación por la estricnina. ||**-de Bjorck.** Exploración cardíaca por angiografía directa con punción de la aurícula izquierda por vía dorsal paravertebral derecha. ||**-de Boero.** Procedimiento de aborto mediante la inyección intraamniótica de formol a través de la pared abdominal de la madre. ||**-de Bonnaire.** Provocación del parto por la dilatación digital del cuello uterino. ||**-de Bouché-Hustin.** Desensibilización progresiva obtenida por choques séricos ligeros y repetidos durante bastante tiempo. ||**-de Bouchon.** Tratamiento de las heridas por la aplicación de formaldehído seguida de lavado con solución de Javel. ||**-de Brandt.** TRATAMIENTO DE BRANDT. ||**-de Brauer.** Producción del neumotórax artificial con nitrógeno. ||**-de Bruennighausen.** Inducción del parto prematuro por la dilatación del cuello del útero. ||**-de Brugsch.** Palpación del hígado con la mano del explorador colocada de plano y los dedos extendidos con las yemas algo por debajo del supuesto borde del hígado; al respirar profundamente el paciente, el borde del hígado choca con los dedos. ||**-de Buchner.** Cultivo anaerobio por medio de una solución alcalina de pirogalol que absorbe el oxígeno. ||**-de Bunge.** Amputación aperiostica de la pierna, en la que se deja el periostio más corto que el hueso y se excava la sustancia medular algunos milímetros. ||**-de Callahan.** Aplicación de ácido sulfúrico al conducto de la raíz dentaria con el objeto de destruir la pulpa. ||**-de Calot.** Tratamiento del mal de Pott por la aplicación de un apósito de tarlatana enyesado que comprende el tórax, cuello y occipucio, estando el enfermo en suspensión. ||**-de Carrel.** TRATAMIENTO DE CARREL. ||**-de Carrel-Dakin.** Determinación del número de bacterias en una herida en curación para fijar el tiempo de la sutura secundaria. || TRATAMIENTO DE CARREL-DAKIN. || Método de sutura arterial terminoterminal. ||**-de Cathelin.** Inyección de una sustancia medicamentosa en el espacio epidural del conducto sacro. ||**-de Cerlett-Bini.** Electrochoque en las enfermedades psiquiátricas. ||**-de Chaput.** Tratamiento de la osteomielitis por raspado de la cavidad y relleno de la misma con grasa tomada del muslo o del abdomen. ||**-de Ciaccio.** Fijación de los tejidos con solución cromatada ácida y coloración de los mismos con Sudán III para hacer visibles los lipoides celulares. ||**-de Ciniseli.** Galvanopuntura de los aneurismas. ||**-de Claudius.** Esterilización del catgut sumergiéndolo en una solución yodoyodurada durante una semana. ||**-de Copeman.** Dilatación digital del orificio uterino y desprendimiento del polo inferior del huevo en los vómitos incoercibles del embarazo. ||**-de Cordier.** Inyección de aire filtrado en el trayecto de los nervios en el tratamiento de las neuralgias facial y ciática. ||**-de Coutard.** Radioterapia a dosis fraccionadas por tiempo prolongado. ||**-de Couteaud.** Reducción de las fracturas de la clavícula y mantenimiento de la reducción por el peso del brazo colgante fuera de la cama. ||**-de Cox.** Método de producción de vacunas en la yema de huevo, con el que se obtienen concentraciones elevadas de *Rickettsia*. ||**-de Credé.** Instilación de una gota de una solución de nitrato de plata al 2 % en los ojos de los recién nacidos, como medio preventivo de la oftalmía blenorrágica. || Método de expresión para desprender la placenta después del parto, por medio de la mano aplicada al fondo del útero a través de la pared abdominal. ||**-de Czepa.** Administración de la papilla de bario con un purgante con objeto de hacer visible el apéndice vermicular. ||**-de Daniels.** Biopsia retroclavicular con anestesia local para obtener tejido celuloganglionar existente entre el esternocleidomastoideo y el escaleno anterior. Para el diagnóstico de las lesiones pulmonares mediastínicas o mediastinopulmonares, en especial la sarcoidosis. ||**-de Defer.** Tratamiento del hidrocele por evacuación y cauterización del saco con una solución de nitrato de plata. ||**-de Degkwitz.** Profilaxis del sarampión por la inyección de suero de convalecientes. ||**-de Delbastaille.** Inyección de los tumores con ácido ósmico. ||**-de Delbet.** Método ambulatorio en el tratamiento de las fracturas de la pierna, por medio de un aparato que permite apoyarse en el miembro afecto. ||**-de Delore.** Osteoclasis manual para la corrección del genu valgum. ||**-de Demme.** Tratamiento del hidrocele por las inyecciones de tintura de yodo. ||**-de Diblet.** Tratamiento de las fracturas del cuello del fémur por medio de un clavo. ||**-de Domagk.** Para la demostración de las células reticuloendoteliales, se inyecta un cultivo de estafilococos diluido en solución salina en la vena femoral de una rata, a la que se mata al cabo de 20 minutos. En secciones fijadas con formalina y teñidas por el método de Gram, las células de Kupffer y otras del mismo sistema destacan notablemente. ||**-de Duncan.** AUTOTERAPIA. ||**-de Eggleston.** Administración de la digital a grandes dosis repetidas con frecuencia. ||**-de Filatov.** Injerto de tejidos, sobre todo placenta, para estimular las reacciones biológicas del organismo. ||**-de Finsen.** Empleo de los rayos luminosos en el tratamiento de las enfermedades. ||**-de Flexner.** Obtención de suero antimeningocócico por la inyección primero de autolisinas de la cepa y a continuación de cultivos vivos. ||**-de Fochier.** Producción de los llamados abscesos de fijación por medio de la esencia de trementina en el tratamiento de las septicemias y piemias. ||**-de Forlanini-Morelli.** TRATAMIENTO DE FORLANINI-MORELLI. ||**-de Freiburg.** SUEÑO CREPUSCULAR. ||**-de Frenkel.** Serie de movimientos de precisión que deben practicar los pacientes atáxicos con objeto de restablecer la coordinación. ||**-de Fülleborn.** Para el descubrimiento de filarias en las deposiciones se tritura 1 g de éstas y se mezcla con 20 ml de solución saturada de sal común. Se deja en reposo 1 ó 2 horas, y un cubreobjeto que ha flotado en la superficie del líquido se transfiere sin secar al portaobjeto. ||**-de Gabastou.** Inyección de una solución salina en el cordón umbilical, para desprender la placenta en la retención de ésta. ||**-de Gerota.** Inyección de los linfáticos con azul de Prusia, que es soluble en cloroformo o éter, pero no en el agua. ||**-de Gersuny.** Introduccion de un hilo de plata en forma de aro en los bordes del ano en los casos de prolapso rectal. ‖ **-de Gersuny.** Inyección de vaselina en el seno de los tejidos con objeto protésico. ‖ **-de Gilbert.** AUTOSEROTERAPIA. ‖ **-de Goelet.** Palpación del riñón con el enfermo de pie y la pierna flexionada. ‖ **-de Graham y Cole.** Colecistografía por vía oral. ‖ **-de Grossich.** Empleo de la tintura de yodo en la asepsia del campo operatorio y de las heridas. ‖ **-de Grott.** Para la palpación pancreática: el explorador de pie y a la derecha del paciente, que se halla en decúbito supino y con las piernas flexionadas, apoya su mano derecha sobre el abdomen del paciente procurando que los dedos alcancen el borde del músculo recto anterior izquierdo; durante la inspiración, se penetra profundamente hacia el lado izquierdo de la columna vertebral. El dolor provocado es signo de afección pancreática. ‖ **-de Hamilton.** Compresión del útero con el puño dentro de la vagina y una mano aplicada sobre el abdomen en la hemorragia post partum. ‖ **-de Hammerschlag.** Determinación del peso específico de la sangre por la hidrometría después de la adición de cloroformo y benceno. ‖ **-de Handley.** Tratamiento de la elefancía por la inserción de largos hilos de seda en los tejidos subcutáneos. ‖ **-de Hartel.** Inyección alcohólica del trigémino en la región del agujero oval del esfenoides a través de la boca. ‖ **-de Hirschberg.** Medición de la desviación de un ojo estrábico por la reflexión de una bujía en la córnea. ‖ **-de Hodgen.** Tratamiento del tétanos traumático por las grandes dosis de licor de Fowler. ‖ **-de Hohl.** Protección del perineo en el parto mediante la resistencia con los dedos a la parte que se presenta. ‖ **-de Holger-Nielsen.** Método ventral de respiración artificial en la reanimación de ahogados, asfixiados y electrocutados, con dos tiempos, inspiratorio y espiratorio, muy activos. ‖ **-de Howel.** Para determinar el tiempo de coagulación se pone sangre venosa en un tubo de 21 mm de diámetro. La coagulación es completa cuando se puede invertir el tubo sin que caiga el coágulo. ‖ **-de Heuschen.** Alcoholización del nervio frénico con objeto de obtener temporalmente los mismos efectos que con la frenicectomía. ‖ **-de Hynes.** Injerto dérmico invertido: tras una abrasión, se espera la granulación, se aplica un injerto dérmico invertido y diez días después un injerto dermoepidérmico grueso. ‖ **-de Janet.** Tratamiento de la blenorragia por las inyecciones de permanganato de potasio. ‖ **-de Karman.** Interrupción del embarazo mediante la aspiración del contenido uterino en las diez primeras semanas del embarazo. ‖ **-de Kenny.** Tratamiento de la parálisis infantil, por la aplicación continua de compresas calientes sobre las masas musculares para calmar los dolores y los «espasmos». ‖ **-de Killian.** BRONCOSCOPIA. ‖ **-de Kirstein.** Inspección directa de la laringe, que se efectúa deprimiendo fuertemente la lengua y rechazando la cabeza muy hacia atrás. ‖ **-de Kjeldahl.** Método para determinar la cantidad de nitrógeno en un compuesto orgánico, que consiste en calentarlo con ácido sulfúrico fuerte; el nitrógeno se convierte en amoniaco, que es destilado y recogido por una solución concentrada de ácido sulfúrico. ‖ **-de Kluge.** Inducción del parto prematuro por la dilatación del cuello uterino con esponja preparada. ‖ **-de Knaus-Ogino.** V. MÉTODO DE OGINO-KNAUS. ‖ **-de Kocher.** Procedimiento para la reducción de la luxación subcoracoidea escapulohumeral, en cuatro tiempos: aducción del brazo, rotación externa de éste actuando sobre el antebrazo, elevación del codo hacia delante, arriba y adentro y aplicación de la mano del lado luxado sobre el hombro contralateral. ‖ Procedimiento para la curación radical de las hernias inguinales por medio de la invaginación del saco. ‖ **-de Kolle.** Inoculación o vacunación después de afeitada la piel, por medio de fricciones enérgicas del cultivo. ‖ **-de Korotkov.** Método para medir la presión sanguínea por la auscultación. ‖ **-de Kristeller.** Expresión del feto en el parto a través de las paredes uterinas. ‖ **-de Krönig.** Esterilización del catgut calentándolo en cumol a 165° por una hora. ‖ **-de Laborde.** Traccion rítmica de la lengua con los dedos o con pinzas *ad hoc,* como medio para estimular el centro respiratorio en la asfixia y en la muerte aparente. ‖ **-de Lagrot-Driguez.** Utilización en cirugía plástica y reparadora de la alfaquimotripsina, mediante inyección, como antiinflamatorio, para la resorción de hematomas, edemas y cicatrices edematizadas. ‖ **-de Lannelongue.** Inyección en los tejidos de cloruro de cinc para provocar la fibrosis. ‖ **-de Leboyer.** Método obstétrico que tiende a la obtención de un parto no traumático, evitando estímulos e intervenciones innecesarias, que serían causa de futuros trastornos emocionales en el niño. ‖ **-de Leishman.** Determinación del índice fagocitario añadiendo las bacterias a una crema de leucocitos de la sangre del paciente, para contar después de incubación el número de bacterias incluidas en los leucocitos. ‖ **-de Leriche.** Tratamiento de los esguinces por infiltración periarticular de solución de procaína del 0,5 al 2%. ‖ **-de Leroux.** Tratamiento de la placenta previa por el taponamiento de la vagina. ‖ **-de Lewisohn.** Transfusión indirecta de la sangre con adición de citrato de sodio. ‖ **-de Liborius.** Método de cultivo para bacterias anaerobias, que consiste en la siembra por picadura en un medio contenido de un tubo y adición encima de la picadura de una parte del mismo medio licuado, con objeto de preservar del aire al cultivo. ‖ **-de Lindemann.** Transfusión de sangre mediante una jeringa que toma la sangre que sale de una cánula clavada en una vena del dador y la introduce en otra cánula inserta en una vena del receptor. ‖ **-de Lorthiore.** Curación radical de la hernia inguinal en los niños por la extirpación del saco. ‖ **-de Lucas-Championnière.** Masaje y movilización en el tratamiento de las fracturas. ‖ **-de Luke.** Procedimiento de flebografía que ha inaugurado la era del estudio radiológico de la punción venosa y del reflujo venoso, fisiológico y patológico. ‖ **-de Mac Arthur.** Enteroclisis por medio de un catéter colocado en el colédoco después de las operaciones en la vesícula biliar. ‖ **-de Mandl.** Método para diagnosticar la parálisis del recurrente: el paciente es incapaz de sostener durante un cierto tiempo un determinado sonido (la vocal *a*, por ejemplo), con un mismo tono. ‖ **-de Marfan.** PUNCIÓN DE MARFAN. ‖ **-de Marriott.** Determinación de la reserva alcalina haciendo respirar al sujeto en un saco hasta que la tensión del dióxido de carbono sea virtualmente la de la sangre venosa. El aire del saco se pasa a través de una solución de bicarbonato hasta saturarlo, y se compara el color producido con el de tubos de muestra. ‖ **-de Meduna.** Tratamiento de ciertas afecciones psiquiátricas mediante provocación de estados convulsivos con cardiazol. ‖ **-de Meltzer.** Insuflación intratraqueal de aire que contiene vapores anestésicos. ‖ **-de Mett.** Para determinar la actividad péptica de una solución se llenan tubos cortos de cristal con clara de huevo coagulada y se ponen en ella. Se mantiene el conjunto en la estufa por un tiempo determinado. La columna de proteínas es digerida en ambos extremos del tubo en una ext. que depende de la cantidad de pepsina existente en la solución. ‖ **-de Meulengracht.** Para la determinación de los pigmentos biliares en el suero, se diluye éste hasta que el color amarillo corresponda al de una solución de bicromato de potasa tipo. ‖ **-de Mintz-Fleiner.** Se mezcla el contenido gástrico con solución de sosa decinormal, hasta que comience a desaparecer la reacción del ácido clorhídrico libre según Günzburg. ‖ **-de Mojon-Gabastou.** Inyección de agua fría por la vena umbilical, a la placenta, para favorecer el desprendimiento de ésta después del parto. ‖ **-de Monaldi.** Drenaje directo, transparietal, endocavitario, en las cavernas pulmonares persistentes, por aspiración continua. ‖ **-de Monneret.** Método de palpación de las vibraciones torácicas con la mano de plano. ‖ **-de Murphy.** Método de arteriorrafia por invaginación de los extremos seccionados. ‖ Enteroclisis gota a gota. ‖ **-de Naunyn-Minkovski.** Palpación de riñón previa dilatación gaseosa del colon. ‖ **-de Neisser y**

Wechsberg. Para apreciar el poder bactericida de la sangre se inactiva el suero del paciente y se hacen con él varias diluciones. A cada una de éstas se añade una cantidad constante del cultivo bacteriano que se prueba y una cantidad constante de complemento. Se siembran las mezclas en una placa de cultivo, y el número de colonias que se desarrollan indican el poder bacteriolítico de cada dilución. ‖ **-de Neumann.** Anestesia local en la cirugía del oído por la inyección subperióstica de una solución de adrenalina y cocaína. ‖ **-de Nikiforov.** Fijación de las películas sanguíneas por contacto de 5 a 15 minutos con una mezcla a partes iguales de alcohol y éter. ‖ **-de Nirenstein y Schiff.** Método de Mett. ‖ **-de Nolf-Depage.** Tratamiento de la piemia séptica estreptocócica por la inyección de peptonas. ‖ **-de Oberst.** Anestesia local producida por la inyección de agua destilada o solución salina en el tejido conjuntivo subcutáneo. ‖ **-de Ogata.** Estimulación de la respiración por la percusión de la pared torácica. ‖ **-de Ogino-Knaus.** Método empleado para evitar el embarazo. Se basa en que la ovulación ocurre hacia el día 14 del ciclo, el óvulo es capaz de ser fecundado durante 24-36 horas y los espermatozoos son fecundados durante 40-72 horas. En el transcurso de algún tiempo (mejor un año) se determina la duración de los ciclos y se restan 18 al más corto y 11 al más largo. Supóngase, por ejemplo, que el más corto fue 26 y el más largo 32. La mujer podría cohabitar antes del día 8 (26-18) y después del 21 (32-11), sin riesgo de embarazarse. ‖ **-de Ollier.** V. Método subperióstico de Ollier. ‖ **-de Olshausen.** Reducción de la hernia umbilical sin abertura del saco y sutura de la piel. ‖ **-de Orsi-Grocco.** Percusión palpatoria del corazón. ‖ **-de Pachon.** Cardiografía estando el paciente acostado sobre el lado izquierdo. ‖ **-de Pajot.** Decapitación del feto muerto con el gancho del mismo autor. ‖ **-de Pasteur.** Atenuacion del *Bacillus an-thracis* sometiéndolo a una temperatura más elevada que la del cuerpo. ‖ Preparación de la vacuna antirrábica por extirpación de la médula espinal infectada de conejos (virus fijo), desecación al vacío de la misma y emulsión. ‖ **-de Payr.** Empleo de cilindros absorbibles de magnesio en la práctica de la sutura de los vasos sanguíneos. ‖ **-de Percy.** Cauterio de Percy. ‖ **-de Perthes.** Aspiración continua del exudado pleurítico por medio de un tubo de drenaje ajustado a un receptor hermético, en el que se ha hecho el vacío. ‖ **-de Purdy.** Centrifugación como medio de determinar la cantidad de albúmina, cloruros, sulfatos, etc. ‖ **-de Puzos.** Rotura temprana de las membranas en los casos de placenta previa. ‖ **-de Quincke.** Punción lumbar. ‖ **-de Reclus.** Anestesia local por inyección intradérmica y subcutánea de una solución de cocaína o novocaína. ‖ **-de Rendu.** Tratamiento de la peritonitis tuberculosa por la salpicadura al peritoneo con naftol alcanforado. ‖ **-de Ribera.** Producción de la anemia de los miembros inferiores por la compresión de la cintura por medio de un vendaje elástico. ‖ **-de Rubin.** Insuflación gaseosa de las trompas de Falopio, para verificar o para restablecer su permeabilidad. ‖ **-de Sauerbruch.** V. Operación. ‖ **-de Schaeffer.** Método ventral de respiración artificial en la reanimación. ‖ **-de Schede.** Tratamiento de la necrosis ósea por el raspado de la cavidad y repleción de ésta con sangre coagulada, que se mantiene húmeda y aséptica bajo una cubierta de gasa y goma. ‖ **-de Schlesinger.** A 10 ml de orina se añade igual cantidad de solución de acetato de cinc; 2 ó 3 gotas de solución de lugol, dan fluorescencia si hay urobilina. ‖ **-de Schultze.** Desprendimiento de la placenta por su parte central. ‖ **-de Sicard.** Tratamiento de las crisis gástricas de la tabes por cordotomía bilateral entre I y II o II y III segmentos medulares torácicos. ‖ **-de Sicard-Forestier.** Mielegrafía con contraste opaco. ‖ **-de Sjöqvist.** Determinación cuantitativa de la urea en la orina por medio de una mixtura de barita. ‖ **-de Sluder.** Extirpación de la amígdala faríngea con su cápsula. ‖ **-de Souligoux-Morestin.** Lavado con éter de la cavidad peritoneal en las infecciones agudas de las vísceras pélvicas y abdominales. ‖ **-de Spengler.** Investigación del bacilo de Koch en los esputos, tratando éstos con una cantidad igual de una solución débil de carbonato de sosa, luego con pancreatina y finalmente con ácido fénico cristalizado. ‖ **-de Stimson.** Método para reducir las luxaciones del hombro o de la cadera por la tracción continua con un peso de 5 kg. Se coloca al paciente sobre una lona en la que se hace un agujero por el que pasa el miembro luxado que se deja colgando por 5 ó 6 minutos. ‖ **-de Thane.** Localización de la cisura de Rolando, cuyo extremo superior se encuentra a 1,5 cm del centro de una línea que une el inión y la glabela; el extremo inferior, a unos 8 mm encima y detrás de la apófisis angular externa del frontal. ‖ **-de Thézac-Porsmeur.** Helioterapia en las heridas supurantes por la concentración de los rayos solares en las mismas mediante una gran lente biconvexa montada en un cilindro de lona de 1 m de longitud. ‖ **-de Tossach.** Método de respiracion artificial «boca a boca». ‖ **-de Trueta.** Tratamiento de las heridas de guerra por el lavado abundante con agua y jabón, extracción de cuerpos extraños, escisión lo más completa posible de los tejidos desvitalizados e inmovilización del miembro en un vendaje de yeso. ‖ **-de Tufner.** Anestesia espinal. ‖ **-de Van Gehuchten.** Fijación de un tejido o pieza histológica en una mezcla de ácido acético glacial, 10; cloroformo, 30, y alcohol, 60. ‖ **-de Wallhauser y Whitehead.** Empleo de un filtrado autógeno de ganglio en el tratamiento de la enfermedad de Hodgkin. ‖ **-de Wardrop.** Tratamiento de los tumores eréctiles por la aplicacion de potasa fundida. ‖ **-de Watson.** Provocación del parto por la administración sucesiva de aceite de ricino, quinina y pituitrina. ‖ **-de Willens.** Movilización y cinesiterapia, inmediatamente después de una artrotomía. ‖ **-de Wright.** Tratamiento de las heridas con soluciones salinas hipertónicas, primero, y luego con soluciones isotónicas. ‖ **-de Wyeth.** Tratamiento de los angiomas por la inyección de agua hirviente. ‖ **-de Ziegler y Roheler.** Compresión ureteral en la pielografía descendente, para distender y facilitar la visibilización de la pelvis renal. ‖ **-del ritmo.** V. Método de Ogino-Knaus. ‖ **-Elisa** (del inglés: *Enzyme Linked Immunoadsorbent Assay*). Método para el estudio cualitativo y cuantitativo de anticuerpos específicos. El suero sospechoso de contener anticuerpos de una determinada especificidad se hace reaccionar con antígenos específicos adsorbidos en un soporte. Si en el suero había anticuerpos específicos para el antígeno se forman complejos antígeno-anticuerpo. En una segunda fase estos complejos se ponen en contacto con un conjugado de antiinmunoglobulina unida a una enzima. La inmunoglobulina reaccionará con la inmunoglobulina de los complejos antígeno-anticuerpo formados en la primera fase. Finalmente, se hace actuar la enzima del conjugado sobre un sustrato adecuado, que se valora cualitativa o cuantitativamente. Si en la primera fase no hubo formación de complejos antígeno-anticuerpo, la reacción es negativa. ‖ **-esclerógeno.** Inyección de unas gotas de una solución de cloruro de cinc al 1:10, con objeto de determinar la formación del tejido fibroso; medio preconizado en el tratamiento de las artritis tuberculosas y de ciertas hernias. ‖ **-francés.** Autoplastia por deslizamiento. ‖ **-gota gruesa.** Método de examen de sangre en el que la ext. no es una fina película, sino una gruesa gota donde es muy fácil observar parásitos. ‖ **-indiano.** Autoplastia por aplicación a la pérdida de sustancia de un colgajo pediculado de las partes próximas. ‖ **-italiano.** Procedimiento de autoplastia, que consiste en obtener un colgajo de una región distante a la de la pérdida de sustancia, regiones que deben mantenerse unidas. ‖ **-numérico.** Método que consiste en establecer, por medio de números, los resultados de la observación médica. ‖ **-operatorio.** Manera o procedimiento de practicar una operación. ||-**psicoprofiláctico.** Serie de ejercicios físicos y de preparación psíquica a que se someten las embarazadas con el objeto de destruir los estímulos que han actuado repetidamente sobre el cerebro haciendo que éste interprete las contracciones uterinas como dolores. ||-**rasoriano.** Sangría repetida. ||-**subcutáneo.** Nombre de las operaciones que se practican debajo de la piel, en las que la herida exterior es la ext. suficiente para el paso del instrumento. ||-**subperióstico de Ollier.** Método de resección ósea con conservación del periostio para favorecer la regeneración ulterior del hueso.

metodología (de *método* y el gr. *lógos*, tratado). f. F., *méthodologie.* Conjunto de reglas que deben seguirse en el estudio de un arte o ciencia.

metodontiasis (de *meta-* y el gr. *odoús, -ontos*, diente). f. Desarrollo imperfecto de los dientes.

metogastrosis (del gr. *méthe*, embriaguez, *gastér, gastrós*, estómago, y de *-osis*). f. Gastritis alcohólica.

metomanía (del gr. *méthe*, embriaguez, y *manía*, manía). f. A., *Methomanie*; F., *méthomanie*; In., *methomania*; It. y P., *metomania*. Deseo morboso hacia las bebidas alcohólicas.

metonimia (del lat. *metonymia*, y éste del gr. *metonymía*; de *metá*, cambio, y el gr. eólico *ónyma*, nombre). f. F., *métonymie.* Desorden mental caracterizado por el empleo incorrecto de los términos.

metópago (del gr. *métopon*, frente, y el gr. *págos*, cosa fijada, de *pegnýnai*, unir). m. Contracción de *metopópago;* monstruo fetal doble unido por la frente.

metopantralgia (de *metopantro* y el gr. *álgos*, dolor). f. Dolor en los senos frontales.

metopantritis (de *metopantron* y el suf. *-itis*). f. Inflamación de los senos frontales.

metopantro (del gr. *métopon*, frente, y *ántron*, cueva, antro). m. Seno frontal.

metopión. m. A., *Metopion*; F., In., It. y P., *metopion.* Punto en la línea media de la frente, entre las eminencias frontales.

metopismo. m. Persistencia de la sutura metópica.

metoplastia. f. Cirugía plástica de la frente.

metopodinia (del gr. *métopon*, frente, y *odýne*, dolor). f. Cefalalgia frontal.

metopon. m. F., FRENTE.

metoposcopia (del gr. *métopon*, frente, y *skopeîn*, observar). f. Examen o estudio del semblante, en especial de la frente.

metotrexato. m. F., *méthotrexate.* Ácido 4-amino-4-desoxi-N[10]-metilfólico. Antagonista del ácido fólico empleado en el tratamiento de las leucemias. Ametopterina.

metoxaleno. m. F., *méthoxsalen.* Derivado del metoxipsoraleno, que se emplea para aumentar la tolerancia de la piel a la luz solar y para facilitar la pigmentación en el vitíligo.

metoxamina. m. F., *méthoxamine.* Estimulante de los receptores adrenérgicos α empleado en el tratamiento de los cuadros hipotensivos y de la taquicardia auricular paroxística.

metoxenia. f.. METAXENIA.

metoxifluorano. m. F., *méthoxyflurane.* Éter 2,2-dicloro-1,1-difluoroetil-metílico. Anestésico por inhalación muy potente®.

metra. Forma prefija del gr. *métra*, matriz, útero.

metralgia (de *metra* y el gr. *álgos*, dolor). f. A., *Hysteralgie*; F., *métralgie*; In., *metralgia*; It., *isteralgia*; P., *metralgia.* Dolor en el útero; histeralgia.

metratomía. f. HISTEROTOMÍA.

metratonía (de *metra-* y *atonía*). f. Inercia del útero.

metratresia. f. Atresia del útero.

metratrofia. f. F., *atrophie de l'utérus.* Atrofia uterina.

metrauxa (de *metra* y el gr. *aúxe*, crecimiento). f. Hipertrofia o aumento de volumen del útero.

metrectasia (de *metra* y el gr. *éktasis*, dilatación). f. F., *dilatation utérine.* Dilatación del útero no grávido.

metrectomía. f. HISTERECTOMÍA.

metrectopia. f. F., *ectopie de l'utérus.* Ectopia o desplazamiento del útero.

metrelcosis (de *metra* y el gr. *hélkos*, úlcera). f. Ulceración del útero.

metrenfisema. m. FISÓMETRA.

metreurínter (de *metra* y el gr. *eurýnein*, ensanchar). m. A., *Metreurynter*; F., *métreurynter*; In. e It., *metreurynter*; P., *metreurinter.* Saco insuflable para la dilatación del cuello del útero.

metreurisis. f. Dilatación del cuello uterino por medio del metreurínter.

metritis (de *metra* y el suf. *-itis*). f. A., *Metritis*; F., *métrite*; In., *metritis*; It. y P., *metrite.* Inflamación aguda o crónica de la matriz, especialmente de su parénquima (*miometritis*). ||-**cervical.** Inflamación del cuello del útero. ||-**disecante.** Metritis aguda en la que se necrosa una porción de la pared del órgano, que luego es expulsada, gangrena del útero. ||-**hemorrágica.** Variedad de metritis, consecutiva generalmente a un aborto, caracterizada por las pérdidas sanguíneas repetidas. ||-**intersticial.** Inflamación crónica del tejido conjuntivo del útero. ||-**mucosa.** Endometritis, inflamación de la membrana mucosa que tapiza el útero. ||-**parenquimatosa.** Inflamación del tejido muscular propio del útero. ||-**puerperal.** Inflamacion del útero durante el puerperio.

metro-. Forma prefija del gr. *métra*, matriz, útero.

metroblenorrea (de *metro-* y *blenorrea*). f. Flujo uterino. Blenorragia uterina.

metrocace (de *metro-* y el gr. *káke*, malignidad). m. Gangrena uterina.

metrocampsia o **metrocampsis** (de *metro-* y el gr. *kámpsis*, doblamiento). f. Flexión del útero.

metrocarcinoma (de *metro-*, el gr. *karkínos*, cáncer, y el suf. *-oma*). m. F., *carcinome de l'utérus.* Carcinoma del útero.

metrocele (de *metro-* y el gr. *kéle*, hernia). m. Hernia del útero; histerocele.

metrocistosis (de *metro-* y el gr. *kýstis*, vejiga). f. Formación de quistes en el útero.

metrocito (de *metro-* y el gr. *kýtos*, cavidad). m. Célula madre.

metroclisis (de *metro-* y el gr. *klýzein*, lavar). f. Irrigación uterina.

metrocolpocele (de *metro-*, el gr. *kólpos*, vagina, y *kéle*, hernia). m. A., *Metrokolpozele*; F., *métrocolpocèle*; In. e It., *metrocolpocele*; P., *metrocolpocele.* Hernia del útero en la vagina o hernia del útero y la vagina.

metrodinamómetro (de *metro-*, el gr. *dýnamis*, fuerza, y *métron*, medida). m. Instrumento para apreciar la fuerza de contracción del útero.

metrodinia (de *metro-* y el gr. *odýne*, dolor). f. F., *métralgie.* Dolor en el útero; metralgia, histeralgia.

metrodistocia (de *metro-*, el gr. *dys-*, dificultad, y *tókos*, parto). f. Distocia de causa uterina.

metroelitrorrafia (de *metro-* y *elitrorrafia*). f. Sutura del cuello uterino a la vagina.

metroendometritis (de *metro-*, el gr. *éndon*, dentro, *métra*, matriz, y el suf. *-itis*). f. F., *inflammation du parenchyme utérin et de l'endomètre.* Inflamación simultánea del parénquima y la mucosa del útero.

metrofibroma (de *metro-*, el lat. *fibra*, filamento, y el suf. *-oma*). m. F., *fibrome de l'utérus.* Fibroma del útero.

metroflebitis (de *metro-*, el gr. *phléps, phlebós*, vena, y el suf. *-itis*). f. A., *Metrophlebitis*; F., *métrophlébite*; In., *metrophlebitis*; It. y P., *metroflebite.* Inflamación de las venas del útero.

metroflebotrombosis (de *metroflebitis*, el gr. *thrómbos*, coágulo, y el suf. *-osis*). f. Flebotrombosis del útero en la fiebre puerperal.

metrógeno (de *metro-* y el gr. *gennán*, engendrar, producir). adj. HISTERÓGENO.

metrógeno (de *meter, metrós*, madre, y *gennán*, producir). adj. Derivado de la madre o que tiene su origen en la madre.

metrogonorrea (de *metro-*, el gr. *gónos*, semilla, y *rhein*, fluir). f. Blenorragia uterina.

metrografía (de *metro-* y el gr. *gráphein*, describir). f. F., *hystérographie*. Radiografía del útero en el que se ha inyectado una sustancia opaca; histerografía.

metroleucorrea (de *metro-*, el gr. *leukós*, blanco, y *rheîn*, fluir). f. Leucorrea de origen uterino.

metrolinfangitis (de *metro-*, el lat. *lympha*, agua, el gr. *aggeîon*, vaso, y el suf. *-itis*). f. Inflamación de los vasos linfáticos del útero.

metrología (de *metro-* y el gr. *lógos*, tratado). f. Suma de conocimientos relativos al útero.

metrología (del gr. *métron*, medida, y *lógos*, tratado). f. Ciencia de la medida.

metromalacia (de *metro-* y el gr. *malakía*, reblandecimiento). f. A., *Metromalazie*; F., *métromalacie*; In., It. y P., *metromalacia*. Reblandecimiento patológico del útero.

metromanía (de *métro-* y el gr. *manía*, manía). f. Ninfomanía. || (Del gr. *metron*, medida, y *manía*, manía.) f. Inclinación morbosa a la versificación.

metronania (de *metro-* y el gr. *nános*, enano). f. Pequeñez anormal del útero.

metronidazol. m. F., *métronidazole*. Derivado del imidazol eficaz en el tratamiento de las tricomoniasis, lambliasis y en diferentes formas de amebiasis.

metrónomo (del gr. *métron*, medida, y *nómos*, ley). m. Instrumento para medir o registrar períodos de tiempo.

metronoscopio. m. F., *métronoscope*. Instrumento para corregir la deficiencia de coordinación de los movimientos oculares.

metropatía (de *metro-* y el gr. *páthos*, enfermedad). f. F., *métropathie*. Término general para las afecciones de la matriz.

metroperitonitis. f. F., *métro-péritonite*. Inflamación del útero y el peritoneo, especialmente la peritonitis local por propagación de una afección uterina.

metropexia (de *metro-* y el gr. *pêxis*, fijación). f. Histeropexia.

metroptosia o **metroptosis** (de *metro-* y el gr. *ptôsis*, caída). f. A., *Uterusprolaps*; F., *hystéroptôse*; In., *metroptosis*; It., *metroptosi*; P., *metroptose*. Prolapso del útero.

metrorragia (de *metro-* y el gr. *regnynai*, romper, desgarrar). f. A., *Metrorrhagie*; F., *métrorragie*; In., *metrorrhagia*; It., *metrorragia*; P., *metrorragia*. Hemorragias por el útero irregulares o continuas, que hacen perder el carácter cíclico de la hemorragia menstrual normal. || **-miopática.** Hemorragia posparto por insuficiencia de la contracción uterina.

metrorrea (de *metro-* y el gr. *rheîn*, fluir). f. F., *métrorrhée*. Flujo o derrame anormal de la matriz.

metrorrexis (de *metro-* y el gr. *rhéxis*, rotura). f. A., *Metrorrhexis*; F., *rupture utérine*; In., *metrorrhexis*; It., *metrorrexia*; P., *metrorrexe*. Rotura del útero.

metrosalpingitis (de *metro-*, el gr. *sálpigx, -iggos*, trompeta, e *-itis*). f. F., *mètro-salpingite*. Inflamación de la trompa de Falopio y el útero simultáneamente.

metrosalpingografía (de *metro-*, el gr. *sálpigx, -yggos*, trompa, y *gráphein*, describir). f. F., *métro-salpingographie*. Radiografía del útero y trompas previa inyección de un medio de contraste por el conducto cervical. Histerosalpingografía.

metrosalpinx (de *metro-* y el gr. *sálpigx*, trompa). m. Trompa de Falopio o uterina.

metroscirro. m. Cáncer escirroso del útero.

metroscopio (de *metro-* y el gr. *skopeîn*, observar). m. F., *métroscope*. Histeroscopio. Endoscopio que permite la visualización del canal cervical y la cavidad corporal del útero. || Instrumento especial para percibir los movimientos fetales por la vía vaginal en época temprana del embarazo (en desuso).

metrosis (de *metro-* y *-osis*). f. Denominación genérica de un grupo de afecciones uterinas que, a pesar de su semejanza clínica y anatomopatológica con las metritis, no obedecen a causa inflamatoria ni infecciosa.

metrostaxis (de *metro-* y el gr. *stáxis*, goteo). f. Hemorragia uterina escasa, pero persistente.

metrostenosis (de *metro-* y el gr. *stenós*, angosto). f. Contracción o estenosis de la cavidad uterina.

metrostéresis (de *metro-* y el gr. *stéresis*, privación). f. Histerectomía.

metrotomía. f. Histerotomía.

metrouretrótomo (del gr. *métron*, medida, y *uretrótomo*). m. Uretrótomo con un dispositivo que regula o mide el corte.

metroxisis (de *metro-* y el gr. *xýein*, raspar). f. Raspado del útero.

Mett (Prueba de) (Emil Ludwig Paul *Mett*, médico alemán del siglo XIX). V. Prueba.

Meulengracht (Enfermedad, método de) (Einar *Meulergracht*, médico danés, n. en 1887). V. Enfermedad, método.

MeV. V. Megaelectronvoltio.

Meyenburg (Enfermedad de) (Hans von *Meyenburg*, anatomopatólogo alemán, n. en 1887). V. Enfermedad.

Meyer (Enfermedad de) (Hans Wilhelm *Meyer*, médico danés, 1824-1898). V. Enfermedad. || **-(Órgano de)** (Georg Hermann von *Meyer*, anatomista de Zurich, 1815-1892). V. Órgano. || **-Betz (Enfermedad de).** V. Enfermedad. || **-(Teoría de)** (Adolph *Meyer*, psiquíatra de Baltimore, 1866-1950). V. Teoría.

Meynert (Comisura, fascículo de) (Theodor *Meynert*, neurólogo de Viena, 1833-1892). Véanse estos términos.

Meynet (Nódulo, nudosidad de) (Paul C. H. *Meynet*, médico francés, 1831-1892). V. Nódulo, nudosidad.

meyopragia. f. Miopragia.

mezcal. m. Mescal.

mezcalina. f. Mescalina.

mezcalismo. m. Mescalismo.

mezcla (de *mezclar*, y éste de *mesclar*, el cual deriva, a su vez, del bajo lat. *miscular*, del lat. *miscere*, mezclar). f. A., *Gemisch*; F., *mélange*; In., *mixture*; It., *miscuglio*; P., *mistura*. Reunión de sustancias en la que cada una conserva las propiedades que la caracterizan. Mixtura. || **-frigorífica.** Preparación que persigue obtener bajas temperaturas, como la mezcla de hielo y sal marina, la de sulfato de sosa y ácido nítrico o ácido clorhídrico, agua y nitrato de amonio, etc.

mezclador. m. Instrumento destinado a operar una mezcla. || **-de Potain.** Especie de pipeta de tubo capilar, en uno de cuyos extremos hay una ampolla con una bolita de cristal. Está graduada de manera que el tubo capilar tiene una capacidad igual al centésimo de la ampolla. Empléase en la numeración de los glóbulos de la sangre.

mezereón. m. Arbusto de la familia de las dafnáceas *(Daphne mezereum)*, cuya corteza es diaforética, diurética y estimulante. Tiene aplicaciones terapéuticas en el reumatismo y enfermedades de la piel; también se utiliza como estimulante del tejido epitelial en las úlceras crónicas.

Mg. Símbolo del *magnesio*.

mialgia (del gr. *mys, myós*, músculo, y *álgos*, dolor). f. A., *Myalgie*; F., *myalgie*; In., *myalgia*; It., *mialgia*; P., *mialgia*. Dolor muscular, miodinia. || **-craneal.** Dolor en los músculos del cráneo; cefalodinia. || **-epidémica.** Pleurodinia diafragmática epidémica.

miana. f. Fiebre recurrente en Persia.

Miana (Chinche de) *(Miana*, ciudad de Persia). *Argas persicus*, ixódido transmisor de una fiebre recurrente.

miasis. f. Miiasis.

miasma (del gr. *míasma*; de *miaínein*, manchar). m. A., *Miasma*; F., *miasmes*; In., It. y P., *miasma*. Efluvio o emanaciones nocivas del suelo, aire o agua, considerados como causa de las enfermedades contagiosas y epidémicas antes del descubrimiento de los microbios.

miastenia (del gr. *mýs, myós*, músculo, y de *astenia*). f. A., *Myasthenie*; F., *myasthénie*; In., *myasthenia*; It., y P., *miastenia*. Astenia muscular. || **-grave** o **grave seudoparalítica.** Afección muscular caracterizada por la aparición de un grado anormal de debilidad muscular en los músculos voluntarios, a consecuen-

cia de su activación repetida o de tensión prolongada, con tendencia a la recuperación de la fuerza muscular después de un período de reposo. Sin.: Enfermedad o síndrome de Erb-Goldflam.
miatonía (del gr. *mýs, myós*, músculo, y de *atonía*). f. A., *Muskelatonie;* F., *myatonie;* In., *myatonia;* It. y P., *miatonia*. Falta o deficiencia de tonicidad muscular. AMIOTONÍA. ||**-congénita.** ENFERMEDAD DE OPPENHEIM.
miatrofia (del gr. *mýs, myós*, músculo, y de *atrofia*). f. A., *Muskelatrophie;* F., *myatrophie;* In., *myatrophy;* It., *amiotrofia;* P., *miatrofia*. Atrofia muscular; amiotrofia.
miautonomía (del gr. *mýs, myós*, músculo, y de *autonomía*). f. Estado en el cual la contracción muscular provocada por un estímulo tarda tanto en manifestarse que parece espontánea.
Mibelli (Enfermedad, síndrome de) (Vittorio *Mibelli*, dermatólogo italiano, 1860-1910). V. ENFERMEDAD, SÍNDROME.
mica panis (lat.). f. Miga de pan. Las píldoras con ella confeccionadas son el exponente de la medicación completamente inactiva física y químicamente, pero que obra por sugestión en determinados enfermos; placebo.
micción (del lat. *mictio, -onis*). f. A., *Miktion;* F., *miction;* In., *miction;* It., *minzione;* P., *micçao*. Emisión de la orina. ||**-involuntaria.** ENURESIS. ||**-en dos tiempos.** Fenómeno que se observa en los casos de hernia de la vejiga urinaria, en que, después de vaciada ésta espontáneamente o por la sonda, la presión del tumor herniario provoca la salida de nueva cantidad de orina. ||**-por rebosamiento.** Emisión involuntaria de orina por repleción excesiva de la vejiga y relajación del esfínter vesical. ||**-refleja.** Emisión involuntaria parcial o total de la orina en la paraplejía de antigua fecha, en sustitución de la incontinencia o retención.
micela (del lat. *micella*, dim. de *mica*, miga). f. A., *Micel-le;* F., *micelle;* In., *micella;* It. y P., *micela*. Partícula coloidal dispersa en un medio, provista de carga eléctrica y formada generalmente por agrupaciones de moléculas y con poder de crecimiento y división. Su tamaño no permite observarlas en el microscopio ordinario. Bioblasto, bioplasto, gémula, idiosoma, pangeno, plastídula, micelioide, tagma.
micelio (del gr. *mýkes*, hongo). m. A., *Myzel;* F., *mycélium;* In., *mycelium;* It., *micelio;* P., *micélio*. Parte vegetativa y fundamental de los hongos, compuesta de una masa de filamentos, llamados hifas, dispuestos variadamente.
micelioide (de *micelio* y el gr. *eîdos*, aspecto). adj. En forma de micelio.
micetemia (del gr. *mýkes, -etos*, hongo, y *haîma*, sangre). f. Presencia de hongos en la sangre.
micétide. f. Manifestación cutánea de origen micótico.
miceto (del gr. *mýkes, -etos*). m. HONGO.
miceto-. Forma prefija del gr. *mýkes, -etos;* hongo.
micetógeno (de *miceto-* y el gr. *gennân*, producir, engendrar). adj. Producido por los hongos.
micetología. f. MICOLOGÍA.
micetoma (de *miceto-* y *-oma*). m. A., *Mycetoma;* F., *mycétome;* In., *mycetoma;* It. y P.,*micetoma*. Afección endémica en la India, caracterizada por la tumefacción del pie, en el que se desarrollan nódulos, vesículas y fístulas llenas de pus, el cual contiene gránulos rojos, negros o amarillos, que son las masas de hongos causantes de la enfermedad: *Actinomyces madurae, Nocardia, Allescheria, Madurella, Listerella, Aspergillus, Monosporium* y otros. Sin.: Enfermedad de Ballingal, pie de Madura, maduromicosis.
micetosis. f. MICOSIS.
Michaelis (Romboide de) (Gustav A. *Michaelis*, ginecólogo alemán, 1798-1848). V. ROMBOIDE. ||**-Gutman (Cuerpos de)** (Leonor *Michaelis*, bioquímica alemana, 1875-1949; Karl *Gutman*, médico alemán, 1872-1969). V. CUERPO. ||**-(Operación de).** V. OPERACIÓN. ||**-(Signo de)** (Hans *Michaelis*, ginecólogo alemán, n. en 1877). V. SIGNO.

Michel (Agrafe, pinzas de) (Gaston *Michel* cirujano francés, 1875-1937). V. AGRAFE, PINZAS.
Michetti (Operación de). V. OPERACIÓN.
micide. f. Lesión cutánea micótica.
mico-. Forma prefija del gr. *mýkes, -etos*, hongo.
micoangioneurosis (de *mico-*, el gr. *anggeion*, vaso, *neûron*, nervio, y el suf. *-osis*). f. Colitis mucosa.
micobacteria. f. MYCOBACTERIUM.
micobacteriáceas (de *mico-* y el gr. *bakteríon*, dim. de *baktería*, bastón). f. pl. Familia de bacterias del orden actinomicetales, que incluye sólo el género *Mycobacterium*.
micobacteriosis. f. F., *mycobactériose*. Enfermedad por micobacterias.
micoderma (de *mico-* y el gr. *dérma*, piel). m. desus. Hongo del género *Mycoderma*.
micodermatitis. f. F., *mycodermatite*. Dermatitis por hongos.
micodermoterapia (de *mico-*, el gr. *dérma*, piel, y *therapeía*, tratamiento). f. Tratamiento por medio de las levaduras.
micodesmoide o **micofibroma.** m. BOTRIOMICOSIS.
micohemia. f. MICETEMIA.
micoína. f. Término general para las preparaciones obtenidas de hongos y levaduras, como la actinomicina, penicilina, etc. || Antibiótico idéntico al factor *Escherichia coli* o corilofilina, penatina y penicilina B.
micología (de *mico-* y el gr. *lógos*, tratado). f. F., *mycologie*. Tratado de los hongos.
micomiringitis (de *mico-*, el lat. *myringa*, membrana, y el suf. *-itis*). f. F., *inflammation fongique du tympan*. Inflamación fungosa de la membrana del tímpano; miringomicosis.
miconazol. m. Agente antifúngico de amplio espectro, que abarca *Trichophyton, Epidermophyton, Microsporum, Candida, Cryptococcus y Aspergillus*. Se administra por vía tópica y general.
micoplasma. m. V. MICOPLASMA. ||**-T.** V. UREAPLASMA.
micoproteina. f. Proteína de las bacterias.
micosa. f. F., *tréhalose*. Azúcar de cornezuelo, idéntico a la trehalosa.
micosis (del gr. *mýkes*, hongo, y *-osis*). f. A., *Mykose;* F., *mycose;* In., *mycosis;* It., *micosi;* P., *micose*. Término general para las afecciones producidas por hongos. || Excrecencia fungosa de la piel. ||**- cutánea.** Epidermomicosis o tiñas y dermomicosis. ||**- de Posada.** Granuloma coccidioide. ||**- favosa.** FAVUS. ||**- fungoide.** Linfoma maligno originado en la piel, caracterizado en sus estadios iniciales por un infiltrado polimorfo. Puede posteriormente diseminarse y afectar órganos viscerales. Sin.: Linfoblastoma cutáneo, reticulosis cutánea maligna. ||**- interdigital.** Pie de atleta.
micostasis (de *mico-* y el gr. *stásis*, detención). f. Prevención del desarrollo de hongos.
micotoxina. f. F., *toxine fongique*. Toxina fungosa o bacteriana.
micra. f. MICRÓMETRO, 2.ª acep.
micracústico (de *micro-* y *acústico*). adj. Relativo a los sonidos débiles. Que hace perceptibles sonidos muy débiles.
micranatomía (de *micro-* y el gr. *anatomé*, corte). f. Anatomía microscópica.
micrangiopatía (de *micro-*, el gr. *aggeîon*, vaso, y *páthos*, enfermedad). f. F., *microangiopathie*. Enfermedad de los pequeños vasos o capilares.
micrencefalia. f. MICROCEFALIA.
micrencéfalo. m. MICROCÉFALO. || CEREBELO.
micro-. Forma prefija del gr. *mikrós*, pequeño. || Prefijo que significa un millonésimo (10^{-6}) de lo indicado por el término anexo.
microacria (de *micro-* y el gr. *ákros*, lo más extremo). f. Pequeñez de las porciones distales de los miembros.
microadenopatía (de *micro-*, el gr. *adén, adenós*, glándula, y *páthe*, enfermedad). f. Adenopatía de pequeño tamaño.
microaerófilo (de *micro-*, el gr. *aér, aéros*, aire, y *phílos*, amigo). adj. Dícese de las bacterias que requieren únicamente una pequeña cantidad de oxígeno libre.

microanálisis (de *micro-* y el gr. *analýsis*, disolución). amb. Análisis de cantidades muy pequeñas.
microanatomía. f. Anatomía microscópica.
microangioscopia. f. CAPILAROSCOPIA.
microaudífono (de *micro-*, el lat. *audire*, oír, y el gr. *phoné*, voz). m. Instrumento para hacer audibles sonidos muy ligeros.
microbacteria (de *micro-* y el gr. *bakterion*, bastoncito). f. Bacteria pequeña.
Microbacterium. Género de bacterias de clasificación incierta, que se sitúa en la parte 17 de la clasificación de Bergey, dentro del grupo de las bacterias corineformes. Son bacilos gramnegativos, no móviles, no esporulados, que crecen bien en los medios artificiales. A partir de los hidratos de carbono producen ácido láctico. Se les encuentra en el aire y en los artículos de consumo, por ejemplo, en la leche.
microbicida (de *microbio* y el lat. *caedere*, matar). adj. y s. F., *microbicide*. Destructor de microbios; agente que posee esta acción.
micróbide. f. Lesiones cutáneas debidas a la alergia a los microorganismos o sus productos.
microbiemia o **microbihemia** (de *microbio* y el gr. *haîma*, sangre). f. Presencia de microbios en la sangre; bacteriemia o bacilemia.
microbio (del gr. *mikrós*, pequeño, y *bíos*, vida). m. A., *Mikrobe*; F., *microbe*; In., *microbe*; It., *microbio*; P., *micróbio*. Término de Sédillot que se aplicaba a los organismos, animales o vegetales, visibles únicamente con auxilio del microscopio. En la actualidad se aplica a organismos vivos, generalmente unicelulares, que escapan del poder de resolución del ojo humano (sólo visibles al microscopio), sean eucariotas (vegetales o animales), procariotas (bacterias) o virus.
microbiofobia (de *microbio* y el gr. *phóbos*, temor). f. Temor a los microbios.
microbiohemia. f. MICROBIEMIA.
microbiología (de *microbio* y el gr. *lógos*, tratado). f. A., *Mikrobiologie*; F., *microbiologie*; In., *microbiology*; It., *microbiologia*; P., *microbiologia*. Estudio de los microorganismos y sus interacciones con otros organismos y con el ambiente.
microbioscopio (de *microbio* y el gr. *skopeîn*, observar). m. Microscopio para el estudio de los microbios o de los tejidos vivientes.
microbiosis. f. Término general para los estados morbosos producidos por microbios. Vida corta, efímera.
microbismo. m. MICROBIOSIS. ‖ **-latente.** Presencia en el cuerpo o en un órgano de microorganismos inactivos en espera de condiciones favorables para su desarrollo.
microbívoro. m. BACTERIÓFAGO.
microblasto (de *micro-* y el gr. *blastós*, germen). m. Corpúsculo rojo de pequeño tamaño.
microblefaria o **microbléfaron** (de *micro-* y el gr. *blépharon*, párpado). f. y m. F., *microblépharon*. Exigüidad anormal de los párpados.
microbraquicefalia (de *micro-*, el gr. *brachys*, corto, y *kephalé*, cabeza). f. Braquicefalia combinada con microcefalia.
microbraquio (de *micro-* y el gr. *brachíon*, brazo). m. F., *microbrache*. Feto con brazos anormalmente pequeños.
microcaloría (de *micro-* y el lat. *calor, -oris*, calor). f. F., *microcalorie*. Calor necesario para elevar la temperatura de 1 ml de agua de 0 a 1 °C; caloría pequeña.
microcardia (de *micro-* y el gr. *kardía*, corazón). f. A., *Mikrokardie*; F., *microcardie*; In., It. y P., *microcardia*. Pequeñez del corazón.
microcaulia (de *micro-* y el gr. *kaulós*, tallo). f. F., *microculie*. Pequeñez del pene; microfalia.
microcefalia (de *micro-* y el gr. *kephalé*, cabeza). f. A., *Mikrozephalie*; F., *microcéphalie*; In., *microcephalia*; It. y P., *microcefalia*. Pequeñez anormal de la cabeza, generalmente asociada con retardo mental.

microcéfalo (del gr. *mikroképhalos*; de *mikrós*, pequeño, y *kephalé*, cabeza). m. F., *microcéphale*. Afecto de microcefalia.
microcentro (de *micro-* y el gr. *kéntron*, centro). m. A., *Mikrozentrum*; F., *microcentre*; In., *microcentrum*; It. y P., *microcentro*. CENTROSOMA.
microcesárea (de *micro-* y del lat. *Caesar* o de *caedere*, cortar). f. Histerotomía efectuada a través de una incisión abdominal mínima, que se realiza habitualmente para evacuar el útero en la primera mitad del embarazo. Sus indicaciones principales son la mola, las malformaciones fetales y el aborto provocado.
microcinematografía (de *micro-*, el gr. *kínema, -atos*, movimiento, y *gráphein*, describir). f. Cinematografía de los objetos microscópicos.
microcirugía (de *micro-* y el gr. *cheirourgía*, trabajo manual). f. Técnica quirúrgica (por ej. otológica, oftalmológica, etc.) realizada con la ayuda del microscopio operatorio que ofrece una visión ampliada del campo operatorio.
microcisto (de *micro-* y el gr. *kýstis*, vejiga). m. Quiste o celdilla muy pequeños.
microcitasa. f. Citasa producida por los micrófagos, capaz de disolver las bacterias.
microcitemia (de *microcito* y el gr. *haîma*, sangre). f. F., *microcytémie*. Presencia en la sangre de glóbulos rojos más pequeños que en estado normal.
microcito (de *micro-* y el gr. *kýtos*, cavidad). m. F., *microcyte*. Glóbulo rojo degenerado, anormal, pequeño.
microcitosis. f. F., *microcytose*. Aumento en el número de microcitos.
microclimatología (de *micro-*, el gr. *klíma, -atos*, clima, y *lógos*, tratado). f. Climatología que estudia los *microclimas*, es decir, el clima de un área, ordinariamente pequeña, en la que las condiciones atmosféricas son sustancialmente las mismas. Diferencias de suelo, de vegetación y elevación, son causas a veces de diferentes climas en áreas separadas solamente por cortas distancias.
microclisma (de *micro-* y el gr. *klýsma*, lavamiento). m. Inyección rectal en pequeña cantidad o enema eficaz en escasa cantidad.
microcnemia (de *micro-* y el gr. *knéme*, pierna). f. F., *microcnémie*. In., *microcnemia*. Cortedad anormal de las piernas.
Micrococcaceae. V. MICROCOCÁCEAS.
micrococáceas. f. pl. Familia de bacterias que se sitúa en la parte 14 de la clasificación de Bergey (8.ª ed.). Son cocos grampositivos, aerobios o anaerobios facultativos, saprofitos o parásitos del hombre y animales. Algunas especies son patógenas. Comprende los géneros *Micrococcus, Planococcus* y *Staphylococcus*.
Micrococcaceae. V. MICROCOCÁCEAS.
Micrococcus. Género de bacterias de la familia micrococáceas. Son cocos grampositivos y estrictamente aerobios. Sus especies son saprofitas del hombre y otros animales. ‖ **-catarrhalis.** BRANHAMELLA CATARRHALIS. ‖ **-gonorrhoeae.** NEISSERIA GONORRHOEAE. ‖ **-lanceolatus.** STREPTOCOCCUS PNEUMONIAE. ‖ **-melitensis.** BRUCELLA MELITENSIS. ‖ **-pyocyaneus.** PSEUDOMONAS AERUGINOSA. ‖ **-pyogenes albus.** STAPHYLOCOCCUS EPIDERMIDIS. ‖ **-pyogenes aureus.** STAPHYLOCOCCUS AUREUS.
micrococo (de *micro-* y el gr. *kókkos*, grano). m. A., *Mikrokokk*; F., *microcoque*; In., *micrococcus*; It., *micrococco*; P., *micrococo*. Coco pequeño. ‖ Nombre genérico de las bacterias de forma redondeada de 1 μm o menos de diámetro, que, según su modo de agrupación, reciben distintos nombres: *diplococo, estreptococo, estafilococo*, etc. MICROCOCCUS.
microcolon (de *micro-* y el gr. *kólon*, intestino grueso). m. F., *microcôlon*. Colon anormalmente pequeño.
microcoria (de *micro-* y el gr. *kóre*, pupila). f. F., *micropupille*. Pequeñez de la pupila; miosis.
microcórnea (de *micro-* y el lat. *corneus*, de cuerno). f. F., *microcornée*. Pequeñez anormal de la córnea.
microcosmo (del gr. *mikrókosmos*; de *mikrós*, pequeño, y *kosmos*, mundo). m. Nombre que algunos filóso-

fos antiguos dieron al hombre, considerado como compendio del mundo o macrocosmo.

microcurie. m. F., *microcurie.* Millonésima de curie. Abrev. : μCi.

microcústico. adj. MICRACÚSTICO.

microdactilia (de *micro-* y el gr. *dáktylos,* dedo). f. A., *Mikrodactylie;* F., *microdactylie;* In., *microdactylia;* It., *microdactilia;* P., *microdactília.* Pequeñez anormal de los dedos.

microdisección (de *micro-* y el lat. *dissecare,* cortar). f. Disección de un tejido por inspección microscópica.

microdontismo (de *micro-* y el gr. *odoús, -óntos,* diente). m. F., *microdontisme.* Que tiene los dientes pequeños.

microdosis. f. Dosis pequeña, infinitesimal.

microelectrografía. f. Micrografía electrónica.

microelectronoscopia. f. Microscopia electrónica.

microencefalia. f. MICROCEFALIA.

microencéfalo. m. MICROCÉFALO. || CEREBELO.

micrófago (de *micro-* y el gr. *phageîn,* comer). m. F., *microphage.* Fagocito de pequeño tamaño; leucocito polinuclear, móvil, productor de microcitasa, que se observa especialmente en las afecciones agudas.

microfalia. f. Calidad de microfalo.

microfalo (de *micro-* y el gr. *phallós,* miembro viril). adj. F., *petitese anormale du pénis.* Dícese del que tiene el pene escasamente desarrollado. Ú.t.c.s. || Pene pequeño.

microfaquia (de *micro-* y el gr. *phakós,* lente). f. F., *microphaquie.* Pequeñez anormal del cristalino; microlentia.

microfarad. m. MICROFARADIO.

microfaradio. m. F., *microfarad.* Millonésima parte del faradio; se representa por μF. $1\ \mu F = 10^{-6}\ F$.

microfauna (de *micro-* y el lat. *Fauna,* divinidad mitológica). f. Fauna microscópica en una región o característica de la misma.

microfilamento. m. F., *microfilament.* Estructura fibrilar de naturaleza proteica presente en el citoplasma de las células, que se observa al microscopio electrónico. Se cree que algunos filamentos constituyen fragmentos dispersos de microtúbulos, y otros, formas especializadas de proteínas ribonucleicas.

microfilaria (de *micro-* y el lat. *filum,* hilo). f. A., *Mikrofilarie;* F., *microfilaire;* In., *microfilaria;* It., *microfilaria;* P., *microfilária.* Estadio de larva en el ciclo de las verdaderas filarias, y característico de éstas. El embrión se desarrolla íntimamente pegado a la membrana del huevo. Posteriormente se separa, con lo que la larva se hace móvil, la membrana se rompe y el embrión desnudo escapa; en otros casos, la membrana se adapta al embrión (microfilaria capsulada o envuelta). Las microfilarias entran en la sangre (o linfa) y alcanzan la piel, donde podrán ser succionadas por un artrópodo y seguir su desarrollo hasta adquirir la forma infectante, que alcanzará a su huésped por picadura del artrópodo vector. ||-**diurna.** Microfilaria de *Loa loa.* ||-**nocturna.** microfilaria de *Brugia malayi* y de *Wuchereria bancrofti.*

microfísica (de *micro-* y el gr. *phýsis,* naturaleza). f. F., *microphysique.* Ciencia que estudia la estructura y función íntimas de la materia: moléculas, átomos, electrones.

micrófito (de *micro-* y el gr. *phytón,* planta). m. Planta microscópica, microbio vegetal.

microfobia (de *micro-* y el gr. *phóbos,* temor). f. MICROBIOFOBIA. || Temor morboso de lo pequeño.

microfonía (de *micro-* y el gr. *phoné,* voz). f. Uso del micrófono. || Debilidad notable de la voz.

microfonoscopio (de *micro-,* el gr. *phoné,* voz, y *skopeîn,* observar). m. Estetoscopio biauricular con una membrana en la pieza que se aplica al tórax, que intensifica los sonidos.

microfotografía (de *micro-,* el gr. *phôs, photós,* luz, y *gráphein,* describir). f. Fotografía de los objetos microscópicos.

microftalmía (de *micro-* y el gr. *ophthalmós,* ojo). f. F., *microphtalmie.* Pequeñez anormal de los ojos.

microgameto (de *micro-* y el gr. *gamétes,* marido). m. F., *microgamète.* Flagelo reproductor de ciertos protozoarios que fecunda el macrogameto. Gameto masculino.

microgametocito (de *micro-,* el gr. *gamétes,* esposo, y *kýtos,* cavidad). m. F., *microgamétocyte.* Elemento m. del protozoario del paludismo que lleva todavía el microgameto. || Gametocito macho.

microgamia. f. F., *microgamie.* Fusión o conjugación de gametos jóvenes o de menor tamaño que las células somáticas.

microgastria (de *micro-* y el gr. *gastér, gastrós,* vientre, estómago). f. F., *microgastrie.* Pequeñez congénita del estómago o el vientre.

microgénesis (de *micro-* y el gr. *génnesis,* generación). f. F., *microgenèse.* Génesis o desarrollo anormalmente escaso de una parte.

microgenia (de *micro-* y el gr. *génos,* origen). f. MICROGÉNESIS.

microgenia (de *micro-* y el gr. *géneion,* barbilla, mentón). f. F., *microgénie.* Pequeñez anormal del mentón o barbilla.

microgenitalismo o **microgenitalia** (de *micro-* y el lat. *genitalis,* genital). m. y f. F., *microgénitalisme.* Escaso desarrollo de los genitales externos.

microgiria (de *micro-* y el gr. *gyros,* círculo). f. A., *Mikrogyrie;* F., *microgyrie;* In., *microgyria;* It. y P.,*microgiria.* Pequeñez o escaso desarrollo de las circunvoluciones cerebrales.

microglia (de *micro-* y el gr. *gloiós,* viscoso). f. A., *Mikroglie;* F., *microglie;* In. e It., *microglia;* P., *micróglia.* Tipo de tejido nervioso compuesto de células pequeñas intersticiales de formas variadas, sin gliosomas ni aparato reticular, probablemente de origen mesodérmico, migratorias y fagocitarias de productos de desecho, que se llaman también *células de Hortega* y *microgliaçitos.*

microglosia (de *micro-* y el gr. *glôssa,* lengua). f. A., *Mikroglossie;* F., *microglossie;* In., It. y P., *microglossia.* Pequeñez anormal de la lengua.

micrognacia o **micrognatia** (de *micro-* y el gr. *gnáthos,* mandíbula). f. A., *Mikrognathie;* F., *micrognathie;* In., *micrognathia;* It. y P., *micrognatia.* Pequeñez anormal congénita del maxilar inferior.

microgonioscopio (de *micro-,* el gr. *gonía,* ángulo, y *skopeîn,* observar). m. Gonioscopio para medir ángulos pequeños.

micrografía (de *micro-* y el gr. *gráphein,* inscribir, describir). f. F., *micrographie.* Descripción de objetos microscópicos; técnica microscópica y sus aplicaciones. || Escritura de letra muy pequeña.

micrógrafo (de *micro-* y el gr. *gráphein,* registrar). m. Instrumento para registrar movimientos extremadamente pequeños.

microgramo. m. F., *microgramme.* Millonésima parte de 1 g (1×10^{-6} g) o milésima de miligramo; se representa por μg.

microhematuria. f. HEMATURIA MICROSCÓPICA.

microhepatía (de *micro-* y el gr. *hêpar, hépatos,* hígado). f. Pequeñez anormal del hígado.

microhistología (de *micro-* y el gr. *histós,* tejido). f. Histología microscópica.

microlegrado. m. Biopsia del endometrio con una cucharilla sumamente pequeña. Su indicación diagnóstica principal son las alteraciones funcionales endometriales (estudio de esterilidad, etc.).

microlentia. f. MICROFAQUIA.

microlesión (de *micro-* y el lat. *lesio, -onis,* herida). f. Lesión pequeña, microscópica.

microleucoblasto. m. MIELOBLASTO.

microleucofaquia (del gr. *mikós,* pequeño, *leukós,* blanco, y *fakós,* lenteja). f. Pequeña opacidad congénita del cristalino que no interfiere la visión.

microlitiasis (de *micro-* y el gr. *líthos,* piedra). f. Litiasis en la que los cálculos son muy pequeños.

microlitro. m. F., *microlitre.* Millonésima parte de un litro (1×10^{-6} l) o milésima de mililitro; se representa por μl.

micromanía (de *micro-* y el gr. *manía,* locura). f. A., *Mikromanie;* F., *micromanie;* In., It. y P., *micromania.* Estado de alienación caracterizado por la creencia en la reducción de tamaño del propio cuerpo o de alguna de sus partes. || Idea delirante de autodesvalorización.

micromastia o **micromazia** (de *micro-* y el gr. *mastós,* seno, o *mazós,* con el mismo significado). f. A., *Mikromastie;* F., *micromastie;* In., It. y P., *micromastia.* Pequeñez anormal de las mamas.

micromegalia. f. PROGERIA.

micromegalopsia (de *micro-,* el gr. *mégas, megále, méga,* grande, y *ópsis,* visión). f. Trastorno de la visión en el cual los objetos se ven demasiado grandes y demasiado pequeños alternativamente.

micromelia (de *micro-* y el gr. *mélos,* miembro). f. A., *Akromikrie;* F., *acromicrie;* In., It. y P., *micromelia.* Miembros anormalmente pequeños. || **-rizomélica.** ACONDROPLASIA. || **-rizomélica.** ACONDROPLASIA. || **-segmentaria simétrica.** Detención de desarrollo en un mismo segmento de dos miembros, en el húmero especialmente.

micrómera (de *micro-* y el gr. *méros,* parte). f. F., *micromère.* Elemento anatómico, célula. || Blastómera de menor tamaño en los huevos cuyas esferas de segmentación son de tamaño desigual.

micrometabolismo (de *micro-* y el gr. *metabolé,* cambio). m. Metabolismo estudiado en las partículas orgánicas.

micrométodo (de *micro-* y el gr. *méthodos,* investigación). m. F., *microméthode.* Método de análisis químico con las menores cantidades de sustancia o reactivo.

micrometría (de *micro-* y el gr. *métron,* medida). f. F., *micrométrie.* Medición de los objetos microscópicos.

micrómetro (de *micro-* y el gr. *métron,* medida). m. A., *Mikrometer;* F., *micrométre;* In., *micrometer;* It., *micrometro;* P., *micrómetro.* Instrumento para medir los objetos vistos con el microscopio, que consiste en una placa de cristal en la que hay trazadas líneas paralelas muy tenues y que se designa con los adj. s de *ocular* u *objetivo,* según se emplee en conexión con el ocular o el objetivo del microscopio. || Millonésima parte de 1 m (1×10^{-6} m) o milésima de milímetro; se abrevia mm. *Sin.:* Micra, micrón.

micromicrograma. m. PICOGRAMO.

micromicrón. m. PICÓMETRO. Símbolo mm.

micromielia (de *micro-* y el gr. *myelós,* médula). f. Pequeñez anormal de la médula espinal.

micromiligramo. m. NANOGRAMO.

micromilímetro. m. NANÓMETRO.

micromotoscopia. f. MICROCINEMATOGRAFÍA.

Micromyces. V. STREPTOTHRIX.

micrón. m. F., *micron.* MICRÓMETRO, 2.ª acep. Partícula coloide, visible con el microscopio ordinario (de 0,1 µm o más).

micronémico (de *micro-* y el gr. *nêma,* hilo). adj. Provisto de filamentos cortos.

microniquia (de *micro-* y el gr. *ónyx, -ychos,* uña). f. F., *micronychie.* Pequeñez anormal de las uñas.

micronizar (de *micro-* y gr. *mikrós,* pequeño). tr. Reducir a polvo fino, de 1 µm de diámetro.

micronodular (de *micro-* y el lat. *nodulus,* dim. de *nodus,* nudo). adj. Señalado por la presencia de pequeños nódulos.

micronúcleo (de *micro-* y *núcleo*). m. A., *Kernkörperchen;* F., *micronucléus;* In., *micronucleus;* It., *micronucleo;* P., *micronúcleo.* Núcleo pequeño. || Núcleo sexual de los infusorios.

microorganismo (de *micro-* y el gr. *órganon,* instrumento). m. A., *Mikroorganismus;* F., *microorganisme;* In., *microorganism;* It. y P., *microrganismo.* Planta o animal microscópicos, microbio. || **-oportunista.** Microorganismo saprofito habitual o no, que no es patógeno para el hombre en condiciones normales de sus mecanismos defensivos específicos o inespecíficos, pero que se comporta a veces como patógeno en individuos con mecanismos defensivos disminuidos (prematuros, ancianos, diabéticos, con procesos hematológicos, con alteraciones patológicas o medicamentosas de la inmunidad). Son ejemplo de microorganismos oportunistas: *Serratia, Proteus* indol-positivo, *Pseudomonas* (bacterias), *Candida, Aspergillus* (hongos), *Pneumocystis carinii* (protozoos).

microorquia o **microorquidia** (de *micro-* y el gr. *órchis, testículo*). f. F., *microrchidie.* Pequeñez anormal de los testículos.

microparásito (de *micro-* y el gr. *parásitos,* parásito). m. Parásito microscópico.

micropatología (de *micro-,* el gr. *páthos,* enfermedad, y *lógos,* tratado). f. Suma de conocimientos relativos a los cambios patológicos microscópicos. || Patología de las enfermedades microbianas.

micropene. m. MICROFALO.

micropía. f. MICROPSIA.

micropilo (de *micro-* y el gr. *pýle,* puerta). m. Abertura en la membrana que rodea el óvulo de ciertos animales, por donde penetra el espermatozoo.

micropipeta. f. Pipeta extremadamente fina empleada en la microinyección.

microplania (de *micro-* y *plano*). f. Disminución del diámetro de los eritrocitos.

microplasia (de *micro-* y el gr. *plássein,* formar). f. ENANISMO.

microplastocito (de *micro-,* el gr. *plastós,* formado, y *kytos,* cavidad). m. Plaqueta sanguínea de pequeño tamaño.

micropodia (de *micro* y el gr. *poús, podós,* pie). f. Pequeñez anormal de los pies.

micropolariscopio. m. Combinación de microscopio y polariscopio.

micropoliadenopatía (de *micro-,* el gr. *polýs,* mucho, *adén, adénos,* glándula, y *páthos,* enfermedad). f. Infiltración sin gran aumento de volumen de grupos de ganglios linfáticos. || **-infantil.** Poliadenitis periférica generalizada, frecuente en los niños a continuación de enfermedades infecciosas.

microprecipitación (de *micro-* y el lat. *praecipitatio, -onis,* caída). f. Precipitación microscópica u observada al microscopio.

microprósopo (de *micro-* y el gr. *prósopon,* cara). adj. Dícese del feto o persona con cara pequeña o escasamente desarrollada. Ú.t.c.s.

micropsia (de *micro-* y el gr. *ópsis,* visión). f. A., *Mikropsie;* F., *micropsie;* In., It. y P., *micropsia.* Trastorno visual en el que los objetos se ven más pequeños de lo que son realmente.

microqueilia (de *micro-* y el gr. *cheîlos,* labio). f. F., *microchéilie.* Pequeñez anormal de los labios.

microquímica (de *micro-* y el gr. *chymós,* jugo de planta). f. A., *Mikrochemie;* F., *microchimie;* In., *microchemistry;* It., *microchimica;* P., *microquímica.* Química de las estructuras microscópicas.

microquiria (de *micro-* y el gr. *cheír, cheirós,* mano). f. F., *microchirie.* Pequeñez anormal de las manos.

microrquia. f. V. MICROORQUIA.

microrradiografía (de *micro-,* el lat. *radius,* rayo, y el gr. *gráphein,* describir). f. F., *microradiographie.* Obtención de la imagen radiográfica de una muestra microscópica sobre una placa fotográfica y ampliación de la misma con auxilio de un microscopio normal.

microrreacción. f. MICROMÉTODO.

microrrefractómetro (de *micro-,* el lat. *refractus,* p. p. de *refringere,* refractarse, y el gr. *métron,* medida). m. Refractómetro para el examen de las variaciones en la estructura de los corpúsculos sanguíneos.

microrrinia (de *micro-* y el gr. *rhís, rhinós,* nariz). f. F., *microrhinie.* Pequeñez de la nariz, especialmente la estrechez transversal debida a la detención de desarrollo del maxilar superior.

microscelia (de *micro-* y el gr. *skélos,* pierna). f. Cortedad de las piernas; microsquelia, microcnemia.

microscopia. f. A., *Mikroskopie;* F., *microscopie;* In., *microscopy;* It. y P., *microscopia.* Examen o investigación por medio del microscopio. || **-clínica.** Empleo del microscopio en el diagnóstico clínico. || **-electrónica.** Investigación por medio del microscopio elec-

trónico. ||-**fluorescente.** Examen realizado por medio del microscopio fluorescente. ||-**inmunofluorescente.** Microscopia fluorescente en la cual los antígenos se identifican por la exposición con anticuerpos marcados por un indicador fluorescente.
microscopio (de *micro-* y el gr. *skopeîn*, observar). m. A., *Mikroskop;* F. e In., *microscope;* It., *microscopio;* P., *microscópio.* Instrumento óptico destinado a la observación de objetos próximos invisibles a simple vista. V. también ULTRAMICROSCOPIO. ||-**binocular.** El que tiene dos oculares. ||-**compuesto.** El que consta de varias lentes o sistemas de ellas, unas situadas cerca del objeto (objetivo) y otras cerca del ojo del observador (ocular). La primera da una imagen real e invertida del objeto y la segunda una imagen virtual ampliada de la real. ||-**corneal.** El especialmente adaptado a una lámpara de hendidura para examinar la córnea *in vivo* e *in situ.* ||-**de barrido.** Tipo de microscopio electronico en el cual las radiaciones realizan un rastreo o barrido de la superficie de la muestra, lo que ofrece una imagen en relieve de la misma. ||-**de contraste de fases.** Artificio óptico que, por las modificaciones de la fase de luz, debidas a la diferencia del índice de refracción, permite distinguir las estructuras de objetos incoloros o poco contrastados. ||-**de rayos X.** El que utiliza estos rayos. ||-**electrónico.** Aquel que proporciona aumentos de 200.000 diámetros y en el cual un campo magnético permite enfocar los rayos catódicos (electrones) y obtener una imagen en la pantalla fluorescente o placa radiográfica. ||-**fluorescente.** El provisto de filtros que permiten observar, con luz ultravioleta, sustancias teñidas con colorantes fluorescentes. ||-**operatorio.** Microscopio binocular que se utiliza en técnicas de microcirugía. ||-**quirúrgico.** MICROSCOPIO OPERATORIO. ||-**simple.** El formado por un solo sistema de lentes. ||-**ultrasónico.** El que utiliza la reflexión de ondas ultrasónicas para observar detalles estructurales de lo observado. ||-**ultravioleta.** El que utiliza estas ondas.
microsección (de *micro-* y el lat. *sectio, -onis,* corte). f. F., *microsection.* Corte muy delgado para el examen microscópico.
microsemo (de *micro-* y el gr. *sêma,* señal). adj. y s. Que tiene un índice orbitario menor de 83°.
microsfera (de *micro-* y el gr. *sphaîra,* esfera). f. Porción central de la astrosfera de una célula en segmentación; centrosfera.
microsferocito (de *microsfera* y el gr. *kýtos,* cavidad). m. F., *microsphérocyte, sphérocyte.* Eritrocito pequeño esférico, muy frágil, característico de la ictericia hemolítica.
microsferocitosis. f. F., *microsphérocytose, sphérocytose.* Abundancia de microsferocitos en la sangre; ictericia hemolítica.
microsfigmia (de *micro-* y el gr. *sphygmós,* pulso). f. F., *microsphygmie.* Pequeñez del pulso.
microsmático (de *micro-* y el gr. *osmân,* oler). adj. Que tiene el sentido del olfato escasamente desarrollado.
microsoma (de *micro-* y el gr. *sôma,* cuerpo). m. Elemento granuloso muy pequeño del protoplasma celular.
microsomía (de *micro-* y el gr. *sôma,* cuerpo). f. F., *microsonie.* Desarrollo menor que el normal, pero sin llegar al enanismo.
microspectroscopio (de *micro-,* el lat. *spectrum,* figura, y el gr. *skopeîn,* observar). m. Espectroscopio en combinación con un microscopio, para el examen de los espectros de los objetos microscópicos.
Microspira. Nombre genérico con que inicialmente se designó a las bacterias del género *Treponema.*
Microspironema (de *micro-* y el gr. *speîra,* espiral, y *nêma,* hilo). Nombre con el que se había designado a las bacterias actualmente incluidas en el género.*Treponema.*
microsplácnico (de *micro-* y el gr. *splagchnon,* víscera). adj. Que tiene la porción abdominal relativamente menor que la torácica; se aplica al tipo de constitu-

ción en el que predominan los diámetros verticales sobre los horizontales; hipovegetativo. Ú.t.c.s.
microsplenia (de *micro-* y el gr. *splén, splenós,* bazo). f. F., *petitesse anormal de la rate.* Pequeñez del bazo.
microsporia. f. A., *Mikrosporie;* F., *microsporie;* In., *microsporia;* It., *microsporosi;* P., *microsporia.* Enfermedad de Gruby.
microspóride. f. Erupción o lesión cutánea, debida a una especie de *Microsporon.*
Microsporidea. Orden de protozoos de la clase Cnidosporidios, que inicialmente se desarrollan como amebas y posteriormente acaban como esporas. Una espora está constituida por un caparazón que encierra de una a cuatro células provistas de filamento espiral, que pueden proyectar al exterior. Son parásitos de invertebrados y vertebrados inferiores (peces y anfibios).
Microsporon. V. MICROSPORUM.
microsporosis. f. A., *Mikrosporose;* F., *microsporose;* In., *microsporosis;* It., *microsporosi;* P., *microsporose.* Tricofitosis producida por una esprcie de *Microsporon,* especialmente la tiña tonsurante.
Microsporum. Género de hongos del orden moniliales, incluido entre los dermatófitos, sus especies son parásitas de la piel y el pelo; no afectan las uñas. Produce macroconidios de gran tamaño (40-150 por 8-15 μm), de extremos afilados, divididos por septos, situados en los extremos de las hifas. ||-**audouinii.** Agente de la tiña epidémica del cuero cabelludo *(tinea capitis).* Sólo afecta al hombre. ||-**canis.** Infecta a perros, gatos, caballos y al hombre. ||-**gypseum.** Frecuentemente aislado del suelo, es causa de lesiones del pelo de la cabeza y de la barba.
microsquelia (de *micro-* y el gr. *skélos,* pierna). f. Pequeñez anormal de las piernas; microcnemia.
microstesia (de *micro-* y el gr. *aísthesis,* sensación). f. Trastorno de la sensibilidad táctil, en el que los objetos parecen ser de menor volumen.
microstetófono o **microstetoscopio** (de *micro-,* el gr. *stêthos,* pecho, y *phoné,* voz, o *skopeîn,* observar). m. Formas diversas de estetoscopios intensificadores de los sonidos.
microstomía (de *micro-* y el gr. *stóma,* boca). f. A., *Mikrostomie;* F., *microstomie;* In., *microstomy;* It., *microstomia;* P., *microstomia.* Pequeñez anormal de la boca.
microtécnica (de *micro-* y el gr. *téchne,* arte). f. Técnica del microscopio y de los trabajos con él relacionados.
microtelia (de *micro-* y el gr. *thelé,* pezón). f. F., *microthélie.* Pequeñez anormal congénita del pezón.
microtia (de *micro-* y el gr. *oûs, otós,* oreja). f. F., *microtie.* Tamaño anormalmente pequeño de las orejas.
microtomía (de *micro-* y el gr. *tomé,* corte). f. F., *microtomie.* Corte de secciones delgadas; empleo del micrótomo.
micrótomo (de *micro-* y el gr. *tomós,* cortante). m. A., *Mikrotom;* F. e In., *microtome;* It., *microtomo;* P., *micrótomo.* Instrumento que en los laboratorios de microscopia sirve para hacer secciones o cortes delgadísimos de tejidos o fragmentos convenientemente preparados. Existen de él varios modelos, pero en uno de los que se emplean más generalmente la hoja cortante es fija y la pieza portaobjetos es móvil y regulada por un tornillo micrométrico.
microtonómetro (de *micro-,* el gr. *tónos,* tensión, y *métron,* medida). m. F., *microtonomètre.* Instrumento para medir la tensión de los gases de la sangre en muy pequeñas cantidades de ésta.
microtrauma (de *micro-* y el gr. *traûma,* herida). m. Traumatismo o lesión microscópicos.
microtriquia (de *micro-* y el gr. *thríx, trichós,* cabello). f. Cortedad o finura del pelo o cabello.
microtrombo (de *micro-* y el gr. *thrómbos,* grumo). m. F., *microthrombus.* Coágulo sanguíneo diminuto.
microtrombosis (de *microtrombo* y el suf. *-osis).* f. F., *microthrombose.* Presencia de varios microtrombos en los capilares o pequeños vasos de varios órganos.
microtúbulo (de *micro-* y el lat. *tubulus,* dim. de *tubus,* tubo). m. F., *microtubule.* Túbulos pequeñísimos

observados al microscopio electrónico que forman parte de cilios, flagelos y centriolos, y que se encuentran también en forma dispersa en el citoplasma celular.

microvellosidad (de *micro-* y el lat. *villus*, pelo de animal). f. F., *microvellosité*. Cada una de las prolongaciones cilíndricas de la membrana que rodea un centro citoplasmático que contiene un haz de microfilamentos. Son especialmente numerosas en la superficie absortiva o secretora de las células.

microviscosímetro (de *micro-*, el lat. *viscum*, liga, y el gr. *métron*, medida). m. Viscosímetro que sólo requiere cantidades muy pequeñas de sangre.

microvivisección. f. Microdisección de tejidos vivos.

microvoltio. m. F., *microvolt*. Millonésima parte de 1 voltio. Se abrevia μV.

microvolumetría. f. Medición o recuento de las células de los líquidos orgánicos.

microxicito o **microxífilo** (de *micro-*, el gr. *oxýs*, ácido, y *kýtos*, cavidad, o *phílos*, amante). m. Célula de pequeñas granulaciones oxífilas.

microzima. m. Micela.

microzoo (de *micro-* y el gr. *zóon*, animal). m. Microorganismo animal.

micrurgia (de *micro-* y el gr. *érgon*, trabajo). f. F., *micromanipulation*. Manipulación en el campo del microscopio; técnica microscópica.

Micruroides o **Micrurus.** Géneros de serpientes venenosas de América, llamadas de coral, con ponzoña neurotóxica.

mictérico (del gr. *myktér, -éros*, nariz). adj. Relativo a la nariz o fosas nasales.

micterofonía (del gr. *myktér, -éros*, nariz, y *phoné*, voz). f. Voz nasal.

micteroxerosis (del gr. *myktér, êros*, nariz, y *xerós*, seco). f. Sequedad de la nariz o fosas nasales.

micturición. f. Micción.

midaleína. f. Tomaína tóxica de las vísceras putrefactas. Provoca un cuadro de envenenamiento con salivación, midriasis, hipertermia y paro cardíaco.

Middeldorpf (Triángulo de) (Albrecht Theodore *Middeldorpf*, cirujano alemán, 1824-1868). V. Triángulo.

midriásico. adj. Dilatador de la pupila. ||m. F., *mydriatique*. Fármaco que provoca la dilatación de la pupila: atropina, cocaína, efedrina, eucaína, daturina, gelsemina, hiosciamina, etc.

midriasis (del gr. *mydríasis*). f. A., *Mydriasis*; F., *mydriase*; In., *mydriasis*; It., *midriasi*; P., *midríase*. Dilatación anormal y permanente de la pupila. *Sin.*: Platicoria. ||**-alternante.** Desigualdad de las pupilas; midriasis que ocurre en uno y otro lado alternativamente. ||**-artificial.** La producida por un fármaco. ||**-espasmódica** o **espástica.** Midriasis por irritación del simpático que inerva las fibras longitudinales del iris. ||**-espinal.** Midriasis debida a una lesión del centro ciliospinal de la médula. ||**-paradójica.** La observada excepcionalmente después de la sección de las fibras dilatadoras del simpático. ||**-paralítica.** La producida por parálisis del nervio motor ocular común.

miectomía (del gr. *mŷs, myós*, músculo, y *ektomé*, resección). f. A., *Myektomie*; F., *myectomie*; In., *myectomy*; It., *myectomia*; P., *miectomia*. Escisión de una porción de músculo.

miectopia (del gr. *mŷs, myós*, músculo, y de *ectopia*). f. Dislocación o desplazamiento de un músculo.

miedo (del lat. *metus*). m. A., *Furcht*; F., *peur*; In., *fear*; It., *paura*; P., *medo*. Reacción emocional de alarma angustiante con un peligro o ataque reales.

mieiotomía. f. Sección de fibras medulares.

miel (del lat. *mel, mellis*). f. A., *Honig*; F., *miel*; In., *honey*; It., *miele*; P., *mel*. Sustancia espesa, dulce, depositada por las abejas *(Apis mellifica)* en los alveolos de los panales para alimento de las crías. Compónese de glucosa y levulosa, principios aromáticos y varios ácidos libres. Empléase como alimento, edulcorante y laxante. || Melito. ||**-blanca** o **virgen.** La que sale espontáneamente de los panales sometidos a un calor suave. ||**-depurada.** Miel clarificada. ||**-escilítica.** Melito de bulbos de escila. ||**-rosada.** Melito de pétalos de rosa.

mielalgia (de *mielo-* y el gr. *álgos*, dolor). f. F., *douleur dans la moelle épinière*. Dolor en la médula espinal.

mielanalosis (de *mielo-* y el gr. *análosis*, pérdida). f. Atrofia de la médula espinal; tabes dorsal.

mielapoplejía (de *mielo-* y el gr. *apoplexía*, de *apopléssein*, herir). f. Hemorragia medular.

mielastenia (de *mielo-* y *astenia*). f. Astenia medular.

mielatelia (de *mielo-* y el gr. *atéleia*, imperfección). f. Desarrollo imperfecto de la médula espinal.

mielatrofia. f. Atrofia de la médula espinal.

mielauxa (de *mielo-* y el gr. *aúxe*, aumento). f. Aumento anormal de la médula espinal.

mielemia (de *mielo-* y el gr. *haîma*, sangre). f. F., *myélémie*. Presencia anormal en la sangre de elementos precursores de los granulocitos.

mielencefalitis (de *mielencéfalo* y el suf. *-itis*). f. A., *Myelenzephalitis*; F., *myélencëphalite*; In., *myelencephalitis*; It., *mieloencefalite*; P., *mielencefalite*. Inflamación de la médula y encéfalo.

mielencéfalo (de *mielo-* y el gr. *egképhalos*, encéfalo). m. A., *Myelenzephalon*; F., *myélencéphale*; In., *myelencephalon*; It., *mielencefalo*; P., *mielencéfalo*. Bulbo raquídeo; porción inferior del tronco del encéfalo, situada entre el puente y la médula espinal.

mieleterosis (de *mielo-* y gr. *hetérosis*, alteración). f. Alteración morbosa de la médula espinal.

mielina [mielínico] (del gr. *myelós*, médula). f. A., *Myelin*; F., *myéline*; In., *myeline*; It., *mielina*; P., *mielina*. Sustancia blanca refringente, que en el tubo nervioso incluye el cilindroeje y está rodeada por la vaina de Schwann. || Mezcla de diversos lipoides obtenida de varios tejidos normales y patológicos, que difiere de las grasas por su doble refringencia.

mielinización. f. A., *Myelinization*; F., *myélinisation*; In., *myelinization*; It., *mielinizzazione*; P., *mielinização*. Formación o adquisición de mielina por las fibras nerviosas en su período de desarrollo.

mielinoclasis (de *mielina* y el gr. *klásis*, rotura). f. Destrucción de la mielina.

mielinogenia (de *mielina* y el gr. *gennân*, producir, engendrar). f. F., *myélinisation, myélogenèse*. Desarrollo de la mielina; mielinización.

mielinoma. m. Tumor de mielina.

mielinosis. f. Forma de degeneración o descomposición adiposa en la que se produce mielina.

mielitis (de *mielo-* e *-itis*). f. A., *Myelitis*; F., *myélite*; In., *myelitis*; It., *mielite*; P., *mielite*. Inflamación de la médula espinal, que puede afectar la sustancia gris, la blanca o ambas. || Inflamación de la médula ósea, osteomielitis. ||**-anterior aguda.** Poliomielitis anterior aguda. ||**-ascendente.** Variante de origen medular de la parálisis ascendente de Landry. ||**-neuróptica.** V. Neuromielitis óptica. ||**-transversa.** Afectación inflamatoria aguda de la médula espinal que interesa uno o varios de sus segmentos, de forma completa o incompleta. Puede ser de origen vírico, bacteriano, etc. Si es debida a sífilis meningovascular, su instauración suele ser menos brusca.

mielo-. Forma prefija del gr. *myelós*, médula.

mieloblastemia (de *mieloblasto* y el gr. *haîma*, sangre). f. F., *myéloblastémie*. Presencia de mieloblastos en la sangre.

mieloblasto (de *mielo-* y el gr. *blastós*, germen). m. A., *Myeloblast*; F., *myéloblaste*; In., *myeloblast*; It. y P., *mieloblasto*. Célula grande mononuclear no granulosa de la médula ósea, origen de la serie granulocítica. Posee un núcleo grande, varios nucléolos y el citoplasma es basófilo.

mieloblastoma. m. A., *Myeloblastom*; F., *miéloblastome*; In., *myeloblastoma*; It. y P., *mieloblastoma*. Tumor de mieloblastos; mieloma. Este término comprende el cloroma y la leucemia mielógena.

mieloblastosis. f. Mieloblastemia.

mielocele (de *mielo-* y el gr. *kéle*, hernia). m. A., *Myelozele*; F., *myélocèle*; In., *myelocele*; It. y P., *mielocele*. Protrusión de la médula espinal por defecto del conducto vertebral. En realidad, siempre es meningomielocele. || (De *mielo-* y el gr. *koilía*, cavidad.) m. Conducto central de la médula; epéndimo.

mielocisto (de *mielo-* y el gr. *kýstis*, quiste). m. F., *myélokiste*. Quiste desarrollado de los residuos de los conductos medulares rudimentarios.

mielocistocele (de *mielocisto* y el gr. *kéle*, tumor). m. F., *myélocystocèle*. Dilatación quística del conducto central de la médula espinal; variedad de espina bífida. *Sin.:* Hidromielocele, hidrorraquis interno, hidromielomeningocele.

mielocistomeningocele (de *mielocisto*, el gr. *mênigx*, *-iggos*, membrana, y *kéle*, tumor). m. F., *myélocystoméningocèle*. Mielocistocele combinado con meningocele.

mielocitemia (de *mielocito* y el gr. *haîma*, sangre). f. A., *Myelozythämie*; F., *myélocythémie*; In., *myelocythemia*; It., *mièlocitemia*; P., *mièlocitemia*. Exceso de mielocitos en la sangre.

mielocito (de *mielo-* y el gr. *kýtos*, cavidad). m. A., *Myelozyte*; F., *myélocyte*; In., *myelocyte*; It., *mielocita*; P., *mielócito*. Célula típica de la médula ósea, originada del mieloblasto, mayor que un leucocito (12 a 20 μm), de núcleo vesicular y protoplasma con granulaciones neutrófilas, basófilas o acidófilas; normales en la médula ósea, aparecen en la sangre en ciertas formas de leucemia; se subdividen en tres grupos, A, B y C, según su edad y número de gránulos.

mielocitoma. m. F., *myélocytome*. Mieloma; leucemia mielocitaria crónica.

mielocitosis. f. A., *Myelozytose*; F., *myélocytose*; In., *myelocytosis*; It., *mielocitosi*; P., *mielocitose*. Mielocitemia, mielemia.

mielodiastasis (de *mielo-* y el gr. *diástasis*, separación). f. Desintegración de la médula espinal.

mielodisplasia (de *mielo-*, el gr. *dys-*, mal, y *plássein*, formar). f. F., *myélodysplasie*. Displasia o desarrollo defectuoso de la médula espinal, causa de deformidades y de trastornos funcionales.

mieloencefalitis (de *mielo-*, el gr. *en*, en, *kephalé*, cabeza, y el suf. *-itis*). f. A., *Myelenzephalitis*; F., *myélencéphalite*; In., *myeloencephalitis*; It., *mieloencefalite*; P., *mieloencefalite*. Inflamación de la médula espinal y el encéfalo. ||-**epidémica**. Poliomielitis anterior aguda.

mieloencefalopatía (de *mielo-*, el gr. *en*, en, *kephalé*, cabeza, y *páthos*, enfermedad). f. Término general para las afecciones simultáneas del encéfalo y la médula: parálisis general progresiva, esclerosis en placas, etc.

mielófago (de *mielo-* y el gr. *phageín*, comer). m. Macrófago que descompone la mielina.

mielofibrosis. f. V. Mielosclerosis, 2.ª acep.

mielófugo (de *mielo-* y el lat. *fugere*, huir). adj. Que se aparta o sale de la médula espinal.

mielogénesis (de *mielo-* y el gr. *génnesis*, generación). f. F., *myélogenèse*. Desarrollo del sistema nervioso, especialmente de la médula espinal.

mielógeno (de *mielo-* y el gr. *gennân*, producir, engendrar). adj. F., *myélogène*. Originado en la médula ósea; dícese de una forma de leucemia y de ciertos tumores.

mielogonia (de *mielo-* y el gr. *gónos*, semilla). f. desus. Célula hipotética primitiva de la que se originarían todas las células del sistema mieloide.

mielografía (de *mielo-* y el gr. *grápheín*, describir). f. A., *Myelographie*; F., *myélographie*; In., *myelography*; It. y P., *mielografia*. Descripción de la médula. || Radiografía de la médula espinal y espacios subaracnoideos después de la inyección de un medio opaco. ||-**computadorizada**. Exploración radiológica que combina la mielografía con la tomografía axial computadorizada raquídea, de gran utilidad en el diagnóstico de los tumores de la médula espinal y de las compresiones por hernia discal o patología de las vértebras.

mielograma. m. A., *Myelogramm*; F., *myélogramme*; In., *myelogram*; It., *mielogramma*; P., *mielograma*. Radiograma de la médula espinal y espacios subaracnoideos. || Fórmula citológica de la médula ósea obtenida generalmente por punción esternal.

mieloide (de *mielo-* y el gr. *eîdos*, aspecto). adj. F., *myéloïde*. Semejante a la médula ósea o formado por elementos de ésta. || Relativo o semejante a la médula espinal.

mieloidina. f. Sustancia semejante a la mielina, que existe en las células pigmentarias de la retina.

mieloidosis. f. F., *myéloïdose*. Desarrollo hiperplásico de tejido mieloide.

mielólisis (de *mielo-* y el gr. *lysis*, disolución). f. Desintegración de la médula o de la mielina.

mieloma (de *mielo-* y *oma*). m. A., *Myelom*; F., *myélome*; In., *myeloma*; It. y P., *mieloma*. Tumor compuesto por células del tipo normalmente encontrado en la médula ósea. ||-**endotelial**. Tumor de Ewing. ||-**múltiple**. Tumor de células plasmáticas de la médula ósea, caracterizado por la presencia de: lesiones óseas diseminadas; paraproteína en la sangre u orina, secretada por las células plasmáticas tumorales, y cuadro secundario a la sustitución en la médula ósea de las series sanguíneas normales con la proliferación de células plasmáticas, con clínica de anemia, posible trombocitopenia y leucopenia. *Sin.:* Plasmocitoma, mielomatosis, enfermedad de Kahler o de Huppert.

mielomalacia (de *mielo-* y el gr. *malakía*, blandura). f. F., *myélomalacie*. Reblandecimiento patológico de la médula espinal.

mielomatoide (de *mieloma* y el gr. *eîdos*, aspecto). adj. Semejante al mieloma.

mielomatosis. f. Mieloma múltiple.

mielomeningitis (de *mielo-*, el gr. *mênigx*, *-iggos*, membrana, y el suf. *-itis*). f. Meningitis espinal.

mielomeningitis. Inflamación de la médula espinal y de sus meninges.

mielomeningocele (de *mielo-*, el gr. *mênigx*, *-iggos*, membrana, y *kéle*, tumor). m. A., *Myelomeningozele*; F., *myéloméningocèle*; In., *myelomeningocele*; It. y P., *mielomeningocele*. Espina bífida con hernia de la médula espinal y de sus meninges. *Sin.:* Hidrorraquis externo, mielorraquisquisis, mielosquizomeningocele.

mielómera o **mielómero** (de *mielo-* y el gr. *méros*, parte). f. y m. F., *myélomère*. Segmento de la médula espinal embrionaria correspondiente a un determinado grupo de raíces espinales. Territorio cutáneo en relación con un segmento de la médula.

mielomonocito (de *mielo-*, el gr. *mónos*, solo, y *kýtos*, cavidad). m. Monocito originado o desarrollado en la médula ósea.

mielón. m. Médula espinal.

mieloneuritis (de *mielo-*, el gr. *neûron*, nervio, y el suf. *-itis*). f. Neuritis múltiple asociada con mielitis.

mieloparálisis (de *mielo-* y el gr. *parálysis*, parálisis). f. Parálisis espinal.

mielopatía (de *mielo-* y el gr. *páthos*, enfermedad). f. A., *Myelopathie*; F., *myélopathie*; In., *myelopathia*; It. y P., *mielopatia*. Término general para las enfermedades de la médula espinal, principalmente empleado para referirse a la patología medular ligada a la cervicoartrosis y a la estrechez del canal raquídeo cervical (mielopatías cervicales) y, con menor asiduidad, para las afecciones vasculares de origen vascular isquémico (mielomalacias, mielopatía necrótica subaguda de Foix-Alajouanine, etc.). ||-**necrótica subaguda de Foix-Alajouanine**. Afección de la parte baja de la médula espinal, ocasionada por una malformación angiomatosa y que se caracteriza por parálisis, inicialmente espasmódica y luego fláccida, pérdida progresiva de la sensibilidad y trastornos esfinterianos y genitales.

mielópeto (de *mielo-* y el lat. *petere*, dirigirse a). adj. En dirección a la médula espinal.

mieloplaca. f. Mieloplaxa.

mieloplaxa (de *mielo-* y el gr. *pláx*, placa). f. A., *Myeloplax*; F., *myéloplaxe*; In., *myeloplax*; It., *mielopasso*; P., *mieloplaxe*. Célula gigante multinuclear de la médula ósea. ||-**de Robin**. Osteoclasto.

mieloplaxoma (de *mieloplaxa* y el suf. *-oma*). m. desus. Tumor de células gigantes del hueso.
mieloplejía (de *mielo-* y el gr. *plegé*, golpe). f. Parálisis espinal.
mieloporo (de *mielo-* y el gr. *póros*, abertura, paso). m. Conducto o abertura de la médula.
mielopoyesis (de *mielo-* y el gr. *poíesis*, producción). f. A., *Myelopoese;* F., *myélopoïèse;* In., *myelopoiesis;* It., *mielopoiesi;* P., *mielopoiese.* Formación de médula o de células mieloidales. || **-ectópica** o **extramedular.** Formación de tejido mieloide en un lugar no habitual.
mieloquiste. m. MIELOCISTO.
mielorradiculitis (de *mielo-* y el lat. *radicula*, raicilla, dim. de *radix, -icis*, raíz). f. F., *myélo-radiculite.* Inflamación de la médula espinal y las raíces nerviosas.
mielorrafia (de *mielo-* y el gr. *rhaphé*, sutura). f. Sutura de la médula espinal seccionada.
mielorragia (de *mielo-* y el gr. *regnynai*, reventar). f. F., *myélorragie.* Hemorragia de la médula.
mielorraquisquisis (de *mielo-*, el gr. *rháchis*, médula espinal, y *schísis*, división). f. Fisura de la médula y la columna vertebral, mielomeningocele.
mielosarcoma (de *mielo-*, el gr. *sárx, sarkós*, carne, y el suf. *-oma*). m. A., *Myelosarkom;* F., *myélosarcome;* In., *myelosarcoma;* It., *mielosarcoma;* P., *mielossarcoma.* Sarcoma de la médula ósea, osteosarcoma, sarcoma de mieloplaxas.
mielosclerosis (de *mielo-*, el gr. *sklerós*, duro, y el suf. *-osis*). f. A., *Myelosklerose;* F., *myélosclérose;* In., *myelosclerosis;* It., *mielosclerosi;* P., *mielosclerose.* Esclerosis de la médula espinal. || Esclerosis de la médula ósea. Mielofibrosis.
mielosífilis. f. Sífilis de la médula espinal.
mielosiringosis. f. SIRINGOMIELIA.
mielosis (de *mielo-* y *-osis*). f. A., *Myelose;* F., *myélose;* In., *myelosis;* It., *mielosi;* P., *mielose.* Afección degenerativa de la médula espinal. || Mieloma múltiple. || Alteración de la médula ósea por influencia de infecciones e intoxicaciones con afectación de las funciones hemopoyéticas. || **-aleucémica.** La que muestra un número poco elevado de leucocitos con fórmula normal. || **-crónica no leucémica.** Hipertrofia del tejido leucopoyético sin aumento del número de leucocitos, pero con formas inmaduras de éstos en la sangre periférica. || **-eritrémica.** Aumento de células eritroides y reticuloendoteliales en la médula con anemia, hepatomegalia, fiebre y pérdida de peso. || **-funicular.** La caracterizada por focos degenerativos en la sustancia blanca medular. || **-leucémica.** Aquella en la que aumentan las formas inmaduras leucocitarias. || **-megacariocítica.** Proliferación de megacariocitos en la médula ósea y sistema reticuloendotelial. || **-no leucémica.** La aleucémica.
mielospasmo (de *mielo-* y el gr. *spasmós*, contracción). m. desus. Espasmo de la médula espinal.
mielosquisis (de *mielo-* y el gr. *schísis*, hendidura). f. F., *myéloschisis.* Fisura de la médula espinal; raquisquisis.
mielosquizomeningocele. m. MIELOMENINGOCELE.
mieloterapia (de *mielo-* y el gr. *therapeía*, tratamiento). f. Uso terapéutico de la médula ósea o espinal.
mielotisis (de *mielo-* y el gr. *phthísis*, tisis). f. Atrofia o consunción de la médula espinal. || Aplasia de la médula ósea.
mielotomía (de *mielo-* y el gr. *tomé*, corte). f. F., *myélotomie.* Sección de fibras medulares. || **-comisural.** División longitudinal de la médula para destruir fibras sensoriales y producir anestesia local.
mielótomo (de *mielo-* y el gr. *tomós*, cortante). m. F., *myélotome.* Instrumento para la sección de la médula espinal.
miembro (del lat. *membrum*). f. A., *Glied, Extremität;* F., *membre;* In., *member;* It., *membro;* P., *membro.* Cada una de las cuatro extremidades o apéndices del cuerpo articulados con éste, destinadas a los grandes movimientos, locomoción, prensión; etc. || Parte del cuerpo separada de éste o distinta en función o posición. || **-abdominal, inferior** o **pélvico.** El formado por el muslo, pierna y pie. || **-de polichinela.** Miembro afecto de parálisis fláccida de alto grado, que cuelga inerte del cuerpo. || **-fantasma.** Sensación engañosa de que existe un miembro después de amputado. || **-superior** o **torácico.** El formado por el brazo, antebrazo y mano. || **-viril.** Pene.

miénteron (del gr. *mŷs, myós*, músculo, y *énteron*, intestino). m. Capa muscular del intestino.
miera. f. La brea de enebro, llamada también *aceite de cada.* || Trementina de pino.
Miescher (Cilindros o **tubos de)** (Johann *Miescher*, patólogo suizo, 1811-1887). V. TUBO. || **-(Enfermedad de)** (Guido *Miescher*, dermatólogo suizo, 1887-1961). V. ENFERMEDAD.
Miescheria (de *Miescher*). V. SARCOCYSTIS.
miestesia (del gr. *mŷs, myós*, músculo, y *aísthesis*, sensación). f. Sensibilidad o sentido muscular.
mifepristona. f. Antagonista de la progesterona, inhibe la ovulación cuando se administra al final de la fase folicular. Se utiliza como abortivo antinidatorio en las primeras semanas del embarazo. RU 486.
migración (del lat. *migratio, -onis*). A., *Wanderung;* F. e In., *migration;* It., *migrazione;* P., *migraçao.* Emigración, cambio de lugar. || Diapédesis leucocitaria. || **-anódica, catódica.** Migración de partículas negativas hacia el polo positivo o positivas hacia el negativo, respectivamente, en un campo eléctrico. || **-de los coágulos.** EMBOLIA. || **-del óvulo.** Paso del óvulo desde el ovario al útero por la trompa de Falopio. || **-del testículo.** Descenso del testículo durante la vida fetal desde la región lumbar a la bolsa escrotal.
migraña (del lat. *hemicrania*, y éste del gr. *hemikranía;* de *hemi*, medio, y *kraníon*, cráneo). A., *Migräne;* F. e In., *migraine;* It., *emicrania;* P., *enxaqueca.* Tipo de cefalea secundaria a un trastorno paroxístico y periódico de los vasos craneales, de etiología no bien conocida, caracterizada por la aparición de cefalea habitualmente unilateral y pulsátil, acompañada en ocasiones de náuseas, vómitos y otros fenómenos neurológicos. Se inicia en la infancia, adolescencia o comienzo de la edad adulta, y tiene con frecuencia un carácter familiar. Jaqueca, hemicrania. || **-acompañada.** La que cursa con síntomas de irritación o déficit cerebral (hipoestesias, paresias, etc.). || **-basilar.** La que se acompaña de signos neurológicos dependientes del territorio basilar (vértigos). || **-común.** La que se acompaña de fenómenos vasomotores, náuseas, vómitos, sudoración, angustia, etc. || **-oftálmica.** La que presenta signos visuales (escotomas centelleantes) que anteceden a la cefalea. || **-oftalmopléjica.** La que se acompaña de parálisis oculomotora transitoria, en especial del motor ocular común.
miiasis (del gr. *myîa*, mosca). f. A., *Myasis;* F., *myiase;* In., *myasis;* It., *myasi;* P., *miíase.* Afección producida por moscas o por larvas de moscas en el cuerpo. || **-dermatosa.** Miiasis cutánea. || **-imaginosa** o **larvosa.** La producida por el insecto perfecto (*imago*) o por su larva, respectivamente. || **-linearis.** LARVA MIGRANS. || **-vacícula, cutánea** o **intestinal.** Presencia de larvas de moscas en las cavidades, la piel o el intestino, respectivamente.
miiocéfalo (del gr. *myîa*, mosca, *kephalé*, cabeza). m. F., *petit prolapsus de l'iris.* Cabeza de mosca; proyección o hernia pequeña del iris a través de una abertura accidental de la córnea.
miiodesopsia o **miiodopsia.** (del gr. *myîa*, mosca, *eîdos*, aspecto, y *ópsis*, visión). f. A., *Myodesopsie;* F., *myodésopsie;* In., *myodesopsie;* It., *miodessopsia;* P., *miiodesopsia.* Percepción de las imágenes subjetivas denominadas *moscas volantes.*
miiosis. f. MIIASIS.
miitis. f. MIOSITIS.
Mikulicz (Células, drenaje, enfermedad, operación, síndrome de) (Johann von *Mikulicz-Radecki*, cirujano polaco, 1850-1905). Véanse estos términos. || **-Bloch (Operac**ión de). V. OPERACIÓN.
milacéfalo (del gr. *myle*, mola, masa, y de *acéfalo*). m. Monstruo acéfalo reducido a una masa informe.

Milch (Operación de) (Henry *Milch*, cirujano norteamericano contemporáneo). V. OPERACIÓN.
mildeu (del In. *mildew).* m. F., *moisissure, mildiou.* Enfermedad de las plantas producida por hongos ficomicetos, que ocasionan una intensa clorosis con la aparición de un micelio fieltroso en las hojas afectadas. *Sin.:* Mildiu. || Hongo que produce esta enfermedad.
mildiu. m. MILDEU.
milenrama. f. A., *Schafgarbe;* F., *mille feuille;* In., *milfoil;* It., *millefoglie;* P., *mil-em-rama.* Planta sinantérea, *Achillea millefolium.* Es amarga, aromática, ligeramente estimulante. En otro tiempo se empleó como vulneraria. Contiene una esencia que se emplea como antiespasmódica.
Miles (Operación de) (William Ernest *Miles,* cirujano inglés, 1869-1947). V. OPERACIÓN.
milfosis (del gr. *mílphosis).* f. Caída de las pestañas.
mili-. m. Prefijo que indica la milésima parte de una unidad (10^{-3}). Su símbolo es m.
miliamperímetro. m. F., *milliampèremètre.* Instrumento para medir la intensidad de una corriente eléctrica en miliamperios.
miliamperio. m. F., *milliampère.* Medida eléctrica igual a la milésima parte de 1 amperio. Se abrevia mA.
Milian (Signo de) (Gaston *Milian,* dermatólogo francés, 1871-1945). V. SIGNO.
miliar (del lat. *miliarius,* de *milium,* mijo). adj. F., *miliaire.* Semejante a un grano o semilla de mijo o de su tamaño; caracterizado por la formación de lesiones semejantes a semillas de mijo.
miliaria (del lat. *miliaria,* f. de *miliarius,* de *milium,* mijo). A., *Miliaria;* F., *miliairie;* In., *miliaria;* It., *miliaria;* P., *miliária.* Afección de la piel, idiopática o sintomática de otros estados, reumatismo, puerperio, fiebre miliar, etc, producida por la inflamación de las glándulas sudoríparas y caracterizada por la erupción de pápulas y vesículas rojas pruriginosas, que luego se vuelven transparentes y se descaman. LIQUEN TRÓPICO, ESTRÓFULO, SUDAMINA. ||**-alba cristalina.** Miliar en la que el contenido de las vesículas es blanco o transparente. ||**-epidémica.** Fiebre miliar, *sudor anglicus.* ||**-rubra.** MILIAR.
milibar o milibaro. m. F., *millibar.* Unidad de medida de la presión atmosférica, equivalente a una milésima de bar.
milicurie. f. F., *millicurie.* Unidad de radiactividad; cantidad de radón igual a la de 1 mg de radio; símbolo mCi. ||**-hora.** Unidad de dosis equivalente a la exposición durante una hora a un material radiactivo que se desintegra a un ritmo de 3,7 x 10^7 átomos por segundo; símbolo mCi/h.
miliequivalente. m. F., *milliéquivalent.* Número de gramos de un soluto que contiene 1 ml de una solución normal; símbolo mEq.
miligramo. m. F., *milligramme.* Milésima parte de 1 gramo; símbolo, mg.
mililitro. m. F., *millilitre.* Milésima parte de 1 litro, o sea 1 cm^3; símbolo, ml.
milimicrón. m. F., *millimicton.* Millonésima parte de milímetro o milésima de micrón. Símbolo mm. NANÓMETRO.
milio. m. A., *Hautgriess;* F., *milium;* In., *milium;* It., *milio;* P., *milium.* Acné miliar o *grutum;* nódulo o gránulo blanquecino de la piel, especialmente de la cara, debido a la obliteración del conducto excretorio de una glándula sebácea. ||**-coloide.** COLOIDOMA MILIAR.
Milkman (Síndrome de) (Louis Arthur *Milkman,* radiólogo norteamericano, 1895-1951). V. SÍNDROME. ||**-Looser (Síndrome de).** V. SÍNDROME.
milofaríngeo. adj. y s. MILOGLOSO.
milofaríngeo (del gr. *mýle,* diente molar, y faringe). m. Porción del constrictor superior de la faringe, que se inserta en la línea milohioidea.
milogloso (del gr. *mýle,* diente molar, y *glôssa,* lengua). adj. Relativo a los molares y la lengua. || m. MILOFARÍNGEO.

milohioideo. m. Músculo o nervio milohioideos.
milohioideo (del gr. *mýle,* diente molar, e *hyoeidés,* semejante a una ípsilon). adj. Relativo a los dientes molares y al hueso hioides.
miloptosis (del gr. *mýle,* mandíbula, y *ptósis,* caída). f. Ptosis de la mandíbula.
Milroy (Enfermedad de) (William F. *Milroy,* médico norteamericano, 1855-1942). V. ENFERMEDAD.
Milton (Urticaria de) (John Laws *Milton,* dermatólogo inglés, 1820-1898). V. URTICARIA GIGANTE.
Millar (Asma de) (John *Millar,* médico inglés, 1735-1901). LARINGITIS ESTRIDULOSA.
Millard (Reacción de) (Henry B. *Millard).* médico norteamericano, 1832-1893). V. REACCIÓN. ||**-Gubler (Parálisis o síndrome de)** (August L. P. *Millard,* 1830-1915, y Adolph *Gubler,* 1821-1879, médicos franceses). V. SÍNDROME.
Miller-Abbott (Tubo de) (Thomas Grier *Miller,* n. en 1886, y W. Osler *Abbott,* 1902-1943, médicos norteamericanos). V. TUBO.
Milles (Síndrome de). V. SÍNDROME.
Millian (Enfermedades de). V. ENFERMEDAD.
Millikan-Siekert (Síndrome de) (Clark H. *Millikan,* médico norteamericano contemporáneo). V. SÍNDROME.
Millon (Reactivo de) (August N. E. *Millon,* químico francés, 1812-1867). V. REACTIVO.
Mills (Enfermedad, síndrome de) (Charles K. *Mills,* neurólogo norteamericano, 1845-1931). V. ENFERMEDAD, SÍNDROME. ||**-Reincke (Fenómeno de)** (Hiram F. *Mills,* ingeniero americano del siglo XIX, y J. J. *Reincke,* médico alemán). V. FENÓMENO.
mimesis (del gr. *mímesis,* imitación). f. A., *Mimikribildung;* F., *mimétisme;* In., *mimesis;* It., *mimetismo;* P., *mimese.* Simulación de una enfermedad por otra.
mimetismo. m. A., *Mimikry;* F., *mimétisme;* In., *mimiery;* It., *mimetismo;* P., *mimetismo.* Modo de defensa de ciertos animales, insectos especialmente, por el que toman la forma o color de otros o del medio en que viven. || Tendencia a la imitación de enfermedades.
mímica (del lat. *mimica,* f. de *mimicus,* mímico). f. A., *Mimik;* F., *mimique;* In., *mimic;* It., *mimica;* P., *mímica.* Expresión de las ideas o sentimientos por gestos. ||**-de omega.** Fruncimiento de las cejas y su aproximación a la línea media con pliegues horizontales superiores y verticales inferiores en la frente, midriasis y palidez. Denota dolor. ||**-paradójica.** PARAMIMIA.
mimmación. f. F., *emploi abusif du son m.* Adición habitual en el lenguaje del sonido de la *m,* en palabras que no la contienen.
mimocinético (del gr. *mimeîsthai,* imitar, y *kineîn,* mover). adj. Relativo a los movimientos o gestos mímicos.
mimosis. f. MIMESIS.
Minamata (Enfermedad de) (del golfo de *Minamata,* Japón). V. ENFERMEDAD.
Minderero (Espíritu de) (Raymund *Minderer,* médico alemán, 1570-1621). V. ESPÍRITU.
mineral (del céltico *mina).* adj. F., *minéral.* Dícese de toda sustancia homogénea inorgánica. Ú.t.c.s.
mineralcorticoide o mineralocorticoide (de *mineral,* el lat. *cortex, -icis,* corteza, y el gr. *eîdos,* aspecto). adj. F.,*minéralocorticoïde.* Dícese del grupo de hormonas secretadas por la corteza suprarrenal que actúan sobre el metabolismo de los electrólitos y el agua. Ú.t.c.s.m.
mineralización. f. Cantidad de principios minerales en una agua natural o artificial. || Adición de principios minerales al organismo.
minerva. f. Aparato ortopédico o vendaje enyesado para mantener erguida la cabeza.
mínimo (del lat. *minimus).* adj. F., *minime, minimum.* Dícese de lo menor o la más pequeña cantidad. ||**-audible, sensible.** V. LIMEN.
minio (del lat. *minium).* m. A., *Mennige,* F., *minium;* In., *minium;* It., *minio;* P., *minio.* Óxido de plomo, Pb$_3$O$_4$.

Minkowski (Método de) (Oskar *Minkowski,* médico lituano en Wiesbaden, 1858-1931). MÉTODO DE NAUNYN-MINKOWSKI. ‖**-Chauffard (Síndrome de).** V. SÍNDROME.

minociclina. f. F., *minocycline.* V. TETRACICLINA.

Minor (Enfermedad, prueba, signo de) (Lazar Salomovic *Minor,* neurólogo ruso del siglo XIX). Véanse estos términos.

minoración (del lat. *minoratio, -onis).* f. Purgación suave por medio de los minorativos.

minorativo (del lat. *minoratus,* p. p. de *minorare,* minorar). m. Purgante suave, laxante.

Minot-Murphy (Tratamiento de) (Georg Richards *Minot,* 1885-1950, y William Parry *Murphy,* n. en 1892, médicos norteamericanos). V. TRATAMIENTO.

minoxidilo. m. F., *minoxidil.* Compuesto con actividad vasodilatadora que se emplea en el tratamiento de la hipertensión arterial.

minusválido (del lat. *minus,* menos, y de válido). adj. Dícese de la persona que adolece de invalidez parcial. Ú.t.c.s.

mio-. Forma del gr. *mỹs, myós,* músculo.

mioalbúmina. f. Albúmina muscular.

mioalbumosa. f. Proteína del jugo muscular.

mioatrofia. f. MIATROFIA.

mioblasto (de *mio-* y el gr. *blastós,* germen). m. A., *Myoblast;* F., *myoblaste;* In., *myoblast;* It., *mioblasto;* P., *mioblasto.* Célula embrionaria mesodérmica que da origen a una fibra muscular.

mioblastoma (de *mioblasto* y el suf. *-oma).* m. A., *Myoblastom;* F., *myoblastome;* In., *myoblastoma;* It., *mioblastoma;* P., *mioblastoma.* Tumor de mioblastos, generalmente benigno, de la lengua, labio, cuello y otras partes.

miobradia (de *mio-* y el gr. *bradýs,* lento). f. Lentitud de la reacción muscular al estímulo eléctrico.

miocardia (del gr. *meíon,* menor, y *kardía,* corazón). f. A., *Myokardose;* F., *myocardie;* In., *myocardia;* It., *miocardia;* P., *miocardia.* Enfermedad no inflamatoria del miocardio. ‖ Hipodinamia cardíaca, insuficiencia primitiva del miocardio sin lesión valvular ni alteración anatómica.

miocardio (de *mio-* y el gr. *kardía,* corazón). m. A., *Myokard;* F., *myocarde;* In., *myocard;* It., *miocardio;* P., *miocárdio.* Porción muscular del corazón; músculo cardíaco.

miocardiógrafo (de *miocardio* y el gr. *gráphein,* registrar). m. F., *myocardiographe.* Instrumento que registra los movimientos del miocardio.

miocardiograma (de *miocardio* y el gr. *gramma,* lo escrito o grabado). m. F., *myocardiogramme.* Trazado de los movimientos del miocardio obtenido por medio del miocardiógrafo.

miocardismo. m. Tendencia al desarrollo de la insuficiencia y degeneración del miocardio.

miocarditis (de *miocardio* e *-itis).* f. A., *Myokarditis;* F., *myocardite;* In., *myocarditis;* It., *miocardite;* P., *miocardite.* Inflamación del miocardio. ‖**-aguda.** Afección generalmente consecutiva a las enfermedades infecciosas, caracterizada histológicamente por la degeneración de la fibra muscular y clínicamente por el colapso, taquicardia con ritmo fetal y apagamiento de los ruidos cardíacos. ‖**-crónica.** Esclerosis cardíaca. ‖**-de Fiedler.** Insuficiencia progresiva del miocardio, independiente de toda infección. ‖**-parenquimatosa.** La que afecta principalmente a la sustancia muscular. ‖**-tóxica.** La debida a un veneno o toxina.

miocardosis. f. A., *Myokardose;* F., *myocardose;* In., *myocardosis;* It., *miocardosi;* P., *miocardose.* Término general para las afecciones degenerativas no inflamatorias del miocardio. ‖**-de Riesman.** Enfermedad fibrosa degenerativa del miocardio.

miocéfalo. m. MIIOCÉFALO.

miocele (de *mio-* y el gr. *kéle,* hernia). m. Tumor muscular. ‖ Hernia muscular a través de una vaina aponeurótica.

miocelialgia (de *mio-,* el gr. *koilía,* cavidad, y *álgos,* dolor). f. Dolor en los músculos abdominales.

miocelitis (de *mio-,* el gr. *koilía,* vientre, y el suf. *-itis).* f. Inflamación de los músculos abdominales.

miocelulitis (de *mio-,* el lat. *cellula,* celdilla, y el suf. *-itis).* f. Miositis y celulitis simultáneas.

mioceptor (de *mio-* y el lat. *capere,* coger). m. Porción de la fibra muscular que recibe el estímulo nervioso de la placa terminal del nervio motor.

miocerosis (de *mio-* y el gr. *kerós,* cera). f. Degeneración cérea del músculo. ‖**-angiótica hemorrágica.** ANGIOHIALINOSIS.

miocimia (de *mio-* y el gr. *kyma,* onda). f. A., *Myokymie;* F., *myokymie;* In., *myokymia;* It., *miochimia;* P., *miocimia.* Fibrilación u ondulación persistente de los músculos, con trastornos sensitivos; paramioclono fibrilar.

miocinasa. f. F., *myokinase.* Enzima del músculo, que convierte el AMP y ATP en dos moléculas de ADP.

miocinesímetro (de *miocinesis* y el gr. *métron,* medida). m. Instrumento para medir la contracción muscular.

miocinesis (de *mio-* y el gr. *kínesis,* movimiento). f. F., *myocinèse.* Movimiento o contracción muscular.

miocito (de *mio-* y el gr. *kýtos,* cavidad). m. F., *cellule musculaire.* Célula de tejido muscular. ‖**-de Anichkov.** Células presentes en la miocarditis reumática; se creían derivadas de las células musculares miocárdicas, aunque actualmente se piensa que se trata de histiocitos modificados.

mioclonía. f. A., *Myoklonie;* F., *myoclonie;* In., *myoclonia;* It., *mioclonia;* P., *mioclonia.* Contracción brusca, breve e involuntaria, que afecta un fascículo muscular, un músculo o un grupo de músculos, determinando o no un efecto motor, y siendo secundaria a una disfunción o lesión de cualquiera de las estructuras que participan en la función motora, desde la corteza cerebral a la motoneurona espinal. Es característica su relación (desencadenante) con los estímulos externos sensitivos (cutáneos, musculares) y sobre todo sensiriales (luminosos, auditivos). ‖**-epiléptica.** Mioclonía de origen cerebral secundaria a una descarga epiléptica, expresada en el electroencefalograma por una punta, onda aguda, polipunta o polipunta-onda, bilateral o unilateral según la crisis sea generalizada o parcial. ‖**-espinal.** Mioclonia secundaria a una descarga de la motoneurona espinal.

mioclono (de *mio-* y el gr. *klónos,* agitación). m. V. MIOCLONÍA. ‖**-múltiple.** PARAMIOCLONO MÚLTIPLE.

miocorditis (de *mio-* y el gr. *chordé,* cuerda). f. Inflamación de los músculos de las cuerdas vocales.

miocrismo (de *mio-* y el gr. *krízein,* producir un sonido agudo). m. Sonido perceptible auscultando un músculo en contracción.

miocromo (de *mio-* y el gr. *chrôma,* color). m. Pigmento muscular.

miocronoscopio (de *mio-,* el gr. *chrónos,* tiempo, y *skopein,* observar). m. Instrumento para medir el tiempo que tarda un impulso motor en actuar.

mioctonina. f. Alcaloide tóxico del *Aconitum lycoctonum.*

miodegeneración (de *mio-* y el lat. *degenerare,* degenerar). f. Degeneración muscular.

miodemia (de *mio-* y el gr. *demós,* grasa). f. Degeneración adiposa de los músculos.

miodesopsia. f. MIIODESOPSIA.

miodiástasis (de *mio-* y el gr. *diástasis,* separación). f. Separación de un músculo sin rotura.

miodinamia (de *mio-* y el gr. *dýnamis,* fuerza). f. Dinamia o fuerza muscular.

miodinamómetro (de *miodinamia* y el gr. *métron,* medida). m. Instrumento para medir la fuerza muscular.

miodinia (de *mio-* y el gr. *odýne,* dolor). f. Dolor muscular; mialgia.

miodistonía (de *mio-,* el gr. *dýs-,* mal, y *tónos,* tensión). f. Distonía muscular.

miodistrofia (de *mio-,* el gr. *dýs-,* mal, y *trophé,* alimento). f. Distrofia muscular.

miodopsia. f. MIIODESOPSIA.

mioedema (de *mio-* y el gr. *oídema*, hinchazón). m. A., *Muskelödem;* F., *myo-œdème;* In., *myoedema;* It., *mioedema;* P., *mioedema.* Edema muscular.

mioedistonia. f. Distonía muscular.

mioeléctrico (de *mio-* y el gr. *élektron,* ámbar). adj. Relativo a las propiedades electromotrices musculares.

mioendocarditis (de *mio-*, el gr. *éndon,* dentro, *kardía,* corazón, y el suf. *-itis).* f. Miocarditis y endocarditis combinadas.

mioepitelial (de *mio-*, el gr. *epí,* sobre, y *thelé,* pezón). adj. Compuesto de músculo y epitelio o relativo a ambos tejidos.

miofagia (de *mio-* y el gr. *phageîn,* comer). f. Atrofia muscular; autofagismo muscular.

miófago (de *mio-* y el gr. *phageîn,* comer). m. Fagocito que consume tejido muscular.

miofascitis (de *mio-* y *fascitis).* f. Inflamación de un músculo y su aponeurosis o fascia.

miofibrilla. f. A., *Myofibrille;* F., *myofibrille;* In., *myofibril;* It., *miofibrilla;* P., *miofibrilha.* Fibrilla muscular, delgado filamento constitutivo de la fibra muscular, en el que ésta se desintegra por maceración y al que se atribuye la propiedad contráctil.

miofibroma. m. F., *fibromyome, myofibrome.* Mioma combinado con fibroma.

miofibrosis. f. Degeneración del tejido muscular en tejido fibroso. ||-**cordis.** Miofibrosis cardíaca.

miófono (de *mio-* y el gr. *phoné,* voz). m. Instrumento que hace perceptibles los sonidos producidos por la contracción muscular.

miofuncional. adj. Relativo a la función muscular.

miogelosis (de *mio-* y el lat. *gelu,* hielo). f. A., *Muskelverhartung;* F., *durcissement musculaire;* In., *myogelosis;* It., *miogelosi;* P., *miogelose.* Gelosis muscular o gelificación de los coloides de la fibra muscular.

miogenia (de *mio-* y el gr. *gennân,* engendrar). f. Generación o formación de los músculos.

miogénico o **miógeno** (de *mio-* y el gr. *gennân,* engendrar, producir). adj. F., *myogène.* Que se origina en el músculo o tejido muscular.

mioglobina. f. A., *Myoglobin;* F., *myoglobine;* In., *myoglobin;* It. y P., *mioglobina.* Sustancia que da color a los músculos, diferente a la hemoglobina por su mayor afinidad por el oxígeno, menor por el CO_2 y peso molecular inferior.

mioglobulina. f. F., *myoglobuline.* Globulina del suero muscular.

mioglobulinuria (de *mioglobulina* y el gr. *oûron,* orina). f. F., *myoglobinurie.* Presencia de mioglobulina en la orina.

miognato (de *mio-* y el gr. *gnáthos,* mandíbula). m. Monstruo fetal con una cabeza supernumeraria inserta por músculos en el maxilar inferior.

miografia (de *mio-* y el gr. *gráphein,* describir). f. F., *myographie.* Descripción de los músculos. || F., *myographe.* Empleo del miógrafo.

miógrafo (de *mio-* y el gr. *gráphein,* registrar). m. F., *myographe.* Aparato registrador de las contracciones musculares para el estudio de la intensidad, duración y forma de las mismas.

miograma (de *mio-* y el gr. *grámma,* escrito, registro, trazado). m. F.,*myogramme.* Trazado de la contracción muscular obtenido por el miógrafo.

miohemoglobina. f. Mioglobina.

miohipertrofia (de *mio-*, el gr. *hypér,* sobre, y *trophé,* alimento). f. F., *hypertrophie musculaire.* Hipertrofia muscular. ||–**cimoparalítica.** Distrofia muscular con parálisis, descrita por Oppenheim.

mioide (de *mio-* y el gr. *eîdos,* aspecto). adj. F., *myoïde.* Semejante al músculo; calificativo usado a veces para los tumores constituidos por tejido muscular liso.

mioidismo (de *mio-* y el gr. *ídios,* propio). m. Contracción idiomuscular.

mioisquemia (de *mio-*, el gr. *íschein,* retener, y *haîma,* sangre). f. Isquemia muscular.

miolema. m. Sarcolema.

miolipoma (de *mio-*, el gr. *lípos,* grasa, y el suf. *-oma).* f. A., *Myolipom;* F., *myolipome;* In., *myolipoma;* It., *miolipoma.* Mioma que contiene elementos adiposos o lipomatosos.

miólisis (de *mio-* y el gr. *lýsis,* disolución). f. A., *Myolyse;* F., *myolyse;* In., *myolysis;* It., *miolisi;* P., *miólise.* Desintegración o degeneración de la fibra muscular. ||-**cardiotóxica** o **cordis toxica.** Degeneración de la fibra muscular cardíaca producida por toxinas, especialmente la diftérica. ||-**nodular.** Formación en la lengua de un nódulo constituido por tejido muscular degenerado.

miología (de *mio-* y el gr. *lógos,* tratado). f. F., *myologie.* Parte de la anatomía que estudia los músculos.

mioma (de *mio-* y *-oma).* m. A., *Myom;* F., *myome;* In., *myoma;* It. y P., *mioma.* Tumor formado por elementos musculares: rabdomioma, liomioma. ||-**estriocelular.** Rabdomioma. ||-**levicelular.** Liomioma. ||-**sarcomatodes.** Transformación del tejido sarcomatoso del tejido muscular de un mioma. ||-**telangiectasico.** Angiomioma.

miomalacia (de *mio-* y el gr. *malakía,* blandura). f. A., *Myomalazie;* F., *myomalacie;* In., *myomalacia;* It. y P., *miomalacia.* Reblandecimiento patológico de los músculos. ||-**cordis.** Reblandecimiento de la fibra muscular cardíaca.

miomatosis. f. F., *myomatose.* Formación de miomas múltiples.

miomectomía (de *mioma* y el gr. *ektomé,* resección). f. A., *Myomexstirpation;* F., *myomectomie;* In., *myomectomy;* It. y P., *miomectomia.* Ablación quirúrgica de un mioma, uterino especialmente.

miomelanosis. f. Melanosis del tejido muscular.

miómera o **miómero** (de *mio-* y el gr. *méros,* parte). f. y m. F., *myomère.* Segmento muscular embrionario, miotoma.

miometrio (de *mio-* y el gr. *métra,* matriz). m. A., *Myometrium;* F., *myomètre,* In., *myometrium;* It., *miometrio;* P., *miométrio.* Porción muscular del útero.

miometritis (de *miometrio* y el suf. *-itis).* f. F., *inflammation du myomètre.* Inflamación del miometrio; metritis parenquimatosa.

miómetro (de *mio-* y el gr. *métron,* medida). m. F., *myomètre.* Instrumento para medir la contracción muscular. || Instrumento para medir el acortamiento de los músculos del ojo en los casos de estrabismo.

mion. m. Unidad muscular.

mionéctico (del gr. *meíon,* menos, y *échein,* tener). adj. Que toma o tiene menos del término medio normal de oxígeno. Consúltense *meséctico* y *pleonéctico.*

mionefropexia (de *mio-*, el gr. *nephrós,* riñón, y *pêxis,* fijación). f. Nefropexia por medio de una tira o banda muscular.

mionema (de *mio-* y el gr. *néma,* hilo). f. Fibrilla contráctil de ciertos protozoos.

mioneura (de *mio-* y el gr. *neûron,* nervio). f. Célula nerviosa que inerva un músculo; terminación nerviosa en un músculo.

mioneuralgia (de *mio-*, el gr. *neûron,* nervio, y *álgos,* dolor). f. Neuralgia muscular.

mioneurastenia (de *mio-*, el gr. *neûron,* nervio, y *asthéneia,* debilidad). f. Neurastenia muscular; estado de relajación muscular en la neurastenia.

mionosis (de *mio-* y el gr. *nósos,* enfermedad). f. Afección del sistema muscular; miopatía.

miopalmo (de *mio-* y el gr. *palmós,* vibración, agitación, palpitación). m. Salto o sacudimiento muscular.

miopaquinsis (de *mio-* y el gr. *páchynsis,* engrosamiento). f. Engrosamiento o hipertrofia muscular. ||-**lipomatosa.** Seudohipertrofia muscular.

mioparálisis (de *mio-* y el gr. *parálysis,* parálisis). f. Parálisis muscular; mioplejía.

mioparesis. f. Mioparálisis.

miopatía (de *mio-* y el gr. *páthos,* enfermedad). f. A., *Myopathie;* F., *myopathie;* In., *myopathy;* It. y P., *miopatia.* Término general bajo el que se engloban las afecciones de la musculatura esquelética y que se utiliza preferentemente para calificar las primitivas o distróficas. ||-**cordis.** Miocarditis. V. Miopatía primitiva progresiva. ||-**osteoplásica.** Miositis osificante. ||-**primitiva progresiva.** Designa un grupo de distrofias musculares progresivas, caracterizadas por la amiotrofia progresiva de grupos musculares simétricos, habitualmente de topografía proximal, con frecuente seudohipertrofia de otros músculos o fascículos, atribuidas a un disturbio de membrana. Existen las siguientes formas: A. Distrofias musculares progresivas sin miotonía: 1) forma de los cinturones de Erb, de herencia autosómica recesiva, que afecta los cinturones escapular y pelviano, de presentación juvenil y evolución lenta; 2) forma congénita, que constituye una de las posibles variantes del síndrome conocido por *lactante blando* o *floppy infant;* 3) forma distal tardía de Welander, de herencia autosómica dominante y muy rara fuera de Suecia; 4) forma facioscapulohumeral de Landouzy-Déjérine, de herencia autosómica dominante, asociada a veces a cardiopatía y de evolución lenta; 5) forma infantil de Duchenne, de herencia casi siempre ligada al sexo y de evolución grave; 6) forma ocular de Kiloh-Nevin, de herencia dominante o recesiva, con oftalmoplejía extrínseca progresiva que se difunde a la musculatura facial, etc.; 7) forma oculofaríngea (Victor y cols.), a la que se asocia disfagia. B. Distrofias musculares progresivas con miotonía V. MIOTONÍA.

miope (del lat. *myops,* y éste del gr. *mýops,* de *mýein,* cerrar, y *óps,* ojo). adj. F., *myope.* Dícese del ojo o persona afecta de miopía; corto de vista. Ú.t.c.s.

miopericarditis (de *mio-,* el gr. *perí,* alrededor, *kardía,* corazón, y el suf. *-itis).* f. F., *myo-péricardite.* Miocarditis y pericarditis simultáneas.

miopía (del gr. *mýops, -opos,* miope, de *mein,* cerrarse, y *óps, opós,* vista). f. A., *Myopie;* F., *myopie;* In., *myopia;* It. y P., *miopia.* Cortedad de la vista, defecto visual debido a la mayor refracción del ojo, en el que los rayos luminosos procedentes de objetos situados a distancia forman el foco antes de llegar a la retina. ‖ **-alta** o **baja.** La que excede de 6, 5 dioptrías o no llega a 2 dioptrías, respectivamente. ‖ **-axil.** La producida por la elongación del eje óptico. ‖ **-cromática.** Dificultad en diferenciar los colores a distancia. ‖ **-maligna** o **perniciosa.** Forma progresiva asociada con una enfermedad grave de la coroides, que ocasiona el desprendimiento de la retina y la ceguera. ‖ **-prodrómica.** Cambio de refraccion al comienzo de la catarata. ‖ **-progresiva.** Miopía que aumenta en intensidad con la edad.

mioplasma (de *mio-* y el gr. *plássein,* formar). m. A., *Myoplasma;* F., *myoplasma;* In., *myoplasm;* It. y P., *mioplasma.* Parte contráctil de la célula muscular o miofibrilla.

mioplasmia (del gr. *meioûn,* disminuir, y de *plasma).* f. Disminución anormal del plasma de la sangre.

mioplastia (de *mio-* y el gr. *plássein,* modelar). f. A., *Myoplastie;* F., *myoplastie;* It., *mioplastica;* P., *mioplastia.* Cirugía plástica de los músculos.

mioplejía. (de *mio-* y el gr. *plegé,* golpe). f. Parálisis muscular. ‖ **-familiar.** Parálisis familiar periódica.

mioportosis (de *miope* y el gr. *orthoûn,* enderezar). f. Corrección de la miopía.

miopragía (del gr. *meioûn,* disminuir, y *prássein,* hacer). f. A., *Miopragie;* F., *miopragie;* In., *miopragia;* It., *miopragia;* P., *miopragia.* Actividad funcional disminuida.

miopsicopatía o **miopsicosis** (de *mio-,* el gr. *psyché,* alma, y *páthos,* enfermedad, o, en el segundo término, de *-osis).* f. Afección neuromuscular asociada con trastornos mentales, corea de Sydenham, tics, parálisis agitante, etc.

miopsina. f. Enzima proteolítica, que junto con la tripsina se encuentra en el jugo pancreático.

miopsis. f. MIIODESOPSIA.

mioquerosis. f. MIOCEROSIS.

mioquimia. f. MIOCIMIA.

miorrafia (de *mio-* y el gr. *rhaphé,* sutura). f. A., *Myorrhaphie;* F., *myorraphie;* In., *myorraphy;* It. y P., *miorrafia.* Sutura de músculos seccionados.

miorrelajantes (de *mio-* y el lat. *relaxans, -antis,* p. a. de *relaxare,* aflojar). adj. Dícese de los medicamentos caracterizados por provocar la pérdida del tono y reflejos musculares. Ú.t.c.s.

miorrexis (de *mio-* y el gr. *rhéxis,* rotura). f. A., *Myorrhexis;* F., *myorrexis;* In., *myorrhexis;* It., *miorressi;* P., *miorrexe.* Rotura de los músculos.

miosalgia. f. MIALGIA.

miosalpingitis (de *mio,* el gr. *sálpigx, -iggos,* trompeta, y el suf. *-itis).* f. Inflamación del tejido muscular de las trompas de Falopio.

miosarcoma (de *mio,* el gr. *sárx, sarkós,* carne, y el suf. *-oma).* m. F., *myosarcome.* Mioma con elementos sarcomatosos.

miosclerosis (de *mio-,* el gr. *sklerós,* duro, y el suf. *-osis).* f. Esclerosis muscular.

mioseísmo. m. MIOSISMIA.

miosfigmia (de *mio-* y el gr. *sphygmós,* pulso). f. Estado en el que los latidos del pulso son más débiles que los cardíacos o en menor número.

miosina. f. A., *Myosin;* F., *myosine;* In., *myosin;* It., *miosina;* P., *miosina.* Proteína de elevado peso molecular que constituye más del 50 % de las proteínas contráctiles del músculo; posee actividad ATPasa. Al combinarse con la actina forma la actinomiosina, que en presencia de ATP da lugar al acortamiento del sarcómero y, en última instancia, del músculo.

miosinizesis (de *mio-* y el gr. *synízein,* sentarse juntamente). f. Adherencia de dos o más músculos.

miosinosa. f. Proteasa producida por digestión de la miosina.

miosinuria (de *miosina* y el gr. *oûron,* orina). f. F., *myosinurie.* Presencia de miosina en la orina.

miosis (del gr. *myein,* guiñar los ojos). f. A., *Miosis;* F., *myosis;* In., *miosis;* It., *miosi;* P., *miose.* Contracción artificial excesiva y permanente de la pupila, producida farmacológicamente por los mióticos o espontánea. ‖ **-espasmódica, espástica** o **irritativa.** Miosis debida a la irritación o espasmo de los filetes nerviosos del motor ocular común, que inerva las fibras circulares o esfínter del iris. ‖ **-espinal.** Miosis que sobreviene en las afecciones de la médula. ‖ **-paralítica.** Miosis debida a la parálisis de las fibras longitudinales del iris inervadas por el simpático.

miosismia (de *mio-* y el gr. *seismós,* sacudida). f. Sacudida o contracción muscular sin efecto motor, irregular, más lenta que los temblores fibrilares, que a veces se observa en los músculos paralizados en la hemiplejía.

miositis (del gr. *mŷs, myós,* músculo, e *-itis).* f. A., *Myositis;* F., *myosite;* In., *myositis;* It. y P., *miosite.* Miitis; inflamación de tejido muscular primitiva o secundaria a una infección general o inflamación próxima. ‖ **-aguda diseminada.** MIOSITIS PRIMARIA MÚLTIPLE. ‖ **-aguda epidémica.** Enfermedad de la isla de Bornholm, en el Báltico, con fiebre, dolor y tumefacción musculares, que dura una semana aproximadamente y termina por la curación. ‖ **-aguda progresiva.** Enfermedad rara, en la que la inflamación afecta progresivamente todo el sistema muscular y termina por neumonía y asfixia. ‖ **-fibrosa.** Variedad en la que se hiperplasia el elemento conjuntivo del tejido muscular. ‖ **-intersticial.** MIOSITIS FIBROSA. ‖ **-osificante.** Variedad caracterizada por la producción de osteomas musculares, como el hueso de los caballeros o jinetes. ‖ **-osificante progresiva.** Afección rara que comienza en la infancia, en la que se forman depósitos óseos en el sistema conjuntivo intra y perimuscular y en las aponeurosis. ‖ **-parenquimatosa.** Inflamación de la sustancia esencial del músculo. ‖ **-primaria múltiple.** Enfermedad febril aguda caracterizada por la inflamación y edema de los músculos y de la piel en varias partes del cuerpo. Denomínase también *seudotriquinosis.* ‖ **-purulenta** o **supurativa.** Forma casi siempre secundaria, de tipo gangrenoso, debida a una infección bacteriana, de la que resultan abscesos múltiples o supuración difusa de los músculos. ‖ **-purulenta tropical.** Enfermedad de Samoa y África Ecuatorial, traducida por fiebre, dolor en los miembros y abscesos en los músculos. ‖ **-reumatoidea.** Fibrositis. ‖ **-serosa.** Inflamación

miospasia - **miringótomo**

muscular caracterizada por la exudación serosa. ‖ -**sifilítica.** Variedad debida a la sífilis, que puede ofrecer dos formas: esclerosa y gomosa. ‖ -**triquinosa.** La producida por la presencia de triquinas.

miospasia o **miospasmia** (de *mio-* y el gr. *spasmós,* espasmo). f. Contracción clónica muscular; paramioclono. ‖ -**impulsiva.** Enfermedad de los tics.

miospasmo (de *mio-* y el gr. *spasmós,* espasmo). m. A., *Muskelkrampf;* F., *myospasme;* In., *myospasm;* It. y P., *miospasmo.* Espasmo muscular.

miostagmina (de *mio-* y el gr. *stágma*). f. ant. F., *miostagmina.* Sustancia del suero sanguíneo de animales o individuos infectados, que se combina con el antígeno para disminuir la tensión superficial de la mezcla, y por tanto aumenta el número de gotas suministrado por un mismo volumen de líquido. V. REACCIÓN DE LA MIOSTAGMINA.

miostático. adj. Relativo a un músculo en relajación o quietud.

miostenina. f. ADRENALINA.

miostenómetro (de *mio-*, el gr. *sthénos,* fuerza, y *métron,* medida). m. F., *myo-ténosite.* Instrumento para medir la fuerza muscular, miodinamómetro.

miosteoma (de *mio-*, el gr. *ostéon,* hueso, y el suf. -*oma*). m. Osteoma en un músculo.

miostroma (de *mio-* y el fr. *strôma,* lo que se extiende). f. Estroma del tejido muscular.

miosuero (de *mio-*, y el lat. *serum,* líquido seroso). m. Suero o jugo muscular.

miosuria. f. MIOSINURIA.

miotáctico (de *mio-* y el lat. *tactus,* tacto). adj. Relativo al sentido muscular o al sentido del tacto en los músculos.

miotalgía. f. MIALGIA.

miotasis (de *mio-* y el gr. *tásis,* tensión). f. Extensión o estiramiento de un músculo; tensión pasiva.

miotenontoplastia (de *mio-*, del gr. *tenon, -ontos,* tendón, y *plassein,* formar, modelar). f. TENOMIOPLASTIA.

miotenositis (de *mio-*, el gr. *ténon,* tendón, y el suf. -*itis*). f. F., *myo-ténotomie, téno-myotomie.* Inflamación de un músculo y de su tendón.

miotenotomía (de *mio-*, el gr. *ténon,* tendón, y *tomé,* corte). f. Sección quirúrgica de un tendón muscular o sección de músculo y tendón.

mioterapia (de *mio-* y el gr. *therapeía,* tratamiento). f. Tratamiento por la administración de tejido o jugo muscular.

miotérmico (de *mio-* y el gr. *thérme,* calor). adj. Relativo al desarrollo de calor muscular.

miotexis (de *mio-* y el gr. *téxis,* fusión). f. Fusión muscular, desaparición de las fibras musculares.

miótico (del gr. *mýein,* guiñar los ojos). adj. F., *myotique.* Que produce la miosis o contracción de la pupila. ‖ m. Afecto de miosis. ‖ Agente o medicamento que determina la miosis, morfina, eserina, arecolina, pilocarpina, etc.

miotirbe (de *mio-* y el gr. *tyrbe,* tumulto, desorden). f. Incoordinación de los movimientos musculares; corea.

miotoma (de *mio-* y el gr. *tomós,* porción, de *temnein,* cortar). m. Segmento muscular de miómera. ‖ SOMITA.

miotomía. (de *mío-* y el gr. *tomé,* corte). f. F., *myotomie.* Sección o disección de los músculos. ‖ -**intraocular.** Sección de los músculos ciliares.

miótomo (de *mio-* y el gr. *tomós,* cortante). m. F., *myotome.* Instrumento para la práctica de la miotomía.

miotonía (de *mio-* y el gr. *tónos,* tensión). f. A., *Myotonie;* F., *myotonie;* In., *myotonia.* It. y P., *miotonia.* Prolongación de la contracción muscular, voluntaria o no, más allá de su margen normal, retrasando la relajación. Disminuye al repetir el ejercicio muscular. ‖ -**adquirida.** Enfermedad de Talma; espasmo tónico muscular consecutivo a un traumatismo o secundario a una enfermedad. ‖ -**atrófica** o **distrófica.** Enfermedad de herencia dominante caracterizada por la asociación de miotonía y distrofia muscular que afecta electivamente los esternocleidomastoideos, la musculatura proximal y la de los antebrazos. Puede acompañarse también de calvicie, catarata y trastornos endocrinos. Rara vez se desarrolla en la infancia. *Sin.:* Distrofia miotónica o enfermedad de Steinert. ‖ -**congénita.** Afección de herencia dominante caracterizada por una hipertrofia de la musculatura esquelética y por clara presencia del fenómeno miotónico, el cual también aparece por percusión directa. *Sin.:* Enfermedad de Thomsen.

miotono (de *mio-* y el gr. *tónos,* tensión). m. F., *myotonus.* Espasmo muscular tónico.

miotonoide (de *miotono* y el gr. *eîdos,* aspecto). adj. Semejante a la miotonía; dícese de ciertas reacciones parecidas a las miotónicas; pero más lentas.

miotonómetro (de *mio-*, el gr. *tónos,* tensión, y *métron,* medida). m. Instrumento para medir el tono muscular.

miotrofia (de *mio-* y el gr. *trophé,* nutrición). f. F., *myotrophie.* Nutrición muscular.

miotrópico (de *mio-* y el gr. *tropé,* vuelta). adj. F., *myotropique.* Dirigido hacia el músculo o atraído por éste.

míquide. f. Reacción general y cutánea que complica el curso de algunas epidermomicosis.

mira. f. Pieza que en algunos instrumentos ópticos o armas sirve para dirigir la mirada.

mirabolano. m. MIROBÁLANO.

miracidio. m. F., *miracidium.* Embrión ciliado de algunos gusanos parásitos trematodos, bilharzia y otros, que nada libremente y vive en especies apropiadas de moluscos, en los que se convierte en esporocisto y luego en cercaria.

miracilo. m. Compuesto utilizado en las infestaciones por esquistosomas.

mirbanol. m. NITROBENZOL.

miricina. f. F., *myricine.* Principio constitutivo, cristalizable, de la cera de abejas. ‖ Preparación medicinal de la *Myrica cerifera,* astringente.

miringe (del gr. *myringa,* corrupción del gr. *ménigx,* membrana). f. A., *Trommelfell;* F., *myrinx;* In., *myrinx;* It., *miringe;* P., *miringe.* Membrana timpánica.

miringectomía (del lat. *myringa,* membrana, y el gr. *ektomé,* escisión). f. A., *Myringektomie;* F., *myringectomie;* In., *myringodectomy;* It., *miringodectomia;* P., *miringectomia.* Escisión quirúrgica de la membrana timpánica.

miringitis (del lat. *myringa,* membrana, y el suf. -*itis*). f. A., *Myringitis;* F., *myringite;* In., *myringitis;* It., *miringite;* P., *miringite.* Inflamación de la membrana timpánica. ‖ -**ampollar** o **vesicular.** Miringitis con formación de vesículas purulentas.

miringocentesis (del lat. *myringa,* membrana, y el gr. *kéntesis,* punción). f. Punción o incisión de la membrana timpánica.

miringodectomía. f. MIRINGECTOMÍA.

miringodermatitis (del lat. *myringa,* membrana, el gr. *dérma,* piel, y el suf. -*itis*). f. A., *Myringodermatitis;* F., *dermatite tympanale;* In., *myringodermatitis;* It., *miringodermatite;* P., *timpanodermatite.* Inflamación de la capa externa de la membrana timpánica.

miringomicosis (del lat. *myringa,* membrana, el gr. *mkes,* hongo, y el suf. -*osis*). f. A., *Myringomykosis;* F., *mycose tympanique;* In., *myringomycosis;* It., *miringomicosi;* P., *miringomicose.* Micosis de la membrana timpánica, debida generalmente al *Aspergillus*.

miringoplastia (del lat. *myringa,* membrana, y el gr. *plássein,* formar). f. A., *Myringoplastik;* F., *plastie tympanique;* In., *myringoplasty;* It., *miringoplastica;* P., *miringoplastia.* Cirugía plástica de la membrana timpánica.

miringoscopio (del lat. *myringa* y el gr. *skopeîn,* observar). m. Otoscopio, espéculo auricular.

miringotomía (del lat. *myringa,* membrana, y el gr. *tomé,* corte). f. A., *Trommelfellpunktion;* F., *myringotomie;* In., *myringotomy;* It. y P., *miringotomia.* Incisión quirúrgica de la membrana timpánica; miringocentesis.

miringótomo (de *miringo-* y el gr. *tomós,* cortante). m. F., *myringotome.* Instrumento empleado en la miringotomía.

mirística (del gr. *myristikós,* oloroso; de *myridsein,* perfumar). f. Nuez moscada.

miristicación (del gr. *myrízein,* ungir, perfumar). f. Aspecto de nuez moscada de los cortes hepáticos en la congestión pasiva del hígado.

miristicina. f. Principio activo de la nuez moscada *(Myristica fragans);* alucinante no nitrogenado.

miristicol. m. F., *myristicole.* Estearopteno de la esencia de nuez moscada.

miristina. f. F., *myristine.* Sustancia blanca, cristalina, insoluble, miristato de glicerilo, que se encuentra en la nuez moscada y en el espermaceti y otras grasas.

Mirizzi (Enfermedad de) (Pablo L. *Mirizzi,* cirujano argentino, 1893-1964). V. ENFERMEDAD.

mirmecia (del gr. *mýrmex, -ekos,* hormiga). f. Especie de verruga en la palma de la mano o planta de los pies, que produce hormigueo.

mirmeciasis. f. MIRMESTESIA.

mirmeciasmosis anfilafes (del gr. *myrmekiasmós,* erupción de verrugas, acompañada de hormigueo, y *amphilaphés,* que abarca mucho). f. Enfermedad tropical, caracterizada por la erupción de verrugas que crecen rápidamente y se extienden a todo un lado de la cara y cuello.

mirmestesia (del gr. *mýrmex,* hormiga, y *aísthesis,* sensación). f. Sensación de hormigueo; formicación.

mirobálano (del lat. *myrobalanum,* y éste del gr. *myrobálanos;* de *mýron,* perfume, y *bálanos,* bellota). m. Fruto seco de varias especies del género *Terminalia,* de India y América, empleado en otro tiempo como astringente.

mirolado. m. Medicamento cuyo excipiente es una esencia.

mironato. m. Sal de ácido mirónico. ‖ -**de potasio.** SINIGRINA.

mirónico (Ácido). Ácido que existe en la mostaza negra en forma de sal potásica.

mirosina. f. Fermento contenido en las semillas de mostaza, que descompone la sinigrina.

mirra (del lat. *myrrha,* y éste del gr.). f. A., *Myrrhe;* F., *myrrhe;* In., *myrrh;* It. y P., *mirra.* Gomorresina de varias especies burseráceas de los géneros *Balsamodendron* y *Commiphora,* de la Arabia y Abisinia, en lágrimas rojas, pesadas y brillantes, aromáticas y acres. Contiene una esencia, resina y goma, y tiene propiedades estimulantes y astringentes. Empléase en tintura y extracto en la dispepsia, bronquitis, leucorrea, y en aplicaciones locales en las estomatitis; entra en la composición de varias preparaciones: elixir de Garus, bálsamo del Comendador, de Fioravanti, etc.

mirrina. f. Resina de la mirra.

mirtiforme (del lat. *myrtus,* mirto, y *forma,* forma). adj. F., *myrtiforme.* En forma de hoja de mirto. ‖ m. Músculo mirtiforme.

mirtilina. f. Principio extractivo del mirtilo, que tiene propiedades hipoglucemiantes y puede ocasionar daño hepático.

mirtilo. m. Arándano, *Vaccinium myrtillus,* de fruto astringente.

mirto (del lat. *myrtus,* y éste del gr. *mýrtos).* m. A., *Myrte;* F., *myrte;* In., *myrtle;* It., *mirto;* P., *murta.* Arrayán; planta mirtácea del género *Myrtus.* Las hojas y bayas de la especie *M. communis* son muy aromáticas y se emplean como astringentes y vulnerarias.

mirtol. m. Esencia de las hojas de mirto; se emplea en terapéutica en forma de cápsulas, en las afecciones bronquiales y pulmonares crónicas, como antiséptico y estimulante.

misandria (del gr. *miseîn,* odiar, y *anér, andrós,* varón). f. MISANTROPÍA.

misantropía (del gr. *misanthropía,* de *misánthropos,* misántropo; de *miseîn,* odiar, y *ánthropos,* hombre). f. A., *Misanthropie;* F., *misanthropie;* In., *misanthropy;* It. y P., *misantropia.* Aversión morbosa al hombre o a la sociedad humana, síntoma frecuente en la melancolía.

Misao-Kobayashi (Enfermedad de). V. ENFERMEDAD.

miscegenación (del lat. *miscere,* mezclar, y *genus,* raza). f. Unión de individuos de razas diferentes o procreación de individuos de raza mixta.

miscible (del lat. *miscere,* mezclar). adj. A., *Mischbar;* F. e In., *miscible;* It., *mescolabile;* P., *miscível.* Dícese de los cuerpos capaces de mezclarse con otros.

miserere o **miserere mei** (lat.). m. Antigua denominación de la oclusión intestinal en general; cólico miserere.

miso-. Forma prefija del gr. *miseîn,* odiar.

misocainia (de *miso-* y el gr. *kainós,* nuevo). f. MISONEÍSMO.

misofilia (del gr. *mysos,* abominación, y *phileîn,* amar). f. Variedad de parafilia con afición lujuriosa a la suciedad o excreciones.

misogamia (de *miso-* y el gr. *gámos,* matrimonio). f. Aversión morbosa al matrimonio.

misoginia (del gr. *misogynía;* de *miseîn,* odiar, y *gyné,* mujer). f. A., *Misogynie,* F., *misogynie;* In., *misogyny;* It. y P., *misoginia.* Aversión morbosa al sexo femenino.

misología (de *miso-* y el gr. *lógos,* palabra, estudio). f. Aversión morbosa a la conversación o al estudio.

misoneísmo (de *miso-* y el gr. *néos,* nuevo). m. A., *Misoneismus;* F., *misonéisme;* In., *misoneism;* It., *misoneismo;* P., *misoneísmo.* Aversión morbosa a las prácticas, costumbres o ideas nuevas.

mitacismo. m. F., *mytacisme.* Vicio de pronunciación, que consiste en la repetición frecuente de la *m;* mutacismo.

mitapsis (del gr. *mítos,* hilo, y *hapsís,* nudo). f. Fusión de los filamentos de cromatina en el período final de la conjugación celular.

Mitchell (Solución de) (James F. *Mitchell,* cirujano norteamericano, n. en 1871). V. SOLUCIÓN. ‖ -**Weir.** V. WEIR-MITCHELL.

mitela (del lat. *mitella,* dim. de *mitra).* f. Vendaje de brazo; cabestrillo.

mitescente. adj. MITIGANTE.

mitigante (del lat. *mitigans, -antis,* p. a. de *mitigare,* mitigar; de *mitis,* apacible, suave, y *agere,* hacer). adj. Que ablanda, calma, modera o suaviza.

mitilotoxina. f. Leucomaína tóxica de los mejillones *(Mytillus edulis).*

mito-. Forma prefija del gr. *mítos,* hilo.

mitoblástico (de *mito-* y el gr. *blastós,* germen). m. Medicamento que bloquea u obstaculiza determinadas fases del proceso cariocinético.

mitocinético (de *mito-* y el gr. *kinetikós,* móvil). adj. F., *mitocinétique.* Dícese de la fuerza en los elementos cromáticos de la célula que produce las figuras cariocinéticas.

mitocondria (de *mito-* y el gr. *chóndros,* cartílago). f. A., *Mitochondrie,* F., *mitochondrie;* In., *mitochondria;* It., *mitocondria;* P., *mitocôndria.* Organito citoplasmático membranoso de aspecto filiforme, que posee doble membrana y alberga cadenas de enzimas que intervienen en la respiración celular. Sin.: Condrioconto, condriomito, condriosoma, plastocondrio, plastosoma.

mitofobia (del gr. *mŷthos,* fábula, mito, falsedad, y *phóbos,* temor). f. Temor morboso a la falsedad o mentira.

mitogenia o **mitogénesis** (de *mitosis* y *génesis).* f. F., *mitogenèse.* Producción o generación por mitosis.

mitoma. m. A., *Mitom;* F., *mitome;* In., *mitome;* It. y P., *mitoma.* Red filamentosa del protoplasma celular, porción más sólida del protoplasma.

mitomanía (del gr. *mýthos,* fábula, ficción, y *manía,* manía). f. A., *Mythomanie,* F., *mythomanie;* In., *mythomania;* It. y P., *mitomania.* Inclinación morbosa, irresistible, a la exageración o mentira. Sin.: Fabulación, seudología.

mitoplasma (de *mito-* y el gr. *plasmós,* plasma). m. F., *chromatique.* Red cromática del núcleo celular; mitoma.

mitoplastia (de *mito-* y el gr. *plássein,* formar). f. HISTERISMO.

mitor (del lat. *mitto, missi, missum*, enviar). adj. El que envía.

mitosis [mitótico] (del gr. *mítos*, hilo). f. A., *Mitose;* F., *mitose;* In., *mitosis;* It., *mitosi;* P., *mitose.* División indirecta de las células germinativas y otras, que consiste en la separación ordenada de los cromosomas, duplicados previamente, para formar dos núcleos hijos. Consta de cuatro fases: *profase, metafase, anafase* y *telofase.* Cariocinesis, citodiéresis. ||**-multicéntrica.** División celular de la que resultan más de dos células hijas.

mitosoma (de *mito-* y el gr. *sôma*, cuerpo). m. F., *mitosome.* Cuerpo formado por las fibras del huso, que dan origen a la porción central del espermatozoo.

mitosquisis. f. Cariocinesis.

mitra. f. Toca alta y apuntada, que usan las dignidades eclesiásticas. ||**-de Hipócrates.** Vendaje de cabeza; capelina.

mitral (del gr. *mítra*, faja de la cabeza). adj. F., *mitral.* Relativo a la válvula mitral. V. Válvula.

mitralismo. m. Tendencia a la producción de lesiones en la válvula mitral.

mitridatismo (de *Mitrídates VI* Eupator, rey del Ponto). m. A., *Mithridatismus;* F., *mithridatisme;* In., *mithridatism;* It., *mitridatismo;* P., *mitridatismo.* Estado de hábito o inmunidad para los venenos, por la ingestión de dosis gradualmente crecientes de los mismos.

miuro (del gr. *mýs*, ratón, y *ourá*, cola). adj. Dícese del pulso que gradualmente se hace más pequeño, a semejanza de la cola del ratón.

mixadenitis (de *mixo-* y *adenitis*). f. A., *Myxadenitis;* F., *mixadenite;* In., *myxadenitis* It., *mixadenite;* P., *mixadenite.* Inflamación de una glándula mucosa. ||**-labial.** Enfermedad de Baelz.

mixadenoma (de *mixo-*, el gr. *adén, adénos*, glándula, y el suf. *-oma*). m. A., *Myxadenom;* F., *adéno-myxome;* In., *myxadenoma;* It., *mixadenoma;* P., *mixadenoma.* Adenoma con elementos de mixoma.

mixágeno (de *mixo-* y el gr. *gennân*, producir, engendrar). adj. Productor o generador de moco; mucinógeno.

mixangitis (de *mixo-* y *angitis*). f. Inflamación de los conductos de las glándulas mucosas.

mixastenia (de *mixo-* y *astenia*). f. Deficiencia en la secreción de moco; sequedad de las mucosas.

mixedema (de *mixo-* y el gr. *oídema*, hinchazón). m. A., *Myxödem;* F., *myxœdème;* In., *myxedema;* It. y P., *mixedema.* Estado trofoneurótico, expresión clínica de la atrofia o insuficiencia de la glándula tiroides, caracterizado por la infiltración del tejido subcutáneo por un material mucinoso constituido por proteínas que forman complejos con mucopolisacáridos (ácido hialurónico y condroitín- sulfato B), que produce un edema duro que no conserva el signo de la fóvea, extendido especialmente a la cara y extremidades. Este estado se acompaña de sequedad de la piel, debilitación de las facultades intelectuales, apatía, descenso de la temperatura y metabolismo basal bajo. *Sin.:* Caquexia paquidérmica, enfermedad de Gull. Atireosis. Hipotiroidismo. ||**-congénito.** Cretinismo. ||**-endémico.** Cretinismo. ||**-frustrado.** Mixedema cuyos caracteres son muy atenuados o en el que los trastornos ocurren en una parte, sistema u orden determinados. ||**-infantil.** Infantilismo de Brissaud. ||**-operatorio.** Caquexia estrumipriva. ||**-pretibial.** Dermopatía infiltrativa que aparece en un escaso porcentaje de sujetos con enfermedad de Graves y que histológicamente se caracteriza por un adelgazamiento de la epidermis, bajo la cual las fibras colágenas de la dermis aparecen desorganizadas e incluidas en una sustancia fundamental formada por mucopolisacáridos ácidos y sus productos de despolimerización, con infiltrado linfocitario y abundantes mastocitos. Macroscópicamente la piel toma una apariencia gruesa, a veces con nódulos que forman relieve, con grandes poros y pelos largos que le confieren cierto aspecto de piel de cerdo, de color amarilloanaranjado, rojizo o rosavioláceo. Puede localizarse no sólo en la zona pretibial, sino también en la cara, manos, antebrazos, tórax, dorso de los pies, etc.

mixedematoide (de *mixo-*, el gr. *oídema, -atos*, hinchazón, y *eîdos*, aspecto). adj. Semejante al mixedema.

mixemia. f. Mucinemia.

mixidiotez. f. Mixedema cuyo carácter predominante es la idiotez.

mixiosis. f. Derrame mucoso, mixorrea.

mixo-. Forma prefija del gr. *mýxa*, moco.

mixobacteriales. m. pl. Orden de bacterias que se sitúan en la parte 2 de la clasificación de Bergey. Son bacterias «reptantes», que producen cuerpos fructíferos. Las células vegetativas secretan un material mucilaginoso. Se encuentran en el suelo y en la materia vegetal en descomposición.

mixoblastoma (de *mixo-*, el gr. *blastós*, semilla, y el suf. *-oma*). m. F., *myxome, myxoblastome.* Tumor del mesénquima compuesto de tejido conjuntivo primario. Mixoma.

mixocistoma (de *mixo-*, el gr. *kýstis*, vejiga, y el suf. *-oma*). m. F., *myxocystome.* Cistoma mixoide; quiste proliferante del ovario, así denominado porque su superficie interna se semejante a una mucosa.

mixocito (de *mixo-* y el gr. *kýtos*, cavidad). m. Célula de tejido mucoso.

mixocondroma (de *mixo-*, el gr. *chóndros*, cartílago, y el suf. *-oma*). m. A., *Myxochondrom;* F., *myxochondrome;* In., *mixochondroma* It., *mixocondroma;* P., *mixocondroma.* Mixoma con elementos de condroma.

mixocondrosarcoma. m. F., *chondromyxosarcome.* Tumor que contiene elementos mixomatosos, cartilaginosos y sarcomatosos.

mixodermia. f. Enfermedad aguda caracterizada por reblandecimiento de la piel, equimosis y espasmos musculares.

mixoencondroma (de *mixo-*, el gr. *en*, en, *chóndros*, cartílago y el suf. *-oma*). m. Encondroma en el que algunos elementos experimentan la degeneración mucosa.

mixofibroma (de *mixo-*, el lat. *fibra*, filamento, y el suf. *-oma*). m. Mixoma con elementos de fibroma.

mixofibrosarcoma (de *mixo-*, el lat. *fibra*, filamento, el gr. *sárx, sarkós*, carne, y el suf. *-oma*). m. Sarcoma con elementos mixomatosos y fibrosos.

mixoglioma (de *mixo-*, el gr. *gloiós*, materia viscosa, y el suf. *-oma*). m. Glioma que ha experimentado la degeneración mixomatosa.

mixoide (de *mixo-* y el gr. *eídos*, aspecto). adj. F., *myxoïde, mucoïde.* Semejante al moco.

mixolipoma (de *mixo-*, el gr. *lípos*, sustancia grasa, y el suf. *-oma*). m. Mixoma con elementos de lipoma.

mixoma (de *mixo-* y *-oma*). m. A., *Myxom;* F., *myxome;* In., *myxoma;* It., *mixoma;* P., *mixoma.* Tumor blando, coloide compuesto de tejido mucoso casi siempre mezclado con otros elementos; blenoma. ||**-encondromatoso.** Mixocondroma. ||**-eréctil.** Mixoma con vasos excesivamente desarrollados. ||**-fibroso.** Mixofibroma. ||**-lipomatoso.** Mixoma que contiene depósitos de grasa. ||**-quístico.** Mixoma con cavidades lagunares consecutivas a una degeneracion parcial y a hemorragias resorbidas. ||**-sarcomatoso.** Mixosarcoma. ||**-vascular.** El que contiene muchos vasos sanguíneos.

mixomatosis. f. A., *Myxomatose;* F., *myxomatose;* In., *myxomatosis;* It., *mixomatosi;* P., *mixomatose.* Desarrollo de mixomas múltiples. ||Degeneración mucoide o mixomatosa. ||**-infecciosa de los conejos.** Afección febril debida a un virus que es causa de una gran mortalidad, caracterizada por la formación de tumefacciones mucosas en la piel y membranas de estos animales.

mixomatoso. adj. F., *myxomateur.* De la naturaleza del mixoma.

mixomicetos (de *mixo-* y el gr. *mýkes, -etos*, hongo). m. pl. División de hongos que incluye un gran número de microorganismos intermedios entre los hongos y los protozoos, como por ejemplo los limos.

mixomioma (de *mixo-*, el gr. *mŷs, myós,* músculo y el suf. *-oma*). m. Mioma que ha experimentado la degeneración mucosa.

mixoneuroma (de *mixo-*, el gr. *neûron,* nervio, y el suf. *-oma*). m. Mixoma con elementos de neuroma.

mixoneurosis. f. desus. Neurosis caracterizada por trastornos de la secreción mucosa. ‖ **-intestinal.** ENTEROCOLITIS MUCOMEMBRANOSA.

mixopapiloma (de *mixo-*, el lat. *papilla,* pezón, y el suf. *-oma*). m. Mixoma combinado con papiloma.

mixópodo (de *mixo-* y el gr. *poús, podós,* pie). m. Período el más primitivo, amébula, del parásito del paludismo.

mixopoyesis (de *mixo-* y el gr. *poíesis,* producción). f. Generación o producción de moco.

mixorrea (de *mixo-* y el gr. *rheîn,* fluir). f. A., *Myxorrhöe;* F., *myxorrhée;* In., *myxorrhea;* It., *mixorrea;* P., *mixorréia.* Derrame o flujo mucoso; blenorrea. ‖ **-intestinal.** Derrame mucoso por el intestino, observado en individuos nerviosos, tras un esfuerzo mental o choque emotivo.

mixosarcoma (de *mixo-*, el gr. *sárx, sarkós,* carne, y el suf. *-oma*). m. A., *Myxosarkom;* F., *myxosarcome;* In., *myxosarcoma;* It., *mixosarcoma;* P., *mixossarcoma.* Sarcoma que contiene elementos mucosos.

mixosporidios. m. pl. Orden de protozoos de la clase Cnidosporidea, parásitos de peces de agua dulce y marina y raramente de anfibios.

mixovirus. V. ORTHOMYXOVIRUS y PARAMYXOVIRUS.

mixt. Abreviatura de mixtura.

mixto (del lat. *mixtus*). adj. Mezclado, compuesto de partes heterogéneas. ‖ Que manifiesta dos o más caracteres distintos.

mixtura (del lat. *mixtura*). f. A., *Mischung;* F., *mixture;* In., *mixture;* It. y P., *mistura.* Mezcla en solvente o vehículo líquido de dos o más medicamentos. ‖ POCIÓN. ‖ **-ACE.** Mezcla anestésica compuesta de 1 parte de alcohol, 2 de cloroformo y 3 de éter. ‖ **-de Arkövy.** Preparación de fenol, alcanfor y esencia de eucalipto para el tratamiento de las raíces dentarias. ‖ **-de Basham.** Solución de acetato ferricoamónico. ‖ **-de Bestuchev.** Tintura etérea de cloruro de hierro. ‖ **-de Billroth.** Tópico local anestésico, compuesto de 3 partes de cloroformo, 1 de alcohol y 1 de éter. ‖ **-de Bonain.** Mezcla de partes iguales de ácido fénico, cocaína y mentol, para la anestesia de la membrana timpánica en la paracentesis de la misma. ‖ **-de Carrel.** Preparación para fijar los injertos sobre una superficie ulcerada, compuesta de 18 partes de parafina fundida a 52°, 6 de parafina fundida a 20°, 2 de cera de abejas y 1 de aceite de ricino. ‖ **-de Elzholz.** Solucion de eosina en glicerina y agua. ‖ **-de Erlenmeyer.** Mezcla a partes iguales de bromuro de sodio, potasio y amonio. ‖ **-de Fenner.** TINTURA ANTÁCRIDA. ‖ **-de Glegg.** Parafina líquida, 3 partes, y vaselina blanca, 1 parte, aromatizadas con esencia de rosas; para tópico de las fosas nasales en los resfriados. ‖ **-de Griffith.** Tintura de hierro compuesta. ‖ **-de Gunning.** Reactivo para la apreciación del nitrógeno en la orina, compuesto de 15 ml de ácido sulfúrico concentrado, 10 g de sulfato potásico y 0,5 g de sulfato de cobre. ‖ **-de Harper.** Mezcla de aceite de chaulmogra, éter y yodo, empleada otrora para inyecciones en la lepra. ‖ **-de Hermann.** Antihelmíntico compuesto de cloroformo, esencia de eucalipto y aceite de ricino. ‖ **-de Karr.** Cloruro de sodio, 10; lactato de cal, 4; citrato de magnesio, 4; citrato de hierro, 1; solución de Lugol, 10 gotas. ‖ **-de Loomis.** Mixtura antidiarreica compuesta de esencia de sasafrás y tintura de opio, ruibarbo y espliego. ‖ **-de Meisen.** Solución de dextrosa al 50 %, para la obliteración de las venas varicosas. ‖ **-de Mencière.** Mezcla antiséptica de yodoformo, guayacol, eucaliptol y bálsamo del Perú en alcohol y éter, empleada en la cura de heridas. ‖ **-de Ringer.** Solución de cloruro de sodio (0,7 %), cloruro de calcio (0,025 %) y cloruro de potasio (0,03 %). ‖ **-de Squibb.** Tintura de ruibarbo compuesta. ‖ **-de Startin.** Mixtura compuesta de sulfato de magnesio, sulfato de hierro, jarabe de jengibre, ácido sulfúrico diluido y agua. ‖ **-de Thielmann.** Mixtura antidiarreica, compuesta de vino de opio, tintura de valeriana, ipecacuana, esencia de menta, alcohol y éter. ‖ **-de Townsend.** Mixtura antisifilítica compuesta de óxido rojo de mercurio, yoduro potásico, tintura de corteza de naranjas agrias y de cardamomo, agua y jarabe. ‖ **-de Velpeau.** Mixtura antidiarreica compuesta de alcanfor, opio y gambir. ‖ **-de Vincent.** Estearina, 1; parafina, 2, y vaselina, 2, para parafinar los tubos que se emplean en la transfusión sanguínea. ‖ **-de Wachsmuth.** Mezcla anestésica que se empleó en otro tiempo, compuesta de 5 partes de cloroformo y 1 de trementina. ‖ **-EC.** Mezcla de 16 partes de éter y 1 de cloroformo; éter mitigado. ‖ **-esplenética** o **de Gadberri.** Tónico y antiperiódico compuesto de sulfato de quinina, nitrato potásico, sulfato ferroso, ácido nítrico y agua. ‖ **-nervina.** Solución de bromuros potásico, de sodio y amonio. ‖ **-oleobalsámica.** Bálsamo de Hoffmann; solución alcohólica de bálsamo del Perú con esencias de limón, espliego, tomillo, etc. ‖ **-pectoral.** Poción a base de carbonato amónico y otros expectorantes, escila, etc.

Miyagawanella (de Yoneji *Miyagawa,* bacteriólogo japonés, 1885-1959). V. CHLAMYDIA.

ml. Símbolo de mililitro.

Mljet (Enfermedad de) *(Mljet,* nombre yugoslavo de Meleda). MAL DE MELEDA.

mm. Símbolo de milímetro.

mμ. Símbolo de milimicra o milimicrón. V. NANÓMETRO. ‖ (nm).

mmol. Símbolo de milimol.

Mn. Símbolo del *manganeso.*

M'Naghter (Regla de) (de *M'Naghten,* individuo que en 1843 fue absuelto en Inglaterra de asesinato, fundándose en su locura). V. REGLA.

mnemastenia (del gr. *mnéme,* memoria, y de *astenia*). f. Debilidad de la memoria.

mnémico, mnemónico, mnésico o **mnéstico** (del gr. *mnestis,* recuerdo). adj. F., *mnésique.* Relativo a la memoria.

mnemismo. m. HIPÓTESIS DE HERING-SEMON.

mnemónica. f. MNEMOTECNIA.

mnemotecnia (del gr. *mnéme,* memoria, y *téchne,* arte). f. Arte de cultivar o auxiliar la memoria, principalmente por medio de la asociación de ideas.

mnesticoasociativo. adj. Dícese de los trastornos de ciertas funciones cerebrales complejas en las que se invocan defectos en los engramas mnésicos propios de las áreas cerebrales de asociación.

mnoli me tangere (liter., no me toques). Locución latina aplicada a ciertas ulceraciones que empeoran con el tratamiento; por extensión se aplica cuando se quiere expresar que es mejor no actuar.

Mo. Símbolo del *molibdeno.*

Möbius (Enfermedad, signo, síndrome de) (Paul J. *Möbius,* neurólogo alemán, 1853-1907). Véanse estos términos.

mocedad (de *mozo*). f. JUVENTUD.

mocezuelo. m. Nombre que se da en México al trismo tetánico de los recién nacidos.

moción (del lat. *motio, -onis*). f. MOVIMIENTO.

moco (del lat. *mucus*). m. A., *Mucus;* F., *mucus;* In., *mucus;* It. y P., *muco.* Sustancia líquida o semisólida, viscosa, translúcida, secretada por las glándulas mucosas, compuesta de agua, mucina, sales inorgánicas, células epiteliales, leucocitos y sustancia granulosa.

modalidad (del lat. *modus,* medida). f. A., *Modalität;* F., *modalité;* In., *modality;* It., *modalità;* P., *modalidade.* Modo de ser. Término empleado en homeopatía para significar un estado que modifica la acción de una droga.

moderador (del lat. *moderator*). adj. F., *modérateur.* Frenador; dícese de los nervios vasomotores, del neumogástrico y de un fascículo arqueado del ventrículo derecho, constituido por músculos papilares.

modificación. f. PARAVARIACIÓN.

modificador (del lat. *modus,* medida, y *facere,* hacer). adj. F., *modificateur.* Dícese de los agentes, físicos o químicos, capaces de producir una modificación en el organismo; alterante. Ú.t.c.s.

modiolo (del lat. *modiolus,* cubo de la rueda, *trépano).* m. A., *Modiolus;* F., *modiole;* In., *modiolus;* It., *modiolo;* P., *modíolo.* Eje o columela del caracol. || Trépano exfoliativo o perforante.

modorra (de *modorro,* y éste probablemente de lat. *mutilus,* sin cuernos). f. A., *Schlafsucht;* F., *somnolence;* In., *drowsiness;* It., *sonnolenza;* P., *modorra.* Sueño pesado, sopor, letargo leve. || XENUROSIS.

modulación (del lat. *modulus,* dim. de *modus,* medida). f. F., *modulation.* Capacidad normal de las células para adaptarse al medio. || Modificación de la frecuencia o amplitud de las ondas eléctricas para facilitar su transmisión.

modus operandi (lat.). Modo o procedimiento de practicar una operación o acción.

Moebius. V. MÖBIUS.

Moechlin-Silverstein (Síndrome de). V. SÍNDROME.

Moeller. V. MÖLLER. ||**-Barlow (Enfermedad de)** (Julius O. L. *Moeller,* cirujano alemán, 1819-1887; Sir Thomas *Barlow,* médico inglés, 1845-1945). V. ENFERMEDAD.

Moersch-Woltman (Síndrome de). V. SÍNDROME.

mofeta (del neerl. *muf,* que huele a moho). f. Cualquiera de los gases perniciosos irrespirables que se desprenden de las minas o de sitios subterráneos.

mogiartría (del gr. *mógis,* con dificultad, y *arthrikós,* articular). f. MOGILALIA.

mogifasia (del gr. *mógis,* con dificultad, y *phásis,* palabra). f. Dificultad en articular palabras. Mogiartria.

mogifonía (del gr. *mógis,* con dificultad, y *phoné,* voz). f. Disfonía, fonastenia.

mogigrafía (del gr. *mógis,* con dificultad, y *gráphein,* escribir). f. Calambre o espasmo de los escribientes; grafospasmo.

mogilalia (del gr. *mógis,* con dificultad, y *lalein,* hablar). f. A., *Mogilalie;* F., *mogilalie;* In., *mogilalia;* It., *mogilalia;* P., *mogilalia.* Dislalia, tartamudez. ||**-nacional.** Imposibilidad de articular un fonema en un idioma extranjero por no tenerlo en el idioma materno.

mogitocia (del gr. *mógis,* con dificultad, y *tókos,* parto). f. Parto difícil, distocia.

mogol. adj. V. MONGOL.

moho (del alto al. *muff).* m. A., *Schimmel;* F., *moisissure;* In., *mold, mould;* It., *muffa;* P., *mofo.* Depósito o capa que se presenta en las sustancias orgánicas por el desarrollo de diferentes hongos de los géneros *Mucor, Penicillium, Aspergillus,* etc.

Mohrenheim (Fosa de) (Joseph J. Freiherr von *Mohrenheim,* cirujano austriaco, 1749-1799). FOSA INFRACLAVICULAR.

Mojon (Método de) (Benedetto *Mojon,* profesor de anatomía y fisiología de Génova del siglo XIX). V. MÉTODO.

mol. m. F., *mol.* Molécula-gramo; peso molecular en gramos.

mola [molar] (del lat. *mola,* masa carnosa de la matriz). f. A., *Mole;* F. e In., *mole;* It. y P., *mola.* Masa carnosa informe que se desarrolla en el útero, especialmente la producida por la degeneración o hidropesía de las vellosidades del corion y la placenta. ||**-acuosa.** Mola cuyo contenido es líquido. ||**-carnosa.** Mola sanguínea que ha tomado apariencia de carne. ||**-cística.** MOLA HIDATÍDICA. ||**-de Breus.** HEMATOMOLA. ||**-falsa.** Cualquier masa intrauterina, coágulo, tumor, etc., sin relación alguna con la concepción. ||**-hidatídica** o **hidatiforme.** Masa más o menos voluminosa que se expulsa durante el embarazo, formada por la proliferación de las vellosidades del corion, unidas por pedículos con un aspecto semejante a un racimo. ||**-maligna.** CORIOADENOMA. ||**-pétrea.** Mola que ha experimentado la degeneración calcárea. ||**-verdadera.** Mola producida por la degeneración del huevo. ||**-vesicular.** MOLA HIDATÍDICA.

molalidad. f. Número de moles de un soluto por kilogramo de solvente puro.

molar (del lat. *moles,* masa). adj. Relativo a las masas, en oposición a molecular. || Relativo a las moléculas-gramo de un soluto en un volumen definido de solución, de ordinario 1 litro.

molar (del lat. *molaris).* m. A., *Mahlzahn;* F., *molaire;* In. y P., *molar;* It., *molare.* Diente molar o muela. ||**-de Fournier** o **de Moon.** Molar primero pequeño en forma de cúpula, observado en la sífilis hereditaria. ||**-menor.** PREMOLAR. ||**-rocoso.** Diente cuya corona tiene un aspecto desigual y retorcido que recuerda las asperezas de las rocas.

molaridad. f. F., *molarité.* Número de moles de un soluto por litro de disolución.

molariforme (del lat. *molaris,* molar, y *forma,* forma). adj. F., *molariforme.* En forma de mola, muela o diente molar.

molde. m. A., *Giessform;* F., *moule;* In., *cast;* It., *matrice;* P., *molde.* Vaciado de algunas estructuras huecas (bronquiolos, túbulos renales, etc.) formado generalmente por fibrina. || PATRÓN.

molécula (del lat. *molecula,* dim. de *moles,* mole). f. A., *Molekül;* F., *molécule;* In., *molecule;* It., *molecola;* P., *molécula.* Agrupación definida de átomos; partícula menor de un cuerpo, simple o compuesto, que puede existir por sí sola con los caracteres químicos propios del mismo. ||**-gramo.** MOL. ||**-monoatómica, diatómica, triatómica, etc.** Molécula en cuya composición entran uno, dos, tres, etc., átomos, respectivamente.

molibdeno (del lat. *molybdaena,* y éste del gr. *molýbdaina;* de *mólybdos,* plomo). m. F., *molybdène.* Elemento metálico duro, de color blanco plateado. Símbolo, *Mo;* peso atómico, 95,9; peso específico, 8,6.

molicutes (del lat. *mollis,* blando, y *cutis,* piel). m. pl. Clase de bacterias que se sitúa en el parte 19 de la clasificación de Bergey (8.ª ed). Presentan como característica carecer de verdadera pared, son pequeñas, algunas ultramicroscópicas (200 nm), muy pleomorfas, cocoides o filamentosas y gramnegativas. Crecen en medios artificiales complejos; en los medios sólidos forman colonias pequeñas características (en «huevo frito»). Comprende el orden micoplasmatales, dentro del cual algunas especies son patógenas para el hombre.

molimen (del lat. *molimen,* esfuerzo). m. Esfuerzo natural para el cumplimiento de una función, especialmente de la menstrual.

molimina. (lat.). pl. de *molimen.* ||**-haemorrhoidalia** o **menstrualia.** Trastornos que acompañan a los flujos sanguíneos hemorroidal y menstrual, respectivamente.

molino (Ruido de). V. RUIDO.

Molisch (Reacción de) (Hans *Molisch,* químico de Viena, 1856-1937). V. REACCIÓN.

molismofobia (del gr. *mólysma,* suciedad, y *phóbos,* temor). f. Horror morboso a la suciedad o a la contaminación.

moluria (de *molecular* y el gr. *oûron,* orina). f. Concentración molecular de la orina.

molusco (del lat. *molluscus,* blando, mollar). m. A., *Molluscum;* F., *molluscum;* In., *molluscum;* It., *mollusco;* P., *molluscum.* Nombre para distintas afecciones de la piel, caracterizadas principalmente por la formación de tumores cutáneos blandos redondeados. ||**-contagioso** o **epitelial.** Acné varioliforme; dermatosis caracterizada por la formación de tubérculos umbilicados, de tamaño distinto, duros, que asientan especialmente en la cara y en cuyo interior existe una masa semisólida blanquecina constituida por grasa, células epiteliales y corpúsculos peculiares encapsulados. La enfermedad es crónica, evoluciona sin síntomas generales y se cree debida a coccidias. ||**-fibroso.** Afección caracterizada por el desarrollo de fibromas múltiples, de número y tamaño muy variable, extendidos a toda la piel y algunas veces a las mucosas; persisten, por lo general, indefinidamente, y son susceptibles de inflamación y degeneración. ||**-fungoide.** PIAN. ||**-lipomatodes.** Xantelasma múltiple. ||**-péndulo.** Variedad de molusco fibroso constituido por un pequeño fibroma pediculizado; acrocordón. ||**-simple.** MOLUSCO FIBROSO. ||**-ve-**

rrugoso. Variedad de molusco contagioso, en la que los tubérculos se convierten en masas semejantes a verrugas.
Moll (Glándulas de) (Jacob Antonius *Moll*, oculista holandés, 1832-1914). V. GLÁNDULA.
Mollaret (Síndrome de) (Pierre *Mollaret*, pedíatra francés, n. en 1898). V. SÍNDROME.
molledo (lat.). f. Parte carnosa y redonda de un miembro, del brazo y pantorrilla especialmente.
molleja (por *moleja*, del lat. *molicula, dim. de *mola*, carnosidad). f. Estómago musculoso de las aves.
Möller (Coloración, reacción de) (Alfred *Möller*, bacteriólogo alemán, contemporáneo). Véanse estos términos. ||-**Barlow (Enfermedad de)** (*Möller* y Sir Thomas *Barlow*, médico de Londres, 1845-1895) V. ENFERMEDAD. ||-**(Glositis de)** (Julius Otto L. *Möller*, cirujano alemán, 1819-1887). V. GLOSITIS. ||-**(Sarna de)** (C. P. *Möller*, dermatólogo danés, 1845-1917). V. SARNA.
Mollicutes. V. MOLICUTES.
mollities (lat.). f. Reblandecimiento. ||-**ossium.** OSTEOMALACIA.
molluscum (lat.). m. MOLUSCO.
Momburg (Cintura) (Friedrich August *Momburg*, cirujano alemán, 1870-1939). V. CINTURA.
Mönckeberg (Esclerosis de) (Johann Georg *Mönckeberg*, patólogo alemán, 1878-1925). V. ESCLEROSIS.
momento (del lat. *momentum*, movimieenito, momento). m. A., *Moment;* F., *moment;* In., *momentum;* It. y P., *momento*. Cantidad de movimiento; producto de la masa por la velocidad. ||-**de un músculo.** Posición en la que un músculo es perpendicular al hueso que mueve.
momia (del ár. *mūmiyā*, amalgama o betún con que los egipcios embalsamaban los cadáveres). f. A., *Mumie;* F., *momie;* In., *mummy;* It., *mummia;* P., *múmia*. Cadáver que natural o artificialmente se conserva por su estado de desecación.
momificación. f. A., *Mumifikation;* F., *momification;* In., *mummification;* It., *mummificazione;* P., *mumificação*. Paso al estado de momia. || Desecación de los tejidos en la gangrena seca, esta misma gangrena. Desecación de los tejidos de un feto retenido.
Momordica. Género de plantas cucurbitáceas, algunas de cuyas especies, *M. balsamina*, *M. purgans*, poseen frutos acres y purgantes. Las hojas de la *M. balsamina*, o balsamilla, se han empleado en medicina.
momordicina. f. ELATERINA.
mónada (del lat. *monas, -adis*, y éste del gr. *monás, -ádos*, unidad). f. F., *monade*. Elemento unicelular. || Entida de sustancia o energía en algunos sistemas filosóficos. || Radical univalente o elemento. || En la meiosis, un miembro de la tétrada.
Monada. Género de infusorios de la familia de los monádidos.
Monadidae. MONÁDIDOS.
monádidos. m. pl. Familia de protozoos de la clase zoomastigóforo, subfílum mastigóforo, que incluye el género *Monas*. Se trata de infusorios de agua dulce.
Monakov (Fascículo, fibra, síndrome de) (Constantino von *Monakov*, neurólogo ruso en Zurich, 1853-1930). Véanse estos términos.
Monaldi (Drenaje o método de) (V. *Monaldi*, médico italaiano, n. en 1899). V. DRENAJE, MÉTODO.
Monarda (de N. *Monardes*, médico y botánico español, 1512-1588). Género de plantas labiadas aromáticas. Las especies *M. fistulosa* y *M. punctata* son diaforéticas, carminativas, estimulantes y emenagogas, y contienen una esencia análoga a la de menta.
monardina. f. Etearopteno de la esencia de monarda.
monartritis (de *mono-* y *artritis*). f. A., *Monarthritis;* F., *monarthrite;* In., *monarthritis* It., *monoartrite;* P., *monoartrite*. Inflamación de una sola articulación. ||-**deformante.** Artritis deformante de una sola articulación.
Monas. Género de monádidos.
monáster (de *mono-* y gr. *astér*, estrella). m. F., *monaster, couronne équatoriale*. Estadio o figura de cariocinesis caracterizado por la formación de una estrella en el ecuador del huso acromático; estrella madre.
monatetosis (de *mono-*, el gr. *áthetos*, abolido, y el suf. *-osis*). f. Atetosis de una parte del cuerpo.
monatómico (de *mono-* y el gr. *átomos*, indivisible). adj. F., *monoatomique*. De un solo átomo; mono o univalente.
monauqueno (de *mono-* y el gr. *auchén*, nuca, cuello). adj. y s. Monstruo bicéfalo con un solo cuello.
monaural (de *mono-* y el lat. *auris*, oreja). adj. F., *monaural*. Relativo a un solo oído.
monavitaminosis (de *mono-*, *a-*, privación, el lat. *vita*, vida, de *amina* y el suf. *-osis*). f. Avitaminosis de una sola vitamina.
monaxón (de *mono-* y el gr. *áxon*, eje). m. Neurona de un solo axón o cilindroeje.
Monbrun-Benisty (Síndrome de). V. SÍNDROME.
Moncrieff (Enfermedad de) (Alan *Moncrieff*, pedíatra inglés contemporáneo). V. ENFERMEDAD.
Mondino de Lutiis o de Luzzi. Anatomista italiano (1270-1326), autor del primer texto de anatomía, que durante tres siglos fue la obra clásica en muchas universidades.
Mondonesi (Reflejo de) (Filippo *Mondonesi*, médico italiano contemporáneo). V. REFLEJO.
Mondor (Enfermedad de) (Henri *Mondor*, cirujano francés, 1885-1962). V. ENFERMEDAD.
mónera (del gr. *monéres*, solitario). f. Término de Haeckel para la masa más simple de protoplasma libre, sin núcleo.
Moneret (Pulso o síntoma de) (Jules Auguste Edouard *Moneret*, médico francés, 1810-1868). V. PULSO.
monérula. f. Óvulo impregnado antes de que se advierta la perfecta diferenciación del núcleo.
monesia. f. Extracto de la corteza y la misma corteza de un árbol del Brasil, *Chrysophyllum glyciploeum*, de la familia de las sapotáceas. Astringente y amargo; se emplea como la ratania, y al exterior contra los flujos leucorreicos y blenorrágicos y como tópico en las úlceras.
monesina. f. Glucósido de la monesia, casi idéntico a la saponina. Astringente.
monestésico (de *mono-* y el gr. *aísthesis*, sensación). adj. Que afecta un solo sentido.
Monge (Enfermedad de) (Carlos *Monge*, patólogo peruano, 1884-1970). V. ENFERMEDAD.
mongol o **mongólico** (de *mongol*, y éste del turco *mugal*). adj. F., *mongolique*. Relativo o semejante a los caracteres de la raza amarilla. V. IDIOCIA, MANCHA MONGÓLICA. Ú.t.c.s.
mongolismo. m. A., *Mongolismus;* F., *mongolism;* In., *mongolism;* It. y P., *mongolismo*. Estado caracterizado por platicefalia, platirrinia, epicanto, braquifalangia y retardo mental de diverso grado, debido a una anormalidad cromosómica por triplicación del par 21 o por translocación; síndrome de Down.
monideísmo. m. Predominio de una idea.
moniletrix (del lat. *monile*, collar, y el gr. *thríx, trichós*, cabello). m. A., *Monilethrix;* F., *monilethrix;* In., *-monilethrix;* It., *moniletrix;* P., *moniletricose*. Pelo nudoso o moniliforme; estado morboso del pelo o cabello, en el que éstos presentan engrosamientos y estrecheces, sequedad, fragilidad, roturas y calvicie parcial.
Monilia. Antiguo nombre de los hongos del género *Candida*.
moniliasis o **moniliosis.** f. A., *Moniliasis;* F., *moniliase;* In., *moniliasis;* It., *moniliasi;* P., *moniliase*. Infección con alguna especie de *Monilia* o *Candida;* oidiomicosis, candidiasis.
monílide. f. Erupción cutánea debida a *Monilias* o *Candidas*.
moniliforme (del lat. *monile*, collar, y *forma*). adj. F., *moniliforme*. En forma o dispuesto como las cuentas de un collar.
monio o **monium.** m. ant. Metal descubierto en 1898, que luego fue identificado como una mezcla de metales.

monismo (del gr. *mónos*, solo, único). m. F., *monisme*. Teoría opuesta al dualismo, en la que sólo se admite la existencia de un elemento, la materia; materialismo.

monitor (del lat. *monitor, -oris*). m. F., *moniteur*. Aparato electrónico que permite el control y registro de signos fisiológicos (respiración, pulso, tensión arterial, etc.), electrocardiograma, datos bioquímicos, etc. || **-cardíaco.** Dispositivo electrónico que una vez conectado al paciente señala cada latido cardíaco con una curva eletrocardiográfica, un sonido audible y un aviso luminoso.

monitorización (de *monitor*). f. Registro permanente de ciertos signos fisiológicos mediante un monitor. || **-fetal.** Control electrónico del parto mediante determinados monitores. Por extensión, cualquier tipo de control analítico, o efectuado mediante exploraciones especiales, que trate de precisar el grado de bienestar fetal y, en consecuencia, diagnosticar un posible sufrimiento fetal, tanto durante el embarazo como el parto. En el primer caso se habla de *monitorización prenatal*, y en el segundo, de *monitorización intraparto*. Si el control se efectúa con monitores que evalúan parámetros biofísicos se habla de *monitorización biofísica*, mientras que se entiende por *monitorización bioquímica* la determinación de datos de tal naturaleza (hormonas, equilibrio acidobásico, etc.).

Moniz. V. EGAS MONIZ.

Monneret (Método, Pulso de) (Jules Auguste *Monneret*, médico francés, 1810-1868). V. MÉTODO, PULSO.

Monnina. Género de plantas poligaláceas de la América tropical. La raíz de la especie *M. polystachya* se emplea contra la disentería.

mono-. Forma prefija del gr. *mónos*, solo, único.

monoácido (de *mono-* y *ácido*). adj. F., *monoaide*. Que contiene un átomo de H reemplazable por una base; se dice de sales y alcoholes.

monoaminofosfátidos. m. Fosfátidos que en su molécula poseen un átomo de nitrógeno y uno de fósforo.

monoaminooxidasa. f. F., *monoamine-oxydase*. Enzima que destruye normalmente en el organismo importantes aminas como la adrenalina, noradrenalina, serotonina. Convierten o transforman el grupo amino en un residuo carbonilo.

monoartritis. f. MONARTRITIS.

monobacilar o **monobactérico** (de *mono-* y el lat. *bacillum*, bastoncito, o del gr. *bacteríon*, dim. de *baktería*, báculo). adj. Producido por una sola especie de bacilos, o que sólo contiene una especie de bacterias.

monobásico (de *mono-* y el gr. *básis*, fundamento). adj. F., *monobasique*. Que sólo tiene una base. || Que contiene un solo átomo de hidrógeno sustituible por una base.

monoblasto (de *mono-* y el gr. *blastós*, germen). m. A., *Monoblast*, F., *monoblaste*; In., *monoblast*; It., *monoblasto*; P., *monoblasto*. Célula que da origen al monocito.

monoblepsia (de *mono-* y el gr. *blépsis*, vista). f. F., *monoblepsie*. Estado en el que la visión es más distinta cuando sólo se emplea un ojo. Variedad de ceguera para los colores, en la que sólo se distingue uno de éstos.

monobraquio (de *mono-* y el gr. *brachíon*, brazo). m. F., *manchot*. Llámase así al defecto fetal o de una persona adulta que tiene un solo brazo.

monobromacebranilida. f. Analgésico y antipirético. *p*-Bromoacetanilida. Antiseptina.

monobromofenol. m. Líquido de olor penetrante que se emplea como antiséptico externo, especialmente en la erisipela, en pomada del 3 al 6 %.

monocardiograma. m. VECTORCARDIOGRAMA.

monocéfalo (de *mono-* y el gr. *kephalé*, cabeza). m. F., *monocéphalien*. Monstruo fetal con dos cuerpos unidos en mayor o menor ext. y una cabeza sin señales exteriores de duplicidad. a este gén. pertenecen los deradelfos, toracodelfos, ileoadelfos y sinadelfos.

monocelular. adj. UNICELULAR.

monociesis (de *mono-* y el gr. *kýesis*, gestación). f. Gestación de un solo feto.

monocigótico o **monocigoto** (de *mono-* y el gr. *zygón*, yugo). adj. F., *monozygote*. Relativo o derivado de un solo cigoto. Ú.t.c.s.

monocito (de *mono-* y el gr. *kýtos*, cavidad). m. A., *Monozyt*; F. e In., *monocyte*; It., *monocita*; P., *monócito*. Leucocito grande mononuclear, de 10 a 20 μm de diámetro, cromatina en forma de nudosidades o líneas con aspecto de madeja, citoplasma gris azulado, que a veces presenta una fina granulación azurófila. Su función principal es la fagocitosis.

monocitopenia (de *monocito* y el gr. *penía*, escasez). f. A., *Monopenie*; F., *monocytopénie*; In., *monocytopenia*; It., *monocitopenia*; P., *monocitopenia*. Disminución anormal de la proporción de monocitos en la sangre.

monocitosis (de *monocito* y el suf. *-osis*). f. A., *Monozytose*; F., *monocytose*; In., *monocytosis*; It., *monocitosi*; P., *monocitose*. Aumento en la proporción de monocitos en la sangre.

monococo (de *mono-* y el gr. *kókkos*, grano). m. Coco aislado sin formar parejas, grupos ni cadenas.

monocordio (del gr. *monóchordon*; de *mónos*, único, y *chordé*, cuerda). m. Instrumento de Schultze para el examen del tono auditivo, compuesto de un alambre de plata o acero fijo por sus extremos y una pieza movible intermedia, en el que el sonido se produce por fricción longitudinal.

monocorea (de *mono-* y el gr. *choreía*, baile). f. Corea que sólo afecta un lado o parte.

monocoriónico (de *mono-* y el gr. *chórion*, cuero). adj. F., *monochorionique*. Que tiene un corion común; dícese de ciertos gemelos.

monocotiledóneas (de *mono-* y el gr. *kotyledón, -onos*, cavidad). f. pl. Clase de plantas cuya semilla sólo tiene un cotiledón.

monocráneo. m. MONOCÉFALO.

monocriptorquidia (de *mono-* y el gr. *kryptós*, oculto, y *órchis*, testículo). f. Criptorquidia de un solo lado.

monocroico (de *mono-* y el gr. *chróa*, color). adj. De un solo color.

monocromasia (de *mono-* y el gr. *chróma*, color). f. F., *monochromasie*. Ceguera para todos los colores menos para uno, o visión de todos los objetos de un mismo y único color.

monocromático (de *mono-* y el gr. *chróma, -atos*, color). adj. F., *monochromatique*. De un color únicamente. || Persona que sólo ve un color. || Que tiñe con un solo color.

monocromófilo (de *mono-*, el gr. *chróma*, color, y *phílos*, amigo). adj. F., *monochromatophile*. Coloreable por un color únicamente. || m. Célula u otro elemento monocromático.

monocrotismo (de *mono-* y el gr. *krótos*, ruido). m. F., *monocrotisme*. Estado del pulso cuya onda descendente no ofrece ninguna elevación secundaria.

monocular (de *mono-* y el lat. *oculus*, ojo). adj. A., *Monokular*; F., *monoculaire*; In. e It., *monocular*; P., *monoculare*. Relativo a un solo ojo o que únicamente se emplea en un ojo.

monóculo (del lat. *monoculus*; del gr. *mónos*, solo, único, y el lat. *oculus*, ojo). m. F., *monocle*. Lente para un solo ojo. || Vendaje contentivo para un solo ojo.

Monocystis. Género de protozoos del orden eugregarínida (gregarinas), parásitos de las vesículas seminales de la lombriz de tierra.

monodactilia o **monodactilismo** (de *mono-* y el gr. *dáktylos*, dedo). f. y m. F., *monodactylie*. Que sólo tiene un dedo en la mano o en el pie.

monodérico (de *mono-* y el gr. *déros*, piel). adj. Compuesto de una sola capa; monodérmico.

monodérmico (de *mono-* y el gr. *dérma*, piel). adj. Formado de una sola capa celular; dícese de cierta parte de la vesícula blastodérmica.

monodídimo (de *mono-* y el gr. *dídymos*, gemelo, testículo). adj. Dícese de cada uno de los gemelos. Ú.t.c.s. || MONORQUIDIA.

monodiplopía (de *mono-*, el gr. *diplóos*, doble, y *óps, opós*, vista). f. Diplopía con un solo ojo.

monodromía (de *mono-* y el gr. *drómos*, carrera). f. Conducción en una sola dirección en un músculo o nervio.
monofagía o **monofagísmo** (de *mono-* y el gr. *phagein*, comer). f. y m. Empleo exclusivo de una sola clase de alimentos. || Hipovitaminosis por esta causa.
monofásico (de *mono-* y de *fase*). adj. F., *monophasique*. Que sólo tiene una fase o variación.
monofiléctico. adj. MONOFILÓGENO.
monofiletismo. m. Teoría monofilética. V. TEORÍA.
monofilógeno (de *mono-*, el gr. *phylé*, raza, y *gennân*, engendrar). adj. Que se origina o desciende de un tipo celular único.
monofiodonto (de *mono-*, el gr. *phýein*, crecer, y *odoús*, -*ontos*, diente). adj. y s. F., *monophiodonte*. Que tiene una sola serie de dientes, los cuales son permanentes.
monofobia (de *mono-* y el gr. *phóbos*, temor). f. A., *Monophobie*, F., *monophobie*; In., *monophobia*; It., *monofobia*; P., *monofobia*. Temor morboso a la soledad.
monoftalmía (de *mono-* y el gr. *ophthalmós*, ojo). f. Cualidad de monoftalmo. || Ciclopía, monopía, oftalmía. || Oftalmía de un solo ojo.
monoftalmo. adj. F., *monophtalme*. Que tiene un solo ojo útil, por defecto anatómico o funcional del otro.
monogamia (de *mono-* y el gr. *gámos*, matrimonio, unión). f. F., *monogamie*. Sistema familiar que veda la pluralidad de cónyuges.
monogástrico (de *mono-* y el gr. *gastér*, *gastrós*, vientre, estómago). adj. Que no tiene más que un vientre o estómago.
monogénesis o **monogenia** (de *mono-* y el gr. *gennân*, producir). f. F., *monogenèse*. Modo de reproducción único, por huevos u óvulos. || Generación asexual. || Producción de descendencia masculina o femenina solamente. || MONOGENISMO.
monogenismo (de *mono-* y el gr. *gennân*, producir, engendrar). m. Doctrina de la pareja única primitiva generadora de las diversas razas de la especie humana. || Doctrina de Lamarck, según la cual todos los tipos vivientes derivan de un mismo elemento anatómico primitivo.
monogerminal (de *mono-* y el lat. *germinare*, germinar). adj. Desarrollado de un sólo óvulo; dícese de los gemelos que ocupan un saco corial único.
monogonia. f. MONOGÉNESIS.
monogonio (de *mono-* y el gr. *goné*, semilla). m. Cualquiera de las formas asexuales del parásito del paludismo en la sangre.
monohémero (de *mono-* y el gr. *heméra*, día). adj. Que sólo dura un día.
monohíbrido (de *mono-* y el gr. *hýbris*, ofensa). adj. y s. Híbrido de generadores que sólo difieren en un carácter.
monohídrico (de *mono-* y el gr. *hýdor*, agua). adj. Que contiene un solo átomo de hidrógeno sustituible.
monoideísmo. m. MONIDEÍSMO.
monoinfección (de *mono-* y el lat. *infectus*, p. p. de *inficere*, contaminar). f. Infección con una sola sp. de microorganismos.
monolateral (de *mono-* y el lat. *latus*, -*eris*, lado). adj. En un lado solamente; unilateral.
monolepsis (de *mono-* y el gr. *lêpsis*, toma). f. Transmisión a la descendencia de los caracteres de un progenitor con exclusión de los del otro.
monolocular (de *mono-* y el lat. *loculus*, dim. de *locus*, lugar). adj. F., *uniloculaire*. Que tiene una sola celda o cavidad; unilocular.
monomanía (de *mono-* y el gr. *manía*, locura). f. desus. A., *Monomanie*; F., *monomanie*; In., It. y P., *monomania*. Perturbación ideica, afectiva o conductual, que aparece aislada respecto de otras funciones psíquicas, como en la cleptomanía, piromanía, dipsomanía, etc.
monomastigoto (de *mono-* y el gr. *mástix*, látigo, flagelo). adj. Que sólo tiene un flagelo; monotrico.
monomélico (de *mono-* y el gr. *mélos*, miembro). adj. Que afecta un solo miembro.

monomérico (de *mono-* y el gr. *méros*, parte). adj. Relativo o que afecta un solo segmento; compuesto de un segmento.
monomioplejía (de *mono-*, el gr. mŷs, *myós*, músculo, y *plegé*, golpe). f. Mioplejía limitada a un solo músculo.
monomiositis (de *mono-*, el gr. mŷs, *myós*, músculo, y el suf. -*itis*). f. Miositis periódica aguda del músculo bíceps.
monomorfismo (de *mono-* y el gr. *morphé*, forma). m. De una sola forma o estructura.
monomoria (de *mono-* y el gr. *moría*, locura). f. MONOMANÍA.
mononéfrico (de *mono-* y el gr. *nephrós*, riñón). adj. Que se refiere a un solo riñón.
mononeuritis (de *mono-* y el gr. *neûron*, nervio, y de -*itis*). f. Inflamación de un nervio solamente. || –**múltiple.** Inflamación simultánea de varios nervios distantes entre sí.
monónfalo (de *mono-* y el gr. *omphalós*, ombligo). adj. y s. Monstruo fetal doble unido por el omblíco único.
mononuclear (de *mono-* y el lat. *nucleus*, núcleo). adj. y s. Uninuclear; célula o leucocito que sólo tiene un núcleo.
mononucleósido. m. Producto de la desintegración de un mononucleótido; combinación de un azúcar y una base purínica o pirimidínica, p. ej.: adenosina (adenina + pentosa), guanosina (guanina + ribosa), citidina (citosina + ribosa), etc.
mononucleosis (de *mono-*, el lat. *nucleus*, dim. de *nux*, *nucis*, nuez, y el suf. -*osis*). f. A., *Mononukleose*; F., *mononucléose*; In., *mononucleosis*; It., *mononucleosi*; P., *mononucleose*. Presencia de gran número de leucocitos mononucleares en la sangre. || –**infecciosa.** Enfermedad infecciosa producida por el virus de Epstein-Barr, y en ocasiones por citomegalovirus de la familia *Herpesviridae* y caracterizada por una tríada sintomática con *manifestaciones clínicas* (faringitis, fiebre y adenopatías), *manifestaciones hematológicas* (habitualmente leucocitosis con aparición de células mononucleares atípicas) y un cuadro serológico característico, con título elevado de aglutininas antihematíes de carnero (reacción de Paul y Bunnell) y capacidad de hemólisis para los hematíes de buey en presencia de complemento. *Sin.:* Fiebre glandular, angina monocítica, enfermedad de Pfeiffer, enfermedad del beso.
mononucleótido. m. F., *mononucléotide*. Producto obtenido de la digestión o descomposición hidrolítica del ácido nucleico. Se compone de ácido fosfórico y un glucósido o pentósido.
monoparesia (de *mono-* y el gr. *páresis*, debilitamiento). f. F., *monoparésie*. Paresia de un solo miembro o parte.
monoparestesia (de *mono-* y el gr. *pará*, junto a, y *aísthesis*, sensación). f. F., *paresthésie localisée à un membre*. Paresia de un solo miembro o parte.
monopatía. (de *mono-* y el gr. *páthos*, enfermedad). f. Enfermedad sin complicaciones, de un sólo órgano. || Enfermedad que afecta una parte solamente.
monopenia. f. MONOCITOPENIA.
monopía o **monopsia** (de *mono-* y el gr. *óps*, *opós*, vista, o bien *ópsis*, visión). f. Monoftalmía, ciclopía.
monoplasmático (de *mono-* y el gr. *plásma*, -*atos*, figura). adj. Formado por una simple sustancia.
monoplástida (de *mono-* y el gr. *plastós*, moldeado). f. Organismo o elemento estructural de una sola célula.
monoplasto. m. Célula constituyente simple.
monoplejía (de *mono-* y el gr. *plegé*, golpe). f. A., *Monoplegie*; F., *monoplégie*; In., It. y P., *monoplegia*. Parálisis de un miembro o de un solo grupo muscular.
monopodia (de *mono-* y el gr. *poús*, *podós*, pie). f. Ausencia congénita de un pie.
monopolar. adj. Con un polo solamente.
monopsia. f. MONOPÍA.
monopsicosis. f. MONOMANÍA.
monoptiquial (de *mono-* y el gr. *ptyché*, pliegue). adj. Dispuesto en simple capa; dícese de las glándulas cu-

yas células se disponen en una capa sobre la membrana básica.
monorquidia (de *mono-* y el gr. *órchis*, testículo). f. F., *monorchidie.* Presencia de un solo testículo en el escroto; criptorquidia unilateral.
monorrinia (de *mono-* y el gr. *rhís, rhinós*, nariz). f. Que afecta una fosa nasal.
monosacárido (de *mono-* y el gr. *sákcharon*, azúcar). m. F., *monosaccharide.* Hidrato de carbono que no puede descomponerse por hidrólisis en otros más sencillos; posee varias funciones alcohólicas y un aldehído o cetona.
monosas. f. pl. Monosacáridos.
monosexual (de *mono-* y el lat. *sexus*, sexo). adj. Que tiene los atributos de un solo sexo.
monosicia o **monositia** (de *mono-* y el gr. *sitíon*, alimento). f. Hábito de efectuar una sola comida al día; monofagia.
monosifílide. f. Lesión sifilítica cutánea única.
monosintomático (de *mono-* y el gr. *sýmptoma, -atos*, síntoma). adj. A., *monosymptomatisch;* F., *monosymptomatique;* In., *monosymptomatic;* It., *monosintomatico;* P., *monossintomático.* Expresado o caracterizado por un solo síntoma.
monosoma (de *mono-* y el gr. *sôma*, cuerpo). m. Cromosoma accesorio. Monosomiano.
monosomía. f. Condición de célula o individuo monosómico.
monosomiano (de *mono-* y el gr. *sôma*, cuerpo). adj. y s. F., *monosomien.* Monstruo doble fundido en uno solo, con dos cabezas más o menos separadas.
monosómico. adj. Dícese del individuo o célula con un cromosoma de menos (45 cromosomas).
monospasmo (de *mono-* y el gr. *spasmós*, contracción). m. Espasmo de una sola parte o miembro.
Monosporium. Género de hongos imperfectos. || -**apiospermum.** Es uno de los agentes productores de micetoma.
monosquelia (de *mono-*. y el gr. *skélos*, pierna). f. Ausencia congénita de una pierna.
Monostoma (de *mono-* y el gr. *stóma*, boca). desus. Género de gusanos trematodos, una de cuyas especies la *M. lentis*, se ha encontrado en el cristalino.
monostomidosis. f. desus. Infestación con gusanos monostomas.
monostratificado (de *mono-* y el lat. *stratum*, cobertor). adj. Dispuesto en una sola capa o estrato.
monotermia (de *mono-* y el gr. *thérme*, calor, fiebre). f. Temperatura uniforme en las enfermedades febriles, sin aumento ni remisión durante el día.
monotocia (de *mono-* y el gr. *tókos*, parto). f. Parto simple, de un solo feto.
monotonía (del lat. *monotonia*, y éste del gr. *monotonía;* de *mónos*, único, solo, y *tonos*, tono). f. A., *Monotonie;* F., *monotonie;* In., *monotony;* It. y N., *monotonia.* Uniformidad del tono de la voz. || -**cardíaca.** Desaparición del segundo ruido del corazón por agotamiento del miocardio en la taquicardia prolongada.
monótrico (de *mono-* y el gr. *thríx, trichós*, cabello). adj. Que tiene un solo flagelo en un extremo; dícese de las bacterias. Ú.t.c.s.
monotrópico (de *mono-* y el gr. *trópos*, dirección). adj. Que afecta únicamente a una especie o elemento particulares, bacteria, tejido, etc.
monovalente (de *mono-* y el lat. *valens, -entis*, p. a. de *valere*, tener valor). adj. F., *monovalent.* Univalente. Que sólo sirve para una especie o enfermedad determinadas; se dice de sueros y vacunas.
monovárico (de *mono-* y el lat. *ovarium*, ovario). adj. Relativo a un solo ovario.
monoxenia (de *mono-* y el gr. *xénos*, huésped, extranjero). f. Parasitismo en un solo huésped; ciclo parasitario que se cumple en un solo huésped.
monóxido. m. F., *protoxyde.* Óxido que sólo contiene un átomo de oxígeno en cada molécula.
Monrad-Krohn (Disociación automático-voluntaria, síndrome de). Véanse estos términos.

Monro (Bolsa de) (Alexander Monro, cirujano inglés, 1697-1767). V. Bolsa. || -**(Agujero, glándula, línea, surco de)** (Alexander *Monro*, cirujano inglés, 1733-1817). Véanse estos términos. || -**Richter (Línea de)** (*Monro*, y August Gottlieb *Richter*, cirujano alemán, 1742-1812). V. Línea de Monro.
mons (lat.). m. Monte. || -**veneris.** Monte de Venus.
Monsonia. Género de plantas geraniáceas de África y Asia, algunas de cuyas especies se emplean como astringentes y antidisentéricas.
monstruo (del lat. *monstrum*). m. A., *Missbildung, Missgeburt;* F., *monstre;* In., *monster;* It., *mostro;* P., *monstro.* Feto, persona o animal de conformación insólita total o parcialmente. || -**acardíaco, acranio.** Aquel en el que faltan el corazón o el cráneo o cerebro. || -**autósito.** Monstruo capaz de vida independiente. || -**compuesto.** El formado por partes de más de un individuo. || -**de Gila.** Lagarto venenoso. *Heloderma horridum*, de México. || -**doble** o **gemelar.** Monstruo compuesto de dos individuos unidos por alguna parte. || -**endocímico.** Monstruo parásito retenido que constituye la base de un tumor dermoideo. || -**onfalósito.** Monstruo cuya vida cesa desde que se interrumpe la circulación placentaria. || -**parásito.** Monstruo rudimentario inserto en otro e incapaz de vivir por sí mismo. || -**sireniforme.** Monstruo sin brazos y con una sola extremidad inferior. || -**trigémino** o **triple.** El formado por partes de tres individuos. || -**unitario** o **simple.** Monstruo constituido por un solo cuerpo.
monstruosidad. f. A., *Missbildung;* F., *monstruosité;* In., *monstrosity;* It., *mostruosità;* P., *monstruosidade.* Deformidad congénita, insólita y grave. Teratismo. || -**emménica.** Menstruación durante la infancia. || -**por defecto** o **por exceso.** Monstruosidad caracterizada por el defecto o exceso de partes, respectivamente.
monte (del lat. *mons, montis*). m. Eminencia. || -**de Venus.** A., *Schamberg, Mons Veneris;* F., *mont de Vénus;* In., *mount of Venus;* It., *monte di Venere;* P., *monte de Vénus.* Prominencia celuloadiposa en la parte anterior del pubis femenino, encima de la vulva.
Monteggia (Fractura, luxación de) (Giovanni Battista *Monteggia*, cirujano italiano, 1762-1815). Véanse estos términos.
Montgomery (Glándulas o **tubérculos de)** (William Fetherstone *Montgomery*, ginecólogo irlandés, 1797-1859). V. Glándula.
montículo (del lat. *monticulus*, dim. de *mons*, monte). m. A., *Hügel;* F., *monticule;* In., *cumulus;* It., *cumulo;* P., *montículo.* Pequeña eminencia. || -**ciliar.** Eminencia en el conducto de Petit insuflado, correspondiente a los procesos ciliares. || -**de Droyère.** Eminencia en la entrada en el músculo de una fibra nerviosa. || -**del cerebelo.** Parte saliente del vermis superior, subdividido en porción anterior o *culmen* y porción posterior o *declive.* || -**ureteral.** Elevación de la mucosa vesical correspondiente a la entrada del uréter.
Moon (Molar de) (Henry *Moon*, dentista inglés, 1845-1892). V. Molar. || -**(Síndrome de)** (Robert Charles *Moon*, oftalmólogo norteamericano, 1844-1914). V. Síndrome de Laurence-Moon-Biedl.
Moore (Fractura de) (Edward Mott *Moore*, cirujano norteamericano, 1814-1902). V. Fractura. || -**(Reaccion de)** (John *Moore*, médico inglés, del siglo xix). V. Reacción. || -**(Síndrome de)** (Mattew T. *Moore*, neuropsiquíatra americano, n. en 1901). V. Síndrome.
Mooren (Úlcera de) (Albert *Mooren*, oculista alemán, 1828-1899). V. Úlcera. || -**Nettel (Retinitis de).** V. Retinitis.
Moots (Regla de) (Charles W. *Moots*, médico norteamericano, 1869-1933). V. Regla.
moquillo (dim. de *moco*). m. Enfermedad infecciosa catarral de algunos animales, especialmente de perros y gatos jóvenes, debida a un virus asociado con la *Brucella bronchisepticus* y otras bacterias. *Sin.:* Gripe o influenza canina, peste perruna.

mora (del lat. *mora*, pl. de *morum*). f. A., *Maulbeere;* F., *mûre;* In., *mulberry;* It., *mora;* P., *mora.* Fruto del moral negro; es ácido, y con él se prepara un jarabe para edulcorar colutorios y gargarismos.

morado. adj. De color violeta.

moral (del lat. *moralis;* de *mos, moris,* uso, costumbre). adj. Relativo a la moral o moralidad; perteneciente o relativo a las costumbres o a las normas de conducta. || f. Ciencia que trata del bien en general y de las acciones humanas en orden a su bondad o malicia. || Conjunto de facultades del espíritu, por contraposición a físico.

moral (de *mora*). m. A., *Maulbeerbaum;.* F., *mûrier;* In., *mulberry tree;* It., *moro;* P., *amoreira.* Árbol del género *Morus.* La especie *M. nigra* suministra además de su fruto (la mora), una raíz purgante y vermífuga.

moramencia. f. Carencia completa de sentido moral.

Morand (Enfermedad, espolón, pie de) (Sauveur François *Morand,* cirujano francés, 1697-1773). Véanse estos términos.

Morax-Axenfeld (Conjuntivitis, diplobacilo de) (Victor *Morax,* oftalmólogo francés, 1866-1935, y Theodor *Axenfeld,* oftalmólogo alemán, 1867-1930). Véanse estos términos.

Moraxella (de *V. Morax*). Género de bacterias de la familia neisseriáceas, inmóviles, aerobias y gramnegativas, agentes de infecciones oculares en el hombre y los animales, sensibles a la penicilina G. ||**-bovis.** Organismo descubierto en la conjuntiva de los bóvidos, en los que provoca una queratoconjuntivitis epidémica. ||**-duplex.** MORAXELLA LACUNATA. ||**-lacunata.** Bacteria aislada de la conjuntiva de cobayos, que puede ser causa de conjuntivitis en el hombre. Se le había llamado diplobacilo de Morax y Axenfeld. ||**-liquefaciens.** MORAXELLA LACUNATA.

morbidad. f. MORBOSIDAD.

morbididad. f. A., *Morbidität;* F., *morbidité;* In., *morbidity;* It., *morbilità;* P., *morbilidade.* Número proporcional de personas que enferman en población y tiempo determinados. || Estado de enfermedad.

mórbido Blando, suave.

mórbido (del lat. *morbidus*). adj. F., *morbide.* In., *morbid.* Que padece enfermedad o la ocasiona. Blando, suave.

morbífico o **morbígeno** (del lat. *morbus,* enfermedad, y *facere,* hacer; o, en la segunda forma, y del gr. *gennân,* engendrar, producir). adj. A., *Krankheiterzeugend;* F., *morbifique;* In., *morbific;* It., *morbifico;* P., *morbífico.* Que causa o lleva en sí el germen de la enfermedad; patógeno.

morbilidad. f. MORBIDIDAD.

morbiliforme. adj. F., *morbilliforme.* Parecido a la erupción del sarampión.

Morbillivirus. Género de virus de la familia *Paramyxoviridae.* Se clasifica en este gén. el virus del sarampión.

morbo. V. MORBUS.

morbosidad. f. Estado o condición de enfermedad. || Proporción de enfermedades en una comunidad.

morboso (del lat. *morbosus*). adj. ENFERMO. || Que causa enfermedad o concierne a ella.

morbus (lat.). m. Enfermedad, mal. ||**-anglicus.** RAQUITISMO. ||**-arquatus.** ICTERICIA. ||**-asthenicus.** Astenia o debilidad general. ||**-attonitus.** CATALEPSIA. ||**-caducus.** EPILEPSIA. ||**-cerealis.** Ergotismo crónico. ||**-coeliacus.** ENFERMEDAD DE GEE. ||**-coeruleus.** Cianosis congénita. ||**-coxae senilis.** Artritis seca de la articulación coxofemoral en el anciano. ||**-cucullaris.** Tos ferina, pertusis. ||**-divinus.** EPILEPSIA. ||**-dormitivus.** Enfermedad del sueño. ||**-eruditorum.** HIPOCONDRÍA. ||**-gallicus.** SÍFILIS. ||**-herculeus.** ELEFANCÍA. || EPILEPSIA. ||**-lenticularis.** TIFUS EXANTEMÁTICO. ||**-maculosus.** PÚRPURA HEMORRÁGICA. ||**-medicorum.** Propensión morbosa a consultar a los médicos por nimiedades. ||**-mirachialis.** HIPOCONDRÍA. ||**-morsus muris.** SODOKU. ||**-nauticus.** MAREO. ||**-niger hippocratis.** MELENA. ||**-pediculosus.** PEDICULOSIS. ||**-regius.** ICTERICIA. ||**-sacer.** EPILEPSIA. ||**-senilis.** Artritis deformante. ||**-strangulatorius.** DIFTERIA LARÍNGEA. ||**-virgineus.** CLOROSIS. ||**-vulpis.** ALOPECIA.

morcelación (fr. *morcellement*). f. Galicismo con el significado de fragmentación.

mordedura (del lat. *mordere,* morder). f. A., *Bisswunde;* F., *morsure;* In., *bite;* It., *morso;* P., *mordedura.* Lesión producida por la acción de morder.

mordicante (del lat. *mordicans, -antis*). adj. Dícese del calor seco cutáneo en ciertas enfermedades, que produce una impresión desagradable en la mano que lo percibe.

mordida. f. A., *Biss;* F., *morsure;* In., *bite;* It., *morso;* P., *mordedura.* MORDEDURA. || Impresión dejada por los dientes o encías en un material plástico, y que se utiliza para la confección de prótesis dentales. || Forma que adopta la unión de ambos maxilares al morder. ||**-abierta.** Forma de mordida en la que los dientes incisivos de ambos maxilares no entran en oclusión. ||**-anterior.** Mordida en la que los dientes del maxilar inferior se hallan por delante de su posición normal. ||**-borde a borde.** Mordida en la que se hallan en contacto los bordes de los incisivos de ambos maxilares. ||**-cerrada.** Mordida en la cual los dientes incisivos y caninos inferiores quedan en la oclusión completamente detrás de sus homólogos superiores.

mordiente o **mordente** (del ital. *mordente;* de *mordere,* morder). m. Sustancia fijadora de una materia colorante: alumbre, fenol, sales de cromo, etc.

Morel (Oreja, síndrome de) (Benoît Augustin *Morel,* alienista francés, 1809-1873). Véanse estos términos. ||**-Kraepelin (Enfermedad de).** V. ENFERMEDAD. ||**-Lavallée (Enfermedad de).** ENFERMEDAD DE PERRIN-FERRATON. ||**-Moore (Síndrome de).** V. SÍNDROME.

Morelli (Prueba de) (F. *Morelli,* médico italiano, n. en 1918). V. PRUEBA.

Moreschi (Fenómeno de) (Carlo *Moreschi,* patólogo italiano, 1876-1921). FIJACIÓN DE COMPLEMENTO.

Morestin (Operación de) (Hippolyte *Morestin,* cirujano francés, 1869-1919). V. OPERACIÓN.

Moretti (Reacción de) (E. *Moretti,* médico italiano, contemporáneo). V. REACCIÓN.

morfea (del gr. *morphé,* forma). f. A., *Morphaea;* F., *morphée;* In., *morphea;* It., *morfea;* P., *morfeia.* Esclerodermia circunscrita o en placas; afección de la piel, caracterizada por la formación de placas o bandas blancas, induradas, rodeadas de una areola de color lila característica, que pueden curar sin dejar vestigios, o bien se atrofian y dejan una cicatriz deprimida permanente. *Sin.:* Esclerodermia parcial, queloide de Addison. || LEPRA MACULOSA. ||**-acrotérica.** Variedad que afecta especialmente las extremidades. ||**-alba.** La poco pigmentada. ||**-atrófica.** Variedad en la que las placas se atrofian y dejan cicatrices. ||**-de Wilson.** Queloide espontáneo blanco. ||**-guttata.** Degeneración de las capas papilar y reticular de la piel, manifestada por la formación de manchas blancas lenticulares. ||**-herpetiformis.** Aquella en la cual las lesiones se disponen como el herpe. ||**-nigra.** Melas; morfea con lesiones pigmentadas.

morfina (de *Morfeo,* dios del sueño). A., *Morphin;* F. e In., *morphine;* It. y P., *morfina.* Alcaloide del opio, el más importante y activo, $C_{17}H_{19}NO_3 + H_2O$, aislado por Sertürner en 1806; en cristales incoloros, brillantes, amargos, alcalinos. Tiene las propiedades del opio, pero es más analgésico y menos narcótico. Por su escasa solubilidad se emplean preferentemente sus sales: *clorhidrato, sulfato, acetato, tartrato,* etc., todas con iguales indicaciones y dosis semejantes a las del clorhidrato, que es la sal más usada, tanto al interior como en inyecciones hipodérmicas. ||**-(Diacetil).** HEROÍNA. ||**-(Etil).** DIONINA. ||**-(Metil).** CODEÍNA.

morfinanos. m. pl. Nombre genérico con el que se designa una serie de compuestos, obtenidos por síntesis, de estructura muy parecida a la de la morfina.

morfinismo. m. A., *Morphinismus;* F., *morphinisme;* In., *morphinism;* It. y P., *morfinismo.* Intoxicación por la morfina, especialmente la debida al abuso de ella; morfinomanía.

morfinización. f. F., *production des effets physiologiques de la morphine.* Sujeción a la influencia de la morfina.

morfinomanía (de *morfina* y el gr. *manía,* locura). f. A., *Morphinomanie;* F., *morphinomanie;* In., *morphinomania;* It., *morfinomania;* P., *morfinomania.* Hábito morboso que se ha hecho necesario por el uso y abuso de la morfina. Alienacion debida al abuso de la morfina.

morfo-. Forma prefija del gr. *morphé,* forma.

morfofísica (de *morfo-* y el gr. *phýsis,* naturaleza). f. Estudio de las causas físicas del desarrollo orgánico.

morfogénesis o **morfogenia** (de *morfo-* y el gr. *gennân,* producir, engendrar). f. A., *Morphogenese;* F., *morphogenèse;* In., *morphogeny;* It., *morfogenia;* P., *morfogénese.* Evolución o desarrollo de la forma y estudio de las leyes que las rigen.

morfografía (de *morfo-* y el gr. *grâphein,* describir). f. Descripción de los seres organizados, especialmente de su forma y estructura.

morfólisis (de *morfo-* y el gr. *lýsis,* disolución). f. Desaparición o destrucción de la forma o estructura orgánicas.

morfología (de *morfo-* y el gr. *lógos,* tratado). f. A., *Morphologie;* F., *morphologie;* In., *morphology;* It. y P., *morfologia.* Estudio de la forma y estructura de los seres organizados y de las leyes que las rigen.

morfometría (de *morfo-* y el gr. *métron,* medida). f. Medición de las formas de los organismos.

morfón. m. Unidad estructural.

morfoplásico (de *morfo-* y el gr. *plássein,* formar). adj. Relativo al desarrollo de la forma o que lo preside.

morfoplasma. m. Sustancia del retículo celular.

morfopsicología (de *morfo-* y *psicología*). f. Sistema psicológico basado en la inducción de características psíquicas a partir de la estructura morfológica del sujeto. A este sistema pertenecerían las tipologías constitucionalistas, como la de Kretschmer.

morfosis. f. Proceso de formación de una parte u órgano.

Morgagni (Giovanni Battista). Famoso anatomista y patólogo italiano (1682-1771), fundador de la anatomía patológica. Se ha dado su nombre a un número considerable de formaciones anatómicas, fisiológicas y patológicas. ||-(Síndrome de). V. Síndrome. ||-Stewart-Greeg-Morel (Síndrome de). V. Síndrome. ||-Stokes-Adams (Síndrome de). V. Síndrome.

Morgan (Bacilo de) (Harry de Riemer *Morgan,* bacteriólogo inglés, 1863-1931). Proteus morganii.

morgue (fr.). f. F., *morgue.* Depósito de cadáveres en espera de identificación o de investigaciones medicolegales.

moria (del gr. *moría,* locura). f. A., *Moria;* F., *moria;* In., *moria;* It., *moria;* P., *moria.* Inclinación a las bromas y dichos estúpidos, con pérdida del sentido ético, y goce en conducirse de modo extravagante, que se observa en ciertas afecciones cerebrales: tumores del lóbulo frontal, etc.

moribundo (del lat. *maribundus*). adj. A., *Sterbend;* F., *moribond;* In., *moribund;* It., *moribondo;* P., *moribundo.* Que se halla cerca o en el trance de la muerte.

Morinda. Género de árboles rubiáceos de los países tropicales de Asia y América, cuyas especies tienen una raíz utilizable en tintorería. Se emplean también los frutos de las especies *M. citrifolia* y *M. umbellata* como vermífugas, antidisentéricas y emenagogas.

morindina. f. Materia colorante amarilla de la corteza de la raíz de la *Morinda citrifolia.*

Moringa. Género de plantas caparidáceas de los países tropicales. Las *M. aptera* y *M. pterygosperma* o *sajina* suministran la nuez y el aceite de behén.

morioplastia (del gr. *mórion,* parte, parte del cuerpo, y *plássein,* formar, modelar). f. Restauración quirúrgica de pérdidas de sustancia.

moritánico (Ácido). Ácido tánico de la *Morus tinctoria,* palo amarillo o fustete.

Moritz (Reacción de) (Friedrich H. *Moritz,* médico alemán, 1861-1938). Reacción de Rivalta.

Mörner (Reacción de) (K.A.H. *Mörner,* químico sueco, 1855-1917). V. Reacción.

Moro (Reacción, reflejo de). (E. *Moro,* pedíatra alemán, 1874-1951). Véanse estos términos.

morón (del gr. *morós,* embotado, tonto, estúpido). adj. ant. Dícese del débil mental cuyo cociente intelectual oscila entre 50 y 70. Ú.t.c.s.

Moroney (Operación de) (J. *Moroney,* cirujano inglés contemporáneo). V. Operación.

moroxidina. f. V. Abob.

Morquio (Enfermedad, signo de) (Luis *Morquio,* médico de Montevideo, 1867-1935). Véanse estos términos.

morra. f. Parte superior redondeada de la cabeza.

morriña (del port. y gall. *morrinha*). f. Viruela ovina. || Tristeza, melancolía.

Morris (Apéndice, punto, síndrome de) (Robert T. *Morris,* cirujano norteamericano, 1857-1945). Véanse estos términos.

morruato. m. Sal del ácido graso, derivado del aceite de hígado de bacalao.

mors. (lat.). f. Muerte. ||-putativa. Muerte aparente. ||-subitanea. Muerte repentina. ||-thymica. Muerte súbita en el asma tímica.

morsal (del lat. *morsus,* mordedura). adj. Dícese del borde cortante de los incisivos y de la superficie de masticación de los molares.

morsulus (dim. del lat. *morsus,* mordedura). m. Trocisco o tableta.

morsus (lat.). m. Mordedura. ||-diaboli. Pabellón franjeado de la trompa de Falopio. ||-ventriculi. Cardialgia.

mortalidad (del lat. *mortalitas, -atis*). f. A., *Sterblichkeit;* F., *mortalité;* In., *mortality;* It., *mortalità;* P., *mortalidade.* Calidad de mortal. || Número proporcional de muertes en una población y tiempo determinados. ||-actual o anual. En los seguros de vida, número de muertes por 1.000 asegurados y por año. ||-infantil. Cifra de defunciones de niños menores de un año por cada 1.000 nacidoss vivos. || -neonatal. Cifra de defunciones ocurridas en las primeras cuatro semanas de vida. ||-operatoria. Proporción de muertes en un tipo determinado de operación, variable según las estadísticas de cada operador. ||-perinatal. Mortalidad infantil que abarca el período desde la vigesimooctava semana de vida intrauterina hasta el séptimo día después del nacimiento. ||-prenatal. Número de muertes fetales antes de término.

mortalograma (del lat. *mortalis,* mortal, y el gr. *gramma,* lo escrito o grabado). m. F., *graphique de mortalité.* Gráfica de mortalidad por una causa determinada en un período de tiempo, según la edad, sexo, profesión, circunstancias ambientales, etc.

mortandad (de *mortalidad*). f. Multitud de muertes causadas por epidemia, cataclismo, peste o guerra.

mortero (del lat. *mortarium*). m. A., *Mörser,* F., *mortier;* In., *mortar;* It., *mortaio;* P., *morteiro.* Vaso o recipiente de madera, vidrio, metal, etc., en el que se machacan o trituran sustancias con la mano de mortero, llamada también *pistilo* o *majadero.*

mortífero (del lat. *mortiferus;* de *mors, mortis,* muerte, y *ferre,* llevar). adj. Que produce o lleva consigo la muerte; deletéreo.

mortificación (del lat. *mortificatio, -onis*). f. A., *Nekrotisierung;* F. e In., *mortification;* It., *necrotizzazione;* P., *mortificação.* Necrosis o gangrena.

mortinatalidad(del lat. *mortuus,* muerto, y *natus,* nacido). f. Relación entre el número total de nacimientos y el de nacidos muertos, o de muertos entre los recién nacidos; natimortalidad.

mortinato. adj. Dícese del niño o animal n. muerto. Ú.t.c.s.

Morton (Enfermedad, neuralgía o **pie de)** (Thomas George *Morton,* cirujano de Filadelfia, 1835-1903).

Véanse estos términos. ||**-(Tos de)** (Richard *Morton*, médico inglés, 1637-1698). V. Tos emetizante.
mórula (del lat. *morum,* mora). f. A., *Morula;* F., In. e It., *morula;* P., *mórula.* Masa sólida de blastómeros formada por segmentación del huevo, anterior a la blástula.
morulación. f. F., *morulation.* Proceso de formación de la mórula.
moruloide (de *mórula* y el gr. *eîdos,* aspecto). adj. En forma de mora. || f. Colonia bacteriana semejante a una mora.
Morus. Género de plantas urticáceas al que pertenecen, entre otras especies el moral y la morera.
Morvan (Corea, enfermedad de) (Augustin M. de Lannilis *Morvan,* médico francés, 1819-1897). Véanse estos términos.
morvina. f. Maleína.
mosaicismo. m. F., *mosaïcisme.* Coexistencia en un individuo de dos o más líneas celulares con distinta constitución cromosómica. ||**-cromosómico.** Mosaicismo.
mosaico (del gr. *mouseîos,* propio de las musas). adj. F., *mosaïque.* Dícese del individuo que presenta dos o más líneas celulares genéticamente diferentes, como consecuencia de una anomalía en las primeras mitosis del cigoto. Ú.t.c.s. ||**-cromosómico.** V. Mosaicismo.
mosca (lat. *musca).* f. A., *Fliege;* F., *mouche;* In., *fly;* It. y P., *mosca.* Insecto díptero, braquícero, de muchas especies. La más común es la *Musca domestica,* uno de los medios de transmisión de las enfermedades más terrible. ||**-carnicera.** Lucilia. ||**-de España.** Cantárida. ||**-de Milán.** Pequeño vejigatorio compuesto de polvos de cantárida, pez blanca, cera amarilla y trementina. ||**-omnívora.** Lucilia. ||**-tsetsé.** Mosca del género *Glossina,* transmisora de la tripanosomiasis africana. ||**-verde** o **dorada.** Especie *Lucilia caesar,* que vive sobre los cadáveres.
moscas. f. pl. V. Dolores moscas. ||**-volantes.** Miiodesopsia, fenómeno subjetivo caracterizado por la percepción de puntos, filamentos, telarañas o cuerpos ligeros que flotan en el aire.
Moschcowitz (Enfermedad, operación de) (Alexis *Moschcowitz,* cirujano americano, 1865-1934). V. Enfermedad, operación.
moschus (lat.). m. Almizcle.
Moser (Suero de) (Paul *Moser,* pediatra austriaco, 1865-1924). V. Suero.
Mosler (Diabetes de) (Karl Friedrich *Mosler,* médico alemán, 1831-1911). V. Diabetes.
Mosny-Malloycel (Síndrome de). V. Síndrome.
mosco (de *mosca).* m. A., *Moskito;* F., *moustique;* In., *mosquito;* It., *zanzara;* P., *mosquito.* Nombre genérico de varios insectos de la familia de los culícidos entre los que se hallan los *Culex, Anopheles, Mansonia, Haemagogus, Psorophora, Theobaldia* y *Chagasia,* transmisores de diversas enfermedades (paludismo, dengue, fiebre amarilla, etc.).
Mossman (Fiebre de) (de *Mossman,* región australiana). V. Fiebre.
Mosso (Ergógrafo de) (Angelo *Mosso,* fisiólogo italiano, 1846-1910). V. Ergógrafo.
mostaza (de *mosto).* f. A., *Senf;* F., *moutarde;* In., *mustard;* It., *senape;* P., *mostarda.* Nombre común a varias plantas de la familia de las crucíferas, de los géneros *Brassica* o *Sinapis.* Las semillas de la especie *B. alba* y *B. nigra, mostaza blanca* y *mostazo negra,* respectivamente, contienen un aceite fijo, el fermento mirosina y los glucósidos sinalbina (en la mostaza blanca) y sinigrina (en la mostaza negra); estos glucósidos desdóblanse bajo la acción del citado fermento, y en presencia del agua (en las semillas trituradas) dan origen a las esencias de mostaza, constituidas por isosulfocianato de alilo (la de mostaza negra) o por otros isosulfocianatos. Se emplean las semillas o su harina al interior como condimento y estimulante de las funciones gastrointestinales y como vomitivo, y al exterior en cataplasma,

papel o baño, como contrairritante y revulsivo; sinapismo. ||**-nitrogenada.** Grupo de compuestos químicos homólogos al gas mostaza (dicloroetilsulfuro) que se emplean en el tratamiento de las leucemias, linfosarcoma, enfermedad de Hodgkin, etc., de los cuales la mecloretamina se administra por vía intravenosa; la ciclofosfamida, por vía oral, intramuscular, intravenosa, intraperitoneal e intrapleural, y el melfalán, la mostaza uracílica y el clorambucil, por vía oral.
mosto (del lat. *mustum).* m. A., *Most;* F., *moût;* In., *must;* It. y P., *mosto.* Zumo de la uva antes de fermentar.
Moszkowicz (Prueba de) (Ludwig *Moszkowicz,* cirujano en Viena, 1873-1945). V. Prueba.
Motais (Operación de) (Ernest *Motais,* oftalmólogo francés, 1845-1913). V. Operación.
motilidad. f. Movilidad.
motivo (del lat. *motivus;* de *motum,* supino de *movere,* mover). adj. Que mueve o tiene eficacia para mover. || m. Causa o razón de una cosa.
motofaciente (del lat. *motus,* movido, y *faciens, -entis,* p. a. de *facere,* hacer). adj. Que produce movimiento; se aplica a la fase de actividad de la contracción del músculo, en la que éste produce movimiento.
motoneurona. f. Neurona motora.
motor (del lat. *motor,* el o lo que mueve). adj. A., *Motor;* F., *moteur;* In., *motor;* It., *motore;* P., *motor.* Productor o generador de movimiento. Ú.t.c.s. || m. Músculo, nervio o centro que produce movimiento. ||**-plástico.** Formación quirúrgica de un asa, túnel o masas musculares o tendinosas, cubiertas de piel en ciertas amputaciones cineplásticas de un miembro, para usarlas en conexión con una prótesis.
motorium (lat.). m. Centro motor, especialmente el centro común de las acciones motoras.
motricidad. f. Incitación motriz; propiedad de los centros nerviosos de provocar la contracción muscular.
Mott (Ley de) (Frederick Walter *Mott,* neurólogo inglés, 1853-1926). V. Ley.
Mouchet (Enfermedad de) (Albert *Mouchet,* cirujano francés, 1869-1963). V. Enfermedad.
Moulonguet (Síndrome de). V. Síndrome.
Mounier-Kuhn (Síndrome de) (P. *Mounier-Kuhn* médico francés contemporáneo). V. Síndrome.
Mouriquand (Síndrome de) (Georges *Mouriquand,* pediatra francés, 1880-1966). V. Síndrome.
movible o **móvil** (de *mover,* la primera forma, y del lat. *mobilis,* la segunda). adj. F., *mobile.* Capaz de moverse o de recibir movimiento.
movilidad (del lat. *mobilitas, -atis).* f. A., *Motilität, Beweglichkeit;* F., *mobilité, motilité;* In.,*mobility, motility;* It., *mobilità;* P., *mobilidade, motilidade.* Cualidad de móvil o movible.|| Facultad de moverse espontáneamente. || Susceptibilidad y excitación nerviosa. || Exageración de los movimientos articulares en las luxaciones. ||**-de los fragmentos.** Posibilidad de mover los extremos óseos de una fractura.
movilización. f. A., *Mobilisation;* F., *mobilisation;* In., *mobilization;* It., *mobilizazione;* P., *mobilização.* Acción de poner en movimiento una parte del aparato locomotor. || En genética bacteriana, paso por conjugación del DNA nuclear o cromosómico o de un plásmido no conjugativo desde una bacteria dadora a otra receptora, vehiculados por un plásmido conjugativo. Presupone una etapa previa, de incorporación del plásmido conjugativo al cromosoma o de los dos plásmidos en la célula dadora. ||**-activa.** Movilización producida por la acción de los propios músculos. ||**-asistida.** Movilización activa con ayuda de otra persona. ||**-contra resistencia.** Movilización activa que vence resistencias. ||**-pasiva.** Movilización practicada por otra persona. Método de Lucas Championnière.
movimiento (de *mover).* m. A., *Bewegung;* F., *mouvement;* In., *movement;* It. y P., *movimento.* Estado de

un cuerpo que cambia de situación por efecto de una fuerza intrínseca o extrínseca que obra sobre él por un tiempo o continuamente; moción. ||**-activo.** Movimiento espontáneo voluntario. ||**-ameboideo.** Movimiento propio de las amebas o de los leucocitos, que se efectúa por la expansión y retracción sucesivas de prolongaciones protoplasmáticas o seudópodos. ||**-asociado.** Movimiento de partes que actúan conjuntamente. ||**-asociado contralateral.** En la hemiplejía, movimiento de la parte paralizada al moverse la parte sana correspondiente. ||**-automático.** Movimiento involuntario espontáneo. ||**-browniano.** Movimiento rápido de oscilación de las pequeñísimas partículas suspendidas en un líquido sin cambio en la posición respectiva de las partículas; pédesis. ||**-ciliar.** MOVIMIENTO VIBRÁTIL. ||**-comunicado.** El producido por una fuerza extrínseca. ||**-coordinado.** Cada uno de los movimientos de partes u órganos que concurren a un acto determinado. ||**-coreico** o **coreiforme.** Movimiento irregular, a saltos, de un músculo o grupo de músculos. ||**-de Magnan.** Movimiento de adelanto y retroceso sucesivos de la lengua, que ofrecen los enfermos de parálisis general cuando se les hace mostrar dicho órgano. ||**-elástico.** Movimiento debido a la contracción de una fibra muscular alargada. ||**-espontáneo.** Movimiento voluntario o involuntario originado dentro del organismo. ||**-febril.** Conjunto de síntomas accesorios que acompañan la fiebre. ||**-ideomotor.** Movimiento inconsciente debido a impulsos mentales cuando la atención está fijada en otro objeto. ||**-molecular.** MOVIMIENTO BROWNIANO. ||**-nucleópeto.** Movimiento, en el óvulo, del pronúcleo masculino hacia el pronúcleo femenino. ||**-pasivo.** Movimiento del cuerpo o de una parte efectuado por una fuerza completamente extrínseca. ||**-pendular.** Uno de los movimientos del intestino durante la digestión, efectuado en cada una de las asas y atribuido a las contracciones de las fibras musculares longitudinales de las mismas. ||**-reflejo.** Movimiento involuntario provocado por una excitación exterior que actúa a través de un centro nervioso; arco diastáltico. ||**-sincinético.** Pequeño movimiento inconsciente que acompaña a movimientos mayores voluntarios, como los movimientos faciales en los ejercicios violentos. ||**-vermicular.** El provocado por la contracción sucesiva de las fibras musculares, circulares y longitudinales, de ciertos órganos tubulares. V. PERISTALSIS. ||**-vibrátil.** Movimiento de los cilios o pestañas de las células en ciertas mucosas, mediante el cual se favorece la traslación de las partículas depositadas en la superficie de la membrana.

moxa (del chino *mok-sa).* f. F., *moxa.* Pequeño cono o cilindro de material blando, que los chinos y japoneses preparaban con hojas de *Artemisia,* pero que puede confeccionarse, con cualquier material combustible, destinado a ser quemado sobre la piel, con objeto de producir en ésta una escara que sirva de derivativo. No se emplea actualmente. ||**-eléctrica.** Pincel farádico empleado como electrodo activo sobre la piel seca.

Moynihan (Prueba, síndrome de) (Lord Berkley George *Moynihan,* cirujano inglés, 1865-1936). Véanse estos términos.

moyrapuana. f. MUIRAPUAMA.

MSH. Sigla de hormona estimulante de los melanocitos. V. MELANOTROPINA.

muavina. f. Alcaloide de la corteza del árbol muavi o muawi, de Mozambique, cuyo clorhidrato obra como la digitalina.

Muc. Abreviatura de *mucílago.*

mucasa. f. F., *mucase.* Enzima que cataliza la hidrólisis de la mucina; mucopolisacaridasa.

mucedina. f. Proteína amorfa del gluten de trigo.

mucicarmín. m. Colorante para la mucina, compuesto de 1 g de carmín, 0,5 g de cloruro de alúmina y 20 ml de agua destilada.

múcico (Ácido). Ácido bibásico, producido por oxidación de la galactosa o de cualquier hidrato de carbono que la contenga, como la lactosa, el agar, el galactitol o el galactán.

mucidina. f. Solución del moco de babosas y caracoles, bactericida pero no antitóxica.

mucífero (del lat. *mucus,* moco, y *ferre,* llevar). adj. F., *mucipare.* Que secreta moco.

mucificación (del lat. *mucus,* moco, y *facere,* hacer). f. F., *mucification.* Producción de alteraciones mucosas en el epitelio vaginal de los animales del laboratorio durante el período progestacional del ciclo ovárico.

muciforme (del lat. *mucus,* moco, y de *forma).* adj. F., *muciforme.* Semejante al moco o que toma su forma, mucoide, mixoide.

mucígeno (del lat. *mucus,* moco, y el gr. *gennân,* engendrar, producir). adj. F., *producteur de mucine.* Productor de moco. ||m. Sustancia encontrada en las células epiteliales secretorias de moco, convertible en mucina y moco.

mucilaginoso. adj. F., *mucilagineux.* Que contiene mucílago o goza de algunas de sus propiedades.

mucílago o **mucílago** (del lat. *mucilago).* m. A., *Mucilago;* F., *mucilage;* In., *mucilage;* It., *mucillagine;* P., *mucilagem.* Sustancia vegetal viscosa, coagulable por el alcohol, muy semejante a la goma, que se encuentra en las raíces de malva y malvavisco, en las semillas de lino, membrillo, liquen, salep, etc. ||Líquido o pasta espesa, viscosa, formada por la disolución de goma o dextrina. Se emplea en farmacia como vehículo y excipiente, y en terapéutica como emoliente.

mucina (del lat. *mucus,* moco). f. A., *Schleimstoff;* F., *mucin;* In., *mucin;* It., *mucin;* P., *mucina.* Glucoproteido líquido, constituyente principal del moco; insoluble en el agua, se precipita por el ácido acético, alcohol y alumbre. La mucina existe en la saliva, en las secreciones mucosas, en la bilis, en la sinovia y en la gelatina de Wharton, en ciertos tumores, mixomas y líquidos patológicos. ||Uno de los principios constitutivos del gluten.

mucinasa. f. F., *mucinase.* Enzima que provoca la coagulación del moco.

mucinemia (de *mucina,* y el gr. *haîma,* sangre). f. Presencia de mucina en la sangre.

mucinoblasto (de *mucina* y el gr. *blastós,* germen). m. Célula progenitora de las células mucosas.

mucinógeno (de *mucina* y el gr. *gennân,* producir). m. F., *mucinogène.* Principio del que deriva la mucina.

mucinoide (de *mucina* y el gr. *eîdos,* aspecto). adj. F., *mucinoïde.* Semejante a la mucina; mucoide.

mucinosis. f. A., *mucinosis;* F., *mucinose;* In., *mucinosis;* It., *mucinosi;* P., *mucinose.* Enfermedad caracterizada por depósitos anormales de mucina en la piel, que aparece infiltrada, con pápulas o nódulos. Asociada a hipotiroidismo, constituye el mixedema, pero puede aparecer con normalidad tiroidea (liquen mixedematoso). ||**-folicular.** Placas de folicopápulas que rodean la unidad pilosebácea, con alopecia.

mucinuria (de *mucina* y el gr. *oûron,* orina). f. Presencia de mucina en la orina.

mucíparo (del lat. *mucus,* moco, y *parere,* producir). adj. Que secreta o produce moco; mucígeno.

mucitis. f. F., *inflammation d'une membrane muqueuse.* Inflamación de una membrana mucosa.

Muck (Prueba de) (Otto *Muck,* médico alemán, 1871-1942). V. PRUEBA.

mucocartílago (del lat. *mucus,* moco, y *cartilago, -inis,* cartílago). m. F. *mucocartilage.* Cartílago blando, cuyas células están incluidas en una especie de matriz de mucosa.

mucocele (del lat. *mucus,* moco, y el gr. *kéle,* hernia). m. A., *Mukozele;* F., *mucocèle;* In., It. y P., *mucocele.* Tumor formado por moco; quiste mucoso. ||Dilatación catarral del saco lagrimal.

mucocito (del lat. *mucus,* moco, y el gr. *kýtos,* cavidad). m. Célula de tejido mucoso. ||Célula cuyo protoplasma sufre la degeneración mucosa.

mucoclasis (del lat. *mucus*, moco, y el gr. *klásis*, destrucción). f. Destrucción con el termo o electrocauterio de la mucosa de un órgano hueco, especialmente de la vesícula biliar.

mucocolitis. f. COLITIS MUCOSA.

mucocutáneo (del lat. *mucus*, moco, y *cutis*, piel). adj. F., *muco-cutané*. Relativo a una mucosa y a la piel o constituido por mucosa y piel.

mucoderma (del lat. *mucus*, moco, y el gr. *dérma*, piel). m. MEMBRANA MUCOSA. ‖ Capa mucosa de la piel.

mucodermatitis. f. Inflamación de una mucosa.

mucoenteritis (del lat. *mucus*, moco, el gr. *énteron*, intestino, y el suf. *-itis*). f. Enteritis catarral aguda.

mucofibroso (del lat. *mucus*, moco, y *fibra*, filamento). adj. Compuesto de tejidos mucoso y fibroso.

mucogastritis (del lat. *mucus*, moco, y el gr. *gastér*, *gastrós*, vientre). f. Inflamación de la mucosa del estómago.

mucoide (del lat. *mucus*, moco, y el gr. *eîdos*, aspecto). adj. Semejante al moco. m. A., *Mukoid*; F., *mucöide*; In., *mucoid*; It., *mucoide*; P., *mucóide*. Miembro de un grupo de glucoproteínas de origen animal, semejantes a la mucina, pero que difieren de ésta por su solubilidad y algunas de sus reacciones; se encuentran en el cartílago, córnea, cristalino, clara de huevo y en ciertos quistes.

mucoitinsulfúrico (Ácido). Similar al ácido condroitinsulfúrico, pero conteniendo glucosamina. Se encuentra en la mucina gástrica, salival y en la del cordón umbilical.

mucolisina (del lat. *mucus*, moco, y el gr. *lýsis*, disolución). f. Lisina capaz de producir la disolución del moco.

mucolítico (del lat. *mucus*, moco, y el gr. *lýsis*, disolución). adj. F., *mucolytique*. Destructor o disolvente del moco.

mucomembranoso (del lat. *mucus*, moco, y *membrana*, piel). adj. F., *muco-membraneux*. Relativo a una mucosa. Compuesto o caracterizado por membranas de moco.

mucómetra (del lat. *mucus*, moco, y el gr. *métra*, matriz). m. Distensión de la cavidad uterina por moco.

mucoperióstico (del lat. *mucus*, moco, el gr. *perí*, alrededor, y *ostéon*, hueso). adj. Compuesto de mucosa y periostio.

mucopolisacárido (del lat. *mucus*, moco, el gr. *polýs*, mucho, y *sákcharon*, azúcar). m. F., *mucopolysaccharide*. Polisacárido complejo heterosacárido que en su molécula tiene nitrógeno. Se dividen en ácidos y neutros. Uno de los monómeros es siempre una hexosamina, siendo la D-glucosamina la que constituye el ácido hialurónico, y la D-galactosamina en el caso de los condroitinsulfatos del cartílago.

mucopolisacaridosis. f. F., *mucopolysaccharidose*. Grupo de enfermedades en las que existe acumulación de lípidos en las neuronas, combinada a depósito de mucopolisacáridos en los tejidos conectivos. Como consecuencia, puede darse en conjunción una serie de anomalías esqueléticas y nerviosas. El sistema nervioso puede afectarse también secundariamente a las deformidades esqueléticas y la hipertrofia del tejido conectivo en la base del encéfalo, que puede conducir a hidrocefalia Se reconocen, al menos, siete subtipos diferentes: síndrome de Hurler (MPS I H), síndrome de Scheie (MPS I S), síndrome de Hunter (MPS II), síndrome de Sanfilippo (MPS III), síndrome de Morquio (MPS IV), síndrome de Maroteaux-Lamy (MPS VI) y deficiencia en glucoronidasa β (MPS VII).

mucoproteína. f. F., *mucoprotéine*. Proteína conjugada en la que el núcleo prostético es un polisacárido constituido por aminohexosas y ácidos combinados con restos acetíficos o sulfónicos. Dentro de este grupo están las mucinas y los *mucoides*.

mucopurulento (del lat. *mucus*, moco, y *purulentus*, de *pus*, *puris*, pus). adj. F., *muco-purulent*. Que contiene moco y pus.

mucopús. m. Moco semejante al pus por contener muchos leucocitos.

Mucor. Género de hongos de la clase cigomicetos (*Zygomycetes*). Es típicamente un hongo del suelo y del estiércol. Algunas especies pueden ser patógenas para el hombre (*M. racemosus*, *M. pusillus*, etc.) y animales, como agentes de mucormicosis. ‖ **-mucedo.** Especie no patógena para el hombre, es causante de la descomposición de las frutas. ‖ **-ramosus.** ABSIDIA.

mucormicosis. f. A., *Hopfschimmelmykose*; F., *mucormycose*; In., *mucormycosis*; It., *mucormicosi*; P., *mucormicose*. Infecciones por hongos de diversos géneros del orden mucorales (*Rhizopus, Mucor, Absidia, Cunninghamella, Mortierella*). Provocan lesiones de presentación súbita en el tejido orbitario y senos paranasales, que en individuos en mal estado general o con mecanismos defensivos alterados (diabéticos, leucóticos) pueden ser causa de un cuadro invasor rápidamente mortal (afectación del SNC, embolias, lesiones pulmonares, etc.).

mucorrea. f. MIXORREA.

mucosa (del lat. *mucosa*, f. de *mucosus*, mucoso). f. A., *Schleimhaut*; F., *muqueuse*; In., *mucosa*; It., *mucosa*; P., *mucosa*. MEMBRANA MUCOSA. ‖ **-olfativa.** Pituitaria o membrana pituitaria. ‖ **-palatina.** Tejido mucoso que cubre el paladar óseo. ‖ **-retromamaria o del seno.** Nombre de Chassaignac para el tejido celular laxo retromamario. ‖ **-timpánica.** La que tapiza la caja del tambor u oído medio.

mucosanguíneo (del lat. *mucus*, moco, y *sanguineus*, sanguíneo). adj. Compuesto de moco y sangre.

mucoseroso (del lat. *mucus*, moco, y *serum*, suero). adj. F., *séro-muqueux*. Compuesto de moco y suero.

mucosidad. f. Moco, especialmente la secreción abundante de una mucosa irritada, en forma de masas gruesas, fluentes, que cubren la superficie de aquella. Ú. m. en plural.

mucosina. f. F., *mucosine*. Mucina de las mucosas nasal, uterina y bronquial, diferente de la de otras mucosas por su viscosidad especial.

mucositis. f. F., *inflammation d'une membrane muqueuse*. Inflamación de una mucosa. ‖ **-necrótica agranulocítica.** Inflamación mucosa necrótica asociada con agranulocitosis.

mucoviscidosis (del lat. *mucus*, moco, *viscidus*, viscoso, y el suf. *-osis*). f. F., *mucoviscidose*. Trastorno congénito del metabolismo de los mucopolisacáridos con presencia de una mucoproteína anormal en las secreciones mucosas, responsable de un incremento de la viscosidad de éstas. Afecta las glándulas exocrinas, en especial las mucosas (intestinales, de las vías respiratorias, salivales sublinguales, hígado y páncreas exocrino), pero también las serosas (sudoríparas, lagrimales). Cursa con bronconeumonía crónica, diarrea crónica y alteraciones electrolíticas del sudor con aumento de la excreción de Cl y Na. *Sin.*: Enfermedad fibroquística del páncreas, fibrosis quística del páncreas.

mucro (lat.). m. PUNTA. ‖ **-cordis.** Punta o vértice del corazón.

mucronato (del lat. *mucronatus*; de *mucro, -onis*, punta). adj. Terminado en punta.

mucroniforme (del lat. *mucro, -onis*, punta, y de *forma*). adj. En punta o en forma de espina.

mucus (lat.). m. MOCO.

Much (Gránulo, reacción de) (Hans Christian R. *Much*, médico alemán, 1880-1932). Véanse estos términos. ‖ **-Holzmann (Reacción de)** (*Much*, y V. *Holzmann*, médico alemán, contemporáneo). V. REACCIÓN.

Mucha (Parapsoriasis variloriforme de) (Viktor *Mucha*, dermatólogo bohemio, 1877-1919). V. PARAPSORIASIS. ‖ **- Habermann (Síndrome de).** V. SÍNDROME.

muchemateína. f. Colorante de Mayer, compuesto de hemateína, cloruro de amonio, glicerina y agua.

muda (del lat. *mutare*, mudar). f. A., *Mauserung*; F., *mue*; In., *moulting*; It., *muda*; P., *muda*. Cambio de epidermis o apéndices epidérmicos, piel, pluma, etc., que se opera en muchos animales periódicamente. || Cambio que se opera en la voz en la época de la pubertad.

mudar. m. Nombre de una planta asclepiadácea. *Calatropis gigantea*, de los climas cálidos, y de la corteza de su raíz, alterante y sudorífica.

mudarina. f. Principio amargo, soluble, del mudar.

mudez (de *mudo*). f. A., *Stummheit;* F., *mutité;* In., *dumbness;* It., *mutismo;* P., *mudez.* Privación congénita o adquirida de la facultad de expresar sonidos articulados o palabras.

mudo (del lat. *mutus*). adj. A., *stumm;* F., *muet;* In., *mute;* It., *muto;* P., *mudo.* Afecto de mudez. Ú.t.c.s.

muela (del lat. *mola*). f. A., *Backenzahn;* F., *molaire;* In., *molar tooth;* It., *molare;* P., *dente molar.* Diente molar. V. MOLAR. ||**-del juicio.** Último molar de cada lado; *dens sapientiae.*

muérdago (del lat. *mordicus*, mordedor). m. A., *Mistel;* F., *gui;* In., *mistletoe;* It., *vischio;* P., *agárico.* Planta parásita lorantácea, *Viscum album,* cuyas hojas se consideraban antes como antiepilépticas. Actualmente se emplea el extracto como depresor de la tensión arterial. Una especie americana de otro género, *Phoradendron flavescens,* es aperitiva, antiespasmódica y oxitócica.

muermo (del lat. *morbus*, enfermedad). m. A., *Rotz;* F., *morve, farcin;* In., *glanders, farcy;* It., *morva, farcino;* P., *mormo.* Enfermedad infecciosa y contagiosa peculiar de los solípedos (caballos, asnos, mulos), comunicable a otros animales y al hombre, causada por *Pseudomonas mallei.* Se caracteriza por fenómenos generales agudos y febriles, inflamación de las mucosas, especialmente de la nariz, con derrame purulento, tumefacción de la piel y erupciones flicteroides en ésta y en las mucosas, que evolucionan a menudo hacia la gangrena. La enfermedad dura tres semanas por término medio, y termina generalmente por la muerte.||**-espurio.** MELIOIDOSIS.

muerte (del lat. *mors, mortis*). f. A., *Tod;* F., *mort;* In., *death;* It. y P., *morte.* Extinción, término de la vida. ||**-accidental.** Muerte que llega antes del término natural de la vida, por enfermedad o violencia exterior. ||**-aparente.** Estado en el que la respiración, circulación, calor y otras manifestaciones vitales son poco o nada perceptibles, el que se observa especialmente en la sofocación, ahorcadura, choque eléctrico y en los recién nacidos. ||**-cerebral.** Coma profundo irreversible sin respiración espontánea, flaccidez generalizada, ausencia de respuesta a la estimulación de los nervios craneales y electroencefalograma isoeléctrico de varias horas de duración. ||**-local.** Muerte de una parte del cuerpo; gangrena. ||**-** Último término de un proceso catabólico. ||**-molecular.** CARIES. ||**-natural.** La que resulta del debilitamiento progresivo de todas las funciones vitales. ||**-negra.** Antigua denominación de una peste del siglo XII. ||**-real.** Cesación definitiva de la vida, cuyo signo principal es la putrefacción. ||**-senil.** MUERTE NATURAL. ||**-somática.** MUERTE REAL. ||**-súbita.** La que sobreviene repentinamente en estado de salud o enfermedad de un modo imprevisto. ||**-tímica.** MORS THYMICA. ||**-violenta.** La que sobreviene tras agresión o violencia de forma accidental o provocada.

muerto retrocardíaco o **retrohepático.** Regiones inexplorables radiológicamente.

muesca (de *moscar,* y éste del lat. vulgar **mossicare,* morder). f. A., *Einschnitt;* F., *crénelure;* In., *notch;* It., *incisura;* P., *entalhe.* ESCOTADURA. ||**-de Sibson.** Depresión que se encuentra por encima de la parte media sobre el borde izquierdo del área de macidez cardíaca, y se observa en el curso de las pericarditis con derrame.

muestra (de *mostrar,* y éste del lat. *monstrare,* indicar, mostrar). f. A., *Probe;* F., *échantillon;* In., *sample;* It., *campione;* P., *amostra.* Porción de un producto o tejido que se emplea para estudiar su naturaleza, composición o estructura, espécimen o ejemplar. || Parte o porción extraída de un conjunto por métodos que permiten considerarla como representativa del mismo.

muestreo. m. A., *Musternehmen;* F., *échantillonnage;* In., *sampling;* It., *campionatura;* P., *amostrar.* Acción de escoger muestras representativas de la calidad o condiciones medias de un todo. || Técnica empleada para esta selección.

muévedo (del lat. vulgar *movitus;* de *movere,* mover). m. Feto expulsado antes de tiempo, o que ha muerto antes de haber respirado.

muguet (del fr. *muguet*). m. A., *Mehlmund;* F., *muguet;* In., *thrush;* It., *mughetto;* P., *muguet.* Afección caracterizada por el desarrollo en las mucosas, especialmente en la boca, de unos puntos o placas blanquecinas producidas por el hongo parásito *Candida albicans.* Se observa principalmente en los niños, en particular en los atrépsicos debilitados por una larga enfermedad, y en los ancianos en las mismas condiciones. La enfermedad es contagiosa y puede manifestarse en forma de epidemia. AFTAS, ESTOMATOMICOSIS.

muguete (del fr. *muget*). m. CONVALARIA.

muhinyo. m. Nombre de una fiebre endémica en Uganda, semejante a la fiebre de Malta.

muirapuama (voz brasileña: leño potente). f. Planta olacácea (*Liriosma ovata* o *Acanthea virilis*), reputada como afrodisíaca y estimulante nervioso. Se emplea principalmente en forma de extracto fluido.

mulato (del lat. *mulus,* mulo). adj. y s. A., *Mulatte;* F., *mulâtre;* In., *mulatto;* It., *mulatto;* P., *mulato.* Mestizo de negra y blanco, o viceversa.

Mulder (Ángulo de) (Johannes *Mulder,* anatomista holandés, 1769-1810). V. ÁNGULO. ||**-(Reacción de)** (Gerard Jan *Mulder,* químico holandés, 1802-1880). V. REACCIÓN.

Mules (Operación de) (Philip Henry *Mules,* oculista inglés, 1842-1905). V. OPERACIÓN.

muleta (de *mula*). f. A., *Krücke;* F., *béquille;* In., *crutch;* It., *gruccia;* P., *muleta.* Palo largo con un travesaño en la parte superior en el que descansa la axila, para sostener el peso del cuerpo en las lesiones y parálisis del miembro o miembros inferiores.

muliebria (voz latina: cosas de mujeres; de *muliebris,* mujeril). f. Órganos genitales femeninos.

muliebridad (del lat. *muliebritas*). f. Cualidad de femenino; feminidad.|| EFEMINACIÓN.

multangulum (lat. : de *multus,* mucho, y *angulus,* ángulo). m. Huesos trapecio y trapezoides de la 2.ª fila del carpo (*multangulum maius* y *multangulum minus,* respectivamente).

multi-. Forma prefija del lat. *multus,* mucho.

multiarticular (de *multi-* y el lat. *articulus,* articulación). adj. F., *polyarticulaire.* Relativo o que afecta a muchas articulaciones; poliarticular.

multicapsular (de *multi-* y el lat. *capsula,* dim. de *capsa,* caja). adj. Que posee muchas cápsulas.

multicéfalo (de *multi-* y el gr. *kephalé,* cabeza). adj. Múlticeps, policéfalo.

multicelular (de *multi-* y el lat. *cellula,* célula). adj. F., *multicellulaire.* Compuesto de muchas células.

múlticeps (de *multi-* y el lat. *caput,* cabeza). adj. Que posee muchas cabezas.

Multiceps. Género de tenias de animales herbívoros y carnívoros. La especie *M. multiceps,* en su período adulto es parásita del perro, y en su período larval (*Coenuris cerebralis*), se desarrolla en el sistema nervioso central de cabras y ovejas, y en ocasiones hasta del hombre.

multicúspide (de *multi-* y el lat. *cuspis, cuspidis,* cúspide, punta). adj. F., *multicuspidé.* Que tiene varias puntas o cúspides. Dícese de los dientes molares.

multidentado (de *multi-* y el lat. *dentatus,* dentado). adj. Que tiene muchos dientes o indentaciones.

multifactorial. V. POLIGÉNICO.

multifamiliar (de *multi-* y el lat. *familia,* familia). adj. Que afecta varias generaciones sucesivas de una misma familia.

multifetación (de *multi-* y el lat. *fetus,* parto). f. Gestación de más de dos fetos.

multífido (de *multi* y el lat. *findere*, hender). adj. y s. Hendido o dividido en varias partes. ||**-del raquis.** V. Músculos (tabla de).
multiforme. adj. F., *multifirme*. Que tiene formas variadas; polimorfo.
multiganglionar (de *multi-* y el gr. *gágglion*, ganglio). adj. Relativo a muchos ganglios; que los posee o los afecta.
multiglandular (de *multi-* y el lat. *glandula*, dim. de *glans, glandis*, bellota). adj. F., *pluriglandulaire*. Relativo a muchas glándulas o resultado de varias glándulas.
multigrávida (de *multi-* y el lat. *gravidus*). adj. F., *multigeste*. Dícese de la mujer que ha gestado más de cinco veces. Ú.t.c.s.f.
multiinfección. f. Infección con varias clases de microorganismos.
multilobular. adj. Que tiene varios lóbulos.
multilobulillar. adj. Que tiene muchos lobulillos.
multilocular (de *multi* y el lat. *loculus*, lóculo). adj. Que tiene numerosas celdas, compartimientos o lóculos.
multimamia. f. Polimastia.
multineuritis (de *multi-* y *neuritis*). f. Forma de polineuritis en la que se afectan varios nervios periféricos en forma asimétrica. Se observa en la diabetes, colagenosis, disglobulinemias y lepra. *Sin.:* Neuritis múltiple.
multinodular (de *multi-* y el lat. *nodulus*, dim. de *nodus*, nudo). adj. Compuesto de muchos nódulos.
multinuclear (de *multi-* y el lat. *nucleus*, pulpa de fruto con cáscara). adj. Que posee varios núcleos; polinuclear.
multípara (de *multi-* y el lat. *parere*; parir). adj. F., *multipare*. Dícese de la mujer que ha tenido cinco o más partos. Ú.t.c.s.f.
multiparidad. f. Cualidad de multípara.
múltiple (del lat. *multiplex*). adj. F., *multiple*. De muchas maneras; que ocurre en varias partes del cuerpo a la vez.
multiplicación (del lat. *multiplicatio, -onis*). f. Reproducción.|| Generación.
multipolar (de *multi-* y el gr. *pólos*, eje). adj. Que tiene más de dos polos o prolongaciones. Dícese de las células nerviosas.
multirradicular (de *multi* y el lat. *radicula*, raicilla; dim. de *radix, -icis*, raíz). adj. F., *polyradiculaire*. Que tiene varias raíces. Dícese de los dientes molares.
multivalente. adj. Polivalente
mulleriosis. f. Endometriosis (Bell).
Müller (Anillo de) (Peter Müller, ginecólogo en Berna, 1836-1923). V. Anillo. ||**-(Cápsula, conducto, enfermedad, experimento de)** (Johannes Müller, fisiólogo alemán, 18011858). Véanse estos términos. ||**-(Fibras, músculo de)** (Heinrich Müller, anatomista alemán, 1820-1864). Véanse estos términos.||**-(Insecticida de)** (Paul Herman Müller, químico suizo, 1899-1965). V. DDT. ||**-Jochmann (Prueba de)** (Edward Müller y George Jochmann, médico alemán, 1874-1915). V. Prueba. ||**-(Líquido de)** (Hermann Franz Müller, histólogo alemán, 1866-1898) V. Líquido. ||**-Metzger (Síndrome de).** V. Síndrome. ||**-(Operación de)** (Arthur Müller, ginecólogo alemán, 1863-1926). V. Operación. ||**-Reacción de** (Edward Müller, médico alemán, 1876-1928). (Rudolf Müller dermatólogo austriaco, 1877-1934). V. Reacción. ||**-(Signo, síndrome de)** (Friedrich Müller, médico alemán, 1858-1941). V. Signo, síndrome. ||**-Weiss (Enfermedad de)** (Walther Müller, ortopedista alemán, n. en 1888). V. Enfermedad.
Münchhausen (Síndrome de). V. Síndrome. .
Münchmeyer (Enfermedad de) (Ernst Münchmeyer, médico alemán, 1846-1880). V. Enfermedad.
Mundinus. V. Mondino.
mundo (del lat. *mundus*). m. A., *Welt;* F., *monde;* In., *world;* It., *mondo;* P., *mundo.* Conjunto de todas las cosas existentes.|| Sociedad humana. ||**-externo.** En psicología, conjunto de fenómenos y objetos externos al sí mismo del individuo. ||**-interno.** En psicología y psicoanálisis, la totalidad de fenómenos y objetos del aparato psíquico del individuo y el conjunto del complejo repertorio de experiencias y contenidos psíquicos de una persona.
Munk (Enfermedad, síndrome de) (Fritz *Munk*, patólogo de Berlín, 1879-1950). V. Enfermedad, síndrome.
Munro (Punto de) (John Cummings *Munro,* cirujano de Boston, 1866-1955). V. Punto.
Munsell (Unidad de) (Hazel E. *Munsell,* químico norteamericano, n. en 1891). V. Unidad de Sherman-Munsell.
muñeca (de *moño,* de origen voz prerromano). f. A., *Handwürzel;* F., *poignet;* In., *wrist;* It., *polso;* P., *munheca.* Parte de la extremidad superior entre el antebrazo y la mano, que comprende la región del carpo. ||**-de tenis.** Tenovaginitis de los tendones de la muñeca en algunos jugadores de tenis.
muñón (del fr. *moignon,* resto de un miembro mutilado). m. A., *Stumpf;* F., *moignon;* In., *stump;* It., *moncone;* P., *coto.* Porción de un miembro amputado, comprendida entre la superficie de sección y la articulación próxima ||**-cónico.** Conicidad del muñón por retracción de las partes blandas sobre el hueso, muñón en pan de azúcar. ||**-del hombro.** Región limitada por el músculo deltoides.
mural (del lat. *muralis;* de *murus,* pared). adj. Relativo a una pared o que se encuentra en ella.
murámico (Ácido). Azúcar aminado de la pared bacteriana (como ácido N-acetilmurámico). Es elemento exclusivo de los organismos procariotas.
Murchison (Enfermedad, píldoras de) (Charles *Murchison,* médico inglés, 1830-1879). V. Píldoras, tifus exantemático.
mureína. f. F., *muréxine.* Peptidoglicán.
Murex purpurea. f. Molusco gasterópodo pectinibranquio, originario del Mediterráneo, con el que se prepara un remedio homeopático.
murexida. f. Purpurato amónico, sustancia cristalina de color rojo granate. ||**-(Reacción de la).** Reacción de Weidel.
murexina. f. F., *murmure vésiculaire.* Sustancia neurotóxica derivada de la porción media de la glándula hipobranquial de gasterópodos del género *Murex,* parecida a la purpurina.
muriático (Ácido) (de *muriato*). Ácido clorhídrico.
muriato (del lat. *muria,* salmuera). m. Denominación antigua de los cloruros, clorhidratos y cloratos.
múrido (del lat. *mus, muris,* ratón). adj. Semejante al ratón o rata. || m. pl. Familia de roedores, cuyo tipo es la rata.
muriforme (del fr. *mûre,* mora, y de *forma*). adj. En forma de mora; moruloide.
Murk-Jansen (Enfermedad de). V. Enfermedad.
murmullo (de *murmurio*). m. A., *Geräusch;* F., *murmure;* In., *murmur;* It., *mormorio;* P., *murmúrio.* Susurro, ruido o soplo. ||**-respiratorio** o **vesicular.** Ruido ligero, normal, que se percibe por la auscultación torácica durante la inspiración y comienzo de la espiración, producido por la distensión de los alveolos pulmonares a la llegada del aire a los mismos.
murmurio (del lat. *murmur*). m. Murmullo.
Murphy (Botón, método, signo, tratamiento de) (John Benjamin *Murphy,* cirujano de Chicago, 1857-1916). Véanse estos términos. ||**- (Tratamiento de).** (William Parry *Murphy,* médico norteamericano, n. en 1892, premio Nobel de Medicina en 1934). V. Tratamiento de Minot-Murphy.
murrayina. f. Glucósido sólido, blanco, amargo, de la planta aurenciácea *Murraya exotica,* de las Indias Orientales, empleada allí como tónica.
murrina. f. F., *muscarine.* Variedad de tripanosomiasis, que ataca las caballerías de Panamá y América del Sur, producida probablemente por el *Trypanosoma hippicum.*
Mus. Género de ratas y ratones. ||**-articularis.** Ratón articular; cuerpo libre en las articulaciones, de aspecto cartilaginoso. ||**-decumanus** o **norvegicus.** Rata de cloaca. ||**-musculus.** Ratón doméstico. ||**-rattus.**

Rata común, de menor tamaño que la *M. decumanus.* V. RATA.
musanina. f. Alcaloide de la *Acacia anthelmintica;* vermífugo.
Musca. Género de múscidos al que pertenece la mosca común, *M. domestica* (V. MOSCA). La especie *M. brava*, de América del Sur, es probablemente la transmisora del mal de Caderas.
muscae volitantes (lat.). f. pl. MOSCAS VOLANTES.
muscardina. f. Nombre de una enfermedad de los gusanos de seda, producida por el *Botrytis bassiana.*
muscarina. f. F., *muscarinique.* Alcaloide muy tóxico obtenido de un hongo, *Amanita muscaria*, que tiene potentes propiedades parasimpaticomiméticas.
muscarínica. adj. Dícese de la acción parasimpaticomimética que tienen ciertos alcaloides (p. ej., acetilcolina), semejantes a las desarrolladas por la muscarina.
muscarinismo. m. F., *muscarinisme.* Intoxicación por la muscarina.
múscidos. m. pl. Familia de insectos muscioides en la que figuran dípteros muy notables. Algunas especies son parásitas, en estado adulto o larvario, del hombre.
muscioides. m. pl. Suborden de insectos braquíceros ciclorrafes de abdomen segmentado. Se dividen en *calípteros* y *acalípteros.*
musculación. f. F., *musculature.* Actividad o trabajo muscular. || Desarrollo de los músculos por una serie de ejercicios metódicos.
muscularidad. f. Cualidad de ser muscular.
muscularis (lat.). f. Capa muscular de un órgano. ||-. **mucosae.** Estrato de fibras musculares pertenecientes a una mucosa.
musculatura. f. A., *Muskulatur;* F., *musculature;* In., *musculature;* It., *muscolatura;* P., *musculatura.* Conjunto, disposición y estado de los músculos de todo el cuerpo o de una parte.
musculina. f. Proteína o globulina del tejido muscular; caracterizada por coagular a bajas temperaturas (-47 °C).
músculo (del lat. *musculus*). m. A., *Muskel;* F. e In., *muscle;* It., *muscolo;* P., *músculo.* Nombre de los órganos carnosos productores de los movimientos en los organismos animales, compuestos de tejido fibroso y caracterizados principalmente por la contractilidad. El elemento anatómico constitutivo es la *fibra muscular*, de la que se distinguen dos tipos: *lisa* o *de la vida orgánica*, y *estriada* o *de la vida animal*. Las primeras son fibrocélulas nucleadas que se disponen paralelamente en fascículos y forman las capas musculares de los órganos dotados de movimiento involuntario, excepto el corazón. Las segundas o *estriadas* son de gran longitud, 3 cm por término medio, y están constituidas por una envoltura, *sarcolema*, sustancia muscular y núcleo o corpúsculos musculares. Los músculos de fibra estriada obedecen a la voluntad, excepto el músculo cardíaco, y son en su mayoría esqueléticos; tienen dos o más inserciones en los huesos, articulaciones u otros órganos, dándose a la inserción más fija el nombre de *origen.* V. MÚSCULOS. (TABLA DE). ||-**abductor.** El que separa una parte del eje del cuerpo. ||-**acelerador de la orina.** Músculo bulboesponjoso. ||-**ácigos de la úvula.** Músculo de la úvula. ||-**aductor.** El que aproxima una parte al eje del cuerpo. ||-**agonista.** El esencial para efectuar un movimiento. ||-**anómalo de Albinus.** Pequeño fascículo situado debajo del elevador del ala de la nariz y labio superior, desde la apófisis frontal del maxilar a la fosa canina del mismo. ||-**antagonista.** Músculo que contrarresta la acción de otro músculo. ||-**antigravitario.** MÚSCULO POSTURAL. ||-**aritenoepiglótico superior.** Fibras superiores del músculo aritenoepiglótico que se insertan en el vértice del aritenoides y en los repliegues aritenoepiglóticos. ||-**arrectores pili.** Fibras musculares lisas de la capa papilar de la piel, insertas en los folículos pilosos, cuya contracción eriza los pelos. ||-**axilar de Chassaignac.** Fascículo accidental extendido desde el borde inferior del dorsal ancho al borde inferior del pectoral menor. ||-**braquicapsular.** Músculo subescapular. ||-**cefalofaríngeo.** Constrictor superior de la faringe. ||-**cleidooccipital de Wood.** Músculo supernumerario, entre la clavícula y la línea nucal superior del occipital. ||-**compresor de los labios.** Fibras de dirección anteroposterior situadas entre las fibras del orbicular de los labios, entre la piel y la mucosa de los mismos. Se denomina también *músculo recto del labio*, de Klein, *propio del labio*, de Krause, y *cutaneomucoso*, de Bovero. ||-**compresor** o **constrictor de la vagina.** Músculo bulboesponjoso de la mujer. ||-**condrogloso.** Músculo que se origina en el asta menor del hioides, y acompaña al hiogloso. ||-**crotafites.** Músculo temporal. ||-**cuadrado carnoso de Silvio.** Músculo cuadrado plantar. ||-**cuadrigémino de la cabeza.** Músculo esternocleidomastoideo. ||-**custodes virginitatis.** Músculos aductores del muslo. ||-**cutáneo** o **dérmico.** El que tiene ambas inserciones en la piel. ||-**de Bell.** Fibras lisas circulares del uréter. ||-**de Bowman.** Músculo ciliar. ||-**de Brücke.** Porción longitudinal del músculo ciliar. ||-**de Casser.** Ligamento anterior del martillo; *laxator tympani minor.* ||-**de Crampton.** Músculo ciliar. ||-**de Dupré.** Fascículo profundo del músculo crural (porción externa del vasto interno del tríceps crural). ||-**de Eustaquio** o **de Folius.** Músculo del martillo. ||-**de Gandzer.** Músculo accesorio del flexor profundo de los dedos, que nace de la apófisis coronoides del cúbito o de la epitróclea del húmero. || Fascículo de refuerzo del flexor largo del pulgar. ||-**de Gavard.** Fibras musculares oblicuas de la pared del estómago. ||-**de Guthrie.** Músculo transverso profundo del periné. ||-**de Henle.** Fibras lisas insertas en el *gubernaculum testis.* ||-**de Hilton.** Músculo aritenoepiglótico. ||-**de Horner.** Pequeño fascículo cuadrilátero situado detrás del saco lagrimal, inserto en la cresta del unguis; tensor del tarso. ||-**de Houston.** Fascículo del isquiocavernoso, inconstante en el hombre, que en el dorso del pene se fusiona con el homólogo del lado opuesto; compresor de la vena dorsal del pene. ||-**de Jarjavay.** Fascículo muscular del transverso profundo del periné; depresor de la uretra. ||-**de Jung.** Músculo inconstante, piramidal de la oreja, entre el trago y la espina del hélix. ||-**de Kobelt.** MÚSCULO DE HOUSTON. ||-**de Koyter.** Músculo superciliar. ||-**de la acomodación.** Músculo ciliar. ||-**de Landström.** Pequeñas fibras musculares de la fascia orbitaria anterior y en los párpados. ||-**de Langer.** Fibras entre las inserciones del pectoral mayor y el dorsal ancho en el surco bicipital del húmero. ||-**de Luschka.** Ligamentos interóseos que contienen tejido muscular. ||-**de Merkel.** Fascículo entre las astas menores del hioides y el borde inferior de los cricoides. ||-**de Müller.** Músculos palpebrales superior e inferior. || Porción circular del músculo ciliar. ||-**de Ochsner.** Esfínter descrito por Ochsner en el duodeno, a unos 3 cm debajo de la ampolla de Vater. ||-**de Phillips.** Fascículo muscular desde el ligamento lateral externo de la muñeca y apófisis estiloides del radio a las falanges. ||-**de Reissenius.** Fibras musculares de los bronquios. ||-**de Riolan.** Nombre de los fascículos más internos del orbicular de los párpados. ||-**de Rouget.** Porción circular del músculo ciliar. ||-**de Ruysch.** Tejido muscular del fondo del útero. ||-**de Santorini.** Músculo risorio. ||-**de Santorini.** Fibras circulares lisas de la uretra debajo del esfínter de la misma. ||-**de Treitz.** Brida fibromuscular desde el diafragma al punto de unión del duodeno con el yeyuno. ||-**de Werheyen.** Músculos infracostales. ||-**de Wilson.** Porción del músculo del esfínter de la uretra membranosa. ||-**del terror.** Músculo cutáneo del cuello. ||-**epicráneo.** Musculatura que se inserta en la aponeurosis epicraneal. ||-**epitrocleometacarpiano.** Músculo flexor radial del carpo. ||-**erector.** Músculos *arrectores pili.* ||-**erector.** Cualquiera de los músculos que contribuyen a la erección del pene. ||-**erector de la columna.**

TABLA ALFABÉTICA DE LOS MÚSCULOS

Nombre	Situación y caracteres generales	Inserciones	Inervación	Acción

Abductor corto del pulgar *(Abductor pollicis brevis).*
    En la región palmar externa (eminencia tenar); aplanado, corto.
        Por arriba, origen en el escafoides, retináculo flexor y expansión del tendón del abductor largo; por abajo, en el extremo superior de la I falange del pulgar.
            Mediano.
                Abductor y flexor del pulgar.

Abductor del dedo gordo *(Abductor hallucis).*
    En la región plantar interna; superficial y largo.
        Por detrás, en la tuberosidad posterior e interna del calcáneo, ligamento anular interno del tarso y aponeurosis plantar; por delante, mediante un tendón, en la cara interna del extremo posterior de la I falange del dedo gordo.
            Plantar medial y lateral.
                Abductor medial.

Abductor del dedo pequeño *(Abductor digiti minimi pedis).*
    En la región plantar externa; superficial y largo.
        Por detrás, en la tuberosidad externa del calcáneo y aponeurosis plantar; por delante, mediante un tendón, en la cara externa y extremo posterior de la I falange del dedo pequeño.
            Plantar lateral.
                Flexor y abductor del dedo pequeño.

Abductor del meñique *(Abductor digiti minimi manus).*
    En la región palmar interna (eminencia hipotenar); aplanado.
        Por arriba, origen en el pisiforme; por abajo, en el extremo posterior de la I falange del meñique.
            Ramo profundo del cubital.
                Abductor del meñique respecto al eje del cuerpo, y flexor de la I falange.

Abductor largo del pulgar *(Abductor pollicis longus).*
    En la capa profunda de la región posterior del antebrazo.
        Por arriba, origen en la cara posterior del cúbito, ligamento interóseo y radio; por abajo, mediante un tendón, en el lado externo del extremo posterior del I metacarpiano.
            Ramo posterior del radial.
                Abductor del pulgar; abductor y supinador de la mano.

Accesorio del flexor largo. V. Cuadrado plantar.

Aductor del dedo gordo *(Adductor hallucis).*
    En la región plantar interna; constituido por dos fascículos: posterior *(aductor oblicuo)* y anterior *(aductor transverso).*
        Por detrás, en la cara inferior del cuboides y extremo posterior de los III y IV metatarsianos *(aductor oblicuo)* y en las articulaciones metatarsofalángicas de los tres o cuatro últimos dedos *(aductor transverso);* por delante, en la cara externa de la base de la I falange del dedo gordo.
            Plantar lateral.
                Flexor y aductor del dedo gordo.

Aductor del pulgar *(Adductor pollicis).*
    En la región palmar externa (eminencia tenar); triangular, de base interna.
        Por dentro, mediante dos clases de fascículos, en la segunda fila del carpo, borde anterior y cabeza del III metacarpiano; por fuera, en la cara interna del extremo superior de la I falange del pulgar.
            Ramo profundo del cubital.
                La que indica su nombre.

Aductor del muslo *(Adductor brevis, longus y magnus).*
    En la parte interna del muslo, en número de tres, que son de delante a atrás, I, II y III *largo o mediano, corto o menor* y *mayor,* respectivamente; aplanados, delgados y triangulares.
        El I, por arriba, entre la sínfisis y espina del pubis; por abajo, en la porción media de la línea áspera. El II, por arriba, en la cara anterior y rama descendente del pubis; por abajo, en la línea áspera y rama externa de bifurcación de la misma. El III, por arriba en la tuberosidad isquiática y rama isquiopúbica; por abajo, en la línea áspera, rama interna inferior de bifurcación y parte superior del cóndilo interno.
            Obturador para los tres y ciático para el III.
                La que indica su nombre.

Amigdalogloso *(Amygdaloglossus).*
    En la lengua; par, pequeño y delgado.
        Por arriba, en la aponeurosis faríngea de la cara externa de la amígdala; por abajo, en la base y línea media de la lengua.
            Hipogloso.
                Elevador de la base de la lengua.

músculo

Nombre	Situación y caracteres generales	Inserciones	Inervación	Acción

Ancóneo *(Anconeus)*.
  En la cara superficial de la región posterior del antebrazo; aplanado, corto, en forma de pirámide.
    Por arriba, en el epicóndilo; por abajo, en el lado externo del olécranon.
      Radial.
        Extensor del antebrazo.

Angular del omóplato. V. Elevador de la escápula.

Aritenoepiglótico *(Aryepiglotticus)*.
  En la región posterosuperior de la laringe; par, delgado.
    Por abajo, en el vértice del aritenoides; por arriba, en el borde de la epiglotis.
      Laríngeo recurrente.
        Depresor de la epiglotis.

Aritenoideo *(Arytaenoideus)*.
  En la región posterior de la laringe; impar, central y simétrico, compuesto de dos porciones: *oblicua* y *transversa*.
    En ambos cartílagos aritenoides.
      Laríngeo recurrente.
        Constrictor de la glotis.

Auriculares *(Auricularis)*.
  Alrededor del pabellón del oído, en número de tres: *superior*, *anterior* y *posterior*, superficiales y rudimentarios.
    Por la periferia, en la aponeurosis epicránea; en el pabellón; el *superior*, en la fosa navicular del antélix; el *anterior*, en la apófisis del antélix y concha; el *posterior*, en la convexidad de la concha.
      Facial.
        Mueven excepcionalmente la oreja.

Basiogloso. V. Hiogloso.

Bíceps braquial *(Biceps brachii)*.
  En la región anterior y superficial del brazo; largo, cilíndrico, constituido en su parte superior por dos porciones o cabezas: *interna* o *corta* y *externa* o *larga*.
    Por arriba, la *porción corta* en la apófisis coracoides por un tendón común con el coracobraquial, la porción larga en el tubérculo supraglenoideo; por abajo, por un tendón común, en la tuberosidad del radio.
      Rama propia del musculocutáneo.
        Flexor y supinador del antebrazo elevador y abductor del brazo.

Bíceps femoral *(Biceps femoris)*.
  En la parte externa de la región posterior del muslo; largo, constituido superiormente por dos porciones: *larga* y *corta*.
    Por arriba, la *porción larga* en la tuberosidad isquiática, la *porción corta* en el tabique intermuscular externo y línea áspera; por abajo, mediante un tendón común, en la cabeza del peroné.
      Tibial y peroneo común.
        Flexor y rotador externo de la pierna sobre el muslo y extensor de éste.

Borla de barba. V. Mentoniano.

Braquial *(Brachialis)*.
  En la región anterior e inferior del brazo, debajo del bíceps; ancho y aplanado.
    Por arriba, en la impresión deltoidea, en los bordes y caras interna y externa del húmero; por abajo, por un tendón ancho, en la base de la apófisis coronoides del cúbito.
      Rama propia del musculocutáneo.
        Flexor del antebrazo sobre el brazo.

Braquial anterior. V. Braquial.

Braquiorradial *(Brachioradialis)*.
  En la región externa y superficial del antebrazo; largo.
    Por arriba, origen en el borde externo del húmero, debajo del canal de torsión; por abajo, por un tendón ancho y largo, en la base de la apófisis estiloides del radio.
      Radial.
        Flexor y semipronador del antebrazo; supinador de éste cuando se halla en pronación forzada.

Buccinador *(Buccinator)*.
  En las mejillas, delante del masetero; ancho y plano.
    Por detrás, origen en el borde alveolar del maxilar y mandíbula; en el ala interna de la apófisis pterigoides y en el ligamento pterigomandibular; por delante, en la mucosa de la comisura labial.
      Ramos temporofacial y cervicofacial del facial.
        Retrae los ángulos de la boca; agente principal del soplo; contribuye a la masticación.

Nombre	Situación y caracteres generales	Inserciones	Inervación	Acción

Bulbosponjonso o **bulbocavernoso** *(Bulbospongiosus).*
En el periné anterior, delante del esfínter del ano.
Por detrás, en el rafe medio, anobulbar o anovulvar; por delante en la cara superior del bulbo y cubierta fibrosa del cuerpo cavernoso o cara dorsal del clítoris.
Pudendo.
Acelerador o propulsor de la orina o semen, contribuye a la erección; constrictor de la vulva y la vagina.

Canino. V. Elevador del ángulo de la boca.
Ceratogloso *(Ceratoglossus).* V. Hiogloso.
Cigomático mayor *(Zygomaticus major).*
En la mejilla; oblicuo, pequeño, en forma de rectángulo.
En su origen, en la cara externa del cigomático; por abajo, en la comisura labial.
Facial.
Elevador y abductor de la comisura labial.

Cigomático menor *(Zygomaticus minor).*
En la mejilla; pequeño, en forma de cinta.
En su origen, en la parte inferior de la cara externa del cigomático; por abajo, en la piel del labio superior.
Facial.
Elevador y abductor de la porción media del labio superior.

Ciliar *(Ciliaris).*
En la cara interna de la esclerótica, detrás de la unión de ésta con la córnea; constituido por fibras lisas *longitudinales* y *circulares.*
Por delante, en la unión de la esclerótica con la córnea; por detrás, en los procesos ciliares y capas de la coroides.
Ciliares.
Acomodación visual.

Coccígeo *(Coccygeus).*
En el periné posterior; par, pequeño, plano, triangular, rudimentario.
Por fuera, en la cara interna y bordes de la espina ciática y ligamento sacrociático; por dentro, en el borde del cóccix.
Coccígeo.
Imprecisa, como la de todo órgano rudimentario.

Complexo mayor o semiespinoso de la cabeza. V. Semiespinoso.
Complexo menor o longísimo de la cabeza. V. Longísimo.
Compresor de las aberturas nasales *(Compressor naris).*
Porción cartilaginosa del ala de la nariz; pequeño, de forma triangular.
Por su base, en el dorso de la nariz; el vértice, dirigido hacia el ala de la nariz, se divide en dos fascículos, uno que se continúa con el depresor del tabique nasal y otro que se inserta en los tegumentos de la región.
Facial.
Aplasta el ala de la nariz.

Constrictor inferior de la faringe *(Constrictor pharyngis inferior).*
En el tercio inferior de la faringe; cuadrilátero.
Por delante, en los bordes superior y posterior y cara lateral del cartílago cricoides.
Plexo faríngeo.
La que indica su nombre.

Constrictor medio de la faringe *(Constrictor pharyngis medius).*
En el tercio medio de la faringe; ancho, triangular.
Por el vértice, en el borde superior del asta mayor del hioides; por la base, en el rafe aponeurótico de la faringe.
Plexo faríngeo.
La que indica su nombre.

Constrictor superior de la faringe *(Constrictor pharyngis superior).*
En el tercio superior de la faringe; cuadrilátero.
Por fuera, en el borde posterior y gancho del ala interna de la apófisis pterigoides, ligamento pterigomandibular y parte posterior de la línea milohioidea; por dentro, en el rafe aponeurótico faríngeo.
Plexo faríngeo.
La que indica su nombre.

Coracobraquial *(Coracobrachialis).*
En la región anterior del brazo, por dentro de la porción corta del bíceps; grueso, prismático.
Por arriba, en la apófisis coracoidea, por un tendón común con la porción corta del bíceps; por abajo, en la cara interna del húmero.
Ramos del musculocutáneo.
Elevador del brazo; depresor del hombro.

músculo

Nombre	Situación y caracteres generales	Inserciones	Inervación	Acción

Corrugador de la ceja *(Corrugator supercilii).*
En la parte interna del arco superciliar, debajo del orbicular de los párpados, con cuyas fibras se entrecruza.
Por dentro, en la porción interna del arco superciliar; por fuera, en la cara profunda de la piel de las cejas.
Facial.
Arrugador del entrecejo.

Cremáster *(Cremaster).*
En el pliegue de la ingle y bolsas testiculares, en las que forma la túnica eitroides.
Por arriba, origen en el ligamento inguinal, cresta del pubis y vaina del recto del abdomen; por abajo, en las bolsas testiculares.
Genitofemoral.
Retractor del testículo.

Cricoaritenoideo lateral *(Cricoarytaenoideus lateralis).*
En la región lateral de la laringe; par, cuadrilátero.
Por delante, en el borde superior del cricoides; por detrás, en la apófisis muscular del aritenoides correspondiente.
Laríngeo recurrente.
Constrictor de la glotis.

Cricoaritenoideo posterior *(Cricoarytaenoideus posterior).*
En la región posterior de la laringe; par, triangular.
Por abajo, en la cara posterior del cricoides; por arriba, en la apófisis muscular del aritenoides.
Laríngeo recurrente.
Dilatador de la glotis.

Cricotiroideo *(Cricothyroideus).*
En la laringe; par, triangular, de vértice inferior.
Por abajo, en la cara anterior del cartílago cricoides; por arriba, en el borde inferior y caras anterior y posterior del cartílago tiroides.
Laríngeo superior.
Bascula el tiroides hacia delante; tensor de las cuerdas vocales.

Crural. V. CUÁDRICEPS FEMORAL (VASTO INTERMEDIO).
Cuadro de la barba. V. DEPRESOR DEL LABIO INFERIOR.
Cuadrado carnoso. V. CUADRADO PLANTAR.
Cuadrado crural. V. CUADRADO FEMORAL.
Cuadrado femoral *(Quadratus femoris).*
En la parte posterior de la articulación de la cadera; aplanado, cuadrilátero.
Por dentro, origen en el borde externo de la tuberosidad isquiática; por fuera, cresta intertrocantérea.
Ramo del plexo sacro.
Rotador del muslo hacia fuera.

Cuadrado lumbar *(Quadratus lumborum).*
A cada lado de la columna lumbar; aplanado, cuadrilátero.
Por abajo, en el ligamento iliolumbar y labio interno de la cresta ilíaca; por arriba, en el borde inferior de la XII costilla y vértice de las apófisis transversas lumbares.
Último intercostal y ramos de los primeros lumbares.
Inclinador de la columna lumbar y de la pelvis; espirador.

Cuadrado plantar *(Quadratus plantae).*
En la región plantar media; aplanado, cuadrilátero, constituido por dos fascículos: *interno* y *externo*.
Por detrás, en las caras interna e inferior del calcáneo; por delante, en el tendón o tendones del flexor largo de los dedos.
Plantar lateral.
Auxiliar y corrector del flexor largo.

Cuádriceps crural. V. CRUÁDRICEPS FEMORAL.
Cuádriceps femoral *(Quadriceps femoris: rectus femoris, vastus medialis, lateralis e intermedius).*
En el plano anterior del muslo, constituido por cuatro porciones: *recto femoral* o *anterior*, *vasto interno*, *vasto externo* y *vasto intermedio* o *crural*, distintas en su origen, unidas en la parte inferior.
Por arriba: el *recto femoral*, en la espina ilíaca anterosuperior, por el tendón directo, y en la parte superior del rodete acetabular, por el tendón reflejo; el *vasto interno*, en el trocánter mayor y línea áspera (labio externo); el *vasto externo*, en la línea áspera (labio interno); el *vasto intermedio*, en la línea áspera (labio externo) y caras anterior y externa del fémur. Por abajo, por un tendón común, en la base y bordes de la rótula y tuberosidad anterior de la tibia.
Femoral.
Extensor de la pierna; flexor del muslo sobre la pelvis y de ésta sobre el muslo.

Cubital anterior. V. FLEXOR CUBITAL DEL CARPO.

Nombre	Situación y caracteres generales	Inserciones	Inervación	Acción

Cubital posterior. V. Extensor cubital del carpo.
Cutáneo del cuello o platisma *(Platysma).*
En la región anterolateral del cuello, inmediatamente por debajo de la piel; ancho, muy delgado.
Por abajo, origen en el tejido celular de las regiones infraclavicular y acromial; por arriba, en la piel de la región mentoniana, línea oblicua de la mandíbula y comisura labial.
Rama cervicofacial del facial.
Depresor de la barba y el labio inferior; elevador de la piel del tórax.

Deltoides *(Deltoideus).*
En la cara superior del hombro, debajo de la piel; robusto, triangular, de vértice externo e inferior.
Por arriba, origen en la porción externa del borde anterior de la clavícula, borde externo del acromion y borde posterior de la espina de la escápula; por abajo, en la tuberosidad deltoidea del húmero.
Axilar.
Elevador del brazo.

Depresor del ala de la nariz. V. Depresor del tabique nasal.
Depresor del ángulo de la boca *(Depressor anguli oris).*
En la parte inferior de la cara, debajo de la piel; ancho y delgado, triangular, de base inferior.
Por abajo, origen en el tercio interno de la línea oblicua externa de la mandíbula; por arriba, en los tegumentos de las comisuras labiales.
Facial.
Depresor de la comisura labial.

Depresor del labio inferior *(Depressor labii inferionis).*
En la barba, por debajo y por dentro del depresor del ángulo de la boca; par, de forma cuadrilátera.
Por debajo, origen en el tercio interno de la línea oblicua externa de la mandíbula, por arriba, en la piel del labio inferior.
Facial.
Depresor del labio inferior.

Depresor del tabique nasal *(Depressor septi nasi).*
Debajo de las ventanas nasales; pequeño, aplanado, en forma de abanico.
Por abajo, en la fosita mirtiforme del maxilar; por arriba, en el subtabique y borde posterior del cartílago del ala de la nariz.
Facial.
Constrictor y depresor del ala de la nariz.

Diafragma *(Diaphragma).*
En la parte superior de la cavidad abdominal, cuya bóveda forma; impar, asimétrico, ancho y aplanado, constituido por una porción carnosa periférica y otra tendinosa central.
Por el centro, origen en el centro frénico o porción aponeurótica; por la periferia: en la cara posterior del esternón, en la cara interna de las seis últimas costillas, en el arco fibroso del cuadrado lumbar y del psoas y en las caras laterales de los cuerpos de las vértebras L$_{II}$ y L$_{III}$, mediante los denominados *pilares*.
Nervios frénicos e intercostales.
Inspirador; compresor de las vísceras abdominales.

Digástrico *(Digastricus o biventer).*
En la región suprahioidea; constituido por dos porciones carnosas o *vientres*, anterior y posterior, y un tendón intermedio.
El vientre posterior, en la ranura digástrica de la apófisis mastoides, tendón intermedio y cuerpo del hioides; el vientre anterior, en el tendón intermedio y fosita digástrica de la mandíbula.
Facial para el vientre posterior; milohioideo para el vientre anterior.
Depresor de la mandíbula y elevador del hioides (vientre anterior); elevador del hioides y extensor de la cabeza (vientre posterior).

Dilatador de las aberturas nasales *(Dilator naris).*
En la parte inferior del ala de la nariz; lámina muscular delgada, muy atrofiada en el hombre.
Por detrás, origen en el borde posterior del cartílago de la nariz; por delante, en la piel del borde exterior de la ventana nasal.
Facial.
Dilatador de la abertura nasal.

Dorsal ancho *(Latissimus dorsi).*
En la parte posterior e inferior del tronco, debajo del trapecio y de la piel, par, ancho, delgado y triangular, de vértice superoexterno.
Por dentro, origen en las apófisis espinosas de las seis o siete últimas vértebras torácicas y de las cinco lumbares, cresta del sacro, cresta ilíaca mediante la fascia lumbar y cara externa de las tres o cuatro últimas costillas; por fuera, en el fondo de la corredera bicipital.
Nervio toracodorsal.
Aductor y rotador del húmero; trepador, inspiratorio.

músculo

Nombre	Situación y caracteres generales	Inserciones	Inervación	Acción

Dorsal largo. V. LONGÍSIMO.
Elevador del ano *(Levator ani).*
    En el periné posterior; par, delgado, plano, ancho, constituido por dos porciones: superficial y profunda.
        En las ramas descendente y horizontal del pubis, espina ciática y arco tendíneo, por una parte; en el recto, rafe anococcígeo, bordes del cóccix y piel del ano, por otra.
            Nervio pudendo y S III-IV.
                Como diafragma pélvico, sostenedor y compresor de las vísceras, elevador y constrictor del ano.

Elevador del ala de la nariz y labio superior *(Levator labii superioris alaeque nasi).*
    En la parte lateral de la nariz; en forma de cinta delgada.
        Por arriba, en la apófisis frontal del maxilar; por abajo, en la piel de la parte posterior del ala de la nariz y en la del labio superior.
            Facial.
                La que indica su nombre.

Elevador del ángulo de la boca *(Levator anguli oris).*
    En la fosa canina del maxilar; pequeño, de forma cuadrilátera.
        Por arriba, en la fosa canina debajo del agujero infraorbitario; por debajo, en la piel y mucosa de las comisuras labiales.
            Facial.
                Elevador y aductor de la comisura labial.

Elevador de la escápula *(Levator scapulae).*
    En la parte lateral de la nuca; par, triangular.
        Por abajo, en el ángulo superior de la escápula; por arriba, por cuatro o cinco fascículos, en las apófisis transversas de las cuatro o cinco primeras vértebras cervicales.
            Nervio dorsal de la escápula.
                Elevador y aductor de la escápula; inclinador de la columna vertebral.

Elevador del párpado superior *(Levator palpebrae superioris).*
    En la órbita; par, triangular, de vértice posterior.
        Por detrás, origen en el ala menor del esfenoides; por delante, por dos tendones anchos, en la piel del párpado y en el borde superior del tarso.
            Oculomotor.
                La que indica su nombre.

Elevador del labio superior *(Levator labii superioris).*
    Por fuera del elevador del ala de la nariz y labio superior, delante del maxilar.
        Por arriba, origen en el reborde inferior de la órbita; por abajo, en la mucosa del labio superior.
            Facial.
                La que indica su nombre.

Elevador del velo del paladar *(Levator veli palati).*
    En la parte posterior del velo del paladar; en forma de cinta, estrecha por arriba y ancha por abajo.
        Por arriba, en la cara interior del peñasco y porción cartilaginosa de la trompa auditiva; por abajo, en la aponeurosis palatina y línea media del velo del paladar.
            Vago.
                Elevador del velo del paladar y constrictor de la trompa auditiva.

Elevadores de las costillas *(Levatores costarum).*
    En la región posterior del tórax, detrás de las articulaciones costotransversas; pequeños, triangulares, en número de doce a cada lado.
        Por arriba, en el vértice de las apófisis transversas de la CVII y de las once primeras torácicas; por abajo, en el borde superior de la costilla correspondiente.
            Nervios intercostales.
                Inspiradores.

Epiespinoso. V. ESPINOSO.
Escaleno anterior *(Scalenus anterior).*
    En la parte lateral y profunda del cuello; de forma irregularmente triangular.
        Por arriba, origen en los tubérculos anteriores de las vértebras CIII-VI; por abajo, en el tubérculo de la I costilla o de Lisfranc.
            Ramos anteriores de los nervios cervicales III a VI.
                Inspirador, inclinador y fijador de la columna cervical.

Escaleno medio *(Scalenus medius).*
    En la parte lateral profunda del cuello.
        Por arriba, en las apófisis transversas de las vértebras II-VII cervicales; por abajo, en la I costilla.
            Ramos anteriores del II al VII nervios cervicales.
                Inspirador, inclinador y fijador de la columna cervical.

Nombre	Situación y caracteres generales	Inserciones	Inervación	Acción

Escaleno posterior *(Scalenus posterior).*
En la cara lateral y profunda del cuello; irregularmente triangular.
Por arriba, en los tubérculos posteriores de las apófisis transversas de las IV-VI vértebras cervicales; por abajo (dos fascículos), en la I y II costillas.
Ramos anteriores de los IV al VI nervios cervicales.
Inspirador, inclinador y fijador de la columna cervical.

Esfenostafilino. V. Tensor del velo del paladar.

Esfínter externo del ano *(Sphincter ani externus).*
En la parte inferior del recto en el periné posterior; en forma de anillo aplanado.
Por detrás, en el rafe anococcígeo; por delante, en el rafe anobulbar.
Pudendo.
Constrictor del ano.

Esfínter de la uretra *(Sphincter urethrae).*
Alrededor de la uretra membranosa y prostática, en el hombre, y de la porción libre, en la mujer, encima del esfínter liso o interno.
En los bordes de la próstata o en las paredes de la vagina.
Pudendo interno.
Compresor de la uretra.

Espinoso *(Spinalis thoracis, cervicis y capitis).*
A cada lado de la línea media.
Se fija en las apófisis espinosas desde las primeras lumbares hasta las vértebras cervicales inferiores.
Ramos posteriores de nervios raquídeos.
Extensor de la columna.

Esplenio *(Splenius capitis y splenius cervicis).*
En la nuca y parte posterior del dorso, debajo del trapecio; par, ancho y delgado, constituido en dos porciones: interna, *esplenio de la cabeza*, y externa, *esplenio del cuello*.
Por dentro, en el ligamento nucal, apófisis espinosa de la VII cervical y de las cuatro o cinco primeras torácicas, por fuera, en la línea nucal superior y cara externa de la apófisis mastoides *(esplenio de la cabeza)*, y en las apófisis transversas del atlas y el axis *(esplenio del cuello)*.
Ramos posteriores de los nervios cervicales; occipital mayor.
Extensor, inclinador y rotador de la cabeza.

Estapedio *(Stapedius).*
En la pared interna de la caja timpánica, en el conducto del músculo tensor del tímpano; corto, prismático.
Por dentro, en el fondo del conducto de la pirámide; por fuera, en el borde posterior de la cabeza del estribo.
Facial.
Afloja la membrana timpánica y disminuye la presión intralaberíntica.

Esternohioideo *(Sternohyoideus).*
En la región infrahioidea, por encima de los demás músculos; en forma de cinta.
Por abajo, origen en el extremo de la clavícula, esternón y I cartílago costal; por arriba, en el borde inferior del hueso hioides.
Ramos anteriores de los tres primeros nervios cervicales.
Depresor del hueso hioides.

Esternocleidomastoideo *(Sternocleidomastoideus).*
En la región anterolateral del cuello; largo, robusto, constituido en su origen torácico por dos manojos o cabezas: *esternal* y *clavicular*.
Por abajo, origen en la cara anterior del manubrio del esternón y cuarto interno de la clavícula; por arriba, en la cara externa de la apófisis mastoides y línea nucal superior.
Accesorio, nervio C_III.
Flexor, inclinador y rotador de la cabeza.

Esternotiroideo *(Sternothyroideus).*
En la región infratiroidea, debajo del esternohioideo; ancho, acintado.
Por abajo, en la cara posterior del manubrio del esternón y del I cartílago costal; por arriba, en los tubérculos de la cara externa del cartílago tiroides.
Asa del hipogloso.
Depresor de la laringe.

Estilofaríngeo *(Stylopharyngeus).*
En la parte lateral del cuello; largo y delgado por arriba, ancho por abajo.
Por arriba, en el lado interno de la base de la apófisis estiloides; por abajo, en la aponeurosis faríngea, borde externo de la epiglotis y borde posterior del cricoides.
Glosofaríngeo.
Elevador de la faringe.

músculo

Nombre	Situación y caracteres generales	Inserciones	Inervación	Acción
Estilogloso *(Styloglossus).*	En la lengua; par, largo y delgado.	Por arriba, en la apófisis estiloides; por abajo, mediante tres fascículos, en el tabique lingual, lados y punta de la lengua.	Hipogloso.	Dirige la lengua hacia arriba y atrás.
Estilohioideo *(Stylohyoideus).*	En la región suprahioidea; par, delgado, fusiforme: forma un ojal para el digástrico.	Por arriba y afuera, origen, en la apófisis estiloides; por abajo, en el cuerpo del hioides.	Ramo estilohioideo del facial.	Elevador del hueso hioides.
Estribo (Del). V. Estapedio.				
Extensor de los dedos (de la mano) *(Extensor digitorum).*	En la capa superficial de la región posterior del antebrazo.	Por arriba, origen en el epicóndilo y fascia antebraquial; por abajo, mediante cuatro tendones, en la falange distal de los dedos segundo al quinto.	Radial.	Extensor de los dedos y, secundariamente, de la mano y del antebrazo.
Extensor cubital del carpo *(Extensor carpi ulnaris).*	En la capa superficial de la región posterior del antebrazo; largo, fusiforme.	Por arriba, origen en el epicóndilo, cara y borde posteriores del cúbito y fascia antebraquial; por abajo, por un tendón largo, en la parte inferior del extremo superior del V metacarpiano.	Radial.	Extensor y aductor de la mano.
Extensor largo de los dedos (del pie) *(Extensor digitorum longus).*	En la región anterior de la pierna, por fuera del tibial anterior; largo, aplanado.	Por arriba, origen en el cóndilo lateral de la tibia, cara interna del peroné y membrana interósea; por abajo, por un tendón que se divide en cuatro secundarios y se inserta en la cara dorsal de los cuatro últimos dedos.	Peroneo profundo.	Extensor de los dedos y flexor del pie.
Extensor de la pierna. V. Cuádriceps femoral.				
Extensor corto de los dedos (del pie) *(Extensor digitorum brevis).*	En la región dorsal del pie; aplanado, delgado.	Por detrás, origen en la parte anterosuperior del calcáneo; por delante, en la aponeurosis dorsal del II, III y IV dedos.	Peroneo profundo.	Extensor de los dedos.
Extensor corto del pulgar *(Extensor pollicis brevis).*	En la capa profunda de la región posterior del antebrazo.	Cara posterior del cúbito, radio y membrana interósea; por abajo, mediante un tendón, en la base de la I falange del pulgar.	Radial.	Extensor de la I falange del pulgar.
Extensor largo del dedo gordo *(Extensor hallucis longus).*	En la región anterior y profunda de la pierna.	Por arriba, origen en la cara interna del peroné y membrana interósea; por abajo, por un tendón, en la falange distal del dedo gordo.	Peroneo profundo.	Extensor del dedo gordo y flexor del pie.
Extensor largo del pulgar *(Extensor pollicis longus).*	En la capa profunda de la región posterior del antebrazo.	Por arriba, origen en la cara posterior del cúbito y membrana interósea; por abajo, mediante un tendón, en la base de la II falange del pulgar.	Radial.	La que indica su nombre.
Extensor del índice *(Extensor indicis).*	En la capa profunda de la región posterior del antebrazo.	Por arriba, origen en la cara posterior del cúbito y membrana interósea; por abajo, su tendón se fusiona con el correspondiente del extensor de los dedos.	Radial.	La que indica su nombre.
Extensor del meñique *(Extensor digiti minimi).*	En la capa superficial de la región posterior del antebrazo.	Por arriba, origen en el epicóndilo y fascia antebraquial; por abajo, mediante un tendón, en las dos últimas falanges del dedo meñique.	Radial.	La que indica su nombre.

Nombre	Situación y caracteres generales	Inserciones	Inervación	Acción

Extensor radial corto del carpo *(Extensor carpi radialis brevis).*
En la región externa del antebrazo, debajo del extensor radial largo del carpo.
Por arriba, origen en el epicóndilo y ligamento lateral externo de la articulación del codo; por abajo, por un tendón aplanado y largo, en la base del III metacarpiano.
Radial.
Extensor de la mano.

Extensor radial largo del carpo *(Extensor carpi radialis longus).*
En la región externa del antebrazo, debajo del braquiorradial.
Por arriba, origen en el borde externo del húmero; por abajo, por un tendón ancho y largo, en la base del II metacarpiano.
Radial.
Extensor y abductor de la mano.

Faringogloso *(Glossopharingeus).*
Porción superior del constrictor superior de la faringe.
En los bordes de la lengua.
Hipogloso.
Dirige la lengua hacia arriba y atrás.

Faringostafilino. V. Palatofaríngeo.
Flexor corto del dedo pequeño *(Flexor digiti minimi brevis).*
En la región plantar externa.
Por detrás, en el ligamento plantar largo y base del V metatarsiano; por delante, en la cara inferior de la base de la I falange del dedo pequeño.
Plantar lateral.
La que indica su nombre.

Flexor corto del meñique *(Flexor digiti minimi brevis).*
En la región palmar interna (eminencia hipotenar).
Por arriba, en la apófisis unciforme del ganchoso; por abajo, mediante un tendón común, en el aductor del meñique, en la I falange de este dedo.
Cubital.
La que indica su nombre.

Flexor corto de los dedos *(Flexor digitorum brevis).*
En la región plantar media; corto, aplanado, cuadrilátero.
Por detrás, en la tuberosidad interna del calcáneo y aponeurosis plantar; por delante, mediante cuatro tendones delgados (perforados), en el extremo posterior de la II falange de los cuatro últimos dedos.
Plantar medial.
Flexor de los dedos.

Flexor corto plantar. V. Flexor corto de los dedos.
Flexor corto del pulgar *(Flexor pollicis brevis).*
En la región palmar externa (eminencia tenar).
Por arriba, origen en el retináculo flexor y en el trapecio; por abajo, mediante dos fascículos, en la parte externa e interna del extremo superior de la I falange del pulgar.
Mediano y cubital.
Aductor y flexor del pulgar.

Flexor cubital del carpo *(Flexor carpi ulnaris).*
En la parte interna del primer plano de la región anterior del antebrazo; largo, cilíndrico.
Por arriba, por dos fascículos, en la epitróclea y en el olécranon y borde posterior del cúbito; por abajo, por un tendón fuerte, en el pisiforme.
Cubital.
Flexor y aductor de la mano.

Flexor largo común o flexor tibial de los dedos. V. Flexor largo de los dedos.
Flexor largo de los dedos *(Flexor digitorum longus).*
En la capa profunda de la región posterior de la pierna.
Por arriba, origen en el labio inferior de la línea oblicua y tercio medio de la cara posterior de la tibia; por abajo, mediante un tendón que se divide en cuatro (perforantes), en la base de la III falange de los cuatro últimos dedos.
Tibial.
Flexor de los dedos y extensor del pie.

Flexor largo del dedo gordo o flexor peroneo de los dedos *(Flexor hallucis longus).*
En la capa profunda de la región posterior de la pierna.
Por arriba, origen en los dos tercios inferiores de la cara posterior del peroné y membrana interósea; por abajo, mediante un largo tendón que envía una rama de refuerzo al flexor largo de los dedos, en la base de la II falange del dedo gordo.
Tibial.
Flexor del dedo gordo y extensor del pie.

músculo

Nombre	Situación y caracteres generales	Inserciones	Inervación	Acción

Flexor largo del pulgar *(Flexor pollicis longus)*.
 En el tercer plano de la región anterior del antebrazo.
  Por arriba, origen en la cara anterior del radio y membrana interósea; por abajo, por un tendón en la base de la última falange del pulgar.
   Ramo interóseo del mediano.
    Flexor de las falanges del pulgar.

Flexor profundo de los dedos *(Flexor digitorum profundus)*.
 En el tercer plano de la región anterior del antebrazo; aplanado, ancho.
  Por arriba, origen en la parte superior de las caras anterior e interna del cúbito, fascia antebraquial, membrana interósea y cara anterior del radio; por abajo, por cuatro tendones largos, perforantes, en la base de la III falange de los cuatro últimos dedos.
   Mediano y cubital.
    Flexor de la III falange, y secundariamente de las falanges sobre la mano y de ésta sobre el antebrazo.

Flexor superficial de los dedos *(Flexor digitorum superficialis)*.
 En el segundo plano de la región anterior del antebrazo; aplanado, ancho.
  Por arriba, origen en la epitróclea, borde interno de la apófisis coronoides y parte media del borde anterior del radio; por abajo, por cuatro tendones (perforados), cada uno de los cuales se divide en dos lengüetas, en los lados externo e interno del extremo superior de la II falange de los cuatro últimos dedos.
   Mediano.
    Flexor de los dedos sobre la mano y de ésta sobre el antebrazo.

Flexor corto del dedo gordo *(Flexor hallucis brevis)*.
 En la región plantar interna; constituido por dos porciones: *interna* y *externa*.
  Por detrás, en las caras inferiores del cuboides y tercer cuneiforme y en el tendón del tibial posterior; por delante, mediante dos tendones que se fusionan con los del aductor y abductor del dedo gordo, en las caras interna y externa de la I falange del dedo gordo.
   Plantar medial y plantar lateral.
    La que indica su nombre.

Flexor radial del carpo *(Flexor carpi radialis)*.
 En el primer plano de la región anterior del antebrazo; aplanado, oblicuo.
  Por arriba, origen en la epitróclea y fascia antebraquial; por abajo, por su largo tendón, en la cara anterior de la base del II metacarpiano.
   Mediano.
    Flexor de la mano y el antebrazo.

Frontal *(Frontalis)*.
 Porción muscular anterior del *occipitofrontal*.

Gastrocnemio *(Gastrocnemius)*.
 En la región posterior y superficial de la pierna; voluminoso, oval, aplanado, con dos cabezas: *lateral* y *medial*.
  Cabeza medial, por arriba, en el cóndilo interno del fémur, *cabeza lateral*, en el cóndilo externo, ambas por un tendón ancho; por abajo, mediante una aponeurosis que se estrecha y forma con el tendón del sóleo el tendón de Aquiles, en la cara posterior del calcáneo (mitad inferior).
   Tibial.
    Elevador del talón y extensor del pie; esencial en la marcha.

Gemelos. V. Gastrocnemio.

Géminos o gemelos *(Gemellus inferior y superior)*.
 En la parte profunda de la región glútea; pequeños, aplanados, en número de dos a cada lado: *superior* e *inferior*.
  El *superior*, por dentro, en la cara externa y borde inferior de la espina ciática; el *inferior*, en la tuberosidad del isquion; por fuera se confunden con el tendón del obturador interno y se insertan en la fosita digital del trocánter mayor.
   El *superior* por un ramo propio del plexo sacro; el *inferior* por otro ramo del mismo, común con el cuadro femoral.
    Rotadores externos del muslo.

Genihioideo *(Geniohyoideus)*.
 En la región suprahioidea, encima del milohioideo; par, pequeño, cilindroideo.
  Por arriba, en la apófisis geniana inferior; por abajo, en la cara anterior del hueso hioides.
   Hipogloso.
    Elevador del hioides y depresor de la mandíbula.

Geniogloso *(Genioglossus)*.
 En la lengua; par, voluminoso, triangular, de vértice anterior.
  Por delante, en la apófisis geniana superior; por detrás, en el borde superior del hioides y mucosa superior de la lengua.
   Hipogloso.
    Proyector y depresor de la lengua.

Nombre	Situación y caracteres generales	Inserciones	Inervación	Acción

Glosostafilino *(Glossopalatinus)*. V. Palatogloso.

Glúteo mayor *(Gluteus maximus)*.
En la parte más superficial de la región glútea; grueso, romboide, oblicuo.
Por arriba y adentro, origen en el labio externo de la cresta ilíaca, línea glútea posterior del coxal, ligamento sacroilíaco posterior, fascia lumbar, cresta del sacro y cóccix y ligamento sacrotuberoso; por abajo y afuera, en el fémur, en una línea que va del trocánter mayor a la rama externa de bifurcación de la línea áspera.
Glúteo inferior.
Extensor y rotador externo del fémur; eleva y sostiene la pelvis.

Glúteo medio o mediano *(Gluteus medius)*.
En la región glútea debajo del glúteo mayor; ancho y grueso.
Por arriba, origen en el labio externo de la cresta ilíaca, espina ilíaca anterior superior, fosa ilíaca externa y fascia glútea; por abajo, en la cara externa del trocánter mayor.
Glúteo superior, ramo del plexo sacro.
Abductor y rotador interno del fémur.

Glúteo menor *(Gluteus minimus)*.
En la región glútea, debajo de los anteriores: triangular.
Por arriba, en la cresta ilíaca y fosa ilíaca externa; por abajo, en el borde anterior y superior del trocánter mayor.
Glúteo superior.
Abductor y rotador interno del muslo.

Grácil *(Gracilis)*.
En la cara interna y superficial del muslo; delgado, en forma de cinta.
Por arriba, en el lado de la sínfisis del pubis; por abajo, por un tendón largo *(pata de ganso)*, en la parte superior de la cara interna de la tibia.
Obturador.
Flexor de la pierna y aductor del muslo.

Hiogloso *(Hyoglossus)*.
En la lengua; par, delgado, aplanado y cuadrilátero, constituido por dos porciones: *queratogloso* y *basiogloso*.
Por abajo, en el borde superior del cuerpo del hioides y lado externo del asta mayor; por arriba, en el tabique lingual.
Hipogloso.
Depresor de la lengua.

Iliocostal *(Iliocostalis)*.
En los canales vertebrales; constituye la porción superficial y externa de la masa común de los músculos espinales.
Por abajo, origen en la cresta ilíaca, tuberosidad ilíaca y fascia lumbar; por arriba, mediante doce tendones, en el ángulo de las doce costillas y, mediante cinco, en las apófisis transversas de las cinco últimas vértebras cervicales.
Ramos posteriores de los nervios raquídeos.
Sostiene, extiende, inclina y gira la columna vertebral.

Infracostales V. Subcostales.

Infraspinoso *(Infraspinatus)*.
En la región posterior del hombro, ocupa la fosa infraspinosa de la escápula; aplanado, triangular, de vértice externo.
Por dentro, origen en los dos tercios internos de la fosa infraspinosa; por fuera, mediante un tendón, en el tubérculo mayor del húmero.
Suprascapular.
Rotador del húmero; reforzador de la articulación escapulohumeral.

Intercostales externos *(Intercostales externi)*.
En los espacios intercostales, cuya extensión ocupan hasta la articulación condrocostal.
Por arriba, en el labio externo del borde inferior de la costilla superior; por abajo, en el labio externo del borde superior de la costilla inferior.
Nervios intercostales.
Respiratoria.

Intercostales internos *(Intercostales interni)*.
En los espacios intercostales, cuya extensión ocupan desde el esternón al ángulo de las costillas.
Por arriba, en los labios interno y externo del borde inferior de la costilla superior; por abajo, en el labio interno del borde superior de la costilla inferior.
Nervios intercostales.
Respiratoria.

Interespinosos *(Interspinales)*.
Entre las apófisis espinosas; pequeños, pares, en forma de lengüetas carnosotendinosas.
Por arriba, en el canal o borde de la cara inferior de la apófisis espinosa superior; por abajo, en el borde superior de la apófisis espinosa inferior.
Ramos posteriores de los nervios raquídeos.
Extensores de la columna vertebral.

músculo

Nombre	Situación y caracteres generales	Inserciones	Inervación	Acción

Interóseos de la mano *(Interossei dorsales y volares o palmares).*
    En los espacios intermetacarpianos; en número de siete: cuatro *dorsales* y tres *palmares.*
        Los *palmares,* por arriba, en la cara del metacarpiano que mira al eje de la mano; por abajo, en el tendón extensor; los *dorsales,* por arriba, en ambas caras de los metacarpianos que forman el espacio; por abajo, mediante un tendón con dos porciones, *corta* y *larga,* en el extremo superior de la I falange y en el tendón extensor correspondiente.
            Cubital.
                Flexores de la I falange y extensores de las otras dos; con relación al eje de la mano, los palmares son aductores, y los dorsales, abductores.

Interóseos del pie *(Interossei dorsales y plantares).*
    En los espacios intermetatarsianos, en número de siete: tres *plantares* y cuatro *dorsales.*
        Los *plantares,* por arriba, en la cara interna del III, IV y V metatarsianos; por abajo, en la cara interna de la I falange correspondiente; los *dorsales,* por arriba, en ambas caras de los metatarsianos que forman los espacios; por abajo, en la cara externa de la I falange del II, III y IV dedos, excepto el interóseo del I espacio, que se inserta en la cara interna de la falange del II dedo.
            Plantar lateral.
                Flexores de la I falange y extensores de las otras dos; *aductores* los plantares y *abductores* los dorsales.

Intertransversos *(Intertransversarii).*
    Entre las apófisis transversas de las vértebras; pequeños, cuadriláteros, dobles a cada lado, en las regiones cervical y lumbar.
        Por arriba, en el borde inferior de la apófisis transversa superior; por abajo, en el borde superior de la apófisis transversa inferior.
            Ramos dorsales de los nervios raquídeos.
                Inclinan y fijan la columna vertebral.

Isquiocavernoso *(Ischiocavernosus).*
    En el periné anterior; delgado, largo.
        Por detrás, en la cara del isquión y rama isquiopúbica; por delante, en la raíz del cuerpo cavernoso.
            Pudendo.
                Erector del pene o del clítoris.

Isquiococcígeo. V. Coccígeo.

Labial. V. Orbicular de los labios.

Largo de la cabeza *(Longus capitis).*
    En la región prevertebral; par, aplanado, triangular.
        Por arriba, origen en la cara inferior de la apófisis basilar; por abajo, mediante cuatro fascículos, en los tubérculos anteriores de las vértebras C$_{III-VI}$.
            Ramos del plexo cervical profundo.
                Flexor y rotador de la cabeza.

Largo del cuello *(Longus colli).*
    En la región prevertebral, debajo del largo de la cabeza; par, largo y delgado, constituido por tres porciones, dos oblicuas *ascendente* y *descendente* y una *longitudinal.*
        En el tubérculo anterior del atlas y en los tubérculos anteriores de las vértebral C$_{III-VI}$ *(oblícuo descendente);* en los cuerpos de las vértebras T$_{II}$ y $_{III}$ en los tubérculos anteriores de las vértebras C$_{IV}$ y $_{V}$ *(oblícuo ascendente);* en el cuerpo de las tres primeras vértebras torácicas y las tres últimas cervicales, y en la cresta del axis y tubérculo anterior del atlas *(longitudinal).*
            Ramos ventrales de los cuatro primeros nervios cervicales.
                Flexor de la columna cervical.

Lingual longitudinal inferior *(Lingualis longitudinalis inferior).*
    En la cara inferior de la lengua; par.
        Por detrás, en las astas menores del hioides; por delante, en la mucosa de la punta de la lengua.
            Hipogloso.
                Depresor y retractor de la punta de la lengua.

Lingua longitudinal superior *(Lingualis longitudinalis superior).*
    En la lengua; impar y central, constituido por dos porciones: *central* y *lateral.*
        Por detrás, en el repliegue glosoepiglótico y astas menores del hioides; por delante, en la parte media y punta de la lengua.
            Hipogloso.
                Elevador y retractor de la punta de la lengua.

Nombre	Situación y caracteres generales	Inserciones	Inervación	Acción

Longísimo (*Longissimus thoracis, cervicis* y *capitis*).
- En los canales vertebrales; constituye la porción superficial e interna de la masa común de los músculos espinales.
- Por abajo, en las apófisis espinosas de las vértebras lumbares, cresta sacra y fascia lumbar; por arriba, en las apófisis transversas de las vértebras torácicas y en la cara externa de las costillas, entre el ángulo y la tuberosidad, apófisis transversas de la C_{III} a la C_{VII} y apófisis mastoides.
- Ramos posteriores de los nervios raquídeos.
- Sostiene, extiende, inclina y gira la columna vertebral.

Lumbricales de la mano (*Lumbricales manus*).
- En la región palmar media, entre los tendones del flexor profundo; pequeños, fusiformes, en número de cuatro: I, II, III y IV, de fuera adentro.
- Por arriba, en los tendones del flexor profundo; por abajo, en los tendones extensores de los dedos II, III, IV y V.
- Mediano para el I y II; cubital para el III y IV.
- Flexores de la I falange y extensores de las otras dos.

Lumbricales del pie (*Lumbricales pedis*).
- En la región plantar interna, entre los tendones del flexor largo, en número de cuatro.
- Por arriba, en el ángulo de bifurcación de los tendones flexores; por abajo, en la parte interna del extremo posterior de la I falange de los cuatro últimos dedos.
- Plantar medial para los dos lumbricales internos; plantar lateral para los externos.
- Flexores de la I falange y extensores de las otras dos.

Martillo (Del). V. Tensor del tímpano.

Masetero (*Masseter*).
- En la cara externa de la rama mandibular; corto, cuadrilátero, formado por dos fascículos, *profundo* y *superficial*.
- Por arriba, origen en el borde inferior del arco cigomático; por abajo, en la porción inferior de la cara externa de la rama mandibular.
- Ramo masetérico del mandibular.
- Elevador de la mandíbula; masticatorio.

Mentoriano (*Mentalis*).
- En la barba, entre la parte superior de la sínfisis y la eminencia mentoniana; par, pequeño, conoideo.
- Por arriba, en la mandíbula debajo de las encías; por abajo, en la piel de la barbilla.
- Facial.
- Elevador de la barbilla.

Milohioideo (*Mylohyoideus*).
- En la región suprahioidea; par, cuadrilátero irregular; contribuye a formar el suelo de la boca.
- Por arriba, origen en la línea milohioidea de la mandíbula; por abajo, en la cara anterior del hioides y en la línea blanca suprahioidea.
- Milohioideo.
- Elevador del hueso hioides y de la lengua; contribuye poderosamente a la deglución.

Mirtiforme. V. Depresor del tabique nasal.

Multífido (*Multifidus*).
- En los canales vertebrales; constituye los fascículos medios del transverso espinoso.
- Por fuera, origen en el canal sacro y fascia lumbosacra, en las apófisis transversas lumbares, torácicas y de las cuatro últimas cervicales; por dentro, en las apófisis espinosas de las vértebras IV, III y II, situadas más arriba.
- Ramo posterior de los nervios raquídeos.
- Sostiene y gira la columna vertebral.

Oblicuo externo o mayor del abdomen (*Obliquus externus abdominis*).
- En la parte anterolateral del abdomen; ancho, irregularmente cuadrilátero, constituido por una porción carnosa y otra aponeurótica.
- Por arriba, origen en la cara externa y borde inferior de las siete u ocho últimas costillas, mediante digitaciones que se entrecruzan con las del serrato anterior, por abajo, mediante la aponeurosis, en la cresta ilíaca, borde anterior del coxal y pubis y línea alba.
- Intercostales inferiores.
- Espirador; flexor y rotador del tronco; compresor de las vísceras abdominales.

Oblicuo inferior o mayor de la cabeza (*Obliquus capitis inferior*).
- En la región profunda de la nuca; par, en forma de rectángulo prolongado.
- Por dentro, en la apófisis espinosa del axis; por fuera, en la porción inferior y posterior de la apófisis transversa del atlas.
- Ramo posterior del I nervio cervical.
- Rotador de la cabeza.

músculo

Nombre	Situación y caracteres generales	Inserciones	Inervación	Acción

Oblicuo inferior o menor del ojo *(Obliquus inferior bulbi)*.
   En la órbita; delgado y acintado.
      Por dentro, en el orificio superior del conducto nasolagrimal; por fuera, en la parte inferoexterna del hemisferio posterior de la esclerótica.
      Oculomotor.
      Dirige el globo ocular hacia fuera y arriba.

Oblicuo interno o menor del abdomen *(Obliquus internus abdominis)*.
   En la parte anterolateral del abdomen, debajo del oblicuo externo; par, ancho, aplanado, constituido por fascículos carnosos y aponeurosis.
      Por abajo, origen en el ligamento inguinal, espina ilíaca superior y, mediante una aponeurosis, en las apófisis espinosas de la última lumbar y primera sacra; por arriba, en el borde inferior de los tres o cuatro últimos cartílagos costales y, mediante la aponeurosis anterior, en la línea alba.
      Intercostales inferiores, iliohipogástrico e ilioinguinal.
      Espirador; flexor y rotador del tronco; compresor de las vísceras abdominales.

Oblicuo superior o mayor del ojo *(Obliquus superior bulbi)*.
   En la órbita; largo, acintado, compuesto de dos porciones: carnosa o *directa* y tendinosa o *refleja*.
      Por detrás, en la vaina del nervio óptico y borde superointerno del agujero óptico; por delante, en la parte superoexterna del hemisferio posterior de la esclerótica después de haberse reflejado en la polea de reflexión inserta en la espina troclear del frontal.
      Troclear.
      Dirige el globo ocular hacia fuera y abajo.

Oblicuo superior o menor de la cabeza *(Obliquus capitis superior)*.
   En la región profunda de la nuca; muy pequeño, aplanado, triangular.
      Por abajo, en la masa lateral del atlas; por arriba, en el occipital, debajo de la línea nucal inferior.
      Ramo posterior del I nervio occipital.
      Inclina y extiende la cabeza.

Obturador externo *(Obturatorius externus)*.
   En la parte profunda de la región glútea; aplanado, radiado.
      Por dentro, origen en el ligamento arqueado, cara anterior del cuerpo del pubis, ramas horizontal y descendente del mismo y rama ascendente del isquion; por fuera, en la fosa trocantérea.
      Obturador.
      Rotador externo del muslo.

Obturador interno *(Obturatorius internus)*.
   En el interior y exterior de la pelvis, delante de la membrana obturatriz; aplanado.
      Por dentro, origen en las caras interna de la membrana obturatriz, del cuerpo y rama descendente del pubis y del cuerpo y rama ascendente del isquion; por fuera, en la fosa trocantérea.
      Ramo propio del plexo sacro.
      Rotador externo del muslo.

Occipital *(Occipitalis)*.
   Porción muscular posterior del *occipitofrontal*.

Occipitofrontal *(Occipitofrontalis)*.
   Encima del cráneo, debajo de la piel, formado por dos porciones musculares, *frontal* y *occipital*, unidas por la aponeurosis epicránea.
      Por detrás, en la línea nucal superior y apófisis mastoides; por delante, en el reborde superior de la órbita y cara profunda de la piel.
      Facial.
      Mueve el cuero cabelludo; elevador de las cejas y arrugador de la frente.

Omohioideo *(Omohyoideus)*.
   En los lados del cuello; largo y delgado, con un tendón intermedio y constituido por dos porciones carnosas, *vientres*, anterior y posterior.
      Por su *vientre posterior*, en el borde superior de la escápula, detrás de la escotadura coracoidea; por su *vientre anterior*, en la porción externa del cuerpo y asta mayor del hioides.
      Asa del hipogloso.
      Depresor del hueso hioides.

Oponente del dedo pequeño *(Opponens digiti quinti)*.
   En la región plantar externa; se confunde muchas veces con el flexor corto del dedo pequeño.
      Las del flexor corto del dedo pequeño.
      Plantar lateral.
      Flexor del dedo pequeño.

Nombre	Situación y caracteres generales	Inserciones	Inervación	Acción

Oponente del meñique *(Opponens digiti minimi).*
En la región palmar interna (eminencia hipotenar).
Por arriba, en la apófisis unciforme y retináculo flexor; por abajo, en toda la longitud del lado interno del V metacarpiano.
Cubital.
La que indica su nombre.

Oponente del pulgar *(Opponens pollicis).*
En la región palmar externa (eminencia tenar); pequeño, triangular.
Por dentro en el retináculo flexor y el trapecio; por fuera, en toda la extensión de la parte externa de la cara anterior del I metacarpiano.
Mediano.
La que indica su nombre.

Orbicular de la boca *(Orbicularis oris).*
Alrededor del orificio bucal; en forma de elipse y constituido por dos porciones: *semiorbicular superior* y *semiorbicular inferior.*
Piel y mucosa de los labios, subtabique en su origen y comisuras de los labios en su terminación.
Ramos temporofacial y cervicofacial del facial.
Esfínter de la boca; frunce los labios y los proyecta hacia delante.

Orbicular de los labios. V. Orbicular de la boca.

Orbicular de los párpados *(Orbicularis oculi o palpebrarum).*
Debajo de la piel, delante de la órbita; en forma de anillo, ancho, aplanado y delgado, constituido por dos porciones; *orbitaria* y *palpebral.*
Por dentro, origen en el tendón del orbicular, que a su vez se inserta en los labios anterior y posterior del canal lagrimal, en la apófisis frontal del maxilar y la apófisis orbitaria interna del frontal, y, por fuera, en la cara profunda de la piel.
Facial.
Ocluye el orificio palpebral y favorece la progresión de las lágrimas.

Palatogloso *(Palatoglossus).*
En el espesor del pilar anterior del velo del paladar.
Por arriba, en la cara inferior del velo del paladar; por abajo, en el borde de la lengua.
Vago.
Dirige la lengua hacia arriba y atrás.

Palatofaríngeo *(Palatopharyngeus).*
En la cara posterior del velo del paladar.
Por arriba, en la cara posterior del velo del paladar, aponeurosis faríngea y apófisis pterigoides; por abajo, en la pared lateral de la faringe y borde posterior del cartílago tiroides.
Vago.
Elevador de la faringe y la laringe, constrictor del istmo nasofaríngeo y dilatador de la trompa auditiva.

Palatostafilino. V. Uvula (De la).

Palmar corto *(Palmaris brevis).*
En la región palmar interna (eminencia hipotenar); subcutáneo, rudimentario.
Por fuera, en el borde interno de la aponeurosis palmar; por dentro, en la piel de la eminencia hipotenar.
Cubital.
Imprecisa, como la de todo órgano rudimentario.

Palmar cutáneo. V. Palmar corto.

Palmar largo *(Palmaris longus).*
En el primer plano de la región anterior del antebrazo; pequeño, inconstante.
Por arriba, en la epitróclea y fascia antebraquial; por abajo, por su tendón largo, que se divide en dos fascículos, en la aponeurosis palmar.
Mediano.
Flexor de la mano; tensor de la aponeurosis palmar.

Palmar mayor. V. Flexor radial del carpo.

Palmar menor. V. Palmar largo.

Pectíneo *(Pectineus).*
En la parte superior e interna del muslo; aplanado, cuadrilátero.
Por arriba, origen en la espina del pubis, cresta pectínea, ligamento pectíneo y labio anterior del conducto obturador; por abajo, en la línea rugosa desde la línea áspera hasta el trocánter menor.
Femoral y obturador.
Aductor, flexor y rotador externo del muslo.

Pectoral mayor *(Pectoralis major).*
En la parte anterior y superior del tórax; par, ancho, triangular, de vértice externo.
Por dentro, origen en el borde anterior de la clavícula, cara anterior del esternón y aponeurosis del oblicuo mayor y cartílagos de las cinco o seis primeras costillas; por fuera, por un tendón ancho, en el labio anterior de la corredera bicipital del húmero.
Pectorales medial y lateral.
Aductor del brazo; inspiratorio y trepador.

músculo

Nombre	Situación y caracteres generales	Inserciones	Inervación	Acción

Pectoral menor *(Pectoralis minor)*.
- En la parte anterior y lateral del tórax, debajo del pectoral mayor; par, aplanado, delgado.
- Por dentro, en el borde superior y cara externa de las costillas III, IV y V; por fuera, en la mitad anterior del borde interno de la apófisis coracoides.
- Pectorales medial y lateral.
- Depresor y aductor del muñón del hombro; inspirador.

Pedio. V. EXTENSOR CORTO DE LOS DEDOS.
Peristafilino externo. V. TENSOR DEL VELO DEL PALADAR.
Peristafilino interno. V. ELEVADOR DEL VELO DEL PALADAR.
Peroneo anterior. V. PERONEO TERCERO.
Peroneo corto *(Peroneus brevis)*.
- En la región externa de la pierna, debajo del peroneo largo.
- Por arriba, origen en el tercio medio de la cara externa del peroné y borde anterior del mismo; por abajo, mediante un tendón, en la tuberosidad del V metatarsiano.
- Peroneo superficial.
- Aductor del pie.

Peroneo largo *(Peroneus longus)*.
- En la región externa y superficial de la pierna.
- Por arriba, origen de la cabeza y tercio superior del peroné y cara profunda de la fascia de la pierna; por abajo, mediante un tendón largo, en el tubérculo externo posterior del I metatarsiano.
- Peroneo superficial.
- Extensor, abductor y rotador del pie hacia fuera.

Peroneo lateral. V. PERONEO.
Peroneo tercero *(Peroneus tertius)*.
- En la región anterior de la pierna: aplanado, delgado.
- Por arriba, origen en la cara anterior del peroné; por abajo, mediante un tendón, en la base del V metatarsiano.
- Peroneo profundo.
- Flexor, abductor y rotador del pie hacia fuera.

Petrostafilino. V. PERISTAFILINO INTERNO.
Piramidal (del abdomen) *(Pyramidalis)*.
- En la parte anterior e inferior del abdomen, delante del recto del abdomen; aplanado y prolongado, triangular, de vértice superior.
- Por abajo, entre la sínfisis y la espina del pubis; por arriba, en la línea alba, entre el pubis y el ombligo.
- Intercostales e iliohipogástrico.
- Imprecisa, como la de todo órgano rudimentario.

Piramidal de la nariz. V. PRÓCERO.
Piramidal de la pelvis. V. PIRIFORME.
Piriforme *(Piriformis)*.
- En la parte profunda de la región glútea; aplanado, triangular, de vértice externo.
- Por dentro, en la cara anterior del sacro y ligamento sacrotuberoso; por fuera, en el borde superior del trocánter mayor.
- Ramo propio del plexo sacro.
- Rotador externo y abductor del fémur.

Plantar o plantar delgado *(Plantaris)*.
- En la región posterior de la pierna, debajo de la cabeza lateral del gastrocnemio; pequeño, aplanado y triangular.
- Por arriba, en el cóndilo externo del fémur y cápsula articular de la rodilla; por abajo, por un tendón muy delgado, en el tendón de Aquiles o en el calcáneo al lado de este tendón.
- Tibial.
- Auxiliar del gastrocnemio y sóleo.

Poplíteo *(Popliteus)*.
- En la parte posterior de la rodilla, debajo del gastrocnemio; corto, aplanado, triangular.
- Por arriba, en la parte posteroexterna del cóndilo externo; por abajo, en el labio superior de la línea oblicua y cara posterior de la tibia.
- Tibial.
- Flexor y rotador interno de la pierna.

Prócero *(Procerus nasi)*.
- En el dorso de la nariz y entrecejo, por debajo del músculo frontal, separado por una línea aponeurótica de su congénere del lado opuesto.
- Por abajo, origen en los cartílagos laterales y en los bordes inferior e interno de los huesos nasales; por arriba, en la cara profunda de los tegumentos del entrecejo.
- Facial.
- Antagonista del frontal.

Nombre	Situación y caracteres generales	Inserciones	Inervación	Acción

Pronador cuadrado *(Pronator quadratus).*
En el cuarto plano de la región anterior del antebrazo; aplanado, cuadrilátero.
Por dentro, en el cuarto inferior del borde anterior del cúbito; por fuera, en el borde y cara anteriores del radio, cuarto inferior.
Ramo interóseo del mediano.
Pronador de la mano y antebrazo.

Pronador redondo *(Pronator teres).*
En la parte externa del primer plano de la región anterior del antebrazo; aplanado, oblicuo.
Por arriba, origen en la epitróclea y apófisis coronoides por dos fascículos; por abajo, en la parte media de la cara externa del radio.
Mediano.
Pronador y flexor del antebrazo.

Psoas mayor *(Psoas major).* V. Psoasilíaco (Porción psoas del).
Psoas menor *(Psoas minor).*
En la cavidad abdominal, delante del psoasilíaco; par, largo y delgado.
Por arriba, en los cuerpos de la última vértebra torácica y primera lumbar, por abajo, en la eminencia iliopectínea y fascia ilíaca.
Ramos del plexo lumbar.
Imprecisa, como la de todo órgano rudimentario.

Psoasilíaco *(Iliopsoas [Psoas major e iliacus]).*
En la cavidad abdominal y parte anterior del muslo; constituido hacia arriba por dos porciones: *psoas* e *ilíaco*.
La porción *psoas*, por arriba, en el cuerpo de la vértebra T_{XII} y de las cuatro primeras lumbares y discos que las unen y en la base de las apófisis transversas correspondientes; la porción *ilíaca*, por arriba, en el labio interno de la cresta ilíaca, base del sacro, espinas ilíacas anteriores, superior e inferior; por abajo, ambas porciones en el trocánter menor.
Plexo lumbar y nervio femoral.
Flexor, aductor y rotador externo del muslo; flexor y rotador del tronco.

Pterigoideo lateral o externo *(Pterygoideus lateralis).*
En la fosa cigomática; corto, de forma cónica, cuyo vértice corresponde a la articulación temporomandibular.
Por dentro, origen en el ala mayor del esfenoides y apófisis piramidal del palatino, y por fuera, en la parte interna del cóndilo de la mandíbula.
Mandibular.
Proyección hacia delante y movimientos de lateralidad de la mandíbula.

Pterigoideo medial o interno *(Pterygoideus medialis).*
Por dentro de la rama mandibular; corto y grueso, de forma cuadrilátera.
Por arriba, origen en toda la fosa pterigoidea, y por abajo, en la parte interna del ángulo y de la rama de la mandíbula.
Mandibular.
Elevador de la mandíbula, masticación.

Radial externo primero. V. Extensor radial largo del carpo.
Radial externo segundo. V. Extensor radial corto del carpo.
Recto anterior. V. Cuádriceps / Femoral.
Recto anterior de la cabeza *(Rectus capitis anterior).*
En la región prevertebral, entre el occipital y el atlas; par, pequeño, cuadrilátero.
Por arriba, en la cara inferior de la apófisis basilar; por abajo, en la cara anterior de las masas laterales del atlas.
Nervio C_I.
Flexor de la cabeza.

Recto anterior mayor de la cabeza. V. Largo de la cabeza.
Recto anterior menor de la cabeza. V. Recto anterior de la cabeza.
Recto interno del muslo. V. Grácil.
Recto lateral de la cabeza *(Rectus capitis lateralis).*
En la parte lateral de la articulación occipitoatloidea; corto y aplanado.
Por arriba, en la apófisis yugular del occipital; por abajo, en la transversa del atlas.
Ramo anterior del nervio C_I.
La de los intertransversos.

Recto del abdomen *(Rectus abdominis).*
Inmediatamente por fuera de la línea media del abdomen; par, largo, aplanado, interrumpido por tres o cuatro intersecciones aponeuróticas.
Por abajo, entre la espina y el ángulo del pubis; por arriba, por tres lengüetas, en los bordes inferiores de los cartílagos costales v-vii.
En su parte superior, por los seis o siete últimos intercostales; en su parte inferior, por iliohipogástrico e ilioinguinal.
Espirador y flexor del tronco; compresor de las vísceras del abdomen.

músculo

Nombre	Situación y caracteres generales	Inserciones	Inervación	Acción

Rectos del ojo *(Rectus superior, inferior, medialis y lateralis bulbi).*
    En la órbita; pequeñas y acintados, en número de cuatro: *superior, inferior, medial* y *lateral.*
        Por detrás, el *superior,* en la vaina del nervio óptico y reborde superior del agujero óptico; el *inferior,* el *medial* y el *lateral,* en los fascículos correspondientes del ligamento o tendón de Zinn; por delante, en la esclerótica, a la distancia de 5 a 8 mm de la córnea.
        Oculomotor (los tres primeros); abducens (el último).
        Rotadores del ojo hacia arriba, abajo, adentro y afuera, respectivamente; antagonistas mutuos.

Recto posterior mayor de la cabeza *(Rectus capitis posterior major).*
    En la parte más profunda de la nuca; par, pequeño y triangular.
        Por abajo, en la apófisis espinosa del axis; por arriba, en una prominencia debajo de la línea nucal inferior.
        Ramo posterior del nervio CI.
        Extensor, inclinador y rotador de la cabeza.

Recto posterior menor de la cabeza *(Rectus capitis posterior minor).*
    En la región profunda de la nuca; par, pequeño, triangular.
        Por abajo, en el tubérculo posterior del atlas; por arriba, en una eminencia debajo de la línea nucal inferior.
        Ramo posterior del nervio CI.
        Extensor de la cabeza.

Redondo mayor *(Teres major).*
    En la región posterior del hombro; robusto, cilíndrico.
        Por dentro, origen en el ángulo inferior de la escápula, borde axilar de la misma y fascia infraspinosa; por fuera, mediante un tendón, en el labio interno de la corredera bicipital del húmero.
        Subescapular.
        Aductor del brazo, elevador de la escápula.

Redondo menor *(Teres minor).*
    En la región posterior del hombro; pequeño, cilíndrico.
        Por dentro, origen en el borde axilar de la escápula y en la fascia infraspinosa; por abajo, mediante un tendón en el tubérculo mayor del húmero.
        Axilar.
        Rotador externo del húmero.

Risorio *(Risorius).*
    En el lado de la cara; pequeño, delgado, triangular.
        Por detrás, origen en el tejido celular de la región parotídea; por delante, en la piel y mucosa de la comisura.
        Facial.
        Retrae la comisura labial.

Romboides *(Rhomboideus major y minor).*
    En la parte inferior de la nuca y superior del dorso; par, ancho y aplanado, de forma romboidal, constituido por dos porciones: *superior* o *menor* e *inferior* o *mayor.*
        Por arriba y adentro, en el ligamento nucal, apófisis espinosas de la CVII y de las cuatro o cinco primeras torácicas; por fuera y abajo, en el borde interno de la escápula.
        Dorsal de la escápula.
        Aductor de la escápula.

Rotadores *(Rotatores).*
    En los canales vertebrales; constituyen los fascículos profundos del transverso espinoso.
        En la apófisis transversa de una vértebra y en el borde inferior de la misma y base de la apófisis espinosa de la vértebra superior.
        Ramos posteriores de los nervios raquídeos.
        Sostiene y gira la columna vertebral.

Rotatorios del dorso o submultífido. V. ROTADORES.

Sacrococcígeo ventral o **anterior** *(Sacrococcygeus ventralis).*
    Delante de la articulación sacrococcígea; constituido principalmente por elemento fibroso y rudimentario.
        Por arriba, en la parte inferior y lateral de la vértebra SI; por abajo, en la última pieza coccígea.
        Ramos posteriores de los nervios sacro y coccígeo.
        Flexor del cóccix.

Sacrococcígeo dorsal o **posterior** *(Sacrococcygeus dorsalis).*
    En la cara posterior del sacro y el cóccix; rudimentario.
        Por arriba, en la cara posterior de las últimas vértebras sacras y espina ilíaca posterior inferior; por abajo, en la cara posterior del cóccix.
        Ramo del plexo sacrococcígeo.
        Extensor del cóccix.

Sacrolumbar. V. ILIOCOSTAL.

Nombre	Situación y caracteres generales	Inserciones	Inervación	Acción

Sartorio *(Sartorius).*
En la región anteroexterna del muslo; aplanado, largo.
Por arriba, origen en la espina ilíaca anterosuperior; por abajo, mediante un tendón *(pata de ganso)*, en la cara interna del extremo superior de la tibia, delante del cóndilo medial.
Femoral.
Flexor de la pierna sobre el muslo y de éste sobre la pelvis; abductor y rotador interno del muslo.

Semiespinosos *(Semispinalis thoracis, cervicis y capitis).*
En número de tres pares, *torácico, cervical* y *de la cabeza*; constituyen los fascículos superficiales del transverso espinoso. El semiespinoso torácico, por abajo, en el vértice de las apófisis transversas de las seis últimas torácicas; y por arriba, en las apófisis espinosas de las primeras torácicas y dos últimas cervicales; el *semiespinoso cervical*, en las apófisis transversas de las primeras torácicas y en las espinosas de las cervicales de la II a la V, el semiespinoso de la cabeza en las apófisis transversas de las primeras torácicas y últimas cervicales y occipital.
Ramos dorsales de los nervios raquídeos.
Sostiene, extiende y gira la columna vertebral.

Semimembranoso *(Semimembranosus).*
En la parte interna de la región posterior del muslo; constituido en su parte superior por una ancha membrana.
Por arriba, en la parte inferoexterna del isquion; por abajo, mediante un tendón que se divide en tres fascículos divergentes, en la parte posterior del cóndilo medial de la tibia, en el cóndilo interno del fémur y en la parte anteromedial de la tibia.
Tibial.
Flexor y rotador interno de la pierna, extensor del muslo.

Semitendinoso *(Semitendinosus).*
En la parte interna y superficial de la región posterior del muslo; largo.
Por arriba, en la cara posterior del isquion; por abajo, mediante un tendón *(pata de ganso)*, en la cara interna del extremo superior de la tibia.
Tibial.
Flexor y rotador interno de la pierna, extensor del muslo.

Serrato anterior o mayor *(Serratus anterior).*
En la pared lateral del tórax; par, ancho, de forma radiada, constituido por tres porciones: *superior, media* e *inferior*.
Por una parte, en la cara anterior de las nueve primeras costillas; por otra, en el ángulo superior y borde espinal de la escápula.
Torácico largo.
Elevador del muñón del hombro; elevador y depresor de las costillas.

Serrato menor. V. SERRATO POSTERIOR.

Serrato posterior inferior *(Serratus posterior inferior).*
En la parte inferior del dorso; par, pequeño, delgado y cuadrilátero, unido con el superior por la aponeurosis de los serratos.
Por dentro, en las apófisis espinosas de las dos últimas torácicas y dos o tres primeras lumbares por un tendón ancho; por fuera, en el borde inferior y cara externa de las cuatro últimas costillas mediante cuatro digitaciones.
Intercostales.
Inspirador.

Serrato posterior superior *(Serratus posterior superior).*
En la parte superior del dorso, debajo del romboides; par, pequeño, delgado, de forma cuadrilátera.
Por dentro, en el ligamento nucal y apófisis espinosas de la CVII y tres primeras torácicas, por un tendón tenue y ancho; por fuera, en el borde superior y cara externa de las costillas II-V, por cuatro digitaciones.
Ramos de los cuatro primeros nervios intercostales.
Inspirador.

Sóleo *(Soleus).*
En la región posterior de la pierna, debajo del gastrocnemio ancho y grueso.
Por arriba, origen en la cabeza, borde y cara posterior del peroné, en la línea oblicua y borde interno de la tibia y en el arco del sóleo; por abajo, por una aponeurosis que se estrecha y contribuye, con la del gastrocnemio, a formar el tendón de Aquiles, en la cara posterior del calcáneo.
Tibial.
Elevador del talón y extensor del pie; esencial de la marcha.

Subclavio *(Subclavius).*
Debajo de la clavícula; pequeño, transversal, cilíndrico.
Por dentro, en el I cartílago costal; por fuera, en un surco longitudinal de la cara inferior de la clavícula.
Ramo propio del plexo braquial.
Depresor de la clavícula.

músculo

Nombre	Situación y caracteres generales	Inserciones	Inervación	Acción

Subcostales (*Subcostales*).
- Dentro de la cavidad torácica, entre la pleura y el extremo posterior de los intercostales internos; pequeños, en forma de cinta y en número variable; rudimentarios.
- Por arriba, en la cara interna de una costilla; por abajo, en la cara interna de la costilla subyacente o de la que sigue.
- Nervios intercostales.
- Imprecisa o ninguna.

Subescapular (*Subscapularis*).
- En la región del hombro; ocupa la fosa subescapular; ancho, grueso, triangular.
- Por dentro, en el labio anterior del borde medial de la escápula, fosa subescapular y borde axilar del mismo hueso; por fuera, por un tendón ancho, en el tubérculo menor y cuello quirúrgico del húmero.
- Subescapular.
- Rotador interno y aductor del húmero.

Submultífido. V. ROTADORES.
Superciliar. V. CORRUGADOR DE LA CEJA.
Supinador (*Supinator*).
- En la parte superior de la región posteroexterna del antebrazo; corto, aplanado, cuadrilátero.
- Por detrás, en el cuarto superior del borde externo del cúbito y ligamentos anular y lateral de las articulaciones radiocubital y del codo; por delante, en la cara externa y anterior del radio.
- Radial.
- Supinador.

Supinador corto. V. SUPINADOR.
Supinador largo. V. BRAQUIORRADIAL.
Supracostales. V. ELEVADORES DE LAS COSTILLAS.
Supraspinoso (*Supraspinatus*).
- En la porción posterosuperior del hombro, por la fosa supraspinosa de la escápula; triangular.
- Por dentro, origen en los dos tercios internos de la fosa supraspinosa; por fuera, por un tendón, en el tubérculo mayor del húmero.
- Suprascapular.
- Elevador del brazo.

Temporal (*Temporalis*).
- En la fosa temporal, de la que tiene la forma y las dimensiones.
- Por arriba, origen en la línea temporal inferior y toda la fosa temporal, en la cara profunda de la aponeurosis temporal y en la parte media de la cara interna del arco cigomático, y por abajo, mediante un tendón, en la apófisis coronoides de la mandíbula.
- Mandibular.
- Elevador de la mandíbula y masticatorio.

Tensor de la fascia lata (*Tensor fasciae latae*).
- En la parte superior y externa del muslo, debajo de la piel; aplanado y delgado.
- Por arriba, en la cresta ilíaca, espina ilíaca anterior y superior y fascia glútea; por abajo, por fascículos tendinosos fusionados con el tracto iliotibial, en la tuberosidad externa de la tibia y borde externo de la rótula.
- Glúteo superior.
- Tensor de la fascia, del muslo, abductor del muslo; inclina la pelvis y contribuye al equilibrio en la estación sobre un solo pie.

Tensor del tímpano (*Tensor tympani*).
- En la pared interna de la caja timpánica en su conducto propio; pequeño, fusiforme.
- Por dentro, en la porción cartilaginosa de la trompa auditiva y ángulo petroscamoso del temporal; por fuera, después de reflejarse en ángulo recto en la apófisis cocleariforme, en la base del mango del martillo.
- Mandibular.
- Distiende la membrana timpánica y aumenta la presión intralaberíntica.

Tensor del velo del paladar (*Tensor veli palati*).
- En la parte posterior del velo del paladar.
- Por arriba, en la parte posterointerna de la base de la apófisis pterigoides, ala mayor del esfenoides y trompa auditiva; por abajo, por un tendón que se refleja en el gancho de la apófisis pterigoides y se ensancha luego, en la cara inferior de la aponeurosis del velo del paladar.
- Mandíbula.
- Tensor del velo del paladar y dilatador de la trompa auditiva.

Tibial anterior (*Tibialis anterior*).
- En la región anterior de la pierna; voluminoso, prismático triangular.
- Por arriba, origen en las tuberosidades anterior y externa de la tibia, cara externa de ésta y ligamento interóseo; por abajo, por un tendón, en el I cuneiforme y en el extremo posterior del I metatarsiano.
- Peroneo profundo.
- Flexor, aductor y rotador del pie hacia dentro.

Nombre	Situación y caracteres generales	Inserciones	Inervación	Acción

Tibial posterior *(Tibialis posterior).*
  En la capa profunda de la región posterior de la pierna.
    Por arriba, origen en la línea oblicua y cara posterior de la tibia, cara interna del peroné y membrana interósea; por abajo, mediante un tendón largo, en el tubérculo del navicular.
      Tibial.
        Extensor y supinador del pie.

Tiroaritenoideo *(Thyreoarytaenoideus).*
  En la región lateral y profunda de la laringe; par, cuadrilátero, constituido por dos fascículos: *profundo* y *superficial* o *interno* y *externo*.
    Por delante, en el ángulo entrante del cartílago tiroides y membrana cricotiroidea; por detrás, en la base y borde externo del aritenoides.
      Laríngeo recurrente.
        Constrictor de la glotis.

Tirohioideo *(Thyreohyoideus).*
  En la región infrahioidea; cuadrilátero, continuación del esternotiroideo.
    Por abajo, en los tubérculos tiroideos; por arriba, en el borde inferior del cuerpo y asta mayor del hioides.
      Hipogloso.
        Depresor del hioides; elevador de la laringe.

Transverso del abdomen *(Transversus abdominis).*
  En la parte anterior y lateral del abdomen, debajo del oblicuo interno; par, ancho, cuadrilátero.
    Por detrás, origen en la cara interna de los cartílagos de las seis últimas costillas, columna lumbar, cresta ilíaca y ligamento inguinal; por delante, mediante una aponeurosis, en la línea alba.
      Intercostales e iliohipogástrico e ilioinguinal.
        Espirador y compresor de las vísceras del abdomen.

Transverso espinoso *(Transversospinalis).*
  En los canales vertebrales; constituye la porción profunda de la masa común de los músculos espinales.
  Formado por los *semiespinosos*, *multífidos* y *rotadores*.

Transverso de la lengua *(Transversus linguale).*
  En la lengua; par, constituido por una serie de fascículos transversales.
    Por dentro, en el tabique lingual; por fuera, en los bordes de la lengua.
      Hipogloso.
        Disminuye el diámetro transversal de la lengua.

Transverso de la nariz. V. Compresor de las aberturas nasales.

Transverso de la nuca *(Transversus nuchae).*
  Situado entre las inserciones del trapecio y esternocleidomastoideo.
    Nace en la protuberancia occipital externa y se inserta en el tendón del esternocleidomastoideo.
      Auricular posterior.
        Extiende e inclina la columna cervical.

Transverso del tórax *(Transversus thoracis).*
  Detrás del esternón y de los seis primeros cartílagos costales; aplanado, en forma de abanico.
    Por dentro, en las partes laterales de la apófisis xifoides y del cuerpo del esternón; por fuera, mediante cuatro o cinco digitaciones, en la cara interna de los cartílagos costales III al VI.
      Nervios intercostales.
        Imprecisa, como la de todo órgano rudimentario.

Transverso profundo del periné *(Transversus perinei profundus).*
  Entre las dos hojas de la aponeurosis perineal media; par, aplanado y delgado.
    Por fuera, en el labio posterior de la rama isquiopúbica; por dentro, en la hoja anterior de la aponeurosis perineal media y porción membranosa de la uretra.
      Pudendo.
        Compresor de la uretra; contribuye a la erección.

Transverso superficial del periné *(Transversus perinei superficialis).*
  En el periné anterior; triangular, de vértice externo.
    Por el vértice, en la cara interna de la tuberosidad isquiática; por la base, en el rafe prerrectal o anovulvar.
      Pudendo.
        Tensor del rafe perineal.

Trapecio *(Trapezius).*
  En la región posterior del cuello y el tronco, debajo de la piel; par, ancho y triangular, constituido casi exclusivamente por fascículos carnosos, que se distinguen en *superiores*, *medios* e *inferiores*.
    Por dentro, origen en la línea nucal superior, protuberancia occipital externa, ligamento nucal y vértice de las apófisis espinosas torácicas; por fuera, en el tercio externo del borde posterior de la clavícula, borde posterior del acromion y de la espina de la escápula.
      Accesorio.
        Elevador y aductor del hombro; rotador e inclinador de la cabeza.

Nombre	Situación y caracteres generales	Inserciones	Inervación	Acción

Triangular del esternón. V. Transverso del tórax.
Triangular de los labios. V. Depresor del ángulo de la boca.
Tríceps braquial *(Triceps brachii).*
  En la región posterior del brazo; constituido, en su parte superior, por tres porciones: *porción larga* y *vastos interno* y *externo.*
    Por arriba, la *porción larga*, en el tubérculo infraglenoideo de la escápula; el *vasto externo*, en el tabique intermuscular y cara posterior del húmero; el *vasto interno*, en el tabique intermuscular y cara posterior del húmero; por abajo, por un tendón común, en la cara posterior y bordes del olécranon.
      Radial.
        Extensor del antebrazo; aductor del brazo.
Tríceps sural *(Triceps surae).*
  Constituido por el gastrocnemio y el sóleo.
Uvula (De la) *(Uvulae).*
  En la cara posterior del velo del paladar; par, pequeño, cilíndrico.
    Por delante, origen en la apófisis palatina; por detrás, en el vértice de la úvula.
      Vago.
        Elevador y acortador del velo del paladar.
Vastos externo o interno *(Vastus lateralis* y *medialis).* V. Cuádriceps femoral.

Nombre genérico que incluye los músculos iliocostal, longísimo y espinoso. ||**-erector del pene.** Músculo isquiocavernoso. ||**-estapedio.** Músculo del estribo. ||**-estriado.** Músculo de fibra estriada, generalmente voluntario. ||**-eyaculador.** Músculo bulboesponjoso. ||**-gastrocnemio.** Conjunto de los dos músculos gemelos, que con el sóleo constituyen el tríceps sural. ||**-glúteo cuarto.** Fascículo accesorio del glúteo menor, n. en la cara externa del ilion. ||**-incisivo.** Cada uno de los cuatro fascículos, dos superiores y dos inferiores, anexos a la cara posterior de los labios e insertos en el borde alveolar. ||**-inspiratorio.** Nombre de los músculos que contribuyen a la inspiración, como el diafragma, pectorales, etc. ||**-intrínseco.** El que tiene ambas inserciones en un mismo órgano, como el transverso de la lengua. ||**-involuntario.** Músculo de fibra lisa o estriada (corazón), que no está bajo el dominio de la voluntad. ||**-isquiocondíleo.** Porción del aductor mayor inserta en el cóndilo interno del fémur. ||**-liso.** Músculo de fibra lisa, involuntario. ||**-masetero interno.** Músculo pterigoideo medial. ||**-mentoniano.** Músculo borla de la barba. ||**-mimético.** Músculo de expresión facial. ||**-orgánico.** Músculo de fibra lisa. ||**-palpebral superior** o **inferior.** Planos de fibras lisas en ambos párpados, de dirección vertical, subyacentes a los ligamentos anchos. ||**-papilar.** Columnas carnosas de las paredes internas de los ventrículos. ||**-pectinado.** Columnitas carnosas dispuestas oblicuamente en la pared lateral de la aurícula derecha del corazón. ||**-perforado de Casserio.** Músculo coracobraquial. ||**-postural.** Músculo, principalmente extensor, que sostiene el cuerpo contra la gravedad, como en la estación de pie. ||**-preesternal.** Pequeño músculo supernumerario, único o doble, de forma y dimensiones variables, situado delante de los fascículos esternocostales del pectoral mayor. ||**-sinérgico.** Nombre de los músculos que contribuyen a una misma acción. ||**-transverso torácico anterior** o **posterior.** Músculo triangular del esternón e infracostales, respectivamente. ||**-tríceps sural.** Músculos gemelos y sóleo en conjunto. ||**-triticeogloso.** Fascículo anómalo que se inserta en los cartílagos tritíceos del ligamento tirohioideo y en los lados de la lengua. ||**-troclear.** Músculo oblicuo superior del ojo. ||**-vasto externo** o **interno.** Porciones del cuádriceps femoral. ||**-vasto intermedio.** Porción crural del músculo cuádriceps. ||**-vocal.** Fascículo interno del músculo tiroaritenoideo, situado en el espesor de la cuerda vocal. ||**-voluntario.** Músculo de fibra estriada sometido al dominio de la voluntad.

musculoaponeurótico (de *músculo* y el gr. *aponeúrosis*, de *aponeoûsthai*, endurecerse como nervio o tendón). adj. F., *musculo-aponévrotique.* Compuesto de músculo y aponeurosis o relativo a uno y otra.
musculocutáneo (de *músculo* y el lat. *cutis*, piel). adj. F., *musculo-cutané.* Relativo a los músculos y la piel. || m. Nervio musculocutáneo. V. Nervios (tabla de).
musculodérmico. adj. y s. Musculocutáneo.
musculoelástico (de *músculo* y el gr. *elastreîn*, empujar adelante). adj. Compuesto de fibras musculares y elásticas.
musculofrénico (de *músculo* y el gr. *phrén*, *purenós*, diafragma). adj. F., *musculo-phrénique.* Relativo a los músculos y el diafragma, o a la porción muscular de éste.
musculointestinal (de *músculo* y el lat. *intestinum*, entraña). adj. Relativo a los músculos y los intestinos, o a la porción muscular de estos últimos.
musculomembranoso. adj. Muscular y membranoso a la vez.
musculospiral (de *músculo* y el gr. *spaírein*, agitarse). adj. Nervios que, destinados a los músculos, tienen una dirección espiral. || Nervio radial.
musculotegumentario (de *músculo* y el lat. *tegumentum*, cubierta). adj. Relativo a los músculos y el tegumento.
musculotendinoso (de *músculo* y el lat. *tendo, -inis*, tendón, de *tendere*, estirar). adj. Compuesto de fibras musculares y tendinosas.
musculus (lat.). m. Músculo. ||**-amatorius.** Músculo oblicuo superior del ojo. ||**-ani scalptor, tersor.** Músculo dorsal ancho. ||**-cucullarius.** Músculo trapecio. ||**-custodes virginitatis.** Cada uno de los músculos aductores del muslo. ||**-deprimens oculi.** Músculo recto inferior del ojo. ||**-detrusor urinae.** Fibras musculares longitudinales de la pared de la vejiga insertas detrás del pubis. ||**-dormitator.** Músculo orbicular de los párpados. ||**-fidicen.** Músculo lumbrical. ||**-gracilis.** Músculo grácil o recto interno del muslo. ||**-hippicus.** Músculo tibial anterior. ||**-osculatorius.** Orbicular de la boca o de los labios. ||**-patheticus.** Músculo oblicuo superior del ojo. ||**-patientiae.** Músculo elevador de la escápula. ||**-platysma myoides.** Músculo cutáneo del cuello. ||**-procerus.** Músculo prócero o piramidal de la nariz. ||**-religiosus.** Músculo recto superior del ojo. ||**-scansorius.** Los músculos glúteos. ||**-superbus.** Músculo recto superior del ojo. ||**-teres maior** o **teres minor.** Músculos redondos mayor y menor.

Museux (Pinzas de) *(Museux,* cirujano francés del siglo XVIII). V. PINZAS.
musgo (del lat. *muscus).* m. A., *Moos;* F., *mousse;* In., *moss;* It., *muschio;* P., *musgo.* Nombre de muchas plantas criptógamas del orden de las muscíneas. || Material compuesto o derivado de tales plantas. || **-de Ceilán.** Alga de la que derivan el agar y la gelosa. || **-de Córcega.** Musgo coralino; mezcla de algas de diversas spp., de las que la más importante es la *Gigartina helminthocorton.* Empléase como vermífugo preparado en infusión, jarabe, conserva o pastillas. || **-de Irlanda.** Liquen de mar o carragaen, *Chondrus crispus.* || **-de Islandia.** CETRARIA. || **-del Japón.** GELOSA. || **-terrestre.** LICOPODIO.
musicomanía (del gr. *mousiké,* música, y *manía,* locura). f. A., *Musikomanie;* F., *musicomanie;* In., It. y P., *musicomania.* Inclinación irresistible, insana, para la música.
musicoterapia (del gr. *mousiké,* música, y *therapeía,* tratamiento). f. F., *musicothérapie.* Tratamiento de ciertas enfermedades, especialmente la hipocondría, por la música.
musitación (de *musitar,* y éste del lat. *mussitare).* f. A., *Gemurmel;* F., *mussitation;* In., *mussitazione;* P., *mussitação.* Movimiento de los labios sin expresión de sonidos, fenómeno que suele observarse en los enfermos febriles con síntomas cerebrales.
muslo (del lat. *musculus).* m. A., *Schenkel;* F., *cuisse;* In., *thigh;* It., *coscia;* P., *coxa.* Porción superior del miembro inferior comprendida entre la cadera y la rodilla. || **-de Heilbronner.** Muslo ancho y aplastado en los casos de parálisis orgánica cuando el paciente se halla en decúbito supino sobre una cama dura.
Musset (Signo de) (Louis Charles Alfred de *Musset,* poeta francés, 1810-1857, que manifestó este signo). (Delpeuch). V. SIGNO.
Mussio-Fournier (Síndrome de). V. SÍNDROME.
mutabilidad (del lat. *mutabilitas, -atis).* f. Cualidad de mudable, variabilidad.
mutación (del lat. *mutatio, -onis).* f. A., *Mutation;* F. e In., *mutation;* It., *mutazione;* P., *mutação.* Cambio, muda, variación. En genética, cualquiera de las alteraciones producidas en la estructura o en el número de los genes o de los cromosomas de un organismo vivo, que se transmiten a los descendientes por herencia. || **-somática.** Mutación que se desarrolla en las células somáticas en vez de producirse en las que forman los gametos.
mutacismo. m. MITACISMO. || MUTISMO.
mutagénico o **mutágeno** (de *mutación* y el gr. *gennân,* producir). adj. F., *mutagène.* Dícese de las sustancias o agentes inductores de mutaciones. Ú.t.c.s.
mutante. adj. F., *mutant.* Que muta. || m. Nuevo gen, cromosoma o genoma que ha surgido por mutación de otro preexistente. Organismo producido por mutación.
mutasa. f. F., *mutase.* Miembro de un grupo de enzimas que transfieren un grupo químico, por ejemplo el radical fosfato, de una parte a otra de la misma molécula. Mutasas importantes son, entre otras, la fosfoglucomutasa, que cataliza la reacción reversible glucosa-1 fosfato $\rightleftarrows$ glucosa-6-fosfato, y la fosfogliceromutasa, que cataliza la reacción 3-fosfoglicerato $\rightleftarrows$ 2-fosfoglicerato.
mutilación (del lat. *mutilatio, -onis).* f. A., *Verstümmlung;* F. e In., *mutilation;* It., *mutilazione;* P., *mutilação.* Acción y efecto de cortar o cercenar un miembro o parte importante del cuerpo.
mutilante. adj. Que mutila; aplícase esta denominación a una forma de lepra.
Mutisia. Género de plantas de la familia de las compuestas, propias de la América del Sur. La especie *M. viciaefolia* se emplea en aquellos países como sedante en varias enfermedades del aparato respiratorio y sistema nervioso.

mutismo (del lat. *mutus,* mudo). m. A., *Schweigesucht;* F., *mutisme;* In., *mutism;* It. y P., *mutismo.* MUDEZ. || Inhibición voluntaria o involuntaria del habla, que se observa en ciertas enfermedades mentales (melancolía, esquizofrenia, histeria). Puede deberse también a simulación. || **-acinético.** Mutismo asociado a inmovilidad e incontinencia de esfínteres, con mantenimiento de los movimientos oculares y deglución, que se observa en lesiones del sistema nervioso central.
mutón. m. F., *muton.* Menor elemento cuya alteración puede originar una mutación.
mutualismo. m. F., *mutualisme.* Relación de sustento y conveniencia mutuas entre organismos que viven en simbiosis.
mutualista. adj. y s. F., *mutualiste.* Organismo que vive asociado con otros, de los que no es ni comensal ni parásito.
Myà (Enfermedad de) Giuseppe *Myà,* médico italiano, 1857-1911). V. ENFERMEDAD.
Mycobacteriaceae. V. MICOBACTERIÁCEAS.
Mycobacterium. Género de bacterias de la familia micobacteriáceas, orden actinomicetales, que se sitúa en la parte 17 de la clasificación de Bergey (8.ª ed.). Son bacilos delgados, grampositivos, acidorresistentes y que ofrecen una ramificación dicotómica característica. La mayoría de sus especies son de crecimiento lento y algunas son pigmentadas. || **-avium.** Agente causal de la tuberculosis aviar, raramente transmisible al hombre. || **-balnei.** MYCOBACTERIUM MARINUM. || **-bovis.** Agente causal de la infección tuberculosa en los bóvidos, transmisible al hombre. || **-fortuitum.** Especie de crecimiento rápido, ocasionalmente patógena para el hombre. || **-leprae.** Agente causal de la lepra en el hombre. || **-marinum.** Agente causal de la llamada enfermedad o granuloma de las piscinas. || **-paratuberculosis.** Agente causal de la enfermedad de Johne, en el ganado bovino y ovino. || **-smegmatis.** Micobacteria de crecimiento rápido, no patógena; se la encuentra en el esmegma humano. || **-tuberculosis.** Agente causal de la tuberculosis en el hombre. Bacilo de Koch.
Mycoderma. Género de hongos no aceptado en la clasificación actual, algunas de cuyas especies se clasifican hoy en el género *Coccidioides.*
Mycoplasma. Género de bacterias de la clase mollicutes, orden micoplasmatales. || **-hominis.** Especie que se considera agente etiológico de uretritis, salpingitis e infecciones posparto. || **-pneumoniae.** Agente etiológico específico de la neumonía atípica primaria con crioaglutininas, y uno de los agentes etiológicos de la miringitis. Se le había denominado también agente de Eaton y PPLO *(pleuropneumonia-lie organisms).*
Myrcia. Género de plantas mirtáceas. De las hojas de la especie *M. acris* se extrae una esencia que se emplea como perfume y como tópico local en la cefalalgia.
Myristica. Género de árboles tropicales. El fruto de la especie *M. fragrans* es la nuez moscada.
Myroxylon. Género de árboles de la familia de las papilionáceas, de cuyas especies *M. pereirae* y *M. balsamum* o *toluifera,* se extraen, respectivamente, los bálsamos de Perú y Tolú.
Myxobacterales. V. MIXOBACTERIALES.
Myxococcidium stegomyiae. m. Esporozoo encontrado en el cuerpo de un mosquito *(Stegomyia fasciata* o *Aedes aegypti).*
Myxomyia o **Myxorhynchus.** Subgénero de mosquitos anofelinos. El *M. barbirostris* transmite el paludismo y la filaria en Oriente, el *M. paludis,* el paludismo en África, el *M. pseudopictus* es una especie europea y el *M. sinensis* vive en el Japón.
Myxosporidia. V. MIXOSPORIDIOS.

n

N. Símbolo de *nitrógeno*. || Abreviatura de *norte, nervio* y *normal*.
n. Símbolo de *nano-*.
NA. Abreviatura de *Nómina Anatómica*, terminología aprobada por el VI Congreso Internacional de Anatomistas celebrado en París en 1955, con enmiendas posteriores.
Na. Símbolo del *sodio (natrium)*.
NAB. Anagrama de *Nomenclatura Anatómica de Basilea* (1895).
nabalo. m. Planta de la familia de las compuestas, *Nabalus albus*, que se emplea en homeopatía como tónico amargo.
Naboth (Huevos, quistes de) (Martin *Naboth*, anatomista sajón, 1675-1721). V. HUEVO, QUISTE.
nacarado. adj. A., *perlmutterartig;* F., *nacré;* In., *nacreous;* It., *madreperlaceo;* P., *nacarado*. Que refleja la luz irisada a modo de nácar. Dícese de ciertas colonias bacterianas y de una clase de ictiosis.
nacela (del F. *nacelle*, y éste del lat. *navicella*, de *navis*, nave). f. Fosa navicular de la uretra.
nacencia (del lat. *nascentia*, nacimiento). f. Excrecencia, tumor o quiste en la superficie de la piel.
naciente (del lat. *nascens, -entis*). adj. A., *entstehend;* F., *naissant;* In., *nascent;* It. y P., *nascente*. Que acaba de nacer; que acaba de desprenderse de una combinación química.
nacimiento. m. A., *Geburt;* F., *naissance;* In., *birth;* It. y P., *nascimento*. Salida del claustro materno del feto viable. || Base o punto de origen de una arteria, tumor, etc.
NAD. NICOTINAMIDA-ADENINA-DINUCLEÓTIDO.
NADP. NICOTINAMIDA-ADENINA-DINUCLEÓTIDO-FOSFATO.
Naegeli (Maniobra, síndrome de) (Otto *Naegeli*, hematólogo suizo, 1843-1938). V. MANIOBRA, SÍNDROME.
Naegeli o Nägeli (Síndrome de) (Oskar *Naegeli*, dermatólogo suizo, 1885-1959). V. SÍNDROME.
Naegleria. Género de amebas cuyas especies en su mayoría son de vida libre. Se han descrito casos de meningoencefalitis causados por las especies *N. gruberi* y *N. fowleri*.
naevus (pl. *naevi*). m. NEVO. || **-flammeus.** Angioma plano extenso, en la cara especialmente. || **-morus.** Nevo parecido a una mora. || **-spilus.** Nevo de superficie plana. || **-spongiosus albus.** Nevo angiomatoso blanco de las superficies mucosas, que a veces se observa con carácter familiar.
nafa (del ár. *nafha*, soplo aromático). f. Flor de naranjo, de azahar.
nafazolina. f. F., *naphozoline*. Fármaco simpaticomimético empleado como vasoconstrictor en aplicación tópica en las mucosas nasal y conjuntival.
nafcilina. f. F., *nafcilline*. V. PENICILINA.
Naffziger (Operación, síndrome de) (Howard C. *Naffziger*, médico norteamericano, 1884-1961). V. OPERACIÓN, SÍNDROME.
nafta (del gr. *naphtha*). f. A., *Naphtha;* F., *naphta;* In., *naphtha;* It. y P., *nafta*. Líquido incoloro de olor penetrante, inflamable, derivado del petróleo. || Cualquier líquido muy inflamable, volátil y de olor intenso. || **-acetosa.** Acetato de etilo. || **-de madera.** Alcohol metílico. || **-de vitriolo.** Éter etílico.
naftalán. m. Sustancia negra untuosa obtenida por la destilación de la nafta de Armenia. Antiflogístico y parasiticida.
naftaleno o **naftalina.** m. y f. A., *Naphthalin;* F., *naphtalène;* In., *naphthalene;* It., *naftalene;* P., *naftaleno*. Hidrocarburo sólido, cristalino, de color blanco plateado, $C_{10}H_8$, extraído del alquitrán de hulla; insoluble en agua, soluble en alcohol, éter, cloroformo y bencina. Se ha empleado como antiséptico en la fiebre tifoidea, como expectorante, y al exterior en pomadas contra el prurito, la sarna, la psoriasis, etc.
naftalol. m. BETOL.
naftiónico (Ácido). Compuesto naftilaminosulfónico, que se ha empleado contra el yodismo y en la intoxicación por los nitritos.
naftol. m. A., *Naphthol;* F. e In., *naphthol;* It., *naftolo;* P., *naftol*. Oxinaftalina, $C_{10}H_7OH$, cuerpo cristalizable, antiséptico, que se presenta en dos formas isómeras: alfa y beta. || **-alcanforado.** Líquido oscuro siruposo que resulta de la fusión de una parte del naftol beta con dos de alcanfor. Antiséptico; se empleó en toques e inyecciones en los focos tuberculosos. || **-alfa.** Compuesto cristalino, blanco rosado, insoluble en agua; antiséptico poderoso que apenas se emplea por su toxicidad. || **-benzoico.** BENZONAFTOL. || **-beta.** Cuerpo cristalino, incoloro, soluble en alcohol, éter y agua caliente. Empléase principalmente al interior como antiséptico de las vías digestivas. El benzoato de naftol beta es el benzonaftol.
naftolato. m. F., *naphtolate*. Compuesto de naftol en el que un metal sustituye el hidrógeno en el oxhidrilo del naftol. || **-de bismuto.** ORFOL.
naftolismo. m. Intoxicación producida por el naftol.
naftosalol. m. BETOL.
nagana. f. Tripanosomiasis de los caballos y del ganado en el África central, causada por el *Trypanosoma brucei* y transferible por la mosca tsetsé, *Glossina morsitans*.
Nagel (Prueba de) (Willibald *Nagel*, fisiólogo alemán, 1870-1911). V. PRUEBA.
Nägele (Oblicuidad, pelvis de) (Franz Carl *Nägele*, tocólogo alemán, 1777-1851). V. OBLICUIDAD, PELVIS.
Nageotte (Célula de) (Jean *Nageotte*, histólogo francés, 1866-1948). V. CÉLULA. || **-Wilbouchevitch (Síndrome de).** V. SÍNDROME.
NAJ. Abreviatura de Nómina Anatómica de Jena (1935).
naja o **naya.** f. Reptil ofidio venenoso, *Naja tripudians* o serpiente de anteojos de la India.
Nakano (Enfermedad de). V. ENFERMEDAD.
nalga (del lat. **natica*, de *nates*). f. A., *Steiss;* F., *fesse;* In., *breech;* It., *natica;* P., *nalga*. Cada una de las masas carnosas gruesas situadas debajo de la espalda y formada principalmente por los músculos glúteos.
nalidíxico (Ácido). Derivado de la naftiridina, es un compuesto antiséptico que actúa inhibiendo la síntesis de DNA de los gérmenes gramnegativos. Se utiliza en las infecciones urinarias por gérmenes sensibles.
nalorfina. f. F., *nalorphine*. N-alil-normorfina. Análogo de la morfina, que tiene la propiedad de antagonizar algunas acciones de este alcaloide y de otros opiáceos, en particular la depresión respiratoria. Algunas de sus propiedades son parecidas a las de la morfina.
naloxona. f. F. e In., *naloxone*. N-alil-noroximorfona. Antagonista de las acciones de la morfina y otros opiáceos, desprovista de actividad propia. Úsase en casos de sobredosificación o intoxicación por opiáceos.
naltrexona. f. Fármaco antagonista de los opiáceos, de acción más prolongada que la naloxona, se utiliza para evitar la recaída en la dependencia, dado que su presencia evita que el opiáceo ejerza los efectos esperados.

nandiroba. f. Semilla de un árbol meliáceo de América del Sur, que tiene propiedades febrífugas, purgantes y eméticas.

nanismo. m. ENANISMO.

nano- (del lat. *nanus*, enano). Prefijo que significa la milmillonésima parte (10^{-9}) de la unidad que acompañe. Su símbolo es n. ‖ Prefijo que significa pequeño.

nanocéfalo (de *nano-* y el gr. *kephalé*, cabeza). m. MICROCÉFALO.

nanocormia (de *nano-* y el gr. *kormós*, tronco). f. Enanismo del cuerpo o tronco.

nanogramo. m. F., *nanogramme*. Milmillonésima de gramo, 10^{-9} g; símbolo, ng.

nanoide (de *nano-* y el gr. *eîdos*, aspecto). adj. F., *d'aspect nain*. En forma de enano. ‖ m. Individuo de talla pequeña, pero que no llega a ser un verdadero enano.

nanomelo (de *nano-* y el gr. *mêlos*, miembro). adj. y s. F., *nanomèle*. Feto monstruoso con miembros enanos.

nanómetro. m. F., *nanomètre*. Milmillonésima parte del metro, 10^{-9} m; símbolo, nm.

nanosomía (de *nano-* y el gr. *sôma*, cuerpo). f. ENANISMO.

nanukayami. m. Nombre japonés de la fiebre de los siete días.

nanus (lat.). m. ENANO.

napelina. f. Alcaloide del acónito; analgésico.

napiforme (del lat. *napus*, nabo, y *forma*, forma). adj. En forma de nabo.

naproxeno. m. Derivado del ácido arilalcanoico empleado en el tratamiento de la artritis reumatoide.

naranja. (del ár. *nāranŷa*, y éste del persa *nārang*). f. A., *Orange*, *Apfelsine*; F., *orange*; In., *orange*; It., *arancia*; P., *laranja*. Fruto del naranjo, *Citrus aurantium*, de pulpa comestible y refrescante. La corteza contiene gran cantidad de esencia. Empléase también como carminativa, estimulante y aromática y en la preparación de extracto, elixir y jarabe. Para estas preparaciones se usa principalmente la variedad agria. ‖ adj. Dícese del color en el que predominan los rayos de longitud de onda entre 590 y 630 nm.

naranjada. f. Bebida refrescante que se prepara con el zumo de naranja, agua y azúcar.

naranjo. m. A., *Orangenbaum*; F., *oranger*; In., *orange tree*; It., *arancio*; P., *laranjeira*. Árbol de la familia de las auranciáceas (*Citrus aurantium*), del que existen dos variedades principales: *agrio* y *dulce*. Las hojas y flores se emplean en infusión como antiespasmódicas, y de la destilación de las últimas se obtiene el *agua de azahar*, calmante y antiespasmódica, y la *esencia de neroli*.

Narath (Operación de) (Albert *Narath*, cirujano austriaco, 1864-1924). V. OPERACIÓN.

narceína (del gr. *nárke*, entorpecimiento). f. Alcaloide del opio, cristalino, amargo y estíptico, más hipnótico que la morfina, sin producir el estreñimiento que ésta ocasiona. Se emplea principalmente el clorhidrato, sal cristalina blanca, soluble en agua hirviente.

narcilo. m. Clorhidrato de etilnarceína, que se ha empleado como anestésico general.

narcisina. f. F., *narcissine*, *lycorine*. Alcaloide del bulbo del narciso de los prados, *Narcissus pseudonarcissus*, y otras plantas amarilidáceas. Emetocatártico.

narcisismo. (de *Narciso*, y éste del gr. *Nárkissos* [nombre mitol.]). A., *Narzissismus*; F., *narcissisme*; In., *narcissism*; It. y P., *narcisismo*. Amor a la imagen de sí mismo. Puede incluir o no excitación sexual producida por la admiración y contemplación del propio cuerpo. ‖ En la teoría psicoanalítica se describen el *narcisismo primario*, como una fase primitiva del desarrollo de las relaciones objetales, en la cual el niño deriva toda su carga libidinal sobre sí mismo, y el *narcisismo secundario*, como el retorno de la libido hacia el yo, después de abandonar sus catexis del objeto.

narco-. Forma prefija del gr. *nárke*, entorpecimiento.

narcoanálisis (de *narco-* y el gr. *análysis*, disolución). m. A., *Narkoanalyse*; F., *narcoanalyse*; In., *narcoanalysis*; It., *narcoanalisi*; P., *narcoanálise*. Forma de psicoterapia psicoanalítica que se realiza estando el paciente bajo los efectos de fármacos hipnóticos de acción rápida, con el fin de facilitar la manifestación de los contenidos psíquicos reprimidos.

narcoanestesia (de *narco-* y el gr. *anaisthesía*, insensibilidad). f. F., *narcoanesthésie*, *anesthésie de base*. Anestesia en el estado estuporoso, provocada por la inyección de sustancias narcóticas.

narcocatarsis (de *narco-* y el gr. *kátharsis*, purificación). f. Catarsis verificada con el sujeto sometido a la acción narcótica.

narcodiagnóstico. m. NARCOANÁLISIS.

narcofina. f. Sal doble de morfina y narcotina o narceína. Analgésico y narcótico.

narcohipnia (de *narco-* y el gr. *hýpnos*, sueño). f. Entorpecimiento sentido al despertar.

narcohipnosis (de *narco-* y el gr. *hýpnos*, sueño). f. F., *narcohypnose*. Sugestión hipnótica obtenida con el auxilio de fármacos narcóticos.

narcolepsia (de *narco-* y el gr. *lêpsis*, ataque). f. A., *Narkolepsie*, F., *narcolepsie*; In., *narcolepsy*; It., *narcolessia*; P., *narcolepsia*. Estado morboso caracterizado por accesos recidivantes irresistibles de sueño profundo; sueño paroxismal.

narcomanía (de *narco-* y el gr. *manía*, locura). f. Apetito inmoderado, morboso, para los narcóticos.

narcosíntesis. f. NARCOANÁLISIS.

narcosis (del gr. *nárkosis*; de *nárke*, estupor). f. A., *Narkose*; F. y P., *narcose*; In. e It., *narcosi*. Estado de estupor e inconsciencia producido por un narcótico, sueño artificial. ‖ **-basal.** Inconsciencia y analgesia completas. ‖ **-de Nussbaum.** Anestesia general producida por el éter o cloroformo después de una inyección de morfina. ‖ **-medular.** RAQUIANESTESIA.

narcospasmo (de *narco-* y el gr. *spasmós*, contracción). m. desus. Espasmo acompañado de estupor.

narcostimulante (de *narco-* y el lat. *stimulans*, *-antis*, p. a. de *stimulare*, aguijonear). m. Fármaco que posee, simultáneamente, propiedades narcóticas y estimulantes.

narcosugestión (de *narco-* y el lat. *suggerere*, sugerir). f. Sugestión aplicada estando el sujeto sumido en la acción narcótica para aumentar su eficacia.

narcoterapia (de *narco-* y el gr. *therapeía*, tratamiento). f. F., *narcothérapie*. Empleo de fármacos que inducen el sueño, más o menos prolongado, utilizado terapéuticamente en ciertas enfermedades mentales.

narcótico. m. A., *Narkotikum*; F., *narcotique*; In., *narcotic*; It., *narcotico*; P., *narcótico*. Sustancia que tiene esta propiedad. ‖ adj. y s. Que produce sueño o estupor; somnífero, estupefaciente. ‖ **-anodino.** Narcótico y analgésico.

narcotina. f. F., *narcotine*, *noscapine*. Alcaloide del opio desprovisto de propiedades narcóticas; antitusivo.

narcotismo. NARCOMANÍA. ‖ m. F., *narcotisme*. Estado de estupor o sueño producido por una droga narcótica.

narcotización. f. Sujeción a la influencia de un narcótico.

naregamina. f. Alcaloide amorfo de la raíz de la planta *Naregamia alata*, de las Indias Orientales. Es expectorante y emético, de usos análogos a los de la emetina.

nares (lat.). f. pl. Orificios o ventanas nasales, especialmente los anteriores. ‖ **-posteriores.** COANA.

naris (voz lat. *naris*). f. Orificio de la nariz.

nariz (del lat. *naris*). f. A., *Nase*; F., *nez*; In., *nose*; It., *naso*; P., *nariz*. Eminencia en la parte media de la cara, entre la frente y la boca, de forma de pirámide triangular, hueca, de vértice superior y base inferior con dos agujeros. Está formada por huesos, cartílagos, músculos y piel y cubierta interiormente por una porción de la pituitaria. Protege el aparato olfatorio, representado por la terminación del nervio olfativo en las fosas nasales, y filtra y calienta el aire que se aspira, como primera porción de las vías respiratorias. ‖ **-en anteojo.** Nariz aplastada en su parte media, debido a la destrucción de los huesos nasales. ‖ **-en martillo.** RINOFIMA. ‖ **-en silla de montar.** Nariz cuyo dorso forma un ángulo entrante, deformidad característica de la sífilis hereditaria.

nasal (del lat. *nasus*, nariz). adj. Relativo a la nariz. || m. F., *nasal*. Hueso nasal.
nasioiníaco. adj. F., *se rapportant au nasion et à l'inion*. Relativo al nasión y al inión; dícese de la distancia que media entre la sutura frontonasal y la protuberancia occipital externa.
nasión. m. F., *nasion*. Punto medio en la sutura frontonasal.
nasitis. f. F., *rhinite*. Inflamación de la nariz; rinitis.
Nasmyth (Cutícula o membrana de) (Alexander *Nasmyth*, odontólogo escocés en Londres, 1789-1848). CUTÍCULA DENTIS.
naso-. Forma prefija del lat., *nasus*, nariz.
nasoantritis (de *naso-*, el gr. *ántron*, antro, y el suf. *-itis*). f. F., *naso-antrite*. Inflamación de las fosas nasales y el antro de Highmore.
nasociliar (de *naso-* y el lat. *cilium*, ceja). adj. Relativo a la nariz y las cejas.
nasofaringe (de *naso-* y el gr. *phárigx, iggos*, faringe). f. A., *Rhinopharynx*; F. e In., *nasopharynx*; It. y P., *nasofaringe*. Porción de la faringe encima del velo del paladar; faringe nasal, rinofaringe, epifaringe.
nasofaringoscopio (de *nasofaringe* y el gr. *skopeîn*, observar). m. F., *nasopharyngoscope*. Instrumento óptico para el examen de la nasofaringe.
nasofrontal (de *naso-* y el lat. *frons, frontis*, frente). adj. Relativo a la nariz y la frente.
nasógrafo. m. ESPEJO DE GLATZEL.
nasolabial (de *naso-* y el lat. *labium*, labio). adj. Relativo a la nariz y los labios.
nasolacrimal. adj. NASOLAGRIMAL.
nasolagrimal (de *naso-* y el lat. *lacrima*, lágrima). adj. F., *naso-lacrymal*. Relativo a la nariz y el aparato lagrimal. Aplícase generalmente del conducto que une el saco lagrimal al meato nasal inferior.
nasolobular. adj. Relativo al lóbulo de la nariz.
nasomanómetro (de *naso-*, el gr. *manós*, ligero, y *métron*, medida). m. F., *nasomanomètre*. Aparato para medir el grado de permeabilidad de las ventanas nasales. || Aparato para medir la presión intranasal.
nasoocular (de *naso-* y el lat. *oculus*, ojo). adj. Relativo a la nariz y el ojo. || m. Nervio nasal.
nasopalatino (de *naso-* y el lat. *palatum*, paladar). adj. Relativo a la nariz y el paladar.
nasopalpebral (de *naso-* y el lat. *palpebra*, párpado). adj. Relativo a la nariz y el párpado. || m. Músculo orbicular de los párpados.
nasoscopio (de *naso-* y el gr. *skopeîn*, observar). m. F., *rhinoscope*. Instrumento para el examen de las fosas nasales; espéculo nasal.
nasoseptal (de *naso-* y el lat. *septum*, tabique). adj. Relativo al tabique de las fosas nasales.
nasoseptitis (de *nasoseptal* y el suf. *-itis*). f. Inflamación del tabique nasal.
nasosinusitis (de *naso-*, el lat. *sinus*, seno, y de *-itis*). f. A., *Nasosinusitis*; F., *naso-sinusite*; In., *nasosinusitis*; It., *rinoantrite*; P., *nasoantrite*. Inflamación de los senos accesorios de las fosas nasales; nasoantritis.
nasoturbinal (de *naso-* y el lat. *turbo, -inis*, trompo, peonza). adj. Relativo a la nariz y los cornetes.
Nasse (Ley de) (Christian Friedrich *Nasse*, médico alemán, 1778-1851). V. LEY.
nasus (lat.). m. NARIZ.
nata (del lat. *matta*, manta). f. A., *Rahm*; F., *crème*; In., *cream*; It., *crema*; P., *nata*. Sustancia blancoamarillenta espesa, que se forma en la superficie de la leche en reposo y que, batida, produce la manteca.
natal. (del lat. *natalis*). adj. A., *natal*; F., In. y P., *natal*; It., *natale*. Relativo al nacimiento.
Natal (Fiebre de) (de *Natal*, región africana). V. FIEBRE.
natalidad. f. A., *Natalität*; F., *natalité*; In., *natality*; It., *natalità*; P., *natilidade*. Proporción de nacimientos entre un número determinado de habitantes en un tiempo dado.
nataloína. f. Aloína derivada del áloe de Natal.
nates (lat.). f. pl. NALGAS. || Las dos prominencias superiores o anteriores de los cuatro cuerpos o tubérculos cuadrigéminos.

Nathan (Signo de). V. SIGNO.
naticefalia (del lat. *nates*, nalgas, y el gr. *kephalé*, cabeza). f. CRÁNEO NATIFORME.
natiforme (del lat. *nates*, nalgas, y *forma*, forma). adj. En forma de nalgas.
natimortalidad (del lat. *natus*, nacido, y *mortalis*, mortal). f. F., *mortinatalité*. Proporción de nacidos muertos entre un número determinado de recién nacidos.
nativo (del lat. *nativus*). adj. A., *angeboren*; F., *natif*; In., *native*; It. y P., *nativo*. Nacido naturalmente; natural; congénito.
natremia (del lat. *natrium*, sodio, y el gr. *haîma*, sangre). f. A., *Natriumgehalt des Blutes*; F., *natrémie*; In., It. y P., *natremia*. Presencia de sales de sodio en la sangre.
natri. m. Nombre chileno de las hojas y tallos de varias especies de solanáceas, *Solanum crispum*, *S. tomatillo*, remedio popular del sarampión y la escarlatina.
natrium. m. SODIO.
natrón. m. Carbonato de sodio nativo; hidróxido de sodio.
natropenia (del lat. *natrium*, sodio, y el gr. *penía*, escasez). f. Disminución de sodio en la sangre.
natura (lat.). f. NATURALEZA. || **-medicatrix.** Fuerza o tendencia del organismo a la curación espontánea.
natural (del lat. *naturalis*). adj. Ni artificial ni patológico; que forma parte de la naturaleza.
naturaleza. f. A., *Natur*; F. e In., *nature*; It., *natura*; P., *natureza*. Esencia y propiedad característica de cada cosa. || Universo. || Especie, género o clase.
naturalismo. m. A., *Naturheilkunde*; F., *naturisme*; In., *naturalism*; It. y P., *naturalismo*. Sistema médico que considera la *natura medicatrix* como una fuerza eminentemente sabia y previsora y sólo aconseja, en el tratamiento de las enfermedades, la práctica de medios propios para secundar aquélla. Naturismo.
naturalista. adj. y s. Persona que estudia o cultiva la historia natural.
naturalización. f. ACLIMATACIÓN.
naturismo (del lat. *natura*, naturaleza). m. NATURALISMO.
naucleína. f. Alcaloide de la planta japonesa *Nauclea excelsa*. Empléase contra el hábito del opio.
Naunyn-Minkowski (Método de) (Bernard *Naunyn*, médico alemán, 1839-1925, y Oscar *Minkowski*). V. MÉTODO.
naupatía (del gr. *naûs*, nave, y *páthos*, enfermedad). f. MAREO.
náusea (del lat. *nausea*, y éste del gr. *nausíe*, mareo; de *naus*, nave). f. A., *Ubelkeit*; F., *nausée*; In. e It., *nausea*; P., *náusea*. Basca, sensación penosa que indica la proximidad del vómito, y esfuerzos que acompañan a la necesidad de vomitar. Ú. m. en pl. || Disgusto producido por ciertos alimentos.
nauseabundo (del lat. *nauseabundus*). adj. A., *ekelhaft*; F., *nauséeux*; In., *nauseous*; It., *nauseante*; P., *nauseante*. Que produce náuseas.
navaja (del lat. *novácula*). f. A., *Rasiermesser*; F., *rasoir*; In., *razor*; It., *rascio*; P., *navalha*. Especie de cuchillo cuya hoja puede doblarse sobre el mango para que su filo quede guardado. || **-de Finochietto.** Instrumento quirúrgico utilizado para la obtención de injertos cutáneos.
navicular (del lat. *navicularis*). adj. F., *naviculaire*. En forma de navecilla. || Hueso escafoides.
naya. f. NAJA.
Nb. Símbolo del *niobio* o columbio.
NCTC (de *National Collection of Type Cultures*). Sigla de la colección nacional inglesa de cepas bacterianas de referencia. Ubicada en Londres, contiene cepas de gran interés en microbiología clínica.
Nd. Símbolo del *neodimio*.
Ne. Símbolo del *neón*.
neartrosis (del gr. *neós*, nuevo, y de *artrosis*). f. A., *Nearthrose*; F., *néarthrose*; In., *nearthrosis*; It., *neartrosi*; P., *néartrose*. Articulación artificial o falsa que se forma en fracturas mal consolidadas; seudartrosis.

|| Operación en la que se forma una articulación artificial.

nébula (voz latina: niebla). A., *Nebelfleck;* F., *taie;* In., *nebula;* It., *nubecola;* P., *nébula.* Opacidad ligera de la córnea, nubécula de la córnea. || Nebulosidad de la orina. || Preparación usada en un nebulizador.

nebularina. f. Sustancia antibiótica aislada de los cultivos de un basidiomiceto, el *Clitocybe nebularis.*

nebulización. f. A., *Vernebelung;* F., *pulverisation;* In., *spray;* It., *nebulizzazione;* P., *pulverização.* Conversión de un líquido en una nube de vapor por una corriente de aire; pulverización, atomización. || Tratamiento por nebulizaciones.

nebulizador. m. F., *nébuliseur.* Aparato que convierte un líquido o solución en partículas finísimas que forman una especie de niebla.

Necator. Género de gusanos parásitos nematodos. La especie *N. americanus* es muy parecida al anquilostoma duodenal, pero es más corta y delgada. ANKYLOSTOMA AMERICANUM, UNCINARIA.

necatoriasis. f. F., *nécatoriose.* Infestación con gusanos del género *Necator.* || ANQUILOSTOMIASIS.

necesidad. (del lat. *necessitas*). f. A., *Bedürfnis;* F., *besoin;* In., *need;* It., *bisogno;* P., *necesidade.* Sensación interna correspondiente al defecto de ejercicio de una función imprescindible: alimentación, respiración, micción, defecación, relaciones sexuales, etc., o a la privación de sustancias indispensables para el mantenimiento del organismo. || En psicoanálisis, estado de tensión interna que requiere de manera imprescindible la satisfacción que brinda el objeto específico (p. ej., el alimento).

Neck-Odelberg (Enfermedad de). V. ENFERMEDAD.

necrectomía (de *necro-* y el gr. *ektomé,* escisión). f. Escisión o separación de tejido muerto.

necremia (de *necro-* y el gr. *haîma,* sangre). f. Pérdida de la vitalidad de la sangre.

necro-. Forma prefija del gr. *nekrós,* muerto, cadáver.

necrobacilosis (de *necro-,* el lat. *bacillus,* bastoncito, y el suf. *-osis*). f. Estado morboso caracterizado por lesiones gangrenosas en varias sp. animales, producido por el *Fusobacterium necrophorum.*

necrobiosis (de *necro-* y el gr. *bíos,* vida). A., *Nekrobiose;* F., *nécrobiose;* In., *necrobiosis;* It., *necrobiosi;* P., *necrobiose.* Muerte fisiológica de las células o tejidos dependiente de cambios relacionados con el desarrollo, envejecimiento, uso, etc., como la maduración y descamación de las células epidérmicas, fagocitosis de eritrocitos viejos, etc. || **-lipoidea de los diabéticos.** Dermatosis en múltiples placas amarillas dependientes de alteraciones del metabolismo de los lípidos.

necrocitosis (de *necro-* y el gr. *kýtos,* cavidad). f. Muerte celular.

necrocitotoxina. f. Toxina que produce la muerte de las células.

necrocomio (de *necro-* y el gr. *komeîn,* cuidar). m. Cámara o depósito mortuorios donde se exponen los cadáveres hasta la aparición de los signos de certeza de la muerte. || MORGUE.

necrófago (de *necro-* y el gr. *phageîn,* comer). adj. F., *nécrophage.* Que devora o se alimenta de cuerpos muertos.

necrofilia (de *necro-* y el gr. *philía,* amistad). f. A., *Nekrophilie,* F., *nécrophilie;* In., *necrophilia;* It. y P., *necrofilia.* Inclinación morbosa a los cuerpos muertos, vampirismo; perversión sexual de esta forma.

necrófilo (de *necro-* y el gr. *phílos,* amigo). adj. F., *nécrophile.* Que vive sobre tejidos muertos. || Relativo o afecto de necrofilia.

necrofobia (de *necro-* y el gr. *phóbos,* temor). f. F., *nécrophobie.* Temor morboso a la muerte, *tanatofobia,* o a los cuerpos muertos.

necrogénico o necrógeno. (de *necro-* y el gr. *gennân,* producir, engendrar). adj. F., *nécrogène.* Que se origina en la materia muerta. || Productor de necrosis o muerte.

necrólisis (de *necro-* y el gr. *lýsis,* disolución). f. A., *Nekrolyse;* F., *nécrolyse;* In., *necrolysis;* It., *necrolisi;* P., *necrólise.* Separación o disolución de un tejido por necrosis. || **-epidérmica tóxica.** Enfermedad exfoliativa de la piel, caracterizada por erupción cutánea ampollar grave de origen medicamentoso o debida a la toxina del estafilococo. *Sin.:* Síndrome de Lyell, síndrome de la piel escaldada.

necrología (de *necro-* y el gr. *lógos,* tratado). f. Estadística o registro de defunciones.

necromanía. f. NECROFILIA.

necromimesis. (de *necro-* y el gr. *mímesis,* imitación). f. F., *nécrominésie.* Simulación de la muerte. || Estado delirante en el que el paciente se cree muerto.

necronectomía (de *necro-* y el gr. *ektomé,* resección). f. Escisión de secuestros u otra parte necrosada; necrectomía.

necroneumonía (de *necro-* y el gr. *pneúmon,* pulmón). f. Gangrena pulmonar.

necroparásito (de *necro-,* y el gr. *pará,* junto a, y *sitos,* comida). m. Parásito sobre cuerpos muertos.

necropsia (de *necro-* y el gr. *ópsis,* visión). f. A., *Nekropsie;* F., *nécropsie;* In., *necropsy;* It. y P., *necropsia.* Examen de los cadáveres; autopsia; examen *post mortem.*

necropulpectomía (de *necro-,* el lat. *pulpa,* carne, y el gr. *ektomé,* resección). f. Extirpación de la pulpa dentaria previa desvitalización.

necroscopia (de *necro-* y el gr. *skopeîn,* observar). f. NECROPSIA.

necrosemiótico (de *necro-* y el gr. *semeîon,* signo). adj. Relativo a los signos de la muerte.

necrosis [necrótico] (del gr. *nékrosis,* mortificación). f. A., *nékrose;* F., *nécrose;* In., *necrosis;* It., *necrosi;* P., *necrose.* Mortificación de un tejido en general, gangrena; la parte necrosada se llama secuestro. || **-aséptica.** Aquella en la que no interviene una infección. || **-caseosa.** Tipo de necrosis en la que el tejido afectado se transforma en una masa granular friable y amorfa, que recuerda macroscópicamente el queso. *Sin.:* Caseosis, caseificación, degeneración caseosa. || **-coagulativa.** Tipo de necrosis en la que los tejidos afectados conservan su consistencia y microscópicamente mantienen sus límites celulares. || **-colicuativa.** La caracterizada por la consistencia líquida de los tejidos afectos. || **-embólica.** La consecutiva a un infarto anémico por embolia. || **-húmeda.** Aquella en la cual los tejidos afectos se tornan blandos y húmedos. || **-superficial.** La que afecta los estratos superficiales de una estructura.

necrospermia (de *necro-* y el gr. *spérma,* semilla). f. A., *Nekrospermie;* F., *nécrospermie;* In., It. y P., *necrospermia.* Estado del semen en que los espermatozoides han muerto o están inmóviles.

necrosteosis (de *necro-* y el gr. *ostéon,* hueso). f. Necrosis ósea.

necrotomía. (de *necro-* y el gr. *tomé,* corte). f. A., *Nekrotomie;* F., *nécrotomie;* In., *necrotomy;* It. y P., *necrotomia.* Disección de un cadáver; necroscopia. || Extracción o escisión de un secuestro; secuestrotomía. || **-osteoplástica.** Extracción de un secuestro óseo, previo levantamiento de un colgajo del hueso, que se vuelve a colocar después de la extracción de aquél.

necrotoxina. f. Sustancia o factor producido por ciertos estafilococos que destruye o mata las células de los tejidos.

Neelsen (Método de) (Friedrich K. *Neelsen,* histólogo alemán, 1854-1894). V. COLORACIÓN DE ZIEHL-NEELSEN (MÉTODOS DE).

neencéfalo. m. NEOENCÉFALO.

nefelio o nefelión (del gr. *nephéle,* nube). m. Nubécula de la córnea.

nefeloide (del gr. *nephéle,* nube, y *eîdos,* aspecto). adj. Nebuloso, turbio.

nefelometría (del gr. *nephéle,* nube, y *métron,* medida). f. A., *Nephelometrie;* F., *néphélométrie;* In., *nephelometry;* It. y P., *nefelometria.* Método de análisis químico y bacteriológico, de tipo óptico, en el cual la concentración de una sustancia se determina comparando la intensidad de la luz reflejada por sus partículas constituyentes en suspensión con la reflejada por una suspensión de concentración conocida del mismo tipo de partículas. Se basa en el efecto Tyndall. || **-fotoeléctrica.** La que sustituye el ojo humano con un dispositivo fotoeléctrico.

nefelómetro. m. F., *néphélèmètre*. Instrumento utilizado en la nefelometría, que permite medir la turbidez de un líquido o efectuar el recuento bacteriano de una suspensión.

nefelopía (del gr. *nephéle*, nube, y *óps, opós*, ojo). f. A., *Nebelsehen*; F., *néphélopie*; In., *nephelopia*; It. y P., *nefelopia*. Defecto de la visión por enturbiamiento de la córnea o de los medios oculares.

nefelopsia (del gr. *nephéle*, nube, y *ópsis*, visión). f. NEFELOPÍA.

nefradenoma (de *nefro-* y *adenoma*). m. Adenoma del riñón.

nefralgia (de *nefro-* y el gr. *álgos*, dolor). f. A., *Nephralgie*; F., *néphralgie*; In., *nephralgia*; It., *nefrolgia*; P., *nefrolgia*. Dolor o neuralgia del riñón; cólico renal; nefrodinia.

nefranuria. f. Anuria por supresión de la secreción renal.

nefrapostasis (de *nefro-* y *apostasis*). f. Absceso o inflamación supurativa del riñón.

nefrarctia (de *nefro-* y el lat. *arctus*, contraído). ant. f. Contracción del riñón.

nefratonía. f. Atonía del riñón.

nefrauxa (de *nefro-* y el gr. *aúxe*, aumento). f. F., *hypertrophie rénale*. Hipertrofia del riñón.

nefrectasia (de *nefro-* y el gr. *éktasis*, dilatación). f. A., *Nephrektasie*; F., *néphrectasie*; In., *nephrectasia*; It. y P., *nefrectasia*. Ectasia o distensión del riñón; riñón sacciforme.

nefrectomía (de *nefro-* y el gr. *ektomé*, resección). f. A., *Nephrektomie*; F., *néphrectomie*; In., *nephrectomy*; It. y P., *nefrectomia*. Ablación del riñón. || **-abdominal** o **anterior, lumbar** o **posterior.** Ablación del riñón a través de una incisión abdominal o de la región lumbar, respectivamente.

nefredema. m. Edema renal. || HIDRONEFROSIS.

nefrelcosis (de *nefro-* y el gr. *hélkos*, úlcera). f. Ulceración del riñón.

nefremia (de *nefro-* y el gr. *haîma*, sangre). f. Congestión renal.

nefrenfraxis (de *nefro-* y el gr. *émphraxis*, obstrucción). f. Obstrucción que se localiza en los tubos o en los vasos del riñón.

nefresia (del gr. *nephrós*, riñón). f. ant. Enfermedad renal.

nefria (del gr. *nephrós*, riñón). f. desus. Nefritis; enfermedad de Bright.

néfrico (del gr. *nephrós*, riñón). adj. F., *rénal*. RENAL.

nefridio. m. *Nephridium*, tubo embrionario del que se desarrolla el riñón.

nefridosis. f. HIDRONEFROSIS.

nefrismo. m. Estado de caquexia debido a una enfermedad renal.

nefrítico (del lat. *nephriticus*, y éste del gr. *nephritikós*; de *nephrós*, riñón). adj. y s. F., *néphrétique*, *néphritique*. Relativo a la nefritis o afecta de ella.

nefrítides. f. pl. Término general para las variedades de nefritis.

nefritis (del lat. *nephritis*, y éste del gr. *nephrîtis*; de *nephrós*, riñón). f. A., *Nephritis*; F., *néphrite*; In., *nephritis*; It. y P., *nefrite*. Nombre genérico que se refiere a las inflamaciones renales. || **-ascendente.** PIELONEFRITIS. || **-glomerular.** GLOMERULONEFRITIS. || **-intersticial.** Aquella que presenta predominio de lesiones en el intersticio, como las causadas por infecciones, tóxicos, etc.

nefro- o **nefros-.** Formas prefijas del gr. *nephrós*, riñón.

nefroabdominal (de *nefro-* y el lat. *abdomen, -inis*, vientre). adj. Relativo al riñón y la pared abdominal.

nefroangiosclerosis (de *nefro-*, el gr. *aggeîon*, vaso, *sklerós*, duro y el suf. *-osis*). f. A., *Nephroangiosklerose*; F., *néphroangiosclérose*; In., *nephroangiosclerosis*; It., *nefroangiosclerosi*; P., *nefroangiosclerose*. Hipertensión con lesiones renales de origen arteriosclerótico.

nefroatonía (de *nefro-* y el gr. *atonía*, flojedad). f. desus. Disminución de la actividad funcional del riñón.

nefrobiopsia (de *nefro-*, el gr. *bíos*, vida, y *óps, opós*, vista). f. Biopsia renal por punción transcutánea.

nefroblastoma (de *nefro-*, el gr. *blastós*, germen, y el suf. *-oma*). m. F., *néprfoblastome*. Embrioma del riñón; tumor de Wilms.

nefrocalcinosis (de *nefro-*, el lat. *calx, calcis*, cal, y el suf. *-osis*). f. A., *Nephrokalzinose*; F., *néphrocalcinose*; In., *nephrocalcinosis*; It., *nefrocalcinosi*; P., *nefrocalcinose*. Insuficiencia renal debida a la precipitación del fosfato cálcico en los tubos renales.

nefrocapsectomía (de *nefro-*, *cápsula*, y el gr. *ektomé*, escisión). f. F., *décapsulation du rein*. Decorticación del riñón.

nefrocardíaco (de *nefro-* y el gr. *kardía*, corazón). adj. Relativo al riñón y el corazón.

nefrocele (de *nefro-* y el gr. *kéle*, hernia). m. A., *Nephrozele*; F., *néphrocèle*; In., *nephrocele*; It. y P., *nefrocele*. Hernia de un riñón.

nefrocirrosis (de *nefro-*, el gr. *kirrós*, amarillento, y el suf. *-osis*). f. Cirrosis renal.

nefrocistanastomosis (de *nefro-*, el gr. *kýstis*, vejiga, y *anastómosis*, desembocadura). f. F., *nephro-cystoanastomose*. Anastomosis quirúrgica del riñón y la vejiga.

nefrocistitis (de *nefro-*, el gr. *kýstis*, vejiga, y el suf. *-itis*). f. F., *association de néphrite et de cystite*. Inflamación de los riñones y la vejiga urinaria.

nefrocistosis (de *nefro-* y el gr. *kýstis*, vejiga). f. Desarrollo de quistes en el riñón; riñón quístico.

nefrocolopexia (de *nefro-*, el gr. *kólon*, colon, y *péxis*, fijación). f. A., *Nephrokolopexie*; F., *néphrocolopexie*; In., *nephrocolopexy*; It., *nefrocolopessia*; P., *nefrocolopexia*. Fijación quirúrgica del riñón y el colon por medio del ligamento nefrocólico.

nefrocoloptosis (de *nefro-*, el gr. *kólon*, intestino grueso, y *ptôsis*, caída). f. A., *Nephrokoloptose*; F., *néphrocoloptose*; In., *nephrocoloptosis*; It., *nefrocoloptosi*; P., *nefrocoloptose*. Ptosis o caída del riñón y el colon.

nefrodinia (de *nefro-* y el gr. *odýne*, dolor). f. NEFRALGIA.

nefrodistrofia. f. NEFROSIS.

nefroflegmasía (de *nefro-* y el gr. *phlégma*, inflamación). f. desus. NEFRITIS.

nefrogástrico (de *nefro-* y el gr. *gastér, gastrós*, vientre, estómago). adj. Relativo al riñón y el estómago.

nefrógeno (de *nefro-* y el gr. *gennân*, producir). adj. F., *néphrogène*. Que se origina en el riñón o del riñón; que forma tejido renal.

nefrograma (de *nefro-* y el gr. *grámma*, registro). m. F., *néphrogramme*. Imagen radiológica renal, que se obtiene mediante urografía.

nefrohemia. f. NEFREMIA.

nefrohidrosis. f. HIDRONEFROSIS.

nefroide (de *nefro-* y el gr. *eîdos*, aspecto). f. F., *réniforme*. Semejante a un riñón; reniforme.

nefrolisina. f. NEFROTOXINA.

nefrólisis (de *nefro-* y el gr. *lysis*, disolución). f. A., *Nephrolyse*; F., *néphrolyse*; In., *nephrolysis*; It., *nefrolisi*; P., *nefrólise*. Disolución o destrucción de la sustancia renal, producida por nefrotoxinas. || Operación de separar el riñón de sus adherencias con otras formaciones.

nefrolitiasis. f. A., *Nephrolithiasis*; F., *néphrolithiase*; In., *nephrolithiasis*; It., *nefrolitiasi*; P., *nefrolitíase*. Estado morboso debido a la presencia de cálculos renales.

nefrolito (de *nefro-* y el gr. *líthos*, piedra). m. A., *Nierenstein*; F., *nephrolithe*; In., *nephrolith*; It., *nefrolito*; P., *nefrólito*. Cálculo renal.

nefrolitotomía (de *nefrolito* y el gr. *tomé*, corte). f. A., *Nephrolithotomie*; F., *néphrolithotomie*; In., *nephrolithotomy*; It. y P., *nefrolitotomia*. Extracción de cálculos renales por sección del riñón.

nefrología (de *nefro-* y el gr. *lógos*, tratado). f. F., *néphrologie*. Estudio o tratado del riñón y de sus enfermedades.

nefrólogo. adj. y s. F., *néphrologue.* Experto en las enfermedades del riñón.
nefroma (de *nefro-* y *-oma*). f. F., *néphrome.* Tumor del riñón en general.
nefromalacia (de *nefro-* y el gr. *malakía*, blandura). f. F., *néphromalacie.* Reblandecimiento del riñón.
nefromegalia (de *nefro-* y el gr. *mégas, megále, méga,* grande). f. F., *néphromégalie.* Aumento de volumen del riñón.
nefrómera. f. NEFROTOMA.
nefrón, nefrona. m. y f. A., *Nephron;* F., *néphron;* In., *nephron;* It., *nefrone;* P., *nefrónio.* Unidad renal compuesta de la cápsula de Bowman y su glomérulo, junto con el tubo urinífero en su totalidad. ||-**inferior.** Asa de Henle y tubos colectores.
nefronco (de *nefro-* y el gr. *ógkos*, tumor). m. F., *tumeur rénal.* Tumor renal.
nefroneurosis (de *nefro-,* el gr. *neûron,* nervio, y el suf. *-osis*). f. ant. Trastorno renal nervioso.
nefronoptisis (de *nefrón* y el gr. *phthísis*, consunción). f. Malformación renal caracterizada por quistes de localización centromedular con atrofia tubular, manifestada por anemia, uremia y acidosis.
nefroomentopexia (de *nefro-, omento* y el gr. *pêxis*, fijación). f. A., *Nephro-omentopexie;* F., *néphro-omentopexie;* In., *nephro-omentopexy;* It., *nefro-omentopessia;* P., *nefroomentopexia.* Fijación del omento al riñón isquémico descapsulado, para aliviar la hipertensión.
nefroparálisis (de *nefro-* y el gr. *parálysis*, parálisis). f. ant. Parálisis del riñón.
nefropatía (de *nefro-* y el gr. *páthos*, enfermedad). f. A., *Nephropathie;* F., *néphropathie;* In., *nephropathy;* It. y P., *nefropatia.* Término general para las enfermedades del riñón. ||-**funcional.** La que no es debida a lesión orgánica. ||-**parenquimatosa.** La que presenta lesión del parénquima. ||-**primitiva.** Aquella cuya etiopatogenia es renal. ||-**secundaria.** Aquella cuya etiopatogenia es a nivel sistémico. ||-**tubulointersticial aguda.** Insuficiencia renal aguda debida a múltiples causas.
nefropexia (de *nefro-* y el gr. *pêxis,* fijación). f. A., *Nephropexie;* F., *néphropexie;* In., *nephropexy;* It., *nefropessia;* P., *nefropexia.* Fijación quirúrgica de un riñón flotante.
nefropielitis. f. PIELONEFRITIS.
nefropielograma (de *nefro-,* el gr. *pýelos,* pelvis, y *gramma,* lo grabado). m. Imagen radiológica del parénquima y cavidad renales obtenida mediante urografía.
nefropielolitotomía (de *nefro-,* el gr. *pýelos,* pelvis, *líthos,* piedra, y *tomé,* corte). f. F., *néphropyélolithotomie.* Extracción de un cálculo de la pelvis renal a través de una sección del riñón.
nefropieloplastia (de *nefro-,* el gr. *pýelos,* pelvis, y *plássein,* formar). f. F., *néphropyéloplastie.* Cirugía plástica de la pelvis renal.
nefropiosis (de *nefro-* y el gr. *pýosis,* supuración). f. A., *Nephropyose;* F., *pyonéphrose;* In., *nephropyosis;* It., *nefropiosi;* P., *nefropiose.* Supuración del riñón; pionefrosis.
nefroptosis (de *nefro-* y el gr. *ptôsis,* caída). f. A., *Nierensenkung;* F., *néphroptôse;* In., *nephroptosis;* It., *nefroptosi;* P.,*nefroptose.* Caída o prolapso del riñón. *Sin.:* Riñón ectópico, móvil o flotante.
nefrorrafia (δε *nefro-* y el gr. *rhaphé,* sutura). f. A., *Nephrorrhaphie;* F., *néphrorraphie;* In., *nephrorrhaphy;* It. y P., *nefrorrafia.* Sutura de una herida del riñón. || NEFROPEXIA.
nefrorragia (de *nefro-* y el gr. *regnýnai,* reventar). f. A., *Nierenblutung;* F., *néphrorragie;* In., *nephrorrhagia;* It. y P., *nefrorragia.* Hemorragia del riñón.
nefrosclerosis. Nefritis intersticial crónica, riñón contraído.
nefrosclerosis (de *nefro-,* el gr. *sklerós,* duro, y el suf. *-osis*). f. A., *Nierensklerose;* F., *néphrosclérose;* In., *nephrosclerosis;* It., *nefrosclerosi;* P., *nefrosclerose.* Esclerosis renal. ||Nefritis intersticial crónica, riñón contraído. ||-**maligna.** La de curso rápidamente progresivo con acentuada disfunción renal y asociada con hipertensión maligna.
nefrosis. f. A., *Nephrose;* F., *néphrose;* In., *nephrosis;* It., *nefrosi;* P., *nefrose.* Enfermedad renal, nefropatía. || V. SÍNDROME NEFRÓTICO.
nefrostoma (de *nefro-* y el gr. *stóma,* boca). m. A., *Nephrostom;* F., *néphrostoma;* In., *nephrostoma;* It. y P., *nefrostoma.* Orificio infundibuliforme ciliado en conexión con los tubos de Wolff.
nefrostomía. f. A., *Nephrostomie;* F., *néphrostomie;* In., *nephrostomy;* It. y P., *nefrostomia.* Formación quirúrgica de una fístula permanente en el riñón o pelvis renal, *pielostomía,* previa fijación de la parte a la pared abdominal, para que la orina salga al exterior.
nefrotifus (de *nefro-* y el gr. *typhos,* estupor causado por la fiebre). m. Fiebre tifoidea o tifus con complicaciones renales.
nefrotisis (de *nefro-* y el gr. *phthísis,* consunción). f. Tuberculosis renal.
nefrotoma o **nefrotomo** (de *nefro-* y el gr. *tómos,* porción). m. A., *Nephrotom;* F., *néphrotome;* In., *nephrotome;* It. y P., *nefrotoma.* Segmento de tejido embrionario renal originado de la mesómera mesodérmica, del que se desarrollan los tubos excretorios del riñón.
nefrotomía (de *nefro-* y el gr. *tomé,* corte). f. A., *Nierenspaltung;* F., *néphrotomie;* In., *nephrotomy;* It. y P., *nefrotomia.* Incisión quirúrgica del riñón, generalmente por vía lumbar, para liberarlo de un cálculo o absceso.
nefrotomografía. f. F., *néphrotomographie.* Tomografías renales tomadas en la fase glomerular de eliminación del contraste yodado hidrosoluble.
nefrotóxico. adj. Tóxico para el riñón.
nefrotoxina. f. Citotoxina de efectos específicos sobre el tejido renal.
nefrotresis o **nefrotriesis** (de *nefro-* y el gr. *trêsis,* horadamiento). f. F., *néphrostomie.* Operación de establecer una fístula renal por la sutura de los bordes de la abertura renal a los músculos parietales; nefrostomía.
nefrotuberculosis (de *nefro-* y el lat. *tuberculum,* dim. de *tuber, -eris,* hinchazón, tumor). f. F., *tuberculose rénale.* Tuberculosis renal.
nefroureterectomía (de *nefro-,* el gr. *ouretér,* uréter, y *ektomé,* resección). f. F., *néphro-urétérectomie.* Escisión del riñón y el uréter o de una parte de éste.
Neftel (Enfermedad de) (William Basil *Neftel,* neurólogo norteamericano, de origen ruso, 1830-1906). V. ENFERMEDAD.
negación (del lat. *negatio, -onis,* de *negare,* decir que no). f. A., *Verneinung;* F., *négation, dénégation;* In., *negation;* It., *negazione;* P., *negaçāo.* En psicoanálisis, mecanismo psíquico por el cual el sujeto rechaza y no acepta como propios los sentimientos, ideas o deseos que le son puestos de manifiesto y que habían sido completamente reprimidos. Freud introduce este concepto como un elemento relevante en el proceso de la cura psicoanalítica, donde es frecuente observarlo como respuesta inmediata del analizado ante interpretaciones del analista que desvelan contenidos inconscientes.
negativismo. m. A., *Verneinungswahn;* F., *négativisme;* In., *negativism;* It. y P., *negativismo.* Trastorno del comportamiento que se manifiesta por una oposición activa o pasiva a toda solicitud proveniente del exterior. Se observa, p. ej., en la psicosis esquizofrénica.
negativo (del lat. *negativus*). adj. F., *négatif.* No positivo; sin resultado o inexistente; opuesto, privativo. || m. Clisé fotográfico negativo.
negatoscopio (de *negativo* y el gr. *skopeîen,* observar). m. F., *négatoscope.* Aparato para examinar los clisés radiográficos.
negatrón. m. F., *négaton.* Electrón negativo, en oposición a *positrón.*
Negri (Cuerpos de) (Adelchi *Negri,* médico italiano, 1876-1912). V. CORPÚSCULO.
negro (del lat. *niger, nigra, nigrum*). adj. y s. A., *Schwarz;* F., *noir;* In., *black;* It., *nero;* P., *negro.* Díce-

se del cuerpo totalmente oscuro por la no reflexión o por la absorción de la luz. ‖ Individuo de la raza negra. ‖ **-animal.** CARBÓN ANIMAL. ‖ **-de humo.** Carbón que resulta de la combustión de materias resinosas, bituminosas o grasas. ‖ **-de París.** CARBÓN ANIMAL. ‖ **-indulina.** NIGROSINA.

Negro (Fenómeno, síndrome de) (Camillo *Negro*, neurólogo italiano, 1861-1927). V. FENÓMENO, SÍNDROME.

neguilla (del lat. *nigella*, negruzca, propiamente f. de *nigellus*, dim. de *niger*, negro). f. Planta ranunculácea del género *Nigella*. Las semillas de las especies *N. arvensis* y *N. sativa* son carminativas y estimulantes.

Neisser (Coco o diplococo, jeringa de) (Albert Ludwig *Neisser*, médico alemán, 1855-1916). V. NEISSERIA GONORRHOEAE, JERINGA. ‖ **-(Coloración de)** (Max *Neisser*, bacteriólogo alemán, 1869-1938). V. COLORACIÓN (MÉTODOS DE). ‖ **-Doering (Fenómeno de)** (Ernst *Neisser* y Hans *Doering*, médicos alemanes contemporáneos). V. FENÓMENO. ‖ **-Wechsberg (Fenomeno de)** (Max *Neisser*, y Friedrich *Wechsberg*, médico alemán). DESVIACIÓN DEL COMPLEMENTO.

Neisseria (de Albert L. *Neisser*, descubridor del gonococo). Género de bacterias de la familia neisseriáceas, incluido en la parte 10 de la clasificación de Bergey (8.ª ed.). Se trata de cocos gramnegativos, de 0,61 μm de diámetro, que se disponen en parejas, no esporulados y no móviles. Son aerobios, oxidasapositivos y catalasapositivos. Sus especiess son parásitas de los mamíferos y algunas son patógenas. ‖ **-catarrhalis.** V. BRANHAMELLA CATARRHALIS. ‖ **-gonorrhoeae.** Agente causal de la gonococia o blenorrea, así como de la oftalmía del recién nacido. Gonococo. Se le ha llamado también *Diplococcus gonorrhoeae* o de Neisser y *Micrococcus gonorrhoeae*. ‖ **-meningitidis.** Agente etiológico de la meningitis cerebrospinal en el hombre. *N. intracellularis*, *Diplococcus intracellularis meningitidis*.

Nélaton (Línea, operación, sonda de) (Auguste *Nélaton*, cirujano francés, 1807-1873). V. LÍNEA, OPERACIÓN, SONDA.

nelauana o **nelaván.** m. Nombres indígenas de la letargia africana o enfermedad del sueño.

Nelson (Prueba de) (R. A. *Nelson*, médico norteamericano, n. en 1922). V. PRUEBA.

nema- o **nemato-.** Formas prefijas del gr. *nêma, -atos*, hilo.

nematelminto (de *nemato-* y el gr. *hélmins, hélminthos*, lombriz). m. F., *némathelminthe*. Gusano nematodo.

nematoblasto (de nemato- y el gr. *blastós*, germen). m. ESPERMÁTIDE.

nematóceros. m. pl. Suborden de dípteros caracterizados por poseer largas antenas y que comprende los mosquitos, moscas de agua, etc.

nematocida (de *nemato-* y el lat. *caedere*, matar). adj. y s. F., *nématocide*. Destructor de gusanos nematodos.

Nematoda. V. NEMATODOS.

nematodiasis. f. Infestación con gusanos nematodos.

nematodos (de *nemato-* y el gr. *eîdos*, aspecto). m. pl. F., *nématode*. Orden de gusanos de la clase de los nematelmintos. Son cilíndricos, no segmentados, con cavidades somáticas, revestimiento quitinoso y sexos separados. Generalmente son parásitos y están provistos de boca, intestino y ano. Comprende los áscaris, triquinas, filarias, anquilostomas, etc.

nematología (de *nemato-* y el gr. *lógos*, tratado). f. F., *nématologie*. Rama de la zoología que estudia los gusanos nematodos.

nematosis. f. Estado de infestación con nematodos.

nematospermia (de *nemato-* y el gr. *spérma, -atos*, semilla). f. Condición de espermatozoides de cola larga, como los humanos.

Nencki (Reacción de) (Marcellus *Nencki*, médico polaco, 1847-1901). V. REACCIÓN.

neo-. Forma prefija del gr., *néos*, nuevo.

neo. amb. Apócope de *neoplasia* o *neoplasma*.

neoarsicodilo. m. ARRENAL.

neoartrosis. f. NEARTROSIS.

neoblástico (de *neo-* y el gr. *blastós*, germen). adj. F., *néoblastique*. Relativo a los tejidos nuevamente formados.

neocaína. f. Clorhidrato de procaína.

neocatarsis (de *neo-* y el gr. *kátharsis*, purificación). f. Procedimiento psicoanalítico por el cual se despiertan en el paciente sus vivencias infantiles.

neocerebelo (de *neo-* y el lat. *cerebellum*, dim. de *cerebrum*, cerebro). m. A., *Neozerebellum*; F., *néocérébellum*; In., *neocerebellum*; It., *neocerebelo*; P., *neocerebelo*. Porción del cerebelo más recientemente desarrollada, que comprende los lóbulos laterales y el núcleo dentado; fibras corticopontocerebelosas.

neocincofén. m. F., *néocinchophène*. Etil-6-metil-2-fenilcinconinato; analgésico.

neocinético (de *neo-* y el gr. *kinetikós*, móvil). adj. F., *néocinétique*. Término que se aplica al mecanismo motor nervioso que regula los movimientos voluntarios, asociado con la zona motriz de la corteza cerebral; opuesto a *paleocinético*.

neocitemia (de *neocito* y el gr. *haîma*, sangre). f. NEOCITOSIS.

neocito. (de *neo-* y el gr. *kýtos*, cavidad). m. Forma no adulta de leucocito. ‖ Célula neoplásica.

neocitosis (de *neo-* y el gr. *kýtos*, cavidad, y el suf. *-osis*). f. F., *présence des néocytes dans le sang péripherique*. Presencia de formas leucocitarias no maduras en la sangre.

neocórtex (de *neo-* y el lat. *cortex*, corteza). m. F., *néocortex, néopallium*. Parte mayor de la corteza cerebral, filogenéticamente más reciente. Está formado por seis capas celulares, que nombradas desde la superficie son: molecular, granular externa, piramidal externa, granular interna, piramidal interna o ganglionar y fusiforme. *Sin.:* Neopalio.

neodarvinismo. m. Modificación de la teoría evolucionista de Darwin basada en los conocimientos genéticos modernos.

neodiatermia (de *neo-*, el gr. *diá*, a través, y *thérme*, calor). f. Diatermia de ondas cortas.

neoencéfalo. m. A., *Neencephalon*; F., *néencéphalon*; In., *neencephalon*; It., *neoencefalo*; P., *neencéfalo*. En la filogenia del encéfalo, parte de éste de formación más reciente, la corteza, en oposición a las formaciones más antiguas, los núcleos grises de la base o *paleoencéfalo*.

neofeto. m. Producto de la concepción durante la octava y novena semanas de la vida intrauterina.

neofilismo (de *neo-* y el gr. *philía*, afición, amistad). m. Afición exagerada a las novedades o nuevas ideas.

neofobia (de *neo-* y el gr. *phóbos*, temor). f. A., *Neophobie*; F., *néophobie*; In., *neophobia*; It. y P., *neofobia*. Temor morboso a las novedades; misoneísmo.

neoformación (de *neo-* y el lat. *formatio, -onis*, de *formare*, formar). f. A., *Neubildung*; F., *néoformation*; In., *neoformation*; It., *neoformazione*; P., *neoformação*. Neoplasia.

neoformativo. adj. Relativo a la formación de tejido nuevo; neoblástico.

neofrenia (de *neo-* y el gr. *phrén, phrenós*, mente). f. Desorden mental que ocurre en la adolescencia.

neogala (de *neo-* y el gr. *gála*, leche). f. Calostro.

neogénesis (de *neo-* y el gr. *génnesis*, generación). f. F., *néogenèse*. Regeneración de los tejidos o células.

neohimen. m. NEOMEMBRANA.

neohipocratismo. m. Retorno a la teoría y prácticas hipocráticas.

neoinsulina. f. Insulina protamina.

neolalia, neolalismo (de *neo-* y el gr. *laleîn*, hablar). f. y m. Lenguaje con muchos neologismos.

neologismo (de *neo-* y el gr. *logismós*, razonamiento). m. A., *Neologismus*; F., *néologisme*; In., *neologism*; It. y P., *neologismo*. Invención de palabras nuevas u otorgación de nuevos significados a palabras ya existentes. En psiquiatría, se observa en ciertos pacientes psicóticos.

neomaltusianismo. m. Doctrina que, partiendo de la teoría de Malthus, sostiene la necesidad de una limitación de nacimientos, para remediar la desproporción entre los nacimientos, que aumentan en progresión geométrica, y los medios de subsistencia, que lo hacen en proporción aritmética.

neomembrana. f. Falsa o seudomembrana.

neomicina. f. F., *néomycine*. Antibiótico obtenido de cultivos del *Streptomyces fradiae*. Su acción bacteriostática puede llegar a ser bactericida, aumentando la dosis. Es activo sobre bacilos gramnegativos y sobre los estreptococos. Por vía oral es un gran antiséptico intestinal debido a que apenas se absorbe. No se administra por vía parenteral (tóxico).

neomorfismo. Desarrollo de una nueva forma.

neomorfismo (de *neo-* y el gr. *morphé*, forma). m. Parte u órgano adquirido recientemente. || Desarrollo de una nueva forma.

neón. m. F., *néon*. Elemento gaseoso inerte, descubierto en el aire en el año 1898; símbolo, *Ne;* peso atómico, 20,2.

neonato (de *neo-* y el lat. *natus*, nacido). adj. y s. A., *Neugeborener;* F., *nouveau-né;* In., *newborn;* It., *neonato;* P., *recém-nascido*. Recién nacido.

neopalio (de *neo-* y el lat. *pallium*, capa). m. F., *néopallium*. NEOCÓRTEX.

neoplasia. f. NEOPLASMA.

neoplásico. adj. F., *néoplasique*. Relativo o perteneciente a la neoplasia, al neoplasma o a los tumores.

neoplasma (de *neo-* y el gr. *plássein*, formar). m. A., *Neoplasma;* F., *néoplasma;* In., *neoplasm;* It. y P., *neoplasma*. Neoformación o nuevo crecimiento de tejido, en el que la multiplicación de las células no está totalmente controlada por los sistemas reguladores del organismo y tiene un carácter a veces progresivo. *Sin.:* Tumor. || **-benigno.** TUMOR BENIGNO. || **-maligno.** CÁNCER. TUMOR MALIGNO.

neoplastia (de *neo-* y el gr. *plássein*, modelar). f. Restauración de pérdidas de sustancia por cirugía plástica.

Neorickettsia. Género de la tribu ehrlichíceas, familia rickettsiáceas, orden rickettsiales, que incluye la especie *N. helminthoea*, patógena para el perro, descubierta en el intestino del trematodo *Nanophyetus salmonicola*, reservorio de la infección.

Neosporidios. División de esporozoos en la cual el crecimiento y la esporulación son simultáneas.

neostigmina. f. F., *néostigmine*. Parasimpaticomimético inhibidor de la acetilcolinesterasa. Se utiliza en el tratamiento del íleo paralítico, en la atonía de la vejiga urinaria y en la miastenia grave.

neostomía (de *neo-* y el gr. *stóma*, boca). f. F., *néostomie*. Creación quirúrgica de una nueva abertura o anastomosis de un conducto en la cavidad donde aboca normalmente o en otra.

neostriado o **neostriato.** m. A., *Neostriatum;* F., *néostriatum;* In. y P., *neostriatum;* It., *neostriato*. Porción del cuerpo estriado más recientemente desarrollada, representada por el núcleo caudado y el putamen.

neotálamo (de *neo-* y el gr. *thálamos*, cámara nupcial). m. F., *néothalamus*. Porción del tálamo más recientemente desarrollada, la más externa y cortical.

neotenia (de *neo-* y el gr. *teínein*, extender, continuar). f. Persistencia de las formas embrionarias o larvarias en la madurez.

neotropina. f. Sustancia colorante de la serie piridínica, empleada al interior como antiséptico eficaz de las vías urinarias.

neovitalismo (de *neo-* y el lat. *vita*, vida). m. Teoría vitalista moderna, que refiere todos los fenómenos vitales a la actividad propia de la materia organizada, actividad que desempeñaría el mismo papel que el antiguo principio vital. V. VITALISMO.

nepeta. f. CATARIA.

nepiología (del gr. *népios*, niño pequeño, el que no habla, y *lógos*, tratado). f. Parte de la pediatría que trata exclusivamente de los niños de 1 mes a 2 años, que no hablan todavía.

neptunio. m. F., *neptunium*. Elemento de peso atómico 237, obtenido por el bombardeo de uranio con neutrones. Es inestable y se transforma en plutonio. Símbolo, Np.

Nerium. Género de plantas apocináceas, una de cuyas especies es la adelfa o baladre. *Nerium oleander* u *odorium*.

Nernst (Lámpara, teoría de) (Walter H. *Nernst*, físico alemán, 1864-1941). V. LÁMPARA, TEORÍA.

nerol. m. Aceite esencial obtenido por destilación a partir de las flores de cítricos y utilizado para dar aroma a los alimentos.

neroli. m. Esencia que se obtiene al destilar las flores de azahar.

nerval (del lat. *nervus*, nervio). adj. Relativo a los nervios.

nervi. pl. lat. de *nervus*, nervio. || **-capitales.** NERVIOS CRANEALES. || **-clunium.** Nervios glúteos. || **-erigentes.** Nervios erectores, pequeñas fibras nerviosas que se distribuyen por los órganos genitales, procedentes de los nervios sacros II y III. || **-nervorum.** Filamentos nerviosos que se distribuyen por las vainas de los nervios. || **-vasorum.** Filamentos que inervan las paredes de las venas y arterias.

nervilidad. f. NEURILIDAD.

nervimoción (del lat. *nervus*, nervio, y *motio, -onis*, moción). f. Movimiento muscular por influjo nervioso.

nervimotor. adj. Relativo a un nervio motor.

nervimovilidad o **nervimotilidad.** f. Movilidad por influencia nerviosa.

nervino (del lat. *nervinus*). adj. Que afecta los nervios o el sistema nervioso. || m. Medicamento que actúa sobre el sistema nervioso; excitante, antiespasmódico, antineurálgico, sedante, tónico, hipnótico, etc.

nervio (de *nervo*, y éste del lat. *nervus*). m. A., *Nerv;* F., *nerf;* In., *nerve;* It. y P., *nervo*. Órgano en forma de cordón, conductor o transmisor de impulsos o sensaciones. Los nervios están compuestos de fibras nerviosas o tubos nerviosos reunidos en fascículos, cada uno de éstos rodeado por una envoltura propia, *perineurio*, separados unos de otros por tabiques de tejido conjuntivo, *endoneurio*, y reunidos por una vaina común, *epineurio*. Las fibras nerviosas son de dos clases: *meduladas* o *mielínicas* y *no meduladas* o *amielínicas*. Las primeras, llamadas también *blancas* o de *doble contorno*, constan de un filamento central, cilindroeje, incluido en una sustancia grasa, blanca, refringente, *mielina, sustancia blanca de Schwann*, rodeado el todo de una membrana transparente y delgada, *membrana de Schwann* o neurilema. La mielina está separada por estrangulaciones, *nódulos de Ranvier*, en segmentos de 1 mm aproximadamente de longitud, cada uno de los cuales contiene un núcleo. Las fibras amielínicas, llamadas también *grises, gelatiniformes, simpáticas* o *de Remak*, no contienen mielina, pero todas ellas tienen el nervilema o su núcleo correspondiente. V. NERVIOS (TABLA DE). || **-abducens.** VI nervio craneal. || **-accesorio, de Willis** o **del vago.** XI nervio craneal. || **-acelerador.** Nervios cardíacos del simpático. || **-acomodador.** Nervio oculomotor. || **-acústico** o **auditivo.** NERVIO VESTIBULOCOCLEAR. || **-adrenérgico.** Nervio del sistema autónomo que en su terminación libera una sustancia semejante a la adrenalina. || **-aferente.** Nervio que transmite los impulsos o sensaciones desde la periferia. || **-anabólico.** Nervio cuyo estímulo promueve los procesos anabólicos. || **-blanco.** NERVIO CRANEAL o ESPINAL. || **-blando.** NERVIO SIMPÁTICO. || **-calorífico.** Nervio cuya excitación promueve el calor de la parte inervada. || **-cardíaco de Scarpa, mayor y menor.** Nervios cardíacos medio e inferior, respectivamente. || **-centrífugo.** Nervio motor que transmite impulsos a la periferia. || **-centrípeto.** NERVIO AFERENTE. || **-cinesódico.** NERVIO MOTOR O CENTRÍFUGO. || **-circunflejo.** NERVIO AXILAR. || **-coclear.** Uno de los dos ramos terminales del nervio vestibulococlear u VIII nervio craneal. || **-craneal.** Cada uno de los doce pares craneales, cuyo origen se encuentra a nivel encefálico. || **-de Andersch.** Nervio timpánico. || **-de Arnold.** Ramo auricular del vago. || **-de Bell.** Nervio frénico. || **-de Bock.** Nervio faríngeo. || **-de Cotun-

TABLA ALFABÉTICA DE LOS NERVIOS PRINCIPALES

Nombre	Origen	Anastomosis	Ramas y distribución	Función

Abdominogenital mayor. V. Iliohipogástrico.
Abdominogenital menor. V. Ilioinguinal.
Abducens (VI par) *(Abducens)*.
    Cara anterior del bulbo entre la pirámide y el puente.
        Oftálmico y tronco simpático.
            Músculo recto lateral del ojo.
                Motor.
Accesorio del braquial cutáneo interno. V. Cutáneo medial del brazo.
Accesorio del safeno externo. V. Comunicante peroneo.
Accesorio (XI par) *(Accessorius)*.
    Bulbo y médula por raíces bulbares y medulares.
        Dos primeros cervicales y vago.
            Ramo *interno*, que se fusiona con el vago, y *externo*, para el esternocleidomastoideo y el trapecio.
                Motor.
Alveolares *(Alveolares)*.
    Maxilar (alveolares superiores) y mandibular (alveolar inferior).
            Dientes y encías.
                Sensitivos.
Auricular del vago o **comunicante** *(Ramus auricularis nervi vagi)*.
    Vago.
        Auricular posterior.
            Cara interna del pabellón del oído y conducto auditivo.
                Mixto.
Angular. V. Dorsal de la escápula.
Asa cervical.
    Plexo cervical (I-III C) e hipogloso.
            Ramos para la musculatura infrahioidea.
                Motor.
Auditivo. V. Vestíbulo coclear.
Auricular mayor *(Auricularis magnus)*.
    Plexo cervical (II y III C).
        Facial.
            Ramos colaterales, anterior y posterior para la piel de la oreja.
                Sensitivo.
Auricular posterior *(Auricularis posterior)*.
    Facial.
        Plexo cervical.
            Ramos para los músculos auriculares y occipital.
                Motor.
Auriculotemporal *(Auriculotemporalis)*.
    Mandibular.
        Alveolar inferior y facial.
            Ramos colaterales vasculares, para la meníngea media y maxilar, y articulares, parotídeos, auriculares y terminales, para la piel de la región temporal.
                Sensitivo.
Axilar *(Axillaris)*.
    Plexo braquial; tronco común con el radial (V y VI cervicales).
            Ramos *colaterales* para el redondo menor, *cutáneo* para la piel del hombro y *terminales* para el deltoides.
                Mixto.
Braquial cutáneo interno. V. Cutáneo medial del antebrazo.
Bucal *(Buccalis)*.
    Mandibular.
            Ramos *colaterales*, para el pterigoideo lateral y temporal profundo anterior y *terminales*, para la piel de la mejilla y mucosa bucal.
                Mixto.
Cardíaco cervical (superior, medio e inferior) *(Cardiacus cervicalis superior, medius et inferior)*.
    Ganglios cervicales superior, medio e inferior del tronco simpático.
        Vago o laríngeo recurrente.
            Plexo cardíaco.
                Excitado, acelera la acción cardíaca.

Nombre	Origen	Anastomosis	Ramas y distribución	Función

Cardíacos torácicos medios *(Cardiacus thoracicus medius).*
    | Laríngeo recurrente.
    | | | Plexo cardíaco.
    | | | | Motores.

Cardíacos torácicos superiores e inferiores *(Cardiacus thoracicus superior et inferior).*
    | Vago.
    | | Tronco simpático.
    | | | Plexo cardíaco y pericardio.
    | | | | Motores.

Carotídeos *(Carotici).*
    | Glosofaríngeo.
    | | Vago, ganglio cervical superior.
    | | | Plexo intercarotídeo.
    | | | | Sensitivos. Vegetativo.

Cervical transverso. V. Transverso del cuello.

Cervicales, del I al IV (ramos anteriores) *(Cervicales).*
    | Médula espinal.
    | | Se anastomosan entre sí para formar el *plexo cervical*, y con el hipogloso, vago, tronco simpático, espinal y facial.
    | | | Plexo cervical.
    | | | | Mixtos.

Cervicales, del V al VIII (ramos anteriores) *(Cervicales).*
    | Médula espinal.
    | | Forman con el I torácico el *plexo braquial*.
    | | | Plexo braquial.
    | | | | Mixtos.

Cervicales, del III al VIII (ramos posteriores) *(Cervicales).*
    | Médula espinal.
    | | | Ramos ascendentes, descendentes y comunicantes para los músculos semiespinoso de la cabeza y transversos y tejido celular subcutáneo.
    | | | | Motores.

Ciático *(Ischiadicus).*
    | Ramo terminal del plexo sacro.
    | | Glúteo inferior.
    | | | Ramos *colaterales*, musculares para las porciones larga y corta del bíceps femoral, semimembranoso, semitendinoso y aductor mayor, y articulares superiores e inferiores para la cadera y la rodilla, y *terminales*: tibial y peroneo.
    | | | | Mixto.

Ciático menor. V. Glúteo inferior y Cutáneo posterior del muslo.
Ciático poplíteo externo. V. Peroneo común.
Ciático poplíteo interno. V. Tibial.
Ciliares largos y cortos *(Ciliares longi et breves).*
    | Nasociliar y ganglio ciliar, respectivamente.
    | | | Cara externa del músculo ciliar, en donde forman un plexo, del que salen ramos para el músculo ciliar, iris y córnea.
    | | | | Mixtos.

Circunflejo. V. Axilar.
Coccígeo *(Coccygeus).*
    | Médula espinal.
    | | Se anastomosa con los S IV y V para formar el plexo coccígeo.
    | | | Ramos internos y externos para el músculo coccígeo y el glúteo mayor.
    | | | | Mixto.

Colaterales de los dedos de la mano (dorsales). V. Digitales dorsales (mano).
Colaterales de los dedos de la mano (palmares). V. Digitales palmares.
Colaterales de los dedos del pie (dorsales). V. Digitales dorsales (pie).
Colaterales de los dedos del pie (plantares). V. Digitales plantares.
Comunicante peroneo *(Ramus communicans peronaeus).*
    | Peroneo común.
    | | Sural.
    | | | Distribución y ramos del sural.
    | | | | Sensitivo.

Conducto pterigoideo (Del) *(Canalis pterygoidei).*
    | Unión de un ramo simpático *(carotídeo)* y los nervios petrosos mayor y profundo *(ramo craneal).*
    | | | Ganglio pterigopalatino o de Meckel.
    | | | | Mixto.

Nombre	Origen	Anastomosis	Ramas y distribución	Función

Crural. V. Femoral.
Cuádriceps (Del).
    Femoral.
                    Ramos para cada una de las porciones del músculo cuádriceps femoral, que a su vez dan también ramillas óseas, periósticas y articulares.
                      Mixto.

Cubital *(Ulnaris).*
    Fascículo medial del plexo braquial (VIII cervical y I torácico).
            Cutáneo medial del antebrazo.
                    Ramos *colaterales:* articulares, musculares, para el flexor cubital del carpo y flexor profundo de los dedos y dorsal del nervio cubital, y *terminales:* superficial y profundo *(arco nervioso palmar),* para la región hipotenar, dedos y músculos profundos de la mano.
                    Mixto.

Cuerda del tímpano *(Chorda tympani).*
    Facial.
        Se fusiona con el lingual.
                Glándulas submandibular y sublingual, mucosa de la mitad anterior de la lengua.
                Sensitivo, vasomotor y secretorio.

Cutáneo anterior lateral *(Ramus cutaneus anterior lateralis).*
    Femoral.
        Safeno.
               Ramos musculares para el sartorio, y cutáneos o perforantes superior y medio para la región anterior interna del muslo.
                Mixto.

Cutáneo anterior medial *(Ramus cutaneus anterior medialis).*
    Femoral.
                 Ramos musculares para el pectíneo y el aductor medio del muslo, y cutáneos para la piel de la región interna y superior del muslo.
                Mixto.

Cutáneo dorsal. V. Dorsal del nervio cubital.
Cutáneo lateral del muslo *(Cutaneus femoris lateralis).*
    Plexo lumbar (II y III lumbar).
               Ramo glúteo para la piel de las nalgas, y femoral para la piel de la región anteroexterna del muslo.
                Sensitivo.

Cutáneo medial del antebrazo *(Cutaneus antebrachii medialis).*
    Plexo braquial (VIII cervical y I torácico).
                Ramos cutáneos colaterales y terminales, posterior y anterior, para la piel del antebrazo (mitad interna).
                Sensitivo.

Cutáneo medial del brazo *(Cutaneus brachii medialis).*
    Plexo braquial (VIII cervical y I torácico).
        Cutáneo medial del antebrazo.
                Ramos cutáneos para la cara interna del brazo.
                Sensitivo.

Cutáneo palmar. V. Palmar del nervio mediano.
Cutáneo peroneo. V. Cutáneo sural lateral de la pantorrilla.
Cutáneo posterior del muslo *(Cutaneus femoris posterior).*
    Plexo sacro.
        Pudendo, cutáneo lateral del muslo, sural.
                Piel del periné, la parte dorsal del muslo y porción proximal de la pierna.
                Sensitivo.

Cutáneo sural lateral o **lateral de la pantorrilla** *(Cutaneus surae lateralis).*
    Peroneo común.
                Piel de la cara externa de la pierna.
                Sensitivo.

Cutáneos. V. Femoral, cubital, pudendo, radial, musculocutáneo, etc.
                Sensitivos.

Dentario anterior. V. Alveolares (superiores).
Dentario inferior. V. Alveolar (inferior).
Dentarios posteriores (2 o 3). V. Alveolares (superiores).

Nombre	Origen	Anastomosis	Ramas y distribución	Función

Digástrico *(Ramus digastricus n. facialis).*
  Facial.
    Vientre posterior del digástrico.
    Motor.
Digitales dorsales (mano) en número de diez *(Digitales dorsales).*
  Radial para pulgar, índice y lado radial del medio; cubital para el lado cubital del medio, anular y meñique.
    Se anastomosan entre sí.
      Piel de la cara dorsal de los dedos.
      Sensitivos.
Digitales dorsales (pie), en número de diez *(Digitales dorsales).*
  Peroneo superficial para los siete primeros; sural para los tres restantes.
    Se anastomosan entre sí.
      Piel correspondiente de los dedos.
      Sensitivos.
Digitales palmares, en número de diez *(Digitales palmares).*
  Mediano para los siete primeros, desde el pulgar; cubital para los tres restantes.
    Se anastomosan entre sí.
      Piel de la cara anterior de los dedos, pulpejo y dermis subungueal.
      Sensitivos.
Digitales plantares, en número de diez *(Digitales plantares).*
  Plantar medial los siete primeros; plantar lateral los tres restantes.
    Se anastomosan entre sí.
      Piel correspondiente de los dedos.
      Sensitivos.
Dorsal de la escápula *(Dorsalis scapulae).*
  Plexo braquial.
    Músculo elevador de la escápula y romboides.
    Motor.
Dorsal del clítoris. V. PUDENDO, ramo clitorídeo.
Dorsal del nervio cubital *(Ramus dorsalis n. ulnaris).*
  Cubital.
    Radial.
      Ramos interno, medio y dorsal externo para la piel de los tres últimos dedos.
      Sensitivo.
Dorsal del pene. V. PUDENDO, ramo peneal.
Dorsales o posteriores (ramos de los nervios espinales) *(Rami dorsales, nervi spinales).*
  Médula espinal.
    Musculatura dorsal de la columna y piel dorsal.
    Mixtos.
Esfenopalatino. V. PTERIGOPALATINO.
Esofágicos *(Oesophagicus).*
  Vago, laríngeo recurrente.
    Mucosa y capa muscular del esófago.
    Sensitivos.
Espinal. V. ACCESORIO.
Esplácnico mayor *(Splanchnicus major).*
  Ganglios torácicos medios del simpático.
    Ganglio celíaco.
    Vasomotor.
Esplácnico menor *(Splanchnicus minor).*
  Ganglios torácicos inferiores del simpático.
    Esplácnico mayor.
      Plexo celíaco y plexo renal.
      Vasomotor.
Estapedio o del estribo *(Stapedius).*
  Facial.
    Músculo estapedio o del estribo.
    Motor.
Esternocleidomastoideo (Del).
  Plexo cervical (II y III C).
    Accesorio.
      Músculo esternocleidomastoideo.
      Motor.

Nombre	Origen	Anastomosis	Ramas y distribución	Función
Estilohioideo (Del).	Facial.		Músculo estilohioideo.	Motor.
Etmoidal anterior *(Ethmoidalis anterior).*	Nasociliar o nasal.		Ramos superior, inferior y medio para el párpado superior, vías lagrimales, párpado inferior y piel de la nariz.	Sensitivo.
Etmoidal posterior *(Ethmoidalis posterior).*	Nasociliar o nasal.		Ramos para la duramadre, tabique y mucosa de las fosas nasales, y nasolobular para la piel de la nariz.	Sensitivo.
Facial (VII par) *(Facialis).*	Fosita lateral del bulbo por dos raíces, interna y externa.	Vestíbulo coclear, glosofaríngeo, trigémino, vago y plexo cervical.	Ramos *colaterales:* petroso mayor, músculo del estribo, cuerda del tímpano, digástrico, estilohioideo y lingual y *terminales:* temporofacial y cervicofacial.	Mixto, secretorio y vasomotor.
Faríngeo *(Rami pharyngei n. vagi).*	Vago.	Accesorio, plexo intercarotídeo.	Músculos y mucosa de la faringe.	Mixto.
Faríngeos *(Rami pharyngei n. glossopharingyci).*	Glosofaríngeo.	Vago, ganglio cervical superior.	Ramos motores para los músculos, y sensitivos para la mucosa de la faringe.	Mixtos.
Femoral *(Femoralis).*	Plexo lumbar (II, III y IV lumbares).		Ramos *colaterales,* para el psoasilíaco, arteria femoral, y *terminales,* cutáneos anteriores medial y lateral, cuádriceps y safeno.	Mixto.
Femorocutáneo. V. Cutáneo lateral del muslo.				
Frénico *(Phrenicus).*	Plexo cervical (IV C principalmente).	Subclavio, hipogloso, tronco simpático.	Ramos *colaterales* para la pleura y pericardio, y *terminales,* superiores para el diafragma, e inferiores para el peritoneo, diafragma, glándulas suprarrenales y plexo celíaco.	Mixto.
Frontal *(Frontalis).*	Oftálmico.	Infratroclear.	Supraorbitario o frontal externo, frontal interno y supratroclear de Arnold.	Sensitivo.
Gástricos *(Rami gastrici anteriores y posteriores).*	Vago.		Estómago, mucosa y capa muscular.	Motores.
Genitocrural. V. Genitofemoral.				
Genitofemoral *(Genitofemoralis).*	Plexo lumbar (I y II lumbar).		Ramo *genital,* para la piel del escroto o labios mayores, y *femoral,* para la piel de la región anterosuperior del muslo.	Sensitivo.
Glosofaríngeo (IX par) *(Glossopharyngeus).*	Parte superior del surco lateral del bulbo.	Vago, facial, tronco simpático.	Ramos *colaterales:* timpánico, estilofaríngeo, estilogloso, carotídeos, faríngeos y tonsilares, y *terminales:* para la lengua.	Mixto.

nervio

Nombre	Origen	Anastomosis	Ramas y distribución	Función

Glúteo inferior y cutáneo posterior del muslo *(Glutaeus inferior).*
    Plexo sacro.
                      Ramos para el glúteo mayor, piel del periné y escroto, región posterior del muslo.
                      Mixto.

Glúteo superior *(Gluteus superior).*
    Plexo sacro.
                      Ramos *superior* e *inferior*, para los músculos glúteos mediano y menor y tensor de la fascia lata.
                      Motor.

Hemorroidales. V. Rectales inferiores.

Hipogloso (XII par) *(Hypoglossus).*
    Surco preolivar del bulbo.
            Tronco simpático, vago, lingual y dos primeros cervicales.
                  Ramos *colaterales:* meníngeo, vascular para la yugular, y musculares: ramo descendente: tirohioideo, hiogloso, estilogloso y geniohioideo, y *terminales,* para los músculos de la lengua.
                      Motor.

Iliohipogástrico *(Iliohypogastricus).*
    Plexo lumbar (I L).
            XII intercostal.
                Ramo *abdominal,* para los músculos del abdomen, que termina por dos perforantes cutáneos, y ramo *genital,* para la piel del pubis, escroto o labios mayores.
                    Mixto.

Ilioinguinal *(Ilioinguinalis).*
    Plexo lumbar (I L).
            XII intercostal.
                Ramo *abdominal,* para los músculos y piel del abdomen, y *genital,* para la piel del pubis, escroto o labios mayores.
                    Mixto.

Infraorbitario *(Infraorbitalis).*
    Maxilar.
                  Ramos palpebrales, labiales y nasales.
                  Sensitivo.

Intercostales *(Intercostales).*
    Ramos anteriores de los nervios espinales torácicos.
            Tronco simpático y entre sí. El II y III, con el cutáneo medial del brazo, y el XII, con el primero lumbar.
                Ramos *musculares,* para los músculos intercostales, subcostales, transverso del tórax y abdominales; *subcostales,* para el periostio y pleura costales, y *cutáneos* o *perforantes,* subdivididos en anteriores y laterales.
                Mixto.

Intermediario de Wrisberg. V. Intermedio.

Intermedio *(Intermedius).*
    Raíz externa del origen del facial.
            Ganglio geniculado.
                Sensitivo.

Interóseo anterior del antebrazo *(Interosseus antebrachii anterior).*
    Mediano.
                  Ramos para los flexores del pulgar, profundo de los dedos y pronador cuadrado.
                Motor.

Lagrimal *(Lacrimalis).*
    Oftálmico.
            Troclear y maxilar.
                Ramos lagrimales, palpebrales.
                Sensitivo.

Laríngeo recurrente o **inferior** *(Laryngeus recurrens).*
    Vago.
            Laríngeo superior.
                Ramos *colaterales:* cardíacos, esofágicos, traqueales y faríngeos, para el constrictor inferior de la faringe, y *terminales:* anastomótico y musculares, para los músculos de la laringe, excepto el cricotiroideo.
                Mixto.

Nombre	Origen	Anastomosis	Ramas y distribución	Función
Laríngeo superior (*Laryngeus superior*).	Ganglio inferior o plexiforme del vago.	Tronco simpático, laríngeo recurrente.	Ramo *inferior*, para el músculo cricotiroideo, mucosa de la laringe y constrictor inferior de la faringe, y ramo *superior*, para la epiglotis, mucosas laríngea y faríngea y repliegues aritenoepiglóticos.	Mixto.
Lingual (*Ramus lingualis n. facialis*).	Facial.	Glosofaríngeo.	Ramos musculares para el palatogloso y estilogloso y para la mucosa lingual.	Mixto.
Lingual (*Lingualis*).	Mandibular.	Alveolar inferior, facial, hipogloso y milohioideo.	Ramos para la mucosa lingual, del velo del paladar y a los ganglios submandibular y sublingual.	Sensitivo.
Linguales (*Rami linguales n. glossopharyngeus*).	Glosofaríngeo.	Se anastomosan entre sí para formar el plexo lingual o coronario del agujero ciego.	Mucosa de la base de la lengua.	Sensitivos.
Lumbares, ramos anteriores (*Lumbales*).	Médula espinal.	Se anastomosan entre sí y constituyen el plexo lumbar.	Plexo lumbar.	Mixtos.
Lumbares, cinco pares (ramos posteriores) (*Lumbales*).	Médula espinal.		Ramos musculares y cutáneos de las paredes abdominales posteriores y región glútea.	Mixtos.
Mandibular (*Mandibularis*).	Trigémino.		Ramos *colaterales*: temporal profundo medio, masetérico, bucal, pterigoideo medial y auriculotemporal, y *terminales*: alveolar inferior y lingual.	Mixto.
Masetérico (*Massetericus*).	Mandibular.	Temporal profundo medio.	Ramos para la articulación temporomandibular y nervio temporal profundo posterior.	Mixto.
Mastoideo (*Ramus mastoideus*).	Plexo cervical (II C).		Ramos anterior y posterior, para la piel de las regiones mastoidea, temporal y occipital.	Sensitivo.
Maxilar inferior. V. Mandibular.				
Maxilar (*Maxillaris*).	Trigémino.	Ganglio pterigopalatino.	Ramos *colaterales*: meníngeo medio, orbitario, alveolares posteriores y alveolar anterior, y *terminales*: infraorbitarios.	Mixto.
Mediano (*Medianus*).	Plexo braquial, fascículos medial y lateral (VI, VII y VIII cervicales y I torácico).	Musculocutáneo y cubital.	Ramos *colaterales*: articulares, superior del pronador redondo, musculares anteriores y posteriores, interóseo, palmar, y *terminales*: seis ramos, uno para los músculos tenares y cinco para los digitales, dorsales y palmares.	Mixto.

nervio

Nombre	Origen	Anastomosis	Ramas y distribución	Función

Meníngeo *(Ramus meningeus n. hypoglossi).*
    Hipogloso.
                           Hueso occipital y paredes del seno occipital posterior.
                              Sensitivo probablemente.

Meníngeo *(Ramus meningeus n. vagi).*
    Vago.
                            Duramadre, seno lateral.
                              Sensitivo.

Milohioideo *(Mylohyoideus).*
    Alveolar inferior.
              Lingual.
                            Ramos terminales para los músculos digástrico y milohioideo.
                            Motor.

Motor ocular común. V. Oculomotor.
Motor ocular externo. V. Abducens.
Motor ocular interno. V. Troclear.
Musculocutáneo. V. Peroneo superficial.
Musculocutáneo *(Musculocutaneus).*
    Plexo braquial (V y VI cervicales).
                              Ramos *colaterales:* para los músculos coracobraquial, bíceps braquial, y *terminales:* posterior y anterior, para la piel del antebrazo (mitad externa).
                              Mixto.

Musculocutáneo externo. V. Cutáneo anterior lateral.
Musculocutáneo interno. V. Cutáneo anterior medial.
Nasociliar o **Nasal** *(Nasociliaris).*
    Oftálmico.
                            Ramos *colaterales:* para el ganglio ciliar, ciliares largos y esfenoetmoidal, y *terminales:* etmoidales anterior y posterior.
                            Sensitivo.

Nasal externo. V. Etmoidal anterior.
Nasal interno. V. Etmoidal posterior.
Nasal posterior inferior *(Rami nasales posteriores inferiores gl. pterypopalatini).*
    Palatino mayor.
                            Ramos ascendentes y descendentes para la mucosa pituitaria.
                            Sensitivo.

Neumogástrico. V. Vago.
Obturador *(Obturatorius).*
    Plexo lumbar (II, III y IV lumbares).
                            Ramos *colaterales:* para el músculo obturador externo, y *terminales:* anterior para los aductores menor y mediano y grácil, y posterior para el aductor mayor, obturador externo y articulaciones de la cadera y rodilla.
                            Mixto.

Obturador interno.
    Plexo sacro.
                            Músculo obturador interno.
                            Motor.

Occipital mayor (III C, ramo posterior) *(Occipitalis major).*
    Médula espinal.
                            Ramos *musculares* para el occipital, semiespinoso de la cabeza y longísimo de la cabeza y esplenio, y *cutáneos,* para la piel y anexos de la región posterior de la cabeza.
                            Mixto.

Oculomotor (III par) *(Oculomotorius).*
    Pedúnculo cerebral.
        Oftálmico y tronco simpático.
                            Ramos *superior,* para el recto superior y elevador del párpado, e *inferior,* para el recto medial, recto inferior y oblicuo inferior y para el esfínter del iris y del músculo ciliar.
                            Motor.

Oftálmico *(Ophtalmicus).*
    Trigémino.
        Plexo cavernoso, nervios motores del ojo.
                Nasal, lagrimal y frontal.
                Sensitivo.

Nombre	Origen	Anastomosis	Ramas y distribución	Función

Olfatorio (I par) *(Olfactorius)*.
 Bulbo olfatorio.
  Ramos *externos* e *internos*, en número de 24 a 40, para la mucosa pituitaria.
   Sensorial.

Óptico (II par) *(Opticus)*.
 Quiasma óptico.
  Retina.
   Sensorial.

Infraorbitario *(Infraorbitalis)*.
 Maxilar.
  Ramos lacrimopalpebrales y cigomáticos.
   Sensitivo.

Palatino anterior. V. Palatino mayor.

Palatino mayor *(Palatinus major)*.
 Ganglio pterigopalatino.
  Ramo interno del pterigopalatino.
   Ramos *posteriores* para la mucosa del velo del paladar, y *anteriores* para las encías y bóveda del paladar, y nervio nasal posteroinferior.
    Sensitivo.

Palatino medio *(Palatinus medius)*.
 Ganglio pterigopalatino.
  Mucosa del velo del paladar.
   Sensitivo.

Palatino posterior *(Palatinus posterior)*.
 Ganglio pterigopalatino.
  Ramos para la mucosa del velo del paladar y para los músculos elevador del velo del paladar y de la úvula.
   Mixto.

Palmar del nervio mediano *(Ramus palmaris n. mediani)*.
 Mediano.
  Ramos externo e interno para la piel de la eminencia tenar y la región palmar media.
   Sensitivo.

Patético. V. Troclear.

Pectoral medial *(Pectoralis medialis)*.
 Nervios VIII cervical y I torácico.
  Pectoral menor.
   Músculo pectoral mayor y menor.
    Motor.

Pectoral lateral *(Pectoralis lateralis)*.
 Nervios cervicales V-VII.
  Ramos superficiales para el pectoral mayor y profundos para los pectorales menor y mayor.
   Motor.

Peroneo común *(Peroneus communis)*.
 Ciático.
  Sural.
   Ramos *colaterales*, articulares, comunicante peroneo, musculares, para el tibial anterior cutáneo sural lateral, y *terminales*, peroneos superficial y profundo.
    Mixto.

Peroneo profundo *(Peroneus profundus)*.
 Peroneo común.
  Peroneo superficial.
   Ramos *colaterales*, para los músculos tibial anterior, extensores largos de los dedos y del dedo gordo y peroneo tercero, y *terminales*, interno y externo, para los músculos y piel del pie.
    Mixto.

Peroneo superficial *(Peroneus superficialis)*.
 Peroneo común.
  Peroneo profundo.
   Ramos *colaterales*, para los músculos peroneos, largo, corto y tercero; *terminales* para el dorso del pie.
    Mixto.

Nombre	Origen	Anastomosis	Ramas y distribución	Función

Petroso mayor *(Petrosus major).*
   Ganglio geniculado del facial.
      Glosofaríngeo; con un ramo del plexo carotídeo forma el nervio del conducto pterigoideo o vidiano.
         Ganglio pterigopalatino.
            Motor.

Petroso menor *(Petrosus minor).*
   Glosofaríngeo.
      Facial.
         Ganglio ótico.
            Mixto.

Petroso profundo *(Petrosus profundus).*
   Timpánico o de Jacobson.
      Se une con el petroso mayor para formar el nervio del conducto pterigoideo o vidiano.
         Ganglio pterigopalatino.
            Sensitivo.

Petroso profundo mayor V. PETROSO PROFUNDO.
Petroso superficial mayor. V. PETROSO MAYOR.
Petroso superficial menor. V. PETROSO MENOR.
Plantar lateral *(Plantaris lateralis).*
   Tibial.
      Ramos *colaterales* para el abductor y el flexor del dedo pequeño, y *terminales*, superficial y profundo, para la piel del V dedo, articulaciones tarsometartasianas, III y IV lumbricales e interóseos.
         Mixto.

Plantar medial *(Plantaris medialis).*
   Tibial.
      Ramos *colaterales*, cutáneos y musculares, para la región plantar interna, y *terminales*, en número de cuatro, para la piel de los cuatro primeros dedos.
         Mixto.

Pterigoideo medial *(Pterygoideus medialis).*
   Mandibular.
      Ganglio ótico.
         Ramos para el tensor del velo del paladar, y terminales para el músculo de su nombre.
            Motor.

Pterigopalatino *(Pterygopalatini).*
   Ganglio pterigopalatino.
      Ramo *externo*, para la mucosa de las fosas nasales, e *interno*, para la mucosa de la región retroalveolar.
         Sensitivo.

Pudendo (interno) *(Pudendus).*
   Plexo sacro.
      Ramos terminales: *inferior* y *perineales* superficial y profundo, para la piel del escroto o labios, periné anterior, músculos isquiocavernoso, bulbocavernoso y transverso, y *superior peneal* o *clitoridea*, para los cuerpos cavernosos y glande o el clítoris, respectivamente.
         Mixto.

Radial *(Radialis).*
   Plexo braquial, de un tronco común con el axilar (V, VI, VII y VIII cervicales).
      Ramos *colaterales:* cutáneos posterior y lateral y musculares, para el tríceps, ancóneo, braquial, braquiorradial y extensor radial largo del carpo, y *terminales:* superficial o sensitivo, y profundo, para todos los músculos de la región posterior del antebrazo, menos el ancóneo.
         Mixto.

Rectales inferiores *(Rectales inferiores).*
   Plexo sacro.
      Esfínter anal y piel que lo cubre.
         Mixto.

Recurrente. V. LARÍNGEO RECURRENTE.
Redondo mayor. V. TORACODORSAL.
Romboides. V. DORSAL DE LA ESCÁPULA.
Sacros (I, II, III y IV pares, ramos anteriores) *(Sacrales).*
   Médula espinal.
      Forman con el V lumbar (ramo anterior) el plexo sacro.
         Plexo sacro.
            Mixtos.

Nombre	Origen	Anastomosis	Ramas y distribución	Función

Sacros (IV y V pares, ramos anteriores) *(Sacrales)*.
　|Médula espinal.
　　　　|Forman con el nervio coccígeo el plexo sacrococcígeo.
　　　　　　　|Ramos *anterior*, para el plexo hipogástrico, y *posteriores*, para la piel de la región del cóccix.
　　　　　　　　　　|Mixtos.

Sacros (cinco pares, ramos posteriores) *(Sacrales)*.
　|Médula espinal.
　　　　|Se anastomosan entre sí.
　　　　　　　|Ramos *musculares*, para la masa común sacrolumbar y glúteo mayor, y *cutáneos*, para la piel de la región sacrococcígea.
　　　　　　　　　　|Mixtos.

Safeno *(Saphenus)*.
　|Femoral.
　　　　|Cutáneo anterior lateral.
　　　　　　　|Ramitos *colaterales*, articulares y cutáneos, y *terminales:* rotuliano o perforante inferior, para la piel de la región rotuliana, y tibial, para la piel de la pierna y pie (parte interna) y articulación tibiotarsiana.
　　　　　　　　　　|Sensitivo.

Safeno externo. V. Sural.
Safeno interno. V. Safeno.
Safeno peroneo. V. Comunicante peroneo.
Safeno tibial. V. Sural.
Serrato mayor. V. Torácico largo.
Subclavio *(Subclavius)*.
　|Plexo braquial (V y VI cervicales).
　　　　|Frénico.
　　　　　　　|Ramo muscular para el subclavio.
　　　　　　　　　　|Motor.

Subescapulares superior e inferior *(Subscapularis)*.
　|Plexo braquial.
　　　　　　　|Porción superior y media e inferior del subescapular, respectivamente.
　　　　　　　　　　|Motores.

Suboccipital (I C, ramo posterior) *(Suboccipitalis)*.
　|Médula espinal.
　　　　|II cervical, ramo posterior.
　　　　　　　|Ramos musculares: *interno*, para los rectos posterior mayor y posterior menor de la cabeza; *externo*, para el oblicuo superior de la cabeza, e *inferior*, para el oblicuo inferior de la cabeza.
　　　　　　　　　　|Mixto.

Supraclaviculares *(Supraclaviculares)*.
　|Plexo cervical (III y IV cervicales).
　　　　　　　|Ramos cutáneos para la piel de las regiones supra e infraclavicular.
　　　　　　　　　　|Sensitivos.

Suprascapular *(Suprascapularis)*.
　|Plexo braquial (V y VI cervicales).
　　　　　　　|Músculos supraspinoso e infraspinoso.
　　　　　　　　　　|Motor.

Supraorbitario *(Supraorbitalis)*.
　|Frontal.
　　　　　　　|Ramos frontales, palpebrales y óseos para los tejidos de la frente y párpados.
　　　　　　　　　　|Sensitivo.

Sural *(Suralis)*.
　|Tibial.
　　　　|Peroneo común.
　　　　　　　|Ramos *colaterales*, para la piel del maléolo externo y talón, y *terminales*, externa e interna, para la piel de los dedos IV y V.
　　　　　　　　　　|Sensitivo.

Temporal profundo anterior *(Temporalis profundus anterior medius y posterior)*.
　|Mandibular.
　　　　|Ramo orbitario del maxilar, masetérico y bucal.
　　　　　　　|Músculo temporal.
　　　　　　　　　　|Motor.

Nombre	Origen	Anastomosis	Ramas y distribución	Función

Temporal superficial. V. Auriculotemporal.
Temporofacial *(Rami temporales nervi facialis).*
    Facial.
        Auriculotemporal, trigémino.
            Ramos temporales, frontales, palpebrales, nasales y bucales superiores para los músculos de la cara.
                Motor.

Tibial *(Tibialis).*
    Ciático.
            Ramos *colaterales*, para el gastrocnemio, plantar, sóleo y poplíteo tibial posterior, flexores largos de los dedos y del dedo gordo articulares, cutáneos y sural para el talón y plantar del pie y terminales: plantar medial y plantar lateral.
                Mixto.

Tibial anterior. V. Peroneo profundo.
Tibial posterior. V. Tibial.
Timpánico *(Tympanicus).*
    Glosofaríngeo.
        Plexo simpático; ganglios pterigopalatino y ótico.
            Ramos *posteriores*, para la mucosa de la caja del tímpano; *anteriores*, para la trompa auditiva, y *superiores*: petroso profundo.
                Sensitivo.

Tonsilares *(Rami tonsillares n. glossopharyngeus).*
    Glosofaríngeo.
        Se anastomosan entre sí para formar el plexo tonsilar.
            Mucosa de la amígdala y del pilar anterior del velo del paladar.
                Sensitivos.

Torácico largo *(Thoracicus longus).*
    Plexo braquial (V y VI cervicales).
            Músculo serrato anterior.
                Motor.

Toracodorsal *(Thoracodorsalis).*
    Plexo braquial.
            Cara profunda del músculo dorsal ancho y redondo mayor.
                Motor.

Transverso del cuello *(Transversus colli).*
    Plexo cervical (I y II C).
        I y III cervicales (ramos posteriores).
            Ramo para la yugular externa, y superiores e inferiores para la piel de las regiones hioideas.
                Mixto.

Traqueales *(Rami tracheales n. laringeus recurrens).*
    Laríngeo recurrente.
            Capa mucosa y muscular de la tráquea.
                Sensitivos.

Trigémino (V par) *(Trigeminus).*
    Entre el puente y el pedúnculo cerebeloso, por dos raíces, gruesa y pequeña.
        Simpático.
            Oftálmico, maxilar y mandibular, y algunas colaterales para la duramadre.
                Mixto.

Troclear (IV par) *(Trochlearis).*
    Istmo del encéfalo.
        Oftálmico y tronco simpático.
            Ramos meníngeos y ramos para el oblicuo superior del ojo.
                Motor.

Vago (X par) *(Vagus).*
    Surco lateral del bulbo.
        Accesorio, glosofaríngeo, facial, hipogloso, tronco simpático y los dos primeros nervios espinales.
            Ramos *intracraneales:* meníngeo; *cervicales:* faríngeo, cardíacos, laríngeos superior y recurrente; *torácicos:* cardíacos, pulmonares y esofágicos, y *abdominales:* gástricos, hepático, plexo celíaco y ganglio celíaco.
                Mixto.

Nombre	Origen	Anastomosis	Ramas y distribución	Función
Vestíbulo coclear (VIII par) *(Vestibulocochlearis)*.	Bulbo por dos raíces, *vestibular* y *coclear*.		Ramo anterior coclear para la cóclea, y posterior vestibular para el vestíbulo y conductos semicirculares.	Sensorial.
Vidiano. V. Conducto pterigoideo (Del).				

nius. Nervio nasopalatino de Scarpa. ‖ **-de Cyon** o **depresor.** Nervio bien estudiado en el conejo, en el que nace por dos raíces: una del laríngeo superior y otra del vago, y termina en el corazón. La excitación de este nervio disminuye la tensión en las arterias periféricas. En el hombre se considera el nervio depresor como fusionado con el tronco simpático en la mayoría de los casos. ‖ **-de detención.** Vago y nervios vasomotores. ‖ **-de Hering.** Rama del glosofaríngeo para el seno y cuerpo carotídeos. ‖ **-de Hirschfeld.** Ramo motor del facial destinado al palatogloso y estilogloso. ‖ **-de Jacobson.** Nervio timpánico del glosofaríngeo. ‖ **-de la expresión.** Nervio facial. ‖ **-de la fosa yugular.** Ramo anastomótico del vago. ‖ **-de la vida animal.** Nervio craneal o espinal. ‖ **-de Lancisi.** Estriaciones longitudinales en la cara superior del cuerpo calloso. ‖ **-de relajación.** Nervio vasodilatador. ‖ **-de Scarpa.** Nervio nasopalatino, eferente del ganglio de Meckel o esfenopalatino interno de Hirschfeld, que se distribuye por las mucosas nasal y bucal. ‖ **-de sensibilidad especial.** Nervio conductor de sensaciones ópticas, auditivas, olfatorias y gustativas. ‖ **-de Soemmerring.** Nervio pudendo largo. ‖ **-de Sousa.** Fibras gustativas del nervio petroso profundo mayor. ‖ **-de Tiedemann.** Plexo de fibras nerviosas procedentes de los nervios ciliares, alrededor de la arteria central de la retina. ‖ **-de Wrisberg.** Nervio intermediario de Wrisberg. ‖ **-descendens noni.** Rama descendente del hipogloso. ‖ **-dorsal del pene.** Ramo terminal superior del nervio pudendo. ‖ **-eferente o exódico.** Nervio centrífugo. ‖ **-esfenopalatino externo e interno de Hirschfeld.** Ramo externo e interno, respectivamente, del nervio pterigopalatino. ‖ **-esódico.** Nervio aferente. ‖ **-espinal.** Cada uno de los nervios o pares de nervios cervicales, torácicos, lumbares, sacros, y coccígeos que nacen de la médula espinal. ‖ **-esplácnico.** Nervios de las vísceras y vasos sanguíneos, nacidos de los ganglios torácicos del gran simpático. ‖ **-excitorreflejo.** Nervio visceral, que produce una acción refleja. ‖ **-frigorífico.** Nervio simpático, cuya estimulación produce el descenso de la temperatura. ‖ **-furcalis.** Ramo anterior del IV par lumbar, así llamado porque se divide para formar parte de los plexos lumbar y sacro. ‖ **-gris.** Nervio constituido por fibras sin mielina. ‖ **-hemioculomotor.** Unidad fisiológica de inervación del músculo recto lateral derecho y del recto medial izquierdo *(nervio dextrógiro)* o del músculo recto lateral derecho y el recto lateral izquierdo *(nervio levógiro)*. ‖ **-isquiático.** Nervio ciático. ‖ **-laríngeo externo.** Ramo inferior del laríngeo superior. ‖ **-mandibular.** Nervio que contiene la raíz motora del trigémino. ‖ **-masticador.** Porción motora del trigémino. ‖ **-mixto.** Nervio que contiene fibras motoras y sensitivas. ‖ **-moderador.** Nervio vasodilatador. ‖ **-motor.** Nervio formado exclusivamente por fibras motoras. ‖ **-musculospiral.** Nervio radial. ‖ **-nasopalatino de Scarpa.** Ramo interno del nervio pterigopalatino. ‖ **-neumogástrico.** Nervio vago. ‖ **-occipital mayor de Arnold.** Ramo posterior o dorsal del II par cervical. ‖ **-parasimpático.** Nervio perteneciente al sistema parasimpático. ‖ **-patético.** Nervio troclear. ‖ **-perforante de Casserio.** Nervio musculocutáneo del brazo. ‖ **-periférico.** El que sirve de enlace, entre los órganos del sistema nervioso central y la periferia. ‖ **-pudendo largo.** Ramo perineal del glúteo inferior. ‖ **-radicular de Nageotte.** Porción ganglionar de la raíz posterior de un nervio espinal, punto de reunión de las raíces anteriores y posteriores. ‖ **-raquídeo.** Nervio espinal. ‖ **-recurrente.** Nervio laríngeo recurrente o inferior. ‖ **-recurrente de Arnold.** Ramo del oftálmico, que atraviesa el troclear y se distribuye por la tienda del cerebelo; ramo tentorio o meníngeo. ‖ **-recurrente de la tienda del cerebelo.** Nervio de Arnold. ‖ **-respiratorio externo.** Nervio del serrato mayor, toracodorsal. ‖ **-respiratorio interno.** Nervio frénico. ‖ **-secretorio.** Nervio que estimula la actividad vascular de las glándulas. ‖ **-senovertebral de Luschka.** Ramo recurrente que sale de los nervios espinales antes de su bifurcación en ramo anterior y posterior y que se distribuye por las meninges medulares, vasos y cuerpos vertebrales. ‖ **-sensitivo.** Conductor de sensaciones exteroceptivas o propioceptivas. ‖ **-sensorial.** Nervio de sensibilidad especial. ‖ **-simpático.** Ramo nervioso del tronco simpático. ‖ **-torácico anterior mayor y menor.** Nervios del pectoral mayor y el pectoral menor, respectivamente. ‖ **-trifacial.** Nervio trigémino. ‖ **-trisplácnico.** F., *trisplanchique*. Tronco simpático. ‖ **-troclear.** IV nervio craneal. ‖ **-troclear de Arnold.** Ramo anastomótico del frontal con el nasociliar, supratroclear. ‖ **-trófico.** Nervio regulador de los procesos nutritivos locales. ‖ **-ulnar.** Nervio cubital. ‖ **-vago.** X nervio craneal. ‖ **-vasomotor.** Nervio, especialmente simpático, que determina la contracción o la dilatación de los vasos, vasoconstrictor y vasodilatador, respectivamente. ‖ **-vegetativo.** Nervio simpático. ‖ **-vestibular.** Uno de los dos ramos terminales, el posterior, del nervio vestibulococlear. ‖ **-vestibulococlear.** VIII nervio craneal. ‖ **-visceral.** Nervio esplácnico.

nerviosidad o **nervosidad** (del lat. *nervositas, -atis*). f. A., *Nervosität*; F., *nervosisme*; In., *nervosity*; It., *nervosità*; P., *nervosidade*. Excitabilidad nerviosa exagerada o morbosa.

nervioso. adj. F., *nerveux*. Relativo a un nervio o nervios. ‖ Muy excitable.

nervocidina (del lat. *nervus*, nervio, y *caedere*, matar). f. Alcaloide de la planta gasu-basu, de la India; anestésico local empleado en odontología.

nervolépticos. m. Neurolépticos.
nervomuscular. adj. Neuromuscular.
nervonas. f. pl. Cerebrósidos con ácidos no saturados.
nervosismo. m. Neurastenia. ‖ Psicastenia. ‖ Sistema médico que atribuye las enfermedades a la alteración o aberración de la fuerza nerviosa.
nervotabes. f. Síndrome atáxico en relación con una neuritis periférica. Sin.: Tabes periférica. Seudotabes.
nérvulo (del lat. *nervulus*, dim. de *nervus*, nervio). m. Nervio pequeño.
nervus (lat.). m. Nervio.
nesidioblasto (del gr. *nêsos*, isla, y de *idioblasto*). m. Célula constitutiva de los islotes pancreáticos.
nesoblastoma (del gr. *nêsos*, isla, y de *blastoma*). m. Tumor de los islotes pancreáticos.
Nessler (Reactivo de) (A. *Nessler*, químico alemán, 1827-1905). V. Reactivo.
nesteostomía (de *nestis* y el gr. *stóma*, boca). f. Creación de una abertura permanente en el yeyuno a través de la pared abdominal; yeyunostomía.

nestialgia (del gr. *nêstis*, que excita el hambre, y *álgos*, dolor). f. Hambre dolorosa.

nestiatría (del gr. *nêstis*, que excita el hambre, y *iatrós*, médico). f. NESTITERAPIA.

nestis (del gr. *nêstis*, el yeyuno). m. Antiguo nombre del yeyuno. || f. Hambre o inanición.

nestiterapia o **nestoterapia** (del gr. *nêstis*, que excita el hambre, y *therapeía*, tratamiento). f. Cura de hambre o *diaeta famis*.

Nettleship (Enfermedad de) (Edward *Nettleship*, oftalmólogo inglés, 1845-1913). V. ENFERMEDAD.

Neubauer (Arteria de) (John Ernst *Neubauer*, anatomista alemán, 1742-1777). V. ARTERIA. ||-**(Reacción de)** (Otto *Neubauer*, internista alemán contemporáneo). V. REACCIÓN.

Neuber (Tratamiento, tubos de) (Gustav Adolf *Neuber*, cirujano alemán, 1850-1932). V. TRATAMIENTO, TUBO.

neuma (del gr. *pneûma*, aire, soplo). m. Pneuma, aire de los neumatistas.

Neumann (Célula, vaina de) (Ernst *Neumann*, patólogo alemán, 1834-1918). V. CÉLULA, VAINA. ||-**(Enfermedad, síndrome de)** (Isador *Neumann*, dermatólogo en Viena, 1832-1906). V. ENFERMEDAD, SÍNDROME. ||-**(Método de)** (Heinrich *Neumann*, otólogo en Viena, 1873-1939). V. MÉTODO.

neumartrosis. (de neumo- y artrosis). f. F., *pneumarthrose*. Presencia de gas o aire en una articulación. || Inyección de oxígeno en una articulación, con objeto radiográfico.

neumascopio (de neumo- y el gr. *skopeîn*, observar). m. F., *pneumatoscope*. Instrumento para apreciar los movimientos torácicos en la respiración.

neumatemia (de neumato- y el gr. *haîma*, sangre). f. F., *présence d'air dans les vaisseaux sanguins*. Presencia de aire o gas en la sangre; embolia gaseosa; parálisis de los buzos.

neumática (del gr. *pneumatiké*, f. de *pneumatikós*, neumático, ventoso). f. Ciencia que trata de las propiedades físicas de los gases.

neumático (del gr. *pneumatikós*). adj. Relativo al aire o a la respiración.

neumatinuria. f. NEUMATURIA.

neumatismo. m. Doctrina de los neumatistas, fundada por Ateneo de Atalia, que combinó el *neuma* o principio vital de Erasístrato con los elementos y atribuye todas las enfermedades a la alteración en la constitución de aquel principio. Esta doctrina fue seguida por Agatino Arquígenes, Areteo y Antilo.

neumatización. f. F., *pneumatisation*. Formación de celdillas o cavidades neumáticas en un tejido, especialmente en el hueso temporal.

neumato-. NEUMO-.

neumatocardia (de neumato- y el gr. *kardía*, corazón). f. F., *pneumocardie*. Presencia de aire en las cavidades cardíacas.

neumatocéfalo. m. NEUMOCÉFALO.

neumatocele (de neumato- y el gr. *kéle*, hernia). A., *Pneumozele*; F., *physocèle*; In., *pneumatocele*; It., *pneumatocele*; P., *pneumocele*. Tumor gaseoso, especialmente enfisema del escroto. || Protrusión herniaria de tejido pulmonar. ||-**craneal**. Infiltración de aire entre los huesos del cráneo y su periostio por traumatismo directo de los senos frontales y células mastoideas.

neumatodisnea (de neumato-, el gr. *dys-*, mal, y *pneîn*, respirar). f. Disnea por enfisema pulmonar.

neumatóforo (de neumato- y el gr. *phorós*, que lleva). m. Saco o balón de oxígeno para diversos fines.

neumatógrafo (de neumato- y el gr. *gráphein*, describir). m. F., *pneumographe*. Instrumento para registrar los movimientos del tórax; neumógrafo.

neumatograma (de neumato- y el gr. *grámma*, escrito). m. F., *pneumogramme*. Trazado obtenido por medio del neumatógrafo.

neumatología (de neumato- y el gr. *lógos*, tratado). f. Tratado del aire y de los gases, de sus propiedades terapéuticas y otras; neumología.

neumatoma (de neumato- y *-oma*). m. Tumor gaseoso; neumatocele.

neumatometría. f. F., *pneumométrie*. Medición del aire inspirado y espirado, por medio de una variedad de espirómetro, el *neumatómetro*, el más conocido de los cuales es el de Waldenburg, en forma de manómetro de mercurio.

neumatómetro (de neumato- y el gr. *métron*, medida). m. F., *pneumomètre*. Aparato para efectuar la neumatometría.

neumatorraquis (de neumato- y el gr. *rháchis*, espina dorsal). m. Presencia de gases en la columna vertebral; neumorraquis.

neumatorréctico (de neumato- y el gr. *regnýnai*, romper). adj. Se dice de la respiración profunda y acelerada en las hemorragias, por necesidad de oxígeno.

neumatoscopio. (de neumato- y el gr. *skopeîn*, observar). m. NEUMATÓGRAFO. || Instrumento para determinar la presencia de pus o cuerpos extraños en las celdas o senos mastoideos. || Instrumento de Gabritschewski para auscultar desde la boca los sonidos producidos por la percusión del tórax.

neumatosis. f. A., *Luftgeschwulst*; F. y P., *pneumatose*; In., *pneumatosis*; It., *pneumatosi*. Presencia de aire o gases en una parte u órgano que no los contiene normalmente o los contiene en muy escasa cantidad. El meteorismo y el enfisema son ejemplos de neumatosis. ||-**cystoides intestinalis**. Presencia de quistes gaseosos en la túnica serosa de los intestinos. ||-**intestinal**. TIMPANISMO. ||-**pulmonar**. Enfisema pulmonar. ||-**sanguínea**. NEUMATEMIA.

neumatoterapia. f. NEUMOTERAPIA.

neumaturia (de neumato- y el gr. *oûron*, orina). f. A., *Pneumaturie*; F., *pneumaturie*; In., *pneumaturia*; It., *pneumaturia*; P., *pneumatúria*. Presencia de aire o gases en la orina, por fermentación amoniacal en la vejiga o por fístula rectovesical o vesicovaginal.

neumectomía (de neumo- y el gr. *ektomé*, escisión). f. A., *Pneumektomie*; F., *pneumectomie*; In., *pneumectomy*; It. y P., *pneumectomia*. Ablación o escisión total o parcial (lobectomía) de un pulmón.

neumencefalografía. f. F., *pneumoencéphalographie*, *encéphalographie gazeuse*. Neumoencefalografía; encefalografía.

neumo-. Forma prefija del gr. *pneûma*, aire, o *pneúmon*, pulmón.

neumoalveolografía (de neumo-, el lat. *alveolus*, dim. de *alveus*, canal, y el gr. *gráphein*, describir). f. Radiografía de los alveolos pulmonares.

neumoartrografía (de neumo-, el gr. *árthron*, articulación, y *gráphein*, describir). f. Radiografía de una articulación previa inyección de aire u oxígeno.

neumobacilemia (de neumo-, el lat. *bacillum*, bastoncito, y el gr. *haîma*, sangre). f. Infección general con el neumobacilo.

neumobacilo. m. Bacilo de Friedländer, *Klebsiella pneumoniae*.

neumobacterina. f. desus. Vacuna neumocócica.

neumobroncotomía (de neumo-, bronquio, y el gr. *tomé*, corte). f. Incisión quirúrgica de pulmón y bronquio.

neumobronquitis (de neumo-, el lat. *bronchium*, bronquio, y el suf. *-itis*). f. Inflamación del pulmón y los bronquios. NEUMONÍA MASIVA.

neumobulbar. adj. Relativo al pulmón y el bulbo.

neumocardíaco (de neumo- y el gr. *kardía*, corazón). adj. Relativo al pulmón y el corazón; cardiopulmonar.

neumocefalia (de neumo- y el gr. *kephalé*, cabeza). f. F., *pneumocéphalie*. Presencia de aire en la cavidad craneal.

neumocéfalo. m. NEUMOCEFALIA. ||- **artificial**. Tratamiento por la insuflación de aire en la cavidad craneal.

neumocele. m. Hernia pulmonar.|| NEUMATOCELE.

neumocentesis (de neumo- y el gr. *kéntesis*, punción). f. F., *pneumocentèse*. Punción quirúrgica del pulmón, con objeto de evacuar una cavidad o caverna.

neumocirugía (de neumo- y el gr. *cheirourgía*, trabajo manual). f. Cirugía del pulmón.

neumocisternografía (de *neumo-*, el lat. *cisterna*, cisterna, y el gr. *gráphein*, describir). f. Imagen encefalográfica obtenida tras la introducción de un gas en las cisternas intracraneales. Habitualmente se lleva a cabo por punción lumbar.

neumocistografía (de *neumo-*, el gr. *kýstis*, vejiga, y *gráphein*, describir). f. Radiografía de la vejiga después de su insuflación con aire.

neumococemia (de *neumo-*, el gr. *kókkos*, grano, y *haîma*, sangre). f. A., *Pneumokokkämie*; F., *pneumococcémie*; In. e It., *pneumococcemia*; P., *neumococemia*. Presencia de neumococos en la sangre.

neumococia. f. Estado morboso producido por neumococos; neumococosis.

neumocócico. adj. F., *pneumococcique*. Relativo a los neumococos o producido por ellos.

neumococo (de *neumo-* y el gr. *kókkos*, grano). m. *Sin.: Micrococcus lanceolatus*, neumococo de Fränkel. *Diplococcus pneumoniae*. V. STREPTOCOCCUS PNEUMONIAE.

neumocócolisis (de *neumococo* y el gr. *lýsis*, disolución). f. Lisis o destrucción de neumococos.

neumococosis. f. F., *pneumococcose*, *pneumococcie*. Infección con neumococos; neumocemia.

neumocolon (de *neumo-* y el gr. *kólon*, intestino grueso). m. Insuflación del colon por aire o gases, natural o artificialmente, utilizado primordialmente como medio de diagnóstico.

neumoconiosis (de *neumo-* y el gr. *kónis*, polvo). f. A., *Pneumokoniose*; F. y P., *pneumoconiosis*; In., *pneumoconiosis*; It., *pneumoconiosi*. Conjunto de alteraciones fibrosas broncopulmonares producidas por la inhalación de polvos orgánicos o inorgánicos; recibe distintas denominaciones, según la naturaleza de estas partículas: *bisinosis, siderosis, tabacosis, calicosis, silicosis*, etc.

neumocrania (de *neumo-* y el gr. *kraníon*, cráneo). f. Presencia de aire dentro del cráneo; neumocefalia.

neumoderna (de *neumo-* y el gr. *dérma*, piel). m. Enfisema subcutáneo.

neumodinámica (de *neumo-* y el gr. *dýnamis*, fuerza). f. Dinámica de la función respiratoria o estudio de las fuerzas que actúan en la respiración.

neumodógrafo (de *neumo-*, el gr. *hodós*, camino, y *gráphein*, describir). m. Aparato que registra el grado de suficiencia respiratoria nasal.

neumoempiema (de *neumo-*, el gr. *en*, dentro, y *pŷon*, pus). m. Empiema con desarrollo de gases.

neumoencefalografía (de *neumo-*, *encéfalo* y el gr. *gráphein*, registrar). f. F., *pneumoencéphalographie*, *encéphalographie gazeuse*. Visibilización del sistema ventricular y espacios subaracnoideos del encéfalo por radiografía después de extracción parcial de líquido cefalorraquídeo e inyección de aire u otro gas.

neumoencefalograma. f. F., *pneumoencéphalogramme*. Radiograma obtenido por neumoencefalografía.

neumoencefalomielografía (de *neumo-*, *encéfalo*, el gr. *myelós*, médula, y *gráphein*, describir). f. F., *pneumoencéphalo-myélographie*. Examen radiográfico de los espacios cerebrospinales insuflados con aire u otro gas.

neumofasciografía (de *neumo-*, el lat. *fascia*, banda, y el gr. *gráphein*, describir). f. Radiografía de los espacios aponeuróticos inyectados con aire.

neumofimia (de *neumo-* y el gr. *phyma*, excrecencia, tumor). f. TUBERCULOSIS PULMONAR.

neumoflebitis (de *neumo-*, el gr. *phléps*, *phlebós*, vena, y el suf. *-itis*). f. Inflamación de las venas pulmonares.

neumogalactocele (de *neumo-*, el gr. *gála*, *gálaktos*, leche, y *kéle*, tumor). m. Galactocele que contiene aire o gases.

neumogástrico (de *neumo-* y el gr. *gastér*, *gastrós*, estómago). adj. F., *pneumo-gastrique*, *pneumogastrique*. Relativo al pulmón y al estómago. ‖ m. Nervio neumogástrico o vago. V. NERVIOS (TABLA DE).

neumogastrografía (de *neumogástrico* y el gr. *gráphein*, describir). f. F., *pneumogastrographie*. Radiografía del estómago insuflado de aire.

neumografía (de *neumo-* y el gr. *gráphein*, describir). f. A., *Pneumographie*; F., *pneumographie*; In., *pneumography*; It. y P., *pneumografia*. Descripción anatómica de los pulmones. ‖ Registro gráfico de los movimientos respiratorios. ‖ Término general para las radiografías obtenidas después de la inyección de aire en la parte; neumorradiografía.

neumógrafo. m. F., *pneumographe*. Aparato para registrar los movimientos respiratorios; estetógrafo.

neumograma. m. F., *pneumogramme*. Trazado o registro gráfico de los movimientos respiratorios. ‖ Radiografía obtenida por neumografía.

neumohemia. f. NEUMATEMIA.

neumohemopericardio (de *neumo-*, el gr. *haîma*, sangre, *perí*, alrededor, y *kardía*, corazón). m. F., *pneumo-hémopéricarde*, *hémo-neumopéricarde*. Presencia de aire y sangre en el pericardio.

neumohemorragia. f. NEUMORRAGIA.

neumohemotórax. m. F., *pneumo-hémothorax*, *hémo-pneumothorax*. Presencia de aire o gases y sangre en la cavidad pleural.

neumohidrómetra (de *neumo-*, el gr. *hýdor*, agua, y *métra*, matriz). m. F., *pneumo-hydromètre*, *hydro-pneumomètre*. Colección de gases y líquido en la cavidad uterina.

neumohidropericardio (de *neumo-*, el gr. *hýdor*, agua, *perí*, alrededor, y *kardía*, corazón). m. F., *pneumo-hydropéricarde*, *hydro-pneumopéricarde*. Colección de gases y líquido seroso en el saco pericardíaco.

neumohidrotórax (de *neumo-*, el gr. *hýdor*, agua, y *thórax*, pecho). m. F., *pneumo-hydrothorax*, *hydro-pneumothorax*. Colección de aire o gases y líquido seroso en la cavidad pleural; hidroneumotórax.

neumohipoderma (de *neumo-*, el gr. *hipó*, debajo, y *dérma*, piel). m. Enfisema subcutáneo.

neumólisis (de *neumo-* y el gr. *lýsis*, liberación). f. A., *Pneumolyse*, F., *pneumolyse*; In., *pneumolysis*; It., *pneumolisi*, P., *pneumólise*. Operación de librar el pulmón de sus adherencias pleurales a la pared torácica para facilitar su colapso: *pleurólisis* o *neumólisis extrapleural*; la *neumólisis intrapleural* consiste en destruir las adherencias entre las hojas visceral y parietal de la pleura. ‖ **-costoplástica.** Toracoplastia extrapleural.

neumolitiasis. f. F., *pneumolithiase*. Litiasis pulmonar.

neumolito (de *neumo-* y el gr. *líthos*, piedra). m. A., *Lungenstein*; F., *pneumolithe*; In., *pneumolith*; It. y P., *pneumólito*. Cálculo o concreción pulmonar.

neumología (de *neumo-* y el gr. *lógos*, tratado). f. F., *pneumologie*. Estudio o tratado de las enfermedades de los pulmones o vías respiratorias en general.

neumomalacia (de *neumo-* y el gr. *malakía*, blandura). f. F., *ramollissement anormal du poumon*. Reblandecimiento patológico del tejido pulmonar.

neumomasaje. m. F., *pneumomassage*, *otomassage*. Masaje aéreo del oído medio. ‖ Empleo alterno del aire comprimido y enrarecido para que influya mecánicamente sobre una parte del cuerpo.

neumomastografía (de *neumo-*, el gr. *mastós*, mama, y *gráphein*, describir). f. Imagen radiológica de la glándula mamaria obtenida mediante la introducción de gas en el seno.

neumomediastino (de *neumo-*, el lat. *medius*, central, y *stare*, permanecer). m. A., *Pneumomediastinum*; F., *pneumo-médiastin*; In., *pneumomediastinum*; It. y P., *pneumomediastino*. Inyección de aire en el mediastino para el examen radiográfico de sus partes. ‖ Presencia de aire en el mediastino.

neumomelanosis (de *neumo-*, el gr. *mélas*, *melaína*, *mélan*, negro, y el suf. *-osis*). f. Pigmentación del tejido pulmonar por inhalación de polvo de carbón.

neumómetro. m. NEUMATÓMETRO.

neumomicosis (de *neumo-* y el gr. *mýkes*, hongo y el suf. *-osis*). f. A., *Pneumomikose*; F., *mycose pulmonaire*; In., *pneumomycosis*; It., *micosi pulmonare*; P., *pneumomicose*. Término general para las afecciones pulmonares producidas por hongos.

neumomielografía (de *neumo-*, el gr. *myelós*, médula, y *gráphein*, registrar). f. F., *pneumomyélographie*, *myélographie gazeuse*. Radiografía de la columna ver-

tebral previa inyección de aire en el conducto vertebral.
neumonectasia. f. Ectasia o enfisema pulmonar.
neumonectomía (de *neumo-* y el gr. *ektomé*, resección). f. Neumectomía.
neumonedema. m. Edema del pulmón.
neumonemia (de *neumono-* y el gr. *haîma*, sangre). f. Congestión pulmonar.‖ Neumatemia.
neumonía [neumónico] (del gr. *pneumonía*, de *pneúmon*, pulmón). f. A., *Pneumonie;* F., *pneumonie;* In. y P., *pneumonia* It., *polmonite.* Inflamación del tejido pulmonar; pulmonía. ‖ Neumonía lobular o fibrinosa. ‖ **-abortiva.** Variedad de neumonía de curso rápido y favorable. ‖ **-adinámica o asténica.** Neumonía caracterizada por el estado tífico. ‖ **-aguda.** Neumonía fibrinosa o franca. ‖ **-alba.** Neumonía blanca. ‖ **-alcohólica.** Neumonía fibrinosa de los bebedores. ‖ **-algodonosa.** Bisinosis. ‖ **-apical.** Neumonía de vértice. ‖ **-atáctica.** Neumonía acompañada de delirio, carfología, etc. ‖ **-atípica primaria.** Grupo heterogéneo de neumonías de patrón intersticial, cuya causa antes se desconocía. Hoy se sabe que en su mayor parte son debidas al agente Eaton *(Mycoplasma pneumoniae),* mientras que en el grupo restante sus agentes etiológicos son: virus, *Rickettsia, Chlamydia, Legionella* y *Pneumocystis.* Clínicamente se caracteriza por la ausencia de alteraciones sanguíneas, curso prolongado y generalmente favorable por no responder a las sulfamidas ni a la penicilina. ‖ **-biliosa.** La asociada con ictericia y trastornos gastrointestinales. ‖ **-blanca.** Neumonía parenquimatosa sifilítica de los recién nacidos, con degeneración adiposa del tejido pulmonar. ‖ **-bronquial.** Bronconeumonía. ‖ **-caseosa.** Forma aguda e hiperérgica de tuberculosis, caracterizada anatómicamente por la infiltración caseosa del pulmón, que recuerda la hepatización de la neumonía lobular. Clínicamente consiste en un estado general grave por intoxicación y signos neumónicos. ‖ **-catarral.** Bronconeumonía. ‖ **-central.** Localización de la inflamación en el centro del lóbulo y en la que los signos de auscultación no son muy aparentes. ‖ **-cortical.** Neumonía cuyas lesiones más intensas se encuentran en la superficie del pulmón. ‖ **-crónica.** Esclerosis pulmonar, proceso de larga duración que termina por la transformación fibrosa completa de la parte de órgano enferma. ‖ **-crónica intersticial.** Inflamación del tejido conjuntivo de los alveolos y de los bronquiolos, forma que puede ser primitiva o secundaria a una bronconeumonía y que termina por la induración atrófica del tejido pulmonar. ‖ **-crupal.** Neumonía fibrinosa. ‖ **-de Adams.** Neumonía intersticial debida al virus respiratorio sincitial, que afecta a lactantes en forma epidémica. ‖ **-de Corrigan o de Kaufmann.** Neumonía intersticial aguda, forma rara fatal en los niños pequeños. ‖ **-de Desnos.** Neumonía masiva. ‖ **-de Friedländer.** Neumonía lobular causada por el bacilo de Friedländer *Klebsiella pneumoniae).* ‖ **-de Kaufmann.** Neumonía de corrigan. ‖ **-de Riesman.** Variedad de bronconeumonía crónica. ‖ **-de Stroll.** Neumonía con complicaciones gastrohepáticas. ‖ **-de vértice.** Forma de neumonía, frecuente en alcohólicos y ancianos, localizada en el vértice del pulmón con fenómenos generales adinámicos graves y signos locales poco manifiestos. ‖ **-descamativa.** Neumonía parenquimatosa. ‖ **-descamativa de Buhl.** Neumonía caseosa cuyo exudado está compuesto principalmente de epitelio alveolar. ‖ **-disecante.** Neumonía interlobular purulenta. ‖ **-doble.** La que afecta ambos pulmones. ‖ **-efímera.** Neumonía abortiva cuyos síntomas desaparecen al cabo de un día o dos. ‖ **-embólica.** Infarto pulmonar. ‖ **-errática o erisipelatosa.** Neumonía migratoria. ‖ **-esténica.** Neumonía fibrinosa. ‖ **-fibrinosa o franca.** Enfermedad febril aguda producida por el neumococo *Diplococcus pneumoniae,* caracterizada anatómicamente por la consolidación de una porción más o menos extensa del tejido pulmonar, debida a la repleción de los alveolos y bronquiolos por un exudado fibrinoso, lesión que puede evolucionar en tres fases: de *congestión* o *ingurgitación,* de *hepatización roja,* en la que el exudado se solidifica, y de *hepatización amarilla* o período de regresión de la fibrina y de resorción y eliminación de los exudados. En las neumonías que no se resuelven existe una cuarta fase, de *hepatización gris* o infiltración purulenta. La enfermedad comienza súbitamente por un escalofrío, intenso, único y prolongado, seguido de fiebre, vómitos y dolor de costado, disnea, tos y expectoración característica sanguinolenta de color rojo de ladrillo *(esputo herrumbroso);* dura aproximadamente una semana, y termina, de ordinario, por la resolución completa, por crisis o por la muerte. ‖ **-fibrosa.** Neumonía intersticial. ‖ **-gangrenosa.** Gangrena del pulmón. ‖ **-generalizada.** Bronconeumonía. ‖ **-genuina.** Neumonía fibrinosa. ‖ **-hipostática.** Congestión pasiva del pulmón. ‖ **-indurativa.** Neumonía parenquimatosa. ‖ **-intermitente.** Neumonía asociada con paludismo. ‖ **-intersticial.** Cirrosis del pulmón, tisis fibroide; forma clinicopatológica de neumonía en la que se afectan fundamentalmente los septos interalveolares. ‖ **-intersticial plasmocelular.** Neumonía propia de los niños, cuyo agente tiene por huéspedes los pequeños animales domésticos y los roedores (ratas). ‖ **-larvada.** Neumonía abortiva que sólo presenta los síntomas iniciales. ‖ **-lipoide.** Neumonolipoidosis. ‖ **-lobular o lobulillar.** La que afecta un lóbulo o un lobulillo. ‖ **-marginal.** Corticopleuritis. ‖ **-masiva.** Neumonía fibrinosa cuyo exudado no sólo llena los alveolos y bronquiolos, sino los bronquios gruesos de todo el pulmón; esplenoneumonía de Grancher. ‖ **-metastásica.** Neumonía supurativa de la septicemia. ‖ **-migratoria.** Neumonía que ataca sucesivamente varios lóbulos de un pulmón o pulmones, de origen erisipelatoso probablemente. ‖ **-multifocal.** Bronconeumonía. ‖ **-parcial o mamelonada.** Bronconeumonía. ‖ **-parenquimatosa.** Neumonía fibrinosa crónica, con endurecimiento del exudado y proliferación y descamación del tejido epitelial alveolar y bronquial. ‖ **-pestosa.** Peste neumónica. ‖ **-pleurítica.** Pleuroneumonía. ‖ **-por aspiración.** La debida a inhalación de alimentos o de un material nocivo o infectivo procedente del aparato digestivo. ‖ **-por inhalación.** Neumonía por aspiración. ‖ **-progresiva.** Neumonía migratoria. ‖ **-purulenta.** Neumonía que termina por la conversión del exudado en pus. ‖ **-secundaria.** Bronconeumonía. ‖ **-seudopleurítica.** Neumonía masiva. ‖ **-superficial.** Neumonía cortical. ‖ **-terminal.** Neumonía que se desarrolla durante otra enfermedad y que apresura la terminación funesta de ésta. ‖ **-tífica.** Neumonía adinámica. ‖ **-toxémica.** Neumococia general con complicaciones pulmonares. ‖ **-traumática.** Neumonía consecutiva a una contusión o herida del tórax. ‖ **-tuberculosa.** Reacción pulmonar exudativa provocada por el bacilo tuberculoso, que simula, tanto clínica como radiográficamente, la neumonía producida por otros gérmenes. ‖ **-unifocal.** Neumonía fibrinosa. ‖ **-vesicular.** Bronconeumonía. ‖ **-vírica.** Denominación etiológica de un amplio grupo de neumonías de patrón intersticial.
neumonitis. f. Neumonía.
neumono-. Forma prefija del gr. *pneúmon, -onos,* pulmón.
neumonocele. m. Neumocele.
neumonocentesis. f. Neumocentesis.
neumonocirrosis (de *neumono-* y el gr. *kirrós,* amarillento). f. F., *cirrhose du poumon.* Cirrosis pulmonar, neumonía intersticial.
neumoconiosis. f. Neumoconiosis.
neumonolipoidosis (de *neumono-,* el gr. *lípos,* grasa, *eîdos,* aspecto, y el suf. *-osis).* f. Variedad de consolidación pulmonar producida por la aspiración de sustancias grasas.
neumonólisis. f. V. Neumólisis.
neumonomelanosis. f. Melanosis del tejido pulmonar.
neumonómetro. m. Neumatómetro.
neumonomicosis. f. Neumomicosis.

neumonopaludismo (de *neumono-* y el lat. *palus, -udis,* pantano). m. Manifestación pulmonar del paludismo, con localización de las lesiones en los vértices, acompañada de tos y fiebre; enfermedad de Bruns.

neumonopatía. f. NEUMOPATÍA.

neumonopexia. f. NEUMOPEXIA.

neumonorragia. f. NEUMORRAGIA.

neumonosis. f. NEUMOPATÍA. ‖ F., *pneumonose.* Afección degenerativa de los epitelios alveolares y capilares y trastornos consecutivos.

neumonotisis (de *neumono-* y el gr. *phthísis,* consunción). f. Tuberculosis pulmonar.

neumonotomía. f. NEUMOTOMÍA.

neumoparesia (de *neumo-* y el gr. *páresis,* debilitamiento). f. Estado morboso pulmonar caracterizado por la congestión e infiltración progresivas de los alveolos pulmonares.

neumopatía (de *neumo-* y el gr. *páthos,* enfermedad). f. F., *pneumopathie.* Término general para las enfermedades de los pulmones.

neumopericardio (de *neumo-*, el gr. *perí,* alrededor, y *kardía,* corazón). m. A., *Pneumoperikard;* F., *pneumopéricarde;* In., *pneumopericardium;* It., *pneumopericardio;* P., *pneumopericárdio.* Presencia de aire en el saco pericardíaco, consecutiva generalmente a una herida penetrante del mismo; neumatosis pericardíaca.

neumoperitoneo. m. A., *Pneumoperitonäum;* F., *pneumopéritoine;* In., *pneumoperitoneum;* It., *pneumoperitoneo;* P., *pneumoperitoneu.* Presencia de aire o gases en la cavidad peritoneal; timpanitis, meteorismo. ‖ Inyección de aire o de un gas en la cavidad peritoneal, con objeto radiográfico.

neumoperitonitis (de *neumo-*, *peritoneo,* y el suf. *-itis*). f. F., *pneumopéritonite.* Peritonitis con acumulación de aire o gases en la cavidad peritoneal.

neumopexia (de *neumo-* y el gr. *pêxis,* fijación). f. A., *Pneumopexie;* F., *pneumopexie;* In., *pneumopexy;* It., *pneumopessia;* P., *pneumopexia.* Fijación quirúrgica del pulmón a la pared torácica.

neumopielografía (de *neumo-*, el gr. *pýelos,* dornajo, y *gráphein,* describir). f. A., *Pneumoren;* F., *pneumorein;* In., *pneumopyelography;* It. y P., *pneumopielografia.* Pielografía en la que se ha inyectado oxígeno en la pelvis renal.

neumopiopericardio (de *neumo-*, el gr. *pŷon,* pus, y de *pericardio*). m. A., *Pneumopyoperikard;* F., *pneumopyopéricarde;* In., *pneumopyopericardium;* It., *pneumopyopericardio;* P., *pneumopiopericárdio.* Presencia de aire y pus en el saco pericardíaco.

neumopiotórax (de *neumo-*, el gr. *pŷon,* pus, y *thórax,* pecho). m. A., *Pneumopyothorax;* F., *pneumopyothorax;* In., *pneumopyothorax;* It., *pneumopyothorace;* P., *pneumopiotórax.* Presencia de aire y pus en la cavidad pleural.

neumopleuritis. f. PERINEUMONÍA, PLEURONEUMONÍA.

neumopleuroparietopexis (de *neumo-*, el gr. *pleurá,* costado, el lat. *paries, -etis,* pared, y el gr. *pêxis,* fijación). f. Sutura del pulmón, con su pleura parietal, al borde de una herida torácica.

neumoquisis (de *neumo-* y el gr. *chýsis,* derramamiento, efusión). f. Infiltración serosa de los pulmones; edema pulmonar.

neumorradiografía. f. F., *pneumoradiographie.* Radiografía después de la inyección de aire o gas; neumografía.

neumorrafia (de *neumo-* y el gr. *rhaphé,* sutura). f. Sutura del pulmón.

neumorragia (de *neumo-* y el gr. *regnýnai,* romper, reventar). f. A., *Lungenblutung;* F., *pneumorragie;* In., *pneumorrhagia;* It. y P., *pneumorragia.* Hemorragia o apoplejía pulmonar. ‖ HEMOPTISIS.

neumorraquis (de *neumo-* y el gr. *rháchis,* espina dorsal). m. A., *Pneumorachis;* F., *pneumorachis;* In., *pneumorachis;* It., *pneumorachide;* P., *pneumorráquis.* Presencia de aire en el conducto vertebral. ‖ Inyección de un gas en el conducto vertebral, para el examen radiográfico.

neumorresección. f. NEUMECTOMÍA.

neumorretroperitoneo (de *neumo-*, el lat. *retro,* atrás, y de *peritoneo*). m. F., *pneumorétropéritoine.* Inyección precoccígea de oxígeno o aire en el espacio retroperitoneal, especialmente para hacer visible el riñón por los rayos X.

neumorriñón. m. NEUMOPIELOGRAFÍA.

neumorroentgenografía. f. NEUMORRADIOGRAFÍA.

neumoscopio. m. NEUMATOSCOPIO.

neumoscroto (de *neumo-* y el lat. *scrotum,* escroto). m. Enfisema del escroto.

neumoserotórax (de *neumo-*, el lat. *serum,* suero, y el gr. *thórax,* pecho). m. Presencia de aire y serosidad en la cavidad pleural; hidroneumotórax.

neumosis. f. NEUMOPATÍA.

neumotacógrafo (de *neumo-*, el gr. *táchos,* rapidez, y *gráphein,* describir). m. Instrumento para registrar la velocidad del aire respirado.

neumoterapia (de *neumo-* y el gr. *therapeía,* tratamiento). f. Terapéutica neumática; tratamiento de ciertas enfermedades por el aire enrarecido o condensado.

neumotifoidea o **neumotifus** (de *neumo-*, el gr. *typhos,* estupor, y, en el primer caso, *eîdos,* aspecto). m. A., *Pneumotyphus;* F., *pneumotyphus;* In., *pneumotyphus;* It. y P., *pneumotifo.* Tifoidea con predominante manifestación neumónica.

neumotímpano (de *neumo-* y el gr. *týmpanon,* tambor). m. F., *pneumotympan.* Acumulación de aire en el tímpano o caja del tambor.

neumotomía (de *neumo-* y el gr. *tomé,* corte). f. F., *pneumotomie.* Incisión quirúrgica del pulmón.

neumotórax (de *neumo-* y el gr. *thórax,* pecho). m. A., *Pneumothorax;* F., *pneumothorax;* In., *pneumothorax;* It., *pneumotorace;* P., *pneumotórax.* Acumulación de aire o gas en la cavidad pleural. ‖ **-a tensión.** El hiperbárico. ‖ **-abierto.** El que está en comunicación con el pulmón. ‖ **-artificial.** El producido quirúrgicamente por la inyección de aire o nitrógeno; medio ideado por Forlanini para lograr el colapso e inmovilización del pulmón en el tratamiento de la tuberculosis pulmonar. ‖ **-espontáneo.** Aquel que resulta de un accidente patológico o traumático. ‖ **-extrapleural.** Formación de una bolsa aérea por desprendimiento de la hoja parietal de la pleura cuando las adherencias entre ambas hojas pleurales impiden la insuflación de la cavidad. ‖ **-hiperbárico.** Aquel en el cual la presión intrapleural es superior a la atmosférica. ‖ **-insaciable.** Neumotórax artificial en el que no se logra el colapso del pulmón a pesar de la gran cantidad de gas inyectado. ‖ **-parcial** o **enquistado.** Acumulación de aire en la cavidad pleural tabicada por adherencias. ‖ **-sofocante** o **valvular.** Neumotórax en el que la abertura o fístula pleural por donde penetra el aire está dispuesta de tal modo que actúa como una válvula, permitiendo la entrada del aire en la cavidad durante la inspiración e impidiendo su salida en la espiración; produce una sofocación y asfixia rápidas.

neumotoxina. f. Toxina producida por el neumococo.

neumotrópico (de *neumo-* y el gr. *trópos,* dirección). adj. Que tiene afinidad electiva por el neumococo.

neumoventriculografía (de *neumo-*, el lat. *ventriculus,* dim. de *venter, -tris,* vientre, y el gr. *gráphein,* describir). f. F., *pneumoventriculographie.* Ventriculografía previa inyección de oxígeno u otro gas en los ventrículos cerebrales.

neumuria. f. NEUMATURIA.

neura. f. NEURONA.

neuradinamia (de *neuro-* y *adinamia*). f. NEURASTENIA.

neuragmia (de *neuro-* y el gr. *agnynai,* romper). f. Desgarro de un tronco nervioso, especialmente por encima o debajo de sus ganglio.

neuralgia (de *neuro-* y el gr. *álgos,* dolor). f. A., *Neuralgie, Nervenschmerz;* F., *névralgie;* In., *neuralgia;* It. y P., nevralgia. Término general para las afecciones cuyo principal síntoma es el dolor intenso, intermitente, a lo largo de un nervio o nervios, sin cambios estructurales demostrables en éstos, dependientes de gran número de estados morbosos. La neuralgia se caracteriza por la existencia de *puntos* *gatillo*, que son aquellos en los que el nervio se hace superficial o en donde nacen las ramas cutáneas del mismo. || **-alucinatoria.** Impresión mental del dolor sin verdadero dolor periférico. || **-anémica, diabética, gotosa, palúdica, sifilítica, etc.** Neuralgia que reconoce por causa los diversos estados morbosos aludidos. || **-cardíaca.** ANGINA DE PECHO. || **-crural, cubital, dentaria, facial, intercostal, del trigémino,** etc. Neuralgia de los distintos nervios enumerados. || **-de Fothergill.** Neuralgia del trigémino. || **-de Hunt.** Neuralgia del ganglio geniculado, en la que el dolor está limitado al oído medio y el conducto auditivo. || **-de Morton.** Dolor en la articulación metatarsofalángica del III y IV dedos del pie, producido por una ligera luxación que comprime la rama digital del nervio plantar externo. Se denomina también *metatarsalgia*. || **-de Seeligmueller.** Neuralgia bilateral de los auriculotemporales, que se extiende al vértice de la cabeza, muy frecuente en la neurosífilis. || **-de Sluder.** Neuralgia del ganglio esfenopalatino, que produce dolor urente y terebrante en el área del maxilar superior, con irradiación al cuello y al hombro. || **-degenerativa.** Neuralgia de los ancianos; asociada con signos de degeneración del sistema nervioso central. || **-del muñón.** Neuralgia en el muñón de una amputación. || **-epileptiforme.** Tic doloroso de la cara; forma grave de neuralgia facial. || **-geniculada.** NEURALGIA DE HUNT. || **-idiopática.** Neuralgia sintomática o funcional sin alteración de la estructura del nervio. || **-isquiática.** CIÁTICA. || **-obturatoria.** SIGNO DE ROMBERG-HOWSHIP. || **-ótica.** NEURALGIA DE HUNT. || **-refleja.** Neuralgia en un punto lejano de aquel sobre el cual actúa la causa. || **-reminiscente.** Impresión mental de dolor neurálgico que persiste después de la cesación de la neuralgia. || **-roja.** ERITROMELALGIA. || **-sintomática.** NEURALGIA IDIOPÁTICA. || **-trifacial.** Neuralgia del trigémino.

neuralgiforme. adj. Semejante a la neuralgia.

neuralgismo. m. SEUDONEURALGIA.

neuramebímetro (de *neuro-*, el gr. *amoibé*, respuesta, y *métron*, medida). m. desus. Instrumento para apreciar el tiempo que tardan en reaccionar los nervios.

neuraminidasa. f. F., *neuraminidase*. Enzima producida por ciertos virus (mixovirus), que rompe el enlace químico del ácido neuramínico con otros carbohidratos.

neuranagénesis (de *neuro-* y el gr. *anagennān*, regenerar). f. F., *régénérescence du tissu nerveux*. Regeneración del tejido nervioso.

neurangiosis (de *neuro-*, el gr. *aggeion*, vaso, y de *-osis*). f. ant. Alteración de los nervios de los vasos sanguíneos.

neurapófisis (de *neuro-* y *apófisis*). f. F., *neurapophyse*. Porción lateral del arco neural en la vértebra tipo. || Parte que se supone homóloga a la anterior en las denominadas vértebras craneales.

neurapraxia (de *neuro-* y el gr. *apraxía*, descanso). f. Suspensión transitoria de la función de un nervio periférico por causas varias.

neurarquía (de *neuro-* y el gr. *arché*, regla). f. desus. Dirección o regulación, dominio del organismo por el sistema cerebrospinal.

neurartropatía (de *neuro-*, el gr. *árthron*, articulación, y *páthos*, enfermedad). f. Artropatía combinada con enfermedad de los nervios.

neurastenia (de *neuro-* y *astenia*). f. A., *Neurasthenie*; F., *neurasthénie*; In., *neurasthenia*; It. y P., *neurastenia*. Término de uso poco frecuente en la actualidad, que designa una afección psíquica descrita por Beard y caracterizada por agotamiento permanente, fatigabilidad, moderada depresión, disminución de la atención, cefaleas, insomnio, etc. Clásicamente se describían diversas formas clínicas. Freud la incluyó en las neurosis actuales y explicó su etiología por una descarga inadecuada de la tensión libidinal relacionado con actividad sexual insatisfactoria. || **-angiopática.** Neurastenia en la que el paciente siente constantemente los latidos arteriales. || **-cardíaca.** CARDIONEUROSIS. || **-cerebral, espinal, gástrica, sexual,** etc. Neurastenia caracterizada principalmente por síntomas dependientes de los órganos o aparatos aludidos. || **-gripal.** Neurastenia que aparece como secuela de la gripe. || **-obsesiva.** PSICASTENIA. || **-óptica.** Neurastenia con disminución del campo visual. || **-traumática.** Neurastenia consecutiva a un traumatismo, neurosis traumática.

neurataxia (de *neuro-* y *ataxia*). f. desus. Ataxia de origen cerebrospinal. || NEURASTENIA.

Neurath-Cushing (Síndrome de). V. SÍNDROME.

neuratrofia (de *neuro-* y el gr. *atrophía*, falta de crecimiento). f. F., *atrophie nerveuse*. Atrofia o nutrición defectuosa del sistema nervioso o de un nervio.

neuraxis (de *neuro-* y el lat. *axis*, eje). m. Eje cerebrospinal, neuroeje. || CILINDROEJE.

neuraxitis. f. ENCEFALOMIELITIS. || **-epidémica.** Encefalitis epidémica.

neuraxón. m. CILINDROEJE.

neurectasia (de *neuro-* y el gr. *éktasis*, dilatación). f. F., *allongement des nerfs*. Elongación o estiramiento quirúrgico de un nervio.

neurectomía (de *neuro-* y el gr. *ektomé*, escisión). A., *Neurektomie*; F., *névrectomie*; In., *neurectomy*; It., *nevrectomia*; P., *neurectomia*. Resección de un nervio o una parte de él en el tratamiento de las neuralgias rebeldes. || **-opticociliar.** Incisión o escisión de los nervios óptico y ciliares.

neurectopia (de *neuro-* y *ectopia*). f. F., *déplacement d'un nerf*. Desplazamiento o situación anormal de un nervio.

neurentérico. (de *neuro-* y el gr. *énteron*, intestino). adj. F., *neurentérique*. Relativo a los nervios y al intestino. || Relativo al tubo medular del embrión y al arquenterón.

neurérgico (de *neuro-* y el gr. *érgon*, trabajo). adj. Relativo a la energía nerviosa o dependiente de ella.

neurexéresis (de *neuro-* y *exéresis*). f. F., *neurectomie*. Exéresis, avulsión o desgarro de un tronco nervioso en el tratamiento de las neuralgias.

neuriatría (de *neuro-* y el gr. *iatreía*, tratamiento). f. Tratamiento de las enfermedades nerviosas.

neuricidad. f. Energía específica del tejido nervioso.

neurilema (de *neuro-* y el gr. *lémma*, lo que se pela, vaina). m. A., *Neurilemm*; F., *névrilème*; In., *neurilemma*; It., *nevrilema*; P., *neurilema*. Delgada capa o membrana que envuelve las fibras nerviosas periféricas o mielínicas y el axón de las amielínicas. Membrana o vaina de Schwann.

neurilemitis (de *neurilema* y el suf. *-itis*). f. F., *inflammation du neurilemme*. Inflamación del neurilema.

neurilemoma (de *neurilema* y el suf. *-oma*). m. F., *neurilemmone*, *neurinome*. Tumor originado en el neurilema; neurinoma, schwannoma.

neurilidad. f. Complejo de las funciones sensitivas y motoras del sistema nervioso.

neurimotor. adj. NERVIMOTOR.

neurina. (del gr. *neûron*, nervio). f. F., *neurine*. Constituyente albuminoideo del tejido nervioso. || Tomaína tóxica, hidrato de trimetilvinilamonio, que se encuentra en los hongos, pescado putrefacto, etc.

neurinoma (de *neurina* y *-oma*). m. A., *Neurinom*; F., *neurinome*; In., *neurinoma*; It. y P., *neurinoma*. Nódulo o tumor sobre un nervio, especialmente periférico, procedente de la vaina de Schwann. || NEUROCITOMA.

neurinomatosis. f. Existencia de neurinomas múltiples en las ramas de los nervios periféricos.

neurita. f. CILINDROEJE.

neuritis (del gr. *neûron*, nervio, e *-itis*). f. A., *Neuritis, Nervenentzündung*; F., *névrite*; In., *neuritis*; It. y P., *nevrite*. Afección inflamatoria, y por ext. también degenerativa, de un nervio o nervios, caracterizada por dolor y trastornos sensitivos, motores o tróficos, según la clase de nervio afectado. || **-aguda del hombro.** Denominada también *neuralgia amiotrófica del hombro*. Se caracteriza por la aparición brusca de intensos dolores en la zona del hombro, seguidos de amiotrofia de la musculatura de esta región, que suelen seguir un curso regresivo en algunos meses. Hay algunas formas análogas, igualmente braquiales, pero de distribución más distal. *Sin.:* Síndrome de Parsonage y Turner. ||**-alcohólica, diabética, diftérica,** etc. Variedades de neuritis debidas a la causa expresada por las distintas denominaciones. V. POLINEURITIS. ||**-axonal.** Degeneración walleriana desarrollada en el segmento de fibra que queda aislado del cuerpo celular, de progresión centrífuga y que comporta una degeneración del axón y una desdiferenciación de la vaina de Schwann, con fragmentación de la mielina. ||**-de Eichhorst.** NEURITIS INTERSTICIAL. ||**-de Gombault.** NEUROPATÍA HIPERTRÓFICA PROGRESIVA. ||**-desmielinizante.** Puede verse en ella la desaparición segmentaria de la mielina, entre dos estrangulaciones de Ranvier, a todo lo largo de una célula de Schwann. La continuidad del axón está preservada, pero puede sufrir modificaciones morfológicas. Es más acusada la afectación axonal en las fibras amielínicas, en la que son varios los axones (y no uno solo) los invaginados en el citoplasma de una célula de Schwann. ||**-facial.** PARÁLISIS FACIAL. ||**-intersticial.** Inflamación del tejido conectivo de un nervio. ||**-migratoria.** La que afecta primero un nervio y después otro. ||**-múltiple.** POLINEURITIS. ||**-óptica.** Inflamación del nervio óptico, que puede ser intraocular o papilitis y retrobulbar o postocular, según la parte de nervio afectada. ||**-por degeneración distal retrógrada.** Ocasionada por la perturbación de la vida celular de la neurona, con efectos inicialmente sobre las regiones más distales de la fibra. En ella, tanto la degeneración axonal como la desmielinización progresan desde la extremidad de la fibra hacia el cuerpo neuronal. ||**-radicular.** RADICULITIS. ||**-saturnina.** La debida a una intoxicación por el plomo. ||**-seudotabética.** Polineuritis de origen diverso (diabético, alcohólico, etc.), en la que se afectan las fibras de la sensibilidad profunda, determinando una ataxia similar a la de la tabes dorsal. ||**-tabética.** La de origen sifilítico que acompaña la tabes dorsal. ||**-tóxica** o **traumática.** La que depende de un veneno o de un traumatismo, respectivamente.

neuro. Forma prefija del gr. *neûron,* nervio.

neuroalergia (de *neuro-,* el gr. *állos,* otro, y *érgon,* trabajo). f. F., *allergie du tissu nerveux.* Alergia en el tejido nervioso.

neuroanastomosis (de *neuro-* y el gr. *anastómosis,* desembocadura). f. F., *neuroanastomose.* Operación quirúrgica que establece anastomosis entre nervios.

neuroanatomía. f. F., *anatomie du système nerveux.* Anatomía del sistema nervioso.

neuroapraxia (de *neuro-* y el gr. *apraxía,* inacción). f. Sección funcional o bloqueo transitorio de la conductibilidad nerviosa.

neuroartritismo. m. Combinación de una neuropatía con artritismo.

neuroartropatía (de *neuro-,* el gr. *árthron,* articulación, y *páthos,* enfermedad). f. F., *neuro-arthropathie.* Artropatía asociada con una afección del sistema nervioso central; articulación de Charcot, por ejemplo

neurobiología (de *neuro-,* el gr. *bíos,* vida, y *lógos,* tratado). f. F., *neurobiologie.* Biología del sistema nervioso.

neurobiotaxis (de *neuro-,* el gr. *bíos,* vida, y *táxis,* disposición). f. F., *tendance des cellules de s'orienter vers leur source de nutrition et d'activité.* Tendencia de las células, durante su desarrollo, a dirigirse hacia las zonas en las cuales reciben la mayor parte de los estímulos.

neuroblasto (de *neuro-* y el gr. *blastós,* germen). m. A., *Neuroblast;* F., *neuroblaste;* In., *neuroblast;* It. y P., *neuroblasto.* Célula embrionaria de la que deriva una neurona o célula nerviosa; espongioblasto.

neuroblastoma (de *neuroblasto* y el suf. *-oma*). m. A., *Neuroblastom;* F., *neuroblastome;* It. y P., *neuroblastoma.* Tumor maligno, originado en células nerviosas embrionarias o neuroblastos. Se localiza en estructuras del sistema nervioso autónomo, más frecuente en la médula suprarrenal, aunque puede aparecer en ganglios cromafines vecinos, en el mediastino superior y en la región cervical. Máxima incidencia en niños menores de 10 años de edad. Es de rápido crecimiento y metástasis precoces, predominantemente en los huesos, y también en la médula, hígado (síndrome de Pepper) y órbita (síndrome de Hutchinson). En niños menores de 1 año puede regresar espontáneamente. En las localizaciones mediastínicas es más frecuente su diferenciación hacia ganglioneuroblastoma o el tumor benigno ganglioneuroma. ||**-simpático.** SIMPATOBLASTOMA.

neurocardíaco (de *neuro-* y el gr. *kardía,* corazón). adj. Relativo al sistema nervioso y el corazón.

neurocele o **neurocelo** (de *neuro* y el gr. *koîlos,* vacío). m. F., *tube médullaire, tube neural.* Conjunto o sistema de cavidades y ventrículos del eje cerebrospinal. ||Cavidad o luz del tubo embrionario neural.

neurocentro (de *neuro-* y el gr. *kéntron,* centro). m. F., *neurocentre.* Elemento vertebral embrionario del que se desarrollan las apófisis espinosas de las vértebras.

neuroceptor (de *neuro-* y el lat. *capere,* tomar). m. F., *neurorécepteur.* Elemento terminal de la dendrita, que recibe el estímulo neuromotor de una neurona adyacente.

neurocineto (de *neuro-* y el gr. *kinetós,* movible). m. desus. Instrumento percutor para la estimulación de los nervios.

neurocirugía (de *neuro-* y el gr. *cheirourgía,* trabajo manual). f. F., *neurochirurgie.* Cirugía del sistema nervioso.

neurocito (de *neuro-* y el gr. *kýtos,* cavidad). m. F., *neurone, neurocyte.*

neurocitoma (de *neurocito* y *-oma*). m. A., *Neurozytom;* F., *neurocytome;* In., *neurocytoma;* It. y P., *neurocitoma.* Tumor de células indiferenciadas de origen nervioso; neuroblastoma; neuroepitelioma. También se denominan así ciertos sarcomas de células redondas, del hígado, cápsulas suprarrenales, etc., del niño, de origen simpático; simpatoblastomas. ||NEURINOMA.

neurocladismo (de *neuro-* y el gr. *kládos,* rama). m. Regeneración de los nervios seccionados por formación de un puente de fibras nerviosas entre los dos cabos; odogénesis.

neuroclónico (de *neuro-* y el gr. *klónos,* espasmo). adj. Caracterizado por espasmo nervioso.

neurocolitis (de *neuro-,* el gr. *kólon,* intestino grueso, y el suf. *-itis*). f. Colon irritable; colitis mucomembranosa.

neurocondrita. f. Elemento cartilaginoso embrionario que se desarrolla en el arco neural de una vértebra.

neurocoriorretinitis (de *neuro-,* el gr. *chórion,* cuero, de *retina,* y el suf. *-itis*). f. F., *inflammation du nerf optique, de la choroïde et de la rétine.* Inflamación simultánea del nervio óptico, la coroides y la retina.

neurocoroiditis. f. F., *neuro-choroïdite.* Inflamación del nervio óptico y la coroides.

neurocráneo (de *neuro-* y el gr. *kraníon,* cráneo). m. Cráneo cerebral, porción del esqueleto de la cabeza que contiene el cerebro, en oposición al esplacnocráneo, derivado de los arcos viscerales.

neurocrinia (de *neuro-* y el gr. *krínein,* secretar). f. Secreción de las neuronas hipotalámicas hacia la neurohipófisis. ||Difusión de hormonas en los centros nerviosos.

neurocutáneo (de *neuro-* y el lat. *cutis,* piel). adj. F., *neuro-cutané.* Relativo a los nervios y la piel; neurodérmico.

neurodealgia (del gr. *neurodés,* retina, y *álgos,* dolor). f. Dolor retiniano.

neurodegenerativo (de *neuro-* y el lat. *degenerare,* degenerar). adj. Relativo a la degeneración nerviosa o caracterizado por ella.

neurodendrita o **neurodendrón.** f. y m. DENDRITA.

neurodermatitis (de *neuro-,* el gr. *dérma,* piel, y el suf. *-itis*). f. A., *Neurodermartitis;* F., *névrodermite;* In., *neurodermartitis;* It., *neurodermite;* P., *neurodermatite.* Dermatitis neuropática. ||**-crónica circunscrita.** Erupción crónica liquenoide pruriginosa de las regiones axilar y púbica, llamada también *liquen* *simple crónico, liquen plano circunscrito.* ‖ **-diseminada.** Eccema atópico. ‖ **-lineal crónica verrugosa.** Nevo lineal.

neurodermatomiositis (de *neuro-,* el gr. *dérma, -atos,* piel, *mŷs, myós,* músculo, y de *-itis*). f. Afección inflamatoria caracterizada por dolor neurítico, induración de la piel, tejido subcutáneo y músculos subyacentes.

neurodermatosis. f. A., *Neurodermatose;* F., *Neurodermatose;* In., *neurodermatosis;* It., *neurodermatosi;* P., *neurodermatose.* Término general para las dermatosis cuyos síntomas dominantes son las alteraciones nerviosas como el prurito; dermatoneurosis.

neurodermia. f. Neurosis cutánea caracterizada por un prurito intenso que no ocasiona lesiones apreciables en la piel.

neurodermitis. f. NEURODERMATITIS.

neurodermo. m. Ectodermo epiblasto neural.

neurodiagnosis o **neurodiagnóstico.** f. y m. F., *neurodiagnostic.* Diagnóstico de las enfermedades del sistema nervioso.

neurodictitis (de *neuro-* y el gr. *díktyon,* red). f. NEURORRETINITIS.

neurodinámico (de *neuro-* y el gr. *dýnamis,* fuerza). adj. F., *se rapportant aux forces nerveuses.* Relativo a la energía nerviosa.

neurodinia (de *neuro-* y el gr. *odíne,* dolor). f. F., *névralgie.* Dolor en un nervio; neuralgia.

neurodocitis (de *neuro-* y el lat. *ductus,* conducto, con el suf. *-itis*). f. A., *Funikulitis vertebrale;* F., *névrodocite;* In., *neurodocitis;* It. y P., *neurodocite.* Inflamación de los conductos óseos, fibrosos o aponeuróticos por los que pasa un nervio con el correspondiente síndrome neurálgico.

neurodoco (de *neuro-* y un derivado del gr. *déchesthai,* recibir). m. Porción de nervio situada en un agujero o conducto óseos.

neuroectodermatosis (de *neuro-,* el gr. *ektós,* fuera, *dérma,* piel, y el suf. *-osis*). f. Manifestación morbosa del neuroectodermo o neurodermo.

neuroeje. m. CILINDROEJE. ‖ Eje cerebrospinal; encéfalo y medula espinal en conjunto.

neuroelectroterapia (de *neuro-,* el gr. *élektron,* ámbar, y *therapeía,* tratamiento). f. Electroterapia de las enfermedades nerviosas.

neuroencefalomielopatía (de *neuro-,* el gr. *egképhalos,* encéfalo, *myelós,* medula, y *páthos,* enfermedad). f. F., *neuro-encéphalomyélopathie.* Afección del encéfalo, médula y nervios. ‖ Enfermedad de Devic, neuromielitis óptica, afección aguda que comprende los nervios, quiasma y médula espinal.

neuroentérico. adj. NEURENTÉRICO.

neuroepidérmico (de *neuro-,* el gr. *epí,* sobre, y *dérma,* piel). adj. F., *se rapportant aux nerfs et à la peau.* Relativo o que da origen a los tejidos nervioso y epidérmico.

neuroepitelio (de *neuro-,* el gr. *epí,* sobre, y *thelé,* pezón). m. A., *Neuroepithel;* F., *neuro-épithélium;* In., *neuroepithelium;* It., *neuroepitelio;* P., *neuroepitélio.* Epitelio especializado que forma los elementos receptores de los órganos de los sentidos, conos y bastones de la retina, caracol, vestíbulo nasal y lengua. ‖ Epitelio del epiblasto, del que se desarrolla el eje cerebrospinal.

neuroepitelioma (de *neuroepitelio* y el suf. *-oma*). m. A., *Neuroepitheliom;* F., *neuroépithéliome;* In., *neuroepithelioma;* It. y P., *neuroepitelioma.* Tumor formado de neuroepitelio; neurocitoma.

neuroequilibrio (de *neuro-* y el lat. *aequilibrium,* equilibrio). m. Estado de tensión uniforme en el sistema nervioso, con reacción favorable a los estímulos.

neurofagia. f. NEURONOFAGIA.

neurofibrilla o **neurofibrila.** f. A., *Neurofibrille;* F., *neurofibrille;* In., *neurofibrilla;* It., *neurofibrilla;* P., *neurofibrilha.* Delicada red fibrilar extendida en todas direcciones por el citoplasma del cuerpo de la célula nerviosa que se extiende al axón y dendritas de la misma.

neurofibroma (de *neuro-,* el lat. *fibra,* filamento, y el suf. *-oma*). m. A., *Neurofibrom;* F., *neurofibrome;* In., *neurofibroma.* It. y P., *neurofibroma.* Tumor del tejido conjuntivo de los nervios formado por proliferación del perineurio y endoneurio; neurinoma.

neurofibromatosis. f. A., *Neurofibromatose;* F., *neurofibromatose;* In., *neurofibromatosis;* It., *neurofibromatosi;* P., *neurofibromatose.* Facomatosis congénita, frecuentemente heredofamiliar, caracterizada por tumores, manchas y nevos pigmentarios, en la piel y nervios, neoformaciones o anomalías cerebromeníngeas frecuentemente latentes, que se acompañan accesoriamente de modificaciones psíquicas, del sistema endocrino, de los huesos y de las vísceras. *Sin.:* Neuroma múltiple, polifibromatosis neurocutánea pigmentaria, enfermedad de Recklinghausen.

neurofibrositis. f. Fibrositis que ataca los filamentos nerviosos sensitivos. ‖ Inflamación de las fibras musculares (fibrositis) que rodean los filamentos nerviosos sensitivos.

neurofijación. f. Desarrollo de sífilis nerviosa consecutivo a la curación de una lesión sifilítica cutánea por los preparados arsenicales.

neurofílico. adj. NEUROTRÓPICO.

neurofisina. f. Proteína específica, rica en cisteína, a la que se acoplan las hormonas neurohipofisarias para ser transportadas a través del tracto supraópticoparaventricular-neurohipofisario hasta el lóbulo posterior de la hipófisis.

neurofisiología (de *neuro-,* el gr. *physis,* naturaleza, y *lógos,* tratado). f. F., *neurophysiologie.* Fisiología del sistema nervioso.

neurofonía (de *neuro-* y el gr. *phoné,* voz). f. Alteración nerviosa de la fonación. ‖ Forma de alteración psicopática en la que el paciente profiere gritos especiales, semejantes a veces a los de los animales.

neuroftalmología (de *neuro-,* el gr. *ophthalmós,* ojo, y *lógos,* tratado). f. F., *neuroophtalmologie.* Rama de la oftalmología que tiene por objeto el estudio de las relaciones entre los sistemas ocular y nervioso.

neuroganglio (de *neuro-* y el gr. *gágglion,* ganglio). m. F., *ganglion nerveux.* Ganglio nervioso.

neuroganglitis. f. F., *inflammation d'un ganglion nerveux.* Inflamación de un ganglio nervioso o neuroganglio.

neurogástrico (de *neuro-* y el gr. *gastér, gastrós,* estómago). adj. Relativo a los nervios y el estómago o a la inervación del estómago.

neurogénesis (de *neuro-* y el gr. *génesis,* desarrollo). f. F., *neurogenèse.* Desarrollo del tejido nervioso.

neurógeno (de *neuro-* y el gr. *gennân,* producir, engendrar). adj. A., *neurogen;* F., *neurogène;* In., *neurogenic;* It., *neurogeno;* P., *neurogénico.* Que forma tejido nervioso o lo estimula. ‖ Que es de origen nervioso.

neuroglia (de *neuro-* y el gr. *glía,* liga). m. A., *Neuroglia;* F., *névroglie;* In., *neuroglia;* It., *nevroglia;* P., *nevróglia.* Tejido que forma la sustancia de sostén o estroma de los centros nerviosos derivado del ectodermo y compuesto de una red finísima en la que están incluidas células especiales muy ramificadas (células de neuroglia, que son de tres tipos: *macroglia,* astrocitos o células de Deiters o de Golgi, *oligodendroglia* o *mesoglia* y *microglia* o células de Hortega).

neuroglioma (de *neuroglia* y *-oma*). m. A., *Neurogliom;* F., *neurogliome;* In., *neuroglioma;* It. y P., *neuroglioma.* Tumor constituido por tejido neuróglico; neuroglia, cerebroma. ‖ **-ganglionar.** Tumor del sistema nervioso central, formado de neuroglia, células ganglionares y fibras nerviosas.

neurogliomatosis o **neurogliosis.** f. A., *Neurogliomatose;* F., *neurogliomatose;* In., *neurogliomatosis;* It., *neurogliomatosi;* P., *neurogliomatose.* Producción difusa de neuroglia. ‖ Enfermedad de Recklinghausen o neurofibromatosis.

neurografía (de *neuro-* y el gr. *gráphein,* describir). f. F., *neurographie.* Descripción del sistema nervioso. Radiografía de nervios periféricos.

neurograma (de *neuro-* y el gr. *grámma,* inscripción). m. F., *neurogramme.* Impresión duradera en el sistema nervioso central, que después puede ser evocada por la memoria (Prince). || Representación esquemática de la actividad del sistema nervioso.

neurohematología (de *neuro-*, el gr. *haîma, -atos*, sangre, y *lógos*, tratado). f. Estudio de las alteraciones de la sangre ocurridas en las enfermedades del sistema nervioso.

neurohipnología (de *neuro-*, el gr. *hýpnos*, sueño, y *lógos*, tratado). f. F., *étude de l'hypnotisme*. Suma de conocimientos relativos al estado hipnótico.

neurohipófisis (de *neuro-* y el gr. *hypophyesthai*, crecer por debajo). f. A., *Neurohypophyse*; F., *neurohypophyse*; In., *neurohypophysis*; It., *neuroipofisi*; P., *neurohipófise*. Porción nerviosa, *pars nervosa*, del lóbulo posterior de la hipófisis; posthipófisis.

neurohistología (de *neuro-*, el gr. *histós*, tejido, y *lógos*, tratado). f. F., *neurohistologie*. Histología del sistema nervioso.

neurohormona (de *neuro-* y el gr. *hormân*, excitar). f. F., *neurohormone*. Hormona que actúa sobre el sistema nervioso. || Hormona liberada por impulsos nerviosos o formada por células neurosecretoras.

neurohumoralismo (de *neuro-* y el lat. *humor, -oris*, humedad). m. Doctrina según la cual la acción de los nervios sobre los órganos y partes periféricas, se produce por la acción de sustancias químicas *(neurohumores)* que se liberan en las terminaciones de los nervios activados; así la adrenalina y simpatina se producen por el estímulo de las fibras simpáticas, mientras que la acetilcolina resulta del estímulo de las fibras parasimpáticas.

neuroide (de *neuro-* y el gr. *eîdos*, aspecto). adj. Semejante a un nervio.

neurolaberintitis (de *neuro-*, el gr. *labýrinthos*, laberinto, y el suf. *-itis*). f. F., *neurolabyrinthite*; In., *neurolobyrinthitis*. Inflamación de las estructuras nerviosas del laberinto.

neurolema. m. NEURILEMA.

neurolépride. f. Trastorno trófico cutáneo debido a una neuritis leprosa.

neuroléptico m. (de *neuro-* y el gr. *lêpsis*, acción de coger). adj. F., *neuroleptique*. Que calma la agitación y la hiperactividad neuromuscular. || Medicamento con esta acción.

neuroleptoanalgesia (de *neuroléptico* y el gr. *analgesía*, insensibilidad). f. A., *Neuroleptoanalgesia*; F., *neuroleptanalgésie*; In., It. y P., *neuroleptoanalgesia*. Analgesia obtenida por la administración de un neuroléptico y un analgésico potente. Se obtiene una analgesia intensa, acompañada de indiferencia psíquica y cierta somnolencia. || **-tipo I.** Técnica en que existe predominio analgésico, considerando los productos utilizados. || **-tipo II.** Técnica en que existe predominio neuroléptico.

neuroleptospirosis. f. Conjunto de leptospirosis que poseen un tropismo especial por el sistema nervioso.

neurolinfa. f. ant. Líquido cefalorraquídeo.

neurolinfomatosis. f. Infiltración linfomatosa de un nervio.

neurolingüística (de *neuro-* y el lat. *lingua*, lengua). f. F., *neurolinguistique*. Rama de la neuropsicología que estudia las alteraciones del lenguaje (debidas a lesión cerebral) a partir de los métodos y modelos de la lingüística.

neurolipomatosis dolorosa (de *neuro-*, *lipoma* y el suf. *-osis*). Adiposis dolorosa o enfermedad de Dercum.

neurolisina (de *neuro-* y el gr. *lýsis*, disolución). f. F., *neurolysine*. Citolisina que tiene una acción específica destructiva sobre las células nerviosas.

neurólisis (de *neuro-* y el gr. *lýsis*, disolución). f. A., *Neurolyse*; F., *neurolyse*; In., *neurolysis*; It., *neurolisi*; P., *neurólise*. Destrucción o disolución del sistema nervioso o de alguno de sus elementos. || Agotamiento de la energía nerviosa. || Liberación de un nervio de sus adherencias. || Estiramiento de un nervio para disminuir su tensión.

neurología (de *neuro-* y el gr. *lógos*, tratado). f. F., *neurologie*. Suma de conocimientos relativos al sistema nervioso y a sus enfermedades.

neurólogo. adj. y s. F., *neurologue*. Experto en neurología.

neurolúes. f. NEUROSÍFILIS.

neuroma (de *neuro-* y *-oma*). m. A., *Neurom, Nervengeschwulst*; F., *névrome*; In., It. y P., *neuroma*. Término histopatológicamente impreciso que refiere a los tumores constituidos principalmente por células y fibras nerviosas y a los que se desarrollan en un nervio. || **-de amputación o del muñón.** El que aparece algunas veces después de una amputación. || **-ganglionar.** El constituido por células nerviosas verdaderas. || **-mielínico.** Neuroma que contiene fibras mielínicas. || **-múltiple.** NEUROFIBROMATOSIS. || **-traumático.** El provocado por una lesión de un nervio periférico, origen de disestesias y dolores.

neuromalacia (de *neuro-* y el gr. *malakía*, debilidad). f. F., *neuromalacie*. Reblandecimiento de los nervios o de una parte del sistema nervioso.

neuromatosis. f. F., *neuromatose*. Presencia de neuromas múltiples; neurofibromatosis.

neuromecanismo (de *neuro-* y el gr. *mechanicós*, mecánico). m. Mecanismo del sistema nervioso; su estructura y disposición en relación a su función.

neuromelitococia (de *neuro-*, *Melita* o *Malta*, y el gr. *kókkos*, grano). f. Fiebre ondulante con síntomas nerviosos graves y persistentes.

neurómera (de *neuro-* y el gr. *méros*, parte). f. A., *Medullarsegment*, F., *neuromère*; In., *neuromere*; It., *neuromero*; P., *neurómero*. Segmento del tubo neural embrionario; metámera espinal, mielómera.

neuromialgia (de *neuro-*, el gr. *mŷs, myós*, músculo, y *álgos*, dolor). f. Mialgia nerviosa; una de las denominaciones del reumatismo muscular.

neuromicosis (de *neuro-*, el gr. *mýkes*, hongo, y el suf. *-osis*). f. Micosis del sistema nervioso.

neuromielitis (de *neuro-*, el gr. *myelós*, médula, y el suf. *-itis*). f. F., *neuro-myélite*. Mielitis asociada con neuritis. || **-óptica de Devic.** Afección desmielinizante de la médula espinal y del nervio óptico, que puede ser una forma evolutiva de la esclerosis múltiple. Se debe a la acción tóxica de la cloroxiquinoleína. Neuropticomielitis.

neuromimesis (de *neuro-* y el gr. *mímesis*, imitación). f. Simulación histérica de una enfermedad nerviosa orgánica; trastorno nervioso que simula una afección orgánica.

neuromiositis (de *neuro-*, el gr. *mŷs, myós*, músculo, y el suf. *-itis*). f. A., *Neuromyositis*; F., *neuromyosite*; In., *neuromyositis*; It. y P., *neuromiosite*. Neuritis complicada con miositis.

neuromisor (de *neuro-* y el lat. *missor*, el que envía). m. F., *terminaison présynaptique de l'axone*. Elemento terminal en el extremo periférico de una neurona, que transmite los estímulos al neuroceptor de una neurona adjunta.

neuromuscular (de *neuro-* y el lat. *musculus*, músculo). adj. F., *neuro-musculaire*. Relativo a los nervios y los músculos.

neurona (del gr. *neûron*, nervio). f. A., *Neuron*; F., *neurone*; In., *neuron*; It., *neurone*; P., *neurónio*. Elemento constituido por la célula nerviosa y sus prolongaciones, considerado como unidad histológica y fisiológica del sistema nervioso. || **-aferente** o **eferente.** Neuronas que conducen los impulsos nerviosos de la periferia al centro o de éste a la periferia respectivamente. || **-de asociación** o **intercalar.** Neurona que forma la segunda porción de un arco reflejo periférico; está situada en el sistema nervioso central y recibe el impulso nervioso de la neurona sensitiva periférica para transmitirlo a la neurona motora periférica. || **-de proyección.** Neurona que transmite impulsos nerviosos sensoriales o motores. || **-inferior.** Neurona periférica sensitiva o motora. || **-motora periférica.** Neurona que recibe el impulso de la neurona intercalar para transmitirlo al músculo voluntario. || **-posganglionar, preganglionar.** La situada después o antes del ganglio nervioso autónomo, respectivamente. || **-sensorial.** La que transmite impulsos desde la piel u órganos de los sentidos a la corteza cerebral. ||-**sensorial periférica.** Neurona que forma la parte receptora del arco reflejo periférico y se halla situada fuera del sistema nervioso central. Tiene una rama periférica que forma una fibra nerviosa sensitiva y una rama central que se articula con las prolongaciones de la neurona intercalar. ||-**superior** o **cortical.** Neurona de percepción de la sustancia gris de la corteza cerebral. ||-**unipolar** o **bipolar.** Neurona con una o dos prolongaciones, respectivamente.

neuronéfrico (de *neuro-* y el gr. *nephrós*, riñón). adj. Relativo a los sistemas nervioso y renal; neurorrenal.

neuronevo (de *neuro-* y el lat. *naevus*, lunar). m. F., *naevus neurofibromateux*. Gran nevo dérmico difuso que parece un neurofibroma. ||-**colinesterásico.** Nevo dérmico de color carne que contiene colinesterasa no específica y que aparece en edades avanzadas. ||-**de Mason.** NEURONEVO.

neuronitis. f. A., *Neuronitis*; F., *neuronite*; In., *neuronitis*; It. y P., *neuronite*. Término de dudosa aceptación histopatológica que en la práctica se utiliza para describir cuadros de polirradiculoneuritis, en especial la forma inflamatoria aguda de Guillain-Barré, que se caracteriza por la presentación de parálisis periféricas, distales, proximales y tronculares, arreflexia y disociación albúmino-citológica en el líquido cefalorraquídeo. Son frecuentes los trastornos sensitivos, subjetivos y objetivos. Parece tratarse de un proceso inespecífico dependiente de una reacción hiperérgica por un trastorno inmunitario.

neuronixis (de *neuro-* y el gr. *nýxis*, acción de picar). f. Punción quirúrgica de un nervio.

neuronofagia (de *neurona* y el gr. *phageîn*, comer). f. F., *neuronophagie*. Destrucción o sustitución de células nerviosas por acción fagocitaria de las células neuróglicas jóvenes.

neuronófago (de *neurona* y el gr. *phageîn*, comer). m. F., *neuronophage*. Célula que destruye las células nerviosas.

neuronofagocitosis. f. NEURONOFAGIA.

neuronólisis. f. NEURONOFAGIA.

neuronosis (de *neuro-* y el gr. *nósos*, enfermedad). f. Enfermedad de origen nervioso; neuropatía.

neuropapilitis (de *neuro-*, el lat. *papilla*, pezón, y el suf. *-itis*). f. A., *Neuropapillitis*; F., *neuropapillite*; In., *neuropapillitis*; It., *neuropapillite*; P., *neuropapilite*. Inflamación localizada en la papila del nervio óptico, neuritis óptica intraocular.

neuroparálisis (de *neuro-* y el gr. *parálysis*, disolución, parálisis). f. F., *neuroparalysie*. Parálisis debida a enfermedad de un nervio o nervios.

neurópata. adj. y s. A., *Neuropath*; F., *névropathe*; In., *neuropath*; It., *nevropatico*; P., *neuropata*. Persona afecta de una enfermedad nerviosa o con tendencia a las neurosis.

neuropatía (de *neuro-* y el gr. *páthos*, enfermedad). f. A., *Neuropathie*; F., *neuropathie*; In., *neuropathy*; It. y P., *neuropatia*. Término general que designa las afecciones nerviosas, en especial las degenerativas. Aunque en sentido estricto incluye solamente las formas no inflamatorias, en sentido amplio se aplica a todas las formas etiológicas de afectación de los nervios periféricos. ||-**hipertrófica progresiva.** Polineuropatía de predominio distal y simétrica, mixta (motriz y sensitiva), limitada a las fibras mielinizadas, que se acompaña de síntomas cordonales posteriores, trastornos pupilares, temblores y, en general, deformidades de los pies. Anatómicamente, se observa en troncos y raíces nerviosos e incluso en el sistema simpático, un proceso hipertrófico proliferativo, que interesa principalmente la vaina de Schwann y que da lugar al aspecto en «bulbos de cebolla». Tales imágenes, que no son privativas de esta afección, son expresión de la sucesión alternada de procesos de degeneración y regeneración. El inicio tiene lugar en la infancia en las formas clásicas y su curso es lentamente progresivo. La herencia es recesiva, aunque posiblemente existen formas dominantes. *Sin.:* Enfermedad de Déjérine-Sottas. ||-**peroneal.** Afección familiar, habitualmente de herencia dominante, que se caracteriza por amiotrofias que afectan selectivamente los músculos de la región anteroexterna de la pierna y, posteriormente, los de la mano. Los pies se deforman lentamente en el tipo equino cavo varo. Existen formas neurales, con tendencia a la hipertrofia de los troncos nerviosos y formas neuronales, con afectación crónica de las astas anteriores y degeneración axonal. *Sin.:* Enfermedad de Charcot-Marie-Tooth. ||-**radicular sensitiva hereditaria.** Neuropatía sensitiva distal que afecta las cuatro extremidades, con posibles dolores radiculares, trastornos tróficos de los pies (acropatía ulceromutilante familiar de Thévenard) y sordera. La afectación es electiva para los ganglios posteriores y raíces CVIII, LV y SI. La herencia es habitualmente dominante (tipo I), aunque existe también una forma recesiva (tipo II). Hay formas esporádicas de *acropatía ulceromutilante* en relación con diabetes, alcoholismo y desnutrición. *Sin.:* Síndrome de Denny-Brown.

neuropatogenia (de *neuro-*, el gr. *páthos*, enfermedad, y *gennân*, producir). f. Patogenia o desarrollo de las enfermedades del sistema nervioso.

neuropatología (de *neurópata* y el gr. *lógos*, tratado). f. F., *neuropathologie*. Patología del sistema nervioso.

neuropilema. m. NEURÓPILO.

neurópilo (de *neuro-* y el gr. *pîlos*, fieltro). m. A., *Neuropilem*; F., *neuropile*; In., *neuropil*; It., *neuropilema*; P., *neurópilo*. Red de finas conexiones multineuronales establecida en el espesor de la sustancia gris medular, de la corteza cerebral, etc., entre axones y sus colaterales y las espinas dendríticas con las que establecen sinapsis, formando así un sistema de conexiones difusas.

neurópira (de *neuro-* y el gr. *pŷr, pyrós*, fuego). f. Fiebre nerviosa.

neuroplasma (de *neuro-* y el gr. *plássein*, formar). m. F., *neuroplasme*. Protoplasma basófilo indiferenciado de la célula nerviosa; sustancia cementante de las neurofibrillas. AXOPLASMA.

neuroplastia (de *neuro-* y el gr. *plássein*, formar). f. F., *neuroplastie*. Cirugía plástica de un nervio o nervios. ||Producción, cicatrización o regeneración de los nervios.

neuroplex o **neuroplexo.** m. Plexo nervioso.

neuroploca (de *neuro-* y el gr. *ploké*, tejido). f. Ganglio nervioso.

neuropodio (de *neuro-* y el gr. *poús, podós*, pie). m. F., *terminaisons axonals*. Nombre de las finísimas fibrillas que determinan la terminación de las prolongaciones cilindroaxiales de segundo tipo o de Golgi.

neuroporo (de *neuro-* y el gr. *póros*, paso). m. F., *neuropore*. Cada una de las aberturas, anterior y posterior, del tubo neural primitivo, constituido por las láminas dorsales abarquilladas.

neuropotencial (de *neuro-* y el lat. *potentia*, poder). m. F., *énergie de la cellule nerveuse*. Potencial nervioso.

neuroprobasia (de *neuro-*, el gr. *pro*, adelante, y *básis*, marcha). f. F., *neuroprobasie*. Propiedad que poseen ciertos virus neurótropos de progresar a lo largo de los nervios.

neuropsicología (de *neuro-*, el gr. *psyché*, mente, y *lógos*, tratado). f. F., *neuropsychologie*. Ciencia de las funciones nerviosas superiores en su relación con las estructuras cerebrales que las sustentan.

neuropsicopatía (de *neuro-*, el gr. *psyché*, alma, mente, y *páthos*, enfermedad). e. F., *neuropsychopathie*. Término general para las afecciones nerviosas con trastornos de la mente.

neuropsiquiatría (de *neuro-*, el gr. *psyché*, alma, y *iatreía*, tratamiento médico). f. F., *neuropsychiatrie*. Rama de la medicina que trata de los casos a la vez neurológicos y mentales.

neuropsíquico. adj. F., *neuro-psychique*. Nervioso y psíquico al mismo tiempo.

neuropticomielitis. f. Neuromielitis óptica de Devic. V. NEUROMIELITIS.

neuroqueratina (de *neuro-* y el gr. *kéras, -atos,* cuerno). f. F., *neurokératine.* Variedad de queratina de la sustancia blanca y de las vainas de Schwann.

neuroquímica (de *neuro-* y el gr. *chymós,* jugo de planta). f. Química del tejido nervioso.

neuroquitina (de *neuro-* y el gr. *chitón,* túnica). f. desus. Sustancia que forma la armazón de sostén de las fibras nerviosas.

neurorradiología. f. F., *neuroradiologie.* Parte del radiodiagnóstico que se ocupa en el estudio de las enfermedades del sistema nervioso.

neurorrafia (de *neuro-* y el gr. *rhaphé,* sutura). f. A., *Nervennath;* F., *neurorraphie;* In., *neurorrhaphy;* It. y P., *neurorrafia.* Sutura de un nervio seccionado.

neurorrecidiva (de *neuro-* y el lat. *recidivus,* reincidente). f. A., *Neurorezidiv;* F., *neurorécidive;* In., *neurorecidive;* It., *neurorecidiva;* P., *neurorrecidiva.* Empeoramiento de la afectación del sistema nervioso central provocado por un tratamiento antisifilítico inadecuado. Más raramente, recidiva de una neurosífilis en sus fases no terminales.

neurorrelapso. m. NEURORRECIDIVA.

neurorretinitis. f. A., *Neuroretinitis;* F., *neurorétinite;* In., *neuroretinopathy;* It., *neuroretinite;* P., *neurorretinite.* Inflamación del nervio óptico y la retina.

neurorreuma (de *neuro-* y el gr. *rheûma,* flujo, corriente). m. ant. Energía nerviosa.

neurorrexis (de *neuro-* y el gr. *rhêxis,* rotura). f. Avulsión o exéresis de un nervio.

Neurorrhyctes hydrophobiae. CORPÚSCULO DE NEGRI.

neurosarcocleisis (de *neuro-,* el gr. *sárx, sarkós,* carne, y *kleîsis,* oclusión). f. Operación que se practica en el tratamiento de las neuralgias, que consiste en la resección parcial del conducto óseo atravesado por un nervio, y trasplante de éste en medio de los tejidos blandos.

neurosarcoma (de *neuro-,* el gr. *sárx, sarkós,* carne, y el suf. *-oma*). m. F., *neurosarcome.* Sarcoma con elementos neuromatosos.

neurosclerosis (de *neuro-,* el gr. *sklerós,* duro, y el suf. *-osis*). f. F., *neurosclérose.* Esclerosis de un nervio o de un centro nervioso.

neurosensitivo. adj. Relativo a un nervio sensitivo.

neurosífilis. f. A., *Neurosyphilis;* F., *neuro-syphilis;* In., *neurosiphilis;* It., *neurosifilide;* P., *neurossífilis.* Sífilis del sistema nervioso, especialmente del central.

neurosis (del gr. *neûron,* nervio). f. A., *Neurose;* F., *névrose;* In., *neurosis;* It., *neurosi;* P., *neurose.* Término general que se refiere a las alteraciones o afecciones funcionales del psiquismo. Se manifiestan con síntomas diversos, de los cuales el paciente es consciente de su carácter patológico, y no presentan desorganización importante de la personalidad. ‖ -**actual.** Término que utilizó Freud para distinguir las neurosis que tienen su origen en conflictos presentes, causados por insatisfacción sexual (neurosis de angustia, neurastenia). ‖ -**compulsiva.** NEUROSIS OBSESIVA. ‖ -**de abandono.** Neurosis cuyo origen estaría relacionado con un abandono real o fantaseado en épocas tempranas del desarrollo y cuyos síntomas principales son la angustia frente a situaciones de abandono y la búsqueda de seguridad. ‖ -**de angustia.** Tipo de neurosis actual cuyo síntoma más importante es una intensa angustia y diversos síntomas somáticos. Para Freud está relacionada con una insatisfacción sexual. *Sin.:* Neurosis de ansiedad. ‖ -**de carácter.** Tipo de neurosis en la cual el conflicto defensivo no se expresa por la formación de síntomas, sino por rasgos de carácter o modos de comportamiento. ‖ -**de guerra.** NEUROSIS TRAUMÁTICA. ‖ -**de transferencia.** Designación de Freud para las neurosis (neurosis fóbica, histeria y neurosis obsesiva), en las cuales predomina la libido objetal. ‖ Neurosis que se establece en la relación con el analista durante la cura psicoanalítica y cuya disolución es un elemento trascendental en el proceso de dicha cura. ‖ -**depresiva.** Neurosis caracterizada por la presencia de síntomas depresivos V. DEPRESIÓN. ‖ -**fóbica.** Neurosis cuyo síntoma principal es una fobia, constituida por desplazamiento de la angustia sobre objetos, personas, animales o situaciones (objeto fobígeno). ‖ -**hipocondriaca.** V. HIPOCONDRÍA. ‖ -**histérica.** V. HISTERIA. ‖ -**narcisista.** Término que utilizó Freud para designar las afecciones mentales en las cuales la libido se concentra en el yo (libido narcisista). Incluye las psicosis funcionales, sin base orgánica. ‖ -**obsesiva.** Neurosis que se caracteriza por la presencia de pensamientos y actos compulsivos, duda y rituales obsesivos, que mantienen al sujeto en una lucha interior continua que compromete seriamente su vida afectiva y social. Para el psicoanálisis existe una fijación y regresión a la fase sadicoanal del desarrollo psicosexual. ‖ -**ocupacional** o **profesional.** Afección nerviosa causada por la ocupación del sujeto. ‖ -**traumática.** Neurosis consecutiva a un choque emocional ante una situación de intenso peligro para el sujeto (accidentes, catástrofes, situaciones traumáticas diversas).

neurosismo. m. NEURASTENIA. ‖ NERVIOSISMO.

neurosistemitis epidémica. f. desus. ENCEFALITIS LETÁRGICA.

neurosoma (de *neuro-* y el gr. *sôma,* cuerpo). m. F., *neurosome.* Cuerpo de una celula nerviosa. ‖ Partícula diminuta en la sustancia fundamental del protoplasma de la neurona, especialmente en la del cilindroeje y ramas.

neurospasmo (de *neuro-* y el gr. *spasmós,* contracción). m. Espasmo muscular nervioso.

neurosplácnico (de *neuro-* y el gr. *spláchnon,* entrañas). adj. Relativo a los sistemas nerviosos cerebrospinal y simpático.

neurospongio (de *neuro-* y el lat. *spongia,* esponja). m. NEUROGLIA. ‖ Red de fibrillas nerviosas, especialmente las de la capa reticular de la retina.

neurosquelético. adj. F., *se rapportant au tissu nerveux et au muscle strié.* Relativo al tejido nervioso y al músculo esquelético.

neurosqueleto (de *neuro-* y el gr. *skeletós,* esqueleto). m. F., *endosquelette.* Esqueleto óseo de los vertebrados, endosqueleto.

neurostenia (de *neuro-* y el gr. *sthénos,* fuerza). f. Estenia, excitación o fuerza nerviosa.

neurotabes (de *neuro-* y el lat. *tabes,* corrupción). f. A., *Neurotabes;* F., *neurotabès;* In., *neurotabes;* It., *neurotabe;* P., *neurotabes.* Neuritis periférica múltiple con síntomas semejantes a los de la ataxia locomotriz; seudotabes o tabes periférica; ataxia de los alcohólicos o de los diabéticos.

neurotagma (de *neuro-* y el gr. *tágma,* orden). f. Disposición lineal de los elementos estructurales de una célula nerviosa.

neuroteca (de *neuro-* y el gr. *théke,* vaina). f. Vaina de un nervio.

neurotecitis. f. Inflamación de una neuroteca o vaina nerviosa.

neurotele (de *neuro-* y el gr. *thelé,* pezón). m. Papila nerviosa.

neurotelitis. f. Inflamación de las papilas nerviosas.

neurotendinoso (de *neuro-* y el lat. *tendo, tendinitis,* tendón). adj. F., *neurotendineux.* Relativo a nervios y tendones o compuesto de estos elementos.

neurotensión. f. NEURECTASIA.

neuroterapia (de *neuro-* y el gr. *therapeía,* tratamiento). f. Tratamiento de las enfermedades y alteraciones nerviosas. ‖ PSICOTERAPIA.

neuroterminal (de *neuro-* y el lat. *terminus,* límite). adj. Relativo a los órganos terminales nerviosos.

neuroticismo. m. Acción nerviosa exagerada o pervertida.

neurótico. adj. y s. F., *névrotique.* Relativo a la neurosis o afecto de ella. NEURÓPATA.

neurotización. f. F., *neurotisation.* Regeneración de un nervio seccionado por la introducción de los cilindroejes del cabo central en el cabo periférico. ‖ Implantación quirúrgica de un nervio en un músculo paralizado.

neurotlipsis (de *neuro-* y el gr. *thlípsis,* presión). f. Presión sobre el nervio.

neurotmesis (de *neuro-* y el gr. *tmèsis*, corte). f. Lesión nerviosa con sección de todas las estructuras esenciales a pesar de la aparente continuidad anatómica.

neurotología (de *neuro-* y *otología*). f. F., *neurootologie*. Parte de la otología que trata del oído interno en conexión con las vías nerviosas con él asociadas; otoneurología.

neurotoma (de *neuro-* y el gr. *tómos*, porción, corte). f. Neurómera.

neurotomía (de *neuro-* y el gr. *tomé*, corte). f. A., *Neurotomie*; F., *névrotomie*; In., *neurotomy*; It. y P., *neurotomia*. Disección o anatomía del sistema nervioso. Sección quirúrgica de un nervio. || **-opticociliar.** Sección o resección de los nervios óptico y ciliares en un ojo ciego con el fin de evitar la oftalmía simpática. || **-retrogasseriana.** Sección de la raíz posterior del ganglio de Gasser en la neuralgia facial.

neurótomo (de *neuro-* y el gr. *tómos*, corte). m. F., *neurotome*. Instrumento cortante para disecar los nervios.

neurotonía (de *neuro-* y el gr. *tónos*, tensión). f. A., *Neurotonie*; F., *neurotonie*; In., It. y P., *neurotonia*. Inestabilidad exagerada del sistema nervioso, especialmente del vegetativo.

neurotónico. adj. Tónico nervioso; neurosténico.

neurotoxia. f. Estado tóxico del sistema nervioso; neurastenia considerada como autointoxicación.

neurotóxico. adj. F., *neurotoxique*. Tóxico o destructor del sistema nervioso.

neurotoxina. f. F., *neurotoxine*. Citotoxina destructora del tejido nervioso.

neurotrauma (de *neuro-* y el gr. *traûma*, herida). m. Traumatismo nervioso.

neurotripsia (de *neuro-* y el gr. *trîpsis*, aplastamiento). f. A., *Neurotripsie*; F., *neurotripsie*; In., *neurotripsy*; It. y P., *neurotripsia*. Aplastamiento o trituración de un nervio.

neurotrofastenia (de *neuro-*, el gr. *trophé*, nutrición, y de *astenia*). f. Nutrición defectuosa del sistema nervioso.

neurotrofia [neurotrófico] (de *neuro-* y el gr. *trophé*, alimento). f. F., *neurotrophie*. Nutrición del tejido nervioso. || Regulación nerviosa de la nutrición y conservación de los tejidos.

neurotropía. f. Neurotropismo.

neurotrópico. adj. F., *neurotropique*. Que tiene afinidad por el sistema nervioso.

neurotropismo (de *neuro-* y el gr. *tropé*, vuelta). m. A., *Neurotropismus*; F., *neurotropisme*; In., *neurotropism*; It. y P., *neurotropismo*. Afinidad especial que para el tejido o sistema nervioso poseen ciertas sustancias, microbios, virus, etc. || Tendencia en la regeneración de las fibras nerviosas, a orientar un crecimiento hacia ciertas zonas específicas de la periferia.

neurotrosis (de *neuro-* y el gr. *trôsis*, herida). f. Neurotrauma.

neurovacuna. f. A., *Neurovakzine*; F., *neurovaccine*; In., *neurovaccine*; It., *neurovaccino*; P., *neurovacina*. Vacuna vírica obtenida por pases sucesivos en cerebro de conejo.

neurovaricosis (de *neuro-*, el lat. *varix, -icis*, y el suf. *-osis*). f. Estado varicoso de las fibras nerviosas.

neurovascular (de *neuro-* y el lat. *vasculum*, dim. de *vas, vasis*, vaso). adj. Nervioso y vascular a la vez.

neurovegetativo (de *neuro-* y el lat. *vegetare*, vigorizar). adj. F., *neurovégétatif*. Relativo al sistema nervioso vegetativo.

neurovirosis (de *neuro-*, el lat. *virus*, veneno, y el suf. *-osis*). f. Infección vírica del sistema nervioso.

neurovisceral. adj. Neurosplácnico.

néurula (del gr. *neûron*, nervio, y el suf. latino dim. *-ula*). f. *neurula*. Etapa del desarrollo embrionario durante la cual destaca como proceso determinante la formación de la placa neural y su oclusión ulterior para formar el tubo neural, lo que ocurre durante la cuarta semana.

neurúrgico (de *neuro-* y el gr. *érgon*, obra). adj. Relativo a la acción nerviosa.

neusímetro (del gr. *pneúsis*, respiración, y *métron*, medida). m. Espirómetro.

Neusser (Gránulos de) (Edmund von *Neusser*, médico austriaco, 1852-1912). V. Gránulo.

neutralidad. f. Estado de neutro.

neutralización. f. A., *Neutralisierung*; F., *neutralisation*; In., *neutralization*; It., *neutralizzazione*; P., *neutralização*. Anulación de las propiedades particulares de los ácidos o de las bases por la acción recíproca de estos cuerpos. Proceso que contrarresta o anula la acción de un agente.

neutro (del lat. *neuter, neutra, neutrum*, ni uno ni otro). adj. A., *gleichgültig*; F., *neutre*; In., *neutral*; It. y P., *neutro*. Indiferente, que no se inclina a ninguna de las partes contrapuestas: ni ácido ni básico; ni positivo ni negativo; ni masculino ni femenino.

neutrocito. m. Leucocito neutrófilo.

neutrofilia (de *neutro* y el gr. *philía*, afición, amistad). f. A., *Neutrophilie*; F., *neutrophilie*; In., *neutrophilia*; It. y P., *neutrofilia*. Aumento en el número de leucocitos neutrófilos en la sangre; leucocitosis neutrófila.

neutrófilo (de *neutro* y el gr. *phílos*, amante). adj. F., *neutrophile*. Que se tiñe por los colorantes neutros. || m. Leucocito polinuclear de granulaciones neutrófilas. || **-en banda o cayado.** Formas inmaduras cuyos núcleos tienen forma de U. || **-juvenil.** Metamielocito. || **-segmentado.** Neutrófilo maduro, con núcleo lobulado.

neutrón. m. A., *Neutron*; F. e In., *neutron*; It., *neutrone*; P., *neutrão*. Constituyente de las partículas elementales del núcleo atómico, carente de carga eléctrica. Acompaña al protón en número variable sin modificar el número pero sí el peso atómico, originando los isótopos.

neutropenia (de *neutro* y el gr. *penía*, escasez). f. A., *Neutropenie*; F., *neutropénie*; In., *neutropenia*; It. y P., *neutropenia*. Deficiencia anormal de células neutrófilas en la sangre. || Nombre común de varias enfermedades caracterizadas por la presencia de neutropenia de curso crónico. || **-cíclica.** Proceso crónico, de transmisión autosómica dominante, caracterizado por neutropenias que aparecen a intervalos regulares (20-22 días), hipertermia, estomatitis e infecciones varias. || **-esplénica primaria.** La hiperesplénica asociada a esplenomegalia primaria. Síncrome de Wiseman y Doan. || **-familiar.** La que cursa sin sintomatología clínica, de transmisión autosómica dominante. Neutropenia familiar de Glansslen. || **-infantil benigna.** La que cursa con infecciones interrecurrentes, que puede remitir de forma espontánea. || **-maligna.** Agranulocitosis. || **-neonatal.** Afección discutida, provocada por isoinmunización por incompatibilidad fetomaterna de los leucocitos.

neutrotaxis (de *neutro-* y el gr. *táxis*, orden). f. Influencia atractiva o repelente ejercida por los leucocitos neutrófilos.

nevo (del lat. *naevus*, lunar). m. A., *Naevus*; F., *naevus*; In., *nevus*; It. y P., *nevo*. Malformación circunscrita y estable de la piel, no debida a causas externas, sino de origen congénito, producida por exceso de pigmentación, desarrollo exagerado de los vasos o hipertrofia de los tejidos epidérmico y conjuntivo. || **-ampolla de forma azul.** Hemangioma con lesiones azuladas que se asocia con frecuencia a hemangiomas gastrointestinales. || **-anémico.** Mancha pálida o grupo de manchas en las cuales los vasos sanguíneos son pocos e inadecuados. || **-arácneo.** Vasos dilatados que se disponen en forma radiada como las patas de una araña. Araña vascular. || **-azul celular.** Melanocitos dérmicos agrupados en forma de nódulos grandes, duros y de color azul. Generalmente se localizan en las nalgas y región sacrococcígea. || **-azul de Jadassohn-Tieche.** Aumento de melanocitos dérmicos, fibrocitos y melanófagos que aparece de color azul acero en la infancia. Se localiza en la cara y en las extremidades inferiores. No se maligniza. || **-azul maligno.** Nevo azul con tendencia a la malignización. || **-celular baloniforme.** Compuesto de celulas vesiculares peculiares de aspecto espumoso y de forma poliédrica balonifor-

me de gran tamaño. ||-**colinesterásico.** Nevo dérmico de color carne que aparece en edades avanzadas. ||-**compuesto.** Nevo de unión, junto con células nevoides en la dermis. ||-**de Becker.** Nevo pigmentado piloso epidérmico. Melanosis e hipertricosis concurrentes con la distribución de un nevo *unius lateralis*. ||-**de Ito.** Nevo pigmentario que afecta la conjuntiva y la distribución de los nervios supraclaviculares posterior y braquial cutáneo lateral. *Nevus fuscocaeruleus acromiodeltoideus.* ||-**de Ota.** Nevo pigmetario que aparece al nacer o poco después. Se localiza en la conjuntiva y la piel que rodea el ojo, siguiendo la inervación de las ramas I y II del trigémino. *Nevus fusco-caeruleus ophthalmo-maxillaris.* ||-**de Sutton.** Nevo pigmentario rodeado de una zona despigmentada. *Halo nevoide.* ||-**de unión.** Nevo pigmentario que se presenta como una mácula o nódulo liso sin pelo, pardo claro u oscuro, aplanado o ligeramente levantado. Constituido por la presencia de células nevoides aisladas en la epidermis baja. ||-**flámeo** o **flamígero.** Hemangioma capilar congénito poco elevado, de color rojo púrpura especialmente en la cara y cuello. ||-**gigante pigmentado.** Placa muy pigmentada sobre la que se hallan esparcidas pequeñas placas aún más pigmentadas. La lesión tiene pequeños nódulos y gruesos pelos. ||-**intradérmico.** Agrupación de células nevoides en la dermis baja. ||-**pigmentario.** Mancha pigmentaria de la piel, de color vario, sin alteración de los vasos. ||-**sanguíneo.** ANGIOMA. ||-**sebáceo.** Hamartoma verrugoso de color amarillo naranja. Se localiza preferentemente en el cuero cabelludo. Puede degenerar en epitelioma basocelular. Nevo sebáceo de Jadassohn. ||-**unius lateralis.** Nevo epidérmico verrugoso de forma lineal, limitado a un solo lado del cuerpo. ||-**verrugoso.** Nevo con excrecencias semejantes a verrugas.
nevocarcinoma (de nevo, el gr. *karkínos*, cáncer, y el suf. *-oma*). m. A., *Naevokarzinom;* F., *naevocarcinoma;* It. y P., *nevocarcinoma.* Carcinoma desarrollado sobre un nevo, o nevo que ha degenerado.
nevoide (de nevo y el gr. *eídos*, aspecto). adj. F., *naevoïde.* Semejante a un nevo.
nevolipoma. m. Nevo lipomatoso.
nevus (del lat. *naevus*, lunar). m. NEVO.
Newcastle (Enfermedad de). V. ENFERMEDAD.
Newton (Anillos, disco de) (Isaac *Newton*, físico inglés, 1642-1727). V. ANILLO, DISCO.
Ni. Símbolo del *níquel*.
niacina. f. F., *acide nicotinique.* Ácido nicotínico.
niacinamida. f. F., *niacinamide.* Nicotinamida.
Nicandro. Célebre médico y poeta griego del siglo II antes de J. C., de quien se conservan dos poemas didácticos; *Theriaca y Alexipharmica*.
nicho (del It. ant. *nicchio*, propiamente nido). m. A., *Nische;* F., *niche;* In., *niche;* It., *nicchia;* P., *nicho.* Fosa, depresión. ||-**de Haudek.** Prominencia en el contorno radiográfico del estómago, que señala el cráter de una úlcera gástrica. ||-**en meseta.** El que se caracteriza por su falta de proyección más allá del límite del borde normal de la curvatura menor del estómago.
Nicklès (Reacción de) (François J. *Nicklès*, químico francés, 1821-1869). V. REACCIÓN.
niclosamida. f. F., *niclosamide.* Compuesto sintético muy eficaz en el tratamiento de las infestaciones por cestodos (*Diphyllobothrium latum, Hymenolepis nana, Taenia saginata*).
nicocromo. m. Aleación de níquel y cromo, muy resistente a la oxidación y a la acción de los ácidos, con la que se fabrican instrumentos quirúrgicos.
Nicol (Prisma de) (William *Nicol*, físico Inglés, 1768-1851). V. PRISMA.
Nicoladoni (Operación de) (Carl *Nicoladoni*, cirujano austriaco, 1847-1902). V. OPERACIÓN.
Nicolaier (Bacilo de) (Arthur *Nicolaier*, médico alemán, n. en 1862). V. CLOSTRIDIUM TETANI.
Nicolas-Favre (Enfermedad de) (Joseph *Nicolas* y M. *Favre*, médicos franceses contemporáneos). V. ENFERMEDAD.

Nicolle (Coloración de) (Charles J. H. *Nicolle*, médico francés, 1866-1936). V. COLORACIÓN (MÉTODO DE).
Nicollella (de Charles J. H. *Nicolle*). Género de protozoo ciliado que se encuentra en el intestino del *Ctenodactylus gondi*, roedor de América del Norte.
nicotiana [de Jean *Nicot* de Villemain (1530-1600), que introdujo el tabaco en Francia]. f. TABACO.
nicotianina. f. Principio cristalino aromático y volátil del tabaco; alcanfor del tabaco.
nicotina. f. A., *Nikotin;* F., *nicotine;* In., *nicotine;* It. y P., *nicotina.* Alcaloide líquido, incoloro, acre, volátil, soluble y extremadamente tóxico, $C_{10}H_{14}N_2$, de las hojas del tabaco. También se obtiene sintéticamente.
nicotinamida. f. F., *nicotinamide.* Amida del ácido nicotínico; polvo blanco, cristalino, soluble en agua, en etanol y, a diferencia del ácido nicotínico, también en éter etílico. La nicotinamida puede ser sintetizada a partir del triptófano, pero a un ritmo insuficiente para satisfacer las necesidades diarias del organismo. La nicotinamida constituye uno de los componentes básicos de la coenzima nicotinadenindinucleótido (NAD), que desempeña un papel fundamental en los procesos de oxidorreducción; integrante tambien de la NAD-P, coenzima esencial en la mayoría de procesos de biosíntesis. ||-**adenina-dinucleótido.** NAD. Coenzima formada por una molécula de adenina, dos de D-ribosa, dos de ácido fosfórico y una de nicotinamida. Esencial para el metabolismo celular, es transportadora y aceptora de hidrógeno e interviene en numerosas reacciones enzimáticas. *Sin.:* Nucleótidodifosfopiridina, difosfopiridín-nucleótido (DPN), coenzima I. ||-**adenina-dinucleótido-fosfato.** NADP. Derivado fosforilado de la NAD. Coenzima transportadora de hidrógeno, con funciones similares a la NAD. *Sin.:* Nucleótido-trifosforidina, trifosfopiridín-nucleótido (TPN), coenzima II (desus.).
nicotínico (Ácido). Ácido piridín-3-carboxílico, producido por la oxidación de la nicotina. Constituyente del grupo vitamínico B, factor antipelagra. Se emplea en la profilaxis y tratamiento de esta enfermedad. *Sin.:* Factor PP, niacina.
nicotinismo. m. F., *nicotinisme.* Intoxicación por la nicotina o el tabaco; tabaquismo.
nictación o **nictitación** (del lat. *nictere*, guiñar, o *nictitare*, de igual significado). f. A., *Blinzeln;* F. e In., *nictitation;* It., *nittitazione;* P., *nictitação.* Guiño, contracción o convulsión del músculo orbicular de los párpados; blefarospasmo clónico.
nictación o **nictitación.** PARPADEO.
nictafonía (de gr. *nýx, nyktós*, noche, y de *afonía*). f. Manifestación histérica consistente en la pérdida de la voz durante la noche.
nictalbuminuria (del gr. *nýx, nyktós*, noche, el lat. *albumen, -inis*, clara de huevo, y el gr. *oûron*, orina). f. Albuminuria nocturna.
nictalgia (del gr. *nýx, nyktós*, noche, y *álgos*, dolor). f. F., *nyctalgie.* Dolor nocturno o que se exacerba por la noche.
nictálope (del gr. *nýx, nyktós*, noche, *alaós*, ciego, u *óps, opós*, ojo). adj. F., *nyctalope.* Dícese de la persona afecta de nictalopía. U.t.c.s.
nictalopía (de *nictálope*). f. A., *Nyktalopie;* F., *nyctalopie;* In., *nyctalopia;* It. y P., *nictalopía.* Ceguera nocturna o visión imperfecta con luz escasa; con este significado sería Sin. de *hemeralopía*, tal como hoy se entiende este último término (V. HEMERALOPÍA); pero, en general, *nictalopía*, significa precisamente lo contrario de lo que indica su etim.: visión mejor con luz escasa que con luz brillante.
nictémero [**nictemeral**] (del gr. *nýx, nyktós*, noche, y *heméra*, día). m. Espacio de tiempo que comprende un día y una noche, o sea, veinticuatro horas.
nictificación. f. NICTACIÓN.
nictitante (del lat. *nictitare*, de *nictere*, guiñar). adj. Que parpadea; se aplica a la membrana o tercer párpado de algunos animales, representado en el hombre por el repliegue semilunar de la conjuntiva.
nictóbata (del gr. *nýx, nyktós*, noche, y *baínein*, marchar). adj. y s. SONÁMBULO.

nictofilia (del gr. *nýx, nyktós*, noche, y *philía*, amistad, afición). f. F., *nyctophilie*. Preferencia anormal de la noche al día.
nictofobia (del gr. *nýx, nyktós*, noche, y *phóbos*, temor). f. F., *nyctophobie*. Temor morboso a la noche o a la oscuridad.
nictofonía (del gr. *nýx, nyktós*, noche, y *phoné*, voz). f. Pérdida o disminución de la voz durante la noche.
nictopía (del gr. *nýx, nyktós*, noche, y *óps, opós*, ojo). f. Nictalopía.
nictotiflosis (del gr. *nýx, nyktós*, noche, y *typhlôsis*, acción de cegar). f. Ceguera nocturna.
nicturia (del gr. *nýx, nyktós*, noche, y *oûron*, orina). f. A., *Nykturie;* F., *nycturie.* In., *nicturia;* It., *nicturia;* P., *nictúria.* Enuresis nocturna. ‖Emisión de orina más abundante o frecuente por la noche que durante el día.
nidación (del lat. *nidus*, nido). f. A., *Nidation;* F. e In., *nidation;* It., *nidazione;* P., *nidação.* Implantación del óvulo fecundado en el endometrio.
nidiforme (del lat. *nidus*, nido, y *forma*, forma). adj. Semejante a un nido o a la manera de un nido.
nido (del lat. *nidus*). m. A., *Nest;* F., *nid;* In., *nest;* It., *nido;* P., *ninho.* Depresión, fóvea, fosita. Pequeña masa de células extrañas al sitio en que se observan. ‖ **- de golondrina.** Depresión en el cerebro entre el velo posterior y la úvula. ‖**-de Held.** Red pericelular. ‖**-de Waltard.** Restos epiteliales en el ovario, a los que se atribuye la formación de los tumores de Brenner. ‖**-epitelial de Brunn.** Nombre de los grupos o agregados de células que se observan en la uretra sana. ‖**-sanguíneo** o **de los glóbulos rojos.** Masas celulares en los gérmenes vasculares o islotes de Wolff, donde se forman glóbulos rojos.
Nielsen (Síndrome de) (H. N*jelsen,* médico danés contemporáneo). V. Síndrome.
Niemann-Pick (Enfermedad de) (Albert *Niemann,* 1880-1921, y Ludwig *Pick,* pediatras alemanes). V. Enfermedad.
Niemeyer (Píldoras de) (Felix von *Niemeyer,* médico alemán, 1820-1871). V. Píldora.
nieve (lat. *nix, nivis*). f. A., *Schnee;* F., *niege;* In., *snow;* It. y P., *neve.* Agua congelada cristalizada que cae en copos. ‖**-carbónica.** La formada por la evaporación rápida de anhídrido carbónico líquido; se emplea para congelaciones cutáneas. ‖**- de antimonio.** Óxido blanco de antimonio sublimado.
Nievergelt (Síndromes de) (Kurt *Nievergelt,* ortopedista suizo contemporáneo). V. Síndrome.
Niewenglowski (Rayos de) (Gaston Henri *Niewenglowski,* médico francés del siglo xix). V. Rayos.
nifablepsia (del gr. *niphás*, nieve, y de *ablepsia*). f. A., *Niphablepsie;* F., *niphablepsie;* In., *niphablepsia;* It. y P., *nifablepsia.* Ceguera temporal producida por reflexión de la luz solar sobre la nieve.
nifotiflosis (del gr. *niphás*, nieve, y *typhlôsis*, acción de cegar). f. Nifablepsia.
Nigella. V. Neguilla.
nigra (del lat. *nigra,* f. de *niger*, negro). f. Sustancia nigra o locus niger.
nigredo, nigricia (del lat. *nigredo*, negrura, o *nigritia*, del mismo significado). f. Coloración negra, melasma. ‖**-de la lengua.** Glosofitia.
nigrismo (del lat. *niger, nigra, nigrum*, negro). m. Nigredo.
nigrosina. f. F., *nigrosine.* Azul negro de anilina, colorante empleado en el estudio del sistema nervioso central por su especial afinidad por las células ganglionares.
nigua. f. A., *Erntenmilbe;* F., *bête rouge;* In., *chigger;* It., *tarma;* P., *níngua.* Insecto afanípetro semejante a la pulga *(Tunga penetrans).* Las hembras fecundadas depositan las crías debajo de la piel, principalmente de los pies, produciendo prurito y úlceras graves.
nihilismo (del lat. *nihil,* nada). m. F., *nihilisme.* Doctrina filosófica en la que nada existe, nada tiene valor, nada es cognoscible. ‖Forma de delirio en el que el individuo niega una parte o la totalidad de la realidad.

Nikiforov (Método de) (Mihajl *Nikiforov,* dermatólogo ruso, 1858-1915). V. Método.
Nikolskij (Signo de) (Pyotr V. *Nikolskij,* dermatólogo ruso, 1858-1940). V. Signo.
niletilanuria. f. Amina aromática de acción simpaticomimética.
ninfa (del lat. *nympha,* y éste del gr. *nymphe,* novia). f. A., *kleine Schamlippe;* F., *nymphe;* In., *nympha;* It., *ninfe;* P., *ninfa.* Labio menor de la vulva.
ninfectomía (de *ninfa* y el gr. *ektomé*, escisión). f. F., *nymphectomie.* Ablación quirúrgica, parcial o total, de las ninfas.
ninfitis. f. F., *nymphite.* Inflamación de los labios menores o ninfas.
ninfolepsia (de *ninfa* y el gr. *lêpsis*, ataque). f. Ninfectomía. ‖Exaltación ninfomaníaca.
ninfomanía (de *ninfa* y *manía*). f. A., *Nymphomanie;* F., *nymphomanie;* In., *nymphomania;* It. y P., *ninfomania.* Exageración del apetito sexual en la mujer. Sin.: Furor uterino, metromanía.
ninfonco (de *ninfa* y el gr. *ógkos*, tumor). m. Tumor o tumefacción de las ninfas.
ninfotomía (de *ninfa* y el gr. *tomé*, corte). f. F., *nymphotomie.* Ninfectomía, especialmente la operación, de igual significado que la circuncisión, practicada en las niñas en algunos países orientales.
ninhidrina. f. F., *ninhydrine.* Hidrato de triquetohidrindeno; reactivo de proteínas y aminoácidos, empleado también en el diagnóstico del embarazo. V. Reacción de la ninhidrina.
niñez (de *niño*). f. A., *Kindheit;* F., *enfance;* In., *childhood;* It., *infanzia;* P., *infância.* Infancia; período de la vida desde el nacimiento hasta la adolescencia.
niño, ña (del lat. *ninnus*). adj. F., *enfant.* Que se halla en la niñez. Ú.t.c.s. ‖**-pez.** Feto arlequín.
niobio (de *Niobe,* hija de Tántalo). m. A., *Niobium;* F., *niobium;* In., *niobium;* It., *niobio;* P., *nióbo.* Elemento metálico raro, símbolo Nb, de peso atómico 92,91, conocido también como *columbio.*
niopo. m. Polvo estornutatorio embriagador de las semillas del *Piptadenia niops,* árbol de la América tropical; se llama también *parica.*
nipiología. f. Nepiología.
níquel (del al. *Nickel,* genio de las minas). m. A., *Nickel;* F., *nickel;* In., *nickel;* It., *nichel;* P., *níquel.* Elemento metálico, de color blanco y grisáceo; símbolo Ni; peso específico, 8,8; peso atómico, 58,6. Empléase para recubrir objetos metálicos (instrumentos de cirugía) fácilmente oxidables. Algunas de sus sales, *bromuro* y *sulfato,* se han empleado como sedantes, hipnóticas y antineurálgicas.
niridazol. m. F., *niridazole.* Derivado del nitrotiazol, especialmente útil en el tratamiento de las esquistosomiasis.
nirvanina (de *nirvana*). f. Éter metílico del ácido dietilglicilamidooxibenzoico, en cristales incoloros, más débil que la cocaína. Empléase en solución del 2 al 5 %.
Nisbet (Chancro de) (William *Nisbet,* médico Iinglés, 1759-1832). V. Chancro.
níspero (de *niéspera,* y éste del lat. *mespilus*). m. A., *Mispelbaum;* F., *néflier;* In., *medlar;* It., *nespolo;* P., *nespereira.* Arbusto rosáceo *(Mespilus germanica)*, y su fruto comestible, de propiedades astringentes.
Nissen (Operación de) (Rudolf *Nissen;* cirujano alemán, n. en 1896). V. Operación.
Nissl (Coloración, cuerpos de) (Franz *Nissl,* neurólogo de Heidelberg, 1860-1919). V. Coloración (métodos de), cuerpo.
nistagmiforme. adj. F., *nystagmiforme.* En forma de nistagmo; nistagmoide.
nistagmo (del gr. *nystázein,* cabecear de sueño, dormitar). m. A., *Nystagmus;* F., *nystagmus;* In., *nystagmus;* It. y P., *nistagmo.* Espasmo clónico de los músculos motores del globo ocular, que produce movimientos involuntarios de éste en varios sentidos: horizontal, vertical, oscilatorio, rotatorio o mixto. ‖**-aural.** Nistagmo vestibular. ‖**-calórico.** El producido por la inyección de agua caliente o fría en

el conducto auditivo; síntoma de Bárány. ‖ **-contra la regla.** NISTAGMO DE LOS MINEROS. ‖ **-de Cheyne.** Movimiento rítmico peculiar del globo del ojo. ‖ **-de fatiga.** El que aparece cuando la mirada se mantiene excesivamente en posición lateral. ‖ **-de los mineros.** Neurosis profesional del globo ocular en los mineros, por su trabajo en lugares confinados con iluminación insuficiente. ‖ **-laberíntico.** NISTAGMO VESTIBULAR. ‖ **-lateral.** Oscilación del globo ocular de un lado a otro. ‖ **-optocinético.** El fisiológico que aparece en sujetos que viajan en un vehículo rápido y fijan la vista en objetos que desfilan vertiginosamente (árboles, postes telegráficos, etc.). ‖ **-rítmico.** Forma en la que los ojos se mueven lentamente en una dirección y luego sobreviene un rápido movimiento en dirección opuesta. Se observa naturalmente en pasajeros en un vehículo móvil que contemplan el paisaje o en las lesiones del aparato vestibular. ‖ **-rotatorio.** Rotación del ojo alrededor de eje visual. ‖ **-vertical.** Oscilación del globo ocular en sentido vertical. ‖ **-vestibular.** Nistagmo debido a una alteración del laberinto o a su provocación mediante estímulos vestibulares adecuados.

nistagmografía (de *nistagmo-* y el gr. *gráphein,* escribir). f. F., *nystagmographie.* Registro gráfico de los movimientos nistágmicos.

nistagmógrafo (de *nistagmo* y el gr. *gráphein,* escribir, registrar). m. F., *nystagmographe.* Instrumento para registrar los movimientos del globo del ojo en el nistagmo.

nistagmoide (de *nistagmo* y el gr. *eîdos,* aspecto). adj. F., *nystagmoïde.* Semejante al nistagmo.

nistagmus. m. NISTAGMO.

nistatina. f. F., *nystatine;* In., *nystatin.* Antibiótico poliénico obtenido a partir de cultivos de *Streptomyces noursei.* Antifúngico activo especialmente frente a *Candida albicans* por vía oral (en las micosis del tubo digestivo) y como tópico. No se puede usar por vía parenteral debido a su gran toxicidad.

nistaxis. f. NISTAGMO.

nitón. m. Emanación del radio; radón.

nitracepam. m. F., *nitrazépam.* V. BENZODIACEPINA.

nitratación. f. Coloración de los elementos anatómicos con nitrato de plata.

nitratasa. f. Enzima bacteriana que cataliza la reducción de los nitratos en nitritos.

nitrato. m. A., *Nitrat;* F., *nitrate;* In., *nitrate;* It. y P., *nitrato.* Sal de ácido nítrico.

nitremia (de *nitro-* y el gr. *haîma,* sangre). f. Exceso de compuestos nitrogenados en la sangre; azoemia.

nítrico (Ácido). Cuerpo líquido incoloro, HNO_3, cáustico, que descompone las sustancias orgánicas y se combina con las bases para formar nitratos. El ácido nítrico *oficinal* contiene el 68 % y el *diluido* el 10 % de ácido puro. Empléase como cáustico en las úlceras, chancros, y en solución en limonada como astringente y estimulante.

nitrificación (del lat. *nitrum,* nitro, y *facere,* hacer). f. F., *nitrification.* Oxidación bacteriana del amoníaco para formar nitritos y nitratos en el suelo.

nitrificante. adj. Dícese de las bacterias que oxidan el amoniaco en nitritos y nitratos.

nitrito. m. A., *Nitrit;* F., *nitrite;* In., *nitrite;* It. y P., *nitrito.* Sal de ácido nítrico. Los nitritos tienen propiedades antiespasmódicas y depresivas de la tensión arterial; los más usados son los de *sodio, potasio, amilo y etilo.*

nitritoide (de *nitrito* y el gr. *eîdos,* aspecto). adj. F., *nitritoïde.* Semejante a los nitritos. ‖ **-(Crisis)** Congestión facial, vómitos, taquicardia e hipotensión que se observa a veces tras una inyección intravenosa de arsenobenzol. Puede ser mortal y debe su nombre al parecido con la inhalación de grandes dosis de nitrito de amilo.

nitrituria. f. F., *excès de nitrites dans l'urine.* Presencia de nitritos en la orina.

nitro (del lat. *nitrum,* y éste del gr. *nítron*). m. A., *Salpeter;* F., *nitre;* In., *nitre;* It. y P., *nitro.* Nitrato de potasio o salitre. ‖ **-cúbico de Chile.** Nitrato de sodio.

‖ **-del Perú, romboédrico.** Nitrato de sodio. ‖ **-detonante.** Nitrato amónico.

nitro-. Prefijo que indica la presencia del grupo $-NO_2$.

Nitrobacter. Género de bacterias de la familia nitrobacteriáceas, que se sitúa en la parte 12 de la clasificación de Bergey (8.ª ed.). Son bacterias terrestres y acuáticas que oxidan nitritos a nitratos (nitrificantes) y fijan CO_2.

nitrobacteria (de *nitro-* y el gr. *baktería,* bastón). f. F., *nitrobactérie.* Microorganismo terrestre o acuático que convierte el amoníaco y sustancias nitrogenadas en nitritos y/o los nitritos en nitratos.

nitrobacteriáceas. f. pl. Familia de bacterias que oxidan al amoníaco para formar nitritos, o éstos para formar nitratos (bacterias nitrificantes).

nitrobenceno o **nitrobenzol.** m. F., *nitrobenzène.* Líquido oleoso, de olor a almendras amargas, tóxico, derivado del benzol. Empléase para aromatizar el jabón. *Sin.:* Esencia de mirbana, esencia de almendras amargas. Mirbanol.

nitrocelulosa. f. F., *nitrocellulose.* $C_{12}H_{16}N_4O_{18}$. Piroxilina o algodón pólvora, empleado para fabricar colodión.

nitroclorhídrico (Ácido). V. NITROMURIÁTICO (ÁCIDO).

nitrocobalamina. f. Producto parecido a la cianocobalamina en la que el grupo cianuro es reemplazado por el nitro. Vitamina B_{12c}.

nitrodextrosa. f. Nitrato de dextrosa, de acción análoga a la de la nitroglicerina.

nitroeritrol. m. Nitrato de eritrol, de análogas propiedades a las de la nitroglicerina, pero de acción más lenta y duradera.

nitrofurantoína. f. F., *nitrofurantoïne.* N-(5-nitro-2-furfurilideno)-1-amino-hidantoína. Antibacteriano de amplio espectro (grampositivos y gramnegativos). Antiséptico urinario.

nitrofurazona. f. F., *nitrofural.* Furacina; polvo cristalino amarillento, derivado del furfural; posee propiedades bacteriostáticas y bactericidas.

nitrogenado. adj. Que contiene nitrógeno.

nitrogenización. f. F., *nitrogénation.* Introducción de nitrógeno en un cuerpo o cuerpos.

nitrógeno (del gr. *nítron,* nitro, y *gennân,* engendrar). m. A., *Stickstoff;* F., *azote;* In., *nitrogen;* It. y P., *azoto.* Ázoe; elemento gaseoso diatómico, incoloro, inodoro e insípido. Símbolo, *N;* peso específico, 0,97; peso atómico, 14,01. Existe libre en la atmósfera, de la que constituye las cuatro quintas partes aproximadamente. Es casi inerte químicamente, pero forma compuestos muy importantes: amoníaco, ácido nítrico, cianuro, etc. No es tóxico, pero es impropio para la respiración. En estado puro se emplea en la práctica del neumotórax artificial. Constituyente básico de los aminoácidos y, por tanto, de las proteínas, presente asimismo en el suelo y fertilizantes. ‖ **-(Óxidos de).** Combinaciones del nitrógeno con el oxígeno: N_2O, *óxido nitroso,* llamado también *gas hilarante;* NO, *óxido nítrico,* también gaseoso; N_2O_3, *anhídrido nitroso,* que da con el agua ácido nitroso ($NO_2H)\cdot NO_2$; *peróxido o tetraóxido de nitrógeno* (N_2O_4), gas de color rojo intenso que da con el agua ácidos nitroso y nítrico; N_2O_5, *anhídrido nítrico,* cuerpo cristalino, fusible a 30°, que con el agua da ácido nítrico (NO_3H). ‖ **-aloxúrico.** Nitrógeno no ureico correspondiente a las bases purínicas. ‖ **-auténtico** o **legítimo.** Nitrógeno que emplea el organismo para su reconstrucción o que es excretado. ‖ **-ilegítimo.** El que no se encuentra en las excreciones y cuya retención no se justifica. ‖ **-mostaza.** V. MOSTAZA NITROGENADA. ‖ **-no proteico.** Conjunto de los constituyentes nitrogenados de la sangre con exclusión de las proteínas, o sea nitrógeno de la urea, ácido úrico, creatinina, creatina, etc. ‖ **-residual.** Diferencia entre el nitrógeno ureico y el nitrógeno total; porción que queda en la sangre después de la precipitación completa de las proteínas. ‖ **-ureico.** Dícese del nitrógeno urinario que se halla como constituyente de la urea.

nitroglicerina (de *nitro-* y el gr. *glykýs,* dulce). f. A., *Nitroglycerin;* F., *nitroglycérine;* In., *nitroglycerin;* It., *trinitrina;* P., *nitroglicerina.* Líquido oleoso, amarillento o incoloro, trinitrato de glicerilo, $C_3H_5N_3O_9$, de sabor dulzaino, tóxico y muy explosivo, formado por la acción de los ácidos nítrico y sulfúrico sobre la glicerina. Tiene propiedades espasmolíticas de la fibra lisa y en especial vasodilatadoras; se emplea en la angina de pecho, asma, arterioclerosis, etc. *Sin.:* Glonoína, trinitrina.

nitrómetro (de *nitro-* y el gr. *métron*, medida). m. Aparato para medir la cantidad de nitrógeno desprendido en una reacción.

nitromuriático (Ácido) (de *nitro-* y el lat. *muria*, salmuera). m. Agua regia; mezcla de ácidos nítrico y clorhídrico.

nitrón. m. F., *nitron*. Nombre dado por Sir W. Ramsay y R. W. Gray al peso molecular de la emanación del rádium. ‖ 1,4-Difenil-3,5-endianilohidrotiazol. Reactivo utilizado para la determinación del ácido nítrico y los nitratos.

nitroprusiato. m. Sal del ácido nitroprúsico. ‖ **-sódico.** Nitroferricianuro sódico. Potente agente vasodilatador en administración intravenosa. Se emplea en infusión gota a gota en el tratamiento de las crisis hipertensivas.

nitroso (del lat. *nitrosus*). adj. F., *nitreux*. Relativo al nitrógeno en su menor valencia. ‖ **-(Ácido).** Compuesto inestable que tiene por fórmula HNO_4, y que al combinarse con las bases forma *nitritos*.

nitrosobacteria. f. Bacteria que oxida los nitritos para convertirlos en nitratos.

nitrosococo. m. Micrococo con poder nitrificante.

Nitrosomonas. Género de microorganismos bacterianos productores de nitritos.

nivel (del lat. vulgar **libellum*, en lat. clásico *libella*, dim. de *libra*, balanza, probablemente, a través del cat. *nivell* [antiguamente, *livell*]). m. A., *Spiegel;* F., *niveau;* In., *level;* It., *livello*, P., *nivel.* Punto, altura, situación, rango, grado. ‖ Centro que coordina e integra los impulsos nerviosos. El primer nivel es medular; el segundo, el del tronco cerebral, y el tercero, el cortical. ‖ **-(Diagnóstico de).** V. DIAGNÓSTICO. ‖ **-isoeléctrico.** Línea basal del electrocardiograma.

nixis (del gr. *nýxis*, picadura). f. Puntura, paracentesis.

NNN (Medio de) (*Nicolle, Novy* y *McNeal*). Medio para el cultivo de protozoos, compuesto de agar, cloruro de sodio y agua.

noastenia (del gr. *nóos*, mente, y de *astenia*). f. Debilidad mental.

Nobel (Premio). Premio de carácter internacional instituido por Alfred Nobel, químico e industrial sueco (1833-1896), inventor de la dinamita y otros explosivos, para distribuir anualmente entre los que el año anterior hubiesen prestado el mayor servicio a la humanidad en los campos de la Física, Química, Medicina o Fisiología, Literatura y Paz, y que se otorgan desde 1901. A partir de 1969 se agregó un premio en Economía. El premio para cada una de estas disciplinas asciende a más de 1.000.000 de coronas suecas y puede ser compartido por tres personas como máximo. V. TABLA ADJUNTA.

Noble (Operación, posición de) (Charles P. *Noble*, ginecólogo norteamericano, 1863-1935). V. OPERACIÓN, POSICIÓN.

Nocard (Bacilo de) (Edmond Isidore E. *Nocard*, veterinario francés, 1850-1903). V. BACILO.

Nocardia. Género de bacterias de la familia nocardiáceas del orden actinomicetales. Se sitúa en la parte 17 de la clasificación de Bergey (8.ª ed.). Son bacilos grampositivos, ramificados, aerobios. Algunas especies son patógenas para el hombre e intervienen como uno de los agentes del pie de Madura. ‖ **- asteroides.** Agente etiológico de la nocardiosis.

nocardiosis. f. F., *nocardiose*. Enfermedad producida por *Nocardia*.

nociceptivo o **nociceptor** (del lat. *nocere*, dañar, y *capere*, coger, recibir). adj. F., *nociceptif.* Terminación nerviosa o neurona receptora de estímulos ofensivos o de dolor.

nocifensor (del lat. *nocere*, dañar, y *defendere*, defender). adj. Se aplica al sistema de nervios en las superficies cutánea y mucosas encargado de la defensa local contra estímulos nocivos.

nocivo (del lat. *nocivus*). adj. A., *schädlich;* F., *nuisible;* In., *noxius;* It. y P., *nocivo.* Perjudicial, dañoso.

noctalbuminuria. f. NICTALBUMINURIA.

noctambulismo (del lat. *nox, noctis*, noche, y *ambulare*, pasear). m. SONAMBULISMO.

noctifobia. f. NICTOFOBIA.

noctimelalgia (del lat. *nox, noctis*, noche, el gr. *mélos*, miembro, y *álgos*, dolor). f. Algias nocturnas en uno o ambos brazos.

nodal. adj. F., *nodal*. Nodular. ‖ Relativo a un nódulo.

no-disyunción. f. F., *non-disjonction, ségrégation anormale.* Falta de emigración de un cromosoma durante la meiosis, formándose gametos en desbalance (con un cromosoma de más o de menos).

nodo (del lat. *nodus*, nudo). m. A., *Knoten, Nodus;* F., *nœud;* In., *node;* It. y P., *nodo*. NÓDULO. ‖ Nudo. ‖ Callo óseo. ‖ Tumor duro y pequeño, que se forma sobre huesos y tendones y dificulta el movimiento de las articulaciones.

nodulación. f. Presencia o formación de nódulos.

nódulo [nodular] (del lat. *nodulus*, dim. de *nodus*, nudo). m. A., *Nodulus, Knötchen;* F., *nodule;* In., *nodule;* It., *nodulo;* P., *nódulo.* Pequeña eminencia o vegetación, nudosidad. ‖ NUDO. ‖ NUDOSIDAD. ‖ **-acinoso.** Sombras oscuras de bordes festoneados que en las radiografías del pulmón revelan la agrupación de tubérculos alrededor de un bronquiolo. ‖ **-agregado.** PLACA DE PEYER. ‖ **-atrioventricular** o **auriculoventricular.** Parte del sistema de excitoconducción cardíaco, situado en la desembocadura del seno coronario. ‖ **-de Albini.** Nódulos grises del tamaño de granos de sagú, observados algunas veces en el borde libre de las válvulas auriculoventriculares, restos de tejidos fetales. ‖ **-de Arancio.** CUERPO DE ARANCIO. ‖ **-de Aschoff.** Lesión específica de la fiebre reumática, que consiste en pequeñas zonas de necrosis perivascular descritas en el miocardio. ‖ **-de Aschoff-Tawara.** V. NÓDULO ATRIOVENTRICULAR. ‖ **-de Bohn.** Comedones del paladar de los recién nacidos, pequeñas eminencias agrupadas en la parte central del paladar; perlas epiteliales de Epstein. ‖ **-de Bouchard.** NUDOSIDAD DE BOUCHARD. ‖ **-de Cruveilhier.** NÓDULO DE ALBINI. ‖ **-de Gandy-Gamna.** Pequeños focos de material necrótico, fibrilar y celular incrustados de sales de hierro y calcio, observados en el bazo, posible resultado de hemorragias focales. ‖ **-de Haygarth.** NUDOSIDAD DE HAYGARTH. ‖ **-de Heberden.** NUDOSIDAD DE HEBERDEN. ‖ **-de Hensen.** Área de proliferación celular en el blastocito, en la que empieza la línea primitiva. ‖ **-de Jeanselme.** Nudosidades en los miembros cerca de las articulaciones, debidas a la sífilis; se denominan también *tumores de Steiner* y *nódulos yuxtaarticulares.* ‖ **-de Kerkring** o **de Köster.** Tubérculo compuesto de células gigantes incluidas en una doble capa celular. ‖ **-de Kleith-Flack.** V. NÓDULO SINUSAL. ‖ **-de Koeppe.** Nódulos gelatinosos en el borde pupilar en la iridociclitis crónica. ‖ **-de Küss.** Lesión primaria tuberculosa en el pulmón en forma de nódulo fibroso, caseoso o calcificado, que junto con la infiltración de uno o más ganglios linfáticos del hilio constituye el complejo primario de Ranke. ‖ **-de Lambl.** Pequeñas excrecencias finas vellosas en las válvulas aórticas, probable consecuencia de endocarditis crónica. ‖ **-de Legendre.** NUDOSIDAD DE BOUCHARD. ‖ **-de Leishman.** Nódulos rosados observados en los tipos no ulcerativos de úlcera oriental, semejantes a queloides. ‖ **-de los ordeñadores.** Dermatosis vírica de las manos propagada por la leche de animales infectados. ‖ **-de Meynet.** Nódulos pequeños, dolorosos, cutáneos, en la carditis reumática. ‖ **-de Morgagni.** CUERPO DE ARANCIO. ‖ **-de Ranvier.** Nudos producidos por las constricciones de las fibras nerviosas meduladas a intervalos de 1 mm. ‖ **-de Schmidt.** Segmento interanular medulado de una fibra nerviosa. ‖ **-de Schmorl.** Hernia del núcleo pulposo del disco intervertebral en la sustancia esponjosa reblandecida de un cuerpo vertebral. ‖ **-de Simon.**

PREMIOS NOBEL DE FISICA, QUIMICA Y FISIOLOGIA O MEDICINA

FISICA	QUIMICA	FISIOLOGIA O MEDICINA
1901 Röntgen, Wilhelm C., Alemania (1845-1923), por su descubrimiento de los rayos X.	Van't Hoff, Jacobus H., Países Bajos, (1852-1911), por sus descubrimientos sobre leyes de dinámica química y de las presiones osmóticas en las soluciones.	Behring, Emil A. von, Alemania (1854-1917), por sus trabajos sobre sueroterapia antidiftérica.
1902 Lorentz, Hendrik A., Países Bajos (1853-1928), y Zeeman, Pieter, Países Bajos (1865-1943), por sus investigaciones sobre la influencia del magnetismo sobre las radiaciones.	Fischer, Hermann E., Alemania (1852-1919), por sus trabajos sobre azúcares y purinas.	Ross, Sir Ronald, Gran Bretaña (n. en la India, 1857-1932), por su obra sobre paludismo.
1903 Becquerel, Antoine H., Francia (1852-1908), por el descubrimiento de la radiactividad espontánea, y Curie, Pierre, Francia (1859-1906), y Curie, Marie Sklodowska, Francia (n. en Polonia, 1867-1934), por sus investigaciones sobre los fenómenos de radiación.	Arrhenius, Svante A., Suecia (1859-1927), por sus servicios en el avance de la química y como fundador de la teoría iónica.	Finsen, Niels R., Dinamarca (1860-1904), por su terapéutica del lupus.
1904 Rayleigh, Lord John W. Strutt, Gran Bretaña (1842-1919) por sus investigaciones sobre la densidad de los gases más importantes y por el descubrimiento del argón.	Ramsay, Sir William, Gran Bretaña (1852-1916), por el descubrimiento de los gases inertes.	Paulov, Ivan P., Rusia (1849-1936), por sus estudios sobre fisiología de la digestión.
1905 Von Lenard, Philipp E.A., Alemania (n. en Pressburg ent. Hungría, 1862-1947), por sus trabajos sobre los rayos catódicos.	Baeyer, Johann F. W. A. von, Alemania (1835-1917), por sus investigaciones sobre tintes orgánicos y compuestos hidroaromáticos.	Koch, Robert, Alemania (1843-1910), por sus trabajos sobre tuberculosis.
1906 Thomson, Sir Joseph John, Gran Bretaña (1856-1940), por sus investigaciones sobre la conducción eléctrica por los gases.	Moissan, Henri, Francia (1852-1907), por sus trabajos sobre el aislamiento del flúor.	Golgi, Camillo, Italia (1843-1926), y Ramón y Cajal, Santiago, España (1852-1934), por sus estudios sobre la estructura del sistema nervioso.
1907 Michelson, Albert Abraham, EE.UU. (n. en Strelno, ent. Alemania, 1852-1931), por sus instrumentos ópticos de precisión y los estudios de espectroscopia y metrología con ellos realizados.	Buchner, Eduard, Alemania (1860-1917), por sus investigaciones sobre la fermentación alcohólica y la de levadura.	Laveran, Charles L. Alphonse, Francia (1845-1922), por su obra sobre el papel de los protozoos como agentes morbosos.
1908 Lippmann, Gabriel, Francia (Luxemburgo, 1845-1921), por su método fotográfico de reproducción de los colores, basado en el fenómeno de la interferencia.	Rutherford, lord Ernest, Gran Bretaña (n. en Nueva Zelanda, 1871-1937), por sus investigaciones en el campo de la desintegración de los elementos.	Mečnikov, Il'ja Il'jič, Rusia (1845-1916), y Ehrlich, Paul, Alemania (1854-1915), por sus estudios sobre inmunidad.
1909 Marconi, Guglielmo, Italia (1874-1937), y Braun, Carl Ferdinand, Alemania (Estrasburgo, ent. Alemania, 1850-1918), por sus contribuciones al desarrollo de la telegrafía sin hilos.	Ostwald, Wilhelm, Alemania (n. en Riga, ent. Rusia, 1853-1932), por sus trabajos sobre catálisis, equilibrio químico y cinética química.	Kocher, Emil Theodor Suiza (1841-1917), por su obra sobre fisiología, patología y cirugía de la glándula tiroides.
1910 Van der Waals, Johannes D., Países Bajos (1837-1923), por sus trabajos sobre la ecuación del estado de los gases y líquidos.	Wallach, Otto, Alemania (1847-1931), por sus investigaciones en la química orgánica y la química industrial y su trabajo en el campo de los compuestos alicíclicos.	Kossel, Albrecht, Alemania (1853-1927), por sus estudios sobre química celular, proteínas y sustancias nucleicas.
1911 Wien, Wilhelm, Alemania (1864-1928), por las leyes que gobiernan la radiación del calor.	Curie, Marie Sklodowska, Francia (n. en Polonia, 1867-1934), por el descubrimiento del radio y el polonio y sus investigaciones sobre el radio.	Gullstrand, Allvar, Suecia (1862-1930), por sus trabajos sobre óptica e invención de la lámpara de hendidura.
1912 Dalén, Nils Gustaf, Suecia (1869-1937), por el invento de reguladores automáticos para acumuladores de gas de iluminación de faros y boyas.	Grignard, Víctor, Francia (1871-1935), por el descubrimiento del reactivo de su mismo nombre, y Sabatier, Paul, Francia (1854-1941), por sus investigaciones sobre la hidrogenación catalítica de compuestos orgánicos insaturados con hidrógeno molecular.	Carrel, Alexis, Francia (1873-1944), por sus experimentos e injertos de vasos sanguíneos y órganos.
1913 Kamerlingh-Onnes, Heike, Países Bajos (1853-1926), por sus investigaciones sobre las propiedades de la materia a bajas temperaturas, que dan lugar, entre otras cosas, a la producción de helio líquido.	Werner, Alfred, Suiza (n. en Mulhouse, ent. Alemania, 1866-1919, por sus trabajos acerca del enlace de los átomos en las moléculas.	Richet, Charles Robert, Francia (1850-1935), por sus trabajos sobre anafilaxis.
1914 Laue, Max von, Alemania (1879-1960), por su descubrimiento de la difracción de los rayos X por los cristales.	Richards, Theodore William, EE. UU. (1868-1928), por sus correcciones de algunos pesos atómicos.	Bárány, Robert, Hungría (n. en Austria 1876-1936), por sus estudios de fisiología y patología del sistema vestibular.

Nobel

FISICA	QUIMICA	FISIOLOGIA O MEDICINA
1915 Bragg, Sir William Henry, Gran Bretaña (1862-1942), y Bragg, Sir William Lawrence, Australia (1890-1971), por el análisis de las estructuras cristalinas por los rayos X.	Willstätter, Richard Martin, Alemania (1872-1942), por sus investigaciones sobre la pigmentación de las plantas, especialmente la clorofila.	No se concedió.
1917 No se concedió.	No se concedió.	No se concedió.
1917 Barkla, Charles Glover, Gran Bretaña (1877-1944), por su estudio de la radiación Röntgen característica de cada elemento.	No se concedió	No se concedió.
1918 Planck, Max Karl Ernst L., Alemania (1858-1947), por el descubrimiento de los cuantos de energía.	Haber, Fritz, Alemania (1868-1934), por sus investigaciones sobre la síntesis del amoniaco.	No se concedió.
1919 Stark, Johannes, Alemania (1874-1957), por el descubrimiento del efecto Doppler en los rayos canales y la fisión de las rayas del espectro en los campos eléctricos.	No se concedió.	Bordet, Jules, Bélgica (1870-1961), por sus descubrimientos sobre inmunidad.
1920 Guillaume, Charles Edouard, Suiza (1861-1938), por su contribución a la exactitud de las mediciones físicas al descubrir anomalías de las aleaciones de ferroníquel.	Nernst, Walther Hermann, Alemania (1864-1941), por sus trabajos acerca de la termoquímica.	Krogh, Schack August Steenberger, Dinamarca (1874-1949), por su descubrimiento del mecanismo motor de los capilares.
1921 Einstein, Albert, Alemania (1879-1955), por sus descubrimientos en física teórica, sobre todo la ley del efecto fotoeléctrico.	Soddy, Frederick, Gran Bretaña (1877-1956), por sus investigaciones sobre sustancias radiactivas e isótopos.	No se concedió.
1922 Bohr, Niels, Dinamarca (1885-1962), por sus trabajos sobre estructura de los átomos y las radiaciones que emiten.	Aston, Francis William, Gran Bretaña (1877-1945), por sus trabajos sobre el espectrógrafo de masas y el descubrimiento de los isótopos de los elementos no radiactivos.	Hill, Sir Archibald Vivian, Gran Bretaña (1886-1977), y Meyerhof, Otto Fritz, Alemania (1884-1951), por sus estudios sobre producción del calor muscular.
1923 Millikan, Robert Andrews, EE. UU. (1868-1953), por sus trabajos sobre la carga eléctrica de los elementos y el efecto fotoeléctrico.	Pregl, Fritz, Austria (1869-1930), por el invento del método del microanálisis en las sustancias orgánicas.	Banting, Sir Frederick Grant, Canadá (1891-1941), y Macleod, John James Richard, Canadá (n. en Gran Bretaña, 1876-1935), por el descubrimiento de la insulina.
1924 Siegbahn, Karl Manne Georg, Suecia (1886-1978), por sus descubrimientos y estudios en el campo de la espectroscopia de rayos X.	No se concedió.	Einthoven, Willem, Holanda, (n. en Java, 1860-1927), por la invención del electrocardiógrafo.
1925 Franck, James, Alemania (1882-1964), y Hertz, Gustav, Alemania (1887-1975), por sus descubrimientos sobre las leyes que gobiernan el bombardeo electrónico del átomo.	Zsigmondy, Richard Adolf, Alemania (n. en Austria, 1865-1929), por sus trabajos en el campo de la química de los coloides.	No se concedió.
1926 Perrin, Jean Baptiste, Francia (1870-1942), por sus trabajos sobre la estructura de la materia y por el descubrimiento del equilibrio de sedimentación.	Svedberg, Theodor, Suecia (1884-1971), por sus trabajos sobre los sistemas de dispersión.	Fibiger, Johannes Andreas Grib, Dinamarca (1867-1928), por sus estudios sobre el cáncer.
1927 Compton, Arthur Holly, EE. UU. (1892-1962), por el descubrimiento del llamado efecto Compton, y Wilson, Charles Thomson R., Gran Bretaña (1869-1959), por el invento de una cámara de ionización que hace visible las partículas ionizadas.	Wieland, Heinrich Otto, Alemania (1877-1957), por sus investigaciones sobre la constitución de los ácidos biliares.	Wagner-Jauregg, Julius, Austria (1857-1940), por su terapéutica de impaludación en la parálisis general progresiva.
1928 Richardson, Sir Owen Willans, Gran Bretaña (1879-1959), por sus trabajos sobre los fenómenos termoiónicos y por el descubrimiento de la ley de su nombre.	Windaus, Adolf Otto Reinhold, Alemania (1876-1959), por sus investigaciones sobre la relación de las esterinas con las vitaminas.	Nicolle, Charles Jules Henri, Francia (1866-1936), por su obra sobre el tifus exantemático.
1929 de Broglie, Príncipe Louis V, Francia (n. en 1892), por su descubrimiento de la naturaleza ondulatoria de los electrones.	Harden, Sir Arthur, Gran Bretaña (1865-1940), y Euler-Chelpin, Hans Karl August S von, Suecia (n. en Alemania, 1873-1962), por sus investigaciones sobre las fermentaciones del azúcar y enzimas fermentativas.	Eijkman, Christiaan, Holanda (1858-1930), y Hopkins, Sir Frederick G., Gran Bretaña (1861-1947), por el descubrimiento de las vitaminas antineurítica y promotora del crecimiento, respectivamente.

FISICA	QUIMICA	FISIOLOGIA O MEDICINA
1930 Raman, Sir Chandrasekhara Venkata, India (1888-1970), por el descubrimiento del efecto que lleva su nombre y sus trabajos sobre la dispersión de la luz.	Fischer, Hans, Alemania (1881-1945), por sus trabajos sobre análisis de la hemoglobina, la clorofila y los pigmentos biliares.	Landsteiner, Karl, Austria (1868-1943), por el descubrimiento de los grupos sanguíneos humanos.
1931 No se concedió.	Bosch, Carl, Alemania (1874-1940), y Bergius, Friedrich, Alemania (1884-1949), por el invento y desarrollo de los métodos químicos que trabajan con elevadas presiones.	Warburg, Otto Heinrich, Alemania (1883-1970), por el descubrimiento del fermento respiratorio.
1932 Heisenberg, Werner, Alemania (1901-1976), por sus trabajos sobre mecánica cuántica, con el descubrimiento de formas alotrópicas del hidrógeno.	Langmuir, Irving, EE. UU. (1881-1957), por sus descubrimientos en la química de superficie.	Sherrington, Sir Charles S., Gran Bretaña (1857-1952, y Adrian, Lord Edgar Douglas, Gran Bretaña (1889-1977), por sus estudios sobre funciones de la neurona.
1933 Schödinger, Erwin, Austria (1887-1961), y Dirac, Paul Adrien Maurice, Gran Bretaña (n. en 1902), por sus aportaciones a la teoría atómica.	No se concedió.	Morgan, Thomas Hunt, EE. UU. (1866-1945), por su descubrimiento relativo a las funciones hereditarias de los cromosomas.
1934 No se concedió.	Urey, Harold Clayton, EE. UU. (1893-1980), por sus descubrimientos del agua pesada y el deuterio.	Whipple, George, Hoyt, EE. UU. (1878-1976); Minot, George Richards, EE. UU. (1885-1950), y Murphy, William Parry, EE. UU. (n. en 1892), por la hepatoterapia en la anemia perniciosa.
1935 Chadwick, Sir James, Gran Bretaña (1891-1974), por el descubrimiento del neutrón.	Joliot, Frédéric, Francia (1900-1958), y Joliot-Curie, Iréne, Francia (1897-1956), por sus investigaciones sobre física nuclear.	Spemann, Hans, Alemania (1869-1941), por sus estudios sobre evolución embrionaria.
1936 Hess, Victor Franz, Austria (1883-1964), por el descubrimiento de la radiación cósmica, y Anderson, Carl David, EE. UU. (n. en 1905), por el descubrimiento del positrón.	Debye, Peter Josephus Wilhelmus, Países Bajos (1884-1966), por su contribución al conocimiento de la estructura de las moléculas.	Dale, Sir Henry Hallett, Gran Bretaña (1875-1968), y Loewi, Otto, Austria (n. en Alemania, 1873-1961), por el descubrimiento de la transmisión química de los impulsos nerviosos.
1937 Davisson, Clinton Joseph, EE. UU. (1881-1958), y Thomson, Sir George Paget, Gran Bretaña (1892-1975), por sus trabajos sobre la difracción de los electrones por los cristales.	Haworth, Sir Walter Norman, Gran Bretaña (1883-1950), por sus investigaciones sobre los carbohidratos y la vitamina C, y Karrer, Paul, Suiza (1889-1971), por sus investigaciones acerca de las lactoflavinas y de las vitaminas A y B_2.	Szent-Györgyi von Nagyrapolt, Albert, Hungría (n. en 1893), por la identificación de la vitamina C (ácido ascórbico).
1938 Fermi, Enrico, Italia (1901-1954), por descubrir que los neutrones lentos son absorbidos más fácilmente que las partículas aceleradas por el núcleo atómico.	Kuhn, Richard, Alemania (n. en Austria, 1900-1967), por sus trabajos acerca de carotenoides y vitaminas.	Heymans, Corneille Jean F., Bélgica (1892-1968), por sus estudios sobre el seno carotídeo.
1939 Lawrence, Ernest Orlando, EE. UU. (1901-1958), por el desarrollo del dispositivo de aceleración de partículas llamado ciclotrón.	Butenandt, Adolf Friedrich Johann, Alemania (n. en 1903), por su trabajo sobre las hormonas sexuales, y Ružička, Leopold, Suiza (n. en Vukovar, ent. Austria-Hungría, 1887-1976), por su trabajo sobre polimetilenos y terpenos superiores.	Domagk, Gerhard, Alemania (1895-1964), por la demostración del valor de las sulfanilamidas en las infecciones.
1940-42 No se concedió.	No se concedió.	No se concedió.
1943 Stern, Otto, EE. UU. (Alemania 1888-1969), por demostrar la existencia del momento magnético del protón.	De Hevesy, George, Hungría (1885-1966), por sus trabajos acerca del uso de los isótopos como elementos trazadores en el estudio de los procesos químicos.	Dam, Henrik Carl Peter, Dinamarca (1895-1976), por el descubrimiento de la vitamina K, y Doisy, Edward Adelbert, EE. UU. (n. en 1893), por el descubrimiento de la estructura química de la vitamina K.
1944 Rabi, Isidor Isaac, EE. UU. (n. en Rymanow, ent. Austria-Hungría, 1898), por sus trabajos sobre la determinación del momento magnético del neutrón.	Hahn, Otto, Alemania (1879-1968), por su descubrimiento de la fisión de los átomos del uranio.	Erlanger, Joseph, EE. UU. (1874-1965), y Gasser, Herbert Spencer (EE. UU., 1888-1963), por sus estudios sobre la diferenciación funcional de las fibras nerviosas.
1945 Pauli, Wolfgang, Austria (1900-1958), por enunciar el principio de exclusión que lleva su nombre.	Virtanen, Artturi Ilmari, Finlandia (1895-1973), por sus investigaciones sobre la química agraria y alimentaria y por los métodos de conservación de forrajes.	Fleming, Sir Alexander, Gran Bretaña (1881-1955); Chain, Sir Ernst Boris, Gran Bretaña (n. en Alemania, 1906-1979), y Florey, Lord Howard Walter, Gran Bretaña (n. en Australia, 1898-1968), por el descubrimiento de la penicilina.

FISICA	QUIMICA	FISIOLOGIA O MEDICINA
1946 Brigman, Percy Williams, EE. UU. (1882-1961), por sus investigaciones en el campo de las altas presiones.	Sumner, James Batcheller, EE. UU. (1887-1955), por el descubrimiento de la cristalización de las enzimas, y Northrop, John Howard, EE. UU. (n. en 1891), y Stanley, Wendell Meredith, EE. UU. (1904-1971), por la preparación en estado puro de enzimas y proteínas víricas.	Muller, Hermann Joseph, EE. UU. (1890-1967), por el estudio de los efectos genéticos de los rayos X.
1947 Appleton, Sir Edward Victor, Gran Bretaña (1892-1965), por sus investigaciones sobre la ionosfera y el descubrimiento de la capa de su nombre.	Robinson, Sir Robert, Gran Bretaña (1886-1975), por sus investigaciones acerca de los productos vegetales, especialmente sobre los alcaloides.	Cori, Carl Ferdinand, EE. UU. (n. en Praga, 1896), y Cori, Gerty Theresa Radnitz, EE. UU. (n. en Praga, 1896-1957), por sus estudios sobre el metabolismo de los hidratos de carbono), y Houssay, Bernardo Alberto, Argentina (1887-1971), por su descubrimiento del papel que desempeña la hormona del lóbulo anterior de la hipófisis en el metabolismo de los hidratos de carbono.
1948 Blackett, Lord Patrick M., (Gran Bretaña, 1897-1974), por sus descubrimientos en el campo de la física nuclear y radiación cósmica.	Tiselius, Arne Wilhelm K., Suecia (1902-1971), por el aislamiento e identificación de diversas proteínas de líquidos orgánicos.	Müller, Paul Hermann, Suiza (1899-1965), por sus trabajos sobre insecticidas y el DDT.
1949 Yukawa, Hideki, Japón (n. en 1907), por su hipótesis de la existencia del mesón y por el desarrollo de la teoría en el campo nuclear.	Giauque, William Francis, EE. UU. (n. en 1895), por sus investigaciones en el campo de la termodinámica química.	Hess, Walter Rudolf, Suiza (1881-1973), por sus investigaciones sobre el funcionamiento del diencéfalo, y Moniz, Antonio Caetano Egas, Portugal (1874-1955), por su operación de lobotomía prefrontal.
1950 Powell, Cecil Frank, Gran Bretaña (1903-1969), por el desarrollo de métodos fotográficos para el estudio de los procesos nucleares.	Diels, Otto Paul Hermann, Alemania (1876-1954), y Alder, Kurt, Alemania (1902-1958), por sus descubrimientos acerca de la síntesis de los colorantes.	Kendall, Edward Calvin, EE. UU. (1886-1972); Reichstein, Tadeus, Suiza (n. en Polonia, 1897), y Hench, Philip Showalter, EE. UU. (1896-1965), por sus investigaciones sobre la cortisona y la hormona pituitaria adrenocorticotropa (ACTH).
1951 Cockcroft, Sir John Douglas, Gran Bretaña (1897-1967), y Walton, Ernest Thomas Sinton, Irlanda (n. en 1903), por sus trabajos sobre la transmutación del litio al bombardear este elemento con protones acelerados.	McMillan, Edwin Mattison, EE. UU. (n. en 1907, y Seaborg, Glenn Theodore, EE. UU. (n. en 1912), por sus descubrimientos del plutonio y diversos isótopos fisibles del uranio.	Theiler, Max, Sudáfrica (1899-1972), por sus estudios sobre la fiebre amarilla.
1952 Bloch, Felix, EE. UU. (n. en Suiza, 1905), y Purcell, Edward Mills, EE. UU. (n. en 1912), por sus estudios teóricos en el campo magnético interior al núcleo atómico.	Martin, Archer John Porter, Gran Bretaña (n. en 1910), y Synge, Richard Laurence M., Gran Bretaña (n. en 1914) por su invención del análisis cromatográfico.	Waksman, Selman Abraham, EE. UU. (n. en Rusia, 1888-1973), por su descubrimiento de la estreptomicina.
1953 Zernike, Frederik, Países Bajos, (1888-1966), por la invención del microscopio de contraste de fase, que permite el estudio de las células vivas.	Staudinger, Hermann, Alemania (1881-1965), por sus descubrimientos en el campo de la química macromolecular.	Krebs, Sir Hans Adolf, Gran Bretaña (n. en Alemania, 1900), por sus descubrimientos sobre el ácido cítrico, y Lipmann, Fritz Albert, Gran Bretaña (n. en Koenigberg, ent. Alemania, 1899), por sus descubrimientos sobre la coenzima A y su importancia
1954 Born, Max, Gran Bretaña (n. en Breslau, ent. Alemania, 1882-1970), por sus descubrimientos en mecánica cuántica, y Bhote, Walter, Alemania (1891-1957), por idear el método de las coincidencias para medir.	Pauling, Linus Carl, EE. UU. (n. en 1901), por sus investigaciones sobre los enlaces químicos y la estructura de las sustancias complejas.	Enders, John Franklin, EE. UU. (n. en 1897); Weller, Thomas Huckle, EE. UU. (n. en 1915), y Robbins, Frederick Chapman, EE. UU. (n. en 1916), por el descubrimiento de la capacidad de crecimiento del virus de la poliomelitis en diferentes tejidos.
1955 Lamb, Willis Eugene, EE. UU. (n. en 1913), por sus descubrimientos en la estructura de los niveles de energía del hidrógeno y el efecto llamado desplazamiento de Lamb, y Kusch, Polykarp, EE. UU. (n. en 1911), por su precisa determinación del momento magnético del electrón.	Du Vigneaud, Vincent, EE. UU. (1901-1978), por sus trabajos sobre los compuestos del sulfuro y también sobre hormonas polipeptídicas.	Theorell, Axel Hugo Theodor, Suecia (n. en 1903), por sus estudios sobre enzimas y cimasas.

FISICA	QUIMICA	FISIOLOGIA O MEDICINA
1956 Shockley, William, EE. UU. (n. en Gran Bretaña, 1910); Bardeen, John, EE. UU. (n. en 1908), y Brattain, Walter Houser, EE. UU. (n. en 1902), por sus trabajos en el campo de la aplicación y desarrollo de los transistores.	Hinshelwood, Sir Cyril Norman, Gran Bretaña (1897-1967), y Semenov, Nikolaj Nikolakevič, U.R.S.S. (n. en 1896), por sus investigaciones sobre los mecanismos de las reacciones químicas.	Cournand, André Frédéric, EE. UU. (n. en Francia, 1895); Forsmann, Werner, Alemania (1904-1979) y Richards Jr., Dickinson W., EE. UU. (1895-1973), por sus estudios sobre el cateterismo cardíaco.
1957 Yang, Chen Ning, China (n. en 1922), y Lee, Tsung-Dao, China (n. en 1926), por su descubrimiento del principio de no conservación de paridad.	Todd, Lord Alexander R., Gran Bretaña (n. en 1907), por sus trabajos sobre los nucleótidos y las coenzimas nucleótidas.	Bovet, Daniel, Italia (n. en Suiza, 1907), por sus estudios sobre la farmacología del curare.
1958 Čerenkov, Pavel Aleksejvič, U.R.S.S. (n. en 1904); Frank, Il'ja Michajlanovič, U.R.S.S. (n. en 1908), y Tamm, Igor Jevgen'evič, U.R.S.S. (1895-1971), por el descubrimiento de la radiación de Čerenkov.	Sanger, Frederick, Gran Bretaña (n. en 1918), por su trabajo sobre la estructura de las proteínas, en especial de la insulina.	Beadle, George Wells, EE. UU. (n. en 1903), y Tatum, Edward Lawrie, EE. UU. (n. en 1909), por sus descubrimientos genéticos, y Lederberg, Joshua, EE. UU. (n. en 1925), por sus estudios sobre recombinación genética y sobre genética bacteriana.
1959 Segrè, Emilio Gino, EE. UU. (n. en Italia, 1905), y Chamberlain, Owen, EE. UU. (n. en 1920), por su descubrimiento del antiprotón.	Heyrovsky, Jaroslav, Checoslovaquia (1890-1967), por sus descubrimiento del método polarográfico de electroanálisis químico.	Ochoa, Severo, EE. UU. (n. en España, 1905), y Kornberg, Arthur, EE. UU. (n. en 1918), por sus estudios sobre el mecanismo de la síntesis del ácido ribonucleico y desoxirribonucleico.
1960 Glaser, Donald A., EE. UU. (n. en 1926), por el descubrimiento de la cámara de burbujas.	Libby, Willard Frank, EE. UU. (1908-1980), por su descubrimiento basado en la determinación del carbono 14, que es de gran utilidad en arqueología, geología etc.	Burnet, Sir Franck MacF., Australia (n. en 1899), y Medawar, Sir Peter Brian, Gran Bretaña (n. en 1915), por sus estudios sobre inmunidad y trasplante de órganos.
1961 Hofstadter, Robert, EE. UU. (n. en 1915), por sus trabajos sobre los electrones en medio atómico y también sobre la estructura interna del electrón, y Mössbauer, Rudolf Ludwig, Alemania (n. en 1929), por sus descubrimientos relacionados con la radiación y absorción de los rayos y por el núcleo atómico.	Calvin, Melvin, EE. UU. (n. en 1911), por sus trabajos acerca de la fotosíntesis en las plantas.	Von Békésy, Georg, EE. UU. (n. en Hungría, 1899-1972) por sus trabajos sobre fisiología acústica.
1962 Landau, Lev Davidovič, U.R.S.S. (1908-1968), por sus trabajos sobre los cuerpos sólidos, especialmente del estado superfluido del helio líquido.	Perutz, Max Ferdinand, Gran Bretaña, (n. en Austria, 1914), y Kendrew, Sir John Cowdery, Gran Bretaña (n. en 1917), por sus estudios sobre la estructura de las proteínas globulares.	Crick, Francis Harry Compton, Gran Bretaña (n. en 1916); Watson, James, Dewey, EE. UU. (n. en 1928), y Wilkins, Maurice Hugh F., Gran Bretaña (n. en 1916), por sus trabajos sobre la estructura molecular de los ácidos nucleicos.
1963 Wigner, Eugene P., EE. UU. (n. en Hungría, 1902), por introducir la noción de simetría en el campo de esta investigación y por sus trabajos en la investigación nuclear; Goeppert-Mayer, Maria, EE. UU. (n. en Kattowitz, ent. Alemania, 1906-1972), y Jensen, J. Hans D., Alemania (1907-1973), por sus descubrimientos sobre la constitución del núcleo atómico.	Ziegler, Karl, Alemania (1898-1973), y Natta, Giulio, Italia (1903-1979), por sus estudios sobre la polimerización y la estereoquímica macromolecular.	Eccles, Sir John Carew, Australia (n. en 1903); Hodgkin, Sir Alan Lloyd, Gran Bretaña (n. en 1914), y Huxley, Sir Andrew Fielding, Gran Bretaña (n. en 1917), por sus estudios sobre la fisiología de la célula nerviosa.
1964 Townes, Charles Hard, EE. UU. (n. en 1915); Basov, Nikolai Gennadievič, U.R.S.S. (n. en 1922), y Prochorov, Aleksandre M., U.R.S.S. (n. en 1916), por sus trabajos en el campo de la electrónica cuántica y por la propuesta sobre los osciladores y amplificadores cuánticos.	Hodgkin, Dorothy Crowfoot, Gran Bretaña, (n. en 1910), por sus determinaciones con la técnica de rayos X de las estructuras de importantes sustancias bioquímicas.	Bloch, Konrad, EE. UU. (n. Alemania, 1912), y Lynen, Feodor, Alemania (1911-1979), por sus estudios sobre la síntesis del colesterol.

FISICA	QUIMICA	FISIOLOGIA O MEDICINA
1965 Tomonaga, Sin-Itiro, Japón (1906-1979); Schwinger, Julian, EE. UU. (n. 1918), y Feyman, Richard P., EE. UU. (n. en 1918), por sus trabajos sobre las posibles interacciones entre partículas elementales e hipótesis de bases de la electrodinámica cuántica.	Woodward, Robert Burns EE. UU. (1917-1979), por sus investigaciones sobre la síntesis y las estructura de diversas moléculas orgánicas.	Jacob, François, Francia (n. en 1920); Lwoff, André, Francia (n. en 1902), y Monod, Jacques, Francia (1910-1976), por sus estudios sobre genética.
1966 Kastler, Alfred, Francia (n. en 1902), por el descubrimiento de los métodos de la resonancia óptica y fundamentos teóricos del láser.	Mulliken, Robert, EE. UU. (n. en 1896), por sus investigaciones sobre la estructura electrónica y el concepto de orbital atómico.	Rous, Peyton, EE. UU. (1879-1970), y Huggins, Charles Brenton, EE. UU. (n. en 1901), por sus trabajos sobre la infección vírica y el desarrollo tumoral, y los tratamientos hormonales del cáncer, respectivamente.
1967 Bethe, Hans Albrecht, EE. UU. (n. en Estrasburgo, ent. Alemania, 1906), por su teoría de las reacciones nucleares en el sol y estrellas.	Eigen, Manfred, Alemania (n. en 1927); Norrish, Ronald George Wreyford Gran Bretaña (1897-1978), y Porter, Sir George, Gran Bretaña (n. en 1920), por sus estudios acerca de la técnica de la fotólisis con el fin de promover reacciones químicas veloces.	Granit, Ragnar, Suecia (n. en 1900); Hartline, Haldan Keffer, EE. UU. (n. en 1903), y Wald, George, EE. UU. (n. en 1906) por sus trabajos sobre fisiología ocular.
1968 Alvarez, Luis W., EE. UU. (n. en 1911), por su contribución al conocimiento de las partículas elementales y al descubrimiento de gran número de estados de resonancia.	Onsager, Lars, EE. UU. (n. en Noruega, 1903-1976), por sus estudios acerca de las relaciones recíprocas en procesos químicos irreversibles.	Holley, Robert W., EE. UU. (n. en 1922); Khorana, Har Gobind, EE. UU. (n. en la India, 1922), y Nirenberg, Marshall W. EE. UU., (n. en 1927), por su interpretación del código genético y su función en la síntesis proteica.
1969 Gell-Mann, Murray, EE. UU., (n. en 1929), por sus descubrimientos en el campo de la física de las partículas elementales y sus interacciones.	Barton, Sir Derek H.R., Gran Bretaña (n. en 1918), por su contribución en el campo de la estereoquímica, y Hassel, Odd, Noruega (1897-1981), por su contribución al concepto de conformación y su aplicación en química.	Delbrück, Max, EE. UU. (n. en Alemania, 1906-1981); Hershey, Alfred D., EE. UU. (n. en 1908), y Luria, Salvador E. EE. UU. (n. en Italia, 1912), por sus trabajos sobre procesos reproductores de los bacteriófagos.
1970 Alfvén, Hannes, Suecia (n. en 1908), por sus trabajos en el campo antiferromagnetismo y ferromagnetismo, y Néel, Louis, Francia (n. en 1904), por sus investigaciones acerca de las propiedades magnéticas de los sólidos, especialmente sobre el antiferromagnetismo y el ferromagnetismo.	Leloir, Luis F., Argentina (n. en 1906), por sus trabajos acerca del metabolismo de los hidratos de carbono especialmente del glucógeno.	Katz, Sir Bernard, Gran Bretaña (n. en 1911); Von Euler, Ulf, Suecia (n. en 1905), y Axelrod, Julius, EE. UU. (n. en 1912), por sus descubrimientos sobre los transmisores humorales en las terminaciones nerviosas.
1971 Gabor, Sir Dennis, Gran Bretaña (n. en Hungría, 1900-1979), por la invención y desarrollo del método holográfico.	Herzberg, Gerhard, Canadá (n. en Alemania, 1904), por sus contribuciones al conocimiento de la configuración electrónica y de la geometría molecular.	Sutherland, Earl W., Jr. EE. UU. (1915-1974), por sus trabajos sobre la acción de las hormonas.
1972 Bardeen, John, EE. UU. (n. en 1908); Cooper, Leon N., EE. UU. (n. en 1930), y Schrieffer, J. Robert, EE. UU. (n. en 1931), por sus estudios sobre la teoría de la superconductividad (teoría BCS).	Anfinsen, Christian B., EE. UU. (n. en 1916), por sus trabajos acerca de la estructura y funciones de la enzima ribonucleasa, y Moore Stanford, EE. UU. (n. en 1913), y Stein William H., EE. UU. (1911-1980), por su contribución en el campo de las relaciones entre la estructura química y actividad catalítica y estructura química de la ribonucleasa.	Edelman, Gerald, M., EE. UU. (n. en 1921), y Porter, Rodney R., Gran Bretaña (n. en 1917), por estudios sobre los anticuerpos.
1973 Esaki, Leo, Japón (n. en 1925); Giaever, Ivar, EE. UU. (n. en Noruega, 1929), y Josephson, Brian D., Gran Bretaña (n. en 1940), por sus descubrimientos sobre el efecto túnel y otros fenómenos propios de los semiconductores y superconductores.	Fischer, Ernest Otto, Alemania (n. en 1918), y Wilkinson, Geofrey, Gran Bretaña (n. en 1921), por sus trabajos pioneros en la estructura de los llamados compuestos emparedado.	Von Frisch, Karl, Alemania (n. en Austria, 1886); Lorenz, Konrad, Austria (n. en 1903), y Tinbergen, Nikolaas, Gran Bretaña (n. en Holanda, 1907), por estudios sobre conducta humana.
1974 Ryle, Sir Martin, Gran Bretaña (n. en 1918), y Hewish, Sir Antony, Gran Bretaña (n. en 1924), por sus estudios de astrofísica: el primero por sus trabajos en la técnica de síntesis de apertura, el segundo por el descubrimiento de los pulsares.	Flory, Paul J., EE. UU. (n. en 1910), por sus trabajos en el campo teórico y experimental de la quimicafísica de las macromolécula.	Claude, Albert, Bélgica (n. en 1899); De Duve, Chistian, Bélgica (n. en 1917), y Palade, George E., EE. UU. (n. en Rumania, 1912), por trabajos sobre estructura y organización funcional de la célula.

FISICA	QUIMICA	FISIOLOGIA O MEDICINA
1975 Bohr, Aage, Dinamarca (n. en 1922); Mottelson, Ben, Dinamarca (n. en 1926), y Rainwater, James, EE. UU. (n. en 1917), por sus investigaciones en la estructura del núcleo del átomo.	Cornforth, John Warcup, Australia (n. en 1917), y Prelog, Vladimir, Suiza (n. en Sarajevo, ent. Austria-Hungría, 1906), por sus investigaciones en la estereoquímica de las moléculas y reacciones orgánicas.	Baltimore, David, EE. UU. (n. en 1938); Dulbecco, Renato, EE. UU. (n. en Italia, 1914), y Temin, Howard Martin, EE. UU. (n. en 1934), por sus descubrimientos sobre la interacción entre virus tumorales y el material genético de la célula.
1976 Richter, Burton, EE. UU. (n. en 1931), y Ting, Samuel C.C., EE. UU. (n. en 1936) por su descubrimiento de un nuevo tipo de partículas elementales.	Lipscomb Jr., William N., EE. UU. (n. en 1919), por sus estudios sobre la estructura de los boranos.	Blumberg, Baruch S., EE. UU. (n. en 1925), y Gajdusek, D. Carleton, EE. UU. (n. en 1923)), por los descubrimientos sobre etiopatogenia y diseminación de enfermedades infecciosas.
1977 Anderson, Philip W., EE. UU. (n. en 1923); Mott, Sir Nevill F., Gran Bretaña (n. en 1905), y Van Vleck, John H., EE. UU. (1899-1980), por sus investigaciones sobre la estructura electrónica de los sistemas magnéticos y desordenados.	Prigonine, Ilya, Bélgica (n. en Rusia, 1917)), por su contribución a la termodinámica inequilibrada, sobre todo en la teoría de las estructuras disipantes.	Guillemin, Roger, EE. UU. (n. en Francia, 1924), y Schally, Andrew, EE. UU. (n. en Polonia, 1926), por el descubrimiento de la hormona peptídica producida por el cerebro, y Yalow, Rosalyn, EE. UU. (n. en 1921) por el desarrollo del radioinmunoensayo de las hormonas péptidas.
1978 Kapitsa, Peter Leonidovič, U.R.S.S. (n. en 1894); Penzias, Arno A., EE. UU. (n. en Alemania, 1933), y Wilson, Robert W., EE. UU. (n. en 1936), por su descubrimiento de la radiación de fondo cósmica de microondas.	Mitchell, Peter, Gran Bretaña (n. en 1920), por la formulación de la teoría quimiosmótica que permitió la comprensión de la transferencia de la energía.	Arber, Werner, Suiza (n. en 1929); Natans, Daniel, EE. UU. (n. en 1928), y Smith, Hamilton O., EE. UU. (n. en 1931) por el descubrimiento de las enzimas restrictivas y su aplicación a la genética molecular.
1979 Glashow, Sheldon L., EE. UU. (n. en 1932); Salam, Abdus, Paquistán (n. en 1926), y Weinberg, Steven, EE. UU. (n. en 1933), por su descubrimiento de la interacción débil y magnética unificada entre partículas elementales.	Brown, Herbert C., EE. UU. (n. en Gran Bretaña, 1912), y Wittig, George, Alemania (n. en 1897), por el uso de los compuestos bóricos fosfóricos en la síntesis orgánica.	Cormack, Allan M., EE. UU. (n. en Sudáfrica, 1924), y Hounsfield, Godfrey, Gran Bretaña (n. en 1919), por el desarrollo de la tomografía axial computadorizada.
1980 Cronin, James W., EE. UU. (n. en 1931), y Fitch, Val L., EE. UU. (n. en 1923), por su descubrimiento de la violación de los principios fundamentales de simetría en la degradación de los K-mesones neutros.	Berg, Paul, EE. UU. (n. en 1926), por sus estudios en la bioquímica de los ácidos nucleicos, y Gilbert, Walter, EE. UU. (n. en 1932), y Sanger, Frederick, Gran Bretaña (n. en 1918), por sus estudios sobre la determinación de las secuencias de bases en los ácidos nucleicos.	Benacerraf, Baruj, EE. UU. (n. en Venezuela, 1920); Dausset, Jean, Francia (n. en 1916), y Snell, George D., EE. UU. (n. en 1903), por su descubrimiento de estructuras genéticamente determinadas en la superficie celular.
1981 Bloembergen, Nicolaas, EE. UU. (n. en 1920), y Schawlow, Arthur L., EE. UU. (n. en 1921), por su colaboración en el desarrollo del espectroscopio de láser, y Siegbhan, Kai M., Suecia (n. en 1918), por sus trabajos sobre el desarrollo de la electrospectroscopia de alta resolución.	Fukui, Keniche, Japón (n. en 1918), y Hoffmann, Roald, EE. UU. (n. en 1937), por sus teorías sobre el curso de las reacciones químicas.	Sperry, Roger W., EE. UU. (n. en 1913), por sus descubrimientos en las funciones específicas de los hemisferios cerebrales, y Hubel, David H., EE. UU. (n. en 1926), y Wiesel, Torsten N., Suecia (n. en 1924), por sus descubrimientos sobre el proceso de la información en el sistema visual.
1982 Wilson, Kenneth G., EE. UU. (n. en 1936)), por su teoría sobre los fenómenos críticos de las transformaciones por fases.	Klug, Aaron, Gran Bretaña (n. en Lituania, 1926), por el desarrollo de la microscopia cristalográfica mediante el empleo de electrones y por su teoría sobre la estructura biológica de importantes complejos de ácidos nucleicos y proteínicos.	Bergstroem, Sune K., Suecia (n. en 1916); Samuelsson, Bengt I., Suecia (n. en 1934), y Vane, John Robert, Gran Bretaña (n. en 1927), por sus descubrimientos en relación con las prostaglandinas y sustancias afines biológicamente activas.
1983 Chandrasekhar, Subrahmanyan, EE. UU. (n. en 1910, en Lahore, ent. India), por sus estudios teóricos relativos a la estructura y evolución de las estrellas, y Fowler, William A., EE. UU. (n. en 1911), por sus trabajos sobre las reacciones nucleares en la formación de los elementos químicos del universo.	Taube, Henry EE.UU. (n. en Canadá, 1915), por sus investigaciones sobre los mecanismos de las reacciones de transferencia de electrones, especialmente en los complejos metálicos.	McClintock, Barbara, EE. UU., (n. en 1902), por el descubrimiento de los elementos genéticos móviles.
1984 Rubbia, Carlo, Italia, (n. en 1934) y Van der Meer, Simón, Holanda, (n. en 1925), por su investigación que condujo al desubrimiento de las partículas de campo mediadoras de la interacción débil denominadas W. y Z.	Merrifield, Bruce, EE. UU. (n. en 1921), por lograr un método original de síntesis de polipéptidos y proteínas.	Milstein, César, Argentina, (n. en 1927), y Jerne, Niels K., Gran Bretaña, (n. en 1911), y Köhler, Georg J., R. Federal de Alemania, (n. en 1946), por el conjunto de su labor sobre el sistema inmunológico.

FISICA	QUIMICA	FISIOLOGIA O MEDICINA
		Jerne, Niels K., Dinamarca (n. en 1911); Köhler, Georges J. F., R. Federal de Alemania (n. en 1946), y Milstein, César, Gran Bretaña y Argentina (n. en Argentina, 1927), por el conjunto de su labor sobre el sistema inmunológico.
1985 von Klitzing, Klaus, R. Federal de Alemania (n. en 1943), por el descubrimiento del efecto Hall cuántico.	Hauptman, Herbert A., EE.UU. (n. en 1917), y Karle, Jerome, EE.UU. (n. en 1918), por sus logros en el desarrollo de métodos directos para la determinación de las estructuras de los cristales.	Brown, Michael S., EE.UU. (n. en 1941), y Goldstein, Joseph L., EE.UU. (n. en 1940), por sus descubrimientos referentes a la regulación del metabolismo del colesterol.
1986 Ruska, Ernst, R. Federal de Alemania (1906-1988), por su trabajo fundamental en óptica electrónica y por el diseño del primer microscopio *electrónico*, y Binnig, Gerd, R. Federal de Alemania (n. en 1947), y Rohrer, Heinrich, Suiza (n. en 1933), por su diseño del microscopio de efecto túnel.	Herschbach, Dudley R., EE.UU. (n. en 1932; Lee, Yuan T., EE.UU. (n. en Taiwan, 1936), y Polanyi, John Ch., Canadá (n. en 1929), por sus contribuciones concernientes a la dinámica de los procesos químicos elementales.	Cohen, Stanley, EE.UU. (n. en 1922), y Levi-Montalcini, Rita, Italia y EE.UU. (n. en Italia, 1909), por el descubrimiento de los factores de crecimiento.
1987 Bednorz, J. Georg, R. Federal de Alemania (n. en 1950), y Müller, K. Alexander, Suiza (n. en 1927), por su importante aportación en el descubrimiento de la superconductividad en los materiales cerámicos.	Gram, Donald J., EE.UU. (n. en 1919); Lehn, Jean-Marie, Francia (n. en 1939), y Pedersen, Charles J., EE.UU. (n. en Corea, 1904-1989), por el desarrollo y uso de moléculas con interacciones de estructura específica de alta selectividad.	Tonegawa, Susumu, Japón (n. en 1939), por el descubrimiento del mecanismo genético en la producción de la diversidad de anticuerpos.
1988 Lederman, Leon M., EE.UU. (n. en 1922); Schwartz, Melvin, EE.UU. (n. en 1932), y Steinberger, Jack, EE.UU. (n. en RFA, 1921), por el método de obtención del haz de neutrino y el descubrimiento del neutrino muónico.	Deisenhofer, Johann, R. Federal de Alemania (n. en 1943); Huber, Robert, R. Federal de Alemania (n. en 1937), y Michel, Hartmut, R. Federal de Alemania (n. en 1948), por la determinación de la estructura tridimensional de un centro de reacción fotosintética.	Black, Sir James W., Gran Bretaña (n. en 1924); Elion, Gertrude B., EE.UU. (n. en 1918), y Hitchings, George H., EE.UU. (n. en 1905), por el descubrimiento de principios importantes en el tratamiento farmacológico.
1989 Ramsey, Norman F., EE.UU. (n. en 1915), por la invención del método de los campos oscilatorios separados y su uso en el máser de hidrógeno y otros relojes atómicos, y Dehmelt, Hans G., EE.UU. (n. en Alemania, 1922) y Paul, Wolfgang, Alemania (n. en 1913), por el desarrollo de la técnica de la trampa de iones.	Altman, Sidney, EE.UU. (n. en 1939) y Cech, Thomas R., EE.UU. (n. en 1947), por su descubrimiento de las propiedades catalíticas del ARN.	Bishop, J. Michael, EE.UU. (n. en 1936), y Varmus, Harold E., EE.UU. (n. en 1939), por su descubrimiento del origen celular de los oncogenes retrovirales.
1990 Friedman, Jerome I., EE.UU. (n. en 1930); Kendall, Henry W., EE.UU. (n. en 1926) y Taylor, Richard E., Canadá (n. en 1929), por sus investigaciones sobre la estructura de los protones y neutrones realizadas mediante el acelerador lineal, que contribuyeron a la elaboración de la teoría de los quarks.	Corey, Elias J., EE.UU. (n. en 1928), por el desarrollo de la teoría y metodología de la síntesis orgánica.	Murray, Joseph E., EE.UU. (n. en 1919), y Thomas, E. Donnall, EE.UU. (n. en 1920), por su descubrimiento referente al trasplante de células y órganos en el tratamiento de las enfermedades.
1991 de Gennes, Pierre-Gilles, Francia (n. en 1932), por el descubrimiento de que los métodos elaborados para describir el orden de los sistemas simples pueden ser aplicados a formas más complicadas de la materia, particularmente a los cristales líquidos y a los polímeros.	Ernst, Richard R., Suiza (n. en 1933), por sus contribuciones a la espectroscopia de la resonancia magnética nuclear de alta resolución.	Neher, Erwin, Alemania (n. en 1944), y Sakmann, Bert, Alemania (n. en 1942), por su trabajo sobre la comunicación de las células con el exterior a través de canales iónicos.

Lesiones residuales del pulmón, observables radiológicamente como huellas de una diseminación hematógena intrapulmonar primaria. ||**-del vermis.** Extremo anterior del vermis inferior del cerebelo. ||**-frío tiroideo.** Porción de la glándula que no capta el yodo radiactivo en la gammagrafía. ||**-linfático.** Órgano situado en el trayecto de los vasos linfáticos, aislado o reunido en grupo de volumen y forma variables, compuesto de una envoltura propia de tejido conjuntivo, sustancia cortical y sustancia medular formada por un tejido especial, adenoideo, cuyas mallas contienen células linfáticas. A estos nódulos llegan y de ellos salen vasos linfáticos aferentes y eferentes, respectivamente. NÓDULO DE GANDY-GAMNA. ||**-siderótico.** NÓDULO DE GANDY-GAMNA. ||**-sifilítico.** Tumefacción circunscrita debida a una lesión sifilítica. ||**-sinusal.** Origen del sistema de excitoconducción del corazón que regula su ritmo y que se halla situado en la desembocadura de la vena cava superior. ||**-tímico.** Masa de células en el extremo superior de la tercera bolsa faríngea embrionaria, de la que se origina el par inferior de glándulas paratiroides; cuerpo epitelial. ||**-vocal** o **de los cantantes.** Corditis tuberosa.

nodus. (lat.) m. Nudo, nódulo. ||**-cerebri.** Puente o protuberancia. ||**-cursorius.** Punto en el cuerpo estriado de algunos animales, en el conejo, por ejemplo, cuyo estímulo provoca el arranque impetuoso del animal hacia delante. ||**-gutturis.** Prominencia laríngea, bocado o nuez de Adán.

noematacógrafo. m. NOEMATACÓMETRO.

noematacómetro (del gr. *nóema*, pensamiento, *táchos*, rapidez, y *métron*, medida). m. Utensilio para apreciar y registrar el tiempo requerido en una operación mental.

noemático (del gr. *nóema*, pensamiento). adj. F., *noétique.* Relativo al pensamiento.

noesis (del gr. *noûs*, mente). f. Inteligencia, conocimiento.

noético (del gr. *noetós*, inteligible). adj. F., *noétique.* Relativo al intelecto; noemático.

nogal (del lat. *nucalis;* de *nux,* nuez). m. A., *Walnussbaum;* F., *noyer;* In., *walnut tree;* It., *noce;* P., *nogueira.* Árbol de la familia de las juglandáceas *(Juglans regia);* las hojas en cocimiento, 100 g por litro de agua, se emplean como astringentes en inyecciones vaginales. Al interior, en tisana, se utilizan como astringentes, amargas y antiescrofulosas.

Noguchi (Reacción de) (Hideyo *Noguchi,* patólogo japonés en Nueva York, 1876-1928). V. REACCIÓN.

Noguchia (de Hideyo *Noguchi).* Género de bacterias que no se mantiene en la actual clasificación (Bergey, 8.ª ed.). La especie *N. granulosis* había sido aislada por Noguchi en indios americanos afectos de tracoma, en cuya etiología no representa ningún papel. Se consideró agente etiológico de la conjuntivitis granulosa.

noli me tangere (liter., no me toques). Locución latina aplicada a ciertas ulceraciones que empeoran con el tratamiento; por extensión se aplioca cuando se quiere expresar que es mejor no actuar.

nolición (del lat. *nolle,* no querer). f. Voluntad negativa que se opone a la realización de un acto.

noma (del gr. *nomé,* pasto). m. A., *Noma;* F., In., It. y P. *noma.* Variedad de estomatitis gangrenosa que se observa algunas veces en los niños afectos de una enfermedad general grave, caracterizada por el desarrollo de una úlcera gangrenosa en la cara interna de las mejillas, que gana la piel y se extiende progresivamente, produciendo desórdenes locales gravísimos y ocasionando, por lo general, la muerte por agotamiento. CÁNCER ACUÁTICO. ||**-pudendi** o **de la vulva.** Ulceración gangrenosa en la vulva de las niñas.

nómada (del lat. *nomas, -adis,* y éste del gr. *nomás,* de *némein,* apacentar). adj. F., *nomade.* Errante, libre.

nomenclatura (del lat. *nomenclatura).* f. F., *nomenclature.* Terminología; conjunto o catálogo de voces propias de una ciencia.

nomogénesis (del gr. *nómos,* ley, y *génesis,* origen, generación). f. F., *nomogenèse.* Teoría según la cual la evolución está predeterminada por leyes fijas, sin que influya para nada la casualidad.

nomografía (del gr. *nómos,* ley, y *gráphein,* inscribir). f. F., *nomographie.* Representación gráfica de una relación o ley en la que intervienen variables.

nomotópico (del gr. *nómos,* ley, y *tópos,* lugar). adj. Que ocurre en el lugar propio, normal.

nona. f. A., *Nona;* F., I., It. y P., *nona.* Estado morboso no bien determinado, semejante a la encefalitis letárgica, que se observó en forma epidémica en el sur de Europa en 1889-1890, especialmente en el norte de Italia.

nonana (del lat. *nonus,* noveno). adj. Dícese de la fiebre intermitente que aparece cada nueve días. Ú.t.c.s.

nonato (del lat. *non natus,* no nacido). adj. No nacido naturalmente; dícese de los seres extraídos por la abertura artificial del vientre de la madre. Ú.t.c.s.

Nonne (Síndrome de) (Max *Nonne,* médico alemán, 1861-1959). V. SÍNDROME. ||**-Apelt (Reacción de)** (Max *Nonne,* y F. *Apelt,* médico alemán, 1877-1911). V. REACCIÓN.

noocleptia (del gr. *nóos [noûs],* mente, y *kléptein,* robar). f. Creencia delirante de que son robados los propios pensamientos.

noología (del gr. *nóos [noûs],* mente, y *lógos,* estudio). f. Estudio de la inteligencia y razón humanas.

noopsiquia (del gr. *nóos [noûs],* mente, y *psyché,* alma). f. Aspecto intelectual de la vida espiritual; nootimopsiquia.

Noorden (Síndrome, tratamiento de) (Carl Harko von *Noorden,* médico alemán, 1858-1944). V. SÍNDROME, TRATAMIENTO.

noosténico (del gr. *nóos [noûs],* mente, y de *asténico).* adj. y s. Agente o medicamento que estimula las facultades mentales.

nootimopsíquico (del gr. *nóos,* mente, *thymós,* ánimo, y *psyché,* alma). adj. Relativo a los procesos intelectuales y afectivos de la psique; noopsiquia.

noótropo. adj. V. NOOSTÉNICO.

noradrenalina. f. A., *Noradrenalin;* F., *noradrénaline;* In., *noradrenaline;* It. y P., *noradrenalina.* Compuesto, del grupo de las catecolaminas, que actúa como neurotransmisor central y en las terminaciones adrenérgicas del sistema nervioso vegetativo; secretada también por la médula suprarrenal. Se diferencia de la adrenalina por la ausencia del grupo N-metilo; de aquí el nombre de *nor* (no-radical)-adrenalina; por metilación puede ser transformada en adrenalina. Se diferencia de la adrenalina por la ausencia del grupo metilo, pero posee efectos biológicos similares a los de ésta. Puede administrarse por vía intravenosa en el tratamiento de cuadros hipotensivos. Sin.: Norepinefrina, arterenol.

noratropina. f. Alcaloide midriático de varias plantas solanáceas de los géneros *Datura* y *Scopolia.*

Nordau (Enfermedad de) (Max Simon *Nordau,* crítico y científico alemán, 1849-1923). Degeneración en relación con el genio.

norepinefrina. f. F., *norépinéphrine, noradrénaline.* NORADRENALINA.

noretindrona. f. F., *noréthistérone.* Potente progestágeno que forma parte de diferentes preparados anticonceptivos orales.

norgestrel. m. F., *norgestrel.* Potente progestágeno que forma parte de diferentes preparados anticonceptivos orales.

norma (del lat. *norma).* f. A., *Norm;* F., *norme;* In., *norm;* It. y P., *norma.* Regla, principio. ||**-anterior, facial** o **frontal.** Contorno del cráneo visto por delante. ||**-basilar, inferior** o **ventral.** Contorno de la cara inferior del cráneo. ||**-lateral** o **temporal.** Perfil del cráneo visto de lado. ||**-occipital** o **posterior.** Contorno del cráneo visto por detrás. ||**-sagital.** Perfil del cráneo en una sección sagital del mismo. ||**-superior** o **vertical.** Perfil del cráneo en sección vertical.

normal (del lat. *normalis*). adj. F., *normale*. En estado natural. ‖ Que concuerda con el tipo regular y establecido o norma.
normalidad. f. F., *normalité*. Estado o calidad de normal.
normalización. f. F., *normalisation*. Reposición o restauración al estado normal.
normérgico (de *norma* y el gr. *érgon*, trabajo). adj. Que reacciona de un modo normal.
Normet (Solución de) (Léon *Normet*, médico francés contemporáneo). V. SOLUCIÓN.
normoblasto (de *norma* y el gr. *blastós*, germen). m. A., *Normoblast*; F., *normoblaste*; In., *normoblast*; It. y P., *normoblasto*. Célula precursora de la línea eritrocítica de aspecto madurativo normal. V. ERITROBLASTO.
normocito (de *norma* y el gr. *kýtos*, cavidad). m. A., *Normozyt*; F., *normocyte*; In., *normocyte*; It., *normocita*; P., *normócito*. Hematíe o eritrocito normal.
normocitosis. f. F., *normocytose*. Normalidad de la sangre respecto de los hematíes o leucocitos.
normocrinia. f. Secreción normal.
normocromía. f. F., *normochrome*. Contenido normal de hemoglobina en la sangre.
normocromo o **normocrómico** (de *norma* y el gr. *chrôma*, color). f. F., *normochrome*. Coloración normal de los corpúsculos rojos. ‖ Reacción colorante normal de las células o tejidos.
normodrómico (de *norma* y el gr. *drómos*, carrera). adj. Que corre o se propaga en dirección normal.
normoergénico. adj. NORMÉRGICO.
normoglucemia (de *norma*, el gr. *glykýs*, dulce, y *haîma*, sangre). f. F., *normoglycémie*. Glucemia normal.
normolineal. adj. Edificado u organizado sobre líneas normales; eumórfico.
normomástica. adj. Se aplica a la reacción de Kafka.
normonormocitosis. f. Isonormocitosis; estado leucocitario normal, tanto en número como en proporción relativa.
normoortocitosis. f. Estado de la sangre en el que el número total de leucocitos es mayor, pero normal la proporción entre sus variedades.
normosexualidad. f. Sexualidad normal.
normosistolia. f. En obstetricia, contracciones uterinas de intensidad, duración y frecuencia normales.
normosomía (de *norma* y el gr. *sôma*, cuerpo). f. Cuerpo normal, normolineal
normosqueocitosis (de *norma*, el gr. *skaiós*, situado a la izquierda, y [*leuco*]*cito*). f. Estado de la sangre en el que el número de leucocitos es normal, pero con muchas formas no maduras de los mismos (desviación a la izquierda).
normostenuria (de *norma*, el gr. *sthénos*, fuerza, y *oûron*, orina). f. F., *normosthénurie*. Secreción urinaria de peso específico normal. ‖ Diuresis normal.
normotermia (de *norma* y el gr. *thérme*, calor). f. F., *normothermie*. Temperatura normal, estado en el que el calor no excita ni deprime la actividad celular (alrededor de los 37 °C).
normotipo. m. Tipo normal.
normotonía. f. Equilibrio. ‖ De tono normal.
normotopia (de *norma* y el gr. *tópos*, lugar). f. Situación o localización normal.
normovolemia (de *norma*, *volumen* y el gr. *haîma*, sangre). f. F., *normovolémie*. Volumen normal de sangre.
Norris (Corpúsculos de) (Richard *Norris*, médico inglés, 1831-1916). V. CORPÚSCULO.
nortriptilina. f. F., *nortriptyline*. V. ANTIDEPRESIVO TRICÍCLICO.
Norwood (Tintura de) (Wesley C. *Norwood*, médico norteamericano del siglo XIX). V. TINTURA.
noscapina. f. F., *noscapine*. V. NARCOTINA.
nosema (del gr. *nósema*, enfermedad). f. Mal o enfermedad.
Nosema. Género de protozoos parásitos de la clase nicrosporídeos. ‖ **-apis.** Agente causal de una enfermedad de las abejas. ‖ **-bombycis.** Agente causal de una enfermedad del gusano de seda. ‖ **-cuniculi.** Parásito común en los roedores. Se ha descrito un caso de encefalitis en el hombre. También llamado *Encephalitozoon cuniculi*.
nosemia (de *noso-* y el gr. *haîma*, sangre). f. Enfermedad de la sangre.
nosencéfalo (de *noso-* y *encéfalo*). m. F., *nosencéphale*. Feto con cráneo o encéfalo defectuosos.
nosetiología (de *noso-* y *etiología*). f. Estudio de las causas de las enfermedades.
noso-. Forma prefija del gr. *nósos*, enfermedad.
nosocomio (de *noso-* y el gr. *komeîn*, cuidar). m. Hospital, enfermería; en general, establecimiento donde se cuidan enfermos.
nosocrisis. f. Crisis morbosa.
nosoctonografía (de *noso-*, el gr. *chthón, chthonós*, tierra, y *gráphein*, describir). f. Distribución geográfica de las enfermedades; nosogeografía.
nosofilia (de *noso-* y el gr. *philía*, afición, amistad). f. F., *nosophilie*. Deseo morboso de contraer una enfermedad. ‖ PATOFILIA.
nosófito (de *noso-* y el gr. *phytón*, planta). m. F., *nosophyte*. Organismo vegetal patógeno.
nosofobia (de *noso-* y el gr. *phóbos*, horror). f. F., *nosophobie*. Temor morboso a las enfermedades o a una determinada; patofobia.
nosóforo (de *noso-* y el gr. *phorós*, que lleva). m. Aparato adaptable a la cama de un enfermo, que se emplea para cambiar y mantener la posición de éste. ‖ Portador de enfermedades, patóforo.
nosoftoria (de *noso-* y el gr. *phtheírein*, destruir). f. Destrucción o extinción de las enfermedades.
nosogenia (de *noso-* y el gr. *gennân*, engendrar). f. PATOGENIA.
nosogeografía (de *noso-*, el gr. *gê*, tierra, y *gráphein*, describir). f. F., *nosogéographie*. Geografía de las enfermedades epidémicas y otras; nosoctonografía.
nosografía (de *noso-* y el gr. *gráphein*, describir). f. A., *Nosographie*; F., *nosographie*; In., *nosography*; It. y P., *nosografia*. Descripción de las enfermedades distribuidas en órdenes y sistemas.
nosohemia. f. NOSEMIA.
nosointoxicación. f. Intoxicación por los productos nocivos de una enfermedad.
nosología (de *noso-* y el gr. *lógos*, tratado). f. A., *Nosologie*; F., *nosologie*; In., *nosology*; It. y P., *nosologia*. Estudio de las enfermedades. Patología. ‖ Ciencia de la clasificación sistemática de las enfermedades.
nosomanía (de *noso-* y *manía*). f. A., *Nosomanie*; F., *nosomanie*; In., It. y P., *nosomania*. Creencia morbosa de padecer una enfermedad especial; hipocondría.
nosometría (de *noso-* y el gr. *métron*, medida). f. F., *nosométrie*. Proporción de enfermedades; morbosidad.
nosomicosis (de *noso-* y el gr. *mýkes*, hongo). f. Enfermedad por hongos parasitarios.
nosonomía (de *noso-* y el gr. *nómos*, ley). f. F., *nosonomie, nosographie*. Clasificación de las enfermedades.
nosoparásito. m. F., *nosoparasite*. Parásito patógeno; el término se aplica principalmente a los organismos que se encuentran en conjunción con una enfermedad, a la que pueden modificar, pero no producir.
nosopedia (de *noso-* y el gr. *país, paidós*, niño). f. Enfermedad de la infancia. ‖ (de *noso-*, y el gr. *paideía*, educación). Educación higiénica y terapéutica de un enfermo, respecto a su enfermedad.
nosopoyético (de *noso-* y el gr. *poieîn*, hacer). adj. Causante o productor de enfermedades.
Nosopsyllus. Género de pulgas; la especie *N. fasciatus*, antes *Ceratophyllus fasciatus*, es la pulga común de las ratas, vector probable del tifus y la peste.
nosotaxia (de *noso-* y el gr. *táxis*, orden, disposición). f. F., *nosotaxie*. Clasificación de las enfermedades.
nosoterapia (de *noso-* y el gr. *therapeía*, tratamiento). f. Tratamiento de una enfermedad por un proceso morboso provocado artificialmente: absceso de fijación, choque proteínico, impaludación, etc.
nosotoxicosis. f. Intoxicación por la retención de los productos de un proceso morboso; autointoxicación. ‖ Enfermedad debida a envenenamiento o con éste asociada.

nosotoxina. f. Toxina resultante de un proceso morboso.
nosotrofia (de *noso-* y el gr. *trophé*, nutrición). f. Cuidado y nutrición de los enfermos.
nosotrópico (de *noso-* y el gr. *tropé*, vuelta). adj. Opuesto o dirigido contra la misma enfermedad; en oposición a *etiotrópico*, dirigido contra su causa.
nostalgia (del gr. *nóstos*, retorno, y *álgos*, dolor, mal). f. A., *Nostalgie;* F., *nostalgie;* In., It. y P., *nostalgia*. Añoranza; pena de verse ausente de lugares y personas queridos, y trastornos morbosos ocasionados por la no satisfacción de este deseo.
nostología (del gr. *nóstos*, retorno, y *lógos*, tratado). f. GERONTOLOGÍA.
nostomanía (del gr. *nóstos*, regreso, y de *manía*). f. Nostalgia intensa, morbosa.
nostras (lat.). adj. Apelativo de las enfermedades o productos propios de nuestros países, en oposición a los exóticos: *cólera nostras, goma nostras*.
nostrismo (del lat. *noster, nostra, nostrum*). m. Término de Künkel para indicar el amor al prójimo o a la colectividad.
not- o **noto-**. Formas prefijas del gr. *nôtos* o *nôton*, dorso o espalda.
notación (del lat. *notatio, -onis*). f. Modo convencional de expresión en una ciencia o arte. || Representación de cualquier sistema por signos o símbolos.
notalgia (de *not-* y el gr. *álgos*, dolor). f. A., *Rückenschmerz;* F., *notalgie;* In., It. y P., *notalgia*. Dolor en la espalda o región dorsal; raquialgia.
notancefalia o **notanencefalia** (de *not-, -an,* y el gr. *kephalé*, cabeza, o *egképhalos*, encéfalo). f. Falta congénita de cerebelo o de la parte posterior de la cabeza.
notencefalia o **notencefalocele** (de *not-* y el gr. *egképhalos*, encéfalo, y, en la segunda forma, *kéle*, hernia). m. F., *notencéphalie*. Hernia del cerebro en la parte posterior de la cabeza.
Nothnagel (Prueba, signo, síndrome de) (Carl W. Hermann *Nothnagel*, médico alemán, 1841-1905). V. PRUEBA, SIGNO, SÍNDROME.
notocordio o **notocorda** (de *noto-* y el gr. *chordé*, cuerda). m. y f. A., *Rückensaite;* F., *notocorde;* In., *notochord;* It. y P., *notocordia*. En los vertebrados primitivos, estructura axil primaria de sostén del cuerpo. || En embriología, eje alrededor del cual se desarrolla el primordio vertebral; cuerda dorsal.
notóforo (de *noto-* y el gr. *phorós*, que lleva). m. Monstruo fetal con espina bífida muy desarrollada.
notomelo (de noto- y el gr. *mélos*, miembro). m. F., *notomèle*. Feto monstruoso con espina bífida muy desarrollada.
notomielitis (de *noto-*, el gr. *myelós*, médula, e *-itis*). f. Inflamación de la médula espinal.
noúmeno (del gr. *nooúmenon*, cosa pensada; de *noeîn*, pensar). m. Intuición racional independiente de la percepción sensorial.
noveno par. NERVIO GLOSOFARÍNGEO (V. TABLA).
novobiocina. f. F., *novobiocine*. Antibiótico de acción bacteriostática obtenido de cultivos del *Streptomyces spheroides, niveus* y *griseus*, activo contra cocos grampositivos, especialmente estreptococos y estafilococos y, entre los bacilos gramnegativos, sobre el *H. influenzae*. Produce resistencia *in vitro* por lo que debe administrarse asociado con otro antibiótico. Vías oral y parenteral.
novocaína. f. PROCAÍNA.
novoformo. m. Preparación sucedánea del yodoformo, compuesta de óxido de bismuto y pirocatequina. Antiséptico tópico.
Novy (Bacilo de) (Frederick G. *Novy*, bacteriólogo norteamericano, 1864-1957). CLOSTRIDIUM NOVYI.
noxa (lat.). f. F., *principe nuisible*. Influencia, agente, acto nocivo o pernicioso. || Bacteria patógena.
NSD (Nominal Single Dose). DOSIS ÚNICA NOMINAL.
Nt. Símbolo del *nitón*.
nubécula (dim. del lat. *nubes*, nube). f. A., *Hornhauttrübung;* F., *néphélion;* In., *nubecula;* It., *nubecola;* P., *nubécula*. Opacidad ligera de la córnea; nefelión. || Enturbiamiento en forma de nube en la orina.

núbil (del lat. *nubilis*, casadero). adj. Dícese de la edad apta para contraer matrimonio.
nuca (del bajo lat. *nucha*, y éste del ár.). f. A., *Nacken;* F., *nuque;* In., *nape;* It. y P., *nuca*. Porción posterior del cuello; cerviz.
nuciforme (del lat. *nux, nucis*, nuez, y *forma*, forma). adj. En forma de nuez.
nucina. f. F., *nucine, juglandine*. Sustancia cristalina, ácido juglándico, de las flores y frutos de nogal, *Juglans cinerea*.
Nuck (Conducto, divertículo, hidrocele de) (Anton *Nuck*, anatomista holandés, 1650-1692). Véanse estos términos.
nucleado. adj. F., *nuclée*. Que tiene núcleo o núcleos.
nuclear. adj. F., *nucléaire*. Relativo al núcleo.
nucleasa. f. F., *nucléasa*. Enzima o grupo de ellas que cataliza la descomposición del ácido nucleico en nucleótidos y otros productos; se halla en las enzimas digestivas en el tubo intestinal y, como enzima autolítica, en muchas células. || **-purina.** Enzima que causa la hidrólisis de los nucleótidos purínicos y libera purina. Se ha descubierto en el páncreas.
nucleico (Ácido). Nombre genérico de un grupo de ácidos de origen natural que se hallan en los núcleos y en determinadas estructuras del citoplasma de las células; habitualmente se encuentran combinados con proteínas de carácter básico. Están constituidos por ácido fosfórico, una pentosa (ribosa o desoxirribosa) y bases purínicas (adenina, guanina) y pirimidínicas (timina, citosina, uracilo).
nucleido. m. F., *nucléide*. Compuesto de ácido nucleico y un elemento metálico: hierro, cobre, plata, etc.
nucleiforme. adj. F., *nucléiforme*. En forma de núcleo.
nucleína. f. A., *Nuclein;* F., *nucléine;* In., *nuclein;* It., *nucleina;* P., *nucleína*. Denominación original de Miescher para el complejo nucleoproteico.
nucleinoterapia (de *nucleína* y el gr. *therapeía*, tratamiento). f. Tratamiento de ciertas enfermedades por los nucleinatos o nucleínas.
núcleo [nuclear] (del lat. *nucleus;* de *nux*, nuez). m. A., *Kern, Zellkern;* F., *noyau;* In., *nucleus;* It., *nucleo;* P., *núcleo*. Corpúsculo, generalmente redondeado, de bordes definidos y rodeado de protoplasma, que constituye la parte esencial de la célula. Está formado de una red de filamentos, *cromatina*, contenidos en un líquido claro, *acromatina*, y se distingue del resto de la célula por su mayor afinidad por las materias colorantes y por contener nucleína. || Masa de sustancia gris en el sistema nervioso central. || Masa de tejido morboso de nueva formación en el seno de un tejido normal. || Elemento central en la molécula de un cuerpo compuesto. || Centro del átomo compuesto de protones y neutrones de electricidad positiva, que constituye casi toda la masa del átomo. || NÚCLEO ROJO. || **-abducens.** Núcleo de origen del sexto par craneal, masa gris en la parte inferior del puente. || **-accesorio del facial.** Núcleo anterior del facial. || **-acústico** o **auditivo.** Cada uno de los núcleos de terminación del nervio vestibulococlear en la médula oblongada. || **-ambiguo.** Núcleo motor bulbar del glosofaríngeo, vago y accesorio. || **-amigdalino.** Complejo nuclear amigdalino o amígdala del rinencéfalo. Grupo nuclear situado en la parte anterosuperior de la circunvolución parahipocámpica, en el seno del uncus. || **-angular.** NÚCLEO DE BECHTEREV. || **-anterolateral de Stilling.** NÚCLEO AMBIGUO. || **-arciforme.** Pequeña masa de sustancia gris en la superficie de la pirámide anterior del bulbo. || **-arqueado.** Núcleo gris dentro del tálamo. || **-caudado.** Porción del cuerpo estriado que se proyecta en el ventrículo lateral. || **-cuneiforme.** Núcleo situado en el bulbo, donde establecen sinapsis las fibras del fascículo espinal del mismo nombre. Sus fibras eferentes ingresan en la cinta de Reil media o menisco medio. || **-cuneiforme.** NÚCLEO DE BURDACH. || **-de Balbiani.** Núcleo de la yema de huevo. || **-de Bechterev.** Uno de los núcleos del nervio vestibular. || **-de Béclard.** Núcleo vascular en forma de lente que se observa en la epífisis inferior del fémur en el octavo mes de la vida fetal. || **-de Blumenau.** des. Porción lateral del núcleo

de Burdach. ‖ **-de Burdach.** Núcleo cuneiforme. ‖ **-de Clarke.** Situado en la base del asta posterior medular, origen de fibras espinocerebelosas. ‖ **-de Darkshevic.** Masa de células en la porción superior del acueducto de Silvio. ‖ **-de Deiters.** Núcleo vestibular lateral. Origen del haz vestibulospinal lateral. ‖ **-de Duval.** Masa de células ganglionares multipolares situada en la parte anterolateral del núcleo de origen del hipogloso en el bulbo. ‖ **-de Edinger-Wetsphal.** Núcleo perteneciente al sistema nuclear del oculomotor, origen de sus fibras parasimpáticas, iridoconstrictoras, etc. ‖ **-de fertilización o germinal.** Resultado de la unión de los pronúcleos masculino y femenino en el óvulo impregnado. ‖ **-de Goll.** Núcleo de Grácilis. ‖ **-de Gracillis.** Núcleo bulbar que recibe sus fibras del fascículo medular del mismo nombre y cuyas fibras eferentes se dirigen a la cinta de Reil media o lemnisco medio. ‖ **-de Klein-Gumprecht.** Núcleos no colorables de linfocitos degenerados, observados en la leucemia. ‖ **-de la comisura posterior.** Núcleo de Darkshevic. ‖ **-de Luys.** Cuerpo subtalámico de Luys, situado por debajo del tálamo y conectado, en dos sentidos, con el globo pálido. ‖ **-de Monakov.** Porción lateral del núcleo de Burdach. ‖ **-de origen.** Masa de sustancia gris en el bulbo o médula, formada por células multipolares, cuyas prolongaciones son el origen real de los nervios. ‖ **-de Perlia.** Centro oculomotor situado en la sustancia cinérea debajo del acueducto de Silvio; se había supuesto que intervenía en la función de convergencia. ‖ **-de Piorry.** Zona de matidez a la percusión en la espalda, sobre el hígado. ‖ **-de Roller.** Núcleo gris en el bulbo, entre el fascículo longitudinal posterior y el lemnisco. ‖ **-de Schwalbe.** Uno de los cuatro núcleos principales del nervio vestibular. ‖ **-de segmentación.** Núcleo germinal en vía de segmentación. ‖ **-de Staderini.** Núcleo intercalar. ‖ **-de Stilling.** Núcleo de Clarke. ‖ **-del ala cinérea.** Núcleo sensitivo de los nervios vago y glosofaríngeo, situado en el suelo del cuarto ventrículo. ‖ **-del hipogloso.** Núcleo de origen del nervio hipogloso, situado en el suelo del cuarto ventrículo a cada lado del rafe medio. ‖ **-del rafe.** Cada uno de los núcleos situados en el seno del tronco encefálico, ricos en serotonina, que cumplen una función hipnotónica en las primeras fases del sueño. ‖ **-dentado.** Cuerpo dentado. ‖ **-dorsal del cuerpo trapezoide.** Núcleo situado en la protuberancia, por detrás del núcleo ventral del cuerpo trapezoide. Recibe fibras auditivas y contribuye a la formación del cuerpo trapezoide y del lemnisco lateral. ‖ **-emboliforme.** Pequeña masa gris situada en la profundidad del cerebelo. ‖ **-fastigii o fastigial.** Núcleo del techo del cerebelo, íntimamente relacionado con el sistema vestibular. ‖ **-globoso o globiforme.** Masa de sustancia gris entre los núcleos dentado y del fastigio, que con el núcleo emboliforme constituyen los núcleos dentados accesorios. ‖ **-habénula.** Ganglio habénula. ‖ **-intercalar.** Grupo de células ganglionares entre el núcleo del vago y el hipogloso. ‖ **-intersticial de Cajal.** Pequeño núcleo en la porción dorsomedial del tegmento, anterior al núcleo del oculomotor. Recibe fibras de los núcleos vestibulares, globo pálido, colículo superior y sustancia negra y las emite al fascículo longitudinal medio. ‖ **-interventricular.** Núcleo caudado. ‖ **-lateral cervical de Rexed.** Núcleo situado en la médula cervical en el que establecen sinapsis las fibras del fascículo espinocervicotalámico de Morin. Envía sus fibras a la cinta de Reil media. ‖ **-lenticular.** Masa gris perteneciente al sistema extrapiramidal de los ganglios basales, situado entre la cápsula externa y la interna, constituido por dos porciones, la externa denominada *putamen*, funcionalmente análoga al núcleo caudado, al que se asimila con el nombre global de *estriado*, y la interna, que tiene a su vez dos segmentos, constituida por el globo pálido o *pallidum*. ‖ **-masticatorio.** Núcleo principal de la raíz motora del trigémino. ‖ **-motor.** Núcleo de origen de las raíces de un nervio motor. ‖ **-nutricio.** Trofonúcleo. ‖ **-oculomotor.** Núcleo del nervio oculomotor común debajo del acueducto de Silvio. ‖ **-olivar.** Oliva o cuerpo olivar. Existen tres olivas: la bulbar, la pontina y la cerebelosa o núcleo dentado. ‖ **-polimorfo.** Núcleo celular que presenta varias formas o se divide más o menos completamente en varios lóbulos. ‖ **-propio de la médula espinal.** Núcleo celular situado en la base del asta posterior de la médula, en relación con el haz espinotalámico. ‖ **-pulposo.** Masa elástica semilíquida en el centro de un disco intervertebral. ‖ **-quinto.** Núcleo de origen del trigémino. ‖ **-rojo.** Núcleo bilateral situado en el pedúnculo cerebral, que tiene conexiones con la corteza y el tálamo óptico. ‖ **-ruber.** Núcleo rojo. ‖ **-sensitivo del trigémino.** Son dos: el núcleo de la raíz descendente, que baja hasta los segmentos espinales cervicales más altos, y el principal, de situación más superior. ‖ **-somático.** Macronúcleo. ‖ **-ventral del cuerpo trapezoide.** Núcleo situado en la parte posterolateral del puente, por encima del cuerpo trapezoide. Está en relación con el lemnisco lateral. ‖ **-vesicular.** Núcleo celular cuya membrana se tiñe más intensamente que el centro del mismo. ‖ **-vestibular.** Los núcleos vestibulares principales son cuatro: el superior o de Bechterev, el lateral o de Deiters, el medial, triangular o de Schwalbe y el descendente, inferior, espinal o de Roller. ‖ **-vitelino.** Masa redonda clara consistente en el vitelo, resultado de la fusión de los glóbulos polares después de la fecundación del óvulo.

nucleoalbúmina. f. desus. Nucleoproteína.

nucleoalbuminuria (de *nucleoalbúmina* y el gr. *oûron*, orina). f. desus. Presencia de nucleoalbúmina en la orina.

nucleoalbumosa. f. Nucleoproteína que se ha hidratado parcialmente, se ha encontrado en la orina en la osteomalacia.

nucleocápsida. f. F., *nucléocapside*. Ácido nucleico y cápsida que envuelven el virión.

nucleofugal, nucleófugo (de *núcleo* y el lat. *fugere*, huir). adj. F., *s'eloignant du noyau*. Que se separa o parte del núcleo

nucleohialoplasma. m. Paracromatina del núcleo celular; linina.

nucleohistona. f. F., *nucléohistone*. Nucleoproteína especial del núcleo de los leucocitos, espermatozoides, eritrocitos aviarios y células somáticas en general, compuesta de nucleína e histona.

nucleoide (de *núcleo* y el gr. *eîdos*, aspecto). adj. F., *nucléoïde*. Semejante a un núcleo, como el que se ve a veces en el centro de un glóbulo rojo. Ú.t.c.s. ‖ **-de Landovski.** Esfera de atracción.

nucleoliforme. adj. En forma de nucléolo.

nucleolina. f. F., *nucléoline*. Sustancia constituyente del nucléolo; plastina.

nucleolino. m. F., *granule du nucléole*. Gránulo del nucléolo que se tiñe intensamente.

nucléolo (de un supuesto *nucleolus*, dim. del lat. *nucleus*). m. A., *Kernkörperchen*; F., *nucléole*; In., *nucleolus*; It., *nucleolo*; P., *nucléolo*. Cuerpo esférico, único o múltiple, contenido dentro de un núcleo; plasmosoma. ‖ **-falso.** Cariosoma. ‖ **-secundario.** Cuerpo observado cerca de un nucléolo, que parece una porción separada de éste.

nucleoloide. adj. F., *nucléoloïde*. Semejante a un nucléolo.

nucleolonema (de *nucléolo* y el gr. *nêma*, hilo). m. F., *nucléolonéma*. Estructura filiforme que se encuentra en el nucléolo, constituida fundamentalmente por RNA, de función no aclarada todavía.

nucléolulo. m. Mancha diminuta en el nucléolo.

nucleomicrosoma. m. A., *Nukleomikrosom*; F., *nucléomicrosome*; In., *nucleomicrosome*; It. y P., *nucleomicrosoma*. Segmento minúsculo de una fibra de cromatina.

nucleónica. f. Física nuclear.

nucleónico. adj. Nuclear.

nucleópeto (de *núcleo* y el lat. *petere*, dirigirse a). adj. F., *se rapprochant du noyau*. En dirección al núcleo.

nucleoplasma. m. CARIOPLASMA.
nucleoproteido. m. NUCLEOPROTEÍNA.
nucleoproteína. f. A., *Nukleoprotein;* F., *nucléoprotéine;* In., *nucleoprotein;* It., *nucleoproteina;* P., *nucleoproteína.* Término genérico que se aplica al complejo constituido por la asociación de ácidos nucleicos y proteínas. Las nucleoproteínas están constituidas por ácidos nucleicos (desoxirribonucleico, ribonucleico) y proteínas simples y habitualmente de carácter básico (protaminas, histonas), que se mantienen unidos entre sí por atracciones electrostáticas entre las cargas negativas de los grupos fosfato y las positivas de las proteínas básicas.
nucleoquilema (de *núcleo* y el gr. *chylós*, jugo). m. Sustancia fundamental del núcleo celular.
nucleorretículo. m. F., *réseau de l'intérieur du noyau.* Red intranuclear.
nucleosa. f. Albumosa de la clase a que pertenecen las nucleoalbúminas vegetales: alimenticias, antisépticas, fagocitarias y diuréticas.
nucleosidasa. f. F., *nucléosidase.* Enzima que cataliza la escisión de los nucleósidos (adenosinhidrolasa, guanosinhidrolasa, inosinhidrolasa y xantosinhidrolasa).
nucleósido. m. F., *nucléoside.* Resultado de la acción de la nucleotidasa sobre un nucleótido. Es una combinación de un azúcar (hexosa o pentosa) con una base purínica o pirimidínica.
nucleosina. f. TIMINA.
nucleoterapia. f. NUCLEINOTERAPIA.
nucleótido. m. F., *nucléotide.* Producto de hidrólisis del ácido nucleico por acción de la nucleasa, integrado por una combinación de base nitrogenada, purina o pirimidina, un azúcar (ribosa o desoxirribosa) y un grupo fosfato. ||**-(Difosfopiridín).** Coenzima ampliamente distribuida en la naturaleza, que contribuye a numerosas reacciones (DPN). ||**-(Trifosfopiridín).** Coenzima A, cofermento, TPN.
nucleotoxina. f. F., *toxine attaquant le noyau cellulaire.* Toxina del núcleo celular o que afecta el núcleo celular.
núclido. m. F., *nucléide.* Núcleo atómico caracterizado por su número atómico, número másico y número de neutrones.
nudillo (dim. de *nudo*). m. A., *Knöchel;* F., *jointure des doigts;* In., *knuckle;* It., *nocca;* P., *nó do dedo.* Articulación interfalángica de la mano.
nudo o **nodo** (del lat. **nudus,* por *nodus*). m. A., *Knoten;* F., *nœud;* In., *knot, node;* It., *nodo;* P., *nó.* Lazo formado por uno o más hilos, que se cierran cuanto más se tira de ellos. || Masa de células o de fibras con función especial. ||NÓDULO. ||NUDOSIDAD. ||**-de Aschoff** o **de Aschoff y Tawara, atrioventricular** o**auriculoventricular.** Masa de fibras de Purkinje en la base del tabique auriculoventricular, comienzo del fascículo de His y uno de los puntos de excitación de la contracción cardíaca. ||**-de cirujano.** Nudo doble o el formado pasando dos veces el hilo por la misma asa. ||**-de Hensen.** Primer aspecto de la línea primitiva del embrión. ||**-de Keith** o **de Keith y Flack.** NUDO SENOARICULAR. ||**-de Koch.** NUDO ATRIOVENTRICULAR. ||**-de Lawson Tait.** NUDO DE STAFFORDSHIRE. ||**-de marinero.** Nudo doble en el que los extremos del segundo nudo están en el mismo plano que el del primero. ||**-de Staffordshire.** Nudo para la ligadura de pedículos, especialmente del ovario, que se practica pasando un hilo, con una aguja, a través del pedículo, dejando un asa de aquél por la que se pasa un extremo del hilo, que se anuda en un nudo doble con el otro extremo. ||**-del encéfalo.**ant. Protuberancia anular o puente de Varolio. ||**-senoauricular** o **sinusal.** Colección bien definida de células en la unión de la vena cava superior con la aurícula, lugar de origen del ritmo normal del corazón. ||**-sincitial.** Alteraciones degenerativas hiperplásicas del sincitio placentario, que adquieren la forma de pólipos o nudos. Se observan en la insuficiencia placentaria. ||**-vital de Flourens.** ant. Centro respiratorio del bulbo raquídeo.
nudofobia o **nudomanía** (del lat. *nudus,* desnudo, y el gr. *phóbos,* horror; en el segundo término, del lat. *nudus,* desnudo, y de *manía*). f. Aversión o afición marcadas, respectivamente, a los cuerpos desnudos o a ir desnudo.
nudosidad. f. A., *Knotigkeit;* F., *nodosité;* In., *nodosity;* It., *nodosità;* P., *nodosidade.* Tumefacción o induración circunscrita; protuberancia, nudo, concreción. ||–NÓDULO. ||NUDO. ||**-de Bouchard.** Engrosamientos de las articulaciones interfalángicas, característicos de la artrosis. Son equivalentes a las de Heberden que asientan en las articulaciones interfalángicas distales. ||**-de Féréol.** Induraciones subcutáneas observadas algunas veces en el reumatismo agudo. ||**-de Haygarth.** Tumefacción articular en la artritis deformante. ||**-de Heberden.** Engrosamientos duros de las articulaciones interfalángicas distales producidas por artrosis osteolítica, con mayor frecuencia en mujeres, después de la cincuentena. ||**-de Meynet.** Nudosidades subcutáneas no adherentes a la piel en las formas graves de reumatismo articular agudo. ||**-de Osler.** Pequeños nódulos dolorosos en la pulpa de los dedos en la endocarditis infecciosa aguda. ||**-de Parrot.** Nódulo sifilítico en la tabla externa en los huesos craneales.
Nuel (Espacio de) (Jean P. *Nuel,* oculista belga, 1847-1921). V. ESPACIO.
nuez (del lat. *nux, nucis*). f. A., *Walnuss;* F., *noix;* In., *walnut;* It., *noce;* P., *noz.* Fruto del nogal. La cáscara verde o sarcocarpio, astringente, se considera como antiescrofulosa y antihelmíntica y se emplea también en cocimiento para teñir los cabellos. ||En general, fruto carnoso que contiene una sola semilla. ||**-de Adán.** Prominencia del cartílago tiroides en el cuello. ||**-de agallas.** AGALLA. ||**-de areca.** Semilla de *Areca catechu,* constituyente principal del *betel.* ||**-de cola.** V. COLA (NUECES DE). ||**-moscada.** Semilla o almendra del árbol *Myristica fragrans,* de olor aromático y sabor acre, de la que se obtienen un aceite fijo y una esencia, empleado el primero como vehículo demulcente y la segunda como aromática y excitante. Dicha semilla se emplea también en polvo, como tónico y estimulante, del aparato digestivo especialmente. ||**-vómica.** Semilla de un árbol loganiáceo *(Strychnos nux vomica).* Contiene varios alcaloides: estricnina, brucina, isagurina, a los que debe sus propiedades. Empléase en terapéutica como tónico y estimulante de las funciones digestivas, circulatorias, respiratorias y de los centros motores de la médula, en forma de polvo, extracto o tintura. A dosis elevadas es tóxica y produce convulsiones tetánicas.
nueza. f. BRIONIA.
Nuhn (Glándulas de) (Anton *Nuhn,* anatomista alemán, 1814-1889). V. GLÁNDULA.
nulípara (del lat. *nullus,* ninguno, y *parere,* parir). adj. A., *Nullipara;* F., *nullipare;* In., *nullipara;* It., *nullipara;* P., *nulípara.* Que no ha parido nunca. ||f. Mujer de esta condición.
núm. Abreviatura de *número.*
numeración. f. Acción y efecto de numerar o contar. ||**-globular.** HEMATIMETRÍA. RECUENTO.
número (del lat. *numerus*). m. A., *Zahl;* F., *nombre;* In., *number;* It., *numero;* P., *número.* Expresión de la cantidad computada con relación a una unidad. || Cifra o guarismo. ||**-ácido.** Número de miligramos de hidróxido de potasio necesarios para neutralizar los ácidos grasos libres en 1 g de sustancia. ||**-atómico.** Número total de protones en un átomo o número de electrones orbitarios en el átomo neutro, característico de cada elemento. ||**-cromosómico.** Cantidad de cromosomas existentes en las células de un individuo, que en el hombre normal es de 46 en las células somáticas (número diploide, símbolo $2n$) y de 23 en los gametos (número haploide, símbolo n). ||**-de Hehner.** Tanto por ciento de ácidos grasos insolubles en el agua obtenibles de una grasa. ||**-de Hittorf** o **de transporte.** Porción de corriente conducida por un ion en la electrólisis. ||**-de Hübl.** Cantidad

de yodo que puede tomar 1 g de grasa. ||**-de Polenske.** Número de mililitros de solución decinormal de hidróxido de potasio necesarios para neutralizar los ácidos grasos solubles de 5 g de grasa.

numular o **numiforme** (del lat. *nummulus,* monedilla). adj. A., *nummulär;* F., *nummulaire;* In., *nummular;* It., *nummulare;* P., *numular.* En forma de moneda; constituido por discos redondeados planos; dícese principalmente del esputo.

nunación (del hebr. *nun*, letra *n*). f. F., *nunnation.* Sonido nasal de las palabras; empleo abusivo de los sonidos en *n*.

nunca oído, visto o **vivido.** Paramnesia en que hay falta de reconocimiento de algo oído, visto o vivido anteriormente. || Manifestaciones epilépticas críticas, secundarias a una descarga de la corteza temporal, en las cuales el sujeto, que identifica deficientemente los objetos o situaciones que percibe bien, no los reconoce aun cuando se trate de objetos o situaciones familiares.

nupercaína. f. DIBUCAÍNA.

nurse. f. Anglicismo con el significado de enfermera profesional.

Nussbaum (Células de) (Moritz *Nussbaum,* histólogo alemán, 1850-1915). V. CÉLULA. ||**-(Brazalete, narcosis de)** (John N. von *Nussbaum,* cirujano alemán, 1829-1890). V. BRAZALETE, NARCOSIS.

nutación (del lat. *nutatio, -onis,* bamboleo). f. A., *Kopfwackeln;* F., *nutation;* In., *nutation;* It., *iactazione;* P., *nutação.* Movimiento oscilatorio como el de la rotación parcial del sacro alrededor de su eje transversal o de la cabeza.

nutaliosis. f. Infección con los microorganismos parasitarios del género *Nuttallia.*

nutramina. f. VITAMINA.

nutriceptor. m. Receptor o cadena lateral que se combina con la materia nutritiva para la nutrición de la célula.

nutricio (del lat. *nutritius*). adj. NUTRITIVO. || Dícese especialmente de los agujeros en las superficies óseas por los cuales penetran las arterias, llamadas también nutricias, encargadas de la irrigación de los huesos.

nutrición (del lat. *nutritio, -onis*). f. A., *Ernährung;* F. e In., *nutrition;* It., *nutrizione;* P., *nutrição.* Propiedad esencial y general de los seres vivos, que consiste en el doble proceso de asimilación y desasimilación; conjunto de cambios efectuados entre el organismo y el medio que le rodea. ||**-parenteral.** Modalidad de administración de los alimentos a la que se recurre cuando no se puede dar por vía oral las sustancias necesarias. Existen diversas modalidades: gastroclisis, hipodermoclisis y fleboclisis.

nutriente (del lat. *nutriens, -entis,* p. a. de *nutrire,* nutrir). adj. F., *nutriment, nutritif.* NUTRITIVO.

nutrimento (del lat. *nutrimentum*). m. NUTRICIÓN || Sustancia nutritiva.

nutriología. f. F., *nutrition, diététique.* Estudio de la nutrición, de los alimentos y de su empleo en dietética y terapéutica.

nutritivo. adj. Que nutre.

Nuttallia (de George H. F. *Nuttall,* biólogo norteamericano, 1862-1937). Nombre con que anteriormente se designaba al género BABESIA.

nux (lat.). f. NUEZ. ||**-moschata.** NUEZ MOSCADA. ||**-vomica.** NUEZ VÓMICA.

Nyctotherus. Infusorios parásitos. La especie *N. faba* se ha encontrado en las deposiciones diarreicas.

Nyfelot (Enfermedad de). V. ENFERMEDAD.

Nygaard (Enfermedad de). V. ENFERMEDAD.

Nylander (Reacción de) (Claes Wilhelm *Nylander,* químico sueco, 1835-1907). V. REACCIÓN.

Nyssorhynchus. Género de mosquitos anofeles de América tropical, algunas de cuyas especies son portadoras del parásito del paludismo.

Nysten (Ley de) (Pierre Hubert *Nysten,* médico francés, 1774-1817). V. LEY.

O

O. Símbolo del *oxígeno*.

O'Beirne (Esfínter, tubo de) (James *O'Beirne*, cirujano irlandés, 1786-1862). Véanse estos términos.

O'Dwyer (Abrebocas, tubo de) (Joseph P. *O'Dwyer*, cirujano norteamericano, 1841-1898). Véanse estos términos.

O$_2$. Fórmula del *oxígeno*. || Símbolo del *ozono*.

oasis (del gr. *óasis*). m. Punto o islote de tejido sano en una zona enferma o neoplásica.

ob-. Prefijo latino que indica *contra, delante*, etc.

Obarrio (Ciática onírica de). Ciática que se exacerba durante la noche e impide el sueño.

obaudición (de *ob-* y el lat. *auditio, -onis,* acto de oír). f. Falsa audición o interpretación falsa de lo que se oye.

obcecación (del lat. *obcaecatio, -onis*). f. A., *partielle Blindheit;* F., *cécité partielle;* In., *obcecation;* It., *cecità parziale;* P., *obcecaçãao*. Ofuscación, ceguera incompleta. || Persistencia tenaz en creer o figurarse lo que no es realmente.

obdormición (del lat. *obdormitio, -onis,* embotamiento, amodorramiento). f. Entorpecimiento o anestesia de una parte por compresión nerviosa.

obducción (del lat. *obductio, -onis*). f. Autopsia para descubrir las causas de la muerte; autopsia medicolegal.

obelión (dim. del gr. *obelós,* asador). m. F., *obélion*. Punto en la sutura sagital donde ésta es cruzada por la línea que pasa por ambos agujeros parietales.

Ober (Operación de) (Frank R. *Ober,* cirujano norteamericano, 1881-1960). V. OPERACIÓN.

Obermayer (Reacción de) (Fritz *Obermayer,* químico austriaco, 1861-1925). V. REACCIÓN.

Obermeier (Espirilo de) (Otto H. Franz *Obermeier,* médico alemán, 1843-1873). BORRELIA RECURRENTIS.

Obermüller (Reacción de) (Kuno *Obermüller,* médico alemán del siglo XIX). V. REACCIÓN.

Oberst (Método, operación de) (Maximilian *Oberst,* cirujano de Halle, 1849-1925). Véanse estos términos.

Obersteiner-Redlich (Área o zona de) (Heinrich *Obersteiner,* neurólogo austriaco, 1847-1922, y Emil *Redlich,* neurólogo austriaco, 1866-1930). V. ÁREA.

obesidad (Índice de). Relación entre el peso real y el teórico.

obesidad (del lat. *obesitas, -atis*). f. A., *Fettsucht;* F., *obésité;* In., *obesity;* It., *obesità;* P., *obesidade*. Acumulación excesiva de grasa en el cuerpo; hipertrofia general del tejido adiposo. *Sin.:* Adiposidad, pimelosis, polisarcia adiposa, lipomatosis. || **-alimentaria.** Obesidad exógena. || **-endocrina.** La debida a disfunción de alguna glándula endocrina, como meduloadrenal, *hipotiroidea, hipogonadal*. || **-endógena.** La que tiene por causa alteraciones del metabolismo. || **-exógena.** La debida a la alimentación excesiva.

obeso (del lat. *obesus*). adj. F., *obèse*. Dícese de la persona afecta de obesidad. Ú.t.c.s.

obex (voz latina: óbice). m. A., *Obex;* F., In. e It., *obex;* P., *óbex*. Lámina delgada, triangular, en el vértice inferior de la fosa romboidea del cuarto ventrículo, que limita por atrás el conducto del epéndimo. Cerrojo.

obfuscación. f. OFUSCAMIENTO.

óbito (del lat. *obitus,* de *obire,* morir). m. Muerte, fallecimiento. || Partida de defunción.

obituario (de *óbito*). m. Registro de defunciones.

objetivo. m. A., *Objektivlinse;* F., *objectif;* In., *objective;* It., *obiettivo;* P., *objectiva*. Lente o sistema de ellas del microscopio más próxima al objeto. || **-acromático.** Combinación de lentes en un microscopio, por medio de la cual se corrige la aberración cromática para dos colores. || **-apocromático.** Objetivo microscópico que corrige las aberraciones cromáticas para tres colores y la de esfericidad. || **-de inmersión.** Objetivo cuya lente frontal está sumergida en una gota de líquido que la une a la preparación, con objeto de evitar pérdida de rayos luminosos. || **-semiapocromático.** Lente o conjunto de ellas que corrige la aberración para tres colores y la esfericidad, en un grado intermedio entre el apocromático y el acromático.

objeto (del lat. *obiectus*). m. A., *Objekt;* F., *objet;* In., *object;* It., *oggetto;* P., *objecto*. Todo lo que puede ser materia de conocimiento o sensibilidad de parte del sujeto, incluso este mismo. || Lo que sirve de materia o asunto al ejercicio de las facultades mentales. || Materia y sujeto que desarrolla una ciencia. || En psicoanálisis, elemento en el cual y por medio del cual la pulsión intenta lograr su satisfacción. || Puede ser una persona, animal o cosa, real o fantaseada. Puede designar también aquello que para una persona (o para el yo como instancia) constituye el objeto (persona, grupo social, sistema de valores, etc.) al que se dirigen sus afectos (amor, odio, etc.). || **-bueno o malo.** Concepto desarrollado por M. Klein para referirse a los primeros objetos de la pulsión, parciales o totales. La calidad de bueno o malo la adquieren por la proyección sobre ellos de las pulsiones libidinales o agresivas del niño. || **-(Elección de).** V. ELECCIÓN DE OBJETO. || **-(Escisión de).** V. ESCISIÓN DEL OBJETO. || **-parcial.** Partes del cuerpo (pecho, pene) o elementos vinculados al mismo (leche, materia fecal, etc.), reales o fantaseadas o sus simbolismos, que sirven a la pulsión como objeto. || **-(Relación de).** V. RELACIÓN DE OBJETO. || **-transicional.** Término con que D. Winnicott designa ciertos objetos reales con los cuales se relaciona el niño pequeño, en especial al dormirse; estos objetos (chupetes, cubrecama, etc.) constituyen una articulación primordial en el desarrollo de la capacidad de percepción y discriminación del objeto total.

oblea (del F. *oblée,* y éste del lat. *oblata,* ofrecida). f. Cápsula amilácea, sello.

oblicuidad (del lat. *obliquitas, -atis*). f. A., *Schrägstellung;* F., *obliquité;* In., *obliquity;* It., *obliquità;* P., *obliqüidade*. Estado de oblicuo; asinclitismo. || **-de Litzmann.** Inclinación de la cabeza fetal de suerte que al introducirse en el estrecho superior de la pelvis la sutura sagital está más cerca de la sínfisis púbica que del promontorio. || **-de Nägele.** Oblicuidad de la cabeza fetal, en la que la sutura sagital está más próxima al promontorio sacro que a la sínfisis púbica. || **-de Roederer.** Porción de la cabeza fetal con el occipucio apoyado en el borde del estrecho superior de la pelvis. || **-de Solayrès.** Descenso de la cabeza fetal, encajada en el diámetro oblicuo de la pelvis por su diámetro occipitomentoniano.

oblicuo (del lat. *obliquus*). adj. F., *oblique*. Inclinado, pendiente; en posición ni horizontal ni vertical. || m. MÚSCULOS (TABLA DE).

obligado (del lat. *obligatus,* p. p. de *obligare,* atar). adj. F., *obligatoire*. Forzoso, necesario, no facultativo; dícese especialmente de los parásitos que no pueden existir sin serlo.

obliteración (del lat. *obliteratio, -onis*). f. A., *Obliteration;* F., *oblitération;* In., *obliteration;* It., *obliterazione;* P., *obliteração*. Desaparición de la luz de un vaso o conducto por obstrucción o por adherencia de las

oblongado - oclusal

paredes del mismo. ‖ Extirpación completa de una parte u órgano quirúrgica o espontáneamente, por una enfermedad. ‖ **-cortical.** Desaparición de las células ganglionares en algunas zonas de la corteza cerebral.

oblongado u **oblongo** (del lat. *oblongus*). adj. Más largo que ancho y con los bordes convergentes. ‖ V. BULBO RAQUÍDEO.

obmutescencia (del lat. *obmutescens, -entis*, p. a. de *obmutescere*, enmudecer). f. Pérdida de la voz.

obnubilación (del lat. *obnubilatum*, supino de *obnubilare*, cubrir de nubes, oscurecer). f. A., *Obnubilation;* F., *obnubilation;* In., *obnubilation;* It., *obnubilazione;* P., *obnubilação*. Visión borrosa. ‖ Torpor mental.

Obrinsky (Síndrome de) (William *Obrinsky*, pediatra norteamericano contemporáneo). V. SÍNDROME.

observación (del lat. *observatio, -onis*). f. A., *Beobachtung;* F., *observation;* In., *observation;* It., *osservazione;* P., *observaçao*. Examen atento de un fenómeno sin alterarlo por la experimentación.

observancia (del lat. *observantia*, respeto). f. Cumplimiento exacto de una regla, prescripción o régimen.

obsesión (del lat. *obsessio, -onis*, asedio). f. A., *Obsession;* F., *obsession;* In., *obsession;* It., *ossessione;* P., *obsessão*. Idea, afecto, imagen o deseo que aparecen en forma reiterada y persistente y que el sujeto no puede alejar voluntariamente de su conciencia. Tienen carácter compulsivo y adquieren una condición penosa y angustiante.

obsolescencia (del lat. *obsolescens, -entis*, p. a. de *obsolescere*, envejecer). f. Inicio de la cesación de un proceso fisiológico; atrofia con esclerosis de los tejidos.

obstetricia (del lat. *obstetricia*). f. A., *Geburtshilfe;* F., *obstétrique;* In., *obstetrics;* It., *ostetricia;* P., *obstetrícia*. Rama de la medicina que trata de la gestación, parto y puerperio; tocología.

obstétrico. adj. F., *obstétricien, accoucher*. Relativo a la obstetricia. ‖ m. TOCÓLOGO.

obstipación (del lat. *obstipatum*, supino de *obstipare*, tapar, cerrar los resquicios, inclinar la cabeza, torcer el cuello). f. A., *Obstipation;* F., *constipation;* In., *obstipation;* It., *stitichezza;* P., *obstipação*. Estreñimiento tenaz; obstrucción. ‖ Inclinación, desviación, especialmente escoliosis o tortícolis.

obstipum (lat.). adj. Inclinado, torcido. V. ABDOMEN, CAPUT OBSTIPUM.

obstrucción (del lat. *obstructio, -onis*). f. A., *Obstruktion;* F., *obstruction;* In., *obstruction;* It., *ostruzione;* P., *obstrução*. Acumulación o repleción de materias sólidas o líquidas en el interior de un vaso o conducto. ‖ **-aórtica.** Adherencia o engrosamiento de las válvulas aórticas que dificultan el paso de la sangre del ventrículo a la aorta. ‖ **-fecal.** Oclusión intestinal por materias fecales. ‖ **-intestinal.** Oclusión intestinal, especialmente la debida a la acumulación de excrementos.

obstruyente. adj. Relativo a la obstrucción o que la produce. ‖ Agente que causa obstrucción.

obtundente (del lat. *obtundens, -entis*, p. a. de *obtundere*, embotar los filos de un arma). adj. F., *calmant, émolient*. Que embota la sensibilidad o que corrige la acrimonia de los humores. ‖ m. Medicamento que tiene esta acción.

obturación (del lat. *obturatio, -onis*). f. A., *Obturation;* F. e In., *obturation;* It., *obturazione;* P., *obturacãao*. Acción y efecto de tapar u conducto por la introducción en él de una sustancia. ‖ Obliteración, obstipación. ‖ Oclusión intestinal por un cuerpo extraño ingerido.

obturador. adj. F., *obturateur*. Dícese del disco o placa natural o artificial que cierra una abertura. Ú.t.c.s. ‖ Véanse ARTERIAS, MÚSCULOS, NERVIOS (TABLAS DE) Y AGUJERO, PLEXO OBTURADORES. ‖ **-de Cripp.** Instrumento para cerrar una fístula gástrica.

obtusión (del lat. *obtusum*, supino de *obtundere*, despuntar, embotar). f. A., *Abstumpfung;* F. e In., *obtusion;* It., *ottusità;* P., *obtusão*. Torpeza intelectual o sensitiva.

obtuso (del lat. *obtusus*, p. p. de *obtundere*, despuntar, embotar). adj. A., *stumpf;* F., *obtus;* In., *obtuse;* It., *ottuso;* P., *obtuso*. Sin punta. ‖ De inteligencia torpe.

ocasional. adj. ACCIDENTAL.

occipital (del lat. *occiput, -itis*, nuca). adj. Relativo al occipucio. ‖ Porción posterior del músculo occipitofrontal. ‖ m. F., *occipital*. Hueso occipital. V. HUESOS (TABLA DE).

occipitalización. f. F., *occipitalisation*. Adquisición por el atlas de algunos caracteres del hueso occipital; sinostosis del atlas y el occipital.

occipitoanterior. adj. Dícese de la posición de la cabeza fetal con el occipucio dirigido hacia delante de la pelvis materna.

occipitoatloideo (de *occipital, Atlas*, y el gr. *eîdos*, aspecto). adj. Relativo a los huesos occipital y atlas.

occipitoaxoideo (de *occipital*, el lat. *axis*, eje, y el gr. *eîdos*, aspecto). adj. Relativo a los huesos occipital y axis.

occipitobasilar (de *occipital* y el lat. *basilare*, hueso coronal). adj. Relativo al hueso occipital y la base del cráneo.

occipitobregmático (de *occipital* y el gr. *brégma, -atos*, parte anterior de la cabeza). adj. Relativo al occipucio y bregma.

occipitocervical (de *occipital* y el lat. *cervix, -icis*, cuello). adj. Relativo al occipucio y la nuca o cuello.

occipitofacial (de *occipital* y el lat. *facies*, cara). adj. Relativo a occipucio y la cara.

occipitofrontal (de *occipital* y el lat. *frons, frontis*, frente). adj. Relativo al occipital y frontal. ‖ m. F., *occipito-frontal*. Músculo occipitofrontal. V. MÚSCULOS (TABLA DE).

occipitolateral (de *occipital* y el lat. *latus, -eris*, lado). adj. Dícese de la posición de la cabeza fetal en la presentación de vértice, cuando el occipucio corresponde a un lado, derecho o izquierdo, de la pelvis; occipitotransversa.

occipitomastoideo (de *occipital*, el gr. *mastós*, mama, y *eîdos*, aspecto). adj. Relativo al occipital y la apófisis mastoides.

occipitomentoniano (de *occipital* y el lat. *mentum*, mentón). adj. Relativo al occipucio y el mentón.

occipitoparietal (de *occipital* y el lat. *paries, -etis*, pared). adj. Relativo a los huesos o lóbulos occipital y parietal.

occipitoposterior. adj. Dícese de la posición de la cabeza fetal con el occipucio dirigido hacia atrás de la pelvis materna.

occipitosacra. adj. Nombre de las posiciones de la cabeza fetal en la presentación de vértice, cuando el occipucio corresponde al sacro materno.

occipitotalámico (de *occipital* y el gr. *thálamos*, cámara nupcial). adj. Relativo al lóbulo occipital y el tálamo.

occipitotemporal (de *occipital* y el lat. *tempora*, sienes). adj. Relativo a los huesos o lóbulos occipital y temporal.

occipucio (del lat. *occipitium*). m. A., *Hinterkopf;* F. e In., *occiput;* It., *occipite;* P., *occipúcio*. Porción posterior e inferior de la cabeza. ‖ Hueso occipital.

occisión (del lat. *occisio, -onis*). f. Muerte violenta.

ocelo u **ocellus** (del lat. *ocellus*, ojito). m. Ojo simple de los invertebrados. ‖ Elemento de un compuesto.

ocena (del lat. *ozaena*, y éste del gr. *ózaina*). f. A., *Ozaena*, F., *ozène;* In., It. y P., *ozena*. Rinitis atrófica costrosa que causa fetidez nasal.

Ochromyia anthropophaga. Mosca del Senegal, cuya larva, gusano *cayor*, ataca al hombre.

Ochsner (Anillo, tratamiento de) (Albert J. *Ochsner*, cirujano norteamericano de Chicago, 1858-1925). Véanse estos términos.

oclesis (del gr. *óchlos*, multitud). f. Enfermedad debida al hacinamiento.

oclofobia (del gr. *óchlos*, multitud, y *phóbos*, temor). f. Temor morboso a las multitudes o al hacinamiento.

oclusal u **oclusional.** adj. F., *occlusal*. Aplícase a las superficies de masticación de los dientes molares.

oclusión (del lat. *occlusum,* supino de *occludere,* cerrar). f. A., *Okklusion;* F. e In., *occlusion;* It., *occlusione;* P., *oclusão.* Obliteracion, cierre. ‖ Absorción y conservación de un gas por una sustancia porosa. ‖ Contacto de las superficies oponentes de los dientes de ambos maxilares. V. Mordida. ‖ **-coronaria.** Trombosis coronaria. ‖ **-de la pupila.** Obliteración de la pupila por seudomembranas en la ciclitis e iritis. ‖ **-de los párpados.** Cierre temporal de los bordes palpebrales, por sutura o por medio de tiras de esparadrapo o tafetán engomado, para el tratamiento de diversas afecciones oculares. ‖ **-intestinal.** Término general para los estados morbosos que resultan de la detención absoluta de materias fecales en un punto del intestino y debidos a diversas causas: *mecánicas* (obstrucción por materias o cuerpos extraños) y *dinámicas*; estas últimas se dividen a su vez en paralíticas y espásticas.

oclusivo (del lat. *occlusus,* cerrado). adj. F., *occlusif.* Que efectúa la oclusión completa; dícese de ciertos vendajes que impiden absolutamente la entrada del aire y de pesarios que cierran el orificio uterino.

oclusómetro. m. Gnatodinamómetro.

ocrodermatosis. f. Ocrodermia, especialmente coloración amarillenta de los europeos en la India tropical.

ocrodermia (del gr. *ochrós,* amarillo, y *dérma,* piel). f. A., *Gelbfärbung der Haut;* F., *ochrodermie;* In., *ochrodermia;* It. y P., *ocrodermia.* Palidez o amarillez de la piel, sea cual fuere la causa.

ocrómetro (del gr. *ochrós,* amarillo, y *métron,* medida). m. Instrumento para medir la presión sanguínea capilar, registrando la fuerza compresiva necesaria en un dedo hasta lograr la palidez de la piel.

ocronosis (del gr. *ochrós,* amarillo, y *nósos,* enfermedad). f. A., *Ochronose;* F., *ochronose;* In., *ochronosis;* It., *ocronosi;* P., *ocronose.* Afección congénita rara del metabolismo de los aminoácidos caracterizada por la coloración de los cartílagos, tendones y algunas zonas cutáneas, que varía del gris al negro. Se acompaña de alcaptonuria y constituye una enfermedad familiar observada entre la prole de consanguíneos. ‖ **-exógena.** La debida al fenol, trinitrobenzol y otras sustancias. ‖ **-ocular.** Manchas marrón o amarillas, por acumulación de pigmento, en la esclerótica.

ocrópira (del gr. *ochrós,* amarillo, y *pýr, pyrós,* fuego). f. Fiebre amarilla.

octafluorociclobutano. m. V. Freón.

octana (del lat. *octo,* ocho). f. F., *octane, fièvre octane.* Fiebre intermitente que recidiva cada ocho días.

octano. m. F., *octane.* Hidrocarburo alifático, C_8H_{18}, presente en el petróleo.

octario (del lat. *octo,* ocho). m. Octava parte de un galón; pinta o medio litro aproximadamente.

octavalente. adj. F., *octavalent.* Que tiene ocho valencias libres.

octavo par. Nervio auditivo.

octorón. m. Persona que tiene una octava parte de sangre negra; hijo de una blanca y un cuarterón o viceversa.

octosa. f. F., *octose.* Azúcar que contiene ocho átomos de carbono en una molécula.

ocul- u **oculos-.** Formas prefijas del lat. *oculos,* ojo.

ocular (del lat. *ocularis*). adj. A., *okulär;* F., *oculaire;* In., *ocular;* It., *oculare;* P., *ocular.* Relativo o perteneciente al ojo. ‖ m. Lente o sistema de lentes que, en el microscopio, está colocada más cerca del ojo y amplifica la imagen dada por el objetivo. ‖ **-de compensación.** Ocular que compensa la aberración axil del objetivo. ‖ **-de Huygens** o **negativo.** Ocular compuesto de dos lentes planoconvexas, con las convexidades dirigidas hacia el objeto. ‖ **-de Ramsden.** Ocular compuesto de dos lentes planoconvexas contiguas por su convexidad.

oculista (del lat. *oculus,* ojo). com. A., *Augenarzt;* F., *oculiste;* In., *ophthalmologist;* It., *oculista;* P., *oftalmologista.* Especialista en enfermedades de los ojos; oftalmólogo.

oculística. f. Oftalmología.

oculocardíaco (de *oculo-* y el gr. *kardía,* corazón). adj. F., *oculo-cardiaque.* Relativo al ojo y al corazón. V. Reflejo oculocardíaco.

oculocefalógiro (de *oculo-,* el gr. *kephalé,* cabeza, y *gyros,* giro). adj. F., *oculocéphalogyre.* Relativo al giro de los ojos y la cabeza. ‖ **-(Reflejo).** V. Reflejo.

oculocigomático. adj. Relativo al ojo y al cigoma.

oculofacial (de *oculo-* y el lat. *facies,* cara). adj. Relativo a los ojos y la cara.

oculógiro (de *oculo-* y el gr. *gŷros,* vuelta). adj. F., *oculogyre.* Que hace girar los ojos; dícese de los nervios y músculos rotatorios del ojo.

oculometroscopio (de *oculo-,* el gr. *métron,* medida, y *skopeîn,* observar). m. F., *oculométroscope.* Instrumento para la práctica de la retinoscopia, con un dispositivo que gira automáticamente la serie de lentes de ensayo.

oculomicosis. f. Oftalmomicosis.

oculomotor. adj. F., *oculomoteur.* Relativo a los movimientos del ojo. ‖ m. Nervio motor ocular, el común especialmente.

oculomuscular. adj. Relativo a los músculos del ojo. ‖ **-externo** e **interno.** Nervios motor ocular externo y patético, respectivamente.

oculonasal (de *oculo-* y el lat. *nasus,* nariz). adj. Relativo al ojo y la nariz.

oculopalpebral (de *oculo-* y el lat. *palpebra,* párpado). adj. Relativo al ojo y los párpados.

oculopupilar (de *oculo-* y el lat. *pupilla,* pupila). adj. Relativo a la pupila y al ojo.

oculorreacción. f. Oftalmorreacción.

oculospinal (de *oculo-* y el lat. *spina,* espina dorsal). adj. Relativo al ojo y la médula espinal.

oculto (del lat. *occultus*). adj. A., *verborgen;* F., *occulte;* In., *occult;* It., *occulto;* P., *oculto.* Escondido, difícil de ver; dícese especialmente de las hemorragias microscópicas.

oculus (lat.). m. Ojo. ‖ **-caesius.** Glaucoma. ‖ **-dexter.** Ojo derecho. ‖ **-lacrimans.** Epífora. ‖ **-leporinus.** Lagoftalmos. ‖ **-sinister.** Ojo izquierdo. ‖ **-uterque.** Uno y otro ojo, ambos ojos.

OD. Abreviatura de *oculus dexter,* ojo derecho.

odaxesmo (del gr. *odaxân,* morder, picar). m. Malestar debido al prurito de las encías, precursor de la erupción de los dientes. ‖ Mordedura de la lengua en un ataque epiléptico.

Oddi (Esfínter de) (Ruggiero *Oddi,* médico italiano, 1864-1913). V. Esfínter.

odemia (de *sodio* y el gr. *haîma,* sangre). f. Presencia de sodio o de sus partes en la sangre. Sin.: Natremia.

odeología (del gr. *odé,* canto, y *lógos,* ciencia). f. Estudio científico del canto, como actividad fisiológica.

odeoponosis (del gr. *odé,* canto, y *pónesis,* cansancio). f. Fatiga de la voz después de cantar.

odin- u **odino-.** Formas prefijas del gr. *odýne,* dolor, sufrimiento.

odinacusis (de *odin* y el gr. *akoúein,* oír). f. Audición dolorosa.

odinagogo (de *odin-* y el gr. *agogós,* conductor). adj. Dícese del medio o medicamento para acelerar los dolores del parto. Ú.t.c.s.

odinofagia (de *odino-* y el gr. *phageîn,* comer). f. A., *Odynophagie;* F., *odynophagie;* In., *odynophagia;* It. y P., *odinofagia.* Deglución dolorosa; disfagia.

odinofobia (de *odino-* y el gr. *phóbos,* temor). f. Temor exagerado, morboso, al dolor; algofobia.

odinólisis (de *odino-* y el gr. *lýsis,* disolución). f. Desaparición o alivio del dolor.

odinopoyético (de *odino-* y el gr. *poieîn,* hacer). adj. Que induce o provoca el dolor; algógeno.

odinuria (de *odin* y el gr. *oûron,* orina). f. Micción dolorosa.

odogénesis (del gr. *hodós,* camino, y *génesis*). f. Neurocladismo.

odontagogo (de *odonto-* y el gr. *agogós,* que atrae, que conduce). m. Pinzas o instrumento para la avulsión de los dientes.

odontagra (de *odonto-* y el gr. *ágra,* ataque, presa, botín). f. Odontalgia.

odontalgia (de *odonto-* y el gr. *álgos*, dolor). f. A., *Odontalgie;* F., *odontalgie;* In., It. y P., *odontalgia.* Dolor de dientes o en un diente.
odontalgia fantasma. Neuralgia alveolar donde falta un diente.
odontatrofia (de *odonto-* y atrofia). f. F., *atrophie dentaire.* Atrofia o desarrollo imperfecto de los dientes.
odontectomía (de *odonto-* y el gr. *ektomé*, escisión). f. F., *excision dentaire.* Sección o escisión de un diente, incluido en el maxilar o no.
odontemodia (de *odonto-* y el gr. *haimodia*, dentera). f. Sensibilidad extrema de los dientes.
odonterismo (de *odonto-* y el gr. *érisma*, contienda). m. Rechinamiento de dientes.
odontiasis. f. F., *odontiase.* DENTICIÓN. || Trastorno producido por la dentición.
odontiatría (de *odonto-* y el gr. *iatreía*, tratamiento). f. Medicina dentaria; odontología.
odóntico (del gr. *odoús, odóntos*, diente). adj. Relativo a los dientes; dentario.
odontinoide. m. ODONTOIDE. || Tumor compuesto de sustancia dentaria.
odontitis (de *odonto-* e *-itis*). f. F., *odontite.* Inflamación dentaria, especialmente de la pulpa.
odonto-. Forma prefija del gr. *odoûs, odóntos*, diente.
odontoblasto (de *odonto-* y el gr. *blastós*, germen). m. A., *Odontoblast;* F., *odontoblaste;* In., *odontoblast;* It. y P., *odontoblasto.* Célula de tejido conjuntivo en la pared interna de la dentina y cuyas prolongaciones penetran en los canalículos de ésta. De dicha célula se desarrolla la dentina o el marfil. FIBROBLASTO.
odontoblastoma (de *odonto-*, el gr. *blastós*, germen, y el suf. *-oma*). m. F., *épulis congénitale.* Tumor formado de odontoblastos; épulis congénito.
odontobotrio (de *odonto-* y el gr. *bóthrion*, hoya, alveolo). m. Alveolo dentario.
odontobotritis. f. Inflamación de los alveolos dentarios.
odontocele (de *odonto-* y el gr. *kéle*, tumor). m. Quiste alveolodentario.
odontoceramotecnia (de *odonto-*, el gr. *kéramos*, porcelana, *technè*, arte). f. Cerámica dentaria; técnica relativa a dientes de porcelana.
odontocia (de *odonto-* y el gr. *okýs*, ligero). f. Disminución de la consistencia de los dientes por descalcificación.
odontocirugía. f. Cirugía dentaria.
odontocisma (de *odonto-* y el gr. *schísma*, separación). m. Fisura de un diente. || Separación de los dientes.
odontoclamis (de *odonto-* y el gr. *chlamys*, clámide). f. Estado en el cual el alveolo forma un capuchón de tejido gingival sobre un diente en erupción.
odontoclasis (de *odonto-* y el gr. *klásis*, rotura). f. Fractura o rotura de un diente.
odontoclasto (de *odonto-* y el gr. *klân*, romper). m. A., *Odontoklast;* F., *odontoclaste;* In., *odontoclast;* It., *odontoclasta;* P., *odontoclasto.* Célula grande, multinucleada, que contribuye a la resorción de las raíces de los dientes de leche.
odontocnesis (de *odonto-* y el gr. *knésis*, comezón). f. ODAXESMO, 1.ª acep.
odontodinia (de *odonto-* y el gr. *odýne*, dolor). f. A., *Odontodynie;* F., *odontalgie;* In., It. y P., *odontalgia.* Dolor de muelas, odontalgia.
odontofobia (de *odonto-* y el gr. *phóbos*, temor). f. Temor morboso a los dientes, generalmente de animales. || F., *odontophobie.* Temor exagerado a las operaciones dentarias.
odontogénesis u **odontogenia** (de *odonto-* y el gr. *gennân*, producir, enganchar). f. A., *Zahrbildung;* F., *odontogénie;* In., *odontogeny;* It., *odontogenia;* P., *odontogénese.* Origen y desarrollo de los dientes.
odontógeno (de *odonto-* y el gr. *gennân*, producir, engendrar). adj. F., *odontogène.* Productor de dientes. || m. Sustancia que se desarrolla en dentina.
odontóglifo (de *odonto-* y el gr. *glyphein*, esculpir, grabar). m. Instrumento para rascar los dientes.

odontografía (de *odonto-* y el gr. *gráphein*, describir). f. F., *odontographie.* Descripción de los dientes. || Radiografía de los dientes.
odontógrafo (de *odonto-* y el gr. *gráphein*, registrar). m. F., *odontographe.* Instrumento para registrar las desigualdades del esmalte dentario.
odontograma (de *odonto-* y el gr. *grámma*, registro). m. F., *odontogramme.* Registro hecho por el odontógrafo.
odontoide u **odontoides** (de *odonto-* y el gr. *eîdos*, aspecto). adj. F., *odontoïde.* Semejante a un diente. || Relativo a la apófisis odontoides. V. APÓFISIS.
odontolito (de *odonto-* y el gr. *líthos*, piedra). m. F., *odontolite.* Cálculo dentario producido por la concreción del sarro de los dientes.
odontología (de *odonto-* y el gr. *lógos*, tratado). f. A., *Odontologie;* F., *odontologie;* In., *odontology;* It. y P., *odontologia.* Estudio de los dientes, de sus enfermedades, y tratamiento de las mismas.
odontólogo (de *odonto-* y el gr. *legein*, tratar de, decir). m. A., *Zahnarzt;* F., *odontologiste;* In., *odontologist;* It., *odontoiatra;* P., *odontólogo.* Perito en odontología; dentista.
odontoloxia (de *odonto-* y el gr. *loxós*, oblicuo). f. Irregularidad u oblicuidad de los dientes.
odontoma (de *odonto-* y *-oma*). m. A., *Odontom;* F., *odontome;* In., It. y P., *odontoma.* Tumor duro, de estructura semejante al diente, originado en uno de estos órganos. || **-adamantino.** Odontoma desarrollado del esmalte o compuesto principalmente de esmalte. || **-coronario** o **radicular.** Exostosis que ataca la corona o raíz del diente, respectivamente. || **-odontoplásico.** El formado durante el desarrollo del diente.
odontonecrosis. f. A., *Odontonekrose;* F., *odontonécrose;* In., *odontonecrosis;* It., *odontonecrosi;* P., *odontonecrose.* Necrosis masiva de los dientes.
odontoneuralgía. f. F., *odontalgie.* Neuralgia dentaria; odontalgia.
odontonimia (de *odonto-* y el eólico *ónyma*, nombre). f. Nomenclatura dentaria.
odontonosología (de *odonto-*, el gr. *nósos*, enfermedad, y *lógos*, tratado). f. F., *nosologie dentaire.* Nosología o patología dentaria.
odontoparalaxis (de *odonto-* y el gr. *parállaxis*, alternancia). f. Irregularidad en la alineación de los dientes.
odontopatía (de *odonto-* y el gr. *páthos*, enfermedad). f. A., *Zahnkrankheit;* F., *odontopathie;* In., *odontopathy;* It. y P., *odontopatia.* Término general para las afecciones de los dientes.
odontoplastia (de *odonto-* y el gr. *plássein*, formar, modelar). f. ORTODONCIA.
odontoplasto. m. ODONTOBLASTO.
odontoplerosis (de *odonto-* y el gr. *plérosis*, relleno). f. Operación de llenar una cavidad en un diente cariado.
odontoptosis (de *odonto-* y el gr. *ptôsis*, caída). f. F., *chute des dents.* Ptosis o caída de los dientes.
odontorradiografía. f. Radiografía de los dientes.
odontorragia (de *odonto-* y el gr. *regnynai*, romper). f. A., *Odontorrhagie;* F., *odontorragia,* In., *odontorrhagia;* It. y P., *odontorragia.* Hemorragia consecutiva a la extracción de un diente.
odontortosis (de *odonto-* y el gr. *órthosis*, enderezamiento). f. Corrección de las irregularidades dentarias; ortopedia dentaria.
odontoscopia (de *odonto-* y el gr. *skopeîn*, observar). f. F., *odontoscopie.* Registro de la impresión de los bordes cortantes y triturantes de los dientes, como medio de identificación personal.
odontoscopio (de *odonto-* y el gr. *skopeîn*, observar). m. A., *Zahnspiegel;* F., *miroir dentaire;* In., *odontoscope;* It., *odontoscopio;* P., *odontoscópio.* Espejo para el examen de los dientes.
odontosis. ODONTOGENIA. || f. DENTICIÓN.
odontosquisis. f. ODONTOCISMA.
odontostéresis (de *odouto-* y el gr. *stéresis*, privación). Pérdida o extracción de uno o más dientes.
odontoteca (de *odonto-* y el gr. *théke*, caja). f. Folículo dentario. || Alveolo dentario.

odontotecnia (de *odonto-* y el gr. *téchne*, arte). f. Práctica y arte dentarios.
odontoterapia (de *odonto-* y el gr. *therapeía*, tratamiento). f. F., *odontothérapie*. Tratamiento de las afecciones dentarias; odontiatría.
odontotomía (de *odonto-* y el gr. *tomé*, corte). f. F., *odontotomie*. Sección de un diente; especialmente incisión del conducto dentario.
odontotripia (de *odonto-* y el gr. *tripân*, taladrar). f. Perforación de un diente.
odontotripsis (de *odonto-* y el gr. *trîpsis*, frotamiento). f. F., *abrasion des dents*. Desgaste o abrasión de los dientes.
odor (lat.). OLOR. || **-hircinus.** Olor del sudor de la axila, en ciertas personas parecido al que emana del macho cabrío.
odorífero (del lat. *odor, odoris*, olor, y *ferre*, llevar, producir). adj. A., *wohlriechend*; F., *odoriférant*; In., *odorifeus*; It., *odorifero*; P., *odorífero*. Que emite olor, fragante.
odorimetría (del lat. *odor, odoris*, olor, y el gr. *métron*, medida). f. OLFATOMETRÍA.
odorina (del lat. *odor, odoris*, olor). f. Uno de los productos volátiles, de olor repugnante, del aceite animal de Dippel.
oecología. f. ECOLOGÍA.
Oehl (Capa de) (Eusebio *Oehl*, anatomista italiano, 1827-1903). V. CAPA.
Oehler (Síntoma de) (Johannes *Oehler*, médico alemán, n. en 1879). V. SÍNTOMA.
Oertel (Cura o tratamiento de) (Max. J. *Oertel*, médico alemán, 1835-1897). V. CURA DE TERRENO.
Oesophagostomum. Género de gusanos nematodos estrongílidos del intestino de algunas especies animales, como el carnero, el cerdo, etc., y a veces del hombre.
Oestrus. Género de dípteros éstridos, cuyas larvas infestan a veces al hombre. || ESTRO.
ofiasis (del gr. *ophíasis*; de *óphis*, serpiente). f. A., *Ophiasis*, F., *ophiase*; In., *ophiasis*; It., *ofiasi*; P., *ofiase*. Calvicie en tiras serpiginosas.
oficina (del lat. *officina*). f. Laboratorio de farmacia.
oficinal (lat. *officinalis*). adj. F., *officinal*. Medicamento preparado según las reglas de la farmacopea, que se conserva en las farmacias para su dispensación o empleo en otras preparaciones; en oposición a magistral, preparado según fórmula del médico que lo prescribe.
ofidiofobia (del gr. *ophídion*, serpiente pequeña, y *phóbos*, temor). f. Temor morboso a las serpientes.
ofidismo (del gr. *ophídion*, serpiente pequeña). m. A., *Schlangenvergiftung*; F., *ophidisme*; In., *ophidism*; It., *ofidismo*; P., *ofidíase*. Estado morboso producido por la mordedura de serpientes.
ofiotoxemia (del gr. *óphis*, serpiente, y de *toxemia*). f. F., *ophiotoxémie*. Toxemia producida por la mordedura de serpientes; ofidismo.
ofiotoxina (del gr. *óphis*, serpiente, y de toxina). f. Una de las toxinas de la ponzoña de la cobra.
ofrión (del gr. *ophrýs*, ceja). m. Punto medio de la línea supraorbitaria en la glabela.
ofriospinal (del gr. *ophrýs*, ceja, y el lat. *spina*, espina). adj. Relativo al ofrión y a la espina nasal anterior.
ofritis (del gr. *ophrýs*, ceja, y de *-itis*). f. Dermatitis de la región superciliar.
oftalmacrosis (de *oftalmo-*, el gr. *makrós*, grande, y *-osis*). f. Aumento de volumen del globo ocular.
oftalmagra (de *oftalmo-* y el gr. *agra*, ataque, presa, botín). f. F., *rhumatisme oculaire*. Dolor súbito y agudo en el ojo.
oftalmalgia (de *oftalmo-* y el gr. *álgos*, dolor). f. A., *Augenneuralgie*; F., *ophtalmalgie*; In., *ophtalmodynia*; It. y P., *oftalmodinia*. Neuralgia ocular.
oftalmatrofia (de *oftalmo-* y de *atrofia*). f. F., *atrophie oculaire*. Atrofia del globo ocular.
oftalmectomía (de *oftalmo-* y el gr. *ektomé*, escisión). f. A., *Ophthalmektomie*; F., *ophtalmectomie*; In., *ophtalmectomy*; It. y P., *oftalmectomia*. Extirpación quirúrgica del ojo.

oftalmencéfalo (de *oftalmo-* y el gr. *egképhalos*, encéfalo). m. F., *appareil de perception optique*. Aparato nervioso visual constituido por la retina, nervio óptico, quiasma, vías ópticas y centros visuales del cerebro.
oftalmía (del gr. *ophthalmós*, ojo). f. A., *Ophthalmie*; F., *ophtalmie*; In., *ophtalmia*; It. y P., *oftalmia*. Inflamación grave del ojo con irritación constante de la conjuntiva. || **-blenorrágica.** Inflamación violenta aguda y purulenta de la conjuntiva por contacto directo con el pus de la blenorragia, que produce generalmente lesiones de la córnea y otras membranas del ojo. || **-catarral epidémica.** TRACOMA. || **-ciliar.** BLEFARITIS. || **-de Egipto.** TRACOMA. || **-del recién nacido.** Oftalmía blenorrágica o purulenta de los niños de pecho. || **-diftérica.** Inflamación de la conjuntiva con formación de seudomembranas fibrinosas. || **-eléctrica.** Conjuntivitis debida a la acción de la luz eléctrica. || **-escrofulosa** o **flictenular.** Conjuntivitis flictenular. || **-gonorreica.** OFTALMÍA BLENORRÁGICA. || **-granulosa.** BLEFARITIS. || **-metastásica.** Coroiditis debida a la piemia o metástasis. || **-migratoria.** OFTALMÍA SIMPÁTICA. || **-militar** o **bélica.** TRACOMA. || **-neuroparalítica.** Queratitis debida a la lesión de las ramas del quinto par o del ganglio de Gasser. || **-nivalis.** Conjuntivitis con fotofobia intensa producida por la reflexión de la luz en la nieve. || **-nudosa.** Conjuntivitis producida por pelos de oruga, en la que se forman nódulos grises, cada uno de los cuales contiene un pelo. || **-purulenta.** Inflamación purulenta de la conjuntiva, generalmente blenorrágica. || **-pustulosa.** TRACOMA. || **-seca.** Blefaritis ciliar y escleroftalmía. || **-simpática.** Iridociclitis en un ojo consecutiva a un traumatismo o lesión del otro ojo. || **-varicosa.** La asociada con varicosidades de las venas de la conjuntiva.
oftalmiaco. adj. Relativo a la oftalmía. || Dícese de la persona afecta de oftalmía. Ú.t.c.s.
oftalmíatra (de *oftalmo-* y el gr. *iatrós*, médico). com. Oculista, oftalmólogo.
oftalmiatría (de *oftalmo-* y el gr. *iatreía*; tratamiento). f. Tratamiento de las enfermedades del ojo.
oftalmítico. adj. Relativo a la oftalmitis o de su naturaleza.
oftalmitis. PANOFTALMÍA. || f. OFTALMÍA.
oftalmo-. Forma prefija del gr. *ophthalmós*, ojo.
oftalmoblenorrea (de *oftalmo-* y el gr. *blénna*, moco, y *rhein*, fluir). f. A., *Ophthalmoblennorrhöe*; F., *ophtalmoblennorrhée*; In., *ophtalmoblennorrhea*; It., *oftalmoblenorrea*; P., *oftalmoblenorreia*. Oftalmía purulenta o blenorrágica.
oftalmocace (de *oftalmo-* y el gr. *káke*, malignidad). m. Afección o enfermedad ocular.
oftalmocarcinoma (de *oftalmo-*, el gr. *karkínos*, cáncer, y el suf. *-oma*). m. Carcinoma del globo del ojo.
oftalmocele (de *oftolmo-* y el gr. *kéle*, hernia). m. F., *ophtalmocèle*. EXOFTALMÍA.
oftalmocentesis (de *oftalmo-* y el gr. *kenteîn*, punzar). f. Punción quirúrgica del ojo.
oftalmocopia (de *oftalmo-* y el gr. *kópos*, fatiga, cansancio). f. Fatiga de los ojos; astenopía.
oftalmodesmitis (de *oftalmo-* y el gr. *desmós*, ligamento). f. F., *oftalmodesmite*. CONJUNTIVITIS. || Inflamación de los tendones oculares.
oftalmodiafanoscopio (de *oftalmo-*, el gr. *diaphaínein*, dejar ver a través, y *skopeîn*, observar). m. F., *ophtalmodiaphanoscopie*. Diafanoscopio para el examen del polo posterior del ojo (retina) por transiluminación a través de la esclera.
oftalmodiagnosis. f. Diagnóstico por medio de la oftalmorreacción.
oftalmodiastímetro (de *oftalmo-*, el gr. *diástema*, intervalo, y *métron*, medida). m. F., *ophtalmodiastimètre*. Instrumento para determinar la distancia a que deben colocarse las lentes para ajustarlas a los ejes oculares.
oftalmodinamómetro (de *oftalmo-*, el gr. *dýnamis*, fuerza, y *métron*, medida). m. Dinamómetro para medir el poder de convergencia de los ojos. || F., *ophtal-*

modynamomètre. Instrumento para determinar o medir la presión en la arteria oftálmica.

oftalmodinia (de *oftalmo-* y el gr. *odýne*, dolor). f. A., *Ophthalmodynie;* F., *ophthalmodynie;* In., *ophtalmodynia;* It. y P., *oftalmodinia.* Dolor en el ojo; oftalmalgia.

oftalmodonesis (de *oftalmo-* y el gr. *dónesis*, temblor). f. Movimiento trémulo del ojo.

oftalmofacómetro (de *oftalmo-*, el gr. *phakós*, cristalino, y *métron*, medida). m. F., *ophtalmophacomètre.* Especie de oftalmómetro para medir el radio de curvatura del cristalino.

oftalmofantoma (de *oftalmo-* y el gr. *phántasma, -atos*, apariencia). m. Ojo artificial destinado al estudio del globo ocular y práctica de la oftalmoscopia.

oftalmofasmatoscopia (de *oftalmo-*, el gr. *phásma, -atos*, aparición, y *skopeîn*, observar). f. Examen oftalmoscópico y espectroscópico del interior del ojo.

oftalmofima (de *oftalmo-* y el gr. *phîma*, tumor). m. Tumefacción del globo ocular.

oftalmoflebotomía (de *oftalmo-*, el gr. *phléps, phlebós*, vena, y *tomé*, corte). f. F., *ophtalmophlébotomie.* Flebotomía de las venas conjuntivales.

oftalmofundoscopia (de *oftalmo-*, el lat. *fundus*, fondo, y el gr. *skopeîn*, observar). f.Examen del fondo del ojo.

oftalmofundoscopio. m. OFTALMOSCOPIO.

oftalmografía (de *oftalmo-* y el gr. *gráphein*, describir). f. Descripción del ojo. || F., *ophtalmographie.* Fotografía de los movimientos del ojo durante la lectura por medio de un instrumento especial, el *oftalmógrafo.*

oftalmoiconómetro (de *oftalmo-*, el gr. *eikón, -onos*, imagen, y *métron*, medida). m. Instrumento para medir las imágenes retinales.

oftalmoleucoscopio (de *oftalmo-*, el gr. *leukós*, blanco, brillante, y *skopeîn*, observar). m. F., *ophtalmoleucoscope.* Aparato para el examen de la percepción cromática por medio de la luz polarizada.

oftalmolito (de *oftalmo-* y el gr. *líthos*, piedra). m. A., *Tränenstein;* F., *calcul lacrymal;* In., *ophthalmolith;* It., *oftalmolito;* P., *oftalmólito.* Cálculo o concreción en las vías lagrimales.

oftalmología (de *oftalmo-* y el gr. *lógos*, tratado). f. A., *Ophthalmologie;* F., *ophtalmologie;* In., *ophthalmology;* It. y P., *oftalmologia.* Estudio del ojo y sus enfermedades.

oftalmólogo. m. A., *Ophthalmologe;* F., *ophtalmologiste;* In., *ophthalmologist;* It., *oftalmologo;* P., *oftalmologista.* Experto en oftalmología; oculista.

oftalmomalacia (de *oftalmo-* y el gr. *malakía*, blandura). f. A., *Ophthalmomalazie;* F., *ophthalmomalacie;* In., *ophthalmomalacia;* It. y P., *oftalmomalacia.* Reblandecimiento y retracción del ojo con disminución de la tensión ocular; tisis esencial del ojo; *phthisis bulbi.*

oftalmomelanosis (de *oftalmo-* y el gr. *mélas, mélaina, mélan*, negro). f. F., *ophthalmomélanose.* Melanosis de los ojos o formación de melanomas en los ojos.

oftalmometría (de *oftalmo*, ojo, y el gr. *métron*, medida). f. F., *ophtalmométrie.* Medición de la agudeza visual y del poder refringente de los ojos.

oftalmómetro (de *oftalmo-* y el gr. *métron*, medida). m. A., *Ophthalmometer;* F., *ophtalmomètre;* In., *ophthalmometer;* It., *oftalmometro;* P., *oftalmómetro.* Instrumento para determinar el grado de refracción del ojo y sus defectos por la medición del tamaño de las imágenes reflejadas en la córnea y el cristalino. || Instrumento para medir la capacidad de las cámaras del ojo.

oftalmometroscopio. m. F., *ophtalmométroscope.* Oftalmoscopio y oftalmómetro combinados.

oftalmomicosis (de *oftalmo-*, el gr. *mýkes*, hongo, y el suf. *-osis*). f. A., *Augenmykose;* F., *ophthalmomycose;* In., *ophthalmomycosis;* It., *oftalmomicosi;* P., *oftalmomicose.* Micosis ocular.

oftalmomiiasis (de *oftalmo-* y el gr. *myîa*, mosca). f. A., *Augenmadenfrass;* F., *myiase oculaire;* In., *ophthalmomyiasis;* It., *oftalmomiase;* P., *oftalmomiíase.* Invasión del ojo por larvas de la mosca *Oestrus ovis.*

oftalmomiitis u **oftalmomiositis.** f. A., *Augenmuskelentzündung;* F., *myosite oculaire;* In., *ophthalmomyitis;* It., *oculomiosite;* P., *oftalmomiite.* Inflamación de los músculos oculares.

oftalmomiotomía (de *oftalmo-*, el gr. *mŷs, myós*, músculo, y *tomé*, corte). f. F., *ophthalmomyotomie.* Sección quirúrgica de los músculos oculares.

oftalmonco (de *oftalmo-* y el gr. *ógkos*, tumor). m. ocular; oftalmofima.

oftalmoneuritis (de *oftalmo-* y el gr. *neûron*, nervio). f. F., *névrite optique.* Neuritis óptica.

oftalmoneurología (de *oftalmo-*, el gr. *neûron*, nervio, y *lógos*, tratado). f. Parte de la oftalmología que estudia todo lo relacionado con el sistema nervioso.

oftalmoneurólogo. m. Médico oftalmólogo que se especializa en oftalmoneurología.

oftalmoneuropatía (de *oftalmo-*, el gr. *neûron*, nervio, y *páthos*, enfermedad). f. Afección del nervio óptico.

oftalmonosología (de *oftalmo-*, el gr. *nósos*, enfermedad, y *lógos*, tratado). f. Nosología o patología ocular.

oftalmopatía (de *oftalmo-* y el gr. *páthos*, enfermedad). f. Término general para las afecciones del ojo. || **-externa.** Afección de los párpados, la conjuntiva, la córnea o los músculos del ojo. || **-interna.** Afección de las partes profundas o esenciales del ojo.

oftalmopiorrea (de *oftalmo-*, el gr. *pýon*, pus, y *rhein*, fluir). f. Piorrea ocular; oftalmía purulenta.

oftalmoplastia (de *oftalmo-* y el gr. *plássein*, formar). f. A., *Ophthalmoplastik;* F., *ophtalmoplastie;* In., *ophthalmoplasty;* It., *oftalmoplastica;* P., *oftalmoplastia.* Cirugía plástica del ojo o de sus apéndices.

oftalmoplejía (de *oftalmo-* y el gr. *plegé*, golpe). f. A., *Ophthalmoplegie;* F., *ophtalmoplégie;* In., *ophthalmoplegia;* It. y P., *oftalmoplegia.* Parálisis de los músculos del ojo. || **-basilar.** La debida a una lesión de los nervios del ojo en la base del cráneo. || **-de Graefe.** Parálisis lenta progresiva de los músculos extrínsecos del ojo. || **-de Graux-Féréol.** Parálisis de los músculos recto interno de un ojo y recto externo del ojo opuesto. || **-de Parinaud.** Parálisis del recto externo de un ojo, con espasmo del recto interno del otro. || **-de Sauvineau.** Parálisis del recto interno de un ojo y espasmo del externo del otro. || **-doble.** La externa e interna simultáneas. || **-externa** o **interna.** Parálisis de los músculos extrínsecos del iris y músculo ciliar, respectivamente. || **-fascicular.** Oftalmoplejía debida a una lesión en el puente de Varolio. || **-infecciosa.** Encefalitis letárgica. || **-nuclear.** Oftalmoplejía debida a una lesión de los núcleos de los nervios motores del ojo. || **-orbitaria.** La debida a una lesión en la órbita. || **-parcial.** Parálisis de uno o dos músculos del ojo únicamente. || **-total.** OFTALMOPLEJÍA DOBLE.

oftalmopleuroplejía (de *oftalmo-*, el gr. *pleurá*, costado, y *plegé*, golpe). f. Parálisis de los movimientos conjugados laterales del ojo (Schapringer).

oftalmoponía (de *oftalmo-* y el gr. *pónos*, trabajo). f. ASTENOPÍA.

oftalmoptosis (de *oftalmo-* y el gr. *ptôsis*, caída). f. F., *ophtalmoptose.* Exoftalmía extrema.

oftalmorragia (de *oftalmo-* y el gr. *regnýnai*, romper). f. F., *ophtalmorragie.* Hemorragia por el ojo.

oftalmorrea (de *oftalmo-* y el gr. *rhein*, fluir). f. F., *ophtalmorrhée.* Rezumamiento de sangre por el ojo. || OFTALMÍA PURULENTA.

oftalmorreacción. f. A., *Ophthalmoreaktion;* F., *ophtalmoréaction;* In., *ophthalmoreaction;* It., *oftalmoreazione;* P., *oftalmorreacção.* Reacción oftálmica; enrojecimiento de la conjuntiva consecutivo a la instilación de una toxina, tifoidea o tuberculosa especialmente (Calmette).

oftalmorrexis (de *oftalmo-* y el gr. *rhêxis*, rotura). f. A., *Augapfelzerreissung;* F., *ophtalmorrhéxie;* In., *ophthalmorrhexis;* It., *oftalmorresi;* P., *oftalmorrese.* Rotura del globo ocular.

oftalmoscopia (de *oftalmo-* y el gr. *skopeîn*, observar). f. A., *Ophtholmoskopie;* F., *ophtalmoscopie;* In., *ophthalmoscopy;* It. y P., *oftalmoscopia.* Examen del interior del ojo por medio del oftalmoscopio, con objeto diagnóstico (oftalmoscopia médica) o para medir la refracción de los medios oculares (oftalmoscopia métrica). ||-**directa** o **indirecta.** Observación de la imagen derecha especular o invertida del fondo del ojo, respectivamente. En la primera, el ojo del observador y el oftalmoscopio están junto al ojo del paciente; en la segunda, el ojo del observador y el oftalmoscopio están a unos 40 cm del ojo del paciente, y se mantiene una lente biconvexa de unas 18-20 dioptrías a 5 cm del ojo observado, con lo que se obtiene una imagen invertida del fondo, ampliada aproximadamente a cuatro diámetros.

oftalmoscopio (de *oftalmo-* y el gr. *skopeîn*, observar). m. A., *Ophthalmoskop;* F., *ophtalmoscope;* In., *ophthalmoscope;* It., *oftalmoscopio;* P., *oftalmoscópio.* Instrumento que consiste en esencia en un espejo plano o cóncavo agujereado en su centro y montado en un mango. ||-**binocular.** Forma de oftalmoscopio adaptado para ambos ojos del observador, con el que se obtiene la visión estereoscópica del interior del ojo. ||-**de Loring.** Oftalmoscopio con espejo movible y disco completo de lentes. ||-**de refracción.** Oftalmoscopio con una serie regular y métrica de lentes para la medida de los diversos grados de refracción de los ojos. ||-**eléctrico.** Lámpara miniatura de filamento en asa o espiral que emite luz a través de una lente convexa condensadora y un prisma reflector que proyecta la luz dentro del ojo. ||-**fijo.** Oftalmoscopio en el cual el espejo reflector y la lente convergente están adaptados a tubos enchufables y deslizables uno sobre otro. ||-**reflector.** El eléctrico.

oftalmospasmo (de *oftalmo-* y el gr. *spasmós*, contracción). m. Espasmo ocular.

oftalmóstato (de *oftalmo-* y el gr. *istánai*, poner, sujetar). m. F., *ophtalmostat.* Instrumento para mantener sujeto el globo ocular durante las operaciones; blefaróstato, espéculo.

oftalmostatómetro (de *oftalmostato* y el gr. *métron*, medida). m. F., *ophtalmostatomètre.* Instrumento para determinar la posición y grado de protrusión del globo ocular.

oftalmostéresis (de *oftalmo-* y el gr. *stéresis*, privación). f. F., *ophtalmostérésis.* Pérdida o ausencia de uno o ambos ojos.

oftalmotisis. f. A., *Ophthalmophthisis;* F., *ophtalmomalacie;* In., *ophtalmophthisis;* It., *oftalmomalacia;* P., *oftalmotísica.* Oftalmomalacia, coarrugación del globo ocular.

oftalmotomía (de *oftalmo-* y el gr. *tomé*, corte). f. F., *ophtalmotomie.* Incisión quirúrgica o enucleación del globo ocular. || Disección del ojo.

oftalmotono (de *oftalmo-* y el gr. *tónos*, tensión). m. Presión ocular que se mide con el tonómetro.

oftalmotonometría (de *oftalmo-*, el gr. *tónos*, tensión, y *métron*, medida). f. A., *Ophthalmotonometrie;* F., *ophtalmotonométrie;* In., *opthalmotonomrtry;* It. y P., *oftalmotonometria.* Medición de la tensión intraocular, que se determina por medio de un instrumento especial, el *oftalmotonómetro.*

oftalmotoxina. f. Toxina formada por la inyección de una emulsión de cuerpo ciliar. || Toxina que actua sobre el ojo.

oftalmótropo (de *oftalmo-* y el gr. *trépein*, girar). m. F., *ophtalmotrope.* Instrumento para la demostración de la dirección y posición del ojo por la influencia de cada uno de sus músculos y la posición de la falsa imagen en la parálisis de un músculo determinado.

oftalmotropometría (de *oftalmo-*, el gr. *trópos*, vuelta, y *métron*, medida). f. Medición del estrabismo; estrabometría. || Instrumento para medir los movimientos de los ojos.

oftalmoxerosis. f. XEROFTALMÍA.

oftalmoxisis (de *oftalmo-* y el gr. *xýsis*, rascadura). f. Escarificación de la conjuntiva.

oftalmoxistro (de *oftalmo-* y el gr. *xystér*, raspador). m. Instrumento para el rascado o escarificación de la conjuntiva.

oftión (del gr. *ophis*, ceja). m. Punto medio de la línea supraorbitaria en la glabela.

ofuscación u **ofuscamiento** (del lat. tardío *offuscare*, oscurecer). f. y m. A., *Verdunkelung;* F., *offuscation;* In., *obfuscation;* It., *offuscamento*, P., *ofuscação.* Turbación que sufre la vista por un reflejo grande de luz que da en los ojos, o por vapores o fluxiones que embarazan la vision. || Oscuridad de la mente; confusión de ideas.

Ogata (Método de) (M. *Ogata*, médico japonés contemporáneo). V. MÉTODO.

Ogie-Marburg-Pellizi (Síndrome de). V. SÍNDROME.

Ogilvie (Síndrome de) (Sir Heneage *Ogilvie*, cirujano inglés contemporáneo). V. SÍNDROME.

Ogino-Knaus (Ley, método de) (K. *Ogino*, médico japonés, 1882-1975; H. *Knaus*, médico austriaco, 1892-1970). V. LEY, MÉTODO.

ogo. m. GANGOSA.

Ogston (Línea, operación de) (Alexander *Ogston*, cirujano escocés, 1844-1929). Véanse estos términos.

Oguchi (Enfermedad de) (Chuta *Oguchi*, médico japonés, 1875-1945). V. ENFERMEDAD.

Ohara (Enfermedad de) (Hachiro *Ohara*, médico japonés, n. en 1882). V. ENFERMEDAD.

ohmio (de George S. *Ohm*, físico alemán, 1787-1854). m. F., *ohm.* Unidad de resistencia eléctrica. En unidades del sistema internacional, se define como la resistencia que opone al paso de la corriente, una columna de mercurio de 1 mm^2 de sección y 106,3 cm de longitud. Símbolo, Ω.

oicofobia (del gr. *oîkos*, casa, y *phóbos*, temor). f. A., *Oikophobie;* F., *oïcophobie;* In., *oikophobia;* It. y P., *oicofobia.* Aversión morbosa a la casa, condiciones domésticas, etc.

oicología (del gr. *oîkos*. casa, y *lógos*, tratado). f. ECOLOGÍA.

oicomanía. f. ECOMANÍA.

oídio. m. OIDIUM.

oidiomicosis. f. F., *oïdiomycose.* Micosis debida a hongos del género *Candida* u *Oidium*: candidiasis.

Oidium. Género de hongos no aceptado en la actualidad, que incluía algunas especies del género *Candida* y *Geotrichum.* || Designación de los estadios imperfectos de los hongos de la familia *Erysiphaceae*, orden *Eeysiphales.*

oído (del lat. *auditus*). m. A., *Gehör, Ohr;* F., *ouïe, oreille;* In., *hearing, ear;* It., *udito, orecchio;* P., *ouvido.* Sentido por el cual se perciben los sonidos. || Órgano o aparato de dicho sentido. ||-**externo.** Porción externa del aparato auditivo, compuesta de la oreja y el conducto auditivo externo, que conduce al oído medio y está cerrada en su extremo interno por la membrana timpánica. ||-**interno.** Laberinto, parte esencial del aparato auditivo y órgano del equilibrio, situado en el seno del peñasco del temporal. Comprende el *vestíbulo*, espacio por el que comunican los *conductos semicirculares* con el *caracol* o *cóclea*, que constituye el *laberinto óseo*, dentro del cual está incluido el *laberinto membranoso*, saco cerrado de la misma forma que el óseo, rodeado por la perilinfa y conteniendo la endolinfa. La cavidad del caracol está dividida por un tabique óseo y en parte membranoso, *lámina espiral* y *membranosa basilar*, en dos conductos o rampas espirales: *escala vestibular*, que comunica con el vestíbulo, y *escala timpánica*, que comunica con el oído medio. La primera está dividida por la membrana de Reissner en dos porciones; *superior* e *inferior* o *conducto coclear*, que contiene el *órgano de Corti*. ||-**medio.** Caja timpánica o del tambor, porción del órgano auditivo que comprende el aparato transmisor del sonido y el órgano de acomodación. Es una cavidad irregular situada en la base del cráneo, delante de la apófisis mastoides, que comunica con las fosas nasales por medio de la trompa auditiva, con el vestíbulo por la ventana oval, cerrada por el estribo, con el caracol por la ventana redonda, con las celdillas mastoideas y con el conducto facial. Contiene los huesillos del oído: *martillo, yunque, estribo* y *lenticular.*

oinomanía (del gr. *oînos*, vino, y de *manía*). f. ENOMANÍA.

ojal. m. A., *Knopfloch;* F., *boutonniére;* In., *buttonhole;* It., *bottoniera;* P., *botoeira.* Incisión, hendidura quirúrgica en un saco, conducto o cavidad natural o accidental.

ojera. f. Mancha más o menos lívida en la base del párpado inferior. Ú. m. en pl. || Vaso de vidrio adecuado para el baño de la conjuntiva.

ojimiel. m. Oximiel.

ojo [ocular] (del lat. *oculus*). m. A., *Auge;* F., *œil;* In., *eye;* It., *occhio;* P., *olho.* Órgano de la visión, compuesto del globo ocular y sus anexos. El primero tiene la forma de esfera con un segmento transparente de esfera menor, *córnea,* en la parte anterior. Está compuesto de tres capas, *esclerótica* o *córnea, coroides* y *retina,* y en el interior se contienen los medios de refringencia, *humor acuoso, cristalino* y *humor* o *cuerpo vítreo.* En la unión de la córnea con la esclerótica está fijo el *iris,* membrana circular con un agujero en el centro, *pupila,* que divide la porción de ojo comprendida entre la córnea y el humor vítreo en dos partes: *cámaras anterior* y *posterior* del ojo, que contienen el humor acuoso y el cristalino. La circunferencia mayor del iris está en conexión con el *músculo* y *procesos ciliares.* El globo ocular tiene músculos propios para sus movimientos y está protegido por diversas membranas y medios, además de su situación dentro de la cavidad ósea orbitaria. || Agujero en el extremo de una aguja. ||**-artificial.** Pieza de cristal, materia plástica u otra sustancia que imita exactamente la parte visible del globo del ojo que se adapta a una órbita vacía con objeto estético. ||**-bríghtico.** Afección ocular en las enfermedades crónicas del riñón. ||**-clínico** o **médico.** Frase con que se indica la aptitud de un buen médico para los diagnósticos rápidos y certeros. ||**-de buey.** Hidroftalmos. ||**-de cangrejo** (pl.). Concreciones calcáreas de los cangrejos en tiempo de muda, que otrora se emplearon como absorbentes en las dispepsias ácidas. ||**-de gato amaurótico.** Glioma de la retina. ||**-de Klieg.** Oftalmía producida por la luz intensa, en los estudios cinematográficos. ||**-de liebre.** Lagoftalmía. ||**-de perdiz.** Papiloma doloroso de las caras laterales de los dedos del pie. ||**-esquemático.** Ojo reducido. ||**-excitante.** En la oftalmía simpática, el ojo lesionado del que parte la influencia simpatógena. ||**-monocromático.** Visión de un solo color. ||**-parietal** o **pineal.** Representación en los lacértidos de la glándula pineal. ||**-reducido.** Aparato con dos elementos refringentes representativos de la córnea y el cristalino; esquema que representa la estructura del ojo. ||**-reformado de Snellen.** Ojo artificial compuesto de dos planos concavoconvexos separados por un espacio vacío. ||**-simpatizante** o **secundario.** En la oftalmía simpática, el ojo que enferma después del ojo primitivamente lesionado. ||**-tricromático.** El ojo normal.

Okamoto (Síndrome de). V. Síndrome.

Oken (Cuerpo de) (Lorenz *Oken,* fisiólogo alemán, 1779-1851). Cuerpo de Wolff.

oleaginoso (del lat. *oleago, -inis;* de *olea,* aceituna). adj. F., *oléagineux.* Que contiene aceite; aceitoso, untuoso.

oleandomicina. f. F., *oléandomycine.* Antibiótico macrólido bacteriostático aislado de cultivos del *Streptomyces antibioticus.* Su estructura y espectro de acción son semejantes a los de la eritromicina.

oleasa. f. F., *oléase.* Enzima del aceite de olivas, que produce el enranciamiento y decoloración del mismo.

oleato. m. A., *Oleat;* F., *oléate;* In., *oleate;* It. y P., *oleato.* Sal de ácido oleico. || Disolución de un medicamento o sustancia en ácido oleico.

olecranartritis (de *olécranon* y *artritis*). f. F., *olécrânarthrocace.* Inflamación de la articulación del codo.

olecranartrocace (de *olécranon,* el gr. *árthron,* articulación, y *kakós,* malo). m. Artrocace del codo, tuberculosis del codo.

olécranon u **olécrano** (del gr. *oléne,* codo, y *kraníon,* cráneo). m. A., *Olekranon;* F., *olécrane;* In., *olecranon;* It. y P., *olecrano.* Apófisis gruesa, curva, del extremo superior del cúbito.

olefina (del F. *oléfiant*). f. Hidrocarburo no saturado, de cadena abierta, correspondiente a la fórmula C_nH_{2n}. Alquileno, etileno.

oleico (Ácido). Líquido incoloro, ácido graso no saturado $CH_3(CH_2)_7CH : CH(CH_2)_7COOH$. Constituye el elemento principal de los ácidos grasos; insoluble en el agua, es soluble en alcohol y éter.

oleína. f. F., *oléine.* Oleato (especialmente trioleato) de glicerilo; líquido oleoso, incoloro, insoluble en agua, que se encuentra en varios aceites y grasas.

olenitis (del gr. *oléne,* codo, e *-itis*). f. Inflamación del codo.

oleo-. Forma prefija del gr. *oleum,* aceite.

oleoartrosis (de *oleo-* y el gr. *árthron,* articulación). f. Inyección terapéutica de aceite en una articulación.

oleobalsámico. adj. Compuesto de un bálsamo y un aceite o esencia.

oleocalcáreo. adj. Compuesto de agua de cal y aceite; dícese de un linimento.

oleoclisma (de *oleo-* y el gr. *klýsma,* lavamiento). m. Enema de aceite.

oleólico. m. Preparación medicamentosa que tiene por excipiente un aceite cualquiera.

oleoma. m. Parafinoma.

oleomargarina. f. Manteca artificial obtenida de grasas animales o vegetales; se compone de trioleína, palmitina y estearina.

oleomienquisis. f. Eleomienquisis.

oleopteno. m. Constituyente más volátil de una esencia, a distinción del estearopteno.

oleorresina. f. F., *inflammation du coude.* Combinación natural de una resina y una esencia, que existen normalmente en las plantas: bálsamo del Perú, estoraque, trementina, etc.

oleosácaro u **oleosacaruro** (de *oleo-* y el gr. *sákaron,* azúcar). m. Mezcla que se obtiene triturando azúcar con una esencia; eleosácaro.

oleoso (del lat. *oleosus*). adj. A., *ölig;* F., *huileux;* In., *oily;* It. y P., *oleoso.* Que tiene el aspecto, la consistencia, etc., del aceite.

oleoterapia (de *oleo-* y el gr. *therapeía,* tratamiento). f. Tratamiento por el aceite, especialmente en inyecciones.

oleotórax (de *oleo-* y el gr. *thórax,* pecho). m. Inyección de aceite o de soluciones oleosas en la cavidad pleural, que se utilizó como equivalente del neumotórax artificial.

oleovitamina. f. F., *oléorésine.* Solución de una vitamina en aceite, especialmente la solución de vitamina A y D. Vitaminas del grupo de las liposolubles.

oleum (lat.). m. Aceite. || Esencia. ||**-castoreum.** Aceite de ricino. ||**-chaenoceti.** Aceite de ballena. ||**-cinereum.** Aceite gris. ||**-hippoglossi.** Aceite de halibut. ||**-jecoris** o *jecoris aselli.* Aceite de hígado de bacalao. ||**-lithanthracis.** Alquitrán. ||**-palmae christi.** Aceite de ricino. ||**-petrae.** Petróleo. ||**-rusci.** *Pix betulina,* brea de abedul. ||**-santali.** Esencia de sándalo. ||**-sinapis.** Esencia de mostaza.

olfaccia. f. Unidad de olfacción, de agudeza del olfato; estímulo normal liminal para un olor determinado. Se expresa por gramos por litro de una solución olorosa percibida por un gran número de individuos normales.

olfacción (del lat. *olfactio, -onis*). f. A., *Riechen;* F., *olfaction;* In., *olfaction;* It., *olfatto;* P., *olfacção.* Ejercicio del sentido del olfato; acción de oler. ||**-coloreada.** Asociación mental de un olor con un color determinado.

olfato (del lat. *olfactus*). m. A., *Geruchssinn;* F., *odorat;* In., *smell;* It., *odorato;* P., *olfacto.* Sentido con que se perciben los olores.

olfatología. f. F., *oléovitamine.* Estudio de la olfacción.

olfatometría. f. F., *olfactologie.* Medición de la agudeza del sentido del olfato.

olfatómetro (del lat. *olfactus,* olfato, y el gr. *métron,* medida). m. F., *olfactométrie.* Instrumento para apreciar la sensibilidad del olfato.

olfatorio. adj. F., *olfactif.* Relativo a la olfacción o al olfato. || m. Nervio olfatorio. V. Nervios (tabla de).

oligemia. f. OLIGOHEMIA.
oligergasia (de *oligo-* y el gr. *ergasía*, trabajo). f. Desorden psíquico que tiene por base deficiencia, debilidad o escaso desarrollo mental (Meyer).
olighidria u **oligidria** (de *oligo-* y el gr. *hýdor*, agua, o *hidrós*, sudor). f. Escasez de líquidos en el cuerpo. || Secreción sudoral deficiente.
oligisto (del gr. *olígistos*, muy poco). m. Sesquióxido rojo de hierro, hematites o hierro especular.
oligo-. Forma prefija del gr. *olígos*, poco.
oligoamnios. m. OLIGOHIDRAMNIOS.
oligoblastoma (de *oligoblasto* y el suf. *-oma*). m. F., Oligodendrocito primitivo.
oligocardia. f. BRADICARDIA.
oligocístico (de *oligo-* y el gr. *kýstis*, quiste). adj. Que contiene pequeño número de quistes o de espacios abiertos.
oligocitemia u **oligocitosis** (de *oligo-* y el gr. *kýtos*, cavidad, y *haima*, sangre). f. A., *Oligozythämie*; F., *oligocythémie*; In., *oligocythemia*; It. y P., *oligocitemia*. Disminución en el número de glóbulos o elementos celulares de la sangre.
oligocolia (de *oligo-* y el gr. *cholé*, bilis). f. A., *Gallenmangel*; F., *oligocholie*; In., *oligocholia*; It. y P., *oligocolia*. Secreción biliar deficiente.
oligocopria (de *oligo-* y el gr. *kópros*, excremento). f. ESTREÑIMIENTO.
oligocromemia (de *oligo-*, el gr. *chrôma*, color, y *haima*, sangre). f. A., *Oligochromämie*; F., *oligochromémie*; In., *oligochromemia*; It. y P., *oligocromemia*. Deficiencia de hemoglobina en la sangre.
oligodacria (de *oligo-* y el gr. *dákryon*, lágrima). f. Secreción lagrimal deficiente.
oligodactilia (de *oligo-* y el gr. *dáktylos*, dedo). f. Falta congénita de algunos dedos.
oligodendria. f. OLIGODENDROGLIA.
oligodendroblastoma. m. Tumor constituido por células jóvenes de oligodendroglia.
oligodendrocito (de *oligo-*, el gr. *déndron*, árbol, y *kýtos*, cavidad). m. Célula de oligodendroglia.
oligodendroglia (de *oligo-*, el gr. *déndron*, árbol, y [*neuro*]*glia*). f. A., F., *oligodendroglie*. Neuroglia cuyas células son de tipo intermedio entre las de macroglia o astrocitos y las de microglia. *Sin.*: Mesoglia.
oligodendroglioma (de *oligo-*, el gr. *déndron*, árbol, *gloiós*, liga, y el suf. *-oma*). m. F., *oligodendrogliome*. Tumor de oligodendroglia.
oligodinámico (de *oligo-* y el gr. *dýnamis*, fuerza). adj. Activo en pequeñas cantidades o dosis.
oligodipsia (de *oligo-* y el gr. *dípsa*, sed). f. A., *Oligodipsie*; F., *oligodipsie*; In., *oligodipsia*; It. y P., *oligodipsia*. Falta o disminución anormal de la sensación de sed.
oligoelemento (del gr. *olígos*, poco, y *elemento*). m. A., *Spurenelement*; F., *oligo-élément*; In., *trace element*; It. y P., *oligoelemento*. Cuerpos simples (metales y metaloides) que se encuentran en proporciones indiciarias en el organismo y que son indispensables para completar el crecimiento y el ciclo reproductivo de animales y plantas.
oligoeritrocitemia (de *oligo-* y *eritrocitemia*). f. F., *déficience en matière colorant des globules rouges*. Escasez de glóbulos rojos en la sangre. || Escasez de materia colorante en éstos.
oligofosfaturia. f. F., *diminution des phosphates dans l'urine*. Deficiencia en la excreción de fosfatos por la orina.
oligofrenia (de *oligo-* y el gr. *phrén, phrenós*, mente). f. A., *Oligophrenie*; F., *oligophrénie*; In., *oligophrenia*; It. y P., *oligofrenia*. Deficiencia o retraso mental. Insuficiencia congénita o de comienzo precoz del desarrollo intelectual. Comprende todos los grados de retraso mental, que en la terminología clásica son: debilidad mental, imbecilidad e idiocia. || **-fenilpirúvica.** Anomalía hereditaria del metabolismo de la fenilalanina, de transmisión autosómica recesiva, caracterizada por la eliminación de ácido fenilpirúvico por la orina y debida a la ausencia de la enzima fenilalanina-hidroxilasa, encargada de catalizar la conversión de fenilalanina en tirosina. Presenta encefalopatía grave, con trastornos neurológicos y retraso mental, y alteraciones en la pigmentación de la piel. *Sin.*: Enfermedad de Fölling, fenilcetonuria.
oligogalactia u **oligogalia** (de *oligo-* y el gr. *gála, gálaktos*, leche). f. F., *hypogalactie*. Secreción escasa de leche.
oligogénesis u **oligogenia** (de *oligo-* y el gr. *gennân*, producir, engendrar). f. Limitación de la reproducción.
oligoglobulia. f. OLIGOCITEMIA.
oligohemia (de *oligo-* y el gr. *haima*, sangre). f. A., *Blutmangel*; F., *oligémie*; In., *oligohemia*; It. y P., *oligoemia*. Deficiencia en la cantidad total de sangre; anemia, hipohemia.
oligohidramnios (de *oligo-*, el gr. *hýdor*, agua, y de *amnios*). m. F., *oligoamnios, oligohydramnios*. Deficiencia de líquido amniótico.
oligohidruria (de *oligo-*, el gr. *hýdor*, agua, y *oûron*, orina). f. Hidruria escasa; concentración anormalmente elevada de la orina.
oligolecito (de *oligo-* y el gr. *lékithos*, yema). adj. Dícese de los huevos cuya yema es escasa; meiolecito.
oligoleucocitemia u **oligoleucocitosis.** f. LEUCOPENIA.
oligomanía (de *oligo-* y el gr. *manía*, locura). f. Manía relativa a un corto número de ideas; monomanía.
oligomeganefronia (de *oligo-*, el gr. *mégas*, grande, y *nefrós*, riñón). f. Hipoplasia renal caracterizada por un menor número de nefrones con aumento de tamaño del gromérulo, de la región yuxtagomerular y del túbulo proximal, con posterior hialinización y destrucción.
oligomelia (de *oligo-* y el gr. *mélos*, miembro). f. Excesiva cortedad, delgadez o falta congénita de algún miembro.
oligomenorrea (de *oligo-*, el gr. *mén, menós*, mes, y *rheîn*, fluir). f. F., *oligoménorrhée*. Menstruación escasa o poco frecuente; hipomenorrea u opsomenorrea.
oligometálico. adj. Que contiene poca cantidad de metales.
oligomórfico u **oligomorfo** (de *oligo-* y el gr. *morphé*, forma). adj. F., *oligomorphe*. Escaso en formas o fases de desarrollo.
oligopepsia (de *oligo-* y el gr. *pépsis*, digestión). f. Digestión débil o deficiente.
oligoplasmia (de *oligo-* y el gr. *plássein*, formar). f. Escasez de plasma en la sangre.
oligopnea (de *oligo-* y el gr. *pnoîa*, respiración). f. F., *oligopnée*. Respiración superficial, lenta.
oligoposia (de *oligo-* y el gr. *pósis*, bebida). f. Ingestión escasa o deficiente de líquidos.
oligopsiquia (de *oligo-* y el gr. *psyché*, alma). f. Debilidad mental; imbecilidad.
oligoquilia (de *oligo-* y el gr. *chylós*, quilo). f. Deficiencia de quilo.
oligoquimia (de *oligo-* y el gr. *chymós*, quimo). f. Deficiencia de quimo.
oligoria (del gr. *oligoría*, apatía). f. Término de Snell para una forma de melancolía.
oligosialia (de *oligo-* y el gr. *síalon*, saliva). f. Secreción deficiente de saliva.
oligosideremia (de *oligo-*, el gr. *síderos*, hierro, y *haima*, sangre). f. F., *oligosidérémie*. Empobrecimiento de la sangre en hierro.
oligospermatismo u **oligospermia** (de *oligo-* y el gr. *spérma*, semilla). m. y f. A., *Oligospermie*; F., *oligospermie*; In., *oligospermia*; It. y P., *oligospermia*. Secreción seminal deficiente. || OLIGOZOOSPERMIA.
oligotriquia u **oligotricosis** (de *oligo-* y el gr. *thríx, trichós*, cabello). f. A., *Oligotrichie*; F., *oligotrichie*; In. e It., *oligotrichia*; P., *oligotriquia*. Desarrollo deficiente del sistema piloso.
oligotrofia (de *oligo-* y el gr. *trophé*, nutrición). f. F., *oligotrophie*. Nutrición insuficiente.
oligozoospermia (de *oligo-*, el gr. *zôon*, animal, y *spérma*, simiente). f. F., *oligospermie, oligozoospermie*. Escasez en el número de espermatozoides en el semen.

oliguria (de *oligo-* y el gr. *oûron*, orina). f. A., *Oligurie;* F., *oligurie;* In., *oliguria;* It., *oliguria;* P., *oligúria.* Secreción deficiente de la orina. ||**-ortostática.** Escasa secreción urinaria en la posición de pie.

olímpico (del lat. *olympicus*, y éste del gr. *olympikós*). adj. Soberano, majestuoso; dícese de una frente abombada, amplia, que se observa en el cráneo raquítico y en la heredosífilis.

oliva (del lat. *oliva*). f. A., *Oliva;* F. e In., *olive;* It. y P., *oliva*. Núcleo dentado del cerebelo. || Cuerpo o eminencia olivar del bulbo por fuera de la pirámide anterior; oliva inferior o bulbar. || Masa oblonga de marfil o metálica en el extremo de una sonda. || Aceituna. || Cuerpo o eminencia olivar del bulbo por fuera de la pirámide anterior; oliva inferior o bulbar. ||**-superior o protuberancial.** NÚCLEO DORSAL DEL CUERPO TRAPEZOIDE.

olivar. adj. F., *olivaire*. En forma de oliva o relativo a la oliva.

Oliver (Reacción de) (George *Oliver*, médico inglés, 1841-1915). V. REACCIÓN. ||**-Cardarelli (Signo de)** (William Silver *Oliver*, médico inglés, 1836-1908, y Antonio *Cardarelli*, médico italiano, 1831-1926). V. SIGNO.

olivo (del lat. *olivum*). m. A., *Olivenbaum;* F., *olivier;* In., *olive tree;* It., *olivo;* P., *oliveira*. Árbol de la familia de las oleáceas (*Olea europaea*). De su fruto, aceituna u oliva, se extrae el aceite común, alimento y tópico. Las hojas y corteza, amargas, se han preconizado como febrífugas.

Ollier (Enfermedad, injerto, método subperióstico de) (Leopold Louis Xavier *Ollier*, cirujano francés, 1830-1901). Véanse estos términos.

Olmer (Enfermedad de) (David Raoul *Olmer*, médico francés, 1904-1972). V. ENFERMEDAD. ||**-(Operación de).** V. OPERACIÓN.

olmo (del lat. *ulmus*). m. A., *Ulme;* F., *oime;* In., *elme;* It. y P., *olmo*. Árbol de la familia de las ulmáceas (*Ulmus campestris*). De la especie *Ulmus fulva*, de América, se obtiene un mucílago que se emplea como demulcente en las irritaciones de la piel y mucosas.

olofonía (del gr. *oloós*, pernicioso, destruido, y *phoné*, voz). f. Voz defectuosa debida a una malformación de los órganos vocales.

olor (del lat. vulgar *olor, oloris*, alteración de *odor* por influjo de *olere*, oler). m. A., *Geruch;* F., *odeur;* In., *odor;* It., *odore;* P., *olor*. Impresión olfativa que produce un cuerpo oloroso.

oloroso. adj. Dícese de las sustancias que exhalan fragancia.

Olshausen (Operación de) (Robert von *Olshausen*, ginecólogo de Berlín, 1835-1915). V. OPERACIÓN.

Olshevsky (Tubo de) (Dimitry E. *Olshevsky*, radiólogo norteamericano, n. en 1900). V. TUBO.

-oma. Sufijo griego que indica tumor o tumefacción.

omacéfalo. m. OMOCÉFALO.

omagra (de *omo-* y el gr. *ágra*, ataque). f. Artritis gotosa del hombro.

omalgia (de *omo-* y el gr. *álgos*, dolor). f. A., *Omalgie;* F., *omalgie;* In., It. y P., *omalgia*. Dolor en el hombro; escapulalgia.

omartria (de *omo-* y el gr. *árthron*, articulación). f. Osteoartropatía deformante del hombro.

omartritis. f. A., *Omarthritis;* F., *omarthrite;* In., *omarthritis;* It. y P., *omartrite*. Artritis del hombro.

omartrocace (de *omo-*, el gr. *árthron*, articulación, y *kakós*, malo). m. Artrocace o artritis tuberculosa del hombro.

omasitis. f. Inflamación del omaso.

omaso (del lat. *omasum*, tripa, estómago, principalmente del buey o de la vaca). m. Tercer estómago de los rumiantes. *Sin.:* Libro.

omatidio (del gr. *ómma, ómmatos*, ojo, mirada, y la term. dim. *-idion*). m. Unidad elemental del ojo compuesto de los insectos.

ombligo (del lat. *umbilicus*). m. A., *Nabel;* F., *ombilic;* In., *navel;* It., *ombelico;* P., *umbigo*. Cicatriz en la mitad aproximadamente de la línea media anterior del abdomen, que señala el punto de entrada del cordón umbilical. ||**-decidual.** Pequeña cicatriz en el huevo en los primeros períodos de su desarrollo en el útero, a la que se cree señal de la oclusión de la decidua refleja.

ombliguero. m. Venda que sujeta la cura del ombligo en los recién nacidos.

Ombrédanne (Aparato, operación, síndrome de) (Louis *Ombrédanne*, cirujano francés, 1871-1956). V. estos términos.

ombrofobia (del gr. *ómbros*, lluvia, y *phóbos*, temor). f. Temor morboso a la lluvia.

ombróforo (del gr. *ómbros*, lluvia, y *phorós*, el que lleva). m. Aparato para la aplicación de duchas de agua con anhídrido carbónico.

omega. f. F., *oméga*. Última letra del alfabeto griego: Ω. ||**-melancólica.** Repliegue de la piel en el entrecejo, semejante a la letra *omega*; considerado como signo de melancolía.

omeire. m. Nombre de una leche fermentada que consumen los indígenas del África del Sur.

omental. adj. F., *omental*. Relativo o perteneciente al omento; epiploico.

omentectomía (de *omento* y el gr. *ektomé*, sección). f. A., *Netzresektion;* F., *omentectomie;* In., *omectectomy;* It. y P., *omentectomia*. Extirpación total o parcial del epiplón mayor.

omentitis. f. A., *Epiploitis;* F., *épiploïte;* In., *epiploites;* It., *epiploite;* P., *omentite*. Inflamación del omento; epiploítis.

omento (del lat. *omentum*). m. EPIPLÓN.

omentofijación. f. OMENTOPEXIA.

omentopexia (del lat. *omentum*, membrana, redaño, y del gr. *pêksis*, fijación). f. A., *Omentopexie;* F., *omentopexie;* In., *omentopexy;* It., *omentopessia;* P., *omentopexia*. Fijación del epiplón sobre otra víscera, para proteger un área débil o desperitoneizada (gastroomentopexia, hepatoomentopexia, cardioomentopexia). || Operación de Talma.

omentoplastia (de *omento* y el gr. *plássein*, formar). f. A., *Netzplastik;* F., *omentoplastie;* In., *omentoplasty;* It., *omentoplastica;* P., *omentoplastia*. Empleo de injertos epiploicos.

omentorrafia (de *omento* y el gr. *rhaphé*, sutura). f. F., *omentorraphie*. Sutura del omento o epiplón.

omentosplenopexia (de *omento*, el gr. *splén, splenós*, bazo, y *pêxis*, fijación). f. F., *omento-splénopexie*. Omentopexia y esplenopexia combinadas.

omentotomía (de *omento* y el gr. *tomé*, corte). f. F., *omentotomie*. Incisión del omento o epiplón.

omentumectomía. f. ant. OMENTECTOMÍA.

omhioideo. Músculo omohioideo. V. MÚSCULOS (TABLA DE).

omitis (de *omo-* e *-itis*). f. Inflamación del hombro, omartritis.

omniatría. f. PANTIATRÍA.

omnis cellula e cellula. Frase latina de Virchow, significativa de que toda célula procede de otra célula.

omnívoro (del lat. *omnis*, todo, y *vorare*, devorar). adj. F., *omnivore*. Que come o se nutre de toda clase de alimentos. Ú. t. c. s.

omo-. Forma prefija del gr. *ômos*, hombro.

omocace (de *omo-* y el gr. *káke*, malignidad). m. OMARTROCACE.

omocéfalo (de *omo-* y el gr. *kephalé*, cabeza). adj. y s. F., *omocéphale*. Feto sin brazos y con la cabeza incompleta.

omoclavicular (de *omo-* y el lat. *clavicula*, dim. de *clavis*, llave). adj. F., *omo-claviculaire*. Relativo al hombro y la clavícula.

omocolito (de *omo-* y el gr. *kotýle*, cavidad). m. Cavidad glenoidea del omóplato.

Omodei-Zorini (Síndrome de) (Ottilio *Omodei-Zorini*, tisiólogo italiano, n. en 1897). V. SÍNDROME.

omodinia (de *omo-* y el gr. *odýne*, dolor). f. F., *omodynie*. Dolor en el hombro; omalgia, escapulodinia.

omofagia (del gr. *omós*, crudo, y *phageîn*, comer). f. Hábito de comer las viandas crudas.

omohioideo. adj. F., *omohyoïdien*. Relativo al hombro y al hioides. || m. Músculo omohioideo. V. MÚSCULOS (TABLA DE).

omóplato u **omoplato** (del gr. *omopláte*; de *ômos*, espalda, y *platýs*, llano). m. A., *Schulterblatt;* F., *omoplate;* In., *scapula;* It. y P., *omoplata*. Escápula, hueso plano triangular que forma la parte posterior del hombro. V. HUESOS (TABLA DE).
omosternón (de *omo-* y el gr. *stérnon*, pecho, esternón). m. Cartílago interarticular de la articulación del esternón con la clavícula.
omotocia (del gr. *omós*, crudo, y *tókos*, parto). f. Parto prematuro.
omotraqueliano (de *omo-* y el gr. *tráchelos*, cuello). adj. Relativo al omóplato y a las apófisis transversas cervicales. || m. Músculo angular de la escápula.
omphalus (voz del lat. *médico*, por el lat. *omphalos*, Sin. de *umbilicus*, del gr. *omphalós*). m. OMBLIGO.
OMS. Anagrama de la Organización Mundial de la Salud.
onanía u **onanismo** (de *Onán*, hijo de Judá). f. y m. A., *Onanie;* F., *onanisme;* In., *onanism;* It. y P., *onanismo*. MASTURBACIÓN. || Más correctamente, práctica del coito interrumpida antes de la eyaculación, que se efectúa fuera de la vagina, para evitar la fecundación.
Onanoff (Reflejo de) (Jacques *Onanoff,* médico francés del siglo XIX). V. REFLEJO.
onaya. f. Veneno extremadamente violento de las semillas del *Strophanthus hispidus*.
Onchocerca u **Oncocerca** (del gr. *ógkos,* gancho, y *kerkos,* cola). Género de gusanos filáridos. La especie *O. gibsoni* infesta el tejido subcutáneo del ganado, produciendo tumefacciones nodulares; la *O. volvulus,* muy extendida en África, produce trastornos oculares y tumores fibrosos subcutáneos y es transmitida por una mosca del género *Simulium* en África y *Eusimulium* en México y América Central.
onco-. Forma prefija del gr. *ógkos,* tumor, masa.
oncocerciasis u **oncocercosis.** f. A., *Onchozerkose;* F., *onchocercose;* In., *onchocerciasis;* It., *oncocercosi;* P., *oncocercose*. Estado morboso producido por la infestación con gusanos del género *Onchocerca*.
oncocito (de *onco-* y el gr. *kýtos,* cavidad). m. F., *oncocyte*. Célula neoplásica.
oncogén (de *onco-* y el lat. *genus, -eris,* raza). m. F., *oncogène;* In., *oncogene.* Gen o grupo de genes cuya expresión anómala determina la producción de un fenotipo maligno. La capacidad carcinogénica de los oncogenes está determinada por la expresión de factores proteicos y específicos que regulan los mecanismos de crecimiento, diferenciación y reparación celular.
oncogénesis u **oncogenia** (de *onco-* y el gr. *gennân,* producir, engendrar). f. A., *Tumorbildung;* F., *oncogenèse;* In., *oncogenesis;* It., *oncogenesi;* P., *oncogénese.* Producción o desarrollo de tumores.
oncografía (de *onco-* y el gr. *gráphein,* describir). f. F., *oncographie*. Descripción de los tumores. || ONCOMETRÍA.
oncoide (de *onco-* y el gr. *eîdos,* aspecto). adj. En forma de tumor; túrgido, tumescente.
oncólisis (de *onco-* y el gr. *lýsis,* destrucción) .f. A., *Tumorzerfall;* F., *oncolyse;* In., *oncolysis;* It., *oncolisi;* P., *oncólise*. Lisis o destrucción de las células neoplásicas.
oncología (de *onco-* y el gr. *lógos,* tratado). f. A., *Onkologie;* F., *oncologie;* In., *oncology;* It. y P., *oncologia.* Rama de la medicina que se dedica al estudio y tratamiento de los tumores.
oncológico (de *onco-* y el gr. *lógos,* tratado). adj. Relativo o perteneciente a la oncología.
oncólogo. adj. F., *oncologiste.* Dícese del médico especialista en oncología. Ú.t.c.s.
oncoma. m. TUMOR.
oncometría (de *onco-* y el gr. *métron,* medida). f. F., *oncométrie*. Medición de las variaciones de tamaño de las vísceras con una especie de pletismógrafo llamado *oncómetro*.
Oncornavirus. Género de virus de la familia *Retroviridae,* que poseen RNA. Algunos de sus miembros inducen la transformación tumoral maligna de las células que los albergan. Son responsables de sarcomas y leucemias en aves y diversas especies de mamíferos (p. ej., ratones). No se conoce ningún caso en el hombre.
oncosfera (del gr. *ógkos,* gancho, y *sphaîra,* esfera). f. F., *oncosphère*. Cisticerco de tenia, armado de ganchos, que a veces se encuentra en los excrementos.
oncosis. f. A., *Onkose;* F., *oncose;* In., *oncosis;* It., *oncosi.* P., *oncose;* Estado morboso debido al desarrollo de tumores.
oncótica (del gr. *ógkos,* masa). adj. Dícese de la atracción que ejercen las proteínas plasmáticas sobre el agua; esta apetencia provoca hinchazón o aumento de volumen de aquéllas.
oncótico. adj. Relativo a los tumores, neoplásico.
oncotomía (de *onco-* y el gr. *tomé,* corte). f. F., *oncotomie.* Incisión o abertura de un tumor, tumefacción o absceso.
oncotrópico (de *onco-* y el gr. *tropé,* vuelta). adj. Que tiene afinidad especial por las células neoplásicas.
onda (del lat. *unda*). f. A., *Welle;* F., *onde;* In., *ware;* It. y P., *onda*. Ondulación; trastorno del equilibrio de las partículas de un fluido o de un cuerpo sólido elástico, que se traduce por las vibraciones concéntricas de dichas partículas propagadas desde un punto de origen y por cuya producción se explican los fenómenos de sonido, luz, electricidad y calor. || Línea curva de un trazado gráfico. || **- anacrótica.** ANACROTISMO. || **-catacrótica.** CATACROTISMO. || **-corta.** Las de una longitud menor de 60 metros. || **-de Pardee.** Onda T invertida (patrón de isquemia) del electrocardiograma, en el interior del miocardio. || **-de retroceso.** Segunda de las ondas del pulso dícroto debida al impulso del cierre de las válvulas aórticas. || **-dicrótica.** Onda ascendente pequeña en la línea descendente del esfigmograma. || **-electromagnética.** Ondas que se desplazan con la velocidad de la luz pero cuyas longitudes de onda son muy variables: desde las hertzianas, cuya longitud de onda superior es 3×10^5 cm, pasando por los rayos luminosos, ultravioletas o X, hasta los rayos cósmicos con 4×10^{-12} cm de longitud de onda. || **-hertzianas.** Ondas electromagnéticas producidas por medios electrotécnicos, cuya longitud de onda es superior a 3×10^{-2} cm. || **-longitudinal.** Aquella en la que los movimientos de las partículas se efectúan en la dirección en que se mueve la onda, como las sonoras. || **-predicrótica.** Porción de la línea descendente del trazado esfigmográfico, entre el vértice y la onda dicrótica. || **- pulsátil.** Expansión seguida de contracción de una arteria, percibida por el dedo, debido a la sístole cardíaca propagada a la aorta y demás arterias. || **-transversa.** Aquella en la que los movimientos de las partículas son perpendiculares a la dirección en que se mueve la onda (luz, calor, etc.). || **-ventricular.** Porción del trazado del pulso venoso entre las depresiones auricular y ventricular.
ondina. f. Pequeño frasco de vidrio para irrigaciones oculares.
ondómetro (de *onda* y el gr. *métron,* medida). m. Aparato para medir la frecuencia de las oscilaciones en las corrientes de alta frecuencia.
ondulación. f. A., *Wellenbewegung;* F., *ondulation;* In., *ondulation;* It., *ondulazione;* P., *ondulação*. Onda, movimiento en forma de onda. || **-epigástrica.** Contracciones peristálticas del estómago, visibles en los casos de estenosis pilórica. || **-yugular.** Pulso venoso.
ondulante. adj. Que tiene fluctuaciones en onda con altas y bajas, dícese de la fiebre de Malta especialmente.
ondulatorio. adj. Ondulante; aplícase esencialmente a la membrana a lo largo del cuerpo de algunos protozoos flagelados.
oneirismo. m. ONIRISMO.
onfalectomía (de *onfalo-* y el gr. *ektomé,* escisión). f. F., *omphalectomie*. Escisión del ombligo en la cura radical de las hernias umbilicales.
onfalelcosis (de *onfalo-* y el gr. *hélkosis,* ulceración). f. F., *ulcération de l'ombilic*. Ulceración del ombligo.
onfalitis. f. A., *Omphalitis;* F., *omphalite;* In., *omphalitis;* It. y P., *onfalite*. Inflamación del ombligo.

onfalo-. Forma prefija del gr. *omphalós,* ombligo.
onfaloangiópago (de *onfalo-,* el gr. *aggeîon,* vaso, y *págos,* cosa fijada, de *pegnýnai,* juntar). adj. y s. F., *omphalosite.* Miembro parásito de unos gemelos monocigóticos asimétricos, que no posee corazón y se nutre de los vasos placentarios del autósito más o menos normal. Sin.: Acardio, adelfosito, corioangiópago, onfalosito, parásito placentario.
onfalocele (de *onfalo-* y el gr. *kéle,* hernia). m. HERNIA UMBILICAL.
onfaloflebitis (de *onfalo-,* el gr. *phléps, phlebós,* vena, e *-itis*). f. F., *omphalophlébite.* Inflamación de las venas umbilicales; flebitis umbilical. || Estado infeccioso de supuración en el ombligo de los animales recién nacidos.
onfaloma (de *onfalo-* y *-oma*). m. A., *Nabelgeschwulst;* F., *omphalome,* In., *omphaloma;* It. y P., *onfaloma.* Tumor del ombligo.
onfalomesentérico (de *onfalo-,* el gr. *mésos,* medio, y *énteron,* intestino). adj. Relativo al ombligo y al mesenterio.
onfalomonodídimo (de *onfalo-,* el gr. *mónos,* solo, y *dídymos,* doble). m. Monstruos gemelos fetales unidos por el ombligo; onfalodídimo, gastrodídimo.
onfalonco (de *onfalo-* y el gr. *ógkos,* tumor, tumefacción). m. F., *tumeur de l'ombilic.* Tumor o tumefacción del ombligo; onfaloma.
onfalópago (de *onfalo-* y el gr. *págos,* cosa fijada, de *pegnýnai,* fijar). m. F., *omphalopage.* Monstruo doble, unido por el ombligo; monónfalo.
onfaloproptosis u **onfaloptosis** (de *onfalo-,* el gr. *pró,* hacia delante, y *pyôsis,* caída). f. Procidencia o prolapso del cordón umbilical.
onfalorragia (de *onfalo-* y el gr. *regnýnai,* romper). f. A., *Nabelblutung;* F., *omphalorragie;* In., *omphalorrhagia;* It. y P., *onfalorragia.* Hemorragia por el ombligo.
onfalorrea (de *onfalo-* y el gr. *rheîn,* fluir). f. F., *omphalorrhée.* Flujo purulento o seroso por el ombligo.
onfalorrexis (de *onfalo-* y el gr. *rhêxis,* rotura). f. A., *Omphalorrhexie;* F., *omphalorrhexie,* In., *omphalorrhexis;* It., *onfaloressi;* P., *onfalorrexe.* Rotura del ombligo o del cordón umbilical.
onfalósito (de *onfalo-* y el gr. *sîtos,* alimento). m. ONFALOANGIÓPAGO.
onfalotaxis (de *onfalo-* y el gr. *táxis,* disposición, orden, arreglo). f. Reducción por taxis de una hernia umbilical. || Reposición del cordón umbilical prolapsado.
onfalotomía (de *onfalo-* y el gr. *tomé,* corte). f. A., *Omphalotomie;* F., *omphalotomie;* In., *omphalotomy;* It. y P., *onfalotomia.* Sección del cordón umbilical o del ombligo.
onfalotribo (de *onfalo-* y el gr. *tríbein,* frotar, triturar). m. Instrumento en forma de pinzas que sirve para aplastar y triturar el cordón umbilical.
onfalotripsia (de *onfalo-* y el gr. *trípsis,* fricción, trituración). f. A., *Nabelschnurdurchtrennung;* F., *omphalotripsie;* In., *omphalotripsy;* It., *onfalotrissi;* P., *onfalotripsia.* Aplastamiento o trituración del cordón umbilical por medio del onfalotribo, en lugar de la ligadura.
onialai u **onyalai.** amb. F., *onyalai.* Afección que padecen los negros de varias regiones del África occidental, caracterizada por la formación en la mucosa de la boca de ampollas con sangre semicoagulada y sin fenómenos generales. Se trata de una forma de púrpura trombopénica.
onicalgia (de *onico-* y el gr. *álgos,* dolor). f. F., *onycalgie.* Uña dolorosa; hiperestesia en las uñas.
onicatrofia (de *onico-* y el gr. *atrophía,* falta de alimento). f. A., *Nagelatrophie;* F., *onychatrophie;* In., *onychatrophia;* It. y P., *onicatrofia.* Atrofia de las uñas.
onicauxis (de *onico-* y el gr. *aúxein,* crecer, aumentar). f. A., *Onychauxis;* F., *onychauxis;* In., *onychauxis;* It., *onicausi;* P., *onicauxe.* Hipertrofia de las uñas. Se puede observar en traumatismos, acromegalia, enfermedad de Darier, psoriasis y pitiriasis rubra pilaris.

onico-. Forma prefija del gr. *ónyx, ónychos,* uña.
onicoclasis (de *onico-* y el gr. *klásis,* rotura). f. F., *onychoclasie.* Rotura de las uñas.
onicocriptosis (de *onico-* y el gr. *krýptein,* ocultar). f. F., *onychocryptose.* Uña encarnada.
onicodinia (de *onico-* y el gr. *odýne,* dolor). f. ONICALGIA.
onicofagia (de *onico-* y el gr. *phageîn,* comer). f. A., *Nagelkauen,* F., *onychophagie;* In., *onychophagy;* It. y P., *onicofagia.* Hábito morboso de roerse las uñas.
onicofima (de *onico-* y el gr. *phýma,* masa, tumor). m. Engrosamiento de las uñas.
onicogénesis u **onicogenia** (de *onico-* y el gr. *gennân,* producir, engendrar). f. F. Formación o desarrollo de las uñas.
onicógrafo (de *onico-* y el gr. *gráphein,* describir). m. Instrumento para observar y registrar el pulso y la circulación capilar de la uña.
onicograma (de *onico-* y el gr. *gramma,* lo escrito o grabado). m. Trazado efectuado por el onicógrafo.
onicogriposis (de *onico-* y el gr. *grýposis,* curvatura). f. A., *Onychogryposis;* F., *onychogrypose;* In., *onychopriposis;* It., *onicogriposi;* P., *onicogripose.* Incurvación anormal de las uñas, que adquieren el aspecto de ganchos.
onicoheterotopia (de *onico-,* el gr. *héteros,* otro, y *tópos,* lugar). f. Heterotopia de la uña; como la situación lateral de la uña del meñique.
onicoide (de *onico-* y el gr. *eîdos,* aspecto). adj. Semejante a una uña.
onicólisis (de *onico-* y el gr. *lýsis,* disolución). f. A., *Onycholyse;* F., *onycholyse;* In., *onycholisis;* It., *onicolisi;* P., *onicólise.* Desprendimiento de las uñas por alteraciones tróficas.
onicoma (de *onico-* y *-oma*). m. A., *Nagelbettgeschwulst;* F., *onychome,* In., *onychoma;* It. y P., *onicoma.* Tumor de la uña o de la raíz de la uña.
onicomadesis (de *onico-* y el gr. *mádesis,* pérdida, caída). f. Muda de las uñas, comenzando en la matriz y volviéndose completa.
onicomalacia (de *onico-* y el gr. *malakía,* blandura). f. F., *onychomalacie.* Reblandecimiento de las uñas.
onicomicosis (de *onico-* y el gr. *mýkes,* hongo). f. A., *Onychomykose,* F., *onychomycose;* In., *inychomycosis;* It., *onicomicosi;* P., *onicomicose.* Afección de las uñas causada por el *Epidermophyton floccosus,* varias especies de *Trichophyton* y *Candida albicans.* Las uñas se tornan blancas, friables y quebradizas.
oniconosis. f. ONICOSIS.
onicopatía (de *onico-* y el gr. *páthos,* enfermedad). f. F., *onychopathie.* Término general para las enfermedades de las uñas.
onicopatología. f. F., *onychopathologie.* Patología de las uñas.
onicoptosis (de *onico-* y el gr. *ptôsis,* caída). f. A., *Onyhoptosis;* F., *onychoptose;* In., *onychoptosis;* It., *onicoptosi;* P., *onicoptose.* Caída de las uñas.
onicorrexis (de *onico-* y el gr. *rhêxis,* rotura). f. A., *Onychorrhexis;* F., *onychorrhexie;* In., *onychorrhexis;* It., *onicoressi;* P., *onicorrexe.* Rotura o fisuración espontánea de las uñas.
onicorriza (de *onico-* y el gr. *rhiza,* raíz). f. Raíz de la uña.
onicosis. f. A., *Onychose;* F., *onychose;* In., *onychosis;* It., *onicosi;* P., *onicose.* Enfermedad o deformidad de las uñas.
onicosquisis (de *onico-* y el gr. *schísis,* hendidura). f. F., *onychoschisis.* División, fisuración o exfoliación de las uñas.
onicotomía (de *onico-* y el gr. *tomé,* corte). f. F., *onychotomie.* Incisión de una o más uñas.
onicotrofia (de *onico-* y el gr. *trophé,* nutrición). f. F., *onychotrophie.* Nutrición de las uñas.
oniomanía (del gr. *ónios,* que se puede comprar, y *manía,* manía, locura). f. Deseo morboso o maníaco de hacer compras y ventas.
oniquectomía (de *onico-* y el gr. *ektomé,* escisión). f. Escisión total o parcial de una uña.
oniquia (del gr. *ónyx, -ychos,* uña). f. A., *Onychie;* F., *onychie;* In., *onychia;* It., *onichia;* P., *oniquia.* Infla-

mación de la matriz de la uña con caída de ésta. ||-**lateral** o **periungueal.** PARONIQUIA. ||-**maligna.** Oniquia con derrame fétido y pérdida de la uña. ||-**parasitaria.** ONICOMICOSIS. ||-**periungueal.** PARONIQUIA. ||-**seca.** Inflamación sifilítica localizada en la matriz de la uña, en la que ésta se vuelve gruesa y frágil.

oniquitis (del gr. *ónyx, -ychos,* uña). f. A., *Onychitis;* F., *onychite;* In., *onychitis;* It., *onichite;* P., *oniquite.* Inflamación de la matriz ungular, oniquia.

onírico (del gr. *óneiros,* sueño). adj. F., *onirique.* Relativo a los sueños.

onirismo (del gr. *óneiros,* sueño). m. A., *Onirismus;* F., *onirisme;* In., *oneirism;* It. y P., *onirismo.* Estado de conciencia que por su contenido ideico, alucinatorio y anímico se asemeja a los sueños.

oniroanálisis (del gr. *óneiros,* sueño, y *análysis,* disolución). m. F., *oniroanalyse.* Término propuesto por Delay, que designa el análisis de los recuerdos e ideas que surgen en el sujeto a quien previamente se ha administrado un psicodisléptico.

onirodinia (del gr. *óneiros,* sueño, y *odýne,* dolor). f. Sueño angustioso; pesadilla.

onirofonía (del gr. *óneiros,* sueño, y *phoné,* voz). f. Hablar durante el sueño.

onirofrenia (del gr. *óneiros,* sueño, ensueño, y *phrén, phrenós,* mente). f. Forma de esquizofrenia caracterizada por alteraciones del sensorio (alucinaciones, ilusiones, confusión, estupor, amnesia, etc.).

onirología (del gr. *óneiros,* sueño, y *lógos,* tratado). f. F., *onirologie.* Estudio medicopsicológico de los sueños.

oniroscopia (del gr. *óneiros,* sueño, y *skopein,* observar). f. Examen analítico de los sueños con propósito diagnóstico.

onixis (del gr. *ónyx,* uña). f. F., *onyxis.* Inflamación de la dermis ungular; oniquia. || UÑA ENCARNADA.

onixitis. f. ONIQUIA, ONIXIS.

onobaio. m. Nombre indígena de un violento veneno para flechas de Obok, África; tiene acción depresiva sobre el corazón.

onomatofobia (del gr. *ónoma, -atos,* nombre, y *phóbos,* temor). f. Temor morboso a ciertas palabras, onomatomanía.

onomatología (del gr. *ónoma, -atos,* nombre, y *lógos,* tratado). f. F., *onomatologie.* Estudio o ciencia de la nomenclatura. || Colección de términos de una ciencia o arte; terminología.

onomatomanía (del gr. *ónoma, -atos,* nombre, y *manía,* mania). f. A., *Namenzwang;* F., *onomatomie;* In., *onomatomania;* It. y P., *onomatomania.* Trastorno mental relativo a los nombres o palabras, que presenta diversos caracteres: de obsesión o fobia acerca de determinados nombres, esfuerzo angustioso por recordarlos, atribución a otros de significaciones diversas, faustas o nefastas, etc.

onomatopoyesis (del gr. *ónoma, -atos,* nombre, y *poíesis,* creación). f. F., *onomatopoïèse.* Formación o creación de palabras sin significado, por los alienados.

Ononis. Género de plantas leguminosas; la especie *O. spinosa,* detienebuey o gatuña, se había usado como diurética.

ontogénesis u **ontogenia** (del gr. *ón, óntos,* el ser, y *gennân,* producir, engendrar). f. A., *Ontogenie;* F., *ontogénie;* In., *ontogeny;* It., *ontogenia;* P., *ontogénese.* Evolución o desarrollo del ser organizado individual que partir del óvulo.

ontogénico. adj. Relativo a la ontogenia.

onza (del lat. *uncia*). f. A., *once.* Medida inglesa de peso (*ounce*), que corresponde a la duodécima parte de una libra o 31,10 g en el sistema *apothecaries* y a la decimosexta parte de una libra ó 28,35 g en el sistema *avoirdupois.* Abrev.: *oz*

oo-. Forma prefija del gr. *oón,* huevo, óvulo.

ooblasto (de *oo-* y el gr. *blastós,* germen). m. F., *ovoblaste.* Célula de la que se desarrolla el óvulo.

oocarion. m. Pronúcleo femenino.

oocéfalo. f. TRIGONOCÉFALO.

oociesis (de *oo-* y el gr. *kýesis,* embarazo). f. F., *oocyèse.* Embarazo ovárico.

oocinesis (de *oo-* y el gr. *kínesis,* movimiento). f. Movimientos cariocinéticos del óvulo.

oocineto (de *oo-* y el gr. *kinetós,* movible). m. Parásito del paludismo en el estadio posterior a la formación del cigoto, cuando éste toma la forma de gusanillo móvil y largo. VERMICULAR.

oocisto (de *oo-* y el gr. *kýstis,* vejiga). m. F., *oocyste.* Membrana que rodea el esporonto después de la unión de los gametos. || Individuo protozoario en tal período de desarrollo.

oocitasa. f. F., *oocytase.* Citasa o enzima que tiene efecto destructivo sobre las células ováricas.

oocitina. f. Término de Robertson para una sustancia obtenida de los espermatozoides, a la que atribuye el poder fecundador.

oocito (de *oo-* y el gr. *kýtos,* cavidad). m. A., *Oozyt;* F., *ovocyte;* In., *ovocyte;* It., *ovocita,* P., *oócito.* Célula original del huevo ovárico antes de la formación de los cuerpos polares, el oocito se desdobla en primer cuerpo polar y oocito secundario, y éste a su vez en segundo cuerpo polar y huevo maduro.

oofagia (de *oo-* y el gr. *phageîn,* comer). f. F., *alimentation exclusive à base d'œufs.* Alimentación principalmente de huevos.

ooforalgia (de *ooforo-* y el gr. *álgos,* dolor). f. OVARIALGIA.

ooforauxa (de *ooforo-* y el gr. *aúxe,* aumento). f. Hipertrofia del ovario.

ooforectomía (de *ooforo-* y el gr. *ektomé,* escisión). f. A., *Oophorektomie,* F., *oophorectomie;* In., *oöphorectomy;* It. y P., *ooforectomia.* Extirpación quirúrgica de uno o ambos ovarios. Sin.: Ootectomía, castración, ovariectomía.

ooforitis. f. OVARITIS.

ooforo-. Forma prefija del gr. *oón,* huevo, y *phorós,* que lleva; significa ovario.

ooforocistosis (de *ooforo-,* el gr. *kýstis,* vejiga, y el suf. *-osis*). f. F., *formation de kystes ovariens.* Formación de un quiste ovárico.

ooforohisterectomía (de *ooforo-,* el gr. *hystéra,* útero, y *ektomé,* corte). f. A., *Oophorohysterektomie;* F., *oophorohystérectomie;* In., *oöphorohysterctomy;* It. y P., *ooforhisterectomia.* Ovariectomía y histerectomía combinadas.

ooforoma (de *ooforo-* y *-oma*). m. Tumor del ovario.

ooforomalacia (de *ooforo-* y el gr. *malakía,* blandura). f. Reblandecimiento del ovario.

ooforopatía (de *ooforo-* y el gr. *páthos,* enfermedad). f. OVARIOPATÍA.

ooforopeliopexia (de *ooforo-,* y el gr. *pellís, -idos,* escudilla, y *pêxis,* fijación). f. Fijación del ovario a la pared pélvica.

ooforopexia. f. ANEXOPEXIA.

ooforrafia (de *ooforo-* y el gr. *rhapé,* sutura). f. Fijación por sutura de un ovario.

ooforosalpingectomía (de *ooforo-,* el gr. *sálpingx, -iggos,* trompeta, y *ektomé,* resección). f. A., *Oophorosalpingektomie;* F., *oophorosalpingectomie;* In., *oöphorosalpingectomy;* It., *ovariosalpingectomia;* P., *ooforsalpingectomia.* Salpingectomía y ovariectomía combinadas. Salpingooforectomía.

ooforosalpingitis. f. SALPINGOOVARITIS.

ooforostomía (de *ooforo-,* el gr. *stóma,* boca). f. F., *oophorostomie.* Abertura quirúrgica de un quiste del ovario para su drenaje.

oogamia (de *oo-* y el gr. *gámos,* unión). f. Conjugación de dos gametos disimilares sexualmente.

oogénesis u **oogenia** (de *oo-* y el gr. *gennân,* producir, engendrar). f. A., *Ovogenese;* F., *oogènèse;* In., *oögenesis;* It., *ovogenesi;* P., *ovogénese.* Origen y desarrollo del óvulo.

oogonio (de *oo-* y el gr. *goné,* generación). f. A., *Ovogonium;* F., *ovogonie;* In., *oögonium;* It., *ovogonio;* P., *oogónia.* Órgano sexual femenino de muchas plantas talofitas. || Elemento primitivo o célula madre que da origen al oocito.

oolema (de *oo-* y el gr. *lémma*, lo que se pela). m. Membrana limitante del huevo o zona pelúcida.

oolito (de *oo-* y el gr. *líthos*, piedra). m. Concreción calcárea en un huevo.

oomicetos (de *oo-* y el gr. *mýkes, -etos,* hongo). m. pl. Clase de hongos ficomicetos que poseen esporangios de diferentes tipos y cuya reproducción sexual es por esporas biflageladas.

Oomycetes. V. OOMICETOS.

ooplasma. m. Citoplasma del huevo; vitelo.

ooscopia (de *oo-* y el gr. *skopeîn,* observar). f. Examen de los cambios evolutivos del huevo fecundado.

oospermo. m. Óvulo fecundado.

oospora (de *oo-* y el gr. *sporá,* simiente). f. F., *oospore*. Espora de hongos, de pared gruesa, que se desarrolla a partir de una oosfera, ya sea por fecundación o por partenogénesis.

Oospora. Género de hongos imperfectos de la familia moniliáceas, causantes de enfermedad en los cítricos. ||‑**catenata, fragilis.** Especies de clasificación incierta que ha sido aislado de la lengua negra. ||‑**lactis.** GEOTRICHUM CANDIDUM. ||‑**tozeurí.** MADURELLA MYCETOMI.

oosporosis. f. F., *oosporose*. Estado infectivo producido por hongos del género *Oospora*.

ooteca (de *oo-* y el gr. *théke,* caja). f. OVARIO.

ootecalgia (de *ooteca* y el gr. *álgos,* dolor). f. OVARIECTOMÍA.

oótide. f. Célula derivada de las divisiones sucesivas del oocito primario; término correspondiente al de espermátide.

opacidad (del lat. *opacitas, -atis*). f. A., *Undurchsichtigkeit, Trübung;* F., *opacité;* In., *opacity;* It., *opacità;* P., *opacidade*. Cualidad de opaco. || Espacio o zona opaca de la córnea o cristalino. ||‑**anular de Caspar.** Opacidad de esta forma en la córnea, producida por contusión.

opacificación. f. F., *opacification*. Proceso de hacerse opaco o formación de opacidades.

opaco (del lat. *opacus*). adj. A., *undurchsichtig;* F. e In., *opaque;* It. y P., *opaco*. Impenetrable para los rayos luminosos y por ext. para los rayos X; ni transparente ni translúcido.

opalescente. adj. Que ostenta diversos colores, como el ópalo.

opalgia (del gr. *óps, opós,* cara, y *álgos,* dolor). f. Neuralgia facial.

opalino. adj. Que tiene apariencia de ópalo, es decir, de color blanco lechoso con reflejos irisados.

opalisina. f. Proteína opalescente presente en la leche humana.

opeidoscopio (del gr. *óps,* lenguaje, *eîdos,* aspecto, y *skopeîn,* observar). m. Aparato para estudiar las vibraciones de la voz por medio de la luz reflejada por un espejo.

open door (ingl.). Puerta abierta; se aplica al método de tratamiento de la alineación mental fundado en la completa libertad en que se deja a los pacientes.

operabilidad. f. Calidad de operable.

operable (del lat. *operabilis*). adj. F., *opérable*. Que puede ser intervenido quirúrgicamente.

operación (del lat. *operatio,* trabajo, obra). f. A., *Operation;* F., *opération;* In., *operation;* It., *operazione;* P., *operação*. Acto terapéutico ejecutado con maniobras manuales o mediante instrumentos, sobre el cuerpo del paciente, siguiendo una técnica reglada u orientada por principios quirúrgicos más o menos definidos. || desus. Modo de actuar de un fármaco. ||‑**abierta.** Operación realizada con el área u órgano que se interviene puesto al descubierto mediante una incisión. *Sin.:* Operación a cielo abierto. ||‑**cesárea.** Extracción del feto y placenta a través de una incisión uterina, abdominal o vaginal. *Sin.:* Cesarotomía, histerotocotomía, histerotomotocia, tomotocia, celiohisterotomía. ||‑**cesárea abdominal.** La realizada por esta vía. ||‑**cesárea alta.** OPERACIÓN CESÁREA ABDOMINAL. ||‑**cesárea baja.** OPERACIÓN CESÁREA SEGMENTARIA. ||‑**cesárea cervical.** OPERACIÓN CESÁREA VAGINAL. ||‑**cesárea clásica.** OPERACIÓN CESÁREA CORPORAL. ||‑**cesárea corporal.** Extracción del feto y placenta mediante laparotomía suprainfraumbilical y sección del fondo uterino, de uso excepcional en la actualidad. ||‑**cesárea infraumbilical.** OPERACIÓN CESÁREA SEGMENTARIA. ||‑**cesárea segmentaria.** La efectuada mediante laparotomía media infraumbilical seguida de la incisión del segmento uterino inferior, ya sea sin seccionar el peritoneo, variante extraperitoneal, o con sección de éste en la variante transperitoneal, también denominada cesárea baja. *Sin.:* Cesárea infraumbilical, supracervical o suprasinfisaria. ||‑**cesárea vaginal.** Extracción del feto por dos incisiones en el cuello, anterior y posterior, exteriorizado por la vagina. Se emplea para extraer el feto cuando no hay dilatación y conviene la evacuación rápida del útero. *Sin.:* Colpohisterotomía, cesárea cervical. V. OPERACIÓN DE DUEHRSSEN. ||‑**compensadora del estrabismo.** Tenotomía de un músculo ocular intrínseco, antagonista de otro paralizado. ||‑**de Abbe.** Resección intracraneal de las ramas II y III del trigémino, para el tratamiento de las neuralgias de este nervio. || Anastomosis intestinal laterolateral practicada con anillos de catgut. || desus. Supresión de una estenosis esofágica mediante el roce con un hilo de cáñamo o lino grueso, pasado desde la boca al estómago y exteriorizado desde aquí a través de una gastrostomía. ||‑**de Abernethy.** Ligadura de la arteria ilíaca externa por dentro y encima de la espina ilíaca anterosuperior. ||‑**de Abrashanoff.** Oclusión de fístulas abdominales mediante colgajos pediculados. ||‑**de Adams (Sir W.).** Exéresis de un fragmento cuneiforme del párpado para la corrección del ectropión. ||‑**de Adams (W.).** Osteotomía intracapsular subperióstica del cuello femoral para el tratamiento de la anquilosis de cadera. || Fasciotomía múltiple de la aponeurosis palmar fibrosada como tratamiento de la enfermedad de Dupuytren. || Corrección de la desviación del tabique nasal mediante aplastamiento con osteotribo de la parte saliente y colocación de una férula. || Acortamiento de los ligamentos redondos en la retroversión uterina. ||‑**de Adelmann.** Amputación de un dedo de la mano, combinada con sección de la cabeza del metacarpiano correspondiente. ||‑**de Adson.** Resección bilateral de los dos nervios esplácnicos, de los primeros ganglios simpáticos lumbares y de una parte del ganglio semilunar, para el tratamiento de la hipertensión esencial permanente. ||‑**de Agnew.** Incisión vertical del saco lagrimal, seguida de electrocauterización. || Pelvitomía doble en las pelvis estrechas. ||‑**de Aitken.** ||‑**de Albarrán.** Nefropexia mediante suspensión del riñón ectópico o flotante a la XII costilla, músculos parietoabdominales y cuadrado lumbar. || Resección de una parte de pelvis renal dilatada y sutura consecutiva. ||‑**de Albee.** Tratamiento del mal de Pott mediante un injerto rígido de tibia encajado en varias apófisis espinosas, previamente hendidas longitudinalmente. || Artrodesis de cadera mediante refrescamiento del casquete articular del cotilo y de la correspondiente superficie cóncava de la cavidad cotiloidea. ||‑**de Albee-Delbet.** Inserción de una clavija ósea a través del trocánter, cuello y cabeza femoral, en la fractura del cuello de fémur. ||‑**de Albert.** Artrodesis de la rodilla mediante decorticación de las superficies articulares y fijación de ambas por un clavo transfixiante, que se extrae pasado un tiempo conveniente. ||‑**de Aldridge.** Tratamiento de la incontinencia urinaria vesical mediante una cincha tomada de la aponeurosis abdominal que rodea en lazo el cuello de la vejiga. || Método de esterilización reversible de la mujer, mediante implantación del pabellón de la trompa de Falopio en el espesor del ligamento ancho. ||‑**de Alexander (S.).** Prostatectomía a través de incisiones medias suprapúbica y perineal. ||‑**de Alexander (W.).** Acortamiento extraperitoneal de los ligamentos redondos del útero, mediante sección y sutura, para el tratamiento de los desplazamientos de este órgano. *Sin.:* Operación de Alquié-Alexander-Adams. ||‑**de Alexander-Adams.** OPERACIÓN DE ALEXANDER (W.). ||‑**de**

Allarton. Cistostomía perineal. ‖ **-de Allingham (H. W.).** Colostomía inguinal a 1 cm por encima del arco crural. ‖ **-de Allingham (W.).** Resección del recto por una incisión en herradura que abarca ambas fosas isquiorrectales y pasa justamente por delante del coxis. ‖ **-de Alouette.** V. AMPUTACIÓN DE ALOUETTE. ‖ **-de Alquié-Alexander-Adams.** V. OPERACIÓN DE ALEXANDER (W.). ‖ **-de Ammon.** Dacriocistostomía. ‖ Blefaroplastia mediante un colgajo por torsión, tomado de la mejilla. ‖ Método de cantoplastia, o corrección de la hendidura palpebral, consistente en la sección de una comisura para alargar la hendidura o en la reparación del canto deforme. ‖ Técnica de supresión del epicanto mediante exéresis de un segmento elíptico vertical de la piel del dorso de la nariz. ‖ **-de Amussat.** Colostomía lumbar a través de una incisión adyacente al borde del externo del cuadrado lumbar. ‖ **-de Anagnostakis.** Corrección del entropión por una incisión paralela al tarso, seguida por resección de fibras del orbicular y sutura. ‖ **-de Anderson.** Plastia de alargamiento de un tendón por incisión longitudinal y deslizamiento de las superficies de sección. ‖ **-de Andrews.** Tratamiento del hidrocele por inversión en un dedo de guante, sin sutura. ‖ Técnica de herniorrafia inguinal mediante imbricación de los planos parietales, entre los que se deja un conducto para el cordón espermático. ‖ **-de Anel.** V. LIGADURA DE ANEL. ‖ Dilatación del conducto lagrimal con una sonda e instilación de una sustancia astringente. ‖ **-de Annandale.** Resección de los cóndilos del fémur para corregir el *genu valgum*. ‖ Fijación de los meniscos interarticulares desplazados de la rodilla mediante suturas. ‖ **-de Anson-McVay.** Herniorrafia de las hernias inguinales mediante una técnica mixta coincidente con las de Bassini y Lotheissen. V. estos términos. ‖ **-de Antyllus.** V. LIGADURA DE ANTYLLUS. ‖ **-de Appolito.** Enterorrafia por sutura continua en ángulo recto. ‖ **-de Arlt.** Intervención para suprimir el entropión cicatrizal, mediante escisión de un área cutánea elipsoide seguida por sutura de los bordes de la herida. ‖ Tratamiento del estrabismo convergente mediante tenotomía del músculo recto interno. ‖ Tarsorrafia parcial interna mediante extirpación de una cintilla cutánea en la parte interna de ambos párpados y reunión en ángulo agudo de las superficies cruentas, por sutura, con lo que quedan algo por dentro del ángulo interno del ojo. ‖ **-de Arlt-Jaesche.** Trasplante de los bulbos ciliares del borde palpebral en las distriquiasis, mediante acortamiento de la piel del párpado. ‖ **-de Arruga.** Dacriocistostomía mediante perforación del hueso con trépanos cilíndricos huecos, accionados por motor eléctrico. ‖ Reducción de la cavidad ocular en el desprendimiento de la retina, mediante una sutura que pasa por la región ecuatorial. ‖ Exenteración del globo ocular en la que se deja un anillo de esclerótica desde el limbo al ecuador (evisceroenucleación). ‖ **-de Asch.** Corrección de la desviación del tabique nasal mediante incisión en cruz sobre la parte desviada, seguida de reducción de los fragmentos e inserción de un tubo para mantenerlos reducidos. ‖ **-de Babcock.** Extirpación de la safena interna varicosa mediante introducción en su luz de una sonda olivar. ‖ **-de Bacelli.** Introducción de un hilo metálico en el saco de un aneurisma para provocar la coagulación de su contenido. ‖ **-de Bacon.** Anastomosis laterolateral entre recto y colon sigmoideo, en las estenosis del recto proximal. ‖ **-de Badal.** Elongación terapéutica del nervio infratroclear, para suprimir el dolor del glaucoma. ‖ **-de Baer.** Operación de la catarata por un método de colgajo. ‖ **-de Bailey.** Valvulotomía mitral mediante sección de la válvula estenosada, con el dedo o con valvulótomo. ‖ **-de Baker.** Extirpación de una cuña transversal de la parte posterior del cuello uterino, en la anteflexión. ‖ **-de Bakulow.** Anastomosis cavopulmonar, utilizada para el tratamiento paliativo de las cardiomalformaciones congénitas cianógenas, en particular la atresia tricúspide. ‖ **-de Baldwin.** Creación de una vagina artificial por injerto de un segmento de colon o íleon. ‖ **-de Baldy.** V. OPERACIÓN DE WEBSTER. ‖ **-de Baldy-Webster.** V. OPERACIÓN DE WEBSTER. ‖ **-de Balfour.** Resección en cuña del ulcus gástrico y sutura de la brecha así creada (primera operación para tratar la úlcera péptica de estómago). ‖ Gastrectomía parcial seguida de gastroenteroyeyunostomía anterior y anastomosis laterolateral de yeyuno tipo Braun. V. esta operación. ‖ Tratamiento del megacolon mediante exéresis del asa sigmoidea, intususcepción del cabo superior cólonico en el inferior rectal y sutura seroserosa circular de ambos. ‖ **-de Ball.** Formación de un ano artificial mediante abocamiento del colon en el flanco izquierdo. ‖ Sección de los filetes sensitivos submucosos perianales para el tratamiento del prurito anal. ‖ Técnica del tratamiento del saco herniario en la herniorrafia inguinal, consistente en la torsión y fijación del mismo en el anillo inguinal. ‖ **-de Ballauce.** Anastomosis del facial con el hipogloso y de éste con el espinal, en la parálisis facial. ‖ **-de Bames.** Mamoplastia para el tratamiento de la ptosis e hipertrofia de la mama, consistente en la reducción del volumen glandular y elevación del pezón, en dos tiempos. ‖ **-de Barcz.** Tratamiento de la ciática crónica debida a fibrosis y adherencias del tronco periférico, mediante perineurólisis y liberación del nervio en la escotadura ciática mayor. ‖ **-de Bardenheuer.** Ligadura del tronco braquiocefálico arterial a través de una exéresis parcial del esternón. ‖ Vaciamiento de un absceso retromamario mediante la incisión en tapadera. V. INCISIÓN DE BARDENHEUER. ‖ **-de Barkan.** Apertura del conducto de Schlemm en el glaucoma de ángulo abierto y profundidad normal de la cámara ocular anterior. *Sin.:* Goniotomía. ‖ **-de Barker.** Resección de la articulación de la cadera. ‖ Astragalectomía por incisión externa del maléolo peroneal al dorso del pie. ‖ Tratamiento de la invaginación ileocecal o ileocolónica crónica e irreductible del adulto, por exéresis de la cabeza invaginante. ‖ **-de Barraquer.** Facoéresis. V. ZONULÓLISIS ENZIMÁTICA. ‖ **-de Barton.** Resección de una cuña ósea en las anquilosis. ‖ **-de Barwell.** Sección de las metáfisis tibiales proximal y distal, para la corrección del genu valgo. ‖ **-de Basset.** Tratamiento radical del cáncer vulgar por resección de la vulva y vaciamiento ganglionar de las adenopatías inguinales superficiales y profundas. ‖ **-de Bassini.** Cura radical de la hernia inguinal por sutura del tendón conjunto y músculos oblicuo menor y transverso al arco crural o ligamento de Poupart. ‖ **-de Bassini.** Histerectomía subtotal por vía abdominal. ‖ **-de Bates.** Sección de las estenosis uretrales mediante el uretrótomo. ‖ **-de Batey.** Castración del varón o de la mujer. ‖ **-de Battle.** Apendicectomía a través de una incisión sobre el borde externo de la vaina de los rectos. ‖ **-de Baudelocque.** Colpotomía posterior en el embarazo extrauterino. ‖ **-de Baum.** Alargamiento del nervio facial a través de una incisión por debajo del conducto auditivo externo. ‖ **-de Bayer.** Elongación quirúrgica de un tendón mediante incisión en Z, deslizamiento de cabos y tenorrafia. ‖ **-de Baynton.** Tratamiento del *ulcus cruris* varicoso por aplicación de un fragmento de esponja sobre la úlcera y compresión de la pantorrilla con una venda elástica, hasta la base de los dedos. *Sin.:* Cura de Baynton. ‖ **-de Beatson.** Castración, en el cáncer mamario metastásico, por ovariectomía bilateral. ‖ **-de Beck.** Foraminación múltiple de los extremos óseos, en la seudartrosis. ‖ Implantación de músculo temporal en el miocardio escleroso para mejorar la irrigación arterial, en la angina estenocárdica, isquemias residuales de infartos miocárdicos y coronariosis degenerativas. ‖ Injerto de vena yugular anterior entre la aorta y seno coronario, o arterialización del seno coronario, en el ángor estenocárdico y coronariopatías miosclerosantes. ‖ **-de Beck-Jianu.** Gastrostomía anterior por formación de un tubo gástrico a expensas de la curvatura mayor. V. GASTROSTOMÍA DE BECK. ‖ **-de Beck-Stanton.** V. OPERACIÓN DE BECK (2.ª acep.). ‖ **-de Beer.** Extracción de la catarata a través de una

operación

incisión curvilínea o en colgajo por dentro del limbo corneal. ‖ Iridectomía clásica por punción del limbo corneal. ‖ **-de Belfield.** VASOTOMÍA. ‖ **-de Bennet.** Resección parcial del plexo pampiniforme en el varicocele. ‖ **-de Bent.** Resección de la articulación escapulohumeral, con utilización de un colgajo de la región deltoidea. ‖ **-de Bérard.** Tiroidectomía, como tratamiento del bocio, iniciada por la sección del istmo tiroideo. ‖ **-de Bergenhem.** Implantación del uréter en el recto. ‖ **-de Berger.** Desarticulación interescapulotorácica. ‖ **-de Bergeret.** Amputación del recto terminal para el tratamiento del prolapso rectal irreductible. ‖ **-de Bernard-Léonard.** Estiloidectomía del radio como tratamiento quirúrgico de las seudartrosis del escafoides carpiano. ‖ **-de Best.** Sutura subcutánea del anillo umbilical en las hernias de esta región. ‖ **-de Beuttner.** Resección del fondo uterino con las trompas. ‖ **-de Bevan.** Descenso manual del testículo y fijación en una cavidad vaginal, como tratamiento de la ectopia testicular. ‖ **-de Beyea.** GASTROPLICATURA. ‖ **-de Bezold.** Trepanación de la apófisis mastoides. ‖ **-de Bier.** AMPUTACIÓN DE BIER. ‖ **-de Bigelow.** Litotripsia y lavado consecutivo de los cálculos y arenilla urinarios con un evacuador especial. ‖ **-de Billroth I.** Gastrectomía amplia seguida de anastomosis gastroduodenal terminoterminal. *Sin.*: Operación de Péan-Billroth. ‖ **-de Billroth II.** Gastrectomía amplia seguida de anastomosis laterolateral entre el muñón gástrico y un asa yeyunal, con cierre del cabo de duodeno. ‖ **-de Bircher.** Sutura de una parte de las paredes anterior y posterior del estómago en la dilatación gástrica. ‖ **-de Bischoff.** Exéresis del útero grávido por vía abdominal. ‖ **-de Bissell.** Resección y anastomosis cabo a cabo de una parte del ligamento redondo, en la retroversión uterina. ‖ **-de Blalock.** Creación quirúrgica de una comunicación interauricular para suprimir la hipertensión del círculo menor en las estenosis pulmonares muy apretadas. ‖ **-de Blalock-Taussig.** Anastomosis quirúrgica de una rama de la aorta (subclavia, carótida) con la arteria pulmonar, como tratamiento de la tetralogía de Fallot y otras cardiopatías congénitas. ‖ **-de Blaskovicz.** Corrección de la blefaroptosis mediante resección de un fragmento de músculo elevador palpebral y de cartílago tarso, seguidas de sutura. ‖ Tratamiento del epicanto por reacción de un fragmento semilunar cutáneo entre el canto interno y la piel del dorso nasal, con sutura de los bordes de la herida. ‖ **-de Boari.** Refección del uréter terminal mediante un colgajo creado en la pared vesical anterior. ‖ Trasplante de un segmento de conducto deferente en la uretra. ‖ **-de Bobbs.** Colecistostomía para la extracción de cálculos. ‖ **-de Bobroff.** Osteoplastia para la corrección de la espina bífida. ‖ **-de Boehm.** Tenotomía de un músculo ocular para suprimir el estrabismo. ‖ **-de Bogue.** Ligaduras múltiples de las venas espermáticas como tratamiento del varicocele. ‖ **-de Boiffin.** Resección en 5 cm de las seis últimas costillas, en el empiema. ‖ **-de Bons-Jaeger.** Desarticulación del escafoides vertebral. ‖ **-de Bonzel.** Iridodiálisis realizada con un gancho introducido a través de una incisión corneal. ‖ **-de Borthen.** V. IRIDOTASIS. ‖ **-de Bose.** Traqueotomía media del cartílago tiroides con sección horizontal de la membrana tirocricoidea. ‖ **-de Bosworth.** Artrodesis vertebral mediante un injerto óseo en H de cresta ilíaca, encajado entre dos vértebras o entre la V lumbar y el sacro. ‖ **-de Bottini.** Restablecimiento quirúrgico del diámetro normal de la uretra prostática estrechada por hipertrofia o adenoma de próstata, mediante un electrocauterio especial. ‖ **-de Brailey.** Elongación del nervio supraorbitario para aliviar las algias del glaucoma. ‖ **-de Brantigan.** Tratamiento con intención paliativa del enfisema pulmonar generalizado, por ablación de una parte del parénquima afuncional. ‖ **-de Braquehaye.** Refrescamiento e invaginación de la mucosa vaginal en la fístula vesicovaginal. ‖ **-de Brasdor.** V. LIGADURA DE BRASDOR. ‖ **-de Brauer.** CARDIÓLISIS. ‖ **-de Braun.** Enteroanastomosis laterolateral, como tratamiento de una estenosis de intestino delgado, o efectuada al pie del asa yeyunal utilizada en el Billroth II y otras gastroenteroanastomosis similares, con objeto de prevenir el flujo retrógrado de contenido digestivo hacia el duodeno. ‖ **-de Brenner.** Variante de la operación de Bassini, en la que el tendón conjunto y oblicuo menor y transverso son suturados al cremáster. ‖ **-de Brewer.** Oclusión de las heridas arteriales por aplicación de un apósito fibroelástico. ‖ **-de Brock.** Ampliación quirúrgica de la arteria pulmonar estenosada en sus segmentos valvular o infundibular, mediante sección de la estenosis con un valvulótomo introducido en el ventrículo derecho. ‖ **-de Brock-Brailey.** Comisurotomía mitral practicada por toracotomía izquierda. ‖ **-de Brophy.** Tratamiento de la fisura palatina ósea mediante refrescamiento de la hendidura y osteosíntesis. URANORRAFIA. ‖ **-de Brunschwig.** Duodenopancreatectomía por cáncer de la cabeza del páncreas. ‖ **-de Bryant.** Colostomía a través de una incisión oblicua entre la XII costilla y la cresta ilíaca. ‖ **-de Bucaille.** Anestesia local o electrocoagulación de una región de ambos lóbulos frontales, para el tratamiento central de las úlceras gastroduodenales rebeldes y de la rectocolitis hemorrágica. ‖ **-de Buchanan.** Litotomía mediolateral. ‖ **-de Buck.** Patelectomía cuneiforme. Osteotomía cuneiforme comprendiendo la rótula y los extremos proximales de la tibia y peroné. ‖ AMPUTACIÓN SUBPERIÓSTICA. ‖ **-de Bunnell.** Dos tipos de tenoplastias, una por avance de los interóseos desinsertados y la otra por sección de los tendones comunes de los lumbricales y de los interóseos, destinadas a corregir la actitud en «cuello de cisne» de los dedos. ‖ **-de Burckardt.** Evacuación de un absceso retrofaríngeo a través de una incisión en el cuello. ‖ **-de Busy.** Extirpación del área motora cortical extrapiramidal del lado opuesto al hipercinético. ‖ **-de Butcher.** Operación del labio leporino doble. ‖ **-de Buzzi.** Formación de una pupila artificial, por punción de la córnea con una aguja. ‖ **-de Byrd.** Tratamiento de la imperforación anal por colostomía preliminar y creación de un ano perineal. ‖ **-de Caldwell-Luc.** Tratamiento de la sinusitis maxilar por legrado a través de una trepanación en la fosa canina, frente al segundo molar. ‖ **-de Callander.** AMPUTACIÓN DE CALLANDER. ‖ **-de Callisen.** Colostomía lumbar a través de una incisión vertical. ‖ **-de Calot.** Corrección forzada de una gibosidad vertebral, bajo anestesia general. ‖ **-de Campodónico.** Exéresis del pterigión ocular. ‖ **-de Carden.** AMPUTACIÓN DE CARDEN. ‖ **-de Carnochan.** Tratamiento de la neuralgia del trigémino, por extirpación del ganglio de Meckel y neurectomía amplia del V par. ‖ **-de Carpue.** Rinoplastia por el método indiano. ‖ **-de Carter.** Rinoplastia con cartílago costal. ‖ Creación de una pupila artificial por perforación corneal completada con iridotomía. ‖ **-de Cassel.** Resección de exostosis del oído medio, utilizando una gubia, a través del conducto auditivo externo. ‖ **-de Castroviejo.** Trasplante de córnea en las opacidades corneales. ‖ **-de Celso.** Exéresis del epitelioma labial por una incisión en V. ‖ Embriotomía por decapitación. ‖ Litotomía perineal. ‖ Amputación circular. V. este término. ‖ **-de Chaput.** Antigua técnica de tratamiento de las oclusiones colónicas, consistente en colostomía de descarga e ileocolostomía por debajo del segmento ocluido. ‖ ASTRAGALECTOMÍA. ‖ **-de Cheever.** Antigua técnica de amigdalectomía total a través del cuello. ‖ **-de Chevassu.** Exéresis del testículo con su pedículo vascular. ‖ **-de Cheyne.** Herniorrafia radical de la hernia crural por colgajo de músculo pectíneo. ‖ **-de Chiazzi.** EPIPLOPEXIA. ‖ **-de Chienne.** Tratamiento de la rodilla valga por resección cuneiforme del cóndilo femoral interno. ‖ Apertura del espacio retrofaríngeo por una incisión cervical lateral en el borde posterior del esternocleidomastoideo. ‖ **-de Chipault.** Distensión quirúrgica de los nervios tibiales anterior y posterior, en el mal perforante plantar. ‖ **-de Chopart.** DESARTICULACIÓN

DE CHOPART. ‖ Operación plástica en el labio. ‖ **-de Chutro.** Tratamiento de la seudartrosis mediante osteosíntesis con una placa atornillada e injerto óseo subperióstico por aposición sobre los fragmentos. ‖ **-de Civiale.** LITOTRICIA. ‖ Cistostomía mediobilateral. ‖ **-de Clagett.** Anastomosis terminoterminal de la subclavia a la aorta, en la coartación de este vaso. ‖ **-de Clagett-Root.** OPERACIÓN DE CLAGETT. ‖ **-de Clairmont.** desus. Tratamiento de la embolia gaseosa por punción aspiradora de la aurícula derecha. ‖ **-de Clarck.** Tratamiento de la parálisis superior del plexo braquial por trasplante del fascículo inferior del pectoral mayor sobre el brazo. ‖ Uretroplastia reconstructora. ‖ **-de Cloué.** Legrado del seno maxilar, en la sinusitis crónica por trepanación endonasal a través del meato inferior. ‖ **-de Clove-Seat.** Trepanación del seno maxilar por vía nasal. ‖ **-de Clute.** V. INCISIÓN DE CLUTE. ‖ **-de Coakley.** Apertura del seno maxilar a través de la mejilla. ‖ **-de Cock.** Uretrotomía por incisión longitudinal del rafe medio del periné. ‖ **-de Codivilla.** Tracción continua sobre un hueso mediante un clavo colocado por transfixión en la extremidad distal de aquél. ‖ **-de Coffey.** Fijación del epiplón mayor al peritoneo parietal en el tratamiento de la gastroptosis. ‖ Implantación del uréter en el colon sigmoide. ‖ **-de Collins.** Extracción de cálculos de la ampolla de Vater, previa apertura duodenal. ‖ **-de Colonna.** Artroplastia reconstructora de la articulación coxofemoral en la fractura cervical intracapsular del fémur. ‖ **-de Condomine.** Cura radical de la hernia umbilical. ‖ **-de Cone-Penfield.** Operación descompresiva del cerebro en la que para prevenir la hernia encefálica se fijan fuertemente los músculos de la bóveda craneal al hueso a través de orificios transóseos, previamente trepanados. ‖ **-de Cooley-De Bakey.** Esofagogastrectomía polar superior y esplenectomía, como tratamiento de las varicorragias esofágicas masivas por hipertensión portal. ‖ **-de Cooper.** Antiguo método de ligadura de la arteria ilíaca externa por incisión paralela al ligamento de Poupart. ‖ **-de Corradi.** OPERACIÓN DE MOORE-CORRADI. ‖ **-de Correia-Netto.** Tratamiento del megacolon por acalasia esfinteriana mediante la resección del esfínter patológico. ‖ **-de Cossío.** Ligadura de la vena cava inferior propuesta como la terapéutica de ciertas asistolias graves, p.ej. en embolias pulmonares recidivantes. ‖ **-de Cotte.** Resección del nervio presacro. ‖ **-de Cotting.** Exéresis lateral del lecho ungueal infectado, en la uña incarninada. ‖ **-de Crafford y Gros.** Resección de la coartación aórtica seguida de anastomosis terminoterminal de los cabos. ‖ **-de Crédé.** Resección del pubis. ‖ **-de Crile.** Antiguo tratamiento de la hipertensión arterial esencial permanente mediante resección completa de los ganglios celíaco y aortorrenal. ‖ **-de Crile y Matas.** Anestesia local por infiltración intraneural. ‖ **-de Cripps.** Colostomía ilíaca. ‖ **-de Critchett.** Resección del polo anterior del globo ocular, para el tratamiento del estafiloma anterior. ‖ **-de Crosby-Cooney.** Fístula quirúrgica entre cavidad peritoneal y tejido ocular subcutáneo, para el tratamiento de la ascitis. ‖ **-de Cunéo.** Técnica de resección rectal abdominoperineal con conservación del esfínter. ‖ **-de Cunéo-Sénèque.** Corrección del prolapso rectal mediante acortamiento de los músculos esfinterianos interno y externo y del elevador anal. ‖ **-de Cushing.** Denudación del ganglio de Gasser por vía directa infraarterial. ‖ Cranectomía descompresiva temporal u occipital, con brecha ósea permanente. ‖ **-de Czerny.** Alargamiento de un tendón para colmar una pérdida de sustancia del mismo, consistente en desdoblamiento del cabo proximal, seguido de descenso y sutura al cabo distal. ‖ Tratamiento del saco herniario inguinal por ligadura y resección. ‖ **-de Dallas.** Antiguo tratamiento de las hernias inguinales y crurales consistente en la inoculación de una sustancia irritante en el interior del saco, previamente vaciado, para provocar una saculitis obliterante, por sinequia de sus paredes. ‖ **-de Dana.** Resección de las raíces posteriores de los nervios raquídeos en las neuralgias, atetosis y parálisis espásticas. *Sin.:* Rizotomía posterior. ‖ **-de Dandy.** Sección endocraneal del glosofaríngeo, para tratar las neuralgias de este nervio. ‖ Hemisferectomía cerebral, como tratamiento de la hemiplejía infantil. ‖ Sección yuxtaprotuberancial de la raíz sensitiva del trigémino en la neuralgia facial. ‖ **-de Danielopolu.** Rizotomía posterior para el tratamiento del ángor estenocárdico y coronariopatías isquemiantes. ‖ **-de Dargent.** Hemirresección transparotídea del maxilar inferior. ‖ **-de Davat.** Tratamiento del varicocele por acufilopresión de sus venas. ‖ **-de Daviel.** Técnica primitiva de extracción de la catarata, consistente en incisión corneal seguida de extracción del cristalino, sin tocar el iris. ‖ **-de Davies-Colley.** Resección de la porción cuneiforme del lado externo del cuboides en el tratamiento del pie equino. ‖ **-de Day-Lillehei.** Anastomosis entre la aurícula izquierda y la arteria pulmonar, para la supresión del ángor estenocárdico. ‖ **-de Quervain.** Esofagectomía cervical tras gastrectomía previa. ‖ **-de Dejardin.** Sección de los ligamentos redondos a su entrada en el conducto inguinal y sutura de los mismos al borde superior de los ligamentos anchos. ‖ **-de Del Toro.** Destrucción del vértice de la córnea cónica, por cauterización. ‖ **-de Delagenière.** PROSTATOPEXIA. ‖ **-de Delorme.** Decorticación amplia del pericardio en el tratamiento de la pericarditis adhesiva. ‖ Decorticación pleural en el empiema crónico. *Sin.:* Pleurectomía. ‖ **-de Delpech.** Ligadura de la arteria axilar entre el pectoral mayor y el deltoides. ‖ **-de Denans.** Anastomosis de dos extremos intestinales sobre tubos metálicos. ‖ **-de Denonvilliers.** Autoplastia del ala nasal con colgajo autoplástico de la mejilla. ‖ **-de Desault.** Apertura de la laringe por sección media del cartílago tiroides. ‖ **-de Dieffenbach.** Desarticulación de la cadera por una incisión circular y otra longitudinal, de la cara externa de la articulación. ‖ Autoplastia por deslizamiento en colgajo doble. ‖ Autoplastia por deslizamiento en colgajo único. ‖ **-de Díez.** Resección bilateral de la cadena simpática lumbar, por vía anterior o posterior, para el tratamiento de las arteriopatías obliterantes del miembro inferior. ‖ **-de Dittel.** Enucleación de los lóbulos laterales de la próstata en la hipertrofia de esta glándula, a través de una incisión exterior. ‖ **-de Dolbeau.** Litotomía uretral a través de una incisión medial. ‖ **-de Doléris.** Acortamiento de los ligamentos redondos y fijación de cada uno en un ojal del músculo recto abdominal correspondiente. ‖ Colpoperineoplastia por deslizamiento. ‖ **-de Doppler.** Simpatectomía química por inyección de fenol en los nervios simpáticos que van a las gónadas, o disección de estos nervios con intención de procurar el rejuvenecimiento del varón. *Sin.:* Simpaticodiaftéresis. ‖ **-de Dos Santos.** Tromboendarterectomía. ‖ **-de Dowell.** Cura radical de la hernia mediante invaginación y sutura del fondo de saco herniario en el cuello de éste. ‖ **-de Dowell.** Hemicraniectomía de la bóveda para descubrir la corteza cerebral. ‖ Histerectomía abdominal en los prolapsos graves del útero. ‖ Resección del ganglio de Gasser a través de una incisión por delante del conducto auditivo. ‖ **-de Doyen.** Eversión de la vaginal en el tratamiento del hidrocele. ‖ Panhisterectomía por vía abdominal. ‖ **-de Dragsted.** Vagotomía bilateral con sección inferior del esófago como tratamiento de las úlceras gastroduodenales. ‖ **-de Drummond-Morison.** Antigua operación contra la ascitis, consistente en el raspado del peritoneo visceral hepático y esplénico y sutura del epiplón a la pared abdominal. ‖ **-de Ducroquet-Launay.** Operación correctora del pie plano valgo doloroso. ‖ **-de Dudley.** Sutura del útero en retroversión con los ligamentos redondos, a través de una incisión abdominal, a la que llamó desmopicnosis. ‖ Antiguo tratamiento de la dismenorrea y la esterilidad femenina, hoy desus., consistente en la cervicotomía sagital media posterior. ‖ **-de Duehrssen.** OPERACIÓN CESÁREA VAGINAL. ‖ Antiguo tratamiento del

operación

prolapso uterino mediante fijación del órgano a la vagina. ||-**de Duplay.** Plastia autógena para la reconstrucción uretral, en el tratamiento del epispadias e hipospadias congénitos. ||-**de Dupuy-Dutemps.** Blefaroplastia del párpado inferior con piel tomada del párpado contralateral. || Dacriorrinostomía plástica para drenar el saco lacrimal. ||-**de Dupuytren.** Desarticulación de hombro. || Tenotomía del esternocleidomastoideo. || Resección de la aponeurosis palmar fibrosada y retraída, a cielo abierto. ||-**de Duret.** Antiguo tratamiento de la gastroptosis, consistente en la fijación del píloro y curvatura menor a la pared abdominal. ||-**de Duval y Proust.** Miorrafia de los elevadores del ano en el prolapso genital o rectal. ||-**de Duval y Redon.** Técnica quirúrgica para la exéresis de la parótida. ||-**de Duverger.** Plastia correctora del entropión. || Extracción de la catarata, con colocación de los hilos de sutura antes de practicar la sección corneal. ||-**de Edebohls.** Descapsulación renal seguida de nefropexia, como tratamiento de la enfermedad de Bright. ||-**de Egas Moniz.** Leucotomía frontal. ||-**de Einar-Key.** Embolectomía de urgencia con extracción del émbolo y del coágulo que lo prolonga. ||-**de Ekehorn.** Rectopexia, para el tratamiento del prolapso anal simple, por sutura subcutánea perianal. ||-**de Elliot.** Trepanación de la esclerótica para disminuir la hipertensión intraocular, en el glaucoma e hidroftalmía. ||-**de Ely.** Injerto cutáneo sobre la superficie granulante, en la otitis media supurada crónica. ||-**de Emmet.** Técnica de perineorrafia. || Traquelorrafia en el desgarro del cuello uterino. || Técnica de tratamiento de ciertas cistitis, consistente en la creación de una fístula vesicovaginal para drenar la vejiga. ||-**de Escat.** Etmoidectomía por vía externa. ||-**de Esmarch.** Tratamiento de la anquilosis temporomandibular mediante la formación de una seudartrosis, a expensas de la resección de una cuña ósea en la rama ascendente.||-**de Estes.** Implantación de un ovario en un cuerno uterino, como tratamiento de la esterilidad.||-**de Estlander.** Toracoplastia con resección subperióstica de varias costillas, a fin de obtener el colapso de la pared torácica, en el tratamiento del empiema crónico. ||-**de Estlander-Abbe.** Queiloplastia autógena, para la reparación del labio deforme traumático o congénito, mediante un colgajo tomado del otro labio. ||-**de Eversbusch.** Tratamiento de la ptosis palpebral mediante fruncimiento del músculo elevador palpebral, por sutura simple. ||-**de Falk-Shukuris.** Tratamiento de la salpingitis gonocócica recidivante por resección de las trompas uterinas y sepultamiento de los muñones ligados en el mesosalpinx. ||-**de Farabeuf.** AMPUTACIÓN DE FARABEUF. || Isquiopubotomía. ||-**de Fateux.** Ligadura del seno coronario con denervación de las arterias coronarias en la angina estenocárdica. ||-**de Faure.** Histerectomía subtotal por hemisección en las anexitis bilaterales tributarias de exéresis uterina. ||-**de Fehling.** Tratamiento del prolapso uterino por denudación en la pared anterior, a cada lado de la línea media, de una superficie oval cuyos bordes más largos se suturan entre sí por sutura metálica. ||-**de Félix.** Resección del nervio frénico y sus ramas anastomóticas para el tratamiento de las lesiones de la base pulmonar, en particular bronquiectasias, y lesiones tuberculosas apicales. ||-**de Fergusson.** Técnica de exéresis del maxilar superior. ||-**de Fieschi.** Ligaduras de las arterias mamarias internas al objeto de obtener una vascularización de suplencia del miocardio, en la angina de pecho y coronariopatías. ||-**de Filatov.** Trasplante de córnea en el injerto se asegura con un colgajo de conjuntiva. ||-**de Finney.** Piloroplastia mediante incisión en U invertida del antro pilórico y primera porción del duodeno, seguida de anastomosis antroduodenal que asegura una amplia comunicación entre estos dos segmentos. ||-**de Finochietto.** Técnica de postectomía para el tratamiento de la fimosis, en la que después de descubrir el glande se completa con una plastia prepucial complementaria. ||-**de Finsterer.** Gas-

trectomía tipo Billroth II, con anastomosis transmesocólica entre la primera asa yeyunal y la parte inferior o distal del muñón gástrico, aplicada originalmente al tratamiento del ulcus gastroduodenal.||-**de Flajani.** Técnica anticuada de iridodiálisis mediante una aguja introducida a través de la córnea. ||-**de Foerster.** Sección intradural de las raíces de los pares VII, VIII y IX, en ambos lados. ||-**de Foerster-Penfield.** Tratamiento de la epilepsia jacksoniana por exéresis del tejido cicatrizal y del foco cortical epileptógeno. ||-**de Fontan.** Gastrostomía valvular consistente en la exteriorización de una porción gástrica, la cual se incide e invaginan los bordes. Después de la fijación periorificial a la pared abdominal se introduce una sonda de Nélaton que el propio enfermo puede retirar o colocar de acuerdo con sus requerimientos alimentarios. ||-**de Forbes.** Sección de los tendones accesorios del extensor común de los dedos, para dar mayor movilidad al dedo anular. || AMPUTACIÓN DE FORBES. ||-**de Fothergill.** OPERACIÓN DE MANCHESTER. || Tratamiento del prolapso uterino y vaginal mediante colporrafia anterior, consistente en la sutura de los dos parametrios y fascia vaginal por delante del cuello uterino. ||-**de Fowler.** Decorticación pulmonar para conseguir la expansión del parénquima pulmonar. ||-**de Franco.** Cistostomía suprapúbica. ||-**de Frank (F.).** Sinfisiotomía subcutánea. ||-**de Frank (R.).** Gastrectomía valvular, con abocamiento de la válvula a la pared torácica e inserción de una sonda en su interior. Sin.: Operación de Sabanejev-Frank. ||-**de Franke.** Tratamiento de los dolores lancinantes tabéticos mediante extirpación de los nervios intercostales. ||-**de Frazier-Spiller.** Neurotomía intracraneal en la raíz sensitiva del trigémino. ||-**de Frédet-Rammstedt.** Piloroplastia por sección seromuscular, respetando la mucosa, del anillo muscular hipertrófico del lactante, en las estenosis pilóricas congénitas. Sin.: Operación de Rammstedt, piloromiotomía. ||-**de Freund.** Laparohisterectomía, hoy casi abandonada. || Condrotomía en el tórax en embudo de *pectus excavatum*. ||-**de Freyer.** Prostatectomía con enucleación de la próstata edematosa. ||-**de Frick.** Blefaroplastia para el entropión, con toma de un injerto autógeno acintado de la frente o mejilla. ||-**de Friedrich.** 1. Mondado de las heridas recientes. 2. PLEURONEUMÓLISIS. ||-**de Frommel.** Acortamiento de los ligamentos uterosacros en las desviaciones uterinas. ||-**de Frost-Lang.** Tipo de antigua prótesis ocular y técnica de implantación de la misma. ||-**de Fruchaud.** Ablación de adenopatías satélites en el cáncer vulvar. ||-**de Fukala.** Extracción del cristalino como tratamiento de la miopía grave. ||-**de Fuller.** Incisión de las vesículas seminales.|| Prostatectomía por vía hipogástrica transvesical. ||-**de Gaillard-Arlt.** Sutura palpebral subcutánea en el entropión. ||-**de Galbiati.** Isquiopubiotomía doble practicada con sierra de Gigli y extracción del feto con fórceps, en las pelvis estrechas. ||-**de Gant.** Osteotomía subtrocantérea como tratamiento de la anquilosis de cadera. ||-**de Garlock.** Tratamiento del cáncer de cardias mediante exéresis transtorácica de la parte proximal del estómago y distal del esófago, seguida de implantación del cabo esofágico en el muñón gástrico residual. ||-**de Gensoud.** Técnica de resección del maxilar superior. ||-**de Gérard Marchant.** Reducción del prolapso rectal por fijación del recto al tejido fibroso pericoccígeo. ||-**de Gerardin.** Tratamiento del prolapso uterino por denudación de las paredes vaginales anterior y posterior, seguida de sutura entre ellas. ||-**de Gerdy.** Resección del borde del párpado en el entropión. ||-**de Gersuny.** Tratamiento de la incontinencia fecal mediante liberación del recto, seguida de rotación sobre su eje mayor en tres cuartos de vuelta y fijación en su nueva posición. ||-**de Gersuny.** Operación semejante a la anterior efectuada en la uretra femenina, para corregir la incontinencia urinaria. ||-**de Gifford.** Tipo de queratotomía. || Obliteración de la luz del saco lagrimal mediante dacriocistitis química esclerosante, por instilación de ácido tricloroacético. ‖ **-de Gigli.** Pubiotomía durante el parto, realizada con la sierra alámbrica de este autor, en las pelvis estrechas. ‖ **-de Gil Vernet.** Nueva vía de acceso al seno renal, que permite la extracción de cálculos sin lesión ni traumatismo del parénquima y de las vías excretoras. ‖ Trasplante renal con aprovechamiento de las vías excretoras del receptor. ‖ **-de Gil-Wylie.** OPERACIÓN DE WYLIE. ‖ **-de Gill.** Tratamiento del pie equino mediante interposición de una cuña ósea para limitar la flexión plantar. ‖ **-de Gillespie.** Resección de la muñeca por una incisión vertical dorsal entre el extensor común de los dedos y el propio del meñique. ‖ **-de Gilliam.** Tratamiento de la retroversión uterina por atracción de un asa de cada ligamento redondo a través de la pared abdominal y fijación de aquéllas en la aponeurosis de los músculos abdominales. ‖ **-de Gillies.** Corrección del entropión por aportación de un injerto cutáneo autógeno sobre molde. ‖ Queiloplastia para la reconstrucción de las pérdidas de sustancia traumáticas del labio interior. ‖ **-de Girdlestone.** Resección de la cabeza femoral y trocánter mayor en la tuberculosis coxofemoral. ‖ **-de Glodspohn.** Destrucción de las adherencias del útero por medio del dedo introducido en el abdomen. ‖ **-de Glover-Dávila.** Corrección a cielo cerrado de la insuficiencia mitral mediante anuloplastia por sutura en cordón de bolsa de tabaco, hoy casi desusada. ‖ **-de Glueck-Sorensen.** Laringectomía total en los tumores malignos de faringe. ‖ **-de Goebell-Stoeckel.** Tratamiento de la incontinencia urinaria femenina por suspensión del cuello vesical y refuerzo del esfínter insuficiente mediante trasplante de un músculo vecino, colgajo aponeurótico o material plástico, con tiempo vaginal inicial. ‖ **-de Goffe.** Método de corrección quirúrgica del cistocele vaginal. ‖ **-de Glodspon.** Destrucción de las adherencias del útero por medio del dedo introducido en el abdomen. ‖ **-de Goldthwait.** Tratamiento de la luxación recidivante de la rótula por transposición y sutura de la mitad externa del tendón rotuliano en el periostio de la superficie anterointerna de la tibia. ‖ **-de Gonin.** Tratamiento del desprendimiento retiniano por termocauterización de la fisura retiniana a través de una abertura en la esclerótica. ‖ **-de Gottschalk.** Acortamiento de los ligamentos uterosacros por vía vaginal. ‖ **-de Gottschalk.** OPERACIÓN DE PORTES. ‖ **-de Gouley.** Amputación total del pene con fijación del orificio uretral a la piel del periné. ‖ **-de Graber-Duvernay.** Perforaciones múltiples canaliculares creadas desde el trocánter mayor hasta la cabeza femoral con el fin de revascularizar este segmento osteoscleroso en las artrosis o artropatías degenerativas coxofemorales. ‖ **-de Graft-Schmidt.** Toracoplastia parcial en dos tiempos, con resección total de las tres primeras costillas y porciones de longitudes decrecientes en las cuatro siguientes. ‖ **-de Grandmont.** Técnica de corrección de la ptosis palpebral. ‖ **-de Grant.** Exéresis de tumores del labio por resección de un bloque de tejido cuadrado, comprendiendo el tumor, formación de colgajos triangulares por incisión de los ángulos del cuadrado y sutura de éstos en el centro. ‖ **-de Gravier.** Técnica de punción cardíaca ventricular izquierda practicada con fines exploratorios e introducción del catéter por la punta, hasta el ventrículo, desde donde se le empuja hacia la aorta. ‖ **-de Grimson.** Tratamiento quirúrgico de la hipertensión arterial por resección de los esplácnicos. ‖ **-de Grossmann.** Aspiración de líquido subretiniano e inyección de suero salino fisiológico caliente en el vítreo, como terapéutica del desprendimiento de retina. ‖ **-de Guérin.** Resección parcial del maxilar superior. ‖ Iridotomía cruciforme a través de la córnea. ‖ **-de Guist.** Trepanaciones múltiples y cauterizaciones químicas de la coroides en el desprendimiento de la retina. ‖ **-de Gulbé-Proust.** Tratamiento de la hernia crural por extirpación del saco herniario y sutura del tendón conjunto al ligamento de Cooper. ‖ **-de Gussenbauer.** Supresión de una estenosis esofágica desde una abertura practicada por encima de aquélla. ‖ **-de Guyon.** AMPUTACIÓN DE GUYON. ‖ **-de Hadra.** Supresión de las adherencias del útero y anexos y reposición de estos órganos a su topografía fisiológica, en la salpingoovaritis. ‖ **-de Hagner.** Drenaje de una epididimitis gonocócica por incisión del epidídimo. ‖ **-de Hahn.** OPERACIÓN DE LORETA. ‖ **-de Halban.** Cura del prolapso uterino por interposición y anclaje del útero entre vejiga y vagina. ‖ **-de Halpin.** Extirpación de la glándula lagrimal por una incisión curva en la mitad de la ceja. ‖ **-de Halsted.** Tratamiento radical del carcinoma mamario mediante amputación ampliada de la mama, con ablación de los músculos pectorales y vaciado ganglionar axilar. ‖ Variante de herniorrafia inguinal con colocación del cordón espermático por delante del plano musculoaponeurótico. ‖ **-de Hancock.** AMPUTACIÓN DE HANCOCK. ‖ **-de Handley.** Tipo de mastectomía radical en el cáncer de mama. ‖ Tratamiento de la elefantiasis mediante derivación del edema linfático por angioplastia con hilos de seda. ‖ **-de Handyside.** Ovariectomía en la que las ligaduras son llevadas a la vagina a través del repliegue de Douglas. ‖ **-de Harrison.** Punción vesical. ‖ **-de Hartley-Krause.** Extirpación del ganglio de Gasser y de sus raíces sensitivas en la neuralgia facial. ‖ **-de Hartmann.** Exéresis radical de los cánceres altos de recto por resección en bloque, a través de laparotomía, del colon sigmoide y porción proximal del recto, seguida de colostomía izquierda, dejando para un segundo tiempo el restablecimiento de la continuidad intestinal por coloproctostomía cabo a cabo. ‖ **-de Haynes.** Drenaje de la cisterna magna en la meningitis supurada aguda. ‖ **-de Heath (C.).** Sección con sierra de Gigli, por vía bucal, de la rama ascendente del maxilar inferior, en la anquilosis temporomaxilar. ‖ **-de Heath (C. J.).** Resección de la pared posterior de la mastoides, en su parte inferior, dejando una pequeña porción de hueso entre el tímpano y el antro. ‖ **-de Heaton.** Tratamiento ant. de la hernia inguinal mediante fibrosis del saco, consecutiva a saculitis química, y del anillo inguinal superficial, provocadas por inyección subcutánea de sustancias irritantes. ‖ **-de Hegar.** Colpoperineorrafia en los desgarros incompletos del perineo y prolapso genital. ‖ **-de Heine.** Antigua técnica de ciclodiálisis con desprendimiento del cuerpo ciliar en toda la amplitud posible, como tratamiento del glaucoma. ‖ **-de Heineke.** Amputación del recto en el carcinoma rectal a través de una incisión en T. ‖ **-de Heineke-Mikulicz.** Piloroplastia con incisión antropiloroduodenal en dirección longitudinal, seguida de sutura de los bordes en sentido transversal como tratamiento de las úlceras duodenales. ‖ **-de Heisrath.** Extirpación de los pliegues tarsales en el glaucoma. ‖ **-de Heitz-Boyer-Hovelacque.** Creación de una nueva vejiga a partir del recto terminal, en la extrofia vesical. ‖ **-de Heller.** Esofagocardiomiotomía extramucosa por vía abdominal, en el tratamiento del megaesófago. ‖ **-de Herbert.** Transposición de un colgajo cuneiforme de esclerótica para la formación de una cicatriz filtrante en el glaucoma. ‖ **-de Hess.** Técnica modificada de la operación de Pagenstecher para corregir la ptosis palpebral. ‖ **-de Hey.** AMPUTACIÓN DE HEY. ‖ **-de Heyrowsky.** Tratamiento de la estenosis del cardias por anastomosis entre esófago y tuberosidad gástrica mayor. ‖ **-de Hibbs.** Artrodesis fijadora de la columna vertebral, consistente en la fracturación de varias apófisis espinosas en su base, seguida de la compresión del vértice de las mismas para ocupar el lugar correspondiente dejado por la apófisis espinosa inmediatamente situada por debajo, como tratamiento del mal de Pott. ‖ **-de Hillemand.** Gastroenterostomía posterior antecólica cerca del píloro. ‖ **-de Hirschberg.** Paracentesis de la esclerótica sobre el lugar del derrame en el desprendimiento de retina. ‖ **-de Hirst.** Corrección del vaginismo mediante ampliación de la abertura vaginal por incisiones longitudinales paravulvares profundas, suturadas transversalmente. ‖ **-de Hodgson.** Ligadura de la arteria femoral en el vértice del triángulo de Scarpa. || **-de Hoffa** u **Hoffa-Lorenz.** Operación de Lorenz. || **-de Holmes.** Resección del calcáneo por incisión paralela al borde superior de aquél en el lado externo del pie y otra a través de la planta, con sección de los tendones peroneos. || **-de Holth.** Tratamiento del glaucoma por creación de una fístula mediante legrado con cucharilla de un sector de esclerótica. || Tratamiento del entropión, en el que se eleva la zona de los folículos mediante la fijación en el borde superior del tarso. || **-de Horsley (J. S.).** Piloroplastia por incisión antropiloroduodenal, más extendida por la parte del estómago, seguida por sutura transversal de los bordes. || **-de Horsley (Sir V.).** Técnica de exéresis del ganglio de Gassen. || Resección de una zona de la corteza motora para suprimir los movimientos atetoides y convulsivos de una extremidad superior. || **-de Hotchkiss.** Resección parcial de ambos maxilares con restauración plástica, en el epitelioma espinocelular de la mejilla. || **-de Hufnagel.** Valvuloplastia en la aorta, para el tratamiento de la insuficiencia aórtica. || **-de Huggins.** Técnica de prostatectomía en el cáncer prostático. || **-de Huguier.** Colostomía lateral derecha o lumbar. || **-de Hunter.** Ligadura de Hunter. || **-de Ivanissevich.** Ligadura retroperitoneal alta de la vena espermática, para el tratamiento del varicocele. || **-de Jaboulay.** Desarticulación interilioabdominal. || **-de Jacobaeus.** Sección de las bridas pleurales que impiden el colapso pulmonar, en el neumotórax terapéutico, mediante electrocauterización endoscópica. || **-de Jaesche-Arlt.** V. Operación de Arlt-Jaesche. || **-de Jansen.** Tratamiento de la sinusitis supurada crónica por resección de la pared inferior y una parte de la anterior del seno frontal y legrado de la mucosa. || **-de Jarvis.** Extirpación de la porción hipertrofiada del cornete inferior con un aplastador especial. || **-de Jelks.** Incisión en el tejido fibroso perirrectal, como tratamiento de las estenosis de recto, a cada lado del ano. || **-de Jobert.** Oclusión autoplástica de una fístula vesicovaginal. || **-de Joly.** Técnica de histerectomía total en el prolapso uterino. || **-de Jonnesco.** Resección de los tres ganglios simpáticos cervicales, como tratamiento de la angina estenocárdica. || **-de Judd.** Tratamiento del ulcus duodenal yuxtapilórico mediante duodenoesfinterectomía anterior, extirpación de los dos tercios anteriores del esfínter pilórico con resección de la porción sobre la que se asienta la úlcera y anastomosis gastroduodenal amplia tipo Billroth I. || Tratamiento de las eventraciones por plicatura musculoaponeurótica en gabán. || **-de Juvara.** Osteoplastia reconstructora del extremo femoral inferior, después de una resección articular de rodilla, por un injerto óseo tomado del desdoblamiento del fémur distal opuesto. || **-de Kader.** Gastrostomía en la que el tubo se introduce a través de un colgajo, cerrado por una doble sutura en bolsa de tabaco, el cual obra como válvula y ocluye el orificio al cerrar el tubo. *Sin.*: Operación de Kader Senn. Operación de Senn. || **-de Kappeler.** Colecistoyeyunostomía con la primera asa yeyunal. || **-de Keegan.** Modificación de la rinoplastia india en la que el colgajo se toma principalmente de un lado de la frente. || **-de Keen.** Onfalectomía, en el tratamiento de la hernia umbilical. || **-de Keetley.** Método de herniorrafia radical en la hernia umbilical. || **-de Kehr.** Extirpación de la vesícula biliar y del conducto cístico con drenaje del conducto hepático mediante un tubo en T. || **-de Kehrer.** Mamelonplastia del pezón retraído, consistente en la extirpación de un segmento cutáneo alrededor del mismo, para crear una cicatriz retráctil. || **-de Keller.** Operación de Babcock. || Corrección del *hallux valgus* por resección de la base de la falange basal del primer dedo. || **-de Keller-Babcock.** Operación de Babcock. || **-de Kelly (H. A.).** Histerectomía subtotal, que iniciándose por la resección de un anexo secciona el cuello uterino y termina por extirpar el otro anexo. || Fijación del útero a la pared abdominal para corregir la retroversión. || Técnica de fruncimiento del cuello vesical para corregir determinadas formas de incontinencia urinaria femenina. *Sin.*: Operación de Kelly-Marion. || **-de Kelly (J. D.).** Cordopexia para el tratamiento de la parálisis de una cuerda vocal, consistente en desplazar y fijar la cuerda en posición de abducción. || **-de Key.** Cistostomía lateral con una sonda recta. || **-de Killian.** Resección de la parte anterior del seno frontal, extirpación del tejido afecto y formación de una comunicación permanente con la cavidad nasal, como tratamiento de la sinusitis frontal supurada crónica. || **-de King.** Tipo de aritenoidopexia. || **-de Kirk.** Amputación de Kirk. || **-de Kirmisson.** Trasplante del tendón de Aquiles al peroneo lateral largo, en el pie zambo. || **-de Kirschner.** Tratamiento de la esplenorragia por sutura seguida de epiploplastia, hoy sustituido con esplenectomía. || Prostatectomía perineal junto con extirpación de la uretra prostática, seguida de anastomosis del cabo uretral con el cuello vesical. || **-de Knapp.** Blefaroplastia y evisceración del globo ocular. || Extracción de la catarata mediante apertura del cristalino, sin iridectomía. || **-de Kocher.** Vía de acceso al tiroides, para la tiroidectomía, mediante una incisión media y dos laterales prolongadas hasta el ángulo maxilar inferior. || Glosectomía a través de una incisión extendida desde la sínfisis maxilar al hioides y desde aquí hasta la apófisis mastoides. || Variante de la gastroduodenostomía tipo Billroth I, en la que el estómago se anastomosa terminolateralmente con el duodeno. || Resección de la articulación tibiotarsiana a través de una incisión submaleolar externa, con sutura final de los tendones seccionados. || Resección del recto con conservación del esfínter, por vía coccipperineal. || Método de reducción de la luxación escapulohumeral, sobre todo en su variante subcoracoidea *Sin.*: Maniobra de Kocher. || Coledocotomía transduodenal para la extracción de cálculos alojados en el tramo distal del colédoco. || **-de Kocks.** Acortamiento de la base de los ligamentos anchos por vía vaginal, en la retroversión del útero. || **-de Koeberle.** Operación de Olshausen, 1.ª acep. || **-de Koerte y Ballance.** Neuroanastomosis entre el hipogloso y facial. || **-de Kolomnin.** desus. Tratamiento de la coxalgia por electrocauterización del tejido patológico. || **-de Kondoleon.** Tratamiento de la elefantiasis del miembro inferior mediante extirpación de tiras de aponeurosis muscular subcutánea. || **-de König.** Tratamiento de la luxación congénita de la cadera a través de reducción de la dislocación seguida por formación de un reborde o techo óseo en la parte superior del acetábulo por medio de un colgajo osteoplástico de ilion. || **-de Kortzeborn.** Tratamiento ortopédico de la parálisis del mediano por elongación de los tendones extensores del pulgar y fijación de éste al lado cubital de la mano con una tira de aponeurosis. || **-de Kox.** Glosectomía total a través de una incisión medial del labio y maxilar inferiores. || **-de Kraske.** Amputación del recto por acceso perineal, con exéresis del cóccix y parte del sacro. || **-de Krause.** Operación de Hartley-Krause. || **-de Krimer.** Uranoplastia con sutura de los dos colgajos mucoperiósticos del paladar en la línea media. || **-de Krogius.** Limitación de la luxación recidivante de rótula por tenoplastia lateropatelar. || **-de Krönlein.** Resección de la pared externa de la órbita para el acceso a la cavidad orbitaria y exéresis de neoplasias aquí localizadas. || **-de Kuhnt.** Tratamiento de la sinusitis frontal por resección de la pared anterior del seno y legrado de la mucosa. *Sin.*: Operación de Jansen. || **-de Kuhnt-Szymanowsky.** Blefaroplastia para la corrección del ectropión senil mediante un colgajo triangular creado en la comisura palpebral externa. || **-de Kunlin.** Injerto vascular paralelo, denominado actualmente en *by pass*, unido por sus dos extremos a la luz permeable de una arteria esclerótica, con objeto de eludir un segmento trombosado de ésta. Existen numerosas variantes técnicas, con empleo de diversos tipos de injerto (homoplásticos, autoplásticos y aloplásticos), aunque se prefiere utilizar la vena safena interna del propio enfermo. || **-de Küntscher.** Tratamiento quirúrgico de las fracturas óseas mediante enclavamiento intramedular. ‖ **-de Küster.** Apertura del *aditus ad antrum* y tímpano para evacuar el pus de una mastoiditis supurada. ‖ **-de Labbé.** Vía de acceso para gastrotomía, a través de una incisión subcostal paralela al reborde torácico inferior izquierdo. ‖ **-de Labey.** Operación de Einar-Key. ‖ **-de Lagrange.** Esclerectoiridectomía. ‖ **-de Lagrot.** Técnica de tratamiento quirúrgico de las radiodermitis cancerificadas mediante exéresis del área neoplásica e injerto libre. ‖ **-de Lagrot-Py.** Desinserción de los flexores digitales en el tratamiento de los dedos en garra por retracción fibrosa, secuela de quemadura, para facilitar el enderezamiento de aquéllos. ‖ **-de Landolt.** Blefaroplastia sobre el párpado inferior con un colgajo del párpado superior. ‖ **-de Lane.** Colectomía. ‖ **-de Lane-Lannelongue.** Exéresis de áreas craneales para descomprimir el encéfalo en la hipertensión endocraneal. ‖ **-de Lange.** Restauración de un tendón paralizado, por implantación de hilos a fin de estimular la formación de vainas aponeuróticas. ‖ **-de Lannelongue.** Exéresis de una cinta de hueso parietal paralela a la sutura sagital, para la descompresión endocraneana, en la microcefalia. ‖ **-de Lannelongue.** Diversos procedimientos de craneotomía para descomprimir el encéfalo en la hipertensión endocraneal. ‖ **-de Lanz.** Tratamiento de la elefantiasis de la extremidad inferior, mediante inserción de colgajos de fascia lata en el conducto medular del fémur, a través de una trepanación. ‖ **-de Larget.** Tratamiento de las varices por medio de ligaduras escalonadas transcutáneas de las comunicantes, previamente localizadas. ‖ **-de Laroyenne.** Punción del fondo de saco de Douglas para el drenaje de las supuraciones pelvianas. ‖ **-de Larrey.** Desarticulación escapulohumeral. ‖ **-de Latzko.** Cesárea baja extraperitoneal con desplazamiento lateral de la vejiga y reflexión extraperitoneal. ‖ **-de Laurens.** Plastia oclusora de un orificio de mastoidotomía. ‖ **-de Lawson-Tait.** Laparotomía para el tratamiento de las anexitis. ‖ Marsupialización de los quistes hidatídicos hepáticos. ‖ Restauración plástica de la continuidad peritoneal. ‖ **-de Le Beau.** Hipofisectomía total, o pedicular, como tratamiento paliativo de los cánceres mamarios metastásicos. ‖ **-de Le Chuiton.** Tenoaponeurectomía como tratamiento quirúrgico de la enfermedad de Dupuytren. ‖ **-de Le Fort.** Colporrafia o sutura entre las paredes anterior y posterior de la vagina, en la línea media, para suprimir el prolapso uterovaginal. ‖ Amputación de Le Fort. ‖ **-de Lecène.** Sección del ligamento anular anterior del carpo, para el drenaje de las supuraciones de las vainas sinoviales digitocarpianas. ‖ **-de Leger-Lande-Dorbon.** Anastomosis portocaval. ‖ **-de Lempert.** Tratamiento de la otosclerosis por fenestración a través de un acceso intrauricular. ‖ **-de Lennander.** Exéresis de los ganglios inguinales y pélvicos. ‖ **-de Lenormant-Wilmoth.** Tratamiento de las fracturas de calcáneo mediante injertos osteoperiósticos. ‖ **-de Leriche.** Simpatectomía periarterial. ‖ Exéresis del ganglio estrellado como tratamiento del síndrome estenocárdico. ‖ Tratamiento de la hipertensión arterial maligna por medio de esplacnicectomía y adrenectomía, en un solo tiempo. ‖ **-de Lesser.** Gasserectomía para el tratamiento de la neuralgia del trigémino. ‖ **-de Letiévant.** Costectomía toracoplástica para suprimir la cavidad del empiema. ‖ **-de Levis.** Esclerosis de la cavidad vaginal por instilación de ácido fénico, después del vaciado, en el tratamiento del hidrocele. ‖ **-de Lilienthal.** Esofagogastrostomía posterior con implantación del esófago en el estómago. ‖ Técnica de mediastinotomía posterior a través de la resección de la IX costilla. ‖ Esofagogastrostomía posterior con implantación del esófago en el estómago. ‖ **-de Lillehei.** Corrección quirúrgica de la insuficiencia mitral, por estrechamiento anulorráfico del orificio, bajo circulación extracórporea. ‖ **-de Linton.** Tratamiento de la tromboflebitis embolorrecidivante por resección de ambas safenas junto con sus colaterales y la aponeurosis de la envoltura muscular de la pantorrilla, a través de un acceso interno. ‖ Tratamiento de los síndromes postrombóticos mediante ligadura de la vena femoral superficial y flebectomía de la safena interna. ‖ **-de Lisfranc.** Desarticulación tarsometatarsiana. ‖ **-de Liston.** Técnica quirúrgica de resección del maxilar superior. ‖ **-de Littré.** Colotomía inguinal izquierda a través de una incisión paralela al arco crural. ‖ **-de Lizars.** Exéresis del maxilar superior a través de una incisión arqueada entre la comisura bucal al hueso malar. ‖ **-de Lockhart-Mummery.** Hemorroidectomía con sección individual de cada varice con tijera y sutura acompasada con la progresión del corte. ‖ Tratamiento del prolapso rectal mediante despegamiento de la cara posterior del recto y fijación en la posición correcta mediante cicatrización lenta. ‖ Amputación rectal por acceso perineal, dejando una colostomía definitiva. ‖ **-de Logan.** Valvutomía orificial cardíaca mediante dilatador introducido por vía transventricular. *Sin.*: Operación de Logan-Turner. ‖ **-de Longmire.** Anastomosis entre el conducto hepático izquierdo y una asa yeyunal, después de resección parcial del lóbulo izquierdo, en casos de obstrucción coledociana por neoplasia maligna. *Sin.*: Operación de Longmire-Sandford. ‖ **-de Longuet.** Trasplante extraseroso del testículo en el tratamiento del varicocele e hidrocele. ‖ **-de Lorenz.** Maniobra de reducción incruenta de la cabeza femoral en la luxación congénita de cadera, con fijación de la cabeza femoral en la cavidad cotiloidea displásica. ‖ **-de Loreta.** Gastrotomía seguida por separación forzada del orificio cardial o pilórico estenosado. ‖ Tratamiento del aneurisma mediante introducción en su luz de un alambre, seguida de electrocoagulación. ‖ **-de Lossen.** Tratamiento de la neuralgia facial mediante sección de la rama maxilar superior del trigémino, conservando el nervio del masetero. ‖ **-de Lotheissen.** Tratamiento de la hernia crural y de la inguinal por vía crural, apoyando los puntos de herniorrafia en el ligamento de Cooper. *Sin.*: Operación de Lotheissen Reich (Alemania), operación de Ruggi (Francia e Italia). ‖ **-de Lowsley.** Operación en tres tiempos para corregir el hipospadias. ‖ **-de Luc.** Operación de Caldwell-Luc. ‖ **-de Ludloff.** Osteotomía oblicua del I metatarsiano para la corrección del *hallux valgus*. ‖ **-de Lund.** Astragalectomía para la corrección del pie zambo. ‖ **-de Lyon-Horgan.** Tratamiento quirúrgico de la angina estenocárdica mediante sección bilateral de las arterias tiroideas superiores e inferiores. ‖ **-de Mac Arthur.** Cateterismo del colédoco para instilar líquidos en el duodeno. ‖ **-de Mac Ewen.** Electrocoagulación del saco aneurismático a través de una aguja introducida en la cavidad. ‖ Osteotomía supracondílea femoral para corrección del *genu valgus*. ‖ Cura radical de la hernia mediante oclusión del anillo interno con una tapadera confeccionada por plicatura del saco herniario. ‖ **-de Mac Gill.** Prostatectomía suprapúbica. ‖ **-de Mackenrodt.** Fijación vaginal de los ligamentos redondos en la retroversión uterina. ‖ **-de Mackenzie.** Desarticulación parecida a la de Syme, pero en la que el colgajo se obtiene del lado interno de la articulación tibiotarsiana. ‖ **-de Madelung.** Safenectomía total para el tratamiento de las varices. ‖ Colostomía lumbar con cierre del extremo distal del colon mediante sutura invaginante en dos planos. ‖ **-de Madlener.** Gastrectomía en escalera, en la que el primer tramo de sección gástrica se efectúa muy arriba en la curvatura menor, para incluir en la resección un ulcus muy alto de esta curvatura. ‖ Esterilización femenina por aplastamiento del tercio medio del oviducto mediante forcipresión con una pinza de Kocher, seguida por sutura con material no resorbible. ‖ **-de Maisonneuve.** Tratamiento de la estenosis uretral por una incisión de dentro afuera, realizada con el uretrótomo de este autor. ‖ **-de Makka.** Tratamiento de la ectopia vesical por plastia cecoapendicular. ‖ **-de Malgaigne.** Desarticulación subastragalina. ‖ **-de Manchester.** Operación para el prolapso uterino, que consiste en la fijación de los ligamentos cardinales al cérvix; extirpación del cuello uterino y colporrafia anterior. || **-de Marchant.** Operación de Gérard Marchant. || **-de Marian.** Incisión en el rafe perineal para la extracción de cálculos vesicales. || **-de Marion.** Nefrostomía. || Fruncimiento de la pared posterior del cuello vesical para el tratamiento de la incontinencia femenina. || **-de Markwald.** Extirpación de dos porciones cuneiformes en ambos lados del cuello uterino, para tratamiento de la estenosis del orificio distal. || **-de Martin.** Método ant. de histerectomía vaginal. || Cura del hidrocele por punción e inyección de tintura de yodo. || Operación plástica para el tratamiento de las fístulas vesicovaginales. || Anastomosis entre el conducto deferente y el epidídimo para el tratamiento de la obstrucción inflamatoria de este último. || **-de Marwedel.** Tipo de gastrotomía en la que el catéter gástrico recorre un trayecto tuneliforme en la pared del estómago entre las túnicas muscular y serosa, antes de aflorar a través de la piel. || **-de Matas.** Endoaneurismorrafias según tres variantes técnicas: 1) restauradora, 2) obliterante y 3) reparadora. || **-de Maydl.** Inserción de los uréteres en el recto como tratamiento de la extrofia vesical. || Colostomía con exteriorización de un segmento de colon, fijado por una varilla de cristal que atraviesa el mesocolon, mantenido exteriorizado por el tiempo necesario para la formación de adherencias. || Yeyunostomía mediante abocamiento al exterior de un asa yeyunal previo restablecimiento de la continuidad digestiva por una anastomosis terminolateral. || **-de Mayo.** Tipo de gastrectomía consistente en la resección de un segmento variable de la región pilórica, como cierre del muñón duodenal y restablecimiento de la continuidad mediante anastomosis posterior entre estómago proximal y la primera asa de yeyuno. || Tratamiento de la hernia umbilical mediante resección de la masa herniaria y sutura de las aponeurosis abdominales dispuestas en capas transversas. || Tratamiento de las varices superficiales mediante ligaduras subcutáneas. || **-de McBurney.** Tratamiento radical de la hernia inguinal mediante ligadura del saco a nivel del anillo inguinal profundo, seguida de inversión y sutura de la piel a los elementos tendinoaponeuróticos subyacentes. || **-de McDowell.** Extirpación de un quiste ovárico o de un ovario, por laparotomía. || **-de McFae.** Tratamiento de las fístulas y quistes pilonidales sacrococcígeos mediante resección en bloque seguida por sutura de la piel al plano aponeurótico. || **-de McGill.** Prostatectomía suprapúbica. || **-de McVay.** Tratamiento de la hernia inguinal consistente, una vez ligado y seccionado el saco, en la sutura del tendón conjunto y el ligamento de Cooper hasta los vasos femorales y a partir de aquí entre el oblicuo menor y el transverso, o éstos y la *fascia transversalis*, y la cara posterior del arco crural. En realidad la técnica mixta que utiliza sucesivamente, de dentro afuera, las de Lotheissen-Reich y Bassini. || **-de McVay-Anson.** Operación de McVay. || **-de Meller.** Exéresis del saco lagrimal. || **-de Menge.** Esterilización femenina consistente en la tracción de las trompas de Falopio a través de los orificios inguinales internos, seguida de resección de aquéllas. || **-de Mercier.** Prostatectomía transuretral. || **-de Meredith.** Antiguo método de tratamiento de la litiasis vesicular, en la que después de la extracción de los cálculos a través de una colecistotomía se volvía a cerrar la vesícula por sutura. || **-de Michaelis.** Episiotomía. || **-de Michetti.** Antigua pleurólisis, para liberar las adherencias creadas por el neumotórax terapéutico, mediante sección pleuroscópica. || **-de Michon.** Cesarotomía extraperitoneal, en la que se unen el peritoneo parietal y el visceral para aislar la cavidad peritoneal. || **-de Mikulicz.** Tenotomía del esternocleidomastoideo en el tortícolis. || Operación de Heinecke-Mikulicz. || Tarsectomía con resección del astrágalo, calcáneo, cuboides y superficies articulares de tibia y peroné. *Sin*.: Operación de Vladimirov. || Tratamiento del espasmo de cardias a través de una gastrotomía anterior por la que se introduce un dilatador hacia el esófago, dilatador que se abre hasta 6 cm. || Resección de un asa intestinal en tres tiempos: exteriorización del asa, resección del asa procidente y conversión del ano contra natura en fístula estercorácea y, por último, cierre de la fístula. || **-de Mikulicz-Bloch.** Exéresis de las lesiones malignas de colon en dos tiempos quirúrgicos. || **-de Milch.** Tratamiento de la seudoartrosis de los dos huesos de la pierna mediante implantación de injertos de hueso esponjoso en la cara posterior de la membrana interósea a nivel de la seudoartrosis, la cual es respetada. || **-de Miles.** Resección abdominoperineal del recto, por carcinoma, en un solo tiempo. || **-de Milligan.** Operación para la triquiasis. || **-de Millin.** Prostatectomía retropubiana. || **-de Mingazzini-Foerster.** Operación de Foerster para el tratamiento de la ataxia locomotriz. || **-de Mirault.** Técnica de corrección del labio leporino, de la cual deriva la operación de Veau. || **-de Moore.** Introducción en la cavidad aneurismática de un pequeño alambre para provocar la coagulación. || **-de Moore-Corradi.** Paso de una corriente galvánica intensa por un alambre introducido en un aneurisma. || **-de Moreau.** Resección del codo a través de una incisión posterior en H. || La misma técnica para la resección de la rodilla. || **-de Moreschi.** Operación anticuada, consistente en la circuncisión de los tejidos blandos de la pantorrilla hasta el plano aponeurótico. || **-de Morestin.** Desarticulación de la rodilla con resección intercondílea del fémur. || **-de Moroney.** Técnica anticuada de gastrectomía subtotal con interposición del colon transverso entre estómago y duodeno a título de puente provisional en espera de una «restauración gástrica». || **-de Moschcowitz.** Operación de la hernia crural por vía inguinal. || Tratamiento del prolapso rectal mediante obliteración por suturas del fondo de saco rectovesical en el varón y del rectovaginal en la mujer. || **-de Motais.** Tratamiento de la ptosis palpebral superior por trasplante de la porción media del recto superior del ojo al párpado superior. || **-de Mules.** Evisceración del globo ocular e introducción de un ojo artificial. || **-de Müller (A.).** Operación cesárea previa exteriorización del útero. || Histerectomía vaginal por división del útero en dos mitades laterales. || **-de Müller (L.).** Tratamiento ant. del desprendimiento de retina mediante resección de un sector semilunar de esclerótica, para drenar el líquido subretiniano. || **-de Munro-Gross.** Obliteración del conducto arterioso persistente mediante sutura junto a los orificios aórtico y pulmonar, seguida por sección del conducto. || **-de Munro-Kerr.** Cesárea segmentaria extraperitoneal con incisión arqueada del segmento inferior. || **-de Naffziger.** Resección de las paredes superior y externa de la órbita en el tratamiento de la oftalmía progresiva. || **-de Narath.** Fijación del epiplón al tejido celular subcutáneo de la pared abdominal para establecer una circulación colateral en la hipertensión portal. || **-de Nassilov.** Acceso al esófago torácico por el mediastino posterior, a través de la resección de varias costillas. || **-de Nebinger-Praun.** Vía de acceso al seno frontal a través de trepanación. || **-de Nélaton.** Desarticulación del hombro. || Rinoplastia por colgajos tomados de las mejillas. || Litotomía prerrectal. || Desarticulación subastragalina. || Ablación de pólipos nasofaríngeos por vía bucal. || **-de Neuber.** Repleción de una cavidad ósea con colgajos cutáneos tomados de los lados de la herida. || **-de Nicoladoni.** Reconstrucción de un pulgar amputado mediante plastia cutaneomucosa reglada en tres tiempos. || **-de Nissen.** Técnica antirreflujo para el tratamiento de la hernia del hiato esofágico, consistente en plicatura en manguito de la cúpula gástrica alrededor del esófago abdominal. || **-de Noble.** Plicatura de las asas intestinales para el tratamiento de las oclusiones intestinales recidivantes y de la peritonitis encapsulante. || **-de Northcott.** Estimulación del endotelio vascular por una corriente galvánica electrolítica, para una hipotética producción de hormonas sexuales estimulantes. No es usada en la actualidad. ‖ **-de Ober.** Tratamiento de la parálisis del cuádriceps crural mediante el trasplante de los tendones del sartorio y del tensor de la fascia lata al tendón rotuliano. ‖ Tratamiento de la parálisis del tríceps sural por inserción de los tendones de los músculos peroneo lateral largo y tibial posterior en el tendón de Aquiles, pasándolos previamente por un túnel labrado en el calcáneo. ‖ **-de Oberst.** Técnica anticuada del tratamiento de la ascitis mediante inserción de un colgajo de piel de abdomen dentro de éste, con fines de drenaje. ‖ **-de Ogston.** Resección del cóndilo externo del fémur en el genu valgo. ‖ Resección de una porción cuneiforme del tarso en el pie plano, para el restablecimiento de la bóveda plantar. ‖ **-de Ogston-Luc.** Tratamiento de diversas enfermedades del seno frontal abriendo éste por fuera de la línea media. ‖ **-de Ollier.** V. Método subperióstico de Ollier. ‖ **-de Olmer.** Tratamiento de la hipertensión arterial por ligadura de la vena suprarrenal principal izquierda. ‖ **-de Olshausen.** Fijación y sutura del útero a la pared abdominal en la retroversión uterina. ‖ Cura de la hernia umbilical mediante reducción del contenido sin abertura del saco, seguida por sutura de la piel (anticuada). ‖ **-de Ombrédanne.** Orquidopexia transescrotal. ‖ Cura radical del hipospadias. ‖ **-de Ombrédanne-Huc.** Corrección quirúrgica de la elevación congénita del omóplato por descenso del ángulo superoexterno del hueso y fijación a la altura correcta, junto con alargamiento de la clavícula para evitar la compresión por el plexo braquial. ‖ **-de Oppel.** Suprarrenalectomía. ‖ **-de Ord.** Rotura de adherencias recientes en las articulaciones. ‖ **-de Paci.** Técnica modificada de la operación de Lorenz para la luxación congénita de cadera. ‖ **-de Padgett.** Reconstrucción del labio por trasplante con injertos tubulares. ‖ **-de Pagenstecher.** Corrección de la ptosis palpebral procurando, por medio de bridas cicatrizales, que el músculo occipitofrontal actúe sobre el párpado. ‖ **-de Panas.** Inserción del párpado superior al músculo frontal en la blefaroptosis. ‖ Corrección de la triquiasis mediante liberación de la mitad inferior del cartílago tarso, girando mediante sutura el borde del párpado hacia delante para normalizar la dirección de las pestañas. ‖ Proctotomía mediante una incisión vertical. ‖ **-de Pancoast.** Sección de la segunda rama del trigémino en el agujero oval. ‖ **-de Paré.** Antigua técnica reparadora del labio leporino por medio de agujas y suturas en 8. ‖ **-de Passavant.** Estafilolaringorrafia para cerrar la comunicación entre la nariz y la boca. ‖ **-de Passot.** Tratamiento de la ptosis mamaria consistente en la resección de un sector cutáneo entre el surco submamario y la zona supraareolar, elevación de la mama y reimplantación del pezón en una nueva posición prefijada en el planeamiento de la operación. ‖ **-de Patey.** Amputación mamaria modificada, en la que no se extirpa el músculo pectoral menor, para el tratamiento del carcinoma de mama. ‖ **-de Péan.** Gastrectomía para el tratamiento del cáncer gástrico, seguida por anastomosis gastroduodenal. ‖ Histerectomía vaginal para la ablación de fibromas uterinos (anticuada). ‖ Amputación del miembro inferior a nivel de la raíz del muslo, en la cual se ligan los vasos a medida que se desarrolla la operación (anticuada). ‖ **-de Péan-Billroth.** Operación de Billroth I. ‖ **-de Peet.** Resección de los ganglios simpáticos dorsales IX a XII, incluyendo la cadena torácica y los esplácnicos mayor y menor para el tratamiento de la hipotensión arterial esencial. ‖ **-de Pemberton.** Extirpación de bocios endotorácicos por cervicotomía. ‖ Tratamiento del prolapso rectal por elevación mediante dos colgajos peritoneales cruzados. ‖ **-de Pende.** Resección del nervio esplácnico izquierdo para el tratamiento de la hipertensión y el suprarrenalismo. ‖ Plicadura del fondo gástrico y la parte adyacente del esófago, indicada en la hernia de hiato esofágico. ‖ **-de Pérez-Fontana.** Tratamiento quirúrgico del quiste hidatídico pulmonar junto con la membrana periquística que lo separa del parénquima pulmonar sano. ‖ **-de Périer.** Resección de la laringe cancerosa a través de una H acostada. ‖ Eversión uterina seguida de amputación de este órgano. ‖ **-de Petersen.** Técnica de litotomía suprapúbica. ‖ **-de Pfeiffer-Kent.** Tratamiento quirúrgico de las fístulas gastroyeyunocólicas por colostomía derecha a distancia de la fístula, en tres tiempos. ‖ **-de Phaneuf-Groves.** Extirpación de una fístula vesicovaginal a través de un acceso transvesical. ‖ **-de Phelps.** Tratamiento del pie cavo a través de una incisión plantar a lo largo del borde interno del pie. ‖ **-de Phemister-Adams.** Esofagectomía por vía transpleural izquierda. ‖ **-de Philagrius-Purman.** Ligadura y extirpación de los aneurismas. ‖ **-de Philibert-Roux (J.).** Autoplastia cervicofacial en «migraciones sucesivas». ‖ **-de Physick.** Extirpación de una porción circular del iris mediante unas pinzas cortantes. ‖ **-de Pieri.** Antiguo nombre de la vagotomía. ‖ **-de Pillore.** Ano artificial por abocamiento del ciego a la pared abdominal. ‖ **-de Pirogov.** Amputación de Pirogov. ‖ **-de Pitts.** Elongación del nervio dental inferior a través de una incisión paralela al borde de la rama ascendente del maxilar inferior. ‖ **-de Politzer.** Creación de un orificio permanente en el tímpano por incisión y electrocoagulación. ‖ Sección del ligamento anterior del martillo. ‖ **-de Pollock.** Desarticulación de la rodilla con un colgajo corto posterior y otro largo anterior, conservando la rótula. ‖ **-de Polya.** Gastrectomía parcial con cierre del cabo duodenal y anastomosis gastroyeyunal terminolateral a toda boca anastomótica del muñón gástrico. ‖ Operación de Reichel-Polya. ‖ **-de Pomeroy.** Esterilización femenina mediante plicatura de la trompa uterina a 5 cm del cuerno, ligando el asa así formada con catgut crómico y terminando con su resección. ‖ **-de Poncet.** 1. Alargamiento del tendón de Aquiles en el pie equino. 2. Uretrostomía perineal. ‖ **-de Poppen.** Tratamiento de la hipertensión arterial esencial por resección en dos tiempos, uno para cada lado, de la cadena simpática toracolumbar y nervios esplácnicos mayores. ‖ **-de Porro.** Cesarotomía con extirpación del útero, trompas y ovarios. ‖ **-de Porro-Müller.** Operación de Müller (A.). ‖ **-de Porro-Veit.** Histerectomía en la que el muñón es ligado y restituido a su lugar. ‖ **-de Portes.** Cesárea con exteriorización temporal del útero en caso de infección uterina (anticuada). ‖ **-de Posadas.** Tratamiento de los quistes hidatídicos de hígado y pulmón mediante evacuación completa y sutura de la membrana periquística. ‖ **-de Postempsky.** Técnica de tratamiento de la hernia inguinal en la que se deja el cordón espermático por delante de la aponeurosis del oblicuo mayor y se cierra el conducto inguinal mediante sutura entre el arco crural y los músculos oblicuo mayor, oblicuo menor y transverso. ‖ **-de Potts.** Anastomosis laterolateral de la aorta con la rama izquierda de la arteria pulmonar. ‖ **-de Potts-Smith-Gibson.** Operación de Potts. ‖ **-de Power.** Exéresis de un leucoma corneal seguido de trasplante de córnea. ‖ **-de Pozzi.** Extirpaciones bilaterales de tiras de cuello de útero seguidas de sutura, para corregir la anteflexión uterina. ‖ **-de Prévot.** Exéresis por laparotomía de un útero desgarrado en el curso del parto. ‖ **-de Pribram.** Electrocoagulación del lecho residual de la resección de vesícula biliar. ‖ **-de Puigvert.** Uretrocistorrafia intravesical utilizada especialmente en las infecciones tuberculosas del aparato urinario (casi no se utiliza actualmente). ‖ **-de Puussepp.** Incisión del epéndimo para el tratamiento de la siringomielia. ‖ **-de Quaglino.** Esclerotomía practicada con cuchillete y espátula (anticuada). ‖ **-de Quénu.** Técnica de toracoplastia en el tratamiento del empiema, mediante sección de las costillas (anticuada). ‖ **-de Quénu-Mayo.** Técnica de exéresis del recto y ganglios linfáticos vecinos, en el cáncer de este órgano. ‖ **-de Ramdohr.** Enterorrafia con intususcepción previa del extremo proximal en el distal. ‖ **-de Rammstedt.** Operación de Frédet-Rammstedt. ‖ **-de Ramsden.** Ligadura de la arteria subclavia a 1 cm por encima de la clavícula a través de una incisión transversal de 3 pulgadas (7,5 cm), practicada en el triángulo posterior del cuello. ||-**de Rankin.** Resección abdominoperineal del recto en dos tiempos, por carcinoma rectal (anticuada). ||-**de Ransohoff.** Incisión crucial múltiple de la pleura en el empiema (anticuada). ||-**de Récamier.** Legrado del útero. ||-**de Récamier.** Histerectomía vaginal. ||-**de Reclus.** Creación de un ano artificial en la región ilíaca, por cáncer de recto. || Tratamiento de las hemorroides mediante ligadura por transfixión y extirpación de los paquetes hemorroidales. ||-**de Reed.** Ligadura venosa en el varicocele tubárico. ||-**de Regnoli.** Extirpación de la lengua a través de una incisión en la línea media de la región suprahioidea, desde el mentón hasta el hioides. ||-**de Rehn.** Resección de la mucosa rectal como tratamiento del prolapso de recto. ||-**de Reichel-Polya.** Gastrectomía subtotal con anastomosis gastroyeyunal terminolateral a media boca anastomótica del muñón gástrico. ||-**de Reverdin.** INJERTO DE REVERDIN. ||-**de Rhea-Barton.** Osteotomía cuneiforme de la parte inferior de la diáfisis del fémur en la anquilosis de rodilla. ||-**de Ricard.** Desarticulación de la cadera. ||-**de Richer.** Sección de los nervios erectores e hipogástricos en la mujer, como tratamiento de las cistalgias rebeldes, especialmente en las neoplasias. ||-**de Ridell.** Resección de las paredes anterior e inferior del seno frontal en la inflamación crónica. ||-**de Riedel.** Coledocoduodenostomía. ||-**de Rigaud.** Autoplastia de la fístula uretral. ||-**de Roberts.** Corrección de la desviación del tabique nasal.||-**de Robinson.** Sección entre dos ligaduras de la vena varicosa. ||-**de Rodman.** Ablación de la mama cancerosa y amplia extirpación ganglionar. ||-**de Rose.** Técnica para la extirpación del ganglio de Gasser. ||-**de Rouge.** Apertura del seno nasal por desprendimiento del labio superior y cartílagos nasales del maxilar superior. ||-**de Routier.** Método operatorio de la retracción aponeurótica palmar de Dupuytren. ||-**de Roux.** Gastroenterostomía en Y. || Esofagoyeyunogastrostomía. ||-**de Rovsing.** Tratamiento de la ptosis gástrica mediante plicatura de la pared anterior del estómago y fijación a la parte superior de la pared anterior abdominal. ||-**de Ruggi.** OPERACIÓN DE LOTHEISSEN.|| Gastroyeyunostomía con doble abertura. ||-**de Ruotte.** Fijación de la vena safena en la cavidad peritoneal para drenaje de la ascitis en la cirrosis hepática. || Venoperitoneostomía. ||-**de Rutkowsky.** Gastrostomía con formación de un tubo gástrico a partir de la curvatura gástrica mayor, con base de implantación cercana al píloro. ||-**de Rydygier.** Gastroenterostomía. || Esplenopexia con fijación del bazo a una bolsa peritoneal. ||-**de Sabanejev-Frank.** OPERACIÓN DE FRANK. ||-**de Saemisch.** Sección de la córnea en el tratamiento de la úlcera serpiginosa y en el hipopión. ||-**de Saenger.** Cesarotomía en la que antes de extraer el feto se exterioriza el útero a través de una larga incisión abdominal. ||-**de Salzer.** Resección del nervio maxilar inferior. || Sutura de la aponeurosis pectínea al arco crural en la cura radical de las hernias crurales. ||-**de Santy.** Resección rectal por vía abdominosacra, con conservación del esfínter. ||-**de Sasse.** Anastomosis coledocoduodenal laterolateral en las oclusiones permanentes de la porción distal del colédoco. ||-**de Sauerbruch.** Toracoplastia total paravertebral en un solo tiempo (anticuada). ||-**de Sauerbruch.** Lobectomía pulmonar u otro tipo de exéresis en pleura tabicada. ||-**de Sauter.** Histerectomía vaginal respetando ovarios y trompas. ||-**de Sayre.** Aplicación de un corsé escayolado, previa tracción, para el tratamiento de la espondilitis tuberculosa. ||-**de Scanzoni.** Rotación del occipucio fetal con el fórceps para colocarlo en posición anterior para apresurar el parto.||-**de Scarpa.** Ligadura de la arteria femoral en el triángulo de este nombre. || Iridodiálisis a través de la esclerótica. ||-**de Schauta.** Histerectomía vaginal como tratamiento del cáncer de cuello uterino. ||-**de Schauta-Wertheim.** OPERACIÓN DE WERTHEIM-SCHAUTA. ||-**de Schede.** Secuestrectomía dejando la cavidad ósea rellena de sangre, para su ulterior organización. || Incisión circular de la pantorrilla y disección de los manguitos cutáneos perivenosos, en las varices. || Resección torácica en el empiema, en la que se efectúa una costectomía subtotal (anticuada). ||-**de Schiassi.** Anastomosis epiploica para lograr la derivación de la sangre en el sistema portal. || Tratamiento esclerosante de las varices de la pierna con solución acuosa de yodo. ||-**de Schlatter.** Gastrectomía total. ||-**de Schmalz.** Introducción de un hilo en el conducto lagrimal, en las estenosis de este conducto. ||-**de Schmidt.** IRIDODIÁLISIS DE SCARPA. ||-**de Schmidt-Graf-Le Foyer.** Colapso del pulmón tuberculoso para crear una cavidad neumotorácica extrapleural, que se mantiene con reinsuflaciones, con el fin de obtener un colapso equilibrado (anticuada). ||-**de Schoenbein.** Técnica de palatoplastia con sutura de un colgajo de paladar blando a la pared posterior faríngea, para separar la cavidad nasal de la bucal. || Técnica de palatoplastia con sutura de un colgajo de paladar blando a la pared posterior faríngea, para separar la cavidad nasal de la bucal. ||-**de Scholder.** Frenado del tendón de Aquiles para el tratamiento del pie equino espástico en los paralíticos cerebrales. ||-**de Schrock-Chigot.** Corrección quirúrgica de la supraelevación congénita de la escápula mediante amplia resección perióstica de toda la parte interna y superior del omóplato. ||-**de Schröder.** Extirpación de la mucosa del cuello uterino en la endometritis crónica. || Tratamiento de la esterilidad femenina mediante incisión transversal de ambas comisuras del cuello uterino, seguida por sutura perpendicular a la incisión anterior. ||-**de Schuchardt.** Histerectomía paravaginal. ||-**de Schwartze.** Apertura de las celdas mastoideas, con escoplo y martillo, en las afecciones del oído medio. ||-**de Schücking.** Técnica de histeropexia vaginal en el prolapso uterino. ||-**de Sébileau.** Laringectomía económica en tumores de la laringe. ||-**de Sédillot.** Diversos métodos de amputación, estafilorrafia, autoplastia de labio superior y ligadura de la arteria ilíaca primitiva. ||-**de Segond.** Cura radical de la extrofia vesical. ||-**de Segura.** Vía de acceso a la hipófisis por vía transesfenoidal. ||-**de Semb.** Toracoplastia con apicólisis extrafascial. ||-**de Sencert.** Técnica primitiva de la resección parcial de esófago con anastomosis esofagogástrica (anticuada). ||-**de Senn.** Anastomosis laterolateral del intestino. V. OPERACIÓN DE KADER. ||-**de Sever.** Osteotomía desrotativa para corregir una rotación interna irreducible del húmero, consecutiva a parálisis obstétrica del plexo braquial. ||-**de Shenstone.** Oclusión de una fístula, bronquial por implantación de músculo intercostal en el trayecto fistuloso, a través de una toracotomía con exéresis de dos costillas. ||-**de Sicard-Robineau.** Sección cervical del glosofaríngeo, como tratamiento de las neuralgias rebeldes. ||-**de Siebold.** Técnica de pubiotomía. ||-**de Sigault.** Técnica de pubiotomía. ||-**de Simon (G.).** Colpocleisis. ||-**de Simon (J.).** Reparación de los desgarros de perineo, por sutura en dos planos de la mucosa vaginal y de la superficie cutánea. ||-**de Sims.** Incisión media del labio posterior del cuello uterino hasta la línea de flexión de la anteflexión uterina, para obtener una comunicación de la luz uterina con el fondo de saco posterior vaginal. ||-**de Skutsch.** Salpingostomía seguida de sutura del orificio creado con el ovario homolateral. ||-**de Sluder.** Resección de la amígdala palatina junto con su cápsula. || Legrado de células etmoidales por vía endonasal. ||-**de Smith.** Antigua técnica de extracción de catarata inmadura con su cápsula intacta. || Aplastamiento de las hemorroides con pinzas de forcipresión, seguido de electrocoagulación. ||-**de Smith Petersen.** Remodelación de la cabeza hipertrófica del fémur para devolver el funcionalismo a la cadera en la coxartria. ||-**de Smithwick.** Resección de la cadena simpática dorsolumbar y de los nervios esplácnicos, como tratamiento de la hipertensión esencial. ||-**de Snellen.** Operación del ectropión mediante suturas. ||-**de Socin.** Enucleación simple de un nódulo tiroideo. ||-**de Sonneberg.** Extirpación del nervio maxilar inferior en el ángulo mandibular, por su cara profunda. ||-**de Sotteau.** Técnica de tratamiento de la hernia inguinal, por oclusión del conducto inguinal mediante un doble pliegue del escroto. ||-**de Soudille.** Técnica quirúrgica en dos tiempos para el tratamiento de la sordera por otosclerosis progresiva, consistente en la creación de una fístula en el conducto semicircular horizontal, la cual se recubre con un colgajo cutáneo que se sutura al tímpano. *Sin.:* Timpanolaberintopexia. ||-**de Spinelli.** Corrección del prolapso uterino mediante sección longitudinal en la pared anterior, reversión del órgano y fijación al nivel correcto. ||-**de Spivack.** Gastrostomía tubular con un colgajo de pared gástrica anterior. ||-**de Spivack.** Cistostomía tubular con un colgajo de la pared vesical anterior. ||-**de Squirru-Finochietto.** Reconstrucción de la pared en la hernia inguinal, mediante imbricación de planos por debajo del cordón espermático, el cual queda en situación preaponeurótica. ||-**de Stacke.** Vaciamiento del oído medio mediante resección de la apófisis mastoides y del contenido de la caja del tambor, de suerte que antro, tímpano y conducto auditivo externo forman una cavidad única. *Sin.:* Radical del oído. ||-**de Stamm.** Gastrostomía mediante exteriorización de un cono de pared gástrica a través del músculo recto abdominal izquierdo y su vaina, seguida por incisión del vértice del cono e introducción por el orificio de un tubo del catéter, todo ello fijado por suturas. ||-**de Steinach.** Ligadura y sección de los conductos deferentes con la idea de rejuvenecer una persona de edad o envejecida, por creerse que la atrofia de los espermatogonios y proliferación de tejido intersticial incrementaría la producción de hormonas sexuales. Actualmente esta operación sólo se practica como tiempo previo de las prostatectomías, para prevenir las orquitis postoperatorias o para esterilizar al varón. *Sin.:* Vasectomía. ||-**de Steindler.** Tratamiento de la parálisis del músculo tibial anterior por trasplante del extensor largo del primer dedo. ||-**de Stoffel.** Resección de una parte de los fascículos de un tronco nervioso que inerva un grupo muscular afecto de parálisis espástica. ||-**de Stokes-Gritti.** V. Amputación. ||-**de Stoltz.** Técnica del tratamiento del cistocele, mediante denudación de una parte de la pared vaginal anterior seguida de sutura en bolsa de tabaco alrededor del borde denudado. ||-**de Stromeyer-Little.** Evacuación de un absceso hepático previa punción con aguja gruesa o trocar de mandril, en función de guía. ||-**de Stuerz.** Frenicectomía para inmovilizar el pulmón en las lesiones basales, bronquiectasias o incluso lesiones más altas. ||-**de Sturmdorf.** Extirpación cuneiforme del cuello uterino. ||-**de Surmay.** Yeyunostomía. ||-**de Swan.** Técnica de oclusión quirúrgica de una comunicación interauricular. ||-**de Swenson.** Operación de V. Hochenegg. ||-**de Swenson-Grecov-Hiatt.** Tratamiento quirúrgico del megacolon por evaginación y resección extraperitoneal del rectosigma. ||-**de Syme.** Técnica de uretrostomía externa. || V. Amputación de Syme. ||-**de Szymanowski.** Corrección plástica del ectropión. || Método de blefaroplastia. || Técnica de tratamiento del hipospadias. || Fistulectomía uretral y uretroplastia. ||-**de Tagliacozzi.** Rinoplastia por el método italiano. ||-**de Tait.** Salpingectomía por laparotomía, como tratamiento del piosalpinx y de la anexitis tuberculosa. || Marsupialización de los quistes hidatídicos hepáticos. || Operación de Lawson-Tait. ||-**de Talma.** Técnica para drenar la ascitis cirrótica, mediante anastomosis entre la circulación portal y la sistémica, consistente en la creación de adherencias entre bazo, hígado y epiplón, de un lado, y peritoneo parietal, de otro. En desuso. ||-**de Talma-Morison.** Omentopexia con el peritoneo parietal para crear una anastomosis entre la circulación portal y la general. ||-**de Tansini.** Mamectomía seguida del recubrimiento de la brecha por plastia cutánea tomada del dorso. ||-**de Taussig-Blalock.** Operación de Blalock-Taussig. ||-**de Terrier-Gosset.** Gastrostomía valvular consistente en la exteriorización de un cono de pared gástrica a través del músculo recto abdominal, al que sutura a su paso. ||-**de Terrillon.** Tratamiento del quiste hidatídico hepático por constricción con ligaduras elásticas. En desuso. ||-**de Textor.** Desarticulación de la rodilla por incisión anterior transversal curvada. ||-**de Theobald.** Estrabotomía subconjuntival. ||-**de Thiersch.** Técnica de aplicación de injertos cutáneos con la navaja de afeitar. || Tratamiento del prolapso rectal por circunducción perianal con dos hilos metálicos que estrechan el orificio y que se retiran a los tres meses, una vez formada la reacción fibrosa. || Técnica de uranoplastia. ||-**de Thomas.** Técnica de uretroplastia. || Cesarotomía abdominoperineal, hoy desusada. || Técnica de trasplante de córnea. ||-**de Thorek.** Técnica de tratamiento del carcinoma esofágico intratorácico, efectuada en tres tiempos, consistente en gastrostomía previa y sección del esófago abdominal por laparatomía, resección amplia del esófago con el tumor a través de toracotomía y esofagogastrostomía subcutánea preesternal; actualmente abandonada. || Tratamiento de la criptorquidia, o ectopia testicular, por el descenso del testículo a la bolsa correspondiente y fijación de ésta en el muslo homolateral. Hoy muy poco utilizado. ||-**de Tiegel.** Cierre de las heridas traqueales accidentales combinado con neumoplastia local, por aplicación de un injerto de pulmón sobre la sutura. ||-**de Tillaux.** Tenoplastia refuncionalizadora mediante implantación del cabo periférico del tendón de un músculo paralizado en un tendón vecino de un músculo sano. || Técnica de colecistoenterostomía en tres tiempos. ||-**de Toti.** Dacriocistorrinostomía. ||-**de Touroff.** Ligadura de la arteria subclavia por vía transpleural. ||-**de Townsend.** Corrección del pie plano mediante artrodesis astragaloscafoidea, transposición del tendón tibial anterior y alargamiento del de Aquiles. ||-**de Trabucco.** Técnica de nefropexia consistente en la fijación del riñón a las últimas costillas y músculo dorsal ancho. ||-**de Trendelenburg.** Técnica de exéresis de varices. || Ligadura de la desembocadura de la safena interna, en las varices de esta vena. || Tratamiento de la extrofia vesical mediante sección de los ligamentos sacroilíacos e intento de unión de los huesos coxales. || Embolectomía de la arteria pulmonar. *Sin.:* Operación de Trendelenburg-Kirschner. ||-**de Trèves.** Apertura de los abscesos pótticos seguida de legrado de sus paredes y del foco osteítico vertebral. ||-**de Tuffier.** Apicólisis. || Histerectomía vaginal con angiotripsia (en vez de ligadura) de los ligamentos anchos; hoy abandonada. ||-**de Umbert.** Exéresis del epidídimo. ||-**de Unander.** Antiguo tratamiento del gigantismo, consistente en la ostectomía de un segmento femoral en ambos lados; hoy no empleado. ||-**de v. Bergmann.** desus. Resección de la hoja parietal de la vaginal testicular, para el tratamiento del hidrocele. ||-**de v. Burow.** Extirpación de un tumor seguida de intervención plástica para prevenir la cicatrización excesiva o viciosa. ||-**de v. Gaza.** Sección de los *rami communicantes* en el tratamiento de las crisis gástricas tabéticas. ||-**de v. Graefe.** Operación de la catarata con iridectomía. Iridectomía amplia, como tratamiento del glaucoma. || Técnica de tratamiento de la catarata mediante incisión en el limbo corneal con el bisturí de Von Graefe, continuada con iridectomía, apertura de la cristaloides con un capsulótomo y extracción del cristalino. ||-**de v. Haberer.** 1. Tratamiento del ulcus péptico yeyunal recidivante consecutivo a una gastroenteroanastomosis, mediante resección en bloque de las tres cuartas partes de estómago, la úlcera y el asa yeyunal, seguida de gastroyeyunostomía tipo Billroth II y la unión de los dos cabos de yeyuno entre sí. 2. Técnica de gastrectomía tipo Billroth I, en la que el muñón de estómago se frunce en tubo para anastomosarse con el duodeno en disposición terminoterminal. ||-**de v. Hacker.** Tratamiento de la estenosis pilórica por gastroyeyunostomía transmesocólica posterior. || Técnica reparadora del hipospadias balánico. ||-**de v. Hochenegg.** Tratamiento de los carcinomas altos del recto y del megacolon por resección del segmento patológico y exteriorización y sutura de los dos cabos con previa intususcepción del superior en el inferior, para conservar el esfínter rectal. *Sin.:* Operación de v. Hochenegg-Swenson, operación de Swenson. ||-**de Vallas.** Osteotomía media del hioides. ||-**de Van Buren.** Corrección del prolapso rectal mediante electrocauterización. || Tratamiento del prolapso rectal por electrocoagulación. ||-**de Van Hook.** Anastomosis terminolateral entre ambos uréteres. ||-**de Vascondellos.** Desarticulación mediotarsiana seguida de doble artrodesis y rectificación de la cara inferior del calcáneo. ||-**de Vautrin.** Tratamiento del labio leporino y fisura del paladar por colgajos cutaneomucosos y sutura del orbicular con hilo de bronce. ||-**de Veit.** OPERACIÓN DE PORRO-VEIT. || Evisceración embriotómica. ||-**de Velpeau.** Resección del maxilar inferior. ||-**de Verhoeff.** Esclerotomía posterior seguida de punciones electrolíticas múltiples, en el desprendimiento de la retina. ||-**de Vermale.** Amputación por transfixión de doble colgajo. ||-**de Verneuil.** Colostomía ilíaca por una incisión vertical y fijación del intestino exteriorizado a los bordes de la incisión. ||-**de Vicq d'Azyr.** Cricotirotomía o laringotomía cricotiroidea. ||-**de Vidal.** Ligaduras venosas del plexo pampiniforme como tratamiento del varicocele. ||-**de Vilar.** Herniorrafia de la hernia del hiato esofágico mediante gastropexia en hamaca por un hilo de nailon tendido entre el ligamento redondo y el reborde costal inferior; prácticamente abandonada. ||-**de Vineberg.** Implantación de la arteria mamaria interna en el miocardio como tratamiento paliativo de la insuficiencia coronaria. ||-**de Vladimirov.** OPERACIÓN DE MIKULICZ. ||-**de Voelcker.** OPERACIÓN DE SENCERT. ||-**de Voronov.** Trasplante al hombre de testículos de mono antropoide. ||-**de Wagner.** Trepanación osteoplástica en colgajo osteomuscular. ||-**de Walton.** Resección cuneiforme de la curvatura menor gástrica en el ulcus asentado sobre un estómago en reloj de arena, seguida de gastroenterostomía. Poco usada. ||-**de Wangensteen.** Gastrectomía tubular para el tratamiento de las úlceras pépticas, con resección del fundus. || Amputación mamaria superradical. ||-**de Warren.** Resección del maxilar superior, técnica de uranoplastia. ||-**de Warren (W. D.).** Anastomosis esplenorrenal distal selectiva, para el tratamiento de la hipertensión portal. ||-**de Waters.** Cesárea extraperitoneal. ||-**de Watkins.** Corrección del prolapso uterino y el cistocele, mediante separación de la vejiga de la cara anterior del útero, con lo que éste sostiene toda la vejiga. ||-**de Watkins-Wertheim.** Técnica para el tratamiento del prolapso uterino con retroversión y cistocele, en la mujer menopáusica. ||-**de Watson-Jones.** Tratamiento del ectropión por una incisión en V, que es convertida en Y para sutura. ||-**de Webster.** Tratamiento de la retroflexión uterina por paso de los ligamentos redondos a través de ojales practicados en los anchos y fijación de aquéllos en la cara posterior del útero. ||-**de Wecker.** Técnica de Graefe modificada, para el tratamiento de la catarata. || Tatuaje de los leucomas de la córnea. || Corrección de la blefaroptosis por resección de un segmento oval de la piel seguido de sutura de los bordes. ||-**de Weir.** Apendicostomía, hoy no empleada. ||-**de Wertheim.** Extirpación radical del útero, anexos, parte superior de vagina y todo el tejido celular del parametrio, en el carcinoma uterino. ||-**de Wertheim-Schauta.** Tratamiento del cistocele por interposición del útero entre la base vesical y la pared anterior de la vagina. ||-**de Wertheimer.** Variedad de esplacnicectomía o resección de nervios esplácnicos, en el tratamiento de la hipertensión esencial. ||-**de Wheelhouse.** Uretrotomía perineal como tratamiento de las estenosis fibrosas apretadas de la uretra. ||-**de Whipple.** Tratamiento del carcinoma de la cabeza pancreática y de la ampolla de Vater, mediante duodenectomía y extirpación del segmento pancreático afecto y del tramo distal de los conductos colédoco y de Wirsung. ||-**de Whipple-Parsons-Mullins.** Exéresis de los tumores de la ampolla de Vater con reconstrucción de la encrucijada gastroduodenopancreática biliar. ||-**de White.** Castración en la hipertrofia prostática y cáncer de próstata. ||-**de Whitehead.** Extirpación intrabucal de la lengua, en el carcinoma lingual. || Tratamiento quirúrgico de las hemorroides por extirpación del rodete hemorroidal junto con la mucosa patológica que lo recubre. ||-**de Whitman.** Operación reconstructora de la cadera en las seudoartrosis subsiguientes a fracturas de cuello femoral, o en la coxartria. || Tratamiento del pie talo mediante astragalectomía. ||-**de Wieting.** Anastomosis entre arteria y vena femorales, en la gangrena arteriosclerótica, hoy desusada por completo. *Sin.:* Operación de San Martín Satrústegui. ||-**de Wilkie.** Tratamiento de las fístulas gastroyeyunocólicas consecutivas a ulcus, mediante exclusión del segmento cólico fistulizado, cierre del colon transverso y restablecimiento de la continuidad cólica por anastomosis terminoterminal en varios tiempos. ||-**de Wilmoth.** Reducción cruenta de las fracturas de calcáneo con injerto osteoperióstico. ||-**de Wilms.** Colapsoterapia por toracoplastia, como tratamiento de la tuberculosis pulmonar. ||-**de Wiltberger.** Tratamiento de la espondilolistesis mediante introducción de un cilindro óseo tomado del ilíaco en una cavidad labrada en el espacio intervertebral correspondiente. ||-**de Winiwarter.** COLECISTOENTEROSTOMÍA. ||-**de Winkel.** Técnica de histerectomía vaginal. ||-**de Witzel.** Técnica de gastrostomía tunelizada, hoy apenas practicada. ||-**de Wolfe.** Tratamiento del sinebléfaron consistente en la sección de las adherencias y trasplante de conjuntiva de conejo. En desuso. ||-**de Wölfler.** Tratamiento de la estenosis pilórica mediante gastroduodenostomía baja. || Gastroenteroanastomosis anterior o precólica. ||-**de Wood.** Oclusión de la extrofia vesical por un colgajo cutáneo de pared abdominal, dispuesto de modo que forme la pared interna de la vejiga. || Oclusión de un conducto herniario mediante suturas subcutáneas. ||-**de Wookey.** Extirpación radical del cáncer esofágico cervical invasor, en dos tiempos, con laringectomía total, exéresis parcial de esófago y faringe, traqueostomía permanente y, en un segundo tiempo, reconstrucción de la continuidad por anastomosis de los cabos mediante colgajos aplicados sobre un tubo que une los dos orificios. ||-**de Worlomont.** Técnica de Graefe modificada para la extracción de la catarata. ||-**de Wright.** Artrotomía de la rodilla a través de una incisión arqueada de convexidad inferior. || Extracción de la catarata por una incisión transcorneal, hoy abandonada. ||-**de Wuetzer.** Método de cura radical de la hernia inguinal por invaginación del escroto en el conducto inguinal. ||-**de Wumoth.** Reducción cruenta de las fracturas de calcáneo con injerto osteoperióstico. ||-**de Wyeth.** Técnica para la desarticulación de la cadera, en la cual la hemostasis se obtiene por acupresión a cada lado de la articulación. En desuso. ||-**de Wylie.** Acortamiento de los ligamentos redondos mediante fruncido y sutura de los ligamentos sobre sí mismos y sutura, utilizada en la retroflexión uterina. ||-**de Yankauer.** Raspado del extremo óseo de la trompa de Eustaquio con objeto de cerrar el paso a la infección desde la nasofaringe, en el tratamiento de la supuración crónica del oído medio. ||-**de Young.** Prostatectomía por vía perineal mediante incisión arqueada de concavidad posterior, por delante del ano. || Extirpación parcial del conducto eyaculador y exéresis total de las vesículas seminales, a través de una incisión suprapúbica en T. ||-**de Zeller.** Método de autoplastia en la sindactilia. ||-**de Ziegler.** Iridectomía en V para formar una pupila artificial. ||-**plástica.** Operación reparadora de pérdidas de sustancia mediante plastias o trasplantes. ||-**radical.** La empleada para conseguir una curación definitiva. || La

empleada para conseguir una curación definitiva. || **Roux.** Extirpación de la lengua a través de una sección del maxilar inferior en la línea media.
operador (del lat. *operator*). m. CIRUJANO.
operativo (del lat. *operatus*, p. p. de *operare*, obrar). adj. Que obra y hace su efecto. || Operatorio.
opercular. adj. Relativo a un opérculo. || Que cierra a modo de tapadera.
opérculo (del lat. *operculum*). m. A., *Deckel*; F., *opercule*; In., *operculum*; It., *opercolo*; P., *opérculo*. Cubierta o tapadera; especialmente la porción de cerebro que rodea el surco lateral y esconde la ínsula, dividida en cuatro porciones u opérculos: *orbitario*, de la circunvolución frontal inferior; *frontal* o *pars triangularis*, de la misma circunvolución; *rolándico* o *frontaparietal*, y *temporal*. Sin.: Opérculo de Arnold, opérculo de Burdach, opérculo de la ínsula. || Tapón de moco que cierra el conducto cervical en el embarazo. ||**-de Varolio.** Válvula ileocecal. ||**-rolándico.** Pliegue de paso frontoparietal.
operón. m. F., *opéron*. Conjunto del gen operador con los estructurales que controla.
opiáceo. adj. F., *opiacé*. Que contiene opio. || m. Preparación de opio.
opiado. adj. OPIÁCEO.
opiata. f. Preparación o compuesto de opio y otras sustancias. || Electuario formado de polvos aglomerados con jarabe o miel, que se emplea para uso interno o como dentífrico.
Opie (Paradoja de) (Eugenie L. *Opie*, patólogo americano, n. en 1873). V. PARADOJA.
opilação. f. Forma de tripanosomiasis que ocurre en el Brasil.
opilación (del lat. *oppilatio*, *-onis*). f. A., *Verstopfung*; F., *oppilation*; In., *oppilation*; It., *oppilazione*, P., *opilação*. Obstrucción en general; se emplea especialmente para designar el estado de amenorrea de las jóvenes. Hidropesía.
opilativo. adj. Que cierra o constriñe los poros; obstructivo.
opio (del lat. *opium*, y éste del gr. *ópion*). m. A., *Opium*; F., *opium*; In., *opium*; It., *oppio*; P., *ópio*. Zumo inspisado de la corteza de las cápsulas verdes de la adormidera, *Papaver somniferum*, cuya calidad varía según la procedencia (Esmirna, Turquía, Egipto). Contiene más de 20 alcaloides, entre ellos morfina, codeína, tebaína, narcotina, narceína, papaverina, criptonina, protopina, etc., muchos de los cuales son narcóticos y otros convulsivantes. La acción es distinta según las dosis. A pequeñas dosis es estimulante cardíaco y cerebral; a dosis medias provoca el sueño, disminuye la actividad motora y secretoria, dilata los vasos, aumenta la perspiración y contrae la pupila por parálisis de las fibras radiadas del iris; a dosis elevadas sobrevienen fenómenos de intolerancia, náuseas, vómitos, deprime el corazón, disminuye la respiración y la temperatura, contrae más la pupila y suele producir estupor profundo. El opio se emplea localmente como anodino y astringente, y al interior como analgésico general del dolor en todas sus formas; como narcótico en el insomnio, como calmante de la actividad muscular en el tétanos, eclampsia, asma, vómitos, etc., como moderador de las secreciones, de la respiración y de los estados de irritación, como sudorífico, antidiarreico y antitusígeno. Es utilizado en polvo, extracto, tintura, jarabe y en forma de vinagre en las aplicaciones externas.
opiofagía u **opiofagismo** (de *opio* y el gr. *phageîn*, comer). f. y m. F., *opiophagie*. Ingestión habitual de opio; opiomanía.
opiomanía (de *opio* y el gr. *manía*, locura). f. A., *Opiumsucht*; F., *opiomanie*; In. e It., *opiomania*; P., *oppiomania*. Deseo insano irresistible por el opio.
opiómano. adj. Dícese del afecto de opiomanía. Ú.t.c.s.
opistenar (de *opisto-* y el gr. *thénar*, palma de la mano). m. Dorso de la mano.
opistencéfalo (de *opisto-* y *encéfalo*). m. CEREBELO.
Opisthorchis. Género de trematodos caracterizados por tener las glándulas seminales en el extremo posterior del cuerpo. La especie *O. sinesis*, denominada también *Distoma* o *Clonorchis*, se encuentra en el hígado del hombre y de los animales en los países asiáticos.
opistiofalacrosis (del gr. *opísthios*, posterior, y *phalákrosis*, calvicie). f. Calvicie occipital.
opistión (del gr. *opísthios*, posterior). m. F., *opisthion*. Punto medio en el borde posterior del agujero occipital.
opisto-. Forma prefija del gr. *ópisthe*, detrás, por detrás.
opistocifosis. f. CIFOSIS.
opistocráneo. m. OCCIPUCIO.
opistofalacrosis (de *opisto-* y el gr. *phalákrosis*, calvicie). f. Falacrosis o alopecia del occipucio.
opistogástrico (de *opisto-* y el gr. *gastér*, *gastrós*, estómago). adj. Situado detrás del estómago; dícese del tronco celíaco.
opistogenia (de *opisto-* y el gr. *génys*, mandíbula, mentón). f. F., *opisthogénie*. Disminución del desarrollo de la mandíbula o maxilar inferior, puede ser debida a una anquilosis precoz de la articulación temporomaxilar.
opistóglifos (de *opisto-* y el gr. *glyphís*, corte, cortadura). m. pl. Se dice de las serpientes que tienen los dientes venenosos en la parte posterior de la boca.
opistognacia (de *opisto-* y el gr. *gnáthos*, mandíbula). f. A., *Opisthognathie*; F., *opisthognathisme*; In., *opisthognatia*; It., *opistognazia*; P., *opistognatismo*. Desarrollo deficiente de la mandíbula inferior, de origen congénito; término opuesto a *prognacia*. Sin.: Endognacia.
opistognatismo. m. OPISTOGNACIA.
opistoporeia (de *opisto-* y el gr. *poreía*, marcha). f. Marcha involuntaria hacia atrás.
opistorquiasis. f. Estado morboso debido a la presencia de trematodos del género *Opisthorchis*.
opistótico (de *opisto-* y el gr. *oûs*, *otós*, oído). adj. F., *qui se rapporte à la partie postérieure de l'appareil auditif*. Situado detrás de la oreja o del oído.
opistotonoide (de *opistótonos* y el gr. *eîdos*, aspecto). adj. Semejante al opistótonos.
opistótonos (de *opisto-* y el gr. *tónos*, tensión). m. A., *Opisthotonus*; F., *opisthotonos*; In., *opisthotonos*; It., *opistotono*; P., *opistótono*. Forma de espasmo tetánico de los músculos de la nuca y el dorso, en la cual el cuerpo forma un arco apoyado por el occipucio y los talones.
Opitz (Enfermedad de) (Hans *Opitz*, pedíatra alemán, 1888-1971). V. ENFERMEDAD.
opium (lat.). m. OPIO.
opiumismo. m. Abuso habitual del opio y sus consecuencias morbosas.
opo-. Forma prefija del gr. *opós*, jugo.
opobálsamo (del lat. *opobalsamum*, y éste del gr. *opobálsamon*; de *opós*, zumo, y *bálsamon*, bálsamo). m. Bálsamo de la Meca o de Galaad, producido por la especie *Balsamodendron opobalsamum*. ||**-seco.** BÁLSAMO DE TOLÚ.
opocéfalo (del gr. *óps*, *opós*, cara, ojo, y *kephalé*, cabeza). m. Monstruo fetal con las orejas fusionadas, sin boca ni nariz y con un solo ojo o dos muy próximos.
opodeldoch. m. Linimento formado por una sola solución alcohólica de jabón con alcanfor, amoníaco y esencias de romero y de tomillo. Es líquido o sólido según se prepare con jabón común o con jabón animal. Se emplea en fricciones en las afecciones que cursan con neuralgias y dolores reumatoides.
opodídimo u **opódimo** (del gr. *óps*, *opós*, cara, y *dídymos*, doble, gemelo). m. F., *opodidyme*. Monstruo fetal con una sola cabeza de dos caras.
oponarcosis (de *topo-* y el gr. *narkoûn*, adormecer). f. Anestesia local.
oponente. adj. F., *opposant*. Que opone una parte a otra. Ú. t. c. s. m. || Músculo oponente. V. MÚSCULOS (TABLA DE).
opopánax (del lat. *opopanax*, y éste del gr. *opopánax*; de *opós*, jugo, y *pánax*, pastinaca). m. OPOPÓNACO.

opopónaco. m. Gomorresina de la raíz de la planta umbelífera *Opoponax chironium*. Empléase como antiespasmódico y expectorante

oportunista. m. F., *opportuniste*. V. MICROORGANISMO.

oposición (del lat. *oppositio, -onis*). f. A., *Gegenstellung;* F. e In., *opposition;* It., *opposizione;* P., *oposição*. Movimiento de los dedos de la mano por el que el pulgar se opone a los demás dedos.

opositipolar. adj. Que tiene dos polos en lados opuestos. Dícese de las células nerviosas bipolares.

opoterapia (del gr. *opós*, jugo, y *therapeía*, tratamiento). f. A., *Opotherapie*, F., *opothérapie*, In., *opotherapy;* It. y P., *opoterapia*. Tratamiento de las enfermedades por jugos o extractos de órganos de animales, organoterapia.

Oppel (Operación de). V. OPERACIÓN.

Oppenheim (Enfermedad, signo, síndrome de) (Hermann *Oppenheim*, neurólogo de Berlín, 1858-1919). Véanse estos términos. ||**-(Enfermedad de)** (Mauricio *Oppenheim*, dermatólogo americano, 1876-1949). Necrobiosis lipóidica de los diabéticos. ||**-Urbach (Enfermedad de).** V. ENFERMEDAD.

opresión (del lat. *oppressio, -onis*). f. A., *Beklemmung;* F., *étouffement;* In., *suffocation;* It., *soffocazione;* P., *oppresãao*. Sensación molesta de peso sobre el tórax, con disnea.

opsialgia (del gr. *ópsis*, vista, rostro, cara, y *álgos*, dolor). f. Neuralgia facial.

opsígeno (del gr. *opsé*, tarde, y *gennân*, producir, engendrar). adj. Que nace o aparece tardíamente, como la muela del juicio.

opsinógeno. adj. OPSONÓGENO.

opsiómetro. m. OPTÓMETRO.

opsionosis (del gr. *ópsis*, visión, y *nósos*, enfermedad). f. Término general para las afecciones o enfermedades de la visión.

opsiuria (del gr. *opsé*, tarde, y *oûron*, orina). f. A., *Opsiurie;* F., *opsiurie;* In., *opsiurie;* It., *opsiuria;* P., *opsiúria*. Retardo de la eliminación acuosa de la orina después de las comidas, en lugar de la poliuria normal; síntoma de estasis o de hipertensión portal.

opsoclonía (del gr. *ópsis*, visión, y *klónos*, convulsión). f. Mioclonía atáxica de los ojos.

opsógeno. m. F., *antigène producteur d'opsonine*. OPSONÓGENO.

opsomanía (del gr. *ópson*, manjar delicado, y *manía*). f. A., *Opsomanie;* F., *opsomanie;* In., *opsomania;* It. y P., *opsomania*. Deseo insano para un alimento o manjar especial.

opsomenorrea (del gr. *opsé*, tarde, y de *menorrea*). f. Retardo de la menstruación; es decir, que el intervalo entre las reglas está alargado.

opsona. f. ant. OPSONINA.

opsonificación. f. F., *opsonisation*. Aumento artificial del índice opsónico; proceso por el que un antígeno particular se combina con las opsoninas para hacerlo más asequible a la fagocitosis. V. ÍNDICE OPSÓNICO.

opsonina (del gr. *opsoneîn*, hacer provisiones). f. A., *Opsonin;* F., *opsonine*, In., *opsonin;* It. y P., *opsonina*. Anticuerpo u otro componente del suero que cuando se combina con un antígeno particulado (p. ej., una bacteria) lo hace más fácilmente fagocitable. ||**-específica** o **inmune.** Anticuerpo con capacidad opsónica u opsonizante.

opsonocitofágico. adj. desus. Relativo a la actividad fagocitaria producida por las opsoninas del suero sanguíneo.

opsonofilia (de *opsonina* y el gr. *philía*, amistad). f. desus. Afinidad por las opsoninas.

opsonóforo (de *opsonina* y el gr. *phorós*, el que lleva). adj. y s. desus. F., *opsonophore*. Portador de opsoninas o que las contiene.

opsonógeno (de *opsonina* y el gr. *gennân*, producir). adj. y s. Antígeno que tiene la facultad de provocar la formación de opsoninas.

opsonoide (de *opsonina* y el gr. *eîdos*, aspecto). f. desus. Opsonina en la que el elemento activo u opsonóforo ha sido destruido.

opsonología (de *opsonina* y el gr. *lógos*, tratado). f. F., *opsonologie*. Estudio de las opsoninas y de su acción.

opsonometría (de *opsonina* el gr. *métron*, medida). f. F., *opsonométrie*. Medición de la cantidad de opsoninas.

opsonoterapia (de *opsonina* y el gr. *therapeía*, tratamiento). f. F., *emploi thérapeutique des opsonines*. Método terapéutico mediante el cual se intentaba favorecer la fagocitosis *in vivo* mediante vacunación en pacientes portadores de procesos infecciosos crónicos de etiología conocida.

optestesia (del gr. *optikós*, óptico, y *aísthesis*, sensación). f. Sensibilidad visual.

óptica (del gr. *optiké*, f. de *optikós*, óptico). f. A., *Optik;* F., *optique;* In., *optics;* It., *ottica;* P., *óptica*. Rama de la física que trata de la luz y de la visión. ||**-electrónica.** Manejo y dirección de los rayos electrónicos por medio de campos eléctricos y magnéticos apropiados, de modo que dichos rayos se conducen como si fueran los luminosos en instrumentos ópticos adecuados.

óptico (del gr. *optikós*, de *optiké*, visible). adj. A., *opticus;* F.,*optique;* In., *optic;* It., *ottico;* P., *óptico*. Relativo a la visión o al ojo. || m. Nervio óptico. V. NERVIOS (TABLA DE). || Persona experta en óptica.

opticociliar (de *óptico* y el lat. *cilium*, ceja). adj. Relativo a los nervios ópticos y ciliares.

opticociliotomía. f. Neurotomía opticociliar.

opticocinérea (de *óptico* y el lat. *cinerea*, f. de *cinereus*, ceniciento). f. Sustancia gris del tracto o vía óptica.

opticonasión. m. Distancia entre el borde posterior del agujero óptico y el nasión.

opticopupilar. adj. Relativo al nervio óptico y la pupila.

optímetro. m. OPTÓMETRO.

optimismo (de *óptimo*). m. A., *Optimismus;* F., *optimisme;* In., *optimism;* It., *ottimismo;* P., *optimismo*. Disposición del espíritu a creer que todo es mejor; amenomanía.

óptimo u **optimum** (lat.). m. F., *optimum*. Estado ambiental propicio para el mejor cumplimiento de la función o actividad. || Término de Pirquet para la cantidad de alimento más conveniente en una circunstancia determinada.

opto-. Forma prefija del gr. *optós*, visible.

optoblasto (de *opto-* y el gr. *blastós*, germen). m. F., *cellule ganglionaire de la rétine*. Célula ganglionar grande de la retina.

optocele (de *opto-* y el gr. *koîle*, cavidad). m. Acueducto de Silvio.

optodinamómetro (de *opto-*, el gr. *dýnamis*, fuerza, y *métron*, medida). m. Optómetro para la investigación del punto próximo del campo de acomodación.

optófono (de *opto-* y el gr. *phoné*, voz). m. F., *optophone*. Instrumento que transforma las ondas luminosas en sonoras y por el cual los ciegos pueden discernir la luz de la oscuridad por el sentido del oído.

optografía (de *opto-* y el gr. *gráphein*, describir). f. Estudio o descripción de las imágenes en la retina.

optograma (de *opto-* y el gr. *gramma*, lo escrito o grabado). m. F., *optogramme*. Imagen retinal formada por la destrucción de la púrpura visual por influencia de la luz.

optomeninge. f. RETINA.

optometría (de *opto-* y el gr. *métron*, medida). f. A., *Optometrie;* F., *optométrie;* In., *optometry;* It., *optometria*. P., *optometria*. Término adoptado por los oculistas y ópticos para indicar la medición de la agudeza visual y selección de lentes para corregir los defectos visuales.

optometrista. m. F., *optométriste*. Técnico diplomado en optometría.

optómetro (de *opto-* y el gr. *métron*, medida). m. F., *optomètre*. Instrumento para la práctica de la optometría. || ASTIGMÓMETRO.

optomiómetro (de *opto*, el gr. *mŷs, myós*, músculo, y *métron*, medida). m. F., *optomyomètre*. Instrumento para medir la fuerza de los músculos del ojo.

optoquina. f. Polvo cristalino blanco, etilhidrocupreína, empleado en el paludismo.

optostriado. adj. Relativo al tálamo óptico y al cuerpo estriado.

optotipo (de *opto-* y el gr. *týpos*, tipo). m. Letras o signos de varios tamaños, empleados por los oculistas u optometristas en el examen de la agudeza visual.

Opuntia. Género de cactáceas en el que se incluye la chumbera, *O. ficus indica*.

opzima. f. Extracto de órganos patológicos, tumores, glándulas endocrinas, etc., que contiene las proteínas específicas de estos tejidos.

ora (lat.). f. BORDE. ||**-serrata.** Borde o línea en zigzag de la retina propiamente dicha, que se halla algo por detrás de la unión de la coroides y el cuerpo ciliar.

oral (del lat. *oralis;* de *os, oris*, boca). adj. A., *mündlich, oral*, F. e In., *oral;* It., *orale;* P., *oral*. Relativo a la boca. || m. Punto en el extremo de la sutura incisiva en la cara interna de la apófisis alveolar.

oralogía (del lat. *os, oris*. boca, y el gr. *lógos*, tratado). f. ESTOMATOLOGÍA.

Orbeli (Fenómeno de) (L. A. *Orbeli*, biólogo ruso, 1882-1958). V. FENÓMENO.

orbicular (del lat. *orbicularis*). adj. A., *Orbicularis;* F., *orbiculaire;* In., *orbicular;* It., *orbicolare;* P., *orbicular*. Circular o redondeado. || m. Músculo orbicular. V. MÚSCULOS (TABLA DE). || Huesesillo lenticular del oído.

orbiculus (lat.). m. Círculo pequeño. ||**-ciliaris.** Anillo ciliar, zona entre la ora serrata y la corona ciliar.

órbita [orbitario] (del lat. *orbita*). f. A., *Augenhöhle;* F., *orbite;* In., *orbit;* It., *orbita;* P., *órbita*. Cada una de las cavidades óseas debajo de la frente, que contienen el globo ocular y los tejidos blandos que lo rodean, formadas por el frontal, esfenoides, etmoides, lagrimal, maxilar, palatino y cigomático.

orbital. m. F., *orbitaire*. Punto más bajo del borde inferior de la órbita.

orbitocele (de *órbita* y el gr. *kéle*, hernia). m. Tumor orbitario. || EXOFTALMÍA.

orbitomaxilolabial (de *órbita*, el lat. *maxilla*, mandíbula, y *labium*, labio). adj. y s. Músculo elevador propio del labio superior.

orbitonasal (de *órbita* y el lat. *nasus*, nariz). adj. Relativo a la órbita y la nariz.

orbitópago (de *órbita* y el gr. *págos*, cosa fijada, de *pegnýnai*, unir). m. F., *orbitopage*. Monstruo fetal doble compuesto del feto parásito inserto en la órbita del autósito.

orbitopalpebral (de *órbita* y el lat. *palpebra*, párpado). adj. Relativo a la órbita y el párpado. || m. Músculo elevador del párpado superior.

orbitóstato (de *órbita* y el gr. *statós*, estacionario). m. Instrumento para medir el eje orbitario.

orbitotemporal. adj. Relativo a la órbita y a la región temporal.

orbitotomía (de *órbita* y el gr. *tomé*, corte). f. F., *orbitotomie*. Sección o incisión de la órbita.

Orbivirus. Género de virus de la familia *Reoviridae*. El virión tiene RNA bicatenario, simetría cúbica, está desnudo y su diámetro aproximado es de 60 nm. Por fuera del cápside presenta una envoltura proteica en anillo (a lo que alude su nombre). Son virus que se multiplican y son transmitidos por insectos. Incluye los agentes responsables de diversos cuadros de patología animal (fiebre de las garrapatas del Colorado, enfermedad africana de los caballos, etc.).

orcaneta. f. ANCUSA DE TINTES.

orceína. f. F., *orcéine*. Pigmento rojo pardo obtenido por acción del amoníaco sobre la orcina. La solución alcohólica se emplea para la tinción de fibras elásticas.

Orchis. Género de plantas orquidáceas, algunas de cuyas especies son medicinales; la *O. mascula* suministra el salep.

orchis. m. TESTÍCULO.

orcina, orcinal. f. y m. F., *orcine*. Polvo blanco, cristalino, soluble en agua, obtenido de diversos líquenes de la especie *Roccella*. Antiséptico de uso externo en dermatología y reactivo de pentosas.

Ord (Operación de) (William Miller *Ord*, cirujano inglés, 1834-1902). V. OPERACIÓN.

orden (del lat. *ordo, ordinis*). m. F., *ordre*. Categoría taxonómica subordinada a la clase y superior a la familia, o suborden.

ordenada (del lat. *ordinatae* [*lineae*], líneas paralelas). f. F., *ordonnée*. Línea vertical en el sistema de coordenadas.

ordenador (del lat. *ordinator, -oris*). m. A., *Rechenmaschine;* F., *calculateur;* In., *computer;* It., *calcolatrice;* P., *calculador*. Dispositivo de cálculo y tratamiento automático de la información codificada sobre una base aritmética binaria, constituido por diversos aparatos electrónicos gobernados por un programa común. *Sin.:* Calculador, computador, cerebro electrónico.

Ordóñez (Melanosis de) (J. Hernando *Ordóñez*, dermatólogo colombiano contemporáneo). V. MELANOSIS.

orégano (del lat. *origanus*). m. A., *Majoran;* F., *marjolaine;* In., *marjoram;* It., *maggiorana;* P., *oregão*. Planta labiada del género *Origanum;* las especies *O. vulgare* y *O. majorana*, estimulantes y aromáticas, suministran esencias que alguna vez se emplean en trabajos de laboratorio.

oreja (del lat. *auricula*, dim. de *auris*). f. A., *Ohr;* F., *oreille;* In., *ear;* It., *orecchio;* P., *orelha*. Pabellón del oído; lámina fibrocartilaginosa cubierta de piel situada a los lados de la cabeza, que con el conducto auditivo externo forma el oído externo. ||**-azteca.** Oreja sin lóbulo, inclinada hacia fuera y abajo. ||**-de Blainville.** Asimetría entre ambas orejas. ||**-de Cagot.** OREJA AZTECA. ||**-de Darwin.** Oreja con una eminencia en el borde superior del hélix. ||**-de macaco** o **de Morel.** Oreja deforme, ancha y blanda, caracterizada por el desarrollo del hélix, antehélix y fosa, de modo que los repliegues parecen obliterados. ||**-de Stahl núm. 1.** Hélix ensanchado en la parte anterosuperior y obliterado en el inferior. ||**-de Stahl. núm 2.** Multiplicación de las ramas del antehélix, tres en lugar de dos. ||**-de Wildermuth.** Oreja deforme con el antehélix muy prominente.

orejuela. f. Prolongación hueca en la parte superior de cada aurícula. || AURÍCULA.

oreoselino (del lat. *oreoselinum*, y éste del gr. *oreosélinon;* de *óros*, montaña, y *sélinon*, perejil). m. Planta umbelífera, perejil de monte, *Peucedanum oreoselinum*, usada en la práctica homeopática.

orestón (de *Orestes*, hermano de Electra). m. Electrón positivo.

orexia (del gr. *órexis*, apetito). f. A., *Hunger;* F., *appétit;* In., *orexia;* It., *appetito;* P., *orexia;* Apetito, necesidad de tomar alimentos.

orexígeno (del gr. *órexis*, apetito, y *gennân*, producir, engendrar). adj. F., *orexigène*. Que aumenta o estimula el apetito. || m. Sustancia que tiene esta acción.

oreximanía (del gr. *órexis*, apetito, y *manía*). f. F., *orexomanie*. Manía de alimentarse exageradamente por temor infundado de enflaquecer.

orexina. f. Derivado de la quinolina, fenildihidroquinazolina; polvo insípido, blanco, de propiedades antieméticas, estomáquicas y estimulantes del apetito. Se emplean el *clorhidrato*, sal cristalina amarga, y más comúnmente el *tanato*.

orfol. m. Betanaftolato de bismuto; polvo de color pardo brillante, insoluble, astringente y antiséptico.

organacidia. f. Presencia de un ácido orgánico, especialmente en el estómago.

organela u **organelo.** f. y m. F., *organelle, organite*. Partícula de sustancia viva presente en casi todas las células; incluye las mitocondrias, el aparato de Golgi, ribosomas, lisosomas, centríolos, etc. || Diminutos órganos de los protozoos que desempeñan las funciones de locomoción, metabolismo, etc.

organicisme. m. F., *organicisme*. Doctrina médica según la cual todas las enfermedades dependen de lesiones orgánicas. || Teoría según la cual cada órgano tiene una constitución característica.

orgánico (del lat. *organicus*). adj. F., *organique*. Relativo o perteneciente a un órgano. || Somático, no funcional.|| Tratándose de compuestos químicos, todo el que contiene carbono, o carbono e hidrógeno, con otros elementos o sin ellos.

organismo. m. A., *Lebewesen;* F., *organisme;* In., *organism;* It. y P., *organismo.* Conjunto de partes organizadas.|| Todo ser vivo, animal o vegetal.

organización. f. A., *Organisation;* F., *organisatiori;* In., *organization;* It., *organizzazione;* P., *organização.* Estado de cuerpo organizado o proceso de formación y disposición de los órganos.|| Transformación en el interior del organismo de una masa sin vida (trombo, exudaxión, etc.) en tejido conjuntivo vascular por migración de células y vasos.

Organización Mundial de la Salud (OMS). Institución de la ONU especializada en la dirección y coordinación de la actividad sanitaria internacional.

organizado. adj. Compuesto de órganos o dotado de organización o vida.

organizador. m. F., *organisateur, organisateurs.* En embriología, sustancia que regula la diferenciación de un determinado órgano.||**-primitivo.** Término de Spemann que se aplica a la región del labio dorsal del blastoporo capaz de inducir la formación de la placa medular en el ectodermo adyacente.

órgano (del lat. *organum,* y éste del gr. *órganon*). m. A., *Organ;* F., *organe;* In., *organ;* It., *organo;* P., *orgão.* Parte del cuerpo dotada de una o varias funciones. || APARATO. || CENTRO. ||**-acústico.** ÓRGANO ESPIRAL. ||**-adamantino.** ÓRGANO DEL ESMALTE. ||**-auditivo.** OÍDO.||**-celular.** Parte de una célula con función definida.||**-cromafín** o **feocromo.** Cuerpo glandular feocromo en la proximidad de los ganglios del simpático. ||**-de Chievitz.** Rama mandibular del conducto parotídeo. ||**-de Corti.** ÓRGANO ESPIRAL. ||**-de Giraldès.** PARADÍDIMO. ||**-de Golgi.** Órgano terminal o final de un nervio sensitivo semejante a un huso neuromuscular en la superficie de un músculo cerca del tendón. ||**-de Jacobson.** ÓRGANO VOMERONASAL. ||**-de Marchand.** Cuerpos suprarrenales accesorios en el ligamento ancho. ||**-de Meyer.** Área de papilas a cada lado de la porción posterior de la lengua. ||**-de Rosenmüller.** PARAOVARIO. ||**-de Ruffini.** Órgano final especial del pulpejo de los dedos. ||**-de un sentido.** Aparato de un sentido especial: vista, oído, etc. ||**-de Weber.** SENO POCULAR. ||**-de Zuckerkandl.** Paraganglio abdominal; grupo de células cromafines en la aorta y origen de la mesentérica inferior. ||**-del cemento.** Tejido embrionario cuyo desarrollo forma el cemento.||**-del esmalte.** Prolongación epitelial sobre la papila dentaria, la de que se desarrolla el esmalte. ||**-del lenguaje.** CENTRO DEL LENGUAJE. ||**-eréctil.** Órgano provisto de un tejido especial que por un mecanismo vasomotor ofrece variaciones críticas del aflujo sanguíneo, con la consiguiente modificación de volumen y consistencia. ||**-espiral.** Aparato terminal acústico dentro de la escala media, que comprende los bastoncillos de Corti, las células auditivas y sus elementos de sostén. ||**-final.** Papila, bulbo, placa, etc., terminación de un nervio. ||**-paraganglionar** o **parasimpático.** PARAGANGLIO. ||**-parietal.** Ojo impar o pineal de los reptiles. ||**-plásico.** Órgano que contribuye a la nutrición. ||**-rudimentario.** Órgano de imperfecto desarrollo, recuerdo de otro más desarrollado en otra especie animal. ||**-vomeronasal.** Tubo rudimentario en el hombre en el suelo de las fosas nasales, entre el vómer y la mucosa, vestigio de un órgano nasal.

organófilo (de *órgano* y el gr. *phílos,* amigo). adj. Que tiene afinidad para los compuestos orgánicos; dícese especialmente de los coloides que en líquidos orgánicos usados como solventes, forman solutos. || Que tiene afinidad para ciertos órganos o tejidos orgánicos.

organogénesis u **organogenia** (de *órgano* y el gr. *génnesis,* generación, o *gennân,* engendrar). f. A., *Organogenese;* F., *organogénesis;* In., *organogenesis;* It., *organogenesi;* P., *organogénese.* Desarrollo o crecimiento de los órganos.

organogénico. adj. F., *organogénique.* Relativo a la organogenia o que se origina en un órgano.

organógeno. m. Elemento químico característico de las sustancias orgánicas: carbono, nitrógeno, hidrógeno, oxígeno, etc.|| adj. F., *organogène.* ORGANOGÉNICO.

organografía (de *órgano* y el gr. *gráphein,* describir). f. Descripción de órganos. || F., *organographie.* Radiografía de un órgano.

organografismo. m. Fijación de los límites de los órganos con líneas por medio de la percusión, para comprobar su aumento o disminución de volumen.

organoide (de *órgano* y el gr. *eîdos,* aspecto). adj. F., *organoïde.* Semejante a un órgano.|| m. Formación propia de una célula, mitocondria, fibrilla, etc., en distinción de toda inclusión celular exógena; organela.

organoléptico (del gr. *órganon,* órgano, y un derivado de *lambánein,* tomar). adj. F., *organoleptique.* Que produce una impresión en un órgano de sentido especial. || Capaz de percibir una impresión sensorial.

organología. f. Estudio de los órganos del cuerpo.

organoma. m. Tumor compuesto de órganos o de partes definidas de un órgano, como el quiste dermoide.

organometálico. adj. F., *organométallique.* Compuesto de un metal en combinación con un radical orgánico.

organon (lat.). m. ÓRGANO. ||**-auditus, gustus, olfactus** o **visus.** Órganos del oído, del gusto, del olfato y de la vista, respectivamente. ||**-spirale.** Órgano de Corti.

organoneurosis. f. V. ENFERMEDAD PSICOSOMÁTICA.

organonimia (del gr. *órganon,* órgano, y *ónyma,* nombre). f. Nomenclatura de los órganos del cuerpo.

organonomía (del gr. *órganon,* órgano, y *nómos,* ley). f. Conjunto de leyes de la vida orgánica.

organopatía (del gr. *órganon,* órgano, y *páthos,* enfermedad). f. F., *organopathie.* Enfermedad orgánica. || OPOTERAPIA.

organopatismo. m. Doctrina médica, ligera variante del organicismo.

organopatología. f. Estudio de las organopatías.

organopexia (del gr. *órganon,* órgano, y *pêxis,* fijación). f. F., *organopexie.* Fijación quirúrgica de un órgano.

organoplastia (del gr. *órganon,* órgano, y *plássein,* formar). f. Generación y desarrollo de los órganos. || Cirugía plástica de un órgano.

organopoyesis (del gr. *órganon,* órgano, y *poíesis,* formación, producción). f. Formación de órganos; organoplastia.

organoscopia (del gr. *órganon,* órgano, y *skopeîn,* observar). f. F., *organoscopie.* Examen de los órganos en general; especialmente examen de las vísceras abdominales por medio de un instrumento, parecido al cistoscopio, introducido a través de una incisión abdominal.

organosol. m. Solución de un coloide en una sustancia orgánica (alcohol, grasa, lecitina, etc.).

organotaxis (del gr. *órganon,* órgano, y *táxis,* disposición). f. Fijación electiva en órganos específicos de determinadas sustancias.

organoterapia. f. OPOTERAPIA.

organotrófico. adj. F., *se rapportant à la nutrition des organes.* Relativo a la nutrición de los órganos.

organotropía u **organotropismo** (del gr. *órganon,* órgano, y *trépein,* girar). f. y m. F., *organotropisme.* Afinidad química de las sustancias por los órganos o tejidos del organismo. Referido a los gérmenes, aspecto parcial de la virulencia de los mismos, que se desarrolla principalmente en determinado sector de la economía del huésped.

organotrópico u **organótropo.** adj. F., *organotrope.* Que tiene afinidad por los tejidos del organismo.

organozoo (de *órgano* y el gr. *zôon,* animal). m. Parásito animal que vive en el interior de un órgano.

orgánulo. m. dim. de órgano.|| F., *organe terminal des récepteurs sensoriels.* Órgano terminal de receptores sensoriales: papilas táctiles o gustativas.

orgasmo (del gr. *orgasmós;* de *orgân,* estar lleno de ardor). m. A., *Orgasmus;* F., *orgasme;* In., *orgasm;* It. y P., *orgasmo.* Grado máximo de excitación y culminación del placer sexual.

Oribasio. Célebre médico, n. en Pérgamo en 325. Fue médico de Juliano el Apóstata y escribió una *Medicinalia Collecta* en 10 libros, que luego refundió en varias obras, las cuales constituyen una compilación de los conocimientos médicos de la época.

orientación (de *orientar*, y éste de *oriente*, el cual, a su vez, deriva del lat. *oriens, -entis*, p. a. de *oriri*, aparecer, nacer). f. A., *Orientierung;* F., *orientation;* In., *orientation;* It., *orientamento;* P., *orientação.* Determinación del Este u Oriente, y por ext., determinación del lugar que se ocupa respecto a los objetos próximos. || Función de la conciencia, que implica la noción de la propia personalidad, del propio cuerpo o del tiempo y espacio en que se encuentra el individuo.

orificación (de *orificar*, y éste del lat. *aurum*, oro, y *facere*, hacer). f. Operación de llenar con oro la cavidad de un diente cariado.

orificador. m. Instrumento empleado en la orificación.

orificio [orificial] (del lat. *orificium*). m. A., *Öffnung;* F. e In., *orifice;* It., *orifizio;* P., *orifício.* Abertura de entrada o salida de una cavidad del cuerpo. AGUJERO, MEATO. || **-alveolar.** Una de las aberturas de los conductos dentales posteriores en la superficie externa del hueso maxilar. || **-aórtico.** Hiato aórtico del diafragma. || **-auditivo externo.** El meato externo del conducto auditivo. || **-auditivo interno.** Paso para los nervios facial y auditivo en el peñasco. || **-auriculoventricular** o **atrioventricular.** Comunicación de la aurícula con el ventrículo a cada lado. || **-cardial.** Abertura del esófago en el estómago. || **-del saco.** Abertura que comunica el saco herniario con la cavidad abdominal. || **-epiploico.** HIATO DE WINSLOW. || **-esofágico.** Hiato en el diafragma para el esófago. || **-tubárico.** Abertura de la trompa uterina en la cavidad peritoneal.

orificium (lat.). m. ORIFICIO. || **-externum** o **internum isthmi.** Orificios externo e interno, respectivamente, del cuello uterino.

origanum (lat.). m. ORÉGANO.

origen (del lat. *origo, -inis*). m. A., *Ursprung;* F., *origine;* In., *origin;* It., *origine;* P., *origen.* Principio o nacimiento de una cosa. || Inserción más fija de un músculo. || **-aparente.** Punto por el que un nervio craneal o raquídeo emerge de la superficie del sistema nervioso central. || **-real** o **profundo.** Nacimiento verdadero de las fibras nerviosas que constituyen un nervio craneal o raquídeo en la intimidad de la sustancia nerviosa. || **-superficial.** ORIGEN APARENTE.

orín (del lat. *aerugo, -inis*). m. pl. A., *Rost;* F., *rouille;* In., *rust;* It., *ruggine;* P., *ferrugem.* Mancha que se forma en la superficie del hierro por la acción de la humedad. Compuesto de una mezcla de óxido y carbonato de hierro. || ORINA. Ú. m. en pl.

orina (del lat. *urina*). f. A., *Harn;* F. e In., *urine;* It., *orina;* P., *urina.* Líquido excrementicio secretado por los riñones, de color ambarino, reacción ligeramente ácida, de olor peculiar, sabor salino amargo y peso específico variable entre 1,005 y 1,03. La cantidad secretada diariamente por el adulto es de 1.300 a 1.600 ml, y en 1.000 partes se contienen normalmente 960 de agua y 40 de principios sólidos urea: 23 partes; cloruro de sodio, 11; ácido fosfórico, 2,3; ácido sulfúrico, 1,3; ácido úrico, 0,5, y ácido hipúrico, leucomaínas, urobilina y sales orgánicas. || **-azul** o **negra.** Orina coloreada por el indicán o la uromelanina. || **-biliosa** o **ictérica.** Orina teñida por los principios colorantes de la bilis. || **-cocida** o **de cocción.** La que no tarda en formar depósito, a pesar de su aspecto normal en el acto de la emisión. || **-cruda.** Orina transparente, poco densa y sin depósito. || **-de la sangre.** Orina matutina después de una noche de descanso, no influida por alimentos ni bebidas. || **-diabética.** GLUCOSURIA. || **-digestiva.** Orina densa, coloreada y poco abundante del período de la digestión. || **-dispéptica.** Orina de los estados dispépticos, que contiene frecuentemente cristales de oxalato de cal. || **-espástica.** ORINA NERVIOSA. || **-febril.** Orina coloreada, escasa, de olor penetrante, secretada en la fiebre. || **-gotosa.** Orina escasa, de color fuerte, con gran cantidad de ácido úrico. || **-histérica.** ORINA NERVIOSA. || **-jumentosa.** Orina turbia, alcalina, semejante a la de los herbívoros. || **-lechosa** o **quilosa.** QUILURIA. || **-nerviosa.** Orina abundante, acuosa, poco densa, de los estados de excitación nerviosa. || **-pótica** o **potus.** Orina abundante, poco densa, consecutiva a la ingestión de grandes cantidades de agua. || **-quilosa.** ORINA LECHOSA. || **-residual.** Orina que queda en la vejiga después de orinar, en la hipertrofia de la próstata.

orinal (del lat. *urinalis*). m. A., *Urinflasche;* F., *pot de chambre;* In., *urinal;* It., *orinale;* P., *urinol.* Vaso u otro receptáculo para recoger la orina; urodocmio.

orinasal (del lat. *os, oris*, boca, y *nasus*, nariz). adj. ORONASAL.

orinoterapia (del gr. *oreinós*, montañoso, y *therapeía*, tratamiento). f. CURA DE ALTITUD.

orizabina. f. JALAPINA.

orizanina (del lat. *óryza*, arroz). f. Principio extractivo de la cáscara de arroz.

ormosina. f. Alcaloide cristalino de las semillas del árbol leguminoso *Ormosia dasycarpa*, de la América del Sur. El clorhidrato es narcótico y sedante.

Ornithodorus. Género de garrapatas, algunas de cuyas especies son parásitas del hombre y de los animales domésticos y transmisoras de varias formas de fiebre recurrente, como la *O. herisini*, de California. La *O. moubata*, de África del Sur, transmite la *Borrelia duttoni*, agente de la fiebre de las garrapatas. La *O. talaje* y la *O. turicata*, de México y Centroamérica, llamadas también *carapato*, transmiten la fiebre recurrente.

ornitina (del gr. *órnis, -ithos*, pájaro). f. Ácido diaminovaleriánico. Aminoácido no esencial; eslabón en la síntesis de la urea.

ornitosis (del gr. *órnis, -itkos*, pájaro). f. A., *Ornithosisvirusinfektion;* F., *ornithose;* In., *ornithosis;* It., *ornitosi;* P., *ornitose.* Zoonosis que afecta diversas aves y se caracteriza por presentar un cuadro infeccioso respiratorio y sistémico. Es debida a infección por bacterias de la especie *Chlamydia psittaci*. En el hombre y las aves psitácidas se conoce con el nombre de *psitacosis*.

oro (del lat. *aurum*). m. A., *Gold;* F., *or;* In., *gold;* It., *oro*, P., *ouro.* Metal amarillo, maleable, inalterable al aire. Símbolo, Au *(aurum);* peso específico, 19,3. El oro y algunos de sus compuestos, todos tóxicos, se emplean principalmente como alterantes en la tuberculosis, sífilis, reumatismo crónico, etc. || **-(Bromuro de).** Polvo amarillo que se empleó en la tuberculosis, sífilis y epilepsia. || **-(Cianuro de).** Polvo amarillo empleado otrora en la tuberculosis. || **-musivo.** Bicloruro de estaño. || **-potable.** Líquido oleoso, mezcla de éter y cloruro de oro, empleado en otro tiempo como cordial, así como el licor de Helvecio o *tintura de oro*, compuesto de oro disuelto en agua regia con esencia de romero y alcohol. || **-y sodio (Cloruro de).** Compuesto que se empleó en la sífilis y escrofulismo, a dosis muy bajas. Constituye también la base de la curva de Keelev. || **-y sodio (Tiosulfato de).** Compuesto que se preconizó contra el lupus eritematoso.

oro-. Forma prefija del lat. *os, oris*, boca. || Forma prefija del gr. *oros*, montaña.

oroanal (de *oro-*, 1.ª acep., y *ano*). adj. Relativo a la boca y el ano, o que se extiende de la una al otro.

orofaringe (de *oro-*, 1.ª acep., y *faringe*). f. F., *opharinx.* Faringe propiamente dicha, a distinción de la nasofaringe. || Boca y faringe consideradas como una sola cavidad.

orolingual (de *oro-*, 1.ª acep., y el lat. *lingua*, lengua). adj. Relativo a la boca y la lengua.

oronasal (de *oro-*, 1.ª acep., y el lat. *nasus*, nariz). adj. Relativo a la boca y la nariz.

oronosis (de *oro-*, 2.ª acep., y *nósos*, enfermedad). f. Mal de las montañas.

oropatía (de *oro-*, 2.ª acep., y *páthos*, enfermedad). f. ORONOSIS.

oropimente (del lat. *auri pigmentum*). m. Trisulfuro de arsénico, As_2S_3; se ha empleado como depilatorio.

oroterapia (de *oro-*, 2.ª acep., y *therapeía*, tratamiento). f. ORINOTERAPIA. || (Del gr. *orós*, suero, y *therapía*, tratamiento). f. ORROTERAPIA.

orótico (Ácido). Compuesto orgánico intermediario en el proceso de síntesis de las pirimidinas, constituyentes de los ácidos nucleicos. Este intermediario se acumula en la sangre y aparece en la orina de individuos afectos de una rara enfermedad metabólica denominada aciduria orótica.

oroticoaciduria. f. F., *orotacidurie, orotique-acidurie congénitale*. Trastorno congénito del metabolismo de las pirimidinas caracterizado por anemia hipercroma con hematíes nucleados, leucopenia y monocitosis, megaloblastosis y eliminación urinaria aumentada de ácido orótico en forma de cristales que, si coexiste con oliguria, puede producir obstrucción ureteral.

oroxilina. f. Principio activo de la raíz del *Oroxylon indica*, tónico astringente y sudorífico.

Oroya (Fiebre de). V. FIEBRE.

orozuz. m. REGALIZ.

orqui- u **orquio-**. Formas prefijas del gr. *órchis*, testículo.

orquialgia (de *orqui-* y el gr. *álgos*, dolor). f. A., *Orchalgie*; F., *orchalgie*; In. e It., *orchialgia*; P., *orquialgia*. Dolor o neuralgia testicular.

orquicatabasis (de *orqui-* y el gr. *katábasis*, descenso). f. Descenso normal del testículo.

órquico (del gr. *órchis*, testículo). adj. F., *se rapportant au testicule*. Relativo o perteneciente a los testículos.

orquicorea (de *orqui-* y el gr. *choreía*, danza). f. A., *Hodentanzen*; F., *orchichorée*; In., *orchichorea*; It., *orchicoria*; P., *orquicoreia*. Corea testicular; movimiento saltatorio de uno o de ambos testículos.

orquidalgia. f. ORQUIALGIA.

orquidectomía. f. ORQUIECTOMÍA.

orquido-. Forma prefija del gr. *orchídion*, dim. de *órchis*, testículo.

orquidocelioplastia (de *orquido-*, el gr. *koilía*, vientre, y *plássein*, formar). f. F., *transplantation dans l'abdomen d'un testicule mal descendu*. Trasplante de un testículo no descendido a la cavidad abdominal.

orquidonco. m. ORQUIONCO.

orquiepididimitis (de *orqui-*, el gr. *epí*, sobre *dídymos*, doble, y el suf. *-itis*). f. A., *Orchi-Epididymitis*; F., *orchiépididymite*; In., *orchiepididymitis*; It., *orchiepididimite*; P., *orquiepididimite*. Inflamación simultánea del testículo y el epidídimo.

orquiectomía u **orquectomía** (de *orqui-* y el gr. *ektomé*, escisión). f. A., *Hodenexstirpation*; F., *orchidectomie*; In., *orchectomy*; It., *orchiectomia*; P., *orquiectomia*. Intervención quirúrgica consistente en la ablación de uno o de ambos testículos; castración.

orquilítico (de *orqui-* y el gr. *lytikós*, disolvente). adj. y s. Destructor del tejido testicular.

orquiocatabasis (de *orquio-* y el gr. *katábasis*, descenso). f. Descenso de los testículos. || ORQUIOPTOSIS.

orquiocele (de *orquio-* y el gr. *kéle*, hernia o tumor). m. A., *Hodenbruch*; F., *orchiocèle*; In. e It., *orchiocele*; P., *orquiocele*. Hernia escrotal. || Protrusión herniaria del testículo. || Tumor del testículo.

orquiodinia (de *orqui-* y el gr. *odýne*, dolor). f. ORQUIALGIA.

orquionco (de *orqui-* y el gr. *ógkos*, tumor). m. F., *tumeur du testicule*. Tumor del testículo.

orquioneuralgia (de *orqui-*, el gr. *neûron*, nervio, y *álgos*, dolor). f. F., *névralgie testiculaire*. Neuralgia testicular; orquialgia.

orquiopatía (de *orquio-* y el gr. *páthos*, enfermedad). f. F., *orchiopathie*. Término general para las afecciones testiculares.

orquiopexia (de *orquio-* y el gr. *pêxis*, fijación). f. A., *Orchidopexie*; F., *orchidopexie*; In., *orchidopexy*; It., *orchiopessia*; P., *orquiopexia*. Fijación de un testículo ectópico en el escroto.

orquioplastia (de *orquio-* y el gr. *plastós*, modelado). f. F., *orchidoplastie*. Cirugía plástica en el testículo.

orquioptosis (de *orquio-* y el gr. *ptôsis*, caída). f. Caída del testículo por la relajación del escroto y desarrollo de un varicocele.

orquiorrafia (de *orquio-* y el gr. *rhaphé*, sutura). f. A., *Orchidorrhaphie*; F., *orchidorrhaphie*; In., *orchidorrhaphy*; It., *orchiorrafia*; P., *orquiorrafia*. Fijación por sutura de uno o ambos testículos a los tejidos próximos. || ORQUIOPEXIA.

orquioscirro (de *orquio-* y el gr. *skíros*, duro). m. Escirro o endurecimiento del testículo.

orquiosclerosis (de *orquio-* y el gr. *sklerós*, duro). f. Esclerosis del testículo.

orquiosqueocele (de *orqui-*, el gr. *óscheon*, escroto, y *kéle*, hernia). m. F., *hernie scrotale et du testicule*. Tumor escrotal con hernia escrotal.

orquioterapia (de *orquio-* y el gr. *therapeía*, tratamiento). f. F., *orchidothérapie*. Opoterapia testicular.

orquiotomía (de *orquio-* y el gr. *tomé*, corte). f. F., *orchidotomie*. Incisión quirúrgica del testículo.

orquitis (de gr. *órchis*, testículo). f. A., *Orchitis*; F., *orchite*; In., *orchitis*; It., *orchite*; P., *orquite*. Inflamación aguda o crónica del testículo. || **-parotídea** o **parotídica**. Orquitis asociada o consecutiva a la parotiditis. || **-postoperatoria**. La que aparece en el postoperatorio de ciertas operaciones abdominales. || **-traumática**. Orquitis consecutiva a un traumatismo. || **-variolosa**. Inflamación del testículo asociada a la viruela.

Orr (Tratamiento de) (Hiram Winnet *Orr*, cirujano norteamericano, 1877-1956). V. MÉTODO DE TRUETA.

orro-. Forma prefija del gr. *orrhós*, suero.

orrocisto (de *orro-* y el gr. *kýstis*, vejiga). m. Quiste seroso.

orrodiagnosis. f. Serodiagnóstico.

orroinmunidad (de *orro-* y el lat. *immunis*, inmune). f. Inmunidad pasiva provocada por la inyección de un suero.

orrología (de *orro-* y el gr. *lógos*, tratado). f. Estudio científico de los sueros; serología.

orromeningitis (de *orro-*, el gr. *mênigx, -iggos*, membrana, y el suf. *-itis*). f. Inflamación de una membrana serosa. || MENINGITIS SEROSA.

orronosis u **orropatía** (de *orro-* y el gr. *nósos* o *páthos*, ambas voces con el significado de enfermedad). f. Enfermedad del suero.

orrorrea. f. Derrame o flujo seroso.

orrorreacción. f. SEROREACCIÓN.

orroterapia (de *orro-* y el gr. *therapeía*, tratamiento). f. Uso terapéutico de los sueros; seroterapia.

Orsi Grocco (Método de) (Francesco *Orsi*, 1828-1890, y Pietro *Grocco*, 1857-1916, médicos italianos). V. MÉTODO.

ortacusia (de *orto-* y el gr. *akoúein*, oír). f. Audición normal.

ortergasia (de *orto-* y el gr. *ergasía*, trabajo). f. Función o actividad normal y ajustada.

Orth (Colorante de) (Johannes *Orth*, patólogo alemán, 1847-1923). V. COLORANTE.

Orthomyxoviridae. Familia de virus, cuyo virión contiene RNA monocatenario segmentado. El virión es de simetría helicoidal, envuelto, sensible al éter y posee un diámetro de 80-120 nm. Formando parte de la envoltura externa existen dos tipos de espículas, de hemaglutinina y de neuraminidasa. Comprende los virus de la gripe humana (INFLUENZAVIRUS) y de la del cerdo, y el agente de la peste aviar.

Orthopoxvirus. Género de virus de la familia *Poxviridae*. Su virión contiene DNA bicatenario, posee envoltura, es resistente al éter, de simetría compleja y gran tamaño (300 nm). Las distintas especies tienen un antígeno común. Comprende el virus de la viruela humana, del alastrim, de la vacuna, de la viruela de las vacas (cowpox), de la ectromelia infecciosa y los de la viruela del mono y del conejo.

ortiga (del lat. *urtica*). f. A., *Brennessel*; F., *ortie*; In., *stinging nettle*; It., *ortica*; P., *urtiga*. Planta urticácea del género *Urtica*, provista de pelos huecos llenos de un líquido irritante, que se introduce en la epidermis cuando se tocan aquéllos. La especie *U. dioica* tiene propiedades estimulantes, diuréticas y hemostáticas. || URTICARIA.

Ortner (Síndrome de) (Norbert *Ortner*, médico austriaco, 1865-1935). V. SÍNDROME.

orto-. Forma prefija del gr. *orthós*, recto.
ortoalbuminuria. f. ALBUMINURIA ORTOSTÁTICA.
ortoarteriotonía (de *orto-*, el gr. *artería*, arteria, y *tónos*, tensión). f. Tensión arterial normal.
ortobiosis (de *orto-* y el gr. *bíos*, vida). f. F., *orthobiose*. Normalidad de la vida; vida en concordancia con las leyes de la naturaleza o higiene.
ortocaína. f. ORTOFORMO.
ortocefalia. f. Cualidad de ortocéfalo.
ortocéfalo (de *orto-* y gr. *kephalé*, cabeza). adj. F., *orthocéphale*. Que tiene la cabeza con un índice cefálico medio, de 70 a 75°; mesaticéfalo. Ú.t.c.s.
ortocéntrico (de *orto-* y el gr. *kénton*, centro). adj. Dícese de las lentes cuyo punto central corresponde al centro de la pupila.
ortocitosis (de *orto-* y el gr. *kýtos*, cavidad). f. F., *orthocytose*. Estado en que todos los elementos celulares de la sangre son maduros, independientemente de la proporción y el número total.
ortocorea (de *orto-* y el gr. *choreía*, danza). f. Movimientos coreicos en la estación del pie.
ortocrasia (de *orto-* y el gr. *krâsis*, temperamento). f. Normalidad de temperamento; estado en el cual el organismo reacciona normalmente a las influencias exteriores, medicamentos, etc.
ortocromasia. f. Coloración de una sustancia orgánica (células) con el color primitivo de la sustancia empleada.
ortocromático. adj. F., *orthochromatique*. De color normal o que se tiñe normalmente. || Emulsión fotográfica sensible a todos los colores menos al rojo.
ortocromía (de *orto-* y el gr. *chrôma*, color). f. F., *orthochromie*. Calidad de ortocromático. || Contenido normal de hemoglobina en los eritrocitos.
ortocromófilo (de *orto-* y el gr. *chrôma*, color, y *phílos*, amigo). adj. Que se tiñe normalmente con los colorantes neutros.
ortodáctilo (de *orto-* y el gr. *dáktylos*, dedo). adj. Que tiene los dedos rectos.
ortodentista. adj. ORTODONTISTA.
ortodiagrafía (de *orto-*, el gr. *diá*, a través, y *gráphein*, escribir). f. F., *orthodiagraphie*. Determinación radiográfica exacta de la forma y tamaño de los órganos internos, especialmente del corazón, sin la distorsión de las radiografías ordinarias, por medio de un dispositivo especial, el *ortodiágrafo*.
ortodiagrama (de *orto-*, el gr. *diá*, a través, y *gramma*, lo escrito o grabado). m. F., *orthodiagramme*. Registro o impresión obtenidos por medio del ortodiágrafo.
ortodiascopia (de *orto-*, el gr. *diá*, a través, y *skopeîn*, observar). f. Proyección sin distorsión, sobre la pantalla fluorescente, de los órganos internos, y calco, con un lápiz sobre papel transparente, del contorno de la imagen obtenida (corazón, p. ej.).
ortodoncia [ortodóntico] (de *orto-* y el gr. *odoús*, *odóntos*, diente). f. A., *Orthodontie*; F., *orthodontie*; In., *orthodontia*; It., *ortodontia*; P., *ortodôntia*. Situación regular de los dientes. || Corrección de las irregularidades dentarias.
ortodontista. adj. F., *orthodontiste*. Dícese del perito en ortodoncia. Ú.t.c.s.
ortodonto. adj. Que tiene dientes regulares y bien situados.
ortodontología. f. ORTODONCIA.
ortofonía (de *orto-* y el gr. *phoné*, voz). f. F., *orthophonie*. Pronunciación normal. || Corrección de los trastornos de la fonación.
ortoforia (de *orto-* y el gr. *phérein*, llevar). f. A., *Orthophorie*; F., *orthophorie*; In., *orthophoria*; It., *ortoforia*; P., *ortofória*. Situación normal de los órganos. || Equilibrio normal de los músculos oculares. || **-asténica.** Debilidad general de los músculos oculares.
ortoformo. m. Polvo blanco, insípido, poco soluble en agua, soluble en alcohol y éter; anestésico y antiséptico local.
ortofrenia (de *orto-* y el gr. *phrén*, *phrenós*, mente). f. Mentalidad normal. || Corrección de los trastornos mentales.

ortofrenopedia (de *orto-*, *phrén*, *phrenós*, mente, y *país*, *paidós*, niño). f. Educación de los niños atrasados o anormales.
ortogénesis u **ortogenia.** (de *orto-* y el gr. *génesis* o *génos*, origen). f. F., *ortogenèse*. Evolución progresiva en una dirección determinada, no en varias. || Teoría de la predeterminación y fijación evolutivas.
ortogénica. f. EUGENÉTICA.
ortoglucemia (de *orto-*, el gr. *glykýs*, dulce, y *haîma*, sangre). f. Cantidad normal de azúcar en la sangre.
ortognatia. f. ORTOGNATISMO.
ortognatismo (de *orto-* y el gr. *gnáthos*, mandíbula). m. A., *Orthognathismus*; F., *orthognathisme*; In., *orthognathism*; It. y P., *ortognatismo*. Aproximación a la vertical de la línea de perfil de la frente a la barbilla.
ortognato (de *orto-* y el gr. *gnáthos*, mandíbula). adj. y s. F., *orthognathe*. Que tiene los maxilares verticales.
ortógrado (de *orto-* y el lat. *gradi*, andar, marchar). adj. Que lleva el cuerpo erecto en la marcha.
ortohidroxibenzoico (Ácido). Ácido salicílico.
ortomelia (de *orto-* y el gr. *mélos*, miembro). f. Disposición regular de los miembros. || Corrección de las deformidades de los miembros.
ortometría (de *orto-* y el gr. *métra*, útero). f. Enderezamiento y fijación del útero en posición normal.
ortómetro (de *orto* y el gr. *métron*, medida). m. Instrumento para determinar la protrusión relativa de los globos oculares.
ortomixovirus. m. ORTHOMYXOVIRIDAE.
ortomorfia (de *orto-* y el gr. *morphé*, forma). f. F., *orthomorphie*. Forma normal o correcta. || Corrección quirúrgica y mecánica de las deformidades; ortopedia.
ortoneutrófilo. adj. ORTOCROMÓFILO.
ortooxibenzoico (Ácido). Ácido salicílico.
ortopedia (de *orto-* y el gr. *país*, *paidós*, niño). f. A., *Orthopädie*; F., *orthopédie*, In., *orthopedics*; It. y P., *ortopedia*. Corrección quirúrgica y mecánica de las desviaciones y deformidades en general (por la etimología, de los niños). || **-dentaria.** Corrección de las deformidades o irregularidades de los dientes.
ortopedista. adj. y s. F., *orthopédiste*. Cirujano especialista en ortopedia.
ortopercusión (de *orto-* y el lat. *percussio*, *-onis*, percusión). f. F., *orthopercussion*. Percusión en la que la última falange del dedo que hace de plexímetro se mantiene perpendicular a la parte que se percute.
ortopía u **optopsia** (de *orto-* y el gr. *óps*, *opós*, ojo, u *ópsis*, visión). f. F., *orthopie*. Visión recta normal. || Corrección o prevención del estrabismo.
ortoplastocito (de *orto-*, el gr. *plastós*, modelado, y *kýtos*, cavidad). m. Plaqueta sanguínea normal.
ortopnea (de *orto-* y gr. *pnoiá*, respiración). f. A., *Orthopnoe*; F., *orthopnée*; In., *orthopnea*; It., *ortopnea*; P., *ortopneia*. Disnea intensa que obliga al paciente a estar de pie o sentado.
ortopraxia (de *orto-* y el gr. *prâxis*, acción). f. Corrección mecánica de las deformidades; ortopedia mecánica.
ortopsiquiatría (de *orto-*, el gr. *psyché*, mente, y *iatrós*, médico). f. Estudio y tratamiento, principalmente preventivos, de los trastornos de la conducta y de la personalidad.
ortóptica (de *orto-* y el gr. *optikós*, óptico). f. F., *orthoptique*. Ciencia y técnica de enseñar al sistema sensorial de la visión binocular a funcionar correctamente.
ortóptico. adj. F., *orthoptique*. Relativo a la visión binocular correcta.
ortoptista. com. F., *orthoptiste*. Técnico en ortóptica.
ortoptoscopio (de *ortóptico* y el gr. *skopeîn*, observar). m. Aparato para el tratamiento del estrabismo por los ejercicios ortópticos.
ortoquiagrafía. f. ORTODIAGRAFÍA.
ortorraquia (de *orto-* y el gr. *rháchis*, espina dorsal). f. Corrección de las desviaciones del raquis.
ortorroentgenografía. f. ORTODIAGRAFÍA.
ortoscopia. f. F., *orthoscopie*. Visión normal. || Examen del ojo por medio del ortoscopio.
ortoscopio (de *orto-* y el gr. *skopeîn*, observar). m. A., *Orthoskop*; F. e In., *orthoscope*; It., *ortoscopio*; P., *or-*

toscópio. Instrumento que contrarresta la refracción de la córnea por medio de una capa de agua y que se emplea en el examen del ojo.

ortosimpático (de *orto-* y el gr. *sympátheia*, simpatía). m. Gran simpático propiamente dicho.

ortosis (del gr. *órthōsis*; de *orthós*, recto). f. Enderezamiento de una parte torcida; ortopedia.

ortostático (de *orto-* y el gr. *statikós*, que coloca). adj. A., *orthostatisch;* F., *orthostatique;* In., *orthostatic;* It., *orthostatico;* P., *ortostático*. Relativo a la posición de pie o producida por ésta.

ortostatismo (de *orto-* y el gr. *statós*, estacionario). m. A., *Orthostatismus;* F., *orthostatisme;* In., *orthostatism;* It. y P., *ortostatismo*. Actitud erecta del cuerpo; estación de pie. || Influencia de la estación de pie sobre la función de los órganos.

ortostereoscopio (de *orto-*, el gr. *stereós*, sólido, y *skopeîn*, observar). m. Aparato para la ortodiagrafía estereoscópica.

ortotasto (de *orto-* y el gr. *tássein*, ordenar, arreglar). m. Aparato para enderezar las curvaturas de los huesos.

ortoterapia (de *orto-* y el gr. *therapeía*, tratamiento). f. Tratamiento de las desviaciones por la corrección de la actitud.

ortótico. adj. Relativo a la ortosis. || ORTOSTÁTICO.

ortotifoidea (de *orto-*, el gr. *týyphos*, estupor, y *eîdos*, aspecto). f. Fiebre tifoidea propiamente dicha, en oposición a las paratifoideas.

ortótonos (de *orto-* y el gr. *tónos*, tensión). m. A., *Orthotonus;* F. e In., *orthotonos;* It., *ortotono;* P., *ortótono*. Espasmo tetánico que fija rígidamente todo el cuerpo en una línea recta.

ortotrofia (de *orto-* y el gr. *trophé*, nutrición). f. Proceso normal de nutrición.

ortotropía (de *orto-* y el gr. *tropeîn*, girar). f. Situación en que ambos ojos miran un mismo punto durante la visión binocular. Puede darse con ortoforia o con heteroforia.

ortotrópico (de *orto-* y el gr. *tropeîn*, girar). adj. F., *orthotrope*. Que sigue una dirección ascendente o vertical.

orturia (de *orto-* y el gr. *oûron*, orina). f. Micción normal.

oruga (del lat. *eruca*, en lat. vulgar, *uruca*). f. A., *Raupe;* F., *chenille;* In., *caterpillar;* It., *bruco;* P., *oruga*. Larva de insecto lepidóptero. La de la especie *Cnethocampa processionnea* produce, por el contacto con la piel, una erupción generalizada sin gravedad.

Oryza. Género de gramíneas al que pertenece el arroz, *O. sativa.*

orzuelo (del lat. *hordeolus*). m. A., *Gerstenkorn;* F., *orgelet;* In., *sty;* It., *orzaiuolo;* P., *terçol*. Pequeño furúnculo en el borde del párpado; puede ser externo, si afecta una glándula de Zeiss, o interno, si afecta una glándula de Meibomio.

Os. Símbolo del osmio.

OS. Abrev. de *oculus sinister*.

os (gen. *oris*, lat.). n. Boca u orificio. || **-leporinum.** LABIO LEPORINO. || **-tincae** o **uteri externum.** Hocico de tenca; orificio externo del cuello uterino. || **-ventriculi.** CARDIAS.

os (gen. *ossis*, lat.). n. HUESO. || **-acetabuli.** Hueso fetal que forma la porción púbica del acetábulo. || **-basilare.** Apófisis basilar del hueso occipital. || **-brachii.** HÚMERO. || **-bregmatis.** Hueso parietal. || **-calcis.** CALCÁNEO. || **-coxae.** Hueso coxal o innominado. || **-epitympanicum.** Hueso en los primeros tiempos de la vida fetal, que forma después la parte posterior de la porción escamosa del temporal. || **-hamatum.** Hueso unciforme o ganchoso. || **-iaponicum.** Hueso cigomático. || **-incae.** Hueso interparietal. || **-incisivum.** Hueso intermaxilar. || **-lunatum.** Hueso semilunar. || **-magnum.** Hueso grande del carpo. || **-multangulum, maius** y **minus.** Huesos trapecio y trapezoides, respectivamente. || **-naviculare.** Hueso navicular o escafoides del tarso. || **-peni** o **priapi.** Hueso del pene de algunos animales. || **-petrosum.** Peñasco del temporal. || **-pitatum.** Hueso grande del carpo. || **-planum.** Lámina orbitaria del etmoides. || **-pneumaticum.** Hueso neumático. || **-sedentarium.** ISQUION. || **-sincipitis.** Hueso frontal. || **-tribasilare.** Occipital y esfenoides en conjunto. || **-trigonum.** Tubérculo externo en la parte posterior del astrágalo, que algunas veces es independiente. || **-triquetrum.** Hueso cuneiforme. || **-turbinatum.** Concha nasal inferior. || **-zygomaticum.** Hueso cigomático, malar o pómulo.

osamenta. f. ESQUELETO. || Conjunto de huesos descarnados.

osamina. f. F., *osamine*. Derivado de las osas o monosacáridos, en el que un grupo hidroxilo (OH) ha sido sustituido con otro amino (NH$_2$. Por ejemplo, la D-glucosamina es el derivado aminado en posición 2 de la glucosa. El grupo amino (-NH$_2$) nunca se encuentra libre en la naturaleza; habitualmente está acetilado (-NHCOOH) o sulfatado (NHC = OH), como en el caso de la heparina.

osas. f. pl. Monosacáridos.

osazona. f. F., *osazone*. Nombre dado a los compuestos que forman los monosacáridos, así como el azúcar de leche, la maltosa y la isomaltosa con dos moléculas de fenilhidracina. La reacción de las osazonas es importante para aislar y caracterizar los azúcares.

oscedo (lat.). f. BOSTEZO.

oscilación (del lat. *oscillatio, -onis*). f. A., *Schwankung;* F. e In., *oscillation;* It., *oscillazione;* P., *oscilação*. Movimiento alternativo de un lado para otro describiendo una misma línea que es recorrida en sentidos opuestos.

oscilador. m. A., *Oscillator;* F., *oscillateur;* In., *oscillator;* It., *oscillatore;* P., *oscilador*. Aparato parecido a un vibrador, utilizado para la práctica de ciertos tipos de masaje mecánico. || Dispositivo utilizado para crear oscilaciones mecánicas o eléctricas.

oscilatorio. adj. Relativo a las oscilaciones o producido por ellas.

oscilógrafo. m. F., *oscillographe*. Instrumento para registrar las oscilaciones eléctricas, que, adaptado a un galvanómetro, se emplea para apreciar la acción cardíaca.

oscilograma. m. F., *oscillogramme*. Registro gráfico hecho con el oscilógrafo.

oscilometría. f. A., *Oszillometrie;* F., *oscillométrie;* In., *oscillometry;* It., *oscillometria;* P., *oscilometria*. Medición de la tensión arterial fundada en el modo de oscilar la pared de la arteria en un punto donde se la comprime.

oscilómetro (de *oscilación* y el gr. *métron*, medida). m. A., *Oszillometer;* F., *oscillomètre;* In., *oscillometer;* It., *oscillometro;* P., *oscilómetro*. Instrumento que mide las oscilaciones de la corriente sanguínea y con ella las tensiones máxima, media y mínima. Uno de los más empleados es el *oscilómetro esfigmomanométrico de Pachon*.

oscilopsia (de *oscilación* y el gr. *ópsis*, vista). f. A., *Oszillopsie;* F. e In., *oscillopsia;* It. y P., *oscilopsia*. Visión oscilante; visión de objetos que parecen oscilantes; estado observado en la esclerosis múltiple.

osciloscopio (de *oscilación* y el gr. *skopeîn*, observar). m. F., *oscilloscope*. Instrumento que señala la forma de las corrientes eléctricas que lo atraviesan.

oscitación (del lat. *oscitatio, -onis*). m. Bostezo; oscedo.

oscitante (del lat. *oscitans, -antis*, p. a. de *oscitare*, bostezar). adj. Dícese de la fiebre con bostezos frecuentes.

osculatorio. adj. Dícese del músculo orbicular de los labios. Ú.t.c.s.

osculum (lat.). m. Abertura u orificio diminuto.

ose (del lat. *Ose*). f. Asa en el extremo de un alambre de platino. || Cantidad de sustancia, líquido patológico, cultivo, etc., que puede recogerse con esta asa.

oseína (del lat. *os, ossis*, hueso). f. A., *Ossein;* F., *osséine;* In., *ossein;* It., *osseina;* P., *osseina*. Sustancia orgánica propia del hueso, que se convierte en gelatina por la acción del agua caliente; osteína.

óseo (del lat. *osseus*). adj. A., *knöchern;* F., *osseux;* In., *osseous, bony;* It., *osseo;* P., *ósseo*. Relativo al hueso o compuesto de él.

oseocartilaginoso. adj. OSTEOCARTILAGINOSO.
oseomucina. f. Sustancia fundamental homogénea que mantiene unidos el colágeno y las fibrillas elásticas del tejido óseo.
osfialgia (del gr. *osphýs*, riñón, y *álgos*, dolor). f. A., *Lendenschmerz;* F., *lombalgie;* In., *osphyalgia;* It., *lombalgia*, P., *osfialgia*. Dolor en los lomos; lumbago.
osfiomielitis. f. Mielitis lumbar.
osfitis (del gr. *osphýs*, lomo). f. Inflamación de los lomos.
osfresio-. Forma prefija (del gr. *ósphresis*, olfato) con la significación de relación con los olores.
osfresiolagnia (del gr. *ósphresis*, olfato, y *lagneía*, libertinaje). f. Estimulación erótica por los olores.
osfresiología (del gr. *ósphresis*, olfato, y *lógos*, tratado). f. Suma de conocimientos relativos al sentido del olfato.
osfresiómetro (del gr. *ósphresis*, olfato, y *métron*, medida). m. Instrumento para medir la agudeza del sentido del olfato.
osfresis (del gr. *ósphresis*). f. OLFACCIÓN.
Osgood (Enfermedad de) (Robert Bayley *Osgood*, ortopedista americano, 1873-1956). ENFERMEDAD DE SCHLATTER.
osiculectomía (del lat. *ossiculum*, huesillo, y el gr. *ektomé*, escisión). f. A., *Ossikulektomie;* F., *ossiculectomie;* In., *ossiculectomy;* It., *ossiculectomia;* P., *ossiculectomia*. Resección quirúrgica de uno o de todos los huesillos del oído.
osículo (del lat. *ossiculum*). m. HUESILLO.
osiculotomía (del lat. *ossiculum*, huesillo, y el gr. *tomé*, corte). f. F., *ossiculotomie*. Incisión quirúrgica de la cadena de huesillos del oído.
ósidos. m. pl. Glúcidos compuestos, que por hidrólisis originan otros más simples llamados *osas*.
osífero (del lat. *os, ossis*, hueso, y *ferre*, llevar). adj. Que produce o contiene hueso.
osificación (del lat. *os, ossis*, hueso, y *facere*, hacer). f. A., *Ossifikation;* F. e In., *ossification;* It., *ossificazione;* P., *ossificação*. Formación de hueso o de sustancia ósea; puede ser *cartilaginosa* o *endocondral*, *membranosa* o *perióstica*, según la materia en la que se desarrolla el hueso. ‖ **-accidental** o **metaplásica.** Desarrollo de tejido óseo en órganos blandos, arterias, placenta, etc.
osifluente (del lat. *os, ossis*, hueso, y *fluens, -entis*, p. a. de *fluere*, fluir). adj. Que fluye de un hueso; se dice de ciertos abscesos. V. ABSCESO.
osífono (del lat. *os, ossis*, hueso, y el gr. *phoné*, voz). m. Aparato que permite la audición por transmisión ósea.
osiforme (del lat. *os, ossis*, hueso, y de *forma*). adj. F., *ossiforme*. En forma de hueso.
-osis. Forma sufija (del gr. *-osis*), que significa *producción* o *aumento, invasión del organismo por parásitos y estado morboso*, en general. ‖ Forma sufija que denota un proceso, especialmente de carácter morboso, a veces con el significado de crecimiento anormal.
osívoro (del lat. *os, ossis*, hueso, y *vorare*, devorar). adj. Que devora o destruye tejido óseo.
Osler (Enfermedad, fenómeno, signo de) (Sir William *Osler*, médico inglés, 1849-1919). Véanse estos términos. ‖ **-Rendu-Weber (Síndrome de).** V. SÍNDROME.
osmático (del gr. *osmân*, oler). adj. Que posee el sentido del olfato; se aplica a los animales dividiéndolos en *macrosmáticos* y *microsmáticos*, según el grado de desarrollo de este sentido. ‖ Relativo al sentido del olfato.
osmato u **osmiato.** m. F., *osmiate*. Sal del ácido ósmico.
osmazoma (del gr. *osmé*, olor, y *zómos*, jugo). f. Principio derivado de la fibra muscular, que da el olor peculiar al caldo y a la carne asada.
osmesis (del gr. *osmé*, olor). f. OLFACCIÓN.
osmestesia (de *osmo-* y el gr. *aísthesis*, sensación). f. F., *osmesthésie*. Sensibilidad olfatoria.
ósmico (Ácido). Ácido bibásico, $H_2O_5O_4$, que forma las sales llamadas *osmiatos*. ‖ Anhídrido perósmico, OsO_4. Compuesto oloroso, cristalino, que se emplea como cáustico, colorante de las grasas y fijador de las piezas histológicas pequeñas en disolución al 1 %.
osmidrosis (de *osmo-* y el gr. *hidrós*, sudor). f. A., *Osmidrose;* F., *bromhidrose;* In., *bromhidrosis;* It., *bromidrosi;* P., *osmidrose*. Sudación de olor fuerte, bromhidrosis.
osmificación. f. Impregnación de piezas histológicas con ácido ósmico.
osmio (del gr. *osmé*, olor). m. A., *Osmium;* F. e In., *osmium;* It., *osmio;* P., *ósmio*. Elemento metálico gris, muy duro, casi infusible. Símbolo, Os; peso específico, 22,47. ‖ **-(Tetróxido de).** ÓSMICO (ÁCIDO), 2.ª acep.
osmo-. Forma prefija del gr. *osmé*, olor.
osmodisforia (de *osmo-, dis-*, y el gr. *phérein*, soportar). f. Disgusto intenso anormal por ciertos olores.
osmofílico i **osmófilo** (de *ósmosis* y el gr. *phílos*, amigo, amante). adj. F., *osmophile*. Fácilmente sujeto a ósmosis.
osmofobia (de *osmo-* y el gr. *phóbos*, temor). f. Temor morboso a los olores o perfumes.
osmógeno (del gr. *osmós*, impulso, y *gennân*, producir, engendrar). m. Sustancia que da origen a un fermento activo.
osmolagnia. f. OSFRESIOLAGNIA.
osmolalidad. f. F., *osmolalité*. Concentración del soluto por unidad del solvente.
osmolaridad. f. F., *osmolarité*. Número de moléculas osmóticamente activas por litro de solución.
osmología (de *osmo-* y el gr. *lógos*, tratado). OFRESIOLOGÍA. ‖ (Del gr. *osmós-*, impulso y *lógos*, tratado). f. OSMOSOLOGÍA.
osmoluria (de *osmo-* y el gr. *oûron*, orina). f. Concentración osmótica de la orina.
osmómetro (del gr. *osmós*, impulso, y *métron*, medida). m. F., *osmomètre*. Instrumento para apreciar la fuerza osmótica; endosmómetro. ‖ (De *osmo-* y el gr. *métron*, medida). m. Instrumento para apreciar la agudeza del sentido del olfato; osfresiómetro, olfatómetro.
osmonocividad (de *osmo-* y el lat. *nocere*, dañar). f. Conjunto de trastornos mecánicos producidos por la inyección intravenosa de un líquido cuya concentración molecular no es igual a la del suero sanguíneo.
osmonosología (de *osmo-*, el gr. *nósos*, enfermedad; y *lógos*, tratado). f. Patología del olfato.
osmorreceptor (de *osmo-* y el lat. *recipere*, recibir). m. F., *osmorécepteur*. Receptores diencefálicos que se excitan por cambios osmóticos.
osmorregulador. m. Instrumento para registrar el poder penetrante de los rayos X por regulación del vacío en los tubos de Crookes. ‖ adj. Que ejerce influencia sobre el grado y rapidez de la ósmosis.
osmoscopio (de *osmo-* y el gr. *skopeîn*, observar). m. F., *appareil utilisé pour déterminer la sensibilité olfactive*. Aparato para el examen de la sensibilidad olfatoria.
ósmosis u **osmosis [osmótico]** (del gr. *osmós*, impulso). f. A., *Osmose;* F., *osmose;* In., *osmosis;* It., *osmosi;* P., *osmose*. Difusión de líquidos de diferente concentración a través de una membrana o tabique semipermeable que los separa. V. ENDÓSMOSIS y EXÓSMOSIS.
osmosología. f. Parte de la física que estudia los fenómenos de ósmosis.
osmotaxis (de *ósmosis* y *taxis*). f. Movimiento de las células influidas por la densidad del líquido continente.
osmoterapia (de *osmo-* y el gr. *therapeía*, tratamiento). f. Tratamiento por la inyección intravenosa de soluciones hipertónicas, para producir deshidratación.
osqueítis (de *osqueo-* e *-itis*). f. Inflamación del escroto.
osqueo-. Forma prefija del gr. *óscheon*, escroto.
osqueocele (de *osqueo-* y el gr. *kéle*, hernia). m. A., *Oscheozele;* F., *oschéocèle;* In. e It., *oschocele;* P., *osqueocele*. Hernia escrotal. ‖ Tumor o tumefacción del escroto.
osqueohidrocele (de *osqueo-*, el gr. *hýdor*, agua, y *kéle*, tumor). m. A., *skrotale Hydrozele;* F., *oschéohydrocèle;* In., *oscheohydrocele;* It., *oscheoidrocele;* P., *os-*

osqueoidrocele. Hidrocele en el saco de una hernia escrotal.

osqueolito (de *osqueo-* y el gr. *líthos*, piedra). m. Concreción en las glándulas sebáceas del escroto.

osqueoma (de *osqueo-* y *-oma*). m. Tumor del escroto.

osqueonco (de *osqueo-*. y el gr. *ógkos*, tumor). m. OSQUEOMA.

osqueoplastia (de *osqueo-* y el gr. *plássein*, formar). f. Cirugía plástica del escroto.

osquitis. f. OSQUEÍTIS.

osreomielodisplasia (de *osteo-*, el gr. *myelós*, médula, y *displasia*). f. Displasia ósea caracterizada por el adelgazamiento de la capa ósea y aumento consiguiente de la cavidad medular, junto con leucopenia y fiebre.

ossa (lat.). Plural de *os*, hueso. ‖ **-bregmatis.** Huesos parietales. ‖ **-suturata** o **triquetra.** Huesos wormianos.

ossiculum (lat.). m. HUESILLO. ‖ **-auditus.** Huesillo del oído.

ostalgia (de *osteo-* y el gr. *álgos*, dolor). f. A., *Ostealgie*; F., *ostéalgie*; In., *ostalgia*; It., *ostealgia*. P., *ostealgia*. Dolor en uno o más huesos.

ostalgitis (de *osteo-*, el gr. *álgos*, dolor, y de *-itis*). f. Inflamación ósea asociada con dolor.

ostartritis. f. OSTEOARTRITIS.

ostealgia. f. OSTALGIA.

osteameba u **ostameba** (de *osteo-* y el gr. *amoibé*, cambio). f. Célula ósea u osteoblasto, llamada así por su forma ameboide.

ostectomía (de *osteo-* y el gr. *ektomé*, escisión). f. F., *excision d'un os*. Resección de un hueso o porción del mismo.

ostectopia (de *osteo-* y *ectopia*). f. F., *déplacement d'un os*. Desplazamiento o luxación de un hueso.

osteico (del gr. *ostéon*, hueso). adj. Relativo a los huesos; óseo.

osteína. f. OSEÍNA.

osteítis (de *osteo-* e *-itis*). f. A., *Ostitis, Knochenentzündung*; F., *ostéite*; In., *osteitis*; It., *osteite*, P., *ostéite*. Inflamación aguda o crónica de un hueso y generalmente de su cavidad; osteomielitis. ‖ **-albuminosa.** Osteítis con acumulación de un líquido viscoso, albuminoso. ‖ **-carnosa.** OSTEÍTIS FUNGOSA. ‖ **-caseosa.** Caries tuberculosa. ‖ **-central.** ENDOSTEÍTIS. ‖ **-cística.** OSTEÍTIS FIBROQUÍSTICA. ‖ **-condensante.** Variedad de osteítis con hipergénesis ósea, que produce la condensación del tejido y disminución de la cavidad del hueso. ‖ **-cortical.** PERIOSTITIS. ‖ **-crónica no supurativa de Garré.** Engrosamiento de la corteza del hueso con obliteración parcial de la cavidad medular. ‖ **-deformante.** Osteítis rarefaciente con deformación de los huesos afectos. ‖ **-epifisaria.** Periotitis flemonosa difusa. ‖ **-esclerosante formativa.** OSTEÍTIS CONDENSANTE. ‖ **-fibroquística** u **osteoplásica.** Osteodistrofia fibrosa generalizada o enfermedad ósea de Recklinghausen; osteítis rarefaciente con degeneración fibrosa y producción de quistes, debida a una disfunción de las glándulas paratiroides; afecta principalmente a los niños. ‖ **-fungosa** o **granulosa.** Osteítis crónica tuberculosa, en la que los conductos de Havers se dilatan y se llenan del tejido de granulación. ‖ **-gomosa terciaria.** Osteítis que se localiza en las tibias y el cráneo y se caracteriza por dolores profundos, sordos y violentos, especialmente nocturnos. ‖ **-malacissans.** OSTEOMALACIA. ‖ **-osificante.** OSTEÍTIS CONDENSANTE. ‖ **-paratiroidea.** OSTEÍTIS FIBROQUÍSTICA. ‖ **-plásica del crecimiento.** Osteítis hiperémica no supurada de la fiebre del crecimiento, con dolor en las epífisis. ‖ **-rarefaciente.** Variedad de osteítis en la que el tejido compacto se excava por disminución de sales térreas. ‖ **-sarcomatosa.** Mieloma múltiple. ‖ **-secundaria hiperplásica.** Osteoartropatía hipertrófica pulmonar. ‖ **-sifilítica** o **tuberculosa.** Variedades de osteítis crónica debidas a la sífilis o tuberculosis. Esta última puede ofrecer una forma aguda, pero es rara. ‖ **-simple.** Osteítis debida a los microbios vulgares de la supuración. ‖ **-tuberculosa múltiple quística.** Enfermedad de Jungling; especie de espina ventosa sin secuestro, con alteración quística de los huesos largos. ‖ **-vascular.** Osteítis rarefaciente en la que los espacios formados son ocupados por vasos.

ostembrión (de *osteo-* y *embrión*). m. Osificación del producto de la concepción.

ostempiesis (de *osteo-* y el gr. *empyesis*, supuración). f. Supuración en el interior de un hueso.

osteo-. Forma prefija del gr. *ostéon*, hueso.

osteoacusis (de *osteo-* y el gr. *akoúein*, oír). f. F., *conduction osseuse*. Audición por conducción ósea.

osteoanabrosis (de *osteo-* y el gr. *aná*, encima, y *bibróskein*, comer, roer). f. Atrofia o erosión del hueso.

osteoanagénesis (de *osteo-*, el gr. *aná*, de nuevo, y *gennēsis*, generación). f. Regeneración ósea.

osteoaneurisma (de *osteo-* y el gr. *aneúrysma*, ensanche). m. F., *anévrisme des artères d'un os*. Aneurisma de los vasos de un hueso; tumor pulsátil de un hueso.

osteoangioma (de *osteo-* el gr. *aggeîon*, vaso, y el suf. *-oma*). m. Angioma óseo frecuente en la columna vertebral y el cráneo; puede ser de tipo capilar o cavernoso.

osteoaponeurótico (de *osteo-*, el gr. *aponeuroûsthai*, endurecerse como nervio). adj. Relativo al hueso y la aponeurosis.

osteoarticular (de *osteo-* y el lat. *articulus*, juntura). adj. F., *ostéo-articulaire*. Relativo o que afecta a los huesos y sus articulaciones.

osteoartritis (de *osteo-*, el gr. *árthron*, articulación, y el suf. *-itis*). f. A., *Osteoarthritis*; F., *ostéoarthrite*; In., *osteoarthritis*; It., *osteoartrite*. Artritis con lesión inflamatoria de los extremos óseos que forman la articulación. ‖ Artritis hipertrófica, degenerativa o senil. ‖ **-deformante.** ARTRITIS DEFORMANTE. ‖ **-endémica deformante.** Estado morboso endémico en algunas regiones rusas, caracterizado por el engrosamiento de las articulaciones y reblandecimiento de los extremos óseos. ‖ **-hiperplásica.** OSTEOARTROPATÍA HIPERTRÓFICA PULMONAR. ‖ **-sifilítica terciaria.** Goma de la rodilla que alcanza el cartílago y la sinovial.

osteoartrocace (de *osteo-*, el gr. *árthron*, articulación, y *kakós*, malo). m. Osteoartritis tuberculosa.

osteoartropatía (de *osteo-*, el gr. *árthron*, articulación, y *páthos*, enfermedad). f. A., *Osteoarthropathie*; F., *ostéoarthropathie*; In., *osteo-arthropathy*; It., *osteoartropatia*; P., *osteartropatia*. Término general que designa las afecciones que se caracterizan por presentar lesiones óseas y articulares. ‖ **-hipertrófica néumica.** OSTEOARTROPATÍA HIPERTRÓFICA PULMONAR. ‖ **-hipertrófica pulmonar.** Síndrome caracterizado por hipertrofia de las falanges de los dedos de manos y pies, dedos hipocráticos y artralgias, que suele observarse en enfermedades crónicas cardíacas y pulmonares.

osteoartrosis. Osteartropatía degenerativa.

osteoartrosis (de *osteo-*, el gr. *árthron*, articulación, y el suf. *-osis*). f. F., *ostéoarthrose*. Artritis crónica; osteoartropatía.

osteoartrotomía (de *osteo-*, el gr. *árthron*, articulación, y *tomé*, corte). f. F., *excision de l'extrémité articulaire d'un os*. Resección del extremo articular de un hueso.

osteoblasto (de *osteo-* y el gr. *blastós*, germen). m. A., *Osteoblast*; F., *ostéoblaste*; In., *osteoblast*; It. y P., *osteoblasto*. Célula productora de tejido óseo, contenida en las lagunas microscópicas óseas llamadas también osteoplastos.

osteoblastoma. m. OSTEOMA.

osteocampsia (de *osteo-* y el gr. *kámpsis*, curvatura). f. Curvatura de un hueso sin fractura.

osteocaquexia (de *osteo-* y el gr. *kachexía*, mala construcción). f. Caquexia debida a una afección ósea.

osteocarcinoma (de *osteo-*, el gr. *karkínos*, cáncer, y el suf. *-oma*). m. F., *carcinome de l'os*. Carcinoma de un hueso.

osteocartilaginoso (de *osteo-* y el lat. *cartilago, -inis*, cartílago). adj. F., *ostéocartilagineux*. Relativo al hueso y el cartílago o compuesto de ambos tejidos.

osteocefaloma. m. OSTEOENCEFALOMA.
osteocele (de *osteo-* y el gr. *kéle*, hernia). m. F., *ostéocèle.* Hernia cuyo saco es de consistencia cartilaginosa. || Tumor óseo, osteoma.
osteocia (de *osteo-* y el gr. *okýs*, ágil). f. Disminución de la densidad de los huesos (Ferrier).
osteocistoma. m. F., *tumeur kystique de l'os.* Tumor quístico en un hueso.
osteoclasto u **osteoclasto.** m. A., *Osteoklast;* F., *ostéocloste;* In., *osteoclast;* It. y P., *osteoclasto.* Instrumento propio para la fractura quirúrgica de los huesos; los hay de diversos modelos: Collins, Rizzoli, etc. || Elemento celular gigante multinucleado, de la médula ósea, que tiene por función la resorción o destrucción del hueso; mieloplaxa de Robin.
osteoclastia (de *osteo-* y el gr. *klân*, romper). f. A., *Osteoklasie;* F., *ostéoclasie;* In., It. y P., *osteoclasia.* Fractura quirúrgica, manual o instrumental, de un hueso para la corrección de una desviación o deformidad. || Resorción y destrucción del tejido óseo por células osteoclastas.
osteoclastoma (de *osteoclasto* y *-oma*). m. F., *ostéoclastome.* Tumor de células gigantes, polinucleadas, que se parecen a los osteoclastos. *Sin.:* Tumor de células gigantes, tumor de mieloplaxas.
osteocoma (de *osteo-* y el gr. *kómma*, fragmento). m. Pieza, vértebra p.ej., de un conjunto óseo.
osteocondral (de *osteo-* y el gr. *chóndros*, cartílago). adj. OSTEOCARTILAGINOSO.
osteocondritis. f. A., *Osteochondritis;* F., *ostéochondrite;* In., *osteochondritis;* It. y P., *osteochondrite.* Necrosis simultánea de un hueso y su cartílago. || **-deformante juvenil de la cadera.** Afección del extremo superior del fémur durante el crecimiento, que da por resultado el acortamiento y engrosamiento del cuello del fémur, con el aplanamiento de la cabeza del mismo. *Sin.:* Enfermedad de Calvé-Perthes, de Legg, coxa plana, seudocoxalgia. || **-deformante metatarsofalángica juvenil.** ENFERMEDAD DE KÖHLER. || **-disecante.** Afección que da por resultado el desprendimiento en capas del cartílago de una articulación.
osteocondrodistrofia. f. A., *Osteochondrodystrophie;* F., *ostéochondrodystrophie;* In., *osteochondrodystrophy;* It. y P.,*osteocondrodistrofia.* Distrofia osteocartilaginosa. || **-deformante.** ENFERMEDAD DE MORQUIO.
osteocondrofibroma. m. F., *ostéochondrofibrome.* Tumor que contiene elementos de osteoma, condroma y fibroma.
osteocondrófito (de *osteo-*, el gr. *chóndros*, cartílago, y *phytón*, planta). m. Excrecencia o tumor formado de tejido óseo y cartilaginoso.
osteocondrólisis. f. Osteocondritis disecante.
osteocondroma. m. A., *Osteochondrom;* F., *ostéochondrome*, In., *osteochondroma;* It. y P., *osteocondroma.* Tumor compuesto de elementos óseos y cartilaginosos.
osteocondromatosis. f. F., *ostéochondromatose.* Presencia de múltiples osteocondromas. || **-sinovial.** Presencia de cuerpos libres, de tamaño variable, dentro de las cavidades articulares.
osteocondropatía (de *osteo-*, el gr. *chóndros*, cartílago, y *páthos*, enfermedad). f. V. CONDRODISTROFIA.
osteocondrosarcoma. m. F., *ostéochondrosarcome.* Sarcoma con elementos óseos y cartilaginosos.
osteocondrosis [osteocondrótico]. f. OSTEOCONDRITIS. || Degeneración o necrosis de un centro de osificación seguida de su regeneración, especialmente en los niños. || **-de la cabeza del fémur.** Osteocondritis deformante de la cadera. || **-de la cabeza del II metatarsiano.** Impacción de Freiberg. || **-de la tuberosidad de la tibia.** Enfermedad de Osgood-Schlatter. || **-de las vértebras.** Cifosis dorsal juvenil o enfermedad de Scheuermann. || **-del navicular.** Escafoiditis tarsal o enfermedad de Köhler. || **-del semilunar.** Enfermedad de Kienboeck.
osteócopo (de *osteo-* y el gr. *kópos*, fatiga). m. Dolor intenso en uno o más huesos; síntoma generalmente de la sífilis ósea.

osteocráneo u **osteocranium.** m. Cráneo fetal después de su osificación.
osteodentina (de *osteo-* y el lat. *dens, dentis*, diente). f. F., *ostéodentine.* Dentina semejante a hueso.
osteodermia (de *osteo-* y el gr. *dérma*. piel). f. Presencia de depósitos óseos en la piel.
osteodesmosis (de *osteo-* y el gr. *desmós*, tendón). f. F., *ostéodesmose.* Osificación de un tendón. Formación de hueso y tendón.
osteodiastasis. f. F., *ostéodyastase.* Diastasis o separación de uno, dos o más huesos.
osteodinia (de *osteo-* y el gr. *odyne*, dolor). f. F., *ostéodynie, ostéalgie.* Dolor en uno o más huesos; ostalgia.
osteodistrofia. f. A., *Knochendystrophie;* F., *ostéodystrophie;* In., *osteodystrophy;* It. y P., *osteodistrofia.* Distrofia ósea. || **-deformante.** Enfermedad ósea de Paget, osteítis deformante.|| **-fibrosa generalizada.** Enfermedad ósea de Recklinghausen, osteítis fibrosa quística. || **-renal.** Enfermedad crónica del riñón en la cual el calcio sérico disminuye y los fosfatos aumentan con hiperactividad paratiroidea, resultando una desmineralización ósea y cambios esqueléticos, más o menos graves.
osteoelcosis. f. Ulceración de un hueso.
osteoencefaloma. m. Tumor encefaloideo de un hueso.
osteoencondroma. m. OSTEOCONDROMA.
osteoepífisis. f. Epífisis ósea.
osteofagia (de *osteo-* y el gr. *phageîn*, comer). f. Alimentación con huesos para la utilización de los fosfatos.
osteófago (de *osteo-* y el gr. *phageîn*, comer). f. m. OSTEOCLASTA, 2.ª acep.
osteofibroma. m. A., *Osteofibrom;* F.,*ostéofibrome;* In., It. y P., *osteofibroma.* Tumor que contiene elementos óseos y fibrosos.
osteofima (de *osteo-* y el gr. *phŷma*, tumor). m. Tumor o neoplasia ósea.
osteófito (de *osteo-* y el gr. *phytón*, excrecencia). m. A., *Osteophyte;* F., *ostéophyte;* In., *osteophyte;* It., *osteofito;* P., *osteófito.* Producción ósea a expensas del periostio en las proximidades de un foco inflamatorio crónico.
osteofitosis. f. EXOSTOSIS.
osteoflebitis (de *osteo-* y el gr. *phléps, phlebós*, vena). f. F., *inflammation des veines de l'os.* Inflamación de las venas de un hueso.
osteofonía (de *osteo-* y el gr. *phoné*, voz). f. Conducción del sonido por tejido óseo.
osteófono. m. AUDÍFONO.
osteóforo (de *osteo-* y el gr. *phorós*, que lleva). m. desus. Pinzas para aplastar y arrancar porciones óseas.
osteogénesis u **osteogenia** (de *osteo-* y el gr. *gennân*, producir). f. A., *Osteogenese;* F., *ostéogenese;* In., *osteogenesis;* It., *osteogenesi;* P., *osteogénese.* Generación o desarrollo del tejido o sistema óseo. || **-imperfecta.** Defecto congénito de desarrollo del sistema óseo, caracterizado por la fragilidad de los huesos. *Sin.:* Enfermedad de Lobstein, *fragilitas ossium.* Osteopsatirosis. || **-imperfecta cística.** desus. Trastorno en el cual los espacios modulares óseos contienen tejido mixomatoso y fibroso que radiológicamente aparecen como imágenes quísticas.
osteogénico (de *osteo-* y el gr. *gennân*, producir). adj. F., *ostéogène.* Dícese del tejido capaz de formar hueso. Puede referirse al periostio o al cartílago de crecimiento.
osteógeno. adj. OSTEOGÉNICO. Ú.t.c.s.m.
osteografía. f. F., *ostéographie.* Descripción de los huesos; osteología.
osteohalistéresis (de *osteo-*, el gr. *hals, halós*, sal, y *stéresis*, privación). f. Falta o defecto de elementos minerales en los huesos.
osteoide (de *osteo-* y el gr. *eîdos*, aspecto). m. F., *ostéoïde.* Semejante al hueso; se dice de algunos tumores. || Tejido óseo joven antes de la calcificación. || m. Producción ósea que se observa algunas veces alrededor de las articulaciones, tumores, etc., en los ancianos.

osteoidoma. m. Tumor de tejido osteoide.
osteolipocondroma (de *osteo-*, el gr. *lípos*, grasa, y de *condroma*). m. F., *ostéolipochondrome*. Condroma de elementos adiposos y óseos.
osteolipoma. m. F., *ostéolipome*. Lipoma de elementos óseos.
osteólisis (de *osteo-* y el gr. *lýsis*, disolución). f. A., *Osteolyse;* F., *ostéolyse;* In., *oeteolysis;* It., *osteolisi;* P., *ostéolise*. Absorción, destrucción o necrosis molecular del hueso. || Disolución o pérdida de las sales de calcio del hueso.
osteolito (de *osteo-* y el gr. *líthos*, piedra). m. Hueso petrificado o fósil.
osteología (de *osteo-* y el gr. *lógos*, tratado). f. F., *ostéologie*. Tratado o estudio de los huesos.
osteoma (de *osteo-* y *-oma*). m. A., *Osteom;* F., *ostéome;* In., It. y P., *osteoma*. Tumor duro de estructura semejante a la del tejido óseo. || **-compacto o esponjoso.** Osteomas constituidos por tejido compacto o esponjoso, respectivamente. || **-de los caballistas.** MIOSITIS OSIFICANTE. || **-ebúrneo.** Osteoma constituido por laminillas concéntricas sin vasos, que se desarrolla en la cara interna de los huesos craneales. || **-heteroplásico.** Osteoma desarrollado en una parte no ósea. || **-homoplásico.** Osteoma desarrollado en un hueso. || **-medular.** OSTEOMA ESPONJOSO. || **-sarcomatoso.** OSTEOSARCOMA.
osteomalacia (de *osteo-* y el gr. *malakía*, blandura). f. A., *Osteomolazie;* F., *ostéomalacie;* In., It. y P., *osteomalacia*. Trastorno metabólico de los huesos, consistente en una deficiente mineralización en la matriz ósea normalmente constituida, que aparece principalmente a continuación de embarazos repetidos, caracterizada por la blandura progresiva de los huesos, con flexibilidad y fragilidad tales que se hacen impropios para cumplir sus funciones, asociada con dolores reumatoideos y extenuación progresiva que conduce generalmente a la muerte. || Es debida a un trastorno endocrino que produciría una deficiencia de vitamina D, fijadora fosfocálcica. *Sin.:* Malacósteon, *mollities ossium*, osteomalacosis. || **-infantil.** RAQUITISMO.
osteomalacosis. m. OSTEOMALACIA.
osteomatosis. f. Producción de osteomas múltiples.
osteómera (de *osteo-* y el gr. *méros*, parte). f. Miembro de una serie de piezas óseas similares: una vértebra, por ejemplo.
osteometría (de *osteo-* y el gr. *métron*, medida). f. F., *ostéométrie*. Medición de los huesos o del esqueleto.
osteomielalgía (de *osteo-*, el gr. *myelós*, médula, y *álgos*, dolor). f. Dolor en la médula ósea.
osteomielitis (de *osteo-*, el gr. *myelós*, médula, y de *-itis*). f. A., *Osteomyelitis;* F., *ostéomyélite;* In., *osteomyelitis;* It. y P., *osteomielite*. Infección piógena del hueso y médula ósea. || **-aguda.** Enfermedad de la época del crecimiento, de naturaleza por lo común estafilocócica, caracterizada por la inflamación de la sustancia medular metafisaria, generalmente con formación de pus, y asociada con fenómenos generales graves más o menos semejantes a los de la fiebre tifoidea. *Sin.:* Osteítis traumática, flemonosa, difusa, tifus de los miembros. || **-crónica.** Forma debida a un traumatismo, a la tuberculosis u otros procesos, con rarefacción y condensación del hueso y formación de abscesos. || **-de Garré.** Osteítis crónica fibrosa no supurativa. || **-maligna.** MIELOMATOSIS.
osteomielodisplasia (de *osteo-*, el gr. *myelós*, médula, y *displasia*). f. A., *ostéomyélodysplasie*. Displasia ósea caracterizada por el adelgazamiento de la capa ósea y aumento consiguiente de la cavidad medular, junto con leucopenia y fiebre.
osteomielografía (de *osteo-*, el gr. *myelós*, médula, y *gráphein*, describir). f. F., *ostéomyélographie*. Radiografía de la médula ósea previa inyección intravenosa de un medio de contraste.
osteón. m. F., *ostéone*. Unidad de hueso compacto que consta de un conducto central alrededor del cual se disponen laminillas óseas concéntricas.
osteona. f. OSTEÓN.

osteonco (de *osteo-* y el gr. *ógkos*, tumor). m. OSTEOMA.
osteonecrosis. f. F., *ostéonécrose*. Necrosis ósea.
osteoneuralgia. f. F., *osténévralgie*. Neuralgia del hueso.
osteonosis (de *osteo-* y el gr. *nósos*, enfermedad). f. OSTEOPATÍA.
osteópata. adj. Enfermo de los huesos. || Persona que se dedica al tratamiento de las enfermedades de los huesos.
osteopatía (de *osteo-* y el gr. *páthos*, enfermedad). f. A., *Knochenleiden;* F., *ostéopathie;* In., *osteopathy;* It. y P., *osteopatia*. Término general para las afecciones óseas. || **-de hambre o de guerra.** Afección ósea caracterizada por disminución de la calcificación ósea con fracturas espontáneas de las costillas y ostalgias múltiples, debida a deficiencia de alimentación. || **-diseminada condensante.** OSTEOSCLEROSIS CONDENSANTE GENERALIZADA. || **-hemorrágica infantil.** ENFERMEDAD DE BARLOW. || **-mielogénica.** Enfermedad ósea debida a la alteración de las relaciones entre los tejidos medular y óseo.
osteopedion. m. LITOPEDION.
osteopenia (de *osteo-* y el gr. *penía*, indigencia). f. F., *ostéopénie*. Término general que designa los trastornos de remodelación ósea en los que existe pérdida de masa o densidad esquelética. Bajo este epígrafe se incluyen los conceptos de OSTEOMALACIA y OSTEOPOROSIS.
osteoperióstico. adj. Relativo al hueso y el periostio.
osteoperiostitis. f. A., *Osteoperiostitis;* F., *ostéopériostite;* In., *osteoperiostitis;* It., *osteoperiostite;* P., *osteoperiosteíte*. Inflamación del hueso y su periostio. || **-alveolodentaria.** PIORREA ALVEOLAR.
osteopetrosis. f. OSTEOCLEROSIS CONDENSANTE GENERALIZADA.
osteopignosis. f. desus. Condensación ósea.
osteoplaca. f. Capa o estrato de hueso. || Osteoma plano.
osteoplasia (de *osteo-* y el gr. *plássein*, formar). f. Neoformación ósea atípica.
osteoplastia (de *osteo-* y el gr. *plássein*, formar). f. A., *Osteoplastik;* F., *ostéoplastie;* In., *osteoplasty;* It., *osteoplastica;* P., *osteoplastia*. Cirugía plástica de los huesos. || **-perióstica.** Producción artificial de tejido óseo por la trasplantación de un colgajo perióstico.
osteoplástico. adj. Relativo a la osteoplastia.
osteoplasto. m. A., *Osteoplast;* F., *ostéoplaste;* In., *osteoplast;* It. y P., *osteoplasto*. Nombre de las cavidades o lagunas que alojan los osteoblastos y que comunican entre sí por medio de canalículos, que les dan un aspecto estrellado.
osteopoiquilia (de *osteo-* y el gr. *poikílos*, variado, diverso, moteado). f. F., *ostéopoïkilosis*. Aspecto marmóreo de los huesos en la radiografía; osteosclerosis condensante generalizada.
osteoporosis (de *osteo-* y el gr. *póros*, poro, paso). f. A., *Osteoporose;* F., *ostéoporose;* In., *osteoporosis;* It., *osteoporosi;* P., *osteoporose*. Formación de espacios anormales en el hueso o rarefacción del mismo sin descalcificación, por la ampliación de sus conductos. || **-adiposa.** Rarefacción de los extremos epifisarios con repleción de los espacios medulares ampliados con tejido adiposo. || **-por reposo excesivo, postraumática, senil.** La que obedece a una de las causas enunciadas.
osteopsatirosis (de *osteo-* y el gr. *psathyrós*, frágil). f. A., *Osteopsathyrose,* F., *ostéopsathyrose;* In., *osteopsathyrosis;* It., *osteopsatirosis;* P., *osteopsatirose*. Fragilidad de los huesos; afección congénita hereditaria, que se caracteriza por la fragilidad ósea, coloración azul de las escleróticas y trastornos auditivos, atribuida a trastornos endocrinos. *Sin.:* Enfermedad de Lobstein, *fragilitas ossium*. OSTEOGÉNESIS IMPERFECTA.
osteorradionecrosis. f. Necrosis ósea consecutiva a la irradiación.
osteorrafia (de *osteo-* y el gr. *rhaphé*, sutura). f. A., *Osteorrhaphie;* F., *ostéorraphie;* In., *osteorrhaphy;* It. y P., *osteorrafia*. Sutura de aproximación de los extremos o fragmentos de un hueso fracturado.

osteorragia (de *osteo-* y el gr. *regnýnai*, romper). f. F., *ostéorragie*. Hemorragia por un hueso.

osteorrexis (de *osteo-* y el gr. *rhêxis*, rotura). f. Fractura ósea.

osteosarcoma. m. A., *Osteosarkom*; F., *ostéosarcome*; In. e It., *osteosarcoma*; P., *osteossarcoma*. Sarcoma del hueso o sarcoma que contiene tejido óseo.

osteosclerosis. f. A., *Osteosklerose*; F., *ostéosclérose*; In., *osteosclerosis*; It., *osteosclerosi*; P., *osteosclerose*. Esclerosis, eburnación o densidad anormal del hueso. ||**-condensante generalizada.** Calcificación excesiva de los huesos, caracterizada por el aumento de sustancia compacta y de la fragilidad y por el aspecto marmóreo que adquiere el hueso visto en radiografía. Es a menudo familiar. *Sin.:* Osteopetrosis, osteopoiquilia, osteosclerosis fragilis. ENFERMEDAD DE ALBERS-SCHÖNBERG.

osteosepto u **osteoseptum.** m. F., *portion osseuse de la cloison nasale*. Porción ósea del tabique nasal.

osteosinovitis. f. A., *Osteosynovitis*; F., *ostéosynovite*; In., *osteosynovitis*; It., *osteosinovite*; P., *osteossinovite*. Sinovitis con inflamación de los huesos próximos.

osteosíntesis. f. A., *Osteosynthese*; F., *ostéosynthèse*; In., *osteosynthesis*; It., *osteosintesi*; P., *osteossíntese*. Síntesis o unión de los extremos de un hueso fracturado por medios mecánicos o quirúrgicos. || Provocación quirúrgica de anquilosis en una articulación. || OSTEORRAFIA.

osteosis. f. F., *ostéose*. OSTEOGÉNESIS. Lesión no inflamatoria o degenerativa de un hueso. ||**-paratiroidea.** Osteítis fibrosa quística o enfermedad ósea de Recklinghausen.

osteospongioma. m. Osteoma de tejido esponjoso. || ESPINA VENTOSA.

osteosteatoma. Osteosarcoma que ha sufrido la degeneración adiposa. || m. A., *Osteosteatom*; F., *ostéostéatome*; In., It. y P., *osteosteatoma*. Esteatoma con elementos óseos.

osteostixis (de *osteo-* y el gr. *stíxis*, punción). f. Punción quirúrgica de un hueso.

osteotabes. f. Atrofia de la médula del hueso. ||**-infantil.** ENFERMEDAD DE MÖLLER-BARLOW.

osteotelangiectasia (de *osteo-*, el gr. *télos*, fin, *aggeîon*, vaso, y *éktasis*, dilatación). f. F., *télangiectasie des vaisseaux d'un os*. Telangiectasia de los capilares de un hueso.

osteotilo (de *osteo-* y el gr. *týle*, callo). m. F., *cal osseux*, *ostéotyle*. Callo que cubre a manera de vaina los extremos de los huesos fracturados.

osteotomía (de *osteo-* y el gr. *tomé*, corte). f. A., *Osteotomie*; F., *ostéotomie*; In., *osteotomy*; It. y P., *osteotomia*. Incisión o sección quirúrgica de un hueso. ||**-cuneiforme.** Resección de una cuña ósea. ||**-de Mac Ewen.** Osteotomía cuneiforme de la porción supracondílea del fémur en el *genu valgum*. ||**-intertrocantérea.** Sección del fémur entre ambos trocánteres. ||**-lineal.** Sección lineal de un hueso. ||**-púbica** o **pélvica.** PUBIOTOMÍA. ||**-subtrocantérea.** OPERACIÓN DE GANT. ||**-transtrocantérea.** Sección del fémur a través del trocánter menor.

osteótomo (de *osteo-* y el gr. *tomós*, cortante). m. F., *ostéotome*. Cuchillo, cincel o escoplo para la práctica de la osteotomía.

osteotomoclasia u **osteotomoclasis** (de *osteótomo* y el gr. *klân*, romper, o *klásis*, rotura). f. desus. Osteoclasia previa osteotomía, para la corrección de las curvaturas óseas.

osteotribo (de *osteo-* y el gr. *tríbein*, frotar, gastar frotando). m. F., *ostéotribe*. Instrumento para el raspado de los huesos cariados.

osteotrofia (de *osteo-* y el gr. *trophé*, nutrición). f. F., *ostéotrophie*. Nutrición del hueso.

osteotrombosis (de *osteo-*, el gr. *thrómbos*, coágulo, y el suf. *-osis*). f. Trombosis de los vasos de un hueso.

osteotuberculosis. f. Tuberculosis ósea.

ostia (lat.). Plural de *ostium*.

ostiario (del lat. *ostiarius*; de *ostium*, puerta). adj. Relativo a un orificio u *ostium*.

ostíolo (del lat. *ostiolum*, dim. de *ostium*, puerta). m. Agujero u orificio diminuto.

ostium (lat.). m. Boca u orificio, especialmente los orificios de las trompas uterina y auditiva. ||**-arteriosum.** Denominación común de los orificios aórtico y pulmonar del corazón. ||**-atrioventriculare.** OSTIUM VENOSUM. ||**-introitus.** Pequeño orificio en la cara posteroinferior del peñasco, por donde penetra el ramo auricular del vago. ||**-lacrimale.** Desembocadura en el meato inferior del conducto lacrimonasal. ||**-primum.** Amplio agujero de comunicación entre ambas aurículas en el corazón fetal, que luego disminuye de tamaño (*ostium secundum* o agujero de Botal). ||**-uterinum tubae.** Abertura de la trompa uterina en el útero. ||**-venosum.** Cada uno de los orificios auriculoventriculares.

ostosis (del gr. *ostoûn*, hueso). f. OSTEOSIS.

ostráceo. adj. Semejante a una ostra.

ostreísmo u **ostreotoxismo** (del gr. *óstreon*, ostra). m. Intoxicación consecutiva a la ingestión de ostras en mal estado.

otacústico (del gr. *otokouteîn*, prestar oído; de *oûs*, *otós*, oído, y *akoúein*, oír). adj. Relativo al oído.

otáfono. m. OTÓFONO.

otagra (de *oto-* y el gr. *ágra*, ataque). f. OTALGIA.

otalgia (de *oto-* y el gr. *álgos*, dolor). f. A., *Otalgie*; F., *otalgie*; In., It. y P., *otalgia*. Dolor de oídos.

Otani (Prueba de) (Morisuke *Otani*, médico japonés contemporáneo). V. PRUEBA.

otemorrea (de *oto-*, el gr. *haîma*, sangre, y *rheîn*, fluir). f. OTORRAGIA.

otíatra (de *oto-* y el gr. *iatrós*, médico). adj. y s. OTÓLOGO.

otiatría (de *oto-* y el gr. *iatreía*, tratamiento). f. Medicina relativa al oído; otología.

ótico (del gr. *otikós*). adj. A., *oticus*; F., *otique*; In., *otic*; It., *otico*; P., *ótico*. Relativo o perteneciente al oído.

oticodinia u **oticodinosis** (del gr. *otikós*, ótico, y *dînos*, vértigo). f. A., *Otikodinie*, F., *oticodinose*; In., It. y P., *oticodinia*. Vértigo debido a una afección del oído, síndrome de Ménière.

otítico. adj. Relativo a la otitis.

otitis (del gr. *oûs*, *otós*, oído, e *-itis*). f. A., *Otitis*; F., *otite*; In., *otitis*; It y P., *otite*. Inflamación, aguda o crónica, del oído. ||**-adhesiva.** Otitis media crónica con formación de tejido fibroso. ||**-crupal o diftérica.** Otitis aguda con formación de membranas fibrinosas. ||**-de los aviadores.** Aerotitis media. ||**-descamativa.** Otitis media o externa con abundante descamación del epitelio cutáneo o mucoso. ||**-esclerótica.** Catarro crónico seco del oído medio. ||**-externa.** Inflamación del oído externo, circunscrita o difusa. ||**-furuncular.** Formación de furúnculos en el conducto auditivo externo. ||**-interna** o **laberíntica.** Inflamación del oído interno; laberintitis. ||**-mastoidea.** Otitis media con complicación de los espacios o células mastoideas. ||**-media.** Inflamación del oído medio, primitiva o consecutiva a diversos estados infecciones locales o generales. Puede ser *aguda* o *crónica*, *catarral*, *purulenta*, *seca* o *serosa*. ||**-micótica** o **parasitaria.** La debida a hongos o parásitos. ||**-purulenta crónica.** OTORREA. ||**-seca.** OTITIS ESCLERÓTICA.

oto-. Forma prefija del gr. *oûs*, *otós*, oído.

otoantritis (de *oto-*, el gr. *ántron*, cueva, y el suf. *-itis*). f. F., *oto-antrite*. Otitis media propagada al ático del tímpano y al antro mastoideo.

Otobius. V. ORNITHODORUS.

otoblenorrea (de *oto-*, el gr. *blénna*, pituita, y *rheîn*, fluir). f. F., *épanchement muco-purulent dans l'oreille*. Derrame mucopurulento por el oído.

otocefalia (de *oto-* y el gr. *kephalé*, cabeza). f. Cualidad de otocéfalo.

otocéfalo (de *oto-* y el gr. *kephalé*, cabeza). m. F., *otocéphale*. Monstruo fetal sin mandíbula inferior y con las orejas unidas debajo de la cara; sinoto, agnato.

otocentesis (de *oto-* y el gr. *kéntesis*, punción). f. Paracentesis del oído; miringocentesis.

otocerebritis (de *oto-*, el lat. *cerebrum*, cerebro, y el suf. *-itis*). f. Inflamación del cerebro consecutiva a una otitis media.

otocisto (de *oto-* y el gr. *kýstis*, vejiga). m. A., *Gehörbläschen;* F., *otocyste;* In., *otocyst;* It., *otocisti;* P., *otocisto.* Vesícula auditiva del embrión. Saco auditivo de algunos animales inferiores.

otocleisis (de *oto-* y el gr. *kleîsis*, oclusión). f. Oclusión de los conductos auditivos.

otoconia (del lat. *otoconia,* pl. de otoconium [de *oto-* y el gr. *kónis*, polvo]). f. Sustancia blanca pulverulenta formada de otolitos, que se encuentra en la cara interna de diversas partes del laberinto membranoso, sáculo, utriculo, conductos semicirculares, etc. *Sin.:* Estatoconía.

otoconio u **otoconium.** m. Otolito.

otocoposis (de *oto-* y el gr. *kópos,* fatiga). f. desus. Fatiga del oído; sordera transitoria.

otocráneo (de *oto-* y el gr. *kraníon,* cráneo). m. Compartimiento en el peñasco, que aloja el oído interno. || Porción auditiva o petromastoidea del cráneo.

Otodectes. Género de ácaros que infestan las orejas de perros, gatos y conejos domésticos.

otodinia (de *oto-* y el gr. *odýne,* dolor). f. A., *Otodynie;* F., *otodynie;* In., *otodynia;* It. y P., *otodinia.* Dolor en el oído; otalgia.

otoencefalitis. f. F., *inflammation cérébrale consécutive à une otite.* Inflamación del encéfalo debida a la propagación de una otitis.

otofaríngeo (de *oto-* y el gr. *phárigx, -iggos,* faringe). adj. F., *oto-pharyngé, oto-pharyngien.* Relativo al oído y la faringe.

otófono (de *oto-* y el gr. *phoné,* voz). m. A., *Hörapparat;* F. e In., *otophone;* It., *otofono;* P., *otofone.* Trompetilla auricular u otro utensilio propio para el auxilio de la audición. || Tubo empleado en la auscultación del oído.

otoganglio. m. Ganglio ótico o de Arnold.

otogénico u **otógeno** (de *oto-* y el gr. *gennân,* producir). adj. F., *otogène.* Que se origina en el oído.

otografía (de *oto-* y el gr. *gráphein,* describir). f. F., *otographie.* Descripción del oído. || Radiografía del oído.

otohematoma (de *oto-*, el gr. *haîma,* sangre, y el suf. *-oma*). m. Hematoma del pabellón auricular.

otohemineurastenia (de *oto-*, *hemi-* y *neurastenia*). f. Trastorno funcional unilateral de la audición.

otohigroma (de *oto-*, el gr. *hygrós,* húmedo, líquido, y el suf. *-oma*). m. Distensión por líquido del lóbulo de la oreja.

otolaringología (de *oto-*, el gr. *lárygx, -yggos,* laringe, y *lógos,* tratado). f. F., *oto-laryngologie.* Suma de conocimientos relativos al oído y la laringe; otología y laringología consideradas como una sola especialidad.

otolitiasis (de *oto-* y el gr. *líthos,* piedra). f. F., *formation des otolithes.* Tendencia a la formación de cálculos o concreciones en el oído.

otolito (de *oto-* y el gr. *líthos,* piedra). m. A., *Otolith;* F., *otolithe;* In., *otolith;* It., *otolito;* P., *otólito.* Concreción en el oído. || Otoconia.

otología (de *oto-* y el gr. *lógos,* tratado). f. A., *Ohrenheilkunde;* F., *otologie;* In., *otology;* It. y P., *otologia.* Suma de conocimientos relativos al oído.

otólogo. adj. F., *otologiste.* Dícese del médico especialista en otología. Ú.t.c.s.

otomasaje. m. Masaje de la caja del tímpano y de los huesillos.

otomastoiditis. f. F., *oto-mastoïdite.* Otitis y mastoiditis combinadas.

otomiastenia (de *oto-*, el gr. *mŷs, myós,* músculo, y *asthéneia,* debilidad). f. Miastenia o estado de debilidad de los músculos del oído que intervienen en la selección y amplificación normal de los sonidos.

otomicosis (de *oto-*, el gr. *mýkes,* hongo, y *-osis*). f. A., *Otomykose;* F., *otomycose;* In., *otomycosis;* It., *otomicosi;* P., *otomicose.* Micosis de los órganos externos del oído, especialmente aspergilosis del conducto auditivo externo y membrana timpánica; miringomicosis.

Otomyces (de *oto-* y el gr. *mýkes,* hongo). Género de hongos que infectan al oído. En el hombre se han encontrado las especies O. hageni y O. purpureus.

otonco (de *oto-* y el gr. *ógkos,* tumor). m. Tumor del oído.

otonecrectomía u **otonecronectomía** (de *oto-*, el gr. *nekrós,* muerto, y *ektomé,* resección). f. Necrectomia o extirpación quirúrgica de tejidos necrosados del oído.

otoneuralgia (de *oto-*, el gr. *neûron,* nervio, y *álgos,* dolor). f. F., *otalgia.* Dolor neurálgico del oído; otalgia.

otoneurastenia (de *oto-*, el gr. *neûron,* nervio, y *asthéneia,* debilidad). f. Neurastenia debida a una afección del oído.

otoneurología (de *oto-*, el gr. *neûron,* nervio, y *lógos,* tratado). f. F., *otoneurologie.* Término general para las afecciones del oído, principalmente del interno.

otopatía (de *oto-* y el gr. *páthos,* enfermedad). f. A., *Otopathie;* F., *otopathie;* In., *otopathy;* It. y P., *otopatia.* Término general para las afecciones del oído.

otopiesis (de *oto-* y el gr. *píesis,* presión). f. desus. Presión excesiva en el oído por obstrucción de la trompa de Eustaquio, productora de sordera. || Depresión del tímpano.

otopiorrea (de *oto-*, el gr. *pýon,* pus, y *rheîn,* fluir). f. F., *otopyorrhée.* Piorrea o supuración del oído.

otopiosis (de *oto-* y el gr. *-pýosis,* supuración). f. F., *suppuration dans l'oreille.* Supuración del oído.

otoplastia (de *oto-* y el gr. *plássein,* formar). f. A., *Otoplastik;* F., *otoplastie;* In., *otoplasty;* It., *otoplastica;* P., *otoplastia.* Cirugía plástica del oído; corrección quirúrgica de las deformidades de la oreja.

otorragia (de *oto-* y un derivado del gr. *regnynai,* desgarrar). f. A., *Ohrblutung;* F., *otorragie;* In., *otorrhagia;* It. y P., *otorragia.* Hemorragia del oído.

otorrea (de *oto-* y el gr. *rheîn,* fluir). f. A., *Otorrhöe;* F., *otorrhée;* In., *otorrhea;* It., *otorrea;* P., *otorréia.* Flujo o derrame, especialmente el purulento, por el conducto auditivo externo.

otorrinolaringología (de *oto-*, el gr. *rhís, rhinós,* nariz, *lárygx, -yggos,* laringe, y *lógos,* tratado). f. A., *Otorhinolaryngologie;* F., *oto-rhino-laryngologie;* In., *otorhinolaryngology;* It., *otorinolaringologia;* P., *otarrinolaringogia.* Suma de conocimientos relativos al oído, nariz y laringe y a sus enfermedades. Otología, rinología y laringología consideradas conjuntamente como una sola especialidad.

otorrinolaringólogo. m. F., *oto-rhino-laryngologiste, oto-rhino-laryngologue.* Médico especializado en las enfermedades del oído, nariz y laringe.

otosalpinge u **otosalpinx** (de *oto-* y el gr. *sálpigx, -iggos,* trompeta). f. y m. Trompa de Eustaquio.

otosclerectomía (de *oto-*, el gr. *sklerós,* seco, duro, y *ektomé,* escisión). f. F., *excision des osselets sclérosés dans l'otite moyenne chronique.* Resección del aparato conductor del sonido que se ha anquilosado.

otosclerosis (de *oto-* y el gr. *sklerós,* seco, duro). f. A., *Otosklerose;* F., *otosclérose;* In., *otosclerosis;* It., *otosclerosi;* P., *otosclerose.* Esclerosis de los tejidos del oído interno y medio, con formación de tejido esponjoso en la cápsula del laberinto; afección progresiva que acaba por la sordera definitiva.

otoscopia. f. A., *Otoskopie;* F., *otoscopie;* In., *otoscopy;* It. y P., *otoscopia.* Examen del oído por medio del otoscopio.

otoscopio (de *oto-* y el gr. *skopeîn,* observar). m. A., *Ohrenspiegel;* F., *otoscope;* It., *otoscopio;* P., *otoscópio.* Instrumento adecuado para el examen del conducto auditivo, membrana timpánica u oído medio. || **-de Brunton.** Otoscopio iluminado por medio de un embudo inserto al lado. || **-de Siegle.** Otoscopio que actúa por medio de la condensación o enrarecimiento del aire del conducto auditivo. || **-de Toynbee.** Tubo que se introduce en el oído del paciente y en el del examinador para la auscultación del oído durante la politzerización.

otosis (del gr. *oûs, otós,* oído, y de *-osis*). f. Sensación auditiva falsa.

otospongiosis. f. Otosclerosis.

otósteon (de *oto-* y el gr. *ostéon,* hueso). m. Huesillo del oído. || Otolito.

ototecnia (de *oto-* y el gr. *téchne,* arte). f. Técnica manual e instrumental en el tratamiento de las enfermedades del oído.

ototomía (de *oto-* y el gr. *tomé,* corte). f. F., *ototomie.* Disección o anatomía del oído.
Ott (Reacción de) (Isaac *Ott,* fisiólogo norteamericano, 1847-1916). V. REACCIÓN.
Otto (Enfermedad, pelvis de) (Adolph Wilhelm *Otto,* cirujano alemán, 1786-1845). Véanse estos términos.
|| **-Chroback (Síndrome de).** V. SÍNDROME.
OU. Abrev. de *oculus uterque* (cada ojo).
ouabaína. f. F., *ouabaïne.* Glucósido de las semillas del *Strophantus gratus,* soluble en agua. Posee acción digitálica rápida e intensa, por vía intravenosa.
ouabaio. m. Nombre indígena de una planta de la familia de las apocináceas (*Acokanthera schimperi* o *Strophantus gratus*), propia de África, empleada por los indígenas para envenenar las flechas.
Oudin (Resonador de) (Paul *Oudin,* físico y médico francés, 1851-1923). V. RESONADOR.
oulectomía. f. ULECTOMÍA.
oval (del lat. *ovum,* huevo). adj. F., *oval.* En forma de huevo, ovalado.
ovalbúmina (del lat. *ovum,* huevo, y de *albúmina*). f. F., *ovalbumine.* Albúmina de huevo.
ovalocito (de *oval* y el gr. *kýtos,* cavidad). m. A., *Ovalozyt;* F. e In., *ovalocyte;* It., *ovalocita;* P., *ovalócito.* Eritrocito oval, anomalía constitucional que a veces se observa en la anemia; eliptocito.
ovalocitosis. f. A., *Ovalozytenanämie;* F., *ovalocytose;* In., *ovalocytosis;* It., *ovalocitosi;* P., *ovalocitose.* Presencia en la sangre de corpúsculos rojos ovales; eliptocitosis.
ovarialgia (de *ovario* y el gr. *álgos,* dolor). f. F., *ovarialgie.* Dolor en el ovario; ooforalgia.
ovariectomía (de *ovario* y el gr. *ektomé,* escisión). f. F., *ovariectomie.* Ablación de uno o ambos ovarios; ooforectomía.
ovario (del lat. *ovarium*). m. A., *Eierstock;* F., *ovaire;* In., *ovary;* It., *ovaio;* P., *ovário.* Glándula sexual femenina, par, ovoidea, situada a cada lado del útero en los ligamentos anchos. Consta de una porción central, *sustancia medular* o *bulbo,* fibrovascular, que contiene los folículos de De Graaf con sus óvulos correspondientes, y una porción cortical, *túnica albugínea,* membrana germinativa u ovígena de Waldeyer.
|| **-masculino.** Hidátide de Morgagni.
ovariocele (de *ovario* y el gr. *kéle,* hernia). m. A., *Ovariozele;* F., *ovariocèle;* In., It. y P., *ovariocele.* Hernia del ovario; ooforocele.
ovariocentesis (de *ovario* y el gr. *kéntesis,* punción). f. F., *ovariocentèse.* Punción quirúrgica de un quiste del ovario; ooforocentesis.
ovariociesis (de *ovario* y el gr. *kýesis,* embarazo). f. EMBARAZO OVÁRICO.
ovariodisneuria. f. OVARIALGIA.
ovariohisterectomía. f. OOFOROHISTERECTOMÍA.
ovariolítico (de *ovario* y un derivado del gr. *lýein,* disolver). adj. Destructor de las células o tejido ováricos.
ovarioncia (de *ovario* y el gr. *ógkos,* tumor). f. Hernia del ovario.
ovariopatía (de *ovario* y el gr. *páthos,* enfermedad). f. F., *maladie ovarienne.* Afección ovárica.
ovariopexia (de *ovario* y el gr. *pêxis,* fijación). f. F., *ovariopexie.* Fijación del ovario; anexopexia.
ovariorrexis (de *ovario-* y el gr. *rhêxis,* rotura). f. F., *rupture d'un ovaire.* Rotura del ovario.
ovariosalpingectomía (de *ovario,* el gr. *sálpigx,* trompa, y *ektomé,* resección). f. Extirpación quirúrgica del ovario y la trompa de Falopio; ooforosalpingectomía.
ovariostéresis (de *ovario* y el gr. *stéresis,* privación). f. Ablación de uno o ambos ovarios; ovariectomía.
ovariostomía (de *ovario* y el gr. *stóma,* boca, abertura). f. OOFOROSTOMÍA.
ovarioterapia (de *ovario* y el gr. *therapeía,* tratamiento). f. F., *ovariothérapie.* Opoterapia ovárica.
ovariotestis. m. OVOTESTIS.
ovariotomía (de *ovario* y el gr. *tomé,* corte). f. A., *Ovariotomie;* F., *ovariotomie;* In., *ovariotomy;* It., *ovariotomia;* P., *ovariotomía.* Sección quirúrgica de uno o ambos ovarios; ooforotomía.

ovariotomista (de *ovario* y el gr. *tomé,* corte). m. Cirujano especializado en la práctica de la ovariotomía.
ovariprivo (de *ovario* y el lat. *privus,* privado). adj. Producido por la falta o pérdida de los ovarios.
ovaritis. f. A., *Ovaritis;* F., *ovarite;* In., *ovaritis;* It. y P., *ovarite;* Inflamación de uno o de ambos ovarios; ooforitis. || **-escleroquística.** Esclerosis de la superficie ovárica que impide la dehiscencia folicular, por lo que el ovario aparece sembrado de múltiples quistes minúsculos.
ovarium (lat.). m. OVARIO.
ovi vitellus (lat.). m. Yema de huevo.
ovicápsula. f. Túnica interna del folículo de De Graaf.
oviducto (del lat. *ovum,* huevo, y *ductus,* conducto). m. A., *Ovidukt;* F., *oviducte;* In., *oviduct;* It., *ovidotto;* P., *oviducto.* Trompa de Falopio.
ovífero (del lat. *ovum,* huevo, y *ferre,* llevar). adj. Que lleva o contiene huevos u óvulos.
ovificación (del lat. *ovum,* huevo, y *facere,* hacer). f. Formación del óvulo en el ovario; ovulación.
oviforme (del lat. *ovum,* huevo, y *forma,* forma). adj. A., *eiartig;* F., *oviforme;* In., *oviform;* It. y P., *oviforme.* En forma de huevo, ovoide.
ovigénesis. f. OVOGÉNESIS.
ovígeno (del lat. *ovum,* huevo, y el gr. *gennân,* producir). adj. F., *ovigène.* Que produce huevos u óvulos; dícese de la capa cortical del ovario.
ovigermen. m. Célula que se desarrolla en óvulo.
ovígero (del lat. *ovum,* huevo, y *gerere,* llevar). adj. F., *ovigère.* Que produce o contiene huevos u óvulos; ovífero.
ovinación (de *ovino*). f. Inoculación con el virus de la viruela de los carneros.
ovinia. f. Enfermedad de los carneros semejante o idéntica a la viruela.
ovíparo (del lat. *oviparus;* de *ovum,* huevo, y *parere,* parir). adj. F., *ovipare.* Dícese de los animales cuyas hembras ponen huevos que se desarrollan fuera del cuerpo.
ovísaco. m. Vesícula de De Graaf.
ovista u **ovulista.** adj. Dícese del partidario de la hipótesis de que el embrión existe preformado en el óvulo. Ú.t.c.s.
ovocentro. m. A., *Ovozentrum;* F., *ovocentre;* In., *ovocenter;* It. y P., *ovocentro.* Esfera atractiva del pronúcleo f. del óvulo fecundado.
ovocito. m. F., *ovocyte.* OOCITO. || ÓVULO.
ovoflavina. f. Riboflavina obtenida de yema de huevos.
ovoforitis. f. OVARITIS.
ovogénesis (del lat. *ovum,* huevo, y el gr. *génesis,* origen). f. F., *ovogenèse.* Origen y desarrollo del óvulo; oogénesis.
ovoglobulina. f. Globulina de la clara de huevo.
ovogonio. m. OOGONIO.
ovoide (del lat. *ovum,* huevo, y el gr. *eîdos,* aspecto). adj. En forma de huevo; oviforme. || m. Macrogameto del parásito del paludismo.
ovolecitina. f. Lecitina de los huevos. Úsase como tónico reconstituyente en la tuberculosis, diabetes, etc.
ovolisina. f. F., *ovolysine.* Lisina que actúa sobre la clara del huevo.
ovología (del lat. *ovum,* huevo, y el gr. *lógos,* tratado). f. Suma de conocimientos relativos al huevo u óvulo. || EMBRIOGENIA.
ovomucina. f. Glucoproteína de la clara del huevo.
ovoplasma. m. F., *ovoplasme.* Protoplasma del óvulo no fecundado.
ovoterapia (del lat. *ovum,* huevo, y el gr. *therapeía,* tratamiento). f. F., *ovariothérapie.* Uso terapéutico de extractos ováricos.
ovotestis (del lat. *ovum,* huevo, y *testis,* testículo). m. F., *ovo-testis.* Glándula sexual hermafrodita con tejido testicular y ovárico a la vez.
ovovitelina. f. F., *ovovitelline.* Vitelina de la yema de huevo.
ovovivíparo (del lat. *ovum,* huevo, y *viviparus,* vivíparo). adj. F., *ovovivipare.* Dícese de los animales que se reproducen por huevos que maduran dentro de su cuerpo.

ovulación. f. A., *Ovulation;* F. e In., *ovulation;* It., *ovulazione;* P., *ovulação.* Proceso de formación y desprendimiento del óvulo maduro del folículo de De Graaf.
ovulatorio u **ovulativo.** adj. F., *ovulatoire.* Relativo a la ovulación.
ovulígeno (de *óvulo* y el gr. *gennân,* producir, engendrar). adj. Productor de óvulos.
ovulígero (de *óvulo* y el lat. *gerere,* llevar). adj. Que lleva o contiene óvulos.
óvulo (del lat. *ovum,* huevo). m. A., *Ovulum, Eichen;* F. e In., *ovule;* It., *ovulo;* P., *óvulo.* Elemento reproductor femenino, formado y contenido en el ovario, del cual, después de fecundado, se desarrolla el embrión. El óvulo humano es una simple célula de 0,1 mm aproximadamente, que consta de protoplasma, *vitelo,* contenido en una envoltura compuesta de dos capas, *membrana vitelina* y *zona pelúcida,* con un núcleo voluminoso, *vesícula germinativa,* o *de Purkinje,* y un nucléolo, *mancha germinativa.* || Supositorio vaginal. ||**-de Mall** o **de Peters.** Óvulos fecundados de 30 y de 6 días, respectivamente. ||**-maduro.** Óvulo en el que han desaparecido el núcleo y el nucléolo. ||**-primitivo.** Célula ovárica del epitelio germinativo, que se desarrolla en óvulo.
ovum (lat.). m. Huevo, óvulo.
Owen (Línea de) (Sir Richard *Owen,* anatomista y paleontólogo inglés, 1804-1892). V. LÍNEA.
oxacepam. m. F., *oxazépam.* V. BENZODIACEPINA.
oxácido. m. OXIÁCIDO.
oxacilina. f. F., *oxacilline.* V. PENICILINA.
oxalatado. adj. F., *oxalate.* Sometido a la acción del oxalato de sodio; la sangre así tratada no se coagula.
oxalato. m. F., *oxalate.* Sal de ácido oxálico.
oxalemia (de *oxalato* y el gr. *haîma,* sangre). f. A., *Oxalämia;* F., *oxalémie;* In., *oxalemia;* It., *ossalemia;* P., *oxalemia;* Exceso de oxalatos en la sangre.
oxálico (Ácido). Ácido bibásico, H₂C₂O₄+2H₂O, cristalino, tóxico.
Oxalis. Género de plantas oxalídeas. La especie *O. acetosella,* acederilla, tiene hojas refrescantes y diuréticas por el bioxalato potásico que contienen.
oxalismo. m. A., *Oxalismus;* F., *oxalisme;* In., *oxalism;* It., *ossalismo;* P., *oxalismo.* Intoxicación por el ácido oxálico o por un oxalato.
oxalosis. f. Error congénito del metabolismo consistente en depósitos de cristales de oxalato en los riñones y concreciones oxálicas en los huesos y otros tejidos de la economía. Evoluciona hacia la insuficiencia renal y nefrocalcinosis.
oxaluria (de *oxálico* y el gr. *oûron,* orina). f. A., *Oxalurie;* F., *oxalurie;* In., *oxaluria;* It., *ossaluria;* P., *oxalúria.* Presencia de una cantidad anormalmente grande de ácido oxálico o de oxalatos en la orina, especialmente del oxalato de cal.
oxalúrico (Ácido). Ácido cristalizable encontrado a veces en la orina normal; se forma también por la acción del ácido nítrico sobre el ácido úrico.
oxamida. f. F., *oxamide.* Diamida del ácido oxálico; da la reacción del biuret.
oxazolidina. f. Compuesto heterocíclico del que se han reparado algunos medicamentos. V. TRIDIONA.
oxi-. Forma prefija del gr. *oxýs,* agudo, agrio, ácido, rápido.
oxiácido. m. Ácido que contiene oxígeno.
oxiacoia (de *oxi-* y el gr. *akoé,* oído). f. HIPERACUSIA.
oxiacrestia (de *oxi, a-* y el gr. *chrêsis,* uso). f. Aporte deficiente de glucosa a las neuronas, que sería la causa del coma hipoglucémico.
oxiacusis (de *oxi-* y el gr. *akoúein,* oír). f. HIPERACUSIA.
oxiafia (de *oxi-* y el gr. *haphé,* tacto). f. Agudeza anormal del sentido del tacto.
oxiartritis (de *oxi-* y *artritis*). f. Artritis aguda.
oxiblepsia (de *oxi-* y el gr. *blépsis,* mirada). f. Agudeza extraordinaria de la visión; oxiopía.
oxibutiricacidemia. f. Presencia de ácido oxibutírico en la sangre.

oxibutírico (Ácido). Ácido tóxico que se presenta en varias formas isómeras. Se ha encontrado algunas veces en la orina, en la diabetes, y otras en la sangre.
oxibutiruria. f. Presencia de ácido oxibutírico en la orina.
oxicalorímetro (de *oxi-,* el lat. *calor, -oris,* calor, y el gr. *métron,* medida). m. Calorímetro de Benedict, en el que el valor calórico del alimento se determina por la combustión de una muestra de éste y medición del volumen de oxígeno consumido.
oxicarbonemia (de *oxi-,* el lat. *carbo, -onis,* carbón, y el gr. *haîma,* sangre). f. Presencia de óxido de carbono en la sangre.
oxicarbonismo. m. Intoxicación por el óxido de carbono.
oxicefalia (de *oxi-* y el gr. *kephalé,* cabeza.). f. A., *Akrozephalie;* F., *oxycéphalie;* In., *oxycephalia;* It., *acrocefalia;* P., *oxicefalia.* Variedad de braquicefalia en la que el vértice de la cabeza es puntiagudo; acrocefalia, hipsocefalia, turricefalia.
oxicinesia (de *oxi-* y el gr. *kínesis,* movimiento). f. Dolor en los movimientos; cinesalgia. || ACROCINESIS.
oxicolina. f. MUSCARINA.
oxicromático (de *oxi-* y el gr. *chrôma, -atos,* color). adj. Que se tiñe con los colorantes ácidos; acidófilo.
oxicromatina. f. Parte de la cromatina que se tiñe con los colorantes ácidos de anilina; lantanina.
oxidación. f. A., *Oxydation;* F., *oxydation;* In., *oxidation;* It., *ossidazione;* P., *oxidação.* Combinación de un elemento o cuerpo con el oxígeno. Desde el punto de vista químico puede ser definida como la pérdida de uno o varios electrones por un elemento o compuesto químico, la pérdida de átomos de hidrógeno o la incorporación o adición de átomos de oxígeno. ||**-beta.** Oxidación del átomo de carbono que está en posición β con referencia a un grupo funcional en la molécula, mecanismo por el que se ha explicado la degradación de los ácidos grasos.
oxidado. adj. Dícese de los cuerpos en estado de combinación con el oxígeno.
oxidasa. f. A., *Oxydase;* F., *oxydase;* In., *oxidase;* It., *ossidasi;* P., *oxidase.* Enzima que cataliza la transferencia de electrones, o pares de átomos de hidrógeno, del sustrato exclusivamente al oxígeno, por intermedio de la correspondiente coenzima o grupo prostético.
oxidendro (de *oxi-* y el gr. *déndron,* árbol). m. Remedio diurético preparado con las hojas del árbol ericáceo de América *Oxydendrum arboreum.*
óxido (del gr. *oxýs,* ácido). m. A., *Oxyd;* F., *oxyde;* In., *oxide;* It., *ossido;* P., *óxido.* Compuesto de oxígeno y un elemento o radical. ||**-nitroso.** Protóxido de nitrógeno, N₂O. Gas incoloro de olor dulzón. Anestésico general gaseoso. También llamado *gas hilarante.*
oxidorreducción. f. V. OXIRREDUCCIÓN.
oxidosis. f. ACIDOSIS.
oxiecoia. f. OXIACOIA.
oxierigmia (de *oxi-* y el gr. *erygmós,* eructo). f. Eructación ácida.
oxiespora. f. Exotospora o rafidiospora.
oxiestesia (de *oxi-* y el gr. *aísthesis,* sensación). f. HIPERESTESIA.
oxieteroterapia (de *oxi-, éter,* y el gr. *therapeía,* tratamiento). f. Tratamiento de las infecciones pulmonares y de la tos ferina por inhalación de vapores de éter incorporados a una corriente de oxígeno.
oxífilo (de *oxi-* y el gr. *phílos,* amigo). adj. Colorable por los tintes ácidos; acidófilo. || m. Elemento histológico que tiene esta propiedad.
oxiflegmasía (de *oxi-* y el gr. *phlégma,* inflamación). f. Inflamación aguda violenta.
oxifonía (de *oxi-* y el gr. *phoné,* voz). f. Tono agudo de la voz.
oxigenación. f. A., *Oxygenirrung;* F., *oxygenation;* In., *oxygenation;* It., *ossigenazione;* P., *oxigenação.* Saturación con oxígeno; combinación o mezcla de un cuerpo con el oxígeno
oxigenado. adj. F., *oxygéné.* Combinado o mezclado con el oxígeno.

oxigenasa. f. F., *oxygénase*. Enzima que cataliza la reacción del oxígeno molecular con un sustrato. Se distinguen tres tipos de reacciones catalizadas por dicho tipo de enzimas: 1) Transferencia de oxígeno directamente al sustrato (oxigenación); 2) incorporación de uno de los átomos de oxígeno al sustrato, al tiempo que se reduce el segundo átomo de oxígeno por combinación con el hidrógeno y formación de agua (oxidasas de función mixta), y 3) actuación del oxígeno como aceptor de electrones o de compuestos reductores.

oxígeno (de *oxi-* y el gr. *gennân*, producir, engendrar). m. A., *Sauerstoff;* F., *oxygène;* In., *oxygen;* It., *ossigeno;* P., *oxigénio.* Elemento gaseoso bivalente, incoloro, que existe libre en la atmósfera, de cuyo peso constituye el 20 %, y en combinación formando óxidos y la mayoría de los ácidos. Peso específico, 1,105; símbolo, O; y peso atómico, 15,999. Es el agente esencial de la respiración y la combustión, pero en estado puro o en exceso mata rápidamente. Se administra en inhalaciones, principalmente en los casos de asfixia, intoxicación por el óxido de carbono, anemia, enfermedades pulmonares, etc. || **-hiperbárico.** Forma de administración de oxígeno con presiones superiores a la atmosférica y empleado con fines terapéuticos. || **-pesado.** Isótopo del oxígeno, de peso atómico 18.

oxigenoterapia (de *oxígeno* y el gr. *therapeía*, tratamiento). f. Empleo terapéutico del oxígeno.

oxigeusia (de *oxi-* y el gr. *geûsis*, gusto). f. Agudeza extraordinaria del sentido del gusto.

oxihemocromógeno. m. HEMATINA.

oxihemoglobina (de *oxi-*, y el gr. *haîma*, sangre, y de *globina*). f. A., *Oxyhämoglobin;* F., *oxyhémoglobine;* In., *oxyhemoglobin;* It., *ossiemoglobina;* P., *oxihemoglobina.* Hemoglobina que tomó oxígeno en los pulmones y lo transporta por las arterias para abandonarlo en la intimidad de los tejidos.

oxihemoglobinómetro (de *oxihemoglobina* y el gr. *métron*, medida). m. Instrumento que mide el contenido de oxihemoglobina en la sangre.

oxihidrocéfalo (de *oxi-*, el gr. *hýdor*, agua, y *kephalé*, cabeza). adj. y s. Hidrocéfalo cuyo vértice cefálico es puntiagudo.

oxilalia (de *oxi-* y el gr. *laleîn*, hablar). f. Lenguaje apresurado o anormalmente rápido.

oxima. f. Compuesto formado por la acción de la hidroxilamina sobre aldehídos o cetonas.

oximelito. m. OXIMIEL.

oximetría (del gr. *oxýs*, agudo, y *métron*, medida). f. A., *Oxymetrie;* F., *oxymétrie;* In., *oximetry;* It., *ossimetria;* P., *oximetria.* Medida de la agudeza visual. Acuimetría.

oximiel (del lat. *oxymeli*, y éste del gr. *oxymeli;* de *óxos*, vinagre, y *méli*, miel). m. A., *Sauerhonig;* F., *oxymel;* In., *oxymel;* It., *ossimiele;* P., *oximel.* Ojimiel; preparación farmacéutica de vinagre y miel o de un ácido y miel. || **-escilítico.** Preparación diurética y expectorante a base de extracto alcohólico de escila en vinagre y miel.

oxineurina. f. BETAÍNA.

oxíntico (del gr. *oxynein*, aguijar, estimular, excitar). adj. Que secreta sustancias ácidas; dícese de las células delomorfas.

oxiopía u **oxiopsia** (de *oxi-* y el gr. *óps, opós*, ojo, u *ópsis*, visión). f. Agudeza extraordinaria de la visión.

oxioptría. f. Unidad de medida de la agudeza visual; valor específico del ángulo visual expresado en grados. Una oxioptría (1 grado) corresponde a la facultad de contar los dedos de la mano a la distancia de 1 metro.

oxiosfresia (de *oxi-* y el gr. *ósphresis*, olfato). f. Agudeza inusitada del sentido del olfato; oxiosmia.

oxiosis. f. ACIDOSIS.

oxiosmia (de *oxi-* y el gr. *osmé*, olor). f. OXIOSFRESIA.

oxipatía (de *oxi-* y el gr. *páthos*, sensación, enfermedad). f. Agudeza de las sensaciones. || Autointoxicación ácida; defecto de eliminación de los ácidos inoxidables que dañan el organismo por su combinación con los álcalis fijos de los tejidos.

oxiplasma. m. Parte oxífila del citoplasma.

oxipurina. f. Purina que contiene oxígeno. Oxipurinas son el ácido úrico, la xantina y la hipoxantina.

oxirigmia (de *oxi-* y el gr. *erygmós*, eructo). f. Eructo de sabor ácido.

oxirreducción. f. A., *Oxyreduktion;* F., *oxyréduction;* In., *oxireduction;* It., *ossiriduzione;* P., *oxirredução.* Reacción o proceso químico en el cual se produce una transferencia de electrones entre un par de átomos o compuestos. El donador de electrones (o de equivalentes reductores) recibe el nombre de reductor, mientras que al aceptor de electrones (o de equivalentes reductores) se le denomina oxidante.

oxirrino (de *oxi-* y el gr. *rhís, rhinós*, nariz). adj. Que tiene la nariz puntiaguda o muy agudizado el olfato.

oxisácaro (de *oxi-* y el gr. *sákchar, -aros*, azúcar). m. Mezcla de vinagre y azúcar; oximiel.

oxisal. f. Sal de un oxácido.

oxitetraciclina. f. F., *oxytétracycline.* V. TETRACICLINA.

oxitimia (de *oxi-* y el gr. *thymós*, pasión, ira, mente). f. Emoción pronta y violenta.

oxitocia (de *oxi-* y el gr. *tókos*, parto). f. A., *Schnellgeburt;* F., *oxytocie;* In., *oxytocia;* It., *ossitocia;* P., *oxitocia.* Parto rápido.

oxitócico. adj. Que acelera el parto. || Sustancia que posee esta acción.

oxitocina. f. A., *Oxytocin;* F., *oxytocine;* In., *oxytocin;* It., *ossitocina;* P., *oxitocina.* Una de las dos hormonas formadas por las células del hipotálamo y acumulada en el lóbulo posterior de la hipófisis (la otra es la vasopresina); estimula las contracciones uterinas.

oxitoxina. f. Sustancia producida por la oxidación de una toxina.

oxitropismo (de *oxi-* y el gr. *trópos*, dirección). m. Reacción de las células vivas al estímulo del oxígeno.

oxituberculina. f. Tuberculina obtenida de un cultivo de bacilos muy virulentos y modificados por la oxidación.

oxiuriasis. f. A., *Oxyurasis;* F., *oxyurose;* In., *oxyuriasis;* It., *ossiuriasi;* P., *oxiuríase.* Infestación con los oxiuros; enterobiasis.

oxiuricida (de *oxiuro* y el lat. *caedere*, matar). adj. F., *anthelminthique des oxyures.* Dícese de la sustancia o agente que destruye los oxiuros. Ú.t.c.s.

oxiuro (de *oxi-* y el gr. *ourá*, cola). m. F., *oxyure.* Gusano nematodo intestinal. V. OXYURIS.

oxiurosis. f. OXIURIASIS.

oxonemia. f. ACETONEMIA.

oxonuria. f. ACETONURIA.

oxprenolol. m. F., *oxprénolol.* Bloqueante β-adrenérgico. V. PROPRANOLOL.

Oxyuris (del gr. *oxýs*, agudo, y *ourá*, cola). ENTEROBIUS.

ozocrocia (del gr. *ózein*, oler, y *chrós, chrotós*, piel). f. Olor fuerte de la piel.

ozonización. f. Conversión de oxígeno en ozono o acción de cargar un cuerpo con oxígeno ozonizado.

ozonizado. adj. Que contiene ozono.

ozonizador. m. F., *ozoniseur.* Aparato generador y aplicador de ozono.

ozono (del gr. *ózein*, exhalar olor). m. A., *Ozon;* F. e In., *ozone;* It., *ozono;* P., *ozónio.* Forma alotrópica y más activa del oxígeno; antiséptico y desinfectante. Se forma por exposición del oxígeno a una descarga eléctrica.

ozonóforo. m. Gránulo del protoplasma celular. || HEMATÍE.

ozonómetro (de *ozono*, y el gr. *métron*, medida). m. F., *ozonomètre.* Instrumento para apreciar la existencia del ozono en el aire.

ozonoscopio (de *ozono* y el gr. *skopeîn*, observar). m. F., *ozonoscope.* Instrumento para estudiar el ozono y sus efectos; ozonómetro.

ozoquerita u **ozocerita.** f. Parafina natural que se encuentra en la Galitzia y en el mar Caspio, de color pardo verdoso o rojizo, de consistencia de cera blanda y olor parecido al del petróleo. CERA MINERAL, CERESINA.

ozostomía (del gr. *óze*, mal olor, y *stóma*, boca). f. Fetidez del aliento; halitosis.

p

P. Símbolo del fósforo (*phosphorus*).
P₁. Símbolo de generación parental.
P₂. Segundo ruido pulmonar.
p. Abreviatura de *para* en Química.
P (Onda). V. ELECTROCARDIOGRAMA.
***p*-anol.** m. Parapropenilfenol. Compuesto que se polimeriza con facilidad, dando lugar a la formación de sustancias estrogénicas y carcinogénicas; compuesto intermediario en la síntesis de estrógenos.
Pa. Símbolo del pascalio o pascal.
Paas (Enfermedad de) (H. R. *Paas*, médico alemán, n. en 1900). V. ENFERMEDAD.
PABA. Ácido paraaminobenzoico.
pabellón (del fr. *paveillon*, hoy *pavillon*, del lat. *papilio, -onis*). m. A., *Pavillon*; F., *pavillon*; In., *pavilion*; It., *padiglione*; P., *pavilhão*. Expansión dilatada en el extremo de un paso, tubo, sonda o conducto. || **-de la pelvis.** Porción superior ensanchada de la pelvis. || **-de la trompa.** Extremo externo, ensanchado y franjeado, de la trompa uterina. || **-del oído.** OREJA.
Pablo de Egina (*Paulus Aegineta*). Célebre médico griego de Alejandría durante la primera mitad del siglo VII, del que sólo se conserva un compendio de Medicina en siete libros: *Hypomnema*.
pabular (del lat. *pabulum*, pábulo). adj. ALIMENTICIO.
pabulum. (lat.). m. ALIMENTO. || **-vitae.** Principio fundamental de la nutrición; oxígeno.
Pacchioni (Cuerpos, depresiones, glándulas de) (Antonio *Pacchioni*, anatomista italiano, 1665-1726). Véanse estos términos.
Pachon (Método, oscilómetro de) (Michel Victor *Pachon*, médico francés, 1867-1938). Véanse estos términos.
paciencia. f. Nombre de varias plantas poligonáceas del género *Rumex*. La raíz de la especie *R. patientia* se ha empleado en cocimiento como depurativa y antiescorbútica.
paciente (del lat. *patiens, -entis*, p. a. de *pati*, padecer). com. A., *Kranke*; F. e In., *patient*; It., *paziente*; P., *paciente*. Persona enferma o en tratamiento.
Pacini (Corpúsculo, solución de) (Filippo *Pacini*, anatomista italiano, 1812-1883). Véanse estos términos.
Packard-Wechler (Síndrome de). V. SÍNDROME.
pacómetro. m. PAQUÍMETRO.
paculosis. f. PAQUILOSIS.
Padgett (Dermátomo, operación de) (Earl Calvin *Padgett*, cirujano norteamericano, 1893-1946). Véanse estos términos.
padrastro (del lat. *patraster, -tri*; despect. de *pater*, padre). m. A., *Neidnagel*; F., *envie*; In., *agnail*; It., *pipita*; P., *espigo*. Pedacito de pellejo que se levanta de la parte inmediata a las uñas de las manos, y causa dolor y estorbo.
Pagano (Reacción de). V. REACCIÓN.
Page (Enfermedad, síndrome de) (Herbert W. *Page*, cirujano inglés, 1845-1926). V. ENFERMEDAD, SÍNDROME.
Pagenstecher (Círculo, operación, pomada de) (Alexander *Pagenstecher*, oftalmólogo alemán, 1828-1879). Véanse estos términos.
Paget (Absceso, enfermedad de) (Sir James *Paget*, cirujano inglés, 1814-1899). Véanse estos términos. || **-Schroetter (Síndrome de).** V. SÍNDROME.
pagetoide. adj. Semejante a la enfermedad de Paget. Ú.t.c.s.
pagoplexia (del gr. *págos*, hielo, y *plegé*, golpe). f. Sabañón, congelación.

paidofonía o **paidófonos** (del gr. *paîs, paidós*, niño, y *phónos* o *phoné*, asesinato). f. y m. INFANTICIDIO.
paidología (del gr. *paîs, paidós*, niño, y *lógos*, tratado). f. Suma de conocimientos relativos a la infancia; pedología.
paidopsiquiatría (del gr. *paîs, paidós*, niño, *psyché*, mente, y *iatrós*, médico). f. Psiquiatría infantil.
Pajot (Gancho, ley, método de) (Charles *Pajot*, tocólogo francés, 1816-1896). Véanse estos términos.
Pal (Coloración de) (Jacob *Pal*, médico de Viena, 1863-1936). V. COLORACIÓN (MÉTODOS DE).
pala (del lat. *pala*). f. Porción ancha y plana de los dientes incisivos.
palabra (del lat. *parabola*). f. A., *Wort*; F., *parole*; In., *word*; It., *parola*; P., *palavra*. Sonido articulado que representa una idea. || LENGUAJE.
paladar (del lat. vulgar *palatare, de palatum*). m. A., *Gaumen*; F., *palais*; In., *palate*; It., *palato*; P., *paladar*. Bóveda o techo de la boca, formado por ambos maxilares y palatinos, cubierto por una mucosa gruesa y adherente al periostio. || GUSTO. || **-artificial.** Placa destinada a obstruir una perforación o hendidura del paladar. || **-blando.** Mucosa y velo del paladar. || **-duro** u **óseo.** Porción ósea del paladar. || **-gótico.** El estrecho y muy elevado. || **-péndulo.** ÚVULA.
paladio (del lat. *Palladium*, y éste del gr. *Palladion*). m. A., *Palladium*; F. e In., *palladium*; It., *palladio*, P., *paládio*. Elemento metálico semejante al platino, raro, duro. Símbolo, *Pd*, peso específico, 11,8; peso atómico, 106,5.
palanca (del lat. vulgar *palanca, de palanga*, y éste del gr. *phálagx, -aggos*). f. A., *Hebel*; F., *lévier*; In., *level*; It., *leva*; P., *alavanca*. Máquina simple constituida por una barra que, apoyada en un punto, llamado fulcro, vence una resistencia. || Tallo de acero de extremos curvos que se emplea para levantar fragmentos óseos hundidos o la porción de hueso separada por el trépano.
palanestesia (del gr. *pállein*, sacudir, y *anestesia*). f. A., *Pallanästhessie*; F., *pallanesthésie*; In., *pallanesthesia*; It., *pallanestesia*; P., *pallanestesia*. Insensibilidad para las vibraciones, especialmente para las del diapasón.
Palas Atenea. Diosa griega de la Ciencia y de las Artes, protectora de la facultad visual y legisladora de las prescripciones sanitarias.
palatabilidad. f. Cualidad de ser grato al paladar un alimento.
palatal (del lat. *palatum*, paladar). adj. F., *palatal*. Relativo al paladar; palatino.
palatalizar. tr. Dar a un fonema o sonido articulación palatal.
palatiforme (del lat. *palatum*, paladar, y *forma*, forma). adj. F., *palatiforme*. Semejante al paladar.
palatino (del lat. *palatus* o *palatum*, paladar). adj. F., *palatin*. Relativo al paladar. || m. Hueso palatino V. HUESOS (TABLA DE).
palatinoide (de *palatino* y el gr. *eîdos*, aspecto). adj. Dícese de la forma especial de píldoras de dos compartimientos para la administración de medicamentos volátiles o desagradables. Ú.t.c.s.
palatinoscopia (del lat. *palatum*, paladar, y el gr. *skopeîn*, observar). f. Técnica de toma y estudio de las impresiones palatinas, propuesta como posible sistema de identificación personal dada la variabilidad de los patrones formados por las rugosidades palatinas.

palatitis (del lat. *palatum*, paladar, e *-itis*). f. A., *Gaumenentzundung;* F., *palatite;* In., *palatitis;* It. y P., *palatite;* Inflamación del paladar blando.
palato-. Prefijo del lat. *palatus* o *palatum*, paladar.
palatodinia (de *palato-* y el gr. *odyne*, dolor). f. Dolor hemilateral en el paladar por neuralgia del trigémino.
palatofaríngeo (de *palato-* y el gr. *phárygx, -iggos*, faringe). adj. F., *palato-pharyngé, palato-pharyngien*. Relativo al paladar y la faringe; faringopalatino
palatogloso (de *palato-* y el gr. *glôssa*, lengua). adj. F., *palato-glosse*. Relativo al paladar y a la lengua. || Músculo palatogloso. V. Músculos (TABLA DE).
palatognato (de *palato-* y el gr. *gnáthos*, mandíbula). adj. Que tiene fisura congénita del paladar. Ú.t.c.s.
palatografía (de *palato-* y el gr. *gráphein*, describir). f. F., *palatographie*. Registro de los movimientos del velo del paladar en el acto de hablar, por medio de un instrumento especial, el *palatógrafo*.
palatolabial (de *palato-* y el lat. *labium*, labio). adj. Relativo al paladar y los labios.
palatomaxilar (de *palato-* y el lat. *maxilla*, quijada). adj. F., *palato-maxillaire*. Relativo al paladar o palatino y al maxilar superior.
palatomiografía. f. PALATOGRAFÍA.
palatonasal (de *palato-* y el lat. *nasus*, nariz). adj. Relativo al paladar y las fosas nasales o a la nariz.
palatoplastia (de *palato-* y el gr. *plássein*, formar). f. A., *Palatoplastik;* F., *palatoplastie;* In., *palatoplasty;* It., *stafiloplastica;* P., *palatoplastia*. Cirugía plástica del techo de la boca; estafiloplastia o uranoplastia.
palatoplejía (de *palato-* y el gr. *plegé*, golpe). f. A., *Gaumensegellähmung;* F., *uranoplégie;* In., *palatoplegia;* It. y P., *palatoplegia*. Parálisis del velo del paladar.
palatopterigoideo (de *palato-*, el gr. *ptéryx, -ygos*, ala, y *eîdos*, aspecto). adj. Relativo al palatino y a la apófisis pterigoides del esfenoides; pterigopalatino.
palatorrafia. f. ESTAFILORRAFIA.
palatosalpíngeo (de *palato-* y el gr. *sálpigx, -iggos*, trompa). adj. F., *palato-salpingien*. Relativo al paladar y la trompa de Eustaquio. || MÚSCULO PERISTAFILINO INTERNO. V. MÚSCULOS (TABLA DE).
palatosquisis (de *palato-* y el gr. *schísis*, hendidura). f. A., *Palatoschisis;* F., *palatoschizis;* In., *palatoschisisi;* It., *palatoschisi;* P., *palatósquize*. Fisura del paladar; uranosquisis.
palatostafilino (de *palato-* y el gr. *staphylé*, úvula). adj. Relativo al paladar y la úvula. || m. F., *palatostaphylin, muscle palato-staphylin*. MÚSCULO PALATOSTAFILINO. V. MÚSCULOS (TABLA DE).
palatum (lat.). m. PALADAR. ||**-durum** o **molle**. Paladar duro o blando, respectivamente. ||**-fissum**. Fisura del paladar.
palencéfalo. m. PALEOENCÉFALO.
palencefalografía (de *paleo-*, encéfalo, y el gr. *gráphein*, describir). f. Método de exploración cerebral basado en el registro de vibraciones infraaudibles que se producen en el cráneo.
paleo-. Forma prefija del gr. *palaiós*, antiguo.
paleoantropología (de *paleo-*, el gr. *ánthropos*, hombre, y *lógos*, tratado). f. Estudio del hombre fósil, primitivo.
paleocerebelo. m. A., *Urkleinhirn;* F., *paléocérébellum;* In., *paleocerebellum;* It., *paleocerebello;* P., *paleocerebelo*. Partes más primitivas del cerebelo desde el punto de vista filogenético: vermis y flóculo. El lóbulo floculonodular se denomina también *arquicerebelo* y mantiene fundamentalmente conexiones con el sistema vestibular.
paleocinético (de *paleo-* y el gr. *kinetikós*, motor, móvil). adj. F., *paléokinétique*. Se aplica al mecanismo motor nervioso relativo a los movimientos automáticos asociados. Está regido por el cuerpo estriado y representa un tipo primitivo de regulación motriz.
paleocórtex (de *paleo-* y el lat. *cortex*, corteza). m. F., *paléocortex*. Parte de la corteza cerebral que corresponde a las áreas de terminación de las vías olfatorias, y que filogenéticamente ocupa una posición intermedia entre el arquicórtex y el neocórtex. *Sin.:* Paleopalio.

paleoencéfalo. m. A., *Palencephalon;* F., *palencéphale;* In., *palencephalon;* It., *palencefalo;* P., *paleoencéfalo*. Encéfalo primitivo, que comprende todo el cerebro menos la corteza y sus dependencias.
paleogenesia (de *paleo-* y el gr. *génesis*, generación). f. Aparición de caracteres ancestrales en generaciones sucesivas. PALINGÉNESIS.
paleogénico. adj. Originado en tiempos remotísimos.
paleontología (de *paleo-* y el gr. *ón, óntos*, ente, ser, y *lógos*, tratado). f. F., *paléontologie*. Estudio científico de los animales y plantas fósiles o de las formas primitivas de vida. ||**-estratigráfica**. Estudio de las faunas y floras en su relación con las épocas geológicas.
paleopalio (de *paleo-* y el lat. *pallium*, capa). m. PALEOCÓRTEX.
paleopatología (de *paleo-*, el gr. *páthos*, enfermedad, y *lógos*, tratado). f. Estudio de algunas enfermedades por los datos encontrados en los cuerpos fósiles o en momias.
paleostriado o **paleostriatum**. m. F., *paléostriatum*. *Globus pallidus*, como representación de la parte más primitiva del cuerpo estriado.
paleotálamo (de *paleo-* y el gr. *thálamos*, cámara nupcial). m. A., *Urthalamus;* F., *paléothalamus;* In., *paleothalamus;* It., *paleotalamo;* P., *paleotálamo*. Porción filogenéticamente primitiva, porción media no cortical del tálamo.
palescencia (del lat. *pallescens, -entis*, p. a. de *pallescere*, palidecer). f. Aspecto pálido, palidez.
palestesia (del gr. *pállein*, sacudir, y *aísthesis*, sensación). f. Sensibilidad para las vibraciones. || Sensación de vibración.
paleta. f. MANOPLA. || Vaso graduado para recibir la sangre de la sangría. || Diente incisivo superior.
paletilla. f. OMÓPLATO.
Palfyn (Seno de) (Jean *Palfyn*, anatomista belga, 1650-1730). V. SENO.
pali- o **palin-**. Formas prefijas del gr. *pálin*, de nuevo, otra vez.
palial. adj. Relativo al palio o *pallium*.
paliativo (del lat. *palliatum*, supino de *palliare*, disimular, encubrir). adj. A., *palliativ;* F., *palliatif;* In., *palliative;* It. y P., *paliativo*. Se aplica al medicamento o agente que alivia, pero no cura; sintomático. Ú.t.c.s.
palicinesia (de *pali-* y el gr. *kínesis*, movimiento). f. A., *Palikinesie;* F., *palicinésie;* In., *palicinesia;* It., *palicinesi;* P., *palicinésia*. Repetición patológica involuntaria de los movimientos.
palidal. adj. Relativo al *globus pallidus*.
palidez. f. A., *Blässe;* F., *pâleur;* In., *paleness;* It., *pallore;* P., *palidez*. Tono blanquecino de los tegumentos, especialmente de la cara, transitorio o permanente, por el defecto de circulación sanguínea. ||**-hipertermia (Síndrome de)**. V. SÍNDROME.
pálido (lat. *pallidus*). adj. Blanquecino, falto de colorido. || m. Porción descolorida interior del núcleo lenticular. ||**-estriado**. Dícese del sistema extrapiramidal.
palifrasia o **palinfrasia** (de *palin-* y el gr. *phrásis*, elocución). f. A., *Palinphrasie;* F., *palinphrasie;* In., *palinphrasia;* It. y P., *palilalia*. Repetición continua patológica de una palabra o frase.
palilalia (de *pali-* y el gr. *laleîn*, hablar). f. PALIFRASIA.
palindromia (de *palin-* y el gr. *drómos*, carrera). f. A., *Rezidiv;* F., *palindromie;* In., *palindromia;* It. y P., *recidiva*. Recidiva de una enfermedad.
pàlinestesia (de *palin-* y el gr. *aísthesis*, sensación). f. Restablecimiento rápido de la sensibilidad en la anestesia general, natural o inducido.
palinfrasia. f. PALIFRASIA.
palingénesis (de *palin-* y el gr. *génesis*, generación). f. Restauración o regeneración de una pérdida de sustancia. || Paleogenesia.
palingnóstico (del gr. *paliggnóstos*, reconocido). adj. desus. Dícese del delirio en el que se cree reconocer hechos, objetos o personas que se ven por primera vez; falso reconocimiento.

palingrafía (de *palin-* y el gr. *gráphein,* escribir). f. Repetición morbosa de letras, sílabas o palabras en la escritura.
palinmnesis (de *palin-* y el gr. *mnêsis,* recuerdo). f. Memoria anterógrada.
palio o **pallium** (del lat. *pallium*). m. A., *Gehirnmantel;* F., In. e It., *pallium;* P., *pálio.* Manto o corteza cerebral y sustancia blanca subyacente.
paliotálamo. m. desus. Grupo de núcleos talámicos que mandan proyecciones a la corteza cerebral.
palirrea (de *pali-* y el gr. *rhein,* fluir). f. REGURGITACIÓN. || Repetición de un derrame o flujo.
palisilabia (de *pali-* y el gr. *syllabé,* sílaba). f. Repetición involuntaria, explosiva, de una sílaba, generalmente la primera de una palabra, característica de los tartamudos.
pallidum (lat.). m. GLOBUS PALLIDUS.
pallium (lat.). m. PALIO.
pallor (lat.). m. PALIDEZ. ||**-eximius.** Palidez extrema. ||**-virginum.** CLOROSIS.
palma. (del lat. *palma*) f. Palmera u hoja de palmera. || A., *Handfläche,* F., *paume;* In., *palm;* It., *palmo,* P., *palma.* Cara anterior de la mano desde la muñeca a los dedos; *palma manus, vola manus.* ||**-cristi.** RICINO. ||**-plicata.** Pliegues de la mucosa vaginal.
palmanestesia (del gr. *palmós,* sacudida, y de *anestesia*). f. PALANESTESIA.
palmar (del lat. *palmaris*). adj. Relativo o perteneciente a la palma de la mano. || m. F., *palmaire.* V. MÚSCULOS (TABLA DE).
palmatura. f. SINDACTILIA.
palmeado. adj. Dícese de los dedos reunidos por una membrana, como los de las palmípedas.
palmestesia. f. PALESTESIA.
pálmico. adj. Relativo al *palmus* o al pulso.
palmidactilia. f. Palmatura; sindactilia.
palmítico (Ácido). Ácido graso, $C_{16}H_{32}O_2$, que existe en muchas grasas animales y vegetales, especialmente en el aceite de palma. *Sin.:* Ácido hexadecanoico.
palmitina. f. F., *palmitine.* Triglicérido del ácido palmítico que se obtiene del aceite de palma.
palmitoleico (Ácido). V. HEXADECENOICO (ÁCIDO).
palmo (del lat. *palmus,* y éste de *palma,* palma de la mano). m. Longitud desde la punta del pulgar a la del meñique en la mano extendida. || (Del gr. *palmós,* sacudida). m. Choque, latido, salto. || Espasmo saltatorio, lata, tic, subsulto, pulsación.
palmoplantar (Signo). SIGNO DE FILIPOVICH.
palmoscopia (del gr. *palmós,* salto, y *skopein,* observar). f. Estudio o examen del latido cardíaco.
palmospasmo (del gr. *palmós,* salto, y de *espasmo*). m. desus. Espasmo clónico que sobreviene en los músculos en la atrofia muscular progresiva cuando se interrumpe la corriente eléctrica que los atraviesa.
palmus (lat.). m. PALMO, 2.ª acep.
palo (del lat. *palus*). m. Trozo de madera. ||**-amargo.** CUASIA. ||**-blanco.** Nombre común de diversos vegetales (*Flotowia diacanthoides, Simaruba glauca*) con aplicaciones medicinales. ||**-campeche.** CAMPECHE. ||**-de Rodas o de rosa** (*Rhodium lignum*). Madera de color rosa del *Convolvulus scoparius,* empleada en perfumería y como polvo estornutatorio. ||**-del Brasil.** Madera del árbol leguminoso *Coesalpinia echinata,* astringente y colorante. ||**-santo.** GUAYACO.
palógrafo (del gr. *pállein,* oscilar, y *gráphein,* inscribir). m. Variedad de esfigmógrafo, en la que los impulsos son transmitidos a una columna de líquido contenida en un tubo en U, y son fotografiados los movimientos de la superficie del líquido.
Palomar-Petit (Prueba de la autocampimetría espectacular de) (Fernando *Palomar Petit,* oftalmólogo español, n. en 1932). V. PRUEBA.
palpable (del lat. *palpabilis*). adj. A., *fühlbar;* F. e In., *palpable;* It., *palpabile;* P., *palpável.* Perceptible por el tacto o por la palpación.
palpación (del lat. *palpatio, -onis*). f. A., *Betastung;* F., *palpation;* In., *palpation;* It., *palpazione;* P., *palpação.* Medio de exploración táctil diagnóstica que consiste en aplicar los dedos o la cara anterior de la mano, con presión ligera o profunda, sobre una superficie para apreciar ciertas cualidades y el límite de los órganos subyacentes. ||**-bimanual.** Palpación efectuada con ambas manos. ||**-combinada.** TACTO COMBINADO. ||**-mensuradora.** Palpación bimanual empleada en obstetricia para darnos cuenta del tamaño fetal en relación con la pelvis. Fue empleada especialmente por Pinard.
palpatometría (de *palpación* y el gr. *métron,* medida). f. Medición del grado de presión que puede soportarse sin ocasionar dolor.
palpatopercusión (de *palpación* y el lat. *percussio, -onis,* golpe). f. F., *association de la palpation et de la percussion.* Palpación combinada con percusión; percusión palpatoria.
palpebra (lat.). f. PÁRPADO. ||**-frontalis** o **malaria.** Párpados superior e inferior, respectivamente. ||**-tertia.** Membrana nictitante.
palpebración. f. A., *Blinzeln;* F., *clignotement;* In., *palpebration;* It., *ammiccamento;* P., *palpebração.* Guiño; movimiento anormal de los párpados.
palpebral (del lat. *palpebralis*). m. A., *palpebralis;* F., *palpébral;* In., *palpebral;* It., *palpebrale.* P., *palpebral;* Músculo orbicular de los párpados. || adj. Relativo a los párpados.
palpebritis. f. BLEFARITIS.
palpitación (del lat. *palpitatio, -onis*). m. A., *Herzklopfen;* F. e In., *palpitation;* It., *palpitazione;* P., *palpitação.* Látido rápido del corazón sentido por el paciente. Ú. m. en pl. CARDIOPALMO. ||**-abdominal.** Pulsación fuerte y rápida de la aorta abdominal en algunos pacientes.
palpitante (del lat. *palpitans, -antis*). adj. Que palpita o se contrae.
palpo (del lat. *palpum*). m. Órgano bucal auxiliar de muy diversas formas en los artrópodos.
Paltauf-Sternberg (Enfermedad de) (Richard *Paltauf,* 1858-1924, y Karl *Sternberg,* 1872-1935, patólogos alemanes). ENFERMEDAD DE HODGKIN.
palúdico. adj. F., *paludique, paludéen.* Dícese de cualquier trastorno producido por el paludismo y de la persona que lo padece. Ú.t.c.s.
palúdide. f. Término general para las manifestaciones cutáneas de origen palúdico.
paludígeno (del lat. *palus, -udis,* laguna, y el gr. *gennân,* producir, engendrar). adj. De origen palúdico. || Productor del paludismo.
paludismo (del lat. *palus, -udis,* pantano). m. A., *Paludismus;* F., *paludisme,* In., *paludism;* It. y P., *paludismo.* Enfermedad infecciosa endémica producida por especies del género *Plasmodium* (hematozoario de Laveran) y transmitido por mosquitos infectados del género *Anopheles.* En el hombre las especies causales son el *Plasmodium falciparum, P. vivax, P. malariae,* y *P. ovale.* La enfermedad se caracteriza por fiebre de diversos tipos: intermitentes, remitentes, tercianas, cuartanas (V. FIEBRE), esplenomegalia y la presencia del parásito en la sangre, en la que invade los eritrocitos, a los que destruye. El paroxismo palúdico, que coincide con la salida del parásito de los eritrocitos, está constituido por los tres estadios de frío, calor y sudor, con remisión de los síntomas en el intervalo de los paroxismos. En los casos de larga duración hay anemia por desintegración de los eritrocitos y finalmente caquexia. Recibe distintas denominaciones según el agente causal: paludismo vivax, paludismo falciparum, etc., según el órgano u órganos principalmente afectos: paludismo cerebral, gastrointestinal, torácico, etc., o según el síntoma dominante: paludismo álgido, bilioso, etc. Fiebre palúdica, palustre o paludosa, fiebre limnémica, fiebre telúrica, impaludismo, intoxicación palúdica, malaria, paludosis. ||**-álgido.** Causado por el *P. falciparum,* con embolias en los capilares del tubo digestivo, que provocan cuadros coleriformes con pérdida de agua y electrólitos, susceptibles de llevar al colapso. ||**-hemolítico.** FIEBRE HEMOGLOBINÚRICA. ||**-híbrido.** Paludismo modificado por su asociación con otra enfermedad infecciosa. ||**-inducido.** Impaludación o inoculación del

paludismo con fines terapéuticos. || **-larvado.** Sustitución de los accesos febriles intermitentes por ataques periódicos de delirio, diarrea, náuseas, depresión, neuralgias, etc.

paludología (del lat. *palus, -udis,* pantano, y el gr. *lógos,* tratado). f. F., *paludologie.* Estudio o tratado sobre el paludismo.

paludosis. f. PALUDISMO.

paludoterapia (del lat. *palus, -udis,* pantano, y el gr. *therapeía,* tratamiento). f. F., *paludothérapie.* Piretoterapia con el hematozoario del paludismo; malarioterapia, paludismo inducido; impaluzación.

palustre (del lat. *palustris,* pantanoso). adj. Pantanoso. || PALÚDICO.

PAM (de *p*rocaine-*a*luminium-*m*onostearate). PRALIDOXINA.

pamaquina o **plasmaquina.** f. F., *pamaquine.* Derivado de la aminoquinolina, primer antipalúdico sintético introducido en terapéutica.

PAMBA (Ácido p-aminometilbenzoico). Homólogo cíclico del ácido ε-aminocaproico. Antifibrinolítico.

pambótano. m. Nombre de un árbol leguminoso de México *(Calliandra houstoni)* y de la corteza de su raíz, que es antiperiódica.

pampiniforme (del lat. *pampinus,* pámpano, zarcillo, sarmiento, y *forma,* forma). adj. En forma de pámpano o pimpollo de la vid. V. PLEXO PAMPINIFORME.

pampinocele. m. VARICOCELE.

pan-. Forma prefija del gr. *pâs, pâsa, pân,* todo.

pan (del lat. *panis*). m. A., *Brot;* F., *pain;* In., *bread;* It., *pane;* P., *pão.* Sustancia alimenticia preparada con una masa de harina y agua a la que se ha hecho sufrir cierto grado de fermentación con la levadura y que se ha cocido después en un horno. || **-de almendras.** Pan para diabéticos hecho con harina de almendras. || **-de especias.** Pan hecho con harina de centeno, miel y especias, que sirve a veces como vehículo medicamentoso. || **-de gluten.** Pan hecho con harina lavada previamente para separar el almidón; propio para los diabéticos. || **-de Graham.** Pan de harina de trigo sin purificar.

Panacea. En la Mitología griega hija de Asclepios y diosa curadora de todos los males.

panacea (del lat. *panacea,* y éste del gr. *panákeia;* de *pan-* y el gr. *ácos,* remedio). f. A., *Allheilmittel;* F., *panacée;* In. e It., *panacea;* P., *panacéia.* Remedio útil para todas las enfermedades; curalotodo. || Nombre antiguo de varias plantas.

panadenopatía (de *pan-,* el gr. *adén, adénos,* glándula, y *páthos,* enfermedad). f. Adenopatía general de los ganglios linfáticos.

panadizo (de *panarizo,* y éste del lat. *panaricium*). m. A., *Panaricium;* F. e In., *panaris;* It., *patereccio;* P., *panarício.* Inflamación flemonosa de un dedo, especialmente de la última falange; *subepidérmico, subcutáneo o profundo o tendinoso,* según el lugar que ocupa. PARONIQUIA. || **-analgésico.** Enfermedad de Morvan. || **-de Osler.** Característico de la endocarditis maligna lenta, es un pequeño nódulo doloroso que aparece súbitamente en el pulpejo de los dedos de la mano y, más raramente, en los dedos de los pies. || **-de Quinquaud.** El de origen neuropático, distinto del de Morvan o anestésico porque es doloroso, no va acompañado de fenómenos paréticos y no conduce generalmente a la necrosis de la falange.

panado. adj. Líquido o agua que ha tenido en infusión pan tostado.

panaglutinina (de *pan-* y el lat. *agglutinare,* pegar). f. F., *panagglutinine.* Aglutinina que actúa sobre los glóbulos de todos los grupos sanguíneos.

panalgia (de *pan-* y *algia*). f. Dolor generalizado.

Panamá (Corteza de). Corteza de *Quillaja saponaria.* || **-(Fiebre del).** FIEBRE DE CHAGRES.

panangitis. f. Inflamación de todas las capas de un vaso.

panaricium (lat.). m. PANADIZO.

panarteritis (de *pan-,* el gr. *artería,* arteria, y el suf. -*itis*). f. A., *Panarteritis;* F., *panartérite;* In., *panangitis;* It., *panarterite;* P., *pan-arterite.* Inflamación de todas las túnicas de una arteria. || Inflamación de muchas arterias del cuerpo. PERIARTERITIS NUDOSA.

panartritis (de *pan-* y *artritis*). f. A., *Panarthritis;* F., *panarthrite;* In., *panarthritis;* It., *panarthrite;* P., *panartrite.* Flogosis de todas las articulaciones o de todas las estructuras de una articulación.

Panas (Operación, solución de) (Photinus *Panas,* oftalmólogo francés, 1832-1903). Véanse estos términos. || **-Darier (Enfermedad de).** f. V. ENFERMEDAD.

panastenia (de *pan-* y el gr. *asthéneia,* debilidad). f. Atenia general, neurastenia.

panatrofia (de *pan-* y el gr. *atrophía,* falta de alimento). f. F., *atrophie généralisée.* Atrofia general o que afecta muchas partes.

Panax. Género de plantas araliáceas; la raíz de la especie *P. quinquefolium* es el *ginseng,* afrodisiaco chino.

panblástico (de *pan-* y el gr. *blastós,* germen). adj. Relativo a todas las capas del blastodermo.

pancarditis (de *pan-,* el gr. *kardía,* corazón, y el suf. -*itis*). f. A., *Pankarditis;* F., *pancardite;* In., *pancarditis;* It., *pancardite;* P., *pancardite;* Inflamación general del corazón; endocarditis, miocarditis y pericarditis simultáneas.

pancitopenia (de *pan-,* el gr. *kýtos,* cavidad, y *penía,* escasez). f. A., *Panhematopenie;* F., *pancytopénie;* In., *pancytopenia;* It. y P., *pancitopenia.* Escasez de todos los elementos celulares de la sangre; anemia aplásica.

Pancoast (Operación, sutura de) (Joseph *Pancoast,* cirujano norteamericano, 1805-1882). Véanse estos términos. || **-Tobías (Síndrome de).** V. SÍNDROME DE PANCOAST. || **-(Tumor de)** (Henry K. *Pancoast,* radiólogo norteamericano, 1875-1939). V. TUMOR.

Pancratium. Género de plantas amarilídeas de los países cálidos, a las que se atribuyen propiedades medicinales.

páncreas (del gr. *págkreas;* de *pân,* todo, y *kréas,* carne). m. A., *Pankreas;* F., *pancréas;* In., *pancreas;* P., *páncreas.* Órgano glandular, de 15 a 16 cm de longitud, situado en el abdomen, detrás del estómago, delante de las vértebras L_I y L_{II}, entre el duodeno y el bazo, compuesto de tres porciones: *cabeza* o extremo derecho, *cuerpo* y *cola* o extremo izquierdo, constituido por elementos acinosos, con células prismáticas, que secretan el jugo pancreático, recogido y vertido en el duodeno por el conducto de Wirsung o conducto pancreático principal. La *tripsina* (conjunto de proteinasas) es la enzima más importante que secreta y junto con ella *lipasas* y *amilasas.* Además, el páncreas posee función endocrina secretando *insulina* y *glucagón.* || **-accesorio.** Pequeñas masas aisladas de tejido pancreático separados del órgano y localizadas en la pared del estómago y duodeno, generalmente. || **-anular.** Malformación rara en la que el páncreas rodea al duodeno. || **-de Aselli.** Masa ovoidea formada de ganglios linfáticos, aglomerados en la raíz del mesenterio. || **-de Willis** o **de Winslow.** PÁNCREAS MENOR. || **-menor.** Porción pequeña de páncreas parcialmente desprendida del cuerpo del órgano en el extremo derecho, llamada también *proceso unciforme.* || **-succenturiado.** Glándula de Brunner.

pancreatalgia (del gr. *págkreas, -atos,* páncreas, y *álgos,* dolor). f. F., *pancréatalgie.* Dolor en el páncreas.

pancreatectomía (del gr. *págkreas, -atos,* páncreas, y *ektomé,* escisión). f. A., *Pankreasresektion;* F., *pancréatectomie;* In., *pancreatectomy;* It. y P., *pancreatectomia.* Extirpación quirúrgica parcial o completa del páncreas.

pancreatelcosis (del gr. *págkreas, -atos,* páncreas, y *hélkos,* úlcera). f. Ulceración del páncreas.

pancreatenfraxis (del gr. *págkreas, -atos,* páncreas, y *émphraxis,* obstrucción). f. Obstrucción del conducto pancreático y aumento de volumen consecutivo del órgano.

pancreaticocolecistostomía (de *pancreático,* el gr. *cholé,* bilis, *kýstis,* vejiga, y *tomé,* corte). f. Implantación de una anastomosis pancreática en la vesícula biliar.

pancreaticoduodenal (de *pancreático* y el lat. *duodenus*, de doce en doce). adj. Relativo al páncreas y al duodeno.
pancreaticoduodenostomía (de *pancreático*, el lat. *duodenus*, de doce en doce, y el gr. *stóma*, boca). f. Anastomosis quirúrgica del páncreas y el duodeno.
pancreaticoenterostomía (de *pancreático*, el gr. *énteron*, intestino, y *tomé*, corte). f. F., *pancréatico-entérostomie*. Anastomosis quirúrgica entre el páncreas y una porción del intestino.
pancreaticosplénico (de *pancreático* y el gr. *splén, splenós*, bazo). adj. Relativo al páncreas y al bazo.
pancreaticotomía (de *pancreático* y el gr. *tomé*, corte). f. Incisión del conducto pancreático.
pancreaticoyeyunostomía (de *pancreático*, el lat. *ieiunus*, en ayunas, y el gr. *stóma*, boca). f. F., *pancréatico-jéjunostomie*. Anastomosis quirúrgica del conducto pancreático con el yeyuno.
pancreatina. f. F., *pancréatine*. Sustancia que contiene enzimas, especialmente amilasa pancreática, tripsina y lipasa, obtenida del páncreas fresco de animales y que se emplea en terapéutica.
pancreatismo. m. Hiperactividad del páncreas.
pancreatitis. f. A., *Pankreatitis*; F., *pancréatite;* In., *pancreatitis*; It. y P., *pancreatite*. Inflamación del páncreas con formación de zonas necróticas, que clínicamente se manifiesta por un cuadro de abdomen agudo (náuseas, vómitos, fiebre, dolor abdominal intenso, leucocitosis) con amilasemia y amilasuria. Ordinariamente aguda, existe una forma crónica de fibrosis pancreática.
pancreatoduodenectomía (del gr. *págkreas, -atos*, páncreas, duodeno y el gr. *ektomé*, resección). f. Ablación de la cabeza del páncreas junto con el asa duodenal que la rodea.
pancreatógeno (del gr. *págkreas, -atos*, páncreas, y *gennân*, producir, engendrar). adj. Que se origina en el páncreas.
pancreatografía (del gr. *págkreas, -atos*, páncreas, y *gráphein*, describir). f. F., *pancréatographie*. Imagen radiológica de las vías excretoras pancreáticas. ||-**operatoria**. La obtenida tras la inyección en el conducto de Wirsung en una solución opaca a los rayos X.
pancreatolipasa. f. F., *lypase pancréatique*. Lipasa existente en el jugo pancreático.
pancreatólisis. f. PANCREÓLISIS.
pancreatolitectomía (del gr. *págkreas, -atos*, páncreas, *líthos*, piedra, y *ektomé*, resección). f. F., *pancréatolithectomie*. Litectomía de una concreción pancreática.
pancreatolito (del gr. *págkreas, -atos*, páncreas, y *líthos*, piedra). m. F., *pancréatolithe*. Cálculo o concreción en el páncreas.
pancreatolitotomía (del gr. *págkreas, -atos*, páncreas, *líthos*, piedra, y *tomé*, corte). f. F., *excision d'un calcul pancréatique*. Incisión del páncreas para la extracción de un cálculo.
pancreatolitotripsia. f. Litotripsia en el conducto pancreático.
pancreatomía o **pancreatotomía** (del gr. *págkreas, -atos*, páncreas, y *tomé*, corte). f. Incisión quirúrgica del páncreas.
pancreatonco (del gr. *págkreas, -atos*, páncreas, y *ógkos*, masa, tumor). m. F., *tumeur pancréatique*. Tumor o tumefacción del páncreas.
pancreatopatía (del gr. *págkreas, -atos*, páncreas, y *páthos*, enfermedad). f. F., *maladie du pancréas*. Término general para las enfermedades del páncreas.
pancreatostomía (del gr. *págkreas, -atos*, páncreas, y *stóma*, boca). f. Creación de una fístula quirúrgica del conducto pancreático.
pancreatotrópico o **pancreatrópico**. adj. F., *pancréatotrope*. Que tiene afinidad especial por el páncreas.
pancrectomía. f. F., *pancréatotomie*. PANCREATECTOMÍA.
pancreólisis (de *páncreas* y el gr. *lýsis*, disolución). f. A., *Pankreaszerstörumg*; F., *pancréatolyse*; In., *pancreolysis*; It., *pancreatolisi*; P., *pancreatólise*. Destrucción o disolución del tejido pancreático.
pancreolitotomía. f. PANCREATOLITOTOMÍA.
pancreomicina. f. Hormona de la mucosa intestinal que estimula la secreción externa del páncreas.
pancreopatía. f. PANCREATOPATÍA.
pancreoprivo (de *páncreas* y el lat. *privus*, privado). adj. F., *pancréatoprive*. Privado de la presencia o de la función del páncreas.
pancreoterapia (de *páncreas* y el gr. *therapeía*, tratamiento). f. F., *opothérapie pancréatique*. Empleo terapéutico del páncreas; opoterapia pancreática.
pancuronio. m. F., *pancuronium*. Esteroide bis-amino cuaternario con actividad semejante a la tubocurarina. ||-**(Bromuro de)**. Relajante muscular de tipo competitivo, utilizado como auxiliar en anestesia. Pavulon$^\Rightarrow$.
pandemia (del gr. *pandemía*, reunión de todo el pueblo). f. A., *Pandemie*; F., *pandémie*, In., *pandemic*; It. y P., *pandemia*. Epidemia extendida a muchos países, o que ataca a casi todos los individuos de un país.
Pander (Capa, núcleo de) (Heinrich C. *von Pander*, anatomista alemán, 1794-1865). Véanse estos términos. ||-**(Hojuelas de)** (C. H. *Pander*, anatomista ruso del siglo XIX). Las hojas blastodérmicas.
pandiculación (del lat. *pandiculatio, -onis*, estiramiento). f. Movimiento general de estiramiento o extensión de todas las partes del cuerpo, con bostezos o sin ellos.
Pandy (Reacción de) (Kalman *Pandy*, patólogo húngaro, 1868-1944). V. REACCIÓN.
panelectroscopio (de *pan-*, el gr. *élektron*, ámbar, y *skopeîn*, observar). m. Instrumento para el examen, con la luz eléctrica, de varias cavidades del cuerpo: estómago, recto, uretra, etc.
panesclerosis (de *pan-* y el gr. *sklerós*, duro). f. Esclerosis total de una parte u órgano.
panespermatismo, panespermia. (de *pan-* y el gr. *spérma, -atos*, semilla). m. y f. Diseminación universal de los gérmenes vivientes. || Hipótesis que explica la aparición de la vida en nuestro planeta por el transporte de gérmenes por meteoritos. || -**atmosférico**. Presencia en la atmósfera de gérmenes de numerosas enfermedades (gérmenes patógenos) mezclados con el polvo.
panestesia (de *pan-* y el gr. *aísthesis*, sensación). f. Conjunto de sensaciones experimentadas.
Paneth (Células de) (Josef *Paneth*, médico alemán, 1857-1890). V. CÉLULA.
panfagia (de *pan-* y el gr. *phageîn*, comer). f. Afición insana a comer de todo; alotriofagia.
panfobia. f. PANTOFOBIA.
pangénesis o **pangenia** (de *pan-* y el gr. *gennân*, producir, engendrar). f. Teoría según la cual todo el organismo, es decir, todas las unidades o células del cuerpo, están representadas por una partícula o átomo en la reproducción y transmisión de los caracteres hereditarios.
pangermismo (de *pan-* y el lat. *germen, -inis*, germen). m. Teoría de que todas las enfermedades son producidas por gérmenes.
panglosia (de *pan-* y el gr. *glôssa*, lengua). f. A., *Schwatzsucht*; F., *loquacité*; In., It. y P., *panglossia*. Locuacidad, verborrea.
panhemocitopenia (de *pan-*, el gr. *haîma*, sangre, y *penía*, escasez). f. Escasez anormal de todos los elementos celulares de la sangre. Pancitopenia. ||-**central**. La que aparece por falta de producción medular. ||-**esplénica primaria**. Hiperesplenismo de causa desconocida, caracterizada por destrucción indiscriminada de todos los elementos celulares sanguíneos. ||-**periférica**. La secundaria a destrucción exagerada de los elementos celulares.
panhidrosis (de *pan-* y el gr. *hidrós*, sudor). f. Sudor generalizado a todo el cuerpo.
panhiperemia (de *pan-*, el gr. *hypér*, mucho, y *haîma*, sangre). f. Plétora general.
panhisterocolpectomía (de *pan-*, el gr. *hystéra*, útero, *kólpos*, vagina, y *ektomé*, resección). f. Ablación

completa del útero y la vagina, y obliteración de la cavidad resultante, en el prolapso del útero.

panhisterosalpingooforectomía (de *pan-*, el gr. *hystéra*, útero, *sálpigx*, *-iggos*, trompa, *oóphoros*, ovario, y *ektomé*, resección). f. F., *panhystérosalpingo-oophorectomie*. Ablación completa del útero, trompas y ovarios.

paniculalgía (del lat. *panniculus*, tela fina, y el gr. *álgos*, dolor). f. ADIPOSALGIA.

paniculitis (del lat. *panniculus*, tela fina, y el suf. *-itis*). f. A., *Pannikulitis;* F., *panniculite;* In., *panniculitis;* It., *pannicolite;* P., *paniculite*. Inflamación del panículo adiposo, leñosa, que se manifiesta por la rigidez local y dolor a la presión y a los movimientos. || **-recidivante febril no supurativa**. Enfermedad de Weber-Christian; formación de nódulos dolorosos en el tejido adiposo subcutáneo.

panículo (del lat. *panniculus*, tela fina). m. A., *Panniculus;* F., *pannicule;* In., *panniculus;* It., *pannicolo;* P., *panículo*. Capa, acumulación de tejido. || **-adiposo.** Capa subcutánea de grasa. || **-carnoso.** Capa muscular dentro de la fascia superficial en muchos animales; en el hombre está representada por el músculo cutáneo o platisma. || **-celuloadiposo.** Tejido celular subcutáneo.

panidrosis. f. PANHIDROSIS.

panigao. m. En la América tropical, nombre de una dermitis de los miembros inferiores producida por la larva del anquilostoma duodenal.

paninmunidad (de *pan-* y el lat. *immunis*, inmune). f. F., *panimmunité*. Inmunidad para varias enfermedades infecciosas.

panis (lat.). m. PAN.

panívoro (del lat. *panis*, pan, y *vorare*, devorar). adj. Que se alimenta de pan.

Panizza (Plexo de) (Bartolomeo *Panizza*, anatomista italiano, 1785-1867). V. PLEXO.

panmastitis. f. Mastitis total; flemón difuso de la mama.

panmielopatía (de *pan-*, el gr. *myelós*, médula, y *páthos*, enfermedad). f. F., *panmyélopathie*. Alteración simultánea de los elementos celulares de la sangre.

panmielotisis. f. A., *Panmyelophthisie;* F., *panmyélophtisie;* In., *panmyelophthisis;* It., *panmielotisi;* P., *panmielotísica*. Aplasia general de la medula ósea.

panmixia (de *pan-* y el gr. *mîxis*, mezcla). f. A., *Panmixie;* F., *panmixie;* In., It. y P., *panmixia*. Unión sexual entre individuos de diferentes razas. Apareamento no selectivo.

panneuritis. f. Neuritis general o múltiple. || **-endémica.** BERIBERI.

panniculus (lat.). m. PANÍCULO.

pannus (lat.). m. PAÑO. || Neoformación de tejido conjuntivo muy vascularizado, en forma de un velo, que cubre la mitad superior de toda la córnea; generalmente es una secuela del tracoma. || Tejido de granulación proveniente de la sinovial que recubre la superficie articular en la artritis.

panoftalmía (de *pan-* y el gr. *ophthalmós*, ojo). f. A., *Panophthalmie;* F., *panophtalmie;* In., *panophthalmia;* It., *panoftalmia;* P., *pan-oftalmia*. Inflamación purulenta de todo el ojo; flemón del globo ocular; oftalmía purulenta profunda.

panoftalmitis. f. PANOFTALMÍA.

panóptico (de *pan-* y el gr. *optikós*, de *optós*, visible). adj. F., *panoptique*. Propio para hacerlo todo visible. Se aplica a un colorante que diferencia todos los elementos de una preparación y a una especie de anteojos en los que los cristales se han reemplazado por placas metálicas con un pequeñísimo agujero en el centro (0,6 a 0,7 mm) propias para la visión de objetos muy próximos.

panoptosis (de *pan-* y el gr. *ptôsis*, caída). f. Ptosis general de las vísceras abdominales; pantoptosis.

panorama (de *pan-* y el gr. *hórama*, espectáculo). m. En ergoftalmología, amplio espacio ambiental que rodea al ergograma.

panosteítis (de *pan-* y el gr. *ostéon*, hueso). f. F., *panostéite*. Inflamación de todos los tejidos que componen un hueso; osteomielitis aguda.

panotitis (de *pan-*, el gr. *oûs*, *otós*, oreja, y el suf. *-itis*). f. Otitis media e interna simultáneas.

panplejía (de *pan-* y el gr. *plegé*, golpe). f. Parálisis total.

panquilobléfaron. m. Anquilobléfaron completo.

Pansch (Cisura de) (Adolf *Pansch*, anatomista alemán, 1841-1887). V. CISURA.

Pansini (Síndrome de). V. SÍNDROME.

pansinusitis (de *pan-*, el lat. *sinus*, seno, y el suf. *-itis*). f. F., *pansinusite*. Sinusitis general; inflamación de todos los senos, especialmente los paranasales.

Panstrongylus. Género de chinches redúvidas, algunas de cuyas especies, *P. magistus*, *P. geniculatus*, son vectoras de tripanosomas. Triatoma.

pantacromático (de *panto-*, *a-*, y el gr. *chrôma*, *-atos*, color). adj. Acromático por completo.

pantafobia (de *panto-* y el gr. *aphobia*, falta de miedo). f. Falta de todo temor o miedo.

pantalgia. f. PANALGIA.

pantalla (probablemente, según Coromines, del cruce de las palabras catalanas *ventalla*, pantalla de lámpara, y *pàmpol*, pantalla de lámpara, propiamente hoja de parra, pámpano). f. A., *Schrim;* F., *écran;* In., *schreen;* It., *schermo;* P., *pantalha*. Bastidor en el que se fija una lámina u hoja de naturaleza diversa. || **-de Bjerrum.** PANTALLA TANGENTE. || **-fluorescente.** Lámina de papel, cartón o cristal con una capa de material fluorescente, como tungstato de calcio o platinocianuro de bario, empleado en radioscopia y radiografía. || **-intensificante.** Hoja delgada de celuloide u otra sustancia con una capa de material fluorescente (tungstato de cal), que se aplica a la placa fotográfica en las radiografías para reducir el tiempo de exposicion. || **-tangente.** Bastidor con un paño negro con una marca en el centro, que se emplea con el campímetro para la determinación del campo visual.

pantamorfia (de *panto-* y *amorfía*). f. Deformidad completa o general.

pantanencefalia. f. Anencefalia completa.

pantatrofia (de *panto-* y el gr. *atrophía*, falta de alimento). f. Atrofia general o completa.

panterapia (de *pan-* y el gr. *therapeía*, tratamiento). f. Terapéutica que emplea toda clase de medios y medicamentos.

pantiatría (de *panto-* y el gr. *iatreía*, tratamiento). f. Medicina general.

panto-. Forma prefija del gr. *pâs*, *pantós*, todo.

pantocaína. f. PONTOCAÍNA.

pantódico (de *panto-* y el gr. *hodós*, camino). adj. Que irradia en todas las direcciones; dícese de los impulsos nerviosos.

pantofobia (de *panto-* y el gr. *phóbos*, temor). f. A., *Pantophobie;* F., *pantophobie;* In., *pantophobia;* It. y P., *pantofobia*. Temor o ansiedad por todo; lipemanía ansiosa.

pantogamia (de *panto-* y el gr. *gámos*, matrimonio). f. PANMIXIA.

pantógrafo (de *panto-* y el gr. *gráphein*, registrar, describir). m. Instrumento que registra gráficamente el contorno del tórax. || Instrumento para la copia mecánica de dibujos, esquemas, etc., en igual, mayor o menor escala.

pantomórfico (de *panto-* y el gr. *morphé*, forma). adj. Que puede adoptar todas las formas.

pantóptico. adj. PANÓPTICO.

pantoptosis. f. PANOPTOSIS.

pantorrilla (prob. de una voz del lat. tardío formada por el cruce de *pantex*, *-icis*, panza, y *pandorium*, bandurria). f. A., *Wade;* F., *mollet;* In., *calf;* It., *polpaccio;* P., *pantorrilha*. Parte carnosa abultada de la cara posterior de la pierna, debajo de la región poplítea, formada por los gemelos y el sóleo.

pantoscópico (de *panto-* y el gr. *skopeîn*, observar). adj. Dícese de los lentes bifocales adaptados para la visión próxima y la remota.

pantostato. m. Dispositivo para producir corriente farádica.

pantoténico (Ácido). Producto de condensación de una lactona y β-alanina, $C_9H_{17}NO_5$, presente en todo tipo de organismos y células. Factor dietético esencial para el organismo, algunas veces designado también como vitamina B_3. Constituyente integral de la coenzima A, por lo que su deficiencia puede tener graves repercusiones para el individuo.

pantrópico (de *pan-* y el gr. *trópos*, dirección). adj. F., *pantrope.* Que tiene afinidad por muchos tejidos; se aplica especialmente a los virus.

panulado. adj. Dícese de la piel con color semejante al de la corteza del pan a consecuencia de abscesos y furúnculos repetidos.

Panum (Caseína de) (Peter Ludwig *Panum*, fisiólogo danés, 1820-1885). Paraglobulina o seroglobulina.

panus (lat.). m. TUMEFACCIÓN. Ganglio linfático inflamado, sin supuración. || **-inguinalis.** BUBÓN.

panuveítis. f. F., *panuvéite.* Inflamación difusa del tracto uveal (coroides, cuerpos ciliares e iris) del globo ocular.

panza (del lat. *pantex, -icis*). f. A., *Wanst;* F., *panse;* In., *belly;* It., *pancia;* P., *pança.* ABDOMEN. || Primera cavidad o rumen del estómago de los rumiantes.

panzootia. f. Epizootia con los caracteres de pandemia.

paño (del lat. *pannus*). m. A., *Tuch;* F., *étoffe;* In., *cloth;* It., *panno;* P., *pano.* PANNUS. || Cualquier pedazo de lienzo u otra tela, y en particular el que se emplea para fomentos. || Mancha extensa del cuerpo, especialmente de la cara.

pañuelo (dim. de *paño*). m. A., *Taschentuch;* F., *mouchoir;* In., *handkerchief;* It., *fazzoletto;* P., *lenço de assoar.* Pedazo de tela cuadrado. || **-en triángulo.** Vendaje para el cráneo, en el que se dispone un pañuelo en triángulo para cubrir totalmente y sujetar una cura o apósito por medio de los cabos anudados entre sí.

pao-ferro (port.). m. Árbol de hierro del Brasil, cuya corteza interna tiene propiedades antidiabéticas.

paopereira (port.). f. Nombre del árbol brasileño *Geissospermum vellosii* y de su corteza, febrífuga.

papaína (de *papayo*). f. A., *Papain;* F., *papaïnase;* In., *papainase;* It., *papaina;* P., *papaína.* Fermento digestivo proteolítico obtenido del zumo del fruto del árbol *Caria papaya*, en forma de polvo gris, soluble en agua y en glicerina. Cataliza la hidrólisis de las proteínas, proteosas y peptonas en polisacáridos y aminoácidos. Se emplea para digerir las proteínas.

papataci o **pappataci (Fiebre).** V. FIEBRE.

Papaver. Género de plantas papaveráceas. De la especie *P. somniferum* o *adormidera* se extrae el opio.

papaverina. f. F., *papavérine.* Alcaloide, 6,7-dimetoxi-1-veratrilisoquinolina, obtenido del opio o sintéticamente; relajante muscular.

papaya. f. A., *Papayafrucht;* F., *papaye;* In., *papaw;* It. y P., *papaia.* Fruto del papayo *(Carica papaya)*, digestivo y antihelmíntico. Contiene papaína y papayotina.

papayo. m. Árbol de la América tropical, *Carica papaya*.

papayotina. f. Fermento digestivo del fruto de la *Carica papaya*, más activo que la papaína.

papel (del lat. *papyrus*). m. A., *Papier,* F., *papier;* In., *paper;* P., *carta;* P., *papel.* Hoja delgada compuesta de celulosa obtenida macerando en agua trapos de hilo, lino o pulpa de cáñamo o algodón, moliendo después la pasta y extendiéndola en moldes. || Dosis de un medicamento en polvo que se expende en paquetitos. || **-antiasmático.** El impregnado con solución de nitrato potásico con belladona, estramonio y mirra, destinado a ser quemado y aspirar los humos en el asma. || **-de filtro.** El poroso, sin apresto, empleado en química para filtrar y preparar papeles reactivos. || **-de Rigolot** o **sinapismo.** Papel preparado con polvo de mostaza desengrasado, *charta sinapis*. || **-mostaza.** El preparado con polvo de mostaza para sinapismos. || **-reactivo.** Tiras de papel impregnadas de una solución colorante vegetal. El más común es el tornasol, del que existen dos clases: rojo y azul; el primero se torna azul por los álcalis y el segundo vira al rojo con los ácidos.

papera (de *papo*). f. A., *Mumps;* F., *oreillons;* In., *mumps;* It., *orecchioni;* P., *papeiras.* BOCIO. || PAROTIDITIS. || pl. Escrófulas o lamparones. || Enfermedad contagiosa de los équidos, caracterizada por catarro de las fosas nasales y supuración de los ganglios próximos, estreptococia equina o gurma.

papila (del lat. *papilla*, pezón de la teta). f. A., *Papille;* F., *papille;* In. e It., *papilla;* P., *papila.* Elevación pequeña, cónica, de la piel y mucosas principalmente, o de otra parte. || **-acústica** o **basilar.** ÓRGANO DE CORTI. || **-caliciforme** o **circunvalada.** Cada una de la serie de papilas de la base de la lengua rodeadas por un surco, dispuestas en V abierta hacia delante. || **-compuesta.** Masa de papilas simples implantadas en una base común, los corpúsculos del tacto, p. ej. || **-cónica.** Papila filiforme más gruesa y larga, cuyo extremo es cónico. || **-de la mama.** PEZÓN. || **-de Santorini.** AMPOLLA DE VATER. || **-dentaria.** Ensanchamiento en la base del folículo dentario cubierto por el órgano del esmalte. || **-dérmica.** Elevación del corion en la correspondiente depresión de la epidermis. || **-duodenal.** Elevación a nivel del pliegue longitudinal del duodeno en la que se encuentran las desembocaduras de los conductos colédoco y pancreático, papila duodenal mayor, y la desembocadura del conducto pancreático accesorio, papila duodenal menor. || **-filiaria.** AMPOLLA DE VATER. || **-filiforme.** Papila delgada de la lengua, la menor y más numerosa de este órgano. || **-fungiforme.** Papila ancha de la superficie dorsal de la lengua. || **-hemisférica.** Papila de la lengua que rodea las caliciformes. || **-incisiva.** Proyección redondeada en el extremo anterior del rafe palatino. || **-interdentaria.** Porción triangular de encía que llena el espacio de los cuellos de los dientes entre sí. || **-lagrimal.** Papila en el ángulo interno del ojo, que muestra los puntos lagrimales. || **-lenticular.** Papila lingual similar a la fungiforme, pero de menor altura. || **-lingual.** Cualquiera de las ya citadas papilas de la lengua. || **-óptica** o **del nervio óptico.** Punto en la retina que corresponde a la entrada del nervio óptico y los vasos en el ojo, en forma de disco claro, disco óptico, algo por dentro del polo posterior del globo ocular. || **-palatina.** PAPILA INCISIVA. || **-renal.** Vértice de una pirámide renal. || **-táctil.** Papila compuesta de la dermis, que contiene los corpúsculos del tacto. || **-uretral.** Elevación pequeña en el vestíbulo de la vagina, en que se abre el orificio de la uretra. || **-vascular.** Papilas de la piel y las mucosas, muy numerosas, que contienen dos o tres o más asas vasculares.

papilectomía (de *papila* y el gr. *ektomé*, escisión). f. F., *papillectomie.* Ablación de una papila; especialmente de las papilas renales congestionadas en el tratamiento de la hematuria.

papiledema (de *papila* y el gr. *oídema*, hinchazón). m. F., *oedème de la papille, stasse papillaire.* Edema de la papila óptica.

papilestasis. f. PAPILEDEMA.

papilífero (de *papila* y el lat. *ferre*, llevar). adj. F., *papillifère.* Que contiene papilas.

papiliforme. adj. F., *papilliforme.* Semejante a una papila.

papilitis. f. A., *Papillenentzündung;* F. e It., *papillite;* In., *papillitis;* P., *papilite.* Inflamación de una papila, especialmente de la óptica; neuritis óptica intraocular.

papilla. f. A., *Brei;* F., *pulpe;* In., *brei;* It., *pappa;* P., *papas.* Pasta blanda, papas o sopa. || **-ateromatosa.** Materia amarillenta, semejante al pus espeso, del ateroma.

Papillomavirus. Género de virus de la familia *Papovaviridae*, en el que se incluyen el virus de la verruga vulgar (benigno), el virus del papiloma del conejo (maligno) y los *SV-like* (parecidos al virus SV) aislados del tejido cerebral de pacientes afectados de leucoencefalopatía multifocal progresiva, así como de la orina de pacientes inmunodeprimidos a los que se ha efectuado trasplante de riñón.

papiloadenocistoma (de *papila*, el gr. *adén, adenos,* glándula, *kýstis,* vejiga, y el suf. *-oma*). m. Papiloma combinado con adenoma y cistoma.
papilocarcinoma (de *papila*, el gr. *kankrínos,* cáncer, y el suf. *-oma*). m. F., *papillome malin, carcinome à excroissances papillaires*. Carcinoma con excrecencias papilares. || Papiloma maligno.
papiloma. m. A., *Papillom;* F., *papillome;* In. e It., *papilloma;* P., *papiloma*. Hipertrofia de las papilas, de origen inflamatorio, con neoformación de tejido conjuntivo. || Término general para las neoformaciones de la piel y mucosas: verrugas, callos, condilomas; pólipos, vegetaciones, etc. || **-acuminado.** CONDILOMA. || **-córneo.** Papiloma cubierto de epitelio pavimentoso, como las verrugas, cuernos, etc. || **-de Hopmann.** Tumor de naturaleza papilomatosa de la mucosa nasal. || **-difuso o múltiple.** PAPILOMATOSIS. || **-inguinal tropical.** Afección observada en Colombo, caracterizada por la formación de vellosidades rosadas en las ingles; acantoma tropical. || **-intracanicular.** Neoformación verrugosa no maligna en ciertas glándulas, especialmente la mamaria. || **-intracístico.** Papiloma formado dentro de un adenoma cístico. || **-lineal.** ICTIOSIS LINEAL. || **-mucoso.** Papiloma cubierto de epitelio de igual naturaleza que el de la mucosa en que se asienta; condiloma, p.ej.. || **-neuropático.** Neoformación papilomatosa en el trayecto de un nervio; nevo lineal. || **-tropical.** PIAN. || **-velloso.** Neoformación vellosa originada del plexo coroides en un ventrículo lateral del cerebro. || **-velloso.** Vellosidades coriónicas persistentes en la vejiga urinaria o en la pelvis renal. || **-venéreo.** CONDILOMA.
papilomacular. adj. Relativo a la papila y la mácula; se aplica a un fascículo de fibras constitutivas del nervio óptico.
papilomatosis. f. A., *Papillomatose;* F., *papillomatose;* In., *papillomatosis;* It., *papillomatosi;* P., *papilomatose*. Estado morboso caracterizado por el desarrollo de papilomas. || **-nigricans.** ACANTOSIS NIGRICANS.
papilorretinitis. f. A., *Papilloretinitis;* F., *papillorétinite;* In., *papilloretinitis;* It., *papilloretinite;* P., *papilorretinite*. Inflamación de la papila óptica, que se extiende a la retina; neurorretinitis.
papilosarcoma (de *papila*, el gr. *sárx, sarkós,* carne, y el suf. *-oma*). m. Papimoma maligno.
papilotomía. f. PAPILECTOMÍA. || **-transduodenal.** Incisión de la papila duodenal para la extracción de un cálculo biliar impactado.
Papin (Digestor o marmita de) (Denis *Papin,* médico y físico francés, 1649-1714). V. DIGESTOR.
papiráceo (del lat. *papyraceus*). adj. A., *papierartig;* F., *papyracé;* In., *papyraceous;* It., *papiraceo;* P., *papiráceo*. Semejante al papel; se aplica especialmente a la lámina ósea que limita por fuera las células del etmoides y al feto momificado de un embarazo extrauterino.
papo. m. BOCIO. || Parte abultada de los animales, entre la barba y el cuello.
Papovaviridae. Familia de virus, la mayoría de los cuales pueden ser causa de tumoraciones benignas o malignas en los vertebrados. El virión contiene DNA bicatenario, es de simetría cúbica, desnudo y de tamaño entre 45 y 55 nm. El ácido nucleico del virus puede integrarse al DNA de la célula huésped, dando lugar al fenómeno de la transformación celular, hecho que explica su capacidad tumoral. Se separa en dos géneros: *Papillomavirus* y *Polyomavirus*.
papovirus. V. PAPOVAVIRIDAE.
pappataci (ital.). m. Díptero *Phlebotomus pappatassii,* así llamado porque no zumba al volar.
Pappenheim (Coloración de) (Arthur *Pappenheim,* médico alemán, 1870-1917). V. COLORACIÓN (MÉTODOS DE).
pappus (lat.). m. LANUGO.
paprica. f. *paprika*. Fruto del *Capsicum annuum* y *C. frutescens,* y condimento preparado con el mismo, abundante en vitamina C.
pápula (del lat. *papula*). f. A., *Papel;* F., *papule;* In., *papule;* It., *papula;* P., *pápula*. Elevación eruptiva pequeña, sólida y circunscrita de la piel; termina ordinariamente por descamación; es una de las lesiones elementales de la piel. || **-de Celso.** LÍQUEN AGRIO. || **-mucosa.** Condiloma sifilítico. || **-seca.** Pápula primitiva del chancro.
papulación o **papulización.** f. F., *papulation*. Formación de pápulas en las enfermedades eruptivas.
papulífero (de *pápula* y el lat. *ferre,* llevar). adj. Que tiene o presenta pápulas.
papuliforme. adj. En forma de pápula o semejante a una pápula; papuloide.
papuloeritematoso (de *pápula* y el gr. *erýthema, -atos,* inflamación). adj. Caracterizado por pápulas sobre un fondo eritematoso.
papuloide (del lat. *papula,* pápula, y el gr. *eîdos,* aspecto). adj. PAPULIFORME.
papulonecrótico (de *pápula* y el gr. *nekrós,* muerto). adj. Carcaterizado por pápulas que se necrosan; se aplica a ciertas tuberculídes.
papulopustuloso. adj. F., *papulo-pustuleux*. Caracterizado por la presencia de pápulas y pústulas.
papuloscamoso (de *pápula* y el lat. *squamosus,* escamoso). adj. F., *papulo-squameux*. Caracterizado por la presencia de pápulas y escamas.
papulosis. f. F., *papulose*. Afección caracterizada por la presencia de numerosas pápulas. || **-atrófica maligna.** Pápulas edematosas que aparecen sobre todo en el tronco, se umbilican y evolucionan hacia la atrofia. Se acompaña de síntomas abdominales tales como dolor abdominal agudo, fiebre y hematemesis. La muerte puede ocurrir por una peritonitis fulminante. *Sin.:* Enfermedad de Degos.
papulovesicular (de *pápula,* y el lat. *vesicula,* dim. de *vesica,* vejiga). adj. F., *papulo-vésiculeux*. Caracterizado por la presencia de pápulas y vesículas.
Paquelin (Cauterio o termocauterio de) (Claude André *Paquelin,* médico francés, 1836-1905). V. TERMOCAUTERIO.
paqui-. Forma prefija del gr. *pachýs,* denso, grueso, espeso.
paquiacria (de *paqui-* y el gr. *ákros,* extremo). f. Estado de engrosamiento notable de la piel de las extremidades, principalmente dedos en maza, y deformidades óseas; seudoacromegalia o síndrome de Brugsch.
paquibléfaron (de *paqui-* y el gr. *blépharon,* párpado). f. A., *Pachyblepharon;* F., *pachyblépharose;* In., *pachyblepharon;* It., *pachiblefaria;* P., *paquiblefarose*. Engrosamiento del borde palpebral por inflamación crónica.
paquicefalia (de *paqui-* y el gr. *kephalé,* cabeza). f. A., *Pachyzephalie;* F., *pachycéphalie;* In., *pachycephaly;* It., *pachicefalia;* P., *paquicefalia*. Espesor exagerado de las paredes del cráneo.
paquicolia (de *paqui-* y el gr. *cholé,* bilis). f. Bilis anormalmente espesa.
paquicolpismo (de *paqui-* y el gr. *kólpos,* vagina). m. PAQUIVAGINITIS.
paquicoroiditis (de *paqui-,* el gr. *chórion,* piel, *eîdos,* aspecto, y el suf. *-itis*). f. Engrosamiento de la coroides por la formación de una capa de tejido fibroso.
paquicromático (de *paqui-* y el gr. *chrôma, -atos,* color). adj. Que tiene hilos de cromatina gruesos.
paquidactilia (de *paqui-* y el gr. *dáktylos,* dedo). f. F., *pachydactylie*. Engrosamiento de los dedos.
paquidermatocele (de *paqui-,* el gr. *dérma, -atos,* piel, y *kéle,* tumor). m. DERMATÓLISIS. || Neuroma plexiforme de grandes dimensiones; elefancía neuromatosa.
paquidermatosis (de *paqui-,* el gr. *dérma, -atos,* piel, y el suf. *-osis*). f. A., *Pachydermatosis;* F., *pachydermatose;* In., *pachydermatosis;* It., *pachidermatosi;* P., *paquidermatose*. Paquidermia crónica; rosácea hipertrófica.
paquidermia (de *paqui-* y el gr. *dérma,* piel). f. A., *Pachydermie;* F., *pachydermie;* In., *pachydermia;* P., *paquidermia*. Hipertrofia o engrosamiento de la piel. ELEFANCÍA. || **-laríngea.** Adquisición por el epitelio de la laringe de caracteres epidermoides a consecuencia del catarro crónico. || **-linfangiectásica.** Infiltración edematosa e hiperpla-

sia del tejido conjuntivo debidas a la obstrucción de los vasos linfáticos.
paquiemia (de *paqui-* y el gr. *haîma*, sangre). f. Espesamiento de la sangre.
paquiglosia (de *paqui-* y el gr. *glôssa*, lengua). f. F., *pachyglossie*. Engrosamiento anormal de la lengua.
paquignato (de *paqui-* y el gr. *gnáthos*, mandíbula). adj. Que tiene la mandíbula gruesa. Ú.t.c.s.
paquihemia. f. PAQUIEMIA.
paquilosis (del gr. *pachýlos*, grueso). f. Engrosamiento en general. || Nombre de una afección crónica cutánea, especialmente de las piernas, en la que la piel se vuelve dura, gruesa y seca.
paquimenia (de *paqui-* y el gr. *hymén, -énos*, membrana, película). f. Engrosamiento de la piel o de una membrana.
paquimeninge (de *paqui-* y el gr. *mênigx, -iggos*, membrana). f. DURAMADRE.
paquimeningitis (de *paqui-*, el gr. *mênigx, -iggos*, membrana, y el suf. *-itis*). f. A., *Pachymeningitis;* F., *pachyméningite;* In., *pachymeningitis;* It., *pachiméningite;* P., *paquimeningite.* Inflamación crónica de la duramadre.||**-cerebral, cervical** o **espinal.** f. Inflamación de la duramadre de las porciones cerebral, cervical o medular del sistema nervioso central.||**-cervical hipertrófica.** f. Engrosamiento de la duramadre cervical, que comprime la médula y raíces raquídeas, caracterizado por dolores y atrofia de las extremidades superiores y por síntomas cordonales espinales. ||**-hemorrágica interna.** Afección de la duramadre cerebral, que casi siempre debe ser identificada con un hematoma subdural, y que, etiológicamente, fue relacionado con los posibles efectos condicionantes de un antiguo etilismo.
paquímetro (de *paqui-* y el gr. *métron*, medida). m. Instrumento para medir el grosor de los objetos.
paquinema (de *paqui-* y el gr. *nêma*, hilo). m. Disposición de la cromatina en la mitosis en forma de espirema grueso.
paquinsis. f. Engrosamiento, especialmente el anormal.
paquioniquia o **paquionixis** (de *paqui-* y el gr. *ónyx, -ychos*, uña). f. A., *Pachyonychie;* F., *pachyonychie;* In., *pachyonychia;* It., *pachionichia;* P., *paquioniquia.* Engrosamiento de las uñas.
paquiostosis. f. Hipertrofia ósea.
paquiotia (de *paqui-* y el gr. *oûs, otós*, oreja). f. Engrosamiento notable de las orejas.
paquipelviperitonitis (de *paqui-*, el lat. *pelvis, lebrillo*, y el gr. *periteínein*, extender alrededor). f. Peritonitis pélvica con engrosamiento de las partes afectas.
paquiperiosteoderma (de *paqui-*, el gr. *perí*, alrededor, *ostéon*, hueso, y el gr. *dérma*, piel). m. Estado raro que ataca a los adultos de 20 a 40 años con paquidermia y lesiones óseas de tipo acromegálico.
paquiperiostitis (de *paqui-* y el gr. *perí*, alrededor, *ostéon*, hueso, y el suf. *-itis*). f. F., *pachypériostite.* Periostitis con engrosamiento del hueso.
paquipleuritis (de *paqui-*, el gr. *pleurá*, costado, y el suf. *-itis*). f. A., *Pachypleuritis;* F., *pachypleurite;* In., *pachypleurite;* It., *pachipleurite;* P., *paquipleurite.* Pleuritis crónica con engrosamiento de la pleura. ||**-retráctil.** Resultado en algunos neumotórax artificiales, en los que se produce retracción torácica por sínfisis pleural total e inmovilización del pulmón correspondiente.
paquipodia (de *paqui-* y el gr. *poús, podós*, pie). f. Tamaño anormalmente grande de los pies.
paquiqueilia (de *paqui-* y el gr. *cheîlos*, labio). f. Engrosamiento notable de los labios.
paquiquilia (de *paqui-* y el gr. *chylós*, jugo). f. Espesura anormal del quilo.
paquisalpingitis (de *paqui-*, el gr. *sálpigx, -iggos*, trompeta, y de *-itis*). f. A., *Pachysalpingitis;* F., *pachysalpingitis;* In., *pachysalpingitis;* It., *pachisalpingite;* P., *paquissalpingite.* Inflamación crónica intersticial de la capa muscular de la trompa de Falopio, que da por resultado su engrosamiento. Salpingitis crónica vegetante, salpingitis parenquimatosa.

paquisalpingoovaritis (de *paqui*, el gr. *sálpingx, -iggos*, trompa, el lat. *ovarium*, ovario, y el suf. *-itis*). f. F., *pachysalpingo-ovarite.* Induración inflamatoria atrófica del ovario y la trompa de Falopio.
paquisinovitis (de *paqui-*, el lat. *synovia*, sinovia, y el suf. *-itis*). f. Inflamación y engrosamiento de una membrana sinovial; higroma crónico.
paquitriquia (de *paqui-* y el gr. *thríx, trichós*, cabello). f. Espesura o grosor notable del pelo o cabello.
paquivaginalitis. f. F., *pachyvaginalite.* Inflamación y engrosamiento de la túnica vaginal del testículo; vaginalitis plástica; periorquitis.
paquivaginitis (de *paqui-*, el lat. *vagina*, vaina, y el suf. *-itis*). f. A., *Pachyvaginitis;* F., *pachyvaginite;* In., *pachyvaginitis;* It., *pachivaginite;* P., *paquivaginite.* Vaginitis crónica con endurecimiento de las paredes vaginales. ||**-quística.** COLPITIS ENFISEMATOSA.
par (del lat. *par*). adj. A., *paar;* F., *paire;* In., *pair;* It., *paio;* P., *par.* || Igual, en número de dos.Conjunto de dos partes u órganos iguales o simétricos. ||**-craneal.** Cada uno de los doce pares de nervios que nacen en diversas partes del encéfalo y salen por los agujeros de la base del cráneo, denominados: I, olfatorio u olfativo; II, óptico; III, oculomotor o motor ocular común; IV, troclear o patético; V, trigémino; VI, *abducens* o motor ocular externo; VII, facial; VIII, vestibulococlear o auditivo; IX, glosofaríngeo; X, vago o neumogástrico; XI, accesorio o espinal; XII, hipogloso.||**- raquídeo.** Cada uno de los 31 pares de nervios vertebrales o espinales que nacen de la médula y salen por los agujeros de conjunción. Se dividen en: 8 pares cervicales, 12 torácicos, 5 lumbares, 5 sacros y 1 coccígeo.
para-. Forma prefija del gr. *pará*, cerca, de parte de, junto a, en comparación de, fuera de.
-para. Sufijo latino que, antepuestas las cifras romanas I, II, III, IV, etc., se emplea como abreviatura de *primípara, secundípara*, etc.
paraaglutinina. f. desus. Aglutinina parcial.
paraameba. f. PARAMOEBA.
paraaminobenzoico (Ácido). Sustancia cristalina roja que forma parte del complejo vitamínico B. En condiciones experimentales corrige la canicie prematura. Se considera esencial para el metabolismo bacteriano y es inhibidor de la acción de las sulfamidas. Se ha empleado en el tratamiento de las rickettsiasis. *Sin.*: Vitamina Bx, vitamina H', PABA.
paraaminosalicílico (Ácido). Sustancia blanca cristalina soluble en agua. Tiene acción bacteriostática contra el bacilo de la tuberculosis y se emplea en el tratamiento de esta infección. *Sin.*: PAS.
paraaminosulfónico (Ácido). Ácido, del que derivan las sulfamidas, de fórmula química muy semejante al ácido paraaminobenzoico (sustitución del grupo COOH por el SO$_2$OH), con el que es antagónico.
paraanalgesia (de *para-* y el gr. *analgesía*, insensibilidad). f. A., *Paraanalgesie;* F., *paraanalgésie;* In., It. y P., *para-analgesia.* Analgesia de ambos brazos o ambas piernas, especialmente de la mitad inferior del cuerpo.
paraanestesia (de *para-* y el gr. *anaisthesía*, insensibilidad). f. A., *Paranästhesie;* F., *paraanesthésie;* In., *para-anesthesia;* It. y P., *para-anestesia.* Anestesia de ambos brazos o ambas piernas, especialmente dela mitad inferior del cueerpo.
paraapendicitis (de *para-*, el lat. *apendix, -icis*, apéndice, y el suf. *-itis*). f. Apendicitis complicada con inflamación de los tejidos próximos.
parabánico (Ácido). Oxalilurea; sustancia sólida, cristalina, incolora, que se forma en la oxidación del ácido úrico.
parabión. m. Organismo que vive junto a otro en condiciones de parabiosis.
parabiosis (de *para-* y el gr. *bíos*, vida). f. A., *Parabiose;* F., *parabiose;* In., *parabiose;* It., *parabiosi;* P., *parabiose.* Unión de dos individuos, natural, como la de dos gemelos fusionados, o artificial por una operación quirúrgica en animales para investigaciones fisiológicas. || Supresión temporal de la excitabilidad y con-

ductividad de un nervio. ||**-vascular.** Cruzamiento de la circulación entre dos individuos; transfusión sanguínea directa.
parablasto (de *para-* y el gr. *blastós*, germen). m. F., *parablaste*. Parte del mesoblasto de la que se desarrollan los vasos sanguíneos, linfáticos, etc., accesoria del arquiblasto, según la teoría de His.
parablastoma (de *para-*, el gr. *blastós*, germen, y el suf. *-oma*). m. Tumor formado de tejido parablástico
parablenorrágico (de *para-*, el gr. *blenna*, mucosidad, y *regnýnai*, romper). adj. Que tiene relación indirecta con la blenorragia, por los resultados debidos a ella.
parablepsia (de *para-* y el gr. *blépsis*, visión). f. Visión falsa o pervertida. || Visión lateral.
parabulia (de *para-* y el gr. *boulé*, voluntad). f. A., *Parabulie;* F., *paraboulie;* In., It. y P., *parabulia*. Término general para las alteraciones de la voluntad.
paracaína. f. Anestésico local, sucedáneo de la novocaína; clorhidrato de paraaminobenzoildietilaminoetanol.
paracantoma (de *para-* y el gr. *ákantha*, espina). f. y m. Tumor canceroso, o de otra naturaleza, de la piel, originado en las células espinosas de la capa de Malpighi.
paracantosis (de *para-*, el gr. *ákantha*, espina, y el suf. *-osis*). f. Hiperplasia de las células espinosas de la capa de Malpighi.
paracardíaco (de *para-* y el gr. *kardía*, corazón). adj. Situado al lado del corazón; exocardíaco.
paracarmín. m. Colorante constituido por ácido carmínico, cloruro de calcio y alcohol.
paracéfalo (de *para-* y *acéfalo*). m. Feto con cabeza rudimentaria, órganos de los sentidos imperfectos y tronco y miembros defectuosos.
paracelo (de *para-* y el gr. *koîlos*, hueco). m. Ventrículo lateral del cerebro.
paracelsiano o **paracelsista.** adj. Relativo a Paracelso o partidario de sus ideas. Ú.t.c.s.
Paracelso. Famoso médico y alquimista suizo (Philippus Aureolus Bombastus von Hohenheim, 1493-1541), muy discutido en su tiempo. Su importancia es debida al impulso que dio a la farmacia química, dando a conocer preparaciones antimoniales, ferruginosas, mercuriales, etc., y simplificando la terapéutica, atiborrada entonces de polifármacos. A él se deben atinadas observaciones sobre enfermedades metabólicas y ocupacionales.
paracenestesia (de *para-*, el gr. *koinós*, común, y *aísthesis*, sensación). f. A., *Paracenästhesie;* F., *paracénesthésie;* In., *paracoenesthesia;* It. y P., *paracenestesia*. Cenestesia alterada; cenestopatía.
paracentesis (del lat. *paracentesis*, y éste del gr. *parakéntesis*, punción). f. A., *Parazentese;* F., *paracentèse;* In., *paracentesis;* It., *paracentesi;* P., *paracentese*. Punción quirúrgica de una cavidad u órgano, generalmente para la evacuación de un líquido acumulado. ||**-abdominal.** Punción del abdomen en la ascitis. ||**-del pericardio, de la túnica vaginal,** etc. Punción de estos diversos órganos con el objeto antedicho. ||**-ocular.** Punción del globo del ojo. ||**-timpánica.** Punción o incisión de la membrana timpánica para drenaje o irrigación. ||**-torácica.** TORACENTESIS.
paracentral (de *para-* y el gr. *kéntron*, centro). adj. In., *paracentral*. Situado o que ocurre próximo a un centro. || Dícese de un lóbulo cerebral.
paraceratosis. f. PARAQUERATOSIS.
paracetamol. m. F., *paracètamol;* In., *paracetamol*. V. ACETAMINOFÉN.
paracetofenetidina. f. FENACETINA.
paraciesis (de *para-* y el gr. *kýesis*, embarazo). f. Embarazo extrauterino.
paracinesis (de *para-* y el gr. *kínesis*, movimiento). f. A., *Parakinese;* F., *parakinésie;* In., It. y P., *paracinesia*. Cinesis irregular o incoordinada; parapraxia. || En oftalmología, acción irregular de un músculo ocular extrínseco.
paracistio (de *para-* y el gr. *kýstis*, vejiga). m. Conjunto de tejidos alrededor de la vejiga urinaria o de la vesícula biliar.

paracistitis (de *para-*, el gr. *kýstis*, vejiga, y el suf. *-itis*). f. A., *Parazystitis;* F., *paracystite;* In., *paracystitis;* It. y P., *paracistite*. Inflamación de los tejidos alrededor de la vejiga urinaria.
paracma o **paracmé** (de *para-* y el gr. *akmé*, punto). f. A., *Nachlass;* F., *rémission;* In., *paracme;* It., *remissione;* P., *paracme*. Período de declinación o remisión.
paracnemis (de *para-* y el gr. *knéme*, pierna). m. PERONÉ.
Paracoccidioides. Género de hongos de situación taxonómica incierta dentro de los deuteromicetos (hongos imperfectos). También se les había llamado *Blastomyces*. ||**-brasilienses.** Agente causal de la paracoccidioidomicosis (blastomicosis sudamericana). Es un hongo dimórfico que en los tejidos tiene estructura levaduriforme (unicelular) y se reproduce por gemación. En el laboratorio, cultivado a 30 °C, desarrolla un micelio septado ramificado.
paracoccidioidomicosis. f. F., *paracoccidioïdomycose, blastomycose sud-américaine*. Enfermedad producida por *Paracoccidioides brasiliensis* y conocida también como blastomicosis sudamericana o brasileña. Se caracteriza por: una forma *cutaneomucosa*, con úlceras de fondo granuloso localizadas en la cara e infartos de los ganglios regionales, y formas *viscerales*, en las que predominan las lesiones del aparato digestivo, con diarreas, hepatosplenomegalia y adenopatías abdominales. Los pulmones se afectan raramente.
paracólera (de *para-* y el gr. *cholé*, bilis). m. Enfermedad semejante al cólera morbo asiático, pero causada por un microorganismo distinto del vibrión colérico.
paracolia (de *para-* y el gr. *cholé*, bilis). f. A., *Paracholie;* F., *paracholie;* In., *paracholia;* It. y P., *paracolia*. Secreción biliar alterada; ictericia hepática.
paracolibacilo. m. desus. Denominación antigua de determinadas cepas de *Escherichia coli* con características bioquímicas anómalas (no utilización o utilización tardía de la glucosa, falta de producción de gas a partir de la glucosa, etc.).
paracolitis (de *para-*, el gr. *kólon*, intestino grueso, y el suf. *-itis*). f. Inflamación de la túnica externa serosa del colon y tejidos adyacentes.
paracolpio (de *para-* y el gr. *kólpos*, vagina). m. F., *tissu conjotif entourant le vagin*. Tejido celular que rodea la vagina.
paracolpitis. f. F., *paracolpite*. Inflamación del tejido celular que rodea la vagina; paravaginitis.
paracono. m. F., *paracône*. Cúspide mesiolingual de un molar superior. La cúspide correspondiente de un molar inferior se denomina *parácónide*.
paracordal (de *para-* y el gr. *chordé*, cuerda). adj. Situado al lado del notocordio.
paracoto. m. Corteza de un árbol de Sudamérica, muy semejante al coto, pero menos acre.
paracotoína. f. Sustancia cristalina derivada del paracoto, preconizada contra la diarrea y los sudores nocturnos propios de algunas enfermedades.
paracoxalgia (de *para-*, el lat. *coxa*, cadera, y el gr. *álgos*, dolor). f. Afección dolorosa semejante a la coxalgia.
paracresol. m. Una de las tres formas isómeras del cresol; desinfectante.
paracrinia (de *para-* y el gr. *krinein*, secretar). f. Trastorno de la secreción.
paracrisis. f. Crisis alterada, irregular.
paracroia (de *para-* y el gr. *chróa*, color). f. Coloración anormal; paracromía.
paracromatina (de *para-* y el gr. *chróma, -atos*, color). f. F., *parachromatine*. Sustancia cromófila contenida en la porción más delicada del núcleo y en el huso de la cariocinesis.
paracromatismo. m. PARACROMATOPSIA. || PARACROMÍA.
paracromatoblepsia. f. PARACROMATOPSIA.
paracromatopsia (de *para-*, el gr. *chróma, -atos*, color, y *ópsis*, visión). f. F., *achromatopsie, dyschromatopsie*. Percepción defectuosa de los colores.
paracromatosis. f. PARACROMÍA.

paracromía (de *para-* y el gr. *chrôma*, color). f. Coloración anormal de la piel o variación en el color de ésta; discromía.

paracromóforo (de *para-*, el gr. *chrôma*, color, y *phorós*, el que lleva). adj. Dícese de la bacteria, hongo, célula, etc., que secreta un pigmento y lo retiene dentro de su cuerpo. Ú.t.c.s.

paracueducto (de *para-* y el lat. *aquaeductus*, acueducto). m. Extensión lateral del acueducto cerebral.

paracusia o **paracusis** (de *para-* y el gr. *akoúein*, oír). f. A., *Parakusis;* F., *paracousie;* In., *paracusis;* It. y P., *paracusia*. Término general para los trastornos del sentido del oído. ‖ **-acris**. HIPERACUSIA. ‖ **-de Willis**. Disminución de la audición en las condiciones ordinarias de quietud, y facultad de oír mejor con el ruido y trepidación. ‖ **-doble**. Diplacusia, estrabismo ótico. ‖ **-imaginaria**. TINNITUS AURIUM. ‖ **-loci**. Imposibilidad de determinar el lugar u origen de los sonidos. ‖ **-obtusa**. Dureza de oído. ‖ **-perversa**. PARACUSIA DE WILLIS.

paradenitis (de *para-* y *adenitis*). f. Inflamación de los tejidos próximos a una glándula o ganglio.

paradentario (de *para-* y el lat. *dens, dentis*, diente). adj. Al lado de uno o más dientes.

paradentitis. f. PARODONTITIS.

paradentosis. f. F., *paradontose*. Proceso de atrofia del lecho óseo dentario con su encía correspondiente. Parodontosis.

paradiabetes. f. Estado con algunas de las manifestaciones de la diabetes, pero sin poliuria ni glucosuria.

paradiagnóstico. m. Diagnóstico aproximadamente cierto.

paradídimo (de *para-* y el gr. *dídymos*, doble, gemelo, testículo). m. A., *Paradidymis;* F., *paradidyme;* In., *paradidymis;* It., *paradidimo;* y P., *paradídimo*. Cuerpo situado encima del epidídimo, que consta de tubos cerrados y representa el resto de la porción posterior del cuerpo de Wolff. *Sin.:* Masa innominada, órgano de Giraldés, parepidídimo.

paradiftérico (de *para-* y el gr. *diphthéra*, piel curtida). adj. Relacionado remota o indirectamente con la difteria.

paradisentería (de *para-*, el gr. *dýs*, mal, y *énteron*, intestino). f. Diarrea semejante a una disentería.

paradoja (del gr. *parádoxa*, pl. n. de *parádoxos*, contrario a la opinión común; de *pará*, al lado de, fuera de, y *dóxa*, opinión). f. A., *Paradoxon;* F., *paradoxe;* In., *paradox;* It., *paradosso;* P., *paradoxo*. Aserción, especie o hecho que parece absurdo y puede no serlo o no lo es; afirmación que implica contradicción, incluye elementos aparentemente contradictorios e incoherentes. ‖ **-de Kretz**. La inyección de una toxina antitoxina exactamente neutralizada en un animal normal, no produce ningún daño; en cambio, lo produce en un animal previamente inmunizado con una toxina. ‖ **-de Opie**. La anafilaxis necrotizante local actúa a veces como mecanismo protector específico. ‖ **-de Weber**. Elongación de un músculo que ha sido tan estirado que no puede contraerse.

paraecrisis (de *para-* y el gr. *ékrisis*, excreción). f. Trastorno de la secreción o excreción; paracrinia.

paraentérico. adj. PARENTÉRICO.

paraepicele (de *para-*, el gr. *epí*, sobre, y *koîlos*, cavidad). m. Fosita lateral en el epicele o IV ventrículo.

paraepidídimo. m. PARADÍDIMO.

paraepilepsia (de *para-* y el gr. *epílepsis*, ataque epiléptico). f. Ataque epiléptico abortado que consta solamente del aura, sin ir seguida de convulsiones; equivalente epiléptico.

paraesternal. adj. PARESTERNAL.

paraestesia. f. PARESTESIA.

parafasia (de *para-* y *afasia*). f. A., *Paraphasie;* F., *paraphasie;* In., *paraphasia;* It. y P., *parafasia*. Defecto afásico caracterizado por la sustitución de una unidad lingüística con otra (un fonema con otro, una palabra con otra, etc.). ‖ **-fonémica**. Alteración de la combinación de unidades fonémicas (desplazamientos, sustituciones, adiciones). ‖ **-literal**. PARAFASIA FONÉMICA. ‖ **-sintágmica**. Desviación del lenguaje que resulta de la sustitución o cambio de una palabra o un corto sintagma con otro. La sustitución de una expresión habitual con otra no es infrecuente. ‖ **-verbal**. Segmento anómalo del lenguaje que se define y describe en referencia a un segmento conocido (contexto de la frase) en el que se cambia una palabra por otra. ‖ **-verbal morfológica**. Forma de parafasia verbal en la que se realizan sustituciones a partir de una proximidad morfológica. ‖ **-verbal semántica**. Forma de parafasia verbal en la que la sustitución se realiza dentro de una proximidad semántica (p.ej. perro por gato).

parafemia (de *para-* y el gr. *phéme*, expresión). f. PARAFASIA.

parafenilendiamina. f. F., *paraphénylénediamine*. Sustancia obtenida de la reducción de la acetanilida, cuyo clorhidrato entra en la composición de algunas tinturas para el cabello; causa posible de dermatitis.

parafia (de *para-* y el gr. *haphé*, tacto). f. Perversión del sentido del tacto; parapsis.

parafibrinógeno (de *para-*, *fibrina* y el gr. *gennân*, producir). m. Compuesto semejante a la fibrina, obtenido por la precipitación repetida de fibrinógeno por la sal.

parafilia (de *para-* y el gr. *phileîn*, amar). f. F., *paraphilie*. Perversión sexual.

parafimosis (de *para-* y el gr. *phimós*, bozal). f. A., *Paraphimosis;* F., *paraphimosis;* In., *paraphimosis;* It., *parafimosi;* P., *parafimose*. Constricción de la corona del glande por un anillo formado por el prepucio fimótico o inflamado, que se ha retraído accidentalmente y no es posible reponer hacia delante.

parafina (del lat. *parum affinis*, poco afín). f. A., *Paraffin;* F., *paraffine;* In., *paraffin;* It., *paraffina;* P., *parafina*. Mezcla de hidrocarburos, sólida, blanca, de consistencia cérea, inodora, soluble en éter, fusible a 45°, obtenida por purificación de la ozoquerita natural o de los residuos de la destilación de petróleo. Empléase en histología como materia de inclusión y como vehículo medicamentoso. ‖ Hidrocarburo saturado de la serie del metano. ‖ **-blanda**. VASELINA. ‖ **-líquida**. Vaselina líquida. ‖ **-plástica** o **quirúrgica**. Parafina dispuesta en película dúctil y plegable, propia para el tratamiento de las quemaduras.

parafinoma. m. A., *Paraffinom;* F., *paraffinome;* In. e It., *paraffinoma;* P., *parafinoma*. Tumefacción inflamatoria consecutiva a veces a la inyección de parafina en los tejidos; vaselinoma. ‖ Granuloma crónico producido por la continuada exposición a la acción irritante de la parafina.

paráfisis (de *para-* y el gr. *phýsis*, naturaleza). f. A., *Paraphysis;* F., *paraphyse;* In., *paraphysis;* It., *parafisi;* P., *paráfise*. Saco de paredes delgadas derivado del techo del telencéfalo.

paráfito (de *para-* y el gr. *phytón*, planta). m. Parásito vegetal. ‖ Vegetación proliferante.

paraflagelo. m. Flagelo accesorio.

parafobia (de *para-* y el gr. *phóbos*, temor). f. Fobia ligera.

parafonía (de *para-* y el gr. *phoné*, voz). f. A., *Paraphonie;* F., *paraphonie;* In., *paraphonia;* It. y P., *parafonia*. Alteración morbosa de la voz; afonía parcial; timbre desagradable de la voz; disfonía. ‖ **-puberum**. Cambio o muda de la voz de los muchachos en la pubertad. ‖ **-sibilante**. Sonido de silbido de la voz.

paráfora (del gr. *paráphoros*, desviado, vacilante). f. Desorden mental leve; distracción.

paraforia. f. Efecto consecutivo a la paravariación en las generaciones siguientes (Siemens).

paraformaldehído. m. A., *Paraformaldéhyde;* In., *paraformaldehyde*. Polímero del formaldehído obtenido por acción del calor sobre éste; se emplea como desinfectante en fumigaciones.

parafrasia (de *para-* y el gr. *phrásis*, locución). f. A., *Paraphrasie;* F., *paraphrasie;* In., *paraphrasia;* It. y P., *parafrasia*. PARAFASIA.

parafrenia (de *para-* y el gr. *phrén, phrenós*, mente). f. A., *Paraphrenie;* F., *paraphrénie;* In., *paraphrenia;* It. y P., *parafrenia*. Término introducido por Kraepelin para designar un grupo de psicosis paranoides crónicas en las que se destacaban delirios fantásticos de gran riqueza imaginativa y que con frecuencia contrastan con la conservación de las capacidades intelectuales. De acuerdo con las características del delirio y la evolución se distinguen las siguientes formas clínicas: confabulatoria, expansiva, fantástica y sistemática. || Término que utilizó Freud para designar la esquizofrenia.

parafrenitis (de *para*, el gr. *phrén, phrenós*, membrana, y de *-itis*). f. Inflamación de los tejidos próximos al diafragma.

parafucsina. f. Colorante de la serie del trifenilmetano, empleado en el tratamiento de la tripanosomiasis.

parafuncional. adj. Funcionalmente alterado o pervertido.

paragamacismo (de *para-* y el gr. *gámma*, nombre de la letra griega γ). m. F., *paragammacisme*. Dificultad en la pronunciación de las palabras con sonido de *g* fuerte.

paraganglio. m. A., *Paraganglion*; F., *paranglion*; In., *paraganglion*; It., *paraganglio*; P., *paragânglio*. Glomo, cuerpo redondeado u oval con cápsula conjuntiva que forma grupos independientes de tejido cromafín en distintos órganos de la economía; se conocen cinco grupos: abdominal, carotídeo, timpánico y glándula coccígea o de Luschka.

paraganglioma. m. A., *Parangliom*; F., *paraganglíome*; In., It. y P., *paraganglioma*. Tumor originado en un paraganglio o constituido por tejido del mismo. ||**-medular.** Feocromocitoma. ||**-no cromafín.** Tumor del cuerpo carotídeo.

parageusia (de *para-* y el gr. *geûsis*, gusto). f. A., *Parageusie*; F., *paragueusie*; In., It. y P., *parageusia*. Perversión del sentido del gusto. Mal sabor persistente.

paraglobulina o **paraglobina.** f. desus. Globulina anormal del suero y células sanguíneas, linfa y tejido conjuntivo. *Sin.:* Fibroplastina, fibrinoplastina, serina, seroglobulina, sustancia fibrinoplásica.

paraglobulinuria (de *paraglobulina* y el gr. *oûron*, orina). f. desus. Eliminación de paraglobulina por la orina.

paraglosis (de *para-* y el gr. *glôssa*, lengua). f. A., *Zungenschwellung*; F., *paraglosse*; In., *paraglossa*; It. y P., *paraglossia*. PARAGLOSITIS. || Tumefacción de la lengua.

paraglositis. f. A., *Paraglossitis*; F., *paraglossite*; In., *paraglossitis*; It. y P., *paraglossite*. Inflamación de los diversos tejidos situados debajo de la lengua.

paraglutinación. f. Aglutinación de grupo.

paragnato (de *para-* y el gr. *gnáthos*, mandíbulas). adj. y s. Monstruo con mandíbula supernumeraria.

paragnosis o **paragnóstico** (de *para-* y el gr. *gnôsis*, conocimiento). f. y m. F., *paragnosie*. Diagnóstico de una enfermedad sufrida por un personaje histórico, deducido de datos o relatos contemporáneos de aquél.

paragonfosis (de *para-* y el gr. *gomphoûn*, sujetar con clavijas). f. Articulación ósea inmóvil por encaje de un hueso en la cavidad de otro, como la inserción de un diente. || Enclavamiento o impacción de la cabeza fetal en la pelvis menor.

paragonimiasis. f. F., *paragonimiase*. Infestación con parásitos del género *Paragonimus*.

Paragonimus. Género de trematodos parásitos que poseen dos huéspedes invertebrados (un molusco y un crustáceo). El género *P. westermani*, o duela pulmonar, es piriforme u oval y se encuentra en los quistes pulmonares, de la pleura, hígado, cavidad abdominal, etc., de los afectados; es propia de los países asiáticos e infesta a la vez al hombre y los animales.

paragrafia (de *para-* y el gr. *gráphein*, escribir). f. A., *Paraphie*; F., *paragraphie*; In., *paragraphia*; It. y P., *paragrafia*. Trastorno del lenguaje escrito que equivale a la PARAFASIA en el lenguaje hablado. Sustitución de una unidad lingüística con otra en la escritura. ||**-gráfémica.** Forma de paragrafia en la que se sustituyen unos grafemas con otros, sean grafemas que puedan representar, según los contextos ortográficos, el mismo fonema o sean grafemas que corresponden a fonemas que se parecen en cuanto a sus trazos o rasgos constitutivos. ||**-literal.** Paragrafia en la que se implica a la letra como unidad lingüística sustituida. ||**-sintágmica.** Forma de paragrafia en la que se sustituyen fragmentos sintágmicos paralelos a los propios de la parafasia sintágmica. ||**-verbal.** Paragrafia en la que se sustituye una palabra con otra y que se corresponde con la parafasia verbal del lenguaje hablado.

paragramatismo (de *para-* y el gr. *grámma*, letra, escrito). m. F., *paragrammatisme*. Defecto afásico observado en el contexto de las afasias sensoriales, en el que existe una deformación de la sintaxis del lenguaje. Se caracteriza por rapidez habitualmente normal, reducción del vocabulario disponible, que no domina el cuadro, y por cierto número de estructuras sintácticas que no se distancia de la normalidad pero que son usadas de forma inadecuada. Estas estructuras son deficitarias en un componente esencial y presentan parafasias verbales (V. PARAFASIA VERBAL) de los lexemas gramaticales.

paragripal. adj. Debido indirectamente a la gripe por las condiciones producidas por ésta.

parahemoglobina. f. Variedad de hemoglobina de color oscuro, de forma cristalina, que se encuentra en los tejidos en los estados graves de destrucción sanguínea.

parahepático (de *para-* y el gr. *hêpar, hépatos*, hígado). adj. Al lado o junto al hígado.

parahepatitis. f. A., *Parahepatitis*; F., *périhépatite*; In., *parahepatitis*; It., *periepatite*; P., *parahepatite*. Inflamación de los tejidos próximos al hígado.

parahereditario (de *para-* y el lat. *hereditas, -atis*, herencia). adj. No transmitido directamente de la célula madre a la célula hija, sino por un medio ambiente.

parahidrosis. f. PARIDROSIS.

parahipnosis (de *para-* y el gr. *hýpnos*, sueño). f. Trastorno del sueño, como el somnambulismo o pesadilla.

parahormona o **parahormón** (de *para-* y el gr. *hormân*, excitar). f. y m. F., *parahormone*. Sustancia que, sin ser hormona, tiene una acción semejante al regular la acción de un órgano distante.

parainfección. f. Estado morboso cuyas manifestaciones clínicas son semejantes a las de una infección, pero que no es debido a los gérmenes causantes de ésta.

parainfeccioso. adj. Debido a las condiciones o estado producidos por la infección, más bien que a la misma infección.

paraláctico (Ácido). Ácido dextroláctico o sarcoláctico, una de las tres formas estereoisómeras del ácido láctico.

paralagma. f. Dislocación de un hueso o de un fragmento óseo fracturado.

paralaje (del gr. *parállaxis*, cambio, diferencia). m. A., *Parallaxe*; F., *parallaxe*; In., *parallax*; It., *parallasse*; P., *paralaxe*. Diferencia aparente en la situación de un objeto debida al cambio de posición del observador. ||**-binocular.** Diferencia aparente de la posición de un objeto mirando con un ojo y luego con el otro, estando inmóvil la cabeza.

paralalia (de *para-* y el gr. *laleîn*, hablar). f. PARAFASIA.

paralambdacismo (de *para-* y el gr. *lámbda*, nombre de la letra griega λ, equivalente a la *l* de nuestro alfabeto). m. F., *paralambdacisme*. Pronunciación defectuosa de los sonidos de la letra *l* (*lambda*) o empleo de otras letras en sustitución de ella.

paralax. m. PARALAJE.

paralbúmina. f. SEUDOMUCINA.

paraldehidismo. m. Estado morboso producido por el abuso de paraldehído.

paraldehído. m. F., *paraldéhyde*. Líquido claro, de sabor y olor desagradables, soluble en agua y alcohol, polímero del acetaldehído. Empléase como hipnótico y anodino en la manía, *delirium tremens* y otros estados de agitación, y como antídoto de la morfina.

paralelismo (del gr. *parállelos*, paralelo). m. Doctrina, contraria al *automatismo*, de que los procesos menta-

les y la actividad cerebral no tienen influencia recíproca.
paralelocinesia (de *paralelo* y el gr. *kínesis,* movimiento). f. Fenómeno observado a veces en la hemiplejía, que consiste en la reproducción por el miembro afecto de los movimientos pasivos ejercidos en el sano.
paralepra. f. Forma leve o abortada de lepra.
paralepsia. f. PSICOLEPSIA.
paralerema o **paraleresis** (de *para-* y el gr. *léresis,* acción de decir necedades). f. desus. Delirio o trastorno mental moderado observado en algunas hipertermias.
paralergia (de *para-,* el gr. *állos,* otro, y *érgon,* trabajo). f. A., *Parallergie;* F., *parallergie;* In., It. y P., *parallergia.* Estado de alergia intensa que reacciona a estímulos no específicos. PATERGIA.
paralergina. f. Antígeno productor de reacciones paralérgicas.
paralexia (de *para-* y el gr. *léxis,* manera de hablar). f. A., *Paralexie;* F., *paralexie;* In., *paralexia;* It., *paralessia;* P., *paralexia.* Trastorno de la facultad de leer, caracterizado por la transposición de palabras y sílabas en combinaciones sin significado.
paralgesia o **paralgia** (de *para-* y el gr. *álgos,* dolor). f. A., *Paralgesie;* F., *paralgésie;* In., It. y P., *paralgesia.* Parestesia dolorosa; sensación dolorosa anómala.
paralhipófisis. f. Hipófisis accesoria.
paralinina. f. CARIOLINFA.
paralipofobia (del gr. *paraleípein,* descuidar, y *phóbos,* temor). f. Aprensión angustiosa de haber descuidado u omitido ciertos actos que podrían ser causa de graves daños para amigos o parientes.
paralisina. f. AGLUTININA.
parálisis (del gr. *parálysis;* de *paralýein,* aflojar, paralizar). f. A., *Paralyse;* F., *paralysie;* In., *paralysis;* It., *paralisi;* P., *paralisia.* Pérdida del movimiento de una o varias partes del cuerpo. || **-agitante.** Enfermedad de Parkinson, caracterizada por hipocinesia, rigidez muscular y temblor en reposo, ocasionada básicamente por una depleción del cuerpo estriado en dopamina, consecutiva a una degeneración del sistema nigrostriado. Son frecuentes en ella las cinesias paradójicas y la marcha festinante, así como la tendencia casi constante a la distonía en flexión generalizada progresiva. || **-agitante juvenil.** Síndrome del *globus pallidus* o de Hunt, estado morboso desarrollado en edad precoz y caracterizado por el aumento de tono muscular, con la facies y actitud típicas de la parálisis agitante; debida a la degeneración del *globus pallidus.* || **-alcohólica.** Polineuritis producida por el alcoholismo habitual. || **-alterna.** HEMIPLEJÍA. || **-amiotrófica.** ATROFIA MUSCULAR PROGRESIVA. || **-arsenical.** Polineuritis debida a la intoxicación crónica por el arsénico. || **-ascendente.** Parálisis espinal que progresa de abajo arriba. || **-ascendente aguda.** Síndrome de Landry, afección gravísima, caracterizada por la parálisis progresiva y rápida desde los pies a las partes superiores, que termina por asfixia debida a la parálisis de los centros respiratorios. || **-atrófica aguda infantil.** POLIOMIELITIS ANTERIOR AGUDA. || **-braquial** o **braquiofacial.** La que afecta el brazo o el brazo y la cara, respectivamente. || **-bulbar.** Afección crónica progresiva terminada por la muerte, caracterizada por la parálisis y atrofia progresiva de los músculos de los labios, lengua, faringe y laringe, debidas a la degeneración de los núcleos motores de origen de los nervios hipogloso, facial, trigémino, espinal y neumogástrico. || **-capsular.** Hemiplejía debida a una lesión de la cápsula interna. || **-central.** Parálisis por una lesión del encéfalo o de la vía piramidal en la médula. || **-centrocortical.** La motivada por una lesión de la corteza cerebral. || **-cerebral.** Parálisis que tiene por causa una lesión intracraneal. || **-completa.** Abolición absoluta del movimiento y a veces de la sensibilidad y función. || **-coreica.** Debilidad de los miembros afectados de corea. || **-cortical.** La que depende de una lesión de la corteza cerebral. || **-cruzada.** HEMIPLEJÍA ALTERNA O CRUZADA. || **-de Bell.** PARÁLISIS FACIAL PERIFÉRICA. || **-de Bielschowsky-Lutz-Cogan.** Oftalmoplejía internuclear anterior ocasionada por una lesión de la cintilla longitudinal posterior y caracterizada por una parálisis del recto interno del mismo lado al mirar hacia el otro y por sacudidas nistágmicas del otro ojo, cuando se sitúa en abducción. || **-de Brown-Séquard.** Parálisis del movimiento en un lado y anestesia térmica y dolorosa del otro después de la hemisección y otra lesión de la médula. || **-de Duchenne.** PARÁLISIS BULBAR. || **-de Duchenne-Erb.** Parálisis radicular del plexo braquial por afectación de las raíces CV y CVI (y a veces CVII), de origen obstétrico, traumático, etc. || **-de Erb-Duchenne.** PARÁLISIS DE DUCHENNE-ERB. || **-de Gubler.** HEMIPLEJÍA ALTERNA. || **-de Klumpke** o **Klumpke-Déjerine.** Parálisis atrófica de los músculos del brazo y de la mano, por lesión de las raíces CVIII y DI. || **-de la acomodación.** Parálisis del músculo ciliar que impide la acomodación del ojo. || **-de Landry.** Parálisis ascendente aguda, habitualmente mortal. Hay autores que consideran que es un síndrome, cuyo origen puede ser medular o periférico. || **-de Lissauer.** Parálisis general lobular. || **-de Little.** PARÁLISIS ESPASMÓDICA INFANTIL. || **-de los buzos.** Enfermedad de los *caissons.* Estado morboso que se observa con frecuencia en los obreros que trabajan en cámaras de sumersión, buzos, etc., es decir, que actúan con una elevada presión atmosférica, cuando, sin una previa descompresión graduada, vuelven a respirar al aire libre, caracterizado por ataques apopletiformes, dolor en la espalda, paraplejía por lesión medular debida a burbujas de gases, incontinencia de orina, etc. || **-de Miller-Gluber.** HEMIPLEJÍA ALTERNA. || **-de Remak.** Parálisis de los músculos extensores de los dedos y de la muñeca. || **-de Todd.** Debilidad muscular transitoria consecutiva a convulsiones localizadas o jacksonianas. || **-de Werdnig-Hoffmann.** V. ENFERMEDAD. || **-diftérica.** Polineuritis consecutiva a la difteria, producida por las toxinas de esta enfermedad, que afecta principalmente el velo del paladar o el músculo de la acomodación. || **-espasmódica** o **espástica.** La que depende de una lesión crónica de la vía piramidal corticospinal, caracterizada por la presencia de espasticidad de exaltación de los reflejos musculares clínicos y habitualmente de signo de Babinski. || **-espasmódica infantil.** Parálisis cerebral infantil en su forma espasmódica (por los clásicos denominada enfermedad de Littie). || **-espinal espasmódica.** Cualquier parálisis espasmódica por lesión de la vía piramidal en la médula espinal. || **-espinal espasmódica de Erb.** Paraparesia espasmódica progresiva por afectación de la vía piramidal en forma de «esclerosis lateral primaria» aislada. Es muy rara. Puede ser una forma de presentación de la esclerosis lateral amiotrófica. En algunos casos, muy pocos en la actualidad, la afectación piramidal es de origen sifilítico. || **-espinal infantil.** POLIOMIELITIS ANTERIOR AGUDA. || **-facial.** Parálisis del VII par por lesión de éste, de su núcleo o por encima del mismo. Se denomina también *prosoplejía,* y se divide en *central* y *periférica* según que la lesión asiente por encima del núcleo o bien en éste o por debajo de él. || **-fláccida.** Parálisis con hipotonía muscular. Propia de las lesiones de la neurona motora periférica (poliomielitis, polineuritis, etc.) o de lesiones agudas de la vía piramidal. || **-fonética.** Parálisis de los músculos de la laringe. || **-general progresiva.** Sífilis parenquimatosa cerebral, de curso mortal si no se emplea tratamiento específico. || **-glosofaringo-vagospinal.** SÍNDROME DEL AGUJERO RASGADO POSTERIOR O DE VERNET. || **-glosofaringo-vagospinal-hipoglosa.** SÍNDROME DE COLLET-SICARD. || **-glosolabial.** PARÁLISIS BULBAR. || **-histérica.** Parálisis psicógena que puede simular cualquier forma. || **-incompleta.** Paresia o parálisis parcial. || **-infantil.** POLIOMIELITIS ANTERIOR AGUDA. || **-infantil del sistema nervioso vegetativo.** Neurosis vegetativa de la infancia o enfermedad de Feer. || **-labioglosofaríngea** o **labioglosolaríngea.** PARÁLISIS BULBAR. || **-laringohipoglosa.** Síndrome de Tapia, por lesión del

hipogloso y del vago más abajo del ganglio plexiforme. ||**-local.** Parálisis de un músculo o un grupo de músculos. ||**-mimética.** Parálisis de los músculos faciales. ||**-miopática.** La debida a una afección del propio músculo. ||**-nuclear.** La consecutiva a una lesión del núcleo de origen de un nervio. ||**-obstétrica.** Parálisis en el recién nacido o niño, causada por traumatismo durante el parto. ||**-ocular.** OFTALMOPLEJÍA. ||**-periférica.** Parálisis debida a una lesión de un nervio, situada entre el origen aparente de éste y la periferia, aunque también cabe extender la misma denominación a la producida por lesión de las neuronas motoras periféricas correspondientes en su núcleo. ||**-periódica familiar.** Afección hereditaria caracterizada por accesos o paroxismos de parálisis fláccida con trastornos de la sensibilidad, que aparecen a intervalos regulares y atribuida a hipocaliemia súbita. *Sin.:* Mioplejía familiar, enfermedad de Cavaré-Westphal. ||**-por compresión.** La producida por presión de un nervio periférico. ||**-por decúbito.** Parálisis por compresión debida al decúbito prolongado en una misma posición, que afecta generalmente el ciático poplíteo externo. ||**-posdiftérica.** PARÁLISIS DIFTÉRICA. ||**-psíquica.** PARÁLISIS HISTÉRICA. ||**-refleja.** La debida a una irritación periférica. ||**-saturnina.** La que tiene por causa una intoxicación por el plomo, especialmente de la extensión de la muñeca, debida a una neuritis periférica. ||**-seudobulbar.** Parálisis que afecta principalmente los músculos de la cara y simula la parálisis bulbar, pero debida a lesiones supranucleares; se caracteriza especialmente por risa y llanto espasmódicos, disfagia y disartria. Su origen más frecuente es la desintegración lacunar del parénquima cerebral por trombosis múltiples de pequeñas arterias a nivel capsulostriado o protuberancial. ||**-seudohipertrófica.** Distrofia muscular infantil de Duchenne. V. MIOPATÍA. ||**-supranuclear.** Pérdida de la función motora por lesión de las vías o centros situados por encima del núcleo de origen. ||**-tóxica.** Polineuritis debida a la acción de una droga o veneno. ||**-traumática.** Parálisis debida a la compresión, contusión o herida de un nervio. ||**-vasomotora.** Parálisis del sistema vasomotor. ||**-velolaríngea.** SÍNDROME DE AVELLIS. ||**-velolaringoglosospinal.** SÍNDROME DE JACKSON. ||**-velolaringospinal.** SÍNDROME DE SCHMIDT.

paralizador. adj. y s. F., *agent paralysateur.* Paralizante. || m. Sustancia que impide o previene una reacción química; anticatalizador. || Nervio que produce parálisis vasomotora.

paralizante. adj. Que produce parálisis. || m. F., *paralysant.* Droga o agente que posee esta acción.

paralogía (de *para-* y el gr. *lógos,* discurso). f. A., *Paralogie;* F., *paralogie;* In., It. y P., *paralogia.* Trastorno de la mente caracterizado por un lenguaje ilógico o delirante. ||**-temática.** Alteración mental en la que el enfermo razona ilógicamente acerca de una misma idea o tema.

paralogismo (del lat. *paralogismus,* y éste del gr. *paralogismós;* de *pará,* contra, y *logismós,* razonamiento). m. A., *Paralogismus;* F. e It., *paralogisme;* In., *paralogism;* P., *paralogismo.* Lenguaje sin significación o ilógico de los dementes.

paralúes. f. PARASÍFILIS.

paramagnetismo (de *para-* y el gr. *mágnes, -etos,* piedra imán). m. Propiedad de adoptar una posición paralela a la fuerza magnética al ser atraído por un imán.

paramanía. f. Forma de paratimia en la que el sujeto experimenta satisfacción al expresar sus lamentos o quejas.

paramastigóforo (de *para-,* el gr. *mástix, -igos,* látigo, y *phorós,* el que lleva). adj. Microorganismo que tiene un flagelo accesorio al lado de otro mayor. Dícese de ciertos protozoos.

paramastitis (de *para-* y el gr. *mastós,* mama). f. A., *Paramastitis;* F., *paramastite;* In., *paramastitis;* It. y P., *paramastite.* Inflamación de los tejidos alrededor de la glándula mamaria; flemón perimamario.

paramastoiditis (de *para-,* el gr. *mastós,* mama, e *eîdos,* aspecto, y el suf. *-itis*). f. F., *paramastoïdite.* Inflamación alrededor de la apófisis mastoides.

Paramecium. PARAMOECIUM.

paramediano o **paramesial** (de *para-* y el lat. *medius,* central, o el gr. *mésos,* medio). adj. F., *paramédian.* Situado junto o cerca de la línea media.

paramedicina. f. Que tiene alguna relación indirecta o secundaria con la medicina.

paramenia (de *para-* y el gr. *mén, menós,* mes lunar). f. A., *Paramenia;* F., *désordre menstruel;* In., *paramenia;* It., *dismenia;* P., *paramenia.* Menstruación difícil o alterada; dismenia.

parameningococo (de *para-,* el gr. *mênigx, -iggos,* membrana, y *kókkos,* grano). m. desus. Microorganismo semejante al meningococo, pero distinto de él por ciertas características antigénicas.

parametadiona. f. F., *paraméthadione.* Derivado de la oxazolidinodiona indicado en un tipo de epilepsia conocido como ausencias.

parametasona. f. F., *paraméthasone.* Esteroide sintético con potente actividad glucocorticoide y antiinflamatoria y casi nula actividad mineralcorticoide.

parametrio (de *para-* y el gr. *métra,* útero). m. A., *Parametrium;* F., *paramétrium;* In., *parametrium;* It., *parametrio;* P., *paramétrico.* Conjunto de tejidos que rodean el útero.

parametritis (de *para-,* el gr. *métra,* matriz, y el suf. *-itis*). f. A., *Parametritis;* F., *paramétrite;* In., *parametritis;* It. y P., *parametrite.* Inflamación del parametrio, especialmente del tejido celular que rodea el útero: pelvicelulitis, flemón yuxtauterino. ||**-anterior.** Inflamación del tejido celular entre el útero y la vejiga. ||**-posterior.** Inflamación del tejido celular que rodea los ligamentos uterosacros.

parámetro (de *para-* y el gr. *métron,* medida). m. A., *Parameter;* F., *paramètre;* In., *parameter;* It., *parametro;* P., *parâmetro.* Variable que, en una familia de elementos, sirve para identificar cada uno de ellos mediante su valor numérico.

parametropatía (de *parametrio* y el gr. *páthos,* enfermedad). f. Afección del parametrio.

paramimia (de *para-* y el gr. *mimos,* acto mímico). f. A., *Paramimie;* F., *paramimie;* In., It. y P., *paramimia.* Trastorno de la expresión mímica por la que los gestos o actitudes no corresponden a la idea que quiere expresar el enfermo; mímica paradójica.

paramioclonía (de *para-,* el gr. *mŷs,* músculo, y *klónos,* agitación). f. PARAMIOCLONO. ||**-múltiple.** PARAMIOCLONO MÚLTIPLE.

paramioclono. m. F., *paramyoclonus.* Contracción mioclónica de varios músculos. ||**-múltiple.** Enfermedad de Friedreich. Afección muy poco frecuente, caracterizada por las contracciones clónicas paroxismales de los músculos de las extremidades, inferiores especialmente, que desaparecen con los movimientos voluntarios y con el sueño.

paramiosinógeno. m. F., *paramyosinogène.* Proteína del plasma muscular semejante al miosinógeno.

paramiotonía (de *para-* y *miotonía*). f. A., *Paramyotonie;* F., *paramyotonie;* In., *paramyotonia;* It. y P., *paramiotonia.* Forma atípica de miotonía. PARAMIOTONO. ||**-congénita.** Enfermedad poco frecuente caracterizada por la imbricación de debilidad muscular y tirantez rígida de los músculos y por la influencia desencadenante o agravante del frío, sobre todo húmedo, sobre la citada debilidad. El esfuerzo puede poner en marcha la tensión miotónica. La miotonía de esta afección aumenta con el ejercicio muscular repetido *(miotonía paradójica). Sin.:* Enfermedad de Eulenburg.

paramiotono. m. F., *paramyotonie.* Estado caracterizado por el espasmo muscular tónico.

paramitoma. m. HIALOPLASMA.

paramixovirus. V. PARAMYXOVIRIDAE.

paramnesia (de *para-* y el gr. *mnêstis,* memoria). f. A., *Paramnesie;* F., *paramnésie;* In. e It., *paramnesia;* P., *paramnésia.* Falsificación retrospectiva; recuerdo de personas, cosas o hechos que nunca han existido; fal-

so reconocimiento; ilusión de lo ya visto. ‖ Trastorno de la memoria en el que existe el recuerdo de las palabras, pero con olvido de su significado.
Paramoeba. Género de organismos semejantes a amebas, incluidos hoy en el género *Craigia*, agente de la CRAIGIASIS.
Paramoecium. Género de protozoos ciliados acuáticos (agua dulce), de forma alargada; han sido muy usados en investigaciones citológicas y genéticas. ‖ **-coli.** BALANTIDIUM COLI.
paramolar (de *para-* y el lat. *molaris*, muela). m. Pequeño molar supernumerario que existe a veces en la cara bucal del segundo o tercer molares.
paramonoclorofenol. m. CLOROFENOL.
paramorfia (de *para-* y el gr. *morphé*, forma). f. Anomalía de la forma; malformación.
paramorfina. f. TEBAÍNA.
paramucina. f. F., *paramucine*. Glucoproteína que algunas veces se encuentra en los quistes del ovario y que se distingue de la mucina por reducir la solución de Fehling, antes de acidular y hervir.
paramusia (de *para-* y el gr. *amousía*, discordancia). f. Amusia parcial o incompleta.
Paramyxoviridae. Familia de virus. El virión contiene RNA monocatenario (una sola molécula, no segmentado), presenta simetría helicoidal y envoltura, y su tamaño oscila entre 150 y 300 nm. La envoltura externa contiene espículas de un solo tipo con capacidad hemaglutinante y en algunos casos también de neuraminidasa. Comprende tres géneros: *Paramyxovirus* (virus de la parotiditis, virus paragripal y virus de la enfermedad de Newcastle), *Pneumovirus* (virus respiratorio sincitial y virus de la neumonía de los ratones) y *Morbillivirus* (véase).
Paramyxovirus. V. PARAMYXOVIRIDAE.
paranalgesia (de *para-* y el gr. *analgésia*, insensibilidad). f. F., *paraanalgésie*. Analgesia de las extremidades inferiores.
paranéfrico (de *para-* y el gr. *nephrós*, riñón). adj. Próximo al riñón. ‖ Relativo a las cápsulas suprarrenales.
paranefrina. f. ADRENALINA.
paranefritis (de *para-* y el gr. *nephrós*, riñón). f. A., *Paranephritis*; F., *paranéphrite*; In., *paranephritis*; It. y P., *paranefrite*. Inflamación del tejido conjuntivo que rodea el riñón. ‖ Inflamación del paranefros.
paranefroma. m. F., *paranéphrome*. Tumor de tejido adrenal o de la cápsula suprarrenal.
paranefros (de *para-* y el gr. *nephrós*, riñón). m. Término antiguo para designar la cápsula suprarrenal.
paranestesia (de *para-* y el gr. *anaisthésia*, insensibilidad). f. F., *paraanesthésie*. Anestesia de la mitad inferior del cuerpo.
paraneumonía (de *para-* y el gr. *pneúmon*, pulmón). f. Afección que sobreviene con ocasión de una neumonía y se añade a ella.
paraneural o **paranéurico** (de *para-* y el gr. *neûron*, nervio). adj. F., *paraneural*. Al lado o paralelo a un nervio; dícese especialmente de la anestesia resultado de la inyección de un anestésico en la proximidad inmediata de un tronco nervioso.
paranfistomiasis. f. Infestación por trematodos del género *Paramphistomum* o *Gastrodiscus*.
parangi. m. Nombre que en Ceilán se da a una enfermedad parecida a la frambesia.
parangina. f. Angina anómala.
paranoia (del gr. *paránoia*; de *pará*, al lado, y *noûs*, espíritu). f. A., *Paranoia*; F., *paranoïa*; In. e It., *paranoia*; P., *paranóia*. Término general que designa el carácter paranoico y la psicosis paranoica. El *carácter paranoico* se caracteriza por desconfianza patológica, orgullo exagerado, rigidez de pensamiento, falsedad de juicio, ausencia de autocrítica, agresividad, etc. La *psicosis paranoica* es una entidad de evolución crónica que suele instalarse en sujetos de carácter paranoico y que se caracteriza por delirios sistematizados que se expresan en forma ordenada y con aparente coherencia y lucidez y donde predominan los mecanismos interpretativos e intuitivos, sin déficit marcado de las demás funciones psíquicas. Los delirios, que generan gran compromiso afectivo, suelen agruparse según sus contenidos en: pasionales (celotípico, erotomaníaco), reivindicativos (querellantes), sensitivos (sensitivo de relación). Según la teoría psicoanalítica, en la paranoia prevalecen los mecanismos defensivos de denegación y proyección. El primero explica el «rechazo» de parte de la realidad, y por medio del segundo el sujeto se defiende de deseos intolerables (p. ej., la homosexualidad reprimida) que atribuye a otras personas.
paranoide (de *paranoia* y el gr. *eîdos*, aspecto). adj. F., *paranoïde*. Semejante a la paranoia. Se aplica a un tipo de delirio, esquizofrenia, personalidad. V. estos términos. Ú.t.c.s.
paranomia (de *para-* y el gr. *ónoma*, nombre). f. F., *paranomia*. Afasia caracterizada por el olvido de los nombres de las cosas y designación de éstas por otros términos impropios. ‖ **-miotáctica.** Olvido de los nombres de las cosas sentidas o tocadas. ‖ **-visual.** Paranomia relativa a los objetos vistos.
paranormal. adj. F., *paranormal*. No enteramente normal o ligeramente anormal. ‖ Dícese de los fenómenos y problemas que estudia la parapsicología.
paranucleína. f. desus. Proteína que presenta un determinado contenido en fósforo (habitualmente, en forma de fosfatos) y correspondiente hoy a *fosfoproteína*; p. ej., la vitelina de la yema de huevo. A diferencia de los ácidos nucleicos, en los cuales el ácido fosfórico está esterificado con la pentosa de un nucleósido y la base del nucleótido contiguo, en las fosfoproteínas (paranucleínas o seudonucleoproteínas) el ácido fosfórico está unido directamente a la proteína, habitualmente a nivel del grupo hidroxilo de la serina.
paranúcleo (de *para-* y el lat. *nucleus*, dim. de *nux, nucis*, nuez). m. A., *Nebenkern*; F., *paranucléus*; In., *paranucleus*; It., *paranucleo*; P., *paranúcleo*. Cuerpo semejante a un núcleo y próximo a éste en el protoplasma celular.
paranucléolo. m. F., *paranucléole*. Pequeño corpúsculo basófilo en el núcleo al lado del nucléolo.
paranucleoproteína. f. PARANUCLEÍNA.
paraoccipital (de *para-* y el lat. *occipitium*, occipucio). adj. Situado cerca del hueso o región occipital.
paraonfálico (de *para-* y el gr. *omphalós*, ombligo). adj. Paraumbilical; paronfálico.
paraoperatorio (de *para-* y el lat. *operare*, obrar). adj. Relativo a los accesorios de una operación: instrumentos, asepsia, antisépticos, etc.
paraovario. m. Epoóforo u órgano de Rosenmüller, situado en la parte lateral del mesosalpinx, entre la trompa y el ovario. Se trata de restos embrionarios alojados entre las capas peritoneales de los ligamentos anchos.
parapancreático (de *para-* y el gr. *págkreas, -atos*, páncreas). adj. Situado o que ocurre alrededor del páncreas.
paraparesia (de *para-* y el gr. *páresis*, relajamiento). f. Paresia, especialmente de los miembros inferiores; paraplejía ligera.
parapareunia (de *para-* y el gr. *pareunázein*, acostar cerca). f. Coito extravaginal.
parapatía (de *para-* y el gr. *páthos*, enfermedad). f. Término de Stekel que tiene un significado similar al de psiconeurosis. ‖ Trastorno de contenido emocional.
parapédesis (del gr. *parapedân*, saltar por encima). f. Paso de los pigmentos biliares a los capilares sanguíneos, en lugar de penetrar en los capilares biliares.
paraperitoneal. adj. Cerca o alrededor del peritoneo.
parapeste. f. Peste menor o leve.
parapexiano (de *para-* y el lat. *apex*, ápice). adj. Que se encuentra cerca del ápex o punta del corazón, peñasco, etc.
paraplasia o **paraplastia** (de *para-* y el gr. *plássein*, formar). f. Formación anómala. ‖ Perversión en la acción o facultad formativa.

paraplasma (de *para-* y el gr. *plasma,* cosa formada). m. HIALOPLASMA (1.ª acep.). || Anomalía o deformidad. || DEUTOPLASMA.
paraplejía (del lat. *paraplexia,* y éste del gr. *paraplexía*). f. A., *Paraplegie;* F., *paraplégie;* In., It. y P., *paraplegia.* Parálisis más o menos completa de partes simétricas: de ambos miembros superiores, *paraplejía braquial* o *superior;* de ambos miembros inferiores, *paraplejía inferior* o *crural.* || **-cerebral infantil.** Forma de parálisis cerebral infantil (o enfermedad de Little) que afecta selectivamente las extremidades inferiores. || **-de Alajouanine.** Paraplejía en flexión con exaltación de los reflejos de defensa de automatismo medular, producida por algunas lesiones desintegrativas difusas del encéfalo. || **-espasmódica** o **espástica.** La debida a una lesión bilateral de las vías piramidales o corticospinales en su fracción de inervación de las motoneuronas de las astas anteriores del engrosamiento medular inferior. Puede ser de origen medular dorsal o deberse al sufrimiento de ambos lobulillos paracentrales. La primera situación es la más frecuente y deriva de elevado número de procesos morbosos (compresiones medulares, esclerosis múltiple, etc.) cuando afectan la médula dorsal. || **-espasmódica familiar.** Enfermedad de Strümpell-Lorrain. Heredodegeneración espinocerebelosa, de herencia habitualmente dominante, caracterizada por un síndrome piramidal espasmódico acompañado de leves síntomas cerebelosos y trastornos «distróficos» (pie cavoequino, etc.). || **-fláccida.** Puede deberse a lesión de las neuronas motoras periféricas que inervan directamente la musculatura de las extremidades inferiores (como en algunos casos de poliomielitis anterior aguda) o a lesión aguda y grave de la vía piramidal a nivel medular dorsal (p. ej., por una fractura vertebral o un absceso de mal de Pott).
parapléjico. adj. PARAPLÉJICO.
parapletiforme. adj. Semejante a la paraplejía.
parapleuritis. f. PERIPLEURITIS. || Pleuresía falsa, pleurodinia.
paraplexo (de *para-* y el lat. *plexus,* p. p. de *plectere,* tejer). m. Plexo coroides del ventrículo lateral.
parapófisis (de *para-* y *apófisis*). f. Apófisis transversa inferior o accesoria de una vértebra.
parapoplejía. f. Estado de estupor parcial que simula una apoplejía.
paraportal. adj. Se aplica al paso directo a la vena cava de las sustancias nutritivas absorbidas en el intestino, cuando por una anomalía vascular no pasan por la vena porta y el hígado.
Parapoxvirus. Género de virus de la familia *Poxviridae,* que afecta a ungulados.
parapraxia (de *para-* y el gr. *prâxis,* acción, acto). f. A., *Parapraxie;* F., *parapraxie;* In., *parapraxia;* It., *paraprassia;* P., *parapraxia.* Incapacidad para la ejecución correcta de movimientos intencionales. || Conducta irracional.
paraproctal (de *para-* y el gr. *proktós,* ano). adj. PARARRECTAL.
paraproctitis (de *para-,* el gr. *proktós,* ano, y el suf. *-itis*). f. F., *paraproctite.* Inflamación de los tejidos alrededor del recto y ano.
paraprocto (de *para-* y el gr. *proktós,* ano). m. Conjunto de tejidos que rodean el ano y recto.
paraprosexia. f. desus. Atención alterada cualitativamente por estados en que la conciencia no está completamente lúcida.
paraproteína. f. F., *paraprotéine.* Inmunoglobulina producida por un clon de células plasmocitarias de proliferación patológica, que en la electroforesis del suero aparece en forma de pico. Se observa en el mieloma, en la macroglobulinemia de Waldenström y en la amiloidosis. *Sin.:* Inmunoglobulina monoclonal.
paraproteinemia (de *paraproteína* y el gr. *haîma,* sangre). f. F., *paraprotéinémie.* Toda enfermedad en la que se observa la presencia de paraproteínas o proteínas anormales en el suero.
parapsia o **parapsis** (de *para-* y el gr. *hápsis,* tacto). f. Alteración del tacto; parafia.

parapsicología (de *para-,* el gr. *psyché,* mente, y *lógos,* tratado). f. F., *parapsychologie.* Estudio de los procesos intelectuales y psíquicos sin base determinada o de oscuro origen; comprende la telepatía, clarividencia, hipnotismo, espiritismo, fenómenos ocultísticos, etc. CRIPTOPSIQUISMO, METAPSÍQUICA.
parapsilosis. f. Parasprue; afección semejante a la esprue, pero que difiere de ella por algunos caracteres: menor emaciación, sin sequedad de la piel ni disfagia y con deposiciones espumosas con un contenido de grasa superior al 40 %.
parapsoriasis (de *para-* y el gr. *psóra,* sarna). f. A., *Parapsoriasis;* F., *parapsoriasis;* In., *parapsoriasis;* It., *parapsoriasi;* P., *parapsoriase.* Término empleado por Brocq para reunir un complejo heterogéneo de dermatosis crónicas de aspecto psoriasiforme, liquenoide y maculopapuloso, muy resistentes al tratamiento. || **-de Mucha.** Pápulas eritematosas, con proceso necrótico Erupción diseminada y evolución espontánea hacia la curación.
paraqueratosis (de *para-,* el gr. *kéras, -atos,* cuerno, y el suf. *-osis*). f. A., *Parakeratose;* F., *parakératose;* In., *parakeratosis;* It., *paracheratosi;* P., *paraceratose.* Trastorno o anomalía en la capa córnea de la piel. || **-escutular** u **ostrácea.** Afección del cuero cabelludo con formación de costras que envuelven los cabellos. || **-psoriasiforme.** La caracterizada por la presencia de costras como en la psoriasis. || **-variegata.** Eritrodermia maculopapular; parapsoriasis.
pararreacción. f. Reacción concomitante o consecutiva a otra. || Término de Meyer para los estados paranoides y esquizofrénicos.
pararrectal. adj. Al lado del recto o del músculo rectoabdominal.
pararreflexia (de *para-* y el lat. *reflexus,* p. p. de *reflectere,* volver atrás). f. A., *Parareflexie;* F., *pararéflectivité;* In., *parareflexia;* It., *parareflessia;* P., *parareflexia.* Estado de alteración de los reflejos; sustitución de un reflejo normal por otro anómalo.
pararrenal (de *para-* y el lat. *ren, renis,* riñón). adj. Próximo o alrededor del riñón; paranéfrico.
pararritmia (de *para-, a-* y el gr. *rhythmós,* ritmo). f. Arritmia cardíaca, en la que se producen simultáneamente dos ritmos separados.
pararritmo. m. Ritmo alterado.
pararrizoclasia (de *para-,* el gr. *rhíza,* raíz, y *klásis,* destrucción). f. Destrucción inflamatoria del periostio alrededor de las raíces dentarias.
pararrosanilina. f. PARAFUCSINA.
pararrotacismo (de *para-* y *ro,* nombre de la letra griega ρ). m. F., *pararhotacisme.* Pronunciación defectuosa de la letra *r* o sustitución de ésta con otras (*d, ng*).
parartria (de *para-* y el gr. *arthron,* articulación). f. A., *Pararthrie;* F., *pararthrie;* In., *pararthria;* It. y P., *parartria.* Articulación imperfecta de las palabras; disartria. || **-silábica.** TARTAMUDEZ.
parartrosis. f. PARARTRIA. || Luxación incompleta.
parasacro. adj. Situado o que ocurre junto al sacro.
parasagital. adj. Paralelo al plano sagital.
parasalpingitis (de *para-,* el gr. *sálpigx, -iggos,* trompa, y el suf. *-itis*). f. F., *parasalpingite.* Inflamación de los tejidos próximos a una trompa, especialmente a la de Falopio.
parascarlatina. f. Cuarta enfermedad.
parasecreción (de *para-* y el lat. *secretio, -onis,* separación). f. Alteración de una secreción; secreción anormal, hipersecreción.
parasemia [**parasémico**] (de *para-* y el gr. *sêma,* señal). f. Alteración del lenguaje mímico en virtud de la cual el gesto es discrepante de los estados emocionales. Frecuente en los catatónicos.
parasífilis. f. A., *Parasyphilis;* F. e In., *parasyphilis;* It., *parasifilide;* P., *parassífilis.* Estado morboso de naturaleza sifilítica, que se desarrolla en el período terciario de esta enfermedad y en el que el tratamiento específico tiene una gran influencia. En él se incluyen principalmente la tabes dorsal, la parálisis general y el aneurisma aórtico.

parasifilosis. f. PARASÍFILIS.
parasigmatismo (de *para-* y el gr. *sígma, -atos*, nombre de la letra griega σ o ς). m. F., *parasigmatisme*. Imperfecta pronunciación de la letra *s* o sustitución de ésta con otras.
parasigmoiditis (de *para-*, el gr. *sígma*, sigma, *eîdos*, aspecto, y el suf. *-itis*). f. Peritonitis localizada, contigua al sigmoide o S ilíaca.
parasimpático (de *para-* y el gr. *sympátheia*, simpatía). adj. F., *parasympathique*. Se aplica a la parte del sistema nervioso autónomo constituida por la parte craneal (de la que el vago es la porción más notable) y la parte espinal. Ú.t.c.s.m. || **-espinal.** Fibras simpáticas de las raíces dorsales de la médula espinal y sus núcleos, entre el cuerno anterior y la sustancia gelatinosa.
parasimpaticolítico (de *parasimpático* y el gr. *lýsis*, disolución). adj. F., *parasympathicolytique*. Que destruye o bloquea la acción de las fibras nerviosas parasimpáticas. || m. Sustancia con esta acción.
parasimpaticomimético (de *parasimpático* y el gr. *mímesis*, imitación). adj. F., *parasympathicomimétique*. Semejante al efecto producido por excitación del parasimpático. || m. Sustancia con esta acción.
parasimpaticotonía. f. VAGOTONÍA.
parasinapsis (de *para-* y el gr. *sýnapsis*, unión). f. F., *union latérale des chromosomes*. Conjunción por lado de cromosomas homólogos, anterior a la meiosis.
parasindesis. f. PARASINAPSIS.
parasinoidal o **parasinusal** (de *para-*, el lat. *sinus*, seno, y, en el primer caso, el gr. *eîdos*, aspecto). adj. F., *situé prés d'un sinus cérébral*. Situado o que ocurre alrededor de un seno.
parasinovitis. f. F., *parasynovite*. Inflamación de los tejidos periarticulares. || Artritis o sinovitis fungosa.
parasístole (de *para-* y el gr. *systolé*, contracción). f. F., *parasystole*. Intervalo prolongado anormalmente entre sístole y diástole.
parasistolia. f. Variedad de arritmia caracterizada por la existencia de un centro de automatismo cardíaco heterótropo (paracentro) que actúa independientemente del centro normal, generalmente con un ritmo más lento. El ritmo cardíaco es regido ora por un centro, ora por otro.
parasitemia (de *parásito* y el gr. *haîma*, sangre). f. Presencia de parásitos en la sangre.
parasiticida (de *parásito* y el lat. *caedere*, matar). adj. Destructor de parásitos. || m. A., *parasitentötendes Mittel*; F., *parasiticide*; In., *parasiticide*; It., *parassiticida*; P., *parasiticida*. Agente que tiene esta acción.
parasitífero (de *parásito* y el lat. *ferre*, llevar). adj. Organismo que sirve de huésped a un parásito.
parasitismo. m. Condición o cualidad de parásito. || F., *parasitisme*. Relación existente entre parásito y huésped. || Infestación con parásitos.
parásito o **parasito** (del lat. *parasitus*, y éste del gr. *parásitos*; de *pará*, al lado, y *sítos*, comida). adj. A., *Parasit*; F. e In., *parasite*; It., *parassita*; P., *parasito*. Dícese del organismo animal, vegetal o microorganismo que vive sobre otro ser vivo (ectoparásito) o dentro de él (endoparásito) y a expensas del cual se nutre. Ú.t.c.s. || Feto o parte de feto implantado en el gemelo autósito. || **-accidental.** Organismo parásito ocasional. || **-auxiliar.** Hiperparásito que restringe la actividad de un parásito. || **-cariozoico, citozoico** o **hemozoico.** Parásito que vive en los núcleos, en las células o en la sangre, respectivamente. || **-comensal.** Organismo que se nutre del alimento del huésped sobre el cual vive, al que no beneficia ni perjudica. || **-cuartano.** desus. PLASMODIUM MALARIAE. || **-diheteroxénico.** Parásito que requiere dos huéspedes intermedios. || **-específico.** Parásito habitual o que se encuentra siempre en un huésped determinado. || **-facultativo.** Organismo parásito ordinariamente, pero capaz de tener vida libre. || **-falso.** PARÁSITO INQUILINO. || **-incidental.** Parásito en un huésped accidental, no el habitual del parásito. || **-inquilino.** Falso parásito, que se reduce únicamente a vivir sobre el huésped, sin nutrirse de éste ni vivir a expensas del mismo. || **-obligado.** Parásito incapaz de vida libre. || **-terciano.** desus. PLASMODIUM VIVAX. || **-verdadero.** PARÁSITO OBLIGADO.
parasitofobia (de *parásito* y el gr. *phóbos*, temor). f. Temor morboso a contraer enfermedades parasitarias o a los mismos parásitos.
parasitógeno (de *parásito* y el gr. *gennân*, producir, engendrar). adj. De origen parasitario.
parasitoide (de *parásito* y el gr. *eîdos*, aspecto). adj. Semejante a un parásito; que vive como un parásito.
parasitología (de *parásito* y el gr. *lógos*, discurso). f. A., *Parasitologie*; F., *parasitologie*; In., *parasitology*; It., *parassitologia*; P., *parasitologia*. Estudio científico de los parásitos.
parasitólogo. adj. y s. F., *parasitologiste*. Experto en parasitología.
parasitosis. f. F., *parasitose*. Enfermedad o infección parasitaria.
parasitotropía o **parasitotropismo.** f. y m. Afinidad de una sustancia por un parásito.
parasitótropo (de *parásito* y el gr. *trépein*, girar). adj. Que tiene afinidad especial por los parásitos, en oposición a *organótropo*.
parasoma. m. PARANÚCLEO.
parasomnia (de *para-* y el lat. *somnus*, sueño). f. A., *Parasomnie*; F., *parasomnie*; In., *parasomnia*; It., *parasonnia*; P., *parasómnia*. Término que incluye una serie de trastornos que están en los confines del sueño normal o que, siendo ya netamente patológicos, aparecen en relación o durante el curso del sueño normal; se dividen entonces en cerebrospinales (sacudidas presómnicas, agitación motriz), vegetativas (enuresis, crisis laríngeas, etc.) y psíquicas (terrores nocturnos, sonambulismo). || Situación especial que resulta de una mezcla singular de sueño normal y patología (p.ej., el *sueño postraumático* de un sujeto que ha sufrido una conmoción cerebral).
paraspadias (de *para-* y el gr. *spân*, desgarrar). m. F., *paraspadias*. Abertura de la uretra en un lado del pene. V. EPISPADIAS e HIPOSPADIAS.
paraspasmo (de *para-* y el gr. *spasmós*, concentración). m. Espasmo de ambos miembros inferiores.
paraspecífico (de *para-* y el lat. *species*, especie). adj. F., *paraspécifique*. Que tiene otras propiedades además de la específica.
parasplénico (de *para-* y el gr. *splén, splenós*, bazo). adj. Junto o alrededor del bazo.
parasprue. f. PARAPSILOSIS.
parasteatosis (de *para-* y el gr. *stéar, -atos*, sebo, grasa). f. A., *Parasteatose*; F., *parastéatose*; In., *parasteatosis*; It., *parasteatosi*; P., *parasteatose*. Trastorno de la secreción o secreción sebácea.
parastenia (de *para-* y el gr. *sthénos*, fuerza). f. Funcionamiento irregular o a intervalos anormales.
parasternal. adj. Situado o que ocurre al lado del esternón; se aplica a la zona entre la línea media esternal y la mamilar.
parastruma (de *para-* y el gr. *struma*, papera). m. Variedad de tumefacción desarrollada a partir de una o más glándulas paratiroides.
paratarso. m. Porción lateral del tarso.
paratenar. adj. Situado al lado de la región tenar.
paratendón (de *para-* y *tendo, -inis*, latinización, quizá, del fr. *tendon*). m. Tejido alveolar del compartimiento aponeurótico en que se encuentra el tendón.
paratereseomanía (del gr. *paratéresis, -eos*, observación, vigilancia, y de *manía*). f. Afición maníaca a ver cosas nuevas. || Manía de observarlo todo.
paratermia (de *para-* y el gr. *thérme*, calor). f. Diatermia de ondas cortas.
paraterminal (de *para-* y el lat. *terminus*, límite). adj. Situado junto a un término o extremo.
paratestis. m. EPIDÍDIMO.
parathormona. f. Hormona paratiroidea. PARATORMONA.
paratífico. adj. PARATIFOIDE. Se aplica a los procesos paratíficos y a los bacilos que los producen: *Salmonella paratyphi A, S. schottmülleri* (paratífica B), *S. hirschfeldii* (paratífica C) y *S. sendai*.

paratiflitis (de *para-* y el gr. *typhlós,* ciego). f. A., *Paratyphlitis;* F., *paratyphlite;* In., *paratyphlitis;* It. y P., *paratiflite.* Inflamación del tejido retroperitoneal del ciego.

paratifoide (de *para-,* el gr. *týphos,* estupor, y *eîdos,* aspecto). adj. F., *paratyphoïde.* Semejante a la fiebre tifoidea. V. FIEBRE PARATIFOIDEA.

paratifoidea. f. FIEBRE PARATIFOIDEA.

paratifóidico. adj. PARATIFOIDE.

paratifus. m. Afección semejante al tifus. ‖ **-abdominal.** FIEBRE PARATIFOIDEA.

paratimia (de *para-* y el gr. *thymós,* ánimo). f. Trastorno de la afectividad en el que se presenta una emoción discrepante o inadecuada respecto de la situación objetiva en que se encuentra el sujeto.

paratión. m. F., *parathion.* Compuesto organofosforado inhibidor irreversible de la acetilcolinesterasa. Ampliamente empleado como insecticida en agricultura, produce numerosos casos de intoxicación accidental.

paratípico (de *para-* y el gr. *týpos,* marca). adj. Diferente del tipo primitivo u original.

paratireoprivia. f. PARATIROPRIVIA.

paratiroidectomía (de *paratiroides* y el gr. *ektomé,* escisión). f. F., *parathyroïdectomie.* Ablación de una o más glándulas paratiroides.

paratiroideo (de *para-* y el gr. *thyroeidés,* semejante a una puerta). adj. F., *parathyroïde.* Situado cerca de la glándula tiroides. ‖ Relativo a las glándulas paratiroides.

paratiroides. f. A., *Nebenschilddrüse;* F., *parathyréoïde;* In., *parathyroid;* It., *paratiroide;* P., *paratireóide.* Glándula paratiroides. V. GLÁNDULA.

paratiroidina. f. F., *parathyroïdine.* Extracto de los principios activos de las paratiroides de animales (bóvidos generalmente).

paratiroidoma (de *paratiroides* y el gr. *-oma,* tumor). m. Tumor originado en las paratiroides o compuesto de tejido de éstas.

paratiroprivia (de *paratiroides* y el lat. *privus,* privado). f. F., *parathyréoprive, syndrome parathyréoprive.* PARATIROIDECTOMÍA. ‖ Estado que resulta de la ablación o ausencia de las glándulas paratiroides.

paratirotrópico (de *paratiroides* y el gr. *trópos,* dirección). adj. F., *parathyréotrope.* Que tiene afinidad por las glándulas paratiroides; se aplica a una hormona de la hipófisis anterior.

paratonía (de *para-* y el gr. *tónos,* tensión). f. Tensión excesiva; hipertensión.

paratopia (de *para-* y el gr. *tópos,* lugar). f. Desplazamiento, dislocación o ectopia.

paratormona o **paratirina.** f. F., *hormone parathyroïdienne, parathormone.* Hormona de las paratiroides, que regula el equilibrio del calcio y fósforo.

paratricosis (de *para-* y el gr. *thríx, trichós,* cabello). f. Anomalía en el modo de ser o situación de los pelos o cabellos.

paratripsis (de *para-* y el gr. *tríbein,* frotar). f. Irritación, rasgadura, excoriación. ‖ Retardo de los procesos catabólicos.

paratríptico. adj. Que previene el desgaste orgánico o nervioso. ‖ Agente con esta acción.

paratrofia (de *para-* y el gr. *trophé,* nutrición). f. A., *Paratrophie;* F., *paratrophie;* In., *paratrophy;* It. y P., *paratrofia.* Término general para las alteraciones de la nutrición. ‖ Nutrición y crecimiento de las bacterias a partir del huésped.

paratuberculosis (de *para-* y el lat. *tuberculum,* dim. de *tuber, -eris,* tumor). f. Estado o afección de naturaleza no tuberculosa, pero que es producido por las condiciones creadas por la tuberculosis.

paraumbilical (de *para-* y el lat. *umbilicus,* ombligo). adj. F., *paraombilical.* Situado o que ocurre cerca del ombligo.

parauretra. f. F., *paraurètre.* Conducto uretral accesorio.

parauretritis. f. PERIURETRITIS. ‖ Inflamación de la parauretra.

parauterino (de *para-* y el lat. *uterus,* útero). adj. F., *para-utérin.* Situado junto al útero.

paravacuna. f. Erupción de nódulos de color rojo cereza que algunas veces aparece después de una vacunación con linfa vacunal, sin que sea debida a ésta.

paravacunal. adj. Relativo a la paravacuna.

paravaginal (de *para-* y el lat. *vagina,* vaina, vagina). adj. F., *paravaginal.* Situado junto a la vagina.

paravaginitis. f. F., *paravaginite.* Inflamación de los tejidos próximos a la vagina; paracolpitis.

paravariación. f. Variación secundaria condicionada por el ambiente, no hereditaria.

paravariola o **paraviruela.** f. ALASTRIM.

paravenoso. adj. F., *paraveineux.* Situado o que ocurre junto a una vena.

paravertebral. adj. F., *paravertébral.* Al lado o a lo largo de la columna vertebral; se aplica especialmente a la anestesia producida por la inyección de un anestésico local alrededor de los nervios espinales al salir éstos de los agujeros intervertebrales.

paravesical (de *para-* y el lat. *vesica*). adj. Situado junto a la vejiga.

paravitaminosis. f. Estado de avitaminosis sin trastornos específicos.

paraxil o **paraxial** (de *para-* y el lat. *axis,* eje). adj. Paralelo a un eje.

paraxón (de *para-* y el gr. *áxon,* eje). m. F., *branche de prolongement cylindraxile.* Rama colateral de un cilindroeje.

parazoo (de *parásito* y el gr. *zôon,* animal). m. Organismo parasitario animal.

parche (del fr. ant. *parche,* badana, cuero, y éste del lat. *parthica* [*pellis*], cuero del país de los partos). m. A., *Pflaster;* F., *emplâtre;* In., *patch;* It., *impiastro;* P., *parche.* Pedazo de papel, tela, etc., en una de cuyas caras se ha extendido un ungüento o bálsamo; emplasto. ‖ **-poroso.** El que tiene numerosos agujeritos.

Pardee (Onda, signo de) (Harold E. Bennet *Pardee,* cardiólogo norteamericano, n. en 1886). Véanse estos términos.

pardo (del lat. *pardus,* leopardo, por el color). adj. A., *braun;* F., *brun;* In., *brown;* It., *bruno;* P., *pardo.* Oscuro, de color de tierra, rojo amarillento. ‖ Pigmento o colorante de este color. ‖ **-de Bismarck** o **de Manchester.** Colorante básico de anilina, muy empleado en técnica histológica en solución acuosa al 1 %.

Paré (Ambroise). Cirujano francés (1509-1590), padre de la cirugía francesa. Débesele la ligadura de las arterias en sustitución de la cauterización y la cura racional de las heridas por arma de fuego. Escribió numerosas obras, fruto todas de su observación y experiencia, que sirvieron de texto por largo tiempo.

parectasia o **parectasis** (de *para-* y el gr. *éktasis,* dilatación). f. Extensión o dilatación excesiva de una parte u órgano.

parectropía (de *para-* y el gr. *ektropé,* desviación). f. APRAXIA.

pared (del lat. *paries, -etis*). f. A., *Wand;* F., *paroi;* In., *wall;* It., *parete;* P., *parede.* Superficie que cierra o limita una cavidad u órgano. Ú. t. en pl.; como: *paredes abdominales.* ‖ **-celular.** Estructura que protege la membrana celular propia de las células vegetales y muchas bacterias. ‖ **-esplácnica.** Capa interna del blastodermo, formada por el hipoblasto y la capa interna del mesoblasto.

paredrina. f. V. HIDROXIANFETAMINA.

paregórico (del gr. *parégoros,* que consuela). adj. Anodino, calmante. ‖ m. F., *parégorique.* V. ELIXIR PAREGÓRICO.

pareidolia (de *para-* y el gr. *eídolon,* imaginación). f. Ilusión, producto de una percepción falseada por la fantasía, como ver figuras fantásticas en las nubes, objetos extraños en manchas, etc.

pareira o **pareira brava.** f. Raíz gruesa, parda, inodora y amarga, de la especie *Cissanpelos pareira* o *Chondrodendron tomentosum,* de la América del Sur, cuyo alcaloide es la pelosina. Empleóse como diurética y tónica en la cistitis, pielitis, hidropesía.

parelectrotomía (de *para-,* el gr. *élektron,* ámbar, y *tomé,* corte). f. Estado de disminución de la fuerza de una corriente eléctrica que pasa por un músculo.

parencefalia (de *para-*, el gr. *en,* en, y *kephalé,* cabeza). f. Deformidad congénita del cráneo.
parencefalitis. f. Inflamación del cerebelo.
parencéfalo. m. CEREBELO.
parencefalocele (de *parencéfalo* y el gr. *kéle,* hernia). m. Hernia o protrusión del cerebelo.
parénquima (del gr. *parégchyma,* sustancia de los órganos). m. A., *Parenchym;* F., *parenchyme;* In., *parenchyma;* It., *parenchima;* P., *parênquima.* Elemento esencial específico o funcional de un órgano, generalmente glandular, en distinción de la estroma o tejido intersticial.
parenquimatitis. f. F., *parenchymatite.* Inflamación de un parénquima.
parenquímula. f. F., *stade embryonnaire postérieur à la blastule.* Período embrionario posterior al de blástula cerrada.
parental (del lat. *parentalis*). adj. F., *parental.* Relativo a los padres o ascendientes.
parenteral o **parentérico** (de *para-* y el gr. *énteron,* intestino). adj. F., *parentéral.* Efectuado por vía distinta de la digestiva o intestinal.
parepicele (de *para-* y *epicele*). m. Fosita lateral del IV ventrículo.
parepitimia (de *para-* y el gr. *epithymía,* deseo). f. Deseo o apetito anormal o morboso; ansiedad morbosa.
parergasia (de *para-* y el gr. *ergasía,* trabajo). f. Término de Meyer para los trastornos psíquicos caracterizados por reacciones anormales de la personalidad (esquizofrenia y paranoia).
parergia (de *para-* y el gr. *érgon,* obra). f. PARERGASIA. || Acción indirecta de una causa morbosa considerada como origen de afecciones secundarias.
paresia o **paresis** (del gr. *páresis,* debilitamiento). f. A., *Parese;* F., *parésie;* In., *paresis;* It., *paresi;* P., *paresia.* Parálisis ligera o incompleta. || Demencia paralítica o parálisis general. || **-general.** Parálisis general.
paresioanalgesia o **paresoanalgesia** (del gr. *páresis,* relajamiento, y *analgesía,* insensibilidad). f. Parálisis incompleta con analgesia.
paresternal (de *para-* y el gr. *stérnon,* pecho). adj. Alrededor del esternón.
parestesia (de *para-* y el gr. *aísthesis,* sensación). f. A., *Parästhesie;* F., *paresthésie;* In., *paresthesia;* It. y P., *parestesia.* Disturbios espontáneos de la sensibilidad subjetiva, en forma de hormigueos, adormecimiento, acorchamiento, etc., producidos por la patología de cualquier sector de las estructuras del sistema nervioso central o periférico en relación con la sensibilidad. || **-de Bernhardt.** MERALGIA PARESTÉSICA.
parético. adj. F., *parétique.* Relativo a la paresia o afecto de ella. Ú.t.c.s.
pareunia (del gr. *páreunos,* compañero, compañera de lecho). f. COITO.
parhepatía (de *para-,* el gr. *hêpar, -atos,* hígado, y *páthos,* enfermedad). f. Trastorno funcional de la célula hepática.
Parhon (Síndrome de) (Constantin *Parhon,* endocrinólogo rumano, 1874-1969). V. SÍNDROME.
parica. f. Polvo errino narcótico preparado de las semillas del árbol *Piptadenia niops,* del Brasil.
paricina. f. F., *paricine.* Alcaloide de la corteza de la variedad de quina *Chinchona succirubra,* del Pará.
parida. f. PUÉRPERA.
paridad (del lat. *paritas, -atis*). f. A., *Gleichnis;* F., *parité;* In., *parity;* It., *parità;* P., *paridade.* Igualdad, similitud. || Término o sufijo que se refiere al número de partos habidos.
paridensidad. f. Igualdad de la densidad de la orina fraccionada emitida por un mismo individuo en las 24 horas. La que es inferior a 1.010 señala una nefritis crónica uremígena, y la superior a 1.010, sin oliguria, una insuficiencia renal.
paridina. f. Glucósido de la planta liliácea *Paris quadrifolia,* uva de zorra.
paridrosis (de *para-* e *hidrosis*). f. Término general para las alteraciones de la secreción del sudor.
paries (lat.). f. PARED. || **-caroticus, iugularis, labyrinthicus, mastoideus, membranaceus** o **tegmentalis.** Paredes anterior, inferior o suelo, interna, posterior, externa y superior o techo del tímpano, respectivamente.
parietal (del lat. *parietalis,* de *paries, -etis,* pared). adj. F., *pariétal.* Relativo a la pared de una cavidad. || m. Hueso parietal. V. HUESOS (TABLA DE).
Parietaria. Género de plantas urticáceas. La especie *P. officinalis,* parietaria, que crece en los muros y paredes, es diurética por el nitrato potásico que contiene. Empléase principalmente en cocimiento.
parietitis (del lat. *paries, -etis,* pared, y el suf. *-itis*). f. F., *pariétite.* Inflamación de una pared.
parietofrontal (del lat. *paries, -etis,* pared, y *frons, frontis,* frente). adj. Relativo a los huesos o circunvoluciones frontales y parietales.
parietooccipital (del lat. *paries, -etis,* pared, y *occipitium,* occipucio). adj. Relativo a los huesos o lóbulos parietal y occipital.
parietoscamoso (del lat. *paries, -etis,* pared, y *squamosus,* escamoso). adj. Relativo al parietal y a la porción escamosa del temporal.
parietosfenoidal (del lat. *paries, -etis,* pared, y el gr. *sphenoeidés,* en forma de cuña). adj. Relativo a los huesos parietal y esfenoidal.
parietosplácnico (del lat. *paries, -etis,* pared, y el gr. *spláchnon,* entrañas). adj. PARIETOVISCERAL.
parietotemporal (del lat. *paries, -etis,* pared, y *tempora,* sienes). adj. Relativo a los huesos o lóbulos parietal y temporal.
parietovisceral (del lat. *paries, -etis,* pared, y *viscera,* pl. de *viscus, -eris,* entraña). adj. F., *pariéto-viscéral.* Relativo a las paredes de una cavidad y a las vísceras contenidas en ella.
parillina o **parrillina.** f. Saponina derivada de la raíz de la zarzaparrilla; retarda la acción cardíaca. Sin.: Salseparina o salseparisina.
Parinaud (Conjuntivitis de) (Henri *Parinaud,* oftalmólogo francés, 1844-1905). V. CONJUNTIVITIS. || **-(Síndrome de).** V. SÍNDROME.
Paris (Síndrome de). V. SÍNDROME.
París (Verde de).
paristmio (de *para-* y el gr. *isthmós, istmo*). m. AMÍGDALA.
paristmitis. f. AMIGDALITIS.
Park (Aneurisma de) (Henry *Park,* cirujano inglés, 1744-1831). V. ANEURISMA.
Parker (Líquido de) (George H. *Parker,* zoólogo norteamericano, 1864-1955). V. LÍQUIDO. || **-(Incisión de)** (W. *Parker,* cirujano norteamericano, 1800-1884). V. INCISIÓN.
Parkes Weber (Síndrome de) (Frederick *Parkes Weber,* médico inglés, 1863-1962). V. SÍNDROME.
Parkinson (Enfermedad, facies, síndrome de) (James *Parkinson,* médico inglés, 1755-1824). Véanse estos términos.
parkinsonismo. m. A., *Parkinsonismus;* F., *parkinsonisme;* In., *parkinsonism;* It. y P., *parkinsonismo.* Síndrome o enfermedad de Parkinson.
Parnas-Wagner (Síndrome de) (Jacob Charles *Parnas,* médico de Galitzia, 1884-1949). V. SÍNDROME.
parodontio o **parodoncio** (de *para-* y el gr. *odoús, odóntos,* diente). m. F., *parodonte.* Entidad anatómica y funcional constituida por el borde alveolar, el pericemento y la encía en el territorio de un diente.
parodontitis (de *parodontio* y el suf. *-itis*). f. A., *Parodontis;* F., *parodontite;* In., *parodontitis;* It. y P., *parodontite.* Inflamación de los tejidos alrededor de un diente.
parodontosis. f. A., *Paradentose;* F., *paradentose;* In., *parodontosis;* It., *paradentosi;* P., *parodontose.* Afección no inflamatoria de los tejidos alrededor de un diente.
paroftalmía o **paroftalmitis** (de *para-* y el gr. *ophthalmós,* ojo). f. F., *parophthalmie.* Inflamación del tejido conjuntivo que rodea el ojo.
parolivar. adj. Situado cerca del cuerpo olivar.
paromomicina. f. F., *paromomycine.* Antibiótico obtenido a partir de cultivos de *Streptomyces rimosus.* Es activo sobre bacilos gramnegativos y sobre la *Enta-*

moeba histolytica y el *Trichomonas vaginalis.* Se emplea exclusivamente por vía oral en la amebiasis intestinal; su elevada toxicidad no permite la administración parenteral.

Parona (Espacio de). V. ESPACIO.

paronfalocele (de *para-* y el gr. *omphalós,* ombligo, y *kéle,* hernia). m. Hernia cerca del ombligo.

paronicosis (de *paroniquia* y el suf. *-osis*). f. Formación de uñas en un lugar anómalo.

paroniquia (de *para-* y el gr. *ónyx, -ychos,* uña). f. A., *Paronychie;* F., *paronychie;* In., *paronychia;* It., *paronichia;* P., *paroniquia.* Panadizo, especialmente el periungueal.

paroniria (de *para-* y el gr. *óneiros,* sueño). f. Sueño anormal o morboso.

parоóforon (de *para-,* el gr. *oón,* huevo, y *phorós,* que lleva). m. PAROVARIO.

paropsia o **paropsis** (de *para-* y el gr. *ópsis,* visión). f. Término general para los trastornos visuales. ∥ Antigua denominación del ángulo externo del ojo.

parorexia (de *para-* y el gr. *órexis,* apetito). f. Perversión del apetito.

parorgánico (de *para-* y el gr. *órganon,* instrumento). adj. Accidental o anómalo en el organismo.

parorquidia (de *para-* y el gr. *órchis,* testículo). f. Ectopia testicular.

parosfresia (de *paro-* y el gr. *ósphresis,* olfato). f. Alteración o perversión del sentido del olfato.

parosmia (de *para-* y el gr. *osmé,* olor). f. A., *Geruchsstörung;* F., *parosmie;* In., It. y P., *parosmia.* Parosfresia; alucinación olfatoria.

parosteítis o **parostitis** (de *para-* y el gr. *ostéon,* hueso). f. Inflamación de los tejidos adyacentes a un hueso.

parosteosis o **parostosis** (de *para-* y el gr. *ostéon,* hueso). f. Osificación de los tejidos fuera del periostio, en ligamentos, músculos, etc.

parótico (de *para-* y el gr. *oûs, otós,* oído). adj. Situado o que ocurre cerca del oído.

parótida (del lat. *parotis, -idis,* y éste del gr. *parotés;* de *pará,* junto a, y *oûs, otós,* oreja). f. A., *Parotis;* F., *parotide;* In., *parotid;* It., *parotide;* P., *parótide.* Glándula parótida, la mayor de las glándulas salivales, situada en una excavación limitada, por arriba, por el arco cigomático, por delante, por el borde posterior de la mandíbula, y por detrás, por el conducto auditivo externo y la apófisis mastoides. Vierte su secreción en la boca por el conducto parotídeo o de Stenon. ∥ **-accesoria.** Socia parotidis; lóbulos glandulares aislados que vierten su secreción, por finos conductillos, en el conducto parotídeo.

parotidectomía (de *parótida* y el gr. *ektomé,* escisión). f. A., *Parotidektomie;* F., *parotidectomie;* In., *parotidectomy;* It. y P., *parotidectomia.* Escisión de la glándula parótida.

parotiditis (de *parótida* y el suf. *-itis*). f. A., *Parotiditis;* F., *parotidite;* In., *parotiditis;* It. y P., *parotidite.* Inflamación de la glándula parótida, consecutiva generalmente a un estado infectivo general, caracterizada por la tumefacción y supuración del órgano con síntomas generales graves. ∥ **-celíaca.** La consecutiva a una afección abdominal. ∥ **-contagiosa** o **epidémica.** Enfermedad general aguda, contagiosa y epidémica, producida por el virus de las paperas (género *Paramyxovirus*), en general benigna, caracterizada principalmente por la tumefacción inflamatoria de una o ambas parótidas, aunque a veces se afectan también las glándulas submaxilares y sublinguales, que rarísimas veces termina por supuración. Esta enfermedad dura, por lo común, una semana, y es frecuente en el curso o en la declinación de la misma la aparición de una orquitis u ovaritis en los adultos, algunas veces con atrofia consecutiva de los órganos atacados. Otra complicación que puede observarse es una meningoencefalitis. ∥ **-flemonosa.** La que aboca a la supuración. ∥ **-metastásica.** Parotiditis con complicación de los testículos, mama u ovarios.

parotidoauricular (de *parótida* y el lat. *auricula,* dim. de *auris,* oreja). adj. Relativo a la parótida y la oreja. ∥ m. Músculo anómalo raro, inserto en la fascia de la parótida y en la cara anterior de la concha.

parotidosclerosis (de *parótida* y el gr. *sklerós,* duro). f. Esclerosis de la glándula parótida.

parotina. f. F., *parotine.* Factor proteico aislado de la secreción en la glándula parótida que tendría actividad hormonal.

parotitis. f. PAROTIDITIS.

parovario (de *para-* y *ovario*). m. F., *parovaire, epoophore.* Órgano de estructura tubular del ligamento ancho, correspondiente al paradídimo del hombre. Residuos tubulares mesonéfricos próximos al ovario. Sin.: Epoóforo, órgano de Rosenmüller.

parovariotomía (de *parovario* y el gr. *tomé,* corte). f. F., *parovariotomie.* Extirpación de un quiste del parovario.

parovaritis. f. F., *parovarite.* Inflamación del parovario.

paroxismal, paroxísmico o **paroxístico.** adj. F., *paroxysmal.* Relativo al paroxismo o que ocurre en paroxismos.

paroxismo (del gr. *paroxysmós,* de *paroxýnein,* irritar). m. A., *Paroxysmus;* F., *paroxysme;* In., *paroxysm;* It., *parossismo;* P., *paroxismo.* Máxima intensidad de un acceso o ataque o de los síntomas de una enfermedad. ∥ Exacerbación súbita.

parpadeo. m. A., *Blindzeln;* F., *clignotement;* In., *blinking;* It., *palpebrazione;* P., *pestanejo.* Acción de abrir y cerrar los párpados.

párpado [palpebral] (del lat. **palpetra,* por *palpebra*). m. A., *Augenlid;* F., *paupière;* In., *eyelid;* It., *palpebra;* P., *pálpebra.* Cada uno de los dos velos movibles, superior e inferior, formados de piel, músculo y cartílago, que al aproximarse entre sí cubren completamente la parte anterior del globo ocular.

parricidio (del lat. *parricida;* de *pater,* padre, y *caedere,* matar). m. F., *parricide.* Delito cometido por el que mata a su padre, madre o hijo (excepto el catalogado como infanticidio), así como a cualquier otro de los ascendientes legítimos o ilegítimos o al cónyuge.

parrilla. f. A., *Gitter;* F., *grillage;* In., *grid;* It., *grata;* P., *grelha.* Rejilla o electrodo de control de válvula electrónica. ∥ **-costal.** f. Pared lateral del tórax.

Parrot (Enfermedad, nudosidad, signo, úlcera de) (Jules-Marie *Parrot,* médico francés, 1829-1883). Véanse estos términos.

Parry (Enfermedad de) (Caleb Hiller *Parry,* médico inglés, 1756-1822). V. ENFERMEDAD.

pars (lat.). f. Parte o porción. ∥ **-anterior** o **buccalis.** Lóbulo anterior de la hipófisis. ∥ **-basilaris.** Apófisis basilar del occipital. ∥ **-caeca** u **óptica.** Porciones de la retina anterior y posterior a la *ora serrata,* respectivamente. ∥ **-cavernosa** o **membranácea.** Porciones cavernosa y membranosa de la uretra. ∥ **-distalis.** Lóbulo anterior de la hipófisis. ∥ **-fláccida** o **tensa.** Porción fláccida o membrana de Shrapnell y porción principal tensa de la membrana del tímpano. ∥ **-glandularis.** Lóbulo anterior de la hipófisis. ∥ **-intermedia.** Revestimiento epitelial del lóbulo posterior de la hipófisis. ∥ **-nervosa, neuralis** o **posterior.** Lóbulo posterior de la hipófisis. ∥ **-petrosa.** Peñasco del temporal. ∥ **-plana.** Parte de la retina y cuerpo ciliar situada entre los procesos ciliares y la *ora serrata.* ∥ **-sellaris.** Silla turca. ∥ **-tuberalis.** Porción del lóbulo anterior de la hipófisis en relación con el *tuber cinereum.*

Parsonage-Turner (Síndrome de). V. SÍNDROME.

Parsons (Enfermedad de) (James *Parsons,* médico inglés, 1705-1770). V. ENFERMEDAD.

parsplanitis. f. Inflamación de la *pars* plana.

parte (del lat. *pars, partis*). f. A., *Teil;* F., *partie;* In., *part;* It. y P., *parte.* Porción de un todo. ∥ Órgano, región, zona.

partenicina o **partenina.** f. Alcaloides cristalinos amargos de la planta *Parthenium hysterophorus,* de propiedades analgésicas y febrífugas.

partenogénesis (del gr. *parthénos,* virgen, y *génesis,* generación). f. A., *Parthenogenese;* F., *parthénogénèse,* In., *parthenogenesis;* It., *partenogenesi;* P., *parte-

nogénese. Reproducción virginal o asexual por hembras no fecundadas. ‖ **-artificial**. Desarrollo de un huevo no fecundado, valiéndose de medios químicos o físicos.
partenología (del gr. *parthénos*, virgen, y *lógos*, tratado). f. Ginecología de las vírgenes.
partenoplastia (del gr. *parthénos*, virgen, y *plássein*, formar). f. Restauración de la virginidad anatómica por sutura del himen desgarrado.
partero, ra. m. y f. F., *obstétricien, accoucheur, sage-femme*. COMADRÓN, NA.
partes. f. pl. Órganos genitales externos.
partícula (del lat. *particula*). f. A., *Partikel*; F., *particule*; In., *particle*; It., *particella*; P., *partícula*. Parte pequeña o corpúsculo. ‖ **-alfa**. Partícula de carga positiva salida del núcleo de un átomo radiactivo, equivalente al núcleo de un átomo de helio. Son las constitutivas de los rayos alfa. ‖ **-beta**. Electrón desprendido en la desintegración de los elementos radiactivos. ‖ **-coloide**. Partículas orgánicas de una fase dispersa. ‖ **-de Dane**. Partícula vírica esférica, de aprox. 45 nm de diámetro que en cantidad variable se encuentra en el suero de pacientes de hepatitis tipo B. Está constituida por una doble envoltura proteica que incluye DNA bicatenario. Parece ser el agente causal de la hepatitis. Se clasifica provisionalmente como parvovirus. También se designa HBV. ‖ **-elemental de Zimmermann**. PLAQUETA.
partígeno (del lat. *pars, partis*, parte, y el gr. *gennân*, producir, engendrar). m. ant. F., *partigène*. Antígeno parcial; elemento constitutivo hipotético de un antígeno, que provocaría la formación de anticuerpos particulares, siendo la suma de éstos capaz de crear un estado de inmunidad (Deycke y Much).
partillo. m. Fenómeno local del puerperio, que consiste en una pérdida genital hemática. Ocurre generalmente durante la segunda semana del puerperio.
partimutismo. adj. SORDOMUDEZ.
partinio o **partinium**. m. Aleación de aluminio y tungsteno, más barata y fuerte que el aluminio.
parto (del lat. *partus*). m. A., *Geburt*; F., *accouchement*; In., *labor*; It. y P., *parto*. Conjunto de fenómenos fisiológicos que conducen a la salida del claustro materno de un feto viable y sus anexos. *Sin.*: Parturición. APOCIESIS. El parto comprende cinco tiempos fundamentales respecto al feto, que se efectúan por igual en todas las presentaciones, a saber: 1) *reducción*; 2) *encajamiento*; 3) *descenso y rotación interna*; 4) *desprendimiento*, y 5) *rotación externa*. Respecto a la madre comprende tres tiempos o períodos: *premonitorio, dilatación y expulsión*. ‖ **-agripino**. Nombre que se da al parto de nalgas. ‖ **-artificial**. Parto facilitado por medios manuales o instrumentales ‖ **-complicado**. Parto en el que ocurre un accidente, hemorragia, eclampsia, etc. ‖ **-contra natura**. Parto por vías no naturales. ‖ Parto en otra presentación que la de cabeza o nalgas. ‖ **-de Buda**. LAPAROCOLPOHISTEROTOMÍA. ‖ **-dirigido**. Parto que es vigilado e influido terapéuticamente por el médico. ‖ **-distócico**. Parto anormal por causa fetal o materna. ‖ **-espontáneo** o **fisiológico**. Expulsión espontánea, por las vías naturales, del feto a término. ‖ **-eutócico**. PARTO ESPONTÁNEO. ‖ **-falso**. Parto iniciado, en el que han cesado completamente las contracciones uterinas. ‖ **-gemelar**. Parto de dos o más fetos. ‖ **-inducido**. PARTO PROVOCADO. ‖ **-instrumental**. Parto artificial por medio de instrumentos. ‖ **-irregular**. Parto cuya evolución se desvía en un sentido cualquiera de lo normal. ‖ **-laborioso**. Parto que dura más de lo corriente o que exige algún recurso del arte para su terminación. ‖ **-mixto**. Parto natural hecho posible por la corrección de una anomalía. ‖ **-monitorizado**. Parto que es sometido a un control especial mediante instrumentos electrónicos de registro (monitores) de la dinámica uterina y de la frecuencia cardíaca fetal. ‖ **-múltiple**. Parto de más de dos fetos. ‖ **-natural**. PARTO ESPONTÁNEO. ‖ **-precipitado**. El que se efectúa con una rapidez anormal. ‖ **-prematuro**. Parto de un feto viable antes de los 260 días del embarazo. ‖ **-prolongado**. Parto que dura más de lo normal (más de 12 horas en las multíparas y de 24 horas en las primíparas). ‖ **-provocado**. Parto inducido por medios artificiales con objeto de salvar la vida de la madre, la del feto o las de ambos, que estarían seguramente comprometidas si se dejara llegar el embarazo a término. ‖ **-tardío**. Parto después de los 280 días de embarazo.
parturición (del lat. *parturitio, -onis*). f. PARTO.
parturienta (del lat. *parturiens, -entis*, p. a. de *parturire*, estar de parto). adj. s. A., *Gebärende*; F., *parturiente*; In., *parturient*; It., *partoriente*; P., *parturiente*. Dícese de la mujer que se halla en el trance del parto o acaba de parir. Ú.t.c.s.
parturifaciente (del lat. *parturire*, estar de parto, y *facere*, hacer). adj. Que induce o facilita el parto. ‖ m. Agente o sustancia que tiene esta acción.
parturiómetro (del lat. *parturitio, -onis*, parto, y el gr. *métron*, medida). m. Instrumento para medir la fuerza expulsiva del útero.
partus (lat.). m. Parto. ‖ **-agrippinus**. Parto en presentación de nalgas. ‖ **-immaturus** o **maturus**. Parto prematuro o a término, respectivamente. ‖ **-serotinus**. Parto lento o prolongado. ‖ **-siccus**. Parto seco por derrame precoz del líquido amniótico.
párulis (de *para-* y el gr. *oûlon*, encía). m. A., *Parulis*; F., *parulie*; In., *parulis*; It., *parulide*; P., *parúlide*. Flemón o absceso de la encía.
paruria (de *para-* y el gr. *oûron*, orina). f. Trastorno en la emisión de orina; disuria.
parvicelular (del lat. *parvus*, pequeño, y *célula*). adj. Compuesto de células pequeñas.
parvobacteria (del lat. *parvus*, pequeño, y el gr. *baktería*, bastón). f. Nombre que se aplicaba a ciertos géneros de bacilos gramnegativos (*Pasteurella, Brucella, Haemophilus*) de tamaño relativamente pequeño (0,5-1,4 μm por 0,2-0,7 μm) y que se clasificaban en la familia parvobacteriáceas. En la actual clasificación de Bergey (8.ª ed.) cada uno de los géneros se estudia en la parte correspondiente, habiéndose desmembrado la familia.
parvobacteriáceas. f. pl. V. PARVOBACTERIA.
Parvoviridae. Familia de virus. Su virión contiene DNA monocatenario, tiene simetría cúbica, es desnudo y muy pequeño (18-25 nm). Son muy resistentes a los agentes externos; algunos soportan temperaturas de 60° durante 30 min. Se les había llamado también *Picodnavirus*. Comprende los géneros: *Adenosatellite virus*; parvovirus defectivos que sólo replican en presencia de adenovirus (que actúan de *helper*); algunos de ellos son saprofitos del hombre. *Densovirus*, huéspedes de diversas especies de artrópodos. *Parvovirus*, virus de replicación autónoma; sus huéspedes son el hámster, ratas, ratones y cerdo. Se ha sugerido que el virus de la hepatitis B podría incluirse en este grupo.
Parvovirus. V. PARVOVIRIDAE.
párvulo (del lat. *parvulus, pequeñito*). adj. F., *parvule*. Muy pequeño. ‖ Niño de corta edad. ‖ m. Gragea, gránulo o píldora muy pequeña.
PAS. Ácido paraaminosalicílico.
pasa (del lat. [*uva*] *passa*, uva tendida, secada al sol). f. A., *Rosine*; F., *raisin sec*; In., *raisin*; It., *zibibbo*; P., *passa*. Uva seca, de distintas procedencias (Málaga, Corinto, Esmirna), que se empleaba como pectoral.
pasaje. m. Conducto o meato; vía.
pascal. m. F., *pascal*. Denominación internacional del PASCALIO.
Pascal (Ley o principio de) (Blaise *Pascal*, físico y filósofo francés, 1623-1662). V. LEY.
pascalio (de Blaise *Pascal*). m. Unidad de medida equivalente a la presión uniforme que ejerce una fuerza de 1 newton sobre la superficie de 1 m². Símbolo: Pa.
paschachurda. f. ÚLCERA DE TASHKENT.
Paschen (Corpúsculos o cuerpos de) (Heinrich *Paschen*, patólogo alemán, 1860-1936). V. CUERPO.
Paschutin (Degeneración de) (Victor Vassiljevic *Paschutin*, patólogo ruso, 1845-1901). V. DEGENERACIÓN.
pasible (del lat. *passibilis*). adj. Capaz de padecer.

Pasini (Síndrome de) (Agostino *Pasini,* dermatólogo italiano, 1875-1944). V. SÍNDROME. ||-**Pierini (Anetodermia, enfermedad de)** (Agustín *Pasini* y Luis *Pierini,* dermatólogos argentinos contemporáneos). V. ANETODERMIA IDIOPÁTICA PROGRESIVA.

pasión (del lat. *passio, -onis*). f. A., *Leidenschaft;* F., *passion;* In., *passion;* It., *passione;* P., *paixão*. Emoción intensa. || Dolor o sufrimiento.||- **histérica.** HISTERISMO. ||- **ilíaca.** OCLUSIÓN INTESTINAL.

pasionaria. f. PASSIFLORA.

pasivismo. m. Perversión sexual con sujeción a la voluntad del otro. || Condición de pederasta pasivo.

pasivo. (del lat. *passivus*). adj. F., *passif.* Ni espontáneo, ni activo; debido a un esfuerzo o acción ajenos.

pasmo (del lat. *spasmus,* y éste del gr. *spasmós*). m. LIPOTIMIA. || TÉTANOS

paso (del lat. *passus*). m. A., *Schritt;* F., *pas;* In., *step;* It. y P., *passo.* Movimiento de los pies y espacio entre éstos al andar. || Introducción del material infeccioso en un medio de cultivo diferente del que estaba o en un animal experimental. || Conducto o meato. || Introducción de una sonda o catéter a través de un conducto.

Passavant (Almohadilla de) (Gustav *Passavant,* cirujano alemán, 1815-1893).V. ALMOHADILLA.

Passiflora. Género de plantas trepadoras, de la familia de las pasifloráceas, originarias de la América tropical, cultivadas en los jardines y llamadas vulgarmente *pasionarias.* La especie *P. incarnata* es narcótica y sedante.

Passow (Síndrome de) (Adolf *Passow,* otorrinolaringólogo alemán, 1859-1926). V. SÍNDROME.

pasta (del lat. *pasta,* y éste del gr. *páste,* salsa con harina). f. A., *Pasteig;* F., *pâte;* In., *paste;* It. y P., *pasta.* Preparación farmacéutica compuesta de goma, azúcar y agua con principios medicamentosos. || Masa blanda cualquiera, de consistencia de pasta, de uso médico o quirúrgico. ||-**caterética.** Mezcla de sulfato de cinc en polvo y glicerina. ||-**cáustica.** Mezcla de partes iguales de cal viva y jabon blanco. ||-**de Abbot.** Masa compuesta de ácido arsenioso, morfina y creosota, que se emplea para destruir los filetes nerviosos de la pulpa en la caries dentaria. ||-**de Alexander.** Pasta para el tratamiento de las quemaduras, compuesta de ictiol, aceite de oliva y lanolina. ||-**de Beck.** Masa que se empleaba en el tratamiento de las cavidades y fístulas tuberculosas, compuesta de 1 parte de subnitrato de bismuto y 2 de vaselina esterilizada. ||-**de Bougard.** Pasta cáustica compuesta de sublimado corrosivo, sulfuro mercúrico, cloruro de cinc, arsénico, almidón y harina. ||-**de Bourdin.** Ácido nítrico mezclado con azufre sublimado; escarótica. ||-**de Brooke.** Pasta que se emplea en las afecciones de la piel, compuesta de oleato de mercurio, vaselina, ictiol, almidón, óxido de cinc y ácido salicílico. ||-**de Buckley.** Pasta que contiene trioximetileno, empleada en odontiatría para desensibilizar la dentina. ||-**de Delbet.** Pasta para la cura de heridas, compuesta de tintura de yodo, cloroformo y cera. ||-**de Dreuw.** Mezcla de ictiol y azufre purificado, aa. 10 g, y pasta de Lassar, 80 g. ||-**de Dupuytren.** Pasta cáustica de anhídrido arsenioso, calomelanos y goma. ||-**de Esmarch.** Pasta cáustica compuesta de: arsénico, 1 parte; sulfato de morfina, 1 parte; calomelanos, 8 partes, y goma arábiga, 48. ||-**de Landolfi.** Pasta compuesta de una mezcla de los cloruros de cinc, antimonio, bromo y oro. ||-**de Lassar.** Preparación empleada contra el intertrigo, eccema, etc., compuesta de vaselina, óxido de cinc, almidón y lanolina. ||-**de London.** Pasta que contiene cal viva y sosa cáustica. ||-**de Marsden.** Mezcla escarótica de ácido arsenioso, 2 partes, y goma arábiga, 1 parte. ||-**de Mayet.** Pasta cáustica que se empleó contra el cáncer cutáneo, compuesta de: óxido de cinc, 1 parte; cloruro de cinc, 8 partes, y harina, 7 partes. ||-**de Robiquet.** Pasta cáustica de cloruro de cinc, harina y gutapercha. ||-**de Schleich.** *Pasta peptonata;* adhesiva para la fijación de vendajes. ||-**de Socin.** Mezcla de partes iguales de óxido de cinc y una solución de cloruro de cinc al 10 %. ||-**de Unna.** Pasta de óxido de cinc, mucílago de goma y glicerina. ||-**de Veiel.** Partes iguales de óxido de cinc y vaselina con el 49 % de ácido bórico. ||-**de Viena.** Pasta cáustica de potasa y cal. ||-**dextrinada.** Preparación que se emplea como vehículo de pastas medicinales, compuesta de partes iguales de dextrina, glicerina y agua destilada. ||-**pectoral.** Masa compuesta de infusión de especies pectorales con azúcar, goma arábiga y opio.

pasterización o **pasteurización.** f. A., *Pasteurisierung;* F., *pasteurisation;* In., *pasteurization;* It., *pastorizzazione;* P., *pasteurização.* Calentamiento de la leche, vinos y zumos de fruta, durante 30 min., a 68 ˚C y enfriamiento rápido. Con ello se destruyen los gérmenes patógenos sin que se modifiquen las sustancias proteicas, como ocurre en la ebullición.

Pasteur (Líquido o **solución, teoría de)** (Louis *Pasteur,* célebre biólogo francés, 1822-1895). Véanse estos términos. ||-**Valléry-Radot (Síndrome de).** V. SÍNDROME.

Pasteurella (de Louis *Pasteur*). Género de bacterias cuya especie la *P. multocida* produce la septicemia hemorrágica de los animales, en los que además ocasiona infecciones localizadas consecutivas a mordeduras; puede transmitirse al hombre, casi siempre a consecuencia de mordedura de diversas especies animales. ||-**tularensis.** FRANCISELLA TURALENSIS.

pasteurelosis. f. A., *Pasteurellose;* F., *pasteurellose;* In., *pasteurellosis;* It., *pasteurellosi;* P., *pasteurelose.* Término aplicado a un grupo de enfermedades infecciosas de los animales producidas por las bacterias de la septicemia hemorrágica. ||-**bubalorum** o **de los búfalos.** BARBONA.

Pastia (Signo de) (Constantin *Pastia,* médico rumano, 1883-1926). V. SIGNO.

pastilla (dim. de *pasta*). f. A., *Tablette;* F. e In., *pastille;* It., *pastiglia;* P., *pastilha.* Masas de consistencia firme y forma variada obtenidas por moldeo o cortando láminas de la masa adecuada. ||-**alcalina** o **de Darcet.** Pastilla compuesta de bicarbonato de sosa y mucílago de goma. ||-**calibeada** o **marcial.** Pastilla que contiene una preparación de hierro. ||-**de Angerer.** Pastillas compuestas de sublimado y cloruro de sodio en partes iguales; desinfectantes. ||-**de Sabouraud.** Pastilla de platinocloruro de bario con acetato de almidón y colodión, que mediante sus cambios de color indica la fuerza de los rayos X. ||-**mineral.** La compuesta de sales obtenidas por evaporación de un agua mineral.

pastómetro. m. Instrumento que señala la temperatura de pasterización.

pastoso (de *pasta*). adj. Blando como una pasta. || Dícese de la boca cuya lengua está cubierta de saburra y sin gusto.

pata. f. A., *Pfote,* F., *patte;* In., *foot;* It., *zampa;* P., *pata.* Pie y pierna de los animales. ||-**de gallo.** Arrugas divergentes de la piel que parten del ángulo externo del ojo y que se forman en la vejez. ||-**de ganso.** *Pes anserinus;* reunión de los tendones terminales de los músculos sartorio, recto interno y semitendinoso en la porción superior de la cara interna de la tibia.

patata (voz amerindia). f. A., *Kartoffel;* F., *pomme de terre;* In., *potato;* It., *patata;* P., *batata.* Planta herbácea solanácea *(Solanum tuberosum)* y su tubérculo, que es alimenticio. Empléase también este tubérculo como medio de cultivo de bacterias.

patchulí. m. F., *patchouli*. Planta labiada de Asia *(Pogostemon patchouli).* Empléase principalmente en perfumería.

patefacción (del lat. *patefactum,* supino de *patefacere,* abrir). f. Acción y efecto de dejar abierto.

patela (del lat. *patella,* dim. de *patera,* vaso de poco fondo). f. RÓTULA.

patelapexia (de *patela* y el gr. *pêxis,* fijación). f. A., *Patellafixation;* F., *rotulopexie;* In., *patellapexy;* It., *patellopessia;* P., *patelapexia.* Fijación de la rótula en el extremo inferior del fémur para la artrodesis parcial de la articulación en la parálisis infantil.

patelar. adj. F., *patellaire, rotulien*. ROTULIANO: dícese generalmente del reflejo tendinoso de esta región.

patelectomía (de *patela* y el gr. *ektomé*, escisión). f. A., *Patellektomie;* F., *patellectomie;* In., *patellectomy;* It., *patellectomia;* P., *patelectomia*. Resección de la rótula.

pateliforme (de *patela* y el lat. *forma*, forma). adj. En forma de cazoleta o rótula.

Patella (Enfermedad de) (Vincenzo *Patella*, médico italiano, 1856-1928). V. ENFERMEDAD.

patelofemoral (de *patela* y el lat. *femur, -oris*, fémur). adj. Relativo a la rótula y el fémur; femororrotuliano.

patema (del gr. *páthema*, enfermedad, suceso que afecta). f. Estado morboso.

patematología (del gr. *páthema*, estado morboso, y *lógos*, tratado). f. Patología con especial referencia a la mental.

patergasia (de *pato-* y el gr. *ergasía*, trabajo). f. Disfunción mental caracterizada principalmente por anomalías en la conducta (Meyer).

patergia (de *pato-* y el gr. *érgon*, trabajo). f. A., *Pathergie;* F., *pathergie*, In., *pathergy;* It. y P., *patergia*. Estado de susceptibilidad anormal del organismo, después de la aplicación de un estímulo, a estímulos consecutivos de clase diversa; conjunto de fenómenos morbosos dependientes de una alteración de la reactividad. || Alergia a antígenos múltiples; paralergia.

paternidad (del lat. *paternitas, -atis*). f. A., *Vaterschaft;* F., *paternité;* In., *fatherhood;* It., *paternità;* P., *paternidade*. Calidad, estado o circunstancia de ser padre || **-(Investigación de la)**. Determinación de la imposibilidad o posibilidad de la relación hereditaria en casos de paternidad disputada, basada sobre el estudio de los marcadores genéticos, especialmente los grupos sanguíneos de los padres y del hijo. Este estudio permite excluir la paternidad si el hijo muestra un antígeno que falta tanto en el presunto padre como en la madre o si el niño no presenta cierto antígeno que el padre debería haber transmitido. En cambio, la afirmación de la paternidad sólo puede hacerse de forma probable, pero no absoluta.

Paterson (Corpúsculos de) (Robert Paterson, médico escocés, 1814-1889). V. CORPÚSCULO. ||**-(Síndrome de)**. V. SÍNDROME.

patético (del lat. *patheticus*, y éste del gr. *pathetikós*, que impresiona, sensible). adj. F., *pathétique*. Relativo a los sentimientos o pasiones. || m. Nervio craneal, IV par o troclear. || Músculo oblicuo superior del ojo.

patetismo. m. Hipnotismo o mesmerismo.

-patía. Forma sufija del gr. *páthos*, enfermedad.

patizambo. adj. Dícese del individuo afecto de *genu varum*. Ú.t.c.s.

pato-. Forma prefija del gr. *páthos* o *páthe*, enfermedad.

patoanatomía (de *pato-* y el gr. *anatomé*, corte). f. Anatomía patológica.

patobiología. f. PATOLOGÍA.

patobolismo. m. PATOMETABOLISMO.

patoclisis (de *pato-* y el gr. *klísis*, inclinación). f. Afinidad específica de ciertas toxinas por órganos o sistemas de órganos determinados.

patocrinia (de *pato-* y el gr. *krínein*, secretar). f. Patología de las secreciones, especialmente internas.

patodixia (de *pato-* y el gr. *deîxis*, demostración). f. Exhibición ostentosa y constante de una afección o traumatismo, de guerra especialmente.

patodoncia o **patodontia** (de *pato-* y el gr. *odoûs, odóntos*, diente). f. Patología dentaria.

patofilia (de *pato-* y el gr. *philía*, amistad, afición). f. Adaptación del modo de ser o vida a una enfermedad crónica incurable.

patofobia (de *pato-* y el gr. *phóbos*, temor). f. A., *Pathophobie;* F., *pathophobie;* In., *pathophobia;* It. y P., *patofobia*. Temor morboso a las enfermedades; hipocondría.

patoforesis (de *pato-* y el gr. *phérein*, llevar). f. Transmisión o contagio de las enfermedades.

patóforo (de *pato-* y el gr. *phorós*, que lleva). adj. Que lleva o transmite la enfermedad; portador.

patogenia o **patogénesis** (de *pato-* y el gr. *gennân*, producir). f. A., *Pathogenie;* F., *pathogenie;* In., *pathogeny;* It. y P., *patogenia*. Origen y desarrollo de las enfermedades; especialmente, modo como obra la causa morbosa sobre el organismo.

patogenicidad. f. Calidad de patógeno.

patógeno (de *pato-* y el gr. *gennân*, producir, engendrar). adj. A., *pathogen;* F., *pathogène*, In., *etiogenic;* It., *patogeno;* P., *patogénico*. Productor o causante de enfermedad.

patognomia o **patognomonia** (de *pato-* y el gr. *gnómon, -onos*, signo). f. A., *Symptomenlehre;* F., *pathognomie;* In., *pathognomy;* It., *patognomia;* P., *patognomonia*. Ciencia de los signos y síntomas de la enfermedad.

patognómico o **patognomónico.** adj. A., *Pathognomonisch*, F., *pathognomonique*, In., *pathognomonic;* It., *patognomonico;* P., *pathognomónico*. Dícese del signo o síntoma específico de una enfermedad y que basta por sí solo para sentar el diagnóstico. ||**-negativo.** Signo o síntoma que en una enfermedad falta constantemente.

patognóstico. adj. PATOGNÓMICO.

patografía (de *pato-* y el gr. *gráphein*, describir). f. F., *pathographie*. Descripción de las enfermedades.

patólisis (de *pato-* y el gr. *lýsis*, disolución). f. Disolución o desaparición de una enfermedad.

patología (de *pato-* y el gr. *lógos*, tratado). f. A., *Pathologie;* F., *pathologie;* In., *pathology;* It. y P., *patologia*. Rama de la medicina que estudia las enfermedades y los trastornos que se producen en el organismo. ||**-celular.** Estudio de las alteraciones de los elementos microscópicos como punto de partida del estudio general de los fenómenos morbosos. ||**-clínica.** Patología aplicada especialmente a la solución de problemas clínicos. ||**-comparada.** Estudio comparativo de los fenómenos morbosos en distintas especies animales y vegetales. ||**-especial.** Estudio particular de cada una de las enfermedades o afecciones a que está sujeto el hombre. ||**-experimental.** Estudio de los procesos morbosos producidos artificialmente en el hombre y principalmente en los animales. ||**-externa.** PATOLOGÍA QUIRÚRGICA. ||**-funcional.** FISIOLOGÍA PATOLÓGICA. ||**-general.** Estudio de los elementos comunes a todas las enfermedades y en los diferentes órganos. ||**-geográfica.** Estudio de los enfermedades en relación con el clima, orografía y demás condiciones geográficas. ||**-humoral** o **solidista.** Estudio de la enfermedad partiendo de la antigua doctrina de que los estados morbosos dependen de las alteraciones de los humores o de la condensación de los tejidos sólidos, respectivamente. ||**-interna** o **médica.** Estudio de los procesos morbosos del interior del organismo no accesibles a los procedimientos quirúrgicos. ||**-mental.** PSICOPATOLOGÍA. ||**-quirúrgica.** Estudio de los procesos morbosos, lesiones o deformidades tratables por medios operatorios.

patólogo. adj. F., *pathologiste*. Dícese del facultativo experto en patología. Ú.t.c.s.

patomaína (de *pato-* y el gr. *ptôma*, cadáver). f. Alcaloide cadavérico patógeno.

patomanía. f. LOCURA MORAL.

patomeiosis (de *pato-* y el gr. *meíosis*, disminución). f. Tendencia por parte del enfermo a disminuir la importancia o gravedad de su afección.

patometabolismo. m. Metabolismo en las enfermedades.

patometría. f. Determinación cuantitativa de la invasión, infestación e infección parasitarias en los individuos o grupos de individuos, y estudio de las causas que hacen variar el número de atacados.

patomimesis (de *pato-* y el gr. *mímesis*, imitación). f. A., *Pathomimie;* F., *pathomimie;* In., *pathomimi;* It., *patomimesi;* P., *patomimese*. Imitación o simulación más o menos voluntaria de enfermedades.

patomorfismo. m. Morfología anormal o pervertida.

patomorfosis. f. Variaciones que en el transcurso de los años experimenta el cuadro clínico de una misma infectopatía.

Paton (Síndrome de) (Noel *Paton*, pedíatra inglés, 1859-1928). V. Síndrome.
patonomía (de *pato-* y el gr. *nómos*, ley). f. Conjunto de leyes que regulan las enfermedades.
patopleiosis o **patopliosis** (de *pato-* y el gr. *pleíon*, más grande, más numeroso). f. Tendencia por parte del enfermo a exagerar la importancia o gravedad de su mal.
patopoyesis (de *pato-* y el gr. *poíesis*, acción). f. Causa o producción de enfermedades. || Tendencia del individuo a enfermar.
patopsicología. f. Psicopatología.
patorradiografía (de *pato-*, el lat. *radius*, rayo, y el gr. *gráphein*, describir). f. Estudio radiográfico de las lesiones.
patosis (de *pato-* y *-osis*). f. Estado de enfermedad.
patoterapia. f. Nosoterapia.
patotropismo (de *pato-* y el gr. *tropós*, dirección). m. Tropismo o afinidad hipotéticos de los fármacos por las zonas enfermas.
Patrick (Prueba, solución de) (Hugh Talbot *Patrick*, neurólogo norteamericano, 1860-1938). Véanse estos términos.
patrilineal (del lat. *pater, -tris*, padre, y *linea*, línea). adj. Descendiente por línea paterna.
patrón. m. F., *matrice, modèle*. Secuencia estructural de las unidades monoméricas polimerizadas de una macromolécula que proporcionan el modelo o matriz para la síntesis de otra macromolécula con una secuencia complementaria o característica. Por ejemplo el DNA actúa como patrón en la síntesis de una banda complementaria de DNA en la división celular. *Sin.: Template*, plantilla, molde.
patulina. f. Sustancia antibiótica obtenida del *Penicillium patulum*, probablemente idéntica a la clavacina.
paucibacilar (del lat. *paucus*, poco, y *bacillus*, bacilo). adj. Que contiene pocos bacilos.
Paul (Prueba de) (Gustav *Paul*, médico austriaco, 1859-1935). V. Prueba. || **-Mixter (Tubo de)** (Franck Thomas *Paul*, cirujano inglés, 1851-1941, y Samuel Jason *Mixter*, cirujano norteamericano, 1855-1926). V. Tubo. || **-(Signo de)** (Constantin Charles Théodore *Paul*, médico francés, 1833-1896). V. Signo.
paulinia (de C. F. *Paullini*, l643-1712). f. Planta de la familia de las sapindáceas, propia de la América tropical. La especie *Paullinia sorbilis* suministra la guaraná y el polvo de su semilla, llamado también *paulinia*. Empléase contra la cefalalgia.
paulocardia (del gr. *paûla*, descanso, cesación, y *kardía*, corazón). f. Bradicardia. || Sensación subjetiva de detención del corazón.
Paulus Aegineta. V. Pablo de Egina.
pausa (del lat. *pausa*). f. A., *Pause*, F. e In., *pause;* It. y P., *pausa*. Interrupción espontánea o natural de un acto o movimiento. || **-cardíaca.** Reposo del corazón después de la contracción de los ventrículos, que corresponde al tercer tiempo de la revolución cardíaca. || **-compensatoria.** Pausa prolongada que sigue a una extrasístole. || **-respiratoria.** Cada una de las suspensiones al final de los movimientos de inspiración o espiración.
pausimenia. f. Menopausia.
Pautrier-Woringer (Enfermedad de) (Lucien M. *Pautrier*, dermatólogo francés, 1876-1959). V. Enfermedad.
Pauzat (Enfermedad, síndrome de) (Jean Eugène *Pauzat*, médico francés). V. Enfermedad, síndrome.
pavimentoso. adj. Que tiene aspecto de pavimento. V. Epitelio pavimentoso.
Pavlov (Estómago, reflejo de) (Ivan Petrovic *Pavlov*, fisiólogo ruso, 1849-1936). Véanse estos términos.
pavonado. adj. De color azul oscuro. Ú.t.c.s.
pavor nocturnus (lat.). f. Terror nocturno.
Pavy (Enfermedad, solución de) (Frederick William *Pavy*, médico inglés, 1829-1911). Véanse estos términos.
Pawlik (Triángulo de) (Karel J. *Pawlik*, ginecólogo de Praga, 1849-1914). V. Triángulo.
pawpaw. m. Papaya.
Paxton (Enfermedad de) (F. V. *Paxton*, médico inglés, 1840-1924). V. Enfermedad.
Payne (Enfermedad de). V. Enfermedad.
Payr (Clamp, enfermedad, método, signo de) (Erwin *Payr*, cirujano alemán, 1871-1946). Véanse estos términos.
Pb. Símbolo del *plomo (plumbum)*.
PBE. Abreviación del alemán *Perlsucht Bacillenemulsion*, variedad de tuberculina, preparada de los cultivos de bacilos bovinos.
p. c. Abreviatura del lat. *post cibum*, con la significación de después de comer.
Pd. Símbolo del *paladio*.
Péan (Operación, pinzas, posición de) (Jules *Péan*, cirujano francés, 1830-1898). Véanse estos términos.
Pearson (Licor o solución de) (George *Pearson*, médico inglés, 1751-1828). V. Licor arsenical de Pearson.
pebrina (del F. *pébrine*). f. Enfermedad infecciosa del gusano de seda causada por el *Nosema bombycis*.
peca. f. A., *Linsenfleck;* F., *grain de beauté;* In., *lentigo;* It., *lentiggine;* P., *sarda*. Mancha pequeña de pigmento, pardusca, de la piel, especialmente de la cara, efélide lentiforme.
pecante (del lat. *peccans, -antis*, p. a. de *peccare*, pecar). adj. Morboso, que produce daño o enfermedad.
pecheguera. f. Nombre de una afección pulmonar de los niños de Sudamérica, funesta ordinariamente.
pecho (del lat. *pectus*). m. A., *Brust;* F., *poitrine;* In., *breast, chest;* It., *petto;* P., *peito*. Tórax. || Porción anterior del tórax. || Mama. || **-de amazona.** Existencia de una sola mama. || **-de pichón.** Prominencia del esternón.
peciloblasto. m. Poiquiloblasto.
pecilotermo. adj. Poiquilotermo.
Pecquet (Cisterna de) (Jean *Pecquet*, anatomista francés, 1622-1674). V. Cisterna.
pectasa. f. F., *pectase*. Enzima que cataliza la desmetilación de la pectina, produciendo ácido péctico.
pecten (voz latina: peine, cresta). m. A., *Kamm;* F., *crête;* In., *pecten;* It., *pettine;* P., *pente*. Hueso pubis. || Porción del ano entre la línea de Hilton y las papilas anales. || **-pubis.** Elevación casi cortante en el pubis, entre la eminencia iliopectínea y el tubérculo del pubis.
pectenina. f. Sustancia tóxica alcaloidea de un cacto mexicano. *Cereus pecten.*
pectenitis. f. F., *pectenite*. Inflamación del pecten del ano.
pectenosis. f. F., *pectenose*. Induración y fibrosis del pecten anal, que da por resultado un anillo constrictor.
pectenotomía (del lat. *pecten, -inis*, peine, cresta, y gr. *tomé*, corte). f. F., *pecténotomie*. Sección del anillo fibroso formado en el pecten anal.
péctico (Ácido). Ácido orgánico, dibásico, obtenido por tratamiento químico a partir de la pectina. Empleado como acidificante en los alimentos.
pectina (del gr. *pektós*, congelado). f. A., *Pektin;* F. e In., *pectin;* It., *pectine;* P., *pectina*. Polisacárido hidrosoluble de elevado peso molecular presente en las plantas y constituido por la polimerización en número variable de los ésteres metílicos a nivel del carbono 1 o del carbono 4 del ácido β-galactorónico. Empleados en medicina como absorbentes y antidiarreicos.
pectinado. adj. A., *kammformig;* F., *pectiné;* In., *pectinate;* It., *pettinato;* P., *pectinado*. Semejante a un peine, pectíneo. Dícese de las columnas musculares en la pared de las aurículas cardíacas.
pectíneo. adj. F., *pectiné, pubique*. Relativo al pubis o hueso pubis. || m. F., *muscle pectiné*. Músculo pectíneo. V. Músculos (tabla de).
pectiniforme (del lat. *pecten, -inis*, peine, y *forma*). adj. F., *pectiniforme*. En forma de peine.
pectinógeno (de *pectina* y el gr. *gennân*, producir, engendrar). m. Pectosa.
pectización (del gr. *pektós*, coagulante). f. Coagulación o gelatinización.

pectoral (del lat. *pectoralis*). adj. F., *pectoral*. Relativo al tórax o pecho. ‖ m. Músculo pectoral. V. Músculos (TABLA).

pectoralgia (del lat. *pectus, -oris*, pecho, y el gr. *álgos*, dolor). f. A., *Thorakalgie*, F., *pectoralgie*; In., *pectoralgia*; It. y P., *toracodinia*. Dolor en el pecho.

pectoriloquia (del lat. *pectus, -oris*, pecho, y *loqui*, hablar). f. A., *Pectoriloquie*; F., *pectoriloquie*; In., *pectoriloquy*; It., *pettoriloquia*; P., *pectoriloquia*. Resonancia de la voz a través de las paredes torácicas, que indica la existencia de cavidades en los pulmones o de dilataciones bronquiales. Combinada con la broncofonía señala la consolidación del tejido pulmonar. ‖ **-áfona**. Signo de Bacelli; percepción del cuchicheo del enfermo a través de la pared torácica, indicio de un derrame seroso abundante en la pleura. ‖ **-caprina**. EGOFONÍA.

pectorofonía (del lat. *pectus, -oris*, pecho, y el gr. *phoné*, voz). f. F., *hiperrésonance vocale perçue à l'auscultation*. Exageración de la resonancia de la voz percibida por auscultación; voz cavernosa.

pectúnculo (del lat. *pectunculus*, dim. de *pecten, -inis*, peine, cresta). m. Nombre de unas pequeñas elevaciones longitudinales en el acueducto de Silvio.

pectus (lat.). m. Pecho o tórax. ‖ **-carinatum** o **gallinaceum**. Tórax en quilla; prominencia anormal del esternón. ‖ **-excavatum**. Tórax en embudo.

pedal (del lat. *pedalis*; de *pes, pedis*, pie). adj. F., *pédal*. Relativo al pie.

pedartrocace (del gr. *país, paidós*, niño, y de *artrocace*). m. Tumor blanco de los niños. ‖ ESPINA VENTOSA.

pedatrofia. f. ATREPSIA. ‖ Tabes mesentérica.

pederastia (del gr. *paiderastía*; de *país, paidós*, niño, y *erastés*, amante). f. A., *Päderastie*, F., *pédérastie*, In., *pederasty*; It. y P., *pederastia*. Relaciones sexuales con niños, en especial el coito anal realizado con un niño. ‖ Por extensión, coito *per anum* en general; sodomía.

pederosis. f. Inclinación erótica hacia los niños y abuso sexual con ellos.

pedesis (del gr. *pédesis*, salto). f. F., *mouvement brownien*. Movimiento browniano.

pedialgia (del gr. *pedíon*, planta del pie, y *álgos*, dolor). f. A., *Funschmerz*, F., *pédialgie*; In., It. y P., *pedialgia*. Dolor neurálgico en el pie.

pediatra o **pedíatra** (del gr. *país, paidós*, niño, y *iatrós*, médico). adj. y s. F., *pédiatre*. Médico especialista en las enfermedades de los niños.

pediatría (del gr. *país, paidós*, niño, y *iatreía*, curación). f. A., *Kinderheilkunde*, F., *pédiatrie*, In., *pediatrics*; It. y P., *pediatria*. Estudio de las enfermedades de la infancia y de su tratamiento.

pedíctero o **pedícterus** (del gr. *país, paidós*, niño, y de *ictericia*). m. ant. Ictericia de los recién nacidos.

pediculación. F., *formation d'un pédicule*. Proceso de formación de un pedículo. ‖ F., *pédiculose*. PEDICULOSIS.

pediculado. adj. F., *pédiculé*. Provisto de pedículo.

pedicular. adj. F., *pédiculé*. Relativo a los piojos o producido por ellos. ‖ F., *pédiculaire*. Relativo a un pedículo.

pediculicida (del lat. *pediculus*, piojo, y *caedere*, matar). adj. F., *pédiculicide*. Dícese del agente destructor de piojos. Ú.t.c.s.

pediculización. f. Formación natural o artificial de un pedículo en un tumor.

pedículo (del lat. *pediculus*). m. A., *Stiel*; F., *pédicule*; In., *pedicle*; It., *pedicolo*; P., *pedículo*. Porción estrecha de un tumor o colgajo que les sirve de base de implantación. ‖ Porción delgada lateral de la vértebra que une la masa apofisaria con el cuerpo de aquélla y limita los agujeros de conjunción.

pediculofobia (del lat. *pediculus*, piojo, y el gr. *phóbos*, temor). f. Temor morboso a la contaminación con piojos.

Pediculoides ventricosus. m. Pequeño ácaro encontrado en la paja de colchones, productor de una dermatitis pruriginosa peculiar. *Sin.: Acarus tritici*.

pediculosis (del lat. *pediculus*, piojo). f. A., *Pedikulose*; F., *pédiculose*; In., *pediculosis*; It., *pediculosi*; P., *pediculose*. Infestación con los piojos; afección cutánea producida por los piojos; ftiriasis. ‖ **-capitis, inguinalis, vestimenti**. Presencia de piojos o ladillas en la cabeza, en el pubis o en los vestidos.

pediculus (lat.). m. PEDÍCULO.

Pediculus. Género de insectos anopluros pedicúlidos, al que pertenecen los piojos. ‖ **-capitis**. Piojo de la cabeza. ‖ **-corporis** o **vestimenti**. Piojo del cuerpo o de los vestidos. ‖ **-pubis** o **inguinalis**. LADILLA.

pedicuro (del lat. *pes, pedis*, pie, y *curare*, curar). m. A., *Fusspfleger*; F., *pédicure*; In. e It., *pedicure*; P., *pedicuro*. Práctico en el tratamiento de las afecciones cutáneas córneas propias de los pies; callista.

pedifalange (del lat. *pes, pedis*, pie, y *phálanx, -angis*, falange). f. Falange del pie.

pedilanto. m. Planta euforbiácea de América tropical (*Pedilanthus tithymaloides*, o *ipecacuana bastarda*), de látex acre, que se emplea contra las verrugas, y raíz emética y drástica.

pediluvio (del lat. *pes, pedis*, pie, y *luere*, lavar). m. A., *Fussbad*; F., *pédiluve*; In., *pediluvium*; It., *pediluvio*; P., *pedilúvio*. Baño de pies simple o medicamentoso.

pedio. adj. Relativo o perteneciente al pie. ‖ m. V. ARTERIAS, MÚSCULOS (TABLAS DE).

Pediococcus. Género de cocos grampositivos, de la familia estreptococáceas, que se disponen en parejas o tétradas. Presentan metabolismo fermentativo con formación de ácido láctico. Se hallan ampliamente difundidos en la materia orgánica en descomposición (por ejemplo, en el estiércol) y en las bebidas fermentadas.

pediofobia. f. PEDOFOBIA.

pedion o **pedium** (del gr. *país, paidós*, niño). m. Feto o niño. ‖ (Del gr. *pedíon*, planta del pie.) m. Planta del pie.

pedionalgia (del gr. *pedíon*, planta del pie, y *álgos*, dolor). f. F., *pédionalgie*. Dolor en la planta del pie; neuralgia plantar.

pedioponfólix (de *pedio* y el gr. *pomphólix*, ampolla). m. Afección de los pies análoga al quiroponfólix.

pedistíbulo. m. ESTRIBO.

pedo-. Forma prefija del gr. *país, paidós*, niño.

pedobarómetro (de *pedo-*, el gr. *báros*, peso, y *métron*, medida). m. ant. Instrumento o balanza para pesar niños.

pedodoncia o **pedodontia** (de *pedo-* y el gr. *odoús, odóntos*, diente). f. Odontología aplicada a los niños.

pedofilia (del gr. *país*, niño, y *philía*, amistad). f. F., *pédophilie*. Búsqueda del placer sexual con los niños.

pedofobia (de *pedo-* y el gr. *phóbos*, temor). F., *pédophobie*. Temor morboso o aversión insana a los niños.

pedogamia (de *pedo-* y el gr. *gámos*, matrimonio). f. Matrimonio entre niños.

pedografía (del lat. *pes, pedis*, pie, y el gr. *gráphein*, inscribir). f. F., *pédographie*. Impresión de la superficie de la planta del pie en un papel para estudiar el tipo de marcha o identificar al recién nacido.

pedología (de *pedo-* y el gr. *lógos*, tratado). f. Estudio científico de la vida y desarrollo de los niños. ‖ (Del gr. *pédon*, suelo, y *lógos*, tratado). f. Tratado sobre el suelo o tierra, sus condiciones higiénicas, etc.

pedometría (de *pedo-* y el gr. *métron*, medida). f. Medición de los niños; conjunto de medios para apreciar el crecimiento de los niños.

pedomorfismo (de *pedo-* y el gr. *morphé*, forma). m. Conservación de los caracteres infantiles en la edad adulta.

pedonosología. f. PEDIATRÍA.

pedontología (de *pedo-* y el gr. *odoús, odóntos*, diente). f. Odontología aplicada a la infancia.

pedopatía (del lat. *pes, pedis*, pie, y el gr. *páthos*, enfermedad). f. Cualquier afección de los pies. ‖ (De *pedo-* y el gr. *pháthos*, enfermedad.) f. Enfermedad propia de la infancia.

pedopsiquiatría (de *pedo-*, el gr. *psyché*, mente, y *iatrós*, médico). f. Psiquiatría infantil.

pedotrofia (de *pedo-* y el gr. *trophé*, nutrición). f. Nutrición de los niños; tratado sobre el régimen alimenticio de los niños.

Pedro-Pons (Esplenomegalia, signo de) (Agustín *Pedro-Pons*, patólogo español, 1898-1971). V. ESPLENOMEGALIA, SIGNO.

pedúnculo (del lat. *pedunculus*, dim. de *pes, pedis*, pie). m. A., *Stiel;* F., *pédoncule;* In., *peduncle;* It., *peduncolo;* P., *pedúnculo*. Nombre de varias prolongaciones o apéndices encefálicos. || PEDÍCULO. || **-calloso o del cuerpo calloso.** Cuerno o fórceps anterior; prolongación de fibras blancas a cada lado del extremo anterior del cuerpo calloso, desde éste hasta el extremo interno del surco lateral. || **-cerebeloso.** Cada uno de los tres pares de prolongaciones que parten del cerebelo y se dirigen, los *inferiores*, o cuerpos restiformes, al bulbo raquídeo; los *medios (brachia pontis)*, al puente y los *superiores (brachia conjunctiva)*, a los tálamos ópticos. || **-cerebral.** Cada uno de los dos cordones blancos *(crura cerebri)*, situados delante del puente, que conexionan el bulbo con los hemisferios cerebrales. || **-del corazón.** Conjunto de los grandes vasos que salen del corazón y penetran en él. || **-del flóculo.** Parte interna del flóculo que se continúa con el velo medular posterior. || **-del pulmón.** HILIO PULMONAR. || **-del tubérculo mamilar.** Fascículo que nace en el tubérculo mamilar y luego de penetrar en el pedúnculo cerebral, pasa causalmente al núcleo rojo. || **-olfatorio.** Cintilla o tracto olfatorio que sigue al bulbo del mismo nombre. || **-pineal.** Cada una de las tres prolongaciones, *superior, media* e *inferior*, que parten de la porción anterior de la glándula pineal y van al tálamo óptico. || **-talámico.** Fascículos fibrosos que unen el tálamo a diversas partes de la corteza cerebral.

pedunculus (lat.). m. PEDÚNCULO. || **-flocculi.** Expansión lateral del velo medular posterior hacia el flóculo.

Peet (Operación de) (Max Minor *Peet*, cirujano norteamericano, 1885-1949). V. OPERACIÓN.

pegmina. f. Costra flogística del coágulo de la sangría.

peinoterapia (del gr. *peîna*, hambre, y *therapeía*, tratamiento). f. *Dieta famis* o cura de hambre.

Pekelharing (Teoría de) (Cornelis A. *Pekelharing*, fisiólogo holandés, 1848-1922). V. TEORÍA.

Pel (Crisis de) (Pieter Klaases *Pel*, médico holandés, 1852-1919). V. CRISIS. || **-Ebstein (Enfermedad de)** *(Pel*, y Wilhelm *Ebstein*, médico alemán, 1852-1912). V. ENFERMEDAD.

pelada (del fr. *pélade*). f. A., *Pelade;* F., *pélade;* In., *pelade;* It., *alopecia areata;* P., *pelada*. Alopecia areata; calvicie en placas redondeadas, en las que la piel es lisa y brillante. || **-acrómica.** Variedad en la que la piel está atrofiada y sin color. || **-ofiásica.** Variedad de pelada infantil en la nuca.

peladoide (de *pelada* y el gr. *eîdos*, aspecto). f. Variedad de pelada de origen neurotrófico.

pelagia (del lat. *pelagia*, púrpura). f. Erupción erisipelatosa de las manos o cara. || PELAGRA.

pelagismo (del lat. *pelagus*, mar). m. MAREO.

pelagra (del ital. *pellagra*). f. A., *Pellagra;* F., *pellagra;* In. e It., *pellagra;* P., *pelagra*. Síndrome caracterizado por trastornos digestivos, dolores raquídeos, debilidad y, posteriormente, eritema seguido de descamación y alteraciones nerviosas. Su causa es la carencia de ácido nicotínico en la alimentación. MAL DE LA ROSA. || **-sine pellagra.** Forma sin erupción cutánea.

pelagrofobia (de *pelagra* y el gr. *phóbos*, temor). f. Temor morboso a la pelagra.

pelagrogénico, pelagrógeno (de *pelagra* y el gr. *gennân*, producir). adj. Que produce pelagra.

pelagroide (de *pelagra* y el gr. *eîdos*, aspecto). adj. Dícese del estado semejante a la pelagra. Ú.t.c.s.

pelaje. m. Conjunto de cabellos y pelos de todo el cuerpo.

Pelamis. Género de serpiente marina. || **-bicolor.** Serpiente marina ponzoñosa del océano Índico.

peletierina (de Joseph *Pelletier*, químico francés, 1782-1842). f. Alcaloide líquido, $C_8H_{15}NO_2$, de la corteza de la raíz del granado, *Punica granatum*, principio activo de la misma. Empléase, lo mismo que sus sales, bromhidrato, clorhidrato y tanato, como tenicida, asociada generalmente con el tanino y seguida de un purgante. Es conveniente no emplearla en los niños. Punicina.

Pelger (Anomalía, síndrome de) (Karel *Pelger*, internista de Amsterdam, 1885-1931). V. ANOMALÍA, SÍNDROME.

pelicalgia (de *pelico-* y el gr. *álgos*, dolor). f. Término general para los dolores que se originan en la pelvis.

pelico-. Forma prefija, referida a la pelvis, del gr. *pélyx, -ykos*, escudilla.

pelicógeno (de *pelico-* y el gr. *gennân*, producir). adj. Originado o producido en la pelvis.

pelicografía (de *pelico-* y el gr. *gráphein*, describir). f. Radiografía de la pelvis; pelvirradiografía.

pelicometría. f. PELVIMETRÍA.

pelicoquirometría (de *pelico-*, el gr. *cheír, cheirós*, mano, y *métron*, medida). f. Pelvimetría manual; determinación de los diámetros pélvicos con los dedos o la mano.

pelicoscopia (de *pelico-* y el gr. *skopeîn*, observar). f. Examen de la pelvis.

pelicotomía (de *pelico-* y el gr. *tomé*, corte). f. PELVITOMÍA.

película (del lat. *pellicula*, dim. de *pellis*, piel). f. A., *Hautschuppe;* F., *pellicule;* In., *pellicle;* It., *pellicola;* P., *película*. Laminilla o escama delgada. || **-de Duncan-Bulkley.** Película finísima que es posible desprender del sifiloderma papuloscamoso.

pelidisi. m. Término derivado de *pondus decies lineare divisio sidentis altitudo*, que significa: peso diez líneas dividido por altura sentado, y que representa el índice de Pirquet para determinar el estado de nutrición de los niños. Se obtiene dividiendo la raíz cúbica del décuplo del peso (en gramos) por la altura o talla en posición sentada (en centímetros). Un pelidisi de 94 o menor indica desnutrición; de 95 a 100, buena nutrición, y de 101 o más, hipernutrición.

pelidnoma. m. PELIOMA.

pelioma (del gr. *pelíoma*). m. PELIOSIS. || Mancha lívida.

peliosis. f. A., *Peliosis;* F., *péliose;* In., *peliosis;* It., *peliosi;* P., *peliose*. PÚRPURA. || **-reumática.** Púrpura reumática, enfermedad de Schoenlein.

pelitre (del occ. ant. *pelitre*, y éste del gr. *pýrethron*). m. A., *Bertramswurzel;* F., *pyrèthre;* In., *pyrethrum;* It., *piretro;* P., *pelitre*. Planta de la familia de las compuestas (*Anacyclus*, o *Anthemis, pyrethrum*); la raíz se ha usado como sedante y sialagoga, y reducida a polvo, como insecticida. El nombre latino del pelitre *(pyrethrum)* se aplica en botánica a otro género, también de la familia de las compuestas, al que pertenece el *P. parthenium* o matricaria, usado como la manzanilla.

Pelizaeus-Merzbacher (Enfermedad de) (Friedrich *Pelizaeus*, neurólogo alemán, 1850-1917). V. ENFERMEDAD.

Pellegrini-Stieda (Enfermedad de) (Augusto *Pellegrini*, cirujano italiano contemporáneo). V. ENFERMEDAD.

pelletierina. f. PELETIERINA.

Pellizzi (Síndromes de) (G. B. *Pellizzi*, médico italiano, siglo XIX). V. SÍNDROME.

pelmalgia (del gr. *pélma*, planta de los pies, y *álgos*, dolor). f. PEDIONALGIA.

pelmático (del gr. *pélma, -atos*, planta de los pies). adj. Relativo a la planta del pie.

pelmatograma (del gr. *pélma, -atos*, planta de los pies, y *grámma*, registro). m. Impresión en un papel adecuado de la planta del pie, impresión o huella plantar.

pelo (del lat. *pilus*). m. A., *Haar;* F., *poil;* In., *hair;* It., *pelo;* P., *pêlo*. Producción epidérmica filamentosa que existe en casi toda la superficie del cuerpo, compuesta de *raíz*, adherida al folículo piloso, y *tallo* o cuerpo, libre, de color distinto y nombre variado según el lugar que ocupa: *cabello, ceja, pestaña, vibrisa, barba,* etc., y constituido por una *sustancia propia* o *fundamental,* formada de células epiteliales sin núcleo, coloreada o no por la melanina; la *médula* en el centro de dicha sustancia, formada por células poliédricas nucleadas, y la *capa epitelial* o *epidermícula,* formada por células pavimentosas. || Conjunto de pelos. || Galactocele inflamatorio de las lactantes. ||-**auditivo.** Inserciones filamentosas de las células epiteliales especializadas de la cresta y mácula acústicas. ||-**bambú.** TRICORREXIS NUDOSA. ||-**de Frey.** Pelos rígidos montados en un mango para el examen de la sensibilidad de la piel a la presión. ||-**moniliforme** o **nudoso.** MONILETRIX. ||-**táctil.** Pelos largos, gruesos, del labio superior del hocico de muchos mamíferos, dotados de gran sensibilidad.

pelohemia (del gr. *pelós,* barro, y *haíma,* sangre). f. Espesamiento anormal de la sangre.

peloide (del gr. *pelós,* barro, y *eîdos,* aspecto). adj. Semejante al barro. || m. Término propuesto para designar los barros terapéuticos.

pelopsia (del gr. *pélas,* cerca, y *ópsis,* visión). f. Defecto visual caracterizado por la ilusión de proximidad anormal de los objetos.

pelota (del fr. *pelote,* y éste del lat. *pila).* f. A., *Ballen;* F., *pelote;* In., *ball;* It., *palla;* P., *pelota.* Parte del braguero o de un instrumento compresor que efectúa la contención.

peloteo. m. A., *Ballotieren;* F. In. y P., *ballottement;* It., *ballottamento.* Sensación de vaivén que se obtiene impulsando el contenido uterino (feto) u otro cuerpo móvil intraabdominal. ||-**renal.** Movimientos del riñón provocados por la palpación bimanual.

peloterapia (del gr. *pelós,* barro, y *therapeía,* tratamiento). f. Uso terapéutico de los barros o fangos mineromedicinales.

pelotina. f. Alcaloide hipnótico de la planta *Anhalonium williamsii.* Empléase principalmente el *clorhidrato,* compuesto cristalino, incoloro y soluble en agua.

pelotón. m. Masa u ovillo. ||-**cromático.** ESPIREMA. ||-**de Imlach.** Acumulación de grasa en el orificio externo del conducto inguinal de la mujer.

peltación (del lat. *pelta,* y éste del gr. *pélte,* adarga, escudo pequeño). f. Protección, inmunización.

peltado. adj. En forma de escudo.

pelúcido. adj. TRANSLÚCIDO.

pelvi-. Forma prefija, referida a la pelvis, del lat. *pelvis,* lebrillo.

pelvicefalografía (de *pelvi-,* el gr. *kephalé,* cabeza, y *gráphein,* describir). f. F., *pelvi-céphalographie.* Radiografía de la pelvis y la cabeza fetal.

pelvicefalometría (de *pelvi-,* el gr. *kephalé,* cabeza, y *métron,* medida). f. F., *pelvi-céphalmétrie.* Medición de los diámetros de la cabeza fetal en relación con los diámetros de la pelvis materna.

pelvicelulitis (de *pelvi-,* el lat. *cellula,* dim. de *cella,* celda, y el suf. *-itis).* f. F., *pelvicellulite.* Inflamación del tejido celular de la pelvis.

pelviclisómetro (de *pelvi-,* el gr. *klísis,* inclinación, y *métron,* medida). m. Instrumento para medir los diámetros e inclinacion de la pelvis.

pelvicrural (de *pelvi-* y el lat. *crus, cruris,* pierna). adj. Relativo a la pelvis y el miembro inferior.

pelvifijación. f. Fijación quirúrgica de un órgano pélvico dislocado.

pelvígrafo (de *pelvi-* y el gr. *gráphein,* describir). m. Pelvímetro registrador.

pelvilitotomía (de *pelvi-,* el gr. *líthos,* piedra, y *tomé,* corte). f. PIELOLITOTOMÍA.

pelvimetría (de *pelvi-* y el gr. *métron,* medida). f. A., *Pelvimetrie;* F., *pelvimétrie;* In., *pelvimetry;* It. y P., *pelvimetria.* Medición de los diámetros de la pelvis. ||-**combinada.** Medición de los diámetros externos e internos de la pelvis. ||-**digital** o **manual.** La que se practica con el dedo o dedos introducidos en la vagina. ||-**externa** o **interna.** Medicion de los diámetros externos o internos, respectivamente, de la pelvis. ||-**instrumental.** La que se practica por medio del pelvímetro. ||-**radiológica.** Medición de los diámetros pélvicos y de la morfología de los diversos segmentos del canal óseo del parto, mediante la radiopelvimetría. ||-**ultrasónica.** Evaluación de las dimensiones pélvicas mediante la ecografía uni o bidimensional.

pelvímetro (de *pelvi-* y el gr. *métron,* medida). m. A., *Beckenmessinstrument;* F., *pelvimètre;* In., *pelvimeter;* It., *pelvimetro;* P., *pelvímetro.* Instrumento para medir los diámetros y capacidad de la pelvis. ||-**de Baudelocque.** Especie de compás de espesor para medir exteriormente los diámetros de la pelvis. ||-**de Contouly, de Stein.** Formas de pelvímetro adecuadas para la medición interna de la pelvis.

pelvineostomia. f. URETERONEOPIELOSTOMÍA.

pelviperitonitis (de *pelvi-,* el gr. *periteínein,* extender alrededor, y el suf. *-itis).* f. A., *Pelviperitonitis;* F., *pelvi-péritonite;* In., *pelviperitonitis;* It. y P., *pelviperitonite.* Inflamación del peritoneo que tapiza la cavidad y órganos que contiene la excavación de la pelvis.

pelviplastia (de *pelvi* y el gr. *plássein,* formar). f. F., *pelvioplastie.* Operación plástica en la pelvis con objeto de lograr su ampliación permanente.

pelvirradiografía (de *pelvi-,* el lat. *radius,* rayo, y el gr. *gráphein,* describir). f. F., *pelvigraphie.* Radiografía de la pelvis

pelvirrectal (de *pelvi-* y el lat. *rectus,* derecho). adj. F., *pelvirectal.* Relativo a la pelvis y el recto.

pelvis (del lat. *pelvis,* lebrillo). f. A., *Becken;* F., *bassin;* In., *pelvis;* It., *pelvi;* P., *bacia.* Bacinete; anillo óseo en forma de bacía en el extremo inferior del tronco, al que sirve de base, y encima de los miembros inferiores, en los que descansa y con los que se articula. Está formada por los huesos coxales, sacro y cóccix, unidos entre sí por sínfisis y sostenidos por gran número de ligamentos y dividida por la línea ileopectínea en *pelvis mayor* o *falsa* y *pelvis menor,* verdadera o *excavación pélvica,* limitada esta última por los dos *estrechos superior* o *abdominal* e *inferior* o *perineal.* La pelvis tiene diámetros distintos según el sexo, debido a la diversidad de funciones, predominando en el masculino los diámetros verticales y en el femenino los horizontales. ||-**ancha.** PELVIS MAYOR. ||-**androide.** Pelvis femenina con caracteres de masculina. ||-**angosta.** Pelvis estrecha. ||-**antropoide.** La semejante a la de los grandes antropoides, larga, estrecha, oval, con el diámetro anteroposterior mayor que el transverso. ||-**atrófica.** Pelvis viciada por detención de desarrollo, en la que todos los diámetros son más pequeños. ||-**blanda.** Conjunto de partes blandas que forman y cierran la pelvis, en oposición a la pelvis ósea. ||-**braquipélica.** Pelvis cuyo diámetro transverso es mayor que el anteroposterior de 1 a 3 cm. ||-**cifoscoliótica.** Pelvis irregular, debida a la cifoscoliosis raquítica. ||-**cifótica.** Pelvis caracterizada por la forma en embudo, debida a la ampliación del estrecho superior y disminución del estrecho inferior. ||-**cordiforme.** Pelvis cuyo estrecho superior tiene una forma semejante a la del corazón. ||-**coxálgica** o **de Chorbak.** Pelvis asimétrica a consecuencia de una afección de la articulación coxofemoral. ||-**de caucho** o **de goma.** PELVIS OSTEOMALÁCICA. ||-**de Deventer.** Pelvis corta en sentido anteroposterior. ||-**de Guéniot.** Deformidad de la pelvis consecutiva a la luxación traumática o congénita de la cadera. ||-**de Hauder.** PELVIS ESPINOSA. ||-**de Kilian.** PELVIS OSTEOMALÁCICA. ||-**de Nägele, oblicua** u **oblicua oval.** Pelvis deforme en la que el diámetro conjugado tiene una dirección oblicua, debido a la detención de desarrollo de una mitad de la pelvis. ||-**de Otto.** Protrusión del acetábulo dentro de la pelvis. ||-**de Praga.** PELVIS ESPONDILOLISTÉTICA. ||-**de Robert.** Deformidad pélvica consecutiva a anquilosis de las articulaciones sacroilíacas, caracterizada por el sacro rudimentario y gran disminución de los diámetros transversos y oblicuos. ||-**de Rokitansky.** PELVIS ESPONDILOLISTÉTICA. ||-**dolicopélica.** PELVIS ANTROPOIDE. ||-**elástica.** PELVIS OSTEOMALÁCICA. ||-**en embudo.** PELVIS CIFÓTICA. ||-**en ocho de guarismo.** Pelvis raquítica en la que el sacro se aproxi-

ma mucho al pubis. || **-enana.** PELVIS JUSTO MINOR. || **-escoliótica.** Pelvis viciada a consecuencia de la escoliosis lumbar, caracterizada por el aplastamiento de la mitad de la pelvis hacia la que se inclinan las vértebras desviadas. || **-espinosa.** Pelvis raquítica, notable por las eminencias puntiagudas en la cresta del pubis, sínfisis sacroilíacas, etc., capaces de lesionar los tejidos blandos durante el parto. || **-espondilolistética.** Pelvis en la que la última vértebra lumbar se disloca hacia delante del sacro. || **-estrecha.** PELVIS MENOR. || Pelvis cuyos diámetros son más pequeños. || **-falsa.** PELVIS MAYOR. || **-fetal.** PELVIS MASCULINA. || **-fisurada.** Pelvis raquítica en la que los bordes del estrecho superior son paralelos. || **-gigante.** PELVIS JUSTO MAJOR. || **-ginecoide.** Pelvis masculina con caracteres de femenina. || **-halisterética.** Pelvis viciada por reblandecimiento óseo u osteomalacia. || **-hendida, hendida de Litzmann.** Separación congénita de las sínfisis del pubis. || **-infantil.** Forma especial de la pelvis en embudo. || **-justo major, justo minor.** Pelvis cuyos diámetros son mayores o menores, respectivamente, en proporciones iguales. || **-lordótica.** Pelvis viciada por la lordosis de la columna lumbar. || **-malacósteon.** PELVIS OSTEOMALÁCICA. || **-masculina.** Pelvis de mujer de caracteres análogos a la del hombre. || **-mayor, menor.** Porción de la pelvis encima y debajo, respectivamente, de la línea iliopectínea. || **-obtecta.** Variedad de espondilolistesis en la que la columna vertebral cubre horizontalmente el estrecho superior de la pelvis. || **-osteomalácica.** Pelvis muy deforme y estrecha a consecuencia del reblandecimiento óseo. || **-oval.** Fosita en la pared interna del tímpano, en cuyo fondo existe la ventana oval. || **-plana.** Pelvis con disminución de los diámetros anteroposteriores. || **-platipeloide.** PELVIS PLANA. || **-raquítica.** Pelvis con una deformidad cualquiera debida al raquitismo. || **-redonda.** Pelvis cuyo estrecho superior es circular. || **-reducida.** PELVIS JUSTO MINOR. || **-renal.** Reservorio membranoso en la parte posterior de la cisura del riñón, punto de reunión de los cálices, que se continúa con el uréter. || **-reniforme.** Pelvis viciada, cuyo estrecho superior tiene la forma de un riñón. || **-rostrata.** Pelvis alargada en sentido anteroposterior. || **-rotunda.** Fosita en la pared interna del tímpano, en cuyo fondo hay la ventana redonda. || **-triangular.** Pelvis cuyo estrecho superior tiene forma de triángulo. || **-viciada.** Pelvis anormal por distintas causas.
pelvisacro (de *pelvi-* y el lat. *sacer, sacra, sacrum*, sagrado). adj. Relativo a la pelvis y al sacro.
pelviscopia (de *pelvis* y el gr. *skopeîn*, observar). f. Examen de la pelvis. || PIELOSCOPIA.
pelvisoporte. m. Utensilio para sostener la pelvis en ciertas curas y aplicaciones de apósitos.
pelvitermo (de *pelvi-* y el gr. *thérme*, calor). m. Aparato para la aplicación del calor a los órganos de la pelvis por vía vaginal.
pelvitomía (de *pelvi-* y el gr. *tomé*, corte). f. F., *pelvitomie*. Operación de cortar la pelvis en algún punto para facilitar el parto. || PIELOTOMÍA.
pelvitrocantéreo (de *pelvi-* y el gr. *trochantér*, trocánter). adj. Relativo a la pelvis y el trocánter mayor del fémur.
Pemberton (Operación de). V. OPERACIÓN.
pemphigus o **pemphix** (latinización del gr. *pémphix, -igos*, ampolla). m. PÉNFIGO.
Pende (Operación, signo, síndrome de) (Nicola Pende, endocrinólogo italiano, 1880-1970). V. OPERACIÓN, SIGNO, SÍNDROME.
Pendjdeh o **Penjdeh (Botón** o **mal de).** FURÚNCULO ORIENTAL.
pene (del lat. *penis*). m. A., *Penis*; F., *pénis*; In., *penis*; It., *pene*; P., *pênis*. Órgano masculino eréctil de la cópula, situado delante de la sínfisis del pubis y destinado a llevar el semen a la vagina o cuello del útero. Está compuesto de *raíz, cuerpo* y *extremo* o *glande*, y constituido por los dos *cuerpos cavernosos* y el cuerpo esponjoso debajo de éstos, que contiene la uretra. *Sin.*: FALO, MIEMBRO VIRIL, MÉNTULA, VERGA. || **-cautivo.** Imposibilidad de retirar el pene de la vagina, después del coito, a causa del espasmo de los músculos constrictores de la vagina. || **-palmado.** Pene incluido total o parcialmente en la piel del escroto.
peneal. adj. V. PENEANO.
peneano. adj. F., *pénien*. Perteneciente o relativo al pene.
penetración (del lat. *penetratio, -onis*). f. A., *Durchdringung*; F. e In., *penetration*; It., *penetrazione*; P., *penetração*. Introducción de un cuerpo en otro || Profundidad focal de una lente. || Comprensión del sentido de las cosas.
penetrancia. f. F., *pénétrance*. Fuerza de expresión de un gen, traducida en porcentaje de individuos portadores de dicho gen en quienes se expresa.
penetrante. adj. Que se introduce profundamente. Dícese de las heridas estrechas que interesan órganos viscerales. || Agudo, fuerte; dícese del olor o del ruido.
penetrómetro (de *penetración* y el gr. *métron*, medida). m. Aparato para medir la intensidad y poder penetrante de los rayos X.
Penfield (Síndrome de) (Wilder Graves Penfield, neurocirujano canadiense, n. en 1891). V. SÍNDROME.
pénfigo (del gr. *pémphix, -igos*, ampolla). m. A., *Pemphigus*; F. e In., *pemphigus*; It., *penfigo*; P., *pênfigo*. Enfermedad de la piel, caracterizada principalmente por la formación de flictenas o vesículas de variable volumen, que dejan en pos de sí manchas de pigmento. || **-agudo.** Forma de curso rápido que ataca especialmente a traperos y carniceros, consecutivo de ordinario a una herida infectada, asociada con síntomas graves de toxemia aguda. || **-artrítico.** DERMATITIS HERPETIFORME. || **-circinado.** Variedad en la que las flictenas se disponen en círculos. || **-contagioso.** Enfermedad endémica en algunos países cálidos, caracterizada por una erupción vesicular que afecta principalmente las ingles y las axilas. || **-de las mucosas.** Erupción ampollar sobre las mucosas, principalmente boca, estómago e intestinos y conjuntiva. || **-diftérico.** Pénfigo seguido de esfacelo superficial. || **-eritematoso.** Tipo benigno semejante clínicamente al lupus eritematoso; enfermedad o síndrome de Senear-Usher. || **-foliáceo.** Variedad en la que se forman escamas anchas en las flictenas desecadas. || **-frambesioides.** PÉNFIGO VEGETANTE. || **-gangrenoso, hemorrágico.** Pénfigo asociado con gangrena o hemorragia, respectivamente. || **-histérico.** Variedad atribuible a trastornos histéricos o de los órganos sexuales. || **-leproso.** Erupción de flictenas en la lepra. || **-neonatorum.** Variedad que ataca a los recién nacidos, de origen microbiano y que no debe confundirse con el pénfigo sifilítico. || **-papilar.** PÉNFIGO VEGETANTE. || **-pruriginoso.** Variedad grave de pénfigo acompañada de intenso prurito. || **-sifilítico.** Pénfigo congénito, localizado en las manos y en los pies, que coincide generalmente con otros signos de sífilis hereditaria. || **-traumático.** EPIDERMÓLISIS. || **-vegetante.** Forma maligna en la que las flictenas van seguidas de neoformaciones fungosas. Denomínase también *enfermedad de Neumann*. || **-vulgar.** Enfermedad grave caracterizada por la aparición de ampollas y vesículas en todo el cuerpo, que después se cubren de costras por infección bacteriana; también se afectan las mucosas.
penfigoide (del gr. *pémphix, -igos*, ampolla, y *eîdos*, aspecto). adj. F., *pénicillamine*. Semejante al pénfigo.
peniano. adj. V. PENEANO.
penicilado (del lat. *penicillus*, pincel). adj. En forma de pincel; se dice de ciertas arterias del bazo.
penicilamina. f. F., *pénicillamine*. β, β-Dimetilcisteína. Agente quelante del cobre, mercurio, cinc y plomo, que promueve su eliminación por la orina. Se emplea en la intoxicación por mercurio, en la enfermedad de Wilson y en la artritis reumatoide.
penicilina. f. A., *Penizillin*; F., *pénicilline*; In., *penicillin*; It., *penicillina*; P., *penicilina*. Miembro de un amplio grupo de antibióticos con actividad bactericida, los primeros de los cuales se obtuvieron a partir

de un hongo, el *Penicillium notatum,* y posteriormente de otros hongos del género *Penicillium* y del *Aspergillus.* Todas tienen un núcleo químico común, el ácido 6-aminopenicilánico, que con diferentes modificaciones da lugar a las distintas penicilinas. Se clasifican, de acuerdo con su origen, resistencia a los ácidos (posibilidad de administración oral), resistencia a la β-lactamasa o penicilinasa (actividad frente a gérmenes productores de esta enzima, penicilinas antiestafilocócicas) y espectro de actividad, en la siguiente forma: *Penicilinas naturales:* Sensibles a los ácidos, a la penicilinasa y de espectro intermedio. La más importante es la penicilina G o bencilpenicilina (sódica o potásica). *Penicilinas semisintéticas.* Existen diversas clases: *a)* Resistentes a los ácidos, pero no a la penicilinasa y de espectro intermedio; son las fenoxipenicilinas, como la fenoximetilpenicilina, penicilina ácida o V. *b)* Sensibles a los ácidos, pero resistentes a la penicilinasa: meticilina. *c)* Resistentes a los ácidos y a la penicilinasa: penicilinas isoxazólicas, como la oxacilina, cloxacilina, etc. *d)* Resistentes a los ácidos pero no a la penicilinasa, y de amplio espectro: ampicilina, amoxicilina. *e)* Penicilinas con indicaciones especiales como en las infecciones producidas por *Pseudomonas* y en ciertos tipos de *Proteus:* carbenicilina e indanilcarbenicilina. *Penicilinas retardadas:* Derivados insolubles de la penicilina G, que liberan lentamente el antibiótico después de la administración intramuscular: penicilina procaína y penicilina benzatina.

penicilinasa. f. A., *Penizillinase;* F., *pénicillinase;* In., *penicillinase;* It., *penicillinasi;* P., *penicilinase.* Enzima secretada por algunas especies bacterianas, en particular los estafilococos, que inactiva la molécula de penicilina. V. β-Lactamasa.

peniciliosis. f. Infestación con hongos parásitos del género *Penicillium.*

penicíllico (Ácido). Compuesto antibiótico aislado de cultivos de *Penicillium puberulum* y *P. cyclopeum.*

Penicillium. Género de hongos del orden moniliales. Es un saprofito típico, algunas de sus especies son parásitas del hombre. La especie *P. crustaceum* o *glaucum* se encuentra en el queso de Camembert; otras especies, *P. chrysogenum* y *P. notatum,* se emplean en la producción de las penicilinas G y V.

penisquisis (del lat. *penis,* pene, y el gr. *schísis,* hendidura). f. Fisura del pene; término que comprende el epispadias e hipospadias.

penitis. f. F., *pénitis.* Inflamación del pene; falitis.

penniforme (del lat. *penna,* pluma, y de *forma*). adj. F., *penniforme.* En forma de pluma. Dícese del músculo cuyas fibras se insertan a cada lado de un tendón central.

penoscrotal (de *pene* y el lat. *scrotum,* escroto). adj. Relativo al pene y el escroto.

Penrose (Dren de) (Charles B. *Penrose,* ginecólogo norteamericano, 1862-1925). V. Dren.

pensamiento (de *pensar,* y éste del lat. *pensare,* pensar). m. A., *Gedanke;* F., *pensée;* In., *thought;* It., *pensiero;* P., *pensamento.* Acción y efecto de pensar; acto de formar y relacionar ideas y conceptos; actividad psíquica que permite la utilización simbólica de los objetos y hechos. ||**-(Disgregación del).** Asociación de fragmentos ideativos al azar sin que en realidad tengan nexo común. ||**-(Robo del).** Convicción de que un poder superior arrebata los pensamientos.

penta-. Forma prefija del gr. *pénte,* cinco.

pentacrómico (de *penta-* y el gr. *chrôma,* color). adj. F., *pentachromique.* Capaz de distinguir cinco colores solamente. Dícese de la persona u ojo que tiene este defecto. Ú.t.c.s.

pentadáctilo (de *penta-* y el gr. *dáktylos,* dedo). adj. F., *pentadactyle.* Que tiene cinco dedos.

pentalogía (de *penta-* y el gr. *lógos,* palabra, obra). f. A., *Pentalogie;* F., *pentalogie;* In., *pentalogy;* It. y P., *pentalogia.* Grupo de cinco síntomas, defectos, etc. ||**-de Fallot.** Malformación congénita del corazón consistente en los cinco elementos de la tetralogía, más la comunicación interauricular.

pentámero (de *penta-* y el gr. *méros,* parte). adj. F., *pentamère.* De cinco partes.

pentametilendiamina. f. Producto de la descomposición cadavérica bacteriana por descarboxilación de la lisina. *Sin.:* Cadaverina.

pentametonio. m. F., *pentaméthonium.* Derivado del metonio con cadena polimetilénica y cinco átomos de carbono. Posee propiedades gangliopléjicas y se emplea en el tratamiento de la hipertensión arterial.

pentamidina. f. F., *pentamidine.* Diamidina usada en el tratamiento de las leishmaniosis y las tripanosomiasis.

pentano. m. A., *Pentan;* F. e In., *pentane;* It. y P., *pentano.* Hidrocarburo líquido C_5H_{12}, obtenido por destilación del petróleo; anestésico.

pentaquina. f. F., *pentaquine.* Compuesto antipalúdico muy eficaz, administrado junto con la quinina, pero demasiado tóxico para ser usado como profiláctico.

Pentastoma (de *penta-* y el gr. *stóma,* boca). Género de artrópodos endoparásitos encontrados en el hombre; la especie *P. denticulatum* es la larva de la *Linguatula rhinaria* y se encuentra, lo mismo que la forma adulta, en las fosas nasales.

pentastomiasis. f. F., *pentastomose.* Infestación con parásitos del género *Pentastoma.*

pentatómico. adj. F., *pentatomique.* Que contiene cinco átomos. || Que contiene cinco átomos de H reemplazables.

Pentatrichomonas. Género de protozoos en el que algunos autores incluyen *Trichomonas hominis,* por poseer cinco flagelos.

pentavalente. adj. F., *pentavalent.* Que tiene cinco valencias.

pentazocina. f. F., *pentazocine.* Derivado del benzomorfano con propiedades analgésicas parecidas a la morfina.

pentilentetrazol. m. F., *pentétrazol, pentylènetétrazole.* Pentametilentetrazol; cardiazol. Estimulante inespecífico del sistema nervioso central. Se empleó antiguamente en la terapéutica de choque de algunas enfermedades mentales y actualmente en el diagnóstico de la epilepsia y como analéptico respiratorio.

pentobarbital. m. F., *pentobarbital.* V. Barbitúrico.

pentosa. f. A., *Pentose;* F. e In., *pentose;* It., *pentosio;* P., *pentose.* Monosacárido con cinco átomos de carbono en su molécula (arabinosa, ribosa, xilosa).

pentosuria (de *pentosa* y el gr. *oûron,* orina). f. A., *Pentosurie;* F., *pentosurie;* In., *pentosuria;* It., *pentosuria;* P., *pentosúria.* Presencia de pentosa, principalmente arabinosa, en la orina.

Penzoldt (Reacción de) (Franz *Penzoldt,* médico alemán, 1849-1927). V. Reacción. ||**-Dehio (Prueba de).** V. Prueba.

peñasco. m. A., *Schlafenbeinpyramide;* F., *rocher;* In., *petrosa;* It., *rocca;* P., *rochedo.* Porción del hueso temporal, región petrosa o pétrea, en forma de pirámide de cuatro caras, en cuyo interior existen las cavidades que contienen los órganos de la audición.

peonía. f. Planta ranunculácea *(Paeonia officinalis),* cuya raíz se ha preconizado como antiespasmódica.

peonina. f. Coralina roja; ácido pararrosólico, empleado como reactivo de los ácidos y álcalis.

peonza (Ruido de). V. Ruido.

peoría. f. Acción y efecto de empeorar.

peotilomanía (del gr. *péos,* pene, *tíllein,* tirar, y de *manía*). f. F., *péotilomanie.* Movimiento de la naturaleza del tic, que algunas veces se observa en los niños, que consiste en tirarse del pene. Denomínase también *seudomasturbación.*

peotomía (del gr. *péos,* pene, y *tomé,* corte). f. F., *péotomie.* Ablación quirúrgica del pene; falectomía.

pepita (del lat. *pepo,* melón, o quizá del lat. vulgar *pippita,* del lat. *pituita.* f. A., *Kern;* F., *pépin;* In., *stone;* It., *pepita;* P., *pevide.* Semilla de algunas frutas. Las pepitas de la calabaza *(Cucurbita pepo)* son diuréticas y antihelmínticas.

peplos (del lat. *peplum,* y éste del gr. *péplon,* principal vestido femenino de la antigua Grecia. m. F., *péplos.*

Envoltura lipoproteica que presentan algunos viriones.
pepoia o **pepsis.** f. DIGESTIÓN.
Pepper (Tratamiento de) (William *Pepper* Sr., internista norteamericano, 1843-1898). V. TRATAMIENTO. ‖ **-(Síndrome de).** V. SÍNDROME. ‖ **-(Tipo de)** (William *Pepper* Jr., médico norteamericano, 1874-1947). V. TIPO.
pépsico. adj. PÉPTICO.
pepsigogo (de *pepsina* y el gr. *agogós*, conductor). adj. Dícese de las sustancias que estimulan la secreción de la pepsina, en contraste con la histamina, que estimula la secreción del ácido clorhídrico.
pepsina (del gr. *pepsis*, digestión, de *péssein*, cocer). f. A., *Pepsin;* F., *pepsine;* In., *pepsin;* It. y P., *pepsina*. Enzima del jugo gástrico, que convierte las proteínas en peptonas. ‖ Preparación opoterápica obtenida ordinariamente del estómago del cerdo o del cuajar del carnero, preconizada en las hipopepsias. ‖ **-amilácea.** Mezcla de pepsina extractiva y de almidón en tal proporción que 1 g tiene el poder de transformar 20 g de fibrina húmeda. ‖ **-aromática.** Mezcla de pepsina, ácido tartárico, cloruro de sodio y lactosa. ‖ **-de Brücke.** Pepsina purificada que contiene menor cantidad de nitrógeno que la pepsina cristalizada. ‖ **-extractiva.** Preparación compleja de estómago de carnero que, una vez desecada, digiere a 36° cincuenta veces su peso de fibrina húmeda.
pepsinasa. f. Enzima que, en medio ácido, escinde las proteínas naturales en péptidos.
pepsinia. f. Secreción de pepsina, que puede ser normal *(eupepsinia)*, excesiva *(hiperpepsinia)*, deficiente *(hipopepsinia)* o nula *(apepsinia)*.
pepsinífero (de *pepsina* y el lat. *ferre*, llevar). adj. F., *producteur de pepsine*. Productor o secretor de pepsina.
pepsinógeno (de *pepsina* y el gr. *gennân*, producir, engendrar). adj. Productor de pepsina. ‖ m. A., *Pepsinogen;* F., *pepsinogène;* In., *pepsinogen;* It., *pepsinogeno;* P., *pepsinogênio*. Cimógeno de las glándulas gástricas, que se convierte en pepsina por la acción del ácido clorhídrico.
pepsinuria (de *pepsina* y el gr. *oûron*, orina). f. F., *pepsinurie*. Presencia de pepsina en la orina.
peptamina. f. Amina derivada de un polipéptido.
peptasa. f. F., *peptase, peptidase*. Derivado de la malta, capaz de actuar sobre la albúmina. ‖ PEPTIDASA.
péptico. adj. F., *peptique*. Relativo a la digestión o a la pepsina. V. ÚLCERA PÉPTICA.
peptidasa. f. F., *peptidase*. Enzima que desdobla los péptidos en aminoácidos. V. HIDROLASA.
péptido. m. A., *Peptide;* F., In. e It., *peptide;* P., *péptido*. Derivado proteínico constituido por la combinación de dos o más aminoácidos, con unión del grupo carboxilo de uno con el grupo amino del otro y eliminación de una molécula de agua. Según el número de aminoácidos se distinguen en *dipéptidos, tripéptidos* o *polipéptidos*.
peptidoglicán. m. F., *peptidoglycane*. Polímero formado por unidades de ácido N-acetilmurámico y N-acetilglucosamina y cadenas cortas de péptidos, que se encuentra en la pared celular de los organismos procariotas. *Sin.:* Mureína, glucopéptido.
peptidólisis (de *péptido* y el gr. *lýsis*, disolución). f. Disolución o desdoblamiento de los péptidos.
peptización. f. A., *Peptisierung;* F., *peptisation;* In., *peptization;* It., *peptizzazione;* P., *peptização*. Licuefacción o reducción de un gel para formar un sol.
Peptococcus. Género de bacterias de la familia peptostreptocócáceas. Son cocos grampositivos, cuyo tamaño es de 0,5-1 μm, y se disponen en parejas o tétradas, o están aislados. V. PEPTOSTREPTOCOCÁCEAS.
peptocrinina. f. Sustancia obtenida de la mucosa intestinal, de propiedades semejantes a las de la secretina.
peptógeno (del gr. *peptós*, cocido, y *gennân*, producir). adj. Productor de pepsina o de peptona. ‖ m. Agente que promueve o excita la digestión.

peptolítico (del gr. *peptós*, cocido, y *lýsis*, disolución). adj. F., *peptolytique*. Que disuelve o reduce las peptonas.
peptona (del gr. *peptós*, cocido, digerido). f. A., *Pepton;* F., In. e It., *peptone;* P., *peptona*. Polipéptido de bajo peso molecular hidrosoluble, no coagulable por el calor ni precipitable por una disolución saturada de sulfato amónico, que se forma durante la hidrólisis de las proteínas por la acción de las enzimas digestivas, fundamentalmente la pepsina.
peptonemia (de *peptona* y el gr. *haîma*, sangre). f. Presencia de peptonas en la sangre.
peptónico. adj. f. Relativo a la peptona o peptonas.
peptoniterapia (de *peptona* y el gr. *therapeía*, tratamiento). f. Tratamiento de ciertos estados anafilácticos por las peptonas.
peptonización. f. Conversión de las proteínas en peptonas.
peptonoide (de *peptona* y el gr. *eîdos*, aspecto). m. Sustancia semejante a la peptona.
peptonólisis o **peptólisis** (de *peptona* y el gr. *lýsis*, disolución). f. Hidrólisis o digestión de las peptonas.
peptonuria (de *peptona* y el gr. *oûron*, orina). f. A., *Peptonurie;* F., *peptonurie;* In. e It., *peptonuria;* P., *peptonúria*. Presencia de peptonas en la orina; propeptonuria o albumosuria. ‖ **-enterógena, hepatógena** o **nefrógena.** Peptonuria dependiente de una enfermedad intestinal, hepática o renal, respectivamente. ‖ **-piógena.** Peptonuria asociada con un proceso supurativo. ‖ **-puerperal.** La normal durante el puerperio.
peptostreptocócáceas. f. pl. *Peptostreptococcaceae*. Familia de bacterias situada en la parte 14 de la clasificación de Bergey. Se trata de cocos grampositivos pequeños (0,3-1 μm), dispuestos en masas, paquetes o cadenas. Son anaerobios estrictos, saprofitos habituales de la mucosa bucal, respiratoria y digestiva, así como de la mucosa genital femenina. Dos de los géneros son de interés en patología humana: *Peptococcus* y *Peptostreptococcus*. Se aíslan en el 30 % de las infecciones anaerobias, en especial en infecciones de heridas operatorias abdominales y pélvicas, casi siempre en cultivo mixto con otros anaerobios y/o aerobios.
Peptostreptococcus. Género de bacterias de la familia peptostreptocócáceas. Son cocos grampositivos, de tamaño de 0,7 a 1 μm, dispuestos en parejas o cadenas. Sus cultivos, y el pus que los contiene, tienen olor nauseabundo. V. PEPTOSTREPTOCOCÁCEAS.
peptotoxina. f. F., *peptotoxine*. Toxina o base tóxica originada por una peptona. ‖ Tomaína de ciertas peptonas y proteínas putrefactas. ‖ **-colérica.** Sustancia tóxica semejante a la peptona producida por el bacilo del cólera.
peptozima. f. Supuesta sustancia en las soluciones de peptona, que impediría la coagulación de la sangre.
pequeño mal (en fr. *petit mal*). m. Forma de epilepsia generalizada con pérdida de la conciencia, caracterizada por la aparición de las «ausencias típicas», es decir, de crisis generalizadas no convulsivas (ausencias simples o complejas) asociadas a una descarga electroencefalográfica bilateral, simétrica y sincrónica de puntas y ondas repetidas rítmicamente a una frecuencia de tres por segundo. V. también EPILEPSIA.
per-. Prefijo latino que indica *por, a través*. ‖ Partícula aumentativa que en quimica designa la mayor cantidad del elemento electronegativo que entra en una combinación.
pera (del lat. *pira*, pl. de *pirum*). f. A., *Birne;* F., *poire;* In., *pear;* It. y P., *pera*. Fruto del peral, alimenticio. ‖ PERA DE GOMA. ‖ **-de Arzberger.** Pera o globo de goma que se introduce en el recto y se enfría por paso de una corriente de agua. ‖ **-de goma.** Instrumento de goma en forma de pera que, adaptado a una cánula, sirve para insuflar o inyectar. ‖ **-de Politzer.** La de goma con una pequeña abertura lateral para la insuflación del oído medio.
peracéfalo (de *per-* y el gr. *aképhalos*, sin cabeza). m. Monstruo acéfalo sin brazos y con tórax defectuoso.

peracidez. f. Hiperacidez.
perácido. m. Ácido que contiene mayor cantidad de oxígeno que la ordinaria.
peragudo. adj. Extremadamente agudo.
per anum (lat.). Por el ano.
perarticulación. f. Diartrosis.
peratodinia (del gr. *péras, -atos,* término, fin, línea, y *odýne,* dolor). f. Dolor terebrante; cardialgia; pirosis.
perborato. m. Sal de ácido perbórico, HBO_3.
percepción (del lat. *perceptio, -onis*). f. A., *Perzeption;* F. e In., *perception;* It., *percezione;* P., *percepção.* Acción y efecto de percibir. ‖ Capacidad psicológica asegurada por el buen funcionamiento de las zonas cerebrales primarias, secundarias y otras, en relación con la integración de las sensaciones. Comporta la apreciación correcta de las mismas a un nivel superior. ‖**-imaginaria.** Alucinación. ‖**-inexacta.** Ilusión.
perceptividad. f. A., *Perzeptivität;* F., *perceptivité;* In., *perceptivity;* It., *percettività;* P., *perceptividade.* Facultad de recibir impresiones sensoriales; facultad de transformar las impresiones en sensaciones.
percha. f. Gutapercha.
perclorato. m. Sal de ácido perclórico, $HClO_4$.
percloruro. m. F., *perchlorure.* Cloruro que contiene más cloro que el cloruro ordinario.
percluso (del lat. *perclusus*). adj. Sin movimiento, cautivo.
percolación (del lat. *percolatio, -onis*). f. A., *Auslaugung;* F., *lixiviation;* In., *percolation;* It., *lixiviazione,* P., *lixiviação.* Extracción de los principios solubles de una sustancia por el paso de un líquido disolvente a través de la misma.
percolador. m. Vaso cónico empleado en la percolación.
per contiguum o **per continuum** (lat.). Por contigüidad o por continuidad, respectivamente.
percomorfos. m. pl. Orden de peces acantopterigios, que incluye los géneros *Thunnus, Scomber, Xiphias* y otros, de cuyo hígado se extrae un aceite abundante en vitaminas A y D.
percusión (del lat. *percussio, -onis*). m. A., *Perkussion;* F. e In., *percussion;* It., *percussione;* P., *percussão.* Método de exploración clínica ideado por Auenbrugger en 1761, que consiste en golpear una parte del cuerpo con objeto de apreciar las variaciones de sonoridad de esta parte y deducir el estado o límites de la misma. ‖**-abdominal, torácica.** La practicada en estas cavidades.‖**-auscultatoria.** Auscultación del sonido producido por la percusión. ‖**-con el puño.** Método de Murphy para determinar la existencia de un estado patológico del riñón, que consiste en golpear con el puño sobre la otra mano aplicada de plano en la región renal. ‖**-de Goldscheider.** Ortopercusión. ‖ Percusión que se practica golpeando ligeramente con el dedo sobre un plesímetro en forma de cilindro de vidrio, uno de cuyos extremos, provisto de un casquete de goma, se apoya en un espacio intercostal. ‖**-de Korányi.** Auscultación de Korányi.‖**-de Krönig.** Percusión del vértice de los pulmones en el diagnóstico de la tuberculosis apical.‖**-de Lerch.** Percusión en la que el martillo percusor cae por su propio peso sobre el plesímetro para apreciar las vibraciones del mango del martillo y el resalto del mismo.‖**-de Murphy.** Percusión de piano. ‖ Percusión con el puño.‖**-de piano.** Método de Murphy para apreciar una pequeña cantidad de líquido en la cavidad abdominal sobre vísceras huecas, que consiste en golpear con los cuatro dedos sucesivamente, empezando por el meñique. ‖**-de Plesch.** Percusión de un espacio intercostal, en la que el dedo plesímetro tiene la primera articulación interfalángica flexionada en ángulo recto. ‖**-digital.** La practicada con un dedo de la mano, que sirve de plesímetro, y un dedo de la otra, que sirve de martillo percusor.‖**-directa.** Percusión inmediata.‖**-en resorte.** Tipo en el cual el dedo medio o el índice flexionado se dispara contra la pared abdominal; útil en el derrame peritoneal libre. ‖**-inmediata.** La practicada sin interposición de plesímetro. ‖**-instrumental.** Percusión por medio de plesímetro y percusor o con uno de ambos instrumentos. ‖**-mediata.** La practicada con interposición de plesímetro. ‖**-palpatoria.** Combinación de la percusión y palpación, que suministra impresiones táctiles más bien que auditivas. ‖**-paradójica.** Percusión que revela la sonoridad de una parte en la que por la auscultación podría prejuzgarse la matidez; por ejemplo, en el edema agudo del pulmón, en que se nota la sonoridad a la percusión y estertores crepitantes por la auscultación.‖**-respiratoria.** Percusión durante los movimientos de inspiración y espiración para apreciar la diferencia de sonido entre ambos. ‖**-tangencial.** Percusión con el plesímetro aplicado verticalmente a la parte y dando los golpes en dirección paralela a la superficie de aquélla.
percusopuntor. m. Nombre de un instrumento para practicar la acupuntura múltiple.
percusor o **percutor.** m. Instrumento en forma de martillo para la percusión diagnóstica o terapéutica.
percutáneo (de *per-* y *cutáneo*). adj. A., *perkutan;* F., *pércutanée;* In., *percutaneous;* It., *percutaneo;* P., *percutâneo.* Practicado por la piel o a través de la piel; dícese principalmente de los métodos de aplicación de agentes terapéuticos: fricciones, baños, electroforesis, etc.
Percy (Cauterio de) (James F. *Percy,* cirujano norteamericano, 1864-1946). V. Cauterio.
pérdida (del lat. *perdita,* perdida). f. A., *Verlust;* F., *perte;* In., *loss;* It., *perdita;* P., *perda.* Carencia, disminución. daño. ‖ Flujo. ‖**-de calor.** Enfriamiento. ‖**-de memoria.** Amnesia. ‖**-de sustancia.** Destrucción de una porción de tejido. ‖**-erráticas.** Pérdidas genitales femeninas variables en intensidad, duración y época del ciclo en que aparecen. ‖**-fonética de la respiración.** Espiración excesivamente rápida debida a la parálisis de un músculo cricoaritenoideo. ‖**-sanguínea.** Hemorragia, especialmente de la matriz. ‖**-seminal.** Espermatorrea.
pereirina. f. Alcaloide blanco de la corteza del *Geissospermum laeve,* árbol de la América tropical. Antiperiódico, antipirético y tónico.
perejil (del occ. *pe[i]ressil,* y éste del gr. *petrosélinon;* de *pétra,* piedra, y *sélinon,* apio). m. A., *Petersilie;* F., *persil;* In., *parsley;* It., *prezzemolo;* P., *perrexil.* Planta umbelífera, *Apium petroselinum* o *Petroselinum sativum,* de raíz aperitiva y estimulante. De las semillas y hojas se extrae el *apiol.*
perencefalia (del gr. *péra,* bolsa, y *egképhalos,* cerebro). f. Afección quística del cerebro.
perenne (del lat. *perennis;* de *per* y *annus,* año). adj. Que dura varios años.
peretinol. m. Preparación de corazón de caballo en cloretileno y alcohol, empleada en la reacción de Vernes.
Pérez (Bacilo de) (Fernando *Pérez,* médico argentino, 1863-1935). Escherichia foetida. ‖**-(Signo de)** (Jorge *Pérez,* médico español del siglo xix).V. Signo. ‖**-Vitoria (Prueba de).** V. Prueba.
perfeccionismo (del lat. *perfectio-, -onis,* y éste de *perficere,* acabar, completar). m. F., *perfectionnisme.* Tendencia mental a una perfección imposible, que al no ser lograda conduce a un sentimiento de frustración y autocondena.
perfenacina. f. F., *perphénazine.* V. Fenotiacina.
perflación (del lat. *perflatum,* supino de *perflare,* soplar con violencia, soplar por todos los lados). f. Insuflación de una parte o cavidad para arrastrar al exterior las secreciones o sustancias que en ella existan.
perforación (del lat. *perforatio, -onis*). f. A., *Durchbohrung;* F. e In., *perforation;* It., *perforazione;* P., *perfuração.* Acción y efecto de perforar u horadar.‖ Abertura u orificio accidental en un órgano o parte, producida por una violencia externa o una lesión interna. ‖ Tresis. ‖**-de Benzold.** Trepanación de la apófisis mastoides.
perforacráneo. m. Perforador.
perforado. adj. F., *perforé.* Que tiene agujeros o que está atravesado por otro órgano. V. Espacio perforado.‖**-de Casserio.** Músculo coracobraquial.

perforador. m. A., *Bohrer;* F., *perforateur;* In., *drill;* It., *trapano;* P., *perfurador.* Instrumento para agujerear los huesos de la cabeza del feto muerto. ||**-de Blot o de Naegele.** Instrumentos para la práctica de la craniotomía en los partos difíciles.

perforamembranas. m. Instrumento para la perforación de las membranas en el parto.

perforante. adj. F., *perforant.* Penetrante o que atraviesa otro órgano, al que se denomina *perforado.* Dícese de ciertas arterias y nervios y del flexor profundo de los dedos (*perforans manus*), cuyos tendones atraviesan los del flexor superficial. Ú.t.c.s. || V. MAL PERFORANTE. ||**-de Casserio.** Nervio musculocutáneo del brazo.

perforatórium. m. Porción puntiaguda de la cabeza del espermatozoide; acrosoma.

perfricación (del lat. *perfricatum,* supino de *perfricare,* fregar fuerte). f. FRICCIÓN.

perfrigeración (del lat. *perfrigeratio, -onis,* enfriamiento). f. CONGELACIÓN.

perfusión. f. A., *Durchblutung;* F. e In., *perfusion;* It., *perfusione;* P., *perfusão.* Circulación artificial en un órgano de un líquido de composición apropiada para mantener las funciones de aquél en la experimentación fisiológica. || V. GOTA A GOTA, VENOCLISIS.

pergenol. m. Mezcla de perborato y bitartrato de sodio, que disuelta en el agua produce peróxido de hidrógeno.

perhidrol. m. Solución que contiene el 30 % de su peso de peróxido de hidrógeno, con la que se prepara extemporáneamente el agua oxigenada.

peri-. Forma prefija del gr. *perí,* alrededor.

periacinoso (de *peri-* y el lat. *acinus,* grano de uva). adj. Situado alrededor de un ácino.

periadenitis (de *peri-* el gr. *adén,* glándula, y de *-itis*). f. A., *Periadenitis;* F., *périadénite;* In. e It., *periadenitis;* P., *periadenite.* Inflamación de los tejidos que rodean una glándula y más especialmente un ganglio o ganglios linfáticos. ||**-mucosa necrótica recidivante.** Enfermedad de la boca, caracterizada por la formación de nódulos que pueden ulcerarse; son características las recidivas.

periadenoiditis (de *peri-*, el gr. *adén,* glándula, *eîdos,* aspecto, y el suf. *-itis*). f. Inflamación de la faringe nasal que rodea las vegetaciones adenoideas.

periadventicio (de *peri-* y el lat. *adventicius,* suplemento). adj. Fuera o alrededor de la túnica adventicia.

perialienitis (de *peri-* y el lat. [*corpus*] *alienum*). f. PERIXENITIS.

periamigdalitis (de *peri-*, el gr. *amygdále,* almendra, y el suf. *-itis*). f. A., *Peritonsillitis;* F., *périamigdalite;* In., *periamygdalitis;* It., *peritonsillite;* P., *peritonsilite.* Inflamación de los tejidos que rodean las amígdalas; peritonsilitis.

perianal (del *peri-* y *anal*). adj. A., *circumanalis;* F., *périanal;* In., *perianal;* It., *perianale;* P., *perianal.* Situado o que ocurre en las márgenes del ano.

periangiocolitis (de *peri-*, el gr. *aggeîon,* vaso, *kólon,* intestino grueso, y el suf. *-itis*). f. A., *Periangiocholitis;* F., *périangiocholite;* In., *periangiocholitis;* It. y P., *periangiocolite.* Inflamación de los tejidos que rodean los conductos biliares o los capilares interlobulillares del hígado.

periangioma (de *peri-*, el gr. *aggeîon,* vaso, y el suf. *-oma*). m. A., *Periangiom;* F., *périangiome;* In., It. y P., *periangioma.* Tumor que se desarrolla alrededor de un vaso.

periangitis (de *peri-*, el gr. *aggeîon,* vaso, y de *-itis*). f. A., *Periangiitis;* F., *périvascularite,* In., *periangitis;* It., *periangite;* P., *periangiíte.* Inflamación alrededor de una vasa sanguíneo o linfático; perivasculitis.

periaórtico (de *peri-* y el gr. *aorté,* aorta). adj. Alrededor de la aorta.

periaortitis. f. A., *Periaortitis;* F., *périaortite;* In., *periaortitis;* It. y P., *periaortite.* Inflamación de los tejidos que rodean la aorta.

periapendicitis (de *peri-*, el lat. *apendix, -icis,* apéndice, y el suf. *-itis*). f. A., *Periappendizitis;* F., *périappendicite;* In., *periappendicitis;* It., *periappendicite;* P., *periapendicite.* Inflamación del apéndice y los tejidos próximos. ||**-decidual.** Periappendicitis concomitante con un embarazo tubárico, en la que se encuentran células deciduales en el peritoneo del apéndice.

periapendicular. adj. Situado o que ocurre alrededor del apéndice vermiforme.

periapical (de *peri-* y el lat. *apex, -icis,* ápendice). adj. Situado alrededor de un vértice, especialmente de la punta de la raíz de un diente.

periarterial. adj. Alrededor de una arteria.

periarteritis. f. A., *Periarteritis;* F., *périartérite;* In., *periarteritis;* It. y P., *periarterite.* Inflamación de los tejidos que forman la pared externa de una arteria. || Inflamación de la túnica externa o adventicia. ||**-nodular o nudosa.** Arteritis aguda, enfermedad del colágeno, de causa ignorada, que afecta todas las túnicas arteriales, con producción de nódulos inflamatorios en la pared externa. Las lesiones consisten en degeneración, necrosis y exudación y conducen a la isquemia de los territorios afectos. Denomínase también *poltarteritis aguda nudosa, panarteritis* y *enfermedad de Kussmaul.*

periarticular (de *peri-* y el lat. *articulus,* juntura). adj. Situado o que ocurre alrededor de una articulación.

periartritis (de *peri-*, el gr. *árthron,* articulación, y el suf. *-itis*). f. A., *Periarthritis;* F., *périarthrite;* In., *periarthritis;* It. y P., *periartrite.* Inflamación de los tejidos que rodean una articulación, especialmente de las bolsas serosas.

periatrial (de *peri-* y el lat. *átrium,* vestíbulo). adj. Situado alrededor de un atrio o aurícula.

periauricular (de *peri-* y el lat. *auricula,* oreja o aurícula). adj. F., *périauriculaire.* Situado o que ocurre alrededor de la oreja o de una aurícula.

periaxil o **periaxial** (de *peri-* y el lat. *axis,* eje). adj. F., *périaxial.* Alrededor de un eje.

periaxilar (de *peri-* y el lat. *axilla,* axila). adj. Situado o que ocurre alrededor de la axila.

periaxonal o **periaxónico** (de *peri-* y el gr. *axón,* eje). adj. F., *périaxonal.* Que ocurre alrededor de un axón o cilindroeje.

periblasto (de *peri-* y el gr. *blastós,* germen). m. Porción del blastodermo de los huevos telolecitos, cuyas células carecen de membrana celular.

periblepsia o **periblepsis** (de *peri-* y el gr. *blépsis,* mirada). f. A., *Periblepsie;* F., *périblepsie;* In., *periblepsis;* It., *periblessia;* P., *periblepsia.* Mirada extraviada, propia de los delirantes.

peribronquial (de *peri-* y el lat. *bronchium,* bronquio). adj. F., *péribronchique.* Situado o qoe ocurre alrededor de un bronquio.

peribronquiolar. adj. F., *péribronchiolaire.* Alrededor de los bronquiolos.

peribronquiolitis. f. A., *péribronchiolite.* Inflamación de los tejidos que rodean los bronquiolos.

peribronquitis. f. A., *Peribronchitis;* F., *péribronchite;* In., *peribronchitis;* It., *peribronchite;* P., *peribronquite.* Inflamación de la capa externa de los bronquios y tejido adyacente.

peribulbar (de *peri-* y el lat. *bulbus,* bulbo). adj. F., *péribulbaire.* Situado o que ocurre alrededor de un bulbo, de la medula o del ojo especialmente.

peribursal (de *peri-* y el lat. *bursa,* bolsa). adj. Alrededor de una bolsa.

perical. m. Pie de Madura o micetoma; enfermedad de Ballingal.

pericanalicular (de *peri-* y el lat. *canaliculus,* dim. de *canalis,* cañería). adj. Que ocurre alrededor de un canalículo.

pericapsular (de *peri-* y el lat. *capsula,* dim. de *capsa,* caja). adj. Situado o que ocurre alrededor de una cápsula.

pericardectomía f. PERICARDIECTOMÍA.

pericardicentesis (de *pericardio* y el gr. *kéntesis,* punción). f. F., *péricardiocentèse.* Punción quirúrgica del pericardio.

pericardiectomía. (de *pericardio* y el gr. *ektomé,* resección). f. A., *Perikardiektomie;* F., *péricardectomie;*

In., *pericardiectomy;* It. y P., *pericardiectomia.* Escisión parcial o completa del pericardio; decorticación del corazón en las pericarditis crónicas.

pericardio (del gr. *perikardion;* de *perí,* alrededor, y *kardía,* corazón). m. A., *Herzbeutel;* F., *péricarde;* In., *pericardium;* It., *pericardio;* P., *pericárdio.* Saco membranoso que rodea el corazón, compuesto de una capa externa, fibrosa, en forma de un cono de base adherida al centro frénico del diafragma y de vértice superior, que se continúa en la túnica externa de los grandes vasos, y una capa interna, serosa, que rodea el corazón directamente, *hoja visceral* o *epicardio,* y se refleja a nivel de los grandes vasos para tapizar la cara interna de la capa fibrosa, *hoja parietal.* Entre ambas hojas se constituye la cavidad pericardíaca, que contiene de 5 a 20 ml de líquido seroso.

pericardiocentesis. f. Pericardicentesis.

pericardiofrénico (de *pericardio* y el gr. *phrén, phrenós,* membrana). adj. F., *péricardiophrénique.* Relativo al pericardio y el diafragma.

pericardiólisis (de *pericardio* y el gr. *lysis,* disolución). f. F., *péricardiolyse.* Liberación de adherencias entre las hojas visceral y parietal del pericardio.

pericardiomediastinitis (de *pericardio,* el lat. *medius,* central, *stare,* mantenerse, y el suf. *-itis*). f. F., *péricardiomediastinite, médiastino-péricardite.* Pericarditis con mediastinitis.

pericardiopleural (de *pericardio* y el gr. *pleurá,* costado). adj. Relativo al pericardio y la pleura.

pericardiorrafia (de *pericardio* y el gr. *rhaphé,* sutura). f. F., *péricardiorraphie.* Sutura de una herida del pericardio.

pericardiostomía (de *pericardio* y el gr. *stóma,* boca). f. A., *Perikardiostomie;* F., *péricardiostomie;* In., *pericardiostomy;* It. y P., *pericardiostomia.* Abertura del pericardio a través de la pared torácica para el drenaje de los derrames pericardíacos.

pericardiotomía (de *pericardio* y el gr. *tomé,* corte). f. A., *Perikardiotomie;* F., *péricardiotomie;* In., *pericardiotomy;* It. y P., *pericardiotomia.* Incisión quirúrgica del pericardio.

pericarditis (de *pericardio* y el suf. *-itis*). f. A., *Perikarditis;* F., *péricardite;* In., *pericarditis;* It. y P., *pericardite.* Inflamación del pericardio. ǁ **-adhesiva.** Formación de falsas membranas que establecen adherencias entre las dos hojas de la serosa pericardíaca o entre el pericardio y el mediastino, diafragma o pared torácica. ǁ **-aguda.** Inflamación primitiva o secundaria del pericardio, caracterizada subjetivamente por la temperatura, dolor precordial, pulso rápido, tos y disnea, y objetivamente por el ruido de frote isócrono con los latidos cardíacos, en el período de exudación fibrinosa, y por abombamiento y matidez de la región precordial en el período de derrame. ǁ **-calculosa.** Formación de depósitos calcáreos en el pericardio. ǁ **-callosa.** Variedad de pericarditis crónica propia de la infancia, caracterizada por edema, cianosis facial, plenitud y tortuosidad de las venas yugulares. ǁ **-carcinomatosa.** La producida por una neoformación maligna en el pericardio. ǁ **-epistenocardíaca.** Pericarditis seca, consecutiva a un infarto del miocardio; síndrome complejo de estenocardia, fiebre, pericarditis e insuficiencia del miocardio. ǁ **-externa, interna.** La que afecta principalmente las superficies externa o interna, respectivamente, del pericardio. ǁ **-fibrosa.** Pericarditis crónica en la que las adherencias son reemplazadas por bridas fibrosas. ǁ **-hemorrágica, purulenta, serofibrinosa, serosa.** Variedades de pericarditis caracterizadas, respectivamente, por la naturaleza del derrame, sangre, pus, etc. ǁ **-localizada.** Variedad en la que no llegan a formarse adherencias, sino que las lesiones quedan circunscritas en forma de placas lechosas. ǁ **-mediastínica.** Inflamación de la superficie exterior del pericardio y el tejido del mediastino. ǁ **-obliterante.** Pericarditis adhesiva que motiva la obliteración de la cavidad pericardíaca. ǁ **-seca.** Pericarditis sin formación de derrame. ǁ **-tuberculosa.** Variedad producida por el bacilo de Koch. ǁ **-vellosa.** *Cor villosum;* pericarditis externa con exudados fibrinosos en la superficie del pericardio.

pericareia (del gr. *pericharés,* alegría desbordada). f. Regocijo vehemente y morboso.

pericarion (de *peri-* y el gr. *káryon,* núcleo). m. F., *péricaryone.* Masa citoplasmática que rodea el núcleo.

pericecal (de *peri-* y el lat. *caecum,* ciego). adj. F., *pericaecal.* Situado o que ocurre alrededor del ciego.

pericecitis (de *peri-,* el lat. *caecus,* ciego, y el suf. *-itis*). f. F., *perityphlite.* Inflamación de los tejidos que rodean el ciego; peritiflitis.

pericefálico (de *peri-* y el gr. *kephalé,* cabeza). adj. Situado o que ocurre alrededor de la cabeza.

pericelular. adj. Alrededor de una célula.

pericementitis. f. A., *Perizementitis,* F., *péricémentite,* In., *pericementitis;* It., *periodontite;* P., *pericementite.* Inflamación del pericemento; periodontitis. ǁ **-apical.** Absceso apical. ǁ **-crónica supurativa.** Piorrea alveolar. ǁ **-fagedénica.** Piorrea alveolar.

pericemento (de *peri-* y el lat. *caementum,* piedra para edificar). m. A., *Periodontium;* F., *périoste alvéolodentaire;* In., *pericementum;* It., *periodonzio;* P., *pericemento.* Membrana o tejido entre la raíz de un diente y el alveolo maxilar. Denomínase también *membrana alveolodentaria, periodontio y periostio dentario.*

pericementoclasia (de *pericemento* y el gr. *klásis,* rotura). f. F., *pyorrhée alvéolo-dentaire.* Destrucción del pericemento y el alveolo óseo sin desintegración del tejido gingival correspondiente; piorrea alveolar.

pericentesis (de *peri-* y el gr. *kéntesis,* punción). f. desus. Método hemostático que consiste en la ligadura en masa de los tejidos alrededor del vaso que sangra, introduciendo el hilo con una aguja curva.

pericentral (de *peri-* y el gr. *kéntron,* centro). adj. Alrededor de un centro.

pericerebral (de *peri-* y el lat. *cerebrum,* cerebro). adj. Que rodea el cerebro.

pericístico (de *peri-* y el gr. *kýstis,* vejiga o quiste). adj. Alrededor de una vejiga o quiste.

pericisto (de *peri-* y el gr. *kýstis,* quiste). m. Envoltura vascular de ciertos quistes.

pericistitis (de *peri* y el gr. *kýstis,* vejiga). f. A., *Perizystitis;* F., *péricystite;* In., *pericystitis;* It. y P., *pericistite.* Inflamación de los tejidos que rodean la vejiga urinaria.

pericitario. adj. Pericelular.

pericito (de *peri* y el gr. *kýtos,* cavidad). f. A., *Perizyst;* F., *péricyte;* In., *pericyte;* It., *pericita;* P., *perícito.* Célula peritelial. ǁ Célula con prolongaciones citoplásmaticas largas y rodeadas de membrana basal. Vista al microscopio electrónico carece de miofibrillas y, por tanto, de función contráctil. Se hallan situadas a lo largo de las metarteriolas, capilares y vénulas.

periclaustral (de *peri-* y el lat. *claustrum,* cerradura, barrera). adj. Alrededor del claustro o cláustrum del cerebro.

pericolangitis (de *peri-,* el gr. *cholé,* bilis, *aggeîon,* vaso, y de *-itis*). f. F., *péricholangite.* Inflamación de los tejidos que rodean un conducto biliar; periangiocolitis

pericolecistitis (de *peri-* y *colecistitis*). f. A., *Pericholezystitis,* F., *péricholécystite;* In., *pericholecystitis;* It. y P., *pericolecistite.* Inflamación de los tejidos que rodean la vesícula biliar.

pericolitis (de *peri-* y *colitis*). f. A., *Perikolitis;* F., *péricolite;* In., *pericolitis;* It. y P., *pericolite.* Inflamación de la serosa peritoneal del colon. ǁ **-derecha.** Pericolitis del colon ascendente. ǁ **-izquierda.** Inflamación del tejido conjuntivo y el peritoneo del colon descendente en su porción inferior, comparable a la apendicitis, salvo en su localización. ǁ **-membranosa.** Membrana de Jackson. ǁ **-postapendicular.** Formación de bridas que estrechan la luz del colon después de un ataque de apendicitis.

pericolonitis. f. Pericolitis.

pericolpitis (de *peri-* y el gr. *kólpos,* vagina). f. A., *Perikolpitis;* F., *périvaginite;* In., *pericolpitis;* It., *perivaginite;* P., *pericolpite.* Inflamación de los tejidos que rodean la vagina.

pericondrio (de *peri-* y el gr. *chóndros*, cartílago). m. A., *Knorpelhaut*, F., *périchondre;* In., *perichondrium;* It., *pericondrio;* P., *pericôndrio*. Membrana de tejido fibroso que cubre la superficie del cartílago.

pericondritis (de *peri-*, el gr. *chóndros*, cartílago, y el suf. *-itis*). f. Inflamación del pericondrio.

pericondroma. m. A., *Knorpelhauttumor;* F., *périchondrome*, In., *perichondroma;* It. y P., *pericondroma*. Tumor originado en el pericondrio.

pericordal. adj. Alrededor del notocordio.

pericordio (de *peri-* y el gr. *chordé*, cuerda). m. Cubierta del notocordio.

pericorneal (de *peri-* y el lat. *corneus*, de cuerno). adj. Situado o que ocurre alrededor de la córnea; periquerático.

pericoroidal (de *peri-*, el gr. *chórion*, membrana, y *eîdos*, aspecto). adj. Alrededor de la coroides.

pericoronitis (de *peri-*, el lat. *corona*, corona, y el suf. *-itis*). f. A., *Perikoronitis;* F., *péricoronite;* In., *pericoronitis;* It. y P., *pericoronite*. Inflamación de la encía alrededor de la corona de un diente en erupcíon

pericowperitis. f. Inflamación del tejido conjuntivo alrededor de las glándulas de Cowper.

pericoxitis (de *peri-*, el lat. *coxa*, muslo, hueso del anca, y el suf. *-itis*). f. Inflamación de los tejidos que rodean la articulación de la cadera.

pericráneo (del gr. *perikranion;* de *perí*, alrededor, y *kraníon*, cráneo). m. A., *Perikranium;* F., *péricrâne;* In., *pericranium;* It., *pericranio;* P., *pericrânio*. Periostio de la cara externa de los huesos del cráneo.

pericranitis (de *peri-*, el gr. *kraníon*, cráneo, y el suf. *-itis*). f. Periostitis del cráneo.

pericristalino (de *peri-* y el gr. *krýstallos*, hielo, cristal). adj. Situado alrededor del cristalino.

pericroma (de *peri-* y el gr. *chrôma*, color). m. Célula nerviosa en la que los cuerpos de Nissl están dispuestos en arcos debajo de la membrana celular.

peridectomía (de *peri-* y el gr. *ektomé*, resección). f. Peritomía, sindectomía.

peridendrítico (de *peri-* y el gr. *déndron*, árbol). adj. Que rodea las dendritas.

peridentario. adj. Que rodea un diente o dientes; periodontal.

peridentitis. f. Pericementitis.

peridentoclasia. f. Pericementoclasia.

peridermo o **peridermis** (de *peri-* y el gr. *dérma*, piel). m. y f. Cutícula o epidermis.|| Red de Malpighi de la piel.

peridesmio (de *peri-* y el gr. *désmios*, atado). m. F., *gaine de ligament*. Membrana que cubre los ligamentos.

peridesmitis. f. F., *inflammation de la gaine des ligaments*. Inflamación del peridesmio.

peridiástole (de *peri-* y el gr. *diastolé*, dilatación). f. F., *intervalle entre la diastole et la systole*. Intervalo anterior a la diástole; prediástole.

perididimitis. m. F., *pérididymite*. Inflamación del perididimo; vaginalitis.

perididimo (de *peri-* y el gr. *dídymos*, testículo). m. A., *Perididymis;* F., *pérididyme;* In., *perididymis;* It., *perididimo;* P., *perididimo*. Túnica vaginal del testículo.

peridiverticulitis (de *peri-*, el lat. *diverticulum*, desviación, y el suf. *-itis*). f. Inflamación de la serosa peritoneal que rodea un divertículo intestinal.

periduodenitis (de *peri-*, el lat. *duodenus*, de doce en doce, y el suf. *-itis*). f. A., *Periduodenitis;* F., *périduodénite;* In., *periduodenitis;* It. y P., *periduodenite*. Peritonitis crónica localizada alrededor del duodeno, al que deforma y fija con adherencias.

periecofobia (del gr. *periéchein*, rodear, y *phóbos*, temor). f. Cualquiera de las fobias relativas a los fenómenos físicos ambientales: astrofobia, ceraunofobia, potamofobia, etc.

periencefalitis (de *peri-* y el gr. *egképhalos*, encéfalo, cerebro). f. desus. F., *périencéphalite*. Inflamación de la corteza del cerebro y las meninges. || **-crónica difusa**. Parálisis general progresiva.

periencefalografía (de *peri-*, el gr. *egképhalos*, cerebro, encéfalo, y *gráphein*, describir). f. F., *périencéphalographie*. Radiografía de las meninges cerebrales.

periencefalomeningitis (de *peri-*, el gr. *egképhalos*, cerebro, encéfalo, y de *meningitis*). f. F., *périencéphalo-méningite*. Inflamación crónica de la corteza cerebral y las meninges; parálisis general de los alienados.

periendotelioma (de *peri-*, el gr. *éndon*, dentro, *thelé*, pezón, y el suf. *-oma*). m. Tumor que combina los caracteres del peritelioma y el endotelioma.

perientérico (de *peri-* y el gr. *énteron*, intestino). adj. Alrededor del intestino.

perienteritis. f. Inflamación de la serosa peritoneal del intestino.

periependimario (de *peri-* y el gr. *epéndyma*, revestimiento). adj. F., *périépendymaire*. Situado o que ocurre alrededor del epéndimo.

periepitelioma. m. Tumor caracterizado por una proliferación de células redondeadas, ovales o fusiformes, de tamaño uniforme, situadas en torno a espacios vasculares revestidos de una sola capa de células endoteliales. Presenta abundantes fibras reticulares. Es difícil de distinguir su forma maligna de la benigna, por lo que su evolución es imprevisible. El diagnóstico diferencial histológico es difícil con otros tumores mesenquimatosos bien vascularizados. *Sin.*: Hemangiopericitoma.

Périer (Operación de) (Charles *Périer*, cirujano francés, 1838-1914). V. Operación.

periéresis (del gr. *periaireîn*, cortar alrededor). f. ant. Incisión o exéresis circular.

periesofágico (de *peri-* y el gr. *oisophágos*, esófago). adj. Situado o que ocurre alrededor del esófago.

periesofagitis. f. Inflamación de los tejidos que rodean el esófago.

periesplenitis. f. Perisplenitis.

perifacitis o **perifaquitis** (de *peri-* y el gr. *phakós*, lente). f. A., *Periphakitis;* F., *périphakitis;* In., *periphakitis;* It., *perifachite;* P., *perifacite*. Inflamación de la cápsula del cristalino.

perifaco (de *peri-* y el gr. *phakós*, cristalino). m. Cápsula del cristalino.

perifaríngeo (de *peri-* y el gr. *phárygx, -yggos*, faringe) adj. F., *péripharyngé*. Situado o que ocurre alrededor de la faringe.

periferia (del lat. *peripheria*, y éste del gr. *periphéreia;* de *peripherein*, llevar alrededor). f. A., *Peripherie;* F., *périphérie;* In., *periphery;* It. y P., *periferia*. Límite o contorno de una superficie; superficie exterior de un cuerpo.

perifistuloso (de *peri-* y el lat. *fistula*, canal). adj. Alrededor de una fístula.

periflebitis (de *peri-* y el gr. *phléps, phlebós*, vena). f. A., *Periphlebitis;* F., *périphlébite;* In., *periphlebitis;* It. y P., *periflebite*. Inflamación de los tejidos que rodean una vena. || Inflamación de la túnica externa de una vena.

perifocal (de *peri-* y el lat. *focus*, hogar). adj. Situado o que ocurre alrededor de un foco, infeccioso especialmente.

perifolicular (de *peri-* y el lat. *folliculus*, dim. de *follis*, fuelle). adj. F., *périfolliculaire*. Situado alrededor de un folículo.

perifoliculitis. f. F., *périfolliculite*. Inflamación alrededor de los folículos pilosos. || **-pustulosa superficial**. Dermatosis estafilocócica caracterizada por pequeñas pústulas en los orificios de las glándulas pilosebáceas, del cuero cabelludo y extremidades especialmente; impétigo de Bockhart. || **-tuberculosa**. Liquen escrofuloso.

perifollo (del lat. *caerefolium*, con cambio de las sílabas *caere* en *perí*, por analogía con *perejil*). m. A., *Kerbel;* F., *cerfeuil;* In., *chevril;* It., *cerfoglio;* P., *cerefolho*. Planta umbelífera, *Anthriscus cerefolium*, de hojas aromáticas que se emplean como condimento y en infusión como diuréticas.

periforia. f. Cicloforia.

perifrasia (del lat. *periphrasis*, y éste del gr. *períphrasis;* de *perí*, alrededor, y *phrasis*, frase, elocución). f. Empleo de palabras y frases superfluas y medios de expresión redundantes en el lenguaje.

perifrenitis (de *peri-* y el gr. *phrén, phrenós,* membrana). f. F., *périphrénite.* Inflamación del diafragma y los tejidos que lo rodean.
perigallo. m. Piel pendiente debajo de la barba en las personas muy flacas o ancianas.
periganglionar (de *peri-* y el gr. *gágglion,* ganglio). adj. Situado o que ocurre alrededor de ganglios.
periganglitis. f. Inflamación alrededor de un ganglio. || Periadenitis.
perigástrico (de *peri-* y el gr. *gáster, gastrós,* estómago, vientre). adj. Situado o que ocurre alrededor del estómago.
perigastritis (de *peri-,* el gr. *gáster, gastrós,* estómago, y el suf. *-itis*). f. F., *périgastrite.* In., *perigastritis.* Inflamación de la serosa peritoneal del estómago.
periglandular (de *peri-* y el lat. *glandula,* dim. de *glans, glandis,* bellota). adj. Alrededor de una glándula o glándulas.
periglial (de *peri-* y el gr. *gloiós,* materia viscosa). adj. Alrededor de las células de neuroglia.
periglositis (de *peri-,* el gr. *glôssa,* lengua, y el suf. *-itis*). f. F., *périglossite.* Inflamación de los tejidos que rodean la lengua.
periglotis. f. F., *muqueuse linguale.* Membrana mucosa de la lengua.
perignático (de *peri-* y el gr. *gnáthos,* mandíbula). adj. Alrededor de la mandíbula.
perihepático (de *peri-* y el gr. *hêpar, hépatos,* hígado). adj. Situado o que ocurre alrededor del hígado.
perihepatitis. f. A., *Perihepatitis;* F., *périhépatite;* In., *perihepatitis;* It. y P., *periepatite.* Inflamación aguda o crónica de la cubierta peritoneal del hígado; capsulitis perihepática. || **-crónica hiperplásica.** Variedad en la cual el peritoneo hepático se cubre de masas blanquecinas semejantes al azúcar de un pastel: *Zuckergussleber; frosted o icing liver.* || **-gonocócica.** Complicación de la infección gonocócica que afecta exclusivamente a mujeres. || **-purulenta.** Perihepatitis consecutiva a una inflamación próxima caracterizada por la formación de una colección purulenta. || **-seca.** Variedad generalmente consecutiva a la cirrosis hepática.
perihepatógeno (de *peri-,* el gr. *hêpar, hépatos,* hígado, y *gennân,* producir, engendrar). adj. Que se origina en el peritoneo hepático. Dícese de ciertas formas de fibrosis subcapsular (seudocirrosis).
periherniario o **perihernial.** adj. Situado o que ocurre alrededor de una hernia.
periinsular (de *peri-* y el lat. *insula,* isla). adj. Alrededor de una ínsula, especialmente la de Reil.
perilaberíntico. adj. Alrededor del laberinto.
perilaberintitis (de *peri-* y el gr. *labyrinthos,* laberinto). f. F., *périlabyrinthite.* Inflamación de los tejidos que rodean el laberinto.
perilaríngeo (de *peri-* y el gr. *lárygx, -yggos,* laringe). adj. Situado o que ocurre alrededor de la laringe.
perilaringitis. f. F., *périlaryngite.* Inflamación del tejido areolar que rodea la laringe.
perilenticular (de *peri-* y el lat. *lenticula,* dim. de *lens, lentis,* aquí cristalino). adj. Situado o que ocurre alrededor del cristalino.
periligamentoso (de *peri-* y el lat. *ligamentum,* atadura). adj. Alrededor de un ligamento.
perilimbotomía (de *peri-,* el lat. *limbus,* limbo, y el gr. *tomé,* corte). f. Sección de la conjuntiva a lo largo del limbo corneal.
perilinfa (de *peri-* y el lat. *lympha,* agua). f. A., *Perilymphe;* F., *périlymphe;* In., *perilymph;* It. y P., *perilinfa.* Humor de Valsalva o de Cotugno; líquido contenido en el espacio entre el laberinto membranoso y el óseo.
perilinfadenitis (de *peri-,* el lat. *lympha,* agua, el gr. *adén,* glándula, y el suf. *-itis*). f. F., *périlymphadénite.* Inflamación de los tejidos que rodean un ganglio o un grupo de ganglios linfáticos; periadenitis.
perilinfangitis (de *peri-, linfa,* el gr. *aggeion,* vaso, y de *-itis*). f. F., *périlymphangite.* Inflamación alrededor de los vasos linfáticos.

perilinfático. adj. Relativo a la perilinfa. || Situado alrededor de un vaso o ganglio linfático.
perilobar. adj. Perilobular.
perilobular (de *peri-* y el lat. *lobulus,* lóbulo). adj. F., *périlobaire.* Alrededor de un lobo o lóbulo.
perilobulillar. adj. Situado alrededor de un lobulillo.
perilobulillitis. f. Inflamación del tejido conjuntivo que rodea los lobulillos pulmonares; reticulitis.
perilobulitis. f. Inflamación alrededor de un lóbulo. || Perilobulillitis.
perimastitis (de *peri-* y el gr. *mastós,* mama). f. Inflamación del tejido conjuntivo que rodea la glándula mamaria.
perimaxilitis (de *peri-* y el lat. *maxilla,* quijada). f. Periostitis de un maxilar.
perimedular (de *peri-* y el lat. *medulla,* médula). adj. Situado o que ocurre alrededor de la médula espinal u ósea.
perimeningitis (de *peri-,* el gr. *mênigx, -iggos,* membrana, y el suf. *-itis*). f. desus. Inflamación de la duramadre; paquimeningitis. || **-espinal.** Inflamación del tejido celular entre la duramadre y la pared del conducto raquídeo.
perimetría (de *peri-* y el gr. *métron,* medida). f. A., *Perimetrie;* F., *périmétrie;* In., *perimetry;* It. y P., *perimetria.* Examen y medición de los límites y continuidad del campo visual; perioptometría.
perimetrio o **perimetrium** (de *peri-* y el gr. *métra,* útero). m. A., *Perimetrium;* F. e In., *perimetrium;* It., *perimetrio;* P., *perimétrio.* Túnica serosa del útero, dependiente del peritoneo visceral pélvico.
perimetritis. f. A., *Perimetritis;* F., *périmétrite;* In., *perimetritis;* It. y P., *perimetrite.* Inflamación del perimetrio.
perímetro (del gr. *perímetros;* de *peri-,* alrededor, y *métron,* medida). m. A., *Umfang;* F., *périmètre;* In., *perimeter;* It., *perimetro;* P., *perímetro.* Línea que limita una figura plana. || Instrumento para medir el campo visual, compuesto por un semicírculo que puede girar alrededor de un punto. || **-dentario.** Circunferencia de un diente. || **-torácico.** Circunferencia del tórax a una altura determinada.
perimetrosalpingitis (de *peri-,* el gr. *métra,* matriz, y *sálpigx, -iggos,* trompeta). f. Inflamación de los tejidos que rodean el útero y trompas de Falopio.
perimielitis (de *peri-* y el gr. *myelós,* médula). f. A., *Perimyelitis;* F., *périmyélite;* In., *perimyelitis;* It. y P., *perimielite.* Meningitis espinal. || Inflamación del perimielo o endostio.
perimielo. m. Endostio.
perimielografía (de *peri-,* el gr. *myelós,* médula, y *gráphein,* describir). f. F., *périmyélographie.* Radiografía de la medula espinal previa inyección de un medio de contraste en el espacio subaracnoideo de la misma.
perimioendocarditis. f. Pericarditis asociada con miocarditis y endocarditis.
perimisio (de *peri-* y el gr. *mýs,* músculo). m. A., *Perimysium;* F., *périmysium;* In., *perimysium;* It., *perimisio;* P., *perimísio.* Vaina finísima de tejido conjuntivo que rodea el músculo (perimisio externo) y envía prolongaciones que aíslan los diversos fascículos (perimisio interno).
perimisitis. f. F., *inflammation du périmysium.* Inflamación del perimisio.
perimundo. m. En psicología, conjunto de condiciones sociales, familiares y ambientales en que vive un enfermo.
perinatal. adj. F., *périnatal.* Referente al período que abarca desde la 28.ª semana de gestación hasta el 7.º día de vida del recién nacido.
perinatología (de *peri-,* el lat. *natus,* nacido, y el gr. *lógos,* tratado). f. Especialidad que estudia la fisiología y patologíael período perinatal. (V. Perinatal.)
periné. m. Perineo.
perineauxesis (de *perineo* y el gr. *aúxesis,* aumento). f. Colpoperineorrafia.

perinefrio (de *peri-* y el gr. *nephrós*, riñón). m. F., *enveloppe cellulo-adipeuse du rein*. Envoltura peritoneal y otros tejidos que rodean el riñón.

perinefritis (de *perinefrio* y el suf. *-itis*). f. A., *Perinephritis;* F., *périnéphrite;* In., *perinephritis;* It. y P., *perinefrite*. Inflamación aguda o crónica de los tejidos que rodean el riñón. ‖ **-esclerosa, fibrolipomatosa.** Variedades crónicas que dan lugar a la esclerosis o a la formación de grasa, respectivamente. ‖ **-purulenta.** Inflamación primitiva o secundaria del tejido celular que rodea el riñón, con formación de pus, asociada con síntomas locales y generales graves.

perineo [perineal] (del lat. *perinaeon*, y éste del gr. *perínaios*). m. A., *Mittelfleisch, Damm;* F., *périnée;* In., *perineum;* It., *perineo;* P., *perineo*. Anatómicamente es la región, de forma romboidal, que se extiende en longitud desde el subpubis a la punta del cóccix y en anchura desde una tuberosidad isquiática a la otra. Se divide, en *perineo anterior* y *posterior*, comprendiendo el primero una zona triangular de vértice púbico y base en la línea bisisquiática, y el segundo un triángulo menor con su base constituida por la citada línea bisisquiática y el vértice en la punta del cóccix.

perineocele (de *perineo* y el gr. *kéle*, hernia). m. Hernia perineal; hernia entre el recto y la próstata o entre el recto y la vagina.

perineoclitorídeo (de *perineo* y el gr. *kleíein*, cerrar). adj. Relativo al perineo y al clítoris. ‖ m. Músculo constrictor de la vagina.

perineoplastia (de *perineo* y el gr. *plássein*, formar). f. A., *Dammplastik;* F., *périnéoplastique;* In., *perineoplasty;* It. y P., *perineoplastia*. Cirugía plástica del perineo.

perineorrafia (de *perineo* y el gr. *rhaphé*, sutura). f. A., *Dammnaht;* F., *périnéorraphie;* In., *perineorrhaphy;* It. y P., *perineorrafia*. Sutura de un desgarro perineal.‖ PERINEOPLASTIA.

perineoscrotal (de *perineo* y el lat. *scrotum*, escroto). adj. Relativo al perineo y el escroto.

perineostomía (de *perineo* y el gr. *stóma*, boca). f. A., *Perineostomie;* F., *périnéostomie;* In., *perineostomy;* It. y P., *perineostomia*. Uretrostomía a través del perineo; operación de Poncet.

perineotomía (de *perineo* y el gr. *tomé*, corte). f. F., *périnéotomie*. Incisión quirúrgica del perineo.

perineovaginal (de *perineo* y el lat. *vagina*, vaina). adj. Relativo al perineo y la vagina.

perineovaginorrectal (de *perineovaginal* y el lat. *rectus*, derecho). adj. Relativo al perineo, vagina y recto.

perineovulvar (de *perineo* y el lat. *vulva*, vulva). adj. Relativo al perineo y la vulva.

perineumonía (de *peri-* y el gr. *pneúmon*, pulmón). f. Neumonía cortical o pleuroneumonía. ‖ **-nota o bastarda.** Bronquitis aguda que simula una neumonía.

perineumonitis. f. PERINEUMONÍA.

perineurio (de *peri-* y el gr. *neûron*, nervio). m. A., *Perineurium;* F., *périnèvre;* In., *perineurium;* It., *perinevrio;* P., *perinervo*. Vaina que comprende un fascículo de fibras nerviosas de un tronco nervioso; epineurio.

perineuritis (de *perineurio* y el suf. *-itis*). f. F., *périnévrite*. Inflamación del perineurio.

perinuclear (de *peri-* y el lat. *nucleus*, dim. de *nux, nucis*, nuez). adj. F., *périnucléaire*. Situado o que ocurre alrededor de un núcleo.

periocular (de *peri-* y el lat. *oculus*, ojo). adj. Situado o que ocurre alrededor del ojo.

periodicidad. f. A., *Periodizität;* F., *périodicité;* In., *periodicity;* It., *periodicità;* P., *periodicidade*. Cualidad de periódico; repetición a intervalos más o menos regulares. ‖ **-filárica.** Recidiva diaria nocturna de la filaria en la sangre. ‖ **-palúdica.** Recidivas más o menos regulares a intervalos de uno, dos o tres días, en el paludismo.

periódico. adj. F., *périodique*. Que se reproduce a intervalos determinados.

periodismo. m. PERIODICIDAD. ‖ En cardiología, forma de bloqueo parcial en la que la contracción auricular coincide a intervalos regulares, cada 2 o 3 pulsaciones, con la contracción de los ventrículos.

período (del lat. *periodus*, y éste del gr. *períodos;* de *perí*, alrededor, y *hodós*, camino). m. A., *Periode;* F., *période;* In., *period;* It., *periodo;* P., *período*. Intervalo o división de tiempo. ‖ Fase distinta en el curso de una enfermedad o acceso; estadio. ‖ MENSTRUACIÓN. ‖ Tiempo que transcurre entre dos accesos en las fiebres intermitentes. ‖ **-álgido.** V. ÁLGIDO. ‖ **-anfibólico.** Período incierto entre el de estado y el de declinación. ‖ **-de acmé.** PERÍODO DE ESTADO. ‖ **-de aumento o incremento.** Fase de una enfermedad en la que los síntomas aumentan de intensidad. ‖ **-de declinación o de defervescencia.** Fase de una enfermedad en la que todos los síntomas disminuyen gradualmente de intensidad. ‖ **-de descanso.** Tiempo en que el núcleo no experimenta cambios de división. ‖ Fase de la mucosa uterina inmediatamente después de la menstruación. ‖ **-de erupción o de eflorescencia.** Fase de desarrollo de la erupción en una enfermedad exantemática. ‖ **-de estado.** Fase en una enfermedad en la que los síntomas ofrecen su intensidad máxima. ‖ **-de frío, de calor, de sudor.** Cada uno de los tres estados característicos de un acceso palúdico. ‖ **-de incubación.** Primer período de una enfermedad infecciosa, desde la implantación del agente patógeno en el organismo hasta el período de invasión. ‖ **-de invasión.** Aparición de los primeros síntomas de una enfermedad infecciosa. ‖ **-de latencia.** PERÍODO DE INCUBACIÓN. ‖ **-de Luciani-Wenckenbach.** Modalidad electrocardiográfica de bloqueo auriculoventricular; alargamiento progresivo de PR durante varias sístoles, hasta que se produce un bloqueo completo; en la siguiente sístole el PR es normal y luego recomienza el ciclo. ‖ **-de Ranke.** En la tuberculosis humana: 1) Complejo primario. 2) Generalización. 3) Tuberculosis crónica de un órgano aislado. ‖ **-de seguridad.** Fase no ovulatoria del ciclo menstrual en la que no es probable la concepción; es variable en cada mujer, pero oscila aproximadamente entre diez días antes de comenzar la menstruación y ocho días después de iniciada. ‖ **-de Wenckebach.** Alargamiento progresivo del intervalo PR del electrocardiograma en el bloqueo cardíaco. ‖ **-expulsivo.** Tiempo del parto en el que es expulsada la parte que se presenta. ‖ **-isoeléctrico.** Momento en el ciclo cardíaco sin deflexión del galvanómetro. ‖ **-menstrual.** Tiempo que dura la menstruación. ‖ **-preeruptivo.** Fase comprendida entre los períodos de invasión y de erupción de una enfermedad exantemática. ‖ **-prodrómico.** PERÍODO DE INVASIÓN. ‖ **-proliferativo.** Fase de la mucosa uterina después del período de descanso, en la que se manifiesta hipertrofia de sus elementos en general. ‖ **-refractario.** Breve intervalo que sucede al tiempo en que un nervio o músculo entran en actividad funcional y durante el cual estos órganos no responden a un segundo estímulo.

periodontio o **periodonto** (de *peri-* y el gr. *odoús, odóntos*, diente). m. A., *Periodontium;* F., *périoste alvéolodentaire;* In., *periodontium;* It., *periodonzio;* P., *periodonto*. Periostio del alveolo dentario o pericemento.

periodontitis (de *periodontio* y el suf. *-itis*). f. A., *Parodontitis;* F., *parodontite;* In., *parodontitis;* It., *paradentite;* P., *periodontite*. Inflamación alrededor de la raíz dentaria; pericementitis. ‖ **-apical.** Periodontitis del vértice de la raíz de un diente. ‖ **-expulsiva.** PIORREA ALVEOLAR.

periodontoclasia. f. PERICEMENTOCLASIA.

perioftalmía (de *peri-* y el gr. *ophthalmós*, ojo). f. PERIOFTALMITIS.

perioftálmico. adj. Situado o que ocurre alrededor del ojo; periocular.

perioftalmitis. f. A., *Periophthalmie;* F., *périophtalmite;* In., *periophthalmitis;* It. y P., *perioftalmite*. Inflamación de los tejidos que rodean el globo ocular; tenonitis.

perionfálico (de *peri-* y el gr. *omphalós*, ombligo). adj. Alrededor del ombligo; periumbilical.

perioniquio (de *peri-* y el gr. *ónyx, -ychos,* uña). m. F., *périonychium.* Epidermis que limita la uña.
perionixis (de *peri-* y el gr. *ónyx,* uña). f. F., *périonyxis.* Inflamación de la piel que rodea la uña.
periooforitis (de *peri-,* el gr. *oón,* huevo, *phorós,* el que lleva, y de *-itis*). f. PERIOVARITIS.
perioforosalpingitis. f. PERISALPINGOOVARITIS.
periootecitis (de *peri-* y el gr. *oothéke,* ooteca). f. PERIOVARITIS.
perioptometría (de *peri-,* el gr. *optós,* visible, y *métron,* medida). f. F., *périoptométrie.* Medición de los límites del campo visual o de la agudeza visual periférica; perimetría.
perioral (de *peri-* y el lat. *os, oris,* boca). adj. Situado o que ocurre alrededor de la boca; peristomal, circumoral.
periórbita. f. Periostio de la órbita.
periorbitis o **periorbititis.** f. F., *inflammation du périoste orbitaire.* Periostitis de la cavidad orbitaria.
periorquio (de *peri-* y el gr. *órchis,* testículo). m. F., *tunique vaginale.* Túnica vaginal.
periorquitis. f. A., *Periorchitis;* F., *périorchite;* In., *periorchitis;* It., *periorchite;* P., *periorquite.* Inflamación de la túnica vaginal; perididimitis, vaginalitis, albuginitis. || **-adhesiva.** Variedad en la que se adhieren las dos hojas de la túnica vaginal.
periosteítis (de *peri-,* el gr. *ostéon,* hueso, y el suf. *-itis*). f. PERIOSTITIS.
perióstea (de *peri-* y el gr. *ostéon,* hueso). m. PERIOSTIO. || adj. PERIÓSTICO.
periosteofito (de *periósteo* y el gr. *phytón,* planta). m. Osteofito en el periostio.
periosteogénesis (de *periósteo* y el gr. *génnesis,* generación). f. Osteogénesis por el periostio.
periosteoma. m. PERIOSTOMA.
periosteomedulitis (de *periostio,* el lat. *medulla,* médula, y el suf. *-itis*). f. PERIOSTEOMIELITIS.
periosteomielitis (de *periostio,* el gr. *myelós,* médula, y el suf. *-itis*). f. F., *périostéomyélite.* Inflamación general del hueso, que comprende la del periostio y la de la médula ósea.
periosteoplastia (de *periósteo* y el gr. *plássein,* formar). f. Plastia de periostio.
periostio (del lat. *periosteum,* y éste del gr. *periósteon;* de *perí,* alrededor, y *ostéon,* hueso). m. A., *Periost;* F., *périoste;* In., *periost;* It., *periostio;* P., *periósteo.* Membrana fibrosa, blanca, vascular, más o menos gruesa y resistente según las edades, que rodea completamente el hueso, excepto en los puntos de incrustación de los cartílagos y de inserción de los tendones. Se compone de una capa externa conjuntiva y de otra interna formada de fibras elásticas y osteoblastos. Sirve para la distribución de los vasos en el tejido óseo y para la formación y regeneración del mismo. || **-alveolodentario.** PERICEMENTO. || **-interno.** ENDOSTIO.
periostitis. f. A., *Periostitis;* F., *périostite;* In., *periostitis;* It. y P., *periostite.* Inflamación, aguda o crónica, del periostio. La forma aguda es infecciosa y se caracteriza por dolor, supuración, síntomas generales y necrosis ordinariamente. || **-albuminosa.** Forma caracterizada por la exudación de un líquido claro en una cavidad debajo del periostio. Denomínase también *absceso seroso* y *ganglio perióstico.* || **-flemonosa difusa.** OSTEOMIELITIS AGUDA. || **-hiperplásica.** Osteoartropatía pulmonar hipertrófica. || **-interna del cráneo.** PAQUIMENINGITIS EXTERNA. || **-precoz.** Osteoperiostitis sifilítica que aparece como síntoma primitivo.
periostoma. m. F., *périostéome.* Tumor del periostio; periosteofito.
periostosis. f. F., *périostose.* Neoformación ósea alrededor de un hueso; exostosis.
periostosteítis (de *periostio,* el gr. *ostéon,* hueso, y el suf. *-itis*). f. Periostitis y osteítis simultáneas.
periostotomía (de *periostio* y el gr. *tomé,* corte). f. F., *incision du périoste.* Incisión quirúrgica del periostio.
periostótomo (de *periostio* y el gr. *tomé,* cortante). m. F., *périostotome.* Instrumento para la sección y desprendimiento del periostio. Legra.

periótico (de *peri-* y el gr. *oûs, otós,* oído). adj. Situado alrededor del oído, especialmente del interno.
periovaritis (de *peri-,* el lat. *ovarium,* ovario, y el suf. *-itis*). f. F., *périovarite.* Inflamación de los tejidos que rodean el ovario; periooforitis.
periovular (de *peri-* y el lat. *ovulum,* dim. de *ovum,* huevo). adj. Alrededor de un óvulo.
peripancreático (de *peri-* y el gr. *págkreas,* páncreas). adj. Situado alrededor del páncreas.
peripancreatitis. f. F., *péripancréatite.* Inflamación de los tejidos que rodean el páncreas.
peripapilar (de *peri-* y el lat. *papilla,* pezón). adj. Situado alrededor de una papila, de la óptica especialmente.
peripaquimeningitis (de *peri-,* el gr. *pachýs,* grueso, *mênigx, -iggos,* membrana, y el suf. *-itis*). f. F., *péripachyméningite.* Inflamación entre la duramadre y el hueso; perimeningitis o paquimeningitis externa (espinal).
peripatético (del lat. *peripateticus,* y éste del gr. *peripatetikós*). adj. F., *ambulatoire, ambulant.* Que pasea; ambulante o ambulatorio; dícese a veces de la fiebre tifoidea ambulatoria.
peripeneal (de *peri-* y el lat. *penis,* pene). adj. Alrededor del pene.
peripericarditis (de *peri-, pericardio* y el suf. *-itis*). f. F., *péripéricardite.* Inflamación alrededor del pericardio, con producción de adherencias entre éste y la pleura o pared torácica.
peripiema (de *peri-* y el gr. *pýon,* pus). f. Supuración alrededor de una parte.
peripileflebitis (de *peri-* y *pileflebitis*). f. A., *Peripylephlebitis,* F., *péripyléphlébite,* In., *peripylephlebitis;* It. y P., *peripileflebite.* Inflamación de los tejidos que rodean la vena porta.
peripílico (de *peri-* y el gr. *pýle,* puerta). adj. Situado o que ocurre alrededor de la vena porta.
peripilórico. adj. Alrededor del píloro.
Periplaneta. Género de insectos blátidos, cucarachas. Las especies *P. americana* y *P. orientalis* son huéspedes obligados del gusano *Hymenolepis diminuta* y pueden transmitir mecánicamente bacterias, huevos de helmintos, etc.
periplasma. m. PERIPLASTO.
periplasto (de *peri-* y el gr. *plássein,* formar). m. A., *Zellplasma;* F., *cytoplasma;* In., *periplast;* It. y P., *citoplasma.* Protoplasma celular que rodea el núcleo. || Sustancia intercelular o estroma.
peripleural (de *peri-* y el gr. *pleurá,* costado). adj. Situado o que ocurre alrededor de la pleura.
peripleuritis. f. F., *péripleurite.* Inflamación de los tejidos situados entre la pleura y la pared torácica.
periplocina. f. Glucósido cristalizable obtenido de la corteza del arbusto asclepiadáceo *Periploca graeca,* de acción semejante a la de la digitalina.
peripolar (de *peri-* y el gr. *pólos,* polo). adj. Situado alrededor de un polo o polos.
periportal (de *peri-* y el lat. *porta,* puerta, paso). adj. Situado o que ocurre alrededor de la vena porta; peripílico.
periproctal o **periprócico** (de *peri-* y el gr. *proktós,* ano). adj. PERIRRECTAL.
periproctitis (de *peri-* y el gr. *proktós,* ano). f. A., *Periproktitis;* F., *périproctite;* In., *periproctitis;* It. y P., *periproctite.* Inflamación de los tejidos que rodean el recto y el ano. || **-séptica difusa.** Flemón difuso perianorrectal, celulitis pelviana.
periprostático (de *peri-* y el gr. *prostátes,* que está delante). adj. Situado o que ocurre alrededor de la próstata.
periprostatitis. f. A., *Periprostatitis;* F., *périprostatite;* In., *periprostatitis;* It. y P., *periprostatite.* Inflamación de los tejidos que rodean la glándula prostática.
peripsoítis. f. Inflamación de los tejidos que rodean el músculo psoas.
periquerático (de *peri-* y el gr. *kéras, -atos,* cuerno). adj. Situado o que ocurre alrededor de la córnea; pericorneal.

periquistitis. f. Inflamación de la envoltura celulovascular de un quiste.
perirradicular (de *peri-* y el lat. *radicula*, dim. de *radix, -icis*, raíz). adj. Situado o que ocurre alrededor de una raíz, espinal o dentaria especialmente.
perirrectal (de *peri-* y el lat. *rectus*, derecho). adj. Situado o que ocurre alrededor del recto.
perirrectitis. f. PERIPROCTITIS.
perirrenal (de *peri-* y el lat. *ren, renis*, riñón). adj. Situado o que ocurre alrededor del riñón; perinéfrico.
perirrinal o **perirrínico** (de *peri-* y el gr. *rhís, rhinós*, nariz). adj. Situado o que ocurre alrededor de la nariz o fosas nasales.
perirrizoclasia (de *peri-*, el gr. *rhiza*, raíz, y *klásis*, destrucción). f. PERICEMENTOCLASIA.
perisalpinge (de *peri-* y el gr. *sálpigx, -iggos*, trompa). f. Cubierta peritoneal del oviducto o trompa de Falopio.
perisalpingitis (de *peri-*, el gr. *sálpigx, -iggos*, trompeta, y el suf. *-itis*). f. F., *périsalpingite*. Inflamación del peritoneo y otros tejidos que rodean la trompa de Falopio.
perisalpingoovaritis (de *peri-*, *salpinge*, el lat. *ovarium*, ovario, y el suf. *-itis*). f. F., *périsalpingo-ovarite*. Inflamación de los tejidos que rodean la trompa y el ovario, de lo que resulta la adherencia de estos órganos.
perisalpinx. m. PERISALPINGE.
periscleritis. f. EPISCLERITIS.
periscópico (de *peri-* y el gr. *skopeîn*, observar). adj. Que suministra un amplio campo de visión. Dícese de ciertas lentes.
perisfera (de *peri-* y el gr. *sphaîra*, esfera). f. Zona externa del áster en las células nerviosas.
perisigmoiditis (de *peri-*, el gr. *sígma, -atos*, sigma, *eîdos*, aspecto, y el suf. *-itis*). f. A., *Perisigmoiditis*; F., *périsigmoïdite*; In., *perisigmoiditis*; It., *perisigmoidite*; P., *perissigmoidite*. Inflamación de la serosa peritoneal.
perisindectomía (de *peri-*, el gr. *sýndesis*, ligadura, y *ektomé*, resección). f. Perilimbotomía en la que se extirpa un trozo de la conjuntiva perilímbica.
perisinovial (de *peri-* y el lat. *synovia*, del gr. *sýn*, con, y *oón*, huevo). adj. Situado alrededor de una membrana sinovial.
perisinovitis. f. Inflamación de la túnica conjuntiva que rodea una membrana sinovial.
perisinusitis o **perisinuitis** (de *peri-* y el lat. *sinus*, seno). f. Inflamación de los tejidos que rodean un seno o antro; periantritis.
perisístole (de *peri-* y el gr. *systolé*, contracción). f. F., *périsystole*. Pausa anterior a la sístole, y también diástole más pausa.
perisodáctilo (del gr. *perissós*, desigual, y *dáktylos*, dedo). adj. Que tiene número impar de dedos en la mano o en el pie.
perispermatitis (de *peri-* y el gr. *spérma, -atos*, simiente, y el suf. *-itis*). f. F., *hydrocèle vaginale*. Inflamación de los tejidos que rodean el cordón espermático. ‖ **-serosa.** Hidrocele enquistada del cordón.
perisplácnico (de *peri-* y el gr. *splágchnon*, víscera). adj. Situado o que ocurre alrededor de una víscera; perivisceral.
perisplacnitis. f. PERIVISCERITIS.
perisplénico (de *peri-* y el gr. *splén, splenós*, bazo). adj. Situado o que ocurre alrededor del bazo.
perisplenitis (de *peri-* y el gr. *splén, splenós*, bazo). f. A., *Perisplenitis*; F., *périsplénite*; In., *perisplenitis*; It. y P., *perisplenite*. Inflamación de la serosa peritoneal que rodea el bazo.
perispondílico. adj. PERIVERTEBRAL.
perispondilitis (de *peri-* y el gr. *spóndylos*, vértebra). f. F., *périspondylite*. Inflamación de los tejidos alrededor de una vértebra.
peristafilino (de *peri-* y el gr. *staphylé*, úvula). adj. F., *péristaphylin*. Situado alrededor de la úvula. ‖ m. Músculo peristafilino V. MÚSCULOS (TABLA DE).
peristafilitis. f. Inflamación de los tejidos situados alrededor de la úvula.

peristalsis (de *peri-* y el gr. *stálsis*, contracción). f. A., *Peristaltik*; F., *péristaltisme*; In., *peristalsis*; It., *peristalsi*; P., *peristalse*. Movimiento vermicular característico de ciertos órganos tubulares provistos de fibras musculares y longitudinales, especialmente intestino, en virtud del cual su contenido progresa. ‖ **-retrógrada** o **invertida.** Peristalsis que impulsa el contenido intestinal en dirección cefálica.
peristaltina. f. Glucósido de la cáscara sagrada.
peristaltismo. m. PERISTALSIS.
perístasis (del gr. *perístasis*, estado, situación). f. Medio ambiente. ‖ Hiperemia peristática; primer período de los fenómenos vasculares en la inflamación, en el que por inactividad de los vasoconstrictores se produce la hiperemia de arteriolas, vénulas y capilares.
perístole (del gr. *peristolé*, compresión del vientre). f. Actividad tónica de las paredes del estómago por la que este órgano se adapta al contenido a continuación de la ingestión de alimentos.
peristoma (de *peri-* y el gr. *stóma*, boca). m. Contorno de la boca o de un orificio.
peristroma (de *peri-* y el gr. *strôma, -atos*, tapiz). f. Estroma condensada en capa o cápsula alrededor de un órgano.
peristrumitis (de *peri-*, el lat. *struma*, escrófula, y el suf. *-itis*). f. A., *Peristrumitis*; F., *péristrumite*; In., *peristrumitis*; It. y P., *peristrumite*. Inflamación alrededor de un bocio o estruma.
peritecio (de *peri-* y el gr. *théke*, caja). m. Aparato reproductor, receptáculo o conceptáculo, de hongos pirenomicetos.
peritectomía. f. PERITOMÍA.
peritelial. adj. Relativo o perteneciente al peritelio.
peritelio (de *peri-* y el gr. *thelé*, pezón). m. A., *Perithel*; F., *périthélium*; In., *perithelium*; It., *peritelio*; P., *peritélio*. Capa de células y fibrillas que rodea los capilares y pequeños vasos y constituye su túnica adventicia. ‖ Areola del pezón. ‖ **-de Eberth.** PERITELIO, 1.ª acepción.
peritelioma (de *peritelio* y *-oma*). m. A., *Perithéliom*; F., *périthéliome*, In., *perithelioma*; It. y P., *peritelioma*. Tumor del peritelio; forma de tumor que parece originarse en la túnica adventicia de los vasos sanguíneos, del cerebro especialmente.
peritendíneo. adj. PERITENDINOSO.
peritendinitis (de *peri-*, el lat. *tendo, -inis*, tendón, y el suf. *-itis*). f. Inflamación de una vaina tendinosa; peritenonitis. ‖ **-serosa.** GANGLIÓN.
peritendinoso. adj. Situado o que ocurre alrededor de un tendón.
peritenón o **peritenoneo** (de *peri-* y el gr. *ténon*, tendón). m. F., *gaine d'un tendon*. Tejido conjuntivo laxo que cubre los tendones y ligamentos.
periteste o **peritestis** (de *peri-* y el lat. *testis*, testículo). m. PERIDÍDIMO.
peritíflico (de *peri-* y el gr. *typhlós*, ciego). adj. Alrededor del ciego; pericecal.
peritiflitis (de *peri-*, el gr. *typhlós*, ciego, y el suf. *-itis*). f. A., *Perityphlitis*; F., *pérityphlite*; In., *perityphlitis*; It. y P., *peritiflite*. Inflamación del peritoneo que rodea el ciego; apendicitis. ‖ **-actinomicótica.** Actinomicosis localizada alrededor del ciego.
peritiroiditis. f. Inflamación de la cápsula del cuerpo tiroides.
perito (lat. *peritus*). adj. Experimentado, conocedor, hábil, práctico en una ciencia o arte; experto. Ú.t.c.s.
peritomía (de *peri-* y el gr. *tomé*, corte). f. A., *Peridektomie*; F., *péritomie*; In., *peritomy*; It. y P., *peritomia*. Peridectomía; tratamiento del pannus por la escisión de un anillo o semianillo de conjuntiva alrededor de la córnea. ‖ CIRCUNCISIÓN.
peritomista (de *peri-* y el gr. *tomé*, corte). adj. y s. Entre los judíos, experto en la práctica de la circuncisión.
peritonealgia. f. Dolor en el peritoneo.
peritoneo (del lat. *peritonaeum*, y éste del gr. *peritónaion*; de *periteínein*, extender alrededor). m. A., *Peritonäum*, *Bauchfell*; F., *péritoine*; In., *peritoneum*; It., *peritoneo*; P., *peritoneu*. Membrana serosa, la más ex-

tensa del cuerpo, fuerte, incolora, que tapiza las paredes abdominales y superficie inferior del diafragma (peritoneo parietal), y se refleja en varios puntos sobre las vísceras, para formar una cubierta completa para algunas: estómago, intestino, etc., e incompleta para otras: vejiga, recto, etc. (peritoneo visceral). Esta serosa constituye un saco cerrado sin comunicación con el exterior, excepto en la mujer, en la que se continúa con la mucosa de las trompas uterinas. Sirve para mantener las vísceras en su posición y para la distribución vascular, por medio de sus repliegues; *mesos*, que conexionan las vísceras con la pared abdominal posterior; *epiplones*, repliegues insertos en el estómago, y *ligamentos* del hígado, bazo, útero, etc. El espacio comprendido entre el peritoneo visceral y el parietal se conoce con el nombre de *cavidad peritoneal*, dividida en dos porciones, una mayor y otra menor, bolsa omental o trascavidad de los epiplones, que comunican por el orificio epiploico o hiato de Winslow.

peritoneocentesis (de *peritoneo* y el gr. *kéntesis*, punción). f. F., *péritonéocentèse*. Punción de la cavidad peritoneal; paracentesis abdominal.

peritoneoclisis (de *peritoneo* y el gr. *klýsis*, acción de lavar). f. F., *péritonéoclyse*. Inyección de agua o suero en el peritoneo.

peritoneomuscular (de *peritoneo* y el lat. *musculus*, músculo). adj. Compuesto de peritoneo y músculo.

peritoneopericardíaco (de *peritoneo*, el gr. *perí*, alrededor, y *kardía*, corazón). adj. Relativo al peritoneo y el pericardio.

peritoneorragia (de *peritoneo* y el gr. *regnýnai*, romper). f. Hemorragia en el peritoneo.

peritoneorrexis (de *peritoneo* y el gr. *rhêxis*, rotura). f. Desgarro del peritoneo.

peritoneoscopia (de *peritoneo* y el gr. *skopeîn*, observar). f. A., *Peritonäoskopie*; F., *péritonéoscopie*; In., *peritoneoscopy*; It. y P., *peritoneoscopia*. Examen de la cavidad peritoneal, insuflada con gas o aire, por medio de un endoscopio *(peritoneoscopio)* introducido a través de una pequeña incisión en la pared abdominal Sin.: Celioscopia, celoscopia, laparoscopia.

peritoneotomía (de *peritoneo* y el gr. *tomé*, corte). f. F., *péritonéotomie*. Incisión quirúrgica del peritoneo.

peritonismo. m. F., *péritonisme*. Complejo sintomático que simula la peritonitis, pero sin inflamación del peritoneo; seudoperitonitis.

peritonitis. f. A., *Peritonitis*; F., *péritonite*; In., *peritonitis*; It. y P., *peritonite*. Inflamación aguda o crónica del peritoneo. En la forma aguda es generalmente consecutiva a la propagación de una inflamación o lesión próxima, y evoluciona en tres fases: *irritativa* (dolor, vómitos, meteorismo e íleo), *silente* (pobre en sintomatología) y *tóxica* (taquicardia, hiperpirexia, disuria, delirio, etc, por resorción de los exudados peritoneales). ‖**-adhesiva.** Forma caracterizada por las adherencias entre el peritoneo parietal y el visceral. ‖ **-aséptica.** Forma debida a la irritación del peritoneo por sustancias químicas o antisépticas, manipulaciones durante el curso de una operación, rádium, rayos X, etc. ‖**-biliar.** La consecutiva a coleperitoneo, por perforación o filtración. ‖ **-circunscrita, localizada** o **parcial.** La limitada a una porción del peritoneo, de forma aguda o crónica. ‖**-crónica.** Inflamación crónica del peritoneo, generalmente tuberculosa o cancerosa. ‖**-deformante.** PERITONITIS ADHESIVA. ‖ **- diafragmática.** Peritonitis localizada en la cara inferior del diafragma ‖**-difusa** o **general.** Peritonitis aguda o crónica, extendida a todo el peritoneo. ‖**-encapsulante.** La que determina el englobamiento del intestino en el interior de una cápsula, llamada por los alemanes, sus descubridores, «peritonitis en baño de caramelo». ‖ **-enquistada.** Peritonitis localizada, en la que se ha formado una colección de pus o suero limitada por bridas. ‖ **-fibrocaseosa.** Peritonitis crónica tuberculosa, con degeneración fibrosa y caseosa. ‖ **-gonocócica.** Peritonitis debida al ascenso de gonococos a través del útero y trompas. Generalmente se localiza. ‖ **-hemorrágica, purulenta, serosa.** Formas de peritonitis caracterizadas por la naturaleza del exudado, sangre, pus o suero. ‖ **-meconial.** Peritonitis del recién nacido consecutiva a perforación intestinal tras íleo meconial. ‖ **-neumocócica.** Peritonitis aguda causada por el neumococo, caracterizada por el exudado purulento. ‖ **-pélvica.** Peritonitis localizada en la pelvis, perimetritis. ‖ **-perihepática.** PERIHEPATITIS. ‖ **-perisplénica.** PERISPLENITIS. ‖ **-plástica.** La caracterizada por las adherencias entre peritoneo parietal y visceral. ‖ **-por perforación.** La debida a una perforación del tubo digestivo causada por un proceso ulcerativo. ‖ **-puerperal.** La que sigue al parto. ‖ **-purulenta.** Aquella en que se forma pus. ‖ **-retráctil.** La que determina el apelotonamiento de las asas por retracción esclerofibrosa del mesenterio. ‖ **-séptica.** La debida a un microorganismo piógeno. ‖ **-serosa.** La de exudado seroso. ‖ **-traumática.** Peritonitis aguda simple, debida a una contusión u otro traumatismo. ‖ **-tuberculosa.** Peritonitis crónica, más común en la infancia y adolescencia, de varias formas: infiltrada, fibrosa y ascítica, estas últimas menos graves.

peritonización. f. A., *Peritonisierung*; F., *péritonisation*; In., *peritonization*; It., *peritonealizzazione*, P., *peritonização*. Operación de cubrir una superficie denudada o cruenta de un órgano abdominal con peritoneo. Autoplastia peritoneal, peritoneoplastia.

peritonsilar (de *peri-* y el lat. *tonsillae*, amígdalas). adj. Alrededor de la amígdala.

peritonsilitis. f. F., *inflammation des tissus entourant l'amygdale*. Inflamación del tejido que rodea las amígdalas. PERIAMIGDALITIS.

peritorácico (de *peri-* y el gr. *thórax, -akos*, pecho). adj. Que rodea el tórax.

perítrico (de *peri-* y el gr. *thríx, trichós*, pelo). adj. F., *péritriche*. Rodeado de pelos. Aplícase sobre todo a las bacterias provistas de flagelos.

peritriquial o **peritriquio** (de *peri-* y el gr. *thríx, trichós*, pelo). adj. F., *péritriche*. Dícese de los microorganismos que tienen flagelos distribuidos por toda la superficie del cuerpo (bacterias) o dispuestos alrededor de la boca (infusorios).

peritrocantéreo (de *peri-* y el gr. *trochantér*, trocánter). adj. Situado alrededor de un trocánter.

peritruncal (de *peri-* y el lat. *truncus*, tronco). adj. Alrededor de un tronco, vascular, bronquial o nervioso.

periumbilical (de *peri-* y el lat. *umbilicus*, ombligo). adj. Situado o que ocurre alrededor del ombligo; perionfálico.

periungueal o **periungular** (de *peri-* y el lat. *unguis* [o *ungula*], uña). adj. F., *péri-unguéal*. Situado o que ocurre alrededor de la uña.

periureteral o **periuretérico** (de *peri-* y el gr. *ouretér*, uréter). adj. Situado o que ocurre alrededor de un uréter.

periureteritis. f. F., *périurétérite*. Inflamación del tejido celular que rodea el uréter.

periuretral (de *peri-* y el gr. *ouréthra*, uretra). adj. Situado o que ocurre alrededor de la uretra.

periuretritis. f. A., *Periurethritis*; F., *péri-urétrite*; In., *periurethritis*; It., *periuretritis*; P., *periuretrite*. Inflamación de los tejidos que rodean la uretra.

periuterino. adj. Situado o que ocurre alrededor del útero.

periuvular (de *peri-* y el lat. *uvula*, dim. de *uva*, uva). adj. Situado alrededor de la úvula.

perivaginal (de *peri-* y el lat. *vagina*, vagina). adj. Situado o que ocurre alrededor de la vagina.

perivaginitis. f. PERICOLPITIS.

perivascular (de *peri-* y el lat. *vasculum*, dim. de *vas*, vaso). adj. Situado o que ocurre alrededor de un vaso.

perivasculitis. f. A., *Gefässcheidenentzündung*; F., *périvascularite*; In., *perivasculitis*; It., *periangitis*; P., *perivasculite*. Inflamación de la vaina adventicia de los vasos; periarteritis, periflebitis.

perivenoso. adj. Situado o que ocurre alrededor de una vena.

perivertebral (de *peri-* y el lat. *vertebra*, articulación). adj. Situado alrededor de una vértebra o de la columna vertebral; perispondílico.

perivesical (de *peri-* y el lat. *vesica*, vejiga). adj. Situado o que ocurre alrededor de la vejiga urinaria.

perivesicular (de *peri-* y el lat. *vesicula*, dim. de *vesica*, vejiga). adj. Situado alrededor de una vesícula, de la biliar especialmente.

perivesiculitis. f. A., *Perivesikulitis;* F., *périvésiculite;* In., *perivesiculitis;* It., *perivescicolite;* P., *perivesiculite.* Inflamación alrededor de la vesícula seminal.

perivisceral (de *peri-* y el lat. *viscera*, pl. de *viscus, -eris*, entraña). adj. Que ocurre o está situado alrededor de una víscera o de las vísceras.

perivisceritis. f. A., *Periviszeritis;* F., *périviscérite;* In., *perivisceritis;* y P., *periviscerite.* Inflamación alrededor de una víscera.

perivitelino (de *peri-* y el lat. *vitellus*, yema del huevo). adj. Situado alrededor del vitelo o yema.

perixenitis (de *peri-* y el gr. *xénos*, extranjero). f. Inflamación alrededor de un cuerpo extraño, perialienitis.

periyeyunitis (de *peri-*, el lat. *ieiunus*, en uyunas, y el suf. *-itis*). f. F., *péríjéjunite.* Inflamación de los tejidos que rodean el yeyuno.

perla (probablemente, del lat. vulgar *pernula*, dim. del lat. *perna*, especie de ostra, quizás a través del catalán, o del francés o italiano). f. A., *Perle;* F., *perle*, In., *pearl;* It., *perla;* P., *pérola.* Concreción calcárea producida por varios moluscos, empleada en otro tiempo como astringente. || Cápsula esférica de gelatina que contiene una dosis de medicamento volátil o de mal sabor. || ALBUGO, 2.ª acep. || Masa redondeada espesa, transparente, del esputo del asma bronquial || **-de Epstein.** Nombre de unas pequeñas masas blancoamarillentas que se observan en el paladar de los recién nacidos. || **-de Laennec.** PERLA, 4.ª acep. || **-epitelial o epidérmica.** GLOBO EPIDÉRMICO.

Perlia (Núcleo de) (Richard *Perlia*, oftalmólogo alemán contemporáneo). V. NÚCLEO.

perlingual (de *per-* y el lat. *lingua*, lengua). adj. Por la lengua; se dice del método de administración de medicamentos por la aplicación de éstos encima o debajo de la lengua, que los absorbe.

perloide (de *perla* y el gr. *eîdos*, aspecto). m. Variedad de cápsula o perla medicamentosa.

Perls (Cuerpos, reacción de) (Max *Perls*, patólogo alemán, 1843-1881). V. CUERPO, REACCIÓN.

Perlsucht (al.). f. Tuberculosis del mesenterio del ganado bovino, caracterizada por la formación de pequeños nódulos semejantes a perlas.

permanente (de *permanens, -entis*, p. a. de *permanere*, permanecer). adj. Duradero, constante; dícese de los gases que conservan su estado a todas las temperaturas y presiones y de la sonda uretral que se deja por un tiempo más o menos largo para la evacuación continua de la vejiga.

permanganato. m. A., *Permanganat;* F. e In., *permanganate;* It. y P., *permanganato.* Sal de ácido permangánico. Todos los permanganatos son oxidantes y antisépticos; el potásico es de uso muy frecuente en diferentes soluciones como antiséptico externo y antipútrido.

permeabilidad. f. A., *Permeabilität;* F., *perméabilité;* In., *permeability;* It., *permeabilità;* P., *permeabilidade.* Cualidad de permeable. || **-capilar.** Propiedad del endotelio de los capilares de permitir el paso de determinados componentes hemáticos hacia los tejidos. || **-meníngea.** Paso de elementos naturales o accidentales de la sangre al líquido cefalorraquídeo. || **-renal.** Paso por el filtro renal de sustancias del organismo.

permeable (del lat. *permeabilis*). adj. A., *permeabel;* F., *perméable;* In., *permeable;* It., *permeabile;* P., *permeável.* Que puede ser atravesado por líquidos o gases. || Dícese también de un conducto o vaso libre o no obstruido del todo.

permisividad. f. Condición de permisivo. En el campo eléctrico, cociente de dividir la inducción por la intensidad.

permutita (de *permutar*). f. Silicato de aluminio artificial, especie de vidrio hecho por la fusión de feldespato, caolín, sodio, etc., que en contacto del agua se apodera del calcio y magnesio y abandona, en cambio, el sodio.

pernasal (de *per-* y el lat. *nasus*, nariz). adj. Practicado o efectuado por la nariz.

pernicioso, a (del lat. *perniciosus*, y éste de *pernicies*, ruina). adj. F., *pernicieux.* Que tiende a un fin aciago; dícese de ciertas enfermedades graves. || f. ANEMIA PERNICIOSA.

pernio (lat.). m. SABAÑÓN.

perniosis. f. A., *Perniosis;* F., *cryodermatose;* In., *perniosis;* It., *perniosi;* P., *perniose.* Afección cutánea producida por el frío.

pernoctación (del lat. *pernoctare*, pasar la noche). f. Insomnio; vigilia.

pero-. Forma prefija del gr. *perós*, mutilado, deforme.

perobraquio (de *pero-* y el gr. *brachíon*, brazo). adj. y s. Feto o persona con los brazos deformes.

perocéfalo (de *pero-* y el gr. *kephalé*, cabeza). adj. y s. Feto o persona con la cabeza deforme.

perocormo (de *pero-* y el gr. *kosmós*, tronco). adj. y s. PEROSOMO.

perodáctilo (de *pero-* y el gr. *dáktylos*, dedo). adj. y s. Feto o persona con los dedos deformes o mutilados.

perodinia (del gr. *péra*, bolsa, y *odýne*, dolor). f. Gastralgia o cardialgia.

peromelo (de *pero-* y el gr. *mélos*, miembro). adj. y s. Feto o individuo con miembros deformes.

peromoplastia (del gr. *péroma*, mutilación, y *plássein*, formar). f. desus. Corrección plástica de un muñón deforme o cónico por prominencia del hueso.

peronartrosis (del gr. *peróne*, broche, y de *artrosis*). f. Articulación cuyas superficies son convexas en una dirección y cóncavas en otra.

peroné (del gr. *peróne*, aguja, broche). m. A., *Wadenbein;* F., *péroné;* In., *fibula;* It., *peroneo;* P., *perónio.* Hueso largo, delgado, en la parte externa de la pierna. V. HUESOS (TABLA DE).

peroneo. adj. F., *péronier.* Relativo al peroné. || m. V. ARTERIAS, MÚSCULOS, NERVIOS (TABLA DE).

peroneodigital (de *peroneo* y el lat. *digitus*, dedo). adj. Relativo al peroné y a los dedos. || m. Músculo flexor largo de los dedos del pie.

peroneomaleolar (de *peroneo* y el lat. *malleolus*, dim. de *malleus*, martillo). adj. Relativo al maléolo externo. || f. Vena safena externa.

peroneosubfalangético (de *peroneo*, el lat. *sub*, debajo, y el gr. *phálagx, -aggos*, hilera de soldados). adj. y s. Músculo flexor largo del dedo gordo.

peroneosuprafalangético (de *peroneo*, el lat. *supra*, sobre, y el gr. *phálagx, -aggos*, hilera de soldados). adj. y s. Músculo extensor largo de los dedos del pie.

peroneotarsiano (de *peroneo* y el gr. *tarsós*, planta del pie). adj. Relativo al peroné y al tarso.

peroneotibial (de *peroneo* y el lat. *tibia*, hueso de la pierna). adj. Relativo al peroné y la tibia.

Peronospora. Género de hongos de la clase oomicetos *(Oomycetes)*, parásitos obligados y patógenos de plantas superiores; son los agentes causales del mildiu. En otro tiempo las especies *P. ferrani* y *P. lutea* fueron consideradas causa de la fiebre amarilla.

peroperatorio (del lat. *per*, durante, y de *operatorio*). adj. En el curso de una operación. Sin.: Intraoperatorio.

peroplasia (de *pero-* y el gr. *plássein*, formar). f. Malformación por anomalía de desarrollo.

peropus (de *pero-* y el gr. *poús*, pie). adj. y s. Feto o persona con pies deformes.

peróquiro (de *pero-* y el gr. *cheír, cheirós*, mano). adj. y s. Feto o persona con las manos deformes.

peroral (de *per-* y el lat. *os, oris*, boca). adj. Practicado o efectuado por la boca.

per os (lat.). Por la boca.

peróseo (de *per-* y el lat. *os, ossis*, hueso). adj. Transmitido por el hueso.

perosis. f. Formación defectuosa o anómala.

perósmico (Ácido). Sustancia cristalina, amarilla, de olor sofocante, tóxica, utilizada como colorante en preparaciones de anatomía patológica.

perosomía (de *pero-* y el gr. *sôma,* cuerpo). f. MONSTRUOSIDAD.
perosomo (de *pero-* y el gr. *sôma,* cuerpo). adj. y s. Feto con deformidad en el cuerpo.
perosplacnia (de *pero-* y el gr. *splágchnon,* víscera). f. Malformación o deformidad visceral.
peroxidasa. f. F., *peroxydase.* Tipo de enzima que cataliza la oxidación de un compuesto a expensas del peróxido de hidrógeno y no del oxígeno. El compuesto oxidado actúa como donador de hidrógeno de acuerdo con la reacción general $AH_2 + H_2O_2 \to A + 2H_2O$. Un tipo particular de peroxidasa lo constituye la catalasa, que cataliza la reacción $H_2O_2 + H_2O_2 \to O_2 + 2H_2O$, en la cual una de las moléculas de peróxido de hidrógeno funciona como aceptor y la otra como donador de hidrógeno, lo cual permite el desprendimiento de oxígeno molecular. Las peroxidasas se hallan ampliamente repartidas en el reino vegetal y, en menor grado, en el reino animal.
peróxido. m. A., *Superoxyd;* F., *péroxyde;* In., *peroxide;* It., *perossido;* P., *peróxido.* Óxido de un elemento que contiene mayor cantidad de oxígeno.
peroxidol. m. Perborato de sodio.
peroxisomas. f. pl. F., *péroxysome.* Orgánulos celulares que contienen oxidasas y catalasa; intervienen en el metabolismo celular.
perplejidad (del lat. *perplexitas, -atis*). f. Anomalía de la afectividad constituida por una mezcla de pequeña ansiedad, estupor, asombro e inquietud. Característica de los esquizofrénicos.
perpleural. adj. TRANSPLEURAL.
perplicación (de *per-* y el lat. *plicatio, -onis,* plegadura). f. A., *Perplikation;* F., *perplication;* In., *perplication;* It., *perplicazione;* P., *perplicatura.* Oclusión de un vaso seccionado por introducción del extremo sangrante en una incisión de la pared del mismo vaso.
per primam o **per primam intentionem** (lat.). Curación por primera intención.
per rectum (lat.). Por vía rectal.
Perret y Devic (Signo de). SIGNO DE PINS.
Perrin-Ferraton (Enfermedad de) (Maurice *Perrin,* cirujano francés, 1826-1889, y Louis *Ferraton,* cirujano francés, n. en 1860). V. ENFERMEDAD.
Perroncito (Aparato, signo de) (Aldo *Perroncito,* histólogo italiano, 1882-1929). V. APARATO, SIGNO.
per secundam, per secundam intentionem (lat.). Curación por segunda intención.
perseveración (del lat. *perseveratio, -onis*). f. A., *Perseveration;* F., *persévération;* In., *perseveration;* It., *perseverazione;* P., *perseveração.* Repetición de la misma palabra, gesto o conducta. ‖ Persistencia en una respuesta o idea a preguntas o estímulos diferentes en enfermos mentales. ‖ **-clónica.** Reproducción constante de un mismo movimiento. ‖ **-tónica.** Mantenimiento prolongado de una misma posición.
persodina. f. Preparación de persulfatos.
persona (del lat. *persona*). f. A., *Person;* F., *personne;* In., *person;* It., *persona;* P., *pessoa.* Sujeto activo o pasivo con capacidad jurídica para los derechos y deberes. ‖ Término de Jung para indicar la personalidad en sus caracteres externos en oposición al ser interior de la personalidad.
personalidad. f. A., *Persönlichkeit;* F., *personnalité;* In., *personality;* It., *personalità;* P., *personalidade.* Repertorio habitual de conductas psicosociales que expresan en cada individuo la integración singular de sus características cognoscitivas, afectivas y conativas, y que son reconocidas por él mismo y por los demás como una individualidad autónoma y constante. ‖ **-antisocial.** Entidad nosográfica de límites imprecisos que designa una evolución biográfica, un tipo específico de estructura caracterial y un conjunto habitual de conductas y síntomas. Se caracteriza por la transgresión y alteración de las normas éticas y sociales, la inestabilidad emocional, la impulsividad y tendencia a la acción y la frecuente disposición a la toxicomanía, la práctica de perversiones y la delincuencia. *Sin.*: Personalidad psicopática. ‖ **-ciclotímica.** Tipo de personalidad en la cual se suceden en forma alternante estados de exaltación, euforia, hiperactividad y excitación con otros caracterizados por depresión, tristeza, hipoactividad e inhibición. ‖ **-depresiva.** Tipo de personalidad caracterizada por una disposición a la tristeza, disminución de la autoestima, hipoactividad y apatía. ‖ **-doble** o **múltiple.** Desorden de la personalidad de carácter disociativo, por el cual un sujeto adopta dos o más personalidades cada una de las cuales es independiente de las otras. ‖ **-esquizoide.** Personalidad caracterizada por tendencia al aislamiento, introversión, pensamiento autista y dificultades en la manifestación de los afectos, lo que determina un estilo particular de retraimiento en las relaciones interpersonales. ‖ **-fóbica.** Personalidad caracterizada por timidez, inhibición y bloqueo en las relaciones interpersonales y conductas de evitación frente a situaciones ansiógenas o de riesgo. ‖ **-histérica.** Desorden de la personalidad caracterizada por inmadurez, dependencia, inestabilidad emocional, excitabilidad, actitudes seductoras y teatralismo. ‖ **-múltiple.** V. DESDOBLAMIENTO DE LA PERSONALIDAD. ‖ **-obsesivocompulsiva.** Trastorno de la personalidad caracterizado por escrupulosidad, con fuerte adhesión a las normas morales y de conciencia, conductas obsesivas (detallismo exagerado, meticulosidad, etc.), control de los afectos, pensamiento rígido, inhibiciones diversas y tendencia a realizar ciertos actos rituales y compulsivos. Para el psicoanálisis esta estructura expresa el predominio de fijación libidinal en la fase sadicoanal. ‖ **-paranoide.** Tipo de personalidad caracterizada por excesiva desconfianza, susceptibilidad, egocentrismo y tendencia a las conductas reivindicativas y querellantes. ‖ **-pasiva-agresiva.** Tipo de personalidad en la que el sujeto expresa su agresividad de forma pasiva por medio de obstruccionismo, tozudez, lentitud, tendencia al olvido, etc. ‖ **-psicopática.** PERSONALIDAD ANTISOCIAL. ‖ **-(Trastorno de la).** En términos generales, todo tipo de desviación psicopatológica (neurosis, psicosis, perversiones). Algunos autores designan así el desarrollo anormal de la estructura de la personalidad que perturba al individuo y su relación con los demás (psicopatía, sociopatía, etc.).
perspiración (del lat. *perspiratio, -onis*). f. A., *Perspiration;* F., *perspiration;* In., *perspiration;* It., *perspirazione;* P., *perspiraçao.* Transpiración o vaporización que se efectúa constantemente a través de la piel; puede ser *insensible* o *sensible* (sudoración).
perstricción (de *per-* y el lat. *stringere,* estrechar). f. Ligadura o compresión de un vaso.
persuasión (del lat. *persuasio, -onis*). f. F., *persuasion.* Método psicoterápico que consiste en convencer al enfermo con razonamientos para que éste tome parte activa en su curación.
persulfato. m. F., *persulfate.* Sulfato que contiene mayor cantidad de ácido sulfúrico. Todos los persulfatos son oxidantes enérgicos.
per tertiam o **per tertiam intentionem** (lat.). Curación por tercera intención.
Perthes (Enfermedad, incisión, método, prueba de) (George Clemens *Perthes,* cirujano alemán, 1869-1927). V. estos términos. ‖ **-Jüngling (Enfermedad de)** (G. C. *Perthes,* y Otto Adolf *Jüngling,* cirujano alemán, 1884-1944). V. ENFERMEDAD.
Pertik (Divertículo de) (Otto *Pertik,* patólogo húngaro, 1852-1913). V. DIVERTÍCULO.
pertinaz (del lat. *pertinax, -acis*). adj. Obstinado, duradero.
pertubación (de *per-* y el lat. *tuba,* trompa). f. Insuflación de los oviductos para hacerlos permeables.
perturbación (del lat. *perturbatio, -onis*). f. Alteración, trastorno, especialmente el provocado. ‖ **-crítica.** Aparición de oscilaciones en el curso de una fiebre continua, preludio del descenso de la temperatura por crisis.
pertusoide (del lat. *pertussis,* tos ferina, y el gr. *eîdos,* aspecto). adj. Tos semejante a la coqueluche o pertussis.
pertussis (lat.). f. Tos ferina o coqueluche.

Perú (Bálsamo del). V. BÁLSAMO.
Perutz (Reacción de) (Alfred *Perutz,* dermatólogo austríaco, 1885-1935). V. REACCIÓN.
peruvina. f. Alcohol cinámico, derivado del bálsamo del Perú.
pervaporación (de *per-* y el lat. *vapor, -oris,* vapor de agua). f. Método de concentrar soluciones coloides o cristaloides por medio de una membrana dialítica sin elevar la temperatura o calentando sin llegar a la ebullición.
perversidad (del lat. *perversitas, -atis*). f. A., *Entartung;* F., *perversité;* In., *perversion;* It., *perversità;* P., *perversidade.* Disposición a realizar actos que provoquen daño, perjuicio o sufrimiento a los demás. Suele relacionarse con el deseo o la necesidad de atacar los códigos eticomorales. Es frecuente observarla en las perversiones y sociopatías.
perversión (del lat. *perversio, -onis*). f. A., *Perversion;* F. e In., *perversion;* It., *perversione;* P., *perversão.* Acción y efecto de pervertir o pervertirse. || Desviación de la conducta, que es socialmente condenada. || Desviación del comportamiento sexual que lleva al sujeto adulto a obtener en forma habitual satisfacción u orgasmo por actos diferentes del que se define como coito normal (obtención del orgasmo por penetración del pene en la vagina). Se considera perversión cuando el orgasmo se obtiene con otros objetos sexuales (homosexualidad, paidofilia, bestialidad, etc.), por medio de otras zonas corporales (coito anal, coito oral) o erotizando principalmente situaciones particulares (sadismo y masoquismo, exhibicionismo y voyeurismo). Para el psicoanálisis la concepción de la sexualidad infantil ligada a la evolución psicosexual de la libido permite considerar la perversión del adulto como la persistencia y/o reaparición de los componentes parciales de la sexualidad pregenital. Perversión sexual.
pervertido. adj. Que sufre perversión. || m. Persona con instinto sexual anómalo.
per vias naturales (lat.). Por las vías naturales.
pervigilium (voz latina; *pervigilio,* vela de toda la noche). m. INSOMNIO.
pervio (del lat. *pervius*). adj. PERMEABLE.
pes (pl. *pedes*) (lat.). m. PIE. ||**-abductus.** PIE VALGO. ||**-accesorius.** Eminencia colateral. ||**-anserinus.** PATA DE GANSO. || Radiación terminal del nervio facial. ||**-calcaneus, cavus, equinus, planus, valgus, varus.** V. PIE. ||**-corvinus.** PATA DE GALLO. ||**-febricitans.** ELEFANCÍA. ||**-hippocampi.** CUERNO DE AMMÓN.
pesaácidos. m. Areómetro o densímetro para líquidos más pesados que el agua.
pesabebés. m. Balanza cuyo platillo está dispuesto en forma de cesta para colocar en él al niño.
pesadez. f. Malestar en una parte, del estómago o cabeza especialmente, con sensación de peso.
pesadilla. f. A., *Alpdrücken;* F., *cauchemar;* In., *nightmare;* It., *incubo;* P., *pesadelo.* Sueño angustiante y de contenidos terroríficos, que frecuentemente despiertan al individuo. Para el psicoanálisis indicaría un fracaso de los mecanismos de la censura que preservan el dormir.
pesaleches. m. LACTÓMETRO.
pesario (del lat.-*pessarium,* de *pessuns,* tapón). m. A., *Pessar;* F., *pessaire;* In., *pessary;* It., *pessario;* P., *pessário.* Aparato de forma y dimensiones varias, que se deja colocado en la vagina para mantener el útero en su posición normal. Se utiliza como tratamiento del prolapso del útero, cuando está contraindicada la intervención quirúrgica. El más común es de ebonita y tiene forma de anillo. || Supositorio vaginal. ||**-anticoncepcional.** Instrumento antifecundante que impide la introducción de los espermatozoides en el cuello uterino. ||**-de Dumontpallier.** Pesario en forma de anillo elástico. ||**-de Gariel.** Pesario que consiste en una pera de goma insuflable. ||**-de Gehrung.** Pesario de Hodge doblado sobre sí mismo, adecuado para el cistocele. ||**-de Hodge o de Smith-Hodge.** Pesario en forma de anillo ovalado curvo en uno de sus extremos, propio para las retrodesviaciones. ||**-de Menge.** Pesario en forma de anillo con una barra transversal en la que se fija un tallo desprendible. ||**-de Schatz.** Pesario en forma de cápsula con perforaciones. ||**-de tallo o mango.** Pesario circular hueco unido a un mango que sale al exterior y por el que se sujeta al cuerpo. ||**-de Zwanck.** Medio portador de radio, que puede fijarse en la vagina. ||**-en ocho de guarismo.** Pesario de ebonita de esta forma.
pesimismo (de *pésimo*). m. Propensión a juzgar las cosas bajo su aspecto más desfavorable. ||**-terapéutico.** Tendencia a menospreciar el valor curativo de las drogas.
peso (del lat. *pensum*). m. A., *Gewicht;* F., *poids;* In., *weight;* It. y P., *peso.* Resultado de la acción de la gravedad sobre los cuerpos. ||**-atómico.** Peso de un átomo de sustancia en comparación con el de un átomo de hidrógeno, que se toma como unidad. ||**-específico.** Peso de una sustancia comparado con el de un volumen igual de otra sustancia, agua, por ejemplo, que se toma como tipo. ||**-molecular.** Suma de pesos atómicos que componen una molécula.
pesos y medidas. La aplicación de los pesos y medidas derivados del sistema métrico decimal, oficialmente aceptados en los países latinos, no ofrece dudas, pero en las obras inglesas y americanas se emplean otros sistemas:

SISTEMA APOTHECARIES' FLUID

1 galón	= 4 *quarts*	= 3.785,434 ml
1 *quart*	= 2 pintas	= 946,358 ml
1 pinta	= 16 onzas líquidas	= 473,179 ml
1 onza líquida	= 8 dracmas líquidas =	29,5737 ml
1 dracma líquida	= 60 mínimos	= 3,6967 ml
1 mínimo		= 0,06161 ml

SISTEMA APOTHECARIES' WEIGHTS

1 libra	= 12 onzas	= 373,24177 g
1 onza	= 8 dracmas	= 31,103 g
1 dracma	= 3 escrúpulos	= 3,888 g
1 escrúpulo	= 20 granos	= 1,296 g
1 grano		= 0,0647989 g

SISTEMA AVOIRDUPOIS

1 libra	= 16 onzas	= 453,5924277 g
1 onza	= 16 dracmas	= 28,350 g
1 dracma	= 27,34 granos	= 1,772 g
1 grano		= 0,0647989 g

SISTEMA TROY

1 libra	= 12 onzas	= 373,24177 g
1 onza	= 20 *pennyweights*	= 31,103 g
1 *pennyweight*	= 24 granos	= 1,555 g
1 grano		= 0,0647989 g

pessulum o **pessum** (lat.). m. PESARIO.
pestaña. f. A., *Augenwimper;* F., *cil;* In., *eyelash;* It., *ciglio;* P., *pestana.* Pelo del borde de los párpados. || CÍLIUM o CILIO. ||**-vibrátil.** Cilio dotado de movimientos vibrátiles, como los que poseen ciertas células epiteliales de las mucosas.
peste (del lat. *pestis*). f. A., *Pest;* F., *peste;* In., *plague;* It. y P., *peste;* Enfermedad infecciosa aguda que afecta al hombre y animales, en especial roedores, en una zoonosis que se presenta esporádicamente. Ha sido una de las causas de las grandes epidemias que periódicamente ha sufrido la humanidad (en la epidemia llamada «muerte negra» del siglo XIV fallecieron más de 25 millones de personas); en la actualidad está catalogada como una de las enfermedades cuarentenables. El agente causal es la *Yersinia pestis (Pasteurella pestis).* El reservorio son las ratas y otros animales inmunes a la infección. Una epidemia humana va precedida de una epizootia de peste entre las ratas sensibles. La transmisión de un animal al otro y de la rata al hombre se hace a través

de la pulga de la rata *Xenopsylla cheopis* y ocasionalmente de la pulga del hombre, *Pulex irritans*. A partir del hombre enfermo con una forma pulmonar se puede establecer una nueva vía de contagio, la aérea. La enfermedad humana puede presentarse según tres modalidades: la llamada *peste bubónica*, que es la más frecuente, se caracteriza por la aparición de grandes tumefacciones ganglionares (bubones) necrotizantes, que a veces acaban supurando, y lesiones hemorrágicas de la piel; forma *septicémica*, muy grave, de presentación brusca y evolución muy rápida, y la *pulmonar,* con afectación masiva de todo el parénquima pulmonar, muy contagiosa. La mortalidad es muy elevada y puede llegar al 100 % en las formas septicémica y pulmonar. Es endémica en el Tíbet, India, Mesopotamia, África Central, algunos países de América del Sur (Brasil, Bolivia, Ecuador) y en el oeste de los Estados Unidos. El tratamiento se hace con estreptomicina y cloramfenicol. Para las zonas endémicas se han preparado vacunas eficaces, aunque la inmunidad que confieren es de corta duración. ‖ **-ambulatoria.** Forma relativamente ligera de la peste bubónica, peligrosa como medio de extensión de la enfermedad, ya que el enfermo puede trasladarse de un punto a otro. ‖ **-bélica.** TIFUS EXANTEMÁTICO. ‖ **-blanca.** TUBERCULOSIS. ‖ **-británica.** Nombre dado algunas veces al *sudor miliar*. ‖ **-celulocutánea.** Forma de peste bubónica caracterizada por la inflamación y necrosis de la piel y tejidos subcutáneos. ‖ **-de Atenas.** Enfermedad contagiosa, descrita por Tucídides, que causó muchos estragos en Atenas en el siglo V antes de J. C. ‖ **-del Valle de Pahvant.** TULAREMIA. ‖ **-glandular.** PESTE BUBÓNICA. ‖ **-hemorrágica.** Peste bubónica con hemorragias extensas subcutáneas y submucosas; peste negra. ‖ **-menor.** Variedad de peste bubónica, en la que se forman bubones, pero cuyos trastornos generales son ligeros. ‖ **-negra.** Nombre de una epidemia de peste bubónica que causó generales estragos en el siglo XIV. ‖ **-siberiana.** Ántrax maligno. ‖ **-siderante.** Peste que mata al enfermo antes de la aparición de los bubones. ‖ **-verde.** PALUDISMO.
pesticemia (del lat. *pestis,* plaga y el gr. *haîma,* sangre). f. Peste bubónica siderante o septicémica.
pestífero (del lat. *pestifer, -eri*; de *pestis,* peste, y *ferre,* llevar). adj. Que causa o propaga peste. ‖ Que tiene muy mal olor.
pestilencia (del lat. *pestilentia*). f. A., *Pestilenz;* F., *pestilence;* In., *pestilence;* It., *pestilenza;* P., *pestilência*. Enfermedad infecciosa, contagiosa, virulenta; epidemia de una enfermedad de éstas.
pestis (lat.). f. PESTE. ‖ **-maior, minor.** Formas ordinaria y atenuada, respectivamente, de la peste bubónica. ‖ **-nigra.** PESTE NEGRA. ‖ **-siderans.** PESTICEMIA.
PET. Sigla de TOMOGRAFÍA POR EMISIÓN DE POSITRONES.
petalobacterias (del gr. *pétalon,* hoja, y de *bacteria*). f. pl. desus. Bacterias que se agrupan formando películas delgadas.
petequia (del gr. *pittákia,* pl. de *pittákion,* esquela). f. A., *Petechie;* F., *pétéchie;* In., *petechia;* It., *petecchia;* P., *petéquia*. Pequeña mancha en la piel formada por la efusión de sangre, que no desaparece por la presión del dedo.
petequiasis. f. Tendencia a la formación de petequias.
Peterman (Reacción de) (Mynie G. *Peterman,* médico norteamericano, n. en 1896). V. REACCIÓN.
Peters (Óvulo de) (Hubert *Peters,* tocólogo de Viena, 1860-1935). V. ÓVULO.
Petersen (Globo o saco de) (F. *Petersen,* cirujano de Kiel, 1845-1908). V. GLOBO.
Petges-Cléjat (Enfermedad de) (Georges M. *Petges,* dermatólogo francés, 1872-1952). V. ENFERMEDAD. ‖ **-Jacobi (Síndrome de).** V. SÍNDROME.
petidina. f. MEPERIDINA.
petiolus epiglotidis (lat.). Pedículo o extremo inferior de la epiglotis.

Petit (Conducto, seno de) (François Pourfour du *Petit,* anatomista cirujano francés, 1664-1741). V. CONDUCTO, SENO. ‖ **-(Flemón de).** V. FLEMÓN. ‖ **-(Hernia, ligamento, triángulo de)** (Jean Louis *Petit,* cirujano francés, 1674-1750). Véanse estos términos.
peto (del lat. *pectus*). m. Pedazo de franela o lienzo, con sustancias medicamentosas o sin ellas, que se aplica a la parte anterior del tórax.
Petrén (Tratamiento de) (Karl Anders *Petrén,* médico sueco, 1868-1927). V. TRATAMIENTO.
Pétrequin (Ligamento de) (Joseph Pierre E. *Pétrequin,* cirujano francés, 1810-1876). V. LIGAMENTO.
Petri (Cajas o discos de) (Julius Richard *Petri,* bacteriólogo alemán, 1852-1921). Platillos de vidrio de 10 cm de ancho y 1 cm de altura para cultivos planos de bacterias.
Petriellidium. Género de hongos que se clasifica dentro de los ascomicetos (reproducción sexual por ascos). ‖ **-boydii.** Agente causal del micetoma; puede encontrarse en infecciones pulmonares y abscesos cerebrales. Se le había denominado *Allescheria boydii*.
petrificación (del lat. *petra,* piedra, y *facere,* hacer). f. F., *petrifaction*. Conversión en sustancia pétrea.
petrofaríngeo (del lat. *petra,* peñasco, y de *faringe*). adj. F., *pétro-pharyngien*. Relativo al peñasco y a la faringe. ‖ m. Músculo anómalo inserto en la cara inferior del peñasco y en la faringe.
petrógeno (del gr. *petra,* piedra, y *gennân,* producir). adj. Derivado de las rocas; díjose de la hipótesis según la cual el bocio endémico sería producido por aguas impregnadas de algunas formaciones geológicas.
petrolado. m. Uno de los nombres dados a la vaselina. ‖ **-líquido.** Parafina líquida.
petrolán. m. Mezcla de jabón y aceites minerales, de color oscuro, que se emplea en el tratamiento de algunas dermatosis crónicas y de las quemaduras.
petrolatoma. m. Vaselinoma, parafinoma.
petroleína. f. VASELINA.
petróleo (del bajo lat. *petroleum,* y éste del lat. *petra,* piedra, y *oleum,* aceite). m. A., *Erdöl;* F., *pétrole;* In., *petrolum;* It., *petrolio;* P., *petróleo*. Líquido bituminoso natural que se extrae de pozos en diferentes países. Se compone principalmente de hidrocarburos, entre los que predominan los saturados (parafinas, naftenos). Por destilación en determinadas condiciones se separan de él varios productos de aplicación a la industria y a la farmacia (éter de petróleo, bencina, petróleo de arder, aceites lubricantes, vaselinas, etc.). En medicina se emplea como vermífugo y al exterior como antiparasitario, especialmente contra la sarna.
petrolina. f. Variedad de parafina del petróleo.
petrolización. f. F., *pétrolisation*. Extensión de una capa de petróleo sobre las aguas lacustres o pantanosas, con objeto de destruir las larvas del mosquito.
petromastoideo (del lat. *petra,* piedra, y el gr. *mastós,* mama, y *eîdos,* aspecto). adj. F., *pétro-mastoïdien*. Relativo al peñasco y a la apófisis mastoides.
petrooccipital (del lat. *petra,* piedra, y *occipitium,* occipucio). adj. Relativo al peñasco y el occipital.
petrosa (lat.). f. Peñasco del temporal.
petrosalpingostafilino. m. PETROSTAFILINO, 2.ª acep.
petroscamoso (del lat. *petra,* piedra, y *squamosus,* escamoso). adj. Relativo al peñasco y porción escamosa del temporal.
Petroselinum. Género de plantas umbelíferas, al que pertenece el perejil.
petrosfenoidal (del lat. *petra,* piedra, el gr. *sphén, sphenós,* cuña, y *eîdos,* aspecto). adj. F., *pétro-sphénoïdal*. Relativo al peñasco y al hueso esfenoides.
petrositis (de *petroso* y el suf. *-itis*). f. A., *Pyramideneiterung;* F., *pétrosite;* In., *petrositis;* It. y P., *petrosite*. Osteítis del peñasco del temporal.
petroso (del lat. *petrosus*). adj. F., *pétreux*. Semejante a una roca o peñasco. ‖ Relativo al peñasco del temporal.
petrostafilino (del lat. *petra,* peñasco, y el gr. *staphylé,* úvula). adj. F., *muscle péristaphylin interne*. Relativo al peñasco y a la úvula. ‖ m. V. MÚSCULOS (TABLA DE).

Petrus Aponos. V. ABANO (PEDRO DE).
Petruschky (Signo, suero de) (Johannes *Petruschky,* bacteriólogo alemán del siglo XIX). V. SIGNO, SUERO.
Pette-Döring (Síndrome de) (Heinrich *Pette,* neurólogo alemán, 1887-1964). V. SÍNDROME.
Pettenkofer (Reacción, teoría de) (Max Josef von *Pettenkofer,* químico de Munich, 1818-1901). V. REACCIÓN, TEORÍA.
Peucedanum. Género de plantas umbelíferas. La especie *P. officinalis* o servato contiene en su raíz un zumo gomorresinoso que se había empleado como antiespasmódico.
Peutz-Jeghers (Síndrome de) (J. L. A. *Peutz,* médico holandés contemporáneo). V. SÍNDROME.
pexia o **pexis** (del gr. *pêxis,* fijación). f. F., *pexie.* Fijación; sirve comúnmente de sufijo con el mismo significado de *fijación,* ora quirúrgica, por sutura de un órgano: *nefropexia;* ora de elementos cualesquiera por los tejidos: *bacteriopexia, lipopexia.*
pexina. f. Fermento lab.
pexinógeno (de *pexina* y el gr. *gennân,* producir). m. Prorrenina o reninógeno.
Peyer (Glándulas, placas de) (Johann Conrad *Peyer,* anatomista suizo, 1653-1712). V. GLÁNDULA, PLACA.
peyote o **peyotl.** m. F., *peyotl.* Sustancia obtenida del cacto mexicano del mismo nombre *(Anhalonium lewinii),* empleado por los indígenas para provocar un estado de exaltación espiritual en ciertas prácticas religiosas. MESCAL.
Peyronie (Enfermedad de). V. ENFERMEDAD DE LA PEYRONIE.
Peyrot (Tórax de) (Jean-Joseph *Peyrot,* cirujano francés, 1843-1917). V. TÓRAX.
pez (del lat. *piscis).* m. A., *Fisch;* F., *poisson;* In., *fish;* It., *pesce;* P., *peixe.* Animal vertebrado de sangre fría, que respira en el agua por medio de branquias y generalmente provisto de escamas y aletas. || (del lat. *pix, picis).* f. A., *Pech;* F., *poix;* In., *pitch;* It., *pece;* P., *pez.* Nombre de varias resinas de coníferas; así se llama *pez griega* a la colofonia; *pez blanca* o *de Borgoña* a la resina del *Abies excelsa; pez negra* a resinas de pino de color muy oscuro; etc.
pezón (del lat. *pecciolus,* con el suf. *-ón).* m. A., *Brustwarze;* F., *mamelon;* In., *nipple;* It., *capezzolo;* P., *mamilo.* Eminencia cónica o cilíndrica, carnosa, eréctil, de color rojo o pardo, situada en el centro de la mama y en la que se abren los conductos galactóforos.
pezonera. f. A., *Milchpumpe;* F., *tire-lait;* In., *tetrelle;* It., *tiralatte;* P., *tira-leite.* Utensilio de distintas formas y de naturaleza varia, que se aplica al pezón para provocar su desinvaginación o para protegerlo en el acto de dar el pecho al niño.
Pfannenstiel (Enfermedad, incisión de) (Johannes *Pfannenstiel,* ginecólogo alemán, 1862-1909). V. ENFERMEDAD, INCISIÓN.
Pfaundler (Reacción de) (Meinhard *Pfaundler,* médico alemán, 1872-1947). REACCIÓN DE MANDELBAUM.
Pfeiffer (Bacilo, fenómeno de) (Richard Friedrich J. *Pfeiffer,* bacteriólogo alemán, 1858-1945). V. BACILLUS HAEMOPHYLUS INFLUENZAE, FENÓMENO. || **-(Enfermedad de)** (Emil *Pfeiffer,* médico alemán, 1846-1921). V. ENFERMEDAD. ||**-Kent (Operación de)** (Damon Beckett *Pfeiffer,* cirujano norteamericano, n. en 1878). V. OPERACIÓN.
Pfeifferella (de R. F. J. *Pfeiffer).* Nombre de un género bacteriano en el que se clasificaban las especies bacterianas *Pseudomonas mallei* y *P. pseudomallei.* También se le denominó *Malleomyces.*
Pfister-Brill (Enfermedad de). V. ENFERMEDAD.
Pflüger (Ley de) (Edward Friedrich W. *Pflüger,* fisiólogo alemán, 1829-1910).V. LEY.
Pfuhl (Signo de) (Adam *Pfuhl,* médico alemán, 1842-1905). V. SIGNO. ||**-Jaffé (Signo de)** (Karl *Jaffé,* médico alemán, 1854-1943). V. SIGNO DE PFUHL.
Ph. Símbolo antiguo del fósforo *(phosphorus).*
pH. F., *pH.* Símbolo que indica la concentración de iones hidronio, H_3O^+, presentes en una disolución. Logaritmo inverso de la concentración de hidrogeniones (Sörensen). El pH de una solución expresa la cantidad de iones H actualmente ionizados y constituye lo que se ha convenido en llamar *acidez actual* o *real,* mientras que la acidez titulable está constituida por la suma de iones H ionizados e iones H ionizables. La escala de pH puede representarse así:

$$0, \ 1, \ 2, \ 3, \ 4, \ 5, \ 6, \ 7, \ 8, \ 9, \ 10, \ 11, \ 12, \ 13, \ 14$$

$$\underbrace{}_{- \text{ acidez}} \ \Big| \ \underbrace{}_{+ \text{ alcalinidad}}$$

en la que pH 7 señala el punto neutro: por encima de 7 aumenta la alcalinidad, por debajo de 7 aumenta la acidez. La definición de pH aceptada en la actualidad es de tipo operativo y determinada por la diferencia de fuerza electromotriz (E) entre dos células o electrodos situados, uno, en una disolución estándar (*s*) y el otro, en una disolución desconocida (*x*). El cálculo del pH se realiza aplicando la ecuación $pH_x - pH_s = (E_x - E_s)K$, donde $K = 2,3026 \times RT/F$, y E_x y E_s están expresados en voltios (R = constante general de los gases, T = temperatura absoluta y F = faraday). Para una temperatura de 25 °C, K = 0,05916.
Phelps (Operación de) (Abel Mix *Phelps,* cirujano norteamericano, 1851-1902). V. OPERACIÓN.
Phemister-Adams (Operación de) (Dallas Burton *Phemister,* cirujano norteamericano, n. en 1882). V. OPERACIÓN.
Phialophora. Género de hongos hifomicetos *(Hyphomycetes),* las especies *P. verrucosa, P. pedrosoi* y *P. compacta* son los agentes responsables de la cromoblastomicosis.
Philibert-Joseph Roux (Operación de). V. OPERACIÓN.
Philip (Ganglio de) (Robert W. *Philip,* médico escocés, 1857-1939). V. GANGLIO. ||**-Cobb (Técnica de).** V. TÉCNICA.
Philips (Síndrome de). V. SÍNDROME.
Phlebotomus. Género de insectos dípteros, de la familia de los *Psychodidae* y cuyas hembras son hematófagas. Algunas especies son transmisoras de enfermedades. ||**-argentipes.** Especie que transmite el kala-azar en la India. ||**-chinensis.** Especie que transmite el kala-azar en China. ||**-intermedius.** Especie que se supone vectora de la leishmaniosis en América del Sur. ||**-papatasii.** Insecto díptero de la India y costas mediterráneas, que transmite, con su picadura, la fiebre papatasi o papataci. ||**-verrucarum.** Especie peruana que transmite la verruga de este nombre.
Phocas (Enfermedad de) (B. G. *Phocas,* médico francés, 1861-1937). ENFERMEDAD DE TILLAUX.
Phormia regina. Especie de mosca cuyas larvas se aplicaban a úlceras y heridas necróticas para activar la cicatrización.
Phragmidiothrix. Género de bacterias con vaina que se sitúan en la parte 3 de la clasificación de Bergey (8.ª ed.). Se encuentran en aguas contaminadas, adheridas por la vaina a otros organismos vivos.
Phthirius. Género de hemípteros, idéntico al *Pediculus.* ||**-inguinalis** o **pubis.** Ladilla o *Pediculus pubis.*
phthisis bulbi (lat.). Atrofia del globo ocular.
Phycomycetes. V. FICOMICETOS.
Phydippus tripunctatus. m. Especie de arácnido ponzoñoso de América.
Physaloptera. Género de gusanos nematodos encontrados en el estómago e intestinos del hombre y de otros vertebrados.
Physick (Operación de) (Philip Syng *Physick,* cirujano norteamericano, 1768-1873). V. OPERACIÓN.
Physostigma. Género de plantas leguminosas tropicales. La semilla de la especie *Ph. venenosum,* es el haba de Calabar.
pía. f. PIAMADRE.
pial. adj. Relativo a la piamadre.
pialina (del gr. *pîar,* grasa, y *lýein,* disolver). f. LIPASA.
piamadre (del lat. *pia mater,* madre tierna o tenue). f. A., *Pia mater;* F., *pie-mère;* In., *pia mater;* It., *pia ma-*

dre; P., *pia-máter.* Membrana vascular, fina y semitransparente, la más interna de las tres que constituyen las meninges, que se aplica inmediatamente a la superficie del eje cerebrospinal.

pian (voz tupí o guaraní). m. F., *pian.* Enfermedad contagiosa, propia de los países cálidos, caracterizada por la erupción en la cara, manos, pies y regiones genitales, de unas excrecencias fungosas semejantes a frambuesas, blancas o rojas, susceptibles de ulcerarse, entre las cuales hay una mayor, ulcerada y saniosa, *pian madre.* La enfermedad afecta principalmente a los negros jóvenes y se cree producida por un organismo protozoario, *Spirochaeta pertenuis* o *Treponema pertenue,* y propagada por la picadura de un mosquito. Algunos creen que es idéntica a la sífilis. BURAS, FRAMBESIA, PARANGI, YAWS. ||**-bosque.** Afección semejante a la anterior, observada en la región boscosa de la Guayana; variedad de úlcera oriental causada por la *Leishmania braziliensis.* ||**-de Nerac.** Accidentes terciarios de la sífilis infantil observados en Nerac en 1752. ||**-hemorrágico.** VERRUGA PERUANA.

pianiforme. adj. Semejante al pian o frambesia.

piaracnitis. f. F., *leptoméningite, arachnoïdite.* Inflamación de las meninges piamadre y aracnoides; leptomeningitis.

piaracnoides. f. F., *leptoméninge.* Piamadre y aracnoides consideradas en conjunto; aracnopía, leptomeninge.

piaremia (del gr. *pîar,* grasa, y *haîma,* sangre). f. LIPEMIA.

piartrosis (del gr. *pýon,* pus, y *árthron,* articulación). f. A., *Pyarthrose;* F., *pyarthrose;* In., *pyarthrosis;* It., *piartrosi;* P., *piartrose.* Colección de pus en una cavidad articular.

piblokto. m. Trastorno mental transitorio, caracterizado por ataques de llantos y gritos, que se observa en mujeres esquimales. Se trata de un estado de disociación histérica.

Pic (Síndrome de) (Adrien *Pic,* médico francés, 1863-1943). V. SÍNDROME DE BARD-PIC.

pica (del lat. *pica,* urraca). f. A., *Pica;* F., In., It. y P., *pica.* Perversión del apetito, observada en el histerismo, clorosis y embarazo, en la que apetecen sustancias no comestibles.

picacismo. m. PICA. || DROPACISMO.

picadura. f. A., *Stich;* F., *piqûre;* In., *puncture;* It., *puntura;* P., *picada.* Pequeña herida penetrante producida por una aguja, aguijón, etc., especialmente las debidas a animales, mosquitos, arañas, abejas, etc. || Caries dentaria incipiente. ||**-anatómica.** Punción de la piel de las manos o de los dedos en el curso de una autopsia o disección de un cadáver, seguida o no de accidentes locales y generales debidos a la penetración de materias sépticas.

picazón. f. PRURITO.

Piccolomini (Estrías de) (Archangelo *Piccolomini,* anatomista italiano, 1526-1605). V. ESTRÍA ACÚSTICA.

pichi. m. Droga resinosa de Chile, derivada de la planta *Fabiana imbricata,* recomendada en la cistitis.

Pick (Enfermedad de) (Ludwig *Pick,* médico alemán, 1868-1935). V. ENFERMEDAD DE NIEMANN-PICK. ||**-(Fascículo de)** (Arnold *Pick,* psiquiatra de Praga, 1851-1924). V. FASCÍCULO. ||**-(Fiebre de).** V. FIEBRE. ||**-Herxheimer (Síndrome de).** V. SÍNDROME. ||**-(Linimento)** (Filipp Josef *Pick,* dermatólogo de Praga, 1834-1910). V. LINIMENTO. ||**-(Síndrome de)** (Friedel *Pick,* médico de Praga, 1867-1926). V. SÍNDROME.

Pickwick (Síndrome de) (de *Pickwick,* personaje de Dickens de la novela del mismo nombre). V. SÍNDROME.

picnemia (del gr. *pyknós,* espeso, denso, y *haîma,* sangre). f. Espesamiento de la sangre.

pícnico (del gr. *pyknós,* denso, compacto). adj. F., *pycnique.* Corto y grueso, robusto; se dice de un tipo morfológico. Ú.t.c.s.

picno-. Forma prefija del gr. *pyknós,* denso, espeso, grueso, frecuente.

picnocardia. f. TAQUICARDIA.

picnoepilepsia (de *picno-* y el gr. *epilepsía,* epilepsia). f. Epilepsia generalizada que se caracteriza por ausencias muy frecuentes.

picnofrasia (de *picno-* y el gr. *phrásis,* lenguaje). f. Lenguaje torpe, indistinto.

picnohemia. f. Picnemia.

picnolepsia. f. PICNOEPILEPSIA.

picnómetro (de *picno-* y el gr. *métron,* medida). m. F., *pycnomètre.* Instrumento para medir el grosor de una parte u objeto. || Instrumento para medir el peso específico de los líquidos orgánicos.

picnomórfico o **picnomorfo** (de *picno-* y el gr. *morphé,* forma). adj. F., *pycnomorphe.* Que tiene los elementos coloreables dispuestos de un modo compacto; estado de las células nerviosas después de la cromatólisis. || PÍCNICO.

picnopnea. f. POLIPNEA.

picnosfigmia (de *picno-* y el gr. *sphygmós,* pulso). f. Pulso frecuente; taquicardia.

picnosis (del gr. *pyknós,* compacto, denso). f. A., *Pyknose;* F., *pycnose;* In., *pyknosis;* It., *picnosi;* P., *picnose.* Condensación, espesura, especialmente degeneración celular en la que el protoplasma se hace más denso y el tamaño de la célula disminuye. || Coloración uniforme, intensa, del núcleo celular, en la que no se distingue la red de cromatina, atribuida a la muerte del núcleo.

pico- (de *pico,* pequeña cantidad excedente). Prefijo de nombres que significan la billonésima parte (10^{-12}) de las respectivas unidades. Ejemplos: picogramo, picolitro, picómetro.

Picodnavirus. V. PARVOVIRIDAE.

picofarad. m. PICOFARADIO.

picofaradio. m. F., *picofarad.* Submúltiplo del faradio, equivalente a 10^{-12} F. Se representa por *pF.*

picogramo. m. F., *picogramme.* Unidad de peso equivalente a 10^{-12} gramos. Símbolo pg.

picolábil. adj. PSICOLÁBIL.

picolina (del lat. *pix, picis,* la pez, y *oleum,* aceite). f. F., *picoline.* Líquido incoloro, α-metilpiridina, de la brea de hulla, el aceite animal, etc.

picolínico (Ácido). Ácido piridincarboxílico con el grupo COOH en posición 2.

picómetro. m. F., *picomètre.* Unidad de longitud equivalente a 10^{-12} metro. Símbolo pm.

picopicogramo. m. Unidad de peso equivalente a 10^{-12} picogramo o a 10^{-24} gramo. Símbolo ppg.

Picornaviridae. Familia de virus cuyo virión contiene RNA monocatenario, es de simetría cúbica, desnudo y muy pequeño (20-30 nm). Comprende cuatro géneros: dos de ellos infectan al hombre, *Enterovirus* y *Rhinovirus,* y otros dos son fundamentalmente patógenos animales, *Aphthovirus* y *Cardiovirus.*

picornavirus. F., *picornavirus.* V. PICORNAVIRIDAE.

picradonidina. f. Glucósido amargo de la *Adonis vernalis,* de empleo análogo al de la digitalina.

picrámico (Ácido). Monoaminodinitrofenol; ácido encontrado en la sangre en el envenenamiento por el ácido pícrico, en forma de gránulos rojos, libres o englobados en los leucocitos.

Picrasma. V. CUASIA.

pícrico (Ácido). $C_6H_2(NO_2)_3OH$, cuerpo cristalino amarillo, o trinitrofenol, resultado de la acción del ácido nítrico sobre el fenol. Se denomina también *carbazótico.* Empléase como colorante, reactivo, fijador, explosivo, etc., y en medicina como tópico, y en solución al 1 % en las quemaduras.

picrina. f. Sustancia amarga de la digital.

picro-. Forma prefija del gr. *pikrós,* amargo.

picrocarmín (de *picro-* y el fr. *carmin,* carmín). m. F., *picrocarmine.* Colorante histológico compuesto de carmín, amoníaco y ácido acético y pícrico.

picroformol. m. F., *picroformol.* Agente fijador compuesto de una solución acuosa saturada de ácido pícrico, mezclada con una solución acuosa de formaldehído al 6 %.

picrogeusia (de *picro-* y el gr. *geûsis,* gusto). f. Sabor amargo.

picrol. m. Polvo antiséptico inodoro amargo, diyodorresorcinamonosulfonato de potasio, que se emplea de modo análogo al yodoformo.

picronigrosina (de *picro-* y el lat. *niger, nigra, nigrum,* negro). f. Colorante histológico compuesto de una solución alcohólica de ácido pícrico y nigrosina.

picropirina. f. Sustancia cristalina, inflamable, derivada del ácido pícrico y la antipirina.

Picrorrhiza. Género de plantas herbáceas. La especie *P. kuerva* es tónica y antiperiódica.

picrotoxina. f. F., *picrotoxine.* Principio cristalino tóxico y amargo, $C_{30}H_{34}O_{13}$, de la planta *Anamirta paniculata* o *Cocculus indicus,* coca de Levante, de acción semejante a la estricnina. Convulsivante.

picrotoxismo. m. Envenenamiento por la picrotoxina.

pie (del lat. *pes, pedis*). m. A., *Fuss;* F., *pied;* In., *foot;* It., *piede;* P., *pé.* Extremidad del miembro abdominal, que se apoya en el suelo y soporta el peso del cuerpo; comprende el tarso, metatarso y dedos. || Medida igual a 12 pulgadas o a 30,479 cm. ||**-asirio.** Luxación del pie hacia delante, así llamada por su semejanza con los pies de las antiguas estatuas asirias. || **-blenorrágico.** Aquilodinia de naturaleza blenorrágica. ||**-bot** o **contrahecho.** Pie deforme por desviación permanente, accidental o congénita, del mismo. ||**-calcáneo.** PIE TALO. ||**-cavo.** Pie hueco, curvatura excesiva de la planta del pie. ||**-de atleta.** Tricofitosis de los pies, caracterizada por el enrojecimiento, vesiculación y desarrollo de grietas entre los dedos. ||**-de Charcot.** Pie deforme por artropatía tabética. ||**-de cigüeña.** Aspecto de los pies y piernas en la atrofia muscular progresiva. ||**-de elefante.** ELEFANCÍA. ||**-de inmersión.** Gangrena de los pies producida por su inmersión larga y continua en agua fría. ||**-de Madura.** Micetoma o enfermedad de Ballingal. ||**-de Morand.** Pie con ocho dedos. ||**-de Morton.** NEURALGIA DE MORTON. ||**-de trinchera.** Estado de los pies de los soldados en la trinchera, semejante a la congelación, debido a la acción prolongada de la humedad, el frío y la inacción. ||**-débil.** Pie plano incipiente. ||**-del hipocampo.** CUERNO DE AMMÓN. ||**-del pedúnculo.** Porción cerebral por debajo del locus níger. ||**-equino.** Pie en extensión forzada por retracción del tendón de Aquiles, que no se apoya en el suelo sino por los dedos. ||**-equinovalgo** o **equinovaro.** Combinación de las deformidades constituidas por el pie equino y el pie valgo o varo. ||**-excavado.** PIE CAVO, PERCAVO. ||**-forzado.** Tumefacción dura y dolorosa de la parte media del pie, aparecida después de marchas prolongadas, debida probablemente a la fractura de uno de los metatarsianos. ||**-fungoso.** MICETOMA. ||**-hueco.** PIE CAVO. ||**-percavo.** Curvatura plantar extrema. ||**-plano.** Deformidad del pie que consiste en la desaparición de la curvatura normal de la planta del mismo. ||**-planovalgo.** Pie valgo combinado con pie plano. ||**-tabético.** Pie contrahecho por una artropatía tabética. ||**-talo.** Pie deforme en flexión excesiva, producida generalmente por parálisis de los músculos del tendón de Aquiles, que sólo se apoya por el talón. ||**-talovalgo** o **talovaro.** Combinación del pie talo con el pie valgo o varo. ||**-urente.** Llámase así a la manifestación de la carencia de riboflavina caracterizada por una sensación de quemadura en las plantas de los pies y palmas de las manos, junto con inflamación de los ángulos bucales. Se observa en la población desnutrida del Sur de la India y África Occidental. ||**-valgo.** Pie desviado hacia fuera, que se apoya en el suelo por su borde interno. ||**-varo.** Pie desviado hacia dentro, que apoya en el suelo por su borde externo. ||**-zambo.** Pie contrahecho, generalmente del tipo equinovaro.

piedra (del lat. *petra*). f. A., *Stein, Blasenstein;* F., *pierre, calcul;* In., *stone, calculus;* It., *pietra, calcolo;* P., *pedra, cálculo.* Sustancia mineral más o menos dura y compacta. || Cálculo vesicular o vesical. || Afección micótica de los pelos y cabellos, caracterizada por la presencia de nudosidades escalonadas en los mismos; tricomicosis nudosa. Se distinguen dos variedades: la *piedra negra,* producida por el hongo *Piedraia hortae,* que ataca únicamente los cabellos, y la *piedra blanca,* más rara, que afecta los pelos del bigote y barba, causada por el *Trichosporon beigelii.* ||**-azul.** Sulfato de cobre. ||**-de Bolonia.** Sulfato de barita. ||**-de cal.** Carbonato de calcio. ||**-de cauterio.** Mezcla de carbonato potásico, cal viva y agua, que se prepara en cilindros, pastillas o placas. ||**-divina.** Mezcla de sulfato de cobre, nitrato potásico y sulfato de alúmina en partes iguales, a la que se añade una parte de alcanfor. ||**-infernal.** Nitrato de plata. ||**-intestinal.** ENTEROLITO. ||**-oftálmica.** Sulfato de cobre. ||**-pómez.** Residuos volcánicos solidificados.

Piedraia. Género de hongos ascomicetes. Dos de sus especies, *P. hortae* (*Trichosporon hortai*) y *P. quintanilhae,* son los agentes de la llamada piedra negra (tricomicosis nudosa negra).

piel (del lat. *pellis*). f. A., *Heaut;* F., *peau;* In., *skin;* It., *pelle;* P., *pele.* Membrana gruesa, resistente y flexible, que cubre el cuerpo, tegumento externo que a nivel de los orificios naturales se continúa con las mucosas o tegumento interno. Está compuesta de dos partes superpuestas, *epidermis* y *dermis,* separadas entre sí por una membrana basal, y de la fascia o tejidos más profundos, por el tejido celular o conjuntivo subcutáneo. La coloración de la piel varía según la cantidad de granulaciones pigmentarias en las células de la capa de Malpighi o mucosa de la epidermis, desde la completamente blanca o albina hasta la negra. Como anexos de la piel se estudian otros órganos, *pelos, uñas, glándulas sebáceas, papilas nerviosas de la dermis, glándulas sudoríparas,* etc., que concurren a hacer de aquélla un órgano del tacto, de protección y de excreción. ||**-apergaminada.** Piel peculiar de la atrofia cutánea. ||**-brillante.** Aspecto luciente de la piel, que se observa en la falta de inervación trófica de la misma. ||**-bronceada.** Piel de esta coloración en la hipofunción cortical suprarrenal. ||**-de cocodrilo.** ICTIOSIS SAURODERMA. ||**-de gallina.** CUTIS ANSERINA. ||**-de marinero.** Pigmentación y esclerosis senil en las zonas expuestas, que con frecuencia van seguidas de epitelioma. ||**-de pescado.** ICTIOSIS. ||**-de sapo.** Frinoderma.

pielectasia (de *pielo-* y el gr. *éktasis,* dilatación). f. A., *Pyelektasie;* F., *pyélectasie;* In., *pyelectasis;* It. y P., *pielectasia.* Dilatación de la pelvis renal.

pielitis (de *pielo-* e *-itis*). f. A., *Pyelitis;* F., *pyélite;* In., *pyelitis;* It. y P., *pielite.* Inflamación de la pelvis renal, generalmente consecutiva a la presencia de un cálculo, propagación de una inflamación próxima o estancación de orina. ||**-calculosa.** La producida por un cálculo. ||**-catarral.** La producida por el paso de una orina cargada de sustancias balsámicas o tóxicas. ||**-fibrinosa** o **hemorrágica.** Variedades de pielitis caracterizadas por la presencia de fibrina o sangre en la orina. ||**-gravídica.** La que se observa en el curso del embarazo. ||**-hematógena** o **urógena.** Pielitis en la que la infección procede de la sangre o el riñón, respectivamente. ||**-supurada.** Forma caracterizada por la eliminación de pus por la orina.

pielo-. Forma prefija del gr. *pýelos,* pelvis.

pielocistitis (de *pielo-* y el gr. *kýstis,* vejiga). f. A., *Pyelozystitis;* F., *pyélocystite;* In., *pyelocystitis;* It. y P., *pielocistite.* Inflamación de la pelvis renal y la vejiga.

pielocistostomía o **pielocistostomosis** (de *pielo-,* el gr. *kýstis,* vejiga, y *stóma,* boca). f. Anastomosis quirúrgica entre la pelvis y la vejiga.

pielografía (de *pielo-* y el gr. *gráphein,* describir). f. A., *Pyelographie;* F., *pyélographie,* In., *pielography;* It. y P., *pielografia.* Radiografía de la pelvis renal y uréter previa la introducción de un medio de contraste. ||**-ascendente** o **retrógrada.** Pielografía en la que el medio de contraste se ha introducido por vía ureteral. ||**-de eliminación, excreción** o **intravenosa.** Pielografía en la que el medio de contraste (Uroselectan, Thorotrast, etc.) se ha inyectado por vía intravenosa, de la que pasa rápidamente a la orina.

pielograma. m. A., *Pyelogramm;* F., *pyélogramme;* In., *pyelogram;* It., *pielogramma;* P., *pielograma.* Radiograma de la pelvis renal.

pielolitotomía (de *pielo-*, el gr. *líthos*, piedra, y *tomé*, corte). f. A.,. *Pyelolithotomie;* F., *pyélolithotomie,* In., *pyelolithotomy;* It. y P., *pielolitotomia.* Pielotomía para la extracción de un cálculo o cálculos.
pielometría (de *pielo-* y el gr. *métron,* medida). f. Pelvimetría. ‖ Medición de la pelvis renal.
pielómetro (de *pielo-* y el gr. *métron,* medida). m. Pelvímetro.
pielonefritis. f. A., *Pyelonephritis;* F., *pyélo-néphrite;* In., *pyelonephritis;* It. y P., *pielonefrite.* Pielitis y nefritis simultáneas. ‖ **-ascendente** o **descendente.** Inflamación de estos órganos según progrese de la vejiga al riñón o del riñón a la vejiga, respectivamente. ‖ **-bacilar bovina.** Pielonefritis purulenta o difteria de las vacas poco después del parto.
pielonefros (de *pielo-* y el gr. *nephrós,* riñón). f. desus. Afección del riñón y su pelvis.
pieloplastia (de *pielo-* y el gr. *plássein,* formar). f. F., *pyéloplastie.* Cirugía plástica de la pelvis renal.
pieloplicación (de *pielo-* y el lat. *plicatio, -onis,* plegadura). f. F., *pyéloplicature.* Reducción del tamaño de una pelvis renal dilatada por pliegue de sus paredes y fijación por medio de suturas.
pieloscopia (de *pielo-* y el gr. *skopeîn,* observar). f. F., *pyéloscopie.* Examen radiológico de la pelvis renal tras inyección intravenosa de un medio de contraste que se elimina por la orina.
pielostomía (de *pielo-* y el gr. *stóma,* boca). f. A., *Pyelostomie,* F., *pyélostomie;* In., *pyelostomy;* It. y P., *pielostomia.* Abertura de la pelvis renal para la eliminación directa de la orina al exterior.
pielotomía (de *pielo-* y el gr. *tomé,* corte). f. A., *Pyelotomie;* F., *pyélotomie,* In., *pyelotomy;* It. y P., *pielotomia.* Incisión de la pelvis renal, generalmente para extraer un cálculo.
pieloureterografía. f. Pielografía.
pielovenoso (de *pielo-* y el lat. *vena,* vena). adj. F., *pyélo-veineux.* Relativo a la pelvis renal y las venas; dícese del fenómeno de drenaje desde la pelvis renal al sistema venoso en ciertos casos de presión retrógrada.
pielovesical (de *pielo-* y el lat. *vesica,* vejiga). adj. Relativo a la pelvis renal y la vejiga.
piemesis (del gr. *pýon,* pus, y de *émesis,* vómito). f. Vómito de materias purulentas.
piemia (del gr. *pýon,* pus, y *haîma,* sangre). f. A., *Pyämie,* F., *pyémie;* In., *pyemia;* It., *piemia;* P., *pioemia.* Infección purulenta, septicemia general producida por la penetración de los microbios de la supuración en la sangre y caracterizada por la formación de numerosos abscesos y acompañada de fiebre, escalofríos, ictericia, sudor y dolores articulares. ‖ **-arterial.** Variedad debida a la diseminación de émbolos procedentes de una trombosis cardíaca o de una endocarditis. ‖ **-criptogénica.** Piemia cuyo origen radica en un tejido profundo o es desconocido. ‖ **-portal.** Piemia cuyo foco primitivo reside en una víscera abdominal tributaria de la vena porta; pileflebitis supurativa.
piémide (de *piemia* y el gr. *eîdos,* aspecto). f. Afección cutánea metastásica desarrollada en el curso de una piemia.
piencéfalo (del gr. *pŷon,* pus, y *kephalé,* cabeza). m. Piocefalia. ‖ Absceso cerebral.
pierna (del lat. *perna*). f. A., *Bein;* F., *jambe;* In., *leg;* It., *gamba,* P., *perma.* Miembro inferior. ‖ Porción del miembro inferior comprendida entre la rodilla y el pie, cuyo esqueleto está formado por la tibia y el peroné. ‖ **-artificial.** Aparato protético destinado a reemplazar una pierna amputada. ‖ **-cruzadas** o **en tijera.** pl. Deformidad de los miembros inferiores en la que éstos se cruzan por la aducción extrema provocada por una coxalgia doble. ‖ **-de Barbados, de Cochinchina** o **de Surinam.** Elefancía. ‖ **-de cigüeña.** Atrofia muscular neurítica de tipo peroneal, en la que se observa un notable contraste entre la pierna atrofiada y el muslo no invadido todavía. ‖ **-de panadero.** Genu valgo. ‖ **-de polichinela.** Aspecto de la pierna en la parálisis de los extensores por neuritis alcohólica. ‖ **-en bayoneta.** Luxación posterior de la rodilla seguida de anquilosis. ‖ **-en O.** pl. Genu varo. ‖ **-en X.** pl. Genu valgo.

Piersol (Punto de) (George A. *Piersol,* anatomista norteamericano, 1856-1924). V. Punto.
piesestesia (del gr. *píesis,* presión, y *aísthesis,* sensación). f. F., *piézesthésie.* Sensibilidad a la presión, barestesia. ‖ Sensación de peso.
piesímetro (del gr. *píesis,* presión, y *métron,* medida). m. F., *piézomètre.* Instrumento para medir la sensibilidad de la piel a la presión. ‖ **-de Hales.** Tubo de vidrio introducido en una arteria con objeto de apreciar la presión sanguínea por la altura que alcanza la sangre en él.
piesis. f. Piosis.
piesómetro o **piezómetro.** m. Piesímetro.
piesoterapia o **piezoterapia** (del gr. *píesis,* presión, o *piézein,* apretar, y *therapeía,* tratamiento). f. Tratamiento por la presión; neumotórax artificial.
piezograma (del gr. *piézein,* apretar, y *grámma,* registro). m. Gráfica de la presión arterial obtenida por el piesímetro.
pigalgia (del gr. *pygé,* nalgas, y *álgos,* dolor). f. Dolor en las nalgas.
pigmalionismo (de *Pigmalión,* escultor famoso de Chipre). m. Estado psicopático en el que un individuo se enamora de su propia obra.
pigmentación. f. A., *Pigmentierung;* F. e In., *pigmentation;* It., *pigmentazione;* P., *pigmentação.* Producción de una materia colorante en una parte. ‖ Coloración de una parte por el depósito de un pigmento. ‖ **-carotinoide.** Aurantiasis. ‖ **-de los vagabundos.** Manchas de la piel producidas por los piojos. ‖ **-extrínseca** o **extraña.** Pigmentación producida por la introducción de una materia colorante exterior. ‖ **-hematógena.** La producida por el depósito en los tejidos de derivados de la hemoglobina. ‖ **-retinal.** Aparición en la retina de pequeñas masas irregulares pigmentadas procedentes de la hipergénesis de la capa pigmentaria de la coroides.
pigmento (del lat. *pigmentum*). m. A., *Pigment;* F. e In., *pigment;* It. y P., *pigmento.* Sustancia provista de coloración propia, que existe, normal o anormalmente, en los elementos anatómicos y en los líquidos del organismo, especialmente la materia granulosa compuesta de melanina de las células epiteliales de la piel, coroides, iris, etc. ‖ **-biliar.** Cualquiera de los encontrados en la bilis o derivados de ella: bilirrubina, urobilina, biliverdina, etc. ‖ **-extrínseco.** Pigmento anormal procedente del exterior. ‖ **-hematógeno.** Pigmento derivado de la materia colorante de la sangre o hemoglobina: hematina, hemosiderina, pigmentos biliares, etc. ‖ **-hepatógeno.** Pigmento formado por la desintegración de la hemoglobina en el hígado. ‖ **-melanótico.** Melanina. ‖ **-metabólico.** Pigmento producido por la acción metabólica de las células. ‖ **-ocre.** Pigmento hematógeno, caracterizado por la presencia de hierro, que se observa en distintas enfermedades, anemia grave, intoxicaciones, cirrosis, etc. ‖ **-palúdico.** Pigmento formado por los parásitos del paludismo en la hemoglobina de los glóbulos rojos destruidos. ‖ **-respiratorio.** Sustancia que, como la hemoglobina, tienen afinidad por el oxígeno y contribuye a la respiración.
pigmentodermia. f. Hipercromía.
pigmentófago (del lat. *pigmentum,* pigmento, y el gr. *phageîn,* comer). adj. F., *pigmentophage.* Dícese de la célula que fagocita o devora pigmento; cromófago. Ú.t.c.s.
pigmentóforo (del lat. *pigmentum,* pigmento, y el gr. *phorós,* que lleva). m. F., *pigmentophore.* Célula vectora del pigmento.
pigmentolisina. f. F., *lysine détruisant les pigments.* Lisina que provoca la destrucción de un pigmento.
pigmentólisis (del lat. *pigmentum,* pigmento, y el gr. *lýsis,* disolución). f. F., *pigmentolyse.* Lisis o disolución de un pigmento.
pigmentum nigrum. (lat.). m. Materia colorante oscura de la superficie interna de la coroides.

Pignet (Fórmula de) (Maurice Charles J. *Pignet*, médico militar francés, n. en 1871). V. Fórmula.
pigoamorfo. f. Pigoteratoide.
pigodídimo (del gr. *pygé,* nalgas, y *dídymos,* gemelo). m. Monstruo fetal con pelvis doble.
pigomelo (del gr. *pygé,* nalgas, y *mélos,* miembro). m. Monstruo fetal con un miembro o miembros supernumerarios insertos en las nalgas o cerca de ellas.
pigópago (del gr. *pygé,* nalgas, y *págos,* cosa fijada, de *pegnýnai,* juntar, unir). m. F., *pygopage.* Monstruo fetal doble soldado por las nalgas.
pigoparásito (del gr. *pygé,* nalgas, y de *parásito*). m. Monstruo doble desigual con el gemelo parásito inserto en la nalga del autósito.
pigoteratoide (del gr. *pygé,* nalgas, *téras, -atos,* monstruo, y *eîdos,* aspecto). m. Tumor teratoide en la región del sacro.
piico (del gr. *pýon,* pus). adj. Purulento.
piitis. f. Inflamación de la piamadre; leptomeningitis.
pila (del lat. *pila*). f. A., *Batterie;* F., *pila;* In., *battery;* It., *pila;* P., *pilha.* Aparato que sirve para la producción de las corrientes eléctricas galvánicas, que en esencia consiste en un conjunto de pares cuyos elementos están en comunicación mutua adecuada. Desde la primitiva de Volta se han ideado numerosísimos modelos; se emplean preferentemente en medicina los de Bergonié, Bunsen, Daniel, Grenet, etc. ‖ (Del gr. *pýle,* puerta.) f. desus. Paso del III ventrículo al acueducto de Silvio. ‖ **-muscular.** Capas de tejido muscular dispuestas de un modo que generan una corriente eléctrica. ‖ **-seca.** Aparato en el que se obtiene la corriente eléctrica por el contacto de los electrodos mediante el líquido embebido en una sustancia porosa. ‖ **-termoeléctrica.** Serie de láminas metálicas delgadas de naturaleza distinta soldadas entre sí, que al calentar las soldaduras de un lado generan una corriente eléctrica que mueve un índice. Se emplea para registrar pequeñísimos cambios de temperatura. ‖ **-voltaica.** La primitiva de Volta, compuesta de una columna de discos metálicos (de cinc y de cobre) con rodajas de paño mojadas en ácido sulfúrico diluido e interpuestas a los discos.
pilar (de *pila*). m. A., *Pfeiler;* F., *pilier;* In., *pillar;* It., *pilastro;* P., *pilar.* Formación anatómica, casi siempre par o múltiple, de sostenimiento o inserción. ‖ **-de Corti.** Células alargadas del órgano de Corti que forman el túnel del mismo nombre. ‖ **-de Uskow.** Dos pliegues del embrión insertos en la porción dorsolateral de la pared del cuerpo que contribuyen a la formación del diafragma. ‖ **-del anillo inguinal superficial.** Fascículos de fibras aponeuróticas del oblicuo externo del abdomen que circunscriben dicho anillo. ‖ **-del corazón.** Músculos papilares del corazón o columnas carnosas del primer orden. ‖ **-del diafragma.** Inserciones musculotendinosas del diafragma en el cuerpo de las tres o cuatro primeras vértebras lumbares. ‖ **-del fórnix.** Fascículos cilíndricos que parten del extremo anterior del trígono cerebral y parte posterior del mismo. ‖ **-del velo del paladar.** Pliegues laterales del velo del paladar, anterior y posterior, que circunscriben un espacio triangular que aloja la amígdala.
piláster. m. Surco, canal o eminencia superflua como se observa a veces en el fémur.
Pilcz (Reflejo de) (Alexander *Pilcz,* neurólogo austríaco, 1871-1931). V. Reflejo.
píldora (del lat. *pilula*). f. A., *Pille;* F., *pilule;* In., *pill;* It., *pillola;* P., *pílula.* Preparado farmacéutico recubierto de forma esférica u ovalada, que contiene uno o varios medicamentos y excipiente adecuado, de peso de 5 a 25 cg, destinada a la ingestión. ‖ Voz coloquial que designa el preparado anticonceptivo que se administra por vía oral. ‖ **-ante cibum.** Píldoras para excitar el apetito, compuestas de áloe, quina y canela. ‖ **-anticloróticas.** Píldoras a base de limaduras de hierro, escila y digital. ‖ **-asiáticas.** Píldoras contra las afecciones cutáneas crónicas, a base de ácido arsenioso. ‖ **-astringentes de Capuron.** Píldoras que se empleaban como antisifilíticas a base de mercurio metálico. ‖ **-azules.** Píldoras de mercurio extinguido en conserva de rosas y extracto de regaliz. ‖ **-calibeadas.** Píldoras de hierro. ‖ **-de Addison.** Píldoras diuréticas de calomelanos, digital y escila. ‖ **-de Aitken.** Píldoras tónicas a base de hierro reducido, sulfato de quinina, estricnina y arsénico. ‖ **-de Baillie.** Píldoras de Guy. ‖ **-de Barker.** Píldoras laxantes a base de coloquíntida, beleño, nuez vómica, áloe, podofilino e ipecacuana, que se administraban después del parto. ‖ **-de Becquerel.** Píldoras compuestas de sulfato de quinina, digital y cólquico ‖ **-de Belloste.** Purgantes, antihelmínticas y que se recomendaron antaño como antisifilíticas, a base de mercurio metálico, áloe, ruibarbo y escamonea. ‖ **-de Blaud.** Píldoras de carbonato de hierro. ‖ **-de Boisragon.** Píldoras a base de escamonea, calomelanos, coloquíntida y áloe. ‖ **-de Bontius.** Píldoras compuestas de áloe, goma guta y goma amoníaco. ‖ **-de Cole.** Píldoras purgantes que se consideraron antisifilíticas, a base de mercurio metálico, jalapa, áloe, antimonio y tartrato potásico. ‖ **-de Dupuytren.** Píldoras que se empleaban como antisifilíticas a base de bicloruro de mercurio, guayaco y opio. ‖ **-de Dzondi.** Píldoras que contienen 3 mg de sublimado. ‖ **-de Fothergill.** Píldoras diuréticas a base de calomelanos, digital y escila. ‖ **-de Gross.** Píldoras compuestas de sulfato de quinina, estricnina, sulfato de morfina, arsénico y aconito. ‖ **-de Guy.** Píldoras a base de mercurio metálico, extracto de beleño, escila y digital. ‖ **-de Hall.** Píldoras de extracto de regaliz, jabón medicinal y melaza. ‖ **-de Hinkle.** Píldoras purgantes de aloína, belladona, cáscara sagrada y podofilino. ‖ **-de Janeway.** Píldoras de áloe y podofilino. ‖ **-de Keyser.** Píldoras que se empleaban como antisifilíticas, a base de protoacetato de mercurio. ‖ **-de Lady Webster.** Píldoras laxantes a base de áloe. ‖ **-de Lartigue.** Píldoras antigotosas a base de cólquico y coloquíntida. ‖ **-de Morison.** Píldoras purgantes a base de áloe. ‖ **-de Morton.** Píldoras balsámicas a base de goma amoníaco, ácido benzoico, azufre y bálsamo de Tolú. ‖ **-de Moussette.** Píldoras de aconitina (0,2 mg) y quinina (0,05 g). ‖ **-de Murchison.** Píldoras contra la hidropesía, a base de mercurio metálico, digital y escila. ‖ **-de Niemeyer.** Píldoras compuestas de quinina, digital y opio. ‖ **-de Vallet.** Píldoras plateadas de carbonato de hierro. ‖ **-entéricas.** Las recubiertas por una sustancia que no se disuelve en el estómago. ‖ **-lapácticas.** Píldoras purgantes de aloína, estricnina y belladona.
pildorero. m. Utensilio empleado en farmacia para dividir la masa pilular y rodar varias píldoras a la vez.
pileflebectasia (del gr. *pýle,* puerta, y de *flebectasia*). f. Ectasia de la vena porta.
pileflebitis (del gr. *pýle,* puerta, y de *flebitis*). f. A., *Pylephlebitis,* F., *pyléphlébite,* In., *pylephlebitis;* It. y P., *pileflebite.* Inflamación de la vena porta. ‖ **-adhesiva.** Piletromboflebitis. ‖ **-supurativa.** Piopileflebitis.
pilenfraxis (del gr. *pýle,* puerta, y *émphraxis,* obstrucción). f. Obstrucción de la vena porta.
píleo (del lat. *pileus,* sombrero). m. Membranas que algunas veces cubren la cabeza del feto en el parto. ‖ Uno de los hemisferios del cerebelo. ‖ **-ventricular.** Primera porción del duodeno, bulbo duodenal.
piletromboflebitis (del gr. *pýle,* puerta, *thrómbos,* coágulo, *phléps, phlebós,* vena, y el suf. *-itis*). f. A., *pyléthrombophlébite.* Inflamación y trombosis de la vena porta.
piletrombosis (del gr. *pýle,* puerta, *thrómbos,* coágulo, y el suf. *-osis*). f. A., *Pylethrombose;* F., *pyléthrombose;* In., *pylethrombosis;* It., *piletrombosi;* P., *piletrombose.* Trombosis de la vena porta.
pili (lat.). Plural de *pilus,* pelo. ‖ Fímbria (2.ª acep.). ‖ **-annulati.** Pelo ensortijado, leucotriquia anular; moniletrix.
piliación (del lat. *pilus,* pelo). f. Producción de pelos o cabellos, triquiasis.
pílico (del gr. *pýle,* puerta). adj. Relativo a la vena porta; portal.

pilífero (del lat. *pilus*, pelo, y *ferre*, llevar). adj. Provisto de pelos.
piliforme (del lat. *pilus*, pelo, y forma). adj. F., *piliforme*. En forma de pelo o cabello; tricoide.
piliganina o **pilijanina**. f. Alcaloide tóxico del piligón, *Lycopodium saururus*, planta de América del Sur, emético, purgante y convulsionante.
pilimicción (del lat. *pilus*, pelo, y *mictio, -onis*, micción). f. Emisión de orina que contiene filamentos de moco vesical o verdaderos pelos procedentes de un quiste dermoide; triquiasis vesical.
pilleus o **pilleum**. m. Píleo.
pilocarpina. f. F., *pilocarpine*. Alcaloide del jaborandi, *Pilocarpus jaborandi*, sudorífico, miótico y tóxico. De sus diversas sales se emplean principalmente el clorhidrato y el nitrato, como sudoríficos. Es el antagonista fisiológico de la atropina y se emplea extensamente como miótico en solución de 0,5 al 1 %.
pilocístico (del lat. *pilus*, pelo, y el gr. *kýstis*, quiste). adj. Relativo a los quistes que contienen cabellos.
pilocisto. m. Quiste piloso.
pilomatrixoma (del lat. *pilus*, pelo, *matrix*, matriz, y el suf. *-oma*). m. Neoplasia epitelial, calcificante, benigna circunscrita, que deriva de las células de la matriz pilosa. Se manifiesta como una masa redondeada, intracutánea, de 1 cm o más, que aparece normalmente sobre la cara, cuello y brazos.
pilomotor (del lat. *pilus*, pelo, y *motor*, que mueve). adj. A., *haaraufrichtend;* F., *pilomoteur;* In., *pilomotor;* It., *pilomotore*. P., *pilomotor*. Que produce movimientos de los pelos; se dice del reflejo de carne de gallina.
pilonidal (del lat. *pilus*, pelo, y *nidus*, nido). adj. F., *pilonidal*. Que tiene pelos en su profundidad; se dice de ciertas fístulas y quistes.
piloralgia (de *píloro* y el gr. *álgos*, dolor). f. F., *pyloralgie*. Dolor en la región del píloro.
pilorectomía (de *píloro* y el gr. *ektomé*, escisión). f. F., *pylorectomie*. Resección del píloro; gastrectomía parcial.
pilorismo. m. Pilorospasmo.
piloritis. f. F., *pylorite*. Inflamación del píloro o porción pilórica del estómago.
píloro [pilórico] (del lat. *pylorus*, y éste del gr. *pylorós*, portero). m. A., *Pylorus;* F., *pylore;* In., *pylorus;* It. y P., *piloro*. Abertura duodenal del estómago. || Pliegue de la mucosa y tejido muscular que rodea el orificio pilórico. || Porción final del estómago que precede al duodeno.
pilorodiosis (de *píloro* y un derivado del gr. *diotheîn*, empujar). f. desus. F., *divulsion digitale du pylore, opération de Loreta*. Dilatación de una estenosis pilórica por medio del dedo o dedos introducidos en el conducto por gastrotomía previa *(método de Loreta)* o por invaginación en la pared gástrica anterior *(método de Hahn)*.
piloroduodenitis (de *píloro*, el lat. *duodenus*, de doce en doce, y el suf. *-itis*). f. F., *pyloro-duodénite*. Inflamación del píloro y el duodeno.
pilorogastrectomía (de *píloro*, el gr. *gastér, gastrós*, estómago, y *ektomé*, escisión). f. F., *pyloro-gastréctomie*. Resección de la porción pilórica del estómago o de la bolsa pilórica en los casos de estómago bilocular; gastropilorectomía.
piloromiotomía (de *píloro*, el gr. *mŷs, myós*, músculo, y *tomé*, corte). f. F., *pyloromyotomie*. Incisión del esfínter o anillo muscular pilórico hasta la submucosa en el pilorospasmo; operación de Ramstedt.
piloroplastia (de *píloro* y el gr. *plássein*, formar). f. F., *pyloroplastie*. Cirugía plástica del píloro, especialmente en la estenosis de éste.
piloroptosis (de *píloro* y el gr. *ptôsis*, caída). f. Ptosis o descenso de la porción pilórica del estómago.
piloroscopia (de *píloro* y el gr. *skopeîn*, observar). f. F., *pyloroscopie*. Examen endoscópico del píloro.
pilorospasmo. m. F., *pylorospasme*. Espasmo del píloro.
pilorostenosis (de *píloro*, el gr. *stenós*, estrecho, y el suf. *-osis*). f. F., *pylorosténose*. Estenosis pilórica.

pilorostomía (de *píloro* y el gr. *stóma*, boca). f. F., *pylorostomie*. Formación quirúrgica de una abertura en el extremo pilórico del estómago a través de la pared abdominal; fístula gástrica en el píloro.
pilorotomía (de *píloro* y el gr. *tomé*, corte). f. F., *pylorotomie*. Incisión del píloro; piloromiotomía.
pilosebáceo (del lat. *pilus*, pelo, y el lat. *sebum*, sebo). adj. Relativo a los pelos o folículos pilosos y a las glándulas sebáceas.
piloso (del lat. *pilosus*). adj. A., *haarig;* F., *pileux;* In., *pilous;* It., *peloso;* P., *piloso*. Que tiene pelo o de la naturaleza de éste. || Hirsuto.
Piltz-Westphal (Fenómeno de) (Jan *Piltz*, neurólogo polaco, 1870-1930). Fenómeno de Westphal-Piltz.
pilular (del lat. *pilula*, píldora). adj. Relativo a las píldoras o de su forma.
pilus (lat.). m. Pelo. || Fímbria. (2.ª acep.).
pimelitis (del gr. *pimelé*, grasa). f. Inflamación del tejido adiposo.
pimeloma. m. Lipoma.
pimelopterigión (del gr. *pimelé*, grasa, y *pterigión*). m. Pterigión adiposo de la conjuntiva.
pimelorrea (del gr. *pimelé*, grasa, y *rheîn*, fluir). f. Diarrea grasosa, esteatorrea.
pimelortopnea (del gr. *pimelé*, grasa, y de *ortopnea*). f. Ortopnea debida a la obesidad.
pimelosis. f. Adiposis; obesidad.
pimeluria (del gr. *pimelé*, grasa, y *oûron*, orina). f. Lipuria.
Pimenta. Género de arbustos y árboles mirtáceos de las regiones tropicales; el fruto seco de la especie *P. officinalis* o *Eugenia pimenta*, es la pimienta de Jamaica o semillas de amomo; aromático, estimulante, carminativo, que se emplea principalmente como condimento.
pimienta (de *pimiento*). f. A., *Pfeffer;* F., *poivre;* In., *pepper;* It., *pepe;* P., *pimenta*. Fruto del pimentero, *Piper nigrum*, planta de la familia de las piperáceas. Se emplea como condimento; es carminativa, estimulante y antiperiódica; se llama también pimienta común o negra. || **-blanca**. La pimienta común, mondada. || **-de Cayena**. Capsicum. || **-de Cubebas**. Cubeba. || **-de Jamaica**. Fruto de la *Pimenta officinalis*. || **-larga**. Fruto del *Piper longum;* se usa como la pimienta común, aunque es menos aromática.
pimiento (del lat. *pigmentum*, color para pintar). m. A., *Paprika;* F., *piment;* In., *red pepper;* It. y P., *pimento*. Planta y fruto de la especie solanácea *Capsicum annuum* y otras del mismo género, de sabor tanto más acre o picante cuanto más cálido es el clima donde se produce.
pimpinelina. f. F., *pimpinelline*. Principio amargo, en agujas incoloras, de la raíz de la planta *Pimpinella saxifraga*.
Pimpinella. Género de plantas umbelíferas. Las raíces de la especie *P. magna* y *P. saxifraga* son emenagogas, diuréticas y carminativas. V. Anís.
pinacianol. m. Colorante del grupo cianina, empleado en la coloración supravital de mitocondrias y de secciones congeladas.
Pinard (Signo de) (Adolphe *Pinard*, tocólogo francés, 1844-1934). V. Signo.
pincel (del lat. *penicillus*). m. A., *Pinsel;* F., *pinceau;* In., *brush;* It., *pennello;* P., *pincel*. Manojo de pelos u otro material flexible ajustado a un mango. || **-de Haidinger**. Imagen semejante a un pincel que se ve al mirar hacia un origen de luz polarizada. || **-de Kruse**. Pincel hecho de alambres delgados de platino, que se emplea en los laboratorios para extender el material bacteriano sobre la superficie de un medio de cultivo. || **-de Ruffini**. Terminaciones nerviosas en las papilas cutáneas en forma de ramificaciones cilíndricas densamente entrelazadas. || **-eléctrico**. Electrodo en forma de pincel de púas metálicas destinado a la electrización de la piel. || **-faríngeo, laríngeo** o **nasal**. Formas de pinceles para la aplicación de medicamentos líquidos en las partes aludidas. || **-terminal**. Disposición en forma de pincel de algunas prolongaciones de las células nerviosas.

pincelación. f. Aplicación por medio de un pincel o tapón de algodón, montado en un mango o pinzas, de líquidos medicamentosos en una superficie o cavidad.
pineal (del lat. *pinea*, piña). adj. F., *pinéal*. En forma de piña. || Relativo a la glándula pineal; conarial. V. GLÁNDULA PINEAL.
pinealectomía (de *pineal* y el gr. *ektomé, resección*). f. F., *pinéalectomie*. Escisión de la glándula pineal.
pinealismo. m. F., *anomalie de sécrétion de la glande pinéal*. Estado producido por la disfunción de la glándula pineal
pinealoma. m. F., *pinéalome*. Tumor de la glándula pineal.
Pinel (Sistema de) (Philippe *Pinel*, alienista francés, 1745 1826). V. SISTEMA.
pineno. m. F., *pinène*. Nombre de varios hidrocarburos terpénicos isómeros, $C_{10}H_{16}$, que se encuentran en varias esencias, la de trementina se compone casi exclusivamente de pinenos.
pineolina. f. Extracto etéreo de hojas de pino. Se emplea en las enfermedades de la piel.
pinguécula o **pinguícula** (del lat. *pingue, -is*, grasa, gordura, con el suf. de diminutivo femenino *cula*). f. A., *Lindspaltenfleck*; F., *pinguécula*; In., *pinguecula*; It., *pinguecola*; P., *pinguécula*. Mancha o placa pequeña amarillenta triangular, en el limbo esclerocorneal, primordialmente en el lado nasal y especialmente en la vejez; degeneración hialina del tejido conjuntivo y fibras elásticas.
piniforme (del lat. *pinea*, piña, y *forma*, forma). adj. A., *zapfenförmig*; F., *conique;* In., *piniform;* It., *pineale;* P., *piniforme*. En forma de piña o cono.
pinina. f. Resina del pino.
Pinkus (Enfermedad de) (Felix *Pinkus*, dermatólogo alemán, 1868-1947). LIQUEN NÍTIDO.
pinna. f. Pabellón de la oreja.
pínnula (del lat. *pinnula*, aleta de pez). f. Nombre de los pliegues o aletas del borde libre de los ligamentos anchos del útero.
pino (del lat. *pinus*). m. A., *Kiefer*; F., *pin;* In., *pine;* It., *pino;* P., *pinheiro*. Nombre de muchos árboles del grupo de las coníferas, del género *Pinus* especialmente, que suministran trementina, esencias, alquitrán, resinas, etc.
pinocito (del gr. *pínein*, beber, y *kýtos*, cavidad). m. F., *pinocyte*. Célula macrófaga que absorbe y digiere líquidos hísticos.
pinocitosis (del gr. *pínein*, beber, *kýtos*, cavidad, y de *osis*). f. A., *Pinozytose*; F., *pinocytose;* In., *pinocytosis;* It., *pinocitosi;* P., *pinocitose*. Fagocitosis de gotitas de líquido por parte de una célula. Se observa fácilmente en las células especializadas en la función nutritiva como las de la mucosa intestinal.
pinol. m. Esencia de las hojas del árbol *Pinus pumilio*. || Sustancia isómera del alcanfor ordinario, derivada del pineno.
Pinós (Signo de). V. SIGNO.
pinosoma. m. Vacuola citoplasmática que contiene líquido embebido por pinocitosis.
pinoterapia (del gr. *peîna*, hambre, y *therapeía*, tratamiento). f. PEINOTERAPIA.
pinta. f. F., *pinta*. Mal de pinto o pintos, carateta; enfermedad de la piel observada en México y América Central, semejante a la psoriasis, caracterizada por la aparición de manchas diversamente coloreadas en varias partes del cuerpo, que luego se excorian y se ulceran. Es causada por una especie de *Treponema, T. carateum*, espiroqueta de forma idéntica a las de la sífilis y pian. CARATEA, EMPEINES, MAL DE PINTO. || Medida de líquidos que equivale a 473,18 ml o 0,5 l aproximadamente.
píntide. f. Lesión cutánea secundaria de la pinta.
pinus. PINO. || m. Glándula pineal.
pinzamiento. m. Compresión de cualquier órgano o parte entre dos superficies, articulares o no articulares.
pinzas (del fr. *pinces*). f. pl. A., *Pinzette*; F., *pince;* In., *clamp;* It., *pinza;* P., *pinças*. Instrumento metálico de dos ramas generalmente, que se emplea para coger, sujetar, atraer o comprimir. Cuando son de bocados robustos se denominan también *fórceps*. || **-aligator.** Pinzas robustas de forcipresión con dientes muy salientes. || **-alveolares.** En cirugía maxilar las empleadas para extraer fragmentos de apófisis alveolar. || **-arteriales.** Las usadas para hemostasiar arterias. || **-auditivas.** Las que se emplean en cirugía ótica. || **-bayoneta.** Pinzas cuyas ramas se apartan del eje de los mangos. || **-bulldog.** Pinzas de resorte utilizadas en cirugía vascular para hemostasiar vasos. || **-capsulares.** Pinzas curvas semejantes a las de iridectomía, con dos o tres púas en la parte interna del extremo de cada rama. || **-clamps.** Variedad de pinzas de forcipresión, largas, en las que las ramas son dentadas a partir de la articulación; se emplean para la compresión de las arterias del pedículo de un tumor, de una asa intestinal, etc. || **-de Babcock.** Las utilizadas para fijar cálculos ureterales móviles. || **-de Backhaus.** Pinzas de extremos curvos y agudos para fijar entre sí las compresas que protegen y delimitan el campo operatorio. || **-de catarata.** Pinzas de disección muy pequeñas, con extremos muy afilados. || **-de Championnière.** Pinzas tiralenguas de dos ramas (espátula y dos garfios). || **-de Chaput.** Pinzas cuyo bocado termina en cinco dientes, para agarrar la piel. || **-de Collin.** Pinzas de ramas fenestradas, para las tracciones de la lengua. || **-de Cornet.** Pinzas largas para la manipulacion de porta y cubreobjetos. || **-de cuerpos extraños.** Formadas por un mango universal al que se adaptan garfios tubulares de diferente forma y tamaño, a fin de extraer cuerpos extraños laringotraqueobronquiales. || **-de curación.** Pinzas largas, semejantes a tijeras, que se emplean exclusivamente para no ensuciarse las manos en el cambio de curas o apósitos. || **-de Delagenière.** Pinzas de bocados robustos para la meniscectomía. || **-de Desjardins.** Pinzas acodadas para la extracción de cálculos de la vesícula biliar. || **-de Desmarres.** Pinzas que se emplean en la extracción de quistes y tumores del párpado, en las que una rama termina por una placa llena que se introduce debajo del párpado y la otra por un anillo que circunscribe el tumor. || **-de dientes de ratón.** PINZAS DE KOCHER. || **-de disección.** Pinzas compuestas de dos ramas planas unidas por un extremo, que se separan por el otro por su propio resorte y que se unen por la presión de los dedos. || **-de Doyen.** Pinzas clamps para la compresión de los tejidos en las operaciones de estómago. || **-de forcipresión.** Pinzas de ramas articuladas por el centro y cruzadas como tijeras, cuyo aspecto tienen, las cuales se mantienen cerradas por medio de uno o varios ganchitos de una rama que se fijan en ranuras correspondientes de la otra. || **-de Gant.** Pinzas clamps en ángulo recto que se emplean en las operaciones para las hemorroides. || **-de Gauss.** Pinzas para la tracción del cuero cabelludo fetal. Se aplican para ayudar el descenso de la cabeza fetal. || **-de Goldblatt.** Pinzas clamps para la compresión de la arteria renal y producción de hipertensión experimental. || **-de Hales.** Instrumento para la extracción de cálculos de la uretra, compuesto de una sonda metálica que lleva en su interior unas pinzas largas y estrechas que se abren a medida que van saliendo de la sonda. || **-de Halsted.** Pinzas hemostáticas finas y puntiagudas para hemostasiar vasos de muy pequeño diámetro. Pinzas mosquito. || **-de Hunter.** PINZAS DE HALES. || **-de iridectomía.** Pinzas semejantes a las de disección, de ramas largas y muy delgadas, curvas, rectas o acodadas, de las que existen varios modelos: de Fischer, de Graefe, etc. || **-de Knapp.** Pinzas que llevan un rodillo en uno de los extremos de las ramas, y se emplean para exprimir los gránulos tracomatosos de la conjuntiva. || **-de Kocher.** Pinzas de forcipresión, una de cuyas ramas termina por una punta o diente que encaja en el intervalo de los dos dientes por los que termina la otra. || **-de Laborde.** Pinzas para la práctica de las tracciones rítmicas de la lengua en la respiración artificial de Laborde. || **-de Laplace.** Pinzas clamps empleadas en la enteros-

tomía para mantener unidas las porciones de intestino durante la sutura de las mismas. ‖ **-de Liston.** Cizallas rectas o curvas, una de cuyas ramas es dentada y la otra cortante; se emplean para la sección de huesos pequeños o delgados. ‖ **-de litotomía.** Pinzas adecuadas para la extracción de cálculos o fragmentos de cálculo de la vejiga. ‖ **-de Löwenberg.** Pinzas para la extirpación de vegetaciones adenoideas. ‖ **-de Luc.** Pinzas planas para extirpar pólipos nasales. ‖ **-de Michel.** Pinzas para retirar agrafes, grapas o garrafinas. ‖ **-de Museux.** Pinzas largas terminadas por ganchos que se entrecruzan y sirven de erinas. ‖ **-de Payr.** Pinzas clamps de compresión para las operaciones intestinales. ‖ **-de Péan.** Pinzas hemostáticas ordinarias. ‖ **-de pedículo.** Pinzas hemostáticas de bocados curvos en ángulo recto, para pinzar pedículos vasculares, por ejemplo, en la tiroidectomía. ‖ **-de pólipo.** Pinzas cruzadas cuyos extremos libres son anchos, redondeados, excavados, agujereados y con dentellones en los bordes. ‖ **-de presión progresiva.** ANGIOTRIBO. ‖ **-de rodillos.** PINZAS DE KNAPP. ‖ **-de Ruault.** Pinzas fuertes para la fragmentación de vegetaciones y tumores. ‖ **-de Schmerz.** Pinza provista de dos puntas convergentes que se aproximan cuando se ejerce tracción longitudinal. Se emplean para la tracción esquelética. ‖ **-de secuestro.** Pinzas de torcipresión, de ramas pequeñas y fuertemente dentadas, para extraer porciones óseas o secuestros. ‖ **-de sutura.** Especie de portaagujas para las suturas profundas. ‖ **-de tijera.** Pinzas cortantes para iridotomías. ‖ **-de torsión.** Variedad de pinzas semejantes a las de disección, que se mantienen cerradas por una especie de cerrojo, las cuales se empleaban para la torsión de las arterias como medio hemostático. ‖ **-de tracoma.** PINZAS DE KNAPP. ‖ **-de tres ramas.** LITOLABO. ‖ **-de Velpeau.** Pinza-cizalla para resecar las apófisis espinosas en las laminectomías. ‖ **-de Wertheim.** Pinzas en ángulo recto o curvadas, para hemostasiar un pedículo ancho o cerrar la vagina antes de seccionarla. ‖ **-de Willett.** Pinzas para traccionar el cuero cabelludo del feto. ‖ **-depilatorias.** Pinzas propias para la extracción de los pelos, especialmente de pestañas. ‖ **-en T.** Variedad de pinzas de forcipresión cuyas ramas terminan por un tallo perpendicular al eje de las pinzas. ‖ **-hemostáticas.** Pinzas de forcipresión, especialmente destinadas a la compresión de los vasos que sangran durante las operaciones. ‖ **-incisivas.** Especie de osteótomo de ramas y filos diversamente dispuestos, según el hueso sobre que deben operar. ‖ **-mosquito.** PINZAS DE HALSTED. ‖ **-óticas.** Pinzas finas anguladas para retirar cuerpos extraños del conducto auditivo externo. ‖ **-portaagujas.** Pinzas de varios tipos utilizadas para conducir la aguja durante una sutura. ‖ **-sacabocados.** Pinzas semejantes a las de Museux, pero con un solo diente en el bocado. ‖ **-tenáculo.** Pinzas cuyas ramas terminan por ganchos agudos. ‖ **-tirabalas** o **-sacabalas.** Pinzas de diseño especial para extraer proyectiles de arma de fuego. ‖ **-tiralenguas.** Pinzas para traccionar la lengua. ‖ **-traqueales.** Pinzas largas y delgadas para extraer cuerpos extraños traqueales. ‖ **-volsella** o **vulsella.** Pinzas con garfios en los extremos. Pinzas tenáculo.

pio-. Forma prefija del gr. *pýon*, pus.
pioblenorrea (de *pio-* y *blenorrea*). f. Blenorrea con pus abundante.
piocáliz (de *pio-* y el lat. *calix, calicis,* copa). m. Presencia de pus en los cálices renales.
piocefalia o **piocéfalo** (de *pio-* y el gr. *kephalé*, cabeza). f. y m. F., *pyocéphalie*. Absceso cerebral. ‖ Presencia de pus en los ventrículos cerebrales.
piocele (de *pio-* y el gr. *kéle*, hernia). m. F., *hernie purulente*. Distensión de una cavidad o conducto por pus retenido.
piocelia (de *pio-* y el gr. *koilía*, cavidad). f. A., *Pyozele*; F., *pyocèle*; In., *pyocelia*; It., *piocele*; P., *piocelia*. Pus en la cavidad abdominal.
piocianasa. f. F., *pyocyanase*. Sustancia antibacteriana procedente de cultivos de *Pseudomonas aeruginosa*; es bactericida para muchos gérmenes y lítica para otros. Se compone de tres fracciones, una de las cuales es el pigmento azul *piocianina*.
piociánico (de *pio-* y el gr. *kýanos*, azul). adj. F., *pyocyanique*. Relativo al pus azul o a la *Pseudomonas aeruginosa*.
piocianina. f. F., *pyocyanine*. Sustancia antibiótica azul derivada de la α-hidroxifenacina por metilación. Se ha aislado de cultivos de *Pseudomonas aeruginosa*.
piocianolisina. f. PIOCINA.
piocina. f. Bacteriocina producida por algunas cepas de *Pseudomonas aeruginosa*.
piocisto (de *pio-* y el gr. *kýstis*, vejiga). m. Quiste que contiene pus. ‖ Presencia de pus en la vejiga.
piocito (de *pio-* y el gr. *kýtos*, cavidad). m. A., *Eiterzelle*; F. e In., *pyocyte*; It., *piocita*; P., *piócito*. Corpúsculo o célula de pus; leucocito que toma parte en la supuración.
piococo (de *pio-* y *coco*). m. Coco piógeno.
piocolecistitis (de *pio-* y *colecistitis*). f. Colecistitis supurada.
piocolpocele (de *pio-*, el gr. *kólpos*, vagina, y *kéle*, tumor). m. F., *tumeur suppurante du vagin*. Tumor de la vagina que contiene pus.
piocolpos (de *pio-* y el gr. *kólpos*, vagina). m. A., *Pyokolpos*; F., *pyocolpus*; In., *pyocolpos*; It. y P., *piocolpo*. Colección purulenta en la vagina.
pioctanina (de *pio-* y el gr. *kteínein*, matar). f. Colorante azul de anilina, violeta de rosa metilo o metilrosanilina. Se emplea en los trabajos de microscopia y en medicina como antiséptico en solución al 1 % en las supuraciones de la conjuntiva, vías lagrimales, nariz, oído, en la blenorragia, cistitis, etc. ‖ **-amarilla.** Auramina, colorante básico de anilina. ‖ **-etílica.** Variedad de pioctanina más activa y antiséptica.
piocultivo. m. Examen bacteriológico comparativo del pus de una lesión.
piodermia o **piodermia** (de *pio-* y el gr. *dérma*, piel). m. y f. A., *Pyodermie*; F., *pyodermie*; In., *pyoderma*; It., *pioderma*; P., *piodermia*. Dermatitis supurativa cualquiera: furúnculo, impétigo, sicosis, etc. ‖ Afección de la infancia caracterizada por la formación de abscesos múltiples en la piel. ‖ **-facial.** Dermatosis circunscrita a la cara, caracterizada por abscesos lineales que comunican entre sí y de los que se forman cavidades quísticas. ‖ **-gangrenosa.** Úlceras tórpidas y excavadas, localizadas preferentemente en las piernas, que se observan en personas con colitis ulcerosa.
piodermatitis o **piodermitis** (de *pio-* y el gr. *dérma, -atos*, piel, y el suf. *-itis*). f. A., *Pyodermatose*; F., *pyodermite*; In., *pyodermatitis*; It. y P., *piodermite*. Inflamación supurativa de la piel.
piodermatosis. f. PIODERMA.
pioemesis (de *pio-* y el gr. *emeîn*, vomitar). f. Emesis o vómito de pus.
piofagia (de *pio-* y el gr. *phageîn*, comer). f. Deglución accidental de pus.
piofecia (de *pio-* y el lat. *faex, faecis*; hez). f. PIOQUECIA.
piofiláctico (de *pio-* y el gr. *phylássein*, guardar). adj. Defensivo contra la infección purulenta.
piofisómetra (de *pio-*, el gr. *phýsa*, aire, y *métra*, útero). m. Piómetra con formación de gases.
pioftalmía (de *pio-* y el gr. *ophthalmós*, ojo). f. Oftalmía purulenta.
piogénesis o **piogenia** (de *pio-* y el gr. *gennân*, producir). f. A., *Eiterbildung*; F., *pyogénie*; In., *pyogenesis*; It., *piogenesi*; P., *piogénese*. Producción de pus.
piogenina. f. Compuesto derivado del cuerpo de las células de pus.
piohemia. f. PIEMIA.
piohemotórax (de *pio-*, el gr. *haîma*, sangre, y *thórax*, pecho). m. A., *Pyohämothorax*; F., *pyohémothorax*; In., *pyohemothorax*; It., *pioemotorace*; P., *pio-hemotórax*. Colección de pus y sangre en la cavidad pleural.
pioide (de *pio-* y el gr. *eîdos*, aspecto). adj. Semejante al pus.
piojo (del lat. vulgar *peduclus*, por *pediculus*). m. A., *Laus*; F., *pou*; In., *louse*; It., *pidocchio*; P., *piolho*. In-

secto áptero del género *Pediculus*, parásito epizoico del hombre y de los mamíferos. En el primero se describen tres especies: el piojo de la cabeza, *P. capitis*; el piojo del cuerpo o de los vestidos, *P. vestimenti*, mayor que el precedente y de color más claro, que en un solo día puede cubrir toda la superficie del cuerpo en ciertos estados de suciedad y caquexia, y el piojo del pubis o ladilla, *P. pubis*, que también puede extenderse a todo el cuerpo, menos a la cabeza.

piolaberintitis (de *pio*-, el gr. *labýrinthos*, laberinto, y el suf. *-itis*). f. F., *pyolabyrinthite*. Inflamación purulenta del laberinto.

piómetra o **piometrio** (de *pio*- y el gr. *métra*, matriz). m. A., *Pyometra*; F., *pyomètre*; In., *pyometra*; It., *piometra*; P., *piométrio*. Colección de pus en el útero.

piometritis (de *piometra* y el suf. *-itis*). f. Metritis purulenta.

piomiitis o **piomiositis** (de *pio*-, el gr. *mŷs*, músculo, y el suf. *-itis*). f. F., *pyomyosite*. Abscesos y trayectos fistulosos supurados en la profundidad de los músculos. ||**-tropical.** Enfermedad caracterizada por la formación de abscesos múltiples musculares en los nativos de Jamaica, Camerún, Brasil, etc., frecuente sobre todo en pacientes con parasitosis.

pionefritis (de *pio*-, el gr. *nephrós*, riñón, y el suf. *-itis*). f. F., *pyonéphrite*. Nefritis purulenta; absceso renal.

pionefrolitiasis (de *pio*-, el gr. *nephrós*, riñón, y *líthos*, piedra). f. Presencia de pus y cálculos en el riñón.

pionefrosis (de *pio*- y el gr. *nephrós*, riñón). f. F., *pyonéphrose*. Dilatación de la pelvis renal y el riñón por una colección purulenta, con obliteración del uréter.

pioneumocolecistis (de *pio*-, el gr. *pneúma*, aire, y de *colecistitis*). f. Inflamación y distensión de la vesícula biliar con pus y gases.

pioneumohidátide (de *pio*-, el gr. *pneúma*, aire, e *hydatís*, *-ídos*, tumor acuoso). f. Quiste hidatídico supurado en el que se han formado gases.

pioneumopericardio (de *pio*-, el gr. *pneúma*, aire, y de *pericardio*). m. F., *pyo-pneumopéricarde*. Presencia de pus y gases en la cavidad pericárdiaca.

pioneumoperihepatitis (de *pio*-, el gr. *pneúma*, aire, *perí-*, alrededor, *hépar*, *-atos*, hígado, y el suf. *-itis*). f. Variedad de pioperihepatitis con formación de gases.

pioneumoperitoneo (de *pio*-, el gr. *pneúma*, aire, y de *peritoneo*). m. F., *pyo-pneumopétiroine*. Presencia de pus y gases en la cavidad peritoneal.

pioneumoperitonitis. f. F., *pyo-pneumopéritonite*. Peritonitis con acumulación de pus y gases.

pioneumotórax (de *pio*-, el gr. *pneúma*, aire, y *thórax*, pecho). m. A., *Pyopneumothorax*; F., *pyopneumothorax*; In., *pyopneumothorax*; It., *piopneumotorace*; P., *piopneumotórax*. Colección de pus y aire en la cavidad pleural. ||**-subfrénico.** Pioneumoperihepatitis; absceso gaseoso subfrénico.

pionhemia (del gr. *píon*, graso, y *haîma*, sangre). f. Lipemia. || (Del gr. *pýon*, pus, y *haîma*, sangre.) Piemia.

pioovario (de *pio*- y el lat. *ovarium*, ovario). m. Absceso del ovario.

pioovaritis. f. Ovaritis supurada; absceso del ovario.

piopericardio (de *pio*-, el gr. *perí*, alrededor, y *kardía*, corazón). m. Colección de pus en el pericardio.

piopericarditis. f. A., *Pyoperikarditis*; F., *pyopéricardite*; In., *pyopericarditis*; It. y P., *piopericardite*. Inflamación purulenta del pericardio.

pioperihepatitis (de *pio*-, el gr. *perí*, alrededor, *hépar*, *-atos*, hígado, y el suf. *-itis*). f. Peritonitis purulenta enquistada, localizada en el peritoneo perihepático; absceso subfrénico o empiema biofrénico.

pioperitoneo (de *pio*- y el gr. *peritoínein*, extender alrededor). m. A., *Bauchfelleiterung*; F., *pyopéritoine*; In., *pyoperitoneum*; It., *pioperitoneo*; P., *pioperitônio*. Colección de pus en la cavidad peritoneal.

pioperitonitis. f. Peritonitis purulenta.

piopielectasis (de *pio*-, el gr. *pýelos*, dornajo, y *éktasis*, dilatación). f. Pielectasis por acumualación de pus.

piopileflebitis (de *pio*-, el gr. *pýle*, puerta, y *phléps*, *phlebós*, vena, y el suf. *-itis*). f. Pileflebitis supurada.

pioplania (de *pio*- y el gr. *plános*, errante). f. Metástasis purulenta.

piopoyesis (de *pio*- y el gr. *poíesis*, fabricación, formación). f. Generación o formación de pus; piogenia.

pioptisis (de *pio*- y el gr. *ptýein*, escupir). f. Expectoración de pus.

pioquecia (de *pio*- y el gr. *chézein*, defecar). f. A., *Pyochezie*; F., *pyochézie*; In., *pyochezia*; It., *piochesia*; P., *disquesia*. Presencia de pus en las deposiciones.

Piorkowski (Coloración, medio, prueba de) (Max *Piorkowski*, bacteriólogo alemán, n. en 1859). V. Coloración (métodos de), cultivo (medios de), prueba.

piorrea (del gr. *pyórroia*; de *pýon*, pus, y *rheîn*,, fluir). f. A., *Pyorrhöe*; F., *pyorrhée*; In., *pyorrhea*; It., *piorrea*; P., *piorreia*. Flujo o derrame de pus. ||**-alveolar.** Inflamación purulenta del periostio de los alveolos dentarios, con necrosis progresiva de éstos y flojedad, y desprendimiento de los dientes. En la actualidad término en desuso, ha sido sustituido con los de paradentosis, parodontitis, periodontitis, gingivitis expulsiva, etc.

piortopnea (del gr. *píon*, graso, y de *ortopnea*). f. Pimelortopnea.

piosalpinge (de *pio*- y el gr. *sálpigx*, *-iggos*, trompa). f. A., *Pyosalpinx*; F., *pyosalpinx*; In., *pyosalpinx*; It., *piosalpinge*, P., *piossalpinge*. Colección de pus en la trompa de Falopio obliterada.

piosalpingitis (de *piosalpinge* y el suf. *-itis*). f. F., *pyosalpingite*. Salpingitis purulenta.

piosalpingooforitis o **piosalpingootecitis**. f. Piosalpingovaritis.

piosalpingovaritis (de *piosalpinge*, el lat. *ovarium*, ovario, y el suf. *-itis*). f. F., *pyosalpingo-oophorite*. Inflamación purulenta del oviducto y el ovario.

piosalpinx. m. Piosalpinge.

piosapremia. f. Piosepticemia.

pioscopio (del gr. *píon*, graso, y *skopeîn*, observar). m. Instrumento para determinar la grasa en la leche.

piosepticemia o **pioseptemia** (de *pio*-, el gr. *sêpsis*, putrefacción, y *haîma*, sangre). f. Piemia combinada con septicemia; septicopiemia.

piosina. f. Compuesto derivado del plasma de las células de pus.

piosis (del gr. *pŷon*, pus). f. A., *Pyosis*; F., *pyose*; In., *pyosis*; It., *piosi*; P., *piose*. Supuración. ||**-de Corlett.** Impétigo contagioso ampollar. ||**-de Manson.** Pénfigo contagioso. ||**-trópica.** Enfermedad que se observa principalmente en Ceilán, caracterizada por placas amarillas o negruzcas en el cuerpo, cubiertas de una costra que al caer deja al descubierto una úlcera granulosa. *Sin.:* Úlcera de Kurunegala.

piospermia (de *pio*- y el gr. *spérma*, semilla). f. Presencia de pus en el semen.

piosplenitis (de *pio*- y el gr. *splén*, *splenós*, bazo). f. Esplenitis purulenta.

piostático (de *pio*- y el lat. *stare*, detenerse). adj. F., *pyostatique*. Dícese del agente por cuya causa se detiene la formación de pus. Ú.t.c.s.

piostomatitis (de *pio*-, el gr. *pýyon*, pus, y *stôma*, boca). f. F., *stomatite suppurée*. Inflamación supurada de la boca. ||**-vegetante.** Inflamación de la boca con abscesos miliares que tienden a confluir e invadir toda la mucosa con proliferaciones blandas rojas y verrugosas.

pioterapia (de *pio*- y el gr. *therapeía*, tratamiento). f. Empleo terapéutico del pus, con esterilización previa o sin ella; forma empírica de proteinoterapia.

piotórax (de *pio*- y el gr. *thórax*, pecho). m. A., *Pyothorax*; F. e In., *pyothorax*; It., *piotorace*; P., *piotórax*. Acumulación de pus en la pleura; empiema. ||**-subfrénico.** Pioneumoperihepatitis.

piotoxinemia (de *pio*-, *toxina*, y el gr. *haîma*, sangre). f. Presencia en la sangre de toxinas, de bacterias piógenas.

Piotrowski (Signo de) (Alexander *Piotrowski*, neurólogo de Berlín, n. en 1878). V. Signo.

piouréter (de *pio*- y el gr. *ouretér*, uréter). m. F., *pyo-uretère*. Acumulación de pus en el uréter.

piovesiculosis (de *pio*-, el lat. *vesicula*, dim. de *vesica*, vejiga, y el suf. *-osis*). f. Acumulación de pus en una vesícula biliar o seminal.

pioxantina o **pioxantosa**. f. Pigmentos rojos oscuros derivados de la oxidación de la piocianina.
pipecólico (Ácido). m. Ácido 2-piperidinecarboxílico, intermediario en el catabolismo de la lisina.
pipemídico (Ácido). Fármaco antimicrobiano utilizado como antiséptico urinario.
Piper. Género de plantas piperáceas, entre las que se cuentan las kava-kava, cubeba, mático, pimienta, etc.
piperacina. f. F., *pipérazine*. Antihelmíntico muy eficaz en las infestaciones por *Ascaris lumbricoides* y *Enterobius (Oxyuris) vermicularis*. Se emplea en forma de hexahidrato, o bien de diferentes sales como citrato, tartrato, adipato y fosfato.
piperidina. f. F., *pipéridine*. Base líquida, $C_5H_{10}NH$, hexahidropiridina, derivada de la piperina; se halla en pequeña cantidad en el *Piper nigrum*.
piperina (del lat. *piper, -eris*, pimienta). f. F., *pipérine*. Alcaloide cristalino o resinoso básico de la pimienta. Antiperiódico.
piperismo (del lat. *piper, -eris*, pimienta). m. F., *empoisonnement par le poivre*. Intoxicación por la pimienta.
pipeta (dim. de *pipa*: tonel).f. A., *Pipette*; F., *pipette*; In., *pipet*; It., *pipetta*; P., *pipeta*. Tubo de vidrio estirado en punta por un extremo y, generalmente, con una dilatación en su parte media, que sirve en los trabajos de laboratorio para tomar o medir pequeñas cantidades de líquido.
pipitzahoac. m. Raíz y rizoma de las plantas mexicanas *Perezia adnata* y *P. fructicosa*. Catártico.
piramidal. adj. F., *pyramidal*. En forma de pirámide. || m. V. Huesos (tabla). V. Músculos (tabla). V. Fascículo.
pirámide (del lat. *pyramis, -idis*, y éste del gr. *pyramís*). f. A., *Pyramide*; F., *pyramide*; In., *pyramid*; It., *piramide*; P., *pirâmide*. Nombre común a muchas formaciones anatómicas de configuración más o menos semejante a esta figura geométrica. || Peñasco del temporal. || Cada una de las pirámides de bulbo. || **-anterior del bulbo**. Cada uno de los dos cordones a cada lado de la fisura media de la cara anterior del bulbo, que se continúan por arriba con los pedúnculos y por abajo, después de decusación, con los cordones laterales de la médula. || **-apendicular de Morgagni**. Pirámide de Lalouette. || **-de Ferrein**. Cada una de las prolongaciones de la sustancia cortical del riñón entre los tubos de la sustancia medular. || **-de Lalouette**. Lóbulo piramidal del tiroides. || **-de Malacarne**. Extremo posterior de la pirámide del vermis. || **-de Malpighi**. Pirámide renal. || **-de Wistar**. Porción delgada curva delante de cada ala menor del esfenoides; se denomina también *hueso esfenoturbinal*. || **-del cerebelo**. Pirámide del vermis. || **-del tímpano**. Eminencia en la pared interna del oído medio. || **-del vermis**. Porción central del vermis inferior situada entre el túber y la úvula cerebelosa. || **-del vestíbulo**. Extremo anterior de la cresta del vestíbulo. || **-nasal**. Nariz. || **-posterior del bulbo**. Pequeño cordón en la cara posterior o cuerpo restiforme, continuación de los fascículos de Goll. || **-renal**. Cada uno de los fascículos cónicos, en número de ocho a quince, de sustancia medular del riñón.
piramidón. m. Antipirético empleado en medicina. $C_{13}H_{17}ON_3$.
piramidotomía (del gr. *pyramís, -idos*, pirámide, y *tomé*, corte). f. F., *pyramidotomie*. Sección de una pirámide, especialmente la posterior de la médula oblongada, para la corrección del temblor hemiparkinsoniano postencefalítico.
pirán o **pirano**. m. F., *pyrane*. Compuesto heterocíclico en cuyo anillo hay cinco átomos de carbono y uno de oxígeno, C_5H_6O. Se halla en los monosacáridos, principalmente.
piranosa. f. F., *pyranose*. Forma isomérica de ciertos azúcares y glucósidos de estructura análoga al pirán.
pirazol. m. Sustancia básica cristalina, cuyos derivados tienen acción paralizante sobre el eje cerebrospinal.
pirazolona. f. Derivado del pirazol, de acción semejante a la de la antipirina, pero menos eficaz.

pirenemia (del gr. *pyrén, -ênos*, hueso de fruta, pepita, grano, y *haîma*, sangre). f. Presencia de hematíes nucleados en la sangre.
pirenoide (del gr. *pyrén, -ênos*, hueso de fruta, y *eîdos*, aspecto). m. Cuerpo refringente de los cromatóforos de algunos protozoos. || adj. Dícese de la apófisis odontoides del axis, por su semejanza con un núcleo o hueso de fruta.
pirenólisis (del gr. *pyrén, -ênos*, hueso de fruta, pepita, grano, y *lysis*, disolución). f. Destrucción o disolución del nucléolo de una célula.
pirético (del gr. *pyretós*, fiebre). adj. F., *pyrétique*. Relativo a la fiebre o de su naturaleza.
pireticosis. f. Afección febril.
pireto-. Forma prefija del gr. *pyretós*, fiebre.
piretogénesis o **piretogenia** (de *pireto-* y el gr. *gennân*, engendrar, producir). f. F., *pyrétogenèse*. Conjunto de factores y mecanismos que originan la fiebre.
piretogenina. f. Sustancia básica, derivada de algunos cultivos bacterianos, que inyectada a los animales produce fiebre.
piretografía (de *pireto-* y el gr. *gráphein*, describir). f. Descripción de las fiebres. || Gráfica febril.
piretólisis (de *pireto-* y el gr. *lysis*, disolución). f. F., *diminution de la fièvre*. Reducción o descenso de la fiebre.
piretología (de *pireto-* y el gr. *lógos*, tratado). f. F., *pyrétologie*. Suma de conocimientos relativos a la fiebre.
piretómetro (de *pireto-* y el gr. *métron*, medida). m. Termómetro clínico.
piretoterapia (de *pireto-* y el gr. *therapeía*, tratamiento). f. A., *Fieberthérapie*; F., *pyrétothérapie*; In., *pyretotherapy*; It. y P., *piretoterapia*. Empleo terapéutico de la fiebre provocada artificialmente por la inyección o aplicación de agentes piretógenos variados: inoculación del paludismo, inyección de vacunas, diatermia, etc. || Tratamiento de la fiebre.
piretotifosis (de *pireto-* y el gr. *týphos*, humo, cosa vana). f. Delirio o estupor febril.
piretrina. f. Principio resinoso aislado de la raíz del pelitre, el que se atribuyen propiedades antihelmínticas.
piretro (del lat. *pyrethrum*, y éste del gr. *pýrethron*). m. Pelitre.
pirexia (del gr. *pŷr*, fuego, y *héxis*, estado). f. A., *Pyrexie*; F., *pyrexie*; In., *pyrexia*; It., *piressia*; P., *pirexia*. Fiebre, estado febril.
pirexiofobia (de *pirexia* y el gr. *phóbos*, temor). f. Temor morboso a la fiebre.
pirgocefalia (del gr. *pýrgos*, torre, y *kephalé*, cabeza). f. Acrocefalia, turricefalia.
piribenzamina. f. Sustancia antihistamínica N'N'-dimetil-N-bencil-N-etilenodiamina, empleada en estados alérgicos.
piridina. f. F., *pyridine*. Líquido incoloro, básico, C_5H_5N, que se encuentra en la brea de hulla y en los productos de la descomposición del tabaco y varias materias orgánicas por el calor. Antiséptico, antiespasmódico y estimulante cardíaco. Se emplea principalmente en el asma en inhalaciones.
piridoxina. f. F., *pyridoxine*. Vitamina B_6.
piriforme (del lat. *pirum*, pera, y de *forma*). adj. F., *piriforme*. En forma de pera. || **-(Músculo)**. Músculos (tabla).
pirimetamina. f. F., *pyriméthamine*. Diaminopirimidina empleada como profiláctico o supresivo en el tratamiento del paludismo.
pirimidina. f. F., *pyrimidine*. Compuesto nitrogenado (1,3-diacina) del que derivan las bases timina, citosina y uracilo, constituyentes fundamentales de los ácidos nucleicos. El anillo pirimidínico forma parte también de otros sistemas heterocíclicos como las purinas, las pteridinas y las quinazolonas. Numerosos derivados pirimidínicos obtenidos por síntesis poseen considerable importancia como agentes farmacológicos y quimioterapéuticos, p. ej., el 5-fluoruracilo.
piro-. Forma prefija del gr. *pŷr, pyrós*, fuego.

pirocaína. f. Éster bencílico del guayacol, sustancia cristalina incolora; anestésico local.
pirocatecol o **pirocatequina.** m. y f. Catecol u oxifenol; cuerpo cristalizable obtenido por la destilación seca del catecú y otras sustancias. Es isómero de la resorcina y se ha empleado como antipirético.
pirocatequinuria (de *pirocatequina* y el gr. *oûron*, orina). f. Presencia de pirocatequina en la orina, a la que comunica un color rojo oscuro.
pirodina. f. Compuesto cristalino, acetilfenilhidracina, tóxico, antipirético peligroso.
piroelectricidad (de *piro-* y el gr. *élektron*, ámbar). f. Electricidad desarrollada por el calor.
piroflíctide. f. Pústula maligna.
pirofobia (de *piro-* y el gr. *phóbos*, temor). f. Temor morboso al fuego o a las materias incendiarias.
piroformo. m. Compuesto de oxiyoduro de bismuto y pirogalol, que se emplea en las enfermedades de la piel.
pirofosfórico (Ácido). $P_2H_7O_4$. Se obtiene calentando el ácido fosfórico a 213°.
pirogalol. m. F., *pyrogallol*. Ácido pirogálico o trioxibenzol, $C_6H_2(OH)_3$; cuerpo sólido producido por la destilación seca del ácido gálico. Se emplea como reductor en las enfermedades de la piel, psoriasis especialmente, en pomada al 5 %. Si se absorbe es muy tóxico.
pirógeno (de *piro-* y el gr. *gennân*, producir). adj. A., *pyrogen;* F., *pyrogène;* In., *pyrogen;* It., *pirogeno;* P., *pirogénico*. Productor de fiebre; piretógeno. || m. Grupo de sustancias que se encuentran con frecuencia en el agua esterilizada, producidas por ciertas bacterias que mueren durante la esterilización, dejando sus cuerpos y productos en el agua y que serían la causa de las reacciones febriles consecutivas a las inyecciones intravenosas.
Pirogov (Amputación, ángulo de) (Nicolaj Ivanovič. *Pirogov*, cirujano ruso, 1810-1881). V. AMPUTACIÓN, ÁNGULO VENOSO.
piroide (de *piro-* y el gr. *eîdos*, aspecto). adj. Semejante al fuego; fosforescente.
pirola. f. Planta herbácea piroláceas; las especies *Pyrola rotundifolia* y *P. umbellata* son astringentes, tónicas y diuréticas; esta última, incluida también en el género *Chimaphila*, es la denominada *pipsissewa* por los americanos.
piroleñoso (Ácido). Vinagre de madera, ácido acético.
piroleñoso (de *piro-* y *leñoso*). adj. Relativo a la destilación seca de la madera.
pirólisis (de *piro-* y el gr. *lýsis*, disolución). f. F., *pyrolyse*. Lisis o descomposición de las sustancias orgánicas por la acción del calor.
pirolización. f. Descomposición por el calor.
piromanía (de *piro-* y *manía*). f. A., *Pyromanie;* F., *pyromanie;* In., *pyromania;* It. y P., *piromania*. Manía incendiaria. || Propensión morbosa a presenciar incendios.
pirómetro (de *piro-* y el gr. *métron*, medida). m. F., *pyromètre*. Especie de termómetro metálico para la medición de temperaturas muy elevadas.
pironina. f. F., *pyronine*. Colorante básico usado en histología. Es una diaminoxantina metilada. ||**-B.** Colorante básico, cloruro de tetraetilpironina. ||**-G.** Colorante básico, cloruro de tetrametilpironina.
pironixis (de *piro-* y el gr. *nýxis*, punción). f. IGNIPUNTURA.
piroplasmas (del lat. *pirum*, pera, y de *plasma*). m. pl. *Piroplasmea*. Clase de protozoos del subfílum *Sporozoa*, que comprende un solo orden: *Piroplasmida*. Son pequeños protozoos, piriformes, uninucleados, parásitos de los glóbulos (rojos, blancos o ambos) de la sangre de los mamíferos. Algunas especies son patógenos importantes de diversas especies animales. Se transmite mediante artrópodos. El hombre se infesta sólo ocasionalmente.
piroplasmosis. f. A., *Piroplasmose;* F., *piroplasmose;* In., *piroplasmosis;* It., *piroplasmosi;* P., *piroplasmose*. Estado morboso en los animales producido por piroplasmas, caracterizado principalmente por la fiebre irregular, esplenomegalia, bronquitis, hemorragias subcutáneas, edema de los pies y diarrea; babesiosis. ||**-bovina.** Fiebre de Texas o enfermedad bovina. ||**-equina.** Fiebre biliar equina.
piroptotimia (de *piro-*, el gr. *ptoeîn*, atemorizar, y *thymós*, mente). f. Creencia delirante de estar envuelto en llamas.
piropuntura. f. IGNIPUNTURA; pironixis.
pirosal. m. Acetilsalicilato de antipirina.
piroscopio (de *piro-* y el gr. *skopeîn*, observar). m. Instrumento para determinar la intensidad de las radiaciones caloricas.
pirosis (del gr. *pýrosis*, acción de arder). f. A., *Sodbrennen;* F., *pyrosis;* In., *pyrosis;* It., *pirosi;* P., *pirose*. Sensación de ardor que sube del estómago a la faringe con eructos agrios, debida a una dispepsia ácida.
pirosoma. m. V. PIROPLASMAS.
pirotermia (de *piro-* y el gr. *thérme*, calor). f. Hipertermia artificial provocada por ondas cortas.
pirotoxina. f. Toxina que origina fiebre.
piroxilina o **piroxilo** (de *piro-* y el gr. *xýlon*, madera). f. y m. Algodón pólvora. La piroxilina disuelta en éter o éter acético glacial forma el colodión; coloxilina.
Pirquet (Reacción de) (Clemens F. *Pirquet*, pediatra austríaco, 1874-1929). V. CUTIRREACCIÓN.
pirrol. m. A., *Pyrrol;* F. e In., *pyrrole;* It., *pirrole;* P., *pirrol*. Base alcalina volátil C_4H_5N, líquida, incolora, producto de la destilación seca de sustancias animales. Sustancia indispensable en la hemopoyesis.
pirrolina. f. F., *pyrroline*. Líquido oleoso formado por la acción del ácido acético y polvo de cinc sobre el pirrol. ||**-descarbexilasa.** V. CARBOXILASA.
piruvato. m. F., *pyruvate*. Sal del ácido pirúvico. ||**-descarboxilasa.** V. CARBOXILASA.
pirúvico (Ácido). Compuesto formado en el curso del metabolismo aeróbico orgánico de los hidratos de carbono. También se obtiene por destilación del ácido tartárico.
piruvicodescarboxilasa. f. Complejo multienzimático, conocido como piruvatodeshidrogenasa, que cataliza la descarboxilación oxidativa del ácido pirúvico y su transformación en acetil-CoA, que, como los demás α-cetoácidos, tiende a descarboxilarse de manera espontánea. Esta tendencia es acelerada notablemente por la presencia del complejo piruvatodeshidrogenasa.
pirvinio. m. Colorante derivado de la cianina, activo frente a los oxiuros. Se usa en forma de pamoato.
Piscidia. Género de plantas leguminosas; la corteza de la especie *P. erythrina* es anodina, y de ella se obtiene un principio neutro, *piscidina*, de acción anodina y antiespasmódica.
piscina (del lat. *piscina*). f. A., *Schwimmbad;* F., *piscine;* In., *swimming-pool;* It. y P., *piscina*. Estanque o aljibe lleno de agua caliente o fría, común o mineromedicinal, en la que se bañan o sumergen los pacientes.
pisiforme (del lat. *pisum*, guisante, y *forma*). adj. F., *pisiforme*. En forma de guisante. || m. Hueso así llamado y que es el último de la primera fila del carpo. V. HUESOS (TABLA DE).
Piskacek (Signo, útero de) (Ludwig *Piskacek*, tocólogo de Viena, 1854-1932). V. SIGNO, ÚTERO.
Pistacia. Género de árboles anacardiáceos, de la especie *P. lentiscus* o lentisco se obtiene una almáciga que se emplea en microscopia y odontología.
pistero (de *pisto*). m. Vasija con pico para dar de beber a los enfermos que no pueden incorporarse.
pistilo (del lat. *pistillum*, mano de almirez, por semejanza en su forma). m. Órgano femenino de una flor. || Mano de mortero.
Pitágoras. Célebre filósofo griego de la isla de Samos, n. en el año 532 a. de J. C., que ejerció marcada influencia en la medicina.
pitecoide (del gr. *píthekos*, mono, y *eîdos*, aspecto). adj. Semejante a un mono; simiesco.
Pitfield (Signo de) (Robert L. *Pitfield*, médico americano, 1870-1942). V. SIGNO.
pitiatismo. m. A., *Pithiatismus;* F., *pithiatisme;* In., *pithiatism;* It. y P., *pitiatismo*. Conjunto de trastor-

nos que pueden aparecer por sugestión y tratarse por persuasión, histerismo.

pitiriasis (del gr. *pítyron,* salvado). f. A., *Pityriasis;* F. e In., *pityriasis;* It., *pitiriasi;* P., *pitirase.* Carácter común y nombre de varias dermatosis que consisten en la descamación furfurácea. ||**-alba atrófica.** Descamación de la piel seguida de atrofia. ||**-alba parasitaria.** TIÑA TONSURANTE. ||**-capitis.** SEBORREA SECA. ||**-caquéctica.** PITIRIASIS TABESCENTE. ||**-circinada y marginada.** Variedad de pitiriasis, semejante a la de Gibert, producida por un hongo del género *Microsporon.* ||**-de Gibert.** Pitiriasis rosada, caracterizada por su evolución cíclica, que comienza por una placa única de bordes rosados y centro descolorido, cubierta de escamillas; luego aparecen en diversas partes del cuerpo placas anulares secundarias. Esta dermatosis cura generalmente en ocho o diez semanas. ||**-de Hebra.** PITIRIASIS RUBRA. ||**-furfurácea.** SEBORREA SECA. ||**-lingual.** Glositis exfoliativa marginada; lengua geográfica. ||**-liquenoide.** Eritrodermia maculopapular; enfermedad de Jadassohn. ||**-maculosa crónica.** Eritrodermia maculosa persistans. ||**-negra.** Pitiriasis con pigmentación oscura de la piel. ||**-nostras.** PIEDRA. ||**-pilaris.** QUERATOSIS FOLICULAR. ||**-rosada.** PITIRIASIS DE GIBERT. ||**-rubra.** Afección general de la piel que a menudo termina por la muerte, caracterizada por el enrojecimiento intenso y descamación abundante de la piel. La evolución puede ser aguda o crónica. ||**-rubra pilaris.** Variedad caracterizada por la queratinización de la epidermis, que se exfolia en laminillas. El curso es crónico y no afecta el estado general; enfermedad de Devergie. ||**-seca.** Seborrea seca de la cabeza. ||**-simple.** Pitiriasis ordinaria, seborrea seca. ||**-tabescente.** Seborrea general con estado general caquéctico. ||**-versicolor.** Dermatosis causada por el *Microsporon furfur,* caracterizada por manchas amarillentas diseminadas, de las que se desprenden escamitas por rascadura; dermatomicosis furfurácea.||**-vulgar.** SEBORREA, SECA.

pitiroide (del gr. *pítyron,* salvado, y *eîdos,* aspecto). adj. Furfuráceo, semejante al salvado.

Pitkin (Solución de) (George *Pitkin,* cirujano norteamericano, 1885-1943). V. SOLUCIÓN.

pitode o **pitoide** (del gr. *píthos,* tonel, y *eîdos,* aspecto). m. Figura nuclear de barril en la cariocinesis.

pitogénesis o **pitogenia** (del gr. *pýthein,* pudrir, y *gennân,* producir, engendrar). f. Producción de un proceso de descomposición o putrefacción. || Generación derivada de la putrefacción.

pitógeno (del gr. *pýthein,* pudrir, y *gennân,* producir, engendrar). adj. Productor de putrefacción o suciedad.|| Causado por la putrefacción.

Pitres (Cortes o secciones, prueba, signo de) (Jean-Albert *Pitres,* médico francés, 1848-1927). Véanse estos términos.

pitresina. f. Solución acuosa que contiene el principio presor y antidiurético del lóbulo posterior de la hipófisis (beta-hipofamina).

pituicito (de *pituitario* y el gr. *kýtos,* cavidad). m. Célula fusiforme de la *pars nervosa* de la hipófisis.

pituita (del lat. *pituita*). f. A., *Schleim;* F., *pituite;* In. e It., *pituita;* P., *pituíta.* Uno de los cuatro humores cardinales de los antiguos. Se llamaba también así al líquido de los ventrículos cerebrales, que llenando la hipófisis, denominado por esto *cuerpo pituitario,* estaba encargada de recogerlo para eliminarlo al exterior por las fosas nasales (*membrana pituitaria*). || Moco glutinoso o flema expulsado por expectoración, vómito o regurgitación. ||**-hemorrágica.** HEMOSIALEMESIS.

pituitaria. f. F., *pituitaire.* Membrana pituitaria, mucosa nasal u olfativa, membrana de Schneider. || Glándula pituitaria. V. HIPÓFISIS.

pituitario. adj. Relativo a la membrana o glándula pituitarias.

pituitarismo. m. Trastorno de la función de la hipófisis.

pituitectomía. f. HIPOFISECTOMÍA.

pituitoso. adj. Relativo al moco o pituita o caracterizado por su secreción abundante; dícese del catarro de Laennec.

pituitrina. f. Extracto del lóbulo posterior de la hipófisis o neurohipófisis.

pituitrismo. m. PITUITARISMO.

piturina. f. Alcaloide de una planta del género *Duboisia,* idéntico a la nicotina.

Pityrosporon. Género de hongos de la familia criptocócaceas *(Cryptococcaceae).* Algunas de sus especies han sido aisladas de lesiones humanas de la piel y cuero cabelludo. *Sin.:* Malassezia. ||**-orbiculare.** Agente causal de la pitiriasis versicolor *Malassezia furfur.*

piuria (de *pio-* y el gr. *oûron,* orina). f. A., *Pyurie;* F., *pyurie;* In., *pyuria;* It., *piuria;* P., *piúria.* Presencia de pus en la orina. ||**-miliar.** Existencia en la orina de gránulos miliares compuestos de células de pus, sanguíneas y epiteliales.

pix (lat.). f. PEZ, 2.ª acep.

pixigrafía (del gr. *pyxís,* cajita de boj, y *gráphein,* describir). f. Exploración del tubo digestivo mediante cápsulas que permiten tomar, a cualquier nivel, una muestra de líquidos.

pK. Logaritmo negativo de la constante de disociación. Se emplea en especial para las constantes de acidez.

placa (del fr. *plaque,* de *plaquer,* revestir de una plancha o chapa). f. A., *Fleck;* F., *plaque,* In., *patch;* It., *placca;* P., *placa.* Área o zona que difiere del resto de una superficie. || Plancha, lámina o disco de diversa naturaleza. ||**-alopécica.** Acné decalvante. ||**-anal.** Membrana que cierra el ano en el embrión. ||**-auditiva.** Parte del hueso temporal que forma el techo del conducto auditivo externo. ||**-cribiforme.** LÁMINA CRIBOSA. ||**-de cultivo.** Placa de vidrio para los cultivos planos en agar o gelatina. ||**-de Lane.** Lámina metálica con agujeros para la fijación de fragmentos de hueso fracturado. ||**-de Lichtheim.** Zonas de degeneración en la sustancia blanca cerebral observadas en la anemia perniciosa. ||**-de núcleos múltiples.** MIELOPLAXA. ||**-de Petri.** Plato, disco o caja que contiene bacterias en cultivo dispuestas para la inoculación. ||**-de Peyer.** Nombre de los folículos linfáticos agrupados, dispuestos en placas alargadas, en el intestino delgado en la parte opuesta al mesenterio. ||**-de Rouget.** PLACA TERMINAL. ||**-de Soyka.** Disco o caja semejante a la de Petri, con depresiones en el fondo, para cultivos bacterianos. ||**-dentaria.** Placa de ebonita, de metal o sustancia acrílica, que se ajusta al techo de la boca y sostiene los dientes artificiales. ||**-dura** o **blanda.** Estado de las placas de Peyer en la fiebre tifoidea, según la consistencia de la impregnación de leucocitos y bacilos en las mismas. ||**-ecuatorial.** Disposición de los cromosomas en un plano central perpendicular al huso acromático en la cariocinesis. ||**-erosiva.** PLACA MUCOSA. ||**-etmovomeriana.** Porción central del etmoides en el feto. ||**-eutéctica.** Placa portátil que contiene una disolución congelada que se emplea para la refrigeración temporal de cajas y contenedores. ||**-frontal.** Lámina de cartílago fetal entre el etmoides y el esfenoides. ||**-gris.** LÁMINA TERMINAL CINÉREA. ||**-lateral mesoblástica.** Porción más gruesa a cada lado del mesoblasto. ||**-lechosa.** Nombre de unas manchas blancas opacas de diversas formas que se observan en la superficie interna del pericardio, constituidas por granulaciones adiposas o por modificaciones de la fibrina exudada en la pericarditis. ||**-medular.** Engrosamiento de la porción central del ectodermo que constituye el arranque del sistema nervioso central. ||**-motora.** PLACA TERMINAL. ||**-mucosa.** Condiloma plano característico de la sífilis. ||**-oral.** Porción del embrión que más tarde es reemplazada por la abertura entre la boca y la faringe. ||**-orbitaria.** LÁMINA ORBITARIA. ||**-protovertebral.** Cartílago embrionario del cuerpo de las vértebras. ||**-pterigoidea de Parrot.** Pequeñas ulceraciones simétricas en la bóveda del paladar de los niños atrépsicos, debidas al rozamiento de la lengua en la succión contra las eminencias formadas por las apófisis pterigoides. ‖ **-reticular.** Red nerviosa formada por la terminación de un nervio en el cuerpo ciliar. ‖ **-subgerminativa.** Lámina de protoplasma que forma el suelo de la cavidad de segmentación del óvulo. ‖ **-terminal.** Expansión discoidea plana en la terminación de una fibra nerviosa motora en el tejido muscular.

placebo (palabra lat. que significa «yo complaceré», fut. *placere*). m. F., *placebo*. Preparación farmacéutica que sólo contiene productos inactivos, que se utiliza en estudios de control para determinar la eficacia de un fármaco, o que se prescribe para lograr un efecto terapéutico por sugestión.

placenta (del lat. *placenta*). f. A., *Plazenta;* F., In., It y P., *placenta*. Órgano redondeado plano, semejante a un pastel o torta, blando y esponjoso, de grosor y tamaño variables, situado en el interior del útero durante la gestación y por el que se establece el intercambio nutritivo entre la madre y el feto. Se desarrolla a los tres meses de la gestación, del corion del embrión y de la decidua basal del útero. Consta de una porción *interna* o *fetal*, tapizada por el corion y por el amnios, en la que se ramifican los vasos del cordón, y una porción *externa* o *materna*, cuya cara adherente al útero es roja y está dividida por surcos profundos en lóbulos de tamaño desigual o *cotiledones*. En la circunferencia del órgano existe un *seno* o *vena* circular que comunica con las venas de la mucosa uterina. ‖ **-accesoria.** Porción mayor o menor de placenta separada de la masa principal. ‖ **-accreta.** Placenta inseparable de la pared uterina a causa de que las vellosidades penetran en el músculo uterino por ausencia de la decidua en el lugar de la placenta. ‖ **-adherente.** La que no se desprende después del parto. ‖ **-anular.** La que se extiende en el interior del útero como un anillo. ‖ **-bilobulada, bipartida, dimidiada** o **doble.** Placenta formada de dos masas o lóbulos iguales o desiguales. ‖ **-circunvalada.** La que tiene forma de copa con una elevación irregular cercana a la circunferencia. ‖ **-cirsoides.** Placenta cuyos vasos son varicosos. ‖ **-de Schultze.** Placenta que es expulsada de modo que la porción central sale antes que la porción periférica. ‖ **-(Engatillamiento).** Retención intrauterina de la placenta, una vez desprendida ésta, por uno o varios anillos de contracción que forman a modo de divertículos. ‖ **-espuria.** Masa placentaria desprendida que no toma parte en la nutrición del feto. ‖ **-fenestrada.** Placenta en la que falta en algunos puntos tejido propio. ‖ **-fetal.** Porción de placenta en conexión directa con el feto por el cordón umbilical. ‖ **-frondosa.** Placenta en un período primitivo de desarrollo, cuando está formada únicamente de vellosidades aisladas y arborescentes. ‖ **-incarcerada.** Placenta retenida después del parto por contractura del útero. ‖ **-materna.** Porción de placenta en conexión con la mucosa uterina. ‖ **-membranácea.** Forma anormalmente delgada de la placenta. ‖ **-multilobulada.** Placenta formada por más de tres masas aisladas. ‖ **-panduriforme.** Placenta doble de mitades iguales y dispuestas de modo que semeja un violín. ‖ **-papirácea.** Placenta previa delgada y extensa. ‖ **-previa.** Inserción viciosa de la placenta en el segmento inferior del útero, por lo que en el parto falso o verdadero se presenta antes que el feto, pudiendo ser causa de gravísima hemorragia. Recibe distintos nombres: *central*, cuando el centro de la placenta corresponde al orificio interno; *parcial*, cuando una parte de la periferia obtura completa o incompletamente el orificio uterino, y *marginal*, si solamente llega la circunferencia a tocar el borde del orificio. Esta anomalía ocasiona hemorragias en el curso del embarazo, sobre todo en los tres últimos meses. ‖ **-retenida.** Retención de la placenta después del parto, por adherencia anormal de la misma o por contracción irregular del útero. ‖ **-succenturiada.** PLACENTA ACCESORIA. ‖ **-triple.** Placenta formada por tres masas. ‖ **-trufada.** Placenta con infartos organizados. ‖ **-uterina.** PLACENTA MATERNA. ‖ **-velamentosa.** Placenta en la que el cordón umbilical no se inserta en el centro de la misma, sino que los vasos de éste llegan a ella por las membranas.

placentación. f. A., *Plazentation;* F. e In., *placentation;* It., *placentazione;* P., *placentação*. Modo de formación e inserción de la placenta.

placentario. m. Mamífero provisto de placenta.

placentiforme. adj. En forma de placenta o torta.

placentitis. f. A., *Plazentitis;* F., *placentite;* In., *placentitis;* It. y P., *placentite*. Inflamación de la placenta.

placentocitotoxina. f. PLACENTOLISINA.

placentografía (de *placenta* y el gr. *gráphein*, describir). f. F., *placentographie*. Radiografía de la placenta, previa inyección de un medio de contraste. ‖ **-ultrasónica.** Visualización de la placenta durante el embarazo mediante ecografía bidimensional.

placentoide (de *placenta* y el gr. *eîdos*, aspecto). adj. Semejante a la placenta.

placentolisina. f. F., *placentolysine*. Lisina formada en el suero de un animal por la inyección de células placentarias de otro animal, que tiene la propiedad de destruir la placenta de los animales de la especie de la que fueron tomadas las células originales inyectadas.

placentoma. m. F., *placentome*. Neoplasia derivada de una porción de placenta retenida después del aborto o el parto. ‖ **-maligno.** Deciduoma maligno.

placentoterapia (de *placenta* y el gr. *therapeía*, tratamiento). f. F., *placentothérapie*. Uso terapéutico de las preparaciones de placenta.

Plácido (Disco de) (A. *Plácido* da Costa, oftalmólogo portugués, 1849-1916). V. DISCO.

placoda. f. A., *Plakode;* F., In. e It., *placode;* P., *placoda*. Placa o lámina del ectodermo, que forma el primer esbozo de los órganos sensoriales. Se distinguen: la *placoda auditiva*, que dará origen al oído interno; la *cristalina*, de la cual deriva el cristalino; las *dorsolaterales*, que originarán una parte de los órganos acústicos; las *epibranquiales*, que formarán los ganglios de los pares craneanos, y la *olfatoria*, que dará origen al nervio olfatorio.

pladaroma o **pladarosis** (del gr. *pladarós*, blando). m. y f. Tumor blando o fláccido del párpado.

plaga (del lat. *plaga*, llaga). f. PESTE. ‖ Enfermedad de las plantas de carácter endémico o epidémico. ‖ Calamidad grande que aflige a un pueblo. ‖ Daño grave o enfermedad que sobreviene a una persona.

plagiocefalia (del gr. *plágios*, oblicuo, y *kephalé*, cabeza). f. F., *plagiocéphalie*. Asimetría y oblicuidad de la cabeza, en la que la porción anterior de un lado y la posterior del otro están más desarrolladas que las partes opuestas correspondientes, de modo que la máxima longitud no está en la línea media, sino en diagonal.

plagioprosopia (del gr. *plágios*, oblicuo, y *prósopon*, cara). f. Oblicuidad de la cara; asimetría facial.

planchuela. f. Conjunto aplanado de hilas poco apretadas, que se empleaba en otro tiempo en la curación de las heridas o llagas extensas.

Planck (Constante de) (Max *Planck*, físico alemán, 1858-1947; premio Nobel de Física en 1918). V. CONSTANTE.

plancton (del gr. *plagktós*, errante). m. Conjunto de organismos vegetales y animales diminutos que flotan en todas las aguas naturales y siguen el movimiento de éstas.

plániceps (del lat. *planus*, plano, llano, y *caput*, cabeza). adj. De cabeza plana.

planigrafía. f. TOMOGRAFÍA.

planímetro (de *plano* y el gr. *métron*, medida). m. F., *planimètre*. Instrumento empleado para medir el área de una superficie.

plano (del lat. *planus*). m. A., *Ebene;* F., *plan;* In., *plane;* It., *piano;* P., *plano*. Superficie plana. ‖ Superficie imaginaria que atraviesa o limita el cuerpo en un sentido determinado. ‖ **-de Addison.** Cada uno de los planos que limitan la topografía del tórax y el abdomen. ‖ **-de Aeby.** Plano perpendicular al sagital del cráneo, que pasa por el nasión y el basión. ‖ **-de Baer.** Plano transversal que pasa por el borde superior de los arcos cigomáticos. ‖-**de Blumenbach.** Plano exactamente paralelo a la base del cráneo. ‖-**de Broca.** PLANO VISUAL. ‖-**de Daubenton.** Plano transversal que pasa por el borde inferior de las órbitas. ‖-**de Hensen.** Plano que pasa por el centro de una serie de elementos sarcosos de una fibrilla muscular. ‖-**de Hodge.** Serie de planos pelvianos paralelos entre sí: el primero pasa por el borde superior del pubis y la vértebra SII; el segundo, por el borde inferior del pubis; el tercero, por las espinas ciáticas, y el cuarto, por la punta del cóccix. ‖-**de Listing.** Plano transverso vertical perpendicular al eje anteroposterior del ojo, que comprende los centros de movimientos del globo ocular. ‖-**de Ludwig.** Plano torácico horizontal que pasa a nivel de la II costilla. ‖-**de Meckel.** Plano horizontal que pasa por los puntos alveolar y auricular. ‖-**de Morton.** Plano que pasa por el punto parietal. ‖-**de polarización.** Plano que sigue al rayo polarizado ‖-**esternal.** Superficie anterior del esternón. ‖-**frontal.** Cualquier plano paralelo al eje mayor del cuerpo y perpendicular al plano sagital. ‖-**horizontal.** Cualquier plano transverso perpendicular al eje mayor del cuerpo. ‖-**horizontal de Francfort.** Plano antropométrico determinado por los *poria* y el *orbital* izquierdo. ‖-**intertubercular.** Plano horizontal a través de las crestas ilíacas. ‖-**medial.** PLANO SAGITAL. ‖-**nucal** u **occipital.** Porciones de la cara convexa el occipital, por debajo y por encima, respectivamente, de la protuberancia occipital externa. ‖-**orbitario.** Superficie orbitaria del maxilar. ‖ Plano que pasa por el eje visual de cada ojo. ‖-**poplíteo.** Espacio poplíteo. ‖-**sagital.** Plano vertical medio en dirección anteroposterior. ‖-**subcostal.** Plano horizontal a través de los puntos más bajos de los arcos costales, a nivel de la vértebra LIII. ‖-**transpilórico.** Plano horizontal por la vertebra LII en el que se encuentra el píloro. ‖-**umbilical.** Plano horizontal a través del ombligo a nivel del disco intervertebral de las vértebras LIII y LIV. ‖-**visual.** Plano que pasa por el eje visual de cada ojo. PLANO ORBITARIO.

planocelular (de *plano* y el lat. *cellula,* dim. de *cella,* celda). adj. Formado de células planas.

planocito (del gr. *plános,* errante, y *kýtos,* cavidad). m. Célula errante, leucocito.

planocóncavo. adj. F., *plan-concave;* In., *planoconcave.* Plano en una cara y cóncavo en la otra. Dícese de lentes.

planoconvexo. adj. F., *plan-convexe.* Plano en una cara y convexo en la otra. Dícese de lentes.

planodia. f. Falsa vía provocada por un sondeo lagrimal inadecuado.

planografía. f. TOMOGRAFÍA.

Planorbis. Género de moluscos, algunas de cuyas especies actúan como huéspedes intermedios de esquistosomas.

planotopocinesia (del gr. *plános,* errante, *tópos,* lugar, y *kínesis,* movimiento). f. Trastorno en la orientación; pérdida del sentido de la posición respectiva de los objetos en el espacio.

planta [plantar] (del lat. *planta*). f. F., *planta du pied.* Cara inferior del pie, desde el talón hasta los dedos.

Plantago. Género de hierbas plantagináceas, al que pertenecen el llantén, *P. major,* y la zaragatona, *P. psyllium.*

plantalgia (de *planta* y el gr. *álgos,* dolor). f. F., *plantalgie.* Dolor en la planta del pie.

plantar. adj. F., *plantaire.* Relativo a la planta del pie. ‖ m. y f. V. ARTERIAS, MÚSCULOS, NERVIOS (TABLAS).

plánula. f. Embrión en el período en que consta solamente de las dos capas primitivas, ectodermo y endodermo. ‖-**invaginada.** GÁSTRULA.

planum (lat.). m. PLANO. ‖-**nuchale.** PLANO NUCAL.

planuria (del gr. *plános,* errante, y *oûron,* orina). f. Evacuación de orina por un punto anómalo. ‖ Infiltración de orina.

plaqueta (dim. de *placa*). f. A., *Blutplättchen;* F., *plaquette;* In., *platelet;* It., *piastrina;* P., *plaqueta.* Uno de los elementos constituyentes de la sangre, en forma de discos ovales o circulares, de 2 o 3 μm de diámetro, muy alterables, que existen en número de 250.000 por mm^3. Contribuyen a la coagulación de la sangre. *Sin.:* Corpúsculo de Zimmermann, corpúsculo de Hayem. HEMATOBLASTO, PLASTOCITO, TROMBOCITO.

plaquetopenia. f. TROMBOPENIA.

plaquetosis. f. TROMBOCITOSIS.

-plasia. Sufijo, del gr. *plássein,* formar, que indica neoformación natural (*metaplasia, anaplasia,* etc.).

plasma [plasmático] (del lat. *plasma,* y éste del gr. *plásma, -atos,* obra modelada). m. A., *Plasma;* F., In., It. y P., *plasma.* Sustancia orgánica fundamental de las células y tejidos; protoplasma. ‖ Parte líquida de la sangre en la que están suspendidos los elementos figurados. Plasma sanguíneo. ‖ Porción líquida de la linfa. ‖ -(**Expansores del**). V. EXPANSORES DEL PLASMA. ‖-**generativo.** IDIOPLASMA. ‖-**germinativo.** Elemento hereditario del germen embrionario. ‖-**intersticial.** MEDIO INTERNO. ‖-**muscular.** Líquido obtenido por expresión del tejido muscular.

plasmacito (de *plasma* y el gr. *kýtos,* cavidad). m. CÉLULA PLASMÁTICA; plasmazelle; plasmocito.

plasmacitosis. f. F., *plasmocytose.* Presencia de plasmacitos en la sangre.

plasmácula. f. Partícula refringente del plasma sanguíneo; hemoconia.

plasmaféresis (de *plasma* y el gr. *aphaíresis,* extracción). f. F., *plasmaphérèse.* Extracción de una cantidad de sangre y separación de los corpúsculos por centrifugación, sustitución del plasma por la solución de Locke e inyección del líquido junto con las células centrifugadas. ‖ Salida del plasma sanguíneo de los capilares, a través de sus paredes alteradas.

plasmagen. m. Gen hipotético que está en el plasma, no en el cromosoma.

plasmalema. m. Membrana plasmática.

plasmarrexis (de *plasma* y el gr. *rhêxis,* rotura). f. Disolución o destrucción del citoplasma; explosión de una célula por aumento de presión interior.

plasmasa. f. TROMBINA.

plasmasoma. m. PLASMOSOMA.

plasmatogamia (del gr. *plásma, -atos,* plasma, y *gámos,* unión). f. Unión de células en la que se conservan los núcleos de cada una.

plasmatorrexis. f. PLASMARREXIS.

plasmatosis. f. Licuefacción del protoplasma de una célula.

plasmazellen (voz al.). f. Células plasmáticas.

plasmexidrosis (de *plasma,* el gr. *ex,* fuera, e *hidrós,* sudor). f. Exudación de plasma a través de las paredes vasculares.

plásmido. m. F., *plasmide.* Molécula pequeña (1,5 hasta 200 megadaltons) de DNA bicatenario, circular, capaz de autorreplicación. Frecuentes en las bacterias pueden ser portadores de genes que codifiquen funciones (metabólicas, tóxicas, de resistencia a antibióticos) en general dispensables. Aumentan la capacidad funcional y de adaptación de la bacteria. Los plásmidos grandes (más de 20 megadaltons) son generalmente capaces de autotransferirse a otras células de la misma especie o de especies próximas, mediante conjugación. Algunos plásmidos autotransferibles son susceptibles de insertarse en el cromosoma (*episomas*); una vez insertados (*células Hfr*) pueden iniciar un proceso de conjugación que arrastrará (movilizará) el cromosoma. Los plásmidos no conjugativos pueden pasar de una bacteria a otra vehiculados por plásmidos conjugativos (*movilización*) o por bacteriófagos (*transducción*). Son ejemplos de plásmidos: el FACTOR F y el plásmido o factor R. ‖-**R.** Plásmido que codifica la resistencia a antibióticos (ampicilina, tetraciclina, estreptomicina, cloramfenicol, sulfamidas, etc.), y/o determinados iones de metales pesados (p.ej., mercurio). Muchos son autotransferibles y en algunos es posible diferenciar la porción del plásmido que codifica la transferencia (RTF = *resistance transfer factor*) de los genes determinantes de la resistencia. Algunos no son autotransferibles: por ejemplo, los que codifican la resis-

tencia a la penicilina en los estafilococos. *Sin.*: Factor R, factor de resistencia.
plasmina. f. A., *Plasmin;* F., *plasmin;* In., *plasmine;* It. y P., *plasmina.* Fermento proteolítico parecido a la tripsina, que actúa sobre la fibrina desdoblándola en diversas fracciones (fibrinólisis). Se forma por la activación del plasminógeno.
plasminógeno (de *plasmina* y el gr. *gennân*, formar). m. F., *plasminogène*. Proteína plasmática inactiva que bajo los efectos de activadores se transforma en plasmina e interviene en la fibrinólisis.
plasmocito (de *plasma* y el gr. *kýtos*, cavidad). m. A., *Plasmozyt;* F., *plasmocyte;* In., *plasmocyte;* It., *plasmocita;* P., *plasmócito*. CÉLULA PLASMÁTICA, plasmacito.
plasmocitoma. m. PLASMOMA.
plasmodesma (de *plasma* y el gr. *désma*, atadura). m. Puente o ligadura protoplasmática tenue entre células contiguas o próximas.
plasmodia. f. PLASMODIO. Plural de *plasmodium*.
plasmodicida (de *plasmodium* y el lat. *caedere*, matar). m. F., *plasmodicide*. Destructor de plasmodios.
plasmódidos. m. pl. Familia de hemosporidios, que comprende los géneros *Plasmodium, Proteosoma* y *Haemoproteus*.
plasmodio [plasmodial] (de *plasma* y el gr. *eîdos*, aspecto). m. F., *plasmodie*. Masa de protoplasma formada por la fusión de varias células, cuyos núcleos permanecen independientes; sincitio.|| PLASMODIUM.
plasmodioma. m. Tumor desarrollado a expensas del ectodermo ovular; mola hidatiforme y deciduoma maligno.
plasmodiotrofoblasto (de *plasmodio*, el gr. *trophé*, nutrición, y *blastós*, germen). m. F., *plasmoditrophoblaste*. Capa externa de la mórula, que alimenta el huevo hasta que se establece la circulación placentaria. V. TROFOBLASTO.
Plasmodium. Género de protozoos hemosporidios de la familia plasmódidos. Algunas especies son los agentes causales del paludismo en el hombre y otros primates y son transmitidos por los mosquitos del género *Anopheles*. El ciclo vital es similar en todos y comprende dos fases de desarrollo: una *asexual*, que tiene lugar en el hombre o animal, y otra *sexual*, que se realiza en la hembra de *Anopheles*. Cuando ésta pica introduce *esporozoitos* situados en sus glándulas salivales. En el hombre los esporozoitos van al hígado, donde se multiplican *(ciclo exoeritrocítico o preeritrocitario)*. Los merozoitos se vierten en el torrente circulatorio y parasitan los hematíes *(ciclo eritrocitario)*. La forma intraeritrocitaria adopta inicialmente la forma en *anillo de sello;* al multiplicarse *(fase de roseta)* invade todo el hematíe, del cual se liberan al estallar éste. El número de merozoitos liberados por hematíe varía entre 6 y 24 según la especie. El estallido de los hematíes coincide con la elevación febril, con la clásica crisis o ataque palúdico. Los merozoitos liberados infectan nuevos hematíes. Ocasionalmente se forman gametocitos, que sí son chupados por un mosquito al picar, inician en él un ciclo sexuado; los esporozoitos, fruto de un ciclo sexuado, revertirán a las glándulas salivales del mosquito para iniciar un nuevo ciclo. Las especies patógenas para el hombre son: *P. vivax, P. falciparum* y *P. ovale*, agentes de las llamadas fiebres tercianas, ya que el ciclo se repite cada 48 horas (cada tercer día) y el enfermo presenta un ataque cada 48 horas y el *P. malariae*, agente de las fiebres cuartanas, cuyo ciclo se repite cada 72 horas (cada cuarto día).
plasmogamia (de *plasma* y el gr. *gámos*, matrimonio). f. Fusión del protoplasma de dos o más células; plasmatogamia.
plasmógeno (de *plasma* y el gr. *gennân*, producir, engendrar). m. F., *bioplasme*. Bioplasma, parte esencial del protoplasma.
plasmólisis (de *plasma* y el gr. *lýsis*, disolución). m. A., *Plasmolyse;* F., *plasmolyse;* In., *plasmolysis;* It., *plasmolisi;* P., *plasmólise*. Disolución del protoplasma de una célula; acromatólisis, eritrocitólisis.|| Reducción del volumen del protoplasma celular por pérdida de agua y sales por ósmosis a través de la membrana.
plasmología. Estudio de protoplasma celular.
plasmología (de *plasma* y el gr. *lógos*, tratado). f. Estudio de las partículas más pequeñas de la materia viva.|| Estudio de protoplasma celular.
plasmoma (de *plasma* y *-oma*). m. A., *Plasmom;* F., *plasmome;* In., *plasmoma;* It., *plasmocitoma;* P., *plasmoma*. Masa o acumulación de plasma celular semejante a un tumor. || Tumor compuesto de células plasmáticas.|| GRANULOMA.
plasmoptisis o **plasmotisis** (de *plasma* y el gr. *ptýein*, escupir). f. Deyección o salida del plasma celular por rotura de la membrana de la célula.
plasmorragia (de *plasma* y un derivado del gr. *regnýai*, romper). f. Plasmodiálisis, plasmorrea. Paso de los coloides sanguíneos a los tejidos.
plasmorrea (de *plasma* y el gr. *rheîn*, fluir). f. PLASMORRAGIA.
plasmorrexis. f. PLASMARREXIS.|| ERITROCITORREXIS.
plasmosis. f. PLASMORRAGIA.
plasmosoma (de *plasma* y el gr. *sôma*, cuerpo). m. Nucléolo verdadero.|| Gránulo de Altmann.
plasmosquisis (de *plasma* y el gr. *schísis*, hendidura). f. División o segmentación del plasma celular. PLASMARREXIS.
plasmoterapia (de *plasma* y el gr. *therapeía*, tratamiento). f. Empleo terapéutico de plasma. || Empleo terapéutico de sueros artificiales.
plasmotomía (de *plasma* y el gr. *tomé*, corte). f. Reproducción en algunos protozoos por desprendimiento de pequeñas masas protoplasmáticas, que contienen sustancia nuclear, de la célula madre.
plasmotropía o **plasmotropismo** (de *plasma* y el gr. *trópos*, dirección). f. y m. Solución o destrucción de glóbulos rojos en el hígado, bazo o médula ósea.
plasmozima o **plasmocina.** f. PROTROMBINA.
plasodermatosis (del gr. *plássein*, formar, y de *dermatosis*). f. Dermatosis caracterizada por la producción de tejido nuevo, conjuntivo o epitelial.
plasoma (del gr. *plássein*, formar). m. Unidad hipotética de protoplasma vivo; micela o bióforo.
plasteína. f. Sustancia proteica formada por la acción de los fermentos digestivos sobre las proteínas.
-plastia. Sufijo, del gr. *plastós*, modelado, que indica neoformación artificial (*rinoplastia, blefaroplastia*, etc.).
plástica (del lat. *plastica*, y éste del gr. *plastiké*, f. de *plastikós*, de *plássein*, formar). f. F., *plastie*. Cirugía plástica o de reconstrucción.
plástico (del lat. *plasticus*, y éste del gr. *plastikós*, de *plássein*, formar). adj. F., *plastique*. Que forma o reconstruye tejido. || m. Material sintético moldeable compuesto principalmente de celulosa, proteínas y resinas.
plástida (del gr. *plastis, -idos*). f. A., *Trophoplast;* F., *plastide;* In., *plastid;* It., *plastide;* P., *plastídio*. Unidad elemental formativa; célula. || CROMATÓFORO. || Órgano celular distinto del núcleo y del centrosoma, de función especializada; cloroplasto, por ejemplo.
plastidogénico o **plastidógeno** (de *plástida* y el gr. *gennân*, producir, engendrar). adj. Que produce plástidas o células.
plastídula. f. Unidad menor de protoplasma vivo; bióforo o plasoma.
plastina. f. LININA.
plastiosoma. m. MITOCONDRIA.
plastocito (del gr. *plastós*, formado, y *kýtos*, cavidad). m. Plaqueta sanguínea.
plastocitopenia (de *plastocito* y el gr. *penía*, escasez). f. Disminución del número de plaquetas en la sangre; trombocitopenia.
plastocitosis. f. Aumento anormal de plaquetas en la sangre; trombocitosis.
plastoconto o **plastocondrio.** m. MITOCONDRIA.
plastodinamia (del gr. *plastós*, formado, y *dýnamis*, fuerza). f. Fuerza o capacidad de desarrollo.
plastogamia (del gr. *plastós*, formado, y *gámos*, matrimonio). f. Conjugación de los protoplasmas de dos o

más individuos protozoarios, permaneciendo los núcleos separados; plasmatogamia.
plastómera. f. CITÓMERA.
plastosoma. m. CONDRIOSOMA.
plastrón (del It. *plastrone*). m. Zona de induración a nivel de un foco inflamatorio.
plata (del lat. **plattra*, f. de **plattus*, ancho, que, sustantivado ya en el bajo lat., pasó a significar lámina). f. A., *Silber;* F., *argent;* In., *silver;* It., *argento;* P., *prata*. Elemento metálico, blanco, maleable y dúctil; símbolo Ag (*Argentum*); peso atómico 107. Se emplea en la fabricación de instrumentos de cirugía por la propiedad que tiene de no oxidarse, y sus compuestos se emplean extensamente en medicina. ||**-albumosa.** PROTARGOL. ||**-(Citrato de).** ITROL. ||**-coloidal.** Preparación de plata en la cual este metal se halla dividido con suficiente finura para formar suspensiones permanentes en el agua. ||**-coloidal de Credé.** COLARGOL. ||**-(Lactato de).** ACTOL. ||**-(Nitrato de).** Sal cristalina en láminas rómbicas transparentes, AgNO₃. Se empleó antaño al interior, generalmente en píldoras, en la epilepsia, corea, tabes, disentería; al exterior, en soluciones más o menos diluidas, en la blenorragia y en las conjuntivitis simple, granulosa y purulenta. Fundida y dispuesta en lápices (piedra infernal), es un cáustico muy usado. Se emplea también como colorante y diferenciador en los trabajos de histología. ||**-soluble.** COLARGOL. ||**-(Sulfocarbolato o sulfofenato de).** Sal cristalina en agujas, antiséptica, de empleo en la blenorragia y afecciones oculares. ||**-vitelina.** ARGIROL. ||**-(Yoduro de).** Compuesto AgI, en polvo, de color amarillento. Empléase principalmente en afecciones nerviosas.
plátano (del lat. *platanus*, y éste del gr. *plátanos*). m. A., *Banane;* F., *banane;* In., In. y P., *banana*. Fruta tropical comestible del *Musa paradisiaca* o *Musa sapientium*. Contiene mucho almidón y un 3 % de albuminoides.
platelmintos (de *plati-* y el gr. *hélmins, -inthos*, gusano). m. pl. Fílum de gusanos aplanados o acintados, exclusivamente parásitos o parásitos la mayor parte de su vida; comprende dos clases; trematodos (*Trematoda*) y cestodos (*Cestoidea*). Sin.: Platodos.
plati-. Forma prefija del gr. *platýs*, ancho.
platibasia o **platibasis** (de *plati-* y el lat. *basis*, base). f. A., *Platybasie;* F., *platybasie;* In. y P., *platibasia*. Deformidad de desarrollo en la que el suelo o porción inferior del occipital parece empujado hacia arriba por la columna vertebral; se denomina también *impresión basilar*. Aumento en la anchura de la base craneal.
platicefalia (de *plati-* y el gr. *kephalé*, cabeza). f. A., *Platyzephalus;* F., *platycéphalie;* In., *platycephaly;* It. y P., *platicefalia*. Cualidad de tener la cabeza ancha; de bóveda craneal aplastada.
platicelo (de *plati-* y el gr. *koîlos*, hueco). adj. Plano y cóncavo.
platicito (de *plati-* y el gr. *kýtos*, cavidad). m. Célula epitelioidea plana y ancha de los nódulos tuberculosos, intermedia entre los leucocitos y las células gigantes.
platicnemia o **platicnemismo** (de *plati-* y el gr. *knéme*, pierna). f. Aplanamiento lateral de la tibia en forma de sable.
platicoria (de *plati-* y el gr. *kóre*, pupila). f. Dilatación o estado de dilatación de la pupila; midriasis.
platicrania (de *plati-* y el gr. *kraníon*, cráneo). f. PLATICEFALIA. || Aplastamiento artificial del cráneo.
platicultura. f. Cultivo plano o en placa.
platiglosia (de *plati-* y el gr. *glóssa*, lengua). f. Lengua plana y ancha.
platihelmintos. m. pl. PLATELMINTOS.
platihiérico (de *plati-* y el gr. *hierón*, sacro). adj. Que tiene el sacro ancho; que tiene un índice sacro que excede de ciento. Ú.t.c.s.
platimeria (de *plati-* y el gr. *méros*, parte). f. Aplanamiento anteroposterior de la porción superior del fémur, anomalía observada en muchos fémures humanos fósiles.

platimiode (de *plati-*, el gr. *mŷs, myós*, músculo, y *eîdos*, aspecto). adj. Aplicado a las células musculares cuya capa contráctil forma una superficie plana.
platimorfia (de *plati-* y el gr. *morphé*, forma). f. F., *raccourcissement du diamètre antéropostérieur produisant de l'hypermétropie*. Acortamiento anteroposterior del globo ocular en la hipermetropía; opuesto a *batimorfia*.
platina (del fr. *platine*). f. A., *Objekttisch;* F., *platine;* In., *plate;* It., *tavolino;* P., *platina*. Plataforma del microscopio con un agujero en el centro por donde pasa la luz reflejada en el espejo y en la que se coloca el portaobjetos. || PLATINO.
platino (de *plata*). m. A., *Platin;* F., *platine;* In., *platinum;* It., *platino;* P., *platina*. Metal blanquecino, blando, pesado; símbolo Pt; peso atómico, 194,3; peso específico, 21,5. Se emplea en la fabricación de utensilios químicos por ser inatacable por los ácidos y el menos fusible de los metales. También se confeccionaron con él, por la misma razón, las agujas para inyecciones. ||**-(Cloruro de).** Tetracloruro platínico, sustancia tóxica empleada como reactivo químico. ||**-(Esponja o musgo de).** Masa esponjosa de platino metálico que absorbe y condensa los gases con elevación de temperatura. ||**-(Negro de).** Polvo negro muy fino de platino metálico, con las mismas propiedades de los gases. Tanto el negro como la esponja de platino actúan como poderosos catalizadores oxidantes.
platinoso. adj. Que contiene platino en su menor valencia.
platiopía (de *plati-* y el gr. *óps, opós*, ojo). f. F., *platyopie*. Anchura o extensión transversal de la cara.
platipelia (de *plati-* y el gr. *pélla*, pelvis). f. Pelvis plana y ancha.
platipodia (de *plati-* y el gr. *poús, podós*, pie). f. Pie plano.
platirrinia (de *plati-* y el gr. *rhís, rhinós*, nariz). f. Cualidad de tener la nariz ancha; de índice nasal superior a 53. Se aplica especialmente a ciertos simios.
Platirrinos. m. Superfamilia del orden primates, suborden antropoides que incluye ejemplares del Nuevo Continente cuyo tabique nasal es tan ancho que las ventanas nasales miran hacia los lados.
platisma. m. PLATYSMA MYOIDES.
platispondilia o **platispondilisis** (de *plati-* y el gr. *spóndylos*, vértebra). f. F., *platyspondylie*. Aplanamiento congénito de los cuerpos vertebrales.
platisquelia. f. PLATICNEMIA.
platistencefalia (del gr. *platýstatos*, muy ancho, y de encéfalo). f. F., *platysténcéphalie*. Forma de dolicocefalia con ensanchamiento del occipital y prognatismo; observada en Sudáfrica.
platodos. m. pl. PLATELMINTOS.
platoniquia (de *plati-* y el gr. *ónyx, -ychos*, uña). f. A., *Platonychie;* F., *platonychie*, In., *platyonychia;* It., *plationichia;* P., *platoniquia*. Distrofia de la uña en la que la curvatura mayor en lugar de ser transversal es longitudinal.
platysma myoides. m. Músculo cutáneo del cuello, *latissimus colli*, representante del panículo carnoso de ciertos animales.
Plaut (Angina de) (Hugo Carl *Plaut*, bacteriólogo alemán, 1858-1928). ANGINA DE VINCENT.
Playfair (Sonda, tratamiento de) (William Smoult *Playfair*, médico inglés, 1835-1903). V. SONDA, TRATAMIENTO.
plectro o **plectrum** (del gr. *plêktron*, objeto para golpear). m. Huesillo martillo o malleus. || ÚVULA. || Apófisis estiloides del temporal.
plegafonía (del gr. *plegé*, golpe, y de *afonía*). f. F., *plégaphonie*. Auscultación torácica combinada con la percusión de la laringe o tráquea en los casos en que el enfermo no puede hablar, para que las vibraciones producidas por la percusión sustituyan a las de las cuerdas vocales.
plegaria mahometana (Actitud de). V. ACTITUD.
Plehn (Gránulos de) (Albert *Plehn*, médico alemán, 1861-1935). V. GRÁNULO.
pleiocitosis. f. PLEOCITOSIS.

pleiotropía. f. Múltiples afectos de un solo gen.
plenitud (del lat. *plenitudo*). f. A., *Überfüllung;* F., *engorgement;* In., *engorgement;* It., *ingorgo;* P., *plenitude*. PLÉTORA. || Tensión penosa, pesadez.
pleo-. Forma prefija del gr. *pleîon*, más numeroso, más grande.
pleocitosis (de *pleo-* y el gr. *kýtos*, cavidad). f. A., *Pleozytose;* F., *pléocytose;* In., *pleiocytosis;* It., *pleiocitosi*, P., *pleocitose*. Aumento de los elementos celulares en el líquido cefalorraquídeo.
pleocloruria (de *pleo-*, *cloruro* y el gr. *oûron*, orina). f. Eliminación anormalmente abundante de cloruros por la orina.
pleocolia (de *pleo-* y el gr. *cholé*, bilis). f. Aumento de la secreción biliar.
pleocromático o **pleocroico.** adj. F., *pléochromatisme*. Que presenta colores distintos bajo circunstancias diversas; se aplica a ciertos cristales que transmiten un color en una posición y el color complementario en otra.
pleocromatismo. m. Propiedad de los cristales pleocromáticos.
pleocromía (de *pleo-* y el gr. *chrôma*, color). f. A., *Pleiochromie;* F., *pléiochromie;* In., *pleiochromie;* It., *pleiocromia;* P., *pleocromia*. Aumento de la coloración, dícese generalmente de las heces como consecuencia de una pleocolia. || POLICROMÍA.
pleomastia. f. POLIMASTIA.
pleomería (de *pleo-* y el gr. *méros*, parte.). f. Superabundancia de partes; polimería.
pleomorfia o **pleomorfismo** (de *pleo-* y el gr. *morphé*, forma). f. y m. F., *pléomorphisme*. Presentación de varias formas por un individuo o especie, bacterias especialmente, bajo condiciones determinadas. || Cristalización en varias formas.
pleonástico (del gr. *pleonastikós*). adj. Redundante, excesivo.
pleonéctico (de *pleo-* y el lat. *nectere*, ligar). adj. Dícese de la sangre o hemoglobina que toma una cantidad de oxígeno mayor de lo regular (más del 79 %). || Codicia excesiva.
pleonemia (del gr. *pleíon*, más numeroso, abundante, y *haîma*, sangre). f. Aumento del volumen sanguíneo total o parcial.
pleonexia (del gr. *pleîon*, más numeroso, y *échein*, tener). f. A., *Pleonexie;* F., *pléonexie;* In., *pleonexia;* It., *pleonessia;* P., *pleonexia*. Deseo morboso de adquisición. || Combinación más estable de la hemoglobina y el oxígeno en la sangre circulante, de modo que aquélla cede con menor facilidad el oxígeno a los tejidos.
pleonosteosis (del gr. *pleíon*, más numeroso, *ostéon*, hueso, y el suf. *-osis*). f. Osificación anormalmente excesiva y prematura.
pleonuria (del gr. *pleíon*, más numeroso, y *oûron*, orina). f. Aumento de la secreción de orina.
pleóptica (de *pleo-* y el gr. *opteúein*, ver). f. Ciencia y técnica oftalmológica que se dedica a devolver al ojo ambliope la plenitud de su agudeza visual.
pleotropía (de *pleo-* y el gr. *trópos*, dirección). f. Propiedad de uno de los genes de influir más de un carácter.
plerocercoide. m. Período de la larva de tenia que transcurre en los músculos o tejido celular de los animales. V. SPARGANUM.
plerosis (del gr. *plérosis*, repleción). f. Restauración de fuerzas o tejidos perdidos. || PLÉTORA.
plerótico. adj. INCARNATIVO.
Plesch (Percusión de) (Johann *Plesch*, médico alemán, 1878-1957). V. PERCUSIÓN.
plesestesia (del gr. *pléssein*, golpear, y de *estesia*). f. Percusión palpatoria; percusión con un dedo de una mano contra otro dedo de la otra mano aplicado firmemente a la superficie de la zona que se explora y que se deja en contacto con ella.
plesígrafo (del gr. *pléssein*, golpear, y *gráphein*, describir). m. A., *Plessigraph;* F., *plessigraphe;* In., *plexigraph;* It., *plessigrafo;* P., *plessígrafo*. Forma de plesímetro adecuada para señalar los límites de una zona.
plesimetría. f. Uso del plesímetro.

plesímetro (del gr. *pléssein*, golpear, y *métron*, medida). m. A., *Plessimeter;* F., *plessimètre;* In., *pleximeter;* It., *plessimetro;* P., *plessímetro*. Placa de marfil, madera, vidrio o ebonita que se aplica sobre los diversos puntos que se exploran y se percute con el dedo o martillo.
Plesiomonas. Género de bacterias de la familia vibrionáceas *(Vibrionaceae)* (parte 8.ª de la clasificación de Bergey). Son bacilos gramnegativos, oxidasapositivos, móviles por flagelación polar (dos o más flagelos en uno de los extremos). La temperatura óptima de crecimiento es de 30 °C. || **-shigelloides.** Es causa ocasional de brotes epidémicos de gastroenteritis en el hombre. Se había clasificado como *Aeromonas shigelloides*.
plesiomorfo (del gr. *plesíos*, próximo, y *morphé*, forma). adj. De forma similar.
plesor. m. Martillo empleado en la percusión; percusor.
pletismografía. f. F., *pléthysmographie*. Empleo del pletismógrafo.
pletismógrafo (de un derivado del gr. *pléthein*, estar lleno, y *gráphein*, describir). m. A., *Plethysmograph;* F., *pléthysmographe;* In., *plethysmograph;* It., *pletismografo;* P., *pletismógrafo*. Aparato para medir las variaciones de tamaño de una parte por efecto del aflujo sanguíneo. || **-de Franck.** Variedad del pletismógrafo de Mosso, en la que se introduce únicamente la mano. || **-de Mosso.** Aparato que consiste en un vaso cilíndrico lleno de agua caliente, en el que se introducen la mano y el antebrazo. Los cambios en el nivel del agua producidos por las variaciones de volumen del miembro se registran gráficamente. || **-digital.** Pletismógrafo que registra los cambios de volumen que ocurren en un dedo.
pletismograma. m. F., *pléthysmogramme*. Trazado hecho por el pletismógrafo.
pletismometría. f. PLETISMOGRAFÍA.
pletomelia (del gr. *pléthos*, muchedumbre, y *mélos*, miembro). f. POLIMELIA.
plétora (del gr. *plethóre*, de *pléthein*, estar lleno). f. A., *Plethora;* F., *pléthore;* In., *plethora;* It. y P., *pletora*. Exceso de sangre o de otros humores en el cuerpo o en una parte de él. || **-abdominal.** Repleción de sangre en el sistema de la vena porta. || **-apocóptica.** Plétora consecutiva a una amputación en la que no ha habido pérdida de sangre por haberla derivado previamente en la parte que debe amputarse. || **-hidrémica** o **acuosa.** Aumento de la cantidad de agua en la sangre. || **-hiperalbuminosa.** HIPERALBUMINOSIS. || **-policitémica.** POLICITEMIA. || **-sanguínea, verdadera** o **tónica.** Exceso de sangre, caracterizado por la turgencia vascular, plenitud del pulso, enrojecimiento de la piel y mucosas visibles y tendencia a las epistaxis y congestiones en diversos órganos. || **-serosa.** PLÉTORA HIDRÉMICA.
pleura (del gr. *pleurá*, costado, flanco). f. A., *Pleura;* F., *plèvre;* In., It. y P., *pleura*. Cada una de las dos membranas o sacos serosos, derecha e izquierda, completamente independientes entre sí, que tapizan los pulmones (pleura visceral) y la superficie interna de la pared torácica, el diafragma y el mediastino (pleura parietal). Se reflejan a nivel del hilio formando una cavidad virtual (cavidad pleural) que contiene normalmente una pequeña cantidad de serosidad que facilita los movimientos de deslizamiento indispensables para la respiración. || **-cervical.** Porción de pleura parietal que asoma en la raíz del cuello. || **-costal.** Pleura parietal. || **-mediastínica.** Continuación de la pleura parietal que cubre el lado del pulmón correspondiente al mediastino. || **-pericardíaca.** Pleura mediastínica que cubre o se fusiona con el pericardio.
pleuracentesis (de *pleura* y el gr. *kéntesis*, punción). f. PLEUROCENTESIS.
pleuracotomía. f. desus. TORACOTOMÍA.
pleuralgia (de *pleura* y el gr. *álgos*, dolor). f. A., *Pleuralgie*, F., *pleuralgie;* In., It. y P., *pleuralgia*. Dolor de la pleura o de costado; pleurodinia.
pleurapófisis (del gr. *pleurá*, costado, y *apóphysis*, protuberancia). f. Costilla de la vértebra tipo.

pleurectomía (de *pleura* y el gr. *ektomé*, escisión). f. A., *Pleurektomie*, F., *pleurectomie*, In., *pleurectomy*; It. y P., *pleurectomia*. Escisión de una porción de la pleura; operación de Fowler.

pleuresía. f. A., *Pleuritis*; F., *pleurésie*; In., *pleurisy*; It., *pleurite*; P., *pleurisia*. Inflamación, aguda o crónica, de la pleura. ||-**adhesiva**. Pleuresía crónica con formación de adherencias fibrinosas en la cavidad de la pleura. ||-**aguda**. Enfermedad, primitiva o secundaria, caracterizada anatómicamente por la congestión y engrosamiento de la pleura, con exudación fibrinosa *(período seco)*, a la que generalmente sigue la exudación de una cantidad mayor o menor de líquido seroso que comprime y rechaza el pulmón y órganos vecinos *(período de derrame)*. Clínicamente se caracteriza la enfermedad por escalofríos repetidos, fiebre, dolor en punta de costado, disnea, tos seca y decúbito imposible del lado doloroso, en el período primero; en el período de derrame desaparece el dolor, continúa o aumenta la disnea y el enfermo se acuesta sobre el lado enfermo. Signos físicos característicos del período seco son el ruido de roce, debido al frote de las superficies rugosas de la pleura, con disminución del ruido respiratorio a causa del dolor, y en el período de derrame, matidez a la percusión en la zona ocupada por el líquido y desaparición de las vibraciones torácicas y del murmullo vesicular y producción de un soplo tubárico con broncofonía o egofonía. En los casos favorables la enfermedad termina a los quince o veinte días. ||-**costal**. Inflamación de la porción de pleura que tapiza la pared torácica o pleura parietal. ||-**crónica**. Pleuresía de forma seca o purulenta, generalmente tuberculosa, que se prolonga por mucho tiempo. ||-**diafragmática**. Forma grave de la pleuresía aguda, limitada a la porción que tapiza la cara superior del diafragma, caracterizada por la exacerbación de los síntomas febriles, disneicos y dolorosos, principalmente de éstos, existiendo casi constantemente un punto doloroso en el trayecto del nervio frénico en el cuello. ||-**doble**. La que afecta ambas pleuras. ||-**enquistada**. Forma en la que el derrame está contenido en bolsas formadas por neomembranas fibrinosas que compartimentan el espacio pleural. ||-**exudativa**. Pleuresía húmeda con derrame. ||-**falsa**. PLEURODINIA. ||-**fibrinosa**. PLEURESÍA SECA. ||-**gangrenosa**. Variedad complicada con gangrena de la pleura y generalmente del pulmón, consecutiva a la penetración de gérmenes anaerobios. ||-**hemorrágica**. Variedad caracterizada por la presencia de sangre en el exudado, de naturaleza traumática o cancerosa generalmente. ||-**húmeda**. Pleuresía con derrame seroso. ||-**icorosa**. Empiema con pus fétido. ||-**interlobular**. Inflamación de la pleura que separa dos lóbulos del pulmón, de síntomas y signos inciertos. ||-**latente**. Pleuresía que se desarrolla sin dolor, fiebre ni síntomas molestos para el enfermo. ||-**mediastínica**. Inflamación localizada en la parte de pleura que limita el mediastino, generalmente en la porción posterior. ||-**metaneumónica**. Pleuresía purulenta debida al diplococo de la neumonía. ||-**ocenosa**. Pleuresía cuyo exudado es fétido. ||-**plásica** o **proliferante**. Pleuresía seca con formación de neomembranas. ||-**pulmonar**. Inflamación de la hoja que tapiza el pulmón o pleura visceral. ||-**pulsátil**. Pleuresía en la que el derrame sigue los movimientos del corazón. ||-**purulenta**. Empiema o piotórax. ||-**quilosa**. Pleuresía con derrame turbio lechoso con elevada proporción de grasa. ||-**saculada**. PLEURESÍA ENQUISTADA. ||-**seca**. Pleuresía aguda que no ha pasado del primer período, o crónica sin efusión de líquido seroso o purulento. ||-**serofibrinosa**. Pleuresía serosa con flóculos o copos más o menos abundantes de fibrina. ||-**serosa**. Pleuresía aguda cuyo líquido de derrame es claro, ambarino. ||-**tífica**. Pleuresía con síntomas graves de postración. ||-**visceral**. PLEURESÍA PULMONAR.

pleuritis. f. F., *pleurite*. Pleuresía, especialmente la seca.

pleuritógeno (de *pleuritis* y el gr. *gennân*, producir). adj. Que produce pleuresía.

pleurobronquitis. f. F., *pleuro-bronchite*. Pleuresía asociada con bronquitis.

pleurocele (de *pleura* y el gr. *kéle*, hernia). m. F., *pleurocèle*. Hernia de la pleura o de tejido pulmonar. || Hernia que sale por un costado.

pleurocenadelfo (del gr. *pleurá*, costado, *koinós*, común, y *adelphós*, hermano). m. Monstruo cenadelfo cuyos dos cuerpos están unidos por el costado.

pleurocentesis (de *pleura* y el gr. *kéntesis*, punción). f. A., *Pleurapunktion*, F., *thoracentèse*; In., *pleurocentesis*; It., *toracentesi*; P., *pleurocentese*. Punción de la pleura; toracentesis.

pleurocentro o **pleurocentrum**. m. Elemento lateral de un cuerpo vertebral; hemicentro.

pleuroclisis (de *pleura* y el gr. *klýsis*, lavado). f. A., *Pneumoklyse*; F., *pleuroclyse*; In., *pleuroclysis*; It., *pleuroclisi*; P., *pleuróclise*. Inyección de líquidos en la cavidad pleural; lavado de la pleura.

pleurocolecistitis (del gr. *pleurá*, costado, *chóle*, bilis, *kýstis*, vejiga, y el suf. *-itis*). f. Colecistitis asociada con pleuresía.

pleurocutáneo (del gr. *pleurá*, costado, y el lat. *cutis*, piel). adj. Relativo a la pleura y la piel.

pleurodinia (del gr. *pleurá*, costado, pleura, y *odýne*, dolor). f. A., *Pleurodynie*; F., *pleurodynie*; In., *pleurodynia*; It. y P., *pleurodinia*. Dolor paroxismal en los músculos y nervios intercostales; generalmente ocasionado por pleuritis. ||-**diafragmática epidémica**. Mialgia epidémica o enfermedad de Bornholm, afección epidémica caracterizada por dolor agudo en el tórax y fiebre de corta duración con tendencia a recrudecer, ocasionada por la infección por el virus Coxsackie tipo B.

pleurógeno (del gr. *pleurá*, costado, y *gennân*, producir). adj. Originado en la pleura.

pleurografía (del gr. *pleurá*, costado, y *gráphein*, describir). f. F., *pleurographie*. Examen radiográfico de la pleura; radiografía de la pleura.

pleurohepatitis (del gr. *pleurá*, costado, *hêpar, -patos*, hígado, y el suf. *-itis*). f. Hepatitis combinada con la inflamación de la porción de pleura próxima.

pleurólisis (del gr. *pleurá*, costado, y *lýsis*, disolución). f. A., *Pleurolyse*; F., *pleurolyse*; In., *pleurolysis*; It., *pleurolisi*; P., *pleurólise*. Sección de adherencias pleurales para facilitar el neumotórax artificial.

pleurolito (de *pleura* y el gr. *líthos*, piedra). m. Concreción o cálculo de la cavidad pleural.

pleuromelo (del gr. *pleurá*, costado, y *mélos*, miembro). m. Monstruo polimelo con miembros accesorios en el costado.

pleuroneumólisis o **pleuroneumonólisis** (del gr. *pleurá*, costado, *pneúmon, -onos*, pulmón, *lýsis*, disolución). f. F., *pleuro-pneumolyse*. Resección de las costillas de un lado para producir el colapso del pulmón en la tuberculosis unilateral o en el absceso.

pleuroneumonía. Peste pulmonar del ganado vacuno producida por el *Mycoplasma mycoides*, todas las cepas del cual son eritromicinosensibles.

pleuroneumonía (del gr. *pleurá*, costado, y *pneúmon*, pulmón). f. Pleuresía combinada con neumonía. || Peste pulmonar del ganado vacuno producida por el *Mycoplasma mycoides*, todas las cepas del cual son eritromicinosensibles.

pleuroparietopexia (de *pleura*, el lat. *paries, -etis*, pared, y el gr. *péxis*, fijación). f. F., *pleuro-pariétopexie*. Operación de fijar la pleura visceral a la parietal.

pleuropatía (de *pleura* y el gr. *páthos*, enfermedad). f. Término general para las afecciones pleurales.

pleuropericarditis (del gr. *pleurá*, costado, *perí*, alrededor, *kardía*, corazón, y el suf. *-itis*). f. A., *Pleuroperikardit*; F., *pleuropéricardite*; In., *pleuropericarditis*; It. y P., *pleuropericardite*. Pleuritis combinada con pericarditis.

pleuroperineumonía (del gr. *pleurá*, costado, *perí*, alrededor, y *pneúmon*, pulmón). f. Pleuresía y neumonía cortical simultáneas.

pleuroperitoneal (del gr. *pleurá*, costado, y *peritneín*, extender alrededor). adj. Relativo a la pleura y el peritoneo.

pleuroperitoneo. m. Celoma.

pleuropiesis o **pleuropiosis** (del gr. *pleurá*, costado, *pýon*, pus, y los suf. *-esis* u *-osis*). f. Producción de pus en la pleura; empiema.

pleuroplejía. f. Oftalmopleuroplejía.

pleuroprosoposquisis (de *pleura*, el gr. *prósopon*, cara, y *schísis*, fisura). f. Fisura lateral u oblicua de la cara.

pleuropulmonar (del gr. *pleurá*, costado, y el lat. *pulmo, -onis*, pulmón). adj. Relativo a la pleura y los pulmones.

pleurorragia (de *pleura* y un derivado del gr. *regnýnai*, romper, desgarrar). f. Hemorragia de la pleura.

pleurorrea (de *pleura* y el gr. *rheîn*, fluir). f. A., *Pleurorrhoe*; F., *pleurorrhée*; In., *pleurorrhea*; It., *pleurorrea*; P., *pleurorreia*. Efusión pleural o pleurítica.

pleurortopnea (del gr. *pleurá*, costado, *orthós*, recto, y *pneîn*, respirar). f. Ortopnea por dolor de costado.

pleuroscopia (de *pleura* y el gr. *skopeîn*, observar). f. A., *Pleuroskopie*; F., *pleuroscopie*; In., *pleuroscopy*; It. y P., *toracoscopia*. Examen endoscópico de la cavidad pleural: toracoscopia. ‖ Examen o inspección lateral.

pleuroscopio. m. Endoscopio para el examen de la cavidad pleural a través de una abertura en el tórax.

pleurosomo (de *pleura* y el gr. *sôma*, cuerpo). m. Monstruo fetal con eventración en la región superolateral del abdomen y desarrollo imperfecto del brazo del mismo lado.

pleurosteosis o **pleurostosis** (de *pleura*, el gr. *ostéon* u *ostoûn*, hueso, y el suf. *-osis*). f. Osificación o calcificación de la pleura.

pleurostótonos. m. Contractura del cuerpo en arco de concavidad lateral, en el tétanos.

pleurotifus (del gr. *pleurá*, costado, y *týphos*, estupor). m. Pleuresía aguda complicada con tifoidea. ‖ Fiebre tifoidea con marcados fenómenos pleuríticos.

pleurotomía (de *pleura* y el gr. *tomé*, corte). f. A., *Pleurotomie*; F., *pleurotomie*; In., *pleurotomy*; It. y P., *pleurotomia*. Incisión quirúrgica de la pleura a través de un espacio intercostal; operación del empiema.

pleurotótonos (del gr. *pleuróthen*, de lado, y *tónos*, tensión). m. A., *Pleurothotonus*; F. e In., *pleurothotonos*; It., *pleurotótono*; P., *pleurotótono*. Estado de contractura unilateral de los músculos del tronco, que se encuentra inclinado hacia un lado; se observa en el tétanos.

pleurotuberculosis (del gr. *pleurá*, costado, el lat. *tuberculum*, dim. de *tuber, -eris*, tumor, y el suf. *-osis*). f. Tuberculosis de la pleura.

pleurovisceral (del gr. *pleurá*, costado, y el lat. *viscera*, pl. de *viscus, -eris*, entraña). adj. Relativo a la pleura y las vísceras, o a la pleura visceral.

plexalgia (del gr. *pléxis*, golpe, y *álgos*, dolor). f. F., *plexalgie*. Estado morboso observado en las tropas después de una larga parada, manifestado por fatiga, dolor en varias partes del cuerpo, excitabilidad e insomnio. ‖ (Del lat *plexus*, plexo, y gr. *álgos*, dolor). f. A., *Plexalgie*; F., *plexalgie*; In., *plexalgia*; It., *plessalgia*; P., *plexalgia*; Neuralgia de un plexo nervioso.

plexiforme. adj. F., *plexiforme*. En forma de plexo o red.

plexímetro. m. Plesímetro.

plexitis (de *plexo* y el suf. *-itis*). f. A., *Plexitis*; F., *plexite*; In., *plexitis*; It., *plessite*; P., *plexite*. Inflamación de un plexo raquídeo, que se traduce por parálisis fláccida y trastornos de la sensibilidad.

plexo (del lat. *plexus*, tejido, entrelazado). m. A., *Plexus*; F., *plexus*; In., *plexus*; It., *plesso*; P., *plexo*. Red o entrecruzamiento intrincados, especialmente de venas o nervios. ‖ **-accesorio.** Porción de red nerviosa intracorneal situada inmediatamente debajo de la membrana limitante anterior de la córnea. ‖ **-anserino.** Plexo parotídeo. ‖ **-anular.** Plexo nervioso alrededor de la córnea. ‖ **-aórtico.** Plexo nervioso simpático alrededor de la aorta. ‖ **-arteriovenoso de Walther.** Plexo cavernoso. ‖ **-axilar.** Plexo linfático de la axila. ‖ **-basilar.** Plexo venoso que se extiende por el *clivus* del occipital. ‖ **-braquial.** Plexo nervioso formado por el entrelazamiento de los ramos anteriores de los cuatro últimos nervios cervicales y el primero torácico, del que salen ramos que inervan todo el miembro superior y se extiende desde los lados de la columna vertebral al hueco axilar. ‖ **-cardíaco.** Plexo nervioso en la base del corazón, constituido por los seis nervios cardíacos del tronco simpático, y en cuyo centro se encuentra el ganglio cardíaco superior de Wrisberg. ‖ **-carotídeo.** Anastomosis entre las divisiones del ramo anterior del nervio superior eferente del ganglio cervical superior en el interior del conducto carotídeo. ‖ **-carotídeo común, externo** o **interno.** Plexos nerviosos alrededor de las arterias carótidas común, externa e interna, respectivamente. ‖ **-caudal.** Porción coccígea del plexo sacrococcígeo. ‖ **-cavernoso.** Plexo nervioso simpático en el interior del seno cavernoso, formado por las terminaciones del ramo anterior del nervio superior eferente del ganglio cervical superior. ‖ Plexo nervioso, derivado del plexo hipogástrico, en los cuerpos cavernosos del pene. ‖ **-celíaco.** Entrecruzamiento extenso de las ramas eferentes de los ganglios simpáticos semilunares delante de la aorta y alrededor del tronco celíaco, que constituye numerosos plexos secundarios que llevan el nombre de las arterias que acompañan: *hepático, esplénico, renal, mesentérico, espermático*, etc. Se denomina también *cerebro abdominal*. ‖ **-cervical.** Plexo nervioso formado por los ramos anteriores de los cuatro primeros nervios cervicales, que forman tres arcos situados delante de las apófisis transversas de las tres primeras vértebras cervicales, de las que salen ramos que inervan la piel del cuello, hombro, pecho, occipucio y los músculos esternocleidomastoideo, cutáneo, trapecio, elevador de la escápula, romboides, escaleno anterior, recto lateral y diafragma. ‖ **-cervical posterior.** Nombre de dos arcos anastomóticos formados por los ramos posteriores del primero, segundo y tercer nervios cervicales, detrás y al lado del axis y el atlas. ‖ **-cervical profundo.** Ramos cervicales profundos del plexo cervical. ‖ **-cervical superficial.** Ramos cervicales superficiales del plexo cervical. ‖ **-cervicobraquial.** Plexos cervical y braquial considerados en conjunto. ‖ **-cólico, derecho e izquierdo.** Partes de los plexos mesentéricos superior e inferior, respectivamente. ‖ **-coroideo** o **coroides.** Cordones vasculares que la piamadre forma al introducirse en los ventrículos laterales del cerebro y que se continúan con la tela coroidea. ‖ **-coronario.** Nombre de dos plexos, anterior y posterior, en la base del corazón y del plexo gástrico; *plexo coronario estomáquico*. ‖ **-de Auerbach.** Plexo entérico, mientérico. ‖ **-de Cruveilhier.** Plexo nervioso en la nuca, formado por el nervio occipital mayor y ramos posteriores de los nervios cervicales II y III. ‖ Forma de angioma constituido por venas varicosas. ‖ **-de Exner.** Capa de fibras nerviosas cerca de la superficie de la corteza cerebral. ‖ **-de Haller.** Plexo laríngeo. ‖ **-de Heller.** Red arterial en la submucosa del intestino. ‖ **-de Hovius.** Plexo venoso de la región ciliar, en conexión con el conducto de Schlemm. ‖ **-de Jacobson.** Plexo nervioso del tímpano. ‖ **-de Leber.** Plexo de Hovius. ‖ **-de Meissner.** Plexo entérico submucoso. ‖ **-de Panizza.** Plexos linfáticos profundos a los lados del frenillo del prepucio. ‖ **-de Ranvier.** Plexo accesorio. ‖ **-de Raschkow.** Red fina de fibras nerviosas debajo de los odontoblastos en la papila dentaria cuando se forma la dentina. ‖ **-de Remak.** Plexo de Meissner. ‖ **-de Santorini.** Plexo venoso vesicoprostático. ‖ **-de Sappey.** Plexo nervioso en el agujero oval, formado por fibrillas del nervio mandibular. ‖ **-de Sappey.** Plexo linfático debajo de la areola del pezón. ‖ **-de Stenon.** Red venosa alrededor del conducto parotídeo. ‖ **-de Walther.** Plexo cavernoso. ‖ **-deferencial.** Plexo derivado del hipogástrico, que rodea el conducto deferente. ‖ **-diafragmático.** Plexo secundario del celíaco, que rodea la arteria diafragmática. ‖ **-entérico.** Plexo formado por los plexos vegetativos que se encuentran en la pared del intestino, plexo subseroso, plexo mientérico o de Auerbach y plexo submucoso o de Meissner. ‖ **-epigástrico.** PLEXO SOLAR. ‖ **-esofágico.** Plexo de fibras nerviosas procedentes del vago, que rodean el esofago. ‖ **-faríngeo.** Plexo nervioso simpático constituido por los ramos faríngeos del ganglio cervical superior anastomosados con ramas del glosofaríngeo y el vago. ‖ **-faríngeo inferior** o **ascendente.** Plexo derivado del intercarotídeo. ‖ **-fundamental.** Plexo de fibras nerviosas en la sustancia propia de la córnea. ‖ **-gangliforme.** Plexo nervioso formado por las raíces de origen del nervio mandibular. ‖ **-ganglionar cefálico.** Los cuatro ganglios parasimpáticos, ciliar, pterigopalatino, ótico y submandibular en estrecha relación topográfica con ramos del V par y en conexión por delgados filamentos con el ganglio cervical superior simpático. ‖ **-gástrico, gastroduodenal** o **gastroepiploico.** Plexos secundarios del plexo celíaco. ‖ **-hemorroidal superior, medio** o **inferior.** Plexos nerviosos secundarios de los plexos lumboaórtico e hipogástrico. ‖ **-hipogástrico.** Red nerviosa tupida constituida por los ramos anteriores de los ganglios simpáticos sacros, prolongaciones del plexo lumboaórtico y ramos del III y IV nervios sacros, situada alrededor del recto y la vejiga o vagina, y de la que dependen otros plexos: *hemorroidal medio, vaginal, vesical, uterino, prostático* y *vesicoseminal*. ‖ **-ilíaco.** Plexo simpático, dependencia del colon, que acompaña la arteria ilíaca común. ‖ **-inguinal.** Plexo de vasos y nódulos linfáticos cerca del extremo de la vena safena mayor en la fosa iliopectínea. ‖ **-intercarotídeo.** Plexo nervioso simpático en el ángulo de bifurcación de la carótida común, formado por los ramos anteriores eferentes del ganglio cervical superior, junto con ramos del vago y el glosofaríngeo, del que son dependencia otros numerosos plexos: *lingual, maxilar, temporal, meníngeo, tiroideo superior, facial, auricular,* etc. ‖ **-intravelloso de Cajal.** Filetes nerviosos de las vellosidades intestinales, que forman una tupida red que encierra numerosas células fusiformes, triangulares o estrelladas. ‖ **-laríngeo de Haller.** Plexo nervioso simpático formado por ramos internos del ganglio cervical superior anastomosados con filetes del nervio laríngeo superior. ‖ **-lienal.** Plexo esplénico, derivado del plexo celíaco, que rodea la arteria esplénica. ‖ **-lingual.** Dependencia del plexo intercarotídeo, que sigue la arteria lingual y se anastomosa con los nervios lingual e hipogloso. ‖ **-lumbar.** Plexo nervioso constituido por los ramos anteriores de los cuatro primeros nervios lumbares, situado profundamente en el ángulo que forman los cuerpos de las vértebras con las apófisis transversas de las mismas. ‖ **-lumboaórtico.** Plexo nervioso simpático, situado delante de la aorta, formado por el entrecruzamiento de los ramos eferentes preaórticos del simpático lumbar, del que derivan plexos secundarios que toman el nombre de las arterias que acompañan: *cólico izquierdo, hemorroidal superior,* etc. ‖ **-maxilar interno.** Dependencia del plexo intercarotídeo, que sigue la arteria maxilar y sus divisiones y del que se desprende la raíz simpática del ganglio ótico. ‖ **-mesentérico superior** o **inferior.** Plexos nerviosos dependientes del plexo celíaco. ‖ **-mientérico.** PLEXO DE AUERBACH. ‖ **-molecular.** PLEXO DE EXNER. ‖ **-nudoso** o **nodosus.** Ganglio inferior del vago. ‖ **-obturador.** Pequeño plexo que rodea el nervio obturador. ‖ **-oftálmico.** Malla de filetes nerviosos eferentes del plexo cavernoso que rodean las arterias oculares. ‖ **-ovárico.** Plexo nervioso dependiente del hipogástrico alrededor del ovario. ‖ Plexo venoso alrededor del ovario. ‖ **-pampiniforme.** Red de vasos venosos, espermáticos u ováricos. ‖ **-parotídeo.** Plexo de ramos del facial que atraviesan la parótida. ‖ **-pélvico.** PLEXO HIPOGÁSTRICO. ‖ **-primario.** PLEXO FUNDAMENTAL. ‖ **-prostático.** Plexo nervioso dependiente del plexo hipogástrico. ‖ **-pubovesical.** PLEXO DE SANTORINI. ‖ **-pudendo.** Porción del plexo sacro formada por los ramos anteriores de los nervios III y IV sacros. ‖ **-pudendocaudal.** Plexo formado por el pudendo y el nervio coccígeo. ‖ **-retiforme** o **reticular.** Bulbo del vestíbulo de la vagina. ‖ Red de vasos debajo del trígono cerebral. ‖ **-sacro.** Plexo nervioso formado por los ramos anteriores del V nervio lumbar y de los cuatro primeros sacros, situado profundamente en la pelvis, en la cara anterior del sacro. ‖ **-sacrococcígeo.** Plexo nervioso constituido por los ramos anteriores de los nervios sacros IV y V y el nervio coccígeo. ‖ **-solar.** PLEXO CELÍACO. ‖ **-subclavio.** Plexo nervioso dependiente del plexo intercarotídeo, que acompaña la arteria subclavia. ‖ **-submucoso.** PLEXO DE MEISSNER. ‖ **-timpánico.** Plexo nervioso formado por ramos simpáticos, del facial y del timpánico. ‖ **-tiroideo inferior** o **superior.** Plexos que rodean las arterias de estos nombres, procedentes del ganglio cervical medio y del plexo intercarotídeo, respectivamente. ‖ **-triangular del trigémino.** Expansión plexiforme de las fibras de la raíz gruesa del trigémino antes de llegar al ganglio de Gasser. ‖ **-uterino, uterovaginal** o **vaginal.** Plexos nerviosos simpáticos dependientes del plexo hipogástrico. ‖ **-vertebral.** Ramos simpáticos procedentes del ganglio cervical inferior, que acompañan las arterias vertebrales y sus ramas. ‖ **-vesicoprostático.** PLEXO PUDENDO.

pléyade (de las estrellas de la constelación del Toro). f. Conjunto de ganglios linfáticos más o menos tumefactos situados en una región determinada. ‖ **-ganglionar.** PLÉYADE.

pleyocromía. f. PLEOCROMÍA.

plica (lat., pl. *plicae*). f. PLIEGUE. ‖ PLICA POLONESA. ‖ **-chorda uteroinguinalis.** LIGAMENTO REDONDO. ‖ **-epigástrica.** PLIEGUE UMBILICAL LATERAL. ‖ **-fimbriata.** PLIEGUE FIMBRIADO. ‖ **-gubernatrix.** MESORQUIO. ‖ **-interdigitalis.** PLIEGUE INTERDIGITAL. ‖ **-intereuretérica.** V. PLIEGUE INTERURETÉRICO. ‖ **-lacrimalis.** PLIEGUE LAGRIMAL. ‖ **-lata uteri.** LIGAMENTO ANCHO. ‖ **-lunata.** PLIEGUE SEMILUNAR DE LA CONJUNTIVA. ‖ **-palmatae.** PLIEGUES PALMEADOS. ‖ **-polonesa** o **polónica.** Aglomeración de los cabellos por polvo, grasa y costras, debida a la suciedad, y que sirve de albergue a gran número de parásitos; así llamada por haberse observado en Polonia; helotis. ‖ **-semilunaris coli.** PLIEGUES SEMILUNARES DEL COLON. ‖ **-semilunaris conjunctivae.** PLICA LUNATA, rudimento de la membrana nictitante. ‖ **-synovialis patellaris.** LIGAMENTO MUCOSO. ‖ **-transversae** o **transversalis recti.** VÁLVULA DE HOUSTON. ‖ **-tubariae.** PLIEGUES DE LA TROMPA. ‖ **-urachi.** PLIEGUE UMBILICAL MEDIO. ‖ **-uretérica.** PLIEGUE URETÉRICO. ‖ **-ventricularis.** PLIEGUE VENTRICULAR. ‖ **-villosae.** PLIEGUES VELLOSOS. ‖ **-vocalis.** PLIEGUE VOCAL.

plicación. (del lat. *plicatio;* In., *plication;* It. y P., *plicatura.* PLIEGUE. ‖ Operación que consiste en fruncir o hacer pliegues en la pared de un órgano hueco para reducir su volumen, igualar un cabo redundante de una anastomosis digestiva con el diámetro menor (p. ej., en la gastrectomía tipo von Haberer, donde se frunce el antro pilórico para anastomosarlo con el duodeno), o para formar un esfínter antirreflujo, como en la gastroplicación de Nissen.

plicatura. f. PLICA, 1.ª acep. ‖ PLICACIÓN.

plicotomía (del lat. *plica*, pliegue, y el gr. *tomé*, corte). f. A., *Plikotomie;* F., *plicotomie;* In., *plicotomy;* It. y P., *plicotomia.* Sección del pliegue maleolar posterior o de la membrana timpánica (Politzer).

pliegue (de *plegar,* y éste del lat. *plicare*). m. A., *Falte;* F., *pli;* In., *fold;* It., *piega;* P., *prega.* Doblez o desigualdad en una superficie. ‖ VÁLVULA. ‖ **-aritenoepiglótico.** Cada uno de los dos pliegues de membrana mucosa extendidos entre el borde lateral de la epiglotis y el vértice del cartílago aritenoides. ‖ **-axilar.** Pliegues de la piel que forman las paredes anterior y posterior de la cavidad de la axila. ‖ **-cecal.** Cada uno de los dos pliegues del peritoneo que forman el mesocolon ascendente. ‖ **-cerebral.** Circunvolución cerebral. ‖ **-conjuntival.** Reflexión de la conjuntiva desde el globo ocular a los párpados. ||**-coroideo**. Pliegue fetal del que deriva el plexo coroideo. ||**-de Arnold**. VÁLVULA DE BÉRAUD. ||**-de Brachet**. Pliegue mesolateral del mesenterio primitivo, que va al lóbulo derecho del hígado. ||**-de Douglas**. Pliegue del peritoneo entre el útero y el recto, que resulta del levantamiento del mismo por el ligamento uterosacro. ||**-de Duncan**. Pliegues flojos de peritoneo que cubren el útero inmediatamente después del parto. ||**-de Guérin**. Pliegues que existen a veces en la mucosa de la fosa navicular de la uretra. ||**-de Hasner**. PLIEGUE LAGRIMAL. ||**-de Hensing**. Ligamento superior o parietocólico del ciego. ||**-de Jonnesco** o **de Juvara**. Pliegue parietoperitoneal en el feto, desde el lado izquierdo del colon ascendente al peritoneo parietal. ||**-de la trompa**. Pliegues de la membrana mucosa de la trompa uterina. ||**-de Marshall**. Pliegue pericardíaco en la raíz del pulmón izquierdo, formado por el conducto obliterado de Cuvier. ||**-de Nélaton**. Pliegue transverso de la mucosa del recto en la unión de los tercios medio inferior de este órgano. ||**-de Pawlik**. Líneas laterales del triángulo de Pawlik en la vagina. ||**-de Rathke**. Pliegues embrionarios del mesodermo que se unen en la línea media para hacer del recto un conducto completo. ||**-de Reid**. Pliegue peritoneal genitomesentérico en el feto, desde el mesenterio del íleon a la glándula genital. ||**-de Rindfleisch**. Pliegues de la superficie serosa del pericardio alrededor del origen de la aorta. ||**-de Schultze**. Pliegue del amnios extendido desde la inserción del cordón en la placenta al resto de la vesícula umbilical. ||**-de Treves**. PLIEGUE ILEOCECAL. ||**-de Veraguth**. Pliegue angular del párpado superior en su tercio interno, observado en la melancolía. ||**-del codo**. Parte anterior de la articulación del codo, por donde se efectúa la flexión de la misma. ||**-duodenoyeyunal**. Pliegue del peritoneo desde el mesocolon transverso a la unión del duodeno con el yeyuno. ||**-epigástrico** o **hipogástrico**. V. PLIEGUE UMBILICAL LATERAL. ||**-falciforme**. Eminencia anteroposterior entre el vértice del lóbulo temporal y la parte lateral del lóbulo orbitario del cerebro. ||**-fimbriado** o **franjeado**. Pliegue franjeado que se dirige hacia atrás y afuera a partir de la base del frenillo de la lengua. ||**-genital**. Pliegue de la superficie del embrión a cada lado del tubérculo genital, que se desarrolla en la pared uretral o labios menores. ||**-glosoepiglótico**. Cada uno de los tres pliegues mucosos extendidos desde la base de la lengua a la epiglotis. ||**-glúteo**. Surco de separación de la nalga y el muslo. ||**-ileocecal**. Pliegue peritoneal en el borde izquierdo del ciego, extendido desde el íleon al apéndice. ||**-ileocólico** o **de Luschka**. Pliegue semilunar del peritoneo, que forma una parte del mesenterio, mesocolon y mesociego. ||**-incudal**. Pliegue de la mucosa del tímpano, que se extiende desde el yunque a la pared posterior. ||**-interdigital**. Borde libre de la piel de los espacios interdigitales. ||**-interureterico**. Pliegue de la mucosa vesical que se extiende sobre la abertura de los dos uréteres. ||**-lagrimal**. Pliegue de la mucosa en la abertura inferior del conducto nasolagrimal, llamado también *válvula de Rosenmüller* o *de Huschke*. ||**-longitudinal del duodeno**. Pliegue de la mucosa duodenal cerca de la papila duodenal o ampolla de Vater. ||**-maleolar** o **de la membrana del tímpano**. Pliegues anterior y posterior de la membrana timpánica, desde la escotadura de Rivinus al martillo. Se denominan también *ligamentos timpanomaleolares*. ||**-mesenteriomesocólico**. Pliegue del peritoneo que se extiende desde el mesenterio al mesocolon de la S ilíaca. ||**-neural**. Excrecencia del ectodermo que contribuye a formar el canal neural. ||**-opercular**. Pliegue de mucosa que adhiere la amígdala al pilar anterior. ||**-palmeados**. Árbol de la vida del cuello uterino. ||**-rectales**. Pliegues de la membrana mucosa del recto. ||**-rectouterino**. Pliegue del peritoneo entre el útero y el recto que resulta del levantamiento del mismo peritoneo por el ligamento uterosacro. ||**-rectovaginal** o **rectovesical**. Fondo de saco peritoneal situado por delante del recto. ||**-salpingopalatino**. Pliegue de la mucosa de la nasofaringe delante del orificio de la trompa auditiva. ||**-semilunar de Douglas**. LÍNEA SEMICIRCULAR. ||**-semilunar de la conjuntiva**. Pliegue de la conjuntiva en el lado externo de la carúncula lagrimal. ||**-semilunares del colon**. Pliegues transversos del colon que separan y limitan los haustros o abolladuras. ||**-umbilical lateral**. Línea en la cara posterior de la pared abdominal anterior, que señala el curso de la arteria epigástrica inferior. ||**-umbilical medio**. Línea en la cara posterior de la pared abdominal anterior, que señala el curso del uraco. ||**-ureterico**. PLIEGUE INTERURETÉRICO. ||**-vellosos**. Pliegues de la mucosa gástrica en la región pilórica del estómago. ||**-ventricular**. Cuerda vocal falsa. ||**-vertical de Vater**. PLIEGUE LONGITUDINAL DEL DUODENO. ||**-vocal**. Cuerda vocal verdadera.

Ploitzer (Adiastolia de). V. ADIASTOLIA.

plombaje (del fr. *plombage*). m. A., *Plombierung;* F., *plombage;* In., *plombage;* It., *piombaggio;* P., *plombage*. Relleno de una cavidad patológica que no puede llenarse espontáneamente (diente, hueso) o de una cavidad artificial cuyas paredes deben mantenerse separadas, con una sustancia sólida, inalterable.

plomizo. adj. A., *bleifarbig;* F., *plombé;* In., *livid;* It., *plumbeo;* P., *plúmbeo*. Parecido al plomo o que lo contiene. Dícese especialmente del color de plomo que toma la piel en ciertas infecciones graves.

plomo (del lat. *plumbum*). f. A., *Blei;* F., *plomb;* In., *lead;* It., *piombo;* P., *chumbo*. Metal de color gris azulado, muy blando, maleable y dúctil. Peso específico 11,3, símbolo *Pb* (*plumbum*), sus sales son tóxicas. ||**-(Acetato de)**. Sal cristalina, blanca, soluble en el agua, de sabor dulzaino, llamada también *azúcar de Saturno*. Es astringente y anodina y se emplea para varios preparados, como el *extracto de Saturno* y otros. ||**-(Carbonato de)**. Cerusa; sal básica empleada en aplicaciones externas en las quemaduras e inflamaciones. ||**-(Monóxido de)**. PROTÓXIDO DE PLOMO. ||**-(Nitrato de)**. Sal cristalina, dulzaina, astringente y desodorante. ||**-(Oleato de)**. Polvo blanco que se emplea en la confección de ungüentos, etc. ||**-(Protóxido de)**. Óxido plúmbico o litargirio, usado para preparar emplastos y en el tratamiento de las quemaduras. ||**-(Subacetato de)**. Preparación líquida, que se obtiene disolviendo litargirio en una solución de acetato plúmbico. Se llama también *extracto de Saturno* y se emplea para preparar el *agua vegetomineral de Goulard*. ||**-(Tanato de)**. Polvo gris amarillento, anodino y astringente; se usa algunas veces en pomadas en las úlceras por decúbito. ||**-tetraetilo**. Compuesto orgánico de plomo, gas etilo, empleado en los motores de combustión interna, muy tóxico, absorbible por la piel, causa síntomas mentales. ||**-(Tetraóxido de)**. Plomo rojo o minio, de usos análogos a los del litargirio. ||**-(Yoduro de)**. Polvo amarillo; resolutivo y astringente.

ploración (del lat. *ploratio, -onis*). f. LAGRIMEO.

plumbagina. f. F., *plombagine*. Principio acre de la *Plumbago europoea* o dentelaria.

plumbismo. m. A., *Bleivergiftung;* F., *saturuisme;* In., *lumbism;* It., *saturnismo;* P., *lumbism*. Intoxicación por el plomo; saturnismo.

plumbum (lat.). m. PLOMO. ||**-aceticum**. Acetato de plomo. ||**-carbonicum**. CERUSA. ||**-hyperoxydatum rubrum**. MINIO. ||**-oxydatum**. LITARGIRIO.

Plummer (Enfermedad, tratamiento de) (Henry Stanley *Plummer*, médico norteamericano, 1874-1937). V. ENFERMEDAD, TRATAMIENTO. ||**-Vinson (Síndrome de)**. V. SÍNDROME.

plumoso. adj. F., *plumeux*. Semejante a una pluma o dispuesto como las barbas de una pluma; penniforme.

plúmula. f. Serie de surcos delicados en la pared superior del acueducto de Silvio.

pluri-. Forma prefija del lat. *plus, pluris*, más, varios, muchos.

pluriceptor (de *pluri-* y el lat. *capere,* coger). m. Receptor que tiene más de dos grupos complementófilos.
pluricordonal (de *pluri-* y el lat. *chorda* o el gr. *chordé,* cuerda). adj. Que tiene varias prolongaciones; se dice de ciertas células nerviosas.
pluridiscrinia (de *pluri-,* el gr. *dýs,* dificultad, y *krínein,* secretar). f. Trastorno secretorio de varias glándulas endocrinas.
plurifetación. f. SUPERFETACIÓN.
pluriglandular (de *pluri-* y el lat. *glandula,* dim. de *glans, glandis,* bellota). adj. F., *pluriglandulaire.* Relativo a varias glándulas o que afecta a varias glándulas.
plurigrávida (de *pluri-* y el lat. *gravidus*). adj. F., *multigeste.* Dícese de la mujer que ha gestado más de una vez, pero menos de cinco. Ú.t.c.s.f.
plurilocular. adj. MULTILOCULAR.
plurimamia. f. POLIMASTIA.
plurinuclear (de *pluri-* y el lat. *nucleus,* dim. de *nux, nucis,* nuez). adj. F., *plurinucléaire.* Que tiene varios núcleos; polinuclear o multinuclear.
plurípara (de *pluri-* y el lat. *parere,* parir). adj. F., *pluripare, multipare.* Dícese de la mujer que ha tenido más de un parto, pero menos de cinco. Ú.t.c.s.f.
pluriparidad. f. Calidad de plurípara.
pluripolar (de *pluri-* y el lat. *polus,* o el gr. *pólos,* polo). adj. F., *multipolaire.* Que tiene varios polos. Dícese de células ganglionares y otras.
pluripotente (de *pluri-* y el lat. *potens, -entis,* patente). adj. F., *pluripotent.* Que tiene más de una manera de obrar; que actúa en varios sentidos.
plutomanía (del gr. *ploûtos,* riqueza, y *manía,* locura). f. Forma de alienación mental en la que el paciente cree ser muy rico.
plutonio. m. A., *Plutonium;* F. e In., *plutonium;* It., *plutonio;* P., *plutónio.* Elemento de número atómico 94 y peso atómico 242, materia principal de la bomba atómica, obtenido del neptunio, que a su vez deriva del uranio. Símbolo, Pu.
plutonismo. m. Estado morboso observado en los expuestos a las radiaciones del plutonio de las pilas atómicas, caracterizado por canicie, degeneración hepática y malformaciones óseas.
Pneumovirus. V. PARAMYXOVIRIDAE.
pnigofobia (del gr. *pnîgos,* calor sofocante, y *phóbos,* temor). f. Temor morboso a la asfixia.
Po. Símbolo del polonio.
PO. Abreviatura de *per os.*
pócima (de *apócima,* y éste de *apócema*). f. Bebida medicinal. Úsase generalmente en sentido despectivo.
poción (del lat. *potio, -onis;* de *potare,* beber). f. A., *Arzneitrank;* F., *potion;* In., *draft;* It., *pozione;* P., *poção.* Preparación magistral líquida que se administra al interior a cucharadas y suele contener, en un volumen de 120 a 200 ml, la dosis de medicamento activo para un día. En una poción existen, por lo general, la *base* o *sustancia activa,* el *coadyuvante,* el *vehículo* o *excipiente* y, a veces, el *intermedio* y el *correctivo.* ||*-angélica.* Infusión de maná y sen. ||*-antiemética de Riverio.* Preparación medicamentosa en dos soluciones edulcoradas; una de ácido cítrico y otra de bicarbonato sódico o potásico, destinadas a ser bebidas por separado, una inmediatamente después de la otra, para que reaccionen en el estómago y en lugar a la producción de ácido carbónico. ||*-antiespasmódica.* La compuesta de agua de azahar, agua de melisa, jarabe de cidra y licor anodino de Hoffmann. Cuando se prescribe *laudanizada,* se le añaden, por cada 150 g, 2 g de láudano de Sydenham. ||*-de Todd.* Poción estimulante, muy empleada otrora en la neumonía, compuesta de alcohol de 60°, 60 g; agua de hisopo, 120 g, y jarabe diacodión, 30 g. ||*-emulsiva gomosa.* LOOCH BLANCO. ||*-gomosa.* JULEPE.
poculiforme (del lat. *poculum,* copa, y *forma*). adj. En forma de copa.
poculum (lat.). Copa. ||*-Diogenis.* Hueco de la palma de la mano.
podacace. m. PODARTROCACE.

podagra (del gr. *podágra;* de *poûs, podós,* pie, y *ágra,* presa, botín, ataque). f. A., *Fussgicht,* F., *podagre;* In., It. y P., *podagra.* Gota, especialmente la del pie.
podagrismo. m. GOTA.
podalgia (de *podo-* y el gr. *álgos,* dolor). f. A., *Podalgie;* F., *podalgie;* In., It. y P., *podalgia.* Dolor en el pie; pododinia.
podálico. adj. Que se efectúa por medio del pie. V. VERSIÓN PODÁLICA.
podartritis (de *podo-,* el gr. *árthron,* juntura, y el suf. *-itis*). f. Inflamación de las articulaciones del pie.
podartrocace (de *podo-,* el gr. *árthron,* articulación, y *káke,* malignidad). m. Podartritis, especialmente la tuberculosa.
podasteroide (de *podo-* y *asteroide*). adj. Que tiene estrellado el pie o pedículo.
podedema (de *podo-* y el gr. *oídema,* hinchazón). m. Edema de los pies.
podelcoma (de *podo-* y el gr. *hélkos,* úlcera). m. Úlcera del pie; especialmente micetoma o pie de Madura.
podelcosis (de *podo-,* el gr. *hélkos,* llaga, y el suf. *-osis*). f. Úlcera del pie; podelcoma.
podencéfalo (de *podo-* y *encéfalo*). m. Monstruo exencéfalo, en el que el contenido craneal cuelga de un pedículo.
poder (del lat. **potere*). m. A., *Macht;* F., *pouvoir;* In., power; It., *potere;* P., *poder.* Facultad, propiedad, potencia o capacidad. ||*-absorbente.* Poder que tienen los cuerpos de retener otros cuerpos de naturaleza distinta de la suya, o bien ondas y radiaciones. ||*-resolutivo de una lente.* Capacidad de una lente de permitir la visión de dos puntos sumamente próximos. ||*-rotatorio.* Capacidad de algunas sustancias, llamadas ópticamente activas, de hacer rotar el plano de la luz polarizada.
pódex (del lat. *podex,* ano, orificio). m. Región anococcígea. || Último segmento del abdomen de los insectos.
podíatra (de *podo-* y el gr. *iatrós,* médico). adj. y s. PODÓLOGO.
podiatría (de *podo-* y el gr. *iatreía,* curación). f. PODOLOGÍA.
podium (del lat. *podium,* y éste del gr. *pódion,* dim. de *poús,* pie). m. PIE.
podo-. Forma prefija del gr. *poús, podós,* pie.
podobromhidrosis (de *podo-,* el gr. *brômos,* hedor, e *hídros, -ôtos,* sudor). f. Bromhidrosis de los pies.
pododinamómetro (de *podo-* y el gr. *dýnamis,* fuerza, y *métron,* medida). m. Aparato para determinar la fuerza de los músculos de la pierna.
pododinia (de *podo-* y el gr. *odýne,* dolor). f. F., *pododynie.* Dolor neurálgico del talón y planta de los pies, podalgia.
podofilino o **podofilina.** m. y f. F., *podophylline.* Resina del rizoma y raíces del podofilo; purgante colagogo, empleado en el estreñimiento crónico, y como tópico cáustico en el tratamiento de ciertos papilomas.
podófilo (de *podo-* y el gr. *phýllon,* hoja). m. PODOPHYLLUM. || Se aplica a los tejidos que constituyen la porción sensible del casco de los animales.
podofilotoxina. f. Resina catártica, tóxica, del *Podophyllum peltatum.*
podograma (de *podo-* y el gr. *grámma,* marca). m. F., *podogramme.* Impresión, gráfica o trazado de la planta del pie.
podología (de *podo-* y el gr. *lógos,* tratado). f. F., *podologie.* Estudio o tratado de los pies.
podólogo (de *podo-* y el gr. *lógos,* tratado). adj. F., *podologiste.* Dícese del especialista o experto en podología o enfermedades de los pies. Ú.t.c.s.
Podophyllum. Género de plantas berberidáceas. De la especie *P. peltatum,* de Estados Unidos, llamada *mandrake* o *manzana de mayo,* se extraen, principalmente del rizoma, el podofilino y la podofilotoxina. Se administra el polvo de la raíz, como purgante, en forma de sellos.
podoponfólix (de *podo-* y el gr. *pompholyx, -yggos,* burbuja). m. Afección de los pies, análoga al quiroponfólix.

podredumbre. f. A., *Fäulnis;* F., *pourriture;* In., *rot;* It., *marciume;* P., *putridume.* Estado o cualidad de pútrido. ||**-de los hospitales.** Complicación gangrenosa grave de varias formas, vesiculosa, papulosa o hemorrágica, de las heridas y úlceras, que en otro tiempo se observaba en los hospitales, ambulancias, etc., debida a la suciedad, miseria y hacinamiento. *Sin.:* Gangrena, nosocomial, mal del hospital, úlcera pútrida o gangrenosa, difteria de las heridas, tifus traumático.

poecilocito. m. POIQUILOCITO.

Poehl (Prueba de) (Alexandr Vasilievič *Poehl,* químico ruso, 1850-1908). V. PRUEBA.

pogoniasis (del gr. *pógon,* barba). f. Hipertricosis de la barba.|| Barba en las mujeres.

pogonión. m. Punto más avanzado en la línea media de la barbilla.

Pogostemon. V. PATCHULÍ.

Pohl (Reacción de) (Julius *Pohl,* farmacólogo alemán, n. en 1861). V. REACCIÓN.

-poiesis. POYESIS.

poinciana. f. Planta de la familia de las leguminosas, de Asia y América *(Poinciana pulcherrima),* de hojas purgantes, emenagogas febrífugas.

poiquilergasia (de *poiquilo-* y el gr. *ergasía,* trabajo). f. Constitución psicopática (Meyer).

poiquilionía (de *poiquilo-* e *ion).* f. Variación en la concentración iónica de la sangre.

poiquilo-. Forma prefija del gr. *poikílos,* variado, diverso, abigarrado, manchado.

poiquiloblasto (de *poiquilo-* y el gr. *blastós,* germen). m. F., *poïkiloblaste.* Corpúsculo rojo nucleado, de forma irregular y de mayor tamaño.

poiquilocitemia. f. POIQUILOCITOSIS.

poiquilocito (de *poiquilo-* y el gr. *kýtos,* cavidad). m. A., *Poikilozyt;* F. e In., *poikilocyte;* It., *poichilocita;* P., *poiquilócito.* Célula irregular; especialmente eritrocito deformado y de mayor tamaño, que se observa en la anemia perniciosa y otras.

poiquilocitosis. f. A., *Poikilocytose;* F., *poïkilocytose;* In., *poikilocytosis;* It., *poichilocitos;* P., *poiquilocitose.* Estado caracterizado por la presencia de poiquilocitos en la sangre.

poiquilodermatomiositis (de *poiquilo-,* el gr. *dérma, -atos,* piel, *mŷys, myós,* músculo, y el suf. *-itis).* f. Variedad de poiquilodermia asociada con polimiositis esclerosa progresiva.

poiquilodermia (de *poiquilo-* y el gr. *dérma,* piel). f. A., *Poikilodermie;* F., *poïkilodermie;* In., *poikiloderma;* It., *poichiloderma;* P., *poiquilodermia.* Dermatosis caracterizada, tras una fase de accidentes que semejan una infección ligera (mialgias, artralgias, edema facial) por la aparición de un eritema telangiectásico generalizado que forma una red de mallas capilares en el centro de las cuales la piel se atrofia. ||**-localizada.** Ha sido descrita por Civatte en la cara y el cuello de mujeres menopáusicas.

poiquilonimia (de *poiquilo-* y el eólico *ónyma,* nombre). f. Mezcla o confusión de términos de diferentes sistemas de nomenclatura.

poiquilopicria (de *poiquilo-* y el gr. *pikrós,* agudo, acre, agrio). f. Capacidad del riñón para eliminar distintas cantidades de elementos ácidos.

poiquiloplastocito (de *poiquilo-,* el gr. *plastós,* modelado, y *kýtos,* cavidad) m. F., *poïkiloplastocyte.* Plastocito o plaqueta sanguínea de forma irregular; poiquilotrombocito.

poiquiloploidía (de *poiquilo-,* el suf. *-ploos,* número de veces, y *eîdos,* aspecto). adj. F., *poïkiloploïdie.* Cualidad de poseer un número variable de cromosomas en diferentes células.

poiquilotermismo (de *poiquilo-* y el gr. *thérme,* calor). m. Facultad de los animales de sangre fría, bacterias y plantas, de adaptarse a la temperatura ambiente.

poiquilotermo (de *poiquilo-* y el gr. *thérme,* calor). adj. A., *Wechselwarm;* F., *poïkilotherme;* In., *poikilothermie;* It. y P., *poichilotermo.* Capaz de sufrir notables variaciones de temperatura.|| Se dice de los animales de temperatura variable o animales de sangre fría. Ú.t.c.s.

poiquilotimia (de *poiquilo-* y el gr. *thymós,* mente). f. Estado mental variable o irregular.

poiquilotrombocito. m. F., *poïkilothrombocyte.* Plaqueta de forma irregular.

Poirier (Ganglios, línea de) (Paul *Poirier,* cirujano francés, 1853-1907) V. GANGLIO, LÍNEA.

poise (de J. M. *Poiseuille).* m. Unidad de viscosidad en el sistema cegesimal. Símbolo, *P.*

Poiseuille (Espacio, Ley de) (Jean Marie *Poiseuille,* fisiólogo francés, 1799-1869). V. ESPACIO, LEY.

poitrinaire (voz francesa, de *poitrine,* pecho). adj. ant. Adjetivo con el que designaba otrora a la persona que padece del pecho, por lo general tuberculosis pulmonar.

polacina o **polaccina.** f. Solución de proteínas o toxinas de polen empleada en el tratamiento del asma y en el examen de la reacción cutánea o sensibilidad al polen.

polantina. f. desus. Antitoxina del suero sanguíneo de caballos, suero de Dunbar, a los que se ha inoculado extracto del polen de ciertas plantas. Empleada otrora en la fiebre o asma del heno.

polaqui-. Forma prefija del gr. *pollákis,* con frecuencia.

polaquicoprosis (de *polaqui-* y el gr. *kópros,* excremento). f. Defecación anormalmente frecuente.

polaquihipnia (de *polaqui-* y el gr. *hýpnos,* sueño). f. Sueño frecuente repetido.

polaquiuria (de *polaqui-* y el gr. *oûron,* orina). f. A., *Pollakiurie;* F., *pollakiurie;* In., *pollakiuria;* It., *pollachiuria;* P., *polaquiúria.* Emisión anormalmente frecuente de orina, que no significa necesariamente poliuria. *Sin.:* Sicnuria.

polaridad. f. A., *Polarität;* F., *polarité;* In., *polarity;* It., *polarità;* P., *polaridade.* Estado de un cuerpo que tiene polos o presenta efectos opuestos o inversos en ambos extremos. || Estado especial de las membranas de las células vivas en el cual existe una diferencia de potencial entre ambas caras.

polariscopio o **polarímetro** (de *polar* y el gr. *skopeîn,* observar, o *métron,* medida). m. A., *Polariskop;* F. e In., *polariscope;* It., *polariscopio;* P., *polariscópio.* Instrumento para el examen de la luz polarizada y medición del grado de rotación del plano de polarización.

polaristrobómetro (de *polar,* el gr. *stróbos,* torbellino, y *métron,* medida). m. Forma de sacarímetro o polarímetro para los análisis delicados.

polarización. f. A., *Polarisation;* F., *polarisation;* In., *polarization;* It., *polarizzazione;* P., *polarização.* Modificación de los rayos luminosos por medio de refracción o reflexión, de tal modo que queden incapaces de refractarse o reflejarse de nuevo en ciertas direcciones. || Acumulación de burbujas de hidrógeno en la placa negativa de una batería eléctrica, que impide la producción de electricidad. || Concentración de la atención en una cosa.

polarizador. adj. F., *polariseur.* Que polariza. || m. Aparato destinado a polarizar la luz; prisma de Nicol.

polarografía (de *polar* y el gr. *gráphein,* describir). f. A., *Polarographie;* F., *polarographie;* In., *polarography;* It. y P., *polarografia.* Método de análisis químico fundado en la interpretación de la curva característica de corriente-voltaje de la solución de una sustancia electrolizada con un electrodo de mercurio.

polarograma. m. Curva de corriente voltaje obtenida por polarografía.

polemoftalmía (del gr. *pólemos,* guerra, y de *oftalmía).* f. Oftalmía de guerra, de los soldados en campaña.

Polemonium. Género de plantas polemoniáceas; a la especie *P. coeruleum,* valeriana griega o azul, se le atribuyen propiedades expectorantes y diaforéticas.

polen [polínico] (del lat. *pollen,* flor de la harina). m. A., *Blütenstaub;* F. e In., *pollen;* It., *pollen;* P., *pólen.* Polvillo fecundante, constituido por microsporas, de los estambres de las flores. ||**-(Enfermedad del).** Fiebre o asma del heno.

polenogénico o **polenógeno** (de *polen* y el gr. *gennân*, producir, engendrar). adj. F., *pollenogène*. Producido por el polen de las plantas.

polenosis o **polinosis** (del lat. *pollen, -inis*, flor de la harina, polvo de la harina). f. A., *Heufieber*; F. e In., *pollinosis*; It., *pollinosi*; P., *polenose*. Fiebre o asma del heno.

poleo (del lat. *puleium*). m. A., *Polei*; F., *pouliot*; In., *pennyroyal*; It., *puleggio*; P., *poejo*. Planta de la familia de las labiadas, géneros *Mentha* y *Teucrium*, especialmente la *M. pulegium*. Es carminativa.

poli. m. Apócope de leucocito polimorfonuclear.

poli-. Forma prefija del gr. *polýs*, mucho.

poliacústico (de *poli-* y el gr. *akoustikós*, de *akoúein*, oír). adj. Que aumenta o intensifica el sonido.

poliadenia (de *poli-* y el gr. *adén, adénos*, glándula, ganglio). f. POLIADENITIS. || SEUDOLEUCEMIA.

poliadenitis. f. A., *Polyadenitis*; F., *polyadénite*; In., *polyadenitis*; It. y P., *poliadenite*. Inflamación simultánea de muchos ganglios. || **-maligna.** PESTE BUBÓNICA.

poliadenoma. m. A., *Polyadenom*; F., *polyadénome*; In., *polyadenoma*; It. y P., *poliadenoma*. Adenoma múltiple. || Hipertrofia simultánea de varias glándulas del mismo tipo.

poliadenomatosis. f. F., *polyadénomatose*. Estado caracterizado por la presencia de adenomas múltiples.

poliadenopatía (de *poli-*, el gr. *adén, adénos*, glándula, ganglio, y *páthos*, enfermedad). f. F., *polyadénopathie*. Afección que ataca varias glándulas o ganglios a la vez.

poliadenosis. Poliadenopatía, especialmente de las glándulas endocrinas.

polialcohol. m. Conjunto orgánico que contiene en su molécula varias funciones alcohol.

polialgesia (de *poli-* y el gr. *álgos*, dolor). f. Sensación dolorosa múltiple provocada por un estímulo único.

polialveólisis. f. PARADENTOSIS.

poliandria (de *poli-* y el gr. *anér, andrós*, hombre, varón). f. F., *polyandrie*. Matrimonio de una mujer con más de un hombre a la vez.

poliangitis (de *poli-*, el gr. *aggeîon*, vaso, y el suf. *-itis*). f. Angitis múltiple.

poliarteritis (de *poli-*, el gr. *artería*, arteria, y el suf. *-itis*). f. F., *polyartérite*. Inflamación simultánea de varias arterias. || **-nudosa.** V. PERIARTERITIS NODULAR O NUDOSA.

poliarticular (de *poli-* y el lat. *articulus*, juntura). adj. Relativo a varias articulaciones.

poliartritis (de *poli-*, el gr. *árthron*, articulación, y el suf. *-itis*). f. A., *Polyarthritis*; F., *polyarthrite*; In., *polyarthritis*; It. y P., *poliartrite*. Inflamación simultánea de varias articulaciones. || **-aguda febril.** REUMATISMO ARTICULAR AGUDO. || **-crónica primaria anquilosante.** ARTRITIS CRÓNICA. || **-crónica progresiva de la infancia.** ENFERMEDAD DE STILL. || **-crónica vellosa.** Inflamación crónica de la sinovial de varias articulaciones. || **-deformante.** REUMATISMO ARTICULAR CRÓNICO. || **-tuberculosa.** OSTEOARTROPATÍA PULMONAR. || **-vertebral.** Inflamación de la sustancia intervertebral, sin caries del cuerpo de las vértebras.

poliatómico (de *poli-* y el gr. *átomos*, indivisible). adj. F., *polyatomique*. Que contiene varios átomos o que tiene varios átomos de H reemplazables por bases.

poliauxotrófico (de *poli-*, el gr. *aúxe*, crecimiento, y *trophé*, alimentación). adj. Que requiere varios factores de crecimiento.

poliavitaminosis. f. F., *polyavitaminose*. Avitaminosis o hipovitaminosis múltiples; deficiencia de varias vitaminas a la vez.

poliaxón (de *poli-* y el gr. *áxon*, eje). m. F., *polyaxone*. Célula nerviosa de la que se desprenden varios cilindroejes.

poliblasto (de *poli-* y el gr. *blastós*, germen). m. desus. A., *Polyblast*; F., *polyblaste*; In., *polybast*; It., *poliblasti*; P., *poliblasto*. Término general (Maximov) para las diferentes células mononucleares que aparecen en el exudado inflamatorio.

poliblenia (de *poli-* y el gr. *blénna*, moco). f. Derrame abundante de mucosidad.

policanaliculitis (de *poli-*, el lat. *caniculus*, dim. de *canalis*, conducto, y el suf. *-itis*). f. Inflamación simultánea de varios conductos o canalículos glandulares.

policardia (de *poli-* y el gr. *kardía*, corazón). f. TAQUICARDIA.

policariocito (de *poli-*, el gr. *káryon*, núcleo, y *kytos*, cavidad). m. F., *polykaryocyte*. Célula gigante con muchos núcleos.

policelular (de *poli-* y el lat. *cellula*, dim. de *cella*, celda). adj. F., *polycellulaire*. Que tiene muchas células.

policéntrico (de *poli-* y el gr. *kéntron*, centro). adj. Que tiene varios centros.

policeptor. m. Amboceptor con varios grupos complementófilos.

policíclico (de *poli-* y el gr. *kýklos*, círculo). adj. F., *polycyclique*. Que contiene más de un anillo. Cadena cerrada.

policiesis (de *poli-* y el gr. *kýesis*, embarazo). f. F., *polycyèse*. Embarazo múltiple.

policístico (de *poli-* y el gr. *kýstis*, vejiga). adj. POLIQUÍSTICO.

policitemia (de *poli-*, el gr. *kýtos*, cavidad, y *haîma*, sangre). f. A., *Polycythaemia*; F., *polycythémie*; In., *polycythemia*; It. y P., *policitemia*. Aumento en el número de glóbulos rojos de la sangre; hiper o poliglobulia. || **-crónica esplenomegálica.** POLICITEMIA VERA. || **-espuria** o **de estrés.** POLICITEMIA RELATIVA. || **-mielopática.** POLICITEMIA VERA. || **-relativa.** Disminución del volumen plasmático con mantenimiento del volumen globular normal, que se observa en individuos hipertensos, ansiosos y obesos. Enfermedad de Gaisböck. || **-roja, rubra** o **vera.** Síndrome mieloproliferativo en el que existe un incremento en la producción de los elementos de la serie roja. Se manifiesta por cefaleas, visión borrosa, parestesias, coloración rojo púrpura de la piel y mucosas (eritrosis) y tendencia a trombosis arteriales y venosas. Presenta esplenomegalia, número de hematíes elevado (7 a 10 millones/mm^3), reticulocitosis, leucocitosis y trombocitosis. La biopsia medular muestra un aumento de la serie roja y de los megacariocitos. *Sin.:* Enfermedad de Vaquez-Osler, eritremia. || **-secundaria.** Aumento absoluto del volumen globular eritrocitario como respuesta a una excesiva liberación, fisiológica o no, de eritropoyetina. Se observa en la gran altitud, cortos circuitos derecha-izquierda, enfermedad pulmonar crónica, tumores, nefropatías, etc.

policitosis (de *poli-*, el gr. *kýtos*, cavidad, y el suf. *-osis*). f. Aumento anormal del número de células sanguíneas, tanto rojas como blancas.

policización (del lat. *pollex, -icis*, pulgar). f. A., *Pollicization*; F., *pollicisation*; In., *pollicization*; It., *pollicizzazione*; P., *polegarização*. Operación que tiene por objeto sustituir el pulgar por el segundo metacarpiano y tejidos remanentes, en la pérdida total de aquel dedo. *Sin.:* Polización, pulgarización.

policlínica (del gr. *polýs*, muchos, o *pólis*, ciudad, y *clínica*). f. A., *Polyklinik*; F., *polyclinique*; In., *polyclinic*; It., *policlinica*; P., *policlínica*. Institución médica donde se tratan toda clase de enfermedades. || Centro hospitalario urbano.

policlonía (de *poli-* y el gr. *klónos*, agitación). f. F., *polyclonie*. Mioclonia múltiple.

policloruria (de *poli*, *cloruro* y el gr. *oûron*, orina). f. Cloruria anormalmente aumentada.

policolia (de *poli-* y el gr. *chóle*, bilis). f. F., *polycholie*. Secreción excesiva de bilis.

policopria (de *poli-* y el gr. *kópros*, excremento). f. Evacuación anormalmente abundante de materias fecales.

policoria (de *poli-* y el gr. *kóre*, pupila). f. A., *Polykorie*; F., *polycorie*; In., *polycoria*; It. y P., *policoria*. Anomalía congénita del iris con existencia de varios orificios, lo que da apariencia de pupilas múltiples. Policoria espuria. || (De *poli-* y el gr. *kóros*, exceso, saciedad.) f. F., *polycorie*. Depósito de material de reserva

en un órgano, con aumento de tamaño de éste. ‖ **-vera.** Existencia de más de una pupila en un ojo.
policresto (de *poli-* y el gr. *chrestós*, útil, aprovechable). adj. Útil en muchos estados o enfermedades.
policromasia. f. POLICROMATOFILIA.
policrómata. adj. Dícese del individuo capaz de distinguir muchos colores. Ú.t.c.s.
policromático o **policromo** (de *poli-* y el gr. *chrôma, -atos*, color). adj. Que tiene muchos colores.
policromatocito. m. POLICROMATÓFILO
policromatofilia (de *poli-*, el gr. *chrôma, -atos*, color, y *philía*, amistad, afición). f. A., *Polychromatophilie;* F., *polychromatophilie;* In., *polychromatophilia;* It. y P., *policromatofilia.* Afinidad por varios colorantes; estado observado en los corpúsculos rojos anormales, cuya afinidad normal es para los colorantes ácidos solamente. ‖ POLICROMATOSIS.
policromatófilo (de *poli-*, el gr. *chrôma, -atos*, color, y *phílos*, amante, amigo). adj. F., *polychromatophile.* Que tiene afinidad por varios colores.
policromatosis. f. F., *polychromatose.* Aumento en el número de policromatófilos o acumulación de los mismos.
policromemia (de *poli-*, el gr. *chrôma*, color, y *haîma*, sangre). f. Aumento de la materia colorante de la sangre.
policromía (de *poli-* y el gr. *chrôma*, color). f. F., *polychromie.* Pigmentación variada, aumentada o anormal.
policromofilia. f. POLICROMATOFILIA.
policrótico o **policroto** (de *poli-* y el gr. *krótos*, ruido.). adj. Que tiene varias elevaciones secundarias en la onda del pulso.
policrotismo. m. Cualidad o estado de policroto.
polidacria (de *poli-* y el gr. *dákryon*, lágrima). f. Secreción abundante de lágrimas; lagrimeo.
polidactilia (de *poli-* y el gr. *dáktylos*, dedo). f. A., *Polydaktylie;* F., *polydactylie;* In., *polydactylia;* It., *polidattilia;* P., *polidactilia.* Existencia de dedos supernumerarios.
polidactilismo. m. POLIDACTILIA.
polideficiencia. f. POLIAVITAMINOSIS.
polidipsia (de *poli-* y el gr. *dípsa*, sed). f. A., *Polydipsie;* F., *polydipsie;* In., *polydipsia;* It. y P., *polidipsia.* Sed excesiva; hidromanía; anadipsia.
polidispersoide (de *poli-*, el lat. *dispersus*, p. p. de *dispergere*, distribuir, y el gr. *eîdos*, aspecto). m. Coloide en el que las partículas tienen diferentes grados de dispersión.
polidisplasia (de *poli-*, el pref. gr. *dýs-*, mal, y *plássein*, formar). f. A., *Polydysplasie;* F., *polydysplasie;* In., *polydysplasia;* It. y P., *polidisplasia.* Displasia de varios órganos o partes. ‖ **-ectodérmica hereditaria.** Grupo de afecciones familiares caracterizadas por trastornos en el desarrollo de los órganos de origen ectodérmico, como la anhidrosis con hipotricosis y anodontia de Siemens.
polidrosis. f. POLIHIDROSIS.
poliembriotonía. f. Producción de más de un embrión de un solo huevo fecundado.
poliemia (de *poli-* y el gr. *haîma*, sangre). f. A., *Polyämie;* F., *polyémie;* In., *polyemia;* It. y P., *poliemia.* Exceso en la cantidad de sangre; plétora. ‖ **-acuosa** o **serosa.** Aumento en la cantidad de agua o suero de la sangre. ‖ **-hiperalbuminosa.** Exceso de albúmina en el plasma sanguíneo. ‖ **-policitémica.** Aumento total de la cantidad de sangre junto con el de sus elementos figurados.
poliendocrinosis (de *poli-*, el gr. *éndon*, dentro, *krínein*, separar, y el suf. *-osis*). f. Endocrinosis múltiple; síndrome poliglandular.
poliérgico (de *poli-* y el gr. *érgon*, obra). adj. Capaz de actuar de diferentes maneras, dícese de los antisueros que reaccionan contra antígenos heterólogos.
poliestesia (de *poli-* y el gr. *aísthesis*, sensación). f. A., *Polyästhesie;* F., *polyesthésie;* In., *polyestesia;* It. y P., *poliestesia.* Sensación táctil múltiple de un solo objeto; anomalía observada frecuentemente en la tabes dorsal.

polifagia (del gr. *poliphagía*, voracidad; de *polýs*, mucho, y *phageîn*, comer). f. A., *Polyphagie;* F., *polyphagie;* In., *polyphagia;* It. y P., *polifagia.* Hambre voraz o excesiva. ‖ Uso de toda clase de alimentos.
polifalangismo (de *poli-* y el gr. *phálagx, aggos*, hilera de soldados). m. Número excesivo de falanges en un dedo.
polifarmacia. f. A., *Polypragmasie;* F., *polypharmacie;* In., *polypharmacy;* It., *polipragmasia;* P., *polifarmácia.* Prescripción o administración de muchos fármacos o medicamentos a la vez.
polifármaco (de *poli-* y el gr. *phármakon*, droga, medicamento). adj. Aplícase al médico que receta muchos medicamentos a la vez, y al medicamento o fórmula compuestos de muchos medicamentos o fármacos. Ú.t.c.s.
polifásico (de *poli-* y el gr. *phásis*, denuncia, de *phaínein*, manifestar). adj. Que tiene muchas fases; se da este nombre a las soluciones coloidales. ‖ Aplícase a la corriente alterna. f.
polifibromatosis. f. Presencia de fibromas múltiples en el cuerpo. ‖ **-neurocutánea pigmentaria.** Neurofibromatosis o enfermedad de Recklinghausen.
polifiletismo (de *poli-* y el gr. *phylé*, tribu). m. TEORÍA MONOFILÉTICA o POLIFILÉTICA.
polifiodonto (de *poli-*, el gr. *phýein*, producir, y *odoús, odóntos*, diente). adj. Que desarrolla varias series de dientes sucesivamente durante la vida. Ú.t.c.s.
polifisia (de *poli-* y el gr. *phýsa*, aire). f. Abundancia de gases o flatosidades.
polifobia (de *poli-* y el gr. *phóbos*, temor). f. Temor morboso a muchas cosas.
polifoliculina. f. Hipersecreción de foliculina.
polifrasia (de *poli-* y el gr. *phrásis*, lenguaje). f. A., *Polyphrasie;* F., *polyphrasie;* In., *polyphrasia;* It. y P., *polifrasia.* Locuacidad morbosa; verbigeración; logorrea.
polígala (del lat. *polýgala*, y éste del gr. *polygalon;* de *polýs*, mucho, y *gála*, leche). f. A., *Kreuzblume;* F., *polygale;* In., *milkwort;* It., *poligalia;* P., *polígala.* Planta herbácea poligalácea. La especie que se emplea principalmente es la polígala de Virginia (*Polygala senega*), cuya raíz, que contiene senegina y poligalina, es expectorante, diurética y, a dosis elevadas, purgante y vomitiva. Se prescribe especialmente en las afecciones de las vías respiratorias.
poligalactia o **poligalia** (de *poli-* y el gr. *gála, gálactos*, leche). f. Hipersecreción láctea. ‖ Tabes láctea.
poligalina. f. Sustancia amarga, uno de los principios activos de la polígala. Denomínase también *ácido poligálico.*
poligamia (del lat. *polygamia*, y éste del gr. *polygamía;* de *polýs*, mucho, y *gámos*, unión). f. A., *Polygamie;* F., *polygamie;* In., *polygamy;* It. y P., *poligamia.* Unión conyugal de un hombre o una mujer con más de un cónyuge.
poliganglionar (de *poli-* y el gr. *gágglion*, ganglio). adj. F., *polyganglionnaire.* Que afecta varios ganglios nerviosos o linfáticos simultáneamente; poliadénico.
poligastria. f. Secreción excesiva de jugo gástrico.
poligástrico (de *poli-* y el gr. *gastér, gastrós*, vientre). adj. Que tiene varios vientres; se aplica a músculos. ‖ Que tiene más de un estómago.
poligenia o **poligenismo** (de *poli-* y el gr. *génos*, origen). f. y m. Multiplicidad de las especies humanas, teoría, opuesta a la monogenista, que atribuye el origen de las diversas razas humanas a parejas primitivas o especies diferentes.
poligénico. adj. F., *polygène.* Relativo a los rasgos determinados por muchos genes situados en distintos *loci* con pequeños efectos aditivos.
polígeno. adj. Se aplica al antisuero producido por antígenos varios. ‖ POLIGÉNICO.
poliginia (de *poli-* y el gr. *gyné*, mujer). f. A., *Polygynie;* F., *polygynie;* In., *polygyny;* It. y P., *poliginia.* Unión conyugal de un hombre con varias mujeres.
poligiria (de *poli-* y el gr. *gyros*, giro, círculo). f. A., *Polygyrie;* F., *polygyrie;* In., *polygyria;* It. y P., *poligi-*

ria. Mayor número del normal de circunvoluciones cerebrales.
poliglandular. f. Pluriglandular.
poliglobulia o **poliglobulismo.** f. y m. Policitemia.
polignato (de *poli-* y el gr. *gnáthos,* mandíbula). m. F., *polygnathien.* Monstruo fetal caracterizado por la presencia en una de las mandíbulas de apéndices deformes, más o menos semejantes a maxilares supernumerarios. ‖ Monstruo doble en el que el feto parásito está implantado en la mandíbula del autósito.
poligonato. m. Planta liliácea, denominada vulgarmente *sello de Salomón.* La especie *Polygonatum biflorum* es tónica, diurética y purgante, y a grandes dosis es un veneno cardíaco.
polígono (del gr. *polýgonos;* de *polýs,* mucho, y *gonía,* ángulo). m. A., *Vieleck;* F., *polygone;* In., *polygon;* It., *poligono;* P., *polígono.* Porción de plano limitada por líneas rectas. ‖ **-arterial** o **arterioso de Willis.** Círculo arterial situado en la base del cerebro, constituido en su parte anterior por la primera porción de las cerebrales anteriores, unidas por la comunicante anterior, y en su parte posterior, por ambas cerebrales posteriores, en su primera porción, y por las comunicantes posteriores, las cuales (en cada lado) van de la carótida interna hasta dichas cerebrales posteriores. *Sin.:* Círculo o heptágono de Willis.
polígrafo (de *poli-* y el gr. *gráphein,* inscribir, registrar). m. Forma de esfigmógrafo que registra simultáneamente el pulso arterial, el venoso, el latido de la punta del corazón y los movimientos respiratorios.
poligrama. m. Trazado hecho con el polígrafo.
polihemia. f. Poliemia.
polihexosa. f. Polisacárido.
polihíbrido (de *poli-* y el gr. *hýbris,* injuria). adj. F., *polyhybride.* Dícese del híbrido o bastardo cuyos progenitores difieren entre sí en más de dos caracteres o genes. Ú.t.c.s.
polihidramnios (de *poli-,* el gr. *hýdor, -atos,* agua, y *ámnios,* membrana que envuelve el feto). m. Hidropesía del amnios; hidramnios.
polihidrosis (de *poli-,* y el gr. *hidrós,* sudor). f. Hiperhidrosis. ‖ Sudor miliar.
polihidruria (de *poli-,* el gr. *hýdor,* agua, y *oûron,* orina). f. Dilución extremada de la orina.
polihipermenorrea (de *poli-,* el gr. *hypér,* mucho, *mén, menós,* mes, y *rheîn,* fluir). f. Menstruación frecuente y profusa.
polihósido. m. Polisacárido.
poliinfección. f. Infección polimicrobiana; infección asociada o mixta.
poliléptico (de *poli-* y el gr. *lêpsis,* ataque). adj. Que tiene muchos accesos o exacerbaciones.
polilinfa. f. Anasarca. ‖ Linfatismo.
polilogia (de *poli-* y el gr. *lógos,* palabra). f. Polifrasia.
polimastia (de *poli-* y el gr. *mastós,* seno). f. A., *Polymastie;* F., *polymastie;* In., *polymastia;* It. y P., *polimastia.* Presencia de más de dos mamas en el género humano. *Sin.:* Politelia.
polimastiginos (de *poli-* y el gr. *máxtix, -igos,* látigo, azote). m. pl. Orden de protozoos flagelados, que comprende las giardias, poseedores de más de dos flagelos.
polimazia. f. Polimastia.
polimelia (de *poli-* y el gr. *mélos,* miembro). f. F., *polymélie.* Presencia de miembros supernumerarios.
polimenia o **polimenorrea** (de *poli-,* el gr. *mén, menós,* mes, y en el segundo término, *rheîn,* fluir). f. A., *Polymenorrhöe;* F., *polyménorrhée;* In., *polymenorrhea;* It., *polimenorrea;* P., *polimenorreia.* Menstruaciones con intervalos excesivamente frecuentes, menores de 21 días (período libre de hemorragia, inferior a 18 días), pero que son normales en cantidad y en duración.
polimería (de *poli-* y el gr. *méros,* parte). f. F., *polymérie.* Presencia de órganos o partes supernumerarias. ‖ Estado característico de los polímeros. V. Polímero (1.ª acep.). ‖ En genética, participación de varios genes en el control de un carácter.
polimerismo. m. Polimería, 2.ª acep.

polimerización. f. F., *polymérisation.* Unión química de dos o más moléculas de una sustancia para formar un nuevo compuesto.
polímero (de *poli-* y el gr. *méros,* parte). adj. F., *polymère.* Dícese de los cuerpos formados por la condensación de moléculas o unidades más pequeñas; p.ej.: las proteínas obtenidas por condensación de aminoácidos, el almidón obtenido por condensación de moléculas glucosa, etc. Ú.t.c.s.m. ‖ m. Feto que tiene órganos o partes supernumerarios en el cuerpo.
polimialgia (de *poli-,* el gr. *mŷs, myós,* músculo, y *álgos,* dolor). f. Mialgia múltiple.
polimicrobiano (de *poli-,* el gr. *mikrós,* pequeño, y *bíos,* vida). adj. F., *polymicrobien;* In., *polymicrobial.* Caracterizado por la presencia de varias especies microbianas.
polimicrolipomatosis (de *poli-,* el gr. *mikrós,* pequeño, y de *lipomatosis*). f. Lipomatosis en la que los tumores son pequeños y numerosos.
polimicrótomo (de *poli-,* el gr. *mikrós,* pequeño, y *tomé,* corte). m. Micrótomo que corta varias secciones a la vez.
polimioclonía (de *poli-,* el gr. *mŷs, myós,* músculo, y *klónos,* agitación). f. F., *polymyoclonie.* Mioclonía múltiple; policlonía.
polimiositis (de *poli-,* el gr. *mŷs, myós,* músculo, y el suf. *-itis*). f. A., *Polymyositis;* F., *polymyosite;* In., *polymyositis;* It. y P., *polimiosite.* Miositis simultánea en varios o muchos músculos, caracterizada principalmente por la fiebre y aparición de tumefacciones musculares circunscritas y duras. A veces se asocia hemorragias (*polimiositis hemorrágica*) y trastornos de la piel y nervios periféricos. ‖ **-triquinosa.** Triquinosis. ‖ **-tropical.** Localización en los músculos de una piemia estafilocócica.
polimixina. f. A., *Polymyxin;* F., *polymixine;* In., *polymyxin;* It., *polimissina;* P., *polimixina.* Antibiótico de naturaleza polipeptídica, aislado a partir de cultivos de *Bacillus polymyxa* o *aerosporus* y de *Bacillus colistinus;* de los diversos tipos, dos tienen aplicación médica: polimixinas B y E (colistina). ‖ **-B.** Es una mezcla de dos polimixinas, la B_1 y la B_2, ambas activas sobre la mayoría de bacilos gramnegativos, incluidas las Pseudomonas. Se utiliza en forma de sulfato por vía parenteral y tópica local. ‖ **-E.** Es una mezcla de dos polimixinas, la E_1 y la E_2. Su sulfato se emplea por vía oral, y el metasulfonato sódico, por vía parental. Tiene un espectro de actividad muy semejante al de la polimixina B. *Sin.:* Colistina.
polimnia. f. Planta americana de la familia de las compuestas, *Polymnia uvedalia,* antihelmíntica, alterante y antiespasmódica.
polimorfismo (del gr. *polýmorphos;* de *polýs,* mucho, numeroso, y *morphé,* forma). m. A., *Polymorphismus;* F., *pléommorphisme;* In., *polymorphism;* It. y P., *polimorfismo.* En genética, existencia en una población de dos o más genotipos alternativos, determinados por factores genéticos que presentan frecuencias demasiado elevadas para que puedan ser mantenidas sólo por la mutación.
polimorfo (del gr. *polýmorphos;* de *polýs,* mucho, numeroso, y *morphé,* forma). adj. F., *polymorphe.* Que existe o se presenta en varias formas; dícese de los cuerpos que ofrecen distintas formas cristalinas y de ciertas celulas. ‖ m. Leucocito polimorfonuclear.
polimorfocelular (de *polimorfo* y el lat. *cellula,* celdilla). adj. F., *polymorphocellulaire.* Que tiene células de muchas formas.
polimorfocito. m. Mielocito.
polimorfonuclear. adj. F., *polymorphonucléaire.* Que tiene núcleos de muchas formas; dícese de los leucocitos polinucleares. ‖ m. Este mismo leucocito.
polinación (del lat. *pollen, -inis*). f. F., *pollination.* Acción y efecto de polinar; soltar el polen las anteras.
polinesia (de *poli-* y el gr. *nêsos,* isla). f. Aumento de volumen y número de los islotes de Langerhans en el páncreas. ‖ Que ocurre o se presenta en muchos focos.
polineural (de *poli-* y el gr. *neûron,* nervio). adj. Relativo a varios nervios o inervado por varios nervios.

polineuralgia (de *poli-*, *neûron*, nervio, y *álgos*, dolor). f. A., *Polyneuralgie;* F., *polynévralgie;* In., *polyneuralgia;* It., *polinevralgia;* P., *polineuralgia*. Neuralgia de varios nervios.
polineuramina. f. VITAMINA B₁.
polinéurico. adj. Que tiene muchas neuronas.
polineuritis (de *poli-* y el gr. *neûron*, nervio). f. A., *Polyneuritis;* F., *polynévrite;* In., *polyneuritis;* It., *polinevrite;* P., *polineurite*. Síndrome de afectación del sistema nervioso periférico, que tiende a ser simétrico y de predominio distal. Puede comprender síntomas motores (parálisis fláccidas y amiotróficas) y síntomas sensitivos, subjetivos (parestesias) y objetivos (defectos sensitivos). Pueden ser desmielinizantes o por degeneración axonal. Etiológicamente cabe distribuirlas en: *A) Degenerativas:* 1) por tóxicos exógenos metálicos (arsénico, etc.) o no metálicos (triortocresilfosfato, etc.), por toxinas bacterianas (diftérica) y medicamentosas; 2) metabólicas (diabéticas, porfíricas, heredopatía atáctica polineuritiforme o enfermedad de Refsum); 3) carenciales (beribérica, alcohólica, pelagroide, etc.); 4) de la amiloidosis. *B) Inflamatorias:* 1) de apariencia primitiva (entroncada con la polirradiculoneuritis en sus formas agudas o de evolución lenta); 2) secundarias (postséricas, posvacunales, posteruptivas, de enfermedades víricas, etc.); 3) por picaduras de insectos, supuestamente víricas; 4) por inflamaciones específicas; 5) de las disglobulinemias; 6) de las neoplasias (por mecanismo indirecto «paraneoplásicas» o «efectos remotos de un carcinoma» o por infiltración); 7) polineuritis complejas parainfecciosas y postinfecciosas, y 8) idiopáticas o criptogenéticas (de origen por ahora no aclarado, aunque a veces de curso resolutivo).
polineuropatía (de *poli-*, el gr. *neurôn*, nervio, y *páthos*, enfermedad). f. Neuropatía múltiple. ‖ **-hipertrófica progresiva.** V. ENFERMEDAD DE DÉJERINE-SOTTAS.
polineurorradiculitis (de *poli-*, el gr. *neûron*, nervio, el lat. *radícula*, dim. de *radix, -icis*, raíz, y el suf. *-itis*). f. F., *polyneuro-radiculite*. Polineuritis con inflamación de las raíces nerviosas espinales.
polinosis (del lat. *pollen, -inis*, polen). f. Reacción alérgica al polen. ‖ Fiebre o asma del heno.
polinucleado o **polinuclear** (de *poli-*, y el lat. *nucleus*, dim. de *nux, nucis*, nuez). adj. F., *polynucléaire, polynucléolaire.* Que tiene varios núcleos o, mejor, que tiene un núcleo de varias formas o polimorfo. ‖ m. Leucocito polinuclear.
polinucleolar. adj. Que tiene varios nucléolos.
polinucleosis. f. A., *Polynukleose;* F., *polynucléose;* In., *polynucleosis;* It., *polinucleosi;* P., *polinucleose.* Presencia de gran número de leucocitos polinucleares en la sangre o en un exudado.
polinucleótido. m. F., *polynucléotide.* Compuesto de varios mononucleótidos.
polio. f. Apócope de poliomielitis epidémica.
polio-. Forma prefija del gr. *poliós*, gris.
polioclasta o **polioclástico** (de *polio-* y el gr. *klân*, romper). adj. Destructor de la sustancia gris de los centros nerviosos; se aplica a los virus de la rabia, parálisis infantil y encefalitis epidémica.
poliodistrofia (de *polio-*, *dis-* y el gr. *trophé*, nutrición). f. F., *poliodystrophie.* Enfermedad metabólica de las neuronas cerebrales, de la que existe una forma *primaria*, la poliodistrofia cerebral infantil, y otra *secundaria*, que puede ser consecutiva a hipoxia o hipoglucemia. ‖ **-cerebral infantil.** Poliodistrofia de transmisión hereditaria autosómica recesiva, caracterizada por espasticidad progresiva, mioclonías, ceguera, etc., y que evoluciona hacia una decorticación.
poliodoncia (de *poli-* y el gr. *odoús, odóntos*, diente). f. A., *Polyodontie;* F., *polyodontie;* In., *polyodontia;* It. y P., *poliodontia.* Presencia de dientes supernumerarios.
polioencefalitis (de *polio-* y *encefalitis*). f. A., *Polioenzephalitis;* F., *polioencéphalite;* In., *polioencephalitis;* It. y P., *polioencefalite.* Inflamación aguda o crónica de cualquier sector de la sustancia gris del encéfalo.

‖ **-hemorrágica superior de Wernicke.** Afectación seudoinflamatoria de la sustancia gris diencefalomesencefálica, dependiente de una alteración del metabolismo intermediario, derivada del alcoholismo y caracterizada por trastornos psíquicos (hipersomnia, confusión), trastornos del equilibrio y parálisis de la motilidad ocular. Sin.: Encefalopatía o enfermedad de Wernicke.
polioencefalomeningomielitis (de *polio-*, *encéfalo*, el gr. *mênigx*, meninge, *myelós*, médula, y el suf. *-itis*). f. F., *polioencéphalo-méningo-myélite.* Inflamación de la sustancia gris del encéfalo, médula y las meninges.
polioencefalomielitis (de *polio-*, *encéfalo*, el gr. *myelós*, médula, y el suf. *-itis*). f. A., *Polioenzephalomyelitis;* F., *polioencéphalomyélite;* In., *polioencephalomyelitis;* It. y P., *polioencefalomielite.* Inflamación simultánea de los núcleos grises encefálicos y de la sustancia gris de la médula espinal.
polioencefalopatía (de *polio-*, *encéfalo*, y el gr. *páthos*, enfermedad). f. F., *polioencéphalopathie.* Afección encefálica que ataca primitivamente la sustancia gris.
polioma. m. POLYOMAVIRUS.
poliomielencefalitis. f. POLIOENCEFALOMIELITIS.
poliomielitis (de *polio-* y el gr. *myelós*, médula). f. A., *Poliomyelitis;* F., *poliomyélite;* In., *poliomyelitis;* It. y P., *poliomielite.* Inflamación y degeneración de la sustancia gris de la médula espinal; tefromielitis. ‖ **-anterior aguda.** Enfermedad caracterizada anatómicamente. por lesiones destructivas de la sustancia gris de los cuernos anteriores de la médula, y clínicamente por la parálisis y atrofia de los grupos musculares correspondientes a la lesión medular. Esta enfermedad es infecciosa, producida por virus (poliovirus) del género *Enterovirus*, divididos en tres grupos antigénicos: 1, *Brunhilda*; 2, *Lansing*, y 3, *León*. La propagación se produce de persona a persona y los virus penetran en el organismo por vía bucal procedentes de productos de desecho del ser enfermo (heces). Sin.: Parálisis infantil epidémica, parálisis atrófica aguda infantil, enfermedad de Heine-Medin. ‖ **-anterior crónica.** Atrofia muscular mielopática por degeneración de las neuronas de las astas anteriores, que sucede en un paciente que sufrió años antes una poliomielitis anterior aguda. En sentido lato e impropio se empleó para referirse a cualquier amiotrofia por afectación de las astas anteriores de la médula, de curso lento. ‖ **-anterior subaguda.** Afectación muy rara de las astas anteriores, probablemente de origen infeccioso. Poliomielitis anterior subaguda de Foix-Alajouanine. ‖ **-de Alajouanine.** V. POLIOMIELITIS ANTERIOR SUBAGUDA. ‖ **-posterior.** Inflamación de los ganglios posteriores de la sustancia gris de la médula; zona o herpes zoster, producido por un virus específico.
poliomieloencefalitis. f. POLIOENCEFALOMIELITIS.
poliomielopatía (de *polio-*, el gr. *myelós*, médula, y *páthos*, enfermedad). f. F., *poliomyélopathie.* Afección medular que afecta primitivamente la sustancia gris.
polioneurómera (de *polio-*, el gr. *neûron*, nervio, y *méros*, parte). f. Neurómera gris de la médula.
polioniquia (de *poli-* y el gr. *ónyx, -ychos*, uña). f. A., *Polyonychia;* F., *polyonychie;* In., *polyonychia;* It., *polionichia;* P., *polioniquia.* Existencia de uñas supernumerarias.
poliopía (de *poli-* y el gr. *óps, opós*, ojo). f. A., *Polyopie;* F., *polyopie;* In., *polyopia;* It. y P., *poliopia.* Visión múltiple de un objeto. ‖ **-monocular.** Visión múltiple de un objeto con un solo ojo; fenómeno debido a espasmo de la acomodación o a desigualdad de refringencia del cristalino.
polioplasma. m. F., *polioplasme.* Protoplasma granuloso de la célula.
poliopsia. f. POLIOPÍA.
poliorco (de *poli-* y el gr. *órchis*, testículo). adj. Dícese del individuo con más de dos testículos. U.t.c.s.
poliorquia (de *poli-* y el gr. *órchis*, testículo). f. F., *polyorchidisme.* Presencia de más de dos testículos.
poliorquidia, poliorquidismo o **poliorquismo.** f. y m. POLIORQUIA.

poliorromeningitis o **poliorromenitis** (de *poli-*, el gr. *orrhós*, suero, y *mênigx, -iggos*, membrana). f. Inflamación de varias membranas serosas; enfermedad de Concato; poliserositis.

poliosis (del gr. *poliós*, gris). f. A., *Poliosis;* F., *poliose;* In., *poliosis;* It. y P., *poliose*. Aparición prematura de cabellos grises; canicie. || Coloración gris general del sistema piloso. ||**-circunscrita.** Ausencia congénita de pigmentación del cuero cabelludo en zonas definidas.

poliotia (de *poli-* y el gr. *oûs, otós*, oreja). f. F., *polyotie*. Presencia de más de una oreja en uno o en ambos lados.

poliotriquia (de *polio-* y el gr. *thríx, trichós*, cabello). f. POLIOSIS.

poliovirus. m. F., *poliovirus*. Virus del género *Enterovirus*, agente causal de la poliomielitis anterior aguda (parálisis infantil, enfermedad de Heine-Medin). Se conocen tres tipos de poliovirus (I, II y III) y los tres tienen capacidad patógena.

polípago (de *poli-* y el gr. *págos*, cosa fijada, de *pegnýnai*, fijar). m. Monstruo doble fusionado completamente de arriba abajo.

polipapiloma. m. Pian o yaws.

poliparesia o **poliparesis.** f. Paresia general. || Paresis múltiple.

polipatía (de *poli-* y el gr. *páthos*, enfermedad). f. Simultaneidad de dos o más enfermedades.

polipedia (de *poli-* y el gr. *país, paidós*, niño). f. Embarazo múltiple; policiesis. || (De *poli-* y el lat. *pes, pedis*, pie.) Presencia de pies supernumerarios; polipodia.

polipeptidemia (de *polipéptido*, y el gr. *haîma*, sangre). f. A., *Polypeptidämie;* F., *polypeptidémie;* In., *polypeptidemia;* It. y P., *polipeptidemia*. Exceso de polipéptidos en la sangre, observado en el choque traumático, caquexia cancerosa, etc.

polipéptido (de *poli-* y el gr. *peptikós*, digestivo). m. F., *polypeptide*. Compuesto formado por la unión de más de tres aminoácidos.

polipeptidorraquia (de *polipéptido* y el gr. *rháchis*, espina dorsal). f. F., *polypeptidorachie*. Presencia de polipéptidos en el líquido cefalorraquídeo.

polipeptidotoxia (de *polipéptido* y el lat. *toxicum*, veneno). f. Intoxicación por polipéptidos.

polipiforme (del lat. *polypus*, pólipo, y de *forma*). adj. Semejante a un pólipo; polipoide.

poliplasmia (de *poli-* y *plasma*). f. Fluidez desmesurada del plasma sanguíneo o exceso de éste.

poliplasto o **poliplásico.** (de *poli-* y el gr. *plastós*, modelado). adj. Que contiene muchos elementos constituyentes. || Que experimenta muchas modificaciones durante el desarrollo.

poliplastocitosis (de *poli-* y *plastocito*). f. F., *polyplastocytose, thrombocytose*. Aumento en el número de plaquetas sanguíneas (más de 200.000 a 250.000 por mm^3).

poliplejía (de *poli-* y el gr. *plegé*, golpe). f. A., *Polyplegie;* F., *polyplégie;* In., *polyplegia;* It. y P., *poliplegia*. Parálisis simultánea de varios músculos o partes.

polipleurodiafragmotomía (de *poli-*, el gr. *pleurá*, costado, y de *diafragmotomía*). f. F., *résection des plusieurs côtes et incision du diaphragme*. Operación de resecar varias costillas y sección del diafragma como vía de acceso a la cara superior del hígado.

poliploide (de *poli-*, el suf. gr. *-ploos*, número de veces, y *eîdos*, aspecto). adj. F., *polyploïde*. Dícese de la célula con un número de cromosomas múltiplo del haploide. || Aplícase al individuo con células poliploides. Ú.t.c.s.

polipnea (de *poli-* y el gr. *pneîn*, respirar). f. A., *Polypnoe;* F., *polyprée;* In., *polypnea;* It., *polipnea;* P., *polipneia*. Respiración rápida, anhelosa.

pólipo (del lat. *polypus*, y éste del gr. *polýpous;* de *polýs*, mucho, y *poûs*, pie). m. A., *Polyp;* F., *polype;* In., *polyp;* It., *polipo;* P., *pólipo*. Tumor, generalmente pediculado, que se desarrolla a expensas de alguno de los elementos de una membrana mucosa. ||**-adenomatoso.** Pólipo glandular benigno. ||**-cardíaco.** Coágulo sanguíneo unido al endocardio por un pedículo. ||**-de Hopmann.** Hipertrofia papilar de la membrana mucosa nasal. ||**-de retención.** PÓLIPO HAMARTOMATOSO. ||**-fibrinoso.** Pólipo intrauterino constituido por fibrina de sangre retenida originado de alguna porción del huevo o de un trombo placentario. ||**-hamartomatoso.** Hamartoma pediculado propio de la polipopsis múltiple de Peutz-Jeghers. ||**-juvenil.** PÓLIPO HAMARTOMATOSO. ||**-vascular.** ANGIOMA POLIPOIDE.

polipodesmo (de *pólipo* y el gr. *désma*, ligadura). m. Instrumento para la ligadura de los pólipos nasales.

polipodia (de *poli-* y el gr. *poûs, podós*, pie). f. F., *polypodie*. Presencia de pies supernumerarios.

polipodio. m. V. POLYPODIUM.

polipoide (de *pólipo* y el gr. *eîdos*, aspecto). adj. F., *polypoïde*. Semejante a un pólipo; polipiforme.

poliporoso (de *poli-* y el gr. *póros*, poro). adj. Que tiene muchos poros; cribiforme.

poliposia (de *poli-* y el gr. *pósis;* bebida). f. POLIDIPSIA.

poliposis (de *pólipo*). f. A., *Polypenbildung;* F., *polypose;* In., *polyposis;* It., *poliposi;* P., *polipose*. Desarrollo de pólipos múltiples. ||**-gástrica** o **intestinal.** Presencia de pólipos múltiples en la mucosa del estómago o del intestino. ||**-ventricular.** Poliposis gastrica, *état mamelonné* de los franceses.

polipótomo (de *pólipo* y el gr. *tomós*, cortante). m. F., *polypotome*. Instrumento cortante para la extirpación de pólipos.

polipotribo o **polipotrito** (de *pólipo* y el gr. *tríbein*, triturar). m. Instrumento para el aplastamiento de los pólipos.

polipragmasia. f. POLIFARMACIA.

poliptiquio (de *poli-* y el gr. *ptyché*, pliegue). adj. Dispuesto en capas o estratos; se aplica a glándulas cuyas células están estratificadas.

poliqueiria (de *poli-* y el gr. *cheír, cheirós*, mano). f. POLIQUIRIA.

poliquilia (de *poli-* y el gr. *chylós*, jugo). f. F., *hypérsécrétion de chyle*. Producción excesiva de quilo.

poliquimia (de *poli-* y el gr. *chymós*, jugo de planta). f. Exceso de quimo o de humores.

poliquiria (de *poli-* y el gr. *cheír, cheirós*, mano). f. Cualidad de poseer más de dos manos.

poliquístico (del lat. *polypus*, y el gr. *kýstis*, vejiga). adj. F., *polykystique*. Que presenta muchos quistes.

poliquistosis. f. Enfermedad poliquística bilateral y congénita de los riñones.

polirradiculitis (de *poli-*, el lat. *radicula*, dim. de *radix, -icis*, raíz, y el suf. *-itis*). f. A., *Polyradikulitis;* F., *polyradiculite;* In., *polyradiculitis;* It., *poliradicolite;* P., *polirradiculite*. Inflamación de varias raíces nerviosas.

polirradiculoneuritis (de *poli-*, el lat. *radicula*, dim. de *radix, -icis*, raíz, el gr. *neûron*, nervio, y el suf. *-itis*). f. A., *Polyradikuloneuritis;* F., *polyradiculonévrite;* In., *polyradiculoneuritis;* It., *poliradicolonévrite;* P., *polirradiculoneurite*. Polineuritis con radiculitis; síndrome de Guillain-Barré.

polirradioterapia. f. Radioterapia de varias formas.

polirrea (de *poli-* y el gr. *rheîn*, fluir). f. Flujo copioso.

polirribosoma. m. Masa de ribosomas.

polisacárido (de *poli-* y el gr. *sákcharon*, azúcar). m. F., *polysaccharide, polyoside*. Hidrato de carbono que, como la celulosa y el almidón, está formado por la condensación de varios monosacáridos. ||**-bacteriano** o **capsular.** El elaborado por bacterias, encontrado a veces en la cápsula de éstas, de importancia en inmunología porque posee propiedades antigénicas, y que en ciertos grupos, neumococos, determinan el tipo de especificidad.

polisarcia (de *poli-* y el gr. *sárx, sarkós*, carne). f. Corpulencia, obesidad.

poliscelia o **polisquelia** (de *poli-* y el gr. *skélos*, pierna). f. F., *polyscélie*. Presencia de más de dos piernas.

polisceló (de *poli-* y el gr. *skélos*, pierna). m. Monstruo fetal con piernas supernumerarias.

poliscleradenitis (de *poli*, el gr. *sklerós*, duro, *adén, adenós*, glándula, y el suf. *-itis*). f. Escleradenitis múltiple.

poliscopio. m. DIAFANOSCOPIO.
poliserositis (de *poli-* y el lat. *serum,* suero). f. A., *Polyserositis;* F., *polysérite;* In., *polyserositis;* It., *polisierosite;* P., *polisserosite.* Inflamación de varias membranas serosas; poliorromenitis.
polisfigmógrafo (de *poli-,* el gr. *sphygmós,* pulsación, y *gráphein,* describir). m. Instrumento que puede registrar simultáneamente trazados de los movimientos cardíacos, pulso arterial y de la respiración.
polisialia (de *poli-* y el gr. *síalon,* saliva). f. F., *polysialie.* Exceso en la secreción de saliva; tialismo.
polisinovitis (de *poli-, sinovia* y el suf. *-itis*). f. A., *Polysynovitis;* F., *polysynovite;* In., *polysynovitis;* It., *polisinovite;* P., *polissinovite.* Sinovitis múltiple.
polisinusitis (de *poli-,* el lat. *sinus,* seno, y el suf. *-itis*). f. Sinusitis múltiple.
polisoma. m. POLIRRIBOSOMA.
polisomía (de *poli-* y el gr. *sôma,* cuerpo). f. F., *polysomie.* Monstruosidad en la cual el feto presenta dos o tres cuerpos. || En genética, reduplicación de uno o varios cromosomas, por encima del número diploide normal; p.ej., en la trisomía, tetrasomía, etc.
polisómico (de *poli-* y el gr. *sôma,* cuerpo). adj. F., *polysomique.* Relativo a la polisomía. || Que presenta polisomía. Ú.t.c.s.
polisomo (de *poli-* y el gr. *sôma,* cuerpo). m. F., *polysome.* Monstruo doble o triple.
polispermia (de *poli-* y el gr. *spérma,* semilla). f. F., *polyspermie.* Secreción abundante de semen. || Ingreso de más de un espermatozoide en el óvulo.
polístato. m. Instrumento que transforma la corriente eléctrica ordinaria en galvánica, farádica o sinusoidal.
polistiquia (de *poli-* y el gr. *stíchos,* fila). f. Existencia de dos o más filas de pestañas en un párpado.
polisuspensoide (de *poli-, suspensión,* y el gr. *eîdos,* aspecto). m. Suspensoide cuyas partículas se hallan en diversos grados de dispersión.
politelia (de *poli-* y el gr. *thelé,* pezón). f. A., *Polythelie;* F., *polythélie;* In., *polythelia;* It. y P., *politelia.* Existencia de más de un pezón en una mama.
politendinitis. f. Tendinitis múltiple.
politenia. f. Replicación de cadenas cromosómicas que no va seguida de mitosis.
politeno. m. F., *polythène, polyéthylène.* Nombre genérico de los polímeros del etileno que se emplean comomaterial plástico en medicina y cirugía.
politiacida. f. F., *polythiazide.* V. TIACIDA.
polítipo (de *poli-* y el gr. *typos,* marca). adj. Dícese del proceso patológico que tiene varias localizaciones.
politocia (de *poli-* y el gr. *tókos,* parto). f. Parto múltiple.
politricosis. f. HIPERTRICOSIS.
politriquia (de *poli-* y el gr. *thríx, trichós,* cabello). f. HIPERTRICOSIS.
politrofia (de *poli-* y el gr. *trophé,* nutrición). f. Nutrición abundante, excesiva.
politrópico (de *poli-* y el gr. *trépein,* girar). adj. Dícese de los venenos y virus que afectan distintas variedades de tejidos.
Politzer (Pera, prueba de) (Adam *Politzer,* otólogo austríaco, 1835-1920). Véanse estos términos.
politzerización. f. F., *politzérisation.* Insuflación del oído medio mediante la pera de Politzer. || **-negativa.** Aspiración de la secreción del oído medio valiéndose de la pera de Politzer.
poliuria (de *poli-* y el gr. *oûron,* orina). f. A., *Polyurie;* F., *polyurie;* In., *polyuria;* It., *poliuria;* P., *poliúria.* Secreción y emisión extremadamente abundantes de orina.
poliuridípsico (de *poli-* y el gr. *oûron,* orina, y *dípsa,* sed). adj. Que aumenta la ingestión y la eliminación urinaria de líquidos.
polivalente (de *poli-* y el lat. *valens, -entis,* p. a. de *valere,* tener valor). adj. F., *polyvalent.* Que tiene más de una valencia.
polivinilpirrolidona. f. F., *polyvinylpyrrolidone.* Sustancia de naturaleza coloide obtenida de la vinilpirrolidona, que tiene la propiedad de retener gran cantidad de agua. Administrada por vía intravenosa aumenta la presión oncótica y la viscosidad de la sangre, no eliminándose hasta al cabo de dos o tres días por la orina. Se emplea, con éxito, en solución, como expansor del plasma.
pollex (lat.). m. Pulgar. || **-extensus** o **flexus.** Desviación permanente del pulgar en extensión o flexión. || **-pedis.** HALLUS. || **-valgus** o **varus.** Desviación del pulgar hacia el lado cubital o radial, respectivamente.
Pollitzer-Janowsky (Enfermedad de) (Sigmund *Pollitzer,* dermatólogo estadounidense, 1859-1937). V. ENFERMEDAD.
polo (del lat. *polus,* y éste del gr. *pólos*). m. A., *Pol;* F., *pôle;* In., *pole;* It., *polo;* P., *pólo.* Cada uno de los extremos opuestos de un cuerpo, órgano o parte esférica u oval. || Cada uno de los dos puntos que tienen propiedades físicas opuestas. || **-animal.** POLO GERMINATIVO. || **-anterior** o **posterior.** Extremos anterior y posterior, respectivamente, del eje anteroposterior del cristalino y del globo ocular. || **-cefálico** o **pélvico.** Extremos correspondientes a la cabeza y a la pelvis del elipsoide que representa el feto en el claustro uterino. || **-frontal** u **occipital.** Extremos anterior y posterior de los hemisferios cerebrales. || **-gástrico.** *Sinus ventriculi;* parte más declive de la porción vertical del estómago. || **-germinativo.** Punto del huevo en que comienza el desarrollo embrionario. || **-magnético.** Cualquiera de los dos puntos en que el imán atrae o repele el acero. || **-negativo** o **positivo.** Electrodo, *cátodo* (negativo) y *ánodo* (positivo), de una pila eléctrica en conexión, respectivamente, con sus elementos electropositivo y electronegativo. || **-vegetativo.** Punto del óvulo o huevo que contiene la parte nutritiva o yema del mismo.
polocito (de *polo* y el gr. *kýtos,* cavidad). m. CUERPO POLAR.
polonio (de *Polonia*). m. A., *Polonium;* F. e In., *polonium;* It., *polonio;* P., *polónio.* Metal raro, semejante al bismuto, descubierto en 1898 en la pechblenda por Pierre y Marie Curie. Tiene propiedades radiactivas menos intensas que el radio. Símbolo, *Po.*
poltofagia (del gr. *póltos,* papilla, y *phágein,* comer). f. Masticación completa de los alimentos hasta su reducción a papilla.
polución (del lat. *pollutio, -onis*). f. A., *Pollution;* F. e In., *pollution;* It., *polluzione;* P., *polução.* Emisión involuntaria de semen con erección y orgasmo o sin ellos. Acto de manchar o impurificar. || Contaminación del medio ambiente producida por los residuos de procesos industriales o biológicos. || **-nocturna.** Eyaculación seminal provocada por sueños voluptuosos. || **-voluntaria.** MASTURBACIÓN.
polus (lat.). m. Polo. || **-lentis.** Polo del cristalino.
polvo (del lat. *pulvus,* por *pulvis*). m. pl. A., *Slaub;* F., *poudre;* In., *powder;* It., *polvere;* P., *pó.* Agregación de partículas finísimas, obtenidas por trituración, porfirización u otro medio mecánico, de un cuerpo medicamentoso sólido. Ú.m. en pl. || **-absorbente** o **antiácido.** Partes iguales de magnesia calcinada y azúcar blanco. || **-aromático.** Polvo de canela compuesto. || **-arsenical.** Mezcla de ácido arsénico pulverizado, 1 g; sulfuro rojo de mercurio, 5 g; esponja tostada pulverizada, 2 g. || **-de Dover.** Mezcla de nitrato de potasa, 40 g; sulfato de potasa, 40 g; ipecacuana, 10 g, y opio, 10 g. Un gramo contiene 10 cg de opio. Se emplea principalmente como sudorífico. || **-de hematíes.** Cicatrizante y epidermizante moderno de las heridas necróticas e infectadas. || **-de los jesuitas, del cardenal de la condesa.** Quina en polvo. (La condesa de Chinchón fue la primera en usarlo, los jesuitas fueron sus introductores en Europa y el cardenal De Lugo fue el primer depositario en Italia.) || **-gasógeno** o **gasífero.** Preparación que se expende en paquetes azules y blancos reunidos en una caja; unos contienen ácido tártrico y otros bicarbonato de sodio y tartrato potásico. El contenido de dos paquetes distintos se mezcla en un vaso de agua, que se bebe durante la efervescencia. || **-gris.** Mercurio extinguido

en creta. ||**-marcial.** Preparación ferruginosa en polvo.
Pólya (Operación de) (Jenö *Pólya,* cirujano húngaro, 1876-1944). V. OPERACIÓN.
Polygonum. Género de plantas poligonáceas con numerosas especies, de las cuales algunas son astringentes, estimulantes, vulnerarias y diuréticas, como *P. bistorta,* bistorta, y *P. hydropiper,* pimienta de agua.
Polyomavirus. Género de virus de la familia *Papovaviridae;* incluye el virus K de los ratones y el virus SV (*simian v*acuolating) de los monos.
Polypodium. Género de helechos al que pertenecen el helecho macho *(P. filix-mas)* y la calaguala.
Polyporus. Género de setas. Se trata de hongos liquícolas; sus especies se diferencian según tengan o no pie y según la forma de los poros; pueden ser anuales o perennes; muchos son comestibles cuando jóvenes. Son ejemplos el hongo agárico blanco *(P. officinalis)* y el de encina o yesca *(P. fomentarius).*
Polytrichum. Género de musgos. La especie *Polytrichum juniperinum* es diurética.
pomada (del lat. *pomum,* manzana). f. A., *Salbe;* F., *pommade;* In., *ointment;* It., *pomata;* P., *pomada.* Preparación medicamentosa para uso externo, blanda, compuesta de una o varias drogas activas incorporadas a una grasa animal o a vaselina. Algunos distinguen la pomada del ungüento, porque en éste entran resinas o cera en su preparación. En general ambos términos se emplean indistintamente. (V. UNGÜENTO, para los términos que no se encuentran en este apartado.) || **-cetrina.** Pomada a base de nitrato de mercurio. || **-de Desault.** Mezcla de precipitado rojo, acetato de plomo, óxido de alumbre calcinado y sublimado en ungüento rosado. || **-de Hebra.** UNGÜENTO DIAQUILÓN. || **-de Helmerich.** Pomada contra la sarna a base de azufre sublimado y carbonato potásico. || **-de Jarisch.** Pomada contra la psoriasis, a base de ácido pirogálico. || **-de Moro.** Mezcla de lanolina y tuberculina que se emplea para la práctica de la reacción de Moro. || **-de Pagenstecher.** Pomada oftálmica de óxido amarillo de mercurio. || **-de Wilkinson.** Pomada de azufre compuesta. || **-mercurial.** Preparación de mercurio, 10 g, extinguido en manteca y sebo, ana 5 g, para fricciones en la piel como antisifilítica; se empleó también como resolutiva en afecciones locales. Se llama asimismo *mercurial doble.* || **-nítrica.** Pomada a base de ácido nítrico, que se había empleado en las enfermedades de la piel. || **-yodoyodurada.** Pomada de yodo, 2 g; yoduro potásico, 10 g; lanolina, 80 g, y glicerina, 5 g.
Pompe (Enfermedad de) (J. C. *Pompe,* médico neerlandés contemporáneo). V. ENFERMEDAD.
pómulo (del lat. *pomulum,* manzanita, por la forma). m. A., *Jochbein;* F., *os jugal;* In., *cheek bone;* It., *osso iugale;* P., *pómulo.* Hueso malar.
pomum adami (lat.). m. Nuez o bocado de Adán; prominencia del cartílago tiroides en el cuello.
Poncet (Enfermedad, operación, reumatismo de) (Antonin *Poncet,* cirujano francés, 1849-1913). Véanse estos términos. || **-Leriche (Síndrome de).** V. SÍNDROME.
ponderable (del lat. *ponderabilis*). adj. Que tiene peso y se puede pesar.
ponderal (del lat. *ponderale,* peso). adj. F., *pondéral.* Relativo al peso.
pondostatural (del lat. *pondus,* peso, y *statura,* estatura). adj. F., *pondo-statural.* Relativo al peso y a la talla.
Ponfick (Sombras de) (Emil *Ponfick,* patólogo alemán, 1844-1913). CORPÚSCULO FANTASMA.
ponfo (del gr. *pomphós,* roncha). m. Elevación circunscrita de la piel; roncha.
ponfólix (del gr. *pompholyx,* ampolla). m. Afección cutánea caracterizada por vesículas o ampollas; hidrocistoma. || QUIROPONFÓLIX.
Pongamia (del malayo *pongam*). Género de árboles leguminosos de la India. La especie *P. glabra* suministra un aceite que se emplea en las afecciones cutáneas y en el reumatismo.

pono-. Forma prefija del gr. *pónos,* pena, fatiga, sufrimiento, trabajo.
ponofobia (de *pono-* y el gr. *phóbos,* temor). f. Temor morboso al dolor o a la fatiga; pereza morbosa.
ponógeno (de *pono-* y el gr. *gennán,* producir). adj. Que engendra fatiga. || m. Catabolito de la fatiga muscular o nerviosa.
ponógrafo (de *pono-* y el gr. *gráphein,* describir). m. Instrumento para apreciar la sensibilidad al dolor.
ponopalmosis (de *poro-* y el gr. *palmós,* palpitación). f. Palpitaciones por esfuerzo; corazón de soldado o astenia neurocirculatoria (Clifford Albutt).
ponos (gr.). m. Dolor, fatiga. || Nombre del kala-azar infantil en ciertas regiones de Grecia.
ponosis (del gr. *pónos,* trabajo, fatiga). f. Fatiga; estado de autointoxicación debida a productos de la sobrefunción física.
pons (lat.). m. Puente. || **-cerebelli.** PUENTE DE VAROLIO. || **-tarini.** Suelo del espacio perforado posterior. || **-varolii.** Puente de Varolio o protuberancia anular.
pons-oblongata (lat.). m. Puente de Varolio y bulbo considerados en conjunto.
pontibraquio (del lat. *pons, pontis,* puente, y *bracchium,* brazo). m. Pedúnculo cerebeloso medio.
ponticular. adj. F., *se rapportant au ponticule.* Relativo al ponticulo.
pontículo (del lat. *ponticulus,* dim. de *pons,* puente). m. A., *Ponticulus;* F., *ponticule;* In., *ponticulus;* It., *ponticolo;* P., *pontículo.* Antepuente a *propons,* finas láminas de sustancia blanca que cruzan transversalmente el extremo anterior de la pirámide, inmediatamente por debajo del puente. || Engrosamiento lineal del cartílago auricular, dispuesto casi verticalmente, punto de inserción del músculo auricular posterior. || **-hepático.** Istmo que une el lóbulo caudado con el lóbulo derecho del hígado.
pontil o **pontino.** adj. F., *pontin, pontique.* Relativo al puente de Varolio.
pontocerebelar o **pontocerebeloso.** adj. Relativo al puente de Varolio y el cerebelo.
ponzoña (de *ponzoñar,* y éste del lat. *potionare;* de *potio, -onis,* bebida). f. Veneno; especialmente el líquido tóxico secretado por las serpientes, arañas, escorpiones, etc.
pool. m. F., *pool.* Voz inglesa que se utiliza con el significado de fondo común, agrupación, conglomerado, almacenamiento o depósito de determinadas células o sustancias en una parte del organismo. Como p.ej. el *pool* de células madres de la médula ósea.
Pool (Fenómeno de) (Eugene H. *Pool,* cirujano norteamericano, 1874-1949). SIGNO DE SCHLESINGER.
poples (voz latina: jarreta o corva de la rodilla). m. Cara posterior de la rodilla.
poplíteo (del lat. *poples, -itis,* corva). adj. F., *poplité.* Relativo o perteneciente a la cara posterior de la rodilla. || V. ARTERIAS, MÚSCULOS, NERVIOS (TABLAS DE).
Poppi (Síndrome de). V. SÍNDROME.
populina. f. Benzosalicina; principio obtenido del álamo.
Populus (del lat. *populus,* álamo). Género de árboles salicáceos al que pertenece el álamo.
poradenia o **poradenitis** (del gr. *póroas,* pozo, y *adén, adénos,* glándula). f. A., *Poradenitis;* F., *poradénite;* In., *poradenitis;* It. y P., *poradenite.* Afección de los ganglios inguinales con formación de múltiples abscesos; enfermedad de Nicolas-Favre.
poradenolinfitis (del gr. *póros,* poro, *adén, adénos,* glándula, y el lat. *lympha,* linfa). f. Linfogranuloma venéreo.
Porak-Durante (Enfermedad de) (Charles Auguste *Porak,* médico francés, 1845-1921). V. ENFERMEDAD.
porcelana (del ital. *porcellana*). f. A., *Porzellan;* F., *porcelaine;* In., *porcelain;* It., *porcellana;* P., *porcelana.* Mezcla fundida de caolín, feldespato, cuarzo y otras sustancias, empleada por los dentistas para la fabricación de dientes artificiales.
porción (del lat. *portio, -onis*). f. A., *Teil;* F. e In., *portion;* It., *porzione;* P., *porção.* Parte, cantidad segregada de un todo. || **-intermedia de Wrisberg.** Ner-

vio intermediario entre el facial y el vestibulococlear. ||-**mayor** o **menor**. Raíces sensitiva y motora, respectivamente, del trigémino. ||-**vaginal**. Parte del cuello del útero comprendida dentro de la vagina.

porencefalia (de *poro* y *encéfalo*). f. A., *Porenzephalie;* F., *porencéphalie;* In., *porencephaly;* It. y P., *porencefalia*. Presencia de cavidades o excavaciones profundas en la corteza cerebral, debidas a una detención de desarrollo de la misma o a una afección congénita productora de atrofia; clínicamente se traduce por idiocia, crisis epileptoides, atetosis, etc.

pórfido (del ital. *porfido*, y éste del gr. *pórphyros*, purpúreo). m. A., *Porphyr;* F., *porphyre;* In., *porphyry;* It., *porfido;* P., *pórfiro*. Losa puIimentada, de roca del mismo nombre, en la que se pulverizan finamente sustancias por trituración mediante la *moleta* y subsiguiente levigación.

porfina. f. F., *porphine*. Anillo fundamental que constituye el núcleo o radical de las porfirinas.

porfiria. f. A., *Porphyrie;* F., *porphyrie;* In., *porphyria;* It. y P., *porfiria*. Trastorno metabólico familiar, raro, que determina un déficit enzimático en el que se eliminan por la orina y heces cantidades y clases anormales de porfirina, procedentes del catabolismo de la hemoglobina, especialmente uroporfirina. HEMATOPORFIRIA. ||-**cutánea tardía** o **tarda**. La caracterizada por fotosensibilidad, aparición de ampollas en las zonas cutáneas expuestas a roce y enfermedad hepática. ||-**eritropoyética**. V. ENFERMEDAD DE GÜNTHER (2.ª acep.). ||-**macular**. La dispuesta en manchas. ||-**variegata**. Tipo autosómico dominante de porfiria común en África del Sur.

porfirina (del gr. *porphýra*, púrpura). f. A., *Porphyrin;* F., *porphyrine*, In., *porphyrin;* It. y P., *porfirina*. Compuesto derivado del núcleo tetrapirrólico, de intenso color y ampliamente presente en los organismos animales y vegetales y en los microorganismos.

porfirinemia (de *porfirina* y el gr. *haîma*, sangre). f. F., *porphyrinémie*. Presencia de porfirinas en la sangre.

porfirinuria (de *porfirina* y el gr. *oûron*, orina). f. A., *Porphyrinurie;* F., *porphyrinurie;* It., *porfirinuria;* P., *porfirinúria*. Presencia de hematoporfirina en la orina, generalmente de origen tóxico. || Excreción anormalmente abundante de porfirina urinaria; uro o coproporfirina. || Anomalía característica de las porfirias, que también puede detectarse en los linfomas y en la diabetes mellitus.

porfirización. f. F., *porphyrisation*. Reducción a polvo fino de una sustancia por trituración, especialmente en una losa de pórfido.

porfiruria. f. PORFIRINURIA.

porfobilinógeno. m. F., *porphobilinogène*. Derivado pirrólico constituido por la condensación de dos moléculas de δ-aminolevulinato (ácido δ-aminolevulínico); intermediario en las síntesis de las porfirinas y derivados (grupo hem, clorofila, etc.).

Porges-Pollatschek (Prueba de) (Otto *Porges*, 1879-1967, y Otto *Pollatschek*, médicos austríacos). V. PRUEBA.

poria. (lat.). Plural de porión.

poriomanía (del gr. *poreía*, marcha, viaje, y de *manía*). f. A., *Wandertrieb;* F., *dromomanie;* In., It. y P., *poriomania*. Inclinación irresistible a la marcha errante; automatismo ambulatorio. dromomanía.

porión (del gr. *póros*, poro). m. F., *porion*. En craneometría, punto medio en el borde superior del meato auditivo externo.

poro (del lat. *porus*, y éste del gr. *póros*, vía, pasaje). m. A., *Pore;* F., *pore;* In., *pore;* It. y P., *poro*. Orificio muy pequeño en una superficie libre, meato. || Excavación cerebral en la porencefalia. ||-**acústico externo**. Orificio auditivo externo. ||-**acústico interno**. Orificio auditivo interno. ||-**craneonasal**. ant. Agujero o foramen ciego. ||-**de Galeno**. Conducto inguinal. ||-**de Kohn**. Poros en los alveolos pulmonares. ||-**nuclear**. Orificio de la membrana nuclear que permite interacciones bioquímicas entre núcleo y citoplasma; son múltiples y observables al microscopio electrónico. ||-**óptico**. Abertura en la esclerótica para el paso del nervio óptico. ||-**puntiforme**. Desembocadura del conducto de Wharton de la glándula submandibular a los lados del frenillo de la lengua.

porocefaliasis o **porocefalosis**. f. F., *porocéphalose*. Infestación con artrópodos del género *Porocephalus*.

porocele (del gr. *pôros*, callo, y *kéle*, hernia). m. Hernia escrotal con endurecimiento y engrosamiento de las cubiertas testiculares.

Porocephalus. Género de artrópodos parásitos del hombre y los animales, llamados también *Linguatula*. La especie *P armillatus* se encuentra en su forma larvaria en el mesenterio, como también la *P. constrictus*. ||-**denticulatus**. Larva de *Linguatula rhinaria*.

poroencefalia. f. PORENCEFALIA.

poroma (del gr. *pôros*, callo). m. A., *Poroma;* F., *porome;* In., *porome;* It. y P., *poroma*. Induración inflamatoria. || Callosidad. ||-**ecrino**. Nombre dado por Pinkus a un tumor de la extremidad distal o intraepidérmica de la glándula sudorípara ecrina. ||-**folicular**. Tumor descrito en 1963 por Mascaró y Duperrat, derivado de la parte intraepidérmica del folículo piloso o acrotriquio.

porónfalo (del gr. *pôros*, callo, y *omphalós*, ombligo). m. Hernia umbilical de paredes duras.

poropatía (del gr. *pôros*, callo, y *páthos*, enfermedad). f. Sistema empírico de curación, en el que los medicamentos se aplican sobre la región cutánea que corresponde a los órganos enfermos, para que obren a través de los poros de la piel.

poroqueratosis (de *poro* y *queratosis*). f. A., *Porokeratosis;* F., *porokératose;* In., *porokeratosis;* It., *porocheratosi;* P., *poroceratose*. Enfermedad de Mibelli, afección de la piel caracterizada por la hipertrofia del estrato córneo, que se origina alrededor de los poros sudoríparos, seguida luego de atrofia progresiva. Se denomina también *poroqueratosis excéntrica*. ||-**de Mantoux**. Queratosis punteada que deja, tras su caída, orificios puntiformes; localización palmoplantar.

porosidad. f. F., *porosité*. Que tiene poros o espacios abiertos.

porosis (del gr. *pórosis*, endurecimiento). f. A., *Porose;* F., *porose;* In., *porosis;* It., *porose;* P., *porose;* Induración inflamatoria; poroma. || Formación del callo de fractura. || Formación de cavidades. || (Del gr. *póros*, paso). f. PORENCEFALIA. ||-**cerebral**. Presencia de pequeñas y numerosas cavidades de tamaño variable en la sustancia cerebral, consideradas como una alteración cadavérica debida al desarrollo de gases.

porótico (del gr. *pôros*, callo). adj. Que favorece el desarrollo del callo o de tejido conjuntivo.

porotomía. f. MEATOTOMÍA.

porráceo (del lat. *porraceus*). adj. De color verde oscuro, semejante al del puerro. Dícese de los vómitos, bilis y esputos de este color.

porriginoso. adj. Parecido al pórrigo o de su naturaleza.

pórrigo (del lat. *porrigo*, caspa, tiña). m. A., *Porrigo;* F., In., It. y P., *porrigo*. Nombre de diversas enfermedades del cuero cabelludo, especialmente la tiña. || PITIRIASIS. ||-**decalvante**. Alopecia areata. ||-**favoso, lupioso** o **en escudo**. FAVO. ||-**larval**. Eccema con impétigo del cuero cabelludo.

porrigófito. m. TRICÓFITO.

Porro (Operación de) (Edoardo *Porro*, ginecólogo italiano, 1842-1902). V. OPERACIÓN.

porropsia (del gr. *pórro*, de lejos, y *ópsis*, visión). f. Sensación de alejamiento y empequeñecimiento de los objetos que se mueven, uno de los fenómenos del aura epiléptica.

porta. m. PORTAOBJETO.

porta (lat.). HILIO. || adj. Relativo a la vena porta. ||-**hepatis, lienis, pulmonis** o **reniis**. Hilio del hígado, del bazo, del pulmón y riñón, respectivamente. ||-**labyrinthis**. Ventana redonda. ||-**omenti**. Agujero o hiato de Winslow.

portaácidos o **portácidos**. m. Cuentagotas para la aplicación local de un ácido.

portaagujas. m. A., *Nadelhalter;* F., *porte-aiguille;* In., *acutenaculum;* It., *portaaghi;* P., *porta-agulhas.* Especie de pinzas que fijan y sostienen la aguja durante la sutura.
portacáustico. m. Instrumento para sostener una sustancia cáustica.
portador (del lat. *portator*). adj. s. A., *Träger;* F., *porteur;* In., *carrier;* It., *portatore;* P., *portador.* Que lleva o trae una cosa en sí, o de una parte a otra. Ú.t.c.s. || Persona enferma, convaleciente o sana, que lleva en su cuerpo el germen de una enfermedad y actúa como propagador de la misma. ||**-activo.** Persona que alberga el germen patógeno en su cuerpo después de curado de la enfermedad. ||**-crónico.** Persona en quien persiste el germen de la enfermedad después de haber curado de la misma. ||**-de gametos.** Persona sana que transmite una enfermedad parasitaria por parásitos que han experimentado una conjugación intracapsular en su cuerpo. ||**-pasivo.** Persona que alberga un germen patógeno sin haber sufrido la enfermedad. ||**-por contacto.** Persona que ha estado expuesta a la infección y, aunque sana, lleva consigo el germen de la enfermedad. ||**-sano.** El que transmite gérmenes sin padecer la enfermedad.
portalechinos. m. A., *Tamponträger;* F., *portemèche;* In., *portemèche;* It., *portazaffi;* P., *porta-mecha.* Sonda o estilete con una horquilla en un extremo para introducir tiras de gasa o lechinos en una herida o fístula.
portaligaduras. m. A., *Tiefenunterbinder;* F., *porte-fil;* In., *portligature;* It., *portalaccio;* P., *porta-laço.* Instrumento para la aplicación de ligaduras en las partes profundas.
portanudos. m. A., *Fadenträger;* F., *porte-noeud;* In., *knot-carrier;* It., *portanodi;* P., *porta-nós.* Instrumento para aplicar una ligadura al pedículo de un tumor.
portaobjeto o **portaobjetos.** m. A., *Objektträger;* F., *porte-object,* In., *slide;* It., *portaoggetto;* P., *porta-objecto.* Lámina de vidrio rectangular que lleva la preparación microscópica, la cual es cubierta por otra lámina más fina, pequeña y circular o cuadrada, el cubreobjeto.
Porter (Reacción de) (William Henry *Porter,* médico norteamericano, 1851-1933). V. REACCIÓN. ||**-(Signo, síndrome de)** (William Henry *Porter,* médico irlandés, 1790-1861). V. SIGNO, SÍNDROME.
Portes (Operación de). V. OPERACIÓN.
portio (lat.). f. Porción, parte. || Porción intravaginal del cérvix. ||**-alba cerebri.** Sustancia blanca cerebral. ||**-corporis striati, externa** o **interna.** Núcleos lenticular y caudado, respectivamente.
portiplexo. m. Plexo que une los dos plexos coroideos laterales y que pasa por la puerta o agujero de Monro.
portografía (de *porta* y el gr. *gráphein,* describir). f. F., *portographie.* Radiografía de la vena porta, previa inyección de un medio opaco. ||**-esplénica.** Portografía tras inyección percutánea en el bazo de una sustancia de contraste; se efectúa la punción a través del IX espacio intercostal, en la línea medioaxilar.
porus (lat.). m. Poro, meato, orificio o agujero.
pos- o **post-.** Formas prefijas del lat. *post-,* después, detrás.
Posadas (Enfermedad de) (Alejandro *Posadas,* parasitólogo argentino, 1870-1902). COCCIDIOIDOSIS. ||**-Wernicke (Enfermedad de).** V. ENFERMEDAD.
Posadasia spheriforme. COCCIDIOIDES IMMITIS.
posbraquial (de *pos-* y el lat. *brachium,* brazo). adj. En la cara posterior del brazo.
posbucal (de *pos-* y el lat. *bucca,* boca). adj. Detrás de la región bucal.
posbulbar (de *pos-* y el lat. *bulbus,* bulbo). adj. Situado o que ocurre detrás del bulbo.
poscava. f. Cava inferior.
poscecal (de *pos-* y el lat. *caecus,* ciego). adj. Detrás del ciego.
poscentral (de *pos-* y el gr. *kéntron,* centro). adj. Situado o que ocurre detrás de un centro.

poscerebelar o **poscerebeloso** (de *pos-* y el lat. *cerebellum,* dim. de *cerebrum,* cerebro). adj. Detrás del cerebelo o en su cara posterior.
poscerebral (de *pos-* y el lat. *cerebrum,* cerebro). adj. Detrás del cerebro.
poscibal (de *pos-* y el lat. *cibus,* comida). adj. Que ocurre después de la ingestión de alimentos.
poscisterna (de *pos-* y el lat. *cisterna,* cisterna). f. Cisterna magna o espacio comprendido entre los aracnoideos y la cisura transversa del cerebelo.
posclavicular (de *pos-* y el lat. *clavicula,* dim. de *clavis,* llave). adj. Detrás de la clavícula.
posclimatérico (de *pos-* y el gr. *klimaktér,* escalón). adj. Después del climaterio o menopausia.
poscomisura. f. Comisura posterior.
poscondíleo (de *pos-* y el gr. *kóndylos,* nudillo). adj. Detrás de un cóndilo.
posconnubial (de *pos-* y el lat. *connubium,* connubio). adj. Que ocurre después del matrimonio.
posconvulsivo. adj. Consecutivo a una convulsión.
poscordial (de *pos-* y el lat. *cor, cordis,* corazón). adj. Detrás del corazón.
poscubital (de *pos-* y el lat. *cubitus,* codo). adj. Detrás del cúbito o en la cara posterior del antebrazo.
posdiastólico (de *pos-* y el gr. *diastolé,* dilatación). adj. Que ocurre después de la diástole.
posdicrótico (de *pos-* y el gr. *díkrotos,* doble pulsación). adj. Que ocurre después de la elevación dicrótica del esfigmograma.
posdiftérico (de *pos-* y el gr. *difthéra,* piel curtida). adj. Consecutivo a la difteria o como resultado de ella.
posdigestivo (de *pos-* y el lat. *digestio, -onis,* distribución). adj. Después de la digestión.
posdural. adj. Detrás de la duramadre.
poseído o **poseso** (p. p. de *poseer* la primera forma, y la segunda p. p. irregular de *poseer,* derivada del lat. *possesus*). adj. A., *besessen;* F., *possédé;* In., *possessed;* It., *posseduto;* P., *posseso.* Decíase antiguamente de los sujetos afectos de enfermedades nerviosas con convulsiones y síntomas extravagantes, cuya causa era atribuida a la posesión demoníaca. Ú.t.c.s.
posfaríngeo (de *pos-* y el gr. *phárygx, -yggos,* faringe). adj. Situado o que ocurre detrás de la faringe.
posfebril (de *pos-* y el lat. *febris,* fiebre). adj. Después de la fiebre o como resultado de ella.
posfóvea (de *pos-* y el lat. *fovea,* zanja). f. Fóvea posterior, depresión en la parte externa del extremo inferior del *funiculus teres.*
posganglionar (de *pos-* y el gr. *gágglion,* ganglio). adj. Posterior a un ganglio o cadena de ellos.
posglenoideo (de *pos-,* el gr. *glène,* cavidad, y *eîdos,* aspecto). adj. Situado detrás de la cavidad glenoidea.
posgripal. adj. Consecutivo a un ataque de gripe.
posición (del lat. *positio, -onis*). f. A., *Stellung;* F. e In., *position;* It., *posizione;* P., *posição.* Actitud o postura en que se coloca un enfermo espontáneamente o con un fin determinado. || Variedad de presentación fetal o relación de un punto fijo de la parte fetal que se presenta con otro determinado de la pelvis materna. En cada presentación se escoge un punto de referencia fetal, *occipucio, frente, mentón, sacro, hombro* o *cabeza,* que se relaciona con los puntos de referencia fijos de la madre, que son los extremos de los diámetros oblicuos. Es costumbre señalar con iniciales las diversas posiciones de cada presentación: *occipitoilíaca derecha,* OID, que puede ser anterior, posterior o transversa, según el occipucio ocupe la parte anterior, media o posterior del semiperímetro del estrecho de la pelvis; *occipitoilíaca izquierda,* OII; etc. Algunos añaden la inicial de la parte anterior o posterior, y así se tiene OIIA, *occipitoilíaca izquierda anterior;* SIDP, *sacroilíaca derecha posterior;* MIIA, *mentoilíaca izquierda anterior,* etc. Otros suprimen el punto de referencia fijo materno y se contentan con señalar: OPI, *occipitoposterior izquierda;* MAD, *mentoanterior derecha,* etc. ||**-alemana.** POSICIÓN DE WALCHER. ||**-anatómica.** Actitud erguida del cuerpo con los brazos al lado del tronco y las palmas de las manos diri-

gidas hacia delante. ‖ **-antálgica.** Posición que adopta el enfermo para evitar un dolor. ‖ **-de Adams.** Actitud de pie con las extremidades inferiores rectas, talones juntos y el cuerpo inclinado hacia delante con la cabeza y brazos colgando. ‖ **-de Albert.** Posición semiacostada, adecuada para la medición radiográfica de los diámetros del estrecho superior de la pelvis. ‖ **-de Azoulay.** Posición en decúbito supino con los brazos y piernas levantados para que afluya más sangre venosa al corazón y aumenten de intensidad los ruidos y soplos cardíacos. ‖ **-de Blechmann.** Muslos y piernas dobladas, una almohada sobre las rodillas y la cabeza apoyada sobre la almohada en la disnea por pericarditis. ‖ **-de Bonner.** Flexión, abducción y rotación del pie hacia fuera en la coxitis. ‖ **-de Boyce.** La propia para la práctica de la esofagoscopia con la cabeza y los hombros colgantes fuera de la mesa. ‖ **-de Bozeman.** Posición genocubital. ‖ **-de Casselberry.** Posición prona que se emplea en un enfermo después de la intubación, para que pueda tragar sin peligro de que el líquido penetre por el tubo. ‖ **-de Depage.** Posición prona en V invertida, cuyo vértice es la pelvis y las ramas son el tronco y las extremidades inferiores. ‖ **-de Duncan.** Posición de la placenta con el borde en el orificio uterino. ‖ **-de Edebohls.** Posición dorsal con las piernas y muslos en flexión y levantados, con sostén de los miembros por los tobillos. ‖ **-de Elliot.** Posición dorsal con un soporte debajo del cuerpo a nivel de las costillas inferiores para elevar la región de la vejiga biliar en las operaciones en ésta. ‖ **-de Esculteto.** Posición del paciente acostado sobre un plano inclinado con la cabeza hacia abajo. ‖ **-de esgrima.** Posición para el examen radiológico del esófago, en la cual los rayos entran por la parte posteroizquierda y la pantalla se coloca en la parte anteroderecha. Entre la sombra del corazón y grandes vasos y la columna vertebral se ve el espacio claro del mediastino posterior, por el que discurre el esófago. ‖ **-de Fowler.** Posición dorsal inclinada en que se coloca a los enfermos con peritonitis después de ciertas operaciones y en otras circunstancias, la cual se obtiene elevando unos 50 cm la cabecera de la cama. ‖ **-de función.** Posición que debe darse a la mano en los casos de inmovilización prolongada a causa de un traumatismo: hiperextensión en la muñeca, flexión de 45° de los dedos en las articulaciones metacarpofalángicas e interfalángicas y oposición de las superficies flexoras del pulgar e índice. ‖ **-de Johnstone.** Paciente de pie, como si quisiese tocarse la punta de los zapatos y de perfil al observador en la esofagografía radiológica. ‖ **-de Jones.** Flexión aguda del antebrazo para el tratamiento de la fractura del cóndilo interno del húmero. ‖ **-de Jonge.** Posición dorsosacra exagerada con las piernas extendidas para facilitar el parto en las pelvis ligeramente estrechas. ‖ **-de Kraske.** Enfermo en decúbito supino con el periné levantado mediante un soporte pélvico. ‖ **-de litotomía.** Posición dorsosacra. ‖ **-de Maas.** Decúbito supino sobre una cama de superficie plana y resistente y con hiperextensión del raquis, para el tratamiento del mal vertebral de Pott. ‖ **-de Melli** o **de Mercurio.** Posición de Walcher, cuya prioridad los autores italianos reivindican para dichos médicos de los siglos xvii y xvi, respectivamente. ‖ **-de Noble.** Posición erecta con el cuerpo inclinado hacia delante y apoyado en los brazos, para facilitar el examen renal. ‖ **-de Péan.** Actitud operatoria en la que el operador se sienta entre las piernas del paciente, las que descansan sobre soportes o sobre los muslos del cirujano, el cual está sentado en una silla bastante alta para dominar el campo operatorio abdominal. ‖ **-de Proetz.** Posición de Rose. ‖ **-de Quincke.** Posición inclinada con la cabeza más baja para facilitar la expectoración en la bronquiectasia. ‖ **-de Robson.** Posición de Elliot. ‖ **-de Rose.** Posición dorsal con la cabeza colgando, utilizada en algunas operaciones en las vías respiratorias. ‖ **-de Samuel.** Posición dorsal con las rodillas y muslos flexionados, cogiéndose la paciente las piernas con las manos, recomendada y utilizada en los partos difíciles en el período de expulsión para hacerlo más rápido y menos doloroso. ‖ **-de Simon.** Posición de Edebohls. ‖ **-de Sims.** Posición inglesa. ‖ **-de Stern.** Posición análoga a la de Rose, recomendada para la percepción más distinta del soplo de insuficiencia tricúspide. ‖ **-de Trendelenburg.** Posición supina sobre una mesa inclinada a 45° con la cabeza abajo y las piernas colgando por el extremo superior de la mesa; utilizada principalmente en las operaciones de los órganos genitales internos de la mujer. ‖ **-de Valentine.** Posición dorsal en un doble plano inclinado, con flexión de los muslos, utilizada en la irrigación de la uretra. ‖ **-de Walcher.** Posición dorsal con las nalgas en el extremo de la mesa y las extremidades inferiores colgando sin tocar el suelo, aconsejada en el parto y operaciones obstétricas en las pelvis estrechas. ‖ **-de Wolfenden.** Posición prona con la cabeza colgando por un lado de la cama. ‖ **-dorsal.** Actitud echada con el cuerpo descansando sobre la espalda. ‖ **-dorsosacra.** Posición con las piernas flexionadas sobre los muslos y éstos sobre el vientre y ambos miembros inferiores en abducción. ‖ **-en Z.** Posición en la espondilosis rizomélica, en la que el paciente, para conservar el equilibrio en la estación de pie, flexiona las rodillas, y así el tronco, los muslos y las piernas se disponen como los tres segmentos de una Z. ‖ **-esquizoparanoide y depresiva.** Concepción psicoanalítica elaborada por M. Klein, que concibe el desarrollo del niño según las características específicas de las relaciones de objeto y de las intensidades relativas de las pulsiones libidinales y agresivas. Así se describen la *posición esquizoparanoide* y la *posición depresiva*. La primera abarca los cuatro primeros meses de la vida y sus rasgos predominantes son: la escisión del objeto (en especial el pecho materno), en objeto «bueno» y «malo», la presencia prevalente de mecanismos de defensa de proyección e introyección y la angustia de tipo persecutorio, en relación con fantasías de agresión y destrucción del objeto. La posición depresiva se desarrolla a continuación de la anterior y se prolonga hasta el primer año de vida y sus características predominantes son: tendencia a la disminución de los mecanismos de escisión del objeto, lo que favorece el reconocimiento del objeto como total, angustia de tipo depresivo, vinculada con las fantasías de destrucción y pérdida del objeto materno por el sadismo del sujeto y la aparición de procesos psíquicos que tienden a la reparación del objeto. ‖ **-forzada.** Posición que adoptan los pacientes para librarse de algún síntoma molesto. ‖ **-genucubital** o **genupectoral.** Posición del paciente apoyado sobre las rodillas y codos o sobre las rodillas y pecho, respectivamente. ‖ **-ginecológica.** Decúbito supino, piernas en flexión y muslos en abducción y flexión. ‖ **-inglesa** o **lateral acostada.** Posición echada del lado izquierdo con el muslo derecho levantado y flexionado. ‖ **-lateroabdominal.** Posición de Sims. ‖ **-nilótica.** De pie sobre una pierna descansando la planta del otro pie en la rodilla contralateral; se llama así por ser la favorita de los altos hombres del Nilo. ‖ **-prona.** Posición en decúbito abdominal. ‖ **-supina.** Posición dorsal.

posiomanía (del gr. *pósis*, bebida, y de *manía*). f. Dipsomanía.

positivo. adj. F., *positif.* Cierto, no negativo. Mayor que cero.

positrón. m. F., *positon.* Partícula de igual masa y carga que el electrón, pero de signo contrario.

posmaduro (de *pos-* y el lat. *maturus*, maduro). adj. F., *post-mature.* Dícese del feto que ha rebasado el día 295 de gestación.

posmalárico. adj. Pospalúdico.

posmastoideo (de *pos-*, el gr. *mastós*, mama, y *eidos*, aspecto). adj. Situado detrás de la apófisis mastoides.

posmediastínico (de *pos-*, el lat. *medius*, central, y *stare*, permanecer). adj. Relativo al mediastino posterior.

posmediastino. m. Mediastino posterior.

posmeiótico (de *pos-* y el gr. *meíosis*, disminución). adj. F., *post-méiotique*. Se aplica al período consecutivo a la reducción de los cromosomas o meiosis.
posmesentérico (de *pos-*, el gr. *mésos*, medio, y *énteron*, intestino). adj. Situado o que ocurre detrás del mesenterio.
posmolar (de *pos-* y el lat. *molaris*, de mola, muela). m. Molar posterior. || Molar definitivo.
posmortal (de *pos-* y el lat. *mortalis*, mortal). adj. Que ocurre después de la muerte.
posnasal (de *pos-* y el lat. *nasus*, nariz). adj. Situado o que ocurre detrás de la nariz.
posnatal (de *pos-* y el lat. *natalis*, de *natus*, nacido). adj. Que ocurre después del nacimiento.
posnecrótico (de *pos-* y el gr. *nekrós*, muerto). adj. Después de la muerte, o gangrena de una parte.
Posner-Schlossmann (Síndrome de) (Adolf *Posner*, oftalmólogo estadounidense contemporáneo). V. SÍNDROME.
posneumónico (de *pos-* y el gr. *pneúmon, -onos*, pulmón). adj. Consecutivo a la neumonía.
posneurítico (de *pos-* y el gr. *neûron*, nervio). adj. Consecutivo a la neuritis.
posnodular (de *pos-* y el lat. *nodulus*, dim. de *nodus*, nudo). adj. Detrás de un nódulo.
posología (del gr. *póson*, cuánto, qué cantidad, y *lógos*, tratado). f. A., *Dosierung;* F., *dosage;* In., *dosage;* It. y P., *posologia*. Parte de la terapéutica que se ocupa en las dosis o dosificación; dosiología.
posológico. adj. Relativo a la dosis o posología.
pospalatino (de *pos-* y el lat. *palatum*, paladar). adj. Situado detrás del paladar o del hueso palatino.
pospalio (de *pos-* y el lat. *pallium*, manto). m. Porción de corteza cerebral situada detrás de la cisura de Rolando.
pospalúdico (de *pos-* y el lat. *palus, -udis*, pantano). adj. Consecutivo a un ataque de paludismo.
posparalítico. adj. Consecutivo a un ataque de parálisis.
posparto. m. F., *post-partum*. Que ocurre después del parto. || PUERPERIO.
pospicnótico (de *pos-* y el gr. *piknós*, compacto). adj. Que ocurre después del estado de picnosis del protoplasma celular.
pospiramidal. adj. Situado o que ocurre detrás de los fascículos piramidales.
pospirámide. f. Pirámide posterior. || Fascículo de Goll.
posponente (del lat. *postponens, -entis*, p. a. de *postponere*, posponer; de *post-*, después de, y *ponere*, poner). adj. Dícese de las fiebres intermitentes cuyos accesos se retrasan.
pospontil o **pospontino** (de *pos-* y el lat. *pons, pontis*, puente). adj. Situado o que ocurre detrás del puente de Varolio.
posprandial (de *pos-* y el lat. *prandium*, la comida del mediodía). adj. Después de las comidas.
pospubescente o **pospúbero**. adj. Después de la pubertad.
pospubiano o **pospúbico** (de *pos-* y el lat. *pubes, -is*, pubis). adj. Detrás del pubis.
posrinoscopia (de *pos-*, el gr. *rhís, rhinós*, nariz, y *skopeîn*, observar). f. Rinoscopia posterior.
posrolándico. adj. Situado detrás de la cisura de Rolando.
post-. V. POS- o POST-.
postaxil (de *post* y el lat. *áxis*, eje). adj. F., *post-axial*. Situado detrás de un eje.
postbrachium (lat.). m. Prolongación o brazo posterior de los cuerpos cuadrigéminos.
postbraquial. adj. POSBRAQUIAL.
postbucal. adj. POSBUCAL.
postbulbar. adj. POSBULBAR.
postcava. f. POSCAVA.
postcecal. adj. POSCECAL.
postcentral. adj. POSCENTRAL.
postcerebelar o **postcerebeloso**. adj. POSCEREBELAR o POSCEREBELOSO.
postcerebral. adj. POSCEREBRAL.
postcesáreo. adj. POSCESÁREO.
postcibal. adj. POSCIBAL.
postcisterna. f. POSCISTERNA.
postclavicular. adj. POSCLAVICULAR.
postclimatérico. adj. POSCLIMATÉRICO.
postcomisura. f. POSCOMISURA.
postcondíleo. adj. POSCONDÍLEO.
postconnubial. adj. POSCONNUBIAL.
postconvulsivo. adj. POSCONVULSIVO.
postcordial. adj. POSCORDIAL.
postcribium (lat.). m. Espacio perforado posterior.
postcubital. adj. POSCUBITAL.
postdiastólico. adj. POSDIASTÓLICO.
postdicrótico. adj. POSDICRÓTICO.
postdiftérico. adj. POSDIFTÉRICO.
postdigestivo. adj. POSDIGESTIVO.
postdural. adj. POSDURAL.
postectomía (del gr. *pósthe*, prepucio, y *ektomé*, resección). f. CIRCUNCISIÓN.
postema (de *apostema*, y éste del lat. *apostema*, del gr. *apóstema*, alejamiento, absceso). f. Absceso abierto en supuración; apostema.
postembrionario (de *post-* y el gr. *émbryon*, embrión). adj. Que ocurre después del período embrionario.
postencefalítico. adj. F., *post-encéphalitique*. Consecutivo a o continuación de una encefalitis.
postencefalitis. f. Estado que persiste algunas veces después de curada una encefalitis epidémica, caracterizado por trastornos en la conducta.
postepiléptico. adj. F., *post-critique*. Consecutivo a un ataque de epilepsia.
posterior (del lat. *posterior*). adj. A., *hinter;* F., *postérieur;* In., *posterior;* It., *posteriore;* P., *posterior*. Situado detrás.
posteroanterior. adj. De atrás adelante; dorsoventral.
posteroinferior. adj. Situado detrás y abajo.
posterointerno. adj. Situado detrás y adentro.
posterolateral. adj. Situado detrás y a un lado.
posteromediano. adj. Situado en la parte media de la cara posterior.
posteroparietal (de *posterior* y el lat. *paries, -etis*, pared). adj. Situado en la porción posterior del hueso parietal.
posterosuperior. adj. Situado detrás y encima o en las partes posterior y superior de un órgano.
postérula (del lat. *posterula*, puerta trasera, vía indirecta). f. Espacio entre los cornetes y las coanas.
postescaleno (de *post-* y el gr. *skalenós*, desigual). m. Músculo escaleno posterior.
postescapular (de *post-* y el lat. *scapulae*, hombros). adj. Situado detrás del omóplato. || m. Músculo infraspinoso.
postescarlatinoso. adj. Que ocurre después de la escarlatina.
postesfenoides (de *post-*, el gr. *sphén, sphenós*, cuña, y *eîdos*, aspecto). m. Porciones basiesfenoides, pterigoides y aliesfenoides del hueso esfenoides en conjunto, ordinariamente separadas en la infancia.
postesfígmico (de *post-* y el gr. *sphygmós*, pulso). adj. Después de un latido o pulso; se aplica a una fase sistólica.
postesofágico (de *post-* y el gr. *oisophágos*, esófago). adj. Situado detrás del esófago.
postespiratorio. adj. Que se produce después de la espiración.
postesplénico (de *post-* y el gr. *splén, splenós*, bazo). adj. Situado detrás del bazo.
postetmoideo. adj. Situado detrás del etmoides.
postetomía (del gr. *pósthe*, prepucio, y *tomé*, corte). f. CIRCUNCISIÓN.
postfaríngeo. adj. POSFARÍNGEO.
postfebril. adj. POSFEBRIL.
postfóvea. adj. POSFÓVEA.
postganglionar. adj. POSGANGLIONAR.
postgeminum (lat.). m. Cuerpos cuadrigéminos posteriores.
postgeniculum (lat.). m. Cuerpo geniculado interno.
postglenoideo. adj. POSGLENOIDEO.
postgripal. adj. POSGRIPAL.

posthemipléjico. adj. Consecutivo a un ataque de hemiplejía.
posthemorragia. f. Hemorragia secundaria.
posthemorrágico. adj. F., *post-hémorragique.* Consecutivo a una hemorragia.
posthepático (de *post-* y el gr. *hêpar, -atos,* hígado). adj. Situado detrás del hígado.
posthioideo (de *post-* y el gr. *hyoeidés,* semejante a la letra ípsilon). adj. Situado detrás del hueso hioides.
posthipnótico. adj. F., *post-hypnotique.* Consecutivo al período o estado hipnótico.
posthipófisis. f. Lóbulo posterior de la hipófisis.
posticus (lat.). adj. POSTERIOR.
postifóidico. adj. Que ocurre después de la fiebre tifoidea.
postilla (del lat. **pustella,* por *pustula*). f. Costra de los granos o vesículas cuando éstos se secan.
postínsula. f. Porción posterior de la ínsula de Reil.
postioplastia (del gr. *pósthe,* prepucio, y *plássein,* formar). f. F., *posthioplastie.* Cirugía plástica del prepucio; operación de la fimosis.
postitis (del gr. *pósthe,* prepucio). f. A., *Posthitis;* F., *posthite;* In., *posthitis;* It. y P., *postite.* Inflamación del prepucio.
postmaduro. adj. POSMADURO.
postmalárico. adj. POSMALÁRICO.
postmastoideo. adj. POSMASTOIDEO.
postmediastínico. adj. POSMEDIASTÍNICO.
postmediastino o **postmediastinum.** m. POSMEDIASTINO.
postmeiótico. adj. POSMEIÓTICO.
postmesentérico. adj. POSMESENTÉRICO.
postmolar. adj. POSMOLAR.
postmortal. adj. POSMORTAL.
post mortem (lat.). m. adv. Después de la muerte.
post nares (lat.). f. pl. Orificios nasales posteriores o coanas.
postnasal. adj. POSNASAL.
postnatal. adj. POSNATAL.
postnecrótico. adj. POSNECRÓTICO.
postneumónico. adj. POSNEUMÓNICO.
postneurítico. adj. POSNEURÍTICO.
postnodular. adj. POSNODULAR.
postocular (de *post-* y el lat. *oculus,* ojo). adj. Situado o que ocurre detrás del ojo.
postolito (del gr. *pósthe,* prepucio, y *líthos,* piedra). m. Concreción o cálculo prepucial.
postolivar. adj. Detrás del cuerpo olivar.
postoperatorio. adj. F., *post-opératoire.* Que ocurre después de una operación quirúrgica.
postopérculo (de *post-* y el lat. *operculum,* cubierta). m. Porción del opérculo formada por la circunvolución supratemporal; opérculo temporal.
postoral (de *post-* y el lat. *os, oris,* boca). adj. Situado o que ocurre detrás de la boca.
postorbitario (de *post-* y el lat. *orbis,* círculo). adj. Situado o que ocurre detrás de la órbita.
postótico (de *post-* y el gr. *oûs, otós,* oreja). adj. Detrás de la oreja, del oído o de la vesícula auditiva.
postpalatino. adj. POSPALATINO.
postpalio o **post pallium.** m. POSPALIO.
postpalúdico. adj. POSPALÚDICO.
postparalítico. adj. POSPARALÍTICO.
postparto. m. POSPARTO.
post partum (lat.). m. adv. POSPARTO.
postperforatum (lat.). m. POSTCRIBUM.
postpicnótico. adj. POSPICNÓTICO.
postpiramidal. adj. POSPIRAMIDAL.
postpirámide. f. POSPIRÁMIDE.
postpontil o **postpontino.** adj. POSPONTIL O POSPONTINO.
postprandial. adj. POSPRANDIAL.
postpubescente o **postpúbero.** adj. POSPUBESCENTE O POSPÚBERO.
postpubiano o **postpúbico.** adj. POSPUBIANO O POSPÚBICO.
postración (del lat. *prostratio, -onis*). f. A., *Entkräftung;* F. e In., *prostration;* It., *abbattimento;* P., *prostração.* Abatimiento o agotamiento extremos.

postramo o **postramus.** m. ant. Ramo horizontal del tallo del árbol de la vida del cerebelo.
postraumático (de *pos-* y el gr. *traûma, -atos,* herida). adj. Que ocurre después de un traumatismo o a consecuencia de éste.
postrinoscopia. f. POSRINOSCOPIA.
postrolándico. adj. POSROLÁNDICO.
postsilviano. adj. Situado detrás de la cisura de Silvio.
postulado (del lat. *postulatum,* petición). m. A., *Postulat;* F., *postulat;* In., *postulate;* It., *postulato;* P., *postulado.* Principio o suposición que se establece para fundar una demostración. ǁ **-de Koch.** LEY DE KOCH.
póstumo (del lat. *postumus*). adj. A., *nachgelassen;* F., *posthume;* In., *posthumous;* It., *postumo;* P., *póstumo.* Que ocurre después de la muerte. ǁ Nacido después de la muerte del padre.
postura (del lat. *positura*). f. POSICIÓN.
postuterino (de *post-* y el lat. *uterus,* útero). adj. Situado detrás del útero.
posvacunal o **postvacunal.** adj. F., *post-vaccinal.* Que ocurre después de la vacunación.
posvermis o **postvermis.** m. Vermis inferior del cerebelo.
posvital o **postvital.** adj. Dícese de la coloración de un tejido después de la muerte del mismo, previamente teñido por los métodos vitales.
potabilidad. f. Cualidad de potable.
potable (del lat. *potabilis*). adj. F., *potable.* Que se puede beber.
Potain (Aspirador, enfermedad, signo, síndrome, solución de) (Pierre Charles E. *Potain,* médico francés, 1825-1901). Véanse estos términos.
potaje (del fr. *potage,* de *pot,* puchero). m. Caldo. ǁ Legumbres. ǁ Brebaje.
potamofobia (del gr. *potamós,* río, y *phóbos,* temor). f. F., *potamophobie.* Temor morboso a los ríos o corrientes de agua.
potasa (del al. *pottasche;* de *pot,* puchero, olla, y *asche,* ceniza). f. A., *Pottasche;* F., *potasse;* In., *potash;* It. y P., *potassa.* Hidróxido de potasio, KOH, llamado también potasa cáustica; sustancia sólida, blanca, inodora, muy ávida de la humedad y del ácido carbónico; de propiedades altamente alcalinas y cáusticas, produce una escara que se extiende fácilmente a los tejidos próximos. Entra en la composición del polvo de Viena y se emplea al exterior para la cauterización de chancros, quistes, heridas emponzoñadas, etc. La ingestión de esta sustancia produce gravísimos accidentes. V. ENVENENAMIENTOS (TABLA DE), apartado ÁLCALIS. ǁ **-de América.** Carbonato de potasio. ǁ **-sulfurada.** Hígado de azufre. Antiácido y alterante.
potasemia (de *potasio* y el gr. *haîma,* sangre). f. A., *Kalihämie;* F., *kaliémie;* In., *potassemia;* It., *potassiemia;* P., *caliemia.* Contenido de potasio en la sangre.
potasio. m. A., *Kalium;* F. e In., *potassium;* It., *potassio;* P., *potássio.* Elemento metálico, sólido, brillante, dúctil y blando. Peso atómico, 39,3; peso específico, 0,865; símbolo, *K (kalium).* Muchas de sus sales se emplean en medicina. ǁ **-(Acetato de).** Sal, $KC_2H_3O_2$, diurético y purgante. Se usa en la hidropesía y reumatismo. ǁ **-(Arsenito de).** Compuesto cuya solución forma el licor de Fowler, uno de los modos más corrientes de administración del arsénico extraño. ǁ **-(Bicarbonato de).** Sal cristalina transparente, $KHCO_3$, antiácida y diurética. ǁ **-(Bicromato de).** Sal cristalina, de color anaranjado, cáustica; se emplea en solución para la conservación de los tejidos. ǁ **-(Bisulfato de).** $KHSO_4$, laxante y refrescante. ǁ **-(Bitartrato de).** Crémor tártaro; sal cristalina blanca, laxante, diurética y refrescante. ǁ **-(Bromuro de).** Sal incolora cristalina, KBr, sedante del sistema nervioso, antiepiléptica y anafrodisíaca. ǁ **-(Carbonato de).** Sal blanca, K_2CO_3, granular, antiácida y diurética y contrairritante en solución al exterior. ǁ **-(Cianuro de).** Sal blanca, KCN, extremadamente tóxica. ǁ **-(Citrato de).** Sal blanca, granular, diurética y refrigerante, preconizada en la fiebre, reumatismo, etc. ǁ **-(Clorato de).** Sal de Berthollet, $KClO_3$, cristalina, blanca y explosiva cuando se

mezcla con cuerpos combustibles, muy usada en colutorios y gárgaras en las enfermedades de la boca y garganta, y al interior en las afecciones de las vías respiratorias. A grandes dosis es tóxica y produce la desintegración de los glóbulos rojos de la sangre y nefritis. || **-(Cloruro de).** Compuesto cristalino, KCl; se emplea contra las afecciones alérgicas, obesidad, miastenia y taquicardia. || **-(Ferrocianuro de).** Sal tóxica, cristalina, amarilla, $K_4Fe(CN)_6 + 3H_2O$; sedante, diaforética y astringente. Recomendada para combatir los sudores nocturnos de los tuberculosos. || **-(Glicerofosfato de).** Sal blanca vítrea, de uso en las enfermedades nerviosas, fosfaturia, y como reconstituyente. || **-(Guayacosulfonato de).** Tiocol. || **-(Hidrato o hidróxido de).** Potasa, def. || **-(Hiposulfito de).** Sal blanca cristalina empleada en el tratamiento de las enfermedades asténicas. || **-(Nitrato de).** Sal cristalina blanca, KNO_3; diaforética, diurética y antiséptica. || **-(Nitrito de).** Sal blanca cristalina, KNO_2, de propiedades vasodilatadoras, recomendada en la angina de pecho y en la arteriosclerosis. || **-(Osmiato de).** Polvo cristalino rojo, preconizado en el tratamiento de la epilepsia, del bocio y de las neuralgias. || **-(Permanganato de).** Sal cristalina, de color púrpura oscuro, $KMnO_4$, agente oxidante, antiséptico y desinfectante, que se emplea al exterior en soluciones desde 1/8 a 1:1.000 en lavados vaginales, uretrales, uterinos, en la cura de heridas y úlceras, en la ocena, etc. || **-(Silicato de).** Vidrio soluble, que se emplea como el yeso en la confección de vendajes rígidos. || **-(Sozoyodolato de).** Sal cristalina, incolora, antiséptica, que se emplea en solución al exterior en la rinitis y otitis. || **-(Sulfato de).** Compuesto cristalino, K_2SO_4, purgante. || **-(Sulfito de).** Sal blanca cristalina, antiséptica y antifermentativa. || **-(Tartrato de).** Tartrato potásico neutro, diurético, diaforético y purgante. || **-y bismuto (Tartrato de).** Sal que se empleó en el tratamiento de la sífilis. || **-(Yodato de).** Compuesto, KIO_3, alterante, empleado como el clorato potásico en las afecciones de las superficies mucosas. || **-(Yoduro de).** Sal incolora transparente, KI, muy empleada otrora en el tratamiento de la sífilis terciaria y la arteriosclerosis. Se emplea además al interior en el asma, bronquitis crónicas, tumores cerebrales, reumatismo crónico, intoxicación por el arsénico, el mercurio, etc., por sus propiedades absorbentes, antitóxicas y eliminadoras, y al exterior como resolutivo en pomada.

potasismo. m. Intoxicación por la potasa; calismo.
potasuria (de *potasio* y el gr. *oûron*, orina). f. Presencia de potasio en la orina.
potator (lat.). m. Bebedor. || **-strenuus.** Borracho empedernido.
Potel (Enfermedad de). V. Enfermedad.
potencia (del lat. *potentia*). f. A., *Potenz;* F., *puissance;* In., *potency;* It., *potenza;* P., *potência.* Poder, fuerza, facultad. || Capacidad para el desempeño de una función, especialmente el acto sexual en el hombre. || Poder de un medicamento desarrollado por atenuación homeopática; grado de dilución de un medicamento. || Poder de una parte embrionaria para desarrollarse hasta el fin a que se halla destinada. || **-coeundi** o **concipiendi.** Capacidad para efectuar el coito y concebir, respectivamente.
potenciación. f. Potencialización (1.ª acep.).
potencial. adj. Que existe dispuesto para la acción, pero no en actividad. || Que obra después de la aplicación; opuesto a *actual;* dícese de ciertos cáusticos. || m. A., *Potential;* F., *potentiel;* In., *potential;* It., *potenziale;* P., *potencial.* Presión o tensión eléctrica, medida por la capacidad de producir efectos eléctricos en cuerpos con diferente estado de electrización. || **-autónomo.** Potencial continuo, originado espontáneamente, de neuronas sin estímulo alguno. || **-bioeléctrico** o **electrocinético.** Diferencia de potencial eléctrico entre el interior y exterior de una célula o entre soluciones a cada lado de una membrana semipermeable. || **-de membrana.** Potencial eléctrico que se establece en cada una de las dos superficies opuestas de una membrana (p.ej., membrana celular). || **-redox.** Potencia reductora de un tejido. Se expresa por la anotación rH.
potencialización. f. A., *Verstärkung;* F., *potentialisation;* In., *potentialization;* It., *potenzializzazione;* P., *potenciação.* Acción combinada de dos o más medicamentos de mayor eficacia que la suma de los efectos de cada uno de ellos separadamente. *Sin.:* Potenciación. || Preparación de varias potencias homeopáticas. || Refuerzo. || Sinergia.
potentila. f. Planta rosácea, *Potentilla tormentilla, P. anserina*, de rizomas astringentes.
Poth (Queratosis de). V. Queratosis.
potomanía (del gr. *pótos*, bebida, y de *manía*). f. A., *Potomanie;* F., *potomanie;* In., It. y P., *potomania.* Inclinación irresistible a la bebida de agua. Por extensión, dipsomanía. || Delírium tremens.
potra. f. Hernia escrotal.
Pott (Aneurisma, fractura, mal o parálisis de) (Percival *Pott*, cirujano inglés, 1713-1788). Véanse estos términos.
Pottenger (Signo de) (F. M. *Pottenger*, médico norteamericano, 1869-1961). V. Signo.
Potter (Síndrome de) (Edith L. *Potter*, ginecóloga norteamericana contemporánea). V. Síndrome. || **-(Tratamiento de)** (Caryl *Potter*, médico norteamericano, 1886-1933). V. Tratamiento. || **-(Versión de)** (Irving W. *Potter*, tocólogo norteamericano, 1868-1956). V. Versión.
potus (lat.). m. Bebida, poción. || **-imperialis.** Bebida imperial, solución de 15 g de crémor tártaro en 1 L de agua azucarada y aromatizada con corteza de limón.
Poulet (Enfermedad de) (Alfred *Poulet*, médico francés, 1848-1888). V. Enfermedad.
Poupart (Ligamento de) (François *Poupart*, anatomista francés, 1616-1708). V. Ligamento.
Pourfour du Petit (Síndrome de) (François *Pourfour du Petit*, anatomista francés, 1664-1741). V. Síndrome.
Powel (Enfermedad de). V. Enfermedad.
Powers (Síndrome de). V. Síndrome.
poxvirus. m. F., *poxvirus.* V. Poxviridae.
Poxviridae. Familia de virus cuyo virión contiene DNA bicatenario, es de simetría y estructura complejas, envueltos (a pesar de lo cual algunos de sus miembros son resistentes al éter); su tamaño oscila entre 230 y 300 nm; son sus huéspedes diversos mamíferos y algunas especies de pájaros e insectos. Algunos poxvirus tienen capacidad tumoral. Comprende los géneros: *Avipoxvirus, Capripoxvirus, Entomopoxvirus, Leporipoxvirus, Orthopoxvirus* y *Parapoxvirus.*
-poyesis. Forma sufija del gr. *poíesis*, formación.
Pozzi (Operación, síndrome de) (Samuel *Pozzi*, ginecólogo francés, 1846-1918). Véanse estos términos.
PP (Factor o sustancia). V. Nicotínico (ácido).
práctica (del lat. *practica*, f. de *practicus*, y éste del gr. *praktikós*). f. A., *Praxis;* F., *pratique;* In., *practice;* It., *pratica;* P., *prática.* Ejercicio del arte médico, conforme a sus reglas. || Habilidad en una operación por el ejercicio continuado en la misma. || Ejercicio bajo la dirección de un superior por un tiempo determinado para aprender un arte.
practicante. m. Auxiliar técnico del médico, que puede ser estudiante de medicina o poseer el título de Ayudante Técnico Sanitario.
práctico (del lat. *practicus*, y éste del gr. *praktikós*). adj. Relativo a la práctica; no teórico. || m. A., *Praktiker;* F., *praticien;* In., *practitioner;* It., *pratico;* P., *práctico.* Médico.
Prades (Técnica de). V. Técnica.
pragmatagnosia (del gr. *prâgma, -atos*, objeto, acción; y de *agnosia*). f. A., *Pragmatagnosie;* F., *pragmatognosie;* In., *pragmatagnosia;* It. y P., *pragmatoagnosia.* Imposibilidad para reconocer objetos antes conocidos.
pragmatamnesia (del gr. *prâgma, -atos*, objeto, y de *amnesia*). f. A., *Pragmatamnesie;* F., *pragmatamnésie*, In., It. y P., *pragmatamnesia.* Pérdida de la facultad de recordar el aspecto de los objetos.

pragmático. adj. F., *pragmatique.* Conforme a la realidad; que trata del aspecto práctico.
pralidoxina. f. F., *pralidoxime.* 2-Piridimaldoxina. Reactivador de la colinesterasa, capaz de actuar como antagonista de las anticolinesterasas.
prandial (del lat. *prandium,* comida del mediodía). adj. F., *prandial.* Que ocurre como efecto de las comidas; dícese de una diarrea consecutiva a la ingestión de alimentos.
Prausnitz-Küstner (Reacción de) (Carl *Prausnitz,* higienista alemán, 1876-1963, y Heinz *Küstner,* ginecólogo alemán, n. en 1897). V. REACCIÓN.
Pravaz (Jeringa de) (Charles Gabriel *Pravaz,* cirujano francés, 1791-1853). V. JERINGA.
Praxágoras. Médico griego de Cos (300 a. de J.C.), que aparece como el primero en reconocer la diferencia entre las arterias y las venas. Se citan fragmentos de sus escritos en las obras de Galeno y Celio Aureliano.
praxiología (del gr. *prâxis,* acción, y *lógos,* tratado). f. Estudio de la conducta o práctica.
praxis (del gr. *prâxis,* acción). f. Acción práctica. || Actividad gestual diferenciada y coordinada, producto de una actividad nerviosa superior, en función de un resultado o intención ejercida sobre el propio cuerpo o sobre el mundo exterior y sus objetos.
pre-. Forma prefija del lat. *prae,* ante, delante.
preacción (de *pre-* y el lat. *actio, -onis,* acto). f. Acción previa; en hidroterapia se aplica al calentamiento del cuerpo por el ejercicio antes de la acción fría hidroterápica.
preadulto (de *pre-* y el lat. *adultus,* p. p. de *adolescere,* crecer). adj. Antes de la vida adulta.
preagónico (de *pre-* y el gr. *agón, agônos,* lucha). adj. Que precede a la agonía.
prealbuminúrico (de *pre-,* el lat. *albumen, -inis,* clara de huevo, y el gr. *oûron,* orina). adj. Que ocurre antes de establecerse la albuminuria.
preanal. adj. Delante del ano.
preanestesia (de *pre-* y el gr. *anaisthesía,* insensibilidad). f. A., *Vornarkose;* F., *pré-anesthésie;* In., *preanesthesia;* It., *preanestesia;* P., *pré-anestesia.* Estado de ligera anestesia producido por la inyección de sustancias narcóticas antes de la anestesia general; anestesia preliminar o crepuscular.
preaórtico. adj. Delante de la aorta.
preatáxico (de *pre-* y el gr. *ataxía,* confusión). adj. Que ocurre antes de establecerse definitivamente la ataxia.
preauricular (de *pre-* y el lat. *auricula,* dim. de *auris,* oreja). adj. Delante de la oreja o de una aurícula.
preaxil o **preaxial** (de *pre-* y el lat. *axis,* eje). adj. F., *préaxial.* Delante de un eje.
prebacilar (de *pre-* y el lat. *bacillum,* bastoncito). adj. Que ocurre antes del ingreso de los bacilos en el organismo o antes de su posible reconocimiento.
prebacteriológico (de *pre-* y el gr. *baktería,* bastón). adj. Antes del desenvolvimiento de la bacteriología.
prebase. f. Parte del dorso de la lengua delante de la base.
prebasilar. adj. Delante de la apófisis basilar del occipital.
precancerosis (de *pre-,* el lat. *cancer,* cangrejo, y el suf. *-osis).* f. Estado anterior al cáncer, en el que aparecen las lesiones llamadas *precancerosas.*
precapilar (de *pre-* y el lat. *capillus,* cabello). m. Vénula o arteriola.
precarcinomatoso (de *pre-,* el gr. *karkínos,* cangrejo, y el suf. *-oma).* adj. F., *précancéreux.* Que precede al desarrollo del carcinoma.
precardíaco. adj. PRECORDIAL.
precardial. adj. Antes del cardias.
precartílago. m. Tejido cartilaginoso embrionario.
precava. f. Vena cava superior o descendente.
precentral. adj. Situado delante de un centro.
precimógeno. m. Sustancia celular que se convierte en cimógeno.
precinesis. f. Período de la intercinesis comprendido entre el final de la síntesis de DNA y la iniciación de la mitosis.

precipitable. adj. Susceptible de ser precipitado. || **-(Sustancia).** PRECIPITINÓGENO.
precipitación (del lat. *praecipitatio, -onis).* f. A., *Ausfällung;* F., *précipitation;* In., *precipitation;* It., *precipitazione;* P., *precipitação.* Fenómeno que consiste en la separación de un cuerpo sólido del líquido en que estaba contenido o disuelto y en su depósito o suspensión en forma de polvo, copos o cristales. || Formación de precipitinas. || Velocidad, rapidez mayor de lo regular.
precipitado. m. A., *Niederschlag;* F., *précipité;* In., *precipitate;* It., *precipitato;* P., *precipitado.* Depósito o suspensión de un cuerpo obtenido por precipitación. || adj. Apresurado, rápido. || **-amarillo.** Óxido amarillo de mercurio. || **-blanco.** Protocloruro de mercurio obtenido por vía húmeda. || Mercurio amoniacal. || **-negro.** Óxido mercurioso. || **-rojo.** Óxido rojo de mercurio. || **-verde.** Oxiacetato de cobre.
precipitador. m. Instrumento para determinar el número de partículas de polvo en el aire. Los hay de dos tipos: eléctrico y térmico.
precipitante. adj. m. Que provoca la precipitación química o mecánica. || Sustancia con dicho efecto.
precipitina. f. A., *Präzipitin;* F., *précipitine;* In., *precipitin;* It., *precipitine;* P., *precipitina.* Anticuerpo que al reaccionar con el antígeno correspondiente en su forma soluble da lugar a un precipitado visible (reacción de precipitación).
precipitinógeno. m. F., *précipitinogène;* In., *precipitinogen.* Antígeno capaz de reaccionar con su anticuerpo correspondiente *(precipitina)* formando un precipitado visible.
precipitodiagnóstico. m. Diagnóstico por la investigación de precipitinas.
precipitóforo. m. desus. Grupo activo de una precipitina, que produce la precipitación. Actualmente equivale a la parte variable de la molécula de inmunoglobulina.
preclínico (de *pre-* y el gr. *klíne,* lecho). adj. Antes de manifestarse clínicamente.
precocidad (del lat. *praecox, -ocis,* precoz). f. Calidad de precoz. || **-somopsicogenital.** MACROGENITOSOMÍA.
precoma. m. F., *précoma.* Situación caracterizada por una depresión mayor *(torpor)* o menor *(obnubilación)* de los procesos neuropsicológicos que precisan la integridad funcional de la corteza cerebral, con conservación de todas las reactividades integradas en el tronco cerebral.
precomisura. f. COMISURA BLANCA ANTERIOR.
preconsciente (de *pre-* y el lat. *consciens, -entis,* p. a. de *conscire,* ser consciente). m. A., *Vorbewusste;* F., *préconscient;* In., *preconscious;* It., *precoscio;* P., *preconsciente.* Sistema del aparato psíquico descrito por Freud, que agrupa todas las representaciones o contenidos psíquicos que no están en el campo de la conciencia, pero sí pueden acceder a ella, siendo esto una de las cualidades que lo diferencian del sistema inconsciente.
precordal (de *pre-* y el lat. *chorda,* cuerda). adj. Situado delante del notocordio. || m. Muela situada antes de la del juicio o cordal.
precordial (de *pre-* y el lat. *cor, cordis,* corazón). adj. Situado delante del corazón.
precordialgia (de *precordio* y el gr. *álgos,* dolor). f. A., *Präkordialschmerz;* F., *précordialgie;* In., It. y P., *precordialgia.* Dolor en la región precordial.
precordio. m. F., *région précordial.* Región precordial; término impreciso que comprende el epigastrio y porción anterior e inferior del tórax.
precornu. m. Cuerpo anterior del ventrículo lateral.
precostal (de *pre-* y el lat. *costa,* costilla). adj. Delante de las costillas.
precoz (del lat. *praecox).* adj. F., *précoce.* Que aparece o madura antes de tiempo; prematuramente desarrollado.
precraneal (de *pre-* y el gr. *kranion,* cráneo). adj. Situado en la parte anterior del cráneo.
precribum o **praecribum.** m. PREPERFORATUM.
precrítico. adj. Anterior a la aparición de la crisis.

precúneo o **precuneus** (de *pre-* y el lat. *cuneus*, cuña). m. ant. Lóbulo cuadrado del cerebelo.

precursor (del lat. *praecusor*). adj. F., *précurseur*. Que va delante; dícese de los signos que anuncian una enfermedad; premonitorio.

predentina. f. F., *prédentine*. Dentinoide; sustancia fibrilar blanda que constituye la dentina primitiva.

prediabetes. f. F., *prédiabète*. Estado del sujeto con fuerte herencia diabética o gemelo univitelino de un diabético, desde la concepción hasta que comienza a manifestar algún trastorno metabólico. La curva de glucemia es normal y la respuesta de la insulina al estímulo con glucosa es normal o ligeramente retrasada. DIABETES POTENCIAL.

prediástole (de *pre-* y el gr. *diastolé*, dilatación). f. F., *prédiastole*. Intervalo que precede inmediatamente a la diástole.

predigestión (de *pre-* y el lat. *digestio, -onis*, digestión). f. A., *Vorverdauung*; F., *prédigestion*; In., *predigestion*; It., *predigestione*; P., *predigestão*. Digestión artificial de los alimentos antes de su ingestión. || Fenómenos preliminares a la digestión; masticación, insalivación, etc.

predisposición. f. A., *Prädisposition*; F., *prédisposition*; In., *predisposition*; It., *predisposizione*; P., *predisposição*. Estado del organismo, congénito o adquirido, apto para contraer una enfermedad determinada.

prednisolona. f. F., *prednisolone*. Producto de deshidrogenación de la hidrocortisona, con mayor actividad glucocorticoide y antiinflamatoria, y menor actividad mineralcorticoide.

prednisona. f. F., *prednisone*. Producto de deshidrogenación de la cortisona, con mayor actividad glucocorticoide y antiinflamatoria, y menor actividad mineralcorticoide.

predorsal (de *pre-* y el gr. *dorsum*, dorso). adj. Situado delante del dorso.

predorso. m. Parte anterior del dorso de la lengua.

predorsoatloideo o **predorsocervical**. adj. y s. Músculo largo del cuello.

preeclampsia (de *pre-* y el gr. *éklamsis*, resplandor repentino). f. A., *Präeklampsie*; F., *pré-eclampsie*; In., It. y P., *preeclampsia*. Estado de toxemia gravídica que precede a la eclampsia y que se caracteriza por presentar proteinuria, edemas e hipertensión.

preedema (de *pre-* y el gr. *oídema*, hinchazón). f. Edema histológico; estado que precede a la aparición del edema clínico, debido al aumento de hidratación por retención de los cloruros y agua, reconocible únicamente por el método de las pesadas.

preepiglótico (de *pre-* y el gr. *epí*, sobre, y *glottís, -idos*, glotis). adj. Situado que ocurre delante de la epiglotis.

preeruptivo. adj. Anterior a la erupción.

preflagelado (de *pre-* y el lat. *flagellum*, azote). adj. Que precede al período de flagelos; dícese de los protozoos.

preformación. f. Preexistencia. V. EVOLUCIÓN.

prefrontal (de *pre-* y el lat. *frons, frontis*, frente). adj. Situado en la parte anterior del lóbulo o región frontal.

preganglionar. adj. Situado delante de un ganglio.

pregenículo o **pregeniculado** (de *pre-* y el lat. *geniculum*, dim. de *genu*, rodilla). m. Cuerpo geniculado externo.

pregenital (de *pre-* y el lat. *genitalis*, genital, de *gignere*, engendrar). adj. Antes del completo desarrollo de los genitales.

Pregl (Solución de) (Fritz Pregl, químico austríaco, 1869-1930; premio Nobel de Química en 1923). V. SOLUCIÓN.

pregnandiol. m. F., *prégnandiol*. Esterol derivado de la progesterona, que se elimina por la orina mientras funciona el cuerpo lúteo.

pregnano. m. F., *prégnane*. Hidrocarburo esteroide saturado, $C_{21}H_{36}$. Del 5 β-pregnano derivan varias hormonas, entre ellas la progesterona.

pregnanolona. f. Metabolito tetrahidrogenado de la progesterona.

pregneninolona. f. F., *prégnéninolone*. Anhidrohidroxiprogesterona; 17α-etiniltestosterona, esteroide sintético derivado de la progesterona, eficaz por vía oral. *Sin.:* Etisterona.

pregneno. m. F., *pregnène*. Esteroide cristalino no saturado, que posee un doble enlace y tres grupos metilos, $C_{21}H_{34}$. Constituye el núcleo de la progesterona.

pregnenolona. f. F., *prégnénolone*. Esteroide intermediario en la biosíntesis de numerosas hormonas. El succinato de pregnenolona se usa en el tratamtento de la artritis reumatoidea.

pregonio o **pregonium**. m. Depresión en el borde inferior de la mandíbula delante del ángulo.

pregravídico (de *pre-* y el lat. *gravidus*, lleno). adj. F., *prégravidique*. Anterior a la gestación.

prehallux. m. Hueso supernumerario del pie, que algunas veces se desarrolla en el borde interno del escafoides.

prehemipléjico (de *pre-*, el pref. gr. *hemi-*, semi, y *plegé*, golpe). adj. Anterior a la hemiplejía.

prehensión. f. PRENSIÓN.

prehepático o **prehepáticus** (de *pre-* y el gr. *hêpar, -atos*, hígado). m. F., *préhépatique*. Masa de tejido conjuntivo y vascular en el embrión, que se convertirá en tejido intersticial del hígado.

prehioideo (de *pre-* y el gr. *hyoeidés*, semejante a la letra ípsilon). adj. Dícese del hueso hioides.

prehipertensión (de *pre-*, el gr. *hypér*, sobre, y el lat. *tensus*, p. p. de *tendere*, estirar). f. Estado de hipertensión lábil, período en que los aumentos de presión sanguínea son episódicos y puntuales.

prehipófisis. f. Lóbulo anterior de la hipófisis.

preinducción (de *pre-* y el lat. *inductio, -onis*, introducción). f. F., *préinduction*. Influencia ambiente sobre las células germinales de un individuo, que no produce modificación hasta la tercera generación de los descendientes del mismo.

preinmunización (de *pre-* y el lat. *inmunis*, inmune). f. F., *pré-immunisation*. Inmunización artificial en los niños muy pequeños antes de nacer.

preínsula. f. Porción anterior de la ínsula de Reil.

prelacrimal. adj. PRELAGRIMAL.

preláctoo (de *pre-* y el lat. *lacteus*, y éste de *lac, lactis*, leche). adj. Antes de la lactancia; se aplica a la alimentación del recién nacido antes del amamantamiento completo.

prelagrimal. adj. Situado delante del hueso, glándula o saco lagrimales.

prelaríngeo (de *pre-* y el gr. *lárygx, -yggos*, laringe). adj. Delante de la laringe.

preleucemia (de *pre-*, el gr. *leukós*, blanco, y *haîma*, sangre). f. F., *préleucémie*. Alteraciones hematológicas inespecíficas que pueden preceder en meses o años a la aparición de una leucemia mieloide aguda o leucosis aguda, y que dependerían de anomalías en las células madres o *stem cells*. Se consideran estados preleucémicos las anemias aplásicas, anemias macrocíticas, ciertas trombopenias, monocitosis inespecíficas, etc.

prelímbico. adj. Situado delante de un limbo.

preliminar (del lat. *prae*, antes, y *liminaris*, del umbral, de la puerta). adj. Que precede a lo principal; preparatorio.

prelum (lat.). m. Prensa. || **-abdominale**. Compresión de las vísceras abdominales entre el diafragma y las paredes del abdomen, en la defecación, micción, parto.

prelumbar. adj. Delante de los lomos o de las vértebras lumbares.

prelumbosubpúbico. adj. y s. Músculo psoas menor.

prelumbotrocantíneo. adj. y s. Músculo psoas mayor.

premaligno. adj. Que precede a los caracteres de malignidad; precanceroso.

premaníaco o **premaniaco** (de *pre-* y el gr. *manía*, locura). adj. Que precede a un ataque de manía.

prematuro (del lat. *praematurus*; de *prae*, antes, y *maturus*, maduro). adj. Que ocurre antes del tiempo propio o término. || m. A., *Frühgeborener*; F., *prématuré*; In., *premature*; It. y P., *prematuro*. Niño nacido

antes de que se haya cumplido la 38.ª semana de gestación.
premaxilar (de *pre-* y el lat. *maxilla*, quijada). adj. Situado delante del maxilar. || m. Hueso intermaxilar.
premaxilla. f. PREMAXILAR, 2.ª acep.
premedicación (de *pre-* y el lat. *medicare*, administrar remedios). f. A., *Vorbehandlung;* F., *prémédication;* In., *premedication;* It., *preanestesia;* P., *premedicação*. Medicación preliminar, especialmente la administración de narcóticos antes de la anestesia por inhalación. Tiene por objeto sedar al enfermo, evitando la angustia de la intervención, y potenciar el efecto de los anestésicos, neutralizando reacciones indeseables como vómitos, salivación y reflejos nerviosos nocivos.
premenstruo (de *pre-* y el lat. *menstruus*, mensual). m. F., *prémenstruel*. Período que precede inmediatamente al de la menstruación.
premieloblasto (de *pre-*, el gr. *myelós*, médula, y *blastós*, germen). m. F., *promyéloblaste*. Mieloblasto embrionario, primer precursor del mielocito.
premielocito (de *pre-*, el gr. *myelós*, médula, y *kýtos*, cavidad). m. F., *promyélocyte*. Mielocito embrionario; célula intermedia entre el mieloblasto y el mielocito, más semejante al primero, pero con algunos gránulos, que pueden ser pequeños y estar uniformemente distribuidos *(preneutrófilos)*, mayores e igualmente bien distribuidos *(preeosinófilos)* y grandes e irregularmente dispuestos *(prebasófilos)*. Promielocito.
premolar. adj. Situado delante de los molares. || adj. m. F., *Prämolarzahn;* F., *prémolaire;* In., *premolar;* It., *premolare;* P., *premolar*. Molar bicúspide. || Molar de la primera dentición o caduco.
premonición (de *pre-* y el lat. *monitio, -onis*, advertencia). m. Presentimiento, presagio; advertencia molar.
premonitorio (del lat. *praemonitorius*, que avisa anticipadamente). adj. F., *prémonitoire*. Que sirve de aviso, precursor; se aplica especialmente a síntomas; prodrómico.
premonocito. m. PROMONOCITO.
premoriencia (de *pre-* y el lat. *moriens, -entis*, p. a. de *mori*, morir). f. Determinación en dos o más personas de cuál murió primera o del orden de fallecimiento. Cuando los fallecidos estaban destinados a sucederse según las leyes civiles, tiene importancia medicolegal.
premortal. adj. Que ocurre poco antes de la muerte.
premunición. (de *pre-* y el lat. *munire*, fortificar). f. A., *Prämunisation;* F., *prémunisation;* In., *premunition;* It., *premunizione;* P., *premunização*. Prevención. || Estado de resistencia a cualquier infección de un organismo ya infectado; inmunidad relativa que se establece después que una infección aguda se ha hecho crónica y que dura en tanto el agente infectante permanece en el organismo.
premunidad. f. PREMUNICIÓN, 2.ª acep.
premunitivo. adj. PREVENTIVO.
prenarcosis (de *pre-* y el gr. *nárke*, letargo). f. F., *prénarcose, prémédication*. Narcosis inducida preliminar a la anestesia general.
prenares (de *pre-* y el lat. *nares, -ium*, nariz, olfato). f. pl. F., *narines antérieures*. Ventanas o vestíbulo de las fosas nasales.
prenasal (de *pre-* y el lat. *nasus*, nariz). adj. Delante de la nariz o fosas nasales.
prenatal (de *pre-* y el lat. *natalis*, natal). adj. Que existe o se produce antes del nacimiento, sin implicar la idea de herencia.
preneoplásico (de *pre-*, el gr. *néos*, nuevo, y *plássein*, formar). adj. F., *prénéoplasique*. Anterior al desarrollo de un tumor.
prenidario (de *pre-* y el lat. *nidus*, nido). adj. Antes de la anidación del óvulo.
prensa. f. Dispositivo para comprimir. || **-de Herófilo.** Tórculo; cavidad irregular formada por la confluencia de los senos venosos sagital, superior, recto y laterales, limitada por la hoz y la tienda del cerebelo. *Confluens sinum, lacus vacuus.*

prensil (del lat. *prensus, prehensus*). adj. Adecuado o propio para la prensión.
prensión (del lat. *prehensio, -onis*). f. A., *Greifen;* F., *prise;* In., *prehension;* It., *prensione;* P., *preensão*. Acción de prender.
preñada (de *preñar*, y éste del lat. *praegnatus*). f. EMBARAZADA.
preñez. f. EMBARAZO.
preoblongata (de *pre-* y el lat. *oblongatus*, alargado). f. Porción del bulbo entre el IV ventrículo y el puente de Varolio.
preoperatorio (de *pre-* y el lat. *operare*, actuar). adj. F., *préopératoire*. Que precede a la operación.
preopérculo (de *pre-* y el lat. *operculum*, cubierta). m. Opérculo frontal del cerebro.
preóptico (de *pre-* y el gr. *optikós*, óptico). adj. F., *préoptique*. Delante de los lóbulos ópticos. || m. Cada uno de los cuerpos cuadrigéminos anteriores.
preoral (de *pre-* y el lat. *os, oris*, boca). adj. Situado delante de la boca.
prepalatino (de *pre-* y el lat. *palatum*, paladar). adj. Situado delante del paladar.
prepalio (de *pre-* y el lat. *pallium*, manto). m. Porción de corteza cerebral delante de la cisura de Rolando.
preparación (del lat. *praeparatio, -onis*). f. F., *préparation*. Medicamento dispuesto con arreglo a prescripciones determinadas para el uso inmediato. || Pinza o ejemplar anatómico, histológico o patológico, dispuestos para su estudio y conservación. || **-de Ehrlich-Hata** o **de Hata.** SALVARSÁN. || **-magistral** u **oficinal.** Véanse estos términos.
preparador. m. Amboceptor. || **-anatómico.** Anatomista encargado especialmente de disecar piezas anatómicas para su estudio en las facultades de medicina.
preparante. adj. Que prepara; dícese especialmente de los dolores del comienzo del parto, que dilatan el cuello del útero.
preparata. f. Vena frontal.
preparativo. adj. PREPARATORIO. || m. AMBOCEPTOR.
preparatorio (del lat. *praeparatus*, p. p. de *praeparare*, disponer, preparar). adj. Que prepara y dispone.
prepatelar. adj. PRERROTULIANO.
prepedúnculo (de *pre-* y el lat. *pedunculus*, dim. de *pes, pedis*, pie). m. Pedúnculo anterior del cerebelo.
preperforativo (de *pre-* y el lat. *perforare*, taladrar). adj. Antes de producirse la perforación.
preperforatum. m. Espacio perforado anterior.
preperitoneal (de *pre-* y el gr. *periteínein*, extender alrededor). adj. Delante del peritoneo.
preplacentario (de *pre-* y el lat. *placenta*, torta). adj. Que ocurre antes de la formación de la placenta.
preponderancia (de *pre-* y el lat. *pondus, -eris*, peso). f. F., *prépondérance*. Mayor peso o fuerza. || En electrocardiografía, desproporción en el efecto de la hipertrofia ventricular derecha o izquierda.
prepontil o **prepontino** (de *pre-* y el lat. *pons, pontis*, puente). adj. Delante del puente de Varolio.
prepsicosis (de *pre-*, el gr. *psyché*, mente, y el suf. *-osis*). f. Término que designa a un estado anterior al desarrollo de una psicosis o a una estructura estable de la personalidad que presenta tendencia al autismo, aislamiento, agresividad y trastornos del comportamiento, que se diferencia de la psicosis por mantener un mayor contacto con la realidad.
prepsicótico. adj. F., *prépsychotique*. Individuo afectado de prepsicosis. U.t.c.s. *Sin.: Borderline.*
prepubescente (de *pre-* y el lat. *pubescens, -entis*, de *pubescere*, llegar a la pubertad). adj. F., *prépubertaire*. Anterior a la pubertad.
prepubiano o **prepúbico.** adj. Delante del pubis.
prepucio [**prepucial**] (del lat. *praeputium*). m. A., *Vorhaut,* F., *prépuce;* In., *prepuce;* It., *prepúzio;* P., *prepucio*. Pliegue mucocutáneo de la piel del pene, que cubre el glande. || **-del clítoris.** Pliegue mucoso formado por los labios menores, que cubre el clítoris.
prepuciotomía (de *prepucio* y el gr. *tomé*, corte). f. F., *incision du prépuce*. Incisión del prepucio en el dorso o lados del pene en la fimosis; postectomía; circuncisión.

prerramo o **prerramus.** m. desus. Ramo vertical del tallo del árbol de la vida del cerebelo.
prerrectal (de *pre-* y el lat. *rectus,* derecho). adj. F., *prérectal.* Situado delante del recto.
prerrenal (de *pre-* y el lat. *ren, renis,* riñón). adj. F., *prérénal.* Situado delante del riñón.
prerrotuliano (de *pre-* y el lat. *rotula,* dim. de *rota,* rueda). adj. Situado delante de la rótula.
presa. f. Acción de prender o tomar una cosa. || Acción de prender un órgano o parte, manual o instrumentalmente. || **-directa.** La realizada con las cucharas del fórceps aplicadas directamente en el diámetro transverso de la pelvis, sin precisar rotación posterior. Esta aplicación es perfecta en cuanto a la pelvis, pues la curvatura pelviana del instrumento coincide con la curvatura del canal del parto.
presbiacusia o **presbiacusis** (del gr. *présbys,* anciano, y *akoúein,* oír). f. A., *Presbyacusis;* F., *presbyacousie;* In., *presbyacusia;* It. y P., *presbiacusia.* Disminución de la agudeza auditiva, común en los ancianos.
presbiatría o **presbiátrica** (del gr. *présbys,* anciano, y *iatreía,* tratamiento). f. Medicina de la vejez; geriatría.
presbicia. f. PRESBIOPÍA.
presbifacelo. m. Gangrena senil.
presbiofrenia (del gr. *présbys,* anciano, y *phrén, phrenós,* mente). f. A., *Presbyophrenie;* F., *presbyophrénie;* In., *presbyophrenia;* It. y P., *presbiofrenia.* Forma de demencia senil, descrita por Wernicke, caracterizada por la importancia de la amnesia de fijación, la fabulación y la desorientación, con un deterioro mental menos acentuado que en otras demencias. *Sin.:* Síndrome de Wernicke.
presbiope (del gr. *présbys,* anciano, y *óps, opós,* ojo). adj. y s. F., *presbyope.* Persona afecta de presbiopía.
presbiopía o **presbiopsia** (del gr. *présbys,* anciano, y *óps,* ojo, o, en el segundo término, *ópsis,* visión). f. A., *Presbyopie;* F., *presbyopie;* In., *presbyopia;* It. y P., *presbiopia.* Hipermetropía adquirida por efecto de la edad; visión confusa de cerca y clara de lejos, efecto de la disminución del poder de acomodación por debilidad del músculo ciliar y menor elasticidad del cristalino.
présbita o **présbite** (del gr. *presbýtes,* de *présbys,* anciano). adj. y s. PRESBIOPE.
presbitismo. m. PRESBIOPÍA.
prescapular (de *pre-* y el lat. *scapulae,* hombros). adj. Delante de la escápula.
presclerosis (de *pre-,* el gr. *sklerós,* duro, y el suf. *-osis*). f. Estado de hipertensión arterial anterior al establecimiento de la arteriosclerosis.
prescripción (del lat. *praescriptio, -onis*). f. F., *prescription.* RECETA.
presecretina. f. F., *présécrétine.* Sustancia en la mucosa del duodeno, de la cual se deriva la secretina por la acción del ácido clorhídrico.
presenil. adj. F., *présénile.* Dícese de los fenómenos o estados de apariencia senil, pero ocurridos antes de la senectud.
presenilidad (de *pre-* y el lat. *senilis,* senil). f. F., *présénilité.* Vejez prematura; progeria.
presentación (del lat. *praesentatio, -onis*). f. A., *Einstellung, Kindeslage;* F., *présentation;* In., *presentation;* It., *presentazione;* P., *apresentação.* En obstetricia, parte del cuerpo fetal que ocupa la región del estrecho superior pelviano de la madre siempre que sea lo suficiente grande para llenarlo por completo. || **-acromial.** PRESENTACIÓN TRANSVERSA. || **-braquial** o **cubital.** Prolapso del brazo, extendido o flexionado, respectivamente, en la presentación de tronco. || **-cefálica.** Presentación longitudinal en la que aparece una parte cualquiera de la cabeza, vertice, frente o cara. || **-de cara.** Presentación cefálica desflexionada. || **-de frente** o **frontal.** Variedad de presentación cefálica intermedia a las de cara y vértice. || **-de nalgas.** Presentación del extremo pélvico fetal, que comprende tres modalidades: la de *nalgas* propiamente dicha, la de *rodillas* y la de *pies.* || **-de nalgas completa.** Presentación de nalgas propiamente dicha, en la que los pies y las nalgas se presentan simultáneamente. || **-de vértice.** Presentación cefálica, flexionada, en la que el punto declive es el vértice craneal. || **-longitudinal.** Presentación de uno de los extremos, cefálico o pélvico, de la elipse fetal. || **-pelviana** o **pélvica.** PRESENTACIÓN DE NALGAS. || **-podálica.** Presentación de pies. || **-polar.** PRESENTACIÓN LONGITUDINAL. || **-transversa** o **de tronco.** Presentación del feto por uno de sus planos laterales, derecho o izquierdo, que comprende las variedades: *acromial, cubital* y *braquial.*
preserva. f. Término general que comprende las sustancias libres de descomposición por un procedimiento cualquiera: desecación, congelación, etc.
preservación. f. PROFILAXIS.
preservativo (de *pre-* y el lat. *servare,* guardar). adj. A., *Vorbeugungsmittel;* F., *préservatif;* In., *preservative;* It. y P., *preservativo.* Que evita el desarrollo de una enfermedad o previene un daño. || m. Vaina o cubierta fina de goma o tripa para el pene durante el coito, a fin de prevenir la infección o la fecundación. *Sin.:* Condón, profiláctico.
presfenoides (de *pre-,* el gr. *sphén, sphenós,* cuña, y *eídos,* aspecto). m. Porción anterior del cuerpo del esfenoides.
presilviano. adj. Relativo a la rama anterior o ascendente de la cisura de Silvio.
presión (del lat. *pressio, -onis*). f. A., *Druck;* F., *pression;* In., *pressure;* It., *pressione;* P., *pressão.* Acción y efecto de apretar, comprimir, estrujar. || Tensión, fuerza que ejercen los líquidos y gases en todos sentidos. || **-arterial.** TENSIÓN ARTERIAL. || **-atmosférica.** Presión ejercida por la atmósfera, variable según la altura, equivalente, a nivel del mar, a la que ejercería una columna de mercurio de 76 cm. || **-diastólica.** Presión arterial durante la diástole. || **-intraabdominal, intracardíaca, intracraneal,** etc. Presión de los líquidos o gases contenidos en estas diversas cavidades. || **-negativa.** Presión inferior a la de la atmósfera. || **-oncótica.** Presión osmótica de las soluciones coloides. || **-osmótica.** Tensión que se origina por difusión de soluciones de diferente concentración a través de una membrana. || **-sanguínea.** TENSIÓN SANGUÍNEA. || **-sistólica.** Presión arterial durante la sístole. || **-venosa.** Presión de la sangre en las venas.
presístole (de *pre-* y el gr. *systolé,* contracción). f. A., *Präsystole;* F., *présystole;* In., *presystole;* It., *presistole;* P., *pré-sístole.* Intervalo que precede inmediatamente a la sístole.
presor. adj. Que activa una función, especialmente la vasomotora. || m. Sustancia o nervio que tienen esta acción.
presorreceptor. adj. F., *pressorécepteur, barorécepteur.* Dícese del receptor sensible a los estímulos vasomotores; se aplica a la parte del sistema nervioso vegetativo derivada del plexo cardíaco, que se extiende sobre el arco aórtico y carótida primitiva. Ú.t.c.s. BARORRECEPTOR.
prestasis (de *pre-* y el gr. *stásis,* detención). f. Hiperemia prostática; dilatación de los vasos capilares, precapilares y poscapilares de mayor grado que en la peristasis y en la que la corriente sanguínea es más lenta todavía, con diapédesis de los glóbulos rojos (Ricker).
presternón (de *pre-* y el gr. *stérnon,* pecho). m. F., *présternum.* Mango o manubrio del esternón.
presupurativo (de *pre-* y el lat. *suppurare,* supurar). adj. Que ocurre antes de la supuración.
presura (del lat. *pressura*). f. Opresión. || Panadizo en la raíz de la uña. || Materia extraída del IV estómago de los animales rumiantes en su período de lactancia, que contiene gran cantidad de fermento lab.
pretarsal o **pretarsiano** (de *pre-* y el gr. *tarsós,* planta del pie). adj. Delante del tarso.
pretibial. adj. Delante de la tibia.
pretibiodigital. adj. y s. Nervio musculocutáneo de la pierna.
pretimpánico (de *pre-* y el gr. *tympanon,* tambor). adj. Situado delante del tímpano.

pretiroideo (de *pre-* y el gr. *thyroeidés,* semejante a una puerta). adj. Situado delante de la glándula o cartílago tiroides.
pretisis. f. Período anterior a la tuberculosis pulmonar.
pretraqueal (de *pre-* y el gr. *tracheîa,* áspera). adj. Delante de la tráquea.
pretuberculoso. adj. Que precede al desarrollo del tubérculo o a la confirmación diagnóstica de la tuberculosis.
preuretritis (de *pre-* y el gr. *ouréthra,* uretra). f. Inflamación de los folículos vulvares delante del meato urinario.
prevalencia (de *pre-* y el lat. *valere,* tener valor). f. F., *prévalence.* En estadística sanitaria, proporción de enfermos nuevos y viejos, por 1.000 habitantes, de una determinada enfermedad.
prevencepción. f. CONTRACEPCIÓN.
preventivo. adj. PROFILÁCTICO (1.ª acep.).
preventorio. m. A., *Vorbeugungsanstalt;* F., *préventorium;* In., *preventorium;* It., *preventorio;* P., *preventório.* Institución con el propósito de impedir por el aislamiento la extensión de las enfermedades infecciosas, especialmente de la tuberculosis.
preventrículo (de *pre-* y el lat. *ventriculus,* dim. de *venter, ventris,* vientre). m. Orificio del cardias del estómago.
preventriculosis. f. Estenosis preventricular; cardiospasmo.
prevermis. m. desus. Prolongación vermiforme superior del cerebelo.
prevertebral (de *pre-* y el lat. *vertebra,* articulación). adj. Situado delante de una vértebra o de la columna vertebral.
prevesical (de *pre-* y el lat. *vesica,* vejiga). adj. Situado delante de la vejiga.
previtamina. f. Compuesto que precede a la formación de una vitamina. || **-A.** CAROTENO.
Prévost (Signo de) (Jean Louis *Prévost,* médico suizo, 1838-1927). V. SIGNO.
priapismo (del lat. *priapismus,* y éste del gr. *priapismós,* de *Príapos,* Príapo). m. A., *Priapismus;* F., *priapisme;* In., *priapism;* It. y P., *priapismo.* Erección anormal del pene sin deseo sexual, ordinariamente, sintomática de una afección inflamatoria, blenorrágica comúnmente, de la uretra y vejiga, o de una lesión de la médula espinal. || SATIRIASIS. || **-nasal.** Congestión permanente de los cornetes.
priapitis (de *Príapo,* hijo de Baco y Venus). f. F., *inflammation du pénis.* Inflamación del pene; falitis.
príapo (de *Príapo,* hijo de Baco y Venus). m. PENE.
Price-Jones (Curva de) (Cecil *Price-Jones,* médico inglés, 1863-1943). V. CURVA.
Priessnitz (Compresa de) (Vincent *Priessnitz,* curandero alemán, 1799-1852). V. COMPRESA.
Priestley (Masa de) (Joseph *Priestley,* naturalista inglés, 1733-1804). V. MASA.
prilocaína. f. F., *prilocaïne.* Clorhidrato de prilocaína. Anestésico local del tipo amida. Citanest®.
primae viae (lat.). f. pl. Conducto alimentario, vías digestivas.
primaquina. f. F., *primaquine.* Derivado de la 8-aminoquinolina. Se emplea en la cura radical del paludismo por destruir las formas exoeritrocíticas tanto del *P. vivax* como del *P. falciparum.*
primario (del lat. *primarius*). adj. F., *primaire.* Primero en aparecer; en orden, principal. || Según Freud, manifestación del instinto de muerte dirigida sobre el propio sujeto.
primates (del lat. *primas, -otis*). m. pl. Orden más elevado en la escala zoológica, que comprende el hombre y los antropoides.
primera intención. f. V. CURACIÓN POR PRIMERA INTENCIÓN.
primigrávida (del lat. *primus,* primero, y *gravida,* gestante, fem. de *gravidus,* cargado). f. A., *Erstschwangere;* F., *primigeste;* In. e It., *primigravida;* P., *primigrávida.* Mujer embarazada por primera vez.

primípara (del lat. *primipara;* de *primus,* primero, y *parere,* parir). f. A., *Erstgebärende;* F., *primipare;* In. e It., *primipara.* P., *primipara.* Mujer que ha parido o pare por primera vez.
primitivo (del lat. *primitivus*). adj. F., *primitif.* Dícese del primero en cuanto al tiempo o en su género; original. Ú.t.c.s.
primoinfección. f. Infección por primera vez del organismo; infección primera, original; generalmente se refiere a la tuberculosis.
primordial (del lat. *primordialis*). adj. F., *primordial.* Primitivo u original; del más simple carácter.
primordio o **primordium.** m. A., *Anlage;* F., *ébauche;* In., *primordium;* It., *abbozzo;* P., *primórdio.* ANLAJE; rudimento.
princeps (lat.). Nombre de ciertas arterias. || **-hallucis** o **pollicis.** Arterias del dedo gordo y del pulgar, respectivamente.
principio (del lat. *principium*). m. A., *Prinzip;* F., *principe;* In., *principle;* It. y P., *principio.* Elemento químico. || Sustancia de la que dependen las propiedades de una planta. || Base, origen, razón fundamental. || **-activo.** Constituyente de una droga que le confiere las propiedades medicinales. || **-antianémico.** Constituyente del hígado y otros tejidos, de acción hematopoyética en la anemia perniciosa. || **-de Baillarger.** V. DISOCIACIÓN AUTOMATICOVOLUNTARIA. || **-de Jackson.** V. DISOCIACIÓN AUTOMATICOVOLUNTARIA. || **-de nirvana.** Tendencia del aparato psíquico a reducir al mínimo posible las excitaciones que le llegan, ya sean del exterior o del interior. || **-de realidad.** Término psicoanalítico que se refiere a las exigencias del mundo externo y que modifica los requerimientos del principio del placer, actuando de regulador. || **-del placer.** Concepto psicoanalítico de Freud, según el cual el hombre, en su funcionamiento psíquico, tiende a asegurarse el placer y a evitar el dolor o displacer, en tanto que el displacer está en relación con un aumento de la tensión, y el placer, con una disminución de ésta. El principio del placer trata de asegurar una disminución de la energía incorporada (excitación) o mantenerla constante (PRINCIPIO DE NIRVANA). || **-foliculostimulante.** PROLÁN A. || **-inmediato.** Cuerpo de constitución química definida en que puede descomponerse una sustancia heterogénea. || **-luteinizante.** PROLÁN B. || **-orgánico.** PRINCIPIO INMEDIATO.
Pringle (Enfermedad de) (John James *Pringle,* dermatólogo inglés, 1855-1922). V. ENFERMEDAD, SÍNDROME.
Prinos. Género de arbustos aquifoliáceos. La especie *P. verticillatus,* de Norteamérica, tiene una corteza que en otro tiempo se empleó aprovechando sus cualidades de tónico y astringente.
Prinzmetal (Síndrome de) (Myron *Prinzmetal,* cardiólogo norteamericano, n. en 1908). V. SÍNDROME.
prisma (del lat. *prisma,* y éste del gr. *prîsma*). m. A., *Prisma;* F., *prisme;* In., *prism;* It. y P., *prisma.* Cuerpo sólido de sección transversal triangular o poligonal con varias caras paralelas a una recta denominada eje. || En óptica, medio transparente limitado por dos superficies planas que forman ángulo diedro. Los prismas triangulares desvían hacia su base sus rayos luminosos que caen en una de sus caras y descomponen la luz blanca en sus siete colores primitivos. Se emplean para corregir desviaciones oculares, dada su propiedad de alterar la situación aparente de los objetos. || **-adamantino.** Columnas o prismas microscópicos que constituyen el esmalte de los dientes. || **-de Maddox.** Dos prismas unidos por sus bases, que se emplean en el examen de la torsión del globo ocular. || **-de Nicol.** Romboide de espato de Islandia, partido en dos y pegadas luego con bálsamo del Canadá, que desdobla el rayo luminoso en una parte que se refleja totalmente en la capa interpuesta y otra que lo atraviesa como luz polarizada. || **-de Risley.** Prisma para el examen del desequilibrio de los músculos oculares. || **-dioptría.** Unidad de refracción prismática; deflexión de 1 cm a la distancia de 1 m.

prismoide (de *prisma* y el gr. *eîdos*, aspecto). adj. Semejante a un prisma.
prismoptómetro o **prisoptómetro** (de *prisma*, el gr. *optós*, visible, y *métron*, medida). m. Instrumento para el examen del ojo por medio de un prisma giratorio.
prismosfera. f. F., *appareil formé d'un prisme et d'une lente sphérique.* Prisma combinado con una lente esférica.
privación (del lat. *privatio, -onis*). f. A., *Mangelzustand;* F., *carence;* In., *deprivation;* It., *privazione;* P., *privação.* Falta o carencia.
pro-. Forma prefija griega o latina que significa *delante* o *antes.*
proaglutinoide. m. Aglutinoide que tiene mayor afinidad por el aglutinógeno que la propia aglutinina.
proamnios. m. Amnios primitivo.
proatlas. m. Vértebra rudimentaria observada como anomalía rara en el hombre, que en algunos animales se halla situada delante del atlas.
probenecid. m. F., *probénécide.* Derivado del ácido benzoico, que inhibe el transporte tubular renal de los ácidos orgánicos. Se emplea en el tratamiento de la hiperuricemia o gota, y para conseguir niveles plasmáticos de penicilina más elevados y persistentes, ya que retrasa la eliminación tubular de este antibiótico.
probeta (de *probar*). f. A., *Probierglas;* F., *éprouvette;* In., *testglass;* It., *probetta;* P., *proveta.* Tubo de vidrio cerrado por un extremo, con escala métrica o sin ella, de empleo corriente en los laboratorios.
procaína. f. A., *Procain;* F., *procaïne;* In., *procaine;* It., *procaina;* P., *procaína.* 2-Dietilaminoetil-p-aminobenzoato; su clorhidrato o *novocaína*, polvo blanco cristalino muy soluble, es un anestésico local y espinal, en solución del 1 al 4 %, menos tóxico que la cocaína y desprovisto de la acción vasoconstrictora de ésta, pero relativamente ineficaz en las mucosas íntegras. Se emplea como anestésico local y unido a la penicilina para retardar la acción de ésta.
procainamida. f. F., *procaïnamide.* Análogo de la procaína, en el que el enlace éster de esta última es sustituido con un radical amida. Úsase en el tratamiento de ciertas arritmias cardíacas.
procariota. adj. F., *protocaryote.* Dícese de los organismos cuyas células poseen un solo cromosoma y no existe una membrana que lo aísle del citoplasma. Ú.t.c.s. No se reproducen por mitosis. Su DNA no contiene histonas. Casi todos presentan pared, cuyo elemento fundamental es la mureína o ácido murámico; en su composición interviene una serie de sustancias que no se encuentran en otros seres vivos: por ejemplo, D-alanina, D-glutámico, ácido N-acetilmurámico. Su membrana citoplasmática carece de esteroles y puede formar repliegues internos que se conocen como mesosomas. El citoplasma es de estructura granular, muy pobre en organelos y con abundantes ribosomas 70S. Es la estructura propia de bacterias y algas cianofíceas.
procatártico (del gr. *prokatarché*, mal que amenaza). adj. F., *procatartique.* Primario; predisponente; dícese de la causa de una enfermedad.
procedimiento. m. V. MÉTODO.
procefálico (de *pro-* y el gr. *kephalé*, cabeza). adj. Relativo a la parte anterior de la cabeza.
procelia o **procelio** (de *pro-* y el gr. *koîlos*, hueco). f. y m. Paracelio; ventrículo lateral del cerebro.
procero o **procerus.** m. Músculo piramidal de la nariz.
procesionaria. f. Oruga, *Bombyx processionea*, cubierta de pelos largos, que producen urticación.
proceso (del lat. *processus*). m. A., *Fortsatz, Vorsprung;* F., *procès;* In., *process;* It. y P., *processo.* Conjunto, encuadramiento o sucesión de fenómenos, síntomas, lesiones, etc. || PROLONGACIÓN. || APÓFISIS. || **-cerebeloso.** Pedúnculo cerebeloso. || **-ciliares.** Prolongaciones vasculomusculares desde la cara interna de la zona coroidea a la circunferencia del cristalino, que forman la corona o cuerpo ciliar. || **-pri-**

mario. En psicoanálisis, modo de funcionamiento característico del sistema inconsciente, en el cual predominan los mecanismos de condensación y desplazamiento, la energía psíquica circula libremente de una representación de cosa a otra y con tendencia a la satisfacción inmediata del instinto, sin discriminación entre fantasía y realidad. El proceso primario domina el psiquismo infantil temprano, persiste en la vida adulta en el sistema inconsciente y se manifiesta en los sueños, lapsus, formación de síntomas, etc., y es característico del pensamiento psicótico. || **-secundario.** En psicoanálisis, funcionamiento psíquico característico del yo del adulto, propio del sistema preconsciente consciente que se caracteriza por el predominio de la representación de palabra y los procesos de simbolización, y por tanto, de las leyes que regulan la satisfacción de la descarga instintiva. En el pensamiento del proceso secundario predominan las leyes que rigen el principio de realidad (juicio crítico, razonamiento, control de la acción, etc.).
processus (lat.). m. Proceso. || Apófisis. || **-azygos.** Pico del esfenoides. || **-caudatus.** Porción del hígado que conexiona el lóbulo derecho y el caudado del mismo. || **-e cerebello ad medulam. Cuerpos restiformes.** || **-e cerebello ad pontem.** Pedúnculos medios del cerebelo. || **-e cerebello ad testes.** Pedúnculos superiores del cerebelo. || **-gracilis.** Apófisis larga del martillo. || **-reticularis.** Asta lateral de la médula espinal. || **-vaginalis peritonaei.** CONDUCTO DE NUCK. || **-vermiformis.** APÉNDICE VERMIFORME.
procesual. Adjetivo que se aplica para designar la condición de las afecciones que siguen un curso evolutivo.
Prochownick (Régimen, respiración de) (Ludwig *Prochownick*, tocólogo alemán, 1851-1923). Véanse estos términos.
procidencia (del lat. *procidens, -entis*, p. a. de *procidere*, caer, dislocarse). f. A., *Vorfall;* F., *procidence;* In., *procidentia;* It., *procidenza;* P., *procidência.* Prolapso, caída, descenso o salida de una parte u órgano, especialmente del cordón umbilical en el parto y del cuello de la matriz. V. PROLAPSO.
procigosis o **prozigosis.** f. SINCEFALIA.
procolis (de *pro-* y el lat. *collum*, cuello). m. Tortícolis en el que la cabeza se inclina hacia delante.
procondral (de *pro-* y el gr. *chóndros*, cartílago). adj. Que ocurre antes del proceso de la formación del cartílago.
proconsular (Cuello). V. CUELLO.
procordal (de *pro-* y el gr. *chordé*, cuerda). adj. Delante del notocordio.
procoresis (del gr. *prochoreîn*, avanzar). f. Propulsión o progresión del alimento a lo largo del conducto de las vías digestivas.
procorion. m. F., *prochorion.* Capa de materia albuminosa de la que se rodea el óvulo cuando atraviesa la trompa de Falopio. || Zona pelúcida del huevo fecundado en el útero.
procreación (del lat. *procreatio, -onis*). f. A., *Erzeugung;* F., *procréation;* In., *procreation;* It., *procreazione;* P., *procriação.* Generación, multiplicación.
procromatina (de *pro-* y el gr. *chróma*, color). f. F., *paranucléine.* Sustancia componente de los verdaderos nucléolos; paranucleína.
proctagra (de *procto-* y el gr. *ágra*, ataque). f. PROCTALGIA.
proctalgia (de *procto-* y el gr. *álgos*, dolor). f. A., *Mastdarmschmerz;* F., *proctalgie;* In., It. y P., *proctalgia.* Dolor en el ano o en el recto.
proctatresia (de *procto-* y *atresia*). f. A., *Analatresie;* F., *atrésie anale;* In., *proctatresia;* It., *atresia anale;* P., *proctatresia.* Atresia o imperforación del recto.
proctectasia (de *procto-* y el gr. *éktasis*, dilatación). f. A., *Mastdarmerweiterung;* F., *dilatation rectale;* In., It. y P., *proctectasia.* Ectasia o dilatación del recto o ano.
proctectomía (de *procto-* y el gr. *ektomé*, escisión). f. A., *Mastdarmresektion;* F., *amputation rectale;* In., *proctectomy;* It. y P., *proctectomia.* Resección parcial

o completa del recto. ||-**posterior.** Extirpación de un colgajo de la pared posterior de la ampolla rectal en el tratamiento del prolapso del recto.

proctencleisis (de *procto-* y un derivado del gr. *egkleíein*, encerrar). f. Extensión o constricción del recto. || PROCTATRESIA.

procteurínter (de *procto-* y el gr. *eurýnein*, ensanchar). m. Saco o pera de goma que se emplea en ocasiones para dilatar el recto.

proctitis (del gr. *proktós*, ano, recto, y el suf. *-itis*). f. A., *Proktitis;* F., *proctite;* In., *proctitis;* It. y P., *proctite.* Inflamación del recto. ||-**blenorrágica** o **piorreica.** Proctitis causada por el gonococo. ||-**epidémica gangrenosa.** Enfermedad de algunos países tropicales, caracterizada por la ulceración rápidamente progresiva del ano y recto inferior, con gangrena, hemorragias, fiebre y postración. BICHO. ||-**inespecífica.** Proctitis ocasionada por *Chlamydia trachomatis, Mycoplasma hominis* u otros microorganismos. ||-**ulcerosa.** Forma de colitis ulcerosa limitada al recto.

procto-. Forma prefija del gr. *proktós*, ano, recto.

proctocele (de *procto-* y el gr. *kéle*, hernia). m. A., *Proktozele;* F., *proctocèle;* In., It. y P., *proctocele.* Hernia del recto o de una parte de él. Prolapso del recto.

proctocistoplastia (de *procto-*, el gr. *kýstis*, vejiga, y *plássein*, formar). f. F., *procto-cystoplastie.* Cirugía plástica del recto y la vejiga.

proctocistotomía (de *procto-*, el gr. *kýstis*, vejiga, y *tomé*, corte). f. F., *proctocystotomie.* Cistotomía y proctotomía combinadas.

proctoclisis (de *procto-* y el gr. *klýzein*, lavar). f. A., *Proktoklyse;* F., *proctoclyse;* In., *proctoclysis;* It., *proctoclisi;* P., *proctóclise.* Enema o lavativa. ||-**continua.** Inyección lenta de gran cantidad de líquido en el recto; gota a gota de Murphy.

proctococcipexia (de *procto-*, *cóccix*, y el gr. *pêxis*, fijación). f. F., *proctococcypexie.* Fijación por sutura del recto al cóccix.

proctocolitis. f. F., *rectocolite.* Inflamación del recto y el colon.

proctocolonoscopia (de *procto-*, el gr. *kólon*, intestino grueso, y *skopeîn*, observar). f. F., *recto-coloscopie.* Inspección del interior del recto y la última porción del colon.

proctocolpoplastia (de *procto-*, el gr. *kólpos*, vagina, y *plássein*, formar). f. Oclusión quirúrgica de una fístula rectovaginal.

proctodeo o **proctodeum** (de *procto-* y el gr. *odaîos*, de viaje). m. Invaginación del ectoblasto embrionario en el punto que más tarde será el ano.

proctodinia (de *procto-* y el gr. *odýne*, dolor). f. PROCTALGIA.

proctoelitroplastia (de *procto-*, el gr. *élytron*, vagina, y *plássein*, formar). f. Cirugía plástica del recto y la vagina; proctocolpoplastia.

proctofobia (de *procto-* y el gr. *phóbos*, temor). f. Estado morboso de aprensión, común a las personas que padecen de afecciones del recto.

proctogénico o **proctógeno** (de *procto-* y el gr. *gennân*, producir, engendrar). adj. F., *proctogène.* Que deriva del ano o del recto.

proctología (de *procto-* y el gr. *lógos*, tratado). f. A., *Proktologie;* F., *proctologie;* In., *proctology;* It. y P., *proctologia.* Suma de conocimientos relativos al recto y a sus enfermedades.

proctólogo. adj. F., *proctologue.* Dícese del experto en proctología. Ú.t.c.s.

proctoparálisis. f. PROCTOPLEJÍA.

proctopatía (de *procto-* y el gr. *páthos*, enfermedad). f. Término general para las afecciones del recto.

proctoperineoplastia (de *procto-*, el gr. *perínaios*, perineo, y *plássein*, formar). f. F., *procto-périnéoplastie.* Cirugía plástica del recto y el perineo.

proctoperineorrafia (de *procto-*, *perineo* y el gr. *rhaphé*, sutura). f. PROCTOPERINEOPLASTIA.

proctopexia (de *procto-* y el gr. *pêxis*, fijación). f. A., *Rektopexie;* F., *proctopexie;* In., *proctopexy;* It., *proctopessi;* P., *proctopexia.* Fijación del recto a una parte por medio de suturas.

proctoplastia (de *procto-* y el gr. *plássein*, formar). f. A., *Proktoplastik;* F., *proctoplastie;* In., *proctoplasty;* It., *proctoplastica;* P., *proctoplastia.* Cirugía plástica del recto y ano.

proctoplejía (de *procto-* y el gr. *plegé*, golpe). f. F., *paralysie du sphincter anal.* Parálisis del recto o del esfínter del ano.

proctopólipo (de *procto-*, el gr. *polýs*, mucho, y *poùs*, pie). m. F., *polype du rectum.* Pólipo del recto.

proctoptoma (de *procto-* y el gr. *ptôma*, caída). m. PROCTOPTOSIS.

proctoptosis (de *procto-* y el gr. *ptôsis*, caída). f. F., *proctoptose.* Ptosis o prolapso del recto.

proctorrafia (de *procto-* y el gr. *rhaphé*, sutura). f. A., *Mastdarmraffung;* F., *proctorraphie;* In., *proctorrhaphy;* It. y P., *proctorrafia.* Sutura del recto.

proctorragia (de *procto-* y un derivado del gr. *regnýnai*, romper). f. A., *Afterblutung;* F., *proctorragie;* In., *proctorrhagia;* It. y P., *proctorragia.* Hemorragia por el recto.

proctorrea (de *procto-* y el gr. *rhein*, fluir). f. A., *Proktorrhöe;* F., *proctorrhée;* In., *proctorrhea;* It., *proctorrea;* P., *proctorreia.* Flujo mucoso por el ano.

proctoscopia (de *procto-* y el gr. *skopeîn*, observar). f. A., *Rektoskopie;* F., *rectoscopie;* In., *proctoscopy;* It., *rettoscopia;* P., *proctoscopia.* Inspección del recto.

proctoscopio. m. A., *Proktoskop;* F., *proctoscope;* In., *proctoscope;* It., *proctoscopio;* P., *proctoscópio.* Espéculo anal; rectoscopio. ||-**de Tuttle.** Espéculo con una lamparilla eléctrica y un dispositivo para dilatar la ampolla rectal.

proctosigmoidectomía (de *procto-*, *sigmoide*, y el gr. *ektomé*, resección). f. F., *procto-sigmoïdectomie.* Resección del recto y la S ilíaca.

proctosigmoiditis. f. F., *procto-sigmoïdite.* Inflamación del recto y la S ilíaca o sigmoide.

proctosigmoidoscopia. f. F., *procto-sigmoïdectomie.* RECTOSIGMOIDOSCOPIA.

proctospasmo (de *procto-* y el gr. *spasmós*, contracción). m. A., *Mastdarmtenesmus;* F., *proctospasme;* In., *proctospasm;* It. y P., *proctospasmo.* Espasmo del recto o del esfínter del ano; tenesmo.

proctostasis (de *procto-* y el gr. *stásis*, detención). f. A., *Mastdarmstase;* F., *stase rectale;* In., *proctostasis;* It., *stasirettale;* P., *proctostase.* Acumulación de excrementos en el recto; estreñimiento proctógeno o por anestesia del recto al estímulo de defecación.

proctóstato (de *procto-*, gr. *statós*, estacionario). m. Tubo que contiene sales de radio y se introduce en el recto.

proctostenosis (de *procto-* y el gr. *stenós*, angosto). f. F., *proctosténose.* Estenosis del recto o del ano.

proctostomía (de *procto-* y el gr. *stóma*, boca). f. F., *proctostomie.* Formación quirúrgica de una abertura permanente en el recto.

proctotomía (de *procto-* y el gr. *tomé*, corte). f. A., *Mastdarmeröffnung;* F., *proctotomie;* In., *proctotomy;* It. y P., *proctotomia.* Sección de una estenosis anal o rectal. || Abertura de un ano imperforado. ||-**externa.** La efectuada cerca del esfínter. ||-**interna.** Incisión del recto por encima del esfínter de ano.

proctótomo (de *procto-* y el gr. *tomós*, cortante). m. F., *proctotome.* Instrumento cortante para la práctica de la proctotomía.

proctotoreusis (de *procto-* y el gr. *toreúein*, trabajar con cincel o buril). f. Operación del ano artificial.

proctovalvulotomía (de *procto-*, el lat. *valvula*, dim. de *valvae*, batientes, y el gr. *tomé*, corte). f. Sección de las válvulas rectales.

procúbito (del lat. *procubitus*, p. p. de *procumbere*, postrarse). m. Decúbito prono. || Prolapso del cordón sin rotura de membranas.

procumbente. adj. Echado de cara.

procursivo (de *pro-* y el lat. *currere*, correr). adj. F., *procursif.* Que tiende a inclinarse, a correr hacia delante; dícese de una forma de epilepsia en la que el paciente corre durante el ataque.

procurvación. f. Curvatura o inclinación hacia delante.

prodiagnosis. f. Diagnóstico anticipado; descubrimiento de signos predisponentes a una enfermedad.
prodigiosina. f. F., *prodigiosine*. Pigmento rojo antibiótico de los cultivos de la *Serratia marcescens* con actividad antimicótica.
pródromo [prodrómico] (del lat. *prodromus*, y éste del gr. *pródromos*, que precede; de *pro*, delante, y *drameîn*, correr). m. A., *Prodrom*; F. e In., *prodrome*; It., *prodromo*; P., *pródromos*. Signo, síntoma o estado precursor que indica el comienzo o aproximación de una enfermedad.
producción (del lat. *productio, -onis*). f. A., *Entstehung*; F. e In., *production*; It., *prooduzzione*; P., *produção*. Aparición de un producto. || Producto. || Prolongación. || **-accidental.** Tejido accidental o anómalo desarrollado a expensas de un tejido natural del cuerpo. Esta producción se denomina *plásica* cuando es debida a la inflamación del tejido.
productivo. adj. F., *productif*. Que forma o produce, especialmente tejido nuevo; proliferativo.
producto (del lat. *productus*). m. A., *Produkt*; F., *produit*; In., *product*; It., *prodotto*; P., *producto*. Cuerpo, parte, órgano, etc., originados por la actividad de otro cuerpo, órgano o tejido. || **-de descomposición.** Sustancia resultante de la división de una molécula compuesta en dos o más moléculas simples. || **-químico.** Sustancia que resulta de una operación química, artificial o industrial.
proencéfalo. m. F., *prosencéphale*. Cerebro anterior; prosencéfalo. || F., *proencéphale*. Monstruo fetal con hernia del cerebro a través de una fisura frontal.
proenzima. f. Cimógeno.
proeritroblasto (de *pro-*, el gr. *erythrós*, rojo, y *blastós*, germen). m. A., *Promegaloblast*; F., *proérythroblaste*; In., *proerythroblast*; It. y P., *proeritroblasto*. Eritroblasto basófilo, célula la más joven e inmadura de la serie eritrocítica.
proeritrocito. m. Hematoblasto.
proestro o **proestrum** (de *pro-* y el lat. *oestrum* u *oestrus*, y éste del gr. *oîstros*, tábano, aguijón). m. Período en los animales inmediatamente antes del celo.
Proetz (Posición, tratamiento de) (Arthur W. *Proetz*, médico norteamericano, 1888-1966). Véanse estos términos.
profago. m. F., *prophage*. Forma inactiva no infecciosa de un bacteriófago.
profármaco (de *pro-* y el gr. *phármakon*, medicamento). m. Sustancia biológicamente inactiva que es metabolizada a otra sustancia biológicamente activa.
profase. f. F., *prophase*. Primer período en la mitosis, durante el cual los cromosomas engruesan, se contraen y se desenrollan.
profermento. m. Cimógeno.
Profeta (Ley de) (Giuseppe *Profeta*, médico italiano, 1840-1910). V. Ley.
profibrinolisina. f. V. Plasminógeno.
Profichet (Síndrome de) (Georges Charles *Profichet*, médico francés, n. en 1873). V. Síndrome.
profiláctica, co. adj. F., *prophylactique*. Perteneciente o relativo a la profilaxis. || f. Higiene. || m. Preservativo.
profilactodoncia (de un derivado del gr. *prophylássein*, guardar, y *odoús, odóntos*, diente). f. Odontología preventiva.
profilaxis (del gr. *prophýlaxis*). f. A., *Prophylaxe*; F., *prophylaxie*, In., *prophylaxis*; It., *profilassi*; P., *profilaxia*. Conjunto de medios que sirven para preservar de enfermedades al individuo o a la sociedad; tratamiento preventivo.
proflavina. f. Sulfato de diaminoacridina; polvo pardorrojizo que se emplea con éxito, solo o mezclado con sulfanilamida, en el tratamiento de las heridas infectadas.
profluvium (lat.). m. Flujo abundante. || **-alvi.** Diarrea. || **-muliebre.** Leucorrea. || **-seminis.** Salida de la vagina del semen depositado en ella durante el coito. Espermatorrea.
profundo (del lat. *profundus*). adj. F., *profonde*. Situado más adentro; no superficial.

profuso (del lat. *profusus*, p. p. de *profundere*, derramar, disipar). adj. Abundante, copioso; se dice especialmente de la hemorragia y la diarrea.
progámico (de *pro-* y el gr. *gámos*, matrimonio). adj. Que ocurre antes de la fecundación del óvulo.
progáster o **progastro.** m. Arquenterón.
progenia (de *pro-* y el gr. *génys*, mandíbula, mentón). f. Desarrollo excesivo del mentón.
progenie (del lat. *progenies*). f. A., *Nachkommenschaft*; F., *progéniture*; In., *progeny*; It., *progenie*; P., *progénie*. Generación o familia de la que desciende un individuo. || Descendencia.
progenitor (del lat. *progenitor*). m. A., *Stammvater*; F., *ancêtre*; In., *progenitor*; It., *progenitore*; P., *progenitor*. Ascendiente en línea recta.
progenitura (del lat. *progenitum*, supino de *progignere*, engendrar). f. Progenie.
progeria (de *pro-* y el gr. *gêras*, vejez). f. A., *Progerie*; F., *progérie*; In. e It., *progeria*; P., *progéria*. Vejez prematura. || Variedad de infantilismo, nanismo de tipo senil de Variot, en el que el aspecto general recuerda el del viejo. Senilismo. || **-de Gilford.** Infantilismo gerodistrófico; senilidad precoz y enanismo.
progestacional (de *pro-* y el lat. *gestatio, -onis*, acción de llevar). adj. F., *progestatif*. Antes de la gestación; se aplica a la fase del ciclo menstrual inmediatamente anterior a la menstruación, en la que el cuerpo lúteo se halla en actividad y el endometrio en período de secreción.
progestágeno (de *pro-*, el lat. *gestare*, llevar, y el gr. *gennân*, producir). m. Término para las sustancias que poseen actividad progestacional.
progesterona. f. A., *Progesteron*; F., *progestérone*; In. e It., *progesterone*; P., *progesterona*. Hormona sexual del cuerpo lúteo, que prepara el endometrio para la recepción y desarrollo del huevo fecundado. Es un esteroide. Se emplea en inyección en el aborto repetido y trastornos menstruales. *Sin.:* Factor β, luteína, luteosterona, lutina, progestina.
progestina. f. Nombre primitivo de la hormona del cuerpo lúteo; progesterona.
progestógeno. m. F., *progestogène*. Medicamento capaz de transformar en fase de secreción el endometrio previamente proliferado por acción de los estrógenos.
proglosis (de *pro-* y el gr. *glôssa*, lengua). f. Punta de la lengua.
proglotis o **proglótide** (de *pro-* y *glotis*). f. A., *Proglottid*; F., *proglottis*; In., *proglottid*; It., *proglottide*; P., *proglote*. Segmento maduro de tenia o cucurbitino.
prognatismo (de *pro-* y el gr. *gnáthos*, mandíbula). m. A., *Prognathismus*, F., *prognathisme*; In., *prognathism*; It. y P., *prognatismo*. Desarrollo excesivo del maxilar superior o inferior, o de ambos; en tal caso se denomina *prognatismo completo*. *Sin.:* Prognatia, exognatismo.
prognosis. (lat.). f. Pronóstico. || **-anceps.** Pronóstico dudoso. || **-bona, mala, infausta, pessima** o **letalis.** Pronóstico del carácter indicado por estos adjetivos. || **-quoad tempus.** Previsión acerca de la duración de una enfermedad. || **-quoad valetudinem.** Pronóstico sobre la curación de una enfermedad. || **-quoad vitam.** Pronóstico en cuanto a la vida misma.
progonoma (de *pro-*, el gr. *gónos*, esperma, y de *-oma*). m. Tumor originado por una ectopia de tejidos como resultado de atavismo fetal.
progranulocito (de *pro-*, el lat. *granulus*, dim. de *granus*, grano, y el gr. *kýtos*, cavidad). m. F., *promyélocyte*. Célula de la serie granulocítica, de madurez intermedia al granuloblasto y al granulocito; premielocito.
prográvido. adj. Progestacional.
progresión (del lat. *progressio, -onis*). f. A., *Fortbewegung*; F., *progression*; In., *progression*; It., *progressione*; P., *progressão*. Acción de moverse o marchar hacia delante. || **-metadrómica.** Fenómeno que a veces se observa como secuela de la encefalitis epidémica, por el cual un individuo que apenas puede andar, no tiene dificultad en correr.

progresivo. adj. Que avanza o se dirige hacia delante; opuesto a *regresivo*. || F., *progressif*. Dícese de las enfermedades que tienden a empeorar.

proinsulina. f. F., *proinsuline*. Macromolécula proteica sintetizada en las células β del páncreas, a partir de la cual se forma la insulina.

proinvasina. f. Precursor de la hialuronidasa o invasina.

proiocia (del gr. *próïos*, temprano). f. Desarrollo sexual precoz.

proiomenorrea (del gr. *próïos*, precoz, y de *menorrea*). f. Menstruación anticipada o precoz, es decir, el intervalo entre las reglas está acortado.

proiosístole (del gr. *próïos*, precoz, y de *sístole*). f. Sístole prematura o extrasístole.

prolabio. m. Porción roja descubierta del labio.

prolactina. f. A., *Prolaktin;* F., *prolactine;* In., *prolactin;* It. y P., *prolactina*. Hormona de la porción anterior de la hipófisis, que estimula la secreción láctea; galactina, mamotropina, hormona lactogénica. En ciertas especies desempeña un papel importante en el mantenimiento del cuerpo lúteo, por lo que se la conoce también con el nombre de hormona luteótropa o luteotropina (LTH).

prolamina. f. F., *prolamine*. Miembro de un grupo de proteínas de los cereales, solubles en alcohol de 70 a 80°, pero insolubles en el agua y alcohol absoluto.

prolán (lat. *proles*, raza, estirpe). m. A., *Prolan;* F., In., It. y P., *prolan*. Nombre con el cual Zondec designó a la hormona existente en la orina de la mujer embarazada, parecida en muchos aspectos a las gonadotropinas hipofisarias, y secretada por las vellosidades coriales; GONADOTROPINA CORIÓNICA.

prolapso (del lat. *prolapsus*, p. p. de *prolabi*, deslizarse). m. A., *Prolapsus;* F., *prolapsus;* In., *prolapse;* It., *prolasso;* P., *prolapso*. Caída, salida, procidencia de una parte o víscera. ||**-de Morgagni.** Inflamación crónica hiperplásica de la mucosa y submucosa del sáculo laríngeo. ||**-del cordón.** Expulsión o salida prematura del cordón umbilical en el parto. ||**-del iris.** Hernia de una porción del iris por una herida de la córnea. ||**-del recto.** Procidencia del intestino recto, o de la mucosa solamente, por el ano. ||**-genital.** Descenso del útero o la vagina hasta salir, a veces, fuera de la vulva.

prolepsis (del gr. *prólepsis*, anticipación). f. Recurrencia o recidiva antes del tiempo previsto.

proléptico. adj. Dícese de una enfermedad cuyos paroxismos repiten sucesivamente con breves intervalos, o de una fiebre cuyos accesos se anticipan.

proliferación. f. A., *Wucherung;* F., *prolifération;* In., *proliferation;* It., *proliferazione;* P., *proliferação*. Multiplicación de formas similares, especialmente tratándose de células y quistes morbosos.

proliferante. adj. Que reproduce o multiplica en formas similares.

prolífero. adj. F., *prolifératif*. Caracterizado por proliferación.

prolífico. adj. F., *proles*, prole, y *facere*, hacer). adj. F., *prolifique*. Fértil, productivo; que tiene la propiedad de engendrar.

prolígero (del lat. *proles*, prole, y *gerere*, llevar). adj. F., *proligère*. Que lleva gérmenes o huevos; prolífero.

prolijidad. f. Alteración del pensamiento observable en epilépticos y débiles mentales, en virtud del cual el sujeto se muestra detallista, abigarrado y barroco, dificultando el curso de las ideas, así como su comprensión.

prolina. f. F., *proline*. Ácido α-pirrolidincarboxílico. Aminoácido no esencial, importante componente de la sustancia colágena del tejido conjuntivo.

prolongación (del lat. tardío *prolongare*, alargar). f. A., *Verlängerung;* F., *prolongation;* In., *prolongation;* It., *prolungazione;* P., *prolongação*. Parte alargada o extendida de otra. ||**-de Deiters.** CILINDROEJE. ||**-de Gottstein.** Prolongación delgada de la membrana basilar del órgano de Corti. ||**-de Riedel.** Extensión del hígado sobre la vesícula biliar en algunos casos de colelitiasis. ||**-falciforme.** LIGAMENTO DE HEY. ||**-**

protoplasmática. DENDRITA. ||**-raquídea.** MÉDULA ESPINAL. ||**-vermiforme.** Vermis del cerebelo. || Apéndice vermiforme.

promastigote. m. F., *promastigote*. V. LEPTOMONA.

promegaloblasto (de *pro-*, el gr. *mégas, megále, méga*, grande, y *blastós*, germen). m. A., *Promegaloblast;* F., *promégaloblaste;* In., *promegaloblast;* It. y P., *promegaloblasto*. Célula grande (25 a 35 μm), de citoplasma basófilo y cromatina finamente granular, precursora del megaloblasto basófilo.

prometacina. f. F., *prométhazine*. V. FENOTIACINA.

promielocito. m. PREMIELOCITO.

promina. f. Diextrosa sulfonato de la 4,4′-diaminodifenilsulfona, sustancia que se emplea en el tratamiento de la lepra.

prominencia (del lat. *prominentia*). f. A., *Vorsprung;* F., *proéminence;* In., *prominence;* It., *prominenza;* P., *prominência*. Elevación, tuberosidad, apófisis. ||**-laríngea.** Bocado de Adán. ||**-maleolar.** Punto saliente blanquecino que se ve en la membrana del tímpano, debido a la apófisis del martillo.

prominente (del lat. *prominens, -entis*, p. a. de *prominere*, elevarse, sobresalir). adj. F., *proéminent*. Que sobresale; dícese de la vértebra CVII, por su apófisis espinosa, que destaca de las otras.

promitosis (de *pro-* y el gr. *mítos*, hilo). f. F., *promitosis*. Forma simple de división celular observada en las células neoplásicas, en la que el nucléolo o cariosoma se divide como en la mitosis y el resto de la división se efectúa como en la amitosis.

promonocito (de *pro-*, el gr. *mónos*, solo, y *kýtos*, cavidad). m. F., *promonocyte*. Monocito no maduro. Célula intermedia entre el monoblasto y el monocito.

promontorio (del lat. *promontorium*). m. A., *Promontorium;* F., *promontoire;* In., *promontory;* It., *promontorio;* P., *promontório*. Eminencia o elevación ósea, especialmente la formada por el ángulo sacrovertebral en la pelvis. || Espolón o tabique en el orificio del ano artificial. ||**-de la pelvis** o **del sacro.** Ángulo sacrovertebral. ||**-del tímpano.** Elevación en la pared interna del tímpano, que corresponde a la rampa externa del caracol y lado externo del vestíbulo. ||**-lagrimal.** Papila lagrimal, eminencia en los bordes palpebrales donde están los puntos lagrimales.

promorfología (de *pro-*, el gr. *morphé*, forma y *lógos*, tratado). f. Ciencia o estudio de las formas fundamentales de los animales y plantas.

promorfosis. f. Cambio de una forma inferior en otra superior.

pronación (de *prono*, y éste del lat. *pronus*, inclinado o doblado hacia delante). f. A., *Pronation;* F. e In., *pronation;* It., *pronazione;* P., *pronação*. Movimiento del antebrazo que tiene por resultado poner el dorso de la mano hacia delante o arriba; opuesto a *supinación*.

pronador. adj. Que vuelve la palma de la mano hacia atrás o abajo. || m. F., *pronateur*. V. MÚSCULOS (TABLA DE).

pronatoflexor. adj. Pronador y flexor al mismo tiempo.

pronefros (de *pro-* y el gr. *nephrós*, riñón). m. A., *Pronephros;* F., *pronéphros;* In., *pronephros;* It. y P., *pronefro*. Porción anterior del cuerpo de Wolff que se abre en la cloaca por el conducto de Müller.

prono (del lat. *pronus*). adj. F., *en décubitus ventral, en pronation*. Dícese de la posición echada en decúbito abdominal y, respecto a la mano, de la posición con la palma hacia abajo o atrás.

pronógrado. adj. Dícese de los cuadrúpedos por tener el cuerpo en dirección horizontal, en distinción de ortógrado.

pronómetro (del lat. *pronus*, prono, y el gr. *métron*, medida). m. Instrumento para medir el grado de pronación o supinación del antebrazo.

pronóstico (del lat. *prognosticum*, y éste del gr. *prognostikón*). adj. m. A., *Prognose;* F., *pronostic;* In., *prognosis;* It., *prognosi;* P., *prognóstico*. Juicio más o menos hipotético acerca de la terminación probable de una enfermedad, especialmente en un individuo determinado. || adj. Relativo al pronóstico; dícese de ciertos signos o síntomas que permiten prever un resultado probable.

pronúcleo (de *pro-* y el lat. *nucleus,* dim. de *nux, nucis,* nuez). m. A., *Vorkern;* F., *pronucléus;* In., *pronucleus;* It., *pronucleo;* P., *pronúcleo.* Cada uno de los elementos, masculino y femenino, cabeza del espermatozoo y núcleo del óvulo respectivamente, cuya fusión constituye el fenómeno esencial de la fecundación.

proótico (de *pro-* y el gr. *oûs, otós,* oído). adj. F., *situé devant l'oreille.* Situado delante del oído; preótico.

propagación (del lat. *propagatio, -onis*). f. A., *Fortpflanzung;* F. e In., *propagation;* It., *propagazione;* P., *propagação.* Reproducción; conservación de la especie por reproducción de los individuos. || Extensión de una lesión o de una enfermedad.

propanidida. f. F., *propanidide.* Anestésico intravenoso no barbitúrico. Su molécula, rápidamente hidrolizada en metabolitos inactivos y atóxicos, evita una acumulación en el organismo y permite así una reversibilidad rápida de la narcosis. Epontol®.

propano. m. F., *propane.* Hidrocarburo saturado, $CH_3CH_2CH_3$, gaseoso, que se encuentra en el petróleo bruto.

propanol. m. Alcohol propílico.

propantelina. f. F., *propanthéline.* Derivado sintético de amonio cuaternario con actividad parasimpaticolítica comparable a la de la atropina.

propatía (de *pro-* y el gr. *páthos,* enfermedad). f. Afección o enfermedad anterior al estado presente.

propedéutica (de *pro-* y el gr. *paideutiké,* f. de *paideutikós,* referente a la enseñanza). f. A., *Propädeutik;* F., *propédeutique;* In., *propedeutics;* It., *propedeutica;* P., *propedêutica.* Instrucción preliminar a una enseñanza más completa.

propepsina. f. Pepsinógeno.

propeptona. f. F., *propeptone, hémialbumine.* Producto intermedio de la escisión de las proteínas en peptonas.

properdina (del lat. *perdere,* perder). f. F., *properdine.* Globulina (electroforéticamente globulina β) presente en el suero normal, que tiene un importante papel en la lisis de bacilos gramnegativos en presencia de complemento e iones magnesio. No es un anticuerpo. Es uno de los componentes del sistema properdina. || **-(Sistema).** V. Sistema properdina.

properitoneal. adj. Delante del peritoneo; dícese de la hernia situada entre el peritoneo parietal y la pared abdominal.

propilamina. f. Amina líquida en dos formas isoméricas: propilamina normal e isopropilamina, ninguna de las cuales se usa en terapéutica. A veces se da impropiamente el nombre de propilamina a la trimetilamina empleada como sedante y antiespasmódica. V. Trimetilamina.

propileno. m. F., *propylène.* Alqueno derivado del propano: contiene un doble enlace, lo que le confiere una elevada reactividad: $CH_2=CH-CH_3$.

propílico (Alcohol). Líquido que se obtiene por la acción de la amalgama de sodio sobre el ácido propiónico; es parecido al alcohol ordinario, pero con olor a frutas.

propiltiouracilo. m. Derivado propilo del tiouracilo, más eficaz y menos tóxico que éste a dosis terapéuticas.

propio (de *proprio,* y éste del lat. *proprius*). adj. Individual, especial para una parte u órgano; como: flexor propio del pulgar.

propiocepción [propioceptivo]. f. F., *proprioception.* Apreciación de la posición, equilibrio y sus cambios en el sistema muscular, especialmente en la locomoción.

propioceptor. m. F., *propiocepteur.* Receptor de los tejidos derivados del mesodermo, especialmente los músculos.

propiona. f. Dietilquetona; líquido sedante e hipnótico.

Propionibacterium. Género de bacterias de la familia propionibacteriáceas *(Propionibacteriaceae).* Son bacterias grampositivas, bacilares, anaerobias, no esporuladas (se sitúan en la parte 17 de la clasificación de Bergey). Se habían incluido dentro de las *Corynebacterium.* Es frecuente el pleomorfismo. No móviles. En el catabolismo de la glucosa producen ácido propiónico. Son saprofitos de la boca y aparato digestivo del hombre y otros animales. || **-acnes.** (Clasificado con anterioridad como *Corynebacterium acnes* y *C. parvum.*) Especie que se emplea como estímulo inespecífico de la inmunidad (vacuna bacteriana muerta).

proplasmacito (de *pro-,* el gr. *plásma,* obra modelada, y *kýtos,* cavidad). m. F., *proplasmocyte.* Elemento precursor de la célula plasmática. Sin.: Célula de Türk.

proplexo (de *pro-* y el lat. *plexus,* p. p. de *plectere,* entrelazar). m. Plexo coroideo del ventrículo lateral del cerebro.

propons (de *pro-* y el lat. *pons,* puente). m. Pontículo.

propositus (lat.). m. F., *probant, propositus.* Primer individuo con un defecto físico o mental que sirve de base para los estudios de herencia. Sin.: Caso índice, proband.

propoxifeno. m. F., *propoxyphène.* Análogo estructural de la metadona con menor potencial de abuso que ésta, que se emplea como analgésico en dolores leves o moderados, en ocasiones en forma combinada con la aspirina.

propranolol. m. F., *propanolol.* Fármaco que bloquea de forma competitiva las acciones de los agonistas sobre los receptores adrenérgicos β. Ha sido el primer compuesto introducido en clínica y prototipo de un numeroso grupo de fármacos llamados genéricamente bloqueantes adrenérgicos β, entre los que se encuentran el oxprenolol, el sotalol, el pindolol, el practolol, el atenolol, el metoprolol, etc. Se emplea en el tratamiento de la angina de pecho, de ciertas taquiarritmias cardíacas, de la hipertensión arterial, del hipertiroidismo y del feocromocitoma.

proptisis. f. Expectoración.

proptómetro (de proptosis y el gr. *métron,* medida). m. A., *Exophthalmometer;* F., *exophtalmomètre;* In., *exophtalmometer;* It., *esoftalmometro;* P., *proptómetro.* Instrumento para medir el grado de proptosis.

proptosis (de *pro-* y el gr. *ptôsis,* caída). f. A., *Vorfall;* F., *prolapsus;* In., *proptosis;* It., *proptosi;* P., *proptose.* Caída hacia delante; prolapso. || **-ocular.** Exoftalmía.

propulsión (de *propulsar,* a semejanza de *repulsión*). f. A., *Propulsion;* F. e In., *propulsion;* It., *propulsione;* P., *propulsão.* Tendencia involuntaria a escapar o caer hacia delante; como en la enfermedad de Parkinson; festinación.

propulsivo. adj. Que impulsa hacia delante.

proquimosina. f. Reninógeno.

prorrafia (de *pro-* y el gr. *rhaphé,* sutura). f. Avanzamiento.

prorrenina. f. Reninógeno.

prorropsia (del gr. *prorrheîn,* fluir adelante, y *ópsis,* visión). f. Proyección visual a lo lejos de los objetos de alrededor. Se da en enfermos del *gyrus uncinatus.*

prorrupción. f. Erupción.

prosafia (de *pros,* hacia, y el gr. *haphé,* tacto). f. Adhesión de los líquidos a los cuerpos sólidos.

proscólex (de *pro-* y el gr. *skólex,* gusano). m. Escólex primitivo o embrión de los gusanos trematodos y cestodos.

prosecretina. f. F., *prosécrétine.* Supuesta sustancia anterior o precursora de la secretina contenida en la mucosa duodenal, que se convertiría en secretina por la hidrólisis motivada por los ácidos.

prosector. m. Preparador anatómico. || Primer ayudante en un instituto anatómico. || Encargado de las autopsias e investigaciones anatomopatológicas en un hospital.

prosencéfalo (de *pro-* y encéfalo). m. A., *Vorderhirn;* F., *prosencéphale;* In., *prosencephalon;* It., *prosencefalo;* P., *prosencéfalo.* Porción anterior de la vesícula cerebral del embrión, de cuyo desarrollo se originan los hemisferios cerebrales, cuerpos estriados, lóbulos olfatorios, partes del tálamo y ventrículos tercero y laterales. En la práctica, sin. de *cerebro anterior.*

prosocelio (del gr. *próso*, hacia delante, y *koîlos*, hueco). m. Cavidad ventricular del prosencéfalo.

prosodemia (del gr. *próso*, hacia delante, y *dêmos*, pueblo). f. Epidemia en la que la infección pasa de una persona a otra por contacto individual en lugar de extenderse por medios más generales: agua, suministro de leche, etc.

prosogáster (del gr. *próso*, hacia delante, y *gastér, gastrós*, vientre). m. Intestino anterior, protogáster.

prosop- o **prosopo-**. Forma prefija del gr. *prósopon*, cara.

prosopagnosia (de *prosop-* y el gr. *agnosía*, ignorancia). f. F., *prosopagnosie*. Término introducido por Bodamer (1947) para designar la agnosia de fisonomías. V. AGNOSIA.

prosópago (de *prosop-* y el gr. *págos*, cosa fijada, de *pegnynai*, fijar). m. F., *prosopage*. Monstruo fetal con un gemelo parásito, en forma de tumor, inserto en la cara.

prosopalgía (de *prosop-* y el gr. *álgos*, dolor). f. A., *Prosopalgie*; F., *prosopalgie*; In., It. y P., *prosopalgia*. Neuralgia facial; tic doloroso, neuralgia del trigémino, enfermedad de Fothergill.

prosopantritis (de *prosop-* y *antritis*). f. Inflamación de los senos de la cara.

prosopectasia (de *prosop-* y *ectasia*). f. Aumento de los diámetros de la cara; facies lunar.

prosoplasia (del gr. *próso*, hacia delante, y *plássein*, hacer). f. Metaplasia hacia un estado perfecto o elevado de organización o funcionamiento. || Diferenciación anómala de tejidos.

prosopodinia (de *prosop-* y el gr. *odýne*, dolor). f. PROSOPALGIA.

prosopodiplejía (de *prosopo-*, el gr. *dís*, dos veces, y *plegé*, golpe). f. Diplejía facial.

prosopodismorfia (de *prosopo-*, el gr. *dýs-*, mal, y *morphé*, forma). f. Hemiatrofia facial progresiva.

prosoponeuralgia (de *prosopo-* y *neuralgia*). f. Neuralgia facial; prosopalgia.

prosopoplejía (de *prosopo-* y el gr. *plegé*, golpe). f. A., *Facialisparese*; F., *prosopoplégie*; In. e It., *prosopoplegia*; P., *prosoplegia*. Parálisis facial.

prosoposcopia (de *prosopo-* y el gr. *skopeîn*, observar). f. Estudio del aspecto de la cara y de las modificaciones que en ella imprimen las enfermedades.

prosopospasmo (de *prosopo-* y el gr. *spasmós*, contracción). m. F., *rire sardonique*. Espasmo de los músculos de la cara; tic convulsivo. || Risa sardónica.

prosoposquisis (de *prosopo-* y el gr. *schísis*, hendidura). f. A., *Gesichtsspalte*; F., *prosoposchise*; In., *prosoposchisis*; It., *prosoposchisi*; P., *prosoposquise*. Fisura congénita de la cara. || **-lateral oblicua**. Melosquisis o macrostomía.

prosoposternodimia (de *prosopo-*, el gr. *stérnon*, esternón, y *dídymos*, gemelo). f. Monstruosidad doble unida por la cara y el esternón.

prosopotocia (de *prosopo-* y el gr. *tókos*, parto). f. Parto en presentación de cara.

prosopotoracópago (de *prosopo-*, el gr. *thórax, -akos*, tórax, y *págos*, cosa fijada, de *pegnynai*, juntar). m. F., *prosopothoracopage*, *hémipage*. Monstruo fetal doble con las caras y tórax fusionados; hemípago.

prosopotriquia (de *prosopo-* y el gr. *thríx, trichós*, cabello). f. Abundancia excesiva de pelo en la cara.

prostaciclina. f. V. PROSTAGLANDINA.

prostaglandina. f. F., *prostaglandine*. Miembro de una serie de compuestos pertenecientes al grupo de los ácidos grasos formados a partir de compuestos de 20 átomos de carbono, que posee una estructura cíclica de cinco átomos de carbono en la mitad de la molécula, diversos grupos polares un número variable de enlaces dobles. Factores biológicamente muy activos se hallan en prácticamente todos los tipos celulares, a excepción de los eritrocitos. Algunos de estos compuestos, como el tromboxano A_2 y la prostaciclina (PGI_2), desempeñan un papel fundamental en el proceso de la hemostasia: el *tromboxano* A_2 induce la agrupación plaquetaria y es un potente vasoconstrictor, mientras que la prostaciclira se comporta como antiagregante y vasodilatador. La próstata, que dio lugar al nombre de estas sustancias, que fueron descubiertas inicialmente en el líquido seminal, contiene una cantidad de prostaglandinas relativamente reducida. Por otra parte, las prostaglandinas, en contra de lo que sugiere su terminación *-ina*, no pertenece al grupo de las aminas, sino al de los ácidos grasos. A pesar que el nombre no refleja en absoluto su origen y distribución hística, ni tampoco su naturaleza química, el término *prostaglandinas* continúa siendo empleado para designar los numerosos compuestos que integran este grupo.

próstata (del gr. *prostates*). f. A., *prostata*; F., *prostate*; In., *prostate*; It., *prostata*; P., *próstata*. Órgano glandular, propio del sexo masculino, que rodea el cuello de la vejiga y una porción de la uretra, formado por dos lóbulos laterales separados por un surco y un lóbulo medio y constituido por una estroma conjuntiva y muscular y un parénquima de pequeñas glándulas arracimadas, provista cada una de un conducto que se abre en la porción prostática de la uretra y vierte el líquido peculiar secretado, que se mezcla con la esperma en el momento de la eyaculación.

prostatalgia (de *próstata* y el gr. *álgos*, dolor). f. A., *Prostataschmerz*; F., *prostatalgie*; In., It. y P., *prostatalgia*. Dolor en la próstata.

prostatauxa (de *próstata* y el gr. *aúxe*, aumento). f. Hipertrofia de la próstata.

prostatectomía (de *próstata* y el gr. *ektomé*, resección). f. A., *Prostatektomie*; F., *prostatectomie*, In., *prostatectomy*; It. y P., *prostatectomia*. Extirpación quirúrgica parcial o completa de la próstata por las vías perineal, retropúbica, suprapúbica transvesical o transuretral.

prostático. m. Individuo afecto de hipertrofia de la próstata. || adj. F., *prostatique*. Relativo o perteneciente a la próstata.

prostaticovesical (de *próstata* y el lat. *vesica*, vejiga). Relativo a la próstata y la vejiga.

prostatismo. m. A., *Prostatismus*; F., *prostatisme*; In., *prostatism*; It. y P., *prostatismo*. Estado morboso mental y general debido a una afección prostática, especialmente a la retención urinaria causada por la hipertrofia del órgano. || **-sin próstata**. Estado de retención semejante al producido por dicha hipertrofia, pero sin lesión ni aumento de volumen de la próstata.

prostatitis. f. A., *Prostatitis*; F., *prostatite*; In., *prostatitis*; It. y P., *prostatite*. Inflamación, aguda o crónica, de la próstata.

prostatocistitis (de *próstata*, el gr. *kýstis*, vejiga, y el suf. *-itis*). f. F., *prostato-cystite*. Inflamación de la uretra prostática y la vejiga.

prostatocistotomía (de *próstata*, el gr. *kýstis*, vejiga, y *tomé*, corte). f. F., *prostato-cystotomie*. Incisión quirúrgica de la vejiga y la próstata.

prostatodinia (de *próstata* y el gr. *odýne*, dolor). f. A., *Prostataschmerz*; F., *prostatodynie*; In., *prostatodynia*; It. y P., *prostatodinia*. Dolor en la próstata, prostatalgia.

prostatografía (de *próstata* y el gr. *gráphein*, describir). f. F., *prostatographie*. Radiografía de la próstata. || Descripción, anatomía de la próstata.

prostatolito (de *próstata* y el gr. *líthos*, piedra). m. F., *prostatolithe*. Cálculo o concreción en la próstata.

prostatomegalia (de *próstata* y el gr. *mégas, megále, méga*, grande). f. F., *prostatomégalie*. Aumento de volumen o hipertrofia de la próstata.

prostatomía. f. F., *prostatotomie*. PROSTATOTOMÍA.

prostatomiomectomía (de *próstata*, *mioma*, y el gr. *ektomé*, resección). f. F., *prostatomyomectomie*. Ablación quirúrgica de un mioma prostático.

prostatorrea (de *próstata* y el gr. *rheîn*, fluir). f. A., *Prostatorrhöe*; F., *prostatorrhée*; It., *prostatorrea*; P., *prostatorreia*. Derrame de licor prostático o de flujo catarral de la próstata.

prostatotomía (de *próstata* y el gr. *tomé*, corte). f. Sección quirúrgica de la próstata.

prostatovesiculitis (de *próstata*, el lat. *vesicula*, dim. de *vesica*, vejiga, y el suf. *-itis*). f. F., *prostato-vésiculi-*

te. Inflamación de la próstata y las vesículas seminales.
prosternación. f. CAMPTOCORMIA.
prostesis. f. PRÓTESIS.
prostesón o **prostión** (del gr. *prósthe*, delante, o *prósthios*, delantero, anterior). m. F., *prosthion*. Punto alveolar.
prostético (del gr. *prósthesis*, adición). adj. Dícese del grupo no proteico que forma parte de proteínas complejas; p.ej., el grupo hem, en la hemoglobina. || Aplícase al componente no proteico de ciertos sistemas enzimáticos.
prostodoncia (del gr. *prósthe*, delante, y *odoús, odóntos*, diente). f. Prótesis dentaria.
prostoma (de *pro-* y el gr. *stóma*, boca). m. BLASTOPORO.
protactinio. m. F., *protactinium*. Elemento químico de la serie radiactiva, que junto con el radio existe en la pecblenda y otros minerales; símbolo, *Pa*; peso atómico, 231. *Sin.*: Ecatántalo.
protal (del gr. *prôtos*, primero). adj. Congénito; que data del origen de la vida.
protamina. f. F., *protamine*. Proteína de carácter básico, más acentuado que en las histonas, presente en asociación con los ácidos nucleicos; p.ej., la salmina de los espermatozoides del salmón. El carácter básico de las protaminas obedece a su elevado contenido en aminoácidos básicos, fundamentalmente arginina.
protándricas (del gr. *prôtos*, primero, y *anér, andrós*, varón). adj. Dícese de las especies hermafroditas en las cuales la gónada masculina madura antes que la femenina.
protanomalopsia (de *proto-*, el gr. *anómalos*, irregular, y *ópsis*, visión). f. F., *protanomalopie, protanomalie*. Discromatopsia que, según la teoría de los tres cromopigmentos de los conos retinianos, se debería a la insuficiencia relativa del primero de ellos. *Sin.*: Protanomalopía, protanomalía.
protanope. adj. F., *protanope*. Dícese de la persona afecta de protanopía. Ú.t.c.s.
protanopía (de *proto-* y *anopía*). f. A., *Protanopie*; F., *protanopie*; In., It. y P., *protanopia*. Ceguera para el color rojo, como indicación de un defecto en el primer constituyente necesario para la visión cromática (Kries). *Sin.*: Aneritroblepsia. ANERITROPSIA.
protargol. m. Combinación de plata y proteína en forma de polvo amarillento, soluble en el agua. Se emplea como bactericida en el tratamiento de las afecciones conjuntivales y otrora en la blenorragia, en inyecciones de soluciones débiles.
Protea. Género de árboles de las regiones cálidas y húmedas. Las flores de la especie *P. mellifera* suministran un jugo béquico.
proteasa. f. F., *protéase*. Enzima o fermento que digiere las proteínas. En general el término comprende las proteinasas, peptidasas y protaminasas.
protectina. f. ant. Término de Noguchi para una sustancia que se desarrolla en el suero sanguíneo, protectora de los corpúsculos sanguíneos contra la acción hemolítica.
proteico. adj. Proteiforme. || Relativo a la proteína o de su naturaleza.
proteidemia o **protidemia** (de *proteína* y el gr. *haîma*, sangre). f. Presencia de proteínas o prótidos en la sangre.
proteido. m. PROTEÍNA.
proteiforme. adj. Que adopta varias formas, como Proteo.
proteína (del gr. *prôtos*, primero). f. A., *Protein*; F., *protéine*; In., *protein*; It., *proteina*; P., *proteína*. Miembro de un grupo de compuestos nitrogenados, estructurados según un patrón común, que forman los constituyentes característicos de los tejidos y líquidos orgánicos. Todas las proteínas constan de carbono, oxígeno, hidrógeno, nitrógeno, y a veces azufre, fósforo o yodo; son coagulables por el calor y los ácidos minerales, insolubles en el éter y en el alcohol. Las proteínas son macromoléculas constituidas por la polimerización de aminoácidos y derivados, que se unen entre sí por medio de enlaces de carácter peptídico (enlaces amida). *Sin.*: Albúmina, prótido, proteido, sustancia proteica. || **-autóloga.** Cualquier proteína que se halla normalmente en los fluidos o tejidos del cuerpo. || **-bacteriana.** Proteína formada por la acción de las bacterias sobre los tejidos; toxialbúmina. || **-C reactiva.** Proteína anormal del suero sanguíneo, que aparece cuando existe inflamación, necrosis o tumor. || **-celular bacteriana.** Proteína que forma parte de la sustancia propia de las bacterias. || **-compuesta.** Proteína que por hidrólisis se descompone en una proteína simple y otra materia no proteica. Comprende las nucleoproteínas, glucoproteínas, nucleoalbúminas, hemoglobinas, lipoproteínas, etc. || **-de Bence-Jones.** Globulina distinta antigénicamente de las otras proteínas de la sangre, que se encuentra frecuentemente en la orina en el mieloma múltiple; se coagula a los 60°, pero se redisuelve por la ebullición y reprecipita. || **-de inmunización.** Proteína que se forma por la combinación de las materias albuminosas del organismo con las enzimas de las bacterias patógenas. || **-del plasma** o **del suero.** Proteínas existentes en el plasma o suerosanguíneos. Entre ellas se encuentran las albúminas y los distintos tipos de globulinas (α_1, α_2, β_1, β_2 y γ); el fibrinógeno y algunos otros factores de la coagulación se encuentran en el plasma, pero no en el suero sanguíneo. || **-derivada.** Proteína formada por cambios hidrolíticos, en la que se incluyen las proteosas, peptonas, péptidos, proteínas coaguladas, metaproteínas, etc. || **-extraña.** La que difiere de las proteínas propias del animal en el que es introducida. || **-insoluble.** Sustancia que queda después de la extracción de las proteínas de una célula. || **-simple.** Miembro de una clase de proteínas que por la hidrólisis sólo desprenden aminoácidos o sus derivados, en las cuales se incluyen las albúminas, globulinas, histonas, protaminas, etc.
proteinasa. f. A., *Proteinase*; F., *protéinase*; In., *proteinase*; It., *proteinasi*; P., *protease*. Enzima que desdobla las proteínas.
proteinemia (de *proteína* y el gr. *haîma*, sangre). f. A., *Proteinämie*; F., *protéinémie*; In., It. y P., *proteinemia*. Presencia de proteínas en la sangre.
proteinívoro (de *proteína* y el lat. *vorare*, devorar). adj. Que se alimenta o nutre de proteínas.
proteinocromógeno (de *proteína*, el gr. *chrôma*, color, y *gennân*, producir, engendrar). m. TRIPTÓFANO.
proteinofobia (de *proteína* y el gr. *phóbos*, temor). f. Aversión a los alimentos proteínicos.
proteinógeno (de *proteína* y el gr. *gennân*, producir). adj. Que produce proteínas.
proteinograma (de *proteína* y el gr. *gramma*, lo escrito o grabado). m. Gráfica que refleja las fracciones proteicas del suero sanguíneo.
proteinoide (de *proteína* y el gr. *eîdos*, aspecto). adj. Semejante a una proteína; albuminoide.
proteinosis. f. A., *Proteinose*; F., *protéinose*; In., *proteinosis*; It., *proteinosi*; P., *proteinose*. Acumulación de proteínas en los tejidos. || **-alveolar pulmonar.** Trastorno pulmonar de etiología desconocida, que conduce a la fibrosis pulmonar, en el cual se acumula dentro de los alveolos un material granular eosinófilo de naturaleza lipoproteica. || **-lípida.** Lipoidosis de la piel y mucosas; afección cutánea resultado de un trastorno en el metabolismo de las grasas, caracterizada por placas amarillentas alrededor de las articulaciones y un proceso esclerosante fibroso de la cara y boca; enfermedad de Urbach-Wiethe.
proteinoterapia (de *proteína* y el gr. *therapeía*, tratamiento). f. Tratamiento por la inyección de proteínas extrañas al organismo, con objeto de provocar reacciones que exalten los procesos de defensa (inmunitarios) contra las infecciones. Es una forma de vacunoterapia no específica.
proteinuria (de *proteína* y el gr. *oûron*, orina). f. A., *Eiweissausscheidung*; F., *protéinurie*; In. e It., *proteinuria*; P., *proteinúria*. Presencia de proteínas en la orina; albuminuria. || **-de Bence-Jones.** Presencia en la orina de la proteína de Bence-Jones. || **-glome-**

rular. La mayoría de las proteinurias de las nefropatías glomerulares. Pueden ser: *selectivas,* cuando a la orina pasan solamente proteínas de bajo peso molecular, o *no selectivas,* cuando la casi totalidad de las proteínas plasmáticas pasan a la orina. || **-ortostática.** Proteinuria de naturaleza benigna; se observa en adolescentes cuando pasan de la posición horizontal a la vertical. || **-tubular.** Proteinuria de globulinas de bajo peso molecular observada en ciertas tubulopatías.

proteoclástico (de *proteína* y el gr. *klân,* romper). adj. Que desdobla las proteínas o la molécula de proteína.

Proteoglypha. Género de serpientes venenosas al que pertenecen las serpientes coral y arlequín.

proteolisina. f. Sustancia específica, anticuerpo, que produce proteólisis.

proteólisis (de *proteína* y el gr. *lýsis,* disolución). f. A., *Proteolyse;* F., *protéolyse;* In., *proteolysis;* It., *proteolisi;* P., *proteólise.* Conversión de las proteínas por hidrólisis en peptonas y otros productos solubles.

proteometabolismo (de *proteína* y el gr. *metabolé,* cambio). m. Metabolismo de las proteínas.

proteomórfico (de *Proteo* y el gr. *morphé,* forma). adj. Que adopta formas variadas. V. TEORÍA.

proteopepsis (de *proteína* y el gr. *pépsis,* digestión). f. Digestión de las proteínas.

proteopexis (de *proteína* y el gr. *péxis,* fijación). f. A., *Proteinfixation;* F., *protéopexie;* In., *proteopexy;* It., *proteopessi;* P., *proteopexia.* Fijación de las proteínas en el organismo.

proteosa. f. ALBUMOSA.

proteosoterapia. f. Tratamiento por la introducción de proteosas extrañas.

proteosuria. f. ALBUMOSURIA.

proteoterapia. f. PROTEINOTERAPIA.

proteotoxicosis. f. Estado tóxico por la introducción de proteínas; anafilaxia.

proteotoxina. f. ANAFILATOXINA.

protésico. adj. Relativo o perteneciente a la prótesis.

prótesis (del gr. *próthesis,* de *protíthenai,* colocar delante). f. A., *Prothese;* F., *prothèse;* In., *prothesis,* It., *protesi;* P., *prótese.* Rama de la terapéutica quirúrgica que tiene por objeto reemplazar la falta de un órgano o parte por otro órgano o parte artificial. || Toda pieza *auto, homo, hereto* o *aloplástica,* así como cualquier aparato, utilizados como reemplazo de un órgano o parte de órgano. || **-de parafina.** Inyección subcutánea de parafina licuada por el calor para restablecer la conformación natural de un órgano o parte del mismo. || **-de Sauerbruch.** Miembro ortopédico artificial para cuyos movimientos se emplea los tejidos del muñón. || **-de Vanghetti.** Miembro ortopédico artificial similar al de SAUERBRUCH. || **-dentaria.** Implantación de dientes o dentaduras, generalmente artificiales, reemplazantes de los que faltan. || **-maxilofacial.** Reparición de los defectos y lesiones de la cara y maxilares. || **-ocular.** Ojo artificial.

proteuria. f. PROTEINURIA.

Proteus. Género de bacteriáceas de la familia *enterobacteriáceas (Enterobacteriaceae).* Se encuentra en el suelo y en aguas contaminadas y como parásito (en especial en el intestino) y patógeno del hombre y animales. Algunas cepas presentan, sobre medio sólido, un crecimiento invasor típico, en oleadas *(swarming).* Características bioquímicas diferenciales con otras enterobacteriáceas son que desaminan la fenilalanina y poseen una potente ureasa. Comprende cinco especies, la primera de las cuales, *P. mirabilis,* se caracteriza porque casi todas las cepas presentan crecimiento invasor y por tener negativa la prueba del indol (proteus indolnegativo) y es la que con mayor frecuencia se encuentra como saprofita y se aísla como patógena en el hombre; sensible a la mayoría de antibióticos. Las otras cuatro especies son indolpositivas, se aíslan con menor frecuencia de productos patológicos, son oportunistas típicas, en general responden mal a los antibióticos y son: *P. vulgaris,* algunas de cuyas cepas (Proteus OX) presentan antígenos cruzados con las rickettsias; *P. morganii* y *P. rettgeri,* que pueden aislarse como responsables de infecciones urinarias, y *P. inconstans,* que carece de ureasa y puede en ocasiones ser responsable de procesos diarreicos.

prótido. m. A., *Proteinkörper;* F., *protide;* In., *protide;* It., *protidi;* P., *prótido.* Polímero que resulta de la unión de aminoácidos naturales por enlaces peptídeos. || Compuesto que por hidrólisis da aminoácidos.

protidólisis. f. PROTEÓLISIS.

protimia (de *pro-* y el gr. *thymós,* mente). f. Mentalidad precoz, despejada.

protio o **protium.** m. Hidrógeno ordinario.

protiptilina. f. V. ANTIDEPRESIVO TRICÍCLICO.

protisto (del gr. *prótistos* [superl.] de *prôtos,* primero], el primero de todos). m. F., *protiste.* Término para las formas microscópicas, generalmente unicelulares, de los reinos vegetal y animal. Actualmente superado, incluía microorganismos eucariotas (algas, hongos y protozoos) y procariotas (bacterias).

protistología. f. desus. Estudio de los protistos.

proto-. Forma prefija del gr. *prôtos,* primero.

protoactinio. m. PROTACTINIO.

protobacterias (de *proto-* y el gr. *baktería,* bastoncito). f. pl. Grupo de nitrobacteriáceas que se mantienen de la oxidación de compuestos inorgánicos simples de carbono o hidrógeno. No se acepta en las clasificaciones actuales.

protobio (de *proto-* y el gr. *bíos,* vida). m. Término de d'Hérelle para los bacteriófagos.

protoblasto (de *proto-* y el gr. *blastós,* germen). m. A., *Eikern,* F., *protoblaste;* In., *protoblast;* It. y P., *protoblasto.* Germen primitivo. || Célula embrionaria. || Núcleo de un óvulo. || Blastómera de la que se desarrolla un órgano o parte especial.

protocarion (de *proto-* y el gr. *káryon,* núcleo). m. Núcleo celular constituido por un solo cariosoma en una red de linina.

protocondrio (de *proto-* y el gr. *chóndros,* cartílago). m. Cartílago primitivo; precartílago.

protocono o **protocónido** (de *proto-* y el gr. *kônos,* cono). m. F., *protocône.* Cúspides mesiolinguales de un molar superior y de un molar inferior, respectivamente.

protodiástole (de *proto-* y el gr. *dyastolé,* dilatación). f. Primera parte de la diástole.

protoduodeno (de *proto-* y el lat. *duodenus,* de doce en doce). m. Porción del duodeno entre el píloro y la papila duodenal.

protoeritrocito. m. ERITROBLASTO.

protófito (de *proto-* y el gr. *phytón,* planta). m. Organismo vegetal unicelular.

protogáster o **protogastrio** (de *proto-* y el gr. *gastér, gastrós,* vientre, estómago). m. F., *protogaster.* Arquenterón; progáster.

protoginia (de *proto-* y el gr. *gyné, gynaikós,* mujer). f. Hermafroditismo en el cual la gónada femenina madura antes que la masculina.

protogonocito (de *proto-*, el gr. *gónos,* semilla, y *kýtos,* cavidad). m. Cualquiera de las dos células que resultan de la primera división del óvulo fecundado.

protogonoplasma. m. IDIOCROMIDIO.

protoleucocito (de *proto-*, el gr. *leukós,* blanco, y *kýtos,* cavidad). m. Célula linfocitoide del tejido hematopoyético supuestamente precursora del leucocito.

Protomastigida. Orden de protozoos del subfílum *Mastigophora,* que se caracteriza por tener menos de tres flagelos; comprende los tripanosomas y leishmanias.

protomedicato. m. Tribunal formado por los protomédicos y examinadores, que reconocía la suficiencia de los que aspiraban a ser médicos y concedía las licencias necesarias para el ejercicio de la facultad. Oficiaba también de cuerpo consultivo. || Empleo o título honorífico de protomédico.

protomédico (de *proto-* y *médico).* m. Médico principal, jefe, que formaba parte del protomedicato.

CLASIFICACION DE PROTOZOOS DE INTERÉS EN PATOLOGÍA HUMANA

Clase	Género	Especie
Zoomastigóforos	Trypanosoma	T. gambiense T. rhodesiense T. cruzi
	Leishmania	L. donovani L. tropica L. brasiliensis L. mexicana
	Giardia	G. lamblia
	Trichomonas	T. vaginalis T. hominis T. tenax
Rizópodos	Entamoeba	E. histolytica E. coli
	Naegleria	N. fowleri N. gruberi
Esporozoos (Telesporea)	Toxoplasma	T. gondii
	Plasmodium	P. vivax P. malariae P. ovale P. falciparum
Ciliados	Balantidium	B. coli

protómera. f. MICELA.
protómetro. m. F., *appareil pour mesurer le degré d'exophtalmie.* Instrumento para medir la protrusión del globo ocular.
protomonádinos. m. pl. *Protomonadina.* Orden de protozoos del subfílum *Mastigophora.*
protón (del gr. *prôtos,* primero). m. A., *Proton;* F. e In., *proton;* It., *protone;* P., *próton.* Rudimento o bosquejo primitivo de un órgano o parte; anlaje. || Núcleo electropositivo del átomo del hidrógeno ordinario (protio). Los núcleos de todos los elementos contienen un número de protones señalado por el número atómico del elemento.
protona. f. Sustancia peptonoide formada por la hidrólisis de una protamina.
protonefros (de *proto-* y el gr. *nephrós,* riñón). m. Riñón embrionario, conjunto del pronefros, mesonefros y metanefros.
protoneurona (de *proto-* y el gr. *neûron,* nervio). f. F., *protoneurone.* Neurona de primer orden o sensorial periférica.
protopatía (de *proto-* y el gr. *páthos,* enfermedad). f. Enfermedad primera, autónoma o esencial, no consecutiva a otra.
protopático (de *proto-* y el gr. *páthos,* enfermedad). Primitivo, idiopático. Relativo a la sensibilidad primitiva e indiscriminada, en oposición a epicrítico.
protopina. f. Alcaloide anodino e hipnótico de la planta *Eschscholtzia californica.* || Un alcaloide del opio; fumarina.
protoplasia (de *proto-* y el gr. *plássein,* formar). f. Formación primaria de tejido.
protoplasma (de *proto-* y el gr. *plásma,* formación). m. A., *Protoplasm;* F., *protoplasme;* In., *protoplasm;* It. y P., *protoplasma.* Sustancia constitutiva de las células, de consistencia más o menos líquida, estructura coloidal y composición química muy compleja; contiene gran cantidad de agua en la que se hallan disueltos o en suspensión cuerpos orgánicos y sales inorgánicas.
protoplasto (de *proto-* y el gr. *plastós,* modelado, formado). m. Célula, cuerpo celular. || F., *protoplaste.*

Tipo o modelo de un ser orgánico. || Término utilizado por Meyer para indicar la materia viviente celular (núcleo, citoplasma, membrana, etc.), con exclusión de las estructuras no vitales (cápsulas, inclusiones insolubles, vacuolas con reservas alimentarias, etc.).
protoporfirina (de *proto-* y el gr. *porphyra,* púrpura). f. Porfirina natural más importante que, unida a una proteína y hierro, existe en la hemoglobina; mioglobina.
protopsis. f. Protrusión del ojo.
protoscólex. m. PROSCÓLEX.
protosífilis. f. Sífilis primaria.
protosístole (de *proto-* y el gr. *systolé,* contracción). f. Primer tiempo de la sístole.
protospasmo (de *proto-* y el gr. *spasmós,* contracción). m. Espasmo en una zona limitada, que luego se extiende.
protostoma (de *proto-* y el gr. *stóma,* boca). m. A., *Urmund;* F., *blastopore;* In., *protostoma;* It., *prostoma,* P., *protostoma.* Prostoma, blastoporo.
prototecosis. f. Enfermedad producida por algas del género *Prototheca,* caracterizada por lesiones cutáneas verrugosas crónicas.
Prototheca. Género de algas eucariotas, de situación taxonómica incierta. Son algas aclorofílicas, seguramente una variante del alga verde *Chlorella.* Es considerada responsable de algunos casos de prototecosis.
prototipo (del gr. *protótypos;* de *prôtos,* primero, y *typos,* modelo). m. A., *Urbild;* F., *prototype;* In., *prototype;* It. y P., *prototipo.* Tipo original, primitivo, del que derivan otras formas.
prototoxina. f. Constituyente de una toxina que tiene la mayor capacidad combinante con la antitoxina.
protótrofo (de *proto-* y el gr. *trophé,* nutrición). adj. F., *prototrophe.* Dícese del microorganismo cuyos requerimientos nutritivos son similares a los de las cepas salvajes de la misma especie. Ú.t.c.s. V. AUXÓTROFO.
protovértebra. f. SOMITA.
protoxoide. m. F., *protoxoïde.* Toxoide que tiene mayor afinidad por la antitoxina correspondiente que la misma toxina.

protozoario (de *proto-* y el gr. *zôon*, animal). adj. Relativo a los protozoos. || m. PROTOZOO.

protozoófago (de *protozoo* y el gr. *phágein*, comer). m. Célula que fagocita protozoos.

protozoología (de *protozoo* y el gr. *lógos*, tratado). f. F., *protozoologie*. Estudio o tratado sobre los protozoos.

protozoos (de *proto-* y el gr. *zôon*, animal). m. pl. F., *protozooaire*. *Protozoa*. Fílum de organismos unicelulares eucariotas, que se clasifican en el reino animal. Comprende los siguientes subfílumes: *Ciliophora* (ciliados), *Cnidosporea*, *Sarcomastigophora* (flagelados) y *Sporozoa* (que emiten seudópodos). Algunos géneros comprenden especies parásitas y/o patógenas para el hombre y los animales: *Babesia*, *Balantidium*, *Entamoeba*, *Naegleria*, *Plasmodium*, *Toxoplasma*, *Trypanosoma*, etc.

protozoosis. f. F., *protozoose*. Enfermedad producida por protozoos.

protozooterapia (de *protozoo* y el gr. *therapeía*, tratamiento). f. Quimioterapia de las enfermedades producidas por protozoos.

protracción (del lat. *protactio, -onis*). f. Tracción o salida hacia delante, de la lengua o el maxilar inferior especialmente. || Fraccionamiento de la dosis de radiación.

protractor (del lat. *protractus*, p. p. de *protrahere*, sacar afuera). m. A., *Protraktor*; F., *protracteur*; In., *protractor*; It., *protrattore*; P., *protrator*. Instrumento para la extracción de balas o secuestros óseos.

protripsina. f. TRIPSINÓGENO.

protriptilina. f. F., *protriptyline*. V. ANTIDEPRESIVO TRICÍCLICO.

protrombina (de *pro-* y el gr. *thrómbos*, coágulo). f. A., *Prothrombin*; F., *prothrombine*; In., *prothrombin*; It., *trombogeno*; P., *protrombina*. Proteína presente en el plasma, que por la acción de factores plasmáticos (V. FACTOR PLASMÁTICO) se convierte en trombina en el proceso de la coagulación. Sin.: Factor plasmático II.

protrusión (del lat. *protrusum*, supino de *protrudere*, empujar adentro, mover hacia delante). f. A., *Hervortreibung*; F. e In., *protrusion*; It., *protrusione*; P., *protrusão*. Avanzamiento anormal de una parte, tumor u órgano, por aumento de volumen o por una causa posterior que los empuja, p.ej., el ojo.

protuberancia (del lat. *protuberans, -antis*, p. a. de *protuberare*, sobresalir). f. A., *Vorsprung*; F., *protubérance*; In., *protuberance*; It., *protuberanza*; P., *protuberância*. Eminencia o elevación; apófisis. || **-anular** o **cerebral**. PUENTE (1.ª acep.). || **-cilindroide**. CUERNO DE AMMÓN. || **-estiloidea**. Eminencia redondeada en la pared posterior de la caja del tímpano, debida a la base de la apófisis estiloides del temporal. || **-frontal** o **parietal**. Eminencia frontal y parietal. || **-mentoniana**. Eminencia en la parte inferior de la sínfisis del maxilar inferior. || **-occipital externa** o **interna**. Cada una de las elevaciones que existen en la parte media de la cara posterior y anterior, respectivamente, del occipital.

provértebra. f. SOMITA.

provisional (del lat. *provisio, -onis*, previsión). adj. Transitorio, temporal.

provitamina. f. F., *provitamine*. Sustancia precursora de una vitamina. || **-A** o **D**. Caroteno y ergosterol, respectivamente.

provocante o **provocativo** (del lat. *provocare*, excitar). adj. Que estimula la producción de algo.

Prowazek (Cuerpos de) (Stanislas J. M. *Prowazek*, zoólogo alemán, 1876-1915). CUERPO DE TRACOMA. || CORPÚSCULO DE GUARNIERI.

proximal. adj. F., *proximal*. Más cerca de un centro, tronco o línea media; opuesto a *distal*. || En odontología, superficie de un diente contigua a la del diente adyacente.

próximo (del lat. *proximus*). adj. Inmediato, cercano.

proximoataxia. f. Ataxia de la parte proximal de los miembros, en oposición a *acroataxia*.

proximoceptor. m. Receptor contiguo.

proyección (del lat. *proiectio, -onis*). f. A., *Projektion*; F., *projection*; In., *projection*; It., *proiezione*; P., *projecção*. Lanzamiento o extensión hacia delante. || Parte extendida hacia delante. || Acto de referir las impresiones sensoriales a su verdadero origen o localización correcta de los objetos que las producen. || En psicoanálisis, mecanismo de defensa inconsciente, opuesto al de introyección, por el cual el sujeto atribuye a otro (persona, cosa, etc.) ideas, sentimientos e impulsos propios, que son inaceptables para sí mismo. || **-errónea**. Falsa apreciación de la posición de un objeto, por trastorno de los músculos oculares. || **-radiológica**. Cada una de las posiciones adoptadas por el cuerpo o sus partes, en relación con el tubo y la placa. Se denominan según la parte que contacta con la placa o pantalla.

prozona (de *pro-* y *zona*). f. F., *prozone*. Fenómeno que puede presentarse en reacciones antígeno-anticuerpo positivas, en las que el antígeno es corpuscular (aglutinación, p. ej.) y que consiste en ausencia de reacción en los tubos que contienen los títulos más altos de anticuerpo; la positividad de la reacción, se inicia cuando el anticuerpo se diluye. Se explica este fenómeno por exceso de anticuerpo, por presencia de anticuerpos bloqueantes (incompletos), inhibición inespecífica por otros anticuerpos o por lípidos, etc. Si el antígeno es soluble el fenómeno se produce en presencia de exceso de aquél.

prueba (del lat. *probare*, experimentar). f. A., *Probe*, *Prüfung*; F., *épreuve*; In., *test*; It. y P., *prova*. Ensayo o experiencia que tiene por objeto reconocer o investigar la existencia de una sustancia, lesión, anomalía, etc., o el modo como se cumple una función. || Reacción. (V. REACCIÓN para los términos que no se encuentran en este apartado.) || En psicología, conjunto de procedimientos estandarizados que permiten determinar cualitativa y cuantitativamente las características psicológicas de un sujeto. || **-a ciegas**. Aquella en la cual el paciente ignora si se le administró un placebo o un medicamento activo. || **-a ciegas doble**. La que consiste en administrar un producto que médico y paciente ignoran temporalmente si se trata de un placebo o de un medicamento activo. || **-biológica**. PRUEBA DE BORDET. || **-brazo-pulmón** o **brazo-lengua**. Tiempo que tarda en percibirse, en el aliento o en la lengua el sabor dulce, tras inyección en una vena de una solución etérea o glucosada. || **-calórica**. Provocación del nistagmo de origen vestibular por la inyección de agua o aire caliente y frío en el conducto auditivo externo. || **-catóptrica**. Prueba para reconocer la catarata por la observación de una luz reflejada por la córnea y por la superficie del cristalino. || **-de Achard y Castaigne**. Se inyecta en el tejido muscular una solución de azul de metileno y se anota el tiempo que tarda esta sustancia en teñir la orina. En estado normal aparece la coloración en la orina al cabo de 30 min; si transcurre más tiempo, la permeabilidad del riñón es menor que la normal. || **-de aclaramiento**. PRUEBA DE VAN SLYKE. || **-de Albarrán**. Prueba de la insuficiencia renal, fundada en el principio de que cuanto mayor es la destrucción del epitelio renal, menos probable es que el órgano responda por un aumento de la secreción después de la ingestión de grandes cantidades de agua. || **-de Aldrich-Mac-Clure**. Destinada a medir el grado de hidrofilia hística, consiste en la inyección intradérmica de 0,2 ml de suero fisiológico y anotar el tiempo de resorción del botón de edema, que en el sujeto normal es de una hora. || **-de Allen**. ant. A una erupción sospechosa de tiña versicolor se aplica una solución de yodo; la prueba positiva es la aparición de un color de caoba oscuro. || **-de Allen-Doisy**. Para las sustancias estrógenas en los animales de laboratorio, la prueba positiva consiste en la presencia de células epiteliales cornificadas en la secreción vaginal; en el caso contrario sólo se encuentran leucocitos. || **-de Anderson y Goldberger**. Se inyecta sangre de un enfermo sospechoso de tifoidea en la cavidad peritoneal de un cobayo. Si se trata verdaderamente de fiebre tifoidea, el animal reproducirá la curva típica de temperatura. || **-de Anstie**. REACCIÓN DE ANSTIE. || **-de apercep-**

ción infantil (CAT). Prueba psicológica proyectiva para niños, que consta de 10 láminas con escenas de figuras animales (hay otra versión con figuras humanas) sobre las que se invita al niño que explique un breve relato o historia. ||-**de apercepción temática (TAT).** Prueba psicológica proyectiva que permite conocer aspectos de la personalidad y psicopatológicos del sujeto. Consta de 20 láminas en blanco y negro, que representan situaciones vitales que el sujeto debe explicar o inventar una historia. ||-**de Apgar.** V. ÍNDICE DE APGAR. ||-**de Aschheim-Zondek.** La inyección subcutánea de orina de mujer embarazada en ratonas jóvenes va seguida de congestión, tumefacción y hemorragias de los ovarios, con maduración precoz de los folículos ováricos de estos animales. ||-**de Aschner-Dagnini.** V. REFLEJO DE ASCHNER. ||-**de Ascoli.** PRUEBA DE LA ESPLENOCONTRACCIÓN ADRENALÍNICA. ||-**de Auricchio-Chieffi.** Prueba empleada para el diagnóstico de leishmaniasis. Se basa en que el suero del paciente flocula rápidamente por el agregado de una solución de peptonato de hierro. ||-**de Axenfeld.** REACCIÓN DE AXENFELD. ||-**de Ayer.** En un sujeto normal, la presión, medida con un manómetro espinal, en la punción lumbar y en la punción de la cisterna magna, debe ser idéntica; en el caso contrario hay bloqueo espinal. ||-**de Ayer-Tobey.** Se ejerce compresión sobre una vena yugular mientras se observa la presión del líquido cefalorraquídeo en un manómetro; si esta presión aumenta, indica trombosis del seno lateral opuesto. ||-**de Azoy o de las órdenes concretas.** Tipo de audiograma para niños en el que se gradúa la intensidad de la voz que da órdenes concretas (cambio de lugar de juguetes) para que el paciente obedezca. ||-**de Babinski-Weil.** Se dice al paciente que ande con los ojos cerrados hacia delante y atrás diez veces en un amplio espacio. Si padece una afección laberíntica se desvía de la línea recta y se inclina a un lado cuando camina hacia delante y al otro cuando camina hacia atrás. ||-**de Bachmann.** Se inyecta en la dermis una solución al 1 % de larvas de triquina pulverizadas. En la triquinosis se produce una zona bien definida de edema en el espacio de una semana. ||-**de Balfour.** En los casos de muerte aparente, se clavan agujas largas en el miocardio, provistas en su extremo de banderas de papel; si el corazón se contrae todavía, las banderitas indican el movimiento. ||-**de Bárány.** SIGNO DE BÁRÁNY. ||-**de Barbizet.** Prueba que se basa en el dolor provocado por el frío. El sujeto gira su mano en agua que contiene pedazos de hielo. El dolor aparece cuando la temperatura intradérmica, medida, llega a debajo de 4 °C. La prueba se usa para precisar la acción de fármacos antiálgicos. ||-**de Bareggi.** El coágulo formado en la sangre de enfermos de tifoidea después de 24 horas es acuoso y blando, con sólo una pequeña cantidad de suero libre. ||-**de Barré.** Estando el sujeto de pie con los ojos abiertos y separados los pies de 3 a 4 cm entre sí, se deja colgar entre los miembros inferiores una plomada; si hay trastornos del equilibrio vestibular, la parte de la plomada correspondiente a la cabeza no coincide con la línea media. ||-**de Bechterev.** Se dice al paciente sentado en la cama que extienda ambas piernas a la vez. Si padece ciática no puede hacerlo, pero sí extenderlas separadamente. ||-**de Becker.** Prueba para el astigmatismo, en la que el paciente mira un cartel con líneas que irradian en series de tres y señala las confusas. ||-**de Bender.** Prueba psicológica que consiste en reproducir lo mejor posible una serie de dibujos. Es útil para evaluar el nivel de madurez visomotora, y sirve para detectar lesiones orgánicas, aunque también permite apreciar los factores emocionales presentes. *Sin.:* Prueba gestáltica visomora de Bender. ||-**de Bercovitz.** En el ojo de una mujer sospechosa de embarazo se instila 1 gota de solución de citrato de sodio al 10 % mezclada con 5 gotas de sangre de la mujer; si la dilatación o contracción de la pupila constituye una prueba positiva. ||-**de Beth-Vincent.** Determinación del grupo sanguíneo a que pertenece un individuo mezclando en un portaobjeto la sangre de este individuo con el suero de los distintos grupos. Debe ser completada con la PRUEBA DE SIMONIN. ||-**de Betke-Kleihauer.** PRUEBA DE KLEIHAUER. ||-**de Biggs y Douglas.** Prueba para la diferenciación de los tipos de hemofilia. ||-**de Binet o de Binet-Simon.** Método para apreciar la capacidad mental de los niños por medio de preguntas adaptadas a la capacidad normal infantil en diversas edades. ||-**de Bing.** Cuando un paciente no oye las palabras por medio de una trompetilla ordinaria, pero las oye con la trompetilla aplicada a una sonda introducida en la trompa de Eustaquio, es probable que tenga una lesión del yunque o del martillo. ||-**de Birkhaug.** Dermorreacción para el reumatismo por la inyección intracutánea de una solución al 1 % de la toxina de estreptococos tomados de un caso de fiebre reumática. ||-**de Bittorf.** En el cólico renal, el dolor producido por la presión del testículo o del ovario se irradia al riñón. ||-**de Blaxland.** Para diferenciar la ascitis de un gran quiste ovárico se aplica una regla plana al abdomen por encima de las espinas ilíacas anteriores superiores y se presiona fuertemente con los dedos de ambas manos en dirección a la columna vertebral. En el quiste ovárico se sienten las pulsaciones de la aorta abdominal. ||-**de Block-Steiger.** Prueba para la sordera simulada, fundada en el hecho de que, si se sostienen ante los dos oídos de una persona de oído normal dos diapasones que vibren al unísono, pero uno más fuerte que el otro, sólo será oído el más fuerte. ||-**de Blumenau.** Se aplica 1 gota de tuberculina en el brazo y se cubre con emplasto adhesivo; si el paciente es tuberculoso se desarrolla una erupción. ||-**de Bodal.** Procedimiento de examen de la percepción de los colores por el empleo de bloques de color distinto. ||-**de Bordet.** Enturbiamiento del suero de un conejo al que se ha inyectado repetidamente un antígeno humano (sangre, esperma, etc.), cuando se le añade este antígeno, diluido en solución salina. ||-**de Börner.** Dermorreacción para la susceptibilidad a los alcaloides; escarificada la piel, se aplica una solución del alcaloide que se examina; la reacción positiva se manifiesta por una pápula con eritema a los 8 a 10 min. ||-**de Botelho.** Al suero sanguíneo de un sujeto sospechoso de cáncer se añaden ácido nítrico diluido y yodo en pequeñas cantidades varias veces, sacudiendo el tubo de ensayo a cada adición. El suero normal permanece claro y el canceroso se enturbia. ||-**de Bourdon.** Prueba en las enfermedades mentales, fundada en la exactitud y el tiempo que requiere un paciente para señalar unas mismas letras en una página. ||-**de Boyden.** Prueba que estudia la inmunidad celular inespecífica. ||-**de Brahmachari.** Prueba para la leishmaniasis, fundada en el grado de opacidad producida al diluir el suero sanguíneo con agua. ||-**de Brand.** Prueba para el diagnóstico de homocistinuria. ||-**de brazos tendidos.** Para la investigación segmentaria del equilibrio estático. Con los ojos cerrados, la espalda apoyada y los brazos extendidos formando un angulo de 90° con el tronco, el observador comprueba si existe o no desviación. Se considera fisiológica una discreta abducción bilateral. ||-**de Brenner.** Prueba de exploración audiológica. Al aplicar el cátodo de un circuito eléctrico en el meato externo se cierra el circuito y el sujeto percibe un sonido de tono alto; seguidamente, permaneciendo el circuito cerrado, disminuye la intensidad del sonido; al interrumpir el circuito, cesa la percepción. ||-**de Brouha.** Inyección de orina de mujer sospechosa de embarazo a ratonas jóvenes durante 8 o 10 días, al cabo de los cuales se examinan las vesículas seminales de los animales; la prueba es positiva si éstas están tumefactas o distendidas. ||-**de Brown.** Modificación de la prueba de Friedman, en la que se emplea suero sanguíneo en lugar de orina. || La inmersión de una mano en agua helada por 1 min eleva la presión sanguínea. Los individuos que muestran un aumento excesivo o tardan mucho en normalizarse son hiperreactivos y futuros hipertensos. ||-**de Brunet y Lezine.** Prueba psicométrica. ||-

de Bryce. Determinación del grado de inmunidad contra la viruela conferido por la vacuna, por la repetición de la inoculación al cabo de unos días; si la primera inoculación ha tenido éxito, la segunda se seca rápidamente. || **-de Busacca.** La inyección intracutánea de 1 ml de gelatina licuada por el calor, va seguida a las 6 horas, en los sujetos sifilíticos, de una zona de infiltracion roja. || La inyeccion de 0,2 ml de suero de caballo en la piel del antebrazo produce una reacción cutánea en los niños tuberculosos. || **-de Callaway.** Procedimiento para reconocer la luxación de la cabeza del húmero, que consiste en que la circunferencia del hombro afecto, medida sobre el acromion y pasando por la axila, es mayor que la del lado sano. || **-de Calvert.** El paciente come lo de costumbre, pero no bebe ningún líquido desde las 12 del mediodía. A las 9 de la noche se le vacía la vejiga y toma 15 g de urea en 120 g de agua. A las 10 se le vacía de nuevo la vejiga, luego va a la cama y se recoge toda la orina que emite durante la noche, junto con la de la mañana al levantarse (a las 7). Se analiza una muestra de esta orina recogida (muestra *a*) para su contenido en urea. El paciente bebe entonces medio litro de agua o té ligero, y la orina que emite al cabo de dos horas (a las 9) se conserva y una muestra (muestra *b*) se analiza también para su proporción de urea. Estas muestras *a* y *b* representan las concentraciones máxima y mínima de urea en la orina y la diferencia entre ambas representa la urea en sangre. || **-de Carnot.** Modo de apreciar la dilatación atónica del estómago, que consiste en vaciar este órgano por medio de la bomba gástrica e introducir en él 500 ml de agua; el paciente permanece de pie durante una hora, después de la que se evacua el agua y se mide. Luego se introducen de nuevo 500 ml de agua y se hace acostar al paciente en decúbito lateral derecho por espacio de otra hora En esta posición el estómago debe vaciarse casi completamente en una hora. || **-de Carr-Price.** Prueba cromática cuantitativa para la vitamina A en aceites. || **-de casa-árbol-persona (HTP test).** Prueba proyectiva gráfica que permite evaluar la personalidad, conflictos, mecanismos defensivos, etc., por medio del dibujo que realiza el sujeto de una casa, de un árbol y de una persona. || **-de Castellani.** Coaglutinación; determinación de la existencia de una infección mixta con especies afines. || **-de Clauberg.** Método biológico para la titulación de la progesterona; se preparan conejas jóvenes con estrógeno antes de administrar el material que se ensaya, y se observa el grado de desarrollo endométrico. || **-de Clements.** Prueba de maduración intrauterina del pulmón fetal, basada en la búsqueda de los surfactantes pulmonares en el líquido amniótico, mediante la simple determinación semicuantitativa de su tensión superficial. V. PRUEBA DE LA BURBUJA. || **-de Cohn.** Examen de la percepción de los colores por medio de bordados de color variado. || **-de Colrat.** La presencia de glucosa en la orina, después de la ingestión en ayunas de una cantidad determinada de este azúcar, prueba la insuficiencia hepática con permeabilidad renal normal. || **-de concentración y dilución renal.** PRUEBA DE VOLHARD. || **-de Coombs.** Prueba destinada a poner de manifiesto la existencia en el suero de determinados anticuerpos, principalmente anti-Rh. || **-de Cope.** Estando el paciente en decúbito supino, el examinador le flexiona el muslo derecho y efectúa un movimiento de rotación de la cadera hacia dentro; si el apéndice está inflamado, se produce dolor en el hipogastrio. || **-de Corner-Allen.** Ensayo biológico de la progesterona; 18 horas después de montada una coneja, se extirpan los ovarios y se inyecta el material que se ensaya; se anotan los cambios del endometrio. || **-de Corradi.** Si se quita al diapasón aplicado sobre una apófisis mastoides cuando el paciente ya no le oye y se aplica de nuevo, hay una nueva percepción que se llama *secundaria;* la ausencia de esta percepción indica una afección del laberinto. || **-de Cosacesco.** En un miembro afecto de arteritis obliterante se provoca una raya vasomotora; el límite superior de la coloración roja señala el asiento de la obliteración. || **-de Craft.** En las afecciones orgánicas del cordón piramidal, golpeando con una punta obtusa la superficie dorsal del tobillo estando extendida la pierna y los músculos relajados, se produce la extensión dorsal del dedo gordo. || **-de Crampton.** Prueba de resistencia física fundada en la diferencia entre el pulso y la presión sanguínea, estando el individuo echado y de pie: la diferencia de 75 o más indica un buen estado; la de 65 o menos, un mal estado. || **-de Dale.** PRUEBA DE SCHULTZ-DALE. || **-de D'Amato.** En un sujeto sensibilizado al microorganismo causal de una infección (tifoidea, melitensis, etc.), la inyección de la vacuna correspondiente produce una reacción hemoclástica. || **-de Dehio.** Si la bradicardia se corrige por inyecciones de atropina, es producida por una irritación del vago; en el caso contrario, es producida por una afección del músculo cardíaco. || **-de depuración ureica.** PRUEBA DE VAN SLYKE. || **-de Dexeus.** Sistema de puntuación para evaluar, mediante el cardiotocograma basal prenatal, la reserva respiratoria fetoplacentaria. Propuesta por Carrera en 1977. || **-de Dick.** Enrojecimiento local de la piel consecutivo a la inyección cutánea de 0,1 ml de filtrado diluido del estreptococo hemolítico de la escarlatina, que indica la susceptibilidad del individuo a dicha enfermedad. || **-dedo-nariz.** Prueba de investigación de la coordinación motora. Se pide al paciente que con los ojos cerrados lleve rápidamente el índice de la rodilla a la punta de la nariz. || **-de Donath-Landsteiner.** En la hemoglobinuria paroxismal, enfriando a 0 grados una mezcla de glóbulos rojos y suero del enfermo, y calentando después a 37°, se obtiene una hemólisis manifiesta. || **-de Donders.** Procedimiento para el examen de la percepción de los colores por medio de linternas con cristales de color. || **-de Donné.** Si se añade lejía de potasa a una orina que contenga pus, se forma un depósito blanco y gelatinoso. || **-de Dorn-Sugarman.** Para el diagnóstico del sexo del feto durante el embarazo se inyectan en la vena marginal de la oreja de un conejo en período de migración testicular 10 ml de orina de mujer embarazada de 5 meses por lo menos. Si al cabo de 48 horas no hay ningún signo de congestión testicular, el feto es masculino, y femenino si los testículos están congestionados y en actividad espermatógena. || **-de Dowell.** En la mujer encinta, la inyección intracutánea en la cara anterior del brazo de extracto de hipófisis anterior produce un eritema en el punto de inyección. || **-de Duane.** Examen del grado de heteroforia ocular por medio de prismas y de la luz de una vela. || **-de Dugas.** Procedimiento para asegurar la existencia de una luxación de la cabeza del húmero, que consiste en tratar de colocar la mano del lado afecto en el hombro opuesto y llevar el codo del mismo lado afecto en contacto del tórax; si esta maniobra no es posible, existe la luxación. || **-de Duke.** Para el tiempo de hemorragia; se lava el lóbulo de la oreja, se punciona y se quita a intervalos la gota de sangre con un papel de filtro hasta que cesa de producirse; se anotan el tiempo transcurrido y el número de gotas recogidas. || **-de Düss.** Prueba proyectiva verbal infantil que consiste en que el niño fantasee el final de una serie de cuentos simples con imágenes de animales y personas. *Sin.:* Prueba de fábulas de Düss. || **-de Eaton-Rose.** Para determinar la curva de la glucemia. Se recogen muestras de sangre y orina en ayunas, 30 min después de ingerir 50 g de glucosa en 100 ml de agua y al cabo de 30 min (después de ingerir la misma cantidad de glucosa). Los resultados se interpretan en forma de curva glucémica. || **-de Ebbinghaus.** En las enfermedades mentales el examinador recita al paciente frases de las que omite algunas palabras para que éste las complete. || **-de Ehrlich.** REACCIÓN DE EHRLICH. || **-de Ehrmann.** Medio para reconocer la existencia de sustancias midriásicas en un líquido, que consiste en aplicar éste líquido a un ojo de rana recién enucleado; la dilatación de la pupila indica la presencia de aquellas sustancias.

‖ **-de Einhorn.** Se envuelve en gasa una muestra del alimento cuya digestión se investiga; se ata a la gasa una cuenta de vidrio de color, y el conjunto se introduce en una cápsula de gelatina, que se traga. La cuenta de vidrio sirve para encontrar e identificar la gasa en los excrementos, y la digestión se juzga por el tiempo transcurrido y el estado de la muestra. ‖ **-de Eitelberg.** Se mantiene un diapasón cerca del oído a intervalos de 20 a 30 min; si el oído es normal, la percepción de las vibraciones aumenta después de cada intervalo; pero disminuye si existe una lesión en el aparato conductor. ‖ **-de Ely.** Con el paciente en posición prona, la flexión de la pierna sobre el muslo hace que la pelvis se levante en la contractura de la aponeurosis lateral del muslo o en las afecciones sacroilíacas. ‖ **-de Escudero.** Después de una comida que contiene una cantidad determinada de purinas, se mide la cantidad eliminada en el espacio de 24 a 48 horas; si se ha eliminado más del 50 % hay que descartar la gota. ‖ **-de Eustis.** Prueba de la suficiencia cardíaca fundada en el aumento de la presión sistólica de la sangre por el aumento de presión intratorácica producido por una espiración forzada. ‖ **-de Ewald** o **de Ewald y Silven.** Medio para determinar la movilidad del estómago por la ingestión de salol después de una comida ligera, ya que el salol únicamente se descompone en el intestino, y el ácido salicilúrico, uno de sus productos, es eliminado por la orina. Ahora bien, normalmente dicho ácido debe aparecer en la orina al cabo de 1 a 2 horas y puede descubrirse por una solución débil de cloruro férrico, que le da un color de púrpura. ‖ **-de fábulas de Düss.** PRUEBA DE DÜSS. ‖ **-de Falk y Tedesco.** Si se administran salicilatos a un enfermo de los bronquios, el ácido salicílico aparece en el esputo. ‖ **-de fichas.** Prueba para el estudio de los defectos de comprensión en la afasia. Introducido por Vignolo y de Renzi. Generalmente se conoce con el nombre inglés de *token test*. ‖ **-de Finckh.** En las enfermedades mentales se dice al paciente que explique el significado de proverbios. ‖ **-de Fischer.** Sistema de valoración del cardiotocograma prenatal, para predecir el estado del feto. ‖ **-de Florence.** Reacción para descubrir el líquido seminal; añádase a la sustancia sospechosa una solución acuosa fuerte de yodo y yoduro potásico; en caso afirmativo se forman cristales o agujas pardas. ‖ **-de Fluhmann.** Modificación de la prueba de Allen-Doisy para las sustancias estrógenas, en la que se emplean ratones; la prueba positiva es la mucinificación de la mucosa vaginal. ‖ **-de Foubert.** Investigación de los movimientos cardíacos en un supuesto cadáver por la introducción del dedo a través de una incisión en un espacio intercostal. ‖ **-de Fournier.** Para hacer patente la marcha atáxica; se dice al paciente sentado que se levante y ande, y luego que se detenga súbitamente; que ande y dé vueltas rápidamente. ‖ **-de fragilidad capilar.** PRUEBA DE RUMPEL-LEEDE. ‖ **-de Frank y Nothmann.** La glucosuria con glucemia inferior a 1 g después de la administración de 100 g de dextrosa indica un embarazo de más de 3 semanas y de menos de 3 meses. ‖ **-de Fränkel.** Examen de una fosa nasal teniendo el paciente la cabeza baja y entre sus rodillas y vuelta de modo que el lado afecto esté en la parte superior. La presencia de pus en el meato medio indica la supuración de alguno de los senos accesorios anteriores. ‖ **-de Franken.** Para el reconocimiento de los defectos placentarios, se mantiene sujeta la placenta del cordón umbilical y se pone en una jofaina con agua caliente, al mismo tiempo que se introduce aire por la vena umbilical. ‖ **-de Frei.** Intradermorreacción para el diagnóstico del linfogranuloma venéreo con pus esterilizado de un ganglio no abierto todavía; en caso afirmativo se produce una pápula roja que persiste dos o más días. ‖ **-de Friedman.** La inyección de orina de mujer encinta en conejas produce en éstas cuerpos lúteos y hemorrágicos. ‖ **-de Fuchs.** Prueba fundada en la observación de que el suero de personas normales digiere todas las fibrinas excepto las de las personas normales, mientras que el suero de individuos cancerosos digiere todas las fibrinas salvo las de personas cancerosas. ‖ **-de función hepática** (pl.). Conjunto de pruebas y reacciones de laboratorio que permiten estudiar el funcionamiento hepático, como la determinación de la bilirrubinemia, proteinemia, colesterolemia, actividad enzimática, pruebas de floculación, tiempo de protrombina, etc. ‖ **-de Gairdner.** PRUEBA DE LA MONEDA. ‖ **-de Galli-Mainini.** Para el diagnóstico del embarazo, fundada en que la gonadotropina coriónica libera los espermatozoides del sapo, que pasan a la orina; se inyectan 10 ml de orina matinal de la mujer debajo de la piel del sapo *Bufo arenarium*. Al cabo de 2 o 3 horas se saca con una pipeta una gota de orina de la cloaca del animal y se examina directamente al microscopio. La positividad o negatividad de la prueba se indica por la presencia o ausencia de espermatozoides en la orina del sapo. ‖ **-de Gardiner-Brown.** Se aplica un diapasón en la apófisis mastoides del paciente; si las vibraciones se perciben por más tiempo que pueden ser sentidas por los dedos del paciente o cesan de percibirse mientras pueden ser sentidas por el examinador, es indicio de que existe una afección del oído medio. ‖ **-de Garrod.** Demostración de la uricemia de los gotosos, que consiste en dejar desecar en un vidrio de reloj, suero sanguíneo de un gotoso acidificado con ácido acético; después de algunas horas, un hilo sumergido en el líquido se cubre de cristales de ácido úrico. ‖ **-de Gellé.** Se introduce un tubo de goma en el oído y se pone en contacto con un diapasón, y por medio de una pera se comprime o enrarece el aire del tubo; si el oído es normal, las vibraciones del diapasón se perciben distintamente, pero no se perciben en el caso de una lesión de la cadena ósea del tímpano. ‖ **-de Geraghty.** PRUEBA DE LA FENOLSULFONFTALEÍNA. ‖ **-de Glénard.** Medio para determinar la existencia de esplacnoptosis, que consiste en rodear con las manos, estando el examinador detrás del paciente, el hipogastrio de éste y levantar las vísceras abdominales, dejándolas caer luego súbitamente. Si el paciente se siente aliviado por la presión ascendente y mal por la caída, es probable la ptosis. ‖ **-de Gluzinski.** Medio para distinguir la úlcera del cáncer del estómago, que consiste en el examen del contenido gástrico después de un almuerzo y una comida de prueba. El primero consta de una clara de huevo hervida y 20 ml de agua, que se saca del estómago después de 45 min; la segunda consta de un bistec y 250 ml de agua, que se dejan permanecer en el estómago 3 horas y 45 min. En el caso de úlcera, tanto el almuerzo como la comida dan la reacción del ácido clorhídrico libre; en los primeros tiempos del cáncer el almuerzo da dicha reacción, pero la comida no la da apenas o de ningún modo. ‖ **-de Goetsch.** La inyección intracutánea de adrenalina produce en el hipertiroidismo una zona blanca alrededor de la punción y una zona roja alrededor de la blanca. Esta zona roja adquiere un color gris azulado que persiste 4 horas. ‖ **-de Goldscheider.** Prueba para la sensibilidad térmica de la piel, que consiste en aplicar sobre ésta la punta de un cilindro metálico calentado variablemente. ‖ **-de Goodenough.** Prueba de inteligencia que permite obtener la edad mental, de acuerdo con la realización de una figura humana que el sujeto debe efectuar de la manera más completa posible. ‖ **-de Graham.** Inyección o ingestión de la sal sódica de tetrayodoftaleína como medio de contraste para el examen radiológico de la vesícula biliar. ‖ Aplicación de un trozo de cinta adhesiva transparente en las márgenes del ano, paciente acostado, momentos antes de levantarse y antes de la posible defecación matutina, a fin de obtener huevos de oxiuro ‖ **-de Gräupner.** Prueba fundada en que la presión sanguínea se eleva por el ejercicio en los corazones potentes y disminuye en los débiles. ‖ **-de Greppi-Villa.** Contracción del bazo después de la inyección de adrenalina para el diagnóstico de los tumores tromboflebíticos esplénicos. ‖ **-de Grocco.** En los casos ligeros de púrpura y peliosis reumáticas, si se coloca una ligadura elástica alrededor del antebrazo, aparecen hemorragias puntiformes en el pliegue del codo. ||**-de Gruber.** Procedimiento para apreciar la sensibilidad del oído para los sonidos, que consiste en introducir la punta de dedo en el conducto auditivo cuando ya no se perciben las vibraciones del diapasón y aplicar éste al dedo. Si el oído es agudo, vuelven a percibirse las vibraciones. ||**-de Grünbaum.** En la enfermedad de Addison, la adrenalina no eleva la tensión arterial. ||**-de Grünbaum-Widal.** REACCIÓN DE WIDAL. ||**-de Gruskin.** Se inyecta en la dermis un antígeno preparado de la capa fetal de la placenta humana (pregnacol). En el caso de gestación, se produce una pápula en el punto de inyección, de la que nacen prolongaciones. ||**-de Guthrie.** Prueba utilizada para el diagnóstico de la fenilcetonuria en el recién nacido. ||**-de Hallion.** PRUEBA DE TUFFIER. ||**-de Hamel.** En la ictericia ligera, se extrae por punción un poco de sangre del lóbulo de la oreja y se pone en un tubo capilar, que se deja en reposo por algunas horas. El suero que se colecciona en la parte superior del tubo será amarillo si hay ictericia. ||**-de Hamilton.** En la luxación de la cabeza del húmero, una regla o bastón recto aplicado al húmero puede establecer contacto al mismo tiempo con el cóndilo externo del húmero y el acromion. ||**-de Hammerschlag.** Determinación del peso específico de la sangre dejando caer gotas de ésta en una mezcla de bencina y cloroformo de densidad conocida. ||**-de Hamolsky.** Establecimiento de una reacción competitiva entre la proteína transportadora del suero del paciente y los hematíes, para captar una cantidad conocida de T₃, marcada. Está descendida en el hipotiroidismo y aumentada en el hipertiroidismo. ||**-de Harrower.** En el hipotiroidismo se dan cuatro dosis de 3 cg de extracto tiroideo al primer día, cuatro dosis de 6 cg al segundo día y cuatro dosis de 12 cg al tercer día. Se obtiene una gráfica de las pulsaciones durante estos días para determinar el grado de hipotiroidismo. ||**-de Hassall.** Observación microscópica del desarrollo del *Saccharomyces cerevisiae* en la orina; signo de la presencia de azúcar. ||**-de Hay.** El azufre pulverizado no flota en la superficie de un líquido que contenga sales biliares. ||**-de Haycraft.** PRUEBA DE HAY. ||**-de Heichelheim.** Medio para determinar la movilidad del estómago por la administración de yodipina en una cápsula de gelatina y examen de la saliva cada 5 min para la investigación del yodo. La presencia de éste en la saliva indica que la yodipina ha llegado al intestino, pues no se descompone en el estómago. ||**-de Henderson.** El paciente hace una inspiración profunda y la mantiene el mayor tiempo posible; si no puede mantenerla por más de 20 seg, la anestesia es peligrosa a causa de la acidosis. ||**-de Henle-Coenen.** Si sale sangre del extremo abierto de un segmento arterial distal mientras se comprime el segmento proximal con una pinza, es indicio de una circulación colateral suficiente. ||**-de Hering.** Prueba de la visión mono o binocular por medio de un tubo ennegrecido por dentro, en uno de cuyos extremos hay un hilo y una bolita. Mirando por el otro extremo, si la visión es binocular se puede precisar la situación de la bolita, pero si es monocular no es posible decir si está próxima o lejos del hilo. ||**-de Herz.** Después de flexionar y extender lentamente el antebrazo, el pulso se acelera cuando el miocardio es fuerte y disminuye cuando es débil. ||**-de Hitzig.** En el examen del aparato vestibular se aplica el electrodo positivo de una corriente galvánica delante del oído que se examina, y el electrodo negativo es sostenido por la mano del paciente, el cual permanece de pie con los pies juntos y los ojos cerrados. En las personas normales, la corriente de 5 mA produce una inclinación hacia el polo positivo. ||**-de Hofmann.** Modificación de la prueba de Aschheim-Zondek, en la que se emplea suero sanguíneo del paciente en lugar de orina. ||**-de Hogben.** La orina de mujer embarazada inyectada a la rana hembra africana, *Xenopus laevis*, provoca la puesta de cinco o más huevos en el espacio de 12 horas. ||**-de Hollander.** La hipoglucemia provocada por la administración parenteral de insulina soluble a dosis de 0,2 U/kg se acompaña de una hipersecreción gástrica. ||**-de Holmes y Stewart.** Se dice al paciente que flexione fuertemente el codo, al mismo tiempo que el examinador se opone al movimiento sujetándole la muñeca; dejando súbitamente libre la mano, se ve que el paciente, si es normal, continúa por poco tiempo la flexión, pero se pone en seguida el brazo en extensión; en el caso de síndrome cerebeloso, la flexión continúa y se exagera. ||**-de Holmgren.** Examen de la percepción de los colores por medio de madejas de estambre de color distinto. ||**-de Houghton.** Se da ergotina a un gallo blanco Leghorn; si la cresta se oscurece, el medicamento tiene la fuerza requerida. ||**-de Howard.** Infusión durante 4 horas de 1 l de solución salina fisiológica con 15 mg de calcio/kg de peso. El exceso de calcio frena la producción de paratormona, con aumento de la fosfatemia y descenso de la fosfaturia. ||**-de Hunt.** PRUEBA DEL ACETONITRILO. ||**-de indol.** Prueba bioquímica utilizada en la identificación diferencial de las enterobacteriáceas. Estudia la producción de indol a partir de triptófano. Se hace crecer la bacteria en un medio líquido, preparado con una peptona rica en triptófano; la presencia de indol se pone de manifiesto mediante el reactivo de Kovacs, que se añade después de 18-20 horas de incubación. ||**-de inmunodifusión** o **de difusión en gel.** Prueba de precipitación en la que el antígeno y el anticuerpo se disponen en puntos separados de un gel (generalmente agar), de tal forma que al difundir en la masa de éste, puedan encontrarse. Si al coincidir se identifican, se producen complejos antígeno-anticuerpo y aparece una línea de precipitación. ||**-de inmunofluorescencia.** V. INMUNOFLUORESCENCIA. ||**-de inteligencia para niños de Wechsler (WISC).** Prueba de inteligencia para niños de 5 a 15 años, que permite obtener una puntuación de cociente total de inteligencia, que incluye sendas puntuaciones de la escala verbal y de la escala de ejecución (*performance*). ||**-de Ishihara.** Prueba para la visión de colores por el empleo de una serie de láminas con manchas redondas de varios tamaños y colores. ||**-de Jadassohn-Bloch.** Examen del estado alérgico por la simple aplicación a la piel de la sustancia sospechosa por tiempo considerable. ||**-de Jaeger.** Signos o letras impresos de varios tamaños, que emplean los oculistas para el examen de la agudeza visual. ||**-de Janet.** Medio para diferenciar la anestesia orgánica de la funcional o histérica; se ordena al enfermo que diga «sí» o «no», según sienta o no el contacto del examinador. Tal vez diga «no» en la anestesia funcional, pero lo dice siempre en los casos de anestesia orgánica. ||**-de Jansen.** En la osteoartritis deformante de la cadera el paciente no puede cruzar las piernas de modo que el tobillo de una descanse en la rodilla de la otra. ||**-de Jaworski.** En el estómago en forma de reloj de arena se percibe un ruido de bazuqueo en la sucusión de la porción pilórica después de la evacuación con la sonda. ||**-de Justus** (*procedimiento para reconocer la existencia de la sífilis*). Se administra el mercurio por fricción o subcutáneamente; si hay sífilis, la cantidad de hemoglobina disminuye del 10 al 20 %. ||**-de Kabatschnik.** Se coloca un diapasón cerca del oído y se separa en el momento en que cesa el sonido; se aplica a la uña de un dedo del examinador, dedo que se coloca junto al conducto auditivo del paciente. En estado normal el sonido se oye de nuevo. ||**-de Kamnitzer.** La administración de 2,5 mg de floricina produce glucosuria en la mujer encinta. ||**-de Katzenstein.** Por la constricción de las arterias femorales, la presión sistólica aumenta en los casos de suficiencia del miocardio. ||**-de Kauffmann.** El paciente bebe 150 ml de agua cuatro veces con intervalos de 1 hora cada vez. Entonces se levanta el pie de la cama 25 cm. Si la circulación es insuficiente, la diuresis aumenta en las 2 horas siguientes. ||**-de Keller.** Empleo de papeles fotosensibles para determinar la presencia de ondas eritematógenas en las radiaciones compuestas.

‖ **-de Kelling.** Determinación de la presencia y localización de un divertículo esofágico por el sonido producido en la deglución. ‖ **-de Kelly.** Se utiliza para diferenciar la dilatación varicosa del cayado de la safena interna de una hernia crural; se coloca un manguito de tensión por debajo de la rodilla y se insufla a presión moderada; con la mano izquierda se comprime súbitamente el tronco de la safena interna por encima de la rodilla, al tiempo que los dedos de la mano derecha se aplican sobre la tumoración inguinal. Si ésta es una varice, la sangre que asciende por el cayado de la safena interna es percibida por los dedos como un estremecimiento. ‖ **-de Kleihauer.** Prueba que permite diagnosticar la presencia de eritrocitos fetales en la sangre materna. Se utiliza en el estudio de las hemorragias fetomaternas. ‖ **-de Klemperer.** Examen de la movilidad del estómago por lavado e introducción en él, con la sonda, de 100 ml de aceite de oliva. Dado que el estómago no puede absorber el aceite, la cantidad retirada restada de la cantidad introducida indica la cantidad que el estómago ha expelido. En el estómago normal no deben quedar más de 20 a 40 ml al cabo de 2 horas. ‖ **-de Koch.** En la diátesis hemorrágica se produce una efusión sanguínea alrededor de punciones finas hechas en el tejido subcutáneo. ‖ **-de Koenecke.** Para determinar la actividad funcional de la médula ósea, se inyectan en las nalgas 10 ml de una solución de nucleinato de sosa al 5 %, previa numeración de los leucocitos; la reducción o un ligero aumento de los leucocitos en la sangre (20 %), después de la inyección, indica la hipofunción de la médula; el funcionamiento normal es indicado por el aumento de 40 a 200 %. ‖ **-de Korotkov.** En el aneurisma, si la presión sanguínea en la circulación periférica permanece regularmente elevada mientras se comprime la arteria por encima del aneurisma la circulación colateral es buena. ‖ **-de la aglutinación.** REACCIÓN DE WIDAL. ‖ **-de la alizarina.** Después de una bebida que contenga alizarina, la intensidad de la coloración de la orina indica el grado de acidez de ésta. ‖ **-de la alternancia gráfica.** Prueba para el estudio de las funciones premotoras (apraxia dinámica), que consiste en la realización gráfica de una línea quebrada en la que alternan dos formas distintas (picos y mesetas o picos y semicírculos). ‖ **-de la amoniuria experimental.** Medio para reconocer el funcionamiento de la célula hepática por la ingestión de acetato amónico. En el caso de insuficiencia, el amoníaco, en vez de transformarse en urea, se elimina en sustancia por la orina. ‖ **-de la antitripsina.** Prueba fundada en la propiedad que tiene el suero sanguíneo de inhibir la acción de la tripsina. El poder antitríptico del suero aumenta en el embarazo, carcinoma, nefritis, etc. ‖ **-de la asociación.** Prueba que se practica mencionando palabras a un paciente y registrando las palabras que contesta o las que dice sugeridas por aquéllas; también se anota el tiempo transcurrido hasta la respuesta. ‖ **-de la atropina.** PRUEBA DE DEHIO. ‖ PRUEBA DE MARRIS. ‖ **-de la burbuja.** Prueba de madurez pulmonar fetal basada en la determinación de la tensión superficial del líquido amniótico, capaz de evaluar la presencia o no de surfactantes pulmonares en cantidad suficiente para asegurar la viabilidad fetal extrauterina. V. PRUEBA DE CLEMENTS. ‖ **-de la cerveza.** El paciente bebe una cantidad de cerveza u otro líquido alcohólico para provocar la reactivación de una blenorragia crónica. ‖ **-de la clorofila.** Medio para apreciar la movilidad gástrica por la ingestión en ayunas de 400 ml de agua teñida por la adición de 20 gotas de una solución de clorofila. Al cabo de 30 min se evacua el residuo y se aprecia la cantidad que ha pasado al intestino. ‖ **-de la conducción ósea.** Si un diapasón vibrante se oye mejor aplicado al cráneo que cercano al oído, indica la pérdida de la conducción a través del oído medio. ‖ **-de la coordinación recíproca.** Prueba introducida inicialmente por Ozeretzky y usada por Luria para el estudio de las capacidades premotoras (búsqueda de una apraxia de tipo dinámico o cinético). ‖ **-de la cresta de gallo.** PRUEBA DE HOUGHTON. ‖ **-de la eosinopenia adrenalínica.** La inyección de adrenalina provoca una eosinopenia en el sujeto normal; este fenómeno no ocurre si existe insuficiencia del sistema hipofisoadrenal. ‖ **-de la esplenocontracción adrenalínica.** Se inyecta 1 mg de clorhidrato de adrenalina por vía subcutánea. La contracción del brazo es progresiva y llega al máximo a los 25 minutos de la inyección. ‖ **-de la esponja.** Medio para determinar la localización de una lesión medular, que consiste en pasar una esponja con agua caliente por la columna vertebral; el dolor se siente a nivel de la lesión. ‖ **-de la extinción.** REACCIÓN DE SCHULTZ-CHARLTON. ‖ **-de la fenolsulfonftaleína.** Se inyecta 1 ml de la solución al 0,6 % de la sal monosódica de fenolsulfonftaleína dentro de la vena o del músculo, y si se recoge la orina cada hora, se alcalinizan las muestras de orina con hidróxido de sodio y se compara el color con una solución tipo. De ordinario se excreta en 2 horas del 60 al 75 % de colorante. La excreción del 40 % o menos indica insuficiencia hepática. ‖ **-de la fístula.** Se comprime o enrarece el aire del conducto auditivo externo; si existe erosión de la pared ósea interna de la caja del tambor, se produce el nistagmo, con tal de que el laberinto funcione también. ‖ **-de la floculación.** Toda prueba cuyo resultado se valore por el precipitado producido en el material a investigar. Véanse las reacciones de Sachs-Georgi y de Vernes en la voz REACCIÓN y la PRUEBA DE RAMON. ‖ **-de la floricina.** Medio para reconocer la insuficiencia renal por la inyección hipodérmica de una mezcla de floricina y carbonato sódico, previa evacuación de la vejiga. Si el riñón está sano, el azúcar aparece en la orina al cabo de 30 min; si no aparece cantidad alguna de azúcar, existe probablemente una enfermedad grave renal. ‖ **-de la fluctuación.** Prueba ideada por Luria y Delbrück para diferenciar en una población bacteriana los cambios *adaptativos* de los cambios *genotípicos*. Los *cambios fenotípicos* o *adaptativos* son de gran frecuencia y revierten al cesar la condición desencadenante. Los *cambios genotípicos* (p. ej., la mutación) son irreversibles, heredables, consecutivos a un cambio en el genoma, generalmente una mutación, que se producen independientemente de las circunstancias ambientales, éstas lo único que hacen es revelar el cambio. Así una cepa de *Escherichia coli* sensible a estreptomicina se cultiva en un medio líquido exento de antibiótico. A continuación se divide el cultivo en dos porciones y se realiza un nuevo cultivo, en medio líquido sin antibiótico; una de las partes, la que llamaremos *A*, en un solo recipiente; la que llamaremos *B* se distribuye y hace crecer en 50 tubos. En una tercera resiembra se hace crecer en un medio sólido con antibiótico, o sea que contenga estreptomicina. A partir de *A* se inoculan 50 placas. Al día siguiente aparecen en las placas un número variable de colonias resistentes; la variación del número de colonias de cada una de las placas puede ser por adaptación. A partir de los 50 recipientes *B* se siembran también placas. En este caso el número de colonias de una placa a otra es muy variable: placas sin colonias, placas con muchas, muy pocas o pocas colonias resistentes, consecuencia de una mutación que el antibiótico se limita a revelar, ocurrida antes de sembrar en el medio con estreptomicina. En el caso *A* la distribución es más o menos uniforme, porque el cambio ocurrió antes de separarlas. En el segundo caso, *B*, ha ocurrido en momentos diferentes según el tubo: si muy pronto, en la placa se observarán muchas colonias; si no había ocurrido ninguna mutación o sólo muy al final, en el cultivo en placa no habrá colonias o muy pocas. El número de colonias es muy variable de unas placas a otras, hay una *gran fluctuación*. Si se tratara de una adaptación, el número de colonias por placa sería semejante en los lotes *A* y *B*. En el caso de *E. coli* y estreptomicina se trata, pues, de un cambio genotípico. ‖ **-de la inmovilización treponémica.** V. PRUEBA DE NELSON. ‖ **-de la inoculación.** Medio para reconocer la existencia de una poliomielitis anterior aguda antes de la aparición de los síntomas paralíticos, por la inyección del líquido cefalorraquídeo del enfermo sospechoso en un mono. En caso afirmativo, aparece la parálisis en el mono dentro de los 7 días. ‖ **-de la irrigación o de Jadassohn.** Se examina al paciente con la vejiga llena. Se lava la uretra anterior con solución bórica caliente, comprimiendo el perineo para impedir la entrada del líquido en la uretra posterior. Cuando el líquido del lavado salga perfectamente claro, el paciente vacía su vejiga, y todo enturbiamiento debe proceder de la uretra posterior. ‖ **-de la poliuria.** Prueba de Albarrán. ‖ **-de la resistencia capilar.** Se aplica el brazal compresor durante 5 min, de modo que impida la circulación venosa solamente, y se anota el número de petequias producidas. ‖ **-de la roseta reumatoidea.** Consiste en enfrentar hematíes humanos recubiertos de antiglobulina humana de conejo y linfocitos. En los enfermos de artritis reumatoide aquéllos se disponen en roseta alrededor de éstos. ‖ **-de la temperatura basal.** Registro mediante gráficas de la temperatura basal durante varios ciclos menstruales. Una gráfica bifásica indica actividad ovulatoria. ‖ **-de la ureasa.** Prueba basada en la conversión de la urea, mediante el empleo del carbonato amónico, en ureasa. ‖ **-de la yodipina.** Prueba de Heichelheim. ‖ **-de Laborde.** desus. En la muerte aparente existe realmente vida si una aguja introducida en el músculo de un miembro se oxida de los 20 a los 60 min. ‖ **-de Lauritzen.** Prueba destinada a la valoración de la eficiencia de la unidad fetoplacentaria. Inyección a la madre de 20 mg de sulfato de deshidroepiandrosterona, valorando a continuación la excreción de estriol. ‖ **-de Leo.** Adición de carbonato de cal al jugo gástrico; si la acidez desaparece, significa que era debida al ácido clorhídrico libre. ‖ **-de Ligat.** Investigación de la hiperestesia cutánea en las afecciones abdominales pellizcando la piel con el pulgar y el índice y levantándola de los planos inferiores. ‖ **-de Lignières.** Cutirreacción de la tuberculina por fricción de ésta en la piel afeitada. ‖ **-de Lipp.** Medio para reconocer la existencia de hemoglobina o de pigmentos biliares en la orina, que consiste en extender arena fina, blanca, en una superficie, y verter orina sobre la arena. Si la orina contiene una de dichas sustancias, deja una mancha en la arena que es parda con la hemoglobina y verdosa con los pigmentos biliares. ‖ **-de Livierato.** La hipotonía del miocardio se manifiesta por el aumento de la matidez cardíaca a la derecha cuando el paciente pasa de la posición echada a la erecta y retorno al estado anterior al tornar de nuevo la posición primitiva. Llámase también *reflejo ortocardíaco*. ‖ **-de Lorrincz.** Al principio del embarazo (8.ª a 10.ª semana) la inyección intravenosa de una pequeñísima dosis de extracto de lóbulo posterior de la hipófisis produce a los pocos segundos en el útero grávido una induración leñosa. ‖ **-de los tres papeles.** Prueba de Marie. ‖ **-de los tres vasos.** Al levantarse por la mañana, el enfermo orina sucesivamente en tres vasos rotulados I, II y III. En la uretritis anterior solamente la orina en I será turbia de pus, mientras que en la II y III será clara; en la uretritis posterior, la orina será turbia en los tres vasos. La sangre en I procede de la uretra anterior, y en los tres vasos indica un origen posterior. Los filamentos en el vaso II señalan la prostatitis crónica. ‖ **-de Lowenberg.** Dolor a la compresión con el manguito del esfigmomanómetro en la flebitis. ‖ **-de Löwi.** Dilatación de la pupila consecutiva a la instilación de una solución de adrenalina; dícese que ocurre en la diabetes, insuficiencia pancreática e hipertiroidismo. ‖ **-de Mac Kinnon.** El material con una lesión sospechosa de viruela se inocula intradérmicamente a dos conejos, uno normal y el otro vacunado. En el caso de viruela el conejo normal desarrolla una lesión local. ‖ **-de Mac Quarrie.** Prueba para determinar la habilidad mecánica general con un lápiz y papel de prueba especial. ‖ **-de Macht.** El suero sanguíneo de la anemia perniciosa y otras enfermedades de la sangre retarda el desarrollo de las semillas del *Lupinus albus*. ‖ **-de Malmejde.** La orina de un sujeto tuberculoso puesta en un frasco esterilizado en contacto del aire, pero preservada del polvo, conserva su reacción ácida por un tiempo entre 12 días y 3 meses; en cambio la orina de un individuo normal se vuelve alcalina en 3 a 10 días. ‖ **-de las manos.** Se pide al paciente que separe sus dedos y aproxime ambas manos: los dedos se separan menos en el síndrome piramidal. ‖ **-de March o del nistagmo rotatorio.** Vértigo y nistagmo al girar el paciente en sentido del eje vertical del cuerpo. ‖ **-de Marck.** Para la insuficiencia ovárica. La exposición de un frotis vaginal a los vapores de lugol da células teñidas de violeta en la insuficiencia ovárica. ‖ **-de Marie.** Prueba de atención y memoria; se dan tres pedazos de papel al paciente y se le encarga que eche uno a la papelera, que ponga otro encima de una mesa y que devuelva el tercero. ‖ **-de Markee.** Prueba para el embarazo fundada en el efecto producido sobre injertos endométricos en la cámara anterior del ojo de un conejo por la inyección de orina de mujer encinta. ‖ **-de Marris.** Prueba diagnóstica de la fiebre tifoidea y paratifoidea por medio de una inyección hipodérmica de sulfato de atropina. Si al cabo de 20 min de la inyección la aceleración del pulso es menor de 14, puede considerarse el caso como de tifoidea o paratifoidea; si es mayor de 15, la reacción es negativa. ‖ **-de Master.** Observación de las modificaciones electrocardiográficas tras subir el paciente varias veces una escalera. ‖ **-de Mauthner.** Método para el examen de la ceguera para los colores por el uso de frasquitos llenos de diferentes colorantes; algunos con uno, otros con dos colores, conteniendo estos últimos las soluciones pseudoisocromáticas o isocromáticas. ‖ **-de Meltzer-Lyon.** Introducción con la sonda de una solución fuerte de sulfato de magnesio en el duodeno para producir la parálisis del esfínter de Oddi, que irá seguida de contracción refleja de la vesícula biliar y de este modo permitirá la recolección de muestras separadas de bilis del colédoco y de la vesícula. ‖ **-de Mendel o Mantoux.** Reacción de Mendel. ‖ **-de Mendelsohn.** Prueba de la suficiencia del miocardio fundada en la rapidez con que se restablece la normalidad del pulso después de haberse acelerado por el ejercicio. ‖ **-de Mett.** Se introducen tubos de albúmina coagulada en una solución tipo de pepsina y ácido clorhídrico, y se anota la cantidad digerida en un tiempo determinado. ‖ **-de Meyer.** Medio para reconocer la adrenalina en una sustancia o solución, que consiste en colocar en ésta un vaso sanguíneo de buey recientemente sacrificado. En el caso afirmativo el vaso se contrae. ‖ **-de Minor.** Sobre la piel se aplica tintura de yodo al 10 %, se deja evaporar y se espolvorea con almidón. Si hay secreción sudoral el almidón se tiñe de azul. ‖ **-de Mills.** Con la muñeca y los dedos flexionados y el antebrazo en pronación, la extensión completa del codo es dolorosa en la lesión de esta articulación producida por el tenis. ‖ **-de la moneda.** Medio para reconocer la existencia de un neumotórax, que consiste en auscultar el tórax mientras con una moneda se percute otra aplicada sobre una parte distinta del tórax. Se produce un sonido metálico sobre una cavidad que contenga aire. ‖ **-de Morelli.** Para distinguir un exudado de un trasudado, se añaden unas gotas del líquido a una solución saturada de cloruro mercúrico en un tubo de ensayo; si se trata de un exudado, se produce un coágulo. ‖ **-de Morton.** En la metatarsalgia, la presión transversal de las cabezas de los metatarsianos produce un dolor agudo, especialmente entre el II y III metatarsianos. ‖ **-de Moszkowicz.** Prueba para la arteriosclerosis, que consiste en isquemizar los miembros inferiores por medio de la venda de Esmarch, que se quita al cabo de 5 min; en estado normal el color propio reaparece a los pocos segundos, pero en la arteriosclerosis la reaparición es mucho más lenta. ‖ **-de Moynihan.** Medio para reconocer la disposición en reloj de arena del estómago, que consiste en dar separadamente los papeles gasógenos o de Seidlitz. En el caso afirmativo es posible observar la formación de dos sacos distintos. ‖ -**de Muck**. En la albuminuria gravídica, la aplicación de adrenalina (1 %) a la parte anterior del meato inferior de la nariz produce una zona de color blanco grisáceo. ‖ -**de Müller-Jochmann**. Diferenciación del pus tuberculoso del ordinario por el cultivo de una partícula en suero sanguíneo coagulado y esterilizado; si el pus es tuberculoso, no ocurren cambios visibles en el cultivo; en el caso contrario, se forma en él una depresión cupuliforme. ‖ -**de Murphy**. Sentado el paciente con los brazos cruzados delante del pecho, el examinador aplica su pulgar debajo de la XII costilla y con él da golpes cortos repetidos; se determina así la sensibilidad prodedo en agua fría, después de lo cual se extraen de él algunas gotas de sangre; en el caso de hemoglobinuria Naffziger. La presión en las venas yugulares aumenta la tensión intraspinal, que a su vez provoca dolor en los casos de hernia del disco intervertebral *(nucleus pulposus)*. ‖ -**de Nagel**. Procedimiento para el examen de la visión de colores, que se practica por medio de tarjetones con colores impresos en círculos concéntricos. ‖ -**de Nelson**. Se emplea para el diagnóstico serológico de la sífilis o lúes. Se trata de una reacción específica en la que se enfrenta el suero de los supuestos enfermos con suspensiones vivas de *Treponema pallidum* en presencia de complemento. La existencia de anticuerpos antitreponema en el suero inmoviliza los treponemas (se considera positiva la prueba si a las 18 horas de han inmovilizado más del 50 %). Se trata de una prueba muy específica, pero meticulosa y cara (la cepa de treponema se mantiene por pases en testículo de conejo). ‖ -**de Nothnagel**. Un cristal de sal de sodio colocado en la superifcie serosa de una porción de intestino en las operaciones abdominales produce una peristalsis ascendente, mostrando de este modo la dirección del intestino expuesto. ‖ -**de Nyiri**. Prueba de la función renal por medio de la inyección intravenosa de una cantidad determinada de hiposulfito de sodio y dosificación de la cantidad eliminada en las 2 horas siguientes. ‖ -**de Otani** *(para la tifoidea, paratifoidea y disentería)*. En desuso. Se toma una pequeña cantidad de sangre citratada del enfermo en una pipeta capilar, a la que se añade una cantidad igual de emulsión de los bacilos agentes de la enfermedad. Después de pasado por la autoclave, se toma una gota del contenido de la pipeta sobre un porta, se colora y se cuentan los fagocitos. Si un 30 % de los fagocitos han englobado bacilos, la prueba es positiva. ‖ -**de la oxidación-fermentación (O-F)**. Prueba que estudia si la vía por la que una bacteria utiliza un carbohidrato (generalmente la glucosa) precisa o no de la presencia de oxígeno (vía aerobia o anaerobia). Tiene significación taxonómica. Son ejemplo de microorganismos que utilizan la vía oxidativa las *Pseudomonas*, y de los que utilizan la vía fermentativa, las enterobacteriáceas. ‖ -**de la oxidasa**. Prueba en la que se estudia la presencia de citocromo C (que pasa los electrones al oxígeno) en la cadena respiratoria de una bacteria. Tiene significación taxonómica. Son ejemplo de bacterias con citocromo C: neisserias, pseudomonas y vibrios; carecen de él los estafilococos y las enterobacteriáceas. ‖ -**de Pachon**. Medición de la presión sanguínea con objeto de determinar el estado de la circulación colateral en los aneurismas. ‖ -**de la palmitina**. Después de una comida de prueba a la que se ha añadido palmitina, se evacua el contenido gástrico y se investiga la presencia de ácidos grasos. ‖ -**de Palomar-Petit** o **autocampimetría especular**. Situado el individuo ante un espejo (a unos 15,5 cm) y mirando fijamente a su entrecejo puede suceder que vea sus dos ojos, sólo uno de ellos, la mitad superior de su cara, la inferior o toda ella. Con este procedimiento se diagnostican las hemianopsias y cuadrantanopsias. ‖ -**del parto**. Dejar actuar y evolucionar las fuerzas naturales durante un tiempo prudencial, a fin de convencernos si éstas, por sí solas, pueden terminarlo o no. ‖ -**de pasividad**. Sirve para demostrar la hipotonía cerebelosa de los miembros, para lo cual se sacude al enfermo observando la amplitud de los movimientos pasivos, tanto mayor cuanto mayor es la hipotonía. ‖ -**de Patrick**. Con el paciente en decúbito supino, se flexionan el muslo y la rodilla y se coloca el maléolo externo sobre la rótula de la pierna opuesta; se deprime la pierna así colocada, y si se produce dolor, es indicio de una artritis de la cadera. ‖ -**de Paul**. Se friega el pus de una pústula sospechosa en el ojo escarificado de un conejo; si el pus es de viruela o de vacuna, aparece un estado de epiteliosis en el conejo de las 36 a las 48 horas. ‖ -**de Paul-Bunnell**. V. Reacción. ‖ -**de Peck**. Inyección intradérmica de 0,1 a 0,2 ml de ponzoña de serpiente e inyección testigo en otra parte de solución salina fisiológica; la aparición, al cabo de 1 hora, de una lesión purpúrica en el punto de la primera inyección, sin reacción en el punto de la segunda, es indicio de púrpura. ‖ -**de Penzoldt**. Para demostrar la rápida absorción del yoduro de potasio introducido en el estómago en una cápsula; poco tiempo después se humedece un papel de almidón con saliva del sujeto en el que experimenta y se añade una gota de ácido nítrico fumante, que produce en el papel un color azul o violeta. ‖ -**de Penzoldt-Dehio**. Determinación del borde inferior del estómago mediante la percusión practicada después que el paciente ha bebido en ayunas 2 o 3 vasos de agua. ‖ -**de Pérez-Vitoria**. En los pacientes con fallo suprarrenal cortical, la deficiencia de glucocorticoides produce un retraso diurético tras sobrecarga acuosa. Mientras que normalmente en 4 horas se elimina una cantidad igual o superior de agua ingerida, en los pacientes de este tipo la orina sigue concentrada sin variar y el agua se retiene mucho tiempo. ‖ -**de Perthes**. Se aplica un vendaje debajo de la rodilla y se deja que el paciente ande con él; la compresión continua vaciará las venas varicosas si la circulación colateral es suficiente en las venas profundas. ‖ -**de Phillipson**. Prueba psicológica proyectiva que investiga las relaciones objetales del sujeto, desde la teoría psicoanalítica. ‖ -**de Piotrowski**. Medio para determinar la presencia de bacilos tíficos. Se hierve orina alcalina con una pequeña cantidad de peptona y gelatina; se filtra y esteriliza el producto y se siembra con la sustancia sospechosa. Las colonias tíficas se desarrollan en 24 horas. ‖ -**de Pitres**. El paciente coloca la mano plana sobre una mesa, apoyada por su superficie palmar. Se le pide entonces que rasque la mesa con la uña del dedo índice, sin mover la muñeca. Su defecto indica una lesión de la musculatura dependiente del nervio mediano. ‖ -**de Plesch**. Determinación de la cantidad de oxígeno y ácido carbónico en la sangre arterial en la persistencia del conducto arterioso. ‖ -**de Poch Viñals**. Prueba para comprobar la fijación estapedial mediante diapasones. ‖ -**de Poehl**. Medio para determinar la presencia del bacilo vírgula en cultivo puro, que consiste en añadir 10 gotas de ácido sulfúrico concentrado a 7 ml de dicho cultivo; se produce un color rosado que va oscureciéndose hasta el púrpura. ‖ -**de Politzer**. Procedimiento para apreciar la sordera de un oído, que consiste en colocar un diapasón delante de las ventanas de la nariz; la vibración es percibida únicamente por el oído sano durante la deglución. ‖ -**de Poppelreuter**. Prueba para el estudio del analizador visual (percepción visual superior, identificación), que consiste en la superposición de imágenes diversas de objetos, que el paciente ha de identificar. ‖ -**de Porges-Pollatschek**. Inyección intracutánea de 0,2 ml de hormona hipofisaria; si la mujer no está embarazada, se produce en el punto inyectado, al cabo de otras horas, una mancha roja manifiesta que persiste uno o dos días; en la mujer encinta no hay reacción. ‖ -**de Porteus**. Prueba para la inteligencia, en la que el sujeto resigue con un lápiz dibujos impresos de dificultad creciente. ‖ -**de Quick**. Prueba de la función hepática fundada en la excreción de ácido hipúrico consecutiva a la ingestión de benzoato de sodio. ‖ -**de Quinlan**. Examen espectroscópico de una capa de 3 mm del líquido sospechoso de contener bilis; si ésta existe, quedan absorbidos algunos de los rayos violetas del espectro. ‖ **-de Ramon.** A una serie de tubos que contienen una cantidad constante de toxina diftérica se añaden cantidades crecientes de antitoxinas; al aparecer una zona de floculación, el tubo que la muestra contiene una mezcla de toxina y antitoxina completamente neutralizada. ‖ **-de Rehfuss.** Modo de examen de la secreción gástrica; mediante un tubo especial de este mismo autor, introducido en el estómago inmediatamente después de una comida de prueba de Ewald, se extraen muestras del contenido gástrico cada 15 min hasta el término de la digestión y se examina cada muestra. Los resultados se anotan en una gráfica cuya abscisa es el tiempo en minutos en que se ha extraído cada muestra y la ordenada el número de mililitros de solución decinormal de hidróxido de sodio necesarios para la titulación de la acidez libre y total del contenido gástrico. ‖ **-de Reygat.** PRUEBA HIDROSTÁTICA. ‖ **-de Ringold.** Prueba para el cáncer fundada en el examen microscópico de unos frotis sanguíneos; en el enfermo de cáncer los núcleos de los grandes linfocitos y monocitos aparecen divididos y a menudo unos encima de otros. ‖ **-de Rinne.** Se mantiene alternativamente un diapasón delante del oído y aplicado a la apófisis mastoides. Si el sonido se percibe mejor por conducción ósea (bloqueo del oído medio) el paciente es Rinne-positivo. ‖ **-de Roffo.** A 2 ml de suero sanguíneo recientemente centrifugado se añaden 5 gotas de solución de rojo neutro al 5 %; el color amarillo del suero se convierte en rojo si el sujeto padece cáncer. ‖ **-de Roger-Josué.** Medio para conocer el carácter infeccioso de una enfermedad, que consiste en levantar una ampolla en la piel por medio de vejigatorio y examinar el contenido de la misma. Si la proporción de eosinófilos es menor del 25 %, es probable la enfermedad infecciosa. ‖ **-de Romberg.** Para conocer el estado de equilibrio estático de un individuo. Colocado de pie con los pies juntos, los ojos cerrados y la cabeza erecta se comprueba su posible desviación. ‖ **-de Rorschach.** Prueba proyectiva que permite el estudio de la estructura de la personalidad y que utiliza 10 láminas en negro y color que son presentadas al sujeto en un orden determinado, a fin de que describa lo que las mismas le sugieren o evocan. ‖ **-de Rose.** Las raspaduras de una supuesta mancha de sangre se hierven en potasa cáustica diluida; el líquido resultante es verdoso en capa delgada, y rojo en capa más gruesa, si se trata realmente de sangre. ‖ **-de Rotter.** La inyección intracutánea de 2,6-diclorfenolindofenol produce una coloración que, si desaparece en 10 min, indica la suficiencia en vitamina C. ‖ **-de Rowntree y Geraghty.** PRUEBA DE LA FENOLSULFONFTALEÍNA. ‖ **-de Rubin.** Prueba de la permeabilidad de las trompas de Falopio por insuflación transuterina de aire u óxido de carbono, el cual penetra en la cavidad peritoneal, donde puede demostrarse por medio de la radioscopia. ‖ **-de Ruge y Phillipp.** Prueba de la virulencia de los microorganismos infectantes, fundada en la capacidad que tienen éstos de sobrevivir y multiplicarse en la misma sangre del paciente *in vitro*. ‖ **-de Rumpel-Leede.** Aparición de hemorragias subcutáneas minúsculas por debajo de una ligadura elástica, no demasiado apretada, colocada durante 10 min en el brazo y que demuestra una fragilidad del endotelio capilar. ‖ **-de Ryan** *(prueba para la fatiga).* Con un instrumento obtuso se golpea la piel del antebrazo y se observa el tiempo que transcurre entre el momento del estímulo y el momento en que la estría blanca producida comienza a desaparecer. El tiempo es más corto en las personas fatigadas. ‖ **-de Sabrazes.** PRUEBA DE HENDERSON. ‖ **-de Sachs.** Se pone la placenta en agua; si toma una posición horizontal u oblicua, la placenta está completa; una posición vertical indica que es incompleta. ‖ **-de Sahli.** Se administra al paciente una sopa compuesta de cantidades fijas de agua, harina, manteca y sal, y al cabo de una hora se evacua el contenido gástrico. La cantidad de grasa muestra el poder digestivo, y la acidez, la cuantía de la secreción. ‖ Se administra una cápsula de glutoide con 15 cg de yodoformo en un almuerzo de prueba de Ewald. La cápsula no es digerida por el jugo gástrico, pero lo es fácilmente por el jugo pancreático; la aparición de yodo en la saliva y la orina en el espacio de 4 a 6 horas es indicio de movilidad gástrica normal, de la digestión y de la absorción normales. ‖ **-de Salomon.** Tratamiento del producto del lavado gástrico con el reactivo de Esbach después de 24 horas que el enfermo no ha tomado alimentos proteicos; la presencia de albúmina es indicio de cáncer ulcerado. ‖ **-de Sandrock.** Se aplica una fricción vigorosa a la parte que se cree trombosada; el grado de hiperemia que produce esta fricción indica el estado de la circulación. ‖ **-de Schick.** Procedimiento para apreciar el grado de inmunidad para la difteria por medio de la inyección intracutánea de una cantidad de toxina diftérica, equivalente a la quinceava parte de la dosis mínima letal. Dado que la treceava parte de una unidad de antitoxina por mililitro de sangre es suficiente para neutralizar aquella cantidad de toxina, si el paciente tiene menos de esta cantidad, la toxina no es neutralizada y se produce una zona inflamatoria en el punto de la inyección. ‖ **-de Schiller.** Prueba fundada en que las células cancerosas no contienen glucógeno y por tanto no se tiñen con el yodo; se aplica solución de Gram al cuello uterino sospechoso de cáncer escamoso, si el tejido es sano, la superficie se tiñe de pardo; en el caso contrario, la zona tratada se pone blanca o amarillenta. ‖ **-de Schultz-Charlton.** La inyección intracutánea de suero de convaleciente de escarlatina en una zona de exantema escarlatinoso produce un área blanquecina alrededor del punto de inyección. ‖ **-de Schultz-Dale.** Producción de una contracción específica de una asa intestinal (Schultz) o de un cuerno uterino (Dale) de un cobayo anafiláctico cuando estos tejidos se exponen a la acción de antígenos adecuados. ‖ **-de Schwab.** La palpación de las crestas ilíacas con el paciente de pie y flexionado al máximo, revela la oblicuidad de la pelvis. ‖ **-de Schwabach.** Procedimiento para reconocer el estado de los aparatos conductor y perceptor de los sonidos, por medio de la medición del tiempo durante el cual son percibidos una serie de diapasones por conducción aérea u ósea. ‖ **-de Schwartz.** Se aplican los dedos a la vena safena del muslo que se supone varicosa y se percute alguna parte prominente del mismo vaso; si la vena es varicosa, los dedos perciben los golpes. ‖ **-de Seashore.** Procedimiento para determinar el talento o aptitud musical. ‖ **-de Seen.** Introducción de hidrógeno por el recto como medio para el reconocimiento de las perforaciones intestinales. ‖ **-de Sellards.** Se dan al paciente 5 g de bicarbonato de sosa disueltos en agua cada 2 ó 3 horas, hasta que la orina emitida antes de la ingestión de una dosis sea neutra o ligeramente alcalina; una cantidad de bicarbonato de 25 a 30 g indica acidosis moderada; si han sido necesarios de 75 a 100 g, acidosis manifiesta. ‖ **-de Shilling** *(prueba de uroexcreción de ^{58}Co-B12).* Prueba demostrativa de la falta de absorción de la vitamina B$_{12}$. Consiste en administrar por vía oral vitamina B$_{12}$ con su átomo de cobalto marcado (^{58}Co-B$_{12}$) y determinar la cantidad de éste es excretado por la orina. Los valores en orina son bajos en la anemia perniciosa y en los síndromes de malabsorción. ‖ **-de Siddall.** La inyección de suero sanguíneo de mujer encinta en ratonas produce en éstas hipertrofia del útero. ‖ **-de Simonelli.** Medio para reconocer la insuficiencia renal por la administración del yodo e investigación simultánea del mismo en la saliva y la orina. Si el yodo no aparece en la orina al mismo tiempo que la saliva, el riñón está lesionado. ‖ **-de Simonin.** Método de determinación del grupo sanguíneo ABO, que consiste en provocar la aglutinación de los hematíes de grupos conocidos por el suero que se estudia. Debe ser cruzada con la prueba de Beth-Vincent. ‖ **-de Singer-Plotz.** PRUEBA DEL LÁTEX. ‖ **-de Snellen.** Prueba para la ceguera monocular simulada; se dice al paciente que mire alternativamente letras rojas y verdes; se cubre el ojo que se admite sano con un vidrio rojo; si el paciente ve las letras verdes, el fraude es manifiesto. ||-**de Sonnenburg.** A pacientes que han sufrido un ataque de apendicitis se les administra un purgante oleoso; si éste no produce aumento de temperatura, es indicio de que la enfermedad ha alcanzado el período de frialdad suficiente para justificar la operación. ||-**de Staehelin.** Después de andar, el pulso se acelera más en la insuficiencia cardíaca inminente que en estado sano. ||-**de Stanford.** PRUEBA DE TERMAN. ||-**de Stange.** PRUEBA DE HENDERSON. ||-**de Stein.** Imposibilidad de sostenerse con un solo pie con los ojos cerrados, indicio de una afección del laberinto. ||-**de Stewart.** Examen de la calidad de la circulación colateral en el aneurisma de la arteria principal de un miembro por medio del calorímetro. ||-**de Studer y Wiss.** Prueba que utiliza el carbimazol. Esta sustancia, al bloquear la síntesis hormonal, eleva la TSH endógena, de forma que en individuos normales aumenta la captación de ^{131}I, en relación a los valores basales. Es una medida indirecta de la reserva hipofisaria de TSH. ||-**de Tardieu.** Presencia de burbujas de aire en la mucosa gástrica después de iniciada la respiración fetal; medio para reconocer el infanticidio. ||-**de Terman.** Modificación de la prueba de Binet-Simon típica para las edades preadultas. ||-**de Thomson.** Micción natural en dos vasos para determinar si la blenorragia se halla localizada en la uretra anterior o es más general. ||-**de Thorn.** Disminución de los eosinófilos tras administración de ACTH y cortisona. ||-**de Tobey-Ayer.** Después de la punción raquídea se aplica un manómetro a la aguja de punción; la compresión de ambas venas yugulares produce la elevación del líquido en el manómetro; la compresión de una vena también la produce si el seno lateral es normal, pero la elevación es escasa o nula si existe trombosis del seno. ||-**de Toynbee.** Para explorar la permeabilidad de la trompa de Eustaquio se invita al paciente a que deglutа agua con la nariz cerrada; al enrarecerse con ella el aire de la caja timpánica, la membrana del tímpano se retrae, a menos que la trompa de Eustaquio se halle obstruida. ||-**de Trendelenburg.** Levántese la pierna por encima del nivel del corazón hasta vaciar las venas; luego bájese rápidamente. Si las venas se distienden inmediatamente, es indicio de varicosidad e insuficiencia de las válvulas venosas. ||-**de Tuffier.** En el aneurisma, cuando la arteria y vena principales de un miembro son comprimidas, la hinchazón de las venas de la extremidad sólo ocurre si la circulación colateral es libre. ||-**de Uhlenhuth.** PRUEBA DE BORDET. ||-**de Urriola.** El descubrimiento de pigmentos sanguíneos en la orina indica la existencia de paludismo. ||-**de Valsalva.** Después de una inspiración profunda, el sujeto se esfuerza en realizar una espiración con la nariz y la boca cerradas. Esto determina la posibilidad de insuflar el tejido pulmonar comprimido por un neumotórax. ||-**de Van Slyke.** El enfermo en ayunas bebe un vaso de agua grande. Se desecha orina a la hora y luego se recoge orina durante 1 hora y se extraen 10 ml de sangre. La urea en sangre por litro (Ur), el volumen minuto de orina (V) y la concentración ureica por 1.000 en orina (C) dan la fórmula del índice de depuración: i. d. = $\frac{C \times V}{U_r}$ ||-**de Vigo-Schmidt.** Recuerdo y fórmula leucocitaria antes y después del masaje amigdalar en la amigdalitis crónica. ||-**de Volhard.** Prueba utilizada para evaluar el funcionamiento renal, que consta de dos pruebas, una de dilución y otra de concentración. En la primera el paciente bebe por la mañana en ayunas 1.500 ml de agua en 45 min, y el resto del día se somete a un régimen seco. A continuación de la ingestión de agua el peso específico desciende hasta 1.002 en el sujeto normal en el momento de mayor diuresis. En la prueba de concentración el paciente efectúa una dieta exenta de líquidos y se registra la densidad de la orina durante 24 horas. En el sujeto normal el peso específico urinario alcanza hasta alrededor de 1.030. ||-**de Wada.** Inhibición de un hemisferio cerebral mediante la inyección carotídea de un barbitúrico de acción rápida. Se usa en estudios de dominancia cerebral. Prueba del amobarbital sódico. ||-**de Walter.** Prueba fundada en que en las personas normales la proporción de bromuro en la sangre y líquido cefalorraquídeo es constante, y variable en las afectas de trastornos mentales. ||-**de Weber.** Se aplica un diapasón al vértice de la cabeza; el sonido se percibe mejor por el oído sano si la sordera es debida a una afección del aparato auditivo, y por el oído afecto si es debida a una obstrucción del conducto aéreo. ||-**de Wechsler-Bellvue.** Prueba de inteligencia para adultos. *Sin.*: WAIS. ||-**de Weil.** Prueba de la sífilis basada en que los eritrocitos de los sifilíticos son especialmente resistentes a la hemólisis por veneno de cobra. ||-**de Welland.** Una regla vertical colocada entre los ojos y las letras que se leen muestra el grado de fijación binocular. ||-**de Werner.** Administración, después de obtener una curva en condiciones basales, de 100 µg de triyodotironina al día, durante 7 días, y obtención de una nueva curva. ||-**de Wernicke.** REACCIÓN DE WERNICKE. ||-**de Wilbrand.** Se coloca un pequeño círculo de papel blanco en una superficie negra, y se sienta al paciente delante con un ojo vendado. Se le indica que mire el círculo blanco y luego se le coloca un fuerte prisma delante del ojo, de suerte que la imagen del punto caiga sobre la mitad ciega de la retina. Si el paciente mueve el ojo para encontrar de nuevo al objeto, es indicio de que la lesión reside en el cerebro; en el caso contrario la lesión reside en la vía óptica. ||-**de Winternitz.** PRUEBA DE HEICHELHEIM. ||-**de Wreden.** Pruebas de muerte fetal por la presencia de sustancia gelatinosa en el oído medio, que sólo puede ser expelida por el establecimiento de la respiración plena: nunca se ha encontrado en un recién nacido que haya vivido 24 horas. ||-**de Yakimov.** Se calienta atoxil en un tubo de ensayo: la más ligera decoloración amarillenta indica impurezas peligrosas. ||-**de Yerkes-Bridges.** Modificación de la prueba psicométrica de Binet. ||-**de Zangemeister.** La mezcla de sueros sanguíneos de padre e hijo produce una disminución en la permeabilidad a la luz (descubierta por el fotómetro). ||-**de Ziehen.** En las enfermedades mentales se dice al paciente que explique las diferencias entre objetos distintos. ||-**del acetonitrilo.** La sangre de los enfermos de hipertiroidismo aumenta la resistencia de los ratones contra el envenenamiento por el acetonitrilo y la morfina. *Sin.*: Prueba de Hunt. ||-**del agua oxigenada.** Si se añaden 2 ml de agua oxigenada a 6 ml de sedimento urinario previamente tratado con 11 gotas de amoníaco, se forma una espuma densa si el sedimento contiene pus o sangre. ||-**del anaranjado de metilo.** Prueba utilizada para la detección de anfetaminas en orina. ||-**del azul de metileno.** Inyección de 0,05 ml de azul de metileno. La eliminación renal antes de 12 min demuestra buena permeabilidad. ||-**del brazal.** PRUEBA DE RUMPEL-LEEDE. ||-**del calostro.** Inyección intradérmica de 0,02 g de una mezcla de calostro humano y solución salina a partes iguales. En el caso de embarazo no se produce areola inflamatoria o es muy ligera. ||-**del cuádriceps.** En el hipertiroidismo, el paciente sentado en el mismo borde de una silla, no puede sostener por más de algunos segundos la pierna en ángulo recto con el cuerpo. ||-**del dibujo de la familia.** Prueba gráfica proyectiva utilizada especialmente en niños, en la que se pide que dibuje una familia; con esta prueba puede obtenerse información sobre las relaciones del niño con sus padres, sus hermanos, sus conflictos, sus identificaciones, etc. ||-**del dolor provocado de Libman.** Presión con el pulgar del borde anterior de la apófisis mastoides, con lo que se oprime el nervio auricular. Según la reacción provocada (dolor) se dividen las personas en sensibles e hipersensibles. ||-**del éter.** Se añade una solución al 25 % de ácido sulfúrico en un tubo de ensayo que contenga orina problema y se deposita una pequeña cantidad de éter para que forme una delgada capa superficial. Se agita el tubo y se deja reposar. Si la espuma que se forma es pegajosa, indica la existencia de asma alérgica. ||-**del fibrinógeno.** La disminución de la cantidad de fibrinógeno en el plasma sanguíneo indica una lesión del hígado. ||-**del indigocarmín.** Medio para determinar la permeabilidad renal por la inyección intramuscular de una solución de indigocarmín. En estado normal la coloración aparece en la orina al cabo de 5 min. ||-**del látex.** Reacción de aglutinación de partículas de látex cubiertas por globulinas γ séricas en presencia del llamado factor reumatoideo. Se utiliza en el diagnóstico de la artritis reumatoidea. Sin.: Prueba de Singer-Plotz. ||-**del sacarímetro.** La dextrosa en solución hace girar el plano de polarización a la derecha y la levulosa a la izquierda. ||-**del talón-rodilla.** Prueba de la ataxia de las extremidades inferiores que se exploran haciendo que el paciente, en decúbito y con los ojos cerrados, toque una rodilla con el talón de la otra pierna. ||-**del trapecio.** Colgado un paciente de un trapecio, una deformidad de la columna vertebral desaparece si es postural, pero persiste si es orgánica. ||-**del yunque.** Un fuerte golpe dado con el puño en la planta del pie con la pierna extendida produce dolor en la cadera en la tuberculosis incipiente de esta articulación; el mismo golpe en el vértice de la cabeza provoca dolor en una vértebra enferma. ||-**gestáltica visomotora de Bender.** PRUEBA DE BENDER. ||-**hidrostática.** Procedimiento de Raygat para determinar si un recién nacido muerto ha respirado o no, fundado en el hecho de que los pulmones que han respirado flotan en el agua. ||-**IMViC.** V. IMViC. ||-**la lactoformolgelificación.** Prueba de la gelificación del suero hemático por estos elementos en las disproteinemias. ||-**proyectiva.** Toda prueba psicológica que permite evaluar la personalidad y que se funda sobre las respuestas que el sujeto da a situaciones o gráficos poco estructurados y estandarizados. Son ejemplos: las pruebas de Rorschach, de apercepción temática, de casa-árbol-persona, etc. ||-**rotatoria.** Investigación del laberinto posterior mediante aceleración angular; la respuesta se recoge habitualmente mediante electronistagmografía. Las más usuales son: la prueba liminar, la prueba pendular amortiguada y la cupulometría. Las dos primeras registran el nistagmo prerrotatorio, y la tercera, el nistagmo posrotatorio. ||-**terapéutica.** Administración de un remedio específico en un caso sospechoso de enfermedad curable por dicho remedio. ||-**termotifódica de Brown.** Utilizada para descubrir una lesión de los nervios simpáticos. Se inyecta vacuna trifódica-paratifódica en una vena y se comprueba el aumento de la temperatura superficial, y su diferencia con la bucal, cada media hora. Si la temperatura cutánea de un área cutánea no aumenta, o la diferencia con la bucal es mayor de varios grados, existe lesión de nervios simpáticos en aquella región. ||-**vestibular.** Cualquiera de las que estudian el laberinto medio y posterior. ||-**WAIS.** PRUEBA DE WECHSLER-BELLVUE. ||-**WISC.** PRUEBA DE INTELIGENCIA PARA NIÑOS DE WECHSLER.

prunina. f. F., *prunine.* Preparación concentrada de *Prunus serotina,* de empleo en las afecciones respiratorias y nerviosas.

prunum (lat.). m. CIRUELA.

Prunus. Género de árboles y arbustos de la familia de las rosáceas, que comprende el ciruelo, endrino y cerezo, de frutos refrescantes y astringentes. La corteza de la especie *P. serotina,* o cerezo silvestre, tiene propiedades sedantes y expectorantes y se emplea en la tos y en estados de irritabilidad general como sedante suave, no hipnótico.

prurígeno. adj. Que produce prurito.

pruriginoso (del lat. *pruriginosus,* que siente picor o comezón). adj. F., *prurigineux.* De la naturaleza del prurigo o que lo produce.

prurigo (del lat. *prurigo,* picor, comezón). m. A., *Prurigo;* F., In., It. y P., *prurigo.* Grupo de afecciones diversas caracterizadas esencialmente por prurito violento y pápulas. ||-**diatésico.** Variedad de prurigo de lesiones polimorfas que comienza en la juventud en sujetos neurópatas, cuya evolución se efectúa por brotes que se corrigen a veces cuando surge una complicación visceral. ||-**agrio.** PRURIGO FEROX. ||-**de Besnier.** Forma asociada con asma, fiebre del heno y urticaria. ||-**de Hebra.** Prurigo típico que aparece generalmente en la época de la primera dentición y termina de ordinario en la pubertad. ||-**de Hutchinson.** Prurigo de la primera dentición. ||-**estival.** Prurigo que recidiva en forma grave cada verano. ||-**ferox.** Variedad caracterizada por el prurigo intenso, anchas pápulas y tumefacción de los ganglios linfáticos. Generalmente es congénito e incurable. ||-**formicans.** Prurigo con prurito intenso y pápulas extensas. ||-**gestationis.** HERPES GESTATIONIS. ||-**mitis.** Prurigo de forma atenuada. ||-**nodular.** Estado caracterizado por la formación de nódulos cutáneos múltiples, asociados con prurito intenso. Liquen obtuso, urticaria perstans. ||-**simple infantil.** ESTRÓFULO. ||-**sintomático.** El que es manifestación de una enfermedad particular: sarna, diabetes, etc. ||-**universal.** El que afecta todo el cuerpo.

prurito [pruriginoso, pruritoso] (del lat. *pruritus,* picor, comezón). m. A., *Pruritus, Jucken;* F., *prurit;* In., *pruritus, itching;* It., *prurito;* P., *prurido.* Sensación particular que incita a rascarse. ||-**ani** o **anal.** Prurito en el ano, frecuente en los artríticos. ||-**de Duhring.** Prurito general que se manifiesta en la época de los primeros fríos. ||-**de la dentición.** Prurito en las encías en la época de la primera dentición. ||-**esencial** o **idiopático.** Prurito general que no puede ser atribuido a ninguna enfermedad de la piel y que puede considerarse como una neurosis cutánea. ||-**hiemalis.** Prurito invernal, sin conexión con afección cutánea alguna. ||-**senil.** Prurito de los ancianos, generalmente ligado a un proceso neurotrófico. ||-**vulvar.** Afección caracterizada por el prurito intenso en los órganos genitales externos femeninos, frecuente en el embarazo y la diabetes.

Prusia (Azul de). Ferrocianuro férrico.

prúsico (Ácido). CIANHÍDRICO (ÁCIDO).

Prussak (Espacio, fibras de) (Alexander *Prussak,* otólogo ruso, 1837-1897). V. ESPACIO, FIBRA.

Pryce (Síndrome de). V. SÍNDROME.

psalis (del gr. *psalís,* bóveda). m. Fórnix o trígono cerebral.

psalterio. m. LIRA. || OMASO.

psamocarcinoma (del gr. *psámmos,* arena, y *carcinoma*). m. Carcinoma que contiene materia calcárea.

psamoma (del gr. *psámmos,* arena). m. A., *Psammom;* F., *psammome;* In. e It., *psammoma;* P., *psamoma.* Tumor con concreciones calcáreas que regional o totalmente tiene consistencia de arena. || En sentido restringido, meningioma con estas características.||-**(Cuerpos de).** Áreas tumorales con las características citadas del psamoma. V. CUERPO.

psamoterapia (del gr. *psámmos,* arena, y *therapeía,* tratamiento). f. Tratamiento por los baños de arena; amnoterapia.

pselafesia (del gr. *pseláphesis,* tanteo). f. Sentido del tacto.

pselafobia (del gr. *pselaphân,* palpar, y *phóbos,* temor). f. Temor morboso al contacto.

pselismo. m. TARTAMUDEZ.

pseudo-. V. SEUDO y siguientes.

Pseudomonas (de *pseudo-* y el gr. *monás, monádos,* solo). Género de bacterias de la familia *Pseudomonadaceae* que se sitúa en la parte 7 de la clasificación de Bergey (8.ª edic.). Se trata de bacilos gramnegativos, quimiorganótrofos, ampliamente difundidos en el suelo en las aguas y que tienen un importante papel en los procesos de mineralización. Utilizan el oxígeno como aceptor final de electrones; su metabolismo es respiratorio oxidativo obligado.||-**aeruginosa.** Es un importante patógeno oportunista; se le aísla de infecciones urinarias, sepsis, infecciones de grandes quemados, etc. Algunas cepas producen bacteriocinas (piocinas). ||-**fluorescens.** Agente ocasional de infecciones urinarias, sepsis, empiemas. ||-**mallei.** Agente productor del muermo. *Actinobacillus mallei.* ||-**pseudomallei.** Agente productor de la melioidosis o muermo espurio. *Sin.:* Bacilo de Whitmore, *Malleomyces pseudomallei.* ||-**putida.** Agente ocasional de infecciones urinarias, infección de heridas quirúrgicas y artritis. ||-**pyocyanea.** V. PSEUDOMONAS AERUGINOSA.

psic- o **psico-.** Formas prefijas del gr. *psyché,* que significa psique o mente.

psicagogía (de *psic-* y el gr. *agogós,* conductor, de *ágein,* conducir). f. Procedimiento psicoterápico educacional y reeducacional con especial interés en las relaciones del individuo con el ambiente social.

psicaína. f. Anestésico local, tartrato de cocaína, que sería menos tóxico y más activo que la cocaína; en solución del 0,2 al 20 %.

psicalgalia. f. ALGOPSICALIA.

psicalgia (de *psic-* y el gr. *álgos,* dolor). f. A., *Psychalgie;* F., *psychalgie;* In., *psychalgia;* It. y P., *psicalgia.* Neuralgia o dolor de origen psicológico.

psicanopsia. f. Anopsia o ceguera psíquica.

psicastenia (de *psico-* y *astenia*). f. A., *Psychasthenie;* F., *psychasthénie;* In., *psychasthenia;* It. y P., *psicastenia.* Término de Janet con el que se designaba una afección mental caracterizada por estados de temor o ansiedad morbosos, obsesiones, ideas fijas, sentimientos de irrealidad y despersonalización, abulia, etc.

psicataxia (de *psic-* y el gr. *ataxía,* desorden). f. Ataxia mental; trastorno caracterizado por la imposibilidad de fijar la atención, por la agitación, etc.

psicoanálisis (de *psico-* y el gr. *análysis,* disolución). m. A., *Psychoanalyse;* F., *psychoanalyse;* In., *psychoanalysis;* It., *psicoanalisi;* P., *psicanálise.* Método de investigación de la vida psíquica y forma de psicoterapia ideado por Freud, basado en la interpretación de los contenidos latentes (inconscientes) que se expresan a través de las palabras y los diversos comportamientos de un sujeto. La técnica psicoanalítica se desarrolla básicamente a través del método de la asociación libre, el análisis de los sueños, lapsus, etc., y transcurre en el marco y estudio de la relación transferencial psicoanalítica. V. TRANSFERENCIA. || Conjunto de teorías psicológicas y psicopatológicas sistematizadas a partir de los datos suministrados por el método de exploración y tratamiento psicoanalítico.

psicoanalista. adj. F., *psychanalyste.* Dícese del experto en psicoanálisis. Ú.t.c.s.

psicoauditivo o **psicoacústico** (de *psico-* y el lat. *audire,* oír, o del gr. *akoustikós,* perteneciente al oído). adj. Relativo a la percepción consciente de los sonidos.

psicobacilosis (de *psico-,* el lat. *bacillum,* dim. de *baculum,* bastón y el suf. *-osis*). f. Bacterioterapia de las enfermedades mentales, especialmente de la demencia precoz.

psicobiología (de *psico-,* el gr. *bíos,* vida, y *lógos,* tratado). f. A., *Psychobiologie;* F., *psychobiologie;* In., *psychobiology;* It. y P., *psicobiologia.* Sistema psicológico de A. Meyer que estudia las relaciones recíprocas entre el cuerpo y la mente en la formación y funcionamiento de la personalidad, subrayando la importancia de los procesos psíquicos en las relaciones del individuo con el medio ambiente.

psicocatarsis. f. V. CATARSIS (2.ª acep.).

psicocinesia (de *psico-* y el gr. *kínesis,* movimiento). f. F., *psychocinèse.* Acción cerebral súbita, explosiva, debida a un defecto de inhibición. || F., *psychocinèse.* En parapsicología, facultad de controlar la materia, por ejemplo, en la levitación.

psicocirugía (de *psico-* y el gr. *cheirourgía,* trabajo manual). f. A., *Psychochirurgie;* F., *psychochirurgie;* In., *psychosurgery;* It., *psicochirurgia;* P., *psicocirurgia.* Cirugía cerebral en el tratamiento de ciertas psicosis, como lobotomía frontal, por ejemplo.

psicocoma. m. Estupor mental.

psicocortical (de *psico-* y el lat. *cortex, -icis,* corteza). adj. Relativo a la mente y la corteza cerebral.

psicocroma (de *psico-* y el gr. *chrôma,* color). m. F., *psychochrome.* Asociación mental subjetiva entre una sensación orgánica y un color determinado.

psicocromestesia (de *psico-,* el gr. *chrôma,* color, y *aísthesis,* sensación). f. Asociación de estímulos auditivos, u otros no visuales, con sensaciones de color; audición coloreada.

psicodélico (de *psyché,* alma, y *deleîn,* herir, dejar huella). adj. F., *psychodélique.* Se dice de los estados mentales por incremento y alteración de la sensibilidad, alucinaciones y modificación del estado de ánimo (euforia o depresión). Se aplica especialmente a los fenómenos psíquicos provocados por ciertas drogas (LSD, mescalina, etc.) y a los actos que se realizan en tal estado. Por extensión, se aplica también a las drogas que los producen; en esta última acepción. Ú.t.c.s.

psicodiagnóstico (de *psico-* y el gr. *diagnostikós,* que discierne). m. F., *psychodiagnostic.* Conjunto de entrevistas y pruebas psicológicas que se aplican a un sujeto a fin de conocer en profundidad su personalidad o evaluar los conflictos psicológicos o trastornos psíquicos que presente. || Empleo de la prueba de Rorschach.

psicódidos. m. pl. Familia de insectos dípteros nematóceros que se parecen a pequeñas mariposas o mosquitos.

psicodinámica (de *psico-* y el gr. *dýnamis,* fuerza). f. F., *psychodynamique.* Ciencia que estudia los procesos mentales.

psicodisléptico. m. F., *psychodysleptique.* Sustancia psicótropa que actúa sobre el estado de consciencia, con producción de ilusiones y alucinaciones. Son ejemplos el ácido lisérgico, la mescalina, etc. *Sin.:* Alucinógeno.

psicodometría (de *psico-,* el gr. *hodós,* camino, y *métron,* medida). f. Medición del factor tiempo en la actividad mental.

psicodrama (de *psico-* y el gr. *drâma, -atos,* acción). f. A., *Psychodrama;* F., *psychodrame;* In., *psychodrama;* It., *psicodramma;* P., *psicodrama.* Método diagnóstico y psicoterapéutico introducido por J. L. Moreno, caracterizado por la dramatización (representación teatral) de situaciones reales o imaginadas por los pacientes. El psicodrama es desarrollado y conceptualizado con el aporte de distintas teorías psicológicas (psicoanálisis, *Gestalt,* etc.), que han dado lugar a diversas aplicaciones y modalidades técnicas.

psicofármaco (de *psico-* y el gr. *phármakon,* medicamento). m. Fármacos utilizados en el tratamiento de los trastornos psiquiátricos, que según su acción se clasifican en: hipnosedantes, antidepresivos, antipsicóticos y estimulantes.

psicofarmacología (de *psico-,* el gr. *fármakon,* medicamento, y *lógos,* tratado). f. A., *Psychopharmakologie;* F., *psycopharmacologie;* In., *psychopharmacology;* It. y P., *psicofarmacologia.* Ramo de la farmacología que estudia la acción de los medicamentos sobre los procesos psíquicos.

psicofilaxis (de *psico-* y [*pro*]*filaxis*). f. F., *psychophylaxie.* Profilaxis de las enfermedades mentales; higiene mental.

psicofísica (de *psico-* y el gr. *phýsis,* naturaleza). f. F., *psychophysique.* Ciencia de las relaciones entre la actividad mental y sus manifestaciones físicas; psicología experimental.

psicofisiología. f. A., *Psychophysiologie;* F., *psychophysiologie;* In., *psychophysiology;* It. y P., *psicofisiologia.* Fisiología de los procesos mentales.

psicogalvánico. adj. Referente a los cambios eléctricos que producen los fenómenos emotivos y psíquicos.

psicogalvanómetro. m. Galvanómetro que registra la corriente eléctrica producida por la actividad mental o emotiva.

psicogénesis o **psicogenia** (de *psico-* y el gr. *gennân,* producir, engendrar). f. F., *psychogenèse.* Evolución o desarrollo de la mente.

psicognosis (de *psico-* y el gr. *gnôsis*, conocimiento). f. Estudio o conocimiento completo de la psique del paciente, especialmente por medios hipnóticos (Sidis).

psicógrafo (de *psico-* y el gr. *gráphein*, describir). m. F., *psychographe*. Instrumento destinado a registrar los rasgos de la personalidad de un individuo. || F., *psychogramme*. Registro escrito o descripción del funcionamiento mental de un individuo.

psicograma (de *psico-* y el gr. *gramma*, lo escrito o grabado). m. Registro obtenido con el psicógrafo. || Sensación visual asociada con una idea.

psicolábil (de *psico-* y el lat. *labare*, tambalearse). adj. Inestable desde el punto de vista psíquico.

psicolepsia (de *psico-* y el gr. *lêpsis*, acción de coger). f. A., *Psycholepsie*; F., *psycholepsie*; In., *psycholepsy*; It. y P., *psicolepsia*. Estado de disminución de la tensión mental (Janet).

psicología (de *psico-* y el gr. *lógos*, tratado). f. A., *Psychologie*; F., *psychologie*; In., *psychology*; It. y P., *psicologia*. Rama de la ciencia que estudia el comportamiento o conducta, la mente y sus procesos. || **-analítica**. Análisis de la psique según los conceptos de Jung. A diferencia de Freud, este método analítico basa el diagnóstico y tratamiento de las neurosis en la valoración de la inadaptación del momento, no como Freud en el estudio de viejos complejos. || **-animal**. Estudio de la actividad mental de los animales. || **-clínica**. Utilización de los conocimientos teóricos y técnicos psicológicos en el diagnóstico y tratamiento de las enfermedades mentales. || **-comparada**. La que estudia las conductas de diferentes especies animales, de diferentes razas humanas o de los diversos estados del desarrollo del individuo. || **-constitucional**. La que estudia las relaciones entre la función mental y las características morfológicas. || **-criminal**. La que estudia el psiquismo, motivación y conducta de los criminales. || **-de la conducta**. V. CONDUCTISMO. || **-de la forma**. GESTALTISMO. || **-de la Gestalt**. GESTALTISMO. || **-dinámica**. La que reconoce la importancia de los impulsos, motivaciones y conflictos psíquicos. || **-evolutiva**. Parte de la psicología que estudia el psiquismo individual en las distintas etapas del desarrollo y sus conductas características. || **-existencial**. Psicología basada en los principios teóricos del existencialismo. || **-experimental**. La basada en el estudio de los fenómenos psicológicos por métodos experimentales. || **-genética**. La que estudia los fenómenos psicológicos, según su origen y desarrollo, en el individuo o en la especie. || **-individual**. La fundada por Adler, que considera al hombre como una unidad indivisible. Sostiene que la conducta está condicionada por la lucha por el poder y la superioridad social. || Estudio de los caracteres psicológicos del individuo. || **-profunda**. La que descansa sobre las determinaciones del inconsciente. Incluye las escuelas relacionadas con el psicoanálisis. || **-social**. La que estudia la conducta del individuo o grupo en la sociedad y la influencia de ésta sobre aquéllos.

psicólogo, ga. m. y f. F., *psychologue*. Experto en psicología.

psicometría (de *psico-* y el gr. *métron*, medida). f. F., *psychométrie*. Conjunto de pruebas para valorar la capacidad y funcionamiento mental, especialmente la evaluación en cifras de las funciones intelectuales e instrumentales.

psicomotilidad. f. Conjunto de efectos motores de la actividad psíquica.

psicomotor. adj. F., *psychomoteur*. Relativo a los efectos motores de la actividad psíquica.

psiconeurosis (de *psico-*, el gr. *neûron*, nervio, y el suf. *-osis*). f. A., *Pschoneurose*; F., *psychonévrose*; In., *psychoneurosis*; It., *psiconeurosi*; P., *psiconeurose*. NEUROSIS. || Término que usó Freud para designar los trastornos psíquicos cuyos orígenes están ligados a un complejo infantil; incluye las neurosis de transferencia (histeria, neurosis obsesiva y neurosis fóbica) y las neurosis narcisistas (psicosis), para diferenciarlas de las neurosis actuales. || **-de defensa.** Término utilizado por Freud al comienzo de sus trabajos para distinguir las afecciones cuyos síntomas dependían del conflicto psíquico definido. Incluía la histeria, neurosis obsesiva, neurosis fóbica y algunas psicosis.

psiconomía (de *psico-* y el gr. *nómos*, ley). f. Ciencia de las leyes de la actividad mental o psíquica.

psiconosema (de *psico-* y el gr. *nósema*, enfermedad). f. ant. Enfermedad mental.

psiconosología (de *psico-*, el gr. *nósos*, enfermo, y *lógos*, tratado). f. F., *psychonosologie*. Estudio de las enfermedades psíquicas.

psicópata. adj. F., *psychopathe*. Dícese del sujeto que presenta psicopatía. Ú.t.c.s.

psicopatía (de *psico-* y el gr. *páthos*, enfermedad). f. ant. A., *Psychopathie*; F., *psychopathie*; In., *psychopathy*; It. y P., *psicopatia*. Término general para las enfermedades mentales. || Trastorno psíquico caracterizado por deficiencia de control de las emociones e impulsos, impulsividad, insuficiencia de adaptación a las normas morales o sociales, asociabilidad y tendencia a la actuación y conductas antisociales. V. PERSONALIDAD ANTISOCIAL O PSICOPÁTICA.

psicopático. adj. F., *psychopathique*. Relativo a la psicopatía.

psicopatología f. A., *Psychopathologie*; F., *psychopathologie*; In., *psychopathology*; It. y P., *psicopatologia*. Rama de la psicología que estudia la causa y naturaleza de las perturbaciones del comportamiento humano y de las enfermedades mentales.

psicopatosis. f. Término de Southard para designar las características psicopáticas de la personalidad.

psicoplasticidad (de *psico-* y el gr. *plastikós*, modelado). f. Aptitud, generalmente histérica, para desarrollar síndromes patológicos.

psicoquinesia. f. PSICOCINESIA.

psicorreacción. f. REACCIÓN DE MUCH.

psicorritmia. f. desus. Repetición involuntaria rítmica de ciertas acciones mentales.

psicosensorial. adj. F., *psycho-sensoriel*. Relativo a la percepción consciente de los impulsos sensoriales.

psicosexual. adj. F., *psycho-sexuel*. Relativo a la parte psíquica o emotiva del instinto sexual.

psicosis (del gr. *psyché*, alma, mente). f. A., *Psychose*; F., *psychose*; In., *psychosis*; It., *psicosi*, P., *psicose*. Término general aplicado a los trastornos mentales de etiología psíquica u orgánica en los cuales se presentan desorganización profunda de la personalidad, alteraciones del juicio crítico y de la relación con la realidad, trastornos del pensamiento, ideas y construcciones delirantes y, frecuentemente, perturbaciones de la sensopercepción (alucinaciones). || **-afectiva.** PSICOSIS MANIACODEPRESIVA. || **-alcohólica.** La debida a una lesión orgánica consecutiva al alcoholismo crónico, como la psicosis de Korsakov, delirium tremens, etc. || **-alucinatoria aguda.** PSICOSIS DELIRANTE AGUDA. || **-alucinatoria crónica.** Psicosis caracterizada por delirios crónicos en los que destacan la importancia e intensidad de las alucinaciones. || **-circular.** PSICOSIS MANIACODEPRESIVA. || **-confusional.** Psicosis que se caracteriza por obnubilación de la conciencia, desorientación temporoespacial y delirios de tipo onírico. Confusión mental. || **-de Korsakov.** Psicosis de origen alcohólico caracterizada por un síndrome confusional, con desorientación, amnesia con fabulación y alucinaciones, acompañado generalmente de signos de polineuritis. || **-delirante aguda.** Psicosis caracterizada por la aparición súbita de un delirio transitorio, de tipo múltiple y variable en sus temas (persecución, grandeza, de influencia, etc.). Según el mecanismo del delirio se diferencian formas *imaginativas, interpretativas* y *alucinatorias*. Sin.: Estados oniriroides, psicosis alucinatoria aguda, *bouffée* delirante. || **-depresiva.** MELANCOLÍA. || **-esquizofrénica.** ESQUIZOFRENIA. || **-fantástica.** PARAFRENIA. || **-funcional.** Psicosis en la cual no existe alteración cerebral orgánica ni disfunción. || **-idiofrénica.** Psicosis orgánica debida a una lesión cerebral. || **-infantil.** Término que incluye las psicosis de aparición precoz en la infancia, como el autismo infantil, la psicosis simbiótica y la esquizofrenia infantil. ‖ **-maniacodepresiva.** Psicosis en la cual se suceden episodios de manía seguidos de otros de melancolía a intervalos variables, y separados por períodos de cierta estabilidad psíquica. ‖ **-orgánica.** PSICOSIS IDIOFRÉNICA. ‖ **-polineurítica.** PSICOSIS DE KORSAKOV. ‖ **-posparto** o **puerperal.** Diversos estados psicóticos que ocurren durante el puerperio. ‖ **-reactiva.** La desencadenada por circunstancias vitales o ambientales traumáticas. ‖ **-senil.** Síndrome demencial en ancianos por alteraciones orgánicas cerebrales generalmente de causa arteriosclerótica. ‖ **-simbiótica.** Psicosis infantil que aparece alrededor de los dos años, en la que existe una relación simbiótica madre-hijo. ‖ **-situacional.** PSICOSIS REACTIVA. ‖ **-tóxica.** Desorden psicótico debido a la acción de sustancias tóxicas o de toxinas.

psicosoma (de *psico-* y el gr. *sôma,* cuerpo). m. Los elementos psíquicos y somáticos relacionados y tomados en conjunto.

psicosomático. adj. F., *psychosomatique.* Dícese de los fenómenos y/o trastornos somáticos de tipo funcional de origen psíquico.

psicotecnia (de *psico-* y el gr. *téchne,* arte). f. A., *psychotechnik;* F., *psychotechnique;* In., *psychotechnics;* It., *psicotecnica;* P., *psicotecnia.* Aplicación de métodos psicológicos al estudio de problemas individuales o sociales.

psicoterapia (de *psico-* y el gr. *therapeía,* tratamiento). f. A., *Psychotherapie;* F., *psychothérapie;* In., *psychotherapy;* It. y P., *psicoterapia.* Todo método terapéutico de los trastornos de origen psíquico, que se realiza preferentemente por medios verbales, en el marco del vínculo del paciente con el psicoterapeuta y puede ser efectuada en forma individual o en grupo. ‖ **-analítica.** Psicoterapia que se funda en los postulados teóricos y técnicos del psicoanálisis, pero que no reúne estrictamente el conjunto de exigencias técnicas del método psicoanalítico. ‖ **-breve.** La de orientación dinámica, de objetivos y tiempo limitados, en la cual el interés terapéutico primordial se focaliza sobre la problemática actual del paciente. ‖ **-conductista.** Psicoterapia basada en el conductismo, que trata de eliminar los síntomas y modificar los hábitos maladaptativos del comportamiento por procedimientos de condicionamiento y descondicionamiento. ‖ **-de apoyo.** La que tiende a reforzar los mecanismos defensivos útiles del paciente y disminuir la ansiedad y los síntomas. ‖ **-de la Gestalt** o **gestáltica.** Psicoterapia fundamentada en la teoría de la Gestalt. ‖ **-dinámica.** Psicoterapia que se fundamenta en sistemas teóricos que ponen el acento en los impulsos, las motivaciones y el conflicto psíquico, como determinantes de las perturbaciones psicológicas del individuo. ‖ **-existencial.** La centrada en el análisis de la existencia humana, en la que se intenta que el paciente comprenda «su ser en el mundo» en términos de libertad, angustia y trascendencia. ‖ **-familiar.** Psicoterapia dirigida a una familia en conflicto, centrada más en el análisis de la interacción de sus componentes, en la que pueden participar algunos o todos sus miembros. ‖ **-grupal** o **de grupo.** Tipo de psicoterapia en la que un número reducido de pacientes son tratados simultáneamente con la participación de uno o más psicoterapeutas. Existen diversas modalidades según el marco referencial teórico y técnico utilizado. ‖ **-psicoanalítica.** V. PSICOTERAPIA ANALÍTICA.

psicótico. adj. F., *psychotique.* Relativo a la psicosis; individuo afectado en psicosis. Ú.t.c.s.

psicotrópico. adj. y s. V. PSICOTROPO.

psicotropo (de *psico-* y el gr. *trópos,* dirección). adj. y s. F., *psychotrope;* In., *psychotropic.* Dícese de las sustancias capaces de modificar el comportamiento psíquico. V. PSICOFÁRMACO.

psicro-. Forma prefija del gr. *psychrós,* frío.

psicroalgia (de *psicro-* y el gr. *álgos,* dolor). f. A., *Psychroalgie;* F., *psychro-algie;* In., *psychroalgia;* It. y P., *psicroalgia.* Sensación dolorosa de frío.

psicroestesia (de *psicro-* y el gr. *aísthesis,* sensación). f. Sensación de frío.

psicrófilo (de *psicro-* y el gr. *phílos,* amigo). adj. Amante del frío; se aplica a bacterias cuyo desarrollo óptimo se efectúa a temperaturas de 15 a 20°. V. MESÓFILO y TERMÓFILO.

psicrofobia (de *psicro-* y el gr. *phóbos,* temor). f. A., *Kälteangst;* F., *psychrophobie,* In., *psychrophobia;* It. y P., *psicrofobia.* Temor anormal al frío.

psicrolusia (de *psicro-* y el gr. *loúein,* lavar). f. Balneoterapia fría.

psicrómetro (de *psicro-* y el gr. *métron,* medida). m. F., *psychromètre.* Instrumento para medir la humedad atmosférica para la determinación del grado de frío necesario para precipitarla.

psicroterapia (de *psicro-* y el gr. *therapeía,* tratamiento). f. Tratamiento de las enfermedades por el frío; medicación refrigerante; frigoterapia.

psilio. m. F., *psyllium.* Planta herbácea, *Plantago psyllium* o zaragatona, y sus semillas, mucilaginosas y laxantes.

psilosis (del gr. *psilós,* desprovisto de pelo). f. Caída del cabello; alopecia. ‖ Esprue o aftas tropicales.

psilotron. m. DEPILATORIO.

psique (del gr. *psyché,* alma). f. A., *Psyche;* F., *psyché;* In., *psyche;* It., *psiche;* P., *psique.* Dícese de la mente considerada como entidad funcional, mediante la que el organismo en su totalidad se adapta a las necesidades o exigencias del medio. Freud la divide en consciente e inconsciente, cada una de ellas integrada por componentes diversos.

psiquentonía. f. desus. Lo que hace referencia al tono psíquico.

psiquíatra (de *psico-* y el gr. *iatrós,* médico). adj. y s. A., *Psychiater, Irrenarzt;* F., *psychiatre;* In., *psychiatrist;* It., *psichiatra;* P., *psiquiatra.* Experto en psiquiatría.

psiquiatría (de *psico-* y el gr. *iatreía,* tratamiento). f. A., *Psychiatrie;* F., *psychiatrie;* In., *psychiatry;* It., *psichiatria;* P., *psiquiatria.* Rama de la medicina que estudia el diagnóstico y tratamiento de los trastornos psíquicos o enfermedades mentales. ‖ **-biológica.** La que se apoya en el estudio del hombre como ser vivo, con sus implicaciones internas (modificación de su organismo a través del SNC) y externas (interacción con el ambiente). ‖ **-comunitaria.** La que basa su acción en la comprensión y modificación del grupo social próximo al individuo. ‖ **-dinámica.** La que parte de los principios psicodinámicos postulados por el psicoanálisis. ‖ **-existencial.** La psiquiatría orientada por planteamientos filosóficos existencialistas (Jaspers, Heidegger). ‖ **-forense.** La que se ocupa en los aspectos legales de la enfermedad mental. ‖ **-infantil.** La que se dedica al diagnóstico y tratamiento de las enfermedades mentales infantiles. ‖ **-social.** Psiquiatría orientada hacia los factores sociológicos que rodean y condicionan la enfermedad mental.

psíquica. f. Vida mental, incluyendo la consciente y la inconsciente.

psiquismo. m. F., *psychisme.* Conjunto de fenómenos psíquicos; vida o función psíquica en general.

psitacosis (del gr. *psittakós,* loro, cotorra, y el suf. *-osis,* denotando enfermedad). f. A., *Psittakose;* F., *psittacose;* In., *psittacosis;* It., *psittacosi;* P., *psitacose.* Enfermedad infecciosa de los psitácidos y otras aves (ornitosis), comunicable al hombre (es una verdadera zoonosis) causada por *Chlamydia psittaci (Rickettsia psittaci, Miyagawanella psittaci, Bedsonia psittaci),* caracterizada por un estado tifóidico con temperatura elevada y complicaciones pulmonares. Responde bien a la administración de tetraciclina.

psoas (del gr. *psóai,* lomos). m. F., *psoas.* Músculo de los lomos. V. MÚSCULOS (TABLA DE).

psoasilíaco (de *psoas* y el lat. *ilia, -ium,* bajo vientre). m. El psoas y el ilíaco considerados como un solo músculo. V. MÚSCULOS (TABLA DE).

psódimo (del gr. *psóai,* lomos, y *dídymos,* doble). m. Monstruo doble desde los lomos hacia arriba.

psoítis. f. A., *Psoitis;* F., *psoïte;* In., *psoitis;* It., *psoite;* P., *psoíte.* Inflamación del músculo psoas.

psomofagia (del gr. *psomós*, bocado, y *phageîn*, comer). f. Masticación incompleta de los alimentos.
psora (del gr. *psora*). f. SARNA, PSORIASIS.
psoralenos. m. pl. F., *psoralène*. Nombre genérico de algunos constituyentes de ciertas plantas *(Ammi majus, Psoralea corylifolia)*. La utilización de sustancias (perfumes, fármacos) que los contienen puede provocar dermatitis fototóxicas por exposición al sol.
psorelcosis (de *psora* y el gr. *hélkos*, úlcera). f. Ulceración debida a la sarna.
psorentería. f. Prominencia anormal de los folículos cerrados de la mucosa intestinal.
psoriasiforme. adj. Parecido a la psoriasis.
psoriasis [psoriásico, psórico] (de *psora*). f. A., *Psoriasis*; F., *psoriasis*; In., *psoriasis*; It., *psoriasi*; P., *psoríase*. Dermatosis eritématoscamosa de etiología desconocida, propia de los individuos de raza blanca, en la edad media de su vida, persistente o con brotes repetidos y remisiones más o menos largas. || **-anular**. Psoriasis cuyas eflorescencias se han extendido mucho y dejan en su centro un espacio de piel curada. || **-bucal**. LEUCOPLASIA. || **-circinada**. PSORIASIS ANULAR. || **-difusa**. Forma en la que las placas o eflorescencias se reúnen unas con otras y cubren una superficie muy extensa del cuerpo. || **-folicular**. Variedad en la que las lesiones se localizan en las aberturas de los folículos sebáceos y pilosos. || **-guttata**. Forma que aparece en pequeñas placas irregulares y manifiestas. || **-gyrata**. Forma en la que las eflorescencias tienen una disposición serpiginosa. || **-inveterada**. Forma con lesiones confluentes y engrosamiento de la piel. || **-lingual**. LEUCOPLASIA. || **-liquenoide**. LIQUEN PLANO. || **-numular**. Psoriasis cuyas eflorescencias son redondas y pequeñas, semejantes a monedas. || **-ostrácea** o **rupioides**. Variedad en la que las escamas son fuertes y estratificadas como la concha de una ostra. || **-palmar** o **plantar**. Dermatosis de carácter sifilítico en las palmas de las manos o en las plantas de los pies, respectivamente. || **-punctata**. Variedad en la que las eflorescencias son muy pequeñas. || **-universalis**. Psoriasis extendida por todo el cuerpo.
ptármico (del gr. *ptarmós*, estornudo). adj. y s. ESTORNUTATORIO.
ptarmógeno (del gr. *ptarmós*, estornudo, y *gennân*, producir, engendrar). adj. ESTORNUTATORIO.
pteleína. f. Extracto de la corteza de la raíz de la *Ptelea trifoiliata*, arbusto de América del Norte; tónico y estimulante.
pteridina. f. F., *ptéridine*. Benzotetracina. Compuesto heterocíclico, que forma parte de la molécula de los ácidos pteroilglutámico y pteroico.
pterigión (del gr. *pterýgion*, aleta). m. A., *Pterygium*; F., *ptérygion*; In., *pterygium*; It., *pterigio*; P., *pterígio*. Engrosamiento de la conjuntiva de forma triangular con la base dirigida hacia el ángulo interno del ojo y el vértice hacia la córnea, a la que puede invadir y dificultar la visión si no se corrige oportunamente; es resultado de procesos cicatrizales. || **-colli**. Brida congénita de tejido conjuntivo y fascia desde la región mastoides a la clavícula. || **-congénito**. EPITARSO.
pterigofaríngeo (de *pterigión* y el gr. *phárygx, -yggos*, faringe). adj. Relativo a la apófisis pterigoides y la faringe. || m. Fascículos del constrictor superior de la faringe.
pterigoideo o **pterigoides** (del gr. *ptéryx, -yggos*, ala, y *eîdos*, aspecto). adj. F., *ptérygoïde*. En forma de ala. V. APÓFISIS, CONDUCTO, MÚSCULO PTERIGOIDEO.
pterigoma (del gr. *ptéryx, -yggos*, ala, y de *-oma*). m. Tumefacción de los labios menores o alas de la vulva.
pterigomaxilar o **pterigomandibular** (de *pterigión* y el lat. *maxilla*, o *mandibula*, quijada). adj. Relativo a la apófisis pterigoides y el maxilar superior o inferior.
pterigopalatino (de *pterigión* y el lat. *palatum*, paladar). adj. Relativo a la apófisis pterigoides y el hueso palatino.
pterión (del gr. *pterón*, ala). m. F., *ptéréon, ptérion*. Punto craneométrico en la unión de los huesos frontal, temporal, parietal y ala mayor del esfenoides.

pternalgia (del gr. *ptérna*, talón, y *álgos*, dolor). f. A., *Talalgie*; F., *pternalgie*; In. e It., *pternalgia*; P., *talalgia*. Dolor en el talón; talalgia.
pteroico (Ácido). m. Forma parte del ácido fólico. Está formado por pteridina enlazada con un puente metileno al ácido paraaminobenzoico.
pteroilglutámico (Ácido). Nombre alternativo propuesto para designar el ácido fólico, vitamina del grupo B. Derivado natural perteneciente al grupo químico de las pteridinas. La forma más simple de estos compuestos es el ácido pteroilmonoglutámico; sin embargo, las formas más abundantes en la naturaleza son aquellas que poseen de 2 a 7 restos de ácido glutámico. Algunos derivados reducidos, como el ácido deshidropteroilglutámico y tetrahidropteroilglutámico actúan como coenzimas en numerosas reacciones biosintéticas. Es necesario para la síntesis de eritrocitos y leucocitos. Presente en el hígado, riñones, legumbres secas, ternera, levadura, trigo, verduras, etc.
ptilosis (del gr. *ptílosis*; de *ptílon*, pluma ligera, plumón, pelusa). f. Caída o pérdida de las pestañas. || Variedad de neumonoconiosis producida por la inhalación de polvos de plumas de avestruz.
ptiocrino (del gr. *ptýein*, escupir, y *krínein*, separar). adj. Dícese de las glándulas unicelulares que elaboran su secreción en forma de gránulos que son excretados finalmente.
ptiriasis (del gr. *phtheír, -irós*, piojo). f. A., *Läusesucht*; F., *phtiriase*; In., *phthiriasis*; It., *ptiriasi*; P., *ftiríase*. Infestación con piojos; pediculosis.
ptiriofobia (del gr. *phtheír, -irós*, piojo, y *phóbos*, temor). f. Temor morboso a los piojos o ladillas.
ptisis (del gr. *ptýein*, escupir). f. Acto de escupir. || (Del gr. *phthisis*, consunción.) f. Encogimiento, consunción. || **-del globo ocular**. Encogimiento o consunción del globo ocular con calcificaciones internas en forma de pepitas.
ptisma (del gr. *ptýsma*, esputo, salivazo). f. SALIVA.
ptismagogo (del gr. *ptýsma*, esputo, y *agogós*, que conduce). adj. Dícese del agente que promueve la secreción de saliva o de esputos. Ú.t.c.s.
ptomaína. f. TOMAÍNA.
ptosis (del gr. *ptôsis*, caída). f. A., *Ptose*; F. e In., *ptosis*; It., *ptosi*; P., *ptose*. Caída o prolapso de un órgano o parte. BLEFAROPTOSIS. || **-abdominal** o **visceral**. ESPLACNOPTOSIS. || **-adiposa** o **falsa**. Blefaroptosis aparente, debida a la acumulación o tumor de grasa en el párpado. || **-de Horner** o **simpática**. Blefaroptosis asociada con retracción del ojo, miosis y parálisis vasomotora facial, debida a una lesión del simpático cervical.
pubarquia (de *púber* y el gr. *arché*, principio). f. Aparición del pelo pubiano.
púber o **púbero** (del lat. *puber*). adj. Dícese del individuo que ha llegado a la pubertad. Ú.t.c.s.
pubertad (del lat. *pubertas, -atis*). f. A., *Pubertät*; F., *puberte*; In., *puberty*; It., *pubertà*; P., *puberdade*. Período de la vida comprendido entre los 12 y 14 años, en el que comienza la función de los órganos reproductores, indicada en el hombre por la erección y eyaculación seminal y en la mujer por la menstruación. || **-precoz**. Madurez sexual patológicamente temprana.
pubes (del lat. *pubes*). m. Pelo en la región pubiana. || Hueso pubis.
pubescencia (del lat. *pubescens, -entis*). f. F., *pubescence*. PUBERTAD. || Aparición de pelos en el pubis.
pubescente (del lat. *pubescens, -entis*). adj. F., *pubescent*. Llegado a la pubertad. || Cubierto de pelos o lanugo.
pubetrotomía (de *pubis* y *etrotomía*). f. Sección del hueso pubis y la porción inferior de la pared abdominal.
pubiofemoral (de *pubis* y el lat. *femur, -oris*, muslo). adj. Relativo al hueso pubis y el fémur. || m. Músculo aductor del muslo.
pubioplastia (de *pubis* y el gr. *plássein*, formar). f. Cirugía plástica del pubis.
pubioprostático. adj. Relativo al pubis y la próstata.

pubiosternal (de *pubis* y el gr. *stérnon*, pecho). adj. Relativo al pubis y el esternón. || m. Músculo recto abdominal.
pubiotibial. (de *pubis* y el lat. *tibia*, tibia). adj. Relativo al pubis y la tibia.
pubiotomía (de *pubis* y el gr. *tomé*, corte). f. A., *Pubiotomie;* F., *pubiotomie;* In., *pubiotomy;* It. y P., *pubiotomia.* Sección del hueso pubis a un lado de la línea media para ampliar transitoriamente la pelvis estrecha en el momento del parto. *Sin.:* Hebotomía, hebosteotomía. OPERACIÓN DE GIGLI.
pubioumbilical (de *pubis* y el lat. *umbilicus*, ombligo). adj. Relativo al pubis y el ombligo. || m. Músculo piramidal del abdomen.
pubiovesical (de *pubis* y el lat. *vesica*, vejiga). adj. Relativo al pubis y la vejiga.
pubis (del lat. *pubis*). m. A., *Schambein;* F., *pubis;* In., *pubis;* It., *pube;* P., *púbis.* Parte media inferior del hipogastrio. || Hueso pubis, porción anteroinferior del hueso coxal.
pudenda (pl. neutro del lat. *pudendus*, vergonzoso, que causa vergüenza). Plural de *pudendum*, órganos genitales externos.
pudendagra (de *pudenda* y el gr. *agra*, ataque). f. Dolor en los genitales externos, especialmente femeninos. || SÍFILIS.
pudendo (del lat. *pudendus*). adj. y s. Relativo o perteneciente a los órganos genitales externos. V. ARTERIAS Y NERVIOS (TABLAS DE).
pudendum (lat.). Órgano genital externo. ||**-muliebre.** VULVA.
puente (del lat. *pons, pontis*). m. A., *Brücke;* F., *pont;* In., *bridge, pons;* It. y P., *ponte.* Porción de tejido que une dos partes de un órgano. || Órgano que conexiona el cerebro, cerebelo y bulbo raquídeo, situado en la parte inferior del encéfalo, detrás de los pedúnculos cerebrales, delante del bulbo y encima del canal basilar. Está constituido por varios planos de fibras nerviosas, *longitudinales* y *transversales*, entre las que se encuentran *masas grises* o *núcleos* del origen del facial, motor ocular externo y trigémino. La porción posterosuperior del órgano contribuye a formar el suelo del IV ventrículo. Mesocéfalo, puente de Varolio. || Medio para sostener un diente o dientes artificiales, fijado a los dientes naturales o raíces adyacentes. ||**-citoplasmático.** Banda de protoplasma que une dos blastómeras adyacentes. ||**-de Gaskell.** FASCÍCULO DE HIS. ||**-de Tarin.** Espacio perforado posterior o intercrural. ||**-de Varolio.** PUENTE (1.ª acep.). ||**-de Wheatstone.** Aparato para medir la resistencia eléctrica. ||**-intercelular.** Puente de conjunción entre dos células espinosas de la epidermis.
puericia (del lat. *pueritia*). f. Segunda infancia; período de la vida desde los 7 años a la pubertad.
puericultura (del lat. *puer, pueri*, niño, y *cultura*, cultivo). f. A., *Kinderpflege;* F., *puériculture;* In., *puericulture;* It. y P., *puericultura.* Conjunto de reglas y cuidados para el mejor desarrollo físico y moral de los niños.
pueril (del lat. *puerilis*). adj. F., *puéril.* Relativo a los niños, infantil. V. RESPIRACIÓN PUERIL.
puerilismo. m. INFANTILISMO.
puérpera (del lat. *puerpera;* de *puer*, niño, y *parere*, parir). f. A., *Wöchnerin;* F., *accouchée;* In. e It., *puerpera;* P., *puérpera.* Mujer en el puerperio o recién parida.
puerperalidad. f. Puerperio o estado puerperal. || Período que abarca desde el principio del embarazo hasta el final del puerperio.
puerperio (del lat. *puerperium*). m. A., *Wochenbett;* F., *couches;* In., *puerperium;* It., *puerperio;* P., *puerpério.* Sobreparto; período que transcurre desde el parto hasta que los órganos genitales y el estado general de la mujer vuelven al estado ordinario anterior a la gestación.
puerro (del lat. *porrum*). m. A., *Porree;* F., *poireau;* In., *leek;* It. y P., *porro.* Planta herbácea anual, *Allium porrum*, cuyo bulbo se usa como condimento. Se ha empleado en cocimiento como excitante.

puerta de entrada. Sitio por donde los gérmenes penetran en el organismo.
Puhr (Enfermedad de). V. ENFERMEDAD.
Puigvert (Operación de) (Antonio *Puigvert*, urólogo español, 1905-1990). V. OPERACIÓN.
pujo. m. A., *Stuhldrang;* F., *épreinte;* In., *tenesmus;* It., *pondo;* P., *puxo.* Dolor abdominal acompañado de falsa necesidad de evacuar el vientre, con sensación de calor o escozor en la región anal. || Contracción voluntaria o involuntaria de la prensa abdominal, que acompaña la contracción uterina durante el período expulsivo del parto. ||**-blancos.** Nombre en Chile de una afección disenteriforme con deposiciones incoloras.
Pulex. Género de insectos que comprende las pulgas. ||**-cheopis.** Pulga de las ratas, llamada también *Xenopsylla cheopis*, que en la India transmite la peste bubónica al hombre. ||**-irritans.** Pulga común de Europa, parásito de la piel del hombre. ||**-penetrans.** Chigo o nigua. V. NIGUA.
pulga (del lat. **pulica*, de *pulex, -icis*). f. A., *Floh;* F., *puce;* In., *flea;* It., *pulce;* P., *pulga.* Insecto sifonóptero parásito del hombre y los animales. V. PULEX.
pulgada (de *pulgar*). f. A., *Zoll;* F., *pouce;* In., *inch;* It., *pollice;* P., *polegada.* Medida de longitud dividida en 12 líneas, equivalente a 25,4 mm.
pulgar (del lat. *pollicaris*). m. A., *Daumen;* F., *pouce;* In., *thumb;* It., *pollice;* P., *polegar.* Dedo grueso de la mano, el más extremo de los cinco, oponente a todos los demás. ||**-(Signo del).** V. SIGNO.
pulicaria (lat.). f. Erupción cuyos elementos son semejantes a las picaduras de las pulgas.
pulicida (de *pulex, -icis*, pulga, y *caedere*, matar). adj. F., *insecticide.* Que destruye las pulgas. Ú.t.c.s.
pulícidos. m. pl. Familia de insectos afanípteros, de tórax bien desarrollado, cabeza pequeña, palpos labiales con cuatro segmentos y abdomen pequeño. Comprende la mayoría de las pulgas.
pulicosis (del lat. *pulex, -icis*, pulga). f. Irritación cutánea producida por pulgas.
pulmo (lat.). m. PULMÓN.
pulmoaórtico (del lat. *pulmo, -onis*, pulmón, y el gr. *aorté*, aorta). adj. Relativo a los pulmones y la aorta.
pulmolito (del lat. *pulmo*, pulmón, y el gr. *líthos*, piedra). m. F., *calcul pulmonaire.* Concreción o cálculo pulmonar.
pulmometría. f. F., *spirométrie.* Medición de la capacidad pulmonar.
pulmómetro. m. ESPIRÓMETRO.
pulmón (del lat. *pulmo, -onis*). m. A., *Lunge;* F., *poumon;* In., *lung;* It., *polmone;* P., *pulmão.* Cada uno de los dos órganos respiratorios que tienen por función la oxigenación de la sangre; situados uno a cada lado del tórax, que ocupan casi por completo, y separados uno de otro por el corazón y órganos del mediastino. Los pulmones son órganos blandos, esponjosos, flexibles, dilatables y compresibles, en forma de cono irregular, de vértice superior, que llega al nivel de la primera costilla, y base que se apoya en el diafragma. El pulmón derecho es mayor que el izquierdo y está dividido por dos cisuras en tres lóbulos desiguales, mientras que el izquierdo sólo tiene dos de estos últimos. Los pulmones están constituidos por una capa externa serosa, hoja visceral de la pleura, por tejido conjuntivo subseroso y parénquima formado por la reunión de lobulillos pulmonares unidos entre sí por tejido conjuntivo. Cada lobulillo consta de un bronquiolo, *bronquiolo lobulillar* o *intralobulillar*, que se ramifica en *bronquiolos acinosos*, terminados por una dilatación o *vestíbulo*, de la que parten los *infundíbulos* que contienen los *alveolos pulmonares* o *células aéreas*, cada uno de los cuales está rodeado de una fina red de capilares sanguíneos. ||**-de acero.** Aparato para mantener por largo tiempo la respiración artificial. Consiste en una caja cerrada herméticamente donde se acomoda al enfermo con su cama de manera que la cabeza de aquél quede fuera. Dentro de la caja se producen modificaciones rítmicas de la presión que provocan dilataciones y encogimientos rítmicos

del tórax. ‖ **-en panal.** Imagen radiográfica del pulmón poliquístico.
pulmonaria. f. Especie de liquen, *Pulmonaria arborea* o *Lichen pulmonarius*, de propiedades análogas a las del liquen de Islandia. ‖ Planta borragínea, *Pulmonaria officinalis, mucilaginosa*, que se ha empleado en cocimiento como pectoral.
pulmonectomía. f. NEUMECTOMÍA.
pulmonía. f. NEUMONÍA.
pulmoníaco. adj. y s. NEUMÓNICO.
pulpa (del lat. *pulpa*). f. A., *Pulpa, Prei;* F., *pulpe;* In., *pulp;* It. y P., *polpa*. Parte blanda y carnosa de tejidos vegetales o animales; parénquima. ‖ Preparación farmacéutica constituida por un material orgánico reducido por trituración a pasta húmeda y blanda. ‖ **-cerebral.** Sustancia blanca del cerebro. ‖ **-dentaria.** Tejido blando conjuntivo vascular y nervioso, del que depende la vida del diente, que ocupa la cavidad central y conductos radiculares. Una capa superficial de odontoblastos de prolongaciones ramificadas que penetran en los túbulos de la dentina. ‖ **-digital.** Pulpejo de los dedos. ‖ **-esplénica.** Tejido propio o parénquima del bazo, que llena los espacios intertrabeculares; es de color rojizo *(pulpa roja)* y en ella resaltan los corpúsculos de Malpighi, de color blanquecino *(pulpa blanca)*. ‖ **-momificada.** Pulpa dentaria afecta de gangrena seca. ‖ **-vertebral.** Porción blanda central de un disco intervertebral.
pulpación. f. Reducción a pulpa o papilla de las sustancias vegetales.
pulpalgia (de *pulpa* y el gr. *álgos*, dolor). f. F., *odontalgie*. Dolor en la pulpa dentaria; odontalgia.
pulpectomía (de *pulpa* y el gr. *ektomé*, escisión). f. F., *pulpectomie*. Extirpación de la pulpa dentaria.
pulpefacción. f. Conversión en pulpa.
pulpejo (de *pulpa*). m. A., *Fingerkuppe;* F., *pulpe du doigt;* In., *finger pad;* It., *polpastrello;* P., *polpa*. Parte carnosa blanda, especialmente de la cara palmar de los extremos de los dedos.
pulpiforme. adj. Semejante a la pulpa.
pulpitis. f. A., *Pulpitis;* F., *pulpite;* In., *pulpitis;* It., *polpite;* P., *pulpite*. Inflamación de una pulpa, especialmente la dentaria.
pulposo. adj. Blando o pultáceo; que contiene pulpa.
pulque. m. Bebida fermentada que se usa en México y en la América Central, preparada del zumo de la agave o maguey.
pulsación (del lat. *pulsatio, -onis*). f. A., *Pulsation;* F. e In., *pulsation;* It., *pulsazione;* P., *pulsação*. Latido rítmico como el del corazón o el del pulso. ‖ Movimiento rítmico de expansión de un órgano, parte o tumor, sincrónico con el pulso. ‖ **-abdominal.** Latidos producidos por la impulsión de la aorta. ‖ **-hepática.** Elevación de la región del hígado, perceptible al tacto en los casos de insuficiencia de la tricúspide, debida al reflujo de sangre en las venas cava inferior y suprahepáticas. ‖ **-negativa normal.** Depresión sistólica que a veces se observa en la región de la punta del corazón en individuos normales (Marey). ‖ **-suprasternal.** Pulsación del cayado de la aorta dilatado o de un aneurisma en la escotadura suprasternal.
pulsador. adj. y s. Que pulsa. ‖ **-de Bragg-Paul.** Saco de aire ajustado alrededor del tórax y abdomen, que se hincha y deshincha rítmicamente por un dispositivo eléctrico para mantener la respiración.
pulsátil. adj. A., *pulsierend;* F., *pulsatile;* In., *beating;* It., *pulsatile;* P., *pulsátil*. Caracterizado por pulsaciones o latidos rítmicos o que depende de los latidos cardíacos o del pulso.
pulsatila o **pulsatilla.** f. Planta herbácea ranunculácea *(Anemone pulsatilla* o *A. pratensis)*, que contiene anemonina. Tiene propiedades acres, depresivas y estupefacientes del sistema nervioso y se ha empleado en el asma, bronquitis, dismenorrea y en las inflamaciones, orquitis, otitis media, etc.
pulsativo. adj. PULSÁTIL. Dícese especialmente de una clase de dolor. V. DOLOR.
pulsellum (lat.). m. Flagelo posterior propulsor.

pulsión (del lat. *pulsio, -onis*). f. A., *Trieb;* F., *pulsion;* In., *instinct, drive;* It., *pulsione;* P., *pulsão*. Concepto psicoanalítico que designa, en la comprensión de la sexualidad humana el impulso energético que se origina en los estados de excitación y tensión corporal (fuente) y que tiene como fin la supresión de dicha tensión, que se realiza a través de un objeto. ‖ **-de muerte** (pl.). En la teoría freudiana, pulsiones que se oponen a las pulsiones de vida y cuyo objetivo sería reducir por completo las tensiones, con un retorno al sistema inorgánico. La fuerza pulsional de muerte puede orientarse en dos direcciones: hacia dentro del sujeto (autodestrucción) o hacia el exterior (agresividad dirigida a los objetos, agresividad heterodestructiva). ‖ **-de vida** (pl.). En la teoría freudiana designa las pulsiones opuestas a las de muerte y que incluyen las pulsiones sexuales y de autoconservación. Estas pulsiones tienden a la cohesión y organización del funcionamiento psicofísico del individuo. ‖ **-del yo.** Concepto que en los comienzos de la obra freudiana se refirió a la energía pulsional destinada a la autoconservación y a la constitución del yo, y que posteriormente fue objeto de diversas reelaboraciones teóricas. ‖ **-parcial.** La pulsión sexual está compuesta por pulsiones parciales que tienden primitivamente a su satisfacción independiente y que en el devenir del desarrollo se organizan orientándose a su unificación en torno a la zona genital. ‖ **-sexual.** Concepción nodal del psicoanálisis que se diferencia de las teorías clásicas del instinto sexual. En forma amplia, la noción de pulsión sexual se caracteriza por no referirse únicamente a las funciones sexuales; el objeto de la pulsión no se considera biológicamente predeterminado y sus formas de satisfacción están relacionadas con diversas zonas erógenas cuya primacía varía según las fases del desarrollo psicosexual infantil. La libido es la energía básica de la pulsión sexual, que durante dicho desarrollo se satisface en distintas localizaciones del cuerpo.
pulso (del lat. *pulsus*). m. A., *Puls;* F., *pouls;* In., *pulse;* It., *polso;* P., *pulso*. Expansión y contracción de las arterias, diástole y sístole respectivamente de las mismas, percibidas por los dedos que palpan una arteria situada sobre un plano resistente; sucesión de las pulsaciones arteriales, cuyo número en el adulto normal oscila entre 65 y 75 por minuto. ‖ Parte de la muñeca donde se siente el latido arterial. ‖ En algunos países, SIEN. ‖ **-abdominal.** PULSACIÓN ABDOMINAL. ‖ **-acoplado.** PULSO BIGÉMINO. ‖ **-alorrítmico.** Pulso caracterizado por las irregularidades del ritmo. ‖ **-alternante.** Variedad en la que existe una sucesión de latidos fuertes y débiles, índice de una lesión del miocardio. ‖ **-anacrótico** o **anacroto.** Pulso en el que hay dos o más expansiones en cada latido. ‖ **-anadicrótico** o **anadicroto.** Pulso cuya rama ascendente del trazado esfigmográfico tiene dos elevaciones. ‖ **-aracnoideo.** Pulso pequeño, débil y trémulo. ‖ **-arrítmico.** Pulso irregular, sin ritmo. ‖ **-auriculovenoso.** PULSO VENOSO NORMAL. ‖ **-bigémino.** El caracterizado por la sucesión rápida de dos pulsaciones seguidas de un intervalo largo. La segunda pulsación es una extrasístole. Bigeminismo. ‖ **-bisferiens.** desus. Pulso dicrótico cuyas dos pulsaciones son de la misma amplitud. PULSO DICRÓTICO. ‖ **-blando.** Pulso de baja tensión, de corta duración y declinación rápida, que se pierde fácilmente por una pequeña presión. ‖ **-bulbar de Bamberger.** Signo de Bamberger en la insuficiencia de la tricúspide, que consiste en la pulsación perceptible del bulbo de la vena yugular sincrónica con la sístole. ‖ **-capilar.** Alternativas de enrojecimiento y palidez en una región, especialmente lecho ungueal, debidas a la repleción y evacuación de la sangre en los capilares, fenómeno observado principalmente en la insuficiencia aórtica. ‖ **-caprizante.** El irregular y saltón. ‖ **-catacrótico** o **catacroto.** El que presenta una interrupción en la onda descendente del esfigmograma. ‖ **-catadicroto** o **catatricroto.** Pulso con dos o tres interrupciones, respectivamente, en la línea de descenso del esfigmogra-

ma. ‖ **-celer.** Pulso de Corrigan. ‖ **-colapsante.** Pulso de Corrigan. ‖ **-contraído.** Pulso pequeño de tensión elevada. ‖ **-convulsivo.** El desigual en fuerza y ritmo. ‖ **-cuadrigémino.** El caracterizado por una pausa después de cada cuatro pulsaciones. ‖ **-de Bamberger.** Pulso bulbar. ‖ **-de Corrigan.** Pulso caracterizado por una expansión plena en cada pulsación, seguida de colapso súbito, característico de la insuficiencia de las válvulas aórticas que permiten el reflujo sanguíneo de la aorta al ventrículo. ‖ **-de Kussmaul.** Pulso paradójico. ‖ **-de los miembros.** Movimiento de expansión de todo un miembro a cada sístole ventricular. ‖ **-de Moneret.** El blando, lleno y lento propio de la ictericia. ‖ **-de Quincke.** Pulso capilar perceptible en la uña, observado en la insuficiencia aórtica. ‖ **-de Riegel.** Pulso que se debilita durante la espiración. ‖ **-de Wenckebach.** Pulso pequeño en la inspiración y amplio en la espiración propio de las mediastinopericardiopatías y derrames pleurales copiosos. ‖ **-débil.** El pequeño y sin tensión. ‖ **-deficiente.** Pulso en el que deja de percibirse ocasionalmente alguna pulsación por contracción ventricular incompleta. ‖ **-dicrótico** o **dicroto.** Pulso doble por exageración de la onda dicrota. Se observa en la insuficiencia aórtica. Dicrotismo. ‖ **-digitiforme.** Pulso con ascenso rápido inicial, seguido de un colapso mesosistólico, propio de la miocardiopatía obstructiva. ‖ **-disistólico.** Variedad de ritmo del corazón en la que la arteria sólo pulsa una vez por cada dos sístoles cardíacas. ‖ **-doble.** Pulso dicrótico. ‖ **-duro.** Pulso de expansión duradera y declinación lenta, que da la sensación de cordel fuerte vibrante en los dedos. ‖ **-elástico.** Pulso lleno que da al dedo una sensación de elasticidad. ‖ **-en alambre.** El rígido que casi no mueve las paredes arteriales en la hipertensión. ‖ **-entóptico.** Sensación subjetiva de ver en la oscuridad un rayo luminoso a cada latido cardíaco; estado que a veces se observa después de ejercicios violentos debido a la irritación mecánica de los bastoncillos por los latidos de las arterias retinales. ‖ **-febril.** El acelerado y duro propio de los estados febriles. ‖ **-filiforme.** El pequeño y apenas perceptible, que da la sensación de un hilo ondulante. ‖ **-formicante.** El pequeño, apenas perceptible, que da la sensación como de hormigas que se movieran en la arteria. ‖ **-frecuente.** El caracterizado por mayor número de pulsaciones en un estado normal. ‖ **-funicular.** Latido de la arteria del cordón umbilical. ‖ **-gutural.** Sensación subjetiva de pulsaciones en la garganta. ‖ **-heterocrónico.** Pulso arrítmico. ‖ **-hiperdicroto.** Pulso cuyo esfigmograma muestra una indentación aórtica debajo de la línea basal; signo de agotamiento extremo. ‖ **-hipertenso.** El caracterizado por su larga duración, declinación lenta y estado de dureza de la arteria entre los latidos. ‖ **-hipotenso.** Pulso de elevación súbita o corta duración y declinación rápida, que se obliterá fácilmente por la presión. ‖ **-inestable.** Aceleración del pulso al pasar el enfermo de la posición echada a la de pie. ‖ **-intercurrente.** Pulso en el que hay una pulsación supernumeraria. ‖ **-intermitente.** El que se detiene a intervalos más o menos regulares. ‖ **-irregular.** Pulso cuyos latidos se producen a intervalos irregulares. ‖ **-lento.** Aquel cuyas pulsaciones en un minuto son en menor número que en estado normal; bradicardia. ‖ **-lento permanente.** Enfermedad de Adams-Stokes. ‖ **-lleno.** Pulso de expansión amplia y fuerte. ‖ **-martillo de agua.** Pulso de Corrigan. ‖ **-mitralizado.** Irregularidad del pulso observada en las afecciones mitrales. ‖ **-miuro.** Pulso que pierde gradualmente la fuerza e intensidad, a semejanza de la cola de ratón. ‖ **-monocroto.** Pulso sin dicrotismo. ‖ **-paradójico.** Pequeñez o supresión del pulso arterial en las inspiraciones profundas, característico de las afecciones adhesivas del pericardio. ‖ **-policroto.** Pulso en cuyo esfigmograma se observan varias ondas secundarias. ‖ **-precordial.** Latido del corazón, choque de la punta. ‖ **-radial.** El que se toma en la arteria radial. ‖ **-rampante.** El de rapidez ascendente. ‖ **-rápido.** Pulso frecuente. ‖ **-raro permanente.** Enfermedad de Adams-Stokes. ‖ **-respiratorio.** Pulso de las venas superficiales del cuello tras un ejercicio rápido. ‖ **-saltón.** El de Corrigan. ‖ **-solemne** o **magno.** El voluminoso y amplio. ‖ **-tenso.** Pulso duro y lleno, pero sin expansión amplia. ‖ **-trémulo.** Pulso de expansiones pequeñas e irregulares. ‖ **-tricrótico** o **tricoto.** F., *tricrote*. Pulso cuyo esfigmograma presenta tres ondas secundarias. ‖ **-trigémino.** El caracterizado por la sucesión de tres latidos consecutivos, seguidos de un intervalo. ‖ **-vaginal.** El que se percibe en las paredes vaginales en el embarazo o en estados inflamatorios genitales. ‖ **-venoso.** Pulsaciones observadas en una vena, especialmente en la yugular. ‖ **-venoso fisiológico, normal** o **negativo.** Pulsación yugular en la que la onda debida a la contracción auricular precede a la sístole ventricular. ‖ **-venoso patológico, ventricular** o **positivo.** Pulsación yugular que coincide con la sístole ventricular, debida a la insuficiencia de la tricúspide, que permite el reflujo de la sangre a la aurícula y de ésta a las venas cavas. ‖ **-venoso progresivo.** Pulsaciones en las venas de los miembros por propagación del pulso capilar en la insuficiencia aórtica. ‖ **-vermicular.** Pulso lento que da la sensación de movimiento vermiforme.

pulsógrafo. m. Esfigmógrafo.
pulsómetro (de *pulso* y el gr. *métron*, medida). m. Aparato para medir la amplitud de la onda sanguínea.
pulsus (lat.). m. Pulso. ‖ **-celer.** Pulso rápido, acelerado. ‖ **-celerrimus.** Pulso de Corrigan. ‖ **-cordis.** Latido de la punta del corazón. ‖ **-deletus.** Ausencia del pulso. ‖ **-differens.** Pulso desigual en arterias simétricas. ‖ **-duplex.** Pulso dicrótico. ‖ **-durus, fortis** o **frequens.** Pulsos duro, fuerte y frecuente, respectivamente. ‖ **-inanis.** Pulso débil. ‖ **-incongruens.** Anisosfigmia caracterizada por fases alternas de disminución de amplitud ora en uno u otro lado, manifestándose sucesivamente en la radial cuando en la derecha el pulso es amplio y viceversa (G. de Andrade). ‖ **-magnus.** Pulso ancho, lleno. ‖ **-mollis.** Pulso blando. ‖ **-opressus.** Pulso en que la onda sanguínea parece que siga su camino por una arteria contraída. ‖ **-parvus.** Pulso pequeño. ‖ **-resiliens.** Pulso dicrótico. ‖ **-serratus.** Pulso grueso, tenso y rápido. ‖ **-tardus.** Pulso lento. ‖ **-vacuus.** Pulso extremadamente débil.
pultáceo (del lat. *puls, pultis*, puches). adj. F., *pultacé*. Semejante a una pulpa o papilla; se aplica a exudados de ciertas anginas también así llamadas.
pululación (del lat. *pullulare*, propagarse, de *pullus*, pequeñuelo o pollo, cachorro). f. A., *Sprossung*; F. e In., *pullulation*; It., *pullulazione*; P., *pululação*. Germinación; multiplicación rápida de microorganismos o parásitos o de los elementos de un tejido.
pulverífero (del lat. *pulvis, -eris*, polvo, y *ferre*, llevar). m. Instrumento para insuflar polvos en cavidades.
pulverización. f. A., *Zerstäubung*; F., *pulvérisation*; In., *pulverization*; It., *polverizzazione*; P., *pulverização*. Reducción de una sustancia a polvo por trituración, porfirización, etc. ‖ Reducción del agua o de un líquido a partículas finísimas por medio de un pulverizador. ‖ Aplicación medicoquirúrgica de esta última.
pulverizador. m. A., *Zerstäuber*; F., *pulvérisateur*; In., *atomizer*; It., *polverizzatore*; P., *pulverizador*. Aparato destinado a reducir a polvo las sustancias sólidas o, especialmente, a dividir finamente los líquidos. Se emplean estos últimos para inhalaciones de aguas minerales y medicamentosas y para la anestesia local por refrigeración por medio del éter.
pulverulencia. f. Cualidad de pulverulento.
pulvinado. adj. En forma de cojín.
pulvinar (del lat. *pulvinar*, cojín). m. A., *Pulvinar*; F., In., It. y P., *pulvinar*. Núcleo posterior del tálamo óptico.
puna. f. F., *mal de montagne*. Sensación de malestar y abatimiento experimentado en las regiones elevadas de los Andes; mal de montañas. *Sin.*: Veta.

Punaria ascochingae. Planta de Sierra Chiga (Argentina), considerada por los naturales como específica en el asma y en el mal de las montañas.

punción (del lat. *punctio, -onis*). f. A., *Punktion;* F., *ponction;* In., *puncture;* It., *puntura;* P., *punção.* Operación que consiste en introducir un trocar, aguja o bisturí delgado en una parte o cavidad con fines diversos. || PARACENTESIS. || Herida hecha con instrumento punzante. ||**-amigdalina.** Punción de la amígdala palatina, para extraer material de análisis. ||**-cisternal.** Operación de penetrar con un trocar en una cisterna para extraer líquido. ||**-de Bernard** o**diabética.** Punción de un punto del suelo del IV ventrículo, que produce una diabetes artificial. ||**-de Corning.** PUNCIÓN LUMBAR. ||**-de Kronecker.** Punción del centro nervioso inhibitorio del corazón, por medio de una aguja larga y delgada. ||**-de la córnea, del pericardio,** etc. Paracentesis de estas diversas partes. ||**-de la vejiga** o **hipogástrica.** Introducción de un trocar en la vejiga en los casos de retención de orina, directamente por el hipogastrio e inmediatamente por encima del pubis. ||**-de Marfan.** PUNCIÓN EPIGÁSTRICA. ||**-de Quincke.** PUNCIÓN LUMBAR. ||**-epigástrica de Marfan.** Método de Marfan para la paracentesis del pericardio en el que se introduce el trocar inmediatamente debajo del apéndice xifoides en una dirección oblicua hacia arriba y atrás, a unos 2 cm de la cara posterior del esternón. ||**-esplénica.** Punción del bazo con objeto de extraer una porción de tejidos para su examen. ||**-esternal.** Extracción de una porción de médula ósea del mango del esternón. ||**-exploradora.** La que tiene por objeto averiguar la existencia o naturaleza de un líquido en una cavidad o tumor. ||**-intratecal.** V. PUNCIÓN TECAL. ||**-lumbar** o **raquídea.** Punción del conducto raquídeo, ordinariamente entre las vértebras LIII y LIV, que tiene por objeto permitir la salida de una cantidad de líquido cefalorraquídeo como medida terapéutica en los estados de compresión cerebral o para el examen del mismo. ||**-suboccipital.** Punción de la cisterna magna a través del ligamento occipitoatloideo, para la extracción de líquido cefalorraquídeo. ||**-tecal.** Punción de las meninges medulares. ||**-térmica.** Punción del hipotálamo en la base cerebral, que provoca hipertermia en los animales de experimentación. ||**-tibial.** Punción de la tibia en los niños, para la extracción de una muestra de médula ósea. ||**-ventricular.** Punción de un ventrículo lateral para extraer líquido cefalorraquídeo o para inyectar aire o una sustancia radiopaca con fines diagnósticos.

puncionador. m. Instrumento agudo, en forma de lanza, que sirve para hacer la abertura de la piel por la que luego se introduce el tenótomo.

punctómetro o **punctúmetro** (del lat. *punctum*, punto, y el gr. *métron*, medida). m. Instrumento para medir el grado de acomodación.

pungente (del lat. *pungens, -entis*). adj. Acre, punzante.

pungitivo. adj. Punzante; dícese especialmente del dolor de la pleuresía.

púnica. f. GRANADO.

punicina. f. PELETIERINA.

punta (del lat. *puncta*, f. de *punctus*, p. p. de *pungere*, picar, punzar). f. A., *Spitze;* F., *pointe;* In., *point;* It., *punta;* P., *ponta.* Extremo agudo de un objeto o parte; vértice, ápice. ||**-de fuego.** Ignipuntura, cauterización actual con el termocauterio. ||**-de hernia.** Hernia inguinal que sólo se insinúa por el conducto inguinal. ||**-de un absceso.** Lugar en el que el pus se halla más próximo a la superficie. ||**-del corazón.** Vértice del corazón; clínicamente, lugar el más bajo y lateral en que se perciben los latidos cardíacos.

punteado. adj. Marcado con puntos o manchitas. Ú.t.c.s. ||**-basófilo.** El que aparece en los hematíes en algunas anemias. ||**-de Gunn.** Colección de puntos blancos alrededor de la mácula lútea vistos por iluminación oblicua. ||**-de Maurer.** Puntitos rojos irregulares en los hematíes infectados con el *Plasmodium falciparum* y teñidos con el colorante de Leishman. ||**-de Schüftner.** Puntos rojos finos en los hematíes infectados con el *Plasmodium vivax* y teñidos por el método de Romanowsky.

puntiforme. adj. Como un punto o localizado en un punto. Dícese también de las colonias bacterianas muy diminutas.

puntillaje. m. Masaje con la punta de los dedos.

punto (del lat. *punctum*). m. A., *Punkt;* F. e In., *point;* It., *punto;* P., *ponto.* Área o espacio pequeño. || PUNTO DE TROUSSEAU. || PUNTO DE VALLEIX. ||**-alveolar.** Punto central del arco alveolar superior. ||**-apendicular.** Cualquiera de los puntos dolorosos a la presión en la pared abdominal en la apendicitis. V. PUNTO DE CLADO, JALAGUIER, LANZ, MAC BURNEY, MORRIS, MUNRO. ||**-apofisario.** PUNTO SUBNASAL. ||**-auricular.** Centro de la abertura del conducto auditivo externo. ||**-cardinal.** Cada uno de una serie de seis puntos de referencia en un ojo, a saber *puntos focales anterior y posterior, puntos principales* y *puntos nodales.* ||**-cardinal de Capuron.** Cada uno de los cuatro puntos (articulaciones sacroilíacas y eminencias iliopectíneas) del estrecho superior de la pelvis. ||**-ciego.** Laguna del campo visual correspondiente a la papila óptica o entrada del nervio óptico en la retina. ||**-correspondiente.** Nombre de los puntos de ambas retinas cuyas impresiones unidas producen la percepción simple. ||**-costomuscular.** Punto doloroso situado en el vértice del ángulo que forman la última costilla y la masa sacrolumbar. Positivo en la pielitis. ||**-craneométrico.** Cualquiera de los numerosos puntos de referencia que se indican en craneometría, de los cuales trece son medianos e impares: alveolar, mentoniano, espinal, nasal, glabela, ofrión, metópico, bregma, obelión, lambda, inión, opistón y basión, y ocho laterales y pares: gonión, glenoideo, yugular, malar, dacrión, estefanión, pterión y asterión. ||**-de Addison.** Punto epigástrico medio. ||**-de Barker.** Punto a 3,5 cm por encima y por detrás del conducto auditivo externo, lugar adecuado para la trepanación de los abscesos del lóbulo esfenotemporal. ||**-de Barthélemy.** Punto adecuado para las inyecciones intramusculares, situado en el centro de una línea trazada desde el extremo superior del surco interglúteo a la espina ilíaca superior posterior. ||**-de Boas.** Zona de sensibilidad a la izquierda de la última vértebra dorsal en los enfermos de úlcera del estómago. ||**-de Bolton.** Punto en la línea media equidistante de las escotaduras poscondíleas del hueso occipital. ||**-de Brewer.** Zona de sensibilidad, indicio de una infección renal, en los ángulos costovertebrales. ||**-de Broca.** PUNTO AURICULAR. ||**-de Chauffard.** Zona sensible debajo de la clavícula derecha en las afecciones de la vesícula biliar. ||**-de Clado.** Área de sensibilidad especial de la apendicitis, situada en la intersección de la línea semilunar derecha y la línea que une ambas espinas ilíacas anteriores y superiores, en el borde externo del músculo recto abdominal. ||**-de congelación.** Temperatura a la que se congela un líquido. ||**-de Cope.** Punto de sensibilidad máxima del abdomen en la apendicitis, en la mitad de la línea que une el ombligo con la espina ilíaca anterior superior derecha ||**-de costado.** Dolor pungitivo en el tórax en la neumonía, pleuresía o pleurodinia. ||**-de Cova.** PUNTO COSTOMUSCULAR. ||**-de Desjardins.** Punto a 5 o 7 cm del ombligo, en una línea dirigida de éste a la axila derecha, que corresponde a la cabeza del páncreas. ||**-de dispersión.** Foco virtual. ||**-de ebullición.** Temperatura en la que hierve un líquido bajo la presión normal. ||**-de elección.** Lugar del cuerpo en el que se practica con preferencia una operación, especialmente una amputación. ||**-de Erb.** Punto a 2 o 3 cm por encima de la clavícula y por fuera del esternocleidomastoideo, a nivel de la apófisis transversa de la vértebra CVI, cuya estimulación contrae varios músculos del brazo. ||**-de fijación.** Punto en el eje visual en el que se ve más claramente un objeto. ||**-de Fournier.** Porción superior y externa de la nalga, lugar adecuado para las inyecciones intramusculares. ||**-de fusión.** Temperatura a la que se licua un sólido. ‖ **-de Galliot.** Punto determinado por la intersección de dos líneas, una horizontal trazada a dos dedos por encima del trocánter mayor y otra vertical en la unión del tercio interno con el tercio medio de la nalga; adecuado para las inyecciones intramusculares. ‖ **-de Graefe.** Puntos sobre las vértebras, cuya compresión produce la sedación del espasmo blefarofacial. ‖ **-de Gray.** Punto de emergencia del XI nervio dorsal en la pared del abdomen a unos 3,5 cm por debajo y a la derecha del ombligo. ‖ **-de Guéneau de Mussy.** PUNTO DE MUSSY. ‖ **-de Hallé.** Punto de intersección entre una línea horizontal trazada por ambas espinas ilíacas anteriores y superiores y una línea vertical trazada desde la espina del pubis. Corresponde al punto donde el uréter cruza el estrecho superior de la pelvis. ‖ **-de Jalaguier.** Punto en el centro de una línea trazada desde la espina ilíaca anterior y superior derecha a la sínfisis del pubis; doloroso a la presión en la apendicitis aguda. ‖ **-de Juncadella Ferrer.** Hiperestesia cutánea en la IV articulación condrosternal en la neurosis cardíaca. ‖ **-de Keen.** Lugar adecuado para la punción de los ventrículos laterales: a 3 cm por encima y 3 cm por detrás del meato auditivo externo. ‖ **-de Kerkring.** Punto de osificación secundaria del hueso occipital en el borde posterior del agujero occipital. ‖ **-de Kisselbach.** Punto en el tabique nasal en el que es más probable, por su delgadez, que ocurra la perforación. ‖ **-de Kocher.** Punto a 2,5 cm de la línea media y 3,5 cm por delante del bregma; propio para la punción del ventrículo lateral. ‖ **-de Krönlein.** Los puntos de Krönlein, anterior y posterior, son los lugares donde se efectúa la trepanación clásica para descubrir las ramas anterior y posterior de la arteria meníngea media y efectuar sus ligaduras, en los derrames sanguíneos epidurales. Para encontrarlos, se traza una línea horizontal en el reborde orbitario superior. Sobre esta horizontal se trazan dos verticales: una posterior en el borde mastoideo posterior, y otra anterior en la parte media del arco cigomático; la intersección de la vertical anterior con la horizontal señala el punto anterior de trepanación para la rama anterior de la meníngea media y la intersección de la línea vertical posterior con la línea horizontal indica el punto posterior de trepanación para la rama posterior de la misma arteria. ‖ **-de Kümmell.** Punto sensible en la apendicitis crónica, a 1 o 2 cm por debajo del ombligo y ligeramente a la derecha. ‖ **-de Lanz.** Punto que indica la posición ordinaria del apéndice vermiforme, situado en la unión del tercio derecho con los dos tercios izquierdos de la línea que une las espinas ilíacas anteriores y superiores. ‖ **-de Lenzmann.** Punto sensible en la apendicitis, a 5 o 6 cm de la espina ilíaca anterior derecha, en la línea que une ambas espinas ilíacas. ‖ **-de Lian.** Punto de elección para la paracentesis abdominal, situado en la unión de los tercios inferior y medio de la línea que va desde el ombligo a la espina ilíaca anterior y superior izquierda. ‖ **-de Lothlissen.** Punto sensible en la apendicitis, a 5 cm por debajo del punto de Mac Burney. ‖ **-de Mac Burney** o **de McBurney.** Punto de sensibilidad especial en la apendicitis, situado a unos tres traveses de dedo por encima de la espina ilíaca anterior y superior derecha, en una línea que va desde ésta al ombligo. ‖ **-de Mackenzie.** Punto sensible en el segmento superior del músculo recto en las afecciones de la vesícula biliar. ‖ **-de Mariotte.** PUNTO CIEGO. ‖ **-de McEwen.** Punto doloroso en el canto interno del ojo en la sinusitis frontal aguda. ‖ **-de Morris.** Punto de sensibilidad especial en la apendicitis crónica, situado a 4 cm por debajo del ombligo, en una línea que va desde él a la espina ilíaca anterior y superior. ‖ **-de Moutier.** Punto de intersección de la línea xifoumbilical con la que une la parte anterior de las dos XII costillas; corresponde al plexo celíaco. ‖ **-de Munro.** Punto en el centro de una línea desde el ombligo a la espina ilíaca anterior y superior izquierda; de elección en la paracentesis. ‖ **-de Mussy.** Punto extremadamente doloroso a la presión en la pleuresía diafragmática, en la línea del borde izquierdo del esternón a nivel del extremo de la X costilla. El color es debido a la excitación del nervio frénico. ‖ **-de osificación.** Puntos o centros en donde comienza el proceso de osificación de un hueso, constantes en número y situación para cada uno de éstos. ‖ **-de Pagniello.** Punto doloroso a la presión ligera cuando se pasa el dedo por el IX espacio intercostal izquierdo en los pacientes palúdicos. ‖ **-de Pauly.** Punto doloroso a la presión, situado entre las apófisis espinosas de las vértebras en el borde de la escápula derecha a la altura del IV y V espacios intercostales, a 2 o 3 cm de la línea media. Se observa en el cólico hepático. ‖ **-de Piersol.** Punto que indica la situación del orificio vesical. ‖ **-de Ramond.** Punto sensible entre las cabezas de los músculos esternocleidomastoideos en las afecciones de la vesícula biliar. ‖ **-de referencia.** Característica anatómica en una región, que sirve de guía para un examen, operación, etc. ‖ **-de Rilliet.** Puntos dolorosos a la presión en la articulación temporomaxilar y en la glándula submaxilar, en la parotiditis epidémica. ‖ **-de Robson.** Punto de mayor sensibilidad en las inflamaciones de la vesícula biliar, situado delante de la unión de los dos tercios medio e inferior de una línea trazada desde el pezón derecho al ombligo. ‖ **-de Rolando.** Puntos en los extremos superior e inferior de la cisura del mismo nombre. ‖ **-de Smirnov.** Fosa retrotrocantérea, lugar adecuado para las inyecciones intramusculares de preparados insolubles. ‖ **-de Sudeck.** Porción del recto entre la última arteria sigmoidea y la bifurcación de la hemorroidal superior; la ligadura de esta última arteria por debajo de dicha porción produce la gangrena del recto. ‖ **-de sutura.** Cada uno de los elementos de sutura, de la entrecortada especialmente. ‖ **-de Trousseau.** Puntos dolorosos por la compresión de las vértebras dorsales y lumbares en ciertos casos de neuralgia. ‖ **-de Valleix.** Cada uno de los puntos dolorosos a la compresión en el trayecto de un nervio afecto de neuralgia, que generalmente son aquellos en los que el nervio es más superficial, y se denominan por la posición que ocupan. ‖ **-de Vogt** o **Vogt-Hueter.** Punto electivo para la trepanación del cráneo en la hemorragia meníngea traumática, situado en la intersección de una línea horizontal trazada a dos dedos por encima del arco cigomático, con otra línea vertical a dos dedos por detrás de la apófisis angular externa del frontal. ‖ **-de Voillemier.** Punto en la línea alba a 6,5 cm por debajo de la línea que une ambas espinas ilíacas superiores, en donde puede practicarse la punción de la vejiga en los sujetos obesos o edematosos. ‖ **-de Ziemssen.** Puntos de entrada de los nervios motores en los músculos, de elección para la electroterapia muscular. ‖ **-diafragmático.** PUNTO DE MUSSY. ‖ **-doloroso.** PUNTO DE VALLEIX. ‖ **-dorsal.** PUNTO DE PAULY. ‖ **-epigástrico.** Punto sensible en la apófisis xifoides. ‖ **-espinal.** PUNTO SUBNASAL. ‖ **-focal.** Punto de convergencia de los rayos luminosos o las ondas sonoras. ‖ **-glenoideo.** Punto craneométrico que corresponde al centro de la cavidad glenoidea del hueso temporal. ‖ **-idénticos.** Puntos correspondientes de las retinas. ‖ **-lagrimal.** Orificio de entrada a los canalículos lagrimales en los bordes de los párpados, cerca del ángulo interno. ‖ **-mentoniano.** POGONION. ‖ **-metópico.** METOPION. ‖ **-neurálgico.** Aquel en que el nervio se hace superficial o en donde nacen sus ramas cutáneas. ‖ PUNTO DE VALLEIX. ‖ **-nodal.** Cada uno de los dos puntos situados en el eje óptico de un sistema dióptrico, relacionados de modo que todo rayo incidente dirigido hacia el primer punto está representado después de la refracción por un rayo procedente del segundo punto con dirección paralela al rayo incidente. ‖ **-ovárico.** Punto doloroso a la presión en la región del ovario en el histerismo. ‖ **-próximo.** Punto más cercano al ojo en el que un objeto es percibido distintamente. Se denomina *absoluto* o *relativo*, según la *acomodación* esté o no en relajación. ‖ **-remoto.** Punto más lejano en el que un objeto es per-

cibido distintamente por el ojo en descanso. ‖ **-retromandibular o retromaxilar.** Punto de sensibilidad externa a la presión en la meningitis, situado debajo del lóbulo de la oreja, entre la rama del maxilar inferior y la apófisis mastoides. ‖ **-silviano.** Punto en la superficie del cráneo a una distancia de 29 a 32 mm detrás de la apófisis angular externa. ‖ **-solar de Mathieu.** Situado en la línea xifoumbilical, algo por encima de su intersección con la que une la extremidad anterior de las X costillas. ‖ **-subnasal.** Punto central de la raíz de la espina o apófisis nasal anterior. ‖ **-supraclavicular.** PUNTO DE ERB. ‖ **-supraorbitario.** Punto doloroso en la neuralgia del supraorbitario, encima de la escotadura de este nombre. ‖ **-vital.** Punto en el bulbo, en el centro respiratorio, cuya punción o lesión produce la muerte inmediata. ‖ **-yugal.** Punto en el ángulo formado por los bordes posterior y superior del hueso cigomático. ‖ **-yugular.** Punto craneométrico en la cara inferior del cráneo, correspondiente a la apófisis yugular del occipital.
puntura (del lat. *punctura*). f. PUNCIÓN. ‖ Herida producida por un instrumento punzante; picadura.
punudos. m. pl. Nombre de una enfermedad semejante a la lepra, observada en Guatemala.
punzada. f. Herida de punta, puntura. ‖ Dolor pungitivo o punzante.
puñado. m. A., *Handvoll;* F., *poignée;* In., *handful;* It., *pugno;* P., *punhado.* Porción de sustancia que se puede coger con la mano; manípulo.
pupa. f. Segundo período del desarrollo de un insecto, entre los de larva e imago. Se llama tambien *ninfa.* ‖ Costra, especialmente la que se forma en los labios.
pupila (del lat. *pupilla,* niña, niña del ojo). f. A., *Pupille;* F., *pupille;* In., *pupil;* It. y P., *pupila.* Abertura dilatable y contráctil en el centro del iris, por la que pasan los rayos luminosos. ‖ **-artificial.** Abertura artificial del iris, iridectomía, para suplir una pupila obtenida. ‖ **-de Adie.** SÍNDROME DE ADIE. ‖ **-de Argyll-Robertson.** SIGNO DE ARGYLL-ROBERTSON. ‖ **-de Bumke.** Dilatación de la pupila por un estímulo psíquico. ‖ **-de Hutchinson.** Pupila dilatada en un ojo solamente. ‖ **-en ojo de cerradura.** Pupila con coloboma. ‖ **-múltiple.** Presencia de bandas que dividen la pupila en varios agujeros, debido a restos de la membrana pupilar. ‖ **-puntiforme.** Pupila con extremo contraída, observada especialmente en los envenenamientos por el opio. ‖ **-tónica.** SÍNDROME DE ADIE.
pupilatonía. f. F., *atonie pupillaire.* Atonía de la pupila.
pupilómetro. m. F., *pupillomètre.* Instrumento para medir el diámetro de la pupila.
pupilomotor. adj. F., *pupillomoteur.* Relativo a los movimientos de la pupila.
pupiloplejía. f. F., *pupillostatomètre.* Parálisis de la pupila; pupilatonía.
pupiloscopia. f. ESQUIASCOPIA.
pupilostatómetro. m. Instrumento que se emplea para medir la distancia entre los centros de ambas pupilas.
pupilotonía. f. F., *pupillotonie.* Modificación del reflejo pupilar a la luz en el sentido de mayor lentitud. V. SÍNDROME DE ADIE.
Purdy (Líquido de) (Charles Wesley *Purdy,* médico norteamericano, 1846-1901). V. LÍQUIDO.
purga (de *purgar*). f. A., *Abführung;* F., *purge;* In., *purge;* It. y P., *purga.* Medicamento o poción purgante.
purgación (del lat. *purgatio, -onis*). f. A., *Purgierung;* F. e In., *purgation;* It., *purga;* P., *purgação.* Catarsis; efecto producido por un purgante. ‖ BLENORRAGIA. ‖ DERIVACIÓN.
purgante (del lat. *purgans, -antis*). m. A., *Abführmittel;* F., *purgatif.* In., *purgative;* It. y P., *purgante.* Fármacos que administrados por vía oral tienen acción evacuante intestinal. Los purgantes reciben distintos nombres según la fuerza de su acción: *hidragogos, colagogos, drásticos.*

purgativo. adj. Que purga.
purificación (del lat. *purificatio, -onis*). f. A., *Reinigung;* F., *épuration;* In., *purification;* It., *purificazione;* P., *purificação.* Acción de quitar de una cosa lo que le es extraña, a fin de dejarla en estado de pureza.
puriforme (del lat. *pus, puris,* pus, y de *forma*). adj. A., *eiterähnlich;* F., *puriforme;* In., *puriform;* It. y P., *puriforme.* Semejante al pus. Dícese principalmente del contenido de los abscesos fríos.
purina (del lat. *purus,* puro y *úrico*). f. F., *purine.* Derivado de la pirimidina, del cual se originan tres grupos de bases o compuestos purínicos: *oxipurinas* (hipoxantina, xantina y ácido úrico), *aminopurinas* (adenina, guanina) y *metilpurinas* (cafeína, teofilina, teobromina).
purinemia (de *purina* y el gr. *haîma,* sangre). f. F., *purinémie.* Presencia de bases de purina en la sangre.
purinómetro. m. F., *purinomètre.* Instrumento para determinar la cantidad de purinas en la orina.
Purkinje (Células, fibras, vesícula de) (Johannes *Purkinje,* fisiólogo bohemo, 1787-1869). V. CÉLULA, FIBRA, VESÍCULA.
puro (del lat. *purus*). adj. A., *rein;* F., *pur;* In., *pure;* It. y P., *puro.* Libre, exento de toda mezcla.
puromucoso. adj. MUCOPURULENTO.
púrpura (del lat. *purpura*). adj. f. A., *Blutfleckenkrankheit;* F. e In., *purpura;* It., *porpora;* P., *púrpura.* Afección caracterizada por la formación de manchas rojas de la piel, constituidas por pequeñas extravasaciones sanguíneas subcutáneas, síntoma de enfermedades diversas. ‖ **-abdominal.** Púrpura de Schönlein-Henoch, cuya sintomatología es solamente abdominal. ‖ **-alérgica o anafiláctica.** PÚRPURA DE SCHÖNLEIN-HENOCH. ‖ **-ampollar.** PÉNFIGO HEMORRÁGICO. ‖ **-anular telangiectásica.** Erupción de forma anular, luego pigmentada por depósito de hemosiderina, en ambas piernas; coexiste con telangiectasias y equimosis. *Sin.:* Púrpura de Majocchi. ‖ **-capilarotóxica secundaria.** Púrpuras observadas en infecciones, neoplasias, amiloidosis, etc. ‖ **-crioglobulinémica.** La que se presenta en forma idiopática o secundaria a varios procesos (kala-azar, mieloma, lupus, leucemias, etc.), causada por una disproteinemia (presencia de crioglobulinas que gelifican a 4 °C). ‖ **-de Bateman.** Púrpura senil debida a fragilidad vascular, localizada en el dorso de las manos y cara de extensión del antebrazo. ‖ **-de Majocchi.** PÚRPURA ANULAR TELANGIECTÁSICA. ‖ **-de Schönlein-Henoch.** Púrpura de origen angiopático por alteración del endotelio vascular por un mecanismo inmunoalérgico frente a diversos antígenos. Presenta síntomas cutáneos hemorrágicos (petequias, equimosis) e inflamatorios (eritema, pápulas), trastornos articulares (artralgias y fluxión articular), dolor abdominal y hematuria (signo de glomerulonefritis). Afecta a niños y jóvenes y en general es de curso benigno. ‖ **-de Seidlmeyer.** Púrpura reumatoide del lactante. ‖ **-escorbútica.** ESCORBUTO. ‖ **-facticia.** Lesiones purpúricas provocadas deliberadamente. ‖ **-fulminans.** La ocasionada por embolismo séptico de los capilares del tejido graso subcutáneo. ‖ **-fulminante de Henoch.** Púrpura observada en niños, de rápido desenlace fatal, de etiología múltiple. ‖ **-gangrenosa.** La seguida de gangrena cutánea, de naturaleza séptica y de pronóstico muy grave. ‖ **-hemorrágica trombopénica sintomática.** Grupo de púrpuras secundarias a varios procesos. Constituyen un síntoma más o una complicación de aquéllos (infecciones, intoxicaciones, hemopatías, hepatopatías). ‖ **-hiperglobulinémica de Waldenström.** Púrpura petequial crónica localizada en ambos miembros inferiores, que afecta a mujeres mayores. Existe una hiperglobulinemia, y la púrpura sería de origen vascular. Se describen formas idiopáticas y formas secundarias a varias enfermedades. ‖ **-leucocitoplásica.** Concepto anatomopatológico de la púrpura asociada a la enfermedad de Schönlein-Henoch y otras vasculitis. En la anatomía patológica se observa una espe-

cie de polvillo celular originado por la destrucción de leucocitos. ||-**maligna.** V. SÍNDROME DE WATERHOUSE-FRIDERICHSEN. ||-**ortostática.** Púrpura observada en individuos con debilidad capilar latente; aparece en las piernas por ortostatismo prolongado. ||-**por aumento de permeabilidad capilar.** V. ESCORBUTO. ||-**por autoinmunización eritrocitaria.** Púrpura que se presenta en mujeres neuróticas, de curso benigno. ||-**pulicosa.** Manchitas consecutivas a las picaduras de insectos, pulgas especialmente. ||-**reumática.** V. PÚRPURA DE SCHÖNLEIN-HENOCH. ||-**senil.** Erupción de manchas purpúricas en las piernas de los ancianos o débiles. ||-**simple.** Forma leve debida a hiperfragilidad capilar, caracterizada por manchas hemorrágicas y trastornos generales ligeros. ||-**trombopénica idiopática.** Púrpura originada por trombopenia autoinmune. Hay una forma aguda, más frecuente en niños, y otra crónica, más frecuente en mujeres adultas. Existe una marcada plaquetopenia. *Sin.:* Enfermedad de Werlhof. ||-**trombopénica** o **trombopática.** La debida a carencia o mala calidad de las plaquetas. ||-**trombótica** o **trombocitopénica.** Púrpura muy grave con hemorragias diversas, trastornos neurológicos, insuficiencia hepática y sepsis en los cuadros terminales. Se desconoce su causa. Existen anemia hemolítica y formación de microtrombos en los vasos pequeños. *Sin.:* Síndrome de Moschcowitz. ||-**variolosa.** Viruela de forma hemorrágica. ||-**vesical.** Producción de equimosis puntiformes en la mucosa de la vejiga urinaria. ||-**visual.** Rodopsina.
purpurífero. adj. F., *purpurifére.* Productor de pigmento púrpura.
purpurina. f. F., *purpurine.* UROERITRINA. || Principio cristalizable rojo de la rubia. Sustancia neurotóxica producida por ciertos gasterópodos del género *Murex; murexina.*
purpurinuria (de *purpurina* y el gr. *oûron,* orina). f. F., *purpurinurie.* Porfirinuria; presencia de uroeritrina en la orina.
purpurógeno (de *púrpura* y el gr. *gennân,* producir). adj. F., *purpurogène.* Productor de la púrpura visual o rodopsina.
purru. m. Nombre del pian o yaws en Malaya.
pursianina. f. Líquido oleoso pardo, glucósido del *Rhamnus purshiana.* Se emplea como laxante.
Purtscher (Enfermedad de) (Otmar *Purtscher,* oftalmólogo suizo, 1852-1927). V. ENFERMEDAD.
purulencia. f. A., *Eiterung;* F., *purulence;* In., *purulence;* It., *purulenza;* P., *purulência.* Cualidad de purulento.
purulento (del lat. *purulentus*). adj. A., *eitrig;* F. e In., *purulent;* It. y P., *purulento.* Formado de pus o que lo contiene; asociado con la formación de pus o causado por éste.
puruloide. adj. PURIFORME.
purupuru. m. Dermatosis contagiosa, endémica del Brasil, en la que la piel se blanquea progresivamente.
pus (del lat. *pus, puris*). m. A., *Eiter;* F., In., It. y P., *pus.* Líquido más o menos espeso, de color variable y reacción alcalina, producto de una inflamación aguda o crónica, constituido por una parte líquida o suero y otra sólida formada por glóbulos de pus, piocitos, leucocitos más o menos alterados, y partículas de grasa, ácidos grasos y microorganismos. ||-**azul.** El producido por el *Bacillus pyocyaneus.* ||-**caseoso.** Pus espeso, casi sólido, semejante al queso o cuajo. ||-**cremoso.** Pus espeso por predominio de los elementos sólidos. ||-**icoroso.** Pus claro, acre, maloliente, secretado por superficies ulceradas de mal carácter. ||-**laudable** o **loable.** Pus amarillo espeso por la mucha fibrina que contiene, propio de los abscesos calientes y de las superficies de granulación. ||-**sanioso.** El claro, sanguinolento e icoroso. ||-**seroso.** El semitransparente muy fluido por la abundancia de elemento líquido. ||-**trabado.** El espeso. ||-**tuberculoso.** El producido por el bacilo de Koch, fluido, mal ligado y granuloso.
Pusey (Emulsión de) (William A. *Pusey,* dermatólogo norteamericano, 1865-1940). V. EMULSIÓN.
pústula [pustuloso] (del lat. *pustula*). f. A., *Pustel, Eiterbeule;* F., *pustule;* In., *pustule;* It., *pustola;* P., *pústula.* Pequeña elevación cutánea llena de pus. ||-**compuesta** o **confluente.** La constituida por varias pústulas reunidas. ||-**de Colles.** Forma de piemia atenuada, caracterizada por la erupción de pústulas semejantes a las de la viruela, pero más superficiales y sin umbilicación. Se denomina también *enfermedad de Colles.* ||-**maligna.** Infección carbuncosa de la piel producida por el *Bacillus anthracis.* V. CARBUNCO. ||-**mucosa.** Sifílide mucosa plana. ||-**primitiva.** La formada sin lesión previa. ||-**secundaria.** La que es precedida por una vesícula o pápula.
pustulación. f. F., *pustulation.* Formación de pústulas.
pustulante. adj. Que produce pústulas. || Agente que origina pustulación.
pustular. adj. F., *pustuleux.* Que tiene pústulas.
pustuliforme. adj. F., *pustuliforme.* En forma de pústula.
pustulocrustáceo (de *pústula* y el lat. *crusta,* costra, corteza). adj. Formado por pústulas y costras.
pustulosis (de *pústula* y el suf. *-osis*). f. F., *pustulose.* Estado caracterizado por la formación de pústulas. ||-**vacciniforme aguda.** Erupción de vesicopústulas semejantes a las de la vacuna.
pustuloulcerativo (de *pústula* y el lat. *ulcera,* pl. de *ulcus, ulceris,* llaga). adj. Pustuloso y ulcerativo al mismo tiempo.
putamen (voz latina: cáscara). m. A., *Putamen;* F., In. e It., *putamen;* P., *putame.* Porción externa y más oscura del núcleo lenticular del cuerpo estriado.
Putnam (Síndrome de) (James J. *Putnam,* neurólogo norteamericano, 1846-1918). V. SÍNDROME. ||-**Dana (Síndrome de).** V. SÍNDROME DE PUTNAM-DANA.
putrefacción o **putrescencia** (del lat. *putrefactio, -onis*). f. A., *Putrefaktion;* F., *putréfaction;* In., *putrefaction;* It., *putrefazione;* P., *putrefacção.* Descomposición de las materias orgánicas muertas.
putrilaginoso. adj. Reducido al estado de putrílago.
putrílago. m. Materia pultácea pútrida que se forma en la gangrena.
Putti (Síndrome de) (Vittorio *Putti,* ortopedista italiano, 1880-1940). V. SÍNDROME.
Puusepp (Operación, reflejo de) (Ljudvig *Puusepp,* neurólogo ruso, 1875-1942). V. OPERACIÓN, REFLEJO.
Puzos (Método de) (Nicholas *Puzos,* tocólogo francés, 1686-1753). V. MÉTODO.
Pyle (Enfermedad de) (Edwin *Pyle,* médico estadounidense contemporáneo). V. ENFERMEDAD.
Pym (Enfermedad de) (Sir William *Pym,* cirujano militar británico, 1772-1861). V. ENFERMEDAD.
Pyrethrum. Género de plantas compuestas. V. PELITRE.
Pyrosoma. PIROPLASMA.

q

Q (Fiebre). V. FIEBRE.
QRS (Complejo). COMPLEJO VENTRICULAR.
Quain (Degeneración de) (Sir Richard *Quain*, médico inglés, 1816-1898). V. DEGENERACIÓN.
quanta. lat. pl. de *quantum*. ||**-(Teoría de los).** V. TEORÍA.
Quassia. f. CUASIA.
Quassina. f. CUASINA.
Quatrefages (Ángulo de) (Jean Louis *Quatrefages*, naturalista francés, 1810-1892). ÁNGULO PARIETAL.
quebrachina. f. F., *québrachine, yohimbine*. In., *quebrachine*. Uno de los alcaloides de la corteza de quebracho, probablemente idéntico a la yohimbina. El clorhidrato se emplea en la disnea.
quebracho (de *quiebrahacha*). f. F., *québracho*; In., *quebracho*. Árbol de la familia de las apocináceas, *Aspidosperma quebracho* o quebracho blanco, de América del Sur. La corteza tiene propiedades astringentes, tónicas, antiperiódicas y antiasmáticas, y se emplea en forma de tintura y de extracto fluido, principalmente contra el asma y la disnea de los cardíacos.
quebrado. adj. HERNIADO.
quebradura. f. HERNIA.
Queckenstedt (Fenómeno o signo de) (Hans *Queckenstedt*, neurólogo alemán, 1876-1918). V. SIGNO.
Queensland (Fiebre). V. FIEBRE.
queil- o **queilo-.** Forma prefija del gr. *cheîlos*, labio.
queilectomía (de *queil-* y el gr. *ektomé*, escisión). f. A., *Lippenexzision*; F., *excision de la lèvre*; In., *cheilectomy*; It., *cheilectomia*; P., *quilectomia*. Escisión de una porción del labio. || Regulación de los bordes óseos de una cavidad articular para facilitar sus movimientos.
queilectropión (de *queil-* y *ectropión*). m. Eversión del labio.
queilitis (de *queil-* e *-itis*). f. A., *Cheilitis*; F., *chélite*; In., *cheilitis*; It., *cheilite*; P., *quilite*. Inflamación de los labios. ||**-actínica.** Irritación de los labios por los rayos solares. ||**-apostematosa.** Inflamación de los labios con tumefacción dolor y costras negruzcas. ||**-comisural.** BOQUERA. ||**-exfoliativa.** Dermatitis seborreica que afecta el borde cutaneomucoso de los labios. ||**-glandular.** Tumefacción e induración crónica de los labios por inflamación de sus glándulas; enfermedad de Puente. ||**-impetiginosa.** Impétigo de los labios. ||**-sideropénica.** Queilitis eritematofisural en la anemia sideropénica. ||**-tóxica.** La producida por un irritante químico.
queiloangioscopia (de *queilo-* y de *angioscopia*). f. Observación o examen de la circulación sanguínea en los labios.
queilocace (de *queilo-* y el gr. *káke*, malignidad). m. Tumefacción con endurecimiento y rubefacción de los labios.
queilodiéresis (de *queilo-* y el gr. *diaíresis*, división). f. LABIO LEPORINO.
queilofagia (de *queilo-* y el gr. *phageîn*, comer). f. A., *Cheilophagie*; F., *chéilophagie*; In., *cheilophagia*; It., *cheilofagie*; P., *quilofagia*. Hábito morboso o tic de morderse los labios.
queilognatopalatosquisis (de *queilo-*, el gr. *gnáthos*, mandíbula, el lat. *palatum*, paladar, y el gr. *schísis*, hendidura). f. *chéilo-gnato-palatoschisis*. Deformidad caracterizada por la fisura del labio, maxilar superior y paladar; boca de lobo.
queilognatoprosoposquisis (de *queilo-*, el gr. *gnáthos*, mandíbula, *prósopon*, cara, y *schísis*, hendidura). f. F., *chéilo-gnato-prosoposchisis*. Fisura facial oblicua que comprende el labio y maxilar superior.
queilognatos (de *queilo-* y el gr. *gnáthos*, mandíbula). m. LABIO LEPORINO.
queilognatosquisis (de *queilognatos* y el gr. *schísis*, separación). f. F., *chéilo-gnathoschisis*; In., *cheilognathoschisis*. Labio leporino cuya hendidura se extiende al maxilar.
queilognatouranosquisis. f. QUEILOGNATOPALATOSQUISIS.
queilonco (de *queilo-* y el gr. *ógkos*, tumor). m. Tumefacción o tumor de los labios.
queilopalatognatos (de *queilo-*, el lat. *palatum*, paladar, y el gr. *gnáthos*, mandíbula). m. Labio leporino combinado con fisura del paladar.
queiloplastia (de *queilo-* y el gr. *plásein*, formar). f. A., *Cheiloplastik*; F., *chéiloplastie*; In., *cheiloplasty*; It., *cheiloplastica*; P., *quiloplastia*. Cirugía plástica de los labios.
queilorrafia (de *queilo-* y el gr. *rhaphé*, sutura). f. A., *Lippennaht*; F., *chéilorraphie*; In., *cheilorrhaphy*; It., *chelorrafia*; P., *quilorrafia*. Sutura de una herida de los labios.
queilorragia (de *queilo-* y un derivado del gr. *regnýnai*, romper). f. Hemorragia de los labios.
queilosis (de *queil-* y *-osis*). f. F., *chéilosis*; In., *cheilosis*. Afección de los labios, especialmente la debida a avitaminosis por deficiencia de riboflavina.
queilosquisis (de *queilo-* y el gr. *schísis*, hendidura). f. LABIO LEPORINO.
queilostomatoplastia (de *queilo-*, el gr. *stóma, -atos*, boca, y *plássein*, formar). f. F., *chéilo-stomatoplastie*; In., *cheilostomatoplasty*. Cirugía plástica de los labios y la boca.
queilotomía (de *queilo-* y el gr. *tomé*, corte). f. A., *Cheilotomie*; F., *chéilotomie*; In., *cheilotomy*; It., *cheilotomia*; P., *quilotomia*. Incisión del labio o escisión de una parte del mismo. || Queilectomía.
queimafobia (de gr. *cheîma, -atos*, invierno, y *phóbos*, temor). f. Temor morboso al frío.
queiralgia. f. QUIRALGIA.
quelación. f. F., *chélation*; In., *chelation*. Proceso por el cual dos o más grupos químicos pertenecientes a una misma molécula ceden un par de electrones cada uno a un ion metálico. El número de pares de electrones compartidos depende del denominado número de coordinación del ion, que es habitualmente de seis para los iones metálicos de importancia biológica (hierro, manganeso, etc.).
quelante. adj. sus. Dícese del agente capaz de fijar iones de carácter metálico o semimetálico por quelación. Ú.t.c.s.
queléctomo. m. CELÉCTOMO.
quelidonina. f. CELIDONINA.
quelifolitopedion. m. LITOQUELIFOPEDION.
quelis (del gr. *kelís*, mancha). m. MORFEA. || QUELOIDE.
queloide o **queloides** (del gr. *kelís*, mancha, y *eîdos*, aspecto). m. A., *Keloid*; F., *chéloïde*; In., *keloid*; It., *cheloide*; P., *quelóide*. Tumor cutáneo intradérmico que forma un saliente duro, compacto de color rosa encarnado y superficie lisa. Es propio de jóvenes y más frecuente en mujeres. ||**-de Addison.** MORFEA. ||**-de Alibert, cicatrizal, falso o de Hawkins.** Hipertrofia del tejido cicatrizal, que algunas veces se observa en las quemaduras, amputaciones, etc., formando verdaderos tumores sésiles o pediculados.

queloidosis. f. A., *Keloidose;* F., *chéloïdose;* In., *keloidosis;* It., *cheloidosi;* P., *queloidose.* Formación de queloides múltiples.

queloma o **quelos.** m. QUELOIDE.

quelonina. f. Preparación seca de la especie *Chelone glabra.* Aperitiva, tónica y antihelmíntica.

queloplastia (del gr. *kelís,* mancha, y *plássein,* modelar). f. A., *Keloplasnk;* F., *chéloplastie;* In., *keloplasty;* It., *cheloplastica;* P., *queloplastia.* Cirugía plástica de las cicatrices.

quelotomía (del gr. *kéle,* hernia, y *tomé,* corte). f. A., *Kelotomie;* F., *kélotomie;* In., *kelotomy;* It., *chelotomia;* P., *celotomia.* Operación de la hernia estrangulada, que consiste en seccionar o desbridar el anillo constrictor que se opone al reingreso de la hernia. *Sin.:* Herniotomía.

quemadura (del lat. *cremare,* quemar). f. A., *Brandwunde;* F., *brûlure;* In., *burn;* It., *bruciatura;* P., *queimadura.* Lesión producida en los tejidos por el calor en sus diversas formas. Según la intensidad de sus lesiones se dividen en tres grados. 1.º, eritema; 2.º, flictenas, y 3.º, escaras.

quemazón. f. A., *Brennen;* F., *brûlure;* In., *burning;* It., *ustione;* P., *queimação.* Sensación subjetiva de calor excesivo.

quemocéfalo (del gr. *chamaí,* en tierra, y *kephalé,* cabeza). m. Individuo de cabeza aplanada.

quemodectoma (del gr. *chymeía,* mezcla de jugos, *dektós,* recibido, y el suf. *-oma*). m. F., *chemodectome;* In., *chemodectoma.* Tumor benigno de los quimiorreceptores vasculares que se localiza con más frecuencia en el glomo yugular, pero también en el glomo carotídeo u otros. Es muy raro que evolucione de forma maligna. No provoca metástasis, pero recidiva con facilidad. *Sin.:* Paraganglioma no cromafín.

quemosis (del gr. *chémosis*). f. A., *Chemosis;* F., *chémosis;* In., *chemosis;* It., *chemosi;* P., *quemose.* Edema inflamatorio de la conjuntiva ocular, que forma un rodete saliente alrededor de la córnea.

quenodesoxicólico (Ácido). Compuesto utilizado en la profilaxis y tratamiento de la litiasis biliar. V. BILIAR (ÁCIDO).

quenofobia. f. CENOFOBIA.

quenopodio. m. V. CHENOPODIUM.

Quénu (Operación de) (Edouard André V. *Quénu,* cirujano francés, 1852-1933). V. OPERACIÓN. ||**-Mayo (Operación de).** V. OPERACIÓN.

queracele (del gr. *kéras,* cuerno, y *kéle,* hernia). m. Tumor córneo.

querasina. f. F., *cérasine, kérasine;* In., *kerasin.* Glucolípido constituido por galactosa, esfingosina y ácido lignocérico.

queratalgia (de *querato-* y el gr. *álgos,* dolor). f. A., *Keratalgie;* F., *kératalgie;* In., *keratalgia;* It., *cheratalgia;* P., *ceratalgia.* Dolor en la córnea. ||**-eccematosa.** Inflamación eccematosa de la córnea.

queratectasia (del gr. *kéras, -atos,* cuerno, y *éktasis,* alargamiento). f. A., *Keratektasie;* F., *kératectasie;* In., *keratectasia;* It., *cheratectasia;* P., *ceratectasia.* Ectasia o protrusión de la córnea.

queratectomía (de *querato-* y el gr. *ektomé,* escisión). f. A., *Keratektomie;* F., *kératectomie;* In., *keratectomy;* It., *cheratectomia;* P., *ceratectomia.* Escisión de una porción de la córnea.

queratiasis. f. A., *Warzenbildung;* F., *kératiase;* In., *keratiasis;* It., *cheratosi;* P., *ceratiase.* Presencia o producción de neoformaciones córneas en la piel.

queratina (del gr. *keratíne,* córnea o de cuerno). f. A., *Keratin;* F., *kératine;* In., *keratin;* It., *cheratina;* P., *ceratina.* Sustancia orgánica que forma la base de la epidermis, uñas, pelo y tejidos córneos, semejante a las proteínas por su estructura química y que, al descomponerla, da tirosina y leucina. Es soluble en el ácido acético cristalizable y en las soluciones alcalinas, e insoluble en los líquidos acuosos ácidos, por lo que se ha utilizado su solución en amoníaco para recubrir medicamentos en forma pilular que deben obrar únicamente en el intestino.

queratinización. f. A., *Keratinisation;* F., *kératinisation;* In., *keratinisation;* It., *cheratinizzazione;* P., *ceratinização.* Conversión en tejido córneo. || Operación de cubrir las píldoras con una capa de queratina.

queratinocito (de *queratina* y el gr. *kýtos,* cavidad). m. F., *kératinocyte;* In., *keratinocyte.* Célula epitelial epidérmica.

queratinoide (de *queratina* y el gr. *eîdos,* aspecto). m. Forma de píldora o tableta insoluble en el estómago, pero fácilmente soluble en el intestino.

queratinosa. f. Albuminosa obtenida por la hidrólisis de la queratina.

queratitis (de *querato-* e *-itis*). f. A., *Keratitis;* F., *kératite;* In., *keratitis;* It., *cheratite;* P., *ceratite.* Inflamación de la córnea. ||**-dendriforme** o **dendrítica.** Queratitis superficial atribuida al virus del herpe, caracterizada por una línea de infiltración que más tarde se desarrolla en úlcera arborescente. ||**-esclerosante.** Queratitis asociada con escleritis e hiperplasia de los elementos de la córnea. ||**-escrofulosa, flictenular** o **linfática.** La caracterizada por la formación de flictenas de mayor o menor tamaño en la córnea. ||**-granulosa.** PANNUS. ||**-herpética.** La debida a un herpe zoster. ||**-intersticial.** Variedad crónica con formación de depósitos en la profundidad de la córnea, la que adquiere aspecto vidrioso. Aparece generalmente en la heredosífilis antes de la edad de quince años. ||**-lagoftálmica.** La debida a la exposición del globo ocular al aire en la lagoftalmía. ||**-marginal.** Queratitis vesicular en que las vesículas se disponen en el borde de la córnea. ||**-micótica.** QUERATOMICOSIS. ||**-neuroparalítica.** La debida a una afección del V par craneal. ||**-parenquimatosa profunda.** QUERATITIS INTERSTICIAL. ||**-punctata.** Descemetitis o acuocapsulitis. ||**-punctata subepitelial.** Forma con zonas opacas en la córnea debajo de la membrana de Bowman. ||**-purulenta** o **supurativa.** La caracterizada por supuración, úlcera, absceso o hipopión. ||**-secundaria.** La consecutiva a una afección próxima. ||**-tracomatosa.** PANNUS. ||**-vasculonebulosa.** PANNUS. ||**-vesicular.** La caracterizada por la formación de pequeñas vesículas en la superficie de la córnea.

querato-. Forma prefija del gr. *kéras, -atos,* cuerno. Componente inicial de las voces relacionadas con la córnea o el tejido córneo.

queratoacantoma (de *querato-,* el gr. *ákantha,* espina, y el suf. *-oma*). m. F., *kératoacanthome.* Tumor epitelial seudoepiteliomatoso, de curación espontánea. *Sin.:* Molusco sebáceo, queratoma benigno, hiperplasia seudoepiteliomatosa idiopática. ||**-eruptivo.** Erupción generalizada de numerosas pápulas en forma de cúpula, de 2-7 mm de diámetro, de etiología vírica o debida a la aplicación de brea. ||**-múltiple.** Tipo de epitelioma espinocelular de curación espontánea. Evoluciona como el queratoma solitario, pero hay aparición simultánea de tres a diez tumores. ||**-solitario.** Pápula de crecimiento rápido que llega a tomar un nódulo hemisférico en forma de cúpula, sobre la cual se observan telangiectasias y un núcleo central de queratina Se desarrolla en 2-6 semanas y desaparece espontáneamente en un período similar, dejando una ligera cicatriz. *Sin.:* Queratoacantoma centrífugo.

queratoangioma. m. ANGIOQUERATOMA.

queratocele (de *querato-* y el gr. *kéle,* hernia). m. A., *Keratozele;* F., *kératocèle;* In., *keratocele;* It., *cheratocele;* P., *ceratocele.* Hernia de la capa interna o membrana de Descemet de la córnea, a través de una ulceración de ésta; descemetocele.

queratocentesis (de *querato-* y el gr. *kéntesis,* punción). f. A., *Keratozentese;* F., *kératocentèse;* In., *keratocentesis;* It., *cheratocentesi;* P., *ceratocentese.* Centesis o punción de la córnea.

queratoconjuntivitis (de *querato-, conjuntiva* y el suf. *-itis*). f. A., *Keratokonjunktivitis;* F., *kératoconjonctivite;* In., *keratoconjunctivitis;* It., *cheratocongiuntivite;* P., *ceratoconjuntivite.* Inflamación de la córnea y la conjuntiva. ||**-epidémica.** Infección por virus, aguda, contagiosa, caracterizada por edema vítreo de la conjuntiva, hiperemia, petequias y complicación de los ganglios linfáticos regionales.

queratocono (de *querato-* y el gr. *kônos*, cono). m. A., *Keratokonus;* F., *kératocone;* In., *keratoconus;* It., *cheratocono;* P., *ceratocone*. Deformidad de forma cónica de la córnea; variedad de estafiloma transparente. *Sin.:* Córnea cónica, estafiloma pelúcido cónico.

queratocricoideo (de *querato-*, el gr. *kríkos*, anillo, y *eîdos*, aspecto). adj. y sus. Músculo cricotiroideo posterior.

queratocromatosis (de *querato-*, el gr. *chrôma, -atos*, color, y el suf. *-osis*). f. Coloración de la córnea.

queratoderma. m. QUERATODERMIA.

queratodermatitis. f. A., *Keratodermatitis;* F., *kératodermie;* In., *keratodermatitis;* It., *cheratodermatite;* P., *ceratodermatite*. Inflamación de la capa córnea de la piel.

queratodermia o **queratoderma** (de *querato-* y el gr. *dérma*, piel). f. y m. A., *Keratodermatose;* F., *kératodermatose;* In., *keratoderma;* It., *cheratodermatose;* P., *ceratodermia*. Hipertrofia del estrato córneo de la piel, que se localiza especialmente en las regiones palmar y plantar. Puede ser de origen primario (enfermedad de Meleda) o secundario a diversas causas (traumáticas, endocrinas, tóxicas, infecciosas, etc.). ‖ **-palmoplantar climatérica.** Hiperqueratosis circunscrita principalmente en palmas y plantas, que se presenta en mujeres durante el climaterio.

queratofaríngeo. adj. y s. Nombre de unos fascículos del constrictor medio de la faringe, que se insertan en las astas o cuernos del hioides.

queratófito (de *querato-* y el gr. *phytón*, planta). m. Producción córnea accidental de la piel.

queratogénesis (de *querato-* y el gr. *génnesis*, generación). f. F., *développement d'excroissances calleuses;* In., *keratogenesis*. Génesis o desarrollo de tejido córneo.

queratoglobo (de *querato-* y el lat. *globus*, globo). m. A., *Keratoglobus;* F., *kératoglobe;* In., *keratoglobus;* It., *cheratoglobo;* P., *ceratoglobo*. Deformidad o protrusión de la córnea en forma de globo; variedad de estafiloma transparente. *Sin.:* Córnea globulosa, estafiloma globuloso, queratoglobus.

queratogloso (de *querato-* y el gr. *glôssa*, lengua). adj. Relativo a las astas o cuernos del hioides y a la lengua.‖ m. MÚSCULO HIOGLOSO. V. TABLA.

queratohelcosis (de *querato-* y el gr. *hélkos*, úlcera). f. Ulceración de la córnea.

queratohemia (de *querato-* y el gr. *haîma*, sangre). f. Depósito de sangre en la córnea.

queratohial. adj. Relativo a un asta o cuerno del hueso hioides.

queratohialina. f. Sustancia córnea de las células del estrato granuloso de la piel (Waldeyer). *Sin.:* Proqueratógeno. ELEIDINA.

queratoideo (de *querato-* y el gr. *eîdos*, aspecto). adj. Semejante al cuerpo o tejido córneo.

queratoiditis. f. QUERATITIS.

queratoiridociclitis (de *querato-*, el gr. *îris, írdos*, iris, *kýklos*, circuito, y el suf. *-itis*). f. F., *kérato-iridocyclite*. Inflamación de la córnea, iris y cuerpo ciliar.

queratoiridoscopio (de *querato-*, el gr. *îris, írdos*, iris, y *skopeîn*, observar). m. In., *keratoiridocyclitis*. Forma de microscopio compuesto para el examen del ojo.

queratoiritis. f. F., *irido-kératite;* In., *keratoiritis*. Inflamación de la córnea y el iris.

queratoleptinsis (de *querato-* y el gr. *léptynsis*, adelgazamiento). f. Separación de las capas anteriores engrosadas de la córnea y oclusión de la zona denudada con conjuntiva bulbar.

queratoleucoma (de *querato-*, el gr, *leukós*, blanco, y el suf. *-oma*). m. A., *Keratoleukom;* F., *leucome;* In., *keratoleukoma;* It., *leucoma;* P., *ceratoleucoma*. Leucoma u opacidad blanca de la córnea.

queratólisis (de *querato-* y el gr. *lýsis*, disolución). f. A., *Keratolyse;* F., *kératolyse;* In., *keratolysis;* It., *cheratolisi;* P., *ceratólise*. EPIDERMÓLISIS. ‖ Disolución de la queratina de la piel. ‖ **-del recién nacido.** Dermatitis exfoliativa infantil. ‖ **-exfoliativa.** Enfermedad caracterizada por desprendimiento o separación de la epidermis en las palmas de las manos y plantas de los pies, especialmente.

queratoma. m. A., *Keratom;* F., *kératome;* In., *keratoma;* It., *cheratoma;* P., *ceratoma*. Tumor córneo. ‖ QUERATOSIS. ‖ **-difuso.** Ictiosis congénita. ‖ **-maligno difuso congénito.** Dermatosis congénita hiperqueratótica que conduce a la muerte en pocos días; ictiosis. ‖ **-senil.** Verruga senil.

queratomalacia (de *querato-* y el gr. *malakía*, blandura). f. A., *Keratomalazie;* F., *keratomalacie;* In., *keratomalacia;* It., *cheratomalacia;* P., *ceratomalacia*. Reblandecimiento de la córnea.

queratómetro (de *querato-* y el gr. *métron*, medida). m. F., *kératomètre;* In., *keratometer*. Instrumento para medir las curvas de la córnea.

queratomicosis (de *querato-*, el gr. *mýkes*, hongo, y el suf. *-osis*). f. A., *Keratomykose;* F., *kératomycose;* In., *keratomycosis;* It., *cheratomicosi;* P., *ceratomicose*. Afección de la córnea de origen micótico.

querátomo (de *quera[to-]* y el gr. *tomós*, cortante). m. F., *kératotome;* In., *keratome, keratotome*. Cuchillo para incidir la córnea, como el cuchillo de Beer.

queratonixis (de *querato-* y el gr. *nýxis*, picadura). f. Reclinación de la catarata.

queratonosis (de *querato-* y el gr. *nósos*, enfermedad). f. Anomalía en la estructura córnea de la piel. ‖ Afección de la córnea.

queratoplasia (de *querato-* y el gr. *plásis*, acción de modelar, configuración). f. Queratinización de las células epidérmicas.

queratoplastia (de *querato-* y el gr. *plastós*, modelado). f. A., *Keratoplastik;* F., *kératoplastie;* In., *keratoplasty;* It., *cheratoplastica;* P., *ceratoplastia*. Cirugía plástica de la córnea, que puede ser penetrante (total) o superficial. Se realiza con fines ópticos, estéticos o de protección del globo ocular.

queratoproteína. f. F., *kératoprotéine;* In., *keratoprotein*. Proteína del tejido córneo, como pelos, uñas, epidermis, etc.

queratoprótesis (de *querato-* y el gr. *próthesis*, acción de colocar delante). f. Prótesis de material transparente con que se sustituye la zona central de la córnea opacificada.

queratorrexis (de *querato-* y el gr. *rhêxis*, rotura). f. F., *kératorrhexis;* In., *keratorrhexis*. Rotura de la córnea por úlcera o traumatismo.

queratoscleritis (de *querato-*, el gr. *sklerós*, duro, y el suf. *-itis*). f. A., *Keratosklerits;* F., *kératoscléritie;* In., *kleratoscleritis;* It., *cheratosclerite;* P., *ceratoscleritee*. Inflamación de la córnea y la esclerótica.

queratoscopia (de *querato-* y el gr. *skopeîn*, observar). f. A., *Keratoskopie;* F., *kératoscopie;* In., *keratoscopy;* It., *cheratoscopia;* P., *ceratoscopia*. Examen de la córnea, especialmente estudio de la reflexión de la luz en la cara anterior de la misma.

queratoscopio (de *querato-* y el gr. *skopeîn*, observar). m. A., *Keratoskop;* F., *kératoscope;* In., *keratoscope;* It., *cheratoscopio;* P., *ceratoscópio*. Instrumento para el examen de la córnea. ‖ **-de Plácido.** DISCO DE PLÁCIDO.

queratosis (de *querato-* y *-osis*). f. A., *Keratose;* F., *keratose;* In., *keratosis;* It., *cheratosi;* P., *ceratose*. Dermatosis caracterizada por una anomalía de la queratinización de los tegumentos. ‖ **-arsenical.** Placas de queratosis en la intoxicación arsenical crónica. ‖ **-blenorrágica.** Producción de callosidades de la piel asociada a la blenorragia. ‖ **-de Poth.** Forma seudotumoral en las partes descubiertas tras exposición al sol y calor en sujetos de edad. Pápulas verrugosas que evolucionan por brotes sucesivos. ‖ **-folicular.** Enfermedad de Daier; dermatosis caracterizada por prominencias córneas adherentes alrededor de los folículos pilosos y que pueden ser exprimidas. *Sin.:* Acné sebácea córnea, ictiosis folicular, liquen pilaris, queratosis pilaris, psorospermosis, xeroderma folicu-

queratotomía - quiloide

lar, uleritema ofriógeno, etc. ‖**-mucosae oris.** LEUCOPLASIA. ‖**-nigricans.** Dermatosis caracterizada por la producción de neoformaciones verrugosas de color oscuro en la nuca y piel del pecho y axilas. Se denomina tambien *acantosis nigricans.* ‖**-obturante.** Descamación de las capas epidérmicas del conducto auditivo externo, que, junto con el cerumen, forman masas que obturan dicho conducto. ‖**-palmar** o **plantar.** Hipertrofia del estrato córneo de la palma de las manos o de la planta de los pies. ‖**-pilaris** o **pilosa.** QUERATOSIS FOLICULAR. ‖**-rubra figurata.** ERITROQUERATODERMIA. ‖**-senil.** Estado de sequedad y dureza de la piel en la vejez.
queratotomía (de *querato-* y el gr. *tomé*, corte). f. A., *Hornhautschnitt;* F., *kératotomie;* In., *keratotomy;* It., *cheratotomia;* P., *ceratotomia.* Incisión quirúrgica de la córnea.
queratótomo (de *querato-* y el gr. *tomós*, cortante). m. Cuchillete para la práctica de la queratotomía; querátomo.
queraunofobia. f. CERAUNOFOBIA.
quercina (del lat. *quercus*, encina). f. Hidrato de carbono cristalizable, amargo, de la corteza del roble y de las bellotas.
quercita o **quercitol** (del lat. *quercus*, encina). f. y m. Especie de azúcar de las bellotas, corteza de roble y otros orígenes.
quercitánico (Ácido). Ácido tánico de la corteza de roble.
quercitrina. f. Glucósido amarillo de la corteza de la especie *Quercus tinctoria.* Astringente y tónico.
Quercus. Género de árboles cupulíferos al que pertenecen la encina y el roble.
querectasis. f. QUERATECTASIA.
querectomía. f. QUERATECTOMÍA.
querion (del gr. *kerion*, panal de miel). m. A., *Kerion;* F., *kérion;* In. e It., *kerion;* P., *cérion.* Afección pustulosa del cuero cabelludo; tiña querion. ‖**-de Celso.** Inflamación pustulosa de los folículos pilosos del cuero cabelludo en la tiña tonsurante.
queriterapia. f. CERITERAPIA.
quermes (del ár. *qirmiz*, grana, cochinilla). m. F., *kermès;* In., *kermes.* Insecto hemíptero, *Coccus ilicis*, que se encuentra en las hojas de varias especies de *Quercus*, principalmente en la *Quercus coccifera* o coscoja, y que suministra un pigmento rojo análogo a la cochinilla. ‖**-mineral.** Oxisulfuro de antimonio; anticatarral, expectorante y diaforético.
quermesita. f. Quermes mineral nativo.
quernícter (del al. *Kern*, núcleo, y el lat. *icterus*, ictericia). m. F., *ictère nucléaire;* In., *kernicterus.* Impregnación bilirrubínica de la sustancia de los núcleos grises del cerebro y médula con degeneración de las células nerviosas, forma grave de la icteria del recién nacido.
querofobia (del gr. *chaírein*, alegrarse, y *phóbos*, temor). f. A., *Chärophobie;* F., *phobie de la gaieté;* In., *cherophobia;* It., *cherofobia;* P., *querofobia.* Disgusto morboso de la alegría de los demás.
queroideo. adj. QUERATOIDEO.
queromanía (del gr. *chaírein*, alegrarse, y de *manía*). f. A., *Chäromanie;* F., *chéromanie;* In. e It., *cheromania;* P., *queromania.* Manía caracterizada por la alegría exagerada.
querulancia (lat. *querulus*, quejumbroso). f. En psiquiatría, actitud reivindicativa.
Quervain (Enfermedad de De) (Fritz de *Quervain*, cirujano suizo, 1868-1940). V. ENFERMEDAD.
queso (del lat. *caseus*). m. A., *Käse;* F., *fromage;* In., *cheese;* It., *formaggio;* P., *queijo.* Masa alimenticia que se prepara cuajando la leche y exprimiéndola para que suelte el suero. Contiene principalmente caseína y manteca.
Quételet (Regla de) (Lambert A. Jacques *Quételet*, matemático belga, 1796-1874). V. REGLA.
queteno. m. F., *kétène;* In., *ketene.* Gas incoloro, de olor penetrante, $H_2C.CO$. Se combina con el agua para formar ácido acético.
quetogénico o **quetógeno.** adj. V. CETOGÉNESIS.

quetólisis. f. V. CETÓLISIS.
quetolítico. adj. V. CETOLÍTICO.
quetona. f. V. CETONA.
quetonemia. f. V. CETONEMIA.
quetónico. adj. Relativo a la acetona.
quetonuria. f. V. CETONURIA.
quetosa. f. V. CETOSA.
quetosis. f. V. CETOSIS.
quetosteroide. m. V. CETOSTEROIDE.
Quevenne (Hierro de) (Théodore A. *Quevenne*, médico francés, 1805-1855). HIERRO REDUCIDO.
Queyrat (Enfermedad de) (Auguste L. V. J. *Queyrat*, sifilógrafo francés, 1856-1933). V. ENFERMEDAD.
quiasma (del gr. *chíasma*). m. A., *Chiasma;* F., In. e It., *chiasma;* P., *quiasma.* Decusación o cruzamiento en X. ‖**-celular.** Lugar donde se realiza el intercambio de material genético de los cromosomas paternos y maternos durante la mitosis. ‖**-óptico.** Decusación de las fibras internas de los tractos o cintillas ópticos. ‖**-tendinoso** o **de Camper.** Decusación de los tendones del flexor profundo de los dedos con los tendones del flexor superficial.
quiasmatipia (del gr. *chíasma*, cruzamiento, y *typos*, tipo, modelo). f. Intercambio de factores o genes entre cromosomas; *crossing over.*
quiasmatodaquía (del gr. *chíasma*, cruzamiento, y *odaxesmós*, picazón). f. Mordida dentaria cruzada o decusada.
quiastómetro (del gr. *chiastós*, cruzado, y *métron*, medida). m. Aparato para medir la desviación de los ejes ópticos de su paralelismo visual.
Quick (Prueba de) (Armand J. *Quick*, médico norteamericano, n. en 1894). V. PRUEBA.
quiescente (del lat. *quiescens, -entis*, p. a. de *quiescere*, reposar). adj. En estado de reposo.
quifosis. f. CIFOSIS.
quijada. f. Maxilar, mandíbula.
quijilla. f. Nombre en el Brasil de una enfermedad infecciosa semejante a la lepra.
quilangioma (de *quilo-* y *angioma*). m. A., *Chylangiom;* F., *chylangiome;* In., *chylangioma;* It., *chilangioma;* P., *quilangioma.* Tumor formado por vasos linfáticos intestinales distendidos con quilo.
quilemia (de *quilo* y el gr. *haîma*, sangre). f. A., *Chylämie;* F., *chylémie;* In., *chylemia;* It., *chilemia;* P., *quilemia.* Presencia de quilo en la sangre.
quilidrosis o **quilihidrosis.** f. A., *Chylhidrosis;* F., *chylhidrose;* In., *chylidrosis;* It., *chilidrosi;* P., *quilohidrose.* Sudación quilosa.
quilifacción (de *quilo* y el lat. *facere*, hacer). f. F., *chylification;* In., *chylifaction.* Formación de quilo.
quilifaciente o **quilifactivo.** adj. Que produce quilo.
quilífero (de *quilo* y el lat. *ferre*, llevar). adj. F., *chylifère;* In., *chyliferous.* Que lleva quilo. ‖ m. Vaso quilífero.
quilificación (de *quilo* y el lat. *facere*, hacer). f. A., *Chylusbildung;* F. e In., *chylification;* It., *chilificazione;* P., *quilificação.* Formación de quilo.
quiliforme. adj. Semejante al quilo; quiloso.
quilla (Tórax en). V. TÓRAX.
quillay. m. Árbol de Chile de la familia de las rosáceas, *Quillaja saponaria.* La corteza, llamada *palo de jabón*, es estornutatoria, detergente y febrífuga, pero se usa casi únicamente como emulgente.
quilo (del gr. *chylós*, jugo). m. A., *Chylus, Milchsaft;* F. e In., *chyle;* It., *chilo;* P., *quilo.* JUGO. ‖ Líquido lechoso alcalino que los vasos quilíferos toman del intestino después de la digestión, compuesto de linfa y grasa emulsionada. Este líquido pasa a las venas subclavia y yugular a través del conducto torácico y se mezcla con la sangre.
quilocele (de *quilo* y el gr. *kéle*, hernia). m. A., *Chylozele;* F., *chylocèle;* In., *chylocele;* It., *chilocele;* P., *quilocele.* Hidrocele de contenido quiloso, generalmente de origen filárico.
quilocisto. m. Receptáculo del quilo.
quilodermia. f. LINFODERMIA.
quilóforo. adj. QUILÍFERO.
quiloide. adj. Semejante al quilo; quiloso.

quilomediastino. m. Presencia de quilo en el mediastino.

quilomicrón (de *quilo* y el gr. *mikrós*, pequeño). m. A., *Hämokonie;* F. e In., *chylomicron;* It., *chilomicron;* P., *quilomícron.* Glóbulo de grasa emulsionada de 1 μm de diámetro aproximadamente, que se encuentra en la sangre durante la digestión de las grasas.

quilopericardio (de *quilo*, el gr. *perí*, alrededor, y *kardía*, corazón). m. F., *chylopéricarde;* In., *chylopericardium.* Presencia de líquido quiloso en el pericardio.

quiloperitoneo (de *quilo* y el gr. *periteínein*, extender alrededor). m. F., *chylopéritoine;* In., *chyloperitoneum.* Presencia de líquido quiloso en el peritoneo.

quilopleura. f. Quilotórax.

quilopoyesis (de *quilo* y el gr. *poíesis*, formación). f. Formación de quilo; quilificación.

quilorrea (de *quilo* y el gr. *rheín*, fluir). f. A., *Chylorrhöe;* F., *chylorrhée;* In., *chylorrhea;* It., *chilorrea;* P., *quilorreia.* Diarrea quilosa debida a la rotura de los linfáticos del intestino delgado. || Derrame de quilo por rotura del conducto torácico.

quilosis. f. Conversión del alimento en quilo y absorción de éste por los tejidos.

quilotórax (de *quilo* y el gr. *thórax*, tórax). m. A., *Chylothorax;* F., *chylothorax;* It., *chilotorace;* P., *quilotórax.* Derrame de quilo en la cavidad torácica.

quiluria (de *quilo* y el gr. *oûron*, orina). f. A., *Chylurie;* F., *chylurie;* In., *chyluria;* It., *chiluria;* P., *quilúria.* Presencia de quilo en la orina, que le da un aspecto lechoso; lipuria. || **-trópica.** Forma de quiluria debida a la filariosis.

quimatótrico (del gr. *kýma*, *-atos*, ola, onda, y *thríx*, *trichós*, cabello). m. Tipo de cabellos ondulados.

quimera (del gr. *chímaira*, animal fabuloso). f. Organismo cuyas células derivan de dos o más linajes cigóticos distintos.

quimerismo. m. Presencia en un organismo de células procedentes de más de un cigote.

química (del gr. *chymiké*, f. de *chymikós*, de *chymós*, jugo). f. A., *Chemie;* F., *chimie;* In., *chemistry;* It., *chimica;* P., *química.* Ciencia que trata de los elementos, de los compuestos que resultan de su combinación y de las fuerzas y leyes que determinan esta combinación. || **-analítica.** Química que trata del análisis de las sustancias. || **-biológica** o **fisiológica.** Ciencia que estudia los procesos químicos de los fenómenos biológicos. || **-coloidal.** Estudio de las propiedades desarrolladas por las sustancias en estado coloidal. || **-farmacéutica.** La que estudia la composición y preparación de los medicamentos. || **-forense.** Aplicación de los conocimientos químicos a la solución de problemas legales, en especial a los criminales. || **-inorgánica** o **mineral.** Rama de la química que estudia los cuerpos inorgánicos. || **-médica** o **patológica.** Rama de la química biológica en sus relaciones con los procesos morbosos. || **-orgánica.** Química que trata de los compuestos de carbono.

quimicobiológico (de *química*, el gr. *bíos*, vida, y *lógos*, trazado). adj. F., *biochimique;* In., *chemicobiological.* Relativo a los procesos químicos de la materia viviente.

quimicofísico (de *química*, el gr. *phýsis*, naturaleza). adj. F., *physico-chimique;* In., *chemicophysical.* Relativo a la física y a la química.

quimicofisiológico (de *química*, el gr. *phýsis*, naturaleza, y *lógos*, tratado). adj. F., *chimiophysiologique;* In., *chemicophysiologic.* Relativo a la química fisiológica.

quimicovital (de *química* y el lat. *vita*, vida). adj. Relativo a la química de la materia viviente.

quimificación (de *quimós*, jugo, y el lat. *facere*, hacer). f. A., *Chymifikation;* F. e In., *chymification;* It., *chimificazione;* P., *quimicicação.* Formación del quimo; digestión gástrica.

quimio-. Forma prefija del gr. *chyemía*, mezcla de jugos.

quimiocauterización (de *quimio-* y el gr. *kautérion*, hierro candente). f. F., *chimiocautérisation;* In., *chemocautery.* Cauterización por medios químicos.

quimioceptor (de *quimio-* y el lat. *capere*, coger). m. F., *chimiorécepteur;* In., *chemoreceptor.* Receptor adaptado a las excitaciones por sustancias químicas, como los receptores olfatorios, gustativos, del cuerpo carotídeo, etc.

quimiocinesis (de *quimio-* y el gr. *kínesis*, movimiento). f. F., *chimiokinèse;* In., *chemokinesis.* Aumento en la actividad de un elemento, debido a la presencia de sustancias químicas.

quimioinmunidad. f. Inmunoquímica.

quimioinmunología (de *quimio-*, el lat. *inmunis*, inmune, y el gr. *lógos*, tratado). f. F., *chimio-immunologie;* In., *chemoimmunology.* Estudio de los procesos químicos desarrollados en la inmunidad.

quimiólisis (de *quimio-* y el gr. *lýsis*, disolución). f. A., *Chemolyse;* F., *chimiolyse;* In., *chemolysis;* It., *chemiolisi;* P., *quimiólise.* Disolución, destrucción o descomposición química.

quimioluminiscencia (de *quimio-* y el lat. *luminas*, *-inio*, luz). f. Luz producida por acción química o luz que produce acciones químicas.

quimioprofilaxis (de *quimio-* y el gr. *prophýlax*, *-akos*, centinela). f. Profilaxis por sustancias químicas.

quimiorreceptor. m. Quimioceptor.

quimiorreflejo. m. Reflejo resultante de la acción química.

quimiorresistencia. f. F., *chimiorésistance;* In., *chemoresistance.* Resistencia específica adquirida por las células a la acción de sustancias químicas.

quimiosensible. adj. Sensible a los cambios de composición química.

quimioseroterapia (de *quimio-*, el lat. *serum*, suero, y el gr. *therapeía*, tratamiento). f. Quimioterapia y seroterapia simultáneas.

quimiosíntesis (de *quimio-* y el gr. *sýnthesis*, unión). f. A., *Chemosyntese;* F., *chimiosynthèse;* In., *chemosynthesis;* It., *chemiosintesi;* P., *quimiosíntese.* Formación o síntesis de compuestos químicos orgánicos por la energía derivada de reacciones químicas.

quimiotactismo o **quimiotaxis** (de *quimio-* y *tássein*, ordenar). f. y m. A., *Chemotaxis;* F., *chimiotaxie;* In., *chemotaxis;* It., *chemiotassi;* P., *quimiotaxia.* Tendencia de las células a moverse en dirección determinada por la influencia de estímulos químicos, calificada de *positiva* o *negativa*, según que la sustancia que ejerce dicha influencia atraiga o rechace las células. Sin.: Quimiotropismo.

quimioterapia o **quimioterapéutica** (de *quimio-* y el gr. *therapeía*, tratamiento). f. A., *Chemotherapie;* F., *chimiothérapie;* In., *chemotherapy;* It., *chemioterapia;* P., *quimioterapia.* Tratamiento por sustancias químicas, especialmente el fundado en la afinidad que poseen ciertos compuestos químicos por microorganismos determinados sin dañar los tejidos orgánicos.

quimiotropismo. m. Quimiotaxis.

quimismo. m. Actividad química.

quimo (del lat. *chymus*, y éste del gr. *chymós*, jugo). m. A., *Chymus*, *Speisebrei;* F. e In., *chyme;* It., *chimo;* P., *quimo.* Masa líquida, espesa, grisácea, en la que se convierte el alimento por digestión gástrica.

quimografía (del gr. *chymós*, jugo de planta, y *gráphein*, describir). f. Procedimiento radiográfico que registra los movimientos de los órganos al deslizar una rejilla interpuesta entre el paciente y la placa.

quimosina. f. A., *Chymosin;* F., *chymosine;* In., *chymosin;* It., *chimosina;* P., *quimosina.* Renina, fermento lab.

quimotripsina (de *quimo* y el gr. *trîpsis*, frotamiento). f. F., *chymotrypsine;* In., *chymotrypsin.* Enzima proteolítica del intestino derivada del quimotripsinógeno del páncreas por la acción de la tripsina y que con ésta convierte las proteínas en polipéptidos y aminoácidos.

quimotripsinógeno (de *quimotripsina* y el gr. *gennân*, producir). m. F., *chymotrypsinogène;* In., *chymotrypsinogen.* Enzima del jugo pancreático que da origen a la quimotripsina.

quimotriquia (del gr. *kýma*, ola, onda, y *thríx*, *trichós*, cabello). f. Ondulación del pelo.

quina. f. A., *China;* F., *quine;* In. e It., *china;* P., *quina.* Corteza del quino, árbol de la familia de las rubiáceas, género *Chirchona,* del que se conocen muchas especies, originarias de América del Sur. La quina contiene muchos alcaloides, entre los cuales son los principales la quinina, la quinidina, la cinconina y la cinconidina, todos con las propiedades del primero. Es tónica y febrífuga principalmente, aunque en la actualidad se emplea casi de un modo exclusivo como tónica bajo distintas formas: polvo, extracto, tintura, macerado, jarabe, vino, etc., y al exterior en infusión o cocimiento, simple o alcanforado, para el lavado de heridas y úlceras tórpidas. || **-amarilla** o **calisaya.** Nombre de varias quinas que se emplean más generalmente, de las especies *C. calisaya, C. micrantha,* etc., y son las que contienen más quinina, 30 a 40 por 1.000. || **-aromática.** CASCARILLA, 2.ª acep. || **-blanca.** COPALCHI. || **-de los pobres.** ARNICA. || **-falsa.** Nombre de varias cortezas del género *Chinchona* y otros, que no contienen quinina, como la quina nueva, la de Jamaica o caribe, la blanca de Perú, etc. || **-gris** o **loja.** Nombre de varias quinas de distintas especies, *C. condominea, C. scrobiculata,* etc., de color gris, que contienen poca quinina, de 12 a 17 por 1.000, y mayor cantidad de cinconina. || **-real.** QUINA AMARILLA. || **-roja.** Nombre de varias quinas de distintas especies, *C. succirubra* y otras no bien definidas, de actividad media entre las quinas grises y las amarillas.
quinacrina. f. F., *quinacrine, mépacrine;* In., *quinacrine.* Derivado de la acridina, muy usado como antipalúdico durante la Segunda Guerra Mundial y posteriormente como tenicida. Debido a sus efectos tóxicos en la actualidad su uso como tenicida es muy restringido. Se emplea como colorante en técnicas de bandeado cromosómico. *Sin.:* Mepacrina.
quinaftol. m. Sustancia cristalina amarillenta, amarga, que en el intestino se desdobla en quinina y ácido naftosulfónico. Tónico y antiséptico intestinal.
quinamina. f. Alcaloide cristalizable de varias cortezas de quino.
quinaquina. f. QUINA.
quinasa. f. CINASA.
Quincke (Enfermedad, pulso capilar, método, punción, signo de) (Heinrich *Quincke,* médico de Kiel, 1842-1922). Véanse estos términos.
quinesiología. f. CINESIOLOGÍA.
quinesiólogo. m. Especialista en la recuperación de la normalidad en los movimientos corporales.
quinesiterapia. f. CINESITERAPIA.
quínico. adj. Relativo a la quina o a la quinina. || **- (Ácido).** Acido hexahidrotetrahidroxibenzoico de la corteza de quino y de otras plantas.
quinidina. f. F., *quinidine;* In., *quinidine.* Alcaloide de la quina, de aspecto, sabor y usos análogos a los de la quinina. Su acción potente depresora de la excitabilidad y conductibilidad del miocardio se aprovecha en el tratamiento de las arritmias cardíacas, especialmente contra la fibrilación auricular, en forma de *sulfato.* También se emplea el tanato en las nefritis y dispepsias. *Sin.:* Conquinina.
quinimetría (de *quinina* y el gr. *métron,* medida). f. Dosificación de las cantidades de quinina contenidas en las diversas variedades de quinas.
quinina. f. A., *Chinin;* F. e In., *quinine;* It., *chinina;* P., *quinina.* Alcaloide principal de los muchos que contiene la corteza de quino, $C_{20}H_{24}O_2N_2 + 3H_2O$. Sustancia blanca, amorfa, inodora, de sabor muy amargo, muy poco soluble en el agua fría y más en agua caliente, alcohol y éter. Ingerida a pequeñas dosis, estimula el sistema nervioso y hace más lento el pulso; a mayores dosis congestiona el cerebro, disminuye la excitabilidad refleja de la médula espinal y baja la temperatura de los febricitantes, algunas veces con producción de vértigo y sordera. Tiene numerosas aplicaciones en terapéutica, siendo la principal contra el paludismo en todas sus formas, del que es el medicamento específico. Se usa también como antipirético en la fiebre tifoidea, neumonía, etc.; como tónico en gran número de estados de debilidad y agotamiento; como estimulante de las contracciones uterinas en el parto, etc. Sólo se emplea en forma de sales: *bromhidrato, clorhidrato, etilcarbonato* (euquinina), *fosfato, salicilato, sulfato, tanato, valerianato,* etc.
quininisno. m. A., *Chininrausch;* F., *quinisme;* In., *quinism;* It., *cinconismo;* P., *quinismo.* Intoxicación por la quinina, cinconismo.
quininización. f. Empleo terapéutico de la quinina, especialmente como medida preventiva en los países donde existe paludismo endémico.
quino. m. A., *Chinarindebaum;* F., *cinthone;* In., *cinchona tree;* It., *chino;* P., *quino.* Árbol de la quina. || Zumo seco, *goma quino,* de un árbol del sur de Asia, *Pterocarpus marsupium,* y otras especies congéneres. Fuertemente astringente, se emplea en la diarrea y en gargarismos.
quinoide (de *quina* y el gr. *eîdos,* aspecto). adj. Semejante a la quina.
quinolina. f. F., *quinolèine;* In., *quilonine.* Líquido amarillento aromático que se obtiene de la quinina, de la brea de hulla y de otras sustancias. Es una amina terciaria y tiene propiedades antisépticas y antiperiódicas. Forma sales, como el sulfocianato, salicilato, sulfosalicilato y tartrato, que se emplean principalmente como antisépticas y antifebriles.
quinopirina. f. Combinación de clorhidrato de quinina y antipirina.
quinosol. m. Oxiquinolinsulfonato de potasio. Polvo amarillo, de propiedades antisépticas, antipiréticas y astringentes.
quinotina. f. QUINIDINA.
quinotoxina. f. Compuesto artificial tóxico, de propiedades semejantes a las del curare.
quinotropina (de *quina* y el gr. *trópos,* dirección). f. Quinato de urotropina, preconizado como disolvente del ácido úrico y desinfectante urinario.
quinova. f. Quina nueva, especie de falsa quina de la corteza del árbol rubiáceo *Landerbergia oblongiflora.*
quinovina. f. Glucósido amargo de la quina.
Quinquaud (Enfermedad, panadizo, signo de) (Charles E. *Quinquaud,* médico francés, 1841-1894) V. ENFERMEDAD, PANADIZO, SIGNO.
quinquina. f. QUINA.
quinta. f. Acceso de tos, en particular el de la coqueluche.
quinta enfermedad. f. F., *mégalérythème épidémique, cinquième maladie éruptive;* In., *fifth disease.* ERITEMA INFECCIOSO.
quintaesencia. f. A., *Quintessenz;* F. e In., *quintessence;* It., *quintessenza;* P., *quintessência.* Extracto concentrado de una sustancia; principio volátil de un cuerpo.
quintana. adj. F., *quintane;* In., *quintan.* Dícese de las fiebres intermitentes cuyos accesos están separados por intervalos de tres días de apirexia.
quintillizo, za (de *quinto* y *mellizo*). adj. F., *quintuplé, qiuntuplet;* In., *quintuplet.* Dícese de cada uno de los hermanos nacidos de un parto quíntuple. Ú.t.c.s.
Quintin (Suero, tratamiento de) (René *Quintin,* médico francés contemporáneo). V. SUERO, TRATAMIENTO.
quintípara (del lat. *quintus,* quinto, y el lat. *parere,* parir). adj. F., *quintipare;* In., *quintipara.* Dícese de la mujer que pare o ha parido por quinta vez. Ú.t.c.s.
quinto par. m. Nervio trigémino.
quionablepsia (del gr. *chíon, -onos,* nieve, y de *ablepsia*). f. Ceguera producida por la nieve.
quionofobia (del gr. *chíon, -onos,* nieve, y *phóbos,* temor). f. Temor morboso a la nieve.
quiragra (del lat. *chiragra,* y éste del gr. *cheirágra;* de *cheír,* mano, y *ágra,* presa). f. A., *Chiragra;* F., *chiragre;* In. e It., *chiragra;* P., *quiragra.* Dolor, especialmente gotoso, en la mano.
quiralgia (de *quiro-* y el gr. *álgos,* dolor). f. A., *Handgicht;* F., *chiralgie;* In. e It., *chiralgia;* P., *quiralgia.* Dolor neurálgico en la mano.
quirapsia (de *quiro-* y el gr. *hápsis,* tacto, contacto). f. Fricción con la mano; masaje.
quirartritis. f. Artritis de la mano o dedos.

quirartrocace (de *quiro-*, el gr. *árthron*, articulación, y *káke*, malignidad). m. Tumefacción de las articulaciones de la mano.

quiratina. f. Principio amargo de la especie *Ophelia chirata*. V. CHIRATA.

quirismo (del gr. *cheír, cheirós*, mano). m. Espasmo de la mano. || Manipulación.

quiro-. Forma prefija del gr. *cheír, cheirós*, mano.

quirocinestesia (de *quiro-*, y el gr. *kínesis*, movimiento, y *aísthesis*, sensación). f. F., *chéirokinesthésie*; In., *cheirocinesthesia*. Percepción subjetiva de los movimientos de la mano.

quirófano (de *quiro-* y el gr. *phaínein*, mostrar). m. F., *salle d'operations*; In., *operating room*. Local convenientemente acondicionado para hacer operaciones quirúrgicas, de manera que puedan presenciarse a través de una separación de cristal. Por extensión, se da hoy este nombre a cualquier sala de operaciones.

quirognomía (de *quiro-* y el gr. *gnómon*, que conoce, que interpreta). f. Estudio de la mano de un individuo para el conocimiento del carácter de éste.

quirognóstico (de *quiro-* y el gr. *gnostikós*, capaz de conocer). adj. Capaz de distinguir la mano o lado derecho del izquierdo. Dícese de la facultad de distinguir el lado del cuerpo que ha sido tocado.

quirología (de *quiro-* y el gr. *lógos*, palabra). f. F., *dactylogie*; In., *cheirology*. Lenguaje con las manos de los mudos; dactilología.

quiromegalia (de *quiro-* y el gr. *mégas, megále, méga*, grande). f. A., *Grosshändigkeit*; F., *chéiromégalie*; In., *cheiromegaly*; It., *cheiromegalia*; P., *quiromegalia*. Aumento de tamaño de las manos sin acromegalia.

Quirón. Personaje mitológico, centauro, hijo de Saturno, experto en medicina.

quironómidos. m. pl. Insectos dípteros nematóceros. V. CERATOPOGÓNIDOS.

quiroplastia (de *quiro-* y el gr. *plássein*, modelar). f. A., *Handplastik*; F., *plastie de la main*; In., *chiroplasty*; It., *cheiroplastica*; P., *quiroplastia*. Cirugía plástica de la mano.

quiropodalgia (de *quiro-*, el gr. *poús, podós*, pie, y *álgos*, dolor). f. F., *acrodynie*; In., *cheiropodalgia*. Dolor en las manos y en los pies; acrodinia.

quiropodista (de *quiro-* y el gr. *poús, podós*, pie). com. Callista, pedicuro.

quiroponfólix (de *quiro-* y el gr. *pomphólyx*, ampolla). m. A., *Chiropompholyx*; F. e In., *chiropompholyx*; It., *chiroponfolice*; P., *quiroponfólix*. Dermatosis con formación de vesículas peculiares en la palma de las manos; dishidrosis.

quiropráctica o **quiropraxia** (de *quiro-*, y el gr. *praktikós*, que obra, y, en la segunda forma, *prâxis*, y, ejercicio). f. A., *Chiropraktik*; F., *chiropraxie*; In., *chiropractic*; It., *chiropratica*; P., *quiroprática*. Sistema de curación, originario de América del Norte (Palmer, 1895), fundado en la teoría de que las enfermedades reconocen por causa un trastorno del sistema y se corrigen por la manipulación de los órganos, especialmente por la reducción manual de las subluxaciones de la columna vertebral.

quiropractor. adj. Dícese del experto en quiropráctica. Ú.t.c.s.

quiroscopio (de *quiro-* y el gr. *skopeîn*, observar). m. F., *appareil pour corriger le strabisme*; In., *cheiroscope*. Instrumento para ejercicios ortópticos con el cual un objeto de prueba es reflejado por medio de un espejo de modo que sea visto por el ojo normal y, proyectado sobre una mesa de dibujo, es reseguido con un lápiz guiándose con el ojo defectuoso.

quirospasmo (de *quiro-* y el gr. *spasmós*, contracción). m. A., *Xyrospasmus*; F., *xyrospasme*; In., *keirospasm*; It., *xirospasmo*; P., *quirospasmo*. Espasmo de las manos; calambre de los escribientes u otro de la mano.

quiroteca (del lat. *chirotheca*, y éste del gr. *cheirothéke*; de *cheír*, mano, y *théke*, estuche, bolsa). f. Envoltura o vendaje en forma de guante para las manos.

quirúrgico (del lat. *chirurgicus*, y éste del gr. *cheirourgikós*). adj. F., *chirurgical*; In., *surgical*. Relativo a la cirugía.

quirurgo (del lat. *chirurgus*, y éste del gr. *cheirourgós*; de *cheír*, mano, y *érgon*, obra). m. CIRUJANO.

quiste (del gr. *kýstis*, vejiga). m. A., *Zyste*; F., *kyste*; In., *cyst*; It., *cisti*; P., *quisto*. Tumor formado por un saco cerrado, normal o accidental, especialmente el que contiene líquido o una sustancia semisólida. || **-adventicio.** Quiste formado alrededor de un cuerpo extraño o de un líquido o exudado patológico. || **-aéreo del pulmón.** Enfermedad congénita, quística, del pulmón || **-aracnoideo hemorrágico.** PAQUIMENINGITIS. || **-ateromatoso.** Tumor sebáceo de la piel, que contiene materia pultácea. || **-branquiógeno.** Quiste formado por la oclusión incompleta de una hendidura branquial. || **-broncogénico.** Quiste congénito originado en el árbol bronquial. || **-coloide.** Quiste que contiene una sustancia semejante a la gelatina. || **-compuesto.** QUISTE MULTILOCULAR. || **-consecutivo.** El desarrollado a consecuencia de un cuerpo extraño o del depósito de una materia cualquiera. || **-de Baker.** Hernia de la membrana sinovial de una articulación a través de una abertura de la cápsula articular. || **-de Blessig.** Degeneración quistoide periférica de la retina o edema retinal de Ivanov. || **-de Boyer.** Aumento progresivo e indoloro de la bolsa subhioidea. || **-de chocolate.** Quiste lleno de sangre digerida. || Lesión característica de la endometriosis. || **-de Cowper.** Quiste formado por la dilatación de una glándula de Cowper. || **-de equinococos.** QUISTE HIDATÍDICO. || **-de involución.** Dilatación quística múltiple de los conductos galactóforos después de la menopausia. || **-de Meibomio** o **meibomiano.** CALACIO. || **-de Naboth.** Pequeño quiste formado por la retención de la secreción de las glándulas cervicales. || **-de Rathke.** Grupos de células epiteliales que forman pequeños quistes coloidales en la *pars intermedia* de la hipófisis. || **-de Sampson.** QUISTE DE CHOCOLATE. || **-de Stafne.** Defecto óseo mandibular que generalmente contiene glándulas salivares. || **-de Wolff.** Quiste del ligamento ancho del útero que se considera debido a restos del cuerpo de Wolff. || **-del ovario.** Quiste del ovario propiamente dicho, sea cual fuere su naturaleza: dermoide, multilocular, etc. || Quiste del ovario propiamente dicho, sea cual fuere su naturaleza: dermoide, multilocular, etc. || **-dentígero.** El originado en el órgano del esmalte de un diente en desarrollo. || Quiste dermoideo que contiene dientes. || **-dermoide** o **dermoideo.** Quiste cuya pared es análoga en estructura a la piel y contiene materias organizadas, grasa, pelos, dientes, glándulas, etc., a veces restos teratoides. || **-endotelial.** Quiste cuyo saco está tapizado de endotelio. || **-ependimario.** Dilatación circunscrita de una porción del epéndimo. || **-epitelial.** QUISTE DERMOIDE. || **-espermático.** QUISTE SEMINAL. || **-falso.** Quiste adventicio o consecutivo. || **-folicular.** QUISTE DENTÍGERO, 2.ª acep. || **-folicular.** Quiste debido a la oclusión de un folículo glandular. || **-gaseoso.** Pequeño quiste que contiene gases, de origen bacteriano. || **-hemático** o **sanguíneo.** Quiste que contiene sangre, el suero especialmente, por haberse resorbido los coágulos. || **-hemorrágico.** Masa de sangre extravasada y encapsulada. || **-hidatídico.** Quiste que se forma en la intimidad de los órganos, hígado, cerebro, pulmón, etc., por el desarrollo de la larva de la tenia del perro, *Taenia echinococcus*, que, introducida en el estómago, es transportada a diversos órganos. Estos quistes adquieren a veces un tamaño considerable y sólo producen trastornos por el espacio que ocupan y la compresión que determinan. || **-hipofisario.** QUISTE DE RATHKE. || **-intraligamentario.** Quiste del ligamento ancho. || **-láctico.** Quiste por retención de leche a consecuencia de la obstrucción de un conducto galactóforo. || **-luteínico.** Quiste del cuerpo lúteo ovárico. || **-mucoide.** Quiste cuya envoltura tiene una estructura análoga a la de una mucosa. || **-mucoso.** Quiste por retención, que contiene moco. || **-multilocular.** Quiste cuya cavidad se halla dividida por tabiques que limitan numerosos espacios. || **-neural.** Dilatación quística de un ventrículo o espacio linfático del encéfalo o médula. || **-nevoideo.**

Quiste de paredes muy vasculares. ‖ **-papilífero.** Quiste cuya pared presenta excrecencias papilares. ‖ **-paranéfrico.** Quiste desarrollado en la atmósfera adiposa que rodea el riñón. ‖ **-paraovárico.** Quiste cuyo punto de partida es el órgano de Rosenmüller o paraovario. ‖ **-pilífero** o **piloso.** Variedad de quiste dermoide, especialmente del ovario, que contiene pelos libres en la materia sebácea de que está formado. ‖ **-pilonidal.** Distensión quística en la región sacrococcígea tapizada de epitelio escamoso estratificado, que a menudo contiene pelo y se extiende a veces profundamente. ‖ **-por dilatación** o **por distensión.** Quistes formados por dilatación o distensión de un conducto o cavidad preexistentes. ‖ **-por exudación.** Quiste formado por un exudado coleccionado en una cavidad cerrada. ‖ **-por implantación** o **por inclusión.** Quiste formado por una porción de piel incluida en los tejidos profundos. ‖ **-por retención.** El producido por la retención de la secreción de una glándula por obstrucción del orificio de la misma. ‖ **-por secuestración.** Quiste dermoide separado de la piel, debido a un desplazamiento embrionario de una porción de piel. ‖ **-prolífero** o **proliferante.** Quiste en cuyo interior existen numerosos quistes en vía de desarrollo, de volumen distinto. ‖ **-prolígero.** Formación quística en un adenocarcinoma. ‖ **-radicular.** El originado por un granuloma de una raíz dentaria. ‖ **-sacular.** Acumulación de serosidad en un saco herniario que no tiene ya comunicación con el peritoneo. ‖ **-sebáceo.** Quiste por retención de una glándula sebácea. ‖ **-seminal.** Quiste que contiene semen. ‖ **-seroso.** Quiste que contiene líquido claro o suero. ‖ **-simple.** Quiste que contiene un producto de excreción o de secreción. ‖ **-sinovial.** GANGLIÓN. ‖ **-sublingual.** RÁNULA. ‖ **-tecal.** Distensión circunscrita de una vaina tendinosa. ‖ **-umbilical** o **vitelointestinal.** Quiste en la región umbilical debido a la persistencia del conducto umbilical. ‖ **-unilocular.** Quiste constituido por una sola cavidad. ‖ **-vascular.** El formado por la dilatación de un vaso o vasos.

quistectomía (del gr. *kýstis,* vejiga, y *ektomé,* resección). f. F., *kystectomie;* In., *cystectomy.* Ablación de un quiste ‖ CISTECTOMÍA.

quistitis. f. Vaginitis, colpitis. ‖ CISTITIS.

quistitomía. f. CISTITOMÍA.

quistoptosis (del gr. *kýsthos,* vagina, y *ptosis,* caída). f. Prolapso de la vagina que contiene la vejiga y uretra.

quitina (del gr. *chitón,* túnica). f. A., *Chitin;* F., *chitine;* In., *chitin;* It., *chitina;* P., *quitina.* Sustancia córnea, que forma la estroma o armazón del exosqueleto de los animales artrópodos (insectos, crustáceos, etc.).

quitinoso. adj. Compuesto de quitina o de su naturaleza.

quitoneuro (del gr. *chitón,* túnica, y *neûron,* nervio). m. Vaina nerviosa en general; perineuro, neurilema.

quitonitis (del gr. *chitón,* túnica, y el suf. *-itis*). f. Inflamación de una membrana de envoltura.

quoad functionem. fr. lat. *Por lo que se refiere al funcionamiento;* se aplica generalmente al pronóstico.

quoad vitam. fr. lat. *Por lo que se refiere a la vida;* se aplica al pronóstico.

r

R. Abreviatura de *récipe, Reaumur, resistencia, respiración, roentgen.*

R-875. m. Derivado dextrógiro del compuesto 2,2-difenil-3-metil-4-morfolino-butil-pirrolidina, sintetizado por Paul Janssen. Analgésico parecido a la morfina. *Sin.:* Bitartrato de dextromoramida, Palfium ®.

Ra. Símbolo químico del *rádium.*

Raab (Síndrome de). V. SÍNDROME.

Raabe (Reacción de) (Gustav *Raabe,* médico alemán contemporáneo). V. REACCIÓN.

Raap (Enfermedad de). V. ENFERMEDAD.

rabadilla (dim. de *rabada*). f. F., *croupion, croupe;* In., *rump.* Extremo inferior de la columna vertebral formado por el cóccix y la última porción del sacro.

rábano (del lat. *raphanus,* y éste del gr. *rháphanos*). m. A., *Rettich;* F., *radis;* In., *radish;* It., *ravanello;* P., *rábano.* Nombre de varias plantas crucíferas; la raíz del rábano común *(Raphanus sativus)* es comestible y debe su sabor picante a una esencia sulfurada; la del rábano rusticano *(Cochlearia armoracia)* es mucho más rica en esencia y se usa en medicina como antiescorbútica y excitante, principalmente en forma de jarabe preparado con el zumo de la raíz fresca.

rabarbarina. f. REÍNA.

rabdasoideos. m. pl. Superfamilia de gusanos nematodos que se caracteriza por presentar generaciones heterogenéticas: una de machos y hembras rabdatiformes libres y otra de hembras filariformes parásitas. Su especie más importante es el *Strongyloides stercoralis.*

rabdo-. Forma prefija del gr. *rhábdos,* bastón. ‖ Indica también relación con el músculo estriado.

rabdocito (de *rabdo-* y el gr. *kýtos,* cavidad). m. F., *rhabdocyte;* In., *rhabdocyte.* Leucocito polimorfonuclear, cuyo núcleo, en lugar de ser lobulado, tiene forma de banda; metamielocito.

rabdofobia (de *rabdo-* y el gr. *phóbos,* temor). f. Temor morboso a los bastones o a los bastonazos.

rabdoide (de *rabdo-* y el gr. *eídos,* aspecto). adj. A., *rhabdoid;* F., *rhabdoïde;* In., *rhabdoid;* It. y P., *rabdoide.* Semejante a un bastón o cilindro; se aplica también a la sutura sagital.

rabdomiocondroma (de *rabdo-,* el gr. *mỹs, myós,* músculo, *chóndros,* y el suf. *-oma*). m. F., *rhabdomyochondrome;* In., *rhabdomyochondroma.* Condroma con elementos de rabdomioma.

rabdomioma. m. A., *Rhabdomyom;* F., *rhabdomyome;* In., *rhabdomyoma;* It. y P., *rabdomioma.* Mioma estriocelular; mioma compuesto de fibras musculares estriadas.

rabdomiomixoma (de *rabdo-,* el gr. *mỹs, myós,* músculo, *myxa,* moco, y el suf. *-oma*). m. F., *rhabdomyomyxome;* In., *rhabdomyomyxoma.* Tumor compuesto de elementos de rabdomioma y de mixoma.

rabdomiosarcoma (de *rabdo-,* el gr. *mỹs, myós,* músculo, *sárx, sarkós,* carne, y el suf. *-oma*). m. A., *Rhabdomyosarkom;* F., *rhabdomyosarcome;* In., *rhabdomyosarcoma;* It., *rabdomiosarcoma;* P., *rabdomiossarcoma.* Sarcoma y rabdomioma combinados.

rabdonema. m. V. RHABDITIS.

rabdovirus. m. F., *rhabdovirus;* In., *rhabdovirus.* V. RHABDOVIRIDAE.

rabelaisina o **rabelesina.** f. Glucósido tóxico de la planta de las islas Filipinas *Rabelaisia philippinensis;* estimulante cardíaco.

rabia (del lat. *rabies*). f. A., *Wutkrankheit;* F., *rage;* In., *rabies;* It., *rabbia;* P., *raiva.* Enfermedad específica propia de ciertos animales (perro, lobo, gato), comunicable al hombre y a otros animales por mordedura y debida a un virus del género *Lyssavirus* (V. LYSSAVIRUS). Después de un período de incubación, variable de 1 a 6 meses, aparece la enfermedad, que consiste en esencia en un trastorno de la sensibilidad y el movimiento y en la que pueden distinguirse tres períodos más o menos consecutivos: *prodrómico,* con modificaciones del carácter, depresión, temor, dolores en la cicatriz de la mordedura y parestesias; de *excitación,* con espasmos intensos de los músculos faríngeos, hidrofobia, espasmos clónicos de las extremidades y tronco, y trastornos mentales (accesos maníacos, alucinaciones; *de depresión,* con parálisis de las extremidades y de los nervios craneales; muerte por apnea. Se han descrito lesiones específicas en los centros nerviosos con la aparición de cuerpos de inclusión citoplasmáticos (cuerpos de Negri). *Sin.:* Hidrofobia, lisa. ‖ **-canina** o **felina.** Rabia de los perros o los gatos, respectivamente. ‖ **-de laboratorio.** La contraída en el laboratorio por la manipulación con la vacuna preventiva. ‖ **-furiosa.** Variedad de rabia en la que el período de excitación es muy pronunciado. ‖ **-muda** o **paralítica.** Variedad de rabia canina en la que la parálisis es el síntoma precoz y predominante.

rabicida (de *rabia* y el lat. *caedere,* matar). adj. F., *destructeur du virus rabique;* In., *rabicidal.* Destructor del virus rábico.

rabífico o **rabígeno** (de *rabia* y el lat. *facere,* hacer, o el gr. *gennān,* producir, engendrar). adj. Que produce la rabia.

racémico. adj. F., *racémique;* In., *racemic.* Ópticamente inactivo. ‖ **-(Ácido)** Combinación de ácidos dextrotártrico y levotártrico, inactiva ópticamente, que se extrae de las aguas madres de que se ha obtenido el ácido tártrico.

racemiforme (del lat. *racemus,* racimo, y de *forma*). adj. En forma de racimo.

racemización. f. Conversión de una sustancia ópticamente activa en inactiva.

racemoso (del lat. *racemosus*). adj. F., *racémeux;* In., *racemose.* Semejante a un racimo de uvas.

rachis. m. RAQUIS.

racial. adj. Relativo a la raza.

racimo (del lat. *racemus*). m. A., *Traube;* F., *grappe;* In., *cluster;* It., *grappolo;* P., *racimo.* Conjunto de partes pequeñas unidas por pedículos a un mismo tallo. ‖ **-de Carswell.** Infiltraciones tuberculosas distribuidas en masas semejantes a racimos alrededor de los bronquios. ‖ **-(Glándula en).** GLÁNDULA ACINOSA.

Racine (Síndrome de) (W. *Racine,* médico suizo, 1898-1946). V. SÍNDROME.

ración (del lat. *ratio, -onis,* medida, proporción). f. A., *Ration;* F. e In., *ration;* It., *razione;* P., *ração.* Cantidad fija de alimentos o bebidas que se permite diariamente a un sujeto sano o enfermo. Se admite que la ración de un adulto sano debe comprender de 80 a 120 g de materias albuminoideas, de 50 a 70 g de grasa y de 350 a 500 g de hidratos de carbono para suministrar las 2.700 calorías necesarias a un hombre en estado de reposo y las 600 de más que consume por el trabajo.

racional (del lat. *rationalis*). adj. F., *rationnel;* In., *rational.* Relativo a la razón o de acuerdo con ella.

racionalización. f. F., *rationalisation;* In., *rationalization.* Proceso mental de carácter defensivo por el cual un sujeto intenta justificar, por medio de explicaciones adecuadas a criterios éticos o lógicos, ideas, sentimientos o conductas inaceptables para él, y cuya real motivación permanece inconsciente.

racoma o **racosis** (del gr. *rhakoûn*, desgarrar). f. Excoriación o fisura de la piel u otra parte.

racor (del ingl. *rackwork*, de *rack*, unir, y *work*, que obra). m. Pieza metálica con dos roscas internas, que sirve para unir tubos. || Por extensión, pieza de otra materia que se enchufa sin rosca para unir tubuladuras.

rad (apócope de *radiación*). m. F. e In., *rad*. Unidad de la dosis de radiación absorbida por la materia y que produce la liberación por ionización de una cantidad de energía igual a 100 ergios por gramo de materia. || Abreviatura de *radix*, raíz.

radarterapia. f. Terapéutica por las ondas de radar, principalmente antiinflamatoria y antiálgica.

Radcliffe (Elixir de) (John *Radcliffe*, médico inglés, 1650-1729). V. ELIXIR.

radectomía (del lat. *radix* y el gr. *ektomé*, escisión). f. F., *excision de la racine d'une dent*; In., *radectomy*. Escisión total o parcial de la raíz de un diente.

radia. f. REDIA.

radiable. adj. Capaz de ser penetrado por los rayos X u otros.

radiación (del lat. *radiatio, -onis*). f. A., *Strahlung*; F. e In., *radiation*; It., *radiazione*; P., *radiação*. Energía asociada a las ondas electromagnéticas (espectro visible, infrarrojo, ultravioleta) y emitida en forma de fotones. || Emisión de rayos luminosos, calorías, químicos, etc. || Energía emanada o emitida por el núcleo inestable de ciertos elementos (radio, uranio, etc.) en forma de partículas α (núcleos de helio), partículas β (electrones) o rayos γ. Los elementos que emiten dichos tipos de radiaciones reciben el nombre de radiactivos.|| Tratamiento por el radio u otra sustancia radiactiva.|| En anatomía, grupo de fibras nerviosas o musculares que divergen desde un centro común. || -**acústica** o **auditoria.** Fascículo de fibras en la parte posterior de la cápsula interna que va del cuerpo geniculado interno a las circunvoluciones temporales superior y transversa. || -**corpuscular.** Partículas subatómicas, como electrones, protones o neutrones o combinación de éstas a grandes velocidades. || -**de Cerenkov.** Emisión luminosa cuando partículas subatómicas penetran en una sustancia como el vidrio a una velocidad superior a la de la luz. || -**de Gratiolet, occipitotalámica** u **óptica.** Sistema de fibras nerviosas continuas con las de la corona radiante, derivadas principalmente de los cuerpos geniculados y la vía óptica. || -**de Huldshinsky.** Fórmula para una tanda de tratamiento con rayos ultravioletas de una lámpara de cuarzo. || -**de Rollier.** Fórmula para la exposición gradual del cuerpo a dosis crecientes de rayos ultraviolados solares. || -**de supervoltaje.** Radiación ionizante de energía superior a 1 MeV. || -**del cuerpo calloso.** Fibras que van del cuerpo calloso al centro medular de cada hemisferio cerebral.|| -**electromagnética.** Ondas que se desplazan con la velocidad de la luz pero cuyas longitudes de onda son muy variables, desde las hertzianas a las cósmicas. || -**estriotalámica.** Sistema de fibras nerviosas que une el tálamo óptico con la región hipotalámica. || -**mitógena de Gurvich.** Energía celular e hística que induce o es inducida por el proceso de mitosis. || -**piramidal.** Fibras que se extienden desde el fascículo piramidal a la corteza cerebral. || -**talámica.** Sistema de fibras desde el tálamo óptico al hemisferio. || -**tegmentaria.** Sistema de fibras que irradian desde la porción posterior de la cápsula interna a la corteza cerebral.

radiactinio. m. F., *radioactinium*; In., *radioactinium*. Cuerpo formado por la desintegración del actinio, que emite rayos α y se desintegra a su vez en actinio X.

radiactividad. f. A., *Radioaktivität*; F., *radioactivité*; In., *radioactivity*; It., *radioattività*; P., *radioactividade*. Propiedad de ciertos cuerpos de emitir continua y espontáneamente rayos capaces de atravesar medios opacos a la luz, impresionar placas fotográficas y hacer a los gases conductores de la electricidad. || Descomposición espontánea de los átomos con emisión de rayos α, β o γ. || -**artificial** o **inducida.** Radiactividad temporal de una sustancia colocada en el campo de acción de un cuerpo radiactivo.

radiactivo. adj. F., *radioactif*; In., *radioactive*. Dícese de los cuerpos dotados de radiactividad: actinio, polonio, rádium, torio.

radiado. adj. F., *radié, rayonné*; In., *radiate*. Compuesto de rayos divergentes; dispuesto a modo de radios.

radial. adj. F., *radial*; In., *radial*. Relativo al hueso radio. V. ARTERIAS, MÚSCULOS, NERVIOS (TABLAS DE). || Relativo a un radio o rayo.

radián. m. En oftalmometría, arco cuya longitud es igual al radio de su curva.

radiante (del lat. *radians, -antis*, p. a. de *radiare*, centellear). adj. que diverge desde un centro común. || RADIACTIVO. || F., *radius*. V. MATERIA.

radiaterpia (de *radio-* y el gr. *aterpía*, disgusto, malestar). f. Síndrome complejo caracterizado especialmente por un estado de malestar general, con cefalalgia, náuseas, etc., producido por la aplicación de grandes dosis de rayos X, rádium o isótopos radiactivos.

radical (del lat. *radix, -icis*, raíz). adj. Relativo a una raíz, radicular. || Dirigido contra la raíz u origen de un proceso morboso. Se aplica especialmente a cura y operación. || m. A., *Radikal*; F. e In., *radical*; It., *radicale*; P., *radical*. Grupo de átomos que en las combinaciones actúa como cuerpo simple, pero que no existe en estado libre. || Grupo haptóforo de un anticuerpo. || -**ácido.** Elemento electronegativo que se combina con el hidrógeno para formar un ácido. || -**compuesto.** Radical formado de dos o más elementos, que se combina y separa de los compuestos a modo de cuerpo simple.

radicícola (del lat. *radix, -icis*, raíz, y *colere*, habitar). adj. Dícese de los animales o plantas parásitos de las raíces vegetales. Ú.t.c.s.

radicotomía (del lat. *radix, -icis*, raíz, y el gr. *tomé*, corte). f. RIZOTOMÍA.

radícula (del lat. *radicula*, raicilla). f. A., *Wurzelchen*; F., *radicule*; In., *radicle*; It., *radice*; P., *radícula*. Raíz pequeña.

radiculalgia (del lat. *radicula*, raicilla, y el gr. *álgos*, dolor). f. A., *Nervenwurzelneuralgie*; F., *radiculalgie*; In., *radiculalgia*; It., *radicolalgia*; P., *radiculalgia*. Neuralgia de las raíces nerviosas.

radiculectomía (del lat. *radicula*, raicilla, y el gr. *ektomé*, resección). f. F., *radiculectomie*; In., *radiculectomy*. Extirpación de una raíz nerviosa.

radiculitis (de *radícula* y el suf. *-itis*). f. A., *Wurzelneuritis*; F., *radiculite*; In., *radiculitis*; It., *radicolite*; P., *radiculite*. Inflamación de las raíces de los nervios espinales.

radiculoganglionitis (de *radícula*, el gr. *gágglion*, ganglio, y el suf. *-itis*). f. F., *polyradiculo-névrite, syndrome de Guillain-Barré*; In., *radiculoganglionitis*. Inflamación de las raíces nerviosas espinales posteriores y de sus ganglios.

radiculoneuritis (de *radícula*, el gr. *neûron*, nervio, y el suf. *-itis*). f. Síndrome de Guillain-Barré

radiculoneuropatía (del lat. *radicula*, raicilla, el gr. *neûron*, nervio, y *páthos*, enfermedad). f. F., *affection des racines nerveuses et des nerfs*; In., *radiculoneuropathy*. Afección de los nervios periféricos y de sus raíces.

radiectomía. f. RADECTOMÍA.

radífero (del lat. *radius*, radio, y *ferre*, llevar). adj. Que contiene radio o emite radiaciones.

radio (del lat. *radius*). m. F., *rayon*; In., *radius*. Línea recta desde el centro a un punto de la circunferencia. || RÁDIUM. || F., *radius*. HUESO RADIO. V. HUESOS (TABLA DE).

radio-. Forma prefija del lat. *radius*, radio, rayo.

radioacción. f. RADIACTIVIDAD.

radioanafilaxis (de *radio-*, el gr. *aná*, en exceso, y *phylaxis*, protección). f. Sensibilización anafiláctica a los rayos X o a otra forma de energía radiante.

radioautografía (de *radio-*, el gr. *autós*, el mismo, y *gráphein*, describir). f. Fotografía de tejidos o secciones de tejidos inyectados con sustancias radiactivas y cubiertos con una emulsión gelatinosa fotográfica que se revela después de una exposición suficiente a los rayos emitidos por la sustancia radiactiva.

radiobicipital (de *radio-* y el lat. *biceps, bicipitis*, de dos cabezas). adj. Relativo al hueso radio y al músculo bíceps del brazo.

radiobiología (de *radio-*, el gr. *bíos*, vida, y *lógos*, tratado). f. Estudio de la acción de las radiaciones sobre los seres organizados.

radiocalcio. m. F., *radiocalcium;* In., *radiocalcium.* Isótopo radiactivo del calcio, ^{45}Ca, con una vida media de 180 días, trazador ideal en el estudio del metabolismo del calcio.

radiocarbono. m. F., *radiocarbone;* In., *radiocarbon.* Isótopo radiactivo del carbono, como el ^{14}C, con una vida media de varios miles de años; es un importante trazador radiactivo.

radiocardiografía (de *radio-*, el gr. *kardía*, corazón, y *gráphein*, describir). f. F., *radiocardiographie;* In., *radiocardiography.* Radiografía que informa del paso a través de las cavidades del corazón, de una sustancia radiactiva inyectada en la sangre.

radiocarpiano (de *radio-* y el gr. *karpós*, carpo). adj. F., *radio-carpien;* In., *radiocarpal.* Relativo o perteneciente al radio y al carpo.

radiocinematógrafo (de *radio-*, el gr. *kínema, -atos*, movimiento, y *gráphein*, describir). m. F., *radiocinématographe;* In., *radiocinematograph.* Aparato que combina la cámara de cinematografía con el tubo de rayos X, haciendo posible la visión cinematográfica de los órganos internos.

radiocronómetro (de *radio-*, el gr. *krónos*, tiempo, y *métron*, medida). m. Aparato que sirve para medir arbitrariamente la calidad penetrante de los rayos X. El más usado es el de Benoist, que consiste en un disco de plata con doce láminas de aluminio de grosor creciente en la periferia del disco.

radiocubital (de *radio-* y el lat. *cubitus*, codo). adj. Relativo al radio y el cúbito.

radiodermitis o **radiodermatitis** (de *radio-*, el gr. *dérma, -atos*, piel, y el suf. *-itis*). f. A., *Radiodermatitis;* F., *radiodermite;* In., *radiodermitis;* It. y P., *radiodermatite.* Dermatitis producida por la exposición a los rayos X o a otras radiaciones.

radiodiáfano (de *radio-* y el gr. *diaphanés*, transparente). m. Instrumento para la práctica de la transiluminación por medio del rádium.

radiodiagnóstico o **radiodiagnosis** (de *radio-* y el gr. *diagnostikós*, apto para discernirlo, o *diágnosis*, distinción). f. y m. A., *Röntgendiagnostik;* F., *radiodiagnostic;* In., *radiodiagnostics;* It., *radiodiagnostica;* P., *radiodiagnóstico.* Diagnóstico por medio de radioscopias y radiografías.

radiodigital (de *radio-* y el lat. *digitus*, dedo). adj. Relativo al radio y los dedos.

radiodoncia. f. Radiología dentaria.

radiodosimetría (de *radio-*, el gr. *dósis*, acción de dar, y *métron*, medida). f. Dosificación de los rayos X.

radioelectrocardiografía (de *radio-*, el gr. *élektron*, ámbar, *kardía*, corazón, y *gráphein*, describir). f. F., *radioélectrocardiographie;* In., *radioelectrocardiography.* Técnica de registro de la concentración de un radioisótopo inyectado en la sangre y existente en las cavidades cardíacas.

radioelemento. m. A., *Radioelement;* F., *radioélément;* In., *radioelement;* It. y P., *radioelemento.* Elemento radiactivo.

radioemanación. f. EMANACIÓN, 2.ª acep.

radioepidermitis o **radioepitelitis** (de *radio-*, *epidermis* o *epitelio* y el suf. *-itis*). f. F., *radioépidermite;* In., *radioepidermitis.* Inflamación o destrucción de la epidermis o del epitelio, respectivamente, por la exposición a los rayos X.

radiofalangético (de *radio-* y el gr. *phálagx, -aggos*, hilera de soldados). adj. Relativo al hueso radio y a las falangetas. ‖ m. Músculo flexor largo del pulgar.

radiofobia (de *radio-* y el gr. *phóbos*, temor). f. Temor morboso a los efectos nerviosos de los rayos X o el radio.

radiofósforo. m. Fósforo radiactivo.

radiofotografía (de *radio-*, el gr. *phôs, photós*, luz, y *gráphein*, describir). f. F., *radiophotographie;* In., *radiophotography.* Fotografía de una imagen radioscópica.

radiógeno o **radiogénico** (de *radio-* y el gr. *gennân*, producir, engendrar). adj. F., *radiogène;* In., *radiogenic.* Que produce rayos X o es producido por ellos.

radiografía (de *radio-* y el gr. *gráphein*, describir, registrar). f. A., *Radiographie;* F., *radiographie;* In., *radiography;* It. y P., *radiografía.* Fotografía por los rayos X; esquiagrafía, roentgenografía. ‖ **-seriada por planos paralelos.** Radiografía de una sección, estrato o plano predeterminados del cuerpo o de un órgano, con exclusión de los demás. Los métodos empleados para ello difieren ligeramente y se reducen a movimientos combinados y simultáneos de la película y de la ampolla durante la exposición. *Sin.:* Planigrafía, tomografía.

radiograma. m. F., *radiogramme;* In., *radiogram.* Prueba fotográfica obtenida con los rayos X.

radiohumeral (de *radio-* y el lat. *umerus*, hombro). adj. Relativo o perteneciente a los huesos radio y húmero.

radioinmunidad o **radioinmunización.** f. F., *radioimmunisation, radiorésistance;* In., *radioimmunity.* Estado de menor sensibilidad a las radiaciones, producido generalmente por la irradiación repetida; radiorresistencia adquirida.

radioinmunoanálisis. m. F., *méthode radio-immunologique, radio-immunoessai;* In., *radioimmunoassay.* Método de análisis competitivo basado en la reacción de dos antígenos iguales (uno de ellos marcado con radioisótopo) con su anticuerpo. En medicina se utiliza para la determinación precisa de la concentración de hormonas, antígenos, medicamentos, etc., en la sangre, orina o líquidos biológicos.

radioisótopo (de *radio-*, el gr. *íssos*, igual, y *tópos*, lugar). m. A., *Radioisotop;* F., *radio-isotope;* In., *radioisotope;* It., *radioisotopo;* P., *radioisótopo.* Isótopo radiactivo de un elemento: fósforo, hierro, magnesio, nitrógeno, sodio, yodo, etc., producido artificialmente por bombardeo con partículas atómicas de elevada energía, cargadas positivamente o con neutrones. Se emplean como marcadores o trazadores.

radiolábil (de *radio-* y el lat. *labare*, tambalearse). adj. Sensible o que sufre variaciones por la acción de los rayos X.

radiología (de *radio-* y el gr. *lógos*, tratado). f. A., *Röntgenkunde;* F., *radiologie;* In., *radiology;* It. y P., *radiologia.* Estudio de las radiaciones, especialmente de los rayos X, en sus aplicaciones al diagnóstico y tratamiento. ‖ **-intervencionista.** Término que designa todos los métodos radiológicos más o menos cruentos que permiten realizar un diagnóstico o practicar una terapéutica alternativa a la cirugía.

radiólogo. adj. y s. F., *radiologue;* In., *radiologist.* Experto en radiología.

radiolúcido. adj. F., *translucide aux rayons X;* In., *radiolucent.* Translúcido a los rayos X.

radioluminiscencia (de *radio-* y el lat. *lumen, -inis*, luz). f. Luminiscencia provocada por sustancias radiactivas cuyos rayos chocan con un obstáculo o pantalla tratada con medios apropiados.

radiómetro (de *radio-* y el gr. *métron*, medida). m. F., *radiomètre;* In., *radiometer.* Aparato para medir la cantidad y calidad de la energía radiante.

radiomicrómetro (de *radio-* y el gr. *mikrós*, pequeño, y *métron*, medida). m. F., *radiomicromètre;* In., *radiomicrometer.* Instrumento para descubrir pequeños cambios de energía radiante.

radiomimético (de *radio-* y el gr. *mímesis*, imitación). adj. F., *radiominétique;* In., *radiomimetic.* Dícese de las sustancias orgánicas que actúan, bloqueando las mitosis celulares, rompiendo cromosomas, despolimerizando nucleoproteidos, etc., cualidades que recuerdan la acción ejercida por las radiaciones. Ú.t.c.s. || m. V. ANTIMICÓTICO.

radiomuscular. adj. Relativo a la arteria o nervio radiales y el músculo.

radiomutación. f. In., *radiomutation.* Mutación por exposición a la energía radiante.

radión. m. In., *radion.* Partícula radiante emitida por una sustancia radiactiva.

radionecrosis (de *radio-* y el gr. *nékrosis,* mortificación). f. In., *radionecrosis.* Necrosis producida por radiaciones.

radioneuritis (de *radio-,* el gr. *neûron,* nervio, y el suf. *-itis*). f. In., *radioneuritis.* Forma de neuritis en quienes manipulan continuamente elementos radiactivos.

radionosis (de *radio-* y el gr. *nósos,* enfermedad). f. RADIATERPIA.

radionúclido. m. In., *radionuclide.* Núclido que presenta radiactividad.

radiopacidad. f. In., *radiopacity.* Cualidad de no ser atravesado por los rayos X.

radiopaco (de *radio-* y el lat. *opacus,* umbroso). adj. In., *radiopaque.* Que no permite el paso de la energía radiante; opaco a los rayos X.

radiopalmar. adj. Relativo al radio o arteria radial y la palma de la mano.

radiopatología (de *radio-,* el gr. *páthos,* enfermedad, y *lógos,* tratado). f. In., *radiopathology.* Estudio de los efectos nocivos provocados por las radiaciones en los tejidos.

radiopelvigrafía (de *radio-,* el lat. *pelvis,* lebrillo, y el gr. *gráphein,* describir). f. Radiografía de la pelvis.

radiopelvimetría (de *radio-,* el lat. *pelvis,* lebrillo, y el gr. *métron,* medida). f. In., *radiopelvimetry.* Radiografía de la pelvis (lateral y de frente) que tiene por objeto la medición de los diversos diámetros pélvicos, así como el estudio morfológico de sus diversos segmentos.

radioplastia (de *radio-* y el gr. *plastós,* modelado). f. In., *radioplastic.* Formación de la imagen plástica de un órgano valiéndose de medidas radioscópicas.

radiopraxis (de *radio-* y el gr. *prâxis,* ejercicio). f. Práctica y uso de las diversas clases de rayos luminosos, electricidad, etc., en el tratamiento de las enfermedades.

radioprotector (del lat. *protectus,* p. p. de *protegere,* resguardar). adj. Dícese de la sustancia natural o sintética, mineral u orgánica que, administrada antes de la exposición de un órgano viviente a las radiaciones, disminuye sus efectos nocivos. Ú.t.c.s.m. Las más importantes son las sustancias que contienen el grupo sulfhidrilo (-SH) y alguna amina.

radioquímica (de *radio-* y el gr. *chymós,* jugo de planta). f. A., *Strahlungschemie;* F., *radiochimie;* In., *radiochemistry;* It., *radiochimica;* P., *radioquímica.* Rama de la química que trata de los fenómenos de radiactividad.

radioquimografía (de *radio-,* el gr. *kŷma,* onda, y *gráphein,* describir, registrar). f. Quimografía radiológica, registro gráfico de los movimientos de un órgano o parte en una sola película.

radiorreacción. f. In., *radioreaction.* Reacción orgánica a las radiaciones, especialmente la cutánea.

radiorresistencia (de *radio-* y el lat. *resistere,* oponerse). f. A., *Strahlungsfestigkeit;* F., *radiorésistance;* In., *radioresistance;* It., *radioresistenza;* P., *radiorresistência.* Disminución progresiva de la sensibilidad a las radiaciones por la exposición sucesiva y espaciada a éstas; radioinmunidad, radiovacunación.

radiosclerómetro (de *radio-,* el gr. *sklerós,* duro, y *métron,* medida). m. Instrumento medidor de la dureza de los rayos X; penetrómetro.

radioscopia (de *radio-* y el gr. *skopeîn,* observar). f. A., *Radioskopie;* F., *radioscopie;* In., *radioscopy;* It. y P., *radioscopia.* Examen de la imagen formada en la pantalla fluorescente por un cuerpo interpuesto entre ésta y el tubo de rayos X.

radiosensibilidad. f. A., *Radiosensibilität;* F., *radiosensibilité;* In., *radiosensibility;* It., *radiosensibilità;* P., *radiossensibilidade.* Sensibilidad a los rayos X o al rádium, variable según el estado de los tejidos orgánicos y la intensidad y calidad de las radiaciones.

radiosensitivo. adj. Sensible a la energía radiante o destruible por ella.

radiostereoscopia (de *radio-,* el gr. *stereós,* sólido, y *skopeîn,* observar). f. Radioscopia estereoscópica.

radiosterol. m. VIOSTEROL.

radiostimulación (de *radio-* y el lat. *stimulus,* aguijón). f. Aplicación de rayos X a pequeñas dosis para obtener fenómenos de estimulación funcional.

radiotelurio. m. Polonio o rádium F.

radioterapéutica. f. RADIOTERAPIA.

radioterapia (de *radio-,* el gr. *therapeía,* tratamiento). f. A., *Röntgentherapie;* F., *radiothérapie;* In., *radiotherapy;* It. y P., *radioterapia.* Tratamiento de las enfermedades por toda clase de rayos, especialmente por los roentgenológicos. || Tratamiento por el rádium o por sus sales; curieterapia o radiumterapia. ||**-de contacto.** Utilización terapéutica de rayos blandos procurando concentrar la radiación en el foco tumoral con indemnidad o integridad de los tejidos peritumorales.||**-de movimiento.** Técnica de radioterapia antitumoral que para sortear las radiaciones hace girar el tubo o el enfermo tomando como centro del movimiento circular el tumor. Al variar continuamente el punto de incidencia, los tejidos peritumorales reciben dosis mínimas. ||**-endocavitaria.** Terapéutica en la que contacta directamente el radioelemento con la zona tumoral objeto de tratamiento. ||**-profunda.** Radioterapia que emplea voltajes de 200-300 kV; es llamada radioterapia convencional o de ortovoltaje. ||**-semipenetrante.** Radioterapia intermedia entre la radioterapia superficial y la profunda.||**-superficial.** Radioterapia cuya radiación se absorbe prácticamente en los 2-3 cm de la piel y no afecta las capas más profundas. El voltaje utilizado no llega a los 100 kV.

radiotomía (de *radio-* y el gr. *tomé,* corte). f. desus. Radiografía seriada por planos paralelos. TOMOGRAFÍA.

radiotorio. m. Cuerpo encontrado en la pechblenda en el Colorado, producto de desintegración del torio, semejante a éste por sus propiedades. || Sala o cámara herméticamente cerrada en donde los enfermos respiraban otrora emanaciones de radio.

radiotoxemia. f. In., *radiotoxemia.* Toxemia producida por radiaciones.

radiotóxico. m. Sustancia radiactiva que, por serlo, une a su posible acción tóxica los efectos de su radiactividad.

radiotropismo (de *radio-* y el gr. *trópos,* dirección). m. Tropismo en sus relaciones con las distintas clases de radiaciones.

rádium. m. A., *Radium;* F. e In., *radium;* It., *radio;* P., *rádio.* Metal rarísimo, conocido antes por sus sales, que, como él, son radiactivas. Es un metal de color blanco fosforescente. Su símbolo es *Ra,* su peso atómico 226 y su número atómico 86. Emite rayos α, β, y γ y también emanación de radón.

radiumaterpia (de *rádium* y el gr. *aterpía,* disgusto, malestar). f. Estado morboso semejante a la radiaterpia, producido por las aplicaciones de rádium.

radiumdermitis (de *rádium,* el gr. *dérma,* piel, y el suf. *-itis*). f. Dermitis causada por la exposición al rádium.

radiumterapia. f. CURIETERAPIA, CURIEPUNTURA.

radius (lat.). m. Radio. ||**-brevior o curvus.** Deformidad de Madelung. ||**-fixus.** Línea recta del hormión al inión.

radix (lat.). f. Raíz. ||**-cerebelli.** Pedúnculo posterior del cerebelo. ||**-dentis.** Porción del diente fijo en el alveolo. ||**-liquiritiae.** REGALIZ. ||**-nasi.** Parte superior de la nariz, unida a la frente. ||**-pulmonis.** Hilio del pulmón.

radón. m. A., *Radon;* F., In., It. y P., *radon.* Rádium emanación; elemento radiactivo gaseoso incoloro, obtenido por desintegración del rádium. Símbolo *Rn,* peso atómico 222. ||**-(Semilla de).** Pequeña cápsula de oro o cristal llena de este elemento, que se introduce en los tejidos.

Raeder (Síndrome de) (Georg Johan *Raeder,* oftalmólogo noruego, 1889-1956). V. SÍNDROME.

rafanía (del lat. *raphanus,* y éste del gr. *rháphanos,* rábano). f. Intoxicación crónica atribuida a las semillas del rábano silvestre, semejante al ergotismo, caracterizada por espasmos de los miembros.

rafe (del gr. *rhaphé,* sutura). m. A., *Rhaphe;* F., *raphé;* In., *raphe;* It. y P., *rafe.* Línea prominente en la porción media de un órgano o parte, que parece producida por la reunión o sutura de dos mitades laterales, como el del escroto y periné, el del paladar, etc. ||-**anococcígeo.** Tabique fibroso extendido del ano al cóccix. ||**-de Stilling.** Fibras que unen las pirámides en la cara anterior del bulbo, a nivel del IV ventrículo. ||**-del pene.** Continuación del rafe escrotal en la cara inferior del pene. ||**-faríngeo.** Banda vertical más o menos manifiesta de tejido conjuntivo en la línea media de la pared posterior de la faringe, en la que se insertan las fibras.

-rafia. Forma sufija del gr. *rhaphé,* sutura.

rafidiospora (del gr. *rhaphís, -idos,* aguja, y de *espora*). f. Espora acicular del parásito del paludismo; exotospora o esporozonto.

rafinasa. f. In., *raffinase.* Enzima que hidroliza la rafinosa, probablemente idéntica a la sacarosa.

rafinosa. f. In., *raffinose.* Trisacárido compuesto de D-glucosa, D-galactosa y D-fructosa. $C_{18}SH_{32}O_{16}$. *Sin.:* Melitiosa, melitriosa.

raflesia. f. Planta dicotiledónea de Java y Filipinas. La especie *Rafflesia patma* tiene yemas astringentes que se emplean en aquellos países contra las metrorragias.

rágade o **ragadía** (del gr. *rhagás, -ados,* grieta, fisura). f. A., *Rhagade;* F. e In., *rhagade;* It., *ragade;* P., *rágade.* Excoriación superficial de la piel en los límites mucocutáneos: ano, labios, pezón; dolorosa y rebelde. Ú. m. en pl. FISURA.

ragadiforme. adj. En forma de rágade o fisura.

-ragia o **-rragia.** Formas sufijas de un derivado del gr. *regnýnai,* romper.

ragocito (del gr. *rhax, rhagós,* grano de uva, y *kýtos,* cavidad). m. Leucocito polinuclear que presenta granulaciones citoplasmáticas que contienen combinaciones de inmunoglobulina G, inmunoglobulina M y fibrina. Se encuentra en el líquido sinovial de la poliartritis crónica.

ragoide (del gr. *rháx, rhagós,* grano de uva, y *eîdos,* aspecto). adj. En forma de uva. Dícese de la úvea.

raigón (aum. de *raíz*). m. A., *Zahnstumpf;* F., *chicot;* In., *tooth stump;* It., *moncone del dente;* P., *raíz de dente.* Raíz de un diente que permanece en el alveolo después de la destrucción de la corona.

raíz (del lat. *radix, -icis*). f. A., *Wurzel;* F., *racine;* In., *root;* It., *radice;* P., *raíz.* Tallo descendente de una planta o alguna de sus ramas. || Parte de un órgano implantada en el seno de un tejido. || Fascículo de fibras nerviosas que unido a otro u otros forman un tronco nervioso. ||**-anterior.** Raíz raquídea que comprende las fibras motoras nacidas del asta anterior de la médula y que se une a la raíz posterior después del ganglio raquídeo. ||**-antidisentérica** o **del Brasil.** IPECACUANA. ||**-coclear.** Raíz inferior del nervio vestibulococlear. ||**-de Florencia.** IRIS DE FLORENCIA. ||**-de la uña.** Parte proximal de la uña cubierta enteramente por la piel. ||**-de los dientes.** Porción del diente incluida en el alveolo. ||**-de Mungo.** Raíz de la planta apocinácea *Ophioxylon serpentinum,* de China e India. Antitérmica, antidiarreica y antiemética. ||**-del mesenterio.** Línea de inserción del mesenterio en la pared abdominal al posterior, desde el lado izquierdo de la vértebra LII hasta el extremo superior de la articulación sacroilíaca derecha. ||**-del pene.** Porción posterior, fija, del pene. ||**-del pulmón.** Bronquios, vasos sanguíneos y linfáticos y nervios en el hilio de este órgano. ||**-dorsal.** RAÍZ POSTERIOR. ||**-motora.** RAÍZ ANTERIOR. ||**-pilosa.** Porción de pelo incluida en la piel. ||**-posterior.** Raíz raquídea que comprende las fibras sensitivas, que alcanzan a los surco dorsolateral de la médula, y en la que se encuentra el ganglio raquídeo. ||**-raquídea.** Parte de los nervios espinales comprendida entre su emergencia de la médula y la parte externa del agujero intervertebral o de conjunción. ||**-sensitiva.** RAÍZ POSTERIOR. ||**-ventral.** RAÍZ ANTERIOR. ||**-vestibular.** Raíz superior del nervio vestibulococlear.

Ralfe (Reacción de) (Charles H. *Ralfe,* médico inglés, 1842-1896). V. REACCIÓN.

rama (de *ramo,* y éste del lat. *ramus*). f. A., *Ramus;* F., *rameau;* In., *ramus;* It., *rama;* P., *ramo.* División principal u otra de un vaso o nervio. || Prolongación distinta del cuerpo o de un órgano. || Porción opuesta al mango de los instrumentos compuestos de dos partes iguales: pinzas, fórceps, etc. ||**-anastomótica.** Conjunto de fibras nerviosas que van de un nervio a otro. || Vaso sanguíneo que une dos vasos diferentes. ||**-colateral.** La que sale del tronco de un vaso o nervio. ||**-comunicante.** RAMA ANASTOMÓTICA. ||**-de la mandíbula.** Porción ascendente en los extremos del cuerpo mandibular. ||**-del pubis.** Cada una de las dos porciones, horizontal y descendente, del pubis, que, junto con las ramas del isquion, limitan el agujero obturador. ||**-interfunicular.** Ramas de conexión entre las dos cadenas del sistema simpático. ||**-terminal.** La que da fin a un vaso, desprovista generalmente de anastomosis.

Raman (Efecto de) (Chandrasekhara Venkata *Raman,* físico indio, 1888-1970; premio Nobel de Física en 1930). V. EFECTO.

ramaninjana. f. Nombre indígena de una especie de espasmo saltatorio que se observa en Madagascar. *Sin.:* Velonandrano.

Rambotham o **Ramsbotham (Gancho de)** (Francis *Rambotham,* tocólogo inglés, 1806-1868). Especie de gancho con filo cortante interno para la decapitación del feto muerto.

Ramdohr (Sutura de) (Caesar von *Ramdohr,* cirujano norteamericano, 1855-1912). SUTURA.

Ramel (Enfermedad de). V. ENFERMEDAD.

ramex (lat.). m. HERNIA. || VARICOCELE.

rami (lat.). pl. de *ramus.* ||**-ad potem.** Ramas pontinas de la arteria o tronco basilar. ||**-perforantes.** Fibras terminales del ramo oftálmico del trigémino, que atraviesan la membrana de Bowman.

ramificación (del lat. *ramus,* ramo, y *facere,* hacer). f. A., *Verästelung;* F. e In., *ramification;* It., *ramificazione;* P., *ramificação.* Distribución en ramas de divergencia en varias direcciones. || Rama o serie de ramas. || Modo de distribución en ramas.

ramillete (anatómico) de Riolan o **Riolano.** Conjunto de ligamentos y músculos que se insertan en la apófisis estiloides del temporal: estilogloso, estilofaríngeo y estilohioideo.

ramisección (de *ramo* y el lat. *sectio, -onis,* corte). f. A., *Sympathikusiourzeldurchtrennung;* F. e In., *ramisection;* It., *ramisezione;* P., *ramissecção.* Sección o resección de las ramas comunicantes del simpático en las parálisis espásticas.

Rammstedt (Operación de) (Conrad *Rammstedt,* cirujano alemán, 1867-1963). V. OPERACIÓN.

ramnegina. f. Glucósido colorante del espino cerval, *Rhamnus cathartica,* obtenida de las semillas del mismo. *Sin.:* Ramitina, xantorramnina.

ramno. m. RHAMNUS.

ramnosa. f. Pentosa dextrógira que se encuentra algunas veces en la resina; isodulcita.

ramnoxantina. f. Principio cristalino del *Rhamnus frangula,* que se cree idéntico a la cascarina; frangulina.

ramo (del lat. *ramus*). m. A., *Ast;* F., *rameau;* In., *branch;* It. y P., *ramo.* Rama de segundo orden; rama.

Ramon (Prueba de la floculación de) (Gaston *Ramon,* bacteriólogo francés, 1886-1963). V. PRUEBA.

Ramón y Cajal (Células, coloración de) (Santiago *Ramón y Cajal,* histólogo español, 1852-1934; premio Nobel de Medicina en 1906). V. CÉLULA, COLORACIÓN DE CAJAL.

Ramond (Signo de) (Louis *Ramond,* internista francés, 1879-1952). V. SIGNO.

rampa. f. A., *Scala;* F., *rampe;* In., *scala;* It. y P., *rampa.* Cada una de las dos divisiones del caracol separadas por la lámina espiral, una, timpánica, que termina en la ventana redonda, y otra, vestibular, que comunica con el vestíbulo. || Calambre.

Ramsay Hunt (Síndrome de) (James *Ramsay Hunt,* neurólogo estadounidense, 1874-1937). V. Síndrome.

Ramsden (Ocular de) (Jesse *Ramsden,* óptico inglés, 1735-1800). V. Ocular.

ramus (lat.). m. Rama o ramo. En la terminología anatómica indica una división primaria de un vaso o nervio. || **-ossis ischii** u **ossis pubis.** Ramas del isquion y el pubis, respectivamente.

ramúsculo o **rámulo.** m. A., *Astchen;* F., *ramule;* In., *ramulus;* It. y P., *ramulo.* Rama o ramo pequeños, de las últimas divisiones.

rana (del lat. *rana*). f. A., *Frosch;* F., *grenouille;* In., *frog;* It., *rana;* P., *rã.* Individuo del género *Rana* de anfibios anuros, del que se conocen varias especies. La *R. esculenta* se emplea como alimento, para la preparación de un caldo emoliente en ciertas prácticas de vivisección en los laboratorios. || **-de Cohnheim.** Rana a la que se ha reemplazado la sangre por una solución salina normal.

Randacio (Nervios de) (Francesco *Randacio,* anatomista italiano, 1821-1903). Los cinco filetes eferentes superiores del ganglio de Meckel.

Randia (de Isaac *Rand,* botánico del siglo XVIII). Género de árboles y arbustos rutáceos de los trópicos. El fruto de la especie *R. dumetorum* es intensamente emético.

Randolph (Reacción de) (Nathaniel Archer *Randolph,* médico norteamericano, 1858-1887). V. Reacción.

ranino (de *rana*). adj. Relativo a una rana, a la ránula o a la región sublingual en que ésta aparece.

ranitidina. f. Fármaco antagonista de los receptores H2 de la histamina e inhibidor de la secreción ácida gástrica. Análogo de la cimetidina, se utiliza en el tratamiento de la úlcera gástrica o duodenal.

Ranke (Ángulo de) (Hans Rudolph *Ranke,* anatomista holandés, 1849-1887). V. Ángulo. || **-(Fórmula, períodos de)** (Karl Ernst, *Ranke,* internista alemán, 1870-1926). Véanse estos términos.

Rankin (Operación de) (Fred Wharton *Rankin,* cirujano norteamericano, 1886-1954). V. Operación.

Ranking-Pardington (Síndrome de). V. Síndrome.

Ransohoff (Operación de) (Joseph *Ransohoff,* cirujano en Cincinnati, 1853-1921). V. Operación.

ránula (del lat. *ranula*). f. A., *Ranula;* F., *grenouillette;* In. e It., *ranula;* P., *ránula.* Tumor quístico debajo de la lengua, debido a la obstrucción y dilatación de una de las glándulas salivales o mucosas de esta región. || **-pancreática.** Dilatación por retención en el conducto pancreático.

Ranunculus. Género de plantas ranunculáceas, algunas de cuyas especies son tóxicas.

ranura (del fr. *rainure*). f. A., *Spalte;* F., *rainure;* In., *cleft;* It., *solco;* P., *ranhura.* Surco largo y estrecho, incisura o cisura, especialmente en un hueso. || **-del hélix.** Depresión entre el hélix y el antehélix en la oreja. || **-digástrica.** Surco en la cara posterior de la apófisis mastoides, en el que se inserta el músculo digástrico. || **-mastoidea.** Ranura digástrica.

Ranvier (Membrana, nódulos de) (Louis Antoine *Ranvier,* patólogo francés, 1835-1922). Véanse estos términos.

Raoult (Ley de) (François Marie *Raoult,* físico francés, 1830-1899). V. Ley.

rapiforme (del lat. *rapum,* nabo, y *forma*). adj. En forma de nabo.

rapóntico (del bajo lat. *rhaponticum;* del gr. *rhâ,* ruibarbo, y lat. *Pontus,* puesto que esta hierba crece en las inmediaciones del Ponto Euxino). adj. Relativo al ruibarbo.

rapto (del lat. *raptus*). m. A., *Ausbruch;* F. e In., *raptus;* It., *attacco;* P., *rapto.* Impulso, éxtasis, arrebato. || Transporte súbito de sangre u otro humor. || **-hemorrágico.** Congestión activa. || **-melancólico.** Ataque de agitación o frenesí que sobreviene en un alienado melancólico.

raqueta. f. Se dice de una incisión cutánea en esta forma para amputaciones y desarticulaciones.

raquialbuminómetro (de *raquis,* el lat. *albumen, -inis,* clara de huevo, y el gr. *métron,* medida). m. Albuminómetro para el líquido cefalorraquídeo.

raquialgia (de *raquis* y el gr. *álgos,* dolor). f. A., *Rückenschmerz;* F., *rachialgie;* In. e It., *rachialgia;* P., *raquialgia.* Dolor en la columna vertebral.

raquianalgesia. f. Raquianestesia.

raquianestesia (de *raquis* y el gr. *anaisthésía,* insensibilidad). f. A., *Rachianästhesie;* F., *rachianesthésie;* In., *rachianesthesia;* It., *rachianestesia;* P., *raquianestesia.* Anestesia producida por la inyección de un anestésico en el conducto raquídeo.

raquicele (de *raquis* y el gr. *kéle,* hernia). m. desus. Protrusión herniaria del contenido del conducto raquídeo; espina bífida. Simple, meningocele.

raquicentesis (de *raquis* y el gr. *kéntesis,* punción). f. A., *Lumbarpunktion;* F., *rachicentèse;* In., *rachicentesis;* It., *rachicentesi;* P., *raquicentese.* Punción en el conducto raquídeo, punción lumbar para la extracción de líquido cefalorraquídeo.

raquicocainización. f. Raquianestesia con cocaína.

raquídeo o **raquidiano.** adj. A., *spinalis;* F., *rachidien;* In., *rachidial, radidian;* It., *rachidiano;* P., *raquidiano.* Relativo o perteneciente al raquis o columna vertebral.

raquígrafo (de *raquis* y el gr. *gráphein,* describir). m. Instrumento para registrar las desviaciones de la columna vertebral.

raquílisis (de *raquis* y el gr. *lýsis,* aflojamiento). f. Tratamiento mecánico de las curvaturas de la columna vertebral por la tracción y presión combinadas.

raquimeningitis. f. Meningitis espinal.

raquiocampsis (de *raquis* y el gr. *kámpsis,* acción de curvar). f. Curvatura de la columna vertebral.

raquiocentesis. f. Raquicentesis.

raquiocifosis. f. Cifosis.

raquiodinia (de *raquis* y el gr. *odýne,* dolor). f. A., *Rückenschmerz;* F., *raquialgie;* In., *rachiodinia;* It., *rachialgia;* P., *raquialgia.* Dolor en la columna vertebral; raquialgia.

raquiómetro (de *raquis* y el gr. *métron,* medida). m. In., *rachiometer.* Instrumento para medir las curvaturas de la columna vertebral.

raquiomielitis (de *raquis* y el gr. *myelós,* médula). f. Mielitis espinal.

raquiópago (de *raquis* y el gr. *págos,* cosa fijada, de *pegnýnai,* juntar). adj. y s. In., *rachiopagus.* Monstruo fetal doble fusionado por el raquis.

raquioplejía. f. Parálisis espinal.

raquioscoliosis (de *raquis* y el gr. *skoliós,* torcido). f. Escoliosis o curvatura lateral del raquis.

raquiotomía. f. Raquitomía.

raquirresistente (de *raquis* y el lat. *resistens, -entis,* p. a. de *resistere,* resistir). adj. Se aplica a los individuos anormalmente insensibles a la anestesia espinal.

raquis (del gr. *rháchis*). m. A., *Wirbelsaule;* F. e In., *rachis;* It., *rachide;* P., *ráquis.* Columna vertebral.

raquisagra (de *raquis* y el gr. *ágra,* presa). f. Dolor, especialmente el gotoso, en las articulaciones vertebrales.

raquisensible o **raquisensitivo.** adj. Anormalmente sensible a la anestesia espinal.

raquisquisis (de *raquis* y el gr. *schísis,* hendidura). f. A., *Rachischisis;* F. e In., *rachischisis;* It., *rachischisi;* P., *raquiósquise.* Fisura, congénita, parcial o total, de la columna vertebral; espina bífida.

raquiterata (de *raquis* y el gr. *téras, -atos,* monstruo). m. pl. desus. Término general para las anomalías y monstruosidades del raquis.

raquitis. f. Afección inflamatoria de la columna vertebral. || Raquitismo.

raquitismo (del gr. *rhachítis*). m. A., *Rachitismus;* F., *rachitisme;* In., *rachitism;* It., *rachitismo;* P., *raquitismo.* Enfermedad del período de crecimiento, casi siempre debida a la falta de vitamina D, si bien puede relacionarse con diversas alteraciones del metabolismo del calcio y fósforo *(raquitismo vitamirorresistente)*. Clínicamente se caracteriza por síntomas óseos (deformidad craneal, craneotabes, fontanela agrandada, rosario costal, prominencia maleolar), hiperlaxitud articular, hipotonía muscular, malnutrición y tendencia a las neumopatías e infecciones de repetición. *Sin.:* Enfermedad de Glisson, morbus anglicus. || **-agudo.** Escorbuto infantil o enfermedad de Barlow. || **-congénito** o **fetal.** ACONDROPLASIA. || **-de los adolescentes** o **tardío.** Deformidades del esqueleto que aparecen en la pubertad, semejante a las del raquitismo verdadero. || **-hemorrágico.** Escorbuto infantil.

raquitógeno (de *raquitismo* y el gr. *gennân*, producir). adj. Productor de raquitismo.

raquitomía (de *raquis* y el gr. *tomé*, corte). f. F., *rachitomie;* In., *rachiotomy*. Abertura anatómica o quirúrgica del conducto vertebral. Sección del raquis del feto; embriotomía raquídea.

raquítomo (de *raquis* y el gr. *tomós*, cortante). m. F., *rachitome;* In., *rachiotome*. Instrumento para abrir el conducto vertebral sin lesionar la médula.

rarefacción (del lat. *rarefactum,* supino de *rarefacere,* enrarecer). f. A., *Verdünnung;* F., *raréfaction;* In., *rarefaction;* It., *rarefazione;* P., *rarefação*. Disminución de la densidad y peso de un órgano por atrofia o resorción, con conservación del volumen.

rascadura. f. A., *Schramme;* F., *égratignure;* In., *scratch;* It., *grattatura;* P., *rascadura*. Señal o lesión producida por el rascar o al rascarse.

rascazón. f. PRURITO.

rasceta. f. Pliegues transversales en la superficie palmar de la muñeca.

Rasch (Signo de) (Hermann *Rasch,* tocólogo alemán del siglo XIX). V. SIGNO.

rasgados. adj. A., *Lacerus;* F., *déchiré;* In., *lacerated;* It., *lacerato;* P., *rasgado*. Dícese de ciertos agujeros de la base del cráneo cuyo contorno es irregular. V. AGUJERO.

rasguño. m. RASCADURA.

rash (voz ingl.). m. F., *rash*. Erupción cutánea que tiene los caracteres morfológicos de una enfermedad bien caracterizada.

rasión (del lat. *rasio, -onis*). f. Operación farmacéutica que consiste en reducir a pequeños fragmentos las materias sólidas que por su constitución no pueden ser pulverizadas.

rasmosina. f. Derivado resinoide de la raíz de la *Cimicifuga racemosa*. Tónica, antiespasmódica y antirreumática.

Rasmussen (Aneurismas de) (Fritz Waldemar *Rasmussen,* médico danés, 1834-1881). V. ANEURISMA.

raspado. m. A., *Auskratzung;* F. e In., *curettage;* It., *raschiatura;* P., *raspagem*. Operación de raspar con una cucharilla cortante una superficie enferma, especialmente la interna o mucosa del útero, en ciertos casos de endometritis y aborto, y la de un hueso en la caries ósea.

raspatorio. m. Instrumento, especie de lima, para pulir las superficies óseas o desprender el periostio.

rata. f. A., *Ratte;* F. e In., *rat;* It., *topo;* P., *rata*. Mamífero roedor de la familia de los múridos, muy dañino, no sólo por los destrozos que produce, sino porque alberga muchos parásitos transmisibles al hombre. Es sobre todo nocivo por ser una de las causas principales de propagación de la peste bubónica, enfermedad que padece y que por medio de sus pulgas transmite al hombre. Además, por su mordedura produce la fiebre denominada *sodoku* o *morsus muris*. Especies principales son: la *rata negra, Mus (Rattus) rattus;* la *rata parda, Mus norvegicus,* de las alcantarillas. La rata blanca es una forma albina de estas dos especies, muy empleada en investigaciones de laboratorio. || (Del lat. *prorata.*) f. F., *proportion, taux;* In., *rata*. Parte proporcional.|| Variación o medida de tiempo.

ratafía (del fr. *ratafia*, voz originaria de las Antillas francesas, quizá, del lat. *rata fiat,* confírmese, fórmula pronunciada al cerrar un trato bebiendo esta bebida a la salud de los contratantes). f. Nombre de varios licores compuestos de zumos vegetales, azúcar y alcohol, obtenidos por destilación o maceración.

ratania. f. A., *Ratanhia;* F., *ratanhia;* In., *rhatany;* It., *ratania;* P., *ratânia*. Arbusto poligáleo de América, del género *Krameria,* y raíz del mismo. La raíz de las especies *K. tomentosa* y *K. triandra* es astringente por el tanino que contiene. Se emplea al interior en las hemorragias y diarrea, y al exterior, en pomada, contra las fisuras del ano y grietas del pezón.

ratanina. f. Principio alcaloídico de la ratania; surinamina.

Rathke (Bolsa o saco de) (Martin H. *Rathke,* anatomista alemán, 1793-1860). V. SACO.

raticida (de *rata* y el lat. *caedere,* matar). adj. y s. F., *raticide;* In., *raticide*. Destructor de ratas; agente o sustancia que tiene esta acción.

ratímetro (del lat. *pro rata parte,* en proporción, y el gr. *métron,* medida). m. En radiología, aparato que mide la rata o velocidad de dosis.

ratón (del ant. alto al. *ratto*). m. A., *Maus;* F., *souris;* In., *mouse;* It., *topo;* P., *rato*. Mamífero roedor de la familia múridos, género *Mus,* de 14-20 cm de longitud. Las formas domésticas tienen color gris, y las salvajes, pardusco.|| **-articular.** Cuerpo osteocartilaginoso libre en una cavidad articular o incluido en las paredes de la sinovial.

Rau (Apófisis de) (Johann *Rau* o *Ravius,* anatomista holandés, 1658-1719). V. APÓFISIS.

Rauber (Capa de) (August A. *Rauber,* anatomista alemán, 1841-1917). V. CAPA.

raucedo. (lat.). f. RONQUERA.

Rauchfuss (Triángulo de) (Charles Andreievič *Rauchfuss,* médico ruso, 1835-1915). V. SIGNO DE GROCCO.

Rauwolfia. Género de árboles y arbustos tropicales apocináceos, con más de 100 especies que proporcionan numerosos alcaloides, algunos de interés médico como la reserpina. || **-serpentina.** Planta usada desde antiguo en la India por sus propiedades sedantes. Se emplea actualmente por sus efectos sedantes sobre la hipertensión sistólica, sobre todo en sujetos con presión inestable.

Rauzier (Enfermedad de) (Georges *Rauzier,* médico francés, 1862-1920). V. ENFERMEDAD.

Ravault (Síndrome de). V. SÍNDROME.

Ravina-Pécher (Síndrome de). V. SÍNDROME.

Ravius. V. RAU.

raya (del bajo lat. *radia,* y éste del lat. *radius,* rayo). f. A., *Streifen;* F., *raie;* In., *stripe;* It., *striscia;* P., *raia*. Señal, línea, hendidura larga y estrecha. || **-blanca de Sergent.** Línea blanca que aparece al frotando la piel del abdomen con un objeto puntiagudo en la insuficiencia adrenal. || **-de Fraunhofer.** Bandas o líneas de absorción del espectro.|| **-meningítica.** Raya roja que aparece en la piel y persiste más o menos tiempo, cuando se traza en ella una línea con la uña; se observa en ciertas enfermedades con trastornos vasomotores cutáneos; dermografismo, mancha cerebral, que Trousseau había considerado como signo de meningitis.

rayado. m. Legrado uterino biópsico practicado con una cucharilla muy pequeña; microlegrado.

Rayer (Enfermedad de) (Pierre François *Rayer,* médico francés, 1793-1867). V. ENFERMEDAD.

Raymond (Síndrome de) (Fulgence *Raymond,* neurólogo francés, 1844-1910). V. SÍNDROME. || **-Cestan (Síndrome de).** V. SÍNDROME.|| **-Guillian (Tipo de).** V. TIPO.

Raynaud (Enfermedad, síndrome de) (Maurice *Raynaud,* médico francés, 1834-1881). V. ENFERMEDAD, SÍNDROME.

rayo (del lat. *radius*). m. pl. A., *Strahl;* F., *rayon;* In., *ray;* It., *raggio;* P., *raio*. Descarga eléctrica entre una nube y el suelo. Línea de luz o calor. || **-actínico.** Rayo luminoso que produce cambios químicos. || **-alfa,** α. Los formados por átomos de helio, privados de sus dos electrones periféricos, emitidos por los cuerpos radiactivos; muy penetrantes. || **-beta,** β. Emanaciones del radio compuestas de partículas 2.000 veces más pequeñas que las de los rayos α, su velocidad puede llegar a la de la luz; su poder penetrante es muy grande y pueden atravesar 2 mm de aluminio. Están cargados de electricidad negativa y son desviados por un imán. Constituyen el 19 % de la radiación total del radio. Se dividen en *blandos, duros y medianos*. || **-bióticos.** RAYOS MITÓGENOS. || **-canales.** Rayos formados en el tubo de Crookes, que tienen el cátodo perforado; constan de iones positivos, análogos a los rayos α. || **-catódicos.** Rayos desprendidos del cátodo de un tubo de Crookes, que llevan carga negativa y se mueven en línea recta. Por su choque con el anticátodo del tubo originan los rayos X. || **-cósmicos o de Millikan.** Ondas electromagnéticas que llegan a la Tierra desde el espacio interplanetario; son semejantes a los rayos γ, del rádium, pero de menor longitud de onda y mayor poder penetrante. || **-de Becquerel.** Rayos emitidos por el uranio, los primeros descubiertos y origen del descubrimiento de las demás emanaciones radiactivas. Poseen las propiedades penetrantes de los rayos X, pero son susceptibles de ser polarizados, reflejados y refractados. || **-de Blondot.** RAYOS N. || **-de Bucky.** RAYOS LÍMITE. || **-de Crookes.** RAYOS CATÓDICOS. || **-de Dorno.** Rayos ultraviolados activos biológicamente. || **-de Finsen.** LUZ DE FINSEN. || **-de Goldstein.** RAYOS CANALES. || **-de Gurvic.** RAYOS MITÓGENOS. || **-de Lenard.** Rayos catódicos después que han salido de un tubo de Crookes a través de una ventana formada por una hoja de platino. || **-de Lyman.** Ondas electromagnéticas de longitud comprendida entre 60 y 1. 230 nm. || **-de Millikan.** RAYOS CÓSMICOS. || **-de Niewenglowski.** Rayos luminosos desprendidos de las sustancias que han sido expuestas a la luz solar. || **-de Röntgen.** RAYOS X. || **-de Schumann.** Rayos cuya longitud de onda oscila entre 185 y 122 nm. || **-delta,** δ. Emanaciones de elevado poder penetrante del radio y otras sustancias radiactivas. || **-duros.** Rayos procedentes de un tubo operado con potencial elevado; son de poder penetrante y de onda de corta longitud. Los rayos de caracteres opuestos se denominan *blandos*. || **-gamma,** γ. Emanaciones del radio no corpusculares como los rayos α y β, sino rayos vibratorios comparables a los rayos X. Son los más penetrantes y atraviesan 5 cm de plomo. Constituyen el 5 % de la radiación total. || **-Grenz.** RAYOS LÍMITE. || **-hertzianos.** Ondas electromagnéticas semejantes a las ondas luminosas, pero que tienen mayor longitud de onda. || **-I.** Supuesta forma de emanaciones radiantes, semejantes a los rayos N, que se desprenderían del cerebro durante ciertos procesos psíquicos. || **-infra X.** RAYOS DE BUCKY. || **-infrarrojos.** Rayos del espectro solar invisible, correspondientes a la longitud de onda comprendida entre 770 y 50. 000 nm, cuya acción es la del calor radiante, y sus efectos son exclusivamente térmicos. || **-límite.** Rayos X blandos, intermedios entre los rayos Röntgen y los ultraviolados. || **-mitógenos.** Vibraciones electromagnéticas que se desprenderían de las raíces de las plantas en crecimiento y de seres vivos y que excitarían la mitosis. || **-N.** Rayos no luminosos, que tienen una longitud de onda menor que los ultraviolados, emitidos por la llama ordinaria y otras fuentes luminosas y oscuras, cristal, goma, gas, etc., muy comprimidas; atraviesan el platino, el aluminio, el vidrio, etc., pero son detenidos por el agua pura y el plomo. Se evidencian por el sulfuro de calcio fosforescente. Los rayos N son emitidos también por el tejido nervioso y muscular vivientes. || **-normal.** Rayo nacido del foco del tubo radiógeno y normal al plano del diafragma del mismo y, por consiguiente, a los planos de examen y proyección. || **-paracatódicos.** Rayos producidos por el choque de los rayos catódicos con el anticátodo. || **-primarios.** Rayos que salen directamente de una sustancia radiactiva o del tubo de rayos X. || **-S o de Sagnac.** Rayos β secundarios formados por los rayos γ al ser reflejados por una superficie metálica. || **-secundarios.** Rayos emitidos por la materia sobre la que inciden los rayos X. || **-ultra X.** RAYOS CÓSMICOS. || **-ultraviolados.** Rayos del espectro solar invisible, más allá del extremo violado, con longitudes de onda entre 400 y 20 nm; tienen propiedades actínicas, químicas y bactericidas. || **-X.** Nombre dado por Röntgen a los rayos reflejados por el anticátodo en el tubo de Crookes atravesado por una corriente de alto voltaje, que tienen la propiedad de atravesar ciertas sustancias opacas e impresionar una placa fotográfica común. Tales rayos no se reflejan, refractan ni polarizan y se emplean extensamente como medio diagnóstico y terapéutico en diversas afecciones externas e internas.

raza (probablemente, del lat. *ratio*, cálculo, cuenta, y, también, naturaleza, condición, cualidad, que, al pasar al castellano, quizás a través del catalán, se confundió con el castizo *raça*, raleza o defecto del paño, defecto, culpa, término procedente de *radia*, colectivo de *radius*, rayo, raya.). f. A., *Rasse;* F. e In., *race;* It., *razza;* P., *raça.* Conjunto de individuos que se diferencian de otros grupos de la misma especie por ciertos caracteres morfológicos que se reproducen por herencia. En antropología, una de las clasificaciones de razas más generalizada es la fundada en el color de la piel: *blanca, amarilla, cobriza y negra,* con un número mayor o menor de subdivisiones. En un sentido más limitado, línea genealógica. || Grieta que se forma a veces en la parte superior del casco o de las caballerías.

Razés o Razi. Célebre médico árabe (850-923), autor de numerosas obras, entre ellas «El Continente», que comprende toda la ciencia médica de su tiempo. Dio una descripción completa y perfecta de la viruela.

Rb. Símbolo del *rubidio*.

Re. Símbolo del *renio*.

re-. Forma prefija del lat. *re*, prep. insep. que, entre otros, tiene el significado de *detrás, contrario, de nuevo.*

reacción. f. A., *Reaktion;* F., *réaction;* In., *reaction, test;* It., *reazione;* P., *reacção.* Acción contraria a otra o que tiende a contrarrestar la influencia del agente que la ha ocasionado. || Fenómeno químico característico de un cuerpo, provocado por la acción de un agente denominado *reactivo*. || En las afecciones de la vesícula biliar, la percusión del músculo recto con el borde cubital de la mano mientras el paciente mantiene suspendida la respiración produce un dolor agudo. || En los simuladores, la presión de una zona dolorosa no produce la dilatación de la pupila. || SIGNO DE THOMAYER. || Sensación de plenitud y tensión en los costados en la ascitis, estando el paciente en decúbito supino. || Temblor de los párpados en el bocio exoftálmico. || Escasez de pelos en el tercio externo de las cejas en la insuficiencia tiroidea. || Provocación de fenómenos biológicos específicos, dentro o fuera del organismo, por medio de un agente determinado, como medio de diagnóstico; prueba. (Para los términos que no se encuentren en este apartado, consúltese PRUEBA.) || Imposibilidad para los neurasténicos de cerrar inmediatamente los ojos cuando se les indica hacerlo. || **-ácida.** Enrojecimiento del papel azul de tornasol, o cambio de color de otro reactivo, por la acción de un líquido que contenga ácido. || **-alcalina.** Coloración azul del papel rojo de tornasol, o cambio de color de otro reactivo, por la acción de un líquido alcalino. || **-alérgica.** Reacción general o local, especialmente cutánea, del cuerpo en contacto con una sustancia a la que, es hipersensible. || **-anafiláctica.** ANAFILAXIS. || **-anamnésica.** En un sujeto anteriormente inmunizado con un determinado antígeno, la nueva administración de éste aumenta pasajeramente en la sangre la tasa del anticuerpo correspondiente o hace reaparecer el anticuerpo desaparecido. || **-anergástica.** Psicosis debida a una lesión cerebral que se manifiesta clínicamente por pérdida de la memoria y accesos de parálisis seguidos, a veces, de coma. || **-anfígena o anfotérica.** Alteración del color azul rojo del papel de tornasol por una misma sustancia. || **-anserina.** Cutis o piel de gallina. || **-antálgica.** Reacción corporal con el propósito de evitar el dolor. ‖ **-antígeno-anticuerpo.** La que ocurre cuando un antígeno se combina con un anticuerpo específico. ‖ **-antitríptica.** Reacción fundada en el poder del suero sanguíneo de inhibir la acción de la tripsina. Este poder aumenta en el carcinoma, nefritis, embarazo, tuberculosis, etc. ‖ **-biológica.** REACCIÓN, 3.ª acep. ‖ **-conjuntival.** REACCIÓN OFTÁLMICA. ‖ **-consensual.** Reacción que ocurre independientemente de la voluntad. ‖ **-corneopterigoidea.** La estimulación corneal produce un movimiento de propulsión del maxilar inferior en el coma grave. ‖ **-cutánea.** CUTIRREACCIÓN. ‖ **-cutánea diferencial.** REACCIÓN DE DETRE. ‖ **-de Abderhalden.** Seroreacción que se funda en la hipótesis obsoleta de que, al ingresar una proteína extraña en la sangre, el cuerpo reacciona elaborando un fermento proteico específico contra la proteína que le ha dado origen y a la que desintegra. Esta reacción se aplicó primeramente al diagnóstico del embarazo, ya que en la sangre de las mujeres embarazadas debía de existir un fermento proteolítico de la albúmina placentaria. ‖ **-de Abderhalden-Fauser.** Aplicación del principio anterior al diagnóstico de la esquizofrenia, fundada en el hecho de que el cerebro degenerado suministra a la sangre sustancias que excitan la formación de un fermento capaz de descomponer las proteínas del cerebro humano. ‖ **-de Abram** *(para el plomo en la orina).* Se añade a ésta oxalato amónico (1:150) y se introduce magnesio metálico. El plomo precipita sobre el magnesio y puede ser identificado calentándolo con un fragmento de yodo (yoduro amarillo de plomo) o por otros medios. ‖ **-de Acree-Rosenheim** *(para proteínas).* Se añaden unas gotas de una solución de formaldehído al 1:5.000 en una solución de la materia sospechosa. Se añade con cuidado un poco de ácido sulfúrico concentrado en el tubo de ensayo, de modo que no se mezclen los líquidos. En la línea de contacto aparece un color violeta si existen proteínas. ‖ **-de Adamkiewicz** *(para proteínas).* Coloración violeta y ligera fluorescencia producida por la adición de ácido sulfúrico concentrado a una solución de proteínas en ácido acético glacial. ‖ **-de Adler.** REACCIÓN DE LA BENCIDINA. ‖ **-de aglutinación.** En la sangre de individuos infectados se producen aglutininas capaces de aglutinar el agente específico causante de la infección. V. REACCIÓN DE WIDAL. ‖ **-de Agostini** *(para la glucosa).* Mézclense 5 gotas de orina con 5 gotas de una solución de cloruro de oro al 0,5 % y 3 gotas de una solución de potasa al 20 %, y caliéntese la mezcla; la glucosa da un color rojo. ‖ **-de agotamiento.** Reacción a la excitación eléctrica en los estados de agotamiento: la reacción producida por una corriente determinada no puede reproducirse sin aumentar la fuerza de la corriente. ‖ **-de alarma.** Primera fase del síndrome general de adaptación de Selye. V. SÍNDROME. ‖ **-de Alfraise.** Se añaden una gota de ácido clorhídrico y 100 partes de agua, 1 parte de almidón y 1 parte de nitrato potásico al líquido que se sospecha que contiene yodo. En el caso positivo se produce un color azul. ‖ **-de Allen.** V. PRUEBA. ‖ **-de Allesandri-Guaceni** *(para los nitratos).* Se disuelven algunas gotas de fenol en ácido clorhídrico calentado en un baño de María. Se calientan 10 gotas de reactivo con un residuo seco del líquido que se examina. Los nitratos dan un color de violeta intenso. ‖ **-de Almen** *(para la albúmina).* A 6 partes de orina se añade 1 parte de una solución de tanino al 2 % en alcohol diluido. En el caso afirmativo se produce un enturbiamiento del líquido. ‖ *(Para la glucosa.)* Caliéntese el líquido con subnitrato de bismuto, sosa cáustica y tartrato sodicopotásico; se produce un precipitado negro. ‖ *(Para la sangre* o *pigmentos sanguíneos.)* Se agita el líquido sospechoso con una mezcla de partes iguales de tintura de guayaco y esencia de trementina; la mezcla se vuelve de color azul. ‖ **-de Alper.** Se acidula la orina sospechosa de contener albúmina con ácido clorhídrico y se añade igual volumen de una solución de succinimida de mercurio al 1 %. Se forma una nube blanca. ‖ **-de Amann.** A 20 ml de orina se añaden unas gotas de ácido sulfúrico puro, 5 ml de cloroformo y 5 ml de una solución de pirosulfato de sodio al 10 %. Se agita suavemente y se deja en reposo. El cloroformo se deposita y queda teñido de azul si la orina contiene *indicán*. ‖ **-de André** *(para la quinina).* El cloro y el amoníaco producen un color verde que cambia en azul por saturación con un ácido. ‖ **-de Anstie** *(para el alcohol en la orina).* Se añade gota a gota una solución de bicromato de potasio en ácido sulfúrico concentrado al 1:300. La producción de un color verde esmeralda indica la presencia de alcohol en cantidad tóxica. ‖ **-de Archetti.** Una solución de cianuro ferricopotásico, con la mitad de su volumen de ácido nítrico, da un precipitado de azul de Prusia con la *cafeína* y el *ácido úrico.* ‖ **-de Arloing-Courmont.** Reacción de Widal aplicada a la tuberculosis. ‖ **-de Arnold.** Muchos alcaloides triturados con ácido sulfúrico concentrado dan reacciones colorantes características añadiendo el 30 o 40 % de solución alcohólica o acuosa de potasa. ‖ **-de Aschein-Zondeck.** V. PRUEBA DE ASCHEIN-ZONDECK. ‖ **-de Ascoli.** REACCIÓN DE LA MIOSTAGMINA. ‖ **-de Axenfeld** *(para la albúmina).* Se acidula la orina con ácido fórmico y se añade gota a gota una solución de cloruro de oro al 0,1 %; al calentar la mezcla, la albúmina produce un tinte rojo. ‖ **-de Bachmeier.** Con los *álcalis*, una solución de tanino produce un color rojo pardusco que se vuelve sucio. ‖ **-de Baeyer.** Se hierve el líquido que contiene *glucosa* con ácido ortonitrofenilpropiónico y carbonato sódico; se forma índigo. ‖ **-de Barberio** *(para el semen).* A una gota de líquido seminal en un vidrio se añade media gota de solución acuosa saturada de ácido pícrico; se forma un precipitado de agujas cristalinas amarillas muy refringentes. ‖ **-de Bardach.** En presencia de *proteínas,* la acetona y el yoduro de potasio y álcali reaccionan y producen agujas de color amarillo canario. ‖ **-de Barfoed.** La dextrosa (pero no la maltosa) reduce una solución de acetato de cobre en ácido acético fuerte. ‖ **-de Barral** *(para la albúmina y pigmentos biliares).* Cúbrase la orina con una solución de ácido sozólico al 20 %: en el punto de contacto se forma un anillo blanco, si hay albúmina, y verde, si hay pigmentos biliares. ‖ **-de Basham.** Se agita la orina con cloroformo, se evapora y se añade una gota de ácido nítrico; se produce una serie de colores brillantes si hay *pigmentos biliares,* y finalmente el color es rojo. ‖ **-de Bass-Watkin.** Reacción de aglutinación, que puede hacerse en la misma cabecera del enfermo en algunos minutos: se pone una pequeña gota de sangre del enfermo en un porta y se diluye en una gota de agua; se añade una gota de una suspensión cargada de bacilos tifódicos muertos y se mezcla moviendo el porta: en los casos positivos se producen a los 2 min pequeños copos grisáceos y un sedimento granuloso fino. ‖ **-de Bauer.** Modificación de la reacción de Wassermann. ‖ **-de Bauer.** Examen de la tolerancia del hígado para los hidratos de carbono por la administración de 30 g de galactosa y examen ulterior de la orina con el reactivo de Fehling. ‖ **-de Baumann** *(para la dextrosa).* A una solución acuosa de la sustancia se añade cloruro de benzoílo y un exceso de hidróxido de sodio, y se agita hasta que desaparece el olor del primero, con lo que se forma un precipitado del éster acidobenzoico de la dextrosa. ‖ **-de Bayer.** Se mezclan volúmenes iguales de orina y nitrobenzaldehído con agua alcalina; si hay *acetona*, el líquido toma un color índigo azul. ‖ **-de Bayrach** *(para el ácido úrico).* Se evaporan 50 ml de orina hasta sequedad; se trata el residuo con ácido clorhídrico (1:5), se lava con alcohol, se disuelve en 20 g de solución de hidróxido de sodio calentada a 90-100° y se descompone con hipobromito de sodio en el aparato para la determinación de la urea. A la temperatura ordinaria 1 ml de nitrógeno equivale a 0,00357 g de ácido úrico. ‖ **-de Bechterev.** En los casos de tetania, el mínimo de corriente eléctrica necesaria para provocar la contracción debe ser disminuido a cada interrupción o cambio de intensidad, para prevenir la contracción tetánica. ||**-de Becker.** La picrotoxina reduce el licor de Fehling mezclado y calentado con ella. ||**-de Bedson.** Si se hierve una solución de morfina que contenga *apomorfina* con el hidróxido de potasio, se produce un tinte pardo. ||**-de Bell** *(para el HCl libre del contenido estomacal)*. Se filtra dicho contenido y a 4 ml se añade gota a gota una solución de dimetilaminobenzol hasta que el color rosado se vuelve oscuro. ||**-de Bence Jones.** Precipitación de la albumosa por el ácido nítrico, que se redisuelve por la ebullición y vuelve a precipitarse por el enfriamiento. ||**-de Benedict.** A 5 ml de reactivo compuesto de citrato de sodio, carbonato de sodio y sulfato de cobre se añaden 8 o 10 gotas de orina sospechosa de contener *glucosa*. Se hierve 1 o 2 min y se deja enfriar. Si hay glucosa, la solución se llena de un precipitado rojo, amarillo o verde. ||**-de Bergmann-Meyer.** REACCIÓN ANTITRÍPTICA. ||**-de Berthelot.** Una solución de *fenol* amoniacal tratada con hipoclorito de sodio toma un bello color azul. ||**-de Bertrand** *(para la glucosa)*. Se hierve el líquido con un exceso de licor de Fehling; se filtra, y el óxido de cobre se disuelve en una solución ácida de sulfato férrico, titulando luego con permanganato potásico. ||**-de Berzelius.** La albúmina precipita por una solución concentrada reciente de ácido metafosfórico. ||**-de Besredka.** Desviación del complemento en la tuberculosis. ||**-de Bettendorff** *(para el arsénico)*. Se mezcla el líquido sospechoso con ácido clorhídrico; se añade solución de cloruro de estaño recientemente preparada y se coloca en el líquido un pedazo de hoja de estaño; en caso afirmativo se produce un precipitado de color pardo. ||**-de Beyerinck.** Se desarrolla un color rojo por la adición de ácido sulfúrico concentrado a un cultivo de bacilos del cólera. ||**-de Bial** *(para la pentosa en la orina)*. Se hierven en un tubo de ensayo 5 ml de un reactivo compuesto de 500 ml de una solución de ácido clorhídrico al 30 %, 1 g de orcina y 25 gotas de licor de cloruro férrico; se separa el tubo de la llama y se le añaden varias gotas de la orina. La formación de un color verde indica la presencia de pentosa. ||**-de Binz** *(para la quinina en la orina)*. Se descubre por medio de un reactivo compuesto de 2 partes de yodo, 1 de yoduro potásico y 40 de agua. ||**-de Bischoff** *(para ácidos biliares)*. Calentados con ácido sulfúrico diluido y azúcar de caña, producen un color rojo. ||**-de Bloch.** REACCIÓN DOPA. ||**-de Bloxham** *(para la urea)*. Si existe un nitrato, se añaden unas gotas de solución de cloruro amónico; si no existe, se acidula con ácido clorhídrico. Se evapora hasta sequedad en un vidrio de reloj y se calienta suavemente mientras se produzcan vapores blancos y espesos. Se disuelve el residuo en 1 gota o 2 de amoníaco y se añade 1 gota de solución de cloruro de bario y se agita. Si hay urea, se forma una línea cristalina de cianurato de bario por la acción de la varilla agitante. ||**-de Blum** *(para la albúmina)*. Se disuelven de 0,03 a 0,05 g de cloruro manganoso en un poco de agua; se acidula con ácido clorhídrico y se añaden 100 ml de una solución al 10 % de metafosfato de sodio. Luego se añade un poco de óxido de plomo, se deja reposar y se filtra. La solución rosada de metafosfato mangánico resultante descubre la albúmina de la orina. ||**-de Blyth** *(para el plomo en el agua potable)*. Una pequeña cantidad de tintura de cochinilla forma un precipitado con el plomo. ||**-de Boas** *(para el HCl libre en el contenido estomacal)*. Se hierve una cantidad de un reactivo compuesto de resorcina resublimada, 5 partes; azúcar de caña, 3, y alcohol de 94°, c.s.p. 100 partes, con otra cantidad igual de contenido estomacal filtrado. La presencia de HCl produce reflejos de color rosado. ||**-de Boedeker** *(para la albúmina)*. Se trata el líquido por ácido acético y se añade solución de ferrocianuro de potasio gota a gota. La albúmina forma un precipitado blanco. ||**-de Boltz.** Para el diagnóstico de la parálisis general: A 1 ml de líquido cefalorraquídeo en un pequeño tubo de ensayo se añaden 0,3 ml de anhídrido acético; se sacude la mezcla y se añaden gota a gota 0,8 ml de ácido sulfúrico; se sacude de nuevo y se mira el tubo sobre un fondo negro; la aparición de un tinte lila indica una reacción positiva. ||**-de Borchardt.** Unos mililitros de una mezcla de partes iguales de agua y ácido clorhídrico concentrado se calientan durante 1,5 min con una cantidad igual de orina y algunos cristales de resorcina. Se deja que se enfríe y se alcaliniza con carbonato de sodio; luego se agita en un tubo de ensayo con ácido acético. Si en la orina hay levulosa, se produce un color amarillo. ||**-de Borden.** Modificación de la reacción de Widal: el suero sanguíneo del paciente se mezcla con una solución salina y luego con una suspensión de bacilos tíficos muertos, de suerte que la solución sea al 1:50. La reacción positiva consiste en el depósito, en el fondo del tubo de ensayo, de una masa de bacilos aglutinados. ||**-de Bordet.** PRUEBA DE BORDET. ||**-de Bordet-Gengou.** FIJACIÓN DEL COMPLEMENTO. ||**-de Bordet-Wassermann.** REACCIÓN DE WASSERMANN. ||**-de Böttger** *(para la glucosa)*. Se trata la orina con carbonato de sodio y se hierve con subnitrato de bismuto. Si existe glucosa, el precipitado es negro. ||**-de Bouchardat.** El triyoduro de potasio da con los alcaloides un precipitado pardo, soluble en alcohol. ||**-de Bourget** *(para yoduros en la saliva y la orina)*. Se impregna papel filtro con una solución de almidón al 5 %, se seca y se corta en pedazos cuadrados de 5 cm. Se echan en el centro de cada uno 2 o 3 gotas de una solución de persulfato amónico al 5 % y se dejan secar los pedazos en la oscuridad. Mojados luego con saliva u orina que contengan solamente indicios de yodo, aparece en los papeles un color azul intenso. ||**-de Boveri.** Sobre 1 ml de líquido cefalorraquídeo en un tubo de ensayo se vierte una cantidad igual de una solución de permanganato potásico al 1:1.000. Si hay exceso de globulina, se forma un anillo amarillo en la línea de unión, y al agitar, todo el contenido del tubo se vuelve amarillo. ||**-de Brande** *(para la quinina)*. Una solución de quinina tratada con agua de cloro y amoníaco produce un color verde. ||**-de Braun** *(para la glucosa)*. Se alcaliniza la orina con hidróxido de sodio y se hierve con una solución de ácido pícrico. Si existe la glucosa, se produce un color rojo intenso. La acetona da la misma reacción, aunque no de forma tan notable. ||**-de Bremer** *(para la sangre diabética)*. Se prepara para colorar, se seca en aire caliente y se tiñe con azul de metileno y eosina; los hematíes de la sangre diabética, en lugar del color pardo habitual toman un tinte amarillo verdoso. ||**-de Brieger.** Aumento del poder antitríptico del suero sanguíneo en los tumores malignos y otras enfermedades caracterizadas por caquexia. ||**-de Brodie.** La inyección intravenosa de proteínas extrañas, que no produce efecto apreciable en conejos o cobayos, depara evidente descenso de la presión sanguínea en los gatos anestesiados. ||**-de Burnam.** A 10 ml de orina en un tubo de ensayo se añaden 3 gotas de una solución de nitroprusiato de sodio al 5 % y luego unas gotas de hidrato de sodio. Si hay *formaldehído*, se ve un color púrpura intenso, que cambia en verde, y luego en amarillo pálido. ||**-de Buscaino.** A 3 ml de orina se añaden 1,5 ml de solución de nitrato de plata al 5 %; esta mezcla, con su depósito blanco de cloruro de plata, se agita y se hierve por 30 seg aproximadamente; en la orina normal el depósito blanco no sufre ninguna variación, pero en los casos patológicos se vuelve amarillo, gris, púrpura, pardo y hasta negro. ||**-de Bychovski** *(para la albúmina)*. Se echan dos gotas de orina en un tubo de ensayo que contenga agua caliente, y se agita el tubo. La presencia de albúmina se indica por el enturbiamiento del agua. ||**-de Calmette.** REACCIÓN OFTÁLMICA. ||**-de Cammidge.** Reacción para el diagnóstico de una pancreatitis o una enfermedad maligna del páncreas. Dos muestras de orina, una de ellas tratada con cloruro mercúrico, se hierven con ácido clorhídrico por 10 min, y después de neutralizado el exceso de ácido con carbonato de plomo se efectúa una reacción para glucosa en la orina, como la REACCIÓN DE KOWARSKY. La diferencia en la cantidad de depósito producido en ambas muestras indica la presencia de una enfermedad pancreática. ‖ -**de Campani** (*para la glucosa*). La mezcla de una solución diluida de acetato de cobre y una solución concentrada de subacetato de plomo produce en la orina que contiene glucosa un color rojo o amarillo. ‖ -**de Cannizaro.** Reacción que experimentan los aldehídos en contacto con los tejidos animales: una molécula se reduce al alcohol correspondiente y otra molécula se oxida simultáneamente al ácido correspondiente. ‖ -**de Cantani.** Se emplean tres reactivos: A) 56 g de corazón de buey pulverizado, 300 ml de alcohol etílico de 95°, 150 ml de alcohol etílico de 99,2° y 2,5 g de colesterol; B) 20 g de lecitina de huevo, 370 ml de alcohol etílico de 95° y 3,75 ml de fenol puro; C) 225 ml de alcohol etílico de 95°, 25 ml de fenol y 0,1 ml de una solución de vaselina en bencina al 5 %. Una parte del reactivo A, una parte del reactivo B y media parte del reactivo C, se ponen en un tubo con 2 partes de una solución de cloruro sodio al 3 %, y se sacude esta mezcla durante 7 min antes de emplearla. En otro tubo se pone una solución de cloruro de sodio en cantidad ocho veces mayor que la antes indicada, y el contenido de este segundo tubo se vierte en el primero y se hace una mezcla completa. En tubos (generalmente 5) que contienen el suero sanguíneo que debe examinarse, se vierten 25 ml de la mezcla anterior y se agitan durante 4 min a razón de 150 a 200 sacudidas por minuto; luego se dejan reposar por 2 min y se añaden a cada tubo 2 ml de solución de cloruro de sodio al 0,85 %. El suero sifilítico muestra una clara floculación, que en los sueros fuertemente positivos se posa con clarificación del líquido; los sueros negativos sólo muestran ligera opalescencia. ‖ -**de Capranica** (*para los pigmentos biliares*). Se agita el líquido sospechoso con cloroformo bromado; se produce una variación de colores: verde, azul, violeta, amarillo rojizo, y luego queda el líquido casi incoloro. ‖ -**de Carr-Price.** Reacción cromática cuantitativa para la investigación de la vitamina A en aceites. ‖ -**de Carrez** (*para la albúmina*). Se disuelve 1 g de resorcina en 2 ml de agua destilada en un tubo de ensayo y se pone orina en la superficie, sin que se mezclen los líquidos. Un anillo blanco indica la presencia de albúmina. ‖ -**de Casoni.** La inyección dérmica de líquido hidatídico produce una pápula blanca que en los casos positivos persiste y aumenta. ‖ -**de Castañeda.** Reacción de aglutinación utilizada en el diagnóstico de la brucelosis. ‖ -**de Castellani.** El fenol líquido produce un anillo blanco en la superficie de contacto con la orina que contiene albúmina. ‖ Reacción de aglutinación para investigar la existencia de una infección mixta con especies bacterianas afines. ‖ -**de Chantemesse.** Reacción oftálmica para la fiebre tifoidea. ‖ -**de Chediak.** Reacción de Meinicke microscópica empleando una gota de sangre desfibrinada sobre porta. ‖ -**de Ciamician** y **Magnanini.** Si se calienta una solución que contiene escatol con ácido sulfúrico, se produce un tinte rojo púrpura. ‖ -**de Coombs.** Sirve para conocer la sensibilización eritrocitaria en la eritroblastosis fetal. Dos gotas de una suspensión de glóbulos rojos suspectos lavados se ponen en contacto con otras 2 gotas de suero de cobayo, que contenga antiglobulinas humanas, inactivado por el calor. Si a los 30 min se aglutinan los eritrocitos, es que existían anticuerpos (estaban sensibilizados) en ellos. ‖ -**de Cowie.** Empleo del guayaco para descubrir la presencia de sangre en las heces. ‖ -**de Crismer** (*para la glucosa*). Se alcaliniza el líquido y se hierve con una solución de safranina al 1 %. La presencia de glucosa se indica por la decoloración del líquido. ‖ -**de Cunisset** (*para la bilis en la orina*). Se agita la orina con cloroformo en un tubo de ensayo. Si existen materias biliares, se produce un color amarillo. ‖ -**de Cushing.** Inyección subcutánea de 1 ml de extracto de lóbulo anterior de hipófisis de buey; si la temperatura se eleva más de 1°, es indicio de hipopituitarismo. ‖ -**de Darányi** (*para la tuberculosis pulmonar*). A 0,2 ml de suero se añade 1,1 ml de alcohol diluido (1 ml de alcohol de 96° diluido en 4 ml de solución de cloruro de sodio al 4 %). Mézclese y póngase al baño María a 60° por 20 min. Las lecturas del grado de floculación se hacen al cabo de 30 min, 1, 2, 3 y 24 horas: la floculación a la media hora se denomina +4; a las 2 horas, +3; después de 3 horas, +2, y a las 24, +1. ‖ -**de Davy** (*para el fenol*). A 1 o 2 gotas de la solución sospechosa se añaden 3 o 4 gotas de una solución al 1:10 o 15 de ácido molíbdico en ácido sulfúrico concentrado. La presencia del fenol se indica por la producción de un color pardo amarillento que cambia en rojo parduso y luego en púrpura. ‖ -**de Day** (*para la sangre*). La sustancia sospechosa se trata con tintura de guayaco reciente y luego con agua oxigenada. La existencia de sangre se indica por la producción de un tinte azul. ‖ -**de Debré** y **Paraf.** Reacción de la fijación del complemento para el diagnóstico de la tuberculosis urinaria, en la que el antígeno es la orina de paciente. ‖ -**de Deehan.** Reacción cutánea para la fiebre tifoidea, en la que el reactivo está constituido por una suspensión de 4.000 millones de bacilos tíficos en 1 ml de solución salina normal. ‖ -**de Deen.** Reacción para investigar la sangre en el jugo gástrico por medio de la tintura de guayaco y el ácido acético glacial. ‖ -**de degeneración.** Reacción al estímulo eléctrico de los músculos cuyos nervios han degenerado. Consiste en la pérdida de la excitabilidad farádica de los músculos, con aumento transitorio de la excitabilidad galvánica e inversión de la fórmula de las reacciones musculares. ‖ -**de Denigès** (*para el ácido úrico*). Añádase ácido nítrico, que convierte el ácido úrico en aloxana, y caliéntese suavemente; añádanse unas pocas gotas de ácido sulfúrico y benzol comercial que contenga tiófeno. Se produce un color azul si se ha formado la aloxana. ‖ -**de Detre.** Reacción diferencial entre las infecciones tuberculosas bovina y humana, por la inoculación subcutánea de filtrados de tuberculosis bovina y humana. ‖ -**de Dick.** Prueba de Dick. ‖ -**de Dochez** y **Avery.** Se mezclan volúmenes iguales de orina con sueros antineumocócicos de los tipos I, II y III y se incuban por 1 hora. La reacción es positiva si se forma un precipitado más o menos coposo. ‖ -**de Dold.** Reacción de floculación en la sífilis. ‖ -**de Donaggio.** Fenómeno de Donaggio. ‖ -**de Donogany** (*para la sangre en la orina*). A 10 ml de orina se añade 1 ml de sulfuro amónico y 1 ml de solución de piridina. Si hay sangre, se forma un color de naranja. ‖ -**de Doumer.** Reacción longitudinal. ‖ -**de Dragendorff** (*para pigmentos biliares*). Se humedece un disco de porcelana deslustrada con la orina sospechosa, que pronto queda absorbida; se añade una gota o más de ácido nítrico. Si existen pigmentos biliares, se forman anillos de color. ‖ -**de Drechsel** (*para la bilis*). Se calienta el líquido en baño de María con ácido fosfórico y azúcar de caña. La presencia de bilis se indica por la aparición de un color pardo rojizo. ‖ -**de Dreyer.** Reacción de aglutinación para distinguir las infecciones tifoidea y paratifoidea de otras, en enfermos vacunados contra las primeras. ‖ -**de Duchenne.** Disminución de la excitabilidad muscular a la corriente farádica en casos de perturbación del trofismo muscular. ‖ -**de Dumont-Pallier** (*para pigmentos biliares*). Viértase cuidadosamente sobre la orina un poco de tintura de yodo. Si existen pigmentos biliares, se forma un anillo verde entre ambos líquidos. ‖ -**de Dungern.** Aplicación de la fijación del complemento al diagnóstico de las enfermedades malignas. ‖ -**de Eagle.** Reacción para la sífilis, en la que se emplea como antígeno extracto alcohólico de corazón de buey con una combinación de colesterol y sitosterol. ‖ -**de Ehrlich.** Reacción observada en la orina de ciertos enfermos febriles, especialmente en la fiebre tifoidea, que consiste en la aparición en la orina de un color rojo por la adición de ácido diazobenzolsulfónico y amoníaco, ácido que se forma haciendo actuar sobre una solución acidulada de ácido sulfanílico una solución de nitrito de sodio al 0,5 %. ‖ -**de Eijkman.** Al líquido sospechoso de contener *fenol* se añade una solución alcohólica de éter etílico y ácido nitroso, aa. 1 parte, y ácido sulfúrico concentra-

reacción

do, 2 partes: la reacción positiva se manifiesta por un color rojo. ǁ **-de Einhorn** *(para la sangre).* Se sumerge en el líquido sospechoso un papel sensibilizado con bencidina y se añaden al papel unas pocas gotas de agua oxigenada. Si existe sangre, aparece a los pocos segundos un color azul. ǁ **-de Ellermann y Erlandsen.** Reacción para determinar la hipersensibilidad del organismo a la tuberculina por la aplicación gradual de varias concentraciones de la misma. ǁ **-de Escherich.** Modificación de la reacción de Pirquet, en la que la tuberculina se inyecta subcutáneamente. ǁ **-de Ewald** *(para el HCl libre en el contenido estomacal).* Mézclense 2 ml de una solución de sulfocianuro potásico al 10 %, 0,5 ml de una solución neutra de acetato de hierro y 7 ml de agua. Se ponen unas pocas gotas de esta mezcla en un disco de porcelana y se añaden 1 o 2 gotas del contenido estomacal filtrado. La presencia de HCl se revela por la aparición de un color violeta ligero que luego se vuelve pardo. ǁ **-de fatiga.** Elevación de la temperatura por el esfuerzo muscular, observada en las personas con tuberculosis activa. ǁ **-de Fauser.** REACCIÓN DE ABDERHALDEN-FAUSER. ǁ **-de Fehling** *(para la glucosa).* Hiérvase el reactivo de Fehling, añádase la orina y vuélvase a hervir. La presencia de glucosa se indica por un precipitado de óxido cuproso. ǁ **-de Fernández.** Reacción precoz a la lepromina, con formación de un nódulo indurado a las 48 horas. ǁ **-de Ficker.** Aglutinación de bacilos tíficos muertos, por el suero sanguíneo de individuos afectos de fiebre tifoidea. ǁ **-de Fieux** *(para la antipirina).* Se añaden al líquido que se examina 10 gotas de ácido sulfúrico y 2,5 g de metafosfato de sodio; se filtra, al filtrado se añaden unas gotas de solución de nitrato de sodio. Si hay antipirina, aparece un color verde. ǁ **-de fijación.** FIJACIÓN DEL COMPLEMENTO. ǁ **-de Fischer.** Se hierve la orina con fenilhidracina y acetato de sodio. Si hay glucosa, se forman cristales amarillos de fenilglucosazona. ǁ **-de floculación.** REACCIÓN DE SACHS-GEORGI. ǁ REACCIÓN DE VERNES. ǁ **-de Florence** *(para el líquido seminal).* A la sustancia sospechosa se añade una solución acuosa fuerte de yodo y yoduro potásico. Si hay líquido espermático, se forman placas o agujas pardas. ǁ **-de Folin** *(para glucosa en orina).* Se agita la orina con trinitrofenol y carbón animal, para eliminar la creatinina. Se filtra, se agrega reactivo de Folin para hidratos de carbono, se hierve y centrifuga. Si existe glucosa se forma en el fondo del tubo un precipitado rojo de óxido cuproso. ǁ *(Para ácido úrico.)* A la sustancia que se debe estudiar se agrega carbonato de sodio y reactivo fosfotúngstico. Si aparece un color azul señala la presencia de ácido úrico. ǁ *(Para determinar la cantidad de urea.)* Se hierve la orina con cloruro de magnesio cristalizado, que descompone la urea en óxido de carbono y amoníaco, y se determina la cantidad de esta última sustancia. ǁ **-de Fouchet.** Un reactivo compuesto de 5 g de ácido tricloroacético, 20 ml de agua y 2 ml de cloruro férrico, añadido a una parte igual de suero sanguíneo, produce en éste coloración verde si contiene bilirrubina. ǁ **-de Francis** *(para ácidos biliares en la orina).* Se ponen en un tubo de ensayo 2 g de glucosa en 15 g de ácido sulfúrico; se vierte encima lentamente la orina y, en caso afirmativo, se forma un color rojo púrpura. ǁ **-de Frei.** PRUEBA DE FREI. ǁ **-de Friedman-Hamburger.** REACCIÓN DE LA EDESTINA. ǁ **-de Fröhde.** Reacción para los alcaloides, con una solución de molibdato de sodio en ácido sulfúrico al 1 %. ǁ **-de Frohn.** Empleo de yoduro de bismuto y potasio como reactivo de alcaloides. ǁ **-de Fuchs.** Reacción para el cáncer, fundada en la observación de que el suero sanguíneo de enfermos cancerosos digiere toda clase de fibrinas, excepto la de individuos cancerosos. ǁ **-de Fuld** *(para determinar el poder antitríptico del suero sanguíneo).* Se emplean tres soluciones: una solución al 0,1 % de tripsina seca de Gubler en solución salina normal ligeramente alcalina; otra solución neutra de caseína al 0,2 % y otra alcohólica de ácido acético. Se prepararán una serie de tubos de ensayo que contienen cantidades determinadas de solución de caseína y de suero sanguíneo diluido y cantidades crecientes de solución de tripsina. Después de un tiempo de incubación en la estufa. Se añaden 1 o 2 gotas de la solución de ácido acético a cada tubo. Si aparece algún enturbiamiento, es indicio de la presencia de caseína no digerida, y puede determinarse la cantidad de tripsina necesaria para digerir completamente en media hora la caseína. ǁ **-de Fürbringer** *(para la albúmina).* En la orina se ponen cápsulas de gelatina abiertas en cada extremo y conteniendo una sal doble, cloruro mercúrico y sódico, y ácido cítrico. Si hay albúmina, se produce enturbiamiento. ǁ **-de Ghilarducci.** REACCIÓN LONGITUDINAL DE DOUMER-GHILARDUCCI. ǁ **-de Galli Mainini.** V. PRUEBA. ǁ **-de Gangi.** Se ponen 3 o 4 ml de ácido clorhídrico en un tubo de ensayo y se añaden 4 o 5 ml del líquido que se examina. Si éste es un *exudado,* se forma un disco caseoso que se extiende gradualmente por la masa líquida. Si es un *trasudado,* sólo se forma un disco delgado. ǁ **-de Garrod** *(para el ácido úrico en la sangre).* Se tratan 30 ml de suero sanguíneo con 0,5 ml de ácido acético; se sumerge en el líquido un hilo fino, que en el caso afirmativo se cubre de cristales de ácido úrico. ǁ **-de Geissler** *(para la albúmina).* Se moja un papel de ensayo en una solución de ácido cítrico, y se deja secar; se moja otro papel en una solución que contenga el 3 % de cloruro mercúrico y el 14 % de yoduro potásico, y se deja secar; se colocan luego los dos papeles en la orina. Si existe albúmina, se forma precipitado. ǁ **-de Gerhardt** *(para pigmentos biliares en la orina).* Se agitan partes iguales de orina y cloroformo y se añade tintura de yodo y hidróxido potásico; la presencia de ácidos biliares se revela por la aparición de un color verde pardusco. ǁ **-de Ghedini-Weinberg.** V. REACCIÓN DE WEINBERG. ǁ **-de Gluzinski** *(para pigmentos biliares).* Hiérvase la solución con formalina hasta que se vuelva verde; añadiendo un poco de ácido clorhídrico se cambia el tinte en violeta amatista. ǁ **-de Gmelin.** Se añade ácido nítrico fumante a la orina en un tubo de ensayo, de modo que forme una capa sobre aquel líquido. Si hay pigmentos biliares, cerca de la unión de ambos líquidos se forman anillos, un anillo verde encima y otros debajo, azul, violeta rojo y rojo amarillo. Si faltan los anillos verdes y violeta rojo, es probable la presencia de luteína. ǁ **-de Goetsch.** PRUEBA DE GOETSCH. ǁ **-de Gordon.** Se pone 1 ml de líquido cefalorraquídeo en un tubo de ensayo y se añade 0,1 ml de una solución de bicloruro de mercurio al 1 % en agua destilada. La formación de un precipitado o nube después de una hora de reposo indica la presencia de *globulina-albúmina.* ǁ **-de Graham.** Inyección intravenosa o administración oral de la sal de sodio de tetrayodofenolftaleína para el examen radiográfico de la vesícula biliar. ǁ **-de Gregerson.** Reacción de la bencidina para investigación de la sangre en las heces. ǁ **-de Grigg.** El ácido metafosfórico precipita todas las *proteínas,* excepto las peptonas. ǁ **-de Gruber.** REACCIÓN DE WIDAL. ǁ **-de Gubler.** Formación de un color pardo en la orina por la adición gradual de ácido nitrosonítrico; observada en la ictericia hemafeica. ǁ **-de Gunning.** A algunos centímetros cúbicos de orina en un tubo de ensayo se añade *(para el HCl libre en el contenido estomacal).* Se disuelven 2 g de floroglucina y 1 g de vainillina en 30 ml de alcohol; se mezclan 2 gotas de esta solución con 2 gotas de jugo gástrico filtrado; se calienta lentamente en una cápsula de porcelana; el HCl libre se manifiesta por un color brillante. ǁ **-de Günzburg** *(para HCl en el contenido estomacal).* Se disuelven 2 g de floroglucina y 1 g de vainilla en 30 ml de alcohol; se mezclan 2 gotas de esta solución con 2 gotas de jugo gástrico filrado; se calienta lentamente en una cápsula de porcelana; el HCl libre se manifiesta por un color brillante. ǁ **-de Gutzeit.** Se humedece un papel con una solución de nitrato de plata acidulada y se expone a los vapores del líquido sospechoso, al cual se han añadido cinc y ácido sulfúrico diluido. En el papel aparece una mancha amarilla si el líquido contiene algún compuesto arsenical orgánico. ‖ **-de Haines** (*para la glucosa*). Modificación de la reacción de Fehling. ‖ **-de Hammarsten.** En una solución neutra sospechosa de contener globulina se disuelve sulfato de magnesio hasta la saturación; la globulina se precipita y puede decantarse. ‖ **-de Hanganatziu-Descher.** El suero inactivado de enfermos de fiebre glandular o de mononucleosis infecciosa aglutina en muy elevadas diluciones los corpúsculos rojos de carnero. ‖ **-de Hanger.** V. REACCIÓN DE LA CEFALINA-COLESTEROL. ‖ **-de Hay.** PRUEBA DE HAY. ‖ **-de Hecht.** Modificación de la reacción de Wassermann, fundada en el hecho de que el suero normal es capaz de disolver diez veces su volumen de una solución de sangre de carnero al 2 %. ‖ **-de Hecht-Weinberg-Gradwohl.** Modificación de la reacción de Wassermann, en la que se utiliza el amboceptor anticarnero y el complemento hemolítico que se encuentran naturalmente en el suero fresco del paciente, en lugar del amboceptor anticarnero del conejo y el complemento del cobayo. ‖ **-de Heller** (*para la albúmina de la orina*). Añádase ácido nítrico con cuidado; la albúmina forma un coágulo entre la orina y el ácido. ‖ (*Para la glucosa en la orina.*) Añádase una solución de potasa cáustica; el azúcar produce una coloración pardusca o rojiza. ‖ **-de Hench-Aldrich.** Se averigua el poder combinante de la saliva con el mercurio añadiendo a 5 ml de saliva una solución de bicloruro de mercurio al 5 %, hasta que una gota de la mezcla da un color pardo rojizo en una solución saturada de carbonato de sodio. ‖ **-de Henle.** Las células medulares de la glándula suprarrenal se tiñen de pardo por las sales de cromo. ‖ **-de Hermann-Perutz.** REACCIÓN DE PERUTZ. ‖ **-de Herxheimer.** Reacción inflamatoria que se produce en las lesiones sifilíticas, al comienzo del tratamiento específico por el mercurio o penicilina. ‖ **-de Heynsius** (*para la albúmina*). Se acidifica el líquido con ácido acético y se hierve con una solución saturada de cloruro de sodio; la albúmina forma un precipitado en copos. ‖ **-de Hildebrandt.** Se mezclan partes iguales de orina y de una solución al 10 % de acetato de cinc en alcohol absoluto. Se filtra el precipitado, y si el filtrado muestra una clara fluorescencia verde, indica la presencia de urobilina. ‖ **-de Hindenlang.** Precipitación de la albúmina en los líquidos por el ácido metafosfórico. ‖ **-de Hinton.** Reacción para la sífilis, por la mezcla en varias proporciones del suero sanguíneo con una misma cantidad de indicador glicerinado. ‖ **-de Hirst** (*para el diagnóstico de la gripe*). El suero de enfermos o convalecientes de gripe inhibe la aglutinación que sobre una emulsión de glóbulos rojos de pollo ejercen diluciones del virus gripal. ‖ **-de Hoffmann-Bielschowsky.** Prueba de Aschein Zondeck, empleando suero sanguíneo de la paciente en lugar de orina. ‖ **-de Hofmeister.** Se calienta con nitrato mercurioso el líquido sospechoso de contener leucina; si existe esta sustancia, se deposita mercurio metálico. ‖ **-de Hoppe-Seyler** (*para el óxido de carbono en la sangre*). Se añade a la sangre dos veces su volumen de una solución de sosa cáustica que tenga 1/3 de peso específico; la sangre normal forma una masa oscura, verdosa, si se extiende en una superficie blanca; pero la presencia de óxido de carbono se revela por el color rojo de la masa, que conserva el mismo color extendida en capa delgada. ‖ **-de Hunt.** La sangre de los hipertiroideos aumenta la resistencia del ratón a la intoxicación por morfina y acetonitrilo. ‖ **-de Ide.** Se mezcla una gota de sangre, suero o líquido cefalorraquídeo de un presunto sifilítico con solución salina en un porta excavado y se añade un antígeno compuesto de extracto alcohólico de corazón de buey, reforzado con colesterina y colorantes. La reacción positiva se manifiesta por la aparición de copos de color, visibles con una lente fuerte. ‖ **-de Ilimov.** Se acidula el líquido con fosfato ácido de sodio, se filtra y se añade una solución de ácido fénico (1:20). El precipitado indica la albúmina. ‖ **-de inmunidad.** Reacción que indica el grado de inmunidad o sensibilidad del organismo, p.ej. la reacción a la tuberculina. ‖ **-de Ito-Reenstierna.** Reacción intradérmica para el chancro blando empleando como antígeno el *Haemophilus ducreyi*. ‖ **-de Jacobsthal.** Serodiagnóstico óptico de la sífilis. El suero del paciente se mezcla con extracto alcohólico de hígado sifilítico en la proporción de 1:10, y el precipitado se examina con el ultramicroscopio. Una reacción positiva fuerte se manifiesta por un precipitado espeso, y la reacción débil, por una reducida aglomeración de pequeñas partículas adiposas. ‖ **-de Jaffé** (*para el indicán*). Al líquido sospechoso se añade una cantidad igual de ácido clorhídrico concentrado y unas pocas gotas de una solución fuerte de cloruro de sodio. Si existe indicán, se forma un color azul. ‖ **-de Jaksch** (*para el HCl libre en el jugo gástrico*). Un papel de ensayo preparado con benzopurpurina toma color violeta por la presencia de ácido clorhídrico libre. Si éste existe en gran cantidad, el papel adquiere un color azul oscuro. ‖ **-de Jarisch-Herxheimer.** REACCIÓN DE HERXHEIMER. ‖ **-de Johnson** (*para la albúmina*). Se pone la orina en un tubo de ensayo y se vierte encima cuidadosamente una solución fuerte de ácido pícrico; la presencia de albúmina se revela por la formación de un coágulo blanco en la unión de ambos líquidos, coágulo que aumenta por el calor. ‖ **-de Jolles** (*para los pigmentos biliares en la orina*). Se agita la orina con solución de cloruro de bario, cloroformo y unas cuantas gotas de ácido clorhídrico. Se separa el precipitado y se seca. Se añaden 2 gotas de ácido sulfúrico, que pondrán de manifiesto los colores característicos de los pigmentos biliares. ‖ **-de Jolly.** Falta de reacción muscular a la excitación farádica, conservándose la facultad de contracción voluntaria y la reacción a la excitación galvánica. ‖ **-de Kafka.** Reacción de precipitación del líquido cefalorraquídeo, hecha con una solución de bicarbonato de sodio, cloruro de sodio, resina y un colorante. ‖ **-de Kahn.** Reacción de floculación en la sífilis, empleando como antígeno un extracto alcohólico de corazón de buey agotado con éter y colesterinizado. ‖ Reacción de enturbiamiento en el cáncer, fundada en la determinación cuantitativa de cierto constituyente de la sangre llamado *albúmina A*. ‖ **-de Kaplan.** Se hierve en un tubo de ensayo una mezcla de 0,2 ml de líquido cefalorraquídeo y 0,3 ml de agua destilada; se añaden 3 gotas de solución de ácido butírico al 5 % en solución salina normal. Sobre ésta se vierte cuidadosamente 0,5 ml de solución saturada de sulfato amónico; al cabo de 20 min se forma en la superficie de contacto de ambos líquidos un anillo bien marcado, si hay globulina-albúmina en el líquido cefalorraquídeo. ‖ **-de Katayama.** A 5 gotas de sangre diluidas en 10 ml de agua se añaden 5 gotas de sulfuro amónico y ácido acético en cantidad suficiente para acidular la mezcla. La presencia de óxido de carbono se manifiesta por un color rosa rojizo. ‖ **-de Kelling** (*para el ácido láctico en el contenido estomacal*). Se diluye el contenido estomacal en agua y se añaden 1 o 2 gotas de una solución acuosa de cloruro férrico al 5 %. Si existe ácido láctico, aparece un color amarillo verdoso. ‖ **-de Kerner.** Precipitación de la creatinina en una solución ácida por la acción del ácido fosfomolíbdico o fosfotúngstico. ‖ **-de Kiutsi-Malone.** Modificación de la reacción de Abderhalden, fundada en la presencia de enzimas específicas en la orina y el empleo de una preparacion secreta, la «ninserina». ‖ **-de Klausner.** Se pone el suero del paciente en un tubo de ensayo y se cubre con agua destilada: el enturbiamiento en el plano de contacto indica la sífilis. ‖ **-de Klimov.** Se mezclan volúmenes iguales de orina y agua oxigenada y se añade un poco de aloína pulverizada; la coloración purpúrea indica la presencia de sangre. ‖ **-de Kline.** Reacción de precipitación microscópica en la sífilis. ‖ **-de Kobert** (*para la hemoglobina*). Se trata el líquido sospechoso con polvo de cinc o con una solución de sulfato de cinc; el precipitado que resulta se tiñe de rojo por los álcalis. ‖ **-de Kolmer.** Modificación de la reacción de Wassermann. ‖ **-de Kossel.** La hipoxantina se manifiesta en un líquido por la adición de cinc y ácido clorhídrico y sosa cáustica en exceso, que producen una coloración roja. ||-**de Kottmann** (*para la función tiroidea*). A 1 ml de suero sanguíneo se añaden 0,25 ml de una solución de yoduro potásico al 0,5 % y 0,3 ml de una solución de nitrato de plata al 0,5 %, y se expone por 5 min a la luz de una lámpara Mazda de 500 vatios, a la distancia de 25 cm; luego se añaden 0,5 ml de una solución de hidroquinona al 0,25 %. El suero normal se vuelve pardo al poco tiempo; el suero de hipotiroideo, en menos tiempo; el de hipertiroideo, sólo al cabo de mucho tiempo. ||-**de Kowarsky.** En un tubo de ensayo se ponen 5 gotas de fenilhidracina, 10 gotas de ácido acético glacial y 1 ml de solución saturada de cloruro de sodio. Se añaden 2 ml de la orina sospechosa, se hierve por 2 min y se deja enfriar. Si hay glucosa se verán al microscopio cristales de fenilglucosazona. ||-**de Krauss.** Reacción de aglutinación en la fiebre tifoidea por el uso de una mezcla de extracto de bacilos tíficos y suero tífico. ||-**de Kultz** (*para el ácido oxibutírico β*). Se evapora la orina fermentada hasta consistencia de jarabe y se añade un volumen igual de ácido sulfúrico fuerte. En el caso afirmativo se forma ácido crotónico, el cual cristaliza. Si después de la fermentación la orina tiene poder rotatorio dextrógiro, existe ácido oxibutírico β. ||-**de Kveim** (*para la sarcoidosis*). Inyección intradérmica de antígeno preparado con una suspensión de líquido sarcoidal. Es positiva en un 75 % de los casos de sarcoidosis activa, a las tres semanas. Debe comprobarse mediante biopsia. ||-**de la abortina.** Por la inyección de abortina, extracto del *Bacillus abortus*, se produce una elevación de temperatura, pérdida del apetito y diarrea en los animales afectados de enfermedad de Bang. ||-**de la bencidina** (*para pigmentos sanguíneos*). Se tratan 10 ml del líquido sospechoso con 1 ml de ácido acético glacial y se añade un tercio del volumen de éter. El éter que sobrenada se traslada a otro tubo de ensayo que contiene una mezcla de 0,5 ml de solución de bencidina en ácido acético glacial y 2 ml de agua oxigenada. Se produce un color verde o azul, que a los 5 minutos se convierte en púrpura sucio. ||-**de la cefalina-colesterol.** Floculación de una emulsión de cefalina colesterol en presencia de suero hemático en el que existe aumento de globulinas y disminución de seroalbúminas. Es positiva en las hepatitis y cirrosis y negativa en las ictericias obstructivas. *Sin.:* Reacción o prueba de Hanger. ||-**de la conglutinación.** Reacción coagulante característica obtenida por medio de una mezcla de conglutinina, bacterias, complemento reciente y suero inmune específico del que se han separado las aglutininas por absorción. V. CONGLUTININA. ||-**de la edestina.** Reacción para la investigación del cáncer gástrico, fundada en la existencia del fermento que desdobla los péptidos. Se filtra el jugo gástrico, se neutraliza con solución normal de carbonato de sosa, empleando la fenolftaleína como indicador, y se lleva la alcalinidad hasta inactivar la pepsina. Se ponen 2 ml de una solución de edestina al 0,1 % en cada uno de cuatro tubos de ensayo. A tres tubos se añaden 2 ml, 1 ml y 0,5 ml de jugo gástrico ligeramente alcalinizado y se conserva el cuarto tubo como comprobación, añadiéndole solamente 1 gota de solución de fenolftaleína. Se ponen los tubos a la estufa a 37°. Al cabo de 2 horas se neutralizan los cuatro tubos con ácido acético. Cuando se llega al punto neutral, toda la edestina no digerida debe precipitar. La ausencia de enturbiamiento indica la digestión completa. ||-**de la epifanina.** Reacción para la determinación de anticuerpos en el suero sanguíneo, empleada en el serodiagnóstico de la sífilis. La técnica se funda en un cambio de reacción por la fenolftaleína en una solución neutralizada, y es como sigue: se mezclan 0,1 ml de una dilución al 1:10 del suero en solución salina fisiológica con 0,1 ml de un extracto alcohólico de hígado sifilítico fetal. A dicha mezcla se añade lentamente 1 ml de una solución de ácido sulfúrico al 10 % y 1 ml de una solución equivalente de hidróxido de bario. Por la adición de 1 gota de una solución de fenolftaleína el líquido se vuelve rojo, si el suero es de sifilítico, mientras que no varía su color si el suero es de un individuo sano. ||-**de la escarificación.** CUTIRREACCIÓN. ||-**de la extinción.** REACCIÓN DE SCHULTZ-CHARLTON. ||-**de la histamina.** Inyección subcutánea de 1 ml de solución de histamina al 0,1 % como estimulante de la secreción gástrica. ||-**de la histidina.** En la orina de mujeres embarazadas, la histidina se hace patente por la adición de un reactivo de bromo (bromo, 1 ml, ácido acético glacial, 100 ml) y luego un reactivo alcalino, que producen un color púrpura o violeta. ||-**de la luetina.** REACCIÓN DE NOGUCHI. ||-**de la miostagmina.** desus. Reacción para confirmar el diagnóstico de los tumores malignos, enfermedades infecciosas, etc., fundada en el hecho de que cuando se mezclan los anticuerpos de una enfermedad y los correspondientes antígenos, hay un descenso de la tensión superficial en la mezcla. La tensión superficial se mide contando el número de gotitas que caen en 1 min de una pipeta especial denominada *estalagmómetro*. Tomando el agua destilada como tipo, resulta que cuanto mayor es el número de gotas que caen en 1 min, menor es la tensión superficial. Si el suero sanguíneo diluido de un enfermo de cáncer o de fiebre tifoidea se expone a la acción del correspondiente antígeno, la tensión superficial de la mezcla disminuye. ||-**de la murexida.** REACCIÓN DE WEIDEL. ||-**de la ninhidrina** (*para el descubrimiento de las peptonas o aminoácidos como medio diagnóstico del embarazo*). Un gramo aproximadamente de tejido placentario, que hervido con agua no desprende compuestos que reaccionen con la ninhidrina, se coloca en una célula de difusión, se cubre con 2 o 3 ml de suero sanguíneo, y se dializa la mezcla en 20 ml de agua destilada. El contenido de la célula y el líquido exterior se cubren con una capa de toluol. Se continúa la diálisis por espacio de 12 a 16 horas en la estufa a una temperatura de 37°. A 10 ml del dializado se añaden 2 ml de una solución acuosa de ninhidrina al 1 %, y se calienta la mezcla hasta el punto de ebullición, en el que se mantiene 1 min exactamente. Si el suero sanguíneo que se analiza es de una mujer embarazada, aparece una coloración azul. ||-**de la oxidasa.** Formación de granulaciones de color azul oscuro en las células de la serie mieloide (granulocitos, mielocitos, mieloblastos), tratando a éstas con naftol α y dimetilparafenilendiamina. ||-**de la palmitina.** Para examinar la suficiencia pancreática: después de una comida de prueba que contenga palmitina, se investiga la presencia de ácidos grasos en el contenido estomacal. Existirán en el caso de páncreas normal, pues la presencia de grasa en el estómago hace que el píloro se abra y admita el jugo pancreático, que desdobla la palmitina en ácidos grasos. ||-**de la peroxidasa.** Reacción de la oxidasa, en la que se emplea como fuente de oxígeno el peróxido de hidrógeno. ||-**de la safranina** (*para azúcar en la orina*). Se mezclan unos centímetros cúbicos de orina con igual cantidad de una solución normal de hidróxido sódico. Se añade una pequeña cantidad de safranina y se calienta todo. Si la safranina se disuelve, es que existe azúcar en la mezcla. ||-**de la tuberculina.** Reacción para determinar la existencia de la tuberculosis, que consiste en la aplicación de tuberculina por diversos medios: colirio, fricción, escarificación, inyección, etc. En las personas sanas no produce efectos apreciables, pero en las afectas de tuberculosis ocasiona reacciones locales o generales. ||-**de la yodipina.** PRUEBA DE HEICHELHEIM. ||-**de Landau.** A 0,2 ml de suero claro de un paciente se añade 0,01 ml de un reactivo compuesto de solución al 1 % de yodo en tetracloruro de carbono. Se agita completamente hasta que haya desaparecido el color del yodo. Se deja en reposo 4 o 5 horas. En caso de sífilis aparece un color amarillo claro y transparente; si la reaccion es negativa, el color es gris opaco. ||-**de Landendorff** (*para la sangre*). Trátase el líquido sospechoso con tintura de guayaco y luego con esencia de eucalipto;

si existe sangre, la capa superior de la mezcla se vuelve violeta y la inferior azul. ‖ **-de Lange** *(para la presencia de globulina en el líquido cefalorraquídeo y diagnóstico consiguiente de la sífilis cerebrospinal).* Se añade una preparación de oro coloidal a 10 diluciones de líquido cefalorraquídeo, desde el 1:10 al 1:5.120, y se interpretan los resultados según los cambios de color que ocurran: cuando no hay cambio alguno, la reacción es negativa y se registra como 0. Los cambios de color dependen de la cantidad de oro precipitado y se registran como 1, 2, 3, 4, siendo el último claro por la precipitación completa del oro. La sífilis del sistema nervioso da reacción en las cinco primeras diluciones; la tuberculosis meníngea reacciona en las diluciones medias, y la meningitis piogénica, en las últimas. ‖ **-de Laughlen.** Reacción de precipitación para el diagnóstico serológico de la sífilis. ‖ **-de Lautier.** Se aplican al brazo unas gotas de una solución al 1 % de tuberculina antigua; se cubren de algodón y se dejan por dos días. Si el paciente es tuberculoso, se forma una placa elevada rojiza cubierta de vesículas. ‖ **-de Lecha-Marzo.** Se trata una gota que se presume de semen o de maceración acuosa de material sospechoso con solución de ácido fosfomolíbdico. En caso afirmativo se producen cristales hexagonales amarillos o amarilloverdosos. ‖ **-de Legal** *(para la acetona).* Se acidula la orina con ácido clorhídrico y se destila. Se añade al producto destilado lejía de potasa y nitrocianuro de sodio, que produce un tinte rojizo que con el ácido acético se convierte en púrpura. ‖ **-de Leiner.** Se fija por el calor una partícula de excremento en un porta y se tiñe con solución ácida de fucsina y verde de metilo: la caseína se manifiesta por un color azul pálido o violeta. ‖ **-de Lephene** *(para la hemoglobina celular).* Solución alcohólica de bencidina conteniendo perhidrol como oxidante. ‖ **-de Lieben** *(para la acetona).* Se acidula la orina y se destila y trata con potasa y tintura de yodo. La existencia de acetona se revela por la precipitación de yodoformo. ‖ **-de Liebermann** *(para las proteínas).* Se precipita la orina con alcohol; se lava el precipitado con éter y se calienta con ácido clorhídrico. En caso afirmativo, se produce un violeta azul delicado. ‖ **-de Liebig** *(para la cistina).* Se hierve la sustancia con álcali cáustico y un poco de sulfuro de plomo. Si hay cistina, el sulfuro de plomo forma un precipitado negro. ‖ **-de Löwe.** Una solución de carbonato de sodio que contenga subnitrato de bismuto y glicerina produce un precipitado negro en la orina que contiene glucosa. ‖ **-de Löwenthal** *(para la glucosa no urinaria).* Se hierve la sustancia sospechosa con una solución de cloruro férrico, ácido tártrico y carbonato de sodio. En caso afirmativo, el líquido se oscurece y el óxido de hierro precipita abundantemente. ‖ **-de Lowy.** Modificación de la reacción de Abderhalden para el diagnóstico del cáncer. ‖ **-de Lücke** *(para el ácido hipúrico).* Se añade ácido nítrico hirviente y se evapora; se calienta el residuo seco. El olor fuerte de nitrobenzol prueba la presencia del ácido hipúrico. ‖ **-de Mac Donagh.** Precipitación rápida en los sueros sifilíticos por la adición de ácido acético glacial. ‖ **-de Mac Kendrick.** Reacción cutánea para el diagnóstico de las infecciones entéricas con cultivos de *Bacillus typhosus.* ‖ **-de Mac Munn** *(para el indicán).* Se hierve orina con igual cantidad de ácido clorhídrico y tinte poco de ácido nítrico, y se agita la mezcla con cloroformo después de enfriada; ésta adquiere un color violeta y muestra las bandas de absorción debidas al índigo azul y al índigo rojo. ‖ **-de Mac William** *(para la albúmina).* Tómense 20 ml de orina y añádanse 2 gotas de solución saturada de ácido salicilsulfónico Si existe albúmina, el líquido se enturbia. ‖ **-de Machado-Guerreiro.** Reacción de fijación del complemento que emplea como antígeno cultivos de *Trypanosoma cruzi;* de ordinario no es positiva antes del azar. ‖ **-de Malerba** *(para la acetona).* Añádase a la orina una solución de dimetilparafenilendiamina. En caso afirmativo, aparece un color rojo o rojizo. ‖ **-de Mallen.** La mezcla sobre portaobjeto de una gota de suero y otra de reactivo (yodo y yoduro potásico en agua) produce una floculación en casos de cirrosis portal posthepatítica. ‖ **-de Maly** *(para el HCl libre en el contenido estomacal).* Se añade una solución de azul de metileno; el HCl varía el color de violeta a verde o azul. ‖ **-de Mandel** *(para proteínas).* Añádase al líquido sospechoso una solución de ácido crómico al 5 %. Las proteínas producen precipitación. ‖ **-de Mandelbaum** *(para el descubrimiento de los portadores de bacilos tíficos y diferenciación de los casos antiguos y recientes).* Se cultiva una gota de sangre en un medio conveniente algo inoculado con bacilos tíficos; si se trata de un caso reciente de fiebre tifoidea, los bacilos se disponen en cadenas, hilos o en agrupaciones, y son todos inmóviles; si se trata de un caso antiguo, hay tendencia a la formación de cadenas; pero muchos bacilos permanecen aislados y móviles. En desuso. ‖ **-de Manoilov** *(para el embarazo).* A 5 gotas de suero sanguíneo se añade 1 ml de una solución de diuretina en agua al 2 % y solución alcohólica de azul de Nilo al 2 %, y se agita. Si hay embarazo, se produce un color amarillo o rosa, y azul en el caso contrario. En desuso. ‖ Reacción hemática para determinar la paternidad. ‖ **-de Mantoux.** Reactivo de Mendel. ‖ **-de Manzullo.** Se aplica una solución de telurito de potasio al 2 % a una membrana o exudado de las fauces; si se trata de difteria, la zona humedecida se ennegrece a los 5 o 10 min. ‖ **-de Marchi.** Falta de decoloración de la mielina de un nervio por el ácido ósmico. ‖ **-de Maréchal** *(para pigmentos biliares en la orina).* Échese cuidadosamente gota a gota tintura de yodo en el tubo que contiene la orina; cuando la gota toca la superficie de la orina, se produce un color verde. ‖ **-de Marsh** *(para el arsénico).* Se obtiene hidrógeno con cinc y ácido sulfúrico diluido, y se hace obrar en estado naciente sobre la sustancia sospechosa. Si existe arsénico, se forma arseniuro de hidrógeno, AsH_3; se quema este gas y se mantiene un pedazo de porcelana en la llama: el arsénico metálico queda depositado en la porcelana, dando una mancha que es disuelta por el hipoclorito sódico. El antimonio da la misma reacción, pero no se disuelve en esta sustancia. ‖ **-de Maschke** *(para la creatinina).* Después de mezclar la solución sospechosa con una solución fría de carbonato sódico, se añaden unas gotas de licor de Fehling: en el caso positivo se produce un precipitado floculento. ‖ **-de Masset** *(para pigmentos biliares).* Añádanse 2 o 3 gotas de ácido sulfúrico y un cristal de nitrito potásico a la orina. La aparición de un color verde muestra la presencia de pigmentos biliares. ‖ **-de Matéfy.** Reacción para el diagnóstico de la tuberculosis pulmonar, en la cual el suero sanguíneo precipita por la adición de solución de sulfato de aluminio al 0,5 %. ‖ **-de Matsubara.** Enrojecimiento local tras la inyección subcutánea de un extracto de placenta en enfermos cancerosos. ‖ **-de Maumené** *(para la glucosa).* Caliéntese la orina con un poco de cloruro de estaño. En caso afirmativo se produce un precipitado pardoscuro. ‖ **-de Mayer** *(para la sangre).* Se vierten en un tubo de ensayo 2 ml de orina y 1 ml de un reactivo compuesto de 2 g de fenolftaleína y 20 g de potasa anhidra disuelta en 100 g de agua, reactivo que ha sufrido la acción decolorante del hidrógeno, y luego de 2 a 4 gotas de agua oxigenada; agítese y obsérvese. Si existe sangre, se produce un color rojo intenso. ‖ **-de Meinicke.** Reacción de floculación en la sífilis con un extracto alcohólico de corazón de caballo, diluido en solución de cloruro de sodio, añadido al suero y puesto a la estufa por 24 horas. ‖ **-de Mendel.** Reacción a la tuberculina por la inyección en las capas superficiales de la piel de 0,05 ml de tuberculina vieja diluida. La reacción positiva consiste en la infiltración e hiperemia alrededor del punto de inyección. ‖ **-de Millard** *(para la albúmina).* Se añade a la orina un reactivo compuesto de ácido fénico líquido, 2 partes; ácido acético glacial, 6 partes, y solución de hidróxido potásico, 22 partes: este reactivo precipita la albúmina. ‖ **-de Millon.** Reactivo de Millon. ‖ **-de**

Mitsuda. Prueba inmunológica indicadora de la resistencia del paciente al *Mycobacterium leprae*, que se realiza por medio de la inyección intradérmica de lepromina. Es una reacción tardía, caracterizada por la aparición de un nódulo a los 20 o 30 días. *Sin.:* Prueba de la lepromina. || **-de Mohr.** Una solución de acetato de hierro con unas gotas de solución de tiocianato de potasio produce una coloración roja del filtrado del contenido gástrico, si éste contiene ácido clorhídrico. || **-de Molisch** *(para la glucosa).* A 2 ml de orina se añaden 2 gotas de una solución de timol al 15 % y un volumen igual de ácido sulfúrico; se produce un color oscuro. || **-de Möller.** Rinorreacción por la tuberculina; después de la aplicación en la mucosa nasal de una solución de tuberculina en enfermos de tuberculosis, se produce una exudación en la mucosa. || **-de Montenegro.** Inyección intradérmica de suspensión de leptomonas. Es positiva en los casos de leishmaniasis. || **-de Moore.** Un líquido que contenga glucosa, hervido con potasa o sosa cáustica, da una coloración rojo oscura de vino de Málaga; si se añade una gota de ácido nítrico o sulfúrico, se produce el olor característico del caramelo. || **-de Moretti** *(para la fiebre tifoidea).* Se saturan de sulfato amónico cristalizado 25 ml de orina. Al cabo de 15 min se filtra la orina y se diluye al tercio. A 1 ml del filtrado se añaden 2 ml de solución de sosa cáustica al 10 % y luego 1 gota de tintura de yodo al 5 %; se agita la mezcla, y si la reacción es positiva aparece un color amarillo de oro persistente. || **-de Moriz-Weiss** *(para el urocromógeno en la orina).* Se añaden 3 gotas de una solución de permanganato potásico al 1:1.000 a un tubo de ensayo medio lleno de una mezcla de orina y 2 partes de agua. Con una reacción positiva el líquido se vuelve amarillo. Si resulta negativa, se repite la reacción con la orina diluida a la mitad. Esta reacción indica al parecer, la existencia de una infección tuberculosa. || **-de Mörner** *(para la tirosina).* Se añaden a los cristales en un tubo de ensayo algunos centímetros cúbicos de un reactivo compuesto de solución de formaldehído, 1 ml; agua destilada, 45 ml, y ácido sulfúrico, 55 ml; se calienta hasta la ebullición. La tirosina se manifiesta por una coloración verde. || **-de Moro.** Erupción de pápulas rojas o pálidas en una zona cutánea por la aplicación de una pomada de 5 ml de tuberculina antigua y 5 g de lanolina anhidra. || **-de Much** o **Much-Holzmann.** Psicorreacción; inhibición de la acción hemolítica de la ponzoña de la cobra sobre los corpúsculos rojos, observada en la esquizofrenia y en la psicosis maniacodepresiva. || **-de Mulder** *(para la glucosa).* Se alcaliniza el líquido con carbonato sódico; añadiendo una solución de carmín de índigo y calentando, la mezcla se descolora, pero recupera el color azul agitada al aire. || **-de Müller (E).** Se echa una gota de pus en un pequeño recipiente que contenga reactivo de Millon. El pus ordinario forma una pequeña masa que pronto se disgrega. El pus tuberculoso forma una capa gruesa en la superficie del líquido, la cual, si se empuja con una varilla, toma una forma globular. || **-de Müller (R).** Reacción de coagulación utilizada para el diagnóstico de la sífilis en la que se emplean extracto colesterinizado de corazón de buey y suero inactivado. || **-de Nencki** *(para el indol).* Trátase la sustancia sospechosa con ácido nítrico y un poco de ácido nitroso; aparece un color rojo, y en solución concentrada se produce un precipitado rojo. || **-de Neubauer y Fischer.** REACCIÓN DEL GLICILTRIPTÓFANO. || **-de Neufeld.** La aplicación de un suero antineumónico específico al esputo produce la tumefacción de las cápsulas del neumococo homólogo. || **-de Neukomm** *(para ácidos biliares).* Se pone una gota de la sustancia en un pequeño disco de porcelana con una gota de solución de azúcar de caña y otra de ácido sulfúrico diluido. Se evapora cuidadosamente la mezcla sobre una llama, y si existen ácidos biliares, se forma un tinte violeta. || **-de Nicklès.** Para distinguir el azúcar de caña de la glucosa, se calienta a 100° el azúcar con tetracloruro de carbono, lo que ennegrece el azúcar de caña, pero no la glucosa. || **-de Nobel** *(para los pigmentos biliares).* Se añaden cloruro de cinc y un poco de tintura de yodo: se produce una coloración dicroica. || **-de Noguchi.** Modificación de la reacción de Wassermann en los siguientes extremos: 1.º Preparación del antígeno por extracción de una sustancia lipoidea del hígado y corazón de perros y vacas. 2.º Empleo de corpúsculos rojos humanos en lugar de corpúsculos de carnero en la serie hemolítica, debido al hecho de que algunos sueros humanos producen hemólisis de aquellos últimos. 3.º Conservación del antígeno específico y del amboceptor hemolítico, que en solución pierden rápidamente su fuerza, por imbibición de los mismos en tiras medidas de papel filtro. || Reacción observada en la parálisis general y en las tabes; se añaden 5,5 ml de una solución al 10 % de ácido butírico en solución salina normal a 1 ml de líquido cefalorraquídeo, se calienta la mezcla y se añade, 0,1 ml de una solución al 4 % de hidróxido de sodio y se calienta de nuevo. Al cabo de 3 horas se examina el tubo de ensayo. En el caso de aumento de globulina en el líquido cefalorraquídeo, propio de la parálisis y la tabes, se forma un precipitado en copos característicos, que se deposita gradualmente, quedando claro el resto del líquido. || **-de Nonne-Apelt.** Se mezclan 2 ml de líquido cefalorraquídeo con igual cantidad de una solución saturada neutra de sulfato de amonio, y se compara después de 3 min con el líquido cefalorraquídeo puro. En el caso de exceso de globulinas, que indicaría un trastorno nervioso, el líquido se enturbia. || **-de Nylander** *(para la glucosa en la orina).* A 10 partes de la orina se añade 1 parte de un reactivo compuesto de subnitrato de bismuto y tartrato sodicopotásico, disueltos en una solución de hidróxido de sodio al 10 %. En el caso afirmativo se forma un precipitado negro. || **-de Obermayer** *(para el indicán en la orina).* Se precipita la orina con una solución de acetato de plomo al 1:5; se filtra y se agita el filtrado con igual volumen de ácido clorhídrico fumante que contenga algo de una solución de cloruro férrico; se añade luego cloroformo, que en el caso afirmativo se vuelve azul. || **-de Obermüller** *(para la colesterina).* Póngase la sustancia en un tubo de ensayo, mézclese con 1 o 2 gotas de anhídrido propiónico y caliéntese sobre una pequeña llama; al enfriarse, la masa cambia la coloración sucesivamente en azul, verde, anaranjado, carmín y cobre. || **-de Oestreicher.** REACCIÓN XANTOPROTEICA. || **-de Oliver** *(para la albúmina).* Cúbrase la orina en un tubo de ensayo con una solución al 1:4 de tungstato de sodio y una solución al 10:6 de ácido cítrico; la producción de un coágulo blanco en la superficie de unión de ambos líquidos manifiesta la presencia de albúmina. || **-de Ott** *(para la nucleoalbúmina en la orina).* Se añade a la orina un volumen igual de una solución saturada de sal, y luego solución de Almen. En el caso afirmativo se forma un precipitado. || **-de Pagano.** desus. Reacción consecutiva a la aplicación de tuberculina en el meato urinario. || **-de Pandy** *(para la globulina en el líquido cefalorraquídeo).* En un vidrio de reloj lleno de fenol, con agua destilada se deposita en el fondo con una pipeta 1 gota de aquel líquido; a los 5 seg se produce un precipitado en copos. || **-de Parnum.** Se filtra la orina y se añade un sexto de su volumen de una solución saturada de sulfato de sodio o magnésico; se acidula con ácido acético y se hierve; si hay *albúmina*, se produce un precipitado blanco. || **-de Paul-Binnell.** El suero de los pacientes afectos de mononucleosis infecciosa, a partir del quinto día de la enfermedad, contiene anticuerpos especiales capaces de aglutinar los hematíes del carnero. || **-de Penzoldt** *(para la glucosa).* Añádase a la orina una solución de hidróxido de sodio y una solución ligeramente alcalina de ácido diazobenzolsulfónico; agítese la mezcla. En caso afirmativo se produce un color rojo o rojoamarillento. || **-de Perls** *(para la hemosiderina).* Se trata la sustancia con ácido clorhídrico y ferrocianuro potásico. En caso afirmativo se produce el color azul de Prusia. || **-de Perutz.** desus. Medio diagnóstico de la sífilis; se inactiva el suero sanguíneo del paciente y se toman con una pipeta 0,4 ml del mismo. A esta porción de suero se añaden 0,2 ml de cada una de las dos soluciones siguientes: 1.ª, glicolato de sodio, 2; colesterina, 0,4; alcohol de 95°, 50; 2.ª, solución acuosa de glicolato de sodio al 2 %. Se agita la mezcla vigorosamente; si existe la sífilis, aparecen finos copos en el líquido. ||-**de Peterman** *(para la sífilis)*. Agitar la mezcla de 0,05 ml de suero inactivado del paciente con 0,01 ml de antígeno diluido de corazón de buey, incubar entre dos portaobjetos a 37° durante 10 min y examinar al microscopio. La microprecipitación significa resultado positivo. ||-**de Pettenkofer** *(para ácidos biliares en la orina)*. Se echa gota a gota la orina en una mezcla de azúcar y ácido sulfúrico. La reacción positiva se manifiesta por la aparición de un color de púrpura. ||-**de Petzetakis** *(para la fiebre tifoidea y otras infecciones)*. A 15 ml de orina en un tubo de ensayo se añaden unas gotas de tintura de yodo al 5 %; la reacción positiva se manifiesta por la coloración amarillo de oro en la parte superior. ||-**de Pfaundler**. REACCIÓN DE MANDELBAUM. ||-**de Pfeiffer**. Se inyecta en la cavidad peritoneal de un animal una mezcla de un cultivo de bacilos del cólera con suero colérico aglutinante diluido. Si después de 24 min se retira parte de la mezcla, se observa que los espirilos han muerto. ||-**de Piazza**. La orina de un presunto tuberculoso se mezcla con suero de conejo que ha recibido una inyección de tuberculina vieja de Koch; la reacción positiva se manifiesta por un precipitado. ||-**de Piotrowski**. REACCIÓN DEL BIURET. ||-**de Pirquet** o **de Von Pirquet**. CUTIRREACCIÓN. ||-**de Plugge**. Una solución de fenol se enrojece al mezclarse con una solución de nitrato mercúrico que contenga indicios de ácido nitroso. ||-**de Pohl**. Las globulinas son precipitadas de sus soluciones por el sulfato amónico. ||-**de Porges-Meier** *(para la sífilis)*. Se mezcla una emulsión al 1 % de lecitina en solución salina normal con igual volumen de suero sanguíneo, y se deja reposar por 5 horas. Se añade suero sanguíneo del presunto sifilítico; la precipitación de lecitina manifiesta la existencia de sífilis. ||-**de Porges-Salomon** *(para la sífilis)*. Se mezcla una solución al 1 % de glicolato de sodio con igual volumen de suero claro activado del presunto sifilítico. En caso afirmativo aparecen copos distintos en la superficie del líquido. ||-**de Porter** *(para el indicán)*. Se agitan 10 ml de orina con igual cantidad de ácido clorhídrico y 5 gotas de una solución de permanganato potásico al 0,5 %; se añaden 5 ml de cloroformo y se agita de nuevo. La aparición de un color púrpura con un depósito de sustancia azul indica la presencia del indicán. ||-**de Posner**. Cien mil leucocitos en 2 ml de orina indican una albuminuria del 0,1 %, probablemente debida tan sólo al pus. Una mayor proporción de albúmina señala una enfermedad de Bright. ||-**de Prausnitz-Küstner**. Producción de hipersensibilidad local por la inyección intradérmica del suero de una persona alérgica. ||-**de Prendergast** *(para la fiebre tifoidea)*. Inyección intradérmica de 5 mg de vacuna tifódica. En los enfermos sin tifoidea se forma en las 24 horas una zona roja alrededor del punto de la inyección. ||-**de Raabe** *(para la albúmina)*. Fíltrese la orina en un tubo de ensayo y añádase un cristal de ácido tricloroacético; la albúmina y el ácido úrico forman un anillo blanco alrededor del cristal, pero el formado por esta última sustancia no es tan bien definido. ||-**de Ralfe** *(para la acetona)*. Hiérvanse 4 ml de lejía de potasa con 1,5 g de yoduro potásico; añádanse 4 ml de orina. En caso afirmativo, se forma un anillo amarillo en la línea de contacto de ambos líquidos. ||-**de Ramon**. PRUEBA DE RAMON. ||-**de Randolph** *(para peptonas en la orina)*. Añádanse 2 gotas de una solución saturada de yoduro potásico y 3 gotas de reactivo de Millon a 5 ml de orina fría y ligeramente ácida. La presencia de peptonas se manifiesta por un precipitado amarillo. ||-**de Rees** *(para la albúmina)*. Añádase a la orina o solución que contenga albúmina una solución alcohólica de ácido tánico; la albúmina precipita. ||-**de Reinsch** *(para el arsénico)*. Se acidula el líquido con HCl, se introduce en él una tira de cobre delgada y se hierve. La presencia de arsénico se manifiesta por el depósito de una película gris o azulada sobre el cobre. ||-**de Remak**. Contracción lenta vermicular del músculo como respuesta a la excitación galvánica. ||-**de Reuss** *(para la atropina)*. Se trata la sustancia sospechosa con ácido sulfúrico y agentes oxidantes. Si hay atropina, se desprende olor aromático, a flores. ||-**de Riegler**. A 5 ml de orina se añaden 20 gotas de una solución de ácido β naftolsulfónico, 10 g, en 200 ml de agua destilada; la orina se enturbia si contiene albúmina. ||-**de Riesman**. En el bocio exoftálmico se oye ruido con el estetoscopio aplicado sobre el ojo. ||-**de Riess**. En algunos casos de pericarditis adhesiva, la auscultación sobre el estómago permite percibir los ruidos cardíacos con timbre elevado y metálico. ||-**de Ripault**. La presión externa sobre el ojo durante la vida produce solamente una alteración temporal en la forma normal de la pupila; pero después de la muerte el cambio puede ser permanente. ||-**de Risquez**. Presencia del pimiento libre en la sangre circulante en el paludismo. ||-**de Rivalta** *(para distinguir los líquidos exudados de los trasudados)*. Se ponen 50 ml de agua destilada en un tubo de ensayo y se añade 1 gota de una solución de ácido acético al 50 %. A éste se añade otra gota del líquido extraído por punción o por otro medio, la cual al llegar al fondo del tubo y ponerse en contacto del agua acidulada, toma la forma de un anillo azulado que se ensancha y desfigura cuando procede de un exudado, es decir, cuando tiene origen inflamatorio. ||-**de Riviere**. Zona de percusión mate en la espalda a la altura de las apófisis espinosas de las vértebras Dv, VI y VII; signo de tuberculosis pulmonar. ||-**de Roberts** *(para la albúmina)*. Añádase a la orina una solución de cloruro de sodio que contenga el 5 % de HCl o 5 partes de solución saturada de sulfato de magnesio y 1 parte de ácido nítrico; en la superficie de contacto de ambos líquidos se forma una capa blanca cuando existe albúmina. ||-**de Robertson**. Aparición de maculopápulas rojizas en el tronco en la degeneración del miocardio. ||-**de Roche**. En la torsión del testículo no es posible distinguir el epidídimo. ||-**de Rockley**. Colocadas verticalmente dos reglas en el borde externo de las órbitas, desde la prominencia del pómulo, la depresión de éste si existe, se hace evidente. ||-**de Roesler**. V. SIGNO DE RAILSRUCH Y DOCH. ||-**de Roger**. La existencia de albúmina en el esputo es indicio de tuberculosis. ||-**de Romaña**. Oftalmía unilateral en la enfermedad de Chagas. ||-**de Romberg**. Vacilación del cuerpo estando el paciente con los pies juntos y los ojos cerrados, signo de ataxia locomotriz. ||-**de Romberg-Howship**. Dolores lancinantes en la pierna en la hernia obturatriz estrangulada. ||-**de Rommelaere**. Proporción anormalmente escasa de fosfatos y cloruro de sodio en la orina en la caquexia cancerosa. ||-**de Römer**. La inyección intracutánea de tuberculina en un cobayo tuberculoso produce una pápula con centro hemorrágico. ||-**de Roque**. Dilatación unilateral de la pupila y elevación del párpado superior por la compresión de la cadena simpática cervical por una lesión tuberculosa del vértice pulmonar. ||-**de Rose** *(para la sangre)*. Las raspaduras de una mancha que se supone sanguínea se hierven con potasa cáustica diluida. En caso afirmativo, el líquido en reposo muestra una capa delgada verdosa y una capa roja gruesa. ||-**de Rose-Ragan**. Una suspensión de hematíes de carnero adicionada de un antisuero específico del conejo, en una proporción que no determina aglutinación, se deja aglutinar por suero de enfermos de poliartritis crónica. ||-**de Rosenbach**. Formación de un color rojo intenso por la adición gradual de ácido nítrico concentrado que contiene una pequeña cantidad de ácido nitroso a la orina hirviente; indicio del aumento de los procesos de putrefacción del intestino. ||-**de Rosenheim**. Ruido de roce en el hipocondrio izquierdo; signo de perigastritis. ||-**de Rosenthal** *(para la sangre en la orina). Añádase solución de potasa cáustica a la orina; se separa y seca el precipitado, del que se pone en un porta una pequeña cantidad con un cristal de cloruro de sodio; se aplica un cubre y se introduce debajo de éste unas gotas de ácido acético glacial; se calienta, y una vez enfriado aparecen cristales de hemina si la orina contiene sangre. ‖ Dolor urente y terebrante producido por la aplicación de una corriente farádica a la columna vertebral; signo de espondilitis. ‖ -de **Roser-Braun**. Falta de pulsación dural, signo de absceso o tumor cerebral. ‖ -de **Ross** (para la sífilis). A 5 ml de una solución de agar al 2 % se añaden 0,4 ml de azul policromo de Unna, 0,4 ml de una solución de bicarbonato de sodio al 5 % y 4,2 ml de agua esterilizada. Se forma con esto una capa delgada sobre una placa de vidrio, y cuando se ha solidificado se coloca la materia, que debe examinarse en un cubreobjeto y se introduce en la sustancia; las espiroquetas quedan teñidas. ‖ -de **Rossel** (para la sangre en la materia fecal). Se agitan en un tubo de ensayo unos 3 g de excremento con 5 o 10 ml de éter para separar la grasa. Después de decantar el éter, se agita de nuevo la materia fecal con unos 5 ml de ácido acético glacial. Se vierte luego el ácido en otro tubo y se trata con 5 o 10 ml de éter, que se pone luego en otro tubo y al que se añaden de 20 a 30 gotas de esencia de trementina y de 10 a 15 gotas de una solución del 1 al 4 % de aloína de Barbados en alcohol de 70°. En presencia de la sangre toma un ligero color de rosa que se vuelve color de cereza brillante a los 10 min. ‖ -de **Rossolimo**. Flexión de los dedos del pie por percusión de su cara plantar en el surco metacarpofalángico. Indica lesión piramidal. ‖ -de **Rotch**. Matidez a la percusión en el V espacio intercostal derecho; signo de derrame pericardíaco. ‖ -de **Rothschild**. Aplanamiento y movilidad del ángulo del esternón, observados en la tisis. ‖ -de **Rous** (para la hemosiderina). Se centrifuga la orina; se añaden al sedimento 5 ml de una solución de ferricianuro potásico al 2 % y 5 ml de solución de ácido clorhídrico al 1 %; los gránulos de hemosiderina se tiñen de azul. ‖ -de **Roussel**. Dolor agudo por la percusión ligera en la región subclavicular entre la clavícula y la IV costilla; signo de tuberculosis incipiente. ‖ -de **Roux**. Sensación de resistencia blanda por la palpación del ciego vacío en la apendicitis supurada. ‖ -de **Rovighi**. Estremecimiento percibido por la percusión y palpación de un quiste hidatídico superficial del hígado. ‖ -de **Rovsing**. La presión en el lado izquierdo sobre un punto correspondiente al de Mac Burney en el derecho, despierta el dolor en este punto en los casos de apendicitis, pero no en otras afecciones abdominales. ‖ -de **Rowntree y Geraghty**. Reacción de la fenolsulfonftaleína. V. FENOLSULFONFTALEÍNA. ‖ -de **Ruault**. Disminución de la amplitud respiratoria de un vértice pulmonar en la tuberculosis incipiente. ‖ -de **Rubino**. Serodiagnóstico de la lepra por la aglutinación y sedimentación de glóbulos rojos de carnero formolinizados. ‖ -de **Rubner** (para el óxido de carbono en la sangre). Agítese la sangre con 4 o 5 volúmenes de solución de acetato de plomo. Si la sangre contiene CO, conserva su color brillante; en el caso contrario, se vuelve de color de chocolate oscuro. ‖ -de **Rumpel-Leede**. Aparición de pequeñas hemorragias subcutáneas en la parte superior del brazo por la presión no muy fuerte de una venda de goma durante 10 min. ‖ -de **Rumpf**. Contracciones tónicas y fibrilares alternativamente después de la cesación de una faradización enérgica; observado en las neurosis traumáticas. ‖ -de **Russo**. Reacción que da la orina en los enfermos de fiebre tifoidea por la adición de 4 gotas de una solución de azul de metileno a 15 ml de orina. En el primer período de la enfermedad la orina se colora de verde brillante; en el período de estado, de esmeralda, y en el de declinación, de color azulado. ‖ -de **Rust**. En la caries o afecciones malignas de las vértebras cervicales, el paciente sostiene la cabeza con sus manos cuando mueve el cuerpo. ‖ -de **Saathoff** (para la grasa en las deposiciones). Restriéguese una partícula de excremento con Sudán y caliéntese; la grasa se tiñe de amarillo a rojo. ‖ -de **Sabathie**. Estasis y dilatación de una o ambas venas yugulares en la aortitis y la esclerosis y aneurismas aórticos. ‖ -de **Sachs-Georgi** (reacción de floculación para la sífilis). La adición de 1 ml de extracto alcohólico colesterinizado de corazón de buey, diluido en solución de cloruro de sodio, a un suero sifilítico provoca en éste una precipitación floculenta. ‖ -de **Sachsse** (para la glucosa). Se disuelven 1,8 g de yoduro rojo de mercurio, 25 g de yoduro potásico y 80 g de hidróxido potásico en agua, c. s. para 1 litro; la glucosa reduce esta solución. ‖ -de **Saenger**. En la sífilis cerebral vuelve a aparecer el reflejo pupilar a la luz después de una corta permanencia en la oscuridad, pero no en la ataxia locomotriz. ‖ -de **Sahli**. DESMORREACCIÓN. ‖ -de **Sahli-Nencki**. Examen de la actividad lipolítica del páncreas por la administración de salol, que debe ser excretado, en circunstancias normales, como ácido salicílico. ‖ -de **Salibury y Melvin**. Signo oftalmoscópico de muerte inminente; la sangre de los vasos retinales no circula y la columna sanguínea se fragmenta. ‖ -de **Salkowski** (para la colesterina). Disuélvase la sustancia en cloroformo y añádase un volumen igual de ácido sulfúrico. Si existe la colesterina, la solución se vuelve de un color rojo azulado. ‖ -de **Salmon**. Dilatación unilateral de la pupila en la rotura del embarazo ectópico. ‖ -de **Salomon y Saxl**. Reacción en la orina de los enfermos de cáncer: 150 ml de orina que no contenga albúmina se diluyen en 100 ml de agua y se mezclan con 150 ml de una mezcla de sales de bario. Se filtra la mezcla y se añaden al líquido filtrado 30 ml de ácido clorhídrico de peso específico 1,12; se hierve la mezcla en un recipiente de amianto por 15 min y se deja en el baño de María hasta que el precipitado se deposite claramente. Se filtra luego cuidadosamente y se calientan 200 ml del líquido filtrado en el recipiente de amianto durante 15 min con 3 ml de perhidrol, y se vierte en un vaso cónico. La reacción positiva se indica por un precipitado de sulfato de bario que arrastra la materia colorante. ‖ -de **Sanders**. Pulsación cardíaca ondulante, especialmente en el epigastrio; signo de pericarditis adhesiva. ‖ -de **Sansom**. Aumento notable del área matidez en el II y III espacios intercostales, debido a un derrame pericardíaco. ‖ -de **Sarbó**. Analgesia del nervio periné observado algunas veces en la ataxia locomotriz. ‖ -de **Sattler**. Si estando el paciente sentado extiende y levanta la pierna derecha y al mismo tiempo se presiona el ciego se produce un dolor agudo en la apendicitis. ‖ -de **Saundby** (para la sangre en las heces). A una pequeña cantidad de heces en un tubo de ensayo se añaden 19 gotas de una solución saturada de bencidina y luego 30 gotas de una solución de agua oxigenada. La presencia de sangre se indica por la aparición de un color azul oscuro. ‖ -de **Saunders**. Sincinesis de boca y mano, cuando un niño abre ampliamente la boca, se producen movimientos asociados de la mano que consisten en la extensión y separación de los dedos. ‖ -de **Scherer** (para la tirosina). Trátese la sustancia con ácido nítrico y séquese cuidadosamente sobre una hoja de platino. La formación de nitrato de nitrotirosina produce un color amarillo que la sosa cáustica convierte en rojo. ‖ -de **Schick**. PRUEBA DE SCHICK. ‖ -de **Schiff** (para hidratos de carbono en la orina). Caliéntese la orina y añádase ácido sulfúrico; se expone a los vapores producidos un papel seco, impregnado en una mezcla de partes iguales de xilidina y ácido acético glacial con alcohol; el papel se vuelve rojo si existen hidratos de carbono. ‖ -de **Schmidt** (para la bilis). En un disco de vidrio se trituran partículas de materia fecal reciente con una solución acuosa concentrada de sublimado corrosivo. Después de 24 horas se examina la sustancia: la bilirrubina aparece en partículas verdes y la hidrobilirrubina en partículas rojas. ‖ -de **Schönbein**. Una solución que contenga una sal de cobre se colora de azul si se le añade cianuro de potasio y tintura de guayaco. || Coloración azul por la adición de agua oxigenada a la tintura de guayaco mezclada con la sustancia sospechosa de contener sangre. || **-de Schröder** *(para la urea)*. Añádase una parte de la sustancia a una solución de bromo en cloroformo; la urea se descompone y se forma gas. || **-de Schultz-Charlton.** La inyección de suero de convaleciente de escarlatina en una zona cutánea con erupción roja brillante produce blanqueo de la piel en el punto inyectado, blanqueo que no se presenta con la inyección de suero de enfermo de escarlatina. || **-de Schultze** *(para el colesterol)*. En un disco de porcelana se evapora la sustancia con ácido nítrico al baño de María. Si hay colesterol, se produce un depósito amarillo que se enrojece por la adición de amoníaco. || **-de Schumm.** REACCIÓN DE LA BENCIDINA. || **-de Schürmann** *(para la sífilis)*. A 0,1 ml de suero del paciente se añade cantidad suficiente de solución salina fisiológica para 3 o 4 ml y luego 1 gota de perhidrol; se mezcla este líquido con 0,5 ml de un reactivo compuesto de 0,5 ml de fenol, 0,62 ml de una solución acuosa de cloruro férrico al 5 % y 34,5 ml de agua destilada. El suero normal produce un ligero anillo verde en la unión de los dos líquidos, que desaparece cuando se agita la mezcla, quedando ésta clara; el suero sifilítico da un color pardoscuro en la línea de unión, y al agitar la mezcla se oscurece intensamente. || **-de Schwartz.** Reacción para determinar la presencia de sulfonal, que consiste en calentar la sustancia con carbón de leña; el olor de mercaptán indica la presencia de aquella sustancia. || **-de Scoot.** Desaparición de la línea articular sacroilíaca, de aparición precoz en la espondiloartritis anquilopoyética. || **-de sedimentación eritrocítica.** Tiempo que tardan en sedimentar los glóbulos rojos en un tubo graduado que contiene sangre citratada. || **-de Selivanov** *(para la levulosa)*. Se añade a la orina un volumen igual de un líquido compuesto de resorcinol, 0,5 g; agua, 30 ml, y ácido clorhídrico, 30 ml; la reacción positiva se manifiesta por la coloración rojo de Borgoña después de calentamiento. || **-de Sgambati** *(reacción de la orina en casos de peritonitis)*. Se llena de orina el tercio de un tubo de ensayo, y manteniéndolo muy inclinado se vierte en él gota a gota 2 ml de ácido nítrico, que se deposita en el fondo del tubo. En la zona de contacto de ambos líquidos se ve, por encima del halo amarillo anaranjado que se forma en la orina normal, otro halo azul grisáceo, que se extiende hacia arriba. Se añade cloroformo y se agita bien el tubo, luego se deja en reposo para que se deposite el cloroformo. El tinte azul grisáceo se convierte gradualmente en rojo rubí, que es permanente. || **-de Siebold y Brandbury.** Para investigar la presencia de ácido salicílico en la orina, se alcaliniza ésta con carbonato de potasio, se añade una solución de nitrato de plomo, se filtra y se añade una solución diluida de cloruro férrico; se produce una coloración violeta. || **-de Simon** *(para investigar la existencia de albúminas solubles en las heces)*. Acidificación del filtrado de una dilución de heces con ácido acético al 1:3. Nuevo filtrado con carbón y búsqueda de las albúminas en el líquido con ácido nítrico. || **-de Smith** *(para pigmentos biliares)*. Cúbrase el líquido sospechoso con tintura de yodo; se forma un anillo verde en la superficie de unión de ambos líquidos. || ANAFILAXIS. || **-de Söderberg.** Reacción miodistónica; provocada la contracción de un músculo con la corriente farádica tetanizante, si ésta se interrumpe el músculo se relaja lentamente de un modo discontinuo; se observa en casos de síndrome extrapiramidal. || **-de Soldaini** *(para la glucosa)*. Disuélvanse 15 g de carbonato de cobre y 416 g de bicarbonato de potasio en 1. 400 ml de agua; se hierven 2 partes de orina con 1 parte del anterior reactivo. La producción de un precipitado amarillo de subóxido de cobre indica la presencia de la glucosa. || **-de Spatz.** Demostración del pigmento ferruginoso de la corteza cerebral, en la parálisis, por el sulfuro de amonio (coloración negra). || **-de Spiegler** *(para la albúmina)*. Se acidula el líquido con ácido acético y se filtra; se prepara un reactivo con 8 g de cloruro mercúrico y 4 g de ácido tártrico en 290 ml de agua y 20 ml de glicerina; cúbrase el líquido filtrado en el tubo con el reactivo. Si existe albúmina, aparece un anillo claro en la unión de ambos líquidos. || **-de Stokvis** *(para pigmentos biliares)*. Se mezclan 25 ml de orina y 8 ml de una solución de acetato de cinc al 1:5; se lava el precipitado con agua en un filtro y se disuelve en agua amoniacal. Se filtra de nuevo, y poco tiempo después el líquido filtrado muestra un color azul verdoso. || **-de Strassburg** *(para ácidos biliares en la orina)*. Se añade azúcar de caña a la orina; se moja en ella papel filtro y se deja secar; una gota de ácido sulfúrico en el papel produce una mancha roja o violeta si hay ácidos biliares. || **-de Straus.** Por la inoculación en la cavidad peritoneal de materias que contengan bacilos virulentos del muermo se producen en los cobayos lesiones escrotales. || **-de Struve** *(para la sangre en la orina)*. Se alcaliniza la orina y se añaden ácidos tánico y acético hasta que la reacción se vuelve acídica y se forme un precipitado oscuro. Una vez seco este precipitado, pueden obtenerse cristales de hemina por la adición de cloruro amónico y ácido acético glacial. || **-de Szabo** *(para el HCl en el contenido estomacal)*. Añádase al líquido gástrico un reactivo compuesto de partes iguales de una solución al 0,5 % de tartrato sodicoférrico y sulfocianuro de amonio. La presencia de HCl varía el color del reactivo de amarillo pálido a rojo pardo. || **-de Takata-Ara.** Se trata el líquido cefalorraquídeo con una solución de carbonato sódico, sublimado corrosivo y fucsina. El líquido normal toma color azul. En el caso de sífilis, se forma un precipitado con decoloración del líquido sin precipitar. || Reacción para la función hepática, fundada en la disminución de la albúmina sérica y globulina. En la reacción positiva existe floculación en más de tres tubos de una serie de diluciones progresivas de bicloruro de mercurio. || **-de Tanret.** El reactivo de Tanret precipita en frío la albúmina, precipitado que persiste aún después de calentamiento. || **-de Targowla.** El líquido cefalorraquídeo normal mezclado con elixir paregórico produce una suspensión coloidal; si el líquido es sifilítico, se forma un precipitado. || **-de Teichmann.** Se pone el líquido sospechoso de contener *sangre* en un vidrio de reloj con un cristal de cloruro de sodio y un poco de ácido acético glacial, se calienta cuidadosamente sin hervir y luego se deja enfriar. Si hay sangre, se forman cristales romboides de hemina. || **-de Thevenon y Roland.** Se disuelve una tableta de Piramidón Bayer en 1 ml de agua oxigenada de 10 volúmenes. Se añade una cantidad igual de dilución fecal. Si existen aglutininas en este último líquido, aparece una coloración violeta. || **-de Thormählen.** Se trata la orina con una solución de nitroprusiato de sodio, hidróxido de potasio y ácido acético. Si hay *melanina*, se produce una coloración azul intensa. || **-de Thudichum** *(para la creatinina)*. Añádase a la sustancia sospechosa una solución diluida de cloruro férrico; la presencia de creatinina se indica por la aparición de un color oscuro que aumenta por el calentamiento. || **-de Tidy** *(para la albúmina)*. Añádanse partes iguales de ácidos fénico y acético glacial. La albúmina forma un precipitado blanco. || **-de Tizzoni** *(para el hierro en los tejidos)*. Trátese un corte de tejido con una solución de ferrocianuro potásico al 2 % y luego con una solución de HCl al 3,5 %. Si existe el hierro, el tejido se colora de azul. || **-de Tollens** *(para el aldehído)*. Trátese el líquido sospechoso con una solución amoniacal de nitrato de plata e hidróxido potásico. La reacción positiva se indica por la aparición de depósito de plata metálica. || **-de Töpfer** *(para el HCl libre en el contenido gástrico)*. Se añaden 1 o 2 gotas de una solución alcohólica de dimetilamidoazobenzol al 0,5 % a una pequeña parte de contenido gástrico. La presencia de ácido clorhídrico se manifiesta por la aparición de un bello color rojo cereza. || **-de Tournay.** En la posición extrema de la mirada hay midriasis en el ojo en abducción en relación con el ojo aducido. Cuando existe parálisis del recto externo, se produce miosis en lugar de midriasis en el lado de la parálisis. ‖ **-de Trambusti.** Endodermorreacción; inyección intracutánea de tuberculina con la aguja paralela a la superficie cutánea. ‖ **-de Trommer** *(para la glucosa).* Se añaden a 2 partes de orina 1 parte de hidróxido de potasio o sodio y luego, gota a gota, una solución de hidróxido de cobre al 10 %. Se hierve la mezcla, y en caso afirmativo se produce un precipitado de color anaranjado. ‖ **-de Trousseau** *(para la bilis en la orina).* Se añade a la orina en un tubo de ensayo tintura de yodo diluida al 1:10 en alcohol. La presencia de bilirrubina se manifiesta por la aparición de un anillo verde en donde establecen contacto los líquidos. ‖ **-de Udránsky** *(para ácidos biliares).* A 1 ml de líquido sospechoso se añade 1 gota de una solución al 0,1 % de furfurol en agua; cúbrase con ácido sulfúrico y enfríese. Si existe la bilis, aparece un color azulado. ‖ **-de Uffelmann** *(para ácidos en el contenido gástrico).* A una cantidad de materias obtenidas del estómago se añaden unas gotas de un reactivo compuesto de 3 gotas de solución de cloruro férrico, 3 gotas de solución concentrada de fenol y 20 ml de agua. El ácido clorhídrico decolora la solución y el ácido láctico la vuelve amarilla. ‖ **-de Uhlenhuth.** SERORREACCIÓN. ‖ **-de Ultzmann** *(para pigmentos biliares).* A 10 ml de la orina se añaden 3 o 4 ml de una solución de hidróxido potásico al 1:3 y un exceso de HCl. Los pigmentos biliares producen una coloración verde esmeralda. ‖ **-de Umber** *(para la escarlatina).* A una pequeña cantidad de orina se añaden 2 gotas de una solución compuesta de 30 ml de ácido clorhídrico, 2 g de paradimetilaminobenzaldehído y 70 ml de agua: una coloración roja es reacción positiva. ‖ **-de Urriola.** El descubrimiento de pigmento sanguíneo en la orina indica la existencia de paludismo. ‖ **-de Van Deen.** REACCIÓN DE DEEN. ‖ **-de Van den Bergh.** Dos reacciones: la *directa*, por adición simple de reactivo diazo al suero sanguíneo diluido, que produce en seguida una coloración violeta azulada *(reacción directa inmediata)* que indica la presencia de bilirrubina sin combinar, y por tanto ictericia obstructiva. La coloración rojiza que comienza al cabo de unos minutos y que se oscurece hasta volverse violeta se denomina *reacción directa retardada*, y significa hipofunción hepática. La *reacción indirecta* consiste en la misma adición de reactivo diazo al suero, pero éste ha sido tratado previamente con alcohol y centrifugado; si la reacción es positiva, se produce inmediatamente un color rojo violado, debido a que la bilirrubina se ha fijado a las proteínas sanguíneas y significa una ictericia hemolítica. ‖ **-de Van Slyke** *(para el aminonitrógeno).* El ácido nitroso actuando sobre el aminonitrógeno libera el gas nitrógeno, que se recoge y cuyo volumen se mide. ‖ **-de Vaughan y Novy** *(para el tirotoxicón).* Añadiendo 2 o 3 gotas de ácido sulfúrico e igual cantidad de ácido fénico a unas pocas gotas de una solución acuosa de la sustancia que se examina, el tiroxicón, si existe, produce un color amarillo o anaranjado. ‖ **-de Vernes** *(para la sífilis).* ant. Reacción fundada en la opacidad o floculación producida por el suero en una suspensión coloidal de peretinol (extracto de corazón de caballo desengrasado) y cuya intensidad se mide con un fotómetro especial. ‖ *(Para la tuberculosis.)* ant. El suero del paciente se mezcla con una solución de resorcina: si la densidad óptica en la mezcla es inferior a 15, el sujeto no es tuberculoso; si es superior a 30, padece tuberculosis. ‖ **-de Vitali** *(para alcaloides).* Evapórese la sustancia con ácido nítrico fumante y añádase una gota de solución alcohólica de hidróxido potásico. Con la atropina aparece un color violeta que se convierte en seguida en rojo. ‖ *(Para pigmentos biliares.)* Añádase bisulfato de quinina en solución y luego amoníaco, ácido sulfúrico, un cristal de azúcar y alcohol. La reacción positiva da un color violeta. ‖ **-de Voge.** El agua de bromo produce un color rosado en la orina de una mujer encinta. ‖ **-de Voges-Proskauer.** Distinción de los grupos de bacterias coli y aerógenes por el descubrimiento en un cultivo del acetilmetilcarbinol, por medio de la potasa cáustica. ‖ **-de Wang.** Para investigar la cantidad de indicán, se convierte éste en ácido indigosulfúrico y se titula con una solución de permanganato potásico. ‖ **-de Wassermann.** Aplicación del fenómeno de Bordet-Gengou, *fijación del complemento*, al serodiagnóstico de la sífilis. En esencia se reduce a mezclar el suero inactivado, es decir, sin complemento, del presunto sifilítico con un antígeno, que puede ser muy variable (al principio, hígado de heredosifilítico), asociando a esta mezcla, para hacer visible la reacción, un sistema compuesto de glóbulos rojos de carnero, suero anticarnero también inactivado y suero nuevo de cobayo, que suministra el complemento. Si el suero es sifilítico, la sensibilizatriz que posee capta este complemento, que no pudiendo unirse a la sensibilizatriz del suero anticarnero inactivado, no hemoliza los glóbulos de carnero: por tanto, no hay hemólisis en la reacción positiva. ‖ **-de Weber.** Reacción de la tintura de guayaco para investigar la sangre en las heces. ‖ **-de Webster.** En la orina acidificada con un ácido mineral y tratada por el éter, el trinitrotolueno da un tinte violeta por la adición de potasa alcohólica. ‖ **-de Weichardt.** REACCIÓN DE LA EPIFANINA. ‖ **-de Weichbrodt** *(para la globulina).* A 0,7 ml de líquido cefalorraquídeo se añade 0,3 ml de solución de sublimado al 1 %; en caso afirmativo, se produce enturbiamiento. ‖ **-de Weidel** *(para el ácido úrico).* Se trata la sustancia con ácido nítrico, se evapora y se humedece con agua amoniacal. Si existe el ácido úrico, se forma la murexida y se produce un color púrpura. ‖ **-de Weil.** Reacción para determinar la existencia de la sífilis, fundada en el hecho de que los hematíes de los sifilíticos son especialmente resistentes al poder hemolítico de la ponzoña de la cobra. ‖ **-de Weil-Felix.** Aglutinación en el suero sanguíneo de enfermos de tifus exantemático de un bacilo (Weil-Felix) del grupo proteus de la orina y las heces. ‖ **-de Weinberg.** Reacción de fijación del complemento para el diagnóstico de la equinococosis, en la que se emplea líquido del quiste hidatídico humano como antígeno. ‖ **-de Weinstein.** Determinación de la presencia de triptófano en el contenido estomacal, que indica la existencia de un cáncer del órgano. Se añaden al líquido gástrico unas gotas de una solución de ácido acético al 3 %, y luego, cuidadosamente, gota a gota, se añade agua de bromo. Si existe el triptófano, se produce un color rojo violeta. ‖ **-de Weltmann** *(para afecciones hepáticas y biliares).* A una misma cantidad de suero sanguíneo contenido en 12 tubos diferentes se añaden soluciones de cloruro de calcio en dilución creciente. El suero de individuos sanos coagula sólo en los seis primeros tubos. ‖ **-de Wender** *(para la glucosa).* Se añade al líquido un reactivo compuesto de una solución acuosa de azul de metileno al 1 %, alcalinizada con hidróxido potásico, y se calienta. La presencia de glucosa se indica por la decoloración de la mezcla. ‖ **-de Wenzell** *(para la estricnina).* Trátase la sustancia sospechosa con una solución de 1 parte de permanganato potásico en 2.000 partes de ácido sulfúrico. La estricnina, aun en pequeñísimas proporciones, produce cambios de coloración. ‖ **-de Wernicke.** Reacción que se observa en ciertos casos de hemianopsia, en los que el estímulo de la luz proyectada en un lado de la retina causa la contracción del iris, mientras que proyectada en el otro lado no produce reacción. ‖ **-de Westergren.** Reacción de sedimentación eritrocítica. ‖ **-de Wetzel** *(para el óxido de carbono en la sangre).* Se añaden a la sangre 4 volúmenes de agua y se trata con 3 volúmenes de una solución de tanino al 1 %. La presencia de CO se indica por la coloración rojo carmín. ‖ **-de Weyl** *(para la creatinina).* Al líquido sospechoso se añade una solución diluida de nitrocianuro de sodio y luego, cuidadosamente, unas gotas de una solución débil de hidróxido de sodio; resulta un color rojo rubí que se convierte en azul al calentar con ácido acético. ‖ **-de Widal.** Reacción de la aglutinación, característica en la fiebre tifoidea, que consiste en añadir 1 parte de suero sanguíneo de un enfermo a 10 partes de un cultivo en caldo de bacilos de Eberth. Si el cultivo es reciente, 24 horas, y el suero es de un enfermo tifódico, los bacilos se aglutinan y pierden gradualmente su movilidad. || Crisis hemolítica. ||-**de Wiliamson** *(para la diabetes)*. En un tubo de ensayo estrecho se pone 1 parte de agua, 0,5 de sangre y 1 de lejía de potasa. A esto se añade una solución de azul de metileno al 1:6.000, y se coloca el tubo en un vaso con agua hirviente. Si la sangre es de un enfermo de diabetes, el color azul desaparece pronto. ||-**de Winckler** *(para alcaloides)*. Se añade al líquido sospechoso una solución de cloruro mercúrico con un exceso de yoduro potásico; los alcaloides producen un precipitado blanco. ||-**de Wishart** *(para la acetonemia)*. Unas gotas de plasma en un pequeño tubo de ensayo se sobresaturan con sulfato amónico pulverizado. Se añaden 2 gotas de nitrocianuro de sodio y finalmente 1 o 2 gotas de agua amoniacal; se agita y se produce un color púrpura, cuya intensidad indica el grado de acetonemia. ||-**de Wohlgemuth**. Reacción para determinar la insuficiencia renal fundada en la noción de que el tejido del riñón normal secreta una enzima diastásica que disminuye a medida que progresa la lesión del órgano; se mezcla la orina con una solución de almidón soluble al 1:1.000 y se coloca en la estufa para que se efectúe la digestión. Luego se determina por medio del yodo el grado de hidrólisis del almidón. ||-**de Wolff-Eisner**. Reacción oftálmica. ||-**de Worm-Müller** *(para la glucosa)*. Se hierven en un tubo de ensayo 0,33 ml de una solución al 2,5 % de sulfato de cobre y 2,5 ml de una solución de hidróxido potásico. Se añade orina y se forma un precipitado rojo o amarillo. ||-**de Wormley** *(para alcaloides)*. Se añade una solución alcohólica de ácido pícrico. En caso afirmativo, se produce un precipitado amarillo. Se añade una solución de 1 parte de yodo y 2 de yoduro potásico en 60 partes de agua Se produce un precipita do colorado. ||-Se añade una solución de 1 parte de yodo y 2 de yoduro potásico en 60 partes de agua. Se produce un precipitado colorado. ||-**de Wurster** *(para la tirosina)*. Se disuelve la sustancia sospechosa en agua hirviente y una poco de quinona; se produce un color rojo rubí que se convierte lentamente en pardo. ||-**de Yefimov**. Se añaden 5 o 6 gotas de una solución de nitrato mercúrico a 5 o 10 ml de orina. La formación de un precipitado grisáceo indica que el paciente padece vermes intestinales. ||-**de Yvon**. Se añade parte de una solución de 3 g de subnitrato de bismuto en 40 ml de agua hirviente, adicionada de 10 g de yoduro potásico y 40 gotas de ácido clorhídrico, a la sustancia sospechosa: el color rojo significa la presencia de un alcaloide. ||-**de Zeller** *(para la melanina en la orina)*. Añádase agua de bromo; se produce un precipitado amarillo que se ennegrece lentamente. ||-**de Zimmermann**. Coloración violeta en medio alcalino y en presencia de un dinitrobenceno cuando existen 17-cetosteroides. ||-**de Zouchlos** *(para la albúmina en la orina)*. Añádase a la orina una mezcla compuesta de 1 parte de ácido acético y 6 partes de una solución de cloruro mercúrico al 10 %, y se forma un precipitado. ||-**de Zwenger**. Un cristal de colesterol tratado por un reactivo de ácido sulfúrico, 5 partes, y agua, 1 parte, da un color rojo que pasa a violeta. ||-**decidual**. Reacción del endometrio al embarazo, caracterizada por el desarrollo de los fibroblastos en células deciduales características. ||-**del ácido acético**. Se añaden unas gotas de ácido acético a la orina hervida, y se forma un precipitado blanco si hay albúmina en ella. V. Reacción de Rivalta. ||-**del benjuí coloidal**. Se funda en los mismos principios que la reacción de Lange. En lugar de oro coloidal se busca la precipitación del benjuí coloidal. ||-**del biuret** *(para proteínas)*. Añadiendo a la solución de un albuminoide, una albumosa o una peptona, un poco de solución de potasa cáustica y unas gotas de solución de sulfato de cobre, aparece una coloración violada. ||-**del fibrinógeno**. V. Prueba. ||-**del gliciltriptófano** *(para el cáncer del estómago)*. En un tubo de ensayo se pone una parte de contenido gástrico filtrado y gliciltriptófano, y se mantiene el tubo a la temperatura del cuerpo por 24 horas. Si por la adición de unas cuantas gotas de bromo se forma un color rojo violado, es probable la existencia de cáncer. ||-**del guayaco** *(para la sangre)*. Se trata la sustancia sospechosa con tintura de guayaco y luego con agua oxigenada. En caso afirmativo, se produce una coloración azul. ||-**del lentocol**. Reacción de Sachs-Georgi. ||-**del oro coloidal**. Reacción de Lange. ||-**del triptófano**. Reacción de Weinstein. ||-**del urocromógeno**. Reacción de Moritz-Weisz. ||-**dérmica**. Dermorreacción o reacción cutánea. ||-**desmoide**. Desmorreacción. ||-**DOPA**. Conversión de la DOPA en melanina por la DOPA-oxidasa. ||-**eléctrica**. Reacción causada por la aplicación de corrientes o chispas eléctricas al cuerpo. ||-**endotérmica**. Reacción química acompañada de absorción de calor. ||-**epiblastotrópica**. La que afecta al ectodermo. Esta reacción en el pian produce lesiones en la epidermis, al contrario de la que ocurre en la sífilis, que afecta las tres capas embrionarias y se denomina *panblastotrópica*. ||-**focal**. Reacción que ocurre en el foco de una enfermedad por una toxina o vacuna transportada allí por la corriente sanguínea. ||-**IMVCi**. V. Prueba. ||-**intradérmica**. La consecutiva a una inyección en la misma dermis, casi siempre de carácter diagnóstico, como en las de Dick, Mantoux, Schick, etc. ||-**leucemoide**. Leucopoyesis alterada debida a una enfermedad infecciosa o a tumores de la médula ósea, que produce un cuadro hemático semejante al de la leucemia. ||-**longitudinal de Doumer-Ghilarducci**. Reacción eléctrica a distancia, es decir, que el músculo que no reacciona ya cuando se le aplica el electrodo activo en sus puntos motores o en la masa carnosa, lo hace vivamente cuando se aplica el electrodo en los tendones. ||-**miasténica**. Disminución de la excitabilidad farádica en los músculos. ||-**miotónica**. Aumento de la excitabilidad farádica en la miotonía congénita. ||-**neurotónica**. Contracción muscular que persiste después de haber cesado el estímulo que la produjo. ||-**neutra**. Reacción que indica la falta de propiedades alcalina y ácida. ||-**nitritoide**. Crisis nitritoide. ||-**nuclear de Feulgen** *(para reconocer el DNA)*. Emplea la fucsina tratada con sulfato sódico, el alcohol metílico y el ácido clorhídrico normal. Los nucléolos y restos nucleares se tiñen de rojo violado. ||-**oftálmica**. Reacción de la conjuntiva consecutiva a la instilación en el ojo de toxinas derivadas de cultivos de bacilos tíficos o tuberculosos. La reacción es mucho más notable en las personas afectas de estas enfermedades que en las sanas o enfermas de otra dolencia. ||-**pancreática**. Reacción de Cammidge. ||-**PAS**. Ácido peryódico-Schiff. ||-**percutánea**. La que se provoca por la aplicación simple o fricción del antígeno sobre la piel intacta, como la de Moro. ||-**protozoaria**. Empleo de protoplasma protozoario como medio para determinar el cambio patológico de tejidos, por la observación del grado de reproducción de los cultivos de paramecios nutridos en tejido normal o patológico. ||-**psicogalvánica**. Variaciones en el flujo eléctrico que pasa a través del cuerpo cuando el sujeto experimenta un trastorno emotivo. ||-**psicopática de Hoffmann y Bielschowsky**. Abolición de los reflejos ópticos de fijación para los movimientos de fusión, parpadeo de defensa y de los de acomodación y convergencia en los tumores que afectan la corteza visual occipital. ||-**pupilar hemiópica**. Reacción de Wernicke. ||-**terapéutica negativa**. Conjunto de manifestaciones que se presentan en el transcurso de un tratamiento psicoanalítico y que se caracteriza por el sostenimiento o agravación de los procesos patológicos en circunstancias en que debieran presentarse mejorías evidentes. Este fenómeno se relaciona con sentimientos de culpabilidad inconscientes que fuerzan al individuo al sufrimiento y le impiden la curación. ||-**vitales**. Las de los seres vivos como resultado de lesiones. Su presencia o ausencia en el cadáver permite conocer fundamentalmente si las lesiones halladas se produjeron en vida o después de la muerte. ||-**xantoproteica.** Reacción general, aunque sensible, para la detección de proteínas. La base de la reacción es la aparición de un color amarillo cuando el ácido nítrico concentrado se pone en contacto con los grupos aromáticos de la tirosina y del triptófano. La mayoría de las proteínas dan positiva la reacción xantoproteica si se hallan en concentración adecuada.

reaccional. adj. Relativo a la reacción, reactivo.

reactancia. f. A., *Reaktanz;* F., *réactance;* In., *reactance;* It., *reattanza;* P., *reactância.* Debilitación de una corriente eléctrica alterna por su paso a través de un hilo espiral. Resistencia inducida.

reactivación. f. A., *Reaktivierung;* F., *réactivation;* In., *reactivation;* It., *reattivazione;* P., *reactivação.* Restauración de la actividad a un cuerpo inactivo. ||-**de la sífilis, tuberculosis,** etc. Recrudescencia transitoria de los síntomas de una afección latente consecutiva al comienzo de un tratamiento específico. ||-**del suero.** Adición de nuevo complemento a un suero inactivado.

reactividad. f. A., *Reaktivität;* F., *réactivité;* In., *reactivity;* It., *reattività;* P., *reactividade.* Calidad de reactivo. || f. Propiedad de reaccionar.

reactivo. m. A., *Probemittel;* F., *réactif;* In., *reagent;* It., *reattivo;* P., *reactivo.* Sustancia empleada para producir una reacción o descubrir la presencia de otra sustancia. ||-**de Almen.** Solución alcohólica de tanino con ácido acético. Empléase para descubrir la presencia de albúmina. ||-**de Anstie.** Bicromato de potasio, 3,33 g; ácido sulfúrico, 250 ml; agua, 250 ml. ||-**de Barfoed.** Mezcla de una solución de acetato de cobre y otra solución de ácido acético, reductora de la dextrosa, pero no de la maltosa. ||-**de Benedict.** Solución de 17,3 g de sulfato de cobre cristalizado, 173 g de citrato de sodio o potasio, 200 g de carbonato de sodio en 1.000 ml de agua destilada, para la determinación cualitativa de azúcar en la orina. ||-**de Boas.** Resorcina, 5 partes; azúcar, 3 partes; alcohol diluido, 100 partes. V. REACCIÓN DE BOAS. ||-**de Brücke.** Yoduro potásico, 50 g; yoduro de mercurio, 120 g; agua, 1.000 g. ||-**de Edlefsen.** Solución de permanganato alcalino para descubrir el azúcar de la orina. ||-**de Ehrlich.** Solución que contiene 10 g de paradimetilaminobenzaldehído, 75 ml de ácido clorhídrico y 75 ml de agua, para determinar el urobilinógeno de la orina. ||-**de Erdmann.** Mezcla de ácidos nítrico y sulfúrico. Reactivo para los alcaloides. ||-**de Esbach.** Mezcla de una solución acuosa de ácido pícrico al 1 % y otra solución de ácido cítrico al 2 %. Se emplea para la determinación cualitativa y cuantitativa de la albúmina en la orina. ||-**de Exton.** Solución de 200 g de sulfato de sodio, 50 g de ácido sulfosalicílico en 1.000 ml de agua destilada para la determinación cualitativa de la albúmina en la orina. ||-**de Fehling.** Solución A: sulfato de cobre cristalizado, 35 g; agua destilada, hasta 1. 000 ml. Solución B: sal de Seignette, 150 g; solución de hidróxido de sodio al 40 %, 3; agua, hasta 1.000 ml. ||-**de Folin.** Solución de 100 g de tungstato de sodio y 80 ml de ácido fosfórico al 85 % en 750 ml de agua, para la determinación del azúcar sanguíneo. ||-**de Frohn.** Yoduro doble de potasio y bismuto. ||-**de Fröhde.** Solución al 1 % de molibdato de sodio en ácido sulfúrico. Reactivo para los alcaloides. ||-**de Grignard.** Solución de magnesio con un radical orgánico y un halógeno. ||-**de Günzburg.** REACCIÓN DE GÜNZBURG. ||-**de Hager.** Ferrocianuro de hierro y potasa cáustica. ||-**de Haines.** Sulfato de cobre, 2: potasa cáustica, 7,5; glicerina, 15, y agua destilada, 150 ml. ||-**de Ilosvay.** El sedimento producido en una mezcla de 0,5 g de ácido sulfanílico y 150 ml de ácido acético diluido, a la que se han añadido 0,1 g de naftilamina y 20 ml de agua hirviente, se disuelve en 150 ml de ácido acético diluido. Con los nitritos produce un color rojo. ||-**de Imbert.** Solución de 1.000 ml de nitroprusiato sódico al 10 % y 100 ml de ácido acético glacial. ||-**de Mayer.** Solución de sublimado corrosivo y yoduro potásico; se emplea para los alcaloides. ||-**de Millon.** Reactivo compuesto de 10 g de mercurio disueltos en 20 ml de ácido nítrico, diluido todo en 4 volúmenes de agua; muy sensible para descubrir ciertas sustancias orgánicas nitrogenadas, a las que enrojece. ||-**de Nessler.** Reactivo para el amoníaco, compuesto de una solución acuosa al 5 % de yoduro potásico, una solución de 2,5 % de cloruro de mercurio y otra al 16 % de hidróxido de potasio. ||-**de Nylander.** Solución alcalinizada de subnitrato de bismuto y sal de Seignette. Reactivo para la glucosa. ||-**de Obermeyer.** Solución al 2 % de cloruro férrico en ácido clorhídrico. ||-**de Pandy.** Solución saturada de 10 g de cristales de fenol, en 10 ml de agua para la determinación de proteína en el líquido cefalorraquídeo. ||-**de Pettenkofer.** Reactivo para los ácidos biliares, compuesto de azúcar y ácido sulfúrico concentrado. ||-**de Robert.** Una parte de ácido nítrico y 5 partes de solución saturada de sulfato de magnesio, para la determinación de la albúmina en la orina. ||-**de Schweitzer.** Solución amoniacal de sulfato de cobre, disolvente de la celulosa, algodón, etc. ||-**de Sorenson.** Acetato de sodio, 188 g; ácido acético glacial, 56,5 g; agua destilada, hasta 1.000 ml. ||-**de Spiegler.** V. REACCIÓN DE SPIEGLER. ||-**de Stokes.** Agente reductor compuesto de una solución amoniacal de tartrato ferroso. ||-**de Takata.** Mezcla de fucsina, cloruro mercúrico y carbonato sódico. ||-**de Takayama.** Solución para reconocer las manchas de sangre, compuesta de piridina, hidrato de sodio y dextrosa, que en contacto con raspaduras de la mancha en una porta forma cristales de hemocromógeno. ||-**de Tanret.** Reactivo compuesto de cloruro mercúrico, 1,35 g; yoduro potásico, 3,32 g; ácido acético, 20 ml; agua destilada, c. s. para 50 ml. Con la albúmina da un precipitado blanco. ||-**de Tsuchiya.** 1,5 g de ácido fosfotúngstico, 95 ml de alcohol de 96° y 5 ml de ácido clorhídrico, para la determinación de la albúmina en la orina. ||-**de Töpfer.** Solución al 0,5 % de dimetilaminonitrobenceno en alcohol de 95°, para descubrir el ácido clorhídrico libre en el contenido gástrico. ||-**diazo de Ehrlich.** Solución A: 0,5 g de nitrito de sodio y 100 ml de agua. Solución B: 1 g de ácido sulfanílico, 10 ml de ácido clorhídrico y 200 ml de agua. Mézclese inmediatamente antes del uso 1 parte de solución A con 100 partes de solución B. La orina que contiene ciertos compuestos aromáticos producen un color rosado cuando se añade al reactivo. ||-**general.** Reactivo que indica la clase u orden a que pertenece una sustancia. ||-**nadi** (naftol, dimetilo). Mezcla de naftol β y dimetilparafenilenodiamina, como reactivo de la oxidasa indofenol.

Read (Fórmula de) (J. Marion *Read,* médico norteamericano contemporáneo). V. FÓRMULA.

reagina. f. F., *réagine;* In., *reagin.* Inmunoglobulinas especializadas (en el hombre generalmente del tipo IgE), anticuerpos inducidos por alergenos, que se fijan a los mastocitos. Cuando las inmunoglobulinas fijadas en el mastocito reaccionan con el antígeno correspondiente se produce una liberación de histamina y otras sustancias vasoactivas (degranulación de los polinucleares), dando lugar a las reacciones de hipersensibilidad tipo I. || Nombre, en la actualidad no aconsejable, con el que se designaban los anticuerpos fijadores del complemento en la reacción de Wassermann con cardiolipina.

real (del lat. *res, rei,* cosa). adj. A., *echt;* F., *vrai;* In., *true;* It., *vero;* P., *real.* Verdadero, no virtual. Foco, IMAGEN REAL.

reaminación. f. Introducción de un grupo amino en un compuesto del que previamente se había extraído.

reamputación. f. Práctica repetida de la amputación en un mismo miembro.

reanimación (de *reanimar,* y éste del lat. *redanimare,* animar de nuevo). f. A., *Wiedererleben;* F., *réanimation;* In., *resuscitation;* It., *rianimazione;* P., *reanimação.* Conjunto de medidas que permiten restablecer las funciones vitales momentáneamente comprometidas: respiración, circulación, nutrición, excreción, equilibrio hidroelectrolítico, etc. ||**-médica.** La que asegura la restauración de un equilibrio tan próximo como sea posible, al normal del medio interno. ||**-quirúrgica.** Aquella que recurre a medidas especiales debido a los accidentes brutales que originaron el estado patológico (masaje cardíaco, respiración artificial, etc.).

Réaumur (Termómetro de) (René Antoine Ferschault *Réaumur*, naturalista francés, 1683-1757). V. TERMÓMETRO.

reblandecimiento (de *re-* y el lat. *blandus*, lisonjero). m. A., *Erweichung;* F., *ramollissement;* In., *softening;* It., *rammollimento;* P., *amolecimiento*. Malacia; estado y proceso de disminución de la cohesión de un tejido u órgano, consecutivo a trastornos de la nutrición. ||**-amarillo, blanco, gris** o **rojo.** Períodos distintos del reblandecimiento cerebral observados en la autopsia, así denominados por el color de las lesiones propias de dicha afección, color que varía según que las lesiones sean más o menos avanzadas, es decir, según se trate de estados de congestión o de degeneración grasosa y conjuntiva de la sustancia cerebral afecta. ||**-cerebral.** Encefalomalacia; afección aguda o crónica del cerebro producida por varias causas: hemorragia, arteriosclerosis, embolia, trombosis, isquemia, vasculares en esencia, y que se traduce por distintos trastornos: hemiplejía, disminución de la inteligencia, afasia, parálisis diversas, etc. ||**-colicuativo.** Reblandecimiento extremo, en el que los tejidos se licuan. ||**-de los huesos.** Osteomalacia, raquitismo. ||**-del estómago.** Gastromalacia; reblandecimiento de las paredes del estómago debido a la digestión por el propio jugo gástrico; estado observado ordinariamente poco después de la muerte. ||**-hemorrágico** o **inflamatorio.** Reblandecimiento de una parte a consecuencia de una hemorragia o inflamación, respectivamente. ||**-mucoideo.** Degeneración mixomatosa.

reborde. m. A., *Rand;* F., *crête;* In., *ridge;* It., *cresta;* P., *rebordo.* Faja estrecha y saliente en el borde o superficie de una parte u órgano. ||**-acetabular** o **glenoideo.** Rodete, cejas óseas y ligamentosas, respectivamente, que limitan las cavidades acetabular y glenoidea. ||**-basal.** Reborde en forma de U en la base de la cara posterior de la corona de un diente; se denomina también *cíngulo*. ||**-de Huschke.** Cresta en la lámina espiral del caracol, terminada por dentro en un gancho encorvado hacia abajo. ||**-del cuerpo calloso.** ESPLENIO.

rebosamiento. m. Emisión involuntaria de orina por exceso de plenitud de la vejiga debido a una retención; iscuria paradójica.

reboscelia (del gr. *rhaibós*, torcido, curvado, y *skélos,* pierna). f. Pierna o piernas desviadas, torcidas.

rebosis (del gr. *rhaibós*, torcido, curvo). f. Curvatura o desviación.

recaída (de *re-* y el lat. *cadere*, caer). f. A., *Rückfall;* F., *rechute;* In., *relapse;* It., *ricaduta;* P., *recaída.* Reaparición de una enfermedad, especialmente infecciosa, durante la convalecencia de la misma, es decir, sin haber llegado al estado de salud completa. V. RECIDIVA.

recalcificación. f. F., *recalcification;* In., *recalcification.* Restauración de las sales de cal en los tejidos orgánicos. || Tratamiento de Ferrier en la tuberculosis por la administración de sales de cal.

recambio. m. In., *turnover.* Acción y efecto de recambiar. ||**-metabólico.** Número de moles de sustrato transformado por mol de enzima por unidad de tiempo (1 min). Es un índice que permite valorar, en términos absolutos, la actividad de una enzima. El número de recambio oscila entre unos centenares a muchos millones de moles de sustrato. *Sin.: Turnover* (angl.).

Récamier (Operación de) (Joseph Claude Anselme *Récamier*, ginecólogo francés, 1774-1853). V. OPERACIÓN.

receptaculum. (lat.). m. Receptáculo. ||**-chyli.** Cisterna del quilo o de Pecquet, expansión en el extremo inferior del conducto torácico a nivel de la vértebra LII. ||**-ganglii noni nervi capitis.** Fosa petrosa. ||**-seminis.** Fondo de saco posterior de la vagina.

receptividad. f. Susceptibilidad para recibir impresiones de orden normal o patológico. || Mayor o menor facilidad de una especie o individuo para contraer una infección.

receptor (del lat. *receptor*). m. A., *Receptor;* F., *récepteur;* In., *receptor;* It., *ricettore;* P., *receptor.* Término de Sherrington para el aparato u órgano periférico que recibe un estímulo, denominado distintamente: *exteroceptor, interoceptor* y *propioceptor.* || Grupo químico en la superficie de toda célula inmunológicamente competente que es capaz de combinarse con el antígeno. Seguramente presente en la superficie de los linfocitos y estructuralmente similar a la zona combinante de los anticuerpos. || Término usado por Ehrlich para explicar su teoría de las cadenas laterales. V. TEORÍA DE LAS CADENAS LATERALES. || Individuo que recibe sangre en la transfusión, o el tejido u órgano, en un injerto o trasplante, respectivamente. ||**-universal.** Individuo que en la transfusión puede recibir sangre de cualquier tipo sin que se produzca aglutinación de los eritrocitos.

recesión (del lat. *recessio, -onis*). f. A., *Zurückgehen;* F., *régression;* In., *recession;* It., *recessione;* P., *recessão.* Separación gradual de una parte de su lugar normal, como la de las encías del cuello de los dientes, en este caso *ulatrofia.*

recesivo. adj. A., *recessiv;* F., *récessif:* In., *recesive;* It. y P., *recessivo.* Que tiende a regresar, regresivo; dícese de los caracteres o características en la ley de Mendel, que pueden no aparecer en un híbrido, pero que existen latentes y son capaces de transmitirse; opuesto a *dominante.*

receso. m. Fosa o depresión pequeña. ||**-elíptico.** La superior de las dos fositas en la parte anterior del techo del vestíbulo del oído, que aloja el utrículo. ||**-esférico.** Depresión en la parte interna de la pared vestibular del oído interno.

recessus. (lat.). m. Receso, fosita o cavidad pequeña; seno. ||**-duodenalis.** Fosa duodenal. ||**-epitympanicus.** Ático, *aditus ad antrum.* ||**-fastigii.** Pequeña cavidad en el techo del IV ventrículo. ||**-opticus.** Depresión en el suelo del III ventrículo delante del infundíbulo. ||**-pharyngeus.** FOSA DE ROSENMÜLLER. ||**-triangularis.** Fosita en la parte anterior del III ventrículo circunscrita por la comisura blanca anterior y los pilares convergentes del trígono.

receta (de *recepta*, *recepta*, f. de *receptus*, recibido). f. A., *Rezept;* F., *ordonnance;* In., *prescription;* It., *ricetta;* P., *receita.* Prescripción, fórmula: nota que escribe el médico, en la que indica el modo de preparación y administración de un remedio. Consta de tres partes: *inscripción*, que contiene los nombres y dosis de los ingredientes; *subscripción* o modo de preparación, abreviada ordinariamente con las letras *hsa* (hágase según arte), e *instrucción*, en la que se indica al enfermo el modo de empleo. La receta se encabeza ordinariamente con el signo *R/* (V. RÉCIPE) y termina con la firma del médico.

rechazo (del ant. fr. *rechacier,* deriv. de *chacier,* hoy *chasser,* perseguir para ahuyentar). m. A., *Ablehnung;* F., *rejet;* In., *rejection;* It., *reiezione;* P., *rechaço.* Proceso biológico observado en los trasplantes, consistente en la eliminación del órgano o tejido trasplantado al cabo de cierto tiempo. *Sin.:* Reyección.

rechinamiento. m. A., *Knirschen;* F., *grincement;* In., *gnashing;* It., *digrignamento;* P., *rechino.* Crujido producido por el frote de dos o más cuerpos, especialmente de los dientes. V. BRUXISMO.

recial (del lat. *rete, -is*, red). adj. Relativo a una red o de su naturaleza; reticular.

recidiva (del lat. *recidiva,* f. de *recidivus,* que renace o se renueva). f. A., *Rezidiv;* F., *récidive;* In., *relapse;* It. y P., *recidiva.* Reaparición de una enfermedad más o menos tiempo después de transcurrido un período de salud completa. ||**-de los tumores.** Reproducción de un tumor en el mismo punto del que fue extirpado.

recidividad. f. F., *récidivité;* In., *recidivism.* Fenómeno de recidiva, especialmente de los tumores.
recién nacido. adj. y p. p. A., *Neugeborener;* F., *nouveauné;* In., *newborn;* It., *neonato;* P., *recém-nascido.* Que acaba de nacer o nacido desde poco, en un plazo no mayor de 7 días, antes de la caída del cordón umbilical o, legalmente, antes de la inscripción en el registro civil. Para otros, se extiende durante el primer mes de vida. || **-de alto riesgo.** Comprende a los lactantes pretérmino, postérmino, de peso bajo para la edad gestacional y a los lactantes de peso elevado para la edad gestacional.
récipe (del lat. *recipe,* imp. de *recipere,* recibir, tomar). Tómese. El signo *R/* que encabeza ordinariamente las recetas y que se interpreta ahora como abreviatura de récipe, era originalmente el signo de Júpiter, 2, símbolo de una invocación inspiradora a la divinidad. || Receta.
recipiomotor. adj. Relativo a la percepción de las impresiones motoras.
Recklinghausen (Conductos, enfermedad, tonómetro de) (Friedrich Daniel von *Recklinghausen,* patólogo alemán, 1833-1910). Véanse estos términos.
reclinación. f. A., *Reklination;* F., *réclinaison;* In., *reclination;* It., *reclinazione;* P., *reclinação.* Descenso, inclinación, prolapso. || **-de la catarata.** Antiguo método de operación de la catarata, consistente en la reclinación del cristalino en el seno del humor vítreo.
recloruración. f. Administración de cloruro, especialmente sal común.
Reclus (Enfermedad, operación, método de) (Paul *Reclus,* cirujano francés, 1847-1914). V. Enfermedad, operación, método.
reclusión (de *re-* y el lat. *claudere,* cerrar). f. Encierro de un enfermo de la mente en un manicomio.
recombinación. f. F., *recombinaison;* In., *recombination.* En genética, modificación de la distribución de los genes por entrecruzamiento de segmentos de cromosomas homólogos, lo que conduce a la formación de nuevos genotipos. || **-genética bacteriana.** Incorporación de determinantes genéticos al genoma o cromosoma a partir de una célula (receptora) de un fragmento de DNA procedente de otra célula (dadora). El fragmento de DNA puede penetrar directamente (transformación), vehiculado por un plásmido (conjugación) o por un virus (transducción). La incorporación al genoma se hace normalmente por entrecruzamiento.
recompresión (de *re-* y el lat. *compressio, -onis,* compresión). f. F., *recompression;* In., *recompression.* Aplicación de una mayor presión atmosférica en los individuos que presentan síntomas de descompresión (parálisis de los buzos) al volver a la presión atmosférica normal, después de haber permanecido bajo una presión positiva.
recón. m. F., *recon;* In., *recon.* Unidad más pequeña de DNA, indivisible por recombinación; posiblemente tan pequeño como un par nucleótido.
reconocimiento (del lat. *recognoscere,* inspeccionar). m. A., *Untersuchung;* F., *reconnaissance;* In., *examination;* It., *riconoscimento;* P., *reconhecimento.* Inspección o examen, general o local, especialmente el que se practica con objeto legal determinante.
reconstitución (de *re-* y el lat. *constituere,* consolidar). f. A., *Wiederstellung;* F. e In., *reconstitution;* It., *reconstituzione;* P., *reconstituição.* Disolución en agua destilada, con objeto de transfusión, de un plasma sanguíneo seco y almacenado. || Reagregación de células aisladas por dispersión en un organismo, en el interior de un nuevo animal. || Regeneración en la cual se forma un órgano nuevo por reagrupación hística que conduce a la neoformación sobre una superficie traumatizada.
reconstituyente o **recorporativo.** adj. Tónico.
recremento (del lat. *recrementum*). m. Humor del organismo, que después de secretado es resorbido o permanece en él cumpliendo una función útil, como el humor acuoso, la sinovia, etc.; opuesto a *excremento.*

recrementoexcrementicio. adj. Dícese del humor secretado que en parte es resorbido y en parte excretado, como la saliva, la bilis, etc.
recrudecimiento o **recrudescencia** (del lat. *recrudescere,* recrudecer, renovarse una actividad). m. y f. A., *Rekrudeszenz;* F. e In., *recrudescence;* It., *recrudescenza;* P., *recrudescência.* Incremento o actividad nueva de un daño o síntoma morboso después de la remisión temporal.
rectalgia (de *recto* y el gr. *álgos,* dolor). f. F., *rectalgie;* In., *rectalgia.* Dolor en el recto; proctalgia.
rectectomía (de *recto* y el gr. *ektomé,* resección). f. F., *proctectomie;* In., *rectectomy.* Escisión del recto; proctectomía.
rectificación (de *rectificar,* y éste del lat. *rectificare;* de *rectus,* recto, y *facere,* hacer). f. Acción y efecto de enderezar, corregir o purificar. || Destilación repetida de un líquido para purificarlo o concentrarlo.
rectitis. f. A., *Rektitis;* F., *rectite;* In., *rectitis;* It., *rettite;* P., *rectite.* Inflamación del recto; proctitis. || **-epidémica gangrenosa.** Enfermedad epidémica de terminación funesta muy a menudo, complicación de la disentería, frecuente en los indígenas de la región norte de Sudamérica. Se denomina también bicho y *caribi.*
recto (del lat. *rectum*). m. A., *Mastdarm, Rektum;* F., *rectum;* In., *rectus;* It., *retto;* P., *recto.* Porción última del intestino grueso, extendida desde el colon sigmoide hasta el ano y situada en la parte posterior e izquierda de la pelvis. Tiene forma cilíndrica, excepto en su parte inferior, que es dilatada y se denomina *ampolla.* || (Del lat. *rectus,* de *regere,* regir, gobernar.) In., *straight.* adj. Derecho; que no se inclina a un lado ni a otro. || m. F., *muscle droit.* V. Músculos (tabla IV).
rectoabdominal (de *recto* y el lat. *abdomen, -inis,* vientre). adj. Relativo al recto y al abdomen o practicado por el recto y por el abdomen.
rectocele. m. Proctocele.
rectocistotomía. f. Proctocistotomía.
rectoclisis. f. Proctoclisis.
rectococcígeo. adj. Relativo al recto y el cóccix.
rectococcigopexia o **rectococcipexia.** f. Proctococcipexia.
rectocolitis (de *recto,* el gr. *kólon,* intestino grueso, y el suf. *-itis*). f. A., *Rektokolitis;* F., *rectocolite;* In., *rectocolitis;* It., *rettocolite;* P., *rectocolite.* Inflamación simultánea del recto y el colon; colorrectitis.
rectografía (de *recto* y el gr. *gráphein,* describir). f. Radiografía del recto.
rectoperineorrafia (de *recto, perineo* y el gr. *rhaphé,* sutura). f. A., *Rektoperineorrhaphie;* F., *rectopérinéorraphie;* It., *rettoperineorrhaphy;* P., *rectoperineorrafia.* Nombre de una operación para remediar el prolapso del recto por sutura del esfínter del ano.
rectopexia. f. Proctopexia.
rectoplastia. f. Proctoplastia.
rectorrafia. f. Proctorrafia.
rectorromanoscopio (de *recto,* el lat. *S romanum* y el gr. *skopein,* observar). m. Rectosigmoidoscopio.
rectoscopia. f. Proctoscopia.
rectosigmoide (de *recto,* el gr. *sigma, -atos,* sigma, y *eîdos,* aspecto). m. F., *recto-sigmoïde;* In., *rectosigmoid.* Porción del intestino constituida por las partes terminal del sigmoide e inicial del recto.
rectosigmoidoscopia (de *rectosigmoide* y el gr. *skopein,* observar). f. Exploración visual del recto y sigmoide por medio del rectosigmoidoscopio. *Sin.:* Proctosigmoidoscopia.
rectosigmoidoscopio. m. Endoscopio utilizado para la exploración usual del recto y del sigmoide.
rectostenosis (de *recto* y el gr. *stenós,* angosto). f. A., *Mastdarmstriktur;* F., *rectosténose;* In., *rectostenosis;* It., *proctostenosi;* P., *rectostenose.* Estenosis o estrechez del recto.
rectostomía. f. Proctostomía.
rectotomía. f. Proctotomía.
rectouretral. adj. Relativo al recto y la uretra.

rectouterino. adj. Relativo al recto y el útero.
rectovaginal. adj. Relativo al recto y la vagina.
rectovesical. adj. Relativo al recto y la vejiga.
recuento. m. A., *Zählung;* F., *compte;* In., *count;* It., *numerazione;* P., *reconto.* Cuenta o numeración de una cosa: *bacterias, hematíes, leucocitos, plaquetas,* etc. || **-de Addis.** Recuento de elementos formes (hematíes, leucocitos y cilindros) en la orina de 24 horas.
recumbente (del lat. *recumbens, -entis,* p. a. de *recumbere,* acostarse). adj. F., *couché, récliné;* In., *recumbent.* Dícese de la posición echada o acostada.
recurrencia. f. A., *Wiederkehr;* F., *récurrence;* In., *recurrence;* It., *ricorrimento;* P., *recorrência.* Calidad de recurrente. || Reaparición de los síntomas después de una remisión.
recurrencial. adj. Relativo a una arteria o nervio recurrentes.
recurrente (del lat. *recurrens, -entis,* p. a. de *recurrere,* volver). adj. F., *récurrent.* Que vuelve hacia atrás o hacia su origen. || Que aparece de nuevo después de intermisiones. || f. y m. V. ARTERIAS, NERVIOS (TABLAS DE).
recurrentoterapia (de *recurrente* y el gr. *therapeía,* tratamiento). f. Inoculación de la fiebre recurrente con objeto terapéutico.
recurvación (del lat. *recurvatio, -onis*). f. Curvatura hacia atrás o arriba.
red (del lat. *rete*). f. A., *Netz;* F., *réseau;* In., *net;* It., *rete;* P., *rede.* Entrelazamiento de fibras, vasos o nervios. || **-acromática.** Red en la sustancia protoplasmática que no se tiñe con los colorantes. || **-acromial.** Red vascular debajo del músculo deltoides, que establece la comunicación entre las arterias acromiotorácica, circunfleja humeral posterior y suprascapular. || **-articular.** Red vascular en una articulación o alrededor de ella, como la del codo o la rodilla. || **-calcánea, carpal, dorsal de la mano** o **del pie, maleolar, olecraniana, patelar** o **rotuliana** o **plantar.** Redes de vasos sanguíneos, arteriales o venosos, en los puntos señalados o a su alrededor, formadas por anastomosis de los vasos próximos a ellos. || **-capilar.** La formada por las subdivisiones de los capilares, dispuesta de varios modos: *ansiforme, limbiforme, glomerular,* etc. || **-celular.** Mitoma; red filamentosa del protoplasma de la célula. || **-citoplasmática.** RED DE DONAGGIO. || **-de Chiari.** Red de fibras delicadas observada algunas veces en el interior de la aurícula derecha del corazón. || **-de Donaggio, intracelular** o **intrasomática.** La formada por las anastomosis de fibrillas dentro de las células nerviosas. || **-de Exner.** Estrato de fibras tangenciales en la mitad externa de la zona molecular de la corteza cerebral. || **-de Gerlach.** Entrelazamientos aparente de las dendritas en las células ganglionares de la médula espinal. || **-de Gesvelst.** Apariencia reticular, probablemente artificial, en la vaina de mielina. || **-de Golgi.** Red difusa formada por fibrillas de los cilindroejes que se anastomosan entre sí. || **-de Haller.** RED TESTICULAR. || **-de Langerhans.** Plexos de fibrillas nerviosas amielínicas en el cuerpo mucoso de la piel. || **-de Malpighi** o **mucosa.** Capa la más interna de la epidermis. || **-de Purkinje.** Fibras del mismo autor que forman una red inmediatamente debajo del endocardio de algunos mamíferos y la comunicación con las terminaciones del fascículo de His. || **-epidérmica.** RED MUCOSA. || **-intercilindroaxil.** RED DE GOLGI. || **-neurofibrilar.** RED DE DONAGGIO. || **-subpapilar.** La formada por capilares arteriales intradérmicos debajo de las papilas. || **-testicular.** Anastomosis entre los túbulos seminíferos rectos, en el mediastino testicular o cuerpo de Highmore del testículo.
redaño (de *red*). m. Epiplón u omento mayor.
redecilla (dim. de *red*). f. Segundo estómago de los rumiantes.
redia (de Francesco *Redi,* naturalista italiano, 1626-1698). f. Período segundo larvario de ciertos gusanos trematodos.
redintegración (del lat. *redintegratio, -onis*). REINTEGRACIÓN, 3.ª acep.

redislocación. f. A., *Wiederausrenkung;* F. e In., *reluxation;* It., *rilussazione;* P., *redeslocação.* Luxación recidivante.
Redlich (Enfermedad, fenómeno de) (Emil *Redlich,* neurólogo de Viena, 1866-1930). V. ENFERMEDAD, FENÓMENO.
redondo (del lat. *rotundus*). adj. y s. F., *rond;* In., *round.* De figura circular. V. LIGAMENTO REDONDO y MÚSCULOS (TABLA DE).
redox (Potencial). V. POTENCIAL.
reducción (del lat. *reductio, -onis*). f. A., *Reduction;* F., *réduction;* In., *reduction;* It., *riduzione;* P., *redução.* Reposición de una parte, especialmente hueso o hernia, a su lugar normal. || Operación química de privar un compuesto de todo o parte de su oxígeno. || Disminución. || **-abierta** o **cerrada.** Reducción de una fractura ósea después de una incisión en el lugar de la fractura o sin ella, respectivamente. || **-de cromosomas.** Apareamiento de los cromosomas en la fecundación, de suerte que su número se reduce a la mitad. || **-en masa.** Reducción de una hernia estrangulada incluida en su saco, de suerte que continúa la estrangulación.
reducible. adj. Susceptible de reducción.
reductasa. f. A., *Reduktase;* F., *réductase;* In., *reductase;* It., *riduttasi;* P., *reductase.* Enzima que ejerce acción reductora sobre los compuestos químicos; de acción contraria a las oxidasas.
reduplicación (del lat. *reduplicatio, -onis*). f. F., *duplication, doublement;* In., *reduplication.* Repetición de uno o ambos ruidos del corazón. || Repetición de paroxismos de un tipo doble. || Acción de aumentar una cosa el doble de lo que antes era.
redúvidos. m. pl. Familia de insectos hemípteros, a la que pertenece la chinche selvática *Triatoma megista* o *Conorhinus megistus,* transmisora de la tripanosomiasis americana.
redux. (lat.). adj. De vuelta o retorno. Dícese de una lesión, del chancro especialmente, que reaparece después de curada.
Reed (Célula de) (Dorothy *Reed,* patóloga norteamericana, 1874-1964). V. CÉLULA DE STERNBERG-REED. || **-(Operación de)** (Charles A. L. *Reed,* ginecólogo norteamericano, 1856-1928). V. OPERACIÓN.
reeducación. f. A., *Reedukation;* F., *rééducation;* In., *reeducation;* It., *rieducazione;* P., *reeducação.* Método de tratamiento que consiste en enseñar a un paciente la práctica de actos o movimientos impedidos o dificultados por una lesión nerviosa u otra.
refinación. f. A., *Raffinierung;* F., *raffinage;* In., *refining;* It., *raffinazione;* P., *refinação.* Purificación; depuración de una sustancia de los cuerpos extraños que contiene.
reflector. m. A., *Reflektor;* F., *réflecteur;* In., *reflector;* It., *riflettore.* Instrumento para reflejar la luz o el sonido.
reflejado. adj. Que ha cambiado la dirección por el choque contra un obstáculo. Dícese de los rayos luminosos y caloríficos y de las ondas sonoras.
reflejo (del lat. *reflexus*). adj. Reflejado. || Producido por transmisión nerviosa a un centro y desde aquí a un nervio secretorio o motor periférico. || m. A., *Reflex;* F., *réflexe;* In., *reflex;* It., *riflesso;* P., *reflexo.* Transformación inconsciente, en un centro nervioso, de una impresión en acción; acto reflejo. || Luz reflejada de un cuerpo. || **-abdominal.** Contracciones de los músculos del abdomen, recto y transverso principalmente, por la fricción ruda hacia abajo de la pared abdominal. Indica la integridad de la médula entre los pares DVIII-DXII. || **-abdominocardíaco.** Cualquiera de los reflejos cardíacos provocados por la excitación del simpático abdominal; signo de Livierato. || **-acromial.** Ligera flexión del antebrazo, con rotación interna de la mano al golpear el acromion o la apófisis coracoides. REFLEJO CONDICIONADO. || **-anal.** Contracción del esfínter del ano por irritación de la piel del perineo. || **-anticus.** SIGNO DE PIOTROWSKI. || **-Aquíleo.** Contracción de los músculos de la pantorrilla, excitados por un golpe en el tendón

de Aquiles. ‖ **-auditivo** o **aural.** Es producido por la excitación del nervio acústico; p.ej. la oclusión momentánea de los párpados por un estruendo súbito. ‖ **-auditooculógiro.** Movimiento de ambos ojos en dirección a un sonido oído. ‖ **-auriculocervical.** REFLEJO DE SNELLEN. ‖ **-auriculopalpebral.** Oclusión de los párpados por el estímulo táctil o térmico de la parte más profunda del conducto auditivo externo y el tímpano. ‖ **-auropalpebral.** V. REFLEJO AURICULOPALPEBRAL. ‖ **-bicipital.** Contracción del bíceps braquial cuando se golpea su tendón; el reflejo es normal si dicha contracción no es muy exagerada. ‖ **-bregmocardíaco.** La presión sobre la fontanela bregmática hace más lenta la acción cardíaca. ‖ **-bulbocavernoso.** Un golpe en el dorso del pene retrae la porción bulbocavernosa. ‖ **-bulbomímico.** REFLEJO DE MONDONESTI. ‖ **-ciliar.** REFLEJO PUPILAR. ‖ **-ciliospinal.** Dilatación de la pupila por el estímulo de la piel del cuello. ‖ **-cocleoorbicular.** Contracción del músculo orbicular de los párpados por un ruido súbito hecho cerca del oído; no se observa en la sordera total por afección laberíntica. ‖ **-cocleopupilar.** Reacción del iris (contracción de la pupila seguida de dilatación) por un ruido fuerte. ‖ **-compuesto.** Reflejo motor en varios músculos o grupos musculares. ‖ **-condicionado.** Reflejo que se produce y desarrolla gradualmente por la asociación regular de una función fisiológica con un suceso exterior sin relación alguna con ésta, una luz, un ruido, p.ej. Al cabo del tiempo, la función fisiológica se inicia cuando se produce el suceso exterior (Pavlov). Es la forma más simple de aprendizaje por *relación diacrónica positiva* (es decir, por efecto favorable de la reiteración en el tiempo). Requiere la atención del animal, con reacción de orientación (o de investigación). Si un animal se ha acostumbrado a un determinado sonido y ya no reacciona ante él, al repetir este sonido haciéndole seguir de un choque eléctrico en una pata, al reiterarse una y otra vez esta asociación sonido-choque, llega un momento en que el animal responde de nuevo por la reacción de orientación al aparecer el estímulo sonoro, y, más tarde, repitiendo las asociaciones sonido-choque, el animal llega a responder al sonido retirando la pata. El reflejo condicionado consiste en esta *asociación* de una señal primariamente significativa a otra que se había hecho *históricamente neutra*, por monotonía y *probabilidad abusiva*. La relación diacrónica establecida tiene primero un efecto inespecífico (reacción de orientación) y adquiere más tarde una significación positiva nueva. El estímulo inicialmente neutro (el sonido en el ejemplo) es el que llega a ser condicionado, mientras que el estímulo nuevo (el choque eléctrico) es calificado de estímulo absoluto. ‖ **-conjuntival.** Oclusión de los párpados cuando se toca la conjuntiva. ‖ **-consensual luminoso.** La estimulación por un ojo de la luz produce la contracción refleja de la pupila del otro ojo. ‖ **-contralateral.** SIGNO DE BRUDZINSKI. ‖ **-coordinado.** Conjunto de reflejos compuestos que concurren a un acto determinado. ‖ **-corneal.** REFLEJO CONJUNTIVAL. ‖ **-corneomandibular.** Movimiento de la mandíbula inferior hacia el lado opuesto del ojo cuya córnea se toca ligeramente estando abierta la boca. ‖ **-craneal.** Reflejo cuyo centro se halla en el encéfalo. ‖ **-cremastérico.** Retracción de un testículo por el estímulo de la piel de las caras anterior e interna del muslo; indica la normalidad de la médula entre los pares LI y LII. ‖ **-cruzado.** Reflejo en un lado del cuerpo por estímulo del otro. ‖ **-cubitopronador.** Estando el antebrazo flexionado y en posición media entre la pronación y la supinación, si se percute la apófisis estiloides del cúbito, se produce pronación. ‖ **-cuboidigital.** Al percutir la región dorsal del pie, la reacción normal es la flexión dorsal de todos los dedos menos del gordo; la reacción anormal es la flexión plantar. ‖ **-cutáneo.** Contracción muscular provocada por la excitación de la piel. ‖ **-cutaneoabdominal.** REFLEJO ABDOMINAL. **-cutaneoabdominales.** Contracciones musculares parietales tras excitación de la piel del abdomen. ‖ **-cutaneoplantar.** SIGNO DE BABINSKI. ‖ **-cutaneopupilar.** Dilatación de la pupila al pellizcar la piel de la mejilla o del cuello; reflejo ciliospinal. ‖ **-de Abrams.** Contracción del miocardio consecutiva a la irritación cutánea de la región precordial; observada por radioscopia. ‖ Contracción refleja del pulmón consecutiva a la estimulación de la pared torácica. ‖ **-de acomodación.** Conjunto de cambios coordinados en la pupila, cristalino, etc., para la adaptación del ojo a la visión próxima o remota. ‖ **-de Aschner.** Lentitud de los latidos cardíacos por la compresión de los globos oculares; la disminución de 5 a 13 en el número de los latidos es normal; a menos de 5 el reflejo está disminuido; desde 13 a 50 o más está exagerado. ‖ **-de atención.** REFLEJO DE PILTZ. ‖ **-de Babinski.** SIGNO DE BABINSKI. ‖ **-de Bainbridge.** El aumento de presión en la cavidad derecha del corazón y en las grandes venas produce la aceleración de los latidos cardíacos. ‖ **-de Barkman.** Contracción de un recto abdominal consecutiva al estímulo de la piel inmediatamente por debajo del pezón del lado correspondiente. ‖ **-de Barraquer.** Reflejo de «prensión» del pie, con flexión plantar sostenida de los dedos al estimular la planta del pie o al distender dichos dedos. ‖ **-de Bechterev.** Extensión del pie al golpear el dorso del mismo, observada en ciertas afecciones orgánicas. ‖ Dilatación de la pupila por la exposición a la luz observada algunas veces en la tabes y parálisis general. ‖ La flexión de los dedos y extensión del pie pasivas van seguidas de la flexión del pie, la rodilla y la cadera. ‖ Contracción muscular del hipogastrio por la frotación de la piel de la cara interna del muslo. ‖ El cosquilleo de la mucosa nasal de un lado con una pluma o papel produce la contracción de los músculos de la cara del mismo lado. ‖ **-de Bechterev-Mendel.** La percusión del dorso del pie encima del cuboides produce la flexión de los cuatro últimos dedos en lugar de la extensión en las lesiones de la vía piramidal. ‖ **-de Brain.** Extensión del brazo hemipléjico flexionado cuando el paciente se pone a gatas. ‖ **-de Brissaud.** Contracción del tensor de la fascia lata por cosquillas en las plantas de los pies. ‖ **-de Brudzinski.** SIGNO DE BRUDZINSKI. ‖ **-de Buzzard.** Reflejo rotuliano obtenido con el paciente sentado y con los dedos de los pies apoyados en el suelo. ‖ **-de Cacciapuoti.** La percusión del borde espinal del omóplato en el sano provoca la abducción del húmero, pero en la parálisis, aun mínima, origina la flexión del antebrazo sobre el brazo y la de la muñeca. ‖ **-de Capp.** En la pleuritis, un reflejo vasomotor caracterizado por la palidez, colapso, sudor e hipotensión, indica la curación probable. Estos síntomas más acentuados indican muerte probable. ‖ **-de Chaddock.** Un estímulo por debajo del maléolo externo produce la extensión del dedo gordo en las lesiones del cordón piramidal. ‖ En la hemiplejía, la irritación del lado cubital del antebrazo cerca de la muñeca produce la flexión de ésta y la extensión de los dedos. ‖ **-de Dagnini-Aschner.** REFLEJO DE ASCHNER. ‖ **-de Davidson.** Percepción de la luz a través de la pupila cuando se encierra en la boca una lámpara eléctrica. ‖ **-de defensa.** Contracción de las masas musculares abdominales por encima de una lesión inflamatoria visceral al practicar la palpación del abdomen. ‖ **-de Erben.** Lentitud del pulso por la fuerte inclinación de la cabeza y el cuerpo hacia delante: indica excitabilidad del vago. ‖ **-de Escherich.** Contracción del orbicular de los labios por irritación de la mucosa labial. ‖ **-de Flatau.** Dilatación de la pupila por la flexión de la cabeza, que a veces se observa en la meningitis. ‖ **-de Gault.** REFLEJO COCLEOORBICULAR. ‖ **-de Geigel.** Reflejo en los labios mayores, análogo al reflejo cremastérico del hombre. ‖ **-de Gifford.** Contracción de la pupila al hacer un esfuerzo para cerrar los párpados, a los que se mantiene separados. ‖ **-de Gonda.** Extensión dorsal del dedo gordo cuando los dos últimos dedos son comprimidos por el examinador; indicio de una lesión de la vía piramidal. ‖ **-de Gordon.** Signo de Babinski, obtenido por amasamiento de la pantorrilla. ‖ **-de Grünfelder.** Reflejo de la fontanela en los niños menores de 5 años que padecen una afección del oído medio; consiste en la flexión del dedo gordo y extensión en abanico de los otros dedos por compresión de la fontanela posterior. ‖ **-de Guillain-Barré.** Respuesta refleja a la estimulación plantar caracterizada por una flexión plantar lenta de todos los dedos, de significación más grave que un signo de Babinski, que suele aparecer en compresiones o traumatismos medulares muy graves, precediendo a una posible arreflexia plantar ulterior. ‖ **-de Haab.** Contracción pupilar bilateral, estando el sujeto en una habitación oscura, cuando sin acomodación ni convergencia de los ojos dirige su atención a un objeto brillante situado dentro del campo de la visión. ‖ **-de Hering-Breuer.** Mecanismo nervioso normal que tiende a limitar las excursiones respiratorias por estímulo de las terminaciones de los vagos al distenderse los pulmones en la respiración. ‖ **-de Hirschberg.** El cosquilleo de la planta del pie en la base del dedo gordo produce la aducción del pie. ‖ **-de Hughes.** Tirando hacia arriba el prepucio o del glande en el pene fláccido, se produce un movimiento súbito hacia abajo del órgano. ‖ **-de Jacobson.** Reflejo observado en la parálisis espasmódica de las extremidades superiores: el paciente descansa su antebrazo en la mano del médico, teniendo el pulgar dirigido hacia arriba y los dedos ligeramente extendidos, y el médico golpea el extremo inferior del radio en la cara extensora. Si los dedos se flexionan, es indicio de parálisis. ‖ **-de Jiménez Díaz.** Flexión de los dedos determinada por percusión de la región central del carpo en el dorso de la mano en las lesiones del haz piramidal. ‖ **-de Joffroy.** Espasmos de los músculos glúteos por la presión de las nalgas, observado en la parálisis espasmódica. ‖ **-de Juster.** Extensión de los dedos en lugar de la flexión por excitación de la palma de la mano. ‖ **-de Kehrer** o **Kisch.** REFLEJO AURICULOPALPEBRAL. ‖ **-de Kocher.** Contracción de los músculos abdominales por compresión del testículo entre dos dedos. ‖ **-de la corteza cerebral.** REFLEJO DE HAAB. ‖ **-de Livierato.** Reflejo cardíaco de Abrams. ‖ **-de Loven.** Vasodilatación general de un órgano por estimulación de su nervio aferente. ‖ **-de Lust.** Abducción y flexión dorsal del pie por la percusión del nervio ciático externo. ‖ **-de Mac Carthy.** Contracción del orbicular de los párpados por percusión del nervio supraorbitario. ‖ **-de Mac Cormac.** Aducción de una pierna por la percusión del tendón rotuliano de la pierna opuesta. ‖ **-de Mendel-Bechterev.** REFLEJO DE BECHTEREV-MENDEL. ‖ **-de Mondonesi.** En el coma apoplético la compresión del globo ocular provoca la contracción de los músculos faciales del lado opuesto al de las lesiones; en el coma tóxico la contracción es bilateral. ‖ **-de Moro.** Puesto un niño de pecho en decúbito supino sobre una mesa, un golpe fuerte dado sobre ésta provoca en el niño movimientos de abrazo. ‖ **-de Onanoff.** Contracción del músculo bulbocavernoso por la compresión del glande. ‖ **-de Oppenheim.** SIGNO DE OPPENHEIM. ‖ **-de Pavlov.** Secreción abundante de jugo pancreático provocada por la introducción de un ácido en el duodeno. ‖ **-de Philippson.** Excitación del extensor de una pierna producida por la inhibición del extensor de la otra. ‖ **-de Piltz.** Alteración del tamaño de la pupila cuando se fija súbitamente la atención en algo. ‖ **-de Puussepp.** Abducción del quinto dedo del pie al empujar la porción posterior externa de la planta; indicio de lesión de las vías piramidal y extrapiramidal. ‖ **-de Remak.** REFLEJO FEMORAL. ‖ **-de Riddoch.** En las lesiones graves de la médula espinal, la excitación por debajo de la lesión produce reflejos de flexión de las extremidades inferiores, evacuación de la vejiga y sudor por debajo de la lesión. ‖ **-de Roger.** Salivación por irritación del esófago. ‖ **-de Rossolimo.** En las lesiones del fascículo piramidal, la percusión de la superficie plantar del dedo gordo produce la flexión del mismo. ‖ **-de Ruggeri.** Aceleración del pulso por la fuerte convergencia de los ojos al mirar un objeto muy cercano; indicio de excitabilidad simpática. ‖ **-de Schäffer.** Flexión dorsal del pie y los dedos por pellizcamiento del tendón de Aquiles en su tercio medio, observada en la hemiplejía orgánica. ‖ **-de Snellen.** Congestión de una oreja por excitación del extremo distal del nervio auriculocervical seccionado. ‖ **-de Söderbergh.** La presión fuerte con el pulpejo del dedo de un territorio óseo produce la contracción lenta de los músculos. ‖ **-de Somayi.** Dilatación de las pupilas por la inspiración profunda y con tracción de las mismas por la espiración; indicio de inestabilidad vagal. ‖ **-de Stookey.** Con la rodilla en semiflexión, la percusión de los tendones del semimembranoso y el semitendinoso produce la flexión de la pierna. ‖ **-de Strümpell.** Movimiento de la pierna con aducción del pie producido por la percusión fuerte del muslo o del abdomen. ‖ **-de Throckmorton.** Variante del reflejo o signo de Babinski provocado por la percusión de la región metatarsofalángica dorsal. ‖ **-de Weiss.** Reflejo curvo visto con el oftalmoscopio en el fondo del ojo hacia el lado nasal; se cree indicio de miopía. ‖ **-de Westphal** o **de Westphal-Piltz.** REFLEJO DE GIFFORD. ‖ **-de Whytt.** Abolición del reflejo pupilar a la luz por destrucción de los cuerpos cuadrigéminos cerebrales anteriores. ‖ **-del aductor.** Al golpear el tendón del aductor mayor estando el muslo en aducción, se contraen los músculos aductores. ‖ **-del cutáneo.** Contracción de la pupila por pellizcamiento del músculo cutáneo. ‖ **-del dartos.** Estando el paciente de pie con las piernas separadas, se producen movimientos vermiculares del dartos por una aplicación fría súbita en el periné. ‖ **-del dedo gordo.** Extensión de este dedo en cualquiera de los reflejos de Babinski, Chaddock, Gordon y Oppenheim. ‖ **-del maxilar.** Contracciones clónicas de los músculos insertos en el maxilar inferior, provocadas por un golpe en dirección hacia abajo estando la boca pasivamente abierta. Se observa raras veces en estado sano, pero es muy manifiesto en la esclerosis de los cordones laterales de la médula. ‖ **-del tríceps.** Extensión del antebrazo por la percusión del tendón del tríceps en el codo, manteniendo el antebrazo pendiente en ángulo recto con el brazo. ‖ **-del velo del paladar.** Tocando con un objeto apropiado el velo del paladar, éste se eleva. ‖ **-digital.** SIGNO DE HOFFMANN, 2.ª acep. ‖ **-directo.** Contracción muscular del mismo lado que se ha estimulado. ‖ **-en masa.** REFLEJO DE RIDDOCH. ‖ **-epigástrico.** Contracción espasmódica de la piel del epigastrio por estimulación su superficie o de la piel de los espacios intercostales V y VI cerca de la axila. ‖ **-escapulohumeral.** Aducción y rotación del brazo hacia fuera producida por la percusión del borde interno del omóplato. ‖ **-escrotal.** REFLEJO DEL DARTOS. ‖ **-esofagosalival de Roger.** En las lesiones esofágicas se produce tialismo al deglutir. ‖ **-espinal.** Reflejo cuyo arco está en conexión con un centro medular. ‖ **-estapedial.** Contracción del músculo del estribo por estimulación acústica ipsolateral o contralateral, con 60 a 70 decibelios por encima del umbral auditivo; su exploración se realiza mediante impedanciometría. ‖ **-estático** o **estatocinético.** Reflejos que aseguran normalmente el equilibrio del cuerpo en las distintas posiciones y estaciones por estímulos procedentes de músculos, tendones, articulaciones y del laberinto. ‖ **-estilorradial.** Contracción de los músculos bíceps y braquial anterior por la percusión de la apófisis estiloides del radio. ‖ **-facial.** REFLEJO DE MONDONESI. ‖ **-faríngeo.** Provocación de movimientos de deglución por estímulo o irritación de la faringe. ‖ **-faucial.** Producción del vómito por estímulo o irritación de las fauces. ‖ **-femoral.** La irritación de la piel de la parte superior de la cara anterior del muslo produce la flexión del pie y los primeros dedos y la extensión de la rodilla. ‖ **-gastrocólico.** Peristalsis en el colon provocada por la entrada de alimentos en el estómago vacío. ‖ **-gastroilíaco.** Abertura de la válvula ileocecal provocada por la entrada de alimentos en el estómago. ‖ **-glúteo.** Un golpe sobre la piel de la nalga hace que se contraiga el músculo glúteo. ‖ **-gustolagrimal.** LÁGRIMAS DE COCODRILO. ‖ **-hepatoyugular.** Distensión de las venas yugulares por la presión sobre el hígado; indica la insuficiencia del corazón derecho. ‖ **-hipocondríaco.** Inspiración súbita producida por la presión rápida debajo del borde costal inferior. ‖ **-hipogástrico.** Uno de los reflejos de Bechterev. ‖ **-humoral.** Proceso orgánico producido por la acción de una hormona. ‖ **-indirecto.** REFLEJO CRUZADO. ‖ **-infraspinoso.** Extensión del codo y rotación del brazo producidas por un golpe súbito sobre el músculo infraspinoso. ‖ **-inguinal.** REFLEJO DE GEIGEL. ‖ **-interescapular.** Contracción de los músculos escapulares por el estímulo o irritación de la piel de la región interescapular. ‖ **-invertido.** Reflejo en el que se produce una acción contraria a la ordinaria, como la aceleración del pulso por la compresión de los globos oculares. ‖ **-laríngeo.** Provocación de la tos por irritación de la laringe. ‖ **-lumbar.** REFLEJO DORSAL. ‖ **-luminoso directo.** La luz dirigida a la retina produce la contracción del iris. ‖ **-masetérico.** Si estando la boca abierta se percute sobre el dedo, puesto de canto sobre la barbilla, se presenta una contracción masticatoria. ‖ **-medioplantar.** Extensión del pie y flexión de los cuatro últimos dedos por la percusión de la región media de la planta. ‖ **-mientérico.** La irritación de una porción de intestino provoca la contracción por encima y la relajación por debajo del punto de irritación. ‖ **-miópico.** REFLEJO DE WEISS. ‖ **-motor muscular.** Reflejo productor de movimiento. ‖ **-nasal.** Provocación de estornudos por irritación de la pituitaria. ‖ **-nasomentoniano.** Contracción de los músculos del mentón con elevación del labio inferior y coarrugación de la piel de la barbilla por un ligero golpe con el martillo percutor en un lado de la nariz. ‖ **-oculocardíaco.** REFLEJO DE ASCHNER. ‖ **-oculocefalógiro.** Movimientos asociados del ojo, cabeza y cuerpo cuando se enfoca la atención visual sobre un objeto. ‖ **-oculofaríngeo.** Movimientos rápidos de deglución y oclusión espontánea de los párpados por estímulo de la conjuntiva; especialmente notable en los niños. ‖ **-otolítico.** Reflejo postural por acción de la aceleración lineal que tiene su origen en los receptores utriculosaculares. ‖ **-palatino.** Provocación de movimientos de deglución por la estimulación del paladar. ‖ **-palmar.** Flexión de los dedos de la mano provocada por las cosquillas en la palma. ‖ **-paradójico.** REFLEJO INVERTIDO. ‖ **-patelar.** REFLEJO ROTULIANO. ‖ **-patológico.** Reflejo dependiente de un estado morboso, que puede servir como signo de una enfermedad. ‖ **-pectoral.** Aducción y ligera rotación del brazo por un golpe súbito en la inserción humeral del tendón del pectoral mayor. ‖ **-perióstico.** Contracción muscular provocada por un golpe en los huesos del antebrazo o de la pierna, observada en las afecciones de los cordones laterales de la médula. ‖ **-pielovesical.** Dolor en la pelvis renal provocado por la compresión de la vejiga. ‖ **-pilomotor.** Producción de la carne de gallina por excitación cutánea. ‖ **-plantar.** La irritación de la planta del pie produce la flexión de los dedos. ‖ **-plantar en hiperflexión.** V. REFLEJO DE GUILLAIN-BARRÉ. ‖ **-profundo.** Reflejo producido por la irritación de un tejido u órganos profundos. ‖ **-propioceptivos.** Los que tienen origen en el propio organismo. ‖ **-psicocardíaco.** Aumento del número de latidos cardíacos al recordar una emoción pasada. ‖ **-psicogalvánico.** Variación en la conductibilidad eléctrica de la piel como respuesta a estímulos emocionales, debida a cambios en la circulación sanguínea, secreción sudoral y variaciones de la temperatura cutánea; reflejo de Tarchanov. ‖ **-pupilar.** Contracción de la pupila por la acción de la luz sobre la retina. ‖ **-pupilar paradójico.** Dilatación de la pupila por la acción de la luz. ‖ **-químico.** REFLEJO HUMORAL. ‖ **-radial.** Flexión del antebrazo, y algunas veces de los dedos, consecutiva a la percusión del extremo inferior del radio. ‖ **-radial invertido.** Flexión de los dedos sin movimiento del antebrazo por la percusión del extremo inferior del radio; supuesto signo de afección de la médula en el par cervical V. ‖ **-rectal.** Incitación a la defecación por la presencia de materias fecales en el recto. ‖ **-renorrenal.** Dolor o anuria en un riñón sano producidos por la afección o extirpación del riñón opuesto. ‖ **-rojo.** Halo rojo que se observa en la pupila en el examen oftalmoscópico y que se debe a la luz reflejada sobre la coroides. ‖ **-rotuliano.** Contracción del cuádriceps femoral por la percusión del tendón rotuliano, si está la pierna colgando flexionada en ángulo recto, que produce un movimiento total de extensión de la pierna. ‖ **-simple.** Reflejo que ocurre en un solo músculo o grupo de músculos. ‖ **-superficial.** Reflejo provocado por un estímulo en la superficie del cuerpo. ‖ **-supraorbitario.** REFLEJO DE MAC CARTHY. ‖ **-suprarrotuliano.** Movimiento súbito hacia arriba de la rótula, producido por la contracción del cuádriceps en respuesta a un golpe seco sobre el dedo aplicado al borde superior de la rótula con la pierna en extensión. ‖ **-tarsofalángico.** REFLEJO DE BECHTEREV-MENDEL. ‖ **-tendinoso.** Con tracción de un músculo por la percusión del tendón correspondiente. ‖ **-urinario.** REFLEJO VESICAL. ‖ **-vascular.** Contracción arterial producida por irritación periférica. ‖ **-vesical.** Deseos de orinar provocados por la distensión moderada de la vejiga. ‖ **-visceral.** Reflejo profundo en el que el estímulo parte de una víscera.

reflexa. f. Decidua refleja.

reflexión (del lat. *reflexio, -onis*). f. A., *Reflexion;* F., *réflection;* In., *reflection;* It., *riflessione;* P., *reflexão.* Cambio de dirección que experimenta un rayo luminoso o calorífico, u onda sonora, al chocar con una superficie que halla en su trayecto la que no penetra.

reflexófilo (del lat. *reflexus,* reflejo, y el gr. *phílos,* amigo, amante). adj. Caracterizado por la actividad de los reflejos.

reflexógeno (del lat. *reflexus,* reflejo, y el gr. *gennân,* producir, engendrar). adj. F., *réflexogène;* In., *reflexogenic.* Que produce o aumenta la acción refleja; se aplica a las zonas cuya excitación produce un reflejo.

reflexógrafo (del lat. *reflexus,* reflejo, y el gr. *gráphein,* describir). m. F., *réflexographe;* In., *reflexograph.* Instrumento para registrar gráficamente un reflejo.

reflexología. f. F., *réflexologie;* In., *reflexology.* Estudio de los movimientos reflejos.

reflexometría (del lat. *reflexus,* reflejo, y el gr. *métron,* medida). f. Medición de la fuerza necesaria para producir movimientos miotásicos.

reflexopatía (del lat. *reflexus,* reflejo, y el gr. *páthos,* enfermedad). f. Afección o lesión producida de modo reflejo.

reflexoterapia (del lat. *reflexus,* reflejo, y el gr. *therapeía,* tratamiento). f. A., *Reflextherapie;* F., *réflexothérapie;* It., *reflexotherapy;* It., *riflessoterapia;* P., *reflexoterapia.* Utilización terapéutica de ciertos reflejos. ‖ Tratamiento por la irritación de una zona corporal alejada de la lesión.

reflujo (de *re-* y *flujo*). m. A., *Rückfluss;* F., *reflux;* In., *backflow;* It., *riflusso;* P., *refluxo.* Retroceso de un flujo o líquido. ‖ **-hepatoyugular.** Distensión de la vena yugular producida por la compresión del hígado; fenómeno observado en la dilatación cardíaca con asistolia. ‖ **-pancreático.** Entrada del jugo pancreático en el colédoco. ‖ **-uretrovesiculodeferencial.** Paso de un líquido inyectado en la uretra posterior al sistema genital. ‖ **-vesicoureteral.** Paso de la orina de la vejiga a los uréteres.

refracción (del lat. *refractio, -onis*). f. A., *Refraktion;* F., *réfraction;* In., *refraction;* It., *rifrazione;* P., *refração.* Desviación que experimenta un rayo luminoso al pasar oblicuamente de un medio a otro de densidad distinta. ‖ **-dinámica.** Acomodación normal continua e inconsciente del ojo. ‖ **-doble.** Refracción en la que el rayo incidente se divide en dos refractados, de suerte que produce una imagen doble, como ocurre con el espato de Islandia. ‖ **-estática.** Refracción ocular estando paralizada la acomodación. ||-**ocular**. Refracción de la luz por los medios del ojo normal, de la que resulta la convergencia de los rayos en la retina.

refraccionista. adj. Dícese del experto en determinar y corregir los errores de la refracción ocular. Ú.t.c.s.

refracta dosi (lat.). A dosis repetidas y divididas.

refractar tr. (del lat. *refractus*, p. p. de *refringere*, refractarse). Hacer que cambie de dirección el rayo de luz que pasa oblicuamente de un medio a otro de diferente densidad.

refractario. adj. F., *réfractaire;* In., *refractory.* Resistente a la acción del fuego o de determinados venenos o microorganismos. || Rebelde, que no cede fácilmente al tratamiento. || Se aplica a una fase o período de actividad muscular o nerviosa. V. Período.

refractividad. f. Poder o capacidad de refractar.

refractograma (de *refractar* y el gr. *gramma*, lo grabado). m. Receta para la corrección óptica de una ametropía.

refractometría (de *refractar* y el gr. *métron*, medida). f. F., *réfractométrie;* In., *refractometry.* Medición del poder refringente de los medios oculares; determinación del índice de refracción de las diversas sustancias; determinación óptica de la concentración del suero sanguíneo. Todo ello por medio de instrumentos denominados *refractómetros*.

refractura. f. Operación de fracturar de nuevo un hueso fracturado y curado con deformidad; osteoclasia.

refrangible. adj. Susceptible de ser refractado.

refrescamiento. m. Raspado o denudación de los bordes de una herida o úlcera para su coaptación inmediata.

refrescante. adj. Refrigerante.

refrigeración (del lat. *refrigeratio, -onis*). f. A., *Abkühlung;* F., *réfrigération;* In., *refrigeration;* It., *refrigeramento;* P., *refrigeração.* Disminución artificial de la temperatura de un local, cuerpo o enfermo febril. ||-**terapéutica.** Baño, hidroterapia.

refrigerante. adj. F., *réfrigérant;* In., *refrigerant.* Que disminuye el calor o la fiebre; que templa la sed. || m. Agente o sustancia que tiene esta acción.

refringente. adj. V. Refractar.

Refsum (Enfermedad de) (Sigvald *Refsum*, médico noruego contemporáneo). V. Enfermedad.

refusión. f. Separación transitoria y subsiguiente ingreso de la sangre en la circulación.

regaliz (del lat. *glycyrrhiza*, y éste del gr. *glýkyrrhiza;* de *glýks*, dulce, y *rhíza*, raíz). f. A., *Süssholz;* F., *réglisse;* In., *liquorice;* It., *liquiricia;* P., *alcaçuz.* Planta de la familia de las leguminosas (*Glycyrrhiza glabra*), de la que se emplea la raíz como edulcorante y antiulcerosa gastroduodenal (acción semejante a la DOCA).

regeneración (del lat. *regeneratio, -onis*). f. A., *Regenerierung;* F., *régeneration;* In., *regeneration;* It., *rigenerazume;* P., *regeneração.* Reproducción de una parte, tejido u órgano desaparecido; en sentido más limitado, reparación de un tejido lesionado. || En radiología, aumento del contenido de gases en los tubos endurecidos.

régimen (del lat. *regimen*). m. A., *Diät;* F., *régime;* In., *regimen diet;* It. y P., *regime.* Regulación metódica de la dieta, medicación y disposiciones sanitarias con objeto de conservar o restablecer la salud. V. Cura, Dieta y Tratamiento. ||-**alimentario.** Uso razonado y metódico de los alimentos o de una clase especial de ellos. ||-**cetógeno.** El que contiene grandes cantidades de grasas con proporciones mínimas de proteínas e hidratos de carbono. ||-**de Andresen.** Mezcla de gelatina, 30 g; dextrosa, 60 g; leche, 900 ml, para el tratamiento de la úlcera péptica; se emplea durante una semana y se vuelve gradualmente al régimen adecuado para la úlcera. ||-**de Banting.** Régimen extremadamente parco, asociado con ejercicios corporales, indicado en el tratamiento de la obesidad. ||-**de Bouchard.** Régimen alimenticio adecuado para el tratamiento de la dilatación gástrica, que consiste en espaciar las comidas y que éstas se compongan principalmente de carne asada, pescado hervido, huevos, crema, purés y pastas alimenticias. ||-**de Bouchardat.** Contra la diabetes: empleo abundante de alimentos nitrogenados y sustitución casi absoluta de los feculentos con grasas. ||-**de Bulkley.** Régimen de arroz, mantequilla, pan y agua para el tratamiento del eritema multiforme. ||-**de Caesar.** Dieta láctea y agua de cebada en los primeros períodos de la gota. ||-**de Cantani** o **de Chittenden.** V. Dieta. ||-**de Coleman-Schaffer.** Régimen alimenticio en la fiebre tifoidea, compuesto de huevos, crema, cacao, azúcar de leche, pan y manteca, administrados en pequeñas cantidades, pero con frecuencia. ||-**de Combé.** Régimen lactofarináceo, iniciado en el tratamiento de las enteritis. ||-**de convaleciente.** Régimen abundante y nutritivo, conveniente para la reparación orgánica. ||-**de Dennet.** Dieta de leche desnatada, pastas hervidas y arrurruz en la diarrea infantil. ||-**de Doepp.** Régimen alimenticio a base de carne cruda, preconizado en la tuberculosis. ||-**de Du Bois.** Dieta láctea en cantidades variables y tiempo indefinido. ||-**de Ebstein.** Contra la obesidad: empleo moderado de proteínas, muy escaso de hidratos de carbono y abundante de grasas. ||-**de eliminación.** El severamente restringido destinado a demostrar a qué clase de alimento reacciona el paciente alérgicamente. ||-**de Goldberger.** Contra la pelagra: adición de 30 g de levadura de cerveza a un régimen mixto. ||-**de Jarotsky.** Clara de huevo y aceite de oliva dados separadamente en cantidades crecientes en la úlcera gástrica. ||-**de Karell.** Cura de Karell. ||-**de Keith.** Contra la nefritis crónica: reducción de las sales de sodio y de agua hasta un mínimo que se mantiene constante. ||-**de Kempner.** Dieta de arroz sin sal, jugos de frutas y azúcar, indicada en la hipertensión arterial y en la insuficiencia renal crónica. ||-**de Lenhartz.** Tratamiento de Lenhartz. ||-**de Minot-Murphy.** Administración de grandes cantidades de hígado en la anemia perniciosa. ||-**de Petren.** Contra la diabetes: empleo escasísimo de proteínas y muy abundante de grasas. ||-**de Prochownick.** Régimen alimenticio indicado para las últimas 8 semanas del embarazo, con objeto de disminuir el tamaño del feto y aumentar las fuerzas de la madre, que se realiza por medio de un exceso de proteínas y proscripción de líquidos e hidratos de carbono. ||-**de Schmidt-Strassburger.** Régimen que suministra 2.234 calorías, compuesto de 1,5 l de leche, 100 g de bizcocho, 2 huevos, 50 g de manteca, 125 g de carne de buey, 100 g de patatas hervidas y 80 g de avena, o sea 102 g de proteínas, 111 g de grasas y 191 g de hidratos de carbono. ||-**de Schweninger.** Restricción de líquidos en el tratamiento de la obesidad. ||-**de Sippy.** Contra la úlcera gástrica en enfermos emaciados: dieta láctea exclusiva en los primeros días, adición de cereales y huevos en cantidad creciente hasta los 28 días y luego dieta regular. ||-**de Taylor.** Régimen alimenticio compuesto de albúmina de huevo, aceite de olivas y azúcar, que se prescribe a los pacientes cuya orina ha de ser sometida a la investigación de cloruros. ||-**de Tuffnell.** Régimen alimenticio abundante con proscripción de líquidos, que se prescribe en el tratamiento del aneurisma. ||-**desclorurado.** Proscripción de la sal en el régimen alimenticio. ||-**diabético.** Régimen alimenticio del que se proscriben el azúcar y pan ordinario, harinas, almidón y frutas. ||-**lactovegetariano.** Uso exclusivo de leche y vegetales. ||-**seco.** Proscripción de los líquidos en el régimen alimenticio.

región (del lat. *regio, -onis*). f. A., *Gegend;* F., *région;* In., *region;* It., *regione;* P., *região.* Espacio determinado del cuerpo, de límites naturales o arbitrarios. Deriva generalmente su nombre del órgano (hueso, músculo o víscera) subyacente: *región maxilar, región glútea, región tiroidea,* etc. ||-**abdominal.** Abdomen. ||-**áulica.** Porción superior del acueducto de Silvio. ||-**basilar.** Base del cráneo. ||-**ciliar.** Parte del ojo ocupada por el cuerpo y procesos ciliares. ||-**de Broca.** Circunvolución de Broca. ||-**digital volar.** Cara palmar de los dedos. || **-ecfiláctica.** Región donde la infección no puede ser contenida por los agentes protectores del organismo, a causa de la virulencia de aquélla. || **-extrapolar.** Porción del cuerpo fuera de la influencia de los polos en electroterapia. || **-motora.** Circunvoluciones frontal y parietal ascendentes. || **-olfatoria.** Porción superior de las fosas nasales, en la que está situado el sentido del olfato. || **-opticostriada.** Ganglios basales y cápsula interna. || **-parietotemporal.** REGIÓN SENSORIAL. || **-precordial.** Parte del tórax y abdomen que cubre el corazón y hueco del estómago. || **-respiratoria.** Porción inferior de las fosas nasales. || **-rolándica.** REGIÓN MOTORA. || **-segmentaria.** Cara superior de los pedúnculos cerebrales y partes correspondientes del puente y el bulbo. || **-sensorial.** Porción de la corteza cerebral a cada lado de la región motora. || **-subicular.** Parte anterior del lóbulo temporal del cerebro. || **-subtalámica.** Parte inferior del tálamo óptico, en la que se describen tres estratos: dorsal, intermedio e inferior: cuerpo subtalámico o de Luys. || **-trabecular.** Porción del cráneo embrionario de la que se desarrolla el hueso esfenoides. || **-urogenital.** Porción anterior del periné. || **-volar.** Palma de la mano, o cara anterior de una parte correspondiente a la palma de la mano. (Para los términos que no se encuentran V. ÁREA y ZONA.)

regla (del lat. *regula*). f. A., *Regel;* F., *règle;* In., *rule;* It., *regola;* P., *regra*. Principio, norma, pauta. || MENSTRUACIÓN. || **-de Anstie.** Norma que se sigue en algunas compañías de seguros de vida respecto a la cantidad máxima de alcohol que puede tomar diariamente un adulto sin inconveniente, y que se fija en unos 80 g de whisky, o en cuatro copas de jerez, o en cinco vasos de cerveza ligera. || **-de Budin.** Un niño de pecho criado con biberón no debe tomar más de 1/10 de su peso de leche de vaca por día. || **-de Cowling.** La dosis de medicamento para un niño se obtiene multiplicando la dosis del adulto por el producto de la división de la edad del niño por 24. || **-de Hoff.** La velocidad de una reacción química se duplica por cada elevación de 10° de la temperatura. || **-de Jackson.** Después de un ataque epiléptico, los procesos nerviosos simples se restablecen más rápidamente que los complejos. || **-de Liebermeister.** En la taquicardia febril, el número de pulsaciones aumenta de 8 aproximadamente por cada grado de temperatura. || **-de Lossen.** En la hemofilia, únicamente los varones heredan la afección, y las hembras sólo la transmiten. || **-de Löwenhardt.** El óvulo fecundado corresponde a la primera falta: la aparición de la menstruación indica un óvulo no fecundado. || **-de M'Naghten.** Una defensa fundada en la locura debe demostrar claramente que el acusado en el tiempo de cometer el acto punible se hallaba en tal estado mental que no reconocía la naturaleza y calidad del acto, o si la reconocía, que no sabía que obraba mal. || **-de Mac Donald.** El tiempo del embarazo en meses lunares (28 días) es igual a la distancia entre el borde superior de la sínfisis púbica y el fondo del útero en centímetros dividida por 3,5. || **-de Moots.** En la anestesia, la presión del pulso indica la fuerza cardíaca y debe ser lo suficiente elevada para compensar la deficiente función renal. || **-de Quest.** No es probable la curación del niño atrófico que ha perdido la mitad de su peso normal. || **-de Quetelet.** El peso del cuerpo de un adulto en kilogramos equivale al número de centímetros de la talla que excedan de 100. || **-de Rolleston.** La presión sistólica ideal en el adulto está representada por la cifra 100 más la mitad de la edad en años. || **-de Spivack.** La fijación del asa terminal del íleon al borde del estrecho superior indica la posición retrocecal del apéndice. || **-de Young.** Norma para determinar la dosis de medicamento que debe darse a un niño, dada la dosis correspondiente a un adulto, y que consiste en añadir 12 a la edad del niño y dividir la suma por la misma edad: el producto será el denominador de una fracción cuyo numerador es 1. Así, para un niño de 4 años: 4 + 12 = 16; 16 : 4 = 4; o sea 1/4 de la dosis.

regresión (del lat. *regressio, -onis*). f. A., *Rückbildung;* F., *régression;* In., *regression;* It., *regresione;* P., *regressão*. Retroceso de síntomas. || Retorno a una fase anterior de evolución, metamorfosis retrógrada. || En psiquiatría, retorno a un nivel anterior de adaptación, a una conducta apropiada a una edad anterior de desarrollo que no concuerda con la edad y estado social actual del individuo. || En psicoanálisis, mecanismo psíquico inconsciente íntimamente ligado al de fijación, por el cual un sujeto vuelve, en mayor o menor grado, a utilizar comportamientos correspondientes a etapas anteriores de su desarrollo psicosexual (fases libidinales). V. FIJACIÓN. || **-atávica.** ATAVISMO.

regresivo. adj. Caracterizado por regresión; en vía de atrofia normal.

regulación. f. A., *Regelung;* F., *régulation;* In., *regulation;* It., *regolazione;* P., *regulação*. Adaptación de una forma o modo de ser a las condiciones variables. || Compensación, moderación.

regulador. adj. Que regula. || m. A., *Regulator;* F., *régulateur;* In., *regulator;* It., *regulatore;* P., *regulador*. Medio, agente, instrumento que regula. || Instrumento que en las estufas de temperatura constante deja pasar solamente la cantidad de energía necesaria para mantener la temperatura en el grado deseado.

regular (del lat. *regularis*). adj. F., *régulier*. Ajustado a la regla; normal. || Dícese del pulso y de todo lo que ocurre con intervalos iguales.

regularidad. f. Calidad de regular.

regurgitación (del lat. *re-*, hacia atrás, y *gurges, -itis*, abismo, sima). f. A., *Regurgitation;* F., *régurgitation;* In., *regurgitation;* It., *rigurgito;* P., *regurgitação*. Reflujo de un líquido en dirección contraria, especialmente la emisión de líquidos o sólidos por la boca, procedentes del esófago o el estómago, sin esfuerzos de vómitos y también el escape de la sangre en la sístole ventricular o contracción arterial por válvulas insuficientes, mitral y aórticas especialmente.

regüeldo. m. ERUCTO.

rehabilitación. f. A., *Rehabilitierung;* F., *réhabilitation;* In., *rehabilitation;* It., *riabilitazione;* P., *reabilitação*. Readquisición, por tratamientos apropiados, de la actividad profesional perdida por diversas causas: traumatismos o enfermedades.

Rehfuss (Prueba, tubo de) (Martin E. *Rehfuss*, médico norteamericano, 1887-1964). V. PRUEBA, TUBO.

rehidratar. Volver a hidratar.

Rehn (Operación de) (Ludwig *Rehn*, cirujano alemán, 1849-1930). V. OPERACIÓN.

Reichel (Conducto de) (Friedrich Paul *Reichel*, tocólogo alemán, 1858-1934). V. CONDUCTO. || **-(Enfermedad de).** V. ENFERMEDAD.

Reichert (Cartílago, membrana de) (Karl B. *Reichert*, anatomista alemán, 1811-1884). V. CARTÍLAGO, MEMBRANA. || **-(Síndrome de)** (Frederick L. *Reichert*, cirujano estadounidense contemporáneo). V. SÍNDROME.

Reichmann (Enfermedad o síndrome de) (Nikolas *Reichmann*, médico en Varsovia, 1851-1918). V. GASTROSUCORREA.

Reid (Línea de) (Robert William *Reid*, anatomista escocés, 1851-1938). V. LÍNEA.

Reil (Cinta, isla de) (Johann C. *Reil*, anatomista de Halle, 1759-1813). Véanse estos términos.

Reilly (Síndrome de) (James Paul *Reilly*, médico francés, 1887-1975). V. SÍNDROME.

Reimann (Enfermedad, síndrome) (Hobart Ansteth *Reimann*, médico norteamericano, n. en 1897). V. ENFERMEDAD, SÍNDROME.

reimplantación. f. A., *Wiedereinpflanzung;* F., *réimplantation;* In., *reimplantation;* It., *reimpiantagione;* P., *reimplantação*. Reaplicación de una parte que ha sido extraída de su asiento natural.

reína (del bajo lat. *rheu*[*barbarum*], ruibarbo). f. Ácido crisofánico.

reina de los bosques. f. Convallaria o muguete. ‖ **-de los prados.** Planta rosácea (*Spiraea ulmaria*), cuyas hojas son diaforéticas y diuréticas y la raíz se emplea como tónica y antihemorrágica.

reinduración. f. Chancro redux.

reinervación. f. F., *greffe d'un nerf dans un muscle paralysé*. Implantación de un nervio en un músculo paralizado.

reinfección. f. A., *Reinfektion*; F., *réinfection*; In., *reinfection*; It., *reinfezione*; P., *reinfecção*. Segunda infección con igual germen u otros semejantes.

reino (del lat. *regnum*). m. Nombre de cada uno de los tres grandes grupos de seres naturales: *animal, vegetal* y *mineral*.

reinoculable. adj. Susceptible de ser reinoculado en el mismo individuo. Dícese de los chancros venéreos.

reinoculación (de *re-* y el lat. *inoculatio, -onis*, de *in*, dentro, y *oculus*, brote). f. A., *Wiederimpfung*; F., *réinoculation*; In., *reinoculation*; It., *reinoculazione*; P., *reinoculação*. Inoculación consecutiva a otra con el mismo germen patógeno en el mismo individuo.

reintegración (del lat. *reintegratio, -onis*). f. A., *Wiedereingliederung*; F., *réinsertion*; In., *reintegration*; It., *reintegrazione*; P., *reintegração*. Restauración, reparación, regeneración. ‖ Restauración de la función mental normal después de la desintegración de la personalidad. ‖ Proceso psíquico por el cual una parte de un estímulo complejo provoca la reacción total que había producido anteriormente el estímulo completo en conjunto (Hollingworth).

reintubación. f. F., *réintubation*. Intubación por segunda vez.

reinversión. f. Restitución a su lugar normal de un órgano invertido, especialmente del útero.

Reisseisen (Músculos de) (Franz Daniel, *Reisseisen*, anatomista alemán, 1773-1828). V. Músculo.

Reissner (Membrana de) (Ernst *Reissner*, anatomista alemán, 1824-1878). V. Membrana.

Reiter (Enfermedad, síndrome de) (Hans *Reiter*, higienista alemán, 1881-1969). Véanse estos términos. ‖ **-Freund (Síndrome de).** V. Síndrome de Fiessinger-Leroy.

rejalgar (del ár. *rehŷ al-gâr*, polvos de caverna). m. A., *Realgar*; F., *réalgar*; In. e It., *realgar*; P., *rosalgar*. Bisulfuro de arsénico, As_2S_2.

rejuvenecimiento (de *re-* y el lat. *iuvenis*, joven). m. A., *Verjüngung*; F., *rajeunissement*; In., *rejuvenescence*; It., *ringiovanimento*; P., *rejuvenescência*. Remozamiento; readquisición natural o artificial de los caracteres juveniles, especialmente la recuperación de la actividad funcional de las glándulas sexuales por operación, inyección de sustancias hormonales o injerto.

relación (del lat. *relatio, -onis*). f. A., *Beziehung*; F., *rélation*; In., *relation*; It., *relazione*; P., *relação*. Situación de un órgano respecto a otro. Ú. m. en pl. ‖ Afinidad, parentesco, analogía, comunicación. ‖ Proporción, conexión o correspondencia de una cosa con otra. ‖ **-albúmina/globulina.** Proporción existente entre la albúmina y la globulina presentes en el plasma, suero sanguíneo y líquido cefalorraquídeo. ‖ **-de objeto.** En psicoanálisis designa la interacción de sujeto-objeto desde la perspectiva de la satisfacción pulsional, las conexiones intrapsíquicas de la fantasía y los objetos internos en relación al desarrollo y estructuración del aparato psíquico y los modos de comportamiento y tipos de relación afectiva de un individuo con los demás. ‖ **-nucleocitoplasmática.** Relación existente entre el volumen del núcleo y el citoplasma de las células.

relajación (del lat. *relaxatio, -onis*). f. A., *Entspannung*; F., *relâchement*; In., *relaxation*; It., *rilasciamento*; P., *relaxação*. Disminución de tensión; estado opuesto a contracción. ‖ Estado morboso de lasitud extrema de ciertas partes. ‖ **-isométrica.** La que se produce en un músculo sin modificación de su longitud.

relajamiento. m. Relajación.

relajante. adj. Que produce disminución de la tensión; agente que tiene esta acción. Ú.t.c.s.m.

relapso (del lat. *relapsus*, p. p. de *relabi*, volver a caer). m. A., *Rückfall*; F., *rechute*; In., *relapse*; It., *ricaduta*; P., *relapso*. Recaída, recidiva, recurrencia, recrudescencia.

relativo (del lat. *relativus*). adj. Que hace relación a una cosa. ‖ No absoluto.

relaxina. f. F., *relaxine*; In., *relaxin*. Hormona del cuerpo lúteo, que produciría la relajación de los ligamentos de la pelvis en el embarazo.

religioso. adj. Calificativo del músculo recto superior del ojo.

REM (de *Roentgen equivalent man*). V. Unidad. ‖ (Del ingl. *rapid eye movement*.) V. Sueño (1.ª acep.).

Remak (Banda, fibras, ganglio, plexo, reacción de) (Robert *Remak*, neurólogo alemán, 1815-1865). V. estos términos. ‖ **-(Parálisis [tipo], reflejo, signo, síndrome de)** (Ernest Julius *Remak*, neurólogo alemán, 1849-1911, hijo del anterior). V. estos términos.

remanente. adj. Que queda. ‖ m. Residuo de alguna cosa.

rembasmo (del gr. *rhémbein*, agitar, inquietar). m. Distracción mental; indecisión.

remedio (del lat. *remedium*). m. A., *Heilmittel*; F., *remède*; In., *remedy*; It., *rimedio*; P., *remédio*. Todo lo que cura, alivia o previene una enfermedad o se administra en estos fines. ‖ **-concordante.** Término homeopático para los remedios de acción similar. ‖ **-heroico.** El muy enérgico, que sólo se emplea en casos muy graves. ‖ **-inímico.** Término homeopático para los medicamentos de acción antagónica. ‖ **-secreto.** Preparación medicamentosa cuya composición no se ha publicado.

Remijia. Género de arbustos de la familia de las rubiáceas, propios del Brasil. Las especies *R. pedunculata* y *R. purdieana* suministran una corteza febrífuga, de la que se extrae quinina.

remineralización. f. F., *reminéralisation*; In., *remineralization*. Restauración de los elementos minerales en el organismo.

remisión (del lat. *remissio, -onis*). f. A., *Besserung*; F., *rémission*; In., *remission*; It., *renussione*; P., *remissão*. Disminución de la intensidad de los síntomas. ‖ Cesación de la fiebre entre los accesos de una intermitente y período en que esto ocurre.

remitencia. f. Remisión.

remitente (del lat. *remittens, -entis*, p. a. de *remittere*, remitir). adj. F., *rémittent*; In., *remittent*. Caracterizado por remisiones. ‖ f. Fiebre de este carácter.

Remlinger (Signo de) (Paul Ambroise *Remlinger*, médico francés, 1871-1964). V. Signo.

remolacha (del lat. *armoracia*, rábano silvestre). f. A., *rote Rübe*; F., *betterave*; In., *beet*; It., *barbabietola*; P., *beterraba*. Planta de la familia de las quenopodiáceas (*Beta raba*), de cuya raíz carnosa, comestible, se extrae un azúcar semejante al de la caña.

remoto (del lat. *remotus*, p. p. de *removere*, retirar, apartar). adj. Distante, apartado; opuesto a *próximo*.

ren (pl., *renes*) (lat.). m. Riñón. ‖ **-arcuatus.** Riñón en herradura. ‖ **-mobilis.** Riñón errante. ‖ **-unguliformis.** Riñón en herradura.

renal (del lat. *renalis*). adj. A., *renal, renalis*; F. e In., *renal*; In., *renale*; F., *renal*. Relativo a los riñones.

Renaut (Capa o membrana de) (Joseph Louis *Renaut*, médico francés, 1844-1917). V. Membrana.

réncuo. m. Renículo.

Rendu (Método, síndrome, temblor de) (Henri Jules Louis *Rendu*, médico francés, 1844-1902). V. Método, síndrome, temblor. ‖ **-Osler-Weber (Enfermedad de)** (H. J. L. *Rendu*; Sir William *Osler*, médico escocés, 1849-1919; Frederick *Parkes-Weber*, médico británico, 1863-1962). V. Enfermedad. ‖ **-Widal (Enfermedad de)** (H. J. L. *Rendu*, y Georges Fernand Isidore *Widal*, médico francés, 1862-1929). V. Enfermedad.

renegación. f. A., *Verleugnung*; F., *déni*; In., *disavowal, denial*; It., *diniego*; P., *renegação*. Mecanismo de defensa por el cual el sujeto rechaza la realidad de una percepción traumática. Freud desarrolla este concepto en torno a la problemática de la castración y los efectos psíquicos de la diferencia anatómica de los sexos. La considera un mecanismo primordial en las perturbaciones del reconocimiento de la realidad exterior y jerarquiza su importancia para la comprensión del fetichismo y la psicosis.

renicápsula (del lat. *ren*, renis, riñón, y de *cápsula*). f. Cápsula suprarrenal. || Cápsula del riñón.

renicardio (del lat. *ren, renis*, riñón, y el gr. *kardía*, corazón). adj. Relativo a los riñones y al corazón.

renículo (del lat. *reniculus*, riñoncito). m. F., *rénicule;* In., *reniculus*. Cada uno de los lóbulos constituyentes del riñón, compuestos de una pirámide y la sustancia cortical correspondiente.

reniforme (del lat. *ren, renis, riñón*, y de *forma*). adj. F., *réniforme;* In., *reniform*. En forma de riñón.

renina. f. A., *Renin;* F., *rénine;* In., *renin;* It. y P., *renina*. Enzima coagulante de la leche, que se encuentra principalmente en el jugo gástrico de algunos animales. Sin.: Fermento lab, quimosina. || Sustancia de carácter enzimático, liberada por el riñón, que actuando sobre el angiotensinógeno da lugar a la liberación de un decapéptido, angiotensina I, el cual es transformado en un octopéptido, angiotensina II (la sustancia vasoconstrictora de mayor potencia), a su paso por el pulmón, donde se encuentra la denominada enzima de conversión.

reninógeno (de *renina* y el gr. *gennân*, producir). m. F., *renninogène*. In., *renninogen*. Proenzima que existe en las glándulas gástricas, y que, una vez secretada, se convierte en renina. Sin.: Perixógeno, prorrenina, quimosina.

renio (del lat. *Rhenius*, el Rin). m. A., *Rhenium;* F., *rhénium;* In., *rhenium;* It., *renio;* P., *rénio*. Elemento químico de número atómico 75, peso atómico 186,2, símbolo Re.

reniportal (del lat. *ren, renis*, riñón, y [*vena*] *porta*). adj. Relativo al sistema porta y a los riñones.

renipuntura (del lat. *ren, renis*, rinón, y *punctura*, punción). f. Punción o incisión quirúrgica de la cápsula del riñón.

renitencia (del lat. *renitens, -entis*, p. a. de *reniti*, resistir, oponerse). f. A., *Gegendruck;* F., *rénitence;* In., *renitence;* It., *renitenza;* P., *renitência*. Calidad por la que una parte, y tumor especialmente, resiste a la presión y da sensación de elasticidad.

renitis (del lat. *ren, renis*, riñón). f. NEFRITIS.

renocutáneo (del lat. *ren, renis*, riñón, y *cutis*, piel). adj. Relativo a los riñones y la piel.

renogástrico (del lat. *ren, renis*, riñón, y el gr. *gastér, gastrós*, estómago). adj. Relativo al riñón y el estómago; nefrogástrico.

renografía (del lat. *ren, renis*, riñón, y el gr. *gráphein*, describir). f. F., *rénographie;* In., *renography*. Radiografía del riñón.

renointestinal (del lat. *ren, renis*, riñón, e *intestinum*, intestino). adj. Relativo al riñón y el intestino.

Rénon-Delille (Síndrome de) (Louis *Rénon*, médico francés, 1863-1922; Arthur *Delille*, médico francés, n. en 1876). V. SÍNDROME.

renopatía (del lat. *ren, renis*, riñón, y el gr. *páthos*, enfermedad). f. NEFROPATÍA.

renopulmonar (del lat. *ren, renis*, riñón, y *pulmo, -onis*, pulmón). adj. Relativo al riñón y el pulmón.

renorrenal. adj. Relativo a ambos riñones; se aplica a un reflejo.

renotrófico (de *ren, renis*, riñón, y *trophé*, nutrición). adj. F., *rénotrophique;* In., *renotrophic*. Favorable a la nutrición del riñón o que produce su hipertrofia.

renovación (del lat. *renovatio -onis*). f. A., *Erneuerung;* F., *rénovation;* In., *renewal;* It., *rinnovazione;* P., *renovação*. Reparación con perfeccionamiento.

rentschlerización (de Harvey C. *Rentschler*, físico norteamericano, 1881-1949). f. Destrucción de bacterias por los rayos ultravioletas de una longitud de onda de 253,7 nm.

rénulo o **renúnculo**. m. RENÍCULO.

reo-. Forma prefija del gr. *rhéos*, corriente.

reobase o **reobasis** (de *reo-* y el gr. *básis*, marcha). f. A., *Rheobase;* F., *rhéobase;* In., *rheobase;* It. y P., *reobase*. Intensidad mínima de corriente eléctrica para producir un estímulo.

reocardiograma (de *reo-*, el gr. *kardía*, corazón, y *gramma*, lo grabado). m. Gráfica que registra y mide los cambios rítmicos en la impedancia del cuerpo.

reocordio. m. REÓSTATO.

reoencefalograma (de *reo-*, el gr. *en*, en, *kephalé*, cabeza, y *gramma*, lo escrito o grabado). m. F., *rhéoencéphalogramme;* In., *rheoencephalogram*. Inscripción de una bioseñal, el reograma, que se obtiene registrando las variaciones de impedancia eléctrica ocasionadas por las de volumen de los vasos y tejidos, consecuencia de las variaciones sistólico-diastólicas que condicionan la circulación sanguínea encefálica.

reóforo (de *reo-* y el gr. *phorós*, que lleva hacia delante). m. Portador de corriente; electrodo.

reograma (de *reo-* y el gr. *grámma*, registro, descripción). f. F., *rhéogramme;* In., *rheogram*. Representación gráfica de la impedancia transmitida a las moléculas del aforo hemático, su morfología recuerda la del piezograma arterial.

reología [reológico] (de *reo-* y el gr. *lógos*, tratado). f. F., *rhéologie;* In., *rheology*. Estudio del flujo de los líquidos como la sangre a través del corazón y los vasos.

reómetro (de *reo-* y el gr. *métron*, medida). m. A., *Rheometer;* F., *rhéomètre;* In., *rheometer;* It., *reometro;* P., *reómetro*. Instrumento para medir la velocidad de la corriente sanguínea. || Galvanómetro.

reorganización. f. REGENERACIÓN.

reoscopio (de *reo-* y el gr. *skopeîn*, observar). m. F., *rhéoscope;* In., *rheoscope*. Instrumento para descubrir o comprobar la existencia de una corriente eléctrica; galvanoscopio.

reóstato (de *reo-* y el gr. *statós*, estable, firme, resistente). m. A., *Rheostat;* F., *rhéostat;* In., *rheostat;* It., *reostato;* P., *reóstato*. Aparato para regular y variar la resistencia en una corriente eléctrica, y por consiguiente, para aumentar o disminuir su intensidad.

reostosis (de *reo-* y *ostosis*). f. A., *Rheostose;* F., *rhéostose;* In., *rheostosis;* It., *reostosi;* P., *reostose*. Hiperostosis caracterizada por la presencia de estrías en los huesos.

reotaquigrafía (de *reo-*, el gr. *tachýs*, rápido, y *gráphein*, registrar). f. F., *rhéotachygraphie;* In., *rheotachygraphy*. Registro fotográfico de la curva de variación en los experimentos sobre la acción electromotriz de los músculos.

reotaxis. f. REOTROPISMO.

reótomo (de *reo-* y el gr. *tomós*, cortante). m. F., *rhéotome;* In., *rheotome*. Interruptor de una corriente.

reotropismo (de *reo-* y el gr. *trépein*, girar). m. F., *rhéotropisme;* In., *rheotropism*. Reacción de un cuerpo a la corriente líquida en que se halla, contra o en dirección de esta corriente.

reótropo (de *reo-* y el gr. *trópos*, vuelta). m. A., *Stromwender;* F., *rheotrope;* In., *rheotrope;* It. y P., *reotropo*. Instrumento para invertir una corriente eléctrica; conmutador.

Reoviridae. Familia de virus con RNA bicatenario (a esta característica de su ácido nucleico hacía referencia el antiguo nombre de Diplornaviridae), simetría cúbica, virión desnudo y resistentes al éter. Diámetro del virión 70 nm. Comprende dos géneros de interés: *Reovirus* y *Rotavirus*.

Reovirus. Género de virus de la familia *Reoviridae*. Sus huéspedes son el hombre y otros vertebrados (monos, cánidos, aves). Son saprofitos habituales del aparato digestivo y respiratorio. No se les conoce responsabilidad en ningún proceso patológico.

reoxidación. f. F., *réoxydation;* In., *reoxidation*. Oxidación repetida, como la de la hemoglobina de la sangre.

reparación (del lat. *reparatio, -onis*). f. A., *Wiedergutmachung;* F., *réparation;* In., *reparation;* It., *riparazione;* P., *reparação*. Término de M. Klein que designa un mecanismo psíquico vinculado a la ansiedad y sentimiento de culpa de la posición depresiva, por medio del cual el sujeto trata de reparar los daños que imagina haber causado al objeto de amor (p. ej., la madre) con sus fantasías agresivas.

reparador o reparativo. adj. Que restituye o restablece los tejidos o las fuerzas.

repelente (del lat. *repellens, -entis*, p. a. *repellere*, repeler). adj. F., *répulsif;* In., *repellent.* Que repele. Se aplica especialmente a las sustancias que por su olor o naturaleza apartan los insectos parásitos, mosquitos, piojos, pulgas, etc. Ú.t.c.s.m.

repercolación (de *re-* y el lat. *percolare*, filtrar). f. Percolación o filtración repetida con los mismos materiales.

replantación. f. REIMPLANTACIÓN.

repleción (del lat. *repletio, -onis*). f. A., *Vollsein;* F., *réplétion;* In., *repletion;* It., *replezione;* P., *repleção.* Llenura, plétora.

replicación. f. F., *réplication;* In., *replication.* Proceso según el cual una molécula de DNA origina otra idéntica a la preexistente. Constituye el proceso fundamental en la reproducción.

replicón. m. F., *réplicon;* In., *replicon.* Estructura de ácido nucleico con capacidad de autoduplicación. Son replicones los cromosomas de las células eucariotas, el DNA nuclear de los procariotas, los plásmidos y los ácidos nucleicos de los virus.

repliegue. m. PLIEGUE.

reposición (del lat. *repositio, -onis*). f. A., *Zurüksetzung;* F., *réposition;* In., *reposition;* It., *riposizione;* P., *reposição.* Colocación de una parte en posición normal; reducción.

reposo. m. A., *Ruhe;* F., *repos;* In., *rest;* It., *riposo;* P., *repouso.* Descanso, cesación temporal de una actividad o trabajo.||**-(Cura de).** CURA DE WEIR-MITCHELL.

representación (del lat. *representatio, -onis*). f. A., *Vorstellung;* F., *représentation;* In., *representation;* It., *rappresentaziome;* P., *representação.* Término de uso tradicional en psicología y filosofía, que designa el contenido perceptual concreto de un pensamiento. En psicoanálisis, «imagen» que del objeto se inscribe en los sistemas mnémicos del aparato psíquico. Freud distingue la *representación de cosa*, que proviene de registros especialmente visuales de imágenes derivadas de aspectos parciales de las cosas (estas representaciones son uno de los contenidos fundamentales del sistema inconsciente y caracterizan el proceso primario, aunque también están presentes en el sistema consciente) y la *representación de palabra*, vinculada a registros acústicos y a la palabra, cuyas imágenes simbólicas se instalan en el sistema preconsciente-consciente y que es característica del proceso secundario.

represión (del lat. *repressio, -onis*). f. A., *Verdrängung;* F., *refoulement;* In., *repression;* It., *rimozione;* P., *recalque, recalcamento.* En psicoanálisis, mecanismo de defensa inconsciente por el cual se rechazan de la conciencia y se mantienen en el inconsciente ideas, impulsos o sentimientos que no son aceptables por el sujeto. La represión interviene en el desarrollo psicológico normal del individuo, tiene un papel fundamental en la constitución del aparato psíquico (formación del inconsciente), es el mecanismo primordial en la histeria y se observa además en diversos procesos psicopatológicos.

reproducción. (de *re-* y el lat. *productio, -onis*, alargamiento). f. A., *Reproduktion;* F. e In., *reproduction;* It., *riproduzione;* P., *reprodução.* Función por la cual los seres organizados producen otros seres semejantes a sí mismos. Restauración de una parte dañada o destruida.||**-asexual.** La que no requiere el concurso de dos seres de sexo distinto; comprende la división celular, la fisiparidad, la gemación.||**-sexual.** Reproducción por fusión de las células germinativas masculina y femenina (singamia o bisexual) o por el desarrollo de un óvulo no fecundado (partenogénesis o monosexual).||**-somática.** REPRODUCCIÓN ASEXUAL.

reproductor. adj. Que reproduce o sirve para la reproducción.

repudio (del lat. *repudium*). m. A., *Verwerfung;* F., *forclusion;* In., *repudiation;* It., *relezione;* P., *rejeiçao, repúdio.* En psicoanálisis, término elaborado por J. Lacan, que designa un mecanismo psíquico singular que estaría en la base de la producción del fenómeno psicótico, por el cual el sujeto repele una representación trascendental que no es inscripta como significante en el aparato psíquico del sujeto. La noción de repudio se desarrolla en torno a la problemática de la castración y en el marco conceptual de la teoría de lo simbólico.

repulsión (del lat. *repulsio, -onis*). f. A., *Abstossung;* F., *répulsion;* In., *repulsion;* It., *repulsione;* P., *repulsão.* Fuerza que tiende a separar dos cuerpos; opuesta a la de atracción.

repululación. f. Nuevo desarrollo o pululación de las esporas.

resalgina. f. Compuesto en agujas cristalinas derivado de la antipirina y el resorcilato de potasio.

resastenia (del gr. *rhêsis*, palabra, discurso, y de *astenia*). f. Fonastenia de los oradores.

rescisión (del lat. *rescissio, -onis*). f. Ablación, escisión.

resecable. adj. Susceptible de resección.

resección (del lat. *resectio, -onis*, acción de cortar). f. A., *Resektion;* F., *résection;* In., *resection;* It., *risecazione;* P., *ressecção.* Extirpación de una parte u órgano de los extremos de los huesos y otros tejidos.||**-articular.** Extirpación de los cartílagos articulares, sinovial, cápsula y una rodaja de las superficies óseas, para lograr la anquilosis quirúrgica.||**-nerviosa.** Extirpación de una porción de nervio sensitivo en el tratamiento de las neuralgias rebeldes.||**-ortopédica.** Resección correctora en un hueso para corregir una actitud viciosa.||**-rectal.** Resección de un segmento alto de recto seguida de sutura terminoterminal de los cabos rectales, conservando los esfínteres rectales, lo que distingue esta operación de la amputación, donde no se restablece la continuidad digestiva.||**-submucosa.** Extirpación de una porción de tabique nasal desviado, previa separación de un colgajo de mucosa que se repone luego en su lugar.||**-subperióstica.** Extirpación de una porción de hueso, conservando el periostio para la regeneración de la parte extirpada.||**-transuretral.** Resección de la próstata a través de la uretra.

resectoscopia. f. F., *résectoscopie;* In., *resectoscopy.* Resección transuretral de la próstata con un instrumento especial, *resectoscopio,* especie de citoscopio provisto de un electrodo cortante, del que existen varios modelos: *Mac Carthy, Kirwin,* etc.

reserpina. f. F., *réserpine;* In., *reserpine.* Principal alcaloide de la *Rauwolfia serpentina* y de otras plantas del género *Rauwolfia.* Su propiedad farmacológica fundamental parece ser la de vaciar los depósitos neuronales de catecolaminas (dopamina, noradrenalina, adrenalina) y serotonina en el sistema nervioso central y periférico. Como consecuencia de ello produce un estado de sedación intensa, con indiferencia a los estímulos externos, tendencia al sueño, y ptosis, que es reversible cuando se aplican estímulos externos, y una simpaticólisis periférica, con hipotensión y aumento del tono parasimpático. Se ha empleado en el tratamiento de las psicosis (indicación abandonada actualmente), de la hipertensión arterial y como importante instrumento en la investigación farmacológica.

reserva. f. A., *Reserve;* F., *réserve;* In. It., y P., *reserva.* Sustancia en depósito en disposición de servir.||**-alcalina.** Cantidad de bicarbonato del plasma sanguíneo.||**-respiratoria fetoplacentaria.** Reserva funcional de la placenta respecto de su capacidad de transporte y suministro de oxígeno al feto, que influye en la capacidad de un feto determinado para tolerar el estrés intrínseco del trabajo de parto. Se estudia mediante la monitorización biofísica prenatal (pruebas no estresantes, pruebas estresantes como la de oxitocina, etc.) o la investigación de las características del líquido amniótico.

reservorio. m. F., *réservoir.* Cavidad en la que se almacena un líquido, como el saco lagrimal, la vesícula

biliar, la vejiga urinaria. ‖ **-de infección.** Organismo en el cual se reproducen virus, bacterias o parásitos, y que generalmente no es afectado por éstos. ‖ **-de virus.** Organismo en cuyo interior se desarrolla o mantiene un virus y capaz de comunicarlo a otros. ‖ **- del quilo.** Cisterna de Pecquet.
resfriado. m. A., *Erkältung;* F., *rhume;* In., *cold;* It., *refreddore;* P., *resfriado.* Estado catarral de las vías aéreas superiores, de origen vírico o alérgico, que a veces se produce por exposición al frío o a la humedad.
residente. m. F., *résident.* Licenciado en Medicina que, para su formación clínica, reside en un servicio hospitalario.
residuo (del lat. *residuum*). m. A., *Rückstand;* F., *résidu;* In., *residue;* It., *residuo;* P., *resíduo.* Parte que queda de una o varias sustancias después de la separación de otras por evaporación, combustión u otro medio. ‖ **-respiratorio.** Aire residual; aire que queda en el pulmón después de una espiración forzada.
resina (del lat. *resina*). f. A., *Harz;* F., *résine;* In., *resin;* It. y P., *resina.* Sustancia vegetal amorfa de varias especies, que fluye naturalmente o por incisión de la corteza y frutos de algunos árboles, inflamable, insoluble en el agua, pero fácilmente soluble en alcohol, éter y esencias. Las resinas son cuerpos terciarios abundantes en carbono e hidrógeno y escasos en oxígeno, y pueden ser líquidas (trementinas) y sólidas (resinas propiamente dichas). Las principales son la trementina, bálsamo del Canadá, pez de Borgoña, caucho, copaiba, etc.; pueden ser producidas sintéticamente. ‖ Sustancia resinosa que queda después de la destilación de la trementina del pino; colofonia. ‖ **- acaroide.** Resina amarilla de un árbol liliáceo de Australia, *Acarois* o *Xanthorrhoea hastilis.* Tónica y estimulante. ‖ **-acrílica.** Resina termoplástica que contiene grupos vinilos, producida por polimerización de ácido acrílico o metaacrílico. Se emplea en la fabricación de prótesis. ‖ **-animal.** Nombre de varias sustancias resinoides que existen en el cuerpo de los animales, como el castóreo, ámbar gris, almizcle, etc. ‖ **- de intercambio iónico.** Nombre dado a ciertos compuestos sintéticos de elevado peso molecular, que gracias a sus características fisicoquímicas son capaces de ceder o tomar, con gran facilidad, distintos tipos de iones. ‖ **-de Kaori.** Resina del árbol conífero *Dammara australis,* de Nueva Zelanda, empleada algunas veces en sustitución del colodión y la traumaticina. ‖ **-elástica depurada.** CAUCHO.
resiniforme. adj. En forma de resina.
resinoide (de *resina* y el gr. *eîdos,* aspecto). adj. Semejante a una resina; resiniforme. ‖ m. Sustancia semejante a una resina.
resinol. m. RETINOL.
resistencia (del lat. *resistentia*). f. A., *Resistenz;* F., *résistance;* In., *resistance;* It., *resistenza;* P., *resistencia.* Oposición a la acción de una fuerza. ‖ Oposición por un conductor al paso de la corriente eléctrica. ‖ En psicoanálisis, conductas y palabras del analizado que tienden a evitar que emerjan y se revelen los contenidos del inconsciente; así, la resistencia trata de impedir el esclarecimiento de los síntomas y se opone al desarrollo productivo de la cura psicoanalítica. Por *resistencia al psicoanálisis* se extienden las objeciones e impugnaciones hacia las concepciones psicoanalíticas que se promueven a partir de las injurias que pueden sentir ciertas personas ante los descubrimientos de los deseos inconscientes. ‖ **-ácido** o **alcohol.** Poder que tienen ciertas bacterias de resistir la acción decolorante de los ácidos o el alcohol. ‖ **-globular.** Los glóbulos rojos, que se destruyen en el agua destilada, se conservan intactos en una solución salina de concentración determinada; la relación entre esta concentración y la disolución mayor o menor de los glóbulos representa el grado de resistencia globular, que en algunas enfermedades disminuye. ‖ **-periférica.** La que oponen los capilares al paso de la sangre.
resolución (del lat. *resolutio, -onis*). f. A., *Auflösung;* F., *résolution;* In., *resolution;* It., *risoluzione;* P., *resolução.* Terminación por curación espontánea de una inflamación, tumefacción o edema. ‖ Resorción de un derrame. ‖ Relajación muscular, especialmente la producida por asfixia, anestesia, parálisis, etc.
resolutivo (del lat. *resolutum,* supino de *resolvere,* resolver). F., *résolutif.* Que tiene la virtud de provocar o favorecer la resolución de un daño o lesión. ‖ m. Agente o fármaco que tiene esta acción; los principales son los emolientes, antiflogísticos, carbonato de sodio, yoduro potásico, etc.
resolvente. adj. Resolutivo. ‖ Dícese del poder de una lente para dar imágenes claras de los detalles delicados de un objeto.
resonador. m. A., *Resonator;* F., *résonnateur;* In., *resonator;* It., *risonatore;* P., *ressonante.* Instrumento para intensificar los sonidos o reforzar las oscilaciones eléctricas. ‖ **-de Helmholtz.** Caja esférica con un agujero para recibir las ondas y en la parte opuesta un pequeño tubo que se introduce en el oído, y en la que el aire vibra al unísono de un sonido exterior determinado. ‖ **-de Oudin.** Aparato eléctrico, compuesto de una hélice en forma de bobina, en el que el aumento de la tensión se efectúa por inducción y resonancia; se emplea en electroterapia para los baños de alta frecuencia.
resonancia (del lat. *resonantia*). f. A., *Resonanz;* F., *résonance;* In., *resonance;* It., *risonanza;* P., *ressonância.* Prolongación e intensificación del sonido por transmisión de sus vibraciones en una cavidad, especialmente el sonido producido por la percusión de ésta. ‖ Sonido vocal percibido por auscultación. ‖ **-anfórica.** Sonido percibido por auscultación, semejante al que se produciría soplando en la boca de una botella vacía. ‖ **-de olla hendida.** RUIDO DE OLLA HENDIDA. ‖ **-hidatídica.** Sonido peculiar oído en la auscultación y percusión combinadas de un quiste hidatídico. ‖ **-magnética nuclear.** F., *résonance magnétique nucléaire;* In., *nuclear magnetic resonance.* Técnica exploratoria que permite obtener una imagen anatómica digital de la región que se ha de estudiar, por la resonancia de los átomos de hidrógeno de las moléculas de los tejidos sometidos a los efectos de un campo magnético. RMN. ‖ **-skódica.** Aumento de la resonancia a la percusión en la parte superior del pulmón por compresión o plenitud de la parte inferior del mismo, que da un sonido mate. ‖ **-timpánica.** Sonido peculiar, de tambor, que da la percusión del abdomen u otra cavidad llena de aire. ‖ **-vocal.** Sonido de la voz percibido por auscultación a través de las paredes torácicas.
resonante (del lat. *resimans, -antis*). adj. Que da un sonido vibrante por la percusión.
resorcina. f. F., *résorcinol;* In., *resorcinol.* Fenol diatómico isómero de la pirocatequina e hidroquinona ($C_6H_{10}O_2$); queratolítico y antiséptico de uso externo. *Sin.:* Resorcinol.
resorcinismo. m. Intoxicación crónica por la resorcina.
resorcinoftaleína. f. Fluoresceína.
resorcinol. m. RESORCINA.
resorción. f. A., *Resorption;* F., *résorption;* In., *resorption;* It., *riassorbimento;* P., *reabsorção.* Absorción de materias secretadas o excretadas, de un humor natural o patológico, en el seno de los tejidos. ‖ Desaparición total o parcial de un producto normal o patológico (dentina, tejido óseo, etc.).
resorte. m. Muelle, pieza elástica generalmente de metal en forma de espiral. ‖ En ortodoncia, pieza metálica que, después de ser doblada, tiende a recobrar su forma anterior. ‖ **-(Cadera dedo en).** Véanse estos términos.
respirable (del lat. *respirabilis*). adj. Propio para la respiración. Dícese de los gases especialmente.
respiración (del lat. *respiratio, -onis*). f. A., *Atmung;* F. e In., *respiration;* It., *respirazione;* P., *respiração.* Función en virtud de la cual se absorben del exterior los gases necesarios para el sostenimiento de la vida y se eliminan del interior los gases nocivos para la misma. Comprende dos movimientos: el de *inspira-*

ción, que introduce el oxígeno necesario, y el de *espiración,* que elimina el anhídrido carbónico, agua y varias materias orgánicas, dando por resultado ambos movimientos la transformación de la sangre venosa en arterial o hematosis. La función respiratoria se efectúa en el hombre y en algunos vertebrados por los pulmones, órganos esenciales de la respiración, mediante el concurso de órganos anexos que forman en conjunto el aparato respiratorio (vías aéreas) y de otros órganos auxiliares, especialmente músculos intercostales, diafragma, del abdomen, etc., y nervios. El número de respiraciones oscila en el hombre sano entre 17 y 25 por minuto, y la cantidad de aire que ordinariamente ingresa a cada inspiración es la de 500 ml, pudiendo llegar a 1.500 en la inspiración forzada. La cantidad de gases eliminados a cada espiración es algo menor, quedando en los pulmones, aun después de la espiración más forzada, una cantidad de aire equivalente a 1.600 ml (*aire residual*). ‖ **-abdominal.** Respiración efectuada principalmente por el esfuerzo de los músculos abdominales y el diafragma. ‖ **-acelerada.** La que excede de 25 movimientos inspiratorios por minuto. ‖ **-anfórica.** La caracterizada por la resonancia anfórica, propia de las cavernas pulmonares, bronquiectasia, neumótorax, etc. ‖ **-artificial.** Respiración estimulada y mantenida por medios artificiales: insuflación, tracciones rítmicas de la lengua, especialmente la sostenida por movimientos de expansión y compresión del tórax comunicados por otra persona y para cuya práctica existen diversos métodos, entre los que destacamos los de: *Buist:* empleado en la asfixia de los recién nacidos, que consiste en sostener al niño alternativamente por la espalda y por el estómago. *Byrd:* flexión y extensión de los miembros inferiores y el tronco del recién nacido alrededor de las articulaciones coxofemorales, como si se abriera y cerrara un libro. *Calliano* (variedad del método de Sylvester): elevación de los brazos y fijación de los mismos detrás de la cabeza y presión del tórax con las manos, de 18 a 20 veces por minuto. *Copenhague* o *Nielsen:* se acuesta el paciente sobre su lado izquierdo con la cabeza apoyada en una almohada; la espiración se efectúa presionando con ambas manos la cara lateral del tórax; la inspiración, llevando el brazo hacia arriba y atrás. *Drinker:* método igual al de Schäfer, con la adición de un ayudante arrodillado ante la cabeza del paciente, al que levanta los brazos para contribuir a la inspiración. *Eve:* el paciente, en decúbito supino sobre una camilla o escalera de mano, es balanceado alternativamente cabeza arriba y cabeza abajo, efectuándose la inspiración y espiración por los movimientos del diafragma y vísceras abdominales. *Fell-O'Dwyer:* se introduce el aire en los pulmones con un fuelle a través de un tubo de intubación; la espiración se efectúa espontáneamente por la elasticidad pulmonar o auxiliada por presión del tórax. *Howard:* colocación del sujeto en decúbito supino con una almohada debajo de la espalda para que la cabeza esté más baja que el abdomen; los brazos levantados y sostenidos por encima de la cabeza; el operador con ambas manos comprime las costillas inferiores unas 16 veces por minuto. *Jellinek:* se acuesta al paciente de espaldas con un cilindro grueso de su ropa entre los omóplatos; con las manos apoyadas en los hombros se aprietan éstos hacia tierra para distender la columna vertebral. *Laborde:* estimulación del centro respiratorio por tracciones rítmicas de la lengua con los dedos o unas pinzas especiales. *Marshall Hall:* se coloca al sujeto en decúbito prono, se comprime suavemente la espalda, luego se varía la posición en decúbito lateral, continuando la presión, movimiento que se repite 16 veces por minuto. *Marmo:* suspensión del niño por las axilas, levantamiento y descenso rápido del mismo para producir la inspiración; la espiración se efectúa por presión de las manos en la pared torácica. *Prochownick:* compresión del tórax del recién nacido mientras se deja colgar la cabeza hacia atrás. *Schäfer:* método preconizado especialmente en el choque eléctrico, en el que se coloca al sujeto en decúbito prono con la cabeza algo levantada y vuelta a un lado para favorecer la respiración; el operador se coloca de rodillas, teniendo entre ambas las caderas del paciente, y pone las manos de plano sobre la espalda de éste a nivel de las costillas inferiores; sin moverlas, el operador se echa hacia delante apoyándose fuertemente con las manos para provocar el movimiento de espiración, y luego se retira hacia atrás sin comprimir el tórax, para que éste se expansione y se llene de aire; este movimiento debe repetirse 16 veces por minuto o bien el operador puede regularlo por su propia respiración, inclinándose a cada espiración y echándose atrás a cada inspiración. *Schüller:* por la elevación rítmica de las paredes costales por medio de los dedos hundidos debajo de las costillas inferiores. *Schultze:* se sostiene al recién ácido por detrás de las axilas con los pies colgando, y en esta posición se balancea el cuerpo hacia delante y arriba, con lo que se comprime el tórax y porción superior del abdomen. *Silvester:* colocación del paciente en decúbito supino; sus brazos, cogidos fuertemente, se levantan por encima de la cabeza para elevar las costillas y dilatar el pecho, luego se bajan y se comprime con ellos el tórax para desalojar el aire; este movimiento se repite también unas 16 veces por minuto. ‖ **-boca a boca.** La que se efectúa aplicando la boca sobre la del paciente y espirando fuerte para distender los pulmones. ‖ **-boca a nariz.** Método de respiración artificial utilizado en los casos de obstrucción de la boca y en el cual el operador con su boca insufla aire al paciente, soplando por la nariz de éste. ‖ **-bostezante.** Aquella de ritmo lento en la que intervienen bostezos. ‖ **-bronquial** o **cavernosa.** SOPLO BRONQUIAL, CAVERNOSO. ‖ **-cerebral.** Respiración superficial, frecuente, semejante a un soplo, de los enfermos con manifestaciones cerebrales. ‖ **-costal inferior** o **superior.** Apariencia mayor de los movimientos respiratorios en la parte inferior o superior, respectivamente, del tórax. ‖ **-cutánea.** Cambio de gases entre la piel y la atmósfera, insignificante en el hombre. ‖ **-de Biot.** RESPIRACIÓN MENINGÍTICA. ‖ **-de Bouchut.** Respiración característica de la bronconeumonía infantil, en la que la pausa sobreviene después de la inspiración, y la espiración, más corta, es la que comienza, al parecer, el acto respiratorio. ‖ **-de Cheyne-Stokes.** Tipo de respiración caracterizado por las variaciones rítmicas en la intensidad, observado especialmente en los estados comatosos de origen cerebral, que consiste en el aumento gradual de los movimientos respiratorios hasta un máximo, seguido de un descenso, también gradual, que llega a la cesación completa por espacio de 10 a 40 seg. ‖ **-de Corrigan.** RESPIRACIÓN CEREBRAL. ‖ **-de Kussmaul.** Forma de disnea observada algunas veces en el coma diabético, en la que una inspiración profunda va seguida de una corta pausa en inspiración forzada y luego una espiración breve y quejumbrosa, seguida a su vez de nueva pausa. ‖ **-de Seitz.** Variedad de soplo bronquial que consiste en un ruido inspiratorio que comienza como soplo y termina como cavernoso o anfórico. ‖ **-diafragmática.** La que se efectúa principalmente por los esfuerzos del diafragma. ‖ **-dividida.** Tipo respiratorio caracterizado por la existencia de una pausa entre la inspiración y la espiración. ‖ **-en rueda dentada.** Respiración en la que las interrupciones se suceden de manera regular. ‖ **-estertorosa.** La acompañada de estertores continuos o la ruidosa provocada por las vibraciones del velo del paladar en la respiración simultánea por la nariz y la boca. ‖ **-externa.** La que se efectúa en los pulmones con el aire exterior. ‖ **-fetal.** Cambio de gases entre la madre y el feto a través de la placenta. ‖ **-interna.** Intercambio de gases entre los capilares y los tejidos de todo el cuerpo. ‖ **-interrumpida** o **entrecortada.** Respiración discontinua, especialmente en la inspiración, indicio a menudo de tuberculosis pulmonar cuando está localizada en un vértice. ‖ **-meningítica.** Respiración corta y rápida, interrumpida por pausas de 10 a 30 seg, que se observa algunas veces en personas sanas durante el sueño, pero que se conceptúa de mal pronóstico en la meningitis. ‖ **-pueril.** Mayor intensidad de los sonidos respiratorios, a semejanza de la que ocurre en la infancia. ‖ **-ruda.** Sonido respiratorio áspero, mezcla de murmullo vesicular y soplo bronquial. ‖ **-sincopal.** Tipo de respiración en el que cada ciclo está separado del siguiente por un intervalo cada vez más largo hasta la detención final. ‖ **-suplementaria.** Mayor actividad de un pulmón cuando la del otro ha disminuido. ‖ **-suspirosa.** Inspiración profunda seguida de espiración y de un suspiro. ‖ **-torácica.** RESPIRACIÓN COSTAL. ‖ **-tubárica** o **tubular.** Respiración bronquial en la consolidación pulmonar, porque se parece al sonido producido soplando en un tubo. ‖ **-vesicular.** MURMULLO VESICULAR.

respirador. m. A., *Atmungsapparat;* F., *respirateur;* In., *respirator;* It., *respiratore;* P., *respirador.* Aparato para purificar el aire que se respira a través del mismo. ‖ Aparato utilizado en anestesiología y reanimación para la ventilación mecánica del paciente. ‖ **-de Both** o **de Drinker.** Cajas de madera o metal que contienen el cuerpo del paciente excepto la cabeza a cuyo cuello se ajusta un collar de goma. La presión interior es aumentada y disminuida alternativamente por medio de un fuelle especial en conexión con la caja.

respirómetro (del lat. *respirare,* tomar aliento, y el gr. *métron,* medida). m. F., *respiromètre.* Instrumento para determinar el carácter de los movimientos respiratorios.

respuesta. f. A., *Antwort;* F., *réponse;* In., *response;* It., *risposta;* P., *resposta.* Acción o movimiento como efecto de un estímulo; reacción. ‖ **-anamnéstica.** Respuesta inmunológica que sigue a la administración de la segunda dosis (y posteriores) de un antígeno determinado (una vacuna antitóxica, p. ej.); se caracteriza por una respuesta más rápida, más intensa y más duradera que la que se obtiene con la primera dosis.

resquemo. m. Calor mordicante que producen en la lengua y paladar algunas comidas o bebidas.

restablecimiento. m. A., *Wiederherstellung;* F., *rétablissement;* In., *recovery;* It., *ristabilimento;* P., *restabelecimento.* Restauración, recobro de la salud.

restaurativo. adj. Que devuelve o restablece las fuerzas; analéptico. ‖ m. Agente que tiene esta acción.

restibraquio (del lat. *restis, cuerda,* y *brachium,* brazo). m. Cuerpo restiforme; pedúnculo inferior del cerebelo o mielobraquio.

restiforme (del lat. *restis,* cuerda, y de *forma*). adj. F., *restiforme.* En forma de cuerda. V. CUERPO RESTIFORME.

restis. m. RESTIBRAQUIO.

restitutio ad integrum (lat.). Retorno completo a la salud; restauración total de una parte lesionada.

resto. m. A., *Rückstand;* F., *résidu;* In., *residue;* It., *resto;* P., *resto.* Residuo, remanente. ‖ **-de Malassez.** Fragmentos epiteliales de la vaina de Hertwig, de los cuales se desarrollan a veces quistes dentarios. ‖ **-diurnos.** m. pl. A., *Tagesreste;* F., *restes diurnes;* In., *day's residues;* It., *resti diurne;* P., *restos diurnos.* En psicoanálisis, parte del relato del sueño o de las asociaciones libres relacionadas con él que tienen vinculación con un hecho o situación experimentados en la víspera por el sujeto. Los restos diurnos están asociados con el deseo inconsciente del sueño. ‖ **-embrionario, epitelial** o **fetal.** Fragmento de tejido embrionario retenido dentro del organismo adulto. ‖ **-nuclear.** Residuos de núcleos de leucocitos destruidos, que se encuentran en la sangre en la leucemia linfática. ‖ **-vitelino.** Grupo de células que cesan de multiplicarse en el desarrollo embrionario del huevo.

restrópico (de *res* [reticulo-endothelial *s*ystem] y el gr. *trépein,* girar). adj. Que actúa sobre el sistema reticuloendotelial.

resublimado. adj. Sometido a repetidos procesos de sublimación.

resucitación. f. REANIMACIÓN, RESURRECCIÓN.

resultado. m. A., *Erfolg;* F., *résultat;* In., *result;* It., *risultato;* P., *resultado.* Efecto o consecuencia de un fenómeno u operación.

resurrección (del lat. *resurrectio, -onis*). f. A., *Wiederbelebung;* F., *résurrection;* In., *resuscitation;* It., *risuscitazione;* P., *résuscitação.* Restablecimiento artificial de la vida en los casos de muerte aparente, por medio de la respiración artificial, masaje cardíaco, etc.

RET. V. UNIDAD.

retama (del ár. *ratama*). f. A., *Ginster;* F., *genêt;* In., *genista;* It., *scopa;* P., *giesta.* Planta leguminosa de varias especies, la mayoría de las cuales son purgantes. De la especie *Spartium (Genista) scoparium* se obtiene la esparteína.

retamina. f. Alcaloide extraído de la especie *Retama sphoerocarpa.*

retardo. m. A., *Verzögerung;* F., *retard;* In., *retardation;* It., *ritardo;* P., *retardação.* Demora, detención, retraso de una función, desarrollo o movimiento. ‖ **-del crecimiento fetal.** Crecimiento del feto *in utero* a una velocidad menor de la normal, de forma que en el momento de su nacimiento es *pequeño para la edad de gestación.* Puede deberse a causas intrínsecas al feto (cromosomopatías, malformaciones, etc.) o extrínsecas al mismo (malnutrición materna, toxemia, mala circulación uterina, tabaquismo, etc.). ‖ **-mental.** Retraso del desarrollo intelectual normal. Retraso mental.

rete (lat.). f. Red. ‖ **-mirabile.** División de un vaso sanguíneo en una red o nudo de vasos más pequeños, que se reúnen para formar nuevamente un vaso que sigue el curso del primero, p.ej. el glomérulo renal. ‖ **-mirabile geminum.** Red de vasos sanguíneos arteriales y venosos.

retelioma. m. RETICULOSARCOMA.

retención (del lat. *retentio, -onis*). f. A., *Verhaltung;* F., *rétention;* In., *retention;* It., *ritenzione;* P., *retenção.* Detección anormalmente prolongada en su lugar natural de producción o contención de materias destinadas a ser expelidas. ‖ **-clorurada.** Eliminación insuficiente de cloruros por la orina, factor importante en la producción de edema. ‖ **-de la bilis** o **de la orina.** Acumulación en la vesícula biliar o en la vejiga, respectivamente, de los líquidos correspondientes por obstáculo en las vías de excreción. ‖ **-placentaria** o **de las secundinas.** Permanencia anormal placentaria después del parto o aborto. ‖ **-testicular.** CRIPTORQUIDIA.

retencionista. adj. Dícese del paciente con retención de orina. Ú.t.c.s.

retetestis. RED TESTICULAR.

retícula (de *retículo,* y éste del lat. *reticulum*). f. Red fibrosa en conexión con el borde lateral del cuerno posterior de la sustancia gris de la médula. FORMACIÓN RETICULAR.

reticulado o **reticular.** adj. A., *Retikulär;* F., *réticulaire;* In., *reticular;* It., *reticulare;* P., *reticular.* Semejante o perteneciente a una red.

reticulina. f. Sustancia albuminoidea de las fibras conjuntivas del tejido reticular. ‖ **-M.** Secreción interna del sistema reticuloendotelial.

retículo (del lat. *reticulum,* dim. de *rete,* red). m. A., *Retikulum;* F., *réticule;* In., *reticulum;* It., *reticolo;* P., *retículo.* Red, especialmente la protoplasmática o nuclear de una célula. ‖ Segunda división del estómago de los rumiantes. ‖ **-de Ebner.** Red de células en los túbulos seminíferos. ‖ **-de Mya.** Coágulo de aspecto reticular finísimo que en la meningitis de naturaleza tuberculosa se forma, a veces, en el líquido cefalorraquídeo recién extraído. ‖ **-endoplásmico.** Sistema citoplasmático formado por canales, vesículas o senos constituidos por unidades de membrana. Se distinguen dos variedades: *rugoso,* con múltiples ribosomas adheridos en la superficie de las membranas, y *liso,* que carece de ribosomas. El retículo endoplásmico rugoso es muy abundante en las células que sintetizan y excretan proteínas, y el retículo endoplásmico liso interviene en la síntesis de hormonas esteroides y glucógeno.

reticulocito (de *retículo* y el gr. *kýtos*, cavidad). m. A., *Reticulozyt;* F., *réticulocyte;* In., *reticulocyte;* It., *reticolocita;* P., *reticulócito*. Eritrocito joven que muestra por coloración vital una red de granulaciones y fibrillas, considerado como elemento de formación medular apresurada, pues son particularmente numerosos en las anemias posthemorrágicas. Célula de tejido reticular.

reticulocitopenia (de *reticulocito* y el gr. *penía*, escasez). f. A., *Retikulozytopenie;* F., *réticulocytopénie;* In., *reticulocytopenia;* It. y P., *reticulocitopenia*. Escasez de reticulocitos en la sangre.

reticulocitosis. f. A., *Reticulocytose;* F., *réticulocytose;* In., *reticulocytosis;* It., *reticulocitosi;* P., *reticulocitose*. Abundancia de reticulocitos en la sangre.

reticuloendotelial. adj. Referido al RETICULOENDOTELIO. V. SISTEMA RETICULOENDOTELIAL.

reticuloendotelio (de *retículo*, el gr. *éndon*, dentro, y *thelé*, pezón). m. F., *réticulo-endothélium;* In., *reticuloendothelium*. Tejido con características reticulares y endoteliales.

reticuloendotelioma. m. A., *Retikuloendotheliom;* F., *réticuloendothéliome;* In., *reticuloendothelioma;* It., *reticoloendotelioma;* P., *reticulendotelioma*. Tumor del sistema reticuloendotelial.

reticuloendoteliosis. f. F., *réticulo-endothéliose;* In., *reticuloendotheliosis*. Grupo de enfermedades de manifestaciones clínicas diversas, caracterizadas por el desarrollo de lesiones granulomatosas y producción anormal de histiocitos que ocurre en ausencia de agentes infecciosos o anormalidad del metabolismo lipídico. Comprende tres entidades clínicas: granuloma eosinófilo, enfermedad de Hand-Schüller Christian y enfermedad de Letterer-Siwe. *Sin*.: Histiocitosis X.

reticuloma. m. A., *Retikulom;* F., *reticulome;* In., *reticuloma;* It., *reticoloma;* P., *reticuloma*. Tumor compuesto de células de origen reticuloendotelial.

reticulosarcoma (de *retículo*, el gr. *sárx, sarkós*, carne, y el suf. *-oma*). m. F., *réticulosarcome;* In., *reticulosarcoma*. Linfoma maligno de tipo indiferenciado o histiocitario.

reticulosis. f. A., *Retikulose;* F., *réticulose;* In., *reticulosis;* It., *reticolose;* P., *reticulose*. Hiperplasia del sistema reticuloendotelial. V. RETICULOENDOTELIOSIS.

reticulotelio. m. RETICULOENDOTELIO.

retiforme (del lat. *rete, retis*, red, y de *forma*). adj. Semejante a una red, reticular.

retina [**retinal** o **retiniano**] (del bajo lat. *retina*, y éste del lat. *rete*, red). A., *Netzhaut;* F., *rétine;* In., It. y P., *retina*. Membrana la más interna de las tres que forman el globo ocular, entre la coroides y el cuerpo vítreo, de la que está separada por la hialoides y extendida desde la entrada del nervio óptico, del que es una expansión, hasta la *ora serrata*. Tiene en el centro la *mácula lútea*, porción la más sensible, y en el centro de ésta el *fóvea central*. Por dentro de ésta hay la entrada del nervio óptico, *papila del nervio óptico* o *punto ciego*, y de la arteria central de la retina. Esta membrana, transparente, de 0,2 mm de grosor, está constituida por elementos celulares nerviosos y neuróglicos, y para su estudio se la divide en 10 capas, que, de atrás adelante, son: membrana limitante interna; capa de las fibras nerviosas; capa de las células ganglionares; capa molecular o plexiforme interna; capa granulosa interna, nuclear interna o de las células visuales internas; capa molecular o plexiforme externa o intergranulosa, capa granulosa o nuclear externa o de las células visuales externas; membrana limitante externa; capa de los conos y bastoncillos, membrana de Jacob o capa basilar, y capa pigmentaria. Estas diversas capas están conexionadas por fibras conjuntivas, *fibras sustentaculares de Müller*, cuyos extremos forman las membranas limitantes. ∥ **-cortical**. Proyección de los puntos retinales en la zona o área estriada en la cisura calcarina, centro visual de la corteza cerebral. ∥ **-inferior** o **superior**. Mitades inferior y superior, respectivamente, de la retina. ∥ **-nasal** o **temporal**. Mitades interna y externa, respectivamente, de la retina. ∥ **-tigroide**. Estado maculoso de la retina en la retinosis pigmentaria.

retináculo (del lat. *retinaculum*). m. A., *Halteband;* F., *retinacle;* In., *retinaculum;* It., *legamento;* P., *retináculo*. Engrosamiento de una fascia o aponeurosis que sostiene un órgano o parte en su lugar. ∥ TENÁCULO. ∥ **-de Barry**. Serie de filamentos que se encuentran en los folículos de De Graaf. ∥ **-de Morgagni**. Eminencia en la superficie interior del ciego a cada lado de la válvula ileocecal. ∥ **-de Weitbrecht**. Serie de ligamentos insertos en el trocánter mayor.

retinaculum (lat.). m. Retináculo. ∥ **-cutis**. Fibras de tejido conjuntivo que fijan el corion al tejido subcutáneo. ∥ **-musculorum fibularium**. Ligamento anular lateral del tarso. ∥ **-tendinum**. Retináculo tendinoso, ligamento anular de la muñeca o del tobillo.

retineno. m. F., *rétinène;* In., *retinene*. Pigmento carotinoide de la retina, precursor de la púrpura visual. Aldehído de la vitamina A que se obtiene del aceite de hígado de ciertos pescados.

retinitis. f. A., *Netzhautzündung, Retinitis;* F., *rétinite;* In., *retinitis;* It. y P., *retinite*. Inflamación, aguda o crónica de la retina. ∥ **-actínica**. La debida a la exposición a los rayos luminosos. ∥ **-albuminúrica**. La acompañada de congestión peripapilar con edema, propia de las afecciones del riñón. ∥ **-apoplética**. Inflamación con extravasación de sangre en la retina. ∥ **-circinada**. Forma caracterizada por manchas blancas, brillantes, dispuestas alrededor de la mácula lútea. ∥ **-circumpapilar**. Variedad en la que las capas exteriores de la retina proliferan alrededor del disco. ∥ **-congestiva**. Congestión de los vasos retinales con fotofobia. ∥ **-de Jacobson**. Retinitis sifilítica. ∥ **-de Jensen**. Retinocoroiditis yuxtapapilar. ∥ **-de Mooren-Nettel**. La pigmentaria albescente de evolución benigna. ∥ **-diabética**. Forma de retinitis especial con manchas blancas y focos hemorrágicos, asociada con diabetes. ∥ **-esplénica**. RETINITIS LEUCÉMICA. ∥ **-exudativa**. Enfermedad de Coats; inflamación con formación de placas constituidas por leucocitos degenerados detrás de los vasos retinianos. ∥ **-gravídica**. Retinitis albuminúrica del embarazo. ∥ **-hemorrágica**. Forma caracterizada por la hemorragia profusa. ∥ **-hipertensiva**. Retinitis en el curso de la hipertensión arterial. ∥ **-leucémica**. Variedad observada en la leucemia, caracterizada por hemorragia y palidez de la retina. ∥ **-metastásica**. Forma consecutiva a la fijación de émbolos sépticos en los vasos de la retina. ∥ **-nefrítica** o **renal**. RETINITIS ALBUMINÚRICA. ∥ **-pigmentaria**. RETINOSIS PIGMENTARIA. ∥ **-proliferante**. Formación de masas densas de tejido conjuntivo que se extienden hacia el cuerpo vítreo. ∥ **-punctata**. Variedad caracterizada por la presencia de numerosos puntos blancos o amarillentos. ∥ **-purulenta** o **serosa**. Formas de retinitis con exudado purulento o seroso. ∥ **-simpática**. La de origen simpático, asociada con hiperemia, enrojecimiento de la papila, repleción venosa y graves trastornos visuales. ∥ **-simple**. RETINITIS SEROSA. ∥ **-solar**. La debida a la exposición directa a los rayos solares.

retinoblastoma (de *retina*, el gr. *blastós*, germen, y el suf. *-oma*). m. A., *Retinoblastom;* F., *rétinoblastome;* In., It. y P., *retinoblastoma*. Tumor que se desarrolla de las células germinales retinianas; glioma de la retina.

retinocitoma (de *retina*, el gr. *kýtos*, cavidad, y el suf. *-oma*). f. Glioma de la retina.

retinocoroiditis (de *retina*, el gr. *chórion*, piel, *eîdos*, aspecto, y el suf. *-itis*). f. F., *rétino-choroïdite;* In., *retinochoroiditis*. Inflamación simultánea de la retina y de la coroides: coriorretinitis. ∥ **-yuxtapapilar**. Afección observada en individuos jóvenes en el fondo de la retina junto a la papila; retinitis de Jensen.

retinodiálisis (de *retina* y el gr. *diálysis*, disolución). f. F., *rétinodialyse;* In., *retinodialysis*. Desprendimiento de la retina.

retinofluoresceingrafía. f. Procedimiento de coloración vital del fondo ocular por medio del cual, tras la inyección de fluoresceína, por vía intravenosa, se obtienen imágenes indicadoras de la dinámica circulatoria y de las estructuras del segmento anterior o del fondo ocular.

retinografía. f. Fotografía de la retina.

retinol. m. Vitamina A.

retinomalacia (de *retina* y el gr. *malakía*, blandura). f. F., *rétinomalacie;* In., *retinomalacia*. Reblandecimiento de la retina.

retinopapilitis (de *retina*, el lat. *papilla*, pezón, y el suf. *-itis*). f. F., *rétino-papillite;* In., *retinopapilitis*. Inflamación de la retina y la papila óptica.

retinoscopia (de *retina* y el gr. *skopeîn*, observar). f. ESQUIASCOPIA. || OFTALMOSCOPIA.

retinosis. f. A., *Retinose;* F., *rétinose;* In., *retinosis;* It., *retinomalacia;* P., *retinose*. Término general para afecciones degenerativas de la retina. || **-pigmentaria.** Esclerosis progresiva de la retina, asociada con pigmentación y atrofia y caracterizada por la formación de depósitos de pigmento, obliteración de los vasos, disminución del campo visual y hemeralopía.

retinosquisis (de *retina* y el gr. *schísis*, separación). f. F., *rétinoschisis;* In., *retinoschisis*. Separación de las capas internas de la retina de las capas medias de ésta, por abiotrofia de la capa plexiforme externa. Simula un cuadro de desprendimiento retiniano o un proceso quístico.

retintín. m. Ruido auscultatorio metálico más o menos semejante al sonido de una campanilla o al de un grano de arena echado en una copa de cristal, percibido en las cavernas pulmonares extensas y en el neumotórax. || **-de Bouillaud.** Retintín metálico percibido en la región de la punta del corazón en la hipertrofia cardíaca.

retisolución (del lat. *rete, -is*, red, y *solutio, -onis*, disgregación). f. Disolución de la red o aparato de Golgi.

retorno. m. Vuelta a un estado anterior; redux.

retorta. f. A., *Retorte;* F., *retorte;* In., *retort;* It., *storta;* P., *retorta*. Vaso de cristal, barro, hierro, etc., en forma de pera, con cuello y cañón vuelto hacia abajo, que se emplea en la destilación y operaciones químicas.

Retortamonas. V. EMBADOMONAS.

retortijón (de *retortijar*, y éste del lat. **tortiliare*, de *tortilis*, torcido). m. A., *Grimmen;* F., *tranchée;* In., *gripe;* It., *colica;* P., *dôr de ventre*. Dolor intestinal espástico, breve y violento.

retotelio. m. RETICULOENDOTELIO.

retotelioma. A., *Retothelsarkom;* F., *réticulo-sarcome;* In., *retothelioma;* It., *reticolosarcoma;* P., *retotelioma*. Sarcoma reticuloendotelial.

retoteliosis. V. RETICULOSIS.

retracción (del lat. *retractio, -onis*). f. A., *Retraktion;* F. e In., *retraction;* It., *retrazione;* P., *retracção*. Encogimiento, contracción de una parte. || Estado o deformidad que resulta de esta acción. || **-de la aponeurosis palmar.** ENFERMEDAD O CONTRACCIÓN DE DUPUYTREN. || **-del útero.** Disminución de volumen del útero durante el parto y adaptación de sus paredes a las partes fetales, por pérdida de líquido amniótico e hipertonía muscular en algunas distocias. || **-muscular.** Disminución de volumen permanente de los músculos en los casos de fractura, luxación, etc. || **-sistólica de la punta.** SIGNO DE HEIM-KREYSIG.

retráctil. adj. Capaz de retraerse o acortarse.

retractor. m. A., *Wundhaken;* F., *écarteur;* In., *retractor;* It., *divaricatore;* P., *retractor*. Instrumento para mantener separados los bordes de una herida o las partes musculares en una amputación. || Músculo que retrae. || **-de Emmet.** Forma de espéculo vaginal que aplicado se sostiene por sí mismo. || **-de Moorehead.** Retractor empleado en odontología. || **-de Percy.** Retractor empleado en las amputaciones de los miembros para retraer las partes blandas hacia la raíz de la extremidad y dejar el hueso al descubierto. || **-de Young.** Instrumento empleado en la prostatectomía para hacer descender al periné la próstata y su celda. || Instrumento empleado en la prostatectomía para hacer descender al periné la próstata y su celda. || **-traqueal.** Retractor para separar los bordes seccionados de la tráquea.

retrahens aurem (lat.). m. Músculo auricular posterior. V. MÚSCULOS (TABLA DE).

retransfusión. f. Autotransfusión de sangre extravasada estéril.

retrato. m. Efigie o descripción de una persona o cosa. || **-hablado.** Descripción ordenada y minuciosa de los caracteres signaléticos de un individuo hecha con objeto de identificarle. Sistema de identificación de Bertillon que comprende: datos de filiación, características cromáticas (color del cabello, de la piel, etc.), características morfológicas (rasgos fisonómicos, nariz, ojos, orejas, etc.), cicatrices y particularidades diversas. *Sin.:* Retrato hablado de Bertillon.

retro-. Forma prefija del lat. *retro*, detrás, hacia atrás.

retroacción (del lat. *retroactum*, supino de *retroagere*, hacer, retroceder). f. A., *Rückklopung;* F., *contre-réaction;* In., *feed-back;* It., *contralimentazione;* P., *retroacção*. En todo sistema de automación, mecanismo que transmite a los otros elementos del sistema la información necesaria para que readapten su funcionamiento, con lo cual se cierra el ciclo de automación. En fisiología, regulación automática, por corrientes retrógradas, de la amplitud de los impulsos nerviosos. || En fisiología, regulación automática, por corrientes retrógradas. || **-biológica.** Acción que el resultado de un proceso biológico ejerce sobre el sistema de que procede, cuya actividad queda regulada.

retroactividad. f. A., *Nachträglichkeit;* F., *après-coup;* In., *defferedaction;* It., *posteriore;* P., *posterioridades*. En psicoanálisis, efecto de los acontecimientos de un sujeto, que en un nuevo nivel de desarrollo o maduración permite la reelaboración de situaciones del pasado que no han podido inscribirse en un contexto significativo en el momento de ser vividas.

retroalimentación. f. RETROACCIÓN.

retroanteroamnesia. f. Amnesia retroanterógrada.

retroanterógrado. adj. Que invierte el orden de sucesión.

retroauricular (de *retro-* y el lat. *auricula*, dim. de *auris*, oreja). adj. Situado detrás de una aurícula o de la oreja.

retrobronquial (de *retro-* y el lat. *bronchium*, bronquio). adj. Situado detrás de los bronquios.

retrobucal (de *retro-* y el lat. *buca*, boca). adj. Relativo a la parte posterior de la boca o de la mejilla.

retrobulbar (de *retro-* y el lat. *bulbus*, bulbo). adj. Situado o que ocurre detrás del bulbo raquídeo o del globo ocular.

retrocardíaco (de *retro-* y el gr. *kardía*, corazón). adj. Detrás del corazón.

retrocateterismo. m. F., *rétrocession;* In., *retrocatheterism*. Paso de un catéter a través de una abertura vesical suprapúbica, por la uretra, desde la vejiga hacia el meato.

retrocavidad (de *retro-* y el lat. *cavus*, vacío). f. Cavidad posterior. || **-de las fosas nasales.** RINOFARINGE. || **-del epiplón.** TRASCAVIDAD DE LOS EPIPLONES.

retrocecal (de *retro-* y el lat. *caecus*, ciego). adj. Situado o que ocurre detrás del ciego.

retrocedente (de *retroceder*, y éste de *retro-* y el lat. *cedens, -entis*, de *cedere*, retirarse). adj. Metastásico o repercusivo. Que vuelve hacia atrás.

retrocervical (de *retro-* y el lat. *cervix, -icis*, cuello, cerviz). adj. Situado o que ocurre detrás de un cuello; especialmente del cuello del útero.

retrocesión (del lat. *retrocessio, -onis*). f. F., *rétrocession;* In., *retrocession*. Vuelta hacia atrás. || Interrupción del parto iniciado a término. || Metástasis, repercusión.

retroclavicular (de *retro-* y el lat. *clavicula*, dim. de *clavis*, llave). adj. Situado o que ocurre detrás de la clavícula.

retroclusión (de *retro-* y el lat. *occlurede,* cerrar, tapar). F., *hémostase par acupressure;* In., *retroclusion.* desus. Forma de acupresión en la que la aguja pasa por encima, detrás y debajo de la arteria que sangra.

retrocólico (de *retro-* y el gr. *kólon,* intestino grueso). adj. F., *rétrocolique;* In., *retrocolic.* Situado o que ocurre detrás del colon.

retrocolis (de *retro-* y el lat. *collum,* cuello). m. A., *Retrocollis;* F., *rétrocollis;* In., *retrocollis;* It., *retrocollis;* P., *retrocolo.* Desviación espasmódica de la cabeza y el cuello hacia atrás; tortícolis posterior.

retrodesplazamiento. m. RETRODESVIACIÓN.

retrodesviación. f. F., *rétrodéviation;* In., *retrodeviation.* Término general que comprende las desviaciones hacia atrás: retroflexión, retroposición, retroversión, etc.

retrodural. adj. Detrás de la duramadre.

retroesofágico (de *retro-* y el gr. *oisophágos,* esófago). adj. Situado o que ocurre detrás del esófago.

retrofaringe (de *retro-* y el gr. *phárygx, -yggos,* faringe). f. F., *espace rétropharyngien;* In., *retropharynx.* Porción posterior de la faringe.

retrofaríngeo. adj. F., *rétropharyngien.* Situado o que ocurre detrás de la faringe.

retroflejo o **retroflexo.** adj. En estado de retroflexión.

retroflexión. f. A., *Retroflexion;* F., *rétroflexion;* In., *retroflexion;* It., *retroflessione;* P., *retroflexão.* Flexión de un órgano hacia atrás, especialmente del útero, por la que el fondo del mismo se inclina hacia atrás mientras que el cuello conserva su dirección normal. || **-incarcerada.** Retroflexión irreducible manualmente del útero grávido con manifestaciones compresivas de vejiga, recto y uretra.

retrognatia o **retrognatismo** (de *retro-* y el gr. *gnáthos,* mandíbula). f. y m. Posición de la mandíbula por detrás del plano de la frente.

retrógrado (del lat. *retrogradus;* de retro, hacia atrás, y *gradi,* ir, marchar). adj. F., *rétrograde;* In., *retrograde.* Que va hacia atrás, que degenera o sigue una dirección contraria; catabólico.

retrografía (de *retro-* y el gr. *gráphein,* describir). f. Escritura en espejo o especular.

retrogresión (de *retro-* y el lat. *gressus,* paso). f. A., *Rückschritt;* F., *rétrogression;* In., *retrogression;* It., *regressione;* P., *retrogressão.* Degeneración o regresión. || CATABOLISMO. || Atenuación de síntomas.

retroinsular (de *retro-* y el lat. *insula,* isla). adj. Situado o que ocurre detrás de la ínsula de Reil o de los islotes de Langerhans.

retroiridiano (de *retro-* y el gr. *íris, írídos,* iris). adj. Situado o que ocurre detrás del iris.

retrolaberíntico (de *retro-* y el gr. *labýrinthos,* laberinto). adj. Detrás del laberinto acústico.

retrolental (de *retro-* y el lat. *lens, -entis,* lenteja). adj. Detrás de una lente o del cristalino.

retrolingual (de *retro-* y el lat. *lingua,* lengua). adj. Situado detrás de la lengua.

retrolistesis (de *retro-,* el gr. *olísthesis,* resbalón). f. Retropulsión de un cuerpo vertebral.

retromamario (de *retro-* y el lat. *mamma,* mama). adj. Situado o que ocurre detrás de la glándula mamaria.

retromandibular (de *retro-* y el lat. *mandibula,* quijada, de *mandere,* mascar). adj. Retromaxilar, especialmente detrás del maxilar inferior.

retromastoideo (de *retro-* y el lat. *mastós,* mama, y *eîdos,* aspecto). adj. Situado o que ocurre detrás de la apófisis mastoides.

retromaxilar (de *retro-* y el lat. *maxilla,* quijada). adj. Situado o que ocurre detrás del hueso maxilar.

retronasal (de *retro-* y el lat. *nasus,* nariz). adj. Situado o que ocurre detrás de la nariz o de las fosas nasales.

retroocular (de *retro-* y el lat. *oculus,* ojo). adj. Detrás del ojo; retrobulbar.

retroperitoneal (de *retro-* y el gr. *periteínein,* extender alrededor). adj. Situado o que ocurre detrás del peritoneo.

retroperitonitis. f. F., *rétropéritonite;* In., *retroperitonitis.* Inflamación del tejido celular retroperitoneal.

retroplacentario (de *retro-* y el lat. *placenta,* torta). adj. Situado o que ocurre detrás de la placenta.

retroplasia. f. ANAPLASIA. || DEGENERACIÓN.

retroposición. adj. Desplazamiento hacia atrás. || REPOSICIÓN.

retropulsión (de *retro-* y el lat. *pulsum,* supino de *pellere,* echar). f. A., *Retropulsion;* F., *rétropulsion;* In., *retropulsion;* It., *retropulsione;* P., *retropulsão.* Acción de rechazar hacia atrás la cabeza fetal mal encajada. || Tendencia a caer o marchar hacia atrás, observada en algunas afecciones medulares.

retrorrectal (de *retro-* y el lat. *rectus,* derecho). adj. Situado detrás del recto.

retrosínfisis. f. Detrás de la sínfisis.

retrospondilolistesis. f. Sacrolistesis.

retrostalsis. f. ANTIPERISTALSIS.

retrosternal (de *retro-* y el gr. *stérnon,* pecho, esternón). adj. Situado o que ocurre detrás del esternón.

retrotarsiano (de *retro-* y el gr. *tarsós,* planta del pie). adj. Situado detrás del tarso del pie o del tarso palpebral.

retrouterino (de *retro-* y el lat. *uterus,* útero). adj. Situado o que ocurre detrás del útero.

retroversioflexión. f. Retroversión combinada con retroflexión.

retroversión (del lat. *retroversus,* vuelto hacia atrás). f. A., *Rückwärtsbeugung;* F., *rétroversion;* In., *retroversion;* It., *retroversione;* P., *retroversão.* Inclinación hacia atrás de todo un órgano, especialmente del útero, por la que el fondo del mismo se dirige hacia atrás, mientras el cuello lo hace hacia delante.

retrovertido. adj. En estado de retroversión.

Retroviridae. Familia de virus con RNA monocatenario y simetría desconocida, que se divide en tres subfamilias: *Spumavirinae, Lentivirinae* y *Oncovirinae.* El virión está envuelto (la envoltura la adquiere en la membrana citoplasmática de la célula huésped), es sensible al éter y su tamaño aproximado es de 100 nm. En el momento de la replicación, el RNA del virus, mediante una transcriptasa inversa que lo acompaña, transcribe una cadena de DNA, ésta a su vez transcribe su cadena complementaria y este DNA bicatenario se incorpora al genoma de la célula huésped, desde donde dirige la replicación de nuevos virus. Los retrovirus humanos identificados son: HTLV I, agente etiológico de la leucemia de células T del adulto; HTLV II, cuya acción en patología humana se desconoce, y VIH (LAV/HTLV III), agente etiológico del SIDA.

retrovirus. m. V. RETROVIRIDAE.

retroyección. f. Lavado de una cavidad por la inyección de líquido.

retrusión (del lat. *retrusum,* supino de *retrudere,* empujar hacia atrás). f. A., *Rükbeissen;* F., *rétropulsion dentaire;* In., *retrusion;* It., *retropulsione dentaria;* P., *retrusão.* Malformación de los dientes, especialmente de los anteriores, que ocupan una posición posterior a la línea de oclusión.

Retzius (Estría de) (Magnus Gustav *Retzius,* histólogo sueco, 1842-1919). V. ESTRÍA. ||-**(Cavidad, fibras, ligamento, venas de)** (Anders Adolf *Retzius,* anatomista sueco, 1796-1860). Véanse estos términos.

reuma o **reúma** (del lat. *rheuma,* y éste del gr. *rheûma).* amb. REUMATISMO. Ú.t.c.m. || Corrimiento; flujo o secreción catarral.||-**epidémica.** GRIPE.

reumápira (de *reuma* y el gr. *pýr, pyrós,* fuego). Reumatismo agudo; fiebre reumática.

reumartritis. f. A., *Gelenkrheumatismus;* F., *rhumatisme articulaire;* In., *rheumarthritis;* It., *reumatismo articolare;* P., *reumatismo articular.* Reumatismo de las articulaciones; artritis reumática.

reumatalgia (de *reuma* y *álgos,* dolor). f. A., *Rheumaschmerz;* F., *douleur rhumatismale;* In., *rheumatalgia;* It. y P., *reumatalgia.* Dolor reumático.

reumaticosis. f. Estado general de reumatismo, especialmente en los niños.

reumátide. f. Dermatosis originada o ligada con el reumatismo.

reumatismo (del lat. *rheumatismus,* y éste del gr. *rheumatismós;* de *rheumatízein,* tener reuma). m.

A., *Rheumatismus;* F., *rhumatisme;* In., *rheumatism;* It. y P., *reumatismo.* Término con que se designa una enfermedad del tejido conjuntivo cuyos síntomas destacados son el dolor y la rigidez de alguna estructura del aparato locomotor. *Sin.:* Enfermedad reumática evolutiva. || REUMATISMO ARTICULAR. ||**-articular agudo.** Complicación autoinmune de la enfermedad infecciosa, causada por estreptococos del grupo A (faringoamigdalitis y erisipela), caracterizada por la tumefacción dolorosa, simultánea o sucesiva, de varias articulaciones, fiebre, albuminuria, anemia y complicaciones viscerales, especialmente cardíacas, algunas veces en los adultos y casi siempre en los niños. *Sin.:* Enfermedad de Bouillaud, fiebre reumática, poliartritis aguda febril. ||**-articular crónico.** Forma crónica, consecutiva a varios ataques de reumatismo articular agudo, acompañada de deformidad progresiva de las articulaciones afectas, por la hipertrofia y atrofia combinadas de los huesos y cartílagos. *Sin.:* Artrodinia, osteoartritis, poliartritis deformante. GOTA ASTÉNICA. ||**-blenorrágico.** Seudorreumatismo reactivo asociado a la uretritis blenorrágica y causa frecuente de anquilosis articulares. ||**-capsular de Mac Leod.** Artritis reumática con derrame en la cápsula sinovial, bolsas y vainas. ||**-cardíaco.** Endocarditis o pericarditis de naturaleza reumática, complicación frecuente del reumatismo articular agudo. ||**-cerebral.** Conjunto de manifestaciones dependientes de la afectación del cerebro o meninges en el curso del reumatismo articular. ||**-crónico** o **gotoso.** Variedad de artritismo caracterizada por la presencia de producciones uráticas en las articulaciones, especialmente de la última falange. ||**-de Besnier.** Artrosinovitis crónica. ||**-de Heberden.** Reumatismo crónico de las articulaciones de los dedos, caracterizado por la formación de nudosidades, que se observa en la artrosis evolucionada. ||**-de Poncet.** REUMATISMO TUBERCULOSO. ||**-deformante.** REUMATISMO ARTICULAR CRÓNICO. || REUMATISMO NUDOSO. ||**-infeccioso.** SEUDORREUMATISMO INFECCIOSO. ||**-inflamatorio.** REUMATISMO ARTICULAR AGUDO. ||**-lumbar.** LUMBAGO. ||**-muscular.** Afección dolorosa de los músculos voluntarios, asociada o no con síntomas generales. ||**-nudoso.** Forma crónica de reumatismo, que afecta generalmente a los individuos adultos y se caracteriza por la invasión progresiva de articulaciones simétricas, sin reacción violenta, pero con gran deformidad de las mismas, en flexión o extensión, y formación de nudosidades. ||**-óseo.** ARTRITIS DEFORMANTE. ||**-palindrómico.** Artritis y periartritis aguda que aparece en accesos múltiples, apiréticos, irregularmente espaciados, que dura solamente algunas horas o días y desaparece completamente. Hay dolor, tumefacción, enrojecimiento e incapacidad de una sola articulación. La causa es desconocida. Se considera una variedad de artritis reumatoidea. ||**-tuberculoso.** Estado de inflamación de las articulaciones producido por toxinas procedentes de una lesión tuberculosa lejana. ||**-visceral.** Reumatismo que afecta una víscera, cerebro o corazón especialmente.

reumatocelis (de *reuma* y *kelís*, mancha). f. Púrpura reumática.

reumatoide (de *reuma* y el gr. *eîdos*, aspecto). desus. Seudorreumatismo infeccioso; dolor y fluxión articulares, que se observan en algunas enfermedades infecciosas, escarlatina, blenorragia, fiebre puerperal, etc.

reumatólogo (del gr. *rheûma, -atos,* reuma, y *lógos,* tratado). adj. F., *rhumatologue;* In., *rheumatologist.* Aplícase al especialista en el tratamiento de las afecciones reumáticas. Ú.t.c.s.

reumatosis. f. F., *polysérite rhumatismale avec endocardite;* In., *rheumatosis.* Afección de origen o fundamento reumático.

réumico. adj. Relativo al reuma o de su naturaleza. || Relativo al ruibarbo *(Rheum).*

reunión. f. A., *Verheilung;* F., *réunion;* In., *union;* It., *riunione;* P., *reunião.* Aproximación, contacto de los labios de una herida, cicatrización o curación. ||**-por primera** o **segunda intención.** V. CURACIÓN.

revacunación. f. A., *Nachimpfung;* F., *revaccination;* In., *revaccination;* It., *revaccinazione;* P., *revancinção.* Segunda o tercera vacunación.

revalenta. f. Mezcla alimenticia de diferentes harinas.

revelente (del lat. *revellens, -entis,* p. a. de *revellere,* arrancar, separar por fuerza). adj. Revulsivo.

Reverdin (Aguja de) (Albert *Reverdin,* cirujano de Ginebra, 1881-1929). V. AGUJA.

reversible (del lat. *reversus,* p. p. de *reverti,* volver). adj. Se dice de reacciones o fenómenos modificables en uno y otro sentido.

reversión (del lat. *reversio, -onis).* f. A., *Rückschlag;* F., *réversion;* In., *reversion;* It., *reversume;* P., *reversão.* Desarrollo anormal de un órgano rudimentario representante de otro órgano de una especie inferior. || Aparición de caracteres hereditarios que no se habían manifestado en varias generaciones. || Recidiva de un exantema poco después de desaparecido.

revertosa. f. Disacárido formado por la acción de la maltasa sobre soluciones muy concentradas de glucosa.

revestimiento. m. A., *Bekleidung;* F., *revêtement;* In., *lining;* It. y P., *revestimento.* Capa o cubierta.

Revilliod (Signo de) (Léon *Revilliod,* médico suizo, 1835-1919). V. SIGNO.

revitalización. f. Renovación de las actividades vitales; reviviscencia.

revivificación. f. F., *reviviscence, revivification;* In., *reviviscencia.* REVIVISCENCIA. || REFRESCAMIENTO.

reviviscencia (del lat. *reviviscere,* volver a la vida). f. F., *reviviscence.* Restauración o renovación de las facultades vitales, especialmente la propiedad que tienen ciertos animales de volver a la vida después de desecados artificialmente. || Reaparición de una reacción cutánea por la administración subcutánea de tuberculina en un individuo que previamente había sufrido la reacción diagnóstica tuberculínica; también recibe el nombre de reacción recurrente.

Revol (Enfermedad de) (Louis A. S. *Revol,* hematólogo francés, n. en 1905). V. ENFERMEDAD.

revolución (del lat. *revolutio, -onis).* f. Movimiento total de un órgano, especialmente del corazón, *revolutio cordis.*

revulsión (del lat. *revulsio, -onis).* f. A., *Ableitung;* F., *révulsion;* In., *revulsion;* It., *rivulsione;* P., *revulsão.* Provocación de una inflamación superficial con el fin de sustituir con ésta otra más profunda y peligrosa. Según su grado o intensidad se llama *rubefacción* o *vesicación.* || CONTRAIRRITACIÓN.

revulsivo (del lat. *revulsum,* supino de *revellere,* reveler). adj. F., *révulsif;* In., *revulsive.* Que provoca revulsión. || m. Agente o sustancia que tiene esta acción.

-rexis. Forma sufija del gr. *rhéxis,* ruptura.

Reybard (Cánula de) (Jean F. *Reybard,* cirujano francés, 1790-1863). V. CÁNULA. ||**-(Sutura de).** V. SUTURA.

reyección (del lat. *reiectare).* f. V. RECHAZO.

Reynold-Revillot-Déjerine (Síndrome de). V. SÍNDROME.

rezno (del lat. *ricinus).* m. Larva del estro o moscardón que se desarrolla en el estómago de los rumiantes o solípedos que han tragado los huevos de este díptero. || RICINO.

Rh. Factor *Rhesus;* aglutinógeno encontrado en 1940 por Landsteiner y Wiener en los glóbulos de monos del género *Rhesus,* y que también existe normalmente en el 85 % de los individuos, que por esta causa se denominan *Rh*-positivos. La sangre de éstos, transfundida a los *Rh*-negativos (15 %), provoca en el suero de estos últimos la formación de anticuerpos, que en sucesivas transfusiones pueden aglutinar los eritrocitos del donador *Rh*-positivo. También en el embarazo un feto *Rh*-positivo puede provocar en la madre *Rh*-negativa la producción de aglutininas que podrán ser la causa de la eritroblastosis fetal o enfermedad hemolítica de los recién nacidos. El fac-

tor Rh está constituido por un complejo de seis antígenos fundamentales, formado por tres pares de genes alelos: Cc, Dd y Ee. El antígeno de mayor poder sensibilizante es es el D (Rh_1-Rh_0); le siguen en importancia el e (hr''-Rh^5) y el E (rh''-Rh^3). Los genotipos resultantes son numerosos. || Símbolo del *rodio*.
rH. Cologaritmo de la potencia reductora de un tejido. || V. POTENCIAL.
Rhabditis o Rhabdonema. Género de nematodos endoparasitarios anguilúlidos, encontrados algunas veces en el hombre. La especie *Rh. stercoralis* vive en el intestino de los enfermos afectos de diarrea de Cochinchina.
Rhabdoviridae. Familia de virus con RNA monocatenario y simetría helicoidal. El virión, cuyo tamaño oscila entre 150 y 300 nm, es envuelto y sensible al éter. El género de interés es *Lyssavirus*.
Rhamnus. Género de árboles y arbustos ramnáceos al que pertenecen la cáscara sagrada, *Rh. purshiana*, el espino cerval, *Rh. catharticus,* y la frángula, *Rh. frangula*.
Rhaphanus. Género de plantas crucíferas, una de cuyas especies es el rábano.
Rheum. Género de plantas poligonáceas al que pertenece el ruibarbo.
Rhinosporidium. Género de hongos caracterizado por esporas uniflagelares y móviles. Es el agente causal de la rinosporidiasis, enfermedad crónica granulomatosa por hiperplasia de las membranas mucosas superficiales con formación de pólipos. Especialmente frecuente en India y Ceilán.
Rhinovirus. Género de virus de la familia *Picornaviridae*. Comprende los agentes responsables del resfriado común en el hombre, de los que se han descrito por lo menos 100 serotipos diferentes.
Rhipicephalus. Género de garrapatas, algunas de cuyas especies, *Rh. annulatus, Rh. simus,* etc., son transmisoras de piroplasmosis entre los animales.
Rhizopodea. V. RIZÓPODOS.
Rhizopus. Género de hongos de la clase *Zigomicetos*, saprofitos del suelo y de los frutos. Es el agente responsable de la mucormicosis, proceso que afecta a individuos con alteraciones inmunológicas (inmunodeprimidos, leucóticos) y diabéticos.
Rhodnius prolixus. Especie de insecto parásito de América del Sur, transmisor al hombre de la tripanosomiasis americana.
Rhodococcus. V. RHODOPSEUDOMONAS.
Rhodopseudomonas. Género de bacterias de la familia rodospiriláceas, que se incluye en la parte I de la clasificación de Bergey (8.ª ed.). Se trata de bacterias redondas u ovales, fotosintéticas, móviles por flagelación polar y que se reproducen por gemación. Producen un pigmento rojo.
Rhodotorula. Género de hongos levaduriformes imperfectos de la familia criptococáceas. Es el agente causal de la rodotorulosis. Ocasionalmente ha sido descrito como agente causal de endocarditis.
Rhus. Género de plantas anacardiáceas al que pertenecen el fustete (*Rh. colinus*), el zumaque lampiño (*Rh. glabra*) y el zumaque venenoso (*Rh. toxicodendron*).
RIA. Sigla de RADIOINMUNOANÁLISIS.
Ribbing (Enfermedad de) (Seved *Ribbing,* radiólogo sueco, n. en 1902). V. ENFERMEDAD.
Ribera (Método de) (José *Ribera* y Sans, cirujano español, 1853-1912). V. MÉTODO.
Ribes (Ganglio de) (François *Ribes,* cirujano francés, 1800-1864). V. GANGLIO.
ribete. m. V. LÍNEA.
Ribierre-Pichon (Síndrome de). V. SÍNDROME.
riboflavina. f. A., *Riboflavin;* F., *riboflavine;* In., *riboflavin;* It. y P., *riboflavina*. Factor termostable del complejo vitamínico B, 6,7-dimetil-9-(*d*-l'-ribitil)-isoaloxacina, que existe en los huevos, frutas, leche, carne, malta, etc. Su deficiencia se manifiesta principalmente por fisuras en las comisuras de los labios, glositis y vascularización de la córnea. *Sin.:* Lactoflavina, vitamina G, VITAMINA B_2.

ribonucleasa. f. RIBONUCLEODESPOLIMERASA.
ribonucleico (Ácido). Ácido nucleico formado por una cadena de nucleótidos constituidos por un azúcar (ribosa), una base nitrogenada y ácido fosfórico. Se encuentra en todas las células (núcleo y citoplasma) y en algunos virus. Se han identificado varias fracciones: *ácido ribonucleico de transferencia* (ARN-t o t-RNA), que sirve para transportar los aminoácidos activados en el curso de la síntesis de las proteínas, el *ácido ribonucleico mensajero* (ARN-m o m-RNA), que es el vector del código genético utilizado por los ribosomas en la síntesis de las proteínas y el *ácido ribonucleico macromolecular,* presente en los ribosomas y virus. ARN, RNA.
ribonucleodespolimerasa. f. Enzima que cataliza la despolimerización del ácido ribonucleico.
ribonucleótido. m. F., *ribonucléotide;* In., *ribonucleotide*. Nucleótido derivado del ácido ribonucleico.
ribosa. f. F., *ribose;* In., *ribose*. Pentosa que entra en la composición de los nucleótidos.
ribosoma. m. F., *ribosome;* In., *ribosome*. Gránulos de unos 200 Å de diámetro ricos en RNA (ácido ribonucleico), que se hallan en el retículo endoplasmático y en las mitocondrias e intervienen en la síntesis de proteínas. Los ribosomas funcionales de las células animales están constituidos por partículas de tamaño relativamente grande, que poseen un coeficiente de sedimentación de 40S y de 60S. El ribosoma está constituido por proteína y ácido ribonucleico (r-RNA) aproximadamente a partes iguales.
Ricard (Amputación de) (Alfred Louis *Ricard,* cirujano francés, 1858-1932). V. AMPUTACIÓN.
Richer (Operación de). V. OPERACIÓN.
Richet (Aneurisma de) (Didier Dominique Alfred *Richet,* cirujano francés, 1816-1891). Véase ANEURISMA.
||**-(Aponeurosis, fenómeno, tratamiento de)** (Charles Robert *Richet,* fisiólogo francés, 1850-1935; premio Nobel de Medicina en 1913). Véanse estos términos.
Richter (Hernia de) (August Gottlieb *Richter,* cirujano alemán, 1742-1812). V. HERNIA.
ricina. f. F., *ricin;* In., *ricin*. Toxialbúmina venenosa de las semillas del ricino. Su inyección aglutina los corpúsculos rojos y su acción es semejante a la de las toxinas bacterianas, por la producción de antitoxina.
ricino (del lat. *ricinus*). m. A., *Rizinus;* F., *ricin;* In., *castor bean;* It. y P., *rícino*. Planta euforbiácea. La especie más común, *Ricinus communis,* suministra el aceite de ricino, de castor o de palmacristi, purgante, que se obtiene por expresión en frío de las semillas de la planta. (V. ACEITE DE RICINO.) Las hojas son galactagogas.
Rickettsia. m. Género de bacterias del orden *Rickettsiales*, familia *Rickettsiaceae*. Tienen forma redondeada, e veces pleoforma, con pared típica y son gramnegativas. Miden de 0,5 a 1,1 µm. Se multiplican solamente en células vivas (cultivos celulares, huevos embrionados), generalmente en el citoplasma. Pueden ser patógenas para el hombre y otros vertebrados, a los que alcanzan mediante la picadura de artrópodos infectados. Algunas especies comparten antígenos con ciertas cepas de *Proteus* (reacción de Weil Felix). ||**-akari.** Agente de la viruela rickettsial, transmitida por ácaros. ||**-burnetii.** COXIELLA BURNETII. ||**-conorii.** Agente de la fiebre exantemática mediterránea o fiebre botonosa, transmitida por garrapatas. ||**-mooseri.** RICKETTSIA TYPHI. ||**-prowazekii.** Agente causal del tifus exantemático histórico; se transmite por la picadura de piojos. ||**-quintana.** ROCHALIMAEA QUINTANA. ||**-rickettsii.** Agente de la fiebre de las Montañas Rocosas, se transmite por garrapatas. ||**-tsutsugamushi.** Agente del tsutsugamushi o fiebre fluvial japonesa, transmitido por ácaros. ||**-typhi.** Agente del tifus exantemático endémico, transmitido por pulgas.
rickettsiáceas. f. pl. Familia de bacterias del orden rickettsiales, pertenecientes a la parte 18 de la clasificación de Bergey (8.ª ed.). Son bacterias redondeadas, a veces pleomorfas, con pared típica, gramnega-

tivas y que se multiplican sólo en células vivas (salvo excepciones). Son parásitos intracelulares, aunque nunca de los hematíes. Pueden ser patógenos para el hombre y otros vertebrados, a los que alcanzan por picadura de invertebrados infectados (piojos, pulgas, garrapatas, ácaros). Comprende tres géneros: *Rickettsia, Rochalimaea* y *Coxiella*.

rickettsiosis. f. A., *Rickettsiose;* F., *rickettsiose;* In., *rickettsiosis;* It., *rickettsiosi;* P., *rickettsiose*. Enfermedades infecciosas transmitidas por parásitos (garrapatas, ácaros, pulgas, etc.) y ocasionadas por organismos del género *Rickettsia*, que se caracterizan por fiebre, exantema cutáneo y efectación visceral a causa de fenómenos de vasculitis.

Ricord (Chancro de) (Philippe *Ricord*, médico francés, 1800-1889). V. CHANCRO.

rictus (del lat. rictus). m. F. e In., *rictus*. Contracción de los labios que confiere a la boca un aspecto de risa forzada, que se observa en algunos espasmos nerviosos.

Riddoch (Síndrome de) (George *Riddoch,* neurólogo inglés, 1889-1947). V. SÍNDROME.

Rideal-Walker (Coeficiente de) (Samuel *Rideal,* 1863-1929, y J. F. Ainslie *Walker,* 1868-1930, químicos ingleses). V. COEFICIENTE.

ridectomía. f. RITIDECTOMÍA.

Ridley (Seno, síndrome de) (Humphrey *Ridley,* anatomista inglés, 1653-1708). V. SENO, SÍNDROME.

Riedel (Enfermedad, lóbulo, tiroiditis de) (Bernhard M. *Riedel,* cirujano alemán, 1846-1916). Véanse estos términos.

Rieder (Células de) (Hermano *Rieder,* radiólogo alemán, 1858-1932). V. CÉLULAS.

Riegel (Comida, enfermedad, pulso de) (Franz *Riegel,* médico alemán, 1843-1904). Véanse estos términos.

Riegler (Reacción de) (Emanuel *Riegler,* químico alemán, 1854-1929). V. REACCIÓN.

Riehl (Melanosis de) (Gustav *Riehl,* dermatólogo de Viena, 1855-1943). V. MELANOSIS.

Riesman (Signo de) (David *Riesman,* médico norteamericano, 1867-1940). V. SIGNO.

Rietti-Greppi-Micheli (Enfermedad de) (Fernando *Rietti,* hematólogo italiano, n. en 1890). V. ENFERMEDAD.

rifamicina. f. F., *rifamycine*. Miembro de un grupo de antibióticos aislados de cultivos de *Streptomyces mediterranei*. Existen varios tipos; el más conocido y utilizado es la rifamicina B o rifampicina. V. RIFAMPICINA.

rifampicina. f. F., *rifampicine*. Antibiótico del grupo de las rifamicinas, activo frente a la mayor parte de los gérmenes grampositivos y frente a algunos gramnegativos (en particular la *Neisseria meningitidis*) y frente al *M. tuberculosis*. Actúa inhibiendo la síntesis de RNA en los gérmenes sensibles. Se administra por vía oral en la profilaxis de la meningitis meningocócica y en el tratamiento de la tuberculosis, siempre en combinación con otros fármacos antituberculosos, ya que si se administra sola crea fácilmente cepas resistentes. *Sin.*: Rifamicina B.

Rift (Fiebre del Valle de). V. FIEBRE.

Riga (Enfermedad de) (Antonio *Riga,* médico italiano, 1832-1919). V. ENFERMEDAD.

Rigal (Sutura de) (Joseph J. Antoine *Rigal,* cirujano francés, 1797-1865). V. SUTURA.

Rigg (Enfermedad de) (John M. *Rigg,* dentista norteamericano, 1810-1885). V. ENFERMEDAD.

rigidez (de *rígido,* y éste del lat. *rigidus*). f. A., *Rigidität;* F., *rigidité;* In., *rigidity;* It., *rigidità;* P., *rigidez.* Inflexibilidad, tiesura, especialmente la anormal o morbosa. ||**-cadavérica.** Inflexibilidad del cuerpo debida a la coagulación del plasma muscular, que se manifiesta de 15 min a 7 horas después de la muerte y desaparece al iniciarse la putrefacción.||**-de decorticación.** Hipertonía en la que las extremidades superiores se mantienen en flexión y las inferiores en extensión, derivada de lesiones de situación más alta que aquellas que provocan una rigidez de descerebración. ||**-de descerebración.** Hipertonía de las extremidades superiores en extensión y pronación y de las inferiores en extensión, con posible tendencia al opistótonos, que se mantiene en ocasiones en forma prácticamente constante, pero que depende de la liberación de una sinergia postural extensora reactiva, puesta en marcha por estímulos dolorosos, etc. Cuando aparece en clínica, traduce un sufrimiento de la calota mesencefálica. Experimentalmente puede producirse en forma completa por sección del mesencéfalo practicada por debajo del núcleo rojo, entre ambos pares de tubérculos cuadrigéminos. Depende entonces de una hiperactividad de la formación reticulada activadora descendente protuberancial ejercida sobre el bucle periférico miotático segmentario a través del sistema γ. ||**-extrapiramidal.** Forma de hipertonía dependiente de la afectación de sistemas extrapiramidales, concretamente del sistema nigrostriado, etc., en el caso de la enfermedad de Parkinson. Durante la elongación pasiva del músculo hay una actividad excesiva del electromiograma, y se observa persistentemente una fuerza de resistencia que es función de la velocidad de tal elongación y que es casi constante para una determinada velocidad. Contrariamente a lo que ocurre en la espasticidad, no existe *velocidad umbral,* ya que aunque ésta sea muy baja, siempre aparece resistencia. Al mantener la elongación hay una supresión inmediata de la resistencia. Tal rigidez extrapiramidal traduce una disminución electiva, acentuada y «plástica» de la pasividad neuromuscular. Comporta un aumento de los reflejos locales de postura (al acortar un grupo muscular), suele acarrear la aparición del fenómeno de la rueda dentada. ||**-hemipléjica.** Rigidez limitada a la mitad del cuerpo. En la práctica, hipertonía (espasticidad) hemilateral intensa de algunas lesiones que afectan el sistema piramidal (V. RIGIDEZ PIRAMIDAL). ||**-muscular arteriosclerótica de Foerster.** V. SÍNDROME DE FOERSTER. ||**-piramidal.** Hipertonía debida a la afectación de la vía piramidal o corticospinal, que afecta las extremidades (una o ambas) y la mitad contralateral del cuerpo en las lesiones situadas por encima del entrecruzamiento piramidal bulbar. Es más habitual y más justamente calificada de espasticidad, para diferenciarla de la rigidez extrapiramidal.||**-pupilar.** Falta de reacción de la pupila a la luz o a la acomodación.

Rigolot (Papel de) (Jean P. *Rigolot,* farmacéutico francés, 1810-1873). V. PAPEL.

rigor. (lat.). m. ESCALOFRÍO. || RIGIDEZ. ||**-mortis.** RIGIDEZ CADAVÉRICA. ||**-nervorum.** TÉTANOS. ||**-tremens.** PARÁLISIS AGITANTE.

rigosis (del gr. *rhîgos,* frío). f. A., *Schüttelfrost;* F., *frisson;* In., *rhigosis;* It., *brivido;* P., *rigose*. Sensación o percepción del frío.

Rihel-Paltauf (Enfermedad de). V. ENFERMEDAD.

rija. f. Fístula del conducto lagrimal.

Riley (Síndrome de) (Conrad M. *Riley,* pediatra norteamericano, n. en 1913). V. SÍNDROME.

rima. (lat.). f. Abertura, hendidura o fisura. ||**-ani.** Pliegue interglúteo.||**-glotidis.** GLOTIS. ||**-palpebrarum.** Hendidura palpebral. ||**-pudendi.** Espacio entre los labios mayores. ||**-respiratoria.** Espacio entre los cartílagos aritenoides.||**-vestibuli.** Glotis falsa.

rímula (del lat. *rimula,* dim. de *rima,* hendidura). f. Fisura pequeña, especialmente del encéfalo o médula. || RIMA RESPIRATORIA.

rinalergia o **rinalergosis** (de *rino-* y *alergia*). f. Asma o fiebre del heno.

rinalgia (de *rino-* y el gr. *álgos,* dolor). f. A., *Rhinalgie;* F., *rhinalgie;* In., *rhinalgia;* It. y P., *rinalgia.* Dolor en la nariz.

rinantralgia (de *rino-,* el gr. *ántron,* antro, cueva, y *álgos,* dolor). f. Dolor en los senos nasales.

Rinderpest. (al.). Peste del ganado vacuno.

Rindfleisch (Célula, pliegue de) (Georg Eduard *Rindfleisch,* médico alemán, 1836-1908). Véanse estos términos. ||**-Hansen (Enfermedad de).** V. ENFERMEDAD.

rinedema (de *rino-* y el gr. *oídema*, hinchazón). f. A., *Nasenödem;* F., *rhinædème;* In., *rhinedema;* It. y P., *rinedema.* Edema de la nariz.

rinelcosis (de *rino-* y el gr. *hélkos*, úlcera). f. Ulceración de la nariz.

rinencefalia. f. RINOCEFALIA.

rinencéfalo (de *rino-* y el gr. *egképhalos*, cerebro). m. A., *Rhinencephalon;* F., *rhinencéphale;* In., *rhinencephalon;* It., *rinencefalo;* P., *rinencéfalo.* Porción del cerebro relativa al sentido del olfato, que en el hombre está representada por el bulbo olfatorio, el tracto o cinta olfatoria la circunvolución subcallosa. || RINOCÉFALO.

rinenquisis (de *rino-* y el gr. *egchýein*, inyectar). f. Inyección de un líquido medicamentoso en las fosas nasales.

rinestesia (de *rino-* y el gr. *aísthesis*, sensación). f. A., *Geruchssinn;* F., *odorat;* In., *rhinesthesia;* It., *odorato;* P., *rinestesia.* Sentido del olfato.

rineurínter (de *rino-* y el gr. *eurýnein*, ensanchar). f. Saquito dilatable de goma para distender una fosa nasal y cohibir la epistaxis.

Ringer (Solución de) (Sydney *Ringer*, fisiólogo inglés, 1853-1910). V. SOLUCIÓN.

riniatría (de *rino-* y el gr. *iatreía*, curación). f. RINOLOGÍA.

rinión. m. A., *Rhinion;* F., *rhinion;* In., *rhinion;* It., *rinion;* P., *rínion.* Extremo inferior de la sutura entre los huesos nasales.

rinismo (del gr. *rhís, rhinós*, nariz). m. F., *voix nasale;* In., *rhinism.* Sonido nasal de la voz.

rinitis (de *rino-* e *-itis*). f. A., *Rhinitis;* F., *rhinite;* In., *rhinitis;* It. y P., *rinite.* Inflamación de la mucosa de las fosas nasales. ||**-alérgica.** Reacción alérgica de la pituitaria. ||**-anafiláctica.** Fiebre del heno. ||**-atrófica.** La caracterizada por la atrofia de la mucosa, submucosa, cornetes y glándulas. ||**-blenorrágica** o **gonorreica.** Forma debida al gonococo. ||**-catarral, aguda** y **crónica.** CORIZA. ||**-crupal** o **fibrinosa.** Variedad de rinitis caracterizada por la formación de falsas membranas. ||**-hipertrófica.** Forma de coriza crónica caracterizada por el engrosamiento parcial o difuso de la mucosa nasal. ||**-purulenta.** Rinitis con flujo de pus. ||**-seca.** Variedad de rinitis atrófica en la que falta enteramente la secreción nasal. ||**-sifilítica** o **tuberculosa.** Formas de rinitis debidas a la sífilis o a la tuberculosis, caracterizadas por ulceraciones y caries óseas. ||**-vasomotora.** Fiebre del heno.

Rinne (Prueba de) (Heinrich Adolf *Rinne*, otólogo alemán, 1819-1868). V. PRUEBA.

rino-. Forma prefija del gr. *rhís, rhinós*, nariz.

rinoantritis (de *rino-*, el gr. *ántron*, caverna, y el suf. *-itis*). f. F., *rino-antrite;* In., *rhinoantritis.* Inflamación de la fosa nasal y el antro de Highmore.

rinobión (de *rino-* y el gr. *býein*, llenar, atiborrar). m. Tapón o taponamiento nasal.

rinoblenorrea (de *rino-*, el gr. *blénna*, moco, y *rheîn*, fluir). f. Flujo nasal mucopurulento.

rinobronquitis (de *rino-*, el lat. *bronchium*, bronquio, y el suf. *-itis*). f. Inflamación simultánea de las mucosas nasal y bronquial.

rinocantectomía. f. RINOMECTOMÍA.

rinocaulo (de *rino-* y el gr. *kaulós*, tallo). m. Pedúnculo de un lóbulo olfatorio.

rinocefalia. f. Calidad de rinocéfalo.

rinocéfalo (de *rino-* y el gr. *kephalé*, cabeza). m. F., *rhinocéphale;* In., *rhinocephalus.* Monstruo fetal con la nariz semejante a una trompa o probóscide.

rinocelo (de *rino-* y el gr. *koîlos*, hueco, vacío). m. Ventrículo del lóbulo olfatorio del cerebro.

rinocifosis (de *rino-* y el gr. *kyphós*, encorvado). f. Protrusión notable del dorso de la nariz.

rinocleisis (de *rino-* y el gr. *kleîsis*, encerramiento, cerradura). f. F., *obstruction nasale;* In., *rhinocleisis.* Obstrucción de las vías nasales.

rinodacriolito (de *rino-*, el gr. *dákryon*, lágrima, y *líthos*, piedra). m. Dacriolito en el conducto nasal.

rinoderma. m. QUERATOSIS PILARIS.

rinodinia (de *rino-* y el gr. *odýne*, dolor). f. A., *Rhinodynie;* F., *rhinodynie;* In., *rhinodynia;* It. y P., *rinodinia.* Dolor en la nariz; rinalgia.

rinoedema. f. RINEDEMA.

rinofaringe (de *rino-* y el gr. *phárygx, -yggos*, faringe). f. A., *Rhinopharynx;* F., *nasopharynx;* In., *rhinopharynx;* It., *rinofaringe;* P., *nasofaringe.* Faringe nasal, nasofaringe.

rinofaringitis. f. A., *Rhinopharyngitis;* F., *rhinopharyngite;* In., *rhinopharyngitis;* It. y P., *rinofaringite.* Inflamación de la nasofaringe. ||**-mutilante.** GANGOSA.

rinofaringocele (de *rinofaringe* y el gr. *kéle*, tumor). m. F., *rhinopharyngocèle;* In., *rhinopharyngocele.* Tumor de la nasofaringe.

rinofaringolito (de *rinofaringe* y el gr. *líthos*, piedra). m. F., *calcul du nasopharynx;* In., *rhinopharyngolith.* Cálculo o concreción en la nasofaringe.

rinofima (de *rino-* y el gr. *phýma*, excrecencia, tumor). m. A., *Rhinophyma;* F. e In., *rhinophyma;* It. y P., *rinofima.* Forma de acné rosácea de la nariz con notable hipertrofia de los vasos, glándulas sebáceas y tejido conjuntivo, que da un aspecto lobulillado a la punta del órgano, al que desfigura completamente.

rinofonía (de *rino-* y el gr. *phoné, voz*). f. RINOLALIA.

rinógeno (de *rino-* y el gr. *gennân*, producir, engendrar). adj. F., *rhinogène;* In., *rhinogenous.* Que se origina en la nariz o las fosas nasales.

rinolalia (de *rino-* y el gr. *laleîn*, hablar). f. A., *Nasenstimme;* F., *rhinolalie;* In., *rhinolalia;* It. y P., *rinolalia.* Voz nasal debida a una afección o defecto de las fosas nasales. ||**-abierta.** La debida a la amplitud excesiva de las fosas nasales, a una perforación o por insuficiencia velar. ||**-cerrada.** La debida a la estenosis de las fosas nasales y con frecuencia también provocada por hipertrofia de la amígdala faríngea.

rinolaringitis. f. F., *rhino-laryngite;* In., *rhinolaryngitis.* Inflamación simultánea de las mucosas de la nariz y de la laringe.

rinolaringología (de *rino-*, el gr. *lárygx, -yggos*, laringe, y *lógos*, tratado). f. F., *rhino-laryngologie.* Estudio científico de la nariz y de la laringe, y de sus relaciones y enfermedades propias.

rinolito (de *rino-* y el gr. *líthos*, piedra). m. A., *Rhinolith;* F., *rhinolithe;* In., *rhinolith;* It., *rinolito;* P., *rinólito.* Concreción o cálculo nasal.

rinología (de *rino-* y el gr. *lógos*, tratado). f. F., *rhinologie;* In., *rhinology.* Suma de conocimientos relativos a la nariz, a sus enfermedades y al tratamiento de éstas.

rinólogo. m. F., *spécialiste en rhinologie;* In., *rhinologist.* Experto en el diagnóstico y tratamiento de las enfermedades de la nariz.

rinomanómetro (de *rino-*, el gr. *manós*, raro, y *métron*, medida). m. Manómetro para medir la obstrucción nasal.

rinomectomía (de *rino-*, el gr. *ómma*, ojo, y *ektomé*, escisión). f. F., *excision de l'angle interne de l'oeil;* In., *rhinnomectomy.* Escisión del canto interno.

rinomeiosis. f. RINOMEYOSIS.

rinómetro (de *rino-* y el gr. *métron*, medida). m. F., *rhinomètre;* In., *rhinometer.* Instrumento para medir la nariz o las fosas nasales.

rinomeyosis (de *rino-* y el gr. *meíosis*, disminución). f. Reducción quirúrgica del tamaño de la nariz.

rinomicosis (de *rino-* y el gr. *mýkes*, hongo, y el suf. *-osis*). f. A., *Rhinomykose;* F., *rhinomycose;* In., *rhinomycosis;* It., *rinomicosi;* P., *rinomicose.* Micosis nasal.

rinonecrosis (de *rino-* y el gr. *nékrosis*, mortificación). f. Necrosis de los huesos nasales.

rinoneurosis (de *rino-*, el gr. *neûron*, nervio, y el suf. *-osis*). f. desus. Neurosis o enfermedad funcional nasal.

rinoplastia (de *rino-* y el gr. *plássein*, modelar). f. A., *Rhinoplastik;* F., *rhinoplastie;* In., *rhinoplasty;* It., *rinoplastica;* P., *rinoplastia.* Cirugía plástica de la pirámide nasal. ||**-dactilocostal.** Uso de un dedo y un cartílago costal como material plástico para la res-

tauración de la nariz. ‖ **-de Carpue.** Rinoplastia por el método indiano. ‖ **-de Tagliacozzi.** Rinoplastia por el método It. o de un colgajo del brazo. ‖ **-india.** Autoplastia de la nariz con un colgajo tomado de la frente. ‖ **-inglesa.** Autoplastia de la nariz con colgajos tomados de las mejillas.
rinopólipo. m. PÓLIPO NASAL.
rinoquiloplastia (de *rino-*, el gr. *cheîlos*, labio, y *plássein*, modelar). f. F., *rhino-chéiloplastie*. Cirugía plástica de la nariz y los labios.
rinorrafia (de *rino-* y el gr. *rhaphé*, sutura). f. A., *Nasennaht*; F., *rhinorraphie*; In., *rhinorrhaphy*; It. y P., *rinorrafia*. Sutura de una herida de la nariz, especialmente la operación para el epicanto, que consiste en escindir un pliegue cutáneo de la raíz de la nariz y suturar la herida resultante.
rinorragia (de *rino-* y el gr. *regnýnai*, romper). f. F., *rhinorragie*; In., *rhinorrhagia*. Hemorragia por la nariz; epistaxis.
rinorrea (de *rino-* y el gr. *rheín*, fluir). f. A., *Rhinorrhoe*; F., *rhinorrhée*; In., *rhinorrhea*; It., *rinorrea*; P., *rinorreia*. Flujo abundante de moco nasal: hidrorrea nasal. ‖ **-cerebrospinal.** Flujo de líquido cefalorraquídeo por la nariz.
rinosalpingitis (de *rino-* y el gr. *sálpigx, -iggos*, trompa, y el suf. *-itis*). f. A., *Rhinosalpingitis*; F., *rhinosalpingite*; In., *rhinosalpingitis*; It., *rinosalpingite*; P., *rinossalpingite*. Inflamación de la mucosa nasal y la trompa de Eustaquio.
rinoscleroma (de *rino-* y el gr. *sklerós*, duro, con el suf. *-oma*). m. F., *rhinosclérome*; In., *rhinoscleroma*. Enfermedad infecciosa debida al *Kl. rhinoscleromatis* y caracterizada clínicamente por endurecimiento cartilaginoso y tumefacción de la nariz, tabique nasal y labio superior.
rinoscopia (de *rino-* y el gr. *skopeîn*, observar). f. A., *Rhinoskopia*; F., *rhinoscopie*; In., *rhinoscopy*; It. y P., *rinoscopia*. Examen ocular de las fosas nasales, *anterior* o *posterior*, según se efectúe por los orificios anteriores de la nariz o por la nasofaringe. ‖ **-media.** Examen de la cavidad nasal en su parte media y de las aberturas de las células etmoidales por medio de un espéculo nasal largo.
rinoscopio (de *rino-* y el gr. *skopeîn*, observar). m. F., *rhinoscope*; In., *rhinoscope*. Espéculo nasal.
rinoseptoplastia (de *rino-*, el lat. *septum*, tabique, y el gr. *plássein*, formar). f. Intervención quirúrgica en la que se efectúa una rinoplastia y septoplastia en forma conjunta.
rinosporidiosis. f. F., *rhinosporidiose*; In., *rhinosporidiosis*. Afección producida por el *Rhinosporidium seeberi*, hongo parásito que produce formaciones polipoideas en el rinofarinx y lesiones en la conjuntiva. Endémica en la India y Ceilán, es esporádica en otras partes del mundo.
rinosquisis (de *rino-* y el gr. *schísis*, hendidura). f. Nariz hendida.
rinostenosis (de *rino-* y el gr. *stenós*, angosto). f. F., *rhinosténose*; In., *rhinostenosis*. Estenosis u obstrucción de una fosa nasal.
rinotomía (de *rino-* y el gr. *tomé*, corte). f. F., *rhinotomie*; In., *rhinotomy*. Anatomía, disección o incisión de la nariz.
rinotriquia (de *rino-* y el gr. *thríx, trichós*, cabello). f. Abundancia de pelos en la nariz.
rinotrix. V. VIBRISAS.
rinovacunación. f. Vacunación por vía nasal.
rinovirus. m. RHINOVIRUS.
riñón (del lat. *ren, renis*). m. A., *Niere*; F., *rein*; In., *kidney*; It., *rene*; P., *rim*. Órgano glandular doble que secreta la orina, situado profundamente a cada lado en la región lumbar, detrás del peritoneo. Tiene forma característica oval, aplanada, con una cisura en su borde interno, *hilio*, por la que entran y salen vasos y nervios y de donde arranca el *uréter*. Ambos riñones están rodeados de un tejido celuloadiposo más o menos abundante y constituidos por una *sustancia cortical* y una *sustancia medular* o *tubulosa*. Ésta se halla formada de pirámides, *pirámides de Malpighi*, en número de 10 a 15, envueltas por la sustancia cortical, excepto en el vértice o *papila*, que se proyecta en los *cálices* de la *pelvis renal*, pequeño reservorio membranoso en la parte posterior de la cisura del riñón, que se continúa con el uréter. La sustancia cortical granujienta, llena la periferia del riñón los intersticios de las pirámides de Malpighi, *columnas de Bertin*, y está constituida por los *corpúsculos de Malpighi*, que contienen cada uno un glomérulo vascular formado por capilares procedentes de la arteria renal, corpúsculos envueltos por la *cápsula de Bowmann* y de los que parten los *tubos de Bellini*, al principio *tortuosos*, y luego, a medida que descienden hacia la sustancia medular, *rectilíneos*, hasta que, al llegar a esta última, forman el *asa de Henle*, suben por la sustancia cortical, se retuercen de nuevo y se unen a otros para formar los canalículos rectos, que descienden a la sustancia medular, y unidos con canalículos semejantes forman los *tubos colectores*, que terminan en las *papilas*. El riñón secreta la orina por un proceso fisicovital de filtración y elaboración especial de los materiales sólidos de dicho líquido por el epitelio de los tubos. Contribuye a regular las concentraciones normales de los constituyentes de la sangre por la excreción de agua y de varias sustancias consideradas de desecho y probablemente suministra productos reguladores de la presión sanguínea. Obra, además, como glándula de secreción interna. ‖ **-adiposo** o **amiloideo.** Riñón afecto de degeneración adiposa o amiloidea. ‖ **-anular.** Anomalía congénita en la que ambos riñones están fundidos por ambos polos, quedando libre un espacio intermedio. ‖ **-artificial.** Aparato en el cual la sangre es dializada frente a una solución salina a través de una membrana de celofán o de cuprofana dispuesta en placas, láminas plegadas (bobinas) o tubos capilares, capaz de corregir la hiperazoemia y los desequilibrios hidroelectrolíticos y acidobásicos propios de la insuficiencia renal aguda y crónica. De este modo se extraen grandes cantidades de urea. ‖ **-atrófico.** Riñón afecto de nefritis intersticial crónica. ‖ **-cefálico.** PRONEFROS. ‖ **-cianótico.** Congestión pasiva del riñón. ‖ **-cicatrizal.** Riñón arrugado, contraído, irregular, último período generalmente del riñón quirúrgico. ‖ **-cirrótico, contraído** o **granular.** Riñón afecto de inflamación intersticial. ‖ **-de Rokitansky.** RIÑÓN AMILOIDEO. ‖ **-ectópico** o **flotante.** Dislocación más o menos pronunciada del riñón por relajación de sus medios fijadores, más común en la mujer y en el lado derecho. ‖ **-en herradura.** Riñones unidos por su polo inferior. ‖ **-en tándem.** Estado en el cual los riñones, normalmente situados, están unidos por un puente fibroso. ‖ **-lardáceo.** RIÑÓN AMILOIDEO. ‖ **-palpable.** Nefroptosis ligera. ‖ **-parietal** o **mural.** Riñón alojado en una bolsa del peritoneo en la pared abdominal. ‖ **-pélvico.** Ectopia del riñón en la pelvis. ‖ **-poliquístico.** Enfermedad quística de los riñones. ‖ **-primordial.** PRONEFROS. ‖ **-succenturiado.** CÁPSULA SUPRARRENAL. ‖ **-supernumerario.** Presencia anormal de un tercer riñón o formación renal desprendida del propio riñón. ‖ **-único.** Existencia congénita de un solo riñón.
Riolan (Arco, hueso, músculo, ramillete de) (Jean Riolan, médico francés, 1580-1657). Véanse estos términos.
ripa (lat.). f. Orilla; línea que señala la reflexión del epéndimo de los ventrículos cerebrales sobre una tela o plexo.
riparia (del gr. *rhýpos*, suciedad). f. Suciedad. ‖ Sarro dentario, fuligo dentario.
ripofagia (del gr. *rhýpos*, suciedad, y *phageîn*, comer). f. Inclinación morbosa a comer porquerías.
ripofobia (del gr. *rhýpos*, suciedad, y *phóbos*, temor). f. Temor morboso a la suciedad.
risa (de *riso*, y éste del lat. *risus*). f. A., *Lachen*; F., *rire*; In., *laugh*; It. y P., *riso*. Serie de espiraciones espasmódicas, en parte involuntarias, con vocalización inarticulada y contracciones de los músculos faciales; manifestación de alegría o reflejo resultante de

las cosquillas. ‖ **-canina** o **sardónica.** Contracción facial tetánica que simula la risa. ‖ **-y llanto espasmódicos.** Accesos de risa incontrolada, que pueden intercalarse con llantos, observados en los síndromes y parálisis seudobulbares.

Riser (Síndrome de). V. SÍNDROME.

Risley (Prisma de) (Samuel D. *Risley*, oftalmólogo de Filadelfia, 1845-1920). V. PRISMA.

risorio o **risorius.** m. V. MÚSCULOS (TABLA DE).

Risquez (Signo de) (Francisco *Risquez*, patólogo venezolano, 1856-1941). V. SIGNO.

ristocetina. f. Antibiótico aislado del caldo de fermentación de la *Nocardia lurida*, de estructura y actividad parecidas a las de la vancomicina.

risus (lat.). m. Risa. ‖ **-caninus** o **sardonicus.** RISA SARDÓNICA.

Ritgen (Maniobra de) (Ferdinand A. Max Franz *Ritgen*, ginecólogo alemán, 1787-1867). V. MANIOBRA.

ritidectomía (del gr. *rhytís, -idos*, arruga, y *ektomé*, resección). f. A., *Runzelentfernung;* F., *ridectomie;* In., *rhytidectomy;* It. y P., *ritidectomia*. Plastia para la eliminación de las arrugas.

ritidosis (del gr. *rhytís, -idos*, arruga). f. A., *Runzeln;* F., *rhytidose;* In., *rhytidosis;* It., *ritidosi;* P., *ritidose*. Presencia de arrugas en la piel en sujetos jóvenes, que les da aspecto de viejos. ‖ En la córnea, uno de los signos preagónicos.

rítmico (del lat. *rhythmicus*, y éste del gr. *rhythmikós*). adj. F., *rythmique;* In., *rhythmical*. Caracterizado por el ritmo o sujeto a él.

ritmo (del gr. *rhythmós*, de *rhein*, correr, manar). m. A., *Rhythmus;* F., *rythme;* In., *rhythm;* It. y P., *ritmo*. Movimiento medido; movimiento repetido a intervalos regulares, como el del corazón o del pulso. ‖ **-acoplado.** Producción de los latidos cardíacos muy próximos, separación de los dos siguientes por una pausa mayor y en que uno de estos latidos no levanta el pulso arterial. ‖ **-alfa** (α) **o de Berger.** El uniforme de las ondas en el encefalograma normal del adulto; su frecuencia es de 8-10/seg. Es el ritmo normal del adulto despierto, en reposo sensorial y con los ojos cerrados; predomina en la región parietooccipital. ‖ **-auriculoventricular.** RITMO NODAL. ‖ **-beta** (β). Ritmo anormal de ondas encefalográficas del adulto despierto, con los ojos cerrados, constituido por ondas de bajo potencial de 18-35 ciclos/seg, que predomina en las regiones frontales del cerebro. ‖ **-bigémico.** RITMO ACOPLADO. ‖ **-de galope.** Triple ruido cardíaco constituido por la adición de un tercero que se interpone entre los dos normales y es extraño a ellos. ‖ **-de yunque.** Desdoblamiento del segundo ruido que produce un sonido semejante al de un martillo sobre un yunque. ‖ **-delta** (δ). Sucesión electroencefalográfica de ondas lentas con frecuencia de 1 a 4/seg, que se observa durante el primer año de vida, y en el adulto como manifestación de lesión cerebral. ‖ **-fetal.** EMBRIOCARDIA. ‖ **-idioventricular.** El automático desarrollado en los ventrículos en el bloqueo completo del corazón. ‖ **-invertido.** Aquel en el que el ritmo ventricular precede al auricular. ‖ **-nodal.** Sucesión de sístoles originadas en el nódulo auriculoventricular con frecuencia de 50-60/seg. La onda P del electrocardiograma es invertida en las derivaciones 2 y 3. ‖ **-pendular.** Igualdad en la duración y carácter de ambos ruidos del corazón, indicadora de debilidad del miocardio. ‖ **-sinusal.** Ritmo cardíaco normal originado en el nódulo sinoauricular. ‖ **-theta** (θ). Ondas encefalográficas caracterizadas por sucesión de oscilaciones lentas de frecuencia de 4-7 ciclos/seg. Se observa normalmente en los niños y en las regiones parietotemporales en casos de sufrimiento cerebral. ‖ **-ventricular.** Contracciones ventriculares en los casos de enfermedad de Stoke-Adams.

ritmófono (del gr. *rhythmós*, ritmo, y *phoné*, voz). m. Instrumento para amplificar los ruidos de los latidos cardíacos.

ritmomanía (del gr. *rhythmós*, ritmo, y *manía*, locura). f. Especie de tic psíquico que induce a canturrear continuamente.

ritmoterapia (de *ritmo* y el gr. *therapeía*, tratamiento). f. Empleo del ritmo en el tratamiento de ciertos estados, en la tartamudez, por ejemplo.

Ritter (Enfermedad de) (Gottfried *Ritter* von Rittersheim, médico alemán, 1820-1883). V. ENFERMEDAD. ‖ **-(Ley, tétanos de)** (Johann Wilhelm *Ritter*, médico alemán, 1776-1810). Véanse estos términos. ‖ **-Rollet (Fenómeno de)** (J. W. *Ritter* y A. *Rollet*). V. FENÓMENO. ‖ **-Valli (Ley de)** (J. W. *Ritter*, y Eusebio *Valli*, fisiólogo italiano, 1726-1816). V. LEY.

Riva-Rocci (Esfigmomanómetro de) (Scipione *Riva-Rocci*, médico italiano, 1863-1937). V. ESFIGMOMANÓMETRO.

Rivalta (Prueba, reacción de) (Fabio *Rivalta*, patólogo italiano, n. en 1863). V. REACCIÓN. ‖ **-(Enfermedad de)** (Sebastiano *Rivalta*, veterinario italiano, 1852-1893). V. ENFERMEDAD.

Riverio (Porción antiemética de) (Lazare *Riverio*, médico francés, 1589-1655). V. PORCIÓN ANTIEMÉTICA.

Riviere (Signo de) (Clive *Riviere*, médico inglés, 1873-1929). V. SIGNO.

Rivini o **Rivinus (Agujero, conducto de)** (Augustus Quirinus *Rivinus*, anatomista alemán, 1652-1723). Véanse estos términos.

rivus lacrimalis. (lat.). m. Menisco lagrimal formado entre el borde palpebral y la cara anterior del globo ocular, que sirve de aljibe a la película precorneal y de cauce a la corriente de eliminación de la lágrima (Boerhaave).

rizanestesia (de *rizo-* y *anestesia*). f. A., *Nervenwurzelanästhesie;* F., *anesthésie radiculaire;* In., *rhizanesthesia;* It., *anestesia radicolare;* P., *rizanestesia*. Anestesia espinal, de las raíces nerviosas.

rizo-. Forma prefija del gr. *rhíza*, raíz.

rizófago (de *rizo-* y el gr. *phageín*, comer). adj. Que come o se alimenta de raíces. Ú. t. c. s.

rizoide (de *rizo-* y el gr. *eîdos*, aspecto). adj. F., *rhizoïde;* In., *rhizoid*. Semejante a una raíz.

rizoma (del gr. *rhízoma*, raíz). m. Tallo subterráneo de una planta.

rizomélico (de *rizo-* y el gr. *mélos*, miembro). adj. F., *rhizomélique;* In., *rhizomelic*. Relativo a las raíces de los miembros; hombro y cadera.

rizómera (de *rizo-* y el gr. *méros*, parte). f. Zona cutánea en relación con un ganglio espinal y las raíces que de él emanan.

rizoneura (de *rizo-* y el gr. *neûron*, nervio). f. Célula que forma una raíz nerviosa.

rizoniquia o **rhizonychium** (de *rizo-* y el gr. *ónyx, ónychos*, uña). Raíz de la uña.

rizópodos (de *rizo-* y el gr. *poús, podós*, pie). m. pl. Clase de protozoos de la superclase *Sarcodina*, en la que se incluyen los géneros *Amoeba*, *Naegleria* y *Entamoeba*. Se caracterizan por emitir seudópodos que les sirven de órganos de desplazamiento y de captura.

rizotomía (de *rizo-* y gr. *tomé*, corte). f. A., *Rhizotomie;* F., *rhizotomie;* In., *rhizotomy;* It. y P., *rizotomia*. Sección quirúrgica de las raíces espinales; radicotomía; operación de Dana; operación de Förster.

RMN. Sigla de RESONANCIA MAGNÉTICA NUCLEAR.

Rn. Símbolo del *radón*.

RNA. Sigla internacional del ácido ribonucleico, ARN.

rob. (ár.). m. Zumo de fruta espesado hasta consistencia de miel.

Robert (Ligamento de) (César Alphonse *Robert*, cirujano francés, 1801-1862). V. LIGAMENTO. ‖ **-(Pelvis de)** (Heinrich Ludwig F. *Robert*, ginecólogo alemán, 1814-1874). V. PELVIS.

Roberts (Reacción de) (Sir William *Roberts*, médico inglés, 1830-1899). V. REACCIÓN.

Robertson (Signo de) (William Egbert *Robertson*, médico norteamericano, 1869-1956). V. SIGNO.

Robin (Mieloplaxa de) (Charles Philippe *Robin*, anatomista francés, 1821-1885). V. OSTEOCLASTO. ‖ **-(Síndrome de)** (Pierre *Robin*, pediatra francés, 1867-1950). V. SÍNDROME.

robina. f. Toxialbúmina de la corteza del árbol *Robinia pseudacacia*, originario de la América del Norte y cultivado con frecuencia en Europa como árbol de sombra (acacia de bola); su acción es semejante a la de la abrina y ricina.

Robinson (Círculo de) (Fred Byron *Robinson*, anatomista norteamericano, 1857-1910). V. Círculo. ||- **(Enfermedad de)** (Andrew R. *Robinson*, dermatólogo norteamericano, 1845-1924). V. Hidrocistoma.

Robiquet (Pasta de) (Pierre Jean *Robiquet*, médico francés, 1780-1840). V. Pasta.

roborante (del lat. *roborans, -antis*). adj. y s. Tónico reforzante; corroborante.

Robson (Posición, punto de) (Arthur Wilham Mayo *Robson*, cirujano inglés, 1853-1933). Véanse estos términos.

roce. m. A., *Reiben;* F., *frottement;* In., *rubbing;* It., *sfregamento;* P., *roçadura*. Ruido percibido por la auscultación y a veces por la palpitación al ludir dos superficies serosas alteradas: pleura, pericardio o peritoneo.

Roch-Léri (Enfermedad de). V. Enfermedad.

Rochalimaea. Género de bacterias de la familia rickettsiáceas. Este género tiene como característica que son capaces de vivir en medios artificiales y ser parásitos extracelulares en los artrópodos vectores. ||**-quintana** (antes *Rickettsia quintana*). Agente causal de la fiebre de las trincheras.

Rochon-Duvigneaud (Síndrome de) (André Jean François *Rochon-Duvigneaud*, oftalmólogo francés, 1863-1952). V. Síndrome.

rodalina. f. Tiosinamina.

rodenticida (del lat. *rodens, -entis*, p. a. de *rodere*, roer, y *caedere*, matar). adj. Dícese de la sustancia tóxica o destructora para los roedores, especialmente ratas y ratones. Ú.t.c.s.m.

rodete. m. Anillo fibrocartilaginoso que aumenta la superficie articular periféricamente. ||**-acetabular.** Anillo fibrocartilaginoso que guarnece el borde del acetábulo. ||**-glenoideo.** Anillo fibrocartilaginoso que guarnece el borde de la cavidad glenoidea de la escápula.

rodilla (del lat. *rotella*, dim. de *rota*, rueda). f. A., *Knie;* F., *genou;* In., *knee;* It., *ginocchio;* P., *joelho*. Región del miembro inferior, limitada artificialmente, que comprende la articulación del fémur con la tibia; especialmente la cara anterior de esta región. ||**-de Brodie.** Sinovitis crónica de la articulación de la rodilla, en la que las partes afectas adquieren una consistencia blanda y pulposa. ||**-de rugby.** Enfermedad de Schlatter. ||**-del cuerpo calloso.** Extremo anterior flexionado del cuerpo calloso, finaliza en el nivel del rostro o pico. ||**-del nervio facial.** Curva que describen las fibras de origen del facial desde el núcleo superior al inferior.

rodillera. f. Pieza de tela, goma, etc., que se ajusta a la rodilla para protección o compresión de la misma.

rodio (del gr. *rhódon*, rosa). m. A., *Rhodium;* F., *rhodium;* In., *rhodium;* It., *rodio;* P., *ródio*. Elemento metálico duro, blanco, lustroso, raro, del grupo del platino. Peso atómico, 102,9; peso específico, 12,1; símbolo, *Rh*.

Rodman (Operación de) (William L. *Rodman*, cirujano norteamericano de Filadelfia, 1854-1916). V. Operación.

rodo-. Forma prefija del gr. *rhódon*, rosa.

rodocito (de *rodo-* y el gr. *kýtos*, cavidad). m. Eritrocito.

rododendro (del lat. *rhododendron*, y éste del gr. *rhodódendron;* de *rhódon*, rosa, y *déndron*, árbol). m. Planta ericácea de muchas especies, algunas de las cuales poseen propiedades narcóticas, acres y sudoríficas.

rodófano (de *rodo-* y el gr. *phanós*, manifiesto). m. Pigmento rojo o cromófano de los conos retinales de las aves y peces.

rodofilaxis (de *rodo-* y el gr. *phylássein*, guardar). f. Supuesta propiedad atribuida al epitelio de la retina de proteger y aumentar el poder de la púrpura visual para recuperar su color después de emblanquecida.

rodogénesis (de *rodo-* y el gr. *génnesis*, generación). f. F., *rhodogenèse*. Conversión de la púrpura visual en rodopsina después de blanqueada por la acción de la luz.

rodomiel (del lat. *rhodomeli* y éste del gr. *rhodómeli*, de *rhódon*, rosa, y *méli*, miel). m. Miel rosada, preparación de rosas rojas y miel.

rodonalgia (del gr. *rhódon*, rosa, y *álgos*, dolor). f. Eritromelalgia.

rodopsina (de *rodo-* y el gr. *ópsis*, visión). f. A., *Rhodopsin;* F., *pourpre rétinien;* In., *rhodopsin;* It. y P., *rodopsina*. Púrpura visual o eritropsina; pigmento rojo púrpura de los bastones retinales, que palidece por la acción de la luz; es una proteína conjugada, de la que forma parte la vitamina A.

rodotoxina. f. F., *rhodotoxine;* In., *rhodotoxin*. Compuesto tóxico obtenido de las hojas del *Rhododendron hymenanthes*.

Roeder (Tratamiento de) (Heinrich *Roeder*, médico alemán, 1866-1918). V. Tratamiento.

Roederer (Oblicuidad de) (Johann George *Roederer*, tocólogo alemán, 1727-1763). V. Oblicuidad. ||**-Halle (Síndrome de).** V. Síndrome.

Roemheld (Síndrome de) (Ludwig *Roemheld*, médico alemán, 1871-1938). V. Síndrome.

Roentgen. V. Röntgen.

roentgendermatitis. f. Dermatitis consecutiva a la aplicación de rayos Röntgen, generalmente dividida en tres grados: eritema, excoriación y ulceración.

roentgenesterilización. f. Castración o esterilización de las glándulas genitales consecutiva a la aplicación de rayos X.

roentgenintoxicación. f. Serie de trastornos generales consecutivos a la aplicación de los rayos X, que comprende varios grados: malestar, náuseas, choque y caquexia.

roentgenio (de *Roentgen*). m. V. Unidad Röntgen.

roentgenismo. m. Roentgenoterapia. || Efectos morbosos producidos por los rayos Röntgen.

roentgenización. f. Exposición o sujeción a la acción de los rayos X o Röntgen.

roentgenocardiograma. m. Trazado poligráfico de los latidos cardíacos por los rayos X.

roentgenografía. f. F., *roentgenographie, röntgenographie;* In., *roentgenography*. Fotografía por los rayos Röntgen o X.

roentgenograma. m. F., *roentgenogramme, röntgenogramme;* In., *roentgenogram*. Fotograma por los rayos X; radiografía.

roentgenología. f. F., *roentgenologie, röntgenologie;* In., *roentgenology*. Estudio de los rayos Röntgen o X y de sus aplicaciones al diagnóstico y tratamiento de las enfermedades; radiología.

roentgenólogo. m. F., *radiologue;* In., *roentgenologist*. Experto en el diagnóstico y tratamiento por los rayos X, radiólogo.

roentgenometría. f. F., *roentgenometry;* In., *roentgenometry*. Medición del poder penetrante o terapéutico de los rayos X. || Medición de los órganos por la roentgenografía o roentgenoscopia.

roentgenoquimografía. f. Registro radiográfico de los movimientos de los órganos internos.

roentgenoscopia. f. F., *roentgenoscopy;* In., *roentgenoscopy*. Examen por medio de los rayos X, con la pantalla fluorescente; fluoroscopia, radioscopia.

roentgenoterapia. f. F., *roentgenotherapy*. Empleo terapéutico de los rayos Röntgen; radioterapia.

rofeocitosis. f. desus. Paso de una sustancia de una célula a otra. El proceso ha sido observado primordialmente en las células de la serie de la sangre (eritroblastos) que captan ferritina producida por las células reticuladas.

Roffo (Prueba de) (Angel H. *Roffo*, patólogo argentino, 1882-1947). V. Prueba.

Roger (Enfermedad, reacción, reflejo, síntoma de) (Henri Louis *Roger*, médico francés, 1809-1891). Véanse estos términos. ||**-Josué (Prueba de)** (H. L. *Roger*, y Otto *Josué*, médico francés, 1869-1923). V. Prueba.

Rogers (Esfigmomanómetro de) (Oscar H. *Rogers*, médico norteamericano, n. en 1857). V. ESFIGMOMANÓ-METRO.
Rohr (Enfermedad de) (Karl *Rohr*, patólogo suizo, 1863-1947). V. ENFERMEDAD.
rojo (del lat. *russeus*). adj. A., *rot*; F., *rouge*; In., *red*; It., *rosso*; P., *vermelho*. Dícese del encarnado muy vivo, primer color del espectro solar. Ú.t.c.s. ‖ Pigmento o materia colorante de ese color. ‖ **-blanco, cereza** u **oscuro**. Cada uno de los tres tonos, fuerte, mediano y débil, a que se pone el hierro sometido a la acción del fuego. ‖ **-Congo**. V. CONGO. ‖ **-cresol**. Ortocresosulfonaftaleína, indicada con pH de 7,2 (amarillo) a 8,8 (rojo). ‖ **-de anilina**. FUCSINA. ‖ **-escarlata**. Sal de sodio de un ácido disulfónico, que se emplea como colorante diferencial de la grasa. ‖ Amidoazotolueno naftol β, colorante sintético que se emplea localmente para activar la neoformación epitelial en las úlceras y otras soluciones de continuidad. Se denomina también *rojo de Biebrich*. ‖ **-Magdala, naftalina** o **Sudán**. Colorante básico para el tejido conjuntivo; mezcla de naftosafraninas, mono y diaminas. ‖ **-neutro**. Colorante; cloruro de aminodimetilaminotolufenazonio; como indicador tiene un pH de 6,8 (rojo) a 8 (amarillo). ‖ **-trípano**. TRIPANOL. ‖ **-vital**. Colorante, disodiodisulfonaftolazotetrametiltrifenilmetano, que se introduce directamente en la circulación venosa para determinar la concentración del colorante en el plasma sanguíneo y el volumen de la sangre en el cuerpo.
Rokitansky (Úlcera de) (Karl Freiherr von *Rokitansky*, patólogo vienés, 1804-1878). V. ÚLCERA. ‖ **-Frerichs (Enfermedad de)**. V. ENFERMEDAD. ‖ **-Küster (Síndrome de)**. V. SÍNDROME.
rol (del fr. *rôle*, der. del lat. *rotulus*). m. En psicología, conducta que un grupo espera de cada uno de sus miembros según la forma en que se produce su inserción en el mismo.
Rolando (Área, cisura de) (Luigi *Rolando*, anatomista italiano, 1773-1831). Véanse estos términos.
roldón. m. V. CORIARIA.
Roller (Núcleo de) (Christian F. W. *Roller*, neurólogo alemán, 1802-1878). V. NÚCLEO.
Rollet (Chancro de) (Joseph *Rollet*, cirujano francés, 1824-1894). V. CHANCRO MIXTO. ‖ **-(Estroma de)** (Alexander *Rollet*, fisiólogo austríaco, 1834-1903). V. ESTROMA. ‖ **-(Síndrome de)**. V. SÍNDROME.
Rollier (Tratamiento de) (Auguste *Rollier*, médico suizo, 1874-1954). V. TRATAMIENTO.
romadizo (de *romadizarse*, y éste del lat. *rheumatizare*, que, a su vez, deriva del gr. *rheumatízein*; de *rheûma*, *-atos*, flujo). m. CORIZA.
romanopexia (del lat. *romanum S*, S ilíaca, y *pêxis*, fijación). f. Fijación de la S ilíaca; sigmoidopexia.
romanoscopia. f. ant. Examen de la S ilíaca. Sigmoidoscopia.
romanoscopio. m. Espéculo para el examen de la S ilíaca; sigmoidoscopio.
Romanovskij (Coloración de) (Dimitri Leonidovič *Romanovskij*, médico ruso, 1861-1921). V. COLORACIÓN.
Romaña (Signo de) (Cecilio *Romaña*, médico argentino contemporáneo). V. SIGNO.
romaza (del lat. *rumathia*, cruce del lat. *rumex, -icis*, y *lapathium*, en pl. *lapathia*). f. A., *Sauerampfer*; F., *patience*; It., *bitter dock*; It., *romice*; P., *labaça*. Planta poligonácea del género *Rumex*, algunas de cuyas especies (*R. crispus, R. patientia*) se han empleado como antiescorbúticas y astringentes.
rombencéfalo (del gr. *rhómbos*, rombo, y de *encéfalo*). m. A., *Rhombenzephalon*; F., *rhombencéphale*; In., *rhonbencephalon*; It., *rombencefalo*; P., *rombencéfalo*. La más caudal de las tres vesículas cerebrales primarias del embrión; mielencéfalo y metencéfalo juntamente; bulbo y cerebelo.
Romberg (Enfermedad, signo de) (Moritz H. *Romberg*, médico berlinés, 1795-1873). Véanse estos términos. ‖ **-Howship (Signo de)** (M. H. *Romberg* y John *Howship*). V. SIGNO.
romboatloideo. m. Nombre de un músculo anómalo que se inserta en las apófisis transversas del atlas y en las apófisis espinosas de las vértebras CVI, CVII y DI.
rombocelio (de *rombo* y el gr. *koîlos*, hueco, vacío). m. Distensión terminal del conducto vertebral.
romboide (del gr. *rhomboeidés*; de *rhómbos*, rombo, y *eîdos*, aspecto). adj. F., *rhomboid*; In., *rhomboid*. En forma de rombo. Ú.t.c.s.m. ‖ **-de Michaelis**. Zona en la parte inferior de la espalda, de forma losángica, limitada por hoyos correspondientes a las espinas ilíacas posteriores y superiores, el comienzo del surco interglúteo y la fosita que forma la apófisis espinosa de la vértebra LV; particularmente sensible en la mujer.
Römer (Reacción de) (Paul Heinrich *Römer*, higienista alemán, 1876-1916). V. REACCIÓN. ‖ **-(Suero de)** (Paul *Römer*, oftalmólogo alemán, 1873-1937). V. SUERO.
romero (del lat. **romarius*, de **romaris*, contracción del lat. *ros maris*). m. A., *Rosmarin*; F., *romarin*; In., *rosemary*; It., *rosmarino*; P., *rosmaninho*. Planta de la familia de las labiadas (*Rosmarinus officinalis*), que suministra una esencia aromática neutra, levógira, que entra en la composición de diversos linimentos.
Römheld (Síndrome de) (Ludwig *Römheld*, internista alemán, n. en 1891). V. SÍNDROME GASTROCARDÍACO.
Rommelaere (Signo de) (Guillaume *Rommelaere*, médico belga, 1836-1916). V. SIGNO.
ron (del ingl. *rum*). m. A., *Rum*; F., *rhum*; In. e It., *rum*; P., *rom*. Bebida alcohólica obtenida por destilación de la melaza y zumo de la caña de azúcar.
roncha. f. A., *Quaddel*; F., *élevure*; In., *wheal*; It., *ponfo*; P., *vergão*. Zona de edema de la piel, circunscrita, pasajera y muy pruriginosa.
ronco (del lat. *raucus*, infl. por *roncar*). adj. F., *hoarse*, *raucous*. Áspero, bronco; afecto de ronquera. ‖ m. V. ESTERTOR RONCO.
roncus (del lat. *ronchus*). m. ESTERTOR RONCO.
ronquera (de *ronco*). f. A., *Heiserkeit*; F., *raucité*; In., *hoarseness*; It., *raucedine*; P., *ronquidão*. Cambio del timbre de la voz en otro poco sonoro y bronco producido por una afección de la laringe.
ronquido. m. A., *Schnarchen*; F., *ronflement*; In., *snore*; It., *russo*; P., *ronquido*. Ruido producido por la vibración del velo del paladar durante el sueño, particularmente durante la inspiración.
rontgen-. Forma prefija en desuso por ROENTGEN-.
Röntgen (Rayos, unidad) (Wilhelm Konrad von *Röntgen*, físico alemán, 1845-1923; premio Nobel de Física en 1901). Véanse estos términos.
roña (probablemente del lat. tardío *aranea*, sarna, con influjo, quizá, del lat. *rubea*, roya, o *robigo*, herrumbre). f. A., *Schafraude*; F., *gale*; In., *scab*; It., *rogna*; P., *ronha*. Sarna, especialmente la del ganado lanar.
Rorschach (Prueba de) (Herman *Rorschach*, psiquíatra suizo, 1884-1922). V. PRUEBA.
rosa (del lat. *rosa*). f. A., *Rose*; F. e In., *rose*; It. y P., *rosa*. Nombre vulgar y genérico de varias plantas de la familia de las rosáceas. ‖ Flor de los rosales de varias especies: *pálida, roja, de Damasco*, etc., de cuyos pétalos se obtiene una esencia y con los cuales se confeccionan diversos preparados: agua, colcrén, conserva, jarabe, etc., empleados como ligeramente resolutivos y astringentes. ‖ **-astúrica** o **asturiana**. PELAGRA.
rosácea (del lat. *rosacea*, f. de *rosaceus*). f. ACNÉ ROSÁCEA. ‖ **-hipertrófica**. Paquidermia crónica.
rosanilina. f. F. e In., *rosaniline*. Derivado del trifenilmetano, que forma parte de varios colorantes y se usa también como parasiticida. Su clorhidrato es la fucsina.
rosario (del lat. *rosarium*, de *rosa*). m. A., *Rosenkranz*; F., *chapelet*; In., *rosary*; It., *rosario*; P., *rosário*. Estructura similar a una sarta de cuentas. ‖ **-raquítico**. Nudosidades en serie a lo largo del esternón en la unión de las costillas con los cartílagos costales, en los niños raquíticos.
Rose (Prueba de) (Joseph Constantin *Rose*, médico alemán, 1826-1893). V. PRUEBA. ‖ **-(Enfermedades de)**. V. ENFERMEDAD. ‖ **-(Posición de)** (Frank Atcherly *Rose*, cirujano inglés). V. POSICIÓN. ‖ **-(Taponamiento, tétanos de)** (Edmund *Rose*, médico ale-

mán, 1836-1914). Véanse estos términos. ||-**Villar (Enfermedad de).** V. ENFERMEDAD.
roseína. f. FUCSINA.
Rosen (Operación de) (Samuel *Rosen*, otorrinolaringólogo norteamericano, n. en 1897). V. OPERACIÓN. ||-**Castleman-Liebow (Síndrome de).** V. SÍNDROME.
Rosenbach (Enfermedad, ley, signo de) (Ottomar *Rosenbach*, médico berlinés, 1851-1907). Véanse estos términos. ||-**(Tuberculina de)** (F. J. *Rosenbach*, médico alemán, 1843-1923). V. TUBERCULINA.
Rosenberger (Coloración de) (Randal *Rosenberger*, bacteriólogo norteamericano). V. COLORACIÓN (MÉTODOS DE).
Rosenfeld (Enfermedad de). V. ENFERMEDAD.
Rosenheim (Signo de) (Theodor *Rosenheim*, médico alemán, n. en 1860). V. SIGNO.
Rosenmüller (Cuerpo, fosa, glándula, órgano de) (Johann Christian *Rosenmüller*, anatomista alemán, 1771-1820). Véanse estos términos.
Rosenow (Coloración, suero de) (Edward Karl *Rosenow*, bacteriólogo norteamericano, n. en 1875). Véanse estos términos.
Rosenthal (Conducto de) (Isidor *Rosenthal*, fisiólogo alemán, 1836-1915). V. CONDUCTO. ||-**(Reacción de)** (S. M. *Rosenthal*, médico norteamericano, n. en 1897). V. REACCIÓN. ||-**(Síndrome de)** (Robert L. *Rosenthal*, médico norteamericano contemporáneo). V. SÍNDROME. ||-**(Vena de)** (Friedrich Christian *Rosenthal*, anatomista alemán, 1780-1829). V. VENA.
roséola (de *rosa*). f. A., *Roseola;* F., *roséole;* In. e It., *roseola;* P., *roséola*. Erupción cutánea formada de manchas rosadas no salientes, especialmente la *roséola epidémica*. ||-**colérica**. Exantema en esta forma, que algunas veces se observa en el cólera. ||-**epidémica**. RUBÉOLA. ||-**escarlatinosa**. CUARTA ENFERMEDAD. ||-**infantil**. Exantema súbito; fiebre exantemática de tres días. ||-**púdica**. La que se manifiesta como expresión de un trastorno vasomotor y aparece en individuos tímidos. ||-**sifilítica**. Erupción de manchas aisladas poco numerosas, que caracteriza el comienzo del período secundario de la sífilis. ||-**tífica** o **tifoídica**. Erupción, especialmente en el vientre, de manchas rosadas del tamaño de una lenteja en el segundo septenario de la fiebre tifoidea. ||-**tóxica** o **medicamentosa**. La provocada por la ingestión de drogas, copaiba, yoduros, etc. ||-**vacunal**. *Rash* de este tipo, observado a veces después de la vacunación.
Roser-Braun (Signo de) (Wilhelm *Roser*, cirujano alemán, 1817-1888; Heinrich *Braun*, cirujano alemán, 1847-1911). V. SIGNO. ||-**Nélaton (Línea de).** V. LÍNEA DE NÉLATON.
rosina. f. COLOFONIA.
Rosmarinus. Género de plantas labiadas al que pertenece el romero.
rosólico (Ácido). Sustancia, $C_{20}H_{16}O_3$, empleada como colorante histológico y como reactivo para los ácidos.
Ross (Ciclo de) (Sir Ronald *Ross*, médico inglés, 1857-1932; premio Nobel de Medicina en 1902). V. CICLO. ||-**(Cuerpos de)** (Edward H. *Ross*, médico inglés, n. en 1875). V. CUERPO. ||-**(Reacción de)** (Hugh Campbell *Ross*, patólogo inglés, 1875-1926). V. REACCIÓN.
Rossbach (Enfermedad de) (Michael J. *Rossbach*, médico alemán, 1842-1899). V. ENFERMEDAD.
Rossel (Reacción de) (Otto *Rossel*, médico suizo, 1875-1911). V. REACCIÓN.
Rössle (Enfermedad de) (Robert *Rössle*, anatomopatólogo alemán, 1876-?). V. ENFERMEDAD. ||-**(Síndrome de).** V. SÍNDROME.
Rossolimo (Reflejo de) (Gregorij Ivanovič *Rossolimo*, neurólogo ruso, 1860-1928). V. REFLEJO.
Rostan (Asma de) (Léon *Rostan*, médico francés, 1790-1866). ASMA CARDÍACA.
rostellum (voz latina, dim. de *rostrum*, pico). m. Rostro o pico pequeño; parte de la cabeza de un gusano endoparasitario que lleva los ganchos.

rostral (del lat. *rostralis*). adj. Relativo a un rostro o pico. || Dirigido hacia el extremo anterior del cuerpo; opuesto a *caudal*.
rostriforme (del lat. *rostrum*, pico, y de *forma*). adj. En forma de pico; coracoides.
rostro (del lat. *rostrum*). m. A., *Rostrum;* F., *rostre;* In., *rostrum;* It. y P., *rostro*. Cara. || Pico de ave o cosa semejante. ||-**del cuerpo calloso**. Extremo anterior e inferior del cuerpo calloso. ||-**del esfenoides**. Apófisis en forma de pico en la cara anteroinferior del esfenoides, que se articula con el vómer.
rotación (del lat. *rotatio, -onis*). f. A., *Drehung;* F. e In., *rotation;* It., *rotazione;* P., *rotação*. Movimiento de un cuerpo alrededor de su eje. || Movimiento que, en el parto, efectúa la parte fetal que se presenta, y constituye el tercer tiempo del mismo. ||-**específica**. Arco según el cual una sustancia gira el plano de polarización.
rotacismo. m. A., *Rhotazismus;* F., *rhotacisme;* In., *rhotacism;* It. y P., *rotacismo*. Uso incorrecto o abuso de los sonidos en *r*.
rotador. adj. y s. ROTATORIO.
rotatorio (de *rotar*, y éste del lat. *rotare*, rodar). adj. F., *rotateur*. Caracterizado o producido por el movimiento de rotación. || Que produce movimientos de rotación. || m. F., *rotatif, rotatoire;* In., *rotatory*. V. MÚSCULOS (TABLA DE).
Rotavirus. Género de virus de la familia *Reoviridae*. Son responsables de cuadros diarreicos infantiles no epidémicos, uno de los procesos patológicos más frecuentes en los niños de todo el mundo y causa entre las más importantes de mortalidad infantil en países subdesarrollados.
Rotch (Signo de) (Thomas Morgan *Rotch*, médico norteamericano, 1848-1914). V. SIGNO.
Roth (Manchas de) (Moritz *Roth*, patólogo alemán, 1839-1914). V. MANCHA. ||-**Bernhardt (Enfermedad de)** (Vladimir *Roth*, neurólogo ruso, 1848-1916, y Martin *Bernhardt*, neurólogo alemán, 1844-1915). V. ENFERMEDAD.
Rothmann-Makaï (Enfermedad de) (Max *Rothmann*, neurólogo alemán, 1868-1915). V. ENFERMEDAD.
Rothmund (Enfermedad de) (August von *Rothmund*, neurólogo alemán, 1830-1906). V. ENFERMEDAD.
rotlerina. f. Malotoxina; sustancia cristalina colorante amarilla de la camala (*Rottlera tinctoria* o *Mallotus philippensis*).
Rotor-Manaham-Florentin (Síndrome de) (Arturo B. *Rotor*, médico filipino contemporáneo). V. SÍNDROME.
Rotter (Prueba de) (H. *Rotter*, médico húngaro contemporáneo). V. PRUEBA.
rótula (del lat. *rotula*, ruedecilla). f. A., *Kniescheibe;* F., *rotule;* In., *kneepan;* It., *rotula;* P., *rótula*. Hueso sesamoideo triangular en la cara anterior de la rodilla, en el espesor del tendón del músculo cuádriceps femoral. *Sin.*: Choquezuela. V. HUESOS (TABLA DE).
rotura. f. A., *Zerreissung;* F., *rupture;* In., *rhexis;* It., *rottura;* P., *rotura*. Abertura o quiebra que se hace en un órgano; desgarro; fractura.
Rouget (Bulbo de) (Antoine D. *Rouget*, fisiólogo francés del siglo XIX). V. BULBO. ||-**(Células, músculo de)** (Charles Marie Benjamin *Rouget*, fisiólogo francés, 1824-1904). Véanse estos términos.
Rougnon-Heberden (Enfermedad de) (Nicholas *Rougnon*, médico francés, 1737-1799, y William *Heberden*). V. ENFERMEDAD.
Rous (Reacción, sarcoma de) (Francis Peyton *Rous*, patólogo norteamericano, 1879-1970; premio Nobel de Medicina en 1966). Véanse estos términos.
Roussel (Signo, suero de) (Théophile *Roussel*, médico francés, 1816-1903). Véanse estos términos.
Roussy (Enfermedad de) (Gustave *Roussy*, anatomopatólogo francés, 1874-1948). V. ENFERMEDAD. ||-**Lévy (Enfermedad de).** V. ENFERMEDAD. ||-**Lhermitte (Síndrome de).** V. SÍNDROME.
Roux (Colorante, espátula, suero antidiftérico) (Pierre Paul Emile *Roux*, bacteriólogo francés, 1853-1933). Véanse estos términos. ||-**(Incisión de)** (Jules

Roux, cirujano francés, 1807-1877). V. Incisión. ‖ **- (Operación de)** (Philibert Joseph *Roux*, cirujano francés, 1857-1934). V. Operación. ‖ **-(Signo de)** (Cesar *Roux*, cirujano de Lausana, 1857-1934). V. Signo.

Rovighi (Signo de) (Alberto *Rovighi*, médico italiano, 1856-1919). V. Signo.

Rovsing (Signo de) (Thorkild *Rovsing*, cirujano de Copenhague, 1862-1927). V. Signo.

Rowntree y Geraghty (Prueba de) (Leonard G. *Rowntree*, médico americano, n. en 1883; John T. *Geraghty*, médico americano, 1876-1924). V. Prueba.

rozadura. f. Erosión o excoriación producida por el roce.

Rp. Abreviatura de *recipe*, con la que se encabeza las recetas y que significa *recibe, toma*.

RU 486. V. Mifepristona.

Ru. Símbolo del *rutenio*.

rubedo (lat.). f. A., *Hautrötung*; F., *rougeur*; In., *rubedo*; It., *rossore*; P., *rubedo*. Rubor u otro enrojecimiento de la piel.

rubefacción (del lat. *rubefactum*, supino de *rubefacere*, poner rojo). f. A., *Hautrötung*; F., *érubescence*; In., *erubescence*; It., *arrossamento*; P., *rubescência*. Enrojecimiento de la piel provocado por un agente rubefaciente.

rubefaciente (del lat. *rubefaciens, -entis*, p. a. de *rubefacere*, poner rojo). adj. F., *rubéfiant*; In., *rubefacient*. Que enrojece la piel. ‖ m. Agente que tiene esta propiedad.

rubella. (lat.). f. Rubéola.

rubéola (de *rúbeo*, y éste del latín *rubeus*, rojizo). f. A., *Röteln*; F., *rubéole*; It., *rubella*; P., *rubéola*. Enfermedad infectocontagiosa aguda, de origen vírico. Caracterizada por la presencia de exantema, tumefacción difusa de los ganglios linfáticos y plasmocitosis sanguínea. *Sin.*: Roséola epidémica, sarampión alemán. ‖ **-escarlatinosa.** Forma en la que el exantema se hace confluente en grandes zonas del cuerpo.

rubeosis. f. F., *rubéose*; In., *rubeosis*. Enrojecimiento, rubicundez. ‖ **-iris.** Neoformación conjuntivovascular en la superficie del iris. ‖ **-retiniana.** Neoformación vascular en la retina, predominando en el área papilar, propio de la retinitis, diabética o no.

ruber. (lat.). adj. Rojo. ‖ m. Núcleo rojo o de Stilling.

rubescente (del lat. *rubescens, -entis*, p. a. de *rubescere*, ponerse colorado, sonrojarse). adj. F., *rubescent*. Rojizo; que se vuelve rojo.

rubia. f. A., *Krapp*; F., *gararce*; In., *madder*; It., *robbia*; P., *garança*. Planta de la familia de las rubiáceas (*Rubia tinctoria*), su raíz, que contiene un colorante, la alizarina. *Sin.*: Granza.

rubicundo (del lat. *rubicundus*). adj. F., *roux, rubicond*. Rubio que tira a rojo; de color sano.

rubidio (del lat. *rubidus*, rubio, por su imagen espectrográfica). m. A., *Rubidium*; F. e In., *rubidium*; It. y P., *rubidio*. Elemento metálico alcalino. Símbolo, *Rb*; peso atómico, 85,5. De uso en las células fotoeléctricas. Algunas de sus sales, *bromuro* y *yoduro*, se emplean como las de potasio, pero a dosis menores.

rubidiol. m. F. e In., *rubidiol*. Solución oleosa de yodohidrargirato de rubidio y potasio, empleado al exterior como resolutivo.

rubiginoso (del lat. *rubiginosis*, lleno de moho, de orín). adj. De color de orín herrumbroso. Dícese de los esputos.

rubigo. (lat.). m. Orín.

Rubin (Prueba o método de) (Isidor C. *Rubin*, médico norteamericano, 1883-1958). V. Método, prueba.

rubina. f. Fucsina.

rubio (del lat. *rubeus*). adj. De color amarillento. Úsase para designar el color del pelo.

Rubivirus. Género de virus de la familia *Togaviridae*. Adquieren su envoltura en la membrana citoplasmática de la célula huésped, son sensibles al éter y su tamaño es de unos 60 nm. Comprende los agentes responsables de la rubéola.

Rubner (Ley, reacción de) (Max *Rubner*, fisiólogo alemán, 1854-1932). Véanse estos términos.

rubor (del lat. *rubor*). m. A., *Röte*; F., *rougeur*; In., *redness*; It., *rossore*; P., *rubor*. Enrojecimiento inflamatorio. ‖ Enrojecimiento de la cara y cuello producido por el pudor o la vergüenza.

rubriblasto o **rubricito** (del lat. *ruber, rubra, rubrum*, rojo, y el gr. *blastós*, germen, y, en la segunda forma, *kýtos*, cavidad). m. Células en el período de formación de los eritrocitos.

rúbrico. adj. Relativo al núcleo rojo o *rubrum*.

rubrospinal (del lat. *ruber*, rojo, y *spina*, espina dorsal). adj. F., *rubro-spinal*; In., *rubrospinal*. Relativo al núcleo rojo y la médula espinal.

rubrum. (lat.). Núcleo rojo o de Stilling. ‖ **-scarlatinum.** Rojo escarlata.

Rubus. Género de plantas de la familia de las rosáceas. La especie *R. fruticosus* es la zarzamora, y el *R. idaeus*, la frambuesa. Las cortezas de la raíz de las especies *R. villosus* y *R. canadensis* son tónicas y astringentes y se emplean en la diarrea.

Ruck (Tuberculina de) (Karl von *Ruck*, médico norteamericano, 1849-1922). V. Tuberculina.

ructus. (lat.). m. Eructo.

Rud (Síndrome de) (Einar *Rud*, médico danés contemporáneo). V. Síndrome.

ruda (del lat. *ruta*). m. A., *Raute*; F. e In., *rue*; It., *ruta*; P., *arruda*. Planta rutácea, *Ruta graveolens*; la esencia es un veneno irritante y se emplea como abortiva y emenagoga.

Rudbeckia (de O. *Rudbeck*, botánico). Género de plantas compuestas de América del Norte. Las flores de la especie *R. laciniata* son diuréticas y tónicas.

rudimental o **rudimentario.** adj. F., *rudimentaire*. De imperfecto desarrollo; relativo a un rudimento o de su naturaleza.

rudimento (del lat. *rudimentum*). m. A., *Rudimentum*; F. e In., *rudiment*; It. y P., *rudimento*. Órgano o parte en el primer período de su desarrollo. ‖ Órgano o parte de función nula o escasa, pero que ha funcionado en un período anterior ontogénico o filogénico.

rueda (del lat. *rota*). f. A., *Rad*; F., *roue*; In., *wheel*; It., *rota*; P., *roda*. Estructura de superficie circular, delgada, que puede girar alrededor del eje central. V. Fenómeno. ‖ **-dentada (Fenómeno de la).** Al extender pasivamente el observador el antebrazo en flexión del paciente, se perciben los resaltes sucesivos de la musculatura antagonista que cede continuamente a la contracción de los agonistas; es propio de la rigidez extrapiramidal.

Ruffini (Órganos de) (Angelo *Ruffini*, anatomista italiano, 1864-1929). V. Órgano.

ruga. (lat.). f. Arruga.

rugitus. (lat.). m. Ruido intestinal.

rugosidad (del lat. *rugositas, -atis*). f. A., *Rauhigkeit*; F., *rugosité*; In., *rugosity*; It., *rugosità*; P., *rugosidade*. Cualidad de rugoso. Arruga.

rugoso (del lat. *rugosus*). adj. A., *runzelig*; F., *rugeux*; In., *wrinkled*; It. y P., *rugoso*. Caracterizado por arrugas o rugosidades.

Ruhmkorff (Carrete de) (Heinrich Daniel *Ruhmkorff*, electricista alemán, 1823-1887). V. Carrete.

ruibarbo (del lat. *rheubarbarum*, y éste del gr. *rhâ* [o *rhéon*]*bárbaron*). m. A., *Rhabarber*; F., *rhubarbe*; In., *rhubarb*; It., *rabarbaro*; P., *ruibarbo*. Planta poligonácea y raíz de la misma, de varias especies del género *Rheum*. La raíz del *R. officinale* o *palmatum*, la más estimada, es amarga, tónica, purgante, colagoga y astringente, y contiene ácido crisofánico, ácido tánico y otros principios.

ruido (del lat. *rugitus*). m. A., *Geräusch*; F., *bruit*; In., *noise*; It., *rumore*; P., *ruído*. Sonido confuso irregular más o menos fuerte, normal o patológico, percibido por auscultación. (Para los términos que no se encuentren en este apartado, véanse Sonido y soplo.) ‖ **-anfórico.** Soplo anfórico. ‖ **-de bandera.** Ruido semejante al que produce una bandera movida por una corriente de aire, debida a la presencia de membranas o cuerpos movibles en las vías aéreas. ‖ **-de bazuqueo.** Ruido de sucusión. ‖ **-de Beatty-Bright.** Ruido de roce pleurítico. ‖ **-de burbujas.** Estertor. ‖ **-de cascabel.** Ruido debido a la presencia de un cuerpo extraño movible en las vías respiratorias inferiores. ‖ **-de chapo-**

teo. El que se percibe cuando existe gran cantidad de gas y líquido en el estómago, al ser agitados por la contracción cardíaca. ‖ **-de chasquido.** Ruido producido por el contacto súbito de dos partes, de las válvulas cardíacas especialmente. ‖ **-de colisión.** Sonido producido por el frote de cálculos especialmente biliares, contenidos en una cavidad. ‖ **-de cuero nuevo.** Variedad de ruido de roce de la pleura o el pericardio. ‖ **-de dáctilo.** RITMO DE YUNQUE. ‖ **-de fuelle.** Soplo endocardíaco semejante al producido por un fuelle. ‖ **-de galope.** RITMO DE GALOPE. ‖ **-de gorgoteo.** GORGOTEO. ‖ **-de Leudet.** Pequeño ruido de crepitación en el oído en los casos de trastornos catarrales o nerviosos del órgano. ‖ **-de lima.** Ruido de soplo cardíaco muy intenso, indicio generalmente de la estenosis de un orificio o de aneurisma. ‖ **-de molino.** Ruido de chapoteo, sincrónico con la sístole, oído a veces a distancia, atribuido a diversas causas, cardíacas, pericardíacas o mediastínicas. ‖ **-de olla cascada.** Ruido análogo al que se produce cuando se golpea una olla hendida, originado por la percusión seca y rápida del hueco infraclavicular en los casos de caverna pulmonar comunicante con un bronquio. ‖ **-de peonza.** Ruido en las venas del cuello, uno de los casos de anemia. ‖ **-de pergamino.** Ruido que se origina en las válvulas cardíacas, análogo al que produciría el frote de dos hojas de pergamino. ‖ **-de roce.** Ruido de intensidad variable, producido por el roce de dos hojas serosas: pleura, pericardio o peritoneo, acompañado a veces de una vibración particular percibida por la mano, indicio de una alteración inflamatoria, aguda o crónica, seca de dichas hojas. El roce pleurítico es sincrónico de los movimientos respiratorios; el pericardíaco, de los movimientos del corazón. ‖ **-de sierra.** Variedad de ruido de soplo cardíaco intenso, con la misma significación que el de lima. ‖ **-de soplo.** SOPLO. ‖ **-de sucusión.** Ruido de bazuqueo producido por la agitación súbita del líquido contenido en una cavidad dilatada, como en la dilatación gástrica. ‖ **-de tambor.** RITMO DE YUNQUE. ‖ **-de tempestad.** El percibido por auscultación del tórax en la bronquitis capilar, producido por la mezcla de estertores sonoros y húmedos y estertores subcrepitantes finos. ‖ **-de tictac.** EMBRIOCARDIA. ‖ **-de válvula.** Sonido que parece producido por la irrupción súbita de una corriente de aire en una cavidad o caverna pulmonar, con desprendimiento de un tapón o válvula que obstruyen la entrada de la misma. ‖ **-de Verstraeten.** Ruido que se percibe en el borde inferior del hígado en los enfermos caquécticos. ‖ **-del corazón.** TONO CARDÍACO. ‖ **-(Enfermedad del).** Sordera, vértigos, nistagmo y trastornos del equilibrio ocasionados por ruidos industriales. V. ENFERMEDAD. ‖ **-falso.** Ruido producido por la presión del estetoscopio o por otra causa extrínseca al enfermo. ‖ **-hidroaéreo.** Término general para los sonidos debidos a la presencia de aire o gases y líquidos en una cavidad. ‖ **-hipocrático.** Ruido de sucusión en el neumotórax. ‖ **-mesodiastólico.** Sonido agudo que se percibe inmediatamente antes del primer ruido cardíaco, producido por la sístole auricular, cuando las contracciones de aurículas y ventrículos son discontinuas. ‖ **-metálico.** Ruido seco, de sonido argentino uno de los principales signos del hidroneumotórax. ‖ **-muscular.** Sonido que se percibe auscultando un músculo en la contracción del mismo. ‖ **-respiratorio.** MURMULLO RESPIRATORIO. ‖ **-rotatorio.** RUIDO MUSCULAR. ‖ **-skódico.** RESONANCIA SKÓDICA. ‖ **-timpánico.** SONIDO TIMPÁNICO. ‖ **-vesicular.** MURMULLO RESPIRATORIO.

rumen (del lat. *rumen*). m. Panza o primer estómago de los animales rumiantes.

rumenitis. m. Inflamación del rumen.

rumenotomía (del lat. *rumen, -inis,* rumen, y el gr. *tomé,* corte). f. Operación quirúrgica de incidir el rumen de los rumiantes con objeto de extraer cuerpos extraños, una masa compacta de alimentos o evacuar gases.

Rumex. Género de plantas poligonáceas, al que pertenecen la acedera y la paciencia.

rumiación (del lat. *rumigatum,* supino de *rumigare,* rumiar; de ruma, primer estómago de los rumiantes). f. A., *Wiederkauen;* F. e In., *rumination;* It., *ruminazione;* P., *ruminação.* Segunda masticación de los alimentos ya ingeridos en el primer estómago de los animales rumiantes. ‖ MERICISMO. ‖ **-psíquica.** MENTISMO.

Ruminococcus. Género de bacterias de la familia peptococáceas (parte 14 de la clasificación de Bergey, 8.ª ed. Son elementos saprofitos de la flora normal del intestino y de la orofaringe. Ocasionalmente ha sido aislado de infecciones polimicrobianas.

Rummo (Enfermedad de) (Gaetano *Rummo,* médico italiano, 1853-1917). V. ENFERMEDAD. ‖ **-Ferranini (Enfermedad de).** V. ENFERMEDAD.

rumor. (lat.). m. Ruido. ‖ **-conflucationis.** RUIDO DE ROCE. ‖ **-poculi fessi.** Ruido de olla hendida. ‖ **-venosus.** Ruido de trompo o peonza.

Rumpel-Leede (Signo de) (Theodor *Rumpel,* médico alemán, 1862-1923; C. *Leede,* médico alemán, n. en 1882). V. SIGNO.

Rumpf (Signo o síntoma de) (Heinrich Theodor *Rumpf,* médico alemán, n. en 1851). V. SIGNO.

Runeberg (Anemia, fórmula, tipo de) (Johan Wilhelm *Runeberg,* médico finlandés, 1843-1918). Véanse estos términos.

rupes. (lat.). m. Peñasco del temporal.

rupia (del ingl. *rupia,* término formado por Bateman con el gr. *rhýpos,* suciedad). f. A., *Rupia;* F., In., It. y P., *rupia.* Afección de la piel caracterizada por la formación de ampollas o vesículas, cuyo líquido, al secarse, produce costras concéntricas, estratificadas, semejantes a la concha de una ostra o a una roca. Generalmente es una manifestación de la sífilis terciaria.

rupioide (de *rupia* y el gr. *eîdos,* aspecto). adj. En forma de rupia.

rupofobia. f. RIPOFOBIA.

Ruppe (Enfermedad de). V. ENFERMEDAD.

ruptura (del lat. *ruptura*). f. Rotura, desgarro.

Rusconi (Ano de) (Mauro *Rusconi,* biólogo italiano, 1776-1849). BLASTOPORO.

Russell (Cuerpos de) (William *Russell,* médico inglés, 1852-1940). V. CUERPO.

Russo (Reacción de). (Achille *Russo,* médico italiano del siglo XIX). V. REACCIÓN.

Rust (Enfermedad, signo de) (Johann N. *Rust,* cirujano alemán, 1775-1840). Véanse estos términos.

rusticación (del lat. *rusticatio, -onis*). f. Sujeción del organismo a los factores ambientales del campo, con fines terapéuticos.

rutenio (de *Ruthenia,* nombre de Rusia en lat. medieval). m. A., *Ruthenium;* F., *ruthénium;* In., *ruthenium;* It., *rutenio;* P., *ruténio.* Elemento metálico blanco muy duro, que se encuentra a veces con el platino y la iridosmina. Símbolo, *Ru;* peso atómico, 101,7; peso específico, 12,26.

Rutherford (Unidad) (Lord Ernest *Rutherford,* físico inglés, 1871-1937; premio Nobel de Química en 1908). V. UNIDAD.

rutidosis. f. RITIDOSIS.

rutilante (del lat. *rutilans, -antis*). adj. De color rojo vivo; dícese de la sangre arterial.

rutilismo. m. Coloración rojiza del cabello.

rutina (del fr.. *routine,* de *route,* ruta). f. F., *rutine;* In., *habit.* Hábito inveterado de hacer las cosas por mera práctica. ‖ In., *rutin.* Sustancia cristalina, glucósido de la ruda y otras plantas. Soluble en alcohol y en alcalinos, con las propiedades de la vitamina P.

rutinismo. m. Práctica invariable y sistemática en el tratamiento de las enfermedades.

Ruysch (Membrana, músculo, tubo, vena de) (Frederic *Ruysch,* anatomista holandés, 1638-1731). Véanse estos términos.

Ryan (Prueba de) (A. H. *Ryan,* médico norteamericano contemporáneo). V. PRUEBA.

Rydygier (Operación de) (Ludwig von *Rydygier,* cirujano alemán, 1850-1920, y Antoni *Rydygier,* cirujano polaco contemporáneo en Sudamérica). V. OPERACIÓN.

S

S. Símbolo del azufre *(sulphur),* y de unidad Svedberg. ‖ Abreviatura de *semis,* mitad; *signo; sinister,* izquierdo; *sacro.*

s. a. Sigla de *secundum artem,* según el arte, que se colocaba en las recetas para indicar que la operación farmacéutica debía efectuarse según reglas preestablecidas.

S ilíaca o **romana del colon.** f. Colon sigmoide. ‖ Colon ilíaco; porción de intestino grueso, en forma de S, alojado en la fosa ilíaca izquierda, que termina en la parte superior del recto.

Saathoff (Reacción de) (Lübhard *Saathoff,* médico alemán, 1877-1929). V. REACCIÓN.

sabadilla. f. CEBADILLA.

sabadillina. f. Alcaloide de la cebadilla, en la que existe junto con la veratrina.

sabadina o **sabadinina.** f. Alcaloides cristalinos de la cebadilla.

sabal. m. SERENOA.

Sabanejev (Amputación, operación de) (J. *Sabanejev,* cirujano ruso de Odessa). V. AMPUTACIÓN. ‖ OPERACIÓN DE FRANC.

sabañón. m.A., *Frostbeule;* F., *engelure;* In., *chilblain;* It., *gelone;* P., *frieira.* Eritema pernio, tumefacción más o menos circunscrita de la piel, a veces flictenular y hasta ulcerada, que aparece en el invierno en los dedos de la mano y del pie, orejas, etc., sobre todo en los niños y jóvenes linfáticos.

Sabbatia (de *L. Sabbati,* botánico italiano del siglo XVIII). Género de plantas gencianáceas, que comprende muchas especies, entre ellas la *S. angularis,* llamada también *centaura americana,* que, como la genciana, tiene propiedades tónicas estomacales y febrífugas. Un glucósido de esta planta, la sabbatina, se ha empleado como antiperiódico y antipirético.

Sabin (Síndrome, vacuna de) (Albert Bruce *Sabin,* virólogo norteamericano, n. en 1906). V. SÍNDROME, VACUNA.

sabina. f.A., *Sadebaum;* F., *sabine;* In., *savin;* It. y P., *sabina.* Arbusto conífero, siempre verde, *Juniperus sabina.* Las hojas suministran una esencia tóxica, irritante y emenagoga. Se ha empleado para producir abortos criminales, pero es peligrosísima. Se usa también en aplicaciones locales contra los condilomas, úlceras, etc.

sabinismo. m. F., *intoxication due à la sabine.* Envenenamiento producido por la sabina.

sabor (del lat. *sapor, -oris*). m. A., *Geschmack;* F., *saveur;* In., *taste;* It., *sapore;* P., *sabor.* Sensación que produce un cuerpo en el órgano del gusto.

Sabouraud (Medio de) (Raymond *Sabouraud,* dermatólogo francés, 1864-1938). V. CULTIVO (MEDIOS DE).

Sabrazès (Prueba de) (Jean *Sabrazès,* médico francés, 1867-1943). V. PRUEBA DE HENDERSON.

sabuloso (del lat. *sabulosus,* de *sabulum,* arena menuda). adj. Arenoso.

saburra (del lat. *saburra,* lastre de un navío). f. A., *Saburra;* F., *saburre;* In., It. y P., *saburra.* Materia mucosa, espesa, indigerida en el estómago (*saburra gástrica*), o formando una capa sobre la lengua, indicio de un estado de dispepsia.

sacabalas. m. Especie de pinzas empleadas en otro tiempo para la extracción de proyectiles.

sacabocados. m. Instrumento para escindir un pedazo o disco de tejido con propósito diagnóstico.

sacamuelas. com. Persona, generalmente sin título oficial, que se dedica a extraer dientes; charlatán.

sacarasa. f. F., *saccharase, invertase.* INVERTASA.

sacarato. m. Combinación del ácido sacárico con una base.

sacarefidrosis (de *sacaro-* y el gr. *ephídrosis,* sudor abundante, transpiración fácil). f. Presencia de azúcar en el sudor.

sacárido. m. F., *saccharide.* Miembro de una serie de hidratos de carbono que comprende los azúcares. Se dividen en *monosacáridos, disacáridos, trisacáridos* y *polisacáridos,* según el número de grupos sacáridos que intervienen en su constitución. ‖ **-(Ácido).** Ácido dibásico, formado por la acción del ácido nítrico sobre la dextrosa.

sacarífero (del lat. *saccharum,* azúcar, y *ferre,* llevar). adj. F., *sacchariferè.* Que lleva o produce azúcar.

sacarificación (del lat. *saccharum,* azúcar, y *facere,* hacer). f. A., *Zuckerbildung;* F., *saccharification;* In., *saccharification,* It., *saccarificazione;* P., *sacarificação.* Conversión de una sustancia en azúcar. ‖ **-animal.** GLUCOGENIA.

sacarímetro. m. SACARÓMETRO.

sacarina (del lat. *saccharum,* azúcar). f.A., *Saccharin;* F., *saccharine;* In., *saccharin;* It., *saccarina;* P., *sacarina.* Sustancia cristalina, sulfimida benzoica, intensamente dulce: 5 cg de sacarina tienen el poder edulcorante de 30 g de sucrosa. Se emplea en lugar de azúcar en la diabetes y como correctivo de los fármacos de mal sabor. Asociada con el bicarbonato de sosa a partes iguales se emplea también como antiséptico intestinal. *Sin.*: Sacarinol, sicosa, glusida, sacarinosa, garantosa, benzosulfinida.

sacarinol. m. SACARINA.

sacaro-. Forma prefija del gr. *sákcharon,* azúcar.

sacarobiosa. f. F., *saccharose.* Azúcar de caña; disacárido.

sacarocoria (de *sacaro-* y el gr. *kóros,* saciedad). Repugnancia para el azúcar o manjares dulces en general.

sacarogalactorrea (de *sacaro-,* el gr. *gála, gálaktos,* leche, y *rheîn,* fluir). f. Galactorrea con cantidad desmesurada de azúcar.

sacarógeno (de *sacaro-* y el gr. *gennân,* producir). adj. Productor de azúcar.

sacaroide (de *sacaro-* y el gr. *eîdos,* aspecto). adj. Que tiene el aspecto de azúcar. ‖ m. Polisacárido de elevado peso molecular que no fermenta, pero que cede azúcar fermentable por hidrólisis.

sacarolado o **sacarólico.** m. Preparación farmacéutica que tiene el azúcar por excipiente.

sacarolítico (de *sacaro-* y el gr. *lýein,* disolver). adj. F., *saccharolytique.* Capaz de hidrolizar el azúcar.

sacarometabolismo (de *sacaro-* y el gr. *metabolé,* cambio). m. Metabolismo del azúcar.

sacarometría (de *sacaro-* y el gr. *métron,* medida). m. Instrumento para determinar la cantidad de azúcar en una solución. Puede ser un polarímetro que indica la proporción de azúcar por el número de grados que gira el plano de polarización; un hidrómetro que proporciona el mismo dato según el peso específico de la solución o un dispositivo en forma de retorta en la que fermenta una solución de azúcar y se calcula la cantidad de éste por el volumen de ácido carbónico desprendido.

sacarómetro (de *sacaro-* y el gr. *métron,* medida). m. A., *Saccharimeter;* F., *saccharimètre;* In., *saccharimeter;* It., *saccarimetro;* P., *sacarímetro.* Instrumento para apreciar la cantidad de azúcar en una solución; puede ser un polarímetro o un areómetro. ‖ **-de Einhorn, de Lohnstein.** Formas de sacarómetros de

fermentación. ||**-de fermentación.** Forma de sacarómetro que consiste en un tubo curvo graduado y cerrado en un extremo; la proporción de azúcar de la orina se indica por la cantidad de gas que se acumula en el extremo cerrado cuando se añade levadura a la orina.
sacaromices (de *sacaro-* y el gr. *mýkes,* hongo). m. F., *saccharomyces.* Hongo o levadura del género *Saccharomyces.*
sacaromicético (de *sacaro-* y el gr. *mýkes, -etos,* hongo). adj. Debido a la presencia de levaduras.
sacaromiceto. m. Organismo del género *Saccharomyces.*
sacaromicetólisis (de *sacaromiceto* y el gr. *lýsis,* disolución). f. Descomposición o disolución de los sacaromices.
sacaromicosis (de *sacaro-, mýkes,* hongo, y el suf. *-osis*). f. A., *Saccharomykose;* F., *saccharomycose;* In., *saccharomycosis;* It., *saccaromicosi;* P., *sacaromicose.* V. BLASTOMICOSIS.
sacarorrea (de *sacaro-* y el gr. *rheîn,* fluir). f. Diabetes sacarina o glucosuria.
sacarosa. f. A., *Saccharose;* F. e In., *saccharose;* It., *saccarosio;* P., *sacarose.* Disacárido ($C_{12}H_{22}O_{11}$) dextrógiro que por ebullición con ácidos y acción de ciertas enzimas se desdobla en glucosa y levulosa.
sacaroscopio (de *sacaro-* y el gr. *skopeîn,* observar). m. SACARÓMETRO.
sacarosuria (de *sacarosa* y el gr. *oûron,* orina). f. F., *saccharosurie.* Presencia de sacarosa en la orina; sucrosuria.
sacaruria (de *sacaro-* y el gr. *oûron,* orina). f. Presencia de azúcar en la orina; glucosuria.
sacciforme (del lat. *saccus,* saco, y de *forma*). adj. F., *sacciforme.* En forma de saco.
saccus (lat.). m. SACO. ||**-digestorius.** Porción vertical del estómago, que comprende el fórnix, el cuerpo y el sinus ventriculi. ||**-endolymphaticus.** Fondo de saco en el extremo del conducto endolinfático; sáculo.
Saccharomyces. Género de ascomicetos unicelulares de la familia sacaromicetáceas (*Saccharomycetaceae*). Viven en el suelo, en viñedos y frutales, en el polen y en los frutos. Pertenecen a este género los llamados vulgarmente levaduras o fermentos, capaces de generar la fermentación de sustancias vivas en azúcares. Las cepas seleccionadas de algunas especies se utilizan en la fabricación del pan y en la obtención de la cerveza y vino. *S. cerevisiae* se emplea en la fabricación del pan y en la obtención de la cerveza; *S. ellipsoideus,* en la obtención del vino, y *S. mali* en la preparación de la sidra.
Saccharum. Género de plantas gramíneas; la especie *S. officinarum* es la caña de azúcar.
saccharum (lat.). m. Azúcar de caña o sacarosa. ||**-lactis.** Azúcar de leche o lactosa. ||**-ustum.** Caramelo.
saceliforme (del lat. *saccellus,* saquito, y de *forma*). adj. SACCIFORME.
Sachs (Enfermedad de) (Bernard P. *Sachs,* neurólogo norteamericano, 1858-1944). V. ENFERMEDAD. ||**-Georgi (Reacción de)** (Hans *Sachs,* bacteriólogo alemán, 1877-1945, y Walter *Georgi,* bacteriólogo alemán, 1889-1920). V. REACCIÓN.
Sacks (Síndrome de) (Benjamín *Sacks,* médico norteamericano, n. en 1896). V. SÍNDROME DE LIBMAN-SACKS.
saco (del lat. *saccus*). m. A., *Sack;* F. e In., *sac;* It., *sacco;* P., *saco.* Parte u órgano en forma de saco o bolsa. ||**-abdominal.** Saco seroso en el embrión que se desarrolla en la cavidad abdominal. ||**-aneurismático.** Túnicas dilatadas de una arteria en el aneurisma sacular. ||**-capsulopupilar.** Porción de membrana pupilar llena de vasos que permanece aplicada en la cara anterior del cristalino durante la vida intrauterina. ||**-conjuntival.** Cada uno de los dos fondos de saco, superior e inferior, que forma la conjuntiva palpebral al reflejarse sobre el globo del ojo. ||**-dartoideo.** DARTOS FEMENINO. ||**-de Douglas.** SACO RECTOUTERINO. ||**-de Hagner.** Bolsa insuflable de goma, introducida por la uretra para prevenir la hemorragia consecutiva a la prostatectomía. ||**-de Hartmann.** Bolsa en la comunicación de la vesícula biliar y el conducto cístico. ||**-de Lower.** Cada una de las porciones saculares de la vena yugular externa a su salida del cráneo. ||**-de Pilcher.** Modificación del saco de Hagner para el drenaje uretral y hemostasis conjuntamente. ||**-de Rathke.** Divertículo de la cavidad bucal embrionaria, del que se origina el lóbulo anterior del cuerpo pituitario. ||**-de Seessel.** Bolsita embrionaria detrás del vértice de la hipófisis rudimentaria. ||**-de Willis.** Epiplón menor. ||**-embrionario.** Vesícula blastodérmica. ||**-endolinfático.** Bulbo terminal ensanchado del conducto endolinfático. ||**-herniario.** Bolsa que forma el peritoneo a través de la que se encuentra el intestino o parte herniada. ||**-lagrimal.** Porción superior dilatada del conducto nasolagrimal, que recibe las lágrimas de los canalículos lagrimales. ||**-omental** o **epiploico.** Bolsa formada por las porciones ascendente y descendente del epiplón mayor. ||**-onfaloentérico.** SACO VITELINO. ||**-pleural.** Cavidad de la pleura. ||**-pudendo.** DARTOS FEMENINO. ||**-rectouterino** o **rectovaginal.** Fondo de saco peritoneal situado por delante del recto. ||**-vaginal.** Prolongación vaginal del peritoneo. ||**-vitelino.** Vesícula umbilical. ||**-vitelino.** Saco que contiene el vitelo o yema.
sacralgia (de *sacro* y el gr. *álgos,* dolor). f. A., *Kreuzbeinschmerz;* F., *sacralgie;* In., It. y P., *sacralgia.* Dolor en el sacro; hieralgia.
sacralización. f. A., *Sakralisation;* F., *sacralisation;* In., *sacralization;* It., *sacralizzazione;* P., *sacralização.* Desarrollo exagerado de las apófisis transversas de la vértebra L$_v$, y fusión de ésta al I segmento sacro.
sacrartrógeno (de *sacro, el gr. árthron,* articulación, y *gennân,* producir, engendrar). adj. Originado en una articulación sacra.
sacrectomía (de *sacro* y el gr. *ektomé,* resección). f. F., *sacrectomie.* Escisión del sacro o de una parte del mismo.
sacro (del lat. *sacer, sacra, sacrum*). m. A., *Kreuzbein;* F. e In., *sacrum;* It. y P., *sacro.* Hueso sacro. V. HUESOS (TABLA DE). ||**-basculado.** SACROLISTESIS.
sacrociático (de *sacro* y el gr. *ischía, -ôn,* huesos de la cadera). adj. Relativo al sacro y al isquion.
sacrococcígeo (de *sacro* y el gr. *kókkyx, -yggos,* cuclillo). adj. F., *sacro-coccygien.* Relativo o perteneciente a los huesos sacro y cóccix.
sacrocóccix. m. Sacro y cóccix considerados en conjunto.
sacrocoxalgia o **sacrocoxitis** (de *sacro,* el lat. *coxa,* cadera, y el gr. *álgos,* dolor, o, en el segundo caso, el suf. *-itis*). f. A., *Sakrokoxalgie;* F., *sacro-coxalgie;* In., It. y P., *sacrocoxalgia.* Dolor en la articulación sacrocoxígea. || Inflamación de esta misma articulación.
sacrodinia (de *sacro* y el gr. *odýne,* dolor). f. F., *sacralgie, sacrodynie.* Dolor en el sacro o en la región sacra; sacralgia.
sacrofemoral (de *sacro* y el lat. *femur, -oris,* muslo). adj. Relativo al sacro y al fémur. || m. Músculo glúteo mayor.
sacroilíaco (de *sacro* y el lat. *ilia, -ium,* bajo vientre). adj. Relativo a los huesos sacro e ilíaco y ligamentos que los unen.
sacroiliotrocantéreo (de *sacro,* el lat. *ilia, -ium,* bajo vientre, y el gr. *trochantér,* trocánter). adj. Relativo a los huesos sacro, ilíaco y trocánter del fémur. || m. Músculo piramidal del muslo.
sacrolistesis (de *sacro-* y el gr. *olísthesis,* resbalón). f. A., *Sakrolisthesis;* F., *sacrolisthésis;* In., *sacrolisthesis;* It., *sacrolistesi;* P., *sacrolistese.* Posición del sacro en un plano anterior al de las últimas vértebras lumbares, por relajación de las articulaciones sacroilíacas.
sacrolumbar (de *sacro* y el lat. *lumbus,* lomo). adj. Relativo al sacro y a los lomos. || m. MÚSCULO ILIOCOSTAL. V. TABLA.
sacroperineal. adj. Relativo al sacro y al perineo.
sacrospinoso (de *sacro* y el lat. *spina,* espina dorsal). adj. Relativo al sacro y a las apófisis espinosas del hueso ilíaco.

sacrotomía (de *sacro* y el gr. *tomé,* corte). f. F., *sacrotomie.* Operación de seccionar el extremo inferior del sacro.
sacrouterino (de *sacro* y el lat. *uterus,* útero). adj. Relativo o perteneciente al sacro y al útero.
sacrovertebral (de *sacro* y el lat. *vertebra,* articulación). adj. Relativo al sacro y a las vértebras o columna vertebral.
sacrum (lat.). m. SACRO.
sactosalpinx (del gr. *saktós,* repleto, y *sálpigx,* trompa). m. A., *Sactosalpinx;* F. e In., *sactosalpinx;* It., *sactosalpinge;* P., *sactossalpinge.* Dilatación de la trompa de Falopio por retención de secreciones.
sacudida. f. A., *Stoss;* F., *secousse;* In., *jerk;* It., *scossa;* P., *sacudida.* Acortamiento brusco, de breve duración, de un músculo, por efecto de una excitación única y momentánea; la fusión de varias sacudidas produce la contracción. || **-presómnica.** Sacudida general rápida del cuerpo que se observa cuando se pasa de la vigilia al sueño.
saculación. f. Sáculo o bolsita. || Cualidad de saculado. || **-del colon.** HAUSTRO.
saculado. adj. Caracterizado por la presencia de sáculos.
sáculo (del lat. *sacculus,* saquito). m. A., *Sacculus; Säckchen;* F. e In., *saccule;* It., *sacculo;* P., *sáculo.* Saco pequeño o bolsita. || Órgano membranoso situado debajo del utrículo y soldado con éste, que comunica con el vestíbulo del caracol. || **-común.** Utrículo del oído. || **-laríngeo** o **de Hilton.** Bolsa membranosa entre las cuerdas vocales superiores y el cartílago tiroides. || **-propio** o **vestibular.** SÁCULO, 2.ª acep.
sadismo (del escritor francés marqués de *Sade,* 1740-1814). m. A., *Sadismus;* F., *sadisme;* In., *sadism;* It. y P., *sadismo.* Tendencia perversa del comportamiento sexual por el cual el placer se obtiene por el sufrimiento o la mortificación provocada al otro. La noción de sadismo tiene una vigencia más amplia que la puramente sexual, ya que designa también todo comportamiento en el que se obtiene una satisfacción por la agresión dirigida a los otros. Para el psicoanálisis, el sadismo y el masoquismo forman un par antitético, que coexiste en el mismo individuo, si bien uno de ellos es el que predomina. || **-anal.** Para el psicoanálisis, sadismo que corresponde a las fantasías de destrucción, retención y control posesivo del objeto, presentes en la fase anal del desarrollo psicosexual infantil. || **-oral.** En psicoanálisis, designa los impulsos sádicos vinculados a la acción de morder, presentes en la fase oral del desarrollo psicosexual infantil.
Saenger o **Sänger (Mancha, operación, sutura de)** (Max *Saenger,* ginecólogo de Praga, 1853-1903). V. MANCHA, OPERACIÓN, SUTURA. || **-(Signo de)** (Alfred *Saenger,* neurólogo alemán, 1860-1921). V. SIGNO. || **-(Síndrome de).** V. SÍNDROME. || **-Brown (Síndrome de).** V. SÍNDROME.
Safár (Tratamiento de) (Karl *Safár,* oftalmólogo alemán contemporáneo). V. TRATAMIENTO.
safena (del fr. *saphène,* y éste del gr. *saphenés,* manifiesto). f. A., *Saphena;* F., *saphène;* In., *saphena;* It. y P., *safena.* Nombre de las dos venas largas y manifiestas, interna y externa, del miembro inferior. V. VENAS (TABLA DE).
safenectomía (de *safena* y el gr. *ektomé,* resección). f. A., *Saphenektomie;* F., *saphéneciomie;* In., *saphenectomy;* It. y P., *safenectomia.* Escisión total o parcial de una vena safena en el tratamiento quirúrgico de las varices.
safeno. adj. F., *saphène.* Relativo o asociado a las venas safenas. || m. V. NERVIOS (TABLA DE).
safismo (de *Safo,* poetista griega del siglo V antes de J. C.). m. A., *Sapphismus;* F., *saphisme;* In., *sapphism;* It., *saffismo;* P., *safismo.* Homosexualidad entre mujeres; tribadismo.
safranina. f.A., *Safranin;* F. e In., *safranine;* It. *zafranina;* P., *safranina.* Miembro de un grupo de materias colorantes artificiales, llamadas así porque algunas de ellas tienen color parecido al del azafrán; derivan de las azinas. La más empleada es la *safranina O,* colorante nuclear.
safranófilo (de *safranina* y el gr. *phílos,* amigo). adj. Dícese de las células y demás elementos que se tiñen por la safranina.
safrol. m. Sustancia oleosa, volátil, de la esencia de sasafrás; anodino, útil en la cefalalgia y neuritis.
sagital (del lat. *sagitta,* saeta). adj. F., *sagittal.* En forma de saeta. || Recto o derecho; que van en dirección anteroposterior.
sagú. m. Fécula alimenticia obtenida de la médula de varias especies de palmeras del género *Sagus,* propias de Filipinas, India, Molucas, etc.
sahib (Enfermedad). KALA-AZAR.
Sahli (Desmorreacción, prueba, silbido, síndrome de) (Herman *Sahli,* patólogo de Berna, 1856-1933). Véanse estos términos.
Saint (Tríada de). V. TRÍADA.
Sainton (Signo de). SIGNO DE JOFFROY. || **-Rathery (Síndrome de).** V. SÍNDROME.
saja o **sajadura.** f. Incisión, corte, especialmente la abertura extensa quirúrgica, una o múltiple, en el flemón difuso.
sake. m. Bebida japonesa obtenida por la fermentación alcohólica del arroz.
Sakel (Tratamiento de) (Manfred Joshua *Sakel,* neurólogo norteamericano, 1900-1965). V. TRATAMIENTO.
sal (del lat. *sal*). f. A., *Salz;* F., *sel;* In., *salt;* It., *sale;* P., *sal.* Compuesto de un ácido cuyos átomos de H reemplazables han sido sustituidos con un metal o con un radical. || Cloruro de sodio o sal común. || **-acetosa.** ACETATO. || **-ácida.** Sal en la que el hidrógeno sustituible del ácido no se ha sustituido completamente. || **-admirable de Glauber** o **de Lemery.** Sulfato de sosa y sulfato de magnesio, respectivamente. || **-álcali volátil.** Subcarbonato amónico. || **-amarga de Glauber.** Sulfato de magnesio. || **-amoníaco.** Cloruro amónico. || **-antiepiléptica de Weissmann.** Sulfato de cobre amoniacal. || **-básica.** Sal en que existen oxhidrilos de carácter básico. || **-biliar.** Sal de un ácido biliar. || **-blanca.** Cloruro de sodio. || **-calibeada.** Protosulfato de hierro. || **-carolinum.** Sal de Carlsbad. || **-catártica amarga.** Sulfato de sodio. || **-de acederas.** Oxalato ácido de potasio. || **-de ajenjo.** Carbonato de potasio. || **-de Alembroth.** Solución en el agua de partes iguales de bicloruro de mercurio y sal amoníaco, y obtención de cristales de cloruro amonicomercurial soluble. || **-de Bullrich.** Bicarbonato de sodio. || **-de Carlsbad.** Mezcla de sulfato de sodio, sulfato de potasio, cloruro y bicarbonato de sodio. || **-de cocina** o **común.** Cloruro de sodio. || **-de colcótar.** Sulfato de hierro. || **-de Derosne.** NARCOTINA. || **-de Duobus.** Sulfato de sodio. || **-de Egra** o **de Epsom.** Sulfato de magnesio. || **-de Everitt.** Cianuro de hierro y potasio. || **-de Glauber.** Sulfato de sodio. || **-de Homberg.** Ácido bórico. || **-de Júpiter.** Cloruro sódico. || **-de La Higuera** o **de Madrid.** Sulfato de magnesio. || **-de La Rochela.** Tartrato doble de potasio y sodio. || **-de Macquer.** Arseniato de potasa. || **-de Marte.** Sulfato de hierro. || **-de Monsel.** Subsulfato de hierro. || **-de nitro.** Nitrato de potasio. || **-de perla.** Acetato de cal. || **-de Plimmer.** Tartrato de antimonio y sodio, empleado en la tripanosomiasis. || **-de Preston.** Carbonato amónico aromatizado. Estimulante. || **-de Rochelle.** SAL DE LA ROCHELA. || **-de Saturno.** Acetato de plomo cristalizado. || **-de Schlippe.** Quermes de los alemanes; sulfoantimoniato sódico. || **-de Sedlitz** o **de Seidschutz.** Sulfato de magnesio. || **-de Seignette.** Tartrato de potasio. || **-de Sennert.** Acetato de potasio. || **-de Vichy.** Bicarbonato de sodio. || **-depurativa de Dufour.** Sulfato de potasa. || **-diurética.** Acetato potásico. || **-doble.** Sal en la que los átomos de hidrógeno del ácido se han reemplazado por dos metales o radicales diferentes. || **-enixum.** Bisulfato de potasio. || **-febrífuga de Lemery** o **de Silvio.** Sulfato ácido de potasio y cloruro de potasio, respectivamente. || **-fósil, gema.** Cloruro de sodio nativo. || **-haloidea.** Cuerpo binario compuesto de un halógeno (cloro, bromo, etc.) y un metal

o radical. ||-**infernal.** Nitrato de plata. ||-**inglesa.** Sulfato de magnesio. ||-**marina.** Sustancia obtenida por evaporación del agua de mar, compuesta principalmente de cloruro de sodio. ||-**microcósmica.** Fosfato sódico y amónico. ||-**muriática.** Cloruro de magnesio. ||-**neutra arsenical de Macquer.** Arseniato ácido de potasio. ||-**neutra o normal.** Sal en la que han sido reemplazados todos los átomos de H sustituibles del ácido. ||-**policresta.** Sulfato de potasio. ||-**prunella.** Mezcla de nitrato potásico, 128 partes, y azufre, 1 parte.|| Nitrato potásico fundido. ||-**secreta de Glauber.** Sulfato amónico. ||-**sedante de Homberg.** Ácido bórico. ||-**sulfurosa de Stahl.** Sulfito de potasio. ||-**térrea.** Sal cuya base es un óxido metálico terroso. ||-**tope.** V. TOPE. ||-**volátil.** Carbonato amónico.

Salaam o salam (Espasmo o tic de) (del ár. *salaam*, salutación). V. ESPASMO.

salacetina. f. Acetosalicilato de fenilamina. Antiséptico, analgésico y disolvente del ácido úrico.

salacetol. m. Salicilacetol, compuesto cristalino de ácido salicílico y acetona. Antirreumático y antiséptico intestinal.

salacidad (del lat. *salacitas, -atis*). f. Propensión vehemente a la lujuria.

salado. adj. Impregnado de sal o que tiene su sabor.

salamandrina o salamanderina. f. Base tóxica de la piel de algunas especies de salamandra.

salantol. m. SALACETOL.

salbutamol. m. F., *salbutamol*. Estimulante de los receptores adrenérgicos β, empleado en forma de aerosol en el tratamiento del asma bronquial y por vía intravenosa para retrasar el alumbramiento en los partos prematuros.

salce (del lat. *salix, -icis*). m. SAUCE.

saldanina. f. Nombre de un alcaloide de un árbol de México, la *Datura arborea*. Anestésico local.

salep (del persa *sahlab*, y éste corrupción del ár. [*jusà at-*] *ta'lab*, los testículos del zorro). m. A., *Salepwurzel;* F., In. y P., *salep;* It., *salepo*. Nombre de unos tubérculos ovales de varias especies de orquídeas, *Orchis mascula, O. fusca*, etc., y de la fécula alimenticia, demulcente y analéptica que de ellos se obtiene.

saleratus. m. Bicarbonato de potasio; *sal aeratus.*

Salerno. Población de Italia, famosa por su Escuela Médica, que floreció en los siglos X al XIII, primer centro docente con estudios reglamentados y cuyas enseñanzas se consideran en el célebre tratado *Flos medicinae o Regimen sanitatis.*

salia (lat.). pl. de SAL. ||-**effervescentia.** Sales efervescentes. ||-**thermarum factitia.** Sales minerales artificiales.

salicaria (del lat. *salix, -icis,* sauce). Planta de la familia de las litrariáceas *(Lythrum salicaria),* que se empleaba en la leucorrea y disentería como astringente.

salicilaje. m. Tratamiento de las sustancias alimenticias por el ácido salicílico, para su conservación.

salicilal. m. Aldehído salicílico.

salicilamida. f. F., *salicylamide*. 2-Hidroxibenzamida. Amida del ácido salicílico. Usada como analgésico, antipirético y antirreumático.

salicilasa. f. F., *salicylase*. Enzima que oxida el aldehído salicílico dando ácido salicílico.

salicilato. m. F., *salicylate.* Sal de ácido salicílico; los principales son los de amonio bismuto, mercurio, metilo y sodio.

salicilazosulfapiridina. f. F., *salicylazosulfapyridine.* Derivado sulfamídico empleado en el tratamiento de la colitis ulcerosa.

salicílico (Ácido). Cuerpo cristalino, $C_6H_4(OH)CO_2H$, ácido hidroxibenzoico contenido en las flores de la *Spiraea ulmaria*, en la esencia de Wintergreen, etc., de propiedades antisépticas, antitérmicas y principalmente antirreumáticas, sobre todo en el reumatismo articular agudo. Se emplea también al exterior en la artritis reumática, prurito, eccema, estomatitis. En estas condiciones, además de su acción antiséptica y fungicida, reblandece la capa córnea de la piel. Sin.: Ácido ortooxibenzoico.

salicilismo. m. A., *Salicylismus;* F., *salicylisme;* In., *salicylism;* It. y P., *salicilismo*. Estado morboso producido por las dosis excesivas de ácido salicílico o de sus sales.

salicilo. m. F., *salicyle*. Radical hipotético, $C_6H_4(OH)$, del ácido salicílico.

saliciloso (Ácido). Aldehído salicílico.

salicilquinina. f. SALOQUININA.

salicilterapia (de *salicilato* y el gr. *therapeía*, tratamiento). f. F., *salicylothérapie*. Tratamiento por los preparados salicilados.

salicina (del lat. *salix, -icis,* sauce). f. Glucósido cristalino amargo, $C_{13}H_{18}O_7$, de la corteza del sauce y del álamo temblón. Posee propiedades antitérmicas, antiperiódicas, antirreumáticas y tónicas. Se emplea como la quinina y el salicilato de sosa.

salifero (del lat. *sal, salis*, y *ferre*, llevar). adj. Que contiene sal o cloruro de sodio.

salificable (del lat. *sal, salis,* sal, y *facere,* hacer). adj. Capaz de combinarse con un ácido, o con una base, para formar una sal.

saliformina. f. Salicilato de formina o urotropina, polvo cristalino blanco, soluble; antiséptico urinario.

saligenina o saligenol. f. F., *saligénine, saligenol*. Alcohol salicílico derivado de la salicina y convertible por oxidación en ácido salicílico. Es una sustancia cristalina incolora, insoluble en el agua fría, que se emplea como antitérmica y antineurálgica. Es también un anestésico local de acción análoga a la del clorhidrato de procaína.

salímetro (de *sal* y el gr. *métron*, medida). m. F., *salinomètre*. Hidrómetro para apreciar la concentración de las soluciones salinas.

salinaftol. m. Salicilato de naftol; betol.

salipirina. f. Salicilato de antipirina, polvo cristalino, poco soluble en agua fría y más en la caliente. Antineurálgico y antipirético.

Salisbury (Dieta de) (James *Salisbury*, médico norteamericano). V. DIETA.

salitre (del cat. *salnitre,* y éste del lat. *salnitrum*). m. A., *Salpeter;* F., *salpêtre;* In., *salpeter;* It., *salnitro;* P., *salitre*. Nitrato potásico; también se llama así el nitrato sódico nativo de Chile.

saliva [salival] (del lat. *saliva*). f. A., *Speichel;* F., *salive;* In., It. y P., *saliva*. Líquido alcalino claro, algo viscoso, secretado por las glándulas salivales. Contiene agua, mucina, albúmina, tialina, globulina, leucocitos, restos epiteliales, carbonatos y fosfatos alcalinos, sulfocianato de potasio y algunas toxinas. Sirve para humedecer y ablandar los alimentos, facilitando de este modo la masticación de los mismos, y por el fermento, tialina, que contiene convierte el almidón en maltosa. Recibe distintos calificativos, *lingual, parotídea, sublingual, submaxilar,* según las glándulas de que procede, siendo la saliva de estas distintas glándulas algo diferente en su composición física y química. ||-**(Bomba).** Succionador de saliva en la práctica odontológica.||-**mixta.** Mezcla del producto de secreción de todas las glándulas salivales. ||-**simpática.** Secreción de la glándula submaxilar por estímulo de los filetes simpáticos de la misma; la saliva así producida es más viscosa y espumosa que la de la misma glándula no excitada.

salivación (del lat. *salivatio, -onis*). f. A., *Speichelfluss;* F. e In., *salivation;* It., *salivazione;* P., *salivação*. Secreción excesiva de saliva; tialismo; sialorrea.

salivatorio o salivador. adj. Que produce salivación; sialagogo.

salivina. f. TIALINA.

salivolitiasis. f. SIALOLITIASIS.

salivomanía. f. SIALOMANÍA.

Salix. Género de árboles y arbustos al que pertenece el sauce.

Salk (Jonas Edward). Patólogo norteamericano contemporáneo, n. en 1914, universalmente famoso por haber obtenido la primera vacuna industrial contra la poliomielitis.

Salkowski (Reacción de) (Ernst Leopold *Salkowski*, químico fisiólogo de Berlín, 1844-1923. V. REACCIÓN.

salmina. f. Protamina de los espermatozoides del salmón.

Salmisch (Operación, úlcera de). V. OPERACIÓN, ÚLCERA.

Salmon (Signo de) (Udall J. *Salmon*, tocólogo norteamericano, n. en 1904). V. SIGNO.

Salmonella (de Daniel Elmer *Salmon*, patólogo norteamericano, 1850-1914). Género de bacterias de la familia enterobacteriáceas *(Enterobacteriaceae)*, tribu *Escherichiae*. Bioquímicamente se caracterizan dentro de la tribu por producir SH_2, no formar indol y por utilizar el citrato como fuente única de carbono. Son bacterias parásitas o patógenas del hombre y animales. Bioquímicamente se distinguen cuatro subgéneros, en el primero de los cuales figuran la mayoría de *Salmonella (S. typhi, S. choleraesuis, S. hirschfeldii* o *S. paratyphi C, S. paratyphi A, S. schottmuelleri* o *S. paratyphi B, S. typhimurium, S. enteritidis,* etc.). Mediante el estudio antigénico (de los antígenos O, H y Vi) se distinguen más de 1.000 serotipos diferentes, la mayoría de ellos con nombre propio (esquema de Kauffmann-White). Clínicamente las especies patógenas para el hombre se pueden separar en salmonelas tifoparatíficas (*S. typhi, S. paratyphi A, S. schottmuelleri, S. hirschfeldii* y *S. Sendai*) y salmonelas gastroentéricas (*S. choleaesuis, S. enteritidis* y otras).

salmonelosis. f. F., *salmonellose*. Término general para las enfermedades producidas por *Salmonella*.

salobre. adj. Que tiene sabor de sal.

salocola. f. Salicilato de fenocola, cuerpo cristalino, antirreumático y antipirético.

salófeno. m. Éter salicílico del acetilparamidofeno, cuerpo cristalino, blanco, que contiene 50 % de ácido salicílico y se emplea como éste en el reumatismo agudo y como antiséptico intestinal.

salol. m. F., *salol*. Salicilato de fenilo, polvo blanco, cristalino, insoluble en el agua, que se descompone en el intestino en ácido salicílico y fenol. Se emplea como antiséptico interno, y en aplicaciones locales en úlceras y heridas.

Salomon (Prueba de) (Hugo *Salomon*, médico alemán en Buenos Aires, 1872-1954). V. PRUEBA.

saloquinina. f. Salicilato de quinina o éster químico del ácido salicílico; sustancia cristalina, insípida. Se emplea principalmente como sucedáneo de la quinina en los niños y en el reumatismo, neuralgia, etc.

salpinge (del gr. *sálpigx, -iggos*, trompeta). f. A., *Salpinx*; F., *oviducte*; In., *salpinx*; It. y P., *salpinge*. Trompa de Falopio. || Trompa de Eustaquio.

salpingectomía (de *salpingo-* y el gr. *ektomé*, resección). f. A., *Salpingektomie*; F., *salpingectomie*; In., *salpingectomy*; It. y P., *salpingectomia*. Ablación quirúrgica de una trompa de Falopio.

sanpingenfraxis (de *salpingo-* y el gr. *émphraxis*, obstrucción). f. F., *obstruction d'une trompe de Fallope, obstruction d'une trompe d'Eustache*. Obstrucción de una trompa de Falopio o de Eustaquio.

salpingitis (de *salpingo-* e *-itis*, inflamación). f. A., *Salpingitis*; F., *salpingite*; In., *salpingitis*; It. y P., *salpingite*. Inflamación de la trompa de Falopio. || **-blenorrágica.** La debida al gonococo. || **-catarral.** Inflamación de la mucosa de la trompa. || **-crónica vegetante.** Forma caracterizada por la notable hipertrofia de la mucosa del oviducto. || **-hemorrágica.** Salpingitis con derrame hemorrágico; hematosalpinge. || **-intersticial.** Forma caracterizada por la hiperplasia del tejido conjuntivo. || **-mural.** SALPINGITIS PARENQUIMATOSA. || **-nodular.** Variedad caracterizada por el desarrollo de nódulos en las paredes y en la mucosa de la trompa de Falopio. || **-parenquimatosa.** Inflamación intersticial crónica de las paredes del oviducto, con engrosamiento del mismo; paquisalpingitis. || **-profluente.** Salpingitis con retención temporal del derrame, que se elimina de vez en cuando. || **-purulenta** o **serosa.** PIOSALPINGE e HIDROSALPINGE, respectivamente. || **-seudofolicular.** Forma caracterizada por la aglutinación en algunos puntos de las paredes, que es causa de la formación de cavidades. || **-tuberculosa.** Forma debida al bacilo de Koch.

salpingo-. Forma prefija del gr. *sálpigx, -iggos*, trompeta, tubo, trompa.

salpingocateterismo. m. F., *cathétérisme de la trompe d'Eustache*. Cateterismo de la trompa de Eustaquio.

salpingocele (de *salpingo-* y el gr. *kéle*, hernia). m. F., *hernie de la trompe de Fallope*. Hernia de una trompa de Falopio.

salpingociesis (de *salpingo-* y el gr. *kýesis*, embarazo). f. F., *grossese tubaire*. Embarazo tubárico.

salpingofaríngeo (de *salpingo-* y el gr. *phárygx, yggos*, faringe). adj. Relativo a la trompa de Eustaquio y la faringe. || m. Fascículo del constrictor superior de la faringe; elevador del paladar blando.

salpingografía (de *salpingo-* y el gr. *gráphein*, describir). f. A., *Salpingographie*; F., *salpingographie*; In., *salpingography*; It. y P., *salpingografia*. Radiografía de la trompa de Falopio, previa inyección de una sustancia opaca.

salpingohisteriociesis (de *salpingo-*, el gr. *hystéra*, matriz, y *kýesis*, embarazo). f. Embarazo en parte tubárico y en parte uterino.

salpingólisis (de *salpingo-* y el gr. *lýsis*, disolución, liberación). f. F., *salpingolysis*. Sección de las adherencias que fijan el pabellón del oviducto.

salpingomáleo (de *salpingo-* y el lat. *malleus*, martillo). adj. Relativo a la trompa de Eustaquio y el hueso martillo del oído. || m. Músculo interno del martillo.

salpingooforectomía (de *salpingo-* y *ooforectomía*). f. A., *Salpingoooophorektomie*; F., *salpingo-ovariectomie*; In., *salpingo-oophorectomy*; It., *salpingovariectomia*; P., *salpingooforectomia*. Ablación quirúrgica del ovario y la trompa de Falopio.

salpingooforitis (de *salpingo-*, el gr. *oón*, huevo, *phorós*, que lleva, y el suf. *-itis*). f. A., *Salpingooophoritis*; F., *salpingo-ovarite*; In., *salpingo-oophoritis*; It., *salpingovarite*; P., *salpingooforite*. Inflamación simultánea del ovario y el oviducto; salpingoovaritis, salpingootecitis.

salpingooforocele (de *salpingo-, oóforo-* y el gr. *kéle*, hernia). m. F., *salpingo-oophorocèle*. Hernia que contiene el ovario y la trompa de Falopio.

salpingootecitis (de *salpingo-*, el gr. *oothéke*, ovario, e *-itis*). f. SALPINGOOFORITIS.

salpingootecocele. m. SALPINGOOFOROCELE.

salpingootectomía. f. SALPINGOOFORECTOMÍA.

salpingoovariectomía. f. SALPINGOOFORECTOMÍA.

salpingoovariotripsia (de *salpingo-*, *ovario* y el gr. *trípsis*, rompimiento). f. Desmenuzamiento y ablación de los anexos uterinos.

salpingoovaritis (de *salpingo-*, el lat. *ovarium*, ovario, y el suf. *-itis*). f. F., *salpingo-ooophorite*. Inflamación de la trompa y el ovario.

salpingoperitonitis (de *salpingo-*, el gr. *peiteínein*, extender alrededor, y el suf. *-itis*). f. F., *péritonite localisée aux trompes de Fallope*. Inflamación del peritoneo que tapiza la trompa de Falopio; perisalpingitis.

salpingopexia (de *salpingo-* y el gr. *pêxis*, fijación). f. A., *Salpingopexie*; F., *salpingopexie*; In., *salpingopexy*; It., *salpingopessia*; P., *salpingopexia*. Fijación quirúrgica de la trompa de Falopio.

salpingorrafia (de *salpingo-* y el gr. *rhaphé*, sutura). f. A., *Tubennaht*; F., *salpingorrhaphie*; In., *salpingorrhaphy*; It. y P., *salpingorrafia*. Sutura de una trompa de Falopio.

salpingoscopio (de *salpingo-* y el gr. *skopeîn*, observar). m. Instrumento para el examen de la nasofaringe y la trompa de Eustaquio.

salpingostafilino (de *salpingo-* y el gr. *staphylé*, úvula). adj. F., *salpingo-staphylin, muscle péristaphylin externe*. Relativo a la trompa de Eustaquio y la úvula. || m. Músculo peristafilino interno.

salpingostenocoria (de *salpingo-* y *estenocoria*). f. Estrechez o estenosis de la trompa de Eustaquio o de Falopio.

salpingostomatomía (de *salpingo-*, el gr. *stóma*, boca, y *tomé*, corte). f. F., *salpingostomie*. Operación de escindir una porción del oviducto y formar un nuevo orificio abdominal.

salpingostomatoplastia. f. SALPINGOSTOMATOMÍA.
salpingostomatostomía (de *salpingo-*, el gr. *stóma*, boca, y *tomé*, corte). f. Operación de formar un nuevo orificio abdominal de la trompa de Falopio.
salpingostomía (de *salpingo-* y el gr. *stóma*, boca). f. A., *Salpingostomie;* F., *salpingostomie;* In., *salpingostomy;* It. y P., *salpingostomia.* Operación de practicar una abertura en la trompa de Falopio para el drenaje de ésta. || Creación de una abertura artificial en el oviducto aplicada al ovario para remediar la esterilidad.
salpingotomía (de *salpingo-* y el gr. *tomé*, corte). f. F., *salpingotomie.* Incisión quirúrgica de una trompa. || SALPINGECTOMÍA.
sálpingx (gr.). f. SALPINGE.
salpullido. m. A., *Flechte;* F., *dartre;* In., *tetter;* It., *erpete;* P., *fogagem.* Erupción cutánea de granitos o ronchas.
salsedina. f. Variedad de pelagra.
salseparina o **salseparisina.** f. Esmilacina o parillina.
salsifí (del lat. *salsifica*). m. A., *Schwarzwurzel;* F., *salsifis;* In., *salsify;* It., *scorzonera;* P., *salsifio.* Planta dicotiledónea compuesta del género *Tragopogon*, cuya raíz carnosa y blanca es comestible; preconizada en otro tiempo como diurética y sudorífica.
Salsola. Género de plantas quenopodiáceas al que pertenece la barrilla. Por sus propiedades diuréticas se han empleado contra la litiasis.
saltación (del lat. *saltatio, -onis*). f. COREA. || Mutación.
saltatorio. adj. Caracterizado por saltos. V. ESPASMO SALTATORIO.
Salter (Líneas de) (Sir James A. *Salter,* dentista inglés, 1825-1897). V. LÍNEA.
salterio (del lat. *psalterium,* y éste del gr. *spsaltérion*). m. LIRA.
salto. m. Palpitación violenta del corazón; extrasístole. || **-atrás.** ATAVISMO.
salubridad (del lat. *salubritas, -atis*). f. A., *Salubrität;* F., *salubrité;* In., *salubrity;* It., *salubrità;* P., *salubridade.* Cualidad de salubre o saludable.
salud (del lat. *salus, -utis*). f. A., *Gesundheit;* F., *santé;* In., *health;* It., *salute;* P., *saúde.* Estado normal de las funciones orgánicas y psíquicas. Según la OMS corresponde al estado de completo bienestar físico, mental y social de un individuo, y no solamente a la ausencia de enfermedad o invalidez.
saludable. adj. Sano; que sirve para conservar o restablecer la salud.
saluresis. f. F., *salidiurèse.* Eliminación de iones de sodio y cloro por la orina.
salurético. adj. F., *salidiurétique.* Sustancia que provoca saluresis.
salutación. f. Acción y efecto de saludar. || **-convulsiva.** Espasmo *nutans* o de salaam.
salutífero (del lat. *salutifer, a, um;* de *salus,* salud, y *ferre,* llevar). adj. SALUDABLE.
salva de extrasístoles. Extrasístoles que ocurren en rápida sucesión.
salvado. m. A., *Kleie;* F., *son;* In., *bran;* It., *crusca;* P., *farelo.* Película del grano de los cereales que, desmenuzada por la molienda, queda mezclada con la harina. Se emplea el agua del cocimiento como demulcente. V. FURFURÁCEO.
Salvarsán. m. Marca registrada de la arsfenamina.
salvatela o **salvatella.** f. Vena del dorso de la mano, que se continúa en el antebrazo con la vena cubital anterior, en la que los antiguos practicaban con preferencia la sangría.
Salvia. Género de plantas labiadas, que comprende muchas especies. Las hojas de la *S. officinalis* o salvia común son sudoríficas, carminativas y astringentes.
salviol. m. Eleopteno de la esencia de la *Salvia officinalis.*
Salzer (Comida o **prueba de)** (Fritz Adolf *Salzer,* médico en Utrecht del siglo XIX). V. COMIDA DE PRUEBA.
Salzmann (Distrofia de) (Maximilian *Salzmann*, oftalmólogo alemán, 1862-1954). V. DISTROFIA.

samaderina. f. F., *samadérine.* Principio cristalino amarillento tóxico de la especie simarrubácea *Samadera indica,* de corteza febrífuga. Paraliza los músculos voluntarios y acelera la respiración.
samandaridina o **samandarina.** f. Alcaloides tóxicos de la piel de varias especies de salamandra.
samario (de *Samarski,* mina rusa). m. F., *samarium.* Elemento metálico muy raro, del grupo del didimio. Símbolo, *Sm;* peso atómico, 150,4.
sambucina. f. Preparación diurética de la corteza del saúco, *Sambucus nigra.*
Sambucus. V. SAÚCO.
Sampson (Quiste de) (John A. *Sampson,* ginecólogo norteamericano, 1873-1946). V. QUISTE DE CHOCOLATE.
San Joaquín (Fiebre de). V. FIEBRE.
Sanarelli (Fenómeno de) (Giuseppe *Sanarelli,* patólogo italiano, 1864-1940). V. FENÓMENO.
sanativo (del lat. *sanativus*). adj. Que tiene virtud para sanar; curativo.
sanatorio. m. A., *Sanatorium;* F. e In., *sanatorium;* It., *sanatorio;* P., *sanatório.* Establecimiento destinado a la asistencia y curación de enfermos, especialmente tuberculosos y mentales, por medio de tratamientos higiénicos, farmacológicos y operatorios.
Sanctis-Cacchione (Síndrome de) (Carlo de *Sanctis,* psiquiatra italiano contemporáneo). V. SÍNDROME.
sándalo (del gr. *sántalon*). m. A., *Sandelholz;* F., *santal;* In., *sandalwood;* It., *sandalo;* P., *sándalo.* Nombre del árbol santaláceo *Santalum album* y otros congéneres y del género *Fussanus,* así como de su madera aromática. Se emplea la esencia en la blenorragia principalmente y en la bronquitis. || **-rojo.** Madera del árbol leguminoso *Pterocarpus santalinus,* empleada como agente colorante.
Sander (Enfermedad de) (Wilhelm *Sander,* médico alemán, 1838-1922). Paranoia sistemática; delirio sistemático. || **-Hogan (Síndrome de).** V. SÍNDROME. || **-(Síndrome de).** V. SÍNDROME.
Sanders (Cama de) (Clarence Elmer *Sanders,* médico norteamericano contemporáneo). V. CAMA. || **-(Signo de)** (James *Sanders,* médico inglés, 1777-1843). V. SIGNO.
Sandström (Corpúsculos o **cuerpos de)** (Ivar Victor *Sandström,* anatomista sueco, 1852-1889). V. GLÁNDULAS.
Sandwith (Lengua de) (Fleming M. *Sandwith,* médico inglés, 1853-1918). V. LENGUA.
saneamiento. m. A., *Sanierung;* F., *assainissement;* In., *sanitation;* It., *risanamento;* P., *saneamento.* Mejoramiento de las condiciones higiénicas de una ciudad, pueblo, etc., especialmente de un terreno por desagüe del mismo.
sangradera. f. LANCETA. || Recipiente para recoger la sangre en la sangría.
sangrador. m. Barbero o cirujano menor, que en otro tiempo se dedicaba a la práctica de la sangría.
sangradura. f. SANGRÍA. || Parte anterior e inferior del brazo opuesta al codo.
sangre (del lat. *sanguis, -inis*). f. A., *Blut;* F., *sang;* In., *blood;* It. y P., *sangue.* Líquido rojo, espeso, circulante por el sistema vascular sanguíneo, formado por elementos formes, los corpúsculos celulares figurados (hematíes, leucocitos y plaquetas) y por una sustancia líquida, el plasma hemático, el cual contiene una serie de sustancias (proteínas, minerales y elementos gaseosos). El peso total de la sangre equivale aproximadamente a 1/13 del peso del cuerpo. Contiene 78 % de agua y 22 % de elementos sólidos. || **-arterial.** La que después de aireada en los pulmones pasa a la aurícula y ventrículo izquierdo del corazón, desde el cual, por las arterias, reparte el oxígeno y elementos nutritivos a todo el organismo. || **-blanca.** LEUCEMIA. || **-caliente** o **fría.** Denominación de la sangre en los animales de temperatura constante o variable, respectivamente. || **-circulante.** La que discurre por los vasos a impulsos del corazón. || **-conservada.** Sangre a la que se ha añadido un anticoagulante o sustancias conservadoras a fin de poderla emplear semanas después de su extracción. || **-de bazo.** Enfermedad de la sangre, pro-

pia del ganado lanar y vacuno, debida al desarrollo de la bacteridia carbuncosa. || **-de drago.** Resina seca rojiza, astringente, de varios orígenes, especialmente de algunas palmeras, *Calamus rotang* y *C. draco*, y de árboles leguminosos, como el *Pterocarpus draco*. || **-de reserva.** Sangre remansada en órganos o zonas internas. || **-desfibrinada.** Sangre de la que se ha separado la fibrina por agitación con una varilla. || **-(Genotipación).** Determinación de la isoaglutinación de la sangre del donador y del receptor antes de la transfusión. || **-laqueada.** Sangre transparente y de color rojo claro debido a la destrucción de los glóbulos rojos y paso de la hemoglobina al suero. V. HEMÓLISIS. || **-negra.** SANGRE VENOSA. || **-oculta.** La que existe en tan pequeñas proporciones, en el tubo digestivo y sus materias especialmente, que sólo puede descubrirse por reacciones químicas o por el examen microscópico o espectroscópico. || **-roja.** SANGRE ARTERIAL. || **-total.** Sangre a la que no se ha retirado ninguno de sus constituyentes. || **-venosa.** La que procede de los capilares de todos los órganos del cuerpo, de distinta composición según el órgano de que proviene, ya que recoge los productos de secreción y de desgaste de toda la economía, y que por las venas es llevada al corazón derecho y de aquí a los pulmones para su aireación y conversión en sangre arterial.

sangría. f. A., *Blutentziehung;* F., *saignée;* In., *blood letting;* It., *salasso;* P., *sangria*. Evacuación artificial de una cantidad de sangre, especialmente por flebotomía. || **-arterial.** ARTERIOTOMÍA. || **-blanca.** Derivación de los líquidos orgánicos por medio de purgantes. || **-capilar.** La que se efectúa por medio de sanguijuelas o ventosas escarificadas. || **-depletiva.** La que tiene por objeto disminuir la cantidad total de sangre en un pletórico. || **-general.** La practicada en una vena o arteria que desembaraza el conjunto del sistema vascular. || **-incruenta.** Ligadura temporal de las extremidades, para impedir que la sangre en ellas contenida tome parte en la circulación. || **-local.** La que desingurgita especialmente el sistema capilar de la región en que se practica. || **-masiva.** Sangría abundante. || **-revulsiva.** La que se practicaba lejos de la parte en que la sangre era demasiado abundante, con objeto de atraerla hacia aquel punto. || **-(Tiempo).** V. PRUEBA DE DUKE. || **-venosa.** FLEBOTOMÍA.

sangriento (del lat. *sanguinentus*). adj. Que echa sangre u ocasiona su salida; cruento. || Manchado de sangre.

sanguícola (del lat. *sanguis*, sangre, y *colere*, habitar). adj. Que habita o vive en la sangre.

sanguifaciente (del lat. *sanguis*, sangre, y *faciens*, p. a. de *facere*, hacer). adj. Que forma o produce sangre.

sanguificación (del lat. *sanguis*, sangre, y *facere*, hacer). f. Proceso de formación de sangre; conversión en sangre.

sanguijuela (de sanguja). f. A., *Blutegel;* F., *sangsue;* In., *leech;* It., *sanguisuga;* P., *sanguesuga*. Anélido acuático del genero *Hirudo* o *Sanguisuga;* existen varias especies: *H. medicinalis, H. obscura, H. albopunctata,* etc., que se empleaban en medicina para conseguir evacuaciones sanguíneas, locales especialmente. De las cabezas de estos animales se obtiene también un extracto acuoso, la hirudina, en el que se previene la formación de coágulos sanguíneos. || **-artificial.** Aparato para la extracción de la sangre por medio de la succión artificial. || **-de caballo.** V. HAEMOPIS.

Sanguinaria. F., *sanguinaire*. Género de plantas papaveráceas. El rizoma de la especie *S. canadensis* tiene propiedades tónicas, eméticas, expectorantes y colagogas, y a dosis elevadas es un veneno irritante.

sanguinarina. f. Alcaloide del rizoma de la especie *Sanguinaria canadensis*. Tónico y expectorante.

sanguíneo (del lat. *sanguineus*). adj. F., *sanguin*. Relativo a la sangre; que la contiene o abunda en ella.

sanguinolento (del lat. *sanguinolentus*). adj. A., *blutig;* F. e In., *sanguinolent;* It. y P., *sanguinolento*. Teñido o mezclado con sangre, sangriento.

sanguinopoyético. adj. HEMOPOYÉTICO.

sanguisorba (del lat. *sanguis*, sangre, y *sorbere*, sorber). f. PIMPINELLA.

sanguisucción. f. Extracción de sangre por succión, por sanguijuelas u otros parásitos.

sanguja (del lat. *sanguisuga;* de *sanguis*, sangre, y *sugere*, chupar). f. SANGUIJUELA.

sanícula. f. Planta de la familia de las umbelíferas (*Sanicula europaea*) empleada antes como vulneraria.

sanidad (del lat. *sanitas, -atis*). f. Calidad de sano. Conjunto de servicios profesionales para preservar la salud pública e individual.

sanies (del lat. *sanies*). f. A., *Jauche;* F., *sanie;* In., *sanies;* It., *sanies;* P., *sânies*. Derrame fétido, de una herida o úlcera, compuesto de suero, pus y sangre; icor.

sanioporulento. adj. En parte sanioso y en parte purulento.

sanioseroso. adj. Sanioso y seroso parcialmente.

sanitario (del lat. *sanitas, -atis*, sanidad). adj. A., *sanitär;* F., *sanitaire;* In., *sanitary;* It., *sanitario;* P., *sanitário*. Relativo a la sanidad. || Relativo a la salud o que la conserva o promueve. || m. Individuo perteneciente a un cuerpo de sanidad.

sanitas (lat.). f. SALUD.

Sanmartino (Maniobra de). V. MANIOBRA.

sano (del lat. *sanus*). adj. A., *gesund;* F., *sain;* In., *healthy;* It., *sano;* P., *são*. En estado de salud, no enfermo. || SALUDABLE.

sanoformo. m. Cuerpo cristalino, inodoro, insípido, que se emplea como sucedáneo del yodoformo; éter metílico del ácido diyodosalicílico.

Sanseviera o **Sansevieria.** Género de plantas liliáceas de Asia y África; la especie *S. zeylanica* es útil en las afecciones pulmonares y reumáticas.

Sansom (Signo de) (Arthur Ernest *Sansom*, médico inglés, 1838-1907). V. SIGNO.

Sanson (Imágenes de) (Louis J. *Sanson*, médico francés, 1790-1841). IMAGEN DE PURKINJE.

santalol. m. Alcohol sesquiterpénico, principal constituyente de la esencia de sándalo. Antigonocócico. *Sin.:* Gonorol.

santalum (lat.). m. SÁNDALO.

santónico (del lat. *santonicus*). m. SEMENCONTRA. || **-(Ácido).** SANTONINA.

santonina. f. F., *santonine*. Principio cristalino, $C_{15}H_{18}O_3$, incoloro, tóxico, del santónico o semencontra. Se emplea como vermífugo, especialmente contra los ascárides y oxiuros. A dosis terapéutica a veces, y sobre todo a mayores dosis, produce midriasis, discromatopsia y vértigos.

santonismo o **santoninismo.** m. Intoxicación por el santónico o la santonina.

Santorini (Cartílagos, conducto, músculo, tubérculo de) (Giovanni Domenico *Santorini*, anatomista veneciano, 1681-1737). Véanse estos términos.

Santy (Operación de) (Paul Eugène *Santy*, médico francés, 1887-1970). V. OPERACIÓN.

São Paulo (Fiebre de). V. FIEBRE.

sápido (del lat. *sapidus*). adj. Que tiene sabor; sabroso.

sapo (lat.). m. JABÓN. || Batracio, *Bufo vulgaris,* inofensivo. || **-durus** o **mollis.** Jabones duro y blando, respectivamente. || **-kalinus, venalis** o **viridis.** JABÓN BLANDO.

sapogenina. f. Sustancia derivada de la saponina, por la acción de los ácidos diluidos y el calor.

saponáceo (del lat. *sapo, -onis*, jabón). adj. Semejante al jabón o de su naturaleza; jabonoso.

saponado. adj. Que contiene jabón. || m. Preparación farmacéutica que resulta de la unión del jabón con sustancias medicinales.

Saponaria. Género de plantas cariofiláceas. La raíz y las hojas de la especie *S. officinalis,* hierba jabonera, se han empleado como depurativas.

saponificable. adj. Susceptible de convertirse en jabón o de desdoblarse en glicerina y ácidos grasos.

saponificación (del lat. *sapo, -onis*, jabón, y *facere*, hacer). f. A., *Verseifung;* F. e In., *saponification;* It., *saponificaione;* P., *saponificação*. Acto o proceso de con-

saponina. vertirse en jabón; operación de fabricar el jabón. || Desdoblamiento o hidrolización de un éster o de otro compuesto parecido por un álcali.

saponina. f. A., *Saponin;* F., *saponine;* In., *saponin;* It. y P., *saponina.* Nombre de sustancias, glucósidos de muchos vegetales, saponaria, quilaya, etc., solubles en el agua, en la que forman abundante y duradera espuma. Por su capacidad de disminuir la tensión superficial forman emulsiones con aceites y sustancias resinosas, y por su tendencia a alterar la permeabilidad de las paredes celulares son tóxicas en su mayoría; hemolíticas, irritantes, estornutatorias y eméticas.

saponuro. m. Preparación farmacéutica formada por jabón en polvo y una esencia.

saporetina. f. Sapogenina.

saporífico o **saporífero** (del lat. *sapor, -oris,* sabor, *facere,* hacer, o *ferre,* llevar). adj. Que tiene o produce sabor.

saporimetría (del lat. *sapor, -oris,* sabor, y el gr. *métron,* medida). f. Determinación de la agudeza del sentido del gusto; gustometría.

sapotina. f. Glucósido cristalino del zapote, *Sapota zapotina.*

sapotoxina. f. Saponina tóxica; especialmente un glucósido tóxico de la quilaya.

Sappey (Fibras, ligamento, venas de) (Marie Philibert Constant *Sappey,* anatomista francés, 1810-1896). Véanse estos términos.

sapremia (de *sapro-* y el gr. *haîma,* sangre). f. A., *Saprämie;* F., *saprémie;* In., It. y P., *sapremia.* Intoxicación pútrida o séptica; estado morboso debido a la presencia de productos pútridos en la sangre.

saprina. f. Tomaína, $C_5H_{14}N_2$, de las sustancias viscerales en descomposición.

sapro-. Forma prefija del gr. *saprós,* podrido.

saprodoncia (de *sapro-* y el gr. *odoús, odóntos,* diente). f. Caries dentaria.

sapréfago (de *sapro-* y el gr. *phageîn,* comer). adj. Dícese de los animales que se alimentan de materias en descomposición.

saprófilo (de *sapro-* y el gr. *phílos,* amigo, amante). adj. F., *saprophile.* Que vive sobre la materia muerta y putrefacta. Dícese de varios microorganismos. U.t.c.s.

saprofitismo. m. Estado o cualidad de saprofito.

saprofito o **saprófito** (de *sapro-* y el gr. *phytón,* planta). m. A., *Saprophyt;* F. e In., *saprophyte;* It., *saprofito;* P., *saprófita.* Microorganismo vegetal, especialmente bacteria, que vive a expensas de la materia orgánica descompuesta y no en el organismo vivo. El término se emplea también como sinónimo de parásito no patógeno.

saprógeno (de *sapro-* y el gr. *gennân,* producir). adj. F., *saprogène.* Que produce putrefacción o se origina de ésta.

saprópira (de *sapro-* y el gr. *pŷr, pyrós,* fuego). f. Fiebre pútrida, tifus.

saprozoito o **saprozoo** (de *sapro-* y el gr. *zôon,* animal). m. F., *saprozoïte.* Microorganismo animal que vive sobre materia orgánica en descomposición.

sarampión (del gr. *xerampélinos,* del color de hoja de vid seca; de *xerós,* seco, y *ámpelos,* vid). m. A., *Masern;* F., *rougeole;* In., *measles;* It., *morbillo;* P., *sarampo.* Enfermedad eruptiva, infecciosa, muy contagiosa, epidémica producida por un paramixovirus, caracterizada por un exantema peculiar que va precedido de síntomas catarrales. El período de incubación dura de 1 a 2 semanas; el de invasión, período contagioso, comienza con fiebre, coriza, conjuntivitis, bronquitis con frecuencia y posteriormente la aparición de las manchas de Koplik en la cara interna de las mejillas. La erupción aparece a los 3 o 4 días, en primer lugar en la cara y luego en el cuello, tórax y miembros; consiste en pequeñas máculas rosadas, aisladas algunas veces y otras confluentes, que, al cabo de tres o cuatro días, comienzan a palidecer y van seguidas de descamación furfurácea de la epidermis. Los síntomas generales, en los casos ordinarios, aumentan y decrecen con la erupción. ||**-alemán.** Rubéola. ||**-bastardo.** Rubéola. ||**-confluente.** Sarampión en el que las máculas confluyen formando manchas más o menos extensas. ||**-en botones** o **papuloso.** Forma en la que las máculas se han convertido en pápulas salientes. ||**-hemorrágico** o **negro.** Forma grave en la que la erupción es petequial.

sarapus. m. Pie plano; persona con pie plano.

Sarbó (Signo de) (Arthur von *Sarbó,* neurólogo húngaro, n. en 1867). V. Signo.

sarcidia. f. Verruga, carúncula.

sarcina. Disposición de bacterias cocoides en masas cúbicas compuestas de 8, 16 o 64 elementos.

Sarcina. Género de bacterias cocáceas, grampositivas anaerobias, de la familia peptococáceas. Las células se disponen en paquetes de ocho elementos. Son saprofitas del aparato digestivo del hombre y animales superiores y se aíslan también del suelo. ||**-lutea.** *Micrococcus luteus.*

sarcinuria (de *sarcina* y el gr. *oûron,* orina). f. Presencia de sarcinas en la orina.

sarcitis (de *sarco-* e *-itis*). f. Inflamación de los músculos; miositis.

sarco-. Forma prefija del gr. *sárx, sarkós,* carne.

sarcoadenoma. m. Adenosarcoma.

sarcoblasto (de *sarco-* y el gr. *blastós,* germen). m. A., *Sarkoplast;* F., *sarcoplaste;* In., *sarcoblast;* It. y P., *sarcoblasto.* Célula primitiva, origen de un elemento muscular; sarcoplasto, mioblasto.

sarcocarcinoma (de *sarco-,* el gr. *kankrínos,* cangrejo, y el suf. *-oma*). m. Sarcoma con elementos de carcinoma.

sarcocele (de *sarco-* y el gr. *kéle,* tumor). m. A., *Sarkocele;* F., *sarcocèle;* In., It. y P., *sarcocele.* Tumor sólido del testículo. ||**-egipcio.** Elefancía del escroto. ||**-encefaloideo** o **quístico.** Variedades de cáncer del testículo. ||**-sifilítico** o **tuberculoso.** Variedades de orquitis crónica debidas a la sífilis o a la tuberculosis.

sarcocistina. f. Toxina obtenida de protozoos del género *Sarcocystis.*

sarcocisto (de *sarco-* y el gr. *kýstis,* vejiga). m. Cuerpo oval, globuloso o alargado, que se forma en los músculos a consecuencia del desarrollo en ellos de los sarcosporidias del género *Sarcocystis.* Sin.: Túbulo de Rainey o de Meischer.

sarcocito (de *sarco-* y el gr. *kýtos,* cavidad). m. A., *Sarkocyt;* F., *couche moyenne de l'ectoplasma;* In., *sarcocyte;* It., *sarcocita;* P., *sarcócito.* Célula muscular. || Capa media del ectoplasma de un protozoo, situada entre el epicito y el miocito.

Sarcocystis. Género de protozoos del orden *Sarcosporidia;* en realidad parece que la forma quística de *Sarcocystis* sería un estadio de *Isospora,* cuando infecta un animal no carnívoro. El hombre se infecta ocasionalmente al comer carne poco cocida; sus quistes son un hallazgo accidental de estudios histopatológicos.

sarcoda (del gr. *sarkódes,* carnoso). m. Protoplasma de protozoos especialmente.

sarcodídimo. m. Sarcocele.

Sarcodina. Superclase de protozoos del subfilum *Sarcomastigophora.* Se desplazan mediante seudópodos. Morfológicamente se presentan en formas muy dispares, desde células desnudas (amebas) a formas con esqueleto interno o externo más o menos complicado (foraminíferos, radiolarios, etc.). Son protozoos de vida libre del suelo o de las aguas. Algunas especies son patógenas para el hombre (*Entamoeba histolytica, Naegleria*).

sarcoencondroma (de *sacro-,* el gr. *en,* en, *chóndros,* cartílago, y el suf. *-oma*). m. F., *enchondrome sarcomateux.* Sarcoma combinado con encondroma.

sarcoepiplocele (de *sarco-,* el gr. *epíploos,* omento, y *kéle,* hernia). m. Hernia epiploica combinada con sarcocele.

sarcoepiplónfalo (de *sarco-,* el gr. *epíploos,* omento, y *omphalós,* ombligo). m. Hernia umbilical epiploica carnosa.

sarcofagia (de *sarco-* y el gr. *phageîn,* comer). f. Régimen carnívoro.

sarcogénico o **sarcógeno** (de *sarco-* y el gr. *gennân,* producir, engendrar). adj. Productor o formador de carne.

sarcoglia (de *sarco-* y el gr. *glía,* cola, gluten, liga). f. SARCOPLASMA.

sarcohidrocele (de *sarco-,* el gr. *hýdor, -atos,* agua, y *kéle,* hernia). m. Tumor del testículo combinado con hidrocele.

sarcoide (de *sarco-* y el gr. *eîdos,* aspecto). m. A., *Sarkoid;* F., *sarcoïde;* In., *sarcoid;* It., *sarcoide;* P., *sarcóide.* Término de Kaposi que designa un tumor carnoso semejante al sarcoma, especialmente un tumor de la piel, de desarrollo limitado y posible regresión. || SARCOIDOSIS. ||**-de Boeck.** SARCOIDOSIS. ||**-de Darier-Roussy.** Tipo de sarcoide múltiple benigno, caracterizado por el gran tamaño de sus nodos y su localización subcutánea. ||**-de Spiegler-Fendt.** Sarcoide subcutáneo, circunscrito, de células reticuladas y linfocitos. ||**-múltiple benigno.** SARCOIDOSIS.

sarcoideo. adj. Semejante a la carne; carnoso.

sarcoidosis. f. A., *Sarkoidosis;* F., *sarcoïdose;* In., *sarcoidosis;* It., *sarcoidosi;* P., *sarcoidose.* Enfermedad sistémica crónica de etiología desconocida, caracterizada histológicamente por una reacción inflamatoria granulomatosa no necrotizante. Las distintas localizaciones (piel, ganglios, pulmón, huesos, etc.) determinan las diversas formas clínicas conocidas. *Sin.:* Enfermedad de Besnier-Boeck-Schaumann.

sarcoláctico (Ácido). Ácido paraláctico, isómero del ácido láctico existente en los músculos.

sarcolema (de *sarco-* y el gr. *lémma,* vaina). m. A., *Sarkolemm;* F., *sarcolemme;* In. e It., *sarcolemma;* P., *sarcolema.* Estructura que rodea cada fibra muscular a modo de membrana. *Sin.:* Miolema.

sarcoleucosis (de *sarco-,* el gr. *leukós,* blanco, y el suf. *-osis*). f. desus. Aparición de numerosas células blásticas en la sangre periférica, que por su indiferenciación recuerdan células sarcomatosas. Es un síndrome que se presenta con mayor frecuencia en fases avanzadas del reticulosarcoma (linfoma histiocitario) y otros linfomas con afectación medular. Raras veces puede observarse en tumores extensamente diseminados y con gran anaplasia, indicando una extensa infiltración de médula ósea.

sarcolisina (de *sarco* y el gr. *lýsis,* disolución). f. F., *sarcolysine.* p-Di-(2 cloretil)-amino-fenilamina racémica. Medicamento de acción radiomimética.

sarcolito (de *sarco-* y el gr. *líthos,* piedra). m. Concreción o cálculo en los tejidos blandos.

sarcología (de *sarco-* y el gr. *lógos,* tratado). f. Anatomía relativa a las partes blandas.

sarcoma (de *sarco-* y *-oma*). m. A., *Sarkom;* F., *sarcome;* In., It. y P., *sarcoma.* Tumor maligno derivado de las células mesenquimatosas; puede formarse a expensas de células del tejido conectivo común (fibrosarcoma), de células del tejido conectivo diferenciado (condrosarcoma, miosarcoma, liposarcoma, etc.) o del tejido ganglionar (linfosarcoma, reticulosarcoma). En general son tumores de gran malignidad. ||**-angiolítico.** PSAMONA. ||**-botrioideo.** Variedad de sarcoma en racimo que se observa en el cuello del útero. ||**-cartilaginoso.** CONDROSARCOMA. ||**-cilindromatoso.** CILINDROMA. ||**-cloromatoso.** CLOROMA. ||**-de células fusiformes.** SARCOMA FUSOCELULAR. ||**-de células redondas.** SARCOMA GLOBOCELULAR. ||**-de Ewing.** Mieloma endotelial; variedad de sarcoma óseo, que ataca ordinariamente la diáfisis. ||**-de Jensen.** Tumor de células fusiformes que se desarrolla por transmisión en gran número de ratas inoculadas y regresa también en gran proporción después de algunas semanas. ||**-de Kaposi.** Nódulos múltiples azulados de la piel, semejantes a granulomas infecciosos, con hemorragias y caracteres neoplásicos; llamado también sarcoma idiopático múltiple hemorrágico. Se observa principalmente en ancianos y personas inmunodeprimidas (trasplantados y en casos de SIDA). ||**-de mieloplaxas.** Sarcoma de células gigantes multinucleadas o mieloplaxas, que se observa con preferencia en los huesos. ||**-de Rous.** Neoplasia sarcomatoide de las aves de corral, de la que se obtiene un virus que inyectado en otras aves reproduce el tumor. ||**-deciduocelular.** DECIDUOMA MALIGNO. ||**-encefaloideo.** SARCOMA GLOBOCELULAR. ||**-fasciculado.** SARCOMA FUSOCELULAR. ||**-fusocelular.** Sarcoma constituido por células fusiformes pequeñas, medianas o grandes, con núcleo oval, agrupadas en fascículos. ||**-gigantocelular.** Sarcoma de células gigantes del hueso, ordinariamente benigno. || Épulis maligno. || Sarcoma sinovial. ||**-globocelular.** Sarcoma constituido por células redondas de núcleo voluminoso y tamaño igual para cada variedad de tumor. ||**-linfático.** LINFOSARCOMA. ||**-medular.** Variedad de sarcoma blando, fungoso y hemorrágico. ||**-melánico.** MELANOSARCOMA. ||**-mielógeno.** Sarcoma desarrollado en la médula ósea. ||**-mixto** o **polimorfo.** Sarcoma que contiene células de varias formas. ||**-mucoso.** MIXOSARCOMA. ||**-osificante.** Variedad desarrollada a expensas de un hueso y caracterizada por su tendencia a la osificación. ||**-osteoblástico.** In., *osteogenic sarcoma.* OSTEOSARCOMA. ||**-reticuloendotelial.** RETICULOSARCOMA.

sarcomatoide (de *sarcoma* y el gr. *eîdos,* aspecto). adj. F., *sarcomateux.* Semejante al sarcoma.

sarcomatosis. f. A., *Sarkomatose;* F. y P., *sarcomatose;* In., *sarcomastosis;* It., *sarcomatosi.* Estado morboso caracterizado por el desarrollo de sarcomas. ||**-cutis.** Desarrollo de neoplasias sarcomatosas en la piel.

sarcomelanina (de *sarco-* y el gr. *mélas, mélaina, mélan,* negro). f. Pigmento negro de los sarcomas melánicos.

sarcómera (de *sarco-* y el gr. *méros,* parte). f. F., *sarcomère.* Cada uno de los segmentos en que se supone dividida la fibrilla muscular por las líneas de Krause.

sarcomices (de *sarco-* y el gr. *mýkes,* hongo). f. Neoplasia con fungosidades carnosas.

sarcomicina. f. Metabolito proveniente de la actividad del *Streptomyces erythrochromogenes,* de acción antimitótica.

sarcomixoma (de *sarco-,* el gr. *mýxa,* moco, y el suf. *-oma*). m. Sarcoma combinado con elementos de mixoma.

sarconfalocele (de *sarco-,* el gr. *omphalós,* ombligo, y *kéle,* tumor). m. Onfalocele carnoso.

Sarcophaga. Género de moscas; las larvas de algunas de sus especies, *S. carnaria, S. communis,* etc., son parásitos accidentales del hombre.

sarcopioide (de *sarco-,* el gr. *pýon,* pus, y *eîdos,* aspecto). adj. Formado de carne y pus; decíase de los esputos purulentos muy espesos.

sarcoplasma (de *sarco-* y el gr. *plásma, -atos,* lo modelado). m. F., *sarcoplasme, sarcoplasma.* Citoplasma de las células musculares. || Sarcoglia, sustancia interfibrilar de los músculos.

sarcoplasto. m. SARCOBLASTO.

sarcopoyesis (de *sarco-* y el gr. *poíesis,* formación, producción). f. Producción de tejido muscular.

sarcopsiliasis. f. Infestación con insectos sifonápteros del género *Sarcopsylla.*

Sarcopsylla. Género de insectos al que pertenece la pulga de arena o nigua. V. NIGUA.

Sarcoptes. Género de ácaros. La especie *S. scabiei* es el parásito de la sarna en el hombre; variedades de esta especie producen sarna en diversos animales: camello, perro, cerdo, caballo, etc., transmisible también al hombre, en el que sigue un curso limitado, pues el parásito no vive largo tiempo en la piel humana.

sarcosepsis. f. Sepsis debida a la presencia de bacterias en los tejidos.

sarcosina. f. Sustancia cristalizable que resulta de la descomposición de la creatina; metilglicocola o metilglicina.

sarcosis (del gr. *sárx, sarkós,* carne). f. A., *Sarkose;* F. y P., *sarcose;* In., *sarcosis;* It., *sarcosi;* Aumento anormal de la carne. || SARCOMATOSIS.

sarcoso (del gr. *sárx, sarkós,* carne). adj. Relativo a la carne o al tejido muscular.

sarcosoma (de *sarco-* y el gr. *sôma,* cuerpo). m. ant. Mitocondria de la fibrilla muscular.

sarcosporidias. f. pl. V. Sarcocystis.
sarcosporidiasis, sarcosporidiosis. f. F., *sarcosporidiose.* Estado morboso producido por sarcosporidias.
sarcostilo (de *sarco-* y el gr. *stýlos*, columna). m. Columna muscular. || Fascículo de miofibrillas.
sarcostosis (de *sarco-* y el gr. *ostoûn*, hueso). f. Osificación de los tejidos blandos.
sarcótico. adj. Que promueve la formación de carne; cicatrizante.
sarcótomo (de *sarco-* y el gr. *tomós*, cortante). m. Instrumento para la sección de partes blandas.
sarcotripsia (de *sarco-* y el gr. *trîpsis*, frotamiento, trituración). f. A., *Histotripsie;* F., *sarcotripsie;* In., *sarcotripsy;* It., *istotripsia;* P., *histotripsia.* Aplastamiento o trituración de partes blandas; histotripsia; aplastamiento o desgarro lineal.
sardónica (Risa). f. V. Risa.
sarmentocimarina. f. Glucósido de las semillas del *Strophanthus sarmentosus*, tóxico cardíaco.
sarna. f. A., *Krätze;* F., *gale;* In., *scabies;* It., *scabbia;* P., *sarna.* Conjunto de lesiones cutáneas provocadas por *Acarus scabei* o *Sarcoptes hominis. Sin.:* Escabies, roña, psora. ||**-animal.** Erupciones provocadas por sarcoptes que infestan animales y que, accidentalmente, parasitan al hombre *(Sarcoptes canis, minor, ovis, vulpis).* ||**-beduina.** Liquen tropical. ||**-cubana.** Alastrim. ||**-de Boeck.** Sarna de Noruega. ||**-de los barberos.** Sicosis. ||**-de los cereales.** Afección pruriginosa causada por *Pediculoides ventricosus*, que vive en los tallos de ciertas gramíneas. Ataca al hombre en ocasiones. ||**-de los mineros.** Erupción cutánea producida por la entrada de las larvas de anquilostoma. ||**-de Malabar.** Enfermedad de la piel observada en la costa de Malabar, que probablemente es una variedad de tiña. ||**-de Moeller.** Sarna de Noruega. ||**-de Noruega.** Sarna producida por una especie de *Sarcoptes*, parásito de los lobos, caracterizada por costras y pústulas. ||**-filárica.** Afección rebelde de la piel en los trópicos, producida por los embriones de *Onchocerca volvulus.* ||**-papuliforme** o **pustulosa.** Variedades caracterizadas por la formación de pápulas o pústulas, respectivamente.
Sarnoff (Técnica de). V. Técnica.
sarpullido. m. Salpullido.
Sarracenia. Género de plantas polipétalas. La especie *S. purpurea*, de América del Norte, se empleó como preventiva y curativa de la viruela; el extracto fluido del rizoma de la especie *S. flava* es un remedio eficaz contra la diarrea.
sarro (voz de origen prerromano, emparentada, probablemente, con el vasco *sarra*, escoria, y el cat. *sarna*). m. A., *Zahnbelag;* F., *saburre;* In. e It., *saburra;* P., *sarro.* Sustancia amarillenta espesa o calcárea que cubre el cuello y la corona de los dientes. || Saburra.
sartorio (del lat. *sartor*, sastre). m. F., *muscle couturier.* V. Músculos (tabla de).
Sartos (Enfermedad de los). V. Enfermedad.
sasafrás. m. A., *Sassafras;* F. e In., *sassafras;* It., *sassafrasso;* P., *sassafrás.* Nombre de varias especies de lauráceas. La corteza de la raíz de la *Sassafras variifolia*, de América del Norte, es estimulante, diaforética y carminativa y se utiliza como agente aromatizante.
satélite (del lat. *satelles, -itis*). m. A., *Trabant;* F., In. e It., *satellite;* P., *satélite.* Vena, músculo o nervio que sigue el curso de una arteria. || Lesión cerca de otra más importante. Ú.t.c.adj.
satelitismo. m. V. Sintrofismo.
satelitosis (del lat. *satelles, -itis*, acompañante, y el suf. *-osis*). f. Acumulación de células de neuroglia alrededor de las ganglionares de la corteza cerebral, observada en la parálisis general y otras afecciones nerviosas.
satiriasis (del lat. *satýriasis*, y éste del gr. *satyríasis*). f. A., *Satyriasis;* F. e In., *satyriasis;* It., *satiriasis;* P., *satiríase.* Exaltación exagerada del impulso sexual en el hombre.
satiromanía. f. Satiriasis.

Sattler (Capa de) (Hubert *Sattler*, oftalmólogo austríaco, 1844-1928). V. Capa elástica.
saturación (del lat. *saturatio, -onis*). f. A., *Sättigung;* F. e In., *saturation;* It., *saturazione;* P., *saturação.* Estado de un cuerpo, en que no puede ya disolverse más cantidad de otro cuerpo disuelto en él. || Estado de un compuesto orgánico en que todas las valencias del carbono están satisfechas sin que haya doble o triple unión entre dos átomos de dicho elemento.
saturnismo. m. A., *Bleivergiftung;* F., *saturnisme;* In., *saturnism;* It. y P., *saturnismo.* Intoxicación aguda o crónica por el plomo o sus compuestos; plumbismo.
Saturno. m. Nombre de los alquimistas para el plomo.
saturnoterapia (de *Saturno* y el gr. *therapeía*, tratamiento). f. Empleo terapéutico del plomo; tratamiento de Bell.
sauce (de *salce*, y éste del lat. *salex, -icis*). m. A., *Weide;* F., *saule;* In., *willow;* It., *salice;* P., *salgueiro.* Árbol salicíneo de varias especies, de las cuales la principal, *Salix alba*, sauce blanco, posee una corteza tónica y amarga que contiene salicina y se ha empleado en polvo y cocimiento como sucedáneo de la quinina.
saúco (del lat. *sabucus*). m. A., *Holunder;* F., *sureau;* In., *eldertree;* It., *sambuco;* P., *sabugueiro.* Arbusto caprifoliáceo *(Sambucus nigra),* cuyas flores se emplean en cocimiento como emolientes y diaforéticas y de cuyas bayas se prepara un rob o extracto que se emplea como sudorífico y depurativo.
Sauer (Vacuna de) (Louis W. *Sauer*, pediatra norteamericano, n. en 1885). V. Vacuna.
Sauerbruch (Cámara, método, operación de) (Ferdinand *Sauerbruch*, cirujano alemán, 1875-1951). Véanse estos términos.
sauna. f. V. Baño.
Saundby (Reacción de) (Robert *Saundby*, médico inglés, 1849-1918). V. Reacción.
Saunders (Enfermedad, signo de) (Edward W. *Saunders*, médico norteamericano, 1854-1927). V. Enfermedad, signo.
sauriasis (del gr. *saûros*, lagarto). f. Ictiosis.
sauriderma. m. Sauriasis. || Ictiosis hystrix.
sauriosis. f. Sauriasis. || Queratosis folicular.
Sauter (Operación de) (Johann Nepomuk *Sauter*, cirujano alemán, 1766-1840). V. Operación.
Sauvineau (Oftalmoplejía, síndrome de) (Charles *Sauvineau*, oftalmólogo francés del siglo xix). V. Oftalmoplejía, síndrome.
savia (del cat. *saba* o quizá del fr. *sève*, a través del gallego-port. *seiva* o *sálvia*). f. A., *Pflanzensaft;* F., *sève;* In., *sap;* It., *succo;* P., *seiva.* Líquido nutricio de los vegetales, por los que circula desde las raíces a las hojas, y viceversa.
Savill (Enfermedad de) (Thomas Dixon *Savill*, médico inglés, 1910). V. Enfermedad.
saxífraga. f. A., *Steinbrech;* F. e In., *saxifraga;* It., *sassifraga;* P., *saxifraga.* Nombre de varias plantas, especialmente del género *Saxifraga*, empleadas en otro tiempo contra la litiasis urinaria.
saxífrago (del lat. *saxum*, pena, peñasco, y *frangere*, romper). adj. Que rompe las piedras; litotrito.
saxina. f. Agente edulcorante, del que se dice que es 600 veces más dulce que el azúcar.
Sayre (Corsé de) (Lewis Albert *Sayre*, cirujano norteamericano, 1820-1901). V. Corsé.
Sb. Símbolo del antimonio *(stibium).*
Sc. Símbolo del escandio *(scandium).*
Scabiosa. V. Escabiosa.
scabrities (lat.). f. Estado rugoso de la piel. ||**-unguium.** Estado de engrosamiento y deformidad de las uñas.
Scanzoni (Operación de) (Friedrich W. *Scanzoni*, tocólogo alemán, 1821-1891). V. Operación.
scapulae alatae (lat.). Escápula alada.
Scarpa (Agujero, membrana, triángulo de) (Antonio *Scarpa*, anatomista y cirujano italiano, 1747-1832). Véanse estos términos.
Sceleth (Tratamiento de) (Charles E. *Sceleth*, médico norteamericano). V. Tratamiento.

Scelus. Nombre con que se designaban anteriormente los virus productores del herpes simple.
Sclavo (Suero de) (Achille *Sclavo*, patólogo italiano, 1861-1930). V. SUERO.
Sclerotoma. Género de gusanos nematodos, incluido hoy en otros; *Strongylus, Ancylostoma*, etc.
Scopolia. Género de plantas solanáceas de propiedades semejantes a la hioscina y la belladona. Escopolia.
Scopulariopsis. m. Género de hongos morfológicamente parecido a *Penicillium*. Agente causal de onicomicosis.
Scrophularia. V. ESCROFULARIA.
Scutellaria. Género de plantas labiadas. V. ESCUTELARIA.
scutulum (lat.). m. Costra discoide de la tiña favosa.
scutum (lat.). m. Rótula. ‖ Cartílago tiroides. ‖ **-pectoris.** ESTERNÓN.
Schacher (Ganglio de) (Polycarp Gottlieb *Schacher*, médico alemán, 1674-1737). GANGLIO OFTÁLMICO.
Schachova (Tubo de) (Seraphina *Schachova*, históloga rusa en Berna del siglo XIX). V. TUBO URINÍFERO.
Schachter (Unidad de) (Ruben Joseph *Schachter*, fisiólogo norteamericano, n. en 1904). V. UNIDAD.
Schäffer o Schaeffer (Método, reflejo, síndrome de) (Max *Schäffer*, neurólogo alemán, 1852-1923). V. MÉTODO, REFLEJO, SÍNDROME.
Schamberg (Enfermedad de) (Jay Frank *Schamberg*, dermatólogo norteamericano, 1870-1934). V. ENFERMEDAD.
Schanz (Enfermedad, síndrome de) (Alfred *Schanz*, médico alemán, 1868-1931). V. ENFERMEDAD, SÍNDROME.
Schapiro (Signo de) (Heinrich *Schapiro*, médico ruso, 1852-1901). V. SIGNO.
Schatz (Pesario de) (Christian F. *Schatz*, ginecólogo alemán, 1841-1920). V. PESARIO.
Schaudinn (Bacilo de) (Fritz Richard Schaudinn, bacteriólogo alemán, 1871-1906). V. BACILO.
Schaumann (Enfermedad de) (Jörgen *Schaumann*, médico sueco, 1879-1953). V. SARCOIDE DE BOECK.
Schauta (Operación de) (Friedrich *Schauta*, ginecólogo austríaco, 1849-1919). V. OPERACIÓN DE WERTHEIM-SCHAUTA.
Schede (Método, operación de) (Max *Schede*, cirujano alemán, 1844-1902). Véanse estos términos.
Scheele (Verde de) (Karl W. *Scheele*, químico sueco, 1742-1786). Arsenito de cobre.
Scheiner (Experimento de) (Christoph *Scheiner*, astrónomo alemán, 1575-1650). V. EXPERIMENTO.
Schellong (Síndrome de) (Fritz *Schellong*, médico alemán, n. en 1891). V. SÍNDROME.
Schenck (Enfermedad de) (Benjamin R. *Schenck*, patólogo americano, 1842-1920). ESPOROTRICOSIS.
Scherer (Reacción de) (Johann J. *Scherer*, médico alemán, 1814-1869). V. REACCIÓN.
Scheuermann (Enfermedad de) (Holfer Werfel *Scheuermann*, cirujano danés, 1877-1960). V. ENFERMEDAD.
Schick (Signo de) (Bela *Schick*, pediatra húngaro, 1877-1967). V. SIGNO.
Schiefferdecker (Disco, teoría de) (Paul *Schiefferdecker*, anatomista alemán, 1849-1931). V. DISCO, TEORÍA DE LA SIMBIOSIS.
Schiff (Ciclo biliar de) (Moritz *Schiff*, fisiólogo alemán, 1823-1896). V. CICLO BILIAR. ‖ **-(Reacción de)** (Hugo *Schiff*, químico alemán, 1834-1915). V. REACCIÓN.
Schilder (Encefalitis de) (Paul *Schilder*, neurólogo en Viena, 1886-1940). V. ENCEFALITIS PERIAXIAL. ‖ **-Foix (Enfermedad de).** V. ENFERMEDAD.
Schiller (Prueba de) (Walter *Schiller*, médico vienés radicado en EE.UU., 1887-1960). V. PRUEBA.
Schilling (Hemograma de) (Victor *Schilling*, hematólogo alemán, 1883-1960). V. HEMOGRAMA.
Schiltzler (Síndrome de). V. SÍNDROME.
Schimmelbusch (Enfermedad de) (Curt *Schimmelbusch*, cirujano alemán, 1860-1895). V. ENFERMEDAD.
Schinus. Género de árboles anacardiáceos de las regiones tropicales. La especie *S. molle* suministra una clase de almáciga, aromática y laxante intensa.

Schiötz (Tonómetro de) (Hjalmar *Schiötz*, médico noruego, 1850-1927). V. TONÓMETRO.
Schipp (Enfermedad de). V. ENFERMEDAD.
Schistosoma. Género de gusanos trematodos, parásitos de la sangre; la hembra se aloja en una ranura longitudinal del macho; agentes de la esquistosomiasis o bilharziasis. Sin.: Bilharzia, distoma. Especies principales son: *S. haematobium*, común en los países cálidos, especialmente Egipto y otros de África, Arabia y Líbano; ataca preferentemente a los niños de 6 a 10 años y se encuentra en las venas dilatadas de la vejiga urinaria, provocando cistitis y hematuria; el huésped invertebrado del parásito es un caracol de agua dulce del género *Bullinus. S. mansoni* especialmente frecuente en África Oriental, América del Sur y países de Centroamérica, muy parecida a la especie anterior, de la que se distingue porque el parásito se localiza en los plexos venosos del colon y recto y porque sus huevos se encuentran en los excrementos y no en la orina y por tener dichos huevos un espolón lateral en lugar de tenerlo en un extremo; el huésped intermediario es un caracol del género *Biomphalaria. S. japonicum*, del Japón, China y Filipinas, que produce la enfermedad katayama y se aloja en el hígado, bazo e intestino delgado; el huésped intermedio es un pequeño caracol del género *Oncomelania*.
Schizophillum commune. Especie de hongo de situación taxonómica incierta. Saprofito de la madera. Ha sido aislado ocasionalmente en lesiones ungueales, úlceras palatinas, procesos pulmonares y meningitis.
Schizotrypanum cruzi. TRYPANOSOMA CRUZI.
Schlange (Signo de) (Hans *Schlange*, cirujano alemán, 1856-1922). V. SIGNO.
Schlassi (Operación de). V. OPERACIÓN.
Schlatter (Enfermedad, operación de) (Carl *Schlatter*, cirujano de Zurich, 1864-1934). V. ENFERMEDAD, OPERACIÓN.
Schleich (Solución de) (Carl Ludwig *Schleich*, cirujano alemán, 1859-1922). V. SOLUCIÓN.
Schlemm (Conducto de) (Friedrich S. *Schlemm*, anatomista alemán, 1795-1858). V. CONDUCTO.
Schlesinger (Método, signo de) (Hermann *Schlesinger*, médico austríaco, 1868-1934). V. MÉTODO, SIGNO.
Schlösser (Tratamiento de) (Carl *Schlösser*, oculista alemán, 1857-1925). V. TRATAMIENTO.
Schmidel (Anastomosis de) (Casimir Christoph *Schmidel*, anatomista alemán, 1718-1792). V. ANASTOMOSIS.
Schmidt (Fibrinoplasto de) (Eduard Oskar *Schmidt*, anatomista alemán, 1823-1887). SEROGLOBULINA. ‖ **-Graf-Le Foyer (Operación de).** V. OPERACIÓN. ‖ **-(Reacción, síndrome de)** (Adolf *Schmidt*, médico alemán, 1865-1918). V. REACCIÓN. ‖ **-(Síndrome de)** (Johann M. *Schmidt*, laringólogo alemán, 1838-1907). V. SÍNDROME. ‖ **-(Síndrome de)** (Martin Benno *Schmidt*, anatomopatólogo alemán, 1863-1949). V. SÍNDROME.
Schmincke (Tumor de) (Alexander *Schmincke*, patólogo alemán, 1877-1953). V. TUMOR.
Schmorl (Enfermedad, ictericia de) (Christian G. *Schmorl*, patólogo alemán, 1861-1932). V. ENFERMEDAD, ICTERICIA.
Schnabel (Cavernas de) (Isidor *Schnabel*, oftalmólogo en Viena, 1842-1908). Oquedades patológicas en el nervio óptico y papila en el glaucoma.
Schneider (Carmín de) (Franz C. *Schneider*, químico alemán, 1813-1897). V. CARMÍN ‖ **-(Membrana de)** (Conrad Victor *Schneider*, médico alemán, 1614-1680). V. MEMBRANA PITUITARIA.
Schoemaker (Línea de) (Jan *Schoemaker*, cirujano holandés, 1871-1940). V. LÍNEA.
Scholder (Operación de). V. OPERACIÓN.
Schöler (Tratamiento de) (Heinrich Leopold *Schöler*, oftalmólogo alemán, 1844-1918). V. TRATAMIENTO.
Scholz (Enfermedad de) (Willibald *Scholz*, neurólogo alemán, n. en 1889). V. ENFERMEDAD.
Schön (Teoría de) (Wilhelm *Schön*, oftalmólogo alemán, 1848-1917). V. TEORÍA.

Schönbein (Reacción de) (Christian F. *Schönbein*, químico alemán, 1799-1868). V. Reacción.
Schöngastia. Género de ácaros cuyas larvas son parásitas del hombre y otros vertebrados (en los que se alimentan y maduran). Al igual que *Trombicula*, producen dermatitis. Las regiones más afectadas son las piernas, muslos, genitales externos, axilas y pecho.
Schönlein (Enfermedad de) (Johann Lukas *Schönlein*, médico alemán, 1793-1864). V. Enfermedad.
Schottmüller (Enfermedad de) (Hugo *Schottmüller*, médico alemán, 1867-1936). V. Enfermedad.
Schreger (Línea de) (Bernhard S. *Schreger*, anatomista alemán, 1766-1825). V. Línea.
Schridde (Enfermedad de) (Hermann *Schridde*, anatomopatólogo alemán, n. en 1875). V. Enfermedad.
Schrock-Chigot (Operación de). V. Operación.
Schroth (Tratamiento de) (Johann *Schroth*, médico alemán, 1800-1856). V. Tratamiento.
Schröder (Anillo, operación de) (Carl *Schröder*, ginecólogo alemán, 1838-1887). V. Anillo de Bandl, operación. ||**-(Reacción de)** (Woldemar von *Schröder*, médico alemán, 1850-1898). V. Reacción.
Schroeder (Enfermedad, síndrome de) (Robert *Schroeder*, ginecólogo, alemán, 1884-1959). V. Enfermedad, síndrome.
Schrötter (Corea de) (Leopold von *Schrötter*, laringólogo austríaco, 1837-1908). Corea laríngea.
Schuchardt (Operación de) (Karl August *Schuchardt*, cirujano alemán, 1856-1901). V. Operación.
Schüffner (Gránulos de) (Wilhelm *Schüffner*, patólogo alemán, 1867-1949). V. Gránulo.
Schüle (Signo de) (Heinrich *Schüle*, psiquiatra alemán, 1839-1916). V. Omega melancólica.
Schultz (Enfermedad de) (Werner *Schultz*, internista alemán, 1878-1947). Agranulocitosis. ||**-Baader (Enfermedad de).** V. Enfermedad. ||**-Charlton (Reacción de).** V. Reacción.
Schultze (Fascículo de) (Friedrich *Schultze*, neurólogo alemán, 1848-1935). V. Fascículo. ||**-(Método, pliegue de)** (Bernhard Sigismund *Schultze*, ginecólogo alemán, 1827-1919). V. Pliegue, respiración artificial, método. ||**-Putnam (Enfermedad de).** V. Enfermedad. ||**-(Reacción de)** (Ernst *Schultze*, químico suizo, 1860-1912). V. Reacción.
Schüller (Método de) (Karl H. Max *Schüller*, cirujano alemán, 1843-1907). V. Respiración artificial. ||**-Christian (enfermedad de) (Enfermedad de).** V. Enfermedad. ||**-(Fenómeno, síndrome de)** (Arthur *Schüller*, neurólogo austríaco, 1874-1958). V. Fenómeno, síndrome de Christian.
Schumm (Reacción de) (Otto *Schumm*, químico alemán, 1874-1958). Reacción de la bencidina.
Schürmann (Reacción de) (Walter *Schürmann*, neurólogo alemán contemporáneo). V. Reacción.
Schwab (Prueba de). V. Prueba.
Schwabach (Prueba de) (Dagobert *Schwabach*, otólogo de Berlín, 1846-1920). V. Prueba.
Schwalbe (Cisura, corpúsculo, vaina de) (Gustav *Schwalbe*, anatomista alemán, 1844-1916). Véanse estos términos.
Schwann (Vaina de) (Theodor *Schwann*, fisiólogo alemán, 1810-1882). V. Vaina.
schwannoma. m. A., *Schwannom;* F., *schwannome;* In., It. y P., *schwannoma*. Tumor de la sustancia blanca de Schwann.
Schwartz (Reacción de) (Charles E. *Schwartz*, cirujano francés, 1852-1925). V. Reacción.
Schwartze (Operación de) (Hermann *Schwartze*, otólogo alemán, 1837-1910). V. Operación.
Schwediauer o **Swediaur (Enfermedad de)** (François Xavier *Schwediauer*, médico austríaco, 1748-1824). Aquilobursitis.
Schweitzer (Reactivo de) (Matthias Eduard *Schweitzer*, químico alemán, 1818-1860). V. Reactivo.
Schweninger (Régimen de) (Ernst *Schweninger*, médico alemán, 1850-1924). V. Régimen. ||**-Buzzi (Anetodermia de).** V. Anetodermia.
Se. Símbolo del *selenio*.

Seabright-Bantam (Síndrome de). V. Síndrome.
Seashore (Prueba de) (Carl Emil *Seashore*, psicólogo norteamericano del siglo xix). V. Prueba.
sebáceo (del lat. *sebaceus*). adj. Relativo al sebo, de su naturaleza o parecido a él. Dícese de la materia que secretan las glándulas del mismo nombre, amarillenta, untuosa, lubricante, compuesta de células análogas a las de la glándula, células epiteliales y gotas oleosas.
sebacina. f. Materia sebácea. || Sustancia grasa obtenida de la nuez moscada.
sebestén. f. Fruto de un arbusto borragíneo del mismo nombre, que en otro tiempo se empleaba como mucilaginoso y laxante.
sebífero (del lat. *sebum*, sebo, y *ferre*, llevar, producir). adj. Sebíparo.
Sébileau (Bandas o **bridas de)** (Pierre *Sébileau*, cirujano francés, 1860-1953). Tres engrosamientos en la aponeurosis de Sibson. ||**-(Operación de).** V. Operación.
sebíparo (del lat. *sebum*, sebo, y *parere*, producir). adj. Que produce secreción sebácea o grasa.
sebo (del lat. *sebum*). m. A., *Hauttalg;* F., *sébum;* In., *sebum;* It. y P., *sebo*. Grasa sólida obtenida de algunos animales herbívoros, que se emplea en la preparación de ungüentos. || Materia sebácea.
sebocistomatosis. f. Presencia de numerosos quistes sebáceos o ateromas en la piel.
sebolito (del lat. *sebum*, sebo, y el gr. *líthos*, piedra). m. A., *Talgdrüsenkonkrement;* F., *calcul sébacé;* In., *sebolith;* It., *sebolito;* P., *sebólito*. Cálculo o concreción en una glándula sebácea.
seborrea o **seborragia** (del lat. *sebum*, sebo, y el gr. *rhein*, fluir). f. A., Seborrhöe; F., *séborrhée;* In., *seborrhea;* It., *seborrea;* P., *seborreia*. Estado fremento con producción exagerada de sebo cutáneo y alteraciones cualitativas de su composición. ||**-adiposa.** Seborrea fluente. ||**-capitis.** Seborrea del cuero cabelludo, generalmente de forma seca y pitiriásica y acompañada o precursora de calvicie. ||**-cérea.** Secreción sebácea análoga a la cera. ||**-concreta** o **costrosa.** Seborrea con producción de costras, que se observa generalmente en los niños en forma de costras de leche o en los ancianos en forma de verrugas planas. ||**-congestiva.** Seborrea de la cara, con hiperemia y estado congestivo; primer grado del lupus eritematoso. ||**-del recién nacido.** Queratosis folicular. ||**-eccematosa.** Seborrea asociada con eccema de las partes afectas. ||**-escamosa del recién nacido.** Cutis testácea o ictiosis sebácea. ||**-fluente.** Secreción sebácea oleosa que se observa principalmente en la nariz y en la frente. ||**-furfurácea.** Forma de seborrea seca, en la que se producen escamitas análogas al salvado. ||**-nigra** o **nigricans.** Seborrea costrosa, caracterizada por la coloración oscura. ||**-oleosa.** Seborrea fluente. ||**-seca.** Forma común de seborrea, caracterizada por la formación de escamas o costras.
seborroide. f. Dermatosis cuya causa principal parece debida a la seborrea; erupción seborreica.
sebum (lat.). m. Sebo, materia sebácea. ||**-cutaneum.** Secreción de las glándulas sebáceas. ||**-palpebrale.** Legaña. ||**-praeputiale.** Esmegma.
Secale. Género de plantas gramíneas al que pertenece el centeno, *S. cereale*.
secalina. f. Uno de los principios activos del cornezuelo del centeno, que se supone idéntico a la trimetilamina.
sección f.A., *Sektion, Schnitt;* F. e In., *section;* It., *sezione;* P., *secçao*. Acción de cortar. || Superficie cortada. || Segmento comprendido entre dos cortes paralelos. || Parte de un todo u órgano. || Obducción. ||**-abdominal.** Laparotomía. ||**-alta, hipogástrica** o **suprapúbica.** Abertura de la vejiga urinaria por encima del pubis. ||**-cesárea.** Operación cesárea. ||**-de Pitres.** Cada una de las seis secciones o cortes frontales del cerebro para el estudio del mismo; *prefrontal*, por el lóbulo prefrontal; *pediculofrontal*, a 2 cm por delante de la cisura de Rolando; *frontal*, a través de la circunvolución frontal ascendente, *parietal*, a

través de la circunvolución parietal ascendente; *pediculoparietal*, a 3 cm por detrás de la cisura de Rolando; y *occipital* por la mitad del lóbulo occipital. || **-en serie.** Cortes histológicos en orden consecutivo para el examen microscópico. || **-frontal.** Sección longitudinal del cuerpo, o de una parte del mismo, transversalmente de derecha a izquierda, en ángulo recto con la sección sagital y que divide el cuerpo en porción ventral y porción dorsal. || **-longitudinal.** Sección del cuerpo, o de una parte del mismo, que sigue el eje mayor. || **-perineal.** Sección mediana o lateral del perineo en las operaciones sobre la vejiga urinaria o sobre la próstata. || **-sagital.** Sección longitudinal del cuerpo, o de una parte del mismo, en dirección anteroposterior. || **-transversal.** Sección perpendicular al eje del cuerpo o de un órgano. || **-vesicovaginal.** COLPOCISTOTOMÍA.

secernente (del lat. *secernens, -entis,* p. a. de *secernere*, apartar, separar). adj. Secretante, secretorio.

seclusión (del lat. *seclusio*). f. F., *séclusion*. Separación, apartamiento. || **-de la pupila.** Sinequia posterior anular; *seclusio pupillae*.

seclusivo o **secluso** (del lat. *seclusus,* p. p. de *secludere*, apartar). adj. ant. Apartado, retrasado; se aplica a un tipo de mentalidad. V. TIPO.

seco (del lat. *siccus*). adj. A., *trocken;* F., *sec;* In., *dry;* It., *secco;* P., *sêco*. Que carece de agua o humedad. || Áspero.

secobarbital. m. F., *sécobarbital*. V. BARBITÚRICO.

secondoto (del lat. *secare*, cortar, y el gr. *odoús, odóntos*, diente). adj. Provisto de dientes molares cortantes.

secreción (del lat. *secretio, -onis*). f. A., *Sekretion;* F., *sécrétion;* In., *secretion;* It., *secrezione;* P., *secreção*. Función o proceso en virtud del cual un tejido u órgano separa ciertas sustancias de la sangre y las modifica o elabora con ellas un producto nuevo, que vierte fuera de sí o devuelve a la sangre.Sustancia secretada. || **-antilítica.** Secreción de una glándula, especialmente de la submaxilar, con integridad de su inervación. || **-externa.** Secreción que se vierte directamente a la superficie externa o en una cavidad del cuerpo. || **-interna.** Secreción que pasa directamente del órgano secretorio a la sangre o linfa y contribuye de un modo importante al metabolismo general, como la de las cápsulas suprarrenales, testículos, hipófisis, etc. || **-morfológica.** Secreción cuya parte esencial es un elemento histológico, espermatozoide, por ejemplo. || **-paralítica.** Secreción de una glándula después de la sección o parálisis del nervio de la misma.

secreta (del lat. *secreta,* pl. de *secretum,* separado). f. pl. Término general que comprende todas las secreciones.

secretado. adj. Producido por secreción.

secretagogo (de *secreta* y el gr. *agogós*, conductor). adj. F., *sécrétagogue*. Que estimula la secreción de las glándulas.

Secrétan (Enfermedad de) (Henri *Secrétan*, médico suizo, 1856-1916). V. ENFERMEDAD.

secretina. f.A., *Sekretin;* F., *sécrétine;* In., *secretin;* It. y P., *secretina*. Hormona de las células epiteliales del duodeno por contacto de ácidos; estimula la actividad pancreática. || Término general para las hormonas que estimulan la secreción glandular. || **-gástrica.** GASTRINA.

secretinasa. f. Enzima que inactiva la secretina.

secreto (del lat. *secrétum*). m. Reserva, sigilo. || **-médico.** Obligación que tienen, el médico y su personal auxiliar, de guardar secreto sobre hechos que conozcan en el ejercicio de su profesión, séanle o no revelados, excepto los casos que preceptúa la Ley (declaración de enfermedades infectocontagiosas, aborto, heridas en riña, heridas por arma de fuego, etc.).

secretomotor. adj. Que estimula la secreción; dícese de nervios.

secretorio. adj. A., *sekretorisch, absondern;* F., *sécréteur;* In., *secretory;* It., *secretorio;* P., *secretório*. Relativo a la secreción. || Que tiene la facultad de secreción.

séctil (del lat. *sectilis*). adj. Susceptible de ser cortado.

sectio (lat.). f. SECCIÓN. || **-agrippina** o **caesarea.** OPERACIÓN CESÁREA. || **-cadaveris.** AUTOPSIA. || **-legalis.** OBDUCCIÓN.

secuela (del lat. *sequela*). f. A., *Gefolge;* F., *séquelle;* In., It. y P., *sequela*. Lesión o afección consecutiva a otra secuencia.

secuencia (del lat. *sequentia,* de *sequi,* seguir). f. Orden de aparición de síntomas, por ejemplo. || SECUELA.

secuestrectomía. f. F., *séquestrectomie*. Extirpación quirúrgica de un secuestro.

secuestro (del lat. *sequestrum*). m. A., *Sequester;* F., *séquestre;* In., *sequester;* It. y P., *sequestro*. Parte mortificada de un tejido, especialmente óseo, que permanece enclavada en el tejido sano y más o menos separada de él por el proceso de inflamación eliminatoria. || **-pulmonar.** Porción de pulmón necrosada, más o menos libre en el interior de un foco de gangrena.

secundario. (del lat. *secundarius*). adj. F., *secondaire*. Segundo en orden, tiempo o lugar, o subordinado a otro. || m. Circuito de hilo fino de gran número de espiras, del que nace la fuerza electromotriz de inducción de alta tensión necesaria para el funcionamiento del tubo radiógeno.

secundigrávida (del lat. *secundus,* segundo, y *gravida,* f. de *gravidus,* preñado). f. F., *secondipare*. Mujer embarazada por segunda vez.

secundinas (del lat. *secundinae, -arum,* de *secundus,* segundo). f. pl. A., *Nachgeburt;* F., *arrière-faix;* In., *afterbirth, secundines;* It., *secundine;* P., *secundinas*. Placenta y membranas expelidas en el alumbramiento.

secundípara (del lat. *secundus,* segundo, y *parere,* parir). f. F., *secondipare*. Mujer que pare o ha parido por segunda vez.

secundum artem (lat.). Con arreglo al arte o profesión.

Sechenov (Centro o **núcleo de)** (Ivan M. *Sechenov*, neurólogo ruso, 1850-1898). V. CENTRO.

sed (del lat. *sitis*). f. A., *Durst;* F., *soif;* In., *thirst;* It., *sete;* P., *sêde*. Necesidad o deseo natural de beber. || **-(Cura de).** TRATAMIENTO DE SCHROTH. || **-(Fiebre).** V. FIEBRE.

seda (del lat. *seta,* cerda). f. A., *Seide;* F., *soie;* In., *silk;* It., *seta;* P., *séda*. Sustancia filamentosa obtenida del capullo del gusano de seda *(Bombyx mori)*. Se emplea en cirugía como medio de suturas y ligaduras.

sedación (del lat. *sedatio, -onis*). f. A., *Linderung;* F., *sédation;* In., *sedation;* It., *sedazione;* P., *sedação*.Sosegamiento, producción de un efecto calmante. || Efecto producido por un sedante.

sedal (de *seda*). m. A., *Haarseil;* F., *séton;* In., *seton;* It., *setone;* P., *sedalha*. Cinta o mecha de tela, hilas, algodón, etc., introducida por un trayecto subcutáneo practicado ex profeso y que se deja en él y se mueve tirando de los cabos que quedan fuera, para provocar y mantener una supuración, con objeto revulsivo. || Esta misma herida.

sedante. adj. F., *sédatif*. SEDATIVO. || m. Agente o medicamento que calma el dolor o la excitación. Recibe distintos calificativos: *cardíaco, cerebral, genital, nervioso, respiratorio, vascular,* etc., según que su acción especial recaiga sobre uno u otro de los órganos o sistemas indicados.

sedativo (del lat. *sedatum,* supino de *sedare,* calmar, apaciguar). adj. F., *beruhigend;* F., *sédatif;* In., *sedative;* It. y P., *sedativo*. Que calma o mitiga el dolor o la agitación, sedante.

sedentario (del lat. *sedentarius,* de *sedere,* estar sentado). adj. F., *sédentaire*. De hábitos inactivos, sentado habitualmente. || Relativo a una posición sentada.

sedes (lat.). f. DEPOSICIÓN. || ASIENTO. || **-cruenta.** Deposiciones sanguinolentas. || **-morbi.** Asiento de una enfermedad.

Sédillot (Operación de) (C. E. *Sédillot*, cirujano francés, 1804-1883). V. OPERACIÓN.

sedimentación. f. A., *Sedimentierung;* F., *sédimentation;* In., *sedimentation;* It., *sedimentazione;* P., *sedimentação*. Producción de un depósito de sedimento.

‖ **-eritrocítica** o **eritrocitaria.** Depósito de glóbulos rojos en una columna de sangre citratada; la extensión y velocidad de esta sedimentación varían en distintos estados fisiológicos y patológicos y es determinada por diferentes métodos: Cutler, Westergren, Wintrobe, etc.

sedimentador. m. Centrifugador para separar sedimentos de la orina.

sedimento (del lat. *sedimentum*). m. A., *Ablagerung;* F., *sédiment;* In., *sediment;* It. y P., *sedimento.* Depósito formado por la precipitación espontánea de sustancias disueltas o en suspensión en un líquido. ‖ **-urinario.** Depósito de materia sólida, normal o patológica, que se forma en el fondo de un vaso con orina en reposo.

sedoso. adj. De seda o parecido a ella.

seducción (del lat. *seductio, -ionis*). f. A., *Verlockung;* F., *séduction;* In., *seduction;* It., *seduzione;* P., *sedução.* Acción y efecto de seducir. ‖ Acción de engañar, persuadir con promesas a realizar una cosa generalmente mala o perjudicial. En especial se refiere a las relaciones sexuales obtenidas de esta manera. ‖ En medicina legal delitos contra la honestidad que determinan el estupro, la corrupción y el rapto consentido. ‖ En psicología, acción de inducir a otra persona sin fuerza ni violencia a la realización de determinados actos. ‖ En psicoanálisis, acontecimiento real o fantaseado (imaginado) en el que un sujeto es objeto pasivo de sugerencias, inducciones o manipulaciones de carácter sexual.

Seeligmüller (Signo de) (Otto L. *Seeligmüller,* neurólogo alemán, 1837-1912). V. Signo.

Seeman (Síndrome de). V. Síndrome.

Seessel (Saco de) (Albert *Seessel,* embriólogo norteamericano, 1850-1910). V. Saco.

Séglas (Tipo de) (Jules *Séglas,* psiquiatra francés, 1856-1940). V. Tipo.

segmentación. f. A., *Segmentation;* F. e In., *segmentation;* It., *segmentazione;* P., *segmentação.* División en partes más o menos semejantes, especialmente la que se efectúa en organismos inferiores y en el óvulo o huevo fecundado. ‖ **-completa holoblástica** o **total.** Segmentación en la que toma parte todo el óvulo. ‖ **-desigual.** Variedad en la que las esferas de un polo son menores y más numerosas que las del polo opuesto. ‖ **-incompleta parcial** o **meroblástica.** Variedad en la que sólo se segmenta el vitelo formativo, quedando inerte la mayor parte del vitelo nutritivo.

segmentario. adj. F., *segmentaire.* Relativo a un segmento o que lo forma; que experimenta segmentación.

segmento (del lat. *segmentum*). m. A., *Abschnitt;* F. e In., *segment;* It. y P., *segmento.* Porción cortada de una parte u órgano de un modo efectivo o por líneas imaginarias. ‖ **-craneal.** Cada uno de los tres segmentos, occipital, parietal y frontal, en que puede dividirse el cráneo. ‖ **-de Rivini.** Escotadura irregular en la parte superior del surco timpánico. ‖ **-espinal** o **medular.** Porción de médula comprendida entre dos secciones imaginarias a nivel de cada par de nervios, y porción correspondiente o metámera en la que se distribuyen dichos nervios. ‖ **-interanular** o **de Ranvier.** Porción de fibra nerviosa comprendida entre los nódulos de Ranvier. ‖ **-laríngeo.** Cada una de las tres zonas en que se divide la cavidad laríngea: *supraglótica* o *vestíbulo; glótica,* entre las cuerdas vocales, y *subglótica* o *cono elástico.* ‖ **-mesodérmico** o **primitivo.** Somita. ‖ **-RST.** Porción del electrocardiograma, ordinariamente isoeléctrica, que corresponde al período de despolarización completa y que normalmente puede estar ligeramente elevada o deprimida. ‖ **-uterino.** Cada una de las dos porciones en que se diferencia el útero al iniciarse el parto: la superior, gruesa, contráctil y activa, y la inferior, de paredes delgadas y no contráctil.

Segond (Operación de) (Paul Ferdinand *Segond,* cirujano francés, 1851-1912). V. Operación.

segregación (del lat. *segregatio, -onis*). f. F., *ségrégation.* Separación, disociación y, en sentido amplio, secreción. ‖ En genética, separación de los genes alélicos en la meiosis.

segregado. adj. Separado, apartado y, en sentido amplio, secretado.

segregador. m. A., *Segregator;* F., *ségrégateur;* In., *segregator;* It., *segregatore;* P., *segregador.* Separador. ‖ Instrumento para recoger la orina de cada riñón separadamente; los hay de distintos modelos: Cathelin, Harris, Luys, etc.

Séguin (Síntoma de) (Edouard *Séguin,* alienista francés, 1812-1880). V. Síntoma.

segundo (del lat. *secundus*). adj. y s. F., *second, deuxième.* Que sigue inmediatamente al primero. ‖ **-intención.** V. Curación por segunda intención. ‖ **-par.** Nervio óptico.

Segura (Operación de) (Eliseo Víctor *Segura,* otorrinolaringólogo argentino, 1874-1946). V. Operación.

Sehrt (Compresor de) (Ernst *Sehrt,* cirujano alemán contemporáneo). Instrumento para la compresión de la aorta a través de la pared abdominal.

Seidel (Escotoma de) (Erich *Seidel,* oftalmólogo alemán, 1882-1946). V. Escotoma.

Seidelin (Cuerpos de) (Harold *Seidelin,* médico inglés contemporáneo). V. Cuerpo.

Seidlmeyer (Púrpura de) (Hubert *Seidlmeyer,* pediatra alemán contemporáneo). V. Púrpura.

Seignette (Sal de) (O. Pierre *Seignette,* boticario francés de La Rochelle, 1660-1719). V. Sal.

Seiler (Cartílago de) (B. W. *Seiler,* anatomista alemán, 1778-1852). V. Cartílago.

seisestesia (del gr. *seîsis,* conmoción, y *aísthesis,* sensación). f. Percepción táctil de vibraciones en un medio aéreo o líquido.

sejunción (del lat. *seiunctio, -onis*). f. Interrupción en la continuidad de los procesos de asociación, que conduce a un quebrantamiento de la personalidad (Wernicke).

selección (del lat. *selectio, -onis*). f. A., *Durchsieben;* F., *sélection;* In., *screening;* It., *scelta;* P., *selecção.* Elección, especialmente la de animales reproductores para el mejoramiento de la raza. ‖ **-natural.** En la teoría de la evolución de Darwin los organismos tienden a producir una progenie que excede a los medios naturales de subsistencia; de ello se sigue una lucha por la existencia, en la que sobreviven sólo los organismos dotados de variaciones favorables. Como sea que estas variaciones se acumulan en las sucesivas generaciones, los descendientes divergen notablemente de los antecesores y permanecen adaptados a las condiciones del medio en que viven.

selene unguium. Lúnula (1.ª acep.).

seleniasis (del gr. *seléne,* la luna). f. ant. Lunatismo, locura.

selenio (del gr. *selénion,* resplandor). m. A., *Selen;* F., *sélénium;* In., *selenium;* It., *selenio;* P., *selénio.* Metaloide sólido tóxico semejante al azufre; símbolo, Se; peso atómico, 78,96. El bisulfuro es empleado como antiseborreico.

seleniol. m. Preparación de selenio coloidal que se recomendó en el tratamiento del cáncer.

selenodonto. m. Referente a un animal u hombre con dientes semejantes a los molares humanos, es decir, con bordes longitudinales en forma de media luna.

selenosis. f. F., *empoisonnement par le sélénium.* Coloración blanca, en manchas, de las uñas. ‖ Intoxicación por el selenio.

self (ingl.). V. Sí mismo.

Selivanov (Reacción de) (Feodor *Selivanov,* químico ruso, n. en 1859). V. Reacción.

sella turcica (lat.). f. Silla turca o fosa pituitaria.

Sellards (Prueba de) (Andrew Watson *Sellards,* médico norteamericano, n. en 1884). V. Prueba.

sello (del lat. *sigillum*). m. A., *Oblatekapsel;* F., In. e It., *cachet;* P., *selo.* Cápsula amilácea o de pasta de pan ázimo para la administración de medicamentos en polvo de sabor desagradable.

Selter (Enfermedad de) (Paul *Selter* pediatra alemán, 1866-1941). Enfermedad de Feer. ‖ **-Swift-Feer (Enfermedad de).** V. Enfermedad.

Selye (Síndrome de) (Hans *Selye*, endocrinólogo canadiense, n. en 1907). V. SÍNDROME.
sem. Abreviatura de *semen*, semilla.
semántica. adj. Aplícase a un tipo de afasia.
Semb (Operación de) (Carl *Semb*, cirujano noruego, n. en 1895). V. OPERACIÓN.
semelincidente (del lat. *semel*, una vez, e *incidens, -entis*, p. a. de *incidere*, acaecer). adj. Que ataca u ocurre sólo una vez.
semen [seminal] (del lat. *semen*, semilla). m. A., *Samen;* F., *sperme;* In., *semen;* It., *seme;* P., *sémen*. Líquido blanquecino, espeso, secretado por los testículos y próstata, que contiene espermatozoides; esperma. || (lat.). SEMILLA. ||**-abri.** JEQUIRITÍ. ||**-cinae.** SEMENCONTRA. ||**-contra.** SEMENCONTRA. ||**-oryzae.** ARROZ.
semencina. f. SEMENCONTRA.
semencontra (del lat. *semen contra vermes*, simiente contra las lombrices). m. Nombre de las cabezuelas de varias especies del género *Artemisia*, especialmente de la *A. maritima*, de acción vermífuga, debida a la santonina que contienen. Se emplea en polvo y también en extracto y jarabe. A dosis elevadas produce los mismos efectos tóxicos que la santonina. *Sin.:* Semencina, santónico, barbotina, sementina, semilla santa.
semenina. f. SANTONINA.
semental (del lat. *sementis*, simiente). m. Animal macho del ganado caballar, lanar o vacuno, escogido para la cubrición.
semenuria (de *semen* y el gr. *oûron*, orina). f. A., *Spermaturie;* F., *spermaturie;* In., *semenuria;* It., *spermaturia;* P., *seminúria*. Presencia de semen en la orina; espermaturia.
semi-. Prefijo latino que significa «medio».
semianular (de *semi-* y el lat. *anulus*, anillo). adj. En forma de un medio anillo.
semiaponeurótico. adj. SEMIMEMBRANOSO.
semiarticulación. f. ANFIARTROSIS.
semibaño. m. SEMICUPIO.
semicanal (de *semi-* y el lat. *canalis*, conducto). m. Medio canal o conducto; surco.
semicanalis musculi tensoris tympani. m. Surco en el hueso temporal para el músculo tensor del tímpano.
semicartilaginoso (de *semi-* y el lat. *cartilago, -inis*, cartílago). adj. En parte cartilaginoso.
semicircular (del lat. *semicircularis*). adj. F., *semi-circulaire*. De figura de semicírculo. V. CONDUCTO SEMICIRCULAR.
semicoma (de *semi-* y el gr. *kôma, -atos*, sopor). m. F., *coma-vigil*. Coma no muy grave, del que se restablece el enfermo.
semicretinismo. m. Cretinismo parcial o incompleto.
semicupio. m. Baño de la mitad inferior o del tercio medio del cuerpo.
semidecusación (de *semi-* y el lat. tardío *decussatio, -onis*, acción de poner en cruz aspada). f. Decusación o cruzamiento incompleto, como la de las pirámides.
semiespinal o semiespinoso. m. V. MÚSCULOS (TABLA DE).
semiesquemático. adj. Esquemático en parte; dibujado más bien para ilustrar un principio que para mostrar una copia exacta del natural.
semiflexión. f. A., *Halbbeugung;* F., *semiflexion;* In., *semiflexion;* It., *semiflessione;* P., *semiflexão*. Posición de un miembro entre la flexión y la extensión.
semilla (del mozár. *semilia*, y éste del lat. *seminia*, pl. de *seminium*, con cambio de la *n* en *l* por disimilación). f. A., *Same;* F., *semence;* In., *seed;* It., *seme;* P., *semente*. Óvulo fecundado de las plantas fanerógamas, que contiene el embrión de la planta a que pertenece. En medicina se emplean gran número de semillas, que en la antigua farmacia se distinguían en calientes y frías, subdivididas a su vez en *mayores* y *menores*. ||**-de radón.** Pequeño tubo capilar de cristal que contiene radón y que se implanta en los tejidos; puede estar incluido en un tubito de oro.
semiluna. f. A., *Halbmond;* F., *demi-lune;* In., *crescent;* It., *semiluna;* P., *semilua*. Cuerpo en forma de luna creciente; creciente. || Zona en forma de media luna localizada en la superficie del huevo de los anfibios. Se desarrolla muy precozmente e indica la futura superficie dorsal del embrión. ||**-de Adamkiewicz.** Células semilunares debajo del neurilema de las fibras nerviosas mielínicas. ||**-de Giannuzzi** o **Heidenhain.** Grupo de células granulosas en forma de medias lunas en los ácinos de las glándulas mucosas. ||**-palúdica.** Esporonto en forma semilunar del parásito de las fiebres perniciosas.
semilunar. adj. En forma de media luna. Véanse CARTÍLAGO, GANGLIO, VÁLVULAS SEMILUNARES. || m. F., *semilunaire*. Hueso segundo de la primera fila del carpo. V. HUESOS (TABLA DE).
semiluxación. f. SUBLUXACIÓN.
semimembranoso. adj. En parte membranoso o aponeurótico. || (De *semi-* y el lat. *membrana*, piel.) m. F., *demi-membraneux, muscle demi-membraneux*. V. MÚSCULOS (TABLA DE).
seminal (del lat. *seminalis*). adj. A., *samentragend;* F., In. y P., *seminal;* It., *seminale*. Relativo al semen o a las semillas; espermático.
seminarcosis (de *semi-* y el gr. *narké*, letargo). f. Narcosis a medias; sueño crepuscular.
seminífero (del lat. *semen, -inis*, semen, y *ferre*, llevar). adj. A., *samentragend;* F., *séminifère;* In., *seminiferous;* It., *seminifero;* P., *seminífero*. Que tiene o conduce semen.
seminoma (del lat. *semen, -inis*, semilla, y el sufijo *-oma*). m. A., *Seminom;* F., *séminome;* In., It. y P., *seminoma*. Tumor maligno originado en el testículo, más raramente en el ovario y retroperitoneo y excepcionalmente en el mediastino y sistema nervioso central, en el área de la glándula pineal. Compuesto de células monomorfas, de aspecto peculiar, que recuerda las células germinales embrionarias. Es muy radiosensible. *Sin.:* Disgerminoma, término que se emplea con más frecuencia, cuando se originan en el ovario o glándula pineal. ||**-anaplásico.** Variedad compuesta de células más pleomórficas y monstruosas, de comportamiento más agresivo y de peor pronóstico. ||**-espermatocítico.** Variedad en la que las células recuerdan el espermatocito más que la célula germinal embrionaria.
seminormal (de *semi-* y el lat. *norma*, ley). adj. De la mitad de la fuerza tipo o concentración normal.
seminuria. f. ESPERMATURIA.
semiografía (del gr. *semeîon*, signo, y *gráphein*, describir). f. F., *sémiographie*. Descripción de los signos o síntomas de las enfermedades.
semiología. f. SINTOMATOLOGÍA.
semiorbicular. adj. SEMICIRCULAR.
semiotecnia (del gr. *semeîon*, señal, y *téchne*, arte). f. Conjunto ordenado de métodos y procedimientos de que se vale el clínico para obtener los síntomas y signos y, con ellos, elabora el diagnóstico.
semiótica. f. SINTOMATOLOGÍA.
semiparásito (de *semi-* y el gr. *pará*, junto a, y *sitos*, comida). adj. Parásito que puede vivir independiente.
semipenniforme (de *semi-*, el lat. *penna*, pluma, y de forma). adj. Penniforme de un lado solamente.
semipermeable (de *semi-* y el lat. *permeare*, penetrar). adj. F., *semi-perméable, hémiperméable*. No permeable del todo o permeable solamente para ciertas sustancias.
semiplejía. f. HEMIPLEJÍA.
semiprono (de *semi-* y el lat. *pronus*, inclinado). adj. Situado entre la pronación y la supinación.
semirrecumbente (de *semi-* y el lat. *recumbens, -entis*, p. a. de *recumbere*, recostarse). adj. Reclinado, pero no echado del todo.
semis (lat.). f. Mitad.
semisideración. f. HEMIPLEJÍA.
sopor. m. SEMICOMA.
supinación (de *semi-* y el lat. *supinus*, boca arriba). f. A., *Halbsupination;* F., *demi-supination;* In., *semisupination;* It., *semisupinazione;* P., *semisupinação*. Estado o posición entre supina y prona.
semitendinoso (de *semi-* y el lat. *tendo, -inis*, tendón). adj. F., *demi-tendineux, muscle demi-tendi-*

neux. Formado en parte del tendón. ‖ m. V. MÚSCULOS (TABLA DE).

semiterciana. f. En parte cotidiana y en parte terciana.

semitranslúcido o **semitransparente** (de *semi-*, el lat. *trans*, a través de, y *lucidus*, resplandeciente). adj. Algo o casi translúcido o transparente.

semivalente (de *semi-* y el lat. *valens, -entis*, p. a. de *valere*, tener valor). adj. Que tiene la mitad del poder normal de combinación.

Semmelweis (Ignaz Philipp). Ginecólogo austriaco (1818-1865), el primero que afirmó la infecciosidad de la fiebre puerperal y sentó los fundamentos de la antisepsia en obstetricia.

Semon (Ley, signo de) (Felix *Semon*, laringólogo alemán en Londres, 1849-1921). V. SIGNO. ‖ **-Hering (Teoría de)** (Richard *Semon*, naturalista alemán, 1859-1908, y Ewald *Hering*, fisiólogo alemán, 1834-1918). HIPÓTESIS DE HERING-SEMON.

Semple (Tratamiento de) (David *Semple*, médico inglés, 1856-1937). V. TRATAMIENTO.

sen (del lat. farmacéutico *sene*, y éste del ár. *sanā*). m. A., *Senna*; F., *séné*; In., *senna*; It., *sena*; P., *sene*. Nombre de las hojas y frutos o folículos de varias especies de leguminosas del género *Cassia* (*C. acutifolia, C. obovata, C. lenitiva*, etc., de la Arabia y Egipto), que se emplean generalmente en infusión como purgantes, en particular en los niños. Tiene una acción colagoga, antihelmíntica y emenagoga, y parece que sus principios activos son el ácido catártico y un glucósido inestable. Entra en la composición de numerosas preparaciones laxantes y purgantes.

senacrina. f. Principio amargo del sen.

Sencert (Operación de). V. OPERACIÓN.

Senear-Usher (Enfermedad o síndrome de) (Francis Eugene *Senear*, dermatólogo americano, 1889-1958, y Barney *Usher*, dermatólogo canadiense, n. en 1899). V. SÍNDROME.

Senecio. Género de plantas compuestas, algunas de cuyas especies, *S. aureus, S. vulgaris* o hierba cana, etc., se emplean como tónicas, diuréticas, emenagogas y emolientes.

senega. f. POLÍGALA.

senegina. f. Principio activo de la polígala.

senescencia (de *senescente*, y éste del lat. *senescens, -entis*, p. a. de *senescere*, envejecer). f. ENVEJECIMIENTO.

Senhouse-Kirkes (Enfermedad de). V. ENFERMEDAD.

senicultura (del lat. *senex, senis*, anciano, y *cultura*, cultivo). f. Suma de cuidados e higiene de los individuos de edad avanzada.

senil (del lat. *senilis*). adj. A., *greisenhaft*; F., *sénile*; In. e It., *senile*; P., *senil*. Relativo a la vejez o producido por ella. ‖ **-precoz.** SENILISMO.

senilismo. m. A., *Senilismus*; F., *sénilisme*; In., *senilism*; It. y P., *senilismo*. Vejez prematura. Sin.: Nanismo senil. GEROMORFISMO, PROGERIA.

seno (del lat. *sinus*). m. A., *Sinus, Bucht, Hohlraum*; F., *sinus, sein*; In., *sinus, breast*; It., *seno*; P., *seno, seio*. Espacio o cavidad hueca. ‖ Conducto venoso dentro del cráneo. ‖ MAMA. ‖ ÚTERO. ‖ **-aéreo.** Cavidad en un hueso llena de aire, especialmente las que comunican con las fosas nasales. ‖ **-aórtico.** Cada una de las pequeñas dilataciones correspondientes a los segmentos de la válvula semilunar. ‖ **-atorcular.** Seno de la duramadre que no desemboca en la prensa de Herófilo. ‖ **-auricular.** Porción principal de las aurículas del corazón. ‖ **-basilar.** Seno circular alrededor del agujero occipital, que une los senos petrosos inferiores. ‖ **-carotídeo.** Extensión del seno cavernoso en el conducto carotídeo. ‖ Porción dilatada de la carótida interna por encima de la división de la carótida común; bulbo carotídeo. ‖ **-cavernoso.** Cada uno de los dos senos venosos a los lados de la silla turca, entre la hendidura esfenoidal y el vértice del peñasco, que comunican con los senos petrosos. ‖ **-cerebral** o **craneal.** Conductos en el cráneo, formados por el hueso y la duramadre, que contienen sangre venosa. ‖ **-circular.** Seno venoso alrededor del cuerpo pituitario, que comunica ambos senos cavernosos. ‖ SENO BASILAR. ‖ **-circular de Ridley.** SENO CORONARIO. ‖ **-circular del iris.** CONDUCTO DE SCHLEMM. ‖ **-coroideo** SENO RECTO. ‖ **-coronario.** Vena coronaria que desemboca en la aurícula derecha del corazón. ‖ **-costodiafragmático.** Seno pleural en la unión de las pleuras costal y diafragmática. ‖ **-costomediastínico.** Seno pleural situado en la unión del mediastino anterior con la pleura costal. ‖ **-de Arlt.** Pequeña fosita accidental observada en la parte inferior del saco lagrimal. ‖ **-de Breschet.** SENO ESFENOPARIETAL. ‖ **-de Cuvier.** Dos conductos venosos laterales del embrión, de los cuales el derecho da origen a la precava. ‖ **-de Forssell.** Espacio de la pared gástrica rodeado por pliegues de la mucosa que se ve al examen radioscópico. ‖ **-de Guérin.** Depresión en la pared superior de la uretra esponjosa, detrás del pliegue o válvula del mismo nombre. ‖ **-de Huguier.** Depresión en la caja del tímpano entre las ventanas oval y redonda. ‖ **-de la cámara anterior.** Espacio estrecho en la cámara anterior del ojo entre el borde de la córnea y la circunferencia mayor del iris. ‖ **-de la duramadre.** Cada uno de los conductos venosos en el espesor de la duramadre, en número de diez: siete pares y tres impares; son pares el transverso o lateral, el cavernoso, el petroso superior, el petroso inferior, el occipital, el sigmoideo y el esfenoparietal e impares, el sagital superior, el sagital inferior y el recto. ‖ **-de la vena cava.** Dilatación de esta vena en su desembocadura en la aurícula. ‖ **-de Lieutaud.** Seno recto entre los senos longitudinal inferior y transverso. ‖ **-de Littré.** SENO OCCIPITAL ANTERIOR. ‖ **-de Maier.** Divertículo accidental del saco lagrimal en el que se abren algunas veces los conductos lagrimales. ‖ **-de Meyer.** Pequeña depresión en el suelo del conducto auditivo externo, delante de la membrana timpánica. ‖ **-de Morgagni.** Nombre de las depresiones en fondo de saco en el límite de las mucosas anal y rectal, separadas por las columnas del mismo nombre. ‖ LAGUNA DE MORGAGNI. ‖ **-de Palfyn.** Cavidad en el interior de la apófisis cristagalli, que a veces comunica con el seno frontal y las celdillas etmoidales. ‖ **-de Petit.** SENO AÓRTICO DE VALSALVA. ‖ **-de Ridley.** SENO CORONARIO. ‖ **-de Rokitansky-Aschoff.** Pequeñas bolsitas en la mucosa de la vesícula biliar extendidas a través de la capa muscular. ‖ **-de Valsalva.** Senos aórticos y pulmonares. ‖ **del corazón.** AURÍCULA. ‖ **-del riñón.** Extensión hacia dentro del hilio renal. ‖ **-del tarso.** Espacio entre el calcáneo y el astrágalo. ‖ **-esfenoidal.** Cavidad en el espesor del cuerpo del esfenoides. ‖ **-esfenoparietal.** Porción anterior del seno cavernoso en su comunicación con la vena oftálmica. ‖ **-etmoidal.** Cavidades o celdillas en las masas laterales del hueso etmoides. ‖ **-facial** o **de la cara.** Cada uno de los senos o cavidades en el espesor de los huesos frontal, maxilar y esfenoides. ‖ **-falciforme.** Seno sagital inferior. ‖ **-frenicocostal.** SENO COSTODIAFRAGMÁTICO. ‖ **-frontal.** Cada una de las dos cavidades excavadas en la porción inferior del frontal. ‖ **-intercavernoso.** SENO CIRCULAR, 1.ª acep. ‖ **-laríngeo.** VENTRÍCULO LARÍNGEO. ‖ **-lateral.** SENO TRANSVERSO. ‖ **-longitudinal.** Cada uno de los dos senos venosos, superior e inferior, situados respectivamente en los bordes superior e inferior de la hoz del cerebro y que comunican, el primero, con la prensa de Herófilo, y el segundo, con el seno recto. ‖ **-maxilar.** Cavidad del hueso maxilar o antro de Highmore, en comunicación con las fosas nasales. ‖ **-mayor de la aorta.** Dilatación de la pared de la aorta en la convexidad del cayado, debida probablemente al choque de la sangre. ‖ **-oblicuo.** Repliegue del pericardio en la cara posterior de la aurícula izquierda. ‖ **-occipital.** Pequeño seno venoso en el borde posterior de la hoz del cerebro, que se abre en la prensa de Herófilo. ‖ **-occipital anterior.** Seno venoso situado detrás de las apófisis clinoides posteriores, que comunica con los senos cavernoso y petroso inferior. ‖ **-oftálmico.** Seno esfenoparietal. ‖ **-paranasal.** Cada uno de los senos accesorios de la nariz. ‖ **-parasinusal.** Cada uno de los numerosos

espacios de la duramadre que se abren en un seno venoso craneal. Se denominan también *lagunas laterales*. ||**-perpendicular.** Seno recto. ||**-petroso.** Nombre de dos senos venosos, el *superior*, en el borde superior del peñasco, entre el seno cavernoso y el seno lateral, y el *inferior*, en el borde posterior del peñasco, entre el seno cavernoso y la vena yugular interna. ||**-pilonidal.** Cavidad supurante en la región coccígea, que contiene un mechón de pelos. ||**-piriforme.** Fosita a cada lado del pliegue ariepiglótico. ||**-placentario.** Vena circular en el borde de la placenta, que comunica con las venas de la mucosa uterina. ||**-pleural.** Espacio angular entre dos porciones de pleura, no llenado completamente por el pulmón. ||**-pocular** o **prostático.** Utrículo prostático. ||**-pulmonar.** Cada una de las dilataciones en el comienzo de la arteria pulmonar correspondiente a cada segmento de válvula semilunar. ||**-rectal.** Espacios entre las columnas del recto. ||**-recto.** Seno de la duramadre en la tienda del cerebelo, en el punto en que establece contacto con la hoz del cerebro y que se extiende hasta la protuberancia occipital interna, en donde comunica con la prensa de Herófilo. ||**-romboidal.** Cuarto ventrículo del cerebro. ||**-sagital.** Seno longitudinal. ||**-sigmoide.** Porción de seno transverso en forma de S encima de la apófisis yugular del occipital. ||**-sulciforme.** Surco en la superficie interna del vestíbulo del oído, que se abre en el acueducto del vestíbulo. ||**-terminal.** Vena que rodea el área vascular del blastodermo. ||**-timpánico.** Depresión de la cavidad del tímpano debajo de la ventana oval. ||**-tonsilar.** Fosa amigdalina. ||**-transverso.** Seno venoso del cráneo, que parte de la prensa de Herófilo y va a desembocar en la vena yugular interna. || Seno venoso que une los dos senos petrosos inferiores. ||**-urogenital.** Seno venoso en el embrión en el que desembocan la vejiga y los conductos de Wolff y Müller, que se une al intestino para formar la cloaca. ||**-uterino.** Cavidad de la matriz. || Espacios y conductos venosos en las paredes del útero grávido. ||**-venoso.** Porción de aurícula donde desembocan las venas. || Vaso o conducto cilíndrico o prismático, que sólo posee las túnicas interna y media de las venas, aplicadas al tejido fibroso a óseo de las partes en que se halla. || Receptáculo común en el embrión, en la pared posterior de la aurícula primitiva, que recibe las venas umbilical y vitelina y los conductos de Cuvier. ||**-vertebral.** Plexo venoso en el interior del conducto raquídeo.
senoatrial o **senoauricular** (de *seno* y el lat. *atrium*, vestíbulo, o *auricula*, dim. de *auris*, oreja). adj. Sinoatrial o sinoauricular.
senopía o **senopsia** (del lat. *senex, senis*, anciano, y el gr. *óps, opós*, ojo, o, en la segunda forma, *ópsis*, visión). f. Cambio de la visión en la vejez; gerontopía.
sensación (del lat. *sensatio, -onis*). f. A., *Empfindung*; F. e In., *sensation*; It., *sensazione*; P., *sensação*. Percepción de una impresión transmitida por un nervio aferente desde los órganos de los sentidos o de otra parte. ||**-articular.** Sensación producida por el contacto de las superficies óseas articulares. ||**-diferida.** Sensación retardada. ||**-especial.** Cualquiera de las sensaciones externas de los órganos especiales de los sentidos: *visual, auditiva, táctil, gustativa* u *olfatoria*. ||**-externa.** Impresión producida por un objeto por medio de órganos de los sentidos. ||**-general.** Sensación percibida or todo el cuerpo, como la de calor o frío, de contacto. ||**-interna.** Sensación experimentada sin intervención de un agente exterior, debida al mismo estado de los órganos y a sus modificaciones. ||**-objetiva.** Sensación externa. ||**-psicovisual.** Sensación visual sin estímulo de la retina; visión. ||**-refleja** o **referida.** Sensación percibida en un lugar distinto del de la aplicación del estímulo. ||**-retardada.** La que se percibe algún tiempo después de aplicado el estímulo. ||**-secundaria.** Sensación de un tipo asociada a una sensación de otro tipo. ||**-subjetiva.** Sensación interna. ||**-sucesiva.** Signo de Remak. ||**-transferida.** La refleja o referida.

sensibilidad (del lat. *sensibilitas, -atis*). f. A., *Sensibilität*; F., *sensibilité*; In., *sensibility*; It., *sensibilità*; P., *sensibilidade*. Facultad de percibir las sensaciones de origen cutáneo, profundo e interoceptivo. ||**-artrocinética.** La referente a los desplazamientos de partes o segmentos del cuerpo. Ligada a la propioceptiva. ||**-barestésica** o **bárica.** La concerniente a las sensaciones de presión. ||**-dolorosa.** La relativa al dolor. ||**-epicrítica.** Sensibilidad cutánea que asegura una discriminación fina en el espacio y en el tiempo. ||**-grafostésica.** La concerniente a la apreciación de formas dibujadas o «escritas» sobre el tegumento. ||**-interoceptiva.** La que depende de la estimulación de receptores viscerales. ||**-palestésica.** La concerniente a las sensaciones vibratorias. ||**-profunda.** Se engloban en ella la artrocinética, la palestésica y alguna otra modalidad. ||**-propioceptiva.** La relativa a los estímulos sensitivos puestos en marcha por los receptores de la elongación muscular alojados en el seno de los músculos y accesoriamente en los tendones. Junto a una forma consciente de tal sensibilidad, que cabe bajo la definición general de este término, existe otra inconsciente, que tiene un papel también importante en las regulaciones posturales, etc., y en la que interviene principalmente el cerebelo. ||**-protopática.** La que tiene un carácter tosco, no discriminativo, principalmente relacionada con algunas formas de dolor. ||**-somestésica.** Término general que abarca las diferentes formas de percepciones somáticas (dejando aparte las procedentes de órganos sensoriales especializados: visión, audición, etc.). ||**-táctil.** La relativa al tacto. ||**-térmica.** La concerniente a las modificaciones relativas a la temperatura. ||**-vibratoria.** Sensibilidad palestésica.
sensibilina. f. Sustancia que se forma en el organismo como reacción a la primera inyección de una proteína en la anafilaxis; anafilactina.
sensibilisina. f. Término de Besredka para designar el anticuerpo específico producido en la sangre por la inyección de un sensibilizante.
sensibilisinógeno. m. Elemento activo de un sensibilizante, que da origen a la sensibilisina.
sensibilización. f. A., *Sensibilizierung*; F., *sensibilisation*; In., *sensibilization*; It., *sensibilizazione*; P., *sensibilização*. Acción de hacer más sensible. || Proceso de hacer sensible una célula a la acción de un complemento, por sujeción de la misma a la acción de un amboceptor específico. || Anafilaxis. || Preparación de un tejido u órgano por una hormona para que responda funcionalmente a la acción de otra hormona. ||**-activa.** La que resulta de la inyección directa de un antígeno. ||**-pasiva.** Resultado de la inyección de sangre de un animal sensibilizado en otro animal normal. ||**-Rh.** Sensibilización al factor *Rh* como resultado de una transfusión con sangre *Rh*-positiva o de un embarazo con feto *Rh*-positivo en un sujeto *Rh*-negativo.
sensibilizador o **sensibilizante.** adj. Que sensibiliza. || m. Amboceptor. || Reactivo que hace que un cuerpo se modifique fácilmente por otro o por la acción de la luz.
sensible (del lat. *sensibilis*). adj. A., *empfindlich*; F. e In., *sensible*; It., *sensibile*; P., *sensível*. Dotado de sensibilidad. || Perceptible a los sentidos.
sensífero (del lat. *sensus*, sentido, y *ferre*, llevar). adj. Transmisor de sensaciones.
sensígeno (del lat. *sensus*, sentido, y el gr. *gennân*, producir, engendrar). adj. Productor de impulsos sensoriales.
sensímetro (del lat. *sensus*, sentido, y el gr. *métron*, medida). m. Instrumento para apreciar el grado de sensibilidad en las zonas anestésicas e hiperestésicas del cuerpo.
sensitinógeno. m. Término general para los antígenos sensibilizantes.
sensitivo (del lat. *sensus*, sentido). adj. A., *sensitiv*; F., *sensitif*; In., *sensitive*; It. y P., *sensitivo*. Relativo a los sentidos o sensaciones. || Capaz de percibir o transmitir una sensación.

sensitivomotor. adj. F., *sensori-moteur.* Sensitivo y motor al mismo tiempo. Dícese de los nervios mixtos.

sensomovilidad. f. Facultad de los cuerpos organizados animales de moverse en respuesta a un estímulo sensorial.

sensoparálisis. f. Parálisis de un nervio sensorial o sensitivo.

sensoriglandular (del lat. *sensus,* sentido, *os, oris,* boca, y *glandula,* dim. de *glans, glandis,* bellota). adj. Que produce actividad glandular como consecuencia del estímulo de los nervios sensoriales.

sensorimuscular (de *sensorio* y el lat. *musculus,* músculo). adj. Que produce una acción muscular refleja como resultado de una impresión sensorial.

sensorio (del lat. *sensorius*). m. A., *Sensorium;* F. e In., *sensorium;* It., *sensorio;* P., *sensório.* Término muy genérico y poco preciso que refiere a las facultades psíquicas aseguradas por el mantenimiento de la conciencia vigil.

sensorivascular. adj. Que produce alteraciones vasculares como resultado del estímulo de nervios sensoriales.

sensual (del lat. *sensualis*). adj. Sensitivo (1.ª acep.). || Perteneciente o relativo al deseo sexual.

sensualismo. m. A., *Sensualismus;* F., *sensualisme;* In., *sensualism;* It. y P., *sensualismo.* Propensión a los placeres de los sentidos, sexuales especialmente. || Doctrina que atribuye la generación de las ideas y conocimientos a la acción exclusiva de los sentidos externos.

sentido (de *sentir*). m. A., *Sinn;* F., *sens;* In., *sense;* It., *senso;* P., *sentido.* Aparato receptor de las impresiones exteriores. Facultad por la cual se perciben las propiedades de los cuerpos. || Facultad por la que se perciben las modificaciones de los órganos o vísceras. || Sensación. || **-ácido.** Propiedad que tiene el estómago de regular la secreción de ácido clorhídrico según las necesidades de la digestión. || **-cinestésico.** Sentido muscular. || **-de la existencia.** Cenestesia. || **-de la posición.** Variedad de sentido muscular por la cual se aprecian la posición y actitudes del cuerpo o de sus partes. || **-de la presión.** Facultad de apreciar los cambios de presión en la superficie del cuerpo. || **-del color.** Facultad de percepción y distinción de los colores. || **-del equilibrio.** El que permite mantenerse de pie de forma segura. || **-del espacio.** Facultad de apreciar las posiciones y relaciones de los objetos en el espacio. || **-especial** o **específico.** Cada uno de los cinco sentidos o aparatos destinados a la visión, audición, olfacción, gustación y tacto. || **-estático.** Sentido del equilibrio. || **-estereognóstico.** Percepción de las formas y solidez de los objetos. || **-genésico.** Instinto que mueve al acto sexual de procreación. || **-muscular.** Sensación de actividad muscular o facultad de percepción de los movimientos musculares. || **-séptimo** o **visceral.** Facultad de percepción de las impresiones internas viscerales. || **-sexto.** Cenestesia. || **-térmico.** Facultad de percepción de las diferencias de temperatura. || **-visceral.** Cenestesia.

sentimiento. m. A., *Gefühl;* F. e In., *sentiment;* It. y P., *sentimiento.* Estado afectivo del sujeto en relación con sí mismo, personas, cosas, situaciones, etc. || Afecto (2.ª acep.). || **-de culpa** o **culpabilidad.** Afecto consciente o inconsciente asociado a los autorreproches y a la búsqueda de castigo. Es la expresión de un conflicto entre el superyó, que actúa como instancia crítica y punitiva, y el yo. Para el psicoanálisis es un sentimiento ancestral íntimamente ligado al complejo de Edipo. || **-de inferioridad.** Para Adler, sentimiento que nace en la infancia provocado por deficiencias físicas o funcionales que promueven en el individuo mecanismos psicológicos de compensación. En función del grado de efectividad de estos mecanismos Adler propone su teoría acerca de la formación de la personalidad y de la etiología de las afecciones mentales. Dentro de la teoría freudiana el sentimiento de inferioridad se vincula a las relaciones de insatisfacción con los objetos de amor y a las vicisitudes del complejo de castración.

separador (del lat. *separare,* poner aparte). m. A., *Trennapparat, Segregator;* F., *écarteur, ségrégateur;* In., *retractor, segregator;* It., *separatore;* P., *separador.* Instrumento para efectuar la separación de las paredes de una cavidad o labios de una herida. || Instrumento para recoger separadamente la orina de cada riñón; segregador. || En odontología, dispositivo para forzar la separación de dientes vecinos. || **-acodado.** Instrumento formado de una lámina metálica plana acodada en ángulo recto. || **-de Adson.** Separador de ramas potentes y largas para separar los músculos en la laminectomía. || **-de Doyen.** Separador de masas musculares y peritoneo, de doble curvatura, utilizado en cirugía abdominal. || **-de Farabeuf.** Tallo metálico largo y estrecho, doblado en ángulo recto en sus dos extremos. || **-de Finochietto.** Separador potente de costillas, provisto de cremallera. || **-de Gosset.** Separador que consta de un tallo de hierro y de dos ramas perpendiculares, una fija y otra deslizable sobre aquél. Se usa en cirugía abdominal. || **-de Gosset-Finochietto.** Variante del separador de Gosset aplicable a los obesos. || **-de Volkmann.** Separador con aspecto de tenedor, con las puntas acodadas.

sepedogénesis o **sepedonogénesis** (del gr. *sepedón, -onos,* putrefacción, y *génesis,* producción). f. Producción de un estado séptico.

sepsina (del gr. *sêpsis,* podredumbre). f. Tomaína tóxica cristalizable de la carne en putrefacción.

sepsis (del gr. *sêpsis,* podredumbre). f. A., *Sepsis;* F. e In., *sepsis;* It., *sepsi;* P., *sepse.* Estado infeccioso sistémico, que se caracteriza por gérmenes patógenos y sus toxinas en la sangre. *Sin.:* Septicemia, infección pútrida. || **-lenta.** Endocarditis crónica producida por el *Streptococcus viridans.* || **-oral.** Estado infeccioso de la boca y sus dependencias, que afecta la salud general por la diseminación de toxinas. || **-puerperal.** La que ocurre después del parto y es debida a la absorción de material séptico del aparato genital, útero especialmente.

septa (del lat. *saepta,* pl. de *saeptum,* valla). Tabique. || **-bertini.** Columnas renales o de Bertin. || **-interalveolaria.** Tabiques que separan entre sí los alveolos dentarios.

septación. f. División en partes por un septo o tabique.

septana (del lat. *septem,* siete). f. F., *septane.* Fiebre intermitente que recidiva cada siete días.

septectomía (del lat. *saeptum,* valla, tabique, y el gr. *ektomé,* resección). f. F., *septectomie.* Escisión de una porción de tabique nasal.

septenario (del lat. *septenarius*). m. Período o espacio de siete días, muy considerado en otro tiempo en la división del curso de las enfermedades.

septicemia (del gr. *septikós,* que corrompe, y *haîma,* sangre). f. A., *Septikämie;* F., *septicémie;* In. y P., *septicemia;* It., *setticemia.* Estado morboso debido a la existencia en la sangre de bacterias patógenas y productos de las mismas. || **-apopletiforme de las gallinas.** Septicemia de las aves de corral producida por el *Streptococcus gallinarum,* caracterizada por síntomas apopletiformes. || **-criptógena.** Septicemia cuyo foco inicial de infección no es evidente. || **-crónica.** Fiebre héctica de los antiguos, fiebre de las supuraciones prolongadas. || **-de Bruce.** Fiebre de Malta. || **-exudativa de las ocas.** Inflamación catarral de las bolsas aéreas de las ocas. || **-gangrenosa.** Edema maligno. || **-hemorrágica.** Forma de septicemia de los animales, cuyo tipo es el cólera de las gallinas, caracterizada por hemorragias, edemas locales y lesiones pulmonares e intestinales y producida por microorganismos del género *Pasteurella* Pasteurelosis. || **-hemorrágica de los búfalos.** Barbona. || **-intestinoperitoneal.** Infección con marasmo en caso de oclusión intestinal por diversas causas. || **-puerperal.** Septicemia cuyo foco infectivo es una lesión de la mucosa uterovaginal producida durante o después del parto.

septicidad. f. Cualidad de séptico.

septicina. f. Tomaína tóxica de la carne en descomposición; sepsina.

séptico (del gr. *septikós*, que corrompe). adj. F., *septique*. Que produce la putrefacción o es producido por ella. || En un sentido más general y más común, infectivo, no aséptico.
septicohemia. f. Septicemia.
septicopiemia (de *séptico*, el gr. *pýon*, pus, y *haîma*, sangre). f. A., *Septikopyämie;* F., *septico-pyémie;* In., *septicopyemia;* It. y P., *septicopiemia*. Coexistencia de septicemia y piemia. || **-criptógena** o **espontánea**. Variedad que se desarrolla sin causa o lesión evidente. || **-metastásica**. Forma caracterizada por los depósitos sépticos originados por embolias.
septífero (de un derivado del gr. *septikós*, que corrompe, y el lat. *ferre*, llevar). adj. Transmisor de la infección séptica.
séptimo par. m. Nervio facial.
septivalente (del lat. *septem*, siete, y *valere*, tener valor). adj. F., *septivalent*. Capaz de combinarse con siete átomos de H o de reemplazarlos.
septo (del lat. *septum*, p. p. de *saepire*, cerrar, cercar). m. A., *Scheidewand;* F., *cloison;* In., *septum;* It., *setto;* P., *septo*. Tabique que divide completa o incompletamente una cavidad o partes del cuerpo.
septomarginal (del lat. *saeptum*, tabique, y *margo, -inis*, borde). adj. Relativo al borde de un tabique.
septómetro (de *septo* y el gr. *métron*, medida). m. F., *septomètre*. Instrumento para medir el espesor del tabique nasal. || (Del gr. *sêpsis*, putrefacción, y *métron*, medida.) m. Instrumento para medir la materia orgánica contenida en el aire.
septonasal (del lat. *saeptum*, tabique, y *nasus*, nariz). adj. Relativo al tabique nasal.
septoplastia (de *septo* y el gr. *plássein*, formar). f. F., *septoplastie*. Corrección de la desviación del tabique nasal con reposición plástica del cartílago desviado una vez que ha sido corregida dicha desviación.
septotomía (de *septo* y el gr. *tomé*, corte). f. F., *septotomie*. Incisión o resección del tabique nasal en operaciones de rinoplastia.
séptulo (del lat. *saeptulum*, dim. de *saeptum*, tabique). m. Tabique pequeño o trabécula. || **-testis**. Cada uno de los numerosos tabiques que dividen el testículo en compartimientos de diverso tamaño.
septum (lat.). m. Septo, tabique. || **-atriorum**. Tabique interauricular. || **-bulbi urethrae**. Tabique fibroso que divide el interior del bulbo uretral en dos partes iguales. || **-crurale**. Lámina conjuntiva que cierra el anillo femoral. || **-lucidum**. Septum pellucidum. || Estrato córneo de la epidermis. || **-mediastinale**. Mediastino. || **-membranaceum nasi**. Porción anterosuperior membranosa del tabique de la nariz. || **-membranaceum ventriculorum**. Pequeña área oval desprovista de fibras musculares en la parte posterosuperior del tabique interventricular. || **-pellucidum**. Doble lámina triangular mediana y vertical que separa las astas anteriores de los ventrículos laterales del cerebro, situada en el ángulo que forman el cuerpo calloso y el trígono cerebral. || **-primum** o **secundum**. Primero y segundo tabiques incompletos interauriculares del embrión que por su fusión formarán el tabique interauricular adulto. || **-renis**. Columna de Bertin. || **-spurium**. Cresta en el techo de la aurícula del corazón embrionario, que formará el tabique interauricular.
seralbúmina. f. V. Seroalbúmina.
serangitis (del gr. *sêragx, -aggos*, caverna). f. Inflamación de una caverna; cavernitis.
serba (del lat. *sorba*, pl. de *sorbum*, serba). f. A., *Vogelbeer;* F., *sorbier;* In., *rowan;* It., *sorba;* P., *sorva*. Fruto del serbal, *Sorbus aucuparia*, de la familia de las rosáceas, comestible y astringente.
Serenoa. Género de palmeras del sur de los Estados Unidos. La especie *S. serrulata*, o sabal, suministra bayas con las que se prepara un extracto fluido diurético, expectorante y afrodisíaco.
sereusina. f. Estearopteno.
Sergeev-Tareev (Enfermedad de). V. Enfermedad.

Sergent (Línea blanca de) (Emile *Sergent*, médico francés, 1867-1943). V. Línea. || **-Léon Bernard (Síndrome de).** V. Síndrome.
serial. adj. Dispuesto en series o que las forma.
sérico (del lat. *sericus*). adj. De seda o relativo a la seda. || Relativo a los sueros o producido por ellos.
sericum (lat.). m. Seda.
serie (del lat. *series*). f. A., *Reihe;* F., *série;* In., *range;* It., *serie;* P., *série*. Conjunto de objetos o sustancias dispuestas en orden regular o encadenadas. || En hematología, sucesión de tipos celulares en el desarrollo de una célula sanguínea. La terminología varía extensamente según los autores. Se consideran cinco series: 1.ª, *mieloide* o *granulocítica*, compuesta de mieloblasto, promielocito, mielocito, metamielocito y granulocitos neutrófilo, basófilo y eosinófilo; 2.ª, serie *linfoide* o *linfocítica*, compuesta de linfoblasto, linfocito joven o prolinfocito y linfocito adulto; 3.ª, serie *monocítica*, compuesta de monoblasto, monocito inmaduro y monocito adulto; 4.ª, serie *eritrocítica:* proeritroblasto, eritroblasto basófilo, eritroblasto policromatófilo, eritroblasto acidófilo, reticulocito y eritrocito; 5.ª, serie *trombocítica* o *megariocítica*, compuesta de megarioblasto, promegariocito o megariocito basófilo, megariocito adulto o granuloso y trombocito. || **-alifática**. Serie de compuestos orgánicos formada por los hidrocarburos de cadena abierta y sus derivados. || **-aromática**. Serie de compuestos de cadena cerrada derivados de hidrocarburos cíclicos. || **-complementaria**. Concepto psicoanalítico utilizado para explicar el origen de los padecimientos psíquicos, a los que se considera determinados por la conjunción de factores congénitos, experiencias infantiles y factores desencadenantes. || **-grasa**. Serie alifática. || **-homóloga**. Serie de compuestos orgánicos en la que cada miembro difiere del precedente por el grupo CH_2. || **-reumática**. Conjunto de afecciones más o menos relacionadas con el reumatismo: endocarditis, pericarditis, corea, nódulos subcutáneos, etc.
seriescopia (del lat. *series*, serie, y el gr. *skopeîn*, observar). f. A., *Serioskopie;* F., *sérioscopie;* In., *serioscopy;* It., *serioscopia;* P., *seriescopia*. Serie de radiografías en planos paralelos y en diferentes direcciones, que se examinan superpuestas y se desplazan hasta que coincidan las proyecciones de los distintos planos del objeto.
seriflujo (del lat. *serum*, suero, y *fluxus*, flujo). m. Secreción serosa.
serina. f. F., *sérine*. Ácido α-amino-β-oxipropiónico. Aminoácido monoamino, monocarboxílico y monohidroxilo. Amino esencial. $C_3H_7NO_3$.
serinuria. f. Seroalbuminuria.
seriografía (de *serie* y el gr. *gráphein*, describir). f. F., *sériographie, radiographie en série*. Técnica para el estudio de los órganos en movimiento, consistente en la obtención de varias radiografías de la región examinada practicadas a breves intervalos.
seriógrafo. m. F., *sériographe*. Aparato para radiografías en serie.
seroalbúmina (del lat. *serum*, suero, y *albumen, -inis*, clara de huevo). f. Albúmina del suero de la sangre.
seroalbuminuria (de *seroalbúmina* y el gr. *oûron*, orina). f. Presencia de seroalbúmina en la orina.
seroanafilaxis (del lat. *serum*, suero, y el gr. *aná*, de nuevo, y *phýlaxis*, protección). f. Anafilaxis provocada por la inyección de suero sanguíneo.
seroanatoxiterapia (del lat. *serum*, suero, el gr. *aná*, de nuevo, de *toxina* y el gr. *therapeía*, tratamiento). f. Inyección simultánea de suero específico y una dosis menor de anatoxina de igual especificidad, seguida al cabo de unos días de otras inyecciones de anatoxina sola, propuesto por Ramon en el tratamiento de la difteria y el tétanos.
seroatenuación (del lat. *serum*, suero, y *attenuare*, disminuir). f. Atenuación de los síntomas de una enfermedad contagiosa por la inyección de suero sanguíneo de un convaleciente de la misma enfermedad.
serobacterina (del lat. *serum*, suero, y el gr. *baktería*, bastón). f. Vacuna sensibilizada o emulsión de bacte-

rias que ha sido tratada por el suero inmune correspondiente.
serocaseína. f. Paraglobulina.
serocele. m. Derrame seroso. || Hidrocele.
serocístico (del lat. *serum*, suero, y el gr. *kýstis*, vejiga). adj. Compuesto de quistes serosos.
serocoagulación. f. Reacción de Weltmann.
serocolitis (del lat. *serum*, suero, el gr. *kólon*, intestino grueso, y el suf. *-itis*). f. Inflamación de la superficie serosa del colon.
serocromo (del lat. *serum* suero, y el gr. *chrôma*, color). m. Materia colorante del suero normal.
serocultivo. m. A., *Serokultur;* F., *séroculture;* In., *seroculture;* It., *sierocoltura;* P., *serocultura.* Cultivo bacteriano en suero sanguíneo.
serodermatosis (del lat. *serum*, suero, el gr. *dérma*, *-atos*, piel, y el suf. *-osis*). f. Dermatosis con efusión serosa.
serodiagnóstico o **serodiagnosis** (del lat. *serum*, suero, y de *diagnosis*). m. y f. A., *Serodiagnostik;* F., *sérodiagnostic;* In., *serodiagnosis;* It., *sierodiagnosi;* P., *serodiagnóstico.* Diagnóstico por medio de reacciones provocadas en el suero sanguíneo o por el suero sanguíneo de los enfermos (aglutinación, fijación del complemento, etc.).
seroenteritis (del lat. *serum*, suero, y el gr. *énteron*, intestino). f. F., *inflammation de la séreuse de l'intestin grêle.* Inflamación de la túnica serosa del intestino.
serofibrinoso. adj. F., *séro-fibrineux.* Seroso y fibrinoso al mismo tiempo.
serofibroso (del lat. *serum*, suero, y *fibra*, filamento). adj. Relativo a las superficies o túnicas serosa y fibrosa.
serofisiología (del lat. *serum*, suero, el gr. *phýsis*, naturaleza, y *lógos*, tratado). f. Estudio de la acción fisiológica de los sueros.
serofloculación (del lat. *serum*, suero, y *floccus*, hilacha). f. Floculación en un suero provocada por un antígeno; reacción de Henry.
serogénesis (del lat. *serum*, suero, y del gr. *gennân*, producir). f. F., *production de sérum.* Producción de suero. || Aparición natural de anticuerpos en el curso de la vida de un individuo.
seroglobulina. f. A., *Serumglobulin;* F., *sérum-globuline;* In., *seroglobulin;* It., *sieroglobulina;* P., *seroglobulina.* Globulina del suero sanguíneo.
serohemorrágico (del lat. *serum*, suero, y el gr. *regnýnai*, romper). adj. Que contiene suero y sangre.
serohepatitis (del lat. *serum*, suero, el gr. *hêpar, hêpatos*, hígado, y el suf. *-itis*). f. Inflamación de la túnica serosa peritoneal que cubre el hígado.
seroinmunidad (del lat. *serum*, suero, e *immunis*, inmune). f. F., *immunité passive.* Inmunidad producida por un suero; inmunidad pasiva.
serolactescente (del lat. *serum*, suero, y *lactescens, -entis*, p. a. de *lactescere*, convertirse en leche, tener leche). adj. Semejante a una mezcla de suero y leche.
serolema (del lat. *serum*, suero, y el gr. *lémma*, vaina, lo que se pela). f. Membrana de la que se desarrolla el amnios falso.
serolisina. f. Lisina del suero sanguíneo.
serología (del lat. *serum*, suero, y el gr. *lógos*, tratado). f. F., *sérologie.* Suma de conocimientos relativos al suero sanguíneo y a los sueros terapéuticos.
seromembranoso. adj. Compuesto de suero y falsas membranas. || Compuesto de membranas serosas.
seromucoso (del lat. *serum*, suero, y *mucosus*, mucoso). adj. F., *séro-muqueux.* Seroso y mucoso al mismo tiempo.
seromuscular (del lat. *serum*, suero, y *musculus*, músculo). adj. F., *musculo-séreuse.* Relativo a las túnicas serosa y muscular.
seronegativo. adj. F., *séronégatif.* Con reacción sérica, especialmente la de Wassermann, negativa.
seroneumotórax (del lat. *serum*, suero, el gr. *pneúmon*, pulmón, y *thórax*, pecho). m. Neumotórax con efusión serosa pleural; hidroneumotórax.
seropatía (del lat. *serum*, suero, y el gr. *páthos*, enfermedad). f. Enfermedad del suero.

seroperitoneo. m. Ascitis.
seroplástico. adj. Serofibrinoso.
seropositivo. adj. F., *séropositif.* Con reacción sérica, especialmente la de Wassermann, positiva.
seroprecipitación. f. Reacción de precipitación de un suero o por un suero.
seroprofilaxis (del lat. *serum*, suero, y el gr. *prophylax*, centinela). f. A., *Serumprophylaxe;* F., *séroprophylaxie;* In., *seroprophylaxis;* It., *sieroprofilassi;* P., *seroprofilaxia.* Inyección de un suero inmune o de convaleciente con propósito profiláctico.
seropronóstico (del lat. *serum*, suero, y el gr. *prognostikós*, bueno para conocer antes). m. Pronóstico deducido del estudio de las serorreacciones.
seropurulento (del lat. *serum*, suero, y *purulentus*, de *pus, puris*, pus). adj. Seroso y purulento a la vez.
seropús. m. Suero mezclado con pus. || Pus seroso.
seroquístico (del lat. *serum*, suero, y el gr. *kýstis*, vejiga). adj. Formado de quistes serosos.
serorreacción. f. A., *Seroreaktion;* F., *séroréaction;* In., *seroreaction;* It., *sieroreazione;* P., *serorreação.* Reacción provocada en un suero o por un suero. || Serodiagnóstico. || Reacción de Widal.
serorresistente. adj. Resistente a los efectos destructivos del suero; dícese de bacterias.
serosa. f. Membrana serosa. || Albumosa del suero sanguíneo.
serosamucina. f. Proteína, semejante a la mucina, de los exudados ascíticos inflamatorios.
serosanguíneo (del lat. *serum*, suero, y *sanguis, -inis*, sangre). adj. Relativo a la sangre y al suero o que contiene sangre y suero.
seroscopia (del lat. *serum*, suero, y el gr. *skopeîn*, observar). f. Examen de las reacciones de aglutinación.
seroseroso. adj. Relativo a dos o más membranas serosas.
serosidad. f. A., *Serosität;* F., *sérosité;* In., *serosity;* It., *sierosità;* P., *serosidade.* Cualidad de los líquidos serosos. || Cualquier líquido seroso, normal o patológico.
serosinovial (del lat. *serum*, suero, y el gr. *sýn*, con. y *cón*, huevo). adj. Seroso y sinovial al mismo tiempo.
serosinovitis. f. Sinovitis con efusión de suero.
serositis. f. A., *Serositis;* F., *sérosite;* In., *serositis;* It., *sierosite;* P., *serosite.* Inflamación de una membrana serosa celómica (pleura, pericardio, peritoneo, vaginal del testículo). ||*-múltiple.* Poliorromeningitis.
seroso (del lat. *serum*, suero). adj. F., *séreux.* Relativo semejante al suero. || Que produce o contiene suero o serosidad.
serotaxis (del lat. *serum*, suero, y el gr. *taxis*, disposición). f. ant. Derivación de suero sanguíneo hacia la piel, por la aplicación de una solución de potasa cáustica, para la investigación de gérmenes patógenos.
seroterapia (del lat. *serum*, suero, y el gr. *therapeía*, tratamiento). f. A., *Serumtherapie;* F., *sérothérapie;* In., *serotherapy;* It., *sieroterapia;* P., *seroterapia.* Empleo terapéutico de sueros, especialmente el de los animales inmunizados.
serotonina. f. A., *Serotonin;* F., *sérotonine;* In ., *serotonin;* It. y P., *serotonina.* Sustancia que se produce en el organismo en el curso del metabolismo del triptófano, por oxidación y descarboxilación. Se forma en las células argentafines y enterocromafines del tubo intestinal, y transportada dentro de las plaquetas, circula por la sangre. Vasoconstrictora y favorecedora del peristaltismo intestinal. *Sin.:* 5-Hidroxitriptamina, enteramina.
serotórax. m. Hidrotórax.
serotoxina. f. Sustancia hipotética formada en el suero que sería causante del choque anafiláctico. || Toxina del suero tratado con diversas sustancias, caolín, sulfato de bario, etc.
serovacunación. f. A., *Serovaccination;* F. e In., *serovaccination;* It., *sierovaccinacione;* P., *serovacinação.* Inmunización por la acción combinada de un suero y una vacuna, que permite, por la inmunidad pasiva adquirida rápidamente por el suero, aguardar la inmunidad activa, más lenta y duradera, provocada por la vacuna.

serozima. f. ant. PROTROMBINA (Bordet).
serpentaria. f. A., *Schlangenwurzel;* F., *serpentaire;* In. e It., *serpentaria;* P., *serpentária*. Nombre de varias plantas de distintas familias. La más importante es la de Virginia, *Aristolochia serpentaria,* cuya raíz es tónica, diaforética y diurética y se emplea como estimulante en la fiebre tifoidea, neumonía y fiebres eruptivas.
serpentín. m. A., *Schlangenrohr;* F., *serpentin;* In., *serpentine;* It., *serpentino;* P., *serpentina*. Tubo largo en espiral, sumergido en agua fría, que recibe los vapores del capitel del alambique para su refrigeración y condensación.
serpentina. f. Alcaloide de la Rauwolfia.
serpiente (del lat. *serpens, -entis;* de serpere, arrastrarse). f. A., *Schlange;* F., *serpent;* In., *snake;* It. y P., *serpente*. Reptil ofidio, de muchas especies, varias de ellas ponzoñosas. Estas últimas pertenecen a cuatro familias: elápidos, hidrófidos, crotálidos y vipéridos. Sus ponzoñas son neurotóxicas, hemotóxicas o de ambas clases a la vez. Todas poseen dientes largos, acanalados o huecos, por los que inyectan el veneno.
serpiginoso (del bajo lat. *serpigo*). adj. Dícese de las lesiones o ulceraciones de la piel, que cicatrizan por un extremo y progresan por el otro como rastreando. || POLICÍCLICO.
serpigo (del bajo lat. *serpigo,* y éste del lat. *serpere,* andar arrastrando, extenderse). m. Ulceración o erupción serpiginosa; tiña o herpe.
serpol (del cat. *serpoll,* y éste del lat. *serpyllum*). m. Planta de la familia de las labiadas, *Thymus serpyllum,* semejante al tomillo por sus propiedades.
Serratia. Género de bacterias de la familia enterobacteriáceas, de la tribu klebsiellas. Se encuentra en el suelo y en las aguas; algunas cepas son patógenas para el hombre, y actúan como verdaderos oportunistas. Pueden producir un pigmento (dependiendo de la cepa y del medio) rojo característico, la prodigiosina. S. marcescens ha sido aislado como agente responsable de sepsis, procesos respiratorios agudos, infecciones urinarias, etc., en individuos portadores de procesos subyacentes graves (diabéticos, leucémicos, inmunodeprimidos, etc.). Muy resistente a la mayoría de los antibióticos disponibles.
serratil. adj. Dícese del pulso en el que los dedos perciben las pulsaciones en distintos puntos a la vez.
serrato o **serratus.** adj. Que tiene un borde semejante a una sierra. || m. V. MÚSCULOS (TABLA DE).
serrátula. f. Planta sinantérea (*Serratula tinctoria*), empleada en otro tiempo como vulneraria.
serres (Ángulo, glándulas de) (Antoine Etienne Renaud Serres, fisiólogo francés, 1786-1868). V. ÁNGULO, GLÁNDULA.
serrín. m. Partículas que se desprenden al serrar. || - **articular.** Cuerpos libres dentro de una cavidad articular.
serrulado (del lat. *serrula,* sierra pequeña). adj. Caracterizado por un borde de pequeñas elevaciones y depresiones análogas a los dientes de una sierra; denticulado.
sertoli (Células columnas de) (Enrico Sertoli, histólogo italiano, 1842-1910).V. CÉLULA, COLUMNA.
serum (pl., *sera*). Voz latina que significa suero.
serumterapia. f. SEROTERAPIA.
Servet (Miguel). Médico y teólogo español (1511-1553) al que se atribuye el descubrimiento de la circulación pulmonar.
servosistema (del lat. *servus,* siervo, y *sistema*). m. F., *servo-système*. Sistema de control automático en circuito cerrado cuyo resultado es dependiente de la información que recibe.
sésamo (del lat. *sesamum,* y éste del gr. *sésamon*). m. A., *Sesam;* F., *sésame;* In., *sesame* It., *sesamo;* P., *sésamo*. Planta de la familia de las hegoniáceas (*Sesamum indicum, S. orientale*), cuyas semillas, demulcentes, suministran un aceite que puede tener alguno de los usos del de olivas.
sesamoideo o **sesamoide.** adj. A., *Sesambein;* F., *sésamoïde;* In., *sesamoid* It., *sesamoide;* P., *sesamóide*. Semejante a una semilla de sésamo. || m. V. HUESO.
sesamoiditis. f. F., *sésamoïdite*. Inflamación de los huesos sesamoideos y tejidos próximos del casco del caballo.
sesbania. f. Arbusto leguminoso (*Sesbania aegyptiaca*), cuyas hojas se emplean en Egipto como el sen.
seseli. m. Planta de la familia de las umbelíferas (*Seseli tortuosum* o *massiliense*), cuyas semillas, aromáticas, se consideran carminativas y antihelmínticas.
sésil (del lat. *sessilis*). adj. Inserto por una base extensa; no pediculado.
sesqui-. Forma prefija del lat. *sesqui,* uno y medio.
sesquihora. f. Hora y media.
sesquióxido. m. F., *sesquioxyde*. Compuesto de tres átomos de oxígeno y dos de otro elemento.
Sestier (Enfermedad de). V. ENFERMEDAD.
sestrón. m. Compuesto sintético espasmolítico, clorhidrato de fenpropiletilamina, de acción semejante a la de la papaverina; indicado en los dolores cólicos.
sesuncia. f. Onza y media.
seta (del lat. *seta*). f. Cerda, pelo rígido. || (Según Millares Carlo, quizá del lat. *seta,* seda, y, según Corominas, quizá del gr. *séptá,* cosas podridas, pl. neutro de *septós,* podrido, de donde «moho, verdín» y luego «hongo de poca estimación» y «hongo en general».) A., *Pilz;* F., *champignon;* In., *mushroom;* It., *fungo;* P., *cogumelo*. Hongo, especialmente el comestible.
setáceo. adj. Delgado y rígido como una cerda.
setaceum (lat.). m. SEDAL.
setífero o **setígero** (de *seta* y el lat. *ferre* o *gerere,* llevar). adj. Que tiene o está cubierto de cerdas.
seudaconitina. f. Alcaloide cristalino del *Aconitum ferox,* extremadamente tóxico.
seudacusia. f. SEUDACUSMA.
seudacusma (de *seudo-* y el gr. *ákousma,* lo que se oye). f. sensación subjetiva de alteración de los sonidos.
seudafia (de *seudo-* y el gr. *haphé,* tacto). f. Falsa interpretación de las percepciones táctiles.
seudarrenia (de *seudo-* y el gr. *árren, -enos,* m., viril). f. Seudohermafroditismo femenino externo.
seudartrosis. f. SEUDOARTROSIS.
seudelminto (de *seudo-* y *helminto*). m. Parte u objeto semejante a un gusano.
seudencéfalo (de *seudo-* y *encéfalo*). m. Monstruo fetal con un tumor vascular en lugar de encéfalo.
seudestesia (de *seudo-* y el gr. *aísthesis,* sensación). f. A., *Pseudästhesie;* F., *pseudesthésie;* In., *pseudesthesia;* It. y P., *pseudestesia*. Sensación falsa o imaginaria; sensación sin estímulo externo o que no corresponde al estímulo que la produce, como la asociación de dos percepciones diferentes por la excitación de un solo órgano, la visión olfativa, p.ej..
seudo-. Forma prefija del gr. *pseudés,* falso.
seudoacolia (de *seudo-,* a-, pref. negativo, y el gr. *cholé,* bilis). f. Coloración blanquecina de las heces, por su gran contenido de grasas.
seudoacromegalia (de *seudo-,* el gr. *akrós,* extremo, y *mégas, megále, mégan,* grande). f. Engrosamiento de las extremidades y cara sin afección del cuerpo pituitario; acropaquia.
seudoactinomicosis (de *seudo-,* el gr. *aktís, aktînos,* rayo, *mykes,* hongo, y el suf. *-osis*). f. Variedad de tuberculosis pulmonar, en la que el esputo contiene cuerpos cristalinos semejantes a los granos de actinomicosis; nocardiosis.
seudoagrafía (de *seudo-,* y el gr. *ágraphos,* no escrito). f. Dificultad o imposibilidad en la escritura, por defectos neurológicos o neuropsicológicos en mecanismos no intrínsecamente ligados al sistema del lenguaje gráfico.
seudoalbuminuria. (de *seudo-,* el lat. *albumen, -inis,* clara de huevo, y el gr. *oûron,* orina). f. A., *Pseudoalbuminurie;* F., *pseudoalbuminurie;* In. e It., *pseudoalbuminuria;* P., *pseudo-albinúria*. Albuminuria cíclica. || Presencia en la orina de proteínas derivadas de la sangre, pus o secreciones especiales que la orina arrastra en su trayecto.

seudoalopecia atrófica. f. Foliculitis decalvante.
seudoalucinación (de *seudo-*, y el lat. *hallucinari*, eqivocarse). f. F., *pseudo-hallucination*. Percepción de imágenes o sonidos, sin estímulo objetivo, referidos al espacio interior. El sujeto «ve» con los ojos cerrados y «oye» en el interior de su cabeza, sin situar lo percibido en el mundo exterior.
seudoanafilaxis (de *seudo-*, el gr. *aná*, de nuevo, y *phýlaxis*, protección). f. A., *Pseudoanaphylaxis*; F., *seudoanaphylaxie*; In., *pseudoanaphylaxis*; It., *pseudoanafilassi*; P., *pseudo-anafilaxia*. Reacción semejante a la de la anafilaxis, producida por la inyección de un suero tratado con agar, almidón, caolín u otras sustancias.
seudoanemia (de *seudo-* y el gr. *ánaimos*, sin sangre). f. Palidez de los tegumentos sin ninguna modificación en la composición de la sangre; la forma más corriente es la angiospástica, debida a la vasoconstricción.
seudoangina (del lat. *angina*, de *angere*, estudiar). f. Falsa angina de pecho, angina histérica o cartioneurosis sin lesión orgánica del corazón; angina vasomotora.
seudoangostura. f. Angostura falsa.
seudoanquilosis (de *seudo-* y el gr. *agchílos*, encorvado, y el suf. *-osis*). f. Anquilosis falsa.
seudoaparafrasia. f. Estado de incoherencia completa del lenguaje, en el que el enfermo aplica a todo un nombre equivocado.
seudoapendicitis (de *seudo-*, el lat. *apendix, -icis*, y el suf. *-itis*). f. A., *Psetdoappendizitis*; F., *pseudoappendicite*; In., *pseudoappendicitis*; It., *pseudoappendicite*; P., *pseudo-apendicite*. Apendalgia; estado morboso en el que los síntomas simulan una apendicitis, pero sin afección del apéndice. ||-**zooparasitaria.** Estado producido por gusanos parásitos.
seudoapoplejía. f. Estado de apoplejía sin hemorragia cerebral.
seudoartritis. f. Afección histérica de las articulaciones.
seudoartrosis (de *seudo-*, el gr. *árthron*, articulación, y el suf. *-osis*). f. A., *Scheingelenk*; F., *pseudarthrose*; In., *pseudarthrosis*; It., *pseudartrosi*; P., *pseudo-artrose*. Falsa articulación, especialmente la formada entre los extremos óseos no consolidados de una fractura.
seudoasma. f. Disnea en forma de asma, pero no dependiente de anafilaxis.
seudoataxia (de *seudo-* y el gr. *ataxía*, desorden). f. Ataxia falsa, histérica; seudotabes.
seudoatetosis (de *seudo-* y el gr. *áthetos*, no fijado). f. Temblor de los dedos cuando el paciente extiende el brazo con los ojos cerrados en los casos de tabes y esclerosis combinadas.
seudoatrofoderma (de *seudo-*, el gr. *átrophos*, desnutrido, y *dérma*, piel). m. Dermatosis con lesiones pigmentarias semejantes al vitíligo.
seudobacilo o **seudobacteria** (de *seudo-* y el lat. *bacillus*, bastoncito, o el gr. *baktería*, bastón). m. y f. Poiquilocito o célula muy pequeña, de forma semejante a la de un microorganismo.
seudobasedow o **seudobasedowismo.** m. BASEDOIDE.
seudoblenorragia (de *seudo-*, el gr. *blénna*, moco, y *regnýnai*, romper). f. Uretritis no específica.
seudoblepsis (de *seudo-* y un derivado del gr. *blépein*, ver). f. A., *Illusion*; F., *pseudoblepsie*; In. y P., *pseudoblepsia*; It., *pseudopsia*; Alucinación visual, imagen visual alterada.
seudobulbar (de *seudo-* y el lat. *bulbus*, bulbo). adj. Debido en apariencia, pero no realmente, a una lesión bulbar. V. PARÁLISIS SEUDOBULBAR.
seudocalacio. m. Seudochalazión.
seudocardíaco (de *seudo-* y el gr. *kardía*, corazón). adj. Situado fuera del corazón; exocardíaco.
seudocartílago (de *seudo-* y el lat. *cartilago, -inis*, cartílago). m. Tipo embrionario de cartílago; tejido condroide.
seudocefalocele. m. Cefalocele accidental, no congénito; enfermedad de Billroth.

seudocele (de *seudo-* y el gr. *kéle*, bernia). f. Hernia falsa. || (De *seudo-* y el gr. *koîlos*, hueco, vacío.) f. Quinto ventrículo o cavidad del *septum lucidum*.
seudochalazión (de *seudo-* y el gr. *chálaza*, granizo, orzuelo). m. Lesión del párpado, sarcomatosa o sifilítica, semejante al chalazión.
seudochancro (del fr. *chancre*, y éste del lat, *cancer*, cangrejo). m. Úlcera de base indurada semejante al chancro.
seudociesis (de *seudo-* y el gr. *kýein*, estar encinta). f. F., *pseudocyèse*. Embarazo falso o imaginario.
seudocilindro o **seudocilindroide** (de *seudo-*, el gr. *kýlindros*, y, en el segundo caso, de *eîdos*, aspecto). m. Porción de mucina en la orina, semejante a un cilindro, de origen espermático con frecuencia.
seudocirrosis. f. Cirrosis aparente del hígado. || **-pericardítica.** ENFERMEDAD DE PICK, 3.ª acep.
seudoclonus. m. Reacción clónica de breve duración.
seudoclorosis. f. SEUDOANEMIA.
seudocolesteatoma (de *seudo-*, el gr. *cholé*, bilis, *stéar, estéatos*, grasa, y el suf. *-oma*). m. Acumulación de restos de células epiteliales semejantes a un colesteatoma.
seudocoloboma (de *seudo-* y el gr. *kolobûn*, mutilar). m. Falso coloboma debido a heterocromía del iris.
seudocoloide (de *seudo-*, el gr. *kólla*, cola, y *eîdos*, aspecto). m. Mucoide que existe algunas veces en los quistes ováricos. || **-de los labios.** ENFERMEDAD DE FORDYCE.
seudoconjugación. f. Período en ciertas formas de desenvolvimiento protozoario, en el que los gametocitos, en lugar de conjugarse verdaderamente, se incluyen juntos dentro de una pared quística común.
seudocorea (de *seudo-* y el gr. *choreía*, danza). f. Estado de incoordinación general completa con síntomas semejantes a la corea.
seudocoxalgia (de *seudo-*, el lat. *coxa*, cadera, y el gr. *álgos*, dolor). f. Osteocondritis deformante juvenil; enfermedad de Perthes.
seudocrisis (de *seudo-* y el gr. *krísis*, separación, crisis). f. Falsa crisis; descenso súbito, pero transitorio, de la fiebre.
seudocromestesia (de *seudo-*, el gr. *chrôma*, color, y *aísthesis*, sensación). f. A., *Pseudochrōmästhesie*; F., *pseudochromesthésie*, In., *pseudochromesthesia*; It., *pseudocromoestesia*; P., *pseudocromestesia*. Falsa sensación de color; estado en el cual los sonidos producen una sensación de color; audición coloreada.
seudocromhidrosis (de *seudo-*, el gr. *chrôma*, color, *hidrós*, sudor, y el suf. *-osis*). f. Sudación de color en la que los cambios de coloración ocurren después de excretado el sudor, posiblemente por la acción de bacterias cromógenas.
seudocromía. f. DISCROMATOPSIA.
seudocrup. m. LARINGITIS ESTRIDULOSA. || ASMA TÍMICA.
seudodemencia. f. Estado de apatía general semejante a la demencia, pero sin defecto de la inteligencia.
seudodesma (de *seudo-* y el gr. *désma*, ligadura). f. Ligamento falso o adventicio; brida.
seudodiastólico (de *seudo-* y el gr. *diastolé*, dilatación). adj. Diastólico en apariencia, pero no realmente.
seudodifteria (de *seudo-* y el gr. *diphthéra*, piel curtida). f. A., *Pseudodiphtherie*; F., *pseudodiphtérie*; In., *pseudodiphteria*; It., *pseudodifterite*; P., *pseudodifteria*. Angina con formación de falsas membranas no debidas a la acción del *Corynebacterium diphtheriae*; difteroide.
seudodisentería (de *seudo-*, el gr. *dýs*, mal, y *énteron*, intestino). f. Estado análogo a la disentería, producido por alguna irritación local no debida a los microorganismos de la disentería.
seudodispepsia (de *seudo-* y el gr. *dýs*, mal, y *pépsis*, digestión). f. Dispepsia nerviosa.
seudoedema (de *seudo-* y el gr. *oídema*, hinchazón). m. Estado de tumefacción semejante al edema.
seudoembarazo. m. Embarazo falso; seudociesis.
seudoenartrosis. f. Forma de seudoartrosis fibrosinovial semejante a la enartrosis.

seudoendometritis (de *seudo-*, el gr. *éndon*, dentro, *métra*, matriz, y el suf. *-itis*). f. Estado semejante a la endometritis, en el que existen cambios vasculares y tróficos de la mucosa uterina.
seudoenfisema (de *seudo-* y el gr. *emphysân*, soplar). m. Estado morboso semejante al enfisema pulmonar, debido a la obstrucción temporal de algunos bronquios.
seudoerisipela (de *seudo-* y el gr. *erysípelas*, de *ereuthein*, enrojecer, y *pélma*, planta del pie). f. Flemón con enrojecimiento erisipelatoso de la piel. ‖ **-subtendinosa del cuello.** ANGINA DE LUDWIG.
seudoerosión. f. Lesión que semeja una erosión.
seudoesclerosis. f. SEUDOSCLEROSIS.
seudoestesia. f. SEUDESTESIA.
seudoexoforia (de *seudo-*, el gr. *exo*, fuera, y *phorós*, el que lleva). f. Tendencia hacia fuera de los ejes visuales, debida a la disminución de la facultad de acomodación.
seudofaquia (de *seudo-* y el gr. *phakós*, lente). f. Sustitución del cristalino por una masa de tejido conjuntivo fibroso o grasa.
seudoflagelado (de *seudo-* y el lat. *flagellare*, azotar). m. Parásito de la terciana en uno de sus períodos.
seudoflemón (de *seudo-* y el gr. *phlegmoné*, inflamación). m. A., *Pseudophlegmone*; F. e In., *pseudophlegmon*; It., *pseudoflemmone*; P., *pseudofleimão*. Estado de enrojecimiento y tumefacción de la piel consecutivo a lesiones irritativas de los nervios. ‖ **-de Hamilton.** Tumefacción circunscrita, roja e indurada, que jamás supura.
seudofluctuación (de *seudo-* y el lat. *fluctuatio, -onis*, agitación). f. Sensación de onda parecida a la fluctuación obtenida al presionar un lipoma.
seudofolículos de Podwyssotsky. m. pl. ISLOTES DE LANGERHANS.
seudofotestesia (de *seudo-* y el gr. *phôs, photós*, luz, y *aísthesis*, sensación). f. Percepción de luz por estímulos anormales.
seudoganglio. m. Engrosamiento de un nervio que simula un ganglio. ‖ **-de Bochdalek o de Cloquet.** V. GANGLIO.
seudogeusestesia (de *seudo-*, el gr. *geûsis*, gusto, y *aísthesis*, sensación). f. Asociación de las sensaciones de gusto con sensaciones de color.
seudogeusia (de *seudo-* y el gr. *geûsis*, gusto). f. Sensación sápida subjetiva sin estímulo externo para producirla.
seudoglioma (de *seudo-*, el gr. *gloiós*, materia viscosa, y el suf. *-oma*). m. A., *Pseudogliom*; F., *pseudogliome*; In., It. y P., *pseudoglioma*. Exudado en el vítreo causado por iridocoroiditis, que simula un glioma en la retina.
seudoglobulina. f. Globulina que se distingue de la euglobulina por su solubilidad en agua destilada y soluciones salinas diluidas.
seudoglotis (de *seudo-* y el gr. *glottís, -ídos*, lengüeta, glotis). f. Espacio entre las cuerdas vocales falsas.
seudogonorrea. f. SEUDOBLENORRAGIA.
seudografía (de *seudo-* y el gr. *gráphein*, describir). f. Escritura o producción de signos ininteligibles.
seudohemaglutinación (de *seudo-*, el gr. *haîma*, sangre, y el lat. *agglutinare*, pegar). f. F., *pseudo-hémagglutination*. Falsa aglutinación de los eritrocitos por disposición de éstos en pilas.
seudohemofilia. f. V. ENFERMEDAD DE VON WILLEBRAND.
seudohemoptisis (de *seudo-*, el gr. *haîma*, sangre, y *ptýein*, escupir). f. Expulsión de sangre procedente de otra parte que de los pulmones o de los bronquios.
seudohermafroditismo o **seudohemofrodisia** (de *seudo-*, el gr. *Hermês*, Hermes, y *Aphrodíte*, Afrodita). m. y f. A., *Pseudohermaphrodismus*; F., *pseudohermaphrodisme*; In., *pseudohermaphrodism*; It., *pseudohermaphrodismo*; P., *pseudohermaphroditismo*. HERMAFRODITISMO ESPURIO O FALSO. ‖ **-femenino.** Ginandria; estado en que las características sexuales externas parecen masculinas, pero con presencia de ovarios. ‖ **-masculino.** Androginia; estado en que los caracteres sexuales externos son más o menos femeninos, pero existen testículos, ordinariamente no descendidos.
seudoheroinomanía. f. Cuadro clínico de aquellos drogadictos que creen ser dependientes de la heroína cuando, en realidad, engañados por los traficantes o suministradores de la droga, las dosis que han venido recibiendo de heroína son muy reducidas o nulas.
seudohidrartrosis (de *seudo-*, el gr. *hýdor, hýdatos*, agua, *árthron*, articulación, y el suf. *-osis*). f. Hidrartrosis falsa. ‖ **-de la rodilla.** Tumefacción de la rodilla producida por la inflamación de la bolsa subrotuliana.
seudohidrofobia. f. ENFERMEDAD DE AUJESKY.
seudohidronefrosis (de *seudo-*, *hidro-* y el gr. *nephrós*, riñón). f. Quiste pararrenal.
seudohimen. m. SEUDOMEMBRANA.
seudohipertrofia (de *seudo-*, el gr. *hypér*, sobre, y *trophé*, alimento). f. F., *pseudo-hypertrophie*. Hipertrofia falsa, aumento del volumen de un órgano por desarrollo del tejido conjuntivo o adiposo, quedando invariable o sujeto a regresión el elemento parenquimatoso. ‖ **-muscular.** Atrofia muscular lipomatosa o de Duchenne; lipomatosis muscular o parálisis seudohipertrófica.
seudoictericia. f. Cambio de coloración de la piel no debido a la presencia de pigmentos biliares en la sangre.
seudoisocromático (de *seudo-*, el gr. *ísos*, igual, y *chrôma, -atos*, color). adj. Que parece del mismo color. Aplícase a las soluciones, destinadas al examen de la ceguera para los colores, que contienen dos pigmentos que el ojo normal distingue, pero no el patológico.
seudolepra. f. Afección cutánea de Guatemala, semejante a la lepra, allí denominada *punudos*.
seudoleucemia (de *seudo-*, el gr. *leukós*, blanco, y *haîma*, sangre). f. A., *Pseudoleukämie*; F., *pseudoleucémie*; In., *pseudoleukemia*; It. y P., *pseudoleucemia*. Serie de procesos caracterizados por esplenomegalia, hipertrofia ganglionar y otras particularidades que los hacen parecer a leucemia, pero sin los cuadros hematológicos típicos de esta última. El término incluye: linfadenosis aleucémica, mielosis aleucémica, enfermedad de Hodgkin, linfosarcoma de Kundrat, mieloma múltiple, tuberculosis y sífilis que afectan ganglios linfáticos. ‖ **-cutis.** Seudoleucemia con lesiones cutáneas. ‖ **-infantil infecciosa.** Kala-azar. ‖ **-mielógena.** Mieloma múltiple.
seudoleucocitemia. f. SEUDOLEUCEMIA.
seudolinfocito (de *seudo-*, el lat. *lympha*, agua, y el gr. *kýtos*, cavidad). m. Leucocito semejante a un pequeño linfocito, con núcleo que se tiñe intensamente, rodeado de una capa de protoplasma que contiene gránulos neutrófilos.
seudolipoma (de *seudo-*, el gr. *lípos*, grasa, y el suf. *-oma*). m. Edema localizado que simula un lipoma; edema neuropático o angioneurótico. ‖ Masa adiposa difusa, en el hueco supraclavicular generalmente.
seudolisa. f. LISOFOBIA.
seudolitiasis (de *seudo-* y el gr. *líthos*, piedra). f. Litiasis falsa; estado espasmódico semejante a un cólico biliar o renal.
seudología (de *seudo-* y el gr. *lógos*, palabra, discurso). f. Discurso falso. ‖ **-fantástica.** Tendencia morbosa a mentir; fabulación.
seudolupus. m. Afección cutánea semejante al lupus, atribuida a la presencia de un hongo del género *Oidium*.
seudoluxación. f. F., *pseudo-luxation*. Dislocación parcial de un hueso; subluxación.
seudomalaria. f. SEUDOPALUDISMO.
seudomanía (de *seudo-* y el gr. *manía*, locura). f. A., *Pseudomanie*; F., *pseudomanie*; In., It. y P., *pseudomania*. Locura falsa o pretendida. ‖ Autoacusación de crímenes imaginarios. ‖ Manía caracterizada por falsedades o mentiras.
seudomasturbación. f. PEOTILOMANÍA.
seudomegacolon (de *seudo-*, el gr. *mégas, megále, mégan*, grande, y *kólon*, intestino grueso). m. Dilatación del colon en los adultos.

seudomelanosis (de *seudo-*, el gr. *mélas, mélaina, mélan*, negro, y el suf. *-osis*). f. Coloración *post mortem* de los tejidos con pigmentos procedentes de la sangre.

seudomelena (de *seudo-* y el gr. *mélaina*, negra). f. Heces de color negro como la pez, provocadas por ingestión de determinadas sustancias.

seudomembrana (de *seudo-* y el lat. *membrana*, piel). f. A., *Pseudomembran;* F. e In., *pseudomembrane;* It. y P., *pseudomembrana*. Falsa membrana o neomembrana, especialmente la producción morbosa que sólo tiene de membrana la apariencia, estando constituida por un exudado fibrinoso coagulado que engloba leucocitos y bacterias, como en la difteria.

seudoménière. m. Afección vertiginosa del oído medio en el histerismo, aura epiléptica sin lesión orgánica.

seudomeninge (de *seudo-* y el gr. *mênigx, -iggos*, membrana). f. Falsa membrana, seudomembrana.

seudomeningitis. f. Meningismo.

seudomenstruación (de *seudo-* y el lat. *menstruus*, mensual). f. Hemorragia uterina sin los cambios endométricos de la menstruación.

seudomicosis (de *seudo-*, el gr. *mýkes*, hongo, y el suf. *-osis*). f. Enfermedad que simula una micosis. || **-sarcínica.** Afección pulmonar atribuida a sarcinas.

seudomicrocefalia (de *seudo-*, el gr. *mikrós*, pequeño, y *kephalé*, cabeza). f. Microcefalia debida a la atrofia parcial de un hemisferio cerebral o a cambios en el cerebro atribuibles a una encefalitis o hidrocefalia fetales.

seudomiotonía (de *seudo-*, el gr. *mýs, myós*, músculo, y *tónos*, tensión). f. Afección que difiere de la miotonía pues tanto la relajación como la contracción muscular son lentas. Se observa en el mixedema y posterior a una tiroidectomía.

seudomixoma (de *seudo-*, el gr. *mýxa*, moco, y el suf. -*oma*). m. Neoformación coloidea desarrollada en el peritoneo a menudo secundaria a la rotura de un quiste de ovario de tipo mucoide o de un mucocele apendicular.|| **-peritoneal.** Seudomixoma.

seudomnesia (de *seudo-* y el gr. *mnêstis*, recuerdo). f. A., *Pseudomnesia;* F., *pseudomnésie, déjà-vu;* In., It. y P., *pseudomnesia*. Memoria de hechos no ocurridos, falsificación de los recuerdos.

seudomonas. V. Pseudomonas.

seudomotor. adj. Que produce movimientos anormales.

seudomucina (de *seudo-* y el lat. *mucus*, moco). f. Sustancia mucoide de los quistes ováricos; metalbúmina y paralbúmina.

seudomutismo. m. Mutismo que no depende de lesiones del cerebro o del oído, sino de influencias psíquicas, negativismo, inhibición volitiva.

seudonarcótico (de *seudo-* y el gr. *nárke*, letargo). adj. Sedante e indirectamente narcótico.

seudoneoplasia (de *seudo-*, el gr. *néos*, nuevo, y *plássein*, formar). m. Producción transitoria semejante a un tumor.|| Tumor fantasma.

seudoneuralgia (de *seudo-*, el gr. *neûron*, nervio, y *álgos*, dolor). f. Dolor sentido a lo largo de los troncos nerviosos, pero sin los puntos dolorosos característicos, debido a la compresión de las raíces raquídeas por mal de Pott, cáncer vertebral, etc.

seudoneuritis. f. Hiperemia y enrojecimiento de la papila óptica, asociada con hiperopía, que se observa como anomalía congénita.

seudoneuroma. m. Tumor en un tronco nervioso no constituido por fibras nerviosas. || **-de atrición.** Engrosamiento en un nervio, producido por el desarrollo de tejido conjuntivo cicatrizal, después de un traumatismo.

seudonistagmo. m. A., *Pseudonystagmus;* F. e In., *pseudonystagmus;* It. y P., *pseudonistagmo*. Conjunto de síntomas semejantes al nistagmo, pero sin los movimientos rítmicos regulares de éste.

seudonucleína. f. Paranucleína.

seudoosteomalacia (de *seudo-*, el gr. *ostéon*, hueso, y *malakía*, blandura). f. Deformidad raquítica de la pelvis, que da a ésta el aspecto de osteomalacia.

seudopaludismo (de *seudo-* y el lat. *palus, -udis*, pantano). m. Enfermedad semejante al paludismo crónico por sus síntomas, pero debida a trastornos nutricionales de carácter tóxico.

seudoparafrasia (del *seudo-* y el gr. *pará*, junto a, y *phrásis*, locución). f. Estado de incoherencia completa del lenguaje, en el que el enfermo aplica a todo un nombre equivocado.

seudoparálisis (de *seudo-* y el gr. *parálysis*, disolución, parálisis). f. A., *Pseudoparalyse;* F., *pseudoparalysie;* In., *pseudoparalysis;* It., *pseudoparalisi;* P., *pseudoparalisia*. Pérdida aparente de la fuerza muscular, por el dolor u otra causa. || **-agitante.** Parálisis agitante. || **-miasténica.** Miastenia grave seudoparalítica.|| **-sifilítica.** Inflamación de naturaleza sifilítica de la epífisis de los huesos en los niños, que dificulta o impide el movimiento de los miembros. *Sin.:* Seudoparálisis de Parrot.

seudoparaplejía (de *seudo-* y el gr. *paraplêx, -êgos*, paralítico). f. Estado de parálisis de los miembros inferiores, en el que se conservan los reflejos cutáneos y tendinosos.

seudoparasitismo (de *seudo-*, el gr. *pará*, junto a, y *sîtos*, comida). m. Simbiosis. || Parasitismo accidental, transitorio.

seudoparesia (de *seudo-* y el gr. *páresis*, debilitamiento). f. Estado histérico, u otro, que simula la paresia.

seudopelada. f. A., *Pseudopelade;* F., *pseudopélade;* In., *pseudopelade;* It., *alopecia cicatriziale;* P., *pseudopelada*. Perifoliculitis crónica que produce la atrofia del cabello y deja una cicatriz blanca deprimida; alopecia atrófica.

seudopeletierina. f. Alcaloide de la corteza de la raíz del granado (*Punica granatum*).

seudoperitonitis. f. Peritonismo.

seudopeste. f. Enfermedad que simula la peste. || **-de los roedores.** Tularemia.

seudoplejía (de *seudo-* y el gr. *plegé*, golpe). f. Seudoparálisis o parálisis histérica.

seudopleuresía o **seudopleuritis.** f. Pleurodinia.

seudópodo (de *seudo-* y el gr. *poús, podós*, pie). m. A., *Scheinfuss;* F., *pseudopode;* In., *pseudopod;* It., *pseudopodo;* P., *pseudópode*. Prolongación protoplasmática transitoria de una célula móvil, ameba o leucocito, que sirve para la locomoción y la presión. || En la alergia, prolongación irregular del borde de una roncha o pápula.

seudoporencefalia (de *seudo-*, el gr. *póros*, vía, *en*, en, y *kephalé*, cabeza). f. Estado semejante a la porencefalia en el cual los poros o depresiones no comunican con los ventrículos y se reducen a formaciones quísticas constituidas por la piamadre.

seudopriapismo (de *seudo-* y el gr. *Príapos*, dios de la fecundidad). f. Plétora de los cuerpos cavernosos.

seudopsia (de *seudo-* y el gr. *ópsis*, visión). f. Visión falsa o pervertida; seudoblepsia.

seudopterigión (de *seudo-* y el gr. *pterýgion*, dim. de *ptéryx*, ala). m. Pliegue conjuntival semejante al pterigión, consecutivo a traumatismos, cauterización, difteria, etc., pero que cuando se separa de su adherencia corneal, la conjuntiva se retrae y adopta su posición normal.

seudoptosis (de *seudo-* y el gr. *ptôsis*, caída). f. F., *pseudo-ptosis*. Ptosis falsa o aparente, especialmente del párpado superior por engrosamiento o tumor.

seudoquiloso (de *seudo-* y el gr. *chylós*, jugo, quilo). adj. Semejante al quilo, pero sin contener grasa.

seudoquiste (de *seudo-* y el gr. *kýstis*, vejiga). m. F., *pseudo-kyste*. Formación semejante a un quiste, pero sin membrana definida limitante. || **-pancreático.** Acumulación de jugo pancreático en el espacio retroperitoneal, como resultado de necrosis y rotura del conducto pancreático.

seudorexia (de *seudo-* y el gr. *órexis*, apetito). f. Apetito falso o pervertido.

seudorrabia. f. Enfermedad de Aujesky.|| Lisofobia.

seudorraquitismo (de *seudo-*, el gr. *rháchis*, espina dorsal, y el suf. *-itis*). m. Infantilismo renal con osteodistrofia.

seudorreacción. f. F., *pseudo-réaction.* Reacción falsa o engañosa; reacción cutánea no debida a proteínas específicas.

seudorreducción. f. F., *pseudo-réduction.* Reducción en masa de una hernia. || Reducción aparente del número de cromosomas en la sinapsis.

seudorreminiscencia. f. SEUDOMNESIA. || CONFABULACIÓN.

seudorreumatismo. m. Localización de procesos infectivos, sépticos generalmente, en las articulaciones, que simula el reumatismo poliarticular; reumatismo infeccioso; reumatoide.

seudosarcocele. m. ÁNDRUM.

seudoscarlatina. f. Estado febril con erupción semejante a la de la escarlatina, pero debida a una intoxicación séptica. ||**-epidémica.** CUARTA ENFERMEDAD.

seudosclerema. m. Esclerema adiposo; adiponecrosis.

seudosclerosis (de *seudo-*, el gr. *sklerós,* duro, y el suf. *-osis*). f. A., *Pseudosklerose;* F., *pseudosclérose;* In., *pseudosclerosis;* It., *pseudosclerosi;* P., *pseudo-esclerose.* Enfermedades que presentan algunos síntomas de la esclerosis múltiple, pero no sus lesiones. ||**-de Westphal-Strümpell.** Variante tardía de la degeneración hepatolenticular de Kinnier Wilson.

seudosmia (de *seudo-* y el gr. *osmé,* olor). f. Olfacción falsa o pervertida; ilusión o alucinación olfatoria.

seudosolución. f. Solución coloidal.

seudospástico (de *seudo-* y el gr. *spasmós,* convulsión). adj. No realmente espasmódico.

seudostoma (de *seudo-* y el gr. *stóma,* boca). m. Estoma falso o aparente entre células epiteliales teñidas con nitrato de plata.

seudostratificación (de *seudo-,* el lat. *stratum,* cobertor, y *facere,* hacer). f. Carácter de un epitelio en el que todas las células llegan a la membrana basal, pero cuya longitud es diferente, con los núcleos situados a diversa altura, lo que le confiere el aspecto de estar formado por varias capas.

seudotabes (de *seudo-* y el lat. *tabes,* putrefacción). f. A., *Pseudotabes;* F., *pseudotabès;* In., *pseudotabes;* It. y P., *pseudotabe.* Síndrome atáxico, habitualmente con trastornos pupilares, semejante, por tanto, a la tabes dorsal sifilítica, debido a una afectación de las fibras sensitivas de vaina mielínica gruesa en los nervios periféricos, etc. Puede darse, por ejemplo, en las polineuritis diabética y alcohólica. ||**-de Friedreich.** Heredodegeneración espinocerebelosa de Friedreich.

seudotetania. f. ARTROGRIPOSIS.

seudotétanos (de *seudo-* y el gr. *teínein,* tender). m. Estado de contracciones musculares persistentes, semejantes al tétanos, pero no debidas a la presencia del *Clostridium tetani.* || TETANIA.

seudotifoidea (de *seudo-* y el gr. *týphos,* estupor, y *eîdos,* aspecto). f. Estado morboso semejante a la fiebre tifoidea, pero sin las lesiones características de ésta e independiente del bacilo tífico.

seudotimpanismo o **seudotimpanitis** (de *seudo-,* el gr. *týmpanon,* timbal, y, en el segundo caso, del suf. *-itis*). m. y f. Abdomen en acordeón.

seudotisis (de *seudo-* y el gr. *pthíein,* consumir). f. Tisis o consunción de origen no tuberculoso.

seudotracoma (de *seudo-,* el gr. *trachýs,* áspero, y el suf. *-oma*). m. Afección de los párpados semejante al tracoma.

seudotriquinosis (de *seudo-,* el gr. *tríchine,* tejida de pelos, y el suf. *-osis*). f. A., *Pseudotrichinose;* F., *polymyosite;* In., *pseudotrichinosis;* It., *dermatomiosite;* P., *pseudotriquinose.* Miositis aguda diseminada; dermatomiositis de síntomas análogos a los de la triquinosis.

seudotuberculosis (de *seudo-,* el lat. *tuberculum,* dim. de *tuber, -eris,* tumor, y el suf. *-osis*). f. Conjunto de afecciones que tienen semejanza, desde el punto de vista anatomopatológico y clínico, con la tuberculosis, pero que, sin embargo, son producidas por bacilos no acidorresistentes, como *Pasteurella pseudotuberculosis, Streptothrix,* etc.

seudotumor (de *seudo-* y el lat. *tumor, -oris,* de *tumere,* estar hinchado). m. Tumor falso o tumor fantasma. ||**-cerebral.** Cuadro de hipertensión endocraneana debido a un edema cerebral.

seudouremia (de *seudo-,* el gr. *oûron,* orina, y *haîma,* sangre). f. Conjunto de síntomas que simulan la uremia aguda, provocados por trastornos circulatorios cerebrales.

seudourticaria. f. DERMOGRAFISMO.

seudoválvula (de *seudo-* y el lat. *valvula,* dim. de *valvae,* batientes). f. Cada una de las formaciones peculiares en el endocardio del ventrículo izquierdo que se observan especialmente en la insuficiencia de las válvulas aórticas.

seudoventrículo (de *seudo-* y el lat. *ventriculus,* dim. de *venter, ventris,* vientre). m. Ventrículo quinto del encéfalo.

seudovermícula (de *seudo-* y el lat. *vermiculus,* dim. de *vermis,* gusano). f. Período del *Plasmodium malariae* en su desarrollo en el intestino del mosquito.

seudoviruela. f. VARICELA. || ALASTRIM.

seudovómito. m. REGURGITACIÓN.

seudoxantoma (de *seudo-,* el gr. *xanthós,* amarillo, y el suf. *-oma*). m. A., *Pseudoxanthoma;* F., *pseudoxanthome;* In., *pseudoxanthoma;* It. y P., *pseudoxantoma.* Dermatosis semejante al xantoma. ||**-elástico.** Denominación de Darier para una afección cutánea rara, caracterizada por pequeños nódulos aislados o confluentes que engruesan y amarillean la piel; la lesión histológica es una degeneración de las fibras elásticas y colágenas. *Sin.:* Nevo elástico. ELASTOMA.

seudozumbido. m. Falso zumbido. ||**-de oído.** Zumbido objetivo perceptible también por el observador y causado generalmente por enfermedad vascular orgánica (aneurisma arteriovenoso intracraneal) o debido a contracciones de los músculos timpánicos o tubáricos.

Seutin (Vendaje de) (Louis J. *Seutin,* cirujano belga, 1793-1862). V. VENDAJE.

Sever (Enfermedad, operación de) (James W. *Sever,* cirujano norteamericano, n. en 1878). V. ENFERMEDAD, OPERACIÓN.

sevicia (del lat. *saevitia*). f. A., *Misshandlung;* F., *sévices;* In., *ill-treatment;* It., *maltrattamento;* P., *sevícia.* Crueldad, malos tratos.

sevum (lat.). m. SEBO.

sex-. Forma prefija del lat. *sex,* seis.

sexdigitado. adj. Que tiene seis dedos en la mano o en el pie.

sexdigitismo (de *sex* y el lat. *digitus,* dedo). m. Anomalía congénita que consiste en la existencia de un dedo supernumerario; hexadactilia.

sexo (del lat. *sexus*). m. A., *Geschlecht;* F., *sexe;* In., *sex;* It., *sesso;* P., *sexo.* Condición orgánica que distingue el macho de la hembra, lo masculino de lo femenino. || Aparato genital masculino o femenino. || Conjunto de individuos cuyo aparato genital es del mismo orden. ||**-cromatínico.** SEXO NUCLEAR. ||**-cromosómico.** El determinado por los cromosomas sexuales; la presencia de dos cromosomas X determina el sexo femenino y la de un cromosoma Y y otro X, el sexo masculino. ||**-genético.** SEXO CROMOSÓMICO. ||**-genital.** Sexo determinado por las células mesenquimatosas de la eminencia genital del embrión. ||**-gonadal.** El determinado por la presencia del tejido de las gónadas, ovario o testículo. ||**-heterogamético.** Sexo cuyos miembros poseen el par de cromosomas sexuales distintos. Por ejemplo, el hombre, que posee los cromosomas sexuales X e Y. ||**-homogamético.** Sexo cuyos miembros poseen un par de cromosomas sexuales semejantes. Por ejemplo, la mujer, que posee los cromosomas sexuales X y X. ||**-legal.** El determinado por la inscripción en el registro civil de acuerdo con el certificado de nacimiento extendido por facultativo. ||**-nuclear.** En 1949 Barr y Bertram descubrieron en los núcleos de las células procedentes de las hembras un pequeño corpúsculo de cromatina cercano al nucléolo. Gracias a este corpúsculo las células se clasifican en cromatinosexuales positivas (hembras) y cromatinosexuales negativas (machos). ||**-psicológico.** Identificación del individuo a determinado rol sexual.

sexología (de *sexo* y el gr. *lógos*, tratado). f. F., *sexologie*. Estudio de los sexos y de las cuestiones con ellos relacionadas.

sexta enfermedad. Fiebre exantemática de los tres días.

sextana. f. F., *sextane*. Fiebre intermitente que recidiva cada seis días.

sextigrávida. f. F., *sextipare*. Mujer embarazada por sexta vez.

sextillizo. adj. F., *sextuplé*. Dícese de cada uno de los seis hermanos nacidos de un parto múltiple. Ú.t.c.s.

sextípara (del lat. *sextus*, sexto, y *parere*, parir). f. F., *sextipare*. Mujer que pare o ha parido por sexta vez.

sexto par. Nervio motor ocular externo o *abduceris*.

sexualidad (de *sexual*). f. A., *Sexualität;* F., *sexualité;* In., *sexuality;* It., *sessualità;* P., *sexualidade*. Cualidad característica de los elementos reproductores masculinos y femeninos. || Conjunto de actividades placenteras relacionadas con la actividad genital. En el psicoanálisis tiene un sentido más amplio, que desborda lo puramente genital y designa toda una serie de actividades que buscan la satisfacción por medio de las distintas zonas erógenas. ||**-infantil.** Concepto de Freud sobre las excitaciones y actividades eróticas de los niños que se observan en las fases oral, anal y fálica del desarrollo psicosexual infantil.

Seyderhelm (Solución de) (Richard *Seyderhelm*, médico alemán, 1888-1940). V. SOLUCIÓN.

Sèze (Síndrome de) (Stanislas de *Séze*, médico francés, n. en 1903). V. SÍNDROME.

Sgambati (Reacción de) (O. *Sgambati*, médico italiano contemporáneo). V. REACCIÓN.

Sharpey (Fibras de) (William *Sharpey*, anatomista inglés, 1802-1880). V. FIBRA.

shashitsu. m. ENFERMEDAD TSUTSUGAMUSHI.

Shattuck (Facies de). V. FACIES.

Shaver (Enfermedad de) (Cecil Gordon *Shaver*, patólogo estadounidense contemporáneo). V. ENFERMEDAD.

Sheehan (Síndrome de) (Harold Leeming *Sheehan*, patólogo inglés, n. en 1900). V. SÍNDROME.

Sheibe (Síndrome de). V. SÍNDROME.

Sheldon-Comby (Síndrome de). V. SÍNDROME.

Shenstone (Operación de) (Norman Strahan *Shenstone*, cirujano canadiense, n. en 1891). V. OPERACIÓN.

Shepherd (Fractura de) (Francis J. *Shepherd*, cirujano inglés, 1851-1929). V. FRACTURA.

Sherman (Unidad de) (Henry C. *Sherman*, bioquímico norteamericano, 1875-1955). V. UNIDAD. ||**-Bourquin (Unidad de)** (H. C. *Sherman* y Anne *Bourquin*, químico norteamericano, n. en 1897). V. UNIDAD. ||**-Munsell (Unidad de)** (H. C. *Sherman* y Hazel E. *Munsell*, químico norteamericano, n. en 1891). V. UNIDAD.

Sherrington (Ley de) (Charles Scott *Sherrington*, fisiólogo inglés, 1857-1952; premio Nobel de Medicina en 1932). V. LEY.

Shigella (de. *Shiga*). Género de bacterias de la familia enterobacteriáceas. Bioquímicamente afines a *E. coli*, del que se diferencian por su escasa y lenta actividad sobre los carbohidratos. Incluye cuatro especies, que se diferencian mediante pruebas bioquímicas, estudio antigénico y colicinas: *S. dysenteriae, S. flexneri, S. boydii* y *S. sonnei*. Algunas cepas producen una enterotoxina. Son los agentes causales de la disentería bacilar y pueden ser causa de procesos gastroentríticos agudos.

shigelosis. f. F., *shigellose, dysenterie bacillaire*. Disentería bacilar.

shock (ing.). m. CHOQUE.

Shrady (Sierra de) (George F. *Shrady*, cirujano norteamericano, 1837-1907). V. SIERRA.

Shrapnell (Membrana de) (Henry J. *Shrapnell*, anatomista y cirujano ingles, 1761-1841).V. MEMBRANA.

shunt. m. F., *shunt*. Voz inglesa empleada en el sentido de corto circuito, derivación y anastomosis.

Shwartzman (Fenómeno de) (Gregory *Shwartzman*, bacteriólogo norteamericano, 1896-1965). V. FENÓMENO.

Si. Símbolo del *silicio*.

sí (del lat. *sibi*). Forma reflexiva del pronombre personal de tercera persona. ||**-mismo.** Concepto utilizado por distintas escuelas psicológicas, y que define básicamente la imagen que el individuo tiene de su propia persona. En general el concepto designa el conjunto de representaciones mentales que a través de mecanismos conscientes e inconscientes determinan el perfil de creencias o ideas que cada persona tiene acerca de su propio ser en las dimensiones somática, psicológica y social. *Sin.: Self.*

siagantritis o **siagontritis** (del gr. *siagón*, mandíbula, y de *antritis*). f. F., *inflammation de l'antre de Highmore*. Inflamación de la mucosa del antro de Highmore o seno maxilar.

siagonagra (del gr. *siagón*, mandíbula, y *ágra*, ataque). f. Dolor en el maxilar.

sialadenitis (de *sialo-*, el gr. *adén, adénos*, glándula, y el suf. *-itis*). f. A., *Speicheldrüsenentzündung;* F., *sialadenite;* In., *sialadenitis*. Inflamación de una o varias glándulas salivales.

sialadeno (de *sialo-* y el gr. *adén, adénos*, glándula). m. Glándula salival.

sialadenonco (de *sialadeno* y el gr. *ógkos*, tumor). m. Tumor en una glándula salival.

sialagogo (de *sialo-* y el gr. *agogós*, conductor). adj. A., *speicheltreibend;* F., *sialagogue;* In., *sialagogic;* It. y P., *sialagogo*. Que provoca la secreción de la saliva; tialagogo. || m. Agente o medicamento que tiene esta acción, como el mercurio, jaborandi, yoduro potásico, etc.

sialemesis (de *sialo-* y *emesis*). f. Expuición de saliva, histérica generalmente.

siálico (del gr. *síalon*, saliva). adj. Salival.

sialismo. m. A., *Speichelfluss;* F., *sialisme;* In., *sialorrhea;* It., *scialorrea;* P., *sialorreia*. Salivación, tialismo.

sialo-. Forma prefija del gr. *síalon*, saliva.

sialoadenectomía (de *sialo-*, el gr. *adén, adénos*, glándula, y *ektomé*, resección). f. F., *sialoadénectomie*. Extirpación de una glándula salival.

sialoaerofagia (de *sialo-*, el gr. *aér, aéros*, aire, y *phageîn*, comer). f. Deglución de aire y saliva.

sialoangiectasia (de *sialo-* y *angiectasia*). f. F., *dilatation d'un canal salivaire*. Dilatación de un conducto salival.

sialoangitis (de *sialo-*, el gr. *aggeîon*, vaso, y el suf. *-itis*). f. F., *sialodochite*. Inflamación de un conducto salival.

sialocele (de *sialo-* y el gr. *kéle*, tumor). m. Quiste o tumor salival; ránula.

sialocrinia (de *sialo-* y el gr. *krínein*, separar). f. Excreción o flujo salival; sialorrea.

sialodocoplastia (de *sialo-* y el gr. *doché*, recipiente, y *plássein*, modelar). f. Cirugía plástica de un conducto salival.

sialodoquitis (de *sialo-* y el gr. *doché*, recipiente). f. Inflamación de un conducto salival con retención de la saliva. ||**-fibrinosa.** Ránula aguda.

sialoductitis (de *sialo-* y el lat. *ductus*, conducto). f. Sialodoquitis, especialmente del conducto de Stenon.

sialofagia (de *sialo-* y el gr. *phageîn*, comer). f. F., *sialophagie*. Deglución continua de saliva, acompañada generalmente de aerofagia.

sialófano (de *sialo-* y el gr. *phaínein*, hacer visible). adj. Dícese del medicamento que se elimina con la saliva y que puede ser comprobado en ella.

sialógeno (de *sialo-* y el gr. *gennân*, producir). adj. F., *sialogène*. Que produce salivación; sialagogo.

sialografía (de *sialo-* y el gr. *gráphein*, describir). f. A., *Sialographie;* F., *sialographie;* In., *sialography;* It. y P., *sialografia*. Radiografía de los conductos salivares, previa inyección en ellos de una sustancia opaca.

sialolitiasis (de *sialo-* y el gr. *líthos*, piedra). f. F., *sialolithiase*. Litiasis de los conductos y glándulas salivales.

sialolito (de *sialo-* y el gr. *líthos*, piedra). m. A., *Speichelstein;* F., *sialolithe;* In., *sialolith* It., *sialolito;* P., *sialólito*. Cálculo o concreción salival.

sialolitotomía (de *sialolito* y el gr. *tomé*, corte). f. F., *sialolithotomie*. Incisión de una glándula o conducto salivales para la extracción de un cálculo.
sialoma (de *sialo-* y *-oma*). m. Tumor salival; sialocele sialadenonco.
sialomanía (de *sialo-* y el gr. *manía*, locura). f. Hábito morboso de escupir continuamente, sin que exista sialorrea.
sialonco (de *sialo-* y el gr. *ógkos*, tumor). m. Tumor salival.
sialorrea (de *sialo-* y el gr. *rhein*, fluir). A., *Sialorrhöe*; F., *sialorrhée*; In., *sialorrhea*; It., *sialorrea*; P., *sialorreia*. Flujo exagerado de saliva; salivación, tialismo.
sialosemiología (de *sialo-*, el gr. *sêma, -atos*, señal, y *lógos*, tratado). f. Estudio clínico y químico de la secreción salival.
sialosiringe (de *sialo-* y el gr. *sýrigx, -iggos*, caña hueca, flauta). f. Fístula salival. || Instrumento para el lavado o drenaje de un conducto salival.
sialosquesis (de *sialo-* y el gr. *schésis*, retención, impedimento). f. Supresión de la secreción salival.
sialostenosis. (de *sialo-* y el gr. *stenós*, angosto). f. Estenosis de un conducto salival.
siameses. adj. Aplícase vulgarmente a los gemelos acoplados, en recuerdo de los hermanos Chang y Eng, nacidos en 1811 en Siam. Ú.t.c.s. ||-**(Hermanos)**. SIAMESES.
sibilancia. f. Presencia de estertores pulmonares de tonalidad aguda propios del período inicial de la bronquitis y del asma y que traducen un estrechamiento bronquial.
sibilante (del lat. *sibilans, -antis*, p. a. de *sibilare*, silbar). adj. A., *zischend*; F. e In., *sibilant*; It. y P., *sibilante*. Que suena a modo de silbido; dícese de ruidos y estertores producidos por el aire en bronquios de pequeño calibre afectos de catarro.
sibilus. m. ESTERTOR SIBILANTE.
sibs (voz inglesa). m. pl. En genética, hermanos o hermanas, sin que se especifique sexo.
Sibson (Aponeurosis, escotadura, surco de) (Francis *Sibson*, médico inglés, 1814-1876). Véanse estos términos.
sibucao. m. Nombre de la corteza de un árbol leguminoso de Filipinas, la *Caesalpina sappan*, que se emplea en cocimiento como colorante y hemostático.
sica- o **sico-**. PSICA- o PSICO-.
sicagogía. f. PSICAGOGÍA.
sicalgalia. f. PSICALGALIA.
sicalgia. f. PSICALGIA.
sicanopsia. f. PSICANOPSIA.
Sicard (Método, síndrome, tratamiento). Véanse estos términos. ||-**Barré (Síndrome de)**. V. SÍNDROME. ||-**Collet (Síndrome de)**. V. SÍNDROME. ||-**Foix (Síndrome de)**. V. SÍNDROME. ||-**Forestier (Método de)**. V. MÉTODO. ||-**Lermoyez (Síndrome de)**. V. SÍNDROME. ||-**Robineau (Operación de)**. V. OPERACIÓN.
sicasia (del gr. *sikkasia*, repugnancia). f. Náusea del embarazo.
sicastenia. f. PSICASTENIA.
sicataxia. f. PSICATAXIA.
sicativo (del lat. *siccatus*, p. p. de *siccare*, secar). adj. Secante.
sicigio (del gr. *syzygía*, conjunción). m. Conjunción o fusión de órganos sin pérdida de su identidad.
sicnosfigmia (del gr. *sychnós*, continuo, frecuente, y *sphygmós*, pulso). f. Pulso frecuente, taquicardia.
sicnuria (del gr. *sychnós*, frecuente, y *oûron*, orina). f. POLAQUIURIA.
sicoanálisis. m. PSICOANÁLISIS.
sicoanalista. m. PSICOANALISTA.
sicoauditivo o **sicoacóstico**. adj. PSICOAUDITIVO O PSICOACÚSTICO.
sicobacilosis. f. PSICOBACILOSIS.
sicobiologia. f. PSICOBIOLOGÍA.
sicocatarsis. f. PSICOCATARSIS.
sicocinesia. f. PSICOCINESIA.
sicocirugía. f. PSICOCIRUGÍA.
sicocoma. m. PSICOCOMA.

sicocortical. adj. PSICOCORTICAL.
sicocroma. m. PSICOCROMA.
sicocromestesia. f. PSICOCROMESTESIA.
sicodinámica. f. PSICODINÁMICA.
sicodometría. f. PSICODOMETRÍA.
sicodrama. m. PSICODRAMA.
sicofilaxis. f. PSICOFILAXIS.
sicofísica. f. PSICOFÍSICA.
sicofisiología. f. PSICOFISIOLOGÍA.
sicogalvánico. adj. PSICOGALVÁNICO.
sicogalvanómetro. m. PSICOGALVANÓMETRO.
sicogénesis o **sicogenia**. f. PSICOGÉNESIS O PSICOGENIA.
sicognosis. f. PSICOGNOSIS.
sicógrafo. m. PSICÓGRAFO.
sicograma. m. PSICOGRAMA.
sicolábil (del lat. *siccus*, seco, y de *lábil*). adj. Que se altera o destruye por la sequedad. || PSICOLÁBIL.
sicolepsia. f. PSICOLEPSIA.
sicología. f. PSICOLOGÍA.
sicoma (del gr. *sýkon*, higo, y de *-oma*). m. Verruga o condiloma.
sicometria. f. PSICOMETRÍA.
sicomotilidad. f. PSICOMOTILIDAD.
sicomotor. adj. PSICOMOTOR.
siconeurosis. f. PSICONEUROSIS.
siconomía. f. PSICONOMÍA.
siconosema. m. PSICONOSEMA.
siconosología. f. PSICONOSOLOGÍA.
sicopatia. f. PSICOPATÍA.
sicopático. adj. PSICOPÁTICO.
sicopatología. f. PSICOPATOLOGÍA.
sicopatosis. f. PSICOPATOSIS.
sicoplasticidad. f. PSICOPLASTICIDAD.
sicorrea. f. PSICORREA.
sicorreacción. f. PSICORREACCIÓN.
sicorritmia. f. PSICORRITMIA.
sicosensorial. m. PSICOSENSORIAL.
sicosexual. m. PSICOSEXUAL.
sicosiforme. adj. Semejante a la sicosis; en forma de higo.
sicosis (del gr. *sýkosis*, de *sýkon*, higo). f. A., *Bartflechte, Sykosis*; F., *sycosis*; In., *sycosis*; It., *sicosi*; P., *sicose*. Dermatosis caracterizada por la inflamación de los folículos pilosos, de la barba y cara especialmente, con formación de pequeñas pústulas acuminadas, aisladas o agrupadas. *Sin.*: Acné mentagra, impétigo piloso. ADENOTRIQUIA. || PSICOSIS. ||-**bacilógena**. Sicosis cuya causa se atribuye al *Bacillus sycosiferus foetidus*. ||-**cocógena**. Sicosis vulgar producida por la infección de los folículos pilosos por el estafilococo. ||-**contagiosa**. SICOSIS PARASITARIA. ||-**lupoide**. Sicosis queloide. ||-**necrotizante de la nuca**. Foliculitis que afecta el cuero cabelludo de la nuca y produce cicatrices permanentes. ||-**parasitaria**. Sarna de los barberos, tiña, sicosis. Afección contagiosa producida por el parásito *Trichophyton tonsurans*. ||-**queloide**. Sicosis en la que se produce la degeneración queloide en las cicatrices resultantes de la inflamación folicular: uleritema sicosiforme. ||-**simple** o **vulgar**. SICOSIS COCÓGENA. ||-**tarsal**. BLEFARITIS. ||-**tuberculosa**. Forma de sicosis parasitaria con formación de manchas salientes, tuberculosas, cubiertas de escamas epidérmicas.
sicosoma. m. PSICOSOMA.
sicostábil. adj. Que no se altera o destruye por la sequedad.
sicotecnia. f. PSICOTECNIA.
sicoterapéutica. f. PSICOTERAPÉUTICA.
sicoterapia. f. PSICOTERAPIA.
SIDA. F., *SIDA*. SÍNDROME DE INMUNODEFICIENCIA ADQUIRIDA.
Siddall (Prueba de) (Alcides C. *Siddall*, médico norteamericano, n. en 1897). V. PRUEBA.
sideración (del lat. *sideratio, -onis*). f. A., *Sideration*; F., *sidération*; In., *sideration*; It., *assideramento*; P., *sideração*. Estado de depresión profunda y súbita de las fuerzas vitales, atribuida en otro tiempo a la influencia de los astros.
siderante. adj. Que produce sideración; fulminante.

sideremia (del gr. *síderos*, hierro, y *haîma*, sangre). f. A., *Bluteisenspiegel*; F., *sidérémie*; In., It. y P., *sideremia*. Presencia de hierro en la sangre.

sidero-. Forma prefija del gr. *síderos*, hierro.

sideroblasto (de *sidero-* y el gr. *blastós*, germen). m. F., *sidéroblaste*. Eritroblasto que contiene hemosiderina en su citoplasma.

sideroderma (de *sidero-* y el gr. *dérma*, piel). m. Siderosis cutánea.

siderodromofobia (de *sidero-*, y el gr. *drómos*, carrera, y *phóbos*, temor). f. Temor morboso a los viajes por ferrocarril.

siderofibrosis (de *sidero-*, el lat. *fibra*, filamento, y el suf. *-osis*). f. F., *sidéro-fibrose*. Depósito de hierro en el tejido fibroso del bazo.

siderofilina. f. V. TRANSFERRINA.

siderófilo (de *sidero-* y el gr. *phílos*, amigo). adj. F., *sidérophile*. Que tiende a absorber hierro. || m. Elemento o tejido con esa tendencia.

sideropenia (de *sidero-* y el gr. *penía*, escasez). f. A., *Eisenmangel*; F., *sidéropénie*; In., It. y P., *sideropenia*. Deficiencia de hierro en la sangre.

sideroscopio (de *sidero-* y el gr. *skopeîn*, observar). m. Imán u otro utensilio para determinar la presencia de hierro metálico en los tejidos.

siderosilicosis (de *sidero-*, el lat. *silex, -icis*, sílice, y el suf. *-osis*). f. F., *sidérosilicose, silicosidérose*. Fibrosis difusa pulmonar debida a la inhalación de polvos de sílice y sales de hierro.

siderosis (de *sidero-* y *-osis*). f. A., *Siderosis*; F., *sidérose*; It., *siderosis*; P., *siderose*. Infiltración o depósito de hierro en los tejidos. || Neumoconiosis por depósito de hierro en los pulmones. || Exceso de hierro en la sangre. || **-bulbar**. Depósito de un pigmento férrico en el globo ocular. || **-conjuntival**. Coloración herrumbrosa de las conjuntivas. || **-hematógena**. Pigmentación por un compuesto de hierro derivado de la sangre. || **-hepática**. Depósito de cantidad anormal de hierro en el hígado que lleva a la inflamación del parénquima hepático y finalmente a la cirrosis. || **-xenógena**. Pigmentación con un óxido de hierro derivado de un cuerpo extraño.

sidra (de **sizdra*, antes *sizra*, procedente, a su vez, del lat. *sicera*, cualquier bebida alcohólica que se hacía con frutas o cereales, tomado del hebreo). f. A., *Apfelwein*; F., *cidre*; In., *cider*; It., *sidro*; P., *vinho de maçãs*. Bebida alcohólica que se obtiene por la fermentación del zumo de las manzanas.

Siebold (Operación de) (Karl Kaspar *Siebold*, cirujano alemán, 1736-1807). PUBIOTOMÍA.

Siégal (Enfermedad de). V. ENFERMEDAD.

Siegert (Signo de) (Ferdinand *Siegert*, pediatra alemán, 1865-1946). V. SIGNO.

Siegle (Embudo u otoscopio de) (Emil *Siegle*, otólogo alemán, 1833-1900). V. OTOSCOPIO.

Siegrist (Síndrome de) (August *Siegrist*, oftalmólogo suizo, n. en 1865). V. SÍNDROME.

siembra (de *sembrar*, y éste del lat. *seminare*). f. A., *Einsaat*; F., *ensemencement*; In., *seeding*; It., *seminamento*; P., *semeadura*. Acción y efecto de sembrar; dícese generalmente de los gérmenes en medio de cultivo.

Siemens (Síndrome de) (Hermann Werner *Siemens*, dermatólogo alemán, n. en 1891). V. SÍNDROME. || **-Lechleuthner (Síndrome de)**. V. SÍNDROME. || **-Schäfer (Síndrome de)**. V. SÍNDROME DE SCHÄFFER.

Siemerling (Núcleo de) (Ernst *Siemerling*, neurólogo alemán, 1858-1931). V. NÚCLEO.

sien. f. A., *Schläfe*; F., *tempe*; In., *temple*; It., *tempia*; P., *fonte*. Parte lateral de la cabeza, por encima del arco cigomático, delante de la región temporal.

sierra (del lat. *serra*). f. A., *Säge*; F., *scie*; In., *saw*; It., *sega*; P., *serra*. Instrumento propio para la sección ósea, compuesto de una hoja de acero de borde dentado, sujeta a un mango, bastidor u otra armazón adecuada. || **-circular**. Disco dentado que recibe la impulsión de una manivela, transmitida por una serie de ruedas de engranaje. || **-de Adams**. Sierra constituida por una hoja recta sujeta a un mango largo, empleada en osteotomía. || **-de Aitken**. Sierra de cadena para la decapitación del feto. || **-de Albee**. Sierra circular rotatoria movida eléctricamente, para la preparación de injertos óseos. || **-de Butcher**. Sierra para amputación, con una hoja que puede disponerse en varios ángulos. || **-de cadena**. Sierra propia para resecciones, semejante a una cadena delgada de reloj, cuyos eslabones articulados tienen un borde dentado y uno de cuyos extremos lleva un ojal por el que puede pasar el hilo de una aguja conductora. || **-de Farabeuf**. Bastidor metálico en el que pueden montarse hojas dentadas distintas. || **-de Gigli**. Alambre con dientes de sierra empleado en las operaciones craneales. || **-de Hey**. Pequeña sierra para agrandar orificios en los huesos. || **-de Shrady** o **subcutánea**. Sierra que se manipula a través de una cánula fenestrada que se ha introducido en el hueso por medio de un trocar. || **-oscilante** o **vibratoria**. Sierra usada actualmente en vez de la circular, para evitar lesiones de las partes blandas.

siete días (Mal de los). V. MAL.

sietemesino. adj. Aplícase al niño nacido a los 7 meses del embarazo. Ú.t.c.s.

sifilelcosis o **sifilelco** (de *sífilis* y el gr. *hélkos*, úlcera). f. y m. Ulceración sifilítica.

sifílide. f. A., *Syphilid*; F., *syphilide*; In., *syphilid*; It., *sifílide*; P., *sifílide*. Término general para las manifestaciones cutáneas de la sífilis. || **-acneiforme**. SIFÍLIDE PUSTULOSA. || **-acuminata**. SIFÍLIDE FOLICULAR. || **-anular**. Erupción sifilítica dispuesta en anillos. || **-córnea**. Sifílide papulosa en la que la epidermis se ha engrosado considerablemente. || **-ectimatosa**. Ectima sifilítica observada principalmente en los sujetos debilitados por cualquier causa. || **-eritematosa** o **exantemática**. Roséola sifilítica, manifestación secundaria y precoz de la enfermedad, caracterizada por manchas aisladas del volumen de una lenteja, que aparecen en el tronco y muslos especialmente. || **-escamosa**. Sifílide intermedia de la palma de las manos o planta de los pies caracterizada por la descamación. || **-folicular**. Sifílide papulosa de los folículos pilosos: liquen sifilítico. || **-frambesioide**. SIFÍLIDE VEGETANTE. || **-gomosa**. GOMA. || **-granulosa**. Forma de sifílide vegetante con eminencias desiguales verrugosas pequeñas que asientan especialmente en el surco nasolabial y en la barbilla. || **-herpetiforme**. Sifílide vesiculosa, en la que las lesiones se disponen en masas irregulares serpiginosas. || **-impetiginosa**. Impétigo sifilítico; sifílide tardía pustulosa, con formación de costras amarillentas o parduscas en la cara, cuello y cuero cabelludo. || **-intermedia**. Sifílide que aparece entre los seis meses y dos años del comienzo de la afección. || **-lenticular**. Sifílide precoz papulosa, indolora, simultánea a veces con la roséola sifilítica. || **-maculosa pigmentaria**. SIFÍLIDE PIGMENTARIA. || **-maligna**. Sifílide terciaria grave que aparece precozmente. || **-miliar**. SIFÍLIDE FOLICULAR. || **-nodular**. SIFÍLIDE TUBERCULOSA. || **-numular**. SIFÍLIDE PAPULOSCAMOSA. || **-palmar, plantar**. Sifílide de la palma de las manos o de la planta de los pies, respectivamente. || **-papulosa**. Sifílide precoz que comprende varias formas: lenticular, placa mucosa de la piel, etc. || **-papuloscamosa**. Manifestación cutánea de la sífilis terciaria en forma de pápulos que se descaman. || **-pigmentaria**. Leucoderma sifilítico; sifílide intermedia, rebelde al tratamiento, que se observa principalmente en el cuello, aunque a veces se generaliza. || **-plana** o **en placa**. Sifílide papulosa, que aparece especialmente en la frente, hombros y pecho. || **-precoz** o **secundaria**. Sifílide superficial que aparece en el período secundario de la sífilis. || **-pustulocrustácea**. Sifílide tardía grave con formación de úlceras que supuran y forman costras de ectima o de impétigo. || **-pustulosa superficial**. Sifílide terciaria constituida por pequeñas pústulas en el cuero cabelludo. || **-secundaria**. SIFÍLIDE PRECOZ. || **-serpiginosa**. Sifílide que se extiende por un lado y va curándose por otro. || **-tardía** o **terciaria**. Sifílide que aparece en el período terciario de la sífilis. || **-tuberculosa**.

Sifílide intermedia caracterizada por nódulos diseminados o agrupados, que asientan frecuentemente en la cara. ‖ **-ulcerosa.** Sifílide terciaria poco copiosa, caracterizada por úlceras de bordes gruesos cortados a pico y cuya cicatriz, al principio cobriza, emblanquece con el tiempo. ‖ **-varioliforme** o **variceliforme.** Formas de sifílide vesiculosa, acompañadas a menudo de fiebre y angina, que simulan fiebres eruptivas. ‖ **-vegetante.** Sifílide secundaria que comprende varias formas, granular, placas mucosas, condilomas, que pueden desarrollarse en el mismo chancro o en tejido sano y son una de las causas más frecuentes de contagio. ‖ **-verrugosa.** Exodermoptosis. ‖ **-vesicular** o **vesiculosa.** Sifílide intermedia o secundaria, constituida por vesículas eccematosas.

sifilido-. Prefijo de igual significación que *sífilo*.

sifilidografía. f. SIFILOGRAFÍA.

sifilífero (de *sífilis* y el lat. *ferre*, llevar). adj. Portador de sífilis. Ú.t.c.s.

sifilifobia. f. SIFILOFOBIA.

sifilionto. m. Erupción sifilítica escamosa, de color cobrizo.

sífilis (del lat. moderno *Syphilis*, título de un poema de Frascatorius, cuyo protagonista, *Syphilus*, contrae este mal). f. A., *Syphilis;* F. e In., *syphilis;* It., *sifilide;* P., *sífilis.* Enfermedad infecciosa, endémica, crónica, específica, causada por el *Treponema pallidum,* adquirida por contacto sexual y transmitida por herencia. Mal francés, morbus gallicus, mal napolitano, mal de las bubas, mentulagra, lúes, pudendagra. ‖ **-adquirida.** La que se produce por contagio. ‖ **-concepcional.** La que se creyó transmitida a la madre por el feto durante el embarazo. ‖ **-congénita.** SÍFILIS HEREDITARIA. ‖ **-constitucional.** Sífilis general o confirmada desde que afecta todo el organismo y deja de ser una mera manifestación local. ‖ **-conyugal.** La adquirida en el matrimonio. ‖ **-cuaternaria.** PARASÍFILIS. ‖ **-decapitada** o **d'emblée.** Sífilis que se desarrolla sin que la observación haya podido demostrar la existencia del chancro primitivo. ‖ **-equina.** Afección venérea de los caballos, algo semejante a la sífilis humana. ‖ **-extragenital.** Sífilis cuya lesión primitiva aparece fuera de los genitales. ‖ **-germinativa.** SÍFILIS HEREDITARIA. ‖ **-hereditaria.** Sífilis congénita derivada de uno o ambos elementos reproductores, que puede ocasionar el aborto, parto prematuro o muerte del feto o recién nacido, caracterizada por erupciones cutáneas, pénfigo, coriza, placas mucosas, lesiones óseas. ‖ **-prenatal.** Sífilis anterior al nacimiento transmitida por la madre al feto. ‖ **-primaria.** Primer período de la sífilis, caracterizado por la induración primitiva o chancro infectante y pléyade ganglionar indolora subsiguiente. ‖ **-secundaria.** Segundo período de la sífilis, en el que se manifiestan los síntomas generales que revelan la invasión del organismo; comienza dentro de los tres meses de la aparición del chancro y se caracteriza por fiebre, roséola, erupciones diversas, sifílides, cloroanemia, iritis, alopecia y dolores violentos cefálicos, articulares y osteocopos. ‖ **-terciaria.** Tercer período de la sífilis, caracterizado por lesiones peculiares, goma, rupia, pénfigo y ectima, y más profundas, ulceraciones de las mucosas, lesiones óseas o viscerales, a veces caquexia. ‖ **-vacunal.** Sífilis transmitida por la vacunación de sujeto a sujeto. ‖ **-visceral.** Lesiones determinadas por la sífilis en las vísceras, tanto en el período secundario, durante el cual se afecta más bien el parénquima, como en el período terciario, en el que suele afectarse el tejido intersticial.

sifilismo. m. Estado sifilítico; sifilosis. ‖ Aptitud para contraer la sífilis.

sifilización. f. Inoculación de la sífilis.

sifilo-. Prefijo que indica relación con la sífilis.

sifiloderma (de *sifilo-* y el gr. *dérma*, piel). m. A., *Syphiloderma;* F., *syphiloderma;* In., *syphiloderma;* It. y P., *sifiloderma*. Manifestación sifilítica cutánea; sifílide.

sifilofima (de *sífilis* y el gr. *phŷma,* tumor, excrecencia). m. Tubérculo o excrecencia de naturaleza sifilítica.

sifilofobia (de *sífilis* y el gr. *phóbos*, temor). f. Temor morboso a la sífilis. ‖ SIFILOMANÍA.

sifilógeno (de *sífilis* y el gr. *gennân*, producir, engendrar). adj. Causante o productor de sífilis.

sifilografía (de *sifilo-* y el gr. *gráphein,* describir). f. Tratado o descripción de la sífilis; sifilología.

sifiloide (de *sífilis* y el gr. *eîdos*, aspecto). f. A., *Syphiloid;* F., syphiloïde; In., syphiloid; It., *sifiloide;* P., *sifilóide.* Afección que tiene el aspecto de sífilis. ‖ Término general para ciertas afecciones cutáneas endémicas en algunos países, más o menos semejantes a la sífilis, p.ej. la *sibbens* escocesa, la *radesyge,* de Dinamarca, etc.

sifilolepis (de *sífilis* y el gr. *lepís,* escama). f. Erupción escamosa sifilítica.

sifilología (de *sifilo-* y el gr. *lógos,* tratado). f. Suma de conocimientos relativos a la sífilis.

sifiloma (de *sífilis* y *-oma*). m. A., *Syphilom;* F. e In., *syphiloma;* It. y P., *sifiloma*. Tumor de origen sifilítico; goma.

sifilomanía (de *sifilo-* y el gr. *manía,* locura). f. Manía en la que el paciente cree estar afecto de sífilis y toma la lesión más insignificante de la piel por un grave accidente sifilítico. ‖ SIFILOFOBIA.

sifilomices. f. pl. Placas mucosas.

sifiloniquia (de *sífilis* y el gr. *ónyx, -ychos,* uña). f. Afección sifilítica de las uñas.

sifilopatía (de *sifilo-* y el gr. *páthos,* enfermedad). f. Afección o manifestación sifilítica.

sifilopsicosis (de *sifilo-*, el gr. *psyché*, mente, y el suf. *-osis*). f. Psicosis de origen sifilítico.

sifilosis. f. Afección general sifilítica.

sifilotrópico (de *sifilo-* y el gr. *trópos,* dirección). adj. Especialmente sensible o vulnerable a la sífilis.

sifón (del lat. *sipho, -onis,* y éste del gr. *síphon, -onos,* tubo, cañería). m. A., *Heber;* F. e In., *siphon;* It., *sifone;* P., *sifão.* Tubo curvo de brazos desiguales, que se emplea para trasegar líquidos, lavar una cavidad o como drenaje. ‖ **-de Duguet.** Tubo de goma armado en el extremo de un trocar para la práctica de la toracentesis sin aspiración. ‖ **-de Mauriceau.** Sonda curva destinada a inyecciones intrauterinas. ‖ **-de Potain.** Combinación de dos tubos de goma en sifón para el lavado de la pleura.

sifonápteros (del gr. *síphon, -onos,* cañería, y *ápteros,* sin alas). m. pl. Orden de insectos al que pertenecen las pulgas.

sifonoma. m. Tumor formado por una serie de tubos; cilindroma.

Sigault (Operación, técnica de) (Jean René *Sigault,* cirujano francés del siglo XVIII). V. OPERACIÓN, TÉCNICA.

sigma. f. F., *sigma.* Letra griega Σ, σ, ς; ant., símbolo de una milésima de segundo. ‖ S ilíaca o colon sigmoideo.

sigmatismo. m. F., *sigmatisme.* Uso frecuente, incorrecto o vicioso de la letra *s*.

sigmoide o **sigmoides** (de *sigma* y el gr. *eîdos,* aspecto). m. F., *sigmoïde.* S ilíaca del colon.

sigmoidectomía (de *sigmoide* y el gr. *ektomé,* resección). f. A., *Sigmoidektomie;* F., syphiloïdectomie; In., *sigmoidectomy;* It. y P., *sigmoidectomia*. Escisión de la flexura sigmoidea del colon o de una parte de la misma.

sigmoideo. adj. F., *sigmoïde.* Relativo al colon sigmoideo.

sigmoiditis. f. F., *sigmoïdite.* Inflamación del colon sigmoideo.

sigmoidopexia (de *sigmoideo* y el gr. *pêxis,* fijación). f. A., *Sigmoidopexie;* F., syphiloïdepexie; In., *sigmoidopexy;* It., *sigmoidopexia;* P., *sigmoidopexia*. Fijación quirúrgica del colon sigmoideo a la pared abdominal en el tratamiento operatorio del prolapso del recto.

sigmoidoproctostomía (de *sigmoideo,* el gr. *proktós,* ano, y *stóma,* boca, abertura). f. F., *anastomose de l'anse sigmoïde et du rectum*. Formación de una abertura artificial en la unión del recto y el colon sigmoide.

sigmoidoscopia (de *sigmoideo* y el gr. *skopeîn,* observar). f. A., *Sigmoidoskopie;* F., syphiloïdoscopie; In., *sigmoidoscopy;* It. y P., *sigmoidoscopia.* Inspección del colon sigmoide por medio del sigmoidoscopio; romanoscopia.

sigmoidoscopio (de *sigmoideo* y el gr. *skopeîn*, observar). m. F., *sigmoïdoscope*. Forma de espéculo rectal largo para el examen de la S ilíaca.

sigmoidostomía (de *sigmoideo* y el gr. *stóma*, boca). f. A., *Sigmoidostomie;* F., *sigmoïdostomie;* In., *sigmoidostomy;* It. y P., *sigmoidostomia*. Formación de un ano artificial en la S ilíaca.

sigmoscopio. m. SIGMOIDOSCOPIO.

Sigmund (Ganglios de) (Carl L. *Sigmund*, médico austríaco, 1810-1883). Nódulos linfáticos epitrocleares.

signa (lat., pl. de *signum*). f. Señal, marca.

signo (del lat. *signum*). m. A., *Zeichen;* F., *signe;* In., *sign;* It., *segno;* P., *sinal*. Fenómeno, carácter, síntoma objetivo de una enfermedad o estado que el médico reconoce o provoca. ‖ Figura, que no es letra ni abreviatura, que sirve para indicar ciertos objetos o reemplazar palabras o frases que se usan a menudo. (Para las voces que no se encuentren en este apartado, consúltense los términos FENÓMENO, REFLEJO y SÍNTOMA.) ‖ **-accesorio.** Signo no patognomónico de una enfermedad. ‖ **-cardiorrespiratorio.** Cambio en la proporción normal del pulso con la respiración de 4:1 a 2:1, observado en el escorbuto infantil. ‖ **-conmemorativo.** Signo o señal de una enfermedad anterior. ‖ **-de Aaron.** Sensación de dolor o de angustia en el epigastrio o región precordial, por la presión del punto de Mac Burney, en la apendicitis. ‖ **-de Abadie.** Espasmo del músculo elevador del párpado superior, observado en el bocio exoftálmico. ‖ Pérdida de la sensación dolorosa normalmente producida al apretar con firmeza el tendón de Aquiles. Suele darse en la tabes, aunque dista de ser constante. ‖ **-de Abrahams.** Sonido mate obtenido por percusión sobre la apófisis acromion en los primeros períodos de la tuberculosis del vértice del pulmón. ‖ En la litiasis vesicular, dolor agudo por la presión de los dedos entre el ombligo y el IX cartílago costal derecho. ‖ **-de Ackerlund.** Signo radiólogico de úlcera duodenal; posición asimétrica del píloro por retracción bulbar. ‖ **-de Ahlfeld.** Espasmos tetánicos irregulares de porciones del útero después del tercer mes de la gestación. ‖ **-de Aldamiz-Echevarría.** En el neumotórax espontáneo, la percusión de una costilla, cerca de la campana del estetoscopio aplicado, produce un sonido equivalente al obtenido al golpear una vasija metálica vacía. ‖ **-de Allen.** Elevación simultánea de la temperatura, pulso y respiración en la trombosis de las venas de la pierna. ‖ **-de Allis.** Relajación de la aponeurosis entre la cresta ilíaca y el trocánter mayor en la fractura del cuello del fémur. ‖ **-de Amoss.** En la flexión dolorosa del raquis, el paciente, para sentarse en la cama estando en posición supina, tiene que apoyarse con las manos aplicadas de plano sobre la misma. ‖ **-de Amussat.** Desgarro de la túnica interna de la carótida primitiva por debajo de su bifurcación, que se observa en la autopsia de algunos ahorcados. ‖ **-de Anderson.** Paciente en posición genupectoral. Presionando el cuello uterino, la pared vaginal posterior y el ano, se pueden distinguir el prolapso simple, la existencia de un enterocele o cistocele y las adherencias permanentes. ‖ **-de Andral.** DECÚBITO DE ANDRAL. ‖ **-de André-Thomas.** En las afecciones cerebelosas, rebote del brazo sobre la cabeza cuando, estando el primero por encima de la segunda, se dice al enfermo que lo deje caer súbitamente sobre la cabeza. ‖ **-de Angelescu.** Imposibilidad de doblar la columna vertebral en decúbito supino en la tuberculosis de las vértebras. ‖ **-de Arce.** Signo radiológico observado por comparación de las imágenes radiográficas antes y después de un neumotórax en los tumores del pulmón. Estos experimentan un doble desplazamiento vertical y horizontal hacia el hilio; si las sombras no se mueven, el tumor es extrapulmonar. ‖ **-de Argyll-Robertson.** Signo importante de la tabes y de la parálisis general, que consiste en la pérdida del reflejo pupilar a la luz y conservación del reflejo de acomodación. ‖ **-de Arnoss.** En los meningismos leves, el paciente, con los brazos cruzados sobre el pecho, no puede incorporarse en la cama. ‖ **-de Arnoux.** Ritmo peculiar del latido cardiaco fetal en el embarazo gemelar, semejante al trote de los caballos. ‖ **-de Arroyo.** ASTENOCORIA. ‖ **-de Ascher.** REFLEJO OCULOCARDÍACO. ‖ **-de Auenbrugger.** Abultamiento en el epigastrio debido a la extensión de un derrame pericárdico. ‖ **-de Aufrecht.** Sonido respiratorio débil percibido en la fosa yugular, signo de estenosis traqueal. ‖ **-de Auspitz.** Rascando las escamas de las sifílides papuloscamosas, se pone al descubierto una superficie luciente roja con gotitas de sangre. ‖ **-de Aviragnet.** Cerco blanco alrededor de las manchas eruptivas de la roséola. ‖ **-de Babès.** Sensibilidad en la región de la arteria esplénica y rigidez muscular, signo de aneurisma de la aorta abdominal. ‖ **-de Babinski.** Flexión dorsal (extensión) del dedo gordo obtenida por estimulación de una zona que no sea el pulpejo de este dedo, electivamente de la zona plantar externa del borde externo del pie, de atrás adelante, mediante un objeto que produzca una molestia moderada, sin dolor. Expresa una disfunción (no necesariamente una lesión orgánica) de la vía piramidal, concretamente de las conexiones corticomotoneuronales directas y de sus colaterales inhibidoras, destinadas a las motoneuronas periféricas que inervan los músculos distales de la extremidad inferior, dependiendo de un reclutamiento del extensor propio del dedo gordo por maniobra de estimulación. Guarda relación con la exaltación de los reflejos de defensa nociceptivoflexores de la extremidad inferior, de la cual viene a ser la expresión más precoz. ‖ Pérdida o disminución del reflejo del tendón de Aquiles en la ciática no histérica. ‖ En la hemiplejía, la contracción del músculo cutáneo en el lado sano es más fuerte que en el lado afecto. ‖ Signo de la pronación; en la parálisis orgánica del antebrazo, éste, colocado en supinacion, gira lentamente y se coloca en pronación. ‖ En la hemiplejía orgánica, cuando el paciente, estando en decúbito supino y con los brazos cruzados sobre el pecho, intenta sentarse, se flexiona el muslo del lado afecto y se levanta el talón del plano del cuerpo, mientras que en el lado sano el miembro no se mueve; fenómeno de la flexión combinada. ‖ **-de Baccelli.** Pectoriloquia áfona, signo de derrame pleurítico. ‖ **-de Baillarger.** Desigualdad de las pupilas en la demencia paralítica. ‖ **-de Ballance.** Resonancia del lado derecho en el decúbito lateral izquierdo, signo de rotura esplénica. ‖ **-de Ballet.** Oftalmoplejía externa con pérdida de los movimientos voluntarios del ojo y persistencia de los movimientos de la pupila y automáticos, observada en el bocio exoftálmico e histerismo. ‖ **-de Bamberger.** Matidez en el ángulo de la escápula, que desaparece cuando el paciente se inclina hacia delante; signo de derrame pleural. ‖ ALOQUIRIA. ‖ **-de Bárány.** En los trastornos de equilibrio del aparato vestibular, la dirección de la caída es influida por el cambio de posición de la cabeza del paciente. ‖ Si se irriga el oído normal con agua caliente (de 40 a 50°), se desarrolla un nistagmo rotatorio hacia el lado irrigado, y a la inversa si la irrigación es con agua fría. Este signo no existe si hay lesión en el laberinto. ‖ **-de Bard.** En el nistagmo orgánico, las oscilaciones del ojo aumentan cuando el paciente sigue con la vista un dedo que se mueve alternativamente de un lado a otro, pero en el nistagmo congénito las oscilaciones desaparecen en estas condiciones. ‖ **-de Bard-Pic.** Dilatación de la vesícula biliar por la compresión del colédoco por tumores del hígado o de la cabeza del páncreas. ‖ **-de Baron.** Sensibilidad a la presión del músculo psoas derecho en la apendicitis crónica. ‖ **-de Barraquer.** V. SIGNO DE LA PRENSIÓN FORZADA DEL PIE. ‖ **-de Barraquer-Bordas.** *Signo de la debilidad del pulgar:* Una vez colocadas ambas manos frente a frente por sus palmas, sin que entren en contacto con los dedos en máxima separación (maniobra de la mano de Barré), el observador intenta vencer la extensión-abducción de ambos pulgares. El signo es positivo cuando ello se consigue, habitualmente en un solo lado, lo que traduce un déficit piramidal. || *Signo de la aproximación de los dedos anular y meñique:* Se pide al enfermo que aproxime al máximo los dedos anular e indice, hasta entrar en contacto entre sí, incluso a sobreponerse a nivel de sus últimas falanges, habitualmente por la cara palmar o anterior del dedo medio sobre el índice, o también, si se quiere, por el dorso o encima de aquél (caso en que la aproximación es menor). Se valora sobre todo la asimetría del acto, ya que muchas personas normalmente no logran que aquellos dedos entren en contacto. Es un signo de debilidad de los interóseos que tiene valor principalmente (pero no exclusivamente) en las parálisis unilaterales ligeras del nervio cubital. ||-**de Barré.** Contraccion del iris retardada en las afecciones mentales. || En las lesiones de las vías piramidales el paciente no puede mantener las piernas flexionadas en posición vertical estando en decúbito prono. || *Signo de la mano:* Se pide al enfermo que sitúe sus manos una frente a la otra, por las superficies palmares, sin que lleguen a tocarse, y se le invita entonces a que haga el máximo esfuerzo de separación de los dedos entre sí. Colocados los meñiques uno ante el otro, el pulgar queda menos separado, menos elevado, en el lado donde existe un déficit motor piramidal (si no existe otra causa, obvia, que dé razón de ello). ||-**de Baruch.** Persistencia de la temperatura en el enfermo sometido por 15 min a un baño a 24°; signo de fiebre tifoidea. ||-**de Bassler.** Dolor súbito de gran intensidad, provocado al oprimir con el pulgar un punto de la fosa ilíaca derecha contra el psoas ilíaco. Para ello se hunde el pulgar, a la vez que se desplaza hacia la derecha. Denota apendicopatía crónica. ||-**de Bastedo.** Producción de dolor en la fosa ilíaca derecha por la insuflación del colon con aire por medio de una sonda rectal; signo de apendicitis crónica o latente. ||-**de Battle.** En la fractura de la base del cráneo se observa la aparición de una equimosis cerca del vértice de la apófisis mastoides. ||-**de Baumès.** Dolor retrosternal en la angina de pecho. ||-**de Beccaria.** Sensación de pulsación dolorosa en el occipucio en el embarazo. ||-**de Bechterev.** Anestesia del hueco poplíteo en la tabes dorsal. ||-**de Beck-Crowe.** Dilatación de las venas retinianas en la trombosis del seno cavernoso. ||-**de Becker.** Pulsación de las arterias de la retina en el bocio exoftálmico. ||-**de Beclard.** Centro de osificación en la epífisis inferior del fémur, signo de madurez del feto. ||-**de Beevor.** Signo de parálisis funcional que consiste en la imposibilidad para el paciente de impedir la acción de los músculos antagonistas. || Ascenso del ombligo en la parálisis de la porción inferior de los músculos abdominales. ||-**de Béhier-Hardy.** Afonía en el comienzo de la gangrena pulmonar. ||-**de Bell.** FENÓMENO DE BELL. ||-**de Benassi.** En los restos óseos del cráneo se aprecia como un anillo de ahumado alrededor del orificio producido por la entrada de un proyectil de arma de fuego, en los casos en que el disparo se hizo con el cañón en contacto con la piel de la bóveda craneal. ||-**de Benzadon.** Retracción del pezón cuando se exprime entre los dedos al mismo tiempo que se rechaza hacia atrás, en el tumor de la mama. ||-**de Béraud.** CARFOLOGÍA SEXUAL. ||-**de Berger.** Pupila elíptica o irregular en los primeros períodos de la tabes dorsal, demencia paralítica y otras parálisis. ||-**de Bernard-Horner.** SÍNDROME DE HORNER. ||-**de Bernhardt.** Parestesias y dolor en la cara anterior y lateral del muslo, observados en los desplazamientos del nervio cutáneo externo. ||-**de Bespalov.** Enrojecimiento del tímpano y catarro nasofaríngeo en los primeros períodos del sarampión. ||-**de Bessau.** Debilidad muscular al poner al niño de pie, al andar o al tomar las cosas. Se observa en la poliomielitis. ||-**de Bethea.** La disminución unilateral de expansión torácica en los movimientos respiratorios se aprecia exactamente aplicando las puntas de los dedos en las costillas correspondientes a la porción superior de las axilas, estando el examinador detrás del paciente. ||-**de Bezold.** ABSCESOS DE BEZOLD. ||-**de Biederman.** Color rojo oscuro que se observa en lugar del rosado normal de los pilares anteriores de las fauces en algunos pacientes sifilíticos no tratados. ||-**de Bieg.** Signo de una afección de los huesillos del oído, martillo o yunque cuando el enfermo oye únicamente mediante el empleo de una trompetilla acústica unida con un catéter a la trompa de Eustaquio. ||-**de Biermer-Gerhardt.** Cambio del sonido de percusión según la posición del enfermo en el hidroneumotórax. ||-**de Biernacki.** Analgesia del nervio cubital en la demencia paralítica y en la tabes dorsal. ||-**de Biett.** COLLAR DE BIETT. ||-**de Binda.** Girando rápida y pasivamente la cabeza de un niño a un lado, se levanta el hombro del lado opuesto; signo precoz en la meningitis tuberculosa. ||-**de Biot.** RESPIRACIÓN DE BIOT. ||-**de Bird.** Área definida de matidez sin ningún sonido respiratorio en los quistes hidatídicos del pulmón. ||-**de Bittorf.** En el cólico nefrítico la presión del testículo u ovario despierta dolor que se irradia hacia el riñón. ||-**de Bjerrum.** Escotoma semilunar cerca del mancha ciega en los primeros períodos del glaucoma. ||-**de Blécard.** Signo de madurez del feto, que consiste en un centro de osificación en la epífisis inferior del fémur. ||-**de Blumberg.** La descompresión brusca de la región cecal es mucho más dolorosa que la compresión misma, en caso de apendicitis con peritonitis activa. ||-**de Blumer.** Eminencia horizontal que se proyecta en el recto como resultado de la infiltración de la bolsa de Douglas con material inflamatorio o neoplásico. ||-**de Boas.** Presencia de ácido láctico en el jugo gástrico en ciertos casos de cáncer del estómago. ||-**de boca de mina de Hofmann.** Orificio de entrada por proyectil de arma de fuego, de forma estrellada y con los bordes despegados del hueso subyacente, que es patognomónico de los disparos sobre la bóveda craneal con el arma apoyada sobre la piel. ||-**de Boeri.** Sensibilidad a la presión del borde superior del músculo trapecio del lado afecto, en la tuberculosis pulmonar. ||-**de Boisson.** Cambio de coloración en las uñas de los palúdicos, que anuncia la inminencia de un acceso. ||-**de Bonnet.** Dolor por la aducción del muslo en la ciática. ||-**de Bordier-Fränkel.** Rotación del ojo hacia fuera y arriba en la parálisis facial periférica. ||-**de Borsieri.** En los primeros períodos de la escarlatina, una línea trazada con la uña en la piel deja una raya blanca que rápidamente se vuelve roja. ||-**de Bosco.** Contorsión homolateral del tórax en los tumores broncopulmonares malignos. ||-**de Boston.** En el bocio exoftálmico, cuando se dirige hacia abajo el globo ocular hay una detención en el descenso del párpado, espasmo, y luego continúa el descenso. ||-**de Bouchard.** Se añaden unas gotas de solución de Fehling a la orina sospechosa de contener pus de origen renal y se agita la mezcla y luego se calienta; si hay pus, se producen finas burbujas que empujan hacia arriba el coágulo formado. ||-**de Bouillaud.** Retintín peculiar que se percibe en la región de la punta en la hipertrofia del corazón. ||-**de Bouveret.** Distensión del ciego y fosa ilíaca derecha en la obstrucción del intestino grueso. ||-**de Bozzolo.** Pulsación visible de las arterias en los vestíbulos de las fosas nasales en el aneurisma de la aorta torácica. ||-**de Bragard.** Con la rodilla en extensión, se flexiona la extremidad inferior sobre la pelvis hasta producir dolor; si al flexionar el pie en estas circunstancias aumenta el dolor, indica una ciática. ||-**de Branham.** La oclusión con el dedo de una comunicación arteriovenosa produce lentitud del pulso, aumento de la presión diastólica y desaparición del soplo cardíaco. ||-**de Brauch-Romberg.** SIGNO DE ROMBERG. ||-**de Braun-Fernwald.** Aumento asimétrico del útero, con surco longitudinal que lo divide en dos mitades desiguales; signo de embarazo. ||-**de Braxton-Hicks.** Contracción intermitente del útero después del tercer mes del embarazo; puede ser producida también por un tumor uterino. ||-**de Brenner.** Ruido metálico de roce detrás de la XII costilla, en la posición sentada, observado en la perforación del estómago y producido por la acumulación de burbujas de aire entre el estómago y el diafragma. ‖ **-de Brickner.** Disminución de los movimientos asociados oculoauriculares en las lesiones del nervio facial. ‖ **-de Brissaud-Marie.** Hemiespasmo glosolabial histérico. ‖ **-de Brittain.** En la apendicitis gangrenosa, la palpación del cuadrante abdominal inferior derecho produce la retracción del testículo del mismo lado. ‖ **-de Broadbent.** Retracción observada en la espalda, cerca de la XI o XII costillas, en el lado izquierdo por la tracción del diafragma debida a adherencias pericardíacas. ‖ En el aneurisma de la aurícula izquierda se nota en la pared lateroposterior del tórax una pulsación sincrónica con la sístole ventricular. ‖ **-de Brodie.** Mancha negra en el glande; signo de infiltración urinaria en el cuerpo esponjoso. ‖ **-de Brown.** Sonido de crujido fino percibido auscultando y apretando súbitamente con el estetoscopio la fosa ilíaca, observado en la perforación intestinal en la fiebre tifoidea. ‖ Signo denominado *de gravitación,* indicador de la operación inmediata en las afecciones inflamatorias locales del abdomen. Se limita exactamente el área de sensibilidad en la parte baja del abdomen y se pone al enfermo sobre el lado sano. Si en el espacio de 15 a 30 min el área de sensibilidad se ha extendido unos centímetros, o si el dolor y la rigidez son más notables, está indicada la operación inmediata. ‖ **-de Brudzinski.** Si se dobla la cabeza del paciente en la meningitis, se produce un movimiento de flexión de los muslos y piernas. ‖ En la meningitis, la flexión pasiva del miembro de un lado provoca un movimiento similar del miembro opuesto. *Sin.:* Reflejo contralateral. ‖ **-de Brunati.** Aparición de opacidades en la córnea en la neumonía o fiebre tifoidea; señal de muerte inminente. ‖ **-de Bruns.** Cefalalgia, vértigo y vómitos intermitentes producidos en los movimientos imprevistos de la cabeza; señalaría cisticercosis del IV ventrículo. ‖ **-de Bryant.** Descenso del pliegue axilar en la luxación del hombro. ‖ **-de Bryson.** Expansión torácica disminuida, observada algunas veces en el bocio exoftálmico. ‖ **-de Budin.** En la mastitis se obtiene por compresión de la mama una mezcla de pus y leche; el pus se evidencia recogiendo la mezcla con un tapón de algodón, que absorbe la leche y deja el pus en la superficie. ‖ **-de Bumke.** Dilatación de la pupila consecutiva a un estímulo psíquico; no se observa en la demencia precoz. ‖ **-de Burger.** SIGNO DE GAREL. ‖ **-de Burton.** Línea azul en la unión de los dientes con las encías en la intoxicación crónica por el plomo. ‖ **-de Cacciapuoti.** Signo que permite explorar la movilidad involuntaria estriada: en un hemipléjico orgánico se levanta el miembro inferior sano en extensión, y así se le sostiene al mismo tiempo que se invita al paciente a que lo baje; al intentar hacerlo sin lograrlo, pues a ello se opone al examinador, el miembro paralizado se extiende y se levanta hasta la altura del otro. ‖ **-de Canaris.** Dolor esternal a la presión en la enfermedad de Gaucher, endocarditis maligna subaguda y tripanosomiasis. ‖ **-de Cantelli.** Disociación de los movimientos de la cabeza y de los ojos; al levantar la cabeza bajan los ojos y viceversa. ‖ **-de Cardarelli.** Movimientos laterales de la tráquea en el aneurisma aórtico. ‖ **-de Carman.** SIGNO DEL MENISCO. ‖ **-de Carnett.** La sensibilidad a la presión de la pared abdominal con relajación muscular puede ser de origen parietal o visceral. Si el paciente mantiene voluntariamente tensos los músculos del abdomen, los dedos que palpan no pueden establecer con tacto con las vísceras subyacentes y, por tanto, toda sensibilidad producida por palpación será parietal. La presión dolorosa con músculos relajados e indolora con músculos tensos es de origen subparietal. ‖ **-de Cassan.** Ruido de puchero hendido que se percibe por la percusión del cráneo en los tumores cerebelosos y en otros procesos expansivos, especialmente en niños. ‖ **-de Cattaneo.** La percusión fuerte sobre las apófisis espinosas dorsales, seguida de la aparición de manchas rojas a nivel de ellas, es indicio de adenopatía traqueobronquial. ‖ **-de Cazin.** Dolor provocado por la presión del fondo de la cavidad cotiloidea; signo de coxalgia. ‖ **-de Cejka.** La invariabilidad de la matidez cardíaca en las diferentes fases de la respiración es indicio de adherencias pericardíacas. ‖ **-de Cestan.** SIGNO DE DUTEMPS Y CESTAN. ‖ **-de Chaddock.** Es una simple variante de la maniobra para producir el signo de Babinski, consistente en el pellizcamiento de la piel situada bajo el maléolo externo. ‖ **-de Chadwich.** SIGNO DE JACQUEMIER. ‖ **-de Charcot.** Elevación de la ceja en la parálisis facial periférica y descenso de la misma parte en la contracción facial. ‖ Cojera intermitente en la arteriosclerosis de las piernas y pies. ‖ Propulsión periódica de la mejilla (fumar la pipa) del lado de una hemiplejía grave, dependiente de los movimientos respiratorios. ‖ **-de Charcot-Marie.** Temblor corto y rápido, síntoma del bocio exoftálmico. ‖ **-de Charcot-Vigouroux.** Disminución de la resistencia eléctrica de la piel en el bocio exoftálmico. ‖ **-de Chase.** Dolor en la región cecal, provocado por el paso rápido y profundo de la mano de izquierda a derecha, a lo largo del colon transverso, mientras se ejerce una presión profunda sobre el colon descendente hacia la otra mano. Es un signo de apendicitis. ‖ **-de Chassaignac.** Salida de pus por el pezón en la mastitis supurativa. ‖ **-de Chaussier.** Dolor en el epigastrio en la albuminuria gravídica que precede a la eclampsia. ‖ **-de Chutro.** Desviación del ombligo hacia la derecha en caso de apendicitis aguda. ‖ Palpación del uraco, como un cordón endurecido, en la peritonitis tuberculosa. ‖ **-de Chvostek.** Espasmo súbito golpeando ligeramente las mejillas; observado en la tetania postoperatoria. ‖ **-de Cirera Voltá** o **de la calcomanía.** La palpación de los nódulos de paniculitis deja una rojez cutánea que señala los límites del nódulo subyacente. ‖ **-de Clark.** Desaparición de la matidez del hígado por la distensión timpánica del abdomen. ‖ **-de Claybrook.** Transmisión de los sonidos respiratorios y cardíacos al abdomen por la presencia de líquido exudado o sangre; signo de rotura de una víscera abdominal. ‖ **-de Cleeman.** El arrugamiento de la piel inmediatamente por encima de la rótula indica la fractura del fémur con fragmentos cabalgantes. ‖ **-de Cloquet.** Una aguja limpia clavada en el músculo bíceps se oxida pronto si no se ha extinguido completamente la vida. ‖ **-de Codman.** En la rotura del tendón del supraspinoso el brazo puede ser llevado pasivamente en abducción sin dolor, pero cuando no se sostiene el brazo y el deltoides se contrae súbitamente aparece de nuevo el dolor. ‖ **-de Cole.** Deformidad del contorno duodenal en la radiografía; signo de úlcera duodenal. ‖ **-de Comby.** Estomatitis eritematopultácea observada en varias enfermedades agudas, pero en especial en el sarampión. ‖ **-de Comolli.** En las fracturas de la escápula, poco después del accidente, aparece una tumefacción triangular en esta región, que reproduce la forma del hueso. ‖ **-de Coopernail.** Equimosis del perineo y escroto o labios; signo de fractura de la pelvis. ‖ **-de Cope.** Sensibilidad en el apéndice al estirar el músculo psoas por extensión del miembro inferior. ‖ **-de Cornel.** Dolor a la presión del nervio frénico en el paludismo. ‖ **-de Corrigan.** Línea de color púrpura en la unión de los dientes con las encías en la intoxicación crónica por el cobre. ‖ PULSO DE CORRIGAN. ‖ **-de Courtois.** En el coma resultado de una lesión cerebral, la flexión de la cabeza sobre el pecho, estando el paciente en posición supina produce la flexión automática de la pierna del lado de la lesión. ‖ **-de Courvoisier.** La mucha distensión de la vesícula biliar por obstrucción del colédoco junto con ictericia indica más bien tumor que cálculo. ‖ **-de Crichton-Browne.** Temblor de los ángulos externos de los párpados y de las comisuras labiales en los primeros períodos de la demencia paralítica. ‖ **-de Crowe.** Repleción bilateral de los vasos retinales por la compresión de la vena yugular del lado sano en la trombosis unilateral del seno; normalmente para producir el mismo resultado hay que comprimir ambas venas yugulares. ‖ **-de Cruveilhier.** La compresión de una safena varicosa en la ingle cuando el paciente tose produce una sensación de temblor como si entrara un chorro de agua. ‖ **-de Cullen.** Oscurecimiento de la piel alrededor del ombligo en las hemorragias peritoneales, principalmente por rotura de embarazo ectópico. ‖ **-de Cutler.** La transiluminación mamaria muestra una sombra circunscrita en caso de tumor y una difusa en caso de mastitis. ‖ **-de D'Amato.** Desplazamiento de la matidez desde la zona vertebral a la región cardiaca cuando el paciente pasa de la posición sentida al decúbito lateral del lado opuesto al del derrame. ‖ **-de D'Espine.** En los individuos normales, auscultando sobre las apófisis espinosas se observa que la pectoriloquia cesa a nivel de la bifurcación de la tráquea y, en los niños, en la vértebra CVII. La percepción de la pectoriloquia en un nivel más inferior indica la hipertrofia de los ganglios bronquiales. ‖ **-de Dagnini-Ascher.** REFLEJO DE ASCHER. ‖ **-de Dalrymple.** Amplitud anormal de la hendidura palpebral en el bocio exoftálmico. ‖ Banda esclerótica alrededor de la córnea en el bocio exoftálmico. ‖ **-de Damoisseau.** LÍNEA DE ELLIS. ‖ **-de Dance.** Depresión en la región ilíaca derecha en la invaginación. ‖ **-de Davidsohn.** Disminución de la iluminación de la pupila por transiluminación en el tumor o exudado del antro maxilar. ‖ **-de Davis.** Vacuidad y palidez de las arterias; signo de muerte. ‖ **-de Dawbarn.** En la bursitis subacromial aguda, estando pendientes los brazos, la palpación sobre la bolsa produce dolor, que desaparece cuando los brazos están en abducción. ‖ **-de De la Camp.** Matidez relativa y sensibilidad a los lados de las vértebras DV y DVI en la tuberculosis de los ganglios bronquiales. ‖ **-de De Mussy.** PUNTO DE GUÉNEAU DE MUSSY. ‖ **-de De Toni.** Enantema en la mucosa del párpado inferior, que aparece en el sarampión. ‖ **-de Déjerine.** Agravación de los síntomas de radiculitis por la tos, estornudos y esfuerzos de defecación. ‖ **-de Delbet.** En el aneurisma de la arteria principal de un miembro, si la nutrición del extremo se conserva, la circulación colateral es eficaz aunque haya desaparecido el pulso. ‖ **-de Demarquay.** Ausencia de elevación de la laringe durante la deglución en la induración o infiltración traqueal. ‖ **-de Demianov.** En el lumbago, puesto el paciente en decúbito supino no es posible elevar la pierna en extensión más allá de un ángulo de 10° con el plano de la cama, sin provocar un dolor intenso por estiramiento de la masa sacrolumbar. ‖ **-de Desault.** Signo de fractura intracapsular del fémur, que consiste en la alteración del arco descrito por el trocánter mayor en su rotación, que normalmente es un segmento de círculo, pero que en la fractura del fémur gira alrededor de su eje. ‖ **-de Devé.** En el absceso hidatídico diafragmático debajo de la porción derecha, la zona de resonancia se extiende hacia atrás estando el paciente apoyado sobre las manos y las rodillas. ‖ **-de Devic-Perret.** SIGNO DE PINS. ‖ **-de Donnelly.** En la apendicitis retrocecal se provoca dolor por la presión sobre y por debajo del punto de McBurney, estando la pierna derecha en extensión y aducción. ‖ **-de Dorendorf.** Plenitud del hueco supraclavicular en un lado en el aneurisma del arco aórtico. ‖ **-de Douglas.** GRITO DEL DOUGLAS. ‖ **-de Drummond.** Soplo tenue que se percibe en el aneurisma de la aorta, aplicando el oído cerca de la boca abierta del enfermo mientras éste respira. ‖ **-de Dubard.** En la apendicitis se produce dolor por la compresión en el cuello del neumogástrico derecho. ‖ **-de Duchenne.** Hundimiento del epigastrio en la inspiración en los casos de parálisis del diafragma o en ciertos casos de hidropericardias. ‖ **-de Duckworth.** Detención aparente de la respiración varias horas antes de la cesación de los latidos cardíacos en ciertas afecciones cerebrales. ‖ **-de Dugas.** Imposibilidad de colocar la mano en el hombro del otro lado con el codo aplicado al pecho en la luxación del hombro. ‖ **-de Duguet.** Ulceración de los pilares anteriores del velo del paladar en la fiebre tifoidea. ‖ **-de Duncan-Bird.** SIGNO DE BIRD. ‖ **-de Dupuytren.** Sensación de crujido por la presión sobre un hueso sarcomatoso. ‖ Movimientos de ascenso y descenso de la cabeza del fémur en la luxación congénita del mismo. ‖ **-de Duroziez.** SOPLO DE DUROZIEZ. ‖ **-de Dutemps y Cestan.** En la parálisis facial periférica completa, cuando el paciente mira hacia delante e intenta cerrar los ojos, el párpado superior del lado paralizado asciende ligeramente por la acción del elevador del párpado. ‖ **-de Ebstein.** El ángulo cardiohepático se hace obtuso en los grandes derrames pericárdicos. ‖ **-de Eichhorst.** Cambio de sonoridad a la percusión en las cavernas pulmonares, según estén llenas (mate) o vacías (anfórica). ‖ **-de Elliot.** Induración del borde de una lesión cutánea sifilítica. ‖ **-de Ellis.** LÍNEA DE ELLIS. ‖ **-de Erb.** Aumento de la excitabilidad eléctrica de los nervios motores en los casos de tetania. ‖ En electrodiagnóstico, existencia de una «inversión polar» en los efectos de la estimulación galvánica. ‖ Matidez a la percusión sobre el mango del esternón en los casos de acromegalia. ‖ **-de Erb-Westphal.** SIGNO DE WESTPHAL. ‖ **-de Erichsen.** Provocación de dolor en las afecciones sacroiliacas por la compresión fuerte de ambos coxales uno contra otro. ‖ **-de Erni.** Excitación de la tos por la percusión directa del vértice pulmonar, en el que se conoce o supone la existencia de una caverna, para que por medio de aquélla se vacíe la cavidad y aparezca el timpanismo cavitario. ‖ **-de Escherich.** En la tetania, contracción muscular peculiar de los labios por la percusión de la mucosa labial. ‖ **-de Ewart.** Prominencia anormal del borde superior de la costilla en ciertos casos de derrame pericárdico. ‖ Soplo tubárico y matidez a la percusión en el ángulo inferior de la escápula izquierda en el derrame pericárdico. ‖ **-de Ewing.** Matidez a la percusión en el lado interno del ángulo del omóplato izquierdo en el derrame pericárdico retrocardíaco. ‖ Dolor en el ángulo superior interno de la órbita en la obstrucción del seno frontal. ‖ **-de Faget.** Disminución del número de pulsaciones mientras la fiebre permanece alta o aumenta, observado en la fiebre amarilla. ‖ **-de Fajerstajn.** En la ciática es posible la flexión de la cadera si la pierna está flexionada, pero no si ésta se mantiene rígida; la flexión del muslo sano con la pierna extendida produce dolor en el lado afecto. ‖ **-de Feer.** Aparición de un surco lineal transverso en las uñas en la escarlatina, que desaparece con el crecimiento de aquéllas. ‖ **-de Filipovič.** Decoloración amarilla de las partes prominentes de las palmas de las manos y plantas de los pies en la fiebre tifoidea. ‖ **-de Finkelstein.** Es constante en la tendosinovitis estilorradial. Se produce cuando el enfermo flexiona el pulgar y lo pone en oposición, y a la vez lleva la mano bruscamente a la posición de aducción, en este momento se produce un fuerte dolor en la cara externa de las estiloides radial, por aumento de tensión y roce de los tendones dentro de la corredera. ‖ **-de Finochietto.** Utilizado para diagnosticar un fecaloma. Auscultando con un estetoscopio aplicado sobre el hipogastrio, cuando se ejerce una compresión ligera y existe un fecaloma, al retirar lentamente la compresión la mucosa intestinal se despega del fecaloma, produciendo una crepitación. ‖ **-de Fischer.** La auscultación del mango del esternón, teniendo el paciente la cabeza echada hacia atrás, permite, en los casos de tuberculosis de los ganglios bronquiales, percibir un soplo, debido a la compresión de las venas por los ganglios. ‖ Soplo presistólico en ciertos casos de adherencias pericárdicas. ‖ **-de Fles.** CREATORREA. ‖ **-de Flora.** Signo de neurastenia que consiste en la falta de reacción tetánica a la estimulación farádica prolongada de los músculos que se suponen afectos. ‖ **-de Fodéré.** Edema de los párpados inferiores en la retención clorurada (riñón escleroso). ‖ **-de Fournier.** Limitación marcada característica de una lesión cutánea sifilítica. ‖ Tibia en forma de sable. ‖ **-de Franck.** Seudohemofilia hepática. ‖ **-de Francke.** Sensibilidad profunda posterior en el vértice del pulmón en la pleuritis. ‖ **-de Fränkel.** Disminución de la tonicidad de los músculos de la cadera en la ataxia locomotriz. ‖ **-de Frantzel.** El soplo de la estenosis mitral es más fuerte al principio y al final de la diástole. ‖ **-de Frédéric.** Signo de Müller. ‖ **-de Frédéricq.** Línea roja de las encías en el borde dentario en la tuberculosis pulmonar. ‖ **-de Friedreich.** Colapso diastólico de las venas del cuello en la pericarditis adhesiva. ‖ Cambio en el tono de percusión sobre una caverna pulmonar en la inspiración forzada, por aumento de densidad y volumen del aire. ‖ **-de Froment.** Propio de la parálisis de la musculatura inervada por el nervio cubital. Al intentar pinzar y apretar un papel entre el pulgar y el índice, la aducción del primero (imposible) es sustituida con su flexión; en la parálisis del cubital, la hoja es sostenida por la punta de ambos dedos. ‖ **-de Frostberg.** Signo radiológico que aparece en los tumores del páncreas extendidos al duodeno: la ampolla de Vater al retraerse umbilica el duodeno. Sin.: Signo del tres invertido. ‖ **-de Frugoni-Rumpel-Leede.** Signo de Rumpel-Leede. ‖ **-de Fürbringer.** En los casos de absceso subfrénico, los movimientos respiratorios se transmiten a una aguja introducida en el mismo. ‖ **-de Galeazzi.** En la luxación congénita de la cadera, la curvatura del raquis estando el paciente de pie es producida por el acortamiento de la pierna. ‖ **-de Garel.** Falta de percepción luminosa en el lado a ecto en las afecciones del antro de Highmore por la transiluminación eléctrica. ‖ **-de Garland.** Triángulo de Garland. ‖ **-de Gauss.** Movilidad anormal del útero en el primer mes del embarazo. ‖ **-de Gaylis.** Aumento de la temperatura local de la rodilla en contraste con la frialdad del pie en la oclusión de la arteria poplítea. ‖ **-de Gendrin.** Percepción del choque de la punta por encima del límite inferior de la matidez cardíaca, en el derrame pericardíaco. ‖ **-de Gerhardt.** Signo de Biermer-Gerhardt. ‖ Falta de movimientos laríngeos en la disnea debida a un aneurisma de la aorta. ‖ Percepción de un soplo vascular por la auscultación detrás de la apófisis mastoides en los casos de aneurisma de la arteria basilar. ‖ **-de Gersuny.** En los tumores fecales, si al dedo puede comprimir la masa de suerte que la mucosa intestinal se pegue a aquélla, y luego se retira el dedo gradualmente, es posible percibir el despegamiento de la mucosa de la masa fecal. ‖ **-de Gherini.** Relajación de la fascia lata, entre la espina ilíaca anterior y superior y el trocánter mayor, en la fractura del cuello del fémur, y que contrasta con la tirantez del lado sano. ‖ **-de Gianelli.** Signo de Tournay. ‖ **-de Gifford.** En el bocio exoftálmico es imposible o muy difícil la eversión del párpado. ‖ **-de Gilbert.** Opsiuria, mayor excreción de orina en ayunas en la cirrosis hepática. ‖ **-de Glasgow.** Sonido sistólico en la arteria humeral en el aneurisma latente de la aorta. ‖ **-de Gobiet.** Dilatación aguda del colon transverso en las pancreatitis agudas, que, junto a la dilatación del estómago, provoca una distensión del epigastrio. ‖ **-de Goggia.** En estado de salud, la contracción fibrilar producida por el pellizcamiento del bíceps braquial se extiende a todo el músculo; en las enfermedades debilitantes, como en la fiebre tifoidea; la contracción es local. ‖ **-de Golden.** Palidez del cuello uterino considerada como signo de embarazo tubárico. ‖ **-de Goldstein.** En el cretinismo o mongolismo, el espacio entre el dedo gordo y los demás dedos del pie es mayor. ‖ **-de Goldthwaite.** Estando el paciente en decúbito supino, el examinador, con una mano aplicada a la porción inferior del raquis, levanta con la otra la pierna extendida. Si se siente dolor antes de moverse la columna lumbar se trata de un esguince de la articulación sacroilíaca. ‖ **-de Golonbov.** Sensibilidad a la percusión de la tibia, observada en la clorosis. ‖ **-de Goodell.** Si el cuello uterino tiene la blandura de los labios, hay embarazo; si tiene la dureza de la nariz, no hay embarazo. ‖ **-de Gordon.** Signo de Souques (2.ª acep.). ‖ La presión profunda ejercida sobre los músculos de la pantorrilla, determina una extensión del dedo gordo cuando hay lesión del haz piramidal. ‖ **-de Gosselin.** Una pulverización de éter sobre un tumor endurece el lipoma, pero no varía la consistencia de un absceso. ‖ **-de Gould.** Inclinación de la cabeza al andar, para ver el terreno que se pisa, en las lesiones destructivas de la porción periférica de la retina, con lo que se lleva la imagen a la parte normal de la misma. ‖ **-de Gowers.** Oscilación intermitente súbita del iris por la influencia de la luz, observada en ciertos períodos de la ataxia locomotriz. ‖ **-de Graefe.** Falta de sinergia entre los movimientos del párpado y los del globo del ojo, que se observa sobre todo en el descenso del ojo; signo de bocio exoftálmico. ‖ **-de Grancher.** Igualdad de tono entre los ruidos inspiratorio y espiratorio; signo de obstrucción a la espiración. ‖ Debilitación del murmullo vesicular en los vértices, rudeza inspiratoria y expiración sibilante prolongada en la tuberculosis pulmonar. ‖ **-de Granger.** En la radiografía del cráneo de un niño de dos años o menos, la visibilidad de la pared anterior del seno lateral indica la destrucción extensa de la apófisis mastoides. ‖ **-de Gray-Turner.** Signo de Turner. ‖ **-de Greene.** Desplazamiento hacia fuera del borde cardíaco libre por los movimientos respiratorios en el derrame pleurítico, observable por la percusión. ‖ **-de Griesinger.** Tumefacción edematosa detrás de la apófisis mastoides en la trombosis del seno transverso. ‖ **-de Griesinger-Kussmaul.** Pulso paradójico. ‖ **-de Gringault.** Provocación de estrabismo al flexionar la cabeza sobre el tronco en la meningitis. ‖ **-de Grisolle.** Si al estirar la piel, asiento de una pápula, ésta se hace impalpable, se trata de sarampión; si, por el contrario, continúa la pápula siendo palpable, se trata de viruela. ‖ **-de Grocco.** Dilatación aguda del corazón producida por el esfuerzo muscular al principio del bocio exoftálmico. ‖ Triángulo de Grocco. ‖ **-de Grossman.** Dilatación del corazón como signo de tuberculosis pulmonar incipiente. ‖ **-de Gubler.** Tumefacción de la muñeca en la intoxicación por el plomo. ‖ **-de Guéneau de Mussy.** Dolor agudo a la descompresión abdominal en la peritonitis generalizada. ‖ **-de Guilland.** Flexión activa de la cadera y la rodilla cuando se pellizca el cuádriceps del otro lado, en la irritación meníngea. ‖ **-de Gunn.** Cuando una arteria rígida de la retina pasa sobre una vena, es indistinguible en la periferia a partir de este punto. ‖ **-de Günzberg.** Zona de resonancia entre la vejiga biliar y el píloro, con borborigmos localizados; observado en la úlcera del duodeno. ‖ **-de Guttmann.** Ruido de zumbido percibido sobre la glándula tiroides en el bocio exoftálmico. ‖ **-de Guye.** Atención nula o deficiente en los niños afectos de vegetaciones adenoideas. ‖ **-de Guyon.** Peloteo y palpación del riñón flotante. ‖ **-de Haenel.** Analgesia del globo ocular a la presión en las tabes dorsal. ‖ **-de Hahn.** Rotación persistente de la cabeza de un lado a otro en las afecciones cerebelosas de los niños. ‖ **-de Halban.** Aumento del pelo o vello de la cara en el embarazo. ‖ **-de Hall.** Choque diastólico traqueal percibido algunas veces en el aneurisma de la aorta. ‖ **-de Halsted.** Manchas equimóticas diseminadas en el abdomen, principalmente en la zona periumbilical, observable en el curso de la pancreatitis aguda. ‖ **-de Hamburger.** Ruido de gluglú por auscultación de la región paravertebral en la compresión del esófago por un tumor del mediastino. ‖ **-de Hamman.** Sonido peculiar de burbujeo y crujido en el precordio, sincrónico con el corazón, en el enfisema espontáneo del mediastino. ‖ **-de Hassin.** Protrusión y desplazamiento hacia atrás de la oreja en las lesiones del simpático cervical. ‖ **-de Hatchcock.** Sensibilidad al pasar el dedo por el ángulo de la mandíbula en la parotiditis. ‖ **-de Haudek.** Sombra radiográfica sobresaliente en el caso de úlcera gástrica penetrante, debida a la penetración del bismuto en nichos patológicos de la pared estomacal; se denomina también *nicho de Haudek*. ‖ **-de Heberden.** Nudosidad de Heberden. ‖ **-de Hefke-Tur-**

ner. Signo del obturador. ‖ -de Hegar. Reblandecimiento del segmento inferior del útero, observado en el embarazo. ‖ -de Heilbronner. En la parálisis orgánica, la falta de tono muscular hace que sea el muslo del lado afecto más ancho y plano que el sano, cuando está descansando sobre un plano duro. ‖ -de Heim-Kreysig. Depresión de los espacios intercostales durante la sístole cardiaca en la pericarditis adhesiva. ‖ -de Helbing. Curvatura hacia dentro del tendón de Aquiles, visto por detrás, en el pie plano. ‖ -de Hellat. En la supuración mastoidea, un diapasón colocado sobre el área afecta se oye por un tiempo más breve que colocado en otra parte. ‖ -de Hennebert. En la laberintitis de la sífilis congénita, la compresión del aire en el conducto auditivo externo produce un nistagmo rotatorio hacia el lado afecto y el enrarecimiento un nistagmo hacia el lado opuesto. ‖ -de Henríquez Arellano. Convulsión espasmódica de los labios, signo de coma urémico terminal. ‖ -de Herman. Extensión del dedo gordo del pie en la flexión pasiva de la cabeza. ‖ -de Hernig-Lammel. Arritmia respiratoria. ‖ -de Hertoghe. Desdoblamiento de la parte externa de las cejas en el hipotiroidismo. ‖ -de Hertwig-Magendie. Signo de Magendie-Hertwig. ‖ -de Hertzel. En un sujeto normal, la detención circulatoria en ambas piernas y en un brazo eleva la presión sanguínea en el otro unos 5 mm Hg; pero en la arteriosclerosis la elevación es de 60 mm Hg. ‖ -de Heryng. Sombra infraorbitaria producida por el pus en el seno maxilar, observable por la transiluminación eléctrica de la cavidad bucal. ‖ -de Hessé. Diferencia de la temperatura de ambos lados en los procesos peritoneales supurados. ‖ -de Heuck-Gottron. Estasis vasculares, atrofias cutáneas puntiformes, y necrosis hemorrágica de la ranura ungueal, en las colagenosis. ‖ -de Hicks. Signo de Braxton-Hicks. ‖ -de Higonmenakis. Tumefacción del tercio interno de la clavícula derecha en la sífilis congénita. ‖ -de Hirschber. Rotación interna y aducción del pie por fricción de la cara interna del mismo en la hemiplejía orgánica. ‖ -de Hoagland. Edema del párpado superior en la mononucleosis infecciosa. ‖ -de Hochsinger. Indicanuria en la tuberculosis de la infancia. ‖ En la tetania, la presión en el lado interno del bíceps produce el cierre en la mano. ‖ -de Hoehne. Inercia en el parto a pesar de las repetidas inyecciones de preparados hipofisarios; signo de rotura del útero. ‖ -de Hoffmann. Aumento de la excitabilidad mecánica de los nervios sensoriales en la tetania. ‖ Signo de Trömner. ‖ -de Hoffsätter-Cullen. Signo de Cullen. ‖ -de Hofmann. Característico de las contusiones tangenciales en la bóveda craneal; por ejemplo con un martillo. Es una fractura triangular o cuadrangular, con uno de los lados unido a la porción ósea vecina, pero presentando a este nivel una serie de fisuras escalonadas. (No debe confundirse con el signo de la boca de mina de Hofmann.) ‖ -de Holzinger. Reflejo hipotenar provocado por la compresión del hueso pisiforme, observado en las hemiplejías. ‖ -de Homan. Dolor en la pantorrilla por dorsiflexión del pie en la trombosis de las venas de la pierna. ‖ -de Hoover. En la parálisis, si se indica al sujeto acostado en la cama que apriete ésta con la pierna sana, se observa un movimiento de elevación en la otra pierna, fenómeno que falta en el histerismo o simulación. ‖ -de Hope. Doble latido cardíaco en el aneurisma de la aorta. ‖ -de Horn. En la apendicitis aguda se produce dolor por tracción del cordón espermático derecho. ‖ -de Horsley. Si en la hemiplejía hay diferencia entre la temperatura de ambas axilas, la más elevada corresponde al lado paralizado. ‖ -de Hösslin. Si se opone una resistencia a los movimientos de un grupo muscular parético y luego cesa aquélla repentinamente, el miembro vuelve a la posición que antes tenía en la paresia verdadera, pero en el histerismo o simulación queda en posición contraria, por la contracción de los antagonistas. ‖ -de Huchard. Resonancia paradójica a la percusión en el edema pulmonar. ‖ -de Hueter. Falta de transmisión de las vibraciones óseas en los casos de fractura con sustancia fibrosa entre los fragmentos. ‖ -de Human. Descenso de la barbilla y la laringe durante la inspiración en el tercer período de la anestesia. ‖ -de Hunter. Areola secundaria alrededor del pezón de la grávida. ‖ -de Huntington. Estando el paciente acostado sobre una mesa con las piernas colgando, se le dice que tosa. Si al toser se produce la flexión del muslo y extensión de la pierna del miembro paralizado, existe una lesión en la vía paliospinal. ‖ -de Hutchinson. Tríada de Hutchinson. ‖ -de Icard. Se introduce en las fosas nasales del cadáver un papel humedecido con una solución de acetato de plomo; el papel se ennegrece por el ácido sulfhídrico que emana del pulmón en descomposición. ‖ -de Iliescu. La compresión del nervio frénico en el cuello produce dolor en la apendicitis. ‖ -de Itard-Cholewa. Anestesia de la membrana timpánica en la otosclerosis. ‖ -de Jaccoud. Movimiento de reptación de la región precordial en la sínfisis cardíaca. ‖ Prominencia de la aorta en la escotadura suprasternal en la leucemia. ‖ -de Jackson. Prolongación espiratoria en la porción del pulmón afecta de tuberculosis. Discrepancia entre el número de pulsaciones arteriales y el de latidos cardíacos en la insuficiencia del miocardio. ‖ -de Jacob. En la apendicitis aguda la fosa ilíaca izquierda no es dolorosa a la presión profunda de la mano, pero si al retirar bruscamente ésta se produce un dolor intenso, es indicio de flogosis peritoneal. ‖ -de Jacquemier. Coloración violeta de la mucosa vaginal debajo del orificio uretral, observada a partir de la cuarta semana del embarazo. ‖ -de Jaffé. Signo de Pfuhl-Jaffé. ‖ -de Jellineck. Pigmentación pardusca observada en muchos casos de hipertiroidismo. ‖ -de Jendrassik. Parálisis de uno o varios músculos extraoculares. ‖ -de Jobert. Presencia de gas en la cara superior del hígado en la perforación gástrica libre, con desaparición de la matidez hepática. ‖ -de Joffroy. Falta de contracción del músculo frontal en el bocio exoftálmico, cuando el paciente dirige de pronto los ojos hacia arriba. ‖ Desaparición del espasmo de la cara por la compresión del nervio facial en la corea eléctrica. ‖ -de Johnson. Alteraciones del color del cuello del útero y reblandecimiento del mismo en los primeros tiempos del embarazo. ‖ -de Jorissenne. En el embarazo el pulso no se acelera por el cambio de posicion horizontal a la de pie. ‖ -de Josserand. Sonido metálico fuerte percibido en el área pulmonar en la pericarditis aguda. ‖ -de Jousset. Dolor a la presión del V espacio intercostal en la línea parasternal en la neuralgia del frénico. ‖ -de Jürgensen. Fina crepitación de los tubérculos pleurales en la tisis neumónica aguda. ‖ -de Kahn. Bradicardia en la apendicitis aguda gangrenosa. ‖ -de Kanavel. En la infección de la vaina tendinosa hay un punto de máximo dolor en la palma de la mano a 2 cm por debajo de la base del meñique. ‖ -de Kanter. La ausencia de movimientos fetales, producidos normalmente por presión de la cabeza, indica la muerte del feto. ‖ -de Kashida. En la tetania, la aplicación de calor o frío produce espasmo muscular e hiperestesia. ‖ -de Keen. Aumento del diámetro de la pierna en los maléolos en la fractura de Pott. ‖ -de Kehr. Dolor intenso en el hombro izquierdo en algunos casos de rotura del bazo. ‖ -de Kehrer. La presión sobre el punto de emergencia del nervio occipital mayor produce dolor intenso que el paciente evita inclinando la cabeza hacia atrás y a un lado; signo de tumor cerebral. ‖ -de Kelloch. Aumento de la vibración de las costillas por la percusión fuerte con la mano derecha, estando aplicada firmemente la izquierda en el tórax, debajo del pezón; signo de derrame pleural. ‖ -de Kelly. Si se comprime el uréter con pinzas de forcipresión, se contrae como un gusano. ‖ -de Kennedy. Soplo del cordón. ‖ -de Kerandel. Hiperestesia retardada en la tripanosomiasis africana, en la que el dolor es sentido algunos minutos después de una presión o un golpe ligero. ‖ -de Kergaradec. Soplo uterino. ‖ -de Kernig. Signo debido a la hipertonía muscular provocada por la meningitis, que se hace evidente por el dolor o resistencia a la extensión completa de las rodillas estando los muslos en ángulo recto con el cuerpo. ‖ **-de Kerr.** Alteración de la contextura de la piel por debajo del nivel somático en las lesiones de la medula espinal. ‖ **-de Kirmisson.** Línea transversal equimótica en el pliegue del codo en la fractura del extremo inferior del húmero, con desplazamiento del fragmento superior hacia delante. ‖ **-de Klippel-Weil.** Flexión y aducción del pulgar al extender rápidamente por el examinador los dedos flexionados del paciente; indicio de lesión de la vía piramidal. ‖ **-de Kluge.** Coloración azul de la mucosa vaginal en el embarazo. ‖ **-de Kocher.** En el hipertiroidismo, al ordenar al paciente mirar hacia arriba, los globos oculares siguen con retraso la elevación de los párpados, por asincronismo oculopalpebral. ‖ Estridor auscultable en los lóbulos tiroideos laterales, cuando existe estenosis traqueal causada por el bocio. ‖ **-de Koplik-Filatov.** Aparición en la mucosa de las mejillas de pequeñas manchas rojas, centradas por un puntito blanquecino, en la fase prodrómica del sarampión. ‖ **-de Korányi.** En el derrame pleural hay hipofonesis del segmento dorsal por la percusión directa de las apófisis de las vértebras dorsales. ‖ **-de Krause.** La tensión intraocular se halla aumentada en la intoxicación por la atropina y disminuida en el coma diabético. ‖ **-de Kreysig.** Signo de Heim-Kreysig. ‖ **-de Kriosowski.** Líneas cicatrizales que irradian desde la boca en la sífilis hereditaria. ‖ **-de Kugelmass.** Intertrigo retroauricular, signo de alergia latente en los niños. ‖ **-de Kussmaul.** Repleción de las venas yugulares en la inspiración, observada en la mediastinopericarditis y en los tumores mediastínicos. ‖ Sed de aire y coma en la diabetes. ‖ Debilitación del pulso en la inspiración; pulso paradójico. ‖ **-de Küstner.** Tumor quístico en la línea media anterior del útero, en los dermoides del ovario. Si un tumor ovárico es del lado izquierdo la torsión del pedículo se realiza hacia el lado derecho; si el tumor es del lado derecho la torsión es hacia el lado izquierdo. ‖ **-de la cafetera.** Signo de Finkelstein. ‖ **-de la ceja.** Desaparición del pelo de la mitad externa de las cejas en el hipotiroidismo. ‖ **-de la escalera.** Dificultad que experimentan los enfermos de ataxia locomotriz de bajar las escaleras; signo descrito por Fournier como uno de los primeros síntomas de aquella enfermedad. ‖ **-de la extinción.** Fenómeno de Schultz-Charlton. ‖ **-de la fontanela.** Abultamiento constante de la fontanela anterior en los niños con infecciones meníngeas agudas o aumento de la presión intracraneal. ‖ **-de la nuca.** Signo de Brudzinski. ‖ **-de la plomada.** En los derrames pleurales considerables el abombamiento del hemitórax arrastra el apéndice xifoides y lo desvía lateralmente. ‖ **-de la prensión formada del pie.** Flexión plantar de los dedos del pie como resultado de estimulación plantar en las lesiones del lóbulo frontal. ‖ **-de la silla.** Dolor desde el ano hacia arriba al sentarse, en la enterocolitis. ‖ **-de la tróclea.** Signo de Negro. ‖ **-de la uña.** Signo de Boisson. ‖ **-de Laborde.** Signo de Cloquet. ‖ **-de Labougle.** Desdoblamiento del primer ruido del corazón, como indicio de astenia cardíaca en individuos sanos. ‖ **-de Ladin.** Signo del embarazo, caracterizado por la presencia de un área circular elástica, que da sensación de fluctuación a la palpación, situada en la cara anterior y en la línea media del útero en la zona de unión del cuerpo con el cérvix; esta zona aumenta en extensión a medida que progresa el embarazo. ‖ **-de Laennec.** Presencia de masas gelatinosas redondeadas en el esputo del asma bronquial. ‖ **-de Lafora.** Cosquilleo de la nariz, considerado como signo precoz de meningitis cerebrospinal. ‖ **-de Lagoria.** Relajación de los músculos extensores del muslo en la fractura intracapsular del cuello del fémur. ‖ **-de Lancisi.** En el corazón extremadamente debilitado, los latidos se perciben en forma de temblor. ‖ **-de Landolfi.** Contracción sistólica y dilatación diastólica de la pupila, observada en la insuficiencia aórtica. ‖ **-de Landou.** Imposibilidad de coger el útero por la palpación bimanual cuando existe una ligera ascitis. ‖ **-de Larcher.** Manchas grises nebulosas de la conjuntiva, que se ennegrecen rápidamente; signo de muerte. ‖ **-de Larrey.** Dolor intenso en la sínfisis sacroilíaca, que perciben al sentarse bruscamente sobre un plano resistente los pacientes de sacrocoxalgia. ‖ **-de Lasègue.** En la ciática, la flexión del miembro inferior extendido sobre la cadera es dolorosa, pero si está doblada la rodilla, la flexión es fácil; signo que distingue la ciática de las afecciones articulares. ‖ **-de Laubry-Routier-Vanbogaert.** Anisorritmia y adición de un tercer ruido en la diástole en la taquicardia auricular. ‖ **-de Laugier.** Igualdad de nivel entre las apófisis estiloides de cúbito y radio, en las fracturas del extremo inferior del radio. ‖ Otorragia por fractura del peñasco del temporal. ‖ **-de Lebhardt.** Signo de Jacquemier. ‖ **-de Legendre.** En la hemiplejía facial, la resistencia del párpado a dejarse levantar por el dedo examinador es mayor en el lado sano. ‖ **-de Legroux.** Micropoliadenopatía. ‖ **-de Leichtenstern.** En la meningitis cerebrospinal, golpeando ligeramente cualquier hueso de los miembros el paciente se estremece súbitamente. ‖ **-de Lennhoff.** Surco que se forma en la inspiración profunda, debajo de la última costilla y encima de un quiste equinococo del hígado. ‖ **-de Leotta.** La compresión con los dedos de la mano aplicada en el cuadrante abdominal superior derecho produce dolor si hay adherencias entre el colon y la vesícula biliar o el hígado. ‖ **-de Léri.** La flexión pasiva de la mano y muñeca del lado afecto en la hemiplejía no produce flexión normal del codo. ‖ **-de Leriche.** En la tromboangitis obliterante los pacientes no pueden, en posición sentada, mantener más de 5 min las piernas cruzadas sobre la otra. ‖ **-de Leser-Trélat.** Aparición súbita y rápidamente progresiva de telangiectasias y manchas pigmentadas que pueden indicar la existencia de neoplasia abdominal en un sujeto añoso. Puede tomar la forma de una acantosis nigricans, dermatomiositis, amiloidosis o queratosis senil. ‖ **-de Lesieur.** Disminución de la resonancia en la porción inferior derecha del tórax en la fiebre tifoidea. ‖ **-de Lesieur-Privey.** La presencia de albúmina en los esputos es signo de inflamación pulmonar. ‖ **-de Levasseur.** Extravasación nula de sangre por medio de las ventosas escarificadas; signo de muerte. ‖ **-de Lévi y Rothschild.** Escasez de pelos en la porción externa de la ceja en la hipotireosis. ‖ **-de Lhermitte.** Descarga nerviosa que recorre el raquis de arriba abajo prolongándose hacia las extremidades inferiores, provocada por la flexión del cuello, y que traduce una patología de los cordones posteriores (sea por su desmielinización, sea por su compresión). ‖ **-de Lian.** Sonido de percusión semejante a un eco sobre un quiste hidatídico. ‖ **-de Libman.** Sensibilidad normal a la presión en el ángulo de la mandíbula, sobre la apófisis estiloides; la falta de esta sensibilidad indica hiposensibilidad, que se debe tener en cuenta en la apreciación de ciertos síndromes: angina de pecho. ‖ **-de Lichtheim.** En la afasia subcortical, aunque el paciente no pueda hablar, le es posible indicar con los dedos el número de sílabas de la palabra que tiene en el pensamiento. ‖ **-de Litten.** Fenómeno diafragmático de Litten. ‖ **-de Livierato.** Vasoconstricción por la excitación del simpático abdominal producida por golpes rápidos en la pared anterior del abdomen a lo largo de la línea xifoumbilical. ‖ Signo de hipotonía en el que hay ampliación de la zona correspondiente al corazón derecho al pasar de la posición echada a la de pie. ‖ **-de Lloyd.** La percusión profunda del riñón produce dolor, aunque no lo produzca la presión del mismo; signo de cálculo renal. ‖ **-de Lockwood.** El examinador palpa la fosa ilíaca derecha en el punto de Mac Burney con los tres últimos dedos de la mano izquierda; si percibe el paso de flatulencias y este paso se repite a menudo después de una espera de 1 min o más, el paciente padece apendicitis crónica o adherencias próximas al apéndice. ‖ **-de Loewen-**

berg. Dolor intenso en la pantorrilla a la presión del esfigmomanómetro, por debajo de 180 mm, en la flebitis. ‖ **-de Lombardi.** Aparición de venas varicosas en la región de las apófisis espinosas de las vértebras Cvii y primeras dorsales, observado en los primeros tiempos de la tuberculosis pulmonar. ‖ **-de Lorenz.** Rigidez de la columna vertebral, especialmente en las regiones dorsal y lumbar, en la tuberculosis incipiente. ‖ **-de los dedos del pie.** SIGNO DE BABINSKI. ‖ **-de Love.** Se insertan dos agujas en el conducto vertebral, una en la región lumbar y otra en la caudal. A la primera se ajusta un manómetro y por la segunda se inyectan de 1 a 2 ml de solución de procaína al 2 %. Normalmente la inyección produce un ligero dolor, que desaparece al difundirse el líquido, y eleva la cifra manométrica. Si el dolor persiste violento y no hay aumento de la presión, hay obstrucción de una o más raíces caudales. ‖ **-de Löwy.** Notable dilatación de la pupila, por la instilación de adrenalina en el saco conjuntival, observada en la insuficiencia pancreática. ‖ **-de Lucas.** Distensión del abdomen en los primeros períodos del raquitismo. ‖ **-de Lucatello.** En el hipertiroidismo, la temperatura axilar excede a la bucal en 2 o 3 décimas de grado. ‖ **-de Ludloff.** Tumefacción y equimosis en la base del triángulo de Scarpa, con imposibilidad de levantar el muslo en la posición sentada, en la separación traumática de la epífisis del trocánter mayor. ‖ **-de Lust.** Abducción con flexión del pie al golpear el nervio poplíteo externo debajo de la cabeza del peroné, observada en la espasmofilia. ‖ **-de Mac Burney.** PUNTO DE MAC BURNEY. ‖ **-de Mac Clintock.** Si una hora o más después del parto el pulso excede de 100, señala una hemorragia. ‖ **-de Macewen.** Por la percusión de la eminencia parietal se produce una resonancia mayor que en estado sano en el hidrocéfalo interno y en los abscesos cerebrales. ‖ **-de Madelung.** En la peritonitis purulenta existe un notable aumento de la temperatura rectal sobre la axilar. ‖ **-de Magendie-Hertwig.** Desviación ocular hacia la de un ojo se dirige más arriba que el otro. ‖ **-de Magnan.** Sensación de cuerpos extraños debajo de la piel, observada en los cocainómanos. ‖ **-de Magnus.** Después de la muerte, la constricción de un miembro o de uno de sus segmentos, no va seguida de congestión venosa distal. ‖ **-de Mahler.** Aumento rápido del número de las pulsaciones, sin elevación correspondiente de la temperatura, observado en la trombosis. ‖ **-de Maisonneuve.** Hiperextensibilidad notable de la mano; signo de la fractura de Colles. ‖ **-de Mangeldorf.** Dilatación aguda del estómago en la hemicránea y a veces en las crisis epilépticas. ‖ **-de Mann.** Disminución de la resistencia del cuero cabelludo a la corriente eléctrica continua, observada en ciertas neurosis traumáticas. ‖ En el bocio exoftálmico los ojos no parecen estar en la misma línea horizontal. ‖ **-de Mannaberg.** Acentuación del segundo ruido cardiaco en las afecciones abdominales, especialmente en la apendicitis. ‖ **-de Mannkopf.** Aumento en la frecuencia del pulso por la presión de una región dolorosa; signo que no existe en el dolor simulado. ‖ **-de Marañón.** La fricción de la región tiroidea en los hipertiroideos con un objeto obtuso provoca un enrojecimiento persistente. ‖ **-de Marfan.** Un triángulo rojo en la punta de una lengua saburral es indicio de fiebre tifoidea. ‖ **-de Marie.** SIGNO DE CHARCOT-MARIE. ‖ **-de Marie-Foix.** Movimiento de retirada de la pierna por la presión transversa o la flexión forzada de los dedos del pie, aun cuando la pierna sea incapaz de movimientos voluntarios. ‖ **-de Martorell.** Red arteriolar arteriográfica, muy abundante, fina, flexuosa, junto a las obliteraciones tronculares múltiples y distales. ‖ **-de Masini.** Extensión dorsal notable de los dedos en los niños de mentalidad inestable. ‖ **-de Mastin.** Dolor en la región clavicular en la apendicitis aguda. ‖ **-de Mathieu.** En la obstrucción intestinal completa se nota un ruido de bazuqueo por la percusión rápida de la región periumbilical. ‖ **-de Matignon.** SIGNO DE LA SILLA. ‖ **-de May.** En el glaucoma, la instilación de una gota de solución de adrenalina produce dilatación de la pupila. ‖ **-de Mayo.** Relajación de los músculos del maxilar inferior, signo de anestesia profunda. ‖ **-de Mayor.** Ruido del corazón fetal en el embarazo. ‖ **-de Meltzer.** En la apendicitis crónica se produce dolor por la compresión del punto de Mac Burney, al mismo tiempo que se levanta el miembro inferior derecho con la rodilla en extensión. ‖ **-de Mendel.** Pequeña porción en el epigastrio, de unos 3 cm de diámetro, sensible a la percusión; signo de úlcera gástrica o duodenal. ‖ **-de Mendel-Bechterev.** Flexión de los dedos pequeños del pie por la percusión con un martillo de la cara dorsal del cuboides. ‖ **-de Mendelsohn.** Signo de astenia cardíaca, que consiste en la inestabilidad del pulso después de un esfuerzo muscular. ‖ **-de Meunier.** Pérdida diaria de peso en el sarampión después del período de incubación y antes del de erupción. ‖ **-de Meyer.** Hormigueo en las manos y pies en el período eruptivo de la escarlatina. ‖ **-de Michaelis.** Temperatura subfebril después del parto o de una operación, sin causa aparente, como signo precursor de trombosis o embolia. ‖ **-de Michelon-Weiss.** En la otitis media asociada con tuberculosis pulmonar, el paciente puede percibir con su oído afecto sus propios ruidos respiratorios. ‖ **-de Milian.** En las inflamaciones subcutáneas de la cabeza y la cara no se afectan las orejas, y sí, en cambio, en las enfermedades cutáneas. ‖ **-de Minor.** El paciente de ciática, para ponerse de pie estando sentado se apoya sobre el miembro sano, coloca una mano sobre el lomo y flexiona la pierna afecta. ‖ **-de Mirchamps.** En la parotiditis, la aplicación de una sustancia sápida, como el vinagre, sobre la lengua, provoca una secreción refleja dolorosa en la parótida. ‖ **-de Möbius.** Imposibilidad de mantener en convergencia los globos oculares en el bocio exoftálmico, debido a insuficiencia de los músculos rectos internos. ‖ **-de Monteverde.** Falta de reacción a la inyección subcutánea de amoniaco; signo de muerte. ‖ **-de Morquio.** En la poliomielitis epidémica, el paciente acostado resiste todas las tentativas para hacerle adoptar la posición sentada si no se le flexionan pasivamente las piernas. ‖ **-de Morris.** La presión sobre el punto de Morris es dolorosa en la apendicitis. ‖ **-de Mortola.** La intensidad del dolor provocado por el pellizcamiento de la pared abdominal relajada indica el grado de inflamación intraabdominal. ‖ **-de Moskowicz.** Signo de gangrena vascular, que consiste en el retardo de la aparición del color rosado en la piel de un miembro después de unos minutos de compresión elástica en la base del mismo, en comparación con el miembro sano. ‖ **-de Moutard-Martin.** En los casos de ciática se provoca un dolor en el miembro afecto cuando se dobla fuertemente la pierna opuesta. ‖ **-de Müller.** En la insuficiencia de la aorta se observa la pulsación de la úvula y el enrojecimiento de las amígdalas y velo del paladar sincrónicamente con la acción cardíaca. ‖ **-de Murat.** En la tuberculosis incipiente, el paciente cuando habla en voz alta siente la vibración torácica del lado afecto, de modo que le molesta y procura moderarla aplicando el brazo al pecho. ‖ **-de Murphy.** En las afecciones de la vesícula biliar, el paciente no puede hacer una inspiración profunda si el médico tiene introducidos los dedos en forma de gancho por debajo del borde anterior del hígado. ‖ **-de Musset.** Pequeñas sacudidas rítmicas de la cabeza sincrónicas con los latidos cardiacos en los casos de aneurisma o insuficiencia aórtica. ‖ **-de Myer.** Hormigueo y entorpecimiento de las manos en la escarlatina. ‖ **-de Nathan.** Los cuadros anémicos y hemorrágicos en los pacientes sometidos a anticoagulantes pueden revelar tumores ocultos y no ser necesariamente una manifestación yatrógena. ‖ **-de Naunyn.** En la colecistitis, la introducción de los dedos debajo del arco costal, entre el epigastrio y el hipocondrio, provoca un dolor profundo. ‖ **-de Negro.** FENÓMENO DE NEGRO. ‖ En la parálisis facial periférica, el globo ocular del lado afecto sube más que el otro al mirar el paciente hacia arri-

signo

ba. ‖ **-de Neri.** En la hemiplejía orgánica, estando el paciente en decúbito dorsal se flexiona espontáneamente la rodilla del lado afecto cuando se levanta pasivamente la pierna. ‖ **-de Nikolski.** Separabilidad exagerada de la capa exterior epidérmica por una ligera fricción, como en el pénfigo. ‖ **-de Nothnagel.** En los casos de tumor del tálamo óptico se observa la parálisis de los músculos faciales, especialmente en los movimientos relacionados con las emociones. ‖ **-de Ober.** Estando el paciente en decúbito lateral izquierdo con el miembro inferior del mismo lado flexionado, el examinador sostiene el miembro inferior derecho en abducción y extensión; si al cesar bruscamente este sostén el miembro mantiene su posición en lugar de caer, hay contracción del tensor de la fascia lata. ‖ **-de Odienet.** SIGNO DE LIAN. ‖ **-de Oefelein.** Estando el paciente en decúbito prono, se percuten los músculos de la espalda desde las vértebras D$_{VII-XII}$ en la úlcera péptica se produce un reflejo unilateral en dichos músculos. ‖ **-de Okada.** Flexión lateral de la cabeza sobre el lado afecto y rotación hacia el opuesto (desviación del occipucio hacia el lado de la lesión) en los cerebelosos. ‖ **-de Oliver-Cardarelli.** Movimientos rítmicos de la laringe y tráquea sincrónicos con los latidos cardiacos. Se pueden observar en la mediastinitis y en el aneurisma del cayado aórtico. ‖ **-de Oliver-Olshausen.** En las jóvenes solteras los tumores situados delante del útero son generalmente quistes dermoides. ‖ **-de Oppenheim.** En los estados espasmódicos de los miembros inferiores la percusión fuerte de arriba abajo de la cara interna de la pierna produce la contracción de los músculos extensores del pie y de los dedos. ‖ **-de Oppolzer.** En la pericarditis serofibrinosa el latido de la punta varía de lugar según la posición del paciente. ‖ **-de Ortolani.** Resalto en la articulación coxofemoral a la abducción de los muslos en la luxación congénita de la cadera. ‖ **-de Osiander.** Pulsación vaginal, signo precoz de embarazo. ‖ **-de Osler.** Tumefacción eritematosa, pequeña y dolorosa, de la piel de las manos en la endocarditis maligna. ‖ **-de Ott.** Sensación dolorosa de estiramiento dentro del abdomen en la apendicitis, estando el paciente en decúbito lateral izquierdo. ‖ **-de Pagniello.** Dolor intenso a la presión en el IX espacio intercostal izquierdo, entre las líneas axilares media y posterior, en el paludismo. ‖ **-de Pardee.** En el electrocardiograma de un sujeto acusado de infarto miocardaico, ligera elevación de las ondas R-T o S-T con una onda T agudamente negativa. ‖ **-de Parkinson.** Expresión facial inmóvil, como máscara, en la parálisis agitante. ‖ **-de Parrot.** Dilatación de la pupila por el pellizcamiento de la piel del cuello, observada en la meningitis. ‖ **-de Pastia.** Líneas transversales, dos o tres generalmente, en el pliegue del codo en la escarlatina, de color rosa al principio, pero que después se oscurecen. ‖ **-de Patrick.** PRUEBA DE PATRICK. ‖ **-de Paul.** Debilidad del latido de la punta con impulso fuerte del resto del corazón, signo de adherencias pericardíacas. ‖ **-de Payr.** Dolor a la presión en el lado interno del pie, signo de trombosis postoperatoria inminente. ‖ **-de Peabody.** Aparece en las tromboflebitis superficiales de la pantorrilla; consiste en un espasmo de poca intensidad de los músculos de la pantorrilla. ‖ **-de Pedro-Pons.** En la espondilitis melitocócica, foco destructivo en el angulo anterosuperior de una o más vértebras (principalmente lumbares). ‖ **-de Pende.** Reflejo pilomotor por irritación de la piel; signo de hipoadrenia. ‖ **-de Pérez.** Ruido de roce percibido por la auscultación sobre el mango del esternón cuando el paciente levanta y baja los brazos; signo de tumor mediastínico o de aneurisma del cayado de la aorta. ‖ **-de Perret.** Dilatación de la pupila por pellizcamiento de la piel. ‖ **-de Perroncito.** Dolor a la presión en el duodeno y timpanismo de esta región, frecuente en la anquilostomiasis. ‖ **-de Petrushky.** Sensibilidad al tacto de las primeras vértebras dorsales en la adenopatía traqueobronquial. ‖ **-de Pfuhl** o **Pfuhl-Jaffé.** En los abscesos subfrénicos el líquido sale con mayor fuerza durante la inspiración y con menor fuerza en el caso de pioneumotórax. ‖ **-de Piltz.** FENÓMENO DE WESTPHAL-PILTZ. ‖ **-de Pinard.** Dolor agudo a la presión sobre el fondo del útero; después de los seis meses del embarazo es un signo de presentación de nalgas. ‖ **-de Pinkus.** Linfocitosis relativa. ‖ **-de Pinós.** Ausencia de aire y movimientos peristálticos en la tuberosidad mayor del estómago en el megaesófago. ‖ **-de Pins.** Desaparición de los signos que simulan una pleuresía cuando el paciente se coloca en la posición genupectoral; signo de pericarditis. ‖ **-de Piotrowski.** La percusión del músculo tibial anterior produce la flexión y supinación del pie. La exageración de este reflejo indica una lesión orgánica del sistema nervioso central. ‖ **-de Piskacek.** Aumento asimétrico del cuerpo del útero; signo de embarazo. ‖ **-de Pitfield.** En la ascitis libre, si estando el paciente sentado se percute sobre el cuadrado de los lomos, la mano aplicada a la pared abdominal anterior percibirá las vibraciones. ‖ En el derrame pleural, percutiendo sobre el área afecta las vibraciones se transmiten a la mano aplicada sobre el cuadrado de los lomos. ‖ **-de Pitres.** Analgesia a la presión del escroto y los testículos en la tabes dorsal. ‖ En la parálisis facial la comisura labial se desvía y eleva en el lado sano. ‖ Desviación del esternón hacia el lado opuesto en un derrame pleural; se comprueba extendiendo un cordel desde la horquilla hasta la sínfisis púbica. ‖ **-de Pool-Schlesinger.** Espasmo de los músculos en la tetania, cuando se aplica un estímulo al plexo braquial o al ciático. ‖ **-de Porter.** SIGNO DE OLIVER-CARDARELLI. ‖ **-de Potain.** Extensión de la zona de matidez en la dilatación de la aorta desde el mango del esternón al III cartílago costal derecho. ‖ Timbre metálico del segundo ruido en la aortitis. ‖ **-de Pottenger.** Rigidez muscular intercostal en las afecciones inflamatorias pulmonares y pleurales. ‖ **-de Prat.** Rigidez muscular como signo de gangrena o necrosis en las heridas e indicación de la operación. ‖ **-de Prehn.** La elevación y sostenimiento del escroto alivia el dolor de la epididimitis, pero no el de la torsión del testículo. ‖ **-de Prevel.** Aceleración de los latidos cardiacos cuando el individuo pasa de la posición echada a la de pie. ‖ **-de Prevost.** Desviación conjugada de la cabeza y ojos hacia el lado afecto en la hemiplejía. ‖ **-de Priewalsky.** Disminuida capacidad de sostener levantada la pierna derecha en la apendicitis. ‖ **-de Putnam.** Alargamiento de la pierna en la coxalgia histérica. ‖ **-de Quant.** Depresión en forma de T en el hueso occipital; observado a veces en el raquitismo. ‖ **-de Queckenstedt.** La compresión de las venas del cuello produce aumento de la presión del líquido cefalorraquídeo en el individuo normal, aumento que desaparece al cesar la compresión; pero si por cualquier causa hay bloqueo del conducto espinal, la compresión de las venas no produce ningún efecto. ‖ **-de Quénu-Muret.** Se comprime la arteria principal de un miembro en el aneurisma y se punciona el miembro en la periferia; la salida de sangre indica el establecimiento de la circulación colateral. ‖ **-de Quincke.** PULSO CAPILAR. ‖ **-de Quinquaud.** Temblor de los dedos estando la mano en semipronación y con los dedos bien separados unos de otros; signo atribuido al alcoholismo. ‖ **-de Radovici.** La irritación de la eminencia tenar con un alfiler produce contracción muscular de la barbilla; la ausencia de este reflejo en un lado y su persistencia en el otro indica una parálisis periférica del facial; su exageración en el lado afecto indica que la lesión es central. ‖ **-de Railsbuch y Doch.** Imágenes radiológicas erosivas en el borde superior de las costillas, debido a la compresión por las arterias intercostales dilatadas en la coartación de la aorta. ‖ **-de Raimiste.** Si a un paciente parético se le levantan el brazo y la mano, ésta se flexiona inmediatamente en cuanto no se sostiene. ‖ **-de Ramond.** Rigidez de los erectores del raquis en la pleuresía con derrame, rigidez que desaparece si el derrame se vuelve purulento. ‖ **-de Randall.** En la mujer embarazada, la reacción exagerada en la inmersión de los brazos en agua fría señala la posibilidad de toxemia. ‖ **-de Rasch.** Fluctuación del líquido amniótico al principio del embarazo. ‖ **-de Raynaud.** ACROASFIXIA. ‖ **-de Reder.** Punto doloroso por encima y a la derecha del esfínter de O'Beirne, observado en la apendicitis. ‖ **-de Rees.** La contracción del músculo pectoral mayor inmoviliza los tumores malignos de la mama fijados en la aponeurosis pectoral. ‖ **-de Remak.** Doble sensación producida por una aguja en la tabes dorsal. ‖ **-de Remlinger.** Dificultad de sacar la lengua y temblor de ésta cuando está fuera en la fiebre tifoidea. ‖ **-de Reusner.** Pulsación más fuerte de las arterias uterinas, perceptible en el fondo de saco de Douglas, desde el cuarto mes de embarazo. ‖ **-de Reviet.** Menor depresión unilateral de la fosa supraclavicular durante la inspiración. ‖ **-de Revilliod.** Imposibilidad de cerrar aisladamente el ojo del lado afecto en la parálisis del nervio facial superior. ‖ **-de Richardson.** Aplicación de una venda apretada al brazo como prueba de muerte, que en este caso no da lugar a la repleción de las venas periféricas. ‖ **-de Richet y Nette.** Contracción de los aductores del muslo derecho en la apendicitis. ‖ **-de Riesman.** En el bocio exoftálmico se oye ruido con el estetoscopio aplicado sobre el ojo. ‖ En las afecciones de la vesícula biliar, la percusión del músculo recto con el borde cubital de la mano mientras el paciente mantiene suspendida la respiración produce un dolor agudo. ‖ **-de Riess.** En algunos casos de pericarditis adhesiva, la auscultación sobre el estómago permite percibir los ruidos cardiacos con timbre elevado y metálico. ‖ **-de Ripault.** La presión externa sobre el ojo durante la vida produce solamente una alteración temporal en la forma normal de la pupila; pero después de la muerte el cambio puede ser permanente. ‖ **-de Risquez.** Presencia del pigmento libre en la sangre circulante en el paludismo. ‖ **-de Riviere.** Zona de percusión mate en la espalda a ña altura de las apófisis espinosas de las vértebras Dv, VI y VII; signo de tuberculosis pulmonar. ‖ **-de Robertson.** Aparición de maculopápulas rojizas en el tronco en la degeneración del miocartdio. ‖ En los simuladores, la presión de una zona dolorosa no produce la dilatación de la pupila. ‖ SIGNO DE THOMAYER. ‖ Senación de plenitud y tensión en los costados en la ascitis, estando el paciente en decúbito supino. ‖ **-de Rockley.** Colocadas verticalmente dos reglas en el borde externo de las órbitas, desde la prominencia del pómulo, la depresión de éste si existe, se hace evidente. ‖ **-de Roche.** En la torsión del testículo no es posible distinguir el epidídimo. ‖ **-de Roesler.** V. SIGNO DE RAILSBUCH y DOCH. ‖ **-de Romaña.** Oftalmía unilateral en la enfermedad de Chagas. ‖ **-de Romberg.** Vacilación del cuerpo estando el paciente con los pies juntos y los ojos cerrados; signo de ataxia locomotriz. ‖ **-de Romberg-Howship.** Dolores lancinantes en la pierna en la hernia obturatriz estrangulada. ‖ **-de Rommelaere.** Proporción anormalmente escasa de fosfatos y cloruro de sodio en la orina en la taquexia cancerosa. ‖ **-de Roque.** Dilatación unilateral de la pupila y elevación del párpado superior por la compresión de la cadena simpática cervical por una lesión tuberculosa del vértice pulmonar. ‖ **-de Rosenbach.** Falta de reflejo abdominal en la hemiplejía orgánica. ‖ Temblor de los párpados en el bocio exoftálmico. ‖ Imposibilidad para los neurasténicos de cerrar inmediatamente los ojos cuando se les indica hacerlo. ‖ **-de Ropsenheim.** Ruido de roce en el hipocondrio izquierdo; signo de perigastritis. ‖ **-de Rosenthal.** Dolor urente y terebrante producido por la aplicación de una corriente farádica a la columna vertebral; signo de espondilitis. ‖ **-de Roser-Braun.** Falta de pulsación dural; signo de absceso o tumor cerebral. ‖ **-de Rossolimo.** Flexión de los dedos del pie por percusión de su cara plantar en el surco metacarpofalángico. Indica lesión piramidal. ‖ **-de Rotch.** Matidez a la percusión en el V espacio intercostal derecho; signo de derrame pericardiaco. ‖ **-de Rothschild.** Aplanamiento y movilidad del ángulo del esternón, observados en la tisis. ‖ Escasez de pelos en el tercio externo de las cejas en la insuficiencia tiroidea. ‖ **-de Roussel.** Dolor agudo por lapercusión ligera en la región subclavicular entre la clavícula y la IV costilla; sugno de tuberculosis incipiente. ‖ **-de Roux.** Sensación de resistencia blanda por la palpación del ciego vacío en la apendicitis supurada. ‖ **-de Rovighi.** Estremecimiento percibido por la percusión y palpación de un quiste hidatídico superficial del hígado. ‖ **-de Rovsing.** La presión en el lado izquierdo sobre un punto correspondiente al de Mac Burney en el derecho, despierta el dolor en este punto en los casos de apendicitis, pero no en otras afecciones abdominales. ‖ **-de Ruault.** Disminución de la amplitud respiratoria de un vértice pulmonar en la tuberculosis incipiente. ‖ **-de la rueda dentada.** FENÓMENO DE NEGRO. ‖ **-de Rumpel-Leede.** Aparición de pequeñas hemorragias en la parte superior del brazo por la presión no muy fuerte de una venda de goma durante 10 min. ‖ **-de Rumpf.** Contracciones tónicas y fibrilares alternativamente después de la cesación de una faradización enérgica; observado en las neurosis traumáticas. ‖ **-de Rust.** En la caries o afecciones malignas de las vértebras cervicales, el paciente sostiene la cabeza con sus manos cuando mueve el cuerpo. ‖ **-de Sabathie.** Estasis y dilatación de una o ambas venas yugulares en la aortitis y la esclerosis y aneurismas aórticos. ‖ **-de Saenger.** En la sífilis cerebral vuelve a aparecer el reflejo pupilar a la luz después de una corta permanencia en la oscuridad, pero no en la ataxia locomotriz. ‖ **-de Salibury y Melvin.** Signo oftalmoscópico de muerte inminente; la sangre de los vasos retinales no circula y la columna sanguínea se fragmenta. ‖ **-de Salmon.** Dilatación unilateral de la pupila en la rotura del embarazo ectópico. ‖ **-de Sanders.** Pulsación cardiaca ondulante, especialmente en el epigastrio; sugno de pericarditis adhesiva. ‖ **-de Sansom.** Aumento notable del área matidez en el II y III espacios intercostales, debido a un derrame pericardiaco. ‖ **-de Santoni.** En los quistes no hidatídicos se percibe a la percusión auscultatoria un breve ruido como de vacío. ‖ **-de Sarbó.** Analgesia del nervio peroneo observado algunas veces en la ataxia locomotriz. ‖ **-de Sattler.** Si estando el paciente sentado extiende y levanta la pierna derecha y al mismo tiempo se presiona el ciego se produce un dolor agudo en la apendicitis. ‖ **-de Saunders.** Sincinesis de boca y mano; cuando un niño abre ampliamente la boca, se producen movimientos asociados de la mano que consisten en la extensión y separación de los dedos. ‖ **-de Scoot.** Desaparición de la línea articular sacroiliaca, de aparición precoz en la espondiloartritis anquilopoyética. ‖ **-de Schapiro.** Falta de retardo del pulso en la posición acostada; indicio de debilidad del miocardio. ‖ **-de Schepelmann.** En la pleuresía seca el dolor aumenta cuando el paciente inclina el cuerpo hacia el lado sano, mientras que en la neuralgia intercostal aumenta al inclinar el cuerpo hacia el lado afecto. ‖ **-de Schick.** Estridor espiratorio en los niños afectos de tuberculosis de los ganglios bronquiales. ‖ **-de Schlesinger.** En la tetania, si se sostiene el miembro inferior por la rodilla y se flexiona fuertemente la cadera, se produce al cabo de poco tiempo un espasmo extensor en la rodilla con supinación extrema del pie. Denomínase también *fenómeno de Pool* o *de la pierna*. ‖ **-de Schlunge** o **Schlange.** Falta de peristalsis por debajo del punto de obstrucción intestinal, con dilatación por encima del mismo. ‖ **-de Schride.** Existencia o reaparición de pelos rígidos y negros en las sienes de los cancerosos digestivos. ‖ **-de Schüle.** OMEGA MELANCÓLICA. ‖ **-de Schultze.** SIGNO DE CHVOSTEK. ‖ Fenómeno de la lengua, o contracción y depresión de ésta en el punto que se la golpea ligeramente en la tetania. ‖ **-de Seeligmüller.** Midriasis en el lado de la cara afecto de neuralgia. ‖ **-de Seidel.** ESCOTOMA DE SEIDEL. ‖ **-de Seitz.** Ruido inspiratorio bronquial que comienza siendo fuerte y acaba débilmente. Signo de caverna pulmonar. ‖ **-de Semon.** Disminución de la movilidad de las cuerdas vocales en las enfermedades malignas de la laringe. ‖ **-de Shelly.** Erupción semejante al sagú, en el paladar y labios, en la gripe. ‖ **-de Shibley.** Cambio en la calidad de los sonidos vocales a través del estetoscopio en la consolidación pulmonar o derrames pleurales. ‖ **-de Siegert.** En la idiotez mongoliana los dedos meñiques son cortos y están curvados hacia dentro. ‖ **-de Sieur.** PRUEBA DE LA MONEDA. ‖ **-de Signorelli.** Sensibilidad a la presión en el punto retromandibular en la meningitis. ‖ **-de Silex.** Surcos o líneas que irradian desde la boca en la sífilis hereditaria. ‖ **-de Simon.** Retracción o fijación del ombligo durante la inspiración, signo precoz de peritonitis difusa. ‖ Falta de la correlación ordinaria entre los movimientos del diafragma y los del tórax; observado al principio de la meningitis. ‖ **-de Sisto.** Llanto constante en la sífilis congénita de la infancia. ‖ **-de Skeer.** Pequeño círculo en el iris, cerca de la pupila, en ambos ojos, observado en la meningitis tuberculosa. ‖ **-de Skoda.** Resonancia escódica. ‖ **-de Slauck.** Contracción fibrilar de los músculos de las piernas en la infección focal. ‖ **-de Smith.** Soplo percibido por auscultación sobre el mango del esternón, teniendo el sujeto la cabeza echada hacia atrás; observado en la hipertrofia de los ganglios bronquiales. ‖ **-de Snellen.** SIGNO DE RIESMAN, 1.ª acep. ‖ **-de Soresi.** En la apendicitis, estando el paciente en posición supina con los muslos en flexión, si se comprime la flexura hepática del colon mientras el paciente tose, se provoca dolor en el punto de Mac Burney. ‖ **-de Soriano** o **neuroedematoso.** Tumefacciones articulares múltiples en la polineuritis. ‖ **-de Souques.** En la hemiplejía y afecciones cerebelosas, cuando el paciente, sentado en una silla, es empujado súbitamente hacia atrás, no realiza el movimiento normal de extender las piernas. ‖ Cuando el enfermo levanta el brazo y extiende los dedos, éstos se separan. ‖ **-de Spalding.** En la radiografía del feto en el útero el acabalgamiento de los huesos de la bóveda craneal, fuera del parto, indica la muerte de aquél. ‖ **-de Spielgelberg.** Sensación semejante a la fricción de goma elástica humedecida, que experimenta el dedo que palpa un cuello uterino afecto de una lesión maligna. ‖ **-de Spillmann.** La eminencia de la pared torácica en el enfisema se puede reducir por la compresión manual; no así la eminencia de un absceso por caries de la costilla. ‖ **-de Squire.** Contracción y dilatación alternas de la pupila en la meningitis basilar. ‖ **-de Stachelin.** En el enfisema broncógeno avanzado, puede producirse el ascenso del diafragma durante la inspiración. ‖ **-de Steinhardt.** Decoloración del paladar blando progresiva desde un tinte amarillento a un color rosado, en la sífilis adquirida. ‖ **-de Steinmann-Konjetzny.** En las lesiones de los meniscos de la rodilla se provoca dolor con la rotación externa de la pierna en la lesión del menisco interno y mediante rotación interna en la del menisco externo. ‖ **-de Stellwag.** Ampliación aparente de la abertura palpebral en el bocio exoftálmico. ‖ **-de Sterles.** Aumento de pulsación en la región cardíaca en los casos de tumor intratorácico. ‖ **-de Sterlin.** Ausencia de repleción por paso rápido de la papilla de bario, de un segmento intestinal, signo de tuberculosis. ‖ **-de Sternberg.** Sensibilidad, a la palpación de los músculos del hombro en la pleuresía. ‖ **-de Stewart-Holmes.** En los pacientes con hipotonía, después de intentar flexionar el brazo apoyado por el codo en una mesa y sujeto por la muñeca por la mano del examinador, al soltar éste el brazo continúa la flexión intentada sin encontrar la contraria del tríceps braquial, como ocurre en un sujeto sano. ‖ **-de Stierlin.** En la tuberculosis ileocecal se observa en las radiografías vacuidad del ciego, mientras el íleon y el colon transverso retienen la sustancia opaca. ‖ **-de Stiller.** Desprendimiento o fijación laxa de la X costilla a los cartílagos costales; observado en la enteroptosis o gastroptosis. ‖ **-de Stokes.** Dolor intenso en el abdomen a la derecha del ombligo en la enteritis aguda. ‖ **-de Strassmann.** Fractura en sacabocados o fractura perforante de la bóveda craneal, que puede producirse por el traumatismo violento con un elemento contundente que actúa por una superficie reducida y plana, dando lugar al hundimiento de un fragmento óseo de la forma y dimensiones de esta superficie. ‖ **-de Straus.** La inyección de pilocarpina en la parálisis facial debida a una lesión central no produce diferencia en la sudación de ambos lados; pero no ocurre así en la parálisis de origen periférico. ‖ **-de Strauss.** En la ascitis quilosa los alimentos grasos aumentan la proporción de grasa. ‖ **-de Strümpell.** Flexión del dedo gordo en la parálisis de la pierna. ‖ Incapacidad de cerrar la mano sin extensión dorsal de la muñeca en la parálisis del radial. ‖ Flexión involuntaria del pie al flexionar el muslo sobre la pelvis en la hemiplejía orgánica. ‖ Sincinesia del tibial anterior. El sujeto no puede contraer voluntariamente de forma aislada el tibial anterior y en cambio tal contracción aparece p.ej. al flexionar la pierna sobre el muslo contra resistencia. Es una sincinesia de coordinación por patología del sistema piramidal. ‖ **-de Strunsky.** Signo para descubrir las lesiones del arco metatarsiano. El examinador coge los dedos y los flexiona súbitamente, lo que normalmente no produce dolor, pero lo despierta en las lesiones inflamatorias. ‖ **-de Sucker.** Fijación complementaria deficiente en la rotación lateral del ojo en el bocio exoftálmico. ‖ **-de Sumner.** El aumento de tensión de los músculos abdominales percibido por la palpación superficial de una fosa ilíaca es indicio de apendicitis, del cálculo en el uréter o de torsión del pedículo de un quiste ovárico. ‖ **-de Szabo.** En la ciática, cambios sensitivos en la piel debajo del maléolo externo. ‖ **-de Tansini.** En el cáncer del píloro el abdomen está hundido, a no ser que exista metástasis en el intestino, y en este caso el abdomen es prominente. ‖ **-de Tarnier.** Desaparición del ángulo entre los segmentos uterinos superior e inferior, en el embarazo; signo de aborto próximo e inevitable. ‖ **-de Tay.** Manchita roja que se observa en ambas retinas, en la región de la mancha amarilla, en la idiocia amaurótica familiar. ‖ **-de Tellais.** Pigmentación del párpado en el bocio exoftálmico. ‖ **-de Ten-Horn.** Hay que sospechar la apendicitis si la tracción moderada del cordón espermático derecho produce dolor. ‖ **-de Testivin.** Fenómeno que al parecer ocurre durante la incubación de las enfermedades infecciosas: en la orina exenta de albúmina y tratada con un ácido y luego con el tercio de su volumen de éter se forma una película semejante al colodión. ‖ **-de Theimich.** Protrusión de los labios suscitada por ligeros golpes en el orbicular de los mismos. ‖ **-de Thomas.** Lordosis compensatoria de una flexión de la cadera. ‖ **-de Thomayer.** En las inflamaciones peritoneales el mesenterio se contrae y arrastra los intestinos hacia la derecha; de ahí que estando el paciente en posición supina, el lado derecho sea timpánico y el izquierdo, mate. ‖ **-de Thomson.** SIGNO DE PASTIA. ‖ **-de Thornton.** Dolor intenso en la región de los costados en la litiasis renal. ‖ **-de Tinel.** Sensación de picadura en el extremo de un miembro cuando se percute sobre la sección de un nervio. Señala la regeneración incipiente de éste. ‖ **-de Toma.** En la ascitis por inflamación peritoneal, cuando el paciente se halla en decúbito supino, la percusión del lado derecho del abdomen produce un sonido timpánico, y la del lado izquierdo, mate. ‖ **-de Tommasi.** Alopecia de las pantorrillas, casi exclusiva de adultos afectos de gota. ‖ **-de Tornopolsky.** Aparece en los procesos inflamatorios y degenerativos de la cadera, el enfermo no puede acostarse en decúbito ventral, a causa de la flexión permanente del muslo del lado enfermo; su posición entonces forma un arco descansando el cuerpo sobre la rodilla y el tórax. ‖ **-de Tournay.** Dilatación pupilar en el ojo en abducción lateral extrema. ‖ **-de Traube.** Débil sonido doble percibido por la auscultación de la arteria femoral en la insuficiencia de las válvulas aórticas. ‖ **-de Trélat.** Pequeñas manchas amarillas adyacentes a las úlceras tuberculosas de la boca. ‖ **-de Tresllian.** Aspecto rojo del conducto de Stenon en la parotiditis.

‖ **-de Tressder.** El decúbito prono alivia el dolor de la apendicitis. ‖ **-de Trimble.** Las lesiones pigmentadas alrededor de la boca son indicio de sífilis secundaria. ‖ **-de Tripier.** Fluctuación vibratoria de la pared torácica por percusión digital en los derrames abundantes de la pleura. ‖ **-de Troisier.** Engrosamiento de los ganglios linfáticos encima de la clavícula, signo de enfermedad maligna intraabdominal o tumor retrosternal. ‖ **-de Trömner.** En las afecciones del sistema piramidal, un golpe súbito en la uña del índice, el medio o el anular de la mano del lado afecto produce la flexión de la falange terminal del pulgar y de las dos últimas falanges de más de los otros dedos. ‖ **-de Trousseau.** Espasmo muscular por la presión de arterias y nervios, observado en la tetania. ‖ Trombosis de las extremidades en el cáncer visceral. ‖ RAYA MENINGÍTICA. ‖ **-de Turgensen.** Estertor crepitante considerado como signo de pleuresía tuberculosa. ‖ **-de Turner.** En la pancreatitis aguda hay decoloración de la piel en los lomos. ‖ **-de Turyn.** En la ciática, la flexión dorsal del dedo gordo produce dolor en la región glútea. ‖ **-de Uhthoff.** Nistagmo en la esclerosis cerebrospina múltiple. ‖ **-de Unschuld.** Tendencia a los calambres de las pantorrillas; signo precoz de la diabetes. ‖ **-de Uriolla.** Presencia de gránulos melaníferos en la orina de pacientes con paludismo grave. ‖ **-de Vanzetti.** En la ciática, la pelvis es siempre horizontal a pesar de la escoliosis, pero en las demás lesiones con escoliosis la pelvis está inclinada. ‖ **-de Varela Fuentes e Irala.** Deformidad en la sombra radiográfica del músculo psoas en las afecciones agudas de inismo; la sombra es más ancha y de perfil convexo en lugar de recto. ‖ **-de Vedder.** En el beriberi, una ligera presión en la pantorrilla produce dolor. ‖ **-de Vélez.** Inversión de la fórmula leucocitaria de Arneth en la tuberculosis pulmonar. ‖ **-de Velpeau.** Deformidad en dorso de tenedor en las fracturas del extremo inferior del radio. ‖ **-de Verco.** Estrías o manchas hemorrágicas en las manos y pies en el eritema nudoso. ‖ **-de Vermel.** Hipotensión con pulsaciones visibles de la arteria temporal del lado afecto en la cefalalgia unilateral. ‖ **-de Vigouroux.** Disminución de la resistencia eléctrica de la piel en el bocio exoftálmico. ‖ **-de Villaret.** Flexión del dedo gordo del pie por la percusión del tendón de Aquiles, en la lesión del nervio ciático o de sus ramas. ‖ **-de Vincent.** Pérdida de la sensibilidad en la región inervada por el nervio dentario inferior, que se observa en casos de osteomielitis de la mandíbula que afecta dicho nervio. ‖ **-de Vipond.** Adenopatía generalizada durante el período de incubación de las fiebres eruptivas en los niños. ‖ **-de Volkovitsch.** Relajación notable de los músculos abdominales en la fosa ilíaca derecha en la apendicitis crónica recurrente. ‖ **-de Voltolini.** SIGNO DE HERYNG. ‖ **-de Wachenheim-Reder.** Dolor por el tacto rectal en la región ileocecal en la apendicitis. ‖ **-de Wahl.** Meteorismo local o distensión por encima del punto de obstrucción en la oclusión intestinal. ‖ **-de Waring-Griffiths.** Palidez plúmbica de las mejillas, frialdad de la nariz y ojos semientornados y hundidos en la pancreatitis aguda. ‖ **-de Wartenberg.** Limitación o ausencia de los movimientos pendulares del brazo al andar en las afecciones cerebelosas. ‖ Sincinesia piramidal, en que se flexiona involuntariamente el pulgar al flexionar vigorosamente los otros cuatro dedos. ‖ **-de Warthin.** Ruidos pulmonares exagerados en los casos de pericarditis aguda. ‖ **-de Weber.** Parálisis del nervio motor ocular común de un lado y hemiplejía del otro lado. ‖ **-de Wegner.** Amputación y decoloración de la línea epifisaria en los niños que mueren de sífilis hereditaria. ‖ **-de Weil.** SIGNO DE RUMPEL-LEEDE. ‖ **-de Weill.** Falta de expansión de la región subclavicular del lado afecto en la neumonía infantil. ‖ **-de Weiss.** Contracción de los músculos faciales cuando se percute ligeramente el nervio facial en el ángulo orbitario externo: observado en la tetania, histerismo, etc. ‖ **-de Wenckebach.** Cruzamiento de los perfiles torácicos en la inspiración profunda y en el descanso respiratorio; observado en la pericarditis adhesiva. ‖ **-de Wernicke.** REACCIÓN DE WERNICKE. ‖ **-de Westphal.** Pérdida del reflejo rotuliano. ‖ **-de Widowitz.** Prominencia de los globos oculares y movimientos perezosos de los párpados en la parálisis diftérica. ‖ **-de Wilder.** Signo precoz del bocio exoftálmico, ligera oscilación del globo ocular en los movimientos laterales. ‖ **-de Wilms.** Percepción de ruidos hidroaéreos, en caso de obstrucción intestinal, inmediatamente por encima del obstáculo. ‖ **-de Williams.** Resonancia timpánica oscura percibida en el II espacio intercostal en los derrames abundantes de la pleura. ‖ Disminución de la expansión pulmonar en el lado afecto; signo de pericarditis adhesiva. ‖ **-de Williamson.** Tensión sanguínea manifiestamente disminuida en la pierna, en comparación con el brazo del mismo lado, observada en el neumotórax y derrame pleural. ‖ **-de Wintrich.** Cambio de tono en el sonido de percusión, según la boca esté cerrada o abierta, signo de caverna pulmonar. ‖ **-de Wölfler.** En el estómago en forma de reloj de arena, los líquidos pasan rápidamente, pero en un lavado consecutivo el agua arrastra sustancias alimenticias y otras. ‖ **-de Zaufal.** Nariz en silla de montar. ‖ **-de Wood.** En la anestesia profunda hay relajación del músculo orbicular, fijación del ojo y estrabismo divergente. ‖ **-de Woss.** En la trombosis del seno lateral desaparece el soplo venoso percibido por auscultación del cuello en el lado afecto. ‖ **-de Wreden.** PRUEBA DE WREDEN. ‖ **-de Wynter.** Falta de respiración abdominal en la peritonitis aguda. ‖ **-de Zeleny.** Gorgoteo de la fosa ilíaca izquierda (S ilíaca) en casi todo el curso de la fiebre tifoidea. ‖ **-de Zeri.** Sincronismo entre los latidos cardiacos y los movimientos respiratorios en la enfermedad de Adam-Stokes. ‖ **-de Zugsmith.** Matidez a la percusión del II espacio intercostal, a variable distancia del esternón, observada algunas veces en la úlcera y cáncer del estómago. ‖ **-del abanico.** SIGNO DE BABINSKI. ‖ **-del camalote.** Al drenar un quiste hidatídico pulmonar a un bronquio queda una imagen hidroaérea, la parte superior de la membrana hidatídica aparece como flotando sobre la superficie líquida, dando la imagen prominente del camalote en el agua. ‖ **-del chalán.** Cojera ligera al principio de la coxalgia, más perceptible por el oído que por la vista. ‖ **-del cordel.** SIGNO DE PITRES. ‖ **-del embudo.** En la poliartritis crónica se afectan primero las articulaciones metacarpofalángicas de los dedos índice y medio, por lo que el individuo al cerrar la mano forma una suerte de embudo. ‖ **-del estornudo.** Paroxismos neurálgicos por la influencia del estornudo en las afecciones meningorradiculares. ‖ **-del éter.** V. PRUEBA DEL ÉTER. ‖ **-del facial.** SIGNO DEL CHVOSTEK. ‖ **-del lazo.** SIGNO DE RUMPEL-LEEDE. ‖ **-del menisco.** Aspecto radioscópico especial del cráter del ulcus de la pequeña curvatura gástrica. ‖ **-del obturador.** Ampliación y cambio en el contorno del agujero obturador vistos en radiografía en los estados patológicos de la cadera. ‖ **-del orbicular.** Imposibilidad de cerrar el ojo del lado paralizado sin cerrar el otro en la hemiplejía. ‖ **-del pinzamiento del flanco de Piulachs.** Con el pulgar por sobre y dentro de la espina ilíaca y los otros dedos en la fosa lumbar, se abarca el flanco del paciente. En caso de apendicitis se provoca dolor y defensa parietal que impide el cierre de la mano. ‖ **-del pulgar.** En la contractura hemipléjica se dobla espontáneamente el pulgar al extender los otros dedos, signo que no se observa en la hemicontractura histérica. ‖ **-del suspiro.** Necesidad de efectuar periódicamente suspiros seguidos de respiraciones superficiales, en los sujetos vagotónicos emotivos. ‖ **-del tres invertido.** SIGNO DE FROMENT. ‖ **-fabere.** V. PRUEBA DE PATRICK. ‖ **-neuroedematoso de Soriano.** V. SIGNO DE SORIANO. ‖ **-objetivo.** El que puede ser percibido de un modo cualquiera por el médico. ‖ **-ortocardíaco.** SIGNO DE LIVIERATO, 2.ª acep. ‖ **-palmoplantar.** SIGNO DE FILIPOVIČ. ‖ **-plantar combinado.** Desaparición simultánea del reflejo plantar cortical y el reflejo plantar espinal, observado en el histerismo. ‖ **-subjetivo.** Signo que sólo aprecia el enfermo, como el dolor o el vértigo.

Signorelli (Signo de) (Angelo *Signorelli*, médico italiano, 1876-1952). V. SIGNO.
signum (lat.). m. SIGNO. ||**-mali ominis.** Signo desfavorable.||**-mortis.** Signo de muerte.
sikimina. f. Sustancia tóxica que se extrae de las hojas del *Illicium religiosum* (*sikimi*, en japonés).
silbato. m. A., *Pfeife;* F., *sifflet;* In., *whistle;* It., *fischio;* P., *assobio.* Instrumento pequeño y hueco que emite sonidos al soplar en él con fuerza. ||**-de Galton.** Instrumento metálico que se emplea en el examen del sentido del oído.
silbido o **silbo** (del lat. *sibilus*). m. SIBILANCIA. ||**-de oídos.** Sensación subjetiva de silbido, frecuentemente acompañada de vértigo y obnubilación. ||**-de Sahli.** Ruido semejante a un silbido, percibido en el abdomen, producido por el paso de gases por una estenosis intestinal.
silencio (del lat. *silentium*). m. A., *Pause;* F., *silence;* In., *silence;* It., *Silenzio;* P., *silêncio.* Cada uno de los dos intervalos o pausas que separan los ruidos cardíacos, denominados: *primero o pequeño*, el corto que separa el primer ruido del segundo, y *segundo o mayor*, el largo que separa el segundo ruido del primero. ||**-abdominal.** Parálisis intestinal.
silepsiología (del gr. *syllepsis*, concepción, y *lógos*, tratado). f. Suma de conocimientos relativos a la concepción o embarazo.
silepsis. f. EMBARAZO.
Silex (Signo de) (Paul *Silex*, dermatólogo alemán, 1858-1929). V. SIGNO.
silfio. m. Planta herbácea compuesta, *Silphium laciniatum*, de la América del Norte; útil contra la tos y fiebres remitentes.
Silfverskjöld (Enfermedad de) (Nils *Silfverskjöld*, ortopedista sueco contemporáneo). V. ENFERMEDAD.
silicato. m. F., *silicate.* Sal de ácido silícico.
silicatosis. f. F., *silicatose.* Neumoconiosis por inhalación de polvos de silicatos, silicosis.
sílice (del lat. *sílex, -icis*). f. A., *Kieselerde;* F. e It., *silice;* In., *silica;* P., *sílica.* Óxido de silicio, SiO_2, cuarzo o anhídrido silícico; sustancia muy abundante en la naturaleza, usada especialmente en la fabricación del vidrio.
silíceo. adj. Compuesto de sílice o de su naturaleza.
silícico (Ácido). Ácido formado por hidratación del anhídrido silícico; según el número de moléculas de anhídrido y de agua que reaccionan, se forman diferentes ácidos; orto, meta, polisilícico. || Menos correctamente, sílice, SiO_2, o anhídrido silícico.
silicio. m. A., *Silicium;* F., *silicium;* In., *silicon;* It., *silicio;* P., *Silício.* Metaloide tetravalente que existe en estado amorfo, grafitoso y cristalizado. Símbolo, *Si;* peso atómico, 28,3.
silicosiderosis. f. F., *silicosidérose.* Neumoconiosis por inhalación de polvos de sílice y hierro.
silicosis [silicótico]. f. A., *Silikose;* F., *silicose;* In., *silicosis;* It., *silicosi;* P., *silicose.* Variedad de neumoconiosis debida a la inhalación de polvo, sílice. Calicosis, enfermedad de los picapedreros, esquistosis, litiosis, silicatosis, tisis o asma de los mineros, etc.
silicotuberculosis. f. Manifestación de tuberculosis en un pulmón silicótico.
silicua (del lat. *siliqua*). f. Fruto simple, seco, bivalvo, de las plantas crucíferas. ||**-de la oliva.** Fibras nerviosas que parecen rodear superficialmente las olivas de las pirámides.
silicuoso. adj. Relativo a una silicua o semejante a ella; se aplica a una variedad de catarata.
silla turca. f. A., *Türkensattel;* F., *selle turcique;* In. e It., *sella turcica;* P., *sela turca.* Fosa pituitaria o hipofisaria, en la cara superior del cuerpo del esfenoides.
silleta. f. A., *Bettpfanne;* F., *bassin;* In., *bedpan;* It., *padella;* P., *comadre.* Vaso para excretar en la cama los enfermos.
silueta. f. Perfil de una figura. ||**-cardíaca.** Contorno de la sombra cardíaca radiológica.
Silver (Enfermedad de) (Henry K. *Silver*, pediatra estadounidense, n. en 1918). V. ENFERMEDAD.

Silvester (Método) (Henry Robert *Silvester*, médico inglés, 1828-1908). V. RESPIRACIÓN ARTIFICIAL. ||**-Thomsen** (Técnicas de). V. TÉCNICA.
Silvestrini-Corda (Síndrome de) (R. *Silvestrini*, médico italiano contemporáneo). V. SÍNDROME.
Silvestroni-Blanco (Enfermedad de) (Ezio *Silvestroni*, hematólogo italiano contemporáneo). V. ENFERMEDAD.
Silvio (Acueducto, arteria, cisura de) (François de la Boe *Sylvius*, anatomista francés, 1614-1672). Véanse estos términos. || Existe otro Silvio o *Sylvius* (Jacobus, *Jacques Du Bois*, anatomista francés, 1478-1555), confundido a veces con el anterior, que describió el huesillo lenticular y se dice que fue maestro de Vesalio.
Simaba. Género de árboles y arbustos simarubáceos. La especie *S. cedron*, de América tropical, se emplea mucho por los indígenas como antiespasmódico, antipirético y antidispéptico.
Simaruba. Género de árboles tropicales simarubáceos. La corteza de la raíz de la especie *S. officinalis* o *amara* es tónica y astringente.
simbalófono (del gr. *symbállein*, arrojar juntamente, y *phoné*, sonido). m. Especie de estetoscopio con dos piezas torácicas para la auscultación simultánea o comparación de sonidos en dos regiones torácicas.
simbiosis [simbiótico] (del gr. *syn*, con, y *bíosis*, medios de subsistencia). f. A., *Symbiose;* F., *symbiose;* In., *symbiosis;* It., *simbiosi;* P., *simbiose.* Vida asociada de dos o más organismos distintos sin perjuicio o con utilidad mutua. En términos generales la simbiosis comprende todos los grados de vida conjunta desde el comensalismo inocuo hasta el parasitismo. || En psiquiatría, relación de estrecha dependencia entre dos personas, que mantiene y refuerza la patología mental de ambas. ||**-antagónica.** PARASITISMO. ||**-conjuntiva, disyuntiva.** Asociación con unión de los cuerpos de los organismos o sin ella. ||**-fusocelular.** ANGINA DE VINCENT.
simbiota o **simbión.** m. Organismo que vive en simbiosis.
simbléfaron (del gr. *syn*, con, y *blépharon*, párpado). m. A., *Symblepharon;* F., *symblépharon;* In., *symblepharon;* It., *simblefaron;* P., *simbléfaro.* Adherencia completa o parcial del párpado o párpados al globo ocular. ||**-anterior, posterior.** Adherencia del borde libre del párpado o del fondo de saco conjuntival, respectivamente. ||**-inmediato, mediato.** Unión directa o mediante adherencias membranosas, respectivamente, del párpado y el globo ocular.
simblefaropterigión (de *simbléfaron* y el gr. *pterygion*, alita). m. F., *symblepharon associé à un ptérygion.* Forma de simbléfaron mediato en la que el párpado está unido al ojo por una brida cicatrizal semejante a un pterigión.
simblefarosis. f. SIMBLÉFARON.
simbolia (del gr. *símbolon*, emblema). f. Facultad de reconocer la naturaleza y significación de los objetos.
simbolismo. m. A., *Symbolismus;* F., *symbolisme;* In., *symbolism;* It. y P., *simbolismo.* En psicoanálisis, mecanismo inconsciente por el cual una idea o deseo reprimido se expresa en forma indirecta a través de representaciones, que si bien guardan relación con los contenidos reprimidos, se presentan de modo tal que encubren su verdadero significado. El simbolismo está presente en la elaboración onírica, en los síntomas y en determinadas conductas humanas, como así también en la mitología, en las religiones, en el arte, etc.
simbolización. f. F., *symbolisation.* Recurso a los procesos y mecanismos de utilización de símbolos.
símbolo (del lat. *symbolum*, y éste del gr. *symbolon*). m. A., *Symbol;* F., *symbole;* In., *symbol;* It., *simbolo;* P., *símbolo.* Emblema o señal representativos de algo. || En química, letra o letras que representan un átomo de un elemento. || En psicoanálisis, representación encubridora que sustituye un contenido inconsciente (lo simbolizado) que sirve para expresarlo.

Por ejemplo, un síntoma neurótico es la expresión simbólica de un conflicto inconsciente.

simbolofobia (de *símbolo* y el gr. *phóbos*, temor). f. Temor morboso u obsesión de que los actos, aun los más simples, pueden tener un significado simbólico.

simbraquidactilia (del gr. *syn*, con, *brachys*, corto, y *dáktilos*, dedo). f. Combinación de braquidactilia y sindactilia; dedos cortos y adherentes.

simelia. f. Fusión de pies y piernas; simpodia.

simelo (del gr. *syn*, junto con, y *mélos*, miembro). m. Monstruo afecto de simelia; simpodio.

simetría (del lat. *symetria*, y éste del gr. *symmetría*, de *symmetros*; de *syn*, con, y *métron*, medida). f. Disposición regular de partes alrededor de un eje, centro o plano común. ‖ Regularidad de un órgano impar en el que ambas partes laterales son iguales.

simetromanía (del gr. *symmetros*, simétrico, y *manía*, locura). f. Tendencia a efectuar movimientos simétricos con los brazos o los pies.

similia similibus curantur (lat.). Principio fundamental de la homeopatía, en el que se expresa que las enfermedades se curan por aquellos remedios que producen efectos semejantes a los de la misma enfermedad.

simillimum (lat.). m. Remedio homeopático que más exactamente reproduce los síntomas de una enfermedad.

Simmonds (Enfermedad de) (Morris *Simmonds*, médico alemán, 1885-1925). V. ENFERMEDAD.

Simon (Factor, signo de) (Charles Ed. *Simon*, médico norteamericano, 1866-1927). V. FACTOR, SIGNO. ‖ **-Clemens (Síndrome de).** V. SÍNDROME. ‖ **-(Nódulo de).** V. NÓDULO. ‖ **-(Operación de)** (John *Simon*, cirujano inglés, 1824-1876). V. OPERACIÓN. ‖ **-(Posición de)** (Gustav *Simon*, cirujano alemán, 1824-1876). V. POSICIÓN.

Simonart (Brida o hilo de) (Pierre C. *Simonart*, tocólogo belga, 1817-1847). V. BRIDA.

Simonelli (Prueba de) (F. *Simonelli*, médico italiano contemporáneo). V. PRUEBA.

Simons (Enfermedad, foco, síndrome de) (Arthur *Simons*, médico alemán, n. en 1877). V. ENFERMEDAD DE BARRAQUER, FOCO, SÍNDROME.

simparálisis (de *sim-* y de *parálisis*). f. Parálisis conjugada; término para la abolición de ciertas sincinesias del ojo.

simpatalgia (del gr. *sympátheia*, simpatía, y *álgos*, dolor). f. Dolor neurovegetativo en un nervio, ganglio o plexo simpático.

simpatectomía (del gr. *sympathés*, simpático, y *ektomé*, resección). f. A., *Sympathektomie*; F., *sympathectomie*; In., *sympathectomy*; It. y P., *simpatectomia*. Escisión quirúrgica de una parte del simpático, especialmente del ganglio cervical superior. ‖ **-periarterial.** Operación de Leriche; denudación quirúrgica de la vaina adventicia vascular que contiene las fibras nerviosas simpáticas, con objeto de corregir los trastornos tróficos y dolorosos de la parte irrigada por el vaso. ‖ **-química.** Interrupción de la inervación simpática en determinado territorio por inyección de una sustancia química.

simpatesis. f. SIMPATOSIS.

simpatía (del lat. *sympathia*, y éste del gr. *sympátheia*, comunidad de sentimientos). f. A., *Sympathie*; F., *sympathie*; In., *simpathy*; It. y P., *simpatia*. Relación que existe entre el cuerpo y la mente, por la que ambos se influyen entre sí. ‖ Influencia morbosa producida en un órgano o parte por la enfermedad o alteración de otra. ‖ Influencia transmitida de un sujeto a otro, o reflejo de imitación, por los que un individuo repite los actos que otro ejecuta: bostezo, vómito, etc.; como también la transferencia de síntomas histéricos o coreicos.

simpaticalgia (de *simpático* y el gr. *álgos*, dolor). f. SIMPATALGIA.

simpaticectomía. f. SIMPATECTOMÍA.

simpaticismo. m. Neuralgia simpática. ‖ SIMPATICOTONÍA.

simpático. m. A., *Sympathicus*; F., *sympathique*; In., *sympathicus*; It., *simpatico*; P., *simpático*. SISTEMA NERVIOSO SIMPÁTICO O DEL GRAN SIMPÁTICO. ‖ adj. Relativo a la simpatía o producido por ésta. ‖ Relativo o perteneciente al sistema nervioso simpático.

simpaticoblasto. m. SIMPATOBLASTO.

simpaticodiaftéresis (de *simpático* y el gr. *diaphtheírein*, destruir). f. OPERACIÓN DE DOPPLER.

simpaticogonioma. f. SIMPATOBLASTOMA.

simpaticolítico (de *simpático* y el gr. *lysis*, disolución). adj. A., *sympathikolytisch*. F., *sympatholytique*; In., *sympathicolytic*; It., *simpatolitico*; P., *simpaticolítico*. Que tiene acción destructiva o paralizante sobre el sistema simpático; opuesto a simpaticomimético.

simpaticomimético (de *simpático* y el gr. *mimetikós*, diestro en imitar). A., *sympathikomimetisch*; F., *sympathicomimétique*, In., *sympathicomimetic*; It., *simpatomimetico*; P., *simpaticomimético*. Grupo de fármacos que ejercen en el organismo efectos análogos a los de la estimulación de las fibras adrenérgicas del simpático.

simpaticoneuritis (de *simpático*, el gr. *neûron*, nervio, y el suf. *-itis*). f. Inflamación del simpático, especialmente del cordón gangliorar.

simpaticopatía (de *simpático* y el gr. *páthe*, sufrimiento). f. F., *sympathicopathie*. Acción debida a una alteración del sistema nervioso simpático.

simpaticoterapia. f. REFLEXOTERAPIA.

simpaticotonía (de *simpático* y el gr. *tónos*, tensión). f. A., *Sympathikotonie*; F., *sympathicotonie*; In., *sympathicotonia*; It. y P., *simpaticotonia*. Estado de excitación o predominio del tono del sistema nervioso simpático, caracterizado por el espasmo vascular, elevada presión sanguínea, midriasis, taquicardia, etc.; opuesto a *vagotonía*.

simpaticotripsia (de *simpático* y el gr. *trîpsis*, trituración). f. F., *sympathicotripsie*. Aplastamiento quirúrgico del simpático, de efectos análogos a los de la simpatectomía.

simpaticotrópico o **simpaticótropo** (de *simpático* y el gr. *trópos*, dirección). adj. A., *sympathikotrop*; F. e In., *sympathicotrope*; It. y P., *simpaticotropo*. Que tiene afinidad por el sistema simpático. ‖ SIMPATICOTÓNICO.

simpatina. f. F., *sympathine*, *lévartérénol*. Nombre dado inicialmente por Bacq y Cannon, en 1931, a la sustancia liberada tras la estimulación de las fibras adrenérgicas del sistema simpático. Corresponde en la actualidad a la noradrenalina.

simpatismo. m. F., *suggestibilité*. Susceptibilidad a la influencia hipnótica o a la supuesta transferencia de sentimientos o sensaciones de una persona a otra.

simpatizador. adj. F., *oeil sympathisé*. Dícese del ojo que se inflama por simpatía después de una afección en el otro. Ú.t.c.s.

simpatizante. adj. Dícese del ojo primitivamente afecto y que comunica su inflamación al otro.

simpatoblasto (de *simpático* y el gr. *blastós*, germen). m. A., *Sympathoblast*; F., *sympathoblaste*; In., *sympathoblast*; It. y P., *simpatoblasto*. Célula embrionaria que da origen a la célula gangliorar simpática.

simpatoblastoma (de *simpático* y el suf. *-oma*). m. A., *Sympathoblastom*; F., *sympathoblastome*; In., *sympathoblastoma*; It. y P., *simpatoblastoma*. Neuroblastoma maligno del simpático. V. NEUROBLASTOMA.

simpatogonia. f. SIMPATOBLASTO.

simpatogonioma. m. SIMPATOBLASTOMA.

simpatología (de *simpático* y el gr. *lógos*, tratado). f. Estudio del sistema simpático y de sus reacciones normales y morbosas.

simpatoma. m. A., *Sympathom*; F., *sympathome*; In., *sympathoma*; It. y P., *simpatoma*. Tumor constituido por tejido nervioso simpático.

simpatomimético. adj. SIMPATICOMIMÉTICO.

simpatosis. f. Término general para los trastornos del sistema nervioso simpático.

simpexis (de *sim-* y el gr. *pêxis*, fijación). f. Concreción, especialmente las masas de corpúsculos que se encuentran en las vesículas cerradas del tiroides, los ganglios linfáticos, vesículas seminales, etc. || Disposición de los eritrocitos según las leyes de la tensión superficial.

simplasma. m. Tejido sin estructura celular. || SINCITIO.

simplasmata. f. Agregado de bacterias.

simple (del lat. *simplex*). adj. F., *simple*. Solo, único, no compuesto ni complejo. || m. Planta medicinal.

simplexina. f. Antibiótico obtenido del *Bacillus simplex*.

simpodia (de *sin-* y el gr. *poús, podós*, pie). f. SIMELIA.

simpodio (de *sim-* y el gr. *poús, podós*, pie). m. Monstruo con pies y piernas fusionados; simelio, sirenomelio; *sympus*.

simposio (del gr. *sympósion*, festín). m. Entre los romanos, banquete o festín durante el cual se dialogaba sobre un tema determinado de arte o ciencia. || Conferencia o reunión en que se examina y discute determinado tema.

Simpson (Fórceps de) (James Young *Simpson*, tocólogo escocés, 1811-1870). V. FÓRCEPS. ||**-(Luz de)** (William Speirs *Simpson*, ingeniero inglés del siglo XIX). V. LUZ.

simptosis (de *sim-* y el gr. *ptôsis*, caída). f. Desfallecimiento o declinación general del organismo.

Sims (Espéculo, posición de) (James Marion *Sims*, ginecólogo norteamericano, 1813-1883). V. ESPÉCULO, POSICIÓN.

simulación (del lat. *simulatio, -onis*). f. A., *Simulation*; F. e In., *simulation*; It., *simulazione*; P., *simulação*. Fingimiento o imitación de una enfermedad con fin determinado o sin él. || Semejanza de una enfermedad con otra.

simulador (del lat. *simulator*). adj. y s. A., *Simulant*; F., *simulateur*; In., *malingerer*; It., *simulatore*; P., *simulador*. Persona que finge padecer una enfermedad.

Simulium. Género de insectos dípteros hematófagos, algunas de cuyas especies, *S. pecuarum, S. reptans*, pican al hombre y a los animales y otras, como *S. damnosum* y *S. mooseri*, son huéspedes intermedios de filarias del género *Onchocerca*.

simultagnosia (del lat. *simul*, conjuntamente, y el gr. *agnosía*, ignorancia). f. Imposibilidad de aprehender el conjunto de una imagen y su significación, mientras que los detalles separados pueden ser percibidos. AGNOSIA SIMULTÁNEA.

simultáneo (del lat. *simul*, juntamente, a una). adj. Que ocurre a un mismo tiempo; dícese especialmente de la inmunización activa y pasiva al mismo tiempo.

sin-, sim-. Formas prefijas del gr. *sýn*, con, junto con.

sinadelfia. f. Cualidad de sinadelfo.

sinadelfo (de *sin-* y el gr. *adelphós*, hermano). m. F., *synadelphe*. Monstruo con una sola cabeza y tronco y miembros dobles.

sinafimenitis (del gr. *synaphé*, unión, juntura, e *hymén, -enos*, membrana, película). f. CONJUNTIVITIS.

sinagodoncia (del gr. *synágein*, reunir, y *odoús, odóntos*, diente). f. Hacinamiento o apiñamiento dentario.

sinalbina. f. Glucósido cristalino de las semillas de la mostaza blanca, *Sinapis alba*.

sinalelognatia (de *sin-*, el gr. *allélon*, unos a otros, y *gnáthos*, mandíbula). f. Constancia en la relación entre ambos maxilares a pesar de las variaciones faciales de las distintas razas.

sinalgia (de *sin-* y el gr. *álgos*, dolor). f. A., *Synalgie*; F., *synalgie*; In., *synalgia*; It. y P., *sinalgia*. Dolor en un punto lejano de la lesión o excitación causal; sinestesia relativa al dolor.

sinanastomosis. f. Anastomosis de varios vasos.

sinantema (de *sin-* y el gr. *antheîn*, florecer). m. Erupción local que consta de un grupo de elementos del mismo tipo.

sinapina. f. Alcaloide de las semillas de la mostaza blanca, *Sinapis alba*.

Sinapis. Género de plantas crucíferas, considerado también como subgénero de *Brassica*. V. MOSTAZA.

sinapismo (del lat. *sinapismus*, y éste del gr. *sinapismós*, de *sínapi*, mostaza). m. A., *Senfpflaster*; F., *sinapisme*; In., *sinapism*; It., *senapisma*; P., *sinapismo*. Tópico o cataplasma a base de semillas de mostaza negra. || Señal que deja en la piel la aplicación de un sinapismo.

sinapizado. adj. Que contiene mostaza.

sinapsis [sináptico] (del gr. *sýnapsis*, unión). f. A., *Synapsis*; F. e In., *synapse*; It., *sinapsi*; P., *sinapse*. Región de comunicación y transmisión de impulsos entre el axón de una neurona y las dendritas o cuerpo celular de otra neurona. Esta relación es del tipo de contigüidad y no de continuidad de protoplasma. || Relación funcional de contacto entre las dendritas de las células nerviosas. || Unión de cromosomas homólogos de los pronúcleos; sindesis.

sinaptasa. f. EMULSINA.

sinaptología (del gr. *sýnapsis*, unión, y *lógos*, tratado). f. Estudio de las relaciones sinápticas del sistema nervioso.

sinaraxia (del gr. *synarássein*, chocar contra). f. Afrontamiento de los dientes entre ambos maxilares.

sinartrofisis (de *sin-*, el gr. *árthron*, articulación, y *phýsis*, fuerza reproductora). f. Anquilosis progresiva de las articulaciones.

sinartrosis (de *sin-* y el gr. *árthron*, articulación). f. A., *Synarthrose*; F., *synarthrose*; In., *synarthrosis*; It., *sinartrosi*; P., *sinartrose*. Articulación fibrosa. Comprende la *sutura*, la *esquindelesis*, la *sindesmosis* y la *gonfosis*. || **-diartrodial.** ANFIARTROSIS.

sincanto (de *sin-* y el gr. *kanthós*, sitio del ojo donde se forman las lágrimas). m. F., *syncanthus*. Adherencias de los ángulos palpebrales o del globo ocular a los tejidos de la órbita.

sincarion (de *sin-* y el gr. *káryon*, núcleo). m. A., *Synkaryon*; F. e In., *synkaryon*; It., *sincarione*; P., *sincarion*. Núcleo de fecundación formado por la fusión de los dos protonúcleos.

sincefalia (de *sin-* y el gr. *kephalé*, cabeza). f. Monstruosidad doble caracterizada por la fusión de las dos cabezas.

sincéfalo (de *sin-* y el gr. *kephalé*, cabeza). m. Monstruo doble con las cabezas y tronco fusionados; janíceps, cefalotoracópago.

sinceloma (de *sin-* y el gr. *koíloma*, cavidad, fosa). m. Cavidades periviscerales del cuerpo consideradas como una estructura (pleural, pericardíaca, peritoneal y túnica vaginal).

sincinesis (de *sin-* y el gr. *kínesis*, movimiento). f. A., *Synkinesis*; F., *syncinésie*; In., *synkinesia*; It. y P., *sincinesia*. Asociación de movimientos; movimiento involuntario, superfluo, de una parte que acompaña un movimiento intencional de otra. Movimiento reflejo en una parte paralizada, excitado por un movimiento equivalente de otra parte no paralizada.

sincipital. adj. Relativo o perteneciente al sincipucio.

sincipucio (del lat. *sinciput, -itis*, media cabeza). m. A., *Vorderkopf*; F., In. y P., *sinciput*; It., *sincipite*. Parte superior y anterior de la cabeza; bregma.

sincitial. adj. F., *syncytial*. Relativo a un sincitio.

sincitio (de *sin-* y el gr. *kýtos*, cavidad). m. A., *Synzytium*; F. e In., *syncytium*; It., *sincizio*; P., *sincício*. Célula simple o masa protoplasmática con muchos núcleos; plasmodio. || Tejido compuesto de células epiteliales, que forman la capa externa fetal de la placenta sobre la capa de Langhans, que constituye una verdadera glándula de secreción interna, dotada de poder histolítico sobre los tejidos maternos.

sincitioide (de *sincitio* y el gr. *eîdos*, aspecto). adj. Semejante a un sincitio.

sincitiolisina. f. F., *syncytiolysine*. Lisina destructora de las células epiteliales del sincitio, producida por la inyección en un animal de emulsión placentaria procedente de otro animal.

sincitioma. m. F., *syncytiome*. Tumor formado a expensas del sincitio; corioma. || **-maligno.** Variedad de tumor epitelial, que se origina en el punto de implantación de la placenta durante el embarazo o el puerperio, compuesto de células grandes derivadas del sincitio y otras más pequeñas o células de Langhans. Corioepitelioma, deciduoma maligno, placentoma, sarcoma deciduocelular.

sincitiotoxina. f. Toxina que tiene una acción específica sobre el sincitio.
sincitiotrofoblasto. m. SINCITIO.
sinclitismo (de *sin-* y el gr. *klínein*, inclinar). m. A., *Synklitismus*; F., *synclitisme*; In., *synclitism*; It. y P., *sinclitismo*. Paralelismo entre el diámetro biparietal de la cabeza del feto y los distintos planos de la excavación pelviana durante el parto, de modo que la sutura sagital se mantiene a igual distancia del pubis y del sacro.
sinclono. m. Temblor muscular o contracción clónica simultánea de varios músculos.
sincondrosis (de *sin-*, el gr. *chóndros*, cartílago, y el suf. *-osis*). f. A., *Synchrondrose*; F., *synchondrose*; In., *synchondrosis*; It., *sincondrosi*; P., *sincondrose*. Unión mediata de huesos por cartílago, p.ej. de las costillas y el esternón, del sacro y el hueso coxal, de dos vértebras adyacentes, etc., o de partes de un mismo hueso, como el manubrio, con el cuerpo del esternón y éste con la apófisis xifoides.
sincondrotomía (de *sin-*, el gr. *chóndros*, cartílago, y *tomé*, corte). f. F., *synchondrotomie*. Sección de una sincondrosis o cartílago interarticular, especialmente de la sínfisis del pubis.
síncope [sincopal] (del lat. *syncope* y éste del gr. *sygkopé*). m. A., *Synkope*; F. e In., *syncope*; It., *sincope*; P., *síncope*. Desfallecimiento, desmayo, lipotimia, generalmente consecutivo a una anemia cerebral aguda. || Muerte aparente o real súbita por parálisis cardíaca. || **-anginoso.** Espasmo cardíaco consecutivo a la oclusión de las arterias coronarias. || **-laríngeo.** VÉRTIGO LARÍNGEO. || **-local.** Asfixia local, enfermedad de Raynaud. || **-senil.** Forma de síncope frecuente en los ancianos. || **-tusígeno.** El que aparece con la tos. || **-vasovagal.** Síncope en personas de sistema vasomotor inestable; una fuerte emoción o la presión del vago produce un descenso de la presión sanguínea y lentitud del pulso.
sincraneal o **sincraniano** (de *sin-* y el gr. *kraníon*, cráneo). adj. Dícese del maxilar superior, por su unión íntima con el cráneo.
sincretio pericardii (lat.). Sínfisis del pericardio.
sincrónico (del gr. *sýnchronos*; de *sýn*, con, y *chrónos*, tiempo). adj. F., *synchrone*. Que ocurre al mismo tiempo; isócrono.
sincronismo. m. F., *synchronismo*. Ocurrencia de dos o más fenómenos o actos al mismo tiempo.
sincrotón. m. Máquina, combinación de ciclotrón y betatrón, que genera electrones de alta velocidad.
sindactilia (de *sindáctilo*). f. A., *Syndaktylie*; F., *syndactylie*; In., *syndactylia*; It., *sindattilia*; P., *sindactilia*. Adherencia congénita o accidental de dos o más dedos entre sí.
sindáctilo (de *sin-* y el gr. *dáktylos*, dedo). adj. Dícese de la persona o animal que tiene los dedos unidos entre sí. Ú.t.c.s.
sindectomía (del gr. *sýndesis*, ligadura, y *ektomé*, resección). f. A., *Syndektomie*; F., *péritomie*; In., *syndectomy*; It. y P., *sindectomia*. Escisión de una tira circular de conjuntiva en el tratamiento del pannus. Circuncisión de la córnea, peridectomía, peritomía.
sindelfo. m. SINADELFO.
sindesis (del gr. *sýndesis*, unión). f. ARTRODESIS. || SINAPSIS, 3.ª acep.
sindesmectomía (de *sindesmo-* y el gr. *ektomé*, resección). f. Escisión parcial o total de un ligamento.
sindesmectopia. f. Ectopia de un ligamento.
sindesmia (del gr. *sýndesmos*, atadura). f. Unión ligamentosa.
sindesmitis (de *sindesmo-* e *-itis*). f. A., *Syndesmitis*; F., *syndesmite*; In., *syndesmitis*; It. y P., *sindesmite*. Inflamación de un ligamento. || CONJUNTIVITIS.
sindesmo-. Forma prefija del gr. *sýndesmos*, atadura.
sindesmodiastasis (de *sindesmo-* y el gr. *diástasis*, separación). f. Separación de ligamentos.
sindesmodontoide (de *sindesmo-*, el gr. *odón, -óntos*, diente, y *eîdos*, aspecto). adj. Relativo al ligamento transverso del atlas y a la apófisis odontoides. || f. Articulación atloaxoidea posterior.

sindesmofaríngeo (de *sindesmo-* y el gr. *phárigx, -yggos*, faringe). m. Nombre de un fascículo carnoso del constrictor superior de la faringe.
sindesmófito (de *sindesmo-* y el gr. *phytón*, planta, todo lo que se desarrolla). m. Excrecencia, especialmente ósea, en cualquier ligamento.
sindesmografía (de *sindesmo-* y el gr. *gráphein*, describir). f. Descripción de los ligamentos.
sindesmología (de *sindesmo-* y el gr. *lógos*, tratado). f. Rama de la anatomía que estudia los ligamentos articulares.
sindesmoma (de *sindesmo-* y *-oma*). m. Tumor compuesto de tejido conjuntivo.
sindesmopexia (de *sindesmo-* y el gr. *pêxis*, fijación). f. A., *Syndesmopexie*; F., *syndesmopexie*; In., *syndesmopexy*; It., *sindesmopessia*; P., *sindesmopexia*. Fijación quirúrgica de un ligamento.
sindesmoplastia (de *sindesmo-* y el gr. *plássein*, formar). f. A., *Bandplastik*; F., *syndesmoplastie*; In., *syndesmoplasty*; It., *sindesmoplastica*; P., *sindesmoplastia*. Cirugía plástica de los ligamentos.
sindesmorrafia (de *sindesmo-* y el gr. *rhaphé*, sutura). f. F., *syndesmorrhaphie*. Sutura o reparación de los ligamentos.
sindesmosis. f. Unión ósea por ligamentos o membranas; sínfisis ligamentosa.
sindesmotomía (de *sindesmo-* y el gr. *tomé*, corte). f. A., *Banddurchtrennung*; F., *syndesmotomie*; In., *syndesmotomy*; It. y P., *sindesmotomia*. Sección de un ligamento.
Sinding Larsen-Sven Johansson (Enfermedad de) (Christian *Sinding Larsen*, médico noruego, 1866-1930, y Sven C. *Johansson*, cirujano sueco, n. en 1880). V. ENFERMEDAD.
síndrome (del gr. *syndromé*, concurso). m. A., *Syndrom*; F. e In., *syndrome*; It., *síndrome*; P., *síndroma*. Cuadro o conjunto sintomático; serie de síntomas y signos que existen a un tiempo y definen clínicamente un estado morboso determinado. || **-ABD.** desus. El integrado por la tríada adiposidad, basedowismo y dustermia. || **-abdominal agudo.** Abdomen agudo. || **-adiposogenital.** Aumento de la cantidad de grasa junto con atrofia genital, observado en los tumores de la hipófisis. || **-adisoniano.** ENFERMEDAD DE ADDISON. || **-adrenogenital.** Aparición en la mujer de caracteres sexuales masculinos secundarios, como resultado de hiperadrenalismo. || **-adrenosimpático.** Conjunto sintomático que ocurre a intervalos irregulares semejantes a los efectos tóxicos de la adrenalina, caracterizado por hipertensión, lucosuria, taquicardia, náuseas, cefalalgia, etc. Se asocia con tumores cromafines de la médula adrenal. || **-Ameuille-Lejard.** Infiltrados pulmonares lábiles. Comprende los síndromes de Loeffler y Bernard Lapresie. || **-amiostático.** Degeneración hepatolenticular. || **-anginoso.** ANGINA DE PECHO. || **-anterolateral.** Estado de espasmo, contracturas y temblores, provocado por lesiones de la porción anterolateral de la médula. || **-apoplético.** Instauración brusca de un déficit neurológico focal. || **-asfigmopiramidal alterno.** Determinado a veces por la oclusión de la arteria carótida y caracterizado por hemiplejía contralateral y pérdida del pulso carotídeo; según la topografía de la oclusión del eje carotídeo, la afección del pulso variará. || **-atónico-astásico de Foerster.** Forma de parálisis cerebral infantil. *Sin.* Diplejía cerebral atónica. || **-auriculotemporal.** Enrojecimiento y sudación de la mejilla al masticar los alimentos, en las lesiones de la glándula parótida, a causa de una complicación del nervio auriculotemporal. || **-boca-mano-pie.** Síndrome de etiología vírica, caracterizado por exantema en la mucosa bucal, y la piel de manos y pies. || **-** SÍNDROME DE DÉJERINE. || **-bulbar.** campomélico. Osteocondrodisplasia letal con facies achatada, vértebras cortas, hipoplasia de escápulas y tibias en arco. || **-capsulotalámico.** Elevación del tono afectivo y emotividad inestable, hemianestesia y hemiplejía del lado afecto. || **-carcinoide.** Síndrome asociado a tumores carcinoides, debido a hipersecre-

ción de serotonina y prostaglandinas. V. SÍNDROME DE BJÖRK. ‖ **-causálico de Weir Mitchell.** V. CAUSALGIA. ‖ **-cerebeloso.** Trastornos de la dirección motriz sinérgica, dismetría, trastornos del lenguaje, incoordinación, asinergia, etc. ‖ **-cervical o cervicobraquial.** Dolor en el hombro, que se extiende al brazo y al cuello, causado por la presión de la I costilla o de una costilla cervical. ‖ **-conmocional.** En su período de estado se caracteriza por sordera funcional y un estado de depresión ansiosa que puede llegar a la psicosis maníacodepresiva. La punción lumbar posconmocional da líquido hemático. ‖ **-cordonal posterior.** Síndrome medular caracterizado por alteraciones de la sensibilidad, ataxia, dolores y parestesias. ‖ **-costoclavicular.** Dolor y parestesias en los brazos por compresión del plexo cervical. ‖ **-cri du chat.** SÍNDROME DEL MAULLIDO DEL GATO. ‖ **-cromosómico.** Patologías determinadas por alteraciones del contenido cromosómico. Enfermedades genéticas. ‖ **-CRST.** Asociacion de calcinosis, fenómeno de Raynaud, esclerodermia y telangiectasias. ‖ **-de Abaza.** Síndrome gravídico de origen hormonal caracterizado porque en la madre aparece una obesidad de tipo cushingoide, con diabetes general en el posparto, que reaparece tras cada embarazo y puede llegar a ser permanente. En el feto, cada vez mayor peso al nacer; pueden llegar a ser diabéticos. ‖ **-de Abderhalden-Fanconi.** SÍNDROME DE LIGNAC; cistinosis. ‖ **-de Abercrombie.** DEGENERACIÓN AMILOIDEA. ‖ **-de Abrami-Fauvert.** Enfermedad ortostática. ‖ **-de Abrami-Frumusan.** Cirrosis hipertrófica anictérica del hígado de predominancia periportal y esplenitis hiperplásica fibrosa. ‖ **-de Abrami-Parlier.** Forma neurorrizomélica de la periartritis crónica evolutiva. Cervicobraquialgia con periartritis bilateral del hombro. ‖ **-de abstinencia.** Conjunto de trastornos que presenta un paciente acostumbrado a determinada droga cuando se le priva súbitamente de la misma. ‖ **-de Achard.** Disostosis craneofacial, aracnodactilia y comunicación interventricular. ‖ **-de Achard-Foix-Mouzon.** Distrofia crurovesicoglútea de Foix y Hillemand. ‖ Malformación congénita consistente en ausencia de las dos últimas piezas sacras, atrofia de los huesos ilíacos, amiotrofia de las nalgas y piernas e incontinencia de esfínteres. ‖ **-de Achard-Thiers.** Diabetes e hipertricosis en la mujer. ‖ **-de Achor-Smith.** Síndrome de insuficiencia nutricional, con diarrea crónica, alcalosis hipoclorémica, hipocalcemia e hipopotasemia. ‖ **-de Adair-Dighton.** Síndrome familiar caracterizado por sordera, fragilidad ósea y escleróticas azules. ‖ **-de Adams-Stokes.** Crisis neurológicas paroxísticas que se manifiestan por convulsiones y ataques sincopales. Son debidas a insuficiencia circulatoria aguda por disminución marcada del ritmo cardíaco, taquicardia ventricular paroxística o paro cardíaco. Es en general una complicación del bloqueo auriculoventricular completo. ‖ **-de adaptación.** V. SÍNDROME GENERAL DE ADAPTACIÓN. ‖ **-de Adie** o **Adie-Reys.** Dilatación pupilar con pérdida total o parcial de las reacciones fotomotoras (directa y consensual). En 80 % de los casos es unilateral y existe entonces anisocoria. Puede haber abolición de algunos reflejos tendinosos (aquíleo, rotuliano) y asociarse anhidrosis. Existe afectación de la vía parasimpática pupilar a nivel posganglionar. ‖ **-de Ahumada-Del Castillo.** SÍNDROME DE ARGONZ-AHUMADA-DEL CASTILLO. ‖ **-de Alajouanine-Françon.** desus. Seudotabes por espondiloartritis. ‖ **-de Alajouanine-Ombrédanne-Durand.** Trastorno de la articulación del lenguaje, de origen cortical por mala integración de los rasgos fónicos que dan lugar a un fonema, y en cuya génesis intervienen factores paréticos, apráxicos y distónicos, con hipersinergia de la musculatura fonatoria. *Sin.:* Síndrome de desintegración fonética. ‖ **-de Alajouanine-Sabouraud-Ribelacourt.** Síndrome de desintegración anosognósica de los valores semánticos del lenguaje. Jergafasia en una afasia de Wernicke, con desconocimiento del disturbio por parte del paciente. ‖ **-de Albright.** Nefropatía tubular evolutiva con poliuria, trastornos digestivos, orina alcalina en contraste con acidosis cutánea hiperclorémica y nefrocalcinosis con hipocalcemia. En niños muy pequeños, retardo de crecimiento vitaminorresistente, deshidratación aguda y raquitismo que ceden con alcalinos. ‖ **-de Albright-Mc Cune-Sternberg.** Osteítis fibrosa quística, pigmentación melánica y pubertad precoz. ‖ **-de Aldrich.** SÍNDROME DE WISKOTT-ALDRICH. ‖ **-de Alexander.** Trombocitopatía con trastornos de la coagulación. Alargamiento del tiempo de sangría. ‖ **-de Alezzandrini.** Retinitis degenerativa unilateral seguida al cabo de unos meses de vitíligo facial unilateral del mismo lado. Se puede acompañar de sordera. ‖ **-de Alibert-Bazin.** Psoriasis con artritis. ‖ **-de Allan-Cusworth-Dent-Wilson.** Síndrome por déficit congénito de argininsuccinasa, lo que produce un aumento del ácido argininsuccínico, que puede detectarse en la sangre, orina y líquido cefalorraquídeo. Clínicamente se manifiesta por retraso mental grave, crisis convulsivas y alteraciones de las faneras. ‖ **-de Alport.** Nefropatía hereditaria con sordera y trastornos oculares. ‖ **-de Ameuille-Lemoine.** desus. Síndromes traqueobronquiales crónicos consecutivos a lesiones de la mucosa nasal y explicados por fenómenos reflejos. ‖ **-de Andersen.** Fibrosis quística del páncreas. V. MUCOVISCIDOSIS. ‖ **-de Andrade.** V. ENFERMEDAD DE ANDRADE. ‖ **-de Angelucci.** Irritabilidad nerviosa, palpitaciones y trastornos vasomotores en pacientes de conjuntivitis primaveral. ‖ **-de ansiedad.** Síntomas físicos que acompañan los estados de ansiedad: palpitaciones, respiración rápida, sudor, palidez, y pánico a veces. ‖ **-de Anton.** Síndrome consistente en ceguera, negación de la ceguera y confabulación. Anosognosia de la ceguera; frecuente en las lesiones visuales centrales (bioccipitales). ‖ **-de Anton-Babinski.** El caracterizado por presentar hemiplejía izquierda, anosognosia de dicha hemiplejía y generalmente asomatognosia del mismo lado. ‖ **-de Apert.** ACROCEFALOSINDACTILIA. ‖ **-de Apert-Cooke.** SÍNDROME DE APERT-GALLAIS. ‖ **-de Apert-Cushing.** Disfunción primitiva de las suprarrenales (Apert) y de la hipófisis (Cushing), obesidad, hiperdesarrollo sexual y pilosidad. ‖ **-de Apert-Gallais.** Síndrome genitosuprarrenal con pubertad precoz o con virilismo secundario a una disfunción de la corteza suprarrenal. ‖ **-de aplastamiento.** Espasmo vascular generalizado que se origina por acción refleja desde un foco traumático y que se traduce por sintomatología general grave. ‖ **-de Aran.** Cloroma y leucosis. Asociación de tumores múltiples subperiósticos de color verdoso y leucosis aguda; generalmente en niños de 2-7 años. ‖ **-de Argonz-Ahumada-Del Castillo.** Asociación de amenorrea y galactorrea por alteración funcional del hipotálamo o por adenoma cromófobo de la hipófisis. *Sin.:* Síndrome de Ahumada-Del Castillo. ‖ **-de Argyll-Robertson.** Asociación de pérdida del reflejo pupilar fotomotor con conservación del de acomodación y convergencia. Miosis, anisocoria y, a veces, irregularidad de la pupila. Respuesta lenta a los dilatadores pupilares; patognomónico de neurosífilis. ‖ **-de Armand-Delille-Darbois.** desus. Reacciones esplenoneumónicas masivas en el curso de la tuberculosis infantil, evolutivas o curables. ‖ **-de Arndt-Gottron.** Escleromixedema cutáneo papulotuberoso caracterizado por un infiltrado mucoide de la dermis. ‖ **-de Arnold.** Descenso de las amígdalas cerebelosas en el seno del conducto cervical. Generalmente se asocia al síndrome de Chiari. ‖ **-de Arnold-Chiari.** V. MALFORMACIÓN DE ARNOLD-CHIARI. ‖ **-de Arnold-Pick.** Síndrome afasia-agnosia-apraxia. Ceguera de percepción, demencia presenil o progresiva y atrofia cerebral. ‖ **-de Ascher.** Blefarocalasia, aumento de la membrana mucosa y submucosa del labio superior y adenoma tiroideo. ‖ **-de aspiración fetal.** Aspiración traqueobronquial de líquido amniótico, sangre u otras secreciones por el feto en el momento del parto, debida generalmente a sufrimiento fetal. Su consecuencia es la dificultad respiratoria del recién nacido. ‖ **-de Astley-Cooper.**

En la hernia crural, aparición de dolores en la raíz del miembro correspondiente, con náuseas y angustia cuando el paciente extiende el muslo; desaparición al flexionar. ||-**de ataxia-telangectasia.** SÍNDROME DE LOUIS-BAR. ||-**de Avellis.** Parálisis velolaríngea de origen bulbar o periférico. ||-**de Axenfeld-Schürenberg.** Parálisis cíclica del motor ocular común. Los músculos inervados por este nervio sufren fases de parálisis alternadas con otras de espasmo. Forma parte del síndrome de Stilling-Duane-Türk. ||-**de Ayerza.** Enfermedad de Ayerza en la que se distinguen diversos síndromes: cianosis crónica, disnea y esclerosis de la arteria pulmonar, hoy clasificada como sífilis de esta arteria, dilatación de la misma por estenosis mitral, hipertensión de la circulación menor por afección bronquial y pulmonar. ||-**de Baader.** Dermatostomatitis. Ectodermosis erosiva pluriorificial múltiple. ||-**de Babinski.** Asociación de alteraciones cardíacas y arteriales con meningitis sifilítica crónica, tabes dorsal, parálisis general y otras manifestaciones parasifilíticas. ||-**de Babinski-Fröhlich.** Distrofia adiposogenital, caracterizada por obesidad e hipogonadismo. *Sin.:* Síndrome o distrofia adiposogenital. ||-**de Babinski-Froment.** Trastornos extensivos paréticos de presunto origen distrófico reflejo. *Sin.:* Trastornos fisiopáticos. ||-**de Babinski-Nageotte.** Teóricamente, síndrome hemibulbar en el que se asocia una hemiplejía contralateral al síndrome de Wallenberg, aunque suele faltar la lesión del núcleo ambiguo y resulta de la asociación casual de un infarto lateral más o menos extenso a otro anterior piramidal del bulbo raquídeo de un lado. ||-**de Babinski-Vaquez.** SÍNDROME DE BABINSKI. ||-**de Balint.** Síndrome dependiente de una lesión parietal o parietooccipital bilateral, caracterizado por parálisis de la fijación de la mirada (a veces llamada parálisis psíquica de la mirada), agnosia espacial (generalmente agnosia visuospacial izquierda) y ataxia visuomotora (calificada a menudo de ataxia óptica: el sujeto no logra agarrar fácilmente los objetos que ve en el espacio, por dirigir mal su gesto prensor). Este síndrome es próximo al de Gordon Holmes o ataxia de la mirada. ||-**de Balzer-Ménétrier.** Adenomas simétricos de la cara, de predominio sebáceo. ||-**de Banti.** Esplenomegalia congestiva, pancitopenia, hipertensión portal y hemorragia digestiva. ||-**de Bar.** SÍNDROME DE LOUIS-BAR. ||-**de Barclay.** desus. Hipercinesia y evacuación acelerada del estómago, signo de úlcera del bulbo duodenal. ||-**de Bard-Pic.** desus. Ictericia crónica, dilatación de la vesícula biliar y enflaquecimiento progresivo observados en el cáncer del páncreas. ||-**de Bardet-Biedl.** SÍNDROME DE LAURENCE-MOON-BIEDL. ||-**de Barraquer-Simons.** V. ENFERMEDAD. ||-**de Barré.** Síndrome vestibulospinal, con desequilibrio y debilidad del psoas en la posición «obstétrica» de las extremidades inferiores. Puede aceptarse como expresión eventual de un proceso isquémico bulbar. || Síndrome sensitivo sacro, con trastornos esfinterianos y sensitivos, en los últimos dermatomas, manifestación a veces de un brote de esclerosis múltiple. || Atrofia medular segmentaria. El aspecto macroscópico es el de una medulopatía cervical, dependiente de una cervicoartrosis y estenosis del conducto cervical o, más raramente, de una isquemia medular pura. || Trastornos distróficos de índole diversa, iniciados por pequeñas lesiones del sistema nervioso periférico con proliferación glómica, que llegan a ocasionar dolores, paresias, etc., de evolución progresiva. *Sin.:* trastornos reflejos extensoprogresivos de Barré. ||-**de Barré-Lieou.** Complejo sindrómico caracterizado por artrosis cervical, cefalalgias, acufenos, vértigos, etc. Más frecuente en mujeres, fue atribuido a una irritación del simpático posterior, factor que parece de escasa importancia actualmente, pues se acepta ahora la existencia de casos esencialmente psicógenos y otros por insuficiencia de la arteria basilar. *Sin.:* Síndrome del simpático cervical. ||-**de Barsony-Teschendorf.** ESPASMO DIFUSO DEL ESÓFAGO. ||-**de Bartter.** Hipertrofia del aparato yuxta glomerular, con aldosteronismo, tensión arterial normal e hipoprostaglandinismo. ||-**de Bassen-Kornzweig.** Síndrome raro que comienza en la infancia, transmitido de forma autosómica recesiva y caracterizado por: abeta̓lipoproteinemia, descenso de la colesterolemia, degeneración macular de la retina, acantocitosis y déficit neurológico periférico crónico y progresivo. ABETALIPOPROTEINEMIA. ||-**de Bastian.** Parálisis fláccida total con anestesia, abolición de los reflejos, osteotendinosis y trastornos esfinterianos. ||-**de Batten-Mayou.** SÍNDROME DE SPIELMEYER-VOGT. ||-**de Bazin.** Variedad de micosis fungoide. Lupus eritematoso. Eritema indurado o vesiculoso o hidroa vesiculoso. ||-**de Beau.** ASISTOLIA. ||-**de Behr.** Paraplejía espástica hereditaria con atrofia óptica. Debe ser considerada en conexión con la atrofia óptica hereditaria de Leber. || Atrofia óptica infantil con ataxia. Afección congénita familiar y hereditaria. ||-**de Behçet.** Enfermedad autoinmune que se manifiesta por úlceras bucales y genitales dolorosas recurrentes, iridociclitis, artritis y lesiones vasculíticas de la piel y el sistema nervioso central. ||-**de Benecke.** desus. Afección pulmonar con crisis asmáticas y evolución hacia la insuficiencia cardíaca derecha. Imágenes radiológicas nubeculares extensas. Es producida por un parásito (*Pneumocystis carinii*), transmitido por roedores y gatos. ||-**de Benedikt.** Parálisis de las partes inervadas por el nervio motor ocular común de un lado, con paresia y temblor de la extremidad superior del otro lado. ||-**de Bennet-Coperman.** Poliartritis de aspecto reumático que complica la rubéola. ||-**de Berardinelli.** Gigantismo hipofisario con hipergenitalismo, hipertrofia muscular y cirrosis secundaria con hiperlipemia y aumento de los 17-cetosteroides. ||-**de Bergmann.** Hernia recidivante del hiato diafragmático en personas de edad avanzada. Aunque puede simular la sintomatología de una úlcera gastroduodenal o de una colecistopatía, es característica la acentuación nocturna de los síntomas, la agravación en decúbito y el alivio en posición sentada. ||-**de Beriel-Devic.** Formas seudomiopáticas de la polirradiculoneuritis (afectación de las cinturas). Comprende las formas proximales de Alajouanine de la polirradiculoneuritis de Guillain-Barré-Strohl. ||-**de Beriel-Devic-Alajouanine.** SÍNDROME DE BERIEL-DEVIC. ||-**de Bernard.** Síndromes retroperitoneales agudos caracterizados por dolores retroperitoneales con antecedentes de fenómenos viscerales funcionales y anatómicos y colapso cardiovascular (pancreatitis aguda, hemorrágica, aortitis abdominal, insuficiencia suprarrenal aguda, etc.). || Síndrome hemorrágico agudo; afección familiar. ||-**de Bernard-Horner.** SÍNDROME DE HORNER. ||-**de Bernard-Lapresie.** Síndrome neumolinfocitario; imágenes pulmonares fugaces y linfocitosis sanguínea (cuadro de mononucleosis infecciosa). ||-**de Bernard-Sergent.** Diarrea, vómitos y colapso, característicos de la enfermedad de Addison. ||-**de Bernard-Soulier.** Trombopatía con repercusión plasmática, distrofia trombocitaria hemorrágica, fragilidad capilar y disminución del consumo de protrombina. ||-**de Bernhardt-Roth.** MERALGIA PARESTÉSICA. ||-**de Bernheim.** Fenómenos de insuficiencia del ventrículo izquierdo hipertrofiado. ||-**de Bertolotti.** Sacralización de la vértebra Lv. ||-**de Besnier-Doyen.** desus. Varices linfáticas irritativas agudas. ||-**de Beureu-Williams.** Forma residual y normocalcémica de la hipercalcemia idiopática grave. Presenta retraso mental, facies característica y estenosis aórtica supravalvular. ||-**de Bezançon-Braun.** Neumonías tuberculosas curables. ||-**de Bezançon-De Jong.** CORTICOPLEURITIS. ||-**de Bianchi.** Afasia sensorial asociada con alexia y apraxia, observada en lesiones del lóbulo parietal izquierdo. ||-**de Bickel.** Hipopituitarismo anterior. ||-**de Biedl-Bardet.** SÍNDROME DE LAURENCE-MOON-BIEDL. ||-**de Bielschowsky-Lutz-Cogan.** Oftalmoplejía internuclear anterior causada por lesión del fascículo longitudinal posterior y que se caracteriza por paresia del recto interno del lado de la lesión, asociada a nistagmo del otro ojo, con conservación de la convergencia. || **-de Biemond.** Afección autosómica dominante que cursa con ataxia y cortedad del IV metacarpiano. || **-de Bing-Neel.** Síndrome neuropsíquico de la macrohiperglobulinemia. || **-de Biot-Savard.** Alteraciones del ritmo respiratorio como signo de hipertensión intracraneal: pausas respiratorias prolongadas e irregulares, por irritación del vago. || **-de Bitot.** Xeroftalmía con hemeralopía por avitaminosis A. || **-de Bixler.** Hipertelorismo, microtia, labio leporino y canal atrioventricular común. || **-de Björk.** Síndrome debido a hipersecreción de serotonina por las células de los tumores carcinoides (argentafines) del aparato digestivo, cuyos síntomas son: accesos agudos de enrojecimiento de la cara, tórax y manos, diarrea y crisis asmatiformes. || **-de Björnstad.** Sordera congénita de tipo coclear con *pili torti* del cuero cabelludo, cejas y pestañas. Se puede acompañar de retraso mental y anormalidades en los dientes. || **-de Blanchet.** Polirradicutilitis lumbar unilateral con simpatitis adyacente. || Polirradiculoneuritis bilateral con violentas algias lumboabdominales unilaterales y glucorraquia. || Síndrome paratalamoinfundibular con semiología estriada, trastornos endocrinos y neurovegetativos. || Neuralgia del trigémino por arteritis obliterante de las ramas terminales de la carótida interna. || **-de Bland-White-Garland.** Nacimiento anormal de la arteria coronaria izquierda a nivel de la arteria pulmonar. || **-de Blatin.** Estremecimiento hidatídico. || **-de Bloch-Sulzberger.** INCONTINENCIA PIGMENTARIA. || **-de Block.** Insomnio, tendencia a la melancolía con llanto e irritabilidad nerviosa, sensibilidad sexual y pigmentación de la piel durante la vida genital de la mujer. || **-de Bloom.** Eritema telangiectásico en ala de mariposa sobre la cara, sensibilidad a la luz solar y enanismo. Hereditario de forma autosómica recesiva. Se puede acompañar de manchas café con leche, ictiosis, acantosis nigricans, sindactilia, dentición irregular, orejas prominentes, hipospadias y criptorquidia. || **-de Blum.** Azoemia hipoclorémica. || **-de Blum-Van Caulaert.** SÍNDROME DE BLUM. || **-de Boder-Sedgwicke.** SÍNDROME DE LOUIS-BAR. || **-de Bogedain.** Bronquiectasias, poliposis y atresia de una rama de la pulmonar. || **-de Bogorad.** Lagrimeo paroxismal unilateral, sobre todo con la ingestión de líquido caliente; síndrome de las «lágrimas de cocodrilo». || **-de Bonfils.** desus. Linfadenia aleucémica. || **-de Bonnet.** Alucinaciones visuales en casos de ceguera parcial o total. || **-de Bonnet-De Chaume-Blanc.** Angiomatosis cirsoide meningorretinofacial. Aneurismas cirsoideos del encéfalo, de la retina y de la cara. || **-de Bonnevie-Ullrich.** Síndrome congénito del recién nacido o niño pequeño, consistente en: distrofias óseas diversas, *pterygium colli* y otras malformaciones, edema de las extremidades, enanismo, afectación de los nervios craneales y retraso mental. Es la forma infantil del síndrome de Turner de los adolescentes. || **-de Bonnier.** Vértigos, trastornos oculomotores, sordera y neuralgia del trigémino por lesión del núcleo de Deiters. || **-de Borchardt.** Tríada patognomónica de vólvulo gástrico, consistente en arcadas infructuosas, no acompañadas de vómitos, meteorismo epigástrico e imposibilidad de introducir una sonda en el estómago o de avanzarla hasta el duodeno. || **-de Börjeson.** Síndrome hereditario, transmitido con carácter recesivo, consistente en obesidad, retraso mental, epilepsia, infantilismo genital y mixedema. El síndrome completo sólo se da en el sexo masculino. || **-de Borries.** Disociación entre signos clínicos y caracteres del líquido cefalorraquídeo en procesos intracraneales supurativos. || **-de Boudin-Barbizet-Labet.** desus. Síndrome epiléptico endocrino de origen diencefálico. || **-de Bourgeois-Grisel.** Artrosis cervical con subluxación del atlas, de origen infeccioso rinofaríngeo, propagado al espacio retrofaríngeo. || **-de Bourneville.** Epiloia de Sherlock. || Esclerosis tuberosa de la cara, tumores periungueales de Koenen, facomatosis retinianas de Van der Hoeve, calcificaciones cerebrales. || - Mixedema congénito no endémico. || **-de Bouveret.** desus. Taquicardia paroxística de origen auricular. || **-de Brand.** Enfermedad metabólica hereditaria con diarrea, esteatorrea, alopecia, paroniquia, distrofia ungueal y dermatitis pustulosa perioral y blefaritis. Se cree debida a un trastorno en el metabolismo del triptófano. || **-de Brenneman.** Linfadenitis mesentérica y retroperitoneal consecutiva a infecciones de la faringe. || **-de Briquet.** Respiración superficial breve y afonía, dependiente de la parálisis histérica del diafragma. || **-de Brissaud-Marie.** Hemiespasmo glosolabial histérico. || **-de Brissaud-Sicard.** Hemiespasmo facial con trastornos motores en los miembros del lado opuesto, por lesión del puente. || **-de Bristowe.** Serie de síntomas característicos del tumor del cuerpo calloso: hemiplejía que se instaura gradualmente, asociada con síntomas hemiplégicos vagos del otro lado; deglución difícil, mudez y estupidez; falta de complicación directa de los nervios craneales; muerte por coma. || **-de Brock-Graham.** Síndrome pulmonar del lóbulo medio (bronquiectasia, tuberculosis, neoplasias bronquiales), que da imágenes radiológicas de opacidad muy densa, triangular, de vértice hiliar y base derecha con atelectasia del lóbulo medio. || **-de Brocq-Pautrier.** Tuberculosis cutánea atípica angiolupoide. || **-de Bronkhorst-Swieringa.** Broncorreas crónicas del joven sin bronquiectasia. || **-de Browen.** Glaucoma, catarata y persistencia del conducto arterioso. || **-de Brown-Séquard.** Hemiparaplejía con anestesia cruzada, consecutiva a lesión de una mitad de la médula; el miembro paralizado corresponde al lado afecto, y el anestesiado, al lado sano. *Sin.:* Síndrome de hemisección medular. || **-de Brugsch.** Acropaquidermia con dedos en maza e hipertrofia de los huesos largos. || **-de Brun.** Tuberculosis ocular, paraganglionar, de punto de partida mediastínico o cervical. Queratoconjuntivitis, queratitis, iritis, iridociclitis, coroiditis, manifestaciones artrálgicas y cutáneas. || Neumonía de origen palúdico. || **-de Bruns.** Asociación de vértigo con movimientos súbitos de la cabeza; atribuido a la presencia de cisticercos en el IV ventrículo. || **-de Brushfield-Wyatt.** Nevo vascular extenso, hemiplejía contralateral, hemianopsia bilateral, angioma cerebral y notable deficiencia mental. || **-de Budd-Chiari.** Obstrucción de las venas suprahepáticas, de origen trombótico o tumoral, lo que ocasiona hipertensión portal con hepatomegalia y ascitis. || **-de Buerger.** ENFERMEDAD DE BUERGER. || **-de Bureau-Barrière-Kerkis-De Ferran.** Acropatías ulceromutilantes seudosiringomiélicas, no familiares, de los miembros inferiores que simulan el panadizo de Morvan. || **-de Bürger-Grütz.** Tipo de hiperlipoproteinemia, con aumento de los quilomicrones y triglicéridos en plasma, caracterizada por aparición de xantomas eruptivos en el cuerpo, que tiene aspectos de pápulas amarillorrojizas. Se acompaña de dolores abdominales, hepatosplenomegalia y lipemia retiniana. Se transmite de forma autosómica recesiva. || **-de Burnand.** desus. Tuberculosis atípica en forma de estado subfebril, toxemia general tórpida, de evolución muy lenta. || **-de Burnand-Sayé.** desus. Granulia fría tuberculosa. || **-de Burnett.** Síndrome leche alcalinos (*Milk-alkali Syndrome*). Afección que se presenta en los grandes bebedores de leche y alcalinos, como los ulcerosos gastroduodenales; se caracteriza por hipercalcemia e insuficiencia renal. || **-de Buschke-Ollendorf.** Osteopoiquilosis: asociación de fibromas cutáneos y osteopoiquilia con nevos, esclerodermia y queratodermias palmoplantares. || **-de Bywaters.** Insuficiencia renal, a menudo mortal, que sobreviene en los heridos por aplastamiento. || **-de Caffey-Silvermann.** SÍNDROME DE CAFFEY-SMYTH. || **-de Caffey-Smyth.** Hiperostosis cortical del lactante con afectación de sectores más o menos extensos del esqueleto, tumefacciones perceptibles a la palpación o edemas (especialmente faciales) y evolución espontánea hacia la curación. || **-de Camera.** Síndrome de osteopatía lumbociática neurálgica. Osteopatía inflamatoria localizada en la porción inferior de la columna vertebral (lumbar y sacra) con contracción muscular, dolores neurálgicos y radiculares. ‖ **-de Cantrell-Haller-Ravitch.** Síndrome polimalformativo caracterizado por agenesia de la zona esternal asociada a diverticulosis en los ventrículos cardíacos. ‖ **-de Capgras.** Síndrome de no reconocimiento y falsa interpretación e identificación. El paciente no identifica la persona puesta en su presencia, afirmando que es el doble de la otra. ‖ **-de Caplan-Colinet.** Asociación de poliartritis reumatoidea crónica primaria evolutiva y síndrome broncopulmonar de silicosis; propia de los mineros. ‖ **-de Carpenter.** Síndrome caracterizado por acrocefalia y polidactilia (acrocefalopolisindactilia). ‖ **-de Carvalho-Lortat-Jacob.** Síndrome hiatoesofágico: al comer, dolores retroxifoideos, regurgitaciones y vómitos en proyectil. Ausencia de fijación del esófago en el orificio correspondiente del diafragma. ‖ **-de Castaigne.** desus. Cirrosis hipertrófica difusa maligna. ‖ Perinefritis crónica dolorosa. ‖ **-de Castaigne-Sainton.** Síndrome hepatopolineurítico grave de origen alcohólico. ‖ **-de Cattan.** Cirrosis hepatosplenomegálica anascítica con hemorragias o púrpura, disproteinemia y macroglobulinemia. ‖ **-de Ceelen** o **Ceelen Gellerstedt.** Síndrome de hemosiderosis pulmonar idiopática: hemosiderosis pulmonar; induración pulmonar parda esencial. Ataques recidivantes de insuficiencia cardiorrespiratoria aguda: cianosis, disnea, taquicardia, hemoptisis y fiebre moderada. ‖ **-de Cestan-Chenais.** Síndrome hemibulbar hemilateral incompleto, en el que no destacan ni el síndrome cerebeloso ni la parálisis velolaríngea, ambos del mismo lado. Es una suerte de síndrome de Babinski-Nageotte incompleto. ‖ **-de Cestan-Raymond.** Síndrome de la calota protuberancial caracterizado por un síndrome de Foville inferior, con posible parálisis facial periférica, trastornos cerebelosos del lado de la lesión y trastornos sensitivos contralaterales Generalmente es de origen vascular (territorio de la arteria cerebelosa superior) o tumoral. ‖ **-de Chalier-Levrat.** Manifestaciones diversas: febriles, hepatosplenomegálicas, traqueobronquitis asmatiforme, con gran eosinofilia sanguínea. ‖ **-de Chaptal-Jean-Campo-Carli.** desus. Hipotiroidismo por lesión hipotalamohipofisaria, primaria o secundaria a una encefalopatía. ‖ **-de Charcot.** ENFERMEDAD DE CHARCOT. ‖ **-de Charcot-Joffroy.** Paquimeningitis cervical hipertrófica. ‖ **-de Charcot-Marie-Tooth.** ENFERMEDAD DE CHARCOT-MARIE-TOOTH. ‖ **-de Charcot-Weiss-Baker.** Síndrome del seno carotídeo con vértigos o síncopes de corta duración, a veces con detención de la actividad cardíaca o respiratoria. ‖ **-de Charcot-Willebrand.** Agnosia visual y pérdida de la capacidad de revisibilizar las imágenes. Atribuido a una oclusión de parte de la arteria cerebral posterior. ‖ **-de Charlin.** Dolor, iritis, queratitis, rinorrea y nariz sensible en las afecciones oculares de origen nasal. ‖ **-de Chauffard.** Forma del síndrome de Chauffard-Still, observada en el adulto. ‖ **-de Chauffard-Still.** Forma generalizada de artritis reumatoidea de presentación aguda en la infancia, con poliartritis, atrofia muscular, anemia, brotes febriles, hepatosplenomegalia, nódulos subcutáneos y frecuente carditis. ‖ **-de Chediak-Higashi.** Afección hereditaria rara de carácter autosómico recesivo, en la que se observa alteración morfológica de los neutrófilos, monocitos y linfocitos, que contienen gránulos citoplasmáticos gigantes (inclusiones azurófilas). Se acompaña de albinismo, propensión a las infecciones, neutropenia y trombocitopenia. Suele tener evolución letal. ‖ **-de Chiari.** Descenso del bulbo en el seno del conducto cervical, generalmente asociado al síndrome de Arnold. V. SÍNDROME DE ARNOLD-CHIARI. ‖ **-de Chiari-Frommel.** Síndrome endocrino posgravídico (amenorrea, galactorrea). Síntomas parecidos a los del síndrome de Argonz-Del Castillo, pero de origen posgravídico con frecuente atrofia uterina, trastornos psíquicos y ausencia habitual de tumor hipofisario. ‖ **-de Chilaiditi.** Síndrome de interposición subfrénica. Interposición del colon y más raramente de asas de intestino delgado entre el hígado y el diafragma. ‖ **-de Chiray-Albot-Bouvain.** desus. Icteria grave prolongada con cirrosis. ‖ **-de Chiray-Foix-Nicolesco.** Síndrome superior del núcleo rojo (que respeta las fibras del III par situadas más abajo en el seno del mesencéfalo), en la zona irrigada por las ramas diencefálicas o talamoperforantes del pedículo retromamilar de la cerebral posterior, caracterizado por síntomas piramidales, sensitivos, extrapiramidales y cerebelosos contralaterales, con posible miosis homolateral. Puede ser también de origen no vascular. ‖ **-de Christian.** SÍNDROME DE WEBER-CHRISTIAN. ‖ **-de Christian-Schüller.** Diabetes insípida, exoftalmía y depósitos de colesterol en los huesos y tejidos subcutáneos. ‖ **-de Christiansen-Silverstein.** Atrofia muscular distal por lesion cerebral, con síndrome cortical sensitivo. ‖ **-de Citelli.** Atraso mental, aprosexia, somnolencia o insomnio en los pacientes con vegetaciones adenoides o infección de los senos. ‖ **-de Civatte.** Poiquiloderma reticulada, pigmentación de la cara y del cuello, principalmente en mujeres menopáusicas. ‖ **-de Clarke-Hadfield.** Afección pancreática congénita con infantilismo, hepatomegalia, deposiciones grasas abundantes, en niños de talla y peso menores de lo normal. ‖ **-de Claude.** Síndrome inferior del núcleo rojo. Se caracteriza por parálisis del III par de lado de la lesión y un síndrome cerebeloso contralateral. ‖ **-de Claude-Bernard-Horner.** SÍNDROME DE HORNER. ‖ **-de Claude-Gougerot.** Síndrome suprarrenotirogenital de la adolescencia, con delgadez, caída del pelo, atrofia de los órganos genitales, pigmentación e hipotensión. ‖ **-de Claude-Lhermite.** Leucoencefalitis aguda en focos sucesivos. ‖ Síndrome infundibular con diabetes insípida, hipotermia, hipersomnia y trastorno circulatorio. ‖ **-de Clement.** Displasia poliepifisaria, disminución de la amplitud de los movimientos articulares, ensilladura lumbar y aducción de los muslos con retardo de la osificación de los huesos largos. ‖ **-de Clough y Richter.** Variedad de anemia con notable autoaglutinación de los hematíes. ‖ **-de Cockayne.** Enanismo con progeria, atrofia de retina, retardo mental y eritema telangiectásico en la cara. Se transmite de forma autosómica recesiva. ‖ **-de Cockayne-Weber.** V. SÍNDROME DE WEBER-COCKAYNE. ‖ **-de Cogan.** Asociación de queratitis intersticial no sifilítica, vértigos, nistagmo, zumbidos de oído y, habitualmente, sordera total. ‖ **-de Coleman.** Síndrome occipitocervicoscapular postraumático. ‖ Síndrome postraumático consecuencia de lesión combinada de una o varias vértebras cervicales, cráneo y cintura escapular. ‖ **-de Collet.** SÍNDROME DE COLLET-SICARD. ‖ **-de Collet-Bonnet.** Síndrome de Collet con, además, parálisis facial. ‖ **-de Collet-Sicard.** Síndrome cóndilo-rasgado con afectación de los pares craneales IX a XII. ‖ **-de compresión** o **aplastamiento.** Serie de reacciones consecutivas a la compresión prolongada o aplastamiento de miembros o masas musculares en el derrumbamiento de edificios por bombardeo y otros accidentes: tumefacción, enrojecimiento, parálisis y anestesia de la parte aplastada, hematuria, oliguria, descenso de la presión sanguínea. La lesión renal, que afecta principalmente los tubos contorneados, es debida probablemente a los productos de destrucción del músculo, particularmente la mioglobina. El paciente puede morir de anuria y uremia a los siete o nueve días o cura muy lentamente. ‖ **-de Condorelli.** Estasis venosa cefálica que se acentúa con el decúbito, causando trastornos del sueño y de la respiración en los obesos. ‖ **-de Conn.** Hiperaldosteronismo primario. Hipertensión arterial, retención sódica, hipopotasemia, tetania y paresias musculares originadas por adenoma corticosuprarrenal o, más raramente, por hiperplasia suprarrenal bilateral, con hiperproducción de aldosterona. ‖ **-de Cooke-Apert-Gallais.** SÍNDROME DE APERT-GALLAIS. ‖ **-de Coors-McKurick.** Albinismo con afectación oculocerebral. ‖ **-de Cornelia de Lange.** V. SÍNDROME DE LANGE. ‖ -

de Costa-Troisier. Espiroquetosis meníngea pura y anictérica de leptospirosis icterohemorrágica. ‖ **-de Costen.** Grupo de síntomas dolorosos asociados a la destrucción lenta de la articulación temporomandibular por pérdida del soporte molar en la oclusión de las mandíbulas y espasmo doloroso de los músculos masticatorios. ‖ **-de Cotard.** Paranoia con delirio de negación, tendencia al suicidio y trastornos sensoriales. ‖ **-de Courvoisier-Terrier.** Dilatación de la vesícula biliar indolora, ictericia por obstrucción producida por un tumor en la ampolla de Vater. ‖ **-de Creutzfeldt-Jakob.** ENFERMEDAD DE CREUTZFELDT-JAKOB. ‖ **-de Crigler-Najjar.** Ictericia familiar congénita transmitida de forma autosómica recesiva, debida a déficit total del sistema glucuroniltransferasa, que puede provocar un cuadro de quernícetro. ‖ **-de Crocq-Cassirer.** ACROCIANOSIS. ‖ **-de Cronkhite** o **Cronkhite-Canada.** Asociación de pólipos gastrointestinales y defectos ectodérmicos (atrofia de uñas, alopecia, máculas melanóticas en los dedos de la mano, etc.). ‖ **-de Cruchet-Verger.** Formas bajas o periféricas de la neuraxitis epidémica. ‖ **-de Cruveilhier-Baumgarten.** Hipertensión portal con anastomosis portocaval. Anemia, esplenomegalia con o sin cirrosis hepática. Persistencia de la vena umbilical y dilatación de la red venosa abdominal subcutánea. ‖ **-de Cruveilhier-Péan.** Enfermedad gelatinosa del peritoneo. ‖ **-de Cruz-Francés.** Síndrome caracterizado por disostosis con epífisis en cono en las falanges e hipotricosis. Es de herencia dominante. ‖ **-de Cushing.** Adiposis rápida de la cara, cuello y tronco, hirsutismo, estrías cutáneas purpúreas, distrofia sexual, debilidad muscular, hipertensión y policitemia por aumento de la producción endógena (tumores funcionantes de la corteza suprarrenal) o por sobredosificación farmacológica de glucocorticoides. ‖ Ruidos subjetivos con disminución del oído y parálisis de los pares VI y VII, en los tumores del ángulo pontocerebeloso. ‖ **-de Cushing-Neurath.** V. SÍNDROME DE NEURATH. ‖ **-de Cyriax.** Síndrome de la costilla deslizante o del cartílago costal deslizante. Deslizamiento de los extremos anteriores de los cartílagos costales VIII a X de uno y otro lado. Dolor muy vivo, en forma de ataques bruscos, a nivel del cartílago afecto. ‖ **-de Czerny.** ANEMIA DE CZERNY. ‖ **-de Dana-Putman.** SÍNDROME DE LICHTHEIM. ‖ **-de Dandy-Walker.** Atresia del agujero de Magendie y de Luschka. ‖ **-de Danlos.** Distrofia hereditaria del mesénquina transmitida con carácter dominante. Se caracteriza por: hiperlaxitud articular, hiperelasticidad cutánea con fragilidad, lo que origina cicatrices atróficas planas múltiples y seudotumores moluscoides. *Sin.*: Síndrome de Ehlers-Danlos. ‖ **-de Darnaud.** Diabetes lipopletórica (por sobrecarga grasa), opuesta a la diabetes lipoatrófica (síndrome de Lawrence); muy rara. ‖ **-de Darrow-Eliel.** Uremia por alcalosis hipoclorémica y hipopotasémica con trastornos psíquicos y neuromusculares (paresias, mioclonías). ‖ **-de David.** Neuritis óptica edematosa intracanalicular. ‖ **-de Day-Riley.** V. ENFERMEDAD DE BEURMANN. ‖ **-de De Lange.** Síndrome poliformativo caracterizado por hirsutismo, enanismo, oligofrenia, manos y pies pequeños y sinorquidia. *Sin.*: Síndrome de Cornelia de Lange. ‖ **-de De Quervain-Crile.** TIROIDITIS SUBAGUDA. ‖ **-de De Sanctis-Cachione.** Xeroderma, microcefalia, déficit intelectual, enanismo e hipoplasia gonadal. ‖ **-de De Sèze.** Discopatía calcificante o sea calcificación del núcleo pulposo. ‖ Poliartritis crónica reumática. ‖ Síndrome trofostático de la posmenopausia, consistente en relajación musculoligamentaria con hiperlordosis lumbar en mujeres de más de 50 años. ‖ **-de Debré.** Hepatomegalia policórica. ‖ **-de Debré-Fibiger.** Síndrome suprarrenogenital en el período neonatal con hiperplasia cerebroide de las suprarrenales; insuficiencia suprarrenal cortical, con hiperandrogenia y vómitos profusos. Afección congénita muy grave. ‖ **-de Debré-Julien Marie.** Síndrome neurológico febril y epidémico con edemas, parálisis fláccida transitoria sin modificación de los reflejos y líquido cefalorraquídeo normal. ‖ Insuficiencia funcional del lóbulo anterior de la hipófisis con enanismo, hipotrofia genital, retardo de la osificación y dentición, hipotermia, retención hídrica y oliguria. ‖ **-de Debré-Semelaigne.** Cretinismo asociado con mixedema y alteraciones en los músculos esqueléticos (aumento de volumen, rigidez, lentitud en la contracción y relajación), observado en casos de hipotiroidismo. ‖ **-de Dejean.** Síndrome del suelo de la órbita, neuralgias suborbitarias, anestesia del territorio maxilar superior, diplopía y exoftalmía progresiva. Es producido por neoplasias del suelo orbitario por lo cual existen adenopatías simultáneas cervicales, metastásicas y caquexia. ‖ **-de Déjerin-Verger.** SÍNDROME SENSITIVOCORTICAL DE DÉJERINE. ‖ **-de Déjerine.** Síndrome bulbar de origen vascular, que se manifiesta por hemiplejía cruzada y parálisis homolateral de la hemilengua. *Sin.*: Síndrome retroolivar. ‖ Síndrome de las fibras largas del cordón posterior. Se trata de un síndrome cordonal puro, observado en algunos casos de mielosis funicular. Conjunto sintomático seudotabético, con disminución de la sensibilidad profunda, ataxia y ausencia del signo de Argyll Robertson. ‖ SÍNDROME SENSITIVOCORTICAL DE DÉJERINE. ‖ **-de Déjerine-Klumpke.** Asociación de una parálisis radicular inferior del plexo braquial con trastornos oculares y miosis, producida por una lesión en el I par raquídeo dorsal. ‖ **-de Déjerine-Roussy.** Síndrome talámico debido a la lesión del núcleo posteroventral por hemorragia o infarto. Se caracteriza por los siguientes síntomas contralaterales: defecto sensitivo (especialmente de la sensibilidad profunda y epicrítica), algias muy penosas, hemiparesia leve y mano atáxico-distónica. ‖ **-de Déjerine-Sottas-Gombault.** Una de las dos formas de neuritis hipertrófica familiar (seudotabes con nistagmo y amiotrofia generalizada). ‖ **-de Delange.** Hipertrofia muscular difusa de los niños. ‖ **-de Demons-Meigs.** Fibroma ovárico con ascitis e hidrotórax. ‖ **-de Dennie-Marfan.** Afección hereditaria de carácter dominante que cursa con estatura elevada debida a la longitud de las piernas, dolicocefalia e hiperlaxitud ligamentosa. ‖ **-de Denny-Brown.** NEUROPATÍA RADICULAR SENSITIVA HEREDITARIA. ‖ **-de Dent-Harris.** Raquitismo vitaminorresistente con hiperglicinuria. ‖ **-de desconexión interhemisférica.** El debido a interrupciones de las vías callosas o de otros sistemas interhemisféricos. ‖ **-de deshidratación.** Complejo sintomático que resulta de la pérdida de agua y electrólitos. Se caracteriza por sequedad de piel y mucosas, oliguria, hemoconcentración, hiperazoemia, astenia, calambres, hipotensión ocular, enoftalmía y fiebre. ‖ **-de desintegración fonética.** SÍNDROME DE ALAJOUANINE-OMBRÉDANNE-DURAND. ‖ **-de Dève.** Hidatidosis difusa secundaria originada por la rotura de un quiste hidatídico primario (hepático o pulmonar). ‖ **-de Devic-Bussy.** SÍNDROME DE GARDNER. ‖ **-de Di George.** Inmunodeficiencia caracterizada por hipoplasia tímica. Clínicamente cursa con hipoparatiroidismo con tetania neonatal. ‖ **-de Di Guglielmo.** Síndrome mieloproliferativo en el que existe una hiperplasia maligna de los sectores eritropoyéticos y mielopoyéticos de la médula ósea. Se caracteriza por anemia macrocítica, presencia de eritroblastos y mieloblastos en la sangre periférica y hepatoesplenomegalia. Puede tener curso clínico agudo o crónico. *Sin.*: Eritroleucemia, mielosis eritrémica. ‖ **-de Dide-Botcazo.** Síndrome debido a lesiones bilaterales de la arteria cerebral posterior, que presenta trastornos visuales centrales (ceguera cortical), trastornos espaciales y amnesia de memorización. ‖ **-de Dieterlé.** Densificación ósea en los mixematosos. ‖ **-de disfunción placentaria.** Fracaso de algunas de las funciones placentarias, que comporta sufrimiento fetal durante el embarazo y/o el parto. ‖ **-de Doan-Wright.** Panhematopenia esplénica: esplenomegalia, anemia y trombocitopenia. ‖ **-de Doig-Mac-Laughlin.** desus. Afección pulmonar, habitualmente benigna o curable, que afecta a los soldadores de arco eléctrico (miliar de los soldadores de arco). ‖-de **Donath-Landsteiner.** Hemoglobinuria paroxística *a frigore.* ‖-de **Down.** Anomalía congénita por alteraciones cromosómicas (trisomía 21, translocación 15/21, translocación 21/2l) que se caracteriza por deficiencia mental, facies mongoloide, macroglosia, braquicefalia, braquidactilia, surcos palmares y líneas papilares con disposición especial, hipotonía muscular, y tendencia a otras malformaciones (cardíacas, óseas). *Sin.:* Mongolismo, trisomía 21. ‖-de **Dresbach.** desus. Anemia de células falciformes. ‖-de **Dressler.** Síndrome postinfarto de miocardio caracterizado por pericarditis con derrame pleural discreto y afectación pulmonar muda. Se produce a las dos o tres semanas del accidente, sin recidiva del infarto ni infarto pulmonar. ‖-de **Dreyfus.** Síndrome hiperfoliculínico premenstrual con eretismo cardíaco y trastornos nerviosos y psíquicos. ‖ Platispondilia generalizada, caracterizado por presentar vértebras aplanadas, cifoscoliosis, anquilosis vertebral, cuello corto y enanismo relativo. ‖-de **Duane.** SÍNDROME DE STILLING-DUANE. ‖-de **Dubin-Johnson.** Trastorno congénito de los sistemas enzimáticos responsables del transporte de la bilirrubina desde los microsomas hasta el capilar biliar que da lugar a ictericia. A excepción de la prueba de la bromosulftaleína, todas las demás pruebas hepáticas son normales. ‖-de **Dubini.** Síndrome coreico y encefálico actualmente atribuido a encefalitis de Von Economo de forma mioclónica. ‖-de **Dubowitz.** Forma de enanismo asociado a eccema infantil. ‖-de **Dubreuil-Chambardel.** Caries de los incisivos superiores a la edad de 14 a 17 años, seguida, después de un tiempo, de caries de los otros dientes. ‖-de **Duchenne-Erb.** Parálisis de los músculos deltoides, bíceps braquial anterior y supinador largo. ‖ Distrofia muscular progresiva de forma seudohipertrófica. ‖-de **Dudley-Lingenstein.** desus. Síndrome de la neoplasia yeyunal. Síndrome parecido al de la úlcera gastroduodenal con el que se expresa una neoplasia yeyunal. ‖-de **Dupré.** MENINGISMO. ‖-de **Eaton-Lambert.** Cuadro vagamente miasteniforme que afecta principalmente los músculos del tronco y cinturas pelviana y escapular, casi invariablemente asociado a un carcinoma de pulmón. Cursa con hiporreflexia o arreflexia tendinosa y muchas veces con sequedad de boca. El bloqueo neuromuscular ofrece características diferentes al de la miastenia. Responde escasamente a la prostigmina. *Sin.:* Miastenia invertida. ‖-de **Eddowes** o **Eddowes van der Hoeve.** Síndrome familiar, caracterizado por fragilidad ósea y color azul de las escleróticas. ‖-de **Edelmann.** Pigmentaciones grises difusas de la piel, hemorragias petequiales, hiperqueratosis, polineuritis, oftalmoplejía y adelgazamiento hasta la caquexia. ‖-de **Edwards.** Trisomía 18, caracterizado por alteraciones craneales (microcefalia, orejas displásicas), boca pequeña con fisuras labiales y palatinas y micrognatia, manos características con índice y meñique sobre el medio y anular, pies en mecedora. ‖-de **Ehlers-Danlos.** SÍNDROME DE DANLOS. ‖-de **Eisenmenger.** Desplazamiento de la aorta hacia la derecha, defecto del tabique interventricular, hipertrofia del ventrículo derecho y aumento de tamaño del infundíbulo y la arteria pulmonar. ‖-de **Ekbom.** Parestesias agitantes nocturnas de los miembros inferiores «piernas sin reposo». ‖-de **Ellis-Van Creveld.** Displasia hereditaria consistente en nanismo rizomélico con distrofias óseas diversas y anomalías cardiovasculares. ‖-de **Elpenor.** Síndrome de conducta postalcohólica. De *Elpenor,* joven compañero de Ulises que después de una embriaguez presentó una extraña conducta. ‖-de **Elsner.** Hipersecreción gástrica con atonía. ‖-de **Engel.** Variedad de infiltrado lábil del pulmón. ‖-de **Eppinger-Hess.** Trastornos variados que se presentan agrupados como expresión de un síndrome de vagotonía o como un estado de hipersimpaticotonía. ‖-de **Epstein.** SÍNDROME NEFRÍTICO. ‖-de **Erb.** Parálisis espinal espástica pura, esclerosis lateral primaria. Trátase de una paraparesia espasmódica progresiva por degeneración de la vía piramidal. Muy rara. Debe diferenciarse de una forma análoga de origen sifilítico. Generalmente la degeneración del haz piramidal se asocia a la de las motoneuronas periféricas en el seno de la esclerosis lateral amiotrófica. ‖-de **Erb-Golflam.** Conjunto sintomático de la miastenia grave seudoparalítica. ‖-de **Escamilla-Lisser.** Mixedema interno atípico que afecta los órganos internos sin que los pacientes muestren aspecto externo característico. Cardiomegalia, atonía intestinal y vesical, ascitis y anemia. ‖-de **Espíldora-Luque.** Síndrome oftálmico silviano de amaurosis-hemiplejía. Asociación de ceguera de un ojo con hemiplejía temporal del lado opuesto, debida a la oclusión (embolia) de la arteria oftálmica con espasmo de la silviana. ‖-de **Evans.** Asociación de anemia hemolítica autoinmunitaria y púrpura trombocitopénica idiopática. ‖-de **Fabre.** Anemia hipocrómica. ‖-de **Fabry.** Enfermedad familiar que afecta sólo a los varones, por déficit enzimático de la ceramidotrihexosidasa, que determina un trastorno en el metabolismo lipídico. Se manifiesta por angioqueratomas puntiformes diseminados y lesiones viscerales graves (renales, cardíacas, neurológicas, etc.). *Sin.:* Angioqueratoma corporal difuso. ‖-de **Fahr.** Metabolopatía familiar con calcificaciones en los vasos de los núcleos de la base y en el cerebelo, observados en adultos jóvenes. ‖-de **Falconer-Weddell.** Síndrome costoclavicular o de compresión costoclavicular. Síntomas neurovasculares de la extremidad superior, producidos por la compresión de la arteria subclavia y del plexo braquial entre la clavícula y la I costilla. ‖-de **Fallot.** TETRALOGÍA DE FALLOT. ‖-de **Falta.** Síndrome pluriglandular de senilidad precoz. ‖-de **Fanconi.** Pancitopenia hereditaria: anemia aplásica familiar, hemorragias, malformaciones del esqueleto y muerte antes de alcanzar la edad adulta. ‖ SÍNDROME DE TONI-DEBRÉ-FANCONI. ‖-de **Fanconi-Hegglin.** Neumopatía atípica de etiología vírica con infiltrados pulmonares fugaces y erráticos, a veces trastornos hepáticos y reacciones serológicas para la sífilis falsamente positiva. ‖-de **Fanconi-Lignac.** SÍNDROME DE LIGNAC. ‖-de **Favre-Chaix.** Angiodermitis pigmentaria y purpúrica. Pequeños infiltrados hemorrágicos maculosos, purpúricos o equimóticos, asociados a placas pigmentadas y a dermatitis superficial. ‖-de **Favre-Racouchot.** Comedones gigantes, quistes pilosebáceos y grandes pliegues de piel arrugada y amarillenta. Puede ir acompañada de otras degeneraciones solares como cutis romboidal nucal, queratosis actínica y carcinoma. Se observa en aquellas personas que pasan mucho tiempo a la intemperie. *Sin.:* Elastosis nodular. ‖-de **Fazio-Londe.** Parálisis bulbar progresiva descrita en niños y adolescentes y que se manifiesta por parálisis facial, disartria, disfagia, disfonía y signos piramidales, y que lleva a la muerte en algunos años. ‖-de **Feldman.** Liquen plano folicular. Variedad de liquen plano del cuero cabelludo, con destrucción del folículo piloso, alopecia cicatrizal y erupción de pápulas planas o foliculares espinosas; puede afectarse la mucosa oral. Prurito. ‖-de **Felty.** Combinación de artritis crónica deformante, esplenomegalia, linfadenopatía, leucopenia y pigmentación cutánea. ‖-de **Fernet.** desus. Congestión pulmonar. ‖-de **Fernet-Boulland.** desus. Pleuroperitonitis tuberculosa. ‖-de **Fiessinger.** Denominación propuesta por A. Lemaire para el síndrome de autoagresión. ‖-de **Fiessinger-Brodin.** desus. Cirrosis hipertrófica ascítica de origen alcohólico. ‖-de **Fiessinger-Guy Albot.** Cirrosis hepática residual (hipertrófica), con esplenomegalia, sin ascitis ni insuficiencia hepática, debida a una estenosis prolongada del colédoco. ‖-de **Fiessinger-Leroy.** Asociación de trastornos oculares (conjuntivales), uretrales (uretritis aséptica), artropatías múltiples recidivantes y trastornos enterocolíticos, probablemente de origen vírico. ‖-de **Fiessinger-Leroy-Reiter.** SÍNDROME DE FIESSINGER-LEROY. ‖-de **Fiessinger-Merklen.** Cirrosis icteropigmentaria xantomatosa. ‖-de **Fiessin-**

ger-Rendu. Ectodermosis erosiva pluriorificial: inflamación con síndrome febril de todas las mucosas externas, con erupción vesiculosa y erupción cutánea inconstante, variceliforme o purpúrica. || **-de Figuera.** Síndrome familiar osteomiodistrófico con infantilismo y retraso mental. || **-de Fisher.** Asociación de oftalmoplejía, ataxia y arreflexia. Se relacionó con la polirradiculoneuritis de Guillain-Barré. || **-de Fitz.** Cuadro sintomático de la pancreatitis aguda: dolor epigástrico, vómitos, colapso, seguido, dentro de las veinticuatro horas, de tumefacción, circunscrita el epigastrio o timpanismo. || **-de Fitz-Hugh.** Peritonitis perihepática de origen anexítico (gonocócico). || **-de Flatau.** ENFERMEDAD DE REDLICH-FLATAU. || **-de Fleischner.** Síndrome radioclínico pulmonar: zonas de atelectasia pulmonar planas, parcelarias, con imágenes típicas de colapso «dirigido», en bandas estrechas en las bases pulmonares. Son factores predisponentes la atonía diafragmática y la estasis secretoria bronquial. La causa reside en afecciones pulmonares, bronquiales o subdiafragmáticas. || **-de Foerster.** Síndrome de Parkinson que se supone producido por una arteriosclerosis en el estriado. La rigidez es intensa, con oposicionismo, etc., mientras que el temblor es escaso. *Sin.:* Rigidez muscular arteriosclerótica de Foerster. || Parálisis cerebral infantil hipotónica por afectación primordial del cerebelo. *Sin.:* Síndrome hipotónico de Foerster. || SÍNDROME ATÓNICO-ASTÁSICO DE FOERSTER. || **-de Foix.** Síndrome del seno cavernoso, con afectación de los nervios motores oculares y del trigémino (al menos de la rama oftálmica) || **-de Foix-Alajouanine.** Mielitis necrótica progresiva con paraplejía espástica, luego fláccida y amiotrofias. Mielopatía neurótica subaguda. || **-de Foix-Chavany-Lévy.** Síndrome sensitivo cortical con trastornos variables de la sensibilidad con afasia, ceguera verbal y apraxia ideomotriz, hipotonía y amiotrofia. || **-de Foix-Hillemand.** Distrofia crurovesicoglútea. || **-de Forbes-Albright.** Amenorrea y galactorrea por adenoma cromófobo de la hipófisis. || **-de Forestier-Certonciny.** Seudoartritis rizomiélica; periartritis de la cintura escapular. || **-de Forestier-Jaquelin.** Hidrartrosis idiopática intermitente, sintomática de un reumatismo crónico inflamatorio. || **-de Forestier-Rotés.** Panartritis envainante progresiva. Hiperostosis anquilosante de la columna vertebral y de los miembros, con afectación del estado general, febrícula, y, a veces, iritis o iridociclitis. || **-de Foster-Kennedy.** SÍNDROME DE KENNEDY. || **-de Fouquet.** Polisinovitis reumática con hidropesía articular gigante. || **-de Fournier.** Síndrome de hipertensión portal. || **-de Foville.** Parálisis de los movimientos conjugados y laterales de la mirada. Presenta tres variedades: *síndrome de Foville tipo I* o *peduncular,* en el que se produce una parálisis de los movimientos de desviación lateral de la mirada hacia el lado opuesto al de la lesión; *síndrome de Foville tipo II* o *protuberancial superior,* en el que la parálisis de los movimientos de lateralidad es hacia el mismo lado de la lesión, y *síndrome de Foville tipo III* o *protuberancial inferior,* en el que se afecta la zona nuclear del VI par, por lo que la parálisis de la mirada lateral hacia el lado de la lesión se acompaña casi siempre de estrabismo interno. || **-de Fox-Fordyce.** Prurigo papuloso en placas de las regiones pilosas. || **-de Fraga.** desus. Forma de insuficiencia suprarrenal de la malaria. Debilidad muscular, hipotensión y taquicardia en la bipedestación; hipotermia y pigmentación cutánea. || **-de Franceschetti.** Fisura palpebral, hipoplasia de los huesos faciales, macrostomía, paladar ojival, malformaciones del oído externo e interno, fístula auriculobucal, desarrollo anormal del cuello con alargamiento de las mejillas, fisuras faciales accesorias y deformidades esqueléticas. *Sin.:* Disostosis mandibulofacial. || **-de Franck.** Trombopenia esencial manifestada por un síndrome hemorragíparo (tiempo de sangría alargado, coágulo irretractil, signo del brazal negativo). || **-de François-Hallermann-Streiff.** Discefalia con cara de pájaro y anomalías dentarias, enanismo, hipotricosis, atrofia cutánea, microftalmía y catarata congénita. || **-de Frenkel.** Síndrome de contusión ocular. Secuelas menores de los traumatismos del globo ocular: lesiones de la córnea, iris, cristalino, vítreo y fondo, con alteración de los reflejos pupilares y de la agudeza visual. || **-de Freud.** Diplejía cerebral infantil familiar. || **-de Frey.** SÍNDROME AURICULOTEMPORAL. || **-de Friedel-Pick.** Pericarditis constrictiva con perihepatitis constrictora y retráctil. || **-de Friedmann.** Serie cíclica de síntomas debidos a la encefalitis subaguda progresiva de origen traumático. || **-de Friess-Pierrou.** Adenopatías superficiales con bronquitis y eosinofilia sanguínea, de etiología filariásica. || **-de Frimodt-Moeller.** Sinónimo de síndrome de Weingarten. || **-de Froesch-Prader.** Síndrome hipoglucémico debido a la intolerancia a la fructosa. Debe distinguirse de la enfermedad de Silver: fructosuria asintomática de carácter hereditario. || **-de Fröhlich.** SÍNDROME ADIPOSOGENITAL. || **-de Froin.** Combinación de cambios del líquido cefalorraquídeo, caracterizada por color amarillo claro transparente, aumento de las proteínas, coagulación rápida y mayor número de linfocitos, que se observa en la pérdida de comunicación del líquido con los ventrículos cerebrales. || **-de Froment.** Pericarditis tuberculosa de evolución constrictiva subaguda. En los sujetos jóvenes se presenta como una poliserositis en la que se entreveran los signos inflamatorios con los trastornos mecánicos debidos a constricción pericárdica. || **-de Fuchs.** Ectodermosis erosiva, síndrome mucocutáneo agudo con eritema, estomatitis y conjuntivitis seudodifteroide. || Heterocromía del iris (precipitados en la cara posterior de la córnea y catarata capsular). Degeneración unilateral del iris. Distrofia seudoepitelial con degeneración de la córnea. || Síndrome de Barré-Lieou con lesión de la columna cervical. || **-de Furtado-Alvim.** Polimiositis seudomiasténica proximal de las extremidades; forma rara. || **-de G.** SÍNDROME DE OPITZ-FRIAS. || **-de Gaillard.** Dextrocardia por retracción de los pulmones y la pleura hacia la derecha. || **-de Gaisböck.** V. ENFERMEDAD DE GAISBÖCK. || **-de Gallais.** SÍNDROME DE APERT-GALLAIS. || **-de Ganser.** Cuadro psicopatológico caracterizado por amnesia, alucinaciones, respuestas sin sentido y actos absurdos. Se ha observado en los estados crepusculares histéricos y en ciertos esquizofrénicos negativistas. || **-de Garcin.** Parálisis unilateral global de los nervios craneales y lesiones de la base craneal reveladas por la radiografía, en los tumores de la base del cráneo. || **-de Gardner.** Afección hereditaria que asocia poliposis rectocólica y nódulos subcutáneos y óseos de evolución lenta. No maligna. || **-de Gardner-Diamond.** Forma poco común de desorden purpúrico caracterizado por equimosis inflamatorias y dolorosas sin alteraciones vasculares y de coagulación. La púrpura se aprecia en la piel. Se puede acompañar de hemorragia gastrointestinal, hematuria, hemartrosis y lesiones vasculares cerebrales. || **-de Gardner-Planck-Richards.** SÍNDROME DE GARDNER. || **-de Garnier-Reilly.** Icteria infecciosa con recaídas. Forma de leptospirosis icterohemorrágica. || **-de Gasparini.** Parálisis del V y VIII pares craneales del lado de la lesión y trastornos sensitivos en las extremidades del lado opuesto. || **-de Gastou.** Prurigo anestésico en algunos casos de alcoholismo. || **-de Gayet-Wernicke.** Encefalopatía alcohólica. || **-de Gélineau.** Se caracteriza por narcolepsia, cataplejía, sueño disociado o parálisis del sueño y alucinaciones hipnagógicas. Debido a un desajuste funcional, probablemente de base neurobiológica, de los diversos procesos que se integran normalmente en la fase V del sueño o sueño rápido o paradójico. || **-de Gellé.** Hemiplejía alterna con trastornos auditivos del lado de la lesión, hemiparesia y, a veces, parálisis facial del lado opuesto, por lesión protuberancial. || **-de Gerhardt.** Parálisis de las cuerdas vocales, causa de disnea inspiratoria. || **-de Gerlier.** SÍNDROME DE HUNT. || **-de Gerstmann.** Complejo sintomático caracterizado por la asociación de: agnosia de los dedos de las manos, indiferenciación derecha/izquierda, disgrafia y acalculia, debido a lesión de la región parietal posteroinferior del hemisferio izquierdo. Los cuatro síntomas que lo integran no parecen estar ligados entre si, sino derivar de la lesión de una misma región cerebral. Frecuentemente se asocia apraxia constructiva y muchas veces apraxia ideomotora ‖ **-de Geyelin-Bawle-Penfield.** Endarteritis calcificante cerebral. ‖ **-de Gianotti-Crosti.** Aparición súbita de pápulas planas o en cúpula, no pruríticas en la cara, cuello, nalgas, extremidades, palmas y plantas. Dura entre 20 y 40 días; se acompaña de linfadenopatía. Puede asociarse a hepatitis vírica. *Sin.:* Acrodermatitis infantil, dermatitis liquenoide infantil. ‖ **-de Gilbert.** Enfermedad de Gilbert. ‖ **-de Gilbert-Fournier.** desus. Cirrosis difusa hipertrófica de origen alcohólico con perihepatía y sínfisis cardíaca. ‖ Síndrome de hipertensión portal. ‖ **-de Gilbert-Lereboullet.** desus. Cirrosis alcohólica con ictericia y con ascitis o sin ella. ‖ **-de Gilford.** Senilidad precoz y enanismo. ‖ **-de Gjessing.** Esquizofrenia catatónica recurrente. ‖ **-de Gley-Vassali.** Síndrome de hipoparatiroidismo con tetania, bien de origen postoperatorio, bien de etiología médica (infecciones, hemorragias, degeneraciones diversas). ‖ **-de Glotz.** desus. Quiste solitario no parasitario del hígado; entidad crónica de etiología oscura (enfermedad quística, quiste por proliferación adenomatosa del revestimiento del trayecto biliar, etc.). ‖ **-de Goldberg-Maxwell.** Seudohermafroditismo masculino. Aspecto y comportamiento femeninos, órganos genitales rudimentarios (vulva y vagina) o ausencia (vagina, útero). Hipotricosis, testículo ectópico. Enfermedad familiar. ‖ **-de Goldblatt.** Hipertensión arterial experimental por lesiones vasculares provocadas experimentalmente en el riñón. ‖ Hipertensión arterial clínica por lesiones vasculares o anomalías del riñón. ‖ **-de Goldenhar.** Asociación de malformaciones del ojo y de la oreja: dermoide epibulbar, apéndices auriculares, fístula congénita del oído; disostosis mandibulofacial y anomalías vertebrales. *Sin.:* Displasia oculoauriculovertebral. ‖ **-de Goldflam-Erb.** Miastenia grave seudoparalítica. ‖ **-de Golty.** Displasia diseminada de las estructuras ectodérmicas y mesodérmicas, en especial de la piel y del sistema óseo. Se transmite de forma dominante ligada al cromosoma X. ‖ **-de Goodpasture.** Neumonía hemorrágica (hemoptisis, disnea, anemia grave), con glomerulonefritis (hematuria, albuminuria, azoemia); muerte por uremia. ‖ **-de Goorlin.** Carcinomas basocelulares, quistes odontógenos de los maxilares, depresiones varioliformes en las palmas y en las plantas, anormalidades óseas de las costillas, columna vertebral y cráneo. Hereditaria autosómica dominante. *Sin.:* Nevo basocelolar; basalioma nevoide. ‖ **-de Gopalan.** Síndrome de los pies quemantes, dolorosos o eléctricos, caracterizado por sensación de quemazón, prurito, hiperestesia, dolor, elevación de la temperatura cutánea y alteraciones vasomotoras de los pies. Es debido al déficit nutritivo de un factor del grupo vitamínico B. ‖ **-de Gordan-Overstreet.** Síndrome de androgenismo y disgenesia gonadal. Asociación al síndrome de Turner de signos de virilización con hipertrofia del clítoris e hirsutismo. ‖ **-de Gordon-Holmes.** Ataxia bilateral de la mano, ataxia de la mirada y simultagnosia con desorientación espacial bilateral. ‖ **-de Gougerot.** Flebitis nodular crónica. ‖ **-de Gougerot-Blum.** Dermatitis liquenoide purpúrica y pigmentación pruriginosa. ‖ **-de Gougerot-Burnier.** Dermatosis debidas a micodermas. ‖ *Lupus eritematosus tumidus* con lesiones papulonodulares, edematizadas, que preceden al lupus eritematoso clásico. ‖ Tubercúlides papulonodulares, ampollares y purpúricas. ‖ **-de Gougerot-Hailey-Hailey.** Pénfigo crónico benigno, familiar, hereditario y congénito. ‖ **-de Gougerot-Houwers-Sjögren.** Xerodermosteosis; sequedad de la piel y trastornos de calcificación osteoarticular. ‖ **-de Gouley.** Serie de síntomas producidos por la constricción de la arteria pulmonar por adherencias pericardíacas. ‖ **-de Gowers.** Irregularidad del reflejo pupilar a la luz en la tabes. ‖ Síndrome vasovagal. ‖ **-de Gradenigo o de Gradenigo-Lannois.** Parálisis unilateral del IV par, asociada a afectación del trigémino del mismo lado, atribuida habitualmente a petrositis (osteítis de la punta del peñasco) o a tromboflebitis de un pequeño seno venoso. ‖ **-de Graham Little.** Alopecia cicatricial en placas del cuero cabelludo y placas espinofoliculares que afectan el tronco, parte inferior de los brazos, piernas y cuero cabelludo. *Sin.:* Síndrome de Lassueur-Graham Little, liquen espinofolicular decalvante de Graham Little. ‖ **-de Grasset-Rauzier.** Variedad de siringomielia con trastornos vasomotores y de la secreción sudoral. ‖ **-de Greeg.** Grupo de malformaciones diferentes que aparecen en los niños cuyas madres han padecido una rubéola durante el embarazo. ‖ **-de Gregoire.** Apoplejía intestinal con síntomas de infarto, pero sin lesión vascular. ‖ Flebitis azul con arterioespasmo asociado con dolor, edema, abolición de la oscilometría y cianosis. ‖ **-de Greig.** Aumento excesivo de la distancia entre ambas órbitas o globos oculares (hipertelorismo orbital u ocular) generalmente asociado a otras malformaciones congénitas. ‖ **-de Grenet.** desus. Formas digestivas del reumatismo poliarticular agudo. ‖ **-de Grenet-Mézard.** Síndrome tardío de difteria maligna. ‖ **-de Groenblad-Strandberg.** Elastorrexis sistematizada; rotura de las fibras elásticas de los tejidos, hemorragias digestivas o de otros órganos, seudoxantoma elástico y estrías angioides del fondo del ojo. ‖ **-de Grumbach.** Disnea laríngea por parálisis de la dilatación glótica; moderada durante el reposo, muy intensa en el esfuerzo. Es de origen bulbar. ‖ **-de Gruner-Bertolotti.** Parálisis supranuclear de los movimientos conjugados de elevación de los globos oculares sin parálisis de la convergencia y hemiplejía con temblor y alteraciones siringomiélicas de la sensibilidad. ‖ **-de Gubler-Millard.** Hemiplejía alterna; parálisis de los miembros de un lado y de la cara del otro lado en las lesiones unilaterales de la parte inferior del puente de Varolio. ‖ **-de Guérin-Stern.** Síndrome artromiodisplásico congénito: amiopatía y rigideces articulares múltiples. ‖ **-de Guillain-Alajouanine-Mathieu.** Síndrome hipotalámico con trastornos cerebelosos de lado opuesto, hemianopsia homolateral y hemiparesia con trastornos de la sensibilidad profunda. ‖ **-de Guillain-Barré.** Polirradiculoneuritis sin fiebre ni reflejos tendinosos; dolor y debilidad muscular y aumento de proteínas en el líquido cefalorraquídeo, sin aumento de las células, en la meningomielitis sifilítica. ‖ **-de Guillain-Barré-Strohl.** Síndrome de Guillain-Barré. ‖ **-de Guillain-Garcin-Péron.** Hemisíndrome cerebeloso homónimo con trastornos sensitivos del lado opuesto, movimientos coreoatetóticos, síndrome de Bernard-Horner, parálisis del patético y del masetero por obliteración de la arteria cerebelosa superior. ‖ **-de Guillain-Stern.** Síndrome doloroso en el territorio del plexo braquial y parálisis braquial inferior tipo Déjerine-Klumpke, por neoplasia apical pulmonar. ‖ **-de Guillain-Thaon.** Mielitis difusa con signos de parálisis general y de tabes, de origen sifilítico. Asociación de sífilis cerebral con parálisis progresiva o tabes. ‖ **-de Gunn.** Asociación de movimientos del párpado superior con los del maxilar. ‖ **-de Guthrie-Emery.** Tumor corticosuprarrenal con macrogenitosomía e hirsutismo. ‖ **-de Habib.** Xantoma solitario del hueso. ‖ **-de Haglund.** Inflamación dolorosa del talón debida a exostosis de la tuberosidad posterior del calcáneo. ‖ **-de Hailey-Hailey.** Pénfigo crónico benigno. ‖ **-de Hakin-Adams.** Hidrocefalia a baja presión de etiología múltiple, que presenta la tríada trastornos de la marcha peculiares, trastornos psíquicos (alteraciones de la memoria, lentificación psicomotora, etc.) y trastornos de los esfínteres. ‖ **-de Hallermann-Streiff.** Síndrome de Francois-Hallermann-Streiff. ‖ **-de Hallervorden-Spatz.** Degeneración del pálido y la *pars reticularis* de la sustancia negra, que comienza en la infancia por rigidez muscular progresiva, atetosis, trastornos mentales, del lenguaje y afectivos. ||-**de Halsted.** Edemas postoperatorios del miembro superior tras la amplia amputación de la mama. ||-**de Hamburger-Crosnier-Mathé.** Nefritis con hipertonía osmótica del plasma. ||-**de Hamman-Rich.** Fibrosis intersticial difusa de los pulmones. Comienzo brusco con disnea, tos, cianosis y fiebre e insuficiencia cardíaca de aparición precoz. ||-**de Hand-Christian-Schüller.** SÍNDROME DE CHRISTIAN-SCHÜLLER. ||-**de Hanot-Chauffard.** desus. Cirrosis hipertrófica con pigmentación y diabetes sacarina; diabetes bronceada. *Sin.:* Hemocromatosis. ||-**de Hanot-Gilbert.** desus. Cirrosis tipo Laennec, menos grave, pero con hepatomegalia, en los alcohólicos. ||-**de Harada.** ENFERMEDAD DE HARADA. ||-**de Hare.** Combinación del síndrome de Horner con signos de irritación del plexo braquial y de compresión del vértice pulmonar. ||-**de Harkavi.** Localización pulmonar de la periarteritis nudosa de forma asmática, con eosinofilia, a veces pleuritis, pericarditis y trastornos nerviosos asociados. ||-**de Harris.** Síndrome hipoglucémico funcional con hiperinsulinismo orgánico. Tríada constituida por: manifestaciones nerviosas, hipoglucemia y remisión tras inyectar glucosa intravenosa. Se debe a hiperplasia de los islotes de Langerhans o a un adenoma (insulinoma) de éstos. ||-**de Hart.** Asociación de dermopatía congénita semejante a la pelagra, ataxia cerebelosa reversible y aminoaciduria renal constante. Se debe a un defecto congénito del metabolismo del ácido nicotínico. ||-**de Hassin.** Protrusión de la oreja en combinación con el síndrome de Horner en las lesiones del simpático cervical. ||-**de Haven.** Síndrome de compresión neurocirculatoria del escaleno: dolor en la muñeca que se irradia al hombro, palidez de la mano y pérdida del pulso radial. Es debido a la compresión de la subclavia por el escaleno. ||-**de Hayem-Weil.** ICTERICIA HEMOLÍTICA. ||-**de Hayem-Widal.** Anemia hemolítica subaguda. ||-**de Hedblom.** Inflamación del diafragma con reacción dolorosa e inmovilización. ||-**de Heerfordt.** FIEBRE UVEOPAROTÍDEA. ||-**de Hegglin.** V. SÍNDROME DE MAY-HEGGLIN. ||-**de Heidenhain.** Síndrome de degeneración cortical y demencia presenil. Tipo raro de demencia presenil con ceguera cortical, ataxia, disartria y movimientos atetoides. ||-**de Heitz-Boyer.** SÍNDROME ENTERORRENAL. ||-**de Heldblom.** Miositis primitiva del diafragma. ||-**de Helmholtz-Harrington.** Síndrome de disostosis craneosquelética. ||-**de hemiconvulsión-hemiplejía.** Síndrome que consiste en una crisis convulsiva unilateral o un estado de mal convulsivo unilateral de la primera infancia, seguidos de hemiplejía transitoria o permanente. Cuando la epilepsia sigue como secuela produce el síndrome de hemiconvulsión-hemiplejía-epilepsia. ||-**de hemiconvulsión-hemiplejía-epilepsia.** Síndrome descrito por la escuela de Marsella (de H. Gastaut y cols.). Aparece en la infancia como consecuencia de una agresión cerebral (encefalitis, flebitis. etc.) con edema, que determina hemiconvulsiones no jacksonianas y se sigue de una lesión persistente de la región temporal, etc., lo que da lugar a un hemisíndrome permanente (hiperextensibilidad, debilidad motora piramidal) y a epilepsia. ||-**de hemólisis alimentaria de Surinyach.** Hemólisis tras ingestión de habas, almortas e higos chumbos, especialmente en estado fresco, y de frutos maduros. ||-**de Hench-Rosenberg.** Reumatismo palindrómico. Brotes repetidos de artritis con nódulos intradérmicos. ||-**de Hertoghe.** Hipertiroidismo crónico benigno. ||-**de Hertwig-Magendie.** Estrabismo debido a lesiones del cerebelo o del tronco cerebral. ||-**de Herzog.** Estridor percibido por auscultación, crisis de disnea progresiva intensa, disfagia durante la disnea; las crisis disneicas no responden a los broncodilatadores, pero sí a la narcosis. La causa es que la porción membranosa de la tráquea se pega a su porción cartilaginosa durante la espiración, comprobado por broncoscopia. ||-**de Heubner-Schilder.** Variedad de leucoencefalitis (parálisis espástica, sordera, ceguera, déficit intelectual). Forma de la enfermedad de Schilder. ||-**de Heyd.** Síndrome hepatorrenal postoperatorio caracterizado por ictericia, hipertimia, oliguria, irritabilidad cerebral, coma y muerte. ||-**de HHE.** Síndrome hemiconvulsión-hemiplejía-epilepsia. ||-**de Hierton-Lindberg.** Síndrome anatomoclínico de obliteración de la arteria poplítea sin lesión de la íntima o media y únicamente con degeneración quística de la adventicia que produce abombamiento hacia la luz del vaso. Se cree que es de origen microtraumático. ||-**de Hilger.** Carotidinia: crisis dolorosas con distensión de la carótida y edema. ||-**de hipertensión endocraneana.** Síndrome de variada etiología (tumor cerebral, edema cerebral, bloqueo de la circulación del líquido cefalorraquídeo. etc.) que se caracteriza por cefalea, vértigo, vómitos, edema de papila, hidrocefalia, convulsiones, parálisis del VI par, bradicardia, hipertensión arterial y ritmo de Cheyne-Stokes. ||-**de hipotensión supina.** Hipotensión brusca observada durante el embarazo o el parto provocada por la compresión de la vena cava por el útero gestante. ||-**de Hippel-Lindau.** Hemangiomas cutáneos asociadas a hemangiomas en la retina, cerebelo y médula espinal. Se presentan otras anomalías, como enfermedad poliquística renal e hipernefromas. ||-**de Hoffmann.** Síndrome distrófico mixedemamiotónico. Asociación, en el adulto, de mixedema y una miopatía que se manifiesta por fatiga muscular, debilidad, hipertrofia y lentitud de la contracción y de la relajación; si hay cretinismo el síndrome se denomina de Debré-Semelaigne. ||-**de Hoffmann-Werdnig.** Atrofia muscular espinal, hereditaria precoz, caracterizada por hipotonía, parálisis, contractura y atrofia. ||-**de Holmes.** Síndrome de percepción espacial desordenada. Debido a lesiones bilaterales occipitoparietales, se manifiesta por ataxia bilateral de la mano, ataxia de la mirada, desorientación espacial bilateral, etc. ||-**de Holmes-Adie.** SÍNDROME DE ADIE. ||-**de Holt-Oram.** Malformaciones esqueléticas y comunicación auricular ||-**de Holtermüller-Wiedemans.** Deformación del cráneo en «hoja del trébol», hidrocefalia, malformaciones del macizo facial y del maxilar. ||-**de Homén.** Conjunto de síntomas debidos a una lesión del núcleo lenticular: vértigo, marcha vacilante, memoria defectuosa, demencia progresiva y rigidez, especialmente de las piernas, que origina una marcha característica. ||-**de Horner.** Miosis, ptosis, palpebral, enoftalmía y anhidrosis, producidas por parálisis del simpático cervical. ||-**de Hornibrook-Nelson.** Forma pulmonar de la enfermedad de Derrick (fiebre Q). ||-**de Horniker.** Retinopatía central angiospástica. ||-**de Horton.** Cefalalgia histamínica unilateral. *Sin.:* Cefalea en cúmulos. ||-**de House-Carrey.** Intoxicación por abuso de vasoconstrictores a base de efedrina o de naftazolina sobre la mucosa olfatoria: bradicardia y bradipnea. ||-**de Houssay.** Síndrome de remisión espontánea de la diabetes debido a una afección condicionante de insuficiencia hipofisaria. Evolución espontánea rápida hacia la muerte en pocos meses, por insuficiencia hipofisaria. ||-**de Huet.** Síndrome hepatoovárico debido a hiperfoliculinismo con reacción vesicular en el período premenstrual. ||-**de Hughling-Jackson.** SÍNDROME DE JACKSON. ||-**de Hunt.** V. SÍNDROME DE RAMSAY-HUNT. ||-**de Hunter.** Síndrome debido a trastorno hereditario en el metabolismo de los mucopolisacáridos, parecido al síndrome de Hurler. Se diferencia de éste por evolución más benigna, ausencia de cifosis y opacidades corneanas y por heredarse de forma recesiva ligada al cromosoma X. *Sin.:* Mucopolisacaridosis II. ||-**de Hurler.** Trastorno metabólico de los mucopolisacáridos que provoca diversas deformaciones, por lo que ha recibido el nombre de gargolismo. Presenta facies características con frente prominente, dorso nasal deprimido, hipertelorismo, macroglosia y dientes espaciados, escafocefalia, enanismo, cifosis, mano ancha y corta y dedos cortos, sordera, retraso mental importante, malformaciones cardíacas y hepatosplenomegalia. Se hereda en forma autosómica recesiva y es debido a la deficiencia de la enzima α-L-iduronidasa. *Sin.:* Mucopolisacaridosis I, gargolismo, lipocondrodistrofia. ||-**de Hutchinson.** Tríada de Hutchinson. ||-**de Hutchinson-Gilford.** Vejez prematura, incapacidad de crecimiento normal a partir del primer año de vida. Se caracteriza por gran cabeza, calvicie y falta de cejas. La piel se halla arrugada, hiperpigmentada y atrófica. La mayoría de los pacientes no tienen grasa subcutánea. La arteriosclerosis, los ataques de angor y la hemiplejía producen la muerte a temprana edad. ||-**de Hutinel-Tixier.** Insuficiencia suprarrenal aguda en la escarlatina. ||-**de inmunodeficiencia.** Cortejo sintomático que acompaña los procesos morbosos que cursan con defectos en los mecanismos inmunitarios naturales. Las manifestaciones clínicas características son las infecciones de repetición, generalmente causadas por gérmenes oportunistas, y el desarrollo frecuente de procesos neoplásicos, especialmente de naturaleza hematológica. ||-**de inmunodeficiencia adquirida.** Síndrome causado por el virus VIH (HTLV-III/LAV), que provoca una inmunodeficiencia celular que se manifiesta por el desarrollo de diversas infecciones oportunistas y neoplasias de curso agresivo, especialmente el sarcoma de Kaposi. Observado al principio en varones homosexuales residentes en EE.UU., se ha detectado luego en otros grupos de pacientes como drogadictos por vía parenteral, residentes haitianos en EE.UU., hemofílicos tratados con factor VIII liofilizado, etc. En los estudios realizados destaca la disminución de los linfocitos T colaboradores y un aumento de las gammaglobulinas. ||-**de insuficiencia placentaria.** Alteración de la funcionalidad placentaria total o parcial (función respiratoria, función nutritiva, función endocrina, etc.), que puede producirse con carácter crónico (durante la gestación) o agudo (generalmente durante el parto). Tiene un sustrato histológico no siempre bien definido y su etiología es múltiple. ||-**de insuficiencia respiratoria idiopática.** Enfermedad de la membrana hialina. ||-**de Isaacs.** Se caracteriza por contractura continua de casi toda la musculatura esquelética, fasciculaciones musculares y retardo en la relajación muscular. *Sin.:* Neuromiotonía. ||-**de Ivemarck.** Polidistrofia consistente en malformación esplénica asociada a cardiopatía compleja o inversión de las vísceras torácicas y abdominales. ||-**de Jackson.** Parálisis del paladar blando, laringe y una mitad de la lengua junto con parálisis de los músculos trapecio y esternocleidomastoideo debido a lesiones tronculares periféricas o a lesiones bulbares difusas. ||-**de Jacod.** Neuralgia del trigémino con oftalmoplejía o amaurosis unilateral. || Síndrome de la encrucijada petrosfenoidal, que comporta afectación de los pares craneales II, III, IV, V y VI, asociada a sordera y habitualmente a cefalea temporal profunda, debido habitualmente a la propagación intracraneana de los sarcomas de la trompa de Eustaquio. ||-**de Jacquet.** Hipotricosis del cuero cabelludo, forma atenuada de deficiencia ectodérmica congénita, que puede ir asociada a otras alteraciones tegumentarias, como la ausencia congénita de uñas y anormalidades dentarias. ||-**de Jadassohn-Dösseker.** Mixedema tuberoso con signos de hipotiroidismo y nódulos en el cuero cabelludo y en los miembros. ||-**de Jadassohn-Lewandowsky.** Queratodermia con localizaciones diseminadas. ||-**de Jahnke.** Síndrome de Sturge-Weber con angioma coroideo complicado secundariamente de glaucoma. ||-**de Janet.** Quilotórax de origen congénito. ||-**de Janeway-Mosenthal.** Síndrome agudo febril paroxismal, multirrecidivante, otrora denominado «peritonitis periódica» y actualmente «enfermedad periódica». ||-**de Jano.** Aspecto radiológico opuesto de ambos campos pulmonares: uno hiperdiáfano, transparente, y el otro de opacidad normal, con sombras vasculares acentuadas. Se observa en cardiopatías congénitas con estenosis de la arteria pulmonar. ||-**de Jefferson.** Síndrome de la parte posterior del seno cavernoso (obstrucción por aneurisma de la carótida con parálisis por compresión de los pares V y VI y lagrimeo). ||-**de Jersild.** Elefancía genitoanorrectal consecutiva a una linfadenitis regional. ||-**de Jiménez Díaz o de estasis cefálica intermitente.** Cianosis, protrusión ocular, mareos, acúfenos, vértigos y sensación de muerte próxima debido a un trastorno de la circulación venosa de retorno. ||-**de Job.** Eccema y abscesos estafilocócicos recurrentes por defecto de la quimiotaxis leucocitaria. ||-**de Johnson.** Síndrome de adherencia del recto lateral; seudoparálisis del recto lateral por adherencia del músculo recto lateral al oblicuo menor del globo ocular, que simula una parálisis del recto inferior, de origen congénito. ||-**de Jolliffe.** Síndrome de deficiencia de ácido nicotínico, encefalopatía por deficiencia de ácido nicotínico. Se caracteriza por obnubilación de la conciencia, rigidez en rueda dentada de las extremidades y liberación incontrolada de los reflejos de prensión y succión. Puede asociarse a signos de pelagra. ||-**de Joseph-Diamond-Blackfan.** Anemia aplásica, también llamada eritrogénesis imperfecta, caracterizada por afectación exclusiva de la serie roja con detención de la maduración en fase de eritroblasto. ||-**de Josué.** desus. Trastornos renales consecutivos a la insuficiencia del miocardio. ||-**de Juhel-Renoy.** Necrosis cortical bilateral del riñón, con anuria y lumbalgias, de evolución aciaga. Se observa en el embarazo complicando la eclampsia o a hemorragias retroplacentarias y en el choque traumático y en los quemados. ||-**de Jüngling.** Forma de la enfermedad de Besnier-Boeck-Schaumann, caracterizada por localización ósea aislada de los sarcoides. ||-**de Kartagener.** Sinusitis, bronquiectasia y transposición de vísceras, transmitido de forma autonómica recesiva. ||-**de Kassabach-Merritt.** Hemangiomas gigantes con trombocitopenia. ||-**de Kast.** Hemangiomas múltiples asociados con condromas. ||-**de Katayama.** Respuesta alérgica a la infección por *Schistosoma mansoni.* ||-**de Kearns-Sayre.** Miopatía en la cual se han observado alteraciones en las mitocondrias de los músculos esqueléticos y oculares, y que presenta oftalmoplejía, retinitis pigmentaria, hipoplasia de los músculos esqueléticos, baja estatura, bloqueos cardíacos y aumento de las proteínas en el líquido cefalorraquídeo ||-**de Kelly-Patterson.** Estenosis alta del esófago asociada a anemia hipocroma, con riesgo de cancerificación. ||-**de Kennedy.** Neuritis óptica retrobulbar, escotoma central con atrofia óptica del lado de la lesión y edema de la papila en el lado opuesto, de los tumores del lóbulo frontal del cerebro. ||-**de Kiloh-Nevin.** Oftalmoplejía extrínseca progresiva por distrofia muscular. ||-**de Kimmelstiel-Wilson.** Glomerulocirosis intercapilar con nefrosis, diabetes y albuminuria ||-**de Kjellberg-Waldenström.** Síndrome de Plummer-Vinson. ||-**de Klauder.** Ectodermosis erosiva pluriorificial ||-**de Kleine-Levin.** Somnolencia periódica y bulimia, con episodios de sueño irresistible y prolongado e intervalos en que el sujeto está despierto, pero confuso, y suele comer con extrema voracidad. Ello ocurre en fases que se prolongan días y semanas, con intervalos de normalidad. Suele ocurrir en varones jóvenes. Se atribuye a una disfunción frontohipotalámica imprecisa ||-**de Klemperer.** desus. Diabetes renal. ||-**de Klinefelter.** Hipogonadismo masculino por esclerohialinosis testicular con atrofia y azoospermia, ginecomastia y tasa elevada de gonadotropinas. Cariotipo XXY y otras variedades con exceso de cromosoma X. ||-**de Klinefelter-Reifenstein-Albright.** Síndrome de Klinefelter. ||-**de Klippel-Feil.** Cortedad manifiesta del cuello, limitación de los movimientos propios de la cabeza por ausencia o malformación de las vértebras cervicales. ||-**de Klippel-Trénaunay.** Síndrome de Parker-Weber. ||-**de Klüver-Bucy.** Descrito por estos autores en monos que han sufrido extirpación bilateral de las estructuras temporolímbicas y se caracteriza por: ceguera psíquica, tendencia a la aprehensión bucal de los objetos, modificaciones emocionales (ausencia de reacciones de temor), exacerbación de la actividad sexual y bulimia. En el hombre se observa también de forma más o menos completa y se agrega pérdida de la memoria ‖ **-de Koehlmeier-Degos.** Enfermedad de Degos; papulosis atrofiante maligna. ‖ **-de Koenig.** Estreñimiento crónico interrumpido por crisis suboclusivas recidivantes y progresivas de dolor abdominal cólico, hiperperistaltismo intestinal y ruidos hidroaéreos, terminados por despeño diarreico; denota un proceso patológico cecal o colónico progresivo de la luz intestinal, como carcinoma o tuberculoma. ‖ **-de Koerber-Salus-Elschnig.** Debido a lesión de la sustancia gris periacueductal, se manifiesta por nistagmo, parálisis de la convergencia, parálisis de la musculatura ocular, retracción patológica de los párpados y mioclono ocular. Sin.: Síndrome neuroftalmológico del acueducto de Silvio. ‖ **-de Kojevnikov.** Epilepsia parcial continua caracterizada por crisis epilépticas somatomotoras con marcha jacksoniana; en los intervalos de las crisis se presentan mioclonías localizadas. ‖ **-de König.** SÍNDROME DE KOENIG. ‖ **-de Kornohau.** Síntomas hemiparésicos homolaterales de una lesión cerebral (hematoma, tumor, absceso). ‖ **-de Korsakov.** PSICOSIS DE KORSAKOV. ‖ **-de Krabbe.** Síndrome producido por las neoplasias de la celda hipofisaria, sean pinealomas o no. ‖ Hipotonía muscular congénita benigna. ‖ **-de Kraupa-Posner-Schlossman.** Glaucoma cíclico con crisis hipertensivas oculares recidivantes, unilaterales, con descemetitis. ‖ **-de Krause.** Displasia encefalooftálmica congénita. Asociación de alteraciones congénitas encefálicas: hiperplasia, hipoplasia, agenesia y heterotopías cerebral y cerebelosa con microcefalia e hidrocefalia, ceguera, ptosis, enoftalmos, estrabismo, glaucoma, cataratas, sinequias, atrofia de la retina, etc. ‖ **-de Krauss.** HIPERSUPRARRENALISMO. ‖ **-de Krishaber.** desus.Neuropatía cerebrocardíaca. ‖ **-de Kristiansen.** Complejo sintomático lentamente progresivo, caracterizado por diplopía, convulsiones epileptiformes, al principio unilaterales, que luego se generalizan, alteraciones afectivas y de la conducta, y que acaba por la aparición de síntomas bulbares, en las lesiones del eje cerebral. ‖ **-de Kugelberg-Welander.** Grupo de atrofias musculares mielopáticas de lenta evolución, generalmente de predominio proximal, con carácter familiar y de diferentes formas de herencia. ‖ **-de Kümmell-Verneuil.** Espondilitis traumática. ‖ **-de Kurt-Mendel.** Diabetes insípida con parálisis del patético. ‖ **-de Kuru.** V. KURU. ‖ **-de Kussmaul.** COMA DIABÉTICO. ‖ **-de Kussmaul-Griesinger.** V. COMA DIABÉTICO. ‖ **-de KZ.** Síndrome de los campos de concentración observado en Alemania, durante la II Guerra Mundial, caracterizado por fatiga, debilidad, pérdida de peso, inadaptación social y trastornos psíquicos, así como disminución de la resistencia a las infecciones. Después de la readaptación, persiste una limitación en la capacidad de trabajo. ‖ **-de la cola de caballo.** Afectación sensitivomotora de LIII a SV, que produce parálisis fláccida del pie, pierna, región posterior del muslo y nalgas. Hay abolición de los reflejos aquíleo, peroneofemoral posterior y cutaneoplantar, anestesia superficial y profunda en la región, dolores de tipo radicular, retención urinaria, constipación intestinal, impotencia y anestesia genital. ‖ **-de la costilla cervical.** Crisis de espasmo vascular en el miembro superior y algias en la espalda con irradiación cervical. V. COSTILLA CERVICAL. ‖ **-de la evacuación gástrica rápida.** SÍNDROME DEL DUMPING. ‖ **-de la piel escaldada.** Necrólisis epidérmica tóxica. ‖ **-de Labbé.** Síndrome parabasedowiano con hipersimpaticotonía, trastornos vasomotores y psíquicos, sin hipertiroidia. ‖ **-de Labbé-Tinel-Doumer.** Manifestación clínica del feocromocitoma: hipertensión arterial paroxismal que luego se hace permanente, con nefritis crónica secundaria. ‖ **-de Laennec-Gendrin.** desus. Manifestación clínica de infarto pulmonar hemoptoico debido a embolia pulmonar. ‖ **-de Lagèze.** desus. Manifestación clínica de la celulitis: exudado vascular de origen histológicamente no inflamatorio, atribuido a fenómenos alérgicos. ‖ **-de Lambling-Conte.** desus. Síndrome carencial de los gastrectomizados. ‖ **-de Lance-Adams.** Mioclonías de intención y de acción consecutivas a sufrimiento anóxico del encéfalo. Parece derivar de un defecto en el sistema neurotransmisor serotoninérgico. ‖ **-de Landouzy-Déjerine.** Forma facioscapulohumeral de distrofia muscular progresiva, cuya edad de presentación más común es hacia la adolescencia y cuya progresión es lenta. De herencia generalmente autosómica dominante. ‖ **-de Landry.** Parálisis ascendente aguda. ‖ **-de Landsteiner-Fanconi-Andersen.** Fibrosis quística del páncreas. ‖ **-de Langeron.** Síndrome adiposogenital. ‖ **-de Lannois-Bernoud.** SÍNDROME DE STURGE-WEBER. ‖ **-de Lannois-Gradenigo.** V. SÍNDROME DE GRADENIGO. ‖ **-de Lartigue.** Hidrocución o muerte súbita que se produce en los sumergidos por síncope originado por un reflejo vasomotor. ‖ **-de las lágrimas de cocodrilo de Kaminski.** Aparición de lagrimeo por excitaciones gustativas en el lado de la parálisis, en el curso de la regeneración de las fibras parasimpáticas del facial, después de su parálisis. ‖ **-de las piernas inquietas.** Parestesias en los miembros inferiores que obliga al sujeto a mover las piernas, especialmente en la posición sentada. Es debido a una labilidad vasomotora. ‖ **-de Lasègue.** Imposibilidad, en el histerismo, de ejecutar ningún movimiento del miembro anestesiado sin auxilio de la vista. ‖ **-de Lassueur-Graham Little.** SÍNDROME DE GRAHAM LITTLE. ‖ **-de Laubry-Soulie-Heim de Balzac.** Síndrome frenopericárdico en las coronaritis: elevación del hemidiafragma izquierdo e irritación del frénico. ‖ **-de Laubry-Walser.** Insuficiencia miocárdica funcional sin lesiones comprobables. ‖ **-de Launois.** GIGANTISMO. ‖ **-de Laurence-Bardet.** SÍNDROME DE LAURENCE-MOON-BIEDL. ‖ **-de Laurence-Cleret.** Síndrome adiposogenital. ‖ **-de Laurence-Moon-Biedl.** Síndrome que asocia retinopatía pigmentaria, oligofrenia, obesidad, hipogonadismo y polidactilia. De transmisión autosómica recesiva. ‖ **-de Laurence-Moon-Biedl-Bardet.** SÍNDROME DE LAURENCE-MOON-BIEDL. ‖ **-de Lawford.** Angiomatosis oculocutánea con cianosis tardío, sin trastornos neurológicos. ‖ **-de Lawrence.** Diabetes lipoatrófica, opuesta al síndrome de Darnaud o diabetes lipopletórica. ‖ **-de Lawson.** Manifestación de disfunción tiroidea: acortamiento del tiempo que transcurre entre la percusión del tendón de Aquiles y la contracción muscular en el hipertiroidismo y constante alargamiento en la insuficiencia tiroidea. Se mide por el registro reflexográfico o fotomotograma. ‖ **-de Layani.** Reumatismo xantomatoso: forma excepcional de reumatismo crónico progresivo inflamatorio. ‖ **-de Lazorthes.** Síndrome auriculotemporal, con eritema y sudoración en el territorio de inervación cutáneo de esta rama del nervio maxilar inferior (rama del trigémino), fenómenos que aparecen cuando se ingieren alimentos de sabor fuerte. Se presenta en lesiones nerviosas traumáticas o secundarias a parotiditis y se atribuye a error de inervación de las fibras secretoras que se dirigían a glándulas salivales y se dirigen ahora a glándulas sudoríparas. ‖ **-de Le Doux.** Asociación de fibrosis pulmonar disneizante progresiva y enfermedad de Dupuytren. Evolución grave; puede considerarse como una colagenosis. ‖ **-de Leitner.** Asociación de eosinofilia pulmonar con tuberculosis. ‖ **-de Lelong-Joseph.** Anemia brusca y pasajera que aparece en los recién nacidos entre el quinto y vigésimo día, probablemente debida a incompatibilidad rhesus fetomaterna. ‖ **-de Lemierre-Marquézy.** Nefritis aguda uremígena que se presenta en el curso de las neumocociemias graves. ‖ **-de Lenègre-De Bruix.** Coronaritis reumática, una de las formas graves de reumatismo cardíaco que provoca infartos anatómicos. ‖ **-de Lennox-Gastaut.** Encefalopatía de causa desconocida, que aparece en niños y raramente en adolescentes y caracterizada por la frecuente asociación de: crisis epilépticas tónicas, atónicas o ausencias atípicas, retraso mental, descargas intercríticas difusas de punta y onda lentas en el electroencefalograma. ||-de **Lenoble-Aubineau.** Síndrome nistagmo-mioclonía. Nistagmo congénito, fasciculaciones musculares, temblores, trastornos vasomotores y exaltación de los reflejos. Es de carácter familiar y hereditario. ||-de **Lépine-Froin.** SÍNDROME DE FROIN. ||-de **Leredde.** Disnea intensa de esfuerzo de la niñez, con enfisema avanzado y ataques de bronquitis aguda febril; secuela remota de sífilis hereditaria. ||-de **Léri.** Paresia atrófica de las extremidades sin síndrome piramidal ni dolores, pero con trastornos objetivos de la sensibilidad profunda, generalmente de origen sifilítico. ||-de **Leriche.** Trastornos debidos a obliteración de la bifurcación aórtica por trombosis crónica aortoilíaca con criostesia, fatiga a la marcha, amiotrofia, impotencia genital y gangrena de los miembros inferiores. ||-de **Lermoyez.** Ataque de vértigo que aparece después de un aumento de sordera y mejoría de la audición después del ataque. ||-de **Lesch-Nyhan.** Afección hereditaria de carácter recesivo ligado al cromosoma X, caracterizada por retraso mental, coreoatetosis, tendencia compulsiva a las automutilaciones (labios, dedos) e hiperuricemia. Existe alteración del metabolismo de la purina por déficit de la enzima hipoxantinoguanina-fosforribosiltransferasa ||-de **Leschke.** Debilidad general, hiperglucemia y manchas parduscas de la piel. ||-de **Lévi.** Hipertiroidismo paroxismal. ||-de **Lévy-Roussy.** Atrofia muscular peroneal con escoliosis y ataxia cerebelosa. ||-de **Lewis.** Síndrome de esfuerzo; astenia neurocirculatoria en soldados. ||-de **Lewis-Gallavardin.** Síndrome de arritmia cardíaca con taquicardia paroxismal ventricular, de pronóstico grave, que se diagnostica por electrocardiografía. ||-de **Leyton-Torn-Bull-Bratton.** Macrogenitosomía con tumor primitivo del timo. ||-de **Lhermitte.** Síndrome de oftalmoplejía internuclear anterior; síndrome del fascículo longitudinal medio, con parálisis ocular, nistagmo y parálisis de los aductores cuando se intenta la desviación lateral de los ojos debido a una lesión del fascículo longitudinal posterior. || Hemianososomatognosia izquierda por lesión parietal derecha. ||-de **Lhermitte y McAlpine.** Combinación de síntomas debidos a lesiones piramidales y extrapiramidales, como los que se observan en las parálisis seudobulbar, por una parte, y la parálisis agitante, por otra. ||-de **Lhermitte-Trelles.** Síndrome de la arteria cerebelosa superior limitado a la calota; la misma manifestación clínica del síndrome de Guillain-Garcin-Péron, pero sin el hemisíndrome cerebeloso. ||-de **Lhermitte-van Bogaert.** Alucinosis por patología de la calota peduncular. ||-de **Lian.** desus. Hernia hiatal asociada a trombosis venosas. ||-de **Lian-Pollet.** Crisis anginosa de forma cardiogástrica durante el infarto de miocardio. ||-de **Lian-Puech.** Angor coronario febril agudo. ||-de **Lian-Siguier.** Lupoeritematovisceritis maligna. ||-de **Libman-Sacks.** Fiebre persistente de tipo séptico, anemia progresiva y erupciones cutáneas eritematosas y purpúricas en personas jóvenes. ||-de **Lichtheim.** Degeneración combinada subaguda de la médula espinal o mielosis funicular. ||-de **Liddle.** Hipocaliemia por nefropatía tubular familiar. ||-de **Lightwood.** Forma leve de hipercalcemia idiopática, caracterizada clínicamente por anorexia, polidipsia y poliuria, tendencia a la deshidratación y fiebre. Evoluciona favorablemente suprimiendo la administración de Ca y vitamina D. ||-de **Lignac** o **de Lignac-Fanconi.** Defecto tubular en la resorción proximal de aminoácidos, glucosa y fosfatos, transmitida en forma recesiva. Comienza en la lactancia y conduce a la muerte en menos de 3 años. Presenta cistinosis, depósitos de cistina en el sistema reticuloendotelial, raquitismo grave e insuficiencia renal. ||-de **Lindeau.** Presencia de una masa quística angiomatosa en una retina y en el cerebelo o IV ventrículo. ||-de **Lloyd.** Adenomatosis pluriendocrina (adenomas múltiples en la hipófisis, paratiroides, islotes endocrinos del páncreas y, a veces, bronquiales). ||-de **loculación.** SÍNDROME DE FROIN. ||-de **Loeffler.** Aparición de una sombra radiológica pulmonar de evolución rápida, signos de irritación pasajera de las vías biliares y eosinofilia sanguínea pronunciada (ascaridiasis). ||-de **Loeper-Baumann.** Síndrome caracterizado por liastenia con hipotensión arterial y atonía gastrointestinal. ||-de **Loeper-Mathieu-Marre.** Ángor coronario de origen cólico. ||-de **Loewe** o **Löwe.** Síndrome descrito en 1952, llamado también síndrome oculocerebrorrenal, ya que las alteraciones fundamentales son: retraso mental acentuado, glaucoma, cataratas y signos de alteración tubular, con aminoaciduria. De transmisión recesiva ligada al cromosoma X. ||-de **Löfgren.** Asociación de adenopatías mediastínicas y eritema nudoso, de etiología no tuberculosa, tal vez vírica o alérgica. ||-de **Looser-Debray-Milkman.** Aspecto radiológico observado en las grandes osteomalacias; aclaramiento lineal de 12 mm de anchura que interrumpe la imagen opaca del hueso. ||-de **Lorain.** SÍNDROME DE LORAIN-LÉVI. ||-de **Lorain-Lévi.** Enanismo hipofisario con infantilismo. ||-de **Louis-Bar.** Ataxia progresiva familiar y telangiectasias oculares, asociado con disminución de las defensas inmunitarias. ||-de **Lown-Ganong-Levine.** Variedad de síndrome de Wolff-Parkinson-White en la que no se observa ensanchamiento del QRS. ||-de **Lubarsch-Pick.** Amiloidosis atípica asociada con engrosamiento difuso de la lengua, esclerodermia y complicación de los músculos esqueléticos. ||-de **Luetscher.** desus. Síndrome de hipernatremia; síndrome de hiperosmolaridad caracterizado por hipernatremia, hipercloremia, hiperosmolaridad extracelular e intensa deshidratación celular. Los síntomas son sequedad de la piel, taquipnea, torpor o estupor, hipertermia y, ocasionalmente, irritabilidad muscular. ||-de **Lust-Nelis.** Toxicosis aguda del lactante. ||-de **Lutenbacher.** Estenosis mitral con defecto del tabique interauricular. ||-de **Lyell.** Dermatitis ampollar aguda con despegamiento masivo de la epidermis y trastornos generales muy graves. Frecuentemente de origen causado por estafilococos o estreptococos. *Sin.:* Necrólisis epidérmica tóxica. ||-de **Mac Ardle** o **Mac Ardle-Schmid-Pearson.** Glucogenosis tipo V. V. GLUCOGENOSIS. ||-de **Mac Mahon-Tanhauser.** Colangiolitis con pericolangitis; variedad de cirrosis biliar por colestasis intrahepática crónica, con xantomatosis e hiperlipemia. ||-de **Mac Menemey-Nevin.** Variante de la enfermedad de Creutzfeld-Jakob, con espongiosis cortical. ||-de **Mach.** Síndrome de hiperaldosteronismo primario, variante del síndrome de Conn que, junto a los síntomas de éste, se caracteriza clínicamente por la presencia de edemas. ||-de **Mackenzie.** Parálisis asociada de la lengua, velo del paladar y cuerdas vocales del mismo lado. ||-de **Maddock.** Insuficiencia hipofisaria parcial; deficiencia de córtico y gonadotropinas, con secreción tirotrópica normal. ||-de **Mafucci.** Asociación de discondroplasia con angiomatosis subcutánea (y más raramente visceral). Cuando a ello se añaden trastornos de la pigmentación cutánea (nevos, vitíligo) se denomina síndrome de Kast. ||-de **Magitot.** Osteoperiostitis alveolodentaria. ||-de **Magrassi-Leonardi.** Síndrome febril de aspecto tifoideo con imágenes radiológicas pulmonares fugaces y pequeño derrame pleural. Eosinofilia muy elevada. Emparentado con el síndrome de Loeffler. ||-de **malabsorción.** Grupo de trastornos caracterizados por deficiente absorción intestinal de nutrientes, especialmente grasas y sustancias liposolubles. De etiología diversa, se distinguen formas primarias (enfermedad celíaca, esprue, etc.) o secundarias (obstrucción biliar, insuficiencia pancreática, etc.). Se manifiesta por esteatorrea, desnutrición, anemia ferrogénica, tendencia a las hemorragias, tetania, polineuritis, etc. Los síntomas dependen de la deficiencia en vitaminas, electrólitos, hierro, calcio, etc. ||-de **Malan.** Síndrome arterial funcional de los miembros inferiores consecutivo a un corto circuito arteriovenoso congénito y a otras afecciones arterioflebopáticas. ‖ **-de Malins.** desus. Anemia de evolución rápidamente mortal caracterizada por la presencia en la sangre de gran cantidad de fagocitos que destruyen los glóbulos rojos: anemia fagocitaria. ‖ **-de Mallory-Weiss.** Desgarro esofágico tras vómito violento de una comida copiosa. ‖ **-de Malon.** desus. Autoeritrofagocitosis, anemia en la que los corpúsculos rojos son fagocitados por los leucocitos. ‖ **-de Mamou.** Asociación de los dolores reumáticos e intestinales con esterilidad; propio de mujeres de África Septentrional. ‖ **-de Mann.** En la concusión cerebral con complicación del cuerpo restiforme: restricción de los movimientos oculares, signo de Romberg, disminución del reflejo corneal y pérdida del movimiento de balanceo del brazo al andar. ‖ **-de Marañón.** Esclerosis, pie plano y trastornos espinales en asociación con la insuficiencia ovárica. ‖ Síndrome ABD: adiposidad-Basedow-distermia, en la menopausia. ‖ Insuficiencia tiroidea o mixedema del adulto sin infiltración tegumentaria. ‖ **-de Marchand-Waterhouse-Friderichsen.** SÍNDROME DE WATERHOUSE-FRIDERICHSEN. ‖ **-de Marchesani.** Distrofia mesodérmica congénita transmitida de manera dominante o recesiva con braquicefalia, braquidactilia, engrosamiento de las extremidades, microfaquia y esferofaquia con luxación frecuente del cristalino y, a veces, glaucoma. ‖ **-de Marchiafava-Micheli.** Anemia hemolítica crónica con hemoglobinuria paroxística nocturna, hemosiderinuria y tendencia a las trombosis. ‖ **-de Marcus-Gunn.** SÍNDROME DE GUNN. ‖ **-de Marfan.** Dolicostenomelia. Distrofia hereditaria del tejido conjuntivo de transmisión autosómica dominante, que presenta: anomalías de crecimiento de las extremidades con alargamiento y adelgazamiento de los huesos, espina bífida, luxación de la cadera, polidactilia, ectopia testicular, cardiopatías congénitas, malformaciones oculares, etc. ‖ Enfermedad de los vómitos en el recién nacido. ‖ Parálisis espástica heredosifilítica con trastornos psíquicos y queratitis intersticial. ‖ Síndrome maligno secundario entre el 5.º y el 20.º día en el transcurso de una difteria caracterizado por palidez, astenia, parálisis del velo del paladar, colapso cardiovascular, dilatación del corazón, hepatomegalia, albuminuria con hiperazoemia y evolución hacia la muerte en diez días. ‖ **-de Marie.** ACROMEGALIA. ‖ **-de Marie-Charcot-Tooth-Hoffmann.** V. SÍNDROME DE CHARCOT-MARIE-TOOTH-HOFFMANN. ‖ **-de Marie-Foix.** Síndrome de Weber más signos cerebelosos homolaterales (hipotonía, ataxia, asinergia). ‖ **-de Marie-Léri.** Forma osteolítica del reumatismo crónico evolutivo, artropatía crónica mutilante que origina los llamados «dedos en gemelo de teatro». ‖ **-de Marie-Mairet-Pierret.** Síndrome subjetivo de los traumatizados del cráneo. ‖ **-de Marie-Robinson.** Levulosuria con trastornos psíquicos de tipo depresivo. ‖ **-de Marie-Sainton.** Disostosis cleidocraneal hereditaria. ‖ **-de Marie-Sée.** Neumocoqueluche. Hidrocefalia por hipervitaminosis A. ‖ **-de Marin-Amat.** Cierre más o menos acusado de los párpados de un lado al abrir la boca, en la depresión activa forzada de la mandíbula. Es una sincinesia intrafacial. ‖ **-de Marinesco-Sjögren.** Ataxia cerebelosa, retraso mental, cataratas congénitas, incapacidad de masticar, uñas de las manos delgadas y quebradizas y cabello ralo y fino. Se hereda de forma autosómica recesiva. ‖ **-de Markus.** SÍNDROME DE ADIE. ‖ **-de Maroteau-Lamy.** Trastorno hereditario del metabolismo de los mucopolisacáridos, parecido al síndrome de Hurler pero sin retraso mental y las anomalías faciales menos marcadas. Sin.: Mucopolisacaridosis VI ‖ **-de Marquézy-Debray.** Estados neurotóxicos del lactante con endomiocarditis primitiva. ‖ **-de Martinet.** Síndrome hiposfíctico con hipotensión arterial e hiperviscosidad sanguínea. ‖ **-de Martini-Balestra.** Rarefacción progresiva del tejido pulmonar que conduce a la desaparición de uno o varios segmentos o lóbulos. Sin.: Pulmón evanescente de Burke. ‖ **-de Martorell.** Úlcera hipertensiva de las piernas, de origen arterial, generalmente bilateral y rebelde a los tratamientos dermatológicos corrientes. ‖ **-de Martorell-Fabré.** Atrofia facial, síncopes, algias craneocervicales y debilidad de los miembros superiores, amaurosis y desaparición del pulso arterial en todas sus localizaciones por obliteración de los troncos que nacen del cayado aórtico. ‖ **-de Masters-Allen.** Desgarro o rotura del ligamento ancho del útero después del parto, con fenómenos dolorosos y espasmódicos y con repercusión sobre el psiquismo. ‖ **-de Mauriac.** Infantilismo, nanismo, trastornos de la distribución de la grasa, hepatomegalia y diabetes mellitus. ‖ **-de Maxwell-Goldberg.** Aspecto somático femenino en un sujeto masculino con testículos ectópicos. ‖ **-de May-Hegglin.** Trombocitopatía congénita megacariocítica asociada a la presencia en los leucocitos neutrófilos y eosinófilos de cuerpos de Döhle o de Amato. ‖ **-de May-Layani.** Caquexia de crecimiento; enfermedad de Simmonds con hiperglucemia. ‖ **-de Meadows.** Insuficiencia cardíaca aguda del posparto inmediato o poco antes del parto: miocarditis gravidicopuerperal, de extrema gravedad sin antecedentes cardíacos, de origen hormonal y metabólico. ‖ **-de Meekrin-Ehlers-Danlos.** SÍNDROME DE DANLOS. ‖ **-de Meige.** Trofoedema congénito crónico hereditario y familiar. ‖ **-de Meige-Milroy-Debove.** SÍNDROME DE MEIGE. ‖ **-de Meigs.** Fibroma del ovario con ascitis de hidrotórax. ‖ **-de Melkersson** o **de Melkersson-Rosenthal.** Paresia o parálisis facial periférica recidivante, edema blando no depresible de los labios y lengua escrotal. Se asocia en ocasiones a megacolon, otosclerosis y craneofaringioma. ‖ **-de Mende.** Albinismo parcial con sordomudez recesiva y, a veces, heterocromía del iris. ‖ **-de Mendelson.** Neumonía o neumopatía por aspiración de líquido gástrico ácido. ‖ **-de Mendes da Costa.** V. ERITROQUERATODERMIA. ‖ **-de Ménétrier.** Conjunto sintomático debido a una obstrucción, generalmente cancerosa, del conducto torácico que consiste en edema duro de los miembros inferiores, parte inferior del abdomen, mitad izquierda del tórax y brazo, infarto de los ganglios supraclaviculares izquierdos y derrame pleurítico y peritoneal. ‖ **-de Ménière.** Vértigo brusco, sordera y zumbidos de oídos. ‖ **-de Menkes.** Afección hereditaria de carácter recesivo ligado al cromosoma X. Se caracteriza por retraso del crecimiento, convulsiones y cabello despigmentado. Suele ser de curso mortal. Sin.: Enfermedad del cabello acerado. ‖ **-de Meyers-Kouwenaar.** Adenoesplenomegalia por infestación por filarias. ‖ **-de Mibelli.** Angioqueratoma: pápulas angiomatosas de superficie queratótica, agrupadas en las extremidades. ‖ Poroqueratosis: hiperqueratosis en placas, limitadas por un rodete elevado, localizadas en los miembros inferiores o superiores o diseminadas. ‖ **-de Mikulicz.** Síndrome caracterizado por engrosamiento de las glándulas parotídea y lagrimal, que origina sequedad de boca y ausencia de lágrimas; observado en la enfermedad de Hodgkin, leucemia linfoide, sarcoidosis, sífilis, tuberculosis. ‖ Osteítis fibroquística benigna juvenil. ‖ **-de Milkman** o **Milkman-Looser.** Trastornos funcionales intensos e imprecisos, dolores sin localización neta en los miembros inferiores, dificultad de la marcha, invalidez; en la radiografía ósea, estrías y fisuras transversales múltiples y simétricas en el fémur, tibia y peroné, que parecen fracturas. ‖ **-de Millard-Gubler.** Parálisis alterna protuberancial con hemiplejía contralateral en la que pueden afectarse los pares craneales VI y VII del lado de la lesión. Generalmente se debe a un proceso encefalítico, una esclerosis en placas o una tumoración. ‖ **-de Milles.** Angiomatosis oculocutánea con angioma de la coroides, con trastornos neurológicos. ‖ **-de Millikan-Siekert.** Insuficiencia circulatoria del sistema arterial basilar. ‖ **-de Mills.** Hemiplejía espinal ascendente, a la que es prácticamente imposible reconocer una entidad propia. Incluso puede aparecer como expresión de una lesión cerebral. ‖ **-de Minkowski.** Gota cálcica. Condrocalcinosis. ‖ **-de Minkowski-Chaufard.** Ictericia hemolítica. ||-**de Moechlin-Silverstein.** Forma pulmonar de la espiroquetosis icterohemorrágica con síndrome meníngeo inicial, conjuntivitis y expectoración hemotópica, que se transmite por vía aereopulmonar. ||-**de Möbius.** ACINESIA ÁLGERA. || Parálisis congénita bilateral de los laterogiroversores oculares y del facial. ||-**de Moersch-Woltman.** Síndrome del «hombre rígido». Hipertonía difusa de los músculos del tronco y de los miembros, con espasmos que recuerdan las contracturas tetánicas. ||-**de Mollaret.** Meningitis endoteliolinfocitaria multirrecurrente benigna. || Linforreticulosis benigna de inoculación (enfermedad por arañazo de gato producida por un virus específico). ||-**de Monakov.** Hemiplejía del lado opuesto a la lesión en la oclusión de la arteria coroidea anterior, a veces con hemianestesia y hemianopía. ||-**de Monbrun-Benisty.** Neuralgia retroocular postraumática con irradiación occipital. ||-**de Mondor.** Vasculitis profunda de las venas de la región pectoral, que produce cordones como nudos de las venas subcutáneas. ||-**de Monrad-Krohn.** Coma muy prolongado. ||-**de Moore.** EPILEPSIA ABDOMINAL. ||-**de Morel.** Hiperostosis frontal, obesidad, cefaleas, trastornos nerviosos y mentales. ||-**de Morel-Moore.** SÍNDROME DE MORGAGNI. ||-**de Morgagni.** Hiperostosis frontal interna, virilismo y obesidad. ||-**de Morgagni-Stewart-Greeg-Morel.** SÍNDROME DE MORGAGNI. ||-**de Morgagni-Stokes-Adams.** SÍNDROME DE STOKES-ADAMS. ||-**de Morquio.** Mucopolisacaridosis IV. ENFERMEDAD DE MORQUIO. ||-**de Morris.** Síndrome de feminización testicular. ||-**de Morvan.** Cuadro caracterizado por la presencia de panadizos en las manos, pérdida de la sensibilidad (disociada) y atrofia muscular progresiva. Se considera relacionado con la siringomielia. ||-**de Moschcowitz.** PÚRPURA TROMBÓTICA TROMBOCITOPÉNICA. ||-**de Mosny-Malloycel.** desus. Corticopleuritis. ||-**de Moulonguet.** desus. Infarto intestinomesentérico sin lesiones vasculares y a veces espontáneamente curable. ||-**de Mounier-Kühn.** Asociación de etmoidoantritis y bronquiectasias. ||-**de Mouriquand.** En Francia, síndrome del viento del Mediodía. ||-**de Moyniham.** Si se administran separadamente dos líquidos cuya mezcla produzca efervescencia, en el estómago biloculado se distinguen claramente las dos bolsas gástricas a través de las paredes abdominales. ||-**de Mucha-Haberman.** Parapsoriasis varioliforme de Mucha. ||-**de Müller.** Accidentes vasculares precoces en el curso de lipidemias esenciales familiares y de las xantomatosis primitivas, en especial el *angor pectoris*. ||-**de Müller-Metzger.** Trastornos de origen hipofisario y malformación craneofacial unilateral de tipo acromegálico, con glaucoma. ||-**de Münchhausen.** Síndrome psíquico proteiforme con vagabundeo, fabulación a menudo dramática, comportamiento anárquico y patomimia que conduce a veces a repetidas operaciones quirúrgicas inútiles. El epónimo corresponde al fantástico barón del mismo nombre. ||-**de Munk.** Nefrosis lipoidea. ||-**de Mussio-Fournier.** desus. Trastornos cerebrales transitorios debidos al edema de Quincke. ||-**de Naegeli (Oskar).** INCONTINENCIA PIGMENTARIA. ||-**de Naegeli (Otto).** Trombopatía familiar con microplaquetas, hemorragias espontáneas, alargamiento del tiempo de sangría, coágulo retráctil, fragilidad capilar. ||-**de Naffziger.** Síndrome del escaleno anterior que se manifiesta por un síndrome de Raynaud del miembro superior por compresión de la arteria subclavia y del plexo braquial. ||-**de Nageotte-Wilbouchevitch.** Limitación de los movimientos por cortedad de los músculos, con cifosis asociada. ||-**de Negro.** Miastenia de origen periférico generalmente debida a la difteria. ||-**de Netherton.** Pelos en forma de bambú asociados a eritrodermia ictiosiforme congénita o a una ictiosis lineal circunfleja. Se acompaña de atopia y retraso mental. Se da exclusivamente en mujeres y se hereda de forma autosómica recesiva. ||-**de Neumann.** Pénfigo crónico vegetante. ||-**de Neurath** o **de Neurath-Cushing.** Síndrome distrófico adiposogenital con gigantismo, combinación de la distrofia adiposogenital prepuberal consecutiva a una insuficiencia del lóbulo anterior de la hipófisis con el cuadro de gigantismo puberal o preadolescente por hiperpituitarismo del lóbulo anterior. ||-**de Nevin.** Miopatía progresiva tardía del adulto. ||-**de Nezelof.** Trastorno congénito de la comunidad celular no asociado a malformaciones orgánicas. ||-**de Nielsen.** Síndrome hipoadrenalémico con profunda debilidad muscular, atrofia muscular y fasciculaciones tras un ejercicio intenso. ||-**de Nievergelt.** Malformación atípica del pie, con notable equinismo, sinostosis de los huesos del tarso y deformación del dedo gordo. || Displasia de la pierna con rodilla valga, oblicuidad de las líneas epifisarias y alargamiento del peroné. || Displasia de la articulación del codo con sinostosis radiocubitales bilaterales y luxación o subluxación de los cúbitos o de ambas cabezas radiales. ||-**de Nonne.** SÍNDROME DEL ESCALENO. || ATAXIA CEREBELOSA HEREDITARIA. || MIELOMALACIA. ||-**de Nonne-Marie.** ATAXIA CEREBELOSA HEREDITARIA. ||-**de Nonne-Milroy-Meige.** Linfedema unilateral o bilateral que se presenta ya al nacer. Se hereda de forma autosómica dominante. ||-**de Noonan.** Asociación de estatura baja con típica inmovilización del cuello, línea posterior, del cuello baja, orejas prominentes y de implantación baja y disgenesia gonadal. *Sin.*: Síndrome de Turner masculino. ||-**de Noorden.** Forma de esclerodermia asociada con insuficiencia genital. ||-**de Nothangel.** Angina de pecho vasomotora con palidez generalizada de la piel y vasoconstricción a nivel de las extremidades tras la exposición al frío. || Síndrome de la región rectal mesencefálica, caracterizado por afección unilateral o bilateral del III par de los pedúnculos cerebelosos superiores, pudiendo aparecer parálisis oculares nucleares, parálisis oculares de la mirada (supranucleares) y ataxia cerebelosa. Clásicamente originado por un tumor de la región tectal. Término escasamente usado. ||-**de Obrinsky.** Síndrome de deficiencia muscular abdominal. Ausencia parcial o completa de los músculos transverso y oblicuo; rectos presentes. ||-**de Ogie-Marburg-Pellizzi.** Pubertad precoz debida a lesiones nerviosas tumorales en la región del hipotálamo. ||-**de Ogilvie.** Síndrome de falsa obstrucción del colon sin lesión aparente de esta parte del intestino. ||-**de Okamoto.** desus. Hematurias idiopáticas debidas a: hipoxia (en las ptosis renales graves), disfunción neurovegetativa o un fenómeno alérgico. ||-**de Ombrédanne.** Palidez, hipertermia y convulsiones postoperatorias en los niños. ||-**de Omorel-Zorini.** Dilatación de los bronquios por bronquiectasia circunscrita: limitación a una sola base, a un solo segmento; enmascarada a menudo por reacciones pleuropulmonares asociadas, se pone de manifiesto por broncografía. ||-**de Ondina.** Alteración del control automático de la respiración cuando el paciente se duerme. ||-**de Opalski.** Síndrome de Wallenberg bajo, que determina además una hemiplejía homolateral por afectación de la vía piramidal ya cruzada. ||-**de Opitz.** Síndrome caracterizado por hipertelorismo, fisura palatina e hipospadias. Se hereda de forma autosómica dominante. ||-**de Opitz-Frias.** Hipertelorismo, hipospadias y trastornos de la deglución; se hereda de forma recesiva y probablemente ligada al cromosoma X. *Sin.*: Síndrome G. ||-**de Oppenheim.** Síndrome de las lágrimas de cocodrilo de Bogorad. ||-**de Ortner.** Enteralgia por angiosclerosis intestinal. ||-**de Osler-Libman-Sacks.** Lupus eritematoso diseminado. ||-**de Osler-Rendu-Weber.** Angiomatosis hemorrágica familiar y hereditaria. ||-**de Otto-Chroback.** Coxartrosis con protrusión del acetábulo que reduce la cavidad pelviana; distrofia hereditaria. ||-**de Packard-Wechler.** Insuficiencia suprarrenal crónica del adulto: anorexia, astenia, hipotensión, delgadez, sin alteraciones pigmentarias. ||-**de Page.** Síndrome diencefálico con taquicardia, hipertensión, criestesia y otras manifestaciones de irritación de los centros simpáticos y parasimpáticos del diencéfalo. Se observa en mujeres jóvenes. ||-**de

Paget-Schroetter. Claudicación venosa intermitente: trombosis venosa de la vena axilar. Obstrucción venosa del miembro superior, raramente primitiva, casi siempre debida a compresión mecánica por causas locales de las venas axilares y subclavias. ‖ **-de Pancoast.** Combinación del síndrome de Horner con tumor maligno del vértice pulmonar observado radiográficamente. ‖ **-de Pansini.** Síndrome cerebeloso con disartria de etiología palúdica. ‖ **-de Papillon-Lefèvre.** Hiperqueratosis palmar y plantar, periodontosis y esclarecimiento del pelo. Se hereda de forma autosómica recidiva ‖ **-de Papp.** Crisis paroxísticas de taquiarritmia supraventricular recidivante y de muy corta duración. ‖ **-de Parhon.** desus. Obesidad de agua y sal. Hiperhidropexia con infiltración de los tejidos del tronco y extremidades inferiores en mujeres con dismenorrea y trastornos psíquicos. Se debe a un trastorno de secreción, con exceso de principio antidiurético y retención consecutiva de agua y sal. Edema idiopático recidivante. ‖ **-de Parinaud.** Parálisis de los movimientos de los ojos hacia arriba sin parálisis de convergencia. ‖ Conjuntivitis con vegetaciones papilares, tumefacción parotídea y adenitis preauricular. Puede supurar, y a veces acompañarse de signos de infección general. ‖ **-de Paris.** ACRODINIA. ‖ **-de Parke.** Vómitos acetonémicos en la acidosis infantil. ‖ **-de Parkes-Weber.** Hipertrofia de un miembro asociada a hemangiomas, varices y aneurismas cirsoideos o arteriovenosos. ‖ **-de Parkinson.** PARÁLISIS AGITANTE. ‖ **-de Parnas-Wagner.** Variedad rara de glucogenosis hepática con clínica diabética. ‖ **-de Parsonage-Turner.** V. SÍNDROME DE TURNER-PARSONAGE. ‖ **-de Pasini.** Epidermólisis ampollar distrófica con formación albopapuloide localizada en el tronco y espalda. Afección congénita. ‖ **-de Pasqualini.** Insuficiencia funcional de las células intersticiales del testículo (células de Leydig), con espermatogénesis normal. Se manifiesta por eunucoidismo y desarrollo testicular normal. ‖ **-de Passow.** Asociación de malformaciones oculares y alteraciones disráficas: labio leporino, espina bífida, etc. ‖ **-de Pasteur-Valléry-Radot.** desus. Uremia por falta de sal. ‖ Vasodilatación hemicefálica. ‖ **-de Paterson** o **de Paterson-Kelly.** SÍNDROME DE PLUMMER-VINSON. ‖ **-de Paton.** desus. Irregularidad del reflejo pupilar a la luz, signo de tabes. ‖ **-de Patton.** SÍNDROME VASOVAGAL. ‖ **-de Pauzat.** desus. Periostitis de los metatarsianos con tendencia a la regeneración ósea. ‖ **-de Paxon.** Síndrome de aplastamiento tocoginecológico; el mismo síndrome de Bywaters a consecuencia de complicaciones obstétricas o ginecológicas; separación de la placenta con hematoma retroplacentario, rotura uterina, torsión de un quiste ovárico hemorrágico, etc. ‖ **-de Pelger.** Anomalía consistente en la falta de segmentación o lobulación de los núcleos de los leucocitos, lo que concede al hemograma un carácter morfológico de desviación a la izquierda; hereditario con carácter dominante. ‖ **-de Pellizzi.** Desarrollo precoz de los genitales externos, crecimiento anormal de los huesos largos, aparición de signos de hidrocefalia interna; indicio de una lesión del cuerpo pineal. ‖ **-de Pende.** Caquexia suprarrenal. ‖ Hipertimia. ‖ Matronismo (insuficiencia tiroidea). ‖ **-de Pendred.** Asociación de bocio y sordera neurológica, generalmente con eutiroidismo (1958). ‖ **-de Penfield.** Epilepsia diencefálica con fenómenos vegetativos intensos: inquietud, vasodilatación brusca de la piel en el área del simpático cervical, elevación de la presión arterial, lacrimación, sudoración, salivación, dilatación o contracción de las pupilas, taquisfigmia, bradipnea y, a veces, pérdida de la conciencia. Esta crisis se produce por descarga epiléptica en la región del núcleo dorsal del tálamo. ‖ **-de Pepper.** Síndrome del neuroblastoma congénito, rápidamente evolutivo. ‖ **-de Petges-Jacobi.** ENFERMEDAD DE PETGES-CLEJAT. ‖ **-de Pette-Döring.** Panencefalitis con inclusiones similar a la panencefalitis de Dawson y ambas a la panencefalitis o leucoencefalitis esclerosante subaguda de L. van Bogaert (producida por acción lenta del virus del sarampión). No obstante, la total identidad de las tres afecciones no puede considerarse como demostrada. ‖ **-de Peutz-Jeghers.** Afección hereditaria de transmisión dominante caracterizada por pigmentaciones mucocutáneas en la boca, poliposis intestinal. ‖ **-de Philips.** Seudohermafroditismo infantil, por hipertrofia cerebriforme de la suprarrenal; afección familiar. ‖ **-de Picchini.** Poliserositis como resultado de tripanosomiasis. ‖ **-de Pick.** AGRAMATISMO. ‖ AUTOTOPOAGNOSIA. ‖ **-de Pick-Herxheimer.** Acrodermatitis crónica atrofiante; eritromelia. ‖ **-de Pickwick.** Síndrome obesidad-hipoventilación alveolar. Asociación de obesidad extrema, somnolencia, respiración de Cheyne-Stokes nocturna, policitemia secundaria e insuficiencia cardíaca congestiva. ‖ **-de Pierre Marie-Foix.** SÍNDROME DE MARIE-FOIX. ‖ **-de Pierre Robin.** SÍNDROME DE ROBIN. ‖ **-de Plummer-Vinson.** Glositis, disfagia y anemia hipocrómica de tipo microcítico. ‖ **-de Poncet-Leriche.** Reumatismo tuberculoso dislocante con trastornos neurovegetativos diencefálicos o enfermedad disecante neurotrófica. ‖ **-de Poppi.** Síndrome de la arteria coroidea anterior. ‖ Síndrome de Bernard-Horner asociado a reblandecimiento por trombosis de la parte posterior de la cápsula interna y del cuerpo de Luys. ‖ **-de Porter.** desus. Pericarditis aguda no específica de evolución benigna, presentación esporádica y distinta de la tuberculosa, reumática, urémica o traumática. ‖ **-de Posner-Schlossman.** Glaucoma cíclico o síndrome de Kraupa-Posner-Schlossman. ‖ **-de Potain.** Dispepsia con dilatación del ventrículo derecho y aumento del ruido pulmonar. ‖ **-de Potter.** Agenesia renal asociada con hipoplasia pulmonar; generalmente acompañada de oligohidramnios. ‖ **-de Pötzl.** Alexia con hemianopsia derecha y trastornos de la identificación o denominación de los colores. ‖ **-de Pourfour du Petit.** Midriasis, ensanchamiento de la hendidura palpebral y exoftalmía, por irritación del simpático cervical. ‖ **-de Powers.** Episodios de acufenos, vértigos, sordera y sensación de hormigueo en las extremidades superiores con trastornos gastrointestinales. Se debe a la compresión de la arteria vertebral, afectada de modo intermitente, cuando ésta nace demasiado hacia dentro y es comprimida por el músculo escaleno anterior en determinadas circunstancias (rotación de la cabeza, hiperextensión del cuello, espasmos, etc.). ‖ **-de Pozzi.** Leucorrea y dolor en la región anal, sin engrosamiento del útero; característico de la endometritis. ‖ **-de Prader.** Seudohermafroditismo masculino por hiperplasia lipoidea de la corteza suprarrenal. Se observa en varones con signos de feminización, a los que puede agregarse un cuadro addisoniano. ‖ **-de Prader-Labhart-Willi** o **de Prader-Willi.** Asociación de enanismo, hipotonía, hipogenitalismo, obesidad y retraso mental. ‖ **-de Preobajenski.** Síndrome de infarto de la arteria espinal anterior, caracterizado por paraparesia espasmódica, termoanalgesia sublesional, trastornos esfinterianos y genitales y posibles síntomas de la neurona motora periférica (a nivel de la lesión). ‖ **-de Pringle.** Adenomas sebáceos simétricos de la cara, asociados a tuberosis esclerosas. ‖ **-de Prinzmetal.** Síndrome doloroso torácico anterior con dolores difusos, después del infarto de miocardio. ‖ **-de Profichet.** Formación gradual de nódulos calcáreos debajo de la piel, especialmente alrededor de las grandes articulaciones, asociada con alteraciones tróficas y nerviosas. ‖ **-de Pryce.** Secuestración pulmonar: existencia en la parte posteroinferior de la base pulmonar de una zona disembrioplástica quística y una arteria supernumeraria. Permanece latente durante largo tiempo y se revela por brotes infecciosos; el diagnóstico, difícil por radiografía, debe establecerse por angiografía. ‖ **-de Puente-Acevedo.** Queilitis glandular simple de la cara mucosa del labio inferior. ‖ **-de Putnam.** Acroparestesia. ‖ **-de Putnam-Dana.** Conjunto sintomático de la esclerosis de los cordones laterales y posteriores de la médula. ‖ **-de Putti.** desus. Artrosis de las articulaciones vertebrales posteriores que actúan como factor etiológico de ciertos tipos de ciática. ‖ **-de Raab.** Asociación de obesidad, hemeralopía, retinosis pigmentaria y trastornos psíquicos. ‖ **-de Racine.** Síndrome salival premenstrual: tumefacción premenstrual de las glándulas salivales y del tejido mamario, cuatro o cinco días antes de iniciarse la regla. ‖ **-de radiación aguda.** El producido por la exposición de todo el cuerpo a cantidades nocivas de radiación penetrante de bombas atómicas, que da por resultado cambios degenerativos agudos en la sangre y órganos hemopoyéticos, vasos sanguíneos e intestinos, caracterizado clínicamente por postración, diátesis hemorrágica, náuseas, vómitos, diarrea y epilación. ‖ **-de Raeder.** Algia craneofacial asociada con síndrome de Claude Bernard-Horner. *Sin.:* Síndrome paratrigeminal. ‖ **-de Ramsay-Hunt.** Herpe zoster geniculado, con vesículas en el pabellón auricular acompañado de parálisis facial periférica. ‖ Síndrome cerebeloso con mioclonías por afectación del sistema eferente del núcleo dentado del cerebro, apareciendo usualmente en el curso de una afección degenerativa más amplia que abarca este órgano. *Sin.:* Disinergia cerebelosa mioclónica. ‖ **-de Ranking-Pardington.** Síndrome abdominal que simula diversas afecciones quirúrgicas y que se produce en las porfirinurias. ‖ **-de Ravault.** desus. Reumatismo neurotrófico del miembro superior (hombromano). ‖ **-de Ravina-Pecher.** Artromalacia de los dedos de las manos y de los pies. Distrofia osteoligamentaria familiar y hereditaria. ‖ **-de Raymond.** Síndrome del cuerpo calloso con trastornos del carácter y de la memoria, amnesia topográfica, anomalías del comportamiento y falta de la coordinación, con ictus o sin él. ‖ Síndromes de la calota protuberancial de tres tipos: superior (hemianestesia alterna de tipo siringomiélico), inferior con parálisis facial y del motor ocular común del lado de la lesión y tipo bulboprotuberancial con parálisis y desviación de la lengua del lado opuesto, parálisis laríngea y, algunas veces, hemiplejía. ‖ **-de Raymond-Cestan.** SÍNDROME DE CESTAN-RAYMOND. ‖ **-de Raynaud.** Crisis de palidez seguidas de cianosis y rubicundez, que se presenta en los dedos de la mano. Se diferencia de la enfermedad de Raynaud por ser secundario a diversas afecciones (crioglobulinemias, trombangitis obliterante, colagenosis, síndromes cervicobraquiales, etc.), suele ser asimétrico y acompañarse de trastornos tróficos y a veces de gangrena. ‖ **-de Refsum.** Se caracteriza por retinitis pigmentosa, polineuritis crónica con progresiva parálisis de las extremidades distales, ataxia y otros signos cerebelosos. Se acompaña de aumento de proteínas en el líquido cefalorraquídeo. Otras manifestaciones menos frecuentes son: ictiosis, sordera, anosmia, anormalidades de la pupila y esqueléticas y cambios electrocardiográficos. *Sin.:* Heredopatía atáctica polineuritiforme. ‖ **-de Reichert.** Neuralgia del plexo timpánico: forma incompleta de neuralgia nasofaríngea que afecta solamente la rama timpánica del glosofaríngeo («tic doloroso del nervio de Jacobson») con dolor paroxismal lancinante proyectado al conducto auditivo externo. ‖ **-de Reichmann.** GASTROSISUCORREA. ‖ **-de Reilly.** Trastornos neurovegetativos del síndrome agudo de irritación con vasodilatación, aumento de la permeabilidad de los capilares, etc. ‖ **-de Reimann.** Neumonía primitiva atípica de origen vírico. ‖ **-de Reiter.** Complejo sintomático de artritis, uretritis, aftas bucales indoloras y conjuntivitis no gonocócicas. ‖ **-de Reiter-Freud.** SÍNDROME DE FIESSINGER-LEROY. ‖ **-de Remak.** Parálisis radicular media del plexo braquial. ‖ **-de Rendu.** Ectodermosis erosiva pluriorificial o síndrome de Fiessinger-Rendu. ‖ **-de Rénon-Delille.** Intolerancia para el calor, hiperhidrosis, taquicardia, hipotensión, oliguria e insomnio en el dispituitarismo asociado con distiroidismo. ‖ **-de Reye.** Encefalopatía aguda de origen hepático, anictérica, observada en niños, que presentan un cuadro cerebral agudo tóxico, hepatomegalia por infiltración grasa, aumento de la transaminasa glutámico-oxalacética, del amonio en la sangre y leve hipoglucemia. ‖ **-de Reynold-Revillot-Déjerine.** Síndrome bulbar con hemiplejía cruzada y lesión del hipogloso mayor. ‖ **-de Ribierre-Pichon.** desus. Reumatismo evolutivo cardíaco que se manifiesta según tres formas clínicas: reumatismo cardíaco primitivamente evolutivo, carditis recidivante, reumatismo cardíaco secundariamente evolutivo. ‖ **-de Riddoch.** Síndrome de desorientación visual en los hemicampos visuales homónimos con pérdida de la visión estereoscópica. ‖ **-de Ridley.** Taquicardia asociada con trastornos asmiformes. ‖ **-de Riley o de Riley-Day.** Afección familiar de transmisión autosómica recesiva que se observa especialmente en niños judíos, y que presenta trastornos vasomotores, hipersudoración, ausencia de secreción lagrimal, trastornos intestinales y episodios febriles. Esta alteración del sistema nervioso autónomo sería originada por un trastorno del metabolismo de las catecolaminas por deficiencia de dopamina β-hidroxilasa. *Sin.:* Disautomía familiar. ‖ **-de Riser.** Forma clínica seudotumoral de la sintomatología de la hipertensión arterial. ‖ **-de Robin.** Hipoplasia congénita del maxilar inferior, hendidura palatina, acortamiento de los músculos masticatorios y glosoptosis. ‖ **-de Rochon-Duvigneaud.** Síndrome de la hendidura esfenoidal que afecta a los nervios motores oculares y la rama oftálmica del trigémino. ‖ **-de Roederer-Halle.** Rigidez y acortamiento anormal con pérdida de la elasticidad de la piel. ‖ **-de Roemheld.** Conjunto de manifestaciones clínicas: palpitaciones, arritmia extrasistólica, disnea de esfuerzo, disnea paroxismal seudoasmática, dolores anginosos, síncope por distensión diafragmática consecutiva a aerofagia. ‖ **-de Roger.** Hipersecreción continua de saliva debida a un cáncer del esófago u otra irritación esofágica. ‖ **-de Rokitansky-Küster.** Ausencia de vagina y de la mayor parte del útero por aplasia de los dos tercios inferiores de los conductos de Müller. ‖ **-de Rollet.** Síndrome del vértice de la órbita: oftalmoplejía sensitivomotriz y atrofia del nervio óptico por lesión del vértice orbitario. ‖ **-de Romberg-Paessler.** Conjunto sintomático producido por la dilatación de los vasos sanguíneos de la zona visceral, que comprende el descenso de la presión sanguínea, taquicardia, timpanismo y choque. ‖ **-de Römheld.** SÍNDROME GASTROCARDÍACO. ‖ **-de Rosen-Castelman-Liebow.** Afección pulmonar disneizante con cianosis y dolores torácicos e imágenes perihiliares «en mariposa». Histológicamente existe una proteinosis alveolar del pulmón con proliferación celular eosinofílica y mucoproteína eosinofílica en los alveolos distendidos. ‖ **-de Rosenbach.** Taquicardia paroxismal con complicaciones gástricas y respiratorias. ‖ **-de Rosenthal o de Rosenthal-Dreskin.** Diátesis hemorrágica similar a la hemofilia, por deficiencia del factor XI de la coagulación (factor Rosenthal). Hemofilia C. ‖ **-de Rössle.** Forma especial del síndrome de Turner (cromosomopatía X/O) caracterizada por la existencia de enanismo y ausencia de otras manifestaciones somáticas. ‖ **-de Roth o de Roth-Bernhardt.** MERALGIA PARESTÉSICA. ‖ **-de Rothmund-Thomson.** Poiquilodermia congénita preferentemente afecta el sexo femenino y se transmite de forma autosómica recesiva. Frecuentemente se asocia a estructura corta, manos pequeñas, esclarecimiento de cejas y pestañas, alopecia del cuero cabelludo y defectos óseos congénitos. ‖ **-de Rotor-Manahan-Florentin.** Icteria crónica constitucional, familiar, no hemolítica, con hiperbilirrubinemia directa en el suero. ‖ **-de Roussy.** SÍNDROME DE DÉJERINE-ROUSSY. ‖ **-de Roussy-Lhermitte.** Hemiplejía espinal sin síndrome de Brown-Séquard, con afectación de la rama externa del nervio espinal homolateral. ‖ **-de Rubenstein-Taybi.** Conducto arterioso persistente y anomalías esqueléticas múltiples. ‖ **-de Rud.** Asociación de epilepsia, idiocia, infantilismo e ictiosis congénita y ocasionalmente aracnodactilia, atrofia muscular y retinopatía pigmentaria. ‖ **-de Russel-Silver.** Enanismo, disostosis craneofacial, cortedad de brazos y asimetría corporal.

‖ **-de Rust.** Rigidez del cuello con necesidad de cogerse la cabeza con las manos al acostarse o al levantarse, en las afecciones orgánicas y fracturas de la columna vertebral. ‖ **-de Sabin.** Toxoplasmosis, congénita o adquirida, producida por el protozoo toxoplasma transmitido al hombre por numerosos animales domésticos. La forma congénita se manifiesta por hidrocefalia, calcificaciones cerebrales y signos neurológicos y oculares. La adquirida puede ser aguda generalizada (seudotífica) o localizada (ganglionar cutánea). ‖ **-de Saenger o Sänger.** SÍNDROME DE ADIE. ‖ **-de Saenger-Brown o de Sänger-Brown.** Degeneración espinocerebelosa de predominio cordonal espinal. ‖ **-de Sahli.** desus. Dilatación de las venas subcutáneas de la parte superior del tórax en forma de «guirnalda», en la estenosis de la vena cava superior, por compresión tumoral. ‖ **-de Sainton-Rathery.** Síndrome de insuficiencia tiroidea de tipo mixedematoso que aparece de modo secundario tras lesiones hipofisarias. ‖ **-de Samman.** Linfedema primario asociado con uñas amarillas y derrame pleural. *Sin.*: Síndrome de las uñas amarillas. ‖ **-de Sander o Sander-Hogan.** Queratoconjuntivitis epidémica. ‖ **-de Sanfilippo.** Mucopolisacaridosis III; síndrome parecido al síndrome de Hurler, pero se diferencia de éste en que presenta alteraciones somáticas menos graves, aunque el retraso mental es profundo. Se hereda de forma autosómica recesiva. ‖ **-de Sauvineau.** Oftalmoplejía con parálisis del músculo recto interno de un lado y espasmo del recto externo del opuesto (inverso al de Parineaud). ‖ **-de Schaeffer o Schäffer.** Hiperqueratosis congénita hereditaria con asociación de trastornos psíquicos y epilepsia. ‖ **-de Schanz.** Serie de síntomas indicativos de debilidad de la columna vertebral, que consisten en sensación de fatiga, dolor a la presión de las apófisis espinosas y ligera curvatura de la columna. ‖ **-de Schaumann.** Sarcoidosis generalizada; hipertrofia generalizada de los ganglios linfáticos, signos físicos y radiológicos de neumoconiosis, fatiga y pérdida de peso de causa indeterminada. ‖ **-de Scheie.** Síndrome parecido al de Hurler, pero que se diferencia por no presentar retraso mental. Es debido a una deficiencia de la enzima α-L-iduronidasa y se transmite de forma autosómica recesiva. *Sin.*: Mucopolisacaridosis I-S, mucopolisacaridosis V. ‖ **-de Schellong.** desus. Trastornos cardíacos funcionales de origen disfuncional hipotalámico por la intervención de factores psicosomáticos. ‖ **-de Schilder-Foix.** Esclerosis cerebral difusa, consecutiva a una afección cerebral infantil. Denominación actualmente en desuso, debe diferenciarse de la enfermedad de Schilder o esclerosis difusa auténtica. ‖ **-de Schiltzler.** Síndrome anatomoclínico de perforaciones gastroduodenales «cubiertas» en el mismo momento en que se produce la perforación. ‖ **-de Schmidt (A.).** Parálisis unilateral del velo del paladar, de las cuerdas locales, del esternocleidomastoideo y del trapecio, debida a una lesión homolateral de los núcleos del neumogástrico y del espinal. ‖ **-de Schmidt (M. B.).** Insuficiencia tiroidea y corticosuprarrenal primitiva, de origen no hipofisario. ‖ **-de Schönlein-Henoch.** Púrpura anafilactoide, caracterizada por lesiones purpúricas, artritis, dolor abdominal con hemorragias de las mucosas o sin ellas. ‖ **-de Schroeder.** Asociación de hipertensión arterial, obesidad central rápidamente evolutiva, trastornos ginecológicos, baja concentración de cloruro sódico en el sudor y signos de hiperfunción cortical. ‖ **-de Schüller.** SÍNDROME DE WEBER-CHRISTIAN. ‖ **-de Schultz.** ANGINA AGRANULOCÍTICA. ‖ **-de Schwartz-Bartter.** Secreción inadecuada de hormona antidiurética, que se observa en pacientes con cáncer bronquial. *Sin.*: Síndrome de secreción inadecuada de hormona antidiurética (SIADH). ‖ **-de Schwartz-Jampel.** Afección hereditaria que presenta miocimia, asociada con hipertrofia muscular y corta estatura. ‖ **-de Seabright-Bantam.** Síndromes endocrinos determinados no por insuficiencia hormonal, sino por falta de respuesta de los órganos efectores sobre los que debe manifestarse la acción. ‖ **-de Seeman.** Trastornos vestibulares y cerebelosos, con dificultad de la palabra. ‖ **-de Selye.** SÍNDROME GENERAL DE ADAPTACIÓN. ‖ **-de Senear-Usher.** Pénfigo eritematoso. Placas de eritema y costras parecidas clínicamente al lupus eritematoso en regiones expuestas de la cara preferentemente. ‖ **-de Sergent.** Parálisis de la cuerda vocal izquierda, desigualdad y asincronismo de ambos pulsos radiales. ‖ **-de Sergent-Léon Bernard.** desus. Insuficiencia corticosuprarrenal aguda clásica, generalmente mortal, primitiva o secundaria a infecciones o intoxicaciones graves. ‖ **-de Sézary.** Eritrodermia prurítica y exfoliativa. Suele acompañarse de adenopatías y leucocitos anormales hipercromáticos en la sangre periférica, sin afectación de la médula ósea. Linfoma cutáneo. *Sin.*: Reticulosis de Sézary. ‖ **-de Sharp.** Enfermedad reumática que simula una esclerodermia, un lupus eritematoso discoide o una dermatomiositis. *Sin.*: Enfermedad mixta del tejido conjuntivo. ‖ **-de Sheehan.** Necrosis hipofisaria puerperal. ‖ **-de Sheibe.** Pulsaciones sincrónicas con el pulso en el oído del lado afecto en las mastoiditis supuradas. ‖ **-de Sheldon-Comby.** Amioplasia congénita, síndrome artromioplásico congénito, manifestado por rigideces articulares múltiples, distrofias y atrofias musculares. ‖ **-de Shy-Drager.** Caracterizado por hipotensión ortostática, habitualmente con pérdida del conocimiento y muchas veces un síndrome extrapiramidal y cerebeloso, impotencia y trastornos esfinterianos. Es causado por lesiones degenerativas del asta lateral de la médula. ‖ **-de Sicard.** Síndrome condíleo rasgado posterior: parálisis de los cuatro últimos nervios craneales. ‖ Forma parapléjica de la neuritis epidérmica. ‖ **-de Sicard-Barré.** Síndrome neurológico progresivamente extensivo semejante al Babinski-Froment. ‖ **-de Sicard-Collet.** Síndrome rasgado posterior: parálisis de los cuatro últimos nervios craneales. ‖ **-de Sicard-Foix.** desus. Disociación albuminocitológica del líquido cefalorraquídeo; hiperalbuminorraquia simpleocitosis, en los bloqueos del espacio subaracnoideo. ‖ **-de Sicard-Lermoyez.** Tortícolis óseo de origen congénito (occipitalización y axilización) con amiotrofia de los esternocleidomastoideos y de los pectorales. ‖ **-de Siegrist.** Pigmentación de los vasos de la coroides, en pacientes exoftálmicos e hipertensos con albuminuria. ‖ **-de Siemens.** Displasia ectodérmica hereditaria. V. DISPLASIA. ‖ **-de Siemens-Lechleuthner.** Melanosis degenerativa del corion. ‖ **-de Silvestrini-Corda.** desus. Cirrosis hepática con ginecomastia. ‖ **-de Simon.** Cáncer primitivo de la mama, con metástasis a la hipófisis y poliuria consiguiente. ‖ **-de Simond-Clemens.** Ulceración crónica de la horquilla vulvar, en su comisura posterior. ‖ **-de Simons.** Lipodistrofia progresiva. ‖ **-de Sipple.** Asociación de carcinoma medular de tiroides con feocromocitoma bilateral. ‖ SÍNDROME DE GOUGEROT-SJÖGREN. ‖ **-de Sjögren-Houwers.** SÍNDROME DE GOUGEROT-SJÖGREN. ‖ **-de Sjögren-Larsson.** Afección congénita que consiste en retraso mental, ictiosis y paresia espástica. Se puede acompañar de retinitis degenerativa. Se hereda de forma autosómica recesiva. ‖ **-de Sluder.** V. NEURALGIA. ‖ **-de Smith y Strang.** Enzimopatía congénita caracterizada por ácido hidroxibutírico, en la orina, encefalopatía y retraso psicomotor. ‖ **-de Snapper.** Xantomatosis ósea generalizada. ‖ **-de Sneddon-Wilkinson.** Dermatosis pustular subcorneal. V. DERMATOSIS. ‖ **-de Sondergaard.** Coartación de la arteria pulmonar en el punto de inserción del ligamento arterioso. ‖ **-de Soriano.** Tumefacciones articulares múltiples en la polineuritis. ‖ **-de Sotos.** Gigantismo con rasgos acromegaloides. *Sin.*: Gigantismo cerebral. ‖ **-de Soulier-Larrieu.** Trombocitemia hemorragípara por exceso de plaquetas con hipercoagulabilidad e hiperretractilidad del coágulo. ‖ **-de Spens.** SÍNDROME DE ADAMS-STOKES. ‖ **-de Speransky-Richen-Sigmund.** Necrosis y formación de escaras en la región oral con, a veces, perforación del paladar y necrosis maxilar de origen neurovascular a causa de una lesión central. ‖ **-de Spielmeyer-Vogt.** Forma juvenil de la idiocia amaurótica familiar. ‖ **-de Spiller.** Parálisis espinal ascendente epidural. ‖ **-de Spitz-Allen.** Melanoma juvenil de estructura histológica que simula un nevocarcinoma, pero que es de evolución benigna. ‖ **-de Spurway.** Asociación de fragilidad ósea y escleróticas azules. ‖ **-de Stajano.** SÍNDROME DE FITZ-HUGH. ‖ **-de Stanton.** Forma seudocolérica de meloidosis producida por el bacilo de Whitmore. ‖ **-de Steele-Richardson-Olszewski.** Parálisis supranuclear progresiva con afectación de la mirada, preferentemente vertical, caídas por desequilibración, etc. ‖ **-de Stein-Leventhal.** Amenorrea, esterilidad e hipertricosis. ‖ **-de Steinbrocher.** Síndrome hombro-mano. Trastornos osteoarticulares a nivel del hombro y de la mano, que se producen consecutivamente a un infarto de miocardio. ‖ **-de Stevens-Johnson.** Forma grave de eritema polimorfo con manifestaciones cutáneas, mucosas y oculares. ‖ **-de Steward-Morel.** Síndrome de Morel; craneopatía metabólica. ‖ **-de Stewart-Treve.** Linfangiosarcoma aparecido sobre un linfedema tras mastectomía por carcinoma. ‖ **-de Stickler.** Artrooftalmopatía hereditaria progresiva. Se caracteriza por presentar anomalías epifisarias en huesos largos y vértebras y miopía progresiva. Es de herencia autosómica recesiva. ‖ **-de Still-Chauffard.** SÍNDROME DE CHAUFFARD-STILL. ‖ **-de Stilling-Duane-Türk.** Ausencia congénita de movimientos de lateralidad de los globos oculares. ‖ **-de Stillweger.** Síndrome cerebrohepatorrenal, forma familiar de displasia renal con retraso mental y estasis biliar. ‖ **-de Stokes.** SÍNDROME DE ADAMS-STOKES. ‖ **-de Strachan.** Polineuropatía de predominio sensitivosensorial secundaria a defectos nutricionales. Sin.: Vértigos de los campos de concentración. ‖ **-de Strümpell.** Anemia esplénica. ‖ **-de Strümpell-Lorrain.** Paraplejía espástica familiar progresiva de orígenes diversos. ‖ **-de Stryker-Halbein.** Anemia macrocítica, dermatitis del cuello, cara y parte superior del tronco. Atribuido a avitaminosis B. ‖ **-de Stuart.** Diátesis hemorrágica por defecto congénito que participa en la formación de la trombina. ‖ **-de Sturge.** Nevo facial con complicaciones, tales como epilepsia, hemiplejía y amencia. ‖ **-de Sturge-Kalischer-Weber.** SÍNDROME DE STURGE-WEBER. ‖ **-de Sturge-Weber.** Nevos vasculares de la cara, cuero cabelludo, tronco, extremidades y leptomeninges. Angiomas oculares y coroideos con trastornos oculares y glaucoma congénito, calcificaciones, demostradas radiológicamente en el encéfalo, crisis de epilepsia jacksoniana, deficiencia mental y trastornos psíquicos. ‖ **-de Swan.** Exotropía de un globo ocular cuando se fija la mirada sobre un objeto, con el fin de que la imagen de éste se forme sobre el punto ciego, para evitar una diplopía. ‖ **-de Sweet.** Dermatosis aguda febril neutrofílica. Aparición de placas dolorosas en las piernas y cuello, acompañado de fiebre y leucocitosis. De etiología desconocida. ‖ **-de Swyer.** Disgenesia gonadal pura en la mujer, caracterizada por talla normal y ausencia de malformaciones somáticas. ‖ **-de Tanner-Mac Donald.** Prostatitis granulomatosa con síndrome parecido al del adenoma; proceso inflamatorio no específico, con presencia de abundantes eosinófilos. Curación espontánea sin tratamiento. ‖ **-de Tanon.** Síndrome de la rama anterior de la arteria del engrosamiento lumbar de la médula espinal, que produce fundamentalmente una parálisis fláccida incompleta de las extremidades inferiores. ‖ **-de Tapia.** Parálisis unilateral de la lengua y de la laringe, con disfonía y disfagia. ‖ **-de Taussig.** Cardiopatía congénita rara caracterizada por la asociación de estenosis ístmica de la aorta; estenosis del infundíbulo aórtico e insuficiencia aórtica. ‖ **-de Taussig-Bing.** Cardiopatía congénita caracterizada por trasposición de la aorta, que nace del ventrículo derecho, dilatación y desviación de la arteria pulmonar que nace acabalgada sobre una comunicación interventricular, cianosis intensa y precoz con soplo sistólico, y aumento radiológico de las cavidades derechas y arteria pulmonar. ‖ **-de Taussig-Bing-Pernkopf.** SÍNDROME DE TAUSSIG-BING. ‖ **-de Terry.** Retinopatía de los prematuros; fibroplasia retrolental, importante causa de ceguera. ‖ **-de Thayssen.** Crisis dolorosas perirrectales, nocturnas, de varios minutos a una o dos horas de duración, con irradiación al periné y al colon, en intelectuales neurovegetativos. ‖ **-de Thévenard.** Acropatía ulceromutilante familiar. V. NEUROPATÍA SENSITIVA HEREDITARIA DE DENNY-BROWN. ‖ **-de Thibierge-Weissenbach.** Asociación de esclerodermia generalizada, calcificaciones subcutáneas, síndrome de hiperparatiroidismo y, a menudo, síndrome de Raynaud. ‖ **-de Thorn.** Nefritis hipoclorémica con pérdida de agua y de sal de origen renal por nefropatía tubular, pielonefritis, riñón poliquístico, etc. ‖ **-de Thost-Unna.** Eritroqueratodermatitis palmoplantar congénita y familiar. ‖ **-de Tiedman.** desus. Síndrome anatomoclínico provocado por el infarto ileomesentérico debido a embolia o a una apoplejía visceral sin embolia. ‖ **-de Tietz.** Albinismo, sordomudez completa, hipoplasia de cejas y ojos normales. ‖ **-de Tietze.** Dolor y tumoración no supurativa de los cartílagos costales. ‖ **-de Tiling-Wernicke.** Parálisis supranuclear de la mirada conjugada, que aparece en el síndrome seudobulbar por estado lacunar. Su supuesto origen alto por encima del mesencéfalo, no queda claro en la actualidad. ‖ **-de Timme.** Síndrome poliglandular de insuficiencia ovárica, hipoadrenalismo e hipopituitarismo. ‖ **-de Tolosa-Hunt.** Oftalmoplejía dolorosa, atribuida a un proceso granulomatoso inespecífico de la región del seno cavernoso. ‖ **-de Tomaselli.** Fiebre y hematuria debidas a una dosis excesiva de quinina. ‖ **-de Toni-Debré-Fanconi.** Alteración funcional múltiple del túbulo proximal, que motiva un trastorno de la resorción de los fosfatos, aminoácidos, glucosa y bases fijas que se eliminan por la orina. Causa raquitismo u osteoporosis y enanismo renal. Diabetes glucoaminofosfatada. ‖ **-de Tornwaldt.** Catarro retronasal crónico por inflamación de la amígdala faríngea de Luschka. ‖ **-de Touraine-Rouel.** desus. Seudogonococia enterítica; correspondiente al síndrome de Fiessinger-Leroy o síndrome oculorretrosinovial de Reiter. ‖ **-de Touraine-Solente-Golé.** Paquidermia con pliegues y paquiperiostosis u osteodermopatía hipertrofiante semejante al síndrome de Pierre Marie. ‖ **-de Treacher-Collins.** Malformación congénita de los párpados con anomalías asociadas de los huesos malares y de la mandíbula. ‖ **-de Treitz.** desus. Manifestaciones digestivas de la uremia. ‖ **-de Troel-Junet.** Hiperostosis craneal con acromegalia e hipertiroidismo. ‖ **-de Troisier.** desus. Diabetes bronceada. Hemocromatosis. ‖ **-de Trotter.** Tríada de las neoplasias laterofaríngeas: sordera, trastornos de la motilidad del velo del paladar y neuralgia del trigémino. ‖ **-de Türk.** Degeneración fibrosa del músculo recto externo del ojo, con limitación de la abducción del globo ocular y retracción del mismo durante la aducción. ‖ **-de Türk-Stilling.** SÍNDROME DE DUANE. ‖ **-de Turner.** Anomalía genética que afecta a individuos con fenotipo femenino y que se caracteriza por gónadas rudimentarias, enanismo, infantilismo sexual, *pterigium colli* y cúbito valgo. El cariotipo es 45,XO. ‖ **-de Turner masculino.** Disfunción testicular de grado variable, asociada a rasgos fenotípicos similares al síndrome de Turner femenino. En general el cariotipo es normal (46,XX). ‖ **-de Turner-Albright.** SÍNDROME DE TURNER. ‖ **-de Turner-Parsonage.** Amiotrofia neurálgica del hombro (síndrome de la cintura escapular). ‖ **-de Turner-Varny.** SÍNDROME DE TURNER. ‖ **-de Ullrich.** SÍNDROME DE BONNEVIE-ULLRICH. ‖ **-de Unverricht-Lunborg.** Término que se aplica a diferentes afecciones caracterizadas por la asociación de mioclonías esporádicas con crisis epilépticas generalizadas, deterioro mental progresivo, a veces signos piramidales y extrapiramidales y alteraciones difusas en el electroencefalograma (ondas lentas y descargas de polipuntas

síndrome

bilaterales). ||-**de Usher.** Complejo constituido por la tríada: sordera de percepción, retinopatía pigmentaria bilateral y catarata, también bilateral. Afección familiar. ||-**de uñas amarillas.** SÍNDROME DE SAMMAN. ||-**de uñas verdes.** Onicólisis de la porción distal de las uñas y coloración verdosa de las zonas desprendidas. Se asocia a paroniquia. ||-**de Vail.** Neuralgia del nervio vidiano con intensos dolores paroxismales en la nariz, oreja, cara, cuello y hombro, acompañados a veces de síntomas de sinusitis nasal. Las crisis son nocturnas, unilaterales, se dan casi siempre en mujeres y no suelen ser producidas por estímulos externos. ||-**de Valsuani.** desus. Anemia perniciosa progresiva que aparece en la mujer durante el embarazo o la lactancia. ||-**de Van der Hoeve.** Osteopsatirosis (fragilidad ósea) con sordera y escleróticas azules. ||-**de Vaquez-Aubertin.** Anemia esplénica mieloide. ||-**de Verner-Morrison.** Síndrome caracterizado por la asociación de diarrea coleriforme, hipocaliemia e insuficiencia renal y la presencia de un tumor pancreático endocrino que no forma insulina. ||-**de Vernet.** Parálisis unilateral de los pares craneales IX, X y XI, síndrome del agujero rasgado posterior. ||-**de Vidal-Brocq.** Variedad de micosis fungoide. ||-**de Vidal-Jacquet.** Reumatismo gonocócico asociado a queratosis palmoplantar. ||-**de Villaret.** Síndrome del espacio retroparotídeo con afectación de los pares craneales IX, X, XI y XII y del simpático cervical. Sin.: Síndrome de Horner. ||-**de Villaret-Desoille.** Hipoplasia familiar primitiva del maxilar inferior. ||-**de Villaret-Justin-Besançon-Delarue-Klots.** Síndrome endocrino con polineuritis. ||-**de Villaret-Justin-Besançon-Rubens-Duval.** Reumatismo crónico amiloidótico de evolución progresiva. ||-**de Vogt.** Rigidez congénita regresiva por estado marmóreo del cuerpo estriado con atetosis, ataques espasmódicos de risa y llanto, sin parálisis ni trastornos sensitivos. ||-**de Vogt-Koyanagi.** Uveomeningitis caracterizada por uveítis bilateral con iridociclitis y coroiditis exudativa, trastornos meningoencefálicos y, accesoriamente, alopecia, vitíligo y sordera. ||-**de Vulpian.** Atrofia muscular progresiva espinal que se inicia por el hombro. ||-**de Waardenburg.** Síndrome genotípico caracterizado por sordomudez, heterocromía del iris, anomalías morfológicas de los párpados, cejas y raíz de la nariz. ||-**de Wagner-Unverricht.** Forma aguda de poiquilodermatomiositis de Petges-Cléjat. ||-**de Wallenberg** o **de Wallenberg-Foix.** Infarto bulbar lateral retroolivar, constituido en el territorio bulbar de la arteria cerebelosa posteroinferior, rama de la vertebral. Se caracteriza por síntomas homolaterales: vestibulares (vértigos, nistagmo, desequilibrio), del núcleo ambiguo (disfagia y disfonía), de la raíz descendente del trigémino (termoanalgesia facial), del simpático ocular (síndrome de Cl. Bernard-Horner), del pedúnculo cerebeloso inferior (discronometría), y síntomas contralaterales: termoanalgesia cruzada en el tronco y extremidades (por afectación del haz espinotalámico). Sin.: Síndrome lateral de Déjerine. ||-**de Walter-Bohmann.** desus. Síndrome poscolecistectomía: palidez, taquicardia, polipnea y sudoración fría. ||-**de Wartenberg.** Disestesia braquial nocturna; braquialgia estática parestésica. Parestesia transitoria, anestesia, dolor en el miembro superior a lo largo del trayecto del nervio cubital durante el decúbito, especialmente en mujeres, por compresión del plexo braquial por la relajación de los músculos de la cintura escapular. || Neuritis sensitiva múltiple. ||-**de Waterhouse-Friderichsen.** Forma septicémica de la meningitis cerebrospinal epidémica, caracterizada por comienzo brusco, con fiebre, colapso, púrpura petequial en piel y mucosas, equimosis subcutáneas y coma. Se observa hemorragia suprarrenal bilateral. ||-**de Weber.** Síndrome del pie del pedúnculo cerebral, caracterizado por parálisis del motor ocular común del lado de la lesión y hemiplejía contralateral. ||-**de Weber-Christian.** Paniculitis febril nodular con recaídas, no supurante. ||-**de Weber-Cockayne.**

Epidermólisis ampollar localizada en los pies y manos, que cura sin dejar cicatrices. ||-**de Weber-Dimitri.** SÍNDROME DE STURGE-WEBER. ||-**de Wegener.** Granulomatosis de Wegener: inflamación vasculonerviosa de la mucosa respiratoria y del pulmón, con arteritis diseminada del tipo periarteritis nudosa con especial afectación del riñón e insuficiencia renal. Pueden asociarse artritis, neuritis, carditis, parotiditis o prostatitis. Generalmente es progresiva y de curso letal. ||-**de Weil.** ENFERMEDAD DE WEIL. ||-**de Weill.** Hemihiperestesia neuromuscular, en el lado homólogo de las lesiones, en la tuberculosis pulmonar. ||-**de Weill-Marchesani.** SÍNDROME DE MARCHESANI. ||-**de Weill-Reys.** SÍNDROME DE ADIE. ||-**de Weill-Thevenot.** desus. Reumatismo visceral maligno. ||-**de Weingarten.** Eosinofilia tropical y bronquitis asmatiforme. ||-**de Weisenburg.** Neuralgia del glosofaríngeo y del trigémino, secundaria a un tumor del ángulo pontocerebeloso. ||-**de Weissenbach-Françon.** Poliartritis seca progresiva. ||-**de Weissenbach-Lièvre.** Mielomatosis descalcificante difusa con desmineralización no lagunar. ||-**de Werdnig-Hoffmann.** ENFERMEDAD DE WERDNIG-HOFFMANN. ||-**de Werner.** Síndrome pluriglandular de Rothmund en el adulto, a menudo con progeria, esclerodermia y catarata. ||-**de Wernicke.** Degeneración de estructuras grises situadas junto al acueducto de Silvio en el mesencéfalo, extendiéndose hacia el diencéfalo. Calificada antiguamente, por su aspecto, de encefalitis hemorrágica superior, aunque no es ni inflamatoria ni hemorrágica. Clínicamente se caracteriza por nistagmo, oftalmoplejías, y posibles trastornos de la conciencia. Puede asociarse a un síndrome de Korsakov (amnesia con fabulación y falsos reconocimientos y posible síndrome polineurítico). Su origen habitual es el alcoholismo y la desnutrición, por un trastorno del metabolismo intermediario (carencia de tiamina). PRESBIOFRENIA. ||-**de West.** Encefalopatía mioclónica infantil con hipsarritmia. Encefalopatía de causa desconocida, que se inicia habitualmente en lactantes (entre los 3 y 9 meses), de modo espontáneo o como complicación de una enfermedad cerebral previa. Se caracteriza por la asociación de espasmos infantiles (crisis epilépticas tónicas), retraso psicomotor e hipsarritmia. ||-**de Westphal-Piltz.** Reacción pupilar neurotónica o sea contracción de la pupila por el cierre palpebral. ||-**de Wheler.** Quiste divertircular de la extremidad inferior del colédoco, de desarrollo intraduodenal (coledococele). ||-**de White.** Pie de inmersión: trastornos circulatorios con edema, que aparecen en el pie que ha estado inmergido en el agua durante un cierto tiempo (náufragos). ||-**de White-Warren-Lecomte.** Síndrome de la membrana hialina del recién nacido. ||-**de Widal.** ICTEROANEMIA. ||-**de Widal-Abrami.** Síndrome enterohepático colibacilar. ||-**de Widal-Abrami-Brulé.** Ictericia hemolítica adquirida. ||-**de Wilkins.** Síndrome suprarrenogenital: seudohermafroditismo en mujeres (ginandroide) y macrogenitosomía en los muchachos. ||-**de Willebrand-Jürgens.** ENFERMEDAD DE WILLEBRAND. ||-**de Willebrand-Naegeli.** ENFERMEDAD DE WILLEBRAND. ||-**de William-Joly-Richtie.** Aleteo o flúter auricular. ||-**de Williams.** Hipercalcemia idiopática infantil junto a estenosis aórtica supravalvular. ||-**de Wilson-Root-Marble.** Nefropatía mixta combinada con nefrosclerosis, glomerulosclerosis intercapilar y nefritis intersticial en los diabéticos. ||-**de Wiskott-Aldrich.** Dermatitis eccematoide crónica, mayor sensibilidad a las infecciones recurrentes y trombocitopenia con hepatosplenomegalia. Se hereda de forma recesiva ligado al sexo. ||-**de Wissler-Fanconi.** desus. Forma de artritis reumatoide juvenil, también llamada subsepsis alérgica. Comienzo agudo con síntomas generales, hepatosplenomegalia y adenomegalia. Los signos articulares son poco evidentes. ||-**de Wittmaack-Ekbom.** SÍNDROME DE EKBOM. ||-**de Wohlfart-Kugelberg-Welander.** SÍNDROME DE KUGELBERG-WELANDER. ||-**de Wolfert.** Tipo especial de agnosia caracterizado esencialmente por la imposibilidad de «reconocimiento de los conjuntos». SIMULTAGNOSIA. ‖-**de Wolff-Parkinson-White.** Estado en el que además del fascículo de His existen uno o varios puentes musculares accesorios para la transmisión de los impulsos de las aurículas a los ventrículos. En el electrocardiograma se señala por un intervalo P-R corto y un complejo QRS prolongado. ‖-**de WPW.** SÍNDROME DE WOLFF-PARKINSON-WHITE. ‖-**de Wright.** Síndrome subcoracoideo pectoral menor con trastornos neurocirculatorios caracterizados por parestesias, debilidad, dolor, edema de las manos e incluso gangrena de las extremidades de los dedos, debidos a la hiperabducción prolongada de uno o ambos brazos. ‖ SÍNDROME DE ALBRIGHT. ‖-**de Wunderlich.** Hematoma perineal espontáneo manifiesto por la tríada, dolor violento y brusco en la región renal, signo de hemorragia interna y tumoración retroperitoneal. ‖-**de Young.** Síndrome de hiperfunción de la hormona somatotrópica: rápido aumento de peso durante el embarazo, recién nacido vivo de más de 4 kg de peso, hiperlactación. Este síndrome puede aparecer además después de la menopausia y en la diabetes mellitus. ‖-**de Ziemssen.** Parálisis periférica de los dos nervios recurrentes que se manifiesta por la inmovilización de las cuerdas vocales que permanecen abiertas. El paciente puede hablar. ‖-**de Zieve.** Asociación de hepatopatía, hiperlipemia y anemia hemolítica en sujetos alcohólicos. ‖-**de Zinser-Cole-Engmann.** V. DISQUERATOSIS CONGÉNITA. ‖-**de Zollinger-Ellison.** El caracterizado por: 1, úlceras pépticas atípicas; 2, acidez de instauración rápida, y 3, carencia de células pancreáticas β y tumores en los islotes pancreáticos, que secretan gastrina. ‖-**del aceite tóxico.** V. SÍNDROME TÓXICO. ‖-**del asta anterior.** El producido por lesiones del asta anterior, que se manifiesta por parálisis fláccida, hipotonía, hiporreflexia o arreflexia, atrofia muscular y alteraciones de las reacciones eléctricas. ‖-**del canal carpiano.** Compresión del nervio mediano a nivel del ligamento anular del carpo, manifiesta por disestesias, dolores, parestesias y trastornos nerviosos y vasomotores, frecuentemente de los dedos II y III. ‖-**del cono terminal.** Afectación sensitivomotora de SII a SV, caracterizada por parálisis de pierna y muslo (la marcha es posible), contracciones fibrilares, anestesia disociada, dolores de tipo urente, trastornos esfinterianos y sexuales menos graves que en el síndrome de la cola de caballo. ‖-**del cuerpo de Luys.** Contracciones coreiformes y tumefacciones unilaterales, defectos del lenguaje e hipotonía. ‖-**del cuerpo estriado.** SÍNDROME DE VOGT. ‖-**del dumping.** Repleción súbita del intestino delgado a causa del vaciamiento en tromba o rápido del muñón gástrico residual de la gastrectomía. Aparece en el 16 % de los gastrectomizados por ulcus duodenal, cursa con sensación de pesadez y tensión epigástricas, náuseas e inflación supraumbilical, acompañándose de fenómenos vegetativos intensos del tipo de debilidad muscular, vértigo, sudoración profusa, tendencia a la lipotimia, palidez y bostezos; mejora con el decúbito y empeora con las comidas ricas en hidratos de carbono. ‖-**del epicono.** Por lesión de LV y SI, presenta trastorno sensitivomotor de la región anteroexterna de la pierna y estepaje. No hay trastornos esfinterianos. ‖-**del escaleno.** Crisis vasomotoras o dolorosas localizadas en la mano y el antebrazo. ‖-**del globo pálido.** SÍNDROME DE HUNT. ‖-**del lactante blando** *(floppy infant).* Miopatía congénita que se manifiesta por hipotonía y debilidad muscular. Se observan diversas alteraciones en la fibra muscular estriada como la presencia de cristales eosinófilos intranucleares, fragmentación miofibrilar y ensanchamiento de la banda Z. ‖-**del lentigo.** V. LENTIGO MÚLTIPLE. ‖-**del maullido** o **maullido del gato.** Debido a la deleción parcial del brazo corto de uno de los cromosomas del 5.º par. Presenta microcefalia, hipertelorismo, epicanto, raíz nasal amplia, micrognatismo, dermatoglifos anormales y deficiencia mental. Predomina en el sexo femenino, y los recién nacidos emiten un grito débil parecido a un maullido; de ahí su nombre. *Sin.:* Síndrome *cri du chat.* ‖-**del niño apaleado.** Lesiones traumáticas óseas y de tejidos blandos en niños que han sido sometidos a maltratos físicos reiterados, generalmente por sus padres. ‖-**del seno carotídeo.** Síncope vasovagal con convulsiones o sin ellas provocado por compresión del seno carotídeo en la hipersensibilidad de éste. ‖-**del seno cavernoso.** Edema de la conjuntiva, del párpado superior y de la nariz, con parálisis de los pares III, IV y VI, en la trombosis del seno cavernoso. ‖-**del tronco basilar.** Pérdida del conocimiento, parálisis seudobulbar, tetraplejía y reacción miótica fija de ambas pupilas en la oclusión del tronco basilar. ‖-**del túnel carpiano.** SÍNDROME DEL CANAL CARPIANO. ‖-**del vermis.** Síndrome cerebeloso que se presenta en niños con meduloblastoma y en la atrofia cerebelosa tardía de los viejos. La ataxia afecta esencialmente el tronco y la raíz de las extremidades inferiores. ‖-**enterorrenal.** Conjunto de accidentes infecciosos del aparato urinario (pielitis, pielonefritis, cistitis) de origen intestinal. ‖-**epifisario.** SÍNDROME DE PELLIZZI. ‖-**epifrenal** o **epifrénico.** Complejo de trastornos que recuerdan el síndrome anginoso producido por anomalías funcionales del esófago por encima del hiato esofágico del diafragma. ‖-**estriado.** Monoclonías, movimientos coreicos y atetóticos e hiperdistensibilidad muscular en las lesiones del cuerpo estriado y sus vías de conexión. ‖-**extrapiramidal.** SÍNDROME DE PARKINSON. ‖-**farmacoprivo.** SÍNDROME DE ABSTINENCIA. ‖-**gastrocardíaco.** Trastornos cardíacos y vasculares consecutivos a una alteración de la función gástrica, síndrome de Römheld. ‖-**general de adaptación de Selye.** Suma de reacciones generales inespecíficas del organismo consecutivas a una exposición, repentina o continuada, a un estrés (traumas, frío, calor, fatiga, intoxicaciones, infecciones, etc.). Comprende tres etapas: 1) *reacción de alarma;* 2) *fase de resistencia;* y 3) *estado de agotamiento.* ‖-**genitosuprarrenal.** Hipersuprarrenalismo, caracterizado en las niñas por precocidad sexual, adiposidad, hirsutismo y virilismo. ‖-**gris.** Síndrome grave observado en recién nacidos (especialmente prematuros que han recibido cloramfenicol), que se caracteriza por cianosis, coloración grisácea de la piel, hipotonía, hipotensión y colapso. ‖-**hemiparapléjico.** SÍNDROME DE BROWN-SÉQUARD. ‖-**hipofisario.** SÍNDROME ADIPOSOGENITAL. ‖-**hipotalámico.** Hemianopsia lateral homónima; hemiplejía ligera, asinergia y alteración del tono muscular en la lesión de los centros subtalámicos. ‖-**hipotónico de Foerster.** V. SÍNDROME DE FOERSTER (2.ª acep.). ‖-**hombro-mano.** Dolor, tumefacción y edema en el hombro y la mano homolaterales, seguido por rigidez muscular y trastornos tróficos, típico de las coronariopatías y crisis estenocárdicas. ‖-**leche-alcalinos.** V. SÍNDROME DE BURNETT. ‖-**lupoide.** Síndrome clínica e histológicamente indistinguible del lupus eritematoso sistémico, que aparece por la ingestión de ciertos medicamentos durante tiempo prolongado y a dosis elevadas y que suele desaparecer en unos tres meses después de suspender el fármaco. ‖-**mediastínico.** Síndrome resultante de la compresión de uno u otros órganos del mediastino: cava superior (edema en esclavina, cefalea, vértigo), bronquios (tiraje, atelectasia), frénico (hipo, parálisis), vago (tos coqueluchoide, disnea), conducto torácico (pleuresía quilosa), simpático (síndrome de Horner), recurrente izquierdo (voz bitonal). ‖-**meníngeo.** Cefalea, somnolencia, diplopía, fotofobia, hiperestesia cutánea, rigidez de la nuca, hiperreflexia tendinosa, dermografismo y vómitos. ‖-**metamérico.** SÍNDROME SEGMENTARIO. ‖-**miasténico.** MIASTENIA GRAVIS. ‖-**mieloproliferativo.** Término general que se aplica a varias afecciones que presentan en común una proliferación medular o extramedular de una o varias series celulares de la médula ósea: mielocítica, eritroblástica o megacariocítica; por ejemplo, leucemia mieloide crónica o aguda, policitemia vera, síndrome de Di Guglielmo, trombocitemia hemorrágica esencial, etc. ‖ **-nefrítico.** Asociación de hipertensión arterial, alteraciones del sedimento urinario (hematuria y/o leucocituria) e insuficiencia renal. ‖ **-nefrótico.** Síndrome caracterizado por oliguria, edemas, proteinuria masiva (> 3,5 g/24 h), hipoproteinemia (< 50 g/l), hipoalbuminemia (< 30 g/l), disproteinemia e hiperlipidemia, de causalidad múltiple. ‖ **-nefrótico corticodependiente.** El que recidiva al disminuir la dosis de corticoides. ‖ **-nefrótico corticorresistente.** El que no responde a la corticoterapia. ‖ **-nefrótico idiopático infantil.** NEFROSIS LIPOIDEA. ‖ **-nefrótico impuro.** Síndrome nefrótico que presenta hematuria, hipertensión o insuficiencia renal. ‖ **-nefrótico primitivo.** El propio de cualquier tipo de glomerulonefritis. ‖ **-nefrótico puro.** Síndrome nefrótico sin hematuria, hipertensión ni insuficiencia renal. ‖ **-nefrótico secundario.** El de las nefropatías sistémicas (colagenosis, amiloidosis, diabetes, mieloma, etc.). ‖ **-neuroftalmológico del acueducto de Silvio.** SÍNDROME DE KOERBER-SALUS-ELSCHNIG. ‖ **-ocular simpático.** SÍNDROME DE HORNER. ‖ **-palidal.** SÍNDROME DE HUNT. ‖ **-palidez-hipertermia.** En los lactantes, cualquier intervención en la mastoides provoca, en ocasiones no determinadas, un síndrome caracterizado por hipertermia, palidez, polipnea, hipotensión y muerte. ‖ **-parkinsoniano.** Síndrome de sintomatología similar a la enfermedad de Parkinson de origen viral (encefalitis letárgica), tóxico (manganeso, óxido de carbono, etc.), tumoral y arteriosclerótico. ‖ **-periepindimario.** Se caracteriza por la asociación de termalgesia, mioatrofias, trastornos tróficos por afectación del asta lateral y ligeros síntomas piramidales subyacentes. ‖ **-piramidal.** Hemiplejía, hiperreflexia tendinosa y arreflexia cutánea abdominal, clono de la rótula y del pie y atrofia degenerativa. ‖ **-posterolateral.** Estado de ataxia y espasmo debido a una lesión de los cordones posterolaterales de la médula. ‖ **-prostático.** Disuria, retención urinaria, polaquiuria y dolores abdominales. ‖ **-radicular.** Síndrome que manifiesta la lesión de las raíces de los nervios espinales. ‖ **-radiculocordonal posterior.** SÍNDROME TABÉTICO. ‖ **-retroolivar.** SÍNDROME DE DÉJERINE. ‖ **-sacro.** Variante del síndrome de la cola de caballo. ‖ **-segmentario.** Síndrome producido por lesión de la sustancia gris de la médula espinal. ‖ **-sensitivocortical de Déjerine.** Alteraciones y errores del sentido táctil y de las actitudes. ‖ **-seudobulbar.** Disartria espasmódica, risa y llanto espasmódicos y marchas a pequeños pasos. ‖ **-suprasegmentario.** Componente de un síndrome neurológico que se expresa por encima del nivel de la lesión segmentaria que lo determina. ‖ **-tabético.** TABES. ‖ **-talámico.** Combinación de los siguientes signos: hemianestesia superficial persistente, hemiplejía ligera, hemiataxia y astereognosis más o menos completa, dolores persistentes e intensos en el lado hemipléjico, movimientos coreoatetósicos en los miembros del lado paralizado. ‖ **-tegmentario.** Hemiplejía que alterna con movimientos oculares desordenados; indicio de lesiones del tegmen o plano superior del pedúnculo cerebral. ‖ **-tóxico.** Síndrome observado en España en 1981, debido al consumo de aceites tóxicos por la presencia de anilinas y anilidas de ácidos grasos. Clínicamente el cuadro es polimorfo y afecta principalmente al sistema nervioso, pulmones, corazón, hígado y piel. A nivel histológico presenta una vasculitis generalizada no necrotizante en arterias y venas. La evolución es variable, los casos más graves han tenido un curso mortal (más de 300), otros presentan varias secuelas, principalmente neurológicas y la mayoría presentó una evolución favorable. ‖ **-toxicoprivo.** SÍNDROME DE ABSTINENCIA. ‖ **-vasovagal.** Angustia precordial, ansiedad, náuseas, disnea y sensación de muerte inminente. ‖ **-vestibular.** Se manifiesta por nistagmo, trastornos de la estática, de la marcha y del tono muscular. Es provocado por una lesión vestibular central o periférica.

sinecología (de *sin-* y *ecología*). f. Estudio de los factores ambientales en conjunto.
sinecotomía (de *sinequia* y el gr. *tomé*, corte). f. F., *synéchotomie*. Sección quirúrgica de una sinequia, brida o adherencia. ‖ **-pleural.** Operación de Jacobaeus.
sinencefalia (de *sin-* y *encéfalo*). f. F., *synencéphalie*. Monstruosidad consistente en dos cuerpos con una sola cabeza.
sinencefalocele. (de *sin-*, el gr. *en*, en, *kephalé*, cabeza, y *kéle*, hernia). m. F., *synencéphalocèle*. Encefalocele con adherencias a las partes contiguas.
sinequenterotomía (del gr. *synécheia*, continuidad, *énteron*, intestino, y *tomé*, corte). f. Sección quirúrgica de adherencias intestinales.
sinequia (del gr. *synécheia*, continuidad). f. A., *Synechie*; F., *synéchie*; In., *synechia*; It., *sinechia*; P., *sinequia*. Adherencia de partes próximas, especialmente la del iris con la córnea o con el cristalino. ‖ **-anterior, posterior.** Adherencias del iris con la córnea o con el cristalino, respectivamente. ‖ **-circular.** Adherencia de todo el borde de la pupila con el cristalino.
sinéresis (del lat. *synaeresis*, y éste del gr. *synaíresis*, de *synaireín*, coger juntamente, contraer). f. Contracción de un gel o un coágulo.
sinergia (del gr. *synergía*, cooperación; de *sýn*, con, y *érgon*, trabajo). f. A., *Synergie*; F., *synergie*; In., *synergy*; It. y P., *sinergia*. Asociación o cooperación de movimientos, actos u órganos para el cumplimiento de una función. ‖ Cooperación de dos o más fármacos que tienen acción igual o análoga.
sinergismo. m. SINERGIA.
sinestesia (del gr. *synáisthesis*, simpatía, sentimiento común a varios). f. A., *Mitempfindung*; F., *synesthésie*; In., *synesthesia*; It. y P., *sinestesia*. Sensación en una parte, asociada o secundaria a la producida en otra parte; también la sensación percibida en un sentido por el estímulo de otro: una audición por un color, por ejemplo.
sinestesialgia (de *sin-*, el gr. *sísthesis*, sensación, y *álgos*, dolor). f. A., *Synästhalgie*; F., *synesthésalgie*; In., *synesthesialgia*; It., *sinestalgia*; P., *sinestesialgia*. Sinestesia dolorosa.
sinfalangia o **sinfalangismo** (de *sin.-* y el gr. *phálagx*, *-yggos*, hilera de soldados). f. y m. Anquilosis de las articulaciones falángicas.
sinfiogénesis (de *sin-*, el gr. *phýein*, crecer, y *gennân*, producir). f. Combinación de los efectos de los determinantes hereditarios y los factores ambientales en el desarrollo de los organismos.
sinfisiectomía (de *sínfisis* y el gr. *ektomé*, resección). f. A., *Symphysektomie*; F., *symphysiectomie*; In., *symphysiectomy*; It., *sinfisiectomia*; P., *sinfisectomia*. Resección de la sínfisis del pubis.
sinfisiólisis (de *sínfisis* y el gr. *lýsis*, disolución). f. F., *séparation d'une symphyse*. Separación o destrucción de una sínfisis, especialmente la del pubis.
sinfisiorrafia (de *sínfisis* y el gr. *rhaphé*, sutura). f. F., *symphyséorrhaphie*. Sutura de una sínfisis dividida.
sinfisiotomía (de *sínfisis* y el gr. *tomé*, corte). f. A., *Schamfugenschnitt*; F., *symphyséotomie*; In., *symphysiotomy*; It. y P., *sinfisiotomia*. Operación de Sigault; división quirúrgica del fibrocartílago de la sínfisis del pubis, con objeto de aumentar los diámetros de la pelvis y de este modo facilitar el parto. PUBIOTOMÍA, SINCONDROTOMÍA.
sinfisiótomo (de *sínfisis* y el gr. *tomós*, cortante). m. F., *instrument utilisé en symphyséotomie*. Instrumento cortante empleado en la sinfisiotomía.
sínfisis (del gr. *sýmphysis*, unión). f. A., *Symphyse*; F., *symphyse*; In., *symphysis*; It., *sinfisi*; P., *sínfise*. Conjunto de medios de unión de dos superficies óseas. ‖ Adherencia anormal entre dos partes, especialmente entre dos hojas serosas. ‖ Línea de unión entre porciones de hueso originalmente distintas. ‖ **-cardíaca.** Adherencia anormal entre las hojas visceral y parietal del pericardio, consecutiva a una pericarditis. ‖ **-cartilaginosa.** SINCONDROSIS. ‖ **-de la mandíbula.** Línea central de unión de las dos mitades del

maxilar inferior. ‖ **-pericardio-perihepática.** Asociación de la sínfisis cardíaca con una perihepatitis. ‖ **-púbica, sacroilíaca.** Articulación de los huesos ilíacos entre sí y con el sacro, respectivamente.
sinfisodactilia. f. SINDACTILIA.
sinfisopía (de *sínisis* y el gr. *óps, opós*, ojo). f. CICLOPÍA.
sinfisosquelia (de *sínfisis* y el gr. *skélos*, pierna). f. Fusión de las extremidades inferiores; sirenomelia, simpodia.
sinfonalaxis (del gr. *sýmphonos*, consonante, y un derivado de *allássein*, cambiar). f. Defecto de pronunciación, que consiste en el empleo de unas consonantes por otras.
sinforesis (del gr. *symphóresis*, reunión, congregación; de *sýn*, con, y *phérein*, llevar). f. Congestión sanguínea.
singamia (de *sin-* el gr. *gámos*, matrimonio). f. Reproducción sexual. ‖ Unión de gametos.
singamosis. f. Enfermedad de las vías respiratorias de las aves de corral producida por el gusano nematodo *Syngamus trachealis.*
singenesioplastia (de *sin-*, el gr. *génesis*, generación, y *plássein*, formar). f. Trasplante de tejido de un individuo a otro de la misma especie y pariente: de madre a hijo, de hermano a hermano, por ejemplo.
singénesis (de *sin-* y el gr. *génesis*, generación). f. Hipótesis según la cual el embrión contendría en sí mismo los gérmenes de todas las generaciones que pueden derivar de él. ‖ SINGAMIA.
singénico. adj. CONGÉNITO.
singulto (del lat. *singultus*). m. Hipo, sollozo. ‖ **-gástrico nervioso.** Hipo debido a neurosis gástrica.
sinicesis (del gr. *synízesis*, acción de sentarse junto a otro). f. F., *synizésis*. Oclusión. ‖ Período de la mitosis de acumulación de la cromatina nuclear. ‖ **-de la pupila.** Oclusión o contracción pupilar.
sinidrosis (de *sin-* y el gr. *hidrós*, sudor). f. Asociación de la sudación con otro estado.
sinigrina. f. Mironato de potasio, glucósido de las semillas de la mostaza negra, que produce, por hidrólisis, la esencia de esta mostaza.
sinistraural (de *sinistro-* y el lat. *auris*, oreja). adj. Que oye mejor con el oído izquierdo que con el derecho.
sinistráurico. adj. SINISTRAURAL.
sinistrina. f. Hidrato de carbono levógiro; inulina.
sinistro-. Forma prefija del lat. *sinister, sinistra, sinistrum,* izquierdo.
sinistrocardia (de *sinistro-* y el gr. *kardía*, corazón). f. F., *sinistrocardie.* Desplazamiento del corazón hacia la izquierda.
sinistrocerebral. Que funciona preferentemente con el hemisferio cerebral izquierdo.
sinistrocerebral. (de *sinistro-* y el lat. *cerebrum*, cerebro). adj. F., *situé dans l'hémisphère cérébral gauche*. Relativo al hemisferio cerebral izquierdo o situado en él.
sinistrocular (de *sinistro-* y el lat. *ocularis*, de *oculus*, ojo). adj. Que ve mejor con el ojo izquierdo que con el derecho.
sinistrocularidad. f. Cualidad de sinistrocular.
sinistrómano (de *sinistro-* y el lat. *manus*, mano). adj. ZURDO. Ú.t.c.s.
sinistropedal (de *sinistro-* y el lat. *pes, pedis,* pie). adj. F., *utilisant préférablement le pied gauche.* Que emplea el pie izquierdo con preferencia al derecho. Ú.t.c.s.
sinistrosa. f. Azúcar levógiro, levulosa.
sinistrosis. f. A., *Synizesis*; F., *sinistrose*; In., *sinistrosis*; It., *sinistrosi*; P., *sinistrose.* Término general para las alteraciones psíquicas o trastornos subjetivos de las víctimas de accidentes del trabajo, de circulación o de guerra.
sinistrotorsión. f. F., *torsion vers la gauche.* Torsión hacia la izquierda.
sinistroversión. f. Versión hacia la izquierda.
Sinkler (Fenómeno de) (Wharton *Sinkler*, neurólogo estadounidense, 1845-1910). V. FENÓMENO.

sinoatrial o **sinoauricular** (del lat. *sinus*, seno, y de *atrio* o de *aurícula*). adj. F., *sino-auriculaire.* Relativo al seno venoso y al atrio o aurícula.
sinobronquitis (del lat. *sinus*, seno, *bronchium*, bronquio, y el suf. *-itis*). f. Infección simultánea de los senos craneales y de los bronquios.
sinocia (de *sin-* y el gr. *oûs, otós,* oreja). f. Fusión teratológica de las orejas u oídos.
sinofris o **sinofridia** (de *sin-* y el gr. *ophrýs*, ceja). f. A., *Synophrys*; F. e In., *synophrys*; It. y P., *sinofridia.* Conjunción de las cejas.
sinoftalmía (de *sin-* y el gr. *ophthalmía*, de *ophthalmós*, ojo). f. F., *synophtalmie, cyclopie.* Fusión más o menos completa de los ojos en uno; ciclopía, sinfisopía.
sinónimo (del lat. *synonymus*, y éste del gr. *synónymos*; de *sýn*, con, y la forma eólica *ónyma*, por *ónoma*, nombre). adj. F., *synonyme.* Dícese del término cuya significación es igual o análoga a la de otro. Ú.t.c.s.
sinopsia o **sinopsis** (del lat. *synopsis*, y éste del gr. *sýnopsis*; de *sýn*, con, y *ópsis*, vista). f. Visión de conjunto. ‖ SINOFTALMÍA. ‖ F., *synopsie.* Forma de sinestesia que asocia sensaciones visuales a las de otros sentidos.
sinoptóforo (de *sin-*, el gr. *optós*, visible, y *phóros*, que lleva). m. Amblioscopio de miras móviles que sirve para el diagnóstico y tratamiento de los trastornos optosensoriales del estrábico.
sinoptómetro (de *sin-*, el gr. *optós*, visible, y *métron*, medida). m. Sinoptóforo modificado que permite explorar el ojo estrábico en circunstancias más parecidas a las ambientales.
sinoptoscopio (de *sin-*, el gr. *optós*, visible, y *skopeîn*, observar). m. Instrumento para el examen y diagnóstico del estrabismo.
sinorquidia o **sinorquismo** (de *sin-* y el gr. *órchis*, testículo). f. y m. F., *synorchidie.* Fusión parcial o completa de los testículos entre sí o falta de uno de ellos (agenesia).
sinosteología (de *sin-*, el gr. *ostéon*, hueso, y *lógos*, tratado). f. ARTROLOGÍA.
sinosteotomía (de *sin-*, el gr. *ostéon*, hueso, y *tomé*, corte). f. Sección o disección de las articulaciones.
sinostosis (de *sin-* y el gr. *ostoûn*, hueso). f. A., *Synostose*, F., *synostose*; In., *synostosis*; It., *sinostosi*; P., *sinostose.* Unión de huesos adyacentes por medio de materia ósea; soldadura de los huesos del cráneo en particular. ‖ **-senil.** Fusión de las suturas craneales propia de la vejez. ‖ **-tribasilar.** Fusión en la infancia de los huesos de la base del cráneo, causa de idiotez.
sinoto (de *sin-* y el gr. *oûs, ótós,* oreja). m. Monstruo con las orejas fusionadas a la región anterosuperior del cuello.
sinovectomía (de *sinovia* y el gr. *ektomé*, resección). f. A., Gelenkresektion; F., *synovectomie;* In., *synovectomy*; It. y P., *sinovectomia.* Escisión quirúrgica de una membrana sinovial; artrectomía.
sinovia (del lat. moderno *synovia*). f. A., *Synovia, Gelenkschmiere*; F., *synovie*; In., *synovia*; It. y P., *sinóvia.* Líquido transparente viscoso de las cavidades articulares y vainas tendinosas, secretado por las membranas sinoviales, compuesto de mucina y una pequeña cantidad de sales minerales.
sinovialoma. m. SINOVIOMA.
sinovina. f. Mucina de la sinovia.
sinovioma (de *sinovia* y el suf. *-oma*). m. A., *Synoviom*; F., *synoviome*; In., *synovioma*; It., *sinovioma*; P., *sinovialoma.* Tumor originado en una membrana sinovial, vaina tendinosa, bolsa o fascia.
sinovíparo (de *sinovia* y el lat. *parere*, producir). adj. Productor de sinovia.
sinovitis. f.A., *Synovitis*; F., *synovite*; In., *synovitis*; It. y P., *sinovite.* Inflamación de una membrana sinovial, especialmente de las articulaciones. ‖ **-bursal.** BURSITIS. ‖ **-crepitante.** AI CREPITANTE. ‖ **-dendrítica.** Variedad en la que se desarrollan vellosidades dentro del saco o vaina sinovial. ‖ **-fungosa.** Forma de sinovitis tuberculosa caracterizada por la forma-

ción de fungosidades. ||-**plásica.** Sinovitis seca, con producción de adherencias. ||-**por vibración.** Sinovitis producida por el paso de un proyectil a través de los tejidos cerca de una articulación, pero sin lesión de ésta. ||-**purulenta** o **supurada.** Variedad de sinovitis aguda, debida por lo común a un traumatismo o a ciertas infecciones, fiebre tifoidea, escarlatina, etc., caracterizada por la formacion de pus. ||-**seca.** Variedad que aparece por lo común en el curso de una enfermedad general, sífilis, reumatismo agudo, blenorragia, etc., caracterizada por escasa secreción de líquido. ||-**tendinosa.** Inflamación de una vaina tendinosa. ||-**vaginal.** Sinovitis tendinosa.

sinquilia (de *sin-* y el gr. *cheîlos*, labio). f. Adherencia congénita de los labios.

sinquiria (de *sin-* y el gr. *cheír, cheirós*, mano). f. Estado en el cual una excitación aplicada en un lado del cuerpo es referida a ambos lados.

sínquisis (del gr. *sýgchysis*, confusión, mezcla). f. A., *Synchysis;* F. e In., *synchysis;* It., *sinchisi;* P., *sínquise.* Desarreglo o confusión. || Confusión de los humores del ojo por rotura traumática o espontánea de las membranas oculares. || Fluidificación del humor vítreo. ||-**centelleante.** Percepción de pequeños puntos brillantes movibles debidos a la presencia de partículas flotantes de colesterina en el humor vítreo.

sintáctico. adj. F., *syntactique.* Relativo a la sintaxis o coordinación apropiada de las palabras en el discurso; dícese de una variedad de afasia.

sintasis. f. TENSIÓN.

sintaxis (del lat. *syntaxis,* del gr. *sýntaxis,* de *syntássein*, coordinar). f. ARTICULACIÓN. || Reducción, taxis. || Sutura.

sintenosis (de *sin-* y el gr. *ténon*, tendón). f. Articulación por medio de tendones o rodeada de ellos.

sintérmico. adj. ISOTÉRMICO.

sintescopio (de *sintesis* y el gr. *skopeîn*, observar). m. Instrumento para observar los efectos visibles del contacto de dos líquidos.

síntesis [sintético] (del lat. *synthesis*, y éste del gr. *sýnthesis*). f. A., *Synthese;* F., *synthèse;* In., *synthesis;* It., *sintesi;* P., *síntese.* Producción artificial de un compuesto químico por la reunión de sus elementos, especialmente la de un compuesto orgánico por medio de elementos inorgánicos. || Reunión de partes separadas. || Formación de un concepto complejo por la combinación de ideas separadas. || En psicología, proceso por el que el yo integra ideas, representaciones y afectos que estaban previamente separados o escindidos entre sí. ||-**de contigüidad.** Reducción de partes dislocadas o luxadas. ||-**de discontinuidad.** Reunión de los labios de una herida o de los extremos de un hueso fracturado. ||-**morfológica.** Histogénesis o histopoyesis. ||-**silábica.** Combinación de sílabas de varias palabras para formar una nueva, proceso común en la esquizofrenia.

sintetismo. desus. m. Conjunto de operaciones necesarias para el tratamiento completo de las fracturas.

síntexis [sintéxico] (del gr. *syntékein*, consumir). f. Emaciación, atrofia.

síntoma (del lat. *syntoma*, y éste del gr. *sýmptoma*). m. A., *Symptom;* F., *symptôme;* In., *symptom;* It., *sintomo;* P., *síntoma.* Manifestación de una alteración orgánica o funcional apreciable solamente por el paciente (p.ej., el dolor), o que puede ser comprobada también por el observador, caso en que se considera SIGNO. (Para los términos que no se encuentren en esta voz, véase SIGNO.) ||-**accesorio.** Síntoma no principal o patognomónico. ||-**característico.** El peculiar de una enfermedad. ||-**cavitario.** El que designa la existencia de una caverna en el pulmón, como timpanismo a la percusión, ruido anfórico, etc. ||-**concomitante.** Síntoma no esencial de una enfermedad, pero que puede tener valor real en el diagnóstico de la misma. ||-**consecutivo.** Síntoma que aparece en la terminación de la enfermedad sin conexión directa con ella. ||-**constitucional.** SÍNTOMA GENERAL. ||-**de abstinencia.** SÍNDROME DE ABSTINENCIA. ||-**de Anton.** Incapacidad de reconocer la propia ceguera. ||-**de Bárány.** SIGNO DE BÁRÁNY. ||-**de Bechterev.** Parálisis de los músculos faciales para los movimientos automáticos. ||-**de Begbie.** EXOFTALMÍA. ||-**de Bonhoeffer.** Pérdida del tono muscular normal en la corea. ||-**de Bouillaud.** Depresión permanente de la pared torácica en la sínfisis del pericardio. ||-**de Braunschoff.** Ruido que producen los gases en la perforación intestinal. ||-**de Brodnitz.** Dolor nocturno causado por ulceración del yeyuno en los operados de gastroenterostomía. ||-**de Browne.** Temblor del ángulo de la boca y el palpebral externo en la parálisis general incipiente. ||-**de Buerger.** El dolor sentido en la pierna en la tromboangitis, obliterante, estando el paciente acostado, se alivia dejando colgar la pierna afecta fuera de la cama. ||-**de Burghart.** Estertores finos en el borde anteroinferior del pulmón. Es síntoma precoz de tuberculosis pulmonar. ||-**de Carson.** Ruido de olla cascada a la percusión del cráneo en la hidrocefalia. ||-**de Castellani-Low.** Temblor fino de la lengua en la enfermedad del sueño. ||-**de Chasanow.** Extensión del dedo gordo por la punción de la cara dorsal de los restantes dedos del pie en la proximidad de la primera articulación interfalángica. ||-**de Colliver.** Temblor peculiar o movimiento convulsivo de la cara, de los miembros y a veces de todo el cuerpo, observado en el período preparatorio de las poliomielitis. ||-**de compresión.** Síntoma nervioso debido a la compresión de una parte del encéfalo o médula: espasmo, dolor, hiperestesia, hipertonicidad y parálisis. ||-**de Concato.** Hipertrofia de la porción interna del esternocleidomastoideo en la tuberculosis pulmonar. ||-**de Csiky.** Notable hipotonía en un paciente de tabes cuando, con las piernas rígidas, flexiona el tronco de modo que la vértebra CVII llegue a un nivel por debajo del trocánter mayor. ||-**de Destré.** Dilatación de la pupila del lado afecto en la tuberculosis pulmonar incipiente. ||-**de Deyl.** La compresión digital del globo ocular hace más patente la pulsación de las arterias retinales si se trata de tumor endocraneal; pero la pulsación falta en caso de nefritis crónica. ||-**de disociación.** Anestesia para el dolor y la temperatura sin pérdida de la sensibilidad táctil; observado en la siringomielia. ||-**de Epstein.** Expresión de espanto en los niños neuróticos por la inmovilidad del párpado superior. ||-**de Francke.** Líneas rojas cerca del borde de las encías en la gripe. ||-**de Fröschel.** La falta de reacción al cosquilleo del conducto auditivo externo, teniendo cosquillas en el resto del cuerpo, indica en los niños una afección del oído. ||-**de Galvagni.** Crepitación peritoneal por la compresión digital del apéndice xifoides en las peritonitis aguda y crónica y adresiones malignas del hígado. ||-**de Goldthwait.** Dolor referido a la región sacroilíaca o a la pierna del lado afecto cuando se flexiona el muslo con la pierna extendida, en la luxación de la articulación sacroilíaca. ||-**de Hochenegg.** Distensión de la ampolla rectal por gases en la estenosis intestinal y apendicitis. ||-**de Howship.** SIGNO DE ROMBERG-HOWSHIP. ||-**de Jonas.** Espasmo pilórico en la rabia. ||-**de Kérandel.** Hiperestesia de los tejidos profundos en la enfermedad del sueño. ||-**de Koberle-König.** Sensación de tensión dolorosa y aparición de una eminencia circunscrita en el costado izquierdo, que dura algunos minutos y cesa con producción de ruidos intestinales en la oclusión intestinal lenta. ||-**de Kocher.** SIGNO DE KOCHER. ||-**de Kussmaul.** Convulsiones y coma debidos a la absorción de toxinas en las enfermedades del estómago. ||-**de Lade.** Diarrea peculiar muy abundante y blanda unos días antes de la varicela. ||-**de Liebreich.** Estado especial de ceguera para los colores, en el que los objetos iluminados aparecen rojos y las sombras verdes. ||-**de Mangeldorf.** Dilatación aguda del estómago en los ataques de jaqueca y a veces en las crisis epilépticas. ||-**de Moynihan.** Dolor de hambre, tres o cuatro horas después de las comidas, indicio de úlcera duodenal. ||-**de Negro.** Síntoma bulbopalpebral supercinético; en la parálisis facial periférica, al mirar el paciente hacia arriba el músculo frontal del lado afecto no se contrae, pero el globo ocular correspondiente gira más hacia arriba que el otro. ||**-de Neisser-Doering.** Supresión de la acción hemolítica normal del suero humano a causa de la presencia de alguna sustancia antihemolítica, que se observa algunas veces en la arteriosclerosis y en la esclerosis renal. ||**-de Oehler.** Frialdad y palidez de los pies en la claudicación intermitente. ||**-de Pel-Ebstein.** Pirexia recidivante crónica de la enfermedad de Hodgkin. ||**-de Petruschky.** Dolor en la región interescapular en la tuberculosis de los ganglios linfáticos bronquiales. ||**-de Prat.** Rigidez de los músculos de un miembro anterior al desarrollo de la gangrena. ||**-de proximidad.** El producido en un órgano por afección de una parte próxima. ||**-de Rehn.** Eminencia redondeada en el espacio interclavicular durante una respiración fuerte en la hipertrofia del timo. ||**-de Remak.** POLIESTESIA. || Prolongación del tiempo que transcurre antes de la percepción de la impresión dolorosa; observado en la ataxia locomotriz. ||**-de Roger.** Temperatura por debajo de la normal en el tercer período de la meningitis tuberculosa. ||**-de Rossi.** En los síndromes cerebelosos, asimetría primitiva de la posición de los miembros cuando se deja al individuo que adopte la posición que quiera. ||**-de Schüller.** En la hemiplejía funcional, el paciente al andar se inclina hacia el lado sano, y hacia el lado afecto en la hemiplejía orgánica. ||**-de Séguin.** Contracción involuntaria de los músculos antes de un ataque epiléptico. ||**-de Simon.** Poliuria en el cáncer de la mama por metástasis en la hipófisis. ||**-de Sklowsky.** Una ligera presión digital sobre una vesícula de varicela produce la rotura de ésta y el derrame de su contenido. ||**-de Snow.** Abultamiento del esternón en el cáncer del timo secundario a un cáncer de la mama. ||**-de supresión.** SÍNDROME DE ABSTINENCIA. ||**-de Tar.** Los límites inferiores de los pulmones en posición echada y en espiración moderada se encuentran en estado sano tan profundamente situados como en la posición erecta con inspiración profunda; no ocurre así en los procesos infiltrantes de los pulmones. ||**-de Thormayer.** Timpanismo a la derecha del ombligo en la peritonitis crónica. ||**-de Trendelenburg.** Modo de andar semejante al de un pato en la parálisis de los músculos glúteos. ||**-de Trunecek.** Pulsación perceptible de la arteria subclavia en la inserción del esternocleidomastoideo en la esclerosis de la aorta. ||**-de Wanner.** La disminución en la conducción de sonidos a través de los huesos del cráneo sin afección del laberinto indica un cambio orgánico de los huesos. ||**-de Wartenberg.** Prurito de las ventanas nasales y punta de la nariz en los tumores cerebrales. ||**-de Winterbottom.** Poliadenitis cervical en la enfermedad del sueño. ||**-del brazo.** Contracción de los músculos del brazo consecutiva a la elevación de éste, extendido, por encima de la cabeza; se observa en el tétanos postoperatorio y es debido al estiramiento del plexo braquial. ||**-diferido** o **aplazado.** Trastorno mental o moral que no aparece sino algún tiempo después de la acción de la causa que lo ha producido. ||**-equívoco.** El de dudosa significación o que puede ser producido por distintas enfermedades. ||**-estático.** Síntoma que indica el estado de un órgano particular, independientemente del resto del cuerpo. ||**-extrapiramidal.** El que depende de una lesión del sistema extrapiramidal, hipertonía, flexibilidad cérea, movimientos coreicos y atetóticos, hemibalismo, parkinsonismo, etc. ||**-focal.** El que aparece en un órgano determinado. ||**-general.** El que indica una alteración de todo el organismo, como la fiebre. ||**-inducido.** El producido intencionadamente. ||**-laberíntico.** Síntoma dependiente de una afección del oído interno. ||**-local.** El debido a una lesión local o particular. ||**-objetivo.** El evidente a los sentidos del observador. ||**-patognomónico.** El característico de una enfermedad determinada, con el cual se establece de un modo seguro el diagnóstico. ||**-piramidal.** El que depende de una lesión o interrupción del sistema piramidal: exageración de los reflejos, reflejos patológicos (Babinski, clono) e hipertonicidad. ||**-precursor** o **premonitorio.** Aura o cualquier otra sensación subjetiva que indica la proximidad de un ataque, epiléptico especialmente. ||**-presente** o **que se presenta.** Aquel del cual se queja principalmente el enfermo y que le mueve a acudir al médico. ||**-reflejo.** El que se presenta en parte distante de la que es asiento de la enfermedad. ||**-seña.** SÍNTOMA PRECURSOR. ||**-simpático.** El producido por simpatía. ||**-subjetivo.** El percibido únicamente por el enfermo.

sintomatolítico (de *síntoma* y el gr. *lytikós*, apto para disolver). adj. Que produce la desaparición de los síntomas.

sintomatología (del gr. *sýmptoma, -atos,* síntoma, y *lógos,* tratado). f. A., *Symptomatologie;* F., *symptomatologie;* In., *symptomatology;* It. y P., *sintomatologia.* Parte de la patología que estudia los síntomas de las enfermedades; semiótica; fenomenología.

sintonía (de *sin-* y el gr. *tónos,* tensión). f. A., *Syntonie;* F., *syntonie;* In., *syntonia;* It. y P., *sintonia.* ISOTONÍA. || Facultad de vibrar al unísono con el ambiente. || Resonancia afectiva adaptada al medio.

sintonina. f. Metaproteína obtenida por la acción de ácidos, diluidos sobre proteínas más complejas, especialmente la obtenida de la miosina.

sintopia (de *sin-* y el gr. *tópos,* lugar). f. A., *Syntopie;* F., *syntopie;* In., *syntopia;* It. y P., *sintopia.* Posición relativa de los órganos.

sintórax. m. TORACÓPAGO.

sintoxoide. m. Toxoide que tiene exactamente la misma afinidad por la antitoxina que la propia toxina.

sintripsis (del gr. *sýntripsis,* contrición, de *syntríbein,* triturar, desmenuzar). f. FRACTURA CONMINUTA.

sintrófico. adj. CONGÉNITO.

sintrofismo (de *sin-* y el gr. *trophé,* nutrición). m. F., *symptôme subjectif.* Crecimiento en condiciones aparentemente desfavorables de bacterias exigentes alrededor de colonias de otra especie que crecen normalmente en el medio en estudio. Seguramente la bacteria exigente aprovecha factores metabólicos que ella no puede sintetizar y que han sido liberados por la otra. Por ejemplo: *Haemophilus influenzae* crece difícilmente en agar-sangre (precisa los factores V y X de la hemoglobina). Si en la placa se desarrollan colonias de *Staphylococcus,* alrededor de éstas crecen abundantes colonias de *H. influenzae,* que aprovechan los factores que el estafilococo al crecer libera de los hematíes.

sintropía (de *sin-* y el gr. *trópos,* vuelta). f. A., *Syntropie;* F., *syntropie;* In., *syntropy;* It. y P., *sintropia.* Correlación o cooperación de varios factores o estados morbosos para el desarrollo de otra enfermedad. || Dirección de varias partes u órganos en un mismo sentido. || Hecho de que dos estados morbosos aparezcan juntamente más a menudo de lo probable.

sintrópico. adj. Relativo a la sintropía.

sinuitis. f. SINUSITIS.

sinulosis (de *sin-* y el gr. *oulé,* cicatriz). f. CICATRIZACIÓN.

sinulótico. adj. Dícese del agente que favorece la cicatrización. Ú.t.c.s.

sinuoso (del lat. *sinuosus*). adj. Tortuoso, ondulado, que presenta senos.

sinus (lat.). m. SENO. ||**-alae parvae.** Seno esfenoparietal. ||**-caroticus.** Seno carotídeo. ||**-circularis iridis.** Conducto de Schlemm. ||**-pocularis.** Utrículo prostático. ||**-reuniens.** Seno venoso del corazón embrionario.

sinuscopia (del lat. *sinus,* seno, y el gr. *skopeîn,* observar). f. Examen de la transparencia u opacidad de los senos anexos de la nariz por transiluminación.

sinusectomía (del lat. *sinus,* seno, y el gr. *ektomé,* resección). f. Resección del suelo o pared anterior del seno frontal en la supuración del mismo.

sinusitis (del lat. *sinus,* seno, y de *-itis*). f. A., *Sinusitis;* F., *sinusite;* In., *sinusitis;* It. y P., *sinusite.* Inflamación de la mucosa de un seno, de la cara especialmente. ||**-esfenoidal, frontal, maxilar.** Inflamación de la mucosa de los senos de estos nombres.

sinusohidrorrea (del lat. *sinus*, seno, el gr. *hýdor*, agua, y *rheîn*, fluir). f. Hidrorrea nasal procedente de un seno de la cara.
sinusoidal. adj. F., *sinusoïdal*. Relativo a un sinusoide. || V. CORRIENTE SINUSOIDAL.
sinusoidalización. f. Aplicación de corrientes sinusoidales.
sinusoide (del lat. *sinus*, seno, y el gr. *eîdos*, aspecto). adj. F., *sinusoïde*. En forma de seno. || m. Forma de vaso sanguíneo terminal con túnica endotelial completa, pero con poca o ninguna túnica adventicia, que se encuentra en ciertos órganos: hígado, páncreas, glándulas suprarrenales, paratiroides, etc.
sinusotomía (del lat. *sinus*, seno, y el gr. *tomé*, corte). f. F., *sinusotomie*. Incisión de un seno.
sinuspiral (del lat. *sinus*, seno, y el gr. *spaírein*, agitarse). adj. Dícese de ciertas fibras musculares cardíacas del seno venoso, de curso espiral.
sinuventricular (del lat. *sinus*, seno, y *ventriculum*, dim. de *venter*, vientre). adj. Relativo al seno venoso auricular y al ventrículo del corazón.
Siphunculina. Género de moscas de la India. La especie *S. funicola* es agente transmisor de conjuntivitis.
Sippy (Tratamiento de) (Bertram Welton *Sippy*, patólogo norteamericano, 1866-1924). V. TRATAMIENTO.
sique. f. PSIQUE.
siquentonía. f. PSIQUENTONÍA.
siquíatra. m. PSIQUÍATRA.
siquiatría. f. PSIQUIATRÍA.
síquica. f. PSÍQUICA.
siquismo. m. PSIQUISMO.
Sircoues-Kirtz (Enfermedad de). V. ENFERMEDAD.
sirenomelia (del gr. *seirén, -enos*, sirena, y *mélos*, miembro). f. Monstruosidad caracterizada por la fusión de las piernas; simpodia, simelia, sinfisosquelia.
sirenomelo (del gr. *seirén, -enos*, sirena, y *mélos*, miembro). adj. y s. F., *sirénomèle*. Monstruo sin pies y con las piernas fusionadas.
siríaca (Úlcera). Angina diftérica.
siriasis (del gr. *seírios*, ardiente, abrasador). f. Forma hiperpirética de insolación.
sirigmo (del gr. *syrigmós*, silbido). m. Silbido de oídos.
sirigmofonía (del gr. *syrigmós*, silbido, y *phoné*, voz). f. Sonido sibilante de la voz. || Estertor sibilante.
siringadenoma (de *siringo-* y *adenoma*). m. F., *syringadénome*. Adenoma de los conductos de las glándulas sudoríparas. || Linfangioma tuberoso múltiple.
siringectomía (de *siringo-* y el gr. *ektomé*, escisión). f. F., *syringectomie*. Escisión de las paredes de una fístula.
siringina. f. Lilacina; glucósido cristalino, soluble, obtenido de la corteza de la lila, *Syringa vulgaris*; empleado algunas veces como antiperiódico en el paludismo.
siringitis (de *siringo-* e *-itis*). f. F., *syringite*. Inflamación de un tubo o trompa, especialmente de la de Eustaquio.
siringo-. Forma prefija del gr. *syrigx, -iggos*, tubo, fístula, trompa.
siringobulbia (de *siringo-* y el lat. *bulbus*, bulbo). f. A., *Syringobulbie*; F., *syringobulbie*; In., *syringopontia*; It. y P., *siringobulbia*. Presencia de cavidades en el bulbo raquídeo, con trastornos tróficos y sensitivos en el territorio de los nervios bulbares.
siringocele (de *siringo-* y el gr. *koîlos*, cóncavo, vacío). m. F., *syringocèle*. Conducto central de la médula espinal. || (De *siringo-* y el gr. *kéle*, hernia.) Variedad de espina bífida con una cavidad en la hernia.
siringocistoadenoma (de *siringo-*, el gr. *kýstis*, vejiga, *adén, adenós*, glándula, y el suf. *-oma*). m. A., *Syringozystadenom*; F., *syringocystoadénome*; In., *syringocystadenoma*; It., *idradenoma*; P., *siringocistoadenoma*. Adenoma de las glándulas sudoríparas, caracterizado por la erupción de pápulas pequeñas y duras. *Sin.*: Hidradenoma, linfangioma tuberoso múltiple, siringadenoma, siringocistoma, siringoma.
siringocistoma. m. SIRINGOCISTOADENOMA.
siringoencefalia (de *siringo-*, el gr. *en*, en, y *kephalé*, cabeza). f. Formación de cavidades anormales en la sustancia encefálica.

siringoide (de *siringo-* y el gr. *eîdos*, aspecto). adj. Semejante a un tubo; fistuloso.
siringoma. m. SIRINGOCISTOADENOMA.
siringomielia (de *siringo-* y el gr. *myelós*, médula). f. A., *Syringomyelie*; F., *syringomyélie*; In., *syringomyelia*; It. y P., *siringomielia*. Afección de la médula espinal caracterizada anatómicamente por una cavitación junto al conducto ependimario de la médula espinal, rodeada de proliferación glial, que se expresa clínicamente por disociación termoanalgésica suspendida, amiotrofia segmentaria, síntomas piramidales sublesión habitualmente discretos y síntomas «tróficos» (mano suculenta, panadizo analgésico, artropatías, cifoscoliosis, etc.). Puede remontarse al bulbo, dando lugar a una siringomielobulbia. Existen las siguientes variantes o formas: la *siringomielia comunicante* (con el conducto ependimario, y, por ende, con el IV ventrículo) o *hidrosiringomielia*, debida a una patología congénita (como la malformación de Arnold-Chiari) o adquirida, y la *siringomielia no comunicante*, de origen postraumático tardío o causada por aracnoiditis o tumores espinales, etc.
siringomielo (de *siringo-* y el gr. *myelós*, médula). m. A., *Syringomyelus*; F. e In., *syringomyelus*; It. y P., *siringomielo*. Dilatación del conducto central de la médula y conversión de la sustancia gris en un tejido análogo al conjuntivo.
siringomielocele (de *siringomielo* y el gr. *kéle*, tumor). m. F., *syringomyélocèle*. Mielocele o espina bífida, en la que la cavidad del saco herniario comunica con el conducto central de la médula; mielocistocele.
siringoplastia (de *siringo-* y el gr. *plássein*, formar). f. Oclusión plástica de fístulas o trayectos fistulosos.
siringoscopia (de *siringo-* y el gr. *skopeîn*, observar). f. Endoscopia de los órganos tubulares.
siringosistrofia (de *siringo-* y el gr. *systréphein*, enrollar juntamente, apretar). f. Torsión de un tubo o trompa, especialmente de la de Falopio.
siringotomía (de *siringo-* y el gr. *tomé*, corte). f. A., *Fisteloperation*; F., *syringotomie*; In., *syringotomy*; It. y P., *siringotomia*. Incisión de una fístula, especialmente de una fístula anal.
siringótomo (de *siringo-* y el gr. *tomós*, cortante). m. F., *instrument pour inciser une fistule*. Bisturí cóncavo con un botón en la punta, empleado antiguamente en la operación de la fístula del ano.
siruposo (del bajo lat. *syrupus* o *sirupus*, jarabe). adj. Que tiene la consistencia del jarabe.
sirupus o **syrupus** (lat.). m. JARABE. || **-aurantii corticis.** Jarabe de corteza de naranjas. || **-aurantii florum.** Jarabe de azahar. || **-gummosus.** Jarabe simple y goma.
-sis. Sufijo de algunas palabras de origen griego, que significa *estado* o *condición*.
sisarcosis (de *sin-* y *sarcosis*). f. Unión de huesos por medio de músculos; como la del hioides, el maxilar inferior y la escápula.
sismestesia (del gr. *seismós*, sacudida, y *aísthesis*, sensación). f. Percepción táctil de vibraciones.
sismoterapia (del gr. *seismós*, sacudida, y *therapeía*, tratamiento). f. Tratamiento de las enfermedades por la vibración mecánica.
sisomía (de *sin-* y el gr. *sôma*, cuerpo). f. Monstruosidad doble con fusión de los cuerpos e independencia de las cabezas.
sísomio (de *sin-* y el gr. *sôma*, cuerpo). adj. y s. Monstruo con los caracteres de sisomía.
sistáltico (del gr. *systaltikós*, que contrae). adj. Pulsatorio, que se contrae y expansiona alternativamente.
sistasis (del gr. *sýstasis*, agrupación). f. Asociación de varias afecciones; afección común de varias facultades sensoriales.
sistema (del lat. *systema*, y éste del gr. *sýstema*). m. A., *System*; F., *système*; In., *system*; It. y P., *sistema*. Conjunto de partes u órganos semejantes, compuestos de un mismo tejido y dotados de funciones del mismo orden. || Doctrina o método de práctica. || Organismo en conjunto. || **-absorbente.** SISTEMA LINFÁTICO. || **-adenílico.** V. ADENÍLICO. || **-adiposo.** Conjunto

de los tejidos adiposos del organismo. ||-**adrenal.** Conjunto de partes u órganos constituidos por células cromafines: cápsulas suprarrenales, paraganglios, cuerpos carotídeos. ||-**amortiguador.** Sistema dotado de capacidad de amortiguar las variaciones en la concentración de hidrogeniones, producidas por la adición o incorporación de ácidos o de bases, y de mantener un pH relativamente estable. La capacidad amortiguadora depende de la presencia de una sal, de un ácido débil con una base fuerte o de una base débil con un ácido fuerte, junto con el ácido o la base débiles correspondientes. Entre los sistemas amortiguadores de carácter inorgánico de mayor importancia cabe citar el del bicarbonato sódico (sal de ácido fuerte)-ácido carbónico (ácido débil) y el del fosfato dibásico (sal de base fuerte)-fosfato monobásico (ácido débil). *Sin.*: Amortiguador, *buffer,* tampón, tope. ||-**antagonista.** SISTEMA NERVIOSO AUTÓNOMO. ||-**APUD.** Sigla del inglés *Amine Precursor Uptake and Decarboxylation* (que capta y descarboxila los precursores de las aminas). Constituido por células neuroendocrinas, que emigran de la cresta neural en época temprana del desarrollo y colonizan diversos órganos derivados del tubo digestivo primitivo. ||-**arterial.** Conjunto de vasos arteriales del organismo. ||-**bulbospinal.** Serie de fascículos musculares cardíacos insertos en el cono arterioso y raíz de la aorta. ||-**capilar.** Conjunto de vasos capilares. SISTEMA piloso. ||-**cartilaginoso.** Conjunto de cartílagos del organismo. ||-**cegesimal.** Sistema físico de unidades que utiliza como fundamentales el centímetro, el gramo y el segundo. ||-**celular.** Conjunto de tejidos celulares del cuerpo. ||-**cerebelorrubral.** Serie de fibras motoras que reúnen el núcleo dentado con el núcleo rojo opuesto. ||-**cerebrospinal.** SISTEMA NERVIOSO CENTRAL. ||-**cinético.** Término de Crile para el conjunto de órganos por los que la energía latente se convierte en calor y movimiento, entre los cuales se cuentan el cerebro, músculos, hígado, páncreas, tiroides y cápsulas suprarrenales. ||-**circulatorio.** SISTEMA VASCULAR. ||-**coloide.** Combinación de dos fases, interna y externa, de una solución coloide. ||-**craneosacro.** SISTEMA NERVIOSO PARASIMPÁTICO. ||-**cromafín.** SISTEMA ADRENAL. V. CROMAFÍN. ||-**cutáneo.** Conjunto de la piel y sus anexos: pelos, uñas, glándulas, etc. ||-**de asociación.** Serie de fibras en el encéfalo por medio de las cuales se asocian las percepciones. ||-**de Bertillon.** Método de identificación fundado en mediciones varias del cuerpo, color de los ojos, impresiones de los dedos, etc. ||-**de Borstal.** Método de tratamiento de los jóvenes anormales y criminales por colocación de los mismos en un medio ambiente de influencia moral benéfica. ||-**de Conolly.** Tratamiento de los alienados sin medios restrictivos. ||-**de Grancher.** Separación pronta del medio familiar de los hijos de padres tuberculosos. ||-**de Pinel.** Tratamiento de los alienados con exclusión de los metodos coercitivos. ||-**de proyección.** Serie de fibras nerviosas en el encéfalo, que parten de los pedúnculos del cerebro. ||-**dentario.** Conjunto de los dientes. ||-**dentinal.** Conjunto de los tubos que irradian desde la cavidad de la pulpa. ||-**dérmico.** SISTEMA CUTÁNEO. ||-**digestivo** o **alimentario.** Tubo gastrointestinal con las glándulas anexas, linfáticos, quilíferos, etc. ||-**disperso.** Solución coloide. ||-**dosimétrico.** DOSIMETRÍA, 2.ª acep. ||-**endocrino.** Conjunto de glándulas que elaboran secreciones internas. ||-**endotelial.** SISTEMA RETICULOENDOTELIAL. ||-**exocrino.** Conjunto de glándulas que elaboran secreciones externas. ||-**exteroceptivo.** Sistema receptor de los estímulos de la superficie del cuerpo. ||-**exterofectivo.** Sistema nervioso central en cuanto sirva para mantener la homeostasis desde fuera. ||-**extrapiramidal.** Conjunto de estructuras de función esencialmente eferente, con sus interconexiones y vías de proyección (que en último término consisten, casi totalmente en haces reticulospinales), distinto del sistema piramidal. Se localizan en el núcleo caudado, el núcleo lenticular, sustancia negra y el cuerpo subtalámico de Luys. Todas estas masas grises, con la excepción probable de la última, reciben proyecciones de la corteza. Funcionalmente el caudado y el putamen del lenticular forman el cuerpo estriado, mientras que los sectores internos del lenticular constituyen el pálido. El tálamo envía fibras al estriado y probablemente al pálido, y éste las reenvía a otros sectores del propio tálamo. Existe un circuito funcional corticostriopalidotalamocortical y dos bucles muy importantes: el palidoluyspalidal y sobre todo el estrionigrostriado. ||-**glandular.** Tejidos glandulares del organismo considerados en conjunto. ||-**haversiano.** Serie de canalículos en conexión con un conducto de Havers. ||-**hemopoyético.** Conjunto de órganos formadores de sangre: médula ósea y tejido linfático. ||-**heterogéneo.** Sistema o estructuras constituidos por partes mecánicamente separables, como una emulsión. ||-**homogéneo.** Sistema o estructura constituidos por partes mecánicamente inseparables, como una solución. ||-**hormonopoyético.** Conjunto de órganos endocrinos relacionados entre sí en un sistema recíprocamente independiente. ||-**intermediario.** Tejido óseo de los espacios entre el sistema de Havers. ||-**internacional de unidades (SI).** Sistema de pesos y medidas aprobado por la Conférence Générale des Poids et Mesures (1960) y que comprende tres tipos de unidades: unidades de base, unidades derivadas simples y derivadas con nombres especiales y unidades suplementarias. Comprende también una serie de prefijos que permiten formar múltiplos y submúltiplos de dichas unidades. V. UNIDAD SI. ||-**interofectivo.** Sistema autónomo en cuanto sirve para mantener la homeostasis desde dentro. ||-**interrenal.** Corteza de la glándula suprarrenal. ||-**leucoblástico.** Conjunto de tejidos de los cuales se originan los glóbulos blancos, subdividido en *sistema mieloide,* generador de los granulocitos, y *sistema linfadenoide,* generador de los linfocitos. ||-**linfático.** Nombre colectivo para los ganglios, vasos y espacios linfáticos, quilíferos y serosos. ||-**macrófago.** SISTEMA RETICULOENDOTELIAL. ||-**mononuclear fagocítico.** Sistema descrito por Van Furth, que comprende un grupo de células con capacidad fagocitaria (monocitos en la sangre y médula ósea y macrófagos en los tejidos), cuyo origen estaría en las células madres de la médula ósea. ||-**muscular.** Conjunto de todos los músculos del cuerpo. ||-**nervioso.** Conjunto de nervios, centros, tejidos y ganglios nerviosos. ||-**nervioso autónomo** o **vegetativo.** Denominación de Langley para la porción de sistema nervioso independiente del central, que comprende el sistema nervioso parasimpático o craneosacro y el sistema simpático. ||-**nervioso central, periférico.** Sistema nervioso de la vida de relación, que comprende el encéfalo y la médula espinal y el conjunto de nervios craneales y espinales con sus ganglios, respectivamente. ||-**nervioso involuntario.** SISTEMA NERVIOSO AUTÓNOMO. ||-**nervioso parasimpático.** Porción del sistema nervioso autónomo constituida por fibras preganglionares originadas en el mesencéfalo, junto con los nervios oculomotor, facial, glosofaríngeo y vago, y por la porción sacra de la médula espinal. ||-**nervioso simpático** o **del tronco simpático.** Sistema nervioso de la vida orgánica, constituido por dos cordones nerviosos extendidos a cada lado de la columna vertebral, que presentan en su trayecto numerosos ganglios, los cuales reciben ramos aferentes de la médula y emiten ramos eferentes múltiples, de los que unos se unen a los nervios espinales, y craneales y otros se distribuyen por los diversos órganos, formando o contribuyendo a formar diferentes plexos: carotídeo, caverno, celíaco, hipogástrico, etc. Este sistema inerva los músculos de fibra lisa y el corazón, y tiene una relación íntima con las secreciones, movimientos vasculares y procesos tróficos. ||-**óseo.** Conjunto de todos los huesos del esqueleto. ||-**piramidal.** Vías corticospinales y corticobulbares. ||-**porta.** Sistema venoso del hígado e hipófisis en los cuales la vena se capilariza para reunirse de nuevo en vena. ||-**portal accesorio de Sappey.**

Serie de pequeños vasos sanguíneos que se forman alrededor del hígado y de la vesícula biliar en los casos de cirrosis. ||**-properdina.** Grupo de proteínas termolábiles del suero normal: properdina. factor B, factor D. En presencia de ciertas sustancias (polisacáridos, endotoxinas) y de iones magnesio son capaces de activar el complemento por la llamada «vía alterna». ||**-reticular activador ascendente.** Sistema neuronal situado en la calota del mesencéfalo, que recibe fibras o colaterales de la mayoría de sistemas aferentes (sensitivos y sensoriales) específicos y que se proyecta sobre la corteza cerebral, además, establece íntimas conexiones con los núcleos talámicos inespecíficos. La activación de este sistema es responsable de la reacción de despertar (abertura de los ojos, etc., acompañada de desincronización del registro electroencefalográfico), y de sus relaciones con la corteza nace una situación transaccional que es la responsable de las bases neurofisiológicas de la conciencia vigil. La destrucción de este sistema en el animal de experimentación comporta una situación de coma. ||**-reticuloendotelial.** Término de Aschoff para un conjunto de elementos celulares de origen mesenquimatoso, difundidos por todo el organismo, pero principalmente en el hígado (células de Kupffer), bazo, linfáticos, médula ósea (clasmatocitos), con caracteres reticulares y endoteliales al que se atribuyen funciones hemopoyéticas, fagocitarias, de metabolismo e inmunidad, formación de pigmentos y otras. ||**-rubrospinal.** Tracto rubrospinal, núcleo rojo junto con el fascículo de Monakov. ||**-tendinoso.** Conjunto de los tendones y ligamentos del organismo. ||**-toracolumbar.** SISTEMA NERVIOSO SIMPÁTICO. ||**-urogenital.** Conjunto de los órganos genitales y de secreción y excreción urinarias. ||**-uropoyético.** APARATO URINARIO. ||**-vagal autónomo.** SISTEMA NERVIOSO AUTÓNOMO. ||**-vascular, vascular sanguíneo.** Conjunto de todos los vasos del cuerpo, sanguíneos y linfáticos, o sólo sanguíneos, respectivamente. ||**-vasomotor.** Parte del sistema nervioso que rige la contracción y dilatación de los vasos. ||**-vegetativo.** SISTEMA NERVIOSO SIMPÁTICO Y PARASIMPÁTICO. ||**-venoso.** Venas del organismo en conjunto. ||**-venoso portal.** VENA PORTA. ||**-venoso portal accesorio o de Sappey.** SISTEMA PORTAL ACCESORIO.

sistematizado. adj. F., *systématisé*. Clasificado, ordenado o dispuesto de acuerdo con un determinado sistema o siguiendo una estructura lógica. ||**-(Delirio).** V. DELIRIO.

sistematología (del gr. *sýstema, -atos*, conjunto, y *lógos*, tratado). f. F., *systématique*. Tratado o historia de los sistemas.

sistémico. adj. F., *systémique*. Perteneciente o relativo a la totalidad de un sistema; general, por oposición a local. || Perteneciente o relativo al organismo humano en su totalidad. || Perteneciente o relativo a la circulación general de la sangre.

sistemoide. adj. Semejante a un sistema. || Se aplica a tumores de varias clases de tejidos.

Sisto (Signo de) (Genaro *Sisto*, pediatra argentino n. en 1923). V. SIGNO.

sístole (del lat. *systole*, y éste del gr. *systolé*, de *systéllein*, contraer, reducir). f. A., *Systole*; F. e In., *systole*; It., *sistole*; P., *sístole*. Período de contracción cardíaca, especialmente de los ventrículos, que tiene por objeto arrojar la sangre recibida de las aurículas a las arterias aorta y pulmonar. Corresponde al primer ruido del corazón. ||**-abortada.** Sístole no apreciable en el pulso por regurgitación mitral de la sangre. ||**-anticipada.** Contracción de los ventrículos antes de la plenitud de los mismos. ||**-arterial.** Contracción rítmica de las arterias. ||**-auricular.** Contracción de las aurículas anterior a la sístole ventricular, por la que la sangre pasa de éstas a los ventrículos. ||**-en eco.** Ruido sordo sobreañadido percibido a veces en la diástole en sujetos afectos de bradicardia por disociación auriculoventricular. ||**-ventricular.** Contracción de los ventrículos o sístole propiamente dicha.

sistolómetro (del gr. *sýstole*, contracción, y *métron*, medida). m. F., *systolomètre*. Instrumento para determinar la calidad de los ruidos cardíacos.

sistosterol. m. Miembro de un grupo de esteroles vegetales, que se distinguen entre sí posponiéndoles las letras griegas α, β o γ.

sistrema (del gr. *sýstremma*, apelotonamiento). m. Calambre de los músculos de la pantorrilla.

sitiergia (del gr. *sitíon*, alimento, y *eírgein*, apartar, rechazar). f. Repugnancia morbosa a los alimentos; anorexia histérica.

sitiofobia o sitofobia (del gr. *sitíon* o *sîtos*, alimento, y *phóbos*, temor). f. A., *Sitophobie*; F., *sitophobie*; In., *sitophobia*; It., *sitofobia*; P., *sitiofobia*. Temor morboso a la ingestión de alimentos.

sitiología o sitología (del gr. *sitíon* o *sîtos*, alimento, y *lógos*, tratado). f. F., *sitiologie*. Suma de conocimientos relativos a los alimentos, dieta, nutrición, etc.

sitiomanía o sitomanía (del gr. *sitíon* o *sîtos*, alimento, y de *manía*). f. A., *Sitiomanie*; F., *sitiomanie*; In., It. y P., *sitiomania*. Hambre excesiva o inclinación irresistible a comer; bulimia.

sitioterapia o sitoterapia (del gr. *sitíon* o *sîtos*, alimento, y *therapeía*, tratamiento). f. Terapéutica por los alimentos; dietética, dietoterapia.

sitiotoxismo o sitotoxismo. m. Intoxicación por los alimentos averiados; botulismo.

sitiotropismo o sitotropismo (del gr. *sitíon*, o *sîtos*, alimento, y *trépein*, girar). m. Influencia atractiva o repulsiva de los alimentos sobre las células.

situación (del lat. *situs*, posición). f. A., *Lage*; F. e In., *situation*; It., *situazione*; P., *situação*. Disposición de una cosa respecto al lugar que ocupa. || Asiento o lugar que ocupa un órgano en relación con los próximos. || Conjunto de circunstancias que afectan a una persona. ||**-traumática.** Término utilizado en psicología para designar una amplia gama de experiencias nocivas para la persona y que pueden provocar traumas psíquicos. V. TRAUMA PSÍQUICO.

situs (lat.). m. Sitio o posición. ||**-inversus viscerum.** Transposición lateral de las vísceras. ||**-perversus.** Dislocación de una víscera. ||**-solitus.** Situación normal de un órgano.

Sjögren (Síndrome de) (Tage *Sjögren*, médico sueco, 1859-1939). V. SÍNDROME. ||**-Houwer (Síndrome de).** V. SÍNDROME.

Sjöqvist (Método de) (John August *Sjöqvist*, médico sueco, 1863-1934). V. MÉTODO.

Skene (Glándulas de) (Alexander J. *Skene*, médico norteamericano, 1838-1900). V. GLÁNDULA.

Skillern (Fractura de) (Penn G. *Skillern*, cirujano norteamericano, n. en 1882). V. FRACTURA.

Sklowsky (Síntoma de) (E. L. *Sklowsky*, médico alemán contemporáneo). V. SÍNTOMA.

Skoda (Estertor, resonancia de) (Josef *Skoda*, médico austriaco, 1805-1881). V. ESTERTOR, RESONANCIA.

Skutsch (Operación de) (Felix *Skutsch*, ginecólogo alemán del siglo XIX). V. OPERACIÓN.

Sluder (Neuralgia, operación, síndrome de) (Greenfield *Sluder*, laringólogo norteamericano, 1865-1928). V. NEURALGIA, OPERACIÓN, SÍNDROME.

Sluka (Triángulo de) (Cl. *Sluka*, radiólogo austriaco contemporáneo). V. TRIÁNGULO.

Smellie (Maniobra, tijera de) (William *Smellie*, tocólogo inglés, 1697-1763). V. MANIOBRA DE MAURICEAU, TIJERA.

Smilax. Género de plantas esmiláceas trepadoras, algunas de cuyas especies son las zarzaparrillas.

Smirnov (Punto de) (*Smirnov*, médico ruso). V. PUNTO.

Smith (Enfermedad, signo de) (Eustace *Smith*, médico inglés, 1835-1913). V. COLITIS MUCOSA, SIGNO. ||**-(Fenómeno de)** (Theobald *Smith*, patólogo americano, 1859-1934). V. FENÓMENO. ||**-(Fractura de)** (Robert W. *Smith*, cirujano irlandés, 1807-1873). V. FRACTURA. ||**-(Operación de)** (Henry *Smith*, cirujano militar inglés de la India, 1862-1948). V. OPERACIÓN DE SMITH, 2.ª acep. ||**-Petersen (Operación de)** (Marius Nygaard *Smith-Petersen*, cirujano norteamericano, 1886-1953). V. OPERACIÓN. ||-**Pitfield (Método de)** (John B. *Smith*, médico inglés, 1865-1928, y Robert L. *Pitfield*, médico norteamericano, 1870-1942). V. COLORACIÓN (MÉTODOS DE). ||-**(Reacción de)** (Walter G. *Smith*, médico irlandés, 1844-1932). V. REACCIÓN.

Smithwick (Operación de) (Reginald Hammerick *Smithwick*, cirujano norteamericano, n. en 1899). V. OPERACIÓN.

Sn. Símbolo del estaño *(stannum).*

Snapper (Síndrome de). V. SÍNDROME.

Sneddon-Wilkinson (Síndrome de) (J. B. *Sneddon*, dermatólogo inglés contemporáneo). V. SÍNDROME.

Snell (Ley de) (Simeon *Snell*, oftalmólogo inglés, 1851-1909). V. LEY.

Snellen (Prueba de) (Hermann *Snellen*, oftalmólogo alemán, 1834-1908). V. PRUEBA.

soamina. f. Preparación de paraminofenilarsinato de sodio, utilizado como antihelmíntico y antisifilítico. *Sin.:* Atoxil.

sobaco (probablemente, de un cruce de las dos voces latinas *subala* y *subhircus*, ambas con la significación de *sobaco*). m. A., *Achselgrube;* F., *aisselle;* In., *armpit;* It., *ascella;* P., *sovaco*. Nombre vulgar de la axila.

sobaquina. f. Sudor de la axila.

soberbio. adj. Músculo recto superior del ojo.

sobreactividad. f. A., *Übertätigkeit;* F., *suractivitè;* In., *superactivity;* It., *soprattività;* P., *sobreactividade.* Actividad exagerada de un órgano, constante o transitoria; hiperactividad, hipercinesia.

sobreagudo. adj. Muy agudo, agudo en extremo.

sobrealimentación. f. A., *Überernährung;* F., *suralimentation, gavage;* In., *overfeeding;* It., *superalimentazione;* P., *sobrealimentação.* Superalimentación; alimentación mayor de la necesaria para la reparación de las pérdidas orgánicas. || Método de tratamiento de las enfermedades depauperantes, especialmente de la tuberculosis, por la administración de alimentos en cantidad mayor de la que reclama el apetito.

sobrecarga. f. A., *Überbelastung;* F., *surcharge;* In., *overloading;* It., *sovracarico;* P., *sobrecarga*. Lo que se añade a una carga regular. || Administración de una elevada cantidad de una sustancia determinada por cualquier vía con finalidad terapéutica o de investigación. || En odontología, presión excesiva soportada por los dientes y las estructuras óseas relacionadas. ||-**acuosa.** Prueba para el diagnóstico funcional de la insuficiencia renal. Tras ingestión, en ayunas, de 1 litro de agua, se mide la cantidad de orina eliminada, que, a las cuatro horas, debe alcanzar o rebasar tal cantidad.

sobrecorrección. f. A., *Überkorrektur;* F., *surcorrection;* In., *overcorrection;* It., *sopracorrezione;* P., *sobrecorrecção.* Empleo de lentes demasiado fuertes para corregir los defectos de la refracción.

sobredeterminación. f. F., *surdétermination.* En psicoanálisis, concurrencia de los diversos factores que intervienen en la causalidad de las distintas formaciones del inconsciente (sueños, síntomas, lapsus, etc.).

sobrediente. m. Diente supernumerario.

sobreexcitación. f. A., *Überreizung;* F., *surexcitation;* In., *superexcitation;* It., *sopraeccitazione;* P., *sobreexcitação.* Excitación extrema.

sobreextensión. f. HIPEREXTENSIÓN.

sobrefatiga. f. Fatiga extrema, cercana al agotamiento; ponosis.

sobreparto. m. PUERPERIO.

sobreproducción. f. Producción en exceso. ||-**(Teoría de la).** LEY DE WEIGERT.

sobresalto. m. A., *Erschreken;* F., *sursaut;* In., *startling;* It., *soprassalto;* P., *sobresalto*. Emoción o movimientos súbitos e imprevistos. || SUBSULTUS TENDINUM.

sobresaturación. f. Saturación en exceso; adición de una mayor cantidad de ingrediente a una solución ya saturada.

sobretodo. m. Gabán ligero. ||-**ligamentoso.** Denominación de los ligamentos vertebrales comunes.

sobrevida. f. SUPERVIVENCIA.

sobreviviente. adj. SUPERVIVIENTE. Ú.t.c.s.

socia parotidis (expresión latina: compañera de la parótida). f. Porción accesoria desprendida de la masa principal de la glándula parótida.

Socin (Operación de) (August *Socin*, cirujano suizo, 1837-1899). V. OPERACIÓN.

sociología (del lat. *socius*, compañero, y el gr. *lógos*, tratado). f. F., *sociologie*. Ciencia de las leyes, relaciones y fenómenos sociales.

socorrismo (del lat. *succurrere*, socorrer). m. Organización y adiestramiento para prestar socorro en caso de accidentes.

socorrista. com. Persona preparada especialmente para prestar socorro en caso de accidentes.

socotrino. adj. De *Socotra*, isla del océano Índico. V. ÁLOE SOCOTRINO.

soda. f. F., *soda, soude*. SOSA. || Bebida refrescante carbónica y edulcorada con algún jarabe de frutas.

sodemia (de *sodio* y el gr. *haîma*, sangre). f. F., *natrémie*. Presencia de sodio o de sus partes en la sangre. *Sin.:* Natremia.

Söderbergh (Reflejo de) (Gotthard *Söderbergh*, neurólogo sueco contemporáneo). V. REFLEJO.

sodio (de *soda*). m. A., *Natrium;* F. e In., *sodium;* It., *sodio;* P., *sódio*. Elemento metálico, univalente, blando, blanco; peso atómico, 23; peso específico, 0,97; símbolo, *Na*. Tiene gran afinidad por el oxígeno y otros elementos no metálicos. ||-**(Acetato de).** Sal cristalina en prismas, soluble, diurética. ||-**(Acetilsalicilato de).** HIDROPIRINA. ||-**(Arseniato de).** Sal cristalizable, soluble, muy tóxica, que forma la base del licor de Pearson y de la solución de Heinecke. Se emplea en las fiebres intermitentes, escrofulismo y afecciones cutáneas crónicas. ||-**(Arsenotartrato de).** Sal que tiene los mismos usos que el arseniato. ||-**(Ascorbato de).** Sal sódica del ácido ascórbico, de iguales efectos que éste para uso parenteral. ||-**(Aurocloruro de).** Cloruro de oro y sodio, polvo amarillo. Empléose como antisifilítico. ||-**(Benzoato de).** Compuesto, $NaC_7H_5O_2$, muy soluble en agua; se emplea contra la gota y la litiasis, el reumatismo, las afecciones faríngeas y bronquiales. ||-**(Benzoilsulfonato, benzosulfimida de).** Sales de sodio de la sacarina, más solubles que ésta y con los mismos usos. ||-**(Bicarbonato de).** Sal, $NaHCO_3$, que existe en disolución en gran número de aguas minerales y se emplea como antiácida en la hiperclorhidria y la diabetes, como antirreumática, antiflogística y alterante. Al exterior en solución saturada es útil contra las quemaduras ligeras. ||-**(Bisulfato de).** Sal de ácido sulfúrico, empleada como antifermentante al interior, y al exterior en lavados de las heridas gangrenosas. ||-**(Borato de).** Bórax; compuesto antiséptico, diurético y detergente, muy empleado en colutorios en las afecciones faríngeas. La sal neutra o antipionina se usa también en las afecciones oculares. ||-**(Bromuro de).** Compuesto $NaBr$, en cristales blancos o incoloros, soluble; sedante hipnótico, antiepiléptico y antihistérico. ||-**(Cacodilato de).** Sal arsenical, dimetilarsonato, en polvo blanco, amorfo, que se usó principalmente en inyecciones subcutáneas en la tuberculosis, anemia, paludismo, sífilis, psoriasis, etc. ||-**(Carbonato de).** Sosa; compuesto cristalino, incoloro e irritante, que se emplea al interior como antiácido y antirreumático y más al exterior en baños alcalinos. ||-**(Cinamato de).** Hetol; sal blanca cristalina, soluble, que se empleó en el tratamiento de la tuberculosis. ||-**(Citrato de).** Sal blanca cristalina, antiácida, diurética, expectorante, sudorífica, laxante; se emplea como anticoagulante en la transfusión indirecta de la sangre. ||-**(Clorato de).** Sal cristalina e incolora, detergente y alterante. ||-**(Cloruro de).** Sal común, $NaCl$, blanca, cristalina y soluble; alimento indispensable, pues forma la mayor parte de los constituyentes inorgánicos del suero sanguíneo, por lo que es la preferida para hacer soluciones isotónicas con la sangre. La solución fisiológica (0,75 a 0,9 %) se emplea en inyecciones intravenosas y subcutáneas en hemorragias, cólera, diversos procesos infecciosos. Al exterior, en solución saturada, alivia la congestión y exudación, y es útil contra los esguinces y contusiones. ||-(**Dehidrocolato de**). Sal de sodio del ácido dehidrocólico, polvo cristalino incoloro, soluble; aumenta el volumen de la bilis y la fluidifica, por lo que efectúa el drenaje de las vías biliares e impide la infección ascendente de éstas. Sirve también para determinar el tiempo de circulación brazo-lengua; para ello se inyectan 3-5 ml de la solución en la vena cubital estando el paciente en posición supina y se registra el tiempo que transcurre entre el comienzo de la inyección y la percepción de un sabor amargo, que de ordinario es de 9 a 16 seg. ||-(**Dimetilarsinato de**). Sodio (Cacodilato de). ||-(**Diyodosalicilato de**). Sal cristalina en escamas, blanca, antiséptica, antipirética y analgésica. ||-(**Formiato de**). Sal blanca cristalina, soluble, que se empleó en inyecciones en la tuberculosis quirúrgica. ||-(**Fosfato de**). Sal blanca cristalina, purgante, colagoga y tónica; empléase en la diarrea, icteria, escrofulismo, etc. ||-(**Ginocardato de**). Polvo blanco amarillento empleado otrora en la lepra. ||-(**Glicerofosfato de**). Sal tónica del sistema nervioso, que se emplea en solución al 20 % en inyecciones hipodérmicas. ||-(**Glicocolato de**). Sal colagoga obtenida de la bilis. ||-(**Hidrato o hidróxido de**). Sosa cáustica. ||-(**Hipofosfito de**). Sal cristalizable, soluble, preconizada contra la tuberculosis pulmonar, raquitismo y enfermedades de la piel. ||-(**Hiposulfito de**). Sodio (Tiosulfato de). ||-(**Indigotindisulfonato de**). Carmín de índigo; polvo azul o púrpura, colorante histológico y reactivo del azúcar. ||-(**Ligosinato de**). Compuesto cristalino verdoso, sal de sodio de la dioxidibenzolacetona, empleado antaño en el 3 al 8 % en la blenorragia. ||-(**Metavanadato de**). Sal de vanadio muy tóxica, que se emplea como estimulante de la nutrición en la anemia, neurastenia, diabetes y tuberculosis. ||-(**Metilarsinato de**). Arrenal. ||-(**Nitrato de**). Nitro de Chile o salitre, sal cristalina, NaNO$_3$, diurética y purgante. Empleóse algunas veces en la disentería. ||-(**Nitrito de**). Sal cristalina blanca, NaNO$_2$, empleada como vasodilatador, antihipertensor y antiespasmódico en la arteriosclerosis, angina de pecho, enfermedad de Raynaud y asma. Se emplea también en los espasmos intestinales, no inflamatorios. ||-(**Nucleinato de**). Polvo blanco, que se emplea en inyecciones hipodérmicas, como tónico general y favorecedor de la leucocitosis en diversas infecciones. ||-(**Oleato de**). Compuesto laxante y colagogo. ||-(**Perborato de**). Compuesto que se forma tratando el peróxido de sodio con ácido bórico y que disuelto forma agua oxigenada. ||-(**Persulfato de**). Compuesto que desprende oxígeno y se emplea en soluciones del 3 al 5 % al exterior, como el agua oxigenada. Se administra al interior como tónico y antipirético. ||-(**Salicilato de**). Sal blanca cristalina, Na(C$_7$H$_5$O$_8$)+H$_2$O, soluble, de acción análoga a la del ácido salicílico, pero menos irritante y más absorbible: antirreumática, antipirética y analgésica, colagoga. Se emplea también como agente esclerosante en el tratamiento de las varices. ||-(**Santoninato de**). Compuesto vermicida eficaz, pero tóxico. ||-(**Silicato de**). Compuesto antiséptico cuya solución acuosa (vidrio líquido) se emplea para la preparación de vendajes inamovibles, por su propiedad de solidificarse. ||-(**Silicofluoruro de**). Sal blanca, cristalina, astringente, antiséptica y desodorante. Se emplea al exterior en solución al 0,5 % en la cistitis, úlceras, blenorragia, etc. ||-(**Sozoyodolato de**). Polvo blanco, cristalino, antiséptico, que se emplea al interior y subcutáneamente en la tuberculosis. ||-(**Sulfanilato de**). Sal en láminas cristalinas que se empleó en el catarro nasal agudo. ||-(**Sulfapiridina de**). Sal de sodio de la sulfapiridina, de uso parenteral en las infecciones neumocócicas. ||-(**Sulfato de**). Sal de Glauber, cristalina, blanca, eflorescente, purgante, y también antirreumática. ||-(**Sulfito de**). Sal cristalina blanca, antifermentable. ||-(**Sulfobenzoato de**). Compuesto empleado como antiséptico urinario. ||-(**Sulfofenato de**). Sal cristalina en prismas blancos o incoloros. Antiséptica y antifermentativa. ||-(**Sulfoictiolato de**). Sustancia pardusca, semejante al alquitrán, que se emplea como el ictiol. ||-(**Sulfosalicilato de**). Polvo cristalino blanco, soluble, astringente, de usos análogos a los del salicilato. ||-(**Sulfovinato de**). Sal blanca, purgante. ||-(**Taurocolato de**). Sal de ácido taurocólico, estimulante de la secreción biliar. ||-(**Tiolinato de**). Preparación soluble de tiolina y sodio, que se emplea como el ictiol en las enfermedades de la piel. ||-(**Tiosulfato de**). Polvo cristalino incoloro, soluble. Se emplea contra la acción tóxica tardía del salvarsán y como antídoto de otros venenos metálicos en inyecciones intravenosas lentas. Al exterior, en el tratamiento de ciertas dermatosis, urticaria, eccema, etc. ||-(**Trioxibismutobenzoato de**). Compuesto soluble de bismuto, que contiene el 50 % de este elemento. ||-(**Valerianato de**). Sal cristalina, blanca, estimulante y antiespasmódica. ||-(**Vanadato de**). Sustancia tóxica, empleóse en la neurastenia, anemia, tuberculosis. ||-(**Yodato de**). Sustancia NaIO$_2$, empleada como alterante, especialmente en las afecciones de las mucosas. ||-(**Yoduro de**). Sal en cristales incoloros, NaI, soluble, que se prescribe en los mismos casos que el yoduro potásico, especialmente en la angina de pecho.

sodoku (del japonés *so*, rata, y *doku*, veneno). m. A., *Sodoku*; F., In., It. y P., *sodoku*. Nombre japonés de una enfermedad febril aguda causada por la espiroqueta *Spironema* o *Spirochaeta morsus muris*, inoculada al hombre por mordedura de ratas infectadas, caracterizada por trastornos locales en el punto de inoculación, seguidos de fiebre, con tendencia a las recidivas y, en algunos casos, erupción cutánea.

sodomía (de *Sodom*, ciudad bíblica). f. A., *Sodomie*; F., *sodomie*; In., *sodomy*; It. y P., *sodomia*. Coito anal, especialmente entre varones; pederastia. || Lujuria con animales, bestialidad.

soduria. f. Eliminación del ion sodio por la orina.

sofisticación (de *sofístico*, y éste del lat. *sophisticus*, que proviene, a su vez, del gr. *sophistikós*). f. A., *Verfälschung*; In., *sophistication*; It., *sofisticazione*; P., *sofisticação*. Adulteración de alimentos o medicamentos.

sofocación (del lat. *suffocatio, -onis*). f. A., *Erstickung*; F. e In., *suffocation*; It., *soffocazione*; P., *sufocação*. Dificultad de respirar. || Asfixia por obstrucción de las vías respiratorias o por la estancia en recintos muy limitados.

sofocante. adj. Que sofoca: dícese de una angina y de un catarro bronquial.

sofoco. m. A., *Verdruss*; F., *bouffée*; In., *flush*; It., *rossore*; P., *sufocação*. Soflama o súbita sensación de calor congestivo que sube al rostro, generalmente acompañada de enrojecimiento.

sofomanía (del gr. *sophós*, sabio, y de *manía*). f. Creencia morbosa en la propia sabiduría.

soforina. f. Alcaloide tóxico de las semillas de varias especies de *Sophora*, con propiedades análogas a las del haba de Calabar.

sofrología (del gr. *sófron*, sano de espíritu, moderado [de *sôs*, sano, y *phrén, phrenós*, mente] y *lógos*, tratado). f. Disciplina psicosomática que estudia y persigue el tratamiento de trastornos psíquicos con repercusión corporal, a través de la modificación del estado de conciencia y de la regulación del organismo. Tal modificación es alcanzable a través de técnicas diversas (relajación profunda, hipnosis, sugestión) o bien adoptando procedimientos de otras culturas que persiguen el mismo fin (yoga, zèn, etc.).

soja. f. A., *Sojabohne*; F., *soya*; In., *soybean*; It., *soia*; P., *soja*. Planta leguminosa (*Soja hispida* o *Glycine soja*), con cuya semilla se prepara un alimento conveniente para los diabéticos, por no tener almidón. Suministra también el fermento ureasa.

sokosho. m. Sodoku.

sol. Abreviatura de solución. || m. F., *sol*. Solución coloidal en medio líquido. V. Gel.

solación. f. F., *solation.* Transformación de un gel en sol.

solandrina. f. F., *solandine.* Alcaloide de la planta *Solandra loevis,* que tiene propiedades análogas a las de la hioscina.

solanidina. f. Alcaloide derivado de la solanina.

solanina. f. F., *solanine.* Sustancia tóxica narcótica, $C_{52}H_{93}NO_{18}$, en forma de polvo blanco, opaco o cristalino, obtenida de las bayas de las especies *Solanum nigrum, S. dulcamara* y de otras solanáceas.

solanismo. m. Envenenamiento con plantas del género *Solanum* o con la solanina.

solanoide (del lat. *solanum* [*tuberosum*], patata, y el gr. *eîdos,* aspecto). adj. F., *solanoïde.* Semejante por su estructura a la patata cruda.

Solanum. Género de plantas solanáceas, entre cuyas especies se encuentran la dulcamara (*S. dulcamara*), la hierba mora (*S. nigrum*), la patata (*S. tuberosum*) y otras, alimenticias y medicinales.

solar (del lat. *solaris*). adj. F., *solaire.* Relativo o parecido al sol; se aplica especialmente al plexo celíaco del gran simpático, así llamado por la radiación de sus nervios.

solario o **solárium.** m. A., *Solarium;* F., *solarium;* In., *solarium;* It., *solario;* P., *solário.* Local apropiado para tomar baños de luz solar natural o artificial.

solarización. f. Exposición a la luz solar y conjunto de efectos producidos por esta luz.

Solayrès (Oblicuidad de) (François L. J. *Solayrès,* ginecólogo francés, 1737-1772). V. OBLICUIDAD.

Soldaini (Reacción de) (Arturo *Soldaini,* químico italiano). V. REACCIÓN.

solea (lat.). f. Planta del pie.

Solenoglypha. Grupo de serpientes venenosas provistas de dientes huecos, que comprende las familias crotálidos y vipéridos.

solenoide (del gr. *solén,* canal, tubo, y *eîdos,* aspecto). m. F., *solénoïde.* Hilo metálico arrollado en hélice por el que pasa una corriente y actúa entonces como magneto. || Jaula en la que se coloca al paciente para la arsonvalización.

solenoma (del gr. *solén, solénos,* canal, tubo, y -*oma*). f. ENDOMETRIOMA.

solenoniquia (del gr. *solén, solénos,* canal, y *onyx, ónychos,* uña, y el suf. -*ía*). f. F., *solénonychie.* Deformación acanalada de la uña debida a la presencia de excrecencias en la parte proximal del lecho ungueal y crecimiento normal de la uña distalmente.

solenostema. f. Planta de la familia de las asclepiadáceas, con cuyas hojas se falsifica el sen.

sóleo (del lat. *solea,* suela, de *solum,* la planta del pie). m. F., *muscle soléaire.* V. MÚSCULOS (TABLA DE).

solferino. m. Fucsina o rojo de anilina.

Solidago. Género de plantas compuestas. La especie *S. virgaurea* es aromática, diurética y astringente.

solidificación. f. Conversión de un líquido o gas en sólido.

sólido (del lat. *solidus*). m. A., *fester Körper;* F., *solide;* In., *solid;* It., *solido;* P., *sólido.* Cuerpo cuyas moléculas se hallan constantemente en la misma situación mutua y ofrecen una resistencia sensible o su separación. || adj. Fuerte, macizo; ni líquido, ni gaseoso, ni hueco.

solipsismo (del lat. *solus ipse,* uno mismo). m. Forma radical de subjetivismo según la cual sólo existe o sólo puede ser conocido el propio yo.

solitaria. f. TAENIA SOLIUM.

solitario (del lat. *solitarius*). adj. Solo, no agrupado con otros.

sollozo (del lat. *suggluttium,* alteración de *singultus,* por confusión con *gluttire,* tragar). m. Inspiración breve, convulsiva, con contracción del diafragma y oclusión espasmódica de la glotis.

solubilidad. f. A., *Löslichkeit;* F., *solubilité;* In., *solubility;* It., *solubilità;* P., *solubilidade.* Calidad de soluble. || Extensión en la que una sustancia (soluto) se disuelve en un líquido (solvente). El grado de solubilidad es la concentración de una solución saturada a una temperatura determinada.

soluble (del lat. *solubilis*). adj. A., *löslich;* F. e In., *soluble;* It., *solubile;* P., *solúvel.* Susceptible de disolverse en un líquido para formar un sistema homogéneo.

solución (del lat. *solutio, -onis*). f. A., *Lösung;* F. e In., *solution;* It., *soluzione;* P., *solução.* Disolución de un cuerpo en un líquido. || Líquido que contiene un cuerpo disuelto. || Separación o división. (Para los términos que no se encuentran en este apartado, consúltense las voces LICOR, LÍQUIDO y MIXTURA.) ||**-acuosa, alcohólica.** Solución en la que el menstruo es agua o alcohol, respectivamente. ||**-anisotónica.** Solución que no es *isotónica.* ||**-arsenical de Boudin.** Ácido arsenioso, 1 g; agua destilada hervida, 1.000. ||**-arsenical de Heinecke.** Arseniato de sosa, 30 g; agua de menta, 64 g; agua de canela, 48 g; tintura de opio, 30 g. ||**-centinormal.** Solución que tiene un centésimo de la concentración de la solución normal. ||**-coloidal.** Solvente que contiene partículas diminutas suspendidas. El solvente se denomina *fase continua,* y la materia suspendida, *fase dispersa.* ||**-de Adams.** Mezcla de 100 partes de alcohol amoniacal y 110 de éter. ||**-de Bayliss.** Solución de goma que se empleó un tiempo en la guerra de 1914-18 como sucedáneo de la transfusión sanguínea. ||**-de Belloste.** Solución de nitrato mercurioso. ||**-de Biett.** Solución de arseniato amónico. ||**-de Boulton.** Mezcla de tintura de yodo, glicerina, ácido fénico y agua. ||**-de Burnett.** Solución acuosa de cloruro de cinc. ||**-de Burow.** Solución de alumbre, 5 partes; acetato de plomo, 25 partes; en agua, 500 partes. Se emplea en el tratamiento de las quemaduras y el eccema. ||**-de Cajal.** Dos soluciones: A, de cloruro de oro, 1 g en 100 ml de agua destilada; B, de sublimado, 5 g en 100 ml de agua destilada a 60°. Para el uso se mezclan 5 ml de solución A con 5 ml de solución B, y se añaden 30 ml de agua destilada. ||**-de Calot.** Aceite de olivas, 70 ml; guayacol, 1 g; creosota, 5 g; éter, 30 ml; yodoformo, 10 g. ||**-de Carnot.** Solución de gelatina en agua fisiológica al 5 o 10 % para la hemostasia local. ||**-de Carnoy.** Solución esclerosante compuesta de alcohol absoluto, 6 ml; cloroformo, 3 ml; ácido acético glacial, 1 ml, y cloruro férrico, 1 g; para el tratamiento de fístulas. ||**-de Channing.** Solución de yodo, de mercurio y de potasio. ||**-de Chlumsky.** Solución de fenol, alcanfor y alcohol. ||**-de Christmas.** FENOSALIL. ||**-de Clemens.** Solución de bromuro de arsénico al 11 %. ||**-de Coca.** Sol. 1: solución de fenol al 4 %; sol. 2: cloruro de sodio, 50 g; fosfato de potasio, 3,63 g; fosfato de sodio, 4,31 g; agua, cantidad suficiente para 1.000 ml. ||**-de contigüidad.** Dislocación de partes contiguas, como la luxación de huesos. ||**-de continuidad.** Separación o división de partes continuas, como la fractura de los huesos, heridas del tegumento. ||**-de Curschmann.** Mezcla de alcanfor, éter y aceite de olivas, para inyecciones subcutáneas estimulantes. ||**-de Cutler.** Mezcla de partes iguales de fenol, tintura de yodo e hidrato de cloral. ||**-de Dakin.** Solución de 140 g de carbonato de sodio seco en 10 l de agua, a la que se añaden 200 g de cloruro de cal. Después de agitada la mezcla, se filtra el líquido decantado al cabo de media hora de reposo y se le añaden 50 g de ácido bórico. Se emplea en el tratamiento de las heridas de guerra. ||**-de Darrow.** Agua, 1.000 ml; lactato de sodio, 6 g, y cloruro de sodio, 2,7 g. ||**-de Dawson.** Agua, 1.000 ml; cloruro sódico, 8 g; bicarbonato sódico, 5 g. ||**-de Delbet.** Solución de 12,1 g de cloruro de magnesio anhidro en 1.000 partes de agua, antiséptico quirúrgico. ||**-de Dobell.** Solución acuosa de bicarbonato de sodio, bórax, fenol y glicerina. que se emplea en lavados en las afecciones de la nariz y garganta. ||**-de Donovan.** Yoduro de arsénico y mercurio. ||**-de Dujardin-Beaumetz.** Solución destinada a inyecciones hipodérmicas en las enfermedades infecciosas, compuesta de carbonato de sodio, 1 parte; sulfato de potasio, 1 parte; lactato de sodio, 1 parte; fosfato de sodio, 0,5 partes; cloruro de sodio, 3,1 partes, y agua destilada, 1.000 partes. ||**-de Dunham.** Solución de peptona al 1 % y de cloruro de sodio al 0,5 %, que se emplea en la reacción del indol. ‖ **-de Elsberg.** Solución de yodo al 10 % en una mezcla de alcohol y éter. ‖ **-de Farrant.** Preparación para montaje empleada en bacteriología, compuesta de glicerina, agua y solución de ácido arsenioso en partes iguales, y goma arábiga, media parte. ‖ **-de Flemming.** Solución fuerte de aconito. ‖ Preparación para endurecer piezas histológicas, compuesta de solución acuosa de ácido ósmico al 2 %, 4 partes; solución acuosa de ácido crómico al 1 %, 15 partes, y ácido acético glacial, 1 parte. ‖ **-de Fol.** Modificación de la solución fijadora de Flemming. ‖ **-de Fowler.** Licor arsenical de Fowler. ‖ **-de Frohmann.** Solución acuosa de clorhidrato de cocaína, clorhidrato de morfina, cloruro de sodio, antipirina y guayacol. Se emplea en odontología como anestésico. ‖ **-de Gabbet.** Solución que contiene azul de metileno, 2 g; ácido sulfúrico, 25 ml, y agua, 75 ml, como coloración de contraste para el bacilo tuberculoso. ‖ **-de Gannal.** Solución de acetato de alúmina. ‖ **-de Génévrier.** Solución esclerosante para el tratamiento de las venas varicosas, compuesta de clorhidrato neutro de quinina al 13,3 % y uretano. ‖ **-de Golgi.** Mezcla de 1 parte de una solución al 8 % de bicromato de potasio con 2 partes de una solución al 1 % de ácido crómico. ‖ **-de Gram.** Solución colorante compuesta de yodo, 1 parte; yoduro potásico, 2 partes, y agua, 300 partes. ‖ **-de Gulland. Mezcla de 25 ml de alcohol absoluto, 25 ml de éter y 0,4 de una solución alcohólica al 20 % de sublimado corrosivo.** ‖ **-de Hall.** Solución de acetato de estricnina. ‖ **-de Hamdi.** Sulfato de sodio, 5 g; cloruro de sodio, 100 g; glicerina, 50 g, agua, 1.000 ml; para la conservación de ejemplares patológicos. ‖ **-de Harrington.** Preparación para la desinfección de las manos, compuesta de alcohol de 96°, 640 ml; ácido clorhídrico, 60 ml; agua, 300 ml, y sublimado corrosivo, 0,8 g. ‖ **-de Hartman.** Solución de cloruro de sodio, lactato de sodio y fosfatos de calcio y potasio, para inyecciones en la acidosis. ‖ **-de Heinecke.** V. Solución arsenical. ‖ **-de Henry.** Solución de sulfato de magnesio. ‖ **-de Hershell.** Solución de extracto de malta para cultivo de bacterias. ‖ **-de Hubl.** Solución de yodo (25 g) y sublimado corrosivo (30 g) en alcohol de 95° (1 l). ‖ **-de Huchard.** Fosfato de sodio, 10 partes; cloruro de sodio, 5 partes, y agua, 100 partes, para inyecciones en las enfermedades infecciosas. ‖ **-de Hühnerfeld.** Solución de ácido acético glacial, agua destilada, esencia de trementina y alcohol. ‖ **-de Javel.** Solución de hipoclorito de sodio o potasio; se emplea en cirugía para purificar el agua. ‖ **-de Kaiserling.** Líquido para la conservación de tejidos patológicos, compuesto de 30 g de acetato potásico y 10 g de nitrato potásico, disueltos en 750 ml de agua destilada, a la que se añaden 300 ml de formalina. ‖ **-de Koppeschaar.** Solución decinormal de bromo, empleada como reactivo. ‖ **-de Lange.** Solución de oro coloidal con formalina. ‖ **-de Leary.** Líquido para enjuagues antisépticos, compuesto de una solución yodoyodurada al 1 y 2 %, respectivamente. ‖ **-de Locke.** Solución empleada en los laboratorios de fisiología para sostener el latido en los corazones aislados de los mamíferos, compuesta de cloruro de sodio, 0,9 %; cloruro de calcio, 0,0024 %; bicarbonato de sodio, de 0,01 a 0,03 %, y glucosa, 0,1 %. ‖ **-de Lugol.** Solución yodoyodurada; agua, yodo, 5, y yoduro potásico, 10. ‖ **-de Mac Donald.** Acetona, 40; alcohol desnaturalizado, 60, y pixol, 2 partes; para la esterilización de la piel en las operaciones. ‖ **-de Magendie.** Solución de sulfato de morfina en agua, para inyecciones hipodérmicas. ‖ **-de Mandl.** Líquido que se empleó en toques en los catarros crónicos, compuesto de yodo, yoduro potásico, fenol y glicerina. ‖ **-de Manson.** Solución colorante para los parásitos de la malaria: azul de metileno, 2; bórax, 5; agua destilada, 100. ‖ **-de Mathieu.** Para inyección en enfermedades infecciosas: sulfato de sodio, 6 partes; fosfato de sodio, 4 partes; cloruro de sodio, 1 parte; glicerina, 20 partes, y agua, 100 partes. ‖ **-de Mayer.** Líquido de cultivo para bacterias, compuesto de fosfato de potasio, sulfato de magnesio y fosfato de calcio, 1 parte de cada uno, en 200 partes de agua. ‖ **-de Mitchell.** Solución de cocaína y adrenalina en solución salina normal, para la anestesia por infiltración y bloqueo de los nervios. ‖ **-de Monsel.** Solución astringente de sulfato básico de hierro. ‖ **-de Naegeli.** Líquido de cultivo compuesto de 1.000 ml de agua destilada; 1 g de fosfato de potasio bibásico; 0,2 g de sulfato de magnesio; 0,1 g de cloruro de calcio, y 10 g de tartrato amónico. ‖ **-de Normet.** Solución para inyecciones intravenosas en casos de hemorragia o choque, compuesta de citratos de sodio, calcio y magnesio y cloruros de hierro y manganeso, en agua destilada. ‖ **-de Ochsner.** Solución saturada de ácido bórico con fenol y alcohol. ‖ **-de Pacini.** Solución empleada en el examen microscópico de la sangre, compuesta de sublimado corrosivo, 2 partes; cloruro de sodio, 4 partes; glicerina, 26 partes, y agua destilada, 226 partes. ‖ **-de Panas.** Solución empleada para lavados en las inflamaciones oculares, compuesta de yoduro mercúrico, 1 g; alcohol, 400 ml, y agua, 20.000 ml. ‖ **-de Patrick.** Solución de clorhidrato de cocaína en alcohol y agua destilada para inyecciones en el trigémino. ‖ **-de Pavy.** Solución que contiene, en 1 l: 4,15 g de sulfato de cobre, 20,4 g de potasa cáustica, 20,4 g de tartrato de potasio y sodio y 30 ml de agua amoniacal. ‖ **-de Pearson.** Licor arsenical de Pearson. ‖ **-de Perenyi.** Solución fijadora compuesta de 4 partes de una solución de ácido nítrico al 10 %, 3 partes de alcohol y 3 partes de una solución de ácido crómico al 0,5 %. ‖ **-de Pianese.** Solución fijadora compuesta de cloruros de platino y sodio, ácido crómico, ácido ósmico y ácido fórmico. ‖ **-de Pilcher.** Solución desinfectante compuesta de quinina, ácido clorhídrico, ácido acético glacial, cloruro de sodio, formol, timol, alcohol y agua. ‖ **-de Pitkin.** Espinocaína; solución para la anestesia espinal, compuesta de novocaína, amiloprolamina, alcohol etílico y sulfato de estricnina. ‖ **-de Potain.** Mezcla de partes iguales de soluciones de goma arábiga, sulfato de sodio y cloruro de sodio, que se emplea para diluir la sangre en el recuento de los glóbulos. ‖ **-de Pregl.** Solución antiséptica a base de yodhidrato de sodio, ácido yódico y yodo. ‖ **-de Rienzi.** Solución que se emplea en inyecciones en las enfermedades infecciosas, compuesta de yodo, 1 parte; yoduro potásico, 3 partes; cloruro de sodio, 6 partes, y agua destilada, 1.000 partes. ‖ **-de Ringer.** Solución salina normal, compuesta de cloruro de sodio, cloruro de potasio, cloruro de calcio, bicarbonato de sodio, fosfato monosódico, dextrosa y agua, empleada en todas las formas de deshidratación, acidosis o alcalosis y para mejorar la actividad renal. ‖ **-de Ripart y Petit.** Medio indiferente que consta de cloruro de cobre, 0,3 g; acetato de cobre, 0,3 g; agua alcanforada, 75 ml; agua destilada, 75 ml, y ácido acético glacial, 1 ml. ‖ **-de Rotter.** Solución antiséptica compleja que consta de fenol, 2 g; ácido bórico, 3 g; cloruro de cinc y fenolsulfonato de cinc, 5 g de cada uno; cloruro de sodio, 25 g; cloruro de mercurio, 0,05 g; ácido salicílico, 60 g, y timol y ácido cítrico, 10 g cada uno. ‖ **-de Salkowski.** Mezcla de 2 partes de una solución saturada de hidróxido de bario y 1 parte de solución saturada de cloruro de bario. ‖ **-de Sapelier.** Solución salina para inyecciones en las enfermedades infecciosas, compuesta de cloruro potásico, carbonato de sodio, fosfato de sodio y sulfato de potasio en agua hervida. ‖ **-de Schleich.** Solución para la anestesia local por infiltración, que consta de alipina y cocaína, aa. 0,1 g; cloruro de sodio, 0,2 g, y agua destilada, 100 g. ‖ **-de Schlesinger.** Solución antiálgica para inyecciones hipodérmicas, compuesta de bromhidrato de escopolamina, morfina y dionina. ‖ **-de Schwarz.** Solución acuosa salina a base de cloruro de sodio e hidróxidos de potasio y sodio. ‖ **-de Seyderhelm.** Solución colorante a base de rojo Congo y azul trípano, para las células muertas del sedimento urinario. ‖ **-de Stewart.** Solución desinfectante para las manos, compuesta de sulfato de alúmina y cal clorada disueltos en agua hervida. ‖ **-de Susa.** Solución

acuosa descalcificante a base de sublimado corrosivo, cloruro de sodio, ácido tricloroacético, ácido acético glacial y formalina. ‖ **-de Suzmann y de Sydman.** Soluciones salinas con cloruro de sodio, 6 partes; carbonato de sodio, 1 parte, y agua, 1.000 partes. ‖ **-de Takayama.** Solución compuesta de piridina, hidrato de sodio, glucosa y agua destilada, para reconocer las manchas sanguíneas. Una gota de esta solución, vertida sobre raspaduras de la mancha en un porta, causa la formación de cristales de hemocromógeno. ‖ **-de Thiersch.** Solución de ácidos bórico y salicílico, que se emplea como antiséptico en lavados. ‖ **-de Thomson.** Solución de fósforo en alcohol absoluto y glicerina, aromatizada con esencia de menta. ‖ **-de Toison.** Líquido colorante que se emplea en la dilución, a base de violeta de metilo, sulfato sódico y cloruro sódico. ‖ **-de Tyrode.** Solución de Locke modificada por la adición de cloruro de magnesio (0,01 g), empleada especialmente para inyecciones intestinales en los conejos. ‖ **-de Uschinsky.** Medio de cultivo para bacterias, compuesto de una solución de asparagina al 4 %, a la que se añaden 6 g de lactato amónico, 2 g de fosfato de sodio neutro y 5 g de cloruro de sodio. ‖ **-de Valangin.** Solución de ácido arsenioso. ‖ **-de Vendel.** Solución de clorhidrolactato de quinina y urea en glicerina para el tratamiento del hidrocele. ‖ **-de Vleminckx.** Mezcla de cal apagada, azufre sublimado y agua, de empleó en la seborrea. ‖ **-de Volhard.** Solución decinormal de tiocianato de potasio. ‖ **-de Waller.** Adición de 50 ml de ácido clorhídrico a 1 l de solución de Hubl. ‖ **-de Winogradsky.** Medio de cultivo compuesto de fosfato de potasio, sulfato de magnesio, cloruros de calcio y sodio y sulfato de amonio disueltos en agua. ‖ **-de Wölfler.** Una parte de yodoformo en 10 partes de tintura de benjuí compuesta; barniz para las superficies denudadas. ‖ **-de Wright.** Solución de citrato de sodio y cloruro de sodio en agua destilada. ‖ **-de Zenker.** Solución fijadora compuesta de sublimado corrosivo, 5 partes; bicromato potásico, 2,5 partes; sulfato de sodio, 1 parte, y agua, 100 partes. ‖ **-decinormal.** Solución que tiene un décimo de la concentración de la solución normal. ‖ **-estándar.** Solución de concentración definida que se usa como tipo de comparación con otras soluciones de la misma sustancia. ‖ **-etérea.** Solución en la que el menstruo es éter. ‖ **-fisiológica.** Solución acuosa isotónica de NaCl. ‖ **-gomosa.** JULEPE. ‖ **-hiperosmótica** o **hipertónica, hiposmótica** o **hipotónica.** Solución que tiene una presión osmótica mayor o menor, respectivamente, que la del suero sanguíneo. ‖ **-IKI.** Solución acuosa de yodo (I) con yoduro potásico (KI). ‖ **-isohídrica.** La que tiene igual concentración hidrogeniónica que otra, de modo que no se efectúa ningún cambio en esta concentración cuando se mezclan las soluciones. ‖ **-isosmótica** o **isotónica.** Solución que tiene la misma presión osmótica que la sangre. ‖ **-molar.** Solución que contiene 1 mol (molécula-gramo) del soluto en 1 l de la solución. ‖ **-normal.** Solución de una sustancia que contiene por cada litro un número de gramos de la sustancia igual al peso molecular de la misma. ‖ **-salina.** Solución de cloruro de sodio en agua destilada. La solución *normal* o *fisiológica* contiene de 0,6 a 0,75 % de sal, y se emplea en inyecciones subcutáneas e intravenosas en las hemorragias y diarreas profusas. ‖ **-saturada.** Solución en la que el menstruo no puede disolver más cantidad de sustancia. ‖ **-supersaturada.** Solución mediante el calor de una cantidad de sustancia mayor de la que podría disolverse a la temperatura ordinaria. ‖ **-tipo.** Solución que contiene por cada litro una cantidad definida de reactivo. ‖ **-tope.** V. TOPE. ‖ **-volumétrica.** SOLUCIÓN TIPO.
solum (lat.). m. SUELO. ‖ **-tympani.** Suelo de la cavidad timpánica. ‖ **-unguis.** Dermis subungueal. ‖ **-ventriculi quarti.** Suelo del IV ventrículo.
solutio (lat.). f. SOLUCIÓN. ‖ **-natrii chlorati physiologica.** Solución salina normal. ‖ **-retinae.** Desprendimiento de la retina.
soluto (del lat. *solutus*, p. p. de *solvere*, soltar, desatar). m. F., *soluté*. Líquido que resulta de la solución de una sustancia en un vehículo apropiado. ‖ Sustancia disuelta en la solución o solvente.
solvato. m. F., *solvate*. Compuesto formado entre el soluto y el solvente en una solución.
solvente (del lat. *solvens, -entis*, p. a. de *solvere*, disolver, desatar). adj. Que disuelve o resuelve. ‖ m. A., *Lösemittel*; F., *solvant*; In., *menstruum*; It. y P., *solvente*. Líquido capaz de disolver.
solvina. f. Sulforricinato de sodio.
solvólisis. f. Nombre de las reacciones de doble descomposición del tipo de la hidrólisis, sulfólisis, etc.
soma (del gr. *sôma*). m. A., *Soma*; F., In., It. y P., *soma*. Cuerpo, especialmente en oposición a la psique y también al plasma germinativo.
soma-, somat-, somato- (del gr. *sôma, -atos*, cuerpo). Prefijos con la significación de cuerpo.
somáculo. m. Partícula la más pequeña de protoplasma.
somarotomía (de *somato-* y el gr. *tomé*, corte). f. Sección o disección de un cuerpo; anatomía.
somascesis o **somascética** (de *soma-* y el gr. *askeîn*, ejercitar). f. Ejercicio corporal; gimnasia.
somastenia (de *soma-* y el gr. *asthéneia*, debilidad). f. Debilidad o astenia orgánica.
somatalgia (de *somat-* y el gr. *álgos*, dolor). f. F., *somatalgie*. Dolor en el cuerpo.
somatestesia (de *somat-* y *aísthesis*, sensación). f. F., *somesthésie*. Conciencia de poseer un cuerpo.
somático (del gr. *somatikós*, corporal). adj. F., *somatique*. Relativo al cuerpo, corporal, especialmente en oposición a psíquico y funcional, y también relativo a lo que constituye la armazón, en distinción de las vísceras.
somaticosplácnico o **somaticovisceral** (de *somático* y el gr. *splagnon*, entraña, o el lat. *viscera*, pl. de *viscus, -eris*, con el mismo significado). adj. F., *se rapportant au corps et aux viscères*. Relativo al cuerpo y a las vísceras.
somatización. f. F., *somatisation*. Transformación de un conflicto psíquico en enfermedad orgánica o síntomas somáticos. Para el psicoanálisis, es producida por una desviación de la energía psíquica hacia el soma, que suele expresar simbólicamente (en forma de síntomas somáticos o enfermedad orgánica) conflictos psíquicos reprimidos.
somatoblasto. m. CITOBLASTO.
somatoceptor. m. F., *récepteur somatique*. Receptor que recibe el estímulo de la musculatura somática o esquelética.
somatoderma (de *somato-* y el gr. *dérma*, piel). m. F., *somatopleure*; In., *somatoderm*. Capa somática del mesodermo. Somatopleura.
somatodídimo (de *somato-* y el gr. *dídymos*, gemelo). m. F., *somatopage*. Monstruo doble con los cuerpos fusionados.
somatodimia. f. F., *monstruosité double caractérisée par la fusion des troncs*. Fusión de los cuerpos en los monstruos dobles, que recibe distintos nombres según la parte fusionada: *isquiodimia, esternodimia, onfalodimia*, etc.
somatofrenia (de *somato-* y el gr. *phrén, phrenós*, mente). f. Estado mental que crea síntomas orgánicos.
somatogénesis o **somatogenia** (de *somato-* y el gr. *génnesis*, generación, o *gennân*, engendrar). f. F., *somatogenèse*. Formación del somatoplasma. ‖ Adquisición de caracteres o estructuras orgánicas de origen ambiental, no hereditaria.
somatología (de *somato-* y el gr. *lógos*, tratado). f. F., *somatologie*. Suma de conocimientos, anatómicos, fisiológicos, etc., relativos al cuerpo.
somatomedina (de *somato-* y el gr. *medon*, que domina). f. F., *somatomédine*. Hormona polipeptídica que se forma en el hígado y riñón, cuya presencia en la sangre es imprescindible para la acción biológica de la hormona del crecimiento sobre el cartílago. *Sin.*: Factor de sulfatación.
somatomegalia (de *somato-* y el gr. *mégas, megále, méga*, grande). f. GIGANTISMO.
somatometría (de *somato-* y el gr. *métron*, medida). f. F., *somatométrie*. Medición del cuerpo, especialmen-

te en sus relaciones con la constitucionalística o biotipología.

somátomo (de *soma-* y el gr. *tomós*, cortante). m. F., *somatome*. Instrumento para la sección del cuerpo del feto. || m. SOMITA.

somatópago (de *somato-* y el gr. *págos*, cosa fijada, de *pegnynai*, fijar, juntar). m. F., *somatopage*. Monstruo doble con los troncos o cuerpos unidos; somatodídimo.

somatopático (de *somato-* y el gr. *páthos*, dolencia). adj. De estado morboso orgánico; opuesto a *psicopático*.

somatoplasma (de *somato-* y el gr. *plasmós*, modelado). m. A., *Körperzellenplasma*; F., *somatoplasme*; In., *somatoplasm*; It. y P., *somatoplasma*. Protoplasma del cuerpo celular, en distinción del nuclear o germinativo.

somatopleura (de *somato-* y el gr. *pleurá*, costado). f. A., *Hautfaserblatt*; F., *somatopleure*; In., It. y P., *somatopleura*. Capa o lámina somática del mesoblasto, que se une al epiblasto para formar la pared primitiva del cuerpo. V. ESPLACNOPLEURA. || Esta misma pared primitiva.

somatopsicosis (de *somato-*, el gr. *psyché*, mente, y el suf. *-osis*). f. Afección mental sintomática de una enfermedad orgánica (Southard).

somatopsíquico. adj. F., *somato-psychique*. Relativo o perteneciente al cuerpo y a la mente; psicosomático.

somatoscopia (de *somato-* y el gr. *skopeîn*, observar). f. F., *somatoscopie*. Inspección o examen del cuerpo.

somatosplacnopléurico (de *somato-*, el gr. *splágnon*, entraña, y *pleurá*, costado). adj. Relativo a la somatopleura y a la esplacnopleura.

somatosquisis (de *somato-* y el gr. *schísis*, hendidura). f. Fisión de un cuerpo, especialmente vertebral.

somatostatina. f. F., *somatostatine*. Hormona inhibidora de la liberación hipofisaria de la hormona del crecimiento, así como del glucagón, insulina y gastrina. Se produce en las células D del páncreas, en el estómago, en el intestino superior y en diversas áreas del sistema nervioso central.

somatotipia (de *somato-* y el gr. *týpos*, carácter). f. Determinación del tipo de constitución del cuerpo o *somatotipo*.

somatotomía (de *somato-* y el gr. *tomé*, corte). f. Sección o disección de un cuerpo; anatomía.

somatotrídimo (de *somato-* y el gr. *trídymos*, triple). m. Monstruo con tres troncos.

somatotrópico (de *somato-* y el gr. *trópos*, dirección). adj. F., *somatotrope*. Que tiene afinidad por los cuerpos, celulares especialmente.

somatotropina. f. F., *somatotrophine*. Hormona sintetizada y secretada por el lóbulo anterior de la hipófisis y que estimula el crecimiento corporal. Sin.: Hormona del crecimiento (GH o STH).

somestesia (de *soma-* y el gr. *aísthesis*, sensación). f. Sensación o sensibilidad corporal; somatestesia.

somita, somite o **somito** (del gr. *sôma*, cuerpo). m. A., *Somite*; F., In., It. y P., *somito*. Segmento primitivo mesodérmico del tronco del embrión, compuesto de dermatoma, miotoma y esclerotoma. Protovértebra, metámera.

Sömmerring (Agujero, ganglio, ligamento, mancha, sustancia gris de) (Samuel Thomas von *Sömmerring*, anatomista alemán, 1755-1830). Véanse estos términos.

somnambulismo. m. SONAMBULISMO.

somnámbulo. adj. SONÁMBULO.

somnifaciente. adj. SOMNÍFERO.

somniferina. f. Derivado de la morfina, al que se atribuye más eficacia que a ésta. || Alcaloide narcótico de la especie *Withania somnifera*.

somnífero (del lat. *somnifer, -eri*; de *somnus*, sueño, y *ferre*, llevar, producir). adj. Que produce sueño. || m. A., *Schlafmittel*; F., *somnifère*; In., *somniferous*; It., *sonnifero*; P., *sonífero*. Agente o droga que tiene esta acción, hipnótico.

somniloquia (del lat. *somnus*, sueño, y *loqui*, hablar). f. A., *Schlafreden*; F., *somniloquie*; In., *somniloquy*; It., *sonniloquio*; P., *soniloquência*. Hábito de hablar durante el sueño; automatismo verbal en el sueño.

somnipatía (del lat. *somnus*, sueño, y el gr. *páthos*, enfermedad). f. F., *somnipathie*. Cualquier trastorno del sueño. || Trance hipnótico.

somnolencia (del lat. *somnolentia*). f. A., *Somnolenz*; F. e In., *somnolence*; It., *sonnolenza*; P., *sonolência*. Deseos irresistibles de dormir, y pesadez o torpeza motivada por aquéllos. || Sopor.

somnoliento. adj. SOÑOLIENTO.

somnolismo. m. HIPNOTISMO.

somnus (lat.). m. SUEÑO.

Somogyi (Unidad) (Michael *Somogyi*, bioquímico estadounidense, 1883-1971). V. UNIDAD.

somosfera (del gr. *sôma*, cuerpo, y *sphaîra*, esfera). f. Esfera de atracción del arcoplasma.

son. m. SONIDO.

sonambulismo. m. A., *Schlafwandeln*; F., *somnambulisme*; In., *somnambulism*; It., *sonnambulismo*; P., *sonambulismo*. Ejecución de actos durante el sueño; estado de automatismo ambulatorio espontáneo o provocado por hipnotismo.

sonámbulo (del lat. *somnus*, sueño, y *ambulare*, andar). adj. F., *somnambule*. Dícese de la persona que ejecuta actos de automatismo durante el sueño. Ú.t.c.s.

sonda. f. A., *Sonde*; F., *sonde*; In., *probe*; It. y P., *sonda*. Término general para distintos instrumentos, largos y delgados por lo común, que se introducen en un conducto o cavidad con fines de exploración y evacuación especialmente. Sin.: Cánula, catéter. || **-acanalada.** Instrumento compuesto de un tallo recto en forma de canal terminado por un pabellón hendido, que sirve como sonda exploradora y para guiar los instrumentos de filo cortante. || **-acodada.** La que tiene un codo o ángulo más o menos agudo cerca del extremo. || **-con ojal.** Sonda con un orificio en su extremo, para transportar un hilo guía en un trayecto fistuloso. || **-de Amussat.** Sonda empleada en litotricia. || **-de Anel.** Estilete de plata muy fino, que se emplea para el cateterismo de los conductos lagrimales. || **-de Bellocq.** Instrumento que se ha empleado para el taponamiento posterior de las fosas nasales, que consiste en un tubo curvo hueco adecuado para la introducción en las fosas nasales, dentro del cual hay un estilete que, mediante un resorte, sale del tubo describiendo una curva para dar la vuelta al velo del paladar y salir por la boca su extremo, en el que se fija un hilo portador del tapón que habrá de obturar el orificio posterior de la fosa nasal correspondiente al seguir el estilete el camino inverso al recorrido. || **-de Béniqué.** Sonda uretral metálica con un extremo de amplia curvatura. || **-de bola** u **olivar.** Sonda o candelilla uretral flexible con el extremo en forma de oliva o de bola. || **-de Bowman.** Sonda simple o doble para el cateterismo de las vías lagrimales. || **-de Bozeman** o **de Bozeman-Fritsch.** Variedad de sonda uterina de doble corriente. || **-de Brackett.** Sonda de alambre de plata delgado y flexible para la exploración de fístulas dentarias. || **-de Cantlie.** Sonda para la evacuación de abscesos hepáticos amebianos. || **-de Cantor.** Sonda de aspiración endodigestiva provista de una bolsita con mercurio que la hace avanzar hasta el lugar de la oclusión mecánica en el intestino delgado. || **-de Cournaud.** Sonda para obtener muestras de sangre en el cateterismo cardíaco; de material opaco y longitud de 100 cm con abertura única en los extremos. || **-de dardo.** Sonda metálica que se emplea en la operación de la cistotomía suprapúbica, en cuyo interior hay un mandril cuyo extremo termina en una punta triangular. || **-de doble corriente.** Sonda uretral o uterina, cuyo conducto está dividido en dos por un tabique longitudinal para que el líquido inyectado por uno de ellos pueda salir por el otro. || **-de Doléris.** Sonda uterina de lavado, compuesta de dos ramas huecas, por cuyo interior se inyecta el líquido en la cavidad, pudiendo éste salir libremente gracias a la dilatación del cuello mantenida por la separación de las ramas del instrumento. || **-de**

Einhorn. Sonda de goma de 70 cm de largo y 3 mm de grueso, provista en su extremo de una esfera u oliva metálica con agujeros, que se emplea para la extracción del contenido duodenal. ‖ **-de Faucher.** Sonda gástrica de 10 a 14 mm de diámetro. ‖ **-de Fluhrer.** Sonda de aluminio para el examen de heridas craneales por arma de fuego. ‖ **-de Girdner.** SONDA ELÉCTRICA. ‖ **-de Gouley.** Instrumento metálico, curvo, para la dilatación de las estrecheces uretrales. ‖ **-de Hartmann.** Sonda de doble curvatura para el lavado y desagüe del seno frontal. ‖ **-de Itard.** Sonda para el cateterismo de la trompa de Eustaquio. ‖ **-de Jutte.** Variedad de sonda duodenal. ‖ **-de Laforest.** Pequeña sonda curva para el cateterismo y lavado del conducto nasal. ‖ **-de Lente.** Estilete metálico provisto de un bulbo con una capa de nitrato de plata. ‖ **-de Levin.** Sonda de una sola pieza que se introduce por una ventana nasal y se aloja en las cavidades duodenal o gástrica. ‖ **-de Lucae.** Sonda para la práctica del masaje en el tratamiento de la otitis media catarral. ‖ **-de Malacot.** Sonda uretral para dejarse permanente y que presenta de dos a cuatro aletas en su extremidad. ‖ **-de Mercier.** Sonda uretral flexible acodada en su extremo, que se emplea en la hipertrofia de la próstata. ‖ **-de Miller-Abbott.** V. TUBO. ‖ **-de Nélaton.** Estilete con una bolita de porcelana deslustrada en un extremo, para la investigación o busca de proyectiles de plomo. ‖ Sonda uretral de goma blanda. ‖ **-de Pezzer.** Sonda uretral de goma con una dilatación en el extremo vesical para que se mantenga fija y permanente. ‖ **-de Phillips.** Bujía uretral con guía filiforme. ‖ **-de Playfair.** Tallo metálico para curas y cauterizaciones uterinas. ‖ **-de Rehfuss.** Sonda de goma estrecha con oliva metálica perforada en un extremo. ‖ **-de Schröter.** Sonda de goma dura de variado calibre para la dilatación de las estenosis. ‖ **-de Skene.** Sonda uretral femenina de vidrio para el cateterismo permanente. ‖ **-de Squire.** SONDA VERTEBRADA. ‖ **-de Strauss.** Cánula para la sangría, aguja hueca con una placa en un extremo para cogerla. ‖ **-de Williams.** Sonda similar a la de Bowman, pero curvada para facilitar su introducción. ‖ **-de Winternitz.** Forma de sonda de doble corriente. ‖ **-duodenal.** Tubo para extraer los jugos duodenales (bilis, jugo pancreático) o para introducir medicamentos o líquidos nutritivos en el duodeno. ‖ **-eléctrica.** Sonda o estilete metálico que en contacto con un cuerpo extraño cierra un circuito eléctrico y produce un sonido. ‖ **-en pico de flauta.** Sonda con una abertura terminal y otra lateral. ‖ **-esofágica.** Sonda larga, flexible, para la exploración del esófago o para la alimentación forzada. ‖ **-flexible.** Cualquiera de las sondas de goma o tejido de seda en distintas preparaciones, cuya característica es la flexibilidad. ‖ **-gástrica.** Tubo de goma con un extremo romo y perforado, para evacuar el contenido gástrico. ‖ **-intestinal.** Tubo de goma doble o de doble luz de 2 a 3 m de largo, que se introduce por la boca o por un orificio nasal y se emplea para el vaciamiento intestinal en las oclusiones, o para el análisis fraccionado de los diferentes segmentos del intestino. ‖ **-lagrimal.** Sonda fina para dilatar o explorar las vías lagrimales. ‖ **-laríngea.** Tubo de goma para la práctica de la insuflación pulmonar, provista de un mandril metálico que se retira una vez colocada la sonda. ‖ **-para proyectiles.** Sonda para localizar balas o metralla. ‖ **-prostática.** Sonda metálica para sondar a los pacientes con adenoma de próstata. ‖ **-rectal.** Sonda de goma que se introduce por el recto para facilitar la salida de gases. ‖ **-telefónica.** SONDA ELÉCTRICA. ‖ **-ureteral.** Sonda larga y delgada de que va provisto el cistoscopio para el cateterismo de los uréteres. ‖ **-uretral.** Cualquiera de las sondas utilizadas para el cateterismo, exploración o dilatación de la uretra; pueden ser de diversos materiales y formas. Constituyen ejemplos las sondas de Béniqué, de Nélaton, de Malacot, de Mercier, de Pezzer, etc. ‖ **-uterina.** HISTERÓMETRO. ‖ **-vertebrada.** Sonda compuesta de varias piezas metálicas articuladas entre sí. ‖ **-vesical.** Diversos tipos de sonda para drenaje o exploración de la vejiga de la orina.

sondeo. m. A., *Sondierung;* F., *sondage;* In., *probing;* It., *sondaggio;* P., *sondagem.* Acción y efecto de sondar; cateterismo.

Sondergaard (Síndrome de). V. SÍNDROME.

sonido (del lat. *sonitus,* ruido, estruendo, por vía semiculta y adaptado a la terminación de ruido, chirrido, tronido). m. A., *Schall;* F., *son;* In., *sound;* It., *suono;* P., *som.* Efecto producido en el sentido del oído por vibraciones regulares del aire u otro medio; ruido. ‖ Diferencia de carácter o resonancia en los ruidos obtenidos por la percusión de una parte o cavidad. V. RUIDO. ‖ **-claro.** El producido por la percusión del pulmón sano. ‖ **-femoral.** SONIDO MATE. ‖ **-gástrico** o **intestinal.** SONIDO TIMPÁNICO. ‖ **-mate.** El producido por la percusión de una parte maciza, llena de líquido o consolidada. ‖ **-timpánico.** Sonido análogo al que se produciría por la percusión de un tambor, observable en la dilatación del estómago o intestino por gases, en el enfisema pulmonar, etc.

sonífero (del lat. *sonus,* sonido, y *ferre,* llevar). m. Variedad de trompetilla acústica.

sonitus (lat.). m. Sonido o ruido. ‖ **-aurium.** Ruido o zumbido de oídos; *tinnitus aurium.*

Sonne (Disentería de) (Carl *Sonne,* bacteriólogo danés, 1882-1948). V. DISENTERÍA.

Sonnenburg (Prueba de) (Eduard *Sonnenburg,* cirujano alemán, 1848-1915). V. PRUEBA.

sonografía (del lat. *sonus,* sonido, y el gr. *gráphein,* describir). f. V. ECOGRAFÍA (2.ª acep.).

sonómetro (del lat. *sonus,* sonido, y el gr. *métron,* medida). m. F., *sonomètre.* Instrumento para el examen de la agudeza auditiva.

Sophora. Género de árboles y arbustos leguminosos. La raíz y semillas de la especie *S. tomentosa,* de la India, se emplea en este país contra el cólera y diarreas.

soplo (de *soplar,* y éste del lat. *sufflare,* vulgarmente *supplare). m. A., *Hauch;* F. e In., *souffle;* It., *soffio;* P., *sopro.* Ruido de soplo percibido por auscultación. ‖ **-abdominal.** SOPLO PLACENTARIO. ‖ **-accidental.** Soplo debido a una circunstancia transitoria. ‖ **-anémico.** Soplo cardíaco o vascular debido a la escasez de glóbulos rojos. ‖ **-aneurismático.** Soplo vascular debido a un aneurisma. ‖ **-anfórico.** Ruido que resulta de la transmisión del soplo tubárico a través de un derrame gaseoso (neumotórax) o una gran caverna pulmonar, semejante al que se produce soplando por encima del cuello abierto de una botella. ‖ **-aórtico.** Soplo indicativo de una lesión del orificio o de las válvulas aórticas. ‖ **-arterial.** Soplo vascular sistólico, aneurismático o anémico percibido en una arteria. ‖ **-bronquial.** SOPLO TUBÁRICO. ‖ **-cardíaco.** Cualquiera de los ruidos de soplo, intra o extracardíacos, diastólicos o sistólicos, percibidos en la región cardíaca. ‖ **-cardiopulmonar** o **cardiorrespiratorio.** Soplo producido por el choque del corazón contra el tejido pulmonar. ‖ **-cavernoso.** Ruido producido por la resonancia del soplo bronquial en una caverna pulmonar pequeña. ‖ **-creciente** o **en crescendo.** Soplo observado algunas veces en la estenosis mitral, caracterizado por su timbre, que se eleva progresivamente y acaba de un modo súbito. ‖ **-de Austin Flint.** SOPLO DE FLINT. ‖ **-de Drummond.** Soplo que se percibe en la boca o en la tráquea en el aneurisma aórtico, debido a los movimientos de éste. ‖ **-de Duroziez.** Soplo vascular doble percibido en la arteria femoral en la insuficiencia de las válvulas aórticas. ‖ **-de Fischer.** Soplo sistólico percibido en la fontanela anterior o en la región temporal en el raquitismo. ‖ **-de Flint.** Soplo intenso presistólico en la punta del corazón en la insuficiencia de las válvulas aórticas. ‖ **-de Fraentzel.** Soplo más intenso al comienzo y al final de la diástole que durante la misma; se percibe en la estenosis mitral. ‖ **-de Graham-Steell.** Soplo producido por la insuficiencia pulmonar relativa, percibido durante la diástole en el III espacio intercostal izquierdo y que se propaga a lo largo del esternón. ‖ -

de Makins. Reproducción en el corazón del soplo sistólico percibido en la auscultación de una arteria seccionada. || **-de Nun.** RUIDO DE PEONZA. || **-de Parrot.** Soplo blando que sustituye a los ruidos cardíacos en la asistolia. || **-de Roger.** Soplo fuerte continuo en el III espacio intercostal izquierdo en la perforación simple congénita del tabique interventricular. || **-de Smith.** Soplo de estenosis bronquial percibido sobre el manubrio del esternón cuando el paciente inclina la cabeza hacia atrás. || **-diastólico.** Soplo correspondiente a la diástole del corazón, es decir, después del segundo ruido, que indica una insuficiencia de las válvulas sigmoideas o una estenosis mitral o tricuspídea, según se perciba en el vértice o en la base del corazón, respectivamente. || **-dinámico.** El producido por las contracciones irregulares del corazón. || **-directo.** El producido por rugosidades del endocardio o estenosis orificiales. || **-eléctrico.** Aura o ligera corriente de aire electrizado originada en una máquina eléctrica estática. || **-esplénico.** Soplo de carácter sistólico que se percibe raramente en la esplenomegalia. || **-estenótico.** Soplo vascular arterial producido por una presión o estenosis. || **-exocardíaco** o **extracardíaco.** Soplo suave producido fuera de las cavidades del corazón por la acción de las contracciones de éste. || **-fetal.** Soplo que depende de la circulación del feto y, por consiguiente, es isócrono con los latidos cardíacos de éste. || **-funcional.** Soplo cardíaco debido a la anemia o a la acción cardíaca acelerada. || **-funicular.** Soplo fetal producido en el cordón umbilical. || **-hemático.** SOPLO ANÉMICO. || **-hepático.** Soplo sistólico o continuo que por excepción se percibe en la zona hepática en el cáncer del hígado. || **-indirecto.** Soplo producido por la inversión de la corriente sanguínea. || **-inorgánico.** SOPLO FUNCIONAL. || **-mitral** o **tricuspídeo.** Soplo debido a una lesión de las válvulas mitral o tricúspide. || **-orgánico.** Soplo debido a una alteración física del corazón o de los vasos. || **-paradójico de Paul.** Prolongación del soplo sistólico en la insuficiencia mitral más allá del segundo ruido, invadiendo el comienzo de la pausa mayor. || **-placentario** o **materno.** Soplo que se supone debido al paso de la sangre por los vasos de la placenta, isócrono con el pulso de la madre. || **-prediastólico.** El que se percibe inmediatamente antes de la diástole, con las mismas características que el diastólico. || **-pulmonar.** El debido a una afección de las válvulas pulmonares. || **-respiratorio.** Ruido más o menos semejante a un soplo, que se percibe por la auscultación de los pulmones. || **-secundario.** Soplo de transmisión. || **-sistólico.** Soplo correspondiente a la sístole cardíaca, indicador de una insuficiencia mitral o tricuspídea, cuando se percibe en el vértice del corazón. || **-subclavicular.** Soplo sistólico percibido algunas veces en la arteria subclavia, debido generalmente a estenosis. || **-tubárico** o **bronquial.** Soplo que se produce en todo el árbol bronquial, pero que se percibe solamente en las modificaciones del pulmón o de la pleura, neumonía, derrame pleurítico, etc., más o menos análogo al que se produciría soplando en un tubo. || **-uterino.** Ruido que produce la sangre en las arterias del útero grávido. || **-vascular.** Ruido anormal producido en una arteria o vena por alteraciones de los vasos o de la sangre. || **-venoso.** Soplo suave, continuo, no sistólico como el arterial, que se percibe auscultando una vena gruesa o seno venoso. || **-vesicular.** MURMULLO VESICULAR.
sopor (del lat. *sopor, -oris*). m. A., *Sopor;* F., In. y P., *sopor;* It., *sopore.* Sueño profundo; estado intermedio entre el sueño y el coma.
soporífero (del lat. *soporifer, -eri;* de *sopor,* sopor, y *ferre,* llevar, producir). adj. A., *Schlafzeugend;* F., *soporifique;* In., *soporiferous;* It., *soporifico;* P., *soporífico.* Que induce al sueño o sopor. Ú.t.c.s.
soporoso. adj. En estado de sopor.
soporte. m. A., *Stütze;* F. e In., *support;* It., *supporto;* P., *suporte.* Sostén, sustentáculo; aparato o instrumento para sostener.
Sorano o **Soranus.** Célebre médico griego, de Éfeso, de la primera mitad del siglo II de nuestra Era, que practicó en Roma y Alejandría; fue el ginecólogo de mayor fama de la antigüedad, y quedan de él fragmentos de dos obras, una sobre *Enfermedades agudas y crónicas* y otra sobre *Arte obstétrico.*
sorbefaciente. adj. Que promueve la absorción.
sorbita o **sorbitol.** f. y m. F., *sorbite, sorbitol.* Alcohol hexahídrico del *Sorbus aucuparia* o serbal, de sabor dulce, que por oxidación da dextrosa; diurético.
sorbo (de *sorber,* y éste del lat. *sorbere*). m. Porción de líquido que se toma en la boca o se traga de una vez. || Árbol de la familia de las rosáceas *(Sorbus aucuparia),* de frutos astringentes; serbal.
sorbosa. f. F., *sorbose.* Azúcar semejante a la levulosa, que se obtiene del zumo de las serbas después de oxidado por el *Bacterium xylinum.*
sordera. f. A., *Taubheit;* F., *surdité;* In., *deafness;* It., *sordità;* P., *surdez.* Privación completa o parcial del sentido del oído. || **-apopletiforme.** Sordera brusca, de rápida instauración, entre pocos minutos a 24 horas. || **-cerebral** o **cortical.** La debida a una lesión de la corteza del cerebro. || **-ceruminosa.** La debida a un tapón de cerumen. || **-de transmisión.** Hipoacusia debida a una lesión del sistema de transmisión del sonido. || **-histérica.** La funcional que aparece en una persona histérica sin causa reconocible. || **-laberíntica.** Sordera por afectación del laberinto. || **-mental** o **psíquica.** La debida a una lesión del centro auditivo, en la que el paciente oye las palabras, pero no comprende su significado. || **-mixta.** Sordera que participa de los caracteres de la sordera de transmisión y de la perceptiva. || **-musical.** AMUSIA. || **-neurosensorial.** La debida a la lesión del órgano de Corti. || **-perceptiva.** Hipoacusia debida a lesión de las estructuras neurosensoriales y/o de las vías centrales. || **-tóxica.** La debida a la acción de un tóxico sobre las estructuras neurosensoriales auditivas. || **-verbal.** SORDERA MENTAL.
sordes (lat.). f. Materia fuliginosa de mal aspecto que se acumula en las encías, dientes y labios, en ciertas enfermedades febriles graves (tifoidea, tifus).
sordo (del lat. *surdus*). adj. A., *taub;* F., *sourd;* In., *deaf;* It., *sordo;* P., *surdo.* Privado del oído. Ú.t.c.s. || Persistente, pero no agudo; se aplica a dolores.
sordomudez. f. A., *Taubstummheit;* F., *surdi-mutité;* In., *deaf-mutism;* It., *sordomutismo;* P., *surdo-mudez.* Privación del oído y de la palabra, esta última debida a la sordera congénita o poco después del nacimiento.
Sørensen (Símbolo de) (Peter Lauritz *Sørensen,* químico danés, 1868-1939). V. SÍMBOLO.
Soret (Banda, efecto de) (Célestin *Soret,* físico francés, m. en 1931). V. BANDA, EFECTO.
sorgo. m. ZAHÍNA.
Soriano (Enfermedad, síndrome de) (Máximo *Soriano* Giménez, patólogo español, 1903-1978). V. ENFERMEDAD, SÍNDROME.
soriasis. f. PSORIASIS.
soroche (del quechua *surúchi*). m. Nombre del mal de las montañas en los Andes, erróneamente atribuido a emanaciones metálicas.
sororiación (del lat *sororiatum,* supino de *sororiore,* hincharse en compañía). f. Aumento del tamaño de los pechos en la pubertad.
sosa (del cat. *sosa,* y éste del ár. vulgar *sáuda,* propiamente, negra). f. A., *Soda;* F., *soude;* In., It. y P., *sosa.* Hidrato o hidróxido de sodio. || Carbonato de sodio impuro. || Planta del género *Salsola,* que produce la barrilla. || **-cáustica.** Hidróxido de sodio. || **-del comercio.** Carbonato de sodio.
sotalol. m. F., *sotalol.* Bloqueante de los receptores adrenérgicos β. V. PROPRANOLOL.
soterocito (del gr. *sotér, -éros,* salvador, y *kytos,* cavidad). m. Plaqueta sanguínea.
Sottas (Jules *Sottas,* neurólogo francés, 1886-1943). V. DÉJERINE-SOTTAS.
Soulier (Enfermedad de) (Jean Pierre *Soulier,* hematólogo francés, n. en 1913). V. ENFERMEDAD. || **-Larrieu (Síndrome de).** V. SÍNDROME.
souma o **soumaya.** f. En el Sudán, enfermedad infecciosa del ganado bovino, caballos, cabras y camellos,

producida por *Trypanosoma vivax* y transmitida por moscas del género *Glossina*.

Souques (Fenómeno, signo de) (Alexandre Achille *Souques*, neurólogo francés, 1860-1944). V. FENÓMENO, SIGNO.

Sourdille (Operación de) (Maurice *Sourdille*, otólogo francés, 1885-1961). V. OPERACIÓN.

Sousa (Nervio de) (Manoel Beuti de *Sousa*, anatomista portugués, 1835-1899). V. NERVIO.

Southey (Cánulas o tubos de) (Reginald S. *Southey*, médico inglés, 1835-1899). V. CÁNULA.

Soxhlet (Aparato de) (Franz *Soxhlet*, químico alemán, 1848-1926). V. APARATO.

soya. f. SOJA.

Soyka (Placas de) (Isidor *Soyka*, bacteriólogo en Praga, 1850-1889). V. PLACA.

Soymida febrifuga. Árbol meliáceo del Sur de Asia, de corteza amarga, aromática y astringente, muy útil en las fiebres palúdicas.

sozalbúmina (del gr. *sózein*, salvar, y de *albúmina*). f. Proteína defensiva, que existe normalmente en el cuerpo, destructora de bacterias o de toxinas.

soñación. f. SUEÑO, 2.ª acep.

soñera. f. SOMNOLENCIA.

soñoliento. adj. Afecto de somnolencia o que la produce.

Spallanzani (Ley de) (Lazzaro *Spallanzani*, naturista y médico italiano, 1729-1799, famoso por sus investigaciones sobre la fecundación y la circulación). V. LEY.

spansule (voz inglesa). f. Cápsula medicamentosa de efecto diferido.

Sparganum. Género de larvas plerocercoides de *Spirometra*, que infectan ranas, serpientes y pájaros y ocasionalmente al hombre (esparganosis), que se infecta bebiendo agua contaminada con *Cyclops*, que son los huéspedes intermediarios, o por la aplicación de tejidos de animales infectados, como curativos, sobre zonas ulceradas. Las especies más frecuentes encontradas en el hombre: *S. mansoni (Ligula mansoni), S. mansonoides, S. proliferum* y *S. bexteri*.

Spartium scoparius. Retama. V. ESPARTEÍNA.

spasmus (lat.). m. ESPASMO. ||**-cynicus.** Risa sardónica. ||**-mobilis.** Corea posthemipléjica. || Atetosis. ||**-nutans.** Espasmo o calambre salaam.

spatium (pl. *spatia*) (lat.). m. ESPACIO. ||**-anguli iridis.** ESPACIO DE FONTANA. ||**-circumbulbare.** Espacio entre la cápsula de Tenon y el bulbo ocular. ||**-zonulare** o **spatia zonularia.** CONDUCTO DE PETIT.

Spatz (Síndrome de) (Hugo *Spatz*, neurólogo alemán, n. en 1888). V. SÍNDROME DE HALLERVORDEN-SPATZ.

species (lat.). f. pl. Especies, mezcla de polvos vegetales de hojas, semillas, corteza, hierbas, etc., destinada principalmente para infusión o cocimiento. ||**-amarae.** Especies amargas: centaura, cardo bendito, ajenjo, etc. ||**-aromaticae.** Especies aromáticas: menta, tomillo, espliego. ||**-deflatulentes.** Especies carminativas: manzanilla, anís, hinojo, etc. ||**-lignorum.** Guayaco, regaliz, sasafrás.

Spee (Embrión de) (Ferdinand Graf von *Spee*, embriólogo alemán, 1855-1937). V. EMBRIÓN.

Spencer-Wells (Facies de) (Sir Thomas *Spencer-Wells*, cirujano inglés, 1818-1897). V. FACIES.

Spengler (Cuerpos, fragmentos, tuberculina de) (Carl *Spengler*, médico suizo, 1860-1937). V. estos términos.

Spens (Síndrome de) (Thomas *Spens*, médico escocés, 1764-1842). ENFERMEDAD DE ADAMS-STOKES.

Speransky-Richen-Sigmund (Síndrome de). V. SÍNDROME.

Spieghel, Spiegel o Spigelius (Lóbulo de) (Adrian van der *Spieghel*, anatomista flamenco, 1578-1625). V. LÓBULO.

Spiegler (Tumor de) (Edward *Spiegler*, dermatólogo vienés, 1860-1908). V. TUMOR.

Spielmeyer-Vogt (Enfermedad de) (Walter *Spielmeyer*, neurólogo alemán, 1879-1935). V. ENFERMEDAD.

Spiller (Síndrome de) (William Gibson *Spiller*, neurólogo norteamericano, 1863-1940). V. SÍNDROME.

Spinelli (Operación de) (Pier Giuseppe *Spinelli*, ginecólogo italiano, 1862-1929). V. OPERACIÓN.

Spiranthes. Género de plantas orquidáceas, algunas de cuyas especies, *S. autumnalis, S. diuretica*, se reputan afrodisíacas y diuréticas.

Spirillum. Género de bacterias de la familia espiriláceas, que se sitúan en la parte 6 de la clasificación de Bergey. Son bacterias aerobias o microaerófilas, quimiorganótrofas, gramnegativas, de forma bacilar, con flagelación logotricosa. Una de sus especies, *S. minor (Spirochaeta morsus muris)*, es parásita de los roedores y es en el hombre el agente causal del sodoku (fiebre por mordedura de ratas, fiebre *morsus muris*).

spiritus (lat.). m. ESPÍRITU. ||**-aethereus.** Licor de Hoffmann. ||**-ammonii anisatus.** Licor amoniacal anisado. ||**-carmelitorum.** Agua del Carmen o de melisa. ||**-frumenti.** WHISKY. ||**-juniperi.** GINEBRA. ||**-odoratus.** Agua de Colonia. ||**-vini gallici.** COÑAC.

Spirochaeta. Género de bacterias de la familia espiroquetáceas. Se trata de bacterias espiroquetales, de 5 a 5.000 μm de longitud y 0,2-0,75 μm de diámetro. Viven libres en aguas terrestres o en zonas marítimas ricas en azufre, así como en las aguas negras y contaminadas.

Spirometra. Género de cestodos causales de parasitosis intestinal de gatos y perros, especialmente frecuente en el sudeste asiático e Indonesia. Utiliza *Cyclops* como huéspedes intermediarios, y en forma larvaria (esparganosis) puede infectar ranas, serpientes, pájaros, algunos mamíferos y ocasionalmente al hombre. Algunas de sus especies son: *S. mansoni, S. mansonoides*.

Spironema. Nombre en desuso de un género de bacterias que actualmente se clasifican como *Treponema* o *Borrelia*.

Spiroschaudinnia. desus. Género propuesto por Sambon para espiroquetas de la sangre, algunas de cuyas especies están incluidas en el género *Borrelia*.

Spitz-Allen (Síndrome de) (S. *Spitz*, patólogo estadounidense contemporáneo). V. SÍNDROME.

Spitzka (Fascículo, núcleo de) (Edward Charles *Spitzka*, neurólogo norteamericano, 1852-1914). V. FASCÍCULO DE LISSAUER, NÚCLEO DE SIEMERLING.

Spivack (Operación, regla de) (Julius L. *Spivack*, cirujano norteamericano, 1889-1956). V. OPERACIÓN, REGLA.

Spix (Espina de) (Johannes Baptist *Spix*, naturista alemán, 1781-1826). V. ESPINA.

Sporothrix o **Sporotrichum.** Género de hongos dimórficos. ||**-schencki.** Agente causal de la esporotricosis.

Sporozoa. Subfílum de protozoos parásitos del intestino o de la sangre de animales vertebrados e invertebrados. Carecen de cilios y flagelos. Se reproducen por ciclo muy complejo, que implica a veces más de un huésped. La reproducción asexual es por esporas o quistes (esquizogonia); muchas especies presentan además una reproducción sexual (p.ej., *Plasmodium*).

Sprengel (Deformidad, enfermedad de) (Otto Gerhard Karl *Sprengel*, cirujano alemán, 1852-1915). V. DEFORMIDAD, ENFERMEDAD.

Spurway (Síndrome de) (John *Spurway*, médico inglés de finales del s. XIX). V. SÍNDROME.

Squire (Sonda de) (Trumann Hoffman *Squire*, cirujano norteamericano, 1823-1889). V. SONDA VERTEBRADA.

Sr. Símbolo del estroncio (*strontium*).

Stachelin (Signo de). V. SIGNO.

Stacke (Operación de) (Ludwig *Stacke*, otólogo alemán, 1859-1918). V. OPERACIÓN.

Staderini (Núcleo de) (Rutilio *Staderini*, médico italiano, n. en 1861). V. NÚCLEO.

stadium (lat.). m. PERÍODO. ||**-acmes.** Acmé de una enfermedad. ||**-augmenti** o **incrementi.** Período de aumento de la intensidad de una enfermedad. ||**-decrementi** o **defervescentiae.** Período de disminución de la intensidad en una enfermedad. ||**-frigoris, caloris** o **sudoris.** Períodos de frío, calor y sudor, respectivamente, en el acceso de fiebre palúdica.

Staehelin (Prueba de) (Rudolf *Staehelin*, clínico suizo, 1875-1943). V. PRUEBA.
Stahl (G. Ernst). Médico y químico alemán (1660-1734), autor de las teorías *animista* en medicina y del *flogisto* en química. ||**-(Oreja de)** (Friedrich Karl *Stahl*, médico alemán, 1811-1873). V. OREJA.
Stajano (Síndrome de). V. SÍNDROME DE FITZ-HUGH.
Stamm (Operación de) (Martin *Stamm*, cirujano norteamericano, 1847-1918). V. OPERACIÓN.
Stanbury (Enfermedad de). V. ENFERMEDAD.
Stannius (Ligadura de) Herman F. *Stannius*, biólogo alemán, 1808-1883). V. LIGADURA.
stannum (lat.). m. ESTAÑO.
Stanton (Síndrome de) (Sir Thomas Ambrose *Stanton*, médico inglés, 1875-1930). V. SÍNDROME.
Staphylococcus. Género de bacterias de la familia micrococáceas. Se trata de cocos grampositivos pequeños (aprox. 1 μm), que se disponen en masas irregulares; son anaerobios facultativos, quimiorganótrofos y catalasa-positivos. Pueden encontrarse como parásitos y/o patógenos del hombre y otros animales. Producen una serie de sustancias extracelulares: bacteriocinas, coagulasa, desoxirribonucleasa, penicilinasa, fosfatasa, leucocidina y una enterotoxina; algunas cepas producen pigmentos carotenoides, no difusibles, que van desde el amarillo pálido al anaranjado. ||**-aureus.** Produce pigmento, con coagulasa-positivo y desoxirribonucleasa-positivo. Agente responsable de furúnculos, mastitis, infecciones de heridas, osteomielitis, procesos respiratorios graves en niños pequeños y puede ser causa de gastroenteritis alimentaria. *Sin*.: *S. pyogenes*, estafilococo dorado. ||**-epidermidis.** Estafilococo no pigmentado, coagulasa-negativo. Es saprofito de piel y mucosas; patógeno oportunista. Se puede aislar como agente responsable de infecciones urinarias, endocarditis, infecciones en plastias valvulares, etc. *Sin*.: *S. albus*, estafilococo blanco. ||**-saprophyticus.** Estafilococo coagulasa-negativo y raramente patógeno. Se diferencia de *S. epidermidis* por su resistencia a la novobiocina.
Stargardt (Enfermedad de) (Karl Bruno *Stargardt*, oftalmólogo alemán, 1875-1927). V. ENFERMEDAD.
statim. m. Término latino que significa *en seguida, de repente*, y se ponía al pie de las recetas magistrales, indicando la urgencia de su preparación.
status (lat.). m. Estado o condición. ||**-anginosus.** Estado semejante a la angina de pecho, pero sin lesiones coronarias.||**-asthmaticus.** Asma rebelde a todo tratamiento, caracterizada por disnea, cianosis y agotamiento.||**-calcifames.** Deficiencia o carencia de sales de calcio. ||**-dysmyelinatus.** ENFERMEDAD DE HALLER-WORDEN-SPATZ. ||**-dysraphicus.** Estado de fisura en alguna parte: esternón, raquis, paladar, etc. ||**-epilepticus.** V. ESTADO DE MAL EPILÉPTICO. ||**-lacunaris.** Presencia de numerosos infartos o pérdidas de sustancia en el cerebro. ||**-marmoratus.** Mielinización excesiva de las fibras nerviosas del cuerpo estriado, caracterizado clínicamente por espasticidad, hipercinesia, movimientos coreiformes, como en la enfermedad de Little. ||**-raptus.** ÉXTASIS. ||**-spongiosus.** Vacuolización extensa en una parte, especialmente en la corteza cerebral. ||**-typhosus.** Estado de adinamia extrema con estupor; *febris nervosa stupida*.
Staub-Traugott (Efecto de) (Hans *Staub*, médico suizo, 1890-1967, y Carl *Traugott*, médico alemán, n. en 1885). V. EFECTO.
Stearns (Amencia de) (A. Warren *Stearns*, médico norteamericano, 1885-1959). AMENCIA ALCOHÓLICA.
Steell (Soplo de) (Graham *Steell*, médico inglés, 1851-1942). SOPLO DE GRAHAM-STEELL.
Steenbock (Unidad de) (Harry *Steenbock*, químico norteamericano, 1886-1967). V. UNIDAD.
Stegomyia. Género de mosquitos culícidos de los trópicos y de la América del Norte. *S. calopus* o *fasciata* son antiguos nombres del *Aedes aegypti* (transmisor de la fiebre amarilla).
Stein (Prueba de) (Stanislav Aleksandr *Stein*, otólogo ruso, n. en 1855). V. PRUEBA. ||**-Leventhal (Síndrome de)** (Irving Freiler *Stein*, ginecólogo estadounidense, n. en 1887). V. SÍNDROME.
Steinach (Operación de) (Eugen *Steinach*, fisiólogo austriaco, 1861-1944). V. OPERACIÓN.
Steinbrocher (Síndrome de) (Otto *Steinbrocher*, médico norteamericano contemporáneo). V. SÍNDROME.
Steindler (Operación de) (Arthur *Steindler*, ortopedista norteamericano, n. en 1878). V. OPERACIÓN.
Steiner (Tumores de) (Gabriel *Steiner*, neurólogo alemán, n. en 1883). V. TUMOR.
Steinert (Enfermedad de) (Bruno *Steinert*, médico alemán contemporáneo). V. ENFERMEDAD.
Steinmann (Extensión de) (Fritz *Steinmann*, cirujano suizo, 1872-1932). V. EXTENSIÓN POR CLAVOS. ||**-Konjetzny (Signo de).** V. SIGNO.
Stellwag (Signo de) (Carl *Stellwag*, oculista austriaco, 1823-1904). V. SIGNO.
stem-cell (voz ingl.). V. CÉLULA MADRE (2.ª acep.).
Stenon o **Stensen (Conducto, experimento de)** (Niels *Stensen*, anatomista danés, 1638-1686). V. CONDUCTO, EXPERIMENTO.
Sterculia. Género de árboles y arbustos malváceos, tropicales; de la corteza de algunas especies, *St. urens* y *St. tragacanthae*, fluye una sustancia resinosa análoga a la goma tragacanto.
stercus (lat.). m. HECES. ||**-diaboli.** ASA FÉTIDA.
Stern (Posición de) (Heinrich *Stern*, médico norteamericano, 1862-1915). V. POSICIÓN.
Sternberg (Enfermedad de) (Karl *Sternberg*, médico alemán, 1872-1935). GRANULOMA MALIGNO.
sternum (lat.). m. ESTERNÓN.
sternutatio convulsiva (lat.). f. Acceso paroxístico de estornudos; ptarmus.
Stevens-Johnson (Síndrome de) (Albert Mason *Stevens*, pediatra norteamericano, 1884-1945; Frank Chambliss *Johnson*, pediatra norteamericano, 1894-1934). V. SÍNDROME.
Stewart (Solución de) (Douglas H. *Stewart*, cirujano norteamericano, 1860-1933). V. SOLUCIÓN. ||**-Morel (Síndrome de).** V. SÍNDROME. ||**-Treve (Síndrome de).** V. SÍNDROME.
stibium (lat.). m. ANTIMONIO.
Sticker (Enfermedad de) (Georg *Sticker*, médico alemán, 1860-1960). ERITEMA INFECCIOSO.
Stied (Enfermedad de). V. ENFERMEDAD.
Stieda (Apófisis de) (Ludwig *Stieda*, anatomista alemán, 1837-1918). V. APÓFISIS. ||**-(Enfermedad, fractura de)** (Alfred *Stieda*, cirujano alemán, 1869-1945). V. ENFERMEDAD, FRACTURA.
Stierlin (Signo de) (Eduard *Stierlin*, cirujano suizo, 1878-1919). V. SIGNO.
Still (Enfermedad de) (Sir George Frederic *Still*, pediatra inglés, 1868-1941). V. ENFERMEDAD. ||**-Chauffard (Síndrome de).** SÍNDROME DE CHAUFFARD-STILL.
Stiller (Signo, teoría de) (Berthold *Stiller*, médico de Budapest, 1837-1922). V. SIGNO, TEORÍA.
Stilling (Conducto, núcleo, rafe de) (Benedict *Stilling*, anatomista alemán, 1810-1879). Véanse estos términos. ||**-Duane-Türk (Síndrome de)** (Jakob *Stilling*, oftalmólogo alemán, 1842-1915). V. SÍNDROME.
Stillingia. Género de plantas euforbiáceas. La raíz de la especie *S. sylvatica*, de la América del Norte, es sialagoga y diurética. Se empleaba en la sífilis, tuberculosis y enfermedades de la piel.
Stimson (Método de) (Lewis A. *Stimson*, cirujano norteamericano, 1844-1917). V. MÉTODO.
Stintzing (Tablas de) (Roderich *Stintzing*, internista alemán, 1854-1933). V. TABLA.
Stipa viridula. Hierba del SO. de Estados Unidos, tóxica para el ganado, a la que se atribuyen poderosas propiedades narcóticas, diuréticas y sudoríficas.
Stoerk (Blenorrea de) (Carl *Stoerk*, laringólogo austriaco, 1832-1899). V. BLENORREA.
Stoffel (Operación de) (Adolf *Stoffel*, ortopedista alemán, 1880-1937). V. OPERACIÓN.
Stokes (Enfermedad, signo de) (William *Stokes*, médico irlandés, 1804-1878). Véanse estos términos. ||**-Adams (Enfermedad, síndrome de).** V. ENFERME-

DAD, SÍNDROME. ‖ **-(Ley de)** (Sir George Gabriel *Stokes*, físico inglés, 1819-1903). ‖ **-(Reactivo de)** (William R. *Stokes*, patólogo norteamericano, 1870-1930). V. REACTIVO.
Stokvis (Enfermedad, reacción de) (Barend J. E. *Stokvis*, médico holandés, 1834-1902). V. ENFERMEDAD, REACCIÓN.
Stoltz (Operación de) (Joseph *Stoltz*, ginecólogo francés, 1803-1896). V. OPERACIÓN.
Stomoxys. Género de moscas picadoras, chupadoras de sangre. *S. calcitrans* es la llamada mosca de los establos y puede actuar de agente transmisor pasivo (transmisión mecánica) de *Leishmania tropica* (botón de Oriente) al pasar de una úlcera a piel sana de otro individuo.
Storm van Leeuwen (Cámara de) (William *Storm van Leeuwen*, farmacéutico de Leyden, 1882-1933). V. CÁMARA.
Stoughton (Elixir de) (*Stoughton*, médico inglés del siglo XVIII). V. ELIXIR.
Stout-Murray (Tumor de). V. TUMOR.
Strachan (Enfermedad de) (William Henry *Strachan*, médico inglés, 1857-1921). V. PELAGRA.
Strassburg (Reacción de) (Gustav Adolf *Strassburg*, fisiólogo alemán, n. en 1848). V. REACCIÓN.
Strassmann (Fenómeno de) (Paul *Strassmann*, ginecólogo alemán, 1866-1938). V. FENÓMENO.
Straus (Reacción, signo de) (Isidore *Straus*, médico francés, 1854-1896). V. REACCIÓN, SIGNO.
Strausky-Régala (Anemia de). V. ANEMIA.
Strauss (Cánula o sonda, signo de) (Hermann *Strauss*, médico alemán, 1868-1944). V. SONDA, SIGNO. ‖ **-(Maniobra de).** V. MANIOBRA.
Streptobacillus (del gr. *streptós*, retorcido, y el lat. *bacillus*, dim. de *baculus*, bastón). Género de bacterias de clasificación incierta (8.ª ed. de clasificación de Bergey). Sus células bacilares, más o menos filamentosas, se agrupan en cadenetas. Son bacterias gramnegativas, aerobias o anaerobias facultativas. *S. moniliformis* es el agente de la fiebre por mordedura de rata y de la fiebre de Haverhill.
Streptococcus (del gr. *streptós*, retorcido, y *kókkos*, grano). Género de bacterias de la familia estreptococáceas, que se sitúa en la parte IV de la clasificación de Bergey (8.ª ed.). Son cocos grampositivos, de aproximadamente 1 μm de diámetro, que se disponen en parejas o cadenas. Son quimiorganótrofos, anaerobios facultativos y catalasa-negativos. Se encuentran como parásitos y/o patógenos en el hombre y otros animales, en las vías respiratorias y aparato digestivo. En placas de agar-sangre pueden provocar hemólisis de dos tipos diferentes: hemólisis β, con lisis verdadera y completa de los hematíes del medio, y hemólisis α, hemólisis incompleta, también llamada tipo «viridans»; se afirma que los estreptococos no hemolíticos deparan hemólisis γ. Pueden producir diversas sustancias extracelulares: leucocidinas, como la estreptolisina O y la S, nucleasas extracelulares, estreptocinasas, etc. La clasificación de los estreptococos es compleja y se hace atendiendo al tipo de hemólisis que producen en agar-sangre, al carbohidrato C de la pared (grupos de Lancefield), y a la proteína M de la pared (tipos). De las 21 especies que comprende el género interesan de manera especial: *S. agalactiae*, *S. faecalis*, *S. mutans*, *S. pneumoniae*, *S. pyogenes* y *S salivarius*. ‖ **-agalactiae.** Es hemolítico β y pertenece al grupo B de Lancefield. Agente causal de procesos sépticos graves en el recién nacido, que se contagia en el canal del parto. Produce mastitis en las vacas. ‖ **-faecalis** (enterococo). Pertenece al grupo D de Lancefield, no hemolítico o con hemólisis α o β. Es saprofito habitual en el intestino y también en las vías respiratorias altas. Puede encontrársele como agente responsable de infecciones urinarias y de endocarditis bacteriana subaguda. Poco sensible a la acción de los antibióticos. ‖ **-mutans.** Se le atribuye un papel importante en la formación de la placa dental (caries). ‖ **-pneumoniae** (neumococo, *Diplococcus pneumoniae*). Es de forma ovalada o lanceolada y se dispone en parejas y capsulados. Muy exigente en su crecimiento; sobre placas de agar-sangre produce hemólisis tipo α; se lisa con facilidad. Se conocen 80 tipos de polisacáridos capsulares; el tipo de cápsula se utiliza como criterio para la clasificación dentro de la especie. ‖ **-pyogenes** (*S. haemolyticus*). Es hemolítico β y pertenece al grupo A de Lancefield. Da lugar a dos tipos de procesos: *a)* sépticos propiamente dichos: anginas, erisipela, escarlatina, linfangitis, panadizos, otitis, sinusitis, sepsis; *b)* postinfecciosos: reumatismo poliarticular agudo y glomerulonefritis difusa aguda. Muy sensible a la penicilina G. ‖ **-salivarius.** Estreptococo hemolítico α del grupo viridans. Saprofito de las vías aéreas superiores y responsable de cuadros de endocarditis bacteriana subaguda. ‖ **-viridans.** Bajo esta denominación se incluyen varias especies de estreptococos (*S. sanguis*, *S. salivarius*, etc.), la mayoría de las cuales ocasionan hemólisis tipo α en placas de agar-sangre, son saprofitos habituales de las vías respiratorias altas y agentes responsables del 90 % de las endocarditis bacterianas subagudas.
Streptomyces (del gr. *streptós*, retorcido, y *mýkes*, hongo). Género de bacterias grampositivas aerobias de la familia estreptomicetáceas. Su mayor interés en medicina se basa en que algunas de sus especies producen antibióticos antibacterianos de gran interés (estreptomicina, kanamicina, lincomicina, tetraciclinas, rifamicinas, etc.).
Streptothrix (del gr. *streptós*, retorcido, y *thríx*, *trichós*, pelo). Género de bacterias que se sitúa en la parte 3 de la clasificación de Bergey (8.ª ed.); es uno de los géneros de las llamadas bacterias con vaina. Las vainas son hialinas y en su interior contienen varios elementos dispuestos en cadena. Ampliamente difundidas en el agua dulce.
stress (voz ingl.). m. ESTRÉS.
stria (pl. *striae*) (lat.). f. ESTRÍA. ‖ **-cutis distensa** o **gravidarum.** ESTRÍA ATRÓFICA. ‖ **-fornicis.** ESTRÍA PINEAL. ‖ **-medullaris corticis.** PIRÁMIDES DE FERREIN. ‖ **-medullaris thalami.** Línea blanca a lo largo del borde interno de la cara superior del tálamo, que al ensancharse por detrás forma el trígono de la habénula. ‖ **-terminalis thalami.** Banda de fibras que señala la separación del tálamo y el núcleo caudado; tenia semicircular.
striatum. m. CUERPO ESTRIADO.
Stroganov (Tratamiento de) (Vasilij Vasilovič *Stroganov*, tocólogo ruso, 1857-1938). V. TRATAMIENTO.
Stromeyer (Férula de) (Georg Friedrich *Stromeyer*, cirujano alemán, 1804-1876). V. FÉRULA. ‖ **-Little (Operación de).** V. OPERACIÓN.
Strongyloidea. Orden de gusanos nematodos parásitos. Comprende los géneros: *Ancylostoma*, *Necator*, *Strongylus* y *Trichostrongylus*. Los géneros *Ancylostoma*, *Necator* y *Trichostrongylus*, son los agentes causales en el hombre de la anquilostomiasis, uncinariasis y tricostrongiliasis, respectivamente.
Strongyloides. Género de gusanos nematodos del orden *Rhabdiasoidea*. Pueden encontrarse como seudoparásitos en heces, orina, líquido de lavados gástricos y esputos. La especie *S. stercoralis* (o *S. intestinalis*) es el agente causal de la anguilulosis o estrongiloidosis, frecuente en países tropicales o subtropicales, y que se caracteriza por una diarrea intermitente con trastornos digestivos.
Strongylus. Género de gusanos nematodos del orden *Strongyloidea*. Comprende varias especies (*S. asini*, *S. edentatus*, *S. equinus*, *S. vulgaris*, etc.), parásitos de caballos, asnos, mulas y cebras.
Strophanthus. m. ESTROFANTO.
Strunsky (Signo de) (Max *Strunsky*, cirujano norteamericano, 1833-1890). V. SIGNO.
Struve (Reacción de) (Heinrich *Struve*, médico de Petrogrado). V. REACCIÓN.
Strychnos. Género de árboles loganiáceos tropicales. V. CURARE, ESTRICNINA, HABA DE SAN IGNACIO Y NUEZ VÓMICA.
Strümpell (Enfermedad, signo, síndrome de) (Adolf von *Strümpell*, médico alemán, 1853-1925). V. ENFER-

MEDAD, SIGNO, SÍNDROME. ||-**Leichtenstern (Enfermedad de)** (Otto *Leichtenstern*, médico alemán, 1845-1900). Encefalitis aguda de la infancia. ||-**Lorrain (Síndrome de)**. V. SÍNDROME. ||-**Marie (Enfermedad de).** V. ENFERMEDAD.
Stuart (Factor de) *(Stuart,* apellido del enfermo en quien se comprobó). V. FACTOR PLASMÁTICO X. ||-**(Síndrome de)** (K. L. *Stuart*, médico norteamericano contemporáneo). V. SÍNDROME.
Stuerz (Operación de). V. OPERACIÓN.
Sturge (Enfermedad de). V. A. *Sturge*, médico inglés, 1850-1919). AMENCIA NEVOIDE. ||-**Kalischer-Weber (Síndrome de).** V. SÍNDROME. ||-**Weber (Enfermedad, síndrome de).** V. ENFERMEDAD, SÍNDROME.
Stuttgart (Enfermedad de) *(Stuttgart,* ciudad alemana). V. ENFERMEDAD.
Stylosanthes. Género de plantas herbáceas americanas, de la familia de las leguminosas. La especie *S. elatior,* de la América del Norte, es sedante uterino.
Styrax. Género de árboles y arbustos estiracáceos, varias de cuyas especies suministran bálsamos. V. ESTORAQUE.
Stühmer (Enfermedad de) (Alfred *Stühmer*, dermatólogo alemán, n. en 1885). V. ENFERMEDAD.
sub-. A., *sub-, unter-;* F., *sub-, sous-;* In., *sub-, under-;* It., *sub-, sotto-;* P., *sub-.* Prefijo latino que indica *debajo, inferior* o *moderado.*
subabdominal (de *sub-* y el lat. *abdomen, -inis,* abdomen). adj. F., *sous-abdominal.* Situado debajo o en la parte inferior del abdomen.
subabdominoperitoneal (de *subabdominal* y el gr. *periteínein*, extender alrededor). adj. Situado debajo del peritoneo abdominal.
subacetabular (de *sub.* y el lat. *acetabulum*, vinagrera). adj. Debajo del acetábulo o cavidad cotiloidea.
subacidez. f. F., *hypoacidité.* Acidez deficiente.
subacromial (de *sub-*, el gr. *ákros*, extremo, y *ômos*, hombro). adj. Situado o que ocurre debajo del acromion.
subacromiohumeral. adj. y s. Músculo deltoides.
subagudo. adj. F., *subaigu.* Algo agudo o inmediatamente después del período agudo; entre agudo y crónico.
subalimentación. f. A., *Unterernährung;* F., *sous-alimentation;* In., *underfeeding;* It., *sottoalimentazione;* P., *subalimentação.* Alimentación insuficiente.
subanal. adj. Situado o que ocurre debajo del ano.
subancóneo (de *sub-* y el gr. *agkón*, codo). adj. Aplícase a algunos fascículos del músculo tríceps que se insertan en el ligamento posterior del codo. U.t.c.s.
subapical (de *sub-* y el lat. *apex, -icis,* ápice). adj. Situado debajo de un ápice o vértice.
subaponeurótico (de *sub-* y el gr. *aponeroûsthai*, endurecerse en forma de nervio). adj. F., *sous-aponévrotique.* Situado o que ocurre debajo de la aponeurosis.
subaracnoideo (de *sub-*, el gr. *aráchne*, araña, y *eîdos*, aspecto). adj. F., *sous-arachnoïdien.* Situado debajo de la aracnoides.
subaracnoiditis. f. Inflamación debajo de la aracnoides.
subareolar (de *sub-* y el lat. *areola*, dim. de *area*, superficie). adj. Situado o que se forma debajo de la areola del pezón.
subastragalino (de *sub-* y el gr. *astrágalos*, talón.) adj. Situado debajo del astrágalo.
subastringente. adj. F., *hypoastringent.* Moderadamente astringente.
subatloideo. adj. Situado debajo del atlas.
subaural (de *sub-* y el lat. *auris,* oreja). adj. F., *sous-auriculaire.* Situado debajo del oído.
subauricular (de *sub-* y el lat. *auricula,* oreja o aurícula). adj. F., *sous-auriculaire.* Situado o que ocurre debajo de la oreja o de una aurícula.
subaxil o **subaxial** (de *sub-* y el lat. *axis,* eje). adj. F., *subaxial.* Debajo de un eje.
subaxilar. adj. F., *sous-axillaire.* Debajo de la axila.
subaxoideo. adj. Situado debajo del axis.
subbasal o **subbásico.** adj. Situado debajo de una base.

subbraquial. adj. Situado debajo del brazo, o del *brachium,* en anatomía cerebral.
subbraquicéfalo (de *sub-*, el gr. *brachýs*, corto, y *kephalé,* cabeza). adj. Braquicéfalo de grado menor.
subcalcarino (de *sub-* y el lat. *calcar, -aris,* espuela). adj. Situado debajo de la cisura calcarina.
subcalloso (de *sub-* y el lat. *callus*, callo). adj. Situado debajo del cuerpo calloso.
subcapsular (de *sub-* y el lat. *capsula*, cajita). adj. Situado o que ocurre debajo de una cápsula.
subcartilaginoso. adj. Situado debajo de un cartílago. || Cartilaginoso en algún modo.
subcecal. adj. Situado debajo del ciego.
subcerebeloso. adj. Situado debajo del cerebelo.
subcerebral. adj. Situado debajo del cerebro.
subcigomático. adj. Situado debajo del cigoma.
subclavicular (de *sub-* y el lat. *clavicula*, dim. de *clavis*, llave). adj. Situado debajo de la clavícula.
subclavio. adj. F., *sous-clavière.* SUBCLAVICULAR. || f. y m. V. ARTERIAS Y MÚSCULOS (TABLA DE).
subclínico (de *sub-* y el gr. *klíne*, cama). adj. F., *subclinique, infraclinique.* Sin manifestación clínica evidente.
subcolateral. adj. Debajo de una parte u órgano colaterales o así denominados.
subcondral (de *sub-* y el gr. *chóndros,* cartílago). adj. Debajo de un cartílago.
subconjuntival. adj. Situado o que ocurre debajo de la conjuntiva.
subconsciencia. f. A., *Unterbewusstsein;* F., *subconscience;* In., *subconsciousness;* It., *subcoscienza;* P., *subsconciência.* Estado de conciencia imperfecta o parcial; estado en el que los procesos mentales se efectúan sin que la mente sea consciente de su propia actividad. || f. SUBCONSCIENTE (2.ª acep.).
subconsciente (de *sub-* y el lat. *consciens, -entis,* p. a. de *conscire*, tener conciencia de algo malo). adj. En estado de subconsciencia. || m. Término utilizado por Freud al comienzo de su obra como sinónimo de inconsciente. Actualmente en desuso en psicoanálisis.
subcoracoideo (de *sub-* y el gr. *korakoeidés*, semejante al cuervo). adj. Debajo de la apófisis coracoides.
subcordal. adj. Situado debajo del notocordio o de las cuerdas vocales.
subcorial o **subcoriónico** (de *sub-* y el gr. *chórion*, cuero). adj. Situado debajo del corion.
subcoroideo o **subcoroidal** (de *sub-* y el gr. *chórion*, cuero, y *eîdos*, aspecto). adj. Debajo de la coroides.
subcórtex (de *sub-* y el lat. *cortex, -icis,* corteza). m. A., *Subcortex;* F., *sous-cortex;* In., *subcortex;* It., *sottocorteccia;* P., *subcórtex.* Porción de sustancia encefálica situada debajo de la corteza.
subcortical (de *sub-* y el lat. *cortex, -icis,* corteza). adj. F., *sous-cortical.* Situado debajo de una corteza, especialmente la del cerebro.
subcostal (de *sub-* y el lat. *costa*, costilla). adj. Situado debajo de una costilla.
subcostalgia (de *sub-*, el lat. *costa*, costilla, y el gr. *álgos*, dolor). f. F., *sous-costalgie.* Dolor en un nervio subcostal.
subcraneal (de *sub-* y el gr. *kraníon*, cráneo). adj. Situado debajo del cráneo.
subcrepitante. adj. F., *sous-crépitant.* Casi crepitante. V. ESTERTOR SUBCREPITANTE.
subcrónico. adj. Entre subagudo y crónico.
subcrural (de *sub-* y el lat. *crus, cruris,* pierna). adj. Aplícase a unas fibras musculares insertas en la porción inferior de la cara anterior del fémur y en la cápsula articular de la rodilla. Ú.t.c.s.
subcrustáceo (de *sub-* y el lat. *crusta*, costra). adj. Que se efectúa debajo de una costra.
subcúneo o **subcuneus** (de *sub-* y el lat. *cuneus*, cuña). m. Grupo de circunvoluciones debajo de la cuña, continuo con la circunvolución callosa.
subcutáneo (de *sub-* y el lat. *cutis,* piel). adj. F., *sous-cutané.* Situado, que ocurre o se practica debajo de la piel; hipodérmico.
subcutaneus colli. m. MÚSCULO CUTÁNEO.
subcuticular. adj. SUBEPIDÉRMICO.

subcutis. m. Tejido subcutáneo.
subdelirio. m. A., *Subdelirium;* F., *subdélire;* In., *subdelirium;* It., *subdelirio;* P., *subdelirio.* Delirio parcial o incompleto, del que el enfermo sale momentáneamente cuando se le despierta o se llama su atención.
subdeltoideo (de *sub-*, el gr. *délta*, delta, y *eîdos*, aspecto). adj. Debajo del músculo deltoides.
subdentario (de *sub-* y el lat. *dens, dentis*, diente). adj. Debajo de los dientes.
subdérmico (de *sub-* y el gr. *dérma*, piel). adj. Hipodérmico, subcutáneo.
subdiafragmático (de *sub-* y el gr. *diaphrássein*, interceptar). adj. F., *sous-diaphragmatique.* Situado o que ocurre debajo del diafragma.
subdorsal (de *sub-* y el lat. *dorsum*, espalda). adj. Situado debajo de una región dorsal.
subducción (del lat. *subductio, -onis*, y éste de *subducere*, tirar hacia arriba). f. A., *Abwartsdrehung;* F. e In., *subduction;* It., *subduzzione;* P.,*subdução.* Movimiento del ojo hacia abajo por la acción del recto inferior; deorsumducción.
subdural. adj. F., *sous-dural.* Situado o que ocurre debajo de la duramadre.
subencéfalo (de *sub-*, el gr. *en*, en, y *kephalé*, cabeza). m. Conjunto del bulbo, puente de Varolio, pedúnculos y cuerpos cuadrigéminos.
subendocardíaco (de *sub-*, el gr. *éndon*, dentro, y *kardía*, corazón). adj. Situado debajo del endocardio.
subendotelio (de *sub-*, el gr. *éndon*, dentro, y *thelé*, pezón). m. F., *sous-endothélium.* Membrana de Débove.
subependimario (de *sub-* y el gr. *epéndyma*, revestimiento). adj. Situado debajo del epéndimo.
subepidérmico (de *sub-*, el gr. *epí*, sobre, y *dérma*, piel). adj. Situado o que se efectúa debajo de la epidermis.
subepiglótico (de *sub-*, el gr. *epí*, sobre, y *glóttis*, glotis). adj. Situado o que ocurre debajo de la epiglotis.
subepitelial. adj. Situado debajo del epitelio.
suberosis (del lat. *suber*, alcornoque). f. F., *subérose.* Síndrome respiratorio alérgico por inhalación de polvo de madera.
subescapular (de *sub-* y el lat. *scapulae*, hombros). adj. F., *sous-scapulaire.* Situado o que ocurre debajo de la escápula. || m. V. Músculos (TABLA DE).
subesclerótico (de *sub-* y el gr. *sklerós*, duro). adj. F., *sous-sclérotique.* Situado o que ocurre debajo de la esclerótica.
subespinoso (de *sub-* y el lat. *spina*, espina dorsal). adj. Debajo de la espina de la escápula; infraspinoso.
subesplénico (de *sub-* y el gr. *splén, splenós*, bazo). adj. F., *sous-splénique.* Debajo del bazo. || Debajo del esplenio del cuerpo calloso.
subesternal (de *sub-* y el gr. *stérnon*, pecho). adj. Debajo del esternón.
subexcitación (de *sub-* y el lat. *excitare*, despertar). f. Excitación parcial o incompleta.
subextensibilidad. f. Extensibilidad disminuida.
subfalcial (de *sub-* y el lat. *falx, falcis*, hoz). adj. Situado debajo de la hoz del cerebro.
subfaríngeo (de *sub-* y el gr. *phárygx, -yggos*, faringe). adj. Situado o que ocurre debajo de la faringe.
subfascial. adj. SUBAPONEURÓTICO.
subfebril (de *sub-* y el lat. *febris*, fiebre). adj. Algo febril; dícese de las temperaturas que no exceden mucho de la normal.
subflavo (de *sub-* y el lat. *flavus*, rubio). adj. Amarillento.
subfrénico. adj. SUBDIAFRAGMÁTICO.
subfrontal (de *sub-* y el lat. *frons, frontis*, frente). adj. Situado o que ocurre debajo de la frente.
subgalato. m. Galato básico.
subgerminal. adj. Situado debajo de un germen, yema o mamelón germinativo.
subgingival (de *sub-* y el lat. *gingiva*, encía). adj. Situado debajo de las encías.
subglenoideo (de *sub-*, el gr. *gléne*, muñeca, y *eîdos*, aspecto). adj. Situado o que ocurre debajo de la fosa glenoidea.

subglositis (de *sub-* y el gr. *glôssa*, lengua). f. F., *subglossite.* Inflamación de la cara inferior de la lengua o de los tejidos debajo de la lengua, ránula. || **-difteroide.** Afta caquéctica; enfermedad de Cardarelli o de Riga.
subglótico. adj. F., *sous-glottique.* Situado o que ocurre debajo de la glotis. || Debajo de la lengua, sublingual.
subhepático (de *sub-* y el gr. *hêpar, hépatos*, hígado). adj. Situado debajo del hígado; infrahepático.
subhialoideo (de *sub-*, el gr. *hýalos*, vidrio, y *eîdos*, aspecto). adj. Situado debajo de la membrana hialoides.
subhioideo (de *sub-* y el gr. *hyoeidés*, semejante a una ípsilon). adj. Situado o que ocurre debajo del hueso hioides; infrahioideo.
subhumeral (de *sub-* y el lat. *umerus*, hombro). adj. Situado debajo del húmero.
subictérico. adj. Algo ictérico; de tinte ictérico poco intenso.
subículo o **subículum** (lat.). m. SOPORTE. || Porción de la circunvolución del hipocampo limitada por la fisura del mismo nombre.
subíleon (de *sub-* y el gr. *eileîn*, retorcerse). m. F., *segment inférieur de l'iléon.* Porción inferior del íleon.
subilíaco (de *sub-* y el lat. *ilia*, bajo vientre). adj. F., *sous-iliaque.* Situado debajo del hueso ilíaco.
subinfección. f. Estado producido por las toxinas liberadas de las bacterias que han invadido el organismo y han sido destruidas antes de completar la infección.
subinflamación. f. F., *subinflammation.* Inflamación ligera o atenuada.
subintrancia. f. Recurrencia o recidiva anticipada.
subintrante (de *subintrar*, y éste del lat. *subintrare*). adj. A., F. e In., *subintrant;* It., *subentrante;* P., *subintrante.* Dícese de los accesos o paroxismos que comienzan antes de acabar el anterior.
subinvolución (de *sub-* y el lat. *involvere*, envolver). f. A., *Subinvolution;* F. e In., *subinvolution;* It., *subinvoluzione;* P., *subinvolução.* Involución incompleta. || **-del útero.** Detención de la involución normal del útero después del parto.
subisquiático (de *sub-* y el gr. *ischíon*, cadera). adj. Situado o que ocurre en la parte inferior del isquion.
subjetivo (del lat. *subiectivus*). adj. A., *subjektiv;* F., *subjectif;* In., *subjective;* It., *soggetivo;* P., *subjectivo.* Dícese de los síntomas, sensaciones, etc., sólo percibidos por el sujeto afecto, es decir, no perceptibles por los sentidos de otra persona; opuesto a *objetivo*.
sublamina. f. Compuesto cristalino, blanco, de sulfato de mercurio y etilendiamina, sucedáneo del sublimado corrosivo.
sublatio (lat.). f. Separación, remoción. || **-retinae.** Desprendimiento de la retina.
subletal (de *sub-* y el lat. *letum*, muerte). adj. Dícese de las dosis algo menores que las mortales.
sublimación. f. A., *Verflüchtigung;* F. e In., *sublimation;* It., *sublimazione;* P., *sublimação.* Fenómeno de vaporización y condensación de una sustancia sólida sin pasar por el estado líquido. || Término de Freud para el proceso de derivación de la energía pulsional sexual y agresiva hacia actividades culturalmente elevadas y socialmente valorizadas. Según este concepto psicoanalítico se consideran como actividades de sublimación, por ejemplo, la actividad artística, científica, etc.
sublimado. adj. Dícese de lo obtenido por sublimación. || m. A., *Sublimat;* F., *sublimé;* In., *sublimate;* It., *sublimato;* P., *sublimado.* Sólido resultado de la sublimación; constituye un primer grado de purificación. || **-corrosivo.** Bicloruro de mercurio. || **-dulce.** CALOMELANOS.
subliminal (de *sub-* y el lat. *limen, -inis*, umbral). adj. F., *subliminal.* Debajo del limen o umbral de la sensación.
sublingual (de *sub-* y el lat. *lingua*, lengua). adj. F., *sublingual.* Situado o que ocurre debajo de la lengua. V. GLÁNDULA SUBLINGUAL. || f. ARTERIA SUBLINGUAL. V. ARTERIAS (TABLA DE).

sublingüitis. f. F., *sublinguite.* Inflamación de la glándula sublingual.
sublobular. adj. F., *sous-lobaire.* Situado debajo de un lóbulo.
sublóbulo. m. División de un lóbulo.
sublumbar (de *sub-* y el lat. *lumbus*, lomo). adj. F., *sous-lombaire.* Situado debajo de la región lumbar.
subluxación. f. A., *Subluxation;* F. e In., *subluxation;* It., *sublussazione;* P., *subluxação.* Luxación parcial o incompleta. ‖ **-de Volkmann.** Forma de artritis tuberculosa de la rodilla, con contractura en flexión, rotación externa de la pierna y curvatura de la porción superior de la tibia.
submaleolar (de *sub-* y el lat. *malleolus*, dim. de *malleus*, martillo). adj. Debajo de los maléolos.
submamario (de *sub-* y el lat. *mamma*, mama). adj. F., *sous-mammaire.* Situado o que ocurre debajo de la mama.
submandibular. adj. Situado debajo de la mandíbula; submaxilar.
submanía. f. Hipomanía.
submarginal (de *sub-* y el lat. *margo, -inis*, margen). adj. Situado debajo de un borde.
submarino. adj. Que se practica debajo o en el seno de un líquido; como *ducha submarina.*
submatidez. f. Disminución de la sonoridad a la percusión.
submaxilar (de *sub-* y el lat. *maxilla*, mandíbula). adj. F., *sous-maxillaire.* Situado o que ocurre debajo del maxilar. V. Glándula submaxilar.
submaxilaritis o **submaxilitis.** f. F., *sous-maxillite.* Inflamación de la glándula submaxilar.
submaxilocutáneo. adj. Aplícase al músculo borla de la barba. Ú.t.c.s.m.
submaxilolabial. adj. Aplícase al músculo triangular de los labios. Ú.t.c.s.m.
submembranoso (de *sub-* y el lat. *membrana*, piel). adj. Membranoso en parte, o debajo de una membrana.
submeníngeo (de *sub-* y el gr. *mênigx, -iggos*, membrana). adj. Debajo de las meninges.
submentoniano o **submental** (de *sub-* y el lat. *mentum*, barba). adj. F., *sous-mentonnier;* In., *submental.* Situado debajo de la barbilla o mentón.
submetacéntrico (de *sub-*, el gr. *metá*, detrás, y *kéntron*, centro). adj. Dícese del cromosoma cuyo centrómero lo divide en un brazo más corto y uno más largo.
submicrón. m. Hipomicrón.
submicroscópico (de *sub-*, el gr. *mikrós*, pequeño, y *skopeîn*, observar). adj. Dícese de la partícula submicroscópica que puede observarse con el ultramicroscopio. V. Hipomicrón.
submiliar (de *sub-* y el lat. *milium*, mijo). adj. Más pequeño que un grano de mijo.
submorfo (de *sub-* y el gr. *morphé*, forma). adj. De estructura entre la amorfa y la cristalina; se aplica especialmente a cálculos.
submucosa (de *sub-* y el lat. *mucus*, mucosidad). f. A., *Submukosa;* F., *sous-muqueuse;* In. y P., *submucosa;* It., *sottomucosa.* Capa de tejido celular situada debajo de la mucosa.
subnasal (de *sub-* y el lat. *nasus*, nariz). adj. Situado o que ocurre debajo de la nariz.
subneural (de *sub-* y el gr. *neûron*, nervio). adj. F., *sous-neural.* Situado o que ocurre debajo de un nervio.
subnitrato. m. F., *sous-nitrate.* Nitrato básico.
subnormal. adj. F., *subnormal.* En un grado inferior al normal; se aplica principalmente a deficientes mentales. Ú.t.c.s.
subnotocordal (de *sub-*, el gr. *nôtos*, dorso, y *chordé*, cuerda). adj. Situado debajo del notocordio; subcordal.
subnúcleo (de *sub-* y el lat. *nucleus*, dim. de *nux, nucis*, nuez). m. F., *noyau secondaire.* Núcleo parcial o secundario en que puede subdividirse un núcleo nervioso.
subnutrición. f. Nutrición deficiente; hipotrofia.
suboccipital (de *sub-* y el lat. *occipitium*, occipucio). adj. F., *sous-occipital.* Situado o que ocurre debajo del occipital u occipucio.

subopérculo (de *sub-* y el lat. *operculum*, de *operire*, cubrir). m. Porción de circunvolución occipital que cubre la ínsula.
subopticosfenosclerótico. adj. Aplícase al músculo recto inferior del ojo. Ú.t.c.s.m.
suborbitario (de *sub-* y el lat. *orbis*, círculo). adj. F., *sous-orbitaire.* Situado o que ocurre debajo de la órbita.
suboxidación. f. Oxidación deficiente.
subparietal (de *sub-* y el lat. *paries, -etis*, pared). adj. F., *sous-pariétal.* Situado debajo del hueso o región parietales.
subpatelar (de *sub-* y el lat. *patella*, dim. de *patera*, vaso de poco fondo). adj. Infrarrotuliano.
subpectoral (de *sub-* y el lat. *pectus, -oris*, pecho). adj. F., *sous-pectoral.* Situado debajo del músculo o región pectoral.
subpeduncular (de *sub-* y el lat. *pedunculus*, dim. de *pes, pedis*, pie). adj. Situado debajo de un pedúnculo.
subpelviperitoneal (de *sub-*, el lat. *pelvis*, lebrillo, y el gr. *periteínein*, extender alrededor). adj. Debajo del peritoneo pélvico.
subpeneal (de *sub-* y el lat. *penis*, pene). adj. Situado o que ocurre en la cara inferior del pene.
subpericárdico (de *sub-*, el gr. *perí*, alrededor, y *kardía*, corazón). adj. Situado o que ocurre debajo del pericardio.
subpericraneal (de *sub-*, el gr. *perí*, alrededor, y *kraníon*, cráneo). adj. Situado debajo del pericráneo.
subperióstico (de *sub-*, el gr. *perí*, alrededor, y *ostéon*, hueso). adj. F., *sous-périosté.* Situado o que ocurre debajo del periostio.
subperitoneal (de *sub-* y el gr. *periteínein*, extender alrededor). adj. F., *sous-péritonéal.* Situado o que ocurre debajo del peritoneo.
subpetroso (de *sub-* y el lat. *petra*, piedra). adj. Debajo del peñasco del temporal; se aplica principalmente al seno petroso inferior.
subpial. adj. Situado o que ocurre debajo de la piamadre.
subpiramidal (de *sub-* y el gr. *pyramís, -idos*, pirámide). adj. F., *sous-pyramidal.* Situado debajo de una pirámide.
subpleural (de *sub-* y el gr. *pleurá*, costado). adj. Situado o que ocurre debajo de la pleura.
subpontino o **subpontil** (de *sub-* y el lat. *pons, pontis*, puente). adj. Debajo del puente de Varolio.
subprepucial (de *sub-* y el lat. *praeputium*, prepucio). adj. Situado debajo del prepucio.
subprostático (de *sub-* y el lat. *próstates*, que está delante). adj. Debajo de la próstata.
subpubiabdominal. adj. Aplícase al músculo piramidal del abdomen. Ú.t.c.s.m.
subpubiano o **subpúbico** (de *sub-* y el lat. *pubes*, pubis). adj. F., *sous-pubien.* Situado, que ocurre o se practica debajo del pubis.
subpubicococcígeo (de *subpúbico* y el gr. *kókkyx*, cuclillo). adj. Aplícase al músculo elevador del ano. Ú.t.c.s.m.
subpubicrestitibial o **subpubipretibial.** adj. Aplícase al músculo recto interno del muslo. Ú.t.c.s.m.
subpubifemoral (de *subpúbico* y el lat. *femur, -oris*, muslo). adj. Aplícase al músculo aductor segundo del muslo. Ú.t.c.s.m.
subpubitrocantéreo. adj. Aplícase a los músculos obturadores externo e interno. Ú.t.c.s.m.
subpulmonar (de *sub-* y el lat. *pulmo, -onis*, pulmón). adj. Situado o que ocurre debajo de los pulmones.
subrectal (de *sub-* y el lat. *rectus*, derecho). adj. Situado debajo del recto.
subreflectibilidad. f. Debilidad de los reflejos.
subretinal. adj. Situado debajo de la retina.
subrostral (de *sub-* y el lat. *rostrum*, pico). adj. Situado debajo del rostro o pico del cuerpo calloso.
subrotuliano (de *sub-* y el lat. *rotula*, dim. de *rota*, rueda). adj. Situado o que ocurre debajo de la rótula; infrarrotuliano.
subsartorial. adj. Situado debajo del músculo sartorio.

subscripción (del lat. *subscriptio, -onis*). f. F., *souscription;* In., *subscription*. Parte de la prescripción o receta en la que se indica el modo de preparación. V. RECETA.

subsepto (de *sub-* y el lat. *saeptum*, tabique). adj. Tabicado en parte; dícese de un útero anómalo por tabicación del fondo.

subseroso. adj. Situado debajo de una membrana serosa.

subsidencia (del lat. *subsidens, -entis*, p. a. de *subsidere*, pararse, detenerse, sentarse en el fondo). f. Cesación o desaparición gradual de un acceso o enfermedad.

subsilviano. adj. Situado o que ocurre debajo de la cisura de Silvio.

substancia. f. SUSTANCIA.
substitución. f. SUSTITUCIÓN.
substitutivo. adj. SUSTITUTIVO.
substrato. m. SUSTRATO.
subsultus tendinum (lat.). m. Movimiento oscilatorio de los músculos y tendones en los estados tíficos.

subtálamo. m. HIPOTÁLAMO.
subtarsal o **subtarsiano** (de *sub-* y el gr. *tarsós*, planta del pie). adj. Situado debajo del tarso.

subtegumentario. adj. SUBCUTÁNEO.
subtemporal (de *sub-* y el lat. *tempora*, sienes). adj. F., *sous-temporal*. Situado debajo del hueso o región temporal.

subtenial. adj. Debajo de la tenia del cerebro.
subtentorial. adj. Debajo de un tentorium o tienda.
subterciana. f. Infección palúdica maligna o tropical, de diversas manifestaciones clínicas, cuyo agente es el *Plasmodium falciparum*.

subtimpánico (de *sub-* y el gr. *týmpanon*, timbal). adj. F., *sous-tympanique*. De sonido timpánico no bien característico. ‖ Situado debajo del tímpano.

subtiroideo (de *sub-* y el gr. *thyroeidés*, semejante a una puerta). adj. Situado debajo del tiroides. ‖ m. Nombre de un músculo formado por la unión de las porciones superior e inferior del músculo tiroaritenoideo.

subtiroidismo. m. HIPOTIROIDISMO.
subtotal. adj. Casi total.
subtrocantéreo o **subtrocanteriano**. adj. Situado debajo de un trocánter.

subtroclear. adj. Situado debajo de una tróclea.
subtropical. adj. Que está cerca de los trópicos; se aplica a regiones y climas.

subúber (de *sub-* y el lat. *uber*, teta). m. Niño de pecho o teta.

subumbilical (de *sub-* y el lat. *umbilicus*, ombligo). adj. Situado debajo del ombligo.

suburetral (de *sub-* y el gr. *ouréthra*, uretra). adj. Situado debajo de la uretra.

subvaginal (de *sub-* y el lat. *vagina*, vaina, vagina). adj. Situado debajo de una vaina o de la vagina.

subvertebral (de *sub-* y el lat. *vertebra*, articulación). adj. F., *sous-vertébral*. Situado debajo de las vértebras o en la cara ventral de la columna vertebral.

subviril. adj. De virilidad deficiente.
subvitaminosis. f. HIPOVITAMINOSIS.
subvítreo. adj. Situado debajo del vítreo.
subvola (de *sub-* y el lat. *vola*, palma de la mano). f. Espacio entre el segundo y tercer dedos de la mano. ‖ HIPOTENAR.

subvolución (de *subvolutum*, supino de *subvolvere*, rodar, hacer rodar, revolver). f. F., *retournement d'un lambeau*. Operación de girar un colgajo; especialmente la disección y rotación de un pterigión para que la superficie externa de éste entre en contacto con la superficie cruenta de disección y se eviten nuevas adherencias.

subyacente (del lat. *subiacens, -entis*). adj. Situado debajo.

subyugal (de *sub-* y el lat. *iugum*, yugo). adj. Situado debajo del hueso pómulo o malar.

subzonal. adj. Situado debajo de una zona.

sucagogo (del lat. *succus*, jugo, y el gr. *agogós*, conductor). adj. Estimulante de la secreción. ‖ m. Agente con esta acción.

succenturiado (del lat. *succenturiatus*, añadido a la centuria). adj. Accesorio o que completa; se aplicó en otro tiempo a la cápsula suprarrenal, que se había denominado *riñón succenturiado*, y, actualmente, a porciones accesorias de placenta.

succinclorimida. f. Imida clorada del ácido succínico, polvo cristalino, poderoso germicida, soluble en agua, en la que forma ácido hipocloroso.

succínico (Ácido). Diácido orgánico, $C_2H_4(COOH)_2$, que se encuentra en el ámbar y también en la orina, la sangre y algunos quistes hidatídicos. Diurético, antiespasmódico y estimulante.

succinilcolina. f. F., *succinylcholine*. Agente despolarizante de la placa motora del músculo esquelético, empleado como relajante muscular en cirugía.

succinilsulfatiazol. f. F., *succinylsulfathiazol*. Derivado de las sulfamidas; polvo cristalino blanco, de acción bacteriostática, especialmente del contenido intestinal, por su escasa solubilidad y absorbilidad. Se emplea en el tratamiento pre y postoperatorio en las intervenciones intestinales y en la disentería bacilar.

succinimida. f. Compuesto incoloro, insoluble, formado por la acción del amoníaco gaseoso sobre el anhídrido succínico.

succino o **succinum**. m. ÁMBAR.
succintum (lat.). m. DIAFRAGMA.
succión (del lat. *suctum*, supino de *sugere*, chupar). f. A., *Saugen;* F., *succion;* In., *suction;* It., *suzione;* P., *sucção*. Acción de chupar o aspirar. ‖ **-(Placa de)**. Lámina que sostiene una dentadura por medio de la presión atmosférica. ‖ **-postusiva**. Sonido de succión que se percibe en una caverna pulmonar después de un acceso de tos.

succus o **sucus** (lat.). m. Jugo o zumo. ‖ **-entericus** o **gastricus**. Jugo intestinal o gástrico. ‖ **-liquiritiae**. Extracto o jugo de regaliz.

sucedáneo (del lat. *succedaneus*, sucesor, sustituto). adj. Que sigue o está en lugar de otro. ‖ m. A., *Ersatzmittel;* F., *succédané;* In., *succedaneum;* It., *succedaneo;* P., *sucedâneo*. Agente o medicamento que puede sustituir a otro por sus propiedades análogas.

sucolotoxina (del lat. *sus*, cerdo, el gr. *cholé*, bilis, y de *toxina*). f. Toxina de los cultivos del bacilo del cólera de los cerdos.

sucorrea (del lat. *succus*, jugo, suco, y el gr. *rheîn*, fluir). f. Flujo excesivo de un jugo o secreción, particularmente de jugo gástrico.

sucrasa. f. INVERTASA.
sucrol. m. Cuerpo cristalino, dulce, parafenetolcarbamida, apenas soluble en agua, que se emplea para sustituir el azúcar en los alimentos y bebidas destinados a diabéticos. *Sin.*: Valcina, dulcina.

sucrosa. f. SACAROSA.
súcubo (del lat. *succubus*, el que se acuesta debajo). m. Espíritu demoníaco del género femenino, que según creencia popular es productor de pesadillas.

suculento (del lat. *succulentus*). adj. Jugoso, tumefacto por infiltración edematosa o linfática; se dice principalmente de la mano en ciertos estados morbosos.

sucusión (del lat. *succussio, -onis*, sacudimiento). f. A., *Suchütteln;* F. e In., *succussion;* It., *succussione;* P., *sucussão*. Sacudimiento del cuerpo o de una parte para descubrir la presencia de líquido. ‖ **-hipocrática**. Práctica que consiste en sacudir por los hombros a un paciente, al mismo tiempo que se ausculta, para el diagnóstico del hidro o pioneumotórax.

sudación (del lat. *sudatio, -onis*). f. A., *Schwitzen;* F. e In., *sudation;* It., *sudorazione;* P., *sudação*. Exhalación de sudor, especialmente la abundante provocada con fines terapéuticos.

sudamina o **sudamen** (del lat. moderno *sudamen*, o de su pl., *sudamina;* del lat. *sudare*, sudar). f. y m. A., *Sudamina;* F., In. e It., *sudamina;* P., *sudâmina*. Erupción cutánea de vesículas del tamaño de un grano de mijo (miliar), transparentes, blanquecinas, llenas de un líquido acuoso, en el curso de varias enfermedades febriles o después de una sudación profusa.

sudán. m. F., *soudan*. Materia colorante, pigmento pardo, en forma de polvo, que se emplea especialmente para teñir el tejido adiposo. Variedades de esta sustancia son el *sudán amarillo*, derivado de la anilina y del resorcinol, y el *sudán III*, del amidobenceno y naftol beta, colorante rojo, soluble, para bacilos tuberculosos.

sudanofilia. f. F., *soudanophile*. Estado en el cual los leucocitos contienen partículas que se tiñen rápida y fácilmente por el rojo sudán. Parece que este estado es indicio de supuración.

sudatorio (del lat. *sudatorius*). adj. SUDORÍFICO. || m. Lugar o espacio en donde se provoca el sudor por medio de baños de aire caliente.

Sudeck (Enfermedad, punto de) (Paul Hermann Sudeck, cirujano alemán, 1866-1938). V. ENFERMEDAD, PUNTO.

sudoqueratosis (de *sudor*, el gr. *kéras, -atos*, cuerno, y el suf. *-osis*). f. Queratosis de las glándulas o conductos sudoríparos.

sudor (del lat. *sudor, -oris*). m. A., *Schweiss*; F., *sueur*; In., *sweat*; It., *sudore*; P., *suor*. Líquido claro excretado por las glándulas sudoríparas y reunido en gotitas en la superficie cutánea. Contiene sales, cloruro de sodio principalmente, colesterina, grasas, ácidos grasos, vestigios de albúmina, urea y otros compuestos. La reacción es alcalina o ácida, según las distintas regiones del cuerpo en que se recoge.||-**ánglico** o **inglés.** ANGLICUS (SUDOR). ||-**azul.** Cromhidrosis producida por el bacilo pociánico. ||-**colicuativo.** Sudor copioso extenuante de los últimos períodos de la tuberculosis. ||-**cruento.** HEMATIDROSIS. ||-**fétido.** Hiperhidrosis fétida. ||-**fosforescente.** Fosforescencia del sudor, observada algunas veces en la fiebre miliar y después de la ingestión de pescado fosforescente.||-**miliar.** FIEBRE MILIAR. ||-**nocturno.** Sudación durante el sueño, frecuente en la tuberculosis. ||-**rojo.** Sudor peculiar de las axilas y región genital debido a microorganismos desarrollados en los pelos de estas partes húmedas y calientes; tricomicosis rubra. ||-**sanguíneo.** HEMATIDROSIS. ||-**urinoso.** URIDROSIS. ||-**verde.** Sudación de color verde observada en los operarios que manipulan cobre.

sudoresis. f. A., *Schweissproduktion*; F., *polyhidrose*; In., *sudoresis*; It., *polidrosi*; P., *sudorese*. Sudación profusa.

sudorífero (del lat. *sudor, -oris*, sudor, y *ferre*, llevar, producir). adj. SUDORÍPARO.

sudorificación. f. Función sudoral.

sudorífico (del lat. *sudor, -oris*, sudor, y *facere*, hacer). adj. Que promueve el sudor; diaforético. || m. A., *Schwitzmittel*; F., *sudorifique*; In., *sudorific*; It., *sudorifico*; P., *sudorífico*. Agente o droga que tiene esta acción.

sudoríparo (del lat. *sudor, -oris*, sudor, y *parere*, producir). adj. F., *sudoripare*. Que secreta sudor.

sudorrea (de *sudor* y el gr. *rhein*, fluir). f. HIPERHIDROSIS.

suelo (del lat. *solum*). m. A., *Boden*; F., *soil*; In., *floor*; It., *suolo*; P., *solo*. Superficie de la tierra. || Superficie inferior de una cavidad natural, como de la boca, del IV ventrículo.

sueño (del lat. *somnus*). m. A., *Schlaf, Traum* (2.ª acep.); F., *sommeil, rêve* (2.ª acep.); In., *sleep, dream* (2.ª acep.); It., *sonno, sogno* (2.ª acep.); P., *sono, sonho* (2.ª acep). Suspensión normal y periódica de la conciencia y vida de relación, durante la cual el organismo se repara de la fatiga. Por la electroencefalografía se pueden detectar fases de *sueño lento*, caracterizadas por retardo y sincronización de las ondas, que abarcan las fases I, II, III y IV de Kleitman, y fases de *sueño rápido* o *paradójico* (REM), en las que existe una desincronización del trazado con ondas rápidas, hipotonía muscular marcada, movimiento rápido de los ojos y producción de sueños. || Representación de imágenes o sucesos durante el sueño. Para el psicoanálisis los sueños son formaciones del inconsciente que expresan deseos reprimidos y sus conflictos emergentes. || Gana o deseo de dormir. ||-**(Contenido del).** En psicoanálisis se diferencian el *contenido manifiesto* y el *contenido latente* del sueño. El contenido manifiesto es producto del trabajo del sueño y designa las imágenes, ideas y sucesos del sueño en la forma en que son evocados por el soñante al relatarlo él mismo. El contenido latente está constituido por los deseos reprimidos y comprende el conjunto de significados que se revelan a través del análisis del contenido manifiesto del sueño. ||-**(Cura de).** Provocación de sueño por la administración de hipnóticos durante varios días, con finalidades terapéuticas, durante 15 a 18 horas diarias, interrumpido por períodos dedicados a la alimentación, higiene y sesiones psicoterapéuticas. ||-**(Elaboración secundaria del).** Para el psicoanálisis, proceso por el cual se ordenan los distintos elementos constitutivos del sueño de manera tal que se presenten al soñante integrando una escena relativamente lógica, coherente y comprensible. ||-**eléctrico.** Pérdida del movimiento voluntario y estado de anestesia general producido por la aplicación en la cabeza de una corriente eléctrica rápidamente interrumpida. ||-**en vigilia dirigido.** Método psicoterapéutico de R. Desoille, que consiste en la interpretación de las fantasías que surgen a partir de imágenes o temas sugeridos por el terapeuta. ||-**(Enfermedad del).** ENFERMEDAD DEL SUEÑO. ||-**lento.** V. SUEÑO (1.ª acep.). ||-**paradójico** o **rápido.** V. SUEÑO (1.ª acep.). ||-**(Trabajo del).** En psicoanálisis, proceso a través del cual el contenido latente es transformado en contenido manifiesto del sueño. Su objetivo primordial es la deformación de modo tal que las representaciones que expresan deseos de ello puedan manifestarse de forma que sean toleradas por el yo y el superyó, preservando así el dormir del soñante. Los mecanismos más importantes del trabajo del sueño son: la condensación, el desplazamiento y la elaboración secundaria, que intervienen conjuntamente en la operación de transformar las ideas en imágenes.

suero (del lat. **sorum*, por *serum*). m. A., *Serum*; F., *sérum*; In., *serum*; It., *siero*; P., *soro*. Porción clara de un líquido orgánico, sangre, leche, linfa principalmente, después de la coagulación del mismo. || SUERO SANGUÍNEO. || Suero sanguíneo de animales inoculados con bacterias o toxinas, empleado en terapéutica para la producción de la inmunidad pasiva. ||-**activo.** Suero que posee el complemento. ||-**alérgico** o **analérgico.** Suero que produce o no produce, respectivamente, anafilaxis. ||-**antagónico.** Suero de un animal o paciente afecto de una enfermedad contraria a la que se trata; por ejemplo, suero basedowiano en el tratamiento del mixedema.||-**anti-Rh.** Suero inmune preparado en conejos, cabras y otros animales por la inyección de sangre de monos del género *Rhesus*. ||-**antiamarílico.** Suero contra la fiebre amarilla.||-**antiántrax** o **anticarbuncoso.** Suero sanguíneo de caballos inmunizados contra el *Bacillus anthracis*, para el tratamiento del carbunco. ||-**antibacilar.** Suero preparado contra las bacterias más bien que contra las toxinas. ||-**antiblastomicético.** Suero de aves inoculadas con los blastomicetos del cáncer. ||-**antibotrópico, anticrotálico** o **antifídico.** Variedades de suero antiponzoñoso. ||-**anticitotóxico.** SUERO DE BOGOMOLETZ. ||-**anticoagulante.** Suero que favorece la coagulación de la sangre. ||-**antidiftérico** o **antidisentérico.** Suero de caballos inoculados con toxinas o bacilos de la difteria o disentería, respectivamente. ||-**antiepitelial.** EPITELIOLISINA. ||-**antierisipelatoso.** Suero de caballos inmunizados contra estreptococos hemolíticos obtenidos de pacientes humanos de erisipela, poco empleado desde el advenimiento de las sulfamidas. ||-**antierisipeloide.** Suero de caballos inmunizados contra el *Erysipelothrix rhusiopathiae (suis)* para los casos de erisipeloide. ||-**antiestafilocócico** o **antiestreptocócico.** Suero de animales inoculados con cultivos de estafilococos o estreptococos y empleado en el tratamiento general de las afecciones producidas por dichos microorganismos. ||-**antifagocitario.** Suero destructor de fagocitos. ||-**antihepático, antipancreático** o **antitiroideo.** Suero de animales a los que se han inyectado extractos de los órganos nombrados de otros animales, que tiene propiedades destructivas sobre los órganos correspondientes de los animales de la misma especie que suministró el extracto. ||-**antileproso, antipestoso, antitetánico, antitifódico** o **antituberculoso.** Suero de animales inmunizados conta las enfermedades correspondientes, que se emplea en el tratamiento respectivo de las mismas. ||-**antimeningocócico, antineumocócico** o **antiparameningocócico.** Suero de caballos inmunizados contra el meningococo, neumococo y parameningococo, respectivamente. ||-**antipertussis.** Suero sanguíneo de convaleciente de tos ferina. ||-**antiponzoñoso.** Suero de caballos o asnos a los que se ha inoculado la ponzoña o ponzoñas atenuadas y luego puras de varias especies de serpientes, que se emplea en el tratamiento curativo de la mordedura de estos animales. ||-**antirrábico.** Suero proveniente de un animal hiperinmunizado contra el virus de la rabia. Se suele utilizar asociado a la vacuna antirrábica en las mordeduras de la cabeza, cuello y manos, y en mordeduras graves y múltiples. ||-**antitóxico.** Suero que sólo tiene acción contra las toxinas microbianas. ||-**artificial.** Nombre de las soluciones salinas inyectables. La más común es la solución acuosa de cloruro de sodio al 7,5 %. ||-**bacteriolítico.** Suero que tiene una acción destructora sobre las mismas bacterias causantes de la infección. ||-**citotrópico.** Suero que favorece la ingestión de las células por los fagocitos. ||-**de Arloing.** Variedad de suero antituberculoso. ||-**de Aronson.** Variedad de suero antiestreptocócico. ||-**de Banzhaf.** Variedad concentrada y purificada de suero antineumocócico. ||-**de Bardel.** Solución acuosa de cloruro, sulfato y fosfato de sodio y fenol. ||-**de Bargen.** Suero preparado con cultivos tomados de lesiones de colitis ulcerativa crónica. ||-**de Béclère, Chambon y Ménard.** Suero sanguíneo de ternera vacunada, empleado contra la viruela. ||-**de Beebe.** Suero de animales tiroidectomizados. ||-**de Behring.** Variedad de suero antidiftérico. ||-**de Blondel.** Suero de leche fresca preparado por filtración después de coagulación y neutralización. ||-**de Bogomoletz.** Suero antirreticular citotóxico fundado en la idea de que en las células de tejido conjuntivo se desprendería una sustancia tóxica que acortaría la vida. Se produce por la inyección intravenosa de un antígeno preparado de bazo humano o de animal. El autor lo recomendaba contra diversas infecciones, contra el cáncer y para alargar la vida. ||-**de Bull y Pritchett.** Suero antitóxico contra la gangrena gaseosa. ||-**de caballo** o **equino.** Suero sanguíneo de este animal, usado o inmunizado contra diversas infecciones; el primero se emplea como antihemorrágico y antianémico. ||-**de Cadham.** Suero de conejos inmunizados contra estreptococos y estafilococos, cuya inyección en un paciente de septicemia va seguida de otra inyección de suero humano normal. ||-**de Calmette.** Suero antiponzoñoso. ||-**de Carrasquilla.** Forma de suero antileproso. ||-**de Cattani.** Suero artificial compuesto de agua, 1.000; cloruro de sodio, 4, y carbonato de sodio, 2. Empléase en las enfermedades infecciosas. ||-**de Chantemesse.** Suero antitifódico obtenido de caballos sometidos por tiempo prolongado a la inoculación de toxinas tifódicas. Se inyecta a la dosis de 1 a 5 gotas. ||-**de Cheron.** Suero artificial compuesto de agua destilada y hervida, 100; fenol cristalizado, 1; cloruro de sodio, 2; fosfato de sodio, 4; sulfato de sodio, 8. Se usa en las enfermedades infecciosas. ||-**de convaleciente.** Suero sanguíneo de un paciente convaleciente de ciertas enfermedades, parálisis infantil, sarampión, escarlatina, etc., que se emplea principalmente como profiláctico de las mismas. ||-**de Cooper.** desus. Suero antineumocócico tomado del tipo III. ||-**de Crocq.** Suero artificial compuesto de agua destilada hervida, 100, y fosfato de sodio, 2. Empléase en las enfermedades infecciosas. ||-**de Dick** o **de Dochez.** Suero antitóxico de caballos inmunizados con toxinas del estreptococo de la escarlatina. ||-**de Dopter.** Variedad de suero antimeningocócico y antiparameningocócico. ||-**de Dorset-Niles.** Suero inmunizante contra el cólera de los cerdos, empleado en la práctica veterinaria. ||-**de Dujardin-Beaumetz.** Suero artificial compuesto de carbonato y sulfato de potasio, cloruro, lactato y fosfato de sodio. ||-**de Dunbar.** Polantina; suero obtenido de caballos inoculados con toxina del polen de ciertas gramíneas, desecado a 45° y mezclado con lactosa, que se emplea en aplicaciones locales en la conjuntiva o en las fosas nasales en el tratamiento de la fiebre del heno. ||-**de Felton.** Variedad concentrada de suero antineumocócico equino. ||-**de Foshay.** Suero contra la tularemia; una suspensión de *Pasteurella tularensis* en inyección intradérmica provoca un eritema en casos positivos. ||-**de Haffkine.** Vacuna de Haffkine. ||-**de Hayem.** Suero artificial compuesto de cloruro de sodio, 5; sulfato de sodio, 1; agua destilada y hervida, 1.000, de empleo en los estados infectivos. ||-**de Hoffmann.** Epiteliolisina. ||-**de Howell.** Suero artificial compuesto de cloruro y bicarbonato de sodio, cloruro cálcico y cloruro de potasio. ||-**de Huchard.** Suero artificial compuesto de agua destilada, 100 ml; fosfato de sodio, 10 g; cloruro de sodio, 5 g, y sulfato de sodio, 2,5 g. ||-**de Jochmann.** Variedad de suero antimeningocócico. ||-**de Jonsell.** Suero de caballo inoculado con dosis crecientes intravenosas y subcutáneas de bacilos tuberculosos humanos de virulencia atenuada. ||-**de Kitasato.** Variedad de suero anticolérico. ||-**de Kolle.** Variedad de suero antimeningocócico. ||-**de Kraus.** Variedad de suero anticolérico. ||-**de Kronecker y Lichtenstein.** Suero artificial compuesto de cloruro de sodio, 6 o 7 g; carbonato de sodio, 0,1 g, y agua, 1.000 ml. ||-**de la leche.** Líquido acuoso, amarillento, transparente, de reacción ligeramente ácida, compuesto de agua, lactosa, sales y una pequeña cantidad de materia albuminosa, que se separa de la leche por coagulación de la misma. ||-**de la verdad.** Llámanse así diversos preparados a base de barbitúricos, escopolamina, etc., que administrados convenientemente producen un descenso en el nivel de la conciencia que permite explorar complejos reprimidos. ||-**de Latta.** Suero artificial que se compone de cloruro de sodio y carbonato de sodio disueltos en una escasa cantidad de agua. ||-**de Leclerc.** Suero artificial compuesto de cloruro de sodio, 40 g; fosfato de sodio, 4 g, y agua destilada, hervida, 1.000 ml. ||-**de Leyden.** Suero sanguíneo de pacientes convalecientes de escarlatina. ||-**de Lustig.** Variedad de suero antipestoso, antitóxico y bacteriolítico. ||-**de Luton.** Suero artificial compuesto de fosfato de sodio cristalino, 4 partes; sulfato de sodio, 10 partes; agua destilada hervida, 100 partes. ||-**de Löffler.** Medio de cultivo compuesto de suero sanguíneo de buey, 3 partes, y caldo glucosado, 1 parte. ||-**de Löwenthal.** Suero sanguíneo de cabra. ||-**de Maragliano.** Nombre de dos sueros antituberculosos, uno antitóxico y otro bacteriolítico, o bacteriolisina. ||-**de Marmorek.** Suero de caballo, asno, etc., inoculados con cultivos de *Streptococcus pyogenes*, preconizados otrora en el tratamiento de la erisipela, fiebre puerperal, etc. ||-**de Mathieu.** Suero artificial compuesto de sulfato de sodio, 6 g; fosfato de sodio, 4 g; cloruro de sodio, 1 g; glicerol, 20 ml, y agua destilada, 100 ml. ||-**de Menzer.** Suero sanguíneo de caballo al que se han inoculado cultivos de sangre de enfermos afectos de reumatismo articular agudo. ||-**de Morpinami.** Variedad de suero antiescarlatinoso. ||-**de Moser.** Variedad de suero antiestreptocócico polivalente. ||-**de Netter.** Suero de sujetos afectos anteriormente de parálisis infantil, preconizado contra la mielitis difusa aguda. ||-**de Nicolle y Blaizot.** Suero de caballo inoculado con órganos extraídos de infectados por el tifus exantemático. ||-**de Pane.** Variedad de suero antineumocócico. ||-**de Paquin.** Suero antituberculoso obtenido por sucesivas inoculaciones en los caballos. ||-**de Parascandolo.** Suero sanguíneo de caballo al que se han inoculado cultivos mixtos de estafilococos y estreptococos. ||-**de Petruschky.** Suero de leche neutralizado que contiene solución de tornasol. ||-**de Quintin.** SUERO MARINO. ||-**de Renzi.** Solución de 1 g de yodo, 3 g de yoduro de potasio y 6 g de cloruro de sodio en 1.000 ml de agua. ||-**de Rogers.** Suero empleado en otros tiempos en el tratamiento del bocio exoftálmico o enfermedad de Basedow. ||-**de Rosenow.** desus. Suero de caballo inoculado con estreptococos aislados de pacientes de poliomielitis, empleado en inyecciones intramusculares en el período preparalítico de la parálisis infantil. ||-**de Roussel.** Solución de 50 g de fosfato de sodio en 1.000 ml de agua. ||-**de Roux.** Variedad de suero antidiftérico. ||-**de Ruppell.** Variedad de suero antimeningocócico. ||-**de Ruppell y Rickmann.** Suero antituberculoso de vacas o mulos inoculados con bacilos tuberculosos humanos vivos y virulentos, y después se han producido lesiones, inoculados con dosis crecientes de tuberculina, extractos bacilares y bacilos vivos. ||-**de Römer.** desus. Variedad de suero antineumocócico. ||-**de Sanarelli.** Suero profiláctico contra la fiebre amarilla. ||-**de Sapellier.** Solución compuesta de agua destilada y hervida, 100 ml; cloruro de sodio, 60 g; cloruro potásico, 5 g; carbonato de sodio, 31 g; fosfato de sodio, 4,5 g, y sulfato de potasio, 3,5 g. ||-**de Schiassi.** Solución que contiene, en 1.000 g de agua destilada, 6,5 g de cloruro de sodio, 0,3 g de cloruro de potasio, 1 g de cloruro de cal, 0,5 g de bicarbonato sódico y 1,5 g de glucosa; se emplea en el tratamiento de las heridas. ||-**de Schiess.** Solución de 75 g de cloruro de sodio y 50 de bicarbonato de sodio en 1.000 ml de agua. ||-**de Schurupow.** Variedad de suero anticolérico. ||-**de Schwarz.** Suero artificial compuesto de cloruro de sodio, una pequeña cantidad de potasa y sosa cáustica. ||-**de Sclavo.** Variedad de suero anticarbuncoso. ||-**de Sobernheim.** Variedad de suero anticarbuncoso. ||-**de Spengler.** Suero antituberculoso obtenido de la disolución de glóbulos rojos de animales inoculados con toxinas tuberculosas. Se denomina también *cuerpos inmunizantes* y gozó de gran predicamento a principios de siglo. ||-**de Sydmann.** Suero artificial compuesto de cloruro de sodio, 6 partes; bicarbonato de sodio, 1 parte, en 1.000 partes de agua. ||-**de Tavel.** desus. Variedad de suero antiestreptocócico. ||-**de Trunecek.** Solución acuosa de sulfato, cloruro, fosfato y carbonato de sodio con sulfato potásico, en las mismas proporciones en que estos cuerpos existen en la sangre. Se emplea principalmente en inyecciones subcutáneas a la dosis de 1 ml o en enema a la de 35 ml cada 3 o 4 días. ||-**de Vaillard y Dopter.** SUERO ANTIDIFTÉRICO. ||-**de Vallée.** Variedad de suero antituberculoso. ||-**de Vandervelde.** Solución de glicerofosfato de sodio y cloruro de sodio, 3 g de cada uno, en 1.000 ml de agua. || Solución de cloruro y fosfato de sodio y cloruro de potasio, 3 g de cada uno; carbonato de sodio, 2,5 g, y sulfato de potasio, 2 g, en 100 ml de agua. ||-**de Vincent.** Variedad de suero antiestreptocócico. ||-**de Weinberg.** Variedad de suero antigangrenoso. ||-**de Wlaef.** Variedad de suero antiblastomicético. ||-**de Yersin.** Suero profiláctico y curativo contra la peste bubónica. ||-**despeciado.** Suero, ordinariamente bovino, tratado de modo que ha perdido sus propiedades específicas y apto para ser inyectado dentro de las venas. ||-**doble.** Mezcla de sueros inmunes de dos animales de especie distinta, que se cree suministra mayor variedad de amboceptores específicos. ||-**endotelíolítico.** Suero destructor de endotelios, obtenido de sangre de animales vacunados con células endoteliales. ||-**específico.** Suero que contiene gran número de amboceptores con afinidad especial por un microorganismo determinado. ||-**fisiológico.** Solución salina normal. ||-**gastrotóxico.** Suero tóxico para la mucosa gástrica. ||-**gelatinado.** Solución de gelatina blanca de 1 a 2 %, en agua destilada, con 1 g de cloruro de sodio, que se emplea como hemostático y en inyecciones subcutáneas en el tratamiento de los aneurismas. ||-**glucosado, trementinado,** etc. Suero artificial en el que se disuelven glucosa, trementina, etc., empleado en inyecciones subcutáneas en los estados infectivos. ||-**heterólogo.** Suero derivado de un animal de distinta especie del que recibe la inyección. ||-**hiperinmune.** Suero de convaleciente que ha sido además inmunizado con el virus activo de la enfermedad. ||-**homólogo.** Suero derivado de un animal de la misma especie del que recibe la inyección. ||-**humano normal.** Mezcla esterilizada de sueros sanguíneos procedentes de ocho o más personas sanas en igual cantidad cada uno, empleada en el tratamiento de diversas infecciones bacterianas, choque traumático o quirúrgico y quemaduras. ||-**inactivado.** Suero calentado hasta la destrucción de su actividad. ||-**inmune.** Suero de un animal inmunizable, que contiene el anticuerpo específico del antígeno, empleado en la inmunización. ||-**inorgánico.** SUERO DE TRUNECEK. ||-**isotónico.** Suero que contiene la proporción salina necesaria para no destruir los glóbulos rojos. ||-**leucitógeno.** Suero normal de caballo, preparado especialmente para ser inyectado en las heridas infectadas, con objeto de provocar la diapédesis leucocitaria. ||-**leucocitolítico.** Suero que destruye los leucocitos, obtenido de animales inoculados con leucocitos. ||-**leucotóxico.** Suero destructor de leucocitos. ||-**linfatolítico.** Suero que destruye los tejidos linfáticos. ||-**marino.** Mezcla esterilizada de agua de mar, 83 partes, y agua corriente, 190 partes. Se empleó en inyecciones hipodérmicas como tónico general. ||-**monovalente.** El que tiene antígenos de una sola cepa microbiana o para un solo tipo de antígeno. ||-**muscular.** Plasma muscular privado de su miosina. ||-**nefrotóxico, neurotóxico, tirotóxico,** etc. Suero que posee propiedades tóxicas específicas sobre el riñón, sistema nervioso, tiroides, etc., respectivamente. ||-**normal.** Suero sanguíneo de animal no inoculado, que se emplea en la proteinoterapia no específica. || SUERO FISIOLÓGICO. || Suero del que 0,1 ml neutraliza diez veces la dosis mínima letal de una toxina determinada. ||-**polivalente.** Suero obtenido por inoculación de distintas variedades de un microorganismo o de distintos microorganismos, y que se emplea contra las enfermedades de etiología imprecisa. ||-**profiláctico.** Suero que sólo tiene propiedades preventivas. ||-**sanguíneo.** Plasma de la sangre desprovisto de fibrinógeno, líquido transparente, de color verdoso amarillento, que se separa de la sangre en la coagulación de la misma. Es de composición compleja, formado de agua, albúmina, globulinas, metabolitos, catabolitos, lípidos, hormonas, sales, enzimas, etc. Las proteínas son albúminas y globulinas α, β y γ, la primera en la proporción del 55 al 60 % de las proteínas totales, la globulina del 10 al 15 %, las globulinas β y γ, del 9 al 12 %. El suero posee propiedades aglutinantes, precipitantes, neutralizantes, bactericidas, opsónicas, hemolíticas, complementarias, vasoconstrictoras, sensibilizantes y otras.

suerodiagnóstico. m. SERODIAGNÓSTICO.
sueroterapia. f. SEROTERAPIA.
sufrimiento (de *sufrir*, y éste del lat. *sufferre*, soportar). m. A., *Leiden;* F., *souffrance;* In., *ailment;* It., *soffrimento;* P., *sofrimento.* Sensación penosa, padecimiento.
sufusión (del lat. *suffusio, -onis*). f. A., *Ergiessung;* F. e In., *suffusion;* It., *suffusione;* P., *sufusão.* Derrame, especialmente sanguíneo; hemorragia con infiltración en los tejidos.
sugestibilidad [sugestible, sugestionable]. f. F., *suggestibilité.* Estado de debilidad mental, en el que el sujeto es fácilmente susceptible a las sugestiones.
sugestión (del lat. *suggestio, -onis*). f. A., *Suggestion;* F. e In., *suggestion;* It., *suggestione;* P., *sugestão.* Imposición, insinuación o inducción de una idea o acto en la mente de un sujeto por la acción de otro (heterosugestión). La sugestión puede nacer en el propio sujeto partiendo del yo (autosugestión), favorecida por ciertas condiciones especiales (emoción, sueño,

entrenamiento, etc). ||**-directa.** Afirmación escueta de la idea que se quiere imponer. ||**-hipnótica.** Sugestión provocada en estado de hipnotismo, en la que se induce en el sujeto la creencia de ideas o la ejecución de actos. ||**-indirecta.** Método de psicoterapia que consiste en insinuar una idea al sujeto de modo que éste la crea nacida en su propia mente. ||**-posthipnótica.** Inducción de una idea o acto a una persona en estado hipnótico, pero aplazando su cumplimiento para después que haya vuelto el sujeto al estado de vigilia.

sugilación (del lat. *suggillatio, -onis*). f. A., *Blutunterlaufung;* F. e In., *suggillation;* It., *suggellazione;* P., *sugilação.* Equimosis cutánea. || Lividez cadavérica.

suicidio (voz formada a semejanza de *homicidio*, del lat. *sui*, de sí mismo, y *caedere*, matar). m. A., *Selbstmord;* F. e In., *suicide;* It., *suicidio;* P., *suicídio.* Atentado contra la propia vida; autofonía, autoctonía.

suicidiomanía (de *suicidio* y el gr. *manía*, locura). f. Tendencia morbosa al suicidio: antofonomanía.

sujeto (del lat. *subiectus*). m. A., *Person, Subjekt;* F., *sujet;* In., *subject;* It., *soggetto;* P., *sujeito.* Persona innominada sometida a tratamiento, observación o experimentación.

sulciforme (del lat. *sulcus*, surco, y de *forma*). adj. En forma de surco.

súlculus (lat.). m. Surco pequeño, ranura.

sulcus (lat.). m. Canal, cisura, surco. ||**-ampullaris.** Surco transverso en la ampolla membranosa del laberinto, en el que se aloja un nervio. ||**-centralis.** CISURA DE ROLANDO. ||**-cinguli.** CISURA CALLOSOMARGINAL. ||**-circularis.** SURCO DE REIL. ||**-lateralis.** CISURA DE SILVIO. ||**-lunatus** (*Affenspalte* de los alemanes). Pequeño surco semilunar que se ve a veces en la cara externa del lóbulo occipital, muy manifiesto en ciertos monos. ||**-spiralis.** SURCO DE WALDEYER. ||**-tali.** Surco transverso en la cara inferior del astrágalo. ||**-ventralis.** Surco mediano anterior de la médula espinal.

sulfacetamida. f. F., *sulfacétamide.* Sulfamida empleada tópicamente en el tratamiento de las infecciones oftálmicas. Paraaminobencenosulfonacetamida; polvo cristalino, soluble en 100 partes de agua.

sulfácido. m. F., *sulfacide.* Ácido de constitución análoga a la de los oxácidos, pero con azufre en vez de oxígeno.

sulfadiacina. f. F., *sulfadiazine.* N^1-2-Pirimidildulfanilamida. Sulfonamida de acción y excreción rápida y de reducida toxicidad.

sulfaguanidina. f. F., *sulfaguanidine.* N^1-Amidinodulfanilamida; con acción e indicaciones parecidas a las del succinilsulfatiazol.

sulfaldehído. m. Líquido oleoso maloliente, análogo al acetaldehído, pero con azufre en vez de oxígeno. Se ha empleado como hipnótico.

sulfameracina o **sulfametacina.** f. F., *sulfamérazine, sulfaméthazine.* Derivados metilados de la sulfadiacina, más solubles que ésta y con las mismas indicaciones terapéuticas.

sulfamida. f. Nombre genérico para compuestos derivados de la sulfanilamida. V. SULFONAMIDA.

sulfamina. f. F., *sulfamide.* Radical univalente SO_2NH_2.

sulfanemia. f. Anemia debida a las sulfamidas.

sulfanilamida. f. F., *sulfanilamide.* Núcleo químico común de los quimioterápicos del grupo de las sulfamidas. Para-aminobencenosulfonamida, sustancia en cristales blancos, gránulos o polvo, soluble, de acción potente bacteriostática, eficaz contra estreptococos hemolíticos β, meningococos, gonococos, estafilococos, *Brucella* y *Clostridium perfringens.* Utilizado anteriormente en el tratamiento antiinfeccioso, ha sido reemplazado con derivados menos tóxicos o con los antibióticos. *Sin.:* Sulfamidilo, prontilina, prontosil album, lisococcina.

sulfanílico (Ácido). Ácido fenilsulfónico; blanco cristalino, se usa como reactivo.

sulfapiracina. f. F., *sulfapyrazine.* Isómero de la sulfapiridina, paraamino-N-2-piracinilbencenosulfonamida, tan eficaz como la sulfadiacina en las infecciones neumocócicas, estreptocócicas, hemolíticas, *Escherichia coli* y *Shigella paradysenteriae.*

sulfapiridina. f. F., *sulfapyridine.* Derivado de la sulfanilamida-2-paraaminobencenosulfamidopiridina, de acción análoga a la de la sulfanilamida.

sulfapirimidina. f. V. SULFADIACINA.

sulfarsenito. f. Sal de ácido sulfarsenioso; se ha empleado el sulfarsenito de quinina.

sulfarsfenamina. f. F., *sulfarsphénamine.* Preparación orgánica de arsénico que contiene el 18-20 % de este elemento; antisifilítica en inyecciones intramusculares o intravenosas.

sulfatado. adj. Que contiene sulfatos.

sulfatasa. f. F., *sulfatase.* Enzima que hidroliza los ésteres del ácido sulfúrico.

sulfatemia (de *sulfato* y el gr. *-haîma*, sangre). f. F., *sulfatémie.* Presencia de sulfatos en la sangre.

sulfatiazol. m. F., *sulfathiazol.* N^1-2-Tiazolilsulfanilamida; sulfamida antibacteriana.

sulfátido. m. F., *sulfatide.* Miembro de una clase de sustancias lipoideas constituidas por ésteres compuestos del ácido sulfúrico que se encuentran en las fibras nerviosas mielínicas.

sulfato (del lat. *sulphur*, azufre). m. A., *Sulfat;* F., *sulfate;* In., *sulfate;* It., *solfato;* P., *sulfato.* Sal de ácido sulfúrico. ||**-ácido.** Bisulfato; sulfato en el que sólo se ha sustituido uno de los hidrógenos del ácido sulfúrico. ||**-básico.** Sulfato en el cual, además de estar sustituidos todos los átomos de hidrógeno del ácido, existen oxhidrilos básicos. ||**-conjugado.** Sal de un ácido sulfónico (sulfoconjugado). ||**-neutro** o **normal.** Sulfato en el que todo el hidrógeno del ácido sulfúrico ha sido reemplazado.

sulfentanil. m. Analgésico central opiáceo de origen sintético, mil veces más potente que la morfina.

sulfhidrato. m. F., *sulfhydrate.* Nombre antiguo de los sulfuros. || Compuesto análogo a los hidróxidos, pero con azufre en vez de oxígeno.

sulfhídrico (Ácido). Gas tóxico, H_2S, de olor a huevos podridos, empleado como reactivo.

sulfhidrilo o **sulfidrilo.** m. F., *sulfhydryle, thiol.* Radical univalente SH.

sulfhidrismo. m. Intoxicación por inhalación de vapores de hidrógeno sulfurado.

sulfhidrometría (de *sulfídrico* y el gr. *métron*, medida). f. Determinación de la cantidad de ácido sulfhídrico contenida en las aguas sulfurosas.

sulfito (del lat. *sulphur*, azufre). m. A., *Sulfit;* F. e In., *sulfite;* It., *solfite;* P., *sulfito.* Sal de ácido sulfuroso.

sulfmethemoglobina. f. SULFHEMOGLOBINA.

sulfo-. Forma prefija del lat. *sulphur, -uris*, azufre.

sulfobacteria (de *sulfo-* y el gr. *baktería*, bastón). f. Bacteria que vive en medios sulfurosos y acumula azufre en su cuerpo.

sulfocarbol. m. SULFOFENOL.

sulfocarbonismo (de *sulfo-* y el lat. *carbo, -onis*, carbón). m. Intoxicación por el sulfuro de carbono.

sulfocianato. m. F., *sulfocyanate.* Sal de ácido sulfociánico; tiocianato.

sulfoconjugado (de *sulfo-* y el lat. *coniugatus*, p. p. de *coniungere*, juntar). adj. Aplícase a los ésteres de ácido sulfúrico con diversos tipos de compuestos, fundamentalmente de tipo fenólico y esteroide, excretados por la orina. A través de dicho mecanismo se consigue la finalización de los efectos biológicos de la sustancia y su eliminación a través del medio acuoso que constituye la base de todos los seres vivos. Ú.t.c.s.m.

sulfofenol. m. Compuesto oleoso de color rojo que se emplea como el fenol en soluciones al 1-10 %.

sulfogel. m. F., *sulfogel.* Gel en el que el medio es ácido sulfúrico en lugar de agua.

sulfohemoglobina. f. F., *sulhémoglobine.* Sustancia verdosa derivada de la hemoglobina por acción del sulfuro de hidrógeno; presente en la sangre de ciertos individuos tras la administración de acetanilida o fenacetina. La absorción de pequeñas cantidades de sulfuro de hidrógeno por el tracto intestinal puede provocar incremento en la concentración de sulfohemoglobina en la sangre, lo que confiere una totalidad azulada o malva a la piel.

sulfoictiólico (Ácido). Ácido sulfónico obtenido tratando por el ácido sulfúrico los productos de destilación seca de ciertos esquistos bituminosos. Se usan en terapéutica sus sales, los sulfoictiolatos, especialmente la amónica, con el nombre de *ictiol*.

sulfoide. m. Azufre coloidal.

sulfona. f. F., *sulfone*. Radical SO_2. || Compuesto de SO_2 con uno o dos radicales hidrocarburados. || Nombre genérico con que se conocen los derivados de la diaminodifenilsulfona.

sulfonal. m. Dietilsulfondimetilmetano o dimetildietilsulfometano; compuesto cristalino blanco, poco soluble en el agua. Tiene propiedades hipnóticas.

sulfonalismo. m. Estado morboso producido por el hábito o abuso de los preparados de sulfonal.

sulfonamida. f. F., *sulfonamide*. Grupo químico NH_2SO_2, que comprende los derivados de la sulfanilamida. Inhiben la síntesis del ácido fólico y tienen acción bacteriostática sobre gérmenes grampositivos (estreptococos, neumococos) y gérmenes gramnegativos (meningococos, gonococos, *Escherichia colli*). Empleados en el tratamiento de varias infecciones bacterianas, son variables respecto a su actividad, grado de absorción, metabolismo y excreción, como también en sus manifestaciones tóxicas.

sulfonamidoterapia (de *sulfonamida* y el gr. *therapeía*, tratamiento). f. Tratamiento por las sulfamidas.

sulfonilurea. f. Miembro de un grupo de arilsulfonilureas con diferentes sustituciones en los grupos benceno y urea. Tienen actividad hipoglucemiante por estimular la secreción de insulina de los islotes de Langerhans. Se emplean en el tratamiento de la diabetes con páncreas funcionante.

sulfoparaldehído. m. F., *sulfoparaldéhyde*. Tritioacetaldehído; sustancia cristalina, insoluble en el agua, empleada como hipnótico.

sulfopiretoterapia (de *sulfo-*, el gr. *pyretós*, fiebre, y *therapeía*, tratamiento). f. Piretoterapia por la inyección de preparaciones de azufre.

sulfopirina. f. Paraamidobenzolsulfonato de antipirina; polvo blanco, inodoro. Antineurálgico y antipirético.

sulfoproteína. f. Miembro de una serie de albuminoides que contienen azufre en combinación inestable.

sulforricinato. m. Sal de ácido sulforricínico. || Solvina.

sulfosalicílico (Ácido). Ácido salicisulfónico o sulfosalicilato de sodio; polvo cristalino astringente y antirreumático.

sulfosol. m. Sol cuyo medio de dispersión es el ácido sulfúrico.

sulfoxismo. m. Envenenamiento con el ácido sulfúrico.

sulfur o **sulphur** (lat.). m. Azufre. ||**-lotum.** Azufre lavado.

sulfurado. adj. F., *sulfuré*. Que contiene azufre o sulfuro.

sulfuraria. f. Sedimento de ciertas fuentes medicinales de Italia, formado por algas y barro, que contiene azufre, sulfuro de calcio, sílice, sulfato de estroncio, etc. Se emplea en las afecciones cutáneas.

sulfúrico (Ácido) (del lat. *sulphur, -uris*, azufre). Cuerpo, SO_4H_2, oleoso, tóxico y cáustico en extremo. Se emplea mucho en química y artes, y en medicina, en limonada, diluido al 10 %.

sulfurilo. m. F., *sulfuryle*. Radical SO_2.

sulfurina. f. Glairina.

sulfuro (del lat. *sulphur, -uris*, azufre). m. A., *Sulfid*; F., *sulfure*; In., *sulphide*; It., *solfuro*; P., *sulfeto*. Compuesto binario de azufre y otro elemento.

sulfuroso (Ácido) (del lat. *sulphurosus*). Ácido bibásico, SO_3H_2, que se produce por la combinación del gas anhídrido sulfuroso, SO_2, con el agua. Se emplea como antiséptico en los procesos fermentativos.

Sulzberger-Garbe (Enfermedad de) (Marion Baldur *Sulzberger*, dermatóloga norteamericana, n. en 1895). V. Enfermedad.

sumación. f. A., *Summation*; F., *sommation*; In., *summation*; It., *sommazione*; P., *somação*. Efecto acumulativo de numerosos estímulos o irritaciones en un músculo o nervio.

sumbul. m. Nombre de la planta umbelífera de Asia *Ferula sumbul* y de su raíz, de olor de almizcle, que se empleó, especialmente en Rusia, como antiespasmódica en la neurastenia e histerismo.

sumersión (del lat. *submersio, -onis*). f. A., *Untertauchen*; F. e In., *submersion*; It., *sommersione*; P., *submersão*. Acción y efecto de sumergir o sumergirse; variedad de asfixia de los ahogados.

Sumner (Signo de) (F. S. *Sumner*, médico inglés contemporáneo). V. Signo.

supedáneo (del lat. *suppedaneum*, tarima, y, en general, todo lo que se pone debajo de los pies). adj. Se aplica a las plantas de los pies.

super-. A., *Super, über*; F., *super, sur*; In., *super, over*; It., *super, sopra*; P., *super*. Prefijo latino que indica *posición superior* o *exceso*. Sinónimo muchas veces de *hiper*.

superabducción. f. Abducción extrema o excesiva.

superacidez. f. F., *hyperacidité*. Acidez excesiva; hiperacidez.

superactividad. f. A., *Übertätigkeit*; F., *suractivité*; In., *superactivity*; It., *soprattività*; P., *superactividade*. Sobreactividad; hipercinesia.

superalbuminosis (de *super-*, el lat. *albumen, -inis*, clara de huevo, y el suf. *-osis*). f. Formación excesiva de albúmina; hiperalbuminosis.

superalcalinidad. f. F., *hyperalcalinité*. Alcalinidad excesiva; hiperalcalinidad.

superalimentación. f. Sobrealimentación.

supercarbonato. m. Bicarbonato.

superciliar (del lat. *supercilium*, sobreceja). adj. A., *superciliaris*; F., *sourcilier*; In., *superciliary*; It., *sopraccigliare*; P., *superciliar*. Relativo a la región de la ceja.

supercilium. (lat.). m. Ceja.

superdistensión (de *super-* y el lat. *distendere*, estirar). f. A., *Überstreckung*; F., *surextension*; In., *superdistention*; It., *superestensione*; P., *superdistensão*. Distensión extrema o excesiva; hiperdistensión.

superego. m. Superyó.

superexcitación. f. Sobreexcitación.

superextensión (de *super-* y el lat. *extendere*, extender). f. F., *hyperextension*. Extensión extrema o excesiva; hiperextensión.

superfecundación (de *super-* y el lat. *fecundare*, fertilizar). f. A., *superfécondation*; F., *superfécondation*; In., *superfecundation*; It., *superfecondazione*; P., *superfecundação*. Fecundación sucesiva de dos óvulos correspondientes al mismo período menstrual, por espermatozoides procedentes de un mismo individuo o de individuos distintos.

superfetación (del lat. *superfetare*; de *super-* y *fetus*, feto). f. A., *Überfruchtung*; F., *superfétation*; In., *superfetation*; It., *superfetazione*; P., *superfetação*. Fecundación sucesiva de dos o más óvulos, correspondientes a distintos períodos menstruales; fecundación de un óvulo en una mujer ya embarazada.

superfibrinación. f. Formación de una cantidad excesiva de fibrina en la sangre; hiperfibrinemia.

superficial (del lat. *superficialis*). adj. A., *Oberflächlich*; F., *superficiel*; In. y P., *superficial*; It., *superficiale*. Relativo a la superficie o situado más cerca de una superficie.

superficie (del lat. *superficies*). f. A., *Oberfläche*; F., In. e It., *superficie*; P., *superfície*. Porción o límite exterior de un cuerpo. ||**-articular.** Porción de los huesos revestida de cartílago, que entra en contacto en las articulaciones. ||**-axil.** Cualquiera de las superficies de un diente paralela a su eje mayor. ||**-bucal, labial** o **lingual.** Superficie dental que mira a la mejilla, labios o lengua, respectivamente. ||**-cuadrilateral rugosa.** En la cara externa de la base craneal, superficie entre el agujero rasgado y el orificio del conducto carotídeo. ||**-de contacto.** Cara de un diente en contacto con otra del mismo arco dentario. ||-

distal o **proximal.** Superficies de contacto de un diente que miran a la que le sigue o precede, respectivamente. || **-oclusal.** Superjicie masticatoria de los molares. || **-respiratoria.** Conjunto de las superficies de los alveolos pulmonares, que se calcula en 81 m^2. || **-tentorial.** Porción de cerebro en contacto con la tienda del cerebelo. || **-yugular.** Porción rugosa en la cara lateral del cóndilo occipital, punto de inserción del músculo recto lateral de la cabeza.

superflexión (de *super-* y el lat. *flectere*, doblegar). f. A., *Überbeugung;* F., *hyperflexion;* In., *superflexion;* It., *iperflessione;* P., *superflexão*. Flexión extrema o excesiva, hiperflexión.

superfunción. f. SOBREACTIVIDAD; hiperfunción.

superfusión. f. Fusión extrema o excesiva.

superimpregnación. f. F., *superimprégnation, superfécondation.* Superfecundación o superfetación. || Ingreso de más de un espermatozoide en el óvulo; polispermia.

superinfección. f. A., *Superinfektion;* F., *surinfection;* In., *superinfection;* It., *sovrainfezione;* P., *superinfecção*. Reinfección o neoinfección, especialmente con el mismo microorganismo, no curada todavía la infección primitiva.

superinvolución (de *super-* y el lat. *involvere*, envolver). f. A., *Superinvolution;* F. e In., *superinvolution;* It., *superinvoluzione;* P., *superinvolução*. Involución excesiva o hiperinvolución del útero después del parto, por la que el órgano se reduce a un tamaño menor que el normal.

superior. adj. F., *supérieur;* In., *superior*. Más elevado en situación.

superlactación (de *super-* y el lat. *lactare*, amamantar). f. Secreción excesiva de leche. || Lactancia prolongada excesivamente.

superletal (de *super-* y el lat. *letum*, muerte). adj. Más que letal; dícese de las dosis mortales con toda seguridad.

supermaxilar. adj. Supramaxilar. || Maxilar superior.

supermediano. adj. Situado encima de la parte media.

supermicroscopio. m. Microscopio electrónico, que proporciona aumentos mayores de 1.200 diámetros.

supermovilidad o **supermotilidad.** f. Movilidad excesiva de una parte u órgano.

supernormal. adj. Más de lo normal.

supernumerario (de *super-* y el lat. *numerare*, contar). adj. F., *surnuméraire*. En número mayor que el normal.

supernutrición. f. F., *surnutrition*. Nutrición excesiva. || HIPERTROFIA.

superolateral. adj. Situado en la parte superior y lateral.

superovulación (de *super-* y el lat. *ovulum*, dim. de *ovum*, huevo). f. F., *superovulation*. Postura de dos o más óvulos en el mismo período menstrual. || Aceleración de la ovulación.

superparasitismo. m. F., *hyperparasitisme*. Infestación con más parásitos de los que puede soportar el huésped. || Infestación de parásitos con otros parásitos.

superparásito. m. HIPERPARÁSITO.

superpigmentación (de *super-* y el lat. *pigmentum*, pigmento). f. F., *hyperpigmentation*. Pigmentación excesiva; hiperpigmentación.

superposición (de *super-* y el lat. *positio, -onis,* colocación). f. Posición de una parte, plano u órgano sobre o encima de otros.

superpurgación. f. Purgación excesiva.

supersaturación (de *super-* y el lat. tardío *saturatio, -onis,* hartazgo). f. A., *Übersättigung;* F., *sursaturation;* In., *supersaturation;* It., *soprasaturazione;* P., *supersaturação*. Saturación excesiva; sobresaturación.

superscripción. f. El signo *D/* o *R/* en la parte superior de la prescripción, receta o fórmula.

supersecreción (de *super-* y el lat. *secretio, -onis,* separación). f. F., *hypersécrétion*. Secreción excesiva; hipersecreción.

supersedente. adj. Curativo o preventivo.

supersensibilización. f. HIPERSENSIBILIZACIÓN.

supersexual (de *super-* y el lat. *sexus*, sexo). adj. Dícese del individuo cuyos caracteres sexuales, masculinos o femeninos, son exagerados. Ú.t.c.s.

supersónico (de *super-* y el lat. *sonus*, sonido). adj. F., *supersonique*. Relativo a ondas de frecuencia demasiado elevada para ser oídas. || Relativo a velocidades superiores a la del sonido.

supertuberculización. f. Reinfección tuberculosa.

supervención (del lat. *superventum*, supino de *supervenire*, sobrevenir). f. Desarrollo de un estado o proceso en adición a otro ya existente.

supervenosidad. f. Venosidad extrema de la sangre.

supervirulento (de *super-* y el lat. *virus*, veneno). adj. Virulento en exceso.

supervivencia (del lat. *supervivens, -entis,* que sobrevive). f. A., *Überleben;* F., *survie;* In., *survival;* It., *sopravvivenza;* P., *sobrevivência*. Acción y efecto de sobrevivir. Seguir viviendo después de la muerte de otro u otros, o después de un determinado suceso o plazo. || Prolongación por algún tiempo de la vida celular después de la muerte general del individuo.

superviviente. adj. Que sobrevive; relativo a la supervivencia o que la presenta. Ú.t.c.s.

superyó. m. A., *Über-Ich;* F., *surmoi;* In., *super-ego;* It., *super ego;* P., *superego*. En psicoanálisis, una de las tres instancias del aparato psíquico que se forma primordialmente por internalización de los mandatos y prohibiciones de los padres durante la infancia, y que cumple una función de juez o censor (conciencia moral) del yo.

supinación (del lat. *supinatio, -onis*). f. A., *Supination;* F. e In., *supination;* It., *supinazione;* P., *supinação*. Movimiento de rotación del antebrazo por el que la palma de la mano se hace superior o anterior. || Decúbito supino o dorsal.

supinador. adj. y s. F., *supinateur*. Músculo que lleva el antebrazo y la mano en supinación. V. MÚSCULOS (TABLA DE).

supino (del lat. *supinus*). adj. F., *en supination*. Con el dorso hacia abajo; opuesto a *prono*.

suplagotoxina (del lat. *sus,* cerdo, y de *plaga* y *toxina*). f. Toxina de la peste de los cerdos.

suplementario. adj. Que sirve como suplemento o adición.

supositorio (del lat. *suppositorium*). m. A., *Suppositorium, Zäpfchen;* F., *suppositoire;* In., *suppository;* It., *suppositore;* P., *supositório*. Forma medicamentosa sólida, a base de una sustancia fusible por el calor natural del cuerpo, manteca de cacao, glicerina solidificada, y destinada a ser introducida en una cavidad natural (vagina, recto) para que al fundirse obre el medicamento incorporado.

supra-. A., *Über, oberhalb;* F., *sur, sous;* In. y P., *supra;* It., *sopra*. Prefijo latino que indica *posición superior, encima* o *sobre*.

supraacromial (de *supra-,* el gr. *ákros,* extremo, y *ômos,* hombro). adj. Situado encima del acromion.

supraacromiohumeral. adj. y s. Músculo deltoides.

supraanal. adj. Situado o que ocurre encima del ano.

supraauricular (de *supra-* y el lat. *auricula,* oreja o aurícula). adj. Situado encima de una oreja o aurícula.

supraaxilar (de *supra-* y el lat. *axilla,* axila). adj. Situado o que ocurre encima de la axila.

suprabucal (de *supra* y el lat. *bucca,* boca). adj. Situado encima de la boca.

supracalloso (de *supra-* y el lat. *callus,* callo). adj. Situado encima del cuerpo calloso.

supracentral (de *supra-* y el gr. *kéntron,* centro). adj. Encima de un centro.

supracerebeloso (de *supra-* y el lat. *cerebellum,* dim. de *cerebrum,* cerebro). adj. Situado encima del cerebelo o sobre la superficie del cerebelo.

supraciliar. adj. SUPERCILIAR.

supraclavicular (de *supra-* y el lat. *clavicula,* dim. de *clavis,* llave). adj. F., *supraclaviculaire*. Situado encima de la clavícula. || m. Músculo accidental inserto en la porción superior del mango del esternón y en la clavícula.

supracoccígeo (de *supra-* y el gr. *kókkyx, -yggos,* cuclillo). adj. Situado encima del cóccix.
supracomisura (de *supra-* y el lat. *commitere,* juntar). f. Comisura cerebral delante del tallo de la glándula pineal.
supracondíleo (de *supra-* y el gr. *kóndylos,* nudillo). adj. Situado encima del cóndilo o cóndilos.
supracoroideo (de *supra-,* el gr. *chórion,* cuero, y *eîdos,* aspecto). adj. Situado encima de la coroides.
supracoroides. f. Tejido laxo entre la esclerótica y la coroides; ectocoroides.
supracostal (de *supra-* y el lat. *costa,* costilla). adj. F., *supracostal.* Situado encima o fuera de las costillas. || m. V. MÚSCULOS (TABLA DE).
supracotiloideo (de *supra-,* el gr. *kotýle,* cavidad, y *eîdos,* aspecto). adj. Situado encima de la cavidad cotiloidea.
supracraneal (de *supra-* y el gr. *kraníon,* cráneo). adj. En la superficie exterior del cráneo.
supradiafragmático (de *supra-* y el gr. *diaphrássein,* separar). adj. F., *supradiaphragmatique.* Situado o que ocurre encima del diafragma.
supradural. adj. Situado en la parte superior de la duramadre.
supraepicondíleo (de *supra-,* el gr. *epí,* sobre, y *kóndylos,* nudillo). adj. Situado encima del epicóndilo.
supraepitróclea, supraepitroclear (de *supra-,* el gr. *epí,* sobre, y *trochilía,* polea). adj. Situado encima de la epitróclea.
suprafrontal (de *supra-* y el lat. *frons, frontis,* frente). adj. Situado encima o en la parte superior del frontal.
supraglenoideo (de *supra-,* el gr. *gléne,* muñeca, y *eîdos,* aspecto). adj. Situado encima de la cavidad glenoidea.
supraglótico (de *supra-* y el gr. *glottís, -ídos,* glotis). adj. Situado encima de la glotis.
suprahepático (de *supra-* y el gr. *hepatikós,* de *hêpar, -atos,* hígado). adj. Situado encima o en la parte superior del hígado.
suprahioideo (de *supra-* y el gr. *hyoeidés,* en forma de ípsilon). adj. Situado encima del hueso hioides.
suprainguinal (de *supra-* y el lat. *inguen, -inis,* ingle). adj. F., *suprainguinal.* Situado o que ocurre encima de la ingle.
supraliminal (de *supra-* y el lat. *limen, -inis,* umbral). adj. F., *supraliminaire.* Por encima del limen de sensación.
supralumbar (de *supra-* y el lat. *lumbus,* lomo). adj. Situado encima de la región lumbar.
supramaleolar (de *supra-* y el lat. *malleolus,* dim. de *malleus,* martillo). adj. Situado encima de un maléolo.
supramamario (de *supra-* y el lat. *mamma,* mama). adj. F., *supramammaire.* Situado encima de la glándula mamaria.
supramandibular (de *supra-* y el lat. *mandibula,* de *mandere,* mascar). adj. Situado encima de la mandíbula, especialmente la inferior.
supramarginal (de *supra-* y el lat. *margo, -inis,* margen). adj. Situado encima de un borde.
supramastoideo (de *supra-,* el gr. *mastós,* mama, y *eîdos,* aspecto). adj. Situado encima de la apófisis mastoides.
supramaxilar (de *supra-* y el lat. *maxilla,* quijada). adj. Situado encima del maxilar. || m. Maxilar superior.
supramentoniano (de *supra-* y el lat. *mentum,* barba). adj. Situado encima del mentón.
supranasal (de *supra-* y el lat. *nasus,* nariz). adj. Situado encima de la nariz.
supraneural (de *supra-* y el gr. *neûron,* nervio). adj. Situado o que ocurre encima de un nervio o del eje neural.
supranuclear (de *supra-* y el lat. *nucleus,* dim. de *nux, nucis,* nuez). adj. Situado encima de un núcleo.
supraoblicuo (de *supra-* y el lat. *obliquus,* sesgado, oblicuo). m. Músculo oblicuo superior del ojo.
supraoccipital (de *supra-* y el lat. *occipitium,* occipucio). adj. Situado en la parte superior del occipucio.

supraoclusión. f. SOBREMORDIDA.
supraocular. adj. Situado encima del globo ocular.
supraóptimo. adj. Mayor que el óptimo; se aplica a temperaturas mayores de lo conveniente para el desarrollo de un organismo.
supraorbitario (de *supra-* y el lat. *orbis,* círculo). adj. F., *supraorbitaire.* Situado o que ocurre encima de la órbita.
suprapatelar. adj. SUPRARROTULIANO.
suprapélvico (de *supra-* y el lat. *pelvis,* lebrillo). adj. F., *suprapelvien.* Situado o que ocurre encima de una pelvis.
suprapetroso (de *supra-* y el lat. *petra,* piedra). adj. Situado encima del peñasco del temporal.
suprapineal (de *supra-* y el lat. *pinea,* piña). adj. Encima de la glándula pineal.
suprapontil o **suprapontino** (de *supra-* y el lat. *pons, pontis,* puente). adj. Situado encima del puente de Varolio.
suprapúbico o **suprapubiano** (de *supra-* y el lat. *pubes, pubis). adj. F., *suprapubien.* Situado encima del pubis.
suprarrenal (de *supra-* y el lat. *ren, renis,* riñón). adj. A. e In., *suprarenal;* F., *surrénal;* It., *soprarenale;* P., *supra-renal.* Situado encima del riñón. || f. Glándula o cápsula suprarrenal. V. GLÁNDULA.
suprarrenalectomía (de *suprarrenal* y el gr. *ektomé,* resección). f. A., *Suprarenalektomie;* F., *surrénalectomie;* In., *suprarenalectomy* It., *surrenectomia;* P., *supra-renalectomia.* Escisión de la cápsula suprarrenal.
suprarrenalemia (de *suprarrenal* y el gr. *haîma,* sangre). f. Exceso de hormonas suprarrenales en la sangre.
suprarrenalina. f. ADRENALINA.
suprarrenalismo. m. F., *hyperactivité des glandes surrénales.* Hiperactividad anormal de las cápsulas suprarrenales.
suprarrenalitis. f. Inflamación de las cápsulas suprarrenales; adrenalitis o epinefritis.
suprarrenalopatía (de *suprarrenal* y el gr. *páthos,* enfermedad). f. F., *maladie des glandes surrénales.* Enfermedad de las cápsulas suprarrenales.
suprarrenina. f. ADRENALINA.
suprarrenoma. m. F., *surrénalome.* Tumor de la cápsula suprarrenal.
suprarrenotrópico (de *suprarrenal* y el gr. *trópos,* dirección). adj. Que influye sobre las cápsulas suprarrenales o tiene afinidad por ellas; adrenotrópico. V. GLÁNDULA.
suprarrenotropismo. m. F., *surrénalotropisme.* Estado endocrino en el que predomina la hormona suprarrenal.
suprarrotuliano (de *supra-* y el lat. *rotula,* dim. de *rota,* rueda). adj. Situado encima de la rótula.
suprascapular (de *supra-* y el lat. *scapulae,* hombros). adj. F., *suprascapulaire.* Situado encima o en la parte superior de la escápula.
supraseptal (de *supra-* y el lat. *septum,* tabique). adj. Situado encima de un tabique.
suprasfenoideo (de *supra-,* el gr. *sphén, sphenós,* cuña, y *eîdos,* aspecto). adj. Situado encima del esfenoides.
suprasilviano. adj. F., *suprasylvien.* Situado encima de la cisura de Silvio.
suprasinfisario (de *supra-* y el gr. *sýmphisis,* concreción). adj. Situado o que se practica sobre una sínfisis, del pubis especialmente.
supraspinal (de *supra-* y el gr. *spina,* espina dorsal). adj. Situado encima de la columna vertebral.
supraspinoso. adj. F., *sus-épineux.* Situado encima de las apófisis espinosas. || m. V. MÚSCULOS (TABLA DE).
suprasternal (de *supra-* y el gr. *stérnon,* pecho). adj. Situado encima del esternón.
suprasterol. m. F., *suprastérol.* Tipo de esterol producido por la irradiación del ergosterol; tóxico.
supratemporal (de *supra-* y el lat. *tempora,* sienes). adj. Situado en la parte superior del hueso o región temporal.
supratimpánico (de *supra-* y el gr. *týmpanon,* timbal). adj. F., *supratympanique.* Situado encima del tímpano.

supratonsilar (de *supra-* y el lat. *tonsilae*, amígdalas). adj. Situado encima o en la superficie de las amígdalas o tonsilas.

supratorácico (de *supra-* y el gr. *thórax*, pecho). adj. Situado encima del tórax.

supratroclear (de *supra-* y el gr. *trochilía*, polea). adj. Situado encima de la tróclea.

supraumbilical (de *supra-* y el lat. *umbilicus*, ombligo). adj. Situado o que ocurre encima del ombligo.

supravaginal (de *supra-* y el lat. *vagina*, vaina, vagina). adj. F., *supravaginal*. Encima de una túnica vaginal o de la vagina. ‖ **-(Cuello).** Parte del cuello uterino situado por encima de la inserción vaginal.

supraxifoideo (de *supra-*, el gr. *xíphos*, espada, y *eîdos*, aspecto). adj. Encima del apéndice xifoides.

supresión (del lat. *suppressio, -onis*). f. A., *Unterdrückung*; F., *suppression, répression*; In., *suppression*; It., *soppressione*; P., *supressão*. Detención súbita de una secreción, excreción o flujo normal. ‖ En genética, efecto de una segunda mutación que anula el cambio fenotípico originado por una mutación previa. ‖ En psicoanálisis, operación psíquica por la cual un contenido consciente displacentero o inaceptable (ideas, impulsos o afectos) es excluido o inhibido. Se diferencia de la represión en que es consciente y el contenido suprimido permanece en el preconsciente.

supuración (del lat. *suppuration, -onis*). f. A., *Eiterung*; F. e In., *suppuration*; It., *suppurazione*; P., *supuração*. Formación de pus, fenómeno frecuente en la inflamación. ‖ Derrame de pus. ‖ **-amicrobiana.** Supuración causada por agentes irritantes desprovistos de gérmenes vivos.

supurante o **supurativo.** adj. F., *suppurant*. Que produce supuración. ‖ m. Agente que posee esta acción.

supuratorio. adj. Que supura. ‖ Originado por la supuración.

sura (lat.). f. PANTORRILLA.

sural (del lat. *sura*, pantorrilla). adj. F., *sural*. Relativo o perteneciente a la pantorrilla.

suramina. f. Compuesto introducido en terapéutica el año 1920, a raíz de la observación de la actividad tripanocida de algunos colorantes. Se administra por vía parenteral, generalmente intravenosa, en el tratamiento de las tripanosomiasis producidas por T. gambiense y T. rhodesiense.

surco (de *sulco*, y éste del lat. *sulcus*). m. A., *Furche*; F., *sillon*; In., *sulcus*; It., *solco*; P., *sulco*. Depresión lineal; ranura, canal, hendidura o cisura. ‖ **-alveobial.** Espacio o fondo de saco entre las encías y los labios. ‖ **-alveolingual.** Espacio entre las encías y la lengua. ‖ **-anterolateral.** Surco en la médula oblongada, de donde emergen las raíces del hipogloso y *abducens*. ‖ Surco en la médula espinal, continuación del anterior, correspondiente a la línea de origen de las raíces nerviosas ventrales. ‖ **-aórtico.** Depresión vertical en la cara interna del pulmón izquierdo, que aloja la aorta torácica. ‖ **-auriculoventricular.** Surco en la aurícula y ventrículo izquierdos, que aloja el seno coronario. ‖ **-balanoprepucial.** SURCO CORONARIO, 2.ª acep. ‖ **-basilar.** Surco medio en el puente, correspondiente a la arteria basilar. ‖ **-bicipital.** SURCO INTERTUBERCULAR. ‖ **-calcarino.** Cisura horizontal en la porción posterior de la cara interna del hemisferio que se une al surco parietooccipital y corresponde a la eminencia ventricular denominada *espolón de Morán (calcari ovis)* o *hipocampo menor*. ‖ **-cavernoso** o **carotídeo.** Surco entre el cuerpo y la base del ala mayor del esfenoides. ‖ **-central.** Surco central entre los lóbulos parietal y frontal que separa las circunvoluciones anteriores de las posteriores. ‖ **-colateral.** Surco en la cara interna del hemisferio entre las circunvoluciones calcarina y subcolateral. ‖ **-coronario.** SURCO AURICULOVENTRICULAR. ‖ Depresión circular alrededor de la base del glande. *Sin.:* Surco balanoprepucial. ‖ **-costal.** Depresión en la cara interna del borde inferior de las costillas. ‖ **-de Blessig.** Bosquejo en el ojo embrionario, correspondiente en posición a la futura ora serrata. ‖ **-de Harrison.** Depresión en el tórax, encima de la inserción anterior del diafragma, que se produce por el esfuerzo muscular en la disnea. ‖ **-de Jadelot.** LÍNEA DE JADELOT. ‖ **-de Liebermeister.** Surcos anteroposteriores en la superficie superior del hígado, debidos al desarrollo imperfecto del órgano. ‖ **-de Monro.** SURCO HIPOTALÁMICO. ‖ **-de Reil.** Surco en el fondo del surco lateral, que limita parcialmente la ínsula. ‖ **-de Sibson.** Depresión que algunas veces se observa en el borde inferior del músculo pectoral mayor. ‖ **-de Turner.** SURCO INTRAPARIETAL. ‖ **-de Waldeyer.** Extremo acanalado de la lámina espiral de la cóclea. ‖ **-del cíngulo.** Extenso surco en S, en la superficie interna de los hemisferios, paralela al cuerpo calloso y a la circunvolución del cíngulo. ‖ **-dentario primitivo.** Surco en el borde libre de los maxilares en el embrión. ‖ **-frontal inferior.** Surco entre dos circunvoluciones frontales media e inferior. ‖ **-genital.** Depresión en los genitales embrionarios, que da origen a la uretra. ‖ **-hipotalámico.** Surco en la porción inferior del III ventrículo que determina el agujero interventricular. ‖ **-intertubercular.** Surco en la cara anterior del húmero, por el que se desliza el tendón largo del bíceps. ‖ **-interventricular.** Depresión de la superficie externa del corazón, correspondiente al tabique interventricular. ‖ **-intraparietal.** El que empieza cerca del extremo ventral del surco central, sigue entre las circunvoluciones parietales y llega casi al extremo del lóbulo occipital. ‖ **-lagrimal de Verga.** Surco continuación del orificio inferior del conducto lagrimonasal. ‖ **-lateral.** Canal en los huesos temporal y occipital, que aloja el seno lateral. ‖ Separa los lóbulos anterior y medio del cerebro, bifurcado en dos ramas que comprenden la ínsula. ‖ **-medular.** Surco largo en la línea dorsal del embrión, que se desarrolla en el conducto vertebral. ‖ **-mentolabial.** Hueco entre el labio inferior y la barbilla. ‖ **-milohioideo.** Surco en la cara interna de las ramas de la mandíbula, para la arteria y nervio milohioideos. ‖ **-musculospiral.** SURCO RADIAL. ‖ **-nasolabial.** Surco entre la nariz y el labio superior. ‖ **-nasopalatino.** Surco en la superficie lateral del vómer para el nervio nasopalatino. ‖ **-ninfohimenal.** Surco entre el himen y los labios menores. ‖ **-occipital transverso.** Surco que prolonga al surco intraparietal en el lóbulo occipital. ‖ **-olfatorio.** CANAL OLFATORIO. ‖ **-parietooccipital.** Surco profundo entre los lóbulos parietal y occipital. ‖ **-posterolateral.** Surco en el bulbo en donde se hallan las raíces de los nervios accesorios, vago y glosofaríngeo. ‖ **-precentral.** Surco paralelo al surco central y anterior a éste. ‖ **-radial.** Depresión ancha, oblicua, en la cara posterior del húmero, para el nervio radial y la arteria humeral profunda; llamado también *sulcus radialis*. ‖ **-timpánico.** Depresión en el anillo timpánico, en la que se inserta la membrana del tímpano. ‖ **-transverso.** Depresión en el hueso parietal, en la que se aloja el seno lateral. ‖ **-vertebral.** Cada uno de los canales de la columna vertebral a cada lado de las apófisis espinosas.

surfactante. m. F., *surfactant*. Compuesto constituido por una zona o fragmento de carácter hidrofóbico y otra de carácter hidrofílico y que tiene la propiedad de acumularse en la interfase de un sistema heterogéneo, reduciendo la tensión superficial y facilitando el aumento de la superficie de la interfase y la adhesividad del líquido sobre las superficies mojables. *Sin.:* Agente tensioactivo. ‖ **-pulmonar.** Producto elaborado en el pulmón, que disminuye su tensión superficial, y favorece el despliegue pulmonar durante los movimientos inspiratorios. Su cuantificación en el líquido amniótico permite valorar la madurez del pulmón fetal.

Surinam (Enfermedad de). V. ENFERMEDAD.

surinamina. f. F., *surinamine*. Alcaloide extraído de la corteza de la *Andira (Geoffrea) retusa*, de Surinam, de acción antihelmíntica. *Sin.:* Andirina, geoffroyina.

Surinyach (Hemólisis alimentaria de). V. SÍNDROME.

Surmay (Operación de). YEYUNOSTOMÍA.

surmenage (fr.). m. Término, ya en desuso, con el que se designa un tipo de depresión reactiva, causada por agotamiento físico o psíquico.

surra (hind.). f. F., *surra*. Enfermedad de algunos animales domésticos en la India, China, África, etc., caracterizada por fiebre, petequias en las mucosas, edema, anemia progresiva y muerte, que se supone debida a *Trypanosoma evansi* y es transmitida por tábanos y otras moscas.

sursunducción (del lat. *sursum*, arriba, y *ductio, -onis*, conducción). f. F., *sursumduction*. Acción de llevar hacia arriba, especialmente la elevación de un eje visual sobre otro.

sursunvergencia (del lat. *sursum*, arriba, y *vergens, -entis*, p. a. de *vergere*, inclinarse, mirar hacia). f. F., *sursumvergence*. Variedad de estrabismo hacia arriba.

sursunversión (de *sursum*, arriba, y de *versión*). f. F., *sursumversion*. Versión hacia arriba.

surucucu. m. Nombre indígena (Brasil) de una serpiente venenosa del género *Lachesis*.

susceptibilidad (del lat. *suscipere*, recibir). f. A., *Empfindlichkeit;* F., *susceptibilité;* In., *susceptibility;* It., *suscettibilità;* P., *susceptibilidade*. Propiedad o disposición natural o adquirida para recibir modificaciones o impresiones. || Condición de ser rápidamente afectado. || Calidad de susceptible.

susceptible (del lat. *susceptibilis*). adj. A., *empfindlich;* F. e In., *susceptible;* It., *suscettibile;* P., *susceptível*. Capaz de recibir modificación o impresión. || No inmune.

suscitación (del lat. *suscitatio, -onis*). f. EXCITACIÓN.

suspensión (del lat. *suspensio, -onis*). f. A., *Unterbrechung;* F. e In., *suspension;* It., *sospensione;* P., *suspensão*. Cesación temporal de un acto o fenómeno. || Estado en que se encuentran las partículas de una sustancia en un líquido sin elevarse a la superficie ni precipitarse al fondo de éste. || Coloide suspensión. V. COLOIDE. || Método de tratamiento de ciertas afecciones vertebrales, que consiste en suspender al paciente de la barba y axilas. || Estrangulación por ahorcadura. || **-cefálica.** Suspensión de un paciente por la cabeza para obtener la extensión de la columna vertebral. || **-coloidea.** Suspensión en la que las partículas son pequeñas. || **-respiratoria.** Suspensión de los movimientos respiratorios en inspiración o espiración.

suspensoide. m. F., *suspensoïde*. Coloide en suspensión.

suspensorio (del lat. *suspensum*, supino de *suspendere*, suspender). adj. Aplícase a algunos ligamentos o vendajes que sirven para sostener una parte u órgano. || m. A., *Tragverband;* F., *suspensoir;* In., *suspensory;* It., *sospensorio;* P., *suspensório*. Vendaje en forma de bolsa, con el que se sostiene el escroto y su contenido en las afecciones testiculares epididimarias o del cordón espermático.

suspiro (del lat. *suspirium*). m. A., *Seufzer;* F., *soupir;* In., *sigh;* It., *sospiro;* P., *suspiro*. Inspiración prolongada seguida de una espiración corta, en la que el pecho se desembaraza de una opresión, de causa moral ordinariamente.

sustancia (del lat. *substantia*). f. A., *Substanz, Stoff;* F. e In., *substance;* It., *sostanza;* P., *substância*. Materia de la que un cuerpo u órgano está formado. || TEJIDO. || **-accesoria alimenticia.** VITAMINA. || **-adamantina.** Esmalte de los dientes. || **-aglutinable.** Supuesta sustancia de los corpúsculos rojos y bacterias, con la que se uniría la aglutinina para producir la aglutinación específica. || **-alba.** SUSTANCIA BLANCA. || **-albuminoidea.** ALBUMINOIDE. || **-alfa.** Masa de filamentos en red observada en los glóbulos rojos después de su coloración vital. || **-amiloidea.** AMILOIDE. || **-bactericida.** COMPLEMENTO. || **-bacteriotrópica.** OPSONINA. || **-beta.** Cuerpos de Heinz; corpúsculos observados accidentalmente en los glóbulos rojos después de su coloración con azur. || **-blanca.** Sustancia medular del cerebro y cortical de la médula, formada por tubos de fibras nerviosas conductoras. || **-blanca adiposa del cerebro.** CEREBRINA. || **-blanca de Schwann.** MIELINA. || **-cimoplásica.** Sustancia en los tejidos que apresura la coagulación de la sangre. || **-cinérea.** SUSTANCIA GRIS. || **-coloidea.** COLOIDE. || **-compacta.** Tejido compacto óseo. || **-cortical.** Sustancia que forma la corteza de un órgano, como en el cerebro, riñón, etc. || **-cromafín.** Sustancia medular de las cápsulas suprarrenales y otras formaciones, que tiene mucha afinidad por las sales de cromo. || **-cromófila** o **cromófoba.** Constituyentes celulares con afinidad o sin ella, respectivamente, por las sustancias colorantes. || **-de Nissl.** Sustancia cromófila de las células nerviosas motoras. || **-de Oriel.** Sustancia extraída por este autor de la orina de pacientes en plena crisis de alergia, que estaría dotada de poder antigénico específico y sólo existiría en el momento de los paroxismos alérgicos. || **-ebúrnea.** DENTINA. || **-esponjosa.** Tejido óseo esponjoso. || **-feocroma.** SUSTANCIA CROMAFÍN. || **-ferrugínea.** Corpúsculos subyacentes al *locus coeruleus* del suelo del IV ventrículo, de los que se cree que derivan las fibras tróficas del nervio trigémino. || **-gelatinosa de los centros nerviosos.** Porción de sustancia gris formada de células nerviosas multipolares diseminadas en una gran cantidad de neuroglia. || **-gelatinosa de Rolando.** Sustancia que envaina el extremo del asta posterior de la sustancia gris de la médula. || **-gris.** Sustancia compuesta de células nerviosas y neuróglicas, fibras nerviosas y vasos, que forma la corteza cerebral, ganglios centrales y el eje de la médula. || **-gris de Sömmerring.** LOCUS NIGER. || **-H.** Sustancia semejante a la histamina, que se forma como resultado de una irritación de la piel y que se considera como causa del eritema y edema locales, producidos por el irritante. || **-hemolítica.** Citasa o alexina; agente en un suero que destruye los hematíes de la sangre que se le añade. || **-hialina.** Porción más fluida intersticial del protoplasma celular. || **-hialina de Rovida.** Masa que se forma tratando el pus por una solución de cloruro de sodio al 10 %. || **-innominada.** Formación de tejido nervioso abundante en células, debajo del núcleo lenticular. || **-interespongioplásica.** HIALOPLASMA. || **-interfibrilar de Flemming.** PARAPLASMA. || **-liminal.** Se aplica a la sustancia existente en la sangre que es excretada por la orina sólo cuando su proporción excede de ciertos valores, como el azúcar. Si es excretada en proporción a su cantidad absoluta en la sangre se denomina *no liminal*. || **-medular.** Sustancia que forma el parénquima de un órgano, en distinción de la cortical. || **-mucosa.** MUCINA. || **-negra.** LOCUS NIGER. || **-opaca.** Retículo del protoplasma celular. || **-ósea.** Cemento dentario. || **-perforada anterior** o **posterior.** ESPACIO PERFORADO ANTERIOR O POSTERIOR. || **-presora** o **depresora.** Aquella cuya acción farmacodinámica eleva o reduce, respectivamente, la presión arterial. || **-preventiva.** AMBOCEPTOR. || **-propia.** Tejido esencial de un órgano. || Tejido conjuntivo medio de la membrana timpánica. || Parénquima de la córnea. || **-reticular.** FORMACIÓN RETICULAR. || **-reticularis alba.** Red de fibras blancas que cubren la circunvolución uncinada. || **-secundaria de Rollet.** Sustancia transparente en estrechas zonas a cada lado de los discos de Krause. || **-sensibilizante.** AMBOCEPTOR. || **-tigroide.** CUERPOS DE NISSL. || **-tromboplásica.** SUSTANCIA CIMOPLÁSICA. || **-tubulosa.** Sustancia medular del riñón. || **-vagal.** Sustancia que liberaría las excitaciones del vago al corazón y que obraría sobre éste retardando sus contracciones, al contrario de la *sustancia simpática*, que pondría en libertad las excitaciones del simpático y obraría de modo antagónico. || **-vítrea.** Esmalte dentado.

sustentación. f. Sostenimiento, conservación.

sustentacular. adj. F., *sustentateur, qui support*. Que sostiene o soporta.

sustentaculum (lat.). m. SOPORTE. || **-hepatis.** Ligamento frenocólico derecho. || **-lienis.** Ligamento suspensorio del brazo o ligamento frenocólico izquierdo. || **-tali.** Apófisis del calcáneo que sostiene el astrágalo.

sustitución (del lat. *substitutio, -onis*). f. A., *Ersatz;* F. e In., *substitution;* It., *sostituzione;* P., *substituição.* Acción y efecto de poner una cosa por otra, especialmente de reemplazar un elemento por otro. ‖ **-adiposa.** Degeneración adiposa. ‖ **-celular.** Regeneración fisiológica de las células sanguíneas. ‖ **-funcional.** Cumplimiento de una función desaparecida por órganos afines al órgano propio para desempeñarla. ‖ **-morbosa.** Desaparición de una afección por el hecho de sobrevenir otra.

sustitutivo. adj. F., *substitutif.* Que efectúa un cambio o sustitución de síntomas, funciones, etc.; se aplica al tratamiento derivativo o revulsivo y a la opoterapia y trasplante de órganos con objeto de sustituir las funciones endocrinas insuficientes. ‖ m. Agente con esta acción.

susto. m. A., *Schrecken;* F., *effroi;* In., *fright;* It., *paura;* P., *susto.* Impresión súbita de miedo.

sustrato (del lat. *substratus*, acción de extender debajo, originariamente p. p. de *substernere*, tender debajo). m. A., *Substrat;* F., *substratum;* In., *substrate;* It. y P., *substrato.* Estrato inferior. ‖ Sustancia sobre la cual actúa un fermento. ‖ Sustancia fundamental. *Sin.:* Substrato.

susurro. m. A., *Geräusch;* F., *souffle;* In., *susurrus;* It., *soffio;* P., *sussurro.* Soplo suave, especialmente el percibido en los aneurismas y tumores vasculares.

susurrus (lat.). m. SUSURRO. ‖ **-aurium.** Zumbido de oídos; *tinnitus aurium.*

sutho. m. Nombre de una especie de lepra que se observa en Corea.

sutil (del lat. *subtilis*). adj. Fino, delicado o agudo; se aplica a polvos y al dolor.

Sutton (Enfermedad de) (Richard L. *Sutton*, dermatólogo norteamericano, 1878-1952). V. ENFERMEDAD.

sutura (del lat. *sutura;* de *sutum*, supino de *suere*, coser). f. A., *Naht;* F. e In., *suture;* It. y P., *sutura.* En anatomía, tipo de articulación en la que el tejido conjuntivo interóseo es escaso y las superficies articulares casi contactan directamente y no poseen movilidad alguna. ‖ **-anatómica.** SUTURA. 1.ᵉʳ art. ‖ **-armónica.** SUTURA PLANA. ‖ **-basilar.** Sincondrosis esfenooccipital. ‖ **-bimaxilar.** SUTURA INTERMAXILAR. ‖ **-biparietal.** SUTURA SAGITAL. ‖ **-cigomáticofrontal.** SUTURA FRONTOCIGOMÁTICA. ‖ **-cigomaticomaxilar.** Sutura anatómica entre los huesos cigomático y maxilar. ‖ **-coronal** o **coronaria.** Línea de articulación entre el frontal y los dos parietales. ‖ **-craneal** o **craneana.** Uniones fibrosas entre los huesos craneales, que son invadidas por la osificación progresiva y en la ancianidad terminan por desaparecer. ‖ **-dentada.** Sutura en la que los dos bordes tienen forma de sierra, cuyos dientes encajan recíprocamente. ‖ **-escamosa.** Sutura constituida por la superposición de superficies óseas de bisel ancho. ‖ Articulación ósea entre la escama del temporal y el parietal. ‖ **-escamosomastoidea.** Sutura inconstante entre la escama y la porción mastoidea del temporal. ‖ **-esfenobasilar.** Sincondrosis esfenooccipital. ‖ **-esfenocigomática.** Sutura ósea entre el esfenoides y el cigomático. ‖ **-esfenoescamosa.** Sutura entre la escama del temporal y el ala mayor del esfenoides. *Sin.:* Sutura esfenotemporal. ‖ **-esfenoetmoidal.** Sutura ósea de la cresta esfenoidal con la lámina perpendicular del etmoides. ‖ **-esfenofrontal.** Sutura anatómica entre los huesos esfenoides y frontal. ‖ **-esfenomaxilar.** Sutura ósea inconstante entre la apófisis pterigoides y el maxilar. ‖ **-esfenooccipital.** Sincondrosis esfenooccipital. ‖ **-esfenoorbitaria.** Sutura entre la apófisis orbitaria del palatino y el cuerpo del esfenoides. ‖ **-esfenoparietal.** Sutura entre el ala mayor del esfenoides y el parietal. ‖ **-esfenopetrosa.** Sincondrosis esfenopetrosa. ‖ **-esfenotemporal.** Sincondrosis esfenopetrosa. ‖ SUTURA ESFENOESCAMOSA. ‖ **-esfenovomeriana.** Sutura entre el vómer y el esfenoides. ‖ **-etmoidolacrimal.** Sutura del lagrimal con etmoides. ‖ **-etmoidomaxilar.** Sutura entre el etmoides y la cara orbitaria del maxilar. ‖ **-falsa.** Sutura por aposición simple entre dos huesos, p.ej. las suturas escamosa y plana. *Sin.:* Sutura bastarda o notha. ‖ **-frontal.** Sutura inconstante entre los dos hemifrontales. *Sin.* Sutura metópica. ‖ **-frontocigomática.** Unión entre el frontal y el cigomático. ‖ **-frontoesfenoidal.** SUTURA ESFENOFRONTAL. ‖ **-frontoetmoidal.** Sutura entre frontal y etmoides. ‖ **-frontolacrimal.** Sutura entre frontal y lacrimal. ‖ **-frontomalar.** SUTURA FRONTOCIGOMÁTICA. ‖ **-frontomaxilar.** Sutura entre frontal y maxilar. ‖ **-frontonasal.** Sutura entre frontal y nasal. ‖ **-frontoparietal.** V. SUTURA CORONARIA O CORONAL. ‖ **-incisiva.** Sutura insólita entre el hueso maxilar y el premaxilar. *Sin.:* Sutura premaxilar. ‖ **-infraorbitaria.** Sutura ocasional desde el agujero infraorbitario hasta la fosita infraorbitaria. ‖ **-intermaxilar.** Unión de los dos huesos maxilares entre sí. ‖ **-internasal.** Sutura entre los dos nasales. ‖ **-interparietal.** SUTURA SAGITAL. ‖ **-lacrimomaxilar.** Sutura entre el maxilar y el lagrimal. ‖ **-lacrimoturbinal.** Sutura entre el cornete inferior y el lagrimal. ‖ **-lambdoidea.** Sutura entre el occipital y los dos parietales *Sin.:* Sutura occipitofrontal. ‖ **-limbosa.** Sutura ósea falsa mediante superficies óseas biseladas como la coronal. ‖ **-longitudinal.** SUTURA SAGITAL. ‖ **-metópica.** SUTURA FRONTAL. ‖ **-nasomaxilar.** Sutura entre el maxilar y el nasal. ‖ **-notha.** SUTURA FALSA. ‖ **-occipitomastoidea.** Sutura entre el occipital y la apófisis mastoides. ‖ **-occipitoparietal.** SUTURA LAMBDOIDEA. ‖ **-ósea.** Unión de dos superficies óseas, casi en contacto directo, con escaso tejido fibroso interpuesto. ‖ **-palatina media.** Sutura ósea en la línea media de la bóveda palatina, entre los maxilares y palatinos de cada lado. ‖ **-palatina transversa.** Sutura ósea en la bóveda palatina entre los maxilares y los palatinos homolaterales. ‖ **-palatoetmoidal.** Unión entre palatino y etmoides. ‖ **-palatomaxilar.** Sutura ósea entre la cara lateral del palatino maxilar. ‖ **-palatopterigoidea.** Sutura entre palatino y apófisis pterigoides. ‖ **-parietal.** SUTURA SAGITAL. ‖ **-parietomastoidea.** Sutura entre el parietal y la apófisis mastoides. ‖ **-petrooccipital.** Sincondrosis petrooccipital. ‖ **-plana.** Tipo de sutura ósea en la que las superficies de unión son lisas y regulares. *Sin.:* Sutura armónica. ‖ **-premaxilar.** SUTURA INCISIVA. ‖ **-rabdoide.** SUTURA SAGITAL. ‖ **-sagital.** Sutura en la línea media de la bóveda entre parietales. *Sin.:* Sutura biparietal, sutura interparietal, sutura longitudinal, sutura parietal, sutura rabdoide y sutura yugal. ‖ **-temporocigomática.** Sutura ósea entre el temporal y el cigomático. *Sin.:* Sutura cigomaticotemporal. ‖ **-transversa.** Nombre aplicado a las suturas óseas frontocigomática, frontomaxilar y frontonasal, consideradas como una sutura única. ‖ **-yugal.** SUTURA SAGITAL.

sutura (etim. como en art. anterior). f. A., *Wundnaht;* F., *couture;* In., *suture;* It., *cucitura;* P., *sutura.* En cirugía, reunión de los bordes de una herida o de la solución de continuidad en los tejidos mediante el cosido con hilos o grapas, para asegurar su unión y acelerar la curación. ‖ **-absorbible.** Sutura con sustancias asimilables por los tejidos orgánicos, por ejemplo con tendones o catgut, las cuales por resorción gradual llegan a desaparecer. ‖ **-capitonada.** Sutura de puntos sueltos en la que se aplica un rodillo de gasa en el bucle que forma el hilo al ser pasado por uno de los bordes de la herida; los cabos de hilo se anudan igualmente sobre otro rodillo. ‖ **-circular.** Sutura que se aplica a toda la circunferencia de un órgano cilíndrico, arteria o intestino, en las secciones transversales. ‖ **-compuesta.** Sutura interrumpida con doble hilo, apoyada y anudada en ambos lados de la herida sobre tubos paralelos de goma u otra materia. *Sin.:* Sutura emplumada. ‖ **-con agrafes.** Sutura con garrafinas de Michel. ‖ **-continua.** Sutura en la que cada punto es perpendicular al eje de la herida y todos siguen la misma dirección sin sección del hilo. ‖ **-de Albert.** Modificación de la sutura de Czerny, en la que la primera serie de hilos atraviesa todas las túnicas del intestino. ‖ **-de aposición.** Sutura en la que sólo se coapta la piel. ‖ **-de Appolito.** SUTURA DE GELY. ‖ **-de aproximación** o **afrontamiento.** Sutura en la que se coaptan sólo los planos profundos. ‖ **-de Béclard.** Sutura interrumpida en la que la aguja se enhebra con dos hilos, uno blanco y otro de color. ‖ **-de Bell.** Forma de sutura continua en la que la aguja pasa de dentro afuera alternativamente en ambos bordes de la herida. ‖ **-de Bertrandi.** Variedad de sutura continua. ‖ **-de Billroth.** SUTURA EN BOTÓN. ‖ **-de Bouisson.** Variedad de sutura intestinal. ‖ **-de Bozeman.** SUTURA EN BOTÓN. ‖ **-de colchonero.** Sutura continua en la que cada punto atraviesa perpendicularmente el eje de la herida, pero en dirección opuesta al punto anterior. ‖ **-de Connell.** Sutura invaginante en el intestino, que asegura un afrontamiento seroseroso completo. Consiste en pasar la aguja del plano seroso al mucoso (de fuera adentro) y a continuación se la hace emerger en el mismo borde (de dentro afuera), o sea pasándola en sentido inverso. Esta operación se repite alternativamente en uno y otro borde. ‖ **-de Cushing.** Forma de sutura de Lembert continua. ‖ **-de Czerny.** Sutura intestinal circular, en la que el hilo sólo pasa por la mucosa. ‖ Sutura tendinosa en la que uno de los extremos es hendido y el otro suturado dentro de la hendidura. ‖ **-de Czerny-Lambert.** Combinación de las suturas intestinales de Czerny y de Lambert. ‖ **-de Doyen.** Sutura continua en la que para evitar su aflojamiento, cada tres o cuatro puntos, se vuelve atrás la aguja y se pasa primero por encima y luego por debajo del punto anterior, de suerte que al atirantar el hilo queda formado un nudo fijador. *Sin.:* Sutura a punto pasado. ‖ **-de Dupuytren.** Forma de sutura de Lembert continua. ‖ **-de Duvergier.** Sutura intestinal sobre un pedazo de tráquea de carnero. ‖ **-de Emmet.** Variedad de sutura intestinal que consiste en una serie de dobles suturas de Lembert. ‖ **-de Gaillard-Arlt.** Método de sutura para la corrección del entropión. ‖ **-de Gely.** Sutura intestinal continua mediante un hilo con una aguja en cada extremo. ‖ **-de Gould.** Sutura intestinal de tipo de colchonero. ‖ **-de guantero.** Sutura continua simple o sutura continua en la que cada punto enlaza con el precedente. ‖ **-de Gussenbauer.** Variedad de sutura intestinal en forma de 8, que sólo comprende la serosa y una parte de la capa muscular. ‖ **-de Halsted.** Variedad de sutura intestinal semejante a la de colchonero. ‖ **-de Harris.** Sutura circular del intestino después de denudada la capa mucosa del cabo periférico y adaptado en la zona denudada del extremo del cabo central. ‖ **-de Jobert.** Variedad de sutura interrumpida aplicada a las secciones intestinales después de la invaginación de los extremos seccionados del intestino. ‖ **-de Le Dentu.** Sutura para aproximar los cabos de un tendón seccionado. ‖ **-de Le Fort** o **Lejars.** Variedad de sutura tendinosa con una simple asa. ‖ **-de Ledran.** Variedad de sutura para las heridas longitudinales del intestino. ‖ **-de Lembert.** Variedad de sutura intestinal en la que la aguja atraviesa las capas serosa y muscular hasta la mucosa de ambos bordes de la herida, de modo que al anudar el hilo quedan en contacto las superficies peritoneales. ‖ **-de Littré.** Variedad de sutura utilizada en la operación de Littré. ‖ **-de Löffler.** Variedad de sutura metálica interrumpida, aplicada principalmente a las heridas intestinales. ‖ **-de Maunsell.** Sutura de aproximación del borde mesentérico del intestino seccionado. ‖ **-de Palfyn.** Variedad de sutura intestinal, en la que los extremos de los hilos quedan fijos en la piel. ‖ **-de Pancoast.** SUTURA PLÁSTICA. ‖ **-de Paré.** Empleo de tiras de paño pegadas a lo largo de los bordes de una herida y costura de estas tiras para la aproximación de los bordes. ‖ **-de peletero.** Sutura continua simple. ‖ **-de pelotari.** SUTURA DE SCHMIEDEN. ‖ **-de Petit.** Colocación de puntos sueltos en tres filas separadas; se anudan los extremos de cada hilera entre sí y, por último, se enroscan en dos cabos. ‖ **-de punto atrás.** Sutura continua simple, en la cual cada dos o tres puntos la aguja se pasa hacia atrás y penetra entre los dos últimos puntos colocados. ‖ **-de punto pasado.** SUTURA DE DOYEN. ‖ **-de puntos en asa.** SUTURA DE PUNTOS EN U. ‖ **-de puntos en U.** Cada uno de los puntos pasa de uno a otro borde de la herida realizando un trayecto intrahístico en U, con lo que los dos cabos quedan en el mismo lado de la herida, donde se anudan. *Sin.:* Sutura de puntos en asa. ‖ **-de puntos separados.** SUTURA INTERRUMPIDA. ‖ **-de Ramdohr.** Sutura intestinal que se efectúa previa invaginación del extremo superior en el inferior. ‖ **-de Reybard.** Sutura intestinal interrumpida asociada con el uso de placas de madera. ‖ **-de Rigal.** Variedad de sutura ensortijada en la que el hilo es sustituido con anillos de goma. ‖ **-de Richter.** Variedad de sutura intestinal metálica interrumpida, en la que los extremos de los hilos son llevados fuera de la herida externa. ‖ **-de Ritisch.** Variedad de sutura intestinal en la que los hilos son llevados fuera de la herida externa. ‖ **-de Robinson.** Variedad de sutura para las secciones transversas del intestino, previa denudación en un extremo de una área de mucosa y adaptación de un pedazo de tubo de goma. ‖ **-de Saenger.** Oclusión de la herida uterina en la operación cesárea por medio de 8 o 10 suturas profundas con hilo de plata y de 20 o más superficiales que comprenden el peritoneo. ‖ **-de Schmieden.** Sutura gastrointestinal mediante puntos pasados sistemáticamente del plano mucoso al seroso, para lograr un afrontamiento perfecto de los bordes, sin invaginación de éstos. ‖ **-de Simon.** Método de reparación de un desgarro perineal en el que se suturan separadamente la piel y las mucosas rectal y vaginal. ‖ **-de Sims.** Sutura metálica cuyos extremos pasan por perdigones perforados, que luego son fuertemente comprimidos. ‖ **-de Taylor.** Sutura de los colgajos después de amputado el cuello uterino. ‖ **-de transfixión.** SUTURA ENTORTILLADA. ‖ **-de Wysler.** Sutura seromuscular para la aproximación de las capas peritoneales del intestino. ‖ **-de Wölfler.** Variedad de sutura intestinal, en la que se unen las superficies mucosas por medio de una sutura continua y las superficies serosas por el procedimiento de Lembert. ‖ Variedad de sutura tendinosa con una asa única. ‖ **-diferida.** Sutura en dos tiempos: primeramente se pasan los hilos, dejando la herida abierta pero con su cavidad taponada con gasa; transcurridos de unas horas hasta un máximo de dos días, se cierra de modo definitivo mediante el apretado de hilos, seguido de anudamiento. ‖ **-emplumada.** SUTURA COMPUESTA. ‖ **-en bolsa de tabaco.** Sutura continua alrededor de un orificio o herida, empleada especialmente en la hernia, en la que el orificio se cierra al tirar de los cabos del hilo y anudarlos. *Sin.:* Sutura en jareta (Hispanoamérica). ‖ **-en botón.** Forma de sutura interrumpida en la que los puntos se apoyan y anudan en placas semejantes a botones, para impedir la sección de los tejidos por el hilo. ‖ **-en cadena.** Variedad de sutura continua en la que una asa del hilo enlaza con el asa adyacente. ‖ **-en festón.** Sutura a punto pasado en la que la aguja pasa sobre el material de sutura de cada punto practicado. ‖ **-en forma de 8.** Aproximación de los bordes de la herida con alfileres, y que son mantenidos afrontados mediante un hilo enrollado en forma de 8. ‖ **-en jareta.** SUTURA EN BOLSA DE TABACO. ‖ **-en masa.** Sutura en la que cada punto atraviesa todos los planos de la herida desde la superficie a la profundidad. Se emplea en casos de urgencia, por no ser anatómica y dejar espacios muertos. ‖ **-en ocho.** SUTURA ENTORTILLADA. ‖ **-enclavijada.** Variante de sutura capitonada, con un tubo de gasa o goma único que se pasa a través de los bucles de todos los hilos; los cabos de cada hilo, por su parte, se anudan sobre un rollo de gasa único. ‖ **-enterrada.** Sutura escondida debajo de la piel. ‖ **-entortillada, entortijada** o **ensortijada.** Sutura en la que los bordes de la herida son aproximados por medio de alfileres que los atraviesan y son mantenidos en posición por medio de un hilo que da vueltas en 8 alrededor de ellos. ‖ **-espiral.** SUTURA CONTINUA. ‖ **-implan-**

tada. Variedad de sutura ensortijada en la que las agujas se clavan en la piel paralelas al eje de la herida. ||-**incruenta.** Sutura cuyos puntos se aplican a dos tiras de emplasto adhesivo paralelas a la herida sin atravesar los bordes de ésta. ||-**interrumpida.** Sutura de puntos separados, a corta distancia uno de otro, en la que cada punto se anuda independientemente.||-**intradérmica.** Variedad de sutura continua empleada especialmente en las heridas lineales de la cara, para evitar cicatrices de los puntos, éstos no atraviesan la epidermis, sino que se aplican paralela y alternativamente en ambos bordes de la herida dentro de la dermis. ||-**invaginante.** La dispuesta de tal manera que los puntos al ser atirantados invaginan dichas áreas o bordes. ||-**metálica.** La que se practica con hilos de metal. ||-**nerviosa.** La que se practica en los extremos de un nervio seccionado. ||-**perdida.** Sutura profunda cuyos puntos se dejan en permanencia. ||-**peritoneoperitoneal.** Sutura en la que se unen dos tramos de peritoneo. ||-**plástica.** Sutura de una tira o lengua cortada de uno de los bordes de la herida en un canal o surco cortado en el otro labio. ||-**por planos.** Sutura quirúrgica en la que cada capa, desde la más profunda a la piel, se unen por separado. ||-**preseccional.** La que se aplica antes de practicar la incisión. ||-**primaria.** La que cierra inmediatamente la herida. ||-**primosecundaria.** Sutura en la que no se anudan los hilos al principio, sino que quedan libres durante el mayor o menor tiempo en que la herida permanece taponada. ||-**profunda.** La efectuada por debajo de la piel. ||-**quirúrgica.** V. SUTURA, 2.ª art. ||-**rizada.** Sutura en la que los hilos están atados a un canutillo a cada lado de la línea de incisión, a fin de evitar que se rompan cuando hay mucha tensión. ||-**seca.** SUTURA INCRUENTA. ||-**secundaria.** Oclusión de una herida algún tiempo después de hecha.||-**serosserosa.** Sutura de dos superficies serosas. ||-**subcuticular.** SUTURA INTRADÉRMICA. ||-**superficial.** La que no comprende los tejidos profundos subcutáneos. ||-**transitoria.** Aquella en la que se retiran los puntos después de un determinado lapso, o la realizada con material absorbible. ||-**visceroparietal.** Fijación de una víscera a la pared abdominal.

Suzanne (Glándula de) (Jean Georges *Suzanne*, médico francés, n. en 1859). V. GLÁNDULA.

Svedberg (Unidad de) (Theodor *Svedberg*, químico sueco, 1884-1971, premio Nobel de química en 1926). V. UNIDAD.

Swammerdam (Jan). Médico y naturalista holandés, 1637-1686. Descubrió las válvulas de los linfáticos y fue el primero en ver los corpúsculos rojos de la sangre.

Swan (Operación de). V. OPERACIÓN. ||-**(Síndrome de)** (Kenneth C. *Swan*, oftalmólogo norteamericano contemporáneo). V. SÍNDROME.

Swartzia tomentosa. Árbol leguminoso de la América tropical, que suministra una corteza resinosa sudorífica.

Swenson (Operación de) (Orvar *Swenson*, cirujano estadounidense, n. en 1909). V. OPERACIÓN. ||-**Grekov-Hiatt (Operación de).** V. OPERACIÓN.

Swift (Enfermedad de) (W. *Swift*, médico australiano). ERITREDEMA. ||-**Ellis (Tratamiento de)** (Homer F. *Swift*, médico norteamericano, 1881-1953, y Sir Arthur W. *Ellis*, médico inglés, n. en 1883). V. TRATAMIENTO. ||-**Feer (Enfermedad de).** V. ENFERMEDAD.

Swyer (Síndrome de) (Paul R. *Swyer*, médico inglés contemporáneo). V. SÍNDROME.

Sydenham (Corea, enfermedad, láudano de) (Thomas *Sydenham*, célebre médico, llamado el Hipócrates inglés, 1624-1689). V. COREA, ENFERMEDAD, LÁUDANO.

Syme (Operación de) (James *Syme*, cirujano escocés, 1799-1870). V. OPERACIÓN.

Symington (Cuerpo de) (Johnson *Symington*, anatomista escocés, 1851-1924). CUERPO ANOCOCCÍGEO.

Symmers (Enfermedad de) (Douglas *Symmers*, patólogo norteamericano, 1879-1952). V. ENFERMEDAD.

Symphytum. Género de plantas borragináceas; la especie *S. officinale* es la consuelda.

sympus (lat.). m. Monstruo con pies y piernas fundidos; sirenomelo. ||-**apus.** Variedad sin pies. ||-**dipus** o **monopus.** Variedad con dos o con un solo pie visible, respectivamente.

Syms (Tractor de) (Parker *Syms*, cirujano norteamericano, 1860-1933). V. TRACTOR.

syrinx (lat.). Trompa de Eustaquio. || Cavidad anormal en el cerebro o médula espinal. || Órgano vocal de los pájaros.

Szabo (Reacción de) (Jozsef Dionys *Szabo*, médico de Budapest, 1856-1918). V. REACCIÓN.

t

T. Abreviatura de *temperatura, temporal, tensión, tera, tritio.* || Forma de ciertas cosas, partes u órganos: *vendaje, fibra en T.*
Ta. Símbolo químico del *tantalio.*
tabaco (voz caribe). m. A., *Tabak;* F., *tabac;* In., *tobacco;* It., *tabacco;* P., *tabaco.* Nombre de la planta solanácea *Nicotiana tabacum* y de sus hojas secas y preparadas. Éstas contienen nicotina, de cualidades narcóticas, eméticas y deprimentes del corazón.
tabacosis. f. A., *Tabaklunge;* F. e In., *tabacosis;* It., *tabacosi;* P., *tabacose.* Neumoconiosis producida por el polvo del tabaco. || TABAQUISMO.
tabánidos. m. pl. Familia de insectos dípteros, cuya especie tipo es el tábano, comprende los géneros *Tabanus, Chrysops, Hematopota* y *Pangonia.*
tábano (del lat. *tabanus*). m. A., *Dasselfliege;* F., *oestre;* In., *warblefly;* It., *tafano;* P., *tavão.* Nombre de insectos dípteros muy ávidos de la sangre de los animales, bueyes y caballos especialmente, a los que infligen picaduras muy dolorosas. Algunas especies, *Tabanus bovinus, T. fasciatus,* etc., son transmisoras de tripanosomas.
tabaquera anatómica. A., *Fossula radialis;* F., *tabatière anatomique;* In., *anatomist's snuffbox;* It., *tabacchiera anatomica;* P., *tabaqueira anatómica.* Pequeño hueco en la cara dorsal de la base del primer metacarpiano en extensión y abducción, formado por los tendones del extensor largo y el extensor corto del pulgar.
tabaquismo. m. A., *Tabakvergiftung;* F., *tabagisme;* In., *tabagism;* It. y P., *tabagismo.* Intoxicación aguda o crónica por el abuso del tabaco; nicotinismo o nicotismo.
tabardillo. m. A., *Tabardillo;* F., *typhus mexicain;* In. e It., *tabardillo;* P., *tabardilho.* Forma de fiebre, aguda y grave, endémica. En ciertas regiones de México y otros países americanos se confunde con el tifus y la fiebre tifoidea.
tabefacción (del lat. *tabefactus,* p. p. de *tabefieri,* consumirse, podrirse, corromperse). f. Caquexia, tabes.
tabella (lat.). f. Pastilla o trocisco.
tabes (del lat. *tabes*). f. A., *Tabes;* F., In. y P., *tabes;* It., *tabe.* Consunción, atrofia progresiva. || ATAXIA LOCOMOTRIZ PROGRESIVA. || **-abortiva.** Tabes dorsal, con síntomas escasos y estacionaria por largo tiempo. || **-cerebral.** Parálisis general progresiva. || **-cervical.** Tabes dorsal que afecta las extremidades superiores principalmente. || **-diabética.** V. SEUDOTABES. || **-dorsal.** ATAXIA LOCOMOTRIZ PROGRESIVA. || **-ergótica.** Estado morboso semejante a la tabes dorsal, debido al ergotismo. || **-escrofulosa.** TABES MESENTÉRICA. || **-familiar** o **hereditaria.** ENFERMEDAD DE FRIEDREICH. || **-mesentérica.** Tuberculosis de los ganglios mesentéricos. || **-periférica.** SEUDOTABES.
tabescencia (del lat. *tabescens, -entis,* que se seca o se consume). f. Consunción, enflaquecimiento, marasmo.
tabético. adj. F., *tabétique;* In., *tabetic.* Afecto de tabes. Ú.t.c.s.
tabetiforme. adj. F., *tabétiforme;* In., *tabetiform.* Semejante a la tabes.
tabetospasmódico. adj. Que posee los caracteres de la ataxia y del espasmo; aplícase a una manera de andar.
tábido. adj. TABÉTICO.
tabificación. f. Emanación, caquexia.
tabífico. adj. Consuntivo, caquectizante.

tabique (del ár. *tasbik*). m. A., *Scheidewand, Septum;* F., *cloison, septum;* In., *septum, partition;* It., *setto;* P., *tabique.* Septo, parte o pared divisoria. || **-bronquial.** Carina de la tráquea, proyección en la bifurcación de ésta. || **-bulbar.** Tabique que divide el bulbo cardíaco en tronco aórtico y tronco pulmonar. || **-cartilaginoso.** Cartílago que forma la porción anterior del tabique de las fosas nasales. || **-de Bigelow.** Capa de tejido óseo compacto en el cuello del fémur. || **-de Cloquet.** Tabique crural o femoral: membrana fibrosa, delgada, derivada de la *fascia transversalis,* que cierra el anillo femoral. || **-de Douglas.** El formado por la reunión de los pliegues de Rathke, que constituyen el recto del feto. || **-de los senos frontales.** Pared ósea que divide los senos frontales. || **-del conducto musculotubárico.** Laminilla ósea que divide en dos canales, superior e inferior, el conducto musculotubárico. || **-escrotal.** Pared formada por el dartos, que divide el escroto y separa los testículos. || **-esfenoidal.** Pared divisoria entre los senos esfenoidales. || **-femoral.** TABIQUE DE CLOQUET. || **-interauricular.** Pared divisoria entre las aurículas del corazón. || **-interventricular.** Pared divisoria entre los ventrículos del corazón. || **-lingual.** Porción fibrosa media vertical de la lengua. || **-membranoso.** Porción inferior y anterior del cartílago de la nariz. || **-membranoso.** Porción superior del tabique interventricular. || **-nasal** o **de las fosas nasales.** Pared osteocartilaginosa que divide longitudinalmente las fosas nasales, constituida por el vómer y el cartílago nasal. || **-pectiniforme.** Pared divisoria de los cuerpos cavernosos del pene. || **-rectovaginal** o **rectovesical.** Adosamiento de las paredes del recto y la vagina o del recto y la vejiga. || **-transparente.** SEPTUM LUCIDUM. || **-urorrectal.** Tabique de Douglas. || **-vesicovaginal.** Adosamiento de la pared posterior de la vejiga a la vagina.
tabla (del lat. *tabula*). f. A., *Tafel;* F. e In., *table;* It., *tavola;* P., *tábua.* Cada una de las láminas de tejido óseo compacto, separadas por el diploe, que forman las superficies interna y externa de los huesos craneales. || Lista o serie de números en relación con los casos de una variante determinada: población, mortalidad, etc. || **-de Aub-Dubois.** Tabla de metabolismos basales en las diferentes edades. || **-de Manouvrier.** Tabla que registra la correspondencia entre la longitud de los huesos y la talla. || **-de Stintzing.** Tablas que muestran los valores medios de la excitabilidad eléctrica de los músculos y nervios. || **-vítrea.** Tabla interna de los huesos craneales.
tableta. f. A., *Tablette;* F., *tablette;* In., *tablet;* It., *tavoletta;* P., *pastilha.* Pastilla, comprimido o trocisco. || **-ranurada.** Aquella que tiene una o varias ranuras que facilitan su fraccionamiento.
tabloide (del lat. *tabula,* tabla, y el gr. *eîdos,* aspecto). m. Nombre que se da a las tabletas o pastillas comprimidas.
taboparálisis o **taboparesis** (del lat. *tabes,* corrupción, y el gr. *parálysis,* disolución, parálisis, o *páresis,* relajamiento). f. F., *tabo-paralysie;* In., *taboparesis.* Tabes asociadas con parálisis general.
tabú (del polinesio *tabú,* lo prohibido; también significa santo, sagrado). m. F., *tabou;* In., *taboo, tabu.* Prohibición derivada de una sanción magicorreligiosa que tiene como consecuencia un castigo inmediato. || Por extensión, condición de las personas, instituciones o cosas a las que no es lícito censurar o mencionar. ||

Prohibición social solemne de acto o palabra. ||**-del incesto.** Prohibición de las relaciones sexuales entre individuos estrechamente vinculados, en especial los pertenecientes a la misma familia (entre padres e hijos, hermano y hermana, etc.).

tábula. f. TABLA. || TABLETA.

TAC. F., *tomodensitométrie;* In., *CAT, CT.* Sigla de TOMOGRAFÍA AXIAL COMPUTADORIZADA.

tacahout (ár.). m. Especie de nuez de agallas del tamarisco o taray, de la que se obtiene ácido gálico.

tacamaca o **tacamahaca.** f. F., *tacamaque;* In., *tacamahac.* Nombre de una resina poco usada, amarillenta, friable, que se obtiene de varias plantas terebintáceas de los géneros *Caulophyllum, Elaphrium, Bursera, Icica,* etc.

tacha (del fr. *tache,* mancha, y éste, como el cat. y occ. *taca* y el lat. *tacca,* del lat. vulgar **tacca).* f. LACRA.

taciturnidad (del lat. *taciturnitas, -atis*). f. Silencio prolongado, morboso, dependiente, por lo común, de la melancolía.

tacografía (del gr. *táchos,* rapidez, y *gráphein,* describir). f. F., *tacographie, tachygraphie;* In., *tachography.* Registro de la velocidad de la corriente sanguínea.

tacograma (del gr. *táchos,* rapidez, y *grámma,* registro). m. F.,*tachogramme, tachygramme;* In., *tachogram.* Gráfica de la velocidad de la corriente sanguínea.

tacómetro. m. In., *tactometer.* HEMOTACÓMETRO.

tacosis. f. Enfermedad contagiosa de las cabras, producida por el microorganismo *Micrococcus caprinus.*

tactación. f. TACTO.

tactismo. m. Influencia química o física que ciertos agentes ejercen sobre el protoplasma; tropismo.

tacto (del lat. *tactus*). m. A., *Gefühl, Tastsinn;* F., *toucher;* In., *tactus, touch;* It., *tatto;* P., *tacto.* Sentido por el cual se conocen las cualidades palpables de los objetos y cuyo órgano es la piel y especialmente la mano. || Palpación o exploración de una cavidad con el dedo o dedos. ||**-combinado.** Tacto rectal o vaginal combinado con palpación abdominal. ||**-doble.** Tacto vaginal y rectal simultáneos. ||**-real.** Antigua práctica de los reyes de Inglaterra y Francia que tocaban a los enfermos de escrófula *(mal de rey)* para curarlos. ||**-rectal, vaginal** o **vesical.** Exploración digital de estas cavidades.

tactoide. m. Partícula no esférica en un sol.

tactómetro (de *tacto* y el gr. *métron,* medida). m. F., *tactomètre.* Instrumento para apreciar la agudeza del sentido del tacto; estesiómetro.

tactor. m. F., *tacteur;* In., *tactor.* Órgano táctil.

tactosol. m. Sol que contiene tactoides que se disponen espontáneamente en orden paralelo.

taedium vitae (lat.). m. Disgusto morboso de la vida, que puede conducir al suicidio.

Taenia. Género de gusanos cestodos parásitos intestinales del hombre y los animales (V. TENIA). En el hombre son especies principales: *T. echinococcus (Echinococcus granulosus),* de pocos milímetros de longitud, que en estado adulto vive en el intestino del perro, que es el huésped definitivo; sus larvas, *hidátides* o *equinococos,* producen en los ovinos y en el hombre el llamado quiste hidatídico. *T. saginata* o *mediocanellata,* de 3 a 8 m de longitud, que en estado adulto vive en el intestino del hombre, es inerme y se compone de 1.200 a 1.500 anillos o proglótides con poros laterales e irregularmente alternos; su larva, *Cysticercus bovis,* se encuentra en los músculos y otros órganos del buey. *T. solium* la *solitaria,* de 1 a 3 m de longitud, tenia armada con doble corona de ganchos, que vive en intestino del adulto también en el testino humano, y en estado larvario, en los músculos del cerdo; es de distribución universal.

taenia (lat.). f. En anatomía, tira de tejido blando más o menos semejante a una cinta. V. TENIA. ||**-choroidea.** Inserción de los plexos coroideos en la pared interna del hemisferio cerebral. ||**-cinerea.** TENIA CINÉREA. ||**-coli.** TENIA DEL COLON. ||**-thalami.** Línea de inserción de la tela coroidea del III ventrículo en el borde dorsal del tálamo. ||**-ventriculi quarti** o **ventriculi tertii.** Lígula o estría medular del tálamo, respectivamente.

taeniola (voz latina, dim. de *taenia,* tira, cinta). f. Pequeña tira en forma de cinta. ||**-cinerea.** TENIA CINÉREA.

Taenzer (Enfermedad de) (Paul *Taenzer,* dermatólogo alemán, 1858-1919). V. ENFERMEDAD.

tafetán. m. A., *Taft;* F., *taffetan;* In., *taffeta;* It., *taffetta;* P., *tafetá.* Tela de seda. ||**-epispástico** o **vesicante.** El preparado con una sustancia epispástica.||**-inglés.** Tafetán adhesivo, cubierto en una de sus caras de una capa de ictiocola con benjuí o bálsamo del Perú.

tafiofobia (del gr. *táphos,* sepulcro, y *phóbos,* temor). f. Temor morboso a ser enterrado vivo.

Tagetes. Género de plantas compuestas. Las especies *Tagetes erecta* y *T. patula,* clavel de las Indias, tienen las propiedades de la caléndula.

Tagliacozzi (Operación de) (Gasparo *Tagliacozzi,* cirujano de Bolonia, 1546-1599). RINOPLASTIA.

tagma (del gr. *tágma,* cuerpo de tropas, masa en orden). f. Agregado de moléculas; masa molecular de protoplasma.

taheño. adj. Que tiene el pelo o la barba rojos.

Taillefer (Válvulas de) (Hubert I. *Taillefer,* cirujano francés, 1779-1866). V. VÁLVULA.

tajeño. adj. TAHEÑO.

Takata-Ara (Reacción de) (Maki *Takata* y Kiyoshi *Ara,* patólogos japoneses, n. en 1892 y 1894, respectivamente). V. REACCIÓN.

Takayama (Reactivo de) (Masao *Takayama,* médico japonés, n. en 1871). V. REACTIVO.

Takayashu (Enfermedad de) (Michishige *Takayashu,* médico japonés, n. en 1872). V. ENFERMEDAD.

Take Jonescu (Enfermedad de) (*Take Jonescu,* estadista rumano). V. ENFERMEDAD.

talalgia (del lat. *talus,* talón, y el gr. *álgos,* dolor). f. A., *Talalgie;* F., *talalgie;* In., It. y P., *talalgia.* Dolor en el talón; pternalgia.

talamencefálico (de *tálamo,* el gr. *en,* en, y *kephalé,* cabeza). adj. Relativo al talamencéfalo.

talamencéfalo. m. F., *thalamencéphale;* In., *thalamencephalon.* División posterior del prosencéfalo; diencéfalo.

tálamo (del lat. *thalamus,* y éste del gr. *thálamos,* cámara nupcial). m. A., *Thalamus;* F. e In., *thalamus;* It., *talamo;* P., *tálamo.* Cada uno de los dos cuerpos voluminosos de sustancia gris que limitan a cada lado el ventrículo medio, forman, en parte, el suelo de los ventrículos laterales y se hallan situados encima de los pedúnculos cerebrales. Existen tres grandes tipos de núcleos en el interior del tálamo: 1) *Núcleos de transmisión,* que reciben vías sensitivas o sensoriales y envían fibras a las áreas corticales correspondientes (p. ej., el núcleo posterolateroventral, que recibe la cinta de Reil y el haz neoespinotalámico y se proyecta sobre las zonas sensitivas parietales; el cuerpo geniculado lateral, que forma parte de la vía visual; el cuerpo geniculado interno, que forma parte de la vía auditiva, etc.). 2) *Núcleos de asociación,* que forman parte de los sistemas intrínsecos del cerebro anterior (pulvinar, núcleo dorsomediano, etc.). 3) *Núcleos talámicos inespecíficos* o *sistema talámico de acción difusa* (núcleos de la línea media, núcleo reticular y núcleos intralaminares, incluyendo el complejo centro mediano-núcleo parafascicular), conectado con el sistema reticular activador ascendente del mesencéfalo. ||**-óptico.** TÁLAMO.

talamocelo (de *tálamo* y el gr. *koîlos,* cóncavo, vacío). m. F., *troisième ventricule;* In., *thalamocoele.* Tercer ventrículo del cerebro.

talamocortical (de *tálamo* y el lat. *cortex, -icis,* corteza). adj. F.,*thalamo-cortical;* In., *thalamocortical.* Relativo al tálamo óptico y a la corteza cerebral.

talamocrural (de *tálamo* y el lat. *crus, cruris,* pierna). adj. TALAMOPEDUNCULAR.

talamolenticular (de *tálamo* y el lat. *lenticula,* dim. de *lens, lentis,* lenteja). adj. Relativo al tálamo óptico y al núcleo lenticular.

talamomamilar (de *tálamo* y el lat. *mamilla,* pezón). adj. F., *se rapportant aux couches optiques et aux corps mamillaires;* In., *thalamomamillary.* Relativo al tálamo y los cuerpos mamilares.

Talamon-Fraenkel (Diplococo de) (Charles *Talamon,* médico francés, 1850-1929). V. STREPTOCOCCUS PNEUMONIAE. || **-Noréro (Cirrosis de).** V. CIRROSIS.

talamopeduncular (de *tálamo* y el lat. *pedunculus,* dim. de *pes, pedis,* pie). adj. Relativo al tálamo y a los pedúnculos cerebrales.

talamotomía (de *tálamo* y el gr. *tomé,* corte). f. F., *thalamotomie;* In., *thalamotomy.* Acción lesiva sobre alguno de los núcleos talámicos (generalmente sobre alguna zona ventral en el mismo) llevada a cabo mediante procedimientos esterotáxicos, para aliviar dolores rebeldes o algunos síntomas extrapiramidales.

talantropía. f. NISTAGMO.

talasanemia. f. TALASEMIA.

talasemia (del gr. *thálassa,* mar, y de *haima,* sangre). f. A., *Thalassämie;* F., *thalassémie;* In., *thalassemia;* It., *talassemia;* P., *talassanemia.* Anemia hereditaria de tipo hemolítico, de incidencia racial, familiar y ordinariamente mediterránea. Es debida a una alteración en la síntesis de una de las cadenas polipeptídicas (α, β o δ) de las hemoglobinas normales, A, F o A₂. De acuerdo con la cadena afectada se distinguen en talasemias α, β y δ. || -α. Se halla dificultada la formación de las hemoglobinas normales Hb A, Hb F, Hb A₂, por alteración de la síntesis de la cadena α. Se forman dos hemoglobinas patológicas, Hb Y y Hb Bart. Las formas homocigotas, muy graves, cursan con un cuadro de hidropesía fetal o como talasemia grave. Las heterocigotas cursan a veces con una forma grave (presencia de Hb H), otras veces leve o bien son portadores sanos. || -β. Se halla alterada la síntesis de la cadena β, por lo que no se forma la Hb A normal. Existen otras hemoglobinas normales Hb F y Hb A₂. Clínicamente se distinguen la talasemia mayor y la talasemia menor. La *talasemia mayor* (anemia de Cooley), aparece en niños mayores de 3 meses y menores de 2 años; cursa con aumento de la Hb F, alteraciones óseas generalizadas (facies orientaloide) y hepatosplenomegalia, en la sangre periférica hay abundantes hematíes en diana, eritroblastos e hipersideremia. Esta forma es siempre mortal. La *talasemia menor* suele descubrirse en adultos, hay alteraciones óseas pero no hay hepatosplenomegalia. La anemia, discreta, es hipocroma hipersiderémica. Se encuentra aumentada la Hb A₂, hay pocos dianocitos y abundantes poiquilocitos y esquistocitos. || -δ. Hay disminución de la Hb A₂ por dificultad en la síntesis de la cadena δ. No presenta sintomatología clínica. || -F (talasemia β y δ). Existe dificultad en la síntesis de las cadenas β y δ; en la forma homocigótica se halla solamente Hb F. || **-Lepore.** Se caracteriza por la presencia de Hb Lepore, formada por dos cadenas α normales y una mezcla de cadenas β y δ en las restantes dos cadenas. Los homocigotos cursan con un cuadro similar a la talasemia mayor, y los heterocigotos ofrecen uno parecido a la talasemia menor.

talasina. f. Principio derivado de la anemone de mar, *Anemone scultetus,* irritante.

talasofobia (del gr. *thálassa,* mar, y *phóbos,* temor). f. F.,*thalassophobie;* In., *thalassophobia.* Temor morboso al mar o a los viajes por mar.

talasoterapia (del gr. *thálassa,* mar, y *therapeía,* tratamiento). f. A., *Thalassotherapie;* F., *thalassothérapie;* In., *thalassotherapy;* It. y P., *talassoterapia.* Tratamiento de las enfermedades por los baños, viajes o climas marítimos.

Talauma. Género de plantas magnoliáceas de Asia y América, a las que se atribuyen propiedades estomáquicas y antiespasmódicas.

talco (del ár. *talq*). m. A., *Talk;* F. e In., *talc;* It. y P., *talco.* Mineral blando untuoso, en láminas o en masas compactas, constituido por silicato de magnesio. Se reduce fácilmente a polvo fino, que se emplea para espolvorear las partes húmedas.

talcosis. f. F., *talcose;* In., *talcosis.* Coniosis producida por la inhalación de silicato magnésico hidrolado (talco).

taleoquina. f. F., *thalléioquinine;* In., *thalleioquin.* Sustancia de color verde que se forma al actuar el agua de cloro y el amoníaco sobre la quinina y permite reconocer este alcaloide de la quina.

talina. f. Tetrahidroparametiloxiquinolina, sustancia cristalina, antipirética y antiséptica. Se ha empleado en forma de sales, acetato, salicilato, sulfato, etc., como antitérmico en casi todas las enfermedades febriles, pero su acción tóxica sobre la sangre y sistema nervioso la ha proscrito.

talio (del gr. *thallós,* ramo verde). m. A., *Thallium;* F. e In., *thallium;* It., *tallio;* P., *tálio.* Elemento metálico blando, de color blanco azulado. Símbolo Tl; peso atómico, 204,2; peso específico, 11,8. Forma sales muy tóxicas, algunas de las cuales, como el acetato, se han empleado al interior para combatir los sudores de los tísicos y contra la tiña tonsurante, por su efecto depilatorio, pero su empleo es demasiado peligroso.

talipédico (del lat. *talipes*). adj. F., *ayant le pied bot talus;* In., *talipedic.* Relativo al pie contrahecho o afecto de él. Ú.t.c.s.

talipes (lat., de *talus,* talón, y *pes,* pie). m. F., *pied bot.* Pie zambo o contrahecho en general; especialmente pie talus o calcáneo. || **-calcaneus, equinus, valgus** o **varus.** Pie calcáneo, equino, valgo, varo.

talipómano. m. Mano contrahecha en flexión o en aducción.

talla (de *tallar,* y éste del lat. *taliare*). f. A., *Körpergrösse;* F., *taille;* In., *stature;* It., *taglia;* P., *talha.* Estatura o longitud del cuerpo humano desde la planta de los pies hasta el vértice de la cabeza. || CISTOTOMÍA. || Paño estéril que circunscribe el campo operatorio en las intervenciones quirúrgicas. || **-hipogástrica.** Cistotomía suprapúbica. Antiguamente la talla hipogástrica u operación de la talla la efectuaban los cirujanos para extraer cálculos vesicales.

talle (del F. *taille,* y éste del lat. *taliare,* tallar). m. A., *Taille;* F., *taille:;* In., *waist;* It., *cintura;* P., *talhe.* Cintura. || Porción del tronco desde las caderas a los hombros.

Tallermann (Aparato, tratamiento de) (Lewis A. *Tallermann,* científico inglés contemporáneo). Véanse estos términos.

tallo (del lat. *thallus,* y éste del gr. *thallós*). m. A., *Stiel;* F., *tige;* In., *stem;* It., *stelo;* P., *talo.* Parte cilíndrica alargada. || Órgano de las plantas, que sube verticalmente desde el suelo en dirección contraria a la de la raíz. || **-encefálico** o **cerebral.** Porción de encéfalo que queda después de separados los hemisferios y el cerebelo. || **-pituitario.** Infundíbulo; porción cilíndrica de 4 a 6 mm de longitud, que une el tuber cinereum con el cuerpo pituitario.

Tallqvist (Escala de) (Theodor W. *Tallqvist,* médico finlandés, 1871-1927). V. ESCALA.

Talma (Enfermedad, operación de) (Sape *Talma,* médico neerlandés, 1847-1918). Véanse estos términos.

talo (del gr. *thálos,* brote reciente). m. Aparato vegetativo de ciertas criptógamas, en las que no se distinguen raíces, tallo ni hojas, característica de las talófitas, algas, hongos, líquenes.

talo-. Forma prefija del lat., *talus,* talón. TALUS.

talocalcáneo (de *talo-* y el lat. tardío *calcaneum,* talón). adj. F., *astragalo-calcanéen;* In., *talocalcanean.* Relativo al astrágalo y el calcáneo.

talocrural (de *talo-* y el lat. *crus, cruris,* pierna). adj. F., *astragalo-tibial;* In., *talocrural.* Relativo al astrágalo y los huesos de la pierna. Dícese de la articulación tibioastragalina.

talófita (del gr. *thálos,* retoño, rama joven, y *phytón,* planta). f. F., *thallophyte;* In., *thallophyte.* Planta criptógama inferior, hongo, alga o bacteria.

talón (del lat. *talo, -onis*). m. A., *Ferse;* F., *talon;* In., *heel;* It., *tallone;* P., *talão.* Parte posterior del pie, cuyo esqueleto esta formado por el calcáneo. || **-rodilla (Prueba).** V. PRUEBA.

talonavicular o **taloscafoideo** (de *talo-* y el lat. *navicula*, navecilla, o el gr. *skáphe*, barco, y *eîdos*, aspecto). adj. F., *astragalo-scaphoïdien;* In., *talonavicular*. Relativo al astrágalo y el escafoides.

taloperoneal (de *talo-* y el gr. *peróne*, aguja, broche). adj. F., *astragalo-péronier;* In., *talofibular*. Relativo al astrágalo y el peroné.

talosa. f. F., *talose;* In., *talose*. Monosacárido isómero de la glucosa.

talotibial (de *talo-* y el lat. *tibia*, hueso de la pierna). adj. Relativo al astrágalo y la tibia.

talotoxicosis. f. F., *thallotoxicose;* In., *thallitoxicosis*. Envenenamiento por las sales de talio.

talpa (del lat. *talpa*, topo). f. Nombre de un quiste o lupia subcutánea de la cabeza, que levanta la piel de un modo irregular.

talposis (del gr. *thálpos*, calor del sol, del verano). f. Sensación o sentido del calor.

talus (lat.). m. TALÓN. || ASTRÁGALO. || TOBILLO. || PIE TALO O TALUS.

tama (lat.). f. Hinchazón de los pies y piernas.

tamarindo (del ár. *tamr hindi*, dátil indio). m. A., *Tamarinde;* F., *tamarin;* In., *tamarind;* It. y P., *tamarindo*. Árbol leguminoso, *Tamarindus indica*, de la India, Egipto y América tropical, y su fruto, que contiene una pulpa acídula y dulce; es laxante y refrescante. Dicha pulpa se emplea en conserva y en tisana.

tambor. m. A., *Trommel;* F., *tambour;* In., *drum;* It., *tamburo;* P., *tambor*. TÍMPANO. || Instrumento que forma parte de un aparato registrador, compuesto de una caja metálica cerrada por una membrana elástica que lleva una placa de aluminio en conexión con la palanca registradora; en esta caja las variaciones de presión del aire contenido se transmiten a la membrana elástica y mueven la palanca.

taminero. m. Planta dioscórea, *Tamus communis*, cuya raíz se empleaba en otro tiempo como purgante y diurética.

tamización (de *tamiz*, y éste del fr. *tamis*, que deriva, a su vez, del célt. *tamisium*). f. A., *Sieben;* F., *tamisation;* In., *sieving;* It., *stacciatura;* P., *tamisação*. Separación, por medio de un tamiz, de partículas de un tamaño determinado de una sustancia pulverizada. || Lavado y filtración de excrementos para la investigación de huevos de parásitos intestinales.

tampana. f. Nombre de una dermatosis observada en la isla de la Reunión, caracterizada por la aparición de islotes hiperpigmentados en el cuello y la cara.

tampicina. f. F., *tampicine;* In., *tampicin*. Resina amorfa de la jalapa de Tampico, *Ipomoea simulans*.

tampón (del fr. *tampon*, y éste del germ. *tappo*). m. A., *Pfropf;* F. e In., *tampon;* It., *zaffo;* P., *tampão*. Tapón de algodón u otro material absorbente que se utiliza para cohibir hemorragias, especialmente la vaginal. || V. SISTEMA AMORTIGUADOR.

Tamus. Género de plantas dioscoreáceas; la especie *T. communis*, nueza negra, se emplea en homeopatía.

tanacetina. f. Sustancia resinosa muy amarga de las hojas y flores de tanaceto.

tanaceto. m. A., *Rainfarn;* F., *tanaisie;* In., *tansy;* It., *tanaceto;* P., *atanásia*. Planta herbácea compuesta, de Europa y América (*Tanacetum vulgare*), cuyas hojas y sumidades floridas contienen tanacetina, ácido tánico y una esencia tóxica que paraliza los músculos de la respiración y la deglución. Las flores se emplean como emenagogas y como antihelmínticas, en polvo o en infusión.

tanaka. f. Planta del Japón, *Digenia simplex*, empleada como vermífuga.

tanasa. f. Cimasa que se encuentra en varias plantas que contienen tanino, y se produce también en los cultivos del *Aspergillus niger* y el *Penicillium glaucum*.

tanato. m. F., *tannate;* In., *tannate*. Sal de ácido tánico.

tanato-. Forma prefija del gr. *thánatos*, muerte.

tanatocronología (de *tanato-*, el gr. *chrómos*, tiempo, y *lógos*, tratado). f. Determinación del tiempo transcurrido desde que tuvo lugar la muerte, por el estudio del grado de evolución de los fenómenos cadavéricos en el cadáver, o mediante el estudio de sus restos.

tanatofidio (de *tanato-* y el gr. *óphis*, serpiente). m. Serpiente venenosa en general; toxicofidio.

tanatofilia (de *tanato-* y el gr. *philía*, amistad). f. Tendencia al suicidio.

tanatofobia (de *tanato-* y el gr. *phóbos*, temor). f. A., *Thanatophobie;* F., *thanatophobie;* In., *thanatophobia;* It. y P., *tanatofobia*. Temor morboso a la muerte; aprensión de muerte inminente.

tanatognomónico (de *tanato-* y el gr. *gnómon*, que conoce). adj. Que indica la proximidad de la muerte.

tanatoide (de *tanato-* y el gr. *eîdos*, aspecto). adj. F., *ressemblant à la mort;* In., *thanatoid*. Semejante a la muerte.

tanatología (de *tanato-* y el gr. *lógos*, tratado). f. F., *thanatologie;* In., *thanatology*. Suma de conocimientos relativos a la muerte, desde el punto de vista medicolegal especialmente.

tanatomanía (de *tanato-* y de *manía*). f. A., *Selbstmordmanie;* F., *suicidomanie;* In., *thanatomania;* It., *mania suicida;* P., *tanatomania*. Manía suicida u homicida.

tanatopsia (de *tanato-* y el gr. *ópsis*, vista). f. NECROPSIA.

tanatosis. f. NECROSIS.

tanginina. f. Alcaloide cristalino de las semillas del árbol apocináceo *Tanghinia venenifera* o *Cerbera Tanhin*, de Madagascar; extremadamente tóxico, de acción análoga a la de la estrofantina.

tánico (Ácido). TANINO.

tanígeno. m. Diacetiltanino o acetiltanino; éter acético del tanino en forma de polvo gris amarillento, insoluble en agua; se emplea al interior como astringente en las diarreas y enteritis agudas y crónicas y al exterior en las rinitis y faringitis.

tanino. m. A., *Tannin;* F. e In., *tannin;* It., *tannino;* P., *tanino*. Ácido tánico; existe naturalmente en muchas plantas, y se conocen de él numerosas variedades; el medicinal se extrae especialmente de la nuez de agallas por medio del éter sulfúrico (ácido galotánico). Es un polvo amorfo, blancoamarillento, ligero y soluble en agua, que tiene la propiedad de precipitar las sales metálicas y los alcaloides, por lo que obra como contraveneno de estas sustancias. Se emplea al interior y al exterior como astringente y hemostásico y en el tratamiento de las quemaduras. || **-fisiológico.** El que existe normalmente en los vegetales. || **-patológico.** El derivado de las agallas o cecidias, es decir, de las excrecencias vegetales debidas a una afección local de la planta.

Tanner-Mac-Donald (Síndrome de). V. SÍNDROME.

Tannhauser (Enfermedad de). V. ENFERMEDAD.

Tanon (Síndrome de). V. SÍNDROME. || **-Cambassédès (Enfermedad de).** V. ENFERMEDAD.

tanque (del ingl. *tank*). m. A., *Behälter;* F., *cuve;* In., *tank;* It., *recipiente;* P., *tanque*. Reservorio artificial para líquidos; aljibe; especialmente para líquidos sépticos, heces o excrementos.

Tanret (Reacción de) (Charles *Tanret*, médico francés del siglo XIX). V. REACCIÓN.

Tansini (Operación, signo de) (Iginio *Tansini*, cirujano italiano, 1855-1943). Véanse estos términos.

tantalio. m. A., *Tantal;* F., *tantale;* In., *tantalum;* It., *tantalio;* P., *tântalo*. Metal raro, inatacable por los ácidos. Símbolo, *Ta;* peso atómico, 181,5.

tapetum (lat.). m. *Tapiz*, alfombra. || Fascículo de fibras nerviosas desde el cuerpo calloso al lóbulo occipital. Se denomina también *cuerpo esfenoidal*, y es una de las divisiones de la prolongación lateral del fórceps posterior del extremo posterior del cuerpo calloso. || **-alveoli.** Periostio alveolar. || **-coroideo.** TAPETUM LUCIDUM. || **-lucidum.** Epitelio pigmentario iridiscente de la coroides de algunos animales carnívoros, batracios, víboras, etc., que da a los ojos la propiedad de brillar en la oscuridad. || **-nigrum** u **oculi.** Capa pigmentaria externa de la retina.

Tapia (Síndrome de) (Antonio García *Tapia*, otorrinolaringólogo español, 1875-1950). V. SÍNDROME.

tapinocefalia (del gr. *tapeinós*, bajo, y *kephalé*, cabeza). f. F., *tapéinocéphalie;* In., *tapeinocephaly*. Forma aplanada de la bóveda craneal.
tapioca (del guaraní *tipiog*). f. A., *Tapioca;* F., In., It. y P., *tapioca*. Fécula alimenticia obtenida de la raíz de la mandioca, *Jatropha manihot*.
tapir (del guaraní *tapiir*). m. F., *tapir;* In., *tapir*. Mamífero perisodáctilo del género *Tapirus*, cuya grasa se emplea localmente. || V. Boca de tapir.
tapiroide. adj. F., *ressemblant à la bouche du tapir;* In., *tapiroid*. Semejante al hocico del tapir; se dice de una forma de cuello uterino.
tapón. m. A., *Tampon, Pfropf;* F., *tampon, bouchon;* In., *tampon, plug;* It., *tampone;* P., *tampão*. Masa de algodón, hilas, etc., empleado en cirugía para el taponamiento o para la absorción de líquidos o secreciones. || Masa concreta de secreciones o de otra naturaleza. || **de cerumen**. V. Cerumen. || **-de Corner**. Masa de omento introducida en una herida gástrica o intestinal. || **-de Dittrich**. Masas blanquecinas, parduscas o amarillentas en el esputo de la bronquitis séptica y de la gangrena pulmonar. || **-de Ecker**. Tapón de células en la boca primitiva de la gástrula. || **-de Imlach**. Masa de tejido adiposo encontrada algunas veces en el anillo inguinal externo. || **-de Kristeller**. Filamento mucoso en el conducto cervical. Durante el coito será comprimido hacia fuera y luego, una vez cubierto de espermatozoos, se retraerá de nuevo. || **-de Traube**. Tapón de Dittrich. || **-gelatinoso**. Masa semisólida transparente, homogénea, secretada por las glándulas hipertrofiadas del cuello uterino, que obliteran la cavidad del mismo durante el embarazo. || **-traqueal** o **de Trendelenburg**. Saco de goma insuflable que rodea el tubo de traqueotomía, y se emplea para impedir la entrada de la sangre en las vías bronquiales por los lados del tubo en las operaciones de la boca y la nariz.
taponamiento. m. A., *Tamponade;* F., *tamponnement;* In., *tamponade;* It. y P., *tamponamento*. Acción y efecto de obstruir, generalmente con compresas de gasa apretadas, una herida, un orificio corporal o una cavidad natural del cuerpo. || **-cardíaco**. Compresión aguda del corazón por la sangre acumulada en el pericardio procedente de una rotura cardíaca. || **-cardíaco crónico**. Compresión cardíaca permanente por el tejido fibroso, a veces calcificado, de la pericarditis callosa o constrictiva. *Sin.:* Corazón acorazado. || **-de Dührsenn**. Taponamiento de la vagina con gasa yodofórmica en la hemorragia uterina. || **-de Gottstein**. Taponamiento compacto con bolitas de algodón en la ocena. || **-de Rose**. Taponamiento cardíaco.
tapsia. f. Planta umbelífera, *Thapsia garganica*, cuya raíz suministra una resina irritante usada como revulsivo en emplastos o pomadas.
taqui-. Forma prefija del gr. *tachýs*, rápido.
taquialergia (de *taqui-* y el gr. *állos*, otro, y *érgon*, obra). f. F., Producción más rápida de la alergia; en cobayos es posible por la inoculación simultánea de un virus y suero de caballo.
taquiarritmia (de *taqui-* y el gr. *arrythmía*, falta de ritmo). f. F., *tachyarythmie;* In., *tachyarrhytmia*. Arritmia con gran frecuencia de pulso. || **-auricular**. Flúter auricular.
taquiauxesis (de *taqui-* y el gr. *aúxesis*, crecimiento). f. F., *tachyauxèse;* In., *tachyauxesis*. Crecimiento irregular en el que la parte se desarrolla más rápidamente que el organismo conjunto.
taquicardia (de *taqui-* y el gr. *kardía*, corazón). f. A., *Tachykardie;* F., *tachycardie;* In., *tachycardia;* It., *tachicardia;* P., *taquicardia*. Aceleración de los latidos cardíacos. || **-auricular, auriculoventricular** o **ventricular**. Rápida sucesión de latidos cardíacos cuya causa reside en las aurículas, nudo auriculoventricular o ventrículos, respectivamente, reconocibles por el trazado característico del electrocardiograma. || **-esencial paroxismal**. Enfermedad de Bouveret; neurosis cardíaca caracterizada por la súbita recurrencia de paroxismos de aceleración cardíaca separados por intervalos de normalidad. || **-estrumosa** o **exoftálmica**. Taquicardia del bocio exoftálmico. || **-ortostática**. Fenómeno de Thomayer; taquicardia que aparece solamente cuando se pasa de la posición de decúbito a la bipedestación; se observa en pacientes neuróticos y es debida probablemente a hipotensión arterial. || **-paroxismal**. Taquicardia intermitente que repite por accesos. || **-refleja**. Taquicardia producida por trastornos ocurridos fuera del sistema circulatorio. || **-sinusal**. Arritmia sinusal por modificación cronológica del estímulo, en su sitio de origen, con aumento de frecuencia.
taquifagia (de *taqui-* y el gr. *phageîn*, comer). f. A., *Tachyphagie;* F., *tachyphagie;* In., *tachyphagia;* It., *tachifagia;* P., *taquifagia*. Hábito de comer rápidamente, con masticación insuficiente de los alimentos.
taquifasia (de *taqui-* y el gr. *phásis*, expresión, palabra). f. Taquifrasia.
taquifemia (de *taqui-* y el gr. *phéme*, expresión). f. Taquifrasia.
taquifilaxis (de *taqui-* y el gr. *phylássein*, guardar). f. Esqueptofilaxis; inmunización rápida contra los efectos de dosis tóxicas de un veneno orgánico, por la inyección previa de pequeñas dosis del mismo (Gley).
taquifrasia (de *taqui-* y el gr. *phrásis*, lenguaje). f. A., *Tachyphrasie;* F., *tachyphrasie;* In., *tachyphrasia;* It., *tachifrasia;* P., *taquifemia*. Rapidez y volubilidad en el lenguaje; signo algunas veces de alteración mental.
taquifrenia (de *taqui-* y el gr. *phrén, phrenós*, mente). f. Actividad mental rápida morbosa.
taquilalia o **taquilogía** (de *taqui-* y el gr. *laleîn*, hablar, o *lógos*, conversación). f. F., *tachylalie, tachyphémie;* In., *tachylalia*. Taquifrasia.
taquímetro (de *taqui-* y el gr. *métron*, medida). m. F., *tachymètre;* In., *tachymeter*. Instrumento para medir la rapidez del movimiento de un cuerpo.
taquipnea (de *taqui-* y el gr. *pneîn*, respirar). f. A., *Tachypnöe;* F., *tachypnée;* In., *tachypnea;* It., *tachipnea;* P., *taquipneia*. Respiración acelerada, superficial.
taquipragia. f. Rapidez de acción.
taquipsiquia (de *taqui-* y el gr. *psyché*, alma). f. Rapidez en los procesos psíquicos; taquifrenia.
taquirritmia. f. Taquicardia.
taquisinecia (de *taqui-* y el gr. *synétheia*, costumbre). f. Taquifilaxis.
taquisistolia (de *taqui-* y el gr. *systolé*, contracción). f. A., *Tachysystolie;* F., *tachysystolie;* In., *tachysystole;* It., *tachisistolia;* P., *taquissistolia*. Rapidez anormal de las sístoles cardíacas; taquicardia. || **-auricular**. Flúter auricular.
taquistoscopio (del gr. *táchistos*, muy veloz, y *skopeîn*, observar). m. Especie de estereoscopio en que la visión es interrumpida por medio de un diafragma movible.
taquiurgia (de *taqui-* y el gr. *érgon*, trabajo). f. Arte de operar rápidamente; taquipragia.
taquiuria (de *taqui-* y el gr. *oûron*, orina). f. Secreción renal rápida.
Tar (Síntoma de) (Aloys *Tar*, médico de Budapest, n. en 1886). V. Síntoma.
tara (del ár. *tarha*). f. F., *tare;* In., *defect*. Peso del envase en que se pesa una sustancia. || Tacha, lacra. || In., *tare*. Nombre de una enfermedad epidémica contagiosa observada en Siberia, en la ciudad de Tara, caracterizada por la aparición de tumores en diversas partes del cuerpo y síntomas generales graves.
tarabagán. m. Variedad de marmota (*Arctomyt bobae*) que en Siberia y Mongolia es reservorio de la peste que, con el nombre de *tarabagania*, se adquiere por su contacto.
Taraktogenos kurzii. Árbol tropical de cuyas semillas se extrae aceite de chaulmogra.
tarantismo. m. A., *Tarantismus;* F., *tarantisme;* In., *tarantism;* It. y P., *tarantismo*. Variedad de manía danzante o corea histérica, epidémica, atribuida por el vulgo a la picadura de la tarántula, que sería curable por la sudoración que provoca la danza.
tarántula (del ital. *tarantola*, de la ciudad de Tarento). f. A., *Tarantel;* F., *tarentule;* In., *tarantula;* It., *tarantola;* P., *tarântula*. Araña venenosa, *Lycosa tarantula*,

a cuya picadura se atribuye el tarantismo. En homeopatía se emplean preparaciones de esta araña.

tarascada. f. Herida hecha con los dientes; dentellada.

Taraxacum. m. Planta compuesta, *Taraxacum officinale*, diente de león, cuya raíz, que contiene un principio amargo, la *taraxacina*, es diurética, estomáquica, colagoga y depurativa.

taraxis (del gr. *táraxis*, agitación, turbación). f. Trastorno. || Término propuesto para designar el histerismo en el hombre. || Término de Novy para la anafilaxis, en la teoría de que este estado es debido a una sustancia tóxica (taraxina) que se forma en la sangre por la inyección de una sustancia extraña, como resultado de una reacción con una sustancia que existe ya en el suero sanguíneo y a la que denomina *taraxígeno*.

Tarchanov o **Tarkanov (Reflejo de)** (Ivan R. Tarchanov, fisiólogo ruso, 1848-1909). V. REFLEJO PSICOGALVÁNICO.

Tardieu (Manchas de) (Auguste Ambroise Tardieu, médico legista francés, 1818-1879). V. MANCHA.

tardío. adj. F., *tardif;* In., *tardive, late, tardy*. Que tarda en aparecer; opuesto a *precoz*.

Tarin o **Tarinus (Banda, válvula de)** (Pierre Tarin, anatomista francés, 1700-1761). Véanse estos términos.

tarlatana (del fr. *tarlatane*, y éste de *tiretaine*). f. Especie de gasa clara de hilos gruesos. Se emplea en la confección de vendajes enyesados.

Tarnier (Fórceps, signo de) (Étienne Tarnier, tocólogo francés, 1828-1897). Véanse estos términos.

tarsadenitis (de *tarso* y *adenitis*). f. Inflamación del tarso del párpado y de las glándulas de Meibomio.

tarsal. adj. TARSIANO.

tarsalgia (de *tarso* y el gr. *álgos*, dolor). f. A., *Tarsalgie;* F., *tarsalgie;* It. y P., *tarsalgia*. Dolor en el tarso; especialmente una afección de la adolescencia caracterizada por el dolor y la fatiga en el pie y la pierna en la estación vertical y deformidad del primero consistente en el aplanamiento del arco plantar. Pie plano, valgo doloroso.

tarsectomía (de *tarso* y el gr. *ektomé*, resección). f. A., *Tarsektomie;* F., *tarsectomie;* In., *tarsectomy;* It. y P., *tarsectomia*. Resección del tarso o de algunos huesos del tarso.Resección de um cartílago tarsal. || **-anterior.** Resección de una cuña ósea de base superoexterna que comprende el cuboides, el extremo anterior del calcáneo y una porción del astrágalo y del escafoides. ||**-posterior.** Resección del astrágalo y una parte del calcáneo.

tarsectopia (del gr. *tarsós*, planta del pie, y *éktopos*, fuera de lugar). f. F., *déplacement d'un os du tarse;* In., *tarsectopia*. Ectopia o luxación del tarso.

tarsitis. f. A., *Lidentzündung;* F., *blépharite;* In., *tarsitis;* It. y P., *tarsite*. Inflamacion del tarso palpebral. || BLEFARITIS.

tarso (del gr. *tarsós*). m. A., *Fusswurzel, Liplatte;* F., *tarse;* In., *tarsus;* It. y P., *tarso*. Parte posterior del pie situada entre los huesos de la pierna y los metatarsianos; comprende siete huesos dispuestos en dos hileras: astrágalo y calcáneo en la primera, y navicular o escafoides del tarso, cuboides y las tres cuñas, en la segunda. || Tarso palpebral, lámina fibrosa resistente, extendida de una a otra comisura en el espesor de los párpados, entre el músculo orbicular y la conjuntiva.

tarsoclasis (de *tarso* y el gr. *klásis*, rotura). f. F., *tarsoclasie;* In., *tarsoclasis*. Operación de fracturar los huesos del tarso.

tarsofalángico (de *tarso* y el gr. *phálagx, -aggos*, hilera de soldados). adj. F., *tarso-phalangien;* In., *tarsophalangeal*. Relativo al tarso y a la falange.

tarsofima (de *tarso* y el gr. *phyma*, tumor). m. Tumor del tarso.

tarsomalacia (de *tarso* y el gr. *malakía*, reblandecimiento). f. F., *ramollissement du tarse palpébral;* In., *tarsomalacia*. Reblandecimiento del tarso palpebral.

tarsomegalia (de *tarso* y el gr. *mégas, megalé, mégan*, grande). f. F., *tarsomégalie;* In., *tarsomegaly*. Displasia epifisaria hemimélica, caracterizada por agrandamiento de la epífisis del fémur y tibia, así como de los huesos del tarso.

tarsometatarsiano. adj. F., *tarso-métatarsien;* In., *tarsometatarsal*. Relativo al tarso y el metatarso.

tarsonémidos. m. pl. Familia de arácnidos acarinos, que presentan dimorfismo completo. Son parásitos de ciertas larvas del algodón y producen dermatitis en el hombre.

tarsoplastia (de *tarso* y el gr. *plássein*, formar). f. F., *tarsoplastie;* In., *tarsoplasty*. Cirugía plástica del tarso palpebral; blefaroplastia. || Corrección del pie contrahecho por resección de algunos de los huesos del tarso.

tarsoptosis (de *tarso* y el gr. *ptôsis*, caída). f. F., *tarsoptose;* In., *tarsoptosis*. Caída del tarso; pie plano.

tarsoquiloplastia (de *tarso*, el gr. *cheîlos*, labio o borde, y *plássein*, formar). f. F., *chirurgie plastique du tarse palpébral;* In., *tarsocheiloplasty*. Cirugía plástica de los bordes palpebrales.

tarsorrafia (de *tarso* y el gr. *rhaphé*, sutura). f. A., *Lidnaht;* F., *tarsorraphie;* In., *tarsorrhaphy;* It. y P., *tarsorrafia*. Sutura de los párpados entre sí, parcial, total, lateral o mediana; blefarorrafia.

tarsostrofia (de *tarso* y el gr. *strophé*, acción de volver). f. Operación plástica en la tracoma, que consiste en disecar un colgajo mirtiforme del tarso e invertirlo.

tarsotarsiano. adj. F., *tarso-tarsien;* In., *tarsotarsal*. Relativo a los huesos del tarso entre sí.

tarsotibial. adj. Relativo al tarso y a la tibia.

tarsotomía (de *tarso* y el gr. *tomé*, corte). f. F., *tarsotomie;* In., *tarsotomy*. Incisión o sección del tarso.

tartajeo. m. Defecto del habla en el que se truecan algunas letras en la pronunciación de las palabras.

tartamudez. f. A., *Stottern;* F., *bégaiement;* In., *stuttering;* It., *balbuzie;* P., *tartamudez*. Vicio de pronunciación, que consiste en la dificultad de emisión, interrupción y repetición espasmódica de las sílabas. ||**-vesical.** Interrupción del chorro de orina.

tartárico (Ácido). $C_4H_6O_2$. Polvo blanco que se extrae de las heces del vino; se emplea en la fabricación de limonadas refrescantes, en repostería, en panadería, en el curtido, etc.

tartarizado. adj. F., *préparé avec du tartre;* In., *tartarized, tartarated*. Que contiene ácido tartárico.

tártaro (del bajo lat. *tartarum*, y éste corrupción por los alquimistas del persa *dāradī*, heces). m. A., *Weinstein;* F., *tartre;* In., *tartar;* It., *tartaro;* P., *tártaro*. Antiguo nombre de los tartratos. || Depósito que forma el vino en las paredes de los toneles compuesto en su mayor parte de bitartrato de potasio. ||**-dentario.** SARRO DENTARIO. ||**-depurado.** Crémor tártaro, bitartrato de potasio. ||**-emético** o **estibiado.** Tartrato doble de antimonio y potasio. V. ANTIMONIO. ||**-marcial.** Tartrato de potasio y hierro.

tartrato. m. A., *Tartrat;* F. e In., *tartrate;* It., *tartrato;* P., *tartarato*. Sal de ácido tartárico. ||**-ácido.** Bitartrato; sal de ácido tartárico en el que se ha sustituido solamente un átomo de hidrógeno. ||**-normal.** Sal de ácido tartárico en el que se han sustituido los dos átomos de hidrógeno carboxílico. ||**-sodicopotásico.** SAL DE SEIGNETTE.

tártrico (Ácido). TARTÁRICO (ÁCIDO).

tasa (de *tasar*, y éste del lat. *taxare*). f. A., *Satz;* F., *taux;* In., *rate;* It., *tassa;* P., *taxa*. Medida, regla, proporción.

tasicinesia (del gr. *tásis*, extensión, y *kínesis*, movimiento). f. Tendencia morbosa a moverse, a andar; acatasia o catisofobia.

tatuaje (del fr. *tatouage*). m. A., *Tatowierung;* F., *tatouage;* In., *tattooing;* It., *tatuaggio;* P., *tatuagem*. Introducción de colores permanentes en la piel por medio de punciones. Se ha empleado para hacer desaparecer la rubicundez de los nevos. ||**-de la córnea.** Procedimiento para disimular las manchas leucomatosas de la córnea por la introducción de tinta china en las capas superficiales de la misma por medio de una aguja.

taumatropía (del gr. *thaûma, -atos,* maravilla, y *trópos,* vuelta). f. Transformación de un tejido en otro, metaplasia.

taumátropo (del gr. *thaûma, -atos,* maravilla, y *trópos,* vuelta). m. Aparato para demostrar la duración de las impresiones visuales en el que hay imágenes en lados opuestos de una tabla rotatoria, que se fusionan por el movimiento.

taumatúrgico (de *taumaturgo,* y éste del gr. *thaumatourgós;* de *thaûma, -atos,* maravilla, y *érgon,* obra). adj. Milagroso, mágico.

taurina. f. F., *taurine;* In., *taurine.* Ácido amidoetilsulfónico; sustancia, en cristales incoloros y solubles, de la bilis, producto de la descomposición del ácido taurocólico. Se encuentra también en pequeñas cantidades en los músculos y pulmones.

taurocolemia. f. Presencia de ácido taurocólico en la sangre.

taurocólico (Ácido). Constituyente de la bilis, elaborado y secretado por la célula hepática. Compuesto constituido por ácido cólico (ácido 3,7,12-colánico), conjugado, por medio de un enlace peptídico, con el aminoácido taurina. Al pH de la bilis se halla fundamentalmente disociado en forma de taurocolato de sodio.

Taussig (Operación de) (Helen B. *Taussig,* pediatra norteamericana, n. en 1898). V. Operación de Blalock y Taussig. ‖ **-Bing-Pernkopf (Síndrome de).** V. Síndrome. ‖ **-(Síndrome de).** V. Síndrome.

tautofonía (del gr. *tautophonía,* de *tautóphonos,* tautófono; de *tautó* [crasis ática de *tó autó*] lo mismo, y *phoné,* voz). f. Repetición de los mismos sonidos.

tautomenial (del gr. *tautó,* lo mismo, y *mén, menós,* mes). adj. Relativo o perteneciente a un mismo período menstrual.

tautomería o **tautomerismo** (del gr. *tautó,* lo mismo, y *méros,* parte). f. y m. F., *tautomérie;* In., *tautomerism.* Fenómeno por el que un compuesto químico aparece en forma de dos isómeros de estructura distinta y a los que, por tanto, debe asignarse una fórmula diferente. Los tautómeros exhiben, por tanto, un tipo de isomería estructural dinámica.

tautómero (del gr. *tautó,* lo mismo, y *méros,* parte). adj. F., *tautomère;* In., *tautomeric.* Que envía prolongaciones para contribuir a la formación de la sustancia blanca en el mismo lado de la médula espinal; dícese de ciertas neuronas y neuroblastos. ‖ En química, dícese de la sustancia que presenta tautomería. Ú.t.c.s.m.

Tavel (Suero de) (Ernest *Tavel,* cirujano suizo, 1858-1912). V. Suero.

Tawara (Nudo de) (Sunae *Tawara,* patólogo japonés, 1873-1952). V. Nudo de Aschoff y Tawara.

-taxia o **-taxis.** Sufijo griego que significa reacción de un organismo o célula a un estímulo externo; p.ej.: quimiotaxis.

taxidermia (del gr. *táxis,* arreglo, y *dérma,* piel). f. F., *taxidermie;* In., *taxidermy.* Disección de los animales para su conservación.

taxina. f. F., *taxine;* In., *taxine.* Alcaloide o resina de las hojas de tejo, *Taxus baccata.* Se ha preconizado como antiepiléptica.

taxis (del gr. *táxis,* arreglo). f. A., *Taxis;* F., In. e It., *taxis;* P., *taxia.* Reducción manual de un tumor herniario.

taxodio. m. Especie de ciprés de la América del Norte, *Taxodium distichum,* cuya resina se emplea como antirreumático.

taxología. f. Taxonomía.

taxonomía (del gr. *táxis,* ordenación, y *nómos,* ley). f. A., *Statiskenlehre;* F., *taxonomie;* In., *taxonomy* It., *tassonomia;* P., *taxonomia.* Ciencia de las clasificaciones utilizada en microbiología, botánica y zoología, que permite agrupar los seres vivientes de acuerdo con sus características.

Tay-Sachs (Enfermedad de) (Warren *Tay,* médico inglés, 1843-1927, y Bernard *Sachs,* neurólogo inglés, 1858-1944). V. Enfermedad.

Taylor (Aparato de) (Charles Fayette *Taylor* cirujano norteamericano, 1827-1899). V. Aparato. ‖ **-(Enfermedad de)** (Robert W. *Taylor,* dermatólogo norteamericano, 1842-1908). V. Enfermedad.

taylorismo (de F. Winslow *Taylor,* inventor norteamericano, 1856-1915). m. Sistema fundado en estudios sobre el trabajo y la fatiga, de los que derivan métodos para obtener de los obreros el máximo rendimiento con el mínimo consumo de energía.

tayuyá. m. Planta de la familia de las cucurbitáceas, *Trianosperma ficifolia,* de la América del Sur, cuya raíz se emplea en polvo o infusión contra la hidropesía y la sífilis.

taza (del ár. *tassa,* escudilla). f. A., *Tasse;* F., *tasse;* In., *cup;* It., *tazza;* P., *taça.* Vasija más o menos semiesférica, con asa, para la ingestión de líquidos generalmente.

Tb. Símbolo químico del *terbio.*

TB-1. Tiosemicarbazona del 4-aminoacetilbenzaldehído. Droga introducida por Domagk en el tratamiento de la tuberculosis.

Tc. Símbolo químico del *tecnecio.*

Te. Símbolo químico del *telurio.*

té (del chino dialectal *t'e*). m. A., *Tee;* F., *thé;* In., *tea;* It., *te;* P., *chá.* Nombre de un arbusto originario del Japón y de la China, *Thea* o *Camellia sinensis,* y de sus hojas secas; éstas contienen teína o cafeína y ácido tánico. ‖ Infusión de estas mismas hojas en agua hirviente, empleada como estimulante. ‖ **-de buey.** Infusión de carne magra de buey. Analéptico. ‖ **-de Europa.** Verónica. ‖ **-de los jesuitas** o **del Paraguay.** Mate. ‖ **-de San Germán.** Preparación laxante compuesta de hojas de sen, flores de saúco, semillas de anís, hinojo y crémor tártaro. ‖ **-del Labrador.** Planta de los Estados Unidos y el Canadá, *Ledum latifolium,* tónica y pectoral. ‖ **-negro** o **verde.** Variedades de té debidas a la distinta preparación de las hojas.

Teale (Amputación de) (Thomas P. *Teale,* cirujano inglés, 1801-1868). V. Amputación.

tebaico (del lat. *thebaicus,* de *Thebae,* Tebas, ciudad egipcia donde se preparaba opio). adj. Relativo al opio o derivado de él.

tebaína. f. A., *Thebain;* F., *thébaïne;* In., *thebaine;* It., *tebaina;* P., *tebaína.* Alcaloide cristalino tóxico del opio; desusado; paramorfina.

tebaísmo. m. A., *Thebaismus;* F., *thébaïsme;* In., *thebaism;* It. y P., *tebaismo.* Envenenamiento por el opio; opiumismo.

Tebesio (Agujero, válvula, vena de) (Adan Christian *Thebesius,* médico alemán, 1686-1732). Véanse estos términos.

teca (del lat. *theca,* y éste del gr. *théke,* caja). f. A., *Theca;* F., *thèque;* In., *theca;* It. y P., *teca.* Caja o vaina, especialmente la de un tendón. ‖ **-cordis.** Pericardio. ‖ **-folicular.** Cubierta exterior del folículo de De Graaf. ‖ **-vertebral.** Duramadre espinal.

tecitis (de *teca* e *-itis*). f. F., *inflammation de la gaine tendineuse;* In., *thecitis.* Inflamación de una vaina tendinosa.

tecnecio. m. F., *technétium;* In., *technetium.* Elemento número 43, símbolo Tc, preparado por el bombardeo del molibdeno con neutrones o deuterones, encontrado también entre los productos de fisión del uranio. El isótopo 99m es el más utilizado en gammagrafía.

técnica (del lat. *technica,* y éste del gr. *thechniké,* f. de *technikós,* de *téchne,* arte). f. A., *Technik;* F. e In., *technique;* It., *tecnica;* P., *técnica.* Conjunto de procedimientos y detalles de una obra mecánica o de una operación quirúrgica. ‖ **-de Arnaud.** Técnica de exploración funcional pulmonar: exploración de un solo pulmón obturando el bronquio principal del otro pulmón mediante una sonda especial a través de la cual ventila fuera del circuito. ‖ **-de Barraquer (Joaquín).** V. Zonulólisis enzimática. ‖ **-de Berberich-Hirsch.** Flebografía: técnica de estudio del estado intravenoso por introducción en las venas de una sustancia de contraste para obtener imágenes radiográficas reveladoras. ‖ **-de Chaoul-Adam.** Sistema de radioterapia de contacto endorrectal. ||-de **Chevassu.** Palpación del epidídimo fijando el testículo con la mano izquierda, que lo tira hacia abajo, y con la mano derecha (índice y pulgar) se pinza esta estructura. ||-**de Churay.** Sirve para la palpación de la vesícula biliar: con el paciente en decúbito izquierdo y el explorador colocado detrás del mismo, hunde éste la mano izquierda debajo del reborde costal derecho. ||-**de Cournand.** Técnica de cateterismo cardíaco derecho con sonda especial para exploración funcional endocardíaca. Esta técnica fue iniciada por Forsmann, practicándosela a sí mismo. ||-**de doble anticuerpo.** Método de separación de complejos antígeno-anticuerpo mediante la utilización de un anticuerpo frente al primer anticuerpo. Se usa en radioinmunoanálisis. ||-**de Duval.** Injertos epiploicos libres en las intervenciones quirúrgicas abdominales, en especial resecciones intestinales. ||-**de Egas Moniz.** Lobotomía frontal o sea sección de la sustancia blanca prefrontal para interrumpir el fascículo talamofrontal que conduce los estímulos o influjos emocionales hacia la corteza frontal. Primera tentativa de corrección quirúrgica de ciertos síndromes psiquiátricos. ||-**de Ellis.** Biopsia mediante un trépano pequeño animado de un movimiento de rotación muy rápido a través del cual se extrae un cilindro hístico susceptible de examen histológico.||-**de Laborit.** Hibernación artificial utilizada en cirugía para realizar intervenciones muy graves y traumatizantes, o en pacientes con grave riesgo general, sobre todo las operaciones cerebrales y cardíacas. Actualmente de uso muy restringido.||-**de Leborgne-Gross**. Método de radiografía de la mama para descubrir microcalcificaciones intratumorales. ||-**de Léger.** Esplenoportografía. ||-**de Leriche-Kunlin.** Método de examen y apreciación de las congelaciones de las extremidades mediante arteriografía. ||-**de Lind-Wegelins.** Cineangiocardiografía, procedimiento de registro de las imágenes obtenidas por cateterismo endocardíaco filmando las imágenes cinéticas sobre un amplificador de brillo.||-**de Mac Whister.** Método de tratamiento de los carcinomas de la mama consistente en la práctica de una mastectomía quirúrgica limitada al tumor y radioterapia posterior de la región y las áreas ganglionares. ||-**de Maiser.** Tratamiento de las hernias de hiato diafragmático en pacientes de riesgo elevado (p. ej., angina estenocárdica, hemofilia, cirrosis avanzada), mediante la creación y mantenimiento de un neumoperitoneo terapéutico. Casi no se emplea en la actualidad. ||-**de Mattei.** Tratamiento endoscópico de los abscesos del pulmón: se coloca al paciente, a través de la tráquea, en el bronquio de drenaje del absceso y se instila a través de ella una sustancia antibiótica o antiséptica. ||-**de McKessack-Leitch-Haussmanr.** El punto apendicular de McBurney resulta más patente si se hace adoptar al paciente el decúbito lateral izquierdo con los muslos flexionados en ángulo recto. El examinador extiende la mano derecho hacia atrás al tiempo que, con la mano izquierda, presiona el punto de McBurney contra el psoas contraído.||-**de Mennell.** Para explorar la movilidad pasiva de la región cervical se acuesta al paciente en decúbito supino con la cabeza y el cuello sobresaliendo de la mesa exploratoria; en esta situación, y en completa relajación, se moviliza pasivamente la región cervical buscando dolor o resistencias.||-**de Philip-Cobb.** Procedimiento de injerto óseo que utiliza fragmentos óseos homogéneos conservados por el frío.||-**de Prades.** Técnica de reconstrucción protésica unitaria mediante elemento oclusivo de la ventana oval, en la cirugía de la otosclerosis. ||-**de Saling.** Técnica de obtención de micromuestras de sangre de la presentación fetal para el estudio del equilibrio acidobásico del feto durante el parto. ||-**de Sarnoff.** Técnica de respiración artificial por excitación eléctrica del nervio frénico, bien directamente, bien por vía transcutánea. ||-**de Sigault.** Sirve para explorar el ciego: se comprime el colon ascendente rechazando su contenido hacia el fondo del ciego, que se distiende y hace más accesible a la palpación. ||-**de Silvester-Thomsen.** Técnicas de respiración artificial manual utilizadas durante mucho tiempo en la reanimación de los ahogados, con el paciente en decúbito supino, posición equívoca que provocaba el estancamiento de líquidos deglutidos.||-**de Wangensteen.** Reintervención secundaria sistemática practicada unos seis meses después de una primera intervención de exéresis quirúrgica por cáncer digestivo (estómago, colon, recto) con objeto de observar cualquier posible propagación o recidiva en curso y aplicar el tratamiento inmediato. ||-**de Webster.** Procedimiento de injerto cutáneo para reforzar una cicatriz frágil o ulcerada: abrasión de la cicatriz y recubrimiento inmediato con un injerto grueso.

tecnocausis (del gr. *téchne*, arte, y *kaûsis*, quemadura). f. Uso del cauterio actual.

tecnocito (del gr. *téknon*, niño, retoño, y *kýtos*, cavidad). m. Célula o leucocito joven; metamielocito joven.

tecnología (del gr. *technología*, de *technológos*; de *téchne*, arte, y *lógos*, tratado). f. F., *technologie*. Tratado sobre técnica.|| (Del gr. *téknon*, niño, y *lógos*, tratado.) f. In., *technology*. Tratado sobre la infancia.

tecnopsicología (del gr. *téchne*, arte, *psyché*, mente, y *lógos*, tratado). f. F., *psychologie industrielle;* In., *technopsychology*. Psicología del obrero y adaptación de éste a su trabajo especial.

tecnotonía (del gr. *téknon*, niño, y *kteínein*, matar). f. INFANTICIDIO.

tecodonto (del gr. *théke*, caja, y *odoús, odóntos*, diente). adj. F., *ayant les dents recouvertes dans l'alvéole;* In., *thecodont*. Que tiene los dientes insertos en alveolos. Ú.t.c.s.

tecoma (de *teca* y *-oma*). m. A., *Thekom;* F., *thécome;* In., *thecoma;* It. y P., *tecoma*. Tumor del ovario, constituido por células de la teca (capa externa de los folículos del ovario), habitualmente encapsulado, de pequeño o mediano tamaño y que produce hormonas, por lo que puede originar hiperplasia del endometrio y metrorragias. Raramente es maligno y aunque puede aparecer en todas las edades de la mujer, en más del 50 % de los casos ocurre después de la menopausia.

tecosoma (de *teca* y el gr. *sôma*, cuerpo). m. ESQUISTOSOMA.

tecostenosis (de *teca* y el gr. *stenós*, estrecho). f. Contracción o estrechez de una vaina tendinosa.

tectiforme (del lat. *tectum*, techo, y de *forma*). adj. En forma de techo.

tectocefalia. f. ESCAFOCEFALIA.

tectología (del gr. *tékton*, obrero, y *lógos*, tratado). f. F., *tectologie;* In., *tectology*. Ciencia de la estructura o del desarrollo y edificación del organismo desde los elementos orgánicos; morfología estructural.

tectónico (del gr. *tektonikós*, perteneciente a la construcción). adj. Relativo a la edificación o reparación; plástico.

tectorial (del lat. *tectum*, techo). adj. F., *en forme de toit;* In., *tectorial*. Relativo a un techo o cubierta.

tectorium (lat.). m. Membrana de Corti.

tectospinal (del lat. *tectum*, techo, y *spina*, espina dorsal). adj. F., *tecto-spinal;* In., *tectospinal*. Relativo a la médula espinal y a los cuerpos cuadrigéminos *(tectum mesencephali).*

tectum (lat.). m. Techo o cubierta. ||-**mesencephali.** Techo del mesencéfalo, que comprende los colículos o tubérculos cuadrigéminos.||-**ventriculi quarti.** VÁLVULA DE VIEUSSENS.

tedio (del lat. *taedium*). m. Disgusto, aburrimiento, fastidio.

Teevan (Ley de) (William F. *Teevan*, cirujano inglés, 1834-1887). V. LEY.

tefrilómetro (del gr. *tephrós*, ceniciento, grisáceo, *hýle*, materia, y *métron*, medida). m. Tubo de cristal graduado para medir el espesor de la capa de sustancia gris del cerebro.

tefrosis (del gr. *téphra*, ceniza). f. Incineración o cremación.

tegmen (lat.). m. Techo o cubierta. ||-**acetabuli.** Parte superior del acetábulo o cavidad cotiloidea.||-**cruris.** TEGMENTO. ||-**mastoideum.** Techo óseo de las celdillas mastoideas. ||-**tympani.** Capa ósea entre el tímpano y la cavidad craneal.

tegmento (del lat. *tegmentum,* cubierta, cobertura). m. A., *Tegmentum;* F., In., It. y P., *tegmentum.* Tegmen, techo, cubierta.|| Plano o piso superior del tronco del encéfalo, calificado también de calota, que comprende el núcleo rojo de Stilling, la cinta de Reil, la formación reticular, etc.||-**auricular.** Membrana timpánica. ||-**subtalámico.** Extensión del tegmento por debajo del tálamo óptico.

tegmina. f. Preparación de cera, goma, agua y óxido de cinc, que se emplea como el colodión.

tegumento (del lat. *tegumentum*). m. A., *Decke, Haut;* F., *tégument;* In., *tegument;* It. y P., *tegumento.* Envoltura cubierta; piel o mucosa, especialmente la primera.

Teichmann (Cristales, reacción de) (Ludwig T. Stawiarski *Teichmann,* histólogo alemán, 1825-1895). Véanse estos términos.

teicopsia (del gr. *theikós,* divino, y *ópis,* visión). f. A., *Teichopsie;* F., *teichopsie;* In., *teichopsia;* It. y P., *teicopsia.* Sensación visual de centelleo luminoso en zigzag. *Sin.:* Escotoma centelleante, espectro de fortificación.

teiforme. adj. Dícese de las infusiones o bebidas que se preparan como el té.

teileriasis. f. F., *theilériose.* Infección del ganado bovino de África del Sur con protozoos del género *Theileria.*

teína. f. F., *théine;* In., *theine.* Sustancia cristalizable extraída del té, igual a la cafeína y que se emplea en los mismos casos que ésta.

teinismo o **teísmo.** m. F., *théisme;* In., *theinism, theism.* Estado morboso producido por el abuso habitual del té; cafeísmo.

Teissier-Roque (Enfermedad de) (Joseph *Teissier,* médico francés, 1851-1926). V. ENFERMEDAD.

tejido [hístico] (de *tejer,* y éste del lat. *texere*). m. A., *Gewebe;* F., *tissu;* In., *tissue;* It., *tessuto;* P., *tecido.* Agrupación de células, fibras y productos celulares varios que forman un conjunto estructural. ||-**adenoideo.** Tejido que forma los nódulos linfáticos; variedad de tejido conjuntivo compuesto de una red de fibras en cuyas mallas se alojan las células linfoideas. ||-**adiposo.** Variedad de tejido conjuntivo formado de células adiposas en una red de tejido areolar. ||-**análogo.** Tejido accidental parecido a un tejido normal del organismo. ||-**areolar.** TEJIDO CONJUNTIVO. ||-**cartilaginoso.** Variedad de tejido conjuntivo que forma la sustancia de los cartílagos, constituido por un sustrato fundamental, hialino o fibroso, en el que existen espacios o condroplastos que alojan las células cartilaginosas. ||-**cavernoso.** TEJIDO ERÉCTIL. ||-**celular.** Tejido conjuntivo laxo. ||-**cicatrizal.** Tejido fibroso denso que constituye la cicatriz, derivado directamente del tejido de granulación. ||-**citógeno.** TEJIDO ADENOIDEO. ||-**colágeno.** Tejido conjuntivo de la dermis, así denominado por contener una sustancia que por la ebullición prolongada se convierte en gelatina. ||-**compacto.** Porción dura exterior de los huesos. ||-**conjuntivo** o **conectivo.** Tejido de sostén, derivado del mesoblasto, formado de fibras conjuntivas y elásticas y células o fibroblastos, que comprende el tejido conjuntivo propiamente dicho, con sus dos variedades *laxo* y *denso,* y los tejidos adenoideo, adiposo, elástico, óseo y cartilaginoso. ||-**cordal** o **cordoideo.** Tejido de la notocorda embrionaria. ||-**cribiforme.** Tejido conjuntivo laxo. ||-**cromafín.** Tejido compuesto principalmente de células cromafines en la sustancia medular de las cápsulas suprarrenales. ||-**dartoideo.** Tejido muscular contráctil semejante al del dartos. ||-**de granulación.** Tejido conjuntivo joven muy vascularizado que se forma en el proceso de curación de una herida o úlcera. ||-**elástico.** Variedad de tejido conjuntivo constituido principalmente por fibras elásticas, dispuestas algunas veces en láminas, que se encuentran principalmente en la túnica media de los vasos, en los ligamentos y tendones. ||-**embrionario.** Tejido conjuntivo del embrión y de algunas neoplasias del adulto. || Tejido de granulación. ||-**endotelial.** ENDOTELIO. ||-**episclerótico.** Tejido conjuntivo laxo entre la esclerótica y la conjuntiva. ||-**epitelial.** Término general para los tejidos no derivados del mesoblasto y constituidos esencialmente por células en contacto directo. ||-**eréctil.** Tejido que contiene espacios venosos en comunicación directa con arterias que, al llenarse de sangre, ponen en erección el órgano en que está comprendido: pene, bulbo vaginal, pezón, etc. ||-**escleroso.** Cualquiera de los tejidos conjuntivos duros: cartilaginoso, óseo, etc. ||-**esplénico.** Pulpa del bazo. ||-**esponjoso.** Porción esponjosa de los huesos. ||-**esquelético.** Cualquiera de los tejidos fibrosos, cartilaginoso u óseo. ||-**fibroso.** Variedad de tejido conjuntivo constituido por fibras reunidas en fascículos compactos, adherentes y entrecruzados, que forma los tendones, membranas de envoltura, aponeurosis, etc. ||-**gelatinoso.** TEJIDO MUCOIDE. ||-**glandular.** Especialización de tejido epitelial que constituye el parénquima de una glándula. ||-**heterólogo** u **homólogo.** Tejidos que no son o son, respectivamente, semejantes a cualquier otro del organismo. ||-**indiferente.** Tejido primitivo embrionario indiferenciado. ||-**inodular.** TEJIDO CICATRIZAL. ||-**intersticial.** Tejido conjuntivo entre los elementos celulares propios de un órgano, que constituye la estroma de éste. ||-**laminoso.** TEJIDO CONJUNTIVO. ||-**lardáceo.** El que contiene lardacina como resultado de un proceso degenerativo. ||-**lepídico.** Tejido de las membranas embrionarias. ||-**linfático.** Tejido adenoideo. ||-**linfoideo.** Tejido linfático. || Tejido linfático que se forma o existe en puntos anormales. ||-**mesenquimatoso.** Tejido embrionario no diferenciado compuesto de células ramificadas en medio de una sustancia fundamental coagulable. ||-**mieloide.** Médula ósea roja. ||-**morboso.** TEJIDO ACCIDENTAL. ||-**mucodérmico.** Corion de las mucosas. ||-**mucoide.** Tejido conjuntivo gelatinoso, como el del cordón umbilical. ||-**mucoso.** Tejido de las mucosas. ||-**muscular.** Tejido que constituye la sustancia propia del músculo. V. MÚSCULO. ||-**nervioso.** Tejido que constituye la sustancia propia del sistema nervioso. ||-**nodular.** El compuesto de fibras musculares y nerviosas, como el que constituye el nódulo sinoauricular del corazón. ||-**óseo.** Variedad de tejido conjuntivo compuesto de una sustancia blanda, *oseína,* y sales en proporciones diversas y constituido en esencia por fibras que con las sales forman las laminillas óseas que dejan entre sí espacios u *osteoplastos,* en cuyo interior se alojan las células óseas u *osteoblastos* que comunican entre sí por finas ramificaciones. ||-**osteógeno.** Porción de periostio más cercana al hueso, que contribuye a la formación de tejido óseo. ||-**osteoide.** Tejido de células con grandes núcleos alojados en cavidades angulares. ||-**parenquimatoso.** El que constituye el parénquima. ||-**primario.** TEJIDO EMBRIONARIO. ||-**reticular** o **retiforme.** TEJIDO ADENOIDEO. || Tejido esponjoso de los huesos, de trabéculas espaciadas. ||-**sarcoso.** TEJIDO MUSCULAR. ||-**simplásico.** Tejido sin estructura celular. ||-**subcutáneo.** Tejido conjuntivo laxo situado inmediatamente por debajo de la piel. ||-**sustentacular.** Tejido no nervioso de la retina, compuesto por las fibras de Müller.

tela (del lat. *tela*). f. A., *Stoff;* F., *toile;* In., *cloth, tela;* It. y P., *tela.* Tejido de lana, hilo, seda, etc. || Formación anatómica semejante a una pieza de tela. ||-**adiposa.** TEJIDO ADIPOSO. ||-**arácnea** o **de araña.** Tela de varias especies de arañas domésticas, empleada vulgarmente como estíptico local y al interior como febrífugo. ||-**coroidea.** Techo membranoso de los ventrículos cerebrales III y IV; se distinguen dos: la *inferior,* correspondiente al ventrículo IV, y la *superior,* correspondiente al ventrículo III. ||-**subcutánea.** Tejido celular subcutáneo.||-**vasculosa.** PLEXO COROIDEO.

telaciasis. f. Afección ocular en los perros y gatos producida por gusanos nematodos del género *Thelazia;* se han comunicado algunos casos en el hombre.

telalgia (del gr. *têle*, lejos, y *álgos*, dolor). f. F., *douleur référée;* In., *telalgia*. Dolor sentido en una parte distante de la lesión que lo produce. || (del gr. *thelé*, pezón, y *álgos*, dolor). f. F., *thélalgie*. Dolor en el pezón.

telangiectasia (del gr. *télos*, fin, *aggeîon*, vaso, y *éktasis*, dilatación). f. A., *Telangiektasie;* F., *télangiectasie;* In., *telangiectasis;* It., *teleangiectasia;* P., *telangiectasia*. Dilatación de los vasos capilares de pequeño calibre, generalizada o localizada; angioma simple. || **-hemorrágica hereditaria.** ENFERMEDAD DE OSLER. || **-linfática.** Linfangioma formado por la dilatación de los vasos linfáticos. || **-verrugosa.** ANGIOQUERATOMA.

telangiectásico. adj. F., *télangiectasique;* In., *telangiectatic*. Relativo a la telangiectasia o de su naturaleza.

telangiectodes. adj. TELANGIECTÁSICO.
telangiectoma. m. TELANGIOMA.

telangioma (del gr. *télos*, fin, *aggeîon*, vaso, y el suf. *-oma*). m. F., *télangiome;* In., *telangioma*. Tumor formado por vasos capilares dilatados.

telangiosis. f. F., *télangiose;* In., *telangiosis*. Enfermedad de los vasos capilares y de pequeño calibre.

telangitis. f. F., *capillarite;* In., *telangiitis*. Inflamación de los vasos capilares; capilaritis.

telarquía o **telarquia** (de *tele-*, 3.ª acep., y el gr. *arché*, principio). f. F., *thélarche;* In., *thelarche*. Desarrollo de la mama.

tele-. Forma prefija del gr. *têle*, lejos; *télos*, fin, y *thelé*, pezón, tetilla.

telecardiófono (de *tele-*, 1.ª acep., el gr. *kardía*, corazón, y *phoné*, voz). m. F., *télécardiophone;* In., *telecardiophone*. Aparato que hace audible los ruidos del corazón a distancia de éste.

telecardiografía. f. F., *télécardiographie;* In., *telecardiography*. Uso del telecardiógrafo.

telecardiógrafo (de *tele-*, 1.ª acep., el gr. *kardía*, corazón, y *gráphein*, describir). f. Cardiógrafo que registra el trazado en una cinta a distancia del paciente, por conexión eléctrica.

telecardiograma. m. F., *télécardiogramme;* In., *telecardiogram*. Registro gráfico por medio del telecardiógrafo.

teleceptor. m. F., *télérécepteur;* In., *teleceptor*. Ceptor o receptor que recibe estímulos de origen distante.

telecesioterapia (de *tele-*, 1.ª acep., *cesio*, y el gr. *therapeía*, tratamiento). f. Terapéutica radiactiva con bomba de cesio.

telecinesia o **telecinesis** (de *tele-*, 1.ª acep., y el gr. *kínesis*, movimiento). f. F., *télékinesie*. Movimiento comunicado a un objeto sin contacto con éste; facultad que se atribuyen ciertos individuos de mover los objetos sin tocarlos, como las mesas danzantes de los espiritistas. *Sin.:* Telequinesia.

telecobaltoterapia. f. Tratamiento radiactivo con bomba de cobalto.

telecurieterapia. f. Curieterapia a distancia.

telediastólico (de *tele-*, 2.ª acep., y de *diástole*). adj. F., *télédiastolique;* In., *telediastolic*. Relativo a la fase final de la diástole.

telefase. f. V. TELOFASE.

teléfico (del lat. *Telephus*, hijo de Hércules, cuya herida no curó). adj. Maligno, incurable.

telegammaterapia. f. Utilización terapéutica, a distancia, de la radiación γ emitida por elementos radiactivos.

telegonía (de *tele-*, 1.ª acep., y el gr. *goné*, generación). f. Herencia de influencia. V. IMPREGNACIÓN.

telelectrocardiograma. m. TELECARDIOGRAMA.

telencéfalo (de *tele-*, 1.ª acep., y *encéfalo*). m. A., *Telencephalon;* F., *télencéphale;* In., *telencephalon;* It., *telencefalo;* P., *telencéfalo*. Porción de encéfalo más alejada de la médula, procede de vesícula cerebral anterior, de la que se desarrollan los tálamos ópticos, cuerpos estriados; hemisferios, etc.

teleología (del gr. *télos, -eos*, fin, y *logos*, tratado). f. Doctrina de las causas finales o de la adaptación a propósitos definidos.

teleomitosis. f. Mitosis completa.

teleopsia (de *tele*, 1.ª acep., y *ópsis*, visión). f. F., *téléopsie;* In., *teleopsia*. Trastornos de la percepción visual por el que los objetos cercanos parecen remotos.

telepatía (de *tele-*, 1.ª acep., y el gr. *páthos*, afección). f. A., *Telepathie;* F., *télépathie;* In., *telepathy;* It. y P., *telepatia*. Relación entre dos personas más o menos alejadas, de modo que una de ellas participa de las acciones, sensaciones o sentimientos de la otra; transmisión del pensamiento sin intermedio de ningún sentido.

teleplastia (de *tele-*, 3.ª acep., y el gr. *plássein*, formar). f. F., *théliplastie;* In., *theleplasty*. Cirugía plástica del pezón.

telequinesia. f. TELECINESIA.

teleretismo (de *tele-*, 3.ª acep., y de *eretismo*). F., *thélotisme;* In., *theleretism*. Eretismo o erección del pezón; telotismo.

telergia (de *tele-*, 1.ª acep., y el gr. *érgon*, obra). f. Acción a distancia. || Automatismo.

telerradiografía (de *tele-*, 1.ª acep., el lat. *radius*, rayo, y *gráphein*, describir). f. F., *téléradiographie;* In., *telerradiography*. Radiografía con la ampolla a distancia suficiente para asegurar el paralelismo de los rayos.

telerradioterapia. f. In., *teletherapy, teleroentgentherapy*. Radioterapia a distancia.

telerreceptor. m. F., *télérécepteur;* In., *telereceptor*. Órgano sensorial capaz de percibir estímulos distantes, como el ojo o el oído.

telerroentgenografía. f. TELERRADIOGRAFÍA.

Telesforo. Dios griego de la convalecencia.

telesífilis. f. METASÍFILIS.

telesistólico (de *tele-*, 1.ª acep., y el gr. *systolé*, contracción). adj. F., *télésystolique;* In., *telesystolic*. Relativo a la fase final de la sístole.

telestesia (de *tele-*, 1.ª acep., y el gr. *aísthesis*, sensación). f. F., *télesthésie;* In., *telesthesia*. Sensación o percepción a distancia; telepatía.

telestetoscopio (de *tele-*, 1.ª acep., el gr. *stêthos*, pecho, y *skopeîn*, observar). m. F., *téléstéthophone;* In., *telesthetoscope*. Estetoscopio con amplificación eléctrica, por el que varios individuos pueden oír a distancia los ruidos del corazón o pulmones de un paciente.

teleterapia (de *tele-*, 1.ª acep., y el gr. *therapeía*, tratamiento). f. Tratamiento por radiaciones a distancia del cuerpo. || Tratamiento por sugestión.

teliblasto (del gr. *thêlys*, femenino, y *blastós*, germen). m. Núcleo femenino.

teligonia. f. TELITOCIA.

telimanía (del gr. *thêlys*, femenino, y de *manía*). f. SATIRIASIS.

telina (el gr. *thelýnein*, afeminar). f. ESTRONA.

telio o **thelium** (del gr. *thelé*, tetilla). m. F., *thélion;* In., *thelium*. Pezón, papila.

telitis (del gr. *thelé*, tetilla). f. F., *thélite;* In., *thelitis*. Inflamación del pezón.

telitocia (del gr. *thêlys*, femenino, y *tókos*, parto). f. Partenogénesis normal, que produce hembras solamente.

telo-. Forma prefija del gr. *télos*, fin, término, y de *thelé*, pezón.

teloblasto (de *telo-*, 1.ª acep., y gr. *blastós*, germen). m. Esfera de segmentación en el extremo de la banda germinativa.

telocinesis (de *telo-*, 1.ª acep., y el gr. *kínesis*, movimiento). f. TELOFASE.

telodendrón (de *telo-*, 1.ª acep., y el gr. *déndron*, árbol). m. F., *arborisation terminale du cylindraxe;* In., *telodendron*. Arborización en el extremo de un cilindroeje.

teloderma. m. EPITRIQUIO.

telofase (de *telo-*, 1.ª acep., y *fase*). f. F., *télophase;* In., *telophase*. Fase final de la mitosis, en la que los cromosomas vuelven a formar el ovillo nuclear.

teloflebostema (de *telo-*, 2.ª acep., el gr. *phléps, phlebós*, vena, y *stémma, -atos*, corona). m. Círculo venoso alrededor del pezón.

telofragma. m. MEMBRANA DE KRAUSE.
telógeno (de *telo-*, 1.ª acep. y el gr. *gennân*, producir). m. F., *télogène;* In., *telogen*. Fase en reposo en el ciclo evolutivo del folículo, tras el catágeno. ||**-piloso.** TELÓGENO.
telolecito (de *telo-*, 1.ª acep., y *lékithos*, yema). adj. F., *télolécithe;* In., *telolecithal*. Dícese del huevo u óvulo que tiene el vitelio nutritivo concentrado en uno de los polos.
telolema (de *telo-*, 1.ª acep., y el gr. *lémma*, cubierta, vaina). m. F., *membrane recouvrant l'eminence de Doyère;* In., *telolemma*. Cubierta de una placa motora terminal, formada por el sarcolema y una prolongación de la vaina de Henle.
telonco. m. Tumor del pezón.
teloneurita. f. Expansión final de un cilindroeje.
telorismo. m. HIPERTELORISMO.
telorragia (de *telo-*, 2.ª acep., y un derivado del verbo gr. *regnýnai*, romper). f. A., *Brustwarzenblutung;* F., *thélorragie;* In., *thelorrhagia;* It. y P., *telorragia*. Hemorragia del pezón.
telosinapsis (de *telo-*, 1.ª acep. y el gr. *sýnapsis*, conexión). f. F., *synapsis des chromosomes bout à bout;* In., *telosynapsis*. Sinapsis de cromosomas por sus extremos.
telosporidios. m. pl. Clase de esporozoos del subfílum *Sporozoa*. Reproducción sexual y asexual (la esquizogonia falta en algunas especies), que pueden ocurrir en una sola especie huésped o cada ciclo en un huésped diferente. Forman oocistos, que en algunos casos se denominan esporas. Ejemplos: *Isospora*, *Plasmodium*, *Toxoplasma*.
telotismo (del gr. *télos*, fin, término). m. F., *télotisme;* In., *telotism*. Cumplimiento perfecto de una función. || (del gr. *thelé*, pezón). m. F., *thélotisme;* In., *thelotism, thelerethism*. Erección o protrusión del pezón.
telúrico (del lat. *tellus, telluris*, tierra). adj. In., *telluric*. Relativo o perteneciente a la tierra o suelo. || F., *tellurique*. Relativo al telurio; dícese de un ácido, H2TeO4, que forma teluratos.
telurio (del lat. *tellus, telluris*, tierra). m. A., *Tellur;* F., *tellure;* In., *tellurium;* It., *tellurio;* P., *telúrio*. Metaloide sólido, blancoazulado. Símbolo, *Te;* peso específico, 6,24; peso atómico, 127,5; sus compuestos tienen propiedades germicidas.
telurismo (del lat. *tellus, telluris*, tierra). m. F., *tellurisme;* In., *tellurism*. Influencia morbosa de la tierra o suelo en la producción de enfermedades.
Tellyesniczky (Líquido o solución de) (Kalmac Tellyesniczky, histólogo húngaro, 1868-1932). V. LÍQUIDO.
TEM. Sigla de trietilenomelamina. Medicamento de acción semejante a las mostazas nitrogenadas.
tembladera (de *temblar*). f. Polioencefalomielitis vírica de los óvidos, caracterizada por trastornos sensitivos y motores, con evolución lenta y apirética.
temblor (de *temblar*). m. A., *Zittern;* F., *tremblement;* In. y P., *tremor;* It., *tremore*. Movimientos involuntarios alternantes, agonistas-antagonistas, de amplitud bastante limitada, de ritmo poco variable, comprendido, según las formas, entre 4 y 12 por segundo, susceptibles de ser influidos en su intensidad y en su ritmo por la actividad voluntaria y por la emoción. Pueden afectar cualquier territorio del cuerpo y aun ser generalizados, pero afectan con predilección la parte distal de las extremidades superiores. Desaparecen durante el sueño y durante el reposo completo; empeoran con el frío, la emoción y la fatiga. ||**-de acción.** Se distinguen dos tipos diferentes: 1) *Temblor de actitud*, que aparece cuando la extremidad debe luchar contra la gravedad, como el temblor «esencial» de actitud, la discinesia volicional de actitud (que aparece ligada a una contracción muscular voluntaria determinante de actitudes siempre idénticas), la discinesia temblorosa de la degeneración hepatolenticular de Wilson, etc. 2) *Temblor cinético*, que es más un movimiento realizado irregularmente en el tiempo y en el espacio, que un auténtico temblor; es propio de la patología cerebelosa, principalmente del sistema eferente dentorrúbrico. ||**-fisiológico.** Temblor pasajero observado en la fatiga, frío, estados emocionales, etc. ||**-intencional.** Temblor que se intensifica al efectuar un movimiento voluntario. ||**-postural** o **de reposo.** Temblor que aparece cuando la parte del cuerpo (p.ej., una mano), no debe luchar contra la acción de la gravedad y encuentra un apoyo o sostén. Es el temblor típico de la enfermedad de Parkinson. ||**-vibratorio.** Temblor parecido al fisiológico que se observa en el hipertiroidismo, histeria, alcoholismo crónico, etc.
temor (del lat. *timor, -oris*). m. A., *Furcht;* F., *peur;* In., *fear;* It., *paura;* P., *temor*. Comportamiento emocional de tono afectivo desagradable, acompañado de temblor, postración y fuga. *Sin.:* Miedo.
temperamento (del lat. *temperamentum*). m. A., *Temperamént;* F., *tempérament;* In., *temperament;* It. y P., *temperamento*. Constitución particular de un individuo, resultado de la peculiar interrelación de sus características morfológicas y psíquicas. Término utilizado por Hipócrates y Galeno, quienes establecieron una tipología que ha ido evolucionando hasta la actualidad. Así, Galeno hacía distinciones en función del supuesto predominio de los humores orgánicos (bilis, sangre, linfa, atrabilis), en tanto que en la actualidad la distinción se establece de acuerdo con criterios psicofisiológicos y psicométricos. ||**-atrabilario** o **atrabilioso.** Temperamento melancólico. ||**-bilioso.** Caracterizado por color moreno de la piel, cuerpo ágil, ojos brillantes y circulación sanguínea rápida, con presión arterial alta, fácil emotividad, irascibilidad y tenacidad.||**-colérico.** Temperamento bilioso. ||**-linfático.** Caracterizado por piel fina y blanca, respiración lenta superficial, predominio del sistema linfático, poca presión y tendencia a la obesidad fofa. ||**-melancólico.** El nombre se refiere a la antigua concepción de que provenía del derrame de la bilis negra o atrabilis por el organismo. Se caracteriza por decaimiento, tristeza y astenia. ||**-nervioso.** Gran emotividad, excitabilidad y actividad del sistema nervioso, taquicardia e inestabilidad. ||**-sanguíneo.** Se caracteriza por complexión robusta, buenas digestiones e hipertensión.
temperante (del lat. *temperans, -antis*). adj. Calmante, sedante.
temperatura (del lat. *temperatura*). f. A., *Temperatur;* F., *température;* In., *temperature;* It. y P., *temperatura*. Grado sensible de calor o frío. ||**-absoluta.** La que se mide desde el 0 absoluto, o sea desde –273 °C. ||**-animal.** Temperatura del organismo, variable para cada especie animal. ||**-constante.** Temperatura de los animales de sangre caliente. ||**-crítica.** Temperatura a la cual un gas puede ser reducido a líquido por la presión. ||**-máxima.** Temperatura más allá de la cual no es posible el desarrollo de las bacterias. ||**-media.** Término medio de la temperatura en una localidad por un tiempo determinado. ||**-mínima.** Temperatura por debajo de la cual no se desarrollan las bacterias. ||**-normal.** La del cuerpo humano en condiciones de salud, que oscila entre 36,5 y 37,5 °C en el recto. ||**-óptima.** Grado de calor más favorable al desarrollo de cultivos de una especie bacteriana determinada.||**-subnormal.** Temperatura que se encuentra por debajo de la normal.
templado. adj. Ni frío ni caliente; moderado.
templanza (del lat. *temperantia*). f. A., *Mässigkeit;* F., *tempérance;* In., *temperance;* It., *temperanza;* P., *temperança*. Moderación, sobriedad, continencia.
template (voz ingl.). V. PATRÓN.
Templin (Esencia de) *(Templin*, ciudad de Prusia). Esencia destilada de los conos del *Pinus pumilio*.
tempolábil (del lat. *tempus, -oris*, tiempo, y *labilis*, lo que fácilmente cae, deslizadizo). adj. F., *instable;* In., *tempolabile*. Que se altera por el curso del tiempo.
temporal (del lat. *temporalis*). adj. F., *temporaire;* In., *temporal*. Relativo al tiempo, que dura algún tiempo. || (Del lat. *temporalis*, de *tempora*, sienes.) adj. F., *temporal;* In., *temporalis*. Relativo o perteneciente a las sienes o al hueso o músculos temporales. || m.

Hueso, músculo, etc., temporales. V. HUESOS, MÚSCULOS, NERVIOS (TABLAS DE). ‖ f. V. ARTERIAS (TABLA DE).
temporoauricular (del lat. *tempora,* siens, y *auricula,* dim. de *auris,* oreja). adj. F., *temporo-auriculaire;* In., *temporoauricular.* Relativo a las regiones temporal y auricular.
temporocerebeloso (del lat. *tempora,* sienes, y *cerebellum,* dim. de *cerebrum,* cerebro). adj. Relativo al lóbulo temporal y al cerebelo.
temporocigomático (del lat. *tempora,* sienes, y el gr. *zygón,* yugo). adj. F., *temporo-zygomatique;* In., *temporozygomatic.* Relativo a las regiones temporal y cigomática.
temporofacial (del lat. *tempora,* sienes, y *facies,* cara). adj. Relativo a las sienes y la cara.
temporofrontal (del lat. *tempora,* sienes, y *frons, frontis,* frente). adj. Relativo a los huesos o regiones temporal y frontal.
temporohioideo (del lat. *tempora,* sienes, y el gr. *hyoeidés,* semejantea una ípsilon). adj. F., *temporohyoïdien;* In., *temporohyoid.* Relativo a los huesos temporal e hioides.
temporomalar (del lat. *tempora,* sienes, y *malae,* mandíbula, mejilla). adj. Relativo al temporal y el pómulo.
temporomaxilar (del lat. *tempora,* sienes, y *maxilla,* quijada). adj. F., *temporo-maxillaire.* Relativo a los huesos temporal y maxilar inferior. ‖ m. In., *temporomaxillary.* Músculo temporal. V. MÚSCULOS (TABLA DE).
temporooccipital (del lat. *tempora,* sienes, y *occipitium,* occipucio). adj. F., *temporo-occipital;* In., *temporo-occipital.* Relativo a los huesos o regiones temporal y occipital.
temporoparietal (del lat. *tempora,* sienes, y *paries, -etis,* pared). adj. F., *temporo-pariétal;* In., *temporoparietal.* Relativo a los huesos o regiones temporal y parietal.
temporopontil (del lat. *tempora,* sienes, y *pons, pontis,* puente). adj. Relativo al lóbulo y el puente de Varolio.
temporosfenoideo (del lat. *tempora,* sienes, y el gr. *sphén, sphenós,* cuña). adj. F., *spheno-temporal;* In., *temporosphenoid.* Relativo a los huesos temporal y esfenoides.
tempostábil (del lat. *tempus, -oris,* tiempo, y *stabilis,* estable). adj. Que no altera por el curso del tiempo.
temulencia (del lat. *temulentia*). f. Embriaguez, intoxicación.
tenacidad (del lat. *tenacitas, -atis*). f. A., *Zähigkeit;* F., *ténacité;* In., *tenacity;* It., *tenacità;* P., *tenacidade.* Calidad de tenaz. ‖ **-celular.** Tendencia inherente a las células de persistir en una forma o actividad determinadas.
tenacilla. f. Tenaza pequeña. ‖ **-de Dolbeau.** Especie de pinzas para la extracción de cálculos del interior de la vejiga urinaria.
tenáculo (del lat. *tenaculum,* de *tenere,* tener, mantener asido). m. A., *Hacken;* F. e In., *tenaculum;* It., *uncino;* P., *tenáculo.* Instrumento en forma de gancho para levantar o sostener una parte u órgano, especialmente las arterias en la ligadura de las mismas. ‖ Banda o ligamento fibroso que sostiene una parte u órgano.
tenalgia (del gr. *ténon,* tendón, y *álgos,* dolor). f. A., *Sehnenschmerz;* F., *ténalgie;* In., It. y P., *tenalgia.* Dolor en un tendón; tenodinia.
tenar (del gr. *thénar,* palma de la mano). adj. A., *thenar, Daumenballen;* F., *thénar, thénarien;* In., *thenar;* It., *tenar;* P., *ténar.* Relativo a la palma de la mano. ‖ m. Palma de la mano o planta del pie. ‖ Eminencia en la base del pulgar, formada por los músculos abductor y flexor cortos y oponente del pulgar.
tenaz (del lat. *tenax, -acis*). adj. Dícese del cuerpo cuyas partes son difíciles de separar. ‖ Pegadizo, adhesivo o viscoso.
tenaza (del lat. *tenacia,* de *tenere,* tener asido). f. A., *Zange;* F., *tenailles;* In., *clamp;* It., *tenaglia;* P., *tenalha.* Especie de pinzas de ramas fuertes y cortantes que se emplean para seccionar esquirlas y cartílagos.

tenca (Hocico de). V. HOCICO DE TENCA.
tendencia. f. A., *Neigung;* F., *tendance;* In., *trend;* It., *tendenza;* P., *tendência.* Inclinación, propensión, predisposición.
tendinitis. f. TENONITIS.
tendinoplastia. f. TENOPLASTIA.
tendinosutura (del lat. *tendo, -inis,* y *sutura,* costura). f. F., *ténorraphie;* In., *tendinosuture.* Sutura de uno o varios tendones; tenorrafia.
tendo (lat.). m. TENDÓN. ‖ **-Achillis** o **calcaneus.** TENDÓN DE AQUILES. ‖ **-intermedius** o **cordiformis.** CENTRO FRÉNICO. ‖ **-musculi tricipitis surae.** TENDÓN DE AQUILES.
tendofonía. f. TENOFONÍA.
tendólisis (del lat. *tendo, -inis,* tendón, y el gr. *lýsis,* disolución). f. F., *ténolyse;* In., *tendolysis.* Liberación o escisión de adherencias tendinosas.
tendón. m. A., *Sehne;* F. e In., *tendon;* It., *tendine;* P., *tendão.* Cinta o cordón fibroso, de color blanco nacarado, constituido por tejido conjuntivo, por el que los músculos se insertan en los huesos u otros órganos. ‖ **-conjunto.** Reunión de fascículos tendinosos de los músculos transverso y oblicuo interno del abdomen, que va a insertarse en la línea alba, espina del pubis y cresta pectínea. ‖ **-cordiforme del diafragma.** Aponeurosis central del diafragma; centro frénico. ‖ **-coronario.** Anillo fibroso de los orificios arteriales del corazón. ‖ **-de Aquiles.** Cinta ancha gruesa formada por la reunión de los tendones del gastrocnemio y sóleo, que se inserta en la parte inferior de la cara posterior del calcáneo. ‖ **-de Cooper.** Extensión semilunar de la aponeurosis anterior del músculo transverso. ‖ **-de Zinn.** Tendón de inserción de los músculos rectos lateral, inferior y medial en el vértice de la órbita. ‖ **-ocular** o **palpebral.** Ligamento palpebral interno, origen del músculo orbicular de los párpados. ‖ **-perforante** o **perforado.** Tendón del flexor profundo de los dedos, que perfora el tendón del flexor superficial de los mismos a nivel de la primera falange. ‖ **-superior.** Cordón del que arrancan los músculos rectos superior, medial y lateral del ojo.
tendoplastia. f. TENOPLASTIA.
tendosinovitis (del lat. *tendo, -inis,* tendón, de *sinovia* y el suf. *-itis*). f. A., *Tendosynovitis;* F., *ténosynovite;* In., *tenosynovitis;* It., *tenosinovite;* P., *tendovaginite.* Inflamación aguda o crónica de la vaina de un tendón o de éste y su vaina. Sin.: Tendovaginitis. ‖ **-crepitante.** AI. ‖ **-estenosante.** Afección dolorosa de la muñeca, con engrosamiento y estrechez de las vainas tendinosas del extensor corto y el abductor largo del pulgar. ‖ **-granulosa.** Tuberculosis de las vainas tendinosas, con formación en ellas de tejido de granulación. ‖ **-purulenta** o **serosa.** Tendovaginitis, con formación de pus o derrame seroso, respectivamente.
tendotomía. f. TENOTOMÍA.
tendovaginitis. f. TENDOSINOVITIS.
tenectomía. f. TENONECTOMÍA.
tenesmo (del lat. *tenesmus,* y éste del gr. *teinesmós*). m. A., *Stuhlzwang, Harnzwang;* F., *tenesme;* In., *tenesmus, straining;* It. y P., *tenesmo.* Deseo continuo, doloroso e ineficaz, de orinar o defecar, *tenesmo vesical* o *rectal,* respectivamente, producido de ordinario por una irritación del cuello vesical o del ano.
tenia (del lat. *taenia,* y éste del gr. *tainía,* cinta, listón). f. A., *Taenie, Bandwurm;* F., *ténie;* In., *taenia;* It., *tenia;* P., *ténia.* Gusano intestinal cestodo del género *Taenia,* aplanado, de longitud variable de algunos milímetros a algunos metros, de cuerpo compuesto de numerosos artículos, *proglótides* o *cucurbitinos,* que se desprenden cuando están maduros y contienen los órganos de reproducción y los huevos; la cabeza, pequeña, está provista de ventosas y, en algunas especies, de ganchos. V. TAENIA. ‖ Formación anatómica a modo de cinta. ‖ **-acústica.** ESTRÍA ACÚSTICA. ‖ **-armada.** TAENIA SOLIUM. ‖ **-cinérea.** Cinta de sustancia gris en el suelo del IV ventrículo, por fuera de la estría acústica. ‖ **-de Valsalva.** TENIA DEL COLON. ‖ **-del colon.** Cada una de las tres cintas o bandas formadas por las fibras musculares longitudinales del in-

testino grueso: *mesocólica,* la que corresponde a la inserción del mesenterio; *libre,* la opuesta a ésta, y *omental* o *epiploica,* la que corresponde a la unión del epiplón con el colon transverso. ||**-del hipocampo.** CUERPO FRANJEADO. ||**-del tálamo.** ESTRÍA PINEAL. ||**-inerme.** TAENIA SAGINATA. ||**-semicircular.** Cinta de fibras nerviosas en la pared del III ventrículo, que separa el cuerpo estriado del tálamo óptico.

teniasis. f. A., *Bandwurmkrankheit;* F., *tæniase;* In., *taeniasis;* It., *teniasi;* P., *teníase.* Presencia de tenias en el intestino; helmintiasis de tenias de cualquier especie. ||**-somática.** Presencia de larvas de tenia en los músculos u órganos del cuerpo.

tenicida (del lat. *taenia,* tenia, y *caedere,* matar). adj. F., *ténicide;* In., *teniacide, tenicide.* Que mata o destruye las tenias. || m. Agente que tiene esta acción.

teniforme. adj. F., *en forme de ténia;* In., *teniform.* En forma de tenia; tenioide.

tenífugo (del lat. *taenia,* tenia, y *fugare,* ahuyentar). adj. A., *Bandwurmmittel;* F., *ténifuge;* In., *teniafuge;* It., *tenifugo;* P., *tenífugo.* Que provoca la expulsión de las tenias. || m. Sustancia o agente que tiene esta acción.

teniofobia (del gr. *tainía,* tenia, y *phóbos,* temor). f. Temor morboso, obsesivo, de padecer o tener tenia; teniasis imaginaria.

tenioide. adj. TENIFORME.

teniola. f. Tenia pequeña. ||**-cinérea.** TENIA CINÉREA.

teniotoxina. f. F., *toxine du ténia;* In., *teniotoxin.* Principio tóxico o toxina de las tenias.

tenis (Codo de). V. CODO.

teno-. Forma prefija del gr. *ténon,* tendón.

tenodesis (de *teno-* y el gr. *désis,* ligadura). f. A., *Tenodese;* F., *ténodèse;* In., *tenodesis;* It., *tenodesi;* P., *tenodese.* Fijación quirúrgica del extremo de un tendón a un hueso.

tenodinia (de *teno-* y el gr. *odýne,* dolor). f. A., *Sehnenschmerz;* F., *ténodynie;* In., *tenodynia;* It., *tenodinia;* P., *tenodínia.* Dolor en un tendón; tenalgia.

tenofibrilla (de *teno-* y el lat. *fibrilla,* dim. de *fibra,* filamento). f. F., *ténofibrille;* In., *tenofibril.* Cada una de las fibrillas finas que se extienden entre las células epiteliales a través de los puentes intercelulares.

tenófito (de *teno-* y el gr. *phytón,* planta y, en general, todo lo que se desarrolla). m. Excrecencia o neoformación de un tendón.

tenofonía (de *teno-* y el gr. *phoné,* voz). f. Sonido percibido por auscultación, cuya causa se supone en las cuerdas tendinosas cardíacas.

tenólisis (de *teno,* y *lýsis,* disolución). f. F., *ténolyse;* In., *tenolysis.* Liberación quirúrgica de un tendón con fines ortopédicos.

tenomioplastia (de *teno-,* el gr. *mŷs, myós,* músculo, y *plássein,* formar, modelar). f. F., *téno-myoplastie;* In., *tenontomyoplasty.* Operación plástica que comprende músculos y tendones. Se aplica especialmente a una operación por hernia inguinal.

tenomiotomía (de *teno-* y el gr. *mŷs, myós,* músculo, y *tomé,* corte). f. F., *téno-myotomie;* In., *tenomyotomy.* Escisión de una porción de tendón y músculo.

Tenon (Cápsula, espacio de) (Jacques René *Tenon,* cirujano francés, 1724-1816). Véanse estos términos.

tenonectomía (del gr. *ténon,* tendón, y *ektomé,* escisión). f. F., *ténectomie;* In., *tenectomy.* Escisión de una parte de tendón con objeto de acortarlo; tenectomía.

tenonitis. f. A., *Tenonitis;* F., *ténonite;* In., *tenonitis;* It. y P., *tenonite.* Inflamación de la cápsula de Tenon o tenositis. || Inflamación de la cápsula de Tenon.

tenonómetro (del gr. *tenos,* tensión, y *métron,* medida). m. F., *tenomètre;* In., *tenometer.* Aparato para medir la tensión intraocular.

tenonostosis. f. TENOSTOSIS.

tenontagra (del gr. *ténon, -ontos,* tendón, y *ágra,* ataque). f. Afección gotosa de los tendones.

tenontitis (del gr. *ténon, -ontos,* tendón, e *-itis*). f. F., *tendinite, ténosite;* In., *tenontitis.* Inflamación de un tendón. ||**-proliferante calcárea.** Inflamación tendinosa con formación de materia calcárea.

tenontodinia. f. TENODINIA.

tenontofima (del gr. *ténon, -ontos,* tendón, y *phŷma,* tumor). m. Tumor en un tendón; tenófito.

tenontografía (del gr. *ténon, -ontos,* tendón, y *gráphein,* describir). f. Descripción o delineación de los tendones.

tenontolemitis (del gr. *ténon, -ontos,* tendón, y *lémma,* cubierta). f. F., *téno-synovite;* In., *tenontolemnitis.* Inflamación de un tendón y su vaina; tendovaginitis.

tenontología (del gr. *ténon, -ontos,* tendón, y *lógos,* tratado). f. F., *ténontologie, ténologie;* In., *tenontology.* Suma de conocimientos relativos a los tendones; tenología.

tenontotecitis (del gr. *ténon, -ontos,* tendón, y *théke,* caja). f. Inflamación de una vaina tendinosa; tendosinovitis.

tenontotomía. f. TENOTOMÍA.

tenopatía (de *teno-* y el gr. *páthos,* enfermedad). f. Estado morboso cualquiera de un tendón.

tenopexia (de *teno-* y el gr. *pêxis,* fijación). f. TENODESIS.

tenoplastia (de *teno-* y el gr. *plássein,* formar). f. A., *Sehnenplastik;* F., *ténoplastie;* In., *tenoplasty;* It., *tenoplastica;* P., *tendinoplastia.* Cirugía plástica de los tendones; injerto de tendones.

tenorrafia (de *teno-* y el gr. *rhaphé,* sutura). f. A., *Sehnennaht;* F., *ténorraphie;* In., *tenorrhaphy;* It. y P., *tenorrafia.* Sutura de los extremos seccionados de un tendón.

tenosinovectomía (de *teno-,* *sinovia,* y el gr. *ektomé,* resección). f. F., *ténosynovectomie;* In., *tenosynovectomy.* Escisión de una vaina tendinosa.

tenosinovitis. f. TENDOVAGINITIS.

tenositis. f. A., *Sehnenentzündung;* F., *ténosite;* In., *tenositis;* It. y P., *tenosite.* Inflamación de un tendón; tenontitis.

tenostosis (de *teno-* y el gr. *ostoûn,* hueso). f. F., *ossification d'un tendon;* In., *tenostosis.* Calcificación u osificación de un tendón.

tenosuspensión. f. Fijación de la articulación del hombro, en la luxación habitual de ésta, por medio de una tira tendinosa del peroneo lateral largo, pasada a través de la cabeza del húmero y de la apófisis acromion.

tenosutura. f. TENORRAFIA.

tenotomía (de *teno-* y el gr. *tomé,* corte). f. A., *Tenotomie;* F., *ténotomie;* In., *tenotomy;* It. y P., *tenotomia.* Sección de un tendón; operación que tiene por objeto cortar un tendón para abolir su función o aumentar su longitud. ||**-abierta.** La que se practica previa sección amplia de los tejidos suprayacentes. ||**-graduada.** Sección incompleta de un tendón ocular. ||**-subcutánea.** La que se practica con el tenótomo mediante la abertura cutánea indispensable para el paso del instrumento.

tenótomo (de *teno-* y el gr. *tomós,* cortante). m. F., *ténotome.* Pequeño escalpelo de hoja corta y estrecha que se usa para la tenotomía. ||**-de Dieffenbach.** Tenótomo de hoja curva para los tendones de los músculos oculares.

tensioactiva. adj. F., *tensioactiff.* Aplícase a las sustancias que al disolverse en el agua modifican su tensión superficial.

tensiófono (de *tensión* y el gr. *phoné,* voz). m. Instrumento para el examen de la tensión o presión sanguínea, que combina los datos auscultatorios y palpatorios.

tensioinactiva. adj. Dícese de la sustancia cuya disolución en el agua no modifica su tensión superficial.

tensiómetro. m. F., *tensiomètre;* In., *tensiometer.* Instrumento para medir la tensión.

tensión (del lat. *tensio, -onis*). f. A., *Spannung;* F. e In., *tension;* It., *tensione;* P., *tensão.* Acción y efecto de tender o estirar y grado de estiramiento. || Resistencia que ofrecen las paredes de un continente a la presión del líquido o gas en él contenidos. || Presión que ejerce un líquido o gas. ||**-arterial.** La de la pared ar-

tensivo - teoría

terial, que depende de la fuerza de la actividad cardíaca, de la elasticidad de las paredes arteriales, de la resistencia capilar, de la tensión venosa de retorno y del volumen y viscosidad sanguíneos. ‖ -**eléctrica.** Fuerza electromotriz. ‖ -**gaseosa.** Elasticidad o tendencia a la expansión que tienen los gases. ‖ -**intermitente del epigastrio.** Elevación de la parte izquierda del epigastrio, sonora a la percusión, que se repite con intermitencias; indicio de estenosis del píloro. ‖ -**intraocular.** Presión de los líquidos o humores del ojo contra las membranas del mismo, producida por la continua renovación de los líquidos en el interior del ojo. ‖ -**muscular.** Contracción muscular moderada provocada por la extensión de un músculo. ‖ -**sanguínea.** La de la pared de los vasos sanguíneos, que depende de la presión que ejerce la sangre circulante y del tono y elasticidad de los vasos. ‖ -**superficial.** Resistencia a la rotura o disgregación de la capa superficial de un líquido, resultado de las fuerzas de cohesión. La tensión superficial del agua ante el aire a 20 °C es de 72,5 dinas/cm. ‖ -**vascular.** Tensión sanguínea. ‖ -**venosa.** Presión de la corriente sanguínea sobre las paredes de las venas. ‖ -**venosa central.** Presión venosa a nivel de las estructuras venosas centrales (cava, aurícula derecha). Su valor es de unos 2 cm de agua.

tensivo. adj. Acompañado de sensación de tensión. Dícese de ciertos dolores.

tenso (del lat. *tensus*, p. p. de *tendere*, tender). adj. A., *gespannt;* F., *tendu;* In., *tense;* It., *teso;* P., *tenso.* En estado de tensión; rígido.

tensor (del lat. *tensor, -oris*). adj. A., *spanner;* F., *tenseur;* In., *tensor, stretcher;* It., *tensore;* P., *tensor.* Que extiende o estira. ‖ m. Músculo que estira o pone tensa una parte. V. Músculos (tabla de). ‖ -**de la coroides.** Músculo que existe en las aves, representado en el hombre por el músculo ciliar.

tentáculo (del lat. *tentaculum*, de *tentare*, tentar). m. A., *Fühler;* F., *tentacule;* In., *tentacle;* It., *tentacolo;* P., *tentáculo.* Órgano delgado, largo, generalmente retráctil, que en algunos animales invertebrados es propio para la prensión y el movimiento.

tentativa (del lat. *tentatus*, tentado, probado). f. A., *Versuch;* F., *tentative;* In., *trial;* It., *tentativo;* P., *tentativa.* Intento, experimento, ensayo. ‖ Comienzo de ejecución de un acto, delictivo generalmente, que no llega a realizarse por causas ajenas a la voluntad del actor.

tentigo (lat.). f. Lujuria, satiriasis. ‖ Clítoris. ‖ -**venérea.** Ninfomanía.

tentorial. adj. F., *tentoriel;* In., *tentorial.* Relativo al tentorium o tienda.

tentorium (lat.). m. Tienda.

tentum (lat.). m. Pene.

tenue (del lat. *tenuis*). adj. Delicado, delgado, débil.

teobromina. f. F., *théobromine;* In., *theobromine.* Dimetilxantina, $C_7H_8N_4O_2$; alcaloide de las semillas de *Theobroma cacao*, preparado también artificialmente de la xantina. Polvo blanco cristalino de propiedades análogas a las de la cafeína, diurético e hipotensivo, anodino. Se combina con los álcalis y forma sales solubles, como la *agurina*, acetato de sodio y teobromina, la *diuretina*, silicato de sodio y teobromina, y otras.

teofilina. f. F., *théophylline;* In., *theophylline.* Alcaloide blanco, inodoro, cristalino, del té; isómero de la teobromina, diurético, vasodilatador y antiasmático. V. Xantinas.

teofobia (del gr. *Theós*, dios, y *phóbos*, temor). f. Exageración morbosa del temor de Dios.

teolina. f. F., *théoline;* In., *theolin.* Hidrocarburo, C_7H_{16}, líquido incoloro, volátil, semejante a la bencina por sus propiedades y usos.

teomanía (del gr. *Theós*, dios, y *manía*). f. A., *Theomanie;* F., *théomanie;* In., *theomania;* It. y P., *teomanía.* Locura religiosa, especialmente estado de alienación mental en que el paciente se cree inspirado por la divinidad o poseedor de ésta.

teopropanol. m. Teofilina isopropanolamina, que contiene el 70 % de teofilina.

teorema (del lat. *theorema*, y éste del gr. *theórema*, de *theoreîn*, examinar). m. A., *Lehrsatz;* F., *théorème;* In., *theoreme;* It. y P., *teorema.* Proposición que contiene una verdad demostrable. ‖ -**de Gibbs.** Las sustancias que disminuyen la tensión superficial de un medio de dispersión, tienden a reunirse en la superficie de este medio. ‖ -**de Hazen.** Por cada muerte por fiebre tifoidea evitada con la purificación de las aguas de consumo público se evitan dos o tres muertes por otras causas.

teoría (del gr. *theoría*, de *theoreîn*, contemplar). f. A., *Theorie;* F., *thetrie;* In., *theory;* It. y P., *teoria.* Conjunto de principios o parte especulativa de una ciencia. ‖ Hipótesis explicativa de un hecho. ‖ -**bioquímica de Ehrlich.** Existencia de una afinidad química específica entre las células vivientes y las sustancias químicas. ‖ -**celular.** Toda materia viva se compone de células, y la actividad de estas células es el proceso vital esencial. ‖ -**corpuscular.** Teoría según la cual la luz consistiría en partículas diminutas de materia desprendida en todas direcciones de un cuerpo luminoso. ‖ -**de Adami.** Hipótesis para explicar la herencia, semejante a la de las cadenas laterales de Ehrlich, según la cual el protoplasma vital o idioplasma estaría constituido por masas de moléculas que formarían un anillo central del que se desprenderían o al que se adherirían cadenas laterales sin alteración del centro primitivo. Estos cambios y las combinaciones de las cadenas laterales entre sí serían producidos por el ambiente y a su vez serían causa de las modificaciones celulares. ‖ -**de Adler.** El desarrollo de las neurosis obedece a una inferioridad social o física. ‖ -**de Altmann.** Teoría de que el protoplasma está constituido por partículas granulares o bioplastos agrupados en masas e incluidos en una sustancia indiferente. ‖ -**de Arrhenius.** Teoría de la disociación electrolítica. ‖ -**de Bowman.** En la secreción renal, el agua y las sales orgánicas se filtran por los glomérulos, mientras que la urea y sustancias relacionadas con ésta son eliminadas por las células epiteliales de los tubos contorneados. ‖ -**de Brown** o **browniana.** Todas las enfermedades son debidas a una falta o exceso de estímulo. ‖ -**de Buchner.** Teoría explicativa de la inmunidad según la cual las células de un organismo que ha curado de una infección experimentan cambios reactivos que protegen contra infecciones similares. ‖ -**de Cannon.** La sustancia medular suprarrenal es estimulada a secretar por el sistema nervioso simpático en caso de urgencia. ‖ -**de Cohnheim.** Teoría de que la emigración de los leucocitos o diapédesis es el carácter esencial de la inflamación. ‖ -**de Darwin.** Darwinismo. ‖ -**de De Vries.** Teoría de las mutaciones, explicativa de la herencia, según la cual es tanta la variabilidad en el plasma germinativo, que a veces puede causar variaciones permanentes y notables, que si son ventajosas para el animal, son conservadas por selección natural. ‖ -**de Dieulafoy.** Teoría de que la apendicitis es debida siempre a la oclusión de la cavidad apendicular o constitución de ésta en vaso cerrado. ‖ -**de Ehrlich.** Teoría de las cadenas laterales. ‖ Teoría bioquímica. ‖ -**de Finlay.** La de que la fiebre amarilla es transmitida por mosquitos, formulada antes que Reed y otros demostrasen su realidad. ‖ -**de Flourens.** El cerebro en conjunto toma parte en todos los procesos u operaciones psíquicas. ‖ -**de Freud.** El histerismo es debido a un traumatismo psíquico que en el momento de su percepción no tuvo reacción adecuada y continúa afectando la memoria. ‖ La causa de muchos trastornos nerviosos reside en la existencia de impresiones sexuales inconscientes, y la curación de dichos trastornos puede lograrse llevando dichas impresiones al campo de la conciencia por el psicoanálisis. ‖ Los sueños son expresión en forma simbólica de deseos reprimidos, muchos de ellos de naturaleza sexual. ‖ -**de Glénard.** La ptosis abdominal es una enfermedad de la nutrición, con atrofia y prolapso del intestino. ‖ -**de Golgi.** Teoría de que las neuronas se comunican por medio de los neuroejes de las células de Golgi y las colaterales de los neuroejes de las células de Deiters. ‖ -**de Goltz.** La función de los conductos semicirculares del laberinto es transmitir la sensación de posición y contribuir de este modo al sentido del equilibrio. ‖ -**de Helmholtz.** Teoría de la percepción de los sonidos, según la cual cada fibra basilar corresponde a un tono definido y estimula las células pilosas del órgano de Corti que descansan sobre la fibra. ‖ -**de Hering-Semon.** HIPÓTESIS DE HERING-SEMON. ‖ -**de Jung.** Discípulo de Freud, que acabó rompiendo con él, fundador de la psicología analítica; esencialmente emite la teoría de que existe un inconsciente colectivo (arquetipos) y concede a la libido una función más amplia y superior que a la pulsión, considerándola como la energía vital. ‖ -**de Kern.** Para cada célula existe una relación definida entre los tamaños de la masa nuclear y la masa protoplasmática. ‖ -**de la alternación.** Las reacciones antígeno-anticuerpo son debidas a fuerzas químicas específicas que actúan entre las moléculas de antígeno y de anticuerpo, y que, por tanto, estarían ligadas por enlaces químicos específicos. El antígeno sería multivalente y el anticuerpo bivalente; una molécula de antígeno se uniría a dos o más moléculas de anticuerpo, o una molécula de ésta se uniría con una o a lo más dos moléculas de antígeno. ‖ -**de la cadena celular.** TEORÍA DE LA NÉURULA. ‖ -**de la emergencia.** TEORÍA DE CANNON. ‖ -**de la emigración.** TEORÍA DE COHNHEIM. ‖ -**de la fagocitosis.** TEORÍA DE MEČNIKOV. ‖ -**de la migración.** La oftalmía simpática es producida por la migración del agente patógeno a través de los vasos linfáticos del nervio óptico. ‖ -**de la neurona.** ant. El sistema nervioso está constituido por innumerables neuronas relacionadas en contigüidad, pero no en continuidad. ‖ -**de la néurula.** Teoría de Durante, según la cual el tubo nervioso estaría constituido por un rosario de células especiales (neuroblastos segmentarios) que secundariamente se pondrían en relación con una célula central. Cada neuroblasto segmentario diferenciaría en su protoplasma una sustancia grasa, mielina, y una sustancia fibrilar, cilindroeje, constituyendo así un segmento interanular. ‖ -**de la resonancia de Traube.** TEORÍA DE HELMHOLTZ. ‖ -**de la simbiosis de Schiefferdecker.** Existe una especie de simbiosis entre los tejidos del cuerpo, de suerte que los productos del metabolismo de un tejido sirven de estímulo a las actividades de otros tejidos. ‖ -**de Lamarck.** Posibilidad de transmisión de los caracteres adquiridos. ‖ -**de las cadenas laterales.** Teoría de Ehrlich explicativa de la inmunidad y la citólisis, según la cual el protoplasma de los cuerpos celulares contiene moléculas orgánicas de gran complejidad, constituidas por un grupo central estable en el que se fijan grupos atómicos menos estables o *cadenas laterales,* por medio de las cuales se efectúan las transformaciones químicas ordinarias del protoplasma. Cada cadena lateral contiene un grupo de átomos, *grupo haptóforo,* capaz de unirse con grupos similares, haptóforos, de las toxinas, células bacterianas y células extrañas, y esta unión provoca, por parte del grupo central estable, la producción de nuevas cadenas laterales, o *receptores,* en cantidad exagerada, que se difunden por todos los líquidos orgánicos, y son de dos clases: unas que fijan las toxinas por medio de su grupo haptóforo respectivo, *antitoxinas* o *uniceptores,* y otras, *ambocéptores* o *citolisinas,* que tienen dos afinidades: una por la célula extraña o bacteria invasora y otra por un cuerpo llamado *complemento,* que existe normalmente en los humores orgánicos. ‖ -**de las mutaciones.** TEORÍA DE DE VRIES. ‖ -**de Liebig.** Los hidratos de carbono que se oxidan fácilmente son los alimentos que producen calor animal. ‖ -**de los quanta.** La emisión y absorción de energía radiante no se verifica de un modo continuo, sino intermitente, por *quanta* de energía (átomos de energía) pequeñísimos y numerosos. El *quantum* (o *cuanto*) de una radiación es el producto de la frecuencia de esta radiación (número de vibraciones por segundo) por la llamada *constante de Planck.* Se define por la ecuación $s = \lambda \nu$, en la que λ es la constante de Planck y ν la frecuencia de la radiación. ‖ -**de Ludwig.** Teoría de que la orina se forma por un simple proceso de filtración en los glomérulos y de difusión en los tubos uriníferos. ‖ -**de Mac Dougal.** Teoría de que la mayoría, si no todas, las variaciones en la naturaleza son producidas por modificaciones de las células germinales. ‖ -**de Maly.** El ácido clorhídrico del jugo gástrico se forma por la interacción de los fosfatos y los cloruros de la sangre. ‖ -**de Mečnikov.** Las bacterias y elementos dañinos en el organismo son atacados y destruidos por los leucocitos denominados *fagocitos;* el resultado de la lucha entre estos elementos es la inflamación. ‖ -**de Meyer.** La demencia precoz es funcional y no orgánica. ‖ -**de Monakov.** DIASQUISIS. ‖ -**de Nernst.** El estímulo eléctrico de los tejidos es debido a la disociación de los iones, que produce una concentración de las sales en la solución que rodea las membranas celulares. ‖ -**de Pasteur.** Teoría explicativa de la inmunidad, según la cual ésta se produciría porque una infección primera habría agotado el material necesario para un desarrollo ulterior del organismo agente de la infección. ‖ -**de Pekelharing.** ant. La coagulación de la sangre sería debida al calcio de la trombina, que uniéndose con el fibrinógeno formaría la fibrina. ‖ -**de Pettenkofer.** Teoría de que las epidemias, especialmente la de fiebre tifoidea, ocurren cuando es bajo el nivel de agua telúrica y de que las bacterias productoras de enfermedades no pasan directamente de los enfermos a los sanos, sino que van al suelo, en donde maduran si está seco. ‖ -**de Regaud.** Las mitocondrias son centros, en las células, de actividad química específica capaces de sintetizar ciertas sustancias de materiales seleccionados del citoplasma. ‖ -**de Rutherford.** La cóclea obraría con las excitaciones cerebrales de un modo semejante al oído con las excitaciones sonoras. ‖ -**de Schön.** Para la acomodación ocular, el músculo ciliar ejerce sobre el cristalino una acción análoga a la producida sobre un globo de goma sostenido por ambas manos y comprimido por los dedos. ‖ -**de Semon-Hering.** HIPÓTESIS DE HERING-SEMON. ‖ -**de Stiller.** La gastroptosis es debida a la astenia general, a la debilidad y laxitud de la víscera. ‖ -**de Streeter.** La causa de las amputaciones fetales intrauterinas es intrínseca y no debida a bridas amnióticas. ‖ -**de Trauber-Rosenstein.** La eclampsia puerperal es producida por la anemia cerebral debida a algún elemento tóxico de la sangre. ‖ -**de Villemin.** Teoría de la infecciosidad y especificidad de la tuberculosis, sentada antes del descubrimiento del bacilo de Koch. ‖ -**de Wagner.** TEORÍA DE LA MIGRACIÓN. ‖ -**de Waldeyer.** TEORÍA DE LA NEURONA. ‖ -**de Weismann.** Doctrina según la cual los caracteres adquiridos no se heredarían. ‖ -**de Young-Helmholtz.** Teoría según la cual la visión de los colores depende de tres series de fibras retinales, correspondientes a los colores rojo, verde y violado. ‖ -**de Zunts.** Teoría explicativa de la contracción muscular, según la cual ésta sería producida por una combustión dentro de los bastoncillos que constituyen las fibrillas musculares, combustión que daría lugar a la formación de óxido de carbono, el cual aumentaría enormemente la presión osmótica en el interior de los bastoncillos, por lo que el agua del sarcoplasma que los rodea penetra en ellos, obligándoles a tomar la forma esférica. ‖ -**del alud** o **la avalancha.** Teoría de que la influencia nerviosa aumenta en fuerza a medida que desciende a lo largo de un nervio eferente. ‖ -**germinal.** Todo organismo se desarrolla de una simple célula. ‖ Todas las enfermedades infecciosas son de origen microbiano. ‖ -**humoral.** Antigua teoría según la cual el cuerpo contiene cuatro humores: sangre, flema o linfa, bilis y atrabilis, cuya proporción exacta constituye la salud y cuyas alteraciones o distribución irregular son causa de enfermedad. ‖ Cualquier teoría que fije la causa de un hecho en los líquidos o humores del organismo. ‖ -**iónica.** Las moléculas de un electrólito en solución se desdoblan o disocian en dos o más porciones, que están cargadas positiva y negativamente, siendo de distinto estado químico unas de otras. Cuando la corriente eléctrica pasa por la solución del electrólito, las porciones positivas son atraídas por el polo negativo, y a la inversa las negativas. ||-**kleiniana**. Desarrollos de la teoría psicoanalítica realizados por Melanie Klein y su escuela, cuyas líneas de estudio principales se centran en la jerarquización de las primeras relaciones objetales, en los conceptos de fantasía inconsciente, complejo de Edipo temprano, objeto bueno y malo y la definición de las posiciones esquizoparanoide y depresiva, con sus respectivas ansiedades de tipo persecutorio y depresivo. Sus investigaciones fueron especialmente fecundas en la clínica y tratamiento psicoanalítico de la psicosis y en el psicoanálisis de niños, donde desarrolló la técnica del juego como forma de expresión de las fantasías y ansiedades infantiles. ||-**lacaniana**. Reformulación de la teoría psicoanalítica debida a Jacques Lacan y su escuela, que relaciona y articula la lingüística y el estructuralismo dentro del campo psicoanalítico. Su conceptualización teórica se basa en las nociones de que el inconsciente está estructurado como un lenguaje, el establecimiento de un orden imaginario, real y simbólico de los objetos, en la importancia de la función del otro en la estructuración del yo y en la trascendencia que la teoría otorga a los conceptos de falo y complejo de castración y a la noción de deseo y «ley» como elementos estructurales del sujeto. ||-**mendeliana**. LEY DE MENDEL. ||-**miogénica**. Las fibras musculares del corazón poseen en sí mismas la facultad de originar y mantener la contracción cardíaca. ||-**mnémica**. HIPÓTESIS DE HERING-SEMON. ||-**monofilética** o **polifilética**. Teorías según las cuales los elementos figurados de la sangre, tanto blancos como rojos, tienen su origen, respectivamente, en una sola célula primitiva, llamada hemocitoblasto, o en varias células primordiales, células madres, de la sangre. ||-**neounitaria de la hematopoyesis**. El linfocito de la sangre normal no da origen a los otros tipos de células, pero en condiciones ambientales apropiadas, como en el cultivo de tejidos, o en estados morbosos, el linfocito o células parecidas a él morfológicamente pueden hacerse multipotentes. ||-**neurogénica**. Las fibras musculares del corazón actúan solamente en respuesta al estímulo nervioso. ||-**ondulatoria**. La luz, el calor y la electricidad se propagan en ondas por el éter que llena todo el espacio. ||-**paralítica**. La hiperemia es el hecho más esencial de la inflamación y tiene por causa la parálisis de los nervios vasomotores. ||-**pitecoide**. Teoría de que el hombre desciende del mono. ||-**proteomórfica**. La inmunidad contra la infección bacteriana es producto primeramente de la acción del sistema hematopoyético y luego de todas las células orgánicas, siendo excretados los productos de desecho de este proceso por el hígado. ||-**solidista**. Cualquiera de las teorías que sitúan la causa de un hecho o fenómeno en los elementos figurados del organismo. ||-**trialista**. Teoría polifilética que considera los monocitos como células primordiales, además de las células linfoides y mieloides. ||-**unitaria**. Teoría de que la enfermedad es simple en su naturaleza y no formada por entidades morbosas distintas y separadas.

teórico (del lat. *theoricus*, y éste del gr. *theorikós*). adj. Relativo a la teoría, especulativo, no práctico o real.

teoterapia (del gr. *Theós*, Dios, y *therapeía*, tratamiento). f. F., *théothérapie*; In., *theotherapy*. Tratamiento sugestivo de las enfermedades por las oraciones y prácticas religiosas; hagioterapia.

ter-. Forma prefija del lat. *ter*, tres veces.

tera- (del gr. *téras, -atos*, monstruo). Prefijo utilizado en su sentido propio de monstruosidad o de anomalía de formación.|| Elemento compositivo inicial que con el significado de un billón (10^{12}) sirve para formar múltiplos de determinadas unidades (p.ej., teragramo). Símbolo T.

terabdela (del gr. *teírein*, taladrar, y *bdélla*, sanguijuela). f. Especie de sanguijuela artificial que obra a modo de ventosa.

terapeuta (del gr. *therapeutés*, de *therapeúein*, servir, cuidar). com. F., *thérapeute*; In., *therapist*. Médico experto en terapéutica.

terapéutica (del gr. *therapeutiké*, terapéutica, arte de cuidar). f. A., *Therapeutik*; F., *thérapeutique*; In., *therapeutics*; It., *terapeutica*; P., *terapêutica*. Parte de la medicina que se ocupa en el tratamiento de las enfermedades; ciencia y arte de curar o aliviar, que comprende el estudio de los medios propios para este fin. V. CURA, TRATAMIENTO. ||-**alimentaria**. ALIMENTOTERAPIA. ||-**biológica**. Tratamiento por sustancias que producen reacciones biológicas en el organismo: seroterapia, vacunoterapia, etc. ||-**celular**. ORGANOTERAPIA, OPOTERAPIA. ||-**diatérmica**. Tratamiento por la termopenetración. ||-**electroconvulsiva**. ELECTROCHOQUETERAPIA. ||-**empírica**. Tratamiento de las enfermedades por agentes que la experiencia ha demostrado ser eficaces. ||-**endocrina**. Administración de extractos de glándulas endocrinas o de hormonas sintéticas. ||-**específica**. Terapéutica aplicada a una enfermedad por un medicamento o remedio específico de la misma. ||-**experimental**. Experimentación de los agentes o medicamentos en los animales antes de su aplicación al hombre. ||-**farmacológica**. La que trata únicamente de la acción y aplicación de los medicamentos. ||-**física**. FISIOTERAPIA. ||-**hidrológica**. CRENOTERAPIA, HIDROTERAPIA. ||-**inespecífica**. La que tiene por objeto un efecto general o constitucional en lugar de atacar el agente causal, como el tratamiento de las infecciones por proteínas no específicas. ||-**mediata**. Medicación indirecta del lactante por la administración de la droga a la madre o nodriza. ||-**ocupacional**. Planificación de las actividades físicas y mentales con fines médicos. ||-**orgánica**. Organoterapia y opoterapia. ||-**paraspecífica**. TERAPÉUTICA INESPECÍFICA. ||-**piretógena**. PIRETOTERAPIA. ||-**proteínica**. Terapéutica biológica no específica por la inyección de proteínas extrañas por vía parenteral. ||-**psíquica**. PSICOTERAPIA. ||-**química**. QUIMIOTERAPIA. ||-**quirúrgica**. CIRUGÍA. ||-**solar**. HELIOTERAPIA. ||-**sustitutiva**. Administración de una sustancia (hormonas, vitaminas, minerales, etc.) cuyo nivel en el organismo es inferior al normal.

terapia. f. TERAPÉUTICA. || PSICOTERAPIA.

-terapia. Forma sufija del gr. *therapeía*, tratamiento.

teras (del gr. *téras, -atos*, monstruo, parto monstruoso). m. Monstruo; feto monstruoso.

teratismo (del gr. *téras, -atos*, monstruo). m. A., *Teratismus, Missbildung*; F., *tératisme*; In., *teratism*; It. y P., *teratismo*. Monstruosidad o anomalía de formación. ||-**adquirido**. Deformidad resultado de un accidente o enfermedad. ||-**anacatadídimo, anadídimo** o **catadídimo**. Véanse estos términos en los apartados correspondientes. ||-**atrésico**. Deformidad caracterizada por la oclusión de una abertura natural. ||-**ceásmico**. Persistencia después del nacimiento de las fisuras embrionarias. ||-**ectógeno**. Falta congénita de partes. ||-**ectópico**. Situación anormal de partes. ||-**sinfísico**. Fusión anormal de partes contiguas.

terato-. Forma prefija del gr. *téras, -atos*, monstruo.

teratoblastoma (de *terato-*, el gr. *blastós*, germen, y el suf. *-oma*). m. F., *tératoblastoma*; In., *teratoblastoma*. Tumor que contiene elementos embrionarios, especialmente el que no está constituido por las tres hojas blastodérmicas; para algunos, TERATOIDE.

teratocardia (de *terato-* y el gr. *kardía*, corazón). f. Anomalía congénita del corazón, sea de organización o de posición.

teratofobia (de *terato-* y el gr. *phóbos*, temor). f. Temor o aversión morbosa a los monstruos. || Obsesión de dar a luz un monstruo.

teratogénesis o **teratogenia** (de *terato-* y el gr. *gennán*, producir, engendrar). f. F., *tératogenèse*; In., *teratogenesis*. Mecanismo de producción de las malformaciones.

teratoide (de *terato-* y el gr. *eîdos*, aspecto). adj. F., *tératoide*. Semejante a un monstruo. || m. In., *teratoid*. Teratoblastoma, teratoma.

teratología (de *terato-* y el gr. *lógos*, tratado). f. A., *Teratologie*; F., *tératologie*; In., *teratology*; It. y P., *teratologia*. Estudio de las causas de las anomalías del desarrollo embriológico y de sus efectos o malformaciones.

teratoma (de *terato-* y *-oma*). m. A., *Teratom;* F., *tératome;* In., It. y P., *teratoma*. Tumor constituido por un número variable de tejidos diferentes, impropios del lugar donde se desarrolla. Estos tejidos pueden tener aspecto embrionario o caracteres muy diferenciados. Pueden ser benignos o malignos y suelen localizarse en los testículos, ovario, glándula pineal, mediastino, región retroperitoneal, etc. *Sin.:* Embrioma, tumor teratoide.
teratópago (de *terato-* y el gr. *págos*, cosa fija, fijada). m. Monstruo doble.
teratosis. f. Monstruosidad, teratismo.
terbio. m. F., *terbium;* In., *terbium*. Elemento metálico raro. Símbolo *Tb*, peso atómico, 159,2.
terbutalina. f. F., *terbutaline;* In., *terbutaline*. Estimulante de los receptores adrenérgicos β empleado en el tratamiento del asma bronquial.
tercer par. m. Nervio motor ocular común u oculomotor.
terciana (del lat. *tertiana*). f. F., *tierce;* In., *tertian*. Forma de fiebre intermitente. V. FIEBRE TERCIANA.
terciarismo. m. Conjunto de síntomas que caracterizan la tuberculosis o la sífilis terciarias.
tercigrávida. f. F., *tertipare;* In., *tertigravida*. Mujer encinta por tercera vez.
tercípara (del lat. *tertius*, tercero, y *parere*, parir). f. F., *tertipare;* In., *tertipara*. Mujer que pare o ha parido por tercera vez.
terebelo (del lat. *terebellum*). m. Forma de taladro perforacráneos.
terebeno. m. F., *térébène;* In., *terebene*. Hidrocarburo líquido, $C_{10}H_{16}$, incoloro, aromático, obtenido de la esencia de trementina por la acción del ácido sulfúrico. Se ha empleado como expectorante y antiséptico de las vías respiratorias y urinarias y como tópico en las heridas gangrenosas. TERPENO.
terebenteno. f. Esencia de trementina pura.
terebintina. f. TREMENTINA.
terebintinismo. m. F., *intoxication par l'essence de térébenthine*. In., *terebinthinism*. Intoxicación por la esencia de trementina.
terebinto (del lat. *terebinthus*, y éste del gr. *terébinthos*). m. Árbol terebintáceo, *Pistacia terebinthus*, que suministra la trementina de Chío. || TREMENTINA.
terebración (del lat. *terebratio, -onis*). f. Perforación o trepanación.
terebrante (del lat. *terebrans, -antis*, p. a. de *terebrare*, taladrar). adj. A., *durchbohrend;* F., *térébrant;* In., *terebrating;* It. y P., *terebrante*. Que perfora o agujerea; dícese especialmente de ciertas úlceras y de un dolor semejante al que resultaría de taladrar la parte dolorida.
terebraquesis (del lat. *teres*, redondo, y el gr. *brachýs*, corto). f. Operación de acortar el ligamento redondo.
teres, -etis (lat.). adj. y s. Largo y redondo, cilíndrico. || **-major** o **minor**. Músculos redondos mayor y menor, respectivamente.
teretipronator (lat.). adj. y s. Músculo pronador redondo.
teretiscapularis (lat.). adj. y s. Músculo redondo mayor.
tergolateral (del lat. *tergum*, espalda, y *latus, -eris*, lado). adj. Dorsolateral.
tergum (lat.). m. Dorso, cara posterior.
teriaca (del lat. *theriaca*, y éste del gr. *theriaké* [de *theríon*, fiera], sobreentendido *antídotos*, contraveneno de la mordedura de animales venenosos). f. TRIACA.
teriáceo. adj. Relativo a la triaca.
teríatra (del gr. *thér, therós*, animal, y *iatrós*, médico). adj. y s. VETERINARIO.
teriatría (del gr. *thér, therós*, animal, y *iatreía*, tratamiento). f. Medicina veterinaria.
terigoide. f. PTERIGOIDES.
teriomimia (del gr. *thér, therós*, animal, y *mímesis*, imitación). f. Imitación de los animales.
terioterapia (del gr. *theríon*, animal, y *therapeía*, tratamiento). f. Tratamiento de las enfermedades de los animales.
teriotomía (del gr. *theríon*, animal, y *tomé*, corte). f. Disección o anatomía de los animales.
terma (del gr. *terma, -atos*, término). f. Lámina terminal o cinérea del cerebro.
termacogénesis. f. Elevación de la temperatura por la acción de una droga.
termaeroterapia (de *termo-* y el gr. *aér, aéros*, aire, y *therapeía*, tratamiento). f. Tratamiento de las enfermedades por la aplicación de aire caliente.
termaestesia. f. TERMESTESIA.
termal. adj. F., *thermal*. Término; dícese especialmente de las aguas mineromedicinales calientes.
termalgesia (de *termo-* y el gr. *álgesis*, sufrimiento). f. A., *Thermalgesie;* F., *thermo-esthésie;* In., *thermalgesia;* It., *termoalgesia;* P., *termalgesia*. Estado en el cual la aplicación de calor produce una sensación dolorosa.
termalgia (de *termo-* y el gr. *álgos*, dolor). f. CAUSALGIA.
termalina. f. GLAIRINA.
Terman (Prueba de) (Lewis Madison *Terman*, psicólogo norteamericano contemporáneo). V. PRUEBA.
termanalgesia. f. TERMOANALGESIA.
termas (del lat. *thermae*, y éste del gr. *thermé*, de *thermós*, cálido). f. pl. Manantiales de baños calientes; establecimientos para el uso de aguas medicinales calientes.
termatología (del gr. *thérma, -atos*, calor, y *lógos*, tratado). f. F., *thermalisme;* In., *thermatology*. Estudio científico del calor como agente terapéutico.
termestesia (de *termo-* y el gr. *aísthesis*, sensación). f. A., *Thermästhesie;* F., *thermo-esthésie;* In., *thermesthesia;* It., *termoestesia;* P., *termestesia*. Sensación de calor. || Sensibilidad al calor.
termestesiómetro (de *termo-*, el gr. *aísthesis*, sensación, y *métron*, medida). m. Instrumento para medir la sensibilidad al calor en diferentes regiones de la piel.
termiatría (de *termo-* y el gr. *iatrós*, médico). f. Empleo del calor como agente terapéutico; termoterapia.
térmico (del gr. *thérme*, calor). adj. F., *thermique;* In., *thermic*. Relativo al calor o producido por él.
termina. f. Tetrahidronaftilamina; sustancia líquida incolora que se emplea, igualmente que su clorhidrato, cristalino, como midriásico.
terminación (del lat. *terminatio, -onis*). f. A., *Endigung;* F., *terminaison;* In., *ending;* It., *terminazione;* P., *terminação*. Cesación de un acto, fenómeno o enfermedad: término; límite. || **-anulospiral**. Terminación nerviosa sensorial en forma de cinta que se encuentra alrededor de las fibras del huso muscular. || **-hideriforme**. Variedad de terminación nerviosa en forma de hiedra en la capa de Malpighi en la piel. || **-nerviosa**. Arborización terminal en el extremo periférico de los nervios.
terminal (del lat. *terminalis*). adj. F., *terminal*. Relativo a un término o que lo forma; situado al final. || m. F., *terminal*. Término, extremo.
Terminalia. Género de plantas combretáceas al que pertenece el microbálano.
término (del lat. *terminus*). m. A., *Ende, Terminus;* F., *terme;* In., *term, terminus;* It., *termine;* P., *termo*. Final o extremo. || Final del embarazo. || Palabra o voz técnica.
terminolateral (de *término* y el lat. *latus, -eris*, lado). adj. Relativo a un término o extremo y un lado; se aplica a anastomosis.
terminología (del lat. *terminus*, término, y el gr. *lógos*, tratado). f. A., *Terminologie;* F., *terminologie;* In., *terminology;* It. y P., *terminologia*. Tecnología; conjunto de voces técnicas de una ciencia o arte; nomenclatura, onomatología.
terminoterminal. adj. Relativo a dos términos o extremos; se aplica a anastomosis.
termión (de *termo-* e *ion*). m. F., *thermion;* In., *thermion*. Partícula que contiene una carga eléctrica emitida por una sustancia incandescente; electrón emitido por el cátodo.
termo-. Forma prefija del gr. *thérme*, calor.

termoaglutinación (de *termo-* y el lat. *agglutinare*, pegar). f. Aglutinación por el calor o aglutinación sometida a temperatura elevada.

termoalgesia. f. TERMALGESIA.

termoanalgesia (de *termo-* y el gr. *analguesía*, insensibilidad). f. A., *Thermanästhesie;* F., *thermo-analgésie;* In. e It., *termoanalgesia;* P., *termanalgesia.* Abolición de las sensaciones dolorosas producidas por el calor; termoanestesia.

termoanestesia (de *termo-* y el gr. *anaisthesía*, insensibilidad). f. A., *Thermanästhesie;* F., *thermo-anesthésie;* In., *thermanesthesia;* It., *termoanestesia;* P., *termanestesia.* Incapacidad de percibir las sensaciones térmicas; pérdida de la sensibilidad al calor; termoanalgesia.

termobiosis (de *termo-* y el gr. *bíos*, vida). f. Posibilidad de vivir en temperaturas elevadas.

termocáustico (de *termo-* y el gr. *kaustikós*, cáustico). adj. Cáustico por el calor en sus diversas formas: hierro candente, moxa, termo o galvanocauterio.

termocauterectomía (de *termocauterio* y el gr. *ektomé*, escisión). f. F., *résection par cautérisation;* In., *thermocauterectomy.* Escisión de un órgano o una parte por medio del termocauterio.

termocauterio (de *termo-* y el gr. *kautérion*, cauterio). m. A., *Thermokauter;* F., *thermo-cautère;* In., *thermocautery;* It., *termocauterio;* P., *termocautério.* Todo aparato de aplicación terapéutica o quirúrgica que cauteriza los tejidos orgánicos mediante el calor. || **- de Holländer.** Modificación del termocauterio de Paquelin, en la que el aire calentado por su paso por el instrumento es el que efectúa la cauterización. || **- de Paquelin.** Instrumento fundado en la propiedad que tiene el platino, previamente calentado, de ponerse incandescente por una mezcla de aire y vapores de bencina. Actualmente es muy poco usado. || **galvánico.** GALVANOCAUTERIO.

termocauterización. f. Aplicación del termocauterio con fines terapéuticos o quirúrgicos.

termocoagulación. f. F., *thermo-coagulation;* In., *thermocoagulation.* Coagulación por las corrientes de alta frecuencia.

termocroísmo o **termocrosis.** m. y f. Cualidad o estado de reflejar, transmitir o absorber alguno de los rayos caloríficos.

termodifusión. f. Difusión por el calor.

termodina. f. Acetilparaetoxifeniluretano, polvo blanco, cristalino, poco soluble en agua; antipirético, antiséptico y analgésico.

termodinámica (de *termo-* y el gr. *dynamikós*, poderoso). f. F., *thermodynamique;* In., *thermodynamics.* Parte de la física que estudia las relaciones de la energía térmica con otras fuentes de energía.

termodúrico. adj. Que resiste las temperaturas elevadas.

termoelectricidad. f. F., *thermo-électricité;* In., *thermoelectricity.* Electricidad engendrada por el calor, o calor producido por la electricidad.

termoeléctrico (de *termo-* y el gr. *élektron*, ámbar). adj. Relativo a la termoelectricidad.

termoelemento. m. Elemento termoeléctrico.

termoestasia. f. TERMESTESIA.

termoexcitador (de *termo-* y el lat. *excitator*, despertador). adj. F., *thermo-excitateur;* In., *thermoexcitory.* Que estimula la producción de calor en el cuerpo.

termofagia (de *termo-* y el gr. *phagein*, comer). f. Hábito de ingerir los alimentos muy calientes.

termofílico (de *termo-* y el gr. *phílos*, amigo, amante). adj. TERMÓFILO. || Que resiste los efectos destructivos del calor; dícese de ciertas bacterias.

termófilo (de *termo-* y el gr. *phílos*, amigo, amante). adj. F., *thermophile;* In., *thermophile.* Que sólo puede desarrollarse en temperaturas elevadas; dícese de las bacterias cuya temperatura óptima es de 40 a 60°.

termofobia (de *termo-* y el gr. *phóbos*, temor). f. F., *thermophobie;* In., *thermophobia.* Temor morboso al calor o a lo que lo produce.

termóforo (de *termo-* y el gr. *phorós*, que lleva). adj. F., *appareil destiné à maintenir la chaleur;* In., *thermophore.* Que lleva o suministra calor. || m. Utensilio que consiste en un saco de goma o caja metálica llenos de una mezcla de cola, acetato de sodio, cloruro de sodio y sulfato de calcio, que se emplea como calentador por la propiedad que tiene de conservar por largo tiempo el calor después de sumergido en agua caliente. || **-eléctrico.** Tejido de asbesto montado sobre una fina red de alambre que se calienta al ser atravesada por una corriente eléctrica.

termogénesis (de *termo-* y el gr. *génnesis*, generación). f. A., *Wärmeerzeugung;* F., *thermogénèse;* In., *thermogenesis;* It., *termogenesi;* P., *termogenese.* Producción o generación del calor, especialmente en los cuerpos animales.

termógeno (de *termo-* y el gr. *gennân*, producir, engendrar). adj. F., *thermogène;* In., *thermogenic.* Que produce calor.

termografía (de *termo-* y el gr. *gráphein*, escribir). f. F., *thermographie;* In., *thermograph.* Observación de la temperatura corporal aumentada en las zonas afectas de un proceso patógeno. A partir de la propia radiación térmica, correspondiente a la parte infrarroja del espectro, se obtiene una imagen del reparto de la temperatura en el cuerpo humano. La imagen obtenida es una reproducción del mapa térmico. Método utilizado para el diagnóstico de procesos patológicos, tales como tumores de mama.

termógrafo (de *termo-* y el gr. *gráphein*, describir). m. F., *thermographe;* In., *thermogram.* Termómetro registrador de las variaciones de temperatura.

termograma. m. F., *thermogramme.* Trazado hecho por el termógrafo.

termohiperalgesia (de *termo-*, el gr. *hypér*, mucho, y *álgos*, dolor). f. Hiperalgesia al calor.

termohiperestesia (de *termo-*, el gr. *hypér*, mucho, y *aísthesis*, sensación). f. A., *Thermohyperästhesie;* F., *hyperesthésie à la chaleur;* In., *thermohyperesthesia;* It., *termoiperestesia;* P., *termohiperestesia.* Hiperestesia al calor o frío.

termohipestesia (de *termo-*, el gr. *hypó*, bajo, y *aísthesis*, sensación). f. A., *Thermohypästhesie;* F., *hypoesthésie à la chaleur;* In., *thermhypesthesia;* It., *termoipoestesia;* P., *termohipestesia.* Disminución de la sensibilidad a las variaciones de temperatura.

termoinhibidor o **termoinhibitorio.** adj. F., *thermoinhibiteur;* In., *thermoinhibitory.* Que inhibe o retarda la producción de calor orgánico.

termoionización. f. Emisión de electrones de metales candentes.

termolábil (de *termo-* y el lat. *labilis*, deslizadizo, inestable). adj. A., *thermolabil;* F. e In., *thermolabile;* It., *termolabile;* P., *termolábil.* Que se altera o descompone fácilmente por el calor; dícese de los sueros que pierden su actividad a la temperatura de 55-56°.

termolámpara. f. Lámpara calentadora.

termolaringoscopio (de *termo-*, el gr. *lárygx, iggos*, laringe, y el gr. *skopeîn*, observar). m. F., *thermolaryngoscope;* In., *thermolaryngoscope.* Laringoscopio calentado eléctricamente para impedir que el vapor se condense en el espejo.

termólisis (de *termo-* y el gr. *lýsis*, disolución). f. A., *Thermolyse;* F., *thermolyse;* In., *thermolysis;* It., *termolisi;* P., *termólise.* Disolución química por medio del calor. || Pérdida del calor orgánico por radiación, secreciones, sudación, etc.

termología (de *termo-* y el gr. *lógos*, tratado). f. Tratado sobre el calor.

termomagnetismo. m. TERMOELECTRICIDAD.

termomasaje. m. F., *thermomassage;* In., *thermomassage.* Aplicación simultánea del masaje y el calor.

termometría (de *termo-* y el gr. *métron*, medida). f. A., *Thermometrie;* F., *thermométrie;* In., *thermometry;* It. y P., *termometria.* Medición de las temperaturas por medio del termómetro, especialmente del cuerpo, y estudio de sus variaciones durante las enfermedades.

termómetro (de *termo-* y el gr. *métron*, medida). m. A., *Thermometer;* F., *thermomètre;* In., *thermometer;* It., *termometro;* P., *termómetro.* Instrumento para medir la temperatura, que consiste esencialmente en una sustancia que se dilata y contrae con las variaciones de la temperatura y una escala graduada que indica el grado de contracción o dilatación. || **-clínico.** Termómetro utilizado para determinar la temperatura corporal, de escala fraccionada, comprendida entre 30 y 45° generalmente. || **-de aire, de alcohol o de mercurio.** Termómetros en los que la materia que se dilata es aire, alcohol o mercurio, respectivamente, contenidos en un tubo. || **-de Celsius o centígrado.** Termómetro en el que la porción de escala comprendida entre los puntos fijos determinantes, fusión del hielo y ebullición del agua, está dividida en 100 grados, correspondiendo 0° al primero y 100° al segundo. Para convertir los grados en Fahrenheit se utiliza la fórmula F = 9/5 C + 32. || **-de Fahrenheit.** Termómetro que comprende 180° entre el punto de fusión del hielo y el de ebullición del agua, siendo 32° el primero y 212° el segundo. Para convertir los grados Fahrenheit en centígrados se aplica la fórmula C = (F − 32) 5/9. || **-de máxima o de mínima.** Termómetros que registran las temperaturas máximas y mínimas, respectivamente, a que han estado expuestos. || **-de Reaumur.** Termómetro cuya escala comprende 80° entre el punto de fusión del hielo y el de ebullición del agua en lugar de los 100° del termómetro de Celsius. Para convertir los grados Reaumur en centígrados se aplica la fórmula C = R × 5/4. || **-diferencial.** Termómetro de alcohol, de tubo capilar, con el que se aprecian milésimas de grado. || **-metálico.** El fundado en la desigual dilatación de los metales por el calor.

termomultiplicador. m. Instrumento muy sensible formado por la asociación de una pila termoeléctrica con un galvanómetro.

termonosis (de *termo-* y el gr. *nósos*, enfermedad). f. Estado morboso producido por el calor.

termopalpación (de *termo-* y el lat. *palpare*, palpar). f. F., *thermopalpation*; In., *thermopalpation*. Palpación con objeto de determinar diferencias de temperatura entre distintas partes del cuerpo.

termopenetración (de *termo-* y el lat. *penetrare*, penetrar). f. F., *thermopénétration*; In., *thermopenetration*. Aplicación de corrientes de baja tensión y alto amperaje, que producen calor en las partes profundas del cuerpo; diatermia médica.

termopila. f. Pila termoeléctrica, compuesta de varias placas metálicas conectadas, las cuales, por influencia del calor, dan origen a una corriente eléctrica.

termoplejía (de *termo-* y el gr. *plegé*, golpe). f. A., *Thermoplegie*; F., *coup de chaleur*; In., *thermoplegia*; It. y P., *termoplegia*. Insolación o acaloramiento.

termopolipnea (de *termo-*, el gr. *polý*, mucho, y *pnein*, respirar). f. F., *polypnée due à la chaleur ou à la fièvre*; In., *thermopolypnea*. Polipnea por elevación de la temperatura.

termoprecipitación. f. F., *précipitation due à la chaleur*; In., *thermoprecipitation*. Precipitación por el calor.

termoquímica (de *termo-* y el gr. *chymós*, jugo de planta). f. F., *thermochimie*; In., *thermochemistry*. Estudio y determinación de las relaciones entre las energías térmica y química.

termorradioterapia (de *termo-*, el lat. *radius*, rayo, y el gr. *therapeía*, tratamiento). f. F., *thermo-radiothérapie*; In., *thermoradiotherapy*. Método de aplicación de los rayos X en combinación con la termopenetración, fundándose en el hecho de que la radiosensibilidad de los tejidos aumenta con el calor.

termorregulación (de *termo-* y el lat. *regula*, regla). f. F., *thermorégulation, régulation thermique*; In., *thermoregulation*. Regulación del calor, termotaxis.

termorregulador. adj. In., *thermoregulator*. Que regula el calor. || m. F., *thermorégulateur*. TERMOSTATO.

termorresistente. adj. F., *thermorésistant*; In., *thermoresistant*. Que resiste temperaturas elevadas; se aplica a bacterias.

termoscopio (de *termo-* y el gr. *skopeîn*, observar). m. Termómetro diferencial.

termosemiología (de *termo-* y el gr. *semeîon*, señal, y *lógos*, tratado). f. Estudio de la temperatura del cuerpo y de sus variaciones como síntoma de las enfermedades.

termosistaltismo (de *termo-* y un derivado del gr. *systél-lein*, contraer). m. Contracción muscular en respuesta a los cambios térmicos.

termostábil o **termostable** (de *termo-* y el lat. *stabilis*, estable). adj. A., *hitzebeständig*; F. e In., *thermostabile*; It., *termostabile*; P., *termostável*. Que no se descompone fácilmente por un calor moderado. Dícese de los sueros que resisten temperaturas superiores a 55°.

termostabilidad. f. F., *thermostabilité*; In., *thermostability*. Calidad de termostábil.

termostato o **termóstato** (de *termo-* y el gr. *statós*, estacionario). m. A., *Thermostat*; F. e In., *thermostat*; It., *termostato*; P., *termóstato*. Aparato para la regulación automática del calor y sostenimiento de una temperatura constante. || TERMORREGULADOR.

termostéresis (de *termo-* y el gr. *stéresis*, privación). f. Privación del calor.

termotaxis (de *termo-* y el gr. *táxis*, colocación en orden). f. A., *Thermotaxis*; F., *thermotaxie*; In., *thermotaxis*; It., *termotassi*; P., *termotaxia*. Regulación nor-

EQUIVALENCIAS DE LAS ESCALAS TERMOMÉTRICAS FAHRENHEIT Y CENTÍGRADA

Fahr.	Cent.	Fahr.	Cent.	Fahr.	Cent.	Fahr.	Cent.
0	−17,8	54	12,2	108	42,2	162	72,2
1	−17,2	55	12,8	109	42,8	163	72,8
2	−16,7	56	13,3	110	43,3	164	73,3
3	−16,1	57	13,9	111	43,9	165	73,9
4	−15,6	58	14,5	112	44,5	166	74,5
5	15	59	15	113	45	167	75
6	−14,5	60	15,6	114	45,6	168	75,6
7	−13,9	61	16,1	115	46,1	169	76,1
8	−13,3	62	16,7	116	46,7	170	76,7
9	−12,8	63	17,2	117	47,2	171	77,2
10	12,2	64	17,8	118	47,8	172	77,8
11	−11,7	65	18,3	119	48,3	173	78,3
12	−11,1	66	18,9	120	48,9	174	78,9
13	−10,6	67	19,5	121	49,5	175	79,5
14	−10	68	20	122	50	176	80
15	−9,5	69	20,6	123	50,6	177	80,6
16	−8,9	70	21,1	124	51,1	178	81,1
17	−8,3	71	21,7	125	51,7	179	81,7
18	−7,8	72	22,2	126	52,2	180	82,2
19	−7,2	73	22,8	127	52,8	181	82,8
20	−6,7	74	23,3	128	53,3	182	83,3
21	−6,1	75	23,9	129	53,9	183	83,9
22	−5,6	76	24,5	130	54,5	184	84,5
23	−5	77	25	131	55	185	85
24	−4,5	78	25,6	132	55,6	186	85,6
25	−3,9	79	26,1	133	56,1	187	86,1
26	−3,3	80	26,7	134	56,7	188	86,7
27	−2,8	81	27,2	135	57,2	189	87,2
28	−2,2	82	27,8	136	57,8	190	87,8
29	−1,7	83	28,3	137	58,3	191	88,3
30	−1,1	84	28,9	138	58,9	192	88,9
31	−0,6	85	29,5	139	59,5	193	89,5
32	0	86	30	140	60	194	90
33	0,6	87	30,6	141	60,6	195	90,6
34	1,1	88	31,1	142	61,1	196	91,1
35	1,7	89	31,7	143	61,7	197	91,7
36	2,2	90	32,2	144	62,2	198	92,2
37	2,8	91	32,8	145	62,8	199	92,8
38	3,3	92	33,3	146	63,3	200	93,3
39	3,9	93	33,9	147	63,9	201	93,9
40	4,5	94	34,5	148	64,5	202	94,5
41	5	95	35	149	65	203	95
42	5,6	96	35,6	150	65,6	204	95,6
43	6,1	97	36,1	151	66,1	205	96,1
44	6,7	98	36,7	152	66,7	206	96,7
45	7,2	99	37,2	153	67,2	207	97,2
46	7,8	100	37,8	154	67,8	208	97,8
47	8,3	101	38,3	155	68,3	209	98,3
48	8,9	102	38,9	156	68,9	210	98,9
49	9,5	103	39,5	157	69,5	211	99,5
50	10	104	40	158	70	212	100
51	10,6	105	40,6	159	70,6		
52	11,1	106	41,1	160	71,1		
53	11,7	107	41,7	161	71,7		

mal de la temperatura orgánica. || Movimientos de los organismos en relación con el calor; termotropismo. || -**física** o **química**. Regulación de la temperatura orgánica por acción vasomotora o por aumento o disminución de las oxidaciones, respectivamente.

termoterapia (de *termo-* y el gr. *therapeía*, tratamiento). f. A., *Wärmetherapie;* F., *thermothérapie;* In., *thermotherapy;* It. y P., *termoterapia*. Tratamiento de las enfermedades por las aplicaciones de calor en todas sus formas.

termotonómetro (de *termo-*, el gr. *tónos*, tensión, y *métron*, medida). m. F., *thermotonomètre;* In., *thermotonometer*. Instrumento para determinar el grado de contracción muscular producido por el calor.

termotoxina. f. Toxina producida por el calor en el organismo.

termotraqueotomía (de *termo-*, el gr. *tracheîa*, áspera, y *tomé*, corte). f. Traqueotomía practicada con el termocauterio.

termotropismo (de *termo-* y el gr. *trópos*, vuelta). m. F., *thermotropisme;* In., *thermotropism*. Influencia, atractiva o repulsiva, ejercida por el calor; termotaxis.

ternario (del lat. *ternarius*). adj. F., *ternaire;* In., *ternary*. Compuesto de tres elementos o radicales.

ternek. m. Ipoh; nombre malayo del jugo de la *Antiaris toxicaria*, que sirve de veneno para las flechas y cuya acción es muy semejante a la de la digital.

Terni y Bandi (Vacuna de) (*Terni*, 1864-1934, e I. *Bandi*, 1867-1936, patólogos italianos). V. VACUNA.

ternilla. f. CARTÍLAGO.

teroide (del gr. *thér, therós*, animal, y *eîdos*, aspecto). adj. Semejante a un animal de orden inferior.

teromorfia o **teromorfismo** (del gr. *thér, therós*, animal, y *morphé*, forma). f. Reversión a una organización inferior.

teropterina. f. Ácido pteroiltriglutámico, derivado del ácido fólico empleado contra los procesos cancerosos.

terpenismo. m. F., *terpénisme;* In., *terpenism*. Intoxicación por el terpeno.

terpeno. m. F., *terpène;* In., *terpene*. Hidrocarburo que tiene por fórmula $C_{10}H_{16}$, derivado principalmente de las esencias y resinas.

terpentina. f. TREMENTINA.

terpina. f. F., *terpine;* In., *terpin*. Hidrato de terpina, sustancia obtenida por hidratación de la esencia de trementina, cristalina, amarga, soluble en agua caliente. $C_{10}H_{18}(OH)_2 + H_2O$. Se emplea como balsámico en las afecciones catarrales de las vías respiratorias.

terpinol. m. Líquido oleoso aromático que se forma por la acción de los ácidos sobre la terpina. Se emplea en los mismos casos que ésta.

terra (lat.). f. Tierra. || -**alba**. Arcilla blanca. || -**foliata**. Azufre. || -**foliata tartari**. Acetato de potasio. || -**japonica**. GAMBIR. || -**lemnia** o **sigillata**. Bolo de Armenia expedido en masas marcadas con un sello. || -**panderosa**. Sulfato de bario.

Terramicina. f. Nombre registrado de la oxitetraciclina.

terreno (del lat. *terrenus*). m. A., *Boden;* F., *terrain;* In., *ground;* It. y P., *terreno*. Sinónimo de cuerpo u organismo cuando se trata de la influencia recíproca entre éste y los agentes infecciosos.

terrícola (del lat. *terricola;* de *terra*, tierra, y *colere*, habitar). adj. Que habita en la tierra.

Terrien (Enfermedad de) (Félix *Terrien*, oftalmólogo francés, 1872-1940). V. ENFERMEDAD.

Terrillon (Operación de) (Octave Roche *Terrillon*, cirujano francés, 1844-1895). V. OPERACIÓN.

terror (del lat. *terror, -oris*). m. A., *Schrecken;* F., *terreur;* In. y P., *terror;* It., *terrore*. Miedo, pavor. || -**nocturno**. Especie de pesadilla que afecta particularmente a los niños y que a veces constituye el síntoma de una neurosis.

terroso (del lat. *terrosus*). adj. Que contiene tierra o del color de la tierra.

Terry (Síndrome de) (Theodore L. *Terry*, oftalmólogo norteamericano, 1899-1946). V. SÍNDROME.

tesaurismosis (del lat. *thesaurus*, tesoro, y éste del gr. *thesaurós*). f. A., *Thesaurismose;* F., *thésaurismose;* In., *thesaurismosis;* It., *tesaurismosi;* P., *tesaurismose*. Estado que resulta de la acumulación en las células, básicamente en el hialoplasma y frecuentemente en los lisosomas, de cantidades anormalmente grandes de sustancias normales o patológicas (lipoides, fosfátidos, glucógeno, etc.).

tesaurosis [tesaurótico]. f. TESAURISMOSIS.

teselado (del lat. *tesella*, cuadrito). adj. Dividido en cuadrados.

tesiología o **tetología.** f. CTETOLOGÍA.

tesis (del lat. *thesis*, y éste del gr. *thésis*, acción de poner, afirmación). f. A., *These;* F., *thèse;* In., *thesis;* It., *tesi;* P., *tese*. Proporción, conclusión, trabajo científico preparado para la obtención de un grado académico.

tesla (de Nikola *Tesla*, ingeniero yugoslavo, 1857-1943). m. Unidad SI de inducción magnética. Equivale a 1 weber/m^2. Abreviatura *T*.

teslaización (de N. *Tesla*). f. Tratamiento por las corrientes de Tesla; arsonvalización.

test (ingl.). m. Prueba, reacción, ensayo. V. PRUEBA, REACCIÓN. || -**(batería de)**. Conjunto de pruebas psicológicas que se utilizan en el transcurso de un psicodiagnóstico. || -**de Apgar**. ÍNDICE DE APGAR.

testa (lat.). f. Concha; envoltura dura de ciertos invertebrados, ostras, p.ej. || -**ovi**. Cáscara del huevo || -**praeparata**. Concha de ostras pulverizada y lavada.

testáceo (del lat. *testaceus*). adj. F., *testacé;* In., *testaceous*. Que posee cáscara o concha, o de la naturaleza de ésta.

testectomía. f. ORQUECTOMÍA.

testes (lat.). m. pl. de *testis*, testículo. || Tubérculos cuadrigéminos posteriores.

testibraquio. m. Pedúnculo superior del cerebelo; prepedúnculo.

testicondia (del lat. *testis*, testigo, testículo, y *condere*, esconder). f. CRIPTORQUISMO.

testicondo. adj. Que tiene los testículos no descendidos. Ú.t.c.s.

testículo (del lat. *testiculus*). m. A., *Hoden;* F., *testicule;* In., *testicle;* It., *testicolo;* P., *testículo*. Glándula seminal; órgano reproductor esencial masculino, en número de dos, contenido y suspendido en el escroto por el cordón espermático. Tiene una forma ovoidea y está compuesto de una envoltura fibrosa, *túnica albugínea*, que en su parte superior ofrece un engrosamiento, *mediastino testicular* o *cuerpo de Highmore*, de donde parten numerosos tabiques que limitan en el interior del órgano espacios cónicos que contienen los lobulillos del parénquima en número de 200 a 300, constituidos por infinidad de tubos, *túbulos seminíferos* contorneados, que por su unión originan tubos más anchos y paralelos, *túbulos rectos*, que en número de 14 a 26 penetran en el cuerpo de Highmore, en donde forman la *red de Haller* o *rete testis*, y convergen en la cabeza del epidídimo, *cono vascular de Haller*, vaciándose en el conducto deferente. Este órgano es el productor de espermatozoides y posee además una función endocrina que influye sobre los caracteres sexuales secundarios. || -**abdominal, inguinal** o **perineal**. Testículo ectópico que ocupa las regiones señaladas. || -**ectópico**. Testículo en situación anormal. || -**invertido**. Testículo cuyo epidídimo se inserta en la cara anterior en vez de hacerlo en la posterior. || -**irritable de Cooper**. Neuralgia del nervio genitocrural irradiada al testículo. || -**retenido**. Ectopia testicular, retención del testículo en el conducto inguinal.

testiculoma. m. F., *tumeur testiculaire;* In., *testiculoma*. Tumor de tejido testicular. || -**del ovario**. Arrenoblastoma.

testiforme (del lat. *testis*, testigo, testículo, y de *forma*). adj. En forma de testículo.

testis (lat.). m. Testículo. || -**cerebri**. Tubérculo cuadrigémino posterior. || -**foemineus** o **muliebris**. OVARIO. || -**redux**. Testículo que tiende a subir hacia la parte superior del escroto.

testitis. m. ORQUITIS.

testitoxicosis. f. Estado de intoxicación que se observa a veces a continuación de la ligadura de ambos conductos deferentes.

testoide (del lat. *testis,* testigo, testículo, y el gr. *eîdos,* aspecto). adj. TESTIFORME. || m. Testículo rudimentario.

testopatía (del lat. *testis,* testigo, testículo, y el gr. *páthos,* enfermedad). f. F., *maladie testiculaire;* In., *testopathy.* Afección testicular.

testosterona. f. F., *testostérone;* In., *testosterone.* Hormona producida por los testículos que induce y mantiene los caracteres masculinos secundarios (17β-hidroxi-4-androsteno-3-ona); se prepara sintéticamente. En terapéutica se usan el ciclopentilpropionato, el enantado, el propionato, la metiltestosterona, etc.

testudo (lat.). m. Tortuga. || Tumor semejante a una concha de tortuga. || Vendaje para una articulación, codo o rodilla generalmente, en el que la venda da vueltas en forma de 8 y una vuelta se superpone a otra.

tetania (de *tétanos*). f. A., *Tetanie;* F., *tétanie;* In., *tetany;* It. y P., *tetania.* Síndrome de hiperexcitabilidad neuromuscular caracterizado por accesos de contracción tónica dolorosa de los músculos, de las extremidades especialmente. Es debida a un trastorno del metabolismo del calcio, consecutivo generalmente a una hipofunción de las glándulas paratiroides, a la deficiencia de vitamina D, alcalosis, etc. Se observa principalmente en los niños. || Espasmo tónico continuo de un músculo. Sin.: Tétanos intermitente, contractura esencial de las extremidades. ||**-duradera.** Espasmo tetánico continuo de los músculos degenerados cuando se les aplica una corriente continua intensa. ||**-gástrica.** Forma observada por Kussmaul, asociada con la dilatación del estómago. ||**-gravídica.** Tetania ligada con el embarazo. ||**-latente.** La que se manifiesta por la aplicación de corrientes eléctricas o por estímulos mecánicos. ||**-paratireopriva.** Tetania debida a la extirpación de las glándulas paratiroides.

tetaniforme. adj. F., *tétaniforme;* In., *tetaniform.* Semejante al tétanos o a la tetania; tetanoide.

tetanígeno (de *tétanos* y el gr. *gennân,* producir, engendrar). adj. F., *tétanigène;* In., *tetanigenous.* Productor de tétanos o de espasmos tetánicos.

tetanila. f. Forma leve de tétanos. || Tetania. || Paramioclono múltiple.

tetanismo. m. F., *tétanisme;* In., *tetanism.* Estado tetánico. || Forma de hipertonicidad muscular continua observada algunas veces en los niños pequeños.

tetanista. f. Tetania. || Paramioclono múltiple.

tetanización. f. A., *Tetanisieren;* F., *tétanisation;* In., *tetanization;* It., *tetanizzazione;* P., *tetanização.* Inducción de síntomas o fenómenos tetánicos, especialmente la producida por excitación eléctrica fuerte.

tetanocanabina. f. F., *tétanocannabine;* In., *tetanocannabin.* Principio tóxico encontrado en el cáñamo índico, de acción semejante a la de la estricnina.

tetanófilo (de *tétanos* y el gr. *phílos,* amigo). adj. Que tiene afinidad por las toxinas del tétanos.

tetanoide (de *tétanos* y el gr. *eîdos,* aspecto). adj. F., *tétanoïde;* In., *tetanoid.* Semejante al tétanos o a la tetania.

tetanolisina. f. F., *tétanolysine;* In., *tetanolysin.* Hemolisina específica derivada de la toxina tetánica.

tetanómetro (de *tétanos* y el gr. *métron,* medida). m. F., *appareil pour mesurer les spasmes tétaniques;* In., *tetanometer.* Aparato para la medición y análisis de las convulsiones tetánicas.

tétanos (del lat. *tetanus,* y éste del gr. *teínein,* tender). m. A., *Tetanus;* F., *tétanos;* In., *tetanus;* It., *tetano;* P., *tétano.* Enfermedad aguda infecciosa e inoculable, debida al *Bacillus* o *Clostridium tetani* de Nicolaier, caracterizada por el espasmo tónico de los músculos voluntarios. El cuadro clínico ocasionado por una exotoxina, la tetanospasmina, comienza generalmente por los maseteros y temporales, *trismo,* y luego se propaga a los músculos del cuello, cara, tronco y miembros, motivando la producción de actitudes variadas, según la afección predomine en unas u otras de las masas musculares: *opistótonos, emprostótonos, pleurotótonos.* La enfermedad va asociada con hiperpirexia, 41-42°, que algunas veces se eleva aún después de la muerte, y acaba generalmente por asfixia debida a la complicación de los músculos respiratorios o por agotamiento del enfermo, en un espacio que varía entre 3 o 4 días y 3 o 4 semanas. || Estado de contracción tónica continua, en especial el producido experimentalmente. ||**-alcalótico.** El que se presenta en los estados de alcalosis. ||**-anticus.** Tétanos en el que el cuerpo se curva hacia delante; emprostótonos. ||**-apirético.** TETANIA. ||**-artificial.** Espasmo tetánico producido por una droga o por inoculación de toxina tetánica. ||**-cefálico.** Tétanos consecutivo a una herida de la cabeza, especialmente en la proximidad de la ceja, caracterizado por trismo, parálisis facial, disfagia y espasmo laríngeo, síntomas que le dan cierta semejanza con la hidrofobia. ||**-cerebral.** Tétanos artificial provocado por la inoculación de toxina tetánica en el cerebro de los animales, caracterizado por convulsiones epileptiformes y excitación. ||**-criptogénico.** TÉTANOS ESPONTÁNEO. ||**-crónico.** Forma tardía en su aparición, de progreso más lento y de pronóstico más favorable || **-de Binot.** TÉTANOS ESPLÁCNICO. ||**-de Escherich.** Espasmofilia, contracción carpopedal. ||**-de Janin.** TÉTANOS CEFÁLICO. ||**-de Klemm.** TÉTANOS CEFÁLICO. ||**-de los recién nacidos.** Tétanos de los niños de pecho, debido generalmente a la infección de la herida umbilical. ||**-de Ritter.** Contracciones tetánicas producidas por la abertura de una corriente continua a lo largo de un nervio, observadas en la tetania. ||**-de Rose.** TÉTANOS CEFÁLICO. ||**-de Worms.** Forma bulboparalítica de tétanos con oftalmoplejía. ||**-de Wundt.** Contracción tetánica en un músculo de rana, provocada por traumatismo o corriente eléctrica. ||**-dorsal.** OPISTÓTONOS. ||**-esplácnico.** Tétanos que tiene su punto de partida en una víscera, de evolución rápida, generalmente mortal por espasmo laríngeo. ||**-espontáneo.** Tétanos cuyo punto de inoculación se ignora. ||**-fisiológico.** Contracción tónica continua de un músculo por la superposición de numerosas contracciones musculares. ||**-hidrofóbico.** TÉTANOS CEFÁLICO. ||**-holotónico.** Tétanos generalizado a todos los músculos voluntarios. ||**-idiopático.** TÉTANOS ESPONTÁNEO. ||**-imitativo.** Histerismo que simula el tétanos. ||**-intermitente.** TETANIA. ||**-lateral.** PLEUROTÓTONOS. ||**-lento.** El que dura 3 o 4 semanas. ||**-localizado.** Espasmo tetánico de una parte. ||**-médico.** TÉTANOS ESPONTÁNEO. ||**-paradójico.** Tétanos cefálico, en el que el trismo se halla combinado con la parálisis facial. ||**-paralítico.** TÉTANOS CEFÁLICO. ||**-parcial.** TETANIA. ||**-posticus.** Tétanos dorsal u opistótonos. ||**-postoperatorio.** El consecutivo a una operación quirúrgica, frecuentemente observado en los hospitales antes de la era antiséptica. ||**-puerperal.** Tétanos cuya puerta de entrada es la herida uterina. ||**-remitente.** TETANIA. ||**-reumático.** TÉTANOS ESPONTÁNEO. ||**-seroterápico.** Consecutivo a la administración insuficiente de suero antitetánico preventivo. ||**-tóxico.** Espasmos tetánicos producidos por una sustancia venenosa, la estricnina, por ejemplo ||**-traumático.** Tétanos común consecutivo a la infección de una herida cualquiera. ||**-uterino.** Contracción persistente del útero en el parto.

tetanospasmina. f. F., *tétanospasmine;* In., *tetanospasmin.* Neurotoxina específica derivada de la toxina tetánica.

tetanotoxina. f. F., *tétanotoxine;* In., *tetanotoxin.* Tomaína tóxica de los cultivos del bacilo tetánico; tetanina.

tetartanopía o **tetartanopsia** (del gr. *tétartos,* cuarto, la cuarta parte, *an-* y el gr. *óps, opós,* ojo, o de *anopsia*). f. Falta de visión en cuadrantes correspondientes de ambos campos visuales.

tetartocono o **tetartoconoide** (del gr. *tétartos,* cuarto, *kônos,* cono, y, en la segunda forma, *eîdos,* aspecto). m. F., *pointe postéro-interne d'une molaire supérieure, pointe postéro-interne d'une molaire inférieure;*

In., *tetartocone.* Cúspide posterior interna de un molar superior o inferior, respectivamente.

tetilla. f. Cada una de las mamas poco desarrolladas de los varones. || TETINA.

tetina. f. Especie de pezón de goma u otro material que se coloca en el biberón para facilitar la succión. || TETILLA.

tetra-. Forma prefija del gr. *tetra-,* por *téssara,* cuatro.

tetrabásico (de *tetra-* y el lat. *basis,* base). adj. F., *tétrabasique;* In., *tetrabasic.* Que tiene cuatro átomos de hidrógeno sustituibles.

tetrablástico (de *tetra-* y el gr. *blastós,* germen). adj. Que tiene cuatro capas germinativas; ectodermo, endodermo, somatopleura y esplacnopleura.

tetrabraquio (de *tetra-* y el gr. *brachíon,* brazo). m. F., *tetrabrachius;* In., *tetrabrachius.* Monstruo de cuatro brazos.

tetrabromofenolftaleína. f. F., *tétrabromophénolphtaléine;* In., *tetrabromophenolphthalein.* Indicador incoloro con los ácidos y violado con los álcalis. Su sal de sodio se emplea en el examen radiográfico de la vesícula biliar, órgano en el que se deposita después de inyección intravenosa.

tetracaína. f. F., *tétracaïne;* In., *tetracaine.* Compuesto cristalino blanco, clorhidrato de butilaminobenzoildimetilaminoetanol; anestésico local y espinal en solución al 2 y 1 %, respectivamente, más potente que la procaína.

tetraciclina. f. F., *tétracycline;* In., *tetracycline.* Miembro de un grupo de antibióticos de amplio espectro y de acción bacteriostática. Comprende la *clorotetraciclina* o *aureomicina,* la *oxitetraciclina* o *terramicina* y la *tetraciclina.* Junto con el *cloramfenicol* son los antibióticos de más amplio espectro. Se absorben bien por vía oral, aunque incompletamente, por lo que producen alteraciones en la flora. Su posible acción teratógena las contraindica en las gestantes. Algunos derivados semisintéticos modernos, como la *doxiciclina* y la *minociclina,* se caracterizan por su mejor absorción digestiva y la larga duración de sus efectos, lo que permite una sola administración al día.

tetracloretileno. m. F., *tétrachloroéthylène;* In., *tetrachlorethylene.* Tetracloruro de etileno; antihelmíntico peligroso.

tetraclormetano. m. F., *tétrachlormétane;* In., *tetrachloromethane.* Tetracloruro de carbono, CCl_4, preconizado contra los anquilostomas.

tetracrómico (de *tetra-* y el gr. *chróma,* color). adj. F., *tétrachromique;* In., *tetrachromic.* Que distingue cuatro colores solamente.

tetracrótico. adj. CATACROTISMO.

tétrada. f. F., *tétrade;* In., *tetrad.* Grupo de cuatro cuerpos o elementos, síntomas, etc. || Grupo de cuatro cromátides resultado del apareamiento y división longitudinal de cromosomas homólogos.

tetradáctilo (de *tetra-* y el gr. *dáktylos,* dedo). adj. F., *tétradactyle;* In., *tetradactylous.* Que posee cuatro dedos en cada miembro.

tetraetilamonio. m. F., *tétraéthylammonium;* In., *tetraethylammonium.* Catión univalente $(C_2H_5)_4N$. Su cloruro, en inyecciones intramusculares o intravenosas, inhibe la actividad del sistema nervioso autónomo por bloqueo de los ganglios vegetativos y se emplea en investigación farmacológica.

tetrafármaco (de *tetra-* y el gr. *phármakon,* medicamento). m. Medicamento compuesto de cuatro sustancias.

tetrafluoroetano. m. V. FREÓN.

tetrágeno (de *tetra-* y el gr. *gennân,* producir, engendrar). adj. Que da origen a grupos celulares de cuatro o a tétradas bacterianas.

tetrágono (del lat. *tetragonum,* y éste del gr. *tetrágonon,* de *tetra-,* por *téssara,* cuatro, y *gonía,* ángulo). m. F., *carré, tétragone.* Cuadrado, espacio cuadrangular. || Músculo cutáneo del cuello. || **-lumbar.** Espacio cuadrilátero en los lomos debajo de la aponeurosis del gran dorsal, limitado por los cuatro músculos serrato posteroinferior, oblicuo interno, sacrospinal y oblicuo externo.

tetrahidrocannabinol. m. F., *tétrahydrocannabinol;* In., *tetrahydrocannabinol.* 1-Δ^9-Tetrahidrocannabinol; Δ^9-THC. Producto contenido en el cáñamo y en sus diferentes preparaciones (marihuana, etc.), al que se debe probablemente la mayor parte de los efectos psicológicos de estos productos.

tetralogía (del gr. *tetralogía;* de *tetra-,* por *téssara,* cuatro, y *logos,* palabra, razón, aquí, figuradamente, grupo). f. A., *Tetralogie;* F., *tétralogie;* In., *tetralogy;* It., *tetrade;* P., *tetralogia.* Grupo de cuatro; tétrada. || **-de Fallot.** Grupo de cuatro defectos cardíacos congénitos: estenosis pulmonar, tabique interventricular defectuoso, dextroposición de la aorta e hipertrofia del ventrículo derecho, que constituiría la causa más frecuente de la cianosis o enfermedad azul desde la infancia.

tetramastia o **tetramazia** (de *tetra-* y el gr. *mastós,* o *mazós,* mama). f. F., *présence de quatre seins;* In., *tetramazia, tetramastia.* Presencia de cuatro glándulas mamarias.

tetramastigoto (de *tetra-* y el gr. *mástix, -iggos,* látigo). adj. F., *tétramastigote;* In., *tetramastigote.* Que tiene cuatro flagelos. Ú.t.c.s.

tetramería o **tetramerismo.** f. y m. Calidad de tetrámero.

tetrámero (de *tetra-* y el gr. *méros,* parte). adj. F., *tétramère;* In., *trameric, tetramerous.* Compuesto o dividido en cuatro partes.

tetramitiasis. f. Infestación con el parásito flagelado intestinal *Tetramitus* o *Chilomastix mesnili.* V. CHILOMASTIX.

tetranoftalmo (de *tetra-* y el gr. *ophthalmós,* ojo). m. Monstruo fetal con cuatro ojos; diprosopo.

tetranopsia (de *tetra-* y *anopsia*). f. A., *Quadranthemiopie;* F., *tétranopsie;* In. y P., *tetranopsia;* emianopsia a quadranti. Anopsia limitada a un cuarto o cuadrante del campo visual.

Tetranthera. Género de plantas lauráceas; la corteza de la especie *T. laurifolia,* de la India, llamada *maidolokri,* se emplea contra la disentería y diarreas.

Tetranychus. Género de acáridos. || **-autumnalis.** TROMBICULA AUTUMNALIS.

tetraoto (de *tetra-* y el gr. *oûs, otós,* oreja). m. F., *tetrotus;* In., *tetraotus.* Monstruo fetal con dos caras y cuatro orejas.

tetraplejía (de *tetra-* y el gr. *plegé,* golpe). f. A., *Tetraplegie;* F., *tétraplégie;* In., It. y P., *tetraplegia.* Parálisis de los cuatro miembros; cuadriplejía. || **-quiropódica.** Parálisis de los extremos distales de los cuatro miembros.

tetraploide. V. POLIPLOIDE.

tetraploide (de *tetra-,* el gr. *plóos,* múltiple, y *eîdos,* aspecto). adj. F., *tétraploïde;* In., *tetraploid.* Dícese de la célula con cuatro dotaciones cromosómicas ($4n$). Ú.t.c.s.

tetraploidía. f. F., *tétraploïdie.* Condición del individuo o célula tetraploide.

tetrapódisis (de *tetrápodo*). f. F., *marche à quatre pattes;* In., *tetrapodisis.* Locomoción a cuatro pies o cuadrúpeda, o sobre manos y pies, como en la infancia.

tetrápodo (del gr. *tetrápous, -podos;* cuadrúpedo). adj. F., *tétrapode;* In., *tetrapod.* Que tiene cuatro pies; cuadrúpedo. Ú.t.c.s.

tetrapus (lat.). m. TETRÁPODO.

tetráquiro (de *tetra-* y el gr. *cheír, cheirós,* mano). m. F., *tétrachirus;* In., *tetrachirus.* Monstruo con cuatro manos.

tetrascelo (de *tetra-* y el gr. *skélos,* pierna). adj. y s. F., *monstre à quatre jambes;* In., *tetrascelus.* Monstruo que tiene cuatro piernas.

tetrasómico (de *tetra-* y el gr. *sôma,* cuerpo). adj. F., *tétrasomique;* In., *tetrasomic.* Dícese de la célula diploide que por otra parte tiene dos cromosomas adicionales del mismo tipo.

tetrasquísico o **tetrasquístico** (de *tetra-* y el gr. *schísis,* hendidura). adj. Dividido por fisiparidad en cuatro elementos o partes.

tetráster (de *tetra-* y el gr. *astér,* estrella). m. F., *tétraster;* In., *tetraster.* Figura cariocinética en

cuatro estrellas, producida por la cuádruple división del núcleo.
tetrastiquiasis (de *tetra-* y el gr. *stíx, stichós,* hilera). f. F., *tétrastichiasis;* In., *tetrastichiasis.* Presencia de cuatro filas de pestañas.
Tetrastoma (de *tetra-* y el gr. *stóma,* boca). Género de trematodos encontrados algunas veces en la orina.
tetratómico. adj. F., *tétratomique;* In., *tetratomic.* Compuesto de cuatro átomos. || Que tiene cuatro átomos reemplazables.
tetravacuna. f. VACUNA CUÁDRUPLE.
tetravalente (de *tetra-* y el lat. *valens, -entis,* p. a. de *valere,* tener valor). adj. F., *tétravalent;* In., *tetravalent.* Que tiene cuatro valencias químicas. Sin.: Cuadrivalente.
tetrayodofenolftaleína. f. F., *tétraiodophénolphtaléine;* In., *tetraiodophenolphthalein.* Colorante; esta sustancia o su sal de sodio se emplea *per os* y en inyecciones intravenosas para hacer visible la vesícula biliar por radiografía (prueba de Graham).
tetrayodopirrol. m. YODOL.
tetrilo. m. F., *tétryl;* In., *tetryl.* BUTILO. || Tetranitrometilanilina, compuesto explosivo e indicador de pH que produce dermatitis industriales. Se llama también *nitramina.*
tetrodonina o **tetrodotoxina.** f. Compuestos tóxicos de las huevas de peces del género *Tetrodon.*
tetroftalmo. m. TETRANOFTALMO.
tetroneritrina. f. Pigmento rojo de las plumas de ciertas aves, especialmente del género *Tetras.*
tetrosa. f. F., *tétrose;* In., *tetrose.* Hidrato de carbono de fórmula $C_4H_8O_4$. Llámase también *eritrosa.*
tetroto. m. TETRAOTO.
teucrina. f. F., *téucrine;* In., *teucrin.* Glucósido cristalino de la planta labiada *Teucrium fruticans,* empleado en inyecciones hipodérmicas en el tratamiento de la tuberculosis. || Extracto fluido de la especie *Teucrium scordium.*
Teutleben (Ligamento de) (E. V. *Teutleben,* anatomista alemán del siglo XIX). V. LIGAMENTO.
teutlosa. f. F., *téutlose;* In., *teutlose.* Especie de azúcar de la raíz de la remolacha.
tevetina. f. Glucósido tóxico cristalino amargo de las plantas apocináceas tropicales *Thevetia neriifolia* y *Th. thevetia.* Posee propiedades cardiotónicas, antipiréticas y emetocatárticas.
Texas (Fiebre de). V. FIEBRE.
texis. f. PARTO.
textiforme (del lat. *textus,* tejido, y de *forma*). adj. F., *réticulé;* In., *textiform.* En forma de tejido; reticular.
textil (del lat. *textilis*). adj. F., *tissulaire;* In., *textural.* Relativo a los tejidos; hístico.
textoblástico (del lat. *textum,* tejido, y el gr. *blastós,* germen). adj. Que forma tejido de regeneración; histopoyético.
textoma (del lat. *textum,* tejido, y el suf. *-oma*). m. Tumor compuesto de tejidos completamente diferenciados.
textura (del lat. *textura*). f. A., *Gestalt;* F., *structure;* In., *frame;* It., *struttura;* P., *textura.* Estructura; disposición particular de los elementos que forman los tejidos.
textural. adj. Relativo a la textura; textil.
Th. Símbolo del *torio.*
Thane (Método de) (George Dancer *Thane,* anatomista inglés, 1850-1930). V. MÉTODO.
Thapsia. Género de plantas umbelíferas. V. TAPSIA.
Thayssen (Enfermedad de) (Thorvald E. Hess *Thayssen,* médico danés, 1883-1936). V. ENFERMEDAD.
Thea. Género de plantas teáceas, de las hojas de cuya especie *T. sinensis* se obtiene el té.
Thebesius. V. TEBESIO.
Theden (Vendaje de) (Johann Christian *Theden,* cirujano alemán, 1714-1797). V. VENDAJE.
Theile (Conducto, glándulas de) (Friedrich Wilhelm *Theile,* anatomista alemán, 1801-1879). Véanse estos términos.
Theileria (de Arnolt *Theiler,* microbiólogo suizo, 1867-1936). Género de protozoos de la clase *Piroplasmae,* superclase *Sarcodina.* Muchas especies son patógenas importantes de los animales domésticos. Se desarrollan en los glóbulos rojos y blancos (la esquizogonia tiene lugar en el interior de los leucocitos). Los ácaros vectores no transmiten la enfermedad transováricamente a su descendencia. || **-parva.** Agente causal de un cuadro agudo, generalmente mortal, en el ganado, en África.
Theobroma. Género de plantas esterculiáceas. V. CACAO.
Theorell (Axel Hugo *Theorell*). Investigador sueco, n. en 1903. Premio Nobel de Medicina en 1955 por sus estudios sobre las enzimas.
therapia sterilisans magna (lat.). Método utópico de tratamiento de Ehrlich por el empleo de una dosis única medicamentosa que destruya los parásitos del organismo sin afectar gravemente las células orgánicas.
theriaca. f. TRIACA.
Thévenard (Enfermedad o síndrome de) (André *Thévenard,* neurólogo francés, 1898-1959). V. SÍNDROME.
Thibierge-Weissenbach (Síndrome de) (Georges *Thibierge,* dermatólogo francés, 1856-1926). V. SÍNDROME.
Thielmann (Mixtura de) (Carl Heinrich *Thielmann,* médico alemán, 1802-1872). V. MIXTURA.
Thiersch (Injerto de) (Carl *Thiersch,* cirujano alemán, 1822-1895). V. INJERTO.
thio-. V. TIO-.
Thiobacillus. Género de bacterias gramnegativas que obtienen su energía por oxidación del azufre y/o reducción de compuestos sulfurosos. Se encuentran en las fuentes sulfurosas, en el suelo y en las aguas marinas.
Thiry (Fístula de) (Ludwig *Thiry,* médico austríaco, 1817-1897). V. FÍSTULA.
Thoma (Líquido de) (Richard *Thoma,* histólogo alemán, 1847-1923). V. LÍQUIDO. || **-Zeiss (Cuentacélulas de)** (R. *Thoma,* y Carl *Zeiss,* óptico alemán, 1816-1888). HEMATÍMETRO.
Thomas (Férula de) (Hugh O. *Thomas,* cirujano inglés, 1834-1891). V. FÉRULA. || **-Operación de)** (James W. Tudor *Thomas,* oftalmólogo inglés contemporáneo). V. OPERACIÓN.
Thomayer (Signo de) (Josef *Thomayer,* cirujano alemán, 1853-1925). V. SIGNO.
Thomsen (Enfermedad de) (Asmus Julius *Thomsen,* médico danés, 1815-1896). V. ENFERMEDAD. || **-(Fenómeno de)** (Olaf *Thomsen,* médico danés, 1878-1940). V. FENÓMENO.
Thomson (Prueba de) (Sir Henry *Thomson,* cirujano inglés, 1820-1904). V. PRUEBA. || **-(Enfermedad de).** V. ENFERMEDAD. || **-(Enfermedad de)** (M. S. *Thomson,* dermatólogo inglés, n. en 1894). V. ENFERMEDAD. || **-(Signo de)** (F. Holland *Thomson,* médico inglés, 1867-1938). SIGNO DE PASTIA. || **-(Solución de)** (Ashburton *Thomson,* médico inglés del siglo XIX). V. SOLUCIÓN.
Thorek (Operación de) (Max *Thorek,* cirujano norteamericano, 1880-1960). MAMILOPLASTIA.
Thorel (Fascículo de) (Ch. *Thorel,* médico alemán, 1868-1935). V. FASCÍCULO.
Thorn (Maniobra de) (Wilhelm *Thorn,* ginecólogo alemán, 1817-1913). V. MANIOBRA. || **-(Síndrome de)** (George W. *Thorn,* médico norteamericano, n. en 1906). V. SÍNDROME.
Thornton (Signo de) (Knowsley *Thornton,* médico escocés, 1845-1904). V. SIGNO.
Thost-Unna (Síndrome de). V. SÍNDROME.
thrill (ingl.). m. V. ESTREMECIMIENTO, 2.ª acep. || FRÉMITO.
Throckmorton (Reflejo de) (Thomas B. *Throckmorton,* neurólogo americano, n. en 1885). V. REFLEJO.
Thudichum (Reacción de) (John Lewis *Thudichum,* médico inglés, 1828-1901). V. REACCIÓN.
Thuja. Género de árboles coníferos. V. TUYA.
Thymus. Género de plantas labiadas al que pertenece el tomillo, *Thymus vulgaris.*
Ti. Símbolo del *titanio.*

tiabendazol. m. F., *tiabendazol;* In., *thiabendazole.* Antihelmíntico derivado del bencimidazol, con elevada actividad frente a gran variedad de nematodos, en particular *Strongyloides stercoralis, Trichinella spiralis* y *Larva migrans* cutánea y visceral.

tiacarana. f. Nombre indígena de la leishmaniosis dérmica de tipo ulcerativo.

tiacida. f. Benzotiadiacida. Miembro de un numeroso grupo de compuestos con actividad diurética, la mayoría de los cuales derivan del núcleo 1,2,4-benzotiodiacina-1,1-dióxido. Aumentan la excreción renal de sodio y cloro, con un volumen acompañante de agua. También aumentan la excreción de potasio, lo que puede acarrear hipopotasemia. A veces producen hiperglucemia e hiperuricemia. Los diferentes miembros del grupo difieren en su potencia. El compuesto prototipo es la *clorotiacida.* Se emplean en el tratamiento de los edemas, la hipertensión arterial esencial y la diabetes insípida.

tial. m. Oximetilsulfonato de fornina, polvo soluble que se emplea en solución como antiséptico.

tial-. Forma prefija del gr. *ptýalon,* saliva.

tialagogo. adj. F., *ptyalagogue, sialagogue;* In., *ptyalagogue.* Que promueve el flujo de saliva; sialagogo. U.t.c.s.

tialdina. f. Cuerpo cristalino aromático, poco soluble, que se obtiene por la acción del hidrógeno sulfurado sobre el aldehído amónico. Estimulante cardíaco.

tialectasia (de *tial-* y *ectasia*). f. F., *sialectasie.* Dilatación de los conductos de las glándulas salivales.

tialina (del gr. *ptýalon,* saliva). f. A., *Ptyalin;* F., *ptyaline;* In., *ptyalin;* It. y P., *ptialina.* Enzima amilolítica de la saliva, diastasa salival que convierte el almidón en dextrosa y maltosa.

tialinógeno (de *tialina* y el gr. *gennân,* producir). m. F., *ptyalinogène.* Sustancia hipotética de las células de las glándulas salivales, intermedia en la formación de la tialina; cimógeno de la tialina.

tialismo (del gr. *ptyalismós*). m. A., *Ptyalismus;* F., *ptyalisme;* In., *ptyalism;* It. y P., *ptialismo.* Secreción excesiva de saliva; salivación, sialorrea. ||**-mercurial.** El producido por la acción de las sales mercuriales.

tialito (de *tial* y el gr. *líthos,* piedra). m. A., *Ptyalolith;* F., *ptyalolithe;* In., *ptyalolith;* It. y P., *ptialito.* Cálculo salival.

tialo-. Tial-.

tialocele (de *tialo-* y el gr. *kéle,* tumor). m. A., *Ptyalozele;* F., *ptyalocèle;* In., *ptyalocele; cisti salivare;* P., *ptialocele.* Tumor quístico que contiene saliva. ||**-sublingual.** Ránula.

tialogénico o **tialógeno** (de *tialo-* y el gr. *gennân,* producir, engendrar). adj. F., *ptyalogène, sialogène.* Formado por la acción de la saliva o que produce saliva.

tialografía. f. Sialografía.

tialolitiasis (de *tialo-* y el gr. *líthos,* piedra). f. F., *ptyalolithiase, lithiase salivaire.* Presencia de cálculos salivales.

tialorrea (de *tialo-* y el gr. *rheîn,* fluir). f. F., *ptyalorrhée, ptyalisme.* Flujo salival; tialismo.

tialosa. f. F., *ptyalose.* Maltosa producida por la acción de la tialina sobre el almidón.

tialosis. f. Tialismo, salivación.

tiamina. f. F., *thiamine.* Vitamina B_1; aneurina. V. Vitamina. ||**-pirofosfato.** Cocarboxilasa.

tibia (del lat. *tibia*). f. A., *Schienbein;* F., In. e It., *tibia;* P., *tíbia.* Hueso mayor e interno de los dos que constituyen el esqueleto de la pierna. V. Huesos (tabla de). ||**-de Lannelongue.** Tibia sifilítica.

tibial. adj. F., *tibial.* Relativo o perteneciente a la tibia. || m. y f. V. Arterias, músculos y nervios (tablas de). ||**-accesorio.** Músculo inconstante que se inserta en el cuerpo de la tibia o del peroné y en el tendón del flexor largo de los dedos.

tibialgia (de *tibia* y el gr. *álgos,* dolor). f. Término de Schrötter para un estado morboso caracterizado por dolor en la pierna, con linfocitosis y eosinofilia, debido probablemente a un defecto de nutrición o de vitaminas.

tibio (del lat. *tepidus*). adj. Templado, ni frío ni caliente.

tibiocalcáneo (de *tibia* y el lat. tardío *calcaneum,* talón). adj. F., *tibio-calcanéen.* Relativo a la tibia y el calcáneo. || m. Músculo sóleo.

tibiofemoral (de *tibia* y el lat. *femur, -oris,* muslo). adj. F., *tibio-fémoral.* Relativo a la tibia y el fémur.

tibiofibular. adj. Tibioperoneo.

tibiomaleolar (de *tibia* y el lat. *malleolus,* dim. de *malleus,* martillo). adj. Relativo a la tibia y el maléolo.

tibioperoneo (de *tibia* y el gr. *peróne,* aguja, broche). adj. F., *tibio-péronier.* Relativo a la tibia y el peroné.

tibioperoneocalcáneo. m. Músculo sóleo.

tibioperoneotarsiano (de *tibia,* el gr. *peróne,* broche, y *tarsós,* planta del pie). m. Músculo peroneo lateral largo.

tibiosubfalangético (de *tibia,* el lat. *sub,* debajo, y el gr. *phálagx, ággos,* hilera de soldados). m. Músculo flexor común de los dedos del pie.

tibiosubtarsiano. m. Músculo tibial posterior.

tibiosupratarsiano. m. Músculo tibial anterior.

tibiotarsiano. adj. Relativo a la tibia y el tarso.

tic (del fr. *tic*). m. A., *Tic;* F., In. e It., *tic;* P., *tico.* Movimiento brusco habitual, rápido, repetido e involuntario, semejante a un movimiento intencionado, que ocurre especialmente en la cara en personas con disturbios psicoemocionales. Asociado a otros fenómenos o síntomas (ecolalia, coprolalia, etc.), constituye un síndrome denominado *enfermedad de Gilles de la Tourette.* ||**-diafragmático.** Contracciones espasmódicas del diafragma. ||**-doloroso de la cara.** Neuralgia del trigémino. ||**-laríngeo.** Tic caracterizado por la expulsión ruidosa de aire por la glotis.

ticástica (del gr. *týche,* caso fortuito, de *tygchánein,* tocar en suerte). f. Tratado de los accidentes profesionales.

ticorea febrífuga. Árbol rutáceo de la América del Sur, que suministra una droga antiperiódica.

ticpolonga. f. Nombre de una serpiente muy venenosa de Ceilán y la India *(Daboia elegans).*

tictología (del gr. *tíktein,* dar a luz, y *lógos,* tratado). f. Obstetricia.

ticuna (de una tribu de indios del Amazonas). f. Curare.

Tidy (Reacción de) (Charles Meymott *Tidy,* médico inglés, 1843-1892). V. Reacción.

Tiedemann (Glándula, nervio de) (Frederic *Tiedemann,* anatomista alemán, 1781-1861). Véanse estos términos.

Tiedman (Síndrome de). V. Síndrome.

tiemia (de *tio-* y el gr. *haîma,* sangre). f. A., *Thiämie;* F., *thiémie;* In., *thiemia;* It. y P., *tiemia.* Proporción de azufre contenido en la sangre.

tiempo (del lat. *tempus*). m. A., *Zeit;* F., *temps;* In., *time;* It. y P., *tempo.* Noción abstracta de sucesión. || Medida de duración. || Cada uno de los actos sucesivos reglados en una operación quirúrgica. ||**-brazo-lengua.** Tiempo que tarda el paciente en experimentar sensación de calor en la lengua después de inyectar intravenosamente 3 ml de una solución de gluconato de calcio al 40 %. Mide la actividad funcional del ventrículo izquierdo. ||**-brazo-pulmón.** Tiempo que tarda el paciente en experimentar gusto a éter tras inyectar intravenosamente 0,2 ml de éter. Mide la actividad del ventrículo derecho. ||**-de coagulación.** Tiempo que tarda una gota de sangre en coagularse. ||**-de elección.** Tiempo que se escoge para obrar médica o quirúrgicamente a fin de evitar la agravación de la enfermedad. ||**-de hemorragia.** Duración de la hemorragia consecutiva a una punción del lóbulo de la oreja; normalmente de 1 a 4 min, mucho mayor en la hemofilia y trombopenia. ||**-de percepción.** Tiempo necesario para el proceso de percepción de un estímulo. ||**-de protrombina.** Tiempo requerido para que el plasma oxalatado se coagule después de añadirle cantidades variables de cloruro de calcio; se mide en segundos y es inversamente proporcional al contenido de protrombina en el plasma. ||**-de reacción.** Tiempo que transcurre entre la aplicación de un estímulo y la

reacción consecutiva. || **-de sangría.** V. Tiempo de hemorragia. || **-de sedimentación.** Reacción de sedimentación eritrocítica.
tienda (del lat. **tenda*, de *tendere*, tender). f. A., *Zelt*; F., *tente*; In., *tent*; It. y P., *tenda*. Formación anatómica en forma de tienda, tentorium. || **-de la hipófisis.** Pliegue de la duramadre que cubre la hipófisis. || **-de oxígeno.** Saco o cámara impermeable y transparente que comprende la cabeza y hombros del paciente y dentro del cual éste respira un aire cargado de oxígeno. || **-del cerebelo.** Pliegue horizontal de la duramadre entre los lóbulos posteriores del cerebro y la cara superior del cerebelo, en cuyo espesor se alojan los senos laterales, petrosos superiores, recto, cavernoso y prensa de Herófilo. || **-olfatoria** o **del bulbo olfatorio.** Prolongación transversal de la duramadre entre la apófisis *crista galli* y el borde del frontal, que cubre el extremo anterior del bulbo olfatorio.
tienta. f. Sonda.
tiento (de *tentar*). m. Ejercicio del sentido del tacto.
tierra (del lat. *terra*). f. A., *Erde*; F., *terre*; In., *earth*; It. y P., *terra*. Planeta que habita el hombre. || Suelo y subsuelo. || Cualquier mineral amorfo fácilmente pulverizable. || **-alcalina.** Óxido de un metal del grupo del calcio y el magnesio. || **-animal.** Fosfato de cal. || **-calcárea.** Carbonato de cal. || **-de batanero.** Barro refinado que algunas veces se usa como talco o se aplica humedecido en agua en forma de emplasto. || **-de Cimolis.** Especie de arcilla de una de las islas Cícladas, que los antiguos empleaban como astringente y resolutiva. || **-de Lemnos.** Terra lemnia. || **-raras.** Nombre de algunos metales *diatómicos*, como el glucinio, y *triatómicos*, como el lantano, neodimio, terbio, erbio, etc., y hasta el torio y mesotorio, que se han estudiado recientemente por sus propiedades antisépticas, principalmente sobre el bacilo tuberculoso. Parece que su acción es sobre todo eficaz contra las dermatosis tuberculosas.
Tietze (Enfermedad, síndrome de) (Alexander *Tietze*, cirujano alemán, 1864-1927). V. Enfermedad, síndrome.
tifáceas. desus. f. pl. Grupo de bacterias que tiene por tipo el *Bacillus typhosus*.
tifasa. f. Enzima formada por el bacilo de la fiebre tifoidea.
tifemia (de *tifus* y el gr. *haîma*, sangre). f. A., *Typhohämie*; F., *typhémie*; In., *typhemia*; It. y P., *tifemia*. Presencia de bacilos del tifus o de la fiebre tifoidea en la sangre.
tífico. adj. F., *typhique*. Relativo al tifus o que se encuentra afecto del mismo; tifoso.
tiflatonía (de *tiflo-* y *atonía*). f. Atonía del ciego.
tiflectasia (de *tiflo-* y *ectasia*). f. A., *Typhlektasie*; F., *typhlectasie*; In., *typhlectasis*; It. y P., *tiflectasia*. Distensión del ciego.
tiflectomía (de *tiflo-* y el gr. *ektomé*, escisión). f. A., *Zökumresektion*; F., *typhlectomie*; In., *typhlectomy*; It. y P., *tiflectomia*. Operación quirúrgica de escindir el ciego; cecectomía.
tifleniteritis. f. Tiflitis.
tiflitis (de *tiflo-* e *-itis*). f. A., *Blinddarmentzündung*; F., *typhlite*; In., *typhlitis*; It. y P., *tiflite*. Inflamación del ciego.
tiflo-. Forma prefija del gr. *typhlós*, ciego.
tiflocele (de *tiflo-* y el gr. *kéle*, hernia). m. A., *Blinddarmbruch*; F., *hernie cæcale*; In., *typhlocele*; It. y P., *tiflocele*. Hernia del ciego, cecocele.
tiflocelulitis. f. Paratiflitis.
tiflocolitis (de *tiflo-*, el gr. *kólon*, intestino grueso, y el suf. *-itis*). f. F., *typhlo-colite*. Inflamación del ciego y el colon, colitis con lesiones predominantes en el ciego.
tiflodicliditis (de *tiflo-* y el gr. *diklís*, puerta de dos hojas, e *itis*). f. Inflamación de la válvula ileocecal.
tifloempiema (de *tiflo-*, el gr. *en*, dentro, y *pyon*, pus). m. F., *abcès accompagnant láppendicite*. Absceso abdominal asociado con apendicitis.
tifloenteritis. f. Tiflitis.
tiflografía (de *tiflo-* y el gr. *gráphein*, describir). f. Radiografía del ciego.

tiflógrafo (de *tiflo-* y el gr. *gráphein*, escribir). m. Instrumento que permite la escritura a los ciegos.
tiflolexia (de *tiflo-* y el gr. *léxis*, palabra). f. desus. Alexia agnóstica.
tiflolitiasis (de *tiflo-* y el gr. *líthos*, piedra). f. F., *typhlolithiase*. Presencia de cálculos en el ciego.
tiflología (de *tiflo-* y el gr. *lógos*, tratado). f. F., *typhlologie*. Suma de conocimientos relativos a la ceguera.
tiflomegalia (de *tiflo-* y el gr. *mégas*, *megále*, *méga*, grande). f. F., *typhlomégalie*. Hipertrofia o aumento de volumen del ciego.
tiflopexia (de *tiflo-* y el gr. *pêxis*, fijación). f. A., *Zökopexie*; F., *typhlopexie*; In., *typhlopexy*; It., *tiflopessi*; P., *tiflopexia*. Fijación del ciego a la pared abdominal.
tifloptosis (de *tiflo-* y el gr. *ptôsis*, caída). f. F., *typhloptose*. Caída o desplazamiento del ciego hacia abajo.
tiflorrafia (de *tiflo-* y el gr. *rhaphé*, sutura). f. A., *Zökumnaht*; F., *typhlorraphie*; In., *typhlorrhaphy*; It., *ciecorrafia*; P., *tiflorrafia*. Sutura del ciego; tiflopexia.
tiflosis. f. Ceguera.
tiflostenosis (de *tiflo-* y el gr. *stenós*, angosto). f. Estenosis o constricción del ciego.
tiflostomía (de *tiflo-* y el gr. *stóma*, boca). f. A., *Typhlostomie*; F., *typhlostomie*; In., *typhlostomy*; It. y P., *tiflostomia*. Enterostomía en el ciego; cecostomía.
tiflotomía (de *tiflo-* y el gr. *tomé*, corte). f. A., *Typhlotomie*; F., *typhlotomie*; In., *typhlotomy*; It. y P., *tiflotomia*. Enterotomía en el ciego.
tiflotransversostomía (de *tiflo-*, el lat. *transversus*, atravesado, y el gr. *stóma*, boca). f. Enteroanastomosis entre el ciego y el colon transverso.
tifloureterostomía (de *tiflo-*, el lat. *ouretér*, uréter, y *stóma*, boca). f. F., *typhlo-urétérostomie*. Implantación de un uréter en el ciego.
tifo (del gr. *typhos*, humo, estupor). m. Tifus.
tifo-. Forma prefija del gr. *typhos*, humo, estupor; indica relación con tifus.
tifobacilosis (de *tifo-*, el lat. *bacillus*, dim. de *baculus*, bastón, y el suf. *-osis*). f. F., *typhobacillose*. Estado morboso producido por el bacilo tífico. || Forma de tuberculosis aguda que evoluciona con síntomas semejantes a los de la fiebre tifoidea (Landouzy).
tifobacterina. f. desus. Vacuna preparada con bacilos tíficos muertos.
tifódico. adj. Tífico.
tifóforo (de *tifo-* y el gr. *phorós*, que lleva). adj. Portador del germen tífico.
tifogénico o **tifógeno** (de *tifo-* y el gr. *gennân*, producir, engendrar). adj. Productor de tifus o de fiebre tifoidea.
tifohemia. f. Tifemia.
tifoide (de *tifo-* y el gr. *eîdos*, aspecto). adj. F., *typhoïde*. Semejante al tifus.
tifoidea. f. F., *fièvre typhoïde*. Fiebre tifoidea.
tifóidico. adj. Relativo a la fiebre tifoidea. || m. Sujeto afecto de esta enfermedad.
tifolisina. f. Lisina que destruye los bacilos tíficos.
tifomalárico. adj. Tifopalúdico.
tifomanía (de *tifus* y el gr. *manía*, locura). f. A., *Typhomanie*; F., *typhomanie*; In., *typhomania*; It. y P., *tifomania*. Delirio con estupor propio de la fiebre tifoidea. || Locura consecutiva a la fiebre tifoidea.
tifoneumonía (de *tifus* y el gr. *pneúmon*, pulmón). f. A., *Typhopneumonie*; F., *typho-pneumonie*; In., *typhoneumonia*; It., *pneumotifo*; P., *tifopneumonia*. Fiebre tifoidea complicada con neumonía o neumonía con síntomas tíficos.
tifopalúdico. adj. Referente al tifopaludismo.
tifopaludismo. m. Fiebre palúdica con síntomas tíficos.
tifosepsis. f. A., *Typhosepsis*; F., *typhosepsie*; In., *typhosepsis*; It., *tifosepsi*; P., *tifossepsia*. Intoxicación séptica en la fiebre tifoidea.
tifosis. f. Afección tífica; estado tífico.
tifoso. adj. Relativo al tifus o de su naturaleza.
tifotoxina. f. Tomaína tóxica, $C_7H_{17}NO_2$, derivada de los cultivos del bacilo tífico.
tifus (del gr. *typhos*, estupor). m. A., *Typhus*; F. e In., *typhus*; It. y P., *tifo*. Enfermedad con estupor. || Tifus exantemático. || **-abdominal.** Fierre tifoidea. || -

amarillo. Fiebre amarilla. ‖ **-benigno.** Enfermedad de Brill. ‖ **-de Gubler-Robin.** Variedad o forma renal de la fiebre tifoidea. ‖ **-de los miembros.** Osteomielitis aguda. ‖ **-de los trópicos.** Fiebre amarilla. ‖ **-de Manchuria.** Afección semejante a un tifus atenuado, observada en Manchuria durante la guerra ruso-japonesa. ‖ **-de São Paulo.** Enfermedad endémica en esta parte del Brasil, identificada hoy con la fiebre maculosa de las Montañas Rocosas. ‖ **-epidémico.** Tifus exantemático. ‖ **-exantemático.** Enfermedad muy contagiosa, epidémica, cuyo agente causal es el microorganismo *Rickettsia prowazekii*, transmitido por los piojos del cuerpo, y cuya aparición es favorecida por causas secundarias: miseria, fatiga, hacinamiento, etc. No presenta lesiones especiales y se caracteriza clínicamente por una incubación de 12 días aproximadamente, comienzo brusco con escalofríos, fiebre, frecuencia de pulso, estupor, aparición de pequeñas manchas petequiales a los 5 días, diseminadas por el tronco y miembros, que luego desaparecen; delirio, temblores y postración muy pronunciada. La muerte puede sobrevenir en cualquier período de la enfermedad y es bastante frecuente. ‖ **-hepático.** Enfermedad de Weil. ‖ **-icterodes.** Fiebre amarilla. ‖ **-mexicano.** Tabardillo. ‖ **-murino.** El transmitido de las ratas al hombre por la pulga *Xenopsylla cheopis*, reservorio de la *Rickettsia mooseri* que se observa especialmente en las costas; una variedad benigna es el tifus de Tolon. ‖ **-petequial.** Tifus exantemático. ‖ **-recurrente.** Fiebre recurrente. ‖ **-siderante.** Tifus exantemático de forma rápida y maligna. ‖ **-skrub.** Tifus prevalente en el sur del Pacífico, causado por *Rickettsia orientalis* y transmitido por larvas de *Trombicula akamsuhi* y otras especies. Es probablemente idéntico a la enfermedad tsutsugamushi.

tigenol. m. Compuesto soluble que contiene el 10 % de azufre en combinación orgánica; sucedáneo del ictiol.

tiglio. m. Crotón tiglio, aceite de crotón.

tigmestesia (del gr. *thígma*, tacto, y *aísthesis*, sensación). f. Sensibilidad táctil.

tigmotaxis (del gr. *thígma*, tacto, y *táxis*, disposición). f. A., *Thigmotaxis*; F., *stéréotropisme*; In., *thigmotaxis*; It., *stereotropismo*; P., *tigmotaxia*. Atracción por contacto o estímulos mecánicos.

tigmotropismo (del gr. *thígma*, tacto, y *trépein*, girar). m. Tigmotaxis.

tigroide (del gr. *tígris*, tigre, y *eîdos*, aspecto). adj. F., *tigroïde*; In., *tigroid*. Con manchas como un tigre; término aplicado a los cuerpos de Nissl o masas de sustancia cromófila del protoplasma de las neuronas.

tigrólisis. f. F., *tigrolyse*; In., *tigrolysis*. Disolución o desintegración de la sustancia tigroide de las células.

tijera (del lat. *tonsoriae*, procedente de *tondere*, esquilar). f. A., *Schere*; F., *ciseaux*; It., *forbice*; P., *tesoura*. Instrumento compuesto de dos hojas opuestas, cortantes por un solo filo y móviles sobre un eje, que sirve para cortar partes blandas, laxas y aisladas. Ú. m. en pl. ‖ **-acodada.** Tijera en la que las hojas forman ángulo con las ramas. ‖ **-canalicular.** Tijera fina, una de cuyas hojas termina en punta obtusa, análoga a la de un estilete, que se emplea para la sección del conducto lagrimal. ‖ **-curva.** La que tiene las hojas curvadas. ‖ **-de Cooper.** Tijera curva sobre el plano. ‖ **-de craneotomía.** Tijera fuerte para abrir la cabeza fetal. ‖ **-de Dandy.** Tijera acodada de extremos puntiagudos, para seccionar el trigémino. ‖ **-de Dowel.** Tijera de Wecker. ‖ **-de enucleación** o **de estrabismo.** Formas de tijera curva para la enucleación del ojo o sección de músculos en el estrabismo. ‖ **-de Liston.** Tijera fuerte, una de cuyas hojas termina por un botón plano, que se emplea para cortar vendajes. ‖ **-de Mayo.** Tijera recta y curva, de punta delgada, pero roma, que sirve también para la disección obtusa. ‖ **-de Metzelbaum.** Tijeras de ramas largas y perfil en bayoneta, empleadas en cirugía digestiva para la sección de tejidos profundos. ‖ **-de Smellie.** Tijera fuerte, de hojas cortas, con filo cortante externo, empleada en craneotomía. ‖ **-de Wecker.** Tijera de hojas finísimas para la cirugía ocular, cuyas ramas son semejantes a una pinza de disección. ‖ **-recta.** La que tiene las hojas rectas.

tila (del lat. *tilia*, a través del fr. *tille*). f. Tilo. ‖ Infusión de hojas de tilo.

tilacitis (del gr. *thýlakos*, saco). f. Inflamación de las glándulas sebáceas de la piel; acné rosácea.

Tilbury-Fox (Enfermedad de). V. Enfermedad.

Tilia. Género de árboles tiliáceos al que pertenece el tilo.

tiliacina o **tiliadina.** f. Principios derivados, respectivamente, de las hojas y corteza del tilo.

Tiling-Wernicke (Síndrome de) (Theodor *Tiling*, neurólogo alemán, 1842-1913). V. Síndrome.

tilión (del gr. *tyleîon*, nudillo). m. F. e In., *tylion*. Punto medio del borde anterior del surco o canal óptico del esfenoides.

Tillaux (Enfermedad de) (Paul Jules *Tillaux*, cirujano francés, 1834-1904). V. Enfermedad.

Tilletia. Género de hongos de la familia tiletiáceas *(Tilletiaceae)* orden ustilaginales; son parásitos de plantas; algunos son patógenos y dan lugar a las llamadas «caries» de los cereales. ‖ **-levis** y **secalis.** Agentes causales de la caries del centeno. ‖ **-tritici.** Agente causal de la caries del trigo.

tilmo (del gr. *tilma*). m. Espasmo.

tilo (de *tila*). m. A., *Linde*; F., *tilleul*; In., *lime tree*; It., *tiglio*; P., *tília*. Árbol tiliáceo *(Tilia europaea)*, cuya flor se emplea comúnmente como antiespasmódica, estomáquica y sudorífica.

tilófora. f. Planta de la familia de las asclepiadáceas, del sur de Asia *(Tylophora asthmatica)*, cuyas hojas tienen propiedades eméticas.

tiloforina. f. F., *tylophorine*; In., *tylophorine*. Alcaloide de la planta tilófora, que posee iguales propiedades que ella.

tiloma (del gr. *týlos*, callo, y de *-oma*). m. A., *Tylom*; F., *durillon*; In., *tyloma*; It. y P., *tiloma*. Callo o callosidad.

tilosis (del gr. *týlos*, callo). f. A., *Tylosis*; F., *tylose*; In., *tylosis*; It., *tilosi*; P., *tilose*. Formación de callos o callosidades en la piel; queratosis. ‖ **-ciliar.** Paquiblefarosis, engrosamiento del borde palpebral. ‖ **-lingual.** Leucoplasia.

tilostéresis (del gr. *týlos*, callo, y *stéresis*, expoliación). f. Extirpación de callos o callosidades.

timacetina. f. Sustancia blanca, cristalina, derivada del timol, ligeramente soluble en agua. Se emplea como antineurálgico.

timasma (de *timo* y *asma*). f. Asma tímica.

timboína. f. Alcaloide de la *Paullinia pinnata*, o timbo, planta del Brasil, que produce vómitos y parálisis respiratoria.

timbre (del fr. *timbre*). m. A., *Klangfarbe*; F., In. y P., *timbre*; It., *timbro*. Cualidad de un sonido que depende de la forma de vibración del cuerpo sonoro. ‖ **-metálico.** Cualidad del ruido anfórico de tono elevado y de los ruidos del corazón en la hipertrofia cardíaca. ‖ **-nasal.** Alteración del timbre de la voz por resonancia del sonido en la parte posterior de las fosas nasales.

timectomía (de *timo* y el gr. *ektomé*, escisión). f. A., *Thymektomie*; F., *thymectomie*; In., *thymectomy*; It. y P., *timectomia*. Ablación quirúrgica del timo.

timelcosis (de *timo* y el gr. *hélkos*, úlcera). f. Ulceración del timo.

timeno. m. Hidrocarburo líquido, oleoso, aromático, de la esencia de tomillo.

timergasia (del gr. *thymós*, espíritu, mente, y *ergasía*, trabajo). f. Término de Meyer para las alteraciones del rendimiento mental, en las psicosis afectivas (maníacodepresivas).

-timia. Forma sufija del gr. *thymós*, mente.

tímico. adj. F., *thymique*; In., *thymic*. Relativo al timo o extraído de él. ‖ Relativo a la mente.

timicolinfático (de *timo* y el lat. *lympha*, agua). adj. F., *thymo-lymphatique*; In., *thymicolymphatic*. Relativo al timo y las glándulas linfáticas.

timina. f. F., *thymine;* In., *thymine.* 2,4-Dihidroxi-5-metilpirimidina-5-metiluracilo. Uno de los tipos de bases pirimidínicas que forman parte de los ácidos desoxirribonucleicos (DNA). Los ácidos ribonucleicos (RNA) contienen habitualmente uracilo en lugar de timina. El nombre de timina obedece a haber sido aislado inicialmente de los ácidos nucleicos del timo.

timión (del gr. *thýmion*, verruga). m. Verruga cutánea.

timiosis (de *timión*). f. Pian o yaws.

timitis. f. A., *Thymitis;* F., *thymite;* In., *thymitis;* It. y P., *timite.* Inflamación del timo.

Timme (Síndrome de) (Walter *Timme*, médico norteamericano, n. en 1874). V. Síndrome.

timo (del lat. *thymus*). m. A., *Thymus;* F. e In., *thymus;* It. y P., *timo.* Órgano glandular endocrino transitorio, propio de la infancia, del que sólo quedan vestigios adiposos a los 10 o 12 años de edad, situado en la parte inferior del cuello y superior del mediastino anterior, formado por dos lóbulos alargados, compuestos cada uno de ellos por una serie de lobulillos dispuestos alrededor de un eje o cordón central conjuntivo. Cada lobulillo se halla dividido por un tabique de tejido conjuntivo en folículos formados de una sustancia cortical y otra medular con linfocitos, leucocitos y corpúsculos de Hassall. El timo de los animales se ha empleado en terapéutica contra el bocio exoftálmico. || **-accesorio.** Porción independiente de la glándula timo.

timo-. Forma prefija del gr. *thymós*, mente.

timocito (de *timo* y el gr. *kýtos*, cavidad). m. F. e In., *thymocyte.* Linfocito derivado de la glándula timo.

timógeno (de *timo-* y el gr. *gennân*, producir, engendrar). adj. De origen mental o histérico.

timol (del lat. *thymum*, tomillo). m. F. e In., *thymol.* Fenol cristalizable, metilisopropilfenol, de la esencia de tomillo y otras plantas labiadas. Es aromático, con sabor urente, poco soluble en el agua y soluble en alcohol. Se emplea en solución acuosa alcoholizada, al 1 ‰, como antiséptico externo y contra las contusiones, y al interior como antirreumático, antiséptico intestinal y antihelmíntico. || **-biyodado.** Aristol. || **-(Carbonato de).** Timotal. || **-(Salicilato de).** Salitimol. || **-(Yoduro de).** Polvo rojo, de empleo análogo al del yodoformo, especialmente en la epidermofitosis.

timolisina. f. Lisina o anticuerpo que daña las células tímicas.

timólisis (de *timo* y el gr. *lýsis*, disolución). f. F., *thymolyse;* In., *thymolysis.* Lisis o destrucción del tejido del timo.

timoma (de *timo* y el suf. *-oma*). m. A., *Thymustumor;* F., *thymome;* In., *thymoma;* It. y P., *timoma.* Tumor derivado de los elementos epiteliales del timo.

timopatía (de *timo* y el gr. *páthos*, afección). f. A., *Thymopathie;* F., *thymopathie;* In., *thymopathy;* It. y P., *timopatia.* Afección del timo en general. || (De *thymós* y el gr. *pathos*, afección.) Afección de la mente.

timoprivo. adj. F., *thymoprive;* In., *thymoprivous.* Causado por la extirpación del timo o relativo a ella.

timoquesis. f. A., *hypertrophie du thymus chez l'adulte;* In., *thymokesis.* Persistencia anormal o engrosamiento del timo.

timotóxico. adj. F., *thymotoxique.* Tóxico para el timo.

timotropismo (de *timo-* y el gr. *trópos*, dirección). m. Tipo de constitución endocrina en el que predomina la influencia del timo.

timpanal. adj. Timpánico. || m. Hueso timpanal o timpánico.

timpanectomía (del gr. *týmpanon*, tímpano, y *ektomé*, escisión). f. A., *Tympanektomie;* F., *tympanectomie;* In., *tympanectomy;* It. y P., *tympanectomia.* Escisión de la membrana del tímpano.

timpanía. f. Timpanismo.

timpanicidad. f. Cualidad de timpánico, 2.ª acep.

timpánico (del lat. *tympanicus*). adj. F., *tympanique;* In., *tympanic.* Relativo o perteneciente al tímpano. || Que suena como un tambor; timpanítico.

timpanicolingual (de *tímpano* y el lat. *lingua*, lengua). adj. Relativo al tímpano y la lengua.

timpanicordio (de *tímpano* y el gr. *chordé*, cuerda). m. Cuerda del tímpano o tambor; rama del facial.

timpanión. m. F. e In., *tympanion.* Cada uno de los puntos más elevado y más bajo del anillo timpánico.

timpanismo. m. A., *Tympanitis;* F., *tympanisme;* In., *tympanism;* It. y P., *timpanismo.* Distensión por gases, especialmente del abdomen; meteorismo, timpanitis. || Sonido timpánico. || **-de Skoda.** Escodismo o resonancia escódica.

timpanitis. f. Timpanismo. || Otitis media. || Miringitis. || **-uterina.** Fisómetra.

tímpano (del lat. *tympanum*, y éste del gr. *týmpanon*). m. A., *Trommelfell;* F., *tympan;* In., *tympanum;* It., *timpano;* P., *tímpano.* Caja timpánica o del tambor: oído medio. || Menos correctamente, membrana timpánica.

timpanocentesis (de *tímpano* y el gr. *kéntein*, punzar). f. F., *paracentèse du tympan, tympanotomie;* In., *tympanocentesis.* Punción quirúrgica de la membrana del tímpano; miringocentesis.

timpanoeustaquiano. adj. F., *tympano-eustachien;* In., *tympanoeustachian.* Relativo al tímpano y la trompa de Eustaquio.

timpanofonía. f. Autofonía.

timpanograma. m. F., *tympanogramme;* In., *tympanogram.* Representación gráfica de la determinación de la rigidez del sistema timpanoosicular mediante impedanciometría.

timpanohial. m. F. e In., *tympanohyal.* Nombre de un pequeño hueso o cartílago en la base de la apófisis estiloides en los primeros meses de la vida embrionaria.

timpanolaberintopexia (de *tímpano*, laberinto, y el gr. *pêxis*, fijación). f. F., *tympano-labyrinthopexie;* In., *tympanolabyrinthopexy.* Operación de Jourdille para la cura de la sordera en la otosclerosis, que consiste en unir una fístula laberíntica a un sistema neotimpánico. Intervención prácticamente abandonada; en la actualidad se realiza la estapedectomía.

timpanomáleo (de *tímpano* y el lat. *malleus*, martillo). adj. Relativo al tímpano y al hueso martillo.

timpanomandibular (de *tímpano* y el lat. *mandíbula*, quijada). adj. Relativo al tímpano y al maxilar inferior. || m. Cartílago de Meckel.

timpanomastoiditis (de *tímpano*, el gr. *mastós*, mama, y *eîdos*, aspecto). f. F., *tympanite et mastoïdite;* In., *tympanomastoiditis.* Inflamación del tímpano y las células mastoideas.

timpanoplastia (de *tímpano*, el gr. *plássein*, formar). f. F., *tympanoplastie;* In., *tympanoplasty.* Operación que tiene por objeto la reconstrucción del sistema timpanoosicular o de alguna de sus partes.

timpanoscamoso (de *tímpano* y el lat. *squamosus*, escamoso). adj. Relativo al tímpano y a la porción escamosa del temporal.

timpanosclerosis (de *tímpano* y el gr. *sklerós*, duro). f. F., *tympanosclérose;* In., *tympanosclerosis.* Esclerosis del oído medio o de la membrana timpánica.

timpanosimpatectomía (de *tímpano-*, el gr. *sympatheía*, simpatía, y *ektomé*, resección). f. F., *tympanosympathectomie;* In., *tympanosympathectomy.* Extirpación del plexo simpático en la red interna del oído medio en el tratamiento del tinnitus.

timpanosis. f. desus. Timpanitis.

timpanostapédico (de *tímpano* y el lat. *stapes, -edis*, estribo). adj. Relativo al tímpano y al estribo.

timpanotomía (de *tímpano* y el gr. *tomé*, corte). f. A., *Tympanotomie;* F., *tympanotomie;* In., *tympanotomy;* It. y P., *tympanotomia.* Incisión o punción quirúrgica de la membrana del tímpano.

tindalización (de John *Tyndall*). f. F., *tyndallisation;* In., *tyndallization.* Método de esterilización fraccionada en el cual el calor se utiliza en forma intermitente, lo que permite el desarrollo de las esporas en formas adultas, las cuales son destruidas con más facilidad.

tinea (lat.). f. Antigua denominación de algunas enfermedades de la piel. || Tiña. || **-amiantacea** o **asbestina.** Seborrea. || **-barbae.** Sicosis. || **-capitis.** Tiña tonsurante. || **-corporis.** Tiña circinada. || **-decalvans.** Alopecia areata. || **-ficosa.** Tiña favosa. || **-fla-**

va. Pitiriasis versicolor tropical. || **-forfuracea.** Seborrea seca. || **-lactea.** Costras de leche. || **-nodosa.** TRICORREXIS NUDOSA. || **-pedis.** PIE DE ATLETA. || **-tarsi.** Blefaritis ulcerosa.

Tinel (Signo de) (Jules *Tinel*, neurólogo francés, 1879-1952). V. SIGNO.

tingible (del lat. *tingere*, teñir). adj. Susceptible de teñirse.

tinnitus (lat.). m. A., *Ohrensausen;* F., *tintement;* In. y P., *tinnitus;* It., *tintinnio.* Sensación subjetiva de campanilleo o retintín. Tintineo. || **-aurium.** TINNITUS. || **-de Leudet.** Ruido seco que percibe el paciente de catarro de la trompa de Eustaquio al introducir el otoscopio, debido al espasmo reflejo del músculo periestafilino externo.

Tinospora. Género de plantas menispermáceas; el tallo y raíces de la especie *T. cordifolia* se emplean contra la mordedura de las serpientes.

tintómetro (del lat. *tinctus*, teñido, y el gr. *métron*, medida). m. Instrumento para determinar la proporción de materia colorante en un líquido.

tintura (del lat. *tinctura*). f. A., *Tinktur;* F., *teinture;* In., *tincture;* It. y P., *tintura.* Solución de una o varias sustancias medicinales en alcohol o éter, preparada en frío por disolución, maceración o lixiviación. || **-alcohólica** o **etérea.** Tintura cuyo menstruo es alcohol o éter, respectivamente. || **-amoniacal.** Tintura preparada con alcohol y amoníaco. || **-antácrida.** Preparación de sublimado corrosivo, guayaco, trementina y sasafrás, que se administraba como emenagoga. || **-aromática** o **regia.** Tintura compuesta de cardamomo, galanga, canela, etc. || **-balsámica.** Tintura de benjuí compuesta. || **-compuesta.** Tintura en cuya composición entran varias sustancias coadyuvantes de una principal que le da nombre. || **-de áloe compuesta.** Elixir de larga vida. || **-de árnica.** La preparada con polvo de árnica, alcohol y agua a partes iguales. || **-de Arning.** Tintura de benjuí con éter, antratrobina y tumenol. || **-de belladona.** Preparación alcohólica de hojas de belladona, que contiene de 27 a 33 mg de alcaloides totales de la belladona por 100 ml de tintura. || **-de Flemming.** Tintura concentrada de acónito. || **-de jalapa compuesta.** Aguardiente alemán. || **-de Marte** o **de Ludwig.** Preparación compleja de sulfato de hierro calcinado y tartrato ácido de potasio. || **-de Norwood.** Tintura fuerte de *Veratrum viride.* || **-de yodo.** Solución de yodo en alcohol en diversas proporciones. || **-estomáquica.** Tintura amarga compuesta de centaura, genciana y naranjas agrias. || **-glicerinada.** Tintura alcohólica a la que se ha añadido glicerina. || **-hidroalcohólica.** Tintura preparada con alcohol muy diluido. || **-madre.** Tintura homeopática de la que se preparan diluciones sucesivas. || **-vinosa.** Tintura preparada con vino.

tiña (del lat. *tinea*, polilla). f. A., *Flechte;* F., *teigne;* In., *ringworm;* It., *tigna;* P., *tinha.* Enfermedad microfítica de la piel, del cuero cabelludo especialmente. || **-alba.** Forma producida por la especie *Trichophyton macfadieni.* || **-amiantácea de Alibert.** Impétigo escabicida. || **-circinada.** Tricofitia del cuerpo y miembros, producida por la especie *Trichophyton megalosporon endothrix,* llamada también *herpe circinado parasitario,* caracterizada por placas rojizas rodeadas de una corona de pequeñas vesículas, asociadas con prurito más o menos intenso. || **-crural** o **inguinal.** Afección parasitaria de la cara interna de los muslos, ingle y genitales, producida por el hongo *Epidermophyton floccosum,* caracterizada por placas pardas eccematosas. *Sin.:* Epidermofitosis cruris. ECCEMA MARGINADO. || **-de Birmania.** TIÑA IMBRICATA. || **-de las uñas** o **ungular.** ONICOMICOSIS. || **-decalvante.** ALOPECIA AREATA. || **-favosa.** Favus, afección contagiosa del cuero cabelludo, pero que puede extenderse a otras partes del cuerpo, producida por la presencia del hongo *Achorion schoenleinii* en los folículos pilosos, caracterizada por la producción de costras amarillas, secas, de olor peculiar, aglomeradas en forma de panal de miel. La afección es causa de alopecia definitiva. *Sin.:* Tinea ficosa, lupinosa, maligna, vera; pórrigo favoso, scutulato; dermatomicosis favosa; tricomicosis favosa. || **-imbricata.** Tokelau; tricofitia grave de la India, Indochina, Malaya e islas Tokelau, caracterizada por la producción de placas, dispuestas concéntricamente, que cubren grandes extensiones de la piel, asociada con prurito intenso. || **-lupinosa.** TIÑA FAVOSA. || **-microspórica.** Tiña tonsurante o tricofítica. || **-nudosa.** PIEDRA, 3.ª acep. || **-pelada.** ALOPECIA AREATA. || **-podal.** PIE DE ATLETA. || **-polonesa.** PLICA POLONESA. || **-querion.** Forma inflamatoria y supurativa de la barba y cuero cabelludo, caracterizada especialmente por la tumefacción y producción de pústulas, de las que sale un pus espeso. || **-sicosis.** SICOSIS. || **-tonsurante.** Dermatosis del cuero cabelludo producida por las especies *Trichophyton tonsurans* o *Microsporon audouinii,* común en la infancia y caracterizada por la producción de placas grises cubiertas de escamas amarillas en las que los cabellos, secos, se rompen. Cura a veces espontáneamente y no deja alopecia definitiva. || **-tricofítica.** TIÑA TONSURANTE. || **-tropical.** Tiña crural de los países cálidos: *dhobie itch* de los ingleses. || **-verdadera.** TIÑA FAVOSA. || **-versicolor.** Afección contagiosa de la piel, producida por la especie *Microsporon furfur,* caracterizada por la formación en el tronco de placas irregulares, secas, amarillentas y cubiertas de escamas, acompañada de prurito intenso: *pitiriasis versicolor.*

tio-. Forma prefija del gr. *theîon,* azufre.

tioácido. m. SULFÁCIDO.

tioalbumosa. f. Deuteroalbumosa que contiene gran proporción de azufre.

tioalcohol. m. F., *thioalcool;* In., *thioalcohol.* Alcohol en que el oxígeno es reemplazado por el azufre.

tiobacteria. f. V. THIOBACILLUS.

tiocianato. m. F. e In., *thiocyanate.* Sal de composición análoga al cianato, pero con azufre en lugar de oxígeno; sulfocianuro.

tiocol. m. Preparación de sulfoguayacolato de potasa; polvo cristalino blanco, soluble en agua; contiene el 60 % de guayacol. Se emplea como sucedáneo del guayacol en los catarros bronquiales crónicos.

tiocroma. m. Pigmento amarillo de levaduras, que puede obtenerse de la tiamina.

tioctánico (Ácido). Ácido 6,8-ditiooctanoico. Vitamina presente en pequeñas cantidades, generalmente ligada a las proteínas, en los tejidos animales y vegetales, así como en muchos tipos de microorganismos. Constituye el grupo prostético de complejos multienzimáticos que catalizan la descarboxilación oxidativa del ácido pirúvico y del ácido α-cetoglutárico.

tioderivado. m. Miembro de un grupo de productos químicos de composición semejante, que contienen un átomo de azufre en la molécula y poseen además la propiedad de inhibir la síntesis de hormona tiroidea.

tiófeno. m. Líquido incoloro, oleoso, derivado del benceno, miscible con el agua. Algunos compuestos del mismo, como el biyoduro y el tetrabromuro, se emplean como desinfectantes en las heridas.

tiófilo (de *tio-* y el gr. *phílos,* amigo). adj. Que se desarrolla bien en presencia del azufre o de los compuestos de azufre.

tioformo. m. Polvo amarillo antiséptico, ditiosalicilato de bismuto; se emplea como sucedáneo del yodoformo.

tiogénico o **tiógeno** (de *tio-* y el gr. *gennân,* producir, engendrar). adj. F., *thiogène;* In., *thiogenic.* Que tiene la propiedad de convertir el sulfuro de hidrógeno en compuestos sulfúricos más elevados.

tiol. m. F. e In., *thiol.* Ictiol artificial, polvo pardusco que se forma por la acción del azufre sobre los aceites pesados de petróleo o de hulla. Se emplea en varias enfermedades de la piel. || Sulfhidrilo.

tiolina. f. Sustancia de color verde oscuro, que se emplea como el ictiol y se prepara por la ebullición de 1 parte de azufre en 6 de aceite de semillas de lino y tratamiento del producto por el ácido sulfúrico. Se denomina también *ácido tiolínico.*

tioneína. f. Derivado de la histidina, encontrado primeramente en el cornezuelo del centeno y constituyente normal de las células sanguíneas.

tiónico. adj. F., *thionique;* In., *thionic.* Relativo al azufre y sus compuestos.
tionilo. m. F., *thionyle;* In., *thionyl.* Radical SO.
tionina. f. F., *thionine;* In., *thionin.* Colorante verde oscuro que en solución da un color púrpura; se emplea en microscopia. Su clorhidrato es el violeta de Lauth.
tiopental. m. F. e In., *thiopental.* V. BARBITÚRICO.
tiopexia (de *tio-* y el gr. *pêxis*, fijación). f. A., *Thiopexie;* F., *thiopexie;* In., *thiopexy;* It., *tiopessia;* P., *tiopexia.* Fijación del azufre.
tioridacina. f. F. e In., *thioridazine.* V. FENOTIACINA.
tiosemicarbazona. f. TB-1.
tiosinamina. f. F. e In., *thiosinamine.* Aliltiourea; sustancia cristalina, amarga, inodora, que se obtiene tratando la esencia de mostaza por el amoníaco. Es soluble en agua y se emplea como resolvente del tejido cicatrizal y en el tratamiento del lupus, tuberculosis y dermatitis por arsfenamina. Sin.: Rodalina. FIBROLISINA.
tiosulfato. m. F. e In., *thiosulphate.* Sal de ácido tiosulfúrico.
tiosulfúrico (Ácido). Cuerpo, $H_2S_2O_3$, inestable, ácido el menos oxigenado del azufre. Se denomina también *ácido hiposulfuroso.*
tiotixeno. m. V. TIOXANTENO.
tiouracilo. m. F., *thio-uracile;* In., *thiouracil.* Derivado del tiourea, 2-mercapto-4-pirimidona; interfiere la síntesis de la hormona tiroidea, por lo que se emplea en el tratamiento del hipertiroidismo.
tiourea. f. F., *thio-urée;* In., *thiourea.* Sulfocarbamida; urea en la que el oxígeno se ha sustituido con el azufre.
tioxanteno. m. F., *thioxanthène;* In., *thioxanthene.* Miembro de un grupo de análogos estructurales de las fenotiacinas, con las mismas propiedades e indicaciones que éstas.
tipembrión. m. Embrión en aquel período de desarrollo en que pueden observarse las características del tipo a que pertenece.
típico (del lat. *typicus*, y éste del gr. *typikós*). adj. F., *typique;* In., *typical.* Que presenta los caracteres distintivos de un tipo.
tipificación. f. F., *typage.* Acción y efecto de tipificar. ||**-por bacteriocinas.** Las bacteriocinas presentan acción lítica específica sobre células afines a las productoras. Esta especificidad se emplea en epidemiología, ya que permite la clasificación interespecie en tipos. ||**-por bacteriófagos.** Determinados bacteriófagos presentan una exquisita especificidad no sólo de especie, sino interespecífica; esta última permite la clasificación en fagotipos, que puede ser de gran interés epidemiológico (p.ej., salmonelas, estafilococos).
tipificar (de *tipo* y el lat. *facere*, hacer). tr. Estandarizar, normalizar. || Determinación del tipo a que pertenece una persona o enfermedad. || Ajustar varias cosas semejantes a un tipo común.
tipo (del lat. *typus*, y éste del gr. *týpos*, tipo, modelo). m. A., *Typus;* F. e In., *type;* It. y P., *tipo.* Carácter general o preeminente de una cosa o persona. || Formas clínicas diversas de una enfermedad. || Características somáticas y psicológicas de los individuos que permite incluirlos en determinadas clases o grupos. ||**-alotrópico.** Personalidad que se preocupa demasiado por lo que hacen o piensan los demás. ||**-asténico** o **leptosómico.** Tipo constitucional de Kretschmer, caracterizado por delgadez, tórax plano y largo y poco desarrollo muscular. Generalmente asociado al tipo esquizotímico. ||**-atlético.** Tipo de constitución física de Kretschmer, que se caracteriza por hombros anchos, tórax amplio y gran desarrollo muscular. ||**-azteca.** Idiocia microcefálica. ||**-carnívoro** o **herbívoro.** Tipos constitucionales caracterizados principalmente por la longitud, menor o mayor, respectivamente, del intestino. ||**-ciclotímico.** Tipo psicológico de Kretschmer, que se caracteriza por sociabilidad, vivacidad, tendencia a presentar períodos de euforia y de depresión. Se corresponde con el tipo constitucional pícnico. ||**-constitucional.** Somatotipo o tipo de constitución física; en sentido más amplio incluye el conjunto de características físicas y psíquicas. ||**-continuo, intermitente** o **remitente.** Orden en que se manifiestan los síntomas o accesos de una enfermedad. ||**-corporal.** TIPO MORFOLÓGICO. ||**-de Aran-Duchenne.** Atrofia muscular progresiva que comienza por los músculos de la mano y se asocia con reacción eléctrica degenerativa. ||**-de Bravais-Jackson.** Tipo de epilepsia cuyos accesos se localizan en un miembro, un grupo muscular o la mitad del cuerpo. ||**-de Brossard.** Tipo femoral con garra de los dedos del pie en la amiotrofia esencial progresiva. ||**-de Charcot-Marie** o **de Charcot-Marie-Tooth.** ATROFIA DE CHARCOT-MARIE-TOOTH. || Atrofia muscular progresiva que invade sucesivamente los pies, las piernas, las manos, etc., acompañada de temblor y reacción de degeneración. ||**-de Déjerine-Sottas.** ENFERMEDAD DE DÉJERINE-SOTTAS. ||**-de Duchenne.** Distrofia muscular seudohipertrófica. ||**-de Duchenne-Erb.** PARÁLISIS DE DUCHENNE-ERB. ||**-de Eichhorst.** Forma de la amiotrofia esencial progresiva, que comienza por los miembros inferiores. ||**-de Erb** o **escapulohumeral.** Atrofia progresiva muscular que comienza en la infancia por los músculos del hombro y del brazo. ||**-de Fazio-Londe.** ATROFIA DE FAZIO-LONDE. ||**-de Graux-Féréol.** Tipo de oftalmoplejía por parálisis asociada de los músculos recto interno de un lado y recto externo del otro. ||**-de Leichtenstern.** Encefalitis hemorrágica. ||**-de Leyden-Moebius.** ATROFIA DE LEYDEN-MOEBIUS. ||**-de Lorain.** Infantilismo de causa pituitaria. ||**-de Pepper.** En los neuroblastomas de la médula suprarrenal, variedad que se caracteriza por su metastatización precoz y masiva hepática y en los ganglios mesentéricos. ||**-de personalidad.** V. PERSONALIDAD. ||**-de prueba** o **ensayo.** Cartelones con letras o signos impresos de distinto tamaño y forma, que emplean los oculistas para el examen de la agudeza visual, como los de Jäger, Snellen, etc. ||**-de Raymond-Guillian.** Miopatía primitiva progresiva. ||**-de Remak.** V. PARÁLISIS. ||**-de Runeberg.** Anemia perniciosa progresiva con breves períodos de mejoría aparente. ||**-de Séglas.** Tipo psicomotor de la paranoia. ||**-de Strümpell.** Tipo familiar de la esclerosis de los cordones laterales de la médula. ||**-de Wernicke-Mann.** Hemiplejía parcial de las extremidades. ||**-de Zimmerlin.** Atrofia muscular progresiva hereditaria que comienza por los músculos de mayor tamaño de la parte superior del tronco. ||**-displásico.** Tipo constitucional que difiere de los otros tipos pícnico, atlético, asténico, y pertenecería a la categoría de eunucoidismo, masculinismo, infantilismo, etc. ||**-esquizotímico.** Tipo psicológico de Kretschmer, caracterizado por introversión, aislamiento y tendencia al negativismo. Se corresponde en general con el tipo constitucional leptosómico. ||**-esténico.** Tipo constitucional caracterizado por la fuerza muscular. ||**-extravertido** o **introvertido.** Tipos de personalidad en los que domina habitualmente la extroversión o introversión, respectivamente. ||**-facioscapulohumeral** o **de Landouzy-Déjerine.** ATROFIA DE LANDOUZY-DÉJERINE. ||**-funcional.** Cada uno de los cuatro tipos de personalidad descritos por Jung: pensativo, sentimental, intuitivo y sensacional, agrupados a su vez en dos clases: *racional,* los dos primeros, e *irracional,* los dos últimos. ||**-leptosómico** o **leptosomo.** TIPO ASTÉNICO. ||**-morfológico.** Tipo de constitución física. SOMATOTIPO. ||**-pícnico.** Tipo de constitución física caracterizado por la redondez del cuerpo, tórax y hombros anchos y cuello corto. ||**-seclusivo.** desus. Personalidad caracterizada por la reserva, el secreto y la aversión a la sociedad. ||**-simpaticotónico** o **vagotónico.** Los caracterizados por simpaticotonía y vagotonía, respectivamente.
tipología (de *tipo* y el gr. *lógos*, tratado). f. F., *typologie;* In., *typology.* Ciencia que estudia los varios tipos constitucionales del hombre en relación con sus características morfológicas y psicológicas. Las clasificaciones tipológicas humanas son varias; como ejem-

plo cabe citar: la de Kretschmer: tipos leptosómico, pícnico, atlético, displásico, esquizotímico, ciclotímico; la de Sheldon: endomorfia, mesomorfia y ectomorfia; la de Jung: *tipos funcionales* (que incluyen los racionales: sentimental e intelectual, y los irracionales: intuitivo y sensitivo) y *tipos de actitud* (introvertido y extrovertido), etc.

tiposcopio (de *tipo* y el gr. *skopeîn*, observar). m. Instrumento auxiliar de la lectura en los ambliopes y cataratosos.

tiqui-tiqui. m. Nombre en Filipinas de una preparación de salvado de arroz, eficaz contra el beriberi.

tiraje (del fr. *tirage*). m. Depresión del hueco epigástrico y también de la parte superior del tórax y el cuello en la inspiración en los casos de obstrucción de las vías respiratorias, crup, edema de la glotis, etc.

tiramina (del gr. *tyrós*, queso). f. A., *Tyramin*; F. e In., *tyramine*; It. y P., *tiramina*. Amina formada por la descarboxilación de la tiroxina. Posee propiedades simpaticomiméticas por liberar la noradrenalina de sus lugares de almacenamiento en las terminaciones nerviosas adrenérgicas. Prototipo de los llamados *simpaticomiméticos indirectos*. Se encuentra en algunos quesos fermentados, en ciertos tipos de vino, en otros alimentos y en el cornezuelo del centeno.

tiranismo o **tiranomanía** (de *tirano*, y éste del lat. *tyrannus*, que procede, a su vez, del gr. *týrannos*). m. Crueldad insana morbosa, con perversión sexual o sin ella.

tirastenia. f. Astenia por deficiencia tiroidea.

tiratol. m. Carbonato de timol, timotal.

tireína (del gr. *tyrós*, queso). f. Yodotirina. || Caseína coagulada de la leche.

tiremesis (del gr. *tyrós*, queso, y de *emesis*). f. Vómitos caseosos de los niños de pecho.

tirenfraxis (de *tiroides* y del gr. *êmphraxis*, obstrucción). f. Obstrucción de la glándula tiroides.

tiresina. f. Principio derivado de la ponzoña de las serpientes y del jugo de algunas setas; se le atribuyen propiedades antiponzoñosas.

tiriasis. f. Elefancía. || Alopecia. || Ptiriasis.

tiro-. Forma prefija de *tiroides*.

tiroadenitis (de *tiro-*, el gr. *adén, adénos*, glándula, y el suf. *-itis*). f. F., *thyroadénite*; In., *thyroadenitis*. Inflamación de la glándula tiroides.

tiroaplasia. f. F., *aplasie de la glande thyroïde*; In., *thyroaplasia*. Aplasia o desarrollo deficiente de la glándula tiroides.

tiroaritenoideo (de *tiro-*, el gr. *arýthaina*, botella, y *eîdos*, aspecto). adj. F., *thyro-aryténoïdien*; In., *thyroarytnoid*. Relativo a los cartílagos tiroides y aritenoides. || m. V. Músculos (tabla de).

tirocalcitonina. f. V. Calcitonina.

tirocardíaco (de *tiro-* y el gr. *kardía*, corazón). adj. F., *thyro-cardiaque*; In., *thyrocardiac*. Relativo a la glándula tiroides y el corazón. || m. Enfermo cardíaco por intoxicación tiroidea.

tirocarditis. f. A., *Thyrokarditis*; F., *cardiothyréose*; In., *thyrocarditis*; It., *cardiopatia da ipertiroidismo*; P., *tireocardite*. Carditis asociada con hipertiroidismo.

tirocele (de *tiro-* y el gr. *kéle*, tumor). m. A., *Thyreocele*; F., *thyreocele*; In., *thyrocele*; It. y P., *tireocele*. Tumor de la glándula tiroides; bocio.

tirocidina. f. Componente de la tirotricina.

tirocoloide (de *tiro-*, el gr. *kolla*, cola, y *eîdos*, aspecto). m. F., *colloïde de la glande thyroïde*; In., *thyrocolloid*. Sustancia coloide de la glándula tiroides.

tirocondrotomía (de *tiro-*, el gr. *chóndros*, cartílago, y *tomé*, corte). f. F., *incision du cartilage thyroïdien*; In., *thyrochondrotomy*. Sección quirúrgica del cartílago tiroides.

tirocricotomía (de *tiro-*, el gr. *kríkos*, anillo, y *tomé*, sección). f. F., *incision du cartilage thyroïdien*; In., *thyrocricotomy*. Incisión o traqueotomía a través de la membrana cricotiroidea.

tiroepiglótico (de *tiro-*, el gr. *epí*, sobre, y *glottís, -ídos*, glotis). adj. Relativo al cartílago tiroides y la epiglotis.

tirofaríngeo (de *tiro-* y el gr. *phárigx, -yggos*, faringe). adj. Relativo al cartílago tiroides y la faringe.

tirofima (de *tiro-* y el gr. *phŷma*, tumor). m. Tumor de la glándula tiroides.

tirofisura. f. Laringofisura.

tirogénico o **tirógeno** (de *tiro-* y el gr. *gennân*, producir, engendrar). adj. In., *thyrogenic, thyrogenous*. Que se origina en la glándula tiroides. || (Del gr. *tyrós*, queso, y *gennân*, producir, engendrar.) adj. F., *thyrogène, thyréogène*. Que se origina en el queso.

tiroglifo. m. Tyrogliphus.

tiroglobulina. f. F., *thyroglobuline*; In., *thyroglobulin*. Glucoproteína yodada sintetizada por las células foliculares del tiroides y en la que tiene lugar la síntesis de las hormonas tiroideas.

tirogloso. adj. F., *thyro-glosse*; In., *thyroglossal*. Relativo a la glándula tiroides y la lengua. V. Conducto tirogloso.

tirohial. adj. In., *thyrohyal*. Tirohioideo. || m. F., *thyrohyal*. Hueso fetal que formará el asta mayor del hioides.

tirohioideo (de *tiro-* y el gr. *hyoeidés*, semejante a la letra ípsilon). adj. F., *thyro-hyoïdien*; In., *thyrohyoid*. Relativo al cartílago tiroides y el hueso hioides. || m. V. Músculos (tabla de).

tiroidectomía (de *tiroides* y el gr. *ektomé*, escisión). f. A., *Thyreoidektomie*; F., *thyroïdectomie*; In., *thyroidectomy*; It. y P., *tiroidectomia*. Ablación quirúrgica, parcial o completa, de la glándula tiroides; estrumectomía.

tiroidectomizado. adj. F., *thyroïdectomisé*; In., *thyroidectomize*. Que ha sufrido la extirpación de la glándula tiroides.

tiroideo. adj. Semejante a un escudo; escutiforme. || Relativo al cartílago o a la glándula tiroides. || Caseoso, semejante al queso.

tiroides (del gr. *thyroeidés*, semejante a una puerta). m. A., *Schilddrüse*; F., *thyroïde*; In., *thyroid*; It., *tiroide*; P., *tireóide*. Cuerpo o glándula tiroides; órgano rojizo situado en la parte anterior e inferior de la laringe, formado por dos lóbulos ovoideos reunidos por un istmo del que se desprende a veces un lóbulo intermedio o pirámide de Lalouette. Es una glándula de secreción interna y está constituido por vesículas cerradas llenas de materia coloidea en el seno de un tejido conjuntivo y rodeadas de una red vascular. || Cartílago tiroides. || **-aberrante**. Masa ectópica de tejido tiroideo. || **-accesorio**. Porción desprendida, dependiente de la glándula tiroides, que algunas veces se observa en la base de la lengua, totalmente distinta de una paratiroides, aunque fuese confundida con ellas otrora. || **-intratorácico** o **retrosternal**. Glándula tiroides que en todo o en parte se halla detrás del esternón. || **-lingual**. Tejido tiroide localizado en la base de la lengua entre el agujero ciego y el hueso hioides.

tiroidina. f. Tiroxina.

tiroidismo. m. A., *Thyreoidismus*; F., *thyréoïdisme*; In., *thyroidism*; It., *tiroidismo*; P., *tireoidismo*. Intoxicación, aguda o crónica, por la secreción excesiva de la glándula tiroides; hipertiroidismo, hipertireosis.

tiroiditis. f. A., *Thyroiditis*; F., *thyroïditis*; In., *thyroiditis*; It. y P., *tiroidite*. Inflamación de la glándula tiroides; estrumitis. || **-aguda**. Proceso debido a la afectación bacteriana de la tiroides en el curso de una infección de los tejidos vecinos o de una sepsis generalizada. || **-de Hashimoto**. V. Estruma de Hashimoto. || **-de Riedel**. Tiroiditis hiperplásica en masa leñosa, compresiva, adherente a los planos profundos y sin adenopatías. Evoluciona en el adulto con síntomas de insuficiencia tiroidea. *Sin.*: Tiroiditis leñosa, bocio fibroso, estruma o enfermedad de Riedel. || **-leñosa**. Tiroiditis de Riedel. || **-parasitaria**. V. Enfermedad de Chagas. || **-subaguda**. Hipertrofia dolorosa y febril de la tiroides, con formación de granulomas de células gigantes, de probable etiología vírica. *Sin.*: Tiroiditis granulomatosa, enfermedad de De Quervain-Crile.

tiroidización. f. F., *thyrothérapie*; In., *thyroidization*. Tratamiento con una preparación de tiroides.

tiroidomanía (de *tiroides* y el gr. *manía*, locura). f. A., *Thyreoidomanie*; F., *thyroïdomanie*; In., *thyroidoma-*

nia; It. y P., *tiroidomania.* Trastorno mental asociado a distiroidismo.

tiroidoterapia (de *tiroides* y el gr. *therapeía,* tratamiento). f. A., *Schilddrüsentherapie;* F., *thyroïdothérapie;* In., *thyroidotherapy;* It., *tireoterapia;* P., *tireoidoterapia.* Tratamiento por extractos tiroideos.

tiroidotomía (de *tiroides* y el gr. *tomé,* corte). f. F., *thyroïdotomie;* In., *thyroidotomy.* Incisión quirúrgica de la glándula tiroides; tirotomía.

tiroidotoxina. f. F., *thyroïdotoxine;* In., *thyroidotoxin.* Sustancia específicamente tóxica para las células tiroideas.

tiroígeno (de *tiroides* y el gr. *gennân,* producir). adj. Originado por trastornos del tiroides.

tirolaríngeo (de *tiro-* y el gr. *lárygx, -yggos,* laringe). adj. Relativo a la glándula tiroides y la laringe.

tirolingual. adj. Tirogloso.

tirolisina. f. F., *thyrolyse;* In., *thyrolysin.* Suero tirolítico.

tirólisis (de *tiro-* y el gr. *lýsis,* disolución). f. Destrucción o disolución del tejido tiroideo.

tirolítico. adj. F., *thyrolytique;* In., *thyrolytic.* Relativo a la tirólisis (destrucción del tiroides) o que la produce.

tiroma. m. A., *Tyrom;* F., *tumeur tuberculeuse;* In., *tyroma;* It. y P., *tiroma.* Tumor o nódulo de materia caseosa. || Tumor de tejido tiroideo, tirofima.

tiromatosis. f. A., *Tyromatose;* F., *tyromatose;* In., *tyromatosis;* It., *tiromatosi;* P., *tireomatose.* Degeneración caseosa; caseificación.

tiromegalia (de *tiro-* y el gr. *mégas, megále, mégan,* grande). f. F., *goitre;* In., *thyromegaly.* Aumento de volumen del tiroides; bocio.

tironco (de *tiro-* y el gr. *ógkos,* tumor). m. Tumor de la glándula tiroides; tiroma; bocio.

tironucleoalbúmina (de *tiro,* el lat. *nucleus,* dim. de *nux, -nucis,* nuez, y *albumen, -inis,* clara de huevo). f. Nucleoalbúmina de la glándula tiroides.

tiroparatiroidectomía (de *tiro-, paratiroides* y el gr. *ektomé,* resección). f. F., *thyro-parathyroïdectomie;* In., *thyroparathyroidectomy.* Ablación quirúrgica de las glándulas tiroides y paratiroides.

tiropatía (de *tiro-* y el gr. *páthos,* enfermedad). f. A., *Schilddrüsenerkrankung;* F., *thyréopathie;* In., *thyropathy.* It. y P., *tireopatia.* Término general, para las afecciones de la glándula tiroides.

tiropenia (de *tiro-* y el gr. *penía,* pobreza, indigencia). f. Actividad deficiente de la glándula tiroides; hipotireosis.

tiropexia (de *tiro-* y el gr. *pêxis,* fijación). f. Fijación de una parte de la glándula tiroides o de un bocio.

tiroprivia (de *tiro-* y el lat. *privus,* privado). f. F., *thyroprivie;* In., *thyroprivia.* Estado morboso consecutivo a la ablación de la glándula tiroides.

tiroproteína. f. F., *protéine iodée de la glande thyroïde;* In., *thyroprotein.* Proteína yodada derivada de la glándula tiroides.

tiroptosis (de *tiro-* y el gr. *ptôsis,* caída). f. F., *thyréoptose;* In., *thyroptosis.* Estado en el que un bocio se desplaza y penetra en la cavidad torácica.

tirosamina. f. Tiramina.

tirosarcoma (de *tiro-,* el gr. *sárx, sarkós,* carne, y el suf. *-oma*). m. Sarcoma de la glándula tiroides.

tirosina. f. F. e In., *tyrosine.* Ácido β-parahidroxifenil-α-aminopropiónico. Aminoácido presente en la dieta y liberado por hidrólisis de las proteínas de los alimentos. La mayoría de las proteínas contienen entre 1 y 6 % de tirosina; la insulina y la papaína son especialmente ricas en este tipo de aminoácido (alrededor del 13 %). La tirosina no es un aminoácido esencial para el hombre siempre que la dieta contenga fenilamina en cantidad suficiente para satisfacer las necesidades de dicho aminoácido como tal y como precursor biosintético de la tirosina requerida por las distintas estructuras del organismo; como es fácil deducir, la adición de la tirosina a la dieta reduce las necesidades diarias de su precursor, la fenilamina.

tirosinasa. f. F. e In., *tyrosinase.* Enzima, ampliamente repartida en la naturaleza, que cataliza la producción de melanina a partir de tirosina; responsable del oscurecimiento que experimenta la superficie de una patata recién cortada cuando se pone en contacto con el aire.

tirosinosis. f. F., *tyrosinose;* In., *tyrosinosis.* Error metabólico de la tirosina, en el que se produce ácido hidroxifenilpirúvico que confiere a la orina poder reductor.

tirosinuria. f. F., *tyrosinurie;* In., *tyrosinuria.* Presencia de tirosina en la orina.

tirosis (del gr. *tyrós,* queso). f. F., *dégénérescence caséeuse;* In., *tyrosis.* Degeneración caseosa. || Tirotoxicosis. || (de *tiro-* y *-osis*). f. Tiropatía.

tiroterapia (de *tiro-* y el gr. *therapeía,* tratamiento). f. F., *thyrothérapie;* In., *thyrotherapy.* Tratamiento de las enfermedades por las preparaciones de glándulas tiroides.

tirotomía (de *tiro-* y el gr. *tomé,* corte). f. A., *Thyreotomie;* F., *thyrotomie;* In., *thyrotomy;* It., *tirotomia;* P., *tireotomia.* Incisión quirúrgica de la glándula tiroides o el cartílago tiroides; laringotomía.

tirótomo (de *tiro-* y el gr. *tomós,* cortante). m. F. e In., *thyrotome.* Instrumento propio para la sección del cartílago tiroides.

tirotoxemia o **tirotoxia.** f. Tirotoxicosis.

tirotóxico (de *tiro-* y el lat. *toxicum,* veneno). adj. F., *thyréotoxique;* In., *thyrotoxic.* Caracterizado por la actividad tóxica de la glándula tiroides.

tirotoxicón. m. Tomaína tóxica cristalina o hidróxido de diazobenceno, existente a veces en la leche, queso, helados, etc.; su ingestión produce una especie de cólera.

tirotoxicosis (de *tiro-* y *toxicosis*). f. A., *Thyreotoxikose;* F., *thyrotoxicose;* In., *thyrotoxicosis;* It., *tireotossicosi;* P., *tireotoxicose.* Estado morboso producido por la producción endógena aumentada o administración excesiva de hormonas tiroideas. Hipertiroidismo. || (Del gr. *tyrós,* queso, y de *toxicosis.*) f. In., *tyrotoxicosis.* Tirotoxismo o envenenamiento por el queso averiado.

tirotoxina. f. Toxina producida en la glándula tiroides. || (Del gr. *tyrós,* queso, y de *toxina.*) f. F., *thyrotoxine;* In., *thyrotoxine.* Toxina desarrollada en el queso o en la leche por acción microbiana.

tirotoxismo. m. A., *Tyrotoxismus;* F., *tyrotoxisme;* In., *tyrotoxism;* It., *tirotossismo;* P., *tirotoxism.* Envenenamiento por el queso rancio; tirotoxicosis.

tirotricina. f. A., *Tyrothricin;* F., *tyrothricine;* In., *tyrothricin;* It. y P., *tirotricina.* Mixtura polipeptídica, insoluble en el agua, obtenida por Dubos de un bacilo del suelo, *Bacillus brevis,* compuesta de los antibióticos gramicidina y tirocidina. Es tóxica y se emplea como bactericida en infecciones por bacterias grampositivas en aplicaciones locales.

tirotrofina. f. Tirotropina.

tirotrópico (de *tiro-* y el gr. *trópos,* dirección). adj. F., *thyréotrope;* In., *thyrotropic.* Que tiene afinidad por la glándula tiroides o que influye sobre ella.

tirotropina. f. F., *thyréotrop;* In., *thyrotropin.* Hormona de la parte anterior de la hipófisis, estimulante de la glándula tiroides. TSH.

tirotropismo (de *tiro-* y *tropismo*). m. F., *constitution où prédomine la galnde thyroïde;* In., *thyrotropism.* Afinidad por la glándula tiroides. || Constitución endocrina en la que predomina la actividad del tiroides.

tiroxina. f. F. e In., *thyroxine.* Compuesto cristalino de la glándula tiroides, derivado tetrayodado de la hidroxifeniltirosina. En el organismo su actividad hormonal cumple un papel importante en el mantenimiento de un nivel óptimo en el metabolismo oxidativo y en la producción corporal de calor, así como una función primordial en los procesos de organización y maduración de diversos sistemas.

tiroxinémie (de *tiro-* y *-emia*). f. F., *thyroxinémie;* In., *thyroxinemia.* Presencia de tiroxina en la sangre.

tisana (del lat. *ptisana,* y éste del gr. *ptisáne,* de *ptíssein,* machacar, mondar cebada). f. A., *Tisane;* F. e In., *tisane;* P., *tisana.* Bebida medicinal que resulta del cocimiento ligero de una o varias hierbas y otros ingredientes en agua.

Tiselius (Aparato de) (Arne *Tiselius*, bioquímico sueco, 1902-1971, premio Nobel de Química en 1948). Aparato para la preparación electroforética de las proteínas de los líquidos orgánicos.

tisiatría (de *tisis* y el gr. *iatría*, tratamiento). f. Tratamiento de la tisis.

tisiofobia (de *tisis* y el gr. *phóbos*, temor). f. Temor morboso a la tisis.

tisiogénesis. f. Desarrollo de la tisis.

tisiogénico o **tisiógeno** (de *tisis* y el gr. *gennân*, producir, engendrar). adj. Relativo a la producción de la tisis o que la causa.

tisiología (de *tisis* y el gr. *lógos*, tratado). f. A., *Tuberkuloseforschung;* F., *phtisiologie;* In., *phthisiology;* It. y P., *tisiologia.* Tratado sobre la tisis.

tisiólogo (de *tisis* y el gr. *légein*, tratar). adj. Dícese del médico que se especializa en el estudio y tratamiento de la tuberculosis pulmonar. Ú.t.c.s.

tisiomanía. f. Creencia morbosa, obsesionante, de padecer tisis.

tisis (del lat. *phthisis*, y éste del gr., de *pthíein*, consumir). f. A., *Phthisis;* F., *phtisie;* In., *phthisis;* It., *tisi;* P., *tísica.* ant. Consunción general. ‖ TUBERCULOSIS. ‖ **-abdominal.** Tuberculosis intestinal o mesentérica. ‖ **-aguda granúlica.** TUBERCULOSIS MILIAR AGUDA. ‖ **-aguda neumónica.** NEUMONÍA CASEOSA. ‖ **-antracótica.** ANTRACOSIS. ‖ **-bacilar.** Consunción debida al bacilo de la tuberculosis. ‖ **-bronquial.** Tuberculosis de los ganglios bronquiales. ‖ **-común.** TUBERCULOSIS PULMONAR. ‖ **-confirmada.** Segundo período de la tuberculosis pulmonar. ‖ **-corneal.** Coarrugación y desaparición de la córnea después de la queratitis supurativa. ‖ **-de Corrigan.** Neumonía intersticial. Tuberculosis pulmonar fibrosa. ‖ **-de grado I, II y III.** Períodos de infiltración, reblandecimiento y excavación, respectivamente, de la tuberculosis pulmonar. ‖ **-de los mineros.** ANTRACOSIS. ‖ **-dorsal.** MAL DE POTT. ‖ **-florida** o **galopante.** TUBERCULOSIS PULMONAR AGUDA. ‖ **-hepática.** Atrofia del hígado. ‖ Tuberculosis del hígado. ‖ **-incipiente.** Período de infiltración de la tuberculosis pulmonar. ‖ **-laríngea.** TUBERCULOSIS LARÍNGEA. ‖ **-mediterránea.** FIEBRE DE MALTA. ‖ **-mesentérica.** Tuberculosis de los ganglios del mesenterio. ‖ **-negra.** ANTRACOSIS. ‖ **-ocular.** OFTALMOMALACIA. ‖ **-pancreática.** Estado de consunción asociado a una afección del páncreas. ‖ **-pulmonar.** TUBERCULOSIS PULMONAR.

Tissot (Espirómetro de) (Jules *Tissot*, fisiólogo francés contemporáneo). V. ESPIRÓMETRO.

tisular (del fr. *tissulaire*, de *tissu*, tejido). adj. Galicismo por *hístico* o *histológico*.

tisuria (de *tisis* y el gr. *oûron*, orina). f. Consunción producida por la excesiva secreción de orina. ‖ **-sacarina.** DIABETES MELLITUS.

titanio (del gr. *títanos*, tierra blanca). m. A., *Titan, Titanium;* F., *titane;* In., *titanium;* It., *titanio;* P., *titânio.* Elemento metálico raro, de color gris oscuro. Símbolo, *Ti;* peso específico, 4,5. Se emplea en la práctica homeopática. Su dióxido TiO_2 lo emplean los dentistas para dar un tinte amarillento a los dientes artificiales.

titilación (del lat. *titillatio, -onis*). f. A., *Kitzel;* F. e In., *titillation;* It., *titillazione;* P., *titilação.* Sensación de cosquillas o acción de hacerlas, especialmente en las mucosas nasal o del velo del paladar, para la provocación de estornudos o del vómito, respectivamente.

titilomanía. f. A., *Titillomanie;* F., *titillomanie;* In. e It., *titillomania;* P., *titilomania.* Deseo morboso, irrefrenable, de rascarse.

titubación (del lat. *titubatio, -onis*). f. TITUBEO.

titubeo (de *titubear*). m. A., *Schwanken;* F. e In., *titubation;* It., *titubazione;* P., *titubeação.* Oscilación, vacilación en el modo de andar por defecto de la estabilidad; ataxia cerebelosa.

titulación. f. A., *Massanalyse;* F., *titrage;* In., *titration;* It., *titolazione;* P., *titulação.* Análisis volumétrico por medio de disoluciones de concentración conocida. ‖ Procedimiento por medio del cual puede calcularse la concentración de una disolución desconocida, haciendo reaccionar un determinado volumen de la misma con un volumen medido de una disolución de concentración conocida, en presencia de un indicador.

título (del lat. *titulus*). m. A., *Stärke;* F., *titre;* In., *titer;* It., *titolo;* P., *título.* Grado, valor o proporción. ‖ **-de aglutinación.** La mayor dilución de un suero que produce aglutinación de las bacterias.

tixigrafía (del gr. *thíxis*, tacto, y *gráphein*, describir). f. Exploración del tubo digestivo por medio de cápsulas teledirigidas que se tragan y evacuan fácilmente. Permiten tomar una muestra del contenido del tubo digestivo a cualquier nivel del mismo, ya que las cápsulas contienen un telecomando que les permite abrirse y cerrarse dejando entrar en su interior 0,25 ml de fluido ambiente.

tixotropismo (del gr. *thíxis*, tacto, y *trópos*, vuelta). m. F., *thixotropie;* In., *thixotropy.* Propiedad de algunos geles de licuarse al ser agitados y recobrar luego su estado sólido.

Tizzoni (Reacción de) (Guido *tizzoni*, médico italiano, 1853-1932). V. REACCIÓN.

Tl. Símbolo del *talio*.

tlaspi. m. Planta crucífera, *Thlaspi* o *Capsella bursa-pastoris*, recomendada en otro tiempo contra las hemorragias por alteración de la sangre.

tlipsencéfalo (del gr. *thlípsis*, compresión, y *egképhalos*, encéfalo). adj. y s. Monstruo con cráneo deficiente por compresión.

Tm. Símbolo del *tulio*.

toba. f. Sarro dentario.

Tobey-Ayer (Prueba de) (George Loring *Tobey*, otolaringólogo norteamericano, 1881-1947, y James B. *Ayer*, neurólogo norteamericano contemporáneo). V. PRUEBA.

tobillo (del lat. *tubellum*, dim. de *tuber*, protuberancia). m. A., *Knöchel;* F., *cheville;* In., *ankle;* It., *caviglia;* P., *tornozelo.* Porción de la pierna por encima del pie, que comprende los maléolos. ‖ MALÉOLO.

Tobold (Aparato de) (Adelbert August Oskar *Tobold*, laringólogo alemán, 1827-1907). V. APARATO.

tobramicina. f. F., *tobramycine;* In., *tobramycin.* V. AMINOGLUCÓSIDO.

toco-. Forma prefija del gr. *tókos*, parto.

tocodinamómetro (de *toco-*, el gr. *dýnamis*, fuerza, y *métron*, medida). m. A., *tocodynamomètre;* In., *tocodynamometer.* Dinamómetro que mide la fuerza expulsiva del útero durante el parto.

tocoergometría (de *toco-*, el gr. *érgon*, trabajo, y *métron*, medida). f. Medición de la fuerza de la contracción uterina en el parto.

tocoferol. m. A., *Tocopherol;* F., *tocophérol;* In., *tocopherol;* It., *tocoferolo;* P., *tocoferol.* Alcohol derivado del aceite de gérmenes de trigo, de propiedades análogas a la vitamina E. ‖ **-alfa.** VITAMINA E.

tocofobia (de *toco-* y el gr. *phóbos*, temor). f. A., *Tokophobie;* F., *tocophobie;* In., *tocophobia;* It. y P., *tocofobia.* Temor morboso al parto.

tocografía (de *toco-* y el gr. *gráphein*, describir). f. A., *Tokographie;* F., *tocographie;* In., *tocography;* It. y P., *tocografia.* Descripción de los partos; tocología.

tocógrafo (de *toco-* y el gr. *gráphein*, describir). m. F., *tocographe;* In., *tocograph.* Tocodinamómetro registrador.

tocograma. m. Registro sobre papel de las contracciones uterinas, y, en general, de la actividad uterina (incluidos los movimientos fetales), que se realiza con la ayuda de un monitor adecuado.

tocología (de *toco-* y el gr. *lógos*, tratado). f. A., *Geburtshilfe;* F., *obstétrique;* In., *tocology;* It., *ostetricia;* P., *tocologia.* Suma de conocimientos relativos al parto; obstetricia.

tocólogo. adj. F., *obstétricien;* In., *obstetrician.* Dícese de la persona experta en tocología. Ú.t.c.s.

tocomanía. f. Manía puerperal.

tocómetro. m. TOCODINAMÓMETRO.

tocotecnia (de *toco-* y el gr. *téchne*, arte). f. Arte de los partos.

tocurgia. f. Cirugía tocológica.

Todd (Cirrosis, poción de) (Robert Bentley *Todd*, médico inglés, 1809-1860). V. CIRROSIS HIPERTRÓFICA y POCIÓN.
Toddalia. Género de plantas rutáceas. Las hojas de la especie *T. aculeata* son tónicas, aromáticas y estomáquicas.
toddy. m. Bebida fermentada obtenida de varias especies de palmeras. || Bebida usual en Inglaterra, preparada con ginebra o whisky, azúcar y agua.
todo o nada. Frase aplicada al hecho de que por cualquier estímulo el músculo cardíaco se contrae en su plena extensión o nada en absoluto (Bowditch).
tofáceo (del lat. *tofaceus*). adj. De naturaleza dura o arenosa.
tofo (del lat. *tofus*). m. A., *Tophus*; F. e In., *tophus*; It. y P., *tofo*. Depósito urático en la dermis y tejido celular subcutáneo de los gotosos, producido por alteración metabólica de las purinas. ||**-dentario.** Sustancia calcárea en la raíz de los dientes en los artríticos y gotosos. ||**-sifilítico.** NÓDULO SIFILÍTICO.
tofolipoma. m. Lipoma con concreciones tofáceas.
Togaviridae. Familia de virus patógenos para el hombre y otros animales vertebrados. El virión contiene RNA monocatenario, es de simetría cúbica, está envuelto y su diámetro es de 40-70 nm. Comprende los siguientes géneros de interés en patología humana: *Flavivirus* y *Alphavirus*, en los que se sitúan la mayoría de los antiguos arbovirus, y *Rubivirus*, en el que se encuentra el agente productor de la rubéola.
togavirus. F. e In., *togavirus.* V. TOGAVIRIDAE.
toilette. f. F., *détersion.* Galicismo por limpieza y cura de una herida operatoria u otra, del peritoneo en las laparotomías, etc. ||**-cadavérica.** Reparación fisionómica, que se lleva a cabo en cadáveres casi irreconocibles, mediante la sutura de sus heridas, maquillaje y otras técnicas reconstructivas, de modo que directamente o en fotografía sea posible su identificación.
Toison (Solución de) (H. *Toison*, histólogo francés, 1858-1950). V. SOLUCIÓN.
tokelau (de *Tokelau*, atolón del Pacífico). m. TIÑA IMBRICATA.
tolbutamida. f. V. SULFONILUREA.
tolerancia (del lat. *tolerantia*). f. A., *Toleranz*; F., *tolérance*; In., *tolerance*; It., *tolleranza*; P., *tolerância*. Facultad de soportar el uso continuado o creciente de un fármaco. ||**-cruzada.** Susceptibilidad menor para un fármaco o veneno, una vez se ha adquirido tolerancia para otro fármaco. ||**-inmunológica.** Estado de falta de respuesta inmunológica frente a antígenos que habitualmente la desencadenan. La ausencia de respuesta puede ser: por contacto con el antígeno en el período de inmadurez inmunológica (vida intrauterina, primeros días después del nacimiento) o en individuos inmunológicamente maduros por la administración de una o varias dosis muy altas de un antígeno o de dosis muy pequeñas repetidas durante largo tiempo.
tolerante (del lat. *tolerans, -antis*). adj. F., *tolérant*; In., *tolerant*. Capaz de sufrir la acción de un fármaco o agente sin experimentar efectos perniciosos.
tolilo. m. F., *tolyle*; In., *toluyl.* Radical univalente, $CH_3C_6H_4$.
tolipirina. f. Metilantipirina; sustancia cristalina, incolora, soluble en agua y alcohol. Se emplea como la antipirina en la fiebre y neuralgias.
tolisal. m. Salicilato de tolipirina; sustancia cristalina incolora, soluble en alcohol, empleada en el reumatismo y neuralgias.
Tollens (Reacción de) (Bernhard C. Gottfried *Tollens*, químico alemán, 1842-1918). V. REACCIÓN.
tolnaftato. m. F. e In., *tolnaftate*. Antifúngico sintético de aplicación tópica.
Toloman (Fécula de). V. FÉCULA.
Tolosa-Hunt (Síndrome de) (Eduardo *Tolosa*, neurólogo y neurocirujano español contemporáneo, y William E. *Hunt*, neurocirujano norteamericano contemporáneo). V. SÍNDROME.

tolueno. m. F., *toluène*; In., *toluene.* Metilbenceno o toluol, líquido incoloro obtenido del tolú y de la brea de hulla.
toluidina. f. F., *toluidine.* Aminotoluol; sustancia homóloga de la anilina, derivada del tolueno. ||**-(Azul de).** Materia colorante que se emplea en histología para teñir núcleos y como bactericida en las afecciones conjuntivales, en solución al 1 %.
toluina o **toluol.** m. TOLUENO.
tomaína (del gr. *ptôma*, cadáver). f. A., *Ptomain*; F., *ptomaïne*; In. e It., *ptomaine*; P., *ptomaína.* Producto alcaloídico o básico de la putrefacción de las materias albuminoideas animales o vegetales.
tomainemia (de *tomaína* y el gr. *haîma*, sangre). f. F., *présence de ptomaïne dans le sang*; In., *ptomainemia.* Presencia de tomaínas en la sangre.
tomainuria (de *tomaína* y el gr. *oûron*, orina). f. Presencia de tomaínas en la orina.
Tomaselli (Enfermedad de) (Salvatore *Tomaselli*, médico italiano, 1834-1906). V. ENFERMEDAD.
tomate (del azteca *tómatl*). m. A., *Tomate*; F. y P., *tomate*; In., *tomato*; It., *pomidoro.* Fruto de la tomatera, planta solanácea *Lycopersicum esculentum*, rico en vitaminas.
tomatina. f. TOMAÍNA.
tomatopía (del gr. *ptôma, -atos*, cadáver, y *óps, opós*, ojo). f. Examen de un cadáver; autopsia o necropsia.
tomatopsia (del gr. *ptôma, -atos*, cadáver, y *ópsis*, visión). f. TOMATOPÍA.
tomatropina (del gr. *ptôma, -atos*, cadáver, y *trópos*, dirección). f. Tomaína de los embutidos putrefactos y de los cadáveres de enfermos de tifoidea, de efectos semejantes a los de la atropina.
tomento (del lat. *tomentum*). m. VELLO. ||**-cerebral.** Red de vasos sanguíneos diminutos de la piamadre y corteza cerebral.
tomentoso. adj. Cubierto de pelillos cortos y flexibles que le dan un aspecto aterciopelado.
Tomes (Capa, fibras de) (Sir John *Tomes*, dentista inglés, 1836-1895). V. CAPA GRANULAR y FIBRA.
-tomía. Forma sufija del gr. *tomé*, corte.
tomillo (dim. del arcaico *tomo*, y éste del lat. vulgar *tumum*, clásico *thymum*, que, a su vez, procede del gr. *thýmon*). m. A., *Thymian*; F., *thym*; In., *thyme*; It., *timo*; P., *tomilho.* Planta labiada del género *Thymus.* La especie *T. vulgaris* contiene una esencia aromática, carminativa y tónica, compuesta de timol, timeno y cumeno.
Tommasi (Signo de) (L. *Tommasi*, médico italiano contemporáneo). V. SIGNO.
-tomo. Forma sufija del gr. *tomós*, cortante.
tomo-. Forma prefija del gr. *tomé*, corte, sección, segmento.
tomografía (de *tomo-* y el gr. *gráphein*, describir). f. A., *Tomographie*; F., *tomographie*; In., *tomography*; It. y P., *tomografia.* Radiografía seriada de planos paralelos. ||**-axial computadorizada (TAC).** Técnica radiológica basada en la reconstrucción matemática de los tejidos orgánicos a través del análisis cuantitativo de las densidades elementales de dichos órganos. Por medio de un computador se resuelven los miles de ecuaciones procedentes del análisis densitométrico efectuado por un haz de rayos X. ||**-por emisión de positrones (PET).** F., *tomographie par émission de positrons*; In., *positron emission tomography.* Técnica de exploración radiológica que se realiza después de la administración de un radionúclido emisor de positrones y cuya determinación permite reconstruir imágenes tridimensionales del órgano estudiado.
tomógrafo. m. F., *tomographe*; In., *tomograph.* Utensilio para la práctica de la tomografía.
tomograma. m. F., *tomogramme*; In., *tomogram.* Roentgenograma selectivo por planos.
tomomanía (del gr. *tomé*, cortar y manía). f. A., *Tomomanie*; F., *tomomania*; In., It. y P., *tomomania.* Deseo morboso de cortar; furor operatorio.
tomoserología (de *tomo-* y *serología*). f. Serología seriada de cada fracción proteica por medio de la electroforesis.

tomotocia (de *tomo-* y el gr. *tókos,* parto). f. Operación cesárea.

tonga. f. Mezcla de cortezas medicinales de varios árboles de Fijí *(Premna taitensis* y *Epipremnum mirabile).* Antineurálgica. || Nombre de una especie de pian de Nueva Caledonia y de una gangrena endémica en Brasil.

tongina. f. Alcaloide de la tonga.

Toni-Debré-Fanconi (Síndrome de) (Giovanni De Toni, pediatra italiano, n. en 1895). V. Síndrome.

tonicidad. f. A., *Tonizität;* F., *tonicité;* In., *tonicity;* It., *tonicità;* P., *tonicidade.* Cualidad de tónico; estado normal de tono o tensión. || Tono.

tónico (del lat. *tonicus).* adj. Que produce y restablece el tono normal. || Caracterizado por la tensión continua; opuesto a *clónico.* || m. A., *Tonicum;* F., *tonique;* In., *tonic;* It., *tonico;* P., *tônico.* Agente o medicamento que tiende a restablecer el tono normal. *Sin.:* Metasincrítico, reconstituyente, recorporativo, restaurativo. || **-amargo.** Tónico de gusto amargo, estimulante del apetito y la digestión. || **-cardíaco, digestivo, nervioso** o **vascular.** El que aumenta el tono de estos diversos órganos o sistemas. || **-general.** El que tonifica todo el organismo, como el ejercicio, los baños fríos, etc.

tonicoclónico. adj. F., *tonico-clonique;* In., *tonicoclonic.* Tónico y clónico sucesivamente; dícese de espasmos musculares.

tonismo. m. Contractura.

tonitrufobia (del lat. *tonitrus,* trueno, y el gr. *phóbos,* temor). f. Temor morboso a los truenos; ceraunofobia, astrapofobia.

tonka. f. Haba tonca.

tono (del lat. *tonus,* y éste del gr. *tónos,* tensión). m. A., *Ton;* F., *ton;* In., *tone;* It. y P., *tono.* Grado normal de vigor y tensión. || Estado de elasticidad de un tejido normal y aptitud del mismo para cumplir su función en respuesta a un estímulo ordinario. || Altura o gravedad mayor o menor de un sonido. || **-acerebral.** Contracción tónica de los músculos después de la extirpación del cerebro. || **-cardíaco.** Cada uno de los dos ruidos, primero y segundo, que se perciben en la auscultación de la región cardíaca. El primero, correspondiente a la sístole ventricular, es sordo, grave y prolongado; el segundo, correspondiente al cierre de las válvulas sigmoides, es corto y seco. || **-jecoral.** Matidez hepática. || **-miógeno** o **neurógeno.** Contracción tónica de un músculo dependiente de la actividad intrínseca del mismo o del estímulo nervioso aportado, respectivamente. || **-muscular.** Estado de tensión de los músculos en reposo de regulación refleja involuntaria. En los músculos esqueléticos interviene el mantenimiento de la postura.

tonofanto (de *tono* y un derivado del gr. *phaínein,* mostrar). m. Instrumento para hacer visibles las vibraciones acústicas.

tonofasia (de *tono* y *afasia).* f. Imposibilidad de recordar un canto musical; afasia musical.

tonofibrilla. f. A., *Tonofibrille;* F., *tonofibrille;* In., *tonofibril;* It., *tonofibrilla;* P., *tonofibrilha.* Cada una de las finas fibrillas que se ven en las células, del cuerpo de Malpighi especialmente, que se supone sirven de sostén a las mismas, si bien otros creen que son estrías de tensión del protoplasma.

tonografía (del gr. *tónos,* tensión, y *gráphein,* describir). f. F., *tonométrie;* In., *tonography.* Registro gráfico de la presión intraocular.

tonógrafo. m. F., *tonographe;* In., *tonograph.* Aparato electrónico para obtener las curvas de tensión ocular.

tonólisis (de *tono* y el gr. *lýsis,* disolución). f. Conjunto de alteraciones celulares debidas a las variaciones de la tensión osmótica.

tonometría. f. A., *Tonometrie;* F., *tonométrie;* In., *tonometry;* It. y P., *tonometria.* Medición del tono o de la tensión. || **-digital.** Examen de la tensión intraocular, por medio de la presión ejercida por el dedo sobre el globo ocular.

tonómetro (del gr. *tónos,* tensión, y *métron,* medida). m. A., *Tonometer;* F., *tonomètre;* In., *tonometer;* It., *tonometro;* P., *tonómetro.* Instrumento para medir la tensión sanguínea o intraocular. || Instrumento para medir el número de vibraciones sonoras de un cuerpo en un tiempo determinado. || **-de Gärtner.** Instrumento para medir la presión sanguínea por medio de un anillo constrictor aplicado al dedo. || **-de Musken.** Instrumento para apreciar la tonicidad del tendón de Aquiles. || **-de Recklinghausen.** Variedad de esfigmomanómetro para la tensión sanguínea. || **-de Schiötz.** Instrumento para medir la presión intraocular.

tonoplasto (de *tono* y el gr. *plástos,* formado). m. F., *tonoplaste;* In., *tonoplast.* Formación intracelular, en cuyo interior se producen sustancias fuertemente osmóticas, que, al hincharse, originan pequeñas vacuolas (De Vries). || Membrana limitante de una vacuola celular.

tonoscilógrafo (de *tono,* el lat. *oscillatio, -onis,* oscilación, y el gr. *gráphein,* describir). m. Aparato que registra gráficamente la tensión arterial (Plesch).

tonoscopia (del gr. *tónos,* tensión, y *skopeîn,* observar). f. Examen oftalmoscópico de la pulsación de las arterias retinales, modificada por la presión sobre el globo ocular.

tonsila (del lat. *tonsillae).* f. Amígdala palatina. || **-intestinal.** Placa de Peyer.

tonsilectomía (de *tonsila* y el gr. *ektomé,* resección). f. A., *Tonsillektomie;* F., *tonsillectomie;* In., *tonsillectomy;* It., *tonsillectomia;* P., *tonsilectomia.* Escisión quirúrgica de una tonsila o amígdala; amigdalectomía.

tonsiléctomo. m. Amigdalótomo.

tonsilitis (de *tonsila* y el suf. *-itis).* f. F., *tonsillite.* Amigdalitis. || **-caseosa** o **lagunar.** Tonsilitis en la que los folículos de la amígdala se llenan de tapones de materia caseosa. || **-catarral** o **eritematosa.** Forma asociada con catarro general de la faringe; angina. || **-parenquimatosa aguda** o **supurativa.** Cinanquia o esquinancia; absceso de la amígdala; forma asociada con fiebre, dolor, disfagia y supuración.

tonsilolito (de *tonsila* y el gr. *líthos,* piedra). m. A., *Tonsillolith;* F., *tonsillolithe;* In., *tonsillolith;* It., *amigdalolito;* P., *tonsilólito.* Cálculo o concreción en la amígdala.

tonsilomicosis. f. Infección micótica o fungosa de las amígdalas.

tonsilopatía (de *tonsila* y el gr. *páthos,* afección, enfermedad). f. F., *amygdalopathie;* In., *tonsillopathy.* Afección de las amígdalas.

tonsiloscopia (de *tonsila* y el gr. *skopeîn,* observar). f. F., *examen des amygdales;* In., *tonsilloscopy.* Examen diagnóstico de las amígdalas.

tonsilotomía. f. Amigdalotomía.

tonsilsector (de *tonsila* y el lat. *sector,* el que corta). m. Variedad de amigdalótomo.

tonsura (del lat. *tonsura;* de *tonsum,* supino de *tondere,* afeitar, trasquilar). f. Corte de pelo o cabello de una parte.

tonus (lat.). m. Tono, tonicidad.

Tooth (Tipo de) (Howard H. *Tooth,* médico inglés, 1856-1926). V. Enfermedad de Charcot-Marie-Tooth.

topalgia (de *tópos,* lugar, y *álgos,* dolor). f. F., *topoalgie;* In., *topalgia.* Dolor fijo o localizado en una parte, sin alteraciones orgánicas evidentes; suele observarse, p.ej., en las neurosis.

tope. m. V. Sistema amortiguador.

topectomía (de *topo-* y el gr. *ektomé,* resección). f. A., *Topektomie;* F., *topectomie;* In., *topectomy;* It. y P., *topectomia.* Resección fraccional uni o bilateral de zonas corticales prefrontales, practicada en psicocirugía.

topestesia (de *topo-* y el gr. *aísthesis,* sensación). f. Facultad de localizar una sensación táctil. || Sensación o sensibilidad local.

Töpfer (Reacción de) (Alfred E. *Töpfer,* médico alemán, n. en 1858). V. Reacción.

tópica. f. En psicoanálisis, concepción teórica que designa una división y diferenciación del aparato psíquico en diversas áreas (sistemas e instancias). Estas áreas se caracterizan por poseer constitución y funciones diferentes; además se las concibe situadas según un orden de relaciones recíprocas, por lo que se las conceptúa metafóricamente como espacios o lugares ubicados en el aparato psíquico. *Sin.:* Topografía. V. APARATO PSÍQUICO.

tópico (del gr. *topikós,* de *tópos,* lugar). adj. LOCAL. || m. A., *Topicum;* F., *topique;* In., *topicum;* It., *topico;* P., *tópico.* Agente o medicamento que se aplica al exterior en una región limitada; epitema.

Topinard (Ángulo, línea de) (Paul *Topinard,* antropólogo francés, 1830-1912). V. ÁNGULO OFRIOSPINAL y LÍNEA.

topo-. Forma prefija del gr. *tópos,* lugar.

topoalgia. f. TOPALGIA.

topoanestesia (de *topo-* y el gr. *anaísthesis,* insensibilidad). f. F., *topoanésthésie;* In., *topoanesthesia.* Pérdida de la facultad de localizar una sensación táctil. || Anestesia local.

topodiagnóstico (de *topo-* y el gr. *diagnostikós,* apto para discernir). adj. Diagnóstico de lugar; determinación del asiento anatómico de una lesión o trastorno.

topodisestesia. f. Disestesia localizada.

topofilaxis (de *topo-* y el gr. *phýlax,* guardián). f. Evitación de los peligros de una inyección intravenosa masiva de sustancias peligrosas, por medio de una ligadura elástica por encima del punto de inyección, ligadura que se afloja lentamente al cabo de un tiempo.

topofobia (de *topo-* y el gr. *phóbos,* temor). f. F., *topophobie;* In., *topophobia.* Término que comprende las fobias relativas a lugares y posiciones del cuerpo en el espacio: *agorafobia, claustrofobia, acrofobia,* etc.

topognosis (de *topo-* y el gr. *gnôsis,* conocimiento). f. TOPESTESIA, 1.ª acep.

topografía (de *topo-* y el gr. *gráphein,* describir). f. A., *Topographie;* F., *topographie;* In., *topography;* It. y P., *topografia.* Descripción de una parte o región anatómica determinada. || **-craneocerebral.** Proyección en la superficie del cráneo de las distintas partes del encéfalo. || **-radicular** o **segmentaria.** Determinación en la superficie cutánea de la inervación correspondiente a cada raíz nerviosa espinal o al segmento de médula espinal de que nacen las raíces y centros.

toponarcosis (de *topo-* y el gr. *narkoûn,* adormecer). f. anestesia local.

toponimia (de *topo-* y el gr. eólico *ónyma,* nombre, por *ónoma*). f. F., *toponymie;* In., *toponymy.* Terminología tópica o de las regiones; terminología relativa a la posición y dirección de los órganos.

topotermestesiómetro (de *topo-,* el gr. *therme,* calor, y de *estesiómetro*). m. Aparato para medir la sensibilidad local a las impresiones térmicas.

topovacunación. f. Inmunización local artificial.

toque. m. A., *Betupfen;* F., *attouchment;* In., *touching;* It., *toccamento;* P., *toque.* Aplicación ligera de una sustancia medicamentosa, sólida o líquida, en un punto muy limitado.

toracalgia (del gr. *thórax, -akos,* tórax, y *álgos,* dolor). f. A., *Thorakalgie;* F., *thoracalgie;* In., *thoracalgia;* It. y P., *toracodinia.* Dolor en la pared torácica.

toracectomía (del gr. *thórax, -akos,* tórax, y *ektomé,* resección). f. A., *Thoracektomie;* F., *thoracectomie;* In., *thoracectomy;* It. y P., *toracectomia.* Toracotomía con resección de una porción de costilla.

toracentesis (del gr. *thórax,* tórax, y *kéntesis,* punción). f. A., *Thorazentese;* F., *thoracentèse;* In., *thoracentesis;* It., *toracentesi;* P., *toracocentese.* Punción quirúrgica de la pared torácica, paracentesis torácica o pleurocentesis, especialmente la que tiene por objeto evacuar un líquido acumulado en la pleura.

toracicoabdominal (del gr. *thórax, -akos,* tórax, y el lat. *abdomen, -inis,* abdomen). adj. Relativo al tórax y el abdomen.

toracicoacromial (del gr. *thórax, -akos,* tórax, *ákros,* extremo, y *ômos,* hombro). adj. Relativo al tórax y el acromion; acromiotorácico.

toracicohumeral (del gr. *thórax, -akos,* tórax, y el lat. *umus, -eris,* hombro). adj. Relativo al tórax y el húmero.

toracobroncotomía (del gr. *thórax, -akos,* tórax, el lat. *bronchium,* bronquio, y el gr. *tomé,* corte). f. Broncotomía a través de la pared torácica.

toracocaustia o **toracocauterio** (del gr. *thórax, -akos,* tórax, y *kaustikós,* cáustico, o *kautérion,* cauterio). f. y m. Sección con el galvanocauterio de las adherencias pleurales, para facilitar y completar el colapso pulmonar por el neumotórax artificial (Jacobaeus).

toracocelosquisis (del gr. *thórax, -akos,* tórax, *koilía,* vientre, y *schísis,* hendidura). f. F., *thoracocoeloschisis;* In., *thoracoceloschisis.* Fisura del tórax y abdomen.

toracocentesis. f. TORACENTESIS.

toracocilosis (del gr. *thórax, -akos,* tórax, y *kyllós,* deforme). f. F., *difformité thoracique;* In., *thoracocyllosis.* Deformidad del tórax.

toracocirtosis (del gr. *thórax, -akos,* tórax, y *kyrtós,* encorvado). f. Curvatura del tórax, especialmente la prominencia exagerada del pecho.

toracodelfo (del gr. *thórax, -akos,* tórax, y *adelphós,* hermano). m. F., *thoracodelphe;* In., *thoracodelphus, thoradelphus.* Monstruo doble monocéfalo con dos brazos y troncos unidos por encima del ombligo.

toracodídimo (del gr. *thórax, -akos,* tórax, y *dídymos,* gemelo). m. F., *thoracodidyme;* In., *thoracodidymus.* Monstruo doble unido por el tórax; toracópago.

toracodinia (del gr. *thórax, -akos,* tórax, y *odýne,* dolor). f. A., *Thorakodynie;* F., *thoracodynie;* In., *thoracodynia;* It. y P., *toracodinia.* Dolor en el pecho o tórax; pleurodinia.

toracofacial (del gr. *thórax, -akos,* tórax, y el lat. *facies,* cara). adj. Relativo al tórax y la cara. || m. Músculo cutáneo del cuello.

toracogastrodídimo (del gr. *thórax, -akos,* tórax, *gastér, gastrós,* estómago, y *dídymos,* doble). m. F., *thoracogastrodidyme;* In., *thoracogastrodidymus.* Monstruo fetal doble con los cuerpos unidos por el tórax y el abdomen.

toracogastrosquisis. f. TORACOCELOSQUISIS.

toracógrafo (del gr. *thórax, -akos,* tórax, *gráphein,* describir). m. F., *thoracographe;* In., *thoracograph.* Aparato registrador de los movimientos torácicos durante la respiración.

toracolaparotomía (del gr. *thórax, -akos,* tórax, *lapára,* costado, y *tomé,* sección). f. F., *thoraco-laparotomie;* In., *thoracolaparotomy.* Incisión del tórax y el abdomen para el acceso al espacio subfrénico.

toracólisis (del gr. *thórax, -akos,* tórax, y *lýsis,* disolución). f. A., *Thorakolyse;* F., *thoracolyse;* In., *thoracolysis;* It., *toracolisi;* P., *toracólise.* Liberación de las adherencias de la pared torácica con los órganos comprendidos en la cavidad.

toracolumbar (del gr. *thórax, -akos,* tórax, y el lat. *lumbus,* lomo). adj. Relativo al tórax y la región lumbar.

toracomelo (del gr. *thórax, -akos,* tórax, y *mélos,* miembro). m. F., *thoracomèle.* Monstruo fetal con un miembro de un feto gemelo inserto en el tórax.

toracometría. f., *thoracométrie.* Medición del tórax o de la amplitud de los movimientos torácicos.

toracómetro (del gr. *thórax, -akos,* tórax, y *métron,* medida). m. F., *thoracomètre.* Instrumento para la práctica de la toracometría; cirtómetro, estetómetro.

toracomiodinia (del gr. *thórax, -akos,* tórax, *mys, myós,* músculo, y *odyyne,* dolor). f. Miodinia o dolor en los músculos de las paredes torácicas; pleurodinia.

toraconeumógrafo (del gr. *thórax, -akos,* tórax, *pneûma, -atos,* aire, y *gráphein,* describir). m. F., *thoracopneumographe.* Instrumento registrador de los movimientos respiratorios del tórax.

toraconeumoplastia (del gr. *thórax, -akos,* tórax, *pneûma, -atos,* aire, y *plássein,* formar). f. Operación plástica que comprende las paredes torácicas y los pulmones.

toracópago (del gr. *thórax, -akos,* tórax, y *págos,* cosa fijada). m. F., *thoracopage.* Monstruo doble unido por el tórax; toracodídimo. || **-epigastricus.** Monstruo doble asimétrico en el cual el parásito se halla inclui-

do en la región epigástrica del autósito. ‖ **-parasitario** o **parasiticus**. Gemelo más o menos parasitario unido por el tórax al autósito.
toracoparacéfalo. m. Toracópago parasitario con cabeza rudimentaria.
toracopatía (del gr. *thórax, -akos*, tórax, y *páthos*, enfermedad). f. F., *thoracopathie*. Afección del tórax o de los órganos torácicos.
toracoplastia (del gr. *thórax, -akos*, tórax, y *plássein*, formar). f. A., *Thorakoplastik;* F., *thoracoplastie;* In., *thoracoplasty;* It., *toracoplastica;* P., *toracoplastia*. Cirugía plástica del tórax en general. ‖ Operación consistente en la resección de algunas o todas las costillas de un hemitórax, para disminuir la capacidad de éste y facilitar el colapso pulmonar. ‖ **-con costoversión.** Resección de varias costillas seguida de su reposición con la cara profunda vuelta hacia fuera, excepto una, que se dispone en posición vertical como soporte. ‖ **-de Quénu.** Costotomía múltiple para facilitar la retracción del tórax, como tratamiento del empiema.
toracoscopia (del gr. *thórax, -akos*, tórax, y *skopeîn*, observar). f. A., *Thoracoskopie;* F., *thoracoscopie;* In., *thoracoscopy;* It. y P., *toracoscopia*. Examen directo del tórax. ‖ Examen directo de la cavidad pleural por medio de un trocar endoscopio especial (Jacobaeus); pleuroscopia.
toracoscopio. m. F., *thoracoscope*. ESTETOSCOPIO. ‖ Trocar endoscopio especial para el examen de la cavidad pleural a través de un espacio intercostal.
toracospinal (del gr. *thórax, -akos*, tórax, y el lat. *spina*, espina dorsal). adj. Relativo al tórax y la columna vertebral o al segmento torácico de ésta.
toracosquisis (del gr. *thórax, -akos*, tórax, y *schísis*, hendidura). f. F., *thoracoschisis*. Fisura congénita del tórax.
toracostenosis (del gr. *thórax, -akos*, tórax, y el gr. *stenós*, angosto). f. Estenosis o estrechez anormal del tórax.
toracostomía (del gr. *thórax, -akos*, tórax, y *stóma*, boca). f. A., *Rippenresektion;* F., *thoracostomie;* In., *thoracostomy;* It. y P., *toracostomia*. Creación de una abertura quirúrgica en el tórax; resección de una porción de pared costal, especialmente de la región cardíaca, con objeto de disminuir una presión intratorácica exagerada.
toracotomía (del gr. *thórax, -akos*, tórax, y *tomé*, corte). f. A., *Brustschnitt;* F., *thoracotomie;* In., *thoracotomy;* It. y P., *toracotomia*. Incisión quirúrgica de la pared torácica.
toracoxifópago (del gr. *thórax, -akos*, tórax, de *xifoides* y el gr. *págos*, cosa fijada). m. Monstruo fetal doble fusionado por el esternón y cartílagos costales.
toradelfo. m. TORACODELFO.
tórax (del lat. *thorax*, y éste del gr. *thórax*). m. A., *Thorax, Brustkorb;* F. e In., *thorax;* It., *thorax;* P., *tórax*. Pecho; porción del tronco entre el cuello y el abdomen y cavidad conoidea comprendida en esta parte, limitada por el esternón, costillas y columna vertebral por los lados y arriba, y hacia abajo por el diafragma. Contiene y protege los órganos principales de la respiración y la circulación. ‖ **-alar.** TÓRAX PLANO. ‖ **-apoplético** o **cuadrado.** Tórax corto y ancho, cuyos diámetros transversal y longitudinal tienden a igualarse. ‖ **-asténico.** TÓRAX EN QUILLA. ‖ **-de amazona.** Pecho con una mama solamente. ‖ **-de Peyrot.** Tórax oblicuamente ovalado; observado en los derrames pleurales abundantes. ‖ **-de polichinela.** Enorme desarrollo total, cifosis cervicodorsal, clavículas robustas y esternón prominente; propio de la acromegalia. ‖ **-de Traube.** TÓRAX PARALÍTICO. ‖ **-de zapatero.** Tórax caracterizado por la depresión del apéndice xifoides. ‖ **-en embudo.** Depresión infundibuliforme en la parte media y anterior del pecho. ‖ **-en quilla.** Deformidad torácica propia del raquitismo y caracterizada por la prominencia del esternón y aplanamiento de las paredes laterales. ‖ **-en tonel.** Deformidad del tórax caracterizada por la redondez semejante a un tonel; se observa en el enfisema.

‖ **-enfisematoso.** Tórax con aumento total de sus diámetros, principalmente el anteroposterior. ‖ **-fusiforme.** Tórax deformado por constricción. ‖ **-globoso.** TÓRAX EN TONEL. ‖ **-paralítico.** Tórax largo y estrecho, casi cilíndrico, y escápulas salientes. ‖ **-piriforme.** Tórax cuya parte superior es más ancha y arqueada, semejante a una pera, asociada comúnmente con enteroptosis. ‖ **-plano.** Tórax aplanado de delante atrás, con los omóplatos salientes; indicio de predisposición a la tuberculosis. ‖ **-pterigoideo.** Tórax alar o plano. ‖ **-raquítico.** TÓRAX EN QUILLA.
torcedura. f. ESGUINCE.
torcular herophili (lat.). m. PRENSA DE HERÓFILO.
Torek (Operación de) (Franz J. A. *Torek*, cirujano de Nueva York, 1861-1938). V. OPERACIÓN.
tórico. adj. F., *torique*. Relativo al toro o torus, o en forma de toro; dícese de los cristales o lentes una de cuyas caras está constituida por un segmento de una zona equilateral de un toro. ‖ Relativo al torio.
torio (de *Thor*, deidad de la mitología escandinava). m. A., *Thorium;* F. e In., *thorium;* It., *torio;* P., *tório*. Metal raro, gris. Símbolo, *Th;* peso atómico, 232,15. Tiene propiedades radiactivas y sus emanaciones son antisépticas y antifermentativas. Algunas de sus sales, como el nitrato, se han empleado en medicina, y otras, como el dióxido, para hacer visibles los órganos internos en radiografía.
tormen (pl. *tormina*) (lat.). m. Dolor, cólico, intranquilidad. ‖ **-alvi.** CÓLICO. ‖ **-Celsi.** DISENTERÍA. ‖ **-intestinorum.** Borborigmos ruidosos sin aceleración de la evacuación en los sujetos nerviosos.
tormentila. f. Planta herbácea rosácea. *Potentilla tormentilla*, y su rizoma; astringente.
tornasol (quizá del ital. *tornasole*). m. A., *Lackmus;* F., *tournesol;* In., *litmus;* It., *tornasole;* P., *tornassol*. Materia colorante azul violeta preparada de la especie de liquen *Roccella tinctoria* y otras. Se emplea para reconocer la presencia de ácidos y álcalis libres.
torneo. m. Cenurosis cerebral de los carneros.
torniquete (del fr. *tourniquet*). m. A., *Aderpresse;* F., *garrot;* In., *tourniquet;* It., *tornichetto;* P., *torniquete*. Instrumento de formas diversas para detener el curso de la circulación en un vaso sanguíneo y de este modo evitar la hemorragia en una operación o en una herida. V. COMPRESOR. ‖ **-de Esmarch.** Pieza de goma resistente que comprime la raíz de un miembro después que se ha retirado la sangre del mismo por medio de la venda elástica. ‖ **-español.** GARROTE.
Tornwaldt (Enfermedad, síndrome de) (Gustav L. *Tornwaldt*, médico alemán, 1843-1910). V. BURSITIS, SÍNDROME, respectivamente.
toro. m. F., *torus/tore*. TORUS. ‖ Sólido desarrollado por la revolución de un círculo alrededor de un eje distinto del diámetro.
torón. m. A., *Thoron;* F. e In., *thoron;* It., *torone;* P., *torão*. Elemento gaseoso radiactivo, producto de desintegración del torio.
toronjil. m. MELISA.
torozón (de *torzón*, y éste del lat. *tortio, -onis*). f. Forma de enteritis aguda intensa de las caballerías.
torpente (del lat. *torpens, -entis*). adj. Inactivo, sedante.
tórpido (del lat. *torpidus*). adj. Entorpecido; que no actúa con vigor y facilidad normales; sin tendencia a cambiar en buen o mal sentido.
torpor (lat.). m. A., *Betäubung;* F., *torpeur;* In., *torpor;* It., *torpore;* P., *torpor;* Entorpecimiento; falta de reacción a los estímulos normales. TORUS. ‖ **-intestinorum** o **peristalticum.** Estreñimiento atónico. ‖ **-recti.** Estreñimiento proctógeno. ‖ **-retinae.** Estado en que la retina sólo reacciona a una luz muy intensa.
torrefacción (del lat. *torrefactum*, supino de *torrefacere*, tostar). f. Exposición al fuego por corto tiempo de una sustancia seca.
Torricelli (Vacío de) (Evangelista *Torricelli*, físico italiano, 1608-1647). V. VACÍO.
torsiómetro (del lat. *torsio, -onis*, torsión, y el gr. *métron*, medida). m. F., *torsiomètre*. Forma de clinoscopio para medir el grado de rotación del globo del ojo sobre el eje visual.

torsión (del lat. *torsio, -onis*). f. A., *Drehung;* F. e In., *torsion;* It., *torsione;* P., *torção.* Acción y efecto de torcer. || Disposición en hélice de un cuerpo largo. || **-de las arterias.** Medio para cohibir la hemorragia en una arteria practicando la torsión del extremo o extremos seccionados con unas pinzas especiales. || **-del corazón.** Movimiento rotacional de los ventrículos alrededor de su eje longitudinal en la contracción de los mismos. || **-del cordón espermático.** Cuadro agudo con dolor intenso que comporta el riesgo de necrosis testicular. Su resolución es quirúrgica. || **-del epiplón.** Motivada por la rotación del epiplón sobre su eje, produce un cuadro de abdomen agudo. || **-del testículo.** V. Torsión del cordón espermático.
torsoclusión. (de *torsión* y el lat, *occludere,* cerrar). f. Acupresión combinada con torsión del extremo de un vaso seccionado. || Rotación de un diente sobre un eje.
tortedad (del lat. *tortus,* torcido, doblado). f. Cualidad de tuerto.
tortícolis o **torticolis** (del lat. *tortum collum,* cuello torcido). m. A., *Torticollis;* F., *torticolis;* In., *torticollis;* It., *tarticollo;* P., *torcicolo.* Inclinación viciosa de la cabeza y cuello por causas diversas, especialmente musculares. *Sin.:* Caput obstipum, collum distortum, anquiloderis. || **-congénito.** El debido a una lesión del esternocleidomastoideo en el acto del parto, lesión que provoca la transformación fibrosa del músculo. || **-convulsivo, espasmódico** o **intermitente.** Tortícolis provocado por la convulsión o contractura de los músculos del cuello, esternocleidomastoideo y trapecio en particular, que determina una rotación intermitente de la cabeza. Depende de una patología de los sistemas extrapiramidales. || **-dermatógeno, miógeno** o **neurógeno.** El debido a una lesión cutánea, muscular o nerviosa, respectivamente. || **-falso.** Rigidez cervical debida a una caries vertebral. || **-fijo.** Tortícolis debido a un acortamiento muscular orgánico o a una lesión de la columna cervical. || **-mental.** Forma de tic en la que existe una convulsión clónica de los músculos del cuello, dependiente de un trastorno psíquico. || **-nasofaríngeo.** Contractura de los músculos prevertebrales debida a inflamación nasofaríngea; enfermedad de Grisel. || **-reumático.** El debido al reumatismo.
tortipelvis. f. desus. Distonía muscular deformante.
Tortual (Membrana de) (C. Th. *Tortual,* anatomista alemán del siglo XIX). V. Membrana.
tortuoso (del lat. *tortuosus*). adj. F., *tortueux.* Sinuoso, lleno de vueltas y rodeos.
Torula. V. Cryptococcus.
toruliforme (del lat. *torulus,* cordoncito, y de *forma*). adj. Semejante a una cuerda llena de nudos.
tórulo (del lat. *torulus,* dim. de *torus*). m. F., *protubérance.* Eminencia pequeña; papila, como las del tacto en la palma de la mano. || **-interureteral.** Eminencia transversal en el fondo de la vejiga urinaria entre los orificios de los uréteres.
Torulopsis. Género de hongos de la familia criptococáceas (*Cryptococcaceae*). *T. glabrata* es el agente causal de la torulopsosis; se han descrito algunos casos de endocarditis que reconocen esta etiología.
torulopsosis. f. F., *torulopsidose.* Infección por hongos del género *Torulopsis.*
torulosis. f. A., *Torulosis;* F. y P., *torulose;* In., *torulosis;* It., *turolosi.* Infección por hongos del género *Cryptococcus.* V. Criptococosis.
torunda. f. Tapón.
torus (lat.). m. Rodete, eminencia, abultamiento. || Toro. || **-frontalis.** Protuberancia en la línea media de la raíz de la nariz en la superficie externa del cráneo. || **-manus.** Metacarpo. || **-occipitalis.** Prominencia exagerada de la cresta occipital externa. || **-palatinus.** Protuberancia en el paladar óseo en la unión de las suturas intermaxilar y palatomaxilar. || **-tubarius.** Labio posterior saliente de la abertura faríngea de la trompa auditiva. || **-uteri.** Eminencia transversal en la cara posterior del útero, punto de reflexión del peritoneo.

torvisco (del lat. *turbiscus*). m. A., *Kellerhals;* F., *garou;* In., *spurge flax;* It., *timelea;* P., *trovisco.* Arbusto timeleáceo, *Daphne gnidium,* cuya corteza tiene propiedades vesicantes.
tos (del lat. *tussis*). f. A., *Husten;* F., *toux;* In., *cough;* It. y P., *tosse.* Expulsión súbita, ruidosa, más o menos repetida y violenta, del aire de los pulmones. || **-amigdalina.** La propia de las amigdalitis crónicas; desaparece durante la comida y el sueño. || **-aneurismática.** Variedad de tos asociada comúnmente con un aneurisma y a menudo con parálisis de una cuerda vocal. || **-bitonal.** Propia de las adenopatías y del aneurisma del cayado aórtico. || **-blanda** o **húmeda.** Tos acompañada de expectoración. || **-cavernosa.** Tos de sonido muy grave. || **-de Balme.** Tos en la posición echada o dorsal, observada en la obstrucción de la nasofaringe. || **-diafragmática.** Tos breve, incompleta, tímida y dolorosa en las afecciones del diafragma. || **-emetizante de Morton.** Accesos de tos seguidos de vómitos, después de las comidas, en los tuberculosos avanzados. || **-extrapulmonar.** Tos refleja. || **-ferina.** Coqueluche, pertussis, tos convulsiva; enfermedad infecciosa y contagiosa, muy frecuente en la infancia, debida al *Haemophylus pertussis,* caracterizada por el catarro de las vías respiratorias y paroxismos peculiares de tos que la distinguen de cualquier otra tos, y durante las cuales la cara se cianosa, los ojos se inyectan y las venas se distienden. Tiene un período de incubación de 2 semanas, un período catarral de 8 a 15 días, un período de paroxismos de 3 o 4 semanas y un período de declinación. || **-histérica.** Tos refleja. || **-húmeda.** Tos blanda. || **-perruna.** La que semeja el ladrido de un perro. || **-por compresión.** Tos profunda resonante producida por compresión de los bronquios. || **-posprandial.** La que aparece después de las comidas a causa de la sumación de estímulos de la deglución. || **-productiva.** Tos húmeda. || **-refleja** o **simpática.** La que no depende de un trastorno primitivo del aparato respiratorio, sino que reconoce por causa la irritación de un órgano lejano. || **-seca.** La que no va acompañada de expectoración. || **-trigémina.** Tos debida a la irritación de las fibras del trigémino.
tósigo (del lat. *toxicum,* y éste del gr. *toxikòn phármakon,* veneno para emponzoñar las flechas; de *tóxon,* arco, flecha). m. Veneno.
Tossach (Método de). V. Método.
totaquina. f. Polvo blanco amarillento, mezcla de alcaloides de la quina, que contiene un 10 % de quinina anhidra y un total de 70 a 80 % de cinconina, cinconidina, quimidina y quinina; antipalúdico.
tótem. m. F., *totem.* Animal, planta u objeto natural o su representación, que es venerado por un grupo social o comunidad, como su símbolo, deidad protectora o antecesor.
Toti (Operación de) (Addeo *Toti,* otorrinolaringólogo italiano, n. en 1861). V. Dacriocistorrinostomía.
totipotencial. adj. Capaz de todo; aplícase a las células que pueden dar origen a células de otros órdenes.
Touraine (Enfermedades de) (Albert *Touraine,* dermatólogo francés, 1883-1961). V. Enfermedad. || **-Rouel (Síndrome de).** V. Síndrome. || **-Solente-Golé (Síndrome de).** V. Síndrome.
Tournay (Reacción de) (Auguste *Tournay,* oftalmólogo francés, 1878-1969). V. Reacción.
Touton (Células de) (Karl *Touton,* dermatólogo alemán, n. en 1858). V. Célula.
Townsend (Mixtura de) (Joseph *Townsend,* clérigo inglés, 1739-1816). V. Mixtura. || **-(Operación de)** (David *Townsend,* cirujano ortopedista norteamericano, n. en 1875). V. Operación.
toxalbúmina. f. ant. F., *toxalbumine.* Sustancia tóxica, animal o vegetal, de naturaleza albuminoidea.
toxalbumosa. f. Albumosa tóxica.
toxamina. f. Sustancia hipotética tóxica que, según Mellanby, existiría en los cereales y favorecería el desarrollo de la caries dentaria.
toxanemia. f. Anemia debida a una intoxicación.

Toxascaris. Género de nematodos parásitos de la familia de los ascáridos, cuyas especies *T. canis* y *T. leonina* se encuentran en el intestino del perro, gato y algunos félidos y en ocasiones en el hombre.

toxemia (de *toxo-* y el gr. *haîma*, sangre). f. A., *Toxämie;* F., *toxémie;* In. y P., *toxemia;* It., *tossemia.* Presencia de venenos o toxinas en la sangre y estado morboso consecutivo. || **-alimentaria.** Autointoxicación por venenos químicos producidos en el tubo digestivo. || **-eclamptogénica, eclámptica** o **gravídica.** V. ECLAMPSIA GRAVÍDICA. || **-hidatídica.** Intoxicación acompañada de urticaria, producida por la absorción peritoneal del líquido de un quiste hidatídico roto.

toxenzima. f. Enzima tóxica.

toxi- o **toxo-.** Forma prefija del gr. *toxikón*, veneno.

toxia. f. Unidad de toxicidad: cantidad de tóxico capaz de matar inmediatamente un animal de 1 kg.

toxicación. f. Envenenamiento, intoxicación.

toxicante. adj. Venenoso, tóxico.

toxicida (de *toxi-* y el lat. *caedere*, matar). adj. y s. F., *antidote, contre-poison.* Antídoto o contraveneno.

toxicidad. f. A., *Toxizität;* F., *toxicité;* In., *toxicity;* It., *tossicità;* P., *toxicidade.* Calidad de tóxico. || Grado de virulencia de una toxina o veneno. || Dosis mortal mínima o cantidad menor de una sustancia capaz de matar un animal de 1 kg.

tóxico (del lat. *toxicum*, tósigo). adj. A., *giftig, toxisch, Gift;* F., *toxique;* In., *toxic, toxical;* It., *tossico;* P., *tóxico.* Venenoso. || m. Veneno; cualquier sustancia que incorporada al organismo es capaz de producir graves alteraciones orgánicas o funcionales e incluso la muerte.

toxicodendro (de *tóxico* y el gr. *déndron*, árbol). m. Zumaque venenoso *(Rhus toxicodendron).*

toxicodermatitis (de *tóxico*, el gr. *dérma*, piel, y el suf. *-itis*). f. F., *toxicodermie.* Dermatitis debida a una intoxicación; toxidermia.

toxicodermia o **toxicodermatosis.** f. F., *toxicodermie, toxidermie.* Enfermedad de la piel, de origen tóxico.

toxicodermitis. f. TOXIDERMITIS.

toxicofidio (del gr. *toxikón*, veneno, y *óphis*, serpiente). m. Serpiente venenosa en general; tanatofidio.

toxicofilaxina. f. Filaxina que destruye las toxinas bacterianas.

toxicofobia (de *tóxico* y el gr. *phóbos*, temor). f. Temor morboso a los venenos; toxifobia.

toxicóforo. adj. TOXÓFORO.

toxicogénico o **toxicógeno** (de *tóxico* y el gr. *génnesis*, generación, o *gennân*, engendrar). adj. F., *toxicogène.* Que produce venenos o es producido por ellos.

toxicohemia. f. TOXEMIA.

toxicoide (de *tóxico* y el gr. *eîdos*, aspecto). adj. Semejante a un veneno; toxoide.

toxicología (del gr. *toxikón*, veneno, y *lógos*, tratado). f. A., *Toxikologie;* F., *toxicologie;* In., *toxicology;* It., *tossicologia;* P., *toxicologia.* Estudio científico de los venenos o tóxicos, especialmente de la acción e investigación de los mismos en el organismo, y tratamiento del estado causado por ellos.

toxicólogo. adj. F., *toxicologue.* Dícese del experto en toxicología. Ú.t.c.s.

toxicomanía (de *tóxico* y el gr. *manía*, locura). f. A., *Toxikomanie;* F., *toxicomanie;* In. y P., *toxicomania;* It., *tossicomania.* Inclinación irresistible por las sustancias tóxicas, especialmente narcóticas; drogadicción.

toxicómano. adj. F., *toxicomane.* Que es adicto a las drogas, drogadicto. Ú.t.c.s.

toxicopatía (de *tóxico* y el gr. *páthos*, enfermedad). f. F., *toxicopathie.* Término general para los estados morbosos producidos por un tóxico.

toxicopexia (de *tóxico* y el gr. *pêxis*, fijación). f. F., *neutralisation d'un poison.* Fijación y consecutiva neutralización de venenos.

toxicosis. f. A., *Toxikose;* F. y P., *toxicose;* In., *toxicosis;* It., *tossicosi.* Estado morboso debido a un veneno o tóxico. || **-alimentaria.** Intoxicación causada por alimentos en mal estado de conservación. Sitiotoxismo. V. BOTULISMO. || **-capilar hemorrágica.** Nombre dado por Franck a la púrpura de Schönlein-Henoch. || **-endógena.** AUTOINTOXICACIÓN. || **-exógena.** Intoxicación producida por un veneno exterior al organismo. || **-gestacional.** GESTOSIS. || **-hemorrágica de los capilares.** Enfermedad o púrpura de Henoch.

toxicosocina. f. TOXOSOCINA.

toxidermia. f. Dermatosis de origen tóxico.

toxidermitis. f. Inflamación de la piel debida a un veneno; toxicodermitis.

toxífero (de *toxi-* y el lat. *ferre*, llevar). adj. Portador de veneno. || TOXÓFORO.

toxífilo (de *toxi-* y el gr. *phílos*, amigo, amante). adj. Que tiene afinidad por una toxina.

toxifobia. f. TOXICOFOBIA.

toxifrenia (de *toxi-* y el gr. *phrén, phrenós*, mente). f. Estado delirante tóxico.

toxigenicidad. f. F., *capacité de production de toxines.* Grado de capacidad de un organismo para producir efectos tóxicos o enfermedades de esta naturaleza.

toxígeno. adj. TOXICOGÉNICO.

toxignomónico (de *toxi-* y el gr. *gnomikós*, que muestra). adj. Característico de la acción tóxica de un veneno.

toxiinfección (de *toxi-* y el lat. *infectus*, p. p. de *inficere*, contaminar). f. A., *Toxinschädigung;* F., *toxi-infection;* In., *toxinfection;* It., *tossinfezione;* P., *toxiinfecção.* Intoxicación producida por venenos microbianos en el curso de una infección. || Infección e intoxicación simultáneas.

toxiinfeccioso. adj. Producido por una toxina microbiana.

toxina (del gr. *toxikón*, veneno). f. A., *Toxin;* F., *toxine;* In., *toxin;* It., *tossina;* P., *toxina.* Término general para las sustancias productoras de efectos tóxicos, en especial las proteínas de origen vegetal, animal o bacteriana, cuyos caracteres generales más importantes son los de producir los efectos tóxicos y de ser antígenos. || **-animal.** Zootoxina; toxalbúmina de origen animal, como la ponzoña de las serpientes. || **-bacteriana.** Toxina producida por bacterias, que incluye la endotoxina y la exotoxina. || **-botulínica.** Una de las cinco toxinas (A, B, C, D, E) del *Clostridium botulinum.* || **-de Birkhaug.** Filtrado de un cultivo de estreptococo aislado de un enfermo de fiebre reumática con endocarditis; se emplea para reacciones cutáneas. || **-de Dick.** TOXINA ERITROGÉNICA. || **-de fatiga.** Toxina formada en el cuerpo como resultado del esfuerzo muscular. || **-diftérica.** Exotoxina proteica producida por *Corynebacterium diphtheriae.* || **-eritrogénica.** La aislada de cultivos de *Streptococcus pyogenes*, responsable del exantema de la escarlatina y de la reacción eritematosa de la reacción de Dick. || **-extracelular.** Exotoxina, toxina, difusible, como la tetánica o la diftérica, que ejerce su acción con independencia del microbio productor de la misma. || **-intracelular.** Endotoxina; toxina contenida en el mismo cuerpo de las bacterias, como la del colibacilo, bacilos del cólera y de Eberth, semejantes a las toxalbúminas por su inestabilidad, pero que difieren de ellas por requerir un período de incubación, después de la inyección, para manifestar su actividad. || **-normal.** Toxina de tal fuerza que 0,01 ml mata un cobayo de 250 g en cuatro días. || **-primaria.** Exotoxina que no ha sufrido la acción de las sustancias albuminosas del organismo y no se ha convertido en toxina secundaria. || **-secundaria.** Exotoxina bacteriana modificada por las albuminasas del organismo. || **-soluble.** TOXINA EXTRACELULAR. || **-tetánica.** Exotoxina producida por *Clostridium tetani*, que incluye una neurotoxina (tetanospasmina) y una hemolisina (tetanolisina). || **-vegetal.** FITOTOXINA. || **-verdadera.** EXOTOXINA.

toxina-antitoxina. f. Mezcla de toxina diftérica y su antitoxina, que neutraliza el 85 % de la toxicidad de la primera.

toxinemia (de *toxina* y el gr. *haîma*, sangre). f. F., *toxinhémie.* Presencia de toxinas en la sangre y estado morboso consecutivo.

toxinicida. adj. Que destruye las toxinas. || m. Agente destructor de toxinas.
toxinosis. f. Estado morboso producido por toxinas.
toxinoterapia (de *toxina* y el gr. *therapeía*, tratamiento). f. A., *Toxintherapie;* F., *toxithérapie;* In., *toxinotherapy;* It., *tossiterapia;* P., *toxinoterapia.* Uso terapéutico de las toxinas.
toxinotoxoide. m. Mezcla de una toxina y un toxoide.
toxiprofesional. adj. Relativo a las intoxicaciones profesionales o producido por ellas.
toxis. f. Envenenamiento, intoxicación, toxicosis.
toxisterol. m. F., *toxistérol.* Isómero tóxico del ergosterol, originado por la irradiación extremada de éste.
toxiterapia. f. TOXINOTERAPIA.
toxituberculide. f. Nombre de las lesiones de la piel atribuidas a la acción de la toxina tuberculosa (Hallopeau).
toxoalexina. f. desus. Proteína que protege las células de la acción de las toxinas.
Toxocara. Género de nematodos parásitos. || **-canis.** Verme parásito del intestino del perro, encontrado a veces en el hombre. || **-cati.** Ascáride común de gatos domésticos y silvestres. Su larva puede infectar a los niños.
toxofilaxina. f. Filaxina que destruye o contrarresta la acción de las toxinas bacterianas.
toxófilo (de *toxo-* y el gr. *phílos*, amigo). adj. Que tiene afinidad por una toxina o fácilmente susceptible a la acción de una toxina o veneno.
toxofobia. f. TOXICOFOBIA.
toxóforo (de *toxo-* y el gr. *phorós*, que lleva). adj. Que tiene o lleva una toxina; dícese del elemento o grupo en la molécula de toxina que produce los efectos tóxicos. Ú.t.c.s.
toxoglobulina. f. Globulina tóxica.
toxoide (de *toxo-* y el gr. *eîdos*, aspecto). m. A., *Toxoid;* F., *toxoïde;* In., *toxoid;* It., *tossoide;* P., *toxóide.* Exotoxina a la que (p. ej., por acción del formol y del calor) se ha destruido su acción tóxica (anatoxinas), pero que mantiene su acción inmunizante específica. Se las emplea como vacunas, pues las inmunoglobulinas que inducen tienen función protectora. Ej.: los toxoides tetánico y diftérico. || **-diftérico.** Exotoxina de *Corynebacterium diphtheriae,* tratada con formaldehído, con lo que pierde sus propiedades tóxicas, pero mantiene las antigénicas. Se utiliza para la inmunización activa contra la difteria. *Sin.:* Anatoxina diftérica, vacuna antidiftérica. || **-tetánico.** Exotoxina del *Clostridium tetani,* que tratada con formaldehído pierde sus propiedades tóxicas, pero mantiene su poder antigénico. Se utiliza en la inmunización activa contra el tétanos. *Sin.:* Anatoxina tetánica, vacuna antitetánica.
toxolisina. f. ANTITOXINA.
toxólisis (de *toxo-* y el gr. *lysis*, disolución). f. Destrucción o disolución de toxinas. || Citólisis provocada por una toxina.
toxomimético (de *toxo-* y el gr. *mímesis*, imitación). adj. Que imita una acción tóxica.
toxona. f. A., *Toxon;* F. e In., *toxone;* It., *tossone;* P., *toxona.* Toxina cuyo grupo toxóforo ha disminuido de toxicidad, especialmente toxoide diftérico con menor afinidad por la antitoxina y que no produce síntomas agudos, sino emaciación o parálisis.
toxonoide. f. Toxona sin toxicidad, pero con afinidad por la antitoxina.
toxonosis. f. TOXINOSIS.
Toxoplasma. Género de protozoos del suborden *Eimerina.* Consta de una sola especie, *T. gondii*, parásito intracelular de diversos animales, en los que causa zoonosis. Es el agente causal de la toxoplasmosis. La reproducción sexual del parásito tiene lugar sólo en el intestino del gato. Los oocistos son eliminados con las heces. El desarrollo asexual ocurre en tejidos extraintestinales (músculos, cerebro, pulmón) de diversos animales y del hombre.
toxoplasmosis. f. A., *Toxoplasmose;* F. y P., *toxoplasmose;* In., *toxoplasmosis;* It., *tossoplasmosi.* Enfermedad aguda o crónica del hombre y diversas especies animales causada por el *Toxoplasma gondii.* En la mayoría de individuos la infección transcurre de forma subclínica, aunque en ocasiones la toxoplasmosis puede dar lugar a cuadros graves y aun mortales, especialmente en sujetos inmunodeprimidos. El contagio puede producirse por ingestión de comida que contiene quistes o directamente por ingesta de oocistos del polvo o del suelo contaminados por las heces de gatos infectados. || **-congénita.** La originada por transmisión transplacentaria y que puede ser causa de malformaciones fetales (coriorretinitis, calcificaciones cerebrales, microcefalia y retraso psicomotor) o de aborto.
toxosocina (de *toxo-* y el gr. *sózein*, guardar). f. ant. Anticuerpo antitóxico que destruye las toxinas bacterianas.
toxuria (de *toxi-* y el gr. *oûron*, orina). f. A., *Harnstoffvergiftung;* F., *urémie;* In., *toxuria;* It., *uremia;* P., *toxúria.* Presencia de toxinas o venenos en la orina. || UREMIA.
Toynbee (Corpúsculos, experimento, ley, otoscopio de) (Joseph *Toynbee*, otólogo inglés, 1815-1866). Véanse estos términos. || **-(Prueba de).** V. PRUEBA.
TP. Abreviatura de *tuberculina precipitación.* V. TUBERCULINA DE CALMETTE.
TPI. V. PRUEBA DE NELSON.
TPN. Trifosfopiridín nucleótido. V. NUCLEÓTIDO.
TPP. TIAMINA-PIROFOSFATO.
TR. Abreviatura de *tuberculina residuo.* V. TUBERCULINA NUEVA.
trabécula (del lat. *trabecula*, vigueta). f. A., *Bälkchen;* F., *trabécule;* In., *trabecula;* It., *trabecola;* P., *trabécula.* Cada uno de los tabiques que se extienden desde la envoltura de un órgano parenquimatoso a la sustancia de éste, formando con los otros la parte esencial de la estroma. || **-carnosa.** Columnas carnosas del corazón. || **-cerebri.** CUERPO CALLOSO. || **-de Rathke.** Pequeños cartílagos longitudinales en número de dos que limitan el espacio pituitario en el embrión. || **-ósea.** Prolongaciones entrecruzadas de sustancia ósea que limitan las cavidades medulares de sustancia esponjosa.
trabeculación. f. Formación de trabéculas en una parte.
trabs o **trabs cerebri** (lat.). m. CUERPO CALLOSO.
tracción (del lat. *tractio, -onis*). f. A., *Zug;* F. e In., *traction;* It., *trazione;* P., *tracção.* Acción de estirar, tirar o atraer. || **-ambulatoria.** La ejercida por un vendaje adecuado que permite la marcha en las fracturas de los miembros. || **-elástica.** Tracción por medio de una fuerza o cuerda elástica. || **-esquelética.** Tracción aplicada directamente sobre huesos largos, por medio de clavos o alambre de Kirschner, como método de reducción en las fracturas. || **-por el eje.** Tracción a lo largo de un eje, de la pelvis, p.ej., con el fórceps aplicado a la cabeza fetal. || **-rítmica de la lengua.** Método de Laborde para provocar los movimientos respiratorios detenidos, por el estímulo reflejo sobre la respiración que dicha tracción ejerce.
trácer (del ingl. *tracer*). m. F., *corps marqué, marqueur.* Isótopo radiactivo de un elemento, que introducido en el organismo puede ser apreciado en cantidades extremadamente pequeñas y trazar así la conducta metabólica y de distribución del elemento natural; indicador, trazador.
tracoma (del gr. *trachys*, áspero). m. A., *Trachom;* F., *trachome;* In., *trachoma;* It. y P., *tracoma.* Conjuntivitis granulosa, granulaciones; afección contagiosa de la conjuntiva palpebral, caracterizada por la formación en la misma de pequeñas elevaciones acompañadas de escozor, fotofobia, lagrimeo y secreción mucopurulenta en estado agudo, y seguidas de atrofia, retracción cicatrizal y deformidad de los párpados en estado crónico. *Sin.:* Oftalmía egipcia, bélica o militar. || **-de Arlt.** Conjuntivitis granulosa. || **-de Türck.** Laringitis crónica o seca. || **-folicular.** Variedad en la que las granulaciones son semejantes a granos de sagú. || **-papilar.** Variedad en la que las granulaciones son debidas a la hipertrofia de las papilas. || **-vulval.** Craurosis de la vulva.

tractelo. m. Flagelo locomotor anterior.
tracto (del lat. *tractus*). m. A., *Tractus, Strang;* F., *tractus;* In., *tract;* It., *tratto;* P., *tracto.* Columna, cordón, fascículo, vía. ‖ **-aferente** o **ascendente.** Cualquiera de las vías nerviosas que llevan los impulsos de la médula espinal a la corteza cerebral. ‖ **-corticonuclear.** Fascículo motor en la rodilla de la cápsula interna, que parte de la circunvolución precentral y se divide en el puente en otros tres fascículos, para los núcleos del trigémino, facial e hipogloso. ‖ **-corticospinal lateral.** Fascículo de fibras nerviosas procedentes del área piramidal que se entrecruzan con las del lado opuesto a nivel del tercio inferior del bulbo y descienden en el cordón lateral de la médula debajo del tracto espinocerebeloso. ‖ **-corticospinal ventral.** Porción del cordón anterior de la médula a cada lado de la fisura media. Se denomina también *fascículo de Türck.* ‖ **-de Allen.** Tracto solitario formado en el bulbo por fibras sensoriales de los pares VII, IX y X. ‖ **-de Bechterev.** Porción de tegmento que conexiona el lemnisco con la oliva superior. ‖ **-de Burdach.** FASCÍCULO DE BURDACH. ‖ **-de Ciaglinski.** Fibras sensoriales en la comisura gris, entre los cordones posteriores y el conducto central, a las que se atribuye la conducción de las sensaciones de calor y dolor. ‖ **-de Foville.** Fascículo cerebeloso directo. ‖ **-de Goll, Marchi, Monakov, Spitzla.** V. FASCÍCULO. ‖ **-de Helweg.** TRACTO ESPINOOLIVAR. ‖ **-descendente** o **eferente.** Fibras o vías nerviosas que conducen impulsos desde el cerebro a la médula espinal. ‖ **-digestivo.** TUBO DIGESTIVO. ‖ **-dorsolateral.** Columna delgada de sustancia blanca entre el asta posterior y la periferia de la médula. ‖ **-espinocerebeloso dorsal.** Fascículo de fibras nerviosas exterior al fascículo piramidal lateral en el cordón lateral de la médula. ‖ **-espinocerebeloso ventral.** Masa de fibras en el cordón lateral delante del tracto espinocerebeloso dorsal. ‖ **-espinoolivar.** Pequeño grupo triangular de fibras descendentes del cordón anterolateral de la médula, que empieza en la proximidad de la oliva y pasa a la médula cervical. ‖ **-geniculocalcarino.** RADIACIÓN DE GRATIOLET. ‖ **-iliotibial.** Parte de la fascia lata que forma una vaina para su músculo tensor. Banda o ligamento de Maissiat. ‖ **-olfatorio.** Estrecha banda de sustancia blanca originada en el bulbo olfatorio y extendida posteriormente. ‖ **-olivospinal.** TRACTO ESPINOOLIVAR. ‖ **-óptico.** Porción del nervio óptico detrás del quiasma. ‖ **-rubrospinal.** Fascículo de fibras descendentes entre el tracto corticospinal lateral y el espinocerebeloso ventral. ‖ **-tectospinal.** Fascículo descendente desde los colículos a la médula espinal, que se decusa en el bulbo. ‖ **-urogenital.** Vías urinarias y genitales en conjunto. ‖ **-uveal.** Iris, cuerpo ciliar y coroides.
tractor. m. A., *Streckapparat;* F., *tracteur;* In. y P., *tractor;* It., *trattore.* SEPARADOR. ‖ Utensilio o instrumento para ejercer la tracción. ‖ **-de Syms.** Tubo con un saco de goma insuflable en su extremidad, que se introduce en el recto para hacer descender la próstata a la incisión perineal.
tragacanto (de *tragacanta*, y éste del lat. *tragacantha*, que procede, a su vez, del gr. *tragákantha;* de *trágos*, macho cabrío, y *ákantha*, espina). m. A., *Traganth;* F., *tragacanthe;* In., *tragacanth;* It., *adragante;* P., *tragacanto.* Arbusto de la familia de las leguminosas, género *Astragalus*, que suministra la goma del mismo nombre, muy empleada en farmacia como emulgente y para la confección de pastillas, píldoras, etc.
tragi (pl. de *tragus*). m. pl. Pelos en la abertura del conducto auditivo externo.
Tragia. Género de plantas euforbiáceas herbáceas, venenosas, de la América del Norte.
tragiano. adj. Relativo al trago o tragus.
trago (del gr. *trágos*). m. A., *Tragus;* F. e In., *tragus;* It. y P., *trago.* Eminencia cartilaginosa delante del orificio del conducto auditivo externo. ‖ Cada uno de los pelos del conducto auditivo externo.
tragofonía (del gr. *trágos*, cabra, y *phoné*, voz). f. EGOFONÍA.

tragomascalia (de *trágos*, macho cabrío, y el gr. *maschále*, sobaco). f. Bromhidrosis axilar.
tragopodia (del gr. *trágos*, macho cabrío, y *poús, podós*, pie). f. Pie de cabra. ‖ *Genu valgum.*
trama (del lat. *trama*). f. Tejido de sostén; estroma.
tramitis. f. A., *Lungenfibrose;* F., It. y P., *tramite;* In., *tramitis.* Término de Potez que designa la inflamación crónica de la trama pulmonar, generalmente de origen tuberculoso. Su utilización en radiología para describir el incremento de la trama pulmonar ha sido desechado por incorrecto.
trancazo. m. Dengue, gripe.
trance (del ant. *tranzar*, destruir, cortar, tronchar, de probable orig. céltico y relacionado con el fr. ant. *trenchier* [hoy *trarcher*] y el occ. y cat. *trencar*). m. A., *Trance;* F. y P., *transe;* In. e It., *trance.* Último estado o tiempo de la vida próximo a la muerte. ‖ Sueño profundo anormal, de naturaleza histérica generalmente, que puede ser producido por hipnotismo; catalepsia.
tranilcipromina. f. F., *tranylcypromine.* Fármaco con propiedades simpaticomiméticas e inhibidoras de la monoaminooxidasa, que se emplea en el tratamiento de ciertas formas de depresión.
tranquilizante. adj. F., *tranquillisant.* Que tranquiliza. ‖ m. Nombre genérico de fármacos psicótropos que poseen efecto ansiolítico y sedante y que incluyen principalmente las benzodiacepinas y el meprobamato y derivados. *Sin.:* Ansiolítico. ‖ **-mayor.** NEUROLÉPTICO. ‖ **-menor.** TRANQUILIZANTE.
trans-. Forma prefija del lat. *trans*, allende, de la otra parte, a la otra parte de.
transacción. f. A., *Übereinkunft;* F. e In., *transaction;* It., *transazione;* P., *transacção.* Efecto o producto resultante de la interacción desarrollada entre dos o más fuentes causales (fuerzas, tendencias). En psicología dinámica, conductas resultantes de la interacción entre la pulsión y la defensa; así, p. ej., el síntoma es una transacción. V. CONFLICTO PSÍQUICO.
transaminación o **trasaminación.** f. Transposición de uno o más aminogrupos de un compuesto a otro.
transaminasa. f. A., *Transaminase;* F., In. y P., *transaminase;* It., *transaminasi.* Enzima que cataliza la transferencia de un grupo amino de los aminoácidos a los cetoácidos. V. AMINOTRANSFERASA. ‖ **-glutamicooxalacética.** Enzima normalmente presente en los tejidos, que se halla también en el suero sanguíneo como resultado de lesiones hísticas y que aumenta en el infarto de miocardio y en la lesión de las células hepáticas (GOT). ‖ **-glutamicopirúvica.** Enzima normalmente presente en el cuerpo, que aumenta en la lesión aguda de las células hepáticas (GPT).
transaudiente (de *trans-* y el lat. *audiens, -entis,* p. a. de *audire*, oír). adj. Que permite el paso de las ondas sonoras.
transcetolasa. f. Enzima situada dentro del grupo de las transferasas. Disminuye en la carencia de vitamina B_1.
transcondilar o **transcondíleo** (de *trans-* y el gr. *kóndilos*, cóndilo). adj. A través de los cóndilos.
transcortical (de *trans-* y el lat. *cortex, -icis,* corteza). adj. F., *transcortical.* A través de una corteza; que conexiona partes distintas de la corteza cerebral.
transcortina. f. F., *transcortine.* Globulina sintetizada en el hígado, con gran afinidad por el cortisol, al que liga y transporta por la sangre, evitando su degradación hepática, su paso al espacio extravascular y su filtración glomerular.
transcripción. f. F., *transcription.* Síntesis de mRNA (también de rRNA y tRNA), de acuerdo con la plantilla del DNA correspondiente.
transcriptasa. f. F., *transcription.* RNA-polimerasa DNA-dependiente. Enzima que cataliza la síntesis de RNA a partir de ribonucleósidos trifosfatos y que utiliza el DNA como molde o patrón *(template).* ‖ **-inversa.** DNA-polimerasa RNA-dependiente. Enzima que poseen determinados virus (familia *Retroviridae*) y que dirige la transcripción de DNA a partir de una plantilla de RNA. En genética bacteriana se emplea

para obtener DNA (partiendo del RNA del polipéptido que nos interesa) para técnicas de clonación.

transcutáneo (de *trans-* y el lat. *cutis*, piel). adj. F., *percutané*. A través de la dermis o de la piel; percutáneo.

transdérmico (de *trans-* y el gr. *dérma*, piel). adj. F., *percutané*. A través de la dermis o de la piel; transcutáneo.

transducción (de *trans-* y el lat. *ducere*, conducir). f. F., *transduction*. Vehiculización de información genética de una bacteria a otra por un bacteriófago. Existen dos formas: una generalizada y otra restringida. En la *transducción generalizada*, fragmentos de una célula dadora lisada son encapsidados erróneamente por la cápside de un bacteriófago. Después que éste ha liberado el ácido nucleico en una célula receptora, dicho ácido puede incorporarse al genoma por recombinación. En algunos casos el DNA encapsidado corresponde a un plásmido (p. ej., paso de plásmidos de resistencia a antibióticos en estafilococos). En la forma de *transducción restringida* un fago lisógeno al separarse del genoma bacteriano puede arrastrar los genes adyacentes a su punto de inserción, e incorporarlos al genoma de la célula bacteriana en la que repita la lisogenia.

transección (de *trans-* y el lat. *sectio, -onis*, corte). f. F., *section transversale*. Sección a través de un eje longitudinal; sección transversal.

transexualismo. m. F., *transsexualisme*. Identificación con sexo opuesto, con convicción de pertenecer a él y deseos de cambio de sexo morfológico.

transferasa. f. F., *transférase*. Miembro de un grupo de enzimas que catalizan la transferencia de un grupo químico de una molécula a otra. Comprenden las enzimas que transfieren grupos con un solo átomo de carbono (metiltransferasas, hidroximetiltransferasas, formiltransferasas, carboxiltransferasas, amidotransferasas, etc.), las que transfieren residuos aldehídicos o cetónicos, las que transfieren grupos acilos (aciltransferasas), las que transfieren grupos glicerilos (gliceriltransferasas), las que transfieren grupos alquilos o derivados, las que transfieren grupos nitrogenados (aminotransferasas, etc), las que transfieren grupos que contienen fósforo (fosfotransferasas) y, por último, las que transfieren grupos azufrados.

transferencia (del lat. *transferens, -entis*, p. a. de *transferre*, transferir). f. A., *Transfert*; F., *transfert*; In., *transfer*; It., *trasferta*; P., *transferência*. Paso de una sensación, síntoma o afección de una parte a otra. || En psicoanálisis, en sentido amplio, repetición de las modalidades o prototipos de comportamientos experimentados en las relaciones objetales infantiles (con los padres, hermanos, etc.) con personas u objetos en la actualidad. En la cura psicoanalítica, proceso que se instaura en la relación entre analizando y analista y cuya interpretación, análisis y resolución es el fundamento principal de la misma. Según el predominio de los sentimientos de amor u odio a la transferencia se la denomina positiva o negativa, respectivamente. ||**-(Neurosis de)**. V. NEUROSIS DE TRANSFERENCIA (2.ª acep.).

transferrina. f. F., *transférine, sidérophiline*. Globulina B₁ presente en el plasma, que se combina con el hierro y sirve como vehículo de éste. Se conocen tres grandes grupos, que se transmiten genéticamente (B, C, D), y varios otros tipos electroforéticos diferentes. *Sin.*: Siderofilina.

transfixión (del lat. *transfixio, -onis*). f. A., *Transfixion*; F. e In., *transfixion*; It., *trasfissione*; P., *transfixão*. Acción de traspasar y cortar en un solo tiempo los tejidos blandos de dentro afuera, en la extirpación de los tumores y en las amputaciones y desarticulaciones.

transformación (del lat. *transformatio, -onis*). f. A., *Umformung*; F. e In., *transformation*; It., *trasformazione*; P., *transformação*. Cambio de forma o estructura. || Modificación de un órgano por la influencia de los cambios de función. ||**-bacteriana**. Forma de recombinación bacteriana por la que un fragmento de DNA procedente de una bacteria lisada (autólisis) puede entrar libremente en una bacteria «competente» de la misma especie (sin necesidad de contacto previo, ni ser vehiculado por un fago). El fragmento de DNA una vez ha penetrado puede recombinarse con el genoma de la bacteria receptora. Se trata de un proceso relativamente frecuente en determinadas especies bacterianas (neumococos, *Haemophilus, Bacillus, Neisseria*). En condiciones experimentales se ha logrado incorporar fragmentos de DNA y aun plásmidos en otras especies (*E. coli*), previo tratamiento especial de las mismas (p.ej., con cloruro cálcico). ||**-celular**. Proceso por el que las características fenotípicas de una célula (eucariota o procariota) se modifican como consecuencia de la incorporación en el DNA nuclear de otro replicón (virus o plásmido). Son ejemplos de transformación celular: la producción de toxina diftérica por el *Corynebacterium diphtheriae*, la producción de toxina eritrogénica (causante de la escarlatina) por el estreptococo hemolítico-β del grupo A, la transformación tumoral de células animales por determinados virus (verruga vulgar, papiloma del conejo).

transformador. m. F., *transformateur*. Aparato de inducción para el cambio de energía eléctrica.

transformismo. m. Doctrina de Lamarck y Darwin, según las cuales las especies vivientes actuales derivarían de especies inferiores por transformaciones sucesivas.

transfusión (lat. *trasfusio, -onis*). f. A., *Transfusion*; F. e In., *transfusion*; It., *trasfusione*; P., *transfusão*. Operación de hacer pasar un líquido o humor de un vaso a otro, especialmente la sangre. ||**-arterial**. Introducción de sangre u otro líquido en una arteria. ||**-directa**. Transferencia de sangre de un donador a un receptor, directamente. ||**-(Exanguino)**. V. EXANGUINOTRANSFUSIÓN. ||**-fetomaterna**. Paso de la sangre del feto, a través de la placenta, al organismo materno. ||**-indirecta**. Transfusión de sangre que se conserva después de extraerla del donador. ||**-inmediata**. La directa. ||**-intraperitoneal**. Infusión de sangre en la cavidad peritoneal. ||**-intrauterina**. La efectuada al feto antes de nacer, en el tratamiento de la eritroblastosis fetal. ||**-mediata**. La indirecta. ||**-placentaria**. Paso al niño, después de nacer, de sangre placentaria a través del cordón intacto. ||**-venosa**. Introducción de sangre u otro líquido en una vena.

transfusionista. adj. Dícese de la persona experta en la transfusión sanguínea. Ú.t.c.s.

transfusor. m. Aparato que sirve o persona que ejecuta la transfusión.

transgresión (del lat. *transgressio, -onis*). f. Proceso por el cual una sustancia pasa de un medio a otro por los cuales tiene afinidad, a través de otro medio por el que no tiene afinidad alguna.

transicional. adj. F., *transitionnel*. Que pasa de un estado a otro.

transilíaco (de *trans-* y el lat. *ilia* bajo vientre). adj. A través o entre los dos huesos ilíacos.

transiliente (del lat. *transiliens, -entis*, p. a. de *transilire*, pasar a la otra parte o por encima). adj. Que salta o pasa a través.

transiluminación (de *trans-* y el lat. *illuminatio, -onis*, iluminación). f. A., *Durchleuchtung*; F. e In., *transillumination*; It., *trasilluminazione*; P., *transiluminação*. Iluminación por transparencia de una cavidad, especialmente la de los senos de la cara, por medio de una lamparita eléctrica introducida en la boca; diafanoscopia, diascopia. ||**-de la mama**. Paso a través de la mama de un haz de luz concentrado, en una habitación oscura. Su utilidad se limita a los cistadenomas papilares de localización subareolar en los que es posible diferenciar una sombra circunscrita esférica o totalmente opaca.

transinsular (de *trans-* y el lat. *insula*, isla). adj. F., *transinsulaire*. A través de una ínsula, de la de Reil especialmente.

transisquiático (de *trans-* y el gr. *ischíon*, cadera). adj. F., *transischiatique*. Entre o a través de los isquiones.

transístmico (de *trans-* y el gr. *isthmós*, paso estrecho). adj. A través de un istmo.

transitivismo. m. Fenómeno por el que algunos enfermos mentales atribuyen a otras personas sus propias sensaciones. || Término de Wernicke para una pérdida o falta de límites entre el propio yo y el mundo externo. Se observa en los niños pequeños y en las psicosis.

tránsito (del lat. *transitus*). m. Paso de un lugar a otro. || **-digestivo.** Exploración radiológica del intestino tras ingestión de una papilla opaca. || **-esofagogastroduodenal.** Estudio radiográfico del esófago, estómago y duodeno con papilla baritada. TEGD. || **-intestinal.** Estudio radiológico con papilla de bario de todo el intestino delgado.

transitorio (del lat. *transitorius*). adj. De poca duración, temporal, no permanente.

translación. f. TRASLACIÓN.

translocación (de *trans-* y el lat. *locatum*, supino de *locare*, poner algo en su lugar, colocar). f. F., *translocation*. Cambio de lugar; traslación. || En genética, alteración cromosómica debida al intercambio de un fragmento cromosómico de un cromosoma a otro.

translúcido (del lat. *translucidus*). adj. F., *translucide*. Dícese del cuerpo que deja pasar la luz, pero que no permite la visión de los objetos a través de su sustancia.

transmetilación. f. F., *transméthylation*. Formación de compuestos a partir de sustancias más simples, por adición de grupos metilo (CH_3) que son cedidos por otro cuerpo.

transmigración (del lat. *transmigratio, -onis*). f. A., *Überwanderung*; F. e In., *transmigration*; It., *trasmigrazione*; P., *transmigração*. Cambio de lugar; diapédesis. || **-externa** o **interna.** Paso del óvulo en un ovario a la trompa del lado opuesto, por fuera o por dentro de la trompa correspondiente.

transmineralización. f. Alteración de la composición mineral de los líquidos y tejidos del organismo, especialmente las desviaciones iónicas en la sangre, producidas por los rayos X.

transmisibilidad (del lat. *transmissibilis*, transmisible). f. Facultad o capacidad de transmitir por contagio o herencia. || CONDUCTIBILIDAD.

transmisión (del lat. *transmissio, -onis*). f. A., *Übertragung*; F. e In., *transmission*; It., *trasmissione*; P., *transmissão*. Transferencia, contagio o comunicación de las enfermedades. || Comunicación de las cualidades hereditarias a la descendencia. || Conductibilidad nerviosa. || **-del pensamiento.** Telepatía, hipnotismo, sugestión. || **-doble.** Transmisión de impulsos nerviosos en dos direcciones por un mismo nervio. || **-placentaria.** Transmisión de la madre al feto, a través de la placenta, de fármacos o enfermedades.

transmisor. m. En genética, individuo en apariencia normal, pero transmisor de un gen recesivo o recesivo ligado al sexo. Portador.

transmutación (del lat. *transmutatio, -onis*). f. A., *Umbildung*; F. e In., *transmutation*; It., *trasmutazione*; P., *transmutação*. Conversión de una especie o sustancia química en otra.

transocular (de *trans-* y el lat. *ocularis*, de *oculus*, ojo). adj. F., *transoculaire*. A través del globo del ojo.

transonancia (de *trans-* y el lat. *sonans, -antis*, p. a. de *sonare*, sonar). f. Transmisión del sonido formado en una parte a través de otra. || **-pleximétrica** o **percutoria.** Modalidad de percusión, especialmente para los vértices pulmonares, que consiste en percutir directamente con el dedo la clavícula y auscultar en la parte diametralmente opuesta.

transparente (de *trans-* y el lat. *parens, -entis*, que aparece). adj. F., *transparent*. Que da paso a la luz y permite ver los objetos a través de su sustancia.

transperitoneal (de *trans-* y el gr. *periteínein*, extender alrededor). adj. F., *transpéritonéal*. A través del peritoneo.

transpirable. adj. F., *qui peut transpirer*. Que permite el paso de la perspiración.

transpiración (de *trans-* y el lat. *spiratum*, supino de *spirare*, exhalar, brotar). f. A., *Schweissabsonderung*; F. e In., *transpiration*; It., *traspirazione*; P., *transpiração*. Exhalación de sudor o vapor por la piel y producto exhalado; perspiración; sudación. || **-insensible.** Excreción de sudor en pequeña cantidad, que se evapora antes de poder ser recogido. || **-pulmonar.** Exhalación de vapor de agua de los pulmones por la boca, visible en tiempo frío.

transplacentario (de *trans-* y el lat. *placenta*, torta). adj. F., *transplacentaire*. A través de la placenta.

transplantación. m. TRASPLANTE.

transpleural (de *trans-* y el gr. *pleurá*, costado). adj. F., *transpleural*. Efectuado a través de la pleura.

transporte. m. F., *transport*. Movimiento de moléculas en los sistemas biológicos, especialmente del interior al exterior de las células o a través de los estratos epiteliales. || **-activo.** Transporte de moléculas a través de una membrana biológica, con consumo energético.

transposición (del lat. *transpositum*, supino de *transponere*, transponer). f. A., *Verlagerung*; F. e In., *transposition*; It., *trasposizione*; P., *transposição*. Situación anormal inversa de las vísceras. || Operación de trasplantar un colgajo sin fijarlo completamente hasta que quede unido a su nueva situación.

transpositivo. adj. Que transpone; derivativo o revulsivo.

transposón. m. F., *transposon*. Segmento de DNA de más de 2.000 pares de bases no autorreplicativo, flanqueado por secuencias características de bases (dispuestas en el mismo orden o en orden inverso). Se encuentra formando parte de replicones (DNA nuclear, plásmidos), de los que puede liberarse y pasar a otro, o a otras zonas del mismo; vehiculado por un replicón, puede pasar a otras células. Su sistema de incorporación es elemental, no exige prácticamente reconocimiento y puede insertarse prácticamente en cualquier punto de una molécula de DNA, aun en la secuencia de un gen o de un operón, caso en que podrán ser causa de mutación por inserción. Pueden ser portadores de marcadores diversos (resistencia, metabólicos); así, p. ej., los genes responsables de la producción de β-lactamasa tipo TEM. Se ha sugerido la posibilidad de transferencia intercelular libre.

transtalámico (de *trans-* y el gr. *thálamos*, cámara nupcial). adj. F., *transthalamique*. A través del tálamo óptico.

transtemporal (de *trans-* y el lat. *tempora*, sienes). adj. F., *transtemporal*. A través de la región o lóbulo temporal.

transtermia (de *trans-* y el gr. *thérme*, calor). f. DIATERMIA.

transtorácico (de *trans-* y el gr. *thórax, -akos*, tórax, pecho). adj. A través del tórax.

transtoracotomía. f. F., *thoracotomie*. Operación quirúrgica a través de las paredes torácicas.

transuretral (de *trans-* y el gr. *ouréthra*, uretra). adj. F., *transurétral*. A través o por vía de la uretra.

transustanciación. f. F., *transsubstanciation*. Sustitución de las partes de un tejido por elementos de otra especie.

transvaginal (de *trans-* y el lat. *vagina*, vaina, vagina). adj. F., *transvaginal*. Por vía vaginal.

transvateriano. adj. A través de la papila o ampolla de Vater.

transversal (de *transverso*). adj. Que atraviesa de un lado a otro o que cruza el eje longitudinal de un cuerpo.

transversectomía (de *transverso* y el gr. *ektomé*, resección). f. F., *transversectomie*. Resección de una o varias apófisis transversas de las vértebras.

transverso (del lat. *transversus*). adj. F., *transverse*. Transversal; dirigido a través. || m. MÚSCULOS (TABLA DE).

transversoanal (de *transverso* y el lat. *anus*, ano). adj. y s. Músculo transverso superficial del perineo.

transversocostal (de *transverso* y el lat. *costa*, costilla). adj. F., *transverso-costal, costo-transversaire*. Relativo a las apófisis transversas y las costillas; costotransverso.

transversoilíaco (de *transverso* y el lat. *ilia*, bajo vientre). adj. Relativo a las apófisis transversas y al hueso ilíaco. || m. Músculo cuadrado de los lomos.

transversospinoso (de *transverso* y el lat. *spina*, espina dorsal). adj. Relativo a las apófisis transversas y espinosas de las vértebras. || m. Cada uno de los fascículos musculares insertos en dichas apófisis a lo largo del raquis, que se describen como músculos distintos; semiespinoso, multífido del raquis y rotadores del dorso.

transversotomía (de *transverso* y el gr. *tomé*, corte). f. F., *transversotomie*. Sección del colon transverso.

transversouretral (de *transverso* y el gr. *ouréthra*, uretra). m. F., *muscle transverse de l'urètre*. Músculo transverso profundo del perineo.

transvesical (de *trans-* y el lat. *vesica*, vejiga). adj. F., *transvésical*. A través de la vejiga urinaria.

transvestismo (de *trans-* y el lat. *vestis*, vestido). m. F., *transvestisme*. Utilización de prendas e incluso de hábitos sociales del sexo opuesto, con lo que el sujeto puede experimentar una excitación o satisfacción sexual. Se observa en homosexuales y especialmente en transexuales. Sin.: Eonismo, travestismo.

Trantas (Gránulos o puntos de) (Alexios *Trantas*, oftalmólogo griego, 1867-1960). V. GRÁNULO.

trapeciforme. adj. TRAPEZOIDE.

trapecio (del lat. *trapezium*, y éste del gr. *trapézion*, mesita). m. F., *trapèze*. Hueso trapecio. V. HUESOS (TABLA DE). || F., *muscle trapèze*. Músculo trapecio. V. MÚSCULOS (TABLA DE). || Banda de fibras transversas en la porción inferior del puente, alrededor del núcleo olivar superior. || Sustancia blanca central del cerebelo.

trapeciometacarpiano. adj. Relativo al trapecio y al metacarpo.

trapezoide, trapezoideo (del gr. *trapezoeidés*; de *trápeza*, mesa de cuatro pies, y *eîdos*, aspecto). adj. F., *trapézoïde*. Que tiene figura de trapecio. || m. Hueso trapezoide. V. HUESOS (TABLA DE).

Trapp (Coeficiente, fórmula de) (Julius *Trapp*, farmacéutico ruso, 1815-1908). V. COEFICIENTE, FÓRMULA. || **-Häser (Fórmula de)** (*Trapp*, y Heinrich *Häser*, médico alemán, 1811-1885). V. FÓRMULA.

tráquea (del lat. *trachia*, y éste del gr. *tracheîa artería*, tráquea áspera). f. A., *Luftröhre, Trachea*; F., *trachée*; In. e It., *trachea*; P., *traqueia*. Conducto cilíndrico elástico, cartilaginoso y membranoso, de 12 cm de longitud, situado en la parte anterior e inferior del cuello y superior del tórax, que se continúa hacia arriba con la laringe y se divide en la parte inferior en dos ramas o bronquios. Sin.: Traquearteria.

traquealgia (de *tráquea* y el gr. *álgos*, dolor). f. F., *trachéalgie*. Dolor en la tráquea.

traquectasia (de *tráquea* y el gr. *éktasis*, extensión). f. F., *dilatation de la trachée*. Ectasia o dilatación de la tráquea.

traqueítis (de *tráquea* y el suf. *-itis*). f. A., *Tracheitis*; F., *trachéite*; In., *tracheitis*; It., *tracheite*; P., *traqueíte*. Inflamación de la tráquea.

traquelagra (de *traquelo-* y el gr. *ágra*, ataque). f. Dolor gotoso en el cuello.

traquelectomía (de *traquelo-* y el gr. *ektomé*, escisión). f. F., *trachélectomie*. Escisión quirúrgica del cuello del útero.

traquelectomopexia (de *traquelectomía* y el gr. *pêxis*, fijación). f. Escisión parcial y fijación del cuello del útero.

traquelematoma (de *traquelo-* y *hematoma*). m. F., *trachelhématome*. Hematoma traumático del cuello en la vaina del esternocleidomastoideo en el recién nacido.

traqueliano. adj. CERVICAL.

traquelismo. m. F., *trachélisme*. Espasmo de los músculos del cuello en la epilepsia, que produce la compresión de los vasos de la región.

traquelitis. f. F., *trachélite*. Inflamación de un cuello; cervicitis.

traquelo-. Forma prefija del gr. *tráchelos*, cuello, nuca.

traqueloacromial (de *traquelo-*, el gr. *ákros*, extremo, y *ômos*, hombro). adj. Relativo al cuello y el acromion. || m. Músculo accidental que se inserta en el hueso occipital y el acromion.

traqueloanguloscapular (de *traquelo-*, el lat. *angulus*, ángulo, y *scapulae*, espaldas). m. Músculo angular del omóplato.

traqueloatloidobasilar (de *traquelo-*, el gr. *Atlas, -antos*, Atlante, *eîdos*, aspecto, y el lat. *basis*, base). m. Músculo recto lateral de la cabeza.

traqueloatloidooccipital (de *traquelo-*, el gr. *Atlas, -antos*, Atlante, *eîdos*, aspecto, y el lat. *occipitium*, occipucio). m. Músculo oblicuo menor de la cabeza.

traquelobasilar. m. Músculo recto anterior de la cabeza.

traquelobregmático (de *traquelo-* y el gr. *brégma, -atos*, parte anterior de la cabeza). adj. Relativo al cuello y el bregma.

traquelocele. m. TRAQUEOCELE.

traquelocifosis (de *traquelo-* y el gr. *kyphoûn*, curvar). f. F., *déviation antérieure de la partie cervicale de la colonne vertébrale*. Curvatura anterior de la porción cervical del raquis.

traquelocirtosis (de *traquelo-* y el gr. *kyrtoûn*, curvar). f. TRAQUELOCIFOSIS.

traquelocistitis (de *traquelo-*, el gr. *kýstis*, vejiga, y el suf. *-itis*). f. F., *cervicite*. Inflamación del cuello de la vejiga.

traqueloclavicular (de *traquelo-* y el lat. *clavicula*, dim. de *clavis*, llave). adj. Relativo al cuello y la clavícula. || m. Músculo accidental que se inserta en las vértebras cervicales y en el tercio externo de la clavícula.

traquelocostal (de *traquelo-* y el lat. *costa*, costilla). adj. Relativo al cuello y las costillas. || m. Músculo escaleno.

traquelodiafragmático (de *traquelo-* y el gr. *diaphrássein*, interceptar). adj. Relativo al cuello y el diafragma.

traquelodinia (de *traquelo-* y el gr. *odýne*, dolor). f. F., *trachéalgie*. Dolor en el cuello; traquelalgia.

traquelofima (de *traquelo-* y el gr. *phŷma*, tubérculo, tumor). m. Tumor del cuello; bocio.

traquelología (de *traquelo-* y el gr. *lógos*, tratado). f. F., *trachélologie*. Suma de conocimientos relativos al cuello y sus enfermedades y traumatismos.

traquelomastoideo (de *traquelo-*, el gr. *mastós*, mama, y *eîdos*, aspecto). adj. Relativo al cuello y la apófisis mastoides. || m. Músculo complexo menor.

traquelomiitis (de *traquelo-* y el gr. *mŷs, myós*, músculo). f. F., *inflammation des muscles du cou*. Miitis o inflamación de los músculos del cuello.

traquelooccipital (de *traquelo-* y el lat. *occipitium*, occipucio). adj. Relativo al cuello y el occipital. || m. Músculo complexo mayor.

traquelopexia (de *traquelo-* y el gr. *pêxis*, fijación). f. A., *Zervixfixation*; F., *trachélopexie*; In., *trachelopexy*; It., *trachelopessia*; P., *traquelopexia*. Operación quirúrgica de fijar el cuello uterino a una parte.

traqueloplastia (de *traquelo-* y el gr. *plássein*, formar). f. A., *Zervixplastik*; F., *trachéloplastie*; In., *tracheloplasty*; It., *trachelloplastica*; P., *traqueloplastia*. Cirugía plástica del cuello uterino.

traquelorrafia (de *traquelo-* y el gr. *rhaphé*, sutura). f. A., *Trachelorrhaphie*; F., *trachélorraphie*; In., *trachelorrhaphy*; It., *trachelorrafia*; P., *traquelorrafia*. Sutura de un desgarro del cuello uterino; operación de Emmet.

traquelosiringorrafia (de *traquelo-*, el gr. *sýrigx, -iggos*, caña hueca, flauta, fístula, y *rhaphé*, sutura). f. F., *opération d'une fistule vaginale avec fixation au col utérin*. Traquelorrafia por fístula de la vagina.

traquelosquisis (de *traquelo-* y el gr. *schísis*, hendidura). f. F., *trachéloschisis*. Fisura congénita del cuello.

traquelotomía (de *traquelo-* y el gr. *tomé*, corte). f. F., *trachélotomie*. Incisión quirúrgica de un cuello, especialmente del uterino.

traqueoaerocele (de *tráquea*, el gr. *aér, aéros*, aire, y *kéle*, hernia). m. Hernia traqueal que contiene aire.

traqueoblenorrea (de *tráquea*, el gr. *blénna*, moco, y *rheîn*, fluir). f. Flujo profuso de moco traqueal.

traqueobroncoscopia (de *tráquea*, el lat. *bronchium*, bronquio, y el gr. *skopeîn*, observar). f. F., *trachéobronchoscopie*. Inspección visual del interior de la tráquea y bronquios.

traqueobronquial (de *tráquea* y el lat. *bronchium*, bronquio). adj. F., *trachéo-bronchique*. Relativo a la tráquea y los bronquios.

traqueobronquitis. f. A., *Tracheobronchitis;* F., *trachéobronchite;* In., *tracheobronchitis;* It., *traqueobronchite;* P., *traqueobronquite*. Inflamación de la tráquea y los bronquios.

traqueocele (de *tráquea* y el gr. *kéle*, hernia, tumor). m. A., *Tracheocele;* F., *trachéocèle;* In. e It., *tracheocele;* P., *traqueocele*. Tumor de la tráquea; prolapso herniario de la mucosa traqueal. || Antiguamente, bocio.

traqueocricoideo (de *tráquea*, el gr. *kríkos*, anillo, y *eîdos*, aspecto). adj. Relativo a la tráquea y el cartílago cricoides.

traqueoesofágico (de *tráquea* y el gr. *oisophágos*, esófago). adj. F., *trachéo-oesophagien*. Relativo a la tráquea y el esófago.

traqueofaríngeo (de *tráquea* y el gr. *phárygx, -yggos*, faringe). adj. F., *trachéo-pharyngien*. Relativo a la tráquea y la faringe.

traqueofistulización (de *tráquea* y el lat. *fistula*, conducto). f. F., *trachéofistulisation*. Punción percutánea de la tráquea para la introducción de agentes medicinales.

traqueofisura (de *tráquea* y el lat. *findere*, hender). f. Hendidura longitudinal de la tráquea.

traqueofonía (de *tráquea* y el gr. *phoné*, voz, sonido). f. Sonido percibido por la auscultación de la tráquea. TRAQUIFONÍA.

traqueolaríngeo (de *tráquea* y el gr. *lárygx, -iggos*, laringe). adj. F., *trachéo-laryngien*. Relativo a la tráquea y la laringe.

traqueolaringotomía (de *tráquea*, laringe y el gr. *tomé*, sección). f. F., *trachéo-laryngotomie*. Incisión quirúrgica de la laringe y la tráquea.

traqueomalacia (de *tráquea* y el gr. *malakía*, debilidad). f. F., *trachéomalacie*. Reblandecimiento de la tráquea por degeneración adiposa de sus cartílagos.

traqueopatía (de *tráquea* y el gr. *páthos*, enfermedad). f. F., *trachéopathie*. Afección de la tráquea en general. ||**-condrosteoplásica**. Formación de depósitos óseos y cartilaginosos en la mucosa traqueal.

traqueopiosis (de *tráquea* y el gr. *pýon*, pus, y el suf. *-osis*). f. Traqueítis purulenta.

traqueoplastia (de *tráquea* y el gr. *plássein*, formar). f. F., *trachéoplastie*. Cirugía plástica de la tráquea.

traqueorrafia (de *tráquea* y el gr. *rhaphé*, costura). f. A., *Trachelorrhaphie;* F., *trachéorrhaphie;* In., *tracheorrhaphy;* It., *tracheorrafia;* P., *traqueorrafia*. Sutura de la tráquea.

traqueorragia (de *tráquea* y el gr. *regnýnai*, romper). f. F., *trachéorragie*. Hemorragia de la tráquea o por la tráquea.

traqueoscopia. f. A., *Luftröhrenspiegelung;* F., *trachéoscopie;* In., *tracheoscopy;* It., *tracheoscopia;* P., *traqueoscopia*. Endoscopia de la tráquea. ||**-alta** o **peroral.** Inspección de la tráquea a través de la boca y cuerdas vocales, por medio del laringoscopio y broncoscopio. ||**-baja** o **percervical.** Inspección de la tráquea previa traqueotomía.

traqueosquisis (de *tráquea* y el gr. *schísis*, separación). f. F., *trachéoschisis*. Fisura de la tráquea; traqueofisura.

traqueostenosis (de *tráquea* y el gr. *stenós*, angosto). f. F., *trachéosténose*. Estenosis de la tráquea.

traqueostoma (de *tráquea* y el gr. *stóma*, boca). m. F., *trachéostome*. Abertura quirúrgica permanente de la tráquea a través del cuello.

traqueostomía (de *tráquea* y el gr. *stóma*, boca). f. F., *trachéostomie*. Creación de una fístula traqueal por medios quirúrgicos.

traqueotomía (de *tráquea* y el gr. *tomé*, corte). f. A., *Luftröhrenschnitt;* F., *trachéotomie;* In., *tracheotomy;* It., *tracheotomia;* P., *traqueotomia*. Operación de incidir la tráquea para dar salida a un cuerpo extraño o dejar en ella una abertura más o menos permanente en las afecciones que producen obstrucción de la laringe. ||**-inferior** o **superior.** La que se practica por debajo o por encima del istmo del tiroides.

traqueótomo (de *tráquea* y el gr. *tomós*, cortante). m. F., *trachéotome*. Instrumento cortante para la práctica de la traqueotomía.

traquicromático (del gr. *trachýs*, rudo, y *chróma*, color). adj. F., *noyau très chromatophile*. Que se colora o tiñe intensamente.

traquielcosis (de *tráquea* y el gr. *hélkos*, úlcera). f. Ulceración de la tráquea.

traquifonía (del gr. *trachýphonos*, de voz áspera; de *trachýs*, áspero, y *phoné*, voz). f. Rudeza o ronquera de la voz.

traquitis. f. TRAQUEÍTIS.

trascavidad. f. Espacio o cavidad situada en la parte posterior de uno o varios órganos. ||**-de los epiplones.** A., *Netzbeutel;* F., *arrière-cavité des épiploons;* In., *omental sac;* It., *retrocavità degli epiploon;* P., *trascavidade dos epíploos*. Bolsa omental, cavidad peritoneal situada detrás del estómago y epiplón menor y delante del páncreas y riñón izquierdo. Hacia arriba limita con la cúpula diafragmática, hacia abajo con el mesocolon transverso, hacia la izquierda con el bazo y hacia la derecha no rebasa la primera porción del duodeno. Comunica con la cavidad peritoneal a través del orificio epiploico o hiato de Winslow.

trascendental o **trascendente** (del lat. *transcendens, -entis*, p. a. de *transcendere*, rebasar subiendo, transcender). adj. Que traspasa los límites de lo experimental y se eleva a la concepción abstracta de las leyes. || De mucha importancia o gravedad.

trasero (de *tras*). m. Parte posterior de un animal; región glútea.

traslación (del lat. *translatio, -onis*). f. A., *Übertragung;* F., *translation;* It., *traslazione;* P., *translação*. Cambio de lugar, migración, locomoción. || Conversión del mensaje de un mRNA en el polipéptido correspondiente. La traslación tiene lugar en los ribosomas (rRNA) y los aminoácidos son aportados por el tRNA.

traslocación. f. TRANSLOCACIÓN.

trasplante. m. A., *Transplantation;* F. e In., *transplantation;* It., *trapianto;* P., *transplantação*. Implantación de un órgano en un organismo receptor, con restablecimiento de las conexiones vasculares, arteriales y venosas. || Aplicación de una parte de tejidos tomados de otra parte del mismo cuerpo o de otro. Injerto. V. PLASTIA, COLGAJO. ||**-autoplástico.** Reimplantación de un tejido u órgano tomado del mismo individuo. *Sin.:* Autotrasplante. ||**-de Gallie.** Tira de fascia lata, utilizada como injerto en las operaciones sobre hernias. ||**-heteroplástico.** Trasplante de tejido u órgano procedente de otra especie, generalmente muy afín al sujeto receptor. *Sin.:* Heterotrasplante. ||**-heterotópico.** Trasplante de un tejido u órgano en sitio distinto del que ocupaba en la zona dadora o individuo donador. ||**-homoplástico.** Trasplante de material tomado de otro individuo de la misma especie. *Sin.:* Homotrasplante. ||**-homotópico.** Trasplante en el que se utiliza un tejido tomado de mismo lugar en el que se aplica. ||**-isoplástico.** Trasplante entre organismos con estructura antigénica genéticamente idéntica, como es el caso entre gemelos verdaderos. *Sin.:* Isotrasplante. ||**-ortotópico.** TRASPLANTE HOMOTÓPICO. ||**-singenesioplástico.** Trasplante entre individuos de la misma familia, de padre a hijo, de hermano a hermano. ||**-tendinoso.** Inserción del tendón de un músculo sano en el tendón de un músculo paralizado.

trastorno. m. A., *Störung;* F., *trouble;* In., *trouble;* It., *disturbo;* P., *transtorno*. Alteración, perturbación, cambio en sentido morboso. ||**-fisiopáticos** (pl.). V. SÍNDROME DE BABINSKI-FROMENT. ||**-reflejos extenso-**

progresivos de Barré (pl). V. Síndrome de Barré (4.ª acep.).
trasudación. f. A., *Durchsickerung;* F., *transsudation;* In., *transudation;* It., *trassudazione;* P., *transudação.* Paso de líquido o suero a través de las paredes o membranas que lo contienen.
trasudado. m. A., *Transsudat;* F., *transsudat;* In., *transudate;* It., *trasudato;* P., *transudato.* Líquido que ha atravesado mecánicamente una membrana, sin fenómenos inflamatorios. V. Exudado.
trasudor. m. Sudor tenue por fatiga o congoja.
tratamiento. m. A., *Behandlung;* F., *traitement;* In., *treatment;* It., *trattamento;* P., *tratamento.* Conjunto de medios de toda clase, higiénicos, farmacológicos y quirúrgicos, que se ponen en práctica para la curación o alivio de las enfermedades. Terapia o terapéutica. || Método especial de cura. V. Cura, método, régimen. ||**-activo.** El dirigido directamente a la curación de la enfermedad. ||**-búlgaro.** desus. Tratamiento de las secuelas nerviosas y psíquicas de la encefalitis epidémica por la administración de un cocimiento de belladona en vino claro al 6 %, a dosis de 5 a 15 ml tres veces al día. ||**-causal.** El dirigido directamente contra la causa de la enfermedad. ||**-conservador.** Cirugía conservadora. ||**-curativo.** desus. Tratamiento activo que cura positivamente una enfermedad. ||**-de Allen.** Tratamiento antiguo de la diabetes por *dieta famis* seguida de dieta restringida, asociada con la determinación cuidadosa de la cantidad de alimento que el paciente puede consumir sin producir glucosuria ni glucemia. ||**-de Alonzo Clark.** desus. Supresión del peristaltismo en la peritonitis, con grandes dosis de opio. ||**-de Apostoli.** desus. Tratamiento eléctrico de las afecciones uterinas por introducción del polo positivo dentro del útero y aplicación externa del polo negativo. ||**-de Ascoli.** Inyecciones intravenosas de adrenalina en el paludismo. ||**-de Babes.** desus. Tratamiento de la rabia por la inyección de suspensiones de médula espinal atenuadas por el calor. ||**-de Bacelli.** desus. Inyección intramuscular de soluciones fenicadas y enemas de hidrato de cloral en el tratamiento del tétanos. ||**-de Baer.** Rotura de adherencias en una articulación anquilosada, seguida de inyecciones de aceite esterilizado, para prevenir la formación de nuevas adherencias. ||**-de Balfour.** desus. Tratamiento de los aneurismas por el yoduro potásico. ||**-de Banting.** Tratamiento de la obesidad por un régimen restringido, especialmente en azúcar, harinas y grasas. || Insulinoterapia. ||**-de Bergonié.** Faradización general para la reducción de la obesidad. ||**-de Bier.** Hiperemia de Bier. ||**-de Bird.** Curación de las úlceras por decúbito por medio de corrientes galvánicas débiles. ||**-de Blanchard.** Repleción de las cavidades óseas tuberculosas con una mezcla de cera blanca y vaselina. ||**-de Bouchardat.** Tratamiento de la diabetes por un régimen alimentario que excluye los hidratos de carbono. ||**-de Brand.** desus. Método de tratamiento de la fiebre tifoidea por el uso sistemático de baños fríos cada tres horas cuando la temperatura rectal llega a 39° y de fricciones durante el baño. ||**-de Brandt.** desus. Tratamiento de las afecciones de las trompas de Falopio por la presión de su contenido por medio del masaje. ||**-de Brehmer.** Tratamiento de la tuberculosis pulmonar por medios dietéticos y físicos (sobrealimentación, gimnasia respiratoria, descanso, hidroterapia, etc.). ||**-de Brown-Séquard.** desus. Inyección de soluciones de órganos de animales cuya falta o degeneración en el hombre ha producido un estado morboso; organoterapia. ||**-de Buelau.** Empleo del sifón para el drenaje del empiema. ||**-de Calot.** Tratamiento de la enfermedad de Pott por los corsés enyesados con una abertura en la eminencia ósea, sobre la que la presión se efectúa con compresas. ||**-de Carrel o de Carrel-Dakin.** Tratamiento de las heridas regido por los siguientes principios: desbridamiento amplio y minucioso, lavado general de la herida, irrigación de ésta por medio de tubos elásticos distribuidos por todas las anfractuosidades y conectados por un tubo principal, con el líquido de Dakin. Desde el principio del tratamiento se cuentan las bacterias en los exudados de la herida, y cuando ésta es prácticamente estéril se sutura. ||**-de Castellani.** Tratamiento de la elefancía por el descanso absoluto en la cama, vendajes de goma o franela e inyecciones diarias de fibrolisina. ||**-de Comby-Filatov.** desus. Tratamiento de la corea por dosis crecientes de arsénico. ||**-de Cordier.** Tratamiento de la ciática por la inyección de aire filtrado en la región del nervio ciático. ||**-de Dancel.** Tratamiento de la obesidad que comprende el ejercicio matutino, supresión de las grasas, farináceos y azúcares, y reducción de las bebidas al mínimo. ||**-de Débove.** desus. Tratamiento de la tuberculosis por la sobrealimentación por medio de la sonda esofágica. ||**-de Demyanovich.** Tratamiento de la sarna por las fricciones de solución de tiosulfato sódico al 40 %, seguidas de fricciones con solución de ácido clorhídrico al 5 %. ||**-de Durante.** desus. Inyección de yodo en las lesiones tuberculosas quirúrgicas. ||**-de Ebstein.** Tratamiento de la obesidad por un régimen albuminograsoso moderado, con reducción principal de los hidratos de carbono, pero no deben exceder de 80 a 100 g. ||**-de Ehrlich-Hata.** desus. Tratamiento de la sífilis por arsenicales (Salvarsán). ||**-de Elliot.** desus. Tratamiento de las afecciones inflamatorias de la pelvis por la introducción en la vagina de un saco de goma por el que circula constantemente agua caliente. ||**-de Erlangen.** Administración, en los cánceres profundamente situados, de una dosis de rayos X de alto voltaje, letal para las células cancerosas. ||**-de Etappen.** Tratamiento del genu valgo por los vendajes enyesados y resección de cuñas óseas. ||**-de Falta.** Alternación periódica de un régimen rígido sin hidratos de carbono con otro escaso en proteínas y abundante en hidratos de carbono, en las diabetes. ||**-de Fermi.** Tratamiento de la rabia con una vacuna preparada de un virus vivo combinada con suero de caballo inmunizado con la vacuna. ||**-de Finikov.** Antiguo tratamiento de la tuberculosis ósea por las inyecciones intramusculares de aceite de cacahuete yodado e intravenosas de solución de calcio al 10 %. ||**-de Finsen.** Fototerapia del lupus por la luz de Finsen. ||**-de Fischer.** desus. Inyección intravenosa o rectal de suero artificial en la anuria y eclampsia por nefritis crónica. ||**-de Flechsig.** desus. Tratamiento de la epilepsia por el uso de opio y a continuación el de los bromuros. ||**-de Fleiss.** desus. Anestesia de los cornetes nasales para aliviar el dolor de la dismenorrea y las gastralgias nerviosas. ||**-de Forlanini.** Tratamiento de la tuberculosis pulmonar unilateral por medio del neumotórax artificial. ||**-de Forlanini-Morelli.** Tratamiento del empiema por el neumotórax, drenaje con aspiración continua e irrigación. ||**-de Fournier.** desus. Tratamiento de la sífilis por la administración periódica de mercurio durante varios años, que otrora gozó de gran predicamento. ||**-de Fowler-Murphy.** Tratamiento de Murphy. ||**-de Frenkel.** Corrección de la falta de coordinación en los atáxicos, por medio de ejercicios adecuados. ||**-de Gennerich.** desus. Tratamiento de la neurosífilis por la introducción de un producto arsenical (neosalvarsán) en el conducto raquídeo. ||**-de Girard.** Tratamiento del mareo por la administración hipodérmica o por la boca de sulfato de atropina y sulfato de estricnina. ||**-de Guelpa.** desus. Cura de desintoxicación que se aplicó al tratamiento de la gota, reumatismo, diabetes, etc., que consiste en el reposo en la cama por 3 o 4 días, durante los cuales se practica la abstinencia completa de alimentos y la purgación abundante con sales minerales. ||**-de Guinard.** desus. Aplicación del carburo de calcio a los tumores cutáneos ulcerados. ||**-de Hare.** Tratamiento de la disentería en la Unión India por inyecciones rectales de agua caliente con un tubo que llega hasta el sigmoide. ||**-de Hassin.** Inyección epidural de morfina contra los dolores fulgurantes de la tabes en las piernas. ||**-de Heiser.** Tratamiento de la lepra

por la inyección de una mezcla que contenga 60 ml de aceite de chaulmogra, 60 ml de aceite alcanforado y 4 g de resorcina. ||**-de Högyes.** Tratamiento de la rabia por la inyección subcutánea de suspensión de virus al 1 % más o menos diluida. ||**-de Huchard.** Tratamiento de la dilatación gástrica por la limitación estricta de las bebidas. ||**-de Jacquet.** Tratamiento biocinético por la gimnasia activa y elevación de las manos y pies contra los sabañones. ||**-de Jarotzky.** desus. Tratamiento de la úlcera del estómago por la administración de albúmina de huevo, manteca fresca y pan o pastas. ||**-de Karell.** Cura de Karell. ||**-de Kaufmann.** Tratamiento de las psiconeurosis por la aplicación de choques eléctricos potentes y la práctica de ejercicios ordenados militarmente. ||**-de Keating-Hart.** Fulguración. ||**-de Kenny.** V. Método. ||**-de Killgreen.** Sistema de gimnasia médica combinada con ejercicio pasivo, masaje y vibraciones. ||**-de Kittel.** desus. Masaje de las articulaciones gotosas para la dispersión de los depósitos uráticos. ||**-de Klapp.** Tratamiento de la escoliosis por medio de diversos ejercicios de la columna vertebral estando el paciente a gatas en el suelo. ||**-de Knopf.** Práctica de respiración diafragmática para procurar el descanso de los vértices pulmonares o para aumentar la fuerza de la acción cardíaca. ||**-de Koga.** desus. Tratamiento de la tromboangitis obliterante por dilución de la sangre con solución salina normal en inyección subcutánea. ||**-de Korányi.** desus. Tratamiento de la leucemia por la bencina. ||**-de Kromayer.** desus. Tratamiento de la sífilis por la inhalación de mercurio finamente dividido. ||**-de la Caridad.** Tratamiento del cólico de los pintores, empleado en otro tiempo, a base de tisanas sudoríficas y laxantes. ||**-de Lambert.** Tratamiento de la morfinomanía por la reducción gradual de las dosis de morfina y sustitución de éstas con dosis crecientes de codeína. ||**-de Lambotte.** Método de extensión continua en las fracturas de las extremidades por la aplicación de clavos de acero en uno de los fragmentos óseos y sobre los que se practica la tracción. ||**-de Lancereaux.** desus. Tratamiento de los aneurismas internos por las inyecciones subcutáneas de gelatina. ||**-de Lane-Lambotte.** Tratamiento de las fracturas por osteosíntesis metálica. ||**-de Larat.** Tratamiento de las parálisis diftéricas del velo del paladar por las corrientes farádicas. ||**-de Läwe.** desus. Tratamiento de los abscesos por inyecciones de sangre venosa del mismo paciente alrededor de aquéllos. ||**-de Lenhartz.** desus. Tratamiento de la úlcera gástrica por el descanso en la cama y un régimen alimentario abundante en proteínas, con objeto de lograr la neutralización completa del exceso de ácido clorhídrico. ||**-de Lerich.** Tratamiento de los esguinces por la infiltración periarticular de una solución de procaína del 0,5 al 2 %. ||**-de Leube.** desus. Tratamiento de la úlcera gástrica por el descanso en la cama, uso diario de laxantes salinos, aplicación de cataplasmas calientes y compresas de Priessnitz en el abdomen, dieta láctea en cantidades crecientes, adición de cereales y, finalmente, carne. ||**-de Matas.** Tratamiento de las neuralgias por las inyecciones alcohólicas debajo de los ganglios nerviosos en la base del cráneo. ||**-de Meltzer.** Tratamiento paliativo del tétanos por la inyección intrarraquídea de una solución de sulfato de magnesio. ||**-de Minot-Murphy.** Tratamiento de la anemia perniciosa por las preparaciones de hígado. ||**-de Möllgaard.** desus. Tratamiento de la tuberculosis por la sanocrisina. ||**-de Muirhead.** desus. Tratamiento de la enfermedad de Addison por las inyecciones de adrenalina hasta el límite de la tolerancia y administración oral de corteza suprarrenal. ||**-de Murphy.** Neumotórax artificial con el nitrógeno. || Enteroclisis gota a gota con solución salina fisiológica en la peritonitis, combinada con la posición de Fowler. ||**-de Nägeli.** desus. Tratamiento de la epistaxis por el estiramiento del nervio simpático cervical, que estimula la vasoconstricción. ||**-de Nauheim.** Tratamiento de Schott, en el balneario de Nauheim, de las enfermedades del corazón, por el uso de los baños salinogaseosos y el ejercicio sistemáticamente dirigido. ||**-de Neuber.** Escisión del tejido tuberculoso de las cavidades tuberculosas, después de lo cual se llenan éstas con una emulsión de yodoformo en glicerina. ||**-de Neuendorf.** Tratamiento de las artritis reumatoideas por los baños de barro de Neuendorf, en Alemania. ||**-de Noesske.** Tratamiento de la gangrena por escisión del tejido esfacelado y aspiración de la sangre estancada en la herida por medio de una ventosa. ||**-de Noorden.** Tratamiento de la diabetes por la restricción de proteínas y exclusión de los hidratos de carbono, salvo la avena. ||**-de Nordach.** desus. Tratamiento de la tuberculosis por el reposo, aireación y sobrealimentación. ||**-de Ochsner.** desus. Tratamiento de la apendicitis por la quietud, dieta absoluta y exclusión de purgantes para asegurar el descanso peristáltico y favorecer de este modo la formación de adherencias. ||**-de Oertel.** Cura de terreno. ||**-de Pepper.** Tratamiento de Alonzo clark. ||**-de Petrén.** desus. Tratamiento de la diabetes por un régimen muy escaso en proteínas e hidratos de carbono, pero muy abundante en grasas. ||**-de Petrescu.** desus. Tratamiento de la neumonía por las grandes dosis de digital. ||**-de Pilcz.** Tratamiento de la parálisis con la toxina de la erisipela. ||**-de Pincus.** desus. Tratamiento de varias afecciones ginecológicas por la elevación de la pelvis y extremidades inferiores y el uso de varias formas de compresión. ||**-de Playfair.** desus. Tratamiento de la tuberculosis por la quietud y sobrealimentación. ||**-de Plombières.** Ducha o lavado intestinal por medio de un tubo de goma blanda introducido 10 o 12 cm en el recto, practicada con 1 o 1,5 l de agua de Plombières a una temperatura y fuerza determinadas. ||**-de Plummer.** Administración de una a tres veces al día de 5 a 15 gotas de solución de Lugol una o dos semanas antes y tres o cuatro días después de una tiroidectomía, con descanso en la cama. ||**-de Politzer.** Tratamiento de las afecciones del oído medio por las duchas de aire con la pera del mismo autor. ||**-de Potter.** desus. Administración de una solución decinormal de ácido clorhídrico para neutralizar la alcalinidad del jugo pancreático y prevenir así su acción tríptica en las fístulas intestinales. ||**-de Proetz.** Repleción de los senos paranasales con líquidos, por medio de una presión negativa intermitente, en las afecciones infecciosas de estos senos. ||**-de Quintin.** desus. Tratamiento de la anemia, estados de debilidad, etc., por las inyecciones subcutáneas de suero marino. ||**-de Retan.** Tratamiento de la invaginación por la distensión del colon con una mixtura de bario y algunas manipulaciones. ||**-de Richet.** desus. Régimen desclorurado y pequeñas dosis de bromuro en la epilepsia. ||**-de Ricord.** Tratamiento antiguo de la sífilis por la administración sucesiva de mercurio y yoduro potásico. ||**-de Roeder.** Extracción del pus de las amígdalas por succión. ||**-de Rogers.** desus. Tratamiento antiguo del cólera por las inyecciones de suero artificial y la administración de permanganato por vía bucal. ||**-de Rollier.** desus. Helioterapia en la tuberculosis quirúrgica. ||**-de Römer.** desus. Tratamiento del parkinsonismo postencefalítico por la atropina a grandes dosis. ||**-de Safár.** Diatermia con empleo de múltiples electrodos en el desprendimiento de la retina. ||**-de Sakel.** Choque hipoglucémico provocado por fuertes dosis de insulina en el tratamiento de ciertas enfermedades mentales. ||**-de Salisbury.** Tratamiento de la obesidad por un régimen de carne picada y agua caliente. ||**-de Sceleth.** Tratamiento de la morfinomanía por el uso de purgantes y una prescripción con bromhidrato de escopolamina, bromhidrato de pilocarpina, clorhidrato de etilmorfina, extracto de cáscara sagrada y alcohol. ||**-de Schede.** Tratamiento de la necrosis ósea por secuestrotomía y abandono de coágulo que llena la cavidad ósea debajo de una cura antiséptica. ||**-de Schlösser.** Tratamiento de la neuralgia del facial por medio de inyecciones de alcohol de 80° en el agujero de salida del nervio. ‖ -de Schöler. Inyección de tintura de yodo en el cuerpo vítreo en el desprendimiento de la retina. ‖ -de Schott. Tratamiento de Nauheim. ‖ -de Schroth. Tratamiento de la obesidad por la exclusión al máximo del agua en cualquier forma. ‖ -de Semmola. desus. Dieta láctea y pequeña dosis de yoduro potásico en el tratamiento de la cirrosis hepática. ‖ -de Semple. Tratamiento de la rabia por la inyección de virus atenuado en una solución de ácido fénico al 1 %. ‖ -de Sicard. desus. Cordotomía bilateral entre el I y II o II y III segmentos torácicos de la médula, para las crisis gástricas tabéticas. ‖ -de Sippy. desus. Régimen dietético en la úlcera gástrica, a base de leche, farináceos y huevos y administración de alcalinos, bicarbonato de sodio, magnesia y carbonato de cal. ‖ -de Spahlinger. desus. Tratamiento de la tuberculosis pulmonar por inyecciones intramusculares de antígenos tuberculosos y fermentos y luego de fermentos combinados con lipoides. ‖ -de Spangler. desus. Tratamiento de la epilepsia por la inoculación de veneno de la serpiente de cascabel. ‖ -de Stoker. desus. Tratamiento de la bronquiectasia por las inhalaciones prolongadas de oxígeno. ‖ -de Stroganov. desus. Tratamiento de la eclampsia puerperal por medio de la morfina, hidrato de cloral y cloroformo, con objeto de impedir la aparición de las convulsiones. ‖ -de Swift-Ellis. desus. Tratamiento de la parálisis general por inyección intrarraquídea de suero hemático de un paciente tratado con arsenicales. ‖ -de Tallermann. Aplicación local de aire seco sobrecalentado en el reumatismo, gota, eccema, etc. ‖ -de Thiriar. desus. Tratamiento de los furúnculos y ántrax por las inyecciones intradérmicas de oxígeno bajo presión. ‖ -de Towns-Lambert. Tratamiento del hábito o inclinación morbosa a una droga por la purgación sistemática, reducción gradual de la droga y uso de una mezcla de tintura de belladona y extracto fluido de beleño. ‖ -de Tuffnell. desus. Tratamiento de los aneurismas por el reposo absoluto y la abstinencia de alimentos. ‖ -de Valsalva. desus. Tratamiento de los aneurismas por el reposo absoluto, dieta famis y sangría. ‖ -de Veit. desus. Administración de dosis elevadas de morfina en la eclampsia puerperal. ‖ -de Vidal. Tratamiento del lupus vulgar por escarificación. ‖ -de Wagner. desus. Tratamiento de la neurosífilis por las inyecciones de sangre de un palúdico no tratado. ‖ -de Wagner-Jauregg. desus. Infección artificial palúdica en la parálisis general. ‖ -de Weir-Mitchell. Cura de Weir-Mitchell. ‖ -de Widal. Tratamiento de las enfermedades del sistema circulatorio por la exclusión lo más completa posible del cloruro de sodio en la alimentación. ‖ -de Willems. Tratamiento de las artritis por la pronta evacuación del derrame seguida de la práctica de movimientos activos. ‖ -de Yeo. Tratamiento de la obesidad por la administración de grandes cantidades de bebidas calientes y exclusión de los hidratos de carbono. ‖ -de Zander. Mecanoterapia. ‖ -de Zeller. desus. Insuflación subaracnoidea de acetileno en la meningitis. ‖ -de Ziemssen. desus. Inyecciones subcutáneas de sangre desfibrinada en la anemia. ‖ -dietético. Tratamiento de las enfermedades por la regulación de la dieta o regímenes. ‖ -empírico. Tratamiento de las enfermedades por medios cuya utilidad ha demostrado la experiencia. ‖ -específico. El curativo especialmente adaptado a una enfermedad peculiar. ‖ -expectante. Expectación. ‖ -físico. El que se practica por medio de los agentes físicos: calor, luz, electricidad, etc. ‖ -hidroterápico. Pleonasmo incorrecto por hidroterapia. ‖ -higiénico. Empleo de los medios higiénicos en la curación o alivio de las enfermedades. ‖ -médico. El que se practica especialmente por medio de agentes medicamentosos. ‖ -mixto. Tratamiento de la sífilis por el empleo simultáneo del yoduro potásico y el mercurio. ‖ -moral. Psicoterapia. ‖ -paliativo. El que alivia, pero no cura. ‖ -preestacional. Tratamiento profiláctico por extracto de polen antes de la aparición de la fiebre del heno. ‖ -preventivo o profiláctico. El que tiene por objeto principal impedir la aparición de la enfermedad. ‖ -quirúrgico. El que emplea principalmente los medios de la cirugía. ‖ -racional. Tratamiento fundado en el conocimiento de la enfermedad y la acción de los remedios opuestos a ella. ‖ -sintomático. El que sin atacar la causa del mal combate simplemente los síntomas molestos o perjudiciales. ‖ -tónico. Tratamiento con preparados tónicos. ‖ Tratamiento de la sífilis por medio de pequeñas dosis de mercurio continuadas por largo tiempo.

Traube (Curvas, espacio, signo de) (Ludwig *Traube*, médico alemán, 1818-1876). V. Curva, espacio semilunar y signo.

traulismo (del gr. *traulismós*, tartamudez). m. Tartamudez, balbuceo.

trauma (del gr. *traûma*, herida). m. F., *trauma*. Traumatismo. ‖ -psíquico. Suceso o experiencia muy impactante vivido por un sujeto, que produce diversos trastornos y un cambio psicopatológico persistente. Dicha experiencia adquiere categoría de trauma psíquico en relación a su intensidad y a la incapacidad del individuo para responder a ella en forma adecuada; es decir, desde el punto de vista energético expresa la dificultad del sujeto para contener y elaborar psíquicamente el monto de excitaciones recibidas.

traumaterapia (del gr. *traûma*, *-atos*, herida, y *therapeía*, tratamiento). f. Tratamiento de las heridas y otras lesiones ocasionadas por una violencia externa.

traumatismo (de *trauma*). m. A., *Traumatismus*; F., *traumatisme*; In., *traumatism*; It. y P., *traumatismo*. Término general que comprende todas las lesiones internas o externas provocadas por una violencia exterior. ‖ Estado del organismo afecto de una herida o contusión graves.

traumatocace (del gr. *traûma*, *-atos*, herida, y *káke*, malignidad). m. desus. Gangrena traumática.

traumatocomio (del gr. *traûma*, *-atos*, herida, y un derivado del gr. *komizein*, cuidar). m. Hospital para heridos.

traumatofilia (del gr. *traûma*, *-atos*, herida, y *philía*, amistad). f. Estado anómalo subconsciente de delectación con heridas y operaciones quirúrgicas.

traumatógeno (del gr. *traûma*, *-atos*, herida, y *gennán*, producir, engendrar). adj. F., *traumatogène*. Derivado de un traumatismo.

traumatología (del gr. *traûma*, *-atos*, herida, y *lógos*, tratado). f. F., *traumatologie*. Parte de la medicina que se dedica al estudio y tratamiento de los traumatismos.

traumatólogo. m. F., *médecin spécialisé en traumatologie*. Médico especialista en traumatología.

traumatonesis (del gr. *traûma*, *-atos*, herida, y *neîn*, hilar). f. desus. Reunión de una solución de continuidad.

traumatopatía (del gr. *traûma*, *-atos*, herida, y *páthos*, enfermedad). f. F., *maladie d'origine traumatique*. Estado morboso debido a un traumatismo.

traumatópira (del gr. *traûma*, *-atos*, herida, y *pýr*, *pýros*, fuego). f. Fiebre traumática.

traumatopnea (del gr. *traûma*, *-atos*, herida, y *pneîn*, respirar). f. Entrada y salida de aire por una herida de las paredes torácicas.

traumatosis. f. Traumatismo.

traumatoterapia. f. Traumaterapia.

traumatropismo (del gr. *traûma*, herida, y *trópos*, dirección). m. Movimientos de los elementos orgánicos o de los organismos en relación con un traumatismo.

travestismo. m. Transvestismo.

trayecto (del lat. *traiectus*, pasaje). m. A., *Strecke*; F., *trajet*; In., *path*; It., *tragitto*; P., *trajeto*. Extensión lineal de un nervio o vaso. ‖ Camino recorrido en el cuerpo por un proyectil o arma penetrante.

trayector. m. Instrumento para localizar la posición de un proyectil en una herida.

trazado. m. A., *Linie*; F., *tracé*; In., *tracing*; It., *tracciato*; P., *traçado*. Línea obtenida en el aparato registrador de movimientos fisiológicos o patológicos.

trazador. m. A., *Spurenmaterial*; F., *corps marqué*; In., *tracer*; It., *tracciante*; P., *traçador*. Radioisótopo mezclado con una sustancia estable que permite detectar la distribución, metabolismo y eliminación de dicha sustancia en el organismo. Marcador, TRÁCER.

Treacher Collins (Síndrome de) (Edward *Treacher Collins*, oftalmólogo inglés, 1862-1919). V. SÍNDROME.

trefina (del fr. *tréphine*, del gr. *trýpanon*, trépano). f. A., *Trepan;* F., *tréphine;* In., *trephine;* It., *trapano;* P., *trépano.* Trépano en forma de corona cilíndrica, utilizado para la extracción de porciones circulares de diversos tejidos (hueso, esclerótica, córnea, piel, etc.).

trefinación. f. desus. Extracción de un disco de tejido mediante la trefina. || TREPANACIÓN.

trefocito (del gr. *tréphein*, nutrir, y *kýtos*, cavidad). m. F., *tréphocyte.* Célula dotada de función nutricia.

trefona (del gr. *tréphein*, nutrir). f. Sustancia hipotética, producto de la secreción de ciertas células, linfocitos, macrófagos, a la que se atribuye una acción nutritiva en la constitución y crecimiento del protoplasma de otras células (Carrel).

trehala (persa). f. Sustancia amilácea, alimenticia, depositada por el coleóptero *Larinus maculatus* sobre plantas sinantéreas asiáticas del género *Echinops.*

trehalosa. f. F., *tréhalose.* Disacárido constituido por dos moléculas de glucosa unidas por un enlace glucosídico entre el hidroxilo en posición α del carbono 1 de una molécula y el hidroxilo en posición α del carbono 1 de la otra molécula. La trehalosa se diferencia de la maltosa en el hecho de que en ésta la unión glucosídica se establece entre el carbono 1 de una molécula y el carbono 4 de la otra. La trehalosa se halla presente en notable proporción en los champiñones jóvenes.

Treitz (Arco, fosa; hernia, músculo, síndrome de) (Wenzel *Treitz*, médico austriaco, 1819-1872). Véanse estos términos.

Trélat (Signo de) (Ulysse *Trélat*, cirujano francés, 1828-1890). V. SIGNO.

trema (del gr. *trêma*, agujero). f. DIASTEMA.

trematodiasis. f. F., *infestation par les trématodes.* Infestación con parásitos trematodos.

trematodos (del gr. *trematódes*, agujereado, poroso, de *trêma, -atos*, agujero). m. pl. Clase de gusanos del fílum platelmintos *(Platyhelminthes).* Son gusanos planos, no segmentados, de forma foliácea. Poseen ventosas más o menos desarrolladas. Son géneros de interés en patología humana: *Schistosoma, Fasciola* y *Opistorchis*, agentes etiológicos de la esquistosomiasis, fasciolasis o distomatosis hepática y opistorquiasis, respectivamente.

trematología (del gr. *thrémma, -atos*, cría que se alimenta, y *lógos*, tratado). f. Ciencia de las leyes de herencia y variación.

tremeloide. adj. Semejante a la jalea.

trementina (de *trebentina*). f. A., *Terpentin;* F., *térébenthine;* In., *turpentine;* It., *trementina;* P., *terebentina.* Oleorresina semilíquida que fluye natural o artificialmente de diferentes coníferas, de olor fuerte, sabor picante y cálido, inflamable. Contiene una esencia a la que debe sus propiedades, por lo que se la emplea casi siempre en esta forma, administrada en cápsula o gotas como anticatarral, diurética, hemostática, estimulante, antiséptica y antihelmíntica; al exterior, en fricciones, como antirreumática y rubefaciente, y en inyecciones para provocar los abscesos de fijación. ||**-de Alepo.** Variedad procedente de la especie *Pinus halepensis.* || **-de Burdeos** o **común.** Trementina de la especie *Pinus maritima*, soluble en alcohol. ||**-de Canadá.** BÁLSAMO DEL CANADÁ. ||**-de Chío.** Oleorresina verdosa de la especie *Pistacia terebinthus.* ||**-de Estrasburgo.** Trementina de Alsacia o de los Vosgos, variedad suministrada por la especie *Abies pectinata.* ||**-de Venecia.** Variedad obtenida del alerce *(Laris europaea).* Líquida, verdosa y transparente. ||**-húngara.** Variedad obtenida de la especie *Pinus pumilio.*

trementinismo. m. Intoxicación por la esencia de trementina.

tremofilia. f. TROMOFILIA.

tremofobia. f. TROMOFOBIA.

tremógrafo. m. F., *trémographe;* In., *tremograph.* Instrumento registrador de temblores.

tremograma. m. F., *trémogramme.* Trazado efectuado por un tremógrafo.

tremolábil. adj. F., *qui se modifie par les tremblements.* Susceptible al sacudimiento; dícese de fermentos que se inactivan al agitarlos.

tremor (lat.). m. TEMBLOR. ||**-artuum.** PARÁLISIS AGITANTE. ||**-coactus.** TEMBLOR FORZADO. ||**-cordis.** Palpitaciones cardíacas. ||**-potatorum.** DELIRIUM TREMENS. ||**-tendinum.** SUBSULTUS TENDINUM.

tremulación. f. Temblor vibratorio.

trémulo (del lat. *tremulus*). adj. Tembloroso, convulsivo.

Trendelenburg (Cánula, operación, posición, prueba, síntoma de) (Friedrich *Trendelenburg*, cirujano alemán, 1844-1925). Véanse estos términos.

treonina. f. F., *thréonine.* Ácido α-amino-β-hidroxi-n-butírico. Aminoácido presente en la mayoría de las proteínas. Debido a que posee dos carbonos asimétricos, la treonina puede presentar cuatro esteroisómeros. La L-treonina es un aminoácido esencial para el organismo humano.

trepanación. f. A., *Trepanation;* F., *trépanation;* In., *trepanation;* It., *trapanazione;* P., *trepanação.* Práctica de una perforación en los huesos craneales, de variable tamaño, con instrumentos llamados *trépanos, fresas, coronas* o *trefinas.* ||**-descompresiva.** Trepanación que persigue la descompresión del cerebro, en casos de tumor, fractura con hundimiento, hematomas, abscesos, etc.

trépano (del bajo lat. *trepanum*, y éste del gr. *trýpanon*). m. A., *Trepan, Schädelbohrer;* F., *trepan;* In., *trepan;* It., *trapano;* P., *trépano.* Instrumento quirúrgico en forma de berbiquí, especialmente la parte de este instrumento, de forma variable, *perforador, fresa, corona, trefina*, que actúa directamente sobre los huesos para agujerearlos o escindir de ellos un disco o rodaja.

trepidación (del lat. *trepidatio, -onis*). f. A., *Trippeln;* F., *trépidation;* In., *trepidation;* It., *trepidazione;* P., *trepidação.* Temblor o estremecimiento oscilatorio. || Ansiedad nerviosa, miedo.

trepidante (del lat. *trepidans, -antis*). adj. Tembloroso, temeroso.

Treponema (del gr. *trepein*, girar, y *nêma*, hilo). Género de bacterias de la familia espiroquetáceas *(Spirochetaceae).* Son bacterias móviles y estrictamente anaerobias; parásitos o patógenos de las membranas mucosas oral y genital del hombre y otros animales. Las especies de mayor interés en patología humana son *T. carateum, T. pallidum* y *T. pertenue.* ||**-carateum.** Agente causal del mal de pinto o pinta. ||**-pallidum.** Agente causal de la sífilis. ||**-pertenue.** Agente causal del pian o frambesia. ||**-phagedenis.** Treponema de Reiter. ||**-vincenti.** Treponema responsable, junto con la *Leptothrix buccalis* de la llamada angina fusospirilar o angina de Plaut-Vincent. Antes llamada *Borrelia vincentii* y *Spirillum vincentii.*

treponema. m. F., *tréponème.* Microorganismo del género *Treponema.* ||**-de Reiter.** Cepa de treponema correspondiente a una especie no patógena (*T. phagedenis*) y que por compartir antígenos con *T. pallidum* se emplea en técnicas de diagnóstico serológico específico de la lúes.

treponemotáceas. f. pl. Familia de esquizomicetos, orden espiroquetales, parásitos comunes de los vertebrados, en los que causan diversas enfermedades. No se acepta en la clasificación actual.

treponematosis o **treponemiasis.** f. Infección con el treponema: sífilis, yaws, etc.

treponemicida. adj. F., *tréponémicide.* Que es destructor de treponemas. Ú.t.c.s.

treponemosis. f. TREPONEMATOSIS.

trepopnea (del gr. *trépein*, girar, y *pnoiá*, aliento). f. F., *trépopnée.* Forma de disnea en la que existe intolerancia para un decúbito lateral, debido a un derrame pleural contralateral o a una distopia postural del corazón que origina una acodadura en los grandes vasos.

trepsia o **trepsis** (del gr. *thrépsis*). f. NUTRICIÓN.

trepsología (del gr. *thrépsis*, nutrición, y *lógos*, tratado). f. Suma de conocimientos relativos a la nutrición.

Tres amigos. Nombre de un licor preparado con el leño de eucalipto; antiséptico, estomáquico y antiperiódico.

tresis (del gr. *trêsis*). f. ORIFICIO, PERFORACIÓN.

Treves (Operación, pliegue de) (Sir Frederick Treves, cirujano inglés, 1853-1923). V. OPERACIÓN, PLIEGUE.

tri-. Forma prefija del lat. *tri*, por *tris*, que significa tres.

triaca (de *teriaca*, y éste del gr. *theriaké* [*antídotos*], remedio contra la mordedura de animales venenosos). f. Preparación de la farmacopea antigua galénica, en la que entraban unos setenta componentes y que se prescribía como antídoto en los envenenamientos. Se denominaba también *triaca magna* o *Andrómaco*.

triácido. adj. F., *triacide*. Dícese de una sal o alcohol que contiene tres átomos de hidrógeno reemplazables por una base.

tríada (del gr. *triás*, conjunto de tres). f. A., *Trias*; F. e It., *triade*; In., *triad*; P., *tríade*. Grupo de tres elementos, signos, síntomas, etc. || **-abdominal.** Asociación en el mismo individuo de apendicitis, angiocolecistitis y úlcera gástrica. || **-de Abascal.** Máculas hipercrómicas, acrómicas y cicatrices, patognomónicas de las toxicomanías crónicas. || **-de Beck.** Tres características de la compresión cardíaca aguda: presión venosa elevada; presión arterial disminuida; corazón pequeño lento. || **-de Bezold.** Conducción ósea retardada, disminución de la percepción de sonidos graves y prueba de Rinne negativa, indicativa de esclerosis del oído. || **-de Caroli.** Urticaria, fiebre y artralgias. Aparece en un 5-10 % de los enfermos hepatíticos agudos víricos, en su fase preictérica. || **-de Charcot.** Combinación de nistagmo, temblor intencional y lenguaje espasmódico. || **-de Dieulafoy.** Hipersensibilidad de la piel, contracción muscular refleja o defensa muscular y dolor a la presión en el punto de Mac Burney; indicativa de apendicitis. || **-de Falta.** Páncreas, hígado y glándula tiroides son los tres órganos que cooperan a la producción de la diabetes sacarina. || **-de Gallavardin.** Palpitaciones, disnea de esfuerzo y reacciones dolorosas diversas. || **-de Grancher.** Disminución del murmullo vesicular, resonancia escódica y aumento de las vibraciones vocales; indicativa de tuberculosis pulmonar incipiente. || **-de Herz.** Frenocardia, cardiastenia; estado morboso caracterizado por dolor precordial, trastornos respiratorios y palpitaciones cardíacas. || **-de Hutchinson.** Queratitis intersticial difusa, afección laberíntica y dientes de Hutchinson; indicativa de sífilis hereditaria. || **-de Kartagener.** Bronquiectasia y sinusitis en individuo portador de la anomalía *situs inversus*. || **-de Killian.** Dolor, fiebre y tumefacción del cuello, síntoma de mediastinitis. || **-de Luciani.** Astenia, atonía y astasia, los tres síntomas principales de las afecciones cerebelosas. || **-de Merseburgo.** Taquicardia, bocio y exoftalmía, síntomas cardinales de la enfermedad de Basedow. || **-de Patel.** Dolor cólico intestinal, ictericia y hemorragia intestinal. || **-de Péan.** Se observa en los tumores quísticos del epiplón mayor. Consiste en: *a)* situación superficial del tumor; *b)* movilidad manual del tumor; *c)* falta o escasez de manifestaciones patológicas. || **-de Price.** Oligofrenia, delincuencia agresiva violenta y talla elevada. || **-de Saint.** Asociación de litiasis biliar, diverticulitis cólica y hernia del hiato. || **-de Scherf.** Respiración de Cheyne-Stokes, ritmo de galope izquierdo y pulso alternante. || **-de Villard.** Ictericia, fiebre y dolor en hipocondrio derecho. Afirma la infección de las vías biliares ocluidas a nivel del colédoco. || **-de Wunderlich.** Aparece en el hematoma perirrenal espontáneo. Consiste en dolor, shock y masa palpable en el flanco. || **-del taponamiento cardíaco.** Hipertensión venosa, hipotensión arterial sistémica y corazón agrandado y quieto.

trialismo. m. TEORÍA TRIALISTA.

triamcinolona. f. F., *triamcinolone*. Esteroide sintético con gran potencia glucocorticoide y antiinflamatoria y casi nula actividad mineralcorticoide.

triamina. f. F., *triamine*. Amina que contiene tres grupos NH_2.

triamtereno. m. F., *triamtérène*. Diurético con acciones y usos parecidos a la ESPIRONOLACTONA, que, sin embargo, no es un antagonista de la aldosterona.

triangular (del lat. *triangularis*). adj. F., *triangulaire*. De figura de triángulo o semejante a él. || m. V. MÚSCULOS (TABLA DE).

triángulo (del lat. *triangulus*). m. A., *Dreieck*; F. e In., *triangle*; It., *triangolo*; P., *triângulo*. Área o espacio en el cuerpo, limitada por tres lados más o menos imaginarios. || **-bulbar.** Mitad inferior del suelo del IV ventrículo constituida por la cara posterior del bulbo. || **-carotídeo superior** o **inferior.** Triángulo carotídeo superior, formado por el vientre anterior del omohioideo, el vientre posterior del digástrico y el esternocleidomastoideo; triángulo carotídeo inferior, formado por la línea media anterior del cuello, el esternocleidomastoideo y el vientre anterior del omohioideo. || **-cefálico.** Espacio triangular en el plano anteroposterior del cráneo entre el occipucio, la frente y el mentón. || **-de Albanesse.** Formado por la línea espinopúbica, la que pasa tangente a la cabeza femoral y perpendicular a la línea media y la que del punto más alto de la epífisis femoral va a la línea media. Debe ser simétrico cuando no hay luxación coxofemoral. || **-de Alsberg.** Espacio triangular de vértice superior limitado por una línea que pasa por el eje longitudinal del fémur, otra que sigue el eje del cuello del fémur y una tercera en un plano que pasa a través de la base de la cabeza del fémur. || **-de Asséz at.** Triángulo limitado por las líneas que unen los puntos alveolar, basal y nasión. || **-de auscultación.** Zona limitada por el borde inferior del trapecio, dorsal ancho y borde vertebral de la escápula. || **-de Bonwill.** Espacio limitado por dos líneas que parten del centro del borde alveolar de la mandíbula a la apófisis condiloide de cada lado y otra línea que une estas dos apófisis. || **-de Bryant.** Triángulo iliofemoral formado por la línea de Nélaton, otra horizontal que pasa por la espina ilíaca anterior y superior y otra vertical desde ésta al trocánter mayor. || **-de Calot.** Triángulo limitado por la arteria cística y los conductos cístico y hepático. || **-de Einthoven.** El empleado para demostrar que la suma algebraica de las diferencias potenciales de las derivaciones electrocardiográficas I y III equivale a la registrada en la derivación II. || **-de elección.** TRIÁNGULO CAROTÍDEO O SUPERIOR. || **-de Farabeuf.** Espacio triangular en la porción superior del cuello, comprendido entre la vena yugular interna, la vena facial y el nervio hipogloso. || **-de Garland.** Zona triangular de matidez disminuida, junto a la columna vertebral, en el lado del exudado pleurítico. || **-de Gerhardt.** Zona triangular de matidez encima de la III costilla izquierda en el conducto arterioso abierto. || **-de Gombault-Philippe.** Espacio triangular en el cono medular, formado por las fibras que constituyen el campo oval de Flechsig. || **-de Grocco.** Área triangular de matidez en el dorso, en el lado opuesto al del derrame. || **-de Grynfelt.** Espacio limitado por la XII costilla y borde inferior del serrato posterior inferior, borde externo del músculo cuadrado lumbar y borde posterior del oblicuo interno. || **-de Henke.** Espacio triangular entre el borde externo del músculo recto abdominal y el pliegue inguinal. || **-de Hesselbach.** Espacio comprendido entre el borde externo del músculo recto abdominal, el ligamento inguinal y la arteria epigástrica inferior. || **-de Kanavel.** Zona triangular en el centro de la palma de la mano, debajo de la cual se encuentra la vaina de los tendones flexores de los dedos. || **-de Korányi.** TRIÁNGULO DE GROCCO. || **-de Labbé.** Área en la que el estómago se halla en contacto con la pared abdominal; comprendida entre una línea horizontal a lo largo del borde inferior del cartílago de la IX costilla, la línea de las falsas costillas y la línea del hígado. || **-de Lan-**

genbec Espacio comprendido entre la espina ilíaca anterior y superior, el cuello anatómico del fémur y el trocánter mayor. ||-**de Lesser.** Área triangular formada por el nervio hipogloso y los dos vientres del digástrico. ||-**de Lesshaft.** Triángulo de Grynfelt. ||-**de Lieutaud.** Trígono vesical. ||-**de Livingstone.** Zona hipersensible a la palpación en la apendicitis, limitada por líneas que unen el ombligo a la cresta del ilion y a la espina del pubis. ||-**de Macewen.** Espacio comprendido entre el borde posteroinferior de la raíz cigoma y el borde posterosuperior del meato auditivo externo. ||-**de Malgaigne.** Triángulo de elección. ||-**de Middeldorpf.** Férula triangular almohadillada, que sostiene el brazo en extensión parcial en las fracturas del húmero. ||-**de necesidad.** Triángulo carotídeo inferior. ||-**de Pawlik.** Triángulo formado por repliegues de la vagina, que corresponde exactamente al trígono vesical. ||-**de Petit.** Triángulo lumbar. ||-**de Pinaud** o **de Pirogov.** Espacio triangular en la región infrahiodea, limitado por el nervio hipogloso, el borde posterior del músculo milohioideo y el tendón del músculo digástrico. ||-**de Rauchfuss.** Triángulo de Grocco. ||-**de Reil.** Trigonum lemnisci. ||-**de Scarpa.** Triángulo femoral. ||-**de Simon.** Dos triángulos, *braquial* y *femoral*; el primero formado por la axila, la cara lateral del tórax y la cara interna del brazo; el segundo, por la ingle, la cara interna del muslo y el hipogastrio. ||-**de Sluka.** Infiltración perifocal secundaria que ocurre después de la adenopatía primaria. Representa el avivamiento de un foco tuberculoso hasta entonces latente y puede adoptar la forma triangular, con el vértice en la región axilar, la base en el hilio y el límite inferior en la línea cisural entre los lóbulos medio e inferior. ||-**de Trautmann.** Espacio limitado por la eminencia que contiene el laberinto, el seno lateral y la línea temporal, en cuyo ángulo superoposterior se encuentra el seno petroso. ||-**de Weber.** Triángulo en la planta del pie, cuyos ángulos corresponden a las cabezas del I y V metatarsianos y al centro de la cara inferior del talón. ||-**de Wernicke.** Segmento posterior de la cápsula interna, formado por las fibras radiantes de Gratiolet y las fibras de los cuerpos pulvinar y geniculado lateral. ||-**extravesical.** Triángulo de Pawlik. ||-**femoral.** Espacio en el muslo comprendido entre el ligamento inguinal y los músculos sartorio y aductor largo. ||-**ileofemoral.** Triángulo de Bryant. ||-**infraclavicular.** El limitado por la clavícula, el borde posterior del pectoral mayor y el borde anterior del deltoides. ||-**inguinal.** Triángulo de Scarpa. ||-**lumbar.** Espacio comprendido entre la cresta ilíaca, el borde posterior del oblicuo externo y el borde anterior del dorsal ancho, por el que algunas veces se forma una hernia. ||-**occipital.** Espacio comprendido entre las apófisis mastoides y el inión. ||-**palatino.** Espacio limitado por el diámetro transverso mayor del paladar y dos líneas desde los extremos de éste al punto alveolar. ||-**paravertebral opuesto.** Triángulo de Grocco. ||-**quirúrgico.** Cualquier espacio triangular en el que existen vasos, nervios o los órganos determinados, como punto de referencia en intervenciones quirúrgicas. ||-**sacro.** Depresión triangular en la región sacra correspondiente al hueso. ||-**submandibular.** Espacio comprendido entre la línea media del cuello, el vientre posterior del digástrico y la rama mandibular. ||-**urogenital.** Aponeurosis perineal media, cuyo vértice está en la sínfisis púbica y la base en la línea bisisquiática. ||-**vaginal.** Triángulo de Pawlik.

triatlódimo. m. Monstruo de tres cabezas.

Triatoma. Género de chinches americanas, de los reduvídeos, con muchas especies; las principales, *T. magista*, barbeiro del Brasil, y *T. sanguisuga*, de México y Estados Unidos, son transmisoras del *Trypanosoma cruzi*. Su picadura es dolorosa y produce irritación y tumefacción locales y náuseas.

triatómico. adj. F., Compuesto de tres átomos o que tiene tres átomos reemplazables; trivalente.

triazol 156. m. Sustancia análoga al metrazol (4-ciclohexil-3-etil-1,2,4-triazol), que se usó como convulsivante en la esquizofrenia.

tríbada (del gr. *tríbein*, frotar). f. F., *tribade, lesbienne*. Mujer que practica el tribadismo.

tribadismo (de *tríbada*). m. A., *Tribadismus*; F., *tribadisme*; In., *tribadism*; It. y P., *tribadismo*. Homosexualidad femenina; safismo; amor lésbico.

tribásico. adj. F., *tribasique*. Que tiene tres átomos de hidrógeno reemplazables.

triboluminiscencia (del gr. *tríbein*, frotar, y de *luminiscencia*). f. F., *triboluminescence*. Luminosidad causada por fricción o frotación.

tribraquio (de *tri-* y el gr. *brachíon*, brazo). m. F., *tribrachius*. Monstruo fetal con tres brazos.

tribromhidrina. f. Tribromuro de alilo; líquido antiséptico empleado como sedante en el histerismo, tos ferina y asma.

tribromoetanol. m. F., *tribromoéthanol*. Anestésico general aplicado principalmente en la narcosis basal. Dada la facilidad con que es absorbido, se administra casi siempre por vía rectal. *Sin.:* Brometol.

tribromometano. m. Bromoformo.

tribromosalol. m. Cordol o salicilato de tribromofenilo; salol en el que tres átomos de hidrógeno están sustituidos por otros tres de bromo.

tribromuro. m. F., *tribromure*. Bromuro que contiene tres átomos de bromo.

tribu (del lat. *tribus*). f. F., *tribu*. Subdivisión de una familia, que comprende varios géneros.

tribulosis. f. Estado morboso producido en los carneros por el *Tribulus terrestris*.

tributirina (de *tri-* y el lat. *butyrum*, manteca). f. F., *tributyrine, butyrine*. Grasa incolora que existe en la manteca de la leche de vaca.

tricálcico. adj. F., *tricalcique*. Que contiene tres átomos de calcio.

tricalgia (de *trico-* y el gr. *álgos*, dolor). f. Dolor por el roce o fricción de los cabellos o pelos.

tricangiectasia (de *trico-* y *angiectasia*). f. Dilatación de los vasos capilares.

tricatrofia (de *trico-* y *atrofia*). f. Estado de atrofia del bulbo piloso.

tricauxis (de *trico-* y el gr. *aúxe*, crecimiento). f. Hipertricosis.

tricéfalo (de *tri-* y el gr. *kephalé*, cabeza). m. F., *tricéphale*. Monstruo fetal con tres cabezas.

tricelular (de *tri-* y el lat. *cellula*, dim. de *cella*, celda). adj. Compuesto de tres células o celdas.

tríceps (del lat. *triceps*; de *tri*, por *tris*, y *caput*, cabeza). adj. F., *triceps*. Provisto de tres cabezas o fascículos. || m. V. Músculos (tabla de). ||-**sural.** Músculo constituido por los gemelos y el sóleo.

triceptor. m. F., *trirécepteur*. Cuerpo intermediario que tiene tres grupos combinantes.

Trichina. Triquina.

Trichinella. Género de gusanos parásitos nematodos triquinélidos. La especie *T. spiralis*, triquina, agente causal de la triquinosis, tiene 1,5 mm de longitud y se encuentra arrollada dentro de un quiste en los músculos de algunos animales, de la rata y del cerdo especialmente. Desarrolla su ciclo en un solo huésped. Las ratas se infectan por canibalismo; el cerdo al comer ratas, y el hombre al comer carne de cerdo infectado poco cocida. Cuando esta carne es ingerida, el quiste se disuelve, el parásito madura y deposita sus larvas en la mucosa, desde la cual ingresan en los linfáticos y son transportadas a otras partes, músculos principalmente, en donde se enquistan nuevamente.

Trichodectes (de *trico-* y el gr. *déktes*, mendigo). Género de insectos parasitarios, piojos de algunos animales: *T. canis*, de perros y gatos; *T. equi*, de los caballos, como también *T. pilosus*, etc.

Trichomonas (de *trico-* y el gr. *monás*, *-ádos*, solitario). Género de protozoos parásitos flagelados, de forma de pera, con tres flagelos en un extremo y membrana ondulante; se encuentran en las mucosas digestiva o genitales y se transmiten directamente, sin vector intermedio. En el hombre se han hallado las especies: *T. hominis* (V. PENTATRICHOMONAS), parásito de la mucosa intestinal; *T. vaginalis*, parásito de las vías urinarias y mucosa genital. Puede ser causa de uretritis y vaginitis. Las infecciones por *T. vaginalis* se clasifican entre las enfermedades de transmisión sexual.

Trichomycetes. V. TRICOMICETOS.

Trichophyton (de *trico-* y el gr. *phytón*, planta). Género de hongos de la familia *Moniliales*, incluido dentro del grupo de los dermatófitos. Sus especies son saprofitas del suelo y parásitas de la piel, pelo y uñas del hombre y otros animales. De algunas especies se conoce la forma perfecta (con reproducción sexuada) por ascos y se las clasifica en el género *Arthroderma*. Entre las especies patógenas para el hombre, productoras de tiñas, se incluyen: *T. mentagrophytes, T. rubrum, T. tonsurans, T. schoenleinii*.

Trichosporon (de *trico-* y el gr. *sporá*, semilla). Género de hongos de la familia criptococáceas *(Cryptococcaceae)*. Se han aislado en insectos y de la pulpa de la madera, y algunas especies son patógenas para el hombre. ||-**beigelii** y **giganteum.** Son los agentes causales de la llamada piedra blanca. ||-**cutaneum.** Produce lesiones similares a la esporotricosis. ||-**hortai.** V. PIEDRAIA HORTAE.

Trichostrongylus (de *trico-* y el gr. *stroggýlos*, redondo). Género de nematodos que comprende algunas especies incluidas en el género *Strongylus*. ||-**orientalis.** Agente causal de la tricostrongiliosis.

Trichuris. Género de gusanos nematodos del orden tricuroideos; antes denominados *Trichocephalus. T. trichiura*, que parasita el intestino grueso del hombre, tiene 5 cm de longitud y su porción anterior la finura de un hilo. De ordinario no produce síntomas, pero a veces es causa de trastornos intestinales y nerviosos. Esta infestación es especialmente frecuente en países de clima cálido y húmedo. El diagnóstico se establece por los huevos, que tienen forma de limón.

tricipal. adj. F., *tricipital*. Relativo al músculo tríceps.
triciuriasis. f. Infestación por nematelmintos.
tricloraldehído. m. CLORAL.
tricloretano. m. Líquido volátil, metilcloroformo, CH_3CCl_3 que se forma tratando el cloruro de etilo por el cloro. Se emplea como anestésico.
tricloretileno. m. Sustancia anestésica, empleada en inhalación para mitigar la neuralgia del trigémino y como analgésico en obstetricia; trilene.
triclorfenol. m. F., *trichlorophénol*. Omal; polvo antiséptico derivado del fenol. Se emplea como el yodoformo o en solución acuosa al 5 %.
triclormetano. m. CLOROFORMO.
tricloroacético (Ácido). Sustancia cristalina, cáustica. Se emplea como astringente, escarótico, en las verrugas, etc., y como reactivo de la albúmina.
tricloromonofluorometano. m. F., *trichlorofluorométane*. V. FREÓN.
tricloruro. m. F., *trichlorure*. Cloruro que contiene tres átomos de cloro por uno de otro elemento. ||-**de formilo.** CLOROFORMO.
trico-. Forma prefija del gr. *thríx, trichós*, cabello.
tricoanestesia (de *trico-* y el gr. *anaisthesía*, insensibilidad). f. F., *trichoanesthésie*. Anestesia del pelo, pérdida de la tricostesia.
tricobacterias (de *trico-* y el gr. *baktería*, bastón). f. pl. F., *trichobactérie*. Grupo de bacterias que comprende las formas flageladas. || Bacterias filamentosas.
tricobezoar. m. A., *Trichobezoar*; F., *trichobézoard*; In., *trichobezoar*; It. y P., *tricobezoar*. Concreción o bezoar en el estómago o intestino, formada de pelos; egagropilus.
tricocardia (de *trico-* y el gr. *kardía*, corazón). f. *Cor hirsutum*; apariencia vellosa del corazón debida a una pericarditis exudativa.
tricocefaliasis o **tricocefalosis** (de *trico-*, el gr. *kephalé*, cabeza, y los suf. *-asis* u *-osis*). f. A., *Trichozephalose*; F., *trichocéphalose*; In., *trichocephalosis*; It., *tricocefalosi*; P., *tricocefalose*. Infestación con alguna especie de tricocéfalo y estado morboso resultado de ella; tricuriasis.

tricocéfalo. m. V. TRICHURIS.
tricocisto (de *trico-* y el gr. *kýstis*, vejiga). m. Quiste pilífero.
tricoclasis (de *trico-* y el gr. *klásis*, rotura). f. A., *Trichoklasie*; F., *trichoclasie*; In., *trichoclasis*; It., *tricoclasi*; P., *tricloclasia*. Rotura o fragilidad de los cabellos; tricorrexis nudosa.
tricoclastia. f. TRICOCLASIS. || TRICOTILOMANÍA.
tricocriptomanía. f. TRICORREXOMANÍA.
tricocriptosis (de *trico-* y el gr. *kryptós*, oculto). f. Afección de los folículos pilosos.
tricodangitis (del gr. *trichódes*, semejante a cabello, y *aggeîon*, vaso). f. Inflamación de los vasos capilares.
tricodarteritis. f. Inflamación de las arteriolas.
tricodecto. m. TRICHODECTES.
tricodinia (de *trio-* y el gr. *odyne*, dolor). f. TRICALGIA.
tricodiscoma (de *trico-*, el gr. *dískos*, dico, y el suf. *-oma*). m. Hamartoma, crecimiento benigno del componente mesodérmico del disco piloso.
tricodoflebitis (del gr. *trichódes*, semejante al cabello, *phléps, phlebós*, vena, y el suf. *-itis*). f. Inflamación de las venillas.
tricoepitelioma. m. F., *trichoépithéliome*. Tumor cutáneo de naturaleza epitelial, originado en los folículos pilosos. ||-**papuloso múltiple.** Erupción de nódulos y pápulas originados en los folículos pilosos; epitelioma quístico.
tricofagia (de *trico-* y el gr. *phagein*, comer). f. A., *Trichophagie*; F., *trichophagie*; In., *trichophagy*; It. y P., *tricofagia*. Hábito morboso de mascar el pelo o cabello.
tricofibroacantoma (de *trico-*, el lat. *fibra*, filamento, el gr. *ákantha*, espina, y el suf. *-oma*). m. F., *trichoépithéliome*. Tumor del epitelio de los folículos pilosos y de la capa granulosa de la piel.
tricofibroepitelioma (de *trico-*, el lat. *fibra*, filamento, el gr. *epí*, sobre, *thelé*, pezón, y el suf. *-oma*). m. F., *trichoépithéliome*. Fibroma del epitelio de los folículos pilosos.
tricofitia. f. TRICOFITOSIS.
tricofitide. f. Lesión cutánea debida a tricófitos.
tricofitina. f. Producto de filtración de los cultivos de tricófitos. Se emplea para provocar una reacción cutánea diagnóstica en los afectos de tricofitosis.
tricófito (del lat. moderno *trichophyton*; del gr. *thríx, trichós*, cabello, y *phytón*, planta). m. Organismo fungoide del género *Trichophyton*.
tricofitosis. f. A., *Trichophytie*; In., *trichophytosis*; It., *tricofizia*; P., *tricofitose*. Término general para las afecciones cutáneas causadas por tricófitos. ||-**de la barba.** Sicosis o tiña sicosis. ||-**de la cabeza.** TIÑA TONSURANTE. ||-**de las uñas.** ONICOMICOSIS. ||-**del cuerpo.** TIÑA CIRCINADA. ||-**eccematosa.** ECCEMA MARGINADO.
tricofobia (de *trico-* y el gr. *phóbos*, temor). f. Temor o aversión al pelo o vello, de las frutas, por ejemplo. || Angustia morbosa producida por el desarrollo de pelos en la cara o cuerpo en las mujeres.
tricofoliculoma (de *trico-*, el lat. *folliculus*, dim. de *follis*, fuelle, odre, y el suf. *-oma*). m. Nombre dado por Miescher a un tipo de tumor piloso benigno.
tricógeno (de *trico-* y el gr. *gennân*, producir). adj. F., *trichogène*. Que promueve el desarrollo del pelo o cabello.
tricoglosia (de *trico-* y el gr. *glôssa*, lengua). f. F., *trichoglossie*. Aspecto piloso de la lengua, resultado de la hipertrofia de la vaina epitelial de las papilas linguales; lengua pilosa.
tricografismo (de *trico-* y el gr. *gráphein*, describir). m. Reflejo pilomotor.
tricohialina. f. F., *hyaline du poil, trichohyaline*. Hialina del pelo.
tricoide (del gr. *trichoeidés*, semejante a un cabello; de *thríx, trichós*, cabello, y *eidos*, aspecto). adj. F., *trichoïde*. Semejante a un pelo o cabello; capiliforme.
tricolabio (del gr. *tricholábion*; de *thríx, trichós*, cabello, y *labís*, pinza). m. Especie de pinzas para arrancar el pelo.

tricolegia (de *trico-* y el gr. *légein*, coger). f. Acción de arrancarse los cabellos en algunos maníacos y delirantes. || CARFOLOGÍA.
tricolito (de *trico-* y el gr. *líthos*, piedra). m. Concreción pilosa.
tricología (de *trico-* y el gr. *lógos*, tratado). f. F., *trichologie*. Suma de conocimientos relativos a los pelos o cabellos.
tricoma (del gr. *tríchoma*, cabellera o barba espesa). m. PLICA POLONESA. || TRIQUIASIS.
tricomadesis. f. ALOPECIA.
tricomanía. f. TRICOTILOMANÍA. || TRICOFOBIA.
tricomatosis. f. A., *Trichomatose;* F., *trichomatose;* In., *trichomatosis;* It., *tricomatosi;* P., *tricomatose*. PLICA POLONESA. || Afección de los cabellos producida por hongos.
tricomicetos (de *trico-* y el gr. *mýkes*, hongo). m. pl. *Trichomycetes*. Clase de hongos de la subdivisión *Zygomycotina*, parásitos de artrópodos.
tricomicetosis. f. TRICOMICOSIS.
tricomicina. f. Antibiótico antifúngico de acción tópica o local.
tricomicosis. f. A., *Trichomykosis;* F., *trichomycose;* In., *trichomycosis;* It., *tricomicosi;* P., *tricomicose*. Afección de los pelos o cabellos causada por hongos parásitos. || **-axilar** o **púbica**. Afección de los pelos de la axila o pubis, que produce sudores rosados. || **-favosa**. TIÑA FAVOSA. || **-nudosa** o **nodular**. PIEDRA, 3.ª acep. || **-palmellina**. Afección del pelo del sobaco y pubis, caracterizada por la formación de masas amarillentas en el mismo.
tricomona. f. TRICHOMONAS.
tricomoniasis. f. F., *trichomonase*. Infestación con tricomonas.
triconocardiasis. f. F., *trichonocardiose, trichomycose axillaire*. Afección de los pelos del pubis y de las axilas que se observa en los países tropicales, producida por *Nocardia tenuis*, que forma masas nudosas en el tallo de los pelos, de color rojo, amarillo o negro.
triconodosis. f. TRICORREXIS NUDOSA.
triconosis (de *trico-* y el gr. *nósos*, enfermedad). f. F., *trichonose, trichose*. Término general para las afecciones del pelo o cabello; tricopatía. || **-cana** o **discolor**. CANICIE. || **-furfurácea**. TIÑA TONSURANTE.
tricopatía (de *trico-* y el gr. *páthos*, afección). f. F., *trichopathie*. Afección del pelo o cabello.
tricopatofobia (de *trico-*, el gr. *páthos*, enfermedad, y *phóbos*, temor). f. Angustia morbosa respecto al cabello, a su desarrollo, enfermedades, etc.
tricopoliosis (de *trico-* y el gr. *poliós*, gris, blanco). f. F., *trichopoliose, poliose*. Coloración gris del cabello; canicie.
tricoptilosis (de *trico-* y el gr. *ptílon*, pluma). f. A., *Trichoptilosis;* F., *trichoptilose;* In., *trichoptilosis;* It., *tricoptilosi;* P., *tricoptilose*. Estado en el cual los pelos se cubren de prolongaciones que les dan aspecto de plumas. || TRICORREXIS NUDOSA.
tricorne (del lat. *tricornis;* de *tri-*, por *tris*, tres, y *cornu*, cuerno). adj. F., *ventricule latéral*. Que tiene tres cuernos; dícese del ventrículo lateral del cerebro.
tricorrea (de *trico-* y el gr. *rheîn*, fluir). f. Pérdida rápida del cabello.
tricorrexis (de *trico-* y el gr. *rhêxis*, rotura). f. A., *Trichoxerosis;* F., *trichorrhexie;* In., *trichorrhexis;* It., *tricoxerosi;* P., *tricorrexe*. Rotura del cabello o pelo. || **-invaginada**. SÍNDROME DE NETHERTON. || **-nudosa**. Afección del pelo caracterizada por la formación de nódulos y deformidades en la vaina del pelo. *Sin.:* Pelo bambú.
tricorrexomanía (de *trico-*, el gr. *rhêxis*, rotura, y de *manía*). f. Hábito morboso de romper el cabello o pelo con las uñas.
tricosanto. m. Planta cucurbitácea, *Trichosanthes cucumerina*, de China; emetocatártica.
tricoscopia (de *trico-* y el gr. *skopeîn*, observar). f. Examen de los cabellos o pelos.
tricosis. f. A., *Haarkrankheit;* F., *trichose;* In., *trichosis;* It., *tricosi;* P., *tricose*. TRIQUIASIS. || Hipertricosis. || Desarrollo de pelo en partes que no lo tienen normalmente; paratricosis. || **-areata**. Alopecia areata. || **-caruncular**. Desarrollo de pelos en la carúncula lagrimal.
tricosporia o **tricosporosis**. f. A., *Trichosporie;* F., *trichosporie;* In., *trichosporosis;* It., *tricomicosi nodosa;* P., *tricosporose*. Infestación con hongos del género *Trichosporon*. || **-nudosa**. PIEDRA, 3.ª acep.
tricosquisis (de *trico-* y el gr. *schísis*, hendidura). f. F., *trichoschisis, schizotrichie*. División de un cabello o pelo en dos, tres o más hebras.
tricostérico o **tricosterético** (de *trico-* y el gr. *steretikós*, privativo). adj. Que produce la pérdida del cabello.
tricostesia (de *trico-* y el gr. *aísthesis*, sensación). f. F., *trichoesthésie*. Sensibilidad de los pelos o cabellos al tacto o al peso.
tricostesiómetro (de *tricostesia* y el gr. *métron*, medida). m. F., *trichoesthésiomètre*. Aparato eléctrico para medir la sensibilidad de los cabellos o del cuero cabelludo.
tricostrongiliasis. f. F., *trichostrongylose*. Infestación con gusanos nematodos del género *Trichostrongylus*, parásitos del intestino delgado de los rumiantes que a veces parasitan al hombre, en quien dan lugar a alteraciones intestinales, acaso con diarrea y eosinofilia transitoria. El diagnóstico se hace por las características de los huevos. Frecuente en algunos países de Europa, en Rusia y en Irán.
tricostrongílidos. m. pl. Familia de gusanos nematodos a la que pertenece el género *Trichostrongylus*.
tricotilomanía (de *trico-*, el gr. *tíllein*, arrancar pelo a pelo, y de *manía*). f. A., *Haarrupfsucht;* F., *trichotillomanie;* In., *trichotillomania;* It., *tricotillomania;* P., *tricotilomania*. Hábito morboso de arrancarse el cabello o pelo.
tricotomía (del gr. *trichotomía;* de *trícha*, en tres, y *tomé*, sección). f. F., *trichotomie*. División en tres partes.
tricotoxina. f. Toxina que tiene una acción específica sobre las células epiteliales. || Citotoxina del epitelio ciliado.
tricotrofia (de *trico-* y el gr. *trophé*, nutrición). f. F., *trichotrophie*. Nutrición del cabello o pelo.
tricoxerosis (de *trico-* y el gr. *xerós*, seco). f. Sequedad del cabello.
tricresol. m. F., *tricrésol*. Mezcla de los tres cresoles orto, para y meta, incolora, fuertemente antiséptica y soluble en el agua.
tricresolamina. f. Preparación antiséptica de tricresol y etilendiamina.
tricroico (de *tri-* y el gr. *chróa*, color). adj. F., *trichroïque*. Que presenta tres colores diferentes según se observe en tres aspectos distintos.
tricroísmo o **tricromatismo**. m. Cualidad de tricroico.
tricromático o **tricrómico** (de *tri-* y el gr. *chrôma, -atos*, color). adj. F., *trichromique, trichromatique*. Capaz de percibir los tres colores primarios. || Dícese de la persona con visión normal de los colores.
tricromatopsia (de *tri-*, el gr. *chrôma, -atos*, color, y *ópsis*, visión). f. F., *trichromatopsie, trichromatisme*. Capacidad para distinguir los tres colores primitivos; visión normal del color.
tricromía (de *tri-* y el gr. *chrôma*, color). f. Estampación en tres colores. || **-mitral**. Cianosis de la nariz, orejas, párpados y labios, rubicundez de las mejillas y palidez del resto de la cara en los pacientes mitrales.
tricroto o **tricrótico** (de *tri-* y el gr. *krótos*, latido). adj. Dícese del pulso cuya curva esfigmográfica presenta en la línea de descenso dos elevaciones secundarias.
tricuriasis. f. A., *Trichozephalose;* F., *trichocéphalose;* In., *trichuriasis;* It., *tricocefalosi;* P., *tricuriase*. Infestación con gusanos del género *Trichuris;* tricocefaliasis.
tricúspide (de *tri-* y el lat. *cuspis, -idis*, cúspide). adj. F., *tricuspide*. Que tiene tres puntas o cúspides; dícese de una de las válvulas del corazón o de unos molares.
tridente o **tridentado** (del lat. *tridens, -entis*). adj. F., *tridenté*. De tres dientes. Ú.t.c.s.

tridérmico (de *tri-* y el gr. *dérma*, piel). adj. F., *tridermique*. Compuesto de tres membranas o capas. || Derivado de las tres hojas del blastodermo.

tridermoma. (m.). F., *tridermone, tératome tridermique*; In., *tridermona*. Teratoma que contiene las tres capas germinales.

triderodimo. m. Monstruo triple.

trídimo (de *tri-* y el gr. *dídymos*, doble). adj. y s. F., *triplés*. Cualquiera de los fetos de un embarazo o parto triples; tripleto.

tridiona. f. Trimetadiona o trimetiloxazolidinadiona; polvo blanco cristalino, soluble; anticonvulsivo indicado en la epilepsia (pequeño mal). Puede producir anemia aplásica.

triestearina. f. Estearina ordinaria.

trietilamina. f. F., *triéthylamine*; In., *triethylamine*. Tomaína líquida oleosa, algo tóxica, de olor amoniacal, derivada del pescado alterado.

trifacial. m. TRIGÉMINO.

trifalangia (de *tri-* y el gr. *phálagx, -aggos*, hilera de soldados). f. Presencia de tres falanges en los dedos pulgar o gordo.

trifásico (de *tri-* y el gr. *phásis*, palabra). adj. F., *triphasique*. Que tiene tres fases o variaciones.

trifemororrotuliano (de *tri-*, el lat. *femur, -oris*, muslo, y *rotula*, dim. de *rota*, rueda). m. Músculo tríceps femoral.

trifenamina. f. Preparación antirreumática, compuesta de fenocola y acetato y salicilato de fenocola.

trifenetolguanidina. f. Agente anestésico local empleado en cirugía ocular.

trifenina. f. Propionilfenetidina; cuerpo cristalino blanquecino, insoluble en el agua. Se emplea como analgésico, hipnótico y antipirético, de modo análogo a la fenacetina.

trífido (del lat. *trifidus*; de *tri*, por *tris*, y *findere*, hender). adj. F., *trifide*. Hendido en dos partes, de manera que forma tres secciones o ramas.

trifluoperacina. f. F., *trifluopérazine*. V. FENOTIACINA.

trifluopromacina. f. F., *trifluopromazine*. V. FENOTIACINA.

trifoliosis. f. Enfermedad de los caballos caracterizada por la inflamación de la mucosa de la boca e irritación de la piel, atribuida a la ingestión de trébol híbrido.

Trifolium. Género de plantas papilonáceas, una de cuyas especies es el trébol, *T. arvense, T. pratense*.

triformol. m. PARAFORMALDEHÍDO.

triftemia (del gr. *tríbein*, desgastar, y *haîma*, sangre). f. Presencia de productos de desasimilación en la sangre.

trigástrico (de *tri-* y el gr. *gastér, gastrós*, vientre). adj. F., *trigastrique*. Provisto de tres vientres; dícese del músculo que tiene tres porciones carnosas.

trigémino (del lat. *trigeminus*; de *tris*, tres, y *geminus*, gemelo). adj. F., *trijumeau*. Triple. V. PULSO TRIGÉMINO. || m. F., *nerf trijumeau*. Nervio trigémino, trifacial o quinto par. V. NERVIOS (TABLA DE).

trigo (del lat. *triticum*). m. A., *Weizen*; F., *blé*; In., *wheat*; It., *frumento*; P., *trigo*. Planta graminácea y su grano, del que se obtiene una harina alimenticia panificable y salvado.

trigocéfalo. m. TRIGONOCÉFALO.

trigonal. adj. F., *trigonal*. Triangular; relativo a un trígono.

trigonitis. f. F., *trigonite*. Inflamación localizada en trígono vesical.

trígono (del lat. *trigonus*, y éste del gr. *trígonos*; de *treîs*, tres, y *gonía*, ángulo). f. A., *Dreieck*; F. e In., *trigone*; It., *trigono*; P., *trígono*. Área o espacio triangular. || **-cerebral.** FÓRNIX. || **-colateral.** Espacio triangular en la unión de las astas posterior e inferior de los ventrículos laterales. || **-de Henke.** TRIÁNGULO DE HENKE. || **-de la habénula.** Espacio triangular en el tálamo óptico, entre la habénula y el pulvinar. || **-de Müller.** Parte del túber cinéreo que se inclina sobre el quiasma óptico. || **-de Pawlik.** TRIÁNGULO DE PAWLIK. || **-del vago.** ALA CINÉREA. || **-deltoidopectoral.** FOSA INFRACLAVICULAR. || **-esternocostal.** Fisura o hendidura de Larrey; espacio triangular en el diafragma, por donde pasan los vasos torácicos o mamarios internos. || **-femoral.** TRIÁNGULO DE SCARPA. || **-lumbar.** TRIÁNGULO DE PETIT. || **-vesical** o **de Lieutaud.** Espacio triangular en el interior de la vejiga urinaria, comprendido entre la abertura de los uréteres y el orificio de la uretra.

trigonocéfalo (del gr. *trígonos*, triángulo, y *kephalé*, cabeza). m. F., *trigonocéphale*. Dolicocéfalo con cabeza triangular de vértice anterior por sinostosis prematura del frontal. || Serpiente venenosa de América, *Trigonocephalus lanceolatus*.

trigonum (lat.). m. TRÍGONO. || **-durum.** Espacio entre los colículos superiores o tubérculos cuadrigéminos anteriores. || **-lemnisci.** Área situada entre la lámina del techo, el pedúnculo cerebeloso superior y la base del pedúnculo cerebral. || **-vagi.** Área oscura en el suelo del IV ventrículo, punto de origen de los pares craneales IX y X; ala cinérea.

trihexifenidilo. m. F., *trihexyphénidyle*. Fármaco con propiedades anticolinérgicas que se emplea en el tratamiento de los trastornos parkinsonianos.

trihexosa. f. Azúcar de fórmula $C_{18}H_{32}O_{10}$.

trihíbrido. adj. F., *trihybride*. Dícese del descendiente de padres que difieren en tres pares de características mendelianas. Ú.t.c.s.

triiniodimo (de *tri-*, el gr. *iníon*, nuca, y *dídymos*, doble). m. F., *triiniodyme*. Monstruo fetal con un solo cuerpo y tres cabezas unidas por detrás.

trilabo (de *tri-* y el gr. *labé*, mango). m. Litotritor de tres ramas.

trilaminar. adj. F., *à trois couches*. Compuesto de tres láminas.

trilátero (de *tri-* y el lat. *latus, -eris*, lado). adj. Que tiene tres lados.

trilaurina. f. Principio cristalino que forma el componente principal del aceite de coco.

trilene. m. TRICLORETILENO.

trilinoleína. f. Glicérido del aceite de lino y otros.

trilliina. f. Preparación concentrada de la planta liliácea norteamericana *Trillium erectum*, tónica, astringente y expectorante.

trillizo. adj. F., *triplés, triplets*. Dícese de cada uno de los tres hermanos nacidos de un parto múltiple. Ú.t.c.s.

trilobo o **trilobulado.** adj. F., *trilobé*. Compuesto de tres lóbulos.

trilobectomía (de *tri-*, el lat. *lobus*, lóbulo, y el gr. *ektomé*, resección). f. F., *trilobectomie*. Escisión de tres lóbulos pulmonares.

trilocular (de *tri-* y el lat. *loculus*, dim. de *locus*, lugar). adj. F., *triloculaire*. Que tiene tres celdas o cavidades.

trilogía (de *tri-* y *lógos*, palabra, razón). f. F., *trilogie*. Grupo de tres, tríada. || **-de Fallot.** Estenosis de la arteria pulmonar, hipertrofia del ventrículo derecho y comunicación interauricular.

trimastia (de *tri-* y el gr. *mastós*, mama). f. Presencia anómala de tres mamas.

trimastigoso (de *tri-* y el gr. *mástix, -igos*, azote, látigo). adj. F., *trimastigote*. Provisto de tres flagelos.

trimensual o **trimestral.** adj. F., *trimestriel*. Que comprende un período de tres meses o se realiza en este período.

trimeprimina. f. F., *trimipramine*. V. ANTIDEPRESIVO TRICÍCLICO.

trímero (de *tri-* y el gr. *méros*, parte). adj. Compuesto de tres partes.

trimetadiona. f. F., *triméthadione*. TRIDIONA.

trimetafán. m. F., *triméthaphan*. Bloqueante de los ganglios vegetativos que se emplea como vasodilatador en la hipotensión controlada en cirugía y en las crisis hipertensivas.

trimetilamina. f. F., *triméthylamine*. Tomaína líquida incolora de ciertos tejidos animales y vegetales, que resulta probablemente de la descomposición de la colina. El clorhidrato de esta sustancia se ha empleado en la gota y el reumatismo articular agudo.

trimetilendiamina. f. Tomaína tóxica de los cultivos del bacilo del cólera. Inyectada, produce convulsiones y temblor muscular.

trimetiletileno. m. Preparación anestésica derivada del alcohol metílico.
trimetilxantina. f. CAFEÍNA.
trimetoprim. m. F., *triméthoprime*. Derivado de la diaminopirimidina, que inhibe la dihidrofolicorreductasa y con ello la síntesis de purinas, pirimidinas y ciertos aminoácidos. Se emplea en el tratamiento del paludismo por *P. falciparum* resistente a otros tipos de quimioterapia. La combinación del trimetoprim con una sulfamida, el sulfametoxazol (1/5) *(cotrimoxazol)*, se comporta de forma sinérgica, con acción bactericida, con un amplio espectro de actividad antibacteriana.
trimorfismo. m. Cualidad de trimorfo.
trimorfo (de *tri-* y el gr. *morphé*, forma). adj. F., *trimorphe*. Que cristaliza o existe en tres formas.
trineural o **trinéurico** (de *tri-* y el gr. *neûron*, nervio). adj. Relativo a tres nervios o neuronas o que los posee.
trinitaria. f. Planta herbácea y violácea, *Viola tricolor*, de propiedades expectorantes y aperitivas.
trinitrina. f. NITROGLICERINA.
trinitrocelulosa. f. PIROXILINA.
trinitrofenol. m. PÍCRICO (ÁCIDO).
trinitroglicerina. f. F., *trinitroglycérine, nitroglycérine*. NITROGLICERINA.
trinitrotolueno. m. A., *Trinitrotoluen*; F., *trinitrotoluène*; In., *trinitrotoluene*; It. y P., *trinitrotolueno*. Explosivo violento que se obtiene por nitratización del tolueno. Produce en los obreros de las fábricas de munición un estado tóxico caracterizado por irritaciones cutáneas y digestivas y alteraciones hemáticas. *Sin.:* Trilita, TNT.
trinucleado. adj. F., *trinuclée*. Provisto de tres núcleos.
Triodontophorus. Género de gusanos nematodos estrongílidos de pequeño tamaño, inferior a 1 cm; en el hombre se ha encontrado la especie *T. diminutus*.
trioleína. f. Oleína ordinaria.
trional. m. Metilsulfonal; 2,2 bis-(etilsulfonil)-butano.
triorquidia o **triorquidismo** (de *tri-* y el gr. *órchis*, testículo). f. y m. F., *triorchidie*. Anomalía congénita consistente en la existencia de tres testículos.
triórquido o **triorquio.** adj. Dícese del individuo con tres testículos. Ú.t.c.s.
triosa. f. F., *triose*. Azúcar que contiene tres átomos de carbono en la molécula, de fórmula $C_3H_6O_3$.
trióxido. m. A., *Trioxyd*; F., *trioxide*; In., *trioxyde*; It., *triossido*; P., *trióxido*. Que contiene tres átomos de oxígeno.
trioxipurina. f. Ácido úrico.
tripa. f. INTESTINO.
tripalmitina. f. Palmitina ordinaria.
tripanazul. m. AZUL TRÍPANO.
tripánide. f. Lesión cutánea propia de la tripanosomiasis.
tripanocida. adj. F., *trypanocide, trypanosomicide*. Destructor de tripanosomas. || m. F., *tripanocida*. Agente o fármaco que tiene esta propiedad.
tripanólisis. f. Disolución o destrucción de tripanosomas.
tripanomastigote. m. F., *trypomastigote*. Una de las formas del ciclo de los tripanosomas, que se da en todas las especies y que se caracteriza por su forma alargada y la presencia de un flagelo libre polar, membrana ondulante y núcleo central. Poseen un cinetonúcleo en el extremo opuesto al flagelo, y un cuerpo basal situado a continuación del cinetonúcleo.
tripanoplasma. m. TRYPANOPLASMA.
tripanosán. m. Materia colorante empleada en el tratamiento de la tripanosomiasis.
tripanosis. f. TRIPANOSOMIASIS.
tripanosoma (del gr. *trýpanon*, taladro, y *sôma*, cuerpo). m. F., *trypanosome*. Parásito protozoo sanguíneo del género *Trypanosoma*. V. TRYPANOSOMA.
tripanosomático. adj. TRIPANOSÓMICO.
tripanosomatosis. f. TRIPANOSOMIASIS.
tripanosomiasis. f. A., *Trypanosomiase*; F., *trypanosomiase*; In., *trypanosomiasis* It., *tripanasomiasi*; P.,

tripanossomiase. Procesos patológicos producidos por parásitos del género *Trypanosoma*. || **-africana.** Enfermedad producida por *T. gambiense* y *T. rhodesiense*, transmitida por la picadura de varias especies de la mosca tsetsé del género *Glossina*. El primer período de la enfermedad, o fiebre de tripanosomas, se caracteriza por fiebre, cefaleas y vómitos. Le sigue un período en el que se alternan episodios de fiebre y apirexia. Posteriormente aparecen dolores en los miembros, tumefacción de los ganglios linfáticos y anemia, seguidos de complicación del sistema nervioso central, en el que predomina principalmente la letargia. En este período la enfermedad es irreversible. *Sin.*: Enfermedad del sueño, tripanosomiasis del Congo, letargia africana, nelavan. || **-brasileña.** ENFERMEDAD DE CHAGAS. || **-del Congo.** TRIPANOSOMIASIS AFRICANA. || **-gambiense.** Forma de tripanosomiasis africana producida por *T. gambiense* y transmitida por la mosca tsetsé. *Sin.*: Enfermedad del sueño. || **-rhodesiense.** Variedad de tripanosomiasis africana producida por *T. rhodesiense* y transmitida por la picadura de *Glossina morsitans*, de evolución más rápida. *Sin.*: Enfermedad del sueño, kaodzera. || **-sudamericana.** ENFERMEDAD DE CHAGAS.
tripanosomicida. adj. TRIPANOCIDA.
tripanosómico o **tripanosomíaco.** adj. F., *trypanosomique*. Relativo a los tripanosomas o causado por ellos.
tripanosómide. f. TRIPÁNIDE.
tripanosómidos. m. pl. V. TRYPANOSOMA.
tripanosomosis. f. TRIPANOSOMIASIS.
tripanrot (al., *Trypanrot*). m. Rojo trípano; sustancia soluble en el agua, de la serie benzopurpúrica. Se emplea como colorante vital y tripanocida.
triparsamida. f. F., *tryparsamide*. Sal de sodio del ácido fenilglicinamidopararsónico, polvo cristalino, incoloro, que contiene el 24,6 % de arsénico; se emplea en el tratamiento de la tripanosomiasis.
tripéptido. m. F., *tripeptide*. Producto de la unión de tres radicales aminoácidos formado durante la digestión proteolítica.
tripesis (del gr. *trypân*, perforar). f. TREPANACIÓN.
Tripier (Amputación de) (León *Tripier*, cirujano francés, 1842-1891). V. AMPUTACIÓN.
triplejía (de *tri-* y el gr. *plegé*, golpe). f. F., *triplégie*. Hemiplejía con parálisis de un miembro del lado opuesto, o parálisis de un miembro superior y de los dos inferiores; hemiplejía y paraplejía combinadas.
triplete. m. F., *triplet*. En genética molecular, unidad de tres bases sucesivas en DNA o RNA, que codifica un aminoácido específico. || Combinación de tres lentes en un microscopio.
tripleto. A., *Drilling*; F. e In., *triplet*; It., *trigemello*; P., *tripleto*. Cada uno de los tres individuos nacidos en un mismo parto. || TRIPLETE, 2.ª acep.
triploblástico (del gr. *triploûs*, triple, y *blastós*, germen). adj. F., *triploblastique*. Que posee tres membranas blastodérmicas; tridérmico.
triplocoria (del gr. *triploûs*, triple, y *kóre*, pupila). f. F., *triplocorie*. Presencia de tres aberturas pupilares en un ojo.
triploide. m. Individuo con células triploides. || adj. F., *triploïde*. Dícese de la célula con tres guarniciones cromosómicas.
triploidía. f. F., *triploïdie*. Condición del individuo triploide.
triplopía (del gr. *triploûs*, triple, y *óps, opós*, ojo). f. F., *triplopie*. Visión triple de los objetos.
triplopsia (del gr. *triploûs*, triple, y *ópsis*, visión). f. TRIPLOPÍA.
trípode (del lat. *tripus, -odis*, y éste del gr. *trípous*; de *treîs*, tres, y *poûs*, pie). m. A., *Dreifuss*; F., *trépied*; In., *tripod*; It., *tripode*; P., *trípode*. Mueble o armazón de tres pies o soportes. || **-celíaco de Heller.** TRONCO CELÍACO.
triprósopo (de *tri-* y el gr. *prósopon*, cara). m. Monstruo con tres caras.
tripsina (del gr. *trîpsis*, frotamiento). f. A., *Trypsin*; F., *trypsine*; In., *trypsin*; It. y P., *tripsina*. Principal fer-

mento digestivo de la secreción pancreática que resulta de la acción de la enterocinasa del jugo intestinal sobre el tripsinógeno secretado por el páncreas y que actúa sobre las proteínas convirtiéndolas en peptonas y polipéptidos. Se ha empleado como tópico en el tratamiento de heridas, abscesos, fístulas, etc.

tripsinógeno (de *tripsina* y el gr. *gennân*, producir). m. F., *trypsinogène*. Cimógeno de la tripsina que existe en el jugo pancreático y se convierte en tripsina por la acción de la enterocinasa; protripsina.

tripsis (del gr. *trîpsis*, frotamiento). f. Fricción fuerte; trituración.

triptasa. f. Tripsina.

tríptico. adj. F., *trypsique*. Relativo a la tripsis o a la tripsina. || (del gr. *tríptychos*). m. F., *triptyque*. Lámina de tres hojas.

triptófano. m. F., *tryptophane*. Aminoácido, indolalanina, que existe en las proteínas, de las que es liberado por la acción de la tripsina; en el cloro y el bromo da una coloración violeta. *Sin.*: Proteinocromógeno.

triptógeno. m. Tripsinógeno.

triptólisis. f. F., *tryptolyse*. Disolución o desdoblamiento de las triptonas.

triptona. f. F., *tryptone*. Peptona producida por la digestión de las albúminas por la tripsina.

triptonemia (de *triptona* y el gr. *haîma*, sangre). f. Presencia de triptonas en la sangre.

triptonuria (de *triptona* y el gr. *oûron*, orina). f. Presencia de triptonas en la orina.

tripus (voz latina, del gr. *treîs*, tres, y *poús*, pie). m. Monstruo fetal con tres pies. Trípode. || **-Halleri.** División de la arteria celíaca en gástrica izquierda, hepática y esplénica; tronco celíaco.

triquestesia. f. Tricostesia.

triquetro (del lat. *triquetrus*, que tiene tres lados). adj. Triangular. || m. Ligamento lateral externo de la articulación tibiotarsiana. || Hueso piramidal o cuneiforme del carpo.

triquiasis (del gr. *thríx, trichós*, cabello). f. A., *Trichiasis*; F., *trichiasis*; In., *trichiasis*; It., *trichiasi*; P., *triquíase*. Dirección de las pestañas hacia la conjuntiva ocular, a la que irritan, consecutiva a un entropión ordinariamente. || Presencia de filamentos semejantes a pelos en la orina; pilimicción. || **-anal.** Dirección hacia dentro de los pelos de las márgenes del ano.

triquina (del gr. *trichíne*, f. de *trichínos*; de *thrís, trichós*, pelo, cabello). f. A., *Trichine*; F., *trichine*; In. e It., *trichina*; P., *triquina*. Gusano nematodo endoparasitario, *Trichinella spiralis*.

triquinado. adj. Que lleva triquinas; dícese de la carne de cerdo especialmente.

triquineliasis. f. Triquinosis.

triquinélidos. m. pl. Familia de gusanos nematodos que comprende los géneros *Trichinella* y *Trichuris*.

triquinelosis. f. Triquinosis.

triquiniasis. f. Triquinosis.

triquinífero (de *triquina* y el lat. *ferre*, llevar). adj. F., *trichiné*. Que contiene triquinas.

triquinización. f. F., *trichinisation*. Infestación con triquinas.

triquinofobia (de *triquina* y el gr. *phóbos*, temor). f. Temor morboso infundado a la triquinosis.

triquinoscopio (de *triquina* y el gr. *skopeîn*, observar). m. Microscopio para el examen de la carne triquinada.

triquinosis. f. A., *Trichinose*; F., *trichinose*; In., *trichinosis*; It., *trichinosi*; P., *triquinose*. Estado morboso producido por la infección parasitaria por larvas de *Trichinella spiralis* en el organismo, debido a la ingestión de carne de cerdo no bien cocida que contenga quistes de triquina, los cuales se abren en el estómago e intestinos; entonces se efectúa la fecundación y puesta de los embriones o triquinas jóvenes, que pasan a los linfáticos y venas y de éstos a los músculos estriados, en los que se fijan y enquistan. La enfermedad es grave y no bien característica, sucediendo a los síntomas de irritación gastrointestinal (dolor, vómitos, diarrea) otros que indican el paso y fijación de las triquinas en los músculos: fiebre, abatimiento, dolores musculares intensos, inmovilidad, edemas, inquietud e insomnio.

triquinoso. adj. F., *trichineux*. Afecto de triquina; triquinado.

triquitis. f. Inflamación de los bulbos pilosos.

trirradiación. f. Radiación en tres direcciones.

trirradio (de *tri-* y el lat. *radius*, rayo). m. F., *triradius*. En dermatoglifia, punto en el cual los relieves dérmicos cursan en tres direcciones formando ángulos de unos 120°.

trisacárido. m. F., *trisaccharide, triholoside*. Trihexosa.

trismo (del gr. *trismós*, de *trízein*, rechinar). m. A., *Trismus*; F. e In., *trismus*; It., *trisma*; P., *trismo*. Contracción tónica de los músculos masticatorios, que produce la oclusión forzosa de la boca; síntoma del tétanos y a veces considerado como sinónimo de éste. || **-cínico.** Risa sardónica.

trismus (lat.). m. Trismo. || **-neonatorum.** Tétanos de los recién nacidos.

trisomía (de *tri-* y el gr. *sôma*, cuerpo). f. F., *trisomie*. Existencia de un cromosoma supernumerario. || **-21.** Síndrome de Down.

trisómico. adj. F., *trisomique*. Dícese del individuo o célula con un cromosoma supernumerario.

trisplácnico (de *tri-* y el gr. *splágchna*, vísceras). adj. F., *tisplanchnique*. Aplícase al gran simpático, debido a que las ramas de éste se distribuyen por tres cavidades viscerales. Ú.t.c.s.m.

tristearina. f. Estearina ordinaria.

tristiquia o **trisquiasis** (de *tri-* y el gr. *stíchos*, fila). f. F., *tristichiasis*. Presencia de tres filas de pestañas en un párpado. Distiquiasis.

trisulfuro. m. F., *trisulfure*. Compuesto que contiene tres átomos de azufre por uno de otro cuerpo.

trisurcado (de *tri-* y el lat. *sulcus*, surco). adj. F., *à trois sillons*. Que presenta tres surcos, canales o hendiduras.

tritanopía (de *trito-* y *anopía*). f. F., *tritanopie*. Ceguera para el color azul, o sea falta del tercer elemento necesario para la visión de colores. V. Deuteranopía, Protanopía.

tritanopsia (de *trito-* y *anopsia*). f. Tritanopía.

tritíceo (del lat. *triticeus*). adj. F., *ticé*. Semejante a un grano de trigo. || m. F., *cartilage triticé*. Cuerpo tritíceo.

triticogloso. m. Músculo accidental extendido desde los cartílagos aritenoides a los lados de la lengua.

triticeum (lat.). m. Cuerpo tritíceo.

triticina. f. Gluten. || Sustancia gomosa, insípida de la raíz de la grama.

Triticum. Género de gramíneas que comprende el trigo, *T. sativum*. La especie *T. repens* o *Agropyrum repens* es la grama, usada como diurética.

tritio (del gr. *tritos*, tercero). m. A., *Tritium*; F. e In., *tritium*; It. y P., *trítio*. Isótopo de hidrógeno. Gas radiactivo que se obtiene por el bombardeo del berilio, en el ciclotrón, con iones de deuterio. Símbolos: ^3H, T.

trito-. Forma prefija del gr. *trítos*, tercero.

tritocónido o **tritocono** (de *trito-* y el gr. *kônos*, cono). m. F., *cuspide externe des prémolaires inférieures*. Cúspide distobucal de un premolar, inferior o superior, respectivamente.

tritón. m. F., *triton*. Trinitrotolueno. || Núcleo de tritio, formado por un protón y dos neutrones.

tritonismo. m. Envenenamiento por el trinitrotolueno en los operarios que lo manipulan.

tritopina. f. Alcaloide del opio; laudanidina.

tritoxina. f. Toxina que tiene menos facilidad para unirse con la antitoxina que la prototoxina y la deuterotoxina, según la clasificación de Ehrlich, fundada en la afinidad de las toxinas por las antitoxinas.

trituración (del lat. *trituratio, -onis*). f. A., *Zerreibung*; F. e In., *trituration*; It., *triturazione*; P., *trituração*. Reducción de una sustancia a polvo en el mortero por un aplastamiento y fricción continuos, de ordinario con azúcar de leche. || Sustancia así reducida a polvo.

triturado. m. Polvo de una sustancia obtenido por trituración.

triturante. adj. Que sirve para triturar o adaptado para lo mismo. Dícese de las superficies opuestas entre los molares superiores e inferiores.
trivalencia (de *tri-* y el lat. *valens, -entis*, p. a. de *valere*, tener valor). f. F., *trivalence*. Cualidad de trivalente.
trivalente (de *tri-* y el lat. *valens, -entis*, p. a. de *valere*, valer). adj. F., *trivàlent*. Que se combina con tres átomos de hidrógeno o los sustituye; triatómico. || Dícese de un amboceptor capaz de fijar tres complementos diferentes.
trivalvo. adj. F., *trivalve*. Compuesto de tres valvas u hojas.
trivalvulado. adj. Compuesto de tres válvulas; trivalvo.
triyodometano. m. YODOFORMO.
triyodotironina. f. F., *triiodothyronine*. Producto hormonal de la glándula tiroides y de la degradación periférica de la tiroxina. Compuesto triyodado de la hidroxifeniltirosina, biológicamente más activo que la tiroxina.
triyoduro. m. F., *triiodure*. Compuesto de yodo con tres átomos de este cuerpo por uno de la base.
trizonal. adj. Dispuesto en tres zonas.
trocánter (del gr. *trochantér*). m. A., *Trochanter, Rollhügel*; F. e In., *trochanter*; It., *trocantere*; P., *trocânter*. Cada una de las tuberosidades o apófisis debajo del cuello del fémur, *mayor*, situada en el lado externo, y *menor*, en el lado interno. ||-**tercero.** Cresta o tuberosidad glútea del fémur en los casos en que es muy saliente.
trocantin. m. A., *kleiner Rollhügel*; F. e In., *trochantin*; It. y P., *trocantino*. Trocánter menor.
trocar (del fr. *trocart*, de *trois-quarts*). m. A., *Trokar*; F., *trocart*; In., *trocar*; It., *trequarti*; P., *trocarte*. Instrumento de cirugía que consiste en un punzón introducido en una vaina o cánula, de la que se puede retirar una vez perforada con el instrumento la pared de una cavidad del cuerpo. Se emplea para la evacuación de líquidos patológicos. ||**-de Curschmann** o **de Southey.** Variedades de cánulas para la punción del edema cutáneo. ||**-de Duchenne.** Instrumento para extirpar pequeñas porciones de tejido para su estudio microscópico. ||**-de Durham.** Instrumento para la práctica de la traqueotomía rápida. ||**-de Finochietto.** El utilizado para realizar al mismo tiempo la punción y aspiración del quiste hidatídico hepático. ||**-de Fürbringer.** Variedad de trocar con mango y llave o espita. ||**-explorador.** Trocar muy delgado para la práctica de punciones exploratorias. ||**-rectal.** Trocar de perfil curvo para puncionar la vejiga a través del recto.
trociscación. f. División de una parte en trociscos o pastillas.
trocisco (del lat. *trochiscus*, y éste del gr. *trochískos*, píldora). m. A., *Trochiscus*; F., *trochisque*; In., *trochiscus*; It., *trochisco*; P., *trocisco*. Pastilla medicamentosa confeccionada sin azúcar. || Porción de forma variada, cónica, cúbica, etc., de una masa medicamentosa.
tróclea (del lat. *trochlea*, y éste del gr. *trochilaía*, polea). f. A., *Trochlea, Rolle*; F., *trochlée*; In., *trochlea*; It., *troclea*; P., *tróclea*. Gínglimo, polea. || Eminencia articular en la parte anterior e inferior del húmero, que forma una especie de polea sobre la que rueda el cúbito. || Anillo fibrocartilaginoso en la porción anterior y superior de la parte interna de la órbita, por el que se desliza el tendón del músculo oblicuo superior del ojo. ||**-falángica.** Superficie articular en el extremo distal de la primera y segunda falanges. ||**-tali.** Superficie articular del astrágalo.
troclear. adj. F., *trochléaire*. Dícese del músculo oblicuo superior del ojo. Relativo a una tróclea o de su forma. || m. Nervio patético.
trocleariforme. adj. F., *trochlée, trocléiforme*. En forma de tróclea.
trocleartrosis (de *tróclea* y el gr. *árthron*, articulación). f. Articulación troclear o gínglimo angular.
troco-. Prefijo (del gr. *trochós*, rueda) que designa forma circular o movimiento giratorio.

trocoartrosis (de *troco-* y el gr. *árthron*, articulación). f. Articulación trocoide o gínglimo lateral.
trococardia (de *troco-* y el gr. *kardía*, corazón). f. Desplazamiento del corazón debido a un movimiento de rotación de su eje.
trococefalia (de *troco-* y el gr. *kephalé*, cabeza). f. F., *trochocéphalie*. Redondez de la cabeza causada por sinostosis prematura de los huesos frontal y parietales.
trocoide (de *troco-* y el gr. *eîdos*, aspecto). adj. F., *trochoïde*. Semejante a una rueda que gira sobre su eje. || m. Articulación en que un cilindro óseo encaja en un cilindro hueco o anillo, como la de la apófisis odontoides con el atlas.
trocorizocardia (de *troco-* y el gr. *horízon*, horizonte, y *kardía*, corazón). f. Trococardia combinada con horizocardia.
Troell-Junet (Síndrome de) (Abraham *Troell*, médico sueco, n. en 1881). V. SÍNDROME.
Troeltsch (Corpúsculos, espacios de) (Antón F. von *Troeltsch*, otólogo alemán, 1829-1890). Véanse estos términos.
trofectoderma. f. TROFODERMA.
trofedema. m. TROFOEDEMA.
trofemia (de *trofo-* y el gr. *haîma*, sangre). f. Nutrición sanguínea.
trofesis. f. TROFONEUROSIS.
troficidad. f. F., *trophicité*. Relación o función trófica.
trófico (del gr. *trophé*, nutrición). adj. F., *trophique*. Relativo o perteneciente a la nutrición.
trofismo. m. F., *trophisme*. Influencia trófica directa; estado de la nutrición.
trofo-. Forma prefija del gr. *trophé*, nutrición.
trofoblasto (de *trofo-* y el gr. *blastós*, germen). m. A., *Trophoblast*; F., *trophoblaste*; In., *trophoblast*; It. y P., *trofoblasto*. Capa celular extraembrionaria epiblástica, que fija el embrión a la pared uterina y lo nutre; la capa celular primitiva se denomina *citotrofoblasto*, y luego se convierte en *sincitio*, llamado *sintrofoblasto, plasmodiotrofoblasto* o *esponqiotrofoblasto*.
trofoblastoma (de *trofoblasto* y el suf. *-oma*). m. F., *trophoblastome*. Tumor originado del trofoblasto; corioepitelioma.
trofocito (de *trofo-* y el gr. *kytos*, cavidad). m. F., *trophocyte*. Célula de nutrición; célula de tipo inferior que suministra nutrición a otras células de tipo más elevado.
trofocromidia. f. F., *trophochromidie*. Parte de la cromatina de una célula con función trófica, no reproductora, al contrario de la idiocromidia.
trofoderma (de *trofo-* y el gr. *dérma*, piel). m. F., *trophoderme*. Capa exterior de la vesícula blastodérmica; trofoblasto.
trofodermatoneurosis o **trofodermatosis.** f. ACRODINIA. || f. ENFERMEDAD DE SELTER-FEER.
trofodinámica (de *trofo-* y el gr. *dynamis*, fuerza). f. F., *trophodynamique*. Estudio de las fuerzas que actúan en la nutrición.
trofoedema (de *trofo-* y el gr. *oídema*, hinchazón). m. A., *Trophödem*; F., *trophoedème*; In., *trophedema*; It., *trofoedema*; P., *trofedema*. Edema crónico persistente, duro e indoloro, de repartición segmentaria en los miembros, sin causa aparente, a veces congénito y a menudo hereditario. Distrofia edematosa. EDEMA NEUROARTRÍTICO.
trofolecito (de *trofo-* y el gr. *lékithos*, yema de huevo). m. Yema del huevo meroblástico.
trofología (de *trofo-* y el gr. *lógos*, tratado). f. F., *trophologie*. Suma de conocimientos relativos a la nutrición.
trofona. f. Elemento nutricio de la neurona.
trofoneurosis (de *trofo-*, el gr. *neûron*, nervio, y el suf. *-osis*). f. A., *Trophoneurose*; F., *trophonévrose*; In., *trophoneurosis*; It., *trofoneurosi*; P., *trofoneurose*. Grupo de trastornos tróficos por influencia del sistema nervioso, como la enfermedad de Raynaud, mal perforante etc. ||**-autocópica.** Amputación espontánea, ainhum. ||**-diseminada.** ESCLERODERMA. ||**-facial** o **de Romberg.** HEMIATROFIA FACIAL.

trofonosis (de *trofo-* y el gr. *nósos*, enfermedad). f. TROFOPATÍA.
trofonúcleo (de *trofo-* y el lat. *nucleus*, dim. de *nux*, nuez). m. F., *trophonucléus, macronucléus*. Núcleo celular correspondiente a la función nutritiva.
trofopatía (de *trofo-* y el gr. *páthos*, enfermedad). f. A., *Trophopathie;* F., *trophopathie;* In., *trophopathy;* It. y P., *trofopatia*. Término general para las enfermedades de la nutrición.
trofoplasma (de *trofo-* y el gr. *plásma*, lo modelado). m. Plasma formativo.
trofoplasto (de *trofo-* y el gr. *plastós*, formado o modelado). m. A., *Trophoplast;* F., *trophoplaste;* In., *trophoplast;* It., *plastide;* P., *trofoplasto*. Cuerpo granular protoplasmático; plástida.
trofospongia o **trofospongio** (de *trofo-* y el lat. *spongia*, esponja). f. y m. Red vascular entre el trofoblasto y la pared uterina. || F., *trophosponge*. Red canalicular en el citoplasma, por la que circularían las sustancias nutritivas. || Aparato de Golgi.
trofotaxis (de *trofo-* y el gr. *táxis*, disposición). f. Movimiento o disposición de las células en relación al alimento; trofotropismo.
trofoterapia (de *trofo-* y el gr. *therapeía*, tratamiento). f. Tratamiento de las enfermedades por medidas dietéticas.
trofotonía (de *trofo-* y el gr. *tónos*, tensión). f. Estado de rigidez de los flagelos de un microorganismo, debido a la nutrición deficiente o impropia.
trofotropismo (de *trofo-* y el gr. *trópos*, dirección). m. A., *Trophotropismus;* F., *trophotropisme;* In., *trophotropism;* It. y P., *trofotropismo*. Quimiotaxia celular, positiva o negativa, para las materias nutritivas.
trofozoo (de *trofo-* y el gr. *zoon*, animal). m. A., *Halberwachsener Schizont;* F., *trophozoïte;* In., *trophozoite;* It., *trofozoite;* P., *trofozoíto*. Estadio vegetativo en el ciclo vital de ciertos protozoos.
troglitis (del gr. *trógle*, cueva). f. Cavernitis; antritis.
trogloditismo (de *troglodita*, y éste del lat. *troglodyta*, el cual procede, a su vez, del gr. *troglodytes*; de *trógle*, cueva, y *dynein*, penetrar). m. Complejo morboso, debido al confinamiento y viciación del aire en locales antihigiénicos y a otras circunstancias inherentes a estos locales.
Troisier (Ganglio, signo, síndrome de) (Émile *Troisier*, médico francés, 1844-1919). Véanse estos términos.
Trolard (Vena de) (Paulin *Trolard*, médico francés, 1842-1910). V. VENA.
trombangitis. f. TROMBOANGITIS.
trombasa. f. TROMBINA.
trombastenia (del gr. *thrómbos*, coágulo, y *asthéneia*, debilidad). f. A., *Thrombasthenie;* F., *thrombasthénie;* In., *thrombasthenia;* It. y P., *trombastenia*. Forma de diátesis hemorrágica congénita, caracterizada por tiempo de sangría prolongado, retracción defectuosa del coágulo, agregación plaquetaria anormal en presencia de ADP y número de plaquetas normal. *Sin.:* Trombastenia hemorrágica hereditaria, enfermedad de Glanzmann.
trombectomía (del gr. *thrómbos*, coágulo, y *ektomé*, resección). f. F., *trombectomie*. Extracción o escisión de un trombo de un vaso sanguíneo.
Trombicula. Género de ácaros que en su fase larvaria viven parásitos sobre insectos, aves y mamíferos. La larva de *T. autumnalis* puede alcanzar al hombre al descansar sobre hierba parasitada, dando lugar a una dermatitis (trombidiosis).
trombiculiasis. f. TROMBIDIOSIS.
trombiculosis. f. F., *trombidiose*. Infestación con ácaros del género *Trombicula*.
trombidio. m. Ácaro parásito del género *Trombidium*, incluido hoy en el género *Trombicula*.
trombidiosis. f. F., *trombidiose*. Infestación por ácaros del género *Trombicula*.
trombina. f. A., *Thrombin;* F., *thrombine;* In., *thrombin;* It. y P., *trombina*. Fermento o enzima que existe en la sangre derramada, pero no en la circulante, y convierte el fibrinógeno en fibrina. *Sin.:* Fibrinofermento, plasmasa, trombasa.
trombinógeno. desus. m. PROTROMBINA.
trombo (del gr. *thrómbos*, coágulo). m. A., *Thrombus;* F., *thrombus;* In., *thrombus;* It. y P., *trombo*. Coágulo sanguíneo en el interior de un vaso, que permanece en el punto de su formación. || Coágulo sanguíneo alrededor de una vena seccionada. || Hematoma. ||**-agónico.** Coágulo formado en el corazón durante la agonía. ||**-anular.** Trombo adherido a las paredes del vaso con un orificio en el centro. ||**-autóctono.** TROMBO PRIMARIO. ||**-blanco.** Trombo producido por el retardo de la circulación, constituido por estratos de fibrina abundantes en leucocitos y capas de sustancia hialina finamente granulosa. ||**-calcificado.** Concreción calcárea en una vena; flebolito. ||**-de Laennec.** Trombo redondeado en una cavidad cardíaca, que se forma especialmente en los casos de degeneración adiposa. ||**-del recién nacido.** CEFALEMATOMA. ||**-estratificado.** Trombo formado por capas rojas y blancas. ||**-fibrinoso.** Coágulo compuesto principalmente de fibrina e inserto en la pared del vaso. ||**-hematoblástico.** Trombo compuesto principalmente de globulina. ||**-hematostásico.** El debido a la estasia de la sangre y formado en su mayor parte por hematíes. ||**-hialino.** Trombo formado por corpúsculos rojos desprovistos de hemoglobina. ||**-infectivo.** Variedad debida al depósito de materia séptica en la pared del vaso. ||**-laminado.** TROMBO ESTRATIFICADO. ||**-lateral.** Trombo que no obstruye la totalidad de la luz del vaso. ||**-marasmático.** Forma debida a una enfermedad caquéctica. ||**-mecánico.** Trombo formado por la obstrucción mecánica de un vaso. ||**-mixto.** TROMBO ESTRATIFICADO. ||**-mural.** Trombo que se forma en una zona enferma del endocardio. ||**-obliterante.** El que obstruye la luz del vaso. ||**-organizado.** Trombo en el que se produce un proceso de neoformación vascular y conjuntiva. ||**-parasitario.** El formado por parásitos de la sangre. ||**-parietal.** TROMBO VALVULAR. ||**-pigmentario.** Acumulación de pigmento libre en los capilares del cerebro. ||**-post mortem.** Coágulo formado en el corazón y en los grandes vasos después de la muerte. ||**-primario.** El que permanece constantemente en el punto de su formación. ||**-prolongado** o **propagado.** Trombo que crece siguiendo la dirección de la corriente sanguínea, o el desprendido y transportado a un punto más o menos lejano del de su origen. ||**-rojo.** Trombo de este color debido a la estancación de la sangre en un vaso. ||**-traumático.** El que resulta de una lesión en un vaso. ||**-valvular.** Trombo inserto en la pared de un vaso, en donde forma una especie de válvula. ||**-vulvar** o **vaginal.** Hematoma de la vulva o de la vagina, respectivamente.
tromboangitis (de *trombo-* y *angitis*). f. A., *Thromboangiitis;* F., *thromboangéite;* In., *thromboangiitis;* It., *tromboangeite;* P., *tromboangiíte*. Inflamación de la pared vascular, que puede afectar una o varias túnicas, aunque siempre interesa la íntima con subsiguiente formación de trombos en su superficie. ||**-obliterante.** Enfermedad episódica que afecta generalmente las estructuras vasculares de las extremidades y se presenta en adultos jóvenes varones. Las lesiones consisten en una arteritis y flebitis con trombosis y ulterior evolución fibrosa con isquemia de los territorios afectos. *Sin.:* Enfermedad de Buerger. ||**-proliferante** o **hiperplásica.** Tromboangitis con neoformación de tejidos.
tromboarteritis (de *trombo-*, el gr. *artería*, arteria, y el suf. *-itis*). f. F., *thromboartérite*. Tromboangitis arterial.
tromboblasto (de *trombo-* y el gr. *blastós*, germen). m. Célula precursora de la plaqueta sanguínea o trombocito.
trombocinasa. f. F., *thrombokinase*. Factor X. V. FACTOR PLASMÁTICO.
trombocinesis (de *trombo* y el gr. *kínesis*, movimiento). f. Coagulación de la sangre.

trombocisto (de *trombo* y el gr. *kýstis*, vejiga). m. F., *enveloppe entourant le thrombus*. Saco o membrana que se forma alrededor de un coágulo o trombo.

trombocitemia (de *trombo-*, el gr. *kýtos*, cavidad, y *haima*, sangre). f. A., *Thrombozytose;* F., *thrombocythémie;* In., *trombocythemia;* It. y P., *trombocitemia*. Aumento duradero del número de plaquetas en la sangre periférica. Casi siempre se asocia con leucosis, policitemia, enfermedad de Hodgkin, etc. ‖ **-hemorrágica esencial.** Síndrome mieloproliferativo que cursa con elevación del número plaquetario, hiperplasia megacariocítica y hepatosplenomegalia, de curso letal. ‖ **-idiopática** o **primaria.** TROMBOCITEMIA HEMORRÁGICA ESENCIAL.

trombocito (de *trombo* y el gr. *kýtos*, cavidad). m. A., *Thrombozyt;* F. e In., *thrombocyte;* It., *trombocita;* P., *trombócito*. Plaqueta sanguínea.

trombocitobarina. f. Anticuerpo que provoca la aglutinación de las plaquetas sobre los tripanosomas. V. FENÓMENO DE RIECKENBERG.

trombocitocrito (de *trombocito* y un derivado del verbo gr. *krínein*, juzgar, segregar, distinguir). m. Instrumento para determinar el contenido de plaquetas en la sangre.

trombocitólisis (de *trombocito* y el gr. *lýsis*, disolución). f. F., *thrombocytolyse*. Lisis o destrucción de plaquetas sanguíneas.

trombocitopatía (de *trombocito* y el gr. *páthos*, enfermedad). f. F., *thrombocytopathie*. Enfermedad de las plaquetas. Trastorno de la hemostasia causado por defectos cualitativos, funcionales o cuantitativos de las plaquetas. Existen formas *congénitas* (enfermedad de Glanzmann, enfermedad de Willebrand, defectos en la liberación plaquetaria, etc.) y *adquiridos* (uremia, hepatopatías, síndrome mieloproliferativo, por fármacos, etc.).

trombocitopenia (de *trombocito* y el gr. *penía*, escasez). f. F., *thrombocytopénie*. Disminución del número de plaquetas en la sangre; trombopenia. ‖ **-esencial.** Púrpura hemorrágica.

trombocitopoyesis (de *trombocito* y el gr. *poíesis*, formación, producción). f. F., *thrombocytopoïèse*. Producción de plaquetas sanguíneas.

trombocitosis. f. F., *thrombocytose*. Aumento del número de plaquetas sanguíneas.

tromboclasis (de *trombo* y el gr. *klásis*, rotura). f. Destrucción o disolución de un trombo.

tromboembolia (de *trombo-* y el gr. *émbolon*, lo que se introduce). f. A., *Thrombusembolie;* F., *thrombo-embolie;* In., *thromboembolia;* It. y P., *tromboembolia*. Embolia u oclusión completa de un vaso por un trombo.

trombofilia (de *trombo-* y el gr. *philía*, amistad). f. Tendencia a padecer trombosis.

tromboflebitis (de *trombo-*, el gr. *phléps*, *phlebós*, vena, y el suf. *-itis*). f. A., *Thrombophlebitis;* F., *thrombophlébite;* In., *thrombophlebitis;* It., *trombosi venosa;* P., *tromboflebite*. Tromboangitis venosa.

trombogénesis (de *trombo-* y el gr. *génnesis*, generación). f. F., *thrombogenèse*. Producción de coágulos o trombos.

trombógeno (de *trombo* y el gr. *gennân*, producir). adj. F., *thrombogène*. Productor de coágulos o trombos. ‖ m. ant. PROTROMBINA.

tromboide (de *trombo-* y el gr. *eîdos*, aspecto). adj. F., *thromboïde*. Semejante a un trombo.

trombolinfangitis (de *trombo-*, el lat. *lympha*, agua, el gr. *aggeîon*, vaso, y el suf. *-itis*). f. F., *thrombolymphangite*. Trombosis complicada con linfangitis o dependiente de ésta.

trombólisis (de *trombo-* y el gr. *lýsis*, disolución). f. F., *thrombolyse*. Lisis o destrucción de trombos.

trombopatía (de *trombo-* y el gr. *páthos*, enfermedad). f. A., *Thrombopathie;* F., *thrombopathie;* In., *thrombopathy;* It. y P., *trombopatia*. Cualquier alteración en la producción o función de las plaquetas sanguíneas.

trombopenia (de *trombo-* y el gr. *penía*, pobreza). f. A., *Thrombopenie;* F., *thrombocytopénie;* In., *thrombopeny;* It. y P., *trombopenia*. Trombocitopenia. ‖ Disminución de la coagulabilidad de la sangre.

tromboplásico (de *trombo-* y el gr. *plássein*, formar). adj. F., *thromboplastique*. Que provoca o acelera la formación de coágulos en la sangre.

tromboplástida. f. Plaqueta sanguínea.

tromboplastina. f. A., *Thromboplastin;* F., *thromboplastine;* In., *thromboplastin;* It., *trombochinase;* P., *tromboplastina*. Sustancia que posee actividad tromboplásica. ‖ **-hística.** Factor III. V. FACTOR PLASMÁTICO.

trombopoyesis (de *trombo-* y el gr. *poíesis*, producción). f. F., *thrombopoïèse*. Formación de plaquetas sanguíneas y elementos necesarios para la producción de trombos.

tromboquinasa. f. TROMBOCINASA.

trombosado. adj. Afecto de trombosis.

trombosina. f. TROMBINA.

trombosinusitis (de *trombo-*, el lat. *sinus*, seno, y el suf. *-itis*). f. Trombosis e inflamación de un seno de la duramadre.

trombosis. f. A., *Thrombose;* F., *thrombose;* In., *thrombosis;* It., *trombosi;* P., *trombose*. Proceso de formación o desarrollo de un trombo y oclusión vascular por éste. ‖ **-de Ribbert.** Trombosis que se produce en la agonía en el corazón y grandes vasos. ‖ **-activa.** La que se produce por retardo de la circulación, es decir, mientras sigue circulando la sangre. ‖ **-arterial, cardíaca** o **venosa.** Formación de trombos en las arterias, corazón o venas, respectivamente. ‖ **-biliar.** Formación de cálculos en el colédoco, por depósito de capas sucesivas. ‖ **-coronaria.** Formación de un coágulo en una rama de la arteria coronaria, de la que resulta infarto de miocardio. ‖ **-infectiva.** La debida a una infección bacteriana. ‖ **-marasmática.** La que ocurre en las enfermedades caquectizantes de la infancia y la vejez, especialmente en el seno longitudinal. ‖ **-pasiva.** Trombosis formada por la estancación de sangre en un vaso. ‖ **-placentaria.** Formación de trombos normales en la placenta. ‖ **-por dilatación.** Trombosis activa por dilatación de una vena. ‖ **-puerperal.** Coagulación de sangre en las venas después del parto; flebitis puerperal.

trombostasis. f. F., *thrombostase*. Estasis de sangre asociada con formación de un trombo.

tromboxano. m. V. PROSTAGLANDINA.

Tromexano. m. Nombre comercial español del éter etílico de la dicumarina. Anticoagulante.

Trommer (Reacción de) (Carl August *Trommer*, químico alemán, 1806-1879). V. REACCIÓN.

Trömner (Signo de) (Ernest L. O. *Trömner*, internista alemán, n. en 1868). V. SIGNO.

tromofilia (del gr. *trómos*, temblor, y *philía*, afición, amistad). f. Aptitud o predisposición para temblar.

tromofobia (del gr. *trómos*, temblor, y *phóbos*, temor). f. Temor morboso de temblar.

tromofonía (del gr. *trómos*, temblor y *phoné*, voz). F., *tromophonie*. Voz temblorosa.

tromografía (del gr. *trómos*, temblor, y *gráphein*, describir). f. Registro gráfico del temblor.

tromomanía (del gr. *trómos*, temblor, y de *manía*). f. Delirium tremens.

trompa. f. A., *Ohrtrompete, Tuba;* F., *trompe;* In., *tuba;* It., *tromba, tuba;* P., *trompa*. En anatomía, nombre de dos conductos o tubos especiales. ‖ **-auditiva.** Conducto osteofibromembranoso desde la parte anterior y superior del tímpano hasta la parte lateral y superior de la faringe, a 7 cm de la abertura exterior de las fosas nasales y a nivel del borde superior del cornete inferior; equilibra la presión aérea de la cavidad timpánica con la presión atmosférica. ‖ **-de Eustaquio.** TROMPA AUDITIVA. ‖ **-de Falopio.** TROMPA UTERINA. ‖ **-uterina.** Oviducto; tubo largo membranoso desde un ángulo superior del útero hasta el ovario del lado correspondiente, situado entre las dos hojas del ligamento ancho.

tronco (del lat. *truncus*). m. A., *Rumpf, Stamm;* F., *tronc;* In., *trunk;* It. y P., *tronco*. Porción de árbol o arbusto desde la raíz a las ramas. ‖ Porción mayor del cuerpo de los vertebrados en la que se implantan la cabeza y las extremidades.|| Parte principal de un vaso o nervio. ||**-arterioso.** Arteria en conexión con el corazón fetal, de la que se desprenden los arcos aórticos y de la que se originan las arterias aorta y pulmonar.|| **-basilar.** Arteria formada por la reunión de las arterias vertebrales. V. ARTERIAS (TABLA DE). || **-braquiocefálico, anónimo** o **innominado.** Conjunto de arteria carótida común y subclavia derechas y, a veces, la tiroidea ima. ||**-broncomediastínico derecho.** Tronco linfático formado por la unión de los vasos linfáticos de los bronquios y mediastino del lado derecho, que se vacía en el conducto linfático derecho. ||**-celíaco.** V. ARTERIAS (TABLA DE). ||**-costocervical.** Rama de la subclavia, que se divide en arteria cervical profunda y arteria intercostal superior. ||**-linfático lumbar.** Cada uno de los dos grandes vasos linfáticos, derecho e izquierdo, que se vacían en la cisterna de Pecquet. ||**-simpático.** Doble cadena de los ganglios simpáticos y nervios conectantes a cada lado de la columna vertebral. ||**-subclavio.** Conducto linfático que recibe la linfa de la extremidad superior y se vacía en el conducto torácico en la raíz del cuello. ||**-tibioperoneo.** Rama posterior de la bifurcación de la arteria poplítea. ||**-tirocervical de Theile.** Tronco común de origen variable de la arteria tiroidea inferior, la cervical transversa y la suprascapular; a veces interviene la cervical superficial. ||**-yugular.** Vaso linfático que drena los ganglios cervicales profundos inferiores y desagua en el conducto torácico.

troncular. adj. F., *tronculaire.* Relativo a un tronco o tronculo.

tronculo. m. Tronco vascular pequeño.

trongyloides (del gr. *stronggyloeidés,* de forma redondeada). Género de gusanos nematodos del orden *Rhabdiasoidea.* Pueden encontrarse como seudoparásitos en heces, orina, líquido de lavados gástricos y esputos. La especie *S. stercoralis* (o *S. intestinalis*) es el agente causal de la anguilulosis o estrongiloidosis, frecuente en países tropicales o subtropicales, y que se caracteriza por una diarrea intermitente con trastornos digestivos.

tropacocaína. f. Benzoilseudotropeína; alcaloide de una planta de Java semejante a la coca, de uso análogo al de la cocaína, pero sin propiedades midriásicas ni isquemiantes. Se emplea especialmente el clorhidrato en las enfermedades oculares en solución al 3 %.

tropeína. f. F., *tropeíne.* Éter compuesto de la tropina; compuesto de tropina y un ácido orgánico; término que comprende los alcaloides midriásicos de las solanáceas: atropina, homatropina, hiosciamina.

tropeinismo. m. Envenenamiento con tropeínas.

tropeolina. f. F., *tropéoline.* Colorante de anilina de color amarillo anaranjado, que se vuelve pardo con los ácidos, por lo que se emplea como reactivo de éstos. ||**-D.** HELIANTINA. ||**-O.** Sal de sodio del ácido resorcinolnitrobencenoparasulfónico, indicador con pH de 11 a 12,6. ||**-OO.** Sal de sodio del ácido difenilaminonitrobencenoparasulfónico, indicador con pH de 1,6 a 2,6. ||**-OOO.** Nitro-α-naftolsulfanilato de sodio, polvo pardorrojizo, colorante de alimentos, drogas y cosméticos, indicador con pH 7,6, amarillo pardusco, a pH 8,9, púrpura.

tropesis (del gr. *tropé,* vuelta). f. Tendencia a actuar de cualquier sustancia (Haekel).

tropidina. f. Sustancia líquida oleosa, formada por la deshidratación de la tropina.

tropina. f. A., *Tropin;* F., *tropine;* In., *tropin;* It., *tropeine;* P., *tropina.* Sustancia cristalina, $C_8H_{15}NO$, derivada de la atropina, de olor semejante al del tabaco. || OPSONINA.

tropismo (del gr. *trópos,* vuelta). m. A., *Tropismus;* F., *tropisme;* In., *tropism;* It. y P., *tropismo.* Tactismo; movimiento de la materia orgánica influido por causas ambientes; reacción definida de los organismos a los estímulos exteriores. Es *positivo* o *negativo* según el estímulo atraiga o rechace al organismo; fototropismo, geotropismo, reotropismo, etc., son formas de tropismo.

tropocroma (del gr. *trópos,* dirección, y *chrôma,* color). adj. Se aplica a las células serosas especiales de las glándulas salivales que no se tiñen con los colorantes de la mucina después de fijación con la mezcla formalina-bicromato.

tropómetro (del gr. *trópos,* vuelta, y *métron,* medida). m. F., *tropomètre.* Instrumento para medir la torsión de un hueso largo. || Instrumento para medir la rotación del globo ocular.

tropomiosina. f. F., *tropomyosine.* Proteína presente en el tejido muscular, que desempeña un papel regulador en el proceso contráctil.

troquín o **troquino** (del lat. *trochinus*). m. A., *Tuberculum minus;* F., *trochin;* In., *trochin;* It., *trochino;* P., *troquino.* Tuberosidad menor de la cabeza del húmero.

troquiter (del gr. *trochiá,* órbita). m. A., *Tuberculum majus;* F. e In., *trochiter;* It., *trochite;* P., *troquíter.* Tuberosidad mayor del húmero.

trotilo. m. TRINITROTOLUENO.

Trotter (Síndrome de) (Wilfred B. L. *Trotter,* cirujano inglés, 1871-1939). V. SÍNDROME.

Trousseau (Enfermedades, fenómeno, puntos, signo de) (Armand *Trousseau,* médico francés, 1801-1867). Véanse estos términos.

Trueta (Método de) (José *Trueta,* cirujano español, 1897-1978). V. MÉTODO.

trufa (del occ. ant. *trufa,* y éste del lat. *tuber,* especie de trufa, en lat. vulgar *tufera*). f. A., *Trüffel;* F., *truffe;* In., *truffle;* It., *tartufo;* P., *trufa.* Hongo subterráneo *(Tuber cibarium),* comestible, al que se atribuyeron propiedades afrodisíacas.

Trunecek (Síndrome, suero de) (Karel *Trunecek,* médico de Praga, n. en 1865). Véanse estos términos.

trusión (del lat. *trusum,* supino de *trudere,* empujar). f. Empuje, propulsión. || En odontología, posición defectuosa de los dientes.

Trypanoplasma. Género de parásitos esporozoos de la familia *Cryptobiidae,* semejantes al tripanosoma, pero provistos de un flagelo en ambos extremos; se encuentran principalmente en peces.

trypanoroth. m. TRIPANROT.

Trypanosoma. Género de protozoos flagelados parásitos, de la clase *Zoomastigophora* (superclase *Mastigophora,* flagelados). Son agentes causales de diversas enfermedades del hombre y los animales en diversas zonas de África y América. Muchas especies presentan un ciclo caracterizado por el desarrollo sucesivo de formas diferentes; según las especies, pasan por una o más de las siguientes formas: *amastigote* (Leishmania), *epimastigote* (Crithidia), *promastigote* (Leptomona) y *tripanomastigote*. La última forma es propia de todas las especies. Son parásitos de la sangre y tejidos de diversas especies de animales (pájaros, anfibios, mamíferos). Muchas especies requieren un huésped vertebrado y otro invertebrado para cumplir su ciclo. El huésped invertebrado actúa además como vector. ||**-brucei.** Especie productora de la nagana de los bóvidos y equinos del África Central. ||**-cruzi.** Especie que produce la tripanosomiasis americana o enfermedad de Chagas. ||**-equinum.** Especie responsable en los caballos del mal de caderas, en América del Sur. ||**-equiperdum.** Especie responsable en los caballos de la durina, en Argelia. ||**-evansi.** Especie causal de la surra, en la India. ||**-gambiense.** Especie responsable de la enfermedad del sueño, encontrada en la sangre y líquido cefalorraquídeo de los pacientes, transmitida por la picadura de la mosca tsetsé, *Glossina palpalis.* Se denomina también *T. castellani, T. hominis, T. ugandense.* ||**-lewisi.** Especie que infecta las ratas. ||**-rhodesiense.** Especie encontrada en los antílopes en el África del Sur, que puede ser transmitida al hombre por la picadura de la mosca *Glossina morsitans.*

tsetsé. f. F., *tsé-tsé.* Insecto díptero del África meridional, del género Glossina, cuya picadura transmite al hombre y a los animales, varias especies de tripanosomas. ||**-(Enfermedad).** Tripanosomiasis, especialmente la nagana.

tsutsugamushi (Enfermedad) (del japonés antiguo *tsutsuga*, enfermedad, y del japonés *mushi*, parásito o garrapata). FIEBRE FLUVIAL JAPONESA.
Tu. Símbolo alternativo del tungsteno o wolframio.
tuatúa. f. Árbol euforbiáceo de América, cuyas hojas se emplean como purgantes y otrora contra la lepra.
tuba (lat.). f. Tubo, trompa. ‖ **-acústica** o **uterina.** Trompas de Eustaquio y de Falopio, respectivamente. ‖ **-pharyngotympanica.** Trompa de Eustaquio.
tubaje. m. Galicismo por intubación.
tubárico o **tubario.** adj. F., *tubaire*. Relativo o perteneciente a un tubo, tuba o trompa, especialmente la de Falopio.
tubectomía. f. SALPINGECTOMÍA.
tuber (lat.). m. Engrosamiento, tuberosidad, tubérculo. ‖ **-annulare.** Puente de Varolio. ‖ **-anterius** o **cinereum.** Eminencia de sustancia gris en el suelo del III ventrículo, unida a la hipófisis por el tallo pituitario. ‖ **-frontale** o **ischiadicum.** Eminencia frontal y tuberosidad isquiática, respectivamente. ‖ **-omentale hepatis.** Prominencia en el lóbulo izquierdo del hígado, correspondiente a la curvatura menor del estómago. ‖ **-omentale pancreatis.** Prominencia en la parte derecha del páncreas, correspondiente al omento menor. ‖ **-parietale.** Tuberosidad o eminencia parietal. ‖ **-posticum.** Segmento posterior del vermis inferior. ‖ **-vermis.** Nombre que se da a la porción prominente posterior del vermis inferior.
tubercula (lat.). pl. de TUBERCULUM. ‖ **-miliaria.** Milium, acné miliar. ‖ **-quadrigemina.** CUERPOS O TUBÉRCULOS CUADRIGÉMINOS.
tuberculado. adj. F., *tuberculé*. Afecto o provisto de tubérculos.
tubercular. adj. F., *tuberculeux*. Relativo o semejante a un tubérculo o nódulo. ‖ TUBERCULOSO.
tuberculasa. f. Extracto de gérmenes tuberculosos usado en un tipo de vacuna contra la tuberculosis.
tubercúlide. f. A., *Tuberkulid*; F., *tuberculide*; In., *tuberculid*; It., *tubercolide*; P., *tubercúlide*. Término general para las afecciones cutáneas de origen tuberculoso muy probable (Darier); sinónimo de *toxitubercúlide*. ‖ **-papulonecrótica.** Acné escrofulosa, erupción de pápulas en grupos sucesivos, que se necrosan y curan dejando cicatriz. ACNÉ, AGMINATA, ACNITIS, FOLICLIS.
tuberculígeno (de *tubérculo* y el gr. *gennân*, producir). adj. Que produce tuberculosis.
tuberculina. f. A., *Tuberkulin*; F., *tuberculine*; In., *tuberculin*; It., *tubercolina*; P., *tuberculina*. Proteína obtenida por filtración a partir de cultivos de *Mycobacterium tuberculosis*, que se emplea en el estudio diagnóstico de la infección tuberculosa en el hombre y en los animales. Pone de manifiesto una hipersensibilidad retardada consecutiva a la infección (actual o anterior) con micobacterias. Hay diversos preparados que se diferencian por su forma de preparación y aplicación. En la actualidad los más usados son la tuberculina PPD y la tuberculina vieja o de Koch; los restantes, en su mayoría, tienen solamente un valor histórico. La primera preparación de este género la obtuvo Koch en 1890, por ebullición, filtración y concentración de un caldo de cultivo *(linfa de Koch* o *tuberculina vieja)*. ‖ **-alcalina.** TUBERCULINA TA. ‖ **-BE.** Emulsión de bacilos secos y triturados en partes iguales de agua y glicerina. ‖ **-BF** *(Bouillon filtré)*. Filtrado del caldo glicerinado de cultivos de bacilo tuberculoso, sin calentar ni concentrar. ‖ **-de Arloing.** Tuberculina compuesta de dos preparaciones madres: cultivo homogéneo del bacilo tuberculoso de Arloing (BF) y cocimiento de los bacilos de este cultivo (DM) en agua alcalinizada. Para su empleo se diluye desde el diezmillonésimo al centésimo. ‖ **-de Behring.** TUBERCULASA, TULASA. ‖ **-de Béraneck.** Preparación, menos tóxica que la de Koch, que consiste en una mezcla de cultivo filtrado *(basiotoxina)* y una endotoxina *(acidotoxina)*, que se obtiene tratando los bacilos a 60-70° por el 1 % del ácido ortofosfórico. ‖ **-de Buchner.** Solución acuosa filtrada del protoplasma de bacilos tuberculosos, extraída por presión hidráulica.
‖ **-de Calmette.** Tuberculina purificada preparada de la tuberculina antigua por precipitación con alcohol, lavado, disolución en agua y filtración. ‖ **-de Denys.** TUBERCULINA BF. ‖ **-de Dixon.** Preparación de cultivos de bacilos tuberculosos vivos tratados por éter y una solución salina. ‖ **-de Hirschfelder.** OXITUBERCULINA. ‖ **-de Klebs.** Nombre de diversas preparaciones: antitisina, selenina, tuberculocidina. ‖ **-de Klemperer.** Variedad de tuberculina preparada de cultivos de bacilos de la tuberculosis bovina. ‖ **-de Koch.** TUBERCULINA VIEJA, NUEVA. ‖ **-de Landmann.** Variedad de tuberculina libre de productos secundarios, que contiene una porción líquida de cultivo y células bacterianas. ‖ **-de Louvain.** TUBERCULINA BF. ‖ **-de Maragliano.** Variedad de tuberculina que contiene todos los extractos de bacilo tuberculoso solubles en el agua. ‖ **-de Moro.** Preparación de muestras seleccionadas de tuberculina vieja y adición de tuberculina bovina; se emplea para diagnóstico. ‖ **-de Rosenbach.** Variedad preparada de cultivos de bacilos tuberculosos infectados con el hongo *Trichophyton holosericum album*, que tiene la propiedad de reducir la toxicidad de los primeros. ‖ **-de Ruck.** Variedad preparada por filtración de cultivos virulentos, desecación y pulverización de los bacilos y tratamiento de los mismos por el éter. ‖ **-de Seibert.** Tuberculina purificada para reacciones intradérmicas. ‖ **-de Selter.** Preparación de bacilos tuberculosos humanos atenuados húmedos y triturados, en la que quedan algunos bacilos vivos escasamente virulentos. ‖ **-de Spengler.** Nombre de dos variedades: tuberculina ATO, obtenida de un cultivo de bacilos humanos, y tuberculina PTO, extraída de un cultivo de bacilos bovinos, que se utilizan, respectivamente, en enfermos portadores de bacilos heterólogos. ‖ CUERPOS INMUNIZANTES DE SPENGLER. ‖ **-de Vaudremer.** Maceración de tuberculina en un cultivo de *Aspergillus fumigatus* que la priva de toxicidad. ‖ **-diagnóstica.** TUBERCULINA DE MORO. ‖ **-nueva.** Emulsión de bacilos triturados, después de desecación en el vacío, en agua destilada, de la que se obtienen las tuberculinas TO y TR. ‖ **-PPD** (del ingl.: *Purified Protein Derivative*). Derivado proteico purificado de tuberculina obtenido por filtrado de un cultivo de *Mycobacterium tuberculosis precipitado con sulfato amónico*. ‖ **-purificada.** Precipitado redisuelto de una tuberculina con alcohol de 80°. ‖ **-residual.** TUBERCULINA TR. ‖ **-TA.** Variedad muy semejante a la tuberculina antigua, que se obtiene tratando los cultivos por una solución de sosa al 10 %. ‖ **-TAF.** Tuberculina libre de albumosas, empleada especialmente en la cutirreacción. ‖ **-TAK.** Tuberculina antigua de Koch. ‖ **-TF.** Tuberculina filtrada, variedad obtenida filtrando el precipitado disuelto. ‖ **-TO.** Tuberculina *obere*, superior; capa superior de la tuberculina nueva sometida a una potente centrifugación y que representa los constituyentes del bacilo tuberculoso soluble en glicerina. ‖ **-TP.** Tuberculina precipitada de Calmette. ‖ **-TR.** Tuberculina *residual*, capa inferior de la tuberculina nueva sometida a una centrifugación potente y tratada, después de separada de la capa superior, por el oxígeno, la cual representa los constituyentes insolubles en la glicerina. ‖ **-vieja** o **antigua.** La obtenida por filtrado de un cultivo en caldo de *Mycobacterium tuberculosis* calentado. OT (del ingl. *Old tuberculin*). ‖ **-vital.** TUBERCULINA DE SELTER.
tuberculínico (Ácido). desus. Ácido nucleico obtenido del bacilo tuberculoso desengrasado, y que se supone es el principio tóxico del bacilo.
tuberculinizable. adj. Susceptible o predispuesto a la tuberculosis.
tuberculinización. f. F., *tuberculinisation*. Tratamiento por el empleo de la tuberculina o aplicación de ésta como medio de diagnóstico.
tuberculinoterapia (de *tuberculina* y el gr. *therapeía*, tratamiento). f. F., *tuberculinothérapie*. Empleo terapéutico de la tuberculina.
tuberculitis. f. A., *Tuberkulitis*; F., *tuberculite*; In., *tuberculitis*; It., *tubercolite*. P., *tuberculite*; Inflamación de un tubérculo o cerca de un tubérculo.

tuberculización. f. F., *tuberculisation.* Formación de uno o más tubérculos. ‖ Infección con el bacilo tuberculoso.

tubérculo (del lat. *tuberculum,* dim. de *tuber,* tumor). m. A., *Tuberkel;* F., *tubercule;* In., *tubercle;* It., *tubercolo;* P., *tubérculo.* Eminencia pequeña natural en un hueso o en otra parte. ‖ Lesión característica de la tuberculosis, provocada por el bacilo de Koch, en forma de una masa gris o amarillenta, dura, transparente u opaca, constituida por la reunión de varios folículos tuberculosos. Se llama también *tubérculo miliar* o *gris.* ‖ Ensanchamiento que se encuentra en la raíz de algunas plantas y que suele acumular féculas. ‖ **-amarillo.** Forma caseosa del tubérculo típico o gris. ‖ **-artrítico.** Concreción gotosa en una articulación. ‖ **-acústico.** Masa de células nerviosas detrás del núcleo auditivo accesorio. ‖ **-amigdaloideo.** Nódulo en la raíz descendente del cuerno lateral. ‖ **-anatómico.** Nudosidad cutánea más o menos gruesa, de superficie lisa, debida a una picadura en el acto de la disección de cadáveres. ‖ **-anterior.** Eminencia cónica en el arco anterior del atlas. ‖ Tubérculo en la cara anterior del extremo de algunas apófisis transversas. ‖ **-articular.** Elevación cilíndrica en el temporal, delante de la superficie articular, para la mandíbula. ‖ **-bigémino.** Tubérculo cuadrigémino. ‖ **-carotídeo** o **de Chassaignac.** Nódulo en la rama anterior de la apófisis transversa de la vértebra Cvi, punto de referencia de la arteria carótida primitiva. ‖ **-cervical.** Nombre de dos pequeñas eminencias del cuello del fémur. ‖ **-cigomático.** Elevación en la parte anterior de la apófisis cigomática, en la que se inserta el ligamento lateral externo de la articulación temporomaxilar. ‖ **-cinéreo** o **ceniciento.** Tuber cinereum. ‖ **-condiloideo.** Pequeña eminencia en el cóndilo del maxilar inferior, en la que se inserta el ligamento lateral externo. ‖ **-conoide.** Tuberosidad de la clavícula en la que se inserta el ligamento coracoclavicular o conoide. ‖ **-corniculado.** Tubérculo de Santorini. ‖ **-crudo.** Tubérculo amarillo. ‖ **-cuadrigémino anterior** o **superior.** Cada una de las dos eminencias situadas en la región posterosuperior de los pedúnculos cerebrales, por detrás de la epífisis. Están relacionados con las vías ópticas reflejas. ‖ **-cuadrigémino posterior** o **inferior.** Cada una de las dos eminencias en la región posterosuperior de los pedúnculos cerebrales, relacionadas con las vías auditivas reflejas. ‖ **-cuneiforme.** Cordón lateral del bulbo que parece continuación del cordón posterior de la médula y se extiende al cerebelo inferior; pedúnculo cerebeloso inferior. ‖ **-de Arancio.** Cuerpo de Arancio. ‖ **-de Babes.** Masas celulares en el bulbo raquídeo y en los ganglios espinales, supuestas lesiones anatómicas de la rabia. ‖ **-de Carabelli.** Pequeño tubérculo que se observa a veces en la superficie lingual de un molar. ‖ **-de Darwin.** Eminencia que se encuentra algunas veces en el borde del hélix, considerada como reliquia simiesca ancestral. ‖ **-de disección.** Tubérculo anatómico. ‖ **-de Farre.** Nombre de las masas percibidas por palpación en el hígado en algunos casos de cáncer de este órgano. ‖ **-de Gerdy.** Eminencia en la tibia que da inserción al músculo tibial anterior. ‖ **-de Ghon.** Lesión de Ghon. ‖ **-de His.** Eminencia en la parte posteroinferior del pabellón del oído. ‖ **-de la tibia.** Eminencia en la parte superior y anterior de la tibia, en la que se inserta el ligamento rotuliano. ‖ **-de Lisfranc.** Tubérculo en la primera costilla para la inserción del músculo escaleno anterior, punto de referencia de la arteria subclavia. ‖ **-de Lower.** Eminencia dentro de la aurícula derecha del corazón entre los orificios de las venas cavas. ‖ **-de Montgomery.** Cada una de las pequeñas eminencias que en número de una a diez sobresalen claramente en la areola del pezón en el embarazo y en la lactancia. ‖ **-de Morgagni.** Tubérculo de Wrisberg. ‖ Bulbo olfatorio. ‖ **-de Rolando.** Masa redondeada de sustancia gris debajo de la superficie de las columnas laterales del bulbo raquídeo. ‖ **-de Santorini.** Eminencia cartilaginosa en el vértice de cada cartílago aritenoides. ‖ **-de Wrisberg.** Pequeño nódulo en el pliegue aritenoepiglótico delante del tubérculo de Santorini. ‖ **-del aductor.** Eminencia en el fémur que da inserción al tendón del aductor mayor. ‖ **-del pubis.** Eminencia redondeada en el borde anterior del pubis, que presta inserción al arco femoral de la cresta del pubis. ‖ **-deltoideo.** Eminencia en la clavícula para la inserción del músculo deltoides. ‖ **-doloroso.** Eminencia sensible y dolorosa situada en el tejido subcutáneo alrededor de las articulaciones en las terminaciones de un nervio sensitivo. ‖ **-epiglótico.** Eminencia triangular que existe a veces en la cara posterior de la epiglotis, formada por una pequeña masa de tejido adiposo entre el cartílago y la mucosa. ‖ **-escaleno.** Tubérculo de Lisfranc. ‖ **-faríngeo.** Eminencia en la apófisis basilar del occipital para la inserción del constrictor superior de la faringe. ‖ **-fibrocretáceo** o **fibroso.** Tubérculos de origen bacilar en los que se ha producido tejido conjuntivo e infiltración calcárea. ‖ **-geniano.** Nódulos a cada lado de la línea media de la cara posterior del maxilar inferior para inserciones musculares. ‖ **-genital.** Eminencia en el embrión delante de la cloaca, de la que se desarrolla el pene o el clítoris. ‖ **-gris.** Tubérculo, 2.ª acep. ‖ Tubérculo de Rolando. ‖ **-impar.** Pequeña eminencia en la línea media de la faringe embrionaria, primer rudimento de la lengua. ‖ **-intervenoso.** Tubérculo de Lower. ‖ **-lagrimal.** Eminencia en el maxilar superior en la porción correspondiente a la órbita. ‖ **-mamilar.** Cada uno de los dos tubérculos redondeados en el suelo del diencéfalo, unidos al tálamo óptico y al mesencéfalo. ‖ **-mentoniano.** Eminencia en el borde inferior de la mandíbula, a ambos lados de la protuberancia mentoniana. ‖ **-miliar.** Tubérculo, 2.ª acep. ‖ **-necrogénico.** Tubérculo anatómico. ‖ **-nucal.** Prominencia formada por la apófisis de la vértebra Cvii. ‖ **-plantar.** Tuberosidad del primer metatarsiano. ‖ **-post mortem.** Tubérculo anatómico. ‖ **-pterigoideo.** Eminencia en la cara interna del maxilar inferior para la inserción del músculo pterigoideo interno. ‖ **-sacro.** Cada una de las eminencias óseas que forman las crestas del sacro. ‖ **-sifilítico.** Goma. ‖ **-supraglenoideo** o **infraglenoideo.** Eminencia en la parte superior e inferior de la cavidad glenoidea de la escápula, en la que se insertan, respectivamente, las porciones largas de los músculos bíceps y tríceps. ‖ **-vertebral.** Eminencia en las apófisis transversas de las últimas vértebras dorsales. ‖ **-yugular.** Elevación a cada lado del agujero occipital en la cara interna de este hueso.

tuberculocele (de *tubérculo* y el gr. *kéle,* tumor). m. Tumor de naturaleza tuberculosa. ‖ Afección tuberculosa del testículo.

tuberculocida (de *tubérculo* y el lat. *caedere,* matar). adj. F., *antituberculeux.* Destructor de bacilos tuberculosos. Ú.t.c.s.

tuberculocidina. f. desus. Albumosa derivada de la tuberculina por el tratamiento de ésta con cloruro de platino, que se emplea como ella, pero de la que no tendría los inconvenientes.

tuberculoderma (de *tubérculo* y el gr. *dérma,* piel). m. Nódulo o tubérculo cutáneo de origen bacilar. ‖ **-micropapuloso.** Liquen escrofuloso.

tuberculofibrosis. f. Tuberculosis o tisis fibrosa.

tuberculofobia (de *tubérculo* y el gr. *phóbos,* temor). f. Temor morboso a la tuberculosis.

tuberculoide (de *tubérculo* y el gr. *eîdos,* aspecto). f. Tuberculide. ‖ adj. Semejante a la tuberculosis.

tuberculoidina. f. Variedad de tuberculina desprovista de bacilos por el lavado con alcohol.

tuberculoma. m. A., *Tuberkulom;* F., *tuberculome;* In., It. y P., *tuberculoma.* Neoformación producida por el bacilo tuberculoso. ‖ Tumoración formada por la conglomeración de tubérculos. ‖ Absceso tuberculoso. ‖ **-en placa.** Meningoencefalitis tuberculosa en la que se forma una placa en la corteza cerebral con síntomas de tumor encefálico.

tuberculomanía (de *tubérculo* y el gr. *manía,* locura). f. Manía en la que el paciente cree estar afecto de tuberculosis.

tuberculomices. m. pl. desus. Antiguo grupo de bacterias que comprende el bacilo tuberculoso *Mycobacterium tuberculosis* y sus similares.

tuberculomucina. f. Sustancia mucinoide preparada de los cultivos viejos del bacilo tuberculoso, en caldo, peptona y glicerina.

tuberculonastina. f. ant. Lipoide derivado del bacilo tuberculoso, que se cree que, inyectado, produce inmunidad.

tuberculoplasmina. f. TUBERCULINA DE BUCHNER.

tuberculoproteína. f. ant. Proteína obtenida de los bacilos tuberculosos; vacuna de Ruck.

tuberculosilicosis. f. F., *tuberculosilicose.* Silicosis complicada con tuberculosis pulmonar.

tuberculosis. f. A., *Tuberkulose;* F. y P., *tuberculose;* In., *tuberculosis;* It., *tuberculosi.* Enfermedad infecciosa del hombre y animales causada por bacterias del género *Mycobacterium*. Puede presentarse según dos formas, bien como un proceso crónico localizado granulomatoso, bien como un proceso agudo diseminado *(tuberculosis miliar).* En el hombre casi todos los casos están producidos por las especies *Mycobacterium tuberculosis* y *M. bovis.* La puerta de entrada de la infección son el aparato digestivo o las vías respiratorias; estas últimas son lo más frecuente en el hombre. El bacilo vive y se multiplica en las células del sistema reticuloendotelial. La lesión característica es el granuloma, cuya parte central está constituida por células epitelioides y células gigantes y en la periferia por linfocitos, con millones de bacilos. Posteriormente tiene lugar la necrosis del granuloma, proceso que se conoce como caseificación. El granuloma caseificado puede evolucionar a la calcificación o a la maduración, abriéndose, p. ej., en un bronquio, y expulsando su contenido. Desde la puerta de entrada, por vía hemática o linfática puede alcanzar los ganglios linfáticos y los más diversos territorios: meninges (meningitis tuberculosa), hueso (osteomielitis tuberculosa), riñón (tuberculosis renal). Se dispone de una serie de antibióticos y quimioterápicos útiles para su tratamiento: isoniacida del ácido nicotínico, estreptomicina, etambutol, rifampicinas, etc. Entre los animales la especie que se afecta con mayor frecuencia son los bóvidos, que generalmente se infectan por vía respiratoria, digestiva o a través de heridas. La fuente de contagio pueden ser otros animales o sus cuidadores; todos, a su vez, pueden ser causa de infección en otros hombres a través de la leche de vacas infectadas que contiene bacilos en grandes cantidades. También se infectan los cerdos, los gatos y los perros. El ganado ovino y los caballos se afectan raramente. También las aves sufren un proceso similar causado por micobacterias.||**-abierta.** Cualquier forma de tuberculosis en comunicación con el exterior.||**-aerógena.** Tuberculosis pulmonar por inhalación de bacilos tuberculosos.||**-articular.** Artritis estrumosa, tumor blanco.||**-aviaria.** Variedad de tuberculosis que afecta las gallinas, patos, etc., debida al *Mycobacterium avium*, comunicable al hombre.||**-basal.** Tuberculosis de la base del pulmón.||**-bovina.** Tuberculosis del ganado vacuno comunicable al hombre, debida al *Mycobacterium bovis*.||**-broncogénica.** Tuberculosis pulmonar resultado de la extensión de la infección por vía bronquial.||**-cerrada.** Tuberculosis en la que los bacilos no salen al exterior y, por tanto, no es transmisible.||**-cutis.** Localización de la tuberculosis en la piel; tubercúlide.||**-de los ganglios linfáticos.** Escrófula; supuración caseosa de los ganglios, común en la infancia y adolescencia.||**-hiliar.** Tuberculosis localizada en el hilio pulmonar.||**-intestinal.** Variedad caracterizada por la formación de úlceras en el intestino, con tendencia a la extensión y que a veces dejan estenosis cicatrizales. Va casi siempre asociada con diarrea.||**-laríngea.** Localización de la tuberculosis en la laringe, primitiva o consecutiva a la tuberculosis pulmonar, caracterizada por la formación de granulaciones y ulceraciones en las cuerdas vocales y otras partes del órgano, con síntomas de laringitis crónica, disnea, disfagia y caquexia rápida.||**-mesentérica.** Peritonitis tuberculosa; tabes mesentérica.||**-miliar aguda.** Tuberculosis general o diseminada, granulia; forma aguda, primitiva o secundaria a una tuberculosis local crónica, en la que aparecen granulaciones tuberculosas en numerosos órganos a la vez, a causa de la diseminación hematógena del bacilo.||**-primaria.** Reacción consecutiva a la primera implantación del bacilo tuberculoso en el organismo, que consiste en una reacción caseosa focal en el parénquima del órgano afecto y en los ganglios linfáticos regionales; de ordinario de curso benigno y curación con calcificación. Su localización más frecuente es en el pulmón, en la edad infantil. Se denomina también *fase, infección, foco o complejo primarios.*||**-pulmonar.** Localización del proceso tuberculoso en los pulmones.||**-pulmonar aguda.** Tisis galopante o florida; tuberculosis pulmonar caracterizada por la marcha rápida del proceso, pero con las mismas alteraciones anatómicas que en la forma común o crónica.||**-pulmonar crónica.** Forma la más frecuente de la tuberculosis en general, tisis común, caracterizada por la aparición, en los vértices en primer lugar y luego en el resto del pulmón, de una infiltración de tubérculos con condensación del tejido pulmonar, reblandecimiento por degeneración caseosa y formación de excavaciones o cavernas. Los síntomas locales varían según la fase en que se observa el proceso: tos seca, hemoptisis a veces, expectoración mucosa, inspiración ruidosa, espiración prolongada y soplo en el período de infiltración o primer grado; estertores subcrepitantes, mucosos, tos con expectoración en la que se encuentra el bacilo de Koch en el período de reblandecimiento o segundo grado; tos cavernosa, broncofonía y otros signos estetoscópicos de caverna en el período de excavación o tercer grado. Los síntomas generales son: fiebre, pérdida del apetito, enflaquecimiento, sudores matutinos y caquexia progresiva. La enfermedad es curable, naturalmente, como todas las tuberculosis, por la formación alrededor del foco tuberculoso de una cápsula de tejido fibroso calcáreo, debido a una infiltración plástica, que previene la extensión del proceso.||**-quirúrgica.** Tuberculosis de los huesos, articulaciones, etc., generalmente de origen bovino, caracterizada por la destrucción ósea y formación de abscesos fríos y que puede ser tratada por medios quirúrgicos.

tuberculostático (de *tubérculo* y el gr. *statós*, estacionado). adj. F., *tuberculostatique.* Dícese de la sustancia que inhibe el desarrollo del *Mycobacterium tuberculosi*. Ú.t.c.s.

tuberculotoxina. f. Toxina del bacilo tuberculoso.

tuberculum (lat.). Tubérculo.||**-caroticum.** TUBÉRCULO CAROTÍDEO.||**-cuneatum.** Prominencia en el extremo superior del fascículo cuneiforme de Burdach.||**-ilicum.** Espina ilíaca anteroinferior.||**-majus** o **minus humeri.** Tubérculos mayor y menor del húmero, respectivamente.||**-obturatorium.** Nombre de dos eminencias, anterior y posterior, en el borde de la porción púbica del agujero obturador.||**-pubicum.** Tubérculo o espina del pubis.||**-scaleni.** TUBÉRCULO DE LISFRANC.||**-sellae.** Eminencia transversal en la cara superior del cuerpo del esfenoides, delante de la silla turca.

tuberisquiotrocantéreo (del lat. *tuber, -eris*, engrosamiento, y el gr. *ischíon*, cadera, y *trochantér*, trocánter). m. Músculo cuadrado crural.

tuberosidad [tuberoso] (del lat. *tuberositas, -atis*). f. A., *Höcker;* F., *tubérosité;* In., *tuberosity;* It., *tuberosità;* P., *tuberosidade.* Eminencia ancha en un hueso para inserciones musculares o ligamentosas o en otro órgano, generalmente gruesa y redondeada.||Excrecencia carnosa en una raíz.||**-bicipital.** Eminencia en la superficie anterointerna del cuello del radio para la inserción del bíceps.||**-de la tibia.** Cada una de las dos gruesas eminencias o cóndilos, interno y externo, que forman las porciones laterales de la cabeza de la tibia.||Eminencia longitudinal en la cara anterior del extremo superior de la tibia para la inserción del ligamento rotuliano.||**-del fémur.** Cada una de las eminencias situadas a cada lado de la porción inferior del fémur, encima de los cóndilos. ‖ **-deltoidea.** Elevación rugosa del húmero, donde se inserta el músculo deltoides. ‖ **-glútea.** Eminencia en la porción superior de la diáfisis del fémur para la inserción del músculo glúteo mayor. ‖ **-gruesa** o **mayor del estómago.** Fundus ventriculi. ‖ **-ilíaca.** Eminencia en la superficie externa de la porción superior del ilíaco, para la inserción del ligamento sacroilíaco posterior. ‖ **-isquiática.** Punta del isquion sobre la que descansa el cuerpo en la posición sentada. ‖ **-malar.** Prominencia del pómulo. ‖ **-mayor del húmero.** Tubérculo o eminencia rugosa debajo de la porción externa de la cabeza del húmero, en la que se insertan los músculos supraspinoso, infraspinoso y redondo menor. ‖ **-menor del húmero.** Tubérculo o eminencia debajo de la parte anterior de la cabeza del húmero, en el que se inserta el músculo subescapular. ‖ **-pequeña** o **menor del estómago.** Antro pilórico. ‖ **-radial.** Tuberosidad bicipital.

tuberositas (lat.). f. Tuberosidad. ‖ **-ossis metatarsalis I y V.** Eminencia en la cara inferior de las bases de los metatarsianos I y V, para la inserción de los músculos peroneo largo y peroneo corto, respectivamente. ‖ **-ossis navicularis.** Eminencia en la cara inferior del navicular tarsiano, para la inserción del músculo tibial posterior. ‖ **-ulnae.** Zona rugosa en la cara anterior del cúbito debajo de la apófisis coronoides, para la inserción del músculo braquial.

tuberoso (del lat. *tuberosus*). adj. Semejante a un tuber, tubérculo o tuberosidad, o que los posee.

Tubinga (Corazón de). V. Corazón.

tubo (del lat. *tubus*). m. A., *Rohr*; F. e In., *tube*; It. y P., *tubo*. Parte, órgano o instrumento de forma cilíndrica y hueco. ‖ Ampolla de radiografía. ‖ Canalículo, cánula, sonda. ‖ **-aéreo.** Cualquiera de los pasajes tubulares de las vías respiratorias. ‖ **-auditivo.** Trompa de Eustaquio. ‖ **-cardíaco.** Rudimento del corazón en el embrión, en forma de tubo, producto de la soldadura de otros dos, cuyo extremo anterior da origen al sistema aórtico y el posterior recibe la vena onfalomesentérica. ‖ **-cerebromedular.** Conducto neural. ‖ **-colector, contorneado** o **tortuoso.** Tubo urinífero. ‖ **-corneal.** Tubo de Bowman. ‖ **-de Abbott-Rawson.** Tubo doble utilizado en las gastroenterostomías. ‖ **-de Bayeux.** Variedad de cánula para la intubación laríngea. ‖ **-de Bellini.** Tubo urinífero. ‖ **-de Bochdalek.** Nombre de las cavidades ciegas en comunicación con el conducto tirogloso. ‖ **-de Bouchut.** Variedad de cánula para la intubación laríngea. ‖ **-de Bowman.** Tubos formados artificialmente entre las laminillas de la córnea. ‖ **-de Cantor.** Sonda intestinal lastrada con mercurio, para el tratamiento de las obstrucciones intestinales. ‖ **-de Carrel.** Serie de tubos de goma y cristal que conducen la solución antiséptica de Dakin en el tratamiento de las heridas por el método de Carrel. ‖ **-de Chaoul.** Variedad de ampolla para la radioterapia a corta distancia y bajo voltaje. ‖ **-de Chaussier.** Instrumento para la práctica de la insuflación pulmonar. ‖ **-de Coolidge.** Ampolla de rayos X cuyo cátodo consiste en una espiral de tugsteno cubierta por un tubo de molibdeno. La calidad de los rayos X varía según la temperatura del cátodo calentado eléctricamente. ‖ **-de Crookes.** Ampolla de vidrio con alto grado de vacío para el salto de la descarga eléctrica, mediante la cual descubrió Röntgen los rayos X. ‖ **-de cultivo.** Tubo de cristal cerrado por un extremo, en el que el caldo o medio de cultivo se halla en posiciones diversas. ‖ **-de Débove.** Sonda para el lavado del estómago. ‖ **-de Depaul.** Tubo para insuflación pulmonar. ‖ **-de Dominici.** Tubo de plata empleado en la práctica de la radiumterapia, que permite solamente el uso de los rayos β y γ. ‖ **-de drenaje.** Dren. ‖ **-de Durham.** Variedad de cánula articulada de traqueotomía. ‖ **-de empiema.** Tubo de goma para drenar el pus pleural. ‖ **-de ensayo.** Tubo de vidrio, cerrado por un extremo, capaz de resistir el calor directo, en el que se efectúan reacciones químicas. ‖ **-de Esbach.** Tubo de ensayo graduado para la determinación cuantitativa de la albúmina en la orina por medio del reactivo del mismo nombre. ‖ **-de Esmarch.** Tubo de cultivo con el medio adherido a las paredes. ‖ **-de Faucher.** Sonda gástrica común. ‖ **-de fermentación.** Tubo en U con un brazo ocluido para determinar la génesis de gas por bacterias. ‖ **-de Ferrein.** Tubos tortuosos del riñón. V. Tubo urinífero. ‖ **-de fusión.** Cada uno de los dos tubos que se emplean para corregir la heteroforia. ‖ **-de Geissler.** Tubo de vidrio en el que se enrarecido un gas y en el que el paso de la electricidad produce fulgores diversos según la naturaleza del gas. ‖ **-de Guisez.** Tubo de goma para uso permanente en el cáncer del esófago. ‖ **-de Henle.** Tubo urinífero. ‖ **-de Hittorf.** Tubo de Crookes. ‖ **-de Jutte.** Variedad de sonda duodenal para irrigación, aspiración y alimentación. ‖ **-de Kehr.** Tubo de goma en T para el drenaje de vías biliares. ‖ **-de Keidel.** Instrumento para obtener sangre de una vena por medio del vacío. ‖ **-de Kelly.** Proctoscopio y sigmoidoscopio. ‖ **-de Killian.** Instrumento para extraer cuerpos extraños de la tráquea y del esófago. ‖ **-de Kimpton-Brown.** Instrumento para la transfusión indirecta de la sangre. ‖ **-de Kobelt.** Nombre de los restos de los conductos de Wolff en el para-ovario. ‖ **-de Kuhn.** Tubo metálico flexible para la anestesia intratraqueal. ‖ **-de Leiter.** Tubo metálico flexible que se arrolla alrededor de una parte del cuerpo y por el que circula agua fría para reducir la temperatura local. ‖ **-de Lenard.** Tubo de rayos catódicos. ‖ **-de Lyon.** Tubo de vidrio cerrado por un extremo y terminado el otro por una pipeta capilar, con un agujero en un lado para dar salida al aire; se emplea para recoger pequeñas cantidades de sangre de una punción de la piel. ‖ **-de Lyster.** Tubo de vidrio que contiene hipoclorito de cal para la esterilización del agua. ‖ **-de Marion.** Tubo de goma para lavar la vejiga. ‖ **-de Martin.** Tubo de drenaje, uno de cuyos extremos es en cruz para que se mantenga colocado. ‖ **-de Mett.** Pequeños tubos de cristal llenos de albúmina coagulada, para el examen de la actividad péptica. ‖ **-de Miescher.** Quistes alargados en los músculos de los sujetos afectos de sarcosporidiosis, que contienen los parásitos. ‖ **-de Miller-Abbott.** Sonda nasal de 2,5 m de longitud, de doble luz, una más estrecha que otra; la primera sirve para la inflación de un pequeño globo en el extremo del tubo, para estimular la peristalsis y llevar la sonda al lugar deseado del intestino; la otra sirve para la aspiración del contenido intestinal. Se emplea en los casos de obstrucción intestinal. ‖ **-de Neuber.** Tubo de drenaje de hueso. ‖ **-de O'Beirne.** Tubo largo, flexible, para inyectar líquidos en la S ilíaca. ‖ **-de O'Dwyer.** Variedad de cánula de intubación. ‖ **-de Olshevsky.** Variedad de tubo de rayos X para el uso exclusivo de rayos fuertes. ‖ **-de Paul-Mixter.** Tubo de vidrio de ancho calibre para la anastomosis intestinal temporal. ‖ **-de Penrose.** Drenaje en cigarrillo. ‖ **-de Pflüger.** Conductos interlobulares de las glándulas salivales. ‖ Masas cilíndricas de óvulos no maduros en el tejido intersticial del ovario. ‖ **-de Rainey.** Tubo de Miescher. ‖ **-de rayos catódicos.** Tubo de vacío provisto de una pequeña abertura en el ánodo para permitir que los rayos catódicos pasen al exterior. *Sin.*: Tubo de Lenard. ‖ **-de rayos X.** Ampolla de vacío con electrones obtenidos del gas del tubo o del cátodo calentado. Cuando se aplica una alta diferencia de potencial eléctrico, los electrones se proyectan a gran velocidad hacia el ánodo, donde su detención brusca origina los rayos X. ‖ **-de Rehfuss.** Sonda estrecha flexible cuyo extremo superior va provisto de una jeringa para la extracción cada 15 min de una muestra del contenido gástrico después de una corrida de prueba. ‖ **-de Roida.** Tubo empleado en la separación de las bacterias móviles de las inmóviles. ‖ **-de Ruysch.** Abertura tubular pequeñísima en el tabique nasal, resto del órgano de Jacobson. ‖ **-de Ryle.** Tubo delgado de goma de extremo olivar empleado en las comidas de prueba. ‖ **-de Schachowa.** Tubo urinífero. ‖ **-de seguridad.** Porción en el extremo superior de la trompa de Eustaquio que, estando ligeramente abierta, permite el retroceso del aire de la caja del tambor cuando la membrana timpánica se pone súbitamente tensa. ||**-de Southey.** CÁNULA. ||**-de Souttar.** Tubo empleado en el tratamiento del cáncer esofágico por el radón. ||**-de traqueotomía.** Cánula cilíndrica incurvada, de cobre o de plata, que se inserta por el orificio de traqueotomía. ||**-de Tuffier.** Tubo metálico empleado en la sutura de las arterias. ||**-de Veillon.** Tubo de vidrio con un tapón de goma en un extremo y de algodón en el otro, que se emplea en los trabajos de bacteriología. ||**-de Voltolini.** Tubito para mantener abierta una incisión de la membrana timpánica. ||**-de Wangensteen.** Aparato de succión en conexión con una sonda duodenal para la aspiración de gases y líquidos. ||**-de Wintrobe.** Tubo de vidrio graduado, hematócrito, para la determinación de la velocidad de sedimentación eritrocítica. ||**-dentario.** Tubos ondulados en la sustancia de la dentina. ||**-digestivo.** Conducto digestivo desde la boca al ano. ||**-en T.** Tubo de drenaje con esta forma para su sostenimiento. ||**-esofágico.** Esófago. || Sonda de goma para la alimentación forzada o lavado del estómago. ||**-espiral.** TUBO URINÍFERO. ||**-laríngeo.** Tubo o cánula para la práctica de la intubación. ||**-meático.** Prolongación lateral de la primera, o de ésta y la segunda bolsas faríngeas del feto, a partir de la cual forman la trompa de Eustaquio y la cavidad timpánica. ||**-nervioso.** Fibra nerviosa con mielina. ||**-neural.** Rudimento del sistema nervioso central en el embrión. ||**-otofaríngeo.** Trompa auditiva o de Eustaquio. ||**-otoscópico.** Tubo de goma de 60 cm de longitud, con extremos olivares, que se aplican uno al oído del paciente y el otro al del observador, que practica en el primero el experimento de Valsalva. ||**-recto.** TUBO URINÍFERO. ||**-seminífero.** TÚBULO SEMINÍFERO. ||**-uriníferou o uriníparo.** Cada uno de los pequeñísimos conductos o canalículos tapizados de epitelio que forman la sustancia renal. Comienzan en la corteza del riñón, a partir de los corpúsculos de Malpighi, por los tubos *propios* o de *Bellini*, que al principio son *tortuosos* o *contorneados*, luego en *espiral*, *tubos de Schachowa*, y descienden más o menos *rectilíneos*, *tubos rectos*, hasta la médula, desde la que ascienden de nuevo, *asas* o *tubos de Henle*, a la corteza, donde se arrollan otra vez, y unidos con otros tubos rectos, *tubos conjuncionales* o *conectantes*, forman los *tubos colectores*, que terminan en las papilas.

tuboabdominal (de *tubo* y el lat. *abdomen, -inis*, vientre). adj. F., *tubo-abdominal*. Relativo a la trompa de Falopio y el abdomen.

tuboanexopexia (de *tubo*, el lat. *annexus*, unión, y el gr. *pêxis*, fijación). f. Fijación por sutura de los anexos uterinos.

tubocurarina. f. F., *tubocurarine*. Alcaloide preparado del *Chondrodendron tomentosum*, que posee la acción típica del curare; *d*-tubocurarina; paracurarina; intocostrina.

tuboligamentario (de *tubo* y el lat. *ligamentum*, atadura). adj. F., *tubo-ligamentaire*. Relativo a la trompa de Falopio y el ligamento ancho.

tuboovárico (de *tubo* y el lat. *ovarium*, ovario). adj. F., *tubo-ovarien*. Relativo a la trompa de Falopio y el ovario.

tuboovariotomía (de *tuboovárico* y el gr. *tomé*, escisión). f. F., *salpingo-ovariectomie*. Escisión de los ovarios y trompas.

tuboperitoneal (de *tubo* y el gr. *periteínein*, extender alrededor). adj. F., *tubo-péritonéal*. Relativo a la trompa de Falopio y el peritoneo.

tubotimpánico (de *tubo* y el gr. *týmpanon*, tambor). adj. Relativo a la trompa de Eustaquio y el tímpano.

tubouterino (de *tubo* y el lat. *uterus*, útero). adj. F., *tubo-utérin*. Relativo a la trompa de Falopio y el útero.

tubovaginal (de *tubo* y el lat. *vagina*, vaina, vagina). adj. Relativo a la trompa de Falopio y la vagina.

tubulado. adj. Provisto de tubos o túbulos; en forma de tubo.

tubuladura. f. F., *tubulure*. Abertura en un frasco, matraz, etc., cerrada por un tapón agujereado por el que pasa un tubo de vidrio.

tubulina. f. Proteína, semejante a la actina muscular, que constituye las fibrillas externas de los cilios epiteliales.

tubulización. f. desus. Método de Foramitti y Vanlair en el tratamiento de las secciones de los nervios, que consiste en introducir éstos en tubos absorbibles para mantener una buena dirección de las fibras nerviosas.

túbulo (del lat. *tubulus*, dim. de *tubus*, tubo). m. A., *Röhrchen;* F. e In., *tubule;* It., *tubolo;* P., *túbulo*. Tubo pequeño, canalículo microscópico, especialmente los tubos del riñón y el testículo. ||**-de Ferrein o de Henle.** TUBO URINÍFERO. ||**-de Albarrán.** Grupo de conductillos glandulares de tamaño y número variables, que existen en la próstata, debajo del cuello vesical, entre la capa muscular y la mucosa. ||**-dentinal.** Canalículos en la dentina, irradiados desde la pulpa dentaria. ||**-seminífero.** Conductos que se hallan en los lobulillos testiculares; al principio son de trayecto tortuoso *(túbulos seminíferos contorneados)* y luego rectos *(túbulos seminíferos rectos)* al aproximarse al mediastino del órgano, donde forman la *red testicular de Haller*, que da origen a 10 a 20 conductos eferentes que penetran en la cabeza del epidídimo. El revestimiento epitelial de éstos produce los espermatozoides.

tubuloalveolar (de *túbulo* y el lat. *alveolus*, dim. de *alveus*, cavidad). adj. Compuesto de túbulos ramificados que terminan en alveolos, como en las porciones periféricas del pulmón.

tubulocisto (de *túbulo* y el gr. *kýstis*, vejiga). m. F., *dilatation kystique se produisant dans un canal obstrué*. Dilatación quística de un túbulo o canalículo.

tubulodermoide (de *túbulo*, el gr. *dérma*, piel, y *eîdos*, aspecto). m. F., *tumeur dermoïde se produisant dans une structure tubulaire foetale*. Quiste dermoide debido a la persistencia de un conducto fetal.

tubulorracemoso (de *túbulo* y el lat. *racemus*, racimo). adj. F., *tuburoacémeux*. Tubular y arracimado al mismo tiempo; dícese de algunas glándulas.

tubulosacular (de *túbulo* y el lat. *sacculus*, dim. de *saccus*, saco). adj. Tubular y sacular al mismo tiempo.

tubuloso. adj. En forma de tubo o túbulo o que los contiene; tubular.

tubus (lat.). m. Tubo. ||**-digestorius.** Tubo o conducto digestivo.

tuerto (del lat. *tortus*). adj. A., *einäugig;* F., *borgne;* In., *one-eyed;* It., *momocolo;* P., *torto*. Falto de vista en un ojo. Ú.t.c.s.

Tuffier (Operación, prueba, tubo de) (Theodore *Tuffier*, cirujano francés, 1857-1929). Véanse estos términos.

Tuffnell (Régimen o tratamiento de) (Thomas Joliffe *Tuffnell*, cirujano inglés, 1819-1885). V. RÉGIMEN, TRATAMIENTO.

tularemia (de *Tulare*, región de California). f. A., *Tularämie;* F., *tularémie;* In., It. y P., *tularemia*. Enfermedad infecciosa producida por *Francisella tularensis*, que afecta fundamentalmente a los animales, en especial los roedores salvajes; en los animales domésticos puede dar lugar a una forma gravísima, generalmente mortal. El hombre se infecta por picadura de tábanos o garrapatas intermediarios o por el manejo directo de los animales o sus pieles. Se trata de una zoonosis. Se inicia con una lesión local ulcerativa, chancro de inoculación, que puede estar en las manos o la conjuntiva, con infarto ganglionar; evoluciona con un cuadro febril que dura de dos a cuatro semanas. Se trata con estreptomicina. Se observa en Estados Unidos, Japón y norte de Europa. Sin.: Enfermedad de Francis, peste del Valle Pahvant, seudopeste de los roedores.

tulasa. f. Líquido obtenido por Behring de los cultivos de *Mycobacterium tuberculosis;* empleado otrora para la inmunización contra la tuberculosis.

tulio. m. A., *Thulium;* F. e In., *thulium;* It., *tulio;* P., *túlio.* Elemento metálico muy raro; símbolo, *Tm.*

tulípero. m. Árbol magnoliáceo de la América del Norte, *Liriodendron tulipifera,* cuya corteza es antiperiódica, estimulante y tóxica.

tullido. adj. Dícese del afecto de tullimiento; paralítico. Ú.t.c.s.

tullimiento. m. Falta de acción de una parte o miembro; parálisis.

Tulpius (Válvula de) (Nikolaas *Tulpius,* médico holandés, 1593-1674, que Rembrandt representa como figura central en su cuadro *Lección de Anatomía*). V. VÁLVULA ILEOCECAL.

tumefacción (del lat. *tumefactum,* supino de *tumefacere,* hinchar). f. A., *Anschwellung;* F., *tuméfaction;* In., *tumefaction;* It., *tumefazione;* P., *tumefacção.* Hinchazón; aumento de volumen de una parte por infiltración, tumor o edema. ||**-albuminosa.** TUMEFACCIÓN TURBIA. ||**-de Calabar.** Elevaciones del tamaño de una nuez en varias partes del cuerpo, atribuidas a la infección con una especie de filaria. ||**-cristalina de Soemmering.** Edema de la porción inferior de la cápsula del cristalino después de la extracción de la catarata. ||**-transparente** o **vítrea.** Degeneración amiloidea. ||**-turbia.** Nombre dado por Virchow a una alteración del protoplasma celular, en la que éste aumenta de volumen y se vuelve opaco debido a la acumulación de granulaciones albuminoideas.

tumefaciente. adj. Que produce tumefacción. || m. Agente con esta acción.

tumenol. m. Sustancia en polvo y líquido oleoso, obtenidos sulfonando aceites de esquistos bituminosos.

tumescencia (del lat. *tumescens, -entis,* tumescente). f. TUMEFACCIÓN.

tumescente (del lat. *tumescens, -entis,* p. a. de *tumescere,* hincharse). adj. F., *tumescent.* Hinchado, tumefacto.

túmido (del lat. *tumidus*). adj. Hinchado o edematoso.

tumor (del lat. *tumor, -oris*). m. A., *Geschwulst;* F., *tumeur;* In. y P., *tumor;* It., *tumore.* Tumefacción, bulto o hinchazón de carácter patológico. || Uno de los cuatro signos cardinales de la inflamación. || Neoformación o nuevo crecimiento de tejido en que la multiplicación de las células no está totalmente controlada por los sistemas reguladores del organismo y tiene un carácter generalmente progresivo; en este caso también se llama neoplasia. ||**-adenoideo.** ADENOMA. ||**-adiposo.** LIPOMA. ||**-agudo esplénico.** Tumefacción del bazo por esplenitis aguda. ||**-amiloide.** Tumor compuesto por sustancias hialinas acidófilas en cualquier lugar del organismo. ||**-aneurismático.** ANEURISMA. ||**-benigno.** Neoformación cuyas células se parecen mucho al tejido normal del que han derivado, en su estructura celular, organización y actividad funcional. Sus células muestran un grado muy bajo de anaplasia en comparación con los tumores malignos. Su forma de crecimiento es generalmente expansiva. Si crecen en un órgano sólido son en general redondeados y encapsulados en una cápsula fibrosa o seudocápsula. Cuando están en una superficie cavitaria tienden a formar un pólipo o una verruga con eje o tallo de fijación más o menos fino. Su acción nociva se debe a la compresión de tejidos funcionantes vitales o de conductos, deficiencias endocrinas por reemplazamiento de las glándulas funcionantes e incluso por excesiva secreción. Carecen de la capacidad de infiltrar e invadir órganos vecinos y de provocar metástasis a distancia; algunos, sin embargo, tienden a recidivar localmente después de extirpados. ||**-blanco.** Tuberculosis de un hueso o una articulación. ||**-canceroso.** Tumor maligno en general. CÁNCER. ||**-carcinoide.** Tumor de células argentafines de lenta evolución, con poca capacidad de invasión y con metástasis a distancia de localizaciones diversas, con mayor frecuencia en los bronquios, intestino delgado, apéndice y recto. Puede producir el llamado *síndrome carcinoide,* que incluye alteraciones vasomotoras periódicas con rubefacción marcada e hipotensión, hipermotilidad intestinal con dolor abdominal y diarrea, obstrucciones bronquiales con cuadros asmáticos, y lesiones endocárdicas; este síndrome es debido a la liberación por el tumor de sustancias vasoactivas, como la serotonina y la calicreína. ||**-cartilaginoso.** CONDROMA. ENDOCONDROMA. ||**-cavernoso.** ANGIOMA CAVERNOSO. ||**-celular.** Tumor formado principalmente de células en una estroma homogénea. ||**-coloide.** MIXOMA. ||**-conjuntivo** o **del tejido conectivo.** Cualquier tumor desarrollado de alguna estructura del tejido conectivo, como lipoma, fibroma, glioma, condroma o sarcoma. Puede ser benigno o maligno. ||**-de Brenner.** Ooforoma folicular. Tumor ovárico cuya estructura consiste en grupos de células epiteliales, rodeadas de una estroma conectiva fibrosa. Cuando es pequeño puede ser sólido y parecido a un fibroma; cuando es grande semeja un cistoadenoma con masas nodulares del tumor en la pared quística. ||**-de Brooke.** TRICOEPITELIOMA. ||**-de Burkitt.** Linfoma de Burkitt. ||**-de Buschke-Löwenstein.** Codiloma acuminado gigante, con tendencia a un comportamiento clínico maligno, pero con histología de un tumor benigno. ||**-de células alfa.** Proliferación de células α de los islotes de Langerhans del páncreas, productoras de glucagón. ||**-de células cromafines.** FEOCROMOCITOMA. ||**-de células de Leydig.** Tumor generalmente benigno, originado en las células intersticiales del testículo. Es un tumor de escasa frecuencia, que se asocia con síndromes de actividad hormonal (virilización precoz). Aparece en cualquier edad, pero a partir de los 50 años su frecuencia decrece notablemente. *Sin.:* Intersticialoma, tumor de células intersticiales del testículo. ||**-de células gigantes del hueso.** Tumor óseo que contiene células multinucleadas que se parecen a los osteoclastos. Sus síntomas incluyen dolor local, incapacidad funcional y ocasionalmente fracturas. Puede ser de comportamiento benigno o francamente maligno. ||**-de células granulosas del ovario.** Tumor ovárico originado en las células de la membrana primordial granulosa; puede asociarse con excesiva producción de estrógenos, provocando hiperplasia endometrial con metrorragias. *Sin.:* Carcinoma de células granulosas del ovario. ||**-de Ewing.** *Sarcoma de Ewing.* Tumor maligno de hueso, originado de la médula ósea, localizado más frecuentemente en huesos largos y que provoca dolor, fiebre y leucocitosis como síntomas prominentes y casi siempre en personas jóvenes. ||**-de Grawitz.** Llamado también *hipernefroma;* más propiamente, *carcinoma de células renales.* Se pensó por dicho autor que este tumor maligno derivaba del crecimiento de inclusiones y tejidos fetales en la sustancia medular del riñón, derivados de partículas del tejido glandular suprarrenal. Se sabe actualmente que son carcinomas derivados de células del parénquima renal. ||**-de Gubler.** Tumor en el dorso de la muñeca en los casos de parálisis de los extensores de la mano, en la intoxicación por plomo. ||**-de Krompecher.** ULCUS RODENS. ||**-de Krukenberg.** Carcinoma de origen primitivo en el tracto gastrointestinal, que provoca metástasis en el ovario. Muchas veces se diagnostica la metástasis ovárica y tiempo después el tumor primitivo, o al revés. Se caracteriza por áreas de degeneración mucoide extracelular y células carcinomatosas en forma de anillo de sello. ||**-de la teca ovárica.** TECOMA. ||**-de Nélaton.** Tumor dermoide de la pared abdominal. ||**-de Pancoast.** Tumor de los vértices pulmonares, casi siempre carcinoma escamoso, que se extiende y destruye las costillas y vértebras e invade los plexos braquiales, provocando intenso dolor y parálisis de las extremidades superiores. ||**-de Rathke.** Tumor en la silla turca, desarrollado a expensas de la bolsa de Rathke. Craneofaringioma. ||**-de Recklinghausen.** Adenomiofibroma en la pared posterior del útero o de una trompa de Falopio. ||**-de Schmincke.** Linfoepitelioma originado en el anillo de Waldeyer, que se extiende a la base del cráneo. ||**-de Spiegler.** Epitelioma benigno múltiple del cuero cabelludo. ||**-de Steiner.** Nódulos yuxtaarticulares o de Jeanselme. ||**-de

Warthin. Adenoquistoma linfomatoso papilar de las glándulas salivares. Se comporta como tumor benigno, aunque tiene cierta tendencia a la recidiva. || **-de Wilms.** Tumor maligno del riñón en la primera infancia, de muy rápido crecimiento, constituido por elementos embrionarios, que con facilidad provoca metástasis a distancia. || **-dermoide.** Teratoma que contiene células epiteliales, grasa y, a veces, pelos, uñas y otros tejidos, como hueso, cartílago, dientes, etc. Deriva de las tres hojas blastodérmicas del embrión. Generalmente es benigno; los tumores dermoides sólidos son más frecuentemente malignos que los quísticos (quistes dermoides). || **-desmoide.** Tumor de naturaleza dura, fibrosa en el tejido subcutáneo o en el músculo. || **-ectodérmico.** Neoplasia derivada del epitelio cutáneo y de las mucosas. || **-embrionario.** Tumor derivado de tejido embrionario. || **-encefaloideo.** Tumor de consistencia blanda semejante a la del cerebro. || **-endodérmico.** Tumor derivado del endodermo. || **-epitelial.** Tumor formado por células epiteliales neoformadas. || **-fibrocelular.** Fibroma. || **-frío.** Escrófula. || **-gelatinoso.** Mixoma. || **-germinal.** Tumor derivado de las células germinales. || **-infiltrante.** Tumor que infiltra e invade los tejidos vecinos, sin clara delimitación. || **-maligno.** Tumor que tiene las propiedades más o menos desarrolladas de provocar invasión de los tejidos vecinos y de dar metástasis a distancia, que muestra mayor grado de anaplasia que los tumores benignos y que abandonado a su evolución natural es capaz de matar al huésped. Cáncer. || **-mixto.** Tumor compuesto de más de un tipo de tejido neoplásico. || **-mucoso.** Mixoma. || **-muscular.** Mioma. || **-papilar.** Papiloma. || **-quístico.** Tumor no sólido, de consistencia más o menos elástica, con pared casi siempre epitelial, que lo separa de los órganos vecinos y contenido líquido o gelatinoso. || **-sólido.** Tumor con gran contenido de células neoplásicas. Se refiere genéricamente a los carcinomas y adenocarcinomas, también llamados carcinomas sólidos. || **-ulcerado.** Neoplasia que ha provocado pérdida de sustancia en el órgano afectado, debido a necrosis por falta de nutrición vascular al comprimir o infiltrar el tumor los vasos sanguíneos. Generalmente la ulceración es central y si ocurre en una superficie libre los bordes son vegetantes, con actividad de crecimiento neoplásico (*ulcus rodens*); cuando ocurre en un órgano más o menos macizo, la tumoración se abscesifica en su centro (*tumor abscesificado*). || **-varicoso.** Tumor formado por venas dilatadas. || **-vascular.** Angioma. || **-vegetante.** Neoplasia que crece en forma excrecente, con delimitación más o menos marcada en sus bordes, sin apenas infiltración de estructuras vecinas. || **-velloso.** Papiloma.
tumoración. Tumor. || f. Tumefacción.
tumorafín (de *tumor* y el lat. *affinis*, cercano, vecino). adj. Que tiene afinidad especial por las células tumorales; oncotrópico.
tumultus sermonis (lat.). Logorrea en su más alto grado.
túnel. m. F., *tunnel*. Galería subterránea; por extensión, pasaje o conducto abierto en los tejidos. || **-(Anemia de los).** Anquilostomiasis. || **-carpiano.** Pasaje osteofibroso por el cual atraviesa el nervio mediano y los tendones flexores. Está formado por los huesos del carpo y el ligamento transverso del carpo. || **-(Enfermedad de los).** Anquilostomiasis.
tunelización. f. Creación de un conducto artificial en un órgano, especialmente en un hueso.
Tunga penetrans. f. Chigo o nigua.
tungiasis. f. F., *sarcopsyllose*. Infestación cutánea con la nigua, *Tunga penetrans*.
tungsteno (del sueco *tungsten*, piedra pesada; de *tung*, pesado, y *sten*, piedra). m. A., *Wolfram*, F., *tungstène*; In., *tungsten*; It., *tungsteno*; P., *tungstênio*. Elemento metálico hexatómico, duro, pesado. Símbolo, W (wolframio) o Tu; peso atómico, 183,6; peso específico, 19,13. Uno de sus compuestos, el tungstato de calcio, se emplea en radiografía, y otros se emplean como reactivos químicos.

túnica (del lat. *tunica*). f. A., *Haut;* F., *tunique;* In., *tunic;* It., *tunica;* P., *túnica*. Capa o membrana. || **-adnata.** Porción de la conjuntiva en contacto con el globo ocular. || **-adventicia.** Capa externa de las arterias. || **-albugínea.** Membrana fibrosa que envuelve un órgano o parte. || Esclerótica. || Capa fibrosa del testículo o del ovario. || **-dartos.** Capa muscular de la bolsa testicular. || **-de Bichat.** Capa interna de un vaso sanguíneo. || **-de Bruecke.** Retina sin la capa de los conos y bastoncillos. || **-de Ruysch.** Porción más interna de la coroides; entocoroides. || **-elástica.** Capa media de una arteria. || **-eritroide.** Cremáster. || **-fibrosa.** Membrana fibrosa. || **-íntima.** La más interna de las tres capas de una arteria. || **-media.** Capa muscular de las arterias o venas. || **-mucosa.** Membrana mucosa. || **-muscular.** Capa de fibras musculares de los órganos huecos. || **-propia.** Capa constitutiva de un órgano, en distinción de una membrana envolvente. || Capa o estrato reticular de la piel. || Membrana que constituye el laberinto membranoso del oído. || **-serosa.** Membrana serosa. || **-úvea.** Capa vascular del ojo. || **-vaginal.** Membrana serosa que rodea los testículos, formada por una porción del peritoneo arrastrada a las bolsas durante el descenso de aquellos órganos. || **-vascular.** Membrana que sirve de sostén a los vasos, como la mesocoroides y la capa vascular del testículo por debajo de la túnica albugínea. || **-vascular del cristalino.** Envoltura vascular que rodea y nutre el cristalino fetal, de la que forma parte la membrana pupilar.
tunicados. m. pl. Clase de animales inferiores con el cuerpo en forma de saco y envuelto por un manto o túnica gelatinosa, coriácea o cartilaginosa.
tunicina. f. Celulosa animal; sustancia análoga a la celulosa, que forma la envoltura de los tunicados y ascidias.
tuntún. m. Denominación de la anquilostomiasis en Colombia; a los afectos de esta enfermedad se les llama *tunientos* o *tuntunientos*.
tupelo. m. Árbol americano del género *Hyssa*, cuya raíz esponjosa se emplea como la esponja y la laminaria.
turacina. f. F., *turacine*. Pigmento rojo que se encuentra en las plumas de varias especies de aves del género *Turaco*, de África, del que se obtienen algunos derivados, como la turacoporfirina, muy semejante a la hematoporfirina.
turba (del al. *Torf*). f. A., *Torf;* F., *tourbe;* In., *turf;* It., *torba;* P., *turfa*. Materia vegetal carbonizada de los valles pantanosos; se ha empleado en baños.
turbidímetro (del lat. *turbidus*, turbio, y el gr. *métron*, medida). m. F., *turbidimètre*. Instrumento para medir el enturbiamiento de un líquido. V. Nefelometría.
turbinado (del lat. *turbo, -inis*, trompo). adj. F., *turbiné*. Que tiene la figura de trompo o cono invertido. V. Hueso turbinado.
turbinal. adj. Turbinado. || Concha nasal.
turbinectomía (del lat. *turbo, -inis*, trompo, y el gr. *ektomé*, resección). f. A., *Nasenmuschelresektion;* F., *turbinectomie;* In., *turbinectomy;* It. y P., *turbinectomia*. Resección de un cornete o concha nasal.
turbinotomía (del lat. *turbo, -inis*, trompo, y el gr. *tomé*, corte). f. F., *turbinotomie, conchotomie*. Incisión quirúrgica de un cornete o concha.
turbit (del ár. *turbid*). m. Planta convolvulácea de la India (*Convolvulus* o *Ipomoea turpethum*), semejante a la jalapa. Se ha empleado la raíz como purgante drástico. || **-mineral.** Sulfato básico amarillo de mercurio, empleado en otro tiempo como antisifilítico al interior y, al exterior, en pomada, como parasiticida.
turca (Silla). Fosa pituitaria.
Türck (Cordón o columna de) (Ludwig Türck, neurólogo y laringólogo austríaco, 1810-1868). Fascículo piramidal directo.
turgencia (del lat. *turgens, -entis*, turgente). f. A., *Turgeszenz;* F. e In., *turgescence;* It., *turgescenza;* P., *turgescência*. Cualidad de turgente; distensión, tumefacción.

turgente o **túrgido** (del lat. *turgens, -entis*, y en la segunda forma, *turgidus*). adj. F., *turgescent*. Lleno, abultado, congestionado; hinchado por exceso de líquido en los vasos o en los intersticios celulares.

turgor (del lat. *turgor*, hinchazón). m. TURGENCIA. ||-**vitalis** (lat.). Plenitud normal de los vasos sanguíneos y capilares.

Türk (Célula de) (Wilhelm *Türk*, médico austríaco, 1871-1916). V. CÉLULA. ||-**(Enfermedad de)**. V. ENFERMEDAD. ||-**(Síndrome de)**. V. SÍNDROME. ||-**Stilling (Síndrome de)**. V. SÍNDROME.

turma (del lat. *turma*). f. Testículo o criadilla. ||-**de tierra**. TRUFA.

turmalina. f. Borosilicato natural que se emplea en láminas para los polarizadores.

Turmeris. V. CÚRCUMA.

Turner (Membrana, síndrome, surco de) (William Aldren *Turner*, neurólogo inglés, 1832-1916). Corion blastodérmico. Véanse estos términos. ||-**Albright (Síndrome de)** (Henry Hubert *Turner*, endocrinólogo norteamericano, n. en 1892). V. SÍNDROME. ||-**Parsonage (Síndrome de)** (John W. *Turner*, médico norteamericano contemporáneo). V. SÍNDROME. ||-**Varny (Síndrome de)**. V. SÍNDROME.

turnover (voz inglesa). m. V. RECAMBIO METABÓLICO.

turpetina. f. F., *térébenthine*. Sustancia resinosa amarga, insoluble, irritante, que constituye el principio purgante del turbit.

Turpin-Coste (Enfermedad de) (Raymond A. *Turpin*, pediatra y geneticista francés, n. en 1895). V. ENFERMEDAD.

turricefalia (del lat. *turris*, torre, y el gr. *kephalé*, cabeza). f. F., *turicéphalie*. Oxicefalia o pirgocefalia.

Turyn (Signo de) (Felix *Turyn*, médico en Varsovia, n. en 1899). V. SIGNO.

tusícula (del lat. *tussicula*, tosecilla). f. A., *Hüsteln*, F., *tussicule*; In., *tussicula*; It., *tusssicola*; P., *tossícula*. Tos ligera de escasa importancia.

tusiculación (del lat. *tussicula*, tosecilla). f. Tos corta, seca, frecuente.

tusígeno (del lat. *tussis*, tos, y el gr. *gennân*, producir, engendrar). adj. Que engendra o produce tos; dícese de las regiones o zonas cuya estimulación produce una tos refleja.

tusilago. m. A., *Huflattich*; F., In. y P., *tussilago*; It., *farfara*. Planta compuesta tubuliflora, *Tussilago farfara*, cuyas flores y hojas son tónicas, béquicas y aromáticas. Se emplea también la raíz de la especie *T. pelarites* como aperitiva y sudorífica.

tusíparo (del lat. *tussis*, tos, y *parere*, producir). adj. TUSÍGENO.

tusivo (del lat. *tussis*, tos). adj. F., *se rapportant à la toux*. Relativo o debido a la tos.

tussis (lat.). f. Tos. ||-**convulsiva, spasmodica** o **suffocativa**. Pertussis o tos ferina.

tutamen (lat., pl. *tutamina*). m. Defensa, protección.

tutamina cerebri u **oculi** (lat.). m. pl. Órganos o partes de protección del cerebro y del globo ocular, respectivamente.

tutocaína. f. Anestésico local sucedáneo de la cocaína; clorhidrato de p-aminobenzoildimetilaminometilbutanol.

Tuttle (Máscara, proctoscopio de) (Edward G. *Tuttle*, cirujano norteamericano, 1862-1913). V. MÁSCARA, PROCTOSCOPIO.

tuya (del gr. *thyía*). f. A., *Lebensbaum*; F., *thuia*; In., *thuja*; It. y P., *tuia*. Árbol conífero *Thuja occidentalis*, árbol de la vida, *arbor vitae*, cuyas sumidades floridas se emplearon en Norteamérica como diuréticas, sudoríficas, antihelmínticas y emenagogas.

Twort (Fenómeno de) (Frederick W. *Twort*, bacteriólogo inglés, 1877-1950). FENÓMENO DE D'HÉRELLE.

Tylophora asthmatica. f. Planta asclepiadácea de Asia, cuya hojas, eméticas, se emplean contra la disentería y el asma.

Tyndall (Fenómeno de) (John *Tyndall*, físico inglés, 1820-1893). V. FENÓMENO.

Tyrode (Solución de) (Maurice V. *Tyrode*, farmacólogo norteamericano, 1878-1930). V. SOLUCIÓN.

Tyroglyphus. Género de acáridos de cuerpo blando, algunas de cuyas especies, *T. farinae, T. siro*, que viven en la harina y el queso, respectivamente, producen trastornos al ingerir estos alimentos.

Tyrothrix. Género en el que se incluían ciertos microorganismos actualmente clasificados dentro de los géneros *Bacillus, Clostridium* y *Lactobacillus*.

Tyrrell (Gancho de) (Frederick *Tyrrell*, anatomista inglés, 1797-1843). V. GANCHO.

Tyson (Glándula de) (Edward *Tyson*, anatomista inglés, 1649-1708). V. GLÁNDULA.

tzetzé. f. TSETSÉ.

u

U. Símbolo del *uranio*. || Abreviatura de unidad. || Abreviatura de *urea*.
uabaína. f. OUABAÍNA.
ubérrimo (del lat. *uberrimus*). adj. Abundante, fértil.
ubicuo (del lat. *ubique*, en todas partes). adj. Que está en todas partes; dícese de las bacterias.
ubre (del lat. *uber, uberis*). f. A., *Euter*; F., *mamelle*; In., *udder*; It., *mammella*; P., *úbere*. Mama de las hembras de los animales mamíferos, especialmente de las vacas.
ucambina. f. Alcaloide cristalino de un veneno africano, de efectos análogos a los de la estrofantina, pero más activo.
UCI. Sigla de unidad de cuidados intensivos. Designa las unidades hospitalarias especialmente dotadas (personal especializado, hemodiálisis, ventilación asistida, monitorización, etc.) para el tratamiento de enfermos en estado crítico.
Ucrania (Fiebre de). V. FIEBRE.
Udránszky (Reacción de) (Lászlô *Udránszky*, fisiólogo de Budapest, 1862-1914). V. REACCIÓN.
Uffelmann (Reacción de) (Jules *Uffelmann*, higienista alemán, 1837-1894). V. REACCIÓN.
Uhlenhuth (Reacción de) (Paul *Ulilenhuth*, bacteriólogo alemán, 1870-1957). SERORREACCIÓN.
Uthoff (Signo de) (Wilhelm *Uhthoff* oftalmólogo alemán, 1853-1927). V. SIGNO.
ulaganactesis (de *ulo-* y el gr. *agaráktesis*, irritación). f. Irritación o malestar en las encías.
ulalgia (de *ulo-* y el gr. *álgos*, dolor). f. Dolor en las encías.
ulatrofia (de *ulo-* y *atrofia*). f. A., *Zahnfleischschwund*; F., *ulatrophie*; In., *ulatrophy* It. y P., *ulatrofia*. Atrofia o coarrugación de las encías; disminución del tamaño del borde gingivodentario, que deja al descubierto el cemento.
úlcera (del lat. *ulcera*, pl. de *ulcus*, llaga). f. A., *Geschwür*; F., *ulcére*; In., *ulcer*; It., *ulcera*; P., *úlcera*. Solución de continuidad con pérdida de sustancia de cualquier superficie epitelial del organismo, con escasa o nula tendencia a la cicatrización espontánea. ||-**aguda de la vulva.** Ulceración de rápido desarrollo en la vulva, de carácter no venéreo, en la que siempre se encuentra el *Bacillus crassus*. ||-**ambustiforme.** Úlcera semejante a una excoriación. ||-**amputante.** Úlcera que rodea una parte y destruye los tejidos hasta el hueso. ||-**ateromatosa.** Pérdida de sustancia en el endotelio de una arteria o del corazón, producida por el desprendimiento de una placa de ateroma. ||-**atónica.** Úlcera crónica sin tendencia alguna a la formación de granulaciones. ||-**autóctona.** CHANCRO. ||-**blanda.** CHANCRO BLANDO. ||-**callosa.** Úlcera de bordes elevados y fibrosos indurados. ||-**cancerosa.** Cáncer ulcerado. ||-**constitucional.** Úlcera que es la expresión local de un estado morboso generalizado. ||-**corrosiva.** Úlcera en la que el proceso de destrucción es rápido. ||-**crateriforme.** Epitelioma cónico de la cara, de desarrollo rápido, en cuyo vértice hay una depresión ulcerosa. *Sin.*: *Ulcus rodens*. ||-**crónica.** Úlcera generalmente indolente, de bordes callosos, sin tejido de granulación en el fondo. ||-**de Adén.** Variedad de botón de Alepo o furúnculo oriental. ||-**de Allingham.** desus. Fisura del ano. ||-**de Annam.** Úlcera endémica en los países tropicales de Asia y África, que afecta las piernas principalmente, similar a la úlcera tropical. ||-**de Bahía** o **de Bauru.** Leishmaniasis americana. ||-**de Bouveret.** Ulceración de las fauces observada en la fiebre tifoidea situada encima y fuera de las amígdalas. ||-**de Clarke.** Úlcera corrosiva del cuello del útero. ||-**de Cochinchina.** ÚLCERA DE ANNAM. ||-**de Crombie.** Úlcera de las encías en la esprue. ||-**de Cruveilhier.** Úlcera simple del estómago. ||-**de Curling.** Úlcera duodenal consecutiva a una quemadura extensa de la piel. ||-**de Cushing.** Úlcera péptica de origen central, relacionada con una lesión en el sistema nervioso central o con estados de deshidratación. ||-**de Delhi.** FURÚNCULO ORIENTAL. ||-**de Dieulafoy.** Úlcera gástrica aguda con erosión arteriolar en su fondo. ||-**de Gabón.** Variedad de úlcera tropical que se observa en el Congo. ||-**de Ghe-Ham** o **de Guayana.** FURÚNCULO ORIENTAL. ||-**de hipopión.** Úlcera corneal acompañada de hipopión. ||-**de Hunner.** Úlcera del techo de la vejiga, con miositis e infiltración celular. ||-**de Jacob.** *Ulcus rodens*, especialmente en el párpado. ||-**de Jeddah.** FURÚNCULO ORIENTAL. ||-**de Kandahar** o **Kenieba.** FURÚNCULO ORIENTAL. ||-**de Kocher.** Ulceración intestinal producida en el curso del íleo o en un intestino muy distendido. ||-**de Lahore de Madagascar** o **de Malabar.** ÚLCERA TROPICAL. ||-**de Lipschutz.** Úlcera aguda de la vulva. ||-**de los árabes.** ÚLCERA DE ANNAM. ||-**de los chicleros.** LEISHMANIASIS CUTÁNEA. ||-**de los segadores.** ÚLCERA DE HIPOPIÓN. ||-**de Marjolin.** Epitelioma espinocelular desarrollado por degeneración de una úlcera de antigua quemadura. ||-**de Meleney.** Estado raro que puede observarse en cualquier herida, caracterizado por la extensión de la infección debajo de la piel y aparición de úlceras y fístulas secundarias, debido a un estreptococo hemolítico. ||-**de Mooren.** Úlcera corrosiva de la córnea. ||-**de Mozambique.** ÚLCERA TROPICAL. ||-**de Naga.** Úlcera obstinadamente crónica que aparece en los obreros de las plantaciones de té en Annam (India). ||-**de Natal.** FURÚNCULO ORIENTAL. ||-**de Nisbet.** Ulceración de los bubones linfáticos dorsales del pene. ||-**de Oriente.** FURÚNCULO ORIENTAL. ||-**de Parrot.** Ulceraciones de la boca en el muguet. ||-**de Pendinski.** FURÚNCULO ORIENTAL. ||-**de Pendjeh.** FURÚNCULO ORIENTAL. ||-**de Plaut.** Angina de Vincent. ||-**de Rokitansky.** ÚLCERA DEL ESTÓMAGO. ||-**de Saemisch.** Úlcera serpiginosa de la córnea, producida casi siempre por el neumococo inoculado con motivo de un ligero traumatismo de la córnea en afección previa del saco lagrimal. ||-**de Saigón.** ÚLCERA DE ANNAM. ||-**de Tashkent.** Úlcera costrosa en la enfermedad de los sartos (pueblo del Asia Central), afección endémica en Tashkent, probablemente una variedad de furúnculo oriental. ||-**de Zambesia.** Úlcera de Zambesia, producida por la larva de un díptero que excava galerías en el tejido subcutáneo. ||-**del desierto.** ENFERMEDAD DE BARCOO. ||-**del estómago.** Úlcera péptica de la mucosa del estómago, que ordinariamente es redonda, perforante; afección crónica, frecuente en los jóvenes, cuyos síntomas dominantes son: dolor espontáneo o provocado en la región epigástrica, ardor, vómitos alimentarios o mucosos, hematemesis y enflaquecimiento. ||-**dendriforme.** Úlcera de la córnea en distintas direcciones. ||-**diftérica.** La cubierta con un exudado seudomembranoso o membrana diftérica. ||-**duodenal.** Úlcera péptica en el duodeno. ||-**dura.** CHANCRO DURO. ||-**en cresta de gallo.** Úlcera con neoformaciones condilomatosas. ||-**endémica.** Úlcera que predomina en ciertas regiones, como el botón oriental. ||-**enofagedénica.** Chancro blando que por abusos alcohólicos toma aspecto fagedénico. ||-**epitelial.**

Variedad de úlcera cancerosa, sin tumor, de origen dérmico. ||-**erética.** ÚLCERA IRRITABLE. ||-**estercorácea.** Úlcera fistulosa por la que salen excrementos o úlcera producida por la compresión de heces concretas. ||-**estómica.** Úlcera yeyunal secundaria a una anastomosis gastroyeyunal. ||-**exuberante.** ÚLCERA FUNGOSA. ||-**fagedénica.** La que se extiende rápidamente, destruyendo tegumentos, caracterizada por la presencia de partículas esfaceladas en el derrame o pus. ||-**fistulosa.** Extremo superficial ulcerado de una fístula. ||-**fisurada.** Úlcera profunda, estrecha, más o menos lineal. ||-**flemonosa.** Úlcera dolorosa con bordes inflamados edematosos y derrame purulento. ||-**folicular.** Pequeña úlcera en una membrana mucosa cuyo origen está en un folículo linfático. ||-**fungosa.** Úlcera cuyo fondo se halla cubierto de granulaciones fungosas que rebasan el nivel de la piel. ||-**gástrica.** ÚLCERA DEL ESTÓMAGO. ||-**gomosa.** Goma ulcerado. ||-**hemorrágica.** Úlcera de la que a menudo fluye sangre. ||-**indolente.** ÚLCERA CALLOSA. ||-**irritable.** Úlcera de fondo y partes próximas inflamadas y dolorosas. ||-**lupoidea.** Ulceración de la piel semejante al lupus. ||-**maligna.** LUPUS. ||-**maligna.** ÚLCERA FAGEDÉNICA. ||-**marginal.** ÚLCERA ESTÓMICA. ||-**menstrual.** Úlcera asiento de hemorragias supletorias de la menstruación. ||-**micetoide.** Úlcera tropical superficial única o múltiple, crónica, autoinoculable, de asiento ordinario en las piernas, debida al *Micrococcus mycetoides*. No debe confundirse con la úlcera tropical. ||-**papilar.** PAPILOMA. ||-**péptica.** Úlcera de la membrana mucosa del estómago o del duodeno, causada por la acción del ácido gástrico y de la pepsina. ||-**perambulante.** ÚLCERA FAGEDÉNICA. ||-**perforante.** La que profundiza a través de todo el grosor de una parte u órgano. ||-**por decúbito.** La crónica, producida por la compresión de las regiones cutáneas prominentes que han perdido su panículo adiposo en enfermedades depauperantes. ||-**pútrida.** Gangrena o podredumbre de los hospitales. ||-**recidivante.** ÚLCERA DEL ESTÓMAGO. ||-**redonda.** ÚLCERA DEL ESTÓMAGO. ||-**serpiginosa.** Úlcera más o menos lineal que se extiende por un extremo y cicatriza por el otro. ||-**sifilítica.** CHANCRO SIFILÍTICO. ||-**simple.** Variedad no debida a origen séptico ni a una enfermedad general. ||-**simple adenógena.** ENFERMEDAD DE NICOLAS-FAVRE. ||-**sintomática.** Úlcera expresión de un estado general. ||-**siriaca.** DIFTERIA. ||-**sublingual.** Ulceración del frenillo de la lengua producida por la irritación que causan los incisivos inferiores, observada algunas veces en la coqueluche. ||-**trofoneurótica.** La debida a un trastorno nervioso de origen central. ||-**tropical.** Término impreciso que comprende muchas denominaciones de lugar: Adén, Malabar, Cochinchina, Mozambique, Annam, etc. Es una úlcera de causa desconocida, no debida a la sífilis, pian o leishmaniasis, en la que se encuentran distintos microorganismos, pero en especial el *Corynebacterium diphtheriae*; prevalente en las regiones tropicales, de carácter agudo, crónico, a veces fagedénico, que asienta de ordinario en los miembros inferiores. Se da también este nombre al furúnculo oriental o leishmaniasis cutánea. ||-**tuberculosa.** La debida al bacilo de Koch. ||-**varicosa.** Úlcera crónica de las extremidades inferiores, complicación de las varices. ||-**venérea.** Chancro, especialmente el blando. ||-**veneroide o de Welander.** Úlceras alrededor de la vulva, de origen no venéreo, semejantes a chancros blandos. ||-**yeyunal.** Úlcera que se desarrolla en el yeyuno. ||-**yuxtapilórica.** Úlcera gástrica que ocupa las proximidades del píloro.

ulcerable. adj. Susceptible de ulcerarse.

ulceración (del lat. *ulceratio, -onis*). A., *Geschwürsbildung*; F., *ulcération*; In., *ulceration*; It., *ulcerazione*; P., *ulceração*. Proceso de necrosis productor de una úlcera. Úlcera, especialmente la superficial. ||-**de Daguet.** Ulceración del istmo de las fauces en la fiebre tifoidea.

ulcerativo. adj. F., *ulcératif*. Relativo a una úlcera o que la produce.

ulcerocáncer (de *úlcera* y el lat. *cancer, -cri*, cangrejo, cáncer). m. Úlcera maligna. || Cáncer implantado en una úlcera gástrica.

ulceroide (de *úlcera* y el gr. *eîdos*, aspecto). adj. Semejante a una úlcera.

ulceromembranoso (de *úlcera* y el lat. *membrana*, piel). adj. F., *ulcéro-membraneux*. Caracterizado por ulceración con exudado membranoso.

ulceroso. adj. y s. De la naturaleza de una úlcera. || Afectado de ulceración; ulcerado.

ulcus (lat.). m. Úlcera. || ÚLCERA DEL ESTÓMAGO. ||-**ambulans.** Úlcera fagedénica. ||-**cruris.** Úlcera indolente varicosa de la pierna. ||-**durum.** CHANCRO DURO. ||-**exedens.** Úlcera epiteliomatosa que progresa gradualmente y destruye tejidos blandos y hueso, observada generalmente en la cara. ||-**molle.** CHANCRO BLANDO. ||-**perforans.** MAL PERFORANTE. ||-**rodens.** Epitelioma desarrollado a partir de la capa basal de la epidermis. Se presenta como una ulceración de base y bordes indurados y se caracteriza por su capacidad destructiva, pudiendo llegar a destruir cartílago y huesos en su lento pero tenaz crecimiento. La metatatización es rara. *Sin.:* Tumor de Krompecher. ||-**serpens.** ÚLCERA SERPIGINOSA. ||-**simplex.** CHANCRO BLANDO. ||-**tropicum.** ÚLCERA TROPICAL. ||-**ventriculi.** ÚLCERA DEL ESTÓMAGO. ||-**vulvae acutum.** ÚLCERA AGUDA DE LA VULVA. ||-**vulvae simplex chronicum.** Úlcera crónica indolora tórpida de la horquilla en viejas prostitutas.

ulectomía (del gr. *oulé*, cicatriz, y *ektomé*, escisión). f. Escisión del tejido cicatricial. GINGIVECTOMÍA.

uledermatitis (del gr. *oulé*, cicatriz, y *dérma, -atos*, piel). f. Inflamación de la piel con producción de cicatrices.

ulegiria (del gr. *oulé*, cicatriz, y *gyros*, giro). f. Proliferación de la neuroglia y tejido conjuntivo en las circunvoluciones cerebrales.

ulemorragia (de *ulo-* y *hemorragia*). f. Hemorragia por las encías.

uleritema (del gr. *oulé*, citatriz, y de *eritéma*). m. A., *Ulerythem*; F., *ulérythème*; In., *ulerythema*; It. y P., *uleritema*. Dermatosis eritematosa caracterizada por la formación de cicatrices y por atrofia. ||-**centrífugo.** LUPUS ERITEMATOSO. ||-**ofriógeno.** Queratosis pilosa de la cara en la región de las cejas y partes próximas. ||-**sicosiforme.** Inflamación crónica de los folículos pilosos de la barba con lesiones destructivas de la piel; sicosis queloide.

ulesis (del gr. *oulé*, cicatriz). f. CICATRIZACIÓN.

uletomía (del gr. *oulé*, cicatriz, y *tomé*, corte, incisión). f. A., *Narbenspaltung*; F., *ulétomie*; In., *uletomy* It., *ulotomia*; P., *uletomia*. Incisión de una cicatriz.

ulexina. f. Alcaloide tónico y diurético de las semillas de la aliaga, *Ulex europaeus* o *Cytisus laburnum*.

uliginoso (del lat. *uligo, -ignis*, humedad). adj. Húmedo, blando, pastoso.

ulitis (de *ulo-* e *-itis*). f. A., *Ulitis*; F. e In., *ulitis*; It. y P., *ulite*. Inflamación de las encías; gingivitis.

Ullrich (Síndrome de) (Otto *Ullrich*, médico alemán, 1894-1957). V. SÍNDROME DE BONNEVIE-ULLRICH.

ulmareno. m. Líquido de color amarillo rojizo que se emplea como sucedáneo del salicilato de metilo. Es una mezcla de ésteres del ácido salicílico de alcoholes alifáticos elevados.

ulmaria. f. REINA DE LOS PRADOS.

Ulmus (lat.). m. OLMO.

ulna (lat.). f. CÚBITO.

ulnar. adj. F., *ulnarien, ulnaire*. Relativo al cúbito. || m. Hueso piramidal del carpo.

ulo-. Forma prefija del gr. *oûlon*, encía.

ulocace (de *ulo-* y el gr. *káke*, malignidad). m. Ulceración de las encías.

ulocarcinoma (de *ulo-* y el gr. *karkínoma, -atos*, tumor canceroso). m. Carcinoma de la encía.

ulodermatitis (de *ulo-* y el gr. *dérma, -atos*, piel, y el suf. *-itis*). f. Inflamación de la piel con producción de cicatrices.

uloglositis (de *ulo-* y el gr. *glôssa*, lengua). f. Inflamación de las encías y la lengua.

uloide (del gr. *oulé*, cicatriz, y *eîdos*, aspecto). adj. Semejante a una cicatriz. || m. A., *Uloid;* F., *cicatricule;* In., *uloid;* It., *cicatricola;* P., *ulóide.* Cicatriz falsa.
uloma (de *ulo-* y *-oma*). m. Tumor o tumefacción de las encías.
ulonco (de *ulo-* y el gr. *ógkos*, tumor). m. Uloma.
ulorragia (de *ulo-* y el gr. *regnýnai*, romper). f. Hemorragia por las encías.
ulorrea (de *ulo-* y el gr. *rheîn*, fluir). f. A., *Ulorrhöe;* F., *ulorrhea;* In., *ulorrhea;* It., *ulorragia;* P., *ulorréia.* Rezumamiento de sangre por las encías.
ulótico (del gr. *oulé*, cicatriz). adj. Relativo a una cicatriz, que la produce.
ulotomía (de *ulo-* y el gr. *tomé*, corte). f. Uletomía.
ulotrico (del gr. *oulos*, ensortijado, y *thríx, trichós*, cabello). adj. Que tiene el cabello lanoso o rizado como los negros; opuesto a *lisotrico*.
ulotripsis (de *ulo-* y el gr. *trípsis*, fricción). f. Nutrición de las encías o su revitalización por el masaje.
ultimisternal (de *último* y *esternón*). adj. Relativo al apéndice xifoides.
ultimum moriens (lat.). Aurícula derecha del corazón, última que se contrae en el momento de la muerte.
ultra-. Forma prefija del lat. *ultra*, más allá, al otro lado de.
ultracentrifugación (de *ultra-*, el gr. *kéntron*, centro, y el lat. *fugare*, poner en fuga). f. A., *Ultrazentrifugieren;* F., *ultrocentrifugation;* In., *ultrocentrifugation;* It., *ultracentrifugazione;* P., *ultracentrifugaçao.* Centrifugación a grandes velocidades. Dado que la velocidad de sedimentación de las partículas muy pequeñas es proporcional a su tamaño, es posible determinar por la ultracentrifugación sus dimensiones.
ultrafiltración (de *ultra-* y el lat. *filtratio, -onis*, filtración). f. A., *Ultrafiltration;* F. e In., *ultrafiltration;* It., *ultrafiltrazione;* P., *ultrafiltração.* Filtración por medio de un filtro ordinario empapado de una sustancia coloidal, p.ej., gelatina, por el que se obliga a pasar el líquido por presión. || Método de separación de los coloides de sus medios de dispersión y cristaloides disueltos, por medio de ultrafiltros. || **-fraccionada.** Separación de partículas coloides de distintas magnitudes por medio de ultrafiltros de poros de tamaños diversos.
ultragaseoso (de *ultra-* y el gr. *cháos*, caos). adj. F., *ultragaseux.* Dícese del estado de la materia radiante.
ultramicrobio (de *ultra-*, el gr. *mikrós*, pequeño, y *bíos*, vida). m. Microbio ultramicroscópico.
ultramicrón. m. Partícula ultramicroscópica cuyo diámetro es menor de 0,25 μm. || F., *ultramicron.* Elemento de la fase dispersa de un coloide.
ultramicroscópico. adj. F., *ultramicroscopique.* Demasiado pequeño para ser visto con el microscopio.
ultramicroscopio (de *ultra-*, el gr. *mikrós*, pequeño, y *skopeîn*, observar). m. A., *Ultramikroskop;* F. e In., *ultramicroscope;* It., *ultramicroscopio;* P., *ultramicroscópio.* Microscopio de gran potencia, en el que los rayos luminosos procedentes de un foco lateral, en lugar de atravesar el campo para llegar al ojo, iluminan la preparación, apareciendo los objetos (partículas coloidales, flagelos, granulaciones, etc., que por su tamaño son invisibles al microscopio ordinario), iluminados brillantemente sobre un fondo negro.
ultrarrojo. adj. Infrarrojo. V. Rayos.
ultrasonido (de *ultra-* y el lat. *sonitus*, ruido). m. A., *Ultraschall;* F., *ultrason;* In., *ultrasound;* It., *ultrasuono;* P., *ultra-son.* Sonido cuya frecuencia rebasa el límite de los sonidos audibles. Posee efectos mecánicos y térmicos, que se emplean en terapéutica. Dosis excesivas pueden producir quemaduras de evolución tórpida.
ultrasonoterapia (de *ultrasonido* y el gr. *therapeía*, tratamiento). f. Terapéutica por los ultrasonidos.
ultratermo (de *ultra-* y el gr. *thérme*, calor). m. Aparato para la diatermia por ondas ultracortas.
ultravioleta. adj. F., *ultraviolet.* Dícese de los rayos o radiaciones situados mas allá del extremo violeta del espectro luminoso y que son visibles por el ojo humano. Su longitud de onda está comprendida entre 4 y 400 nm.
ultravirus. m. ant. Virus filtrable en un ultrafiltro, que retenía las bacterias y permitía el paso de los virus.
ultravisible. adj. Invisible; ultramicroscópico.
ultromovilidad (del lat. *ultro*, espontáneamente, y de *movilidad*). f. Movilidad espontánea.
Ultzmann (Reacción de) (Robert *Ultzmann*, químico alemán, 1842-1889). V. Reacción.
ululación (del lat. *ululatio, -onis*). f. F., *ululation.* Acción de proferir gritos o alaridos.
umbeliferona. f. Cetona cristalina, hidroxicumarina, de ciertas plantas umbelíferas.
Umbellularia. Género de árboles lauráceos. Las hojas de la especie *U. californica*, laurel de California, se emplean en la diarrea con cólicos.
Umber (Reacción de) (Friedrich *Umber*, médico alemán, 1871-1946). V. Reacción.
umbilectomía (del lat. *umbilicus*, ombligo, y el gr. *ektomé*, escisión). f. F., *excision de l'ombilic.* Escisión del ombligo; onfalectomía.
umbilicación. f. A., *Dellenbildung;* F., *ombilication;* In., *umbilication;* It., *ombelicatura;* P., *umbilicação.* Producción de una fosita o depresión en forma de ombligo en algunas pústulas, especialmente las de la viruela. || Esta misma depresión.
umbilical (del lat. *umbilicaris*). adj. F., *ombilical.* Relativo o perteneciente al ombligo.
umbo (lat.). m. Prominencia; parte saliente en el centro de una superficie redonda, especialmente de la membrana timpánica en el punto de inserción del mango del martillo.
umbral (de *lumbral* y antiguamente, *limnar*, del lat. *liminaris;* de *limen*, umbral). m. A., *Schwelle;* F., *seuil;* In., *threshold;* It., *soglia;* P., *umbral.* Limen.
umbrascopia (del lat. *umbra*, sombra, y el gr. *skopeîn*, observar). f. Esquiascopia o retinoscopia.
Unander (Operación de). V. Operación.
Uncaria. Género de plantas tropicales rubiáceas idéntico al *Ourouparia*, una de cuyas especies es el gambir.
uncia (lat.). f. Onza. || Pulgada.
unciforme (del lat. *uncus*, rodó, y de *forma*). adj. F., *unciforme.* Que tiene la forma de garfio o gancho. || m. F., *os crochu.* Hueso unciforme o ganchoso; *os hamatum.* V. Huesos (tabla de).
uncinado. adj. Unciforme.
Uncinaria. Género de gusanos nematodos que parasitan ciertos animales (perros, gatos, etc.) como *U. stenocephala.* || **-americana.** Necator americanus. || **-duodenalis.** Ancyslostoma duodenale.
uncinariasis. f. Anquilostomiasis.
uncinatum (lat.). m. Hueso unciforme o ganchoso.
unción (del lat. *unctio, -onis*). f. A., *Einsalbung;* F., *onction;* In., *unction;* It., *unzione;* P., *unção.* Aplicación de un aceite o ungüento.
uncipresión. f. Presión con ganchos para detener una hemorragia.
uncus (lat.). m. A., *Haken;* F., In., It. y P., *uncus.* Gancho o parte en forma de gancho. Extremo anterior, en forma de gancho, de la circunvolución del hipocampo. *Sin.:* Gancho, *uncus gyri fornicati, uncus gyri hippocampi.*
undecilenato. m. F., *undécylénate.* Sal del ácido undecilénico. || **-de cinc.** Agente empleado contra algunas afecciones de la piel, especialmente las micóticas. Se aplica en polvo, con talco, o en pomada.
undecilénico (Ácido). Ácido graso de cadena impar. Antifúngico en aplicación local o tópica al 10 %. Se halla normalmente en el sudor del adulto.
undécimo par. Nervio espinal o accesorio. V. Nervios (tabla de).
Underwood (Enfermedad de) (Michael *Underwood*, pediatra inglés, 1737-1820). V. Enfermedad.
undina. f. Ondina.
undulación. f. Ondulación.
Undulina. f. Trypanosoma.
UNG. Sigla de uretritis no gonocócica.

ungueal (del lat. *unguis,* uña). adj. Ungular.
ungüento (del lat. *unguentum*). m. A., *Salbe;* F., *onguent;* In., *ointment;* It. y P., *unguento.* Preparación medicamentosa de uso externo a base de ceras y resinas, de mayor o menor consistencia. (Para los términos que no se encuentren en este apartado, V. Pomada.) || **-cinéreo.** Pomada mercurial. || **-diaquilón.** Mezcla de aceite de oliva y emplasto de litargirio. || **-egipciaco.** Masa escarótica preparada con acetato de cobre, vinagre y miel. || **-epispástico.** Ungüento preparado con polvo de cantáridas, cera amarilla y colofonia. || **-gris.** Pomada mercurial simple. || **-hidrargírico, mercurial** o **napolitano.** Pomada mercurial doble.
unguentum (lat.). m. Ungüento. || **-durum.** Ungüento a base de lanolina y parafina sólida para incorporar otras sustancias. || **-fuscum.** Mezcla de emplasto alcanforado, aceite de oliva y sebo. || **-hydrargyri album, cinereum, flavum** o **rubrum.** Diversos ungüentos preparados con compuestos de mercurio diferentes: precipitado blanco, óxido de mercurio. etc. || **-leniens.** Colcrén. || **-molle.** Base de ungüentos compuesta de lanolina y parafina líquida.
unguícula (del lat. *unguicola,* dim. de *unguis,* uña). f. Uña o garra pequeña.
unguiculado (del lat. *unguicula,* uña pequeña). adj. F., *unguiculé.* Que tiene los dedos provistos de uñas.
unguinal. adj. Perteneciente o relativo al unguis. || F., *unguéal.* Ungular.
unguis (lat.). m. Uña. || Hueso unguis o lagrimal. V. Huesos (tabla de). || Variedad del hipopión; ónix. || Espolón de Morand. || Pterigión. || **-hippocraticus.** Coloración azulada de las uñas en las enfermedades pulmonares. || **-incarnatus.** Uña encarnada.
úngula (lat.). f. Casco o pezuña de un animal. || Nombre de un antiguo instrumento para la extracción de un feto muerto.
ungular (del lat. *ungula,* uña, casco). adj. Relativo o perteneciente a las uñas.
uni-. Forma prefija del lat. *unus,* uno.
uniaxil (de *uni* y el lat. *axis,* eje). adj. F., *monoaxial.* Que sólo tiene un eje; que se desarrolla únicamente en un sentido.
unibásico (de *uni-* y el lat. *basis,* base). adj. F., *monobasique.* Que sólo tiene una base; monobásico.
unicelular (de *uni-* y el lat. *cellula,* dim. de *cella,* celda). adj. F., *unicellulaire.* Formado por una sola célula.
unicentral (de *uni-* y el gr. *kéntron,* centro). adj. Que tiene un solo centro de crecimiento.
úniceps (de *uni* y el lat. *caput,* cabeza). adj. F., *uniceps.* Con una sola cabeza u origen; dícese de músculos.
uniceptor (de *uni-* y el lat. *capere,* coger). m. F., *unicepteur.* Ceptor con un simple grupo de combinación.
unicidad (del lat. *unicitas, -atis*). f. Calidad de único.
unicollis. adj. Se aplica al útero con cuerpo doble y cuello único.
unicornio (del lat. *unicornis;* de *unus,* uno, y *cornu,* cuerno). adj. F., *unicorne.* Provisto de un solo cuerno; dícese especialmente del útero reducido a una de sus mitades.
unicúspide (de *uni-* y el lat. *cuspis, -idis,* punta). adj. F., *unicuspidé.* Que tiene una sola punta o cúspide; dícese de algunos dientes.
unidad (del lat. *unitas, -atis*). f. A., *Einheit;* F., *unité;* In., *unit;* It., *unità;* P., *unidade.* Calidad de lo que es uno; singularidad, indivisión. || Cantidad tomada como tipo de medida. || Gen. || **-absoluta.** Cualquiera de las unidades de tiempo, fuerza o espacio del sistema CGS *(centímetro, gramo, segundo).* || **-antitóxica.** Cantidad de antitoxina necesaria para neutralizar 100 veces la cantidad de toxina suficiente para matar un cobayo de 250 g de peso. || **-CGS.** Toda unidad del sistema centímetro-gramo-segundo o sistema cegesimal. || **-clínica.** Cantidad de una sustancia, estrogénica u otra, que produce la reacción deseada en un paciente. || **-coronaria.** Equipo de médicos y personal auxiliar técnico especializado, generalmente instalado en un hospital, provisto de un monitor de aparatos que registra las funciones cardíacas y otras constantes fisiológicas, para la asistencia de pacientes con enfermedad cardíaca grave. || **-curare.** Cantidad necesaria para provocar la caída de la cabeza del conejo. || **-de Ångstrom.** Unidad de longitud; 1 ångström = 10^{-10} m = 0,1 nm. Símbolo, Å. En la actualidad se aconseja su reemplazo por el nanómetro. || **-de Álvarez-Caldeyro.** Unidad Montevideo. || **-de Allen-Doisy.** Unidad rata y unidad ratón. La primera es la mayor dilución de estrina que administrada a una rata adulta castrada, en tres inyecciones con 4 horas de intervalo, produce cornificación y descamación del epitelio vaginal; la segunda es la menor cantidad de estrina que produce en un ratón hembra castrada una degeneración característica del epitelio vaginal. || **-de Ansbacher.** Unidad de dosificación de la vitamina K. || **-de Becquerel.** Unidad SI (sistema internacional) de actividad radiactiva. || **-de Bodansky.** Cantidad de fosfatasa necesaria para liberar 1 mg de fósforo en forma de ion fósforo de un sustrato de glicerofosfato de sodio durante la primera hora de incubación a 37 °C y un pH de 8,6. || **-de calor.** Caloría. || **-de Clauberg.** Unidad de progestina equivalente a la mitad de la unidad de Corner Allen. || **-de Collip.** Una centésima de la cantidad de extracto paratiroideo necesaria para aumentar en 5 mg la cantidad de calcio en 100 ml de la sangre de un perro de 20 kg al cabo de 15 horas. || **-de Corner-Allen.** Unidad de dosificación de la progestina. || **-de Dam.** Unidad de dosificación de la vitamina K. || **-de Felon.** Unidad de suero antineumocóccico. || **-de Florey.** Unidad Oxford. || **-de fuerza.** Dina. || **-de Hampson.** Unidad de dosificación radiológica; 1/4 de la dosis eritema. || **-de Holzknecht.** Unidad de la dosificación radiológica, que equivale a 1/5 de la dosis eritema. || **-de Kienböck.** Unidad de dosificación radiológica, que equivale a 1/10 de la dosis eritema. || **-de King.** Unidad de dosificación de la fosfatasa. || **-de Mache.** Unidad de concentración de solución de radiemanación, que equivale a 3,64 eman. || **-de Oslo.** Unidad de vitamina D, 1,66 U. Oslo = 1 UI. || **-de resistencia.** Ohmio. || **-de Rutherford.** Unidad de radiactividad igual a 1 millón de desintegraciones radiactivas por segundo. || **-de Schachter.** 5 mg de cloruro de acetilcolina disueltos en 0,025 ml de solución bicarbonatada de Ringer a un pH 7,4 y 38 °C de temperatura, en presencia de colinesterasa libera 1 µl de CO_2 por minuto *(unidad de colinesterasa).* || **-de Schönheyder.** Unidad de dosificación de vitamina K. || **-de Sherman.** Cantidad de vitamina C que, administrada diariamente, protege por 90 días contra el raquitismo a un cobayo de 300 g. || **-de Sherman-Bourquin.** Cantidad de vitamina C administrada diariamente a una rata durante ocho semanas produce un aumento de peso de 3 g a la semana. || **-de Sherman-Chase.** Cantidad de vitamina B que administrada diariamente a una rata que ha perdido ya sus reservas de esta vitamina, produce un aumento de 3 g a la semana. || **-de Sherman-Munsell.** Cantidad de vitamina A que administrada a una rata seis veces a la semana basta para mantener un aumento de 3 g de peso semanales durante un período de 4 a 8 semanas. || **-de Somogyi.** Unidad de medida de la amilasa sérica; es la cantidad de amilasa necesaria para hidrolizar 1,5 mg de almidón en 8 min a 37 °C. || **-de Steenbock.** Cantidad de vitamina D que produce en 10 días una estrecha línea de depósito de calcio en las metáfisis raquíticas de los extremos distales del radio y el cúbito de una rata tipo. || **-de Thayer.** Unidad de dosificación de vitamina K. || **-de Vögtlin.** Grado de contracción producido en el útero aislado del cobayo por 5 mg de una preparación tipo de porción posterior de hipófisis. || **-eléctrica.** Cualquiera de las unidades prácticas ordinarias, electromagnéticas o electrostáticas: *amperio, culombio, faradio, ohmio, voltio* y *vatio.* || **-enzimática.** Unidad de actividad enzimática: cantidad de enzima que cataliza la transformación de 1 µmol de sustrato por minuto a 30 °C y a un pH óptimo. || **-Gray.** Unidad SI de dosis de radiación absorbida. Es igual a 1

TABLAS DE UNIDADES SI

Unidades SI de base

Magnitud	Nombre	Símbolo
longitud	metro	m
masa	kilogramo	kg
tiempo	segundo	s
intensidad de corriente eléctrica	ampere	A
temperatura termodinámica	kelvin	K
intensidad luminosa	candela	cd
cantidad de sustancia	mol	mol

Algunas unidades derivadas simples

Magnitud	Nombre	Símbolo
superficie	metro cuadrado	m^2
volumen	metro cúbico	m^3
velocidad	metro por segundo	m/s (o $m.s^{-1}$)
aceleración	metro por segundo al cuadrado	m/s^2 (o $m.s^{-2}$)
concentración de cantidad de sustancia	mol por metro cúbico	mol/m^3 (o $mol.m^{-3}$)

Unidades SI derivadas con nombres especiales

Magnitud	Nombre	Símbolo	Expresión en otras unidades
frecuencia	hertz	Hz	s^{-1}
fuerza	newton	N	$m \cdot kg \cdot s^{-2}$
presión	pascal	Pa	N/m^2
trabajo; energía; cantidad de calor	joule	J	$N \cdot m$
potencia; flujo energético	watt	W	J/s
carga eléctrica; cantidad de electricidad	coulomb	C	$A \cdot s$
tensión eléctrica; potencial eléctrico; diferencia de potencial	volt	V	W/A
capacidad eléctrica	farad	F	C/V
resistencia eléctrica	ohm	Ω	V/A
conductancia	siemens	S	A/V
flujo de inducción magnética	weber	Wb	$V \cdot s$
inducción magnética	tesla	T	W/bm^2
inductancia	henry	H	Wb/A
flujo luminoso	lumen	lm	$cd \cdot sr$
iluminancia	lux	lx	$m^{-2} \cdot cd \cdot sr$
temperatura Celsius	grado Celsius	ºC	K
dosis absorbida; índice de dosis absorbida; kerma; energía comunicada másica (radiación)	gray	Gy	J/kg
actividad (de un radionúclido)	becquerel	Bq	s^{-1}

Prefijos SI

Factor	Prefijo	Símbolo	Factor	Prefijo	Símbolo
10^{18}	exa	E	10^{-1}	deci	d
10^{15}	peta	P	10^{-2}	centi	c
10^{12}	tera	T	10^{-3}	mili	m
10^{9}	giga	G	10^{-6}	micro	μ
10^{6}	mega	M	10^{-9}	nano	n
10^{3}	kilo	k	10^{-12}	pico	p
10^{2}	hecto	h	10^{-15}	femto	f
10^{1}	deca	da	10^{-18}	ato	a

Unidades no pertenecientes al SI utilizadas en conjunción con el sistema internacional

Magnitud	Unidad	Símbolo	Valor en unidades SI
tiempo	minuto	min	60 s
	hora	h	3 600 s
	día	d	86 400 s
ángulo plano	grado	º	$\pi/180$ rad
	minuto	'	$\pi/10\,800$ rad
	segundo	"	$\pi/648\,000$ rad
volumen	litro	l o L	$1 dm^3 = 10^{-3} m^3$
masa	tonelada	t	1000 kg

Unidades no pertenecientes al SI admitidas temporalmente y que ofrecen interés para las profesiones de la salud

Nombre	Símbolo	Valor en unidades SI
ångström	Å	$10^{-10} m$ (0,1 nm)
barn	b	$10^{-28} m^2$ ($100 fm^2$)
bar	bar	100 000 Pa (0,1 MPa)
atmósfera normal	atm	101 325 Pa
curie	Ci	$3,7 \times 10^{10}$ Bq (ó $3,7 \times 10^{10} s^{-1}$)
röntgen	R	$2,58 \times 10^{-4}$ C/kg
rad	rad o rd	10^{-2} Gy (ó 10^{-2} J/kg)

julio/kg y equivalente a 100 rads. ||**-hemolítica.** Cantidad de suero inmune inactivado que en presencia del complemento hemoliza completamente 1 ml de una solución al 5 % de corpúsculos rojos lavados. ||**-hipotética.** Unidad vital última del protoplasma, considerada teóricamente como un agregado de moléculas ultramicroscópicas dotadas de la facultad de desarrollo y reproducción y de otras muchas propiedades; bioblasto, bióforo, gémula, micela. ||**-inmunizante.** UNIDAD ANTITÓXICA. Peso definido de una vitamina, extracto orgánico, antibiótico, etc., como tipo de referencia adoptado por la OMS. ||**-Lf.** Cantidad de toxina o toxoide diftéricos que produce la floculación más rápida con 1 U patrón de antitoxina cuando se mezclan e incuban *in vitro.* ||**-membrana.** Estructura trilaminar observable con el microscopio electrónico, que constituye la membrana celular y la de los elementos citoplásmicos. ||**-MKS.** Toda unidad del sistema metro-kilo-segundo. ||**-Montevideo.** Unidad de medida de la actividad uterina; es el resultado del producto de la intensidad de las contracciones por su frecuencia en 10 min. Sin.: Unidad de Álvarez-Caldeyro. ||**-morbosa.** Conjunto de lesiones y síntomas que se desarrollan con la debida regularidad y el mismo orden en la mayoría de los casos para que puedan considerarse constitutivos de una entidad nosológica determinada. ||**-motriz** o **motora.** Conjunto de fibras musculares inervadas por un solo axón y una neurona motora. ||**-Oxford.** Cantidad mínima de penicilina que disuelta en 50 ml de caldo de carne inhibe completamente el desarrollo de un cultivo de *Staphylococcus aureus.* ||**-rata** o **ratón.** UNIDAD ALLEN-DOISY. ||**-REM** (*R*oentgen *e*quivalent *m*an). Dosis de irradiación que produce los mismos efectos fisiológicos que la absorción de 1 rad de rayos X o radiaciones γ. ||**-RET** (*R*ad equivalente *t*erapéutico). Unidad que relaciona la dosis física de radiación con su actividad biológica. ||**-Röntgen.** Unidad de medida de una radiación basándose en el efecto ionizante que produce. Se representa por medio de la letra R y viene definido por la cantidad de radiación X o γ, cuya emisión corpuscular produce, en un tiempo determinado, iones capaces de transportar una unidad electrostática de carga de cada signo. ||**-SI.** Toda unidad del Sistema Internacional, que comprende *unidades de base* (metro, kilogramo, segundo, amperio, kelvin, candela y mol), *unidades derivadas simples* (metro cuadrado, metro cúbico, metro por segundo, metro por segundo al cuadrado y mol por metro cúbico), *unidades derivadas especiales* (hercio, newton, pascalio, julio, vatio, culombio, vol-

tio, faradio, ohmio, siemens, weber, tesla, henrio, lumen, lux, grado Celsius, gray y becquerel) y *unidades suplementarias* (radián y estereorradián). Las unidades SI de base o derivadas pueden llevar una serie de prefijos que permiten formar múltiplos y submúltiplos decimales de dichas unidades V. TABLAS DE UNIDADES SI. ||-**Svedberg**. Unidad que designa en 10^{-13} cm/seg/dina/g, la velocidad de flotación de las proteínas plasmáticas, propiedad que varía en razón inversa a su densidad. Símbolo, S. ||-**tóxica**. Cantidad menor de una toxina que mata en tres o cuatro días un cobayo de 250 g de peso. ||-**urotóxica**. Cantidad menor de urotoxina que mata un animal de 1 kg. ||-**Wohlgemuth**. Cantidad, en mililitros de una solución de almidón que digiere la amilasa contenida en 1 ml de orina en 30 min y a la temperatura de 38-40 °C.
uniflagelado (de *uni-* y el lat. *flagellum*, azote). adj. F., *uniflagellé*. Provisto de un solo flagelo.
unifocal (de *uni-* y el lat. *focus*, hogar). adj. F., *unifocal*. Que tiene un solo foco.
unigeminal o **unigémino** (de *uni-* y el lat. *geminus*, gemelo). adj. F., *unigeminal*. Que pertenece o es relativo a uno de los gemelos.
unigerminal (de *uni-* y el lat. *germinare*, germinar). adj. Relativo a un simple germen.
uniglandular (de *uni-* y el lat. *glandula*, dim. de *glans, glandis*, bellota). adj. F., *uniglandulaire*. Relativo a una sola glándula.
unigrávida (de *uni-* y el lat. *gravida*, f. de *gravidus*, pesado). adj. F., *unipare*. Dícese de la mujer embarazada por primera vez. Ú.t.c.s.
unilateral (de *uni-* y el lat. *latus, -eris*, lado). adj. A., *einseitig*; F., *unilatéral*; In. y P., *unilateral*; It., *unilaterale*. Situado en un solo lado o que afecta a un solo lado.
unilobular o **unilobar** (de *uni-* y el lat. *lobulus* o *lobus*, lóbulo). adj. A., *einlappig*; F., *unilobé*; In. y P., *unilobar*; It., *unilobare*. Compuesto de un simple lóbulo o lobo.
uninuclear (de *uni-* y el lat. *nucleus*, dim. de *nux, nucis*, nuez). adj. F., *mononucléaire*. Provisto de un solo núcleo; mononuclear.
uniocular. adj. Relativo o que afecta a un solo ojo; monocular.
unión (del lat. *unio, -onis*). f. A., *Verbindung*; F. e In., *union*; It., *unione*; P., *união*. Curación, reunión de los fragmentos de un hueso fracturado o de los labios de una herida. ||-**primaria**. Curación por primera intención. ||-**viciosa**. Unión defectuosa de los extremos fracturados de un hueso.
uniovular (de *uni-* y el lat. *ovulum*, dim. de *ovum*, huevo). adj. F., *uniovulaire*. Originado de un solo óvulo; dícese de ciertos embarazos gemelares.
unípara (de *uni-* y el lat. *parere*, producir). adj. F., *unipare*. Dícese de la mujer que pare un solo hijo o ha parido una sola vez. Ú.t.c.s.
uniparental (de *uni-* y el lat. *parens, -entis*, progenitor). adj. Relativo a un solo progenitor.
unipolar (de *uni-* y el lat. *polus*, polo). adj. F., *unipolaire*. Que sólo tiene un polo o prolongación, como algunas células nerviosas || Que conduce una especie de electricidad.|| Practicado con un solo polo eléctrico.
unipolaridad. f. Predominio de una de las dos electricidades.
unipotencial (de *uni-* y el lat. *potens, -entis*, p. a. de *posse*, poder). adj. F., *unipotent*. Dícese de las células que dan origen a células del mismo orden solamente.
unisexual (de *uni-* y el lat. *sexus*, sexo). adj. F., *unisexué*. De un sexo únicamente. || Que tiene lugar entre personas del mismo sexo.
unitario. adj. F., *unitaire*. Que tiene los caracteres de unidad. || m. Monstruo simple en el que sólo se encuentran elementos de un individuo.
unitivo. adj. Que une o sirve para unir; dícese del tejido conjuntivo y de la sustancia intercelular.
univalente (de *uni-* y el lat. *valens, -entis*, p. a. de *valere*, tener valor). adj. F., *univalent*. Que sólo tiene una valencia; monovalente.

univalvo o **univalvular** (de *uni-* y el lat. *valva*, batiente o de su dim. *valvula*). adj. Provisto de una sola valva o válvula.
universal (del lat. *universalis*). adj. Común a todos; dícese especialmente de los individuos de los grupos sanguíneos O y AB, donadores y receptores, respectivamente, que pueden dar o recibir una determinada cantidad de sangre sin trastornos en la transfusión.
univitelino (de *uni-* y el lat. *vitellus*, yema de huevo). adj. F., *univitellin*. Que pertenece o deriva de un solo óvulo; dícese de gemelos.
Unna (Coloración, enfermedad, pasta de) (Paul Gerson *Unna*, dermatólogo alemán, 1850-1929). Véanse estos términos.
Unschuld (Signo de) (Paul *Unschuld*, médico alemán del siglo XIX). V. SIGNO.
unto (del lat. *unctum*, de *ungere*, untar). m. Sustancia pingüe, propia para untar. || Sustancia sebácea que cubre la piel del feto a término. ||-**sebáceo**. Materia secretada por las glándulas sebáceas.
Unverricht (Enfermedad de) (Heinrich *Unverricht*, médico alemán, 1853-1912). Epilepsia mioclónica. ||-**Lundborg (Síndrome de)** V. SÍNDROME.
uña (del lat. *ungula*). f. A., *Nagel*; F., *ongle*; In., *nail*; It., *unghia*; P., *unha*. Lámina córnea, dura, convexa en la cara dorsal de la última falange de los dedos de la mano y del pie, en la que se distingue un *extremo* anterior libre, un *cuerpo* adherido por su cara interna y lados y una *raíz* implantada en un repliegue de la piel denominado *matriz de la uña*. Se halla constituida por escamas epiteliales blandas, originadas en el estrato lúcido de la piel. ||-**en cuchara**. Depresión de la porción central de la uña con elevación de los bordes. ||-**encarnada**. Uñero; inflamación dolorosa de la piel en la parte lateral del lecho de la uña, con formación de fungosidades y supuración, que se observa especialmente en el dedo gordo del pie. ||-**hipocrática**. DEDO HIPOCRÁTICO. ||-**jaspeada**. LEUCONIQUIA.
uñarada. f. Rascadura hecha con la uña.
uñero. m. UÑA ENCARNADA.
upas. m. Árbol de la isla de Java (*Antiaris toxicaria*) y su resina tóxica (*bohan upas*), con la que los indígenas envenenan sus flechas. ||-**tieuté** o **teutá**. Veneno suministrado por una especie del género *Strychnos*, que contiene estricnina.
upsiloide. adj. HIPSILOIDE.
uracal. adj. F., *se rapportant à l'ouraque*. Relativo o perteneciente al uraco.
uraco (del gr. *ourachós*). m. A., *Urachus*; F., *ouraque*; In., *urachus*; It., *uraco*; P., *úraco*. Cordón fibroso extendido desde el vértice de la vejiga urinaria al ombligo, denominado también ligamento umbilical medio, resto del conducto fetal que une la vejiga con la alantoides.
uracovesical (del gr. *ourachós*, uraco, y el lat. *vesica*, vejiga). adj. F., *ouracho-vésical*. Relativo al uraco y la vejiga.
uracrasia (de *uro-* y el gr. *akrasía*, mala mezcla). f. Estado de alteración de la orina.
uracratia (de *uro-* y el gr. *akrateía*, intemperancia). f. Incontinencia de orina.
uragogo (de *uro-* y el gr. *agogós*, conductor). adj. Que aumenta la secreción urinaria; diurético.
ural, uralina o **uralio**. m. y f. Compuesto de cloral y de uretano, cloraluretano, incoloro, cristalino, poco soluble en el agua. En terapéutica se emplea como hipnótico.
uramilo. m. F., *uramile*. Cuerpo cristalino, dialuramida, obtenido del ácido úrico, aloxantina y otras sustancias.
uramina. f. GUANIDINA.
uraminoácido. m. Aminoácido análogo a los derivados ácidos de la urea.
uranálisis (del gr. *oûron*, orina, y *análysis*, disolución). m. Análisis de la orina.
uránico. adj. Relativo al uranio o derivado de él.
uranina. f. F., *uranine*. Fluoresceína sódica; sustancia que en inyección intravenosa produce en pocos minutos en el vivo una coloración amarilla de las mucosas;

en el cadáver produce el mismo efecto, pero tarda por lo menos una hora.

uranio (del planeta *Urano*). m. A., *Uranium;* F. e In., *uranium;* It., *uranio;* P., *uránio*. Cuerpo simple metálico, duro. *Símbolo, U.*; peso atómico, 238,07; peso específico, 18,7. Compuesto de tres isótopos: 238 (99,3 %), 235 (0,7 %) y 234 (indicios). El uranio 235 puede experimentar fisión con gran desprendimiento de energía. El uranio 238 puede absorber un neutrón para producir uranio 239, el cual pierde espontáneamente una partícula β para formar neptunio, que a su vez pierde otra partícula β y forma el plutonio, el material de la bomba atómica. Algunas de sus sales son medicinales.

uranisco (del gr. *ouorískos*, paladar). m. Techo de la boca o cielo del paladar.

uraniscocasma (de *uranisco* y el gr. *chásma*, abertura). f. Fisura del paladar; uranosquisis.

uraniscolalia (de *uranisco* y el gr. *laleîn*, hablar). f. Lenguaje defectuoso por malformación del paladar.

uranisconiris. f. Inflamación del paladar.

uraniscoplastia. f. URANOPLASTIA.

uraniscorrafia. f. ESTAFILORRAFIA, URANORRAFIA.

uranismo (del dios *Urano*, padre de Afrodita, nacida sin madre). m. F., *uranisme*. Homosexualidad, especialmente en el hombre.

uranista. adj. Dícese de quien practica el uranismo. Ú.t.c.s.

urano-. Forma prefija del gr. *ouranós*, cielo.

uranocoloboma (de *uranisco* y el gr. *koloboûn*, truncar). m. Coloboma congénito parcial del paladar óseo; uranosquisis.

uranofobia (del gr. *ouranós*, cielo, y *phóbos*, temor). m. Temor morboso al cielo o firmamento.

uranópago (de *uranisco* y el gr. *págos*, cosa fijada, de *pegnýnai*, fijar, clavar). m. EPIGNATO.

uranoplastia (de *uranisco* y el gr. *plássein*, modelar). f. A., *Uranoplastik;* F., *uranoplastie;* In., *uranoplasty;* It., *uranoplastica;* P., *uranoplastia*. Cirugía plástica del paladar.

uranoplejía (de *uranisco* y el gr. *plegé*, golpe). f. A., *Uranoplegie;* F., *uranoplégie;* In. y P., *uranoplegia;* It., *palatoplegia*. Parálisis del velo del paladar.

uranorrafia (de *uranisco* y el gr. *rhaphé*, sutura). f. A., *Gaumennaht;* F., *uranorraphie;* In., *uranorrhaphy;* It. y P., *uranorrafia*. Oclusión quirúrgica de una fisura del paladar, del duro especialmente. V. ESTAFILORRAFIA.

uranosquisis o **uranosquisma** (de *uranisco*, y el gr. *schísis* o *schísma*, hendidura). f. y m. A., *Uranoschisis;* F., *uranoschise;* In., *uranoschisis;* It., *uranoschisi;* P., *uranosquise*. Fisura o hendidura del paladar, del duro especialmente.

uranostafiloplastia (de *uranisco*, el gr. *staphylé*, úvula, y *plássein*, formar). f. Cirugía plástica de las perforaciones del paladar óseo y membranoso.

uranostafilorrafia (de *uranisco*, el gr. *staphylé*, úvula, y *rhaphé*, sutura). f. Oclusión quirúrgica de una hendidura del paladar óseo y blando; palatorrafia.

uranostafilosquisis (de *uranisco*, el gr. *staphylé*, uva, y *schísis*, separación). f. Fisura del paladar duro y blando.

uranosteoplastia. f. URANOPLASTIA.

urari. m. Veneno de flechas de los indios del valle del Amazonas, similar. pero no idéntico, al curare. || Curare.

urartritis. f. ARTRITIS GOTOSA.

urasa. f. UREASA.

uratemia (de *urato* y el gr. *haîma*, sangre). f. F., *uratémie*. Presencia de uratos en la sangre.

urato. m. A., *Urat;* F.e In., *urate;* It. y P., *urato*. Sal de ácido úrico. estas sales, especialmente la de sodio, son constituyentes de la orina y de las concreciones gotosas.

uratohistequia (de *urato*, el gr. *histós*, tejido, y *échein*, tener). f. Fijación del ácido úrico o uratos por los tejidos orgánicos.

uratólisis (de *urato* y el gr. *lýsis*, disolución). F., *uratolyse*. Lisis o descomposición de los uratos.

uratoma. m. F., *uratome*. Tofo o concreción formada por uratos.

uratosis. f. Depósitos de uratos cristalinos en los tejidos.

uraturia (de *urato* y el gr. *oûron*, orina). f. A., *Uraturie;* F., *uraturie;* In. e It., *uraturia;* P., *uratúria*. Presencia de un exceso de uratos en la orina; lituria.

urazol. m. Compuesto cristalino que se forma calentando la urea con el sulfato de hidracina.

Urbach (Enfermedad de) (Erich *Urbach*, dermatólogo norteamericano, 1893-1946). V. ENFERMEDAD.

urceiforme (del lat. *urceus*, orza, y de *forma*). adj. Que tiene la forma de vasija o cubilete.

urea (del gr. *oûron*, orina). f. A., *Harnstoff;* F., *urée;* In. e It., *urea;* P., *ureia*. Carbamida o carbodiamida. Compuesto cristalino, incoloro, que se comporta como una base debil $CO(NH_2)_2$; presente en la orina y, en pequeña cantidad, en la sangre, el quilo, la linfa. etc. La urea constituye el principal compuesto de excreción del amoníaco que se forma en el transcurso del catabolismo de los aminoácidos y las proteínas en los mamíferos, anfibios y peces. La urea es sintetizada casi exclusivamente en el hígado, y después de pasar a la sangre es excretada rápidamente a través de la orina. La urea puede ser utilizada como alimento por los rumiantes. ||**-(Aclaramiento de).** Cociente de depuración ureica; indica la cantidad de sangre, expresada en mililitros que se depura de la urea durante 1 min por su paso a través del riñón. Si V es el volumen de orina excretada en 1 min, B la concentración de urea en la sangre y U la concentración de urea en la orina, el aclaramiento ureico, o índice de depuracion, resulta de la fórmula UV: B. ||**-compuesta.** Cuerpo en el cual uno o varios equivalentes de hidrógeno de la urea se han sustituido con otros tantos equivalentes de un compuesto de origen orgánico.

ureagénico (de *urea* y el gr. *gennân*, producir). adj. F., *uréogénique*. Que produce urea.

ureal. adj. F., *uréique*. Relativo a la urea.

ureametría o **urometría** (de *urea* y el gr. *métron*, medida). f. F., *uréométrie*. Medición de la cantidad de urea en la sangre.

ureámetro o **ureómetro.** m. F., *uréomètre*. V. UREÓMETRO.

Ureaplasma. Nombre propuesto para el género bacteriano que dentro de la familia de las micoplasmatáceas (*Mycoplasmataceae*, parte 19 de la clasificación de Bergey, 8.ª ed), agruparía los llamados «micoplasmas T» o «cepas T» de micoplasmas. Se caracterizan por su capacidad de hidrolizar la urea, que sería esencial para su desarrollo. ||**-urealyticum.** Parásitos habituales de las membranas mucosas del hombre y otros vertebrados. Se les considera agentes causales de uretritis.

ureapoyesis (de *urea* y el gr. *poíesis*, producción). f. Formación de urea.

ureasa. f. A., *Urease;* F. y P., *uréase;* In., *urease;* It., *ureasi*. Enzima que determina la escisión de la urea en amoníaco y anhídrido carbónico y del ácido hipúrico en ácido benzoico y glicocola.

uredema (de *uro-* y *edema*). m. Edema de los tejidos por infiltración de orina extravasada.

uredo (lat.). f. Sensación de escozor o quemadura de la piel.|| URTICARIA.

ureido. m. Compuesto de urea y un ácido o aldehído formado por la eliminación de agua.

urelcosis (de *uro-* y el gr. *hélkos*, ulcera). f. Ulceración en las vías urinarias.

uremia (de *uro-* y el gr. *haîma*, sangre). f. A., *Urämie;* F., *urémie;* In., It. y P., *uremia*. Síndrome debido a exceso de sustancias nitrogenadas en la sangre, secundario a insuficiencia renal. Síntomas principales: náuseas, vómitos, cefalalgia, prurito, vértigos, somnolencia, coma, convulsiones y olor urinoso del aliento y del sudor. Reviste diversas formas: cerebral, gastrointestinal, respiratoria; la primera es la más frecuente, especialmente en su variedad convulsiva o eclámptica *Sin.:* Urinemia, uroemia, toxuria.

urémide. f. Manifestacion cutánea debida a la intoxicación urémica.

uremígeno (de *uremia* y el gr. *gennân*, producir). adj. Que produce accidentes urémicos.

urente (del lat. *urens, -entis*, p. a. de *urere*, quemar, abrasar). adj. Abrasador, que quema; dícese de un dolor que produce esta sensación.

ureografía (de *uro-* y el gr. *gráphein*, describir). f. Registro de la cantidad diaria de orina.

ureometría. f. UREAMETRÍA.

ureómetro. m. Instrumento para medir la proporción de urea en una solución, especialmente en la orina.

ureosecretorio (del gr. *oûron*, orina, y el lat. *secretus*, p. p. de *secernere*, separar). adj. Relativo a la secreción de orina.

ureotélico (de *urea* y el gr. *télos*, fin, término). adj. Se aplica a los animales en los que la urea es el producto final del metabolismo nitrogenado, como los mamíferos.

urequisis (de *uro-* y el gr. *égchysis*, difusión). f. Difusión de orina por el tejido celular.

urequitina o **urequitoxina.** f. Glucósidos tóxicos de la planta apocinácea *Urechites suberecta*, de la América tropical, cuyas hojas son venenosas, de acción semejante a la de la estrofantina.

uresiestesia (de *uresis* y el gr. *aísthesis*, sensación). f. Sensación del paso de la orina.

uresis (del gr. *oûron*, orina). f. A., Urese; F., *urèse*; In., *uresis*; It., *uresi*; P., *urese*. Producción y eliminación de la orina; micción; diuresis.

uretano. m. A., *Urethan*; F., *uréthane*; In., *urethane*; It. y P., *uretano*. Carbamato de etilo o éter carbámico, $NH_2 \cdot CO \cdot OC_2H_5$; cuerpo cristalino, incoloro, amargo, soluble en agua y alcohol. Se emplea como anestésico en animales pequeños de laboratorio.

uréter (del gr. *ouretér*). m. A., *Harnleiter*; F., *uretère*; In., *ureter*; It., *uretere*; P., *uréter*. Conducto fibromuscular cilíndrico estrecho, par, que lleva la orina desde el riñón a la vejiga. Tiene una longitud de 27 cm aproximadamente y comienza en la pelvis renal por una porción dilatada denominada *infundíbulo*, para terminar en la parte posterior e inferior de la vejiga.

ureteral o **uretérico.** adj. F., *urétéral*. Relativo o perteneciente al uréter.

ureteralgia (del gr. *ouretér*, uréter, y *álgos*, dolor). f. F., *urétéralgie*. Dolor en el uréter; neuralgia del uréter.

ureterectasia (de *uréter* y el gr. *éktasis*, extensión). f. F., *urétérectasie*. Ectasia o distensión del uréter.

ureterectomía (de *uréter* y el gr. *ektomé*, resección). f. F., *urétérectomie*. Resección total o parcial del uréter.

ureteritis (de *uréter* y el suf. *-itis*). f. A., *Harnleiterentzündung*; F., *urétérite*; In., *ureteritis*; It. y P., *ureterite*. Inflamación del uréter.

uretero- (del gr. *ouretér, -éros*, uréter). Prefijo referido a uréter.

ureterocele (de *uretero-* y el gr. *kéle*, tumor). m. A., *Harnleitererweiterung*; F., *urétérocèle*; In., It. y P., *ureterocele*. Hernia del uréter o que contiene un uréter. ‖ Dilatación quística del extremo inferior del uréter.

ureterocervical (de *uretero-* y el lat. *cervix, -icis*, cuello). adj. Relativo al uréter y al cuello uterino.

ureterocistanastomosis (de *uretero-*, el gr. *kýstis*, vejiga, y *anastómosis*, desembocadura). f. F., *urétérocystoanastomose*. Anastomosis o trasplante del uréter en otro punto de la vejiga; ureteroneocistostomía.

ureterocistoneostomía. f. URETERONEOCISTOSTOMÍA.

ureterocistoscopio (de *uretero-*, el gr. *kýstis*, vejiga, y *skopeîn*, observar). m. F., *urétérocystoscope*. Cistoscopio con catéter ureteral.

ureterocistostomía (de *uretero-*, el gr. *kýstis*, vejiga, y *stóma*, boca, abertura). f. A., *Ureterocystostomie*; F., *urétérocystostomie*; In., *ureterocystotomy*; It. y P., *ureterocistostomia*. Anastomosis quirúrgica entre el uréter y la vejiga.

ureterocolostomía (de *uretero-*, el gr. *kólon*, intestino grueso, y *stóma*, boca). f. F., *urétéro-colostomie*. Implantación quirúrgica del uréter en el colon.

ureterodiálisis. f. URETERORREXIS.

ureteroenterostomía (de *uretero-*, el gr. *énteron*, intestino, y *stóma*, boca). f. A., *Ureteroenterostomie*; F., *urétéroentérostomie*; In., *ureteroenterostomy*; It. y P., *ureteroenterostomia*. Implantación quirúrgica del uréter en el intestino.

ureteroflegma (de *uretero-* y el gr. *phlégma, -atos*, pituita). f. Presencia de moco en el uréter.

ureterografía (de *uretra* y el gr. *gráphein*, describir). f. F., *urétérographie*. Radiografía del uréter después de la administración de un medio opaco.

ureterohidronefrosis (de *uretero-*, el gr. *hýdor*, agua, *nephrós*, riñón, y el suf. *-osis*). f. F., *urétéro-hydronéphrose*. Hidronefrosis que comprende la porción superior del uréter.

ureterointestinal (de *uretero-* y el lat. *intestinum*, intestino). adj. Relativo al uréter y el intestino.

ureterólisis (de *uretero-* y el gr. *lýsis*, disolución). f. F., *urétérolyse*. Rotura o parálisis del uréter. ‖ Liberación del uréter de sus adherencias.

ureterolitiasis. f. F., *urétérolithiase*. Litiasis o formación de cálculos en el uréter.

ureterolito (de *uretero-* y el gr. *líthos*, piedra). m. A., *Harnleiterstein*; F., *urétérolithe*; In., *ureterolith*; It., *ureterolito*; P., *uretérolito*. Cálculo alojado o formado en el uréter.

ureterolitotomía (de *uretero-*, el gr. *líthos*, piedra, y *tomé*, corte). f. F., *urétéro-lithotomie*. Extracción de un cálculo del uréter por incisión de éste.

ureteronefrectomía (de *uretero-*, el gr. *nephrós*, riñón, y *ektomé*, escisión). f. F., *urétéro-néphrectomie*. Extirpación de un riñón y uréter correspondiente.

ureteroneocistostomía (de *uretero-*, el gr. *néos*, nuevo, y de *cistostomía*). f. Anastomosis quirúrgica, entre el uréter y una nueva porción de la vejiga.

ureteroneopielostomía (de *uretero-*, el gr. *néos*, nuevo, y de *pielostomía*). f. F., *urétéro-néopyélostomie*. Anastomosis quirúrgica de un extremo seccionado del uréter en una nueva porción de la pelvis renal.

ureteropielitis (de *uretero-* y el gr. *pýelos*, pelvis). f. F., *urétéro-pyélite*. Inflamación del uréter y la pelvis renal correspondiente.

ureteropielografía. f. PIELOGRAFÍA.

ureteropielonefritis (de *uretero-*, el gr. *pýelos*, pelvis. y *nephrós*, riñón). f. F., *urétéro-pyélo-néphrite*. Inflamación simultánea del uréter, la pelvis renal y el riñón.

ureteropieloneostomía. f. URETERONEOPIELOSTOMÍA.

ureteropieloplastia (de *uretero-*, el gr. *pýelos*, pelvis, y *plássein*, modelar). f. F., *urétéro-pyéloplastie*. Cirugía plástica del uréter y pelvis renal.

ureteropielostomía. f. URETERONEOPIELOSTOMÍA.

ureteropiosis (de *uretero-* y el gr. *pyon*, pus). f. A., *Harnleitereiterung*; F., *urétéropyose*; In., *ureteropyosis*; It., *ureteropiosi*; P., *ureteropiose*. Inflamación supurativa del uréter.

ureteroplastia (de *uretero-* y el gr. *plássein*, formar). f. A., *Ureterenplastik*; F., *urétéroplastie*; In., *ureteroplasty*; It., *ureteroplastica*; P., *ureteroplastia*. Cirugía plastica del uréter, especialmente para la corrección de una estenosis.

ureteroproctostomía (de *uretero-*, el gr. *proktós*, ano, y *stóma*, boca, abertura). f. F., *urétéro-proctostomie*. Anastomosis quirúrgica entre el ureter y el ano o recto.

ureterorrafia (de *uretero-* y el gr. *rhaphé*, sutura). f. F., *urétérorraphie*. Sutura de una abertura o fístula del uréter.

ureterorragia (de *uretero-* y un derivado de *regnýnai*, reventar). f. A., Ureterorrhagie; F., *uréthérorrhagie*; In., *ureterorrhagia*; It. y P., *ureterorragia*. Hemorragia por el uréter.

ureterorrectostomía (de *uretero-* y el lat. *rectus*, derecho, y *stóma*, boca). f. F., *urétéro-rectostomie*. Implantación quirúrgica del uréter en el recto; ureteroproctostomía.

ureterorrexis (de *uretero-* y el gr. *rhêxis*, rotura). f. Rotura del uréter.

ureterosalpingostomía. f. SALPINGOURETEROSTOMÍA.

ureterosigmoidostomía (de *uretero-*, el gr. *sîgma*, sigma, *eîdos*, aspecto, y *stóma*, boca). f. F., *urétérosigmoïdostomie*. Implantación quirúrgica del uréter en la S ilíaca.

ureterostenosis (de *uretero-*, el gr. *stenós*, angosto, y el suf. *-osis*). f. F., *urétérosténose*. Estenosisis o estrechez del uréter.

ureterostoma (de *uretero-* y el gr. *stóma;* boca). m. F., *orifice de l'uretère*. Orificio vesical del uréter. || F., *fistule urétéral*. Fístula ureteral.

ureterostomía (de *uretero-* y el gr. *stóma*, boca). f. A., *Ureterostomie;* F., *uréterostomie;* In., *ureterostomy;* It., *fistola ureterale;* P., *ureterostomia*. Formación quirúrgica de una fístula permanente en el uréter. || **-cutánea.** Implantación quirúrgica del uréter en la piel de la región ilíaca.

ureterostomosis. f. URETEROSTOMÍA.

ureterotomía (de *uretero-* y el gr. *tomé*, corte).f. A., *Harnleiteröffnung;* F., *urétérotomie;* In., *ureterotomy;* It. y P., *ureterotomia*. Incisión quirúrgica del uréter; disección del uréter.

ureterotrigonoenterostomía (de *uretero-*, el gr. *trígonos*, triangular, *énteron*, intestino, y *stóma*, boca). f. F., *urétéro-trigono-entérostomie*. Implantación del uréter en el intestino con parte del trígono vesical que rodea la terminación del primero.

ureterotrigonosigmoidostomía (de *uretero-*, el gr. *trígonos*, triangular, *sigmoeidés*, en forma de sigma, y *stóma*, boca). f. F., *urétéro-trigono-sigmoïdostomie*. Implantación del uréter en la S ilíaca con parte de la vejiga que rodea la terminación del uréter, utilizada en la extrofia congénita de la vejiga.

ureteroureteral. adj. F., *urétéro-urétéral*. Que conexiona dos partes del uréter.

ureteroureterostomía. f. F., *urétéro-urétérostomie*. Sutura de los extremos de un uréter seccionado. || Comunicación quirúrgica entre ambos uréteres.

ureterouterino (de *uretero-* y el lat. *uterus*, matriz). adj. F., *urétéro-utérin*. Relacionado con el uréter y el útero.

ureterovaginal (de *uretero-* y el lat. *vagina*, vaina, vagina). adj. F., *urétéro-vaginal*. Relativo al uréter y la vagina.

ureterovesical (de *uretero-* y el lat. *vesica*, vejiga). adj. F., *urétéro-vésical*. Que tiene relación con el uréter y la vejiga urinaria.

ureterovesicostomía (de *uretero-*, el lat. *vesica*, vejiga, y el gr. *stóma*, boca). f. F., *urétéro-vésicostomie*. Ureterocistostomía o ureterocistoneostomía.

urético (del gr. *ouretikós*). adj. F., *urinaire*. Relativo a la orina. || DIURÉTICO. || Según el Diccionario de la Academia, relativo o perteneciente a la orina.

uretra [uretral] (del lat. *uretra*, y éste del gr. *ourîn*, de *oureîri*, orinar). f. A., *Harnröhre;* F., *urètre;* In., *urethra;* It. y P., *uretra*. Conducto membranoso desde la vejiga urinaria al exterior. Difiere anatómica y fisiológicamente en ambos sexos. La uretra masculina se extiende desde el cuello de la vejiga hasta el extremo del pene, mide 16 cm de longitud por término medio, y presenta una doble curvatura en estado de flaccidez del pene. Por su situación se divide en *anterior* o *móvil* y *posterior* o *fija*, y por sus relaciones y estructura se divide en tres porciones: *prostática*, parte que sigue inmediatamente a la vejiga, rodeada por la próstata y en la que se abren los conductos eyaculadores y prostáticos; *membranosa*, parte más estrecha del conducto, entre el vértice de la próstata y el bulbo del cuerpo cavernoso, y *esponjosa*, que llega hasta el meato urinario, compuesta de tejido eréctil y situada en el pene en el surco inferior de los cuerpos cavernosos. Por este conducto salen al exterior la orina y el semen. La uretra femenina tiene 4 cm de longitud; que extiende desde el cuello de la vejiga hasta el meato urinario, situado encima de la vagina. Su estructura es completamente membranosa. || **-muliebris** o **virilis.** Uretra de la mujer o del hombre, respectivamente.

uretral. adj. F., *urétral*. Relativo a la uretra o perteneciente a ella.

uretralgia (de *uretra* y el gr. *álgos*, dolor). f. A., *Harnröhrenschmerz;* F., *urétralgie;* In., *urethralgia;* It. y P., *uretralgia*. Dolor en la uretra.

uretratresia (de *uretra*, el suf. *-a*, privación, y el gr. *trêsis*, agujero). f. F., *occlusion de l'urètre*. Atresia o imperforación de la uretra.

uretrectomía (de *uretra* y el gr. *ektomé*, escisión). f. A., *Urethrektomie;* F., *urétrectomie;* In., *urethrectomy;* It. y P., *uretrectomia*. Ablación quirúrgica total o parcial de la uretra. || **-circunferencial.** Resección de todo un segmento de la uretra.

uretrenfraxis (de *uretra* y el gr. *émphraxis*, obstrucción). f. F., *sténose urétral*. Obstrucción de la uretra.

uretreurínter (de *uretra* y el gr. *eurýnein*, ensanchar). m. desus. F., *appareil pour dilater l'urètre*. Bujía o sonda para dilatar la uretra.

uretrismo. m. F., *irritabilité de l'urètre*. Irritabilidad o espasmo de la uretra.

uretritis. f. A., *Harnröhrenentzündung;* F., *urétrite;* In., *urethritis;* It. y P., *uretrite*. Inflamación aguda o crónica de la uretra. || **-anterior** o **posterior.** Inflamación de la uretra en sus porciones anterior o posterior, respectivamente. || **-blenorrágica** o **gonorreica.** Uretritis específica debida al gonococo. || **-diabética** o **gotosa.** Uretritis simple debida a estas enfermedades. || **-específica** o **venérea.** URETRITIS BLENORRÁGICA. || **-profiláctica.** La consecutiva a irrigaciones antisépticas preventivas de la blenorragia. || **-simple.** Uretritis no debida a una infección específica.

uretroblenorrea (de *uretra*, el gr. *blénna*, moco, y *rheîn*, fluir). f. Blenorrea o flujo de pus por la uretra.

uretrobulbar (de *uretra* y el lat. *bulbus*, bulbo). adj. Relativo a la uretra y el bulbo del cuerpo esponjoso.

uretrocele (de *uretra* y el gr. *kéle*, hernia, tumor). m. A., *Urethrozele;* F., *urétrocèle;* In., *urethrocele;* It. y P., *uretrocele*. Prolapso de la uretra femenina por el meato urinario. || Hernia de la uretra en la vagina. || Divertículo de la pared uretral.

uretrocistitis (de *uretra* y el gr. *kýstis*, vejiga). f. F., *urétro-cystite*. Inflamación simultánea de la uretra y la vejiga.

uretrocistografía (de *uretra*, el gr. *kýstis*, vejiga, y *gráphein*, describir). f. F., *urétro-cystographie*. Radiografía de la uretra y la vejiga urinaria, previa inyección de un medio opaco.

uretrocistograma. m. F., *urétro-cystogramme*. Radiograma de la uretra y la vejiga.

uretrodinia (de *uretra* y el gr. *odýne*, dolor). f. URETRALGIA.

uretrofima (de *uretra* y el gr. *phýma*, tubérculo. tumor). m. Tumor o neoplasia en la uretra.

uretrofraxis. f. URETRENFRAXIS.

uretrografía. f. F., *urétrographie*. Radiografía de la uretra.

uretrógrafo. m. F., *urétrographe*. Instrumento para registrar gráficamente el calibre de la uretra.

uretrolitiasis (de *uretra*, el gr. *líthos*, piedra, y el suf. *-asis*). f. Litiasis o formación de cálculos en la uretra.

uretrolito (de *uretra* y el gr. *líthos*, piedra). m. Cálculo uretral.

uretrómetro (de *uretra* y el gr. *métron*, medida). m. F., *uretromètre*. Instrumento para medir la anchura y longitud de la uretra.

uretropeneal o **uretropeniano** (de *uretra* y el lat. *penis*, pene). adj. F., *urétro-pénien*. Relativo a la uretra y el pene.

uretroperineal (de *uretra* y el gr. *perínaios*, periné). adj. F., *urétro-périnéal*. Relativo a la uretra y el perineo.

uretroperineoscrotal (de *uretra*, el gr. *perínaios*, y el lat. *scrotum*, escroto). adj. F., *urétro-périnéoscrotal*. Relativo a la uretra, el perineo y el escroto.

uretroplastia (de *uretra* y el gr. *plássein*, formar). f. A., *Urethraplastik;* F., *urétroplastie;* In., *urethroplasty;* It., *uretroplastica;* P., *uretroplastia*. Cirugía plástica de la uretra.

uretroprostático. adj. F., *urétro-prostatique*. Relativo a la uretra y la próstata.

uretrorrafía (de *uretra* y el gr. *rhaphé.* sutura). f. A., Urétrorraphie; F., *urétrorraphie;* In., *urethrorrhaphy;* It. y P., *uretrorrafia.* Sutura de la uretra, especialmente la oclusión de una fístula uretral.

uretrorragia (de *uretra* y el gr. *regnýnai,* romper). f. F., *urétrorragie.* Hemorragia por la uretra.

uretrorrea (de *uretra* y el gr. *rhein.* fluir). f. A., *Urethrorrhöe;* F., *urétrorrhée;* In., *urethrorrhea;* It., *uretrorrea;* P., *uretrorreia.* Flujo anormal por la uretra, no precisamente gonocócico. ‖ **-ex libidine.** La provocada por imágenes o ideas voluptuosas (secreción de las glandulas de Littre y de Cowper).

uretrorrectal (de *uretra* y el lat. *rectus,* derecho). adj. F., *urétrorrectal.* Relativo a la uretra y el recto.

uretroscopia. f. F., *urétroscopie.* Endoscopia de la uretra.

uretroscopio (de *uretra* y el gr. *skopeín,* observar). m. A., *Harnröhrenspiegel;* F., *urétroscope;* In., *urethroscope;* It., *uretroscopio;* P., *uretroscópio.* Instrumento para el examen del interior de la uretra.

uretrospasmo (de *uretra* y el gr. *spasmós,* contracción). m. F., *urétrospasme.* Espasmo de la uretra; uretrismo.

uretrostaxis (de *uretra* y el gr. *stázein,* gotear). f. Rezumamiento de sangre de la uretra.

uretrostenosis (de *uretra* y el gr. *stenós,* angosto). f. F., *urétrosténie.* Estenosis o estrechez de la uretra.

uretrostomía (de *uretra* y el gr. *stóma,* boca). f. A., Urethrostomie; F., *urétrostomie;* In., *urethrotomy;* It. y P., *uretrostomia.* Formación de una abertura o fístula permanente en la uretra en los casos de su estrechez incurable.

uretrotomía (de *uretra* y el gr. *tomé,* corte). f. A., *Harnröhrenschnitt;* F., *uretrotomie;* In., *urethrotomy;* It. y P., *uretrotomia.* Incisión de la uretra, especialmente de las estrecheces de la uretra. ‖ **-externa.** Abertura de la uretra desde el exterior. ‖ **-interna.** Incisión de una estrechez uretral de dentro afuera.

uretrótomo (de *uretra* y el gr. *tomós,* cortante). m. A., Urethrotom; F., *urétrotome;* In., *urethrotome;* It., *uretrotomo;* P., *uretrótomo.* Instrumento cortante para la práctica de la uretrotomía. ‖ **-de Civiale.** Instrumento para la sección del orificio externo de la uretra. ‖ **-de Maisonneuve.** Instrumento en forma de sonda uretral que lleva escondida una hoja cortante triangular, que secciona la estrechez de delante atrás.

uretrovaginal (de *uretra* y el lat. *vagina,* vaina, vagina). adj. F., *urétro-vaginal.* Relativo a la uretra y la vagina.

uretrovesical (de *uretra* y el lat. *vesica,* vejiga). adj. F., *urétro-vésical.* Relativo a la uretra y la vejiga.

urgente (del lat. *urgens, -entis*). adj. Necesario o indispenble, prontamente.

Urginea. Género de plantas liliáceas. una de cuyas especies es la escila. *U. maritima.*

urginina. f. Nombre de dos glucósidos A y B de la escila, insolubles. Su mezcla constituye un polvo granuloso amarillo que posee las propiedades de la digital.

urhidrosis. f. URIDROSIS.

-uria. Forma sufija del gr. *oûron,* orina.

uricacidemia. f. URICEMIA.

uricaciduria (de *úrico,* ácido y el gr. *oûron,* orina). f. Presencia de un exceso de ácido úrico en la orina; lituria.

uricasa. f. F., *uricase.* Enzima descubierta en muchos mamíferos, pero no en el hombre, que cataliza la complicada transformación del ácido úrico en alantoína.

uricemia (de *úrico* y el gr. *haîma,* sangre). f. A., *Urikämie;* F., *uricémie;* In., It. y P., *uricemia.* Presencia de ácido úrico en la sangre y estado morboso consecutivo; uricacidemia, litemia.

úrico (del gr. *oûron,* orina). adj. F., *urique.* Relativo a la orina. ‖ **-(Ácido).** Ácido cristalizable, $C_5H_4N_4O_3$, producto del metabolismo de los albuminoides, que se encuentra normalmente en la orina y en ciertas concreciones artríticas y algunos cálculos. Su presencia en la sangre en exceso ocasiona estados morbosos, como el de la gota. Por oxidación se transforma en urea.

uricocolia (de *úrico* y el gr. *cholé,* bilis). f. F., *uricocholie.* Presencia de ácido úrico en la bilis.

uricólisis (de *úrico* y el gr. *lysis,* disolución). f. F., *uricolyse.* Disolución o desdoblamiento del ácido úrico.

uricómetro (de *úrico* y el gr. *métron,* medida). m. F., *appareil pour doser l'acide urique de l'urine.* Instrumento para determinar la cantidad de ácido urico en la orina.

uricopexia (de *úrico* y el gr. *péxis,* fijación). f. Fijación del ácido úrico en los tejidos.

uricopoyesis (de *úrico* y el gr. *poíesis,* acción). f. F., *uricopoïèse.* Formación de ácido úrico.

uricosuria (de *úrico* y el gr. *oureîn,* orinar). f. A., *Urinharnsäuregehalt;* F., *uricosurie;* In. e It., *uricosuria;* P., *uricosúria.* Eliminación urinaria de ácido úrico.

uricotélico (de *úrico* y el gr. *télos,* fin, término). adj. Dícese de los animales en los que el ácido úrico es el producto final del metabolismo nitrogenado: aves, reptiles. etc.

uricoxidasa. f. F., *urate oxydase, uricase.* Enzima que oxida el ácido úrico.

uridínico (Ácido). Nucleótido, constituido por uracilo, una pentosa (generalmente ribosa) y ácido fosfórico, constituyente habitual del ácido ribonucleico (RNA). Actúa como precursor en la síntesis del ácido desoxirribonucleico; el ácido timidílico. uno de los nucleótidos característicos del DNA, es sintetizado por metilación del monofosfato de desoxiuridina (una variante del ácido uridínico).

uridrosis (de *uro-* y el gr. *hidrós,* sudor). f. A., *Urhidrose;* F. y P., *uridrose;* In., *uridrosis;* It., *uridrosi.* Sudación urinosa; presencia de urea o ácido úrico en el sudor. ‖ **-cristalina.** Depósito en la piel de cristales de ácido úrico.

uriestesia. f. URESIESTESIA.

urina (lat.). f. Orina. ‖ **-cibi.** Orina secretada después de una comida copiosa. ‖ **-cruenta.** Orina que contiene sangre. ‖ **-galactodes.** Orina lechosa. ‖ **-jumentosa.** Orina turbia análoga a la orina de los caballos y asnos. ‖ **-potus.** Orina secretada después de abundantes bebidas. ‖ **-sanguinis.** Orina de la manana después de una noche de descanso, no influida por los alimentos ni bebidas. ‖ **-spastica.** Orina nerviosa o histérica, palida y acuosa.

urinable. adj. F., *urinable.* Susceptible de ser excretado con la orina.

urinación. f. Función urinaria, secreción y eliminación de la orina. **urinálisis.** f. URINÁLISIS.

urinativo. adj. DIURÉTICO.

urinemia (del lat. *urina,* orina, y el gr. *haîma,* sangre.). f. UREMIA. ‖ Más especialmente, estado provocado por la resorción de materias tóxicas de la orina estancada e infectada.

urinífero (del lat. *urina,* orina, y *ferre,* llevar). adj. F., *urinifère.* Que conduce la orina.

urinífico. adj. URINÍPARO.

uriníparo (del lat. *urina,* orina. y *parere,* producir). adj. F., *urinipare.* Productor o elaborador de orina.

urinocrioscopia (del lat. *urina,* orina, el gr. *kryos,* frío, y *skopeîn,* observar). f. Crioscopia de la orina.

urinocultivo (del lat. *urina,* orina, y *cultus,* p. p. de *colere,* cultivar). m. Siembra del sedimento de una orina con objeto de diagnosticar el germen causal de una infección.

urinogenital. adj. UROGENITAL.

urinógeno. adj. F., *urogène.* De origen urinario o que produce orina.

urinoglucosómetro (del lat. *urina,* orina, el gr. *klykýs,* dulce, y *métron,* medida). m. Instrumento para apreciar la cantidad de glucosa en la orina.

urinología. f. UROLOGÍA.

urinoma. m. Tumor o quiste que contiene orina.

urinómetro. m. A., *Urinometer;* F., *urinomètre;* In., *urinometer;* It., *urinometro;* P., *uruómetro.* Areómetro para determinar la densidad de la orina; urómetro.

urinoscopia. m. UROSCOPIA.

urinoso. adj. Relativo a la orina, que la contiene o que posee sus caracteres.

urisolvente (del lat. *urina,* orina, y *solvens, -entis,* p. a. de *solvere,* disolver). adj. Que disuelve el ácido úrico.

uritis (del lat. *urere*, quemar). f. A., *uritis*; F. e In., *uritis*; It. y P., *urite*. Dermatitis calórica.
urningismo u **ornismo**. m. URANISMO.
uro-. Forma prefija del gr. *oûron*, orina.
uroacidímetro (de *uro-*, el lat. *acidus*, y el gr. *métron*, medida). m. Instrumento para apreciar la acidez de la orina.
uroamónico. adj. Que contiene ácido úrico y amoníaco; dícese de ciertos cálculos.
uroazotómetro. m. Instrumento para determinar la cantidad de materia nitrogenada existente en la orina.
urobacilo. m. Término general para los bacilos encontrados en la orina descompuesta.
urobenzoico (Ácido). V. HIPÚRICO (ÁCIDO).
urobilina (de *uro-* y *bilis*). f. A., *Urobilin*; F., *urobiline*; In., *urobilin*; It. y P., *urobilina*. Pigmento amorfo, pardusco, producto de reducción de la bilirrubina, que se encuentra normalmente en el intestino y en la orina en muchos estados morbosos.
urobilinemia (de *urobilina* y el gr. *haîma*, sangre). f. F., *urobilinémie*. Presencia de urobilina en la sangre.
urobilinógeno (de *urobilina* y el gr. *gennân*, producir). m. F., *urobilinogène*. Producto de transformación de los pigmentos biliares por las bacterias intestinales, precursor de la urobilina.
urobilinoide. adj. Semejante a la urobilina.
urobilinuria (de *urobilina* y el lat. *oûron*, orina). f. A., *Urobilinurie*; F., *urobilinurie*; In. e It., *urobilinuria*; P., *urobilinúria*. Presencia de urobilina en exceso en la orina.
urocanina (de *uro-* y el lat. *canis*, perro). f. Base cristalina que se encuentra a veces en la orina de los perros.
urocatepsina. f. V. UROPEPSINA.
urocele (de *uro-* y el gr. *kéle*, tumor). m. A., *Urozele*; F., *urocèle*; In., It. y P., *urocele*. Infiltración de orina en las bolsas testiculares. || Tumor o tumefacción urinosa.
urocianina. f. Uroglaucina; indicán.
urocianógeno (de *uro-*, el gr. *kýanos*, azul, y *gennân*, formar). m. F., *urocyanogène*. Pigmento azul de la orina, especialmente de la orina de los coléricos.
urocianosis (de *uro-* y el gr. *kýanos*, azul). f. Cianosis o coloración azul de la orina: indicanuria.
urocinasa. f. F., *urokinase*. Sustancia estimulante de la fibrinólisis, que se encuentra en la orina humana. Se ha purificado, concentrado y utilizado como tratamiento trombolítico, en especial en el embolismo pulmonar masivo.
urocinético (de *uro-* y el gr. *kinetikós*, motor, excitante). adj. Dícese de lo originado de un reflejo de los órganos urinarios o que da lugar a éste.
urocistitis (de *uro-*, el gr. *kýstis*, vejiga, y el suf. *-itis*). f. F., *cystite*. Inflamación de la vejiga urinaria; cistitis.
urocisto (de *uro-* y el gr. *kýstis*, vejiga). m. Vejiga urinaria.
uroclepsia (de *uro-* y el gr. *klépten*, robar). f. A., *Uroklepsie*; F., *uroclepsie*; In., It. y P., *uroclepsia*. Emisión inconsciente de orina.
urocrisia, urocrisis (de *uro-* y el gr. *krísis*, juzgar). f. A., *Urokrisis*; F., *urocrisie*; In., *urocrisis*; It., *urocrisi*; P., *urocrise*. Diagnóstico por el examen u observación de la orina. || Crisis caracterizada por una abundante descarga de orina.
urocromo (de *uro-* y el gr. *chrôma*, color). m. F., *urochrome*. Pigmento amarillo amorfo de la orina, que confiere a este líquido su color especial.
urocromógeno (de *urocromo* y el gr. *gennân*, producir). m. Cromógeno de la orina, que por oxidación completa se convierte en urocromo. ||**-(Reacción del)**. REACCIÓN DE MORIZ WEISZ.
urodensímetro. m. URÓMETRO.
urodiálisis (de *uro-* y el gr. *diálysis*, cesación). f. Supresión parcial o completa de la función urinaria.
urodinia (de *uro-* y el gr. *odýne*, dolor). f. F., *urodynie*. Dolor en la emisión de la orina.
uroemia. f. UREMIA.
uroeritrina (de *uro-* y el gr. *erythrós*, rojo). f. Materia colorante rojiza de los sedimentos uráticos de la orina.

urofánico (de *uro-* y el gr. *phaínein*, aparecer). adj. Que aparece en la orina.
urofeína (de *uro-* y el gr. *phaiós*, entreclaro, sombrío, pardo). f. Pigmento gris aromático de la orina.
uroflavina (de *uro-* y el lat. *flavus*, rubio). f. Compuesto fluorescente con propiedades semejantes a la riboflavina, que después de su ingestión se encuentra en la orina.
urofobia (de *uro-* y el gr. *phóbos*, temor). f. Temor morboso a tener que orinar en momentos impropios.
urofuscohematina (de *uro-*, el lat. *fuscus*, oscuro, y el gr. *haîma, -atos*, sangre). f. Pigmento rojo de la orina derivado de la hematina.
urogáster (de *uro-* y el gr. *gastér, gastrós*, estómago). m. Intestino urinario; parte de la cavidad alantoidea del embrión.
urogenital (de *uro-* y el lat. *genitalis*, genital). adj. F., *uro-génital*. Relativo o perteneciente a los aparatos urinario y genital.
urógeno (de *uro-* y el gr. *gennân*, producir). adj. F., *urogène*. Productor de orina o que se origina en la orina.
uroglaucina. f. F., *urocyanine*. Índigo azul debido a la oxidación de un cromógeno incoloro en la orina, que a veces se encuentra en la escarlatina.
urografía (de *uro-* y el gr. *gráphein*, describir). f. A., *Urographie*; F., *urographie*; In., *urography*; It. y P., *urografia*. Radiografía de las vías urinarias o de una de sus partes. || **-ascendente** o **retrógrada**. Radiografía en la que el medio de contraste se ha introducido en la vejiga a través de la uretra. || **-descendente, intravenosa** o **excretoria**. Radiografía después de inyección intravenosa de una sustancia que al ser eliminada por la orina obra como medio opaco.
urograma. m. F., *urogramme*. Radiograma de una urografía.
urogravímetro. m. URÓMETRO.
urohematina (de *uro-* y el gr. *haîma, -atos*, sangre). f. Materia colorante de la orina; urocromo.
urohematonefrosis (de *uro-* y el gr. *haîma, -atos*, sangre, y *nephrós* riñón). f. Distensión del riñón con orina y sangre.
urohipertensina. f. Sustancia derivada de la orina que inyectada en la sangre aumenta la presión sanguínea.
uroide (del gr. *ourá*, cola, y *eîdos*, aspecto). adj. En forma de cola.
urolitiasis. f. LITIASIS URINARIA.
urolítico. adj. Relativo a los cálculos urinarios.
urolito (de *uro-* y el gr. *lithos*, piedra). m. A., *Harnstein*; F., *urolithe*; In., *urolith*; It., *urolito*; P., *urólito*. Cálculo urinario.
urolitología (de *urolito* y el gr. *lógos*, tratado). f. F., *science de calculs urinaires*. Suma de conocimientos relativos a los cálculos urinarios.
urología (de *uro-* y el gr. *lógos*, tratado). f. A., *Urologie*; F., *urologie*; In., *urology*; It. y P., *urologia*. Suma de conocimientos relativos a la orina o al aparato urinario y a sus enfermedades.
urólogo. m. F., *urologue*. Experto, especialista en urología.
uroluteína (de *uro-* y el lat. *luteus*, amarillo). f. Pigmento amarillo de la orina.
uromancia o **uromancía** (de *uro-* y el gr. *manteía*, adivinación). f. Adivinación o pronóstico por el examen de la orina.
uromelanina (de *uro-* y el gr. *melas, mélaina, melan*, negro). f. Materia colorante negra encontrada algunas veces en la orina, resultado probable de la descomposición del urocromo.
uromelo (del gr. *ourá*, cola, y *mélos*, miembro). m. Monstruo fetal con las extremidades inferiores fusionadas, terminadas por un solo pie; simelo.
urómetro (de *uro-* y el gr. *métron*, medida). m. Aerómetro para determinar la densidad de la orina; urinómetro.
uronco (de *uro-* y el gr. *ógkos*, tumor). m. Tumor urinoso, infiltración de orina, urinoma.
uronefrosis. f. HIDRONEFROSIS.

urononcometría (del gr. *oûron*, orina, *ógkos*, masa, y *métron*, medida). f. Medición de la masa o cantidad de orina eliminada en tiempo determinado.

uronoscopia (de *uro-* y el gr. *skopeîn*, observar). f. Examen de la orina; uroscopia.

uropatía (de *uro-* y el gr. *páthos*, enfermedad). f. F., *uropathie*. Término general para las afecciones de las vías urinarias.

uropenia (de *uro-* y el gr. *penía*, escasez). f. Deficiencia de la excreción urinaria.

uropepsina (de *uro-* y el gr. *pépsis*, cocción). f. F., *uropepsine*. Protasa presente en la orina y derivada posiblemente del pepsinogeno secretado por las glándulas de la mucosa gástrica, que por su pequeño tamaño (peso molecular, 42.500) podría atravesar la cápsula de Bowman y pasar a la orina.

uropionefrosis (de *uro-*, el gr. *pýon*, pus, y *nephrós*, riñón). f. Distensión del riñón y la pelvis renal por orina y pus.

uropiouréter (de *uro-*, el gr. *pýon*, pus, y de *uréter*). m. Colección de orina y pus en el uréter.

uroplania (de *uro-*, y el gr. *plánes*, errante). f. Presencia anormal de orina en una parte o emisión de orina por una parte ajena a las vías urinarias.

uroporfirina (de *uro-* y el gr. *porphýra*, púrpura). f. F., *uroporphyrine*. Tetraacetilpropionilporfirina. Tetrapirrol cuyos elementos basicos poseen un radical acético y otro propiónico como cadenas laterales; la unión de cuatro de estos elementos básicos (monopirroles) daría lugar a la uroporfirina, llamada así porque fue aislada por vez primera en la orina, aunque se hallan presentes también en las heces.

uropostema (de *uro-* y el gr. *apóstema*, absceso). f. Absceso urinoso.

uropoyesis (de *uro-* y el gr. *poíesis*, formación). f. F., *uropoïèse*. Producción o secreción de orina.

uropsamo (de *uro-* y el gr. *psámmos*, arena). m. A., *Harnsand*; F., *gravelle urinaire*; In., *uropsammus*; It., *renella*; P., *uropsamo*. Arenilla urinaria.

uroquesia (de *uro-* y el gr. *chérein*, defecar). f. Derrame de orina por el ano; diarrea urinosa.

uroquinético. adj. Urocinético.

urorragia (de *uro-* y el gr. *regnýnai*, romper). f. Hematuria. || Diuresis excesiva; diabetes.

urorrea (de *uro-* y el gr. *rheîn*, fluir). f. Emisión involuntaria de la orina; enuresis. || Poliuria.

urorritmografía (de *uro-*, el gr. *rhythmós*, ritmo, y *gráphein*, describir). f. Registro gráfico de la emisión de orina por los orificios ureterales.

urorrodina (de *uro-* y el gr. *rhódon*, rosa). f. Pigmento rosado que existe escasamente en la orina normal, pero en abundancia en ciertas enfermedades: tifoidea, nefritis, tuberculosis. etc.; producto de la descomposición de un cromógeno, urorrodinógeno.

urosacarometría (de *uro-*, el gr. *sákchar, -aros*, azúcar, y *métron*, medida). f. Determinación de la cantidad de azúcar existente en la orina.

uroscopia (de *uro-* y el gr. *skopeîn*, observar). f. A., *Uroskopie*; F., *uroscopie*; In., *uroscopy*; It. y P., *uroscopia*. Examen general, físico y químico, de la orina, como medio diagnóstico.

uroscopista. adj. Dícese del especializado en el examen de orina. Ú. t. c. s.

urosemiología. f. Diagnóstico por el estudio de la orina.

urosepsis (de *uro-* y el gr. *sépsis*, putrefacción). f. A., *Urosepsis*; F., *urosepsie*; In., *urosepsis* It., *urosepsi*; P., *urossepsia*. Estado séptico debido a la absorción y descomposición de sustancias de la orina en los tejidos; fiebre urinosa, urotoxemia.

urosis. f. Término general para las afecciones de los órganos urinarios.

urospectrina. f. Pigmento que se encuentra en la orina normal unido a la hematoporfirina.

urosqueocele. m. Urocele.

urosquesis (de *uro-* y el gr. *schésis*, retención). f. A., *Uroschese*; F., *uroschèse*; In., *uroschesis*; It., *uroschesi*; P., *urosquese*. Retención de orina.

urostalagmia o **urostalagmometría** (de *uro-*, el gr. *stálagma*, o *stalagmós*, gota o destilación, y, en el segundo caso, *métron*, medida). f. Empleo del estalagmómetro en el estudio de la orina.

urostealito (de *uro-*, el gr. *stéar*, grasa, y *líthos*, piedra). m. Urolito con elementos grasos.

uroteobromina. f. Paraxantina.

uroterapia. Empleo terapéutico de la orina.

uroterapia (de *uro-* y el gr. *therapeía*, tratamiento). f. Terapéutica de las afecciones urinarias.

urotisis (de *uro-* y el gr. *phthisis*, tisis). f. Diabetes sacarina.

urotoxemia. f. Urosepsis.

urotoxia (de *uro-* y el lat. *toxicum*, veneno). f. Unidad de toxicidad urinaria o cantidad suficiente de orina para matar 1 kg de sustancia viva.

urotoxicidad. f. Calidad tóxica de la orina.

urotóxico. adj. F., *urotoxique*. Relativo a la urotoxia o a las sustancias tóxicas de la orina. V. Coeficiente urotóxico.

urotoxina. f. Principio tóxico de la orina.

Urotropin. f. Nombre registrado de la hexametilenotetramina o metenamina, cuerpo cristalizable. $C_6H_{12}N_4$, soluble en el agua, resultado de la combinación del aldehído fórmico con el amoníaco; se emplea en terapéutica como antiséptico de las vías urinarias y biliares; también se utiliza como disolvente del ácido úrico.

urouréter o **uroureterosis.** m. y f. Distensión del uréter por acumulación de orinas.

uroxina. f. Aloxantina.

ursina. f. Arbutina.

ursona. f. Principio cristalizable, inodoro, insoluble, extraído de las hojas del madroño, gayuba y otras plantas ericáceas.

urtica. f. A., *Quaddel*; F., *papule ortiée*; In., *wheal*; It., *ortica*; P., *urtica*. Placa de urticaria.

Urtica. Género de plantas urticariáceas al que pertenece la ortiga.

urticación (del lat. *urtica*, ortiga). f. F., *urtication*. Sensación urente análoga a la que produce el contacto de las ortigas con la piel. || Flagelación con ortigas, antiguo medio excitante y revulsivo.

urticante. adj. F., *urticant*. Que produce una sensación análoga a la causada por las ortigas. || m. Agente con esta acción.

urticaria (del lat. *urtica*, ortiga). f. A., *Urtikaria*; F., *urticaire*; In., *urticaria*; It., *orticaria*; P., *urticária*. Afección caracterizada por la aparición de habones blanquecinos o rojizos e inestables, pápulas ligeramente elevadas, máculas, placas o bandas, rodeadas generalmente por un halo y asociadas con prurito y sensaciones de picadura o pinchazos. La erupción puede ser localizada o generalizada. El tamaño puede oscilar entre una pequeña pápula y un disco. || **-aguda.** Aparición aguda de habones de urticaria, que involuciona con rapidez. || **-al frío.** La producida por el estímulo del frío sobre las zonas descubiertas. || **-colinérgica.** Pequeñas pápulas o habones puntiformes y sumamente pruriginosos que aparecen por el estimulo del sudor, calor y nerviosismo. provocando una liberación de acetilcolina sobre los mastocitos. || **-crónica.** Urticaria recidivante durante varios meses. || **-facticia.** Edema o habones que aparecen después de haberse frotado la piel. || **-gigante.** Edema angioneurotico. || **-papulosa.** Prurigo simple. Común en la infancia y en la adolescencia. Se debe a una hipersensibilidad a las picaduras de insectos. || **-pigmentosa.** Mastocitosis. || **-por calor.** Urticaria que aparece al exponerse al calor. || **-por compresión.** La producida por ligeras compresiones ejercidas sobre la piel. || **-por inhalación.** Urticaria producida por inhalación de alergenos. || **-solar.** Urticaria que aparece al poco tiempo de exponerse al sol, en la piel no protegida.

urticarismo. m. Tendencia a la producción de urticaria por la influencia de irritaciones mínimas.

urticina. f. Sustancia amorfa de color rojo de las sumidades de la ortiga.

usagre. m. Nombre que se aplica al impétigo vulgar, a los eccemas impetiginosos infantiles, a las costras seborreicas, llamadas también *costras de leche*, etc.
Uschinsky (Solución de) (Nikolaus *Uschinsky*, patólogo ruso del siglo XIX). V. SOLUCIÓN.
Usher (Síndrome de) (C. H. *Usher*, oftalmólogo inglés, 1865-1942). V. SÍNDROME.
Usnea. Género de líquenes que se desarrollan en los árboles y en los huesos expuestos al aire. Se emplea en homeopatía.
ustilagina. f. Alcaloide cristalino amargo de los hongos del género *Ustilago*.
ustilaginismo. m. Estado tóxico semejante al ergotismo, producido por la ingestión de maíz infectado con *Ustilago*.
Ustilago. Género de hongos basidiomicetos, parásitos de otras plantas; la especie *U. maydis*, del maíz, se emplea como el cornezuelo del centeno.
ustión (del lat. *ustio, -onis*). f. A., *Brennen;* F. e In., *ustion;* It., *ustione;* P., *ustão*. Cauterización actual.
ustulación (del lat. *ustulatum*, supino de *ustulare*, quemar). f. Procedimiento que se vale de la acción del fuego para secar una droga húmeda.
ustus (lat.). adj. Quemado o calcinado.
usura (lat.). f. Desgaste, erosión.
uta. f. En Perú, leishmaniasis cutaneomucosa causada por *Leishmania peruviana*, caracterizada por diversas lesiones nasoorales.
uteralgia (de *útero* y el gr. *álgos*, dolor). f. F., *utéralgie*. Dolor en el útero; metralgia o histeralgia.
uteramina. f. Cuerpo derivado del cornezuelo del centeno; tiramina o sistógeno.
uterectomía. f. HISTERECTOMÍA.
uterino (del lat. *uterinus*). adj. F., *utérin*. Nacido de la misma madre; dícese de hermanos. || Relativo al útero o matriz.
uterismo. m. Dolor o espasmo uterino.
uteritis. m. METRITIS.
útero (del lat. *uterus*). m. A., *Uterus, Gebärmutter;* F., *utérus;* In., *uterus;* It., *utero;* P., *útero*. Matriz; órgano de generación f. destinado a recibir el óvulo fecundado, a conservar y nutrir el producto de la concepción y a expulsarlo en el tiempo oportuno. Es un órgano hueco muscular en forma de pera aplanada, de 7 a 8 cm de longitud, formado de una parte superior ancha, *cuerpo*, y otra inferior más estrecha, *cuello*; la porción más elevada y ancha del cuerpo se denomina *fondo*. La cavidad del útero se abre en la vagina por el cuello y en las trompas uterinas por las partes superiores y laterales del fondo. Está situado en la pelvis menor, entre la vejiga y el recto. Además de la serosa peritoneal que lo cubre en gran parte, está constituido por una capa muscular de fibras lisas que forman tres estratos en diversas direcciones y una capa interior mucosa con numerosas glándulas y epitelio de células prismáticas con pestañas vibrátiles. Está suspendido en la pelvis por los ligamentos anchos, redondos y uterosacros. || **-arqueado.** Útero con fondo deprimido. || **-bicorne** o **bífido.** Útero desdoblado en la parte superior solamente. || **-bilocular.** El que tiene la cavidad partida en dos por un tabique longitudinal. || **-cordiforme.** Útero en forma de corazón. || **-de Piskacek.** Embarazo en un cuerno de útero. || **-didelfo, doble** o **duplex separatus.** Vicio de conformación derivado del desarrollo independiente de los conductos de Müller, sin fusión de éstos por debajo de las trompas. || **-fetal.** El que no se ha desarrollado en modo alguno desde el nacimiento y cuyo cuello tiene doble longitud que el cuerpo. || **-grávido.** Útero en la época de embarazo. || **-infantil.** Útero de desarrollo anormalmente escaso, con el cuello tan largo como el cuerpo. || **-irritable.** Neuralgia del útero, histeralgia. || **-masculino.** UTRÍCULO PROSTÁTICO. || **-unicorne.** Anomalía que resulta de la falta de desarrollo de un conducto de Müller.
uteroabdominal (de *útero* y el lat. *abdomen, -inis*, vientre). adj. F., *utéro-abdominal*. Relativo al útero y el abdomen.

uterocele (de *útero* y el gr. *kéle*, hernia). m. Hernia del útero o que contiene el útero.
uterocervical (de *útero* y el lat. *cervix, -icis*, cuello, cerviz). adj. F., *utéro-cervical*. Relativo al útero y su cuello.
uterocistostomía (de *útero*, el gr. *kýstis*, vejiga, y *stóma*, boca). f. F., *utéro-cystostomie*. Anastomosis quirúrgica entre el cuello de la matriz y la vejiga.
uterodinia (de *útero* y el gr. *odýne*, dolor). f. F., *utérodynie*. Dolor en el útero; histeralgia.
uterofijación. f. HISTEROPEXIA.
uterogestación (de *útero* y el lat. *gestatio, -onis*, embarazo). f. Embarazo uterino.
uterografía (de *útero* y el gr. *gráphein*, describir). f. A., *Uterographie;* F., *utérographie;* In., *uterography;* It., *isterografia;* P., *uterografia*. Radiografía del útero; histerografía, metrografía.
uterointestinal (de *útero* y el lat. *intestinum*, intestino). adj. Relativo al útero y al intestino.
uterolito (de *útero* y el gr. *líthos*, piedra). m. F., *calcul utérin*. Concreción o cálculo en el útero.
uterología (de *útero* y el gr. *lógos*, tratado). f. Estudio o tratado del útero. || Ginecología y obstetricia a la vez.
uterolumbar (de *útero* y el lat. *lumbus*, lomo). adj. Relativo al útero y la región lumbar.
uterómetro. m. HISTERÓMETRO.
uteroovárico (de *útero* y el lat. *ovarium*, ovario). adj. F., *utéro-ovarien*. Relativo al útero y el ovario.
uteroparietal (de *útero* y el lat. *paries, -etis*, pared). adj. Relativo al útero y la pared abdominal.
uteropatía (de *útero* y el gr. *páthos*, enfermedad). f. Afección del útero en general; metropatía o histeropatía.
uteropélvico (de *útero* y el lat. *pelvis*, lebrillo). adj. F., *utéro-pelvien*. Relativo al útero y la pelvis.
uteropexia. f. HISTEROPEXIA.
uteroplacentario (de *útero* y el lat. *placenta*, torta). adj. Relativo o perteneciente al útero y la placenta.
uteroplastia (de *útero* y el gr. *plássein*, formar). f. A., *Uterusplastik;* F., *utéroplastie;* In., *uteroplasty;* It., *plástica uterina;* P., *uteroplastia*. Operación que corrige un defecto congénito de la forma del útero. *Sin.:* Metroplastia, histeroplastia.
uterorragia. f. METRORRAGIA.
uterorrea. f. LEUCORREA.
uterorrectal (de *útero* y el lat. *rectus*, derecho). adj. F., *utéro-rectal*. Relativo al útero y el recto.
uterosacro (de *útero* y el lat. *sacer*, sagrado). adj. F., *utéro-sacré*. Relativo al útero y el sacro.
uterosalpingografía (de *útero*, el gr. *sálpigx, -iggos*, trompeta, y *gráphein*, describir). f. F., *utéro-salpingopraphie*. Radiografía del útero y las trompas de Falopio.
uterosclerosis (de *útero* y el gr. *sklerós*, duro). f. Esclerosis del útero.
uteroscopia (de *útero* y el gr. *skopeîn*, observar). f. F., *utéroscopie, hystéroscopie*. Examen del útero. Endoscopia del útero.
uterotomía. f. HISTEROTOMÍA.
uterotónico (de *útero* y el gr. *tónos*, tensión). adj. Que da fuerza al músculo uterino.
uterotractor (de *útero* y el lat. *trahere*, arrastrar). m. Pinza fuerte de tracción, cuyas ramas se abren una vez introducidas en el útero y hacen bajar el órgano; se emplea en la histerectomía.
uterotubario. (de *útero* y el lat. *tuba*, trompa). adj. F., *utéro-tubaire*. Relativo al útero y las trompas de Falopio.
uterovaginal (de *útero* y el lat. *vagina*, vaina, vagina). adj. F., *utéro-vaginal*. Relativo al útero y la vagina.
uteroventral. adj. UTEROABDOMINAL.
uterovesical (de *útero* y el lat. *vesica*, vejiga). adj. F., *utéro-vésical*. Relativo al útero y la vejiga urinaria.
uterus (lat.). m. Útero. || **-acollis.** Anomalía del útero en la que falta la porción vaginal del mismo. || **-bicameratus vetularum.** Oclusión de los orificios del cuello uterino y acumulación en las cavidades del cuerpo y del cuello de flujo catarral que produce un

doble abultamiento del órgano. ‖ -**biforis.** Útero con doble orificio uterino externo. ‖ -**bipartitus.** ÚTERO BILOCULAR. ‖ -**deficiens.** Anomalía que consiste en la falta de útero. ‖ -**duplex seu diductus.** ÚTERO DOBLE. ‖ -**parvicollis.** Útero cuyo cuello es muy pequeño. ‖ -**septus.** ÚTERO BILOCULAR.

utricular. adj. Relativo o perteneciente a un utrículo. ‖ F., *utriculaire*. En forma de saco u odre.

utriculitis. f. F., *utriculite*. Inflamación del utrículo prostático.

utrículo (del lat. *utriculus*, dim. de *uter, utris*, odre). m. A., *Utrikulus;* F., *utricule;* In., *utricle;* It., *otricolo;* P., *utrículo*. Útero u odre pequeño. ‖ -**del oído o del vestíbulo.** Saco en la parte superior del vestíbulo membranoso, que representa la confluencia de los conductos semicirculares. ‖ -**prostático o uretral.** Seno pocular o útero m., órgano en forma de bolsita piriforme, resto de los conductos de Müller en el hombre, situado en la línea media de la porción prostática de la uretra, que se abre en el verumontánum. *Sin.*: Introito vaginal masculino; *sinus novus, prostaticus o pocularis*; vesícula espermática, prostática o de Weber.

utriculosacular (de *utrículo* y el lat. *sacculus*, dim. de *saccus*, saco). adj. F., *utriculo-sacculaire*. Relativo al utrículo y el sáculo del laberinto.

utriforme (del lat. *uter, utris*, odre, y de *forma*). adj. F., *utriforme*. En forma de saco u odre; utricular.

uva (del lat. *uva*). f. A., *Weintraube;* F., *raisin;* In., *grape;* It. y P., *uva*. Fruto de la vid, *Vitis vinifera*. ‖ -**ursi.** Hojas de la planta ericácea *Arctostaphylos uva ursi*, gayuba o uvaduz, que contienen el glucósido arbutina y se emplean como diuréticas, tónicas y astringentes en la cistitis y pielitis.

uvaduz. f. UVA URSI.

úvea (de *uva*). f. A., *Uvea;* F., *uvée;* In. e It., *uvea;* P., *úvea*. Cara posterior pigmentada del iris. ‖ Iris, cuerpo ciliar y coroides formando en conjunto la capa pigmentada del ojo. *Sin.*: Membrana iridocoroidea, vascular o nutritiva del ojo, tracto uveal. TUNICA VASCULOSA OCULI.

uveítis. f. A., *Uveitis;* F., It. y P., *uveite;* In., *uveitis*. Inflamación de la úvea. ‖ -**de Förster.** Inflamación sifilítica del tracto uveal. **uveoparotiditis** (de *úvea*, el gr. *pará*, junto a, *oûs, otós*, oreja, y el suf. *-itis*). f. F., *uvéo-parotidite*. Fiebre uveoparotídea, enfermedad o síndrome de Heerfordt.

uveoplastia (de *úvea* y el gr. *plássein*, formar). f. Operación plástica de la úvea.

uveoscleritis (de *úvea* y el gr. *sklerós*, duro, y el suf. *-itis*). f. F., *uvéo-sclérite*. Inflamación de la úvea y la esclerótica.

UVI. Sigla de unidad de vigilancia intensiva. V. UCI.

uviforme. adj. F., *uviforme*. En forma de uva o racimo.

uviol (de *ultravioleta*). m. Lámpara de aplicaciones médicas que suministra rayos ultravioleta.

uviolización. f. Sujeción a la acción de los rayos ultravioleta.

uviómetro. m. F., *appareil pour mesurer les rayons ultraviolets*. Instrumento para la medición de las radiaciones ultravioletas.

uviorresistente o **uviosensible.** adj. F., *résistant ou sensible aux rayons ultraviolets*. Resistente o sensible, respectivamente, a la acción de los rayos ultravioleta.

uvoloptosis (de *úvula* y el gr. *ptósis*, caída). f. Relajación y caída del velo del paladar, estafiloptosis.

úvula (del lat. *uvula*, dim. de *uva*, uva). f. A., *Uvula;* F., *luette;* In., *uvula;* It., *ugola;* P., *úvula*. Campanilla o galillo; pequeña masa carnosa que pende del velo del paladar, encima de la raíz de la lengua, formada por el músculo de la úvula o palatostafilino, tejido conjuntivo y mucosa. ‖ -**bífida.** Úvula dividida en dos porciones. ‖ -**cerebelosa.** Porción del vermis inferior entre las amígdalas cerebelosas. ‖ -**de Lieutaud.** ÚVULA VESICAL. ‖ -**palatina.** ÚVULA. ‖ -**vermis.** ÚVULA CEREBELOSA. ‖ -**vesical.** Pequeña eminencia en el vértice del trígono vesical, que se proyecta en el orificio de la uretra.

uvular. adj. F., *uvulaire*. Relativo o perteneciente a la úvula. ‖ Músculo ácigos de la úvula.

uvulectomía. f. A., *Uvulektomie;* F., *uvulectomie;* In., *uvulectomy;* It., *stafilectomia;* P., *uvulectomia*. Resección de la úvula.

uvulitis (de *úvula* y el suf. *-itis*). f. F., *uvulite*. Inflamación de la úvula.

uvulotomía. f. A., *Uvulotomie;* F., *uvulotomie;* In., *uvulotomy;* It. y P., *uvulotomia*. Sección total o parcial de la úvula.

uzara. f. F., *uzare*. Raíz de una planta africana de la especie *Gomphocarpus*, de la familia de las asclepiadáceas, que posee un componente, la *uzarina*, con propiedades antidiarreicas.

V

V. Símbolo del *vanadio*. || Abreviatura de *vena, visión o agudeza visual, vitrum, vidrio, potencial (vis)* y *voltio*. || **-lingual.** Línea angular en forma de V de papilas caliciformes cerca de la base de la lengua, en cuyo vértice hay el agujero ciego de Morgagni.
vaccígeno (de *vaccinia* y el gr. *gennân,* producir). adj. F., *vaccinogène*. Productor de vacuna: vaccinógeno, vacunógeno.
vaccinela. f. Vacuna falsa o abortiva; forma de vacuna atenuada por la falta de receptividad del sujeto.
vaccinia. f. Vacuna, 1.ª acep.
vaccínide. f. Manifestación cutánea debida a la vacuna.
vaccinífero (del lat. *vaccinus,* vacuno, y *ferre,* llevar). adj. Portador de vacuna; vacunífero. || m. Individuo o animal del que se toma la vacuna.
vacciniforme (del lat. *vaccinus,* vacuno, y de *forma*). adj. F., *vacciniforme*. Semejante a la vacuna.
vaccinina. f. Sustancia cristalizable inodora extraída del arándano: *(Vaccinium vitis idoea)*.
vacciniola o **vaccinola.** f. Vesícula secundaria que aparece después de la vacunación o fuera del punto de inoculación.
vaccinostilo. m. Pequeña lanceta en forma de pluma de escribir que se emplea para la vacunación.
vaccinum (lat.). m. Vacuna.
vacío (del lat. *vacivus*). adj. A., *Vakuum;* F. e In., *vacuum;* It., *vuoto;* P., *vácuo*. Dícese del espacio desprovisto de aire o de gases. Ú.t.c.s.m. || Región de la pared anterior del abdomen entre las costillas y el borde superior del hueso ilíaco. || **-de Torricelli.** Vacío del tubo barométrico.
vacuna (de *vacuno*). f. A., *Kuhpockenlymphe, Impfstoff;* F., *vacccin;* In., *vacccine;* It., *vaccina;* P., *vacina*. Enfermedad infecciosa peculiar de las vacas, caracterizada por erupción pustulosa, inoculable y transmisible al hombre y que produce en éste la inmunidad contra la viruela. || Humor o linfa de las pústulas de vacuna que se emplea para inocular la enfermedad y se utilizó en el hombre para inducir inmunidad antiviruela. || Preparación antigénica específica cuya administración provoca en el organismo la inmunización activa contra una enfermedad determinada. ||**-acuosa.** Vacuna cuyo vehículo es solución salina normal. ||**-antialfa.** Vacuna que con idea de inducir protección contra la tuberculosis preparó Ferrán con especies no acidorresistentes del *bacilo de Koch* llamadas *alfa* y *épsilon* (en desuso). ||**-antiamarílica.** Vacuna preparada con virus de la fiebre amarilla en una cepa atenuada cultivada en embrión de pollo, escogida por su inocuidad y su alta actividad antigénica. ||**-anticolérica.** Suspensión estéril de *Vidrio cholerae* muertos, que se utiliza para la inmunización activa con el cólera. ||**-anticoqueluchosa.** Suspensión de *Haemophilus pertussi* muertos que se administra en tres dosis repetidas a intervalos de un mes para la inmunización activa contra la tos ferina. ||**-antidiftérica.** Toxoide diftérico que se aplica en tres dosis, con un mes de intervalo, para la inmunización activa contra la difteria. V. Toxoide diftérico. ||**-antigripal.** Antígenos víricos gripales cultivados en embrión de pollo y ultrapurificados, que se indica para la inmunización activa contra la gripe. Las cepas víricas vacunantes pueden variar, según las recomendaciones de la OMS. ||**-antiparotiditis.** Vacuna preparada con virus muertos y otra con virus vivos cultivados en embrión de pollo, para la inmunización activa contra la parotiditis epidérmica. ||**-antipertussis.**

Vacuna anticoqueluchosa. ||**-antipoliomielítica de Sabin.** Vacuna antipoliomielítica trivalente con poliovirus atenuados, que se administra por vía oral. ||**-antipoliomielítica de Salk.** Vacuna antipoliomielítica inyectable preparada con los tres tipos de poliovirus inactivados mediante la adición de formaldehído. ||**-antirrábica.** Emulsión de médula de conejo inoculada mediante inyección subdural de virus fijo y preparada según diversos métodos: Pasteur, Harris, Terrell. Es preventiva únicamente. ||**-antirrubéola.** Suspensión liofilizada de virus vivo atenuado de la rubéola, que se aplica para obtener inmunización activa. ||**-antisarampión** o **antisarampionosa.** Vacuna con virus del sarampión vivos atenuados (cepa Schwarz), utilizada en la inmunización activa contra el sarampión. ||**-antitetánica.** Toxoide tetánico que se aplica para la inmunización activa contra el tétano, en tres dosis con un mes de intervalo. V. Toxoide tetánico. ||**-antitífica** o **antitifoidea.** Suspensión estéril de bacilos tíficos muertos *(Salmonella typhi)* de una cepa de gran poder antigénico. Se utiliza para la inmunización activa contra la fiebre tifoidea. ||**-antitifoidea-antiparatifoidea.** Suspensión estéril de bacilos tíficos muertos *(Salmonella typhi)* y bacilos paratíficos A *(S. paratyphi* A) y paratíficos B *(S. paratiyphi* B) muertos, que se aplica para la inmunización activa contra la fiebre tifoidea y paratifoidea. *Sin.:* Vacuna TAB. ||**-antitosferinosa.** Vacuna anticoqueluchosa. ||**-antitóxica.** Vacuna preparada con toxinas (exotoxinas) tratadas mediante el formol y calor, con lo que pierden su toxicidad pero conservan su capacidad inmunogénica. ||**-antituberculosa.** Vacuna de Calmette. ||**-antivariólica.** Preparación inmunizante contra la viruela humana, obtenida de las pústulas de la vacuna de bóvidos sanos vacunados o del virus vacunal cultivado en embrión de pollo. ||**-autógena.** Autovacuna: vacuna preparada con microorganismos aislados de focos o lesiones del mismo individuo al que se va a administrar la vacuna. ||**-autosensibilizada.** Vacuna sensibilizada por el suero del mismo paciente. ||**-bactérica** o **bacteriana.** Preparación de bacterias vivas atenuadas o muertas de una o varias especies, suspendidas en un líquido que se inyecta para estimular los mecanismos específicos contra las infecciones determinadas por bacterias de la misma clase. También se preparan vacunas antibacterianas con fracciones antigénicas de la bacteria: p.ej., con cápsulas (antineumocócica, antimeningocócica), con el lipopolisacárido de la pared (antipseudomonas), etc. ||**-BCG.** *(Bacilo Calmette Guérin)*. Vacuna de Calmette. ||**-bovina.** Vacuna antivariólica derivada de las pústulas propias de la enfermedad de la misma vaca. ||**-cuádruple.** Asociación de toxoides tetánico y diftérico, vacuna anticoqueluchosa y vacuna antipoliomielítica de Salk. ||**-de Aragâo.** Vacuna preventiva de la fiebre amarilla. ||**-de Besredka.** Vacuna sensibilizada. ||**-de Calmette.** Cultivo vivo de bacilos tuberculosos bovinos atenuados durante algunos años en la bilis de buey glicerinada que se administraba inicialmente sólo *per os* a niños muy pequeños, como profilaxis de la tuberculosis y actualmente por escarificación o infección en niños, adolescentes y adultos. ||**-de Castañeda.** Vacuna contra el tifus exantemático, preparada con pulmones de ratón infectado con *Rickettsia prowazekii*. ||**-de Castellani.** Pentavacuna. || Tetravacuna. ||**-de Chantemesse.** Variedad de vacuna antitífica monovalente. ||**-de Cox.** Vacuna contra el tifus exantematico, de *Rickett-*

sia prowazekii cultivados en la membrana alantoidea de un embrión de pollo. ‖ **-de Danysz.** Vacuna preparada de la flora intestinal, empleada como antianafiláctica en el asma y ciertas dermatosis y afecciones del aparato digestivo. ‖ **-de Delbet.** Cultivos viejos de estafilococo, estreptococo y bacilo pociánico, esterilizados por el calor a 65°. ‖ **-de Dessy.** Vacuna antitífica acuosa, constituida por unas cuarenta cepas de bacilos de Eberth cultivados durante 48 horas en agar alcalino. ‖ **-de Di Cristina.** Variedad de vacuna antitífica. ‖ **-de Ferrán.** Vacuna anticolérica que contiene los cuerpos microbianos y sus productos. ‖ **-de Friedländer.** Vacuna preparada con el bacilo de Friedländer (*Klebsiella pneumoniae*); se indicaba para combatir el catarro nasal crónico. ‖ **-de Gabritchewski.** Variedad de vacuna preventiva de la escarlatina. ‖ **-de Gay y Claypol.** Vacuna antitífica polivalente, sensibilizada con solución salina fenicada. ‖ **-de Greenblatt.** Vacuna para el tratamiento del chancro blando. ‖ **-de Haffkine.** Vacuna antipestosa de cultivos *Yersinia pestis* viejos y esterilizados. ‖ Variedad de vacuna anticolérica. ‖ **-de Ito y Reenstierna.** Vacuna Dmelcos. V. DMELCOS. ‖ **-de Klimmer.** Variedad de vacuna antituberculosa. ‖ **-de Kolle y Strong.** Vacuna antipestosa de cultivos vivos de muy escasa virulencia. ‖ **-de Langer.** Vacuna antituberculosa con bacilos virulentos muertos por el calor. ‖ **-de Leary.** Variedad de vacuna antigripal. ‖ **-de Lustig y Galeotti.** Vacuna antipestosa cuyos gérmenes han sido tratados con sosa cáustica y luego con ácido acético. ‖ **-de Martinotti.** Variedad de vacuna antituberculosa. ‖ **-de Marx.** Variedad de vacuna antitífica. ‖ **-de Mauté.** Vacuna por solución sódica de los cuerpos microbianos. ‖ **-de Nicolle y Blaizot.** Vacuna fluorada atóxica antigonocócica, que se empleó en el tratamiento de diversas afecciones blenorrágicas. ‖ **-de Otten.** Variedad de vacuna antipestosa. ‖ **-de Poundorf.** Vacuna mixta de bacilos tuberculosos y endotoxinas de estreptococos, estafilococos y neumococos. ‖ **-de Ranque Senez.** Vacuna esterilizada por una solución yodurada. ‖ **-de Sabin.** VACUNA ANTIPOLIOMIELÍTICA DE SABIN. ‖ **-de Salk.** VACUNA ANTIPOLIOMIELÍTICA DE SALK. ‖ **-de Sauer.** Variedad de vacuna antituberculosa de bacilos bovinos autolisados. ‖ **-de Semple.** Vacuna antirrábica preparada de cerebro de conejo inoculado y tratado con solución de fenol al 0,5 %. ‖ **-de Spencer-Parker.** Vacuna contra la fiebre de las Montañas Rocosas, preparada a partir de garrapatas infectadas. ‖ **-de Terni y Bandi.** Exudado peritoneal de conejos inoculados con el bacilo pestoso, que a la muerte del animal es extraído y calentado hasta la muerte de los bacilos. ‖ **-de Van Cott.** Preparación de *Streptococcus pyogenes* y *pneumoniae*, *Staphylococcus epidermidis* y *aureus* y *Escherichia coli*. ‖ **-de Vincent.** Vacuna antitífica cuyos bacilos han sido muertos por el éter. ‖ **-de von Ruck.** Preparación inmunizante contra la tuberculosis, en la que 1 ml contiene 1 cg de la proteína del bacilo tuberculoso y sustancias extractivas grasas. ‖ **-de Wright.** Variedad de vacuna antitífica que contiene únicamente la raza Rawling. ‖ **-Dmelcos.** V. DMELCOS. ‖ **-doble.** Asociación de toxoide tetánico y diftérico. ‖ **-heteróloga.** Vacuna cuyo material se toma de un individuo distinto del que debe inocularse. ‖ **-homóloga.** VACUNA AUTÓGENA. ‖ **-humanizada.** Vacuna tomada de la linfa vacunal humana contra la viruela, hoy en desuso. ‖ **-jenneriana.** Linfa o virus de la vacuna. ‖ **-mixta.** Vacuna preparada con más de una especie bacteriana. ‖ **-multivalente.** Vacuna preparada con cultivos de varias razas de la misma especie bacteriana. ‖ **-opsonizante de Wright.** Preparación de cultivos de bacterias en gelosa, emulsionados en solución salina normal y esterilizados a 60° durante media hora. ‖ **-polivalente.** VACUNA MULTIVALENTE. ‖ **-sensibilizada viva.** Vacuna preparada con bacterias vivas, pero tratadas con el suero específico inmunizante. Se supone que esta vacuna no produce fase negativa y facilita la formación de anticuerpos. ‖ **-TAB.** Vacuna antitífica triple que contiene los bacilos de la fiebre tifoidea y de las paratifoideas A y B. ‖ **-triple.** Asociación de toxides tetánicos, diftérico y vacuna anticoquelochosa. ‖ **-vírica.** Vacuna preparada con virus inactivados, o con fracciones antigénicas de los mismos (hepatitis B). ‖ **-Zinsser.** Vacuna preventiva del tifus exantemático, que contiene 5.000 millones de rickettsias por mililitro.

vacunable. adj. Susceptible de vacunación.
vacunación. f. A., *Impfung;* F. e In., *vaccination;* It., *vaccinazione;* P., *vacinação*. Originalmente, inoculación de la linfa vacunal como medio de preservación de la viruela. Es obligatoria por ley en muchos países. ‖ Inoculación de una vacuna en general, con objeto de producir una inmunidad activa. ‖ **-animal** o **bovina.** Vacunación con la linfa obtenida de la ternera. ‖ **-curativa.** Vacuna que combate una enfermedad en evolución con el intento de aumentar la producción de anticuerpos. ‖ **-de brazo a brazo.** Inoculación de la linfa de la pústula de vacuna del brazo de un individuo al brazo de otro. ‖ **-intradérmica.** La efectuada por inyección en la dermis. ‖ **-intrauterina.** Inmunización del feto contra la viruela por la vacunación de la madre. ‖ **-pasteriana** o **pasteuriana.** Vacunación con virus atenuados por el calor o la desecación; antirrábica o anticarbuncosa.
vacunífero (de *vacuna* y el lat. *ferre*, llevar). adj. Dícese del animal o individuo que se emplea como fuente para el suministro de vacuna.
vacunógeno (de *vacuna* y el gr. *gennân*, producir). adj. F., *vaccinogène*. Que produce vacuna.
vacunoide. f. VACCINELA.
vacunoprofilaxis (de *vacuna* y el gr. *prophýlax*, centinela). f. Vacunación preventiva.
vacunoterapia (de *vacuna* y el gr. *therapeía*, tratamiento). f. A., *Vakzinetherapie;* F., *vaccinothérapie;* In., *vaccinotherapy;* It., *vaccinoterapia;* P., *vacinoterapia*. Empleo terapéutico de las vacunas bacterianas.
vacuoextractor. m. Aparato obstétrico que por medio del vacío, prende, orienta y extrae la cabeza fetal; actualmente sustituye ventajosamente al fórceps bajo.
vacuola (del lat. *vacuus*, vacío). f. A., *Vakuole;* F. e In., *vacuole;* It., *vacuolo;* P., *vacûolo*. Pequeño espacio en el protoplasma de una célula. ‖ **-contráctil** o **pulsátil.** Pequeña cavidad en el protoplasma de organismos unicelulares, que aumenta gradualmente de tamaño y luego se desvanece. Se le atribuyen funciones respiratorias o excretorias. ‖ **-de Barrier.** Absceso peribronquial. ‖ **-plasmocrina, ragiocrina.** Vacuola llena de cristaloides o coloides, respectivamente, en el citoplasma de una célula secretora.
vacuolización. f. F., *vacuolisation*. Proceso de formación de vacuolas; degeneración vacuolar.
vacuoma. m. Formación que consta de vacuolas simples que son colorables con rojo neutro en las células vivas.
vacuum. m. VACÍO.
vadum (lat.). m. Vado, elevación en el interior de una cisura cerebral.
vagabundos (Enfermedad o **pigmentación de los).** V. PIGMENTACIÓN.
vagal. adj. F., *vagal*. Relativo al nervio vago o neumogástrico.
vagi. Plural latino de *vagus*.
vagido (del lat. *vagitus*, de *vagire*, llorar los niños). m. A., *Schreien;* F., *vagissement;* In., *cry;* It., *vagito;* P., *vagido*. Gemido o grito del recién nacido. ‖ **-uterino, vaginal.** Gemido del feto en el útero o en la vagina durante el parto.
vagina [vaginal] (del lat. *vagina*, vaina). f. A., *Scheide;* F., *vagin;* It. y P., *vagina*. VAINA. ‖ Conducto membranoso, órgano femenino de la copulación, extendido desde la vulva al útero, cuyo cuello abraza, situado en la pelvis menor entre la vejiga y el recto. La membrana himen, que cierra más o menos el extremo anterior en estado virginal, divide la vagina en dos porciones: posterior o vagina propiamente dicha y anterior o vestíbulo. ‖ **-masculina.** UTRÍCULO PROSTÁTICO. ‖ **-mucosa.** VAINA SINOVIAL. ‖ **-tabicada.** Ano-

malía congénita en la que un tabique longitudinal divide más o menos completamente la vagina en dos mitades.

vaginado. adj. F., *vaginé.* Provisto de una vaina.

vaginal. adj. F., *vaginé.* Relativo o perteneciente a la vagina. || F., *vaginale.* En forma de vaina. || f. In., *vaginal.* Túnica vaginal del testículo.

vaginalectomía (de *vaginal* y el gr. *ektomé,* resección). f. F., *vaginalectomie.* Escisión total o parcial de la túnica vaginal del testículo. || Vaginectomía o colpectomía.

vaginalitis. f. F., *vaginalita.* Inflamación de la túnica vaginal del testículo; periorquitis. ||**-plástica.** PAQUIVAGINALITIS.

vaginectomía (de *vagina* y el gr. *ektomé,* resección). f. F., *veginectomie.* Resección de la vagina. || VAGINALECTOMÍA.

vaginícola (de *vagina* y el lat. *colere,* habitar). adj. Que vive o se cultiva en la vagina; dícese de ciertos microorganismos.

vaginismo. m. A., *Vaginismus;* F., *vaginisme;* In., *vaginismus;* It. y P., *vaginismo.* Espasmo doloroso de la vagina debido a una hiperestesia local que dificulta o impide el coito. ||**-anterior** o **vulvar.** Espasmo del músculo constrictor de la vagina. ||**-mental.** Aversión extrema al coito asociada con contracción espasmódica de la vagina cuando se intenta dicho acto. ||**-posterior.** Vaginismo debido al espasmo del músculo elevador del ano, productor a veces del estado denominado *penis captivus.*

vaginitis. f. A., *Vaginitis;* F., It. y P., *vaginite;* In., *vaginitis.* Colpitis; inflamación de la mucosa de la vagina. || Inflamación de una vaina. ||**-adhesiva.** VAGINITIS SENIL. ||**-blenorrágica.** Variedad de vaginitis debida al gonococo. ||**-diftérica.** Inflamación diftérica de la vagina, variedad poco frecuente. ||**-enfisematosa** o **gaseosa.** Variedad caracterizada por la formación de cavidades rellenas de gases en el tejido celular.||**-granular contagiosa.** Vaginitis infecciosa de las vacas producida por el estreptococo de Ostertag. ||**-granulosa.** Forma de vaginitis simple con hipertrofia de las papilas. ||**-senil.** Forma caracterizada por la producción de placas desprovistas de epitelio, que algunas veces se adhieren entre sí y ocasionan la obliteración del conducto; se observa en las mujeres ancianas. ||**-simple.** Catarro simple de la vagina producido por microorganismos no específicos. ||**-testis.** PERIORQUITIS. ||**-verrugosa.** VAGINITIS GRANULOSA.

vaginoabdominal (de *vagina* y el lat. *abdomen, -inis,* vientre). adj. F., *vagino-abdominal.* Relativo a la vagina y el abdomen.

vaginocele. m. COLPOCELE.

vaginodinia (de *vagina* y el gr. *odýne,* dolor). f. A., *Vaginodynie;* F., *vaginodynie;* In., *vaginodynia;* It., *colpodinia;* P., *vaginodinia.* Dolor en la vagina; vaginismo.

vaginofijación. f. F., *vaginofixation.* Fijación de una vagina anormalmente móvil; vaginopexia.

vaginogénico. adj. F., *originé dans le vagin.* Originado en la vagina.

vaginografía (de *vagina* y el gr. *gráphein,* describir). f. F., *vaginographie.* Radiografía de la vagina.

vaginolabial (de *vagina* y el lat. *labium,* labio). adj. F., *vaginolabial.* Relativo a la vagina y los labios de la vulva.

vaginomicosis (de *vagina* y el gr. *mýkes,* hongo). f. F., *mycose vaginale.* Micosis de la vagina.

vaginopatía (de *vagina* y el gr. *páthos,* enfermedad). f. F., *colpopathie.* Término general para las afecciones de la vagina.

vaginoperineorrafia (de *vagina, perineo* y el gr. *rhaphé,* sutura). f. F., *vagino-périnéorraphie.* Sutura de un desgarro perineal que se ha extendido a la vagina.

vaginoperineotomía (de *vagina, perineo* y el gr. *tomé,* corte). f. F., *vagino-périnéotomie.* Incisión de la vagina y perineo.

vaginoperitoneal (de *vagina* y el gr. *periteínein,* extender alrededor). adj. F., *vagino-péritonéal.* Relativo a la vagina y el peritoneo.

vaginopexia (de *vagina* y el gr. *pêxis,* fijación). f. F., *vaginopexie.* Fijación de la vagina a la pared abdominal en los casos de relajación de la primera.

vaginoplastia (de *vagina* y el gr. *plássein,* formar). f. F., *vaginoplastie.* Cirugía plástica de la vagina.

vaginorrectal (de *vagina* y el lat. *rectus,* derecho). adj. Relativo a la vagina y el recto.

vaginoscopio (de *vagina* y el gr. *skopeîn,* observar). m. F., *vaginoscope, colposcope.* Espéculo vaginal.

vaginotomía (de *vagina* y el gr. *tomé,* corte). f. F., *vaginotomie, colpotomie.* Incisión quirúrgica de la vagina; colpotomía.

vaginouretral (de *vagina* y el gr. *ouréthra,* uretra). adj. Relativo a la vagina y la uretra.

vaginouterino (de *vagina* y el lat. *uterus,* útero). adj. Que se refiere a la vagina y el útero.

vaginovesical (de *vagina* y el lat. *vesica,* vejiga). adj. F., *vagino-vésical.* Referente a la vagina y la vejiga.

vaginovulvar. adj. F., *vagino-vulvaire;* In., *vaginovulvar.* Relativo a la vagina y la vulva.

vagitis o **vaguitis.** f. Inflamación del vago o neumogástrico.

vagitus (lat.). m. VAGIDO.

vago (del lat. *vagus,* errante). m. A., *Vagus;* F., *vague;* In., *vagus;* It. y P., *vago.* Nervio neumogástrico. V. NERVIOS (TABLA DE).

vagoaccesorio. adj. Dícese del nervio neumogástrico y la rama externa o accesoria del espinal considerados en conjunto. Ú.t.c.s.m.

vagoglosofaríngeo (de *vago,* el gr. *glôssa,* lengua, y *phárygx, -yggos,* faringe). adj. F., *vago-glossopharyngien.* Relativo a los nervios neumogástrico y glosofaríngeo.

vagograma. m. Trazado de las variaciones eléctricas del nervio vago; electrovagograma.

vagólisis (de *vago* y el gr. *lýsis,* disolución). f. A., *Vagolysis;* F., *vagolyse;* In., *vagolysis;* It., *vagolisi;* P., *vagólise.* Tratamiento médico o quirúrgico de interrumpir la acción del vago, como la administración de anticolinérgicos y la vagotomía.

vagomimético (de *vago* y el gr. *mímesis,* imitación). adj. Que tiene efectos semejantes a los producidos por la estimulación del vago.

vagosimpático (de *vago* y el gr. *sympatheía,* simpatía). adj. F., *vago-sympathique.* Relativo a los nervios neumogástrico y gran simpático.

vagosplácnico. adj. VAGOSIMPÁTICO.

vagotomía (de *vago* y el gr. *tomé,* corte). f. A., *Vagotomie;* F., *vagotomie;* In., *vagotomy;* It. y P., *vagotomia.* Sección del vago o neumogástrico. ||**-selectiva proximal** (VSP). Sección de todas las ramas vagales destinadas al fundo y cuerpo gástricos, conservando la inervación vagal del antro y restantes órganos del abdomen. ||**-selectiva total** (VST). Sección de la totalidad de las ramas gástricas, respetando las ramas destinadas a los restantes órganos abdominales. ||**-troncular** o **toral** (VT). Sección de todas las ramas vagales destinadas al estómago, junto con la totalidad de las viscerales.

vagotonía (de *vago* y el gr. *tónos,* tensión). f. A., *Vagotonie;* F., *vagotonie;* It. y P., *vagotonia.* Tipo de constitución debido a la hiperfunción del sistema parasimpático, caracterizado por la inestabilidad cardiovascular, bradicardia, estreñimiento, espasmos motores involuntarios, trastornos digestivos y respiratorios, sudación y cianosis de las extremidades, etc. Sin.: Parasimpaticotonía, constitución vagotropa.

vagotrópico o **vagótropo** (de *vago* y el gr. *trépein,* girar). adj. F., *vagotrope.* Que influye sobre el vago.

vagotropismo. m. A., *Vagotropismus;* F., *vagotropisme;* In., *vagotropism;* It. y P., *vagotropismo.* Afinidad de una sustancia por el nervio vago.

vaguectomía (de *vago* y el gr. *ektomé,* resección). f. Extirpación de un fragmento del nervio vago.

vaguitis. f. VAGITIS.

vaharera. f. Sinónimo de boquera.

vahído. m. Desvanecimiento, turbación transitoria de los sentidos.

Vail (Síndrome de) (H. H. *Vail*, otorrinolaringólogo norteamericano contemporáneo). V. SÍNDROME.

vaina (del lat. *vagina*). f. A., *Hülle;* F., *gaine;* In., *sheath;* It., *guaina;* P., *bainha*. Parte tubular que rodea un órgano. ‖ **-aracnoidea.** Porción de la aracnoides que envuelve el nervio óptico. ‖ **-de Henle.** Perineurio; envoltura conjuntiva exterior al neurilema. ‖ **-de Hertwig.** Cubierta de células epiteliales en el folículo dentario derivada del órgano del esmalte. ‖ **-de Key y Retzius.** VAINA DE HENLE. ‖ **-de la apófisis estiloides.** Eminencia ósea que rodea la base de esta apófisis; apófisis vaginal. ‖ **-de la vena porta.** Prolongación de la cápsula de Glisson que rodea la vena porta. ‖ **-de Mauthner.** Saco o capa de protoplasma que contiene un segmento de mielina debajo de la membrana o vaina de Schwann. ‖ **-de Neumann.** Pared del tubo de dentina. ‖ **-de Scarpa.** APONEUROSIS DE SCARPA. ‖ **-de Schwalbe.** Envoltura delgada de las fibras elásticas. ‖ **-de Schwann.** Membrana homogénea, delgada, transparente, estriada, separada por estrangulaciones, contiene la mielina y envuelve los axones. ‖ **-de Schweigger-Seidel.** Porción de un penicilo esplénico provista de engrosamientos fusiformes en sus paredes. ‖ **-del nervio óptico.** Envoltura que rodea el nervio óptico, constituida por una prolongación de las membranas cerebrales: duramadre, aracnoides y piamadre. ‖ **-del recto.** La que envuelve el músculo recto abdominal, formada por las aponeurosis de los músculos oblicuos externo e interno. ‖ **-epitelial.** Capa epitelial del folículo dentario embrionario. ‖ **-femoral.** Envoltura fascial de los vasos femorales. ‖ **-hipogástrica.** Cubierta fascial de las arterias pélvicas. ‖ **-laminosa.** PERINEURIO. ‖ **-medular.** Capa de mielina que rodea el cilindroeje. ‖ **-mucosa bicipital** o **intertubercular.** Vaina del surco bicipital por el que se desliza el tendón de la cabeza larga del bíceps. ‖ **-pial.** Porción de la piamadre que envuelve el nervio óptico. ‖ **-primitiva.** NEURILEMA. ‖ **-radicular** o **epitelial.** Túnica interna epitelial del folículo piloso, dividida en dos partes, interna y externa. ‖ **-sinovial.** Membrana que tapiza un canal óseo por el que se desliza un tendón. ‖ **-subsidiaria de Ruffini.** VAINA DE HENLE. ‖ **-tendinosa.** Membrana fibrosa que envuelve un tendón.

vainilla. f. A., *Vanille;* F., *vanille;* In., *vanilla;* It., *vaniglia;* P., *baunilha*. Planta trepadora de la familia de las orquidáceas, de los climas cálidos (*Vanilla planifolia* o *Epidendrum vanilla*), y su fruto, silicua carnosa, de color pardo; aromático y estimulante.

vainillina. f. F., *vanilline*. Principio cristalizable aromático de las cápsulas o frutos de la vainilla, aldehído metilprotocaquético, pero que también se prepara del eugenol y de la coniferina; agente aromático y estimulante gástrico. ‖ **-parafenetidina.** Derivado cristalino de la vainilla y parafenetidina.

valamina. f. Éter valeriánico del hidrato de amileno; hipnótico y sedante.

Valangin (Solución de) (Francis J. P. *Valangin*, médico inglés, 1725-1805). V. SOLUCIÓN.

valdivia. f. Árbol de la familia de las simarrubáceas (*Picrolemma* o *Simaba valdivia*), de Colombia, cuyas semillas pulverizadas se emplearon en el paludismo y en la diarrea. Un principio derivado del fruto, la *valdivia*, tiene efectos eméticos.

valécula. f. VALLECULA.

valencia. f. A., *Valenz;* F. e In., *valence;* It., *valenza;* P., *valência*. Capacidad de un átomo para combinarse con otros en proporción definida. Cuantivalencia; atomicidad. ‖ **-biológica.** Poder de un anticuerpo para combinarse con uno o más antígenos.

Valentin (Corpúsculos, ganglio de) (Gabriel Gustav *Valentin*, anatomista alemán, 1810-1883). V. CORPÚSCULO, GANGLIO.

Valentine (Posición de) (Ferdinand C. *Valentine*, cirujano norteamericano, 1851-1909). V. POSICIÓN.

valeral. m. F., *aldéhyde valérique*. Aldehído valérico; líquido de olor irritante, producido por oxidación del alcohol amílico.

valerato. m. VALERIANATO.

valeriana (del lat. *valere*, ser saludable, por alusión a las propiedades medicinales de la planta). f. A., *Baldrian;* F., *valériane;* In., It. y P., *valeriana*. Planta y género de plantas valerianáceas. La especie *V. officinalis*, de Europa, tiene una raíz pequeña que se empleó mucho como antiespasmódica y estimulante del sistema nervioso, en forma de polvo, infusión, tintura y extracto, y de la que se obtiene una esencia con las mismas propiedades de la planta. Su acción es más bien psíquica, debido a su olor fuerte y persistente.

valerianato. m. F., *valérate, valérianate*. Sal de ácido valeriánico.

valeriánico o **valérico (Ácido).** Ácido líquido, $C_5H_{10}O_2$, que se encuentra en la valeriana y se produce artificialmente oxidando el alcohol amílico. Algunas de sus sales son medicinales.

valerol. m. Principio oxigenado, líquido, claro, oleoso, de la esencia de valeriana.

valetudinario (del lat. *valetudinarius*). adj. Achacoso, débil e inválido.

valgoide (de *valgo* y el gr. *eîdos*, aspecto). adj. Semejante al valgo o valgus.

valgus (lat.). adj. Dirigido hacia fuera. V. COXA, GENU, HALLUX, PES VALGUS.

validol. m. Líquido claro, siruposo, de olor agradable; éter valeriánico del mentol. Se empleó como analéptico y antihistérico, al exterior.

valina. f. Ácido α-aminovalérico, aminoácido constitutivo de muchas proteínas, esencial para el organismo.

vallecula (voz latina: pequeño valle, dim. de *vallis*, valle). f. Depresión, surco. ‖ **-cerebelli.** Valle del cerebelo; depresión en la cara inferior del cerebelo entre los dos hemisferios. ‖ **-ciliaris.** Surcos más o menos profundos que separan los montículos de los procesos ciliares. ‖ **-epiglottica.** Depresión entre los pliegues glosoepiglóticos lateral y medio a cada lado. ‖ **-ovata.** Fisura en el hígado donde se aloja la vesícula biliar. ‖ **-sylvii.** Depresión en el cerebro fetal, origen de la cisura de Silvio. ‖ **-unguis.** Depresión de la piel que aloja la raíz de la uña.

Valleix (Puntos de) (François Louis *Valleix*, médico francés, 1807-1855). V. PUNTO. ‖ **-(Enfermedad de).** V. ENFERMEDAD.

Vallet (Masa, píldoras de) (Gabriel A. *Vallet*, farmacéutico de París del siglo XIX). V. PÍLDORAS.

vallis (lat.). f. VALLE. ‖ VALLECULA CEREBELLI. ‖ **-alarum.** AXILA. ‖ **-femorum.** VULVA.

vallum (lat.). m. Sobreceja o ceja. ‖ **-unguis.** Pared de la uña, pliegue de piel que cubre los lados y extremo proximal de la uña; eponiquio.

valor (del lat. *valor, -oris*). m. A., *Wert;* F., *valeur;* In., *value;* It., *valore;* P., *valor*. Grado de utilidad, cualidad o importancia. ‖ **-calorífico de los alimentos.** Cantidad de calorías que desprende o genera cada alimento al oxidarse en el organismo. ‖ **-globular.** Proporción de hemoglobina en los glóbulos rojos, representada por una fracción cuyo numerador es la cantidad de hemoglobina y el denominador el número de glóbulos rojos. ‖ **-liminal.** Intensidad de estímulo que produce una impresión ínfima perceptible.

valproico (Ácido). Fármaco antiepiléptico utilizado en el tratamiento de varios tipos de epilepsia.

Valsalva (Experimento, senos, tratamiento de) (Antonio Maria *Valsalva*, anatomista italiano, 1666-1723). Véanse estos términos.

Valsuani (Enfermedad, síndrome de) (Emilio *Valsuani*, ginecólogo italiano del siglo XIX). V. ENFERMEDAD, SÍNDROME.

valva (del lat. *valvae*, los batientes de las puertas o ventanas). f. Cada una de las partes de una válvula. ‖ Instrumento de cirugía en forma de una lámina curva doblada, que sirve para separar las paredes de la vagina o del recto en el examen y operaciones practicados en estos órganos.

valviforme. adj. F., *valviforme*. En forma de valva o válvula.

valvotomía (del lat. *valva*, válvula, y el gr. *tomé*, corte). f. A., *Valvulotomie;* F., *valvulotomie;* In., *valvulotomy;* It. y P., *valvotomia*. Incisión de una válvula, especialmente la operación de cortar las válvulas rectales de Houston; valvulotomía.

válvula (del lat. *valvula*, dim. de *valva*, puerta). f. A., *Klappe;* F., *valvule;* In., *valve;* It., *valvola;* P., *válvula*. Pliegue en un vaso o conducto que impide el reflujo de los líquidos. ‖ **-aórtica.** Válvulas semilunares o sigmoideas del orificio aórtico del corazón. ‖ **-auriculoventricular.** Válvulas mitral y tricúspide del corazón. ‖ **-bicúspide.** VÁLVULA MITRAL. ‖ **-caval.** VÁLVULA DE LA VENA CAVA. ‖ **-conniente.** Cada uno de los pliegues mucosos transversos del intestino delgado. ‖ **-coronaria.** Válvula en la entrada del seno coronario en la aurícula derecha. ‖ **-de Amussat.** Pliegues de la mucosa del conducto cístico y cuello de la vesícula biliar. ‖ **-de Bauhin.** VÁLVULA ILEOCECAL. ‖ **-de Béraud.** Pliegue en el fondo del saco lagrimal encima del conducto nasal. ‖ **-de Bochdalek.** Pliegue mucoso en el conducto lagrimal, cerca del punto lagrimal. ‖ **-de Eustaquio.** VÁLVULA DE LA VENA CAVA. ‖ **-de Foltz.** Pliegue de la membrana mucosa del conducto lagrimal. ‖ **-de Gerlach.** Pliegue circular observado algunas veces en el orificio del apéndice cecal. ‖ **-de Guérin.** Pliegue mucoso que se encuentra algunas veces en la parte superior de la fosa navicular de la uretra. ‖ **-de Hasner.** Repliegue en el extremo inferior del conducto nasal. ‖ **-de Heister.** VÁLVULA DE AMUSSAT. ‖ **-de Houston.** PLIEGUES RECTALES. ‖ **-de Huschke.** Pliegue semilunar en el conducto inguinal cerca de su unión con el saco. ‖ **-de Kerckring.** VÁLVULA CONNIVENTE. ‖ **-de Kohlrausch.** Una de las válvulas de Houston más prominentes. ‖ **-de Krause.** VÁLVULA DE BÉRAUD. ‖ **-de la fosa navicular.** VÁLVULA DE GUÉRIN. ‖ **-de la vena cava.** Pliegue membranoso, semilunar en la aurícula derecha, entre el orificio de la cava inferior y el orificio auriculoventricular. ‖ **-de Mercier.** Pliegue mucoso accidental que ocluye parcialmente el orificio vesical del uréter. ‖ **-de Morgagni.** Pliegues de la mucosa rectal que forman los senos de Morgagni. ‖ **-de Nélaton.** Pliegue transverso de la membrana mucosa del recto en la unión de los tercios inferior y medio de éste. ‖ **-de Taillefer.** Pliegue de la mucosa del conducto nasal en la porción media de éste. ‖ **-de Tarin.** VELO MEDULAR POSTERIOR. ‖ **-de Tebesio.** VÁLVULA CORONARIA. ‖ **-de Tulpius.** VÁLVULA ILEOCECAL. ‖ **-de Varolio.** VÁLVULA ILEOCECAL. ‖ **-de Vieussens.** VELO MEDULAR ANTERIOR. ‖ **-de Willis.** VÁLVULA DE VIEUSSENS. ‖ **-espiral.** VÁLVULA DE AMUSSAT. ‖ **-ileocecal.** Pliegue de la mucosa en el abocamiento del íleon en el ciego. ‖ **-mitral.** Válvula del orificio auriculoventricular izquierdo, denominada así por su forma. ‖ **-pilórica.** Reborde circular de la mucosa del píloro. ‖ **-prostática.** Nombre de unas eminencias accidentales en la unión de la pared inferior de la uretra y el cuello de la vejiga, formadas por elementos prostáticos hipertrofiados o por fibras musculares. Se observan en algunos ancianos, en los que constituyen un obstáculo para la micción. ‖ **-pulmonar.** Válvulas semilunares del orificio de la arteria pulmonar en el ventrículo derecho. ‖ **-semilunar** o **sigmoidea.** Cada uno de los tres repliegues semilunares en los orificios de las arterias aorta y pulmonar. ‖ **-tricúspide** o **triglóquina.** Válvula del orificio auriculoventricular derecho, denominada así por su forma. ‖ **-vaginal.** HIMEN.

valvulitis (de *válvula* y el suf. *-itis*). f. F., *valvulite*. Inflamación de una válvula, especialmente cardíaca.

valvulotomía (de *válvula* y el gr. *tomé*, corte). f. F., *valvulotomie*. Sección de una válvula.

vampirismo. m. A., *Vampirismus;* F., *vampirisme;* In., *vampirism;* It. y P., *vampirismo*. Necrofilia; necrosadismo.

vampiro (del serviocroata *vampir*). m. F., *vampire*. Murciélago chupador de sangre, *Desmodus rufus*, o *Diphylla ecuodata*, de América del Sur.

Van Buren (Enfermedad de) (William Holme *Van Buren*, cirujano norteamericano, 1819-1883). Endurecimiento de los cuerpos cavernosos.

Van Creveld-Von Gierke (Enfermedad de) (S. *Van Creveld*, pediatra neerlandés, n. en 1894). V. ENFERMEDAD.

Van den Bergh (Reacción de) (A. Hijmans *Van den Bergh*, médico holandés, 1869-1943). V. REACCIÓN.

Van den Velden (Reacción de) (Reinhardt *Van den Velden*, médico alemán, 1851-1903). V. REACCIÓN DE MALY.

Van der Hoeve (Síndrome de) (J. *Van der Hoeve*, oftalmólogo holándes, 1878-1952). V. SÍNDROME.

Van Ermengem (Coloración de) (Emilie P. *Van Ermengem*, bacteriólogo belga, 1851-1932). V. COLORACIÓN DE ERMENGEM.

Van Gehuchten (Método de) (Arthur *Van Gehuchten*, anatomista belga, 1861-1915). V. MÉTODO.

Van Gieson (Coloración de) (Ira *Van Gieson*, neuropatólogo de Nueva York, 1865-1913). V. COLORACIÓN DE GIESON.

Van Helmont (Espejo de) (Johannes Bta. *Van Helmont*, médico y alquimista belga, 1577-1644). V. ESPEJO.

Van Hook (Operación de) (Weller *Van Hook*, cirujano norteamericano, 1862-1933). V. OPERACIÓN DE HOOK.

Van Hoorne (Conducto de) (Jean *Van Hoorne*, anatomista holandés, 1621-1670). CONDUCTO TORÁCICO.

Van Milligan (Operación de) (Edwin *Van Milligan*, oftalmólogo inglés, 1851-1900). V. OPERACIÓN DE MILLIGAN.

Van Slyke (Fórmula, reacción de) (D. D. *Van Slyke*, químico estadounidense, 1883-1971). V. FÓRMULA, REACCIÓN.

Van Swieten (Licor o **solución de)** (Gerhard *Van Swieten*, médico holandés en Viena, 1700-1772). V. LICOR.

Van't Hoff (Regla de) (Jacobus H. *Van't Hoff*, químico holandés, 1852-1911). REGLA DE HOFF.

vanadio (de *vanadis*, divinidad nórdica). m. A., *vanadium;* F. e In., *vanadium;* It., *vanadio;* P., *vanádio*. Elemento metálico, gris, raro. Símbolo, V, peso específico, 5,87.

vanadismo o **vanadiumismo.** m. F., *intoxication par le vanadium*. Intoxicación crónica en los obreros que manipulan el vanadio.

vancomicina. f. F., *vancomycine*. Antibiótico aislado de una cepa de *Streptomyces orientalis* cuya acción se ejerce primordialmente contra las bacterias grampositivas, en particular los estafilococos.

Vandellia. Género de plantas escrofulariáceas. La especie *V. diffusa*, de la América del Sur, es purgante, colagoga, emética y febrífuga.

vanilla. f. VAINILLA.

Vanzetti (Signo de) (Tiro *Vanzetti*, cirujano italiano, 1809-1888). V. SIGNO.

vapocauterización. f. Cauterización por el vapor.

vapor (del lat. *vapor, -oris*). m. A., *Dampf;* F., *vapeur;* In., *steam;* It., *vapore;* P., *vapor*. Gas producido por evaporación o calentamiento de una sustancia. ‖ Vapor de agua. ‖ Gas de los eructos. ‖ Vértigo o desmayo.

vaporario. m. Local con estufas para la producción de vapor e inhalación del mismo. ‖ Aparato para la aplicación local de vapores medicamentosos.

vapores. m. pl. Término anticuado que designaba el histerismo o hipocondría.

vaporización. f. A., *Verdampfung;* F. e In., *vaporisation;* It., *vaporizazione;* P., *vaporização*. Conversión de una sustancia en vapor sin cambio químico de la misma. ‖ Tratamiento por medio de vapores medicamentosos. ‖ Atmocausis.

vaporizador. m. ATOMIZADOR.

vaporola. f. Nombre de una cápsula de vidrio que contiene una dosis de líquido volátil, cuyo vapor debe ser inhalado.

Vaquez (Enfermedad de) (Louis Henri *Vaquez*, médico francés, 1860-1936). V. ENFERMEDAD. ‖ **-Aubertin (Síndrome de).** V. SÍNDROME. ‖ **-Lecomte (Enfermedad de).** V. ENFERMEDAD.

varec. m. Algas del género *Fucus*, de las que se obtienen bromuros y yoduros alcalinos. Se han empleado contra el escrofulismo, tuberculosis, bocio, etc.

Varendal (Enfermedad de). V. ENFERMEDAD.

variable (del lat. *variabilis*). adj. F., *variable*. Sujeto a variación. || Inestable, inconstante y mudable. || f. Valor numérico sobre el que puede establecerse una curva de variabilidad. || **-estadística aleatoria.** Variable en la cual cada valor posible está relacionado con una frecuencia relativa o una probabilidad determinada.

variación (del lat. *variatio, -onis*). f. A., *Abweichung;* F. e In., *variation;* It., *variazione;* P., *variação.* Desviación en un individuo del carácter típico del grupo a que pertenece; desviación en la descendencia de las características de los progenitores. || **-bacteriana.** Modificaciones progresivas y no transmisibles (adaptación) o bruscas y transmisibles (mutación) observadas en las bacterias. || **-continua.** La que se produce en series de pequeñas variaciones. || **-impresa.** La que ocurre como respuesta a un estímulo del medio ambiente. || **-merística.** Variación en el número de partes de la descendencia.

variancia. f. F., *variance.* En estadística, cuadrado de la desviación estándar, es decir, la media de las desviaciones cuadráticas de una variable aleatoria, referidas al valor medio de ésta.

variante. adj. F., *variant.* Dícese del carácter hereditario variado. || f. Organismo o condición diferente del grupo al que pertenece, p.ej., la variante de una enfermedad, de una especie, etc.

varicación (del lat. *varix*, varice). f. F., *formation de varices;* In., *varication.* Formación de varices; estado varicoso.

varice o **várice** (del lat. *varix, -icis*). f. A., *Varix;* F. e It., *varice;* In., *varix;* P., *variz.* Dilatación permanente de una vena superficial o profunda, variz, flebectasia. || **-ampollar.** Dilatación circunscrita de una vena. || **-anastomótica.** Varice compuesta por cavidades comunicantes en disposición arrosariada. || **-aneurismática.** Aneurisma arteriovenoso en el que la sangre pasa directamente de la arteria a la vena sin intermediación de saco conectante. || **-arterial.** Aneurisma cirsoideo. || **-circunferencial.** Varice en que la dilatación afecta toda la circunferencia de la vena. || **-esencial.** Varice de la que se desconoce la causa real. || **-gelatinosa.** Estado de abollonamiento del cordón umbilical. || **-linfática.** Dilatación y tortuosidad de los vasos linfáticos. || **-posflebítica.** La consecutiva a una flebitis. || **-rectilínea.** Varice sin tortuosidad. || **-serpentina.** Varice con tortuosidad. || **-turbinada.** Dilatación varicosa de las venas de los cornetes de las fosas nasales. || **-vesical.** Dilatación varicosa de las venas de las caras anterior y posterior de la vejiga.

varicectomía (de *varice* y el gr. *ektomé*, resección). f. Escisión de venas varicosas.

varicela (probablemente, según Corominas, por una mala inteligencia del lat. moderno *varicella*, dim. de *varix, -icis*, varice, que se consideró diminutivo de *variola*, viruela). f. A., *Varizellen;* F., *varicelle;* In. e It., *varicella;* P., *varicela.* Enfermedad infecciosa febril, exantemática, a menudo epidémica, generalmente benigna, propia de la infancia, caracterizada por fiebre y erupción en grupos de pápulas, que se convierten en vesículas que se secan sin supurar y no dejan cicatriz. La enfermedad dura una semana aproximadamente y no tiene ninguna relación con la viruela, salvo su aspecto. Es debida al virus *Herpesvirus varicellae*, que en la actualidad se considera idéntico al del herpe zoster. VIRUELA LOCA. || **-gangrenosa.** Forma rara en la que los elementos eruptivos dejan úlceras gangrenosas. || **-pustulosa.** Variedad en la que se produce pus en las vesículas.

varicelación. f. F., *varicellisation.* Inoculación profiláctica con el virus de la varicela.

variceliforme o **variceloide** (de *varicela* y *forma* o el gr. *eîdos*, aspecto). adj. F., *varicelliforme.* Semejante a las vesículas de varicela.

variciforme (del lat. *varix, -icis*, varice, y de *forma*). adj. F., *ayant la forme d'une varice.* Semejante a una varice; varicoso.

varicobléfaron (del lat. *varix, -icis*, varice, y. el gr. *blépharon*, párpado). m. Tumefacción varicosa del párpado.

varicocele (del lat. *iarix, -icis*, varice. y el gr. *kéle*, tumor). m. A., *Varikozele;* F., *varicocèle;* It. y P., *varicocele.* Tumor formado por una vena; varice en general. || Dilatación varicosa de las venas del cordón espermático. || **-ovárico** o **tubárico.** Dilatación de las venas del ligamento ancho. || **-sintomático.** Varicocele que indica la existencia de un tumor renal. || **-uteroovárico.** Estado de dilatación de las venas del plexo pampiniforme.

varicocelectomía (de *varicocele* y el gr. *ektomé*, resección). f. F., *excision d'une varicocèle.* Escisión de un varicocele con resección de una parte del escroto o sin ella.

varicografía (del lat. *varix, -icis*, varice, y el gr. *gráphein*, describir). f. F., *varicographie.* Radiografía de venas varicosas.

varicoide (del lat. *varix, -icis*, varice, y el gr. *eîdos*, aspecto). adj. F., *ressemblant à une varice.* Semejante a una varice.

varicónfalo (del lat. *varix, -icis*, varice, y el gr. *omphalós*, ombligo). m. F., *varice de l'ombilic.* Tumor varicoso del ombligo.

varicosclerosación. f. Tratamiento de las varices por medios esclerosantes.

varicosidad o **varicosis.** f. In., *varicosis.* Estado varicoso. || F., *varicosité.* VARICE.

varicotomía. f. VARICECTOMÍA.

varícula (del lat. *varicula*, dim. de *varix, -icis*, variz). f. F., *varicule, varicosité conjonctivale.* Varice pequeña, especialmente de la conjuntiva.

variedad (del lat. *varietas, -atis*). f. A., *Varietät, Abart;* F., *variété;* In., *variety;* It., *varietà;* P., *variedade.* Cualidad de variable. || Adaptación de un organismo o raza al medio ambiente. || Existencia de variaciones. || Categoría taxonómica imprecisa y de aceptación discutida en la actualidad, situada entre la especie (o subespecie) y la forma. || **-alternante.** Variabilidad en la que un carácter hereditario aparece y desaparece. || **-fluctuante.** Variabilidad en la que existe un tránsito continuo de un extremo a otro.

variola (del bajo lat. *variola*, viruela). f. VIRUELA. || **-inserta.** Viruela adquirida por inoculación. || **-minor.** ALASTRIM. || **-siliquosa.** Viruela en la que el contenido de las pústulas se resorbe, quedando éstas vacías. || **-vera.** VIRUELA.

Variolaria. Genero de liquenes. La especie *V. amara* tiene propiedades febrifugas y antihelmínticas.

variólico. adj. F., *variolique.* Relativo a la viruela; varioloso.

varioliforme. adj. F., *varioliforme.* Semejante a la viruela o a sus pústulas.

varioloide (del bajo lat. *variola*, viruela, y el gr. *eîdos*, aspecto). f. A., *Varioloid*, F., *varioloïde;* In., *varioloid;* It., *vaioloide*, P., *varioloíde.* Forma atenuada de viruela, en individuos inmunes o vacunados, en la que las vesículas se desecan sin supuración.

variolosis. f. Conjunto de afecciones, lesiones y complicaciones relativas a la viruela.

varioloso. adj. F., *varioleux.* Relativo a la viruela, de su naturaleza o afecto de ella. Ú.t.c.s.

variolovacuna. f. F., *variolo-vaccine.* Enfermedad producida en la ternera por la inoculación del virus de la viruela. || Vacuna obtenida por la inoculación de la viruela a la ternera.

variotina. f. Antifúngico de acción tópica o local.

varix. (lat.). f. VARICE.

variz. f. VARICE.

varo (del lat. *varus*). adj. Dirigido hacia dentro. V. GENU, PIE VARO.

Varolio (Puente de) (Constanzo *Varolio*, anatomista y cirujano italiano, 1542-1575). PROTUBERANCIA ANULAR.

varón (del germ. **baro*, hombre libre, apto para luchar). m. A., *Mann;* F., *mâle;* In., *male;* It., *viro;* P., *varão.* Ser humano del sexo masculino. || Hombre adulto.

vas (lat.). m. Vaso sanguíneo o linfático. || Canalículo o conducto. ||-**aberrans**. Nombre de varios divertículos de la cola del epidídimo. || Vaso anómalo. ||-**aberrans de Haller**. Uno de los divertículos de la cola del epidídimo, que sube a lo largo del cordón espermático. ||-**de Roth**. *Vas aberrans* abierto en la *rete testis*. ||-**deferens**. Conducto excretorio del testículo.

vasa. pl. de *vas*. ||-**aberrantia hepatis**. Conductos biliares cuya evolución se ha detenido en la superficie del hígado. ||-**brevia**. Pequeñas ramas de la arteria esplénica que van al estómago. ||-**propria de Jungbluth**. Vasos situados debajo del amnios del embrión primitivo. ||-**recta**. Túbulos rectos del testículo. ||-**serosa**. Vasos sanguíneos capilares. ||-**vasorum**. Pequeños vasos nutricios que se distribuyen por las paredes de las arterias y las venas. ||-**vorticosa**. Venas de la coroides en forma de estrella.

vasal. adj. Vascular.

vasalgia (de *vas* y el gr. *álgos*, dolor). f. F., *algie des vaisseaux*. Dolor de los vasos.

vascularidad. f. F., *vascularité*. Existencia anormal o patológica de vasos en una parte. || Disposición de los vasos.

vascularización. f. A., *Gefässbildung*; F., *vascularisation*; In., *vascularization*; It., *vascolarizzazione*; P., *vascularização*. Producción de vasos o aumento del número de éstos.

vasculatura. f. F., *vascularisation*. Disposición de los vasos en una parte.

vasculífero (del lat. *vasculum*, vaso pequeño. y *ferre*, llevar). adj. Que lleva o contiene vasos.

vasculitis (del lat. *vasculum*, vaso pequeño, y el suf. *-itis*). f. A., *Gefässentzündung*; F., *angéite*; In., *vasculitis*; It., *vasculite*; P., *vascularite*. Inflamación de un vaso o vasos; angitis.

vásculo (del lat. *vasculum*, vaso pequeño). m. F., *petit vaisseau*. Vaso pequeño.

vasculogénesis (del lat. *vasculum*, vaso pequeño, y el gr. *génnesis*, generación). f. F., *vascularisation*. Desarrollo del sistema vascular.

vasculomotor. adj. Vasomotor.

vasculonervioso. adj. Que contiene o está compuesto de vasos y nervios.

vasectomía (de *vas* y el gr. *ektomé*, escisión). f. A., *Vasektomie*; F., *vasectomie*; In., *vasectomy*; It. y P., *vasectomia*. Sección quirúrgica de un vaso, especialmente del vas deferens o conducto deferente. Sin.: Deferentectomía.

vaselina (del ingl. *vaseline*, nombre inventado en 1872 por el norteamericano Chesebrough, quien lo formó irregularmente a base del al. *wasser*, agua, y el gr. *élaion*, aceite). f. A., *Vaselin*; F. e In., *vaseline*; It. y P., *vaselina*. Sustancia sólida amarillenta o blanca untuosa, insoluble, fusible a 40°, mezcla de hidrocarburos de la serie metilénica, obtenidos por la destilación del petróleo. Se emplea como lubricante y como excipiente de pomadas de acción puramente local. Comolina, parafina blanda, petroleína. ||-**adusta saponificada**. Vaselina con el 1 % de estearato sódico y el 1 o 2 % de piroxilina; idéntica al naftalán. ||-**líquida**. Petrolado o parafina líquidos, aceite de vaselina; vaselina que conserva el estado líquido a la temperatura ordinaria.

vaselinoderma verrucosum. m. Dermatosis foliculopapulosa producida por el uso de vaselina impura.

vaselinol. m. Parafina líquida.

vaselinoma. m. Parafinoma.

vasicina. f. Alcaloide de una planta del Asia del Sur, *Adhatodo vasica*, que se ha empleado en las afecciones bronquiales.

vasifactivo. adj. Productor de vasos nuevos.

vasiforme. adj. F., *vasiforme*. En forma de vaso.

vasitis. f. F., *déférentite*. Inflamación del conducto deferente.

vaso (del lat. vulgar *vasum*). m. A., *Gefäss*; F., *vaisseau*; In., *vessel*; It. y P., *vaso*. Término general para los conductos por los que circulan los humores o líquidos del cuerpo, especialmente la sangre, linfa y quilo. ||-**absorbente**. Vaso linfático o quilífero del intestino. ||-**aferente**. Vaso que penetra en un órgano. ||-**arterial**. Arteria. ||-**arteriolar**. Arteria terminal provista de abundante tejido muscular liso, que actúa como regulador de la tensión arterial. ||-**capilar**. Capilar. ||-**colateral**. Vaso paralelo a otro vaso, nervio u órgano o que precisa para mantener la circulación colateral. ||-**de Jungbluth**. Vaso nutricio en el embrión debajo del amnios. ||-**eferente**. Vaso que sale de un órgano. ||-**hemorroidal**. Venas varicosas del recto. ||-**lácteo**. Vaso quilífero. ||-**linfático**. Vaso que se origina en la intimidad de los tejidos independientemente de los capilares sanguíneos y cuyo conjunto, con los nódulos del mismo nombre, forman el sistema linfático que transporta la linfa de todo el cuerpo a las venas subclavias. ||-**nutricio**. Vaso sanguíneo que irriga el interior de un hueso. ||-**quilífero**. Vaso linfático que transporta el quilo desde las vellosidades intestinales al conducto torácico. ||-**sanguíneo**. Vaso que transporta sangre; lo son las arterias, las venas y los capilares. ||-**venoso**. Vena.

vasocentesis (de *vaso* y el gr. *kéntesis*, punción). f. Punción del *vas deferens*.

vasoconstricción (de *vaso* y el lat. *constringere*, estrechar). f. A., *Gefässkontraktion*; F. e In., *vasoconstriction*; It., *vasocostrizione*; P., *vasoconstrição*. Disminución del calibre de los vasos por influencia nerviosa u otra.

vasoconstrictor. adj. F., *vasoconstricteur*. Causante de la constricción de los vasos. || m. Agente o fármaco con esta acción.

vasodepresión. f. Depresión o colapso de los vasos.

vasodilatación (de *vaso* y el lat. *dilatare*, dilatar). f. A., *Gefässerweiterung*; F. e In., *vasodilatation*; It., *vasodilatazione*; P., *vasodilatação*. Dilatación de los vasos.

vasodilatador. adj. F., *vasodilateur*. Que produce dilatación de los vasos. || m. Agente, nervio o fármaco que tienen esta acción.

vasoepididimostomía (de *vaso*, el gr. *epí*, sobre, *dídymos*, doble, y *stóma*, boca). f. F., *vaso-épididymostomie*. Anastomosis quirúrgica del *vas deferens* con el epidídimo.

vasofactivo o **vasoformativo** (de *vaso* y el lat. *facere*, hacer, o *formare*, formar). adj. Que promueve la formación de vasos nuevos; angiopoyético.

vasografía (de *vaso* y el gr. *gráphein*, describir). f. F., *vasographie*. Radiografía de los vasos sanguíneos después de la introducción de un medio de contraste.

vasohipertónico (de *vaso*, el gr. *hypér*, más, y *tónos*, tensión). adj. Vasoconstrictor.

vasohipotónico (de *vaso*, el gr. *hypó*, bajo, y *tónos*, tensión). adj. Vasodilatador.

vasoinhibidor (de *vaso* y el lat. *inhibere*, inhibir). adj. F., *vaso-inhibiteur*. Que inhibe la acción de los nervios vasomotores. || m. Agente o fármaco con esta acción.

vasoligadura. f. F., *ligature du canal déférent, opération de Steinach*. Ligadura de un vaso, del *vas deferens* especialmente.

vasomotilidad. f. F., *capacité de contraction ou dilatation d'un vaisseau*. Capacidad de los vasos para contraerse o dilatarse o facultad de producir acciones vasomotoras.

vasomotor. adj. Que produce los movimientos de contracción y dilatación de los vasos. || m. F., *vasomoteur*. Agente o nervio con esta acción.

vasoneurosis. f. Angioneurosis.

vasoorquidostomía. f. Vasoepididimostomía.

vasoparálisis o **vasoparesia**. f. Parálisis o paresia de los nervios vasomotores.

vasoplejía. f. Vasoparálisis.

vasopresina. f. A., *Vasopressin*; F., *vasopressine*; In., *vasopressin*; It. y P., *vasopressina*. Hormona del lóbulo posterior de la hipófisis, que estimula la contracción de las fibras musculares lisas de las arterias y de la musculatura intestinal, aumentando, por consiguiente, la presión sanguínea y la peristalsis. Posee también efectos antidiuréticos. V. Hormona antidiurética.

vasopuntura. f. VASOCENTESIS.
vasorrafia (de *vaso* y el gr. *rhaphé*, sutura). f. F., *vasorraphie*. ANGIORRAFIA. || Sutura terminoterminal del conducto deferente.
vasorreflejo. m. Reflejo vasomotor.
vasosección. f. F., *vasotomie*. Sección del conducto deferente.
vasosensorial. adj. Relativo a la sensibilidad de los vasos.
vasospasmo (de *vaso* y el gr. *spasmós*, contracción). m. Espasmo vascular.
vasospástico. adj. ANGIOSPÁSTICO.
vasotomía (de *vaso* y el gr. *tomé*, corte). f. A., *Samenleiterdurchschneidung*; F., *vasotomie*; In., *vasotomy*; It. y P., *vasotomia*. Incisión o sección de un vaso, especialmente del vaso deferente.
vasotónico (de *vaso* y el gr. *tónos*, tensión). adj. F., *vasotonique*. Que regula el tono o tensión de los vasos; angiotónico.
vasotripsia. f. ANGIOTRIPSIA.
vasotrófico (de *vaso* y el gr. *trophé*, nutrición). adj. In., *vasotrophic*. Que influye sobre los fenómenos de nutrición por los cambios vasculares.
vasovagal. adj. F., *se rapportant au système vasculaire et au nerf vague*. Relativo a los vasos y el vago o neumogástrico; dícese de un síndrome de Gowers.
vasovasostomía. f. F., *vaso-vasostomie*. Anastomosis quirúrgica entre dos porciones del conducto deferente.
vasovesiculectomía (de *vaso*, el lat. *vesicula*, dim. de *vesica*, vejiga, y el gr. *ektomé*, resección). f. F., *vasovésiculectomie*. Operación de escindir el conducto deferente y las vesículas seminales.
vasto (del lat. *vastus*). adj. F., *vaste*. Grande, extenso. || m. Músculo o parte de los músculos tríceps. V. TRÍCEPS y CUÁDRICEPS en MÚSCULOS (TABLA DE).
Vater (Ampolla de) (Abraham *Vater*, anatomista alemán, 1684-1751). V. AMPOLLA. || **-Pacini (Corpúsculos de).** CORPÚSCULOS DE PACINI.
vatio (de James *Watt*, ingeniero británico, 1738-1819). m. F., *watt*. Unidad de potencia eléctrica en el sistema basado en el metro, el kilogramo, el segundo y el amperio. Equivale a 1 julio/seg.
Vauban (Fortificación de) *(Vauban*, mariscal francés, 1633-1707).* TEICOPSIA.
Vaughan y Novy (Reacción de) (Victor *Vaughan*, patólogo norteamericano, 1851-1929, y Frederick *Novy*, bacteriólogo norteamericano del siglo XIX). V. REACCIÓN.
Vautrin (Operación de). V. OPERACIÓN.
VDRL (del ingl. *Venereal Disease Research Laboratory*). Sigla con que se conoce una prueba serológica de floculación aplicable al diagnóstico de la lúes. Se utiliza ampliamente como prueba de selección y no pone de manifiesto anticuerpos específicos.
Veau (Operaciones de) (Victor E. *Veau*, cirujano francés, 1871-1949). V. OPERACIÓN.
vección (del lat. *vectio, -onis*). f. F., *contagion*. Transmisión de los gérmenes de una enfermedad de un individuo infectado a otro sano; contagio. || **-circunferencial.** Transmisión indirecta o mediata. || **-radial.** Transmisión directa o inmediata.
ve   dia (lat.). f. Trastorno mental.
vec.ocardiograma (de *vector*, el gr. *kardía*, corazón, y *gramma*, lo grabado). m. F., *vectocardiogramme*. Denominación incorrecta del VECTORCARDIOGRAMA.
vector (del lat. *vector, -oris*, que conduce). adj. A., *Träger*; F., *vecteur*; In., *carrier*; It., *vettore*; P., *portador*. Portador, dicho especialmente del animal huésped que transporta el germen de una enfermedad. Ú.t.c.s.m. || Cantidad que comprende tanto la magnitud como la dirección, velocidad, fuerza, y que puede representarse por una línea recta de conveniente longitud y dirección. || **-biológico.** Vector en el que el germen vive una fase esencial en el ciclo de su vida. || **-mecánico** o **pasivo.** El que simplemente transporta el germen sin ninguna alteración.
vectorcardiograma. m. In., *vectorcardiogram*. Trazado o figura que representa la magnitud y dirección de las fuerzas eléctricas de las derivaciones tipos del electrocardiograma, obtenido con un osciógrafo de rayos catódicos.
vectorial. adj. F., *vectoriel*. Relativo a un vector.
Vedder (Signo de) (Edward B. *Vedder*, cirujano militar norteamericano, 1878-1952). V. SIGNO.
vegetación (del lat. *vegetatio, -onis*). f. A., *vegetation*, *Gewächs*; F., *végétation*; In., *vegetation*; It., *vegetazionie*; P., *vegetação*. Vida de una planta; conjunto de plantas. || Excrecencia carnosa en la superficie de los tegumentos o de las heridas, especialmente los papilomas benignos de los órganos genitales. Ú. m. en pl. || **-adenoide.** Masas de tejido linfoide en la nasofaringe, comunes en los niños linfáticos. || **-dendrítica.** Cáncer o neoplasia vellosa; vellosidades neoplásicas en la pleura y otras membranas serosas. || **-globulosa.** Trombos en forma de bola que nacen en las cavidades cardíacas. || **-palpebral.** GRANULACIÓN.
vegetalista. adj. Vegetariano, dicho especialmente del vegetariano puro que no admite otros alimentos que los exclusivamente vegetales. Ú.t.c.s.
vegetante. adj. Que produce vegetaciones o se cubre de ellas.
vegetarianismo o **vegetarismo.** m. F., *végétarisme*. Sistema de alimentación en el que se proscriben las carnes de toda especie. Es más o menos estricto, pues a veces se permiten en él alimentos de origen animal: leche, huevos, miel, etc.
vegetariano. Dícese de la persona que sigue este sistema de alimentación. Ú.t.c.s.
vegetariano (del fr. *végétarien*). adj. Relativo al vegetarianismo.
vegetativo. adj. F., *végétatif*. Que vegeta; dícese del sistema, aparato, órgano, etc., dotado de funciones comunes a los animales y plantas, o sean las de nutrición, desarrollo y reproducción.
vegetoálcali. m. ALCALOIDE.
vegetoanimal. adj. Que participa de la naturaleza de los animales y las plantas; compuesto de sustancias vegetales y animales.
vegetomineral. adj. Que contiene elementos vegetales y minerales.
vegetosis. f. Término general para los trastornos de las funciones vegetativas.
vehículo (del lat. *vehiculum*, de *vehere*, conducir, transportar). m. F., *véhicule*. Medio transmisor. || Excipiente, constituyente o menstruo que da forma a los medicamentos.
Veillonella. Género bacteriano situado en la parte 11 de la clasificación de Bergey (8.ª ed.). Comprende cocos gramnegativos, anaerobios, que tienen tendencia a disponerse en parejas. Son saprofitos habituales del aparato digestivo y boca del hombre y ciertos animales. Se les ha aislado formando parte de la flora causal de sinusitis, abscesos subcutáneos, endocarditis, sepsis, etc. La especie tipo es *V. parvula*.
vejez (de *viejo*). f. A., *Greisenalter*; F., *vieillesse*; In., *old age*; It., *vecchiezza*; P., *velhice*. Edad senil, senectud, período de la vida humana cuyo comienzo se fija comúnmente en los sesenta años, caracterizado por la declinación de todas las facultades.
vejiga (del lat. *vesica*). f. A., *Blase*; F., *vessie*; In., *bladder*; It., *vescica*; P., *bexiga*. Saco musculomembranoso situado en la pelvis, detrás del pubis y delante del recto, que sirve de reservorio para la orina, que fluye constantemente de los uréteres que a ella abocan en su parte posteroinferior. || Ampolla cutánea llena de líquido seroso. || **-automática.** Evacuación espontánea de la vejiga en las secciones transversales de la médula espinal. || **-biliar.** VESÍCULA BILIAR. || **-de columnas** o **fasciculada.** Vejiga en cuyo interior existen elevaciones o columnas subyacentes a la mucosa. || **-de la hiel.** VESÍCULA BILIAR. || **-espasmódica, hipertónica.** Estado de hiperactividad, con capacidad reducida, en el que la orina es expulsada involuntariamente porque el mecanismo muscular expulsor es estimulado a presiones menores que la normal. Es consecutivo a veces a la sección parcial de la médula. || **-irritable, nerviosa.** Estado de la vejiga caracteri-

zado por el deseo constante de orinar. ||**-saculada.** Vejiga con bolsas interiores entre las fibras musculares hipertrofiadas.||**-urinaria** o **de la orina.** VEJIGA, 1.ª acep.
vejigatorio (de *vejiga*). adj. Dícese de la sustancia, emplasto o agente que aplicados a la piel producen vesicación; vesicatorio, vesicante. Ú.t.c.s.m.
velamen (lat.). m. Membrana, velo, meninge. etc. || **-vulvae.** Delantal de las hotentotes.
velamentoso. adj. F., *vélamenteux.* Membranoso y pendiente como un velo; dícese principalmente de la inserción de los vasos umbilicales en las membranas de la placenta.
velar (del lat. *velaris*). adj. Relativo o perteneciente a un velo, especialmente al del paladar.
Veld (Úlcera del). ENFERMEDAD DE BARCOO.
velicación (del lat. *vellicatio, onis*). f. PUNCIÓN.
veliforme. adj. En forma de velo.
Vella (Fístula de) (Luigi *Vella,* fisiólogo italiano, 1825-1886). V. FÍSTULA.
vello (del lat. *villus*). m. A., *Wollhaar;* F., *duvet;* In., *lanugo;* It., *lanuggine;* P., *pélo.* Pelo suave, corto y fino del feto y de algunas partes del cuerpo; lanugo.
vellosidad. f. A., *Zotte;* F., *villosité;* In., *villus;* It., *villo;* P., *vellosidade.* Cualidad de velloso. || Eminencia blanda corta en una superficie y conjunto de las mismas, más o menos semejante al vello. ||**-intestinal.** Cada una de las eminencias blandas, pequeñas, flexibles y casi contiguas en la mucosa del intestino delgado, simples o compuestas, constituidas por el tejido propio de la mucosa, de la que son una prolongación. Su parte central está ocupada por uno o varios linfáticos quilíferos y tienen por función la absorción de las grasas y otros productos digestivos. ||**-placentaria** o **coriónica.** Vellosidades del corion que por su desarrollo y entrecruzamiento constituyen el tejido propio de la placenta. ||**-pleural.** Apéndices vellosos de la pleura cerca del seno costomediastínico. ||**-sinovial.** FRANJA SINOVIAL.
velloso (del lat. *villosus*). adj. F., *villeux.* Provisto de vello o de vellosidades.
velo (del lat. *velum*). m. A., *Schleier;* F., *voile;* In., *veil;* It., *velo;* P., *véu.* Parte u órgano en forma de velo.||**-de Baker.** Paladar artificial u obturador empleado en la fisura congénita del paladar.||**-del paladar** o **palatino.** Tabique musculomembranoso, móvil, cuadrilátero, cuyo lado superior está fijo en el borde posterior de la bóveda palatina, y el lado inferior, libre y péndulo sobre la base de la lengua, presenta en su parte media la úvula; los bordes laterales o pilares se continúan con la lengua y la faringe.||**-del pudor.** Delantal de las hotentotes.||**-medular anterior.** Lámina de sustancia nerviosa entre los pedúnculos cerebelosos superiores, que forma parte de la pared superior del ventrículo. ||**-medular posterior.** Pliegue membranoso gris unido al nódulo del vermis inferior, de borde anterior libre y borde posterior adherido al techo del IV ventrículo.
velocidad (del lat. *velocitas, -atis*). f. A., *Geschwindigkeit;* F., *vitesse;* In., *velocity;* It., *velocità;* P., *velocidade.* Tiempo en que se realiza un fenómeno. ||**-circulatoria.** Tiempo que emplea la sangre en dar una vuelta completa en el sistema circulatorio; en el hombre sería de 10 a 15 seg. ||**-de coagulación.** Tiempo de coagulación. ||**-de sedimentación de los glóbulos rojos.** REACCIÓN DE SEDIMENTACIÓN ERITROCÍTICA.
velosina o **vellosina.** f. Agente tóxico, cristalino, de la corteza de la especie *Geissospermum vellosii,* de acción fisiológica análoga a la de la brucina.
velosíntesis. f. ESTAFILORRAFIA.
Velpeau (Deformidad, hernia, vendaje de) (Alfred Armand *Velpeau,* cirujano francés, 1795-1867). Véanse estos términos.
Velu-Speder (Enfermedad de) (Henri *Velu,* veterinario francés, n. en 1887). V. ENFERMEDAD.
velum (lat.). m. VELO. ||**-interpositum.** Techo membranoso del III ventrículo.||**-pendulum palati.** Porción pendular del velo del paladar; úvula.

velvético (del In. *velvet,* terciopelo). adj. Parecido al terciopelo.
vena (del lat. *vena*). A., *Blutader;* F., *veine;* In., *vein;* It., *vena;* P., *veia.* Vaso sanguíneo que conduce la sangre desde los capilares al corazón. Su número es mayor que el de las arterias. Están formadas por tres túnicas: *interna* o *endotelial, media y externa,* compuesta de elementos elásticos, conjuntivos y musculares, pero menos desarrollados que en las arterias. En el interior de muchas venas hay unos repliegues o válvulas análogas a las sigmoideas de los orificios cardíacos, que impiden el retroceso de la sangre. Estos vasos se agrupan en tres sistemas: *pulmonar, general* y *de la vena porta.* Siguen, por lo común, especialmente las venas profundas, el trayecto de los vasos arteriales, de los que son satélites en número de dos para cada arteria, con algunas excepciones. ||**-ácigos mayor.** VENA ÁCIGOS. ||**-ácigos menor.** VENA HEMIÁCIGOS. ||**-advehente.** Venas fetales que transportan la sangre desde las venas umbilical y onfalomesentérica al hígado.||**-angular.** Porción de la vena facial correspondiente al ángulo interno del ojo. ||**-anónima.** VENA INNOMINADA. ||**-arciforme.** Serie de arcos en las bases de las pirámides renales formados por la reunión de las venas interlobulillares. ||**-arteriosa.** Vena pulmonar. || Vena porta. ||**-cardíacas mínimas.** Venillas que conducen la sangre de los tejidos del corazón a las aurículas y ventrículos. ||**-cardinal** o **de Cuvier.** Cada una de las cuatro venas principales del embrión primitivo. ||**-cerebral magna.** Vena de Galeno, formada por la reunión de dos venas cerebrales internas que se vacían en el seno recto. ||**-comitante.** VENA SATÉLITE. ||**-cordis minimae.** Venas cardíacas mínimas. ||**-de Breschet.** Venas del diploe. ||**-de Burow.** Vena formada por las dos venas epigástricas inferiores y otra procedente de la vejiga, que se une a la vena porta. ||**-de Cruveilhier.** VENA DE TROLARD. ||**-de Galeno.** Venas cerebrales profundas. || Vena cardíaca marginal derecha. ||**-de Henle.** Vena interventricular posterior. ||**-de Kohlrausch.** Venas superficiales del pene. ||**-de Krukenberg.** Vena en el centro del lobulillo hepático, origen de las venas suprahepáticas. ||**-de Labbé.** Vena que establece la comunicación entre los senos cavernosos laterales. ||**-de Retzius** o **de Ruysch.** Venas desde las paredes intestinales a las ramas de la vena porta. ||**-de Rosenthal.** Venas basilares del cerebro que se vacían en la vena cerebral magna. ||**-de Santorini.** VENA EMISARIA. ||**-de Sappey.** Venas paraumbilicales.||**-de Stensen.** Vena vorticosa de la capa superficial de la coroides. ||**-de Tebesio.** VENAS CARDÍACAS MÍNIMAS. ||**-de Trolard.** Vena anastomótica magna. ||**-de Vesalio.** Vena emisaria que pasa por el agujero de Vesalio. ||**-de Vieussens.** Venas coronarias superficiales del corazón. ||**-de Zuckerkandl.** Pequeño vaso por medio del cual comunican las venas etmoidales y de la nariz con las venas del cerebro. ||**-emisaria.** Vena que conecta los senos intracraneales con los exteriores. ||**-emulgente.** Terminación de la vena espermática izquierda en la vena izquierda. || Vena renal. ||**-estrellada.** Venas colectoras en la superficie del riñón, que se vacían en las venas interlobulillares o en las arciformes; estrellas de Verheyen. ||**-innominada.** Tronco venoso braquiocefálico. ||**-paraumbilical.** Venas portas accesorias, pequeñas venas que nacen alrededor del ombligo, siguen el ligamento redondo y se vacían en la vena porta o directamente en el hígado. ||**-preparata.** Vena frontal. ||**-revehente.** Venas fetales que llevan la sangre del hígado a la vena umbilical. ||**-satélite.** Vena que acompaña una arteria. ||**-torácica longitudinal derecha e izquierda.** Venas ácigos y hemiácigos, respectivamente. ||**-vorticosa.** Cada una de las cuatro venas que atraviesan la esclerótica y llevan la sangre de la coroides a una oftálmica superior.
venación. f. F., *disposition des veines dans une région.* Disposición o distribución de las venas en una parte.

TABLA ALFABÉTICA DE LAS VENAS PRINCIPALES *

Nombre	Caracteres generales	Origen	Trayecto y afluentes	Terminación

Ácigos *(Azygos).*
   Larga de 20 a 25 cm y diámetro que aumenta progresivamente; puede considerarse como la anastomosis entre ambas cavas.
      Lumbar ascendente derecha.
         Hacia el tórax hasta la altura del III espacio intercostal derecho, en donde forma un cayado sobre el bronquio derecho. Recibe las intercostales derechas, nueve o diez últimas, y las bronquiales derechas.
            Parte posterior de la cava superior.

Agujero oval (Del).
   Gruesa.
      Borde inferior del seno cavernoso.
         Hacia fuera; atraviesa el agujero oval.
            Plexo pterigoideo.

Anastomótica inferior *(Anastomotica inferior).*
      Unión entre la vena cerebral media superficial y el seno transverso.

Anastomótica superior *(Anastomotica superior).*
      Unión entre la vena cerebral media superficial y el seno longitudinal superior.

Angular *(Angularis).*
   Vena corta, situada en la comisura palpebral interna.
      Está formada por la unión de las venas supratrocleares o frontales y supraorbitarias.
         Se continúa con la vena facial.

Axilar *(Axillaris).*
   Voluminosa, única a cada lado.
      Reunión de las braquiales o de la basílica con la braquial medial.
         El de la arteria del mismo nombre; recibe las acromiotorácicas, circunflejas, humerales, subescapulares y torácicas laterales.
            Vena subclavia.

Basílica *(Basilica).*
   Superficial, en el lado interno del brazo.
      Unión de la mediana basílica y la mediana del codo.
         Hacia arriba, paralela al borde interno del bíceps; atraviesa la fascia en la parte media del brazo.
            En una braquial profunda o en la axilar.

Braquiocefálica *(Brachiocephalica).*
   En número de dos, derecha e izquierda, ésta más larga.
      Unión de la subclavia y la yugular interna, a nivel de la cara posterior de la articulación esternoclavicular.
         Hacia abajo y adentro. Recogen la sangre de los miembros superiores, cabeza, cuello, tórax y raquis.
            Forman por su fusión la vena cava superior.

Cardíacas accesorias. V. Cardíacas anteriores.

Cardíacas anteriores *(Cordis anteriores).*
   En número de tres o cuatro, pequeñas, entre las que descuella la de Galeno o marginal derecha.
      Pared del ventrículo derecho.
         Hacia arriba, cruzan perpendicularmente el surco auriculoventricular.
            Directamente en la aurícula por los *foramina* correspondientes.

Cava inferior o ascendente *(Cava inferior).*
   Gruesa, larga, tronco común de las venas de la porción subdiafragmática del cuerpo.
      Reunión de las venas ilíacas comunes a nivel del disco entre las vértebras Liv-v.
         Hacia arriba por el lado derecho del raquis, atraviesa el diafragma y se dirige oblicuamente hacia delante y adentro. Recibe las venas del abdomen y las genitales.
            Porción posteroinferior de la aurícula derecha.

Cava superior o **descendente** *(Cava superior).*
   Tronco venoso grueso, de 6 a 8 cm de longitud, en la parte superior derecha del mediastino anterior.
      Unión de las dos venas branquiocefálicas a nivel de la cara posterior de la I costilla derecha.
         Hacia abajo por el borde derecho del esternón. Recibe la vena ácigos.
            Parte superior y anterior de la aurícula derecha.

(*) En esta tabla sólo se incluyen las venas que por su importancia o independencia requieren una descripción especial y no las correspondientes a arterias o satélites de éstas, cuyos caracteres generales son análogos a los de las arterias homónimas.

Nombre	Caracteres generales	Origen	Trayecto y afluentes	Terminación

Cardíaca magna *(Cordis magna).*
 Compuesta de dos porciones: ascendente y transversal, esta última terminada por el gran seno coronario.
 Punta del corazón.
 Hacia arriba por el surco interventricular anterior y luego horizontalmente por el surco auriculoventricular izquierdo. Recibe distintas venillas del corazón, la vena marginal izquierda, la oblicua de Marshall y las venas ventriculares posteriores.
 En la aurícula, por debajo y por dentro de la cava inferior.

Cardíaca media *(Cordis media).*
 Punta del corazón.
 Surco interventricular posterior.
 Seno coronario.

Cardíaca menor *(Cordis parva).*
 Pequeña e inconstante.
 Borde derecho del corazón.
 Surco auriculoventricular.
 Seno coronario.

Cefálica *(Cephalica).*
 Superficial en el lado externo del brazo.
 Unión de la mediana cefálica y la cefálica accesoria.
 Hacia arriba, paralela al borde externo del bíceps y por el intersticio celuloso deltopectoral.
 Vena axilar, cerca de la terminación de ésta.

Cefálica del pulgar.
 Superficial del dorso de la mano.
 Colaterales del índice y el pulgar.
 Hacia arriba.
 Arco venoso dorsal y vena mediana del antebrazo.

Cerebelosas inferiores *(Cerebelli inferiores).*
 En la cara inferior del cerebelo.
 Capilares del cerebelo.
 Se dirigen hacia los senos occipital, sigmoideo y petroso superior.

Cerebelosas superiores *(Cerebelli superiores).*
 En la cara superior del cerebelo.
 Capilares del cerebelo.
 Se dirigen hacia los senos recto, transverso y petroso superior.

Cerebrales *(Venae cerebri).*
 Situadas en el espacio subaracnoideo.
 Se dirigen hacia los senos de la duramadre.

Cerebrales anteriores *(Cerebri anteriores).*
 Venas satélites de la arteria cerebral anterior.
 Se dirigen a la vena basal, donde desembocan.

Cerebrales inferiores *(Cerebri inferiores).*
 Proceden de las porciones inferiores del cerebro.
 Se dirigen a los senos transverso, petroso superior y cavernoso.

Cerebrales internas *(Cerebri internae).*
 En número de dos.
 Se originan en el agujero interventricular, por unión de las venas talamoestriadas y coroideas.
 Se dirigen hacia atrás por el interior de la tela coroidea del tercer ventrículo.
 Forman la vena cerebral magna.

Cerebral magna o de Galeno *(Cerebri magna).*
 Corto tronco medio.
 Unión de las dos venas cerebrales internas.
 Se incurva en torno de la rodilla del cuerpo calloso.
 Desemboca en el seno recto.

Cerebral media profunda *(Cerebri media profunda).*
 Vena satélite de la arteria cerebral media.
 Desemboca en la vena basal.

Cerebral media superficial *(Cerebri media superficialis).*
 Vena gruesa, en número de dos.
 Pasa por el surco lateral y recibe como afluentes a las venas anastomóticas superior e inferior.
 Termina en el seno cavernoso.

Nombre	Caracteres generales	Origen	Trayecto y afluentes	Terminación

Cerebrales superiores *(Cerebri superiores).*
    En número de 8 a 10 en cada lado, provienen de ambos hemisferios cerebrales.
        Se alojan entre la piamadre y la aracnoides.
            Desembocan en el seno longitudinal superior.

Coronaria magna. V. Cardíaca magna.
Coronaria menor. V. Cardíaca menor.
Dorsales del pene *(Dorsales penis).*
    Voluminosas, en número de dos, superficial y profunda.
        Tejidos del pene y cuerpos cavernosos.
            Dorso del pene.
                La superficial, en la femoral; la profunda, en el plexo venoso prostático, entre el pubis y la próstata.

Espermática. V. Testicular.
Espinales *(Spinales).*
    Longitudinales, divididas en anteriores y posteriores; son plexiformes y se unen entre sí por anastomosis transversales.
        Médula y meninges.
            Desde el agujero occipital hasta la base del cóccix.
                En las vertebrales intercostales, lumbares y sacras laterales.

Esplénica *(Lienalis).*
    Gruesa, casi rectilínea, impar.
        Capilares del bazo.
            Desde la cara interna del bazo por el borde superior del páncreas. Recibe venas gástricas, pancreáticas y la mesentérica inferior.
                Forman con la mesentérica superior el tronco de la vena porta.

Facial *(Facialis).*
    Superficial de la cara; denominada *preparata* en la frente, *angular* en el ángulo interno del ojo y *facial* en el resto de la cara.
        Venas anteriores del cráneo o frontales.
            Hacia abajo, ángulo interno del ojo, surco del ala de la nariz, borde anterior del masetero y cuello. Recibe venas frontales, nasales, labiales, alveolares, suborbitales, palatinas, etc.
                Yugular interna y a veces yugular externa.

Femoral *(Femoralis).*
    Continuación de la poplítea, sigue el curso de la arteria femoral y, a nivel del ligamento inguinal, termina en la vena ilíaca externa.

Frontales. V. Supratrocleares.
Hemiácigos *(Hemiazygos).*
    Menos voluminosa que su homónima.
        Lumbar ascendente izquierda.
            Hacia el tórax por la parte lateral izquierda de la columna vertebral. Recibe las intercostales izquierdas inferiores y bronquiales izquierdas.
                Por un cayado, en la ácigos.

Hemorroidales. V. Rectales.
Hepáticas *(Vv. hepaticae).*
        Venas cortas internas del hígado.
Hepáticas derechas *(Vv. hepaticae dextrae).*
        Venas procedentes del lóbulo hepático derecho.
Hepáticas medias *(Vv. hepaticae mediae).*
        Venas procedentes del lóbulo caudado del hígado.
Hepáticas izquierdas *(Vv. hepaticae sinistrae).*
        Venas procedentes del lóbulo izquierdo del hígado.
Ilíaca común o **primitiva** *(Iliaca communis).*
    En número de dos, derecha e izquierda.
        Unión de las ilíacas interna y externa a nivel de la sindesmosis sacroilíaca.
            Hacia arriba y adentro; la ilíaca izquierda recibe la sacra media.
                Por su unión forman la cava inferior.

Ilíaca externa *(Iliaca externa).*
    Voluminosa, única a cada lado.
        Femoral en el anillo femoral.
            Hacia arriba, atrás y adentro por el estrecho superior de la pelvis. Recibe la circunfleja ilíaca superficial y la epigástrica superficial.
                Se une con la ilíaca interna para formar la ilíaca común.

Nombre	Caracteres generales	Origen	Trayecto y afluentes	Terminación

Ilíaca interna *(Iliaca interna).*
   Corta y voluminosa, única a cada lado.
      Reunión de venas pélvicas y del periné en la parte superior de la escotadura ciática mayor.
         Hacia la sindesmosis sacroilíaca. Recibe todas las venas de la pelvis.
            Forma con la ilíaca externa la ilíaca común.

Innominada. V. Braquiocefálica.

Intercostales *(Intercostales).*
      En número de doce a cada lado, correspondientes a las arterias del mismo nombre.
         Las superiores de cada lado forman dos troncos comunes, derecho e izquierdo.
         Espacios intercostales. Los troncos comunes, hacia abajo y adentro.
            El tronco derecho, en la cava, subclavia o braquiocefálica; el tronco izquierdo, en la ácigos o hemiácigos; las intercostales inferiores derechas, en la ácigos; las izquierdas, en la hemiácigos.

Interventricular posterior. V. Cardíaca media.

Intrarraquídeas. V. Espinales.

Linguales *(Lingualis).*
   Numerosas, divididas en superiores o dorsales, profundas y sublinguales o raninas.
      Redes capilares de la lengua.
         Hacia el borde posterior del músculo hiogloso, en donde forman un tronco común que a veces recibe la vena tiroidea superior.
            Yugular interna.

Lumbares *(Lumbales).*
   En número de tres o cuatro a cada lado, análogas a las intercostales.
      Músculos y tegumentos de la pared abdominal.
         Hacia la columna vertebral. Reciben venas dorsospinales.
            Cava inferior.

Mastoidea.
   Vena emisaria.
      Porción descendente del seno sigmoideo.
         Atraviesa el agujero mastoideo y se dirige a la región de la nuca.
            Cervical profunda.

Maxilar *(Maxillaris).*
   Voluminosa, a veces múltiple y plexiforme.
      Plexos venosos pterigoideo y alveolar, formados por las ramas correspondientes a las ramas de la arteria maxilar.
         Rodea el cuello del cóndilo de la mandíbula.
            Se une con la temporal superficial y retromandibular para formar la yugular externa.

Mediana del antebrazo *(Mediana antebrachii).*
   Superficial en la cara anterior del antebrazo.
      Cefálica del pulgar y arco dorsal de la mano.
         Borde externo de la muñeca, hacia el codo por la cara anterior del antebrazo. Recibe afluentes de la cara palmar de la mano y anterior del antebrazo.
            En dos ramas divergentes: interna, *mediana basílica,* y externa, *mediana cefálica.*

Mesentérica inferior o menor *(Mesenterica inferior).*
   Impar, en forma de arco.
      Rectales superiores.
         Desde el recto a la cara posterior de la cabeza del páncreas. Recibe las venas cólicas izquierdas.
            Contribuye a formar el tronco de la vena porta, tras su desembocadura en la esplénica.

Mesentérica superior o mayor *(Mesenterica superior).*
   Impar, en forma de arco.
      Borde posterior del mesenterio.
         Desde la terminación del intestino delgado a la cabeza del páncreas. Recibe las venas cólicas derechas y las del intestino delgado.
            Contribuye a formar el tronco de la vena porta.

Oblicua del atrio izquierdo o de Marshall *(Obliqua atrii sinistri).*
   Vestigio de la cava superior izquierda del embrión.
      Aurícula izquierda.
         Hacia abajo y adentro.
            En el seno coronario.

Nombre	Caracteres generales	Origen	Trayecto y afluentes	Terminación

Oftálmicas *(Ophtalmicae).*
   En número de dos, superior e inferior.
      Ángulo mayor del ojo para la superior, y suelo de la órbita para la inferior.
         Hacia la hendidura esfenoidal. Reciben las venas etmoidales, vorticosas, lagrimales y musculares.
            Seno cavernoso.

Poplítea *(Poplitea).*
   Formada por la unión de las tibiales anterior y posterior.
            Femoral.

Porta *(Portae).*
   Sistema especial venoso, constituido por ramas de origen, tronco y ramos terminales.
      Unión de la esplénica y la mesentérica superior a nivel de la cabeza del páncreas.
         Desde la cabeza del páncreas al hilio del hígado. Recibe las venas del estómago y de la vesícula biliar.
            En el hígado por dos ramas, derecha e izquierda, que se distribuyen a modo de arterias.

Portas accesorias.
   Grupos de pequeñas venas que se ramifican en el interior del hígado.
      Estómago, epiplón, vesícula biliar, diafragma, vena porta, pared anterior del abdomen.
         Por los ligamentos suspensorios.
            Hígado.

Preparata. V. Facial.

Pudendas *(Pudendas).*
   Conducen la sangre venosa del periné y genitales.
      Plexo prostático.
         El de las arterias del mismo nombre.
            Reciben sangre de las perineales profundas y rectales inferiores. Con la ilíaca interna forman la ilíaca común.

Pulmonares *(Pulmonales).*
   En número de cuatro, dos a cada lado, voluminosas y cortas; sin válvulas.
      Redes capilares de los lobulillos pulmonares y últimas ramificaciones bronquiales.
         Desde el hilio del pulmón se dirigen transversalmente de fuera adentro.
            En la aurícula izquierda, porción superior.

Rectales *(Rectales).*
   Numerosas, en forma de plexo alrededor del recto, divididas en tres series: superiores, medias e inferiores.
      Tejidos del recto y anastomosis con venas próximas.
         Forma un plexo alrededor del recto.
            Las superiores en la mesentérica inferior, las medias en la ilíaca interna, las inferiores en las pudendas internas.

Renales *(Renis).*
   En número de dos, una a cada lado, cortas y voluminosas.
      Capilares del riñón.
         Desde el hilio del riñón hacia dentro y arriba por delante de las arterias homónimas. Reciben las venas de las cápsulas y adiposas.
            Cava inferior.

Safena menor o externa *(Saphena parva).*
   Superficial y subfascial, provista de válvulas.
      Venas del dorso del pie.
         Por detrás del maléolo externo, borde externo del tendón de Aquiles, surco intergemelar hasta el hueco poplíteo. Recibe las venas de los tegumentos posteriores y externos de la pierna.
            Vena poplítea.

Safena magna o interna *(Saphena magna).*
   Larga, superficial, provista de válvulas.
      Venas del dorso del pie.
         Por delante del maléolo interno, cara interna de la pierna, rodilla y anterointerna del muslo hasta cerca del ligamento inguinal, en donde forma un cayado que perfora la fascia. Recibe las venas subcutáneas del miembro inferior, pudendas externas y subcutáneas abdominales.
            Vena femoral.

Salvatela *(Salvatella).*
   En la superficie del dorso de la mano.
      Colateral interna del dedo meñique.
         Hacia arriba.
            Arco venoso dorsal y vena basílica.

Nombre	Caracteres generales	Origen	Trayecto y afluentes	Terminación

Subclavia *(Subclavia).*
    Voluminosa, única a cada lado.
        Continuación de la vena axilar.
            Hacia la articulación esternoclavicular. Recibe las intercostales superiores, la yugular externa y la yugular anterior.
                En el tronco braquiocefálico, al que forma por su unión con la yugular interna.

Supraorbitaria *(Supraorbitalis).*
        Procede de la parte lateral de la frente.
            Se dirige hacia abajo y se une a la vena frontal.
                Forma la vena angular.

Supratrocleares *(Supratrochleares).*
        Proceden de la parte medial de la frente.
            Se dirigen hacia abajo y se unen con las venas supraorbitarias a nivel de la raíz nasal.
                Forman las venas angulares.

Temporal superficial *(Temporalis superficialis).*
    Satélite de la arteria temporal superficial.
        Venas tegumentarias laterales del cráneo.
            Hacia abajo, hacia el cuello del cóndilo de la mandíbula. Recibe venillas faciales, auriculares, palpebrales, etc.
                Se reúne con la maxilar para formar la yugular externa.

Testicular *(Testicularis).*
    Numerosas; se distinguen dos grupos, anterior y posterior.
        Plexo venoso del testículo y epidídimo.
            Siguen el conducto deferente hasta el interior del abdomen.
                Las del grupo posterior, en las venas epigástricas inferiores; las del grupo anterior forman en la fosa ilíaca el plexo pampiniforme, del que salen dos venas testiculares que terminan, la derecha, en la vena cava inferior y la izquierda, en la vena renal.

Tiroideas *(Thyroideae).*
    Numerosas, dispuestas en tres grupos: superiores, medias e inferiores.
        Redes capilares del tiroides.
            Las superiores y medias hacia arriba, las inferiores hacia abajo, forman un plexo delante de la tráquea, del que salen dos troncos, derecho e izquierdo.
                Las superiores y medias, en la yugular interna; las inferiores, el tronco derecho, en la cava superior, y el izquierdo, en la braquiocefálica correspondiente.

Troncos venosos braquiocefálicos. V. Braquiocefálica.

Umbilical *(Umbilicalis).*
    Vena importante en el feto, que después del nacimiento se oblitera y se convierte por último en *ligamento redondo del hígado.*
        Raíces venosas de la cara libre de la placenta.
            Por el cordón umbilical penetra en el abdomen del feto hasta la cara superior del hígado. Recibe la vena de Burow.
                Se divide en dos ramas, una que va a la vena porta y otra a la vena cava inferior.

Uterinas *(Uterinae).*
    Corresponden a las testiculares del hombre.
        Útero, trompas, ovario, ligamentos anchos.
            Suben desde el ligamento ancho, forman un plexo venoso uterino y se reúnen en dos troncos, derecho e izquierdo.
                La derecha en la cava inferior; la izquierda en la vena renal.

Uteroováricas. V. Uterinas.

Vertebral *(Vertebralis).*
    En número de dos, a veces múltiples; por sus adherencias con el periostio y fascias permanecen abiertas a la sección.
        Ramas entre el occipital y el atlas.
            Hacia abajo, por los agujeros, de las apófisis transversas hasta la C$_{VI}$ o C$_{VII}$, en donde se dirigen hacia delante. Reciben anastomosis de las venas cervicales profundas.
                Cara posterior de la vena branquiocefálica.

Nombre	Caracteres generales	Origen	Trayecto y afluentes	Terminación
Yugular anterior *(Jugularis anterior)*.	En número de dos, más o menos voluminosas, según el tamaño de la yugular externa.			
		Venillas cutáneas y musculares de la región suprahioidea.		
			Hacia abajo, hasta la horquilla esternal, en donde atraviesa las fascias y recibe diversas venas de la región.	
				Subclavia.
Yugular externa *(Jugularis externa)*.	Superficial en las partes laterales del cuello; posee dos válvulas insuficientes.			
		Unión de la temporal superficial con la maxilar en el cuello del cóndilo mandibular.		
			Hacia abajo, hasta la clavícula, en donde perfora las fascias superficial y cervical media. Recibe venas occipitales, auriculares y suprascapulares.	
				Subclavia.
Yugular interna *(Jugularis interna)*.	Voluminosa, profunda, en las partes laterales del cuello; posee válvulas en su desembocadura.			
		Seno sigmoide en el agujero yugular.		
			Hacia abajo y adelante hasta la articulación esternoclavicular. Recibe el seno petroso inferior, venas lingual, facial, faríngea y tiroideas superior y media.	
				Se une con la subclavia para formar la vena braquiocefálica.

venda. (del germ. *binda*). f. A., *Binde;* F., *bande;* In., *bandage;* It., *benda;* P., *venda*. Tira o cinta de lienzo o gasa, de longitud diversa, con la que se envuelve o sujeta una parte. ||-**de Esmarch**. Venda de tejido elástico de 5 cm de ancho que se arrolla alrededor de un miembro a partir del extremo de éste para rechazar la sangre del mismo y practicar una operación sin pérdida hemática; dicha venda se fija por medio de un tubo de goma adecuado para tal objeto y que va anexo a la misma. ||-**de Larrey**. Venda formada por varias tiras paralelas con los extremos unidos entre sí. ||-**de Martin**. Venda de goma para la compresión de las venas varicosas de las piernas. ||-**de Tuffnell**. Vendas de gasa impregnadas de clara de huevo y harina. ||-**elástica**. Venda de goma que se emplea para ejercer una compresión continua sobre una parte.

vendaje. m. A., *Verband;* F. e In., *bandage;* It., *bendatura;* P., *vendagem*. Cura, apósito o aparato ligado o sostenido con vendas. || Aplicación de esta cura. || Venda. ||-**abdominal**. Faja para sostener el vientre en el embarazo, después de una operación o en las personas obesas. ||-**almidonado, dextrinado, enyesado, gelatinado, silicatado**. Vendaje inamovible cuya inmovilidad se obtiene por la impregnación de las vendas y otros materiales con una de las sustancias indicadas, en solución o desleídas, que luego se solidifican. ||-**amovible**. Vendaje hecho con piezas secas que pueden quitarse fácilmente. ||-**amovoinamovible**. VENDAJE DE SEUTIN. ||-**circular**. Vendaje en el que cada vuelta de vendaje se aplica sobre la anterior sin inversos. ||-**compresivo**. Vendaje en espiral para ejercer una compresión metódica en una parte. ||-**contentivo**. Vendaje simple para sostener las piezas de una cura o apósito. ||-**crucial**. VENDAJE EN T. ||-**de Allen y Kock**. Vendaje compresivo que tiene una capa de 15 cm de algodón o celulosa, que comprimida con vendas de gasa reduce su volumen a la mitad, muy usado en quemaduras y como tratamiento inicial de fracturas. ||-**de Barton**. Vendaje en 8 doble para la fractura del maxilar inferior. ||-**de Borsch**. Vendaje ocular doble. ||-**de cuerpo**. Vendaje simple para sostener una cura o un tópico en una parte del tronco. ||-**de Desault**. Vendaje para la fractura de la clavícula, cuyas vueltas de venda comprenden el tronco y el brazo correspondiente al hueso lesionado y dejan libres el antebrazo y la mano, pero sostenidos por la muñeca. ||-**de Fricke**. Forma de vendaje suspensorio para las afecciones del testículo y epidídimo. ||-**de Galeno**. Venda ancha y corta, dividida cada extremo en tres cabos; la parte llena se aplica sobre la cabeza de modo que cuelguen lateralmente los extremos, cuyos cabos se anudan: los centrales, debajo de la barba; los anteriores, en el occipucio, y los posteriores, en la frente. ||-**de Garetson, de Hamilton**. Formas de vendaje para las fracturas del maxilar inferior. ||-**de Heliodoro**. VENDAJE EN T. ||-**de Hennequin**. Forma de vendaje enyesado para las fracturas de la diáfisis del húmero. ||-**de Hipócrates**. CAPELINA. ||-**de Hueter**. Vendaje en espiga para el perineo. ||-**de Kiwisch**. Forma de vendaje en 8 para ambas mamas, con objeto de sostenerlas y comprimirlas. ||-**de los pobres**. VENDAJE DE GALENO. ||-**de Maisonneuve**. Vendaje de lienzos enyesados sujetados por vendas. ||-**de Ribble**. Espiga del tobillo. ||-**de Richet**. Vendaje confeccionado con yeso, al que se ha añadido un poco de gelatina. ||-**de Seutin**. Vendaje inamovible almidonado o dextrinado para las fracturas de un miembro y que permite el examen de éste sin alterar la disposición de las piezas del vendaje, por sección longitudinal del mismo, una vez solidificado, y conservación de la concha bivalva que resulta. ||-**de Theden**. Vendaje espiral o circular compresivo, aplicado de abajo arriba para cohibir una hemorragia. ||-**de Velpeau**. Vendaje para la fractura de la clavícula, en el que la extremidad correspondiente a la clavícula lesionada queda sujeta por completo al tronco, de modo que la mano del lado enfermo se apoya sobre el hombro sano. ||-**en doladera**. Vendaje espiral, *dolabra currens*, en el que cada vuelta cubre las dos terceras partes de la precedente. ||-**en espiga**. Vendaje cuyas vueltas regulares forman una V o espiga, para las articulaciones de los miembros. ||-**en ocho**. Vendaje en el cual las vueltas de la venda se entrecruzan en figura de 8; se aplica con preferencia en las articulaciones. ||-**en T o triangular**. Vendaje que consiste en dos vendas de longitud variable, una de las cuales va cosida a la otra en ángulo recto; puede ser *simple* o *doble*, según haya una o dos tiras más cortas perpendiculares, y *perforado* cuando la tira perpendicular más ancha tiene orificios. ||-**espiral**. Vendaje compresivo o contentivo para los miembros, en que cada vuelta de venda se superpone parcialmente a la anterior formando una espiral ascendente regular mediante el artificio deno-

minado *inverso*. || **-inmóvil** o **inamovible**. El que fija permanentemente las partes en una envoltura de una sola pieza, que se confecciona comúnmente con yeso. ||**-oblicuo.** Vendaje espiral sin inversos. ||**-protectivo.** El que tiene por objeto cubrir una parte sana o enferma para protegerla de una acción nociva ||**-recurrente.** Vendaje en forma de capelina que se aplica a los muñones de amputación. ||**-suspensorio.** Vendaje sostenedor del escroto o de la mama.
venectasia. f. FLEBECTASIA.
venenación. f. ENVENENAMIENTO.
venenífero (del lat. *venenifer, -eri*; de *venenum*, veneno, y *ferre*, llevar). adj. F., *vénénifère*. Que lleva o contiene veneno; venenoso.
venenífico (del lat. *venenum*, veneno, y *facere*, hacer). adj. Productor de venenos.
veneno (del lat. *venenum*). m. A., *Gift;* F. e In., *poison;* It., *veleno;* P., *veneno*. Término general para las sustancias que, aplicadas o introducidas en el organismo, producen en éste alteraciones graves o la muerte; tóxico, tósigo. ||**-acre** o **irritante.** El que produce irritación o inflamación, como los ácidos minerales, cáusticos, sales, cantáridas, fósforo. etc. ||**-acronarcótico.** VENENO NARCOTICOACRE. ||**-cáustico.** Veneno irritante que cauteriza las primeras vías de contacto. ||**-celular.** Citolisina, citotoxina. ||**-convulsionante.** El que produce convulsiones, como la estricnina. ||**-corrosivo.** VENENO CÁUSTICO. ||**-de contacto.** El que actúa al entrar en contacto con la piel, como el DDT. ||**-de las arañas.** PONZOÑA. ||**-de las serpientes.** PONZOÑA. ||**-endógeno.** Veneno formado en el organismo, productor de autointoxicaciones. ||**-estupefaciente.** El que produce estupor, como la hiosciamina. ||**-exógeno.** El procedente del exterior del organismo. ||**-hemotrópico.** Veneno que tiene una afinidad especial por los glóbulos rojos de la sangre. ||**-hipostenizante** o **sedante.** El que disminuye directamente las facultades vitales, como el ácido cianhídrico, sulfuro de hidrógeno, etc. ||**-microbiano.** TOXINA. ||**-muscular.** El que dificulta o impide la función de los músculos. || Albúmina tóxica formada durante la acción muscular. ||**-narcótico.** El que origina sueño y estupor sin provocar lesiones en el aparato digestivo, como el opio, beleño, etc. ||**-narcoticoacre.** Veneno con propiedades irritantes o cáusticas y perturbadoras del sistema nervioso, como la digital, belladona, cicuta, etc. ||**-orgánico.** El procedente de los reinos animal o vegetal. ||**-séptico** o **pútrido.** Sustancia séptica, toxina.
venenosalival. adj. De saliva ponzoñosa.
venenosidad. f. Cualidad de venenoso.
venenoso (del lat. *venenosus*). adj. A., *giftig;* F., *véneneux;* In., *venenous;* It., *velenoso;* P., *venenoso*. Que incluye veneno; tóxico.
venepunción o **venepuntura.** f. Punción de una vena.
venéreo (del lat. *venereus*). adj. F., *vénérien*. Relativo al acto sexual o producido por él. || m. Enfermedad venérea.
venereofobia (de *venéreo* y el gr. *phóbos*, temor). f. Temor morboso a las enfermedades venéreas.
venereología (de *venéreo* y el gr. *lógos*, tratado). f. F., *vénéréologie*. Suma de conocimientos relativos a las enfermedades específicas transmisibles por el acto sexual; cipridología.
venesección (de *vena* y el lat. *sectio, -onis*, corte). f. Sección de una vena para la sangría; flebotomía.
venilla. f. Vena pequeña; vénula.
veniplexo. m. Plexo venoso.
venipuntura (de *vena* y el lat. *punctura*, punción). f. F., *ponction d'une veine*. Punción quirúrgica de una vena.
venisutura. f. Sutura de una vena; fleborrafia.
venoauricular (de *vena* y el lat. *auricula*, dim. de *auris*, oreja). adj. Relativo a las venas cavas y a la aurícula.
venoclisis (de *vena* y el gr. *klýsis*, inyección). f. A., *Veneninfusion;* F., *venoclyse;* In., *venoclysis;* It., *fleboclisi;* P., *venóclise*. Inyección de líquidos en una vena.

venofibrosis. f. Fibrosis de las venas.
venografía. f. FLEBOGRAFÍA.
venoma. m. Dilatación circunscrita y localizada de una vena, de etiología desconocida; suele localizarse en las grandes venas del cuello.
venomotor. adj. Que produce constricción o dilatación de las venas.
venoperitoneostomía (de *vena*, el gr. *periteínein*, extender alrededor, y *stóma*, boca). f. F., *operation de Ruotte*. Anastomosis de la vena safena con el peritoneo para el drenaje permanente de la ascitis; operación de Ruotte.
venosclerosis (de *vena*, el gr. *sklerós*, duro, y el suf. *-osis*). f. Esclerosis de las venas, fleboesclerosis.
venosidad. f. Carácter de venoso. || Distribución de las venas en una parte. || Exceso de sangre en las venas.
venostasis (de *vena* y el gr. *stásis*, inmovilidad). f. F., *stase veineuse*. Estasis venosa, especialmente la provocada por la compresión de las venas en las cuatro extremidades.
venovenostomía. f. F., *anastomose d'une veine dans une veine*. Anastomosis de una vena con otra.
ventana (del lat. *ventus*, viento). f. A., *Fenster;* F., *fenêtre;* In., *window;* It., *finestra;* P., *janela*. Abertura en una pared, órgano, vendaje, etc. ||**-nasal.** Abertura anterior de una fosa nasal. ||**-oval** o **vestibular.** Abertura oval de la pared interna del tímpano, que comunica con el vestíbulo. ||**-redonda** o **coclear.** Abertura redonda en la pared interna del tímpano, que comunica con el caracol.
venter (lat.). m. Vientre o estómago. || Cavidad en general. ||**-frontalis.** Músculo frontal. ||**-imus.** ABDOMEN. ||**-medius.** Cavidad torácica. ||**-occipitalis.** Músculo occipital. ||**-propendens.** Abdomen péndulo. ||**-supremus.** Cavidad craneal.
ventilación (del lat. *ventilatio, -onis*). f. A., *Fächeln;* F. e In., *ventilation;* It., *ventilazione;* P., *ventilação*. Sustitución del aire viciado de un recinto con el aire puro del exterior. Puede ser natural o artificial, constante o intermitente. ||**-pulmonar.** Provisión fisiológica de oxígeno a través de los pulmones.
ventilador (del lat. *ventilator*). m. A., *Ventilator;* F., *ventilateur;* In., *ventilator;* It., *ventilatore;* P., *ventilador*. Aparato o dispositivo empleado para renovar el aire en los recintos cerrados. || RESPIRADOR.
ventosa (del lat. *ventosa*). f. A., *Saugnapf;* F. e In., *ventouse;* It. y P., *ventosa*. Campana o vaso de vidrio en el que enrarece el aire al aplicarlo sobre los tegumentos, para obtener un efecto de succión. || Órgano en forma de disco de ciertos animales, que les sirve de medio de fijación o de succión. ||**-de Junod.** BOTA DE JUNOD. ||**-escarificada.** La que se aplica, previa escarificación de la piel, para producir una sangría local abundante. ||**-húmeda.** VENTOSA ESCARIFICADA. ||**-obstétrica.** VACUOEXTRACTOR. ||**-seca.** La que se aplica sobre la piel intacta con objeto de atraer la sangre hacia la superficie.
ventosidad (del lat. *ventositas, -atis*). f. Flatulencia; gases intestinales.
ventricornu. m. Cuerno anterior de la sustancia gris medular.
ventricular. adj. F., *ventriculaire*. Relativo o perteneciente a un ventrículo.
ventriculitis (de *ventrículo* y el suf. *-itis*). f. F., *ventriculite*. Inflamación de un ventrículo, cerebral o cardíaco especialmente.
ventrículo (del lat. *ventriculus*). m. A., *Ventrikel, Hohlraum,* F., *ventricule;* In., *ventricle;* It., *ventricolo;* P., *ventrículo*. Vientre o cavidad pequeña. || ESTÓMAGO. ||**-aórtico.** Ventrículo izquierdo del corazón. ||**-cuarto.** Ventrículo cerebeloso, espacio comprendido entre el cerebelo, el bulbo y el puente, de forma romboidal, en comunicación con el ependimo y con el ventrículo III por medio del acueducto de Silvio. La pared inferior o suelo está formada por el bulbo, y en ella están diseminados los núcleos de origen de los nervios craneales y la pared superior por el velo medular anterior y una parte de la cara inferior

del cerebelo. ||-**de Arancio**. Fosita en la punta del *calamus scriptorius*, en el suelo del IV ventrículo, que continúa con el conducto central de la médula. ||-**de Duncan.** VENTRÍCULO QUINTO. ||-**de Galeno.** Sáculo laríngeo. ||-**de Krause**. Expansión sacciforme del conducto central de la médula en el cono terminal. ||-**de Morgagni**. VENTRÍCULO LARÍNGEO. ||-**de Vieussens.** VENTRÍCULO QUINTO. ||-**del cerebro**. Cada uno de los ventrículos laterales, medio, IV y V del encéfalo. ||-**del corazón**. Cada una de las dos cavidades inferiores, derecha e izquierda, del corazón, que reciben la sangre de las aurículas y la envían por la arteria pulmonar a los pulmones y por la aorta a todo el organismo. ||-**laríngeo**. Espacio entre las cuerdas falsas y verdaderas. ||-**lateral**. Cada una de las dos cavidades en los hemisferios cerebrales que representan la cavidad de la vesícula cerebral primitiva, de forma irregular, curva, y que comprenden en su concavidad los pedúnculos cerebrales los cuerpos optostriados. Se extienden desde el lóbulo frontal hasta cerca del surco lateral; comunican con el ventrículo medio por los agujeros de Monro. ||-**medio**. Tercer ventrículo, cavidad en forma de embudo situada entre ambos hemisferios, cuya base está formada por la tela coroidea y la bóveda de tres pilares y cuyo vértice corresponde al tallo pituitario. ||-**pineal**. Cavidad del cuerpo pineal. ||-**primero** y **segundo**. Ventrículos laterales. ||-**quinto** o **de Silvio**. Espacio estrecho entre las capas del septum lucidum. ||-**sexto** o **de Verga**. Espacio accidental entre el cuerpo calloso y el fórnix o trígono. ||-**tercero**. VENTRÍCULO MEDIO. ||-**terminal**. VENTRÍCULO DE KRAUSE.

ventriculoauriculostomía (de *ventrículo*, el lat. *auricula*, dim. de *auris*, oreja, y el gr. *stóma*, boca). f. F., *ventriculo-auriculostomie*. Creación quirúrgica de una comunicación entre los ventrículos cerebrales y la aurícula, por medio de una sonda, en la hidrocefalia interna.

ventriculocisternostomía (de *ventrículo*, el lat. *cisterna*, cisterna, y el gr. *stóma*, boca). f. F., *ventriculocisternostomie*. Establecimiento quirúrgico de una comunicación entre el III ventrículo y la cisterna interpeduncular, en la hidrocefalia interna.

ventriculocordectomía (del lat. *ventriculus*, ventrículo, *chordé*, cuerda, y el gr. *ektomé*, resección). f. F., *ventriculo-cordectomie*. Operación de Ch. Jackson; escisión de parte de los ventrícolos y cuerdas vocales en las estenosis laríngeas.

ventriculografía (de *ventrículo* y el gr. *gráphein*, describir). f. A., *Ventrikulographie*; F., *ventriculographie*; In., *ventriculography*; It., y P., *ventriculografia*. Encefalografía, radiografía del cerebro después de la inyección de aire en los ventrículos cerebrales; método usado por Dandy para el diagnóstico de los tumores cerebrales.

ventriculograma. f. F., *ventriculogramme*. Complejo ventricular; porción del electrocardiograma relativa a los ventrículos. || Radiograma de los ventrículos cerebrales.

ventriculometría (de *ventrículo* y el gr. *métron*, medida). f. F., *ventriculométrie*. Medición de la presión intraventricular o intracraneal.

ventriculonector. m. FASCÍCULO DE HIS o auriculoventricular.

ventriculopuntura (de *ventrículo* y el lat. *punctura*, punción). f. F., *ponction d'un ventricule*. Punción de los ventrículos laterales del cerebro.

ventriculoscopia (de *ventrículo* y el gr. *skopeîn*, observar). f. F., *ventriculoscopie*. Endoscopia de los ventrículos cerebrales.

ventriculostomía (de *ventrículo* y el gr. *stóma*, boca). f. F., *ventriculostomie*. Establecimiento de una comunicación entre el III ventrículo y la cisterna interpeduncular subyacente, en el tratamiento de la hidrocefalia interna.

ventriculus (lat.: pequeño vientre). m. VENTRÍCULO. ||-**bilocularis**. Estómago en reloj de arena. ||-**cordis dexter, sinister**. Ventrículos del corazón, derecho e izquierdo, respectivamente. ||-**opticus**. Cavidad de la vesícula óptica embrionaria en comunicación con el diencéfalo.

ventricumbente (del lat. *venter, -tris*, vientre, y *recumbens, -entis*, p. a. de *recumbere*, recostarse). adj. En decúbito ventral o prono.

ventrifijación. f. Sutura de una víscera a la pared abdominal.

ventriflexión. f. Flexión hacia o por el vientre.

ventrocistorrafia (del lat. *venter, -tris*, vientre, el gr. *kýstis*, vejiga, y *rhaphé*, costura). f. Sutura de un quiste o de la vejiga a la pared del abdomen. Sin.: Marsupialización.

ventrodorsal. adj. Relativo a las superficies ventral y dorsal.

ventrohisteropexia (del lat. *venter, -tris*, vientre, el gr. *hystéra*, matriz, y *pêxis*, fijación). f. Histeropexia abdominal.

ventroinguinal. adj. Relativo al abdomen y a la región inguinal.

ventrolateral (del lat. *venter, -tris*, vientre, y *latus, -eris*, costado). adj. Ventral y lateral al mismo tiempo.

ventroptosis (del lat. *venter, -tris*, vientre, y el gr. *ptôsis*, caída). f. F., *gastroptose*. Gastroptosis o enteroptosis.

ventroscopia (del lat. *venter, -tris*, vientre, y el gr. *skopeîn*, observar). f. Endoscopia abdominal, abdominoscopia, peritoneoscopia.

ventrosuspensión. f. F., *ventrofixation*. Fijación quirúrgica de un órgano, o parte del mismo, a la pared abdominal Sin.: Ventrifijación. ||-**del útero**. Histeropexia abdominal o laparohisteropexia.

ventrotomía (de *venter, -tris*, vientre y el gr. *skopeîn*, observar). f. Laparotomía, celiotomía.

ventrovesicofijación (del lat. *venter, -tris*, vientre, *vesica*, vejiga, y *fixus*, p. p. de *figere*, fijar). f. Fijación del útero a la vejiga y la pared abdominal.

vénula (dim. de *vena*). f. Vena diminuta o raicilla venosa.

Venus. f. Relación sexual o coito. V. COLLAR, MONTE DE VENUS.

Veraguth (Pliegue de) (Otto *Veraguth*, neurólogo suizo, 1870-1940). V. PLIEGUE.

veratralbina. f. Alcaloide de la especie *Veratrum album*.

veratridina. f. Veratrina amorfa.

veratrina. f. A., *Veratrin*; F., *vératrine*; In., *veratrine*; It. y P., *veratrina*. Alcaloide tóxico de las semillas de cebadilla y de eléboro, en forma de polvo blanco cristalino, acre e inodoro. Es irritante, emético y estornutatorio violento; depresor de la circulación, respiración y temperatura. Se emplea generalmente al exterior como contrairritante en la neuralgia y el reumatismo. Cevadina, sabadillina.

veratrismo. m. Intoxicación por la cebadilla o la veratrina.

veratroidina. f. Base cristalizable de las especies *Veratrum album* y *V. viride*, estimulante nervioso e inhibidor cardíaco.

veratrol. m. Principio oleoso derivado del ácido verátrico. Se emplea al exterior para disminuir la temperatura, como el guayacol, pero es mucho más cáustico que éste.

Veratrum. Género de plantas de la familia de las colquicáceas o liliáceas, entre cuyas especies se encuentran el eléboro, *Veratrum album*, y la cebadilla. ||-**viride**. Eléboro verde de la América del Norte, cuyas raíces son sedantes y depresivas. Se emplea en la neumonía, pleuresía e hipertrofia cardíaca, para disminuir la presión sanguínea.

verbal (del lat. *verbalis*). adj. F., *verbal*. Compuesto de palabras o que afecta al lenguaje.

verbasco (del lat. *verbascum*). m. Gordolobo; planta escrofulariácea, *Verbascum thapsus*; emoliente. Con sus hojas se sofistican a veces las de la digital.

verbascosa. f. Azúcar extraído de las raíces del gordolobo o *Verbascum thapsus*.

Verbena. Género de plantas verbenáceas. La especie *V. officinalis* es astringente, vulneraria y an-

tiespasmódica. Se ha usado en el tratamiento de la epilepsia.
verbigeración (del lat. *verbigeratum*, supino de *verbigerare*, charlar). f. A., *Verbigeration*; F., *verbigération*; In., *verbigeration*; It., *verbigerazione*; P., *verbigeração*. Repetición insana de palabras y frases sin significación.
verbomanía (del lat. *verbum*, palabra, y de *manía*). f. LOGOMANÍA.
verborrea (del lat. *verbum*, palabra, y el gr. *rheîn*, fluir). f. LOGORREA.
Verco (Signo de) (Joseph *Verco*, médico inglés, 1851-1933). V. SIGNO.
verde (del lat. *viridis*). adj. A., *grün*; F., *vert*; In., *green*; It. y P., *verde*. De color de hierba; cuarto color del espectro solar. Ú.t.c.s. || No maduro ni seco. || Materia colorante verde. ||**-brillante.** Materia colorante verde del grupo diaminotrifenilmetano. Se usa como indicador y, por sus propiedades bactericidas, en solución al 1 % en el tratamiento de las heridas y epidermitis cutáneas. ||**-de Brunswick.** Subcarbonato de cobre. ||**-de Hoffman.** Colorante de la cromatina, heptametilrosanilina. ||**-de la bilis.** BILIVERDINA. ||**-de París.** Sal doble de acetato de cobre y metarsenito de cobre. ||**-de Scheele.** Colorante de arseniato de cobre. ||**-de Schweinfurt.** VERDE DE PARÍS. ||**-Inglés.** Arseniato de cobre. ||**-malaquita.** Colorante básico de tetraetildiaminotrifenilmetano, verde brillante, de poderosas propiedades bacteriostáticas. ||**-metilo pironina.** COLORANTE DE UNNA-PAPPENHEIM. ||**-Victoria.** Colorante, cloruro de metildiaminoclorfenilcarbinol.
verdete. m. CARDENILLO.
verga (del lat. *virga*). f. A., *Rute*; F., *verge*; In., *penis*; It. y P., *verga*. Miembro viril, pene. ||**-palmeada.** Deformidad del miembro viril en la cual aparece soldado al escroto por una banda cutánea.
Verga (Canal, ventrículo de) (Andrea *Verga*, anatomista y psiquiatra italiano, 1811-1895). V. CANAL, VENTRÍCULO SEXTO.
vergens (lat.). Lo que se vuelve o inclina a alguna parte. ||**-deorsum, sursum.** Inclinación hacia abajo o arriba, respectivamente, de un eje visual en el estrabismo.
Verheyen (Estrellas de) (Philippe *Verheyen*, anatomista flamenco, 1648-1710). V. ESTRELLA.
Vermale (Operación de) (Raymond de *Vermale*, cirujano francés del siglo XVIII). V. OPERACIÓN.
verme (del lat. *vermis*, gusano). m. Gusano intestinal.
vermiano. adj. F., *vermien*. Relativo al vermis del cerebelo.
vermicida (del lat. *vermis*, gusano, y *caedere*, matar). adj. A., *wurmmittel*; F. e In., *vermicide*; It. y P., *vermicida*. Destructor de gusanos intestinales; antihelmíntico. Ú.t.c.s.m.
vermicular (del lat. *vermiculus*, gusanillo). adj. F., *vermiculaire*. En forma de gusano o relativo a los gusanos. || V. MOVIMIENTO VERMICULAR.
vermiculoso. adj. F., *vermiculaire*. Semejante a un gusano. || F., *vermineux*. Infestado con gusanos.
vermifobia (del lat. *vermis*, gusano, y el gr. *phóbos*, temor). f. HELMINTOFOBIA.
vermiforme (del lat. *vermis*, gusano, y de *forma*). adj. A., *wurmartig*; F., It. y P., *vermiforme*; In., *vermiform*. En forma de gusano; vermicular. V. APÉNDICE VERMIFORME.
vermífugo (del lat. *vermis*, gusano, y *fugare*, ahuyentar). adj. Que tiene la propiedad de expulsar los gusanos intestinales; antihelmíntico. || m. A., *Wurmmittel*; F. e In., *vermifuge*; It., *vermifugo*; P., *vermífugo*. Agente o droga que tiene esta acción, como el musgo de Córcega, la kamala, el kouso, el helecho, el semencontra, el quenopodio, el granado, etc.
verminación o **verminosis.** f. Infestación con gusanos.
verminoso (del lat. *verminosus*, de *vermis*, gusano). adj. Producido por gusanos o relativo a ellos.
vermis (lat.). m. F., *vermis*. GUSANO. || Lóbulo medio del cerebelo entre ambos hemisferios o lóbulos laterales. ||**-inferior.** Porción inferior del vermis, que comprende de abajo arriba los lobulillos *nódulo, úvula, pirámide, tuber* y *declive*. ||**-superior.** Porción superior del vermis, que comprende de arriba abajo los lobulillos *língula, central* y *culmen.*
vérmix (contracción de *vermiformis* y *appendix*). m. Apéndice cecal.
vermografía (del lat. *vermis*, gusano, y el gr. *gráphein*, describir). f. Radiografía del apéndice vermiforme.
vermoide (del lat. *vermis*, gusano, y el gr. *eîdos*, aspecto). adj. En forma de gusano.
vermut (del al. *Wermuth*, ajenjo). m. Vino blanco en el que se han hecho macerar sustancias amargas y aromáticas; aperitivo.
Verner-Morrison (Síndrome de) (John V. *Verner*, médico estadounidense, n. en 1927). V. SÍNDROME.
Vernes (Reacción de) (Arthur *Vernes*, médico francés, n. en 1879). V. REACCIÓN.
Vernet (Síndrome de) (Maurice *Vernet*, neurólogo francés, n. en 1887). V. SÍNDROME.
Verneuil (Conducto, neuroma, operación de) (Aristide August S. *Verneuil*, cirujano francés, 1823-1895). Véanse estos términos.
vérnix (lat.). f. Barniz. ||**-caseosa.** Unto sebáceo de la piel del feto.
vernonina. f. Glucósido tóxico de la planta africana *Vernonia nigritiana*, de efectos análogos a los de la digital, pero menos activos.
Veronica. Género de plantas escrofulariáceas. La especie oficinal *V. officinalis*, té de Europa, tiene propiedades béquicas y diuréticas.
verruca (lat.). f. VERRUGA. ||**-carnea, mollis.** Verruga blanda, carnosa. ||**-plantaris.** Papiloma de la planta del pie.
verruciforme (del lat. *verruca*, verruga, y de *forma*). adj. F., *verruciforme*. En forma de verruga.
verrucosis. f. Estado caracterizado por la formación de verrugas múltiples.
verruga (del lat. *verruca*). f. A., *Warze*; F., *verrue*; In., *wart*; It., *verruca*; P., *verruga*. Excrecencia cutánea, única o múltiple, de forma y tamaño variables, constituida por la hipertrofia de las papilas. La común o vulgar, que aparece con gran frecuencia en las manos en la infancia y adolescencia, es debida a un virus filtrable y desaparece a veces espontáneamente. ||**-acuminada.** Condiloma o verruga venérea; elevación puntiaguda múltiple, rojiza, sobre los genitales o el ano, húmeda generalmente; se denomina también *coliflor*. Algunas veces es de origen venéreo. ||**-anatómica.** TUBÉRCULO ANATÓMICO. ||**-digitada.** Verruga plana con excrecencias semejantes a dedos que nacen de la misma. ||**-fugaz.** Forma de verruga no persistente que se observa en las manos de los jovenes. ||**-molusciforme.** CONDILOMA. ||**-necrogénica.** TUBÉRCULO ANATÓMICO. ||**-peruana.** Período crónico de la fiebre de Oroya o enfermedad de Carrión, enfermedad infecciosa endémica en el Perú, caracterizado por la erupción en la cara y extremidades de tumores verrugosos que sangran. ||**-plana juvenil.** Pequeñas eminencias planas, lisas, en la cara, cuello y dorso de las manos en los jóvenes. ||**-plantar.** Papilomas benignos, víricos, que aparecen en las zonas de máxima presión de la planta del pie. ||**-post mortem.** TUBÉRCULO ANATÓMICO. ||**-seborreica** o **senil.** Variedad de verruga plana, frecuente en los ancianos, cubierta de una capa de materia sebácea negruzca. ||**-telangiectásica.** ANGIOQUERATOMA. ||**-tuberculosa.** Variedad de tuberculosis cutánea caracterizada por la presencia de placas con eminencias papilomatosas en el dorso de las manos, rodeadas de una zona eritematosa. ||**-venérea.** VERRUGA ACUMINADA.
versicolor (del lat. *versicolor*, de varios colores). adj. F., *versicolore*. Que cambia o varía de color.
versión (del lat. *versio, -onis*). f. A., *Wendung*; F. e In., *version*; It., *versione*; P., *versão*. Operación manual que consiste en variar la presentación del feto por otra más conveniente. || Desviación hacia delante, atrás o a los lados de la posición de un órgano. V. AN-

TEVERSIÓN, RETROVERSIÓN. ‖-**abdominal.** Versión practicada por maniobras externas a través del vientre.‖-**anopélvica.** Acción sobre la pelvis del feto por medio de un dedo introducido en el recto de la madre. ‖-**bipolar.** La que se practica accionando sobre ambos polos del feto. ‖-**cefálica.** Versión que tiene por objeto llevar la cabeza fetal al estrecho superior. Suele practicarse especialmente por maniobras externas durante el embarazo en las presentaciones de tronco. ‖-**combinada.** Versión por maniobras externas e internas a la vez. ‖-**de Hicks.** Versión podálica mixta en la placenta previa. ‖-**de Potter.** Versión podálica como práctica sistemática, cuando el cuello esta completamente dilatado. ‖-**espontánea.** Cambio de presentación del feto por la sola fuerza de las contracciones uterinas. ‖-**externa** o **por maniobras externas.** Versión por manipulaciones exteriores, que se practica durante el embarazo, indicada en los casos de posición transversal del feto para llevar la cabeza al estrecho superior de la pelvis, siendo condición indispensable que el útero no se contraiga. ‖-**interna** o **por maniobras internas.** Versión durante el parto con la mano dentro del útero, indicada en la presentación de tronco o siempre que convenga terminar rápidamente el parto. ‖-**mixta.** Versión por maniobras externas e internas combinadas. ‖-**podálica.** Versión interna para llevar los pies fetales al estrecho inferior de la pelvis.
vértebra (del lat. *vertebra*). f. A., *Wirbel;* F., *vertèbre;* In. e It., *vertebra;* P., *vértebra.* Cada uno de los veinticuatro huesos cortos que, enlazados entre sí, forman la columna vertebral. V. HUESOS (TABLA DE). ‖-**abdominal.** VÉRTEBRA LUMBAR. ‖-**basilar.** Última vértebra lumbar. ‖-**cardíaca.** Cada una de las vértebras torácicas que corresponden a la proyección del corazón sobre la columna vertebral: V, aórtica; VI, basal o media; VII, ventricular y VIII, de la punta. ‖-**caudal.** Vértebra rudimentaria fusionada del cóccix. ‖-**cefálica** o **craneal.** Cada uno de los cuatro segmentos craneales que se consideran vértebras modificadas: posterior u *occipital*, media o *esfenoparietal*, anterior o *esfenofrontal* y *etmoidonasal.* ‖-**cervical.** Cada una de las siete vértebras del cuello. ‖-**de Welker.** Primera vértebra fusionada del sacro. ‖-**dentada.** AXIS. ‖-**dorsal.** VÉRTEBRA TORÁCICA. ‖-**esternal.** ESTERNEBRA. ‖-**falsa.** Cada uno de los segmentos del sacro o cóccix. ‖-**lumbar.** Cada una de las cinco vértebras entre las torácicas y el sacro. ‖-**magna.** SACRO. ‖-**prominente.** Séptima vértebra cervical. ‖-**tipo.** Forma ideal de vértebra, de la que la vértebra común o verdadera es sólo una porción o residuo: consiste en un cuerpo central, continuado por detrás por el *arco neural* formado por dos láminas, *neurapófisis*, que se reúnen para constituir la apófisis espinosa o *neurospina*, circunscribiendo el agujero *neural* o *vertebral*, que contiene la médula y lleva a los lados las apófisis articulares o *cigapófisis.* Por delante del cuerpo central hay otro arco, *arco hemal*, que circunscribe el agujero *hemal* o *visceral* y contiene las vísceras; tiene a los lados las apófisis transversas o *diapófisis*, a las que siguen las costillas o *pleurapófisis*, convergentes por delante en el esternón o *hemaspina.* ‖-**torácica.** Cada una de las doce vértebras, en conexión con las costillas, que contribuyen a formar la pared posterior del tórax. ‖-**tricúspide.** Sexta vértebra cervical de los cuadrúpedos. ‖-**verdadera.** Vértebra independiente, no fusionada, cervical, torácica o lumbar.
vertebrado (del lat. *vertebratus*). adj. F., *vertébré.* Provisto de columna vertebral o de vértebras. ‖ m. Individuo perteneciente al tipo o grupo de animales que tienen columna vertebral, que comprende los mamíferos, aves, reptiles, anfibios y peces.
vertebralitis. f. ESPONDILITIS.
vertebrario. m. Columna vertebral.
vertebrectomía (de *vértebra* y, el gr. *ektomé*, resección). f. F., *vertébrectomie.* Escisión de una vértebra.
vertebroarterial. adj. Relativo a la arteria vertebral.

vertebrocondral (de *vértebra* y el gr. *chóndros*, cartílago). adj. Relativo a una vértebra y un cartílago costal.
vertebrocostal (de *vértebra* y el lat. *costa*, costilla). adj. F., *costo-vertébral.* Relativo a una vértebra y una costilla.
vertebrodídimo (de *vértebra* y el gr. *dídymos*, doble, gemelo). adj. F., *spondylodidyme, vertébrodidyme.* Dícese del monstruo fetal doble fusionado por las vértebras. Ú.t.c.s.m.
vertebroilíaco (de *vértebra* y el lat. *ilia*, bajo vientre). adj. Relativo a las vértebras y el hueso ilíaco.
vertebrosacro. adj. F., *sacro-vertébral.* Relativo a las vértebras y el sacro.
vertebrosternal (de *vértebra* y el gr. *stérnon*, pecho). adj. F., *sterno-vertébral.* Relativo a las vértebras y el esternón.
vértex (lat.). m. Vértice, de la cabeza especialmente. ‖-**cordis, vesicae.** Punta o vértice del corazón, de la vejiga.
vertical (del lat. *verticalis*). adj. F., *vertical.* Relativo a un vértice. ‖ Perpendicular al horizonte.
vértice (del lat. *vertex, -icis*). m. A., *Scheitel;* F. e In., *vertex;* It., *vertice;* P., *vértice.* Cúspide; extremo en punta de un cono, pirámide o ángulo. ‖-**apendicocecal.** Ángulo entre el apéndice vermiforme y el ciego. ‖-**de la cabeza.** Parte más elevada de la cabeza. ‖-**del pulmón.** Extremo superior del pulmón.
verticilado. adj. F., *verticillé.* En forma de verticilo.
Verticillium. Género de hongos del orden moniliales *(Moniliales).* Incluye especies patógenas para las plantas. Ocasionalmente ha sido aislado en pacientes con micetoma pulmonar.
verticilo (del lat. *verticillus*). m. F., *verticille.* Conjunto de prolongaciones, tentáculos, pelos, etc., partidos de un tallo o eje en un mismo plano.
verticomentoniano. adj. Relativo al vértice de la cabeza y al mentón.
vertiginoso (del lat. *vertiginosus*). adj. Relativo al vértigo o afecto de él.
vértigo (del lat. *vertigo, -inis*, de *vertere*, girar, dar vueltas). m. A., *Schwindel;* F., *vertige;* In., *vertigo;* It., *vertigine;* P., *vertigem.* Alteración del sentido del equilibrio, caracterizada por una sensación de inestabilidad y de movimiento aparente rotatorio del cuerpo o de los objetos presentes. ‖-**a crapula.** Vértigo consecutivo a una indigestión por comida copiosa. ‖-**ab aure laeso, ab stomacho laeso.** Vértigos debidos a una afección del oído o del estómago, respectivamente. ‖-**ab inedia.** Vértigo dependiente de la vacuidad del estómago. ‖-**angiopático.** El debido a la esclerosis de las arterias cerebrales o bulbares. ‖-**apoplético.** Escotodinia; vértigo con oscurecimiento de la visión y desfallecimiento. ‖-**auricular.** VÉRTIGO DE MÉNIÈRE. ‖-**caduco.** Vértigo en el que se produce la caída del individuo que lo sufre. ‖-**cardíaco, cardiovascular.** El debido a una afección crónica esclerótica del corazón y de los vasos. ‖-**cerebral.** El debido a una afección del cerebro. ‖-**de los fumadores.** Vértigo de los adultos debido al exceso de tabaco. ‖-**de Ménière.** Vértigo auricular caracterizado por un acceso brusco de sordera, vértigo y zumbidos de oídos, que desaparece al poco rato, persistiendo los trastornos auditivos. Es debido generalmente a un exceso de tensión del líquido laberíntico. ‖-**epiléptico.** Forma frustrada de epilepsia, que consiste en un desvanecimiento brusco y rápido, precedido de vértigo violento. ‖-**esencial.** Vértigo de causa ignorada. ‖-**gástrico.** El debido a una afección del estómago ‖-**histérico.** Forma asociada con síntomas histéricos. ‖-**horizontal.** Vértigo que se produce en la posición echada. ‖-**intestinal.** El producido por presión de gases o excrementos en los últimos tramos del intestino, que se cree debido a la compresión del plexo hemorroidal del simpático. ‖-**laberíntico.** Forma asociada o dependiente de una afección del laberinto acústico. ‖-**laríngeo.** Espasmo de la glotis con vértigo y pérdida del conocimiento en ocasiones, que se observa algunas veces en el período preatáxico de la

tabes. ‖ **-lateral.** Vértigo producido por el paso rápido de una serie de objetos iguales, empalizada, verja, etc. ‖ **-litémico.** El asociado con gota o litemia. ‖ **-mecánico.** Vértigo debido al movimiento o vibración continuados del cuerpo. ‖ **-mental.** Estado morboso de ansiedad y angustia con sensación de desfallecimiento y temblor, sin sensaciones vertiginosas propiamente dichas. ‖ **-neurasténico.** Forma de vértigo subjetivo asociada con neurastenia. ‖ **-objetivo.** Forma en la cual los objetos vistos por el paciente parecen dotados de movimiento rotatorio. ‖ **-ocular.** Variedad debida a una afección de los ojos, especialmente a la parálisis o falta de equilibrio de los músculos oculares. ‖ **-orgánico.** El debido a una lesión cerebral manifiesta. ‖ **-otopático.** Vértigo debido a una afección del oído. ‖ **-paralizante.** ENFERMEDAD DE GERLIER. ‖ **-periférico.** Vértigo debido a la irritación de alguna parte distante del encéfalo. ‖ **-ptósico.** VÉRTIGO PARALIZANTE. ‖ **-rotatorio.** Aquel en el que el paciente experimenta una sensación definida de rotación. ‖ **-subjetivo.** Variedad en la que el enfermo siente que gira su cabeza o cuerpo. ‖ **-tenebroso.** VÉRTIGO APOPLÉTICO. ‖ **-tóxico.** Vértigo debido a una intoxicación, exógena o endógena. ‖ **-vertical.** Aquel en el que el paciente experimenta una sensación de desplazarse de arriba abajo o viceversa, generalmente por causa laberíntica. ‖ **-voltaico.** Forma de vértigo auricular determinado por el paso de una corriente galvánica por las apófisis mastoides, en el que el paciente inclina la cabeza hacia el polo positivo en cuanto se establece el circuito.

vertigofobia (de *vértigo* y el gr. *phóbos*, temor). f. Temor morboso al vértigo; vértigo mental.

vertigrafía. f. RADIOGRAFÍA SECCIONAL.

veru montanum (lat.). m. COLÍCULO SEMINAL.

verumontanitis. f. Inflamación del verumontánum.

vesaliano. m. Nombre de algunos huesos sesamoideos: uno en el borde externo del pie entre el cuboides y el V metatarsiano y otro en el tendon de origen de los gemelos.

Vesalio (Agujero, ligamento, venas de) (André *Wesal* o *Vesalius*, celebérrimo anatomista y médico belga [1514-1564], que escribió una gran obra de anatomía titulada *De corporis humani fabrica*, en siete libros). Véanse estos términos.

vesania (del lat. *vesania*). f. Término anticuado que designaba la enfermedad mental.

vesica (lat.). f. VEJIGA. ‖ **-fellea.** Vesícula biliar. ‖ **-urinalis, urinaria.** Vejiga de la orina.

vesicación. f. A., *Blasenziehen*; F. e In., *vesication*; It., *vescicazione*; P., *vesicação*. Acción y efecto de las sustancias vesicantes.

vesicante (del lat. *vesicans, -antis*, p. a. de *vesicare*, levantar ampollas). adj. F., *vésicant*. Que produce ampollas en la piel; vejigatorio. ‖ m. Agente o fármaco con esta acción.

vesicatorio. adj. Vejigatorio, vesicante.

vesicoabdominal. adj. Relativo a la vejiga y el abdomen.

vesicocele (de *vesica* y el gr. *kéle*, hernia). m. A., *Vesikozele*; F., *cystocèle*; In. y P., *vesicocele*; It., *cistocele*. Hernia de la vejiga o que contiene la vejiga; cistocele.

vesicocervical (del lat. *vesica*, vejiga, y *cervix, -icis*, cuello). adj. F., *vésico-cervical*. Relativo a la vejiga y el cuello uterino.

vesicoclisis (del lat. *vesica*, vejiga, y el gr. *klýsis*, inyección). f. F., *vésicoclyse*. Inyección de un líquido en la vejiga; cistoclisis.

vesicointestinal (del lat. *vesica*, vejiga, e *intestinum*, intestino). adj. F., *vésico-intestinal*. Relativo a la vejiga y el intestino.

vesicoperineal (del lat. *vesica*, vejiga, y el gr. *perínaios*, perineo). adj. F., *vésico-périnéal*. Relativo a la vejiga y el perineo.

vesicoprostático (del lat. *vesica*, vejiga, y el gr. *prostátes*, que está delante). adj. F., *vésico-prostatique*. Relativo a la vejiga y la próstata.

vesicopúbico (del lat. *vesica*, vejiga, y *pubes*, pubis). adj. Relativo a la vejiga y el pubis.

vesicopústula (del lat. *vesica*, vejiga, y *pustula*, pústula, de *pus, puris*, pus). f. Vesícula que se transforma en pústula.

vesicorrectal (del lat. *vesica*, vejiga, y *rectus*, el recto). adj. F., *vésico-rectal*. Relativo a la vejiga y el recto.

vesicorrenal (del lat. *vesica*, vejiga, y *renes, -um*, riñones). adj. F., *vésico-rénal*. Relativo a la vejiga y el riñón.

vesicosigmoideo (del lat. *vesica*, vejiga, el gr. *sigma*, sigma, y *eidos*, aspecto). adj. F., *vésico-sigmoïdien*. Relativo a la vejiga y la S ilíaca.

vesicosigmoidostomía (del lat. *vesica*, vejiga, de *sigmoide* y el gr. *stóma*, boca, abertura). f. F., *vésico-sigmoïdostomie*. Anastomosis quirúrgica entre la vejiga y la S ilíaca.

vesicospinal (del lat. *vesica*, vejiga, y *spina*, espina dorsal). adj. Relativo a la vejiga y la columna vertebral.

vesicotomía (del lat. *vesica*, vejiga, y el gr. *tomé*, corte). f. CISTOTOMÍA.

vesicoumbilical (del lat. *vesica*, vejiga, y *umbilicus*, ombligo). adj. Relativo a la vejiga y el ombligo.

vesicoureteral. adj. F., *vésico-urétéral*. Relativo a la vejiga y el uréter.

vesicouretral (del lat. *vesica*, vejiga, y el gr. *ourétér*, ureter). adj. F., *vésico-urétral*. Relativo a la vejiga y la uretra.

vesicouterino (del lat. *vesica*, vejiga, y *uterus*, útero). adj. F., *vésico-utérin*. Relativo o perteneciente a la vejiga y el útero.

vesicouterovaginal (de *vesicouterino* y el lat. *vagina*, vagina). adj. F., *vésico-utéro-vaginal*. Relativo a la vejiga, el útero y la vagina.

vesicovaginorrectal (del lat. *vesica*, vejiga, *vagina*, vagina, y *rectus*, derecho). adj. F., *vésico-vagino-rectal*. Relativo a la vejiga, la vagina y el recto.

vesícula (del lat. *vesicula*, dim. de *vesica*, vejiga). f. A., *Bläschen*; F., *vésicole*; In., *vesicle*; It., *vescicola*; P., *vesícula*. Vejiga pequeña, órgano en forma de saquito o bolsa. ‖ Vejiguilla cutánea formada por la elevación circunscrita de la epidermis llena de líquido seroso. ‖ **-acústica** o **auditiva.** Expansión epibláastica que representa el primer bosquejo del oído membranoso. ‖ **-aérea.** VESÍCULA PULMONAR. ‖ **-alantoidea.** Porción interna hueca de la alantoides. ‖ **-ambulante.** Vesícula epidérmica que progresa de un punto a otro. ‖ **-arcoplásica.** Saco originado en la esfera de atracción de una espermátide, que se transforma en vaina caudal del espermatozoo. ‖ **-biliar.** Saco membranoso en la cara inferior del hígado, que sirve de reservorio a la bilis y se continúa con el conducto cístico. ‖ **-blastodérmica.** Saco formado por el blastodermo. ‖ **-cerebral** o **cefálica.** Tres expansiones de la parte anterior del tubo neural del embrión: anterior o prosencéfalo, media o mesencéfalo y posterior o telencéfalo, que por su desarrollo darán origen al encéfalo. ‖ **-compuesta.** Vesícula de la piel, que contiene más de un compartimiento. ‖ **-de Baer.** ÓVULO. ‖ **-de De Graaf.** Ovisaco; órgano que contiene el ovocito en el ovario en distintos grados de desarrollo. ‖ **-de Malpighi.** Alveolo pulmonar. ‖ **-de Marochetti.** Pequeñas vesículas observadas debajo de la lengua en la hidrofobia. ‖ **-de Naboth.** HUEVO DE NABOTH. ‖ **-de Purkinje.** Núcleo del óvulo. ‖ **-de Weber.** VESÍCULA PROSTÁTICA. ‖ **-de Zimmermann.** Supuestos elementos sanguíneos distintos de las plaquetas. ‖ **-del cristalino.** Bosquejo de la formación del cristalino. ‖ **-elemental.** CÉLULA. ‖ **-en porcelana.** Término radiológico que designa la vesícula biliar visible en radiografías abdominales sin contraste, debido a los depósitos cálcicos en su pared. ‖ **-espermática.** VESÍCULA SEMINAL. ‖ **-espermática espuria.** VESÍCULA PROSTÁTICA. ‖ **-fértil.** PROSCÓLEX. ‖ **-fresa.** Vesícula biliar granulosa en su superficie por depósitos de colesterol. Colesterolosis vesicular. ‖ **-germinativa.** Núcleo del óvulo. ‖ **-hidatídica.** Producto del desarrollo del embrión de equinococo en un órgano en forma de saco lleno de líquido. ‖ **-incolora de la sangre.** LEUCOCITO. ‖ **-ocular, oftálmica** u **óptica.** Expansión hueca de la vesícula cerebral anterior embrionaria, de la que se desarrollan las partes sensibles del ojo. ‖ **-olfatoria.** Vesícula embrionaria, bosquejo del bulbo olfatorio. ‖ **-ótica.** VESÍCULA ACÚSTICA. ‖ **-pituitaria.** Formación embrionaria que se desarrolla en el cuerpo pituitario. ‖ **-prostática.** Seno pocular o utrículo prostático. ‖ **-pulmonar.** Alveolo o utrículo pulmonar, fondos de saco terminales de las ramificaciones bronquiales. ‖ **-seminal.** Cada uno de los dos pequeños reservorios del semen situados en la parte posteroinferior de la próstata, encima del recto, continuación de los conductos deferentes y en comunicación con la uretra por los conductos eyaculadores. ‖ **-serosa.** Amnios falso. ‖ **-simple.** Vesícula de la piel formada por un solo compartimiento. ‖ **-umbilical.** Órgano embrionario, porción del saco vitelino que se comunica con el intestino por medio del conducto onfalomesentérico.

vesiculación. f. A., *Blasenbildung;* F., *vésiculation;* In., *vesiculation;* It., *vesicolazione;* P., *vesiculação.* Presencia o erupción de vesículas.

vesicular. adj. A., *blasenartig;* F., *vésiculaire;* In. y P., *vesicular;* P., *vesicular;* Relativo o perteneciente a una vesícula. ‖ Relativo a las vesículas de la piel o caracterizado por ellas.

vesiculasa. f. F., *vesiculase.* Fermento de las glándulas prostáticas que coagula el semen.

vesiculectomía (de *vesícula* y el gr. *ektomé,* resección). f. F., *vésiculectomie.* Escisión de una vesícula, especialmente de la vesícula seminal.

vesiculiforme (de *vesícula* y *forma*). adj. F., *vésiculiforme.* En forma de vesícula.

vesiculitis. f. F., *vésiculite.* Inflamación de una vesícula, de la seminal especialmente.

vesiculobronquial (de *vesícula* y el lat. *bronchium,* bronquio). adj. F., *vésiculo-bronchial.* Vesicular y bronquial a la vez; dícese de una respiración.

vesiculocavernoso (de *vesícula* y el lat. *caverna,* gruta). adj. F., *vésiculo-caverneux.* Vesicular y cavernoso al mismo tiempo.

vesiculografía (de *vesícula* y el gr *gráphein,* describir). f. F., *vésiculographie.* Radiografía de las vesículas seminales.

vesiculograma. m. F., *vésiculogramme.* Radiograma de las vesículas seminales.

vesiculopapuloso. adj. F., *vésiculo-papuleux.* Compuesto de vesículas y pápulas.

vesiculopustuloso. adj. F., *vésiculo-pustuleux.* Caracterizado por la presencia de vesículas y pústulas.

vesiculoso (del lat. *vesiculosus*). adj. VESICULAR.

vesiculotimpánico (de *vesícula* y el gr. *týmpanon,* tambor). adj. Que tiene cualidades vesiculares y timpánicas a la vez.

vesiculotomía (de *vesícula* y el gr. *tomé,* corte). f. F., *vésiculotomie.* Seccion quirurgica de una vesícula. ‖ **-seminal.** Abertura quirúrgica de una vesícula seminal.

vesiculotubárico (de *vesícula* y el lat. *tuba,* trompa). adj. F., *vésiculo-bronchial.* Que tiene cualidades vesiculares y tubáricas a la vez, vesiculobronquial.

Vesiculovirus. Género de virus de la familia *Rhabdoviridae;* en el que se incluye el virus causal de la estomatitis vesicular.

vespertilio (del lat. *vespertilio*). m. Murciélago. V. LUPUS VESPERTILIO.

vestíbulo (del lat. *vestibulum*). m. A., *Vorhof;* F. e In., *vestibule;* It., *vestibolo;* P., *vestíbulo.* Atrio, espacio o cavidad que sirve de entrada a otra cavidad. ‖ **-de la aorta.** Pequeño espacio dentro del ventrículo izquierdo en la raíz de la aorta. ‖ **-de la boca.** Espacio comprendido entre los dientes y los labios. ‖ **-de la bolsa omental.** Prolongación derecha de la retrocavidad del epiplón. ‖ **-de la laringe.** Porción de cavidad laríngea encima de las cuerdas vocales. ‖ **-de la nariz.** Espacio limitado por las alas de la nariz. ‖ **-de la vagina** o **de la vulva.** Espacio en la vulva, debajo del clítoris y entre los labios menores. ‖ **-de Sibson.** VESTÍBULO DE LA AORTA. ‖ **-del oído.** Cavidad ósea oval del oído interno comunicante con el caracol, conductos semicirculares, caja del tímpano y conducto auditivo interno (*vestíbulo óseo*); contiene el utrículo y el sáculo (*vestíbulo membranoso*).

vestibulotomía (de *vestíbulo* y el gr. *tomé,* sección). f. F., *vestibulotomie.* Abertura quirúrgica del vestíbulo del oído interno.

vestibulouretral (de *vestíbulo* y el gr. *ouréthra,* uretra). adj. F., *vestibulo-uréthral.* Relativo al vestíbulo de la vulva y a la uretra.

vestigio (del lat. *vestigium*). m. A., *Spur;* F. e In., *vestige;* It., *vestigio;* P., *vestígio.* Parte u órgano rudimentario en el hombre adulto, que en el embrión o en un animal inferior está bien desarrollado.

vesuvina. f. Pardo de Bismarck o triamidoazobenceno; colorante para microscopia.

veta. f. Nombre local de la enfermedad de los Andes; enfermedad de Monge.

veterinaria (del lat. *veterinaria,* f. de *veterinarius,* veterinario). f. A., *Tierheilkunde;* F., *vétérinaire;* In., *veterinary;* It., *veterinaria;* P., *veterinária.* Arte médica aplicada a los animales, domésticos especialmente.

veterinario (del lat. *veterinarius,* de *veterinae,* bestias de carga). m. A., *Tierarzt;* F., *vétérinaire;* In., *veterinarian;* It., *veterinario;* P., *veterinário.* Persona especializada en veterinaria.

vía (del lat. *via,* camino). f. A., *Bahn;* F., *voie;* In., *path;* It. y P., *via.* Camino, conducto, modo. ‖ Acceso quirúrgico a un órgano. ‖ **-ascendente, descendente.** Fascículos de fibras nerviosas transmisoras de impulsos en el sentido que su nombre indica. No todas las vías descendentes son motoras, pues algunas guardan relación con el control de los aflujos de entrada en diversos niveles de las vías ascendentes. ‖ **-de asociación.** Banda de fibras nerviosas que conexiona dos partes de un mismo hemisferio cerebral o de ambos hemisferios (a través del cuerpo calloso, etc.). ‖ **-de Löwenthal.** Vía motora de la médula espinal. ‖ **-de Meyerhof.** Serie de reacciones enzimáticas por las que la glucosa en condiciones anaeróbicas se convierte en ácido pirúvico. ‖ **-falsa.** Traumatismo de la uretra por la sonda cuando ésta se aparta de su camino natural. ‖ **-húmeda, seca.** Procedimientos químicos que consisten en someter las sustancias a la acción de disolventes líquidos o del fuego, respectivamente. ‖ **-motora.** Vía descendente que transmite el impulso motor del cerebro al músculo. ‖ **-naturales.** Conjunto de conductos u órganos que constituyen un aparato o sistema determinado: digestivas, respiratorias, urinarias, lagrimales, etc. ‖ **-piramidal.** La gran vía motora corticospinal del sistema nervioso central, en parte entrecruzada en las pirámides. ‖ **-rubrospinal.** Fascículo de Monakov o prepiramidal, desde el núcleo rojo a la porción sacra de la médula espinal por el cordón lateral de ésta. ‖ **-sensitiva.** Vía ascendente transmisora de impulsos en relación con diversas formas de sensación.

viabilidad. f. A., *Lebensfähigkeit;* F., *viabilité;* In., *viability;* It., *viabilità;* P., *viabilidade.* Cualidad de viable.

viable (del fr. *viable,* de *vie,* vida). adj. A., *lebensfähig;* F. e In., *viable;* It., *viabile;* P., *viável.* Dícese del feto o recién nacido llegado a tal grado de desarrollo orgánico que es capaz de vivir fuera del útero.

vial (del lat. *vialis*). adj. Relativo a una vía. ‖ (del ingl. *vial*). m. Frasco o ampolla pequeños de vidrio.

víbice (del lat. *vibex, -icis,* el cardenal que deja el azote en la piel). f. Hemorragia cutánea de forma lineal.

víbora (del lat. *vipera*). f. A., *Viper;* F., *vipère;* In., *viper;* It., *vipera;* P., *víbora.* Reptil ofidio venenoso, vipérido, provisto de dientes que inyectan el veneno o ponzoña. En Europa son comunes la *Vipera berus* y la *V. aspis,* cuya mordedura produce fenómenos generales y locales intensos, pero que raras veces llega a la muerte. La ponzoña de la víbora de Russell, *V. russelli,* del Sur de Asia, se ha empleado como hemostático.

vibración (del lat. *vibratio, -onis*). f. A., *Schwingung;* F. e In., *vibration;* It., *vibrazione;* P., *vibração.* Movimiento rápido de vaivén o de oscilaciones de una cuer-

da tensa u otro cuerpo. || Forma de masaje. ||**-auricular.** ALETEO. ||**-fotoeléctrica.** Cambio en la posición de los conos y bastoncillos de la retina por la influencia de la luz. ||**-torácica.** Vibración del tejido pulmonar percibida con la mano aplicada sobre el tórax durante la fonación, el aumento de cuya intensidad indica un estado de condensación del parénquima y cuya disminución o abolición señala la existencia de aire o líquido entre la pared torácica y el pulmón.
vibrador. m. A., *Vibrator;* F., *vibrateur;* In., *vibrator;* It., *vibrattore;* P., *vibrador.* Instrumento empleado en mecanoterapia.
vibrante (del lat. *vibrans, -antis*). adj. Fuerte, duro, tenso. Dícese del pulso de estas condiciones.
vibrátil. adj. F., *vibratile.* Dotado de un movimiento oscilatorio o de vibraciones.
vibrátodo. m. Parte que se aplica al extremo de un instrumento vibratorio y por la que se transmiten las vibraciones al cuerpo.
vibratorio (del lat. *vibratum*, supino de *vibrare*, vibrar). adj. F., *vibratoire.* Que vibra o produce vibración.
Vibrio. Género de bacterias de la familia vibrionáceas (*Vibrionaceae*). Se sitúa en la parte 8 de la clasificación de Bergey. Son bacilos gramnegativos, rectos o ligeramente curvados, de metabolismo fermentativo, oxidasa-positivos y móviles por flagelación polar. Crecen bien en medios alcalinos (pH 9-10). ||**-cholerae.** Algunos de sus biotipos son los agentes causales del cólera. ||**-comma.** VIBRIO CHOLERAE. ||**-fetus.** ||**-jamaicensis.** AEROMONAS HYDROPHILA. ||**-parahaemolyticus.** Agente causal de intoxicaciones alimentarias y diarreas. ||**-septicus.** CLOSTRIDIUM SEPTICUM.
vibrión (del fr. *vibrion*, de *vibrer*, y éste del lat. *vibrare*, vibrar). m. F., *vibrion.* Organismo del género *Vibrio.*
vibrisa o **vibriza** (del lat. *vibrissae*, los pelos de las narices). f. Pelo de la entrada de las fosas nasales.
vibrocardiograma (del lat. *vibrare*, vibrar, el gr. *kardía*, corazón, y *gramma*, lo grabado). m. F., *vibrocardiogramme.* Trazado de las vibraciones de los ruidos cardíacos.
vibrófono (del lat. *vibrare*, vibrar, y el gr. *phoné*, voz). m. Especie de vibrómetro.
vibrograma. m. Representación gráfica de un registro de vibraciones.
vibromasaje. m. Masaje vibratorio, del oído especialmente.
vibrómetro (del lat. *vibrare*, vibrar, y el gr. *métron*, medida). m. A., *Vibrometer;* F., *vibromètre;* In., *vibrometer;* It., *vibrometro;* P., *vibrômetro.* Instrumento empleado contra la sordera debida a depósitos de material plástico o moco espeso, que actúa por la producción de vibraciones que tienden a romper las adherencias.
vibrosensibilidad. f. PALESTESIA.
vibroterapia. f. Uso terapéutico de las vibraciones.
viburno. m. Arbusto caprifoliáceo. La corteza de la especie *Viburnum prunifolium* contiene un principio amargo, *viburnina*, que obra sobre el útero como antiespasmódico y calmante del dolor; se emplea el extracto fluido.
vicariante. adj. VICARIO.
vicario (del lat. *vicarius*, de *vicis*, vez, alternativa). adj. A., *vikarierend;* F., *vicariant;* In., *vicarious;* It. y P., *vicariante.* Que actúa en lugar o suplemento de otro; dícese especialmente de una hemorragia sustitutiva de un período menstrual.
viciación. f. Imperfección, deficiencia, perversión.
viciado. adj. Dícese especialmente del aire no renovado de un espacio habitado, con acumulación de anhídrido carbónico. || Dícese de la pelvis mal conformada. || Deforme.
vicio (del lat. *vitium*). m. A., *Fehler;* F. e In., *vice;* It., *vizio;* P., *vício.* Imperfección, anomalía, defecto, especialmente con carácter congénito o definitivo.
Vicq d'Ázyr (Agujero, fascículo de) (Félix *Vicq d'Ázyr*, anatomista y médico francés, 1748-1794). V. AGUJERO, FASCÍCULO.

victoria (Azul). V. AZUL.
vid (del lat. *vitis*). f. A., *Rebe;* F., *vigne;* In., *grape vine;* It., *vite;* P., *videira.* Planta ampelídea del género *Vitis;* la especie más común, V. *vinifera*, comprende las variedades más preciadas de vides productoras de vino.
vida (del lat. *vita*). f. A., *Leben;* F., *vie;* In., *life;* It., *vita;* P., *vida.* Estado de actividad de los seres organizados. || Tiempo que transcurre desde el nacimiento hasta la muerte.||**-animal** o **de relación.** La que manifiestan los seres animales, caracterizada principalmente por el empleo de los sentidos y la locomoción voluntaria. ||**-antenatal, intrauterina** o **prenatal.** Vida embrionaria y fetal. ||**-media.** Tiempo necesario para que la concentración de una sustancia baje a la mitad de su valor inicial. || Promedio de duración de vida de una población.||**-mental** o **psíquica.** La caracterizada por el ejercicio de las diversas facultades psíquicas del sujeto.||**-vegetativa.** Conjunto de fenómenos automáticos necesarios para el sostenimiento de la vida y prolongación de las especies.
Vidal (Operación de) (Auguste Théodore *Vidal* de Cassis, cirujano francés, 1803-1856). V. OPERACIÓN. ||**-Brocq (Síndrome de).** V. SÍNDROME. ||**-Jacquet (Síndrome de).** V. SÍNDROME. ||**-(Tratamiento de)** (Emile *Vidal*, dermatólogo francés, 1825-1893). V. TRATAMIENTO.
vidiano (de Guido *Guidi*, latinizado *Vidius*, médico italiano, 1500-1569). adj. F., *vidien.* Relativo a este médico. V. ARTERIAS (TABLA DE), CONDUCTO VIDIANO, NERVIOS (TABLA DE).
vidrio (del lat. *vitreum*, de *vitrum*). m. A., *Glas;* F., *verre;* In., *glass;* It., *vetro;* P., *vidro.* Masa transparente formada por la mezcla de varios silicatos fusibles e insolubles en el agua, que no cristalizan al enfriarse después de fundidos. ||**-endurecido.** Vidrio duro, muy usado en óptica, compuesto por silicato de sodio o potasio, calcio, alúmina y carente de plomo. ||**-fritado.** Vidrio molido que ha sido fundido y que constituye una capa de material poroso que se emplea como filtro. ||**-líquido** o **soluble.** Silicato de potasio o de sodio.
vieirina. f. Sustancia amarga, aromática, del árbol *Remijia velozil*, de América; antiperiódica.
vientre (del lat. *venter, -tris*). m. A., *Bauch;* F., It. y P., *ventre;* In., *belly.* Abdomen. || Porción carnosa más prominente de un músculo. ||**-de gelatina.** SEUDOMIXOMA PERITONEAL. ||**-de madera.** Contractura abdominal. ||**-de rana.** Estado de abultamiento del abdomen en el raquitismo. ||**-de tambor.** Timpanismo abdominal. ||**-en alforja.** Vientre caído sobre el pubis y muslos en los obesos y las multíparas. ||**-navicular** o **escafoideo.** Estado de depresión de la pared abdominal, de modo que el ombligo se halla en un plano inferior al de las espinas ilíacas anteriores.
Vieussens (Anillo, asa, enfermedad, válvula de) (Raymond *Vieussens*, anatomista francés, 1641-1715). Véanse estos términos.
vigilambulismo. m. Estado de sonambulismo que simula enteramente el estado de vigilia; doble personalidad.
vigilia (del lat. *vigilia*). f. A., *Schlaflosigkeit;* F., *vigile;* In., *vigil;* It., *vigilia;* P., *vigília.* Estado de despierto, insomnio.
Vignal (Célula de) (Guillaume *Vignal*, fisiólogo francés, 1852-1893). V. CÉLULA.
Vigouroux (Signo de) (Auguste *Vigouroux*, neurólogo francés, 1866-1918). V. SIGNO.
VIH. Virus de la inmunodeficiencia humana, HIV. Retrovirus que afecta principalmente los linfocitos T activadores y es el agente causal del síndrome de inmunodeficiencia adquirida (SIDA). Se distinguen dos tipos: el VIH-1, responsable de los casos de SIDA en la mayoría de los países y el VIH-2, aislado en sujetos infectados de países de África occidental. Anteriormente se le denominaba LAV/HTLV III.
Vilar (Operación de). V. OPERACIÓN.
Villard (Botón de) (Eugène *Villard*, cirujano francés, 1878-1953). V. BOTÓN.

Villaret (Síndrome de) (Maurice *Villaret*, neurólogo francés, 1877-1946). V. SÍNDROME. || **-Desoille (Síndrome de).** V. SÍNDROME. || **-Justin-Besançon-Delahue-Klots (Síndrome de).** V. SÍNDROME. || **-Justin-Besançon-Rubens-Duval (Síndrome de).** V. SÍNDROME.
villarsia. f. Planta de la familia de las gencianáceas, *Villarsia nymphoeoides*. Antiescorbútica.
Villemin (Teoría de) (Jean Antoine *Villemin*, cirujano francés, 1827-1892). V. TEORÍA.
villífero (del lat. *villus*, vello, y *ferre*, llevar). adj. F., *villifère*. Provisto de vellosidades.
villoma. m. Tumor de vellosidades, especialmente el localizado en el recto.
villositis. f. F., *villosite*. Inflamación de las vellosidades de la placenta.
villus (pl. *villi*). m. VELLOSIDAD.
villusectomía. f. F., *synovectomie*. Escisión de las vellosidades hipertrofiadas de una sinovial; sinovectomía.
vinagre (del cat. *vinagre*; de *vi*, vino, y *agre*, agrio). m. A., *Essig*; F., *vinaigre*; In., *vinegar*; It., *aceto*; P., *vinagre*. Líquido agrio producto de la fermentación acética del vino, sidra, etc., o de otros líquidos alcohólicos. El de vino contiene principalmente ácido acético, alcohol, tartratos y materia colorante. || Preparación medicinal de ácido acético diluido; acetolado. || **-amoniacal de Boerhave.** Acetato amónico o espíritu de Minderero. || **-aromático.** Preparación refrescante compuesta de alcohol, ácido acético diluido y varias esencias. || **-calibeado** o **marcial.** Acetato de hierro. || **-de madera.** Producto de la destilación seca de la madera, ácido piroleñoso. || **-medicinal.** Solución de un fármaco en ácido acético diluido.
vinblastina y **vincristina.** f. F., *vinblastine et vincristine*. Alcaloides obtenidos de la *Vinca rosea* L., que bloquean la mitosis celular con detención en la metafase. Se emplean en ciertos tipos de neoplasias.
Vinca minor. f. Planta apocinácea, pervinca, astringente y amarga.
vincenita. f. Gas tóxico de guerra, mezcla de ácido cianhídrico, cloruro de estaño, tricloruro de arsénico y cloroformo.
Vincent (Angina, signo de) (Jean H. *Vincent*, epidemiólogo francés, 1862-1950). Véanse estos términos.
vinculum (lat.). m. Ligamento, banda, frenillo. || **-linguae.** Frenillo de la lengua. || **-tendinum.** Pliegues tendinosos de las vainas de los flexores de los dedos, que conexionan dichas vainas con las falanges.
Vineberg (Operación de) (A. *Vineberg*, cirujano canadiense, n. en 1903). V. OPERACIÓN.
vínico. adj. F., *vinique*, *vinaire*. Relativo al vino.
vinilo. m. F., *vinyle*. Radical univalente, C_2H_3.
vino (del lat. *vinum*). m. A., *Wein*; F., *vin*; In., *wine*; It., *vino*; P., *vinho*. Líquido alcohólico, producto de la fermentación del zumo de uvas; contiene, según las variedades, del 6 al 22 % de alcohol. || Preparación medicamentosa a base de vino, enolado. || **-aromático.** Maceración en vino fuerte de espliego, orégano, menta, piperita, etc.; empleado en fomentos y lociones en las úlceras indolentes y chancrosas. || **-calibeado** o **ferruginoso.** Vino que contiene una sal de hierro en solución. || **-de antimonio** o **emético.** Vino de Málaga que contiene 10 cg de tártaro estibiado por 30 g. || **-de opio compuesto.** LÁUDANO DE SYDENHAM. || **-de Oporto.** Vino rojo oscuro, originariamente de Oporto (Portugal). || **-de quina.** Clorhidrato de quinina, 1,5 g; vino, 600 ml. || **-diurético de Trousseau.** Preparación medicamentosa compuesta de alcohol, vino, digital, escila y acetato potásico. || **-tónico.** Preparación a base de vino de Málaga, extracto fluido de quina, tintura de naranja, extracto de carne y glicerofosfato de sodio.
vinómetro. m. ALCOHOLÍMETRO.
vioformo. m. Preparación antiséptica sustitutiva del yodoformo; yodoclorooxiquinolina.
viola. f. VIOLETA, 1.ª acep.
violación (del lat. *violatio*, *-onis*). f. A., *Notzucht*; F., *viol*; In., *rape*; It., *violazione*; P., *violação*. Acceso carnal realizado con cualquier persona (hombre o mujer) contra su voluntad por uso de fuerza o intimidación, cuando se hallase privada de sentido o razón, o cuando fuere menor de 12 años de edad. La ley española considera violación la penetración tanto vaginal como anal y bucal.
violado. adj. Preparado con violetas o de color de violeta. || Que ha sufrido violación.
violanilina. f. VIOLETA DE ANILINA.
violeta (del lat. *viola*). f. A., *Viole*; F., *violette*; In., *violet*; It., *viola*; P., *violeta*. Planta violácea, *Viola odorata*; sus hojas forman parte de las especies pectorales y con ellas se prepara un jarabe béquico que al mismo tiempo es un reactivo de los álcalis por verdear por la influencia de éstos. Las raíces de otras especies (*V. tricolor*, etc.) contiene emetina y a grandes dosis pueden determinar el vómito. || adj. Dícese del séptimo color del espectro. Comprende las radiaciones cuya longitud de onda está comprendida entre 400 y 440 mm. Ú.t.c.s.m. || **-de anilina.** Nombre de varios colorantes que resultan de la acción de los cloruros alcalinos sobre las sales de anilina. || **-cristal.** F., *violet cristallisé*. Principal constituyente de los colorantes violeta de metilo y violeta de genciana; hexametilpararrosanilina. || **-de genciana.** Cloruro de metilrosanilina. Colorante de anilina que se emplea para teñir núcleos; tiene también propiedades bacteriostáticas y bactericidas para gérmenes grampositivos y para muchos hongos. || **-de Hoffmann.** DALIA. || **-de Lauth.** Tionina azul. || **-de metilo.** Colorante de anilina que se emplea para teñir sustancias amiloideas, núcleos y bacterias, las cuales se coloran de rosa. || **-de París.** Violeta de metilo.
violina. f. Principio activo contenido en las raíces de varias especies de violeta, de propiedades muy semejantes a las de la emetina.
viomicina. f. F., *viomycine*. Antibiótico activo contra el *M. tuberculosis*, especialmente *in vitro*. Sólo se emplea en caso de resistencia a tuberculostáticos más activos, por su grado de toxicidad.
viosterol. m. F., *viostérol*, *calciférol*. Ergosterol irradiado, de variable potencia en vitamina D; empléase en la profilaxis y tratamiento del raquitismo y otros estados debidos a la deficiencia de calcio y de asimilación del fósforo.
Vipera. Género de vipéridos al que pertenece la víbora. V. VÍBORA.
viperina (del lat. *viperina*, f. de *viperinus*, de *vipera*, víbora). f. Equidnina. || Planta borraginácea, *Echium viperina*, astringente, empleada en otro tiempo contra las mordeduras de serpientes. || **-de Virginia.** *Aristolochia serpentaria* o serpentaria.
viperino (del lat. *viperinus*). adj. F., *vipérin*. Relativo a las víboras.
Vipond (Signo de) (*Vipond*, médico francés contemporáneo). V. SIGNO.
viraginidad (del lat. *virago*, *-inis*, marimacho). f. F., *état de virago*. Presencia de caracteres masculinos en la mujer.
virago (lat.). m. Mujer varonil; mujer con barba.
viral. adj. F., *viral*. Relativo a un virus.
Virchow (Ángulo, enfermedad, línea de) (Rudolf *Virchow*, patólogo alemán, 1821-1902). Véanse estos términos.
viremia. f. VIRUSEMIA.
virgen (del lat. *virgo*, *-inis*). com. A., *Jungfrau*; F., *vierge*; In., *virgini*; It., *vergine*; P., *virgem*. Persona que no ha tenido comercio carnal. || adj. En estado de pureza, sin gérmenes.
virginal (del lat. *virginalis*). adj. F., *virginal*. Relativo a la virginidad.
virginidad (del lat. *virginitas*, *-atis*). f. A., *Jungfräulichkeit*; F., *virginité*; In., *virginity*; It., *verginità*; P., *virginidade*. Estado de virgen; anatómicamente, conservación del himen.
vírgula (del lat. *virgula*, dim. de *virga*, vara). f. Varita o línea muy delgada, bastoncito o formación que se le parece. || Bacilo que tiene esta forma, como el vibrión del cólera.

viriasis. f. Afecciones por virus.
viricida o **virucida** (del lat. *virus*, virus, y *caedere*, matar). adj. F., *virocide*. Destructor de virus. || m. Agente o fármaco con esta acción.
vírico. adj. F., *viral*. Relativo a un virus.
viridina. f. Principio oleoso de la brea de hulla, aromático y verdoso. || CLOROFILA. || Principio activo del *Veratrum viride*.
viril (del lat. *virilis*). adj. F., *viril*. Relativo o perteneciente al varón; masculino.
virilescencia. f. F., *virilisation*. Manifestación de caracteres masculinos en las mujeres de edad avanzada.
virilia (lat.). m. pl. Órganos genitales masculinos.
virilidad (del lat. *virilitas, -atis*). f. A., *Männlichkeit*; F., *virilité*; In., *virility*; It., *virilità*; P., *virilidade*. Potencia viril. || Tiempo de la vida en que el hombre alcanza su pleno desarrollo.
virilígeno. adj. F., *virilisant*. Que promueve la virilidad o las características viriles.
virilismo (del lat. *virilis*, de *vir, viri*, varón). m. A., *Virilismus*; F., *virilisme*, In., *virilism*; It. y P., *virilismo*. Masculinidad o masculinismo; desarrollo de caracteres masculinos en la mujer. || Hermafroditismo en el que el individuo es femenino, pero los órganos genitales externos son masculinos. ||**-adrenal** o **suprarrenal**. El debido a hiperfunción de la corteza suprarrenal.
virión. m. F., *virion*. Unidad estructural de los virus. Consta fundamentalmente de dos estructuras imprescindibles: un ácido nucleico (DNA o RNA) y una envoltura proteica *(cápside)*. A estas estructuras básicas se añade en algunos casos una envoltura lipídica *(peplos)* y/o espículas de glucoproteína. ||**-desnudo.** Virión carente de peplos. ||**-envuelto.** Virión provisto de peplos.
viripotente (del lat. *viripotens, -entis*; de *vires*, fuerzas, y *potens*, que puede). adj. F., *nubile*. Vigoroso, potente; sexualmente maduro tratándose de hombres. || Núbil; dícese de las mujeres casaderas.
virocito. m. INMUNOBLASTO.
viroide (de *virus* y el gr. *eîdos*, aspecto). m. F., *viroïde*. Agente causal de ciertas enfermedades de las plantas, denominado así por su semejanza con los virus, de los que se diferencia por carecer de cápside. Se trataría de un ácido nucleico envuelto por una membrana procedente de la célula en que replicó. || Por extensión, ciertos agentes patógenos de carácter estructural similar, que producen procesos degenerativos del sistema nervioso central, como los agentes productores en el hombre del kuru y de la enfermedad de Creutzfeld-Jacob.
virología (de *virus* y el gr. *lógos*, tratado). f. F., *virologie*. Estudio de los virus y las enfermedades que producen.
viropexis (de *virus* y el gr. *pêxis*, fijación). f. Penetración de viriones en una célula, por fagocitosis.
virosis. f. F., *virose*. Enfermedades producidas por ultravirus. ||**-hemorrágica del noroeste bonaerense.** Fiebre hemorrágica endoepidémica observada en la provincia de Buenos Aires. Su agente causal es el virus Junín, y transmitida por un artrópodo hematófago del suborden mesostigmados. Se caracteriza por edema facial, enantema ocular, hemorragias diversas, síntomas de nefritis y a veces de encefalitis. La mortalidad es del 3 al 5 %. *Sin.*: Fiebre hemorrágica de junin, mal o fiebre de los rastrojos.
viroso. adj. VÍRICO.
virtual (del lat. *virtus*, fuerza). adj. F., *virtuel*. Que tiene existencia aparente y no real.
virucida. adj. Destructor de virus. Ú.t.c.s.
viruela [variólico] (del bajo lat. *variola*). f. A., *Pocken*; F., *petite vérole*; In., *smallpox*; It., *vaiuolo*; P., *variola*. Enfermedad infecciosa, contagiosa y epidémica, de naturaleza vírica, caracterizada por la erupción de papulovesículas que se convierten en pústulas y por fenómenos generales; después de un período de incubación de 9 a 12 días, comienza por un escalofrío violento, fiebre, vómitos, cefalalgia y dolor lumbar característico, período de *invasión*, que dura de 3 a 4 días, seguido por el de *erupción*, en el que aparecen pequeñas pápulas rojas en el cuerpo, coincidiendo con la remisión de la fiebre. Dichas pápulas se transforman en vesículas serosas que crecen y se umbilican y se convierten en pústulas, período de *supuración*, en el que la fiebre reaparece; luego las pústulas se secan; período de *desecación*, y se forman costras amarillas con olor repugnante peculiar, que al caer dejan pequeñas cicatrices persistentes. ||**-blanca.** ALASTRIM. ||**-coherente.** Forma en la que las pústulas establecen contacto, pero no confluyen. ||**-confluente.** Forma grave en la que las pústulas se reúnen en vastas flictenas llenas de pus. ||**-cristalina.** VARICELA. ||**-discreta.** Forma en la que las pústulas son más o menos distintas. ||**-hemorrágica.** Forma generalmente mortal, caracterizada por la intensidad máxima, a veces fulminante, de los síntomas generales y hemorragias en diversas partes. ||**-loca.** VARICELA. ||**-maligna.** VIRUELA HEMORRÁGICA. ||**-miliar.** Viruela cuyas vesículas son pequeñas y numerosísimas. ||**-modificada.** VARIOLOIDE. ||**-negra.** VIRUELA HEMORRÁGICA. ||**-penfigosa.** Forma en la que las pústulas son muy grandes. ||**-rickettsiana.** Enfermedad producida por la especie *Rickettsia akari*, caracterizada por linfadenopatía regional, escalofríos, fiebre, erupción secundaria a una pápula inicial en el punto de la picadura del artrópodo *Altodermanyssus sanguineus*. Reservorio, el *Mus musculus*. ||**-silicuosa.** Variedad en la que se resorbe el contenido de las pústulas y quedan éstas vacías. ||**-verrugosa.** Forma en la que la erupción no pasa del período de pápula.
virulencia (del lat. *virulentia*). f. A., *Virulenz*; F. e In., *virulence*; It., *virulenza*; P., *virulência*. Propiedad de un agente patógeno infectante de provocar un cuadro morboso en un huésped determinado.
virulicida. adj. F., *virocide, virucide, virulicide*. Destructor o inhibidor de virus. Ú.t.c.s.
virulífero. adj. F., *virulifère*. Portador de virus o gérmenes infectivos.
virus (del lat. *virus*). m. A., *Virus*; F., In. e It., *virus*; P., *vírus*. Cualquiera de los agentes infecciosos más pequeños (20-300 nm) que se caracterizan por replicar solamente en células vivas y ser parásitos absolutos, incapaces de generar energía ni de cualquier actividad metabólica. Su genoma consta de una molécula de ácido nucleico (DNA o RNA) y está envuelto por un cápside proteico. La unidad estructural es el *virión*. En los virus animales de acuerdo con su morfología, se distinguen dos estructuras fundamentales: *cúbica* y *helicoidal* (según la disposición de los capsómeros), aunque algunos muestran estructuras más complejas. Algunos virus presentan además una envoltura de variable complejidad, por fuera del cápside (virus envueltos). Se clasifican en familias de acuerdo con el tipo de ácido nucleico (DNA o RNA), estructura del cápside, lugar de ensamblaje del ácido nucleico con el cápside, presencia o ausencia de envoltura, lugar de adquisición de ésta (membrana nuclear o citoplasmática de la célula en que ha replicado), sensibilidad al éter (ligada generalmente a la presencia de envoltura), número de capsómeros y diámetro del virión. Dentro de cada familia se clasifican en géneros, especies y tipos, fundamentalmente por caracteres antigénicos y/o biológicos. Las familias de virus animales de mayor interés en patología humana son (Melnick, 197): A) *Con DNA* (generalmente bicatenario): *a)* simetría cúbica, virión desnudo y resistentes al éter: *Adenoviridae* (diámetro del virión, 70-90 nm); *Papovaviridae* (45-55 nm) y *Parvoviridae* (18-26 nm); *b)* simetría cúbica y virión envuelto: *Herpes viridae* (100 nm), y *c)* simetría compleja y virión envuelto: *Poxviridae* (230-300 nm). B) *Con RNA* (generalmente monocatenario): *a)* con simetría cúbica y virión desnudo: *Picornaviridae* (20-30 nm) y *Reoviridae* (70 nm); *b)* simetría cúbica y envueltos: *Togaviridae* (40-60 nm); *c)* simetría helicoidal y envueltos: *Orthomyxoviridae, Paramyxoviridae* y *Rhabdoviridae*, y *d)* simetría compleja y envueltos: *Arenaviridae, Bun-*

VIRUS DE INTERÉS EN PATOLOGÍA HUMANA Y SU SITUACIÓN TAXONÓMICA

Nombre	Género	Familia	Tamaño, nm	Simetría	Ácido nucleico
Virus de la hepatitis B Virus adenosatélites	Parvovirus	Parvoviridae	18-26	Cúbica	DNA
Virus de la verruga vulgar Virus SV-like	Polyomavirus	Papovaviridae	45-55		
Adenovirus	Mastadenavirus	Adenoviridae	70-90		
Virus del herpe simple Virus de la varicela-zoster Virus de Epstein-Barr Virus de las inclusiones citomegálicas	Herpesvirus	Herpesviridae	100		
Virus de la viruela Virus de la vacuna Virus del alastrim Virus del molusco contagioso	Orthopoxvirus	Poxviridae	230-300	Compleja	
Poliovirus Coxsackievirus Echovirus Virus de la hepatitis A	Enterovirus	Picornaviridae	20-30	Cúbica	RNA
Virus del resfriado común	Rhinovirus				
Virus productores de diarreas infantiles no epidémicas	Rotavirus	Reoviridae	70		
Arbovirus productores de encefalitis Virus de la rubéola	Alphavirus Rubivirus	Togaviridae	40-70		
Arbovirus productores de fiebre hemorrágica (fiebre amarilla, dengue, etc.)	Flavivirus		40-60		
Virus de la gripe	Influenzavirus	Orthomyxoviridae	80-120	Helicoidal	
Virus de las paperas Virus respiratorio sincitial Virus del sarampión	Paramyxovirus Pneumovirus Morbilivirus	Paramyxoviridae	150-300		
Virus de la rabia	Lyssavirus	Rhabdoviridae	60-180		
Virus de la fiebre hemorrágica argentina Lassavirus Virus de la coriomeningitis linfocitaria benigna	Arenavirus	Arenaviridae	50-300	Desconocida	
Virus productores de cuadros febriles	Bunyavirus	Bunyaviridae	100		
Virus productores de cuadros respiratorios agudos	Coronavirus	Coronaviridae	80-130		

Según Melnick, 1979.

Virus productores de leucemias y tumores en animales y SIDA.	Oncovirus Lentinivirus Spumavirus	Retroviridae	100		

yaviridae, Coronaviridae y *Retroviridae.* ||**-adenosatellite.** V. PARVOVIRIDAE. ||**-B.** V. HERPESVIRUS. ||**-Brunhilde.** Polio-virus tipo I. ||**-Bunyamwera.** V. BUNYAVIRIDAE. ||**-California.** V. BUNYAVIRIDAE. ||**-citomegálico.** Citomegalovirus. V. HERPESVIRUS. ||**-Coxsackie.** V. COXSACKIE. ||**-de Epstein-Barr.** V. HERPESVIRUS. ||**-de la coriomeningitis linfocitaria benigna.** V. ARENAVIRUS. ||**-de la encefalomielitis equina del Este, del Oeste y de Venezuela.** V. ALPHAVIRUS. ||**-de la enfermedad de Newcastle.** Paramixovirus. V. PARAMYXOVIRIDAE. ||**-de la fiebre amarilla.** V. FLAVIVIRUS. ||**-de la fiebre faringoconjuntival.** MASTADENOVIRUS. ||**-de la fiebre hemorrágica argentina.** VIRUS JUNIN. ||**-de la fiebre hemorrágica boliviana.** VIRUS MACHUPO. ||**-de la gripe.** INFLUENZAVIRUS. ||**-de la hepatitis.** Agente causal de la hepatitis. Se conocen tres tipos: el virus A de la hepatitis, responsable de la hepatitis A, actualmente incluido en el género *Enterovirus*, familia *Picornaviridae*; el virus B de la hepatitis, responsable de la hepatitis B, y el virus no-A no-B de la hepatitis, que provoca un cuadro similar a la hepatitis B. ||**-de la influenza.** INFLUENZAVIRUS. ||**-de la inmunodeficiencia humana.** V. VIH. ||**-de la parotiditis epidémica.** Paramixovirus agente causal de la parotiditis epidémica. V. PARAMYXOVIRIDAE. ||**-de la poliomielitis.** POLIOVIRUS. ||**-de la rabia.** LYSSAVIRUS. ||**-de la rubéola.** RUBIVIRUS. ||**-de la vacuna.** V. ORTHOPOXVIRUS. ||**-de la varicela-zoster.** V. HERPESVIRUS. ||**-de la verruga vulgar.** Papillomavirus. V. PAPOVAVIRIDAE. ||**-de la viruela.** V. ORTHOPOXVIRUS. ||**-del alastrim.** ORTHOPOXVIRUS. ||**-del dengue.** Agente causal del dengue, incluido en los FLAVIVIRUS. ||**-del herpe simple.** HERPESVIRUS. ||**-del louping-ill.** Virus de la familia TOGAVIRIDAE, agente causal del *louping-ill*. ||**-del molusco contagioso.** Poxvirus, agente causal del molusco contagioso en el hombre. ||**-del resfriado común.** RHINOVIRUS. ||**-del sa-**

rampión. MORBILLIVIRUS. ‖ **-ECHO.** V. ENTEROVIRUS. ‖ **-Junin.** V. ARENAVIRUS. ‖ **-Lansing.** Poliovirus tipo II. ‖ **-Leon.** Poliovirus tipo III. ‖ **-Machupo.** V. ARENAVIRUS. ‖ **-parainfluenza.** Virus incluidos en los paramixovirus, familia *Paramyxoviridae*, de los que se diferencian tres tipos. 1, 2 y 3. Son agentes etiológicos de afecciones respiratorias. ‖ **-respiratorio sincitial.** Virus del género *Pneumovirus*, familia *Paramyxoviridae*. En los cultivos celulares da lugar a la aparición de grandes células multinucleadas por fusión de las membranas (sincitios). Puede ser causa de procesos respiratorios graves (bronquitis, bronquiolitis, bronconeumonía) en niños menores de 6 meses. Virus RS. ‖ **-SV de los monos.** Polyomavirus. V. PAPOVAVIRIDAE. ‖ **-SV-like.** Papillomavirus. V. PAPOVAVIRIDAE.

virusemia (de *virus* y el gr. *haíma*, sangre). f. A., *Virusämie*; F., *virémie*, In. e It., *virusemia*; P., *viremia*. Presencia de un virus en la sangre.

vis (lat.). f. Fuerza, energía. ‖ **-a fronte o a tergo.** Fuerza que atrae o que impele, respectivamente, es decir, que actúa por delante o por detrás. ‖ **-conservatrix.** Fuerza natural del organismo para resistir las enfermedades. ‖ **-formativa.** Energía para la formación de tejido nuevo sustitutivo de otro destruido. ‖ **-medicatrix.** Poder curativo del organismo. ‖ **-vitalis.** Fuerza vital.

víscera (del lat. *viscera*, pl. de *viscus, -eris*). f. A., *Eingeweide*; F., *viscère*; In., *viscera*; It., *viscere*; P., *víscera*. Órgano contenido en una cavidad esplácnica, especialmente en la cavidad abdominal. ‖ **-torácica.** Órgano contenido en el tórax.

visceralgia (de *víscera* y el gr. *álgos*, dolor). f. F., *viscéralgie*. Dolor en una víscera.

visceralismo. m. Opinión de que las vísceras son los principales asientos de las enfermedades.

visceroinhibitorio (de *víscera* y el lat. *inhibere*, inhibir). adj. F., *viscéro-inhibiteur*. Que inhibe las funciones esenciales de una víscera.

visceromotor (de *víscera* y el lat. *motus*, p. p. de *movere*, mover). adj. F., *viscéromoteur*. Que transmite impulsos motores a una víscera.

visceroptosis. f. ESPLACNOPTOSIS.

viscerosensorial (de *víscera* y el lat. *sensus*, sentido). adj. F., *viscérosensitif*. Relativo a la sensación en las vísceras.

viscerosomático (de *víscera* y el gr. *sôma, atos*, cuerpo). adj. F., *viscérosomatique*. Relativo a las vísceras y al cuerpo.

viscerosquelético (de *víscera* y el gr. *skeletós*, seco, esqueleto). adj. Relativo al esqueleto visceral.

viscerotonía (de *víscera* y el gr. *tónos*, tensión). f. Tono visceral. ‖ Tipo de personalidad, según Sheldon, que se caracteriza por tendencia a la sociabilidad, comodidad, glotonería y relajación postural. Lo relaciona con la endomorfia.

viscerotrófico (de *víscera* y el gr. *trophé*, nutrición). adj. F., *viscérotrophique*. Relativo a la nutrición y a las vísceras.

viscerotrópico (de *víscera*, y el gr. *tropé*, vuelta). adj. F., *viscérotrope*. Que tiene mayor afinidad o predilección por las vísceras.

viscina. f. Sustancia viscosa extraída de las hojas y bayas del muérdago (*Viscum album*).

viscometría. f. F., *viscosimétrie*. VISCOSIMETRÍA.

viscosidad. f. A., *Viskosität*; F., *viscosité*; In., *viscosity*; It., *viscosità*; P., *viscosidade*. Calidad de viscoso; resistencia mayor o menor de un líquido a cambiar de forma por la mayor atracción mutua de sus moléculas. ‖ Materia viscosa.

viscosimetría. f. Medición y estudio de la viscosidad en la sangre y humores por medio de un instrumento apropiado, el *viscosímetro*.

Viscum. Género de plantas lorantáceas, una de cuyas especies es el muérdago. V. *album*.

viscus (lat.). m. VÍSCERA.

visibilidad (del lat. *visibilitas, -atis*). f. Calidad de visible.

visibilizar. tr. Hacer visible un objeto que no puede verse a simple vista, con la ayuda de medios adecuados como los rayos X, el microscopio, etc.

visible (del lat. *visibilis*). adj. A., *sichtbar*; F. e In., *visible*; It., *visibile*; P., *visível*. Perceptible por el sentido de la vista.

visión (del lat. *visio, -onis*). f. A., *Vision*; F. e In., *vision*; It., *visione*; P., *visão*. Ejercicio del sentido de la vista; facultad de ver. ‖ Agudeza visual. ‖ Alucinación visual. ‖ **-acromática.** Ceguera para los colores. ‖ **-binocular.** Uso normal de ambos ojos conjuntamente. ‖ **-central o directa.** La que se efectúa por la mácula lútea. ‖ **-cromática.** CROMATOPSIA. ‖ **-de Pick.** Estado visual en el que los objetos pierden su alineación normal y convergen o divergen unos de otros. Observado en las lesiones del puente que comprenden el fascículo longitudinal posterior. ‖ **-doble.** DIPLOPÍA. ‖ **-entópica.** Visión producida por fenómenos ocurridos dentro del mismo ojo. ‖ **-escotópica.** Visión cuando el ojo se ha adaptado a la oscuridad. ‖ **-estereoscópica.** Percepción del relieve o profundidad de los objetos. ‖ **-facial.** Hipersensibilidad de la piel de la cara, por la que se aprecia la distancia, dirección, etc., de algunos objetos. ‖ **-fotópica.** Visión cuando el ojo se ha adaptado a la luz. ‖ **-haploscópica.** Visión estereoscópica. ‖ **-iridiscente.** Visión en la que se percibe un anillo de colores alrededor de las luces artificiales. ‖ **-múltiple.** POLIOPÍA. ‖ **-nula.** Existencia de escotomas en el campo visual sin conocimiento del enfermo. ‖ **-oscura.** Existencia de escotomas en el campo visual, de los que tiene conocimiento el enfermo. ‖ **-periférica.** La efectuada por la porción periférica de la retina. ‖ **-seudoscópica.** Visión en la que los objetos aparecen huecos. ‖ **-túnel.** Contracción extrema del campo visual en el histerismo.

vista. f. A., *Sehen*; F., *vue*; In., *sight*; It. y P., *vista*. Uno de los cinco sentidos, cuyo órgano es el ojo y por el cual percibimos la luz, el color y la forma de los objetos; visión. ‖ **- oblicua.** ESTRABISMO. ‖ **-cansada.** PRESBIOPÍA. ‖ **-corta.** MIOPÍA. ‖ **-doble.** DIPLOPÍA. ‖ **-larga.** HIPERMETROPÍA. ‖ **-nocturna.** NICTALOPÍA.

visual (del lat. *visualis*). adj. F., *visuel*. Relativo a la visión o vista. ‖ s. Persona en la que predomina el sentido de la vista en la adquisición de conocimientos y memoria.

visualización. f. A., *Sehvorgang*; F., *visualisation*; In., *visualization*; It., *visualizzazione*; P., *visualização*. Acción y efecto de visualizar.

visualizar. tr. F., *visualiser*. VISIBILIZAR. ‖ Representar mediante imágenes ópticas fenómenos de otro carácter. ‖ Representar imaginariamente objetos, hechos, ideas, etc. en la mente.

visuauditivo (del lat. *visus*, vista, y *auditus*, oído). adj. Relativo a la vista y el oído; visual y auditivo a la vez.

visuopsíquico (del lat. *visus*, vista, y el gr. *psyché*, mente). adj. F., *visuo-psychique*. Relativo a la visión y la mente; dícese del área de la corteza cerebral concerniente a la apreciación de las sensaciones visuales.

visuosensorial (del lat. *visus*, vista, y *sensus*, sentido). adj. F., *visuo-sensoriel*. Relativo a la percepción de sensaciones visuales.

visus (lat.). m. Visión o vista. ‖ AGUDEZA VISUAL. ‖ **-acrior.** Ceguera nocturna. ‖ **-acris.** Agudeza visual. ‖ **-brevior.** Miopía. ‖ **-debilitas.** Astenopía. ‖ **-dimidiatus.** Hemianopsia. ‖ **-diurnus.** Hemeralopía. ‖ **-duplicatus.** DIPLOPÍA. ‖ **-hebetudo.** Ambliopía. ‖ **-juvenum o senilis.** Miopía y presbiopía, respectivamente. ‖ **-muscarum.** Moscas volantes.

vita (lat.). f. Vida. ‖ **-minima.** Debilitamiento general de las funciones vitales. ‖ **-sexualis.** Vida sexual.

vital (del lat. *vitalis*). adj. F., *vital*. Perteneciente o relativo a la vida. ‖ De suma importancia.

Vitali (Reacción de) (Dioscoride *Vitali*, médico italiano, 1832-1917). V. REACCIÓN.

vitalidad (del lat. *vitalitas, -atis*). f. A., *Lebensantrieb*; F., *vitalité*; In., *vitality*; It., *vitalità*; P., *vitalidade*. Vida, grado o modo de vida. ‖ **-(Índice de).** V. ÍNDICE.

vitalio. m. Aleación de cobalto, cromo y tungsteno, no corrosiva ni electrolítica, empleada en odontología y más recientemente para la confección de placas, tornillos, etc., de uso en cirugía ósea y vascular.

vitalismo. m. Doctrina que explica las funciones del organismo por la acción de un principio inmaterial o fuerza vital (Stahl, Barthez, etc.).

vitalista. adj. Dícese del partidario del vitalismo. Ú.t.c.s.

vitamina. f. A., *Vitamin;* F., *vitamine;* In., *vitamin;* It. y P., *vitamina.* Término propuesto por Funck para designar ciertas sustancias orgánicas que existen en pequeñas cantidades en materias nutritivas que, sin ser alimento, son indispensables para el desarrollo y funciones del organismo. Su falta o deficiencia en el régimen alimentario provoca *estados carenciales* o *hipovitaminóticos.* ||-**A** (*axeroftol,* retinol, vitamina antixeroftálmica, vitamina antiinfecciosa). Indispensable para el normal desarrollo y funcionamiento del tejido epitelial. Desempeña un papel primordial en la visión (púrpura visual); es necearia para la elaboración y secreción de glucocorticoides. Su deficiencia provoca metaplasia queratinizante de los epitelios (conjuntivitis, queratomalacia, mancha de Bitot, nictalopía, piel seca y rugosa). Se halla en la mantequilla, hígado de muchos animales, huevos, acelgas, zanahorias, col, bróculi, espinacas. ||-B_1 (*tiamina,* aneurina, vitamina antiberibérica). La forma activa es el pirofosfato de tiamina TPP (cocarboxilasa), que participa en el metabolismo de los α-cetoácidos (pirúvico, cetoglutárico, etc.). Influye en la síntesis de la acetilcolina y en el control de su hidrólisis *in vivo.* Su carencia produce polineuritis periférica, apagamiento de los reflejos tendinosos, beriberi, anorexia, pérdida de peso, fatiga, trastornos gastrointestinales. Se halla en el jamón, riñones, levadura de cerveza, guisantes secos. ||-B_2 (*riboflavina,* lactoflavina, verdoflavina, vitamina Q). Actúa como coenzima de oxirreducción, interviene en el sistema transportador de electrones, en el metabolismo de los prótidos y glúcidos y en la transformación de éstos y de los aminoácidos en ácidos grasos. Participa en el proceso de incorporación de yodo por el tiroides. Su carencia provoca glositis, queilosis, dermatitis seborreica, fatiga visual, fotofobia, conjuntivitis y vascularización corneal. Se halla en el corazón, riñones e hígado de ternera y de buey, levadura de cerveza y huevas de bacalao. ||-B_3 (*ácido nicotínico, niacina,* vitamina PP, nicotinamida). Es uno de los constituyentes de las coenzimas que intervienen en el proceso de oxirreducción. Su carencia origina un cuadro de pelagra (dermatitis, diarrea y demencia). Se halla en el hígado, riñón, corazón de buey, extracto de carne, levadura de cerveza y extracto de malta. ||-B_4 (*adenina*). Factor vitamínico discutible, que parece útil en las avitaminosis del complejo B global. ||-B_5 (*ácido pantoténico*). Forma parte de la coenzima A. Actúa en la activación de los grupos carboxilo, en la desintoxicación de compuestos extraños o nocivos, en la síntesis de la acetilcolina y en el metabolismo de los lípidos y prótidos. Su carencia es rara debido a su amplia distribución; ocasiona una deficiente actividad de la corteza suprarrenal, hiperreflexia tendinosa y sensación urente en la planta de los pies. Se halla en el hígado de ternera, yema de huevo y levadura de cerveza. ||-B_6 (*piridoxina, piridoxal, piridoxamina, adermina*). El fosfato de piridoxal es la coenzima de numerosos fermentos que intervienen en el metabolismo de los prótidos. Interviene en la descarboxilación de los aminoácidos, en las reacciones de transaminación, en el transporte de aminoácidos, en la conversión del triptófano en niacina y en el metabolismo de los ácidos grasos. Su deficiencia produce apatía, depresión, calambres, ataxia y convulsiones en los lactantes y niños pequeños; en el adulto, náuseas, mareo, parestesias, debilidad muscular, dermatitis, seborrea y anemia. Se halla en el germen de trigo, riñones, levadura de cerveza, cereales, hígado, músculos y leche. ||-B_8 (*biotina,* factor bios, vitamina H, coenzima R, vitamina B_w). Es la coenzima de varias carboxilasas (enzimas que fijan el CO_2). Se halla en los huevos, hígado de buey, harina de maíz, champiñones, coliflor, melazas, chocolate y jalea real. ||-B_{10}, B_{11} (*folacina, ácido fólico,* vitamina M, factor R, factor S, factor U). Sus derivados, los ácidos folínicos intervienen como coenzimas en las reacciones de transferencia de grupos formilo, metilo, hidroximetilo. También intervienen en la síntesis de los ácidos nucleicos y en la formación de metionina. Participa en los fenómenos de crecimiento, desarrollo y hemopoyesis. Su carencia produce perturbaciones hemopoyéticas y digestivas, anemia macrocítica, leucopenia, diarrea, lesiones gastrointestinales. Se halla en el hígado de cerdo y buey, espinacas, pepinos y espárragos. ||-B_{12} (*cianocobalamina,* factor extrínseco de Castle). Es la coenzima de diversas reacciones enzimáticas relacionadas con la transferencia de grupos metilo. Interviene en la transformación del ácido fólico en folínico. Su carencia produce la anemia de Biermer, atrofia de la mucosa digestiva, lengua de Hunter y abolición de la sensibilidad profunda. Se halla en el hígado, riñones, carne en polvo, harina de pescado, ostras. ||-B_{15} (*ácido pangámico*). Posee una acción antianóxica y participa en las reacciones de transmetilación. Se halla en el hígado, levadura de cerveza, gérmenes de cereales, semillas, salvado de arroz. ||-B_t (*carnitina*). Factor vitamínico discutible, con una supuesta acción troficostimulante. ||-**C** (*ácido ascórbico,* ácido cevitamínico). Su papel biológico parece debido al juego reversible de oxirreducción entre el ácido L-ascórbico y L-deshidroascórbico. Su carencia produce deficiencia del cemento intercelular, hemorragias, retardo de cicatrización de las heridas y alteración de la formación de tejido osteoide. Se halla en el repollo, espinacas, coliflor, berros, pimientos, bróculi, naranja, limón y fresas. ||-**D** (*calciferol*). Influye en la función de la glándula paratiroides, aumenta la absorción de las sales de calcio y de fósforo por el intestino. Su carencia produce raquitismo, hipotonía muscular y ligamentosa, reblandecimiento óseo. Se halla en la cebolla, arenque, yema de huevo, salmón, sardina, aceite de hígado de bacalao, atún. ||-**E** (*tocoferol,* vitamina antiesterilidad, vitamina de la fertilidad). Actúa por su poderosa acción antioxidante no específica; interacción con la insulina y hormonas sexuales. Su carencia ocasiona distrofia muscular progresiva, desmielinización, glositis, atrofia testicular, implantación defectuosa del huevo en el útero y alteraciones vasculares degenerativas. Se halla en el germen de trigo, aceite de soja, cacahuete, chocolate, maíz y aceite de semillas de algodón. ||-**F** (ácidos grasos insaturados, ácidos grasos esenciales). Interviene en la síntesis de ácidos más complejos, con más carbonos; estimula el crecimiento. Su carencia origina eccemas, frinoderma, hiperqueratosis, acantosis y obstrucción de los folículos pilosos. Se halla en aceites y grasas vegetales cacahuete, tocino, yema de huevo, mantequilla, leche. ||-H_2 o **H'** (*ácido paraaminobenzoico,* vitamina B_x). Es necesaria para el desarrollo de microorganismos; antagonista de las sulfamidas. Condiciona la pigmentación del pelo. Su carencia produce encanecimiento y falta de protección de la piel contra la insolación. Se halla en el hígado, riñones, músculos, leche, pericarpio de semillas, frutas, levadura. ||-**inositol** (*mesoinositol,* factor antialopecia del ratón, *inosita, mesoinosita*). En el ratón es necesario para el crecimiento del pelo. Controla el nivel de colesterol y fosfolípidos plasmáticos. Su carencia origina alopecia en la rata, y en el hombre, trastornos gastrointestinales. Se halla en varios tejidos animales y vegetales, cereales, frutas, levaduras y extractos hepáticos. ||-**K** (*vitamina antihemorrágica,* filoquinona). Condiciona la síntesis de protrombina y de otros factores esenciales para el proceso de la coagulación (proconvertina, factor de StuartPrower, factor antihemofílico B). El cuadro carencial consiste en hemorragias. Se halla en la alfalfa, carne putrefacta de pescado, espinacas, col, coliflor. ||-**L.** Factor vitamínico discutible que parece necesario para la instauración de la lactancia. ||-**P** (*citrina*). Favorece la acción de la adrenalina. Aumenta la resistencia capilar y controla la permeabilidad de los vasos. Su carencia se caracteriza por un aumento de la fragilidad y permeabilidad capilar. Se halla en las hojas verdes de ruda, tabaco, violeta, alforfón, tallo de tomate. ||-**T** (*termitina, torulitina*). Complejo de sustancias biostimulantes del crecimiento obtenidas de las termitas. ||-**U** (*vitamina antiulcerosa*). Donador de grupos metilo. Protege frente a la úlcera gástrica provocada experimentalmente. Se halla en los lípidos de la col, apio, lechuga y perejil. ||-**ubiquinona** (*coenzima Q*). Componente del sistema de oxirreducción. Transportador de electrones entre flavoproteínas y citocromos en las mitocondrias. Se halla en la levadura y tejidos animales.

vitaminógeno (de *vitamina* y el gr. *gennân*, engendrar). adj. F., *vitaminogène*. Producido por vitaminas.

vitaminoide (de *vitamina* y el gr. *eîdos*, aspecto). adj. F., *vitaminoïde*. Semejante a una vitamina.

vitaminología. f. F., *vitaminologie*. Estudio de las vitaminas.

vitaminosis (de *vitamina* y el suf. *-osis*). f. Nombre genérico de las enfermedades producidas por carencia o exceso de vitaminas.

vitaminoterapia (de *vitamina* y el gr. *therapeía*, tratamiento). f. Tratamiento de las enfermedades por las vitaminas.

vitasterina o **vitasterol**. f. y m. Vitamina perteneciente al grupo de los esteroles.

vitazima. f. VITAMINA.

vitelar. adj. VITELINO.

vitelículo. m. F., *sac vitellin*. Saco del vitelo.

vitelina (del lat. *vitellum*, yema de huevo). f. F., *vitelline*. Sustancia albuminoidea, proteína simple, semejante por completo a la globulina, excepto en que no precipita de su solución con cloruro de sodio. Comprende la vitelina ordinaria y la cristalina, la primera, u *ovovitelina*, se obtiene de la yema de huevo, en la que está unida a la lecitina.

vitelino (del lat. *vitellum*). adj. F., *vitellin*. Relativo o parecido a la yema de huevo.|| Relativo al vitelo.

vitellus (lat.). m. Yema de huevo; vitelo.

vitelo (del lat. *vitellus*). m. A., *Dotter*; F., *vitellus*; In., *yolk*; It., *vitello*; P., *vitelo*. Yema de huevo; protoplasma ovular destinado a la segmentación, que en el óvulo humano constituye la casi totalidad del protoplasma; vitelo formativo. ||-**nutritivo**. Llámase así al deutoplasma o lecito, porción de protoplasma ovular destinada a nutrir al embrión en los primeros períodos de su desarrollo.

viteloluteína o **vitelorrubina** (de *vitelo* y el lat. *luteus*, amarillento, o *ruber*, rojo). f. Pigmentos amarillo y rojo, respectivamente, obtenidos de la yema de huevo.

Vitex. Género de plantas verbenáceas; la especie *V. agnus castus*, sauzgatillo, con fruto de sabor picante, gozó en otros tiempos de gran predicamento como anafrodisiaco.

vitiliginoso (del lat. *vitiligo, -inis*, vitíligo). adj. Relativo al vitíligo o de su naturaleza.

vitíligo (del lat. *vitiligo, -inis*). m. A., *Vitiligo*; F. e In., *vitiligo*; It., *vitiligine*; P., *vitíligem*. Leucodermia; afección cutánea caracterizada por la aparición de placas blancas rodeadas de una areola oscura a consecuencia de la repartición desigual del pigmento cutáneo.||-**perinevoide**. Tipo de vitíligo que se inicia alrededor de un nevo.

vitiligoide. (de *vitíligo* y el gr. *eîdos*, aspecto). adj. Parecido al vitíligo.|| m. Sifiloderma, área de hipo e hiperpigmentación de la piel en la sífilis secundaria, especialmente en el cuello.|| XANTOMA.

vitis (lat.). f. VID.

vitium (pl. *vitia*) (lat.). m. Vicio, defecto.||-**cordis**. Defecto del corazón. ||-**primae formationis**. Deformidad primaria, antenatal.

vitodinámica. f. BIODINÁMICA.

vítreo (del lat. *vitreus*). adj. A., *glasig*; F., *vitreux*; In., *vitreous*; It., *vitreo*; P., *vítreo*. Semejante al cristal; hialino.|| m. Cuerpo o humor vítreo.

vitreocapsulitis (de *vítreo*, el lat. *capsula*, dim. de *capsa*, caja, y el suf. *-itis*). f. F., *hyalite*. Inflamación de la cápsula del vítreo o membrana hialoides, hialitis.

vitreum (lat.). m. CUERPO VÍTREO.

vitrina. f. Humor vítreo del ojo; *vitrina oculi*. || Endolinfa; *vitrina auris*. || Escaparate o armario, generalmente de metal y cristal, donde se guardan los instrumentos quirúrgicos.

vitriolaje (del fr. *vitriolage*). m. Proyección criminal de vitriolo y, por extensión, de todo producto cáustico, a la cara y partes descubiertas del cuerpo, para provocar cicatrices deformes.

vitriólico (**Ácido**). Ácido sulfúrico.

vitriolo (del lat. *vitreolus*, dim. de *vitreus*, vítreo). m. A., *Vitriol*; F. e In., *vitriol*; It., *vitriolo*; P., *vitríolo*. Nombre antiguo de los sulfatos. ||-**azul**. Sulfato de cobre. ||-**blanco**. Sulfato de cinc.||-**verde**. Sulfato de hierro.

vitritis. f. GLAUCOMA.

vitropresión. f. A., *Glasspateldruck*; F. e In., *vitropression*; It., *vitropressione*; P., *vitropressão*. Presión con un vidrio aplicado a la piel, medio auxiliar de diagnóstico empleado en dermatología para descubrir coloraciones cutáneas anormales, que pudieran estar ocultas por la hiperemia.

vitrum (lat.). m. Vidrio. Vaso de vidrio.

vitular (del lat. *vitulus*, ternero). adj. Relativo a las vacas o terneros.

vivencia. f. Neologismo psicológico, traducción del vocablo alemán *Erlebnis*. Con él se indica lo vivido o experimentado por la conciencia, a diferencia de lo representado.

vividifusión. f. HEMODIÁLISIS.

viviente (del lat. *vivens, -entis*). adj. En estado de vida, vivo.

vivificación (del lat. *vivificatio, -onis*). f. A., *Belebung*; F. e In., *vivification*; It., *vivificazione*; P., *vivificação*. Conversión por asimilación de las sustancias orgánicas alimenticias en proteína viviente.

vivíparo (del lat. *viviparus*; de *vivus*, vivo, y *parere*, parir). adj. A., *Lebendgebärend*; F., *vivipare*; In., *viviparous*; It., *viviparo*; P., *vivíparo*. Dícese de los animales cuyas hembras paren vivos los hijos, a distinción de los que ponen huevos u ovíparos. Ú.t.c.s.

vivisección (del lat. *vivus, vivo*, y *sectio, -onis*, corte). f. A., *Vivisektion*; F. e In., *vivisection*; It., *vivisezione*; P., *vivissecção*. Disección, práctica de experimentos fisiológicos o quirúrgicos en animales vivos, con anestesia o sin ella.

viviseccionista o **vivisector**. adj. Dícese del práctico dedicado a la vivisección. Ú.t.c.s.

vivo (del lat. *vivus*). adj. A., *lebend, lebendig*; F., *vif, vivant*; In., *alive*; It. y P., *vivo*. Que tiene vida. Ú.t.c.s. || Intenso.

Vladimirov (Operación de) (Vladimirov, Vladimir Dmitrievič, cirujano ruso, 1837-1903). OPERACIÓN DE MIKULICZ, TARSECTOMÍA.

Vleminckx (Solución de) (Jean François *Vleminckx*, médico belga, 1800-1876). V. SOLUCIÓN.

vocal (del lat. *vocalis*). adj. Relativo o perteneciente a la voz.|| f. A., *Selbslauter*; F., *voyelle*; In., *vowel*; It., *vocale*; P., *vocal*. Sonido producido mediante una simple aspiración que hace vibrar la laringe, sin que sea modificado por obstáculo alguno a su paso por la boca.

vodca o **vodka**. m. Licor alcohólico de Rusia, especie de aguardiente, obtenido del centeno o maíz.

Voelcker (Operación de) (Fritz *Voelcker*, cirujano alemán, n. en 1872). V. OPERACIÓN.

Voge (Reacción de) (C. I. B. *Voge*, médico inglés contemporáneo). V. REACCIÓN.

Voges-Proskauer (Reacción de) (O. *Voges*, n. en 1867, y Bernard *Proskauer*, 1851-1915, higienistas alemanes). V. REACCIÓN.

Vogt (Ángulo de) (Karl. *Vogt*, fisiólogo y naturalista alemán, 1817-1895). V. ÁNGULO. ||-(**Enfermedad o síndrome de**) (Oskar *Vogt*, neuropatólogo alemán,

1870-1959). V. SÍNDROME. ||-**Koyanagi (Síndrome de)** (Alfred *Vogt*, oftalmólogo suizo, 1879-1943; Yosizo Koyana, oftalmólogo japonés, 1880-1954). V. SÍNDROME. ||-**(Punto de)** (Paul Frederick E. *Vogt*, cirujano alemán, 1847-1885). V. PUNTO. ||-**Spielmeyer (Enfermedad de).** V. ENFERMEDAD.
Vögtlin (Unidad de) (Carl *Vögtlin*, farmacólogo americano, n. en Basilea, 1879-1960). V. UNIDAD.
Voigt (Línea de) (Christian August *Voigt*, anatomista austríaco, 1809-1890). V. LÍNEA.
Voillemier (Punto de) (Léon Clément *Voillemier*, urólogo francés, 1809-1878). V. PUNTO.
Voit (Núcleo de) (Carl von *Voit*, fisiólogo alemán, 1831-1908). V. NÚCLEO.
vola (lat.). f. Palma de la mano o planta del pie *(vola manus, vola pedis)*.
volante (del lat. *volans, -antis*). adj. Que va de una parte a otra o se aplica sucesivamente en varias partes; se dice especialmente de vejigatorios. || Que vuela.
volar (de *vola*). adj. F., *palmaire ou plantaire*. Relativo a la palma de la mano o planta del pie.
volátil (del lat. *volatilis*). adj. In., *volatile*. Que tiende a evaporarse rápidamente. || m. F., *volatil*. Ave en general.
volatilidad. f. Calidad de volátil.
volatilización. f. A., *Verflüchtigung*; F., *volatilisation*; In., *volatilization*; It., *volatilizzazione*; P., *volatilização*. Conversión de un cuerpo sólido o líquido en vapor o gas, sin cambio químico.
volemia (de *volumen* y el gr. *haîma*, sangre). f. Volumen de la sangre.
volframio (del nombre propio germ. *Wolfram*). m. TUNGSTENO.
Volhard (Prueba de) (Franz *Volhard*, internista alemán, 1872-1950). V. PRUEBA. ||-**(Solución de)** (J. *Volhard*, químico alemán, 1834-1910). V. SOLUCIÓN.
Volhinia (Enfermedad o fiebre de) (*Volhinia*, departamento de Rusia). Véanse estos términos.
volición (del lat. *volo*, quiero). f. A., *Tatwille*; F. e In., *volition*; It., *volontà*; P., *volição*. Acto de la voluntad.
volitivo. adj. Relativo a la volición o voluntad.
Volkmann (Conducto, membrana de) (Alfred Wilhelm *Volkmann*, fisiólogo alemán, 1800-1877). Véanse estos términos. ||-**(Cuchara, deformidad, férula de)** (Richard *Volkmann*, cirujano alemán, 1830-1889). Véanse estos términos. ||-**(Enfermedades de).** V. ENFERMEDAD.
volsella (lat.). f. VULSELA.
voltaico (de Alessandro *Volta*, físico italiano, 1745-1827). adj. A., *Voltaisch*; F., *voltaique*; In., *voltaic*; It. y P., *voltaico*. Relativo al voltaísmo.
voltaísmo. m. GALVANISMO.
voltaje. m. F., *voltage*. Fuerza electromotriz medida en voltios.
voltámetro. m. VOLTÍMETRO.
voltamperio. m. F., *voltampère*. Producto de la multiplicación de 1 voltio por 1 miliamperio.
voltímetro (de *voltio* y el gr. *métron*, medida). m. A., *Voltmeter*; F., *voltimètre*; In., *voltmeter*; It., *voltimetro*; P., *voltímetro*. Instrumento para medir la fuerza electromotriz en voltios.
voltio (de *Volta*, físico italiano). m. A., *Volt*; F., In., It. y P., *volt*. Unidad de fuerza electromotriz, fuerza que produce la corriente de 1 amperio en un circuito cuya resistencia es de 1 ohmio.
Voltolini (Enfermedad, tubo de) (Frederic Edward *Voltolini*, otorrinólogo alemán, 1819-1889). Véanse estos términos.
volumen (del lat. *volumen*). m. A., *Umfang*; F., In., It., y P., *volume*. Espacio que ocupa un cuerpo. Corpulencia o masa de un cuerpo. ||-**atómico.** Cociente obtenido de la división del peso atómico de un elemento por su peso específico. ||-**corpuscular medio.** Volumen promedio de los hematíes, que se obtiene multiplicando el hematócrito por 10 y dividiendo por el número de hematíes por mm^3. ||-**específico.** Volumen ocupado por el peso definido de una sustancia. ||-**minuto.** Cantidad total de sangre o de aire que pasa por los pulmones en 1 min. ||-**por ciento.** Mililitros de gases (O_2 o CO_2) contenidos en 100 ml de sangre. ||-**pulmonum acutum.** Enfisema pulmonar. ||-**sanguíneo.** Masa total de la sangre en el cuerpo. ||-**sistólico.** Cantidad de sangre expulsada por los ventrículos en cada contracción.
volumesfigmobolómetro (de *volumen*, el gr. *sphygmós*, pulso, *bólos*, lanzamiento, emisión, y *métron*, medida). m. Aparato de Sahli, variedad de pletismógrafo, para medir el volumen del pulso; se denomina también *volumebolómetro*.
volumetría (de *volumen* y *-metro*). f. En física, determinación y medida de los volúmenes. || Procedimiento de análisis químico cuantitativo que mediante la medición del volumen de una disolución de concentración conocida, empleada para realizar completamente una reacción, permite hallar la concentración de otra disolución que reacciona con la primera.
volumétrico. adj. F., *volumétrique*. Relativo a la determinación de volúmenes o efectuado por la medida de los mismos.
voluminación. f. desus. Aumento de volumen de los cuerpos bacterianos por la acción de sueros sanguíneos, aumento que es máximo con sueros inmunizantes.
voluntad (del lat. *voluntas, -atis*). f. A., *Willen*; F., *volonté*; In., *will*; It., *volontà*; P., *vontade*. Facultad de querer o rehusar. || Facultad de decisión sobre la realización de un acto.
voluntario (del lat. *voluntarius*). adj. F., *volontaire*. Sometido a la voluntad o nacido de la voluntad.
voluntomotor. adj. Sujeto a la influencia motora voluntaria.
voluptuosidad (de *voluptuoso*, y éste del lat. *voluptuosus*). f. Afición al deleite, especialmente al sexual.
vólvulo (de *volvo*, y éste del lat. *volvere*, revolver, voltear). m. A., *Volvulus*; F. e In., *volvulus*; It., *volvolo*; P., *vólvulo*. Obstrucción de los intestinos por torsión de una asa intestinal alrededor de su mesenterio.
volvulosis. f. F., *volvulose, onchocercose*. Estado de infestación con el gusano *Onchocerca volvulus*, caracterizado por la formación de tumores fibrosos subcutaneos.
vómer (del lat. *vomer*, reja de arado, por la forma de este hueso). m. A., *Vomer*; F. e In., *vomer*; It., *vomero*; P., *vómer*. Hueso vómer. V. HUESOS (TABLA DE).
vomerobasilar (de *vómer* y el lat. *basis*, base). adj. F., *voméro-basilaire*. Relativo al vómer y la porción basilar del cráneo.
vomeronasal. adj. F., *voméro-nasal*. Relativo a los huesos vómer y nasales.
vómica (del lat. *vomica*, postema, tumor, absceso). f. A., *Eiterhöhle*; F., *vomique*; In. e It., *vomica*; P., *vômica*. Expectoración súbita y profusa de pus, suero o sangre procedentes de una cavidad en el tórax. || Colección de materia saniosa en una víscera, especialmente en el pulmón. || NUEZ VÓMICA.
vomicina. f. BRUCINA.
vomicoso. adj. ULCEROSO.
vomipurgante. m. EMETOCATÁRTICO.
vomiquero (del fr. *vomiquier*). m. Árbol loganiáceo que suministra la nuez vómica *(Strychnos nux vomica)*.
vomitina. f. EMETINA.
vomitivo. adj. A., *Brechmittel*; F., *vomitif*; In., *vomitive*; It., *emetico*; P., *vomitivo*. Que excita o provoca el vómito; emético. || m. Agente o droga que tiene esta acción, como el tártaro estibiado, ipecacuana, sulfato de cobre, etc.
vómito (del lat. *vomitus*). m. A., *Erbrechen*; F., *vomissement*; In., *vomit*; It., *vomito*; P., *vómito*. Expulsión violenta por la boca de materias contenidas en el estómago. || Materia vomitada. ||-**acetonémico.** Vómito periódico que ocurre en los niños afectos de acetonemia. ||-**bilioso.** Vómito de bilis o de materias teñidas de bilis. ||-**cerebral.** Vómito fácil, casi sin náuseas, que se observa frecuentemente en las afecciones intracraneales. ||-**cíclico** o **periódico.** Vómito que ocurre a intervalos más o menos regulares. ||-**de sangre.** HEMATEMESIS. ||-**electivo.** Expulsión de alimentos determinados que ocurre en el histerismo. ||-

estercoráceo o **fecaloideo.** Vómito de materia fecal observado en la obstrucción intestinal, apendicitis, peritonitis, etc. ‖ **-hiperácido.** GASTROXINSIS. ‖ **-incoercible.** Vómito rebelde a todas las medicaciones, que, a veces, ocurre en el embarazo. ‖ **-marino.** MAREO. ‖ **-negro.** FIEBRE AMARILLA. ‖ **-pernicioso.** Vómito incoercible del embarazo. ‖ **-porráceo.** Vómito oscuro de pronóstico grave. ‖ **-seco.** Náuseas con esfuerzo de vómito, pero sin expulsión de materias.

vomitorio. m. EMÉTICO.

vomiturición. f. A., *Brechbewegung;* F. e In., *vomiturition;* It., *vomiturazione;* P., *vomiturição.* Vómito frecuente, sin grandes esfuerzos y escaso. ‖ REGURGITACIÓN.

vomitus (lat.). m. Vómito. ‖ **-cruentus.** Vómito de sangre. ‖ **-gravidarum.** Vómito matutino de las mujeres encinta, muy frecuente en los primeros meses del embarazo. ‖ **-matutinus potatorum.** Vómito en ayunas de materias mucosas, común en el catarro gástrico crónico de los bebedores.

Von Bergmann, Economo, Graefe, Hippel, Kostmann, Mayenburg, Monakov, Noorden, Schrötter, Willebrand, Ziemnisen. Véase en los correspondientes nombres sin el *Von.*

vónulo. m. Nombre de una enfermedad de los bronquios en el África Occidental, caracterizada por un dolor intenso debajo del esternón.

voracidad (del lat. *voracitas, -atis*). f. F., *voracité.* Hambre desmesurada, canina; bulimia.

Voronov (Operación de) (Serge *Voronov*, médico ruso establecido en París, 1866-1951). V. OPERACIÓN.

vortex (lat.). m. Vórtice. ‖ Disposición de ciertas formaciones anatómicas en espiral. ‖ **-coccygens.** Convergencia de los pelos de lanugo en la región del cóccix. ‖ **-cordis.** Disposición en círculo y espiral de las fibras cardíacas. ‖ **-pilorum.** Disposición en espiral de los cabellos o pelos de distintas partes del cuerpo.

vórtice (del lat. *vortex, -icis*). m. A., *Wirbel;* F. e In., *vortex;* It., *vortice;* P., *vórtice.* Torbellino, remolino. ‖ VORTEX. ‖ Espiral formada por las fibras musculares en la punta del corazón.

Vorticella. Género de protozoos ciliados que se encuentran en aguas dulces y saladas.

vorticosa (Vasa). V. VASA.

Vossius (Anillo de) (Adolf *Vossius*, oftalmólogo alemán, 1855-1925). V. ANILLO LENTICULAR.

vox (lat.). f. Voz. ‖ **-anserina.** Voz ronca, de graznido, en la parálisis del recurrente.

voz (del lat. *vox, vocis*). f. A., *Stimme;* F., *voix;* In., *voice;* It., *voce;* P., *voz.* Sonido emitido por la boca, producido por los órganos de la fonación. ‖ **-anfórica** o **cavernosa.** Resonancia especial de la voz percibida por auscultación del tórax, que indica una cavidad o caverna del pulmón. ‖ **-articulada.** PALABRA. ‖ **-claudicante.** Estado de imposibilidad para sostener durante un cierto tiempo, y con el mismo timbre, un sonido. ‖ **-colérica.** Voz débil, áfona, en el período álgido del cólera. ‖ **-convulsiva.** Neurosis que consiste en la sucesión, al hablar, de sonidos discordantes. ‖ **-de falsete** o **de cabeza.** Voz aguda penetrante. ‖ **-de pecho.** Voz llena, grave, con resonancia de las paredes torácicas. ‖ **-de polichinela.** Variedad de egofonía. ‖ **-esofágica.** Voz propia de los laringectomizados originada por la emisión de aire acumulado en el esófago y modulada por los órganos bucales. ‖ **-eunucoide.** Voz de falsete en el hombre, semejante a la de una mujer o un eunuco. ‖ **-multitonal.** Pasos en falso de la voz que luego reaparece. Es propia de ciertos pólipos o formaciones papilomatosas de las cuerdas vocales.

Vrolik (Enfermedad de) (Willem *Vrolik*, anatomista neerlandés, 1801-1863). V. ENFERMEDAD.

VSG. Sigla de velocidad de sedimentación globular.

vulcanita. f. A., *Hartgummi;* F., *ébonite;* In., It. y P., *vulcanite.* Caucho o goma vulcanizados.

vulcanización (de *vulcanizar*, y éste del lat. *vulcanus*, fuego). f. A., *Vulkanisierung;* F., *vulcanisation;* In., *vulcanization;* It., *vulcanizzazione;* P., *vulcanização.* Adición de azufre al caucho o goma para que ésta conserve su elasticidad y dureza a diversas temperaturas.

vulnerabilidad. f. A., *Empfindlichkeit;* F., *vulnérabilité;* In., *vulnerability;* It., *vulnerabilità;* P., *vulnerabilidade.* Calidad de vulnerable.

vulnerable (del lat. *vulnerabilis*). adj. F., *vulnérable.* Susceptible de ser lesionado.

vulnerante. adj. Que vulnera o hiere.

vulnerario (del lat. *vulnerarius*). adj. F., *vulnéraire.* Propio para la curación de las heridas. Aplícase al agente o droga con propiedades curativas de las heridas. Entre las especies vulnerarias de la farmacopea antigua se contaban el árnica, el tomillo, el ajenjo, el hisopo, etc. Ú.t.c.s.m.

vulnus (lat.). m. Herida, trauma. ‖ **-conquassatum** o **contusum.** Herida por contusión. ‖ **-morsum.** Mordedura. ‖ **-scissum.** Laceración. ‖ **-sclopetorum.** Herida por arma de fuego.

Vulpian (Atrofia, ley, síndrome de) (Edme Félix Alfred *Vulpian*, médico francés, 1826-1887). Véanse estos términos.

vulsela (del lat. *vulsellum*, pinzas ganchudas con que las damas romanas se arrancaban los pelos). f. F., *forceps muni de crochets.* Nombre de unas pinzas cuyas ramas tienen forma de gancho.

vultuoso (del lat. *vultuosus*). adj. F., *vultueux.* Abultado por congestión; dícese especialmente de la cara.

vulva (del lat. *vulva*). f. A., *Vulva;* F., *vulve;* In., It. y P., *vulva.* Parte exterior de los genitales femeninos. ‖ Hendidura longitudinal formada por los labios mayores, en la que se abre la vagina. ‖ **-clausa** o **connivens.** Vulva cerrada, por ser los labios mayores gruesos y aproximados. ‖ **-del cerebro.** Pequeño orificio en el III ventrículo del cerebro, debajo de la comisura anterior y del pilar anterior del trígono. ‖ **-hians.** Vulva abierta, en la que los labios mayores son fláccidos y están apartados.

vulvectomía (de *vulva* y el gr. *ektomé*, escisión). f. F., *vulvectomie.* Escisión parcial o total de la vulva.

vulvismo. m. VAGINISMO.

vulvitis. f. A., *Vulvitis;* F., It. y P., *vulvite;* In., *vulvitis.* Inflamación de la vulva. ‖ **-aftosa.** Afección propia de las niñas, caracterizada por la aparición de vesículas que luego se ulceran. ‖ **-blenorrágica.** Infección específica de la vulva, debida al gonococo. ‖ **-diftérica.** Vulvitis con formación de seudomembranas. ‖ **-folicular.** Foliculitis vulvar. ‖ **-leucoplásica.** Craurosis de la vulva, trastorno trófico.

vulvocrural (de *vulva* y el lat. *crus, cruris*, pierna). adj. F., *vulvo-crural.* Relativo a la vulva y al muslo.

vulvouterino (de *vulva* y el lat, *uterus*, útero). adj. F., *vulvo-utérin.* Relativo a la vulva y al útero.

vulvovaginal (de *vulva* y el lat. *vagina*, vagina). adj. F., *vulvo-vaginal.* Relativo a la vulva y la vagina.

vulvovaginitis. f. F., *vulvo-vaginite.* Inflamación de la vulva y la vagina.

W

W. Símbolo químico del *tungsteno* o *wolframio*. || Símbolo de vatio *(watt)*.
Waardenburg (Síndrome de) (Petrus Johannes *Waardenburg*, oftalmólogo neerlandés, n. en 1886). V. SÍNDROME.
wabaína. f. OUBAÍNA.
Wachendorf (Membrana de) (Eberhard J. *Wachendorf*, anatomista alemán, 1703-1758). V. MEMBRANA PUPILAR.
Wachsmuth (Mixtura de) (Hans *Wachsmuth*, neurólogo alemán contemporáneo). V. MIXTURA.
Wadsworth (Método de) (A. Baldwin *Wadsworth*, bacteriólogo norteamericano contemporáneo). V. COLORACIÓN (MÉTODO DE).
Wagner (Corpúsculos, mancha de) (Rudolf *Wagner*, fisiólogo alemán, 1805-1864). Véanse estos términos. ||**-(Enfermedad de)** (Ernst L. *Wagner*, patólogo alemán, 1829-1888). V. ENFERMEDAD. ||**-Jauregg (Tratamiento de)** (Julius *Wagner-Jauregg*, psiquiatra austríaco, 1857-1940; premio Nobel de Medicina en 1927). V. TRATAMIENTO. ||**-(Operación de)** (Wilhelm *Wagner*, cirujano alemán, 1848-1900). V. OPERACIÓN. ||**-(Teoría de)** (Moritz *Wagner*, médico alemán, 1813-1887). TEORÍA DE LA MIGRACIÓN. ||**-Unverricht (Síndrome de).** V. SÍNDROME.
wagnerismo. m. Tratamiento de Wagner-Jauregg o malarioterapia.
Wagstaffe (Fractura de) (William Warwick *Wagstaffe*, cirujano inglés, 1843-1910). V. FRACTURA.
Wahl (Signo de) (Eduard von *Wahl*, cirujano alemán, 1833-1890). V. SIGNO.
Wahlenbergia. Género de plantas campanuláceas; la especie W. *graminiflora* se considera antiepiléptica, y la W. *linarioides* se usa en Chile como antidiarreica.
Walcher (Posición de) (Gustav Adolf *Walcher*, ginecólogo alemán, 1856-1935). V. POSICIÓN.
Waldenburg (Aparato de) (Louis *Waldenburg*, médico alemán, 1837-1881). V. APARATO.
Waldenström (Enfermedad de) (Johan H. *Waldenström*, cirujano sueco, n. en 1906). V. ENFERMEDAD DE CALVÉ-PERTHES.
Waldeyer (Anillos, fosa, glándula, surco de) (Wilhelm *Waldeyer*, anatomista alemán, 1836-1921). Véanse estos términos.
Wallenberg (Síndrome de) (Adolf *Wallenberg*, médico alemán, 1862-1949). V. SÍNDROME. ||**-Foix (Síndrome de).** V. SÍNDROME DE WALLENBERG.
Waller (Degeneración, ley de) (Augustus V. *Waller*, médico inglés, 1816-1870). Véanse estos términos.
Wallhauser y Whitehead (Método de) (A. *Wallhauser* y J. M. *Whitehead*, médicos norteamericanos). V. MÉTODO.
Walter-Bohmann (Síndrome de). V. SÍNDROME.
Walther (Conducto, ligamento de) (August Friedrich *Walther*, anatomista alemán, 1688-1746). Véanse estos términos.
Walton (Operación de) (Albert James *Walton*, cirujano inglés, n. en 1881). V. OPERACIÓN.
Wang (Reacción de) *(Wang* Chung Tig, médico chino, 1889-1931). V. REACCIÓN.
Wangensteen (Operación, técnica, tubo de) (Owen H. *Wangensteen*, cirujano norteamericano, n. en 1898). V. OPERACIÓN, TÉCNICA, TUBO.
Wanner (Síntoma de) (Friedrich *Wanner*, otólogo alemán contemporáneo). V. SÍNTOMA.
Warburg (Enzima de) (Otto *Warburg*, fisiólogo alemán, 1883-1970; premio Nobel de Medicina en 1931). V. ENZIMA.

Wardrop (Enfermedad) (James *Wardrop*, cirujano inglés, 1782-1869). V. ENFERMEDAD.
Waring-Griffiths (Signo de). V. SIGNO.
Warren (Columnas de) (John Collins *Warren*, cirujano norteamericano, 1778-1856). COLUMNA ADIPOSA. ||**-Tay-Sachs (Enfermedad de).** V. ENFERMEDAD.
Wartenberg (Enfermedad, signo, síndrome, síntoma de) (Robert *Wartenberg*, neurólogo norteamericano de origen alemán, 1887-1956). Véanse estos términos.
Warthin (Signo de) (Alfred Scott *Warthin*, patólogo norteamericano, 1867-1931). V. SIGNO.
Wassermann (Reacción de) (August Paul *Wassermann*, bacteriólogo alemán, 1866-1925). V. REACCIÓN.
Wassiliev (Enfermedad de) (Nikolai Porfirievič *Wassiliev*, médico ruso del siglo XIX). V. ENFERMEDAD DE WEIL.
Waterhouse-Friderichsen (Síndrome de) (Rupert *Waterhouse*, médico inglés, 1873-1958, y Carl *Friderichsen*, médico alemán, n. en 1886). V. SÍNDROME.
Watkins (Operación de) (Thomas J. *Watkins*, ginecólogo norteamericano, 1863-1925). V. OPERACIÓN. ||**-Wertheim (Operación de).** V. OPERACIÓN.
Watson (Enfermedad de). V. ENFERMEDAD.
Watsonius watsoni. Gusano trematodo intestinal que en África produce diarrea.
watt. m. VATIO.
Watteville (Corriente de) (Armand *Watteville*, neurólogo inglés, de origen suizo, 1846-1925). CORRIENTE GALVANOFARÁDICA.
Weber (Ducha de) (Theodor *Weber*, médico alemán, 1829-1914). Ducha nasal. ||**-Christian (Enfermedad** o **síndrome de)** (Frederick Parkes *Weber*, médico inglés, 1863-1962). V. ENFERMEDAD. ||**-Cockayne (Síndrome de).** V. SÍNDROME. ||**-Dimitri (Síndrome de).** V. SÍNDROME. ||**-(Glándulas, órgano de)** (Moritz Ignatz *Weber*, anatomista alemán, 1795-1875). Véanse estos términos. ||**-(Ley, paradoja, reacción de)** (Ernst Heinrich *Weber*, fisiólogo alemán, 1795-1878). Véanse estos términos. ||**-(Prueba de)** (Friedrich Eugen *Weber*, otólogo alemán, 1832-1891). V. PRUEBA. ||**-(Síndrome de)** (Herman *Weber*, médico alemán en Londres, 1823-1918). V. SÍNDROME.
Webster (Operación de) (John Clarence *Webster*, ginecólogo canadiense, 1863-1950). V. OPERACIÓN. ||**-(Reacción de)** (John *Webster*, químico inglés, 1878-1927). V. REACCIÓN. ||**-(Técnica de).** V. TÉCNICA.
Wegener (Síndrome de) (F. *Wegener*, médico alemán contemporáneo). V. SÍNDROME.
Wegner (Enfermedad, signo de) (Friedrich Rudolf Georg *Wegner*, patólogo alemán, 1843-1917). Véanse estos términos.
Weichbrodt (Reacción de) (Raphael *Weichbrodt*, neurólogo alemán, n. en 1886). V. REACCIÓN.
Weichselbaum (Coco de) (Anton *Weichselbaum*, patólogo austríaco, 1845-1920). NEISSERIA INTRACELLULARIS.
Weidel (Reacción de) (Hugo *Weidel*, químico austríaco, 1849-1899). V. REACCIÓN.
Weigert (Método de) (Carl *Weigert*, patólogo alemán, 1843-1904). V. COLORACIÓN (MÉTODOS DE).
Weijers-Van de Kamer-Dicke-Ijsseling (Enfermedad de). V. ENFERMEDAD.
Weil (Enfermedad de) (Adolf *Weil*, médico alemán, 1848-1916). V. ENFERMEDAD. ||**-Felix (Reacción de)** (Edmund *Weil*, bacteriólogo alemán, 1880-1922, y Arthur *Felix*, Bacteriólogo checo, 1887-1956). V. REAC-

CIÓN. ||-**Perles (Enfermedad de).** V. ENFERMEDAD. ||-**(prueba de)** (Richard *Weil*, médico norteamericano, 1876-1917). V. PRUEBA. ||-**(Síndrome de).** V. SÍNDROME.

Weill (Enfermedad, signo de) (Edmond *Weill*, pediatra francés, 1859-1924). V. ENFERMEDAD, SIGNO. ||-**Marchesani (Síndrome de)** (Jean *Weill*, pediatra y endocrinólogo francés, n. en 1903). V. SÍNDROME. ||-**Reys (Síndrome de)** (Georges *Weill*, epidemiólogo francés, 1866-1952). V. SÍNDROME. ||-**Thévenot (Síndrome de).** V. SÍNDROME.

Weinberg-Himmelfarb (Enfermedad de). V. ENFERMEDAD.

Weingarten (Síndrome de) (R. F. *Weingarten*, médico inglés contemporáneo). V. SÍNDROME.

Weinstein (Reacción de) (Julius W. *Weinstein*, médico norteamericano, 1873-1923). V. REACCIÓN.

Weir (Operación de) (Robert Fulton *Weir*, cirujano norteamericano, 1838-1927). APENDICOSTOMÍA.

Weir-Mitchell (Cura o tratamiento, enfermedad de) (Silas *Weir-Mitchell*, neurólogo estadounidense, 1829-1914). V. CURA, ENFERMEDAD.

Weisbach (Ángulo de) (Albin *Weisbach*, antropólogo austríaco, 1837-1914). V. ÁNGULO.

Weisenburg (Síndrome de). V. SÍNDROME.

Weisman-Netter (Enfermedad de) (R. *Weisman Netter*, médico francés contemporáneo). V. ENFERMEDAD.

weismanismo. m. Doctrina o teoría de Weismann. V. TEORÍA.

Weismann (Teoría de) (August *Weismann*, biólogo alemán, 1834-1914). V. TEORÍA.

Weiss (Reacción de) (Moritz *Weiss*, médico austríaco contemporáneo). V. REACCIÓN DE MORITZ-WEISS. ||-**(Reflejo de)** (Leopold *Weiss*, oculista alemán, 1849-1901). V. REFLEJO. ||-**(Signo de)** (Nathan *Weiss*, médico austríaco, 1851-1883). V. SIGNO.

Weissenbach-Françon (Enfermedad, síndrome de). V. ENFERMEDAD, SÍNDROME. ||-**Lièvre (Síndrome de).** V. SÍNDROME.

Weitbrecht (Agujero, cartílago, ligamento de) (Josias *Weitbrecht*, anatomista alemán, 1702-1747). Véanse estos términos.

Welander (Úlcera de) (Edward W. *Welander*, médico sueco, 1840-1917). V. ÚLCERA.

Welch (Bacilo de) (William Henry *Welch*, patólogo norteamericano, 1850-1934). V. CLOSTRIDIUM WELCHII.

Wells (Horace). Dentista americano, 1815-1848, quien por vez primera empleó el óxido nitroso como anestésico general. Con William T. G. Morton y Crawford W. Long comparte la primacía de la introducción de la anestesia por inhalación.

Weltmann (Reacción de) (Oskar *Weltmann*, patólogo austríaco, 1885-1934).V. REACCIÓN.

weltmerismo (de Sidney A. *Weltmer*). m. desus. Sistema de psicoterapia por medio de la sugestión intenta establecer una armonía completa entre la mente y el cuerpo.

Wenckebach (Enfermedad, período, signo de) (Karel Frederik *Wenckebach*, médico holandés en Viena, 1864-1940). Véanse estos términos.

Wender (Reacción de) (Neumann *Wender*, químico austríaco del siglo XIX). V. REACCIÓN.

Wenzell (Reacción de) (William T. *Wenzell*, médico norteamericano del siglo XIX). V. REACCIÓN.

Werdnig-Hoffmann (Atrofia, enfermedad, parálisis o síndrome de) (Guido *Werdnig*, neurólogo austríaco, n. en 1862; Ernst *Hoffmann*, neurólogo alemán, 1857-1919). V. ATROFIA, ENFERMEDAD.

Werlhof (Enfermedad de) (Paul Gottlieb *Werlhof*, médico alemán, 1699-1767). V. ENFERMEDAD.

Wernekink (Comisura de) (Friedrich Christian *Wernekink*, anatomista alemán, 1798-1835). V. COMISURA.

Werner (Síndrome de) (Otto *Werner*, médico alemán, n. en 1874). V. SÍNDROME. ||-**His (Enfermedad de)** (Heinrich *Werner*, médico alemán, 1874-1946, y William *His*, médico alemán, 1863-1934). FIEBRE DE LAS TRINCHERAS. ||-**Schultz (Enfermedad de).** V. ENFERMEDAD.

Wernicke (Afasia, cisura, enfermedad, signo, síndrome de) (Karl *Wernicke*, neurólogo alemán, 1848-1905). Véanse estos términos. ||-**Mann (Actitud de).** V. ACTITUD.

Wertheim (Operación de) (Ernst *Wertheim*, ginecólogo austríaco, 1864-1920). V. OPERACIÓN. ||-**Salomonson (Enfermedad de)** (J. K. A. *Wertheim Salomonson*, neurólogo holandés, 1864-1922). V. ENFERMEDAD.

Wertheimer (Operación de) (Pierre Léon *Wertheimer*, cirujano francés, n. en 1892). V. OPERACIÓN.

Westberg (Enfermedad, espacio de) (Friedrich *Westberg*, médico alemán, n. en 1868). Véanse estos términos.

Westergren (Reacción de) (Alfred *Westergren*, internista sueco. n. en 1891). V. REACCIÓN.

Westphal (Contacción, enfermedad, signo de) (Carl Friedrich Otto *Westphal*, alienista alemán, 1833-1890). Véanse estos términos. ||-**Piltz (Reflejo o síndrome de)** (Alexander *Westphal*, neurólogo alemán, 1863-1941), y Alexander *Piltz*, neurólogo austríaco, 1871-1930). V. REFLEJO, SÍNDROME. ||-**Strümpell (Enfermedad, seudosclerosis de).** Véanse estos términos.

Wetzel (Reacción de) (George *Wetzel*, médico alemán contemporáneo). V. REACCIÓN.

Weyl (Reacción de) (Theodor *Weyl*, químico alemán, 1851-1913). V. REACCIÓN.

Wharton (Conducto, gelatina de) (Thomas *Wharton*, médico y anatomista inglés, 1614-1673). Véanse estos términos.

Wheatstone (Puente de) (Charles *Wheatstone*, físico inglés, 1802-1875). V. PUENTE.

Wheelhouse (Operación de) (Claudius Galen *Wheelhouse*, cirujano inglés, 1826-1909). V. OPERACIÓN.

Wheler (Síndrome de). V. SÍNDROME.

Whipple (Enfermedad de) (George Hoyt *Whipple*, patólogo norteamericano, 1878-1976, premio Nobel de Medicina en 1934 por su descubrimiento de la terapéutica de la anemia perniciosa a base de hígado). V. ENFERMEDAD. ||-**Parsons-Mullins (Operación de).** V. OPERACIÓN.

whisky (ingl.). m. Licor alcohólico fuerte obtenido por destilación del centeno, maíz, trigo, etc.; *spiritus frumenti*. Sin.: Güisqui.

White (Enfermedad de) (James Clarke *White*, dermatólogo norteamericano, 1833-1916). V. ENFERMEDAD. ||-**(Operación de)** (James William *White*, cirujano norteamericano, 1850-1916). V. OPERACIÓN. ||-**(Síndrome de).** V. SÍNDROME. ||-**Warren-Lecomte (Síndrome de).** V. SÍNDROME.

Whitehead (Operación de) (Walter *Whitehead*, cirujano inglés, 1840-1913). V. OPERACIÓN.

Whitman (Operación de) (Royal *Whitman*, cirujano norteamericano, 1857-1946). V. OPERACIÓN.

Whitmore (Enfermedad de) (Mayor Alfred *Whitmore*, cirujano inglés del Servicio Médico de la India, 1876-1946). MELIOIDOSIS.

Whytt (Enfermedad de) (Robert *Whytt*, médico escocés, 1714-1766). V. ENFERMEDAD.

Wichmann (Asma o enfermedad de) (Johann Ernst *Wichmann*, médico alemán, 1740-1802). V. ENFERMEDAD.

Wickersheimer (Líquido de) (Jean *Wickersheimer*, preparador anatomista alemán, 1832-1896). V. LÍQUIDO.

Widal (Reacción, síndrome de) (Fernand *Widal*, médico francés, 1862-1929). V. CRISIS HEMOCLÁSTICA, REACCIÓN, SÍNDROME. ||-**Abrami (Enfermedad de).** V. ENFERMEDAD. ||-**Brocq (Enfermedad de).** V. ENFERMEDAD.

Wieting (Operación de) (Julius *Wieting*, 1868-1922). V. OPERACIÓN.

Wigand (Maniobra de) (Just H. *Wigand*, tocólogo alemán, 1766-1817). V. MANIOBRA DE MARTIN-WIGAND.

wihtigo. m. Trastorno psiquiátrico caracterizado por la convicción delirante de transformarse en un monstruo gigantesco devorador de carne humana, que se observa en los indios cree, ojibway y salteaux de Norteamérica.

Wilde (Cuerda, incisión de) (Sir William Robert Wills *Wilde*, cirujano irlandés, 1815-1876). Véanse estos términos.
Wilder (Signo de) (William Hamlin *Wilder*, oftalmólogo norteamericano, 1860-1935). V. SIGNO.
Wildermuth (Oreja de) (Hermann A. *Wildermuth*, alienista alemán, 1852-1907). V. OREJA.
Wilkie (Operación de). V. OPERACIÓN.
Wilkins (Síndrome de) (Lawson *Wilkins*, endocrinólogo norteamericano contemporáneo). V. SÍNDROME.
Wilkinson (Anemia de) (John F. *Wilkinson*, médico inglés, n. en 1897). V. ANEMIA. ||**-(Pomada de)** (J. H. *Wilkinson*, médico inglés del siglo XIX). V. POMADA.
Wilks (Enfermedad de) (Sir Samuel *Wilks*, médico inglés, 1824-1911). V. ENFERMEDAD.
Willan (Lepra de) (Robert *Willan*, médico inglés, 1757-1812). V. PSORIASIS.
Willebrand (Enfermedad de) (E. A. von *Willebrand*, médico finlandés, 1870-1949). V. ENFERMEDAD. ||**-Jürgens (Síndrome de).** V. ENFERMEDAD DE WILLEBRAND. ||**-Naegeli (Síndrome de).** V. ENFERMEDAD DE WILLEBRAND.
Willems (Método de) (Charles *Willems*, cirujano belga, 1859-1930). V. MÉTODO.
Willems (Tratamiento de) (Charles *Willems*, cirujano belga, 1859-1930). V. TRATAMIENTO.
William-Joly-Richtie (Síndrome de). V. SÍNDROME.
Williams (Coloración de) (Anna W. *Williams*, bacterióloga norteamericana, 1863-1955). V. COLORACIÓN (MÉTODOS DE). ||**-(Enfermedad de).** V. ENFERMEDAD. ||**-(Signo)** (Charles *Williams*, médico inglés, 1805-1889). V. SIGNO.
Williamson (Reacción de) (Richard Thomas *Williamson*, médico inglés contemporáneo). V. REACCIÓN. ||**-(Signo de)** (Oliver K. *Williamson*, médico inglés, 1866-1941). V. SIGNO.
Willis (Círculo, enfermedad, saco de) (Thomas *Willis*, anatomista y médico inglés, 1621-1675). Véanse estos términos.
Wills (Enfermedad de) (Lucy *Wills*, médica inglesa contemporánea). V. ENFERMEDAD.
Wilmoth (Operación de). V. OPERACIÓN.
Wilms (Operación, tumor de) (Max *Wilms*, cirujano alemán, 1867-1918). Véanse estos términos.
Wilson (Enfermedad de) (William J. Erasmus *Wilson*, dermatólogo inglés, 1809-1884). V. ENFERMEDAD. ||**-(Músculo de)** (James *Wilson*, cirujano inglés, 1765 1821). V. MÚSCULO. ||**-Root-Marble (Síndrome de).** V. SÍNDROME. ||**-(Síndrome de).** V. SÍNDROME.
Wiltberger (Operación de). V. OPERACIÓN.
Winckel (Enfermedad de) (Franz C. L. W. von *Winckel*, ginecólogo alemán, 1837-1911). V. ENFERMEDAD.
Winiwarter (Operación de) (Alexander von *Winiwarter*, cirujano alemán, 1848-1917). V. OPERACIÓN. ||**-Bürger (Enfermedad de)** (Félix von *Winiwarter*, cirujano austríaco, 1852-1931). V. ENFERMEDAD.
Winkelman (Enfermedad de) (Nataniel W. *Winkelman*, neurólogo norteamericano, 1891-1956). V. ENFERMEDAD. ||**-(Operación de)** (Carl *Winkelman*, cirujano alemán, 1863-1925). OPERACIÓN DE JABOULAY.
Winkelstein-Hamperi (Enfermedad de). V. ENFERMEDAD.
Winkler (Enfermedad de) (Max *Winkler*, médico suizo, 1875-1952). V. ENFERMEDAD.
Winslow (Estrellas, hiato, ligamento de) (Jacob Benignus *Winslow*, anatomista danés en París, 1669-1760). Véanse estos términos.
Winterbottom (Síntomas de) (Thomas *Winterbottom*, médico inglés, 1764-1859). V. SÍNTOMA.
Winternitz (Sonda de) (Wilhelm *Winternitz*, médico austríaco, 1835-1917). V. SONDA.
Wintrich (Signo de) (Anton *Wintrich*, médico alemán, 1812-1882). V. SIGNO.
Wintrobe (Tubo de) (Maxwell Meyer *Wintrobe*, hematólogo canadiense, n. en 1901). V. TUBO.
Wirsung (Conducto de) (Johann Georg *Wirsung*, médico alemán, 1600-1643). V. CONDUCTO.

Wiseman-Doan (Enfermedad de) (Bruce Kenneth *Wiseman*, médico norteamericano, n. en 1896). V. ENFERMEDAD.
Wissler-Fanconi (Síndrome de) (Hans *Wissler*, pediatra suizo, n. en 1906). V. SÍNDROME.
wistarina. f. Glucósido cristalino tóxico de la especie *Wistaria chinensis* o glicina.
Withering (William). Médico y botánico inglés, 1741-1790, célebre por ser el introductor de las hojas de digital en terapéutica.
Wittmaack-Ekbom (Síndrome de) (Theodor *Wittmaack*, médico alemán del siglo XIX). V. SÍNDROME DE EKBOM.
Witzel (Operación de) (Friedrich Oskar *Witzel*, cirujano alemán, 1856-1925). V. OPERACIÓN.
Woakes (Enfermedad de) (Edward *Woakes*, otorrinolaringólogo inglés, 1837-1912). V. ENFERMEDAD.
Wohlfahrtia. Género de moscas; las larvas de las especies *W. meigenii* y *W. vigil* producen miiasis cutáneas en el hombre.
Wohlgemuth (Reacción, unidad de) (Julius *Wohlgemuth*, médico alemán, 1874-1948). Véanse estos términos.
Woillez (Enfermedad de) (Eugène Joseph *Woillez*, médico francés, 1811-1882). V. ENFERMEDAD.
Wolfe (Injerto de) (John Reisberg *Wolfe*, oftalmólogo escocés, 1824-1904). V. INJERTO.
Wolfenden (Posición de) (Richard Norris *Wolfenden*, laringólogo inglés, 1854-1925). V. POSICIÓN.
Wölfer (Adenomas de). V. ADENOMA.
Wolff (Conducto, cuerpo de) (Kaspar Friedrich *Wolff*, anatomista y embriólogo alemán, 1733-1794). Véanse estos términos. ||**-Eisner (Reacción de)** (Alfred *Wolff-Eisner*, médico alemán, 1877-1948). OFTALMORREACCIÓN. ||**-(Ley de)** (Julius *Wolff*, anatomista alemán, 1836-1902). V. LEY. ||**-Parkinson-White (Síndrome de)** (Louis *Wolff*, médico norteamericano, n. en 1898). V. SÍNDROME.
Wölfler (Glándula, operación, signo, solución, sutura de) (Anton *Wölfler*, cirujano alemán, 1850-1917). Véanse estos términos.
wolframio. m. TUNGSTENO.
Wolfring (Glándulas de) (Emilij F. von *Wolfring*, oftalmólogo polaco, 1832-1906). V. GLÁNDULAS DE CIACCIO.
Wollaston (Doblete de) (William Hyde *Wollaston*, físico y médico inglés, 1766-1828). V. DOBLETE.
Worm-Müller (Reacción de) (Jacob *Worm-Müller*, médico noruego, 1834-1889). V. REACCIÓN.
wormianos (Huesos) (de Olaus *Worm*, anatomista danés, 1588-1654). V. HUESO.
Wormley (Reacción de) (Theodore G. *Wormley*, químico norteamericano, 1826-1897). V. REACCIÓN.
Worms (Tétanos de) (Jules *Worms*, médico militar francés, 1830-1898). V. TÉTANOS.
WPW (Síndrome). V. SÍNDROME DE WOLFF-PARKINSON-WHITE.
Wright (Coloración de) (James H. *Wright*, patólogo norteamericano, 1869-1928). V. COLORACIÓN. ||**-(Síndrome de).** V. SÍNDROME. ||**-(Solución, vacuna de)** (Sir Almroth E. *Wright*, bacteriólogo inglés, 1861-1947). Véanse estos términos.
Wrisberg (Cartílago, nervio de) (Heinrich August *Wrisberg*, anatomista alemán, 1739-1808). Véanse estos términos.
Wuchereria (de Otto *Wucherer*, médico alemán, en el Brasil, 1820-1873). Género de filarias de la clase nematodos. ||**-bancrofti.** Especie de filaria. Es una de las siete especies de filarias que utilizan al hombre como huésped definitivo. Está ampliamente distribuida por las zonas tropicales y es especialmente frecuente en la India y las islas del Pacífico. Sus microfilarias son de periodicidad nocturna y carecen de núcleos terminales. Produce linfangitis y posteriormente elefantiasis, de preferencia en los genitales y extremidades inferiores. Los artrópodos transmisores son mosquitos de los géneros *Culex* y *Aedes*; ocasionalmente pueden transmitirlas los géneros *Mansonella* y *Anopheles*. ||**-malayi.** BRUGIA MALAYI.

wuchereriasis. f. F., *wuchériose, filariose.* FILARIASIS.
Wunderlich (Curva de) (Carl Reinhold *Wunderlich*, médico alemán, 1815-1877). V. CURVA. ∥ **-(Síndrome de).** V. SÍNDROME.
Wundt (Tétanos de) (Wilhelm Max *Wundt*, fisiólogo alemán, 1832-1920). V. TÉTANOS.
Wurster (Reacción de) (Casimir *Wurster*, químico alemán, 1854-1913). V. REACCIÓN.

Wyeomyia. Género de mosquitos culícidos.
Wyeth (Operación de) (John Allan *Wyeth*, cirujano norteamericano, 1845-1922). V. OPERACIÓN.
Wylie (Operación de) (Walter Gill *Wylie*, ginecólogo norteamericano, 1848-1923). V. OPERACIÓN.
Wysler (Sutura de) (F. *Wysler*, cirujano alemán contemporáneo). V. SUTURA.
Wytt (Enfermedad de). V. ENFERMEDAD.

X

X. Abreviatura de la unidad *Kienböck* en radiología. || Símbolo homeopático para la décima escala de potencias. ||-**(Cromosoma).** V. Cromosoma. ||-**(Enfermedad).** V. Enfermedad. ||-**(Rayos).** V. Rayos.
X 19. Proteus.
xantalina (del gr. *xanthós*, amarillo). f. Uno de los alcaloides del opio.
xantelasma (de *xanto-* y el gr. *élasma*, lámina). m. A., *Xanthelasma;* F., *xanthélasme;* In., *xanthelasma;* It. y P., *xantelasma*. Xantoma, especialmente el que afecta los párpados: *xanthelasma palpebrorum*, frecuente en las mujeres después de la menopausia.
xantelasmatosis. f. Xantomatosis.
xantelasmoidea. f. Urticaria pigmentada.
xantematina (de *xanto-* y *hematina*). f. F., *xanthématine*. Sustancia amarilla amarga derivada de la hematina.
xantemia (de *xanto-* y el gr. *haîma*, sangre). f. F., *xanthémie*. Presencia de materia colorante amarilla en la sangre; carotinemia.
Xanthium. Género de plantas sinantéreas. La especie X. *strumarium*, bardana menor, es estíptica y se ha empleado contra las picaduras de insectos.
Xanthopsylla cheopis. Xenopsylla.
xántico (del gr. *xanthós*, amarillo). adj. F., *xanthique*. Amarillo. || Relativo a la xantina. ||-**(Ácido).** Líquido oleoso de olor penetrante, resultado de la acción de un ácido sobre el sulfocarbovinato de potasio; ácido sulfocarbovínico.
xantina (del gr. *xanthós*, amarillo). f. A., *Xanthin;* F. e In., *xanthine;* It. y P., *xantina*. 2,6-Dihidroxipurina. Base purínica formada a partir de la oxidación de la hipoxantina o por desaminación de la guanina. La xantina puede, a su vez, ser oxidada y convertida en ácido úrico. La enzima responsable de dicha reacción, denominada xantinooxidasa, contiene un 0,03 % de molibdeno, que resulta así un oligoelemento esencial para el organismo. Existen diferentes principios activos derivados de la xantina, conocidos con el nombre genérico de xantinas, de las cuales las más importantes en medicina son las xantinas metiladas: *cafeína* (1,3,7-trimetilxantina), *teofilina* (1,3-dimetilxantina) y *teobromina* (3,7-dimetilxantina), que se encuentran, respectivamente, en el café, el té y el cacao. Estas tres xantinas tienen diferentes propiedades en común: estimular el sistema nervioso central, actuar sobre el riñón aumentando la diuresis, estimular el músculo cardíaco y relajar el músculo liso, especialmente el bronquial.
xantinuria. f. F., *xanthinurie*. Exceso de xantina en la orina.
xanto-. Forma prefija del gr. *xanthós*, amarillo.
xantocianopsia (de *xanto-*, el gr. *kýanos*, azul, y *ópsis*, visión). f. A., *Rotgrünblindheit;* F., *daltonisme rouge-vert;* In., *xanthocyanopsia;* It. y P., *xantocianopsia*. Facultad de distinguir los colores amarillo y azul, con ceguera para el rojo y el verde.
xantocreatina o **xantocreatinina** (de *xanto-* y el gr. *kréas, -atos*, carne). f. Leucomaína tóxica del tejido muscular en cristales amarillos; provoca vómitos, diarrea y depresión.
xantocroia (de *xanto-* y el gr. *chroiá*, piel). f. Xantoderma.
xantocromía (de *xanto-* y el gr. *chrôma*, color). f. A., *Xanthochromie;* F., *xanthochromie;* In., *xanthochromia;* It. y P., *xantocromia*. Coloración amarillenta de la piel u otra parte, del líquido cefalorraquídeo especialmente, indicio, en este último caso, de hemorragia en los centros nerviosos.
xantoderma o **xantodermia** (de *xanto-* y el gr. *dérma*, piel). f. y m. A., *Xanthodermie;* F., *xanthodermie;* In., *xanthodermia;* It. y P., *xantodermia*. Coloración amarilla de la piel, independiente de la ictericia.
xantodermo (de *xanto-* y el gr. *dérma*, piel). adj. Dícese del individuo de la raza amarilla. Ú.t.c.s.
xantodonte (de *xanto-* y el gr. *odoûs, odóntos*, diente). adj. F., *xanthodonte*. Que tiene los dientes amarillos.
xantófano (de *xanto-* y el gr. *phaínein*, aparecer). m. F., *pigment jaune des cônes de la rétine*. Pigmento amarillo de los conos retinales.
xantofila (de *xanto-* y el gr. *phýllon*, hoja). f. Materia colorante amarilla vegetal que se desarrolla en las hojas en otoño; luteína.
xantóforo (de *xanto-* y el gr. *phorós*, que lleva). m. A., *Xanthophor;* F. e In., *xanthophore;* It., *xantoforo;* P., *xantóforo*. Cromatóforo con gránulos de pigmento amarillo; lipóforo.
xantofosia (de *xanto-* y *fosia*). f. Fosia amarilla o amarillenta.
xantógeno (de *xanto-* y el gr. *gennân*, producir). m. Materia colorante de los vegetales, que produce un color amarillo con los álcalis.
xantoglobulina (de *xanto-* y el lat. *globulus*, dim. de *globus*, esfera). f. Pigmento amarillo del hígado y el páncreas.
xantogranuloma (de *xanto-* y el lat. *granulum*, dim. de *granum*, grano, y el suf. *-oma*). f. F., *xanthogranulome*. Reacción inflamatoria crónica del tejido adiposo caracterizada por la presencia de granulomas e histiocitos espumosos cargados de lípidos.
xantogranulomatosis. f. Formación de xantogranulomas múltiples. || Síndrome de Hand-Christian-Schüller.
xantoma (de *xanto-* y *-oma*). m. A., *Xanthom;* F., *xanthome;* In., *xanthoma;* It. y P., *xantoma*. Afección cutánea caracterizada por la formación de placas o nódulos más o menos planos, amarillos, ligeramente elevados y de tamaño diverso. Generalmente depende de una afección del hígado o de un trastorno del metabolismo de los lípidos. ||-**craneohipofisario.** Síndrome de Christian-Schüller. ||-**de los diabéticos.** Variedad dependiente de la diabetes, en la que las placas son rojizas y grandes y aparecen y desaparecen rápidamente. ||-**de los párpados.** Xantelasma. ||-**múltiple.** Xantoma que se distribuye por toda la superficie cutánea e invade también las mucosas. ||-**remitente** o **intermitente.** Xantoma de los diabéticos. ||-**tuberoso.** Variedad de lipoidosis caracterizada por la formación de nódulos salientes, especialmente en la palma de las manos, planta de los pies y cara de extensión de las extremidades. Sin.: Xantoma tuberoso múltiple, eruptivo, gota lipoide.
xantomatosis. f. A., *Xanthomatose;* F., *xanthomotose;* In., *xanthomatosis;* It., *xantomatosi;* P., *xantomatose*. Proceso caracterizado por la formación de xantomas. || Término general para las alteraciones del metabolismo de los lípidos que tienen por carácter general el depósito de lípidos en distintas partes del organismo en forma de nódulos o manchas amarillentas en diferentes partes del cuerpo y que comprende la enfermedad de Gaucher, la de Niemann-Pick, la de Tay-Sachs, el síndrome de Hand-Christian-Schüller, el síndrome de Bürger-Grütz, etc. V. Lipoidosis.
xantopía (de *xanto-* y el gr. *óps, opós*, ojo). f. Xantopsia.

xantoproteico. adj. Referido a la xantoproteína. ||-(**Reacción**). V. REACCIÓN.

xantoproteína. f. F., *xanthoprotéine*. Pigmento amarillo anaranjado de las proteínas calentadas con ácido nítrico.

xantopsia (de *xanto-* y el gr. *ópsis*, visión). f. A., *Gelbsehen;* F., *xanthopsie;* In., *xanthopsia;* It. y P., *xantopsia*. Visión amarilla de los objetos; fenómeno a veces observado en la ictericia y en la intoxicación por la santonina y el ácido pícrico.

xantopsidracia (de *xanto-* y el gr. *psydrákion*, dim. de *psýdrak*, pústula). f. Presencia de pequeñas vesículas amarillas en la piel.

xantopsina (de *xanto-* y el gr. *ópsis*, visión). f. F., *jaune rétinien*. Amarillo visual; forma de rodopsina que se descolora o blanquea parcialmente por la luz.

xantorramnina. f. Glucósido amarillo del fruto de varias especies de *Rhamnus*.

xantorrea (de *xanto-* y el gr. *rheîn*, fluir). f. Flujo amarillo.

xantosarcoma (de *xanto-*, el gr. *sárx, sarkós*, carne, y el suf. *-oma*). m. A., *Xanthosarkom;* F., *xanthomyélome;* In., *xanthosarcoma;* It., *xantosarcoma;* P., *xantosarcoma*. Sarcoma de células gigantes de las aponeurosis y vainas tendinosas.

xantosis (del gr. *xanthós*, amarillo). f. A., *Xanthosis;* F. e In., *xanthosis;* It., *xantosi;* P., *xantose*. Degeneración con pigmentación amarilla; *aurantiasis cutis*.

xantoxilina. f. Principio cristalizable de la pimienta del Japón, *Xanthoxylum piperitum*, y otras especies, *X. clava herculis*, esta última con propiedades carminativas, emenagogas y antirreumáticas.

xanturia. f. XANTINURIA.

Xe. Símbolo químico del *xenón*.

xeno-. Forma prefija del gr. *xénos*, extranjero, huésped, extraño.

xenodiagnosis (de *xeno-* y el gr. *diágnosis*, discernimiento). f. A., *Fremddiagnose;* F., *xénodiagnostic;* In., *xenodiagnosis;* It., *xenodiagnostico;* P., *xenodiagnóstico*. Diagnóstico por el descubrimiento del agente causal en un animal infectado por materias procedentes de un enfermo.

xenofobia (de *xeno-* y el gr. *phóbos*, temor). f. F., *xénophobie*. Aversión o temor a lo extranjero.

xenofonía (de *xeno-* y el gr. *phoné*, voz). f. F., *xénophonie*. Alteración del acento o entonación del lenguaje de un individuo.

xenoftalmía (de *xeno-* y *oftalmía*). f. A., *Insultkonjunktivitis;* F., *xénophtalmie;* In., *xenophthalmia;* It. y P., *xenoftalmia*. Conjuntivitis traumática o por cuerpos extraños.

xenogenia o **xenogénesis** (de *xeno-* y el gr. *génos*, origen). f. F., *xénogenèse, hétérogenèse*. Alternación de generaciones; heterogénesis. || Producción de una prole no semejante al padre.

xenógeno (de *xeno-* y el gr. *gennân*, producir, engendrar). adj. F., *xénogène*. Producido por un cuerpo extraño. EXÓGENO.

xenología (de *xeno-* y el gr. *lógos*, tratado). f. Estudio de los parásitos y sus relaciones con los huéspedes intermedios o definitivos.

xenomenia (de *xeno-* y el gr. *mén, menós*, mes). f. MENSTRUACIÓN VICARIA.

xenón. m. A., *Xenon;* F., *xénon;* In. e It., *xenon;* P., *xeno*. Elemento gaseoso inerte, encontrado en la atmósfera; peso atómico, 131,3; símbolo, *Xe*.

xenoparasitismo. m. Estado en el que un cuerpo extraño alojado en el organismo se conduce como un parásito.

xenoparásito (de *xeno-*, el gr. *pará*, junto a, y *sitos*, comida). m. F., *xénoparasite*. Parásito de origen externo. || Cuerpo extraño que se conduce como parásito.

Xenopsylla. Género de pulga, la especie *X. cheopis* es la pulga común de las ratas en la India y otros países, transmisora de la peste bubónica.

xerántico (del gr. *xerós*, seco). adj. Secante.

xerasia (del gr. *xeros*, seco). f. Estado morboso de sequedad, de los cabellos especialmente.

xero-. Forma prefija del gr. *xerós*, seco.

xeroderma (de *xero-* y. el gr. *dérma*, piel). m. A., *Xeroderma;* F., In., It. y P., *xeroderma*. Afección cutánea caracterizada por el estado rugoso, seco y descolorido de la piel, con descamación de la misma. ||-**pigmentoso.** Enfermedad de Kaposi, melanosis lenticular progresiva o atrofoderma pigmentoso; afección rara y gravísima, que aparece en la infancia por influencia de los rayos solares, caracterizada por placas o úlceras de la piel, con telangiectasia y trastornos tróficos y pigmentarios.

xerodermia. f. A., *Xerodeenie;* F., *xérodeenie;* In., *xeroderma;* It. y P., *xerodermia*. Sequedad de la piel; asteatosis.

xerodermosteosis. f. SÍNDROME DE GOUGEROT-HOWERS-SJÖGREN.

xerofagia (de *xero-* y el gr. *phageîn*, comer). f. F., *xérophagie*. Uso exclusivo de alimentos secos; régimen seco.

xeroformo. m. Polvo amarillo inodoro, tribromofenato de bismuto, sucedáneo del yodoformo en el tratamiento de heridas, úlceras, etc., que también se administra al interior como antiséptico intestinal.

xeroftalmía (de *xero-* y el gr. *ophthalmía*, de *ophthalmós*, ojo). f. A., *Xerophthalmie;* F., *xérophtalmie;* In., *xerophthalmia;* It., *xerosi congiuntivale;* P., *xeroftalmia*. Xerosis conjuntival; estado de sequedad, rugosidad y falta de brillo de la conjuntiva, consecutiva a inflamaciones crónica (tracoma) o a carencia de vitamina A.

xerogel. m. Gel con líquido muy escaso.

xerografía. f. XERORRADIOGRAFÍA.

xeroma. m. XEROFTALMÍA.

xeromamografía (de *xero-*, el lat. *mamma*, mama, y el gr. *gráphein*, describir). f. F., *xéromamographie*. Mamografía obtenida por xerografía, útil para la visualización de microcalcificaciones.

xeromenia (de *xero-* y el gr. *mén, menós*, mes). f. Menstruación seca; estado en el que existen los fenómenos generales de menstruación, pero sin el flujo sanguíneo.

xeromicteria (de *xero-* y el gr. *myktér, éros*, nariz). f. Sequedad de la membrana mucosa nasal.

xerorradiografía (de *xero-*, el lat. *radius*, rayo, y el gr. *gráphein*, describir). f. F., *xéroradiographie*. Procedimiento que sustituye las placas radiográficas con una chapa sobre la que se deposita, por medio de una capa de resina, una finísima capa de selenio.

xerosis (del gr. *xerós*, seco). f. A., *Xerose;* F., *xérose;* In., *xerosis;* It., *xerosi;* P., *xerose*. Estado morboso caracterizado por sequedad de una parte. ||-**conjuntival.** XEROFTALMÍA. ||-**cutis.** XERODERMIA. ||-**faucium.** Sequedad de la garganta.

xerostomía (de *xero-* y el gr. *stóma*, boca). f. A., *Xerostomie;* F., *xérostomie;* In., It. y P., *xerostomia*. Sequedad de la boca por defecto de secreciones; boca seca, asialia.

xerotibia o **xerotripsis** (de *xero-* y el gr. *tríbein*, frotar o, en la segunda forma, *tripsis*, fricción). f. A., *Xerotripsis;* F., *xérotribie;* In., *xerotripsis;* It. y P., *xerotribia*. Fricción seca.

xerotocia (de *xero-* y el gr. *tókos*, parto). f. Parto seco.

xerotomografía. (de *xero-*, el gr. *tomé*, corte, y *gráphein*, describir). f. F., *xérotomographie*. Tomografía obtenida por xerografía, muy útil para el estudio de la tráquea y el cuello.

xifalgia (de *xif[oides]* y el gr. *álgos*, dolor). f. Algias espontáneas y provocadas a nivel de la base del apéndice xifoides.

xifisternón (de *xif[oides]* y *esternón*). m. Cartílago o apéndice xifoides.

xifocostal (de *xif[oides]* y el lat. *costa*, costilla). adj. F., *xiphocostal*. Relativo al apéndice xifoides y las costillas.

xifodídimo o **xifodimo** (de *xif[oides]* y el gr. *dídymos*, gemelo). m. F., *xiphodidyme, xiphodyme*. Monstruo fetal doble unido por la parte anterior del tórax; xifópago.

xifodinia (de *xif[oide]* y el gr. *odyne*, dolor). f. A., *Schwertfortsatzschmerz;* F., *xiphoïdalgie;* In., *xi-*

phodynia; It. y P., *xifodinia.* Dolor en el apéndice xifoides.

xifoide (del gr. *xíphos*, espada, y *eîdos*, aspecto). adj. F., *xiphoïdien.* Semejante a una espada, ensiforme. || Relativo al xifoides.

xifoides. m. A., *Schwertfortsatz;* F., *xiphoïde;* In., *xiphoid;* It., *xifoide;* P., *xifóide.* Apéndice o cartílago xifoides; última pieza del esternón.

xifópago (de *xif[oides]* y el gr. *págos*, cosa fijada). m. XIFODÍDIMO.

xilenina. f. Sustancia tóxica semejante a la eterina, cloroformina, etc., obtenida de los bacilos tuberculosos por el xilol.

xileno. m. XILOL.

xilenobacilina. f. XILENINA.

xilo-. Forma prefija del gr. *xýlon*, madera.

xilobálsamo. m. Madera de ciertas especies del género *Balsamodendron*, que suministra el bálsamo de la Meca.

xilocarpo. m. Árbol meliáceo de Asia, cuyo fruto contiene una sustancia análoga al sagú.

xilocetosa. f. F., *xylulose.* Azúcar eliminado por la orina en los casos de peptosuria.

xilógeno. m. Lignina o celulosa.

xiloidina. f. F., *pyroxyline.* Sustancia explosiva blanca obtenida del almidón por la acción del ácido nítrico.

xilol. m. A., *Xylol;* F. e In., *xylol;* It. y P., *xilol.* Hidrocarburo líquido, $C_6H_4(CH_3)_2$, obtenido de la brea de hulla; dimetilbenceno. Se emplea en trabajos de microscopia como disolvente y aclarador. En terapéutica se usa como antiséptico bucal y se recomendó en el tratamiento de la viruela y la sífilis.

xilonita. f. F., *xylonite.* Sustancia semejante al celuloide; preparada de la piroxilina.

xilosa. f. F., *xylose.* Azúcar de madera; aldopentosa obtenida de la madera de haya, cáñamo índico, etc., que algunas veces se encuentra en la orina.

xilosteína. f. Glucósido tóxico, purgante y emético, de una especie de madreselva, *Lonicera xylosteum.*

xiloterapia (de *xilo-* y el gr. *trerapeía*, tratamiento). f. Modo de tratamiento por la aplicación de ciertas maderas o leños al cuerpo.

xirospasmo (del gr. *xyrón*, navaja de afeitar, y de *espasmo*). m. Quirospasmo o calambre de las manos de los barberos.

xister (del gr. *xystér*). m. F., *râpe.* Lima o rascador.

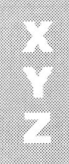

y

Y. Símbolo químico del *itrio*. ‖ **-(Cartílago, ligamento de).** V. Cartílago, ligamento. ‖ **-(Cromosoma),** Cromosoma sexual masculino.

ya oído, visto o vivido. Sensación ilusioria de que algo que nunca se oyó ha sido previamente oído o que una situación ha sido vista o vivida con anterioridad. *Déjà entendu, déjà vu, déjà vécu*. ‖ Manifestaciones epilépticas críticas, secundarias a una descarga de la corteza cerebral, en las cuales el paciente identifica deficientemente los objetos o situaciones que percibe bien, adquiriendo un carácter anormalmente familiar.

yaba. f. Corteza del árbol *Andira excelsa*, de América, purgante drástico y entihelmíntico, de la que se extrae un alcaloide amorfo, la *yabina*.

yageína. f. Alcaloide extraído de la planta trepadora sudamericana yagé.

yagurt. m. V. Yogur.

yamatología (del gr. *íama, -atos*, remedio, y *lógos*, tratado). f. Estudio o ciencia de los remedios.

yangona. f. Kava-kava.

yatralepta. m. Médico o práctico en yatraléptica.

yatraléptica o **yatralíptica** (del gr. *iatreía*, curación, y un derivado de *aleíphein*, untar). f. Tratamiento de las enfermedades por las unciones y fricciones.

yatreusis (del gr. *iátreusis*, acción de curar, de cuidar). f. Tratamiento, terapéutica.

yátrico *(istrikós)*. adj. F. *istrique*. Perteneciente a la medicina o a los médicos.

yatro-. Forma prefija, del gr. *iatrós*, con la significación de médico.

yatrofísica. (de *yatro* y el gr. *phýsis*, naturaleza). f. A., *Iatrophysik*; F., *iatrophysique*; In., *iatrophysics*; It., *iatrofisica*; P., *iatrofísica*. Física en sus aplicaciones a la medicina. ‖ Fisioterapia. ‖ Doctrina médica que sostiene que todos los fenómenos vitales y morbosos están basados en leyes físicas.

yatrógeno (de *yatro-* y el gr. *gennân*, producir). adj. F., *iatrogène, iatrogénique*. Producido por el médico o los medicamentos.

yatrolexia o **yatrolexicón** (de *yatro-* y el gr. *léxis*, palabra). f. y m. Terminología médica; diccionario de términos médicos.

yatrología (de *yatro-* y el gr. *lógos*, tratado). f. Ciencia médica.

yatromecánica. f. Mecanoterapia.

yatroquímica (de *yatro-* y el gr. *chymós*, jugo de planta). f. F., *iatrochimie*. Sistema médico en el que la química es la base de toda la terapéutica; quimiatría. ‖ Sistema médico de Paracelso.

yatrotécnica. f. Técnica de la práctica medicoquirúrgica.

yaws. m. Pian o frambesia.

Yb. Símbolo químico del *iterbio*.

yeísmo. m. Defecto fonético que consiste en pronunciar la *ll* como *ye*.

yema (del lat. *gemma*). f. A., *Eidotter*; F., *jaune d'oeuf*; In., *yolk*; It., *tuorlo*; P., *gema*. Vitelo, masa amarilla opaca de los huevos de las aves. ‖ A., *Knospe*; F., *bourgeon*; In., *bud*; It., *gemma*; P., *gema*. Botón en el tallo o ramas de los vegetales, que produce ramas, hojas o flores. ‖ **-del dedo.** Parte del extremo del dedo opuesta a la uña, pulpejo.

Yemen (Úlcera de). V. Furúnculo oriental.

Yeo (Tratamiento de) (Isaac Burney *Yeo*, médico inglés, 1835-1914). V. Tratamiento.

yerba. f. Hierba.

Yerke-Bridges (Prueba de) (Robert M. *Yerkes*, psiquiatra norteamericano, 1876-1956, y James W. *Bridges*, psiquiatra canadiense contemporáneo). V. Prueba.

Yersin (Suero de) (Alexander *Yersin*, bacteriólogo francés, 1863-1943). V. Suero.

Yersinia. Género de bacilos gramnegativos de la familia enterobacteriáceas *(Enterobacteriaceae)*. En la fermentación de la glucosa siguen la vía ácido-mixta, no desaminan la fenilalanina, algunas especies poseen ureasa, no crecen en medio con cianuro potásico, su cociente guanina/citosina es de 45-47 y la temperatura óptima de crecimiento es de 30-37 °C. ‖ **-enterocolítica.** Agente causal de procesos abdominales agudos, adenitis mesentérica, meningitis y excepcionalmente sepsis. *Sin*.: *Pasteurella X, P. pseudotuberculosis* tipo III. ‖ **-pestis.** Agente causal de la peste. *Sin*.: *Pasteurella pestis*, bacilo pestoso. ‖ **-pseudotuberculosis.** Produce en el hombre adenitis mesentérica y excepcionalmente procesos generalizados. *Sin*.: *Pasteurella pseudotuberculosis*, bacilo de Malassez y Vignal.

yesca (del lat. *esca*, comida, alimento, por serlo del fuego). f. A., *Zündschwamm*; F., *amadow*; In., *tinder*; It., *esca*; P., *isca*. Materia muy seca constituida generalmente por el hongo *Boletus igniarius*, que crece en los árboles viejos; se emplea como hemostático.

yeso (del lat. *gypsum*, y éste del gr. *gýpsos*). m. A., *Gips*; F., *plâtre*; In., *gypsum, plaster*; It. y P., *gesso*. Sulfato cálcico calcinado, muy empleado en la confección de vendajes inamovibles.

yeyunal adj. F., *jéjunal*. Relativo o perteneciente al yeyuno.

yeyunectomía (de *yeyuno* y el gr. *ektomé*, resección). f. A., *Jejunumresektion*; F., *jéjunectomie*; In., *jejunectomy*; It., *digiunectomia*; P., *jejunectomia*. Escisión parcial o completa del yeyuno.

yeyunitis (de *yeyuno* y el suf. *-itis*). f. A., *Jejunitis*; F., *jéjunite*; In., *jejunitis*; It., *digiunite*; P., *jejunite*. Inflamación del yeyuno.

yeyuno (del lat. *ieiunum*). m. A., *Jejunum, Leerdarm*; F., *jéjunum*; In., *jejunum*; It., *digiuro*; P., *jejuno*. Porción del intestino de unos 2,2 m de longitud, extendida desde el duodeno al íleon, con los que forma, sin línea de separación, el intestino delgado.

yeyunocecostomía (de *yeyuno*, el lat. *caecus*, ciego, y el gr. *stóma*, boca). f. F., *jéjuno-coecostomie*. Anastomosis quirúrgica entre el yeyuno y el ciego; yeyunotiflostomía.

yeyunocolostomía (de *yeyuno*, el gr. *kólon*, intestino grueso, y *stóma*, boca). f. A., *Jejunokolostomie* F., *jéjunocolostomie*; In., *jejunocolostomy*; It., *digiunocolostomia*; P., *jejunocolostomia*. Anastomosis quirúrgica entre el yeyuno y el colon.

yeyunoileítis (de *yeyuno*, el gr. *eileîn*, retorcerse, y el suf. *-itis*). f. A., *Jejunoileitis*; F., *jéjuno-iléite*; In., *jejunoileitis*; It., *digiunoileite*; P., *jejunileíte*. Inflamación simultánea del yeyuno y el íleon.

yeyunoileostomía (de *yeyuno*, el gr. *eileîn*, retorcerse, y *stóma*, boca). f. A., *Jejunoileostomie*; F., *jénunoiléostomie*; In., *jejunoileostomy*; It., *digiunoileostomia*; P., *jejunileostomia*. Anastomosis quirúrgica entre una porción del yeyuno y otra del íleon.

yeyunorrafia (de *yeyuno* y el gr. *raphé*, sutura). f. A., *Jejunumnaht*; F., *jéjunorraphie*; In., *jejunorrhaphy*; It., *digiunorafia*; P., *jejunorrafia*. Sutura del yeyuno.

yeyunostomía (de *yeyuno* y el gr. *stóma*, boca). f. A., *Jejunumfistel*; F., *jéjunostomie*; In., *jejunostomy*; It., *digiunostomia*; P., *jejunostomia*. Formación quirúrgica de una abertura permanente en el yeyuno a través de la pared abdominal.

yeyunotomía (de *yeyuno* y el gr. *tomé*, corte). f. A., *Eröffnung des Jejunums;* F., *jéjunotomie;* In., *jejunotomy;* It., *digiunotomia;* P., *jejunotomia.* Incisión quirúrgica del yeyuno.

yo. m. A., *Ich;* F., *moi;* In., *Ego;* It., *io;* P., *ou.* Una de las tres instancias del aparato psíquico que, en sentido tópico, actúa como mediador entre el ello (fuente de las pulsiones) y las exigencias del superyó. En sentido dinámico, funciona como regulador de la angustia emergente de los conflictos psíquicos, poniendo en marcha una serie de mecanismos de defensa. En términos generales el yo es considerado como una parte determinante en la estructuración del sujeto psíquico, en la organización de la personalidad e interviene en las relaciones del individuo con el mundo externo. ||**-ideal.** Término psicoanalítico que refiere a una formación intrapsíquica inconsciente que en general es definida como un ideal de omnipotencia narcisista.||**(Ideal del).** V. IDEAL DEL YO.

yodacetanilida. f. Polvo cristalino, insoluble, denominado también *yodantifebrina;* antipirético.

yodado. adj. F., *iodé.* Que contiene yodo o ha sido tratado con yodo.

yodalbacida o **yodalbina.** f. Preparaciones de yodo con sustancias proteicas, de empleo análogo al de los yoduros.

yodameba. f. V. IODAMOEBA.

yodántraco o **yodántrax** (de *yodo* y el gr. *ánthrax, -akos,* carbón). m. Carbón animal que ha absorbido yodo y lo desprende en un medio alcalino; se emplea como los yoduros y al exterior como antiséptico.

yodato. m. A., *Jodat;* F., *iodate;* In., *iodate;* It. y P., *iodato.* Sal de ácido yódico.

yodemia (de *yodo* y el gr. *haîma,* sangre). f. F., *iodémie.* Presencia de yodo en la sangre. Su tasa normal total oscila de 4 a 10 μg/100 ml.

yodhídrico (Ácido). Cuerpo gaseoso, HI, incoloro, soluble en agua. Se emplea como agente de reducción en los laboratorios y en solución acuosa y jarabe como alterante.

yódico. adj. Relativo al yodo. ||**-(Ácido).** Ácido monobásico, HIO_3, sus soluciones diluidas son alterantes.

yódide. f. Erupción cutánea diversa que aparece en el yodismo.

yodimetría (de *yodo* y el gr. *métron,* medida). f. F., *iodométrie.* Determinación de la cantidad de yodo en un compuesto o solución.

yodismo. m. A., *Jodvergiftung;* F., *iodisme;* In., *iodism;* It. y P., *iodismo.* Estado morboso producido por el uso excesivo o prolongado de las preparaciones de yodo, caracterizado por coriza, cefalalgia, erupciones cutáneas diversas, debilidad y atrofia de los órganos glandulares.

yodo (del gr. *ioeidés;* violado, de *ion,* violeta). m. A., *Jod;* F., *iode;* In., *iodine;* It., *iodio;* P., *iodo.* Elemento halógeno sólido en escamas negras, con brillo metálico, olor peculiar y sabor acre; símbolo, *I;* peso atómico, 126,6; peso específico, 4,946. Es soluble en el alcohol y en las soluciones de los yoduros; se volatiliza a la temperatura ordinaria, produciendo vapores de color violado. Es esencial para la nutrición y existe especialmente en el cuerpo tiroides. Se empleó en uso interno como alterante en la sífilis, escrofulismo, raquitismo, hipertrofia ganglionar, afecciones de las membranas mucosas y serosas, etc., y en uso externo, actualmente, como antiséptico, modificador y cáustico en forma de tintura, pomada o solución yodoyodurada.

yodoalbúmina (de *yodo* y el lat. *albumen, -inis,* clara de huevo). f. Derivado yodado de un albuminoide.

yodobasedow. m. Tirotoxicosis producida en los bocios simples por la administración de yodo.

yododerma o **yododermia** (de *yodo* y el gr. *dérma,* piel). m. y f. A., *Jododerma;* F., *iodide;* In., *iododerma;* It., *esantema iodico;* P., *iododermia.* Erupción acneiforme de la piel con pequeñas pústulas foliculares, por ingesta de yodo.

yodofilia. f. A., *Jodophilie;* F., *iodophilie;* In., *iodophilia;* It. y P., *iodofilia.* Cualidad de yodófilo. || Reacción manifestada por los leucocitos en ciertas condiciones, tratados por el yodo o por yoduros, en estado normal se coloran de amarillo brillante, pero en estados de toxemia y de anemia se tiñen difusamente de pardo. ||**-extracelular** o **intracelular.** Coloración de las partículas que rodean los leucocitos o de los mismos leucocitos, respectivamente.

yodófilo (de *yodo* y el gr. *phílos,* amigo, amante). adj. F., *iodophile.* Que se tiñe por el yodo. || m. Célula o elemento que tiene esta propiedad.

yodoformismo. m. Intoxicación por el yodoformo.

yodoformo (de *yodo* y *formo,* abreviación de fórmico). m. A., *Jodoform;* F., *iodoforme;* In., *iodoform;* It., *iodoformio;* P., *iodoformo.* Triyoduro de formilo o triyodometano, CHI_3, sustancia amarilla, cristalina, de olor fuerte desagradable, insoluble en el agua, soluble en el alcohol, el éter y el cloroformo; contiene el 96 % de yodo.

yodoftaleína. f. F., *iodophtaléine.* Tetrayodofenilftaleína, polvo amarillo empleado al exterior como antiséptico local. Su sal de sodio es un polvo azul violeta soluble que se emplea en inyecciones intravenosas o *per os* como medio de contraste en el examen radiográfico de la vesícula biliar.

yodolografía. f. desus. Visibilización radiográfica por la inyección de aceites o productos yodados.

yodometría. f. V. YODIMETRÍA.

yodopsina (de *yodo* y el gr. *óps, opós,* vista). f. F., *iodopsine.* Violeta visual; proteína conjugada carotenoide de los conos de la retina.

yodoterapia (de *yodo* y el gr. *therapeía,* tratamiento). f. A., *Jodtherapie;* F., *iodothérapie;* In., *iodotherapy;* It. y P., *ioterapia.* Tratamiento por el yodo o sus compuestos.

yodotimol. m. ARISTOL.

yodoventriculografía. f. F., *iodoventriculographie.* Ventriculografía con un medio de contraste yodado.

yodoyodurado. adj. Que contiene yodo y un yoduro alcalino.

yodurado. adj. Que contiene yoduros.

yoduro. m. A., *Jodid;* F., *iodure;* In., *iodide;* It., *ioduro;* P., *iodeto.* Combinación del yodo con un elemento o radical.

yofobia (del gr. *iós,* veneno, y *phóbos,* temor). f. Temor morboso a los venenos.

yogur. m. F., *yogourt.* Nombre de una variedad de leche fermentada, que se prepara reduciendo la leche por evaporación a la mitad de su volumen y sometiéndola después a la acción de un fermento llamado *maya;* yagurt.

yohimbé. m. F., *yohimbé.* Árbol de África, *Corynanthe yohimbe,* del que se extrae la yohimbina.

yohimbina o **yohimbenina.** f. F., *yohimbine.* Alcaloide de la corteza y hojas de un árbol de África llamado *yohimbé, Corynanthe yohimbe.* Se ha empleado el clorhidrato, con fundamentos discutibles, en la impotencia funcional, en forma de tabletas o inyecciones hipodérmicas.

yonidina. f. Alcaloide narcótico de una adormidera de California, *Eschscholtzia californica.*

yonofosia (del gr. *íon,* violeta, y de *fosia).* f. Fosia de color violado.

yotacismo (del nombre de la letra griega *iota).* m. F., *iotacisme.* Imposibilidad de pronunciar distintamente el sonido de las letras *j* y *g* suaves.

Young (Operación de) (Hugh H. *Young,* cirujano norteamericano, 1870-1945). V. OPERACIÓN. ||**-Heimholtz (Teoría de)** (T. *Young,* y H. L. F. *Helmholtz,* médico alemán, 1821-1894). V. TEORÍA. ||**-(Regla de)** (Thomas *Young,* médico inglés, 1773-1829). V. REGLA. ||**-(Síndrome de)** (Frank George *Young,* médico inglés, n. en 1908). V. SÍNDROME.

yperita. f. F., *ypérite.* Sulfuro de dicloretilo, gas mostaza. V. GAS.

ypsiliforme. adj. HIPSILIFORME.

yuca. f. A., *Yucca;* F. e In., *yucca;* It., *yuca;* P., *juca.* Planta liliácea de América, del género *Yucca,* cuya madera se emplea en algunos países para férulas. || MANDIOCA.

yugal (del lat. *iugalis*, de *iugum*, yugo). adj. F., *jugal*. Relativo a la mejilla o al pómulo; malar. || Que conexiona como un yugo.

yugomaxilar (del lat. *iugale* [*os*], hueso de la mejilla, y *maxillaris*, maxilar). adj. F., *jugo-maxillaire*. Relativo al pómulo y el maxilar.

yugulación (del lat. *iugulatio, -onis*, degüello). f. A., *Jugulation;* F. e In., *jugulation;* It., *giugulazione;* P., *jugulação*. Detención súbita o rápida de una enfermedad por medidas terapéuticas.

yugular (del lat. *iugularis*, de *iugulum*, garganta, cuello). adj. A., *jugularis;* F., *jugulaire;* In. y P., *jugular;* It., *giugulare*. Relativo o perteneciente al cuello. || f. V. VENAS (TABLA DE).

yunque (del ant. *incue*, que, convertido por metátesis en *iunque* y luego *yunque*, parece derivar del lat. vulgar **incude*, que sustituiría al clásico *incus, -ūdis*). m. A., *Incus;* F., *enclume;* In., *incus;* It., *incudine;* P., *bigorna*. Huesillo del oído en forma de diente bicúspide, que recibe el golpe del martillo y cuya apófisis larga se articula en el lenticular. ||-**(Ruido** o **ritmo de).** V. RITMO.

yuxtaarticular (del lat. *iuxta*, cerca de, y de *articular*). adj. F., *juxtaarticulaire*. Situado junto a una articulación.

yuxtamural (del lat. *iuxta*, cerca de, y *murus*, muro). adj. Situado junto a una pared.

yuxtapilórico (del lat. *iuxta*, cerca de, y al gr. *pylorós*, portero). adj. F., *juxtapylorique*. Situado junto al píloro.

yuxtaposición. f. F., *juxtaposition*. Posición inmediata o adyacente; aposición.

yuxtaspinal. adj. F., *juxtaspinal*. Junto a la columna vertebral.

yuyuba. f. AZUFAIFA.

Yvon (Reacción de) (Paul *Yvon*, médico francés, 1848-1913). V. REACCIÓN.

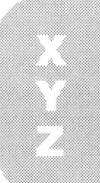

Z

Zagari (Enfermedad de) (Giuseppe *Zagari*, médico italiano, 1863-1946). XEROSTOMÍA.
Zaglas (Ligamento de) (John *Zaglas*, anatomista escocés del s. XIX). V. LIGAMENTO.
zahína (del lat. *sagina*). f. Planta gramínea de flores en panoja, cuyas semillas sirven de alimento a las aves.
Zahorsky (Enfermedad, herpangina de) (John *Zahorsky*, pediatra norteamericano, n. en 1871). V. ENFERMEDAD, HERPANGINA.
zambo. adj. y s. A., *säbelbeinig*; F., *genou cagneux*; In., *knock-knee*; It., *ginocchio valgo*; P., *zambro*. Dícese de la persona que tiene las piernas o pies torcidos, especialmente en genu valgo. Ú.t.c.s.
zanahoria. f. A., *Mohrrübe*; F., *carotte*; In., *carrot*; It., *carota*; P., *cenoura*. Planta umbelífera, *Daucus carota*, de raíz alimenticia muy rica en vitamina A.
zanaloína. f. Aloína del áloe de Zanzíbar.
zancajo (despect. de *zanca*). m. Hueso calcáneo. || Talón.
Zander (Aparato de) (Jonas Gustav W. *Zander*, médico sueco, 1835-1920). V. APARATO.
Zang (Espacio de) (Christoph Bonifacius *Zang*, cirujano alemán, 1772-1835). V. ESPACIO.
Zangemeister (Maniobra, prueba de) (Wilhelm *Zangemeister*, tocólogo alemán, 1871-1930). V. MANIOBRA, PRUEBA.
zapote (del azteca *tzapotl*). m. Fruto de *Achras sapota*, árbol de la América tropical, que tiene propiedades diuréticas.
Zappert (Cámara de) (Julius *Zappert*, médico austríaco, 1867-1942). V. CÁMARA.
zaragatona. f. A., *Flöhkraut*; F., *herbe-aux-puces*; In., *fleawort*; It., *conizza*; P., *zaragatoa*. Planta herbácea, de la familia de las plantagináceas, de cuyas semillas se obtiene por cocción un mucílago emoliente.
zarza o **zarzamora.** f. A., *Brombeerstrauch*; F., *ronce*; In., *bramblebush*; It., *rovo*; P., *sarça*. Arbusto de la familia de las rosáceas, *Rubus fructicosus*, cuyas hojas en cocimientos son ligeramente astringentes.
zarzaparrilla. f. A., *Sarsaparille*; F., *salsepareille*; In., *sarsaparilla*; It., *salsapariglia*; P., *sarsaparilha*. Arbusto esmiláceo, *Smilax officinale*, *S. medica*, de América, cuya raíz, que contiene parillina, se emplea como sudorífica, depurativa, diurética y en la fabricación de bebidas refrescantes, zumos de frutas y cerveza.
Zaufal (Signo de) (Emanuel *Zaufal*, otorrinólogo de Praga, 1837-1910). V. SIGNO.
Zea. Género de hierba cuya única especie es *Zea mays*, o maíz. V. MAÍZ.
zeína. f. Proteína amarillenta de la harina de maíz.
Zeis (Glándula de) (Edward *Zeís*, oftalmólogo alemán, 1807-1868). V. GLÁNDULA.
zeísmo. m. Maidismo o pelagra.
Zeller (Reacción, tratamiento de) (O. *Zeller*, médico alemán). V. REACCIÓN, TRATAMIENTO.
Zenker (Degeneración, divertículo, enfermedad, parálisis de) (Friedrich Albert *Zenker*, patólogo alemán, 1825-1898). Véanse estos términos. || **-(Solución de)** (Konrad *Zenker*, histólogo alemán, m. en 1894). V. SOLUCIÓN.
zenkerismo. m. Degeneración de Zenker del tejido muscular.
zidovudina. Fármaco antivírico, 3'-azido-3'desoxitimidina, que actúa inhibiendo la replicación del VIH y se utiliza en el tratamiento de pacientes con SIDA y con complejo relacionado con el SIDA. Azidotimidina, AZT.

Ziegler (Operación de) (Louis *Ziegler*, oftalmólogo en Filadelfia, 1861-1925). V. OPERACIÓN. || **-Roheler (Método de)**. V. MÉTODO.
Ziehen (Prueba de) (Theodor *Ziehen*, neurólogo alemán, 1862-1950). V. PRUEBA. || **-Oppenheim (Enfermedad de)** (T. *Ziehen*, y Hermann *Oppenheim*, neurólogo alemán, 1858-1919). Distonía muscular deformante.
Ziehl (Colorante de) (Franz *Ziehl*, bacteriólogo alemán, 1857-1926). V. COLORANTE. || **-Neelsen (Coloración de)** (F. *Ziehl*, y Frederich Karl *Neelsen*, bacteriólogo alemán, 1854-1894). V. COLORACIÓN (MÉTODOS DE).
Ziemssen (Síndrome, tratamiento de) (Hugo Wilhelm von *Ziemssen*, médico alemán, 1829-1902). V. SÍNDROME, TRATAMIENTO.
Zieve (Síndrome de) (Leslie *Zieve*, médico norteamericano, n. en 1915). V. SÍNDROME.
zigoma. m. CIGOMA.
zima (del gr. *zýme*, fermento). f. ENZIMA, FERMENTO.
zimasa. f. CIMASA.
zimetología. f. CIMOLOGÍA.
Zimmerlin (Enfermedad, tipo de) (Franz *Zimmerlin*, médico suizo, 1858-1932). V. ENFERMEDAD, TIPO.
Zimmermann (Arco corpúsculo de) (Carl Wilhelm *Zimmerman*, histólogo alemán, 1861-1935). V. ARCO, CORPÚSCULO.
zimograma. f. CIMOGRAMA.
zimosténico. adj. CIMOSTÉNICO.
zimostético. adj. CIMOSTÉTICO.
Zincum. (lat.). m. CINC.
Zingiber. V. JENGIBRE.
Zinn (Círculo, ligamento, membrana, tendón, zónula de) (Johan Gottfried *Zinn*, anatomista alemán, 1727-1759). Véanse estos términos.
Zinsser (Vacuna de) (Hans *Zinsser*, bacteriólogo norteamericano, 1878-1940). V. VACUNA. || **-Cole-Engman (Síndrome de)** (Ferdinand *Zinsser*, dermatólogo alemán, 1865-1952). V. SÍNDROME.
zirbus. m. Antiguo nombre del epiplón.
zirconium. (lat.). m. CIRCONIO.
Zizyphus. V. AZUFAIFA.
Zn. Símbolo del cinc.
zoacantosis (de *zoo-* y *acantosis*). f. Dermatitis producida por la retención en la piel de restos o partes animales: aguijones, cerdas, etc.
zoamilina. f. GLUCÓGENO.
zoandria (del gr. *zóon*, animal, y *anér, andrós*, varón). f. Forma de ecocinesia en la que el paciente imita los movimientos de un animal.
zoantropía (del gr. *zóon*, animal, y *ánthropos*, hombre). f. F., *zoanthropie*. Alienación mental en la que el enfermo se cree convertido en un animal.
zoescopio. m. ESTROBOSCOPIO.
zoético o **zoico** (del gr. *zoé*, vida). adj. F., *zoïque*. Relativo a la vida animal.
zoiatría (de *zoo-* y el gr. *iatreía*, curación). f. VETERINARIA.
zoísmo (del gr. *zóon*, animal). m. ANIMALIDAD.
Zollinger-Ellison (Síndrome de) (Robert Milton *Zollinger*, n. en 1903, y Edwin Homer *Ellison*, n. en 1918, cirujanos norteamericanos). V. SÍNDROME.
Zöllner (Líneas de) (Johann Carl Friedrich *Zöllner*, físico alemán, 1834-1882). V. LÍNEA.
zomoterapia (del gr. *zomós*, jugo, caldo, y *therapeía*, curación). f. Tratamiento de diversas enfermedades por el plasma, jugo muscular o por el régimen de carne.

zona (del lat. *zona*, y éste del gr. *zóne*, cinturón). m. A., *Zone*; F. e In., *zone*; It. y P., *zona*. Área o región, en forma de banda o franja especialmente. (Para los términos que no se encuentren en esta voz, v. ÁREA.) || **-andrógena.** Zona interna, hipertrófica de la corteza suprarrenal fetal, que evoluciona rápidamente después del nacimiento y posee función hormonal semejante a la de los testículos. Se supone que protege al feto contra los estrógenos maternos. || **-anelectrotónica.** ZONA POLAR. || **-ciliar.** ZÓNULA DE ZINN. || La más externa de las dos regiones en que está dividida la cara anterior del iris por una línea irregular. || **-de alarma de Chauvet.** Porción superior interna de la fosa supraspinosa, que representa la proyección del vértice pulmonar, donde deben buscarse los primeros signos de tuberculosis, el aumento de las vibraciones vocales, p.ej. || **-de Charcot.** Zona histerógena; región del cuerpo en la que la presión puede provocar un ataque de histerismo. || **-de Head** o **hiperalgésica.** Área de sensibilidad cutánea en relación con una afección visceral u ósea. || **-de His.** Cada uno de los cuatro engrosamientos en toda la longitud del cordón medular embrionario y fetal. || **-de Krönig.** Proyección del vértice pulmonar en las regiones supraclavicular y supraspinosa. || **-de Looser.** Líneas oscuras en el negativo de las placas radiográficas de los huesos. || **-de Rolando.** Zona motora de la corteza cerebral. || **-de transición.** Línea en el ecuador del cristalino en la que las fibras epiteliales se desarrollan en fibras propias del cristalino. || **-de Westphal.** Zona en el cordón posterior de la médula en su región lumbar, que contiene las fibras exódicas relativas al reflejo rotuliano. || **-de Zinn.** ZÓNULA DE ZINN. || **-epileptógena.** Área del cuerpo, en los epilépticos, cuya presión puede provocar un ataque de epilepsia. || **-erógena** o **erotógena.** Región del cuerpo cuya excitación produce sensaciones eróticas. || **-facial, yugular** u **occipital.** Porciones anterior, media y posterior, respectivamente, de la base del cráneo. || **-fasciculada.** Porción central de la corteza suprarrenal en la que los cordones celulares están dispuestos radialmente. || **-gatillo.** Región del cuerpo cuya excitación despierta una brusca reacción. || **-glomerular.** Porción externa de la corteza suprarrenal en la que las células están agrupadas en masas redondeadas. || **-granulosa.** Disco prolígero. || **-hiperestésica.** Región cutánea de sensibilidad exageradamente anormal. || **-ígnea.** Nombre con el que se designa el herpe zoster. || **-incerta.** Mezcla de sustancia blanca y sustancia gris entre el núcleo subtalámico y el hipotálamo. || **-lenticular.** Región del cerebro que comprende la cápsula interna, núcleos lenticular y caudado, segmentos anterior y posterior de la cápsula interna y tálamo óptico, extendida desde la III circunvolución frontal al área de Wernicke. || **-marginal de Lissauer.** Lámina de sustancia blanca correspondiente a las raíces posteriores, entre el vértice del asta posterior y la periferia de la médula. || **-motora.** Área de la corteza cerebral, cuya excitación eléctrica, provoca la contracción de los músculos voluntarios. || **-orbicular.** Grueso anillo de la cápsula coxofemoral alrededor del acetábulo. || **-pectínea.** Porción externa de la membrana basilar de la cóclea, desde los bastoncitos de Corti al ligamento espiral. || **-pelúcida** o **transparente.** Zona que recubre el ovocito en el interior del folículo de De Graaf, que probablemente persiste hasta que el gameto ha alcanzado el útero. Oolema. || **-polar.** Región situada inmediatamente alrededor de un electrodo aplicado al cuerpo. || **-pupilar.** La más interna de las dos regiones en que está dividida la cara anterior del iris por una línea irregular. || **-radiada.** ZONA PELÚCIDA. || **-radicular.** Porción de sustancia blanca de la médula en conexión con las raíces nerviosas anteriores o posteriores. || **-reticular.** Capa interna de la corteza de la cápsula suprarrenal. || **-tecta.** Porción interna de la membrana basilar que lleva el órgano de Corti. || **-tendinosa.** Anillo fibroso en las aberturas auriculoventriculares del corazón. || **-visual.** Área alrededor de un eje óptico en la que práticamente no existe aberración. || **-X.** ZONA ANDRÓGENA.

zona. m. A., *Gürtelrose*; F., In., It. y P., *zona*. Afección inflamatoria aguda de uno o varios ganglios sensitivos, raquídeos o intracraneales, producida por el virus de la varicela-zoster, caracterizada por la erupción de vesículas de aspecto aperlado y reunidas en grupos en el trayecto de un nervio cutáneo generalmente, asociada por lo común con dolor intenso de carácter neurálgico. *Sin.:* Herpe zoster, ganglionitis posterior aguda, fuego sagrado, fuego de San Antonio, de San Andrés, zona ígnea, cintura sacra, hemizona. || **-facial.** Herpe zoster de la cara. || **-gangrenoso.** Herpe zoster cuya erupción va seguida de escaras. || **-oftálmico.** Herpe zoster en el trayecto del nervio oftálmico, acompañado, en muchos casos, de complicaciones oculares.

Zondek-Aschheim. V. ASCHHEIM-ZONDEK.

zonestesia (de *zima* y el gr. *aísthesis*, sensación). f. F., *zonesthésie*. Sensación de constricción como provocada por una cintura.

zonífugo (de *zona* y el lat. *fugere*, huir). adj. F., *zonifugue*. Que se aparta de una zona o región.

zonípeto (de *zona* y el lat. *petere*, dirigirse a). adj. F., *zonipète*. En dirección hacia una zona o región.

zónula. f. A., *Zonula*; F. e It., *zonula*; In., *zonule*; P., *zónula*. Zona pequeña. || **-ciliar.** Fibras que, desde los procesos ciliares van a insertarse en la periferia del cristalino, cuyo ligamento suspensorio forman. || **-de Zinn.** ZÓNULA CILIAR.

zonulitis. f. F., *zonulite*. Inflamación de la zónula de Zinn.

zonulólisis (de *zónula* y el gr. *lýsis*, disolución). f. F., *zonulolyse*. ZONULÓLISIS ENZIMÁTICA. || **-enzimática.** f. Procedimiento ideado por el oftalmólogo Joaquín Barraquer y que consiste en inyectar intraocularmente una enzima (α-quimotripsina) que disuelve la zónula y facilita la extracción del cristalino.

zoo-. Forma prefija del gr. *zôon*, con la significación de animal.

zooaglutinina (de *zoo-* y el lat. *agglutinare*, unir). f. F., *zoo-agglutinine*. Aglutinina de un veneno o tóxico animal.

zooanafilactógeno (de *zoo-*, anafilaxis, y el gr. *gennân*, producir). m. F., *zoo-anaphylactogène*. Anafilactógeno de origen animal.

zoobiología (de *zoo-*, y el gr. *bíos*, vida, y *lógos*, tratado). f. F., *zoobiologie*. Biología de los animales.

zooblasto (de *zoo-* y el gr. *blastós*, germen). m. F., *zooblaste*. Célula animal.

zoodérmico (de *zoo-* y el gr. *dérma*, piel). adj. F., *se rapportant à la peau d'un animal*. Dícese de los injertos hechos con piel de animal.

zoodinámica (de *zoo-* y el gr. *dýnamis*, fuerza). f. Fisiología animal.

zooerastia (de *zoo-* y el gr. *erastós*, amador apasionado). f. F., *bestialité*. Trato sexual con animales; bestialidad, sodomía (2.ª acep.). V. SODOMÍA.

zoófago (de *zoo-* y el gr. *phageîn*, comer). adj. Que se nutre con alimentos animales. Ú.t.c.s.

zoofarmacia. f. Farmacia veterinaria.

zoofilia o **zoofilismo** (de *zoo-* y el gr. *philía*, amistad, amor). m. A., *Zoophilie*; F., *zoophilie*; In., *zoophilism*; It. y P., *zoofilia*. Amor a los animales. || ZOOERASTIA.

zoófito (de *zoo-* y el gr. *phytón*, planta). m. A., *Pflanzentier*; F. e In., *zoophyte*; It., *zoofite*; P., *zoófito*. Organismo de la clase de seres intermediarios entre los reinos vegetal y animal; particularmente celenterio.

zooflagelados. m. pl. V. ZOOMASTIGOPHOREA.

zoofobia (de *zoo-* y el gr. *phóbos*, temor). f. A., *Zoophobie*; F., *zoophobie*; In., *zoophobia*; It. y P., *zoofobia*. Temor morboso a los animales.

zoogameto (de *zoo-* y el gr. *gamétes*, marido). m. Gameto móvil o planogameto.

zoogénesis o **zoogenia** (de *zoo* y el gr. *gennân*, producir, engendrar). f. F., *zoogénie*. Producción o generación de animales.

zoógeno. adj. F., *zoogénique*. Adquirido o procedente de animales.

zoogeografía (de *zoo-* y *geografía*). f. F., *zoogéographie*. Estudio de la distribución de la vida animal en la tierra.
zooglea (de *zoo-* y el gr. *gloiós*, liga, goma). f. A., *Zooglaea;* F., *zooglée;* In. e It., *zooglea;* P., *zoogléia*. Colonia o agrupación de microorganismos dentro de una envoltura gelatinosa formada por la fusión de las envolturas particulares de cada elemento.
Zooglea. Género de bacilos gramnegativos de la familia seudomonadáceas (*Pseudomonadaceae*). Se encuentran en aguas corrientes y en aguas negras. Incluye dos especies: *Z. filipendula* y *Z. ramigera*.
zoogonía (de *zoo-* y el gr. *goné*, procreación). f. F., *zoogonie*. Producción o generación de animales.
zoografía (de *zoo-* y el gr. *gráphein*, describir). f. F., *zoographie*. Tratado descriptivo de los animales.
zoohormona. f. Hormona animal.
zooide (de *zoo-* y el gr. *eîdos*, aspecto). adj. F., *zooïde*. Semejante a un organinmo animal. || m. Individuo de una colonia unida de animales.
zoología (de *zoo-* y el gr. *lógos*, tratado). f. A., *Zoologie;* F., *zoologie;* In., *zoology;* It. y P., *zoologia*. Suma de conocimientos biológicos relativos a los animales. || **-experimental.** Estudio de los animales por medio de experimentos en los mismos. || **-médica.** Estudio de los animales desde el punto de vista de su utilidad o perjuicio para la salud del hombre.
zoomanía. f. F., *zoonomie, zoobiologie*. Zoofilia exagerada o morbosa.
Zoomastigophorea. Clase de protozoos de la superclase *Mastigophora*. Comprende los antiguos flagelados. Incluye los órdenes: *Rhizomastigida, Protomastigida, Protomonadina, Polymastigida* y *Hypermastigida*.
zoomilo (de *zoo-* y el gr. *myle*, mola). m. Monstruo parasitario informe. || Quiste dermoide.
zoonomía (de *zoo-* y el gr. *nómos*, ley). f. In., *zoonomy*. Zoobiología, ciencia de las leyes que rigen la organización animal.
zoonosis (de *zoo-* y el gr. *nósos*, enfermedad). f. F., *zoonose*. Estado morboso producido por parásitos animales. || Enfermedad de los animales.
zooparásito. m. F., *zooparasite*. Parásito animal.
zoopatología (de *zoo-*, el gr. *páthos*, enfermedad, y *lógos*, tratado). f. F., *zoopathologie*. Estudio de las enfermedades de los animales.
zooperia (de *zoo-* y el gr. *peîra*, experiencia). f. Experimentación en los animales.
zooplasma. m. Plasma animal.
zooplastia (de *zoo-* y el gr. *plássein*, formar). f. F., *zooplastie*. Injerto animal, trasplante de tejidos de animales al hombre.
zooprofilaxis (de *zoo-* y el gr. *prophylax*, centinela). f. F., *zooprophylaxie*. Profilaxis aplicada a los animales; profilaxis veterinaria.
zoopsia (de *zoo-* y el gr. *ópsis*, visión). f. Visión alucinatoria de animales.
zoopsicología (de *zoo-*, el gr. *psyché*, mente, y *lógos*, tratado). f. F., *psychologie animale*. Psicología animal.

zooquímica. f. F., *zoochimie*. Química de los tejidos animales; química biológica.
zooscopia. f. Zoopsia.
zoosis. f. F., *zoonose*. Estado morboso debido a un agente animal.
zoospermo. m. Espermatozoide.
zoospora. f. A., *Zoospore;* F. e In., *zoospore;* It., *zoosporo;* P., *zoósporo*. Espora que va provista de cilios o flagelos motores.
zootecnia (de *zoo-* y el gr. *téchne*, arte). f. F., *zootechnie*. Arte de criar, conservar y explotar los animales domésticos.
zooterapia (de *zoo-* y el gr. *therapeía*, tratamiento). f. Terapéutica veterinaria.
zootomía (de *zoo-* y el gr. *tomé*, corte). f. F., *zootomie*. Disección o anatomía de los animales.
zootoxina. f. F., *zootoxine*. Toxina o veneno de origen animal, como la ponzoña de las serpientes o el suero de anguila.
zootrófico (de *zoo-* y el gr. *trophé*, nutrición). adj. F., *zootrophique*. Relativo a la nutrición de los animales.
zootrofotoxismo (de *zoo-*, gr. *trophé*, nutrición, y de *toxismo*). m. Intoxicación por los alimentos de origen animal.
zoster (del gr. *zoster*). m. V. Zona.
zosteriforme. adj. F., *zostériforme*. En forma de herpe zoster.
Zr. Símbolo del *circonio*.
Zsigmondy (Método de) (Richard Adolf *Zsigmondy*, químico alemán, 1865-1929; premio Nobel de Química en 1925). Reacción de Lange.
Zuckerkandl (Circunvolución, cuerpo) (Emil *Zuckerkandl*, anatomista vienés, 1849-1910). V. Circunvolución, cuerpo.
zumaque (del ár. *sumāq*). m. A., *Summach;* F., *Sumac;* In., *poison ivy;* It., *sommaco;* P., *sumagre*. Nombre de varias plantas anacardiáceas del género *Rhus*, algunas de ellas venenosas. La especie *R. aromatica* es tónica y estimulante. La *R. glabra* es astringente, y la *R. toxicodendron* o zumaque venenoso contiene un jugo en las hojas que, aplicado a la piel, produce una dermatitis intensa e intoxicación general.
zumbido. m. A., *Summen;* F., *bourdonnement;* In., *hum;* It., *ronzio;* P., *zumbido*. Ruido o susurro continuado, subjetivo u objetivo. || **-de oídos.** Ruido subjetivo parecido al que produce el vuelo de un insecto o silbido continuado, dependiente de una alteración vascular o de una afección de los órganos del oído; *tinnitus aurium*.
zumo (del gr. *zomós*). m. A., *Saft;* F., *jus;* In., *juice;* It., *succo;* P., *zumo*. Jugo natural de hierbas, flores o frutas, extraído por trituración o presión.
zurdería. f. Cualidad de zurdo.
zurdo. adj. A., *linkshänder;* F., *gaucher;* In., *left-hander;* It., *mancino;* P., *canhoto*. Que usa la mano izquierda con mayor destreza que la derecha. Ú.t.c.s.
Zymonema. Nombre en desuso con el que se designaba a un género de hongos. || **-dermatitidis.** Blastomyces dermatitidis.

GLOSARIO
INGLÉS – ESPAÑOL

A

abalienation. abalienación.
abaptiston. abaptista.
abarognosis. abarognosia o abarognosis.
abarticular gout. gota abarticular.
abasia. abasia [abásico].
abaxial. abaxil o abaxial.
abdomen, belly. abdomen [abdominal].
abdominal bandage. vendaje abdominal.
abdominal concussion. concusión abdominal.
abdominal fistula. fístula abdominal.
abdominal hernia. hernia abdominal.
abdominal pregnancy. embarazo abdominal.
abdominal reflex. reflejo abdominal.
abdominal respiration. respiración abdominal.
abdominal sac. saco abdominal.
abdominal surgery. cirugía abdominal.
abdominal version. versión abdominal.
abdominalgia. abdominalgia.
abdominocardiac reflex. reflejo abdominocardíaco.
abdominocentesis. abdominocentesis.
abdominohysterectomy. abdominohisterectomía.
abdominohysterotomy. abdominohisterotomía.
abdominoscopy. abdominoscopia.
abducens. abductor.
abduction. abducción.
abductor muscle. músculo abductor.
abepithymia. abepitimia.
aberrant. aberrante.
aberrant artery. arteria aberrante.
aberrant goiter. bocio aberrante.
aberrant thyroid. tiroides aberrante.
aberration. aberración.
abetalipoproteinemia. abetalipoproteinemia.
abiogenesis. abiogenesis, abiogénesis.
abiology. abiología.
abiophysiology. abiofisiología.
abiosis. abiosis.
abiotrophy. abiotrofia.
abiuret. abiuret.
ablactation. ablactación.
ablastin. ablastina.
ablation. ablación.
ablephary. ablefaria o abléfaron.
ablepsia. ablepsia.
ablution. ablución.
abmortal. abmortal.
abnormal. anormal.
abomasum. abomaso.
aborted systole. sístole abortada.
abortin. abortina.
abortion. aborto.
abortive. abortivo.
abrachia. abraquia.
abrachiocephalia. abraquiocefalia.
abrachiocephalus. abraquiocéfalo.
abrasion. abrasión.
abrasor. abrasor.
abreaction. abreacción.
abrin. abrina.
abrism. abrismo.
abruption. abrupción.
abscess. absceso.
abscissa. abscisa.
absconsio. absconsio.
absence. ausencia.
absinthin. absintina.
absinthism. absintismo.
absolute. absoluto.
absolute alcohol. alcohol absoluto.
absolute diet. dieta absoluta.
absolute glaucoma. glaucoma absoluto.
absolute hemianopia. hemianopsia absoluta.
absolute humidity. humedad absoluta.
absolute leukocytosis. leucocitosis absoluta.
absolute scotoma. escotoma absoluto.
absolute strabismus. estrabismo absoluto.
absolute temperature. temperatura absoluta.
absolute threshold. limen absoluto.
absolute unit. unidad absoluta.
absorbable gelatin sponge. esponja gelatinada absorbible.
absorbable suture. sutura absorbible.
absorbed dose. dosis absorbida.
absorbent. absorbente.
absorbent vessel. vaso absorbente.
absorptiometer. absorciómetro.
absorption. absorción.
absorption band. banda de absorción.
absorption spectrum. espectro de absorción.
abstergent. abstergente.
abstinence. abstinencia.
abstinence syndrome. síndrome de abstinencia.
abstraction. abstracción.
abulia. abulia.
abuse. abuso.
acalcicosis. acalcicosis.
acalculia. acalculia.
acanthesthesia. acantestesia.
acanthion. acantion.
acanthocephalan. acantocéfalo.
acanthocephaliasis. acantocefaliasis.
acanthocheilonemiasis. acantoqueilonemiasis.
acanthocyte. acantocito.
acanthocytosis. acantocitosis.
acanthoid. acantoide.
acanthokeratodermia. acantoqueratodermia.
acantholysis. acantólisis.
acanthoma. acantoma.
acanthopelvis. acantopélix.
acanthosis. acantosis.
acapnia. acapania.
acarbia. acarbia.
acardia. acardia.
acardiotrophia. acardiotrofia.
acardius. acardio.
acariasis. acariasis o acaridiasis.
acaricide. acaricida.
acarid. acárido.
acarodermatitis. acarodermatitis.
acarophobia. acarofobia o acaromanía.
acarotoxic. acarotóxico.
acarus. ácaro.
acatalasia. acatalasia.
acatalepsia. acatalepsia.
acatamathesia. acatamatesia.
acatastasia. acatastasia.
acathexia. acatexia.
acathisia. acatisia.
acaudate, acaudal. acáudeo.
acaulinosis. acaulinosis.
accelerated respiration. respiración acelerada.
accelerating center. centro acelerador.
acceleration. aceleración.
accelerator. acelerador.
accelerator fiber. fibra acelerante.
accelerator nerve. nervio acelerador.
accentuation. acentuación.
acceptor. aceptor.
access. ataque.
accessorius. accesorio.
accessory gland. glándula accesoria.
accessory placenta. placenta accesoria.

accessory pancreas, pancreas accesorium. páncreas accesorio.
accessory spleen. bazo accesorio.
accessory thyroid. tiroides accesorio.
accident. accidente.
accidental abortion. aborto accidental.
accidental murmur. soplo accidental.
accidental parasite. parásito accidental.
accidentalism. accidentalismo.
accipiter. accipiter.
acclimatation. aclimatación.
accommodation. acomodación.
accommodation reflex. reflejo de acomodación.
accommodometer. acomodómetro.
accomodative strabismus. estrabismo acomodativo.
accordion graft. injerto en acordeón.
accouchement. alumbramiento.
accoucheur, obstetrician. partero.
accoucheur's hand, obstetrical hand. mano obstétrica.
accretion. acreción.
accumulation. acumulación.
acellular. acelular.
acenesthesia. acenestesia.
acentric. acéntrico.
acephalia. acefalia.
acephalism. acefalismo.
acephalobrachia. acefalobraquia.
acephalocardia. acefalocardia.
acephalochiria. acefaloquiria.
acephalocyst. acefalocisto.
acephalogastria. acefalogastria.
acephalopodia. acefalopodia.
acephalorhachia. acefalorraquia.
acephalostomia. acefalostomía.
acephalothoracia. acefalotoracia.
acephalus. acéfalo.
acervulus. acérvulo.
acestoma. acestoma.
acetabular fossa. fosa acetabular.
acetabuloplasty. acetabuloplastia.
acetabulum. acetábulo.
acetal. acetal.
acetamide. acetamida.
acetaminophen. acetaminofén.
acetanilid. acetanilida.
acetate. acetato.
acetazolamide. acetazolamida.
acetic. acético.
acetic acid. ácido acético.
acetic acid reaction. reacción del ácido acético.
acetic ether. éter acético.
acetolase. acetolasa.
acetolysis. acetólisis.
acetona. acetona.
acetone body, ketone body. cuerpo acetónico.
acetonemia. acetonemia.
acetonumerator. acetonumerador.
acetonuria. acetonuria.
acetopyrine. acetopirina.
acetyl. acetilo.
acetylation. acetilación.
acetylcholine. acetilcolina.
acetylcholinesterase. acetilcolinesterasa.
acetylcoenzime A. acetilcoenzima A.
acetylcysteine. acetilcisteína.
acetylene. acetileno.
acetylphosphatase. acetilfosfatasa.
acetylsalicylic acid. ácido acetilsalicílico.
acetylsulfadiazine. acetilsulfadiacina.
acetyltransferase. acetiltransferasa.
achalasia. acalasia.
acheilia. aqueilia.
acheiria. aqueiria.
Achilles reflex. reflejo aquíleo.
achillobursitis. aquilobursitis.
achillodynia. aquilodinia.
achillorrhaphy. aquilorrafia.
achillotenotomy. aquilotenotomía.
achlorhydria. aclorhidria.
achlorhydric anemia. anemia aclorhídrica.
achloropsia. acloropsia.
acholia. acolia.
acholuria. acoluria.
acholuric jaundice. ictericia acolúrica.
achondrogenesis. acondrogénesis.
achondroplasia. acondroplasia.
achoresis. acoresis.
achrestic anemia. anemia acréstica.
achromatic. acromático.
achromatic lens. lente acromática.
achromatic mass. masa acromática.
achromatic net. red acromática.
achromatic objective. objetivo acromático.
achromatic threshold. limen acromático.
achromatic vision. visión acromática.
achromatin. acromatina.
achromatism. acromatismo.
achromatolysis. acromatólisis.
achromatophil. acromatófilo.
achromatopsia. acromatopsia.
achromaturia. acromaturia.
achromia. acromía [acrómico].
achromic erythrocyte. eritrocito acrómico.
achromotrichia. acromotriquia.
achylia. aquilia.
achymia. aquimia.
acicular. acicular.
acid. ácido.
acid dyspepsia. dispepsia ácida.
acid number. número ácido.
acid phosphatase. fosfatasa ácida.
acid radical. radical ácido.
acid stain. colorante ácido.
acid sulfate. sulfato ácido.
acid tartrate. tartrato ácido.
acidalbumin. acidalbúmina.
acidaminuria. acidaminuria.
acid-base equilibrium, acid-base balance. equilibrio acidobásico.
acidemia. acidemia.
acid-fast. acidorresistente.
acidification. acidificación.
acidimeter. acidímetro.
acidimetry. acidimetría.
acidity. acidez.
acidophil adenoma. adenoma acidófilo.
acidophilism. acidofilismo.
acidose. acidosis.
acidulated. acidulado o acídulo.
aciduria. aciduria.
aciniform. aciniforme.
acinitis. acinitis.
acinotubular. acinotubular.
acinous gland. glándula acinosa.
acinus. ácino.
acladiosis. acladiosis.
aclasis. aclasia.
aclastic. aclástico.
acleistocardia. acleistocardia.
acme. acmé.
acne. acné o acne [acneico].
acnemia. acnemia.
acnitis. acnitis.
acocantherin. acocanterina.
acognosia. acognosia.
acology. acología.
aconite. acónito.
aconitine. aconitina.
acoprosis. acoprosis.
acor. acor.
acorea. acorea.
acoria. acoria.
acorin. acorina.
acorn. bellota.
acoumeter. acúmetro.
acoumetry. acumetría.
acouphonia. acufonía.

acousma. acusma.
acousmatagnosis. acusmatagnosia.
acousmatamnesia. acusmatamnesia.
acoustic center, auditory center. centro acústico.
acoustic crest. cresta acústica.
acoustic image. imagen acústica.
acoustic impedance. impedancia acústica.
acoustic radiation. radiación acústica.
acoustic striae. estría acústica.
acoustic tubercle. tubérculo acústico.
acousticofacial ganglion. ganglio acústico facial.
acoustics. acústica.
acquired agammaglobulinemia. agammaglobulinemia adquirida.
acquired character. carácter adquirido.
acquired immunity. inmunidad adquirida.
acquired immunodeficiency. síndrome de inmunodeficiencia.
acquired megacolon. megacolon adquirido.
acral. acral.
acrania. acrania.
acranius. acranio.
acribometer. acribómetro.
acrid poison. veneno acre o irritante.
acridine. acridina.
acriflavine. acriflavina.
acrimony. acrimonia.
acritical. acrítico.
acritochromacy. acritocromacia.
acroagnosis. acroagnosis.
acroanesthesia. acroanestesia.
acroarthritis. acroartritis.
acroasphyxia. acroasfixia.
acroblast. acroblasto.
acrobrachycephaly. acrobraquicefalia.
acrobystiolith. acrobistiolito.
acrobystitis. acrobistitis.
acrocentric. acrocéntrico.
acrocephalia. acrocefalia.
acrocephalosyndactylia. acrocefalosindactilia.
acrocinesia, acrocinesis. acrocinesia.
acrocontracture. acrocontractura.
acrocyanosis. acrocianosis.
acrodermatitis. acrodermatitis.
acrodermatitis enteropathica. acrodermatitis enteropática.
acrodolichomelia. acrodolicomelia.
acrodont. acrodonto.
acrodynia. acrodinia.
acroedema. acroedema.
acroesthesia. acroestesia.
acrogeria. acrogeria.
acrognosis. acrognosia.
acrohyperhidrosis. acrohiperhidrosis.
acrohypothermy. acrohipotermia.
acrohysterosalpingectomy. acrohisterosalpingectomía.
acrokeratosis. acroqueratosis.
acrokeratosis verruciformis. acroqueratosis verruciforme.
acrolein. acroleína.
acromacria. acromacria.
acromastitis. acromastitis.
acromegalic gigantism. gigantismo acromegálico.
acromegalogigantism. acromegalogigantismo.
acromegaly. acromegalia.
acromelalgia. acromelalgia.
acromelic. acromélico.
acromial. acromial.
acromial network. red acromial.
acromial reflex. reflejo acromial.
acromicria. acromicria.
acromioclavicular ligament. ligamento acromioclavicular.
acromiocoracoid ligament. ligamento acromiocoracoideo.
acromion. acromion.
acromphalus. acrónfalo.
acronyx. acrónix.
acroparesthesia. acroparestesia.
acropathology. acropatología.
acropathy. acropatía.
acrophobia. acrofobia.
acrosclerosis. acrosclerosis.
acrosome. acrosoma.
acrospiroma. acroespiroma.
acrostealgia. acrostealgia.
acroteric. acrotérico.
acrotic. acrótico.
acrotism. acrotismo.
acrotrophodynia. acrotrofodinia.
acrylic. acrílico.
act. acto.
actin. actina.
acting-out. acting-out.
actinic cheilitis. queilitis actínica.
actinic dermatitis. dermatitis actínica.
actinic light. luz actínica.
actinic ray. rayo actínico.
actinic retinitis. retinitis actínica.
actinine. actinina.
actinism. actinismo.
actinium. actinio.
actinobacillosis. actinobacilosis.
actinodermatitis. actinodermatitis.
actinology. actinología.
actinometer. actinómetro.
actinomycetin. actinomicetina.
actinomycin. actinomicina.
actinomycoma. actinomicoma.
actinomycosis. actinomicosis [actinomicótico].
actinomycotin. actinomicotina.
actinon. actinón.
actinoscopy. actinoscopia.
actinotherapy. actinoterapéutica.
action. acción.
action current. corriente de acción.
action tremor. temblor de acción.
activation. activación.
activator. activador.
active immunity. inmunidad activa.
active immunization. inmunización activa.
active movement. movimiento activo.
active principle. principio activo.
active sensitization. sensibilización activa.
active serum. suero activo.
active transport. transporte activo.
active treatment. tratamiento activo.
activity. actividad.
actomyosin. actomiosina.
actual mortality. mortalidad actual.
acuity. agudeza.
acuminate. acuminado.
acupression. acupresión.
acupuncture. acupuntura.
acusector. acusector.
acute. agudo.
acute abscess. absceso agudo.
acute anterior poliomyelitis. poliomielitis anterior aguda.
acute arthritis. artritis aguda.
acute articular rheumatism. reumatismo articular agudo.
acute aseptic meningitis. meningitis aséptica aguda.
acute bronchitis. bronquitis aguda.
acute catarrhal laryngitis. laringitis aguda catarral.
acute catarrhal rhinitis. rinitis catarral aguda.
acute contagious conjunctivitis. conjuntivitis aguda contagiosa.
acute delirium. delirio agudo.
acute disease. enfermedad aguda.
acute disseminated encephalomyelitis. encefalomielitis aguda diseminada.
acute glaucoma. glaucoma agudo.
acute glomerulonephritis. glomerulonefritis aguda.
acute goiter. bocio agudo.

acute inflammation. inflamación aguda.
acute miliary tuberculosis. tuberculosis miliar aguda.
acute parenchymatous. hepatitis hepatitis aguda.
acute pharyngitis. faringitis aguda.
acute pleurisy. pleuresía aguda.
acute thyroiditis. tiroiditis aguda.
acute urticaria. urticaria aguda.
acute yellow atrophy of de liver. atrofia amarilla aguda del hígado.
acutenaculum. portaagujas.
acyanopsia. acianoblepsia o acianopsia.
acyclic. acíclico.
acydil. acidilo.
acyl. acilo.
acylation. acilación.
acylcoenzyme A. acil-coenzima A.
acystia. acistia.
acystinervia. acistineuria.
adactylia. adactilia o adactilismo.
adamantine. adamantino.
adamantine layer. capa adamantina.
adamantine substance. sustancia adamantina.
adamantinoma. adamantinoma o adamantoma, ameloblastoma.
adamantoblast. adamantoblasto.
adaptation. adaptación.
adaptometer. adaptómetro.
adaxial. adaxil.
addict. adicto.
addiction. adicción.
addisonian syndrome. síndrome adisoniano.
addisonism. addisonismo.
additive. aditivo.
adduction. aducción.
adductor. aductor.
adductor muscle. músculo aductor.
adductor reflex. reflejo del aductor.
adductor tubercle. tubérculo del aductor.
adelomorphous. adelomorfo.
adelphia. adelfia.
adenalgia. adenalgia.
adenase. adenasa.
adendric. adéndrico.
adenectomy. adenectomía.
adenemphraxis. adenenfraxis.
adeniform. adeniforme.
adenine. adenina.
adenitis. adenitis.
adenization. adenización.
adenoblast. adenoblasto.
adenocarcinoma. adenocarcinoma.
adenocele. adenocele.
adenochondroma. adenocondroma.
adenocyt. adenocito.
adenodiastasis. adenodiastasis.
adenoepithelioma. adenoepitelioma.
adenofibroma. adenofibroma.
adenofibrosis. adenofibrosis.
adenogenesis. adenogénesis.
adenogenous. adenógeno.
adenography. adenografía.
adenohypophyseal hormone. hormona adenohipofisaria.
adenohypophysis. adenohipófisis.
adenoid. adenoide.
adenoid cystic carcinoma. carcinoma adenoide quístico.
adenoid facies. facies adenoidea.
adenoid tissue. tejido adenoideo.
adenoid vegetation. vegetación adenoide.
adenoidectomy. adenoidectomía.
adenoidism. adenoidismo.
adenoiditis. adenoiditis.
adenoleiomyofibroma. adenoliomiofibroma.
adenolipomatosis. adenolipomatosis.
adenology. adenología.
adenoma. adenoma.
adenomalacia. adenomalacia.
adenomatosis. adenomatosis.
adenomatous goiter. bocio adenomatoso.
adenomatous polyp. pólipo adenomatoso.
adenomegaly. adenomegalia.
adenomyofibroma. adenomiofibroma.
adenomyoma. adenomioma.
adenomyomatosis. adenomiomatosis.
adenomyosarcoma. adenomiosarcoma.
adenomyxoma. adenomixoma.
adenopathy. adenopatía.
adenopharyngitis. adenofaringitis.
adenophlegmon. adenoflemón.
adenophtalmia. adenoftalmía.
adenosarcoma. adenosarcoma.
adenosatellite virus. virus adenosatélite.
adenosinase. adenosinasa.
adenosine. adenosina.
adenosine deaminase. adenosindesaminasa.
adenosine diphosphate. adenosindifosfato.
adenosine monophosphate. adenosinmonofosfato.
adenosine triphosphatase. adenosintrifosfatasa.
adenosine triphosphate. adenosintrifosfato.
adenosis. adenosis.
adenotomy. adenotomía.
adenyl. adenilo.
adenyl cyclase. adenilciclasa.
adenylic. adenílico.
adenylic acid. ácido adenílico.
adequate stimulus. estímulo adecuado.
adermia. adermia.
adermogenesis. adermogénesis.
adhesion. adherencia.
adhesive. adhesivo.
adhesive pericarditis. pericarditis adhesiva.
adhesive peritonitis. peritonitis adhesiva.
adhesive phlebitis. flebitis adhesiva.
adhesive pleurisy. pleuresía adhesiva.
adiabatic. adiabático.
adiadochocinesia. adiadococinesia.
adiantum. adianto.
adiaphoresis. adiaforesis.
adiaphoria. adiaforia.
adiastole, adiastolia. adiastolia.
adiathermancy. adiatermancia.
adipectomy. adipectomía.
adipic. adípico.
adipocele. adipocele, adipocira.
adipogenesis. adipogenia.
adipolysis. adipólisis.
adipometer. adipómetro.
adipopexia. adipopexia.
adiposalgia. adiposalgia.
adipose cell. célula adiposa.
adipose osteoporosis. osteoporosis adiposa.
adipose system. sistema adiposo.
adipose tissue, fatty tissue. tejido adiposo.
adiposis tuberosa simplex. adiposis tuberosa simple.
adipositis. adipositis.
adiposity. adiposidad.
adiposogenital syndrome. síndrome adiposogenital.
adipsia. adipsia.
adjuvant. adyuvante.
adnexa. anexos.
adnexectomy. anexectomía.
adnexitis. anexitis.
adnexopexy. anexopexia.
adolescence. adolescencia.
adonidin. adonidina.
adontoid apophysis. apófisis odontoides.
acquired. adquirido.
adrenal. adrenal.
adrenal virilism. virilismo adrenal.
adrenalectomy. adrenalectomía.
adrenalin. adrenalina.
adrenalinemia. adrenalinemia.
adrenalinuria. adrenalinuria.
adrenalism. adrenalismo.
adrenalone. adrenalona.

adrenarche. adrenarquia.
adrenergic. adrenérgico.
adrenergic fiber. fibra adrenérgica.
adrenitis. adrenalitis.
adrenochrome. adrenocromo.
adrenocortical hormone. hormona adrenocortical.
adrenodontia. adrenodoncia.
adrenogenital syndrome. síndrome adrenogenital.
adrenogram. adrenograma.
adrenolytic. adrenolítico.
adrenoprival. adrenoprivo.
adrenosterone. adrenosterona.
adrenotrophic. adrenotrópico.
adrenotrophin. adrenotropina.
adsorption. adsorción.
adulteration. adulteración.
advancement. avanzamiento.
adventitious. adventicio.
adventitious albuminuria. albuminuria adventicia.
adventitious cyst. quiste adventicio.
adventitious membrane. membrana adventicia.
adynamia. adinamia.
adynamic ileus. íleo adinámico o paralítico.
aerasthenia. aerastenia.
aeration. aeración.
aeremia. aeremia.
aerial conduction. conducción aérea.
aerial infection, airborne infection. infección aérea.
aerobe. aerobio.
aerobiology. aerobiología.
aerobioscope. aerobioscopio.
aerobiosis. aerobiosis.
aerocolia. aerocolia.
aerocolpos. aerocolpos.
aerocystography. aerocistografía.
aerodontalgia. aerodontalgia.
aeroembolism. aeroembolismo.
aeroemphysema. aeroenfisema.
aerogastria. aerogastria.
aerogel. aerogel.
aerogenic tuberculosis. tuberculosis aerógena.
aeromammography. aeromamografía.
aeromedicine. aeromedicina.
aeroneurosis. aeroneurosis.
aeropathy. aeropatía.
aerophagy. aerofagia.
aerophobia. aerofobia.
aeropiezotherapy. aeropiezoterapia.
aeroplankton. aeroplancton.
aerosinusitis. aerosinusitis.
aerosol. aerosol.
aerotaxis. aerotaxis.
aerotherapy. aeroterapia.
aerotitis media. aerootitis media.
aerotropism. aerotropismo.
aerotympanal conduction. conducción aerotimpánica.
affect. afecto.
affected. afectado.
affection. afección.
affectivity. afectividad.
afferent. aferente.
afferent nerve. nervio aferente.
afferent neuron. neurona aferente.
afferent vessel. vaso aferente.
affinity. afinidad.
afflux. aflujo.
affusion. afusión.
afibrinogenemia. afibrinogenemia.
aflatoxin. aflatoxina.
African trypanosomiasis. tripanosomiasis africana.
afterpains. entuertos.
agalactia. agalactia.
agammaglobulinemia. agammaglobulinemia.
agamogenesis. agamogénesis.
aganglionic megacolon. megacolon aganglionar.
agaricin. agaricina.
agastria. agastria.
age. edad.
agency. instancia.
agenosomia. agenosomía.
agglomerated. aglomerado.
agglutinable substance. sustancia aglutinable.
agglutination titer. título de aglutinación.
agglutinoscope. aglutinoscopio.
agglutometer. aglutómetro.
aggregate. agregado.
aggregation. agregación.
aglossostomia. aglosostomía.
agnostic alexia. alexia agnóstica.
agonist. agonista.
agonistic muscle. músculo agonista.
agraffe. ágrafe.
agrypnotic. agripnótico.
aichmophobia. ecmofobia.
AIDS. SIDA.
ailment. sufrimiento.
ailurophilia. gatofilia.
ailurophobia. gatofobia.
ainhum. ainhum.
air. aire.
air embolism. embolia aérea.
air sinus. seno aéreo.
air thermometer. termómetro de aire.
airplane splint. férula de abducción o en aeroplano.
akaryocyte. acariocito.
akinesia. acinesia o acinesis.
akinesthesia. acinestesia.
akinetic. acinético.
alalia. alalia.
alanine. alanina.
alar ligament. ligamento alar.
alarm reaction. reacción de alarma.
alastrim. alastrim.
alate. alado.
albinism. albinismo.
albuginea. albugínea.
albugineotomy. albugineotomía.
albuginitis. albuginitis.
albugo. albugo.
albumen. albumen.
albumin. albúmina.
albumin milk. leche albuminosa.
albumin quotient. cociente de albúmina.
albuminate. albuminato.
albuminaturia. albuminaturia.
albuminemia. albuminemia.
albuminiferous. albuminífero.
albuminocholia. albuminocolia.
albuminocytologic dissociation. disociación albuminocelular.
albuminoid. albuminoide.
albuminone. albuminona.
albuminorrhea. albuminorrea.
albuminuria. albuminuria.
albumoscope. albumoscopio.
albumose. albumosa o albuminosa.
albumosuria. albumosuria.
alchemy. alquimia.
alcohol. alcohol.
alcohol thermometer. termómetro de alcohol.
alcoholate. alcoholado.
alcoholature. alcoholato.
alcoholemia. alcoholemia.
alcoholic cirrhosis. cirrosis alcohólica.
alcoholic coma. coma alcohólico.
alcoholic psychosis. psicosis alcohólica.
alcoholic solution. solución alcohólica.
alcoholic tincture. tintura alcohólica.
alcoholism. alcoholismo.
alcoholization. alcoholización.
alcoholophilia. alcoholofilia.
alcoholuria. alcoholuria.
alcoholysis. alcohólisis.
alcosol. alcosol.
alcuronium. alcuronio.
aldehydase. aldehidasa.

aldehyde. aldehído.
alder. aliso.
aldohexose. aldohexosa.
aldolase. aldolasa.
aldopentose. aldopentosa.
aldose. aldosa.
aldosterone. aldosterona.
aldosteronism. aldosteronismo.
aldoxime. aldoxima.
alembic. alambique.
alethia. alecia.
aleukemic leukemia. leucemia aleucémica.
aleukemic myelosis. mielosis aleucémica.
aleukia. aleucia o aleucemia.
aleuron. aleurona.
aleuronate. aleuronato.
alexia. alexia.
alexin. alexina.
alexipharmac. alexifármaco.
alga. alga.
algesia. algesia.
algesichronometer. algesicronómetro.
algesimeter. algesímetro.
algesiogenic. algesiógeno.
algesthesia. algestesia.
algicide. algicida.
algid. álgido.
algid malaria. paludismo álgido.
algin. algina.
algogenesis. algogénesis.
algolagnia. algolagnia.
algophily. algofilia o algomanía.
algophobia. algofobia.
algopsychalia. algopsicalia.
algor. algidez.
algoscopy. algoscopia.
algospasm. algospasmo.
alible. alible.
alicyclic hydrocarbon. hidrocarburo alicíclico.
alienation. alienación.
alienia. alienia.
aliment. alimento.
alimentary. alimentario.
alimentary glycosuria. glucosuria alimentaria.
alimentary obesity. obesidad alimentaria.
alimentary system. sistema digestivo.
alimentary toxemia. toxemia alimentaria.
alimentary toxicosis. toxicosis alimentaria.
alimentation. alimentación.
alinasal. alinasal.
aliphatic. alifático.
aliphatic hydrocarbon. hidrocarburo alifático.
aliphatic series. serie alifática.
alisphenoid. alisfenoides.
aliteration. aliteración.
alive. vivo.
alizarin. alizarina.
alkalemia. alcalemia.
alkali. álcali.
alkali reserve. reserva alcalina.
alkaligenous. alcalígeno.
alkalimeter. alcalímetro.
alkalimetry. alcalimetría.
alkaline. alcalino.
alkaline phosphatase. fosfatasa alcalina.
alkaline reaction. reacción alcalina.
alkalinity. alcalinidad.
alkalinization. alcalinización o alcalizació
alkalinuria. alcalinuria.
alkalitherapy. alcaliterapia.
alkaloid. alcaloide.
alkalometry. alcalometría.
alkalosis. alcalosis.
alkamine. alcamina.
alkane. alcano.
alkapton. alcaptona.
alkaptonuria. alcaptonuria.
alkene. alqueno.
alkyl. alquilo.
alkylamine. alquilamina.
alkylating agent. agente alquilante.
alkylation. alquilación.
allantiasis. alantiasis.
allantochorion. alantocorion.
allantogenesis. alantogénesis.
allantoic vesicle. vesícula alantoidea.
allantoin. alantoína.
allantois. alantoides.
allele. alelo.
allelic. alélico.
allelism. alelismo.
allelocatalysis. alelocatálisis.
allelomorph. alelomorfo.
allelotaxis. alelotaxia.
allergen. alergeno o alergénico.
allergenic serum, allergic serum. suero alérgico.
allergic asthma. asma alérgica.
allergic conjunctivitis. conjuntivitis alérgica.
allergic coryza. coriza alérgica.
allergic reaction. reacción alérgica.
allergic rhinitis. rinitis alérgica.
allergist. alergista.
allergization. alergización.
allergodermia. alergodermia.
allergosis. alergosis.
allergy. alergia.
alligator forceps. pinzas aligator.
alloantigen. aloantígeno.
allobiosis. alobiosis.
allocentric. alocéntrico.
allochiria. aloquiria.
allochromasia. alocromasia o alocroísmo.
allocinesia. alocinesia.
allocortex. alocorteza.
allodipoid. alodiploide.
allodromy. alodromia.
allokinetic. alocinético.
allolactose. alolactosa.
allolalia. alolalia.
allomerism. alomerismo.
allomorphism. alomorfismo.
allopath. alópata.
allopathy. alopatía.
alloplast. aloplasto.
alloplasty. aloplastia.
allopolyploid. alopolipoide.
allopregnane. alopregnano.
allopsychic. alopsíquico.
allopsychosis. alopsicosis.
allopurinol. alopurinol.
allorhythmia. alorritmia.
allorhythmic pulse. pulso alorrítmico.
allose. alosa.
allosome. alosoma.
allotherm. alotermo.
allotransplantation. alotrasplante.
allotriodontia. alotriodoncia.
allotriophagy. alotriofagia.
allotriosmia. alotriosmia.
allotropy. alotropía.
alloxan. aloxán.
alloxantin. aloxantina.
alloxazine. aloxacina.
alloxin. aloxina.
alloxuremia. aloxuremia.
alloxuria. aloxuria.
allyl. alilo.
almond. almendra.
almond oil. aceite de almendras.
alochia. aloquia.
aloe. áloe.
alogia. alogia.
aloin. aloína.
alopecia. alopecia.
alopecia areata. alopecia areata.
alpha angle. ángulo alfa.
alpha cell. célula alfa.
alpha particle. partícula alfa.

alpha ray. rayo alfa.
alpha rhythm. ritmo alfa.
alpha substance. sustancia alfa.
alpha-1-antitrypsin. alfa$_1$-antitripsina.
alpha-fetoprotein. alfa-fetoproteína.
alteration. alteración.
alternate generation. generación alternante.
alternate hemiplegia. hemiplejía alterna.
alternating current. corriente alterna.
alternating mydriasis. midriasis alternante.
alternating pulse. pulso alternante.
alternating strabismus. estrabismo alternante.
alternation. alternación o alternancia.
altitude. altitud.
altrose. altrosa.
alum. alumbre.
alumina. alúmina.
aluminium. aluminio.
aluminosis pulmonum. aluminosis.
alveolabial sulcus. surco alveolabial.
alveolar abscess. absceso alveolar.
alveolar emphysema. enfisema alveolar.
alveolar line. línea alveolar.
alveolectom. alveolectomía.
alveolingual sulcus. surco alveolingual.
alveolitis. alveolitis.
alveolotomy. alveolotomía.
alveolus. alveolo o alvéolo [alveolar].
alveolysis. alveólisis.
alvine. alvino.
alymphocytosis. alinfocitosis.
alymphoplasia. alinfoplasia.
amakrine. amacrina.
amalgam. amalgama.
amanitine. amanitina.
amasthenic. amasténico.
amastia. amastia.
amastigote. amastigote.
amatophobia. amatofobia.
amaurosis. amaurosis.
amaurosis centralis. amaurosis central.
amaurotic familial idiocy. idiocia amaurótica familiar.
amaxophobia. amaxofobia.
amazon thorax. tórax de amazona.
ambenomium. ambenomio.
amber. ámbar.
ambidexter. ambidextro.
ambivalence. ambivalencia.
amblyaphia. ambliafia.
amblyopia. ambliopía.
amblyoscope. amblioscopio.
ambo. ambo o ambón.
amboceptor. amboceptor.
ambulance. ambulancia.
ameba. ameba o amiba.
amebiasis. amebiasis.
amebic abscess. absceso amebiano.
amebic dysentery. disentería amebiana.
amebicidal. amebicida.
ameboid. ameboide.
ameboid cell. célula ameboide.
ameboid movement. movimiento ameboideo.
ameboidism. ameboidismo.
amebula. amébula.
ameburia. ameburia.
ameiosis. ameiosis.
amelia. amelia.
ameloblast. ameloblasto, ameloblastoma.
ameloblastic fibroma. fibroma ameloblástico.
amelogenesis. amelogénesis.
amenorrhea. amenorrea.
amentia. amencia.
ametria. ametria.
ametrometer. ametrómetro.
ametropia. ametropía.
amianthosis. amiantosis.
amianthus. amianto.
amicrobic. amicróbico.

amidase. amidasa.
amide. amida.
amidine. amidina.
amidoazotoluene. amidoazotolueno.
amidogen. amidógeno.
amidopyrine, aminopyrine. amidopirina.
amidoxime. amidoxima.
amiduline. amidulina.
amiloid liver. hígado amiloideo.
amimia. amimia.
aminase. aminasa.
amine. amina.
amino acid. aminoácido.
aminoacidemia. aminoacidemia.
aminoaciduria. aminoaciduria.
aminobenzoic acid. ácido aminobenzoico.
aminoglycoside. aminoglucósido.
aminooxidase. aminooxidasa.
aminopeptidase. aminopeptidasa.
aminophiline. aminofilina.
aminopterin. aminopterina.
aminopurine. aminopurina.
aminosis. aminosis.
aminotransferase. aminotransferasa.
aminuria. aminosuria o aminuria.
amitosis. amitosis.
amitriptyline. amitriptilina.
ammonia. amoniaco o amoníaco.
ammoniated tincture. tintura amoniacal.
ammoniemia. amoniemia.
ammonium. amonio.
ammoniuria. amoniuria.
ammotherapy. amoterapia.
amnesia. amnesia [amnésico].
amniocentesis. amniocentesis.
amniogenesis. amniogénesis.
amniography. amniografía.
amnioma. amnioma.
amnion. amnios [amniótico].
amnionitis. amnionitis.
amniorrhea. amniorrea.
amniorrhexis. amniorrexis.
amnioscope. amnioscopio.
amnioscopy. amnioscopia.
amniotic fluid. líquido amniótico.
amniotitis. amniotitis.
amniotome. amniótomo.
amniotomy. amniotomía.
amodiaquine. amodiaquina.
amorphinism. amorfinismo.
amorphous. amorfo.
ampelotherapy. ampeloterapia.
amperage. amperaje.
ampere. amperio.
amperemeter. amperímetro.
ampheclexis. anfeclexis.
amphetemine. anfetamina.
amphiarkyochrome. anfiarquiocroma.
amphiarthrosis. anfiartrosis.
amphiaster. anfiáster.
amphiblastula. anfiblástula.
amphicarcinogenic. anficarcinogénico.
amphicaryon. anficarion.
amphicrania. anficrania.
amphicreatine. anficreatina.
amphicroic, amphichromatic. anficroico.
amphicyte. anficito.
amphidiarthrosis. anfidiartrosis.
amphigastrula. anfigástrula.
amphigony. anfigonía.
amphimixis. anfimixis.
amphimorula. anfimórula.
amphinucleus. anfinúcleo.
amphistomiasis. anfistomiasis.
amphitene. anfiteno.
amphithymia. anfitimia.
amphitrichous. anfítrico.
amphodiplopia. anfodiplopía.
amphophilic, amphophil. anfocito.

amphoric. anfórico.
amphoric echo. eco anfórico.
amphoric murmur. soplo anfórico.
amphoric rale. estertor anfórico.
amphoric respiration. respiración anfórica.
amphorophony. anforiloquia o anforofonía.
amphoteric. anfótero.
amphotericin. anfotericina.
amphotony. anfotonía.
ampicillin. ampicilina.
amplexation. ampleción.
amplexus. amplexo.
amplification. amplificación.
amplitude. amplitud.
ampule. ampolla [ampollar].
ampullar abortion. aborto ampollar.
ampullitis. ampullitis.
amputation. amputación.
amputation by transfixion. amputación por transfixión.
amputation neuroma. neuroma de amputación o del muñón.
amusia. amusia.
amyelencephalia. amielencefalia.
amyelia. amielia.
amyelinic. amielínico.
amyelotrophy. amielotrofia.
amyelous. amielo.
amygdala. amígdala.
amygdalectomy. amigdalectomía.
amygdalin. amigdalina.
amygdaline fissure. cisura amigdalina.
amygdalitis. amigdalitis.
amygdaloid fossa. fosa amigdalina.
amygdaloid nucleus. núcleo amigdalino.
amygdaloid tubercle. tubérculo amigdaloideo.
amygdalolith. amigdalolito.
amygdalopathy. amigdalopatía.
amygdalotome. amigdalótomo.
amyl. amilo.
amylaceous. amiláceo.
amylaceous corpuscle. corpúsculo amiláceo.
amylase. amilasa.
amylasuria. amilasuria.
amylemia. amilemia.
amylene. amileno.
amylene chloral. amileno cloral.
amylin. amilina.
amylodextrin. amilodextrina.
amyloid. amiloide.
amyloid kidney. riñón amiloideo.
amyloid tumor. tumor amiloide.
amyloidosis. amiloidosis.
amylolysis. amilólisis.
amylolytic enzyme. enzima amilolítica.
amylopectin. amilopectina.
amylopectinosis. amilopectinosis.
amylopsin. amilopsina.
amylorrhea. amilorrea.
amylose. amilosa.
amylosinthesis. amilosíntesis.
amylosis. amilosis.
amylosuria. amilosuria.
amyocardia. amiocardia.
amyoplasia. amioplasia.
amyostasia. amiostasia.
amyotaxie. amiotaxia.
amyotonia. amiotonía.
amyotrophic lateral sclerosis. esclerosis lateral amiotrófica.
amyotrophy. amiotrofia.
anabasine. anabasina.
anabiosis. anabiosis.
anabolism. anabolismo.
anacamptometer. anacamptómetro.
anacatadidymus. anacatadídimo.
anacatesthesia. anacatestesia.
anachoresis. anacoresis, anacrotismo.
anaclasis. anaclasis.
anaclisis. anaclisis [anaclítico].
anaclitic depression. depresión anaclítica.
anacrotic pulse. pulso anacrótico.
anacrotism. anacrotismo.
anaculture. anacultivo.
anadenia. anadenia.
anadicrotic, anacrotic. anadicrótico.
anadicrotic pulse. pulso anadicrótico.
anadidymus. anadídimo.
anadipsia. anadipsia.
anaerobe. anaerobio.
anaerobiosis. anaerobiosis o anaerobismo.
anaerophyte. anaerófito.
anagen. anágeno.
anagen effluvium. efluvio anágeno.
anagenesis. anagénesis.
anakmesis. anacmesis.
anakusis. anacusis.
anal. anal.
anal erotism. erotismo anal.
anal fissure. fisura anal.
anal fistula, fistula in ano. fístula anal o del ano.
anal gland. glándula anal.
anal phase. fase anal.
anal reflex. reflejo anal.
analbuminemia. analbuminemia.
analeptic. analéptico.
analgesia. analgesia.
analgesic panaris. panadizo analgésico.
analogous tissue. tejido análogo.
analogue. análogo.
analogy. analogía.
analysis. análisis.
analyst. analista.
analytic chemistry. química analítica.
analytic psychology. psicología analítica.
analyzer, analyzor. analizador.
anamnesis. anamnesis [anamnéstico].
anamnestic reaction. reacción anamnésica.
anamnestic response. respuesta anamnéstica.
anamorphosis. anamorfosis.
anancastia. anancastia.
anandria. anandria.
anangioplasia. anangioplasia.
anapeiratic. anapierático.
anaphase. anafase.
anaphia. anafia.
anaphilactin. anafilactina.
anaphoresis. anaforesis.
anaphoria. anaforia.
anaphrodisia. anafrodisia.
anaphrodisiac. anafrodisíaco.
anaphylactic shock. choque anafiláctico.
anaphylactogenic. anafilactógeno.
anaphylatoxin. anafilatoxina.
anaphylaxis. anafilaxis [anafiláctico].
anaphylodiagnosis. anafilodiagnóstico.
anaplasia. anaplasia [anaplásico].
anaplasmosis. anaplasmosis.
anaplasty. anaplastia [anaplástico].
anaplerosis. anaplerosis.
anapnograph. anapnógrafo.
anapophysis. anapófisis.
anaraxia. anaraxia.
anarithmia. anaritmia.
anarrhexis. anarrexis.
anarthria. anartria.
anasarca. anasarca o anasarcia.
anastalsis. anastalsis.
anastomosing fiber, anastomotic fiber. fibra anastomótica.
anastomosis. anastomosis [anastomótico].
anastomotic varix. varice anastomótica.
anatomical age. edad anatómica.
anatomical neck. cuello anatómico.
anatomical position. posición anatómica.
anatomical tubercle. tubérculo anatómico.
anatomist. anatomista.
anatomist's snuffbox. tabaquera anatómica.

anatomy. anatomía.
anatopism. anatopismo.
anatoxine. anatoxina.
anatricrotic. anatricrótico.
anatripsis. anatripsis.
anaxon. anaxón.
anazoturia. anazoturia.
anchorage. anclaje.
anconagra. anconagra.
anconeus. ancóneo.
anconitis. anconitis.
ancylostomiasis. anquilostomiasis.
androgen. andrógeno.
androgenesis. androgénesis.
androgenic zone. zona andrógena.
androgyne. andrógino.
androgyny. androginia.
android. androide.
android pelvis. pelvis androide.
andrology. andrología.
andromedotoxin. andromedotoxina.
andromorphous. andromorfo.
andropathy. andropatía.
androphonomania. androfonomanía.
androstane. androstano.
androstanediol. androstanodiol.
androstanedione. androstanodiona.
androstene. androsteno.
androstenediol. androstenodiol.
androstenedione. androstenodiona.
androsterone. androsterona.
anectasis. anectasis.
anemia. anemia.
anemia infantum pseudoleukemica. anemia infantil seudoleucémica.
anemic murmur. soplo anémico.
anemic phlebitis. flebitis anémica.
anemophobia. anemofobia.
anemotrophy. anemotrofia.
anencephalia. anencefalia.
anephrogenesis. anefrogénesis.
anepia. anepia.
anepiploic. anepiploico.
anepithymia. anepitimia.
anergasia. anergasia.
anergastic. anergástico.
anergy. anergia.
anerosia. anerosia.
anerythropoiesis. aneritropoyesis.
anerythropsia. aneritropsia.
anesthesia. anestesia.
anesthesimeter. anestesímetro.
anesthesiologist. anestesiólogo.
anesthesiology. anestesiología.
anesthetic. anestésico.
anesthetic ether. éter anestésico.
anethole. anetol.
anetodermia. anetodermia.
aneuploid. aneuploide.
aneuploidy. aneuploidía.
aneurin. aneurina.
aneurysm. aneurisma.
aneurysm needle. aguja de aneurisma.
aneurysmal cough. tos aneurismática.
aneurysmal murmur. soplo aneurismático.
aneurysmal varix. varice aneurismática.
aneurysmoplasty. aneurismoplastia.
aneurysmorrhaphy. aneurismorrafia.
aneurysmotomy. aneurismotomía.
anfractuosity. anfractuosidad.
angelica. angélica.
angialgia. angialgia.
angiasthenia. angiastenia.
angiectasia, angiectasis. angiectasis.
angiectomy. angiectomía.
angiectopia. angiectopía.
angiemphraxis. angienfraxis.
angiitis. angitis.
angina. angina.
angina pectoris, breast pang. angina de pecho.
anginose. anginosis.
angioblast. angioblasto.
angioblastoma. angioblastoma.
angiocardiography. angiocardiografía.
angiocardiokinetic. angiocardiocinético.
angiocardiopathy. angiocardiopatía.
angiocarditis. angiocarditis.
angiocholecystitis. angiocolecistitis.
angiocholitis. angiocolitis.
angiochondroma. angiocondroma.
angioclast. angioclasto.
angiodermatitis. angiodermatitis.
angiodiascopy. angiodiascopia.
angiodystrophy. angiodistrofia.
angioelephantiasis. angioelefancía.
angiofibroma. angiofibroma.
angioglioma. angioglioma.
angiogliomatosis. angiogliomatosis.
angiography. angiografía.
angiohyalinosis. angiohialinosis.
angioid. angioide.
angiokeratoma. angioqueratoma.
angiolipoma. angiolipoma.
angiolith. angiolito.
angiologie. angiología.
angiolupoid. angiolupoide.
angiolysis. angiólisis.
angioma. angioma.
angioma venosum racemosum. angioma venoso racemoso.
angiomatosis. angiomatosis.
angiomegaly. angiomegalia.
angiometer. angiómetro.
angiomyoma. angiomioma.
angiomyosarcoma. angiomiosarcoma.
angiomyxoma. angiomixoma.
angionecrosis. angionecrosis.
angioneoplasm. angioneoplasia.
angioneurectomy. angioneurectomía.
angioneurosis. angioneurosis.
angioneurotic edema. edema angioneurótico.
angioneurotomy. angioneurotomía.
angiopathic vertigo. vértigo angiopático.
angiopathy. angiopatía.
angioplasty. angioplastia.
angiopoiesis. angiopoyesis.
angiorreticuloma. angiorreticuloma.
angiorrhexis. angiorrexis.
angiosarcoma. angiosarcoma.
angiosclerosis. angiosclerosis.
angioscopy. angioscopia.
angioscotoma. angioscotoma.
angiosialitis. angiosialitis.
angiospasm. angiospasmo.
angiospastic. angiospástico.
angiostaxis. angiostaxis.
angiostenosis. angiostenosis.
angiostomy. angiostomía.
angiotensin. angiotensina.
angiotensinogen. angiotensinógeno.
angiotomy. angiotomía.
angiotonia. angiotonía.
angiotribe. angiotribo.
angiotripsy. angiotripsia.
angiotrophic. angiotrófico.
angiotrophoneurosis. angiotrofoneurosis.
angle. ángulo.
angle of deviation. ángulo de desviación.
angle of incidence. ángulo de incidencia.
angle of reflection. ángulo de reflexión.
angle of torsion. ángulo de torsión.
angophrasia. angofrasia.
angorrhaphy. angiorrafia.
angular stomatitis. estomatitis angular.
angular vein. vena angular.
angulation. angulación.
anhedonia. anedonia.
anhelation. anhelación.

anhematopoiesis. anhematopoyesis.
anhidrosis. anhidrosis [anhidrótico].
anhydrase. anhidrasa.
anhydremia. anhidremia.
anhydrid. anhídrido.
anhydrous. anhidro.
aniacinamidosis. aniacinamidosis.
anicteric. anictérico.
anicteric hepatitis. hepatitis anictérica.
anideus. anideo.
anilide. anilida.
aniline. anilina.
anilinism. anilinismo.
anilinophil. anilinófilo.
animal. animal.
animal life. vida animal.
animal psychology. psicología animal.
animal toxin. toxina animal.
animism. animismo.
anion. anión.
aniridia. aniridia.
anisakiasis. anisakiasis.
anisate. anisato.
anise. anís.
aniseikonia. aniseiconía.
anisochromia. anisocromía.
anisocoria. anisocoria.
anisocytosis. anisocitosis.
anisodactyly. anisodactilia.
anisodon. anisodonte.
anisogamy. anisogamia.
anisoleukocytosis. anisoleucocitosis.
anisomastia. anisomastia.
anisomelia. anisomelia.
anisometropia. anisometropía.
anisomyopia. anisomiopía.
anisophoria. anisoforia.
anisopia. anisopía.
anisorrhythmia. anisorritmia.
anisosphygmia. anisosfigmia.
anisotropy. anisotropía.
ankle. tobillo.
ankyloblepharon. anquilobléfaron.
ankylocolpos. anquilocolpos.
ankylodactyly, ankylodactylia. anquilodactilia.
ankyloglossia. anquiloglosia.
ankylomele. anquilómelo.
ankylopietic. anquilopoyético.
ankylopoietica, rhizomelic. anquilopoyética o rizomélica.
ankyloproctia. anquiloproccia.
ankylorrhinia. anquilorrinia.
ankylosing spondylitis. espondilitis anquilopoyética.
ankylosis. anquilosis.
ankylurethria. anquilouretria.
anlage. anlaje.
annular. anular.
annular hymen. himen anular.
annular ligament. ligamento anular.
annular pancreas. páncreas anular.
annular plexus. plexo anular.
annular scleritis. escleritis anular.
annular staphyloma. estafiloma anular.
annular syphilid. sifílide anular.
annular thrombus. trombo anular.
anochlesia. anoclesia.
anochromasia. anocromasia.
anococcygeal ligament. ligamento anococcígeo.
anode. ánodo.
anodic migration. migración anódica.
anodontia. anodoncia.
anodyne. anodino.
anodynia. anodinia.
anomaloscope. anomaloscopio.
anomaly. anomalía.
anomia. anomia.
anonychia. anonicosis.
anophelicide. anofelicida.
anophthalmus. anoftalmía.

anoplasty. anoplastia.
anopsia. anopía.
anorchia. anorquia o anorquidia.
anorchus. anorco.
anorectal abscess. absceso anorrectal.
anorexia. anorexia [anorético].
anorexia nervosa. anorexia nerviosa.
anorexigenic. anorexígeno.
anorgasmy. anorgasmia.
anoscope. anoscopio.
anosmia. anosmia.
anosognosia. anosognosia.
anospinal center. centro anospinal.
anotia. anotia.
anotus. anoto.
anovaria. anovaria.
anovular menstruation. menstruación anovular.
anovulation. anovulación.
anovulatory, anovular. anovulatorio.
anoxemia. anoxemia o anoxihemia.
anoxia. anoxia.
ansa. asa o ansa.
anserine. anserina.
ansiform. ansiforme.
ant. hormiga.
antacid. antiácido.
antagonism. antagonismo.
antagonist. antagonista.
antalgic. antálgico.
antalgic gaint. marcha antálgica.
antalgic reaction. reacción antálgica.
antalkaline. antialcalino.
antecedent. antecedente.
anteflexion. anteflexión.
antehypophysis. antehipófisis.
antemetic. antiemético.
anterior. anterior.
anterior chamber of eye. cámara anterior del ojo.
anterior cornual syndrome. síndrome del asta anterior.
anterior ethmoidal foramen. agujero etmoidal anterior.
anterior lacerate foramen. agujero rasgado anterior.
anterior perforated space. espacio perforado anterior.
anterior pituitary. gonadotropina pituitaria.
anterior scleritis. escleritis anterior.
anterior staphyloma. estafiloma anterior.
anterior symblepharon. simbléfaron anterior.
anterior urethritis. uretritis anterior.
anterograde amnesia. amnesia de fijación.
anterograde memory. memoria anterógrada.
anterolateral sulcus. surco anterolateral.
anteversion. anteversión.
anthelix. antehélix o antehélice.
anthelmintic. antihelmíntico.
anthracemia. antracemia.
anthracene. antraceno.
anthracosilicosis. antracosilicosis.
anthracosis. antracosis.
anthraquinone. antraquinona.
anthrax. ántrax.
anthropogeny. antropogenia.
anthropography. antropografía.
anthropoid. antropoide.
anthropoid pelvis. pelvis antropoide.
anthropology. antropología.
anthropometry. antropometría.
anthropomorphism. antropomorfismo.
anthroponomy. antroponomía.
anthropophagy. antropofagia.
anthropophobia. antropofobia.
anthropozoonosis. antropozoonosis.
anti-immune. antiinmune.
anti-infectious. antiinfeccioso.
anti-inflammatory. antiinflamatorio.
antiagglutinin. antiaglutinina.
antianaphylaxis. antianafilaxis.

antianemia principle. principio antianémico.
antiantibody. antianticuerpo.
antiantitoxin. antiantitoxina.
antibacterial. antibacteriano.
antibacterial immunity. inmunidad antibacteriana.
antibiogram. antibiograma.
antibiosis. antibiosis.
antibiotic. antibiótico.
antiblastic. antiblástico.
antiblennorrhagic. antiblenorrágico.
antibody. anticuerpo.
anticatalyzer. anticatalizador.
anticathexis. contracatexis.
anticathode. anticátodo.
anticholagogue. anticolagogo.
anticholera serum. suero anticólera.
anticholinergic. anticolinérgico.
anticholinesterase. anticolinesterasa.
anticipation. anticipación.
anticoagulant. anticoagulante.
anticollagenase. anticolagenasa.
anticolloidoclastic. anticoloidoclástico.
anticomplement. anticomplemento.
anticonceptive. anticoncepcional.
anticontagious. anticontagioso.
anticonvulsive. anticonvulsivo.
antidepressant. antidepresivo.
antidiarrheal. antidiarreico.
antidiastase. antidiastasa.
antidiphteric serum. suero antidiftérico.
antidiuretic. antidiurético.
antidiuretic hormone. hormona antidiurética.
antidote. antídoto.
antidromic. antidrómico.
antienzime. antienzima.
antifebrile. antifebril.
antiferment. antifermento.
antifibrinolysin. antifibrinolisina.
antiflatulent. antiflatulento.
antifungal. antifúngico.
antigalactic. antigaláctico.
antigen. antígeno.
antigen-antibody reaction. reacción antígeno-anticuerpo.
antihemolysin. antihemolisina.
antihemolytic. antihemolítico.
antihistamine. antihistamínico.
antihormone. antihormona.
antihyaluronidase. antihialuronidasa.
antihypnotic. antihipnótico.
antiketogenic. anticetógeno.
antikinase. anticinasa.
antilactase. antilactasa.
antilewisite. antilewisita.
antilipotropic. antilipotrópico.
antilysin. antilisina.
antilytic secretion. secreción antilítica.
antimalarial. antipalúdico.
antimeningococcus serum. suero antimeningocócico.
antimetabolite. antimetabolito.
antimetropia. antimetropía.
antimicrobial. antimicrobiano.
antimicrobial spectrum. espectro bacteriano.
antimidriatic. antimidriásico.
antimitotic. antimitótico.
antimonium. antimonio.
antineoplastic. antineoplásico.
antinephritic. antinefrítico.
antineumococcus serum. suero antineumocócico.
antineuralgic. antineurálgico.
antinuclear factor. factor antinuclear.
antiodontalgic. antiodontálgico.
antiorgastic. antiorgástico.
antioxidase. antioxidasa.
antipathy. antipatía.
antipedicular. antipedicular.
antiperistalsis. antiperistalsis.
antiperistaltic anastomosis. anastomosis antiperistáltica.
antipertussis serum. suero antipertussis.
antiphagin. antifagina.
antiphagocytic. antifagocítico.
antiplague. antipestoso.
antiplastic. antiplásico.
antipneumococcic. antineumocócico.
antiprecipitin. antiprecipitina.
antiprothrombin. antiprotrombina.
antipruritic. antipruriginoso.
antipsoric. antipsórico.
antipsychotic. antipsicótico.
antipyresis. antipiresis.
antipyretic. antipirético.
antipyrine. antipirina.
antirabies serum. suero antirrábico.
antirachitic. antirraquítico.
antirennet, antirennin. antirrenina.
antirheumatic. antirreumático.
antiscorbutic. antiescorbútico.
antisepsis. antisepsia.
antiseptic. antiséptico.
antiserum. antisuero.
antisialagogue. antisialagogo.
antisialic. antisiálico.
antisocial. antisocial.
antisocial personality. personalidad antisocial.
antispasmodic. antiespasmódico.
antistaphylococcic. antiestafilocócico.
antistaphylococcus serum. suero antiestafilocócico.
antistaphylolysin. antiestafilolisina.
antistreptococcic. antiestreptocócico.
antistreptococcus serum. suero antiestreptocócico.
antistreptolysin. antiestreptolisina.
antisudoral. antisudoral o antisudorífico.
antisyphilitic. antisifilítico.
antitetanic. antitetánico.
antitetanic serum. suero antitetánico.
antithenar eminence. eminencia antitenar.
antithermic. antitérmico.
antithrombin. antitrombina.
antitoxic. antitóxico.
antitoxic serum. suero antitóxico.
antitoxic unit. unidad antitóxica.
antitoxigen. antitoxígeno.
antitoxin. antitoxina.
antitragus. antitrago o antitragus.
antitrypsin. antitripsina.
antitrypsin test. prueba de la antitripsina.
antitryptic reaction. reacción antitríptica.
antitubercle serum. suero antituberculoso.
antitussive. antitusivo.
antityphoid. antitífico.
antiurease. antiureasa.
antivenene. antiveneno.
antivenereal. antivenéreo.
antiviral. antivírico.
antiviral immunity. inmunidad antivírica.
antivirus. antivirus.
antivitamin. antivitamina.
antixenic. antixénico.
antizymotic. anticimótico.
antracoele. antrocele.
antrectomy. antrectomía.
antritis. antritis.
antrostomy. antrostomía.
antrotomy. antrotomía.
antrum. antro.
anuria. anuresis o anuria.
anus. ano.
anusitis. anusitis, anitis.
anxiety. ansiedad, angustia.
anxiety hysteria. histeria de angustia.
anxiety neurosis. neurosis de angustia.
anxiety syndrome. síndrome de ansiedad.
anxious delirium. delirio ansioso.
anxious state, anxiety state. estado ansioso.
aorectasis. aortectasis.

aorta. aorta.
aortalgia. aortalgia.
aortectomy. aortectomía.
aortic foramen. agujero aórtico.
aortic insufficiency. insuficiencia aórtica.
aortic murmur. soplo aórtico.
aortic orifice. orificio aórtico.
aortic plexus. plexo aórtico.
aortic sinus, sinus aortae. seno aórtico.
aortic sulcus. surco aórtico.
aortic valve, valva aortae. válvula aórtica.
aortic vestibule. vestíbulo de la aorta.
aortitis. aortitis.
aortography. aortografía.
aortopathy. aortopatía.
aortorrhaphy. aortorrafia.
aortosclerosis. aortosclerosis.
aortostenosis. aortostenosis.
aortotomy. aortotomía.
apancreatic. apancreático.
apareunia. apareunia.
apathy. apatía.
aperiodic. aperiódico.
aperistalsis. aperistalsis o aperistaltismo.
aperitive. aperitivo.
apex beat. latido de la punta.
apex pneumonia. neumonía de vértice.
aphagia. afagia.
aphakia. afaquia.
aphalangia. afalangiasis.
aphasia. afasia.
aphemia. afemia.
aphonia. afonía [afónico].
aphonic pectoriloquy. pectoriloquia áfona.
aphonogelia. afonogelia.
aphoresis. aforesis.
aphose. afosia.
aphosphorosis. afosforosis.
aphotesthesia. afotestesia.
aphrasia. afrasia.
aphrenia. afrenia.
aphrodisia. afrodisia.
aphtha. afta.
aphthongia. aftongía.
aphthosis. aftosis.
aphthous fever. fiebre aftosa.
aphylaxis. afilaxis.
apical. apical.
apical abscess. absceso apical.
apical space. espacio alveolodentario.
apicectomy. apicectomía.
apicitis. apicitis.
apicolysis. apicólisis.
apicostomy. apicostomía.
apinealism. apinealismo.
apiotherapy. apiterapia.
apituitarism. apituitarismo.
aplacental. aplacentario.
aplanatic focus. foco aplanático.
aplasia. aplasia [aplásico].
aplastic anemia. anemia aplásica.
apleuria. apleuria.
apnea. apnea.
apochromatic. apocromático.
apochromatic lens. lente apocromática.
apochromatic objective. objetivo apocromático.
apocope. apócope.
apocrine. apocrino.
apocrine gland. glándula apocrina.
apodia. apodia.
apoenzyme. apoenzima.
apoferritin. apoferritina.
apogamia. apogamia.
apomorphine. apomorfina.
aponeurectomy. aponeurectomía.
aponeurorrhaphy. aponeurorrafia.
aponeurosis. aponeurosis [aponeurótico].
aponeurositis. aponeurositis.
aponeurotomy. aponeurotomía.

apophysis. apófisis.
apophysitis. apofisitis.
apoplectic coma. coma apoplético.
apoplectic habit. hábito apoplético.
apoplectic retinitis. retinitis apoplética.
apoplectic vertigo. vértigo apoplético.
apoplectiform. apopletiforme.
apoplexy. apoplejía [apoplético].
apoprotein. apoproteína.
aposthia. apostia.
apparatus. aparato.
apparent death. muerte aparente.
appendectomy. apendicectomía.
appendiceal abscess. absceso apendicular.
appendicectasis. apendicectasia.
appendicism. apendicismo.
appendicitis. apendicitis.
appendicocele. apendicocele.
appendicoenterostomy. apendicoenterostomía.
appendicolithiasis. apendicolitiasis.
appendicolysis. apendicolisis.
appendicopathia. apendicopatía.
appendicostomy. apendicostomía.
appendicular colic. cólico apendicular.
appendicular lithiasis. litiasis apendicular.
appendix. apéndice.
appendix epididymidis. apéndice del epidídimo.
appendix testis. apéndice del testículo.
appendix vermiformis. apéndice vermicular.
apperception. apercepción.
appetite. apetito.
applied anatomy. anatomía aplicada.
apposition suture. sutura de aposición.
apprehension. aprensión.
approach. abordaje.
approximation suture. sutura de aproximación.
apraxia. apraxia.
apraxis ideational. apraxia ideatoria.
aprosexia. aprosexia.
aprosody. aprosodia.
aprow. delantal.
apsithyria. apsitiria.
apsychia. apsiquia.
aptyalia. aptialia.
APUD. sistema APUD.
apudoma. apudoma.
apyogenous. apiógeno.
apyrexia. apirexia.
apyrogenic. apirógeno.
aquacobalamin. acuocobalamina.
aquapuncture. acuapuntura.
aqueduct. acueducto.
aqueous. acuoso.
aqueous chamber. cámara acuosa.
aqueous humor, humor aquosus. humor acuoso.
aqueous solution. solución acuosa.
aquocapsulitis. acuocapsulitis.
arabanase. arabanasa.
arabinose. arabinosa.
arabinosis. arabinosis.
arabinosuria. arabinosuria.
arabite. arabita.
arabitol. arabitol.
arachnidism. aracnidismo o aracnoidismo.
arachnitis. aracnitis o aracnoiditis.
arachnodactyly. aracnodactilia.
arachnoid. aracnoides [aracnoideo].
arachnoid sheath. vaina aracnoidea.
arachnoidism. aracnoidismo.
arachnolysin. aracnolisina.
arachnophobia. aracnofobia.
arborization. arborización.
arborization block. bloqueo de arborización.
arbovirus. arbovirus.
arc of aorta. cayado de la aorta.
arcade. arcada.
arch. arco.
archencephalon. arquencéfalo.
archenteron. arquenterón.

archetype. arquetipo.
archicerebellum. arquicerebelo.
archicortex. arquicórtex.
archicyte. arquicito.
archicytula. arquicítula.
archigaster. arquigastro.
archigastrula. arquigástrula.
archimorula. arquimórula.
archinephros. arquinefron.
archipallium. arquipalio.
archiplasm. arquiplasma.
archiitis. arquitis.
archoplasmic vesicle. vesícula arcoplásica.
archoptosis. arcoptosis.
archorrhagia. arcorragia.
arciform. arciforme.
arciform vein. vena arciforme.
arcomycetes. ascomicetos.
arcuate eminence. eminencia arqueada.
arcuate fiber. fibra arciforme o arqueada.
arcuate uterus. útero arqueado.
ardor. escozor.
area. área, campo.
areflexia. arreflexia.
areola. areola o aréola.
areolitis. areolitis.
argentaffin cell. célula argentafin.
argentaffinoma. argentafinoma.
arginase. arginasa.
arginine. arginina.
argininosuccinicaciduria. argininosuccinicaciduria.
argon. argo o argón.
argyria. argiria o argiriasis.
argyrism. argirismo.
argyrol. argirol.
argyrophil. argirófilo.
ariboflavinosis. arriboflavinosis.
aricine. aricina.
arithmomania. aritmomanía.
arm. brazo.
armadillo. armadillo.
armpit. sobaco.
arnica. árnica.
aroma. aroma.
aromatic hydrocarbon. hidrocarburo aromático.
aromatic series. serie aromática.
arrector muscle of hair. músculo arrectores pili.
arrhenoblastoma. arrenoblastoma.
arrhenogenic. arrenogénico.
arrhinencephaly. arrinencefalia.
arrhinia. arrinia.
arrhythmia. arritmia.
arrhythmokinesis. arritmocinesis.
arrowrroot. arrurruz.
arsacetin. arsacetina.
arsanilic acid. ácido arsanílico.
arseniasis. arseniciasis.
arsenic. arsénico.
arsenic keratosis. queratosis arsenical.
arsenide. arseniuro.
arsenization. arsenización.
arsenotherapy. arsenoterapia.
arsenoxide. arsenóxido.
arsphenamine. arsfenamina.
artarine. artarina.
artefact. artefacto.
arterial blood. sangre arterial.
arterial duct, ductus arteriosus. conducto arterial.
arterial hemorrhage. hemorragia arterial.
arterial murmur. soplo arterial.
arterial pressure. presión arterial.
arterial tension. tensión arterial.
arterial transfusion. transfusión arterial.
arterial varice. varice arterial.
arterial vein. vena arteriosa.
arterialization. arterialización.
arteriectasis. arteriectasis.
arteriectomy. arteriectomía.
arteriogram. arteriograma.
arteriography. arteriografía.
arteríola. arteriola.
arteriolith. arteriolito.
arteriology. arteriología.
arteriomalacia. arteriomalacia.
arteriometer. arteriómetro.
arteriomyomatosis. arteriomiomatosis.
arterionecrosis. arterionecrosis.
arteriopathy. arteriopatía.
arterioplasty. arterioplastia.
arteriopressor. arteriopresor.
arteriorrhagia. arteriorragia.
arteriorrhaphy. arteriorrafia.
arteriorrhexis. arteriorrexis.
arteriosclerosis. arteriosclerosis.
arteriosclerosis obliterans. arteriosclerosis obliterante.
arteriospasm. arteriospasmo.
arteriostenosis. arteriostenosis.
arteriostosis. arteriosteosis.
arteriostrepsis. arteriostrepsia.
arteriotomy. arteriotomía.
arterious. arterioso.
arteriovenous. arteriovenoso.
arteriovenous anastomosis. anastomosis arteriovenosa.
arteriovenous aneurysm. aneurisma arteriovenoso.
arteriovenous fistula. fístula arteriovenosa.
arteritis. arteritis.
arteritis nodosa. arteritis nudosa.
arteritis obliterans. arteritis obliterante.
artery. arteria.
artery forceps. pinzas arteriales.
arthralgie. artralgia.
arthrectomy. artrectomía.
arthrempyesis. artrempiesis.
arthresthesia. artrestesia.
arthritic. artrítico.
arthritis. artritis.
arthritis deformans. artritis deformante.
arthritis fungosa. artritis fungosa.
arthritism. artritismo.
arthro-ophthalmopathy. artroftalmopatía.
arthrocentesis. artrocentesis.
arthrochondritis. artrocondritis.
arthroclasia. artroclasia.
arthrodesis. artrodesis.
arthrodia. artrodia.
arthroereisis. artroereisis.
arthrogenous. artrógeno.
arthrography. artrografía.
arthrogryposis. artrogriposis.
arthrolith. artrolito.
arthrology. artrología.
arthrolysis. artrólisis.
arthrometer. artrómetro.
arthroncus. artronco.
arthropathology. artropatología.
arthropathy. artropatía.
arthrophyma. artrofima.
arthrophyte. artrofito.
arthroplasty. artroplastia.
arthropneumography. artroneumorradiografía.
arthropod. artrópodo.
arthropyosis. artropiosis.
arthrorrhaphy. artrorrafia.
arthrosclerosis. artrosclerosis.
arthroscope. artroscopio.
arthroscopy. artroscopia.
arthrosis. artrosis [artrótico].
arthrospore. artrospora.
arthrostomy. artrostomía.
arthrosynovitis. artrosinovitis.
arthrotomy. artrotomía.
arthrotyphoid. artrotifus.
arthroxesis. artroxesis.
artichoke. alcachofa.
articular calculus, arthritic calculus. cálculo artrítico.

articular cartilage. cartílago articular.
articular eminence. eminencia articular.
articular surface. superficie articular.
articulated. articulado.
articulatio condylaris, condyloid joint. articulación condiloidea.
articulation. articulación.
articulator. articulador.
artificial. artificial.
artificial abortion. aborto provocado.
artificial anus. ano artificial.
artificial eye. ojo artificial.
artificial fecundation. fecundación artificial.
artificial fever. fiebre artificial.
artificial hibernation. hibernación artificial.
artificial immunity. inmunidad artificial.
artificial insemination. inseminación artificial.
artificial kidney. riñón artificial.
artificial labor. parto artificial.
artificial palate. paladar artificial.
artificial pneumothorax. neumotórax artificial.
artificial pupil. pupila artificial.
artificial respiration. respiración artificial.
artificial tetanus, tetanus drug. tétanos artificial.
artificial tooth. diente artificial.
aryepiglottic fold. pliegue ariepiglótico.
arytenoidectomy. aritenoidectomía.
arytenoiditis. aritenoiditis.
arytenoidopexy. aritenoidopexia.
asacria. asacria.
asafetida. asa fétida.
asbestiform. asbestiforme.
asbestos. asbesto.
asbestosis. asbestosis.
ascaricide. ascaricida.
ascarid. ascáride.
ascaridiasis. ascaridiasis o ascaridiosis.
ascending frontal gyrus. circunvolución frontal ascendente.
ascending myelitis. mielitis ascendente.
ascending paralysis. parálisis ascendente.
ascending parietal gyrus. circunvolución parietal ascendente.
ascending tract. tracto aferente o ascendente.
ascending urography. urografía ascendente.
ascites. ascitis.
ascorbemia. ascorbicemia.
ascorbic acid. ácido ascórbico.
ascorburia. ascorburia.
ascospore. ascospora.
ascus. asco.
asemia. asemia o asemasia.
asepsis. asepsia o asepsis.
aseptic necrosis. necrosis aséptica.
aseptic wound. herida aséptica.
asexual. asexual.
asexual cycle. ciclo asexual.
asexual dwarf. enano asexual.
asexual generation. generación asexual.
asexual reproduction. reproducción asexual.
asexualization. asexualización.
ash. ceniza, fresno.
asialia. asialia.
asiderosis. asiderosis.
asparaginase. asparaginasa.
asparagine. asparagina.
asparaginic acid. ácido asparagínico.
aspergillin. aspergilina.
aspergillosis. aspergilosis.
aspermia. aspermia.
aspersion. aspersión.
asphygmia. asfigmia.
asphyxia. asfixia [asfíctico].
aspidosamine. aspidosamina.
aspidospermine. aspidospermina.
aspirating needle. aguja aspiradora.
aspiration. aspiración.
aspiration biopsy, needle biopsy. biopsia por aspiración.
aspiration pneumonia. neumonía por aspiración.
aspirator. aspirador.
asplenia. asplenia.
asporogenous. asporógeno.
assay. ensayo.
assimilation. asimilación.
assimilation limit. límite de asimilación o de saturación.
associated movement. movimiento asociado.
association. asociación.
association area. área de asociación.
association fiber. fibra de asociación.
association of ideas. asociación de las ideas.
association system. sistema de asociación.
assonance. asonancia.
astasia. astasia.
astasia-abasia. astasia-abasia.
astatine. astatinio.
aster. áster.
astereognosis. astereognosia o astereognosis.
asterion. asterión.
asterixis. asterixis.
asternia. asternia.
asteroid. asteroide.
asthenia. astenia.
asthenic type. tipo asténico o leptosómico.
asthenobiosis. astenobiosis.
asthenocoria. astenocoria.
asthenometer. astenómetro.
asthénopia. astenopía.
asthenospermia. astenospermia.
asthma. asma.
asthmatogenic. asmógeno.
astigmatism. astigmatismo.
astigmatometer, astigmometer. astigmómetro.
astigmatoscope. astigmatoscopio.
astragalectomy. astragalectomía.
astragalus. astrágalo.
astriction. astricción.
astringent. astringente.
astroblast. astroblasto.
astroblastoma. astroblastoma.
astrocele. astrocele.
astrocyte. astrocito.
astrocytoma. astrocitoma.
astroglia. astroglia.
astrokinetic. astrocinético.
astrosphere. astrosfera.
asulfurosis. asulfurosis.
asyllabia. asilabia.
asylum. asilo.
asymbolia. asimbolia.
asymmetry. asimetría.
asynchronism. asincronismo.
asynclitism. asinclitismo.
asynechia. asinequia.
asynergia. asinergia.
asystole. asistolia o asistolismo.
atactilia. atactilia.
ataractic, ataraxic. ataráxico.
ataraxia. ataraxia.
atavism. atavismo.
ataxia. ataxia [atáxico o atáctico].
ataxia-telangiectasia syndrome. síndrome de ataxia-telangiectasia.
ataxiagraph. ataxiágrafo.
ataxic gait. marcha atáxica.
ataxoadynamia. ataxoadinamia.
atelectasis. atelectasia.
atelia. atelia.
ateliosis. ateleiosis o ateliosis.
atelocardia. atelocardia.
atelocephaly. atelocefalia.
atelocheilia. ateloqueilia.
atelocheiria. ateloquiria.
ateloencephalia. atelencefalia.
ateloglossia. ateloglosia.
atelomyelia. atelomielia.
atelopodia. atelopodia.

ateloprosopia. ateloprosopia.
atelorachidia. atelorraquidia o atelorraquis.
atelostomia. atelostomía.
athelia. atelia.
athermanous. atérmano.
athermosystaltic. atermosistáltico.
atheroma. ateroma o ateromasia.
atheromatosis. ateromatosis o aterosis.
atheromatous. ateromatoso.
atheromatous cyst. quiste ateromatoso.
atheromatous ulcer. úlcera ateromatosa.
atherosclerosis. aterosclerosis.
athetoid. atetoide.
athetoid spasm. espasmo atetoide.
athetosis. atetosis.
athlete's foot. pie de atleta.
athletic heart. corazón atlético.
athletic type. tipo atlético.
athrepsia. atrepsia.
athrocytosis. atrocitosis.
athrombia. atrombasia, atrombia.
athymia. atimia.
athymism. atimismo.
athyria. atireosis o atiria.
atlas. atlas.
atlodidymus, atlantodidymus. atlódimo.
atloid, atlantal. atloideo.
atmocausis. atmocausis.
atmocautery. atmocauterio.
atmograph. atmógrafo.
atmolysis. atmólisis.
atmometer. atmómetro.
atmos, atm. atmos.
atmosphere. atmósfera.
atmospheric pressure. presión atmosférica.
atmotherapy. atmoterapia.
atocia. atocia.
atom. átomo.
atomic energy. energía atómica.
atomic number. número atómico.
atomic volume. volumen atómico.
atomic weight. peso atómico.
atomicity. atomicidad.
atomization. atomización.
atomizer. atomizador, pulverizador.
atonic ulcer. úlcera atónica.
atony. atonía.
atopic dermatitis. dermatitis atópica.
atopognosia. atopognosia.
atopy. atopia.
atoxic. atóxico.
atransferrinemia. atransferrinemia.
atraumatic needle. aguja atraumática.
atremia. atremia.
atresia. atresia [atrético].
atretocephalus. atretocéfalo.
atretocystia. atretocistia.
atretogastria. atretogastria.
atretolemia. atretolemia.
atretometria. atretometría.
atretopsia. atretopsia.
atretorrhinia. atretorrinia.
atretostomia. atretostomía.
atreurethria. atreuretria.
atrial complex. complejo auricular.
atrial fibrillation. fibrilación auricular.
atrial systole. sístole auricular.
atrial tachycardia. taquicardia auricular.
atrichia. atriquia o atriquiasis.
atrioseptopexy. atrioseptopexia.
atriotome. atriótomo.
atrioventricular. auriculoventricular
atrioventricular block. bloqueo auriculoventricular.
atrioventricular canal. canal auriculoventricular.
atrioventricular dissociation. disociación auriculoventricular.
atrioventricular extrasystole. extrasístole auriculoventricular.
atrioventricular gradient. gradiente auriculoventricular.
atrioventricular interval. intervalo auriculoventricular.
atrioventricular nodal. taquicardia auriculoventricular.
atrioventricular node, nodus atrioventricularis. nódulo atrioventricular o auriculoventricular.
atrioventricular orifice. orificio auriculoventricular.
atrioventricular rhythm. ritmo auriculoventricular.
atrioventricular sulcus. surco auriculoventricular.
atrioventricular valve. válvula auriculoventricular.
atriplicism. atriplicismo.
atrium. atrio, aurícula.
atrophic cirrhosis. cirrosis atrófica.
atrophic gastritis. gastritis atrófica.
atrophic kidney. riñón atrófico.
atrophic rhinitis. rinitis atrófica.
atrophoderma. atrofoderma.
atrophodermatosis. atrofodermatosis.
atrophy. atrofia [atrófico].
atropine. atropina.
atropinism. atropinismo.
atropinization. atropinización.
attention. atención.
attenuation. atenuación.
atticitis. aticitis.
atticoantrotomy. aticoantrotomía.
atticotomy. aticotomía.
attict. ático.
attitude. actitud.
attraction sphere. esfera de atracción.
attraction. atracción.
attrition. atrición.
atypia. atipia.
atypical. atípico.
audibility limit. límite auditivo.
audimutitas. audimutismo.
audiogram. audiograma.
audiology. audiología.
audiometer. audiómetro.
audiometry. audiometría.
audition. audición.
auditive. auditivo.
auditognosis. auditognosis.
auditory. auditorio.
auditory aura. aura auditiva.
auditory cell. célula auditiva.
auditory field. campo auditivo.
auditory hair. pelo auditivo.
auditory massage. masaje auditivo.
auditory reflex. reflejo auditivo.
auditory threshold. limen auditivo.
auditory vertigo. vértigo auricular.
auditory vesicle. vesícula acústica o auditiva.
auide. áuride.
aura. aura.
aurantia. aurancia.
aurantiasis. aurantiasis.
auricular. auricular.
auricular appendix. apéndice auricular.
auricular cartilage. cartílago auricular.
auricular point. punto auricular.
auriculopalpebral reflex. reflejo auriculopalpebral.
auriculoparietal index. índice auriculoparietal.
auriculotemporal syndrome. síndrome auriculotemporal.
auriculoventricular. auriculoventricular.
auriculoventricular orifice. orificio auriculoventricular.
auripuncture. auripuntura.
auriscalpium. auriscalpo.
aurometer. aurómetro.
aurothioglucose. aurotioglucosa.
auscultation. auscultación.
auscultation triangle. triángulo de auscultación.
auscultatory percussion. percusión auscultatoria.
autacoid. autacoide.
autism. autismo.

autoactivation. autoactivación.
autoagglutination. autoaglutinación.
autoagglutinin. autoaglutinina.
autoallergy. autoalergia.
autoanafilaxis. autoanafilaxis.
autoanalisis. autoanálisis.
autoanalizer. autoanalizador.
autoanamnesis. autoanamnesis.
autoantibody. autoanticuerpo.
autoanticomplement. autoanticomplemento.
autoantitoxin. autoantitoxina.
autobacteriophage. autobacteriófago.
autocatalysis. autocatálisis.
autocatharsis. autocatarsis.
autocinesis. autocinesis.
autoclasis, autoclasia. autoclasis.
autoclave. autoclave.
autoconduction. autoconducción.
autodermic graft. injerto autodérmico.
autodigestion. autodigestión.
autodiploid. autodiploide.
autodrainage. autodrenaje.
autoecholalia. autoecolalia.
autoerotism. autoerotismo.
autoerythrophagocytosis. autoeritrofagocitosis.
autofundoscope. autofundoscopio.
autogamy. autogamia.
autogenesis. autogénesis.
autogenous. autógeno.
autogenous graft. injerto autógeno.
autogenous vaccine. vacuna autógena.
autognosia. autognosis.
autograft. autoinjerto.
autohemagglutination. autohemaglutinación.
autohemolysis. autohemólisis.
autohemopsonin. autohemopsonina.
autohemotherapy. autohemoterapia.
autohistoradiography. autohistorradiografía.
autohypnosis. autohipnosis.
autoimmune disease. enfermedad autoinmune.
autoimmunization. autoinmunización.
autoinfection. autoinfección.
autoinfusion. autoinfusión.
autoinoculation. autoinoculación.
autointoxication. autointoxicación.
autoisolysin. autoisolisina.
autolavage. autolavado.
autolesion. autoquiria, automutilación.
autolysate. autolisado.
autolysin. autolisina.
autolysis. autólisis [autolítico].
autolytic enzyme. enzima autolítica.
automatic bladder. vejiga automática.
automatic movement. movimiento automático.
automatism. automatismo.
automatograph. automatógrafo.
autonomic, autonomous. autónomo.
autonomic epilepsy. epilepsia autonómica.
autonomic nervous system. sistema nervioso autónomo.
autonomy. autonomía.
autophagia. autofagia.
autophilia. autofilia.
autophobia. autofobia.
autophonia. autofonía.
autophyte. autofito.
autoplasty. autoplastia.
autopolyploid, autoploid. autopoliploide.
autoprecipitin. autoprecipitina.
autoprotection. autoprotección.
autopsy. autopsia.
autopsychosis. autopsicosis.
autorrhaphy. autorrafia.
autoscope. autoscopio.
autoscopy. autoscopia.
autosensitization. autosensibilización.
autoserotherapy. autoseroterapia.
autoserum. autosuero.
autosite. autósito.
autosomal. autosómico.
autosomatognosis. autosomatognosis.
autosome. autosoma.
autosplenectomy. autosplenectomía.
autosterilization. autosterilización.
autosuggestion. autosugestión.
autotherapy. autoterapia.
autotomia. autotomía.
autotopagnosia. autotopagnosia.
autotoxin. autotoxina.
autotransplant, autograft. autotrasplante.
autotrophic. autotrófico.
autovaccine. autovacuna.
auxanogram. auxanograma.
auxanography. auxanografía.
auxin. auxina.
auxocardia. auxocardia.
auxochrome. auxocromo.
auxocite. auxocito.
auxometer. auxómetro.
auxotroph. auxótrofo.
avalanche conduction. conducción en alud.
avalanche theory. teoría del alud o la avalancha.
avascularization. avascularización.
average, medium. medio.
avian tuberculosis. tuberculosis aviaria.
aviation medicine. medicina aeronáutica.
aviation otitis. otitis de los aviadores.
avidin. avidina.
avitaminosis. avitaminosis.
avivement. avivamiento.
avulsion. avulsión.
axanthopsia. axantopsia.
axenic. axénico.
axial. axil.
axial fiber. fibra axil.
axial light. luz axil.
axilemma. axilema.
axilla. axila.
axillary fold. pliegue axilar.
axipetal. axópeto.
axis. eje, axis.
axis traction. tracción por el eje.
axofugal, axifugal. axófugo.
axolysis. axólisis.
axometer. axómetro.
axon. axón, cilindroeje.
axoneme. axonema.
axoneure. axoneuro o axoneurona.
axonometer. axonómetro.
axoplasm. axoplasma.
axopodium. axopodio.
axostyle. axostilo.
azaguanine. azaguanina.
azarole. acerola.
azaserine. azaserina.
azathioprine. azatioprina.
azoic. azoico.
azoimide. azoimida.
azoospermia. azoospermia.
azotemia. azoemia.
azothermia. azotermia.
azoturia. azoúria o azoturia.
azurophil. azurófilo.
azurophil granule. gránulo azurófilo.
azygos. ácigos.
azygos artery. arteria ácigos.
azygos lobe. lóbulo ácigo.
azymia. azimia.

B

babesiosis. babesiasis.
bacillary dysentery. disentería bacilar.
bacillary embolism. embolia bacilar.
bacillary layer. capa basilar.
bacillemia. bacilemia.
bacilliferous. bacilífero.

bacilliforme. baciliforme.
bacilliparous. bacilíparo.
bacilloscopy. baciloscopia.
bacillosis. bacilosis.
bacilluria. baciluria.
bacillus. bacilo.
bacilogenous. bacilógeno.
bacitracin. bacitracina.
back. espalda.
bacterial dissociation, microbic dissociation. disociación bacteriana o microbiana.
bacterial endocarditis. endocarditis bacteriana.
bacterial hemolysin. hemolisina bacteriana.
bacterial polysaccharide. polisacárido bacteriano.
bacterial toxin. toxina bacteriana.
bacterial transformation. transformación bacteriana.
bacterial vaccine. vacuna bactérica o bacteriana.
bactericidal. bactericida.
bacterid. bactéride.
bacteriemia. bacteriemia.
bacterioagglutinin. bacterioaglutinina.
bacteriocin. bacteriocina.
bacterioclasis. bacterioclasis.
bacteriogenous. bacteriógeno.
bacteriologist. bacteriólogo.
bacteriology. bacteriología.
bacteriolysin. bacteriolisina.
bacteriolysis. bacteriólisis.
bacteriophage. bacteriófago.
bacteriophage typing. tipificación por bacteriófago.
bacteriophagia. bacteriofagia.
bacterioprecipitin. bacterioprecipitina.
bacterioprotein. bacterioproteína.
bacterioscopy. bacterioscopia.
bacteriostasis. bacteriostasis.
bacteriotoxin. bacteriotoxina.
bacteriotropin. bacteriotropina.
bacterium. bacteria.
bacteriuria. bacteriuria.
bagassosis. bagazosis.
balance. balance.
balanic. balánico.
balanitis. balanitis.
balanoblennorrhea. balanoblenorrea.
balanocele. balanocele.
balanochlamyditis. balanoclamiditis.
balanoplasty. balanoplastia.
balanoposthitis. balanopostitis.
balanopreputial. balanoprepucial.
balantidiasis. balantidiasis o balantidiosis.
baldness. calvicie.
ball. bola, pelota.
ballism. balismo.
ballistic. balística.
ballistocardiography. balistocardiografía.
balloon. balón.
balloon cell nevus. nevo celular baloniforme.
ballottement. peloteo.
balneology. balneología.
balneotherapy. balneoterapia.
balsam. bálsamo [balsámico].
bamboo. bambú.
bamboo hair. pelo bambú.
banana. banana.
band. banda, cinta.
bandage. vendaje, venda.
banding. bandeado.
bank. banco.
baptisin. baptisina.
bar. barra, bar.
baragnosis. baragnosis.
barbel. barbo.
barbital. barbital.
barbiturate. barbitúrico.
barbituric acid. ácido barbitúrico.
barbiturism. barbiturismo.
baresthesia. barestesia.
baresthesiometer. barestesiómetro.
bariglosia. baryglossia.
baritosis. baritosis.
barium. bario.
barium enema. enema opaco.
barley. cebada.
baroelectrosthesiometer. baroelectrostesiómetro.
barognosis. barognosis.
barometer. barómetro.
baroreceptor. barorreceptor.
baroscope. baroscopio.
barotaxis. barotaxis.
barotitis. barotitis.
barotrauma. barotrauma.
barrel-shaped thorax. tórax en tonel.
barrier. barrera.
bartholinitis. bartolinitis.
bartonellosis. bartoneliasis.
barye. baria.
barymazia. barimastia.
baryphonia. barifonía.
baryta. barita.
basal. basal.
basal cell carcinoma, carcinoma basocellulare. carcinoma basocelular.
basal cell epithelioma. epitelioma basocelular.
basal cell. célula basal.
basal corpuscle. corpúsculo basal.
basal ganglia. ganglio basal.
basal metabolism. metabolismo basal.
basal ophthalmoplegia. oftalmoplejía basilar.
basal tuberculosis. tuberculosis basal.
basalioma. basalioma.
basaloid carcinoma. carcinoma basaloide.
base of brain, basis cerebri. base del cerebro.
base of lung. base del pulmón.
basedoid. basedovoide o basedoide.
basement membrane. membrana basal.
basiarachnitis. basiaracnitis.
basibregmatic axis. eje basibregmático.
basic. básico.
basic stain. colorante básico.
basic sulfate. sulfato básico.
basichromatin. basicromatina.
basichromiole. basicromiolo.
basicranial axis. eje basicraneal.
basidium. basidio.
basifacial axis. eje basifacial.
basil. albahaca.
basilar apophysis. apófisis basilar.
basilar index. índice basilar.
basilar membrane. membrana basilar.
basilar sinus. seno basilar.
basilar sulcus. surco basilar.
basilar suture. sutura basilar.
basilar vertebra. vértebra basilar.
basilemma. basilema.
basioglosus. basiogloso.
basion. basión.
basiotribe. basiotribo.
basiotripsy. basiotripsia.
basis. base.
basisphenoid. basisfenoides.
basket. cesta o cesto.
basket cell. célula en cesta.
basograph. basógrafo.
basophil adenoma. adenoma basófilo.
basophil granule. gránulo basófilo.
basophilia. basofilia.
basophilic. basófilo.
basophilic cell. célula basófila.
basophilic erythrocyte. eritrocito basófilo.
basophilic leukemia. leucemia basofílica.
basophilic leukocyte. leucocito basófilo.
basophilism. basofilismo.
basophobia. basofobia.
bassorin. basorina.
bath. baño.
bathophobia. batofobia.
bathyanesthesia. batianestesia.

bathyesthesia. batiestasia.
bathyhyperesthesia. batihiperestesia.
bathypnea. batipnea.
batrachoplasty. batracoplastia.
battered child syndrome. síndrome del niño apaleado.
battery. pila.
bayonet forceps. pinzas bayoneta.
bayonet leg. pierna en bayoneta.
BCG vaccine. vacuna BCG.
beat. latido.
beating. pulsátil.
bebeerine. bebeerina.
bechic. béquico.
bed. cama.
bedbug. chinche.
bedellium. bedelio.
bedpan. silleta.
bee. abeja.
beer. cerveza.
behavior. comportamiento.
behavior therapy. psicoterapia conductista.
behaviorism. conductismo.
behavioristic psychology. psicología de la conducta.
belching. eructo.
belemnoid. belemnoides.
bell. campana.
belladona tincture. tintura de belladona.
belly. vientre.
bemegride. bemegrida.
benactyzine. benacticina.
bendroflumethiazide. bendrofluometiacida.
benediction hand. mano de predicador.
benign. benigno.
benign granuloma of thyroid. granuloma benigno del tiroides.
benign hypertension. hipertensión benigna.
benign tumor. tumor benigno.
benthos. bentos.
benzaldehyde. benzaldehído.
benzalkonium. benzalconio.
benzene. benceno.
benzestrol. bencestrol.
benzidine. bencidina.
benzine. bencina.
benzoate. benzoato.
benzocaine. benzocaína.
benzodiazepine. benzodiacepina.
benzoic. benzoico.
benzoic acid. ácido benzoico.
benzoin. benjuí.
benzol. benzol.
benzoyl. benzoilo.
benzthiaside. benzotiacida.
benzyl. bencilo.
bephenium. befenio.
bergamot. bergamota.
beriberi. beriberi.
berlock dermatitis, berloque dermatitis. dermatitis de berloque.
berry. baya.
berylliosis. beriliosis.
beryllium. berilio.
bestiality. bestialidad o bestialismo.
beta. beta.
beta cell. célula beta.
beta granule. gránulo beta.
beta particle. partícula beta.
beta ray. rayo beta.
beta rhythm. ritmo beta.
beta substance. sustancia beta.
beta-hydroxybutyric acid. ácido betahidroxibutírico.
beta-oxybutyric acide. ácido betaoxibutírico.
betacism. betacismo.
betain. betaína.
betalisine. betalisina.
betamethasone. betametasona.
betatron. betatrón.
betazole. betazol.
betel. betel.
bethanechol. betanecol.
bethanidine. betanidina.
bezoar. bezoar.
biastocytoma. blastocitoma.
biauricular. biauricular.
biauricular axis. eje auditivo.
bibasic. bibásico.
bibliokleptomania. bibliocleptomanía.
bibliomania. bibliomanía.
bibliophobia. bibliofobia.
bibulous. bíbulo.
bicarbonate. bicarbonato.
bicarbonatemia. bicarbonatemia.
bicardiogram. bicardiograma.
bicaudal. bicaudal.
bicellular. bicelular.
bicephalus. bicéfalo.
biceps. bíceps.
biceps reflex. reflejo bicipital.
bichloride. bicloruro.
bicilliate. biciliado.
bicipital. bicipital.
bicipital sulcus. surco bicipital.
bicipital tuberosity. tuberosidad bicipital.
bicornous, bicornate. bicórneo.
bicoudate catheter. catéter biacodado.
bicuspid. bicúspide.
bifid. bífido.
bifid tongue. lengua bífida.
bifid uvula. úvula bífida.
bifocal. bifocal.
bifocal lens. lente bifocal.
bifurcation. bifurcación.
bigamy. bigamia.
bigeminal pulse. pulso bigémino.
bigeminy. bigeminia.
bilabe. bilabio.
bilateral. bilateral.
bile. bilis.
bile acid. ácido biliar.
bile duct, biliary duct. conducto biliar.
bile pigment. pigmento biliar.
bilharziasis. bilharziasis.
bilharziasis abscess. absceso bilharziótico.
biliary. biliar.
biliary calculus, gallstone. cálculo biliar.
biliary cirrhosis. cirrosis biliar.
biliary colic. cólico biliar.
biliary fistula. fístula biliar.
bilicyanin. bilicianina.
bilifaction, bilification. bilificación.
biliflavin. biliflavina.
biligenesis. biligenia.
bilin, biline. bilina.
bilious. bilioso.
bilious temperament. temperamento bilioso.
bilious vomit. vómito bilioso.
bilirubin. bilirrubina.
bilirubinemia. bilirrubinemia.
bilirubinuria. bilirrubinuria.
biliuria. biliuria.
biliverdine. biliverdina.
bilobular. bilobular.
bilocular stomach. estómago bilocular.
bimanual palpation. palpación bimanual.
bimastoid. bimastoideo.
binary. binario.
binary fission. fisión binaria.
binasal hemianopia. hemianopsia binasal.
binaural stethoscope. estetoscopio biauricular.
binocular. binocular.
binocular microscope. microscopio binocular.
binocular ophthalmoscope. oftalmoscopio binocular.
binocular vision. visión binocular.
binoculus. binóculo.
binophthalmoscope. binoftalmoscopio.

binoscope. binoscopio.
binotic. binótico.
binovular. biovular.
binuclear, binucleate. binucleado.
binucleolate. binucleolado.
bioassay. bioensayo.
bioblast. bioblasto.
biocatalizer. biocatalizador.
biocenosis. biocenosis.
biochemistry. bioquímica.
bioclimatology. bioclimatología.
biocycle. biociclo.
biodegradable. biodegradable.
biodynamics. biodinámica.
bioelectric potential. potencial bioeléctrico.
bioelement. bioelemento.
bioenergetics. bioenergética.
biogenesis. biogénesis.
biologic energy, biotic energy. energía biótica.
biologic hemolysis. hemólisis biológica.
biologic valence. valencia biológica.
biological chemistry. química biológica.
biological diagnosis. diagnóstico biológico.
biological therapy. terapéutica biológica.
biological vector. vector biológico.
biologist. biólogo.
biology. biología.
bioluminescence. bioluminiscencia.
biolysis. biólisis.
biomathematics. biomatemática.
biomechanics. biomecánica.
biometer. biómetro.
biometry. biometría.
biomicroscopy. biomicroscopia.
bionergy. bioenergía.
bionics. biónica.
bionomy. bionomía.
bionosis. bionosis.
biophore. bióforo.
biophotometer. biofotómetro.
biophylaxis. biofilaxis.
biophysics. biofísica.
bioplasm. bioplasma.
bioplast. bioplasto.
biopsy. biopsia.
bios. bios.
bioscopy. bioscopia.
biose. biosa.
biosis. biosis.
biospectroscopy. biospectroscopia.
biosphere. biosfera.
biostatics. biostática.
biostatistics. bioestadística.
biota. biota.
biotaxis. biotaxis.
biotic. biótico.
biotics. biótica.
biotin. biotina.
biotoxin. biotoxina.
biotype. biotipo.
biotypology. biotipología.
biparietal. biparietal.
biparous. bípara.
biped. bípedo.
bipennate. bipennado.
biperiden. biperidina.
biplane fluoroscope. fluoroscopio biplano.
bipolar. bipolar.
bipolar neuron. neurona bipolar.
bipolar version. versión bipolar.
biramous. birramoso.
birch. abedul.
birth. nacimiento.
bisacodyl. bisacodilo.
bisalbuminemia. bisalbuminemia.
biscuit. bizcocho.
bisexual. bisexual.
bisexuality. bisexualidad.
bishydroxycoumarin. bihidroxicumarina.

bismuth. bismuto.
bismuthosis. bismutismo.
bitemporal. bitemporal.
bitemporal hemianopia. hemianopsia bitemporal.
bitrochanteric. bitrocantéreo.
bitter. amargo.
bitter tonic. tónico amargo.
bituminosis. bituminosis.
biuret reaction. reacción del biuret.
bivalence. bivalencia.
bivalve. bivalvo.
bivitelline. bivitelino.
bixin. bixina.
black. negro.
black induration. induración negra.
black tongue. lengua negra.
bladder. vejiga.
bland diet. dieta blanda.
blastema. blastema.
blastin. blastina.
blastochyle. blastoquilo.
blastocoele. blastocele.
blastocyte. blastocito.
blastoderm. blastodermo.
blastodermic disk. disco blastodérmico.
blastodermic vesicle. vesícula blastodérmica.
blastogenesis. blastogénesis.
blastolysis. blastólisis.
blastoma. blastoma.
blastomere. blastómero.
blastomycosis. blastomicosis.
blastoneuropore. blastoneuroporo.
blastophore. blastóforo.
blastopore. blastoporo.
blastula. blástula.
blastulation. blastulación.
bleeding time. tiempo de hemorragia.
blennadenitis. blenadenitis.
blennorrhagia. blenorragia.
blennorrhea. blenorrea.
bleomycin. bleomicina.
blepharadenitis. blefaradenitis.
blepharedema. blefaredema.
blepharism. blefarismo.
blepharitis. blefaritis.
blepharoadenoma. blefaroadenoma.
blepharoatheroma. blefaroateroma.
blepharochalasis. blefarocalasia.
blepharochromidrosis. blefarocromidrosis.
blepharoclonus. blefaroclono.
blepharoconjunctivitis. blefaroconjuntivitis.
blepharodermatitis. blefarodermatitis.
blepharodiastasis. blefarodiastasis.
blepharomelasma. blefaromelasma.
blepharoncus. blefaroncosis.
blepharopachynsis. blefaropaquia.
blepharophimosis. blefarofimosis.
blepharoplast. blefaroplasto.
blepharoplasty. blefaroplastia.
blepharoplegia. blefaroplejía.
blepharoptosis. blefaroptosis.
blepharorrhaphy. blefarorrafia.
blepharospasm. blefarospasmo.
blepharosphincterectomy. blefarosfinterectomía.
blepharostat. blefaróstato.
blepharostenosis. blefarostenosis.
blepharosynechia. blefarosinequia.
blepharotomy. blefarotomía.
blind. ciego.
blind enema. enema ciego.
blind fistula. fístula ciega.
blind test. prueba a ciegas.
blindness. ceguera o ceguedad.
blinking. parpadeo.
block, blockage. bloqueo.
blockade. blocaje.
blocking of thought. bloqueo del pensamiento.
blood coagulation. coagulación sanguínea.
blood group. grupo sanguíneo.

blood pressure. presión sanguínea.
blood serum. suero sanguíneo.
blood vessel. vaso sanguíneo.
blood volume. volumen sanguíneo.
blood-brain barrier. barrera hematoencefálica.
blow. golpe.
blue. azul.
blueberry. arándano.
body. cuerpo.
body image. imagen corporal.
body of sternum. cuerpo del esternón.
body of vertebra, corpus vertebrae. cuerpo vertebral.
boil, knot, bouton. botón.
boiling point. punto de ebullición.
boldine. boldina.
boldus, boldo. boldo.
bolus. bolo.
bone. hueso [óseo].
bone age. edad ósea.
bone conduction. conducción ósea.
bone conduction test. prueba de la conducción ósea.
bone graft. injerto óseo.
bony palate. paladar óseo.
borate. borato.
borax. bórax.
borborygmus. borborigmo.
border. borde.
borderline. limítrofe.
boric acid. ácido bórico.
borism. borismo.
borneol. borneol.
boron. boro.
boss. chichón, giba.
bothriocephaliasis. botriocefaliasis.
bothrium. botrio.
botryomycoma. botriomicoma.
botryomycosis. botriomicosis.
bottle. botella.
botuline. botulina.
botulinus toxin. toxina botulínica.
botulism. botulismo.
bougie. bujía, candelilla.
bouillon. caldo.
boulimia. bulimia.
boutonneuse fever. fiebre botonosa.
bovine granular vaginitis. vaginitis granular contagiosa.
bovine tuberculosis. tuberculosis bovina.
bowl. cubeta.
boxer's fracture. fractura de los boxeadores.
brachial. braquial.
brachial paralysis. parálisis braquial.
brachial plexus. plexo braquial.
brachialgia. braquialgia.
brachicephalous. braquicéfalo.
brachiocubital ligament. ligamento braquiocubital.
brachiofacial paralysis. parálisis braquiofacial.
brachioradial ligament. ligamento braquiorradial.
brachybasia. braquibasia.
brachydactyly. braquidactilia.
brachyesophagus. braquiesófago.
brachyfacial. braquifacial.
brachymorphic. braquimorfo.
brachynathia. braquignatia.
brachyphalangia. braquifalangia.
brachystaphyline. braquistafilino.
bradycardia. bradicardia.
bradycinesia. bradicinesia.
bradycrotic. bradicrótico.
bradykinin. bradicinina.
bradylalia. bradilalia.
bradylexia. bradilexia.
bradypepsia. bradipepsia.
bradyphagia. bradifagia.
bradyphrenia. bradifrenia.
bradypnea. bradipnea.
bradypragia. bradipraxia.
bradypsychia. bradipsiquia.
bradyrhytmia. bradirritmia.
bradysphygmia. bradisfigmia.
bradyteleocinesia. braditeleocinesia.
bradytocia. braditocia.
bradytrophy. braditrofia.
bradyuria. bradiuria.
brain. cerebro.
brain center. centro cerebral.
brain death, cerebral death. muerte cerebral.
brain mantle. manto cerebral.
brain stem. tallo encefálico o cerebral.
brain vesicle. vesícula cerebral o cefálica.
bramblebush. zarzamora.
branchial arch. arco branquial.
branchial cyst, branchiogenetic cyst. quiste branquiógeno.
branchial fissure. hendidura branquial.
branchiogenic, branchiogenous. branquiógeno.
branchioma. branquioma.
branchiomere. branquiómera.
brandy. aguardiente.
brarch. ramo.
breast, chest. pecho.
breath. aliento.
breech. nalga.
breech presentation. presentación de nalgas.
bregma. bregma.
bregmocardiac reflex. reflejo bregmocardíaco.
bretylium. bretilio.
brevicollis. brevicollis.
brevilineal. brevilíneo.
bridge. puente.
bridle. brida.
bromate. bromato.
bromatology. bromatología.
bromatotherapy. bromatoterapia.
bromatotoxin. bromatotoxina.
bromatoxism. bromatoxismo.
bromhidrosis. bromhidrosis o bromidrosis.
bromic. brómico.
bromic acid. ácido brómico.
bromide. bromuro.
bromine. bromo.
bromism. bromismo.
bromoderma. bromoderma.
bromoform. bromoformo.
bromosulfophtalein. bromosulftaleína.
bronchial asthma. asma bronquial.
bronchial calculus, brancholith. cálculo bronquial.
bronchial murmur. soplo tubárico o bronquial.
bronchial pneumonia. neumonía bronquial.
bronchial septum. tabique bronquial.
bronchiectasis. bronquiectasia.
bronchiloquy. bronquiloquia.
bronchioalveolar carcinoma, bronchiolar carcinoma. carcinoma bronquiolar.
bronchiogenic. bronquiogénico.
bronchiolar carcinoma,. carcinoma bronquiolar
bronchiole. bronquiolo o bronquíolo.
bronchiolectasis. bronquiolectasia.
bronchiolitis. bronquiolitis.
bronchiostenosis. broncostenosis.
bronchite. bronquitis.
bronchoaspergillosis. broncoaspergilosis.
bronchoblennorrhea. broncoblenorrea.
bronchoesophagoscopy. broncoesofagoscopia.
bronchogenic. broncogénico.
bronchogenic carcinoma. carcinoma broncógeno.
bronchogenic cyst. quiste broncogénico.
bronchogram. broncograma.
bronchography. broncografía.
broncholith. broncolito.
broncholithiasis. broncolitiasis.
bronchomycosis. broncomicosis.
bronchopathy. broncopatía.
bronchophony. broncofonía.
bronchoplasty. broncoplastia.
bronchoplegia. broncoplejía.
bronchopneumonía bronconeumonía.

bronchorrhagia. broncorragia.
bronchorrhaphy. broncorrafia.
bronchorrhea. broncorrea.
bronchoscope. broncoscopio.
bronchoscopy. broncoscopia.
bronchospasm. broncospasmo.
bronchospirochetosis. broncospiroquetosis.
bronchospirometry. broncoespirometría.
bronchostomy. broncostomía.
bronchotome. broncótomo.
bronchotomy. broncotomía.
bronchus. bronquio.
bronzed skin. piel bronceada.
brown. marrón, pardo.
brownian movement. movimiento browniano.
brucellosis. brucelosis o bruceliasis.
brucine. brucina.
bruise. magulladura.
bruit de claquement. ruido de chasquido.
bruit de cuir neuf. ruido de cuero nuevo.
bruit de drapeau. ruido de bandera.
bruit de frottement, friction sound. ruido de roce.
bruit de moulin. ruido de molino.
bruit de parchemin. ruido de pergamino.
brush. pincel.
bruxism. bruxismo.
brychomania. bricomanía.
bryonia. brionia.
bubble. burbuja.
bubbling rale. estertor de burbujas.
bubo. bubón.
bubonalgia. bubonalgia.
bubonocele. bubonocele.
buccal. bucal.
buccal gland. glándula bucal.
buccal surface. superficie bucal.
buccinator. buccinador.
buccopharyngeal. bucofaríngeo.
bud. brote, yema.
buffer. amortiguador.
buffer action. acción tope.
buffer system. sistema amortiguador.
bufotenin. bufotenina.
bulb. bulbo.
bulb of aorta. bulbo de la aorta.
bulb of hair. bulbo piloso.
bulbar. bulbar.
bulbar paralysis. parálisis bulbar.
bulbar septum. tabique bulbar.
bulbitis. bulbitis.
bulbocavernosus. bulbocavernoso.
bulbocavernosus reflex. reflejo bulbocavernoso.
bulbopontine. bulbopontino.
bulge, embossment. abolladura.
bulldog forceps. pinzas bulldog.
bundle-branch block. bloqueo de rama.
bunion. juanete, bunio.
buphthalmia. buftalmía.
bupivacaine. bupivacaína.
burn. quemadura.
burning. quemazón.
bursectomy. bursectomía.
bursitis. bursitis.
bursolith. bursolito.
bursopathy. bursopatía.
busulfan. busulfán.
butane. butano.
butter. mantequilla.
butterfly fracture. fractura en mariposa.
button suture. sutura en botón.
butylene. butileno.
butyric. butírico.
butyric acid. ácido butírico.
butyrin. butirina.
butyrometer. butirómetro.
butyrophenone. butirofenona.
butyrous. butiroso.
byssinosis. bisinosis.

C

C-reactive protein. proteína C reactiva.
cacao. cacao.
cachexia. caquexia [caquéctico].
cacodylate. cacodilato.
cacodylic acid. ácido cacodílico.
cacogeusia. cacogeusia.
cacomelia. cacomelia.
cacomorphosis. cacomorfosis.
cacosmia. cacosmia.
cacostomia. cacostomía.
cacotrophy. cacotrofia.
cadaver. cadáver.
cadaveric ecchymosis. equimosis cadavérica.
cadaveric rigidity. rigidez cadavérica.
cadmium. cadmio.
caduca. caduca.
caffeine. cafeína.
caffeinism. cafeísmo.
calabarine. calabarina.
calamine. calamina.
calamus. cálamo.
calcaneitis. calcaneítis.
calcaneoapophysitis. calcaneoapofisitis.
calcaneodynia. calcaneodinia.
calcaneum. calcáneo.
calcareous. calcáreo.
calcarine fissure. cisura calcarina.
calcariuria. calcariuria.
calcaroid. calcaroide.
calcemia. calcemia.
calcicosis. calcicosis.
calciferol. calciferol.
calcification. calcificación.
calcified thrombus. trombo calcificado.
calcigerous. calcígero.
calcimeter. calcímetro.
calcination. calcinación.
calcinosis. calcinosis.
calciorrhachia. calciorraquia.
calcipenia. calcipenia.
calcipexis. calcipexia.
calciphilia. calcifilia.
calciprivia. calciprivia.
calcitherapy. calciterapia.
calcitonin. calcitonina.
calcium. calcio.
calcoglobulin. calcoglobulina.
calcospherite. calcosferita.
calculous pyelitis. pielitis calculosa.
calculus. cálculo.
calenture. calentura.
calice. cáliz.
caliciform. caliciforme.
caliciform cell, globet cell. célula caliciforme.
calisthenics. calisténica.
callosal gyrus. circunvolución callosa.
callosity. callosidad.
callosomarginal fissure. cisura callosomarginal.
callus. callo.
calmative. calmante.
calorie. caloría.
calorific, calorifacient. calorífico.
calorigenic. calorígeno.
calorimeter. calorímetro.
calorimetry. calorimetría.
caloriscope. caloriscopio.
calostrorrhea. calostrorrea.
calotte. calota.
calumba. colombo.
camomille. manzanilla.
campeche. campeche.
camphor. alcanfor.
campimeter. campímetro.
campimetry. campimetría.
camptocormia. camptocormia.
camptodactyly. camptodactilia.
camptomelic syndrome. síndrome campomélico.

canal, canalis. canal.
canalicular scissors. tijera canalicular.
canaliculitis. canaliculitis.
canaliculus. canalículo [canalicular].
canalization. canalización.
cancer. cáncer.
cancericidal. cancericida.
cancerigenic. cancerígeno.
cancerization. cancerización.
cancerology. cancerología.
cancerophobia. cancerofobia.
cancerous. canceroso.
cancroid. cancroide.
cane. caña.
canine. canino.
canine laugh, sardonic laugh. risa canina o sardónica.
canities. canicie.
cannabinol. canabinol.
cannabism. canabismo, cannabismo.
cannula. cánula.
canon. canon.
canthariasis. cantariasia.
cantharides. cantárida.
cantharidin. cantaridina.
canthectomy. cantectomía.
canthitis. cantitis.
canthoplasty. cantoplastia.
canthorrhaphy. cantorrafia.
canthotomy. cantotomía.
canthus. canto.
caoutchouc. caucho.
capacity. capacidad.
capeline. capelina.
capertree. alcaparro.
capillarectasia. capilarectasia.
capillaritis. capilaritis.
capillarity. capilaridad.
capillaroscopy. capilaroscopia.
capillary. capilar.
capillary bronchitis. bronquitis capilar.
capillary drainage. drenaje capilar.
capillary fragility test. prueba de la fragilidad.
capillary fragility. fragilidad capilar.
capnophilic. capnófilo.
capreomycin. capreomicina.
capric acid. ácido cáprico.
caprin. caprina.
caproic acid. ácido caproico.
capsid. cápsida.
capsomer. capsómero.
capsular cataract. catarata capsular.
capsular hemiplegia. hemiplejía capsular.
capsular ligament. ligamento capsular.
capsular polysaccharide. polisacárido capsular.
capsulation. capsulación.
capsule. cápsula.
capsule forceps. pinzas capsulares.
capsulectomy. capsulectomía.
capsulitis. capsulitis.
capsulolenticular cataract. catarata capsulolenticular.
capsulopupilary membrane. membrana capsulopupilar.
capsulorrhaphy. capsulorrafia.
capsulothalamic syndrome. síndrome capsulotalámico.
capsulotome. capsulótomo.
capsulotomy. capsulotomía.
captation. captación.
caramel. caramelo.
caraway. alcaravea.
carbachol. carbacol.
carbamate. carbamato.
carbamazepine. carbamacepina.
carbamic acid. ácido carbámico.
carbide. carburo.
carbidopa. carbidopa.
carbimazole. carbimazol.

carbohemia. carbonemia.
carbohemoglobin. carbohemoglobina.
carbohydrase. carbohidrasa.
carbohydrate. carbohidrato.
carbohydrates. hidratos de carbono.
carbolfuchsin. carbolfucsina.
carbolism. carbolismo.
carbomycin. carbomicina.
carbon. carbono.
carbon bisulfide. disulfuro de carbono.
carbon dioxide. dióxido de carbono.
carbon dioxide snow. nieve carbónica.
carbon monoxide. monóxido de carbono.
carbonate. carbonato.
carbonated water. agua carbónica.
carbonic acid. ácido carbónico.
carbonic anhydride. anhídrido carbónico.
carbonization. carbonización.
carbonometer. carbómetro.
carbonometry. carbonometría.
carbonuria. carbonuria.
carbonyl. carbonilo.
carboxyhemoglobin. carboxihemoglobina.
carboxyl. carboxilo.
carboxylase. carboxilasa.
carboxymethylcellulose. carboximetilcelulosa.
carboxypeptidase. carboxipeptidasa.
carbuncle. carbunco.
carbuncular fever. fiebre carbuncular.
carbunculosis. carbuncosis.
carcinectomy. carcinectomía.
carcinelcosis. carcinelcosis.
carcinogen. carcinógeno.
carcinogenesis. carcinogénesis.
carcinoid. carcinoide.
carcinoid syndrome. síndrome carcinoide.
carcinoid tumor. tumor carcinoide.
carcinoma. carcinoma.
carcinoma in situ. carcinoma in situ.
carcinomatosis. carcinomatosis.
carcinomatous pericarditis. pericarditis carcinomatosa.
carcinophobia. carcinofobia.
carcinosarcoma. carcinosarcoma.
carcinosis. carcinosis.
cardia. cardias [cardial].
cardiac. cardiaco o cardíaco.
cardiac asthma. asma cardíaca.
cardiac cycle. ciclo cardíaco.
cardiac edema. edema cardíaco.
cardiac ganglia. ganglio cardíaco.
cardiac infarction. infarto cardíaco.
cardiac insufficiency, heart failure. insuficiencia cardíaca.
cardiac massage. masaje cardíaco.
cardiac monitor. monitor cardíaco.
cardiac murmur. soplo cardíaco.
cardiac orifice. orificio cardial.
cardiac output. gasto cardíaco.
cardiac plexus. plexo cardíaco.
cardiac polyp. pólipo cardíaco.
cardiac sphincter. esfínter cardial.
cardiac stenosis. estenosis cardíaca.
cardiac tamponade. taponamiento cardíaco.
cardiac thrombosis. trombosis cardíaca.
cardiac tonic. tónico cardíaco.
cardiac tube. tubo cardíaco.
cardiac vertigo. vértigo cardíaco.
cardialgia. cardialgia.
cardiasthenia. cardiastenia.
cardiectomy. cardiectasia.
cardinal point. punto cardinal.
cardinal vein. vena cardinal.
cardio-omentopexy. cardiomentopexia.
cardioangiology. cardioangiología.
cardiocairograph. cardiocairógrafo.
cardiocele. cardiocele.
cardiocentesis. cardiocentesis.
cardiodilator. cardiodilatador.

cardiodynia. cardiodinia.
cardiogenesis. cardiogénesis.
cardiogram. cardiograma.
cardiography. cardiografía.
cardiohepatomegaly. cardiohepatomegalia.
cardioinhibitory. cardioinhibitorio.
cardioinhibitory center. centro cardioinhibitorio.
cardiokinetic. cardiocinético.
cardiolith. cardiolito.
cardiologist. cardiólogo.
cardiology. cardiología.
cardiolysin. cardiolisina.
cardiolysis. cardiólisis.
cardiomalacia. cardiomalacia.
cardiomegaly. cardiomegalia.
cardiometry. cardiometría.
cardiomotor center. centro cardiomotor.
cardiomyoliposis. cardiomioliposis.
cardiomyopexy. cardiomiopexia.
cardiomyotomy. cardiomiotomía.
cardionector. cardionector.
cardioneurosis. cardioneurosis.
cardiopalmus. cardiopalmia o cardiopalmos.
cardiopath. cardiópata.
cardiopathy. cardiopatía.
cardiopericardiopexy. cardiopericardiopexia.
cardiopericarditis. cardiopericarditis.
cardiophobia. cardiofobia.
cardiophone. cardiófono.
cardioplasty. cardioplastia.
cardioplegia. cardioplejía.
cardiopulmonary. cardiopulmonar.
cardiopulmonary murmur. soplo cardiopulmonar.
cardiorenal. cardiorrenal.
cardiorespiratory murmur. soplo cardiorrespiratorio.
cardiorrhaphy. cardiorrafia.
cardiorrhexis. cardiorrexis.
cardiosclerosis. cardiosclerosis.
cardioscope. cardioscopio.
cardiospasm. cardiospasmo.
cardiosphygmograph. cardiosfigmógrafo.
cardiosymphysis. cardiosínfisis.
cardiotachometer. cardiotacómetro.
cardiotherapy. cardioterapia.
cardiothoracic index. índice cardiotorácico.
cardiotomy. cardiotomía.
cardiotonic. cardiotónico.
cardiotopometry. cardiotopometría.
cardiotoxic. cardiotóxico.
cardiovalvulitis. cardiovalvulitis.
cardiovalvulotome. cardiovalvulótomo.
cardiovascular. cardiovascular.
cardiovascular vertigo. vértigo cardiovascular.
cardioversion. cardioversión.
carditis. carditis.
caries. caries.
carina. carina.
carminative. carminativo.
carmine. carmín.
carminic acid. ácido carmínico.
carminophil. carminófilo.
carnification. carnificación.
carnitine. carnitina.
carnivore. carnívoro.
carnosine. carnosina.
carnosity, flehiness. carnosidad.
carotenase. carotenasa.
carotene. caroteno.
carotenemia. carotinemia.
carotenosis. carotenosis.
carotid. carótida.
carotid body. cuerpo carotídeo.
carotid duct. conducto carotídeo.
carotid foramen. agujero carotídeo.
carotid ganglion. ganglio carotídeo.
carotid plexus. plexo carotídeo.
carotid sinus, sinus caroticus. seno carotídeo.
carotid sinus syndrome. síndrome del seno carotídeo.
carotid sulcus, sulcus caroticus. surco carotídeo.
carotid tubercle, tuberculum caroticum. tubérculo carotídeo.
carotidynia. carotidinia.
carpal. carpiano.
carpal bone. hueso del carpo.
carpal canal. canal carpiano.
carpal tunnel syndrome. síndrome del canal carpiano.
carpectomy. carpectomía.
carphology. carfología.
carpitis. carpitis.
carpometacarpal. carpometacarpiano.
carpopedal. carpopedal.
carpopedal contraction. contracción carpopedia.
carpopedal spasm. espasmo carpopedal.
carpophalangeal. carpofalángico.
carpoptosis. carpoptosis.
carrier. portador, vector.
carrot. zanahoria.
cartilage. cartílago [cartilaginoso].
cartilage cell. célula cartilaginosa.
cartilaginification. cartilaginificación.
cartilaginiform. cartilaginiforme.
cartilaginous tissue. tejido cartilaginoso.
caruncle. carúncula.
carvacrol. carvacrol.
cascade stomach. estómago en cascada.
cascara, bark. cáscara.
case. caso.
casease. caseasa.
caseification. caseificación.
casein. caseína.
caseinogen. caseinógeno.
caseose. caseosa.
caseous. caseoso.
caseous degeneration. degeneración caseosa.
caseous pneumonia. neumonía caseosa.
caseus abscess. absceso caseoso.
cassava. mandioca, casabe.
cast, cylinder. cilindro.
castor oil. aceite de ricino.
castoreum. castóreo.
castration. castración.
castration anxiety. angustia de castración.
castration complex. complejo de castración.
casuistics. casuística.
CAT, CT. TAC.
cat-scratch disease. enfermedad por arañazo de gato.
cat-scratch fever. fiebre por arañazo de gato.
catabasial. catabasial.
catabasis. catabasis.
catabiosis. catabiosis.
catabolic. catabólico.
catabolism. catabolismo.
catacholamine. catacolamina.
catacrotism. catacrotismo.
catadicrotic pulse. pulso catadicroto.
catadidymus. catadídimo.
catagen. catágeno.
catalepsy. catalepsia.
catalysis. catálisis [catalítico].
catalyzer. catalizador.
catamnesis. catamnesis.
cataphasia. catafasia.
cataphoresis. cataforesis.
cataphoria. cataforia.
cataphrenia. catafrenia.
cataphylaxis. catafilaxis.
cataplasm. cataplasma.
cataplexy. cataplejía.
cataract. catarata.
cataract lens. lente de catarata.
catarrh. catarro.
catarrhal bronchitis. bronquitis catarral.
catarrhal conjunctivitis. conjuntivitis catarral.

catarrhal gastritis. gastritis catarral.
catarrhal inflammation. inflamación catarral.
catastaltic. catastáltico.
catatony. catatonía.
cataxia. cataxia.
catechin. catequina.
catechu. cato.
catenoid. catenoide.
catgut. catgut.
catharsis. catarsis.
cathartic. catártico.
cathepsin. catepsina.
catheter. catéter.
catheterization, catheterism. cateterismo.
cathexis. catexis.
cathode. cátodo.
cathode ray. rayo catódico.
cathode ray tube. tubo de rayos catódicos.
cathodic. catódico.
cathodic migration. migración catódica.
cation. catión.
cauda equina. cola de caballo.
cauda equina syndrome. síndrome de la cola de caballo.
caudal. caudal.
caudate lobe. lóbulo caudado.
caul. cofia.
causal treatment. tratamiento causal.
causalgia. causalgia.
cause. causa.
caustic. cáustico.
cauterization. cauterización.
cautery. cauterio.
cava. cava.
cavern. caverna.
cavernitis. cavernitis.
cavernoscopy. cavernoscopia.
cavernostomy. cavernostomía.
cavernous. cavernoso.
cavernous angioma. angioma cavernoso.
cavernous body. cuerpo cavernoso.
cavernous lymphangioma. linfangioma cavernoso.
cavernous plexus. plexo cavernoso.
cavernous rale. estertor cavernoso.
cavernous sinus syndrome. síndrome del seno cavernoso.
cavernous voice. voz anfórica o cavernosa.
cavitary. cavitario.
cavitation. cavitación.
cavity. cavidad, caja.
cavography. cavografía.
cebocephalia. cebocefalia.
cecal. cecal.
cecal foramen. agujero ciego.
cecectomy. cecectomía.
cecitis. cecitis.
cecocele. cecocele.
cecocolostomy. cecocolostomía.
cecoplication. cecoplicación.
cecosigmoidostomy. cecosigmoidostomía.
cecostomy. cecostomía.
cecotomy. cecotomía.
cecum. ciego.
cedar. cedro.
cefamandole. cefamandol.
cefoxitin. cefoxitina.
celarium. celario.
celery. apio.
celiac. celiaco o celíaco.
celiac disease. enfermedad celíaca.
celiac plexus, solar plexus. plexo solar.
celialgia. celialgia.
celiectomy. celiectomía.
celiocentesis. celiocentesis.
celiocolpotomy. celiocolpotomía.
celioenterotomy. celioenterotomía.
celiogastrotomy. celiogastrotomía.
celiohysterectomy. celiohisterectomía.
celioma. celioma.

celiomyalgia. celiomialgia.
celiomyomectomy. celiomiomectomía.
celiomyositis. celiomiositis.
celioparacentesis. celioparacentesis.
celiorrhaphy. celiorrafia.
celiosalpingectomy. celiosalpingectomía.
celioscope. celioscopio.
celiotomy. celiotomía.
cell. célula.
cell culture. cultivo de células.
cell inclusion. inclusión celular.
cell membrane. membrana celular.
cell network. red celular.
cell organ. órgano celular.
cell theory. teoría celular.
cell transformation. transformación celular.
cell wall. pared celular.
cell-mediated immunity. inmunidad celular.
celloidin. celoidina.
cellophane. celofán.
cellular. celular, celuloso.
cellular blue nevus. nevo azul celular.
cellular pathology. patología celular.
cellular tissue. tejido celular.
cellular tumor. tumor celular.
cellulase. celulasa.
cellulicidal. celulicida.
cellulifugal. celulífugo.
cellulipetal. celulípeto.
cellulitis. celulitis.
cellulocutaneous flap. colgajo celulocutáneo.
celluloid. celuloide.
celluloneuritis. celuloneuritis.
cellulose. celulosa.
cellulotoxic. celulotóxico.
celosomus. celosomo.
cement. cemento.
cement corpuscle. corpúsculo de cemento.
cement organ. órgano del cemento.
cementation. cementación.
cementitis. cementitis.
cemento-exostosis, cementicle. cementoexostosis.
cementoblast. cementoblasto.
cementoclasia. cementoclasia.
cementoma. cementoma.
cementosis. cementosis.
ceneesthesiopathy. cenestesiopatía.
cenencephalocele. cenencefalocele.
cenesthesia. cenestesia.
cenesthopathia. cenestopatía.
cenobium. cenobio.
cenotoxin. cenotoxina.
cenotype. cenotipo.
censor. censor.
censorship. censura.
centaurea. centaura.
center. centro.
centesimal. centesimal.
centigrade thermometer. termómetro centígrado.
centigram. centigramo.
centimeter-gram-second system. sistema cegesimal.
centimeter-gram-second unit, CGS unit. unidad CGS.
centinormal solution. solución centinormal.
central. central.
central callus. callo central.
central lesion. lesión central.
central nervous system. sistema nervioso central.
central pain. dolor central.
central paralysis. parálisis central.
central pneumonia. neumonía central.
central scotoma. escotoma central.
central vision. visión central o directa.
centrencephalic epilepsy. epilepsia centroencefálica.
centriciput. centripucio.
centrifugal. centrífugo.
centrifugal current. corriente centrífuga.

centrifugal nerve. nervio centrífugo.
centrifugation. centrifugación.
centrifuge. centrifugador.
centripetal. centrípeto.
centripetal current. corriente centrípeta.
centripetal nerve. nervio centrípeto.
centrokinetic. centrocinético.
centromere. centrómero.
centroplasm. centroplasma.
centrosome. centrosoma.
centrosphere. centrosfera.
cephalalgia. cefalalgia.
cephaledema. cefaledema.
cephalhematoma. cefalohematoma.
cephalhydrocele. cefalohidrocele.
cephalic. cefálico.
cephalic angle. ángulo cefálico.
cephalic index. índice cefálico.
cephalic pole. polo cefálico.
cephalic presentation. presentación cefálica.
cephalic suspension. suspensión cefálica.
cephalic tetanus. tétanos cefálico.
cephalic triangle. triángulo cefálico.
cephalic version. versión cefálica.
cephalin. cefalina.
cephalization. cefalización.
cephalocaudal. cefalocaudal.
cephalocentesis. cefalocentesis.
cephalocyst. cefalocisto.
cephalodymus. cefalódimo.
cephalodynia. cefalodinia.
cephalogenesis. cefalogénesis.
cephaloglycin. cefaloglicina.
cephalogyric. cefalógiro.
cephalohematocele. cefalohematocele.
cephalomelus. cefalómelo.
cephalometry. cefalometría.
cephalopagus. craneópago.
cephalopathy. cefalopatía.
cephalopharyngeus. cefalofaríngeo.
cephaloplegia. cefaloplejía.
cephaloridine. cefaloridina.
cephalorrhachidian. cefalorraquídeo.
cephalosporin. cefalosporina.
cephalosporinase. cefalosporinasa.
cephalosporiosis. cefalosporiosis.
cephalostyle. cefalóstilo.
cephalothin. cefalotina.
cephalothoracic. cefalotorácico.
cephalothoracopagus. cefalotoracópago.
cephalotomy. cefalotomía.
cephalotribe. cefalotribo.
cephalotripsy. cefalotripsia.
ceramide. ceramida.
cerasin. cerasina.
cerate. cerato.
cercaria. cercaria.
cerealin. cerealina.
cerebelar gait. marcha cerebelosa.
cerebellar cortex. corteza cerebelosa.
cerebellar peduncle. pedúnculo cerebeloso.
cerebellar syndrome. síndrome cerebeloso.
cerebellifugal. cerebelífugo.
cerebellipetal. cerebelípeto.
cerebellitis. cerebelitis.
cerebellospinal. cerebelospinal.
cerebellum. cerebelo [cerebeloso].
cerebral cortex. corteza cerebral.
cerebral deafness. sordera cerebral.
cerebral edema. edema cerebral.
cerebral embolism. embolia cerebral.
cerebral hemianesthesia. hemianestesia cerebral.
cerebral hemiplegia. hemiplejía cerebral.
cerebral hemorrhage. hemorragia cerebral.
cerebral pachymeningitis. paquimeningitis cerebral.
cerebral paralysis. parálisis cerebral.
cerebral peduncle. pedúnculo cerebral.
cerebral respiration. respiración cerebral.
cerebral rheumatism. reumatismo cerebral.
cerebral sinus. seno cerebral.
cerebral tetanus. tétanos cerebral.
cerebral trigone. trígono cerebral.
cerebral ventricle. ventrículo del cerebro.
cerebral vertigo. vértigo cerebral.
cerebral vomiting. vómito cerebral.
cerebrasthenia. cerebrastenia.
cerebration. cerebración.
cerebriform tongue. lengua cerebriforme.
cerebrifugal. cerebrífugo.
cerebripetal. cerebrípeto.
cerebritis. cerebritis.
cerebroma. cerebroma.
cerebromalacia. cerebromalacia.
cerebromeningeal. cerebromeníngeo.
cerebropathia. cerebropatía.
cerebrosclerosis. cerebrosclerosis.
cerebrose. cerebrosa.
cerebroside. cerebrósido.
cerebroside lipoidosis. lipoidosis cerebrósida.
cerebrosidosis. cerebrosidosis.
cerebrosis. cerebrosis.
cerebrospinal. cerebrospinal.
cerebrospinal fiber. fibra cerebrospinal.
cerebrospinal fluid rhinorrhea. rinorrea cerebrospinal.
cerebrospinal fluid. líquido cefalorraquídeo.
cerebrospinal meningitis. meningitis cerebrospinal.
cerebrospinal system. sistema cerebrospinal.
cerebrostomy. cerebrostomía.
cerebrotomia. cerebrotomía.
cerin. cerina.
cerium. cerio.
cerolysin. cerolisina.
ceroma. ceroma.
certifiable. certificable.
ceruloplasmin. ceruloplasmina.
cerumen. cerumen.
ceruminosis. ceruminosis.
ceruminous deafness. sordera ceruminosa.
ceruse. cerusa.
cervical. cervical.
cervical duct. conducto cervical.
cervical ganglion. ganglio cervical.
cervical pleura. pleura cervical.
cervical plexus. plexo cervical.
cervical pregnancy. embarazo cervical.
cervical rib syndrome. síndrome de la costilla cervical.
cervical syndrome. síndrome cervical.
cervical tubercle. tubérculo cervical.
cervical vertebrae. vértebra cervical.
cervicectomy. cervicectomía.
cervico-occipital. cervicooccipital.
cervitis. cervicitis.
cervix. cérvix.
cesarean hysterectomy. histerectomía cesárea.
cesarean section. cesárea, sección cesárea.
cesium. cesio.
cestode. cestodo.
cestoid. cestoideo.
chain. cadena.
chain isomerism. isomería en cadena.
chain ligature. ligadura catenaria o en cadena.
chain suture. sutura en cadena.
chalaza. chalaza.
chalazion. calacio.
chalicosis. calicosis.
chalinoplasty. calinoplastia.
chalk. creta.
chamber. cámara.
chamber of the heart. cámara del corazón.
chameprosopy, chamaeprosopy. cameprosopia.
chancre. chancro.
chancriform. chancriforme.
chancroidal bubo. bubón chancroso.
change. cambio.
channeled. acanalado.

character. carácter.
character neurosis. neurosis de carácter.
characterology. caracterología.
chard. acelga.
charlatanism. charlatanismo.
chart. cuadro, gráfico, gráfica.
cheek. carrillo.
cheek bone. pómulo.
cheese. queso.
cheilectomy. queilectomía.
cheilitis. queilitis.
cheilitis exfoliativa. queilitis exfoliativa.
cheilitis glandularis. queilitis glandular.
cheilitis venenata. queilitis tóxica.
cheilognathopalatoschisis. queilognatopalatosquisis.
cheilognathoprosoposchisis. queilognatoprosoposquisis.
cheilognathoschisis. queilognatosquisis.
cheilophagia. queilofagia.
cheiloplasty. queiloplastia.
cheilorrhaphy. queilorrafia.
cheilosis. queilosis.
cheilostomatoplasty. queilostomatoplastia.
cheilotomy. queilotomia.
cheirocinesthesia. quirocinestesia.
cheirology. quirología.
cheiromegaly. quiromegalia.
cheiropodalgia. quiropodalgia.
cheiroscope. quiroscopio.
chelating agent. agente quelante.
chelation. quelación.
chemical equation. ecuación química.
chemical equivalent. equivalente químico.
chemical formula. fórmula química.
chemical incompatibility. incompatibilidad química.
chemical spectrum. espectro químico.
chemical stimulus. estímulo químico.
chemical sympathectomy. simpatectomía química.
chemicobiological. quimicobiológico.
chemicophysical. quimicofísico.
chemicophysiologic. quimicofisiológico.
chemiosynthesis. quimiosíntesis.
chemistry. química.
chemocautery. quimiocauterización.
chemodectoma. quemodectoma.
chemoimmunology. quimioinmunología.
chemokinesis. quimiocinesis.
chemolysis. quimiólisis.
chemoresistance. quimiorresistencia.
chemosis. quemosis.
chemotaxis. quimiotactismo.
chemotherapeutic index. índice quimioterapéutico.
chemotherapy. quimioterapia.
chenodeoxycholic acid. ácido quenodesoxicólico.
cheromania. queromanía.
cherophobia. querofobia.
cherry tree. cerezo.
chesnut. castaño.
chevril. perifollo.
chiasma. quiasma.
chiasma opticum. quiasma óptico.
chicory. achicoria.
chigger. nigua.
child. niño.
childhood. niñez, infancia.
children's apperception test. prueba de apercepción infantil (CAT).
chin, beart. barba.
china. quina.
chinaberry, azedarach. acederaque.
chiragra. quiragra.
chiralgia. quiralgia.
chiroplasty. quiroplastia.
chiropompholyx. quiroponfólix.
chiropractic. quiropráctica o quiropraxia.
chisel. escoplo.
chitui. quitina.
chlamydospore. clamidospora.
chloasma. cloasma.
chloral. cloral.
chloral hydrate. hidrato de cloral.
chloralism. cloralismo.
chlorambucil. clorambucil.
chloramine. cloramina.
chloramphenicol. cloramfenicol.
chlorate. clorato.
chlordiazepoxide. clordiacepóxido.
chloremia. cloremia.
chlorhydria. clorhidria.
chlorhydric acid. ácido clorhídrico.
chloric acid. ácido clórico.
chloride. cloruro.
chlorine. cloro.
chloroforme. cloroformo.
chloroformism. cloroformismo.
chloroformization. cloroformización.
chloroguanide. cloroguanida.
chlorolabe. clorolabe.
chloroma. cloroma.
chloropenia. cloropenia.
chlorophane. clorófano.
chlorophyll. clorofila.
chloroplast. cloroplasto.
chloroprivic. cloroprivo.
chloroprocaine. cloroprocaína.
chloropsia. cloropía o cloropsia.
chloroquine. cloroquina.
chlorosis. clorosis.
chlorothiazide. clorotiacida.
chlorpromazine. clorpromacina.
chlorpropamide. clorpropamida.
chlorprothixene. clorprotixeno.
chlortetracycline. clorotetraciclina.
chlorthalidone. clortalidona.
chloruremia. cloruremia.
chloruria. cloruria.
choana. coana.
chocolate. chocolate.
cholagogue. colagogo.
cholangia. colangia.
cholangiectasis. colangiectasia.
cholangioenterostomy. colangioenterostomía.
cholangiography. colangiografía.
cholangiole. colangiolo.
cholangioma. colangioma.
cholangiostomy. colangiostomía.
cholangiotomy. colangiotomía.
cholangitis. colangitis.
cholanic acid. ácido colánico.
cholantrene. colantreno.
cholechromopoiesis. colecromopoyesis.
cholecystagogue. colecistagogo.
cholecystalgia. colecistalgia.
cholecystectasia. colecistectasia.
cholecystectomy. colecistectomía.
cholecystitis. colecistitis.
cholecystocolostomy. colecistocolostomía.
cholecystoduodenostomy. colecistoduodenostomía.
cholecystoenterostomy. colecistoenterostomía.
cholecystogastrostomy. colecistogastrostomía.
cholecystography. colecistografía.
cholecystoileostomy. colecistoileostomía.
cholecystojejunostomy. colecistoyeyunostomía.
cholecystokinin. colecistoquinina.
cholecystolithotripsy. colecistolitotripsia.
cholecystonephrostomy. colecistonefrostomía.
cholecystopathy. colecistopatía.
cholecystopexy. colecistopexia.
cholecystoptosis. colecistoptosis.
cholecystorrhaphy. colecistorrafia.
cholecystosis. colecistosis.
cholecystostomy. colecistostomía.
cholecystotomy. colecistotomía.
choledochectomy. coledocectomía.
choledochoduodenostomy. coledocoduodenostomía.
choledochoenterostomy. coledocoenterostomía.

choledochography. coledocografía.
choledocholithiasis. coledocolitiasis.
choledocholithotomy. coledocohepatostomía.
choledocholithotripsy. coledocolitotricia.
choledochoplasty. coledocoplastia.
choledochorrhaphy. coledocorrafia.
choledochostomy. coledocostomía.
choledochotomy. coledocotomía.
choledochus. colédoco.
cholehematin. colehematina.
cholelithiasis. colelitiasis.
cholelithotomy. colelitomía.
cholelithotripsy. colelitotricia.
cholemesis. colemesis.
cholemia. colemia.
cholemimetry. colemimetría.
cholepathia. colepatía.
choleperitoneum. coleperitoneo.
cholepoiesis. colepoyesis.
cholera vaccine. vacuna anticolérica.
cholera. cólera.
choleraic diarrhea. diarrea coleriforme.
choleresis. coleresis [colerético].
choleric temperament. temperamento colérico.
choleriform. coleriforme.
choleriform enteritis. enteritis coleriforme.
cholerigenic. colerígeno.
cholerine. colerina.
cholerrhagia. colerragia.
cholestanol. colestanol.
cholestasis. colestasis [colestásico].
cholesteatoma. colesteatoma.
cholesteatosis. colesteatosis.
cholesteremia. colesteremia.
cholesterinuria. colesterinuria.
cholesterol. colesterol.
cholesterol lipoidosis. lipoidosis de colesterol.
cholesterosis. colesterosis.
choletelin. coletelina.
choletherapy. coleterapia.
cholic acid. ácido cólico.
choline. colina.
cholinergic. colinérgico.
cholinergic fiber. fibra colinérgica.
cholinesterase. colinesterasa.
chollinergic urticaria. urticaria colinérgica.
choloria. coluria.
chondral. condral.
chondralgia, chondrodynia. condralgia.
chondrectomy. condrectomía.
chondrification. condrificación.
chondrin. condrina.
chondritis. condritis.
chondroadenoma. condroadenoma.
chondroangioma. condroangioma.
chondroblast. condroblasto.
chondrocarcinoma. condrocarcinoma.
chondroclast. condroclasto.
chondrocostal. condrocostal.
chondrocyte. condrocito.
chondrodermatitis. condrodermatitis.
chondrodysplasia. condrodisplasia.
chondrodystrophy. condrodistrofia.
chondroendothelioma. condroendotelioma.
chondrofibroma. condrofibroma.
chondrogen. condrógeno.
chondrogenesis. condrogénesis.
chondroglossus. condrogloso.
chondrography. condrografía.
chondroid. condroide.
chondrolipoma. condrolipoma.
chondrology. condrología.
chondroma. condroma.
chondromalacia. condromalacia.
chondromatosis. condromatosis.
chondromere. condrómera.
chondromucin. condromucina.
chondromyoma. condromioma.
chondromyxoid fibroma. fibroma condromixoide.
chondromyxoma. condromixoma.
chondromyxosarcoma. condromixosarcoma.
chondrophyte. condrofima.
chondroplasty. condroplastia.
chondroporosis. condroporosis.
chondroprotein. condroproteína.
chondrosarcoma. condrosarcoma.
chondrosarcomatosis. condrosarcomatosis.
chondroseptum. condroseptum.
chondrosis. condrosis.
chondrotome. condrótomo.
chondrotomy. condrotomía.
chordee. encordamiento.
chorditis. corditis.
chorditis fibrinosa. corditis fibrinosa.
chorditis nodosa. corditis nudosa.
chorditis vocalis inferior. corditis vocal inferior.
chordoma. cordoma.
chorea. corea.
choreiform. coreiforme.
choreoathetosis. coreoatetosis.
choreophrasia. coreofrasia.
chorioadenoma. corioadenoma.
chorioangioma. corioangioma.
choriocapillaris. coriocapilar.
choriocele. coriocele.
chorioma. corioepitelioma.
choriomeningitis. coriomeningitis.
chorion. corion [corial, coriónico].
chorionic gonadotropin. gonadotropina coriónica.
chorionic villus. vellosidad placentaria.
chorionitis. corionitis.
chorioretinitis. coriorretinitis.
choristoma. coristoma.
choroid plexus. plexo coroideo.
choroidal. coroidal.
choroidea. coroides.
choroideremia. coroideremia.
choroiditis. coroiditis.
choroidocyclitis. coroidociclitis.
choroidoiritis. coroidoiritis.
choroidoretinitis. coroidorretinitis.
chromaffin. cromafín.
chromaffin cell. célula cromafín.
chromaffin system. sistema cromafín.
chromaffin tissue. tejido cromafín.
chromaffinoblastoma. cromafinoblastoma.
chromaffinopathy. cromafinopatía.
chromate. cromato.
chromatic. cromático.
chromatic spectrum. espectro cromático.
chromatic vision. visión cromática.
chromatid. cromátide.
chromatin. cromatina.
chromatinorrhexis. cromatinorrexis.
chromatism. cromatismo.
chromatography. cromatografía.
chromatokinesis. cromatocinesis.
chromatology. cromatología.
chromatolysis. cromatólisis.
chromatometer. cromatómetro.
chromatophagus. cromatófago.
chromatophore. cromatóforo.
chromatoplasm. cromatoplasma.
chromatopsia. cromatopsia.
chromatosis. cromatosis.
chromaturia. cromaturia.
chromhidrosis. cromhidrosis o cromidrosis.
chromic acid. ácido crómico.
chromic myopia. miopía cromática.
chromidiosis. cromidiosis.
chromidium. cromidio.
chromiole. cromíolo.
chromium. cromo.
chromoblast. cromoblasto.
chromoblastomycosis. cromoblastomicosis.
chromocholoscopy. cromocoloscopia.
chromocrinia. cromocrinia.
chromocystoscopy. cromocistoscopia.

chromodacryorrhea. cromodacriorrea.
chromodiagnosis. cromodiagnosis.
chromofose. cromofosia.
chromogen. cromógeno.
chromogenesis. cromogénesis.
chromomere. cromómetro.
chromopexy. cromopexia.
chromophane. cromófano.
chromophil granule. gránulo cromófilo.
chromophilic. cromófilo.
chromophobe. cromófobo.
chromophobe adenoma. adenoma cromófobo.
chromophobe cell. célula cromófoba.
chromophore. cromóforo.
chromophototherapy. cromofototerapia.
chromoprotein. cromoproteína.
chromorhinorrhea. cromorrinorrea.
chromoscope. cromoscopio.
chromoscopy. cromoscopia.
chromosomal sex. sexo cromosómico.
chromosome. cromosoma.
chromosome number. número cromosómico.
chromospermia. cromospermia.
chromotherapy. cromoterapia.
chromotoxic. cromotóxico.
chronaxia. cronaxia.
chronaximeter. cronaxímetro.
chronic. crónico.
chronic arthritis. artritis crónica.
chronic articular rheumatism. reumatismo articular crónico.
chronic bronchitis. bronquitis crónica.
chronic catarrhal laryngitis. laringitis crónica o catarral crónica.
chronic catarrhal rhinitis. rinitis catarral crónica.
chronic discoid lupus. lupus eritematoso discoide.
chronic disease. enfermedad crónica.
chronic glaucoma. glaucoma crónico.
chronic glomerulonephritis. glomerulonefritis crónica.
chronic granulocytic leukemia. leucemia granulocítica crónica.
chronic granulomatous disease. enfermedad granulomatosa crónica.
chronic hepatitis. hepatitis crónica.
chronic inflammation. inflamación crónica.
chronic nonleukemic myelosis. mielosis crónica no leucémica.
chronic pharyngitis. faringitis crónica.
chronic pleurisy. pleuresía crónica.
chronic pneumonia. neumonía crónica.
chronic progressive chorea. corea crónica progresiva.
chronic tetanus. tétanos crónico.
chronic ulcer. úlcera crónica.
chronic urticaria. urticaria crónica.
chronic vegetating salpingitis. salpingitis crónica vegetante.
chronobiology. cronobiología.
chronognosis. cronognosis.
chronograph. cronógrafo.
chronologic age. edad cronológica.
chronology. cronología.
chronometry. cronometría.
chronophobia. cronofobia.
chrysotherapy. crisoterapia.
chylangioma. quilangioma.
chyle. quilo.
chyle corpuscle. corpúsculo del quilo.
chylemia. quilemia.
chylidrosis. quilidrosis o quilihidrosis.
chylifaction. quilifacción.
chyliferous. quilífero.
chyliferous vessel. vaso quilífero.
chylification. quilicación.
chylocele. quilocele.
chylomicron. quilomicrón.
chylopericardium. quilopericardio.
chyloperitoneum. quiloperitoneo.

chylorrhea. quilorrea.
chylothorax. quilotórax.
chyme. quimo.
chymifiction. quimicación.
chymosin. quimosina.
chymotrypsin. quimotripsina.
chymotrypsinogen. quimotripsinógeno.
cicatricial. cicatrizal.
cicatricial ectropion. ectropión cicatrizal.
cicatricial kidney. riñón cicatrizal.
cicatricial stenosis. estenosis cicatrizal.
cicatricial tissue. tejido cicatrizal.
cicatrix. cicatriz.
cicatrizant. cicatrizante.
cicatrization. cicatrización.
ciclodialysis. ciclodiálisis.
cicutoxin. cicutoxina.
cider. sidra.
cigar, cigarette. cigarro o cigarrillo.
ciliaroscope. ciliaroscopio.
ciliarotomy. ciliarotomía.
ciliary. ciliar.
ciliary body. cuerpo ciliar.
ciliary process. proceso ciliar.
ciliary staphyloma. estafiloma ciliar.
ciliate. ciliado.
ciliated epithelium. epitelio ciliado.
ciliectomy. ciliectomía.
ciliospinal center. centro ciliospinal.
ciliospinal reflex. reflejo ciliospinal.
ciliotomy. ciliotomía.
cilium. cilio.
cimetidine. cimetidina.
cimicid. cimicida.
cinchona tree. quino.
cinchonidine. cinconidina.
cinchonine. cinconina.
cinedensigraphy. cinedensigrafía.
cinematography. cinematografía.
cinematoradiography. cinematorradiografía.
cineplastic amputation. amputación cinemática.
cineplastic surgery. cirugía cineplástica.
cineplasty. cineplastia.
cinerea. cinérea.
cinesalgia. cinesalgia.
cinesthesia. cinestesia.
cingulum. cíngulo.
cinnamic acid. ácido cinámico.
cinnamon. canela.
cionitis. cionitis.
cionoptosis. cionoptosis.
cionotomy. cionotomía.
circinate. circinado.
circle. círculo.
circuit. circuito.
circular. circular.
circular bandage. vendaje circular.
circular enterorrhaphy. enterorrafia circular.
circular flap. colgajo circular.
circular sinus. seno circular.
circular suture. sutura circular.
circulation. circulación.
circumambient. ambiente.
circumcision. circuncisión.
circumduction. circunducción.
circumference. circunferencia.
circumflex. circunflejo.
circumflex nerve. nervio circunflejo.
circumpolarization. circumpolarización.
circumscribed, circumscriptus. circunscrito.
circumscribed abscess. absceso circunscrito.
circumstantiality. circunstancialidad.
circumvallate papilla. papila caliciforme.
cirrhosis. cirrosis.
cirsectomy. cirsectomía.
cisterna. cisterna.
cisterna basalis. cisterna basal.
cisterna chiasmatica. cisterna quiasmática.
cisterna magna. cisterna magna.

cisternal puncture. punción cisternal.
cisternography. cisternografía.
cistron. cistrón.
cisvestism. cisvestismo.
citrate. citrato.
citric acid. ácido cítrico.
citrinin. citrinina.
citron. cidra.
citrulline. citrulina.
citrullinuria. citrulinuria.
cladosporiosis. cladosporiosis.
clamp. clamp, pinza, tenaza.
clamp forceps. pinzas clamps.
clapotement. bazuqueo.
clarification. clarificación.
clarifier. aclarador.
classical cesarean section. cesárea clásica.
classical conditioning. condicionamiento clásico.
classification. clasificación.
clastic. clástico.
claudication. claudicación.
claustrophobia. claustrofobia.
clavicotomy. clavicotomía.
clavicule. clavícula.
claw. garra.
claw hand. mano en garra.
clay. arcilla.
clearance. aclaramiento.
cleft. ranura.
cleft lip, harelip. labio hendido o leporino.
cleidarthritis. cleidartritis.
cleidocostal. cleidocostal.
cleidocranial. cleidocraneal.
cleidocranial dysostosis. disostosis cleidocraneal.
cleidorrhexis. cleidorrexis.
cleidotomy. cleidotomía.
cleidotripsy. cleidotripsia.
cleptomania. cleptomanía.
click. clic.
climacterium. climaterio.
climate. clima.
climatology. climatología.
climatotherapy. climatoterapia.
climax. clímax.
clindamycin. clindamicina.
clinic. clínica.
clinical, clinician. clínico.
clinical diagnosis. diagnóstico clínico.
clinical medicine. medicina clínica.
clinical microscopy. microscopia clínica.
clinical pathology. patología clínica.
clinical psychology. psicología clínica.
clinical thermometer. termómetro clínico.
clinical unit. unidad clínica.
clinocephalism. clinocefalia o clinocefalismo.
clinodactyly. clinodactilia.
clinoid. clinoide.
clinomania. clinomanía.
clinometer. clinómetro.
clinostatic. clinostático.
clinotherapy. clinoterapia.
clip. grapa.
clition. clitión.
clitocybine. clitocibina.
clitoral, clitoridean. clitorídeo.
clitoridectomy. clitoridectomía.
clitoridotomy. clitoridotomía.
clitoris. clítoris.
clitorism. clitorismo.
clitoritis. clitoritis.
clitorotomy. clitorotomía.
cloaca. cloaca.
clofibrate. clofibrato.
clomiphene. clomifeno.
clone. clon.
clonic contraction. contracción clónica.
clonic spasm. espasmo clónico.
clonism. clonismo.
clonograph. clonógrafo.

clonorchiasis. clonorquiasis.
clonus. clonus o clono.
closed bite. mordida cerrada.
closed chain. cadena cerrada.
closed drainage. drenaje cerrado.
closed reduction of fractures. reducción cerrada de fracturas.
clot. coágulo, grumo, cuajarón.
cloth, tela. tela.
clove. clavo de especia.
clownism. clownismo.
cloxacillin. cloxacilina.
clozapine. clozapina.
cluster. racimo.
cnemitis. cnemitis.
coagglutination. coaglutinación.
coagglutinin. coaglutinina.
coagulable. coagulable.
coagulant. coagulante.
coagulase. coagulasa.
coagulation. coagulación.
coagulation factor. factor plasmático.
coagulation necrosis. necrosis coagulativa.
coagulation time. tiempo de coagulación.
coagulative. coagulativo.
coagulopathy. coagulopatía.
coalescence. coalescencia.
coaltar. coáltar.
coaptation. coaptación.
coarctation. coartación o coarctación.
coarctation of aorta. coartación de la aorta.
coarctotomy. coartotomía.
cobalamin. cobalamina.
cobalt. cobalto.
cobra. cobra.
cobraism. cobraismo.
cobralysin. cobralisina.
coca. coca.
cocaine. cocaína.
cocainism. cocainismo.
cocainization. cocainización.
cocarboxylase. cocarboxilasa.
coccidioidal granuloma. granuloma coccidioide.
coccidioidosis. coccidioidosis.
coccidiosis. coccidiosis.
coccigotomy. coccigotomía.
coccygalgia. coccialgia.
coccygeal cornu. cuerno del cóccix.
coccygeal fistula. fístula coccígea.
coccygeal gland. glándula coccígea.
coccygectomy. coccigectomía.
coccygeus. coccígeo.
coccygodynia. coccigodinia.
coccyx. cóccix.
cochineal. cochinilla.
cochlea. cóclea.
cochlea cupula. cúpula del caracol.
cochlear duct. conducto coclear.
cochlear nerve. nervio coclear.
cochleariform. cocleariforme.
cochleitis. cocleitis.
cochleo-orbicular reflex. reflejo cocleoorbicular.
cochleopalpebral reflex. reflejo cocleopalpebral.
cochleopupillary reflex. reflejo cocleopupilar.
cockroach. cucaracha.
cocktail lytic. combinado lítico.
coco-nut. coco.
cocodrile tear. lágrima de cocodrilo.
coction. cocción.
coctoprecipitin. coctoprecipitina.
cod. bacalao.
code. código.
codehydrogenase. codehidrogenasa.
codeine. codeína.
cod-liver oil. aceite de hígado de bacalao.
codon. codón.
coecopexy. cecopexia.
coefficient. coeficiente.
coelom. celoma.

coenzyme. coenzima.
coffee. café.
cogwheel phenomenon. signo de la rueda dentada.
cohabitation. cohabitación.
coherent. coherente.
cohesion. cohesión.
coil. carrete.
coilonychia. coiloniquia.
coitophobia. coitofobia.
coitus. coito.
col- polceliotomy. colpoceliotomía.
colamine. colamina.
colatorium. colatorio.
cold. frío.
cold abscess. absceso frío.
cold nodule. nódulo frío tiroideo.
cold urticaria. urticaria al frío.
colectomy. colectomía.
coledochitis. coledocitis.
coleoptosis. coleoptosis.
coleotomy. coleotomía.
colibacillemia. colibacilemia.
colibacillosis. colibacilosis.
colibacilluria. colibaciluria.
colic. cólico.
colicoplegia. colicoplejía.
colipase. colipasa.
colistin. colistina.
colitis. colitis.
colitoxemia. colitoxemia.
colitoxicosis. colitoxicosis.
coliuria. coliuria.
collagen. colágeno.
collagen disease. enfermedad del colágeno.
collagenase. colagenasa.
collagenosis. colagenosis.
collapse. colapso.
collapse of the lung. colapso pulmonar.
collapsotherapy. colapsoterapia.
collar. collar.
collateral. colateral.
collateral eminence. eminencia colateral.
collateral trigone. trígono colateral.
collateral vessel. vaso colateral.
colliculectomy. coliculectomía.
colliculitis. coliculitis.
colliculus. colículo.
collimation. colimación.
colliquation. colicuación.
colliquative albuminuria. albuminuria colicuativa.
colliquative necrosis. necrosis colicuativa.
collision. colisión.
collodion. colodión.
colloid. coloide [coloidal].
colloid cyst. quiste coloideo.
colloid degeneration. degeneración coloidea.
colloid goiter. bocio coloide.
colloid particle. partícula coloide.
colloid solution, colloidal. solución coloidal.
colloid suspension. suspensión coloidea.
colloidal. coloideo.
colloidin. coloidina.
colloidoclasia. coloidoclasia o coloidoclasis.
colloidopexy. coloidopexia.
colloma. coloma.
collutory. colutorio.
collyrium. colirio.
coloboma. coloboma.
colocentesis. colocentesis.
coloclysis. coloclisis.
colocolostomy. colocolostomía.
colocynth. coloquíntida.
colodyspepsia. colodispepsia.
cololysis. colólisis.
colon. colon.
colon ascendens, ascending colon. colon ascendente.
colon descendens, descending colon. colon descendente.
colonalgia. colonalgia.
colonization. colonización.
colonometer. colonómetro.
colony. colonia.
colopathy, colonopathy. colopatía.
colopexotomy. colopexotomía.
colopexy. colopexia.
coloplication. coloplicación.
coloprictitis. coloproctitis.
coloptosis. coloptosis.
color. color.
color sense. sentido del color.
colorectitis. colorrectitis.
colorectostomy. colorrectostomía.
colorimeter. colorímetro.
colorrhaphy. colorrafia.
colosigmoidostomy. colosigmoidostomía.
colostomy. colostomía.
colostrum. calostro.
colotomy. colotomía.
colpalgia. colpalgia.
colpatresia. colpatresia.
colpectasia. colpectasia.
colpectomy. colpectomía.
colpeurynter. colpeurinter.
colpitis. colpitis.
colpocele. colpocele.
colpocleisis. colpocleisis.
colpocystitis. colpocistitis.
colpocystocele. colpocistocele.
colpocystoplasty. colpocistoplastia.
colpocystotomy. colpocistotomía.
colpocystoureterotomy. colpocistoureterotomía.
colpohyperplasia. colpohiperplasia.
colpohysterectomy. colpohisterectomía.
colpohysteropexie. colpohisteropexia.
colpohysterotomy. colpohisterotomía.
colpomyomectomy. colpomiomectomía.
colpopathy. colpopatía.
colpoperineoplasty. colpoperineoplastia.
colpoperineorrhaphy. colpoperineorrafia.
colpopexy. colpopexia.
colpoplasty. colpoplastia.
colpoptosis. colpoptosis.
colporrhagia. colporragia.
colporrhaphy. colporrafia.
colporrhexis. colporrexis.
colposcope. colposcopio.
colpospasm. colpospasmo.
colpostat. colpóstato.
colpostenosis. colpostenosis.
colpostenotomy. colpostenotomía.
colpotomy. colpotomía.
colpoxerosis. colpoxerosis.
columella. columella.
column. columna.
columnar epithelium. epitelio cilíndrico.
coma. coma.
coma vigil. coma vigil.
combined pelvimetry. pelvimetría combinada.
combined sclerosis. esclerosis combinada.
combined version. versión combinada.
combustion. combustión.
comedo. comedón.
commensalism. comensalismo.
comminuted. conminuto.
comminuted fracture. fractura conminuta.
commissura. comisura.
commissura anterior cerebri. comisura cerebral anterior.
commissura grisea. comisura gris.
commissural cheilitis. queilitis comisural.
commissural myelotomy. mielotomía comisural.
commissure of lips, commissura laborium. comisura labial.
commissurotomy. comisurotomía.
common carotid plexus. plexo carotídeo común.
common cold virus. virus del resfriado común.
commotio. conmoción.

commotio cerebri, brain concussion. conmoción cerebral.
communicating hydrocephalia, communicating hydrocephalus. hidrocefalia comunicante.
community psychiatry. psiquiatría comunitaria.
compact. compacto.
compact osteoma. osteoma compacto.
compact tissue. tejido compacto.
comparative anatomy. anatomía comparada.
comparative pathology. patología comparada.
comparative physiology. fisiología comparada.
comparative psychology. psicología comparada.
comparator. comparador.
compas. compás.
compatible. compatible.
compensated acidosis. acidosis compensada.
compensating emphysema. enfisema compensador.
compensation. compensación.
compensatory pause. pausa compensatoria.
complement. complemento.
complement fixation. fijación del complemento.
complemental air. aire complementario.
complementary. complementario.
complemented. complementado.
complementophil. complementófilo.
complete breech presentation. presentación de nalgas.
complete fracture. fractura completa.
complete hemianopia. hemianopsia completa.
complete hernia. hernia completa.
complex. complejo.
complex membrane. membrana compleja.
complexion. complexión.
compliance. compliancia.
complicated labor. parto complicado.
complication. complicación.
compound. compuesto.
compound lens. lente compuesta.
compound nevus. nevo compuesto.
compress. compresa.
compression. compresión.
compression bandage. vendaje compresivo.
compression cough. tos por compresión.
compression paralysis. parálisis por compresión.
compressor. compresor.
compulsion. compulsión.
compulsive idea. idea compulsiva.
computed tomography, computerized axial tomography. tomografía axial computadorizada.
conation. conación.
concatenate. concatenado.
concave. cóncavo.
concentrate. concentrado.
concentration. concentración.
concentric. concéntrico.
concept. concepto.
conception. concepción.
concha. concha, cornete.
conchitis. conchitis.
conchoscope. concoscopio.
conchotome. concótomo.
conclination. conclinación.
concoction. concocción.
concomitant. concomitante.
concomitant strabismus. estrabismo concomitante.
concomitant symptom. síntoma concomitante.
concordance. concordancia.
concrement. concreción.
concrescence. concrescencia.
concretism. concretismo.
concussion. concusión.
concussion of the brain. concusión del cerebro.
concussion of the labyrinth. concusión del laberinto.
concussion of the spinal cord. concusión de la médula espinal.
condensation. condensación.
condensed milk. leche concentrada.
condenser. condensador.
condensing osteitis, osteitis. osteítis condensante.
conditioned reflex. reflejo condicionado.
conditioning. condicionamiento.
conduct, behaviour. conducta.
conductance. conductancia.
conduction. conducción.
conduction aphasia. afasia de conducción.
conduction deafness. sordera de transmisión.
conductivity. conductibilidad.
conductor. conductor.
condylarthrosis. condilartrosis.
condyle. cóndilo.
condylectomy. condilectomía.
condyloid. condiloideo.
condyloid foramen. agujero condiloideo.
condyloid joint. articulación costotransversa.
condyloid tubercle. tubérculo condiloideo.
condyloma. condiloma.
condyloma acuminatum. condiloma acuminado.
condylomatosis. condilomatosis.
condylotomy. condilotomía.
cone. cono.
confabulation. confabulación.
confection. confección.
configuration. configuración.
conflict. conflicto.
confluence. confluencia.
confluent. confluente.
confluent smallpox. viruela confluente.
confrontation. confrontación.
confusion. confusión [confuso].
congelation. congelación.
congener. congénere.
congenital. congénito.
congenital agammaglobulinemia. agammaglobulinemia congénita.
congenital alopecia. alopecia congénita.
congenital amputation. amputación congénita.
congenital cataract. catarata congénita.
congenital fracture. fractura congénita.
congenital hernia. hernia congénita.
congenital hydrocele. hidrocele congénito.
congenital hypophosphatasia. hipofosfatasia congénita.
congenital ichtyosiform erythroderma. eritrodermia ictiosiforme congénita.
congenital immunity. inmunidad congénita.
congenital megacolon. megacolon aganglionar o aganglónico.
congenital stridor, laryngeal stridor. estridor congénito o laríngeo.
congenital syphilis. sífilis congénita.
congenital torticollis. tortícolis congénito.
congestion. congestión.
congestive. congestivo.
congestive splenomegaly. esplenomegalia congestiva.
conglomerate. conglomerado.
conglutination. conglutinación.
conglutination reaction. reacción de la conglutinación.
conglutinin. conglutinina.
conidiophore. conidióforo.
conidium. conidio.
coniine. coniina.
coniofibrosis. coniofibrosis.
coniometer. coniómetro.
coniosis. coniosis.
coniotomy. coniotomía.
conization. conización.
conjoined anastomosis. anastomosis por convergencia.
conjuctival sac. saco conjuntival.
conjugate deviation. desviación conjugada.
conjugate focus. foco conjugado.
conjugated sulfate. sulfato conjugado.
conjugation. conjugación.
conjunctiva. conjuntiva.
conjunctival fold. pliegue conjuntival.

conjunctival reflex. reflejo conjuntival.
conjunctivitis. conjuntivitis.
connecting cartilage. cartílago conectivo.
connection. conexión.
connective cell. célula conjuntiva.
connective tissue. tejido conjuntivo o conectivo.
connective tissue cell. célula del tejido conjuntivo.
connective tumor, connective tissue tumor. tumor conjuntivo o del tejido conectivo
conoid. conoide.
conomyoidin. conomioidina.
consanguinity. consanguinidad.
conscious. consciente.
consciousness. conciencia.
consecutive symptom. síntoma consecutivo.
consensual. consensual.
consensual light reflex. reflejo consensual luminoso.
consensual reaction. reacción consensual.
conservation. conservación.
conservative medication. medicación conservadora.
conservative treatment. tratamiento conservador.
conserve. conserva.
consistence. consistencia.
consolidation. consolidación.
constant. constante.
constant current, continuous current. corriente continua.
constellation. constelación.
constipation. estreñimiento.
constituent. componente.
constitution. constitución.
constitutional disease. enfermedad constitucional.
constriction. constricción.
constrictor. constrictor.
constructive. constructivo.
consultation. consulta.
consumption. consunción.
consumption coagulopathy. coagulopatía por consumo de factores.
contact. contacto.
contact lens. lente de contacto.
contact surface. superficie de contacto.
contactologist. contactólogo.
contactology. contactología.
contagion. contagio.
contagious abortion. aborto contagioso.
contagious disease. enfermedad contagiosa.
contagiousness. contagiosidad.
contamination. contaminación.
content. contenido.
contiguity. contigüidad.
continence. continencia.
continent. continente.
continued. continuo.
continuity. continuidad.
continuous fever. fiebre continua.
continuous suture. sutura continua.
continuous variation. variación continua.
contortion. contorsión.
contra-apperture, counteropening. contraabertura.
contraception. contracepción.
contraceptive. contraceptivo.
contraceptive diaphragm. diafragma contraceptivo.
contracted kidney. riñón cirrótico o contraído.
contractile vacuole. vacuola contráctil o pulsátil.
contractility. contractilidad.
contraction. contracción.
contracture. contractura.
contraindication. contraindicación.
contralateral. contralateral.
contrast. contraste.
contrast medium. medio de contraste.
contrastimulant. contraestimulante.
contrecoup. contragolpe.
contused wound. herida contusa.
contusion. contusión.
convalescence serum. suero de convaleciente.
convalescence. convalecencia.

convallamarin. convalamarina.
convallaria. convalaria.
convallarin. convalarina.
convergence. convergencia.
convergent strabismus. estrabismo convergente.
converging lens. lente convergente.
conversion. conversión.
conversion hysteria. histeria de conversión.
convex. convexo.
convexobasia. convexobasia.
convolute, convoluted. convoluto.
convulsant, convulsivant. convulsionante.
convulsion. convulsión.
convulsive state. estado convulsivo.
Cooper's irritable testis. testículo irritable de Cooper.
coordinated reflex. reflejo coordinado.
coordination. coordinación.
copaiba. copaiba.
copiopia. copiopía.
copodyskinesia. coposdiscinesia.
copper. cobre.
copper colic. cólico cúprico.
copracrasia. copracrasia.
copragogue. copragogo.
coprecipitin. coprecipitina.
copremesis. copremesis.
copremia. copremia.
coproculture. coprocultivo.
coprolagnia. coprolagnia.
coprolalia. coprolalia.
coprolith. coprolito.
coprology. coprología.
coproma. coproma.
coprophagy. coprofagia.
coprophilia. coprofilia.
coproporphyrin. coproporfirina.
coprotasis. coprostasia o coprostasis.
copulation. copulación.
coracobrachialis. coracobraquial.
coracoclavicular ligament. ligamento coracoclavicular.
coracohumeral ligament. ligamento coracohumeral.
coracoid. coracoideo.
coracoiditis. coracoiditis.
coralliform. coraliforme.
cord. cordón [cordonal], cuerda.
cordate pelvis, cordiform pelvis. pelvis cordiforme.
cordectomy. cordectomía.
cordial. cordial.
cordiform. cordiforme.
cordiform tendon of diaphragm. tendón cordiforme del diafragma.
cordopexy. cordopexia.
cordotomy. cordotomía.
coreclisis. coreclisis.
corectasis. corectasia.
corectopia. corectopia.
coredialysis. corediálisis.
corediastasis. corediastasis.
corelysis. corélisis.
coreometer. coreómetro.
coreometry. coreometría.
coreomorphosis. coreomorfosis.
coreoplasty. coreoplastia.
corepraxy. corepraxia.
corestenoma. corestenoma.
coretomedialysis. coretomediálisis.
coriander. cilantro.
corn. clavo.
cornage. huélfago.
cornea. córnea.
corneal graft. injerto corneal.
cornel. cornejo.
corneoblepharon. corneobléfaron.
corneous. córneo.
cornification. cornificación.
cornu. cuerno.
corona. corona.

coronal. coronal.
coronal suture, sutura coronalis. sutura coronal o coronaria.
coronaria. coronaria.
coronaritis. coronaritis.
coronary. coronario.
coronary care unit. unidad coronaria.
coronary circulation. circulación coronaria.
coronary insufficiency. insuficiencia coronaria.
coronary occlusion. oclusión coronaria.
coronary odontoma, coronal odontoma. odontoma coronario.
coronary plexus. plexo coronario.
coronary tendon. tendón coronario.
coronary thrombosis. trombosis coronaria.
coronary valve. válvula coronaria.
coronoid. coronoides.
corpus callosum. cuerpo calloso.
corpuscle. corpúsculo.
corrective. correctivo.
correlation. correlación.
corrosion. corrosión.
corrosive poison. veneno cáustico.
corruption. corrupción.
corset. corsé.
cortex. corteza.
cortical. cortical.
cortical blindness. ceguera cortical.
cortical center. centro cortical.
cortical deafness. sordera cortical.
cortical epilepsy. epilepsia cortical.
cortical paralysis. parálisis cortical.
cortical substance. sustancia cortical.
corticalization. corticalización.
corticifugal. corticífugo.
corticipetal. corticípeto.
corticoadrenal. corticoadrenal.
corticocerebral. corticocerebral.
corticopleuritis. corticopleuritis.
corticospinal. corticospinal.
corticosteroid. corticoide.
corticosterone. corticosterona.
corticotropin. corticotropina.
cortisol. cortisol.
cortisone. cortisona.
coryza. coriza.
cosmesis. cosmética.
cosmetic. cosmético.
cosmetic surgery. cirugía cosmética.
cosmetology. cosmetología.
cosmic. cósmico.
cosmic ray. rayo cósmico.
costal cartilage. cartílago costal.
costal pleura. pleura costal.
costal pleurisy. pleuresía costal.
costalgia. costalgia.
costectomy. costectomía.
costiform. costiforme.
costoclavicular syndrome. síndrome costoclavicular.
costocolic ligament. ligamento costocólico.
costodiaphragmatic sinus. seno costodiafragmático.
costomediastinal sinus. seno costomediastínico.
costotome. costótomo.
costotomy. costotomía.
costotransverse. costotransverso.
costotransverse foramen. agujero costotransverso.
costotransversectomy. costotransversectomía.
costoversion thoracoplasty. toracoplastia con costoversión.
costovertebral ligament. ligamento costovertebral.
costoxiphoid ligament. ligamento costoxifoideo.
cotton. algodón.
cotyle. cotilo.
cotyledon. cotiledón.
cotyloid. cotiloideo.
cotyloid foramen. agujero cotiloideo.
cotyloid ligament. ligamento cotiloideo.
cotyloid notch. escotadura cotiloidea.
couchgrass. grama.
cough. tos.
count. recuento.
counter. contador.
counterextension. contraextensión.
counteropening. contraincisión.
countertransference. contratransferencia.
coupled rhythm. ritmo acoplado.
couvade. covada.
cover-slip. cubreobjeto.
cowperitis. cowperitis.
coxalgia. coxalgia.
coxarthrocace. coxartrocace.
coxarthropathy. coxartropatía.
coxitic scoliosis. escoliosis coxítica.
coxitis. coxitis.
coxotomy. coxotomía.
cracked-pot sound. ruido de olla cascada.
cramp. calambre.
cranial base. base del cráneo.
cranial fossa. fosa craneal.
cranial segment. segmento craneal.
cranial suture. sutura craneal o craneana.
cranial vertebra. vértebra cefálica o craneal.
craniamphitomy. craneoanfitomía.
craniectomy. craniectomía.
cranio-aural. craneoaural.
craniocerebral. craneocerebral.
cranioclasis. craneoclasis, craneoclasma.
cranioclast. craneoclasto.
craniodidymus. craneodídimo.
craniograph. craneógrafo.
craniography. craneografía.
craniolacunia. craneolacunia.
craniology. craneología.
craniomalacia. craneomalacia.
craniometer. craneómetro.
craniometric point. punto craneométrico.
craniometry. craneometría.
craniopathy. craneopatía.
craniopharyngioma. craneofaringioma.
cranioplasty. craneoplastia.
craniopuncture. craneopuntura.
craniorrhachischisis. craneorraquisquisis.
cranioschisis. craneosquisis.
craniosclerosis. craneosclerosis.
cranioscopy. craneoscopia.
craniostenosis. craneostenosis.
craniostosis. craneostosis.
craniosynostosis. craneosinostosis.
craniotabes. craneotabes.
craniotome. craneótomo.
craniotomy. craneotomía.
craniotomy scissors. tijera de craneotomía.
craniotonoscopy. craneotonoscopia.
craniotopography. craneotopografía.
craniotrypesis. craneotripesis.
cranitis. cranitis.
crasis. crasis.
crateriform. crateriforme.
craterization, saucerization. craterización.
cream. crema, nata.
creatinase. creatinasa.
creatine. creatina.
creatinemia. creatinemia.
creatinin. creatinina.
creatinine clearence. aclaramiento de creatinina.
creatinuria. creatinuria.
cremaster. cremáster.
cremasteric reflex. reflejo cremastérico.
cremation. cremación.
crenated erythrocyte. eritrocito crenado.
crenation. crenación.
crenocyte. crenocito.
crenocytosis. crenocitosis.
crenotherapy. crenoterapia.
creosote. creosota.
crepitant rale. estertor crepitante.
crepitation. crepitación.

crepuscular. crepuscular.
crescendo murmur. soplo creciente o en crescendo.
cresol. cresol.
cress. berro.
crest. cresta.
cretinism. cretinismo.
crevice. grieta.
crhysophanic acid. ácido crisofánico.
cri-du-chat syndrome. síndrome del maullido o del maullido del gato.
cribation. cribación.
cribiform. cribiforme.
cribiform compress. compresa cribiforme.
cribiform fascia. fascia cribiforme.
cribiform hymen. himen cribiforme.
cricoid. cricoides.
cricoid cartilage. cartílago cricoides.
cricoidectomy. cricoidectomía.
cricothyreotomy. cricotireotomía.
cricothyroid. cricotiroideo.
cricotomy. cricotomía.
criminal psychology. psicología criminal.
criminology. criminología.
crinology. crinología.
criptorchidy. criptorquidia.
crisis. crisis.
crispation. crispación o crispatura.
cristalline lens. cristalino.
crithidia. critidia.
critical. crítico.
critical temperature. temperatura crítica.
cromocyte. cromocito.
cromophil substance. sustancia cromófila.
crop. buche.
cross. cruz.
cross immunity. inmunidad paraespecífica colateral o cruzada.
crossed diplopia, heteronymous. diplopía cruzada o heterónima.
crossed hemianopia. hemianopsia cruzada.
crossed reflex. reflejo cruzado.
crossed tolerance. tolerancia cruzada.
cross-eyed. bizco.
crossing. cruzamiento.
crossing over, crossing-over of genes. entrecruzamiento genético.
crotalid. crótalo.
crotalin. crotalina.
crotalism. crotalismo.
crotalotoxin. crotalotoxina.
croup. crup.
croupous bronchitis. bronquitis crupal.
crucial incision. incisión crucial.
cruciate eminence, cruciform eminence. eminencia cruciforme.
crucible. crisol.
crucifixion attitude. actitud de crucifijo.
cruentation. cruentación.
crural. crural.
crural arch. arco crural.
crural hernia. hernia crural.
crush syndrome, compression syndrome. síndrome de compresión.
crush syndrome. síndrome de aplastamiento.
crust. costra.
cry. grito, vagido.
cryalgesia. crialgesia.
cryanesthesia. crianestesia, crioanestesia.
cryesthesia. criestesia.
cryocautery. criocauterio.
cryogen. criógeno.
cryoglobulin. crioglobulina.
cryoglobulinemia. crioglobulinemia.
cryometer. criómetro.
cryophilic. criófilo.
cryoprotein. crioproteína.
cryoscope. crioscopio.
cryoscopy. crioscopia.
cryostat. crióstato.
cryosurgery. criocirugía.
crypt. cripta.
cryptitis. criptitis.
cryptococosis. criptococosis.
cryptodidymus. criptodídimo.
cryptogenic. criptogénico.
cryptogenic infection. infección criptogénica.
cryptoglioma. criptoglioma.
cryptophthalmia. criptoftalmía.
cryptorchidopexy. criptorquidopexia.
crystal. cristal.
crystal violet. violeta cristal.
crystalline humor. humor cristalino.
crystallitis, phakitis. cristalitis.
crystallization. cristalización.
crystalloid. cristaloide.
crystalloiditis, phakitis. cristaloiditis.
crystalluria. cristaluria.
cubilose. cubilosa.
cubital. cubital.
cubitus. cúbito.
cuboid. cuboideo.
cuboid, os cuboideum. cuboides.
cuboidal epithelium. epitelio cúbico.
cuboidodigital reflex. reflejo cuboidigital.
cucumber. cohombro.
cuff. brazal.
culdoscopy. celioscopia, culdoscopia.
culicifuge. culicífugo.
culmen. culmen.
culture. cultivo.
culture medium. medio de cultivo.
cumin. comino.
cuneate nucleus. núcleo cuneiforme.
cuneiform. cuneiforme.
cuneiform lobe. lóbulo cuneado o cuneiforme.
cuneiform osteotomy. osteotomía cuneiforme.
cuneihysterectomy. cunehisterectomía.
cuniculus. cunículo.
cunnilingus. cunnilingus.
cup. taza.
cupula. cúpula.
curare. curare.
curarine. curarina.
curative dose. dosis curativa.
curative treatment. tratamiento curativo.
curcuma. curcuma.
cure. cura.
curettage. legrado, raspado.
curette. cucharilla, legra.
curie. curie.
curie-hour. curie-hora.
curietherapy. curieterapia.
currant. grosella.
current. corriente.
curvature. curvatura.
curve. curva.
cusp. cúspide.
cutaneous diphtheria. difteria cutánea.
cutaneous mycosis. micosis cutánea.
cutaneous reflex. reflejo cutáneo.
cutaneous ureterostomy. ureterostomía cutánea.
cuticle. cutícula.
cuticularization. cuticularización.
cutin. cutina.
cutireaction. cutirreacción.
cutis. cutis.
cutis graft, dermal graft. injerto cutáneo.
cutization. cutización.
cyanephidrosis. cianefidrosis.
cyanhemoglobin. cianhemoglobina.
cyanhydric acid. ácido cianhídrico.
cyanide. cianuro.
cyanocobalamin. cianocobalamina.
cyanogen. cianógeno.
cyanohydrin. cianidrina.
cyanophil. cianófilo.
cyanopsia. cianopía o cianopsia.
cyanosis. cianosis.

cyanuria. cianuria.
cybernetics. cibernética.
cyclamate. ciclamato.
cyclamin. ciclamina.
cyclarthrosis. ciclartrosis.
cycle. ciclo.
cyclectomy. ciclectomía.
cyclic. cíclico.
cyclic albuminuria. albuminuria cíclica.
cyclic neutropenia. neutropenia cíclica.
cyclic vomiting. vómito cíclico o periódico.
cyclitis. ciclitis.
cyclocephaly, cyclencephaly. ciclocefalia.
cyclodiathermy. ciclodiatermia.
cyclogram. ciclograma.
cycloheximide. cicloheximida.
cycloid. cicloide.
cyclokeratitis. cicloqueratitis.
cyclomastopathy. ciclomastopatía.
cyclopentanophenanthrene. ciclopentanofenantreno.
cyclophoria. cicloforia.
cyclophorometer. cicloforómetro.
cyclophosphamide. ciclofosfamida.
cycloplegia. ciclopejía.
cyclopropane. ciclopropano.
cyclops. cíclope.
cycloserine. cicloserina.
cyclospasm. ciclospasmo.
cyclostat. ciclóstato.
cyclothiazide. ciclotiacida.
cyclothymia. ciclotimia.
cyclothymic personality. personalidad ciclotímica.
cyclotome. ciclótomo.
cyclotomy. ciclotomía.
cyclotron. ciclotrón.
cyesis. ciesis.
cylindrarthrosis. cilindrartrosis.
cylindrical lens. lente cilíndrica.
cylindriform. cilindriforme.
cylindroadenoma, cylindroma. cilindroadenoma.
cylindroma. cilindroma.
cylindruria. cilindruria.
cyllosomus, cyllosoma. cilósomo.
cymbocephalia. cimbocefalia.
cymograph. cimógrafo.
cynanche. cinanquia.
cynanthropy. cinantropía.
cynorexia. cinorexia.
cypress. ciprés.
cyproheptadine. ciproheptadina.
cyproterone. ciproterona.
cyst. quiste.
cystadenoma. cistadenoma.
cystalgia. cistalgia.
cystatrophia. cistatrofia.
cystauchenitis. cistauquenitis.
cystauchenotomy. cistauquenotomía.
cystectasia. cistectasia.
cystectomy. cistectomía, quistectomía.
cysteine. cisteína.
cystelcosis. cistelcosis.
cystendesis. cistendesis.
cystic. cístico.
cystic duct. conducto cístico.
cystic fibroma. fibroma cístico.
cystic fibrosis of the páncreas. fibrosis quística del páncreas.
cystic lymphangioma. linfangioma quístico.
cystic myxoma. mixoma quístico.
cystic tumor. tumor quístico.
cystica. quística.
cysticercoid. cisticercoide.
cysticercosis. cisticercosis.
cysticercus. cisticerco.
cysticolithectomy. cisticolitectomía.
cysticolithotripsy. cisticolitotripsia.
cysticotomy. cisticotomía.
cystin. cistina.
cystinemia. cistinemia.
cystinosis. cistinosis.
cystinuria. cistinuria.
cystitis. cistitis.
cystitome. cistítomo.
cystoblast. cistoblasto.
cystocarcinoma. cistocarcinoma.
cystocele. cistocele.
cystocolostomy. cistocolostomía.
cystoelytroplasty. cistoelitroplastia.
cystoenterocele. cistoenterocele.
cystoepithelioma. cistoepitelioma.
cystofibroma. cistofibroma.
cystogram. cistograma.
cystography. cistografía.
cystoid. cistoide.
cystolith. cistolito.
cystolithectomy. cistolitectomía.
cystolithiasis. cistolitiasis.
cystolysosome. cistolisosoma.
cystoma. cistoma.
cystometer. cistómetro.
cystomyoma. cistomioma.
cystomyxoma. cistomixoma.
cystonephrosis. cistonefrosis.
cystopexy. cistopexia.
cystophotography. cistofotografía.
cystoplasty. cistoplastia.
cystoplegia. cistoplejía.
cystopyelography. cistopielografía.
cystorectostomy. cistorrectostomía.
cystorrhagia. cistorragia.
cystorrhaphy. cistorrafia.
cystosarcoma. cistosarcoma.
cystosclerosis. cistosclerosis.
cystoscope. cistoscopio.
cystoscopy. cistoscopia.
cystospasm. cistospasmo.
cystostomy. cistostomía.
cystotome. cistótomo.
cystotomy. cistotomía.
cystourethritis. cistouretritis.
cystourethrography. cistouretrografía.
cystourethroscope. cistouretroscopio.
cytarabine. citarabina.
cytaster. citáster.
cytidin. citidina.
cytidylic acid. ácido citidílico.
cytisine. citisina.
cytisism. citisismo.
cytoblast. citoblasto.
cytochrome c oxidase. citocromo-c-oxidasa.
cytochrome. citocromo.
cytocinesis. citocinesis.
cytodendrite. citodendrita.
cytodiagnosis. citodiagnóstico.
cytodieresis. citodiéresis.
cytogenesis. citogénesis.
cytogenous. citógeno.
cytohyaloplasm. citohialoplasma.
cytologic diagnosis. diagnóstico citológico.
cytology. citología.
cytolysin. citolisina.
cytolysis. citólisis.
cytomegalic inclusion disease. enfermedad de inclusiones citomegálicas.
cytomegalovirus. citomegalovirus.
cytomere. citómera.
cytometer. citómetro.
cytometry. citometría.
cytopathology. citopatología.
cytopenia. citopenia.
cytophagy. citofagia.
cytophil. citófilo.
cytophylaxis. citofilaxis.
cytoplasm. citoplasma.
cytoplasmic cycle. ciclo citoplasmático.
cytoplasmic granule. gránulo citoplásmico.
cytopoiesis. citopoyesis.

cytosine. citosina.
cytosome. citosoma.
cytostatic. citostático.
cytotoxic. citotóxico.
cytotropism. citotropismo.
cytozoic. citozoico.
cytozoic parasite. parásito citozoico.

D

dacryadenitis. dacriadenitis.
dacryagogatresia. dacriagogatresia.
dacryagogue. lacrimógeno, dacriagogo.
dacryoadenalgia. dacriadenalgia.
dacryoadenectomy. dacriadenectomía.
dacryocele. dacriocele.
dacryocistalgia. dacricistalgia.
dacryocyst. dacriocisto.
dacryocystectasia. dacriocistectasia.
dacryocystectomy. dacriocistectomía.
dacryocystitis. dacriocistitis.
dacryocystoptosis. dacriocistoptosis.
dacryocystorhinostenosis. dacriocistorrinostenosis.
dacryocystorhinostomy. dacriocistorrinostomía.
dacryocystosyringotomy. dacriocistosiringotomía.
dacryocystotomy. dacriocistotomía.
dacryogenic. dacriógeno.
dacryohelcosis. dacrielcosis.
dacryohemorrhea. dacriohemorragia.
dacryolith. dacriolito.
dacryoma. dacrioma.
dacryon. dacrión.
dacryops. dacriops.
dacryopyorrhea. dacriopiorrea.
dacryopyosis. dacriopiosis.
dacryorrhea. dacriorrea.
dacryostenosis. dacriostenosis.
dacryosyrinx. dacriosirinx.
dactinomycin. dactinomicina.
dactyledema. dactiledema.
dactylitis. dactilitis.
dactylogram. dactilograma.
dactylography. dactilografía.
dactylogryposis. dactilogriposis.
dactylologie. dactilología.
dactylolysis. dactilólisis.
dactylomegaly. dactilomegalia.
dactyloscopy. dactiloscopia.
dactylospasm. dactilospasmo.
daily dosis. dosis diaria.
daltonism. daltonismo.
dandruff. caspa.
dantrolene. dantroleno.
dapsone. dapsona.
darkfield condenser. condensador de campo oscuro.
dartoid tissue. tejido dartoideo.
dartos. dartos.
darwinism. darwinismo.
date. dátil.
daturine. daturina.
daturism. daturismo.
daunomycin, daunorubicin. daunorrubicina.
day. día.
day hospital. hospital de día.
deadly nightshade. belladona.
deaf. sordo.
deaf-mutism. sordomudez.
deafness. sordera.
dealcoholization. desalcoholización.
deallergization. desalergización.
deamidizing enzyme. enzima desamidizante.
deamination. desamidación.
dearterialization. desarterialización.
death. muerte.
death instinct. pulsión de muerte.
debilitant. debilitante.
debility. debilidad.
decalcification. descalcificación.
decalvant. decalvante.
decamethonium. decametonio.
decanoic acid, n-Capric acid. ácido decanoico.
decantation. decantación.
decapitation. decapitación.
decapsulation. descapsulación.
decarboxylation. descarboxilación.
decentered. descentrado.
decerebration. descerebración.
dechloruration. descloruración.
decibel. decibel, decibelio.
decidual reaction. reacción decidual.
deciduitis. deciduitis.
deciduoma. deciduoma.
deciduous tooth. diente deciduo.
decinormal solution. solución decinormal.
declination. declinación.
decoction. cocimiento, decocción.
decollement. desprendimiento, despegamiento.
decoloration. decoloración.
decomposition. descomposición.
decompression. descompresión.
decontamination. descontaminación.
decortication. decorticación.
decrement. decremento.
decrudescence. decrudescencia.
decubitus. decúbito.
decubitus paralysis. parálisis por decúbito.
decubitus ulcer. úlcera por decúbito.
decussation. decusación.
dedolation. dedolación.
deep palmar arch. arco palmar profundo.
deep reflex. reflejo profundo.
deep sensibility. sensibilidad profunda.
defadelphus. deradelfo.
defecation. defecación.
defect. defecto, tara.
defeminization. defeminación.
defense. defensa.
defense mechanism. mecanismo de defensa.
defense reflex. reflejo de defensa.
deferent. deferente.
deferent duct. conducto deferente.
deferentectomy. deferentectomía.
Deferentitis. deferentitis.
defervescence. defervescencia.
defibrillation. desfibrilación.
defibrinated blood. sangre desfibrinada.
defibrination. desfibrinación.
deficiency. deficiencia, carencia.
deficit. déficit.
definitive callus. callo definitivo.
definitive host. huésped definitivo.
deflection. deflexión.
defloration. desfloración.
defluvium, defluxion. defluvium.
deforming. deformante.
deformity. deformidad.
deforoxamine. desferoxamina.
defurfuration. defurfuración.
degeneration. degeneración.
degradation. degradación.
degree. grado.
dehiscence. dehiscencia.
dehydration. deshidratación.
dehydrocholesterol. deshidrocolesterol.
dehydrocholic acid. ácido deshidrocólico.
dehydrocorticosterone. deshidrocorticosterona.
dehydrogenase. deshidrogenasa.
dehydrogenation. deshidrogenación.
déjà entendu. ya oído.
déjà vécu. ya vivido.
déjà vu. ya visto.
dejection. deyección.
delayed sensation. sensación retardada.
delayed suture. sutura diferida.
delayed symptom. síntoma diferido.
deleterious. deletéreo.
deletion. deleción.

deliquescence. delicuescencia.
delirium. delirio.
delomorphous. delomórfico.
delta ray. rayo delta.
delta rhythm. ritmo delta.
deltoid. deltoideo.
deltoid crest. cresta deltoidea.
delusion. delusión.
delusion of negation. delirio de negación.
delusion of persecution. delirio de persecución.
demarcation. demarcación.
dementia. demencia.
demethylchlortetracycline. desmetilclortetraciclina.
demineralization. desmineralización.
demography. demografía.
demonomania. demonomanía.
demonophobia. demonofobia.
demorphinization. desmorfinización.
demyelinating encephalopathy. encefalopatía desmielinizante.
demyelination. desmielinación.
denaturation. desnaturación.
denatured alcohol. alcohol desnaturalizado.
dendraxon. dendraxón.
dendriceptor. dendriceptor.
dendriform. dendriforme.
dendriform keratitis. queratitis dendriforme.
dendrite. dendrita.
dendritic fiber. fibra dendrítica.
dendritic keratitis. queratitis dendrítica.
dendritic synovitis. sinovitis dendrítica.
dendritic vegetation. vegetación dendrítica.
dendrophagocytosis. dendrofagocitosis.
denervation. desnervación.
dengue. dengue.
dengue virus. virus del dengue.
denitrification. desnitrificación.
dens caninus. colmillo.
densimeter. densímetro.
density. densidad.
densography. densografía.
dental canal. canal dentario.
dental caries. caries dentaria.
dental corona. corona dentaria.
dental crest. cresta dentaria.
dental curve. curva dental.
dental erosion. erosión dentaria.
dental fistula. fístula dental o dentaria.
dental follicle. folículo dentario.
dental formula. fórmula dentaria.
dental germ. germen dentario.
dental granuloma. granuloma dentario.
dental papilla, papilla dentis. papila dentaria.
dental phenomenon. fenómeno dentario.
dental prosthesis. prótesis dentaria.
dental pulp. pulpa dentaria.
dental surgery. cirugía dental.
dentate. dentado.
dentate suture, sutura serrata. sutura dentada.
denticle. dentículo.
denticulate ligament. ligamento dentado.
denticulated. denticulado.
dentifrice. dentífrico.
dentigerous cyst. quiste dentígero.
dentin. dentina.
dentinal system. sistema dentinal.
dentinosteoid. dentinostenoide.
dentist. dentista.
dentition. dentición.
dentography, odontography. dentografía.
denture. dentadura.
denudation. denudación.
denutrition. desnutrición.
deodorant. desodorante.
deontology. deontología.
deoxidation. desoxidación.
deoxycholic acid. ácido desoxicólico.
deoxygenation. desoxigenación.
deoxyribonuclease. desoxirribonucleasa.
deoxyribonucleic acid. ácido desoxirribonucleico.
depancreatize. despancreatización.
dependence. dependencia.
depersonalization. despersonalización.
depigmentation. despigmentación.
depilation. depilación.
depilatory, epilatory. depilatorio.
depletion. depleción.
depolarization. despolarización.
depolarizing electrode. electrodo despolarizante.
depravation. depravación.
depressed. deprimido.
depression. depresión.
depressor. depresor.
depressor substance. sustancia depresora.
deprivation. privación, deshabituación.
depulization. depulización.
depurant, depurative. depurador, depurante.
depuration. depuración.
deradenitis. deradenitis.
deratization. desratización.
dereism. dereísmo.
derencephalocele. derencefalocele.
derivation. derivación.
derivative circulation. circulación derivativa.
derived protein. proteína derivada.
dermal papillae, papillae corii. papila dérmica.
dermalgia. dermalgia.
dermamyasis. dermamiiasis.
dermatitis. dermatitis.
dermatitis artefacta. dermatitis artefacta.
dermatitis medicamentosa, drug eruption. dermatitis medicamentosa.
dermatitis vegetans. dermatitis vegetante.
dermatocellulitis. dermatocelulitis.
dermatochalasis. dermatochalasis.
dermatoconiosis. dermatoconiosis.
dermatogen. dermatógeno.
dermatogenic torticollis. tortícolis dermatógeno.
dermatoglyphics. dermatoglifia.
dermatoheteroplasty. dermatoheteroplastia.
dermatokelidosis. dermatoquelidosis.
dermatologist. dermatólogo.
dermatology. dermatología.
dermatolysis. dermatólisis.
dermatoma. dermatoma.
dermatome. dermátomo.
dermatomere. dermatómera.
dermatomycosis. dermatomicosis.
dermatomyositis. dermatomiositis.
dermatoneurosis. dermatoneurosis.
dermatopathy. dermatopatía.
dermatophyte. dermatófito.
dermatoplasty. dermatoplastia.
dermatorrhagia. dermatorragia.
dermatorrhea. dermatorrea.
dermatorrhexis. dermatorrexis.
dermatoscopy. dermatoscopia.
dermatosis. dermatosis.
dermatosoma. dermatosoma.
dermatozoonosis. dermatozoonosis.
dermis. dermis [dérmico].
dermoblast. dermoblasto.
dermograph. dermógrafo.
dermographia. dermatografía.
dermographism. dermografismo.
dermoid. dermoide.
dermoid cyst. quiste dermoide o dermoideo.
dermoid tumor. tumor dermoide.
dermoidectomy. dermoidectomía.
dermolipoma. dermolipoma.
dermolysis, dermatolysis. dermólisis.
dermosynovitis. dermosinovitis.
dermotropic. dermótropo.
desactivation. desactivación.
desaminase. desaminasa.
desarticulation. desarticulación.
descarbonization. descarbonización.

descemetitis. descemetitis.
descemetocele. descemetocele.
descending tract. tracto eferente o descendente.
descending urography. urografía descendente.
descerebrate rigidity. rigidez de descerebración.
descriptive anatomy. anatomía descriptiva.
desensibilization. desensibilización.
desiccative. desecante.
desiccator. desecador.
desinsectazion. desinsectación.
desipramine. desipramina.
desire. deseo.
desmitis. desmitis.
desmography. desmografía.
desmoid. desmoide.
desmoid tumor. tumor desmoide.
desmolase. desmolasa.
desmology. desmología.
desmoplastic. desmoplásico.
desmorrhexis. desmorrexis.
desmosterol. desmosterol.
desoxycorticosterone. desoxicorticosterona.
desquamation. descamación.
dessiccation. desecación.
detergent. detergente.
determinant. determinante.
determination. determinación.
determinism. determinismo.
detorsion. detorsión.
detoxication. destoxicación.
detruncation. detroncación.
detubation. destubación.
detumescence. detumescencia.
deuteranopia. deuteranopía.
deuterium. deuterio.
deuteron. deuterón.
deuterotoxin. deuterotoxina.
deutoplasm. deutoplasma.
devascularization. desvascularización.
development. desarrollo.
developmental psychology. psicología evolutiva.
deviation. desviación.
deviation to the left. desviación a la izquierda.
deviation to the right. desviación a la derecha.
devil's cotton. abroma.
devitalization. desvitalización.
dexamethasone. dexametasona.
dexiocardia. dexiocardia.
dextran. dextrán.
dextrin. dextrina.
dextrinosis. dextrinosis.
dextrinuria. dextrinuria.
dextrocardiograma. dextrocardiograma.
dextrocerebral. dextrocerebral.
dextrocularity. dextrocularidad.
dextroduction. dextroducción.
dextrogastria. dextrogastria.
dextrogyral. dextrógiro.
dextromethorphan. dextrometorfán.
dextromoramide. dextromoramida.
dextrose. dextrosa.
dextrosuria. dextrosuria.
dextrotorsion. dextrotorsión.
dextroversion. dextroversión.
diabetes. diabetes.
diabetes insipidus. diabetes insípida.
diabetes mellitus. diabetes mellitus.
diabetic coma. coma diabético.
diabetic gangrene. gangrena diabética.
diabetic retinitis. retinitis diabética.
diabetic xanthoma, xanthoma diabeticorum. xantoma de los diabéticos.
diabetid. diabétide.
diabetogenic. diabetógeno.
diabetograph. diabetógrafo.
diabetometer. diabetómetro.
diacetemia. diacetemia.
diacetic acid. ácido diacético.
diaceturia. diaceturia.

diaclasis. diaclasia.
diadermic. diadérmico.
diadochokinesia. diadococinesia.
diagnosis. diagnóstico.
diakinesis. diacinesis.
dialysate. dializado.
dialyser. dializador.
dialysis. diálisis.
diameter. diámetro.
diamidine. diamidina.
diamine. diamina.
diaminopimelic acid. ácido diaminopimélico.
diapason. diapasón.
diapedesis. diapédesis.
diaphane. diáfano.
diaphanoscope. diafanoscopio.
diaphanoscopy. diafanoscopia.
diaphoresis. diaforesis.
diaphragm. diafragma.
diaphragm of pelvis. diafragma de la pelvis.
diaphragm of sella. diafragma pituitario o de la silla turca.
diaphragmalgia. diafragmalgia.
diaphragmatic hernia. hernia diafragmática.
diaphragmatic peritonitis. peritonitis diafragmática.
diaphragmatic respiration. respiración diafragmática.
diaphragmatitis. diafragmatitis.
diaphragmatocele. diafragmatocele.
diaphragmodynia. diafragmodinia.
diaphysectomy. diafisectomía.
diaphysis. diáfisis.
diaphysitis. diafisitis.
diaplacental. diaplacentario.
diapophysis. diapófisis.
diarrhea. diarrea.
diarthrosis. diartrosis.
diaschisis. diasquisis.
diascope. diascopio.
diascopy. diascopia.
diastalsis. diastalsis.
diastaltic. diastáltico.
diastase. diastasa.
diastasimetry. diastasimetría.
diastasis. diastasis [diastásico].
diastasuria. diastasuria.
diastema. diastema.
diastematocrania. diastematocrania.
diastematomyelia. diastematomielia.
diastematopyelia. diastematopielia.
diaster. diáster.
diastole. diástole.
diastolic murmur. soplo diastólico.
diastolic pressure. presión diastólica.
diathermic therapy. terapéutica diatérmica.
diathermy. diatermia.
diathesis. diátesis.
diatomic. diatómico.
diauchenos. diauquenos.
diaxon. diaxona.
diazepam. diacepam.
diazone. diazona.
diazoxide. doazóxido.
dibasic. dibásico.
dibenzanthracene. dibenzantraceno.
diblastula. diblástula.
dibucaine. dibucaína.
dicephalous. dicéfalo.
dichloramine. dicloramina.
dichlorodiphenyltrichloroethan. diclorodifeniltricloroetano.
dichorial twins, dizygotic twins, diovular twins. gemelos bicoriales bicigóticos o biovulares.
dichotomie. dicotomía.
dichroism. dicroísmo.
dichromatopsia. dicromatopsia.
dichromophil. dicromófilo.
dichromophilism. dicromofilia.

dicliditis. dicliditis.
diclidostosis. diclidostosis.
dicloxacillin. dicloxacilina.
dicoria. dicoria.
dicroceliasis. dicroceliasis.
dicrotic pulse. pulso dicrótico.
dicrotic wave. onda dicrotica.
dicrotism. dicrotismo.
dictyosome. dictiosoma.
dicumarol. dicumarol.
didelphic. didelfo.
didymitis. didimitis.
dielectric. dieléctrico.
dielectrolysis. dielectrólisis.
diencephalon. diencéfalo.
dieresis. diéresis.
diestrum, diestrus. diestro.
diet. dieta.
dietetic treatment. tratamiento dietético.
dietetics. dietética.
diethylamine. dietilamina.
diethylcarbamazine. dietilcarbamacina.
diethylstilbestrol. dietilestilbestrol.
dietitian. dietetista.
dietotherapy. dietoterapia.
dietotoxic. dietotóxico.
differential diagnosis. diagnóstico diferencial.
differential staining. coloración de contraste.
differential stethoscope. estetoscopio diferencial.
differential thermometer. termómetro diferencial.
differentiation. diferenciación.
difficulty. dificultad.
diffluent. difluente.
diffraction. difracción.
diffuse. difuso.
diffuse glomerulonephritis. glomerulonefritis difusa.
diffuse goiter. bocio difuso.
diffuse phlegmon. flemón difuso.
diffuse sclerosis. esclerosis difusa.
diffused light. luz difusa.
diffusiometer. difusiómetro.
diffusion. difusión.
digastric. digástrico.
digestion. digestión.
digestive. digestivo.
digestive leukocytosis. leucocitosis digestiva.
digestive tonic. tónico digestivo.
digestive tube, digestive tract. tubo digestivo.
digital. digital.
digital fibromatosis. fibromatosis digital.
digital pelvimetry. pelvimetría digital o manual.
digital tonometry. tonometría digital.
digitales. digital.
digitalin. digitalina.
digitalism. digitalismo.
digitalization. digitalización.
digitation. digitación.
digitoxin. digitonina.
diglossia. diglosia.
diglyceride. diglicérido.
digoxin. digoxina.
diheteroxenic parasite. parásito diheteroxénico.
dihybrid. dihíbrido.
dihydrostreptomycin. dihidroestreptomicina.
dihydrotachysterol. dihidrotaquisterol.
dihydroxyacetone. dihidroxiacetona.
dihydroxyphenylalanine. dihidroxifenilalanina.
diiodide. diyoduro.
diiodoform. diyodoformo.
diiodotyrosine. diyodotirosina.
diktyoma. dictioma.
dilaceration. dilaceración.
dilatation. dilatación.
dilatation thrombosis. trombosis por dilatación.
dilator. dilatador.
dill. eneldo.
diluent. diluente.
dilution. dilución.

dimercaprol. dimercaprol.
dimethylamine. dimetilamina.
dimorphism. dimorfismo.
dimple. hoyo.
dinitrofluorobenzene. dinitrofluorobenceno.
dinitrophenol. dinitrofenol.
dinophobia. dinofobia.
dinucleotide. dinucleótido.
dinucleotide phosphate. adenina-dinucleótido-fosfato.
diopter. dioptría.
dioptometer. dioptómetro.
dioptometry. dioptometría.
dioptoscopy. dioptroscopia.
dioptrics. dióptrica.
diose. diosa.
dip. dip.
dipeptidase. dipeptidasa.
dipeptide. dipéptido.
diphallia. difalía.
diphasic. difásico.
diphenhydramine. difenhidramina.
diphenylamine. difenilamina.
diphenylhydantoin, phenytoin. difenilhidantoína.
diphonia. difonía.
diphteritic enteritis. enteritis diftérica.
diphtheria. difteria.
diphtheria antitoxin. antitoxina diftérica.
diphtheria toxin. toxina diftérica.
diphtheria toxoid. toxoide diftérico.
diphtheria vaccine. vacuna antidiftérica.
diphtheric paralysis. parálisis diftérica.
diphtheritic croup. crup diftérico.
diphtheritic membrane. membrana diftérica.
diphtheritic vaginitis. vaginitis diftérica.
diphtheroid. difteroide.
diphtherotoxin. difterotoxina.
diphyllobothriasis. difilobotriosis.
diphyodont. difiodonte.
diplacusis. diplacusis.
diplegia. diplejía.
diplobacillus. diplobacilo.
diploblastic. diploblástico.
diplocardia. diplocardia.
diplocephalus. diplocéfalo.
diplocephaly. diplocefalia.
diplococcus. diplococo.
diplocoria. diplocoria.
diploë. diploe.
diplogenesis. diplogénesis.
diploid. diploide.
diploidy. diploidía.
diplomyelia. diplomielia.
diplonema. diplonema.
diplopagus. diplopago.
diplopia. diplopía.
diplopiometer. diplopiómetro.
diploscope. diploscopio.
diplosome. diplosoma.
diplotene. diploteno.
dipsomania. dipsomanía.
direct culture. cultivo directo.
direct diplopia, homonymous diplopia. diplopia directa u homónima.
direct embolism. embolia directa.
direct image. imagen directa.
direct infection. infección directa.
direct inguinal hernia, internal hernia. hernia inguinal directa.
direct laryngoscopy. laringoscopia directa.
direct murmur. soplo directo.
direct ophthalmoscopy. oftalmoscopia directa.
direct transfusion. transfusión directa.
diresting hook. erina.
disability. incapacidad.
disaccharide. disacárido.
disaggregation. disgregación.
discharge. descarga.
discharge. alta.

discission. discisión.
discission needle. aguja de discisión.
discission of cataract. discisión de la catarata.
discission of cervix uteri. discisión del cuello uterino.
disclination. disclinación.
discoblastula. discoblástula.
discogastrula. discogástrula.
discoid. discoide.
discordance. discordancia.
discrete. discreto.
disease. enfermedad, dolencia.
disinfectant. desinfectante.
disinfection. desinfección.
disinsertion. desinserción.
disintegration. desintegración.
disintoxication. desintoxicación.
disjunction. disyunción.
disk. disco.
diskitis, discitis. discitis.
dislocation. dislocación.
disodium. disódico.
disorganization. desorganización.
disorientation. desorientación.
dispareunia. dispareunia.
disperse medium, dispersion medium. medio de dispersión.
dispersing lens. lente dispersante.
dispersion. dispersión.
dispersity. dispersidad.
dispireme. dispirema.
displacement. desplazamiento.
dissecting aneurysm. aneurisma disecante.
dissecting metritis, metritis dissecans. metritis disecante.
dissection. disección.
dissector. disector.
dissimilation. desasimilación.
dissimulation. disimulación.
dissociation. disociación.
dissolution. disolución.
dissolvent. disolvente.
distal. distal.
distal surface. superficie distal.
distance. distancia.
distensibility. distensibilidad.
distention. distensión.
distichiasis. distiquia o distiquiasis.
distillation. destilación.
distilled water. agua destilada.
distortion. distorsión.
distractibility. distractibilidad.
distraction. distracción.
distress syndrome. respiratoria idiopática.
distribution. distribución.
districhiasis. distriquia.
disulfiram. disulfiram.
dithio. ditio.
diuresis. diuresis.
diuretic. diurético.
diuria. diuria.
diurnal epilepsy. epilepsia diurna.
diver's paralysis. parálisis de los buzos.
divergence. divergencia.
divergent strabismus. estrabismo divergente.
diverticular. diverticular.
diverticulectomy. diverticulectomía.
diverticulitis. diverticulitis.
diverticulopexy. diverticulipexia.
diverticulosis. diverticulosis.
diverticulum. divertículo [diverticular].
divided respiration. respiración dividida.
division. división.
divulsion. divulsión.
divulsor. divulsor.
dizziness. aturdimiento.
docimasia. docimasia.
docosanoic acid, behenic acid. ácido docosanoico.
doctor. doctor.
dodder. cuscuta.
dodecadactylitis. duodenitis dodecadactilitis.
dodecanoic acid, lauric acid. ácido dodecanoico.
dog cough. tos perruna.
dogmatist. dogmatista.
dol. dol.
dolabriform, dolabrate. dolabriforme.
dolichocephalia. dolicocefalia.
dolichocephalic. dolicocefálico.
dolichocolon. dolicocoelia o dolicolon.
dolichoderus. dolicodero.
dolichogastry. dolicogastria.
dolichosigmoid. dolicosigma.
dolichostenomelia. dolicostenomelia.
dolorific. dolorífico.
dominance. dominancia.
dominant. dominante.
dominant character. carácter dominante.
dominant gene. gen dominante.
dominant idea. idea dominante.
donor. donador.
dopa oxidase. dopa-oxidasa.
dopamine. dopamina.
dornase. dornasa.
dorsal. dorsal.
dorsal ligament. ligamento dorsal.
dorsal nerve of penis. nervio dorsal del pene.
dorsal position. posición dorsal.
dorsal vertebrae. vértebra dorsal.
dorsalgia. dorsalgia.
dorsosacral position. posición dorsosacra.
dorsum. dorso.
dosage. dosificación, posología.
dose. dosis.
dosimeter. dosímetro.
dosimetry. dosimetría.
double. doble.
double consciousness. conciencia doble.
double flap amputation. amputación de doble colgajo.
double fracture. fractura doble.
double personality, dual personality. personalidad doble.
double quartan. cuartana doble.
double touch. tacto doble.
double-blind test. prueba a ciegas doble.
double-current catheter. sonda de doble corriente.
douglasitis. douglasitis.
dourine. durina.
doxepin. doxepina.
doxycycline. doxiciclina.
dracontiasis. dracontiasis.
draft. poción.
drain. dren.
drainage. drenaje.
dramatism. dramatismo.
drastic. drástico.
draw-a-family test. prueba del dibujo de la familia.
dray synovitis. sinovitis seca.
drepanocyte. drepanocito.
drepanocythemia. drepanocitemia.
drepanocytic anemia, sickle cell anemia. anemia drepanocítica.
drepanocytosis. drepanocitosis.
dressing. apósito.
drill. perforador.
drink, haustus. bebida.
drip phleboclysis. fleboclisis gota a gota.
dromomania. dromomanía.
dromotropic. dromotrópico.
dromotropism. dromotropismo.
drop heart. corazón en gota.
droplet infection. infección por gotitas.
dropper. cuentagotas.
drug. droga, medicamento, fármaco.
drug eruption. erupción medicinal.
drum. tambor.
drusen. drusa.
dry bronchitis. bronquitis seca.

dry cough. tos seca.
dry gangrene. gangrena seca.
dry pericarditis. pericarditis seca.
dry pleurisy. pleuresía seca.
dry rale. estertor seco.
dry vomiting. vómito seco.
dualism. dualismo.
duarfism. enanismo.
duct, ductus. conducto.
ductule. dúctulo.
dulcite. dulcita.
dumping syndrome. síndrome del dumping.
duodenal. duodenal.
duodenal bulb. bulbo duodenal.
duodenal ulcer. úlcera duodenal.
duodenectomy. duodenectomía.
duodenitis. duodenitis.
duodenocholangeitis. duodenocolangitis.
duodenocystostomy. duodenocistostomía.
duodenoenterostomy. duodenoenterostomía.
duodenohepatic. duodenohepático.
duodenoileostomy. duodenoileostomía.
duodenojejunostomy. duodenoyeyunostomía.
duodenoscopy. duodenoscopia.
duodenostomy. duodenostomía.
duodenotomy. duodenotomía.
duodenum. duodeno.
duplex transmision. transmisión doble.
duplication. duplicación.
duplication of chromosomes. duplicación cromosómica.
dural. dural.
duramater. duramadre o duramáter.
duraplasty. duraplastia.
duration tetany. tetania duradera.
duroarachnitis. duroarcnitis.
dwarf. enano.
dyad. díada.
dynamic. dinámico.
dynamic equilibrium. equilibrio dinámico.
dynamic psychiatry. psiquiatría dinámica.
dynamic psychology. psicología dinámica.
dynamogenesis. dinamogenia.
dynamometer. dinamómetro.
dysacousia. disacusia o disacusma.
dysarthria. disartria.
dysarthrosis. disartrosis.
dysautonomia. disautonomía.
dysbasia. disbasia.
dysbulia. disbulia.
dyschesia. disquecia o disquesia.
dyschiria. disquiria.
dyscholia. discolia.
dyschondrosteosis. discondrosteosis.
dyschromasia. discromatopsia.
dyschromia. discromía.
dyschronism. discronismo.
dyschylia. disquilia.
dyscoria. discoria.
dyscrasia. discrasia.
dysdiadochokinesia. disdiadococinesia.
dysdipsia. disdipsia.
dysembryoma. disembrioma.
dysembryoplasia. disembrioplasia.
dysencephalia. disencefalia.
dysencephalia splanchnocystica. disencefalia esplacnoquística.
dysendocrinia. disendocrinia.
dysenteric diarrhea. diarrea disenteriforme.
dysenteriform. disenteriforme.
dysentery. disentería.
dysergasia. disergasia.
dysergia. disergia.
dysesthesia. disestesia.
dysfunction. disfunción.
dysgalactia. disgalactia.
dysgammaglobulinemia. disgammaglobulinemia.
dysgenesis. disgenesia o disgenia.
dysgenitalism. disgenitalismo.
dysgerminoma. disgerminoma.
dysgeusia. disgeusia.
dysglandular. disglandular.
dysgnathia. disgnatia.
dysgrammatism. disgramatismo.
dysgraphia. disgrafía.
dyshematopoiesis. dishematopoyesis.
dyshidrosis. dishidrosis.
dyskeratosis. disqueratosis.
dyskinesia. discinesia.
dyskinesia algera. discinesia álgera.
dyskinesia intermitens. discinesia intermitente.
dyslalia. dislalia.
dyslexia. dislexia.
dyslipoidosis. dislipoidosis.
dyslogia. dislogia.
dysmaturity. dismadurez.
dysmenorrhea. dismenorrea.
dysmetropsia. dismetropsia.
dysmimia. dismimia.
dysmorphism. dismorfismo.
dysmyotonia. dismiotonía.
dysopia. disopía o disopsia.
dysostosis. disostosis.
dysoxidative carbonuria. carbonuria desoxidante.
dysparathyroidism. disparatiroidismo.
dyspepsia. dispepsia.
dysperistalsis. disperistalsis.
dysphagia. disfagia.
dysphagocytosis. disfagocitosis.
dysphasia. disfasia.
dysphonia. disfonía.
dysphoria. disforia.
dysphrasia. disfrasia.
dysphrenia. disfrenia.
dysplasia. displasia.
dysplastic type. tipo displásico.
dyspnea. disnea, ahogo.
dyspraxia. dispraxia.
dysprosium. disprosio.
dysprosody. disprosodia.
dysproteinemia. disproteinemia.
dysrhaphia. disrafia.
dysrhythmia. disritmia.
dysstasia. distasia.
dyssynergia. disinergia.
dystaxia. distaxia.
dysthymia. distimia.
dysthyroidism. distiroidismo.
dystocia. distocia.
dystonia. distonía.
dystopia. distopia.
dystrophia. distrofia.
dystrophy. distrófica.
dystrypsia. distripsia.
dysuria. disuria.

E

E-viton. E-viton.
earth. tierra.
eastern equine. virus de la encefalomielitis.
ebriety. embriaguez, ebriedad.
ebullition. ebullición.
eburnation. eburnación.
eccentro-osteochondrodysplasia. eccentroosteocondrodisplasia.
ecchondroma. econdroma o econdrosis.
ecchymosis. equimosis.
ecchymotic mask. máscara equimótica.
eccrine gland. glándula ecrina.
eccrinology. ecrinología.
eccrisis. ecrisis.
ecdemic. ecdémico.
ecdysis. ecdisis.
echinococcosis. equinocosis.
echinococcotomy. equinococotomía.
echinococcus. equinococo.

echinophthalmia. equinoftalmía.
echinosis. equinosis.
echo. eco.
echoacousia. ecoacusia.
echocardiogram. ecocardiograma.
echocardiography. ecocardiografía.
echographia, echography. ecografía.
echokinesis. ecocinesis.
echolalia. ecolalia.
echophony. ecofonía.
echophotomy. ecofotonía.
echopraxis. ecopraxia.
echtyma. ectima.
eclampsia. eclampsia.
eclampsism. eclampsismo.
eclamptic toxemia. toxemia eclamptogénica.
eclamptogenic toxemia, toxemia pregnancy. toxemia eclámptica o gravídica.
eclectic. ecléctico.
ecmnesia. ecmnesia.
ecology. ecología.
ecomania. ecomanía.
economy. economía.
ecophobia. ecofobia.
ecosystem. ecosistema.
ecphoria. ecforia.
ecphyma. ecfima.
ecstasy. éxtasis.
ectasia. ectasia o ectasis.
ecthyreosis. ectireosis.
ectoantigen. ectoantígeno.
ectocardia. ectocardia.
ectocondyle. ectocóndilo.
ectocytic. ectocítico.
ectoderm. ectodermo, ectoblasto.
ectodermosis erosiva pluriorificialis. ectodermosis erosiva pluriorificial.
ectodermosis. ectodermosis.
ectoenzyme. ectoenzima.
ectogenous. ectógeno.
ectogony. ectogonía.
ectomere. ectómero.
ectomorphy. ectomorfia.
ectonuclear. ectonuclear.
ectopagus. ectópago.
ectoparasite. ectoparásito.
ectopectoralis. ectopectoral.
ectoperitoneal. ectoperitoneal.
ectoperitonitis. ectoperitonitis.
ectophyte. ectófito.
ectopia. ectopia.
ectopia cordis. ectopia cordis.
ectopia lentis. ectopia lentis.
ectopia renis. ectopia renal.
ectopia testis. ectopia testicular.
ectopia vesicae. ectopia vesical.
ectopic beat. latido ectópico.
ectopic impulse. impulso ectópico.
ectopic myelopoiesis. mielopoyesis ectópica.
ectopic pregnancy. embarazo ectópico.
ectopic testis. testículo ectópico.
ectoplacenta. ectoplacenta.
ectoplasm. ectoplasma.
ectoplastic. ectoplástico.
ectoretina. ectorretina.
ectosphere. ectosfera.
ectostosis. ectostosis.
ectothrix. ectotrix.
ectozoon. ectozoario o ectozoo.
ectrodactylia. ectrodactilia.
ectromelia. ectromelia.
ectromelus. ectromelo.
ectropion. ectropión.
ectropion sarcomatosum. ectropión lujuriante.
ectropion uveae. ectoprión uveal.
ectrosyndactyly. ectrosindactilia.
eczema. eccema.
eczema hypertrophicum. eccema hipertrófico.
eczema marginatum. eccema marginado.
eczema papulosum. eccema papuloso.
eczema pustulosum. eccema pustuloso.
eczema vesiculosum. eccema vesiculoso.
eczematid. eccemátide.
eczematization. eccematización.
eczematoid. eccematoide.
eczematosis. eccematosis.
edema. edema
edema glottidis. edema de la glotis.
edema neonatorum. edema neonatorum.
edematigenous, edematogenic. edematígeno.
edematization. edematización.
edentulous, edentate. edentado.
edeocephalus. edeocéfalo.
edestin. edestina.
edetate. edetato.
edetic acid. ácido edético.
edrophonium. edrofonio.
educt. educto.
effect. efecto.
effector. efector.
effemination, feminization. efeminación.
efferent. eferente.
efferent nerve. nervio eferente.
efferent neuron. neurona eferente.
efferent vessel. vaso eferente.
effervescence. efervescencia.
efflorescence. eflorescencia.
effluvium. efluvio.
effraction. efracción.
effusion. efusión, derrame.
egg. huevo.
Ego. yo.
ego ideal. ideal del yo.
ego instinct. pulsión del yo.
ego libido. libido narcisista o del yo.
ego-syntonic. egocéntrico.
egomania. egomanía.
egophony. egofonía.
eidetic. eideísmo.
eidetic image. imagen eidética.
eidogen. eidógeno.
eidoptometry. eidoptometría.
eikonometer. eiconómetro.
eiloid. eiloide.
einstenium. einstenio.
eisodic. eisódico.
ejaculation. eyaculación.
ejaculation center. centro de la eyaculación.
ejaculator. eyaculador.
ejaculatory duct. conducto eyaculador.
elaboration. elaboración.
elacin. elacina.
elaidic acid. ácido elaídico.
elaiopathy. eleopatía.
elastase. elastasa.
elastic. elástico.
elastic bandage. venda elástica.
elastic ligature. ligadura elástica.
elastic pulse. pulso elástico.
elastic tissue. tejido elástico.
elastic traction. tracción elástica.
elastin. elastina.
elastinase. elastinasa.
elastoid. elastoide.
elastolysis. elastólisis.
elastomer. elastómero.
elastometer. elastómetro.
elastomucin. elastomucina.
elastopathy. elastopatía.
elastorrhexis. elastorrexis.
elastose. elastosa.
elastosis. elastosis.
elation. elación.
elbow. codo.
elbow joint, articulatio cubiti. articulación del codo.
elbow miners elbow. codo de los mineros.
elbow tennis elbow. codo de tenis.

elective. electivo.
electric knife. cuchillo eléctrico.
electric probe. sonda eléctrica.
electric reaction. reacción eléctrica.
electric shock. choque eléctrico.
electric sleep. sueño eléctrico.
electric stimulus. estímulo eléctrico.
electricity. electricidad.
electrization. electrización.
electroaffinity. electroafinidad.
electrobiology. electrobiología.
electrocardiography. electrocardiografía.
electrocardiogram. electrocardiograma.
electrocardiograph. electrocardiógrafo.
electrocardiophonograph. electrocardiofonógrafo.
electrocardioscopy. electrocardioscopia.
electrocatalysis. electrocatálisis.
electrochemistry. electroquímica.
electrocoagulation. electrocoagulación.
electrocochleography. electrococleografía.
electrocontractility. electrocontractilidad.
electroconvulsive therapy, electroshock therapy. terapéutica electroconvulsiva.
electrocorticography. electrocorticografía.
electrocution. electrocución.
electrode. electrodo.
electrode knife. bisturí eléctrico.
electrodesiccation. electrodesecación.
electrodiagnosis. electrodiagnosis.
electrodiaphake. electrodiafaco.
electroencephalogram. electroencefalograma.
electroencephalography. electroencefalografía.
electrography. electrografía.
electrohemostasis. electrohemostasis.
electrolithotrity. electrolitotricia.
electrolysis. electrólisis.
electrolyte. electrólito.
electromagnetic radiation. radiación electromagnética.
electromagnetic wave. onda electromagnética.
electromagnetism. electromagnetismo.
electromassage. electromasaje.
electrometer. electrómetro.
electromotive force. fuerza electromotriz.
electromyogram. electromiograma.
electromyography. electromiografía.
electron. electrón.
electron microscope. microscopio electrónico.
electron microscopy. microscopia electrónica.
electronarcosis. electronarcosis.
electronegative. electronegativo.
electroneurolysis. electroneurólisis.
electronic mass. masa electrónica.
electronics. electrónica.
electronystagmography. electronistagmografía.
electro-oculography. electrooculografía.
electropathology. electropatología.
electrophoresis. electroforesis.
electrophorus. electróforo.
electrophototherapy. electrofototerapia.
electrophysiology. electrofisiología.
electropuncture. electropuntura.
electroradiology. electrorradiología.
electroscission. electroscisión.
electroscope. electroscopio.
electroshock. electrochoque.
electrosurgery. electrocirugía.
electrotaxis. electrotaxis.
electrotherapy. electroterapia.
electrotomy. electrotomía.
electrotone. electrótomo.
electrotonic current. corriente electrotónica.
electrotonus. electrotono.
electrotropism. electrotropismo.
electuary. electuario.
eledoisin. eledoisina.
eleidin. eleidina.
element. elemento.
eleometer. eleómetro.

eleopten. eleopteno.
elephantiasis. elefancía [elefanciaco].
eleuthera. cascarilla.
elevation. elevación.
elevator. elevador.
elimination. eliminación.
elinguation. elinguación.
elixir. elixir o elíxir.
ellipsis. elipsis.
ellipsoid. elipsoide.
elliptocyte. eliptocito.
elliptocytic anemia. anemia eliptocítica.
elliptocytosis. eliptocitosis.
elongation. elongación.
elution. elución.
elutriation. elutriación.
emaciation. emaciación.
eman. eman.
emanation. emanación.
emancipation. emancipación.
emanotherapy. emanoterapia.
emasculation. emasculación.
embalmment. embalsamamiento.
embolectomy. embolectomía.
embolemia. embolemia.
embolic necrosis. necrosis embólica.
emboliform. emboliforme.
embolism. embolia.
embolomycotic. embolomicótico.
embolus. émbolo.
embouchure. abocamiento.
embrocation. embrocación.
embryectomy. embriectomía.
embryo. embrión.
embryocardia. embriocardia.
embryoctony. embrioctonía.
embryogenesis. embriogénesis.
embryogeny. embriogenia.
embryoid. embrioide.
embryologist. embriólogo.
embryology. embriología.
embryoma. embrioma.
embryomorphous. embriomorfo.
embryonal carcinoma. carcinoma embrionario.
embryonal tumor, embryonic tumor. tumor embrionario.
embryonate. embrionado.
embryonic rest, epithelial rest. resto embrionario, epitelial o fetal.
embryoniform. embrioniforme.
embryonism, embryoism. embrionismo.
embryonization. embrionización.
embryopathia. embriopatía.
embryopathology. embriopatología.
embryoplastic. embrioplástico.
embryoscope. embrioscopio.
embryotome. embriótomo.
embryotomy. embriotomía.
embryotrophy. embriotrofia.
emergency. emergencia.
emetic. emético.
emetine. emetina.
eminence. eminencia.
eminentia teres. eminencia teres.
emissary, emissarium. emisario.
emissary vein. vena emisaria.
emission. emisión.
emmenagogue. emenagogo.
emmenology. emenología.
emmetrope. emétrope.
emmetropia. emetropía.
emollient. emoliente.
emotion. emoción.
emotivity. emotividad.
empathy. empatía.
emphysema. enfisema.
emphysematous thorax. tórax enfisematoso.
emphysematous vaginitis. vaginitis enfisematosa.
empiric therapeutics. terapéutica empírica.

empiric treatment. tratamiento empírico.
empiricism. empirismo.
emplastrum. emplasto.
emprosthotonos. emprostótonos.
empyema. empiema.
empyesis. empiesis.
empyocele. empiocele.
emulgent. emulgente.
emulsin. emulsina.
emulsion. emulsión.
emulsive. emulsivo.
emulsoid. emulsoide.
emunctory. emuntorio.
enamel. esmalte.
enanthem. enantema.
enantiobiosis. enantiobiosis.
enantiomer. enantiómero.
enantiopathia. enantiopatía.
enarthritis. enartritis.
enarthrosis. enartrosis.
encanthis. encantis.
encapsulation. encapsulación.
encefalogram. encefalograma.
encephalitis. encefalitis.
encephalitis periaxialis. encefalitis periaxial.
encephalitogenic. encefalitógeno.
encephalo-arteriography. encefaloarteriografía.
encephalocele. encefalocele.
encephalocystocele. encefalocistocele.
encephalography. encefalografía.
encephaloid. encefaloide.
encephaloma. encefaloma.
encephalomalacia. encefalomalacia.
encephalomeningitis. encefalomeningitis.
encephalomeningocele. encefalomeningocele.
encephalometer. encefalómetro.
encephalomielopathy. encefalomielopatía.
encephalomyelitis. encefalomielitis.
encephalomyeloradiculitis. encefalomielorradiculitis.
encephalon. encéfalo.
encephalopathy. encefalopatía, encelopatía.
encephalopsy. encefalopsia.
encephalopuncture. encefalopuntura.
encephalopyosis. encefalopiosis.
encephalorachidian. encefalorraquídeo.
encephalorrhagia. encefalorragia.
encephalosclerosis. encefalosclerosis.
encephaloscopy. encefaloscopia.
encephalosepsis. encefalosepsis.
encephalosis. encefalosis.
encephalospinal. encefalospinal.
encephalothlipsis. encefalotlipsis.
encephalotomy. encefalotomía.
enchondroma. encondroma.
enchondromatosis. encondromatosis.
enchondrosarcoma. encondrosarcoma.
enchylema. enquilema.
enclavement. enclavamiento.
encolpism. encolpismo.
encopresis. encopresis.
encyesis. enciesis.
encystement. enquistamiento.
end-to-side anastomosis. anastomosis lateroterminal.
endangilitis. endangitis.
endaortitis. endaortitis.
endarteritis. endarteritis.
endemia. endemia [endémico].
endemic goiter. bocio endémico.
endemic ulcer. úlcera endémica.
endemica. deformante.
endemoepidemic. endemoepidémico.
endergic. endérgico.
ending. terminación.
endoabdominal. endoabdominal.
endoappendicitis. endoapendicitis.
endoauscultation. endoauscultación.
endoblast. endoblasto.
endoblastic. endoblástico.
endocardial fibroelastosis. fibroelastosis endocárdica.
endocarditis. endocarditis.
endocarditis lenta, subacute bacterial endocarditis. endocarditis lenta.
endocardium. endocardio.
endoceliac. endocelíaco.
endocellular. endocelular.
endocervicitis. endocervicitis.
endochondral. endocondral.
endochorion. endocorion.
endocolitis. endocolitis.
endocolpitis. endocolpitis.
endocorpuscular. endocorpuscular.
endocranitis. endocranitis.
endocranium. endocráneo.
endocrine. endocrino.
endocrine gland. glándula endocrina, glándula de secreción interna.
endocrine system. sistema endocrino.
endocrinologist. endocrinólogo.
endocrinology. endocrinología.
endocrinosis. endocrinosis.
endocrinotherapy. endocrinoterapia.
endocystitis. endocistitis.
endocyte. endocito.
endocytosis. endocitosis.
endodermoreaction. endodermorreacción.
endodiascopy. endodiascopia.
endodontics, endodontia. endodoncia.
endodontitis. endodontitis.
endoectothrix. endoectotrix.
endoenteritis. endoenteritis.
endoenzyme. endoenzima.
endogamy. endogamia.
endogastric. endogástrico.
endogastritis. endogastritis.
endogenic. endógeno.
endogenous cycle. ciclo endógeno.
endogenous depression. depresión endógena.
endogenous infection. infección endógena.
endogenous metabolism. metabolismo endógeno.
endogenous obesity. obesidad endógena.
endoglobular. endoglobular.
endognathion. endognático.
endointoxication. endointoxicación.
endolabyrinthitis. endolaberintitis.
endolaryngeal. endolaríngeo.
endolymph. endolinfa.
endolysin. endolisina.
endomastoiditis. endomastoiditis.
endometrectomy. endometrectomía.
endometrioid. endometrioide.
endometrioma. endometrioma.
endometriosis. endometriosis.
endometritis. endometritis.
endometrium. endometrio.
endometry. endometría.
endomitosis. endomitosis.
endomixis. endomixis.
endomorphy. endomorfia.
endomyocarditis. endomiocarditis.
endonasal. endonasal.
endoneuritis. endoneuritis.
endoneurium. endoneurio.
endonuclear. endonuclear.
endoparasite. endoparásito.
endoperimyocarditis. endoperimiocarditis.
endophlebitis. endoflebitis.
endophthalmitis. endoftalmía o endoftalmitis.
endophyte. endófito.
endoplasm. endoplasma.
endoplasmic reticulum. retículo endoplasmático.
endorhinitis. endorrinitis.
endorphin. endorfina.
endosalpingitis. endosalpingitis.
endoscope. endoscopio.
endoscopic biopsy. biopsia endoscópica.

endoscopy. endoscopia.
endoskeleton. endosqueleto.
endosmometer. endosmómetro.
endosmosis. endósmosis.
endosperm. endosperma.
endospore. endospora.
endosporium. endosporio.
endosteitis. endosteítis.
endosteoma. endosteoma.
endosteum. endostio.
endothelioblastoma. endotelioblastoma.
endotheliocyte. endoteliocito.
endothelioid. endotelioide.
endothelioid cell. célula endotelioide.
endothelioma. endotelioma.
endotheliosis. endoteliosis.
endothelium. endotelio.
endotoscope. endotoscopio.
endotoxic. endotóxico.
endotoxicosis. endotoxicosis.
endotoxin. endotoxina.
endotoxoid. endotoxoide.
enema. enema.
energetics. energética.
energometer. energómetro.
energy. energía.
enervation. enervación.
engagement. encajamiento.
englobement. englobamiento.
engorgement. plenitud.
engram. engrama.
engraphia. engrafia.
enhematospore. enhematospora.
enkatarrhaphy. encatarrafia.
enkephalin. encefalina.
enolase. enolasa.
enomania. enomanía.
enophtalmus. enoftalmía o enoftalmos.
enostosis. enostosis.
enoxidase. enoxidasa.
ensiform. ensiforme.
ensomphalus. ensónfalo.
enstrophe. enstrofia.
entamebiasis. entamebiasis.
enteradenitis. enteradenitis.
enteralgia. enteralgia.
enteramine. enteramina.
enterangiemphraxis. enterangienfraxis.
enterauxe. enterauxa.
enterectasis. enterectasia.
enterectomy. enterectomía.
enteritis. enteritis.
enteritis anaphylactica. enteritis alérgica.
enteritis polyposa. enteritis poliposa.
enteroanastomosis. enteroanastomosis.
enterobiasis. enterobiasis.
enterocele. enterocele.
enterocentesis. enterocentesis.
enterocholecystostomy. enterocolecistostomía.
enterocleisis. enterocleisis.
enteroclysis. enteroclisis o enteroclisma.
enterococcus. enterococo.
enterocolitis. enterocolitis.
enterocolostomy. enterocolostomía.
enterocystocele. enterocistocele.
enterocystoma. enterocistoma.
enterodynia. enterodinia.
enteroenterostomy. enteroenterostomía.
enteroepiplocele. enteroepiplocele.
enterogastritis. enterogastritis.
enterogastrone. enterogastrona.
enterogenous. enterógeno.
enterography. enterografia.
enterohepatitis. enterohepatitis.
enterohepatocele. enterohepatocele.
enterohydrocele. enterohidrocele.
enteroidea. enteroidea.
enterokinase. enterocinasa.
enterolith. enterolito.

enterolithiasis. enterolitiasis.
enterology. enterología.
enterolysis. enterólisis.
enteromegaly. enteromegalia.
enteromere. enterómera.
enteromerocele. enteromerocele.
enteromycosis. enteromicosis.
enteromyiasis. enteromiiasis.
enteron. enteron.
enteroparesis. enteroparálisis.
enteropathy. enteropatía.
enteropexy. enteropexia.
enteroplasty. enteroplastia.
enteroplegia. enteroplejía.
enteroptosis. enteroptosis.
enterorraphy. enterorrafia.
enterorrhagia. enterorragia.
enterorrhexis. enterorrexis.
enterospasm. enterospasmo.
enterostenosis. enterostenosis.
enterostomy. enterostomía.
enterotome. enterótomo.
enterotomy. enterotomía.
enterotoxin. enterotoxina.
enterotropic. enterotrópico.
enthalpy. entalpía.
entita. entidad.
entomion. entomión.
entomology. entomología.
entopic. entópico.
entoptic. entóptico.
entoptoscopy. entoptoscopia.
entoretina. entorretina.
entotic. entótico.
entozoon. entozoo.
entropion. entropión.
entropy. entropía.
enucleation. enucleación.
enuresis. enuresis.
envelope. envoltura.
envy. envidia.
enzooty. enzootia.
enzygotic. encigótico.
enzyme. enzima.
enzyme unit. unidad enzimática.
enzymology. enzimología.
enzymolysis. enzimólisis.
enzymopathy. enzimopatía.
enzymuria. enzimuria.
eosin. eosina.
eosinopenia. eosinopenia.
eosinophil. eosinófilo.
eosinophil granule. gránulo eosinófilo.
eosinophilia. eosinofilia.
eosinophilic granuloma. granuloma eosinófilo o eosinofílico de los huesos.
eosinophilic leukemia. leucemia eosinofílica.
eosinophilic leukocyte. leucocito acidófilo.
epactal. epactal.
eparterial. eparterial.
epaxial. epaxil.
epencephalon. epencéfalo.
ependyma. epéndimo.
ependymal cell. célula ependimaria.
ependymal cyst. quiste ependimario.
ependymitis. ependimitis.
ependymoblast. ependimoblasto.
ependymocyte. ependimocito.
ependymoma. ependimoma.
ephebic. efébico.
ephebogenesis. efebogénesis.
ephebology. efebología.
ephedrine. efedrina.
ephelis. efélide o efelis.
epiallopregnanolone. epialopregnanolona.
epiblast. epiblasto.
epiblepharon. epibléfaron.
epibulbar. epibulbar.
epicanthus. epicanto.

epicardia. epicardias.
epicardiectomy. epicardiectomía.
epicardium. epicardio.
epicauma. epicauma.
epichordal. epicordal.
epicomus. epicomo.
epicondyalgia. epicondialgia.
epicondyle. epicóndilo.
epicondylitis. epicondilitis.
epicostal. epicostal.
epicranium. epicráneo.
epicrisis. epicrisis.
epicritic. epicrítico.
epicritic sensibility. sensibilidad epicrítica.
epicystitis. epicistitis.
epicystotomy. epicistotomía.
epidemia. epidemia.
epidemic capillary bronchitis. bronquitis epidémica capilar.
epidemic cerebrospinal. meningitis cerebrospinal.
epidemic encephalitis. encefalitis epidémica.
epidemic gangrenous proctitis. proctitis epidémica gangrenosa.
epidemic gangrenous rectitis. rectitis epidémica gangrenosa.
epidemic parotiditis virus, mumps virus. virus de la parotiditis epidémica.
epidemic parotitis, epidemic parotiditis, mumps. parotiditis epidémica.
epidemic typhus, exanthematic typhus. tifus exantemático.
epidemiography. epidemiografía.
epidemiology. epidemiología.
epiderm. epidermis.
epidermic, epidermal. epidérmico.
epidermicula. epidermícula.
epidermization. epidermización.
epidermodysplasia. epidermodisplasia.
epidermoid. epidermoide.
epidermoid carcinoma. carcinoma epidermoide.
epidermolysis. epidermólisis.
epidermolysis bullosa, epidermolysis bullosa hereditaria. epidermólisis ampollar o vesicular hereditaria
epidermoma. epidermoma.
epidermomycosis. epidermomicosis.
epidermophytosis. epidermofitosis.
epidermotropic. epidermotrópico.
epididymal. epidimario.
epididymectomy. epidimectomía.
epididymis. epidídimo.
epididymitis. epididimitis.
epididymo-orchitis. epididimoorquitis.
epididymotomy. epididimotomía.
epididymovasostomy. epididimovasostomía.
epidural. epidural.
epidural space. espacio epidural.
epigaster. epigáster.
epigastralgia. epigastralgia.
epigastric fold. pliegue epigástrico.
epigastric reflex. reflejo epigástrico.
epigastrium. epigastrio.
epigastrius. epigastrios.
epigastrocele. epigastrocele.
epigenesis. epigénesis.
epiglottic tubercle. tubérculo epiglótico.
epiglottidectomy. epiglectomía.
epiglottis. epiglotis.
epiglottitis. epiglotitis.
epignathus. epignato.
epilation dose. dosis epilante.
epilemma. epilema.
epilepsy. epilepsia.
epileptic equivalent. equivalente epiléptico.
epileptic state, status epilepticus. estado de mal epiléptico.
epileptic vertigo. vértigo epiléptico.
epileptiform. epileptiforme.
epileptogenic, epileptogenous. epileptógeno.
epileptogenic zone. zona epileptógena.
epileptoid. epileptoide.
epileptology. epileptología.
epiloia. epiloia.
epimere. epimero.
epimerization. epimerización.
epimorphosis. epimorfosis.
epimysium. epimisio.
epinephritis. epinefritis.
epineurium. epineurio.
epiotic. epiótico.
epiphenomenon. epifenómeno.
epiphora. epífora.
epiphyseal. epifisario.
epiphyseal cartilage. cartílago epifisario.
epiphyseal fracture. fractura epifisaria.
epiphyseal line. línea epifisaria.
epiphysiodesis. epifisiodesis.
epiphysioid. epifisioide.
epiphysiopathy. epifisiopatía.
epiphysis. epífisis.
epiphysitis. epifisitis.
epiphyte. epifito.
epipidymodeferentectomy. epididimodeferentectomía.
epiploectomy. epiplectomía.
epiploenterocele. epiplenterocele.
epiploitis. epiploítis.
epiplomphalocele. epiplonfalocele.
epiploon. epiplón.
epiplopexy. epiplopexia.
epiploplasty. epiploplastia.
epiploscheocele. epiplosqueocele.
episcleral tissue. tejido esclerótico.
episcleritis. episcleritis o esclerotitis.
episioelytrorrhaphy. episioelitrorrafia.
episioperineorrhaphy. episioperineorrafia.
episioplasty. episioplastia.
episiorrhaphy. episiorrafia.
episiostenosis. episiostenosis.
episiotomy. episiotomía.
episode. episodio.
episome. episoma.
epispadias. epispadias o epispadia.
epistasis. epistasia o epistasis.
epistaxis. epistaxis.
epistemology. epistemología.
episternum. episternón.
epitarsus. epitarso.
epithalamus. epitálamo.
epithalaxia. epitalaxis.
epithelial tissue. tejido epitelial.
epithelial tumor. tumor epitelial.
epithelioblastoma. epitelioblastoma.
epithelioid. epitelioide.
epithelioid cell. célula epitelioide.
epitheliolysin. epiteliolisina.
epitheliolysis. epiteliólisis.
epithelioma. epitelioma.
epitheliomatosis. epiteliomatosis.
epitheliosis. epiteliosis.
epitheliotoxin. epiteliotoxina.
epithelium. epitelio.
epithelization. epitelización.
epithem. epítema.
epitrichium. epitriquio.
epitrochlea. epitróclea.
epituberculosis. epituberculosis.
epizoicide. epizoicida.
epizootiology. epizootiología.
epizooty. epizootia.
eponychium. eponiquio.
epoophorectomy. epooforectomía.
epoophoron. epoóforo.
epsilon granule. gránulo épsilon.
epulis. épulis.
equation. ecuación.
equator. ecuador.
equilibration. equilibración.

equilibrium. equilibrio.
equilibrium sense, static sense. sentido del equilibrio.
equine. equino.
equine encephalomyelitis. encefalomielitis equina.
equine gait. marcha equina.
equine gonadotropin. gonadotropina equina.
equinoderm. equinodermo.
equivalent. equivalente.
erbium. erbio.
erectile tissue. tejido eréctil.
erection. erección.
erector. erector.
erector muscle of penis. músculo erector del pene.
erector muscle or spine. músculo erector de la espina.
erepsin. erepsina.
erethism. eretismo.
erg. ergio.
ergasia. ergasia.
ergasiomania. ergasiomanía.
ergasiophobia. ergasiofobia.
ergatoplasm. ergatoplasma.
ergine. ergina.
ergocristina. ergocrisina.
ergodynamograph. ergodinamógrafo.
ergogram. ergograma.
ergograph. ergógrafo.
ergonovine. ergonovina.
ergophore. ergóforo.
ergosterol. ergosterina o ergosterol.
ergot. cornezuelo del centeno.
ergotamine. ergotamina.
ergotherapy. ergoterapia.
ergotine. ergotina.
ergotism. ergotismo.
ergotized. ergotizado.
ergotoxine. ergotoxina.
eriometry. eriometría.
erogenous, erotogenic. erógeno.
erogenous zone. zona erógena o erotógena.
erosion. erosión.
erotism. erotismo.
erotomania. erotomanía.
erotomaniac. erotomaníaco.
erotophobia. erotofobia.
erratic. errante o errático.
error. error.
eruption. erupción.
eruptive fever. fiebre eruptiva.
erysipelas. erisipela.
erysipeloid. erisipeloide.
erysiphake. erisífaco.
erythema. eritema.
erythema annulare centrifugum. eritema anular centrífugo.
erythema caloricum. eritema calórico.
erythema chronicum migrans. eritema crónico migratorio.
erythema dose. dosis eritema.
erythema infectiosum. eritema infeccioso.
erythema marginatum. eritema marginado.
erythema multiforme. eritema polimorfo.
erythema nodosum. eritema nudoso.
erythema pernio. eritema pernio.
erythema solare. eritema solar.
erythematosus. crónico.
erythematous syphilid. sifílide eritematosa.
erythralgia. eritralgia.
erythrasma. eritrasma.
erythredema. eritredema.
erythremia. eritremia.
erythremic myelosis. mielosis eritrémica.
erythrism. eritrismo.
erythroblast. eritroblasto.
erythroblastoma. eritroblastoma.
erythroblastosis. eritroblastosis.
erythroblastosis fetalis, erythroblastosis neo-natorum. eritroblastosis fetal.

erythrochloropia. eritrocloropía.
erythrochromia. eritrocromía.
erythroconte. eritroconto.
erythrocyanosis. eritrocianosis.
erythrocyte. eritrocito, hematíe.
erythrocyte sedimentation reaction. reacción de sedimentación eritrocítica.
erythrocytolysis. eritrocitólisis.
erythrocytometer. eritrocitómetro.
erythrocytorrhexis. eritrocitorrexis.
erythrocytoschisis. eritrocitosquisis.
erythrocytosis. eritrocitosis.
erythrocytotropic. eritrocitotrópico.
erythroderma desquamativum. eritrodermia descamativa.
erythrodermia. eritrodermia.
erythrogen. eritrógeno.
erythrogenesis. eritrogénesis o eritrogenia.
erythrogenic toxin. toxina eritrogénica.
erythrogonium. eritrogonio.
erythroid. eritroide.
erythroidine. eritroidina.
erythrokeratoderma. eritroqueratodermia.
erythrol. eritrol.
erythrolabe. eritrolabe.
erythroleukemia. eritroleucemia.
erythroleukothrombocythemia. eritroleucoblastosis.
erythrolysin, erythrocytolysin. eritrolisina.
erythromelalgia. eritromelalgia.
erythromelia. eritromelia.
erythromycin. eritromicina.
erythron. eritrón.
erythroneocytosis. eritroneocitosis.
erythropenia. eritropenia.
erythrophagia. eritrofagia.
erythrophil. eritrófilo.
erythrophobia. eritrofobia.
erythrophore. eritróforo.
erythroplasia. eritroplasia.
erythropoiesis. eritropoyesis.
erythropoietin. eritropoyetina.
erythroprosopalgia. eritroprosopalgia.
erythropsia. eritropsia.
erythrosedimentation. eritrosedimentación.
erythrosin. eritrosina.
erythrosis. eritrosis.
erythrothrombomonoblastosis. eritrotrombomonoblastosis.
erythrotoxin. eritrotoxina.
escape. escape.
escapulectomy. escapulectomía.
escharotic. escarótico.
escoptophilia, scopophilia. escoptofilia.
esocataphoria. esocataforia.
esodic. esódico.
esogastritis. esogastritis.
esophagalgia. esofagalgia.
esophageal foramen. agujero esofágico.
esophageal tube. tubo esofágico, sonda esofágica.
esophagectasia. esofagectasia.
esophagism. esofagismo.
esophagitis. esofagectomía.
esophagocoele. esofagocele.
esophagoduodenostomy. esofagoenterostomía.
esophagodynia. esofagodinia.
esophagogastrostomy. esofagogastrostomía.
esophagogram. esofagograma.
esophagojejunogastrostomosis. esofagoyeyunogastrostomosis.
esophagology. esofagología.
esophagomalacia. esofagomalacia.
esophagoplasty. esofagoplastia.
esophagoplication. esofagoplicación.
esophagoptosis. esofagoptosis.
esophagoscopy. esofagoscopia.
esophagospasm. esofagospasmo.
esophagostenosis. esofagostenosis.
esophagostomy. esofagostomía.

esophagotomy. esofagotomía.
esophagus. esófago.
esophoria. esoforia.
espongiosis. espongiosis.
essence. esencia.
essential. esencial.
essential amino acid. aminoácido esencial.
essential hematuria. hematuria angioneurótica o esencial.
essential hypertension. hipertensión esencial.
essential pruritus. prurito esencial.
essential vertigo. vértigo esencial.
ester. éster.
esterase. esterasa.
esthesia. estesia.
esthesiogen. estesiógeno.
esthesiology. estesiología.
esthesiomania. estesiomanía.
esthesiometer. estesiómetro.
esthesiophysiology. estesiofisiología.
esthesodic. estesódico.
esthiomene. estiómeno.
estivation. estivación.
estradiol. estradiol.
estrane. estrano.
estrogen. estrógeno.
estrogenic hormone. hormona estrogénica.
estrone. estrona.
estrus. estro [estral].
ethacrynic acid. ácido etacrínico.
ethambutol. etambutol.
ethamivan. etamiván.
ethane. etano.
ether. éter.
ether test. prueba del éter.
ethereal. etéreo.
ethereal solution. solución etérea.
etherification. eterificación.
etherization. eterización.
etheromania. eteromanía.
ethics. ética.
ethionamide. etionamida.
ethmoid. etmoides.
ethmoid infundibulum. infundíbulo del etmoides.
ethmoidal sinus. seno etmoidal.
ethmoidectomy. etmoidectomía.
ethmoiditis. etmoiditis.
ethmoidomaxillary suture. sutura etmoidomaxilar.
ethnography. etnografía.
ethnology. etnología.
ethopropazine. etopropacina.
ethosuximide. etosuximida.
ethyl. etilo.
ethyl alcohol. alcohol etílico.
ethylamine. etilamina.
ethylenediaminetetraacetic acid. ácido etilendiamidotetraacético.
ethylic. etílico.
ethylidene. etilideno.
ethylism. etilismo.
etiogenic. patógeno.
etiology. etiología.
etomidate. etomidato.
eubiotics. eubiótica.
eucaine. eucaína.
eucalyptol. eucaliptol.
eucalyptus. eucalipto.
eucapnia. eucapnia.
eucaryote. eucariota.
eucholia. eucolia.
euchromatin. eucromatina.
euchylia. euquilia.
eucrasia. eucrasia.
eugenics. eugenesia, eugénesis o eugenia.
eugenol. eugenol.
eukinesia. eucinesia.
eumenorrhea. eumenorrea.
eumycetes. eumicetos.
eunuch. eunuco.
eunuchism. eunucoidismo.
eunuchoid gigantism. gigantismo eunucoide.
eunuchoid voice. voz eunucoide.
euosmia. euosmia.
eupatorin. eupatorina.
eupepsia. eupepsia.
euphorbia. euforbia.
euphoria. euforia.
euploid. euploide.
eupnea. eupnea.
eupraxia. eupraxia.
eurhytmia. eurritmia.
eurycephalous. euricéfalo.
euryon. eurión.
euryopia. euriopía.
eurythermic. euritérmico.
euthanasia. eutanasia.
euthyphoria. eutiforia.
euthyroidism. eutireosis o eutiroidismo.
eutocia. eutocia.
eutopic. eutópico.
eutrophia. eutrofia.
evacuation. evacuación.
evagination. evaginación.
evaporation. evaporación.
eventration. eventración.
eversion. eversión.
eviration. eviración.
evisceration. evisceración.
evocator. evocador.
evolution. evolución.
evolutive. evolutivo.
evulsion. evulsión.
exacerbation. exacerbación.
exageration. exageración.
exaltation. exaltación.
examination. examen, reconocimiento.
exanthem. exantema.
exanthema subitum. exantema súbito.
exarticulation. exarticulación.
excavatio. excavación.
excavator. excavador.
excentric, eccentric. excéntrico.
exchange. intercambio.
excipient. excipiente.
excision. escisión.
excitability. excitabilidad.
excitation. excitación.
excitometabolic. excitometabólico.
excitomotor. excitomotor.
excitosecretory. excitosecretor.
exclusion. exclusión.
excochleation. excocleación.
excoriation. excoriación.
excrement. excremento.
excrescence. excrecencia.
excreta. excreta.
excretion. excreción.
excretory gland. glándula excretoria.
excretory urography. urografía excretoria.
exencephalous. exencéfalo.
exenteration. exenteración.
exenteritis. exenteritis.
exercice. ejercicio.
exeresis. exéresis.
exfoliation. exfoliación.
exfoliative dermatitis. dermatitis exfoliativa.
exhalation. exhalación.
exhaustion. extenuación.
exhibitionism. exhibicionismo.
exhumation. exhumación.
existential psychiatry. psiquiatría existencial.
existential psychology. psicología existencial.
existential psychotherapy. psicoterapia existencial.
exocardia. exocardia.
exocataphoria. exocataforia.
exochorion. exocorion.
exocolitis. exocolitis.
exocrine. exocrino.

exocrine gland. glándula exocrina, glándula de secreción externa.
exodic. exódico.
exodontics, exodontia. exodoncia.
exoenzyme. exoenzima.
exogamy. exogamia.
exogastritis. exogastritis.
exogenic. exógeno.
exogenic toxicosis. toxicosis exógena.
exogenous cycle. ciclo exógeno.
exogenous infection. infección exógena.
exogenous metabolism. metabolismo exógeno.
exogenous obesity. obesidad exógena.
exogenous pigmentation. pigmentación extrínseca.
exohemophylaxis. exohemofilaxis.
exohysteropexy. exohisteropexia.
exomphalos. exónfalo.
exophthalmic goiter. bocio exoftámico.
exophthalmica. exoftálmica.
exophthalmometer. exoftalmómetro, proptómetro.
exophthalmos. exoftalmía o exoftalmos.
exoserosis. exoserosis.
exoskeleton. exosqueleto.
exosmose. exósmosis o exosmosis.
exospore. exospora.
exostosectomy. exostosectomía.
exostosis. exostosis.
exotic. exótico.
exotoxin. exotoxina.
expander. expansor.
expansion. expansión.
expectation. expectación.
expectorant. expectorante.
expectoration. expectoración.
experience. experiencia.
experiment. experimento.
experimental medicine. medicina experimental.
experimental pathology. patología experimental.
experimental psychology. psicología experimental.
experimental zoology. zoología experimental.
expiration. espiración.
expiratory dyspnea. disnea espiratoria.
exploration. exploración.
exploratory puncture. punción exploradora.
explorer. explorador.
explosive speech. lenguaje explosivo.
expression. expresión.
expressivity. expresividad.
expulsion. expulsión.
exsanguinotransfusion. exanguinotransfusión.
exsiccosis. exicosis.
exstrophy. extrofia.
exstrophy of the bladder. extrofia de la vejiga.
extension. extensión.
extensor. extensor.
exterior, outside. exterior.
extern. externo.
external acoustic pore. poro acústico externo.
external auditory foramen. agujero auditivo externo.
external carotid plexus. plexo carotídeo externo.
external ear. oído externo.
external hemorrhage. hemorragia externa.
external hemorrhoid. hemorroide externa.
external inguinal fossa. fosa inguinal externa.
external ophthalmopathy. oftalmopatía externa.
external pelvimetry. pelvimetría externa.
external phase. fase externa.
external respiration. respiración externa.
external secretion. secreción externa.
external sensation. sensación externa.
external urethrotomy. uretrotomía externa.
external version. versión externa o por maniobras externas.
exteroceptive nervous system. sistema exteroceptivo.
exteroceptor. exteroceptor.
exterofective system. sistema exterofectivo.
extinction. extinción.
extirpation. extirpación.
extorsion. extorsión.
extra-articular. extraarticular.
extrabulbar. extrabulbar.
extracapsular. extracapsular.
extracardiac murmur. soplo extracardíaco.
extracardial. extracardíaco.
extracellular. extracelular.
extracellular enzyme. enzima extracelular.
extracellular toxin. toxina extracelular.
extracorporeal. extracorporal.
extracorporeal circulation. by-pass extracorpóreo, circulación extracorpórea.
extracorpuscular. extracorpuscular.
extracranial. extracraneal.
extract. extracto.
extraction. extracción.
extractor. extractor.
extradural. extradural.
extraembryonic. extraembrionario.
extraembryonic mesoderm. mesodermo extraembrionario.
extragenital. extragenital.
extrahepatic. extrahepático.
extramastoiditis. extramastoiditis.
extramedullary. extramedular.
extramural. extramural.
extranuclear. extranuclear.
extraparenchymal. extraparenquimatoso.
extraperitoneal cesarean section. cesárea extraperitoneal.
extrapleural pneumothorax. neumotórax extrapleural.
extrapulmonary. extrapulmonar.
extrapyramidal syndrome. síndrome extrapiramidal.
extrapyramidal system. sistema extrapiramidal.
extrasomatic. extrasomático.
extrasystole. extrasístole.
extrathoracic rale. estertor extratorácico.
extratubal. extratubárico.
extrauterine. extrauterino.
extravaginal. extravaginal.
extravasation. extravasación.
extravascular. extravascular.
extraventricular. extraventricular.
extremitas. extremidad.
extrinsic. extrínseco.
extrinsic asthma. asma extrínseca.
extrinsic factor. factor extrínseco.
extroversion. extroversión.
extubation. extubación.
exuberant. exuberante.
exuberant granulation. granulación exuberante.
exudate. exudado.
exudation. exudación.
exudation cyst. quiste por exudación.
exudative retinitis. retinitis exudativa.
exulceratio. exulceración.
eyebrow. ceja.
eyed probe. sonda con ojal.
eyelash. pestaña.
eyelid. párpado [palpebral].

F

F factor. factor F.
Fab fragment. fragmento Fab.
face. cara.
face presentation. presentación de cara.
facet. faceta.
facetectomy. facetectomía.
facial. facial.
facial center. centro facial.
facial index. índice facial.
facial line. línea facial.
facial paralysis. parálisis facial.
facial vision. visión facial.

facies. facies.
facies bovina, cow face. facies bovina.
facies hepatica. facies hepática.
facies hippocratica. facies hipocrática.
facilitation. facilitación.
facioplasty. facioplastia.
factitious purpura. púrpura facticia.
factitious urticaria. urticaria facticia.
factor. factor.
factorial. factorial.
facultative aerobe. aerobio facultativo.
facultative anaerobio. anaerobio facultativo.
facultative parasite. parásito facultativo.
faculty. facultad.
Fahrenheit thermometer. termómetro de Fahrenheit.
fainting. desmayo.
falciform. falciforme.
false. falso.
false croup. crup espasmódico o falso.
false diverticulum. divertículo falso.
false emphysema. enfisema falso.
false hermaphroditism. hermafroditismo espurio o falso.
false image. imagen falsa.
false pregnancy. embarazo falso.
false rib. costilla falsa.
falsetto. falsete.
falsification. falsificación.
falx. hoz.
falx cerebelli. hoz del cerebelo.
falx cerebri. hoz del cerebro.
familial centrolobar sclerosis. esclerosis familiar centrolobular.
familial hyperlipoproteinemia. hiperlipoproteinemia familiar.
familial periodic paralysis. parálisis periódica familiar.
family. familia.
family therapy. psicoterapia familiar.
famine edema, nutritional edema. edema de guerra o hambre.
fantasy. fantasma.
farad. faradio.
faraday. faraday.
faradic current. corriente farádica.
faradization. faradización.
fascia. fascia.
fascia lata. fascia dentada.
fasciagraphy. fasciagrafía.
fascicular degeneration. degeneración fascicular.
fascicular ophthalmoplegia. oftalmoplejía fascicular.
fascicular zone. zona fasciculada.
fasciculated bladder. vejiga de columnas.
fasciculation. fasciculación.
fasciculus. fascículo [fasciculado].
fasciculus longitudinalis inferior. fascículo longitudinal inferior.
fasciculus longitudinalis medialis. fascículo longitudinal medio o posterior.
fasciculus longitudinalis superior. fascículo longitudinal superior.
fasciculus pyramidalis anterior. fascículo piramidal anterior.
fasciculus pyramidalis lateralis. fascículo piramidal cruzado o lateral.
fasciectomy. fasciectomía.
fasciitis. fascitis.
fasciodesis. fasciodesis.
fascioliasis. fascioliasis.
fasciolopsiasis. fasciolopsiasis.
fascioplasty. fascioplastia.
fasciorrhaphy. fasciorrafia.
fasciotomy. fasciotomía.
fast. ayuno.
fastigial nucleus, nucleus fastigii. núcleo fastigii o fastigial.
fastigium. fastigio.

fat. grasa.
fat embolism. embolia grasosa.
fatherhood. paternidad.
fatigability. fatigabilidad.
fatigue. fatiga.
fatty acid. ácido graso.
fatty cirrhosis. cirrosis adiposa.
fatty degeneration, adipose degeneration. degeneración adiposa.
fatty heart. corazón graso.
fatty kidney. riñón adiposo.
fatty liver. hígado adiposo.
fatty oil. aceite graso.
fauces. fauces.
faucial. faucial, faucal.
faucitis. faucitis.
fault, lack. falta.
favism. favismo.
favus. favo.
Fc. fragment. fragmento Fc.
fear. temor.
febricide. febricida.
febricula. febrícula.
febrifacient. febrifaciente o febrífico.
febrifugal. febrífugo (1.ª acep.).
febrifuge. febrífugo (2.ª acep.).
fecal. fecal.
fecal fistula. fístula estercorácea o fecal.
fecalith. fecalito.
fecaloid. fecaloide.
fecaloma. fecaloma.
fecaluria. fecaluria.
fecula. fécula.
feculent. feculento.
fecundation. fecundación.
fecundity. fecundidad.
fel. hiel.
fellatorism, fellatio. felatorismo.
femal sterility. esterilidad femenina.
female. hembra.
female hermaphroditism. hermafroditismo femenino.
female pseudohermaphroditism. seudohermafroditismo femenino.
feminism. feminismo.
feminity. feminidad, femineidad.
feminization. feminización.
femoral. femoral.
femoral crest. cresta femoral.
femoral fossa. fosa femoral.
femoral reflex. reflejo femoral.
femoral sheath. vaina femoral.
femur. fémur.
fenestrated compress. compresa fenestrada.
fenestrated. fenestrado.
fenestration. fenestración.
fenfluramine. fenfluramina.
fennel. hinojo.
fermentation. fermentación.
fermium. fermio.
fern. helecho.
ferredoxin. ferredoxina.
ferric. férrico.
ferritin. ferritina.
ferrokinetics. ferrocinética.
ferroporphyrin. ferroporfirina.
ferrotherapia. ferroterapia.
ferrous. ferroso.
fertile. fértil.
festinating gait. marcha festinante.
festination. festinación.
fetal aspiration syndrome. síndrome de aspiración fetal.
fetal dystocia. distocia fetal.
fetal inclusion. inclusión fetal.
fetal membrane. membrana fetal.
fetal placenta. placenta fetal.
fetal respiration. respiración fetal.
fetal souffle. soplo fetal.

fetal uterus. útero fetal.
fetation. fetación.
fetid. fétido.
fetishism. fetichismo.
fetography. fetografía.
fetomaternal transfusion. transfusión fetomaterna.
fetometry. fetometría.
fetoplacental. fetoplacentario.
fetor. hedor.
fetus. feto.
fetus in fetu. feto in fetu.
fetus sanguinolentus. feto sanguinolento.
fever. fiebre [febril].
fiber. fibra.
fibril. fibrilla.
fibrillation. fibrilación.
fibrilloblast. fibriloblasto.
fibrillolysis. fibrilólisis.
fibrin. fibrina.
fibrin sponge. esponja de fibrina.
fibrin thrombus. trombo fibrinoso.
fibrination. fibrinación.
fibrinemia. fibrinemia.
fibrinogen. fibrinógeno.
fibrinogen test. prueba del fibrinógeno.
fibrinogenase. fibrinogenasa.
fibrinogenemia. fibrinogenemia.
fibrinogenic. fibrinogénico.
fibrinoid. fibrinoide.
fibrinolysin. fibrinolisina.
fibrinolysis. fibrinólisis.
fibrinomectomy. fibromectomía.
fibrinopenia. fibrinopenia.
fibrinoplastic. fibrinoplásico.
fibrinosis. fibrinosis.
fibrinous pneumonia. neumonía fibrinosa.
fibrinous polyp. pólipo fibrinoso.
fibrinous rhinitis. rinitis crupal o fibrinosa.
fibrinuria. fibrinuria.
fibroadenia. fibroadenia.
fibroadenoma. fibroadenoma.
fibroblast. fibroblasto.
fibroblastoma. fibroblastoma.
fibroblioma. fibroglioma.
fibrocartilage. fibrocartílago.
fibrocystic. fibrocístico.
fibrocystic disease of the pancreas. enfermedad fibroquística del páncreas.
fibrocystoma. fibrocistoma.
fibroelastosis. fibroelastosis.
fibroepithelioma. fibroepitelioma.
fibroglia. fibroglia.
fibroid. fibroide.
fibroidectomy. fibroidectomía.
fibroin. fibroína.
fibrolipoma. fibrolipoma.
fibroma. fibroma.
fibroma cavernosum. fibroma cavernoso.
fibroma molluscum. acrocordón.
fibromatosis. fibromatosis.
fibromyoma. fibromioma.
fibromyomectomy. fibromiectomía.
fibromyositis. fibromiitis o fibromiositis.
fibromyxoma. fibromixoma.
fibromyxosarcoma. fibromixosarcoma.
fibroneuroma. fibroneuroma.
fibropapilloma. fibropapiloma.
fibroplasia. fibroplasia.
fibrosarcoma. fibrosarcoma.
fibroserous. fibroseroso.
fibrosis. fibrosis [fibrótico].
fibrositis. fibrositis.
fibrothorax. fibrotórax.
fibrous goiter. bocio fibroso.
fibrous pericarditis. pericarditis fibrosa.
fibrous tissue. tejido fibroso.
fibula. peroné.
fifth disease. quinta enfermedad.
fifth veneral disease. enfermedad quinta venérea.
fifth ventricle. ventrículo quinto.
fig. higo.
fig tree. higuera.
figure. figura.
figure-of-8 bandage. vendaje en ocho.
figure-of-8 suture. sutura en forma de 8.
filament. filamento.
filariasis. filariasis o filariosis.
filaricide. filaricida.
filariform. filariforme.
file. lima.
filial generation. generación filial.
filiation. filiación.
filiform. filiforme.
filiform papillae. papila filiforme.
filiform pulse. pulso filiforme.
filings. limadura.
fillet. filete.
filopodium. filopodio.
filter. filtro.
filtrate. filtrado.
filtration. filtración.
fimbria. fimbria.
finger. dedo [digital].
finger pad. pulpejo.
finger-nose test. prueba dedo-nariz.
fir tree. abeto.
fire. fuego.
first-aid kit. botiquín.
fish. pez.
fission. fisión.
fissura. fisura.
fissure. cisura, hendidura.
fist percussion. percusión con el puño.
fistula cervicovaginalis. fístula cervicovaginal.
fistule. fístula.
fistulectomy. fistulectomía.
fistulization. fistulización.
fistulotomy. fistulotomía.
fistulous ulcer. úlcera fistulosa.
fit. acceso.
fixation. fijación, contención.
fixation point. punto de fijación.
fixator. fijador.
fixed idea. idea fija.
flaccid. fláccido o flácido.
flaccid paralysis. parálisis fláccida.
flaccid paraplegia. paraplejía fláccida.
flaccidity. flaccidez.
flagellar antigen. antígeno flagelar.
flagellate. flagelado.
flagellation. flagelación.
flagellum. flagelo.
flank. flanco, ijada o ijar.
flap. colgajo.
flapping. aleteo.
flask. frasco.
flat condyloma, condyloma latum. condiloma plano.
flat food. pie plano.
flatulence. flatulencia.
flatulent dyspepsia. dispepsia flatulenta.
flatus. flato o flatosidad.
flavone. flavona.
flavoprotein. flavoproteína.
flax. lino.
flea. pulga.
fleawort. zaragatona.
flesh. carne.
flexibilitas cerea, waxy flexibility. flexibilidad cérea.
flexibility. flexibilidad.
flexible. flexible.
flexible catheter. sonda flexible.
fleximeter. flexímetro.
flexion. flexión.
flexor. flexor.
flexura. flexura.
fligth of ideas. fuga de ideas.

floating kidney. riñón ectópico o flotante.
floating rib. costilla flotante.
floatting cartilage. cartílago flotante.
floccose. flocoso.
flocculation. floculación.
flocculation test. prueba de la floculación.
flocculus. flóculo.
floor. suelo.
floppy infant syndrome. síndrome del lactante blando.
flora. flora.
flower. flor.
fluctuation. fluctuación.
flucytosine. flucitosina.
fluid. fluido.
fluocinolone. fluocinolona.
fluohydric acid, hydrofluoric acid. ácido fluorhídrico.
fluor. flúor.
fluorescein. fluoresceína.
fluorescence. fluorescencia.
fluorescence microscopy. microscopia fluorescente.
fluorescent microscope. microscopio fluorescente.
fluorography. fluorografía.
fluorometer. fluorómetro.
fluoroscope. fluoroscopio.
fluorosis. fluorosis.
fluorouracil. fluorouracilo.
fluphenazine. flufenacina.
flurazepam. fluracepam.
flush. sofoco.
flux. flujo.
fluxion. fluxión.
foam. espuma.
focal. focal.
focal distance. distancia focal.
focal glomerulonephritis. glomerulonefritis focal.
focal infection. infección focal.
focal point. punto focal.
focimeter. focímetro.
focus. foco.
fold. liegue.
foliaceous. foliáceo.
folic acid. ácido fólico.
folinic acid. ácido folínico.
folium. hoja.
follicle. folículo.
follicle-stimulating hormone. hormona foliculostimulante.
follicular cyst. quiste folicular.
follicular gastritis. gastritis folicular.
follicular pharyngitis. faringitis folicular.
follicular syphilid. sifílide folicular.
follicular trachoma. tracoma folicular.
follicular ulcer. úlcera folicular.
folliculin. foliculina.
folliculitis. foliculitis.
folliculitis ulerythematosa reticulata. foliculitis uleritematosa.
folliculoma. foliculoma.
folliculosis. foliculosis.
fomentation. fomentación.
fomes. fomes.
fontanel. fontanela.
foot. pie, pata.
foot clonus, ankle clonus. clonus del pie.
footling presentation. presentación podálica.
foramen. agujero.
forbidden clone. clona prohibida.
force. fuerza.
forceps. fórceps.
forceps major. fórceps mayor.
forceps minor. fórceps menor.
forcipressure. forcipresión.
forearm. antebrazo.
forehead. frente.
foreign body. cuerpo extraño.
forensic chemistry. química forense.
forensic medicine. medicina legal.
forensic psychiatry. psiquiatría forense.
form. forma.
formaldehyde. formaldehído.
formation. formación.
formic acid. ácido fórmico.
formication. hormigueo, formicación.
formilase. formilasa.
formula. fórmula.
formulary. formulario.
formyl. formilo.
fornicate. fornicado.
fornication. fornicación.
fornix. fórnix.
fortified mild. leche fortificada.
fossa. fosa.
fossa canina, canine fossa. fosa canina.
fossula. fosita.
fourchet. horquilla.
fourth disease. cuarta enfermedad.
fourth venereal disease. cuarta enfermedad venérea.
fourth ventricle. ventrículo cuarto.
fovea. fóvea.
fraction. fracción.
fractional. fraccionario.
fractional culture. cultivo fraccional.
fractional sterilization. esterilización fraccionada.
fracture. fractura.
fragility. fragilidad.
fragment. fragmento.
frambesia. frambesia.
frame. textura.
francium. francio.
free association. asociación libre.
free graft. injerto libre.
free-floating anxiety. angustia flotante, libre.
freezing point. punto de congelación.
fremitus. frémito.
frenotomy. frenotomía.
frenulum. frénulo, frenillo.
frequency. frecuencia.
frequent pulse. pulso frecuente.
freudian. freudiano.
friable. friable.
friction. fricción.
friction fremitus. frémito por fricción.
fright. susto.
frigidity. frigidez.
frigorific. frigorífico.
frigotherapy. frigoterapia.
fringe. franja.
frog. rana.
frontal. frontal.
frontal eminence. eminencia frontal.
frontal plane. plano frontal.
frontal pole. polo frontal.
frontal section. sección frontal.
frontal sinus. seno frontal.
frontal suture. sutura frontal.
frontipetal. frontípeto.
frontoethmoidal foramen. agujero frontoetmoidal.
frontoethmoidal suture. sutura frontoetmoidal.
frontolacrimal suture. sutura frontolacrimal.
frontomalar. frontomalar.
frontomaxillary. frontomaxilar.
frontomaxillary suture. sutura frontomaxilar.
frontonasal. frontonasal.
frontonasal suture. sutura frontonasal.
frontozygomatic suture. sutura frontocigomática.
fructosan. fructosa.
fructose. fructosa.
fructosuria. fructosuria.
fruit. fruto.
frustration. frustración.
fuchsin. fucsina.
fuchsinophilic. fucsinófilo.
fugism. fuguismo.
fugotoxin. fugina o fugotoxina.
fugue. fuga.

fulgurant. fulgurante.
fulguration. fulguración.
full. lleno.
full pulse. pulso lleno.
fulminant. fulminante.
fumarase. fumarasa.
fumaric acid. ácido fumárico.
fumigacin. fumigacina.
fumigation. fumigación.
function. función.
functional. funcional.
functional air. aire funcional.
functional albuminuria. albuminuria funcional.
functional aphasia. afasia funcional.
functional contracture. contractura funcional.
functional disease. enfermedad funcional.
functional dyspepsia. dispepsia funcional.
functional murmur. soplo funcional.
functional spasm. espasmo funcional.
fundectomy. fundectomía.
fundic. fúndico.
fundic gland. glándula fúndica.
fundiform. fundiforme.
fundus. fondo.
fundus oculi, eyegrounds. fondo de ojo.
fundus of stomach, fundus ventriculi. fondo de estómago.
fundus uteri. fondo de útero.
funduscopy. funduscopia.
fungicide. fungicida.
fungiform. fungiforme.
fungiform papillae. papila fungiforme.
fungistasis. fungistasis.
fungosa osteitis. osteítis fungosa o granulosa.
fungosity. fungosidad.
fungous. fungoso.
fungus. fungus, hongo.
funicle. funículo (fúnico o funicular).
funiculitis. funiculitis.
funiculopexy. funiculopexia.
funiform. funiforme.
funnel. embudo.
furfuraceous. furfuráceo.
furfurol. furfural o furfurol.
furor. furor.
furosemide. furosemida.
furuncle. furúnculo.
furuncular. furuncular.
furuncular otitis. otitis furuncular.
furunculoid. furunculoide.
furunculosis. furunculosis.
fuscin. fuscina.
fusidic acid. ácido fusídico.
fusiform. fusiforme.
fusion. fusión.
fusospillosis. fusospirilosis.
fusospirochetosis. fusospiroquetosis.
fustigation. fustigación.

G

gadoleic acid. ácido gadoleico.
gadolinium. gadolinio.
gag. abrebocas.
gag reflex, faucial reflex. reflejo faucial.
gain. beneficio.
galactan. galactán.
galactemia. galactemia.
galactoblast. galactoblasto.
galactocele. galactocele.
galactogenous. galactógeno.
galactogogue. galactagogo.
galactogue. galactogogo.
galactokinase. galactocinasa.
galactolipin. galactolípido o galactolipina.
galactometer. galactómetro.
galactopexy. galactopexia.
galactophagous. galactófago.
galactophoritis. galactoforitis.
galactophorous. galactóforo.
galactophorous duct. conducto galactóforo.
galactopoiesis. galactopoyesis.
galactorrhea. galactorrea.
galactose. galactosa.
galactosemia. galactosemia.
galactosidase. galactosidasa.
galactoside. galactósido.
galactosuria. galactosuria.
galactotherapy. galactoterapia.
galactotoxin. galactotoxina.
galactotoxism. galactotoxismo.
galactotrophy. galactotrofia.
galactozymase. galactocimasa.
galacturia. galacturia.
galenic. galénico.
galic acid. ácido gálico.
gall bladder. colecisto, vesícula biliar.
gallate. galato.
gallein. galleína.
gallium. galio.
gallop rhythm. ritmo de galope.
gallotannic acid, tannic acid. ácido galotánico.
gallstone colic. cólico vesicular.
galvanic current. corriente galvánica.
galvanism. galvanismo.
galvanization. galvanización.
galvanocautery. galvanocauterio.
galvanocontractility. galvanocontractilidad.
galvanometer. galvanómetro.
galvanotherapy. galvanoterapia.
gamasoidosis. gamasidiosis.
gambian trypanosomiasis. tripanosomiasis gambiense.
gamete. gameto.
gametocide. gametocida.
gametocyte. gametocito.
gametogenesis. gametogénesis.
gametogony. gametogonia.
gametotropic. gametotrópico.
gamma globulin. gammaglobulina.
gamma ray. rayo gamma.
gamma-aminobutyric acid. ácido gamma-aminobutírico.
gammacism. gamacismo.
gammagraphy, scintigraphy. gammagrafía.
gammapathy. gammapatía.
gamophagia. gamofagia.
gampsodactyly. gamsodactilia.
gangliectomy. gangliectomía.
gangliform. gangliforme.
ganglioblast. ganglioblasto.
gangliocyte. gangliocito.
gangliocytoma. gangliocitoma.
ganglioglioma. ganglioglioma, ganglioneuroma.
ganglioma. ganglioma.
ganglion. ganglio [ganglionar].
ganglion cell. célula ganglionar.
ganglion cell layer. capa de células ganglionares.
ganglionar neuroma. neuroma ganglionar.
ganglionectomy. ganglionectomía.
ganglioneuroblastoma. ganglioneuroblastoma.
ganglionic center. centro ganglionar.
ganglionitis. ganglionitis.
ganglioplegic. gangliopléjico.
ganglioside. gangliósido.
gangliosidosis. gangliosidosis.
gangliosympathectomy. gangliosimpatectomía.
gangosa. gangosa.
gangrene. gangrena.
gangrenous abscess. absceso gangrenoso.
gangrenous erysipelas. erisipela gangrenosa.
gangrenous pharyngitis. faringitis gangrenosa.
gargarism. gargarismo.
gargoylism. gargolismo.
garlic. ajo.
garrot. garrote.
gas. gas.

gas gangrene, gaseous gangrene. gangrena gaseosa.
gaseous. gaseoso.
gasserectomy. gasserectomía.
gastralgia. gastralgia.
gastratrophia. gastratrofia.
gastrectasia. gastrectasia.
gastrectomy. gastrectomía.
gastric dyspepsia. dispepsia gástrica.
gastric fistula. fístula gástrica.
gastric gland. glándula gástrica.
gastric juice. jugo gástrico.
gastric lavage. lavado del estómago.
gastric tetany. tetania gástrica.
gastric ulcer. úlcera del estómago.
gastrin. gastrina.
gastritis. gastritis.
gastroanastomosis. gastroanastomosis.
gastrocardiac syndrome. síndrome gastrocardíaco.
gastrocele. gastrocele.
gastrocnemius. gastrocnemio.
gastrocnemius muscle. músculo gastrocnemio.
gastrocoele. gastrocelo.
gastrocolic. gastrocólico.
gastrocolic reflex. reflejo gastrocólico.
gastrocolitis. gastrocolitis.
gastrocoloptosis. gastrocoloptosis.
gastrocolostomy. gastrocolostomía.
gastrocolpotomy. gastrocolpotomía.
gastrodiaphany. gastrodiafanía.
gastrodidymus. gastrodídimo.
gastrodisciasis. gastrodisciasis.
gastroduodenectomy. gastroduodenectomía.
gastroduodenitis. gastroduodenitis.
gastroduodenoscopy. gastroduodenoscopia.
gastroduodenostomy. gastroduodenostomía.
gastrodynamic. gastrodinámico.
gastroenteralgia. gastroenteralgia.
gastroenteritis. gastroenteritis.
gastroenterocolitis. gastroenterocolitis.
gastroenterocolostomy. gastroenterocolostomía.
gastroenterologist. gastroenterólogo.
gastroenterology. gastroenterología.
gastroenteropathy. gastroenteropatía.
gastroenteroplasty. gastroenteroplastia.
gastroenterostomy. gastroenterostomía.
gastroenterotomy. gastroenterotomía.
gastroepiploic. gastroepiploico.
gastroesophagostomy. gastroesofagostomía.
gastrogenic. gastrogénico.
gastroileac reflex. reflejo gastroilíaco.
gastrointestinal fistula. fístula gastrointestinal.
gastrojejunostomy. gastroyeyunostomia.
gastrolith. gastrolito.
gastrologist. gastrólogo.
gastrology. gastrología.
gastrolysis. gastrólisis.
gastromalacia. gastromalacia.
gastromycosis. gastromicosis.
gastromyxorrhea. gastromixorrea.
gastropancreatitis. gastropancreatitis.
gastroparalysis. gastroparálisis.
gastroparesis. gastroparesia.
gastropathy. gastropatía.
gastroperitonitis. gastroperitonitis.
gastropexy. gastropexia.
gastrophotography. gastrofotografía.
gastrophrenic. gastrofrénico.
gastroplasty. gastroplastia.
gastroplegia. gastroplejía.
gastroplication. gastroplicación.
gastroptosis. gastroptosis.
gastropylorectomy. gastropilorectomía.
gastrorrhagia. gastrorragia.
gastrorrhaphy. gastrorrafia.
gastrorrhea. gastrorrea.
gastrorrhexis. gastrorrexis.
gastroschisis. gastrosquisis.
gastroscope. gastroscopio.
gastroscopy. gastroscopia.
gastrosis. gastrosis.
gastrospasm. gastrospasmo o gastropasmo.
gastrosplenic. gastrosplénico.
gastrostaxis. gastrostaxis.
gastrostoma. gastrostoma.
gastrostomy. gastrostomía.
gastrosuccorrhea. gastrosucorrea.
gastrothoracopagus. gastrotoracópago.
gastrotomy. gastrotomía.
gastrotonometry. gastrotonometría.
gastrotropic. gastrotrópico.
gastrula. gástrula.
gastrulation. gastrulación.
gatism. gastismo.
gauss. gausio.
gauze. gasa.
gavage. gavaje.
gel. gel.
gelatification. gelatificación.
gelatin. gelatina.
gelatinase. gelatinasa.
gelatiniferous. gelatinífero.
gelatinolytic. gelatinolítico.
gelatinous varix. varice gelatinosa.
gelation. gelación.
gelatose. gelatosa.
gelose. gelosa.
gelosis. gelosis.
geminate. geminado.
gemination. geminación.
geminus. gémino.
gemma. gema.
gemmation. gemación.
gemmule. gémula.
genatinoid. gelatinoide.
gene. gen.
general. general.
general adaptation syndrome. síndrome general de adaptación.
general anatomy. anatomía sistemática.
general paralysis, dementia. parálisis general progresiva.
general pathology. patología general.
general peritonitis, diffuse peritonitis. peritonitis difusa o general.
general physiology. fisiología general.
general sensation. sensación general.
general surgery. cirugía general.
general symptom. síntoma general.
general tonic. tónico general.
generalization. generalización.
generalized epilepsy. epilepsia generalizada.
generation. generación.
genesiology. genesiología.
genesis. génesis.
genetic. genético.
genetic code. código genético.
genetic psychology. psicología genética.
genetic recombination. recombinación genética.
geneticist. genetista.
genetics. genética.
genial, genian. geniano.
genial tubercle. tubérculo geniano.
geniculate. geniculado.
geniculate body. cuerpo geniculado.
genioglossus. geniogloso.
genioplasty. genioplastia.
genital. genital.
genital center. centro genital.
genital corpuscle. corpúsculo genital.
genital fold. pliegue genital.
genital phase. fase genital.
genital tubercle. tubérculo genital.
genitocrural. genitocrural.
genitourinary. genitourinario.
genitourinary fistula. fístula genitourinaria.
genius. genio.
genoblast. genoblasto.

genocide. genocidio.
genodermatosis. genodermatosis.
genome. genoma.
genotype. genotipo.
gentamicin. gentamicina.
gentian. genciana.
gentian violet. violeta de genciana.
gentisic acid. ácido gentísico.
genuclast. genuclasto.
genucubital. genucubital.
genucubital position. posición genucubital.
genufacial. geofacial.
genupectoral position. posición genupectoral.
genus. género.
genyplasty. geniplastia o genoplastia.
geographic tongue. lengua geográfica.
geomedicine. geomedicina.
geophagia. geofagia o geofagismo.
geotrichosis. geotricosis.
geotropism. geotropismo.
geranium. geranio.
geriatrics. geriatría.
germ. germen.
germanium. germanio.
germicide. germicida.
germinal disk. disco germinativo.
germinal pole. polo germinativo.
germinal tumor. tumor germinal.
germination. germinación.
germogen. germógeno.
gerodermia. gerodermia.
gerontology. gerontología.
gerontoxon. gerontoxon o gerontotoxon.
gestagen. gestágeno.
gestalt therapy. psicoterapia gestáltica.
gestaltism. gestaltismo.
gestation. gestación.
gestose. gestosis.
giant cell. célula gigante.
giant cell carcinoma. carcinoma de células gigantes.
giant cell sarcoma. sarcoma gigantocelular.
giant cell tumor of bone. tumor de células gigantes del hueso.
giant pigmented nevus. nevo gigante pigmentado.
giant urticaria. urticaria gigante.
giardiasis. giardiasis.
gibbosity. gibosidad.
gigantism. gigantismo.
gigantoblast. gigantoblasto.
gigantocyte. gigantocito.
gilbert. gilbertio.
gill. branquia.
ginger. jengibre.
gingiva. encía.
gingivectomy. gingivectomía.
gingivitis. gingivitis.
gingivoglossitis. gingivoglositis.
gingivolabial. gingivolabial.
ginglymoid. ginglimoide.
ginglymus. gínglimo.
girdle. cintura.
githagism. gitagismo.
glabella. glabela.
glabrous. glabro.
glacial. glacial.
gland. glándula.
glandilemma. glandilema.
glandular. glandular.
glandular fever, infectious mononucleosis. fiebre ganglionar.
glandular system. sistema glandular.
glandular tissue. tejido glandular.
glans. glande.
glare. deslumbramiento.
glass. vidrío.
glaucoma. glaucoma.
glaucosis. glaucosis.
glaucosuria. glaucosuria.
glenoid. glenoide.
glenoid ligament. ligamento glenoideo.
glenoid point. punto glenoideo.
glia cell. célula glial.
glioblastoma. glioblastoma.
gliogenous. gliógeno.
glioma. glioma.
gliomatosis. gliomatosis.
gliomyoma. gliomioma.
gliomyxoma. gliomixoma.
glioneuroma. glioneuroma.
gliophagia. gliofagia.
gliosa. gliosa.
gliosarcoma. gliosarcoma.
gliosis. gliosis.
gliosome. gliosoma.
glissonitis. glisonitis.
globe of eye, bulbus oculi. globo ocular.
globin. globina.
globinometer. globinómetro.
globose nucleus. núcleo globoso o globiforme.
globular value, color index. valor globular.
globule. glóbulo.
globulicidal. globulicida.
globulin. globulina.
globulinuria. globulinuria.
globulolysis. globulólisis.
globus. globo.
globus hystericus. globo histérico.
globus pallidus. globo pálido.
glomangioma. glomangioma.
glomerular zone. zona glomerular.
glomerule. glomérulo.
glomerulitis. glomerulitis.
glomerulonephritis. glomerulonefritis.
glomus. glomo o glomus.
glossagra. glosagra.
glossalgia. glosalgia.
glossectomy. glosectomía.
glossepiglottic fold. pliegue glosoepiglótico.
glossitis. glositis.
glossocele. glosocele.
glossograph. glosógrafo.
glossokinesthetic. glosocinestesia.
glossokinesthetic center. centro glosocinestésico.
glossolalia. glosolalia.
glossology. glosología.
glossopalatinus. glosopalatino (2.ª acep.).
glossopathy. glosopatía.
glossopharyngeal. glosofaríngeo.
glossoplasty. glosoplastia.
glossoplegia. glosoplejía.
glossoptosis. glosoptosis.
glossopyrosis. glosopirosis.
glossorrhaphy. glosorrafia.
glossoscopy. glososcopia.
glossospasm. glosospasmo.
glossotomy. glosotomía.
glossotrichia. glosotriquia.
glottic spasm. espasmo de la glotis.
glottis. glotis.
glove anesthesia. anestesia en guante.
glover's suture. sutura en guantero.
glucagon. glucagón.
glucase. glucasa.
glucide. glúcido.
glucocorticoid. glucocorticoide.
glucokinin. glucocinina.
glucosamine. glucosamina.
glucosazone. glucosazona.
glucose. glucosa.
glucosidase. glucosidasa.
glucoside. glucósido.
glucosin. glucosina.
glucosone. glucosona.
glucuronic acid. ácido glucurónico.
glucuronidase. glucuronidasa.
glucuronide. glucurónido.
glutamic acid. ácido glutámico o glutamínico.

glutamic-oxalacetic. transaminasa glutamicooxalacética.
glutaminase. glutaminasa.
glutamine. glutamina.
glutamyl. glutamil.
glutamyltransferase, glutamyltranspeptidase. glutamil transpeptidasa.
glutathione. glutatión.
gluteal plexus. plexo glúteo.
gluteal reflex. reflejo glúteo.
gluteal tuberosity. tuberosidad glútea.
glutelin. glutelina.
gluten. gluten.
gluteus. glúteo.
glutitis. glutitis.
glycemia. glucemia.
glycerate. glicerado.
glyceric acid. ácido glicérico.
glyceride. glicérido.
glycerin. glicerina.
glycerinated. glicerinado.
glycerinated tincture. tintura glicerinada.
glycerophosphate. glicerofosfato.
glycerophosphoric acid. ácido glicerofosfórico.
glycerose. glicerosa.
glyceryl. glicerilo.
glychocolic acid. ácido glicocólico.
glycine. glicina.
glycinuria. glicinuria.
glycocholate. glicocolato.
glycocoll. glicocola.
glycogen. glucógeno.
glycogenase. glucogenasa.
glycogenesis. glucogénesis.
glycogenolysis. glucogenólisis.
glycogenosis. glucogenosis.
glycogeusia. glucogeusia.
glycol. glicol.
glycolysis. glucólisis.
glycolytic enzyme. enzima glucolítica.
glyconeogenesis. gluconeogénesis.
glycopolyuria. glucopoliuria.
glycoprotein. glucoproteido o glucoproteína.
glycorrhachia. glucorraquia.
glycorrhea. glucorrea.
glycosometer. glucosómetro.
glycosuria. glucosuria.
glycotaxis. glucotaxis.
glycotropic. glucotrópico.
glycuronuria. glucuronuria.
glycyl. glicilo.
glycyltryptophan. gliciltriptófano.
gnashing. rechinamiento.
gnathion. gnatión.
gnathitis. gnatitis.
gnathoplasty. gnatoplastia.
gnathoschisis. gnatosquisis.
gnathostomiasis. gnatostomiasis.
gnatocephalus. gnatocéfalo.
gnatodynamometer. gnatodinamómetro.
gnosia. gnosia o gnosis.
gnotobiotic. gnotobiótico.
gnotobiotics, gnotobiology. gnotobiología.
goat. cabra.
goiter. bocio.
goitrin. goitrina.
goitrogenic. bocígeno.
gomphosis. gonfosis.
gonad. gónada.
gonadal sex. sexo gonadal.
gonadectomy. gonadectomía.
gonadotherapy. gonadoterapia.
gonadotropic. gonadotrópico.
gonadotropic hormone. hormona gonadotrópica.
gonadotropin. gonadotropina.
gonagra. gonagra.
gonalgia. gonalgia.
gonangiectomy. gonangiectomía.
gonarthritis. gonartritis.
gonarthrocace. gonartrocace.
gonatocele. gonatocele.
gonecyst. gonecisto.
gonecystitis. gonecistitis.
gonidium. gonidia o gonidio.
gonion. gonión.
gonioscope. gonioscopio.
gonitis. gonitis.
gonococcal urethritis. uretritis blenorrágica.
gonococcia. gonococia.
gonococcide. gonococida.
gonococcus. gonococo.
gonocyte. gonocito.
gonomery. gonomería.
gonorrhea. gonorrea.
gonorrheal bubo. bubón gonorreico.
gonorrheal ophthalmia. oftalmía blenorrágica.
gonorrheal salpingitis. salpingitis blenorrágica.
gonorrheal urethritis. uretritis gonorreica.
gonosome. gonosoma.
gonotome. gonótomo.
gonotoxemia. gonotoxemia.
gonotoxin. gonotoxina.
gothic palate. paladar gótico.
gouge. gubia.
goundou. gundú.
gout, drop. gota.
gouty arthritis. artritis gotosa.
gradient. gradiente.
graduate. graduado.
graduated compress. compresa graduada.
graduated tenotomy. tenotomía graduada.
graft. injerto.
grain. grano.
gram. gramo.
gram-ion. gramo ion.
gram-molecule. gramo molécula.
gram-negative. gramnegativa.
gram-positive. grampositiva.
gramicidin. gramicidina.
granular layer. capa granulosa.
granular pharyngitis. faringitis granulosa.
granular vaginitis. vaginitis granulosa.
granulation. granulación.
granulation tissue. tejido de granulación.
granule. gránulo.
granuliform. granuliforme.
granuloadipose. granuloadiposo.
granuloblast. granuloblasto.
granulocyte. granulocito.
granulocytopenia. granulocitopenia.
granulocytopoiesis. granulocitopoyesis.
granuloma. granuloma.
granuloma faciale. granuloma facial.
granuloma inguinale, ulcerating granuloma of the pudenda. granuloma ulcerativo de los genitales.
granulomatose. granulomatosis.
granulomatous. encefalomielitis.
granulomatous inflammation. inflamación granulomatosa.
granuloplastic. granuloplástico.
granulopoiesis. granulopoyesis.
granulosa cell tumor. tumor de células granulosas.
granulose. granulosa.
granulosis. granulosis.
grape vine. vid.
grape. uva.
graphesthesia. grafestesia.
graphoanalysis. grafoanálisis.
graphocatharsis. grafocatarsis.
graphokinesthetic. grafocinestésico.
graphology. grafología.
graphomotor. grafomotor.
graphopathology. grafopatología.
graphorrhea. graforrea.
graphospasm. grafospasmo.
gratification. gratificación.
gravid. grávida, encinta.

gravid uterus. útero grávido.
gravidic retinitis. retinitis gravídica.
gravidity. gravidez.
gravimeter. gravímetro.
gravity. gravedad.
gray. gris.
gray hair, white hair. cana.
gray hepatization. hepatización gris.
gray induration. induración gris.
gray reticular formation. formación gris.
gray substance. sustancia gris.
great cerebral vein. vena cerebral magna.
great foramen. agujero magno.
great sacrosciatic foramen. agujero sacrociático mayor.
greater curvature of stomach. curvatura mayor del estómago.
greater tuberosity of humerus. tuberosidad mayor del húmero.
green. verde.
green nail syndrome. síndrome de uñas verdes.
gregarinosis. gregarinosis.
grid. parrilla.
griseofulvin. griseofulvina.
groin. ingle [inguinal].
groove. corredera.
ground. terreno.
group. grupo.
group agglutination. aglutinación de grupo.
group agglutinin. aglutinina de grupo.
group psychotherapy. psicoterapia grupal o de grupo.
growht hormone. hormona del crecimiento.
growing pain. dolor del crecimiento.
growth. crecimiento.
growth quotient. cociente de crecimiento.
gryposis. griposis o grifosis.
guaiac. guayaco.
guaiacin. guayacina.
guaiacol. guayacol.
guanethidine. guanetidina.
guanidase. guanidasa.
guanidine. guanidina.
guanine. guanina.
guano. guano.
guanophore. guanóforo.
guanosine. guanosina.
guanylic acid. ácido guanílico.
guidance. guía.
guillotine. guillotina.
guillotine amputation. amputación en guillotina.
guiltness. culpabilidad.
guinea pig. cobayo.
gulose. gulosa.
gumma. goma.
gunshot wound. herida por arma de fuego.
gurgling. gorgoteo.
gustation. gustación.
gustatory cell. célula gustativa.
gustatory center. centro gustatorio.
gustatory hallucination. alucinación gustativa.
gustometry. gustometría.
guttural. gutural.
gymnastics. gimnasia.
gymnemic acid. ácido gimnémico.
gymnobacterium. gimnobacteria.
gymnospore. gimnospora.
gynandria. ginandria, ginandrismo.
gynatresia. ginatresia.
gynecoid. ginecoide.
gynecologist. ginecólogo.
gynecology. ginecología.
gynecomasty. ginecomastia.
gynecopathy. ginecopatía.
gynephobia. ginefobia.
gynoplasty. ginoplastia.
gypsum, plaster. yeso.
gyrus. circunvolución.
gyrus geniculi. circunvolución geniculada.
gyrus olfactorius lateralis. circunvolución olfatoria lateral.
gyrus olfactorius medialis. circunvolución olfatoria medial.

H

habenula. habénula.
habit. hábito, rutina.
habitat. hábitat.
habituation. habituación.
habromania. habromanía.
hafnium. hafnio.
hair. cabello, pelo.
hair follicle. folículo piloso.
hairy tongue. lengua pilosa.
hal. medio (1.ª acep.).
halisteresis. halistéresis.
halitosis. halitosis.
halitus. hálito.
hallucination. alucinación.
hallucinogen. alucinógeno.
hallucinosis. alucinosis.
halo. halo.
halogen. halógeno.
haloid. haloide.
halometer. halómetro.
halophilic. halófilo.
halothane. halotano.
hamarthritis. hamartritis.
hamartia. hamartia.
hamartoma. hamartoma o hamartoblastoma.
hammer finger, mallet finger. dedo en martillo.
hamulus. hamulus.
hand. mano.
handful. puñado.
handicaped. inválido.
hanging. ahorcadura.
haphalgesia. hafalgesia.
haplobacteria. haplobacteria.
haplodont. haplodonto.
haploid. haploide.
haplont. haplonto.
haplophase. haplofase.
haplopia. haplopía.
haploscope. haploscopio.
hapten. hapteno.
haptodysphoria. haptodisforia.
haptoglobin. haptoglobina.
haptophore. haptóforo.
hard. duro.
hard cataract. catarata dura.
hard chancre. chancro duro.
hard palate. paladar duro.
hard pulse. pulso duro.
hard ray. rayo duro.
hardening. endurecimiento.
hardness. dureza.
harlequin fetus. feto arlequín.
harmonia. harmonía.
haustrum. haustro.
haversian system. sistema haversiano.
hay. heno.
hay fever. fiebre del heno.
head. cabeza.
healing. curación.
healing by first intention. curación por primera intención.
healing by second intention. curación por segunda intención.
hearing aid. audífono.
heart. corazón.
heart base. base del corazón.
heart block. bloqueo cardíaco.
heart shock. choque del corazón.
heart tone. tono cardíaco.
heat. calor.

heavy chain. cadena pesada.
heavy chain disease. enfermedad de las cadenas.
heavy oxygen. oxígeno pesado.
heavy water. agua pesada.
hebephrenia. hebefrenia.
hebetude. hebetud.
hecatomeral cell. célula hecatómera.
hectic fever. fiebre héctica.
hectogram. hectogramo.
hectoliter. hectolitro.
hectometer. hectómetro.
hederiform. hederáceo o hederiforme.
hedonism. hedonía o hedonismo.
hedrocele. hedrocele.
heel. talón.
heel-knee test. prueba del talón-rodilla.
helcoid. helcoide.
helcology. helcología.
helcoma. helcoma.
helcoplasty. helcoplastia.
helenine. helenina.
helianthin. heliantina.
helicin. helicina.
helicine. helicino.
helicoid. helicoide.
helicopod. helicópoda.
helicotrema. helicotrema.
heliopathia. heliopatía.
heliophobia. heliofobia.
heliotherapy. helioterapia.
heliotrope. heliotropo.
heliotropism. heliotropismo.
helium. helio.
helix. hélix.
hellebore. eléboro.
helminth. helminto.
helminthiasis. helmintiasis.
helminthic abscess. absceso helmíntico.
helminthoid. helmintoide.
helminthology. helmintología.
helminthoma. helmintoma.
heloma. heloma.
helotomy. helotomía.
hemabarometer. hemabarómetro.
hemachromatosis. hemacromatosis.
hemacytometer. hemacitómetro.
hemacytozoon. hemacitozoo.
hemagglutination. hemaglutinación.
hemagglutinin. hemaglutinina.
hemagogue. hemagogo.
hemangiectasis. hemangiectasia.
hemangioblast. hemangioblastoma.
hemangioendothelioma. hemangioendotelioma.
hemangioma. hemangioma.
hemangiomatosis. hemangiomatosis.
hemangiopericytoma. hemangiopericitoma.
hemangiosarcoma. hemangiosarcoma.
hemarthrosis. hemartros o hemartrosis.
hematein. hemateína.
hematemesis. hematemesis.
hematencephalon. hematencéfalo.
hematidrosis. hematidrosis.
hematimeter. hematímetro.
hematin. hematina.
hematinemia. hematinemia.
hematinometer. hematinómetro.
hematinuria. hematinuria.
hematoblast. hematoblasto.
hematocatharsis. hematocatarsis.
hematocele. hematocele.
hematochezia. hematoquecia.
hematochyluria. hematoquiluria.
hematocoelia. hematocelia.
hematocrit. hematócrito.
hematocyanin. hematocianina.
hematocystis. hematocistis.
hematocyte. hematocito.
hematocytolysis. hematocitólisis.
hematogenesis. hematogénesis.
hematogenous albuminuria. albuminuria hematógena.
hematogenous, hematogenic. hematógeno.
hematogenous pigment. pigmento hematógeno.
hematogenous pigmentation. pigmentación hematógena.
hematogenous pyelitis. pielitis hematógena.
hematogone. hematogonia.
hematoid. hematoide.
hematoidin. hematoidina.
hematokolpos. hematocolpos.
hematologist. hematólogo.
hematology. hematología.
hematolymphangioma. hematolinfangioma.
hematoma. hematoma.
hematometra. hematómetra.
hematomole. hematomola.
hematomphalocele. hematonfalocele.
hematomyelia. hematomielia.
hematomyelitis. hematomielitis.
hematomyelopore. hematomieloporosis.
hematophagia. hematofagia.
hematopoietic gland. glándula hematopoyética.
hematopoietic system. sistema hemopoyético.
hematoporphyrin. hematoporfirina.
hematorrhachis. hematorraquis.
hematosalpinx. hematosalpinx.
hematoscope. hematoscopio.
hematoscopy. hematoscopia.
hematosis. hematosis.
hematospectrophotometer. hematospectrofotómetro.
hematospermatocele. hematospermatocele.
hematostatic. hematostático.
hematoxyllin-eosin staining. coloración de la hematoxilina-eosina.
hematozoic parasite. parásito hemozoico.
hematozoon. hematozoo.
hematuria. hematuria o hematuresis, hematocituria.
heme. hem.
hemendothelioma. hemendotelioma.
hemeralope. hemerálope.
hemeralopia. hemeralopía.
hemerythrin. hemeritrina.
hemiacardius. hemiacardio.
hemiacephalus. hemiacéfalo.
hemiachromatopsia. hemiacromatopsia.
hemiageusia. hemiageusia.
hemialgia. hemialgia.
hemiamblyopia. hemiambliopía.
hemianacusia. hemianacusia.
hemianalgesia. hemianalgesia.
hemianesthesia cruciata. hemianestesia cruzada.
hemianesthesia. hemianestesia.
hemianopsia. hemianopsia o hemianopía.
hemianosmia. hemianosmia.
hemiapraxia. hemiapraxia.
hemiarthrosis. hemiartrosis.
hemiataxia. hemiataxia.
hemiathetosis. hemiatetosis.
hemiatrophy. hemiatrofia.
hemiazygos vein. vena hemiácigos.
hemiballism. hemibalismo.
hemic. hémico.
hemicardia. hemicardia.
hemicellulase. hemicelulasa.
hemicellulose. hemicelulosa.
hemicephalia. hemicefalia.
hemicerebrum. hemicerebro.
hemichorea. hemicorea.
hemichromosome. hemicromosoma.
hemicolectomy. hemicolectomía.
hemicrania. hemicránea.
hemicraniosis. hemicraniosis.
hemidesmosome. hemidesmosoma.
hemidiaphragm. hemidiafragma.
hemidrosis. hemidrosis o hemidiaforesis.
hemidysesthesia. hemidisestesia.

hemidystrophy. hemidistrofia.
hemiepilepsy. hemiepilepsia.
hemifacial. hemifacial.
hemigastrectomy. hemigastrectomía.
hemiglossitis. hemiglositis.
hemihypalgesia. hemihipalgesia.
hemihyperesthesia. hemihiperestesia.
hemihypertonia. hemihipertonía.
hemihypotonia. hemihipotonía.
hemikaryon. hemicarion.
hemilaminectomy. hemilaminectomía.
hemilaryngectomy. hemilaringectomía.
hemilateral. hemilateral.
hemimelia. hemimelia.
hemimelus. hemimelo.
hemin. hemina.
heminephrectomy. heminefrectomía.
hemiopia. hemiopía.
hemipagus. hemípago.
hemiparanesthesia. hemiparanestesia.
hemiparesis. hemiparesia.
hemiparesthesia. hemiparestesia.
hemiparkinsonism. hemiparkinsonismo.
hemiphalangectomy. hemifalangectomía.
hemiplegia. hemiplejía.
hemiplegic gait. marcha hemipléjica.
hemiplegic rigidity. rigidez hemipléjica.
hemisacralization. hemisacralización.
hemiscotosis. hemiscotoma.
hemisphere. hemisferio.
hemispherectomy. hemisferectomía.
hemisyndrome. hemisíndrome.
hemisystole. hemisístole.
hemithoracic duct. conducto hemitorácico.
hemithorax. hemitórax.
hemithyroidectomy. hemitiroidectomía.
hemizygosity. hemicigotia.
hemizygous, hemizygotic. hemicigótico.
hemlock. cicuta.
hemoblast. hemoblasto.
hemoblastosis. hemoblastosis.
hemocholecyst. hemocolecisto.
hemochromatosis. hemocromatosis.
hemochrome. hemocroma.
hemochromogen. hemocromógeno.
hemochromometry. hemocromometría.
hemochromoprotein. hemocromoproteína.
hemoconcentration. hemoconcentración.
hemoculture. hemocultivo o hemocultura.
hemocytoblast. hemocitoblasto.
hemocytolysis. hemocitólisis.
hemocytozoon. hemocitozoo.
hemodializer. hemodializador.
hemodialysis. hemodiálisis.
hemodiastase. hemodiastasa.
hemodynamics. hemodinámica.
hemodynamometer. hemodinamómetro.
hemoendothelial. hemoendotelial.
hemoflagellate. hemoflagelado.
hemofuscin. hemofuscina.
hemoglobin. hemoglobina.
hemoglobinemia. hemoglobinemia.
hemoglobiniferous. hemoglobinífero.
hemoglobinocholia. hemoglobinobilia.
hemoglobinolysis. hemoglobinólisis.
hemoglobinometer. hemoglobinómetro.
hemoglobinopathy. hemoglobinopatía.
hemoglobinuria. hemoglobinuria.
hemoglobinuric fever. fiebre hemoglobinúrica.
hemogram. hemograma.
hemohistioblast. hemohistioblasto.
hemokonia. hemoconia.
hemolization. hemolización.
hemolymph. hemolinfa.
hemolymphangioma. hemolinfangioma.
hemolysis. hemolisina.
hemolysoid. hemolisoide.
hemolytic. hemolítico.
hemolytic anemia. anemia hemolítica.

hemolytic disease of newborn. enfermedad hemolítica de los recién nacidos.
hemolytic jaundice. ictericia hemolítica.
hemolytic splenomegaly. esplenomegalia hemolítica.
hemolytic substance. sustancia hemolítica.
hemolytic unit. unidad hemolítica.
hemomediastinum. hemomediastino.
hemometry, hematometry. hemometría.
hemopathology. hemopatología.
hemopathy. hemopatía.
hemopericardium. hemopericardio.
hemoperitoneum. hemoperitoneo.
hemophagocytosis. hemofagocitosis.
hemophil. hemófilo.
hemophilia. hemofilia.
hemophobia. hemofobia.
hemophthalmia. hemoftalmía o hemoftalmo.
hemopneumopericardium. hemoneumopericardio.
hemopneumothorax. hemoneumotórax.
hemopoiesis. hemopoyesis.
hemopoietic. hemopoyético.
hemopoietin. hemopoyetina.
hemoprecipitin. hemoprecipitina.
hemoproctia. hemoproccia o hemoproctia.
hemopsonin. hemopsonina.
hemoptysis. hemoptisis.
hemopyelectasis. hemopielectasia.
hemorrhachis. hemorraquis.
hemorrhage. hemorragia (hemorrágico).
hemorrhagenic. hemorragíparo.
hemorrhagic abscess. absceso hemorrágico.
hemorrhagic anemia. anemia hemorrágica.
hemorrhagic cyst. quiste hemorrágico.
hemorrhagic diathesis. diátesis hemorrágica.
hemorrhagic fever. fiebre hemorrágica aguda epidémica.
hemorrhagic internal. paquimeningitis hemorrágica.
hemorrhagic pericarditis. pericarditis hemorrágica.
hemorrhagic peritonitis. peritonitis hemorrágica.
hemorrhagic pleurisy. pleuresía hemorrágica.
hemorrhagic pyelitis. pielitis hemorrágica.
hemorrhagic salpingitis. salpingitis hemorrágica.
hemorrhagic smallpox. viruela hemorrágica.
hemorrhagic thrombocythemia. trombocitemia hemorrágica.
hemorrhoidal vessel. vaso hemorroidal.
hemorrhoidectomy. hemorroidectomía.
hemorrhoids. hemorroide o hemorroides.
hemosiderin. hemosiderina.
hemosiderinuria. hemosideruria.
hemosiderosis. hemosiderosis.
hemospermia. hemospermia.
hemostasis. hemostasia o hemostasis.
hemostatic. hemostático.
hemostatic forceps. pinzas hemostáticas.
hemotherapy. hemoterapia.
hemothorax. hemotórax.
hemotoxic. hemotóxico.
hemotoxin, hematoxin. hemotoxina, hematoxina.
hemotropic. hemotrópico.
hemotropic poison. veneno hemotrópico.
hemp. cáñamo.
henbane. beleño.
henry. henrio.
heparin. heparina.
heparinase. heparinasa.
hepatalgia. hepatalgia.
hepatectomy. hepatectomía.
hepatic. hepática.
hepatic cell. célula hepática.
hepatic coma. coma hepático.
hepatic duct. conducto hepático.
hepatic lobe. lóbulo hepático.
hepaticoduodenostomy. hepaticoduodenostomía.
hepaticoenterostomy. hepaticoenterostomía.
hepaticoliasis. hepaticoliasis.
hepaticolithotripsy. hepaticolitotripsia.

hepaticostomy. hepaticostomía.
hepaticotomy. hepaticotomía.
hepatitis. hepatitis.
hepatitis B core antigen. antígeno central de la hepatitis B.
hepatitis B surface antigen. antígeno de superficie de la hepatitis B.
hepatitis virus. virus de la hepatitis.
hepatization. hepatización.
hepatobiliary. hepatobiliar.
hepatocele. hepatocele.
hepatocellular. hepatocelular.
hepatocholangioenterostomy. hepatocolangioenterostomía.
hepatocholangiostomy. hepatocolangiostomía.
hepatocirrhosis. hepatocirrosis.
hepatocolic. hepatocólico.
hepatocystic. hepatocístico.
hepatocystic duct. conducto hepatocístico.
hepatodynia. hepatodinia.
hepatodystrophy. hepatodistrofia.
hepatoenteric. hepatoentérico.
hepatofugal. hepatófugo.
hepatogenic. hepatogénico.
hepatogenous pigment. pigmento hepatógeno.
hepatogram. hepatograma.
hepatography. hepatografía.
hepatoid. hepatoide.
hepatojugular reflex. reflejo hepatoyugular.
hepatolienal. hepatolienal.
hepatolith. hepatolito.
hepatolithectomy. hepatolitectomía.
hepatolithiasis. hepatolitiasis.
hepatologist. hepatólogo.
hepatology. hepatología.
hepatolysis. hepatólisis.
hepatoma. hepatoma.
hepatomalacia. hepatomalacia.
hepatomegalia. hepatomegalia.
hepatonephritis. hepatonefritis.
hepatonephromegaly. hepatonefromegalia.
hepatopathy. hepatopatía.
hepatopetal. hepatópeto.
hepatopexy. hepatopexia.
hepatophage. hepatófago.
hepatophlebitis. hepatoflebitis.
hepatophlebotomy. hepatoflebotomía.
hepatoptosis. hepatoptosis.
hepatorrhagia. hepatorragia.
hepatorrhaphy. hepatorrafia.
hepatorrhexis. hepatorrexis.
hepatoscopy. hepatoscopia.
hepatosis. hepatosis.
hepatosplenography. hepatosplenografía.
hepatostomy. hepatostomía.
hepatotherapy. hepatoterapia.
hepatotomy. hepatotomía.
hepatotoxemia. hepatotoxemia.
hepatotoxin. hepatotoxina.
hepatotropic. hepatotrópico.
heptachromic. heptacrómico.
heptose. heptosa.
heptosuria. heptosuria.
herb. hierba.
herbaceous. herbáceo.
herbivore. herbívoro.
hereditary cerebellar ataxia. ataxia cerebelosa hereditaria.
hereditary disease. enfermedad hereditaria.
hereditary ectodermal dysplasia. displasia ectodérmica hereditaria.
hereditary hemorrhagic. telangiectasia hemorrágica.
hereditary methemoglobinemic cyanosis. cianosis hereditaria metahemoglobinúrica.
hereditary sensory radicular neuropathy. neuropatía radicular sensitiva hereditaria.
hereditary spinal ataxia. ataxia familiar o hereditaria.
hereditary syphilis. sífilis hereditaria.
heredity. herencia.
heredoataxia. heredoataxia.
heredodegeneration. heredodegeneración.
heredofamilial. heredofamiliar.
heredoinfection. heredoinfección.
heredolues. heredosífilis, heredolués.
heredopathia. heredopatía.
hermaphrodism. hermafroditismo.
hermaphrodite. hermafrodita.
hernia. hernia.
hernia of the iris. hernia del iris.
hernial sac. saco herniario.
herniary. herniario.
herniation. herniación.
herniation of nucleus pulposus. herniación del núcleo pulposo.
hernioenterotomy. hernioenterotomía.
hernioid. hernioide.
herniolaparotomy. herniolaparotomía.
herniology. herniología.
hernioplasty. hernioplastia.
herniorrhaphy. herniorrafia.
herniotomy. herniotomía.
heroin. heroína.
heroinism. heroinismo.
herpangina. herpangina.
herpes. herpe o herpes.
herpes facialis. herpes facial.
herpes genitalis. herpes genital.
herpes labialis. herpes labial.
herpes simplex virus. virus del herpes simple.
herpes zoster ophthalmicus. herpes zoster oftálmico.
herpetic fever. fiebre herpética.
herpetic keratitis. queratitis herpética.
herpetiform. herpetiforme.
hertz. hercio.
hertzian ray. rayo hertziano.
hertzian wave. onda hertziana.
heteradelphia. heteradelfia.
heteroagglutinin. heteroaglutinina.
heterocentric. heterocéntrico.
heterocephalus. heterocéfalo.
heterochromatin. heterocromatina.
heterochromia. heterocromía.
heterochromosome. heterocromosoma.
heterochromous. heterocromo.
heterochronia. heterocronía.
heterochylia. heteroquilia.
heterocladic. heterocládico.
heterocomplement. heterocomplemento.
heterocrine gland. glándula heterocrina.
heterocyclic. heterocíclico.
heterocytotoxin. heterocitotoxina.
heterodermic. heterodérmico.
heterodesmotic. heterodesmótico.
heterodont. heterodonto.
heterodymus. heteródimo.
heteroerotism. heteroerotismo.
heterogametic. heterogamético.
heterogamy. heterogamia.
heterogeneous. heterogéneo.
heterogeneous system. sistema heterogéneo.
heterogenesis. heterogénesis.
heterogenetic antigen. antígeno heterogénico.
heterogenous vaccine. vacuna heteróloga.
heterohemagglutinin. heterohemaglutinina.
heterohemagglutination. heterohemaglutinación.
heterohemolysin. heterohemolisina.
heteroimmune. heteroinmune.
heterokinesis. heterocinesis.
heterologous. heterólogo.
heterologous graft. injerto heterólogo.
heterologous serum. suero heterólogo.
heterologous stimulus. estímulo heterólogo.
heterologous tissue. tejido heterólogo.
heterolysin. heterolisina.
heteromeral cell. célula heterómera.

heteronomous. heterónomo.
heteronymous. heterónimo.
heteronymous hemianopia. heterónima.
heteronymous image. imagen heterónima.
heteropagus. herópago.
heterophasia. heterofasia.
heterophoralgia. heteroforalgia.
heterophoria. heteroforia.
heterophthalmia. heteroftalmía.
heterophyasis. heterofiasis.
heteroplasia. heteroplasia.
heteroplasty. heteroplastia.
heteroploid. heteroploide.
heteroploidy. heteroploidía.
heteropsia. heteropsia.
heterosexuality. heterosexualidad.
heterotopia. heterotopia.
heterotopic stimulus. estímulo heterotópico.
heterotopic transplantation. trasplante heterotópico.
heterotrichosis. heterotricosis.
heterotrophia. heterotrofia.
heterotrophic. heterótrofo.
heterovaccine. heterovacuna.
heteroxenous. heteroxénico.
heterozygote. heterocigoto.
heurohistology. neurohistología.
hexacanth. hexacanto.
hexachlorophene. hexaclorofeno.
hexachromic. hexacrómico.
hexadactyly. hexadactilia.
hexadecanoico acid. ácido hexadecanoico.
hexamethonium. hexametonio.
hexane. hexano.
hexatomic. hexatómico.
hexestrol. hexestrol.
hexobarbital. hexobarbital.
hexone base. base hexona.
hexosamine. hexosamina.
hexose. hexosa.
hexosephosphate. hexosafosfato.
hexyl. hexil.
hexylamine. hexilamina.
hexylcaine. hexilcaína.
hiatal hernia. hernia hiatal.
hiatus. hiato (hiatal).
hibernation. hibernación.
hiccup. hipo.
hidradenitis. hidradenitis.
hidradenoma. hidradenoma.
hidrosadenitis. hidrosadenitis.
hidrosis. hidrosis.
hieralgia. hieralgia.
hierolisthesis. hierolistesis.
high forceps. fórceps alto.
high frequency current. corriente de alta frecuencia.
high tension current. corriente de alta tensión.
high-tension pulse. pulso hipertenso.
hilus. hilio [hiliar].
hilus tuberculosis. tuberculosis hiliar.
hip joint, articulatio coxae. articulación coxofemoral.
hip. cadera.
hipoazoturia. hipoazoúria.
hippocampal commissure. comisura del hipocampo.
hippocampal gyrus. circunvolución del hipocampo.
hippocampus. hipocampo.
hippocratic finger. dedo hipocrático.
hippuric acid. ácido hipúrico.
hippuricase. hipuricasa.
hipsophobia. hipsofobia.
hircic acid. ácido hírsico.
hircismus. hircismo.
hirsutism. hirsutismo.
hirudin. hirudina.
histaminase. histaminasa.
histamine. histamina.
histamine shock. choque histamínico.
histaminemia. histaminemia.
histic. hístico.
histidase. histidasa.
histidine. histidina.
histiocyte. histiocito o histocito.
histiocytoma. histocitoma.
histiocytosis. histiocitosis o histiocitosis.
histocompatibility. histocompatibilidad.
histogenesis. histogénesis o histogenia.
histoincompatibility. histoincompatibilidad.
histologic lesion. lesión histológica.
histologist. histólogo.
histology. histología.
histone. histona.
histoplasmosis. histoplasmosis.
historadiography. historradiografía.
historrhexis. historrexis.
histotherapy. histoterapia.
histotripsy. histotripsia.
histotrophic. histotrófico.
hoarse, raucous. ronco.
holandric gene. gen holándrico.
holmium. holmio.
holocrine. holocrino.
holocrine gland. glándula holocrina.
holodiastolic. holodiastólico.
hologamy. hologamia.
holosystolic. holosistólico.
homatropine. homatropina.
homeopathist. homeópata.
homeopathy. homeopatía.
homeostasis. homeostasia.
homicide. homicidio.
hominal physiology. fisiología humana.
homocyclic. homocíclico.
homodont. homodonto.
homogametic. homogamético.
homogeneization. homogeneización.
homogeneous. homogéneo.
homogeneous system. sistema homogéneo.
homogenesis. homogénesis.
homogenized milk. leche homogeneizada.
homogentisic acid. ácido homogentísico.
homolateral. homolateral.
homologous graft. injerto homólogo.
homologous series. serie homóloga.
homologous serum. suero homólogo.
homologous tissue. tejido homólogo.
homologue. homólogo.
homonymous hemianopia. hemianopsia homónima.
homonymous image. imagen homónima.
homoplasty. homoplastia.
homosexual. homosexual.
homosexuality. homosexualidad.
homotopic transplantation. trasplante homotópico.
homotropism. homotropismo.
homozygosis. homocigosis.
homozygote. homocigoto.
hoof. casco.
hook. gancho.
hooked, unciform. ganchoso.
horizontal heart. corazón horizontal.
horizontal hemianopia. hemianopsia horizontal.
horizontal plane. plano horizontal.
horizontal vertigo. vértigo horizontal.
hormion. hormión.
hormone. hormona.
hormonogenesis. hormonogénesis.
hormonopoiesis. hormonopoyesis.
hormonotherapy. hormonoterapia.
horripilation. horripilación.
horse. caballo.
horse bean. haba.
horse serum. suero de caballo o equino.
horsehair. crin.
horseshoe kidney. riñón en herradura.
hospital. hospital.
hospitalization. hospitalización.
host. huésped.

hound's tongue. cinoglosa.
house. casa.
house-tree-person test. prueba de la casa-árbol-persona.
hum. zumbido.
humectant. humectante.
humectation. humectación.
humerus. húmero.
humid, moist. húmedo.
humidity. humedad.
humor. humor.
humor vitreus, vitreous humor. humor vítreo.
humoral immunity. inmunidad humoral.
hunchback. joroba.
hunger. hambre.
hunger osteopathy. osteopatía de hambre.
hyalin. hialina.
hyaline. hialino.
hyaline cartilage. cartílago hialino.
hyaline degeneration. degeneración hialina.
hyaline membrane disease. enfermedad de la membrana.
hyaline membrane. membrana hialina.
hyaline thrombus. trombo hialino.
hyalinosis. hialinosis.
hyalitis. hialitis.
hyalogen. hialógeno.
hyaloid. hialoide.
hyaloid membrane. membrana hialoides.
hyaloiditis. hialoiditis.
hyaloplasm. hialoplasma.
hyaloserositis. hialoserositis.
hyalosome. hialosoma.
hyaluronic acid. ácido hialurónico.
hyaluronidase. hialuronidasa.
hybridization. hibridación.
hydantoin. hidantoína.
hydatid. hidátide.
hydatid cyst. quiste hidatídico.
hydatid fremitus. frémito hidatídico.
hydatid toxemia. toxemia hidatídica.
hydatidiform mole, hydatid. mola hidatídica.
hydatidiform. hidatidiforme.
hydatidosis. hidatidosis.
hydatidostomy. hidatidostomía.
hydatiduria. hidatiduria.
hydatism. hidatismo.
hydatoid. hidatoide.
hydracid. hidrácido.
hydralazine. hidralacina.
hydramine. hidramina.
hydramnios. hidramnios.
hydrargyrism. hidrargirismo.
hydrarthrosis. hidrartrosis o hidrartros.
hydrase. hidrasa.
hydrastinine. hidrastinina.
hydrate. hidrato.
hydration. hidratación.
hydrazine. hidracina.
hydrazone. hidrazona.
hydremia. hidremia.
hydric. hídrico.
hydroa. hidroa.
hydroalcoholic tincture. tintura hidroalcohólica.
hydrocarbon. hidrocarburo.
hydrocele. hidrocele.
hydrocelectomy. hidrocelectomía.
hydrocephalia. hidrocefalia.
hydrocephalus. hidrocéfalo.
hydrochloride. clorhidrato.
hydrochlorothiazide. hidroclorotiacida.
hydrocolloid. hidrocoloide.
hydrocolpos. hidrocolpos.
hydrocortisone. hidrocortisona.
hydrocyst. hidrocisto.
hydrocystoma. hidrocistoma.
hydrodiffusion. hidrodifusión.
hydrodynamics. hidrodinámica.
hydroelectric. hidroeléctrico.

hydrogen. hidrógeno.
hydrogen ion concentration. concentración de iones de hidrógeno.
hydrogen ion. ion hidrógeno.
hydrogen peroxide. agua oxigenada.
hydrogenase. hidrogenasa.
hydrogenation. hidrogenación.
hydrolase. hidrolasa.
hydrology. hidrología.
hydrolysis. hidrólisis.
hydroma. hidroma, higroma.
hydromeningitis. hidromeningitis.
hydromeningocele. hidromeningocele.
hydrometer. hidrómetro.
hydrometra. hidrómetra.
hydrometry. hidrometría.
hydromphalus. hidrónfalo.
hydromyelia. hidromielia.
hydromyelocele. hidromielocele.
hydronephrosis. hidronefrosis.
hydropathy. hidropatía.
hydropericarditis. hidropericarditis.
hydropericardium. hidropericardio.
hydroperitoneum. hidroperitoneo.
hydrophilic, hydrophil. hidrófilo.
hydrophobia. hidrofobia.
hydrophobic. hidrófobo.
hydrophtalmos. hidroftalmía o hidroftalmos.
hydrophysometra. hidrofisómetra.
hydropic. hidrópico.
hydropneumopericardium. hidroneumopericardio.
hydropneumoperitoneum. hidroneumoperitoneo.
hydropneumothorax. hidroneumotórax.
hydroponics. hidropónica.
hydrops. hidropesía.
hydroquinone. hidroquinona.
hydrorachis. hidrorraquis.
hydrorrhea. hidrorrea.
hydrosalpinx. hidrosalpinge o hidrosalpinx.
hydroscope. hidroscopio.
hydrostatics. hidrostática.
hydrosynthesis. hidrosíntesis.
hydrotherapy. hidroterapia.
hydrothorax. hidrotórax.
hydrotympanum. hidrotímpano.
hydroureter. hidrouréter.
hydrovarium. hidrovario.
hydroxide. hidróxido.
hydroxyamphetamine. hidroxianfetamina.
hydroxyl. hidroxilo.
hydroxylamine. hidroxilamina.
5-hydroxytryptamine. 5-hidroxitriptamina.
hydruria. hidruria.
hygiene. higiene.
hygienist. higienista.
hygienization. higienización.
hygiology, hygieology. higiología.
hyloma. hiloma.
hymen. himen.
hymen bifenestratus. himen bifenestrado.
hymenectomy. himenectomía.
hymenitis. himenitis.
hymenolepiasis. himenolepiasis.
hymenology. himenología.
hymenopterism. himenopterismo.
hymenorrhaphy. himenorrafia.
hymenotomy. himenotomía.
hyoepiglottic. hioepiglótico.
hyoglossus. hiogloso.
hyoid. hioides.
hyopharyngeus. hiofaríngeo.
hyoscine. hioscina.
hyoscyamine. hiosciamina.
hypalgesia. hipoalgesia.
hypaxial. hipaxil.
hyperacanthosis. hiperacantosis.
hyperacidity. hiperacidez.
hyperactivity. hiperactividad.
hyperacusis. hiperacusia o hiperacusis.

hyperacute. hiperagudo.
hyperadiposis. hiperadiposis.
hyperadrenalism. hiperadrenalismo.
hyperadrenocorticism. hiperadrenocorticalismo.
hyperalbuminosis. hiperalbuminosis.
hyperaldosteronism. hiperaldosteronismo.
hyperalgesia. hiperalgesia o hiperalgia.
hyperaminocidemia. hiperaminocidemia.
hyperaphia. hiperafia.
hyperazotemia. hiperazoemia.
hyperazoturia. hiperazoúria.
hyperbaric. hiperbaria.
hyperbaric chamber. cámara hiperbárica.
hyperbaric oxygen. oxígeno hiperbárico.
hyperblastosis. hiperblastosis.
hypercalcemia. hipercalcemia.
hypercalciuria. hipercalcinuria.
hypercapnia. hipercapnia.
hypercarotenemia. hipercarotinemia.
hypercementosis. hipercementosis.
hypercenesthesia. hipercenestesia.
hyperchlorhydria. hiperclorhidria.
hyperchloruration. hipercloruración.
hyperchloruria. hipercloruria.
hypercholesteremia. hipercolesteremia.
hypercholesterolia. hipercolesterolia.
hypercholia. hipercolia.
hyperchondroplasia. hipercondroplasia.
hyperchromaffinism. hipercromafinismo.
hyperchromatism. hipercromatismo.
hyperchromatopsia. hipercromatopsia.
hyperchromenia. hipercromenia.
hyperchromia. hipercromía.
hyperchromic anemia. anemia hipercroma.
hypercorticalism. hipercorticalismo.
hypercyesis. hiperciesis.
hypercythemia. hipercitemia.
hyperdactyly. hiperdactilia.
hyperdiuresis. hiperdiuresis.
hyperdynamia. hiperdinamia.
hyperdynamia uteri. hiperdinamia uterina.
hyperemesis. hiperemesis o hiperémesis.
hyperemia. hiperemia.
hyperemotivity. hiperemotividad.
hyperencephalus. hiperencéfalo.
hyperendocrinia. hiperendocrinia.
hyperendocrinism. hiperendocrinismo.
hyperergasia. hiperergasia.
hyperergia. hipergia, hiperergia.
hypererythrocythemia. hipereritrocitemia.
hyperesthesia. hiperestesia.
hyperesthetic zone. zona hiperestésica.
hyperestrogenemia. hiperestrogenemia.
hyperexophoria. hiperexoforia.
hyperextension. hiperextensión.
hyperflexion. hiperflexión.
hyperfunctioning. hiperfuncionamiento.
hypergalactosis. hipergalactosis.
hypergammaglobulinemia. hipergammaglobulinemia.
hypergenitalism. hipergenitalismo.
hypergeusia. hipergeusia.
hyperglobulia. hiperglobulia.
hyperglycemia. hiperglucemia.
hyperglycemic glycosuria. glucosuria hiperglucémica.
hyperglycinemia. hiperglicinemia.
hyperglycinuria. hiperglicinuria.
hyperglycinuria with. hiperglicinuria con.
hyperglycogenolysis. hiperglucogenólisis.
hyperglycorrhachia. hiperglucorraquia.
hyperglycosuria. hiperglucosuria.
hypergonadism. hipergonadismo.
hyperhedonia. hiperhedonía o hiperhedonismo.
hyperhemoglobinemia. hiperhemoglobinemia.
hyperhidrosis. efidrosis.
hyperhidrosis. hiperhidrosis.
hyperimmune serum. suero hiperinmune.
hyperimmunization. hiperinmunización.

hyperinosis. hiperinosemia o hiperinosis.
hyperinsulinism. hiperinsulinismo.
hyperkalemia. hipercaliemia.
hyperkalinity. hiperalcalinidad.
hyperkeratosis. hiperqueratosis.
hyperkeratosis follicularis. hiperqueratosis follicular.
hyperketonuria. hipercetonuria.
hyperketosis. hipercetosis.
hyperkinesia. hipercinesia o hipercinesis.
hyperlactation. hiperlactación.
hyperlecithinemia. hiperlecitinemia.
hyperleukocytosis. hiperleucocitosis.
hyperlipemia. hiperlipemia.
hyperlipoproteinemia. hiperlipoproteinemia.
hyperliposis. hiperliposis.
hypermania. hipermanía.
hypermastia. hipermastia.
hypermature. hipermaduro.
hypermature cataract. catarata hipermadura.
hypermenorrhea. hipermenorrea.
hypermetabolism. hipermetabolismo.
hypermetamorphosis. hipermetamorfosis.
hypermetria. hipermetría.
hypermetrope. hipermétrope.
hypermetropia. hipermetropía.
hypermimia. hipermimia.
hypermnesia. hipermnesia.
hypermorph. hipermorfo.
hypermotility. hipermovilidad.
hypermyotonia. hipermiotonía.
hypermyotrophy. hipermiotrofia.
hypernatremia. hipernatremia.
hypernephroma. hipernefroma.
hypernormal. hipernormal.
hypernutrition. hipernutrición.
hyperonychosis. hiperonicosis o hiperoniquia.
hyperopic astigmatism. astigmatismo hipermetrópico.
hyperorchidism. hiperorquidia.
hyperosmia. hiperosmia.
hyperostosis. hiperostosis.
hyperovaria. hiperovaría o hiperovarismo.
hyperoxemia. hiperoxemia, hiperoxia.
hyperpallesthesia. hiperpalestesia.
hyperparathyroidism. hiperparatiroidismo.
hyperparotidism. hiperparotidismo.
hyperpathia. hiperpatía.
hyperpepsia. hiperpepsia.
hyperperistalsis. hiperperistaltismo.
hyperphalangia. hiperfalangismo.
hyperphonia. hiperfonía.
hyperphoria. hiperforia.
hyperphosphatasia. hiperfosfatasia.
hyperphosphatemia. hiperfosfatemia.
hyperphosphaturia. hiperfosfaturia.
hyperpiesia. hiperpiesia o hiperpiesis.
hyperpigmentation. hiperpigmentación.
hyperpinealism. hiperpinealismo.
hyperpipecolatemia. hiperpipecolatemia.
hyperpituitarism. hiperpituitarismo.
hyperplasia. hiperplasia.
hyperplastic graft. injerto hiperplástico.
hyperploidy. hiperploidía.
hyperpnea. hiperpnea.
hyperpolypeptidemia. hiperpolipeptidemia.
hyperpotassemia. hiperpotasemia.
hyperreflexia. hiperreflexia.
hypersalivation. hipersalivación.
hypersecretion. hipersecreción, hipercrinia o hipercrinismo.
hypersensitivity. hipersensibilidad.
hypersensitization. hipesensibilización.
hypersomnia. hipersomnia o hipersomnio.
hypersplenism. hiperesplenismo.
hypersthenia. hiperestenia.
hypersthenuria. hiperestenuria.
hypersystole. hipersístole.
hypertelorism. hipertelorismo.

hypertension. hipertensión.
hypertensive encephalopathy. encefalopatía hipertensiva.
hypertensive retinitis. retinitis hipertensiva.
hyperthermalgesia. hipertermalgesia.
hyperthermia. hipertermia.
hyperthymia. hipertimia.
hyperthyroidism. hipertiroidismo.
hyperthyroxinemia. hipertiroxinemia.
hypertonia. hipertonía.
hypertonic solution. solución hiperosmótica.
hypertrichosis. hipertricosis.
hypertrophic cicatrix. cicatriz hipertrófica.
hypertrophic gastritis. gastritis hipertrófica.
hypertrophic pulmonary. osteoartropatía hipertrófica.
hypertrophic rhinitis. rinitis hipertrófica.
hypertrophy. hipertrofia.
hyperuricemia. hiperuricemia.
hyperuricuria. hiperuricuria.
hypervegetative. hipervegetativo.
hyperventilation. hiperventilación.
hypervitaminosis. hipervitaminosis.
hypervolemia. hipervolemia.
hypha. hifa.
hyphema. hipema.
hyphemia. hipoemia.
hyphomycete. hifomiceto.
hyphomycosis. hifomicosis.
hypinosis. hipinosis.
hypnagogic. hipnagógico.
hypnagogic hallucination. alucinación hipnagoga.
hypnagogic state. estado hipnagógico.
hypnagogue. hipnagogo.
hypnesthesia. hipnestesia.
hypnic. hípnico.
hypnoanalysis. hipnoanálisis.
hypnogenic. hipnogénico.
hypnoid. hipnoide.
hypnoidic state. estado hipnoídico.
hypnolepsy. hipnolepsia.
hypnology. hipnología.
hypnonarcosis. hipnonarcosis.
hypnopompic. hipnopómpico.
hypnopompic hallucination. alucinación hipnopómpica.
hypnopompic image. imagen hipnagógica.
hypnosis. hipnosis.
hypnotherapy. hipnoterapia.
hypnotic. hipnótico.
hypnotic suggestion. sugestión hipnótica.
hypnotism. hipnotismo.
hypoacidity. hipoacidez.
hypoactivity. hipoactividad.
hypoacusis. hipoacusia.
hypoadrenalism. hipoadrenalismo o hipoadrenia.
hypoalbuminosis. hipoalbuminosis.
hypoalimentation. hipoalimentación.
hypobaropathy. hipobaropatía.
hypobromous acid. ácido hipobromoso.
hypobulia. hipobulia.
hypocalcemia. hipocalcemia.
hypocapnia. hipocapnia.
hypochloremia. hipocloremia.
hypochlorhydria. hipoclorhidria.
hypochlorous acid. ácido hipocloroso.
hypochloruria. hipocloruria.
hypocholesterolemia. hipocolesterolemia.
hypocholia. hipocolia.
hypochondria. hipocondría.
hypochondrial reflex. reflejo hipocondríaco.
hypochondrium. hipocondrio.
hypochromatic. hipocromático.
hypochromatism. hipocromatismo.
hypochromia. hipocromía.
hypochromic anemia. anemia hipocroma.
hypochylia. hipoquilia.
hypocrinism. hipocrinia.
hypodactyly. hipodactilia.
hypoderm. hipodermis.
hypodermic injection. inyección hipodérmica.
hypodermic needle. aguja hipodérmica.
hypodermoclysis. hipodermoclisis.
hypodiaphragmatic. hipodiafragmático.
hypoendocrinism. hipoendocrinia.
hypoeosinophilia. hipoeosinofilia.
hypoesophoria. hipoesoforia.
hypoexophoria. hipoexoforia.
hypofunction. hipofunción.
hypogalactia. hipogalactia.
hypogammaglobulinemia. hipogammaglobulinemia.
hypogastric fossa. fosa hipogástrica.
hypogastric ganglion. ganglio hipogástrico.
hypogastric plexus. plexo hipogástrico.
hypogastrium. hipogastrio.
hypogastrophagus. hipogastrodídimo.
hypogenesis. hipogénesis o hipogenia.
hypogenitalism. hipogenitalismo.
hypogeusia. hipogeusia.
hypoglossal. hipogloso.
hypoglossal ganglion. ganglio hipogloso.
hypoglossal nucleus. núcleo del hipogloso.
hypoglottis. hipoglotis.
hypoglycemia. hipoglucemia.
hypoglycemic shock. choque hipoglucémico.
hypoglycogenolysis. hipoglucogenólisis.
hypoglycorrhachia. hipoglucorraquis.
hypognathus. hipognato.
hypogranulocytosis. hipogranulocitosis.
hypoinsulinism. hipoinsulinia.
hypokaliemia. hipocaliemia.
hypokinesia. hipocinesia.
hypolipemia. hipolipidemia.
hypoliposis. hipoliposis.
hypolutemia. hipolutemia.
hypomania. hipomanía.
hypomastia. hipomastia.
hypomenorrhea. hipomenorrea.
hypomere. hipómera.
hypometabolism. hipometabolismo.
hypomotility. hipomovilidad.
hyponatremia. hiponatremia.
hyponychium. hiponiquio.
hypo-ovaria. hipovaría o hipovarismo.
hypoparathyroidism. hipoparatiroidismo.
hypopepsia. hipopepsia.
hypoperistalsis. hipoperistalsis.
hypophalangism. hipofalangismo.
hypopharynx. hipofaringe.
hypophobia. hipofobia.
hypophonia. hipofonía.
hypophoria. hipoforia.
hypophosphatasia. hipofosfatasia.
hypophosphate. hipofosfato.
hypophosphatemia. hipofosfatemia.
hypophyseal infantilism. infantilismo hipofisario.
hypophyseal syndrome. síndrome hipofisario.
hypophysectomy. hipofisectomía.
hypophysial duct. conducto hipofisiario.
hypophysis. hipófisis.
hypophysitis. hipofisitis.
hypopinealism. hipopinealismo.
hypopituitarism. hipopituitarismo.
hypoplasia. hipoplasia.
hypoplastic anemia. anemia hipoplásica.
hypoprothrombinemia. hipoprotrombinemia.
hypopyon. hipopión.
hyporeflexia. hiporreflexia.
hyposensitization. hiposensibilización.
hyposmia. hiposmia.
hypospadias. hipospadias o hipospadia.
hyposphyxia. hiposfixia.
hyposplenism. hipoesplenismo.
hypostasis. hipostasis.
hyposthenuria. hipostenuria.
hyposthesia. hipoestesia.
hyposystole. hiposistolia.

hypotaxia. hipotaxia.
hypotension. hipotensión.
hypotensor. hipotensor.
hypothalamus. hipotálamo.
hypothenar. hipotenar.
hypothermia. hipotermia.
hypothesis. hipótesis.
hypothrepsia. hipotrepsia.
hypothrombinemia. hipotrombinemia.
hypothyreosis. hipotiroidismo, hipotireosis.
hypotonia. hipotonía.
hypotonic solution. solución hiposmótica.
hypotrichosis. hipotricosis.
hypotrophy. hipotrofia.
hypovitaminosis. hipovitaminosis.
hypovolemia. hipovolemia.
hypoxemia. hipoxemia.
hypoxia. hipoxia.
hypsarrhythmia. hipsarritmia.
hysteralgia. histeralgia.
hysterectomy. histerectomía.
hysteria. histeria.
hysteric pregnancy. embarazo histérico.
hysterical deafness. sordera histérica.
hysterical fever. fiebre histérica.
hysterical paralysis. parálisis histérica.
hysterical personality. personalidad histérica.
hysteriform. histeriforme.
hystero-oophorectomy. histerooforectomía.
hysterocervicotomy. histerocervicotomía.
hysterocleisis. histerocleisis.
hysterocystic. histerocístico.
hysterocystocleisis. histerocistocleisis.
hysterocystopexy. histerocistopexia.
hysteroepilepsy. histeroepilepsia.
hysterogenic. histerogénico.
hysterography. histerografía.
hysterolaparotomy. histerolaparotomía.
hysterolysis. histerólisis.
hysterometry. histerometría.
hysteromyomectomy. histeromiomectomía.
hysteropathy. histeropatía.
hysteropexy. histeropexia.
hysteroptosis. histeroptosia o histeroptosis.
hysterorrhaphy. histerorrafia.
hysterorrhexis. histerorrea.
hysterosalpingo-oophorectomy. histerosalpingooforectomía.
hysterosalpingography. histerosalpingografía.
hysterosalpingostomy. histerosalpingostomía.
hysteroscopy. histeroscopia.
hysterospasm. histerospasmo.
hysterotomy. histerotomía.
hysterotrachelorrhaphy. histerotraquelorrafia.
hystolisis. histólisis.

I

iatric. yátrico.
iatrochemistry. yatroquímica.
iatrogenic. yatrógeno.
iatrophysics. yatrofísica.
ibuprofen. ibuprofén.
ice. hielo.
ichnogram. icnograma.
ichor. icor.
ichthyocolla. ictiocola.
ichthyol. ictiol.
ichthyophobia. ictiofobia.
ichthyosis vulgaris. ictiosis vulgar.
ichthyosis. ictiosis.
ichthyotoxin. ictiotoxina.
ichthyotoxism. ictiotoxismo.
icteric. ictérico.
icterogenic. ictérogeno.
icterohemoglobinuria. icterohemoglobinuria.
icterohemorrhagic fever. fiebre ictérica.
icterus, jaundice. ictericia.
id. ello.
idea. idea.
ideal. ideal.
ideal ego. yo ideal.
idealization. idealización.
ideation. ideación.
identification. identificación.
identity. idéntico.
ideokinetic apraxia, ideomotor apraxia. apraxia ideomotora.
idiochromatin. idiocromatina.
idiochromidia. idiocromidio.
idiochromosome. idiocromosoma.
idiocy. idiocia.
idiopathic disease. enfermedad idiopática.
idiopathic neuralgia. neuralgia idiopática.
idiopathic respiratory. síndrome de insuficiencia.
idiopathic thrombocytopenic purpura. púrpura trombopénica idiópatica.
idiopathy. idiopatía.
idioplasm. idioplasma.
idiosome. idiosoma.
idiosyncrasy. idiosincrasia.
idiot. idiota.
idioventricular rhythm. ritmo idioventricular.
idose. idosa.
idoxuridine. idoxiuridina.
ignipuncture. ignipuntura.
ileectomy. ilectomía.
ileitis. ileítis.
ileocecal valve. válvula ileocecal.
ileocecostomy. ileocecostomía.
ileocolic fossa. fosa ileocólica.
ileocolic plexus. plexo ileocólico.
ileocolitis. ileocolitis.
ileocolostomy. ileocolostomía.
ileoileostomy. ileoileostomía.
ileostomy. ileostomía.
ileotomy. ileotomía.
ileum. íleon.
ileus. íleo.
iliac. ilíaco.
iliac crest. cresta ilíaca.
iliac plexus. plexo ilíaco.
iliac tuberosity. tuberosidad ilíaca.
iliococcygeal. iliococcígeo.
iliocostal. iliocostal.
iliofemoral ligament. ligamento ileofemoral.
iliofemoroplasty. iliofemoroplastia.
iliohypogastric. iliohipogástrico.
iliolumbar ligament. ligamento iliolumbar.
iliopectineal eminence. eminencia iliopectínea.
iliopectineal ligament. ligamento iliopectíneo.
iliopectineal line. línea iliopectínea.
iliopsoas. iliopsoas.
ilium. ilion.
ill. enfermo.
ill-treatment. sevicia.
illogical attitude. actitud ilógica.
illumination. iluminación.
illuminism. iluminismo.
illusion. ilusión.
image. imagen.
imagination. imaginación.
imago. imago.
imbecile. imbécil.
imbecility. imbecilidad.
imbibition. imbibición.
imbricated. imbricado.
imbrication. imbricación.
imidazole. imidazol.
imide. imida.
imipramine. imipramina.
imitation. imitación.
immature. inmaduro.
immature cataract. catarata inmadura.
immediate. inmediato.
immediate agglutination. aglutinación inmediata.
immediate contagion. contagio directo o inmediato.

immediate percussion. percusión inmediata.
immediate transfusion. transfusión inmediata.
immersion. inmersión.
immersion objective. objetivo de inmersión.
immobilization. inmovilización.
immovable bandage. vendaje inmóvil o inamovible.
immune. inmune.
immune complex. inmunocomplejo, complejo antígeno-anticuerpo.
immune hemolysin. hemolisina inmune.
immune lactoglobulin. lactoglobulina inmune.
immune serum. suero inmune.
immunity. inmunidad.
immunization. inmunización.
immunoblast. inmunoblasto.
immunochemistry. inmunoquímica.
immunocyte. inmunocito.
immunodeficiency. inmunodeficiencia.
immunodiagnosis. inmunodiagnosis.
immunodiffusion test. prueba de la inmunodifusión.
immunoelectrophoresis. inmunoelectroforesis.
immunofluorescence. inmunofluorescencia.
immunofluorescent microscopy. microscopia.
immunogen. inmunógeno.
immunogenetics. inmunogenética.
immunoglobulin. inmunoglobulina.
immunohematology. inmunohematología.
immunologic memory. memoria inmunológica.
immunologic tolerance. tolerancia inmunológica.
immunology. inmunología.
immunoreaction. inmunorreacción.
immunosuppression. inmunosupresión.
immunotherapy. inmunoterapia.
immunotransfusion. inmunotransfusión.
impact. impacto.
impacted fracture. fractura con impacto.
impaction. impacción.
impalpable. impalpable.
impaludation. impaludación.
impedance. impedancia.
imperception. impercepción.
imperforate hymen. himen imperforado.
imperforation. imperforación.
impermeable. impermeable.
impetiginization. impetiginización.
impetiginous cheilitis. queilitis impetiginosa.
impetiginous eczema. eccema impetiginizado.
impetiginous syphilid. sifílide impetiginosa.
impetigo. impétigo.
implantation. implantación.
implantation cyst. quiste por implantación.
implanted suture. sutura implantada.
impotency. impotencia.
impregnation. impregnación.
impressed variation. variación impresa.
impression. impresión.
imprinting. impronta.
impuberal. impúber o impúbero.
impulse. impulso.
IMViC reaction. reacción IMViC.
inaction. inacción.
inactivation. inactivación.
inactivation of the complement. inactivación del complemento.
inanition. inanición.
inappetence. inapetencia.
inarticulate. inarticulado.
inborn error of metabolism. error congénito del metabolismo.
incarcerated hernia. hernia incarcerada.
incarcerated placenta. placenta incarcerada.
incarceration. incarceración.
incarnation. encarnamiento.
incense. incienso.
incest. incesto.
inch. pulgada.
incidence. incidencia.
incidental parasite. parásito incidental.
incineration. incineración.

incised wound. herida incisa.
incision. incisión.
incisive. incisivo.
incisive duct. conducto incisivo.
incisive foramen. agujero incisivo.
incisive suture. sutura incisiva.
incisura. incisura.
inclusion. inclusión.
inclusion body. cuerpo de inclusión.
incoherence. incoherencia.
incompatibility. incompatibilidad.
incompensation. descompensación.
incomplete abortion. aborto incompleto.
incomplete fracture. fractura incompleta.
incomplete hernia. hernia incompleta.
incontinence. incontinencia.
incontinentia pigmenti. incontinencia pigmentaria.
incoordination. incoordinación.
incorporation. incorporación.
increment. incremento.
incretion. increción.
incrustation. incrustación.
incubation. incubación.
incubation period. período de incubación.
incubator. incubadora.
incubus. íncubo.
incudectomy. incudectomía.
incudiform. incudiforme.
incurable. incurable.
incus. yunque.
indentation. indentación.
indeterminate leprosy. lepra indeterminada.
index finger. dedo índice.
indican. indicán.
indicanemia. indicanemia.
indicanuria. indicanuria.
indication. indicación.
indicator. indicador.
indifferent tissue. tejido indiferente.
indigestion. indigestión.
indiglucin. indiglucina.
indigo. índigo.
indigo carmine test. prueba del indigocarmín.
indigouria. indiguria.
indirect. indirecto.
indirect infection. infección indirecta.
indirect inguinal hernia, external hernia. hernia inguinal indirecta.
indirect laryngoscopy. laringoscopia indirecta.
indirect murmur. soplo indirecto.
indirect ophthalmoscopy. oftalmoscopia indirecta.
indirect transfusion. transfusión indirecta.
indium. indio.
individual. individuo.
individual psychology. psicología individual.
individuality. individualidad.
indole. indol.
indole test. prueba de indol.
indolent. indoloro.
indomethacin. indometacina.
indophenol. indofenol.
indophenol oxidase. indofenoloxidasa.
indoxyl. indoxilo.
indoxyluria. indoxiluria.
induced. inducido.
induced current. corriente inducida.
induced labor. parto provocado o inducido.
induced malaria. paludismo inducido.
inductance. inductancia.
induction. inducción.
inductor. inductor.
indulin. indulina.
indurated. indurado.
induration. induración.
industrial hygiene. higiene industrial.
inemia. inemia.
inert. inerte.
inertia. inercia.
inertia uteri. inercia uterina.

infant mortality. mortalidad infantil.
infanticide. infanticidio.
infantile. infantil.
infantile autism. autismo infantil precoz.
infantile diarrhea. diarrea infantil.
infantile encephalitis. encefalitis infantil.
infantile hemiplegia. hemiplejía infantil.
infantile paralysis. parálisis infantil.
infantile sexuality. sexualidad infantil.
infantile uterus. útero infantil.
infantilism. infantilismo.
infarct. infarto.
infect. infecto.
infected abortion. aborto infectado.
infection. infección [infeccioso].
infectiosity. infecciosidad.
infectious disease. enfermedad infecciosa.
infectious granuloma. granuloma infeccioso.
infectious mononucleosis. mononucleosis infecciosa.
infectious warts virus, verruca vulgaris virus. virus de la verruga vulgar.
infective. infectivo.
infective embolism. embolia infectiva.
infective splenomegaly. esplenomegalia infecciosa.
infective thrombosis. trombosis infectiva.
infective thrombus. trombo infectivo.
inferior. inferior.
inferior carotid ganglion. ganglio carotídeo inferior.
inferior duodenal fossa. fosa duodenal inferior.
inferior frontal gyrus. circunvolución frontal inferior.
inferior hemorrhoidal plexus. plexo hemorroidal inferior.
inferior mesenteric plexus. plexo mesentérico inferior.
inferior nasal concha. concha nasal inferior, cornete inferior.
inferior orbital fissure. hendidura orbitaria inferior.
inferior parietal gyrus. circunvolución parietal inferior.
inferior temporal gyrus. circunvolución temporal inferior.
inferior thyroid plexus. plexo tiroideo inferior.
inferior tracheotomy. traqueotomía inferior.
inferiority. inferioridad.
inferiority complex. complejo de inferioridad.
inferiority feeling. sentimientos de inferioridad.
infertility. infertilidad.
infestation. infestación.
infibulation. infibulación.
infiltrate. infiltrado.
infiltrating tumor. tumor infiltrante.
infiltration. infiltración.
infirmary. enfermería.
inflammation. inflamación.
inflammatory. inflamatorio.
inflammatory edema. edema inflamatorio.
inflection. inflexión.
influenza. gripe.
influenza virus. virus de la gripe.
influenza virus vaccine. vacuna antigripal.
infraclavicular. infraclavicular.
infraclavicular fossa. fosa infraclavicular.
infraction. infracción.
infraglenoid tubercle. tubérculo infraglenoideo.
infraorbital suture. sutura infraorbitaria.
infrared. infrarrojo.
infrared ray. rayo infrarrojo.
infrascapular. infrascapular.
infraspinous. infraspinoso.
infundibuliform. infundibuliforme.
infundibuliform hymen. himen infundibuliforme.
infundibulum. infundíbulo [infundibular].
infundibulum of lungs. infundíbulo pulmonar.
infusion. infusión.
ingesta. ingesta.
ingestion. ingestión.
ingredient. ingrediente.
ingrown nail. uña encarnada.

inguinal falx. hoz inguinal.
inguinal hernia. hernia inguinal.
inguinal plexus. plexo inguinal.
inhalation. inhalación.
inhalation anesthesia. anestesia por inhalación.
inhaler. inhalador.
inherent. inherente.
inhibition. inhibición.
inhumation. inhumación.
inion. inión [iniaco o inial].
iniopagus. iniópago.
initis. initis.
injectable. inyectable.
injected. inyectado.
injection. inyección.
innate. innato.
inner ear, internal ear. oído interno.
innervation. inervación.
innidiation. innidación.
innocuous. innocuo.
innominate. innominado.
innominate bone. hueso innominado.
innominate foramen. agujero innominado.
innominate vein. vena innominada.
inoculable. inoculable.
inoculation. inoculación.
inoculum. inóculo.
inoperable. inoperable.
inorganic. inorgánico.
inorganic chemistry. química inorgánica.
inosine. inosina.
inositol. inositol.
inositol hexaphosphoric acid. ácido inositohexafosfórico.
inosituria. inosituria.
insalivation. insalivación.
inscription. inscripción.
insect. insecto.
insecticide. insecticida.
insectifuge. insectífugo.
insemination. inseminación.
insensibility. insensibilidad.
insensible. insensible.
insertion. inserción.
insidious. insidioso.
insight. insight.
insolation. insolación.
insoluble. insoluble.
insomnia. insomnio.
inspection. inspección.
inspiration. inspiración.
inspiratory dyspnea. disnea inspiratoria.
inspiratory muscle. músculo inspiratorio.
inspissation. inspisación.
instep. empeine.
instillation. instilación.
instinct, drive. pulsión.
instinct. instinto.
instrument. instrumento.
instrumental. instrumental.
instrumental pelvimetry. pelvimetría instrumental.
instrumental percussion. percusión instrumental.
insufficiency. insuficiencia.
insufflation. insuflación.
insufflator. insuflador.
insula. ínsula.
insulin. insulina.
insulinase. insulinasa.
insulinemia. insulinemia.
insulinoma. insulinoma.
insulism, hyperinsulinism. insulinismo.
integration. integración.
integrator. integrador.
integrity. integridad.
intellectualization. intelectualización.
intelligence. inteligencia.
intelligence quotient. cociente de inteligencia.
intemperance. intemperancia.
intensimeter. intensímetro.

intensity. intensidad.
intensive. intensivo.
intention. intención.
intention tremor. temblor intencional.
interaction. interacción.
interarticular disk. disco interarticular.
interarticular fibrocartilage. fibrocartílago interarticular.
interarticular ligament. ligamento interarticular.
interatrial. interatrial o interauricular.
interatrial septum of heart. tabique interauricular.
intercadence. intercadencia.
intercalary neuron, internuncial neuron. neurona de asociación o intercalar.
intercalated. intercalado.
intercerebral fissure. cisura intercerebral.
intercostal. intercostal.
intercostal space. espacio intercostal.
intercostohumeral. intercostohumeral.
intercricothyrotomy. intercricotirotomía.
interdental papilla. papila interdentaria.
interdigitacion. interdigitación.
interspinal ligament. ligamento interespinoso.
interference. interferencia.
interferometry. interferomatría.
interferon. interferón.
interior. interior.
interlobular pleurisy. pleuresía interlobular.
intermaxillary. intermaxilar.
intermaxillary suture. sutura intermaxilar.
intermediary. intermediario.
intermediary system. sistema intermediario.
intermediate host. huésped intermediario.
intermediate, intermedius. intermedio.
intermediate mass. masa intermedia.
intermediate mesoderm. mesodermo intermedio.
intermedin. intermedina.
intermission. intermisión o intermitencia.
intermittent claudication. claudicación intermitente.
intermittent fever. fiebre intermitente.
intermittent hemoglobinuria. hemoglobinuria intermitente.
intermittent pulse. pulso intermitente.
intermittent strabismus. estrabismo intermitente.
intermuscular hernia. hernia intermuscular.
internal. interno (1.ª acep.).
internal acoustic pore. poro acústico interno.
internal auditory foramen. agujero auditivo interno.
internal carotid plexus. plexo carotídeo interno.
internal hemorrhage. hemorragia interna.
internal hemorrhoid. hemorroide interna.
internal inguinal fossa. fosa inguinal interna.
internal maxillary plexus. plexo maxilar interno.
internal medicine. medicina interna.
internal ophthalmopathy. oftalmopatía interna.
internal pelvimetry. pelvimetría interna.
internal phase. fase de dispersión o interna.
internal respiration. respiración interna.
internal secretion. secreción interna.
internal sensation. sensación interna.
internal urethrotomy. uretrotomía interna.
internal version. versión interna o por maniobras internas.
internasal suture. sutura internasal.
International System of Units. sistema internacional de unidades.
international unit. unidad internacional.
interneuron. interneurona.
internist. internista.
internuclear. internuclear.
internuncial neuron. intercalar.
interofective system. sistema interofectivo.
interosseal, interosseous. interóseo.
interosseous ligament. ligamento interóseo.
interosseous membrane. membrana interósea.
interpalpebral. interpalpebral.
interparietal. interparietal.

interparietal fissure. cisura interparietal.
interphase. interfase.
interpolated extrasystole. extrasístole interpolada.
interpretation. interpretación.
interrupted respiration. respiración interrumpida.
interrupted suture. sutura interrumpida.
interscapular reflex. reflejo interescapular.
intersection. intersección.
intersegment. intersegmento.
intersegmental. intersegmentario.
intersexual. intersexual.
intersexuality. intersexualidad.
interspinalis. interspinoso.
interspinous, interspinal. interespinoso (1.ª acep.).
interstice. intersticio.
interstitial. intersticial.
interstitial cell. célula intersticial.
interstitial cell-stimulating hormone. hormona estimulante de las células intersticiales.
interstitial emphysema. enfisema intersticial.
interstitial fluid. líquido intersticial.
interstitial keratitis. queratitis intersticial.
interstitial mastitis. mastitis intersticial.
interstitial nephritis. nefritis intersticial.
interstitial neuritis. neuritis intersticial.
interstitial plasma cell pneumonia. neumonía intersticial plasmocelular.
interstitial pneumonia. neumonía intersticial.
interstitial tissue. tejido intersticial.
intersystole. intersístole.
intertransversalis. intertransverso (2.ª acep.).
intertransverse. intertransverso (1.ª acep.).
intertransverse ligament. ligamento intertransverso.
intertrigo. intertrigo.
interval. intervalo.
interventricular. interventricular.
interventricular foramen. agujero interventricular.
interventricular septum of heart. tabique interventricular.
interventricular sulcus. surco interventricular.
intervertebral cartilage. cartílago intervertebral.
intervertebral disk. disco intervertebral.
intervertebral foramen. agujero intervertebral.
intervertebral notch. escotadura intervertebral.
intestinal colic. cólico intestinal.
intestinal dyspepsia. dispepsia intestinal.
intestinal fistula. fístula intestinal.
intestinal follicle. folícula intestinal.
intestinal infantilism. infantilismo intestinal.
intestinal juice. jugo intestinal.
intestinal obstruction. obstrucción intestinal.
intestinal villi. vellosidad intestinal.
intestine. intestino.
intima. íntima.
intimitis. intimitis.
intolerance. intolerancia.
intorsion. intorsión.
intoxication. intoxicación.
intra-abdominal pressure. presión intraabdominal.
intra-atrial. intraauricular.
intracavitary. intracavitario.
intracellular enzyme. enzima intracelular.
intracelullar toxin. toxina intracelular.
intracephalic. intracefálico.
intracerebellar. intracerebeloso.
intracerebral. intracerebral.
intracranial pressure. presión intracraneal.
intracutaneous injection. inyección intradérmica.
intracutaneous reaction. reacción intradérmica.
intracystic. intracístico.
intradermal nevus. nevo intradérmico.
intradermic suture. sutura intradérmica.
intradermoreaction. intradermorreacción.
intraepidermal carcinoma. carcinoma intraepidérmico.
intrahepatic. intrahepático.
intramedullary. intramedular.
intramuscular injection. inyección intramuscular.

intramyocardial. intramiocárdico.
intranuclear cycle. ciclo intranuclear.
intraocular tension. tensión intraocular.
intraorbital. intraorbitario.
intraperitoneal transfusion. transfusión intraperitoneal.
intrapsychic. intrapsíquico.
intrarachidian. intrarraquídeo.
intrathecal injection. inyección intrarraquídea.
intrathoracic thyroid. tiroides intratorácico.
intrauterine life. vida intrauterina.
intrauterine transfusion. transfusión intrauterina.
intravascular injection. inyección intravascular.
intravenous. intravenoso.
intravenous anesthesia. anestesia intravenosa.
intravenous injection. inyección intravenosa.
intravenous pyelography. pielografía de eliminación, excreción o intravenosa.
intraventricular. intraventricular.
intrinsic asthma. asma intrínsica.
intrinsic factor. factor intrínseco.
intrinsic muscle. músculo intrínseco.
introitus. introito.
introitus vaginae. introito vaginal.
introjection. introyección.
intromission. intromisión.
introspection. introspección.
intubation. intubación.
intubator. intubador.
intumescence. intumescencia.
intussusception. intususcepción.
inulase. inulasa.
inulin. inulina.
inulin clearence. aclaramiento de inulina.
inunction. inunción.
invagination. invaginación.
invasion. invasión.
inversion. inversión.
inversus. inverso.
invertase. invertasa.
inverted testis. testículo invertido.
invertose. invertosa.
investigation. investigación.
invisible spectrum. espectro invisible.
involucrum. involucro.
involuntary. involuntario.
involuntary muscle. músculo involuntario.
involution. involución.
involution cyst. quiste de involución.
involutional depression. depresión involutiva.
involutional melancholia. melancolía involutiva.
iodate. yodato.
iodemia. yodemia.
iodic acid. ácido yódico.
iodide. yoduro.
iodimetry. yodimetría.
iodinate. yodado.
iodine. yodo.
iodine tincture. tintura de yodo.
iodism. yodismo.
iododerma. yododermia.
iodoform. yodoformo.
iodophil, iodinophil. yodófilo.
iodophilia. yodofilia.
iodophthalein. yodoftaleína.
iodopsin. yodopsina.
iodotherapy. yodoterapia.
iodoventriculography. yodoventriculografía.
ion. ion.
ionic medication. medicación iónica.
ionic theory. teoría iónica.
ionization. ionización.
ionogen. ionógeno.
ionogram. ionograma.
ionometer. ionómetro.
ionometry. ionometría.
ionophore. ionóforo.
iontophoresis. iontoforesis.
iotacism. yotacismo.
ipecac. ipeca o ipecacuana.
iproniazid. iproniacida.
ipsilateral. ipsolateral.
irascibility. irascibilidad.
iridalgia. iridalgia.
iridauxesis. iridauxesis.
iridectome. iridéctomo.
iridectomesodialysis. iridectomesodiálisis.
iridectomy. iridectomía.
iridectropium. iridectropión.
iridemia. iridemia.
iridencleisis. iridencleisis.
iridentropium. iridentropión.
irideremia. irideremia.
iridescence. iridiscencia.
iridescent vision. visión iridiscente.
iridic, iridian. iridiano o irídico.
iridium. iridio.
iridization. iridización.
iridocapsulitis. iridocapsulitis.
iridocele. iridocele.
iridochoroiditis. iridocoroiditis.
iridocoloboma. iridocoloboma.
iridoconstrictor. iridoconstrictor.
iridocorneosclerectomy. iridocorneosclerectomía.
iridocyclitis. iridociclitis.
iridocystectomy. iridocistectomía.
iridodesis. iridodesis.
iridodialysis. iridodiálisis.
iridodiastasis. iridodiastasis.
iridokeratitis. iridoqueratitis.
iridomalacia. iridomalacia.
iridomotor. iridomotor.
iridoperiphakitis. iridoperifacitis.
iridoplegia. iridoplejía.
iridoptosis. iridoptosis.
iridorhexis. iridorrexis.
iridosclerotomy. iridosclerotomía.
iridotomy. iridotomía.
iris. iris.
iritis. iritis.
iron. hierro.
iron deficiency anemia. anemia ferropénica.
irradiation. irradiación.
irreductible. irreductible.
irreductible hernia. hernia irreductible.
irregular pulse. pulso irregular.
irresponsability. irresponsabilidad.
irreversible coma. coma sobrepasado.
irrigation. irrigación.
irritability. irritabilidad.
irritable. irritable.
irritable bladder. vejiga irritable.
irritable colon. colon inestable.
irritation. irritación.
ischemia. isquemia.
ischemic contracture. contractura isquémica.
ischial tuberosity. tuberosidad isquiática.
ischialgia. isquialgia.
ischiococcygeus. isquiococcígeo.
ischiodidymus. isquiodídimo.
ischiofemoral ligament. ligamento isquiofemoral.
ischiopagus. isquiópago.
ischium. isquion.
ischuria. iscuria.
island. isla.
islet. islote.
isoagglutination. isoaglutinación.
isoagglutinin. isoaglutinina.
isoanaphylaxis. isoanafilaxis.
isoantibody. isoanticuerpo.
isoantigen. isoantígeno.
isobar. isóbaro.
isocarboxazid. isocarboxacida.
isochromatic. isocromático.
isochromosome. isocromosoma.
isochronia. isocronía.
isochronous. isócrono.
isocomplement. isocomplemento.

isocoria. isocoria.
isocortex. isocórtex.
isocyclic. isocíclico.
isocytosis. isocitosis.
isodactylism. isodactilia.
isodontic. isodonto.
isodynamic law. ley de la isodinamia.
isoelectric. isoeléctrico.
isoelectric level. nivel isoeléctrico.
isoelectric period. período isoeléctrico.
isoenzyme. isoenzima.
isoflurane. isofluorano.
isogamy. isogamia.
isohemolysin. isohemolisina.
isoimmunization. isoinmunización.
isolate. aislado.
isolation. aislamiento.
isolysin. isolisina.
isomerase. isomerasa.
isomerism. isomería o isomerismo.
isometric. isométrico.
isometric contraction. contracción isométrica.
isometropia. isometropía.
isomorphous. isomorfo.
isoniazid. isoniacida.
isophoria. isoforia.
isoprecipitin. isoprecipitina.
isoprenaline. isoprenalina.
isopter. isóptera.
isospore. isospora.
isosthenuria. isostenuria.
isotonia. isotonía.
isotonic. isotónico.
isotonic contraction. contracción isotónica.
isotonic solution. solución isosmótica.
isotope. isótopo.
isotransplantation. isotrasplantación.
isotropic. isotrópico.
isovalerianic acid, isovaleric acid. ácido isovaleriánico.
isthmectomy. istmectomía.
isthmitis. istmitis.
isthmoplegia. istmoplejía.
isthmus. istmo.
isthmus of aorta. istmo de la aorta.
isthmus of fauces. istmo de las fauces.
isthmus of thyroid gland. istmo del tiroides.
isthmus uteri. istmo del útero.
ivy. hiedra.
ixodiasis. ixodiasis.

J

jacksonian epilepsy. epilepsia jacksoniana.
jactation. jactación o jactitación.
Japanese river fever. fiebre fluvial japonesa.
jargonaphasia. jargonafasia.
jaw. mandíbula.
jecoral tone. tono jecoral.
jejunal. yeyunal.
jejunal ulcer. úlcera yeyunal.
jejunectomy. yeyunectomía.
jejunitis. yeyunitis.
jejunocecostomy. yeyunocecostomía.
jejunocolostomy. yeyunocolostomía.
jejunoileitis. yeyunoileítis.
jejunoileostomy. yeyunoileostomía.
jejunostomy. yeyunostomía.
jejunotomy. yeyunotomía.
jejunum. yeyuno.
jelly. jalea.
joule. julio.
jugal. yugal.
jugal point. punto yugal.
jugomaxillary. yugomaxilar.
jugular ganglion. ganglio yugular.
jugular notch. escotadura yugular.
jugular tubercle. tubérculo yugular.
jugulation. yugulación.
juice. jugo, zumo.
juniper oil. aceite de cada.
juniper. enebro.
justaposition. yuxtaposición.
juvenile melanoma. melanoma juvenil.
juvenilis. juvenil de la cadera.
juxta-articular. yuxtaarticular.
juxtapyloric. yuxtapilórico.
juxtaspinal. yuxtaspinal.

K

kala-azar. kala-azar.
kaliemia. caliemia.
kallikrein. calicreína.
kallikreinogen. calicreinógeno.
kanamycin. kanamicina.
kaolin. caolín.
kaolinosis. caolinosis.
kappa granule. gránulo kappa.
karyapsis. cariapsis.
karyochromatophil. cariocromatófilo.
karyocyte. cariocito.
karyogenesis. cariogénesis.
karyokinesis. cariocinesis.
karyoklasis. carioclasis.
karyology. cariología.
karyolymph. cariolinfa.
karyolysis. cariólisis.
karyomere. cariómera.
karyophage. cariófago.
karyoplasm. carioplasma.
karyoreticulum. cariorretículo.
karyorrhexis. cariorrexis.
karyosome. cariosoma.
karyotheca. carioteca.
karyotype. cariotipo.
karyozoic parasite. parásito cariozoico.
katalase. catalasa.
keirospasm. quirospasmo.
keloid. queloide o queloides.
keloidosis. queloidosis.
keloplasty. queloplastia.
kelotomy. quelotomía.
kerasin. querasina.
keratalgia. queratalgia.
keratectasia. queratectasia.
keratectomy. queratectomía.
keratiasis. queratiasis.
keratin. queratina.
keratinisation. queratinización.
keratinocyte. queratinocito.
keratitis. queratitis.
keratoacanthoma. queratoacantoma.
keratocele. queratocele.
keratocentesis. queratocentesis.
keratoconjunctivitis. queratoconjuntivitis.
keratoconus. queratocono.
keratoderma. queratodermia o queratoderma.
keratodermatitis. queratodermatitis.
keratogenesis. queratogénesis.
keratogenous membrane. membrana queratógena.
keratoglobus. queratoglobo.
keratoiridocyclitis. queratoiridociclitis.
keratoiritis. queratoiritis.
keratoleukoma. queratoleucoma.
keratolysis. queratólisis.
keratolysis exfoliativa. queratólisis exfoliativa.
keratolysis neonatorum. queratólisis del recién nacido.
keratoma. queratoma.
keratoma diffusum. queratoma difuso.
keratoma malignum. queratoma maligno difuso congénito.

keratomalacia. queratomalacia.
keratome, keratotome. querátomo.
keratometer. queratómetro.
keratomycosis. queratomicosis.
keratoplasty. queratoplastia.
keratoprotein. queratoproteína.
keratorhexis. queratorrexis.
keratoscope. queratoscopio.
keratoscopy. queratoscopia.
keratosic cone. cono queratótico.
keratosis. queratosis.
keratosis follicularis. queratosis folicular.
keratosis nigricans. queratosis nigricans.
keratosis obturans. queratosis obturante.
keratosis palmaris et plantaris. queratosis palmar o plantar.
keratotomy. queratotomía.
kerion. querion.
kermes. quermes.
kernicterus. querníctero.
ketamine. ketamina.
ketene. queteno.
ketoacidosis. cetoacidosis.
ketogenesis. cetogénesis.
ketogenetic. cetogenético.
ketolysis. cetólisis.
ketone. cetona.
ketonemia. cetonemia.
ketonuria. cetonuria.
ketose. cetosa.
ketosis. cetosis.
ketosteroid. cetosteroide.
key. llave.
kilocalorie. kilocaloría.
kilogram. kilogramo.
kiloliter. kilolitro.
kilometer. kilómetro.
kilovolt. kilovoltio.
kinanesthesia. cinanestesia.
kinase. cinasa.
kinescope. cinescopio.
kinesia. cinesia.
kinesimeter. cinesímetro.
kinesiology. cinesiología.
kinesioneurosis. cinesioneurosis.
kinesiotherapy. cinesiterapia.
kinesódico. cinesódico.
kinesophobia. cinesofobia.
kinesthesiometer. cinestesiómetro.
kinestocopy. cinetoscopia.
kinetic energy. energía cinética.
kinetic system. sistema cinético.
kinetism. cinetismo.
kinetogenic. cinetogénico.
kinetonucleus. cinetonúcleo.
kinetoplasm. cinetoplasma.
kinetosis. cinetosis.
kinin. cinina.
kink. acodadura.
kinoplasm. cinoplasma.
kitasamycin. kitasamicina.
kleptolagnia. cleptolagnia.
kleratoscleritis. queratoscleritis.
knee joint, articulatio genus. articulación de la rodilla.
knife. cuchillo.
knife needle. aguja de cuchillo.
knock-knee. zambo.
knot, node. nudo o nodo.
knot-carrier. portanudos.
knuckle. nudillo.
kraurosis. craurosis.
kumyss. cumís o kumiss.
kuru. kuru.
kwashiorkor. kwashiorkor.
kynocephalus. cinocéfalo.
kynophobia. cinofobia.
kyphoscoliosis. cifoscoliosis.
kyphosis. cifosis [cifótico].

L

L form. forma L.
lab. lab.
labial surface. superficie labial.
labile. lábil.
lability. labilidad.
labor. parto.
laboratory. laboratorio.
laboratory diagnosis. diagnóstico de laboratorio.
labyrinth. laberinto.
labyrinthectomy. laberintectomía.
labyrinthine deafness. sordera laberíntica.
labyrinthine vertigo. vértigo laberíntico.
labyrinthitis. laberintitis.
lac. laca.
lacerated wound. herida lacerada.
laceration. laceración.
lacrimal. lagrimal.
lacrimal duct. conducto lagrimal.
lacrimal fossa. fosa lagrimal.
lacrimal gland. glándula lagrimal.
lacrimal notch. escotadura lagrimal.
lacrimal papilla. papila lagrimal.
lacrimal point. punto lagrimal.
lacrimal probe. sonda lagrimal.
lacrimal sac. saco lagrimal.
lacrimation. lacrimación.
lacrimator gas. gas lacrimógeno.
lacrimomaxillary suture. sutura lacrimomaxilar.
lacrimotome. lacrimótomo.
lacrimotomy. lacrimotomía.
lacrimoturbinal suture. sutura lacrimoturbinal.
lactacidemia. lactacidemia.
lactaciduria. lactaciduria.
lactase. lactasa.
lactate. lactato.
lactate dehydrogenase. lactato deshidrogenasa.
lactation. lactancia.
lacteal. lácteo.
lacteal cyst. quiste láctico.
lactic. láctico.
lactic acid. ácido láctico.
lactiferous. lactífero.
lactifuge. lactífugo.
lactoglobulin. lactoglobulina.
lactometer. lactómetro.
lactone. lactona.
lactoprotein. lactoproteína.
lactose. lactosa.
lactoserum. lactosuero.
lactosuria. lactosuria.
lactovegetarian. lactovegetariano.
lactucarium. lactucario.
lacuna. laguna [lagunar].
lacus. lago.
lagophthalmos. lagoftalmía.
lallation. lalación.
lalopathy. lalopatía.
lalophobia. lalofobia.
laloplegia. laloplejía.
lalorrhea. lalorrea.
lambda. lambda.
lambdacism. lambdacismo.
lambdoid suture. sutura lambdoidea.
lambliasis. lambliasis.
lamella. laminilla.
lamellar cataract. catarata lamelar.
lamellar graft. injerto laminar.
lamellar ichthyosis. ictiosis laminar.
lameness. cojera.
lamina. lámina [laminar].
laminated. laminado.
laminectomy. laminectomía.
laminitis. laminitis.
laminotomy. laminotomía.
lamp. lámpara.
lanatoside. lanatósido.
lanceolate. lanceolado.

lancet. lanceta.
lancinating. lancinante.
lancinating pain. dolor lancinante.
lanolin. lanolina.
lanthanum. lantano.
lanugo. lanugo.
lanugo. vello.
laparectomy. laparectomía.
laparocele. laparocele.
laparocolostomy. laparocolostomía.
laparocolotomy. laparocolotomía.
laparocystectomy. laparocistectomía.
laparocystotomy. laparocistotomía.
laparoenterostomy. laparoenterostomía.
laparoenterotomy. laparoenterotomía.
laparogastrotomy. laparogastroscopia.
laparohysterectomy. laparohisterectomía.
laparoileotomy. laparoileotomía.
laparonephrectomy. laparonefrectomía.
laparorrhaphy. laparorrafia.
laparosalpingectomy. laparosalpingectomía.
laparosalpingo-oophorectomy. laparosalpingooforectomía.
laparoscope. laparoscopio.
laparoscopy. laparoscopia.
laparotomy. laparotomía.
larch. alerce.
lard. lardo.
lardacein. lardaceína.
lardaceous. lardáceo.
lardaceous tissue. tejido lardáceo.
large intestine. intestino grueso.
large pudendal lip, labium. labio mayor o grande.
laringograph. laringógrafo.
larva migrans. larva migrans.
larva migrans visceral. larva migrans visceral.
larvate. larvado.
larve. larva.
larvicide. larvicida.
laryngeal. laríngeo.
laryngeal diphtheria. difteria laríngea.
laryngeal rale. estertor laríngeo.
laryngeal reflex. reflejo laríngeo.
laryngeal ventricle. ventrículo laríngeo.
laryngeal vertigo. vértigo laríngeo.
laryngectomy. laringectomía.
laryngemphraxis. laringenfraxis.
laryngismus. laringismo.
laryngitis. laringitis.
laryngitis stridulosa. laringitis estridulosa.
laryngocele. laringocele.
laryngocentesis. laringocentesis.
laryngography. laringografía.
laryngology. laringología.
laryngomalacia. laringomalacia.
laryngopathy. laringopatía.
laryngopharyngeus. laringofaríngeo.
laryngopharyngitis. laringofaringitis.
laryngoplasty. laringoplastia.
laryngoplegia. laringoplejía.
laryngoptosis. laringoptosis.
laryngorrhagia. laringorragia.
laryngoscope. laringoscopio.
laryngoscopy. laringoscopia.
laryngospasm. laringospasmo.
laryngostat. laringóstato.
laryngostenosis. laringostenosis.
laryngostomy. laringostomía.
laryngotome. laringótomo.
laryngotomy. laringotomía.
laryngotracheitis. laringotraqueitis.
laryngotracheobronchoscopy. laringotraqueobroncoscopia.
laryngotracheotomy. laringotraqueotomía.
laryngoxerosis. laringoxerosis.
larynx. laringe.
laser. láser.
lassitude. lasitud.
latah. latah.

latency. latencia.
latent. latente.
latent diabetes. diabetes latente.
latent infection. infección latente.
latent strabismus. estrabismo latente.
latent tetany. tetania latente.
lateral. lateral.
lateral meniscus. menisco lateral.
lateral nystagmus. nistagmo lateral.
lateral occipitotemporal gyrus. circunvolución temporooccipital externa o lateral.
lateral recumbent position. posición lateral acostada.
lateral ventricle. ventrículo lateral.
lateral vertigo. vértigo lateral.
lateral-chain theory. teoría de las cadenas.
lateralis. lateral.
laterodeviation. laterodesviación.
lateroflexion. lateroflexión.
lateropulsion. lateropulsión.
laterotorsion. laterotorsión.
lateroversion. lateroversión.
latex. látex.
latex agglutination test. prueba del látex.
lathyrism. latirismo.
laudanum. láudano.
laughing gas. gas hilarante.
lavage. lavado.
lavage of the blood. lavado de la sangre.
lavender. espliego.
law. ley.
law of diffusion. ley de la difusión.
law of excitation. ley de la excitación.
law of isolated conduction. ley de la conducción aislada.
law of relativity. ley de la relatividad.
law of specific irritability. ley de irritabilidad específica.
laxity. laxitud.
layer. capa.
lazaret. lazareto.
lead. plomo.
lead encephalopathy, saturnine encephalopathy. encefalopatía saturnina.
leanness. delgadez.
leather. cuero.
lecithin. lecitina.
lecithinase. lecitinasa.
lecithinemia. lecitinemia.
leek. puerro.
left colic plexus. plexo cólico izquierdo.
left heart. corazón izquierdo.
left-hander. zurdo.
leg. pierna.
legal. legal.
leiasthenia. liastenia.
leiodermia. lioderma.
leiomyoma. liomioma.
leiomyosarcoma. liomiosarcoma.
leishmania. leishmania.
leishmaniasis. leishmaniasis o leishmaniosis.
lemmocyte. lemmocito.
lemniscus. lemnisco.
lemon. limón.
lemonade. limonada.
lenitive. lenitivo.
lens. lente.
lens vesicle. vesícula del cristalino.
lenticular. lenticular.
lenticular fossa. fosa lenticular.
lenticular nucleus, nucleus lentiformis. núcleo lenticular.
lenticular syphilid. sifílide lenticular.
lenticulostriate. lenticulostriado.
lenticulothalamic. lenticulotalámico.
lentiginosis. lentiginosis.
lentigo. lentigo, peca.
lentigomelanosis. lentigomelanosis.
lentil. lenteja.

lentitis. lentitis.
leonine facies. facies leonina.
leontiasis. leontiasis.
lepidic tissue. tejido lepídico.
lepothrix. lepotrix.
leprechaunism. leprechaunismo.
leprologist. leprólogo.
leprology. leprología.
leproma. leproma.
lepromatous leprosy. lepra lepromatosa.
leprosary. leprosería.
leprosy. lepra.
leptocephalus. leptocéfalo.
leptodactyly. leptodactilia.
leptodontous. leptodonto.
leptomeningitis. leptomeningitis.
leptomeninx. leptomeninge.
leptomonas. leptomonas.
leptosomatic habit. hábito leptosomático.
leptotene. leptoteno.
leptotrichosis. leptotricosis.
lesbianism. lesbianismo.
lesion. lesión.
lesser curvature of stomach. curvatura menor del estómago.
lesser tuberosity of humerus. tuberosidad menor del húmero.
lethal. letal.
lethal dose. dosis letal.
lethal gene. gen letal.
lethality. letalidad.
lethargic encephalitis. encefalitis letárgica.
lethargy. letargo.
lettuce. lechuga.
leucine. leucina.
leucine aminopeptidase. leucinaminopeptidasa.
leucinosis. leucinosis.
leucinuria. leucinuria.
leucoma. leucoma.
leucotoxin. leucotoxina.
leukanemia. leucanemia.
leukemic myelosis. mielosis leucémica.
leukemid. leucémide.
leukemie. leucemia o leucocitemia.
leukemoid. leucemoide.
leukencephalitis. leucoencefalitis.
leukoagglutinin. leucoaglutinina.
leukoblast. leucoblast.
leukoblastosis. leucoblastosis.
leukocidin. leucocidina.
leukocyte. leucocito.
leukocytolysin. leucocitolisina.
leukocytolysis. leucocitólisis.
leukocytometer. leucocitómetro.
leukocytosis. leucocitosis.
leukocyturia. leucocituria.
leukoderma. leucodermia.
leukodystrophy. leucodistrofia.
leukoerythroblastosis. leucoeritroblastosis.
leukoerythroblastic anemia. anemia leucoeritroblástica.
leukogram. leucograma.
leukokoria. leucocoria.
leukomain. leucomaína.
leukomyelitis. leucomielitis.
leukomyelopathy. leucomielopatía.
leukonychia. leuconiquia.
leukopathia. leucopatía.
leukopenia. leucopenia.
leukopenic index. índice leucopénico.
leukoplakic vulvitis. vulvitis leucoplásica.
leukoplasia. leucoplasia.
leukopoiesis. leucopoyesis.
leukoprotease. leucoproteasa.
leukopsin. leucopsina.
leukorrhea. leucorrea.
leukosarkoma. leucosarcoma.
leukosis. leucosis.
leukotaxis. leucotaxis.
leukotome. leucótomo.
leukotomy. leucotomía.
leukotrichia. leucotriquia.
level. nivel.
levigation. levigación.
levitation. levitación.
levocardiogram. levocardiograma.
levodopa. levodopa.
levoduction. levoducción.
levogyrous. levógiro.
levotorsion. levotorsión.
levoversion. levoversión.
levulosemia. levulosemia.
levulosuria. levulosuria.
lewisite. lewisita.
Leydig cell tumor. tumor de células de Leydig.
libido. libido.
lichen. liquen.
lichen myxedematosus. liquen mixedematoso.
lichen planus. liquen plano.
lichen sclerosus et atrophicus. liquen escleroso atrófico.
lichen striatus. liquen estriado.
lichen tropicus. liquen tropical.
lichenoid. liquenoide.
lichenoid eczema. eccema liquenoide.
lidocaine. lidocaína.
lienography. esplenografía.
lienopathy. esplenopatía.
lientery. lientería.
life. vida.
life expectancy. expectación de vida.
life instinct. pulsión de vida.
ligament. ligamento [ligamentario].
ligamentopexy. ligamentopexia.
ligase. ligasa.
ligature. ligadura.
ligature needle. aguja de ligadura.
ligth chain. cadena ligera.
Lilliputian hallucination. alucinación liliputiense.
limbic lobe. lóbulo límbico.
limbus. limbo.
lime. cal.
lime tree. tilo.
liminal stimulus. estímulo liminal o mínimo.
limit. limite.
limit of perception. límite de percepción visual.
limitation. limitación.
limiting layer. capa limitante.
limiting membrane. membrana limitante.
lincomycin. lincomicina.
line. linea.
lineage. descendencia.
linear fracture. fractura lineal.
linfomatosi. linfomatosis.
lingual. lingual.
lingual lobe. lóbulo lingual.
lingual plexus. plexo lingual.
lingual surface. superficie lingual.
lingual thyroid. tiroides lingual.
linguatuliasis. linguatuliasis.
lingula. língula.
liniment. linimento.
linin. linina.
linitis. linitis.
linkage. linkage.
linseed. linaza.
linseed oil. aceite de linaza.
lint. hilas.
lip. labio.
lipacidemia. lipacidemia.
lipaciduria. lipaciduria.
lipase. lipasa.
lipasuria. lipasuria.
lipid proteinosis. proteinosis lípida.
lipoatrophic diabetes. diabetes lipoatrófica.
lipochrome. lipocromo.
lipocyte. lipocito.
lipodystrophy. lipodistrofia.

lipofuscin. lipofuscina.
lipogenesis. lipogénesis.
lipogenic. lipogénico.
lipogranuloma. lipogranuloma.
lipoic acid. ácido lipoico.
lipoid. lipoide.
lipoiduria. lipoiduria.
lipolysis. lipólisis.
lipolytic enzyme. enzima esteatolítica.
lipoma. adipoma.
lipomatous myxoma. mixoma lipomatoso.
lipomicron. lipomicrón.
lipophagy. lipofagia.
lipophanerosis. lipofanerosis.
lipophilia. lipofilia.
liposoluble. liposoluble.
lipotropic. lipotrópico.
lipoxygenase. lipoxigenasa.
lipuria. lipuria.
liquefaction. licuación o licuefacción.
liquor. licor.
lisi. lisis.
lissencephalia. lisencefalia.
literal paraphasia. parafasia fonémica.
litharge. litargirio.
lithic. lítico.
lithocholic acid. ácido litocólico.
lithocystotomy. litocistotomía.
lithogenesis. litogénesis.
lithology. litología.
litholysis. litólisis.
litholyte. litólito.
lithonephritis. litonefritis.
lithoscope. litoscopio.
lithotomy forceps. pinzas de litotomía.
lithotresis. litotresis.
lithotrite. litotritor.
lithuresis. lituresis.
litio. litio.
litmus. tornasol.
litopedion. litopedión.
little finger. dedo auricular o meñique.
littritis. litritis.
live oral poliovirus vaccine, Sabin oral vaccine. vacuna antipoliomielítica de Sabin.
liver. hígado.
liver of sulfur. azúfre hepático.
livid. plomizo.
lixiviation. lixiviación.
lobar pneumonia. neumonía lobular.
lobar sclerosis. esclerosis lobular.
lobeline. lobelina.
lobocyte. lobocito.
lobopodium. lobopodio.
lobule. lobulillo.
local. local.
local asphyxia. asfixia local.
local death. muerte local.
local symptom. síntoma local.
localized peritonitis. peritonitis circunscrita, localizada o parcial.
localized tetanus. tétanos localizado.
localizer. localizador.
lochiocolpos. loquiocolpos.
lochiocyte. loquiocito.
lochiometra. loquiómetra.
lochiorrhea. loquiorrea.
locomotion. locomoción.
locomotor ataxia. ataxia locomotriz progresiva.
logasthenia. logastenia.
logopedia, logopedics. logopedia.
long bone. hueso largo.
longevity. longevidad.
longitudinal fissure. cisura longitudinal.
longitudinal presentation. presentación longitudinal.
longitudinal sinus. seno longitudinal.
longitudinal wave. onda longitudinal.
lordotic pelvis. pelvis lordótica.
lotion. loción.
loue. piojo.
loupe. lupa.
louse. ladilla.
love. amor.
low-cesarean section. cesárea baja.
low-forceps. fórceps bajo.
low-frequency current. corriente de baja frecuencia.
low-tension current. corriente de baja tensión.
low-tension pulse. pulso hipotenso.
lower lip, labium inferius. labio mandibular.
lower motor neuron. neurona motora periférica.
lucid. lúcido.
lucid interval. intervalo lúcido.
lues. lúes.
lumbar plexus. plexo lumbar.
lumbar puncture. punción lumbar o raquídea.
lumbar vertebrae. vértebra lumbar.
lumbocolostomy. lumbocolostomía.
lumbosacral cord. cordón lumbosacro.
lumbrical. lumbrical. (1.ª acep.).
lumbricalis. lumbrical (2.ª acep.).
lumbricide. lumbricida.
lumen. lumen.
luminal. luminal.
luminescence. luminiscencia.
luminiferous. luminífero.
lunar. lunar (1.ª acep.).
lunare, lunate. lunar (3.ª acep.).
lung. pulmón.
lunula. lúnula.
lupia. lupia.
lupiform. lupiforme.
lupinosis. lupinosis.
lupus. lupus.
lupus erythematosus. lupus eritematoso.
lupus erythematosus profundus. lupus eritematoso profundo.
lupus miliaris disseminatus. lupus miliar diseminado.
lupus pernio. lupus pernio.
lupus vulgaris. lupus vulgar.
luteal phase. fase luteínica.
lutein. luteina.
lutein cyst. quiste luteínico.
luteinizing hormone. hormona luteinizante.
lutetium. lutecio.
luxation. luxación.
luxuriant. lujuriante.
lyase. liasa.
lycanthropy. licantropía.
lycopodium. licopodio.
lye. lejía.
lymph. linfa.
lymph circulation. circulación linfática.
lymph node. ganglio linfático.
lymph space. espacio linfático.
lymph varix. varice linfática.
lymphadenectasis. linfadenectasia.
lymphadenectomy. linfadenectomía.
lymphadenia. linfadenia.
lymphadenitis. linfadenitis.
lymphadenogram. linfadenograma.
lymphadenography. linfadenografía.
lymphadenoid. linfadenoide.
lymphadenopathy. linfadenopatia.
lymphagogue. linfagogo.
lymphangiectasis. linfangiectasia.
lymphangioendothelioma. linfangiendotelioma.
lymphangiology. linfangiología.
lymphangioma. linfangioma.
lymphangiophlebitis. linfangioflebitis.
lymphangioplasty. linfangioplastia.
lymphangiosarcoma. linfangiosarcoma.
lymphangirs. linfangitis.
lymphatic. linfático.
lymphatic duct. conducto linfático.
lymphatic edema. edema linfático.
lymphatic follicle. folículo linfático.

lymphatic sarcoma. sarcoma linfático.
lymphatic system. sistema linfático.
lymphatic temperament. temperamento linfático.
lymphatic tissue, lymphoid tissue. tejido linfático.
lymphatic vessel. vaso linfático.
lymphaticostomy. linfaticostomía.
lymphatism. linfatismo.
lymphedema. linfedema.
lymphemia. linfemia.
lymphoblast. linfoblasto.
lymphoblastic leukemia, acute lymphocytic leukemia. leucemia linfocítica aguda.
lymphoblastoma. linfoblastoma.
lymphoblastosis. linfoblastosis.
lymphocoele. linfocele.
lymphocyte. linfocito.
lymphocythemia. linfocitemia.
lymphocytic choriomeningitis. coriomeningitis linfocítica.
lymphocytic choriomeningitis virus. virus de la coriomeningitis linfocitaria benigna.
lymphocytic leukemia. leucemia linfocítica.
lymphocytoma. linfocitoma.
lymphocytomatosis. linfocitomatosis.
lymphocytopenia. linfocitopenia.
lymphocytopoiesis. linfocitopoyesis.
lymphocytosis. linfocitosis.
lymphodermia. linfodermia.
lymphoepithelioma. linfoepitelioma.
lymphogenesis. linfogénesis.
lymphogenous. linfógeno.
lymphogranuloma. linfogranuloma.
lymphogranuloma venereum. linfogranuloma inguinal.
lymphogranulomatosis. linfogranulomatosis.
lymphoid. linfoide.
lymphoidectomy. linfoidectomía.
lymphoma. linfoma.
lymphopathy. linfopatía.
lymphoreticulosis. linforreticulosis.
lymphosarcoma. linfosarcoma.
lymphuria. linfuria.
lyophilization. liofilización.
lyra. lira.
lysidin. lisidina.
lysin. lisina.
lysinosis. lisinosis.
lysogenization. lisogenización.
lysolecithin. lisolecitina.
lysosome. lisosoma.
lytic. lítico.
lytic cocktail. combinado lítico.

M

maceration. maceración.
macribiotics. macrobiótica.
macroblepharia. macroblefaria.
macrobrachia. macrobraquia.
macrocheilia. macroqueilia.
macrocnemia. macrocnemia.
macrocolon. macrocolia o macrocolon.
macrocyte. macrocito.
macrocytic anemia. anemia macrocítica.
macrocytosis. macrocitosis.
macrodontia. macrodontia.
macrogametocyte. macrogametocito.
macrogastria. macrogastria.
macrogenitosomia. macrogenitosomía.
macroglobulin. macroglobulina.
macroglobulinemia. macroglobulinemia.
macrolides. macrólidos.
macrolymphocyte. macrolinfocito.
macrolymphocytosis. macrolinfocitosis.
macromere. macrómera.
macronucleus. macronúcleo.
macronychia. macroniquia.
macrophage. macrófago.
macrophallus. macrofalo.
macrophtalmia. macroftalmía.
macropolycyte. macropolicito.
macroprosopia. macroprosopia.
macrorhinia. macrorrinia.
macroscelia. macrosquelia.
macroscopic anatomy, gross anatomy. anatomía macroscópica.
macroscopy. macroscopia.
macrosplanchnic. macrosplácnico.
macrostereognosia. macrostereognosia.
macula cribosa. mácula cribosa.
macula lutea, macula retinae. mácula lútea.
macular eruption. erupción macular.
maculation. maculación.
maculopapular erythroderma. eritrodermia maculopapular.
maculopapule. maculopápula.
magistral. magistral.
magma. magma.
magnesia. magnesia.
magnesite. magnesita.
magnet. imán.
magnetic field. campo magnético.
magnetism. magnetismo.
magnetization. magnetización.
magnification. magnificación.
maintenance dose. dosis de sostenimiento.
major agglutinin. aglutina mayor.
major surgery. cirugía mayor.
major tranquilizer, antipsychotic agent. tranquilizante mayor.
mal. mal.
malabsorption. malabsorción.
malabsorption syndrome. síndrome de malabsorción.
maladjustment. desadaptación.
malaise. malestar.
malar. malar.
malaria. malaria.
malariatherapy. malarioterapia.
malariology. paludología.
malariotherapy. paludoterapia.
malarial pigment. pigmento palúdico.
male. varón.
male hermaphroditism. hermafroditismo masculino.
male pseudohermaphroditism. seudohermafroditismo masculino.
male sterility. esterilidad masculina.
malformation. malformación.
malic acid. ácido málico.
malignancy. malignidad.
malignant. maligno.
malignant atrophic papulosis. papulosis atrófica maligna.
malignant diphtheria. difteria maligna.
malignant dysentery. disentería maligna.
malignant endocarditis. endocarditis maligna.
malignant glaucoma. glaucoma maligno.
malignant hypertension. hipertensión arterial maligna.
malignant lentigo. lentigo maligno.
malignant melanoma. melanoma maligno.
malignant mole, invasive mole. mola maligna.
malignant myopia. miopía maligna.
malignant tumor. tumor maligno.
malingerer. simulador.
mallear. malear.
mallear fold. plexo maleolar.
malleolar. maleolar.
malleotomy. maleotomía.
malocclusion. aclusión, maloclusión.
malonic acid. ácido malónico.
malonyl. malonilo.
malpractice. malpraxis.
malt. malta.
maltase. maltasa.
maltoside. maltósido.
maltosuria. maltosuria.

mamillary tubercle of hypothalamus. tubérculo mamilar.
mammalia. mamíferos.
mammary gland. glándula mamaria.
mammogram. mamograma.
mammography. mamografía.
mammoplasty. mamoplastia.
mammotropin. mamotropina.
man. hombre [humano].
mandelic acid. ácido mandélico.
mandibular notch. escotadura mandibular.
mandrin. mandril.
manganism. manganesismo o manganismo.
mango. mango.
mangosteen. mangostán.
mangostin. mangostina.
manic-depressive psychosis. psicosis maniacodepresiva.
manipulation. manipulación.
manna. maná.
mannerism. manierismo o manerismo.
mannitol. manitol.
mannitose. manitosa.
mannose. manosa.
manual. manual.
manubrium. manubrio.
marantic thrombosis, marasmic thrombosis. trombosis marasmática.
marantic thrombus, marasmic thrombus. trombo marasmático.
marasmic. marasmático.
marble state, status marmoratus. estado marmóreo.
Margin. margen.
marginal keratitis. queratitis marginal.
margination. marginación.
marginoplasty. marginoplastia.
marihuana. marihuana.
marjoram. mejorana.
marmoreal. marmóreo.
marrow, medulla. medula.
martial. marcial.
masculinity. masculinidad.
maser. máser.
masochist. masoquista.
massage. masaje.
masseter. masetero.
masseter reflex, jaw reflex. reflejo masetérico.
massive pneumonia. neumonía masiva.
massotherapy. masoterapia.
mast cell. célula cebada.
mastadenitis. mastadenitis.
mastadenoma. mastadenoma.
mastatrophy, mastatrophia. mastatrofia.
mastauxe. mastauxa.
mastic. mástique.
mastic. almáciga.
mastication. masticación.
masticatory. masticatorio.
mastitis neonatorum. mastitis del recién nacido.
mastocyte. mastocito.
mastocytosis. mastocitosis.
mastogram. mastograma.
mastography. mastografía.
mastoid. mastoideo.
mastoid cell. célula mastoidea.
mastoid foramen. agujero mastoideo.
mastoidalgia. mastoidalgia.
mastoideocentesis. mastoidocentesis.
mastoidotomy. mastoidotomía.
mastopathia cystic. mastopatía escleroquística.
mastorrhagia. mastorragia.
mastotomy. mastotomía.
masturbation. masturbación.
maté. mate (2.ª acep.).
maternal dystocia. distocia materna.
maternal placenta. placenta materna.
matico. matico.
matrass. matraz.
matter. materia.
mattress. colchón.
mattress suture. sutura de colchonero.
maturation. maduración.
maturity-onset diabetes. diabetes del adulto.
maxillary angle. ángulo maxilar.
maxillitis. maxilitis.
maxillofacial prosthesis. prótesis maxilofacial.
maxillopalatine. maxilopalatino.
maximal dose. dosis máxima.
maximum temperature. temperatura máxima.
maximum thermometer. termómetro de máxima.
meal. comida, harina.
mean corpuscular hemoglobin. hemoglobina corpuscular media.
mean corpuscular volume, mean cell volume. volumen corpuscular medio.
measles vaccine. vacuna antisarampión.
measles virus. virus del sarampión.
meatorrhaphy. meatorrafia.
meatoscopy. meatoscopia.
meatus. meato.
mecamylamine. mecamilamina.
mechanical ileus. íleo mecánico.
mechanical stimulus. estímulo mecánico.
mechanical strabismus. estrabismo mecánico.
mechanical vector. vector mecánico o pasivo.
mechanical vertigo. vértigo mecánico.
mechanism. mecanismo.
mechanism of labor. mecanismo del parto.
mechanogymnastics. mecanogimnasia.
mechlorethamine. mecloretamina.
meckelectomy. meckelectomía.
meconic acid. ácido mecónico.
meconiorrhea. meconiorrea.
meconium ileus. íleo meconial.
media. media.
medial. medial.
medial inguinal fossa. fosa inguinal media.
medial meniscus, meniscus medialis. menisco medial.
medial occipitotemporal gyrus. circunvolución temporooccipital interna o medial.
medialis. posterior.
median. mediano.
median incision. incisión mediana.
median palatine suture. sutura palatina mediana.
mediastinal emphysema. enfisema mediastínico.
mediastinal pericarditis. pericarditis mediastínica.
mediastinal pleurisy. pleuresía mediastínica.
mediastinopericarditis. mediastinopericarditis.
mediastinotomy. mediastinotomía.
mediastinum. mediastino.
mediate. mediato.
mediate agglutination. aglutinación mediata.
mediate contagion. contagio mediato.
mediate percussion. percusión mediata.
mediate transfusion. transfusión mediata.
mediatinal pleura. pleura mediastínica.
medicable. medicable.
medical chemistry. química médica.
medical ethics. ética médica.
medical pathology. patología interna o médica.
medication. medicación.
medicinal. medicinal.
medicine. medicina.
medicolegal. medicolegal.
mediterranean anemia. anemia mediterránea.
medium. medio.
medlar. níspero.
medroxyprogesterone. medroxiprogesterona.
medulla oblongata. bulbo raquídeo.
medulla ossium, bone marrow. médula ósea.
medulla spinalis, spinal cord. médula espinal.
medullary artery. arteria medular.
medullary sarcoma. sarcoma medular.
medullary segment. segmento medular.
medullary sheath. vaina medular.
medullary substance. sustancia medular.

medullated fiber, myelinated fiber. fibra medulada o de mielina.
medullization. medulación o medulización.
medulloblast. meduloblasto.
megacardia. megacardia.
megacaryoblast. megacarioblasto.
megacolon. megacolon.
megacurie. megacurie.
megacycle. megaciclo.
megadontism. megadontismo.
megaesophagus. megaesófago.
megakaryocyte. megacariocito.
megalencephaly. megalencefalia.
megaloblast. megaloblasto.
megaloblastic anemia. anemia megaloblástica.
megalocardia. megalocardia.
megalocephaly. megalocefalia.
megalocornea. megalocórnea.
megalocyte. megalocito.
megalocytosis. megalocitosis.
megalogastria. megalogastria.
megalomania. megalomanía.
megalomelia. megalomelia.
megalophthalmus. megaloftalmía.
megalopodia. megalopodia.
megasigmoid. megasigma o megasigmoide.
megavolt. megavoltio.
meiosis. meiosis.
melaera. melena.
melalgia. melalgia.
melancholia. melancolia.
melancholic temperament. temperamento melancólico.
melanemia. melanemia.
melaniferous. melanífero.
melanoacanthoma. melanoacantoma.
melanoblast. melanoblasto.
melanoblastoma. melanoblastoma.
melanocarcinoma. melanocarcinoma.
melanocyte. melanocito.
melanodermatitis. melanodermatitis.
melanogen. melanógeno.
melanoleukoderma. melanoleucodermia.
melanomatosi. melanomatosis.
melanonychia. melanoniquia.
melanopathy. melanopatía.
melanophage. melanófago.
melanophore. melanóforo.
melanophorin. melanoforina.
melanoplakia. melanoplaquia.
melanosarcoma. melanosarcoma.
melanosis. melanosis.
melanosome. melanosoma.
melanotrichia. melanotriquia.
melanurie. melanuria.
melasma. melasma.
melatonin. melatonina.
melena neonatorum. melena del recién nacido.
melena spuria. melena espuria o falsa.
melibiose. melibiosa.
melicera. melicera o meliceris.
melioidosis. melioidosis.
melissa. melisa.
melitis. melitis.
melitose. melitosa.
melituria. melituria.
meloncus. melonco.
meloplasty. meloplastia.
melorheostosis. melorreostosis.
meloschisis. melosquisis.
melting point, fusion point. punto de fusión.
member. miembro.
membrane. membrana.
membrane potential. potencial de membrana.
membranelle. membranela.
membraniform. membraniforme.
membranous pharyngitis. faringitis membranosa.
membranous septum. tabique membranoso.
memory. memoria.

menadiol. menadiol.
menadione. menadiona.
meningeorrhaphy. meningeorrafia.
meningioma. meningioma.
meningiomatosis. meningiomatosis.
meningitic respiration. respiración meningítica.
meningitis. meningitis.
meningitis of the base, basilar meningitis. menigitis basilar.
meningitis sympathica. meningitis simpática.
meningoarteritis. meningoarteritis.
meningoblastoma. meningoblastoma.
meningocele. meningocele.
meningoencephalomyelitis. meningoencefalomielitis.
meningoencephalocele. meningoencefalocele.
meningomyelocele. meningomielocele.
meningo-osteophlebitis. meningosteoflebitis.
meningopathy. meningopatía.
meningorachidian. meningorraquídeo.
meningoradiculitis. meningorradiculitis.
meningorrhagia. meningorragia.
meninx. meninge.
meniscectomy. meniscectomía.
meniscitis. meniscitis.
meniscus. menisco.
menometrorrhagia. menometrorragia.
menorrhea. menorrea.
menstrual colic. cólico menstrual.
menstrual cycle. ciclo menstrual.
menstrual period. período menstrual.
menstruation. menstruación.
menstruum. solvente.
mensuration. mensuración.
mentagra. mentagra.
mental age. edad mental.
mental deficiency, mental retardation. deficiencia mental.
mental disease, mental illness. enfermedad mental.
mental foramen. agujero mentoniano.
mental hygiene. higiene mental.
mental image. imagen mental.
mental life. vida mental o psíquica.
mental mechanism. mecanismo mental.
mental retardation. retardo mental.
mental torticollis. tortícolis mental.
mental tubercle, tuberculum mentale. tubérculo mentoniano.
menthol. mentol.
mentolabial. mentolabial.
mentolabial sulcus. surco mentolabial.
meperidine. meperidina.
mephitic. mefítico.
mepivacaine. mepivacaína.
meprobamate. meprobamato.
meralgia. meralgia.
meralgia paresthetica. meralgia parestésica.
mercaptan. mercaptán.
mercaptide. mercáptida o mercáptido.
mercaptopurine. 6-mercaptopurina.
mercurial. mercurial.
mercurial stomatitis. estomatitis mercurial.
mercurial thermometer. termómetro de mercurio.
mercurialization. mercurialización.
mercuric. mercúrico.
mercury. mercurio.
merergasia, merergastic. merergasia.
meristic variation. variación merística.
merocrine gland. glándula merocrina.
merodiastolic. merodiastólico.
merogony. merogonía.
meromicrosomia. meromicrosomía.
merosystolic. merosistólico.
merozoite. merozoito.
merycism. mericismo.
mesangium. mesangio.
mesarteritis. mesarteritis.
mesaticephalic, mesocephalic. mesaticéfalo.
mesatipelvic. mesatipélvico.

mescal. mescal.
mescaline. mescalina.
mescalism. mescalismo.
mesectoderm. mesectodermo.
mesenchyma. mesénquima.
mesenchymal epithelium. epitelio mesenquimatoso.
mesenchymal tissue. tejido mesenquimatoso.
mesenchymoma. mesenquimoma.
mesenterectomy. mesenterectomía.
mesenteriolum. mesenteríolo.
mesenteriopexy. mesenteriopexia.
mesenteriorrhaphy. mesenteriorrafia.
mesenteron. mesénteron.
mesentery. mesenterio.
mesial. mesial.
mesion. mesión.
mesmerism. mesmerismo.
mesoaortitis. mesaortitis.
mesoappendix. mesoapéndice.
mesocardia. mesocardia.
mesocardium. mesocardio.
mesocarpal, mediocarpal. mesocarpiano.
mesocolon. mesocolon.
mesocord. mesocordio.
mesocyst. mesocisto.
mesodiastolic. mesodiastólico.
mesoepididymis. mesoepidídimo.
mesogastrium. mesogastrio.
mesomelic. mesomélico.
mesometritis. mesometritis.
mesonephric duct. conducto mesonéfrico.
mesonephroma. mesonefroma.
mesophlebitis. mesoflebitis.
mesoporphyrin. mesoporfirina.
mesoretina. mesorretina.
mesosalpinx. mesosalpinx.
mesosome. mesosoma.
mesosternum. mesosternón.
mesosystolic. mesosistólico.
mesothelioma. mesotelioma.
mesotron. mesotrón.
mestranol. mestranol.
metabolic acidosis. acidosis metabólica.
metabolic pigment. pigmento metabólico.
metabolimeter. metabolímetro.
metabolism. metabolismo.
metabolite. metabolito.
metacarpal. metacarpiano.
metacarpectomy. metacarpectomía.
metacarpophalangeal. metacarpofalángico.
metacentric. metacéntrico.
metacholine. metacolina.
metachromatic. metacromático.
metachromatic body. cuerpo metacromático.
metacyesis. metacinesis.
metagastrula. metagástrula.
metagonimiasis. metagonimiasis.
metal. metal.
metallic echo. eco metálico.
metallic sound. ruido metálico.
metallic thermometer. termómetro metálico.
metallization. metalización.
metamere. metámera.
metamerism. metamería.
metamorphopsia. metamorfopsia.
metamorphosis. metamorfosis.
metamyelocyte. metamielocito.
metaphase. metafase.
metaphosphoric acid. ácido metafosfórico.
metaplasia. metaplasia.
metaplastic anemia. anemia metaplásica.
metaproteina. metaproteína.
metapsychics. metapsíquica.
metapsychology. metapsicología.
metaraminol. metaraminol.
metarteriole. metarteriola.
metastatic abscess. absceso metastásico.
metastatic pneumonia. neumonía metastásica.
metastatic retinitis. retinitis metastásica.

metatarsectomy. metatarsectomía.
metatarsial. metatarsiano.
metatarsophalangeal. metatarsofalángico.
metatarsus. metatarso.
metathalamus. metatálamo.
metathesis. metátesis.
metatrophia. metatrofia.
meteoropathy. meteoropatía.
meteororesistant. meteororresistente.
meteorotropic. meteorotrópico.
meter-kilogram-second unit, MKS unit. unidad MKS.
methadone. metadona.
methane. metano.
methemoglobin. metahemoglobina.
methicillin. meticilina.
methionine. metionina.
methocarbamol. metocarbamol.
methodology. metodología.
methomania. metomanía.
methotrexate. metotrexato.
methoxamine. metoxamina.
methoxsalen. metoxaleno.
methoxyflurane. metoxifluorano.
methyl alcohol. alcohol metílico.
methyl violet. violeta de metilo.
methylamine. metilamina.
methylation. metilación.
methylatropine. metilatropina.
methyldopa. metildopa.
methylene blue. azul de metileno.
methylic. metílico.
methylmercaptan. metilmercaptán.
methylmorphine. metilmorfina.
methylprednisolone. metilprednisolona.
methysergide. metisergida.
metonymy. metonimia.
metopion. metopión.
metratrophia. metratrofia.
metrectasia. metrectasia.
metrectopia. metrectopia.
metreurynter. metreurinter.
metrocarcinoma. metrocarcinoma.
metrodynia. metrodinia.
metroendometritis. metroendometritis.
metrofibroma. metrofibroma.
metrography. metrografía.
metronidazole. metronidazol.
metronoscope. metronoscopio.
metropathia, metropathy. metropatía.
metroperitonitis. metroperitonitis.
metrorrhea. metrorrea.
metrosalpingitis. metrosalpingitis.
metrosalpingography. metrosalpingografia.
metroscope. metroscopio.
microbic dissociation. disociación microbiana.
microbicide. microbicida.
microblepharia. microblefaria.
microbrachius. microbraquio.
microcalorie. microcaloría.
microcaulia. microcaulia.
microcephalus. microcéfalo.
microcheilia. microqueilia.
microcheiria. microquiria.
microcnemia. microcnemia.
microcolon. microcolon.
microcoria. microcoria.
microcornea. microcórnea.
microcurie. microcurie.
microcyst. microcisto.
microcyte. microcito.
microcythemia. microcitemia.
microcytic anemia. anemia microcítica.
microcytosis. microcitosis.
microdontism, microdontia. microdontismo.
microfarad. microfaradio.
microfilament. microfilamento.
microfilaria. microfilaria.
microgamete. microgameto.

microgametocyte. microgametocito.
microgamy. microgamia.
microgastria. microgastria.
microgenesis. microgénesis.
microgenia. microgenia.
microgenitalism. microgenitalismo.
microglia. microglia.
microgram. microgramo.
micrography. micrografía.
microliter. microlitro.
micromelic dwarf. enano micromélico.
micromere. micrómera.
micromethod. micrométodo.
micrometry. micrometría.
micron. micrón.
micronychia. microniquia.
microphage. micrófago.
microphakia. microfaquia.
microphallus. microfalo.
microphthalmia. microftalmía.
microphysics. microfísica.
micropsia. micropsia.
microradiography. microrradiografía.
microrchidia. microorquia o microorquidia.
microrhinia. microrrinia.
microscope. microscopio.
microscopic anatomy. anatomía microscópica.
microscopic field. campo microscópico.
microscopic hematuria. hematuria microscópica.
microsection. microsección.
microsomia. microsomía.
microspherocyte. microsferocito.
microspherocytosis. microsferocitosis.
microsphygmia. microsfigmia.
microsplenia. microsplenia.
microsporia. microsporia.
microsporosis. microsporosis.
microsurgery. microcirugía.
microthelia. microtelia.
microthrombosis. microtrombosis.
microthrombus. microtrombo.
microthrombus. microtonómetro.
microtia. microtia.
microtomy. microtomía.
microtubule. microtúbulo.
microvillus. microvellosidad.
microvolt. microvoltio.
micrurgy. micrurgia.
miction. micción.
micturition center. centro de la micción.
middle. medio (2.ª acep.).
middle ear. oído medio.
middle finger. dedo del corazón.
middle frontal gyrus. circunvolución frontal media.
middle hemorrhoidal plexus. plexo hemorroidal medio.
middle lacerate foramen. agujero rasgado medio.
middle nasal concha. concha nasal media, cornete medio.
middle temporal gyrus. circunvolución temporal media.
midwife. comadrón, comadrona, partera.
migraine. migraña.
migrating abscess. absceso errante.
migration. migración.
migration of ovum. migración del óvulo.
migration theory. teoría de la migración.
migratory cell. célula migratoria.
mildew. mildeu.
miliaria. miliaria.
miliary. miliar.
miliary embolism. embolia miliar.
military medicine. medicina militar.
milk. leche.
milk corpuscle. corpúsculo de la leche.
milk fever. fiebre láctica o de la leche.
milk of magnesia. leche de magnesia.
milk tooth. diente de leche.
milk-alkali syndrome. síndrome leche-alcalinos.

milkwort. polígala.
milliampere. miliamperio.
milliamperemeter. miliamperímetro.
millibar. milibar.
millicurie. milicurie.
milliequivalent. miliequivalente.
milligram. miligramo.
milliliter. mililitro.
millimicron. milimicrón.
mimic spasm. espasmo mímico.
mimmation. mimmación.
mind. mente.
miner's disease. enfermedad de los mineros.
mineral. mineral.
mineralocorticoid. mineralcorticoide.
minimal brain dysfunction. disfunción cerebral mínima.
minimal dose. dosis mínima.
minimum temperature. temperatura mínima.
minimum thermometer. termómetro de mínima.
minimus. mínimo.
minium. minio.
minocycline. minociclina.
minor agglutinin. aglutinina menor.
minor surgery. cirugía menor.
minor tranquilizer, antianxiety agent. tranquilizante menor.
minoxidil. minoxidilo.
minute volume. volumen minuto.
miostagmin. miostagmina.
miotic. miótico.
miracidium. miracidio.
mirage. espejismo.
mirror. espejo.
mirror speech. lenguaje especular o en espejo.
mirrow writing, specular writing. escritura en espejo.
misandria. apandria.
mitogenesis. mitogenia o mitogénesis.
mitokinetic. mitocinético.
mitoplasm. mitoplasma.
mitosome. mitosoma.
mitral. mitral.
mitral cell. célula mitral.
mitral facies. facies mitral.
mitral gradient. gradiente mitral.
mitral insufficiency. insuficiencia mitral.
mitral murmur. soplo mitral.
mitral valve. válvula mitral.
mixed aphasia. afasia mixta.
mixed chancre. chancro mixto.
mixed gland. glándula mixta.
mixed nerve. nervio mixto.
mixedematous infantilism. infantilismo mixedematoso.
mnemic. mnémico.
mobile spasm. espasmo móvil.
modality. modalidad.
moderator. moderador.
modified milk. leche modificada.
modifier. modificador.
modulation. modulación.
moist gangrene, humid gangrene. gangrena húmeda.
moist necrosis. necrosis húmeda.
moist rale. estertor húmedo.
molality. molalidad.
molar. molar.
molar pregnancy. embarazo molar.
molar solution. solución molar.
molariform. molariforme.
molarity. molaridad.
molasses. melaza.
mold, mould. moho.
mole. mol, lunar (2.ª acep.).
molecular formula. fórmula molecular.
molecular layer. capa molecular.
molecular lesion. lesión molecular.
molecular weight. peso molecular.

molluscum contagiosum. molusco contagioso.
molluscum fibrosum. molusco fibroso.
molluscum verrucosum. molusco verrugoso.
molybdenum. molibdeno.
monacid. monoácido.
monad. mónada.
monaster. monáster.
monatomic. monatómico.
monaural. monaural.
mongol. mongol o mongólico.
mongolian spot. mancha mongólica.
moniliasis. moniliasis o moniliosis.
moniliform. moniliforme.
moniliform hair, beaded hair. pelo moniliforme o nudoso.
monism. monismo.
monitor. monitor.
monkey hand. mano simiesca.
monoamine oxidase. monoaminooxidasa.
monobasic. monobásico.
monoblepsia. monoblepsia.
monobrachius. monobraquio.
monocephalus. monocéfalo.
monochorial twins, monozygotic twins, monovular twins. gemelos monocoriales, monocigóticos o monoovulares.
monochorionic. monocoriónico.
monochromasia. monocromasia.
monochromatic. monocromático.
monochromophil. monocromófilo.
monocrotic pulse. pulso monocroto.
monocrotism. monocrotismo.
monocular. monocular.
monocular diplopia. diplopia monocular.
monoculus. monóculo.
monocytic leukemia. leucemia monocítica.
monodactyly. monodactilia.
monogamy. monogamia.
monogenesis. monogénesis.
monolateral strabismus. estrabismo monolateral.
monolocular. monolocular.
mononuclear phagocyte system. sistema mononuclear fagocítico.
mononucleosis. mononucleosis.
mononucleotide. mononucleótido.
monoparesis. monoparesia.
monoparesthesia. monoparestesia.
monophasic. monofásico.
monophthalmus. monoftalmo.
monophyletic theory. teoría monofilética.
monophyodont. monofiodonto.
monorchism. monorquidia.
monosaccharide. monosacárido.
monosomian. monosomiano.
monovalent. monovalente.
monoxide. monóxido.
monozygotic. monocigótico.
morbid. mórbido.
morbiliform. morbiliforme.
mordant. mordiente o mordente.
morfinization. morfinización.
morgue. morgue.
morphea alba, alphos. alfos.
morphine. morfina.
morphinomania. morfinomanía.
mortalogram. mortalograma.
mortar. mortero.
morulation. morulación.
mosaic. mosaico.
mosaicism. mosaicismo.
mosquito. mosquito.
moss. musgo.
motherhood, maternity. maternidad.
motile. movible o móvil.
motile scotoma. escotoma móvil.
motor. motor.
motor aphasia. afasia motora.
motor area. área motora.
motor cell. célula motriz.
motor center. centro motor.
motor decussation. decusación motora.
motor fiber. fibra motora.
motor nerve. nervio motor.
motor region. región motora.
motor unit. unidad motriz o motora.
motor zone. zona motora.
mount of Venus. monte de Venus.
mourning. duelo.
mouse. ratón.
mouth. boca [bucal, oral].
mouth-to-mouth respiration. respiración boca a boca.
movement. movimiento.
moxa. moxa.
mucase. mucasa.
mucculocutaneous. mucculocutáneo.
mucic acid. ácido múcico.
muciferous. mucífero.
mucification. mucificación.
muciforme. muciforme.
mucigenous. mucígeno.
mucilaginous. mucilaginoso.
mucinase. mucinasa.
mucinogen. mucinógeno.
mucinoid. mucinoide.
mucinous carcinoma. carcinoma mucoso.
mucitis. mucitis.
mucocartilage. mucocartílago.
mucocutaneous. mucocutáneo.
mucoepidermoid carcinoma. carcinoma mucoepidermoide.
mucolytic. mucolítico.
mucolytic enzyme. enzima mucolítica.
mucomembranous. mucomembranoso.
mucopolysaccharide. mucopolisacárido.
mucopolysaccharidosis. mucopolisacaridosis.
mucoprotein. mucoproteína.
mucopurulent. mucopurulento.
mucoserous. mucoseroso.
mucosin. mucosin.
mucositis. mucositis.
mucous cell. célula mucosa.
mucous colitis. colitis mucosa.
mucous cyst. quiste mucoso.
mucous diarrhea. diarrea mucosa.
mucous enteritis. enteritis mucosa.
mucous layer. capa mucosa.
mucous membrane. membrana mucosa.
mucoviscidosis. mucoviscidosis.
mulatto. mulato.
multiarticular. multiarticular.
multicellular. multicelular.
multicuspidate. multicúspide.
multiform. multiforme.
multiglandular. multiglandular.
multigravida. multigrávida.
multilobate placenta. placenta multilobulada.
multilocular cyst. quiste multilocular.
multinodular goiter. bocio multinodular.
multipara. multípara.
multiple. múltiple.
multiple fracture. fractura múltiple.
multiple labor. parto múltiple.
multiple myeloma. mieloma múltiple.
multiple personality. personalidad múltiple.
multiple pregnancy. embarazo múltiple.
multiple sclerosis. esclerosis múltiple o en placas.
multipolar cell. célula multipolar.
multirooted. multirradicular.
mumps vaccine. vacuna antiparotiditis.
mural. mural.
mural endocarditis, parietal endocarditis. endocarditis parietal.
muramic acid. ácido murámico.
murder. asesinato.
murein. mureína.
murexine. murexina.
murine typhus. tifus murino.

murmur. murmullo.
murrina. murrina.
muscarine. muscarina.
muscarinic. muscarínica.
muscarinism. muscarinismo.
muscle. músculo.
muscle fiber. fibra muscular.
muscle poison. veneno muscular.
muscular defense. defensa muscular.
muscular pseudohypertrophy. seudohipertrofia muscular.
muscular rheumatism. reumatismo muscular.
muscular sense, muscle sense. sentido muscular.
muscular sound. ruido muscular.
muscular system. sistema muscular.
muscular tension. tensión muscular.
muscular tissue. tejido muscular.
musculation. musculación.
musculature. musculatura.
musculoaponeurotic. musculoaponeurótico.
musculophrenic. musculofrénico.
musicomania. musicomanía.
musicotherapy. musicoterapia.
musk. almizcle.
mussitation. musitación.
mustard gas. gas mostaza.
mutagenic. mutagénico o mutágeno.
mutant. mutante.
mutase. mutasa.
mutation. mutación.
mutilation. mutilación.
mutism. mutismo.
muton. mutón.
mutualism. mutualismo.
mutualist. mutualista.
muzzle. hocico.
myasi. miiasis.
myasthenia. amiostenia [amiosténico].
myasthenia gravis, myasthenia gravis pseudoparalytuca. miastenia grave o grave seudoparalítica.
myasthenia gravis syndrome. síndrome miasténico.
mycobacteriosis. micobacteriosis.
mycodermatitis. micodermatitis.
mycology. micología.
mycomyringitis. micomiringitis.
mycose. micosa.
mycosis fungoides. micosis fungoide.
mycotic stomatitis. estomatitis micótica.
mycotoxin. micotoxina.
mycroangiopathy. micrangiopatía.
mydriasis. midriasis.
mydriatic. midriásico.
myelalgia. mielalgia.
myelatrophy. mielatrofia.
myelemia. mielemia.
myelencephalitis. mielencefalitis.
myelinic neuroma. neuroma mielínico.
myelinogeny. mielinogenia.
myeloblastemia. mieloblastemia.
myeloblastic leukemia, acute myelocytic leukemia. leucemia mieloide aguda.
myelocyst. mielocisto.
myelocystocele. mielocistocele.
myelocystomeningocele. mielocistomeningocele.
myelocytoma. mielocitoma.
myelodysplasia. mielodisplasia.
myelogenesis. mielogénesis.
myelogenic osteopathy. osteopatía mielogénica.
myelogenic sarcoma. sarcoma mielógeno.
myelogenous. mielógeno.
myeloid. mieloide.
myeloid cell. célula mieloidea.
myeloid tissue. tejido mieloide.
myeloidosis. mieloidosis.
myeloma. mieloma.
myelomalacia. mielomalacia.
myelomere. mielómera.
myelophthisic anemia, myelopathic anemia. anemia mielopática.
myeloproliferative syndrome. síndrome mieloproliferativo.
myeloradiculitis. mielorradiculitis.
myelorrhagia. mielorragia.
myelosarcoma. mielosarcoma.
myeloschisis. mielosquisis.
myelosis. mielosis.
myelotome. mielótomo.
myelotomy. mielotomía.
myiocephalon. miocéfalo.
mylohyoid sulcus, sulcus mylohyoideus. surco milohioideo.
myocardiogram. miocardiograma.
myocardiograph. miocardiógrafo.
myocutaneous flap. colgajo musculocutáneo.
myocyte. miocito.
myoendocarditis. mioendocarditis.
myofibroma. miofibroma.
myogenic. miogénico.
myogenic theory. teoría miogénica.
myogenic torticollis. tortícolis miógeno.
myoglobulin. mioglobulina.
myoglobulinuria. mioglobulinuria.
myogram. miograma.
myograph. miógrafo.
myography. miografía.
myohypertrophia. miohipertrofia.
myoid. mioide.
myoid cell. célula mioide.
myokinase. miocinasa.
myokinesis. miocinesis.
myology. miología.
myomatosis. miomatosis.
myomere. miómera.
myometer. miómetro.
myometritis. miometritis.
myopathic facies. facies miopática.
myopathic paralysis. parálisis miopática.
myopathic scoliosis. escoliosis miopática.
myope. miope.
myopericarditis. miopericarditis.
myopic astigmatism. astigmatismo miópico.
myosarcoma. miosarcoma.
myosinuria. miosinuria.
myositis ossificans. miositis osificante.
myositis ossificans progresiva. miositis osificante progresiva.
myosthenometer. miostenómetro.
myotatic contraction. contracción miotática.
myotenositis. miotenositis.
myotenotomy. miotenotomía.
myotome. miótomo.
myotomy. miotomía.
myotonia acquisita. miotonía adquirida.
myotonia atrophica, myotonic dystrophy. miotonía atrófica o distrófica.
myotonia congenita. miotonía congénita.
myotonic dystrophy. distrofia miotónica.
myotonus. miotono.
myotrophy. miotrofia.
myotropic. miotrópico.
myricin. miricina.
myringodectomy. miringectomía.
myringotome. miringótomo.
myristicol. miristicol.
myristin. miristina.
myronic acid. ácido mirónico.
myrtiform. mirtiforme.
mytacism. mitacismo.
myxoblastoma. mixoblastoma.
myxochondrosarcoma. mixocondrosarcoma.
myxocystoma. mixocistoma.
myxoid. mixoide.
myxoid cyst. quiste mucoide.
myxoma. mixoma.
myxomatous. mixomatoso.

N

n-eicosanoic acid, arachidic acid. ácido eicosanoico.
nacreous. nacarado.
nafcillin. nafcilina.
nail. uña.
nail matrix, matrix unguis. matriz de la uña.
nalidixic acid. ácido nalidíxico.
nalorphine. nalorfina.
naloxone. naloxona.
nanogram. nanogramo.
nanoid. nanoide.
nanomelous. nanomelo.
nanometer. nanómetro.
nape. nuca.
naphazoline. nafazolina.
naphtha. nafta.
naphthalene. naftaleno o naftalina.
naphthionic acid. ácido naftiónico.
naphthol. naftiónico (ácido).
naphtolate. naftolato.
naproxen. naproxén.
narcissine. narcisina.
narcissism. narcisismo.
narcoanalysis. narcoanálisis.
narcoanesthesia. narcoanestesia.
narcohypnosis. narcohipnosis.
narcolepsy. narcolepsia.
narcosis. narcosis.
narcotherapy. narcoterapia.
narcotic. narcótico.
narcotic poison. veneno narcótico.
narcotine. narcotina.
narcotism. narcotismo.
nasal. nasal.
nasal crest. cresta nasal.
nasal diphtheria. difteria nasal.
nasal duct. conducto nasal.
nasal eminence. eminencia nasal.
nasal fossa. fosa nasal.
nasal intubation. intubación nasal.
nasal meatus. meato nasal.
nasal notch. escotadura nasal.
nasal septum, septum nasi. tabique nasal o de las fosas.
nascent. naciente.
nasioiniac. nasioiníaco.
nasion. nasión.
nasitis. nasitis.
nasoantritis. nasoantritis.
nasolabial line. línea nasolabial.
nasolabial sulcus, sulcus nasolabialis. surco nasolabial.
nasolacrimal. nasolagrimal.
nasomanometer. nasomanómetro.
nasomaxillary suture. sutura nasomaxilar.
nasomental reflex. reflejo nasomentoniano.
nasopharyngoscope. nasofaringoscopio.
nasopharynx. nasofaringe.
nasoscope. nasoscopio.
nasosinusitis. nasosinusitis.
natal. natal.
natality. natalidad.
natimortality. natimortalidad.
native. nativo.
natremia. natremia, sodemia.
natural immunity. inmunidad natural.
natural selection. selección natural.
naturalism. naturalismo.
nature. naturaleza.
nausea. náusea.
nauseous. nauseabundo.
navicular. navicular.
navicular fossa. fosa navicular.
nearthrosis. neartrosis.
nebula. nébula.
nebulizer. nebulizador.
necatoriasis. necatoriasis.
neck. cuello.
neck of urinary bladder. cuello de la vejiga.
necrobiosis. necrobiosis.
necrogenic. necrogénico.
necrolysis. necrólisis.
necromimesis. necromimesis.
necrophagous. necrófago.
necrophilia. necrofilia.
necrophilic. necrófilo.
necrophobia. necrofobia.
necropsy. necropsia.
necrosis. necrosis [necrótico].
necrospermia. necrospermia.
necrotic caries. caries necrótica.
necrotomy. necrotomía.
need. necesidad.
needle. aguja.
neencephalon. neoencéfalo.
negation. negación.
negative. negativo.
negative phase. fase negativa.
negative pole. polo negativo.
negative pressure. presión negativa.
negative scotoma. escotoma negativo.
negative vertical divergence. divergencia vertical negativa.
negativism. negativismo.
negatoscope. negatoscopio.
negatron. negatrón.
nemathelminth. nematelminto.
nematocide. nematocida.
nematode. nematodo.
nematology. nematología.
neoblastic. neoblástico.
neocerebellum. neocerebelo.
neocinchophen. neocincofén.
neocortex. neocórtex.
neocytosis. neocitosis.
neoformation. neoformación.
neogenesis. neogénesis.
neokinetic. neocinético.
neologism. neologismo.
neomycin. neomicina.
neon. neón.
neonatal mortality. mortalidad neonatal.
neonatal neutropenia. neutropenia neonatal.
neopallium. neopalio.
neophobia. neofobia.
neoplasm. neoplasma.
neoplastic. neoplásico.
neostigmine. neostigmina.
neostomy. neostomía.
neostriatum. neostriado.
neothalamus. neotálamo.
nephelometer. nefelómetro.
nephelometry. nefelometría.
nephelopia. nefelopía.
nephogenic diabetes. diabetes nefrogénica.
nephralgia. nefralgia.
nephrauxe. nefrauxa.
nephrectasia. nefrectasia.
nephrectomy. nefrectomía.
nephric. néfrico.
nephritic. nefrítico.
nephritis. nefritis.
nephro-omentopexy. nefroomentopexia.
nephroangiosclerosis. nefroangiosclerosis.
nephroblastoma. nefroblastoma.
nephrocalcinosis. nefrocalcinosis.
nephrocapsectomy. nefrocapsectomía.
nephrocele. nefrocele.
nephrocolopexy. nefrocolopexia.
nephrocoloptosis. nefrocoloptosis.
nephrocystanastomosis. nefrocistanastomosis.
nephrocystitis. nefrocistitis.
nephrogenous. nefrógeno.
nephrogram. nefrograma.
nephroid. nefroide.
nephrolith. nefrolito.

nephrolithiasis. nefrolitiasis.
nephrolithotomy. nefrolitotomía.
nephrologist. nefrólogo.
nephrology. nefrología.
nephrolysis. nefrólisis.
nephroma. nefroma.
nephromalacia. nefromalacia.
nephromegaly. nefromegalia.
nephron. nefrón, nefrona.
nephroncus. nefronco.
nephropathy. nefropatía.
nephropexy. nefropexia.
nephroptosis. nefroptosis.
nephropyelolithotomy. nefropielolitotomía.
nephropyeloplasty. nefropieloplastia.
nephropyosis. nefropiosis.
nephrorrhagia. nefrorragia.
nephrorrhaphy. nefrorrafia.
nephrosclerosis. nefrosclerosis.
nephrosis. nefrosis.
nephrostoma. nefrostoma.
nephrostomy. nefrostomía.
nephrotic syndrome. síndrome nefrótico.
nephrotome. nefrotoma o nefrotomo.
nephrotomography. nefrotomografía.
nephrotomy. nefrotomía.
nephrotresis. nefrotresis.
nephrotuberculosis. nefrotuberculosis.
nephroureterectomy. nefroureterectomía.
neptunium. neptunio.
nerve. nervio.
nerve cell. célula nerviosa.
nerve center. centro nervioso.
nerve corpuscle. corpúsculo nervioso.
nerve fiber. fibra nerviosa.
nerve fiber layer. capa de fibras nerviosas.
nerve graft. injerto de nervio.
nerve impulse, neural impulse. impulso nervioso.
nerve suture. sutura nerviosa.
nerve tissue, nervous tissue. tejido nervioso.
nervosity. nerviosidad o nervosidad.
nervous. nervioso.
nervous bladder. vejiga nerviosa.
nervous system. sistema nervioso.
nervous temperament. temperamento nervioso.
nest. nido.
net. red.
neural cyst. quiste neural.
neural plexus. plexo neural.
neural tube. tubo neural.
neuralgia. neuralgia.
neuraminidase. neuraminidasa.
neuranagenesis. neuranagénesis.
neurapophysis. neurapófisis.
neurasthenia. neurastenia.
neuratrophy. neuratrofia.
neurectasia. neurectasia.
neurectomy. neurectomía.
neurectopia. neurectopia.
neurenteric. neurentérico.
neurexeresis. neurexéresis.
neurilemma. neurilema.
neurilemmitis. neurilemitis.
neurilemoma. neurilemoma.
neurine. neurina.
neurinoma. neurinoma.
neuritis. neuritis.
neuritis migrans, migrating neuritis. neuritis migratoria.
neuro-otology. neurotología.
neuroallergy. neuroalergia.
neuroanastomosis. neuroanastomosis.
neuroanatomy. neuroanatomía.
neuroarthropathy. neuroartropatía.
neurobiology. neurobiología.
neurobiotaxis. neurobiotaxis.
neuroblast. neuroblasto.
neuroblastoma. neuroblastoma.
neurocele, neurocoele. neurocele.
neurocentrum. neurocentro.
neuroceptor. neuroceptor.
neurochorioretinitis. neurocoriorretinitis.
neurochoroiditis. neurocoroiditis.
neurocirculatory asthenia. astenia neurocirculatoria.
neurocutaneous. neurocutáneo.
neurocyte. neurocito.
neurocytoma. neurocitoma.
neurodermartitis. neurodermatitis.
neurodermatosis. neurodermatosis.
neurodiagnosis. neurodiagnosis.
neurodocitis. neurodocitis.
neurodynamic. neurodinámico.
neurodynia. neurodinia.
neuroencephalomyelopathy. neuroencefalomielopatía.
neuroepidermal. neuroepidérmico.
neuroepithelioma. neuroepitelioma.
neuroepithelium. neuroepitelio.
neurofibrilla. neurofibrilla o neurofibrila.
neurofibromatosis. neurofibromatosis.
neuroganglion. neuroganglio.
neuroganglitis. neuroganglitis.
neurogenesis. neurogénesis.
neurogenic. neurógeno.
neurogenic theory. teoría neurogénica.
neurogenic tonus. tono neurógeno.
neurogenic torticollis. tortícolis neurógeno.
neuroglia. neuroglia.
neuroglioma. neuroglioma.
neurogliomatosis. neurogliomatosis.
neurogram. neurograma.
neurography. neurografía.
neurohistology. neurohistología.
neurohormona. neurohormona.
neurohypnology. neurohipnología.
neurohypophyseal hormone. hormona neurohipofisaria.
neurohypophysis. neurohipófisis.
neurokeratin. neuroqueratina.
neurolabyrinthitis. neurolaberintitis.
neuroleptic. neuroléptico.
neuroleptoanalgesia. neuroleptoanalgesia.
neurolinguistics. neurolingüística.
neurologist. neurólogo.
neurology. neurología.
neurolysin. neurolisina.
neurolysis. neurólisis.
neuroma. neuroma.
neuromalacia. neuromalacia.
neuromatosis. neuromatosis.
neuromere. neurómera.
neuromittor. neuromisor.
neuromuscular. neuromuscular.
neuromuscular cell. célula neuromuscular.
neuromuscular spindle. huso neuromuscular.
neuromyelitis. neuromielitis.
neuromyositis. neuromiositis.
neuron. neurona.
neuronevus. neuronevo.
neuronitis. neuronitis.
neuronophagia. neuronofagia.
neuropapillitis. neuropapilitis.
neuroparalysis. neuroparálisis.
neuroparalytic ophthalmia. oftalmía neuroparalítica.
neuropath. neurópata.
neuropathology. neuropatología.
neuropathy. neuropatía.
neurophage. neurófago.
neurophthalmology. neuroftalmología.
neurophysiology. neurofisiología.
neuropil. neurópilo.
neuroplasm. neuroplasma.
neuroplasty. neuroplastia.
neuropodium. neuropodio.
neuropore. neuroporo.
neuropotential. neuropotencial.

neuroprobasia. neuroprobasia.
neuropsychiatry. neuropsiquiatría.
neuropsychic. neuropsíquico.
neuropsychology. neuropsicología.
neuropsychopathy. neuropsicopatía.
neuroradiology. neurorradiología.
neurorecidive. neurorrecidiva.
neuroretinopathy. neurorretinitis.
neurorrhaphy. neurorrafia.
neurosarcoma. neurosarcoma.
neurosclerosis. neurosclerosis.
neurosis. neurosis.
neuroskeletal. neurosquelético.
neuroskeleton. neurosqueleto.
neurosome. neurosoma.
neurosurgery. neurocirugía.
neurosyphilis. neurosífilis.
neurotabes. neurotabes.
neurotendinous. neurotendinoso.
neurotic. neurótico.
neurotization. neurotización.
neurotome. neurótomo.
neurotomy. neurotomía.
neurotonia. neurotonía.
neurotonic reaction. reacción neurotónica.
neurotoxic. neurotóxico.
neurotoxin. neurotoxina.
neurotripsy. neurotripsia.
neurotrophy. neurotrofia.
neurotropic. neurotrópico.
neurotropism. neurotropismo.
neurovaccine. neurovacuna.
neurovegetative. neurovegetativo.
neurula. néurula.
neutral. neutro.
neutral stain. colorante neutro.
neutral sulfate, normal sulfate. sulfato neutro o normal.
neutralization. neutralización.
neutron. neutrón.
neutropenia. neutropenia.
neutrophil. neutrófilo.
neutrophilia. neutrofilia.
neutrophilic leukocyte. leucocito neutrófilo.
nevoid. nevoide.
nevus. nevo.
nevus flammeus. nevo flámeo o flamígero.
new tuberculin. tuberculina nueva.
newborn. neonato, recién nacido.
niacin. niacina.
niacinamide. niacinamida.
niche. nicho.
nickel. níquel.
niclosamide. niclosamida.
nicotinamide. micotinamida.
nicotinamide adenine dinucleotide. nicotinamida adenina-dinucleótido.
nicotinamide adenine dinucleotide phosphate. nicotinamida adenina-dinucleótido-fosfato.
nicotine. nicotina.
nicotinic acid. ácido nicotínico.
nicotinism. nicotinismo.
nictitating membrane. membrana nictitante.
nictitation. nictación o nictitación.
nicturia. nicturia.
nidation. nidación.
night blindness. ceguera nocturna.
night hospital. hospital de noche.
night terror. terror nocturno.
nightmare. pesadilla.
nigrosin. nigrosina.
nihilism. nihilismo.
ninhydrin. ninhidrina.
ninhydrin reaction. reacción de la ninhidrina.
niobium. niobio.
niphablepsia. nifablepsia.
nipple. pezón.
niridazole. niridazol.
nirvana principle. principio de nirvana.
nit. liendre [liendroso].
nitrate. nitrato.
nitrazepam. nitracepam.
nitre. nitro.
nitric acid. ácido nítrico.
nitrification. nitrificación.
nitrite. nitrito.
nitritoid. nitritoide.
nitrituria. nitrituria.
nitrobacteria. nitrobacteria.
nitrobenzene. nitrobenceno.
nitrocellulose. nitrocelulosa.
nitrofurantoin. nitrofurantoína.
nitrofurazone. nitrofurazona.
nitrogen. nitrógeno.
nitrogen equilibrium, nitrogenous equilibrium. equilibrio nitrogenado o proteínico.
nitrogen mustard. mostaza nitrogenada.
nitrogenization. nitrogenización.
nitroglycerin. nitroglicerina.
nitromuriatic acid. ácido nitromuriático.
nitron. nitrón.
nitroprusside. nitroprusiato.
nitrous. nitroso.
nocardiosis. nocardiosis.
nociceptive. nociceptivo.
nodal. nodal.
nodal bradycardia. bradicardia nodal.
nodal point. punto nodal.
nodal rhythm. ritmo nodal.
nodal tissue. tejido nodular.
node. nodo.
nodose rheumatism. reumatismo nudoso.
nodosity. nudosidad.
nodular salpingitis. salpingitis nodular.
nodular subepidermal fibrosis. fibrosis nodular subepidérmica.
nodule. nódulo [nodular].
nodule of vermis. nódulo del vermis.
noematic. noemático.
noetic. noético.
noetic consciousness. conciencia noética.
nomadic. nómada.
nomenclature. nomenclatura.
nomogenesis. nomogénesis.
nomography. nomografía.
non-nucleated. anucleado.
non-osteogenic fibroma. fibroma no osteogénico.
non-tropical sprue. esprue nostras.
noncommunicating hydrocephalia, obstructive hydrocephalia, obstructive hydrocephalus. hidrocefalia no comunicante.
nonconcomitant strabismus. estrabismo no concomitante.
nondisjunction. no-disyunción.
nonspecific therapy. terapéutica inespecífica.
nonsuppurative panniculitis. paniculitis no supurativa.
noradrenaline. noradrenalina.
norethindrone. noretindrona.
norgestrel. norgestrel.
norm. norma.
normal. normal.
normal dwarf. enano normal.
normal gigantism. gigantismo normal.
normal human serum. suero humano normal.
normal serum. suero normal.
normal solution. solución normal.
normal tartrate. tartrato normal.
normal temperature. temperatura normal.
normal toxin. toxina normal.
normality. normalidad.
normalization. normalización.
normoblast. normoblasto.
normochromia. normocromía.
normochromic. normocromo o normocrómico.
normocyte. normocito.
normocytic anemia. anemia normocítica.
normocytosis. normocitosis.

normoglycemia. normoglucemia.
normoglycemic glycosuria. glucosuria normoglucémica.
normosthenuria. normostenuria.
normothermia. normotermia.
normovolemia. normovolemia.
norpinephrine. norepinefrina.
nortriptyline. nortriptilina.
noscapine. noscapina.
nose. nariz.
nosencephalus. nosencéfalo.
nosogeography. nosogeografía.
nosography. nosografía.
nosology. nosología.
nosometry. nosometría.
nosonomy. nosonomía.
nosoparasite. nosoparásito.
nosophilia. nosofilia.
nosophobia. nosofobia.
nosophyte. nosófito.
nosotaxia. nosotaxy.
notancephalia. notancefalia.
notch. escotadura.
notochord. notocordio o notocorda.
notomelus. notomelo.
novobiocin. novobiocina.
noxa. noxa.
noxius. nocivo.
nubecula. nubécula.
nucin. nucina.
nuclear. nuclear.
nuclear fission. fisión atómica o nuclear.
nuclear membrane. membrana nuclear.
nuclear ophthalmoplegia. oftalmoplejía nuclear.
nuclear pore. poro nuclear.
nuclear sex. sexo nuclear.
nuclease. nucleasa.
nucleated. nucleado.
nucleated cell. célula nucleada.
nucleated erythrocyte. eritrocito nucleado.
nucleic acid. ácido nucleico.
nucleide. nucleido.
nucleiform. nucleiforme.
nuclein. nucleína.
nucleocapsid. nucleocápsida.
nucleofugal. nucleofugal.
nucleohistone. nucleohistona.
nucleoid. nucleoide.
nucleolin. nucleolina.
nucleolinus. nucleolino.
nucleoloid. nucleoloide.
nucleolonema. nucleolonema.
nucleolus. nucléolo.
nucleomicrosome. nucleomicrosoma.
nucleopetal. nucleópeto.
nucleoprotein. nucleoproteína.
nucleoreticulum. nucleorretículo.
nucleosidasa. nucleosidasa.
nucleoside. nucleósido.
nucleotide. nucleótido.
nucleotoxin. nucleotoxina.
nucleus. núcleo [nuclear].
nucleus acusticus. núcleo acústico.
nucleus alae cinereae. núcleo del ala cinérea.
nucleus ambigus. núcleo ambiguo.
nucleus caudatus. núcleo caudado.
nucleus dorsalis corporis. núcleo dorsal del cuerpo.
nucleus ventralis corporis. núcleo ventral del cuerpo.
nuclide. núclido.
nullipara. nulípara.
number. número.
numbness. entumecimiento, adormecimiento.
nummular. numular o numiforme.
nummular eczema. eccema numular.
nunnation. nunación.
nurse. enfermera, ro.
nursing bottle. biberón.
nutation. nutación.
nutrient. nutriente.

nutrient artery. arteria nutricia.
nutrient foramen. agujero nutricio.
nutrient vessel. vaso nutricio.
nutriology. nutriología.
nutrition. nutrición.
nutritive yolk. vitelo nutritivo.
nyctalgia. nictalgia.
nyctalope. nictálope.
nyctalopia. nictalopía.
nyctophilia. nictofilia.
nyctophobia. nictofobia.
nympha. ninfa.
nymphectomy. ninfectomía.
nymphitis. ninfitis.
nymphomania. ninfomanía.
nymphotomy. ninfotomía.
nystagmiform. nistagmiforme.
nystagmograph. nistagmógrafo.
nystagmography. nistagmografía.
nystagmoid. nistagmoide.
nystagmus. nistagmo.
nystatin. nistatina.

O

oak. encina.
oats. avena.
obelion. obelión.
obese. obeso.
obesity. adiposis.
object choice. elección de objeto.
object libido. libido objetal.
objective sign. signo objetivo.
objective symptom. síntoma objetivo.
objective vertigo. vértigo objetivo.
obligate. obligado.
obligate aerobe. aerobio obligado.
obligate anaerobio. anaerobio obligado.
obligatory parasite. parásito obligado.
oblique. oblicuo.
oblique bandage. vendaje oblicuo.
oblique fracture. fractura oblicua.
oblique pelvis. pelvis oblicua.
oblique sinus of pericardium. seno oblicuo.
obliterans bronchitis. bronquitis obliterante.
obliterating phlebitis. flebitis obliterante.
obsessive-compulsive neurosis. neurosis obsesiva.
obsessive-compulsive personality. personalidad obsesivocompulsiva.
obstetric paralysis. parálisis obstétrica.
obstetrician. obstétrico, tocólogo.
obstructive jaundice. ictericia obstructiva.
obstructive thrombus. trombo obliterante.
obtundent. obtundente.
obturator. obturador.
obturator foramen. agujero obturador.
obturator sign. signo del obturador.
occipital. occipital.
occipital crest. cresta occipital.
occipital eminence. eminencia occipital.
occipital gyrus. circunvolución occipital.
occipital plane. plano nucal u occipital.
occipital pole. polo occipital.
occipital sinus. seno occipital.
occipital triangle. triángulo occipital.
occipitalization. occipitalización.
occipitofrontal. occipitofrontal.
occipitomastoid suture. sutura occipitomastoidea.
occipitothalamic radiation. radiación occipitotalámica.
occluding ligature. ligadura oclusiva.
occlusal. oclusal.
occlusal surface. superficie oclusal.
occlusion of the pupil. oclusión de la pupila.
occlusive. oclusivo.
occult blood. sangre oculta.
occupational dermatitis, industrial dermatitis. dermatitis profesional, ocupacional o industrial.

occupational disease. enfermedad profesional, enfermedad ocupacional.
occupational therapy. terapéutica ocupacional.
octan. octana.
octane. octano.
octavalent. octavalente.
octose. octosa.
ocular. ocular.
ocular cone. cono ocular.
ocular hypertelorism. hipertelorismo ocular.
ocular prosthesis. prótesis ocular.
ocular spectrum. espectro ocular.
ocular vertigo. vértigo ocular.
ocular vesicle. vesícula ocular, oftálmica.
oculocardiac. oculocardíaco.
oculocephalogyric. oculocefalógiro.
oculocephalogyric reflex. reflejo oculocefalógiro.
oculogyric. oculógiro.
oculogyric crisis. crisis oculógira.
oculometroscope. oculometroscopio.
oculomotor. oculomotor.
oculomotor nucleus, nucleus nervi oculomotorii. núcleo oculomotor.
oculopharyngeal reflex. reflejo oculofaríngeo.
odontatrophy. odontatrofia.
odontectomy. odontectomía.
odontiasis. odontiasis.
odontitis. odontitis.
odontoblastoma. odontoblastoma.
odontogenic. odontógeno.
odontogram. odontograma.
odontograph. odontógrafo.
odontography. odontografía.
odontoid. odontoide.
odontolith. odontolito.
odontoma adamantinum. odontoma adamantino.
odontoneuralgia. odontoneuralgia.
odontonosology. odontonosología.
odontophobia. odontofobia.
odontoptosis. odontoptosis.
odontoscopy. odontoscopia.
odontotherapy. odontoterapia.
odontotomy. odontotomía.
odontotripsis. odontotripsis.
officinal. oficial.
oftalmomiase. oftalmomuasis.
ohm. ohmio.
oidiomycosis. oidiomicosis.
oil. aceite.
oil of turpentine. aguarrás.
ointment. pomada, ungüento.
old age. vejez.
old tuberculin. tuberculina vieja o antigua.
oleaginous. oleaginoso.
oleandomycin. oleandomicina.
olease. oleasa.
olecranarthritis. olecranartritis.
oleic acid. ácido oleico.
olein. oleína.
olenitis. olenitis.
oleoresin. oleorresina.
oleovitamin. oleovitamina.
olfactology. olfatología.
olfactometer. olfatómetro.
olfactometry. olfatometría.
olfactory. olfatorio.
olfactory area. área olfativa.
olfactory cell. célula olfatoria.
olfactory foramen. agujero olfatorio.
olfactory lobe. lóbulo olfatorio.
olfactory peduncle. pedúnculo olfatorio.
olfactory region. región olfatoria.
olfactory tract. tracto olfatorio.
olfactory vesicle. vesícula olfatoria.
oligodendroglia. oligodendroglia.
oligodendroglioma. oligodendroglioma.
oligoerythrocythemia. oligoeritrocitemia.
oligogalactia. oligogalactia.
oligohydramnios. oligohidramnios.
oligomenorrhea. oligomenorrea.
oligomorphic. oligomórfico.
oligophosphaturia. oligofosfaturia.
oligopnea. oligopnea.
oligosideremia. oligosideremia.
oligotrichia. oligotriquia.
oligotrophia. oligotrofia.
oligozoospermia, oligospermia. oligozoospermia.
oliguria. oliguria.
olivary. olivar.
olivary body, oliva. cuerpo olivar.
olive oil. aceite de oliva.
olive-tip catheter. sonda de bola u olivar.
oliver of sulfur. azufre hepático.
omega. omega.
omega melancholicum. omega melancólica.
omental. omental.
omental sac, epiploic sac. saco omental o epiploico, trascavidad de los epiplones.
omentopexy. omentopexia.
omentorrhaphy. omentorrafia.
omentosplenepexy. omentosplenopexia.
omentotomy. omentotomía.
omnivorous. omnívoro.
omocephalus. omocéfalo.
omoclavicular. omoclavicular.
omodynia. omodinia.
omohyoid. omohioide.
omphalectomy. onfalectomía.
omphalelcosis. onfalelcosis.
omphaloangiopagus. onfaloangiópago.
omphaloncus. onfalonco.
omphalopagus. onfalópago.
omphalophlebitis. onfaloflebitis.
omphalorrhea. onfalorrea.
oncocyte. oncocito.
oncography. oncografía.
oncologist. oncólogo.
oncometry. oncometría.
oncosphere. oncosfera.
oncotic pressure. presión oncótica.
oncotomy. oncotomía.
one-armed. manco.
one-eyed. tuerto.
oneiric. onírico.
oneiroanalysis. oniroanálisis.
oneirology. onirología.
onion. cebolla.
onomatology. onomatología.
onomatopoiesis. onomatopoyesis.
ontogeny. ontogénesis u ontogenia.
onyalai, onyalia. onialai u onyalai.
onychalgia. onicalgia.
onychoclasis. onicoclasis.
onychocryptosis. onicomalacia.
onychocryptosis. onicocriptosis.
onychomalacia. onicomalacia.
onychopathology. onicopatología.
onychopathy. onicopatía.
onychoschizia. onicosquisis.
onychotomy. onicotomía.
onychotrophy. onicotrofia.
onyxis. onixis.
ooblast. ooblasto.
oocyesis. oociesis.
oocyst. oocisto.
oocytase. oocitasa.
oophagy. oofagia.
oophorocystosis. ooforocistosis.
oophorostomy. ooforostomía.
oospore. oospora.
oosporosis. oosporosis.
opacification. opacificación.
open bite. mordida abierta.
open chain. cadena abierta.
open fracture. fractura abierta.
open pneumothorax. neumotórax abierto.
open reduction of fractures. reducción abierta.
open tuberculosis. tuberculosis abierta.

open wound. herida abierta.
operable. operable.
operant conditioning. condicionamiento operante.
operating room. quirófano.
operative cholangiography. colangiografía peroperatoria.
operator gene. gen operador.
operon. operón.
ophiotoxemia. ofiotoxemia.
ophryon. ofrión.
ophthalmagra. oftalmagra.
ophthalmatrophia. oftalmatrofia.
ophthalmencephalon. oftalmencéfalo.
ophthalmia neonatorum. oftalmía del recién nacido.
ophthalmia nodosa. oftalmía nudosa.
ophthalmic plexus. plexo oftálmico.
ophthalmic reaction. reacción oftálmica.
ophthalmocele. oftalmocele.
ophthalmodesmitis. oftalmodesmitis.
ophthalmodiaphanoscope. oftalmodiafanoscopio.
ophthalmodiastimeter. oftalmodiastímetro.
ophthalmodynamometer. oftalmodinamómetro.
ophthalmography. oftalmografía.
ophthalmoleukoscope. oftalmoleucoscopio.
ophthalmomelanosis. oftalmomelanosis.
ophthalmometroscope. oftalmometroscopio.
ophthalmometry. oftalmometría.
ophthalmomyotomy. oftalmomiotomía.
ophthalmoneuritis. oftalmoneuritis.
ophthalmophacometer. oftalmofacómetro.
ophthalmophlebotomy. oftalmoflebotomía.
ophthalmoplegia externa. oftalmoplejía externa.
ophthalmoplegia interna. oftalmoplejía interna.
ophthalmoplegia partialis. oftalmoplejía parcial.
ophthalmoplegic migraine. migraña oftalmopléjica.
ophthalmoptosis. oftalmoptosis.
ophthalmorrhagia. oftalmorragia.
ophthalmorrhea. oftalmorrea.
ophthalmostat. oftalmostato.
ophthalmostatometer. oftalmostatómetro.
ophthalmosteresis. oftalmostéresis.
ophthalmotomy. oftalmotomía.
ophthalmotrope. oftalmótropo.
opiate. opiáceo.
opiomania. opiomanía.
opiophagism, opiophagy. opiofagia.
opisthion. opistión.
opisthogenia. opistogenia.
opisthotic. opistótico.
opodidymus. opodídimo.
opponens. oponente.
opportunistic. oportunista.
opsonic immunity. inmunidad opsónica.
opsonic index. índice opsónico.
opsoniferous, opsonophoric. opsonóforo.
opsonification. opsonificación.
opsonigenous. opsonógeno.
opsonology. opsonología.
opsonometry. opsonometría.
opsonotherapy. opsonoterapia.
optic. óptico.
optic axis. eje óptico.
optic canal. canal óptico.
optic center. centro óptico.
optic disk. disco óptico.
optic foramen. agujero óptico.
optic lobe. lóbulo óptico.
optic neuritis. neuritis óptica.
optic neuromyelitis. neuromielitis óptica.
optic papilla. papila óptica.
optic radiation. radiación óptica.
optic tract. tracto óptico.
optical image. imagen óptica.
optical isomerism. isomería óptica.
optics. óptica.
optimum. óptimo u optimum.
optimum dose. dosis óptima.
optimum temperature. temperatura óptima.
optoblast. optoblasto.
optogram. optograma.
optokinetic nystagmus. nistagmo optocinético.
optometer. optómetro.
optometrist. optometrista.
optomyometer. optomiómetro.
optophone. optófono.
oral erotism. erotismo oral.
oral intubation. intubación oral.
oral phase. fase oral.
orange. naranja.
orange blossom. azahar.
orange tree. naranjo.
orbicular zone. zona orbicular.
orbicularis sign. signo del orbicular.
orbital. orbital.
orbital gyrus. circunvolución orbitaria.
orbital index. índice orbitario.
orbital ophthalmoplegia. oftalmoplejía orbitaria.
orbital plane. plano orbitario.
orbitopagus. orbitópago.
orbitotomy. orbitotomía.
orcein. orceína.
orchialgia. orquialgia.
orchidic. órquico.
orchidocelioplasty. orquidocelioplastia.
orchiocele. orquiocele.
orchioncus. orquionco.
orchioneuralgia. orquioneuralgia.
orchiopathy. orquiopatía.
orchioplasty. orquioplastia.
orchioscheocele. orquiosqueocele.
orchiotherapy. orquioterapia.
orchiotomy. orquiotomía.
orchitis parotidea, mumphs orchitis. orquitis parotídea.
orcin. orcina.
order. orden.
ordinate. ordenada.
orexia. orexia.
orexigenic. orexígeno.
oreximania. oreximanía.
organelle. organela.
organic. orgánico.
organic chemistry. química orgánica.
organic contracture. contractura orgánica.
organic disease. enfermedad orgánica.
organic epilepsy. epilepsia orgánica.
organic lesion. lesión orgánica.
organic murmur. soplo orgánico.
organic therapy. terapéutica orgánica.
organicism. organicismo.
organized thrombus. trombo organizado.
organizer. organizador.
organogen. organógeno (2.ª acep.).
organogenetic. organogénico.
organography. organografía.
organoid. organoide.
organoleptic. organoléptico.
organometallic. organometálico.
organopathy. organopatía.
organopexia. organopexia.
organoscopy. organoscopia.
organotrophic. organotrófico.
organotropic. organotrópico.
organotropism. organotropía u organotropismo.
organule. orgánulo.
orifice. abertura.
oropharynx. orofaringe.
orotic acid. ácido orótico.
oroticaciduria. oroticoaciduria.
orthobiosis. ortobiosis.
orthocephalous. ortocéfalo.
orthochromatic. ortocromático.
orthochromatic erythrocyte. eritrocito ortocromático.
orthochromia. ortocromía.
orthodiagram. ortodiagrama.
orthodiagraphy. ortodiagrafía.
orthodontist. ortodontista.

orthogenesis. ortogénesis.
orthognathous. ortognato.
orthomorphia. ortomorfia.
orthopedic surgery. cirugía ortopédica.
orthopedist. ortopedista.
orthopercussion. ortopercusión.
orthophony. ortofonía.
orthopia. ortopía u ortopsia.
orthoptic. ortóptico.
orthoptics. ortóptica.
orthoptist. ortoptista.
orthoscopy. ortoscopia.
orthostatic albuminuria. albuminuria ortostática.
orthostatic hypotension. hipotensión ortostática.
orthostatic tachycardia. taquicardia ortostática.
orthotropic. ortotrópico.
ortocytosis. ortocitosis.
osamine. osamina.
osazone. osazona.
oscheocele. osqueocele.
oscillogram. oscilograma.
oscillograph. oscilógrafo.
oscilloscope. osciloscopio.
osmate. osmato.
osmesthesia. osmestesia.
osmic acid. ácido ósmico.
osmolality. osmolalidad.
osmolarity. osmolaridad.
osmometer. osmómetro.
osmophilic. osmofílico.
osmoreceptor. osmorreceptor.
osmoscope. osmoscopio.
osmotic diuresis. diuresis osmótica.
osmotic pressure. presión osmótica.
osseous tissue. tejido óseo.
ossicle. huesillo.
ossiculotomy. osiculotomía.
ossification point. punto de osificación.
ossiform. osiforme.
ossifying cartilage, temporary cartilage. cartílago de osificación.
ossifying fibroma. fibroma osificante.
ostectomy. ostectomía.
ostectopia. ostectopia.
osteitis deformans. osteítis deformante.
osteitis fibrosa cystica. osteítis fibroquística.
osteitis tuberculosa multiplex. osteítis tuberculosa múltiple.
osteoacusis. osteoacusis.
osteoaneurysm. osteoaneurisma.
osteoarthritis deformans. osteoartritis endémica.
osteo-arthropathy. osteoartropatía.
osteoarthrosis. osteoartrosis.
osteoarthrotomy. osteoartrotomía.
osteoarticular. osteoarticular.
osteocarcinoma. osteocarcinoma.
osteocartilaginous. osteocartilaginoso.
osteocele. osteocele.
osteochondritis. osteocondritis.
osteochondritis deformans. osteocondritis deformante.
osteochondritis dissecans. osteocondritis disecante.
osteochondrofibroma. osteocondrofibroma.
osteochondromatosis. osteocondromatosis.
osteochondrosarcoma. osteocondrosarcoma.
osteoclastoma. osteoclastoma.
osteocystoma. osteocistoma.
osteodentin. osteodentina.
osteodesmosis. osteodesmosis.
osteodiastasis. osteodiastasis.
osteodynia. osteodinia.
osteogenesis imperfecta. osteogénesis imperfecta.
osteogenic. osteogénico.
osteogenic sarcoma. sarcoma osteoblástico.
osteogenic tissue. tejido osteógeno.
osteography. osteografía.
osteoid. osteoide.
osteoid tissue. tejido osteoide.
osteolipochondroma. osteolipocondroma.
osteolipoma. osteolipoma.
osteology. osteología.
osteoma spongiosum. osteoma esponjoso.
osteomalacic pelvis. pelvis osteomalácica.
osteometry. osteometría.
osteomyelodysplasia. osteomielodisplasia.
osteomyelography. osteomielografía.
osteon. osteón.
osteonecrosis. osteonecrosis.
osteoneuralgia. osteoneuralgia.
osteopathic scoliosis. escoliosis osteopática.
osteopenia. osteopenia.
osteoperiostitis. osteoperiostitis.
osteophlebitis. osteoflebitis.
osteoplastic amputation. amputación osteoplástica.
osteopoikilosis. osteopoiquilia.
osteorrhagia. osteorragia.
osteosarcoma. osteosarcoma.
osteoseptum. osteosepto u osteoseptum.
osteosis. osteosis.
osteotelangiectasia. osteotelangiectasia.
osteotome. osteótomo.
osteotribe. osteotribo.
osteotrophy. osteotrofia.
osteotylus. osteotilo.
otic ganglion. ganglio ótico.
otitis crouposa. otitis crupla o diftérica.
otitis externa. otitis externa.
otitis interna. otitis interna.
otitis mastoidea. otitis mastoidea.
otitis media. otitis media.
otoantritis. otoantritis.
otoblennorrhea. otoblenorrea.
otocephalus. otocéfalo.
otoencephalitis. otoencefalitis.
otogenic. otogénico.
otography. otografía.
otolaryngology. otolaringología.
otolithiasis. otolitiasis.
otologist. otólogo.
otomastoiditis. otomastoiditis.
otoneuralgia. otoneuralgia.
otoneurology. otoneurología.
otopharyngeal. otofaríngeo.
otopyorrhea. otopiorrea.
otopyosis. otopiosis.
otorhinolaryngologist. otorrinolaringólogo.
otoscleronectomy. otosclerectomía.
ototomy. ototomía.
oubain. ouabaína.
ounce. onza.
outburst. explosión.
output. gasto.
oval. oval.
oval foramen. agujero oval.
oval window. ventana oval.
ovalbumin. ovalbúmina.
ovarialgia. ovarialgia.
ovarian cyst, oophoritic cyst. quiste ovárico.
ovarian hormone. hormona ovárica.
ovarian ligament. ligamento del ovario.
ovarian plexus. plexo ovárico.
ovarian varicocele. varicocele ovárico.
ovaric cycle. ciclo ovárico.
ovariectomy. ovariectomía.
ovariocentesis. ovariocentesis.
ovariopathy. ovariopatía.
ovariopexy. ovariopexia.
ovariorrhexis. ovariorrexis.
ovariosalpingectomy. ovariosalpingectomía.
ovariotherapy. ovarioterapia.
overcorrection. sobrecorrección.
overdetermination. sobredeterminación.
overfeeding. sobrealimentación.
overloading. sobrecarga.
ovigenous. ovígeno.
ovigerous. ovígero.
oviparous. ovíparo.
ovocyte. ovocito.

ovogenesis. ovogénesis.
ovolysin. ovolisina.
ovoplasm. ovoplasma.
ovotestis. ovotestis.
ovotherapy. ovoterapia.
ovovitellin. ovovitelina.
ovoviviparous. ovovivíparo.
ovulatory. ovulatorio.
oxacillin. oxacilina.
oxalate. oxalato.
oxalemia. oxalemia.
oxalic acid. ácido oxálico.
oxalosis. oxalosis.
oxaluric acid. ácido oxalúrico.
oxamide. oxamida.
oxazepam. oxacepam.
oxidase reaction. reacción de la oxidasa.
oxidized hemoglobin, oxygenated hemoglobin. hemoglobina oxigenada.
oxygen tent. tienda de oxígeno.
oxygenase. oxigenasa.
oxygenate. oxigenado.
oxyphil cell. célula oxífila.
oxyprenolol. oxprenolol.
oxytetracycline. oxitetraciclina.
oxyuricide. oxiuricida.
oxyurid. oxiuro.
ozonizer. ozonizador.
ozonometer. ozonómetro.
ozonoscope. ozonoscopio.

P

p-**aminobenzoic acid, para-aminosalicylic acid.** ácido paraaminosalicílico.
p-**aminosalicylic acid, parabanic acid.** ácido parabánico.
pacemaker. marcapaso.
pachydactyly. paquidactilia.
pachyglossia. paquiglosia.
pachyperiostitis. paquiperiostitis.
pachysalpingo-ovaritis. paquisalpingoovaritis.
pachyvaginalitis. paquivaginalitis.
pain. dolor.
palatal. palatal.
palatal abscess. absceso palatino.
palatal index, palatomaxillary index. índice palatino o palatomaxilar.
palatal reflex, palatine reflex. reflejo palatino.
palatal triangle. triángulo palatino.
palatiform. palatiforme.
palatine. palatino.
palatoethmoidal suture. sutura palatoetmoidal.
palatoglossal. palatogloso (1.ª acep.).
palatoglossus. palatogloso (2.ª acep.).
palatography. palatografía.
palatomaxillary. palatomaxilar.
palatomaxillary suture. sutura palatomaxilar.
palatopharyngeal. palatofaríngeo.
palatosalpingeus. palatosalpíngeo.
palatostaphylinus. palatostafilino.
paleocortex. paleocórtex.
paleokinetic. paleocinético.
paleontology. paleontología.
paleostriatum. paleostriado.
pallesthetic sensibility. sensibilidad palestésica.
pallidal syndrome. síndrome palidal.
pallium. palio o pallium.
palmar. palmar.
palmar erythema. eritema palmar.
palmar ligament. ligamento palmar.
palmar reflex. reflejo palmar.
palmar space. espacio palmar.
palmar syphilid. sifílide palmar.
palmin test. prueba de la palmitina.
palmitic acid. ácido palmítico.
palmitin. palmitina.
palpatopercussion. palpatopercusión.

palpatory percussion. percusión palpatoria.
palpebral. palpebral.
palpebral fissure. hendidura palpebral.
palpebral ligament. ligamento palpebral.
paludal, malarial. palúdico.
pamaquine. pamaquina.
panagglutinin. panaglutinina.
panatrophy. panatrofia.
pancreas. páncreas.
pancreatalgia. pancreatalgia.
pancreatic calculus. cálculo pancreático.
pancreatic dornase. dornasa pancreática.
pancreatic duct. conducto pancreático.
pancreatic juice. jugo pancreático.
pancreatic lithiasis. litiasis pancreática.
pancreatic notch. escotadura pancreática.
pancreaticoduodenostomy. pancreaticoduodenostomía.
pancreaticoenterostomy. pancreaticoenterostomía.
pancreaticojejunostomy. pancreaticoyeyunostomía.
pancreatin. pancreatina.
pancreatogenous diarrhea. diarrea pancreática.
pancreatography. pancreatografía.
pancreatolipase. pancreatolipasa.
pancreatolith. pancreatolito.
pancreatolithectomy. pancreatolitectomía.
pancreatolithotomy. pancreatolitotomía.
pancreatomy. pancreatomía.
pancreatoncus. pancreatonco.
pancreatopathy. pancreatopatía.
pancreatotropic. pancreatotrópico.
pancreoprivic. pancreoprivo.
pancreotherapy. pancreoterapia.
pancuronium. pancuronio.
panhysterosalpingo-oophorectom. panhisterosalpingooforectomía.
panimmunity. paninmunidad.
panmyelopathia. panmielopatía.
panniculus adiposus. panículo adiposo.
panniculus carnosus. panículo carnoso.
panoptic. panóptico.
panosteitis. panosteítis.
pansinusitis. pansinusitis.
panthothenic acid. ácido pantoténico.
pantropic. pantrópico.
panuveitis. panuveítis.
papaverine. papaverina.
papilla. papila.
papillary layer. capa papilar.
papillary stasis. estasis papilar.
papillectomy. papilectomía.
papilledema. papiledema.
papilliferous. papilífero.
papilliform. papiliforme.
papillocarcinoma. papilocarcinoma.
papilloma. papiloma.
papilloretinitis. papilorretinitis.
paprika. paprica.
papular urticaria. urticaria papulosa.
papulation. papulación.
papulopustular. papulopustuloso.
papulosis. papulosis.
papulosquamous syphilid. sifílide papuloscamosa.
papulovesicular. papulovesicular.
para-aminobenzoic acid. ácido paraaminobenzoico.
parablast. parablasto.
paraboloid condenser. condensador paraboliode.
paracathodic ray. rayo paracatódico.
paracentral. paracentral.
paracetamol. paracetamol.
parachromatin. paracromatina.
parachromatopsia. paracromatopsia.
paracme. paracma o paracmé.
paracoccidioidomycosis. paracoccidioidomicosis.
paracolpitis. paracolpitis.
paracolpium. paracolpio.
paracone. paracono.
paradentosis. paradentosis.
paradoxical contraction. contracción paradójica.

paradoxical incontinence. incontinencia paradójica de orina.
paradoxical percussion. percusión paradójica.
paradoxical pulse. pulso paradójico.
paradoxical pupillary reflex. reflejo pupilar paradójico.
paradoxical reflex, inverted reflex. reflejo invertido.
paraffinoma. parafinoma.
paraformaldehyde. paraformaldehído.
paragammacism. paragamacismo.
parageusia. parageusia.
paragnosis. paragnosis.
paragonimiasis. paragonimiasis.
paragrammatism. paragramatismo.
parahormone. parahormona.
parainfluenza virus. virus parainfluenza.
parakeratosis. paraqueratosis.
paralactic acid. ácido paraláctico.
paralambdacismo. paralambdacismo.
paraldehyde. paraldehído.
paralexia. paralexia.
paralizant. paralizante.
paralizer. paralizador (2.ª acep.).
parallergia. paralergia.
paralysis. parálisis.
paralysis agitans. parálisis agitante.
paralysis agitans juvenil. parálisis agitante juvenil.
paralysis of accommodation. parálisis de la acomodación.
paralytic ectropion. ectropión paralítico.
paralytic miosis. miosis paralítica.
paralytic mydriasis. midriasis paralítica.
paralytic scoliosis. escoliosis paralítica.
paralytic secretion. secreción paralítica.
paralytic strabismus. estrabismo paralítico.
paramastoiditis. paramastoiditis.
paramedian. paramediano.
paramedian incision. incisión paramedia.
paramenia. paramenia.
paramethadione. parametadiona.
paramethasone. parametasona.
paramnesia. paramnesia.
paramucin. paramucina.
paramyoclonus. paramioclono.
paramyoclonus multiplex. paramioclono múltiple.
paramyosinogen. paramiosinógeno.
paramyotonus. paramiotono.
paranalgesia. paranalgesia.
paranasal sinus. seno paranasal.
paranephroma. paranefroma.
paranesthesia. paranestesia.
paraneural. paraneural.
paranoia. paranoia.
paranoid. paranoide.
paranoid personality. personalidad paranoide.
paranomia. paranomia.
paranormal. paranormal.
paranucleolus. paranucléolo.
paraovarian cyst. quiste paraovárico.
paraphenylenediamine. parafenilendiamina.
paraphilia. parafilia.
parapraxia. parapraxia.
paraproctitis. paraproctitis.
paraprotein. paraproteína.
paraproteinemia. paraproteinemia.
parapsoriasis. parapsoriasis.
parapsychology. parapsicología.
parareflexia. pararreflexia.
pararhotacism. pararrotacismo.
pararthria. parartria.
parasalpingitis. parasalpingitis.
parasigmatism. parasigmatismo.
parasinoidal. parasinoidal o parasinusal.
parasinoidal sinus. seno parasinusal.
parasite. parásito o parasito.
parasitic disease. enfermedad parasitaria.
parasitic fetus. feto papiráceo.
parasitic thrombus. trombo parasitario.

parasiticide. parasiticida.
parasitism. parasitismo.
parasitologist. parasitólogo.
parasitology. parasitología.
parasitosis. parasitosis.
parasomnia. parasomnia.
paraspadias. paraspadias.
paraspecific. paraspecífico.
parasteatosis. parasteatosis.
parasympathetic nerve. nervio parasimpático.
parasympathetic nervous system. sistema nervioso parasimpático.
parasympathetic. parasimpático.
parasympatholytic. parasimpaticolítico.
parasympathomimetic. parasimpaticomimético.
parasynapsis. parasinapsis.
parasynovitis. parasinovitis.
parasyphilis. parasífilis.
parasystole. parasístole.
paraterminal body, gyrus paraterminalis. cuerpo paraterminal.
parathion. paratión.
parathormone. paratormona.
parathyroid. paratiroides, paratiroideo.
parathyroid gland. glándula paratiroides.
parathyroid hormone. hormona paratiroidea.
parathyroid osteosis. osteosis paratiroidea.
parathyroid tetany. tetania paratireopriva.
parathyroidectomy. paratiroidectomía.
parathyroidin. paratiroidina.
parathyroprivia. paratiroprivia.
parathyrotropic. paratirotrópico.
paratrophy. paratrofia.
paratyphlitis. paratiflitis.
paratyphoid. paratifoide.
paratyphoid fever. fiebre paratifoidea.
paraumbilical. paraumbilical.
paraumbilical vein. vena paraumbilical.
paraurethra. parauretra.
parauterine. parauterino.
paravaginal. paravaginal.
paravaginitis. paravaginitis.
paravenous. paravenoso.
paravertebral. paravertebral.
paraxon. paraxón.
paregoric. paregórico.
parenchyma. parénquima.
parenchymatitis. parenquimatitis.
parenchymatous goiter. bocio parenquimatoso.
parenchymatous tissue. tejido parenquimatoso.
parenchymula. parenquímula.
parental. parental.
parenteral. parenteral.
paresis. paresia o paresis.
paresthesia. parestesia.
paretic. parético.
paricine. paricina.
parietal. parietal.
parietal eminence. eminencia parietal.
parietitis. parietitis.
parietomastoid suture. sutura parietomastoidea.
parietooccipital fissure. cisura parietooccipital.
parietovisceral. parietovisceral.
parity. paridad.
parkinsonian facies. facies parkinsoniana.
parkinsonian syndrome. síndrome parkinsoniano.
parkinsonism. parkinsonismo.
parodontitis. parodontitis.
parodontium. parodontio.
parodontosis. parodontosis.
parodontuis. periodontitis.
paromomycin. paromomicina.
paronychia. paroniquia.
parophthalmia. paroftalmía.
parotid. parótida.
parotidectomy. parotidectomía.
parotiditis. parotiditis.
parotin. parotina.
parovariotomy. parovariotomía.

parovaritis. parovaritis.
parovarium. parovario.
paroxysm. paroxismo.
paroxysmal. paroxismal.
paroxysmal albuminuria. albuminuria paroxismal.
paroxysmal cold hemoglobinuria. hemoglobinuria paroxística «a frigore».
paroxysmal nocturnal. hemoglobinuria paroxística.
paroxysmal tachycardia. taquicardia esencial.
parricide. parricidio.
parsley. perejil.
part. parte.
parthenogenesis. partenogénesis.
partial epilepsy. epilepsia parcial.
partial lesion. lesión parcial.
particle. partícula.
partigen. partígeno.
parulis. párulis.
parvule. párvulo (2.ª acep.).
pascal. pascalio.
passion. pasión.
passionnelle attitude. actitud pasional.
passive. pasivo.
passive immunity. inmunidad pasiva.
passive immunization. inmunización pasiva.
passive movement. movimiento pasivo.
passive sensitization. sensibiliación pasiva.
paste. pasta.
pasteurellosis. pasteurelosis.
pasteurizanon. pasterización.
patch. parche, placa.
patchouli. patchulí.
patellapexy. patelapexia.
patellar. patelar.
patellar clonus. clonus patelar.
patellar reflex. reflejo rotuliano.
patellectomy. patelectomía.
path. vía, trayecto.
pathergy. patergia.
pathetic. patético.
pathogeny. etiopatogenia, patogenia o patogénesis.
pathognomonic. patognómico o patognomónico.
pathognomonic symptom. síntoma patognomónico.
pathognomy. patognomia o patognomonia.
pathography. patografía.
pathologic anatomy. anatomía patológica.
pathologic physiology. fisiología patológica.
pathology. patología.
pathomimia. patomimesis.
pathophobia. patofobia.
patologist. patólogo.
pause. pausa.
pavement cell. célula pavimentosa.
pavement epithelium. epitelio pavimentoso simple.
peanut. cacahuete.
pear. pera.
pearl. perla.
pectase. pectasa.
pecten. pecten.
pectenitis. pectenitis.
pectenosis. pectenosis.
pectenotomy. pectenotomía.
pectin. pectina.
pectic acid. ácido péctico.
pectinate. pectinado.
pectinate zone, zona pectinata. zona pectínea.
pectineal line. línea pectínea.
pectineus. pectíneo (2.ª acep.).
pectiniform. pectiniforme.
pectoral. pectoral.
pectoral reflex. reflejo pectoral.
pectoralgia. pectoralgía.
pectoriloquy. pectoriloquia.
pectorophony. pectorofonía.
pedal. pedal.
pederasty. pederastia.
pedesis. pedesis.
pedialgia. pedialgia.
pediatrician, pediatrist. pediatra.

pediatrics. pediatría.
pedicle. pedículo.
pedicle flap. colgajo pediculado.
pedicular. pedicular.
pediculate. pediculado.
pediculation. pediculación.
pediculicide. pediculicida.
pediculosis. pediculosis.
pedicure. pedicuro.
pediluvium. pediluvio.
pedionalgia. pedionalgia.
pedography. pedografía.
pedophilia. pedofilia.
pedophobia. pedofobia.
peduncle. pedúnculo.
peduncle of corpus callosum. pedúnculo calloso o del cuerpo.
peduncle of flocculus. pedúnculo del flóculo.
peduncle of thalamus. pedúnculo talámico.
pelade. pelada.
peliosis. peliosis.
pellagra. pelagra.
pellicle. película.
pellucid zone, zona pellucida. zona pelúcida o transparente.
pelvic axis, axis pelvis. eje pélvico.
pelvic girdle. cintura pélvica.
pelvic index. índice pélvico.
pelvic peritonitis. peritonitis pélvica.
pelvic pole. polo pélvico.
pelvic presentation. presentación pelviana.
pelvic promontory. promontorio de la pelvis.
pelvicellulitis. pelvicelulitis.
pelvicephalography. pelvicefalografía.
pelvicephalometry. pelvicefalometría.
pelvimeter. pelvímetro.
pelvimetry. pelvimetría.
pelvioplasty. pelviplastia.
pelvioradiography. pelvirradiografía.
pelviotomy. pelvitomía.
pelviperitonitis. pelviperitonitis.
pelvirectal. pelvirrectal.
pelvis. pelvis.
pelvis major, large pelvis. pelvis mayor.
pelvis minor, small pelvis. pelvis menor.
pelvis oval. pelvis oval.
pelvis plana, flat pelvis. pelvis plana.
pelvis spinosa. pelvis espinosa.
pemphigoid. penfigoide.
pemphigus. pénfigo.
pemphigus acutus. pénfigo agudo.
pemphigus contagiosus. pénfigo contagioso.
pemphigus erythematosus. pénfigo eritematoso.
pemphigus foliaceus. pénfigo foliáceo.
pemphigus gangrenosus. pénfigo gangrenoso.
pemphigus neonatorum. pénfigo neonatorum.
pemphigus vegetans. pénfigo vegetante.
pemphigus vulgaris. pénfigo vulgar.
pencil. lápiz.
pendular movement. movimiento pendular.
pendulous heart. corazón péndulo.
pendulum rhythm. ritmo pendular.
penetrance. penetrancia.
penetrating wound. herida penetrante.
penetration. penetración.
penicillamine. penicilamina.
penicillin. penicilina.
penicillin acid. ácido penicílico.
penicillinase. penicilinasa.
penile, penial. peneano.
penis. pene, verga.
penis envy. envidia del pene.
penis palmatus. pene palmado.
penitis. penitis.
penniform. penniforme.
pennyroyal. poleo.
pentachromic. pentacrómico.
pentadactyl. pentadáctilo.
pentalogy. pentalogía.

pentamer. pentámero.
pentamethonium. pentametonio.
pentamidine. pentamidina.
pentane. pentano.
pentaquine. pentaquina.
pentastomiasis. pentastomiasis.
pentatomic. pentatómico.
pentavalent. pentavalente.
pentazocine. pentazocina.
pentobarbital. pentobarbital.
pentose. pentosa.
pentosuria. pentosuria.
pentylenetetrazol. pentilentetrazol.
peotillomania. peotilomanía.
peotomy. peotomía.
peplos. peplos.
pepper. pimienta.
pepsin. pepsina.
pepsiniferous. pepsinífero.
pepsinogen. pepsinógeno.
pepsinuria. pepsinuria.
peptase. peptasa.
peptic. péptico.
peptic ulcer. úlcera péptica.
peptidase. peptidasa.
peptide. péptido.
peptidoglycan. peptidoglicán.
peptization. peptización.
peptolytic. peptolítico.
peptone. peptona.
peptonuria. peptonuria.
peptotoxin. peptotoxina.
perception. percepción.
perceptive deafness. sordera perceptiva.
perceptivity. perceptividad.
perchloride. percloruro.
percolation. percolación.
percussion. percusión.
percutaneous. percutáneo.
percutaneous reaction. reacción percutánea.
perfectionism. perfeccionismo.
perforans. perforante.
perforated. perforado.
perforating ulcer. úlcera perforante.
perforation. perforación.
perfusion. perfusión.
periadenitis mucosa necrotica. periadenitis mucosa necrótica.
periamygdalitis. periamigdalitis.
perianal. perianal.
periangiocholitis. periangiocolitis.
periangioma. periangioma.
periangitis. periangitis.
periaortitis. periaortitis.
periappendicitis. periapendicitis.
periarterial sympathectomy. simpatectomía periarterial.
periarteritis. periarteritis.
periarteritis nodosa. periarteritis nodular.
periarthritis. periartritis.
periauricular. periauricular.
periaxial. periaxil.
periaxonal. periaxonal.
periblepsis. periblepsia o periblepsis.
peribronchial. peribronquial.
peribronchiolar. peribronquiolar.
peribronchiolitis. peribronquiolitis.
peribronchitis. peribronquitis.
peribulbar. peribulbar.
pericardiac pleura. pleura pericardíaca.
pericardicentesis. pericardicentesis.
pericardiectomy. pericardiectomia.
pericarditis. pericarditis.
pericardiolysis. pericardiólisis.
pericardiomediastinitis. pericardiomediastinitis.
pericardiophrenic. pericardiofrénico.
pericardiorrhaphy. pericardiorrafia.
pericardiostomy. pericardiostomía.
pericardiotomy. pericardiotomía.
pericarditis obliterans, obliterating pericarditis. pericarditis obliterante.
pericardium. pericardio.
pericecal. pericecal.
pericecitis. pericecitis.
pericementitis. pericementitis.
pericementoclasia. pericementoclasia.
pericementum. pericemento.
pericholangitis. pericolangitis.
pericholecystitis. pericolecistitis.
perichondrium. pericondrio.
perichondroma. pericondroma.
pericolitis. pericolitis.
pericolpitis. pericolpitis.
pericoronitis. pericoronitis.
pericranium. pericráneo.
pericystitis. pericistitis.
pericyte. pericito.
peridesmitis. peridesmitis.
peridesmium. peridesmio.
peridiastole. peridiástole.
perídidymis. perididimo.
perididymitis. perididimitis.
periduodenitis. periduodenitis.
periencephalitis. periencefalitis.
periencephalography. periencefalografía.
periencephalomeningitis. periencefalomeningitis.
periependymal. periependimario.
periepithelioma. periepitelioma.
periesophagitis. periesofagitis.
perifollicular. perifolicular.
perifolliculitis. perifoliculitis.
perigastritis. perigastritis.
periglossitis. periglositis.
periglottis. periglotis.
perihepatitis. perihepatitis.
perijejunitis. periyeyunitis.
perikaryon. pericarion.
perilabyrinthitis. perilaberintitis.
perilaryngitis. perilaringitis.
perilobar. perilobular.
perilymph. perilinfa.
perilymphadenitis. perilinfangitis.
perimeter. perímetro.
perimetritis. perimetritis.
perimetrium. perimetrio.
perimetry. perimetría.
perimyelitis. perimielitis.
perimyelography. perimielografía.
perimysiitis. perimisitis.
perimysium. perimisio.
perinatal. perinatal.
perinatal mortality. mortalidad perinatal.
perineal hernia. hernia perineal.
perineal section. sección perineal.
perineoplasty. perineoplastia.
perineorrhaphy. perineorrafia.
perineostomy. perineostomía.
perineotomy. perineotomía.
perinephritis. perinefritis.
perinephrium. perinefrio.
perineum. perineo [perineal].
perineuritis. perineuritis.
perineurium. perineurio.
perinuclear. perinuclear.
period. período.
periodic. periódico.
periodic strabismus. estrabismo periódico.
periodicity. periodicidad.
periodontium. periodontio o periodonto.
perionychium. perioniquio.
perionyxis, perionychia. perionixis.
periophthalmitis. perioftalmitis.
perioptometry. perioptometría.
periorbitis. periorbitis.
periorchis. periorquitis.
periorchium. periorquio.
periosteal reflex. reflejo perióstico.
periosteomyelitis. periosteomielitis.

periostitis. periostitis.
periostoma, periosteoma. periostoma.
periostosis. periostosis.
periostotome. periostótomo.
periostotomy. periostotomía.
periovaritis. periovaritis.
peripachymeningitis. peripaquimeningitis.
peripancreatitis. peripancreatitis.
peripatetic. peripatético.
peripericarditis. peripericarditis.
peripharyngeal. perifaríngeo.
peripheral nerve. nervio periférico.
peripheral nervous system. sistema nervioso periférico.
peripheral paralysis. parálisis periférica.
peripheral scotoma. escotoma periférico.
peripheral sensory neuron. neurona sensorial periférica.
peripheral vision. visión periférica.
periphery. periferia.
periphlebitis. periflebitis.
periphrenitis. perifrenitis.
periplast. periplasto.
peripleuritis. peripleuritis.
periproctitis. periproctitis.
periprostatitis. periprostatitis.
peripylephlebitis. peripileflebitis.
perisalpingitis. perisalpingitis.
perisalpingo-ovaritis. perisalpingoovaritis.
perisigmoiditis. perisigmoiditis.
perispermatitis. perispermatitis.
perisplenitis. perisplinitis.
perispondylitis. perispondilitis.
peristalsis. peristalsis.
peristaphyline. peristafilino.
peristrumitis. peristrumitis.
perisystole. perisístole.
peritenon. peritenón.
perithelioma. peritelioma.
perithelium. peritelio.
peritomy. peritomía.
peritoneal dialysis. diálisis peritoneal.
peritoneocentesis. peritoneocentesis.
peritoneoclysis. peritoneoclisis.
peritoneoscopy. peritoneoscopia.
peritoneotomy. peritoneotomía.
peritoneum. peritoneo.
peritonism. peritonismo.
peritonitis. peritonitis.
peritonitis encapsulans. peritonitis encapsulante.
peritonization. peritonización.
peritonsillitis. peritonsilitis.
peritrichal, peritrichic. peritriquial o peritriquio.
peritrichous. perítrico.
perityphlitis. peritiflitis.
periungual. periungueal.
periureteritis. periureteritis.
periurethritis. periuretritis.
perivasculitis. perivasculitis.
perivesiculitis. perivesiculitis.
perivisceritis. perivisceritis.
perleche. boquera.
permanent cartilage. cartílago permanente.
permanent tooth. diente permanente.
permanganate. permanganato.
permeabilityv. permeabilidad.
permeable. permeable.
pernicious. pernicioso.
pernicious anemia. anemia perniciosa.
perniosis. perniosis.
peroneal. peroneo.
perosmic acid. ácido perósmico.
peroxidase. peroxidasa.
peroxide. peróxido.
peroxisome. peroxisoma.
perphenazine. perfenacina.
perplication. perplicación.
perseveration. perseveración.
person. persona.
personal equation. ecuación personal.
personality. personalidad.
perspiration. perspiración.
persuasion. persuasión.
persulfate. persulfato.
pertussis vaccine. vacuna anticoqueluchosa.
pertussis, whooping cough. tos ferina.
Peruvian wart. verruga peruana.
perversion. perversidad, perversión.
pessary. pesario.
pestilence. pestilencia.
petechial hemorrhage. hemorragia petequial.
petrifaction. petrificación.
petroleum. petróleo.
petrolization. petrolización.
petromastoid. petromastoideo.
petropharyngeus. petrofaríngeo.
petrosa. peñasco.
petrosal bone. hueso petroso.
petrosal fossa. fosa petrosa.
petrosal sinus, sinus petrosus. seno petroso.
petrositis. petrositis.
petrosphenoid. petrosfenoidal.
petrostaphylinus. petrostafilino (2.ª.
petrous. petroso.
peuchia. petequia.
pexis. pexia o pexis.
peyote. peyote.
pH. pH.
phacocele. facocele.
phacocyst. facocisto.
phacocystectomy. facocistectomía.
phacocystitis. facocistitis.
phacoerysis. facoéresis.
phacolysin. facolisina.
phacolysis. facólisis.
phacoma. facoma.
phacomalacia. facomalacia.
phacomatosis. facomatosis.
phacometer. facómetro.
phacosclerosis. facosclerosis.
phacoscope. facoscopio.
phage. fago.
phagedena. fagedeno.
phagedenic ulcer. úlcera fagedénica.
phagocyte. fagocito.
phagocytic. fagocitario o fagocítico.
phagocytoblast. fagocitoblasto.
phagocytolysis. fagocitólisis.
phagocytosis. fagocitosis.
phagolysis. fagólisis.
phagosome. fagosoma.
phakitis. facitis.
phalangectomy. falangectomía.
phalangette. falangeta.
phalangitis. falangitis.
phalangization. falangización.
phalanx. falange.
phallectomy. falectomía.
phallic. fálico.
phallic phase. fase fálica.
phalliform. faliforme.
phallin. falina.
phallitis. falitis.
phalloid. faloide.
phalloplasty. faloplastia.
phallus. falo.
phanerogam. fanerógamo.
phanerogenic. fanerogénico.
phaneroscope. faneroscopio.
phanerosis. fanerosis.
phantom. fantoma.
phantom pain, phantom limb pain. dolor fantasma.
pharingemphraxis. faringenfraxis.
pharmaceutical. farmacéutico (1.ª acep.).
pharmaceutical chemistry. química farmacéutica.
pharmaceutics. farmacia.
pharmacist. farmacéutico (2.ª acep.).

pharmacodiagnosis. farmacodiagnosis.
pharmacodynamics. farmacodinamia.
pharmacogenetics. farmacogenética.
pharmacokinetics. farmacocinética.
pharmacologist. farmacólogo.
pharmacology. farmacología.
pharmacomania. farmacomanía.
pharmacopedia. farmacopedia.
pharmacopoeia. farmacopea.
pharmacotherapy. farmacoterapia.
pharyngalgia. faringalgia.
pharyngeal diphtheria. difteria faríngea.
pharyngeal plexus. plexo faríngeo.
pharyngeal pouch. bolsa faríngea.
pharyngeal reflex. reflejo faríngeo.
pharyngeal tubercle. tubérculo faríngeo.
pharyngectomy. faringectomía.
pharyngism. faringismo.
pharyngitis. faringitis.
pharyngitis herpetica. faringitis herpética.
pharyngitis ulcerosa. faringitis ulcerosa.
pharyngoamygdalitis. faringoamigdalitis.
pharyngocele. faringocele.
pharyngodynia. faringodinia.
pharyngoglossal. faringogloso (1.ª acep.).
pharyngoglossus. faringogloso (2.ª acep.).
pharyngokeratosis. faringoqueratosis.
pharyngolaryngitis. faringolaringitis.
pharyngolith. faringolito.
pharyngology. faringología.
pharyngomycosis. faringomicosis.
pharyngopathy. faringopatía.
pharyngoplasty. faringoplastia.
pharyngoplegia. faringoplejía.
pharyngorhinoscopy. faringorrinoscopia.
pharyngosalpingitis. faringosalpingitis.
pharyngoscopy. faringoscopia.
pharyngospasm. faringospasmo.
pharyngostenosis. faringostenosis.
pharyngotherapy. faringoterapia.
pharyngotome. faringótomo.
pharyngotomy. faringotomía.
pharyngoxerosis. faringoxerosis.
pharynx. faringe.
phase. fase.
phase microscope, phase-contrast microscope. microscopio de contraste.
phaseolin. faseolina.
phebalgia. flebalgia.
phellandrene. felandreno.
phenacaine. fenacaína.
phenacetin. fenacetina.
phenanthrene. fenantreno.
phenate. fenato.
phencyclidine. fenciclidina.
phenelzine. fenelcina.
phenethicillin. feneticilina.
phenetidin. fenetidin.
phenetidinuria. fenetidinuria.
phenetole. fenetol.
phenformin. fenformina.
phenol. fenol.
phenolase. fenolasa.
phenolate. fenolato.
phenolization. fenolización.
phenology. fenología.
phenolphthalein. fenolftaleína.
phenolsulfonphthalein. fenolsulfonftaleína.
phenolsulfonphthalein test. prueba de la fenosulfonftaleína.
phenoltetrachlorophthalein. fenoltetraclorftaleína.
phenomenon. fenómeno.
phenoptosis. frenoptosis.
phenothiazine. fenotiacina.
phenotype. fenotipo.
phenoxybenzamine. fenoxibenzamina.
phentanyl. fentanil.
phentolamine. fentolamina.
phenyl. fenilo.
phenylalanine. fenilalanina.
phenylbutazone. fenilbutazona.
phenylephrine. fenilefrina.
phenylethylbarbituric acid. ácido feniletilbarbitúrico.
phenylhydrazyne. fenilhidracina.
phenylketonuria. fenilcetonuria.
phenylpyruvic acid. ácido fenilpirúvico.
phenylpyruvic oligophrenia. oligofrenia fenilpirúvica.
pheochrome. feocromo.
pheochromoblast. feocromoblasto.
pheochromocyte. feocromocito.
pheochromocytoma. feocromocitoma.
pheromones. feromonas.
philanthropy. filantropía.
phimosis. fimosis.
phlebanesthesia. flebanestesia.
phlebangioma. flebangioma.
phlebasthenia. flebastenia.
phlebectasia. flebectasia.
phlebectomy. flebectomía.
phlebectopia. flebectopia.
phlebemphraxis. feblenfraxis.
phlebepatitis. flebepatitis.
phlebitis. flebitis.
phlebitis nodularis necrotisans. flebitis necrótica o nodular.
phleboclysis. fleboclisis.
phlebogenous. flebógeno.
phlebogram. flebograma.
phlebography. flebografía.
phleboid. fleboide.
phlebolith. flebolito.
phlebolithiasis. flebolitiasis.
phlebology. flebología.
phlebophlebostomy. fleboflebostomía.
phleboplasty. fleboplastia.
phleborrhagia. fleborragia.
phleborrhaphy. fleborrafia.
phleborrhexis. fleborrexis.
phlebosclerosis. flebosclerosis.
phlebostasis. flebostasia o flebostasis.
phlebostenosis. flebostenosis.
phlebothrombosis. flebotrombosis.
phlebotome. flebótomo.
phlebotomy. flebotomía.
phlegm. flema.
phlegmasia. flegmasía.
phlegmon. flemón.
phlegmonous erysipelas. erisipela flemonosa.
phlegmonous gastritis. gastritis flemonosa.
phlobaphene. flobáfeno.
phlogogenic. flogogénico.
phlogosis. flogosis.
phlorizin. floricina.
phlorizin test. prueba de la floricina.
phlyctena. flictena.
phlyctenule. flicténula.
phobia. fobia.
phocomelia. focomelia.
phocomelic dwarf. enano focomélico.
phocomelus. focomelo.
phon. fon.
phonasthenia. fonastenia.
phonation. fonación.
phonatory spasm. espasmo fonatorio.
phoneme. fonema.
phonendoscope. fonendoscopio.
phonendoskiascope. fonendosquiascopio.
phonetics. fonética.
phoniatrics. foniatría.
phonism. fonismo.
phonoauscultation. fonoauscultación.
phonocardiogram. fonocardiograma.
phonocardiography. fonocardiografía.
phonoelectrocardioscope. fonoelectrocardioscopio.
phonogram. fonograma.
phonomania. fonomanía.

phonometer. fonómetro.
phonomyography. fonomiografía.
phonopathy. fonopatía.
phonophobia. fonofobia.
phonophore. fonóforo.
phonophotography. fonofotografía.
phonopsia. fonopsia.
phonoreceptor. fonorreceptor.
phonoscopy. fonoscopia.
phonostethograph. fonostetógrafo.
phoria. foria.
phorometer. forómetro.
phorometry. forometría.
phoropter. foróptero.
phoroscope. foroscopio.
phorotone. forótono.
phosgene. fosgeno.
phosphagen. fosfágeno.
phosphatase. fosfatasa.
phosphate. fosfato.
phosphated. fosfatado.
phosphatemia. fosfatemia.
phosphatide. fosfátido.
phosphatide lipoidosis. lipoidosis fosfátida.
phosphatidosis. fosfatidosis.
phosphaturia. fosfaturia.
phosphene. fosfeno.
phosphine. fosfina.
phosphocreatine. fosfocreatina.
phosphodiesterase. fosfodiesterasa.
phosphoglucoprotein. fosfoglucoproteína.
phosphoglyceride. fosfoglicérido.
phosphohexoisomerasa. fosfohexosa-isomerasa.
phosphonuclease. fosfonucleasa.
phosphopenia. fosfopenia.
phosphoprotein. fosfoproteína.
phosphorated. fosforado.
phosphorescence. fosforescencia.
phosphoric acid. ácido fosfórico.
phosphorism. fosforismo.
phosphorolysis. fosforólisis.
phosphorous acid. ácido fosforoso.
phosphorus. fósforo.
phosphorylase. fosforilasa.
phosphorylation. fosforilación.
phosphotungstic acid. ácido fosfotúngstico.
phot. fotio.
photalgia. fotalgia.
photallochromy. fotalocromía.
photesthesis. fotestesia.
photism. fotismo.
photoallergy. fotoalergia.
photobiology. fotobiología.
photocauterization. fotocauterización.
photoceptor. fotoceptor.
photochemical. fotoquímica.
photocoagulation. fotocoagulación.
photodermatosis. fotodermatosis.
photodysphoria. fotodisforia.
photoelectricity. fotoelectricidad.
photoelectron. fotoelectrón.
photoelement. fotoelemento.
photoerythema. fotoeritema.
photogram. fotograma.
photohematochometer. fotohemotacómetro.
photokinetic. fotocinético.
photology. fotología.
photoluminescence. fotoluminiscencia.
photolysis. fotólisis.
photolyte. fotolito.
photoma. fotoma.
photomagnetism. fotomagnetismo.
photometer. fotómetro.
photometry. fotometría.
photomicroscopy. fotomicroscopia.
photon. fotón.
photopathy. fotopatía.
photoperiodicity. fotoperiodicidad.
photopharmacology. fotofarmacología.

photophobia. fotofobia.
photophore. fotóforo.
photopia. fotopía.
photopic vision. visión fotópica.
photopsia. fotopsia.
photoptometer. fotoptómetro.
photoptometry. fotoptometría.
photoreaction. fotorreacción.
photosensitization. fotosensibilización.
photostethoscope. fotostetoscopio.
photosynthesis. fotosíntesis.
phototaxis. fototactismo.
phototherapy. fototerapia.
photothermy. fototermia.
phototropism. fototropismo.
phrenalgia. frenalgia.
phrenasthenia. frenastenia.
phrenic. frénico.
phrenic ganglion. ganglio frénico.
phrenic phenomenon, diaphragm phenomenon. fenómeno frénico.
phrenicectomy. frenectomía o frenicectomía.
phrenicectomy. frenicectomía.
phreniclasia. freniclasia.
phrenicotomy. frenicotomía.
phreniocardia. frenocardia.
phrenitis. frenitis.
phrenograph. frenógrafo.
phrenopathy. frenopatía.
phrenoplegia. frenoplejía.
phrenospasm. frenospasmo.
phrynoderma. frinoderma o frinodermia.
phthalein. ftaleína.
phthalic acid. ácido ftálico.
phthalylsulfathiazole. ftalilsulfatiazol.
phthiriasis. ftiriasis, ptiriasis.
phthisiology. tisiología.
phthisis. tisis.
phylaxis. filaxis.
phylogeny. filogénesis o filogenia.
phylum. filo.
phyma. fima.
physalopteriasis. fisalopteriasis.
physiatrics. fisiatría.
physical. físico.
physician. médico, a.
physics. física.
physiogenesis. fisiogénesis.
physiognomy. fisonomía.
physiognosis. fisiognómica.
physiologic age. edad fisiológica.
physiologic albuminuria. albuminuria fisiológica.
physiologic anatomy. anatomía fisiológica.
physiologic equilibrium. equilibrio fisiológico.
physiologic habit. hábito fisiológico.
physiologic incompatibility. incompatibilidad fisiológica.
physiologic jaundice. icteria fisiológica.
physiological solution. solución fisiológica.
physiologist. fisiólogo.
physiology. fisiología.
physiopathology. fisiopatología.
physiotherapy. fisioterapia.
physocele. fisocele.
physometra. fisómetra.
physopyosalpinx. fisopiosalpinx.
physostigmine. fisostigmina.
physostigminism. fisostigminismo.
phytin. fitina.
phytogenesis. fitogénesis.
phytogenetic. fitogenético.
phytoparasite. fitoparásito.
phytopathogenic. fitopatógeno.
phytopathy. fitopatía.
phytotherapy. fitoterapia.
pia-arachnoid. aracnopía.
piamater. piamadre.
pian. pian.
piarachnitis. piaracnitis.

piarachnoid. piaracnoides.
picofarad. picofaradio.
picogram. picogramo.
picoline. picolina.
picometer. picometro.
picornavirus. picornavirus.
picramic acid. ácido picrámico.
picric acid. ácido pícrico.
picrocarmine. picrocarmín.
picroformol. picroformol.
picrotoxin. picrotoxina.
pielography. pielografia.
piesesthesia. piesestesia.
piesimeter. piesímetro.
pigment. pigmento.
pigment cell. célula pigmentaria.
pigmentanon. pigmentación.
pigmentary syphilid. sifílide pigmentaria.
pigmentary thrombus. trombo pigmentario.
pigmented nevus. nevo pigmentario.
pigmentolysin. pigmentolisina.
pigmentolysis. pigmentólisis.
pigmentophage. pigmentófago.
pigmentophore. pigmentóforo.
piliferous cyst. quiste pilífero o piloso.
piliform. piliforme.
pill. píldora.
pillar. pilar.
pillar of diaphragm. pilar del diafragma.
pillar of fornix. pilar del fórnix.
pilocarpine. pilocarpina.
pilomotor. pilomotor.
pilomotor reflex. reflejo pilomotor.
pilonidal. pilonidal.
pilonidal cyst. quiste pilonidal.
pilonidal sinus. seno pilonidal.
pilorus. píloro [pilórico].
pilous. piloso.
pimpinellin. pimpinelina.
pin. alfiler.
pine. pino.
pineal. pineal.
pineal gland. glándula pineal.
pinealectomy. pinealectomía.
pinealism. pinealismo.
pinealoma. pinealoma.
pinene. pineno.
pinguecula. pinguécula.
piniform. piniforme.
pinocyte. pinocito.
pinocytosis. pinocitosis.
pinta. pinta.
pipecolic acid. ácido pipecólico.
piperazine. piperacina.
piperidine. piperidina.
piperine. piperina.
piperism. piperismo.
pipet. pipeta.
piriform. piriforme.
piriforme sinus. seno piriforme.
piroplasmosis. piroplasmosis.
pisiform. pisiforme.
pit. hueco.
pitch. pez.
pithiatism. pitiatismo.
pituita. pituita.
pituitary. pituitaria.
pituitary diverticulum. divertículo de la pituitaria.
pituitary dwarfism. enanismo hipofisario.
pituitary fossa. fosa pituitaria.
pituitary vesicle. vesícula pituitaria.
pityriasis. pitiriasis.
pityriasis lichenoides. pitiriasis liquenoide.
pityriasis rubra pilaris. pitiriasis rubra pilaris.
pityriasis rubra. pitiriasis rubra.
pityriasis simplex. pitiriasis simple.
pityriasis versicolor. pitiriasis versicolor.
pivot joint, rotatory joint. articulación rotatoria.
place. lugar.
placebo. placebo.
placebo effect. efecto placebo.
placenta previa. placenta previa.
placental dysfunction syndrome. síndrome de disfunción placentaria.
placental hormone. hormona placentaria.
placental souffle. soplo placentario o materno.
placental thrombosis. trombosis placentaria.
placental transfusion. transfusión placentaria.
placentation. placentación.
placentitis. placentitis.
placentography. placentografía.
placentolysin. placentolisina.
placentoma. placentoma.
placentotherapy. placentoterapia.
placode. placoda.
plagiocephaly. plagiocefalia.
plague. peste.
plane. plano.
plane suture. sutura plana.
planimeter. planímetro.
planoconcave. planocóncavo.
planoconvex. planoconvexo.
planta pedis. planta.
plantairi. llantén.
plantalgia. plantalgia.
plantar. plantar.
plantar arch. arco plantar.
plantar ligament. ligamento plantar.
plantar reflex. reflejo plantar.
plantar space. espacio plantar.
plantar syphilid. sifílide plantar.
plantar wart. verruga plantar.
plasma cell. célula plasmática.
plasma membrane. membrana plasmática.
plasma protein. proteína del plasma.
plasma volume expander. expansor del plasma.
plasmacytosis. plasmacitosis.
plasmapheresis. plasmaféresis.
plasmid. plásmido.
plasmine. plasmina.
plasminogen. plasminógeno.
plasmocyte. plasmocito.
plasmodicide. plasmodicida.
plasmoditrophoblast. plasmodiotrofoblasto.
plasmodium. plasmodio.
plasmogen. plasmógeno.
plasmolysis. plasmólisis.
plasmoma. plasmoma.
plaster bandage. vendaje enyesado.
plastic. plástico.
plastic pleurisy. pleuresía plásica.
plastic surgery. cirugía plástica.
plastic suture. sutura plástica.
plastid. plástida.
plasty. plástica.
plate. platina.
platelet. plaqueta.
platelet agglutinin. aglutinina plaquetaria.
platelet aggregation. agregación plaquetaria.
plateler fasctor. factor plaquetario.
platinum. platino.
platybasia. platibasia.
platycephaly. platicefalia.
platymorphia. platimorfia.
platyonychia. platoniquia.
platyopia. platiopía.
platyspondylisis. platispondilia o platispondilisis.
platystencephaly. platistencefalia.
pleasure principle. principio del placer.
plegaphonia. plegafonía.
pleiochromie. pleocromia.
pleiocytosis. pleocitosis.
pleochromatic. pleocromático.
pleomorphism. pleomorfia o pleomorfismo.
pleonexia. pleonexia.
plethora. plétora.
plethysmogram. pletismograma.
plethysmograph. pletismógrafo.

plethysmography. pletismografía.
pleura. pleura.
pleural sinus. seno pleural.
pleural villi. vellosidad pleural.
pleurectomy. pleurectomía.
pleurisy. pleuresía.
pleuritis. pleuritis.
pleurobronchitis. pleurobronquitis.
pleurocele. pleurocele.
pleurocentesis. pleurocentesis.
pleuroclysis. pleuroclisis.
pleurodynia. pleurodinia.
pleurography. pleurografía.
pleurolysis. pleurólisis.
pleuroparietopexy. pleuroparietopexia.
pleuropericarditis. pleuropericarditis.
pleuropneumonolysis. pleuroneumólisis o pleuroneumonólisis.
pleurorrhea. pleurorrea.
pleuroscopy. pleuroscopia.
pleurothotonos. pleurotótonos.
pleurotomy. pleurotomía.
plexalgia. plexalgia.
plexiform. plexiforme.
plexiform layer. capa plexiforme.
plexigraph. plesígrafo.
pleximeter. plesímetro.
plexitis. plexitis.
plexus. plexo.
plication. plicación.
plicotomy. plicotomía.
plum. ciruela.
plumb-line sign. signo de la plomada.
plumbagin. plumbagina.
plumbism. plumbismo.
plumose. plumoso.
pluriglandular. pluriglandular.
plurigravida. plurigrávida.
plurinuclear. plurinuclear.
pluriorificialis. pluriorificial.
pluripara. plurípara.
pluripolar. pluripolar.
pluripotent. pluripotente.
plutonium. plutonio.
pneumarthrosis. neumartrosis.
pneumascope. neumascopio.
pneumathemia. neumatemia.
pneumatization. neumatización.
pneumatocardia. neumatocardia.
pneumatocele. neumatocele.
pneumatogram. neumatograma.
pneumatograph. neumatógrafo.
pneumatometer. neumatómetro.
pneumatometry. neumatometría.
pneumatosis. neumatosis.
pneumaturia. neumaturia.
pneumectomy. neumectomía.
pneumencephalography. neumencefalografía.
pneumocentesis. neumocentesis.
pneumocephalus. neumocefalia.
pneumocirrhosis. neumocirrosis.
pneumococcic. neumocócico.
pneumococcosis. neumococosis.
pneumoconiosis. neumoconiosis.
pneumoencephalogram. neumoencefalograma.
pneumoencephalography. neumoencefalografía.
pneumoencephalomyelography. neumoencefalomielografía.
pneumogastric. neumogástrico.
pneumogastrography. neumogastrografía.
pneumogram. neumograma.
pneumograph. neumógrafo.
pneumography. neumografía.
pneumohemopericardium. neumohemopericardio.
pneumohemothorax. neumohemotórax.
pneumohydrometra. neumohidrómetra.
pneumohydropericardium. neumohidropericardio.
pneumohydrothorax. neumohidrotórax.
pneumolith. neumolito.
pneumolithiasis. neumolitiasis.
pneumology. neumología.
pneumolysis. neumólisis.
pneumomalacia. neumomalacia.
pneumomassage. neumomasaje.
pneumomediastinum. neumomediastino.
pneumomycosis. neumomicosis.
pneumomyelography. neumomielografía.
pneumonia. neumonía [neumónico].
pneumonosis. neumonosis.
pneumopathy. neumopatía.
pneumopericardium. neumopericardio.
pneumoperitoneum. neumoperitoneo.
pneumoperitonitis. neumoperitonitis.
pneumopexy. neumopexia.
pneumopyelography. neumopielografía.
pneumopyopericardium. neumopiopericardio.
pneumopyothorax. neumopiotórax.
pneumorachis. neumorraquis.
pneumoradiography. neumorradiografía.
pneumoretroperitoneum. neumorretroperitoneo.
pneumorrhagia. neumorragia.
pneumothorax. neumotórax.
pneumotomy, pneumonotomy. neumotomía.
pneumotympanum. neumotímpano.
pneumotyphus. neumotifoidea o neumotifus.
pneumoventriculography. neumoventriculografía.
podagra. podagra.
podalgie. podalgia.
podalic version. versión podálica.
pododynia. pododinia.
podogram. podograma.
podologist, podiatrist. podólogo.
podology. podología.
podophyllum. podofilino o podofilina.
poikiloblast. poiquiloblasto.
poikilocyte. poiquilocito.
poikiloderma. poiquilodermia.
poikiloplastocyte. poiquiloplastocito.
poikiloploidy. poiquiloploidía.
poikilothermie. poiquilotermo.
poikilothrombocyte. poiquilotrombocito.
point. punta, punto.
point of an abscess. punta de un absceso.
poison ivy. zumaque.
poisoning. envenenamiento.
poke-root. fitolaca.
pokilocytosis. poiquilocitosis.
polar zone. zona polar.
polariscope. polariscopio.
polarity. polaridad.
polarization. polarización.
polarized light. luz polarizada.
polarizer. polarizador.
polarography. polarografía.
pole. polo.
poliencephalopathy. polioencefalopatía.
poliodystrophy. poliodistrofia.
polioencephalitis. polioencefalitis.
polioencephalomeningomyelitis. polioencefalomeningomielitis.
polioencephalomyelitis. polioencefalomielitis.
poliomyelitis. poliomielitis.
poliomyelitis virus. virus de la poliomielitis.
poliomyelopathy. poliomielopatía.
polioplasm. polioplasma.
poliosis. poliosis.
poliovirus. poliovirus.
politzerization. politzerización.
pollakiuria. polaquiuria.
pollen. polen [polínico].
pollenogenic. polenogénico.
polliczation. polización.
pollination. polinación.
pollinosis. polenosis polinosis.
pollunon. polución.
polonium. polonio.
polyadenitis. poliadenitis.
polyadenoma. poliadenoma.

polyadenomatosis. poliadenomatosis.
polyadenopathy. poliadenopatía.
polyandry. poliandria.
polyarteritis. poliarteritis.
polyarthritis. poliartritis.
polyatomic. poliatómico.
polyavitaminosis. poliavitaminosis.
polyaxon. poliaxón.
polybast. poliblasto.
polycellular. policelular.
polycholia. policolia.
polychromatic cell. célula policromática.
polychromatic erythrocyte. eritrocito policromático.
polychromatophilia. policromatofilia.
polychromatophil. policromatófilo.
polychromatosis. policromatosis.
polychromia. policromía.
polychylia. poliquilia.
polyclinic. policlínica.
polyclonia. policlonía.
polycoria. policoria.
polycyclic. policíclico.
polycyesis. policiesis.
polycystic kidney. riñón poliquístico.
polycystic. poliquístico.
polycythemia. policitemia.
polycythemia vera, polycythemia rubra. policitemia roja, rubra o vera.
polydactylia. polidactilia.
polydipsia. polidipsia.
polydysplasia. polidisplasia.
polyemia. poliemia.
polyestesia. poliestesia.
polygamy. poligamia.
polyganglionic. poliganglionar.
polygenic. poligénico.
polygnathus. polignato.
polygon. polígono.
polygyny. poliginia.
polygyria. poligiria.
polyhybrid. polihíbrido.
polykaryocyte. policariocito.
polymastia. polimastia.
polymelia. polimelia.
polymenorrhea. polimenia.
polymer. polímero.
polymeria. polimería.
polymerization. polimerización.
polymicrobial. polimicrobiano.
polymorphic nucleus. núcleo polimorfo.
polymorphism. polimorfismo.
polymorphocellular. polimorfocelular.
polymorphonuclear. polimorfonuclear.
polymorphous. polimorfo.
polymyoclonus. polimioclonía.
polymyositis. polimiositis.
polymyxin. polimixina.
polyneuralgia. polineuralgia.
polyneuritis. polineurítis.
polyneuroradiculitis. polineurorradiculitis.
polynuclear leukocyte. leucocito polinuclear.
polynucleated, polynuclear. polinucleado o polinuclear.
polynucleolar. polinucleolar.
polynucleosis. polinucleosis.
polynucleotide. polinucleótido.
polyodontia. poliodoncia.
polyonychia. polioniquia.
polyopia. poliopía.
polyopia monophthalmica. poliopía monocular.
polyorchidism. poliorquia.
polyostotic fibrous dysplasia. displasia fibrosa poliostótica.
polyotia. poliotia.
polyp. pólipo.
polypeptide. polipéptido.
polypeptidemia. polipeptidemia.
polypeptidorrhachia. polipeptidorraquia.
polyphagia. polifagia.
polypharmacy. polifarmacia.
polyphrasia. polifrasia.
polyphyletic theory. teoría polifilética.
polyplastic cell. célula poliplásica.
polyplastocytosis. poliplastocitosis.
polyplegia. poliplejía.
polypleurodiaphragmotomy. polipleurodiafragmotomía.
polyploid. poliploide.
polypnea. polipnea.
polypodia. polipodia.
polypoid. polipoide.
polyposa colitis. colitis poliposa.
polyposis. poliposis.
polyposis gastrica. poliposis gástrica.
polyposis intestinalis. poliposis intestinal.
polypotome. polipótomo.
polypous endocarditis. endocarditis poliposa.
polyradiculitis. polirradiculitis.
polyradiculoneuritis. polirradiculoneuritis.
polysaccharide. polisacárido.
polyscelia. poliscelia.
polyserositis. poliserositis.
polysialia. polisialia.
polysomia. polisomía (1.ª acep.).
polysomic. polisómico.
polysomus. polisomo.
polysomy. polisomía (2.ª acep.).
polyspermia. polispermia.
polysynovitis. polisinovitis.
polythelia. politelia.
polythene. politeno.
polythiazide. politiacida.
polyuria. poliuria.
polyvalent. polivalente.
polyvalent serum. suero polivalente.
polyvalent vaccine. vacuna multivalente.
polyvinylpyrrolidone. polivinilpirrolidona.
pomegranate. granada.
ponderal. ponderal.
pondostatural. pondostatural.
pons, pons varolii. protuberancia anular.
ponticular. ponticular.
ponticulus. pontículo.
pontile, pontine. pontil o pontino.
pool. pool.
poplar. álamo.
popliteal. poplíteo.
popliteal fossa. corva.
popliteal ligament. ligamento poplíteo.
popliteal line. línea poplítea.
popliteal notch. escotadura poplítea.
popliteal space. espacio poplíteo.
poppy. amapola, adormidera.
poradenitis. poradenia.
porcelain. porcelana.
pore. poro.
porencephaly. porencefalia.
porion. porión.
porocephaliasis. porocefaliasis.
porokeratosis. poroqueratosis.
porome. poroma.
porosis. porosis.
porosity. porosidad.
porphin. porfina.
porphobilinogen. porfobilinógeno.
porphyria. porfiria.
porphyrin. porfirina.
porphyrinemia. porfirinemia.
porphyrinuria. porfirinuria.
porphyrization. porfirización.
porphyry. pórfido.
porrigo. pórrigo.
portal circulation. circulación portal.
portal cirrhosis. cirrosis portal.
portal system. sistema porta.
portemèche. portalechinos.
portion. porción.
portligature. portaligaduras.

portography. portografía.
position. posición.
positive. positivo.
positive phase. fase positiva.
positive pole. polo positivo.
positive scotoma. escotoma positivo.
positron. positrón.
possessed. poseído.
postage stamp graft. injerto en estampilla o sello.
postaxial. postaxil.
postcostal anastomosis. anastomosis poscostal.
postencephalitic. postencefalítico.
postepileptic. postepiléptico.
posterior. posterior.
posterior chamber of eye. cámara posterior del ojo.
posterior ethmoidal foramen. agujero etmoidal posterior.
posterior lacerate foramen. agujero rasgado posterior.
posterior perforated space. espacio perforado posterior.
posterior root, radix dorsalis. raíz posterior.
posterior scleritis. escleritis posterior.
posterior staphyloma. estafiloma posterior.
posterior symblepharon. simbléfaron posterior.
posterior urethritis. uretritis posterior.
posterior vaginismus. vaginismo posterior.
posterolateral sulcus. surco posterolateral.
posterolateral syndrome. síndrome posterolateral.
postganglionic fiber. fibra posganglionar.
postganglionic neuron. neurona posganglionar.
posthemorrhagic. posthemorrágico.
posthemorrhagic anemia. anemia posthemorrágica.
posthemorrhagic shock. choque posthemorrágico.
posthitis. acropostitis, postitis.
posthumous. póstumo.
posthyoplasty. postioplastia.
posthypnotic. posthipnótico.
posthypnotic suggestion. sugestión posthipnótica.
postinfection encephalitis. encefalitis postinfectiva.
postmature. posmaduro.
postmature labor. parto tardío.
postmeiotic. posmeiótico.
postmortem lividity. lividez cadavérica.
postmortem thrombus. trombo post mortem.
postoperative. postoperatorio.
postpartum hemorrhage. hemorragia posparto.
postpartum, post partum. posparto.
postpartum psychosis. psicosis posparto.
postrenal albuminuria. albuminuria posrenal.
postsphygmic interval. intervalo postesfígmico.
posttraumatic epilepsy. epilepsia postraumática.
postulate. postulado.
postural drainage. drenaje postural.
postural tremor, static tremor. temblor postural o de reposo.
posture sense. sentido de la posición.
postvaccinal. posvacunal.
postvaccinal encephalitis. encefalitis posvacunal.
potable. potable.
potamophobia. potamofobia.
potash. potasa.
potassemia. potasemia.
potassium. potasio.
potato. patata.
potency. potencia.
potential. potencial.
potential energy. energía potencial.
potentialization. potencialización.
potomania. potomanía.
potson. veneno.
pouch. bolsa.
pound. libra.
powder. polvo.
power. poder.
poxvirus. poxavirus.
practice. práctica.
practitioner. práctico.
pragmatagnosia. pragmatagnosia.
pragmatamnesia. pragmatamnesia.
pragmatic. pragmático.
pralidoxime. pralidoxima.
prandial. prandial.
preanesthesia. preanestesia.
preaxial. preaxil.
precapillary anastomosis. anastomosis precapilar.
precarcinomatous. precarcinomatoso.
precentral fissure. cisura precentral.
precipitate. precipitado.
precipitated sulfur. azufre precipitado.
precipitation. precipitación.
precipitin. precipitina.
precocious. precoz.
precocious puberty. pubertad precoz.
precoma. precoma.
preconscious. preconsciente.
precordial depression. depresión precordial.
precordial region. región precordial.
precordialgia. precordialgia.
precordium. precordio.
precostal anastomosis. anastomosis precostal.
precursor. precursor.
precursory symptom, premonitory symptom. síntoma precursor o premonitorio.
predentin. predentina.
prediabetes. prediabetes.
prediastole. prediástole.
prediastolic murmur. soplo prediastólico.
predigestion. predigestión.
predisposition. predisposición.
prednisolone. prednisolona.
prednisone. prednisona.
preganglionic fiber. fibra preganglionar.
preganglionic neuron. neurona preganglionar.
pregenital phase. fase pregenital.
pregnancy. embarazo.
pregnane. pregnano.
pregnanediol. pregnandiol.
pregnene. pregneno.
pregneninolone. pregneninolona.
pregnenolone. pregnenolona.
pregonium. pregonio.
pregravidic. pregravídico.
prehension. prensión.
prehepaticus. prehepático o prehepaticus.
preimmunization. preinmunización.
preinduction. preinducción.
preleukemia. preleucemia.
premammary abscess. absceso premamario.
premature. prematuro.
premature labor. parto prematuro.
premedication. premedicación.
premenstruum. premenstruo.
premolar. premolar.
premonitory. premonitorio.
premunition. premunición.
premyeloblast. premieloblasto.
premyelocyte. premielocito.
prenarcosis. prenarcosis.
prenares. prenares.
prenatal life. vida prenatal.
preneoplastic. preneoplásico.
preoperative. preoperatorio.
preoptic. preóptico.
preparation. preparación.
preponderance. preponderancia.
prepsychotic. prepsicótico.
prepubescent, prepubertal. prepubescente.
prepuce. prepucio [prepucial].
prepuce of clitoris. prepucio del clítoris.
preputial calculus. cálculo prepucial.
preputiotomy. prepuciotomía.
prepyloric sphincter. esfínter prepilórico.
prerectal. prerrectal.
prerenal. prerrenal.
prerenal albuminuria. albuminuria prerrenal.
presbyacusia. presbiacusia.
presbyope. presbiope.

presbyophrenia. presbiofrenía.
presbyopia. presbiopía.
prescription. receta, prescripción.
presecretin. presecretina.
presection suture. sutura preseccional.
presenile. presenil.
presenile dementia, dementia praesenilis. demencia presenil.
presenility. presenilidad.
presentation. presentación.
presenting symptom. síntoma presente.
preservative. preservativo.
presphygmic interval. intervalo presfígmico.
pressor substance. sustancia presora.
pressoreceptor. presorreceptor.
pressure. presión.
pressure sense. sentido de la presión.
presternum. preternón.
presystole. presístole.
prevalence. prevalencia.
preveniorium. preventorio.
preventive treatment. tratamiento preventivo.
prevertebral space. espacio prevertebral.
priapism. priapismo.
priapitis. priapitis.
prilocaine. prilocaína.
primaquine. primaquina.
primary. primario.
primary abscess. absceso primario.
primary atypical pneumonia. neumonía atípica primaria.
primary dentin. dentina primaria.
primary dentition. dentición primaria.
primary deviation. desviación primaria.
primary gain. beneficio primario.
primary gangrene. gangrena primaria.
primary generalized epilepsy. epilepsia generalizada primaria.
primary glaucoma. glaucoma primario.
primary identification. identificación primaria.
primary integration. integración primaria.
primary lesion. lesión primaria.
primary multiple myositis. miositis primaria múltiple.
primary organizer. organizador primitivo.
primary process. proceso primario.
primary ray. rayo primario.
primary sex character. carácter sexual primario.
primary spermatocyte. espermatocito primario.
primary splenic neutropenia. neutropenia esplénica primaria.
primary suture. sutura primaria.
primary syphilis. sífilis primaria.
primary thrombus. trombo primario.
primary tuberculosis. tuberculosis primaria.
primigravida. primigrávida.
primipara. primípara.
primitive. primitivo.
primordial. primordial.
primordial follicle. folículo primordial.
primordium. primordio.
principal foci. foco principal.
principle. principio.
priost. periostio.
prism. prisma.
prismosphere. prismosfera.
probe. sonda.
probenecid. probenecid.
probing. sondeo.
procainamide. procainamida.
procaine. procaína.
procatarctic. procatártico.
process. proceso.
prochorion. procorion.
prochromatin. procromatina.
procidentia. procidencia.
procreation. procreación.
proctalgia. proctalgia.
proctatresia. proctatresia.

proctectasia. proctectasia.
proctectomy. proctictomía.
proctitis. proctitis.
proctocele. proctocele.
proctoclysis. proctoclisis.
proctococcypexy. proctococcipexia.
proctocolitis. proctocolitis.
proctocolonoscopy. proctocolonoscopia.
proctocystoplasty. proctocistoplastia.
proctocystotomy. proctocistotomía.
proctogenic. proctogénico.
proctologist. proctólogo.
proctology. proctología.
proctoperineoplasty. proctoperineoplastia.
proctopexy. proctopexia.
proctoplasty. proctoplastia.
proctoplegia. proctoplejía.
proctopolypus. proctopólipo.
proctoptosis. proctoptosis.
proctorrhagia. proctorragia.
proctorrhaphy. proctorrafia.
proctorrhea. proctorrea.
proctoscope. proctoscopio.
proctoscopy. proctoscopia.
proctosigmoidectomy. proctosigmoidectomía.
proctosigmoiditis. proctosigmoiditis.
proctospasm. protospasmo.
proctostasis. proctostasis.
proctostenosis. proctostenosis.
proctostomy. proctostomía.
proctotome. proctótomo.
proctotomy. proctotomía.
procursive. procursivo.
prodigiosin. prodigiosina.
prodrome. pródromo [prodrómico].
product. producto.
productive. productivo.
productive cough. tos productiva.
productum. producción.
proencephalon. proencéfalo (1.ª acep.).
proencephalus. proencéfalo (2.ª acep.).
proerythroblast. proeritroblasto.
profundus, deep. profundo.
progenitor. progenitor.
progeny. proginie.
progeria. progeria.
progestational. progestacional.
progesterone. progesterona.
progestogen. progestógeno.
proglottid. proglotis.
prognathism. prognatismo.
prognosis. pronóstico.
progranulocyte. progranulocito.
progression. progresión.
progressive. progresivo.
progressive gangrene. gangrena progresiva.
progressive hypertrophic interstitial neuropathy, hereditary hypertrophic neuropathy. neuropatía hipertrófica progresiva.
progressive muscular atrophy. atrofia muscular progresiva.
progressive muscular dystrophy. distrofia muscular progresiva.
proinsulin. proinsulina.
projection. proyección.
projection fiber. fibra de proyección.
projection neuron. neurona de proyección.
projection system. sistema de proyección.
projective test. prueba proyectiva.
prokaryote. procariota.
prolactin. prolactina.
prolamin. prolamina.
prolapse. prolapso.
prolapse of the cord. prolapso del cordón.
prolapse of the iris. prolapso del iris.
proliferation. proliferación.
proliferation cyst. quiste prolífero.
proliferative, proliferous. prolífero.
proliferative cyst. proliferante.

proliferative fibrosis. fibrosis neoplásica.
prolific. prolífico.
proligerous. prolígero.
proligerous disk. disco prolígero.
proline. prolina.
prolongation. prolongación.
prolonged pregnancy. embarazo prolongado.
promastigote. promastigote.
promegaloblast. promegaloblasto.
promethazine. prometacina.
prominence. prominencia.
prominens, prominent. prominente.
promitosis. promitosis.
promonocyte. promonocito.
promontory. promontorio.
promontory of the sacrum. promontorio del sacro.
promyelocytic leukemia. leucemia promielocítica.
pronation. pronación.
pronator. pronador.
prone. prono.
prone position. posición prona.
pronephros. pronefros.
pronucleus. pronúcleo.
prootic. proótico.
propagated thrombus. trombo propagado.
propagation. propagación.
propane. propano.
propanidid. propanidida.
propantheline. propantelina.
propedeutics. propedéutica.
propeptone. propeptona.
properdin. properdina.
properdin system. sistema properdina.
prophage. profago.
prophase. profase.
prophylactic. profiláctico.
prophylactic treatment. tratamiento profiláctico.
prophylactic urethritis. uretritis profiláctica.
prophylaxis. profilaxis.
propioception. propiocepción.
propioceptive reflex. reflejo propioceptivo.
propioceptive sensibility. sensibilidad propioceptiva.
propioceptor. propioceptor.
proplasmacyte. proplasmacito.
propositus, proband. propositus.
propoxyphene. propoxifeno.
propranolol. propranolol.
proptosis. proptosis.
propulsion. propulsión.
propylene. propileno.
prosecretin. prosecretina.
prosencephalon. prosencéfalo.
prosopagnosia. prosopagnosia.
prosopopagus. prosópago.
prosopopilary virilism. virilismo prosopiloso.
prosopoplegia. prosopoplejía.
prosoposchisis. prosoposquisis.
prosopospasm. prosopospasmo.
prosopothoracopagus. prosopotoracópago.
prostaglandin. prostaglandina.
prostate. próstata.
prostatectomy. prostatectomía.
prostatic. prostático.
prostatic calculus. cálculo prostático.
prostatic catheter. sonda prostática.
prostatic duct. conducto prostático.
prostatic vesicle. vesícula prostática.
prostatism. prostatismo.
prostatitis. prostatitis.
prostatocystitis. prostatocistitis.
prostatocystotomy. prostatocistotomía.
prostatodynia. prostatodinia.
prostatography. prostatografía.
prostatolith. prostatolito.
prostatomegaly. prostatomegalia.
prostatomyomectomy. prostatomiomectomía.
prostatorrhea. prostatorrea.
prostatotomy. prostatotomía.
prostatovesiculitis. prostatovesiculitis.
prosthion. prostesón o prostión.
prostration. abatimiento, postración.
protactinium. protactinio.
protactor. protractor.
protamine. protamina.
protanomalopia. protanomalopsia.
protanope. protanope.
protanopía. protanopia.
protease. proteasa.
protective bandage. vendaje protectivo.
protein. proteína.
protein quotient. cociente proteínico.
proteinase. proteinasa.
proteinogram. proteinograma.
proteinosis. proteinosis.
proteinuria. proteinuria.
proteolysis. proteólisis.
proteolytic enzyme. enzima proteolítica.
proteomorphic theory. teoría proteomórfica.
proteopexy. proteopexis.
prothesis. prótesis.
prothrombin. protrombina.
prothrombin time. tiempo de protrombina.
protide. prótido.
protist. protisto.
protoblast. protoblasto.
protocone. protocono.
protogaster. protogáster.
protometer. protómetro.
proton. protón.
protoneuron. protoneurona.
protopathic sensibility. sensibilidad protopática.
protoplasm. protoplasma.
protoplast. protoplasto.
protostoma. protostoma.
prototroph. protótrofo.
prototype. prototipo.
protoxoid. protoxoide.
protozoiasis. protozoosis.
protozoology. protozoología.
protozoon. protozoo.
protriptyline. protriptilina.
protrusion. protrusión.
protuberance. protuberancia.
provisional callus. callo provisional.
provisional ligature. ligadura provisional.
provitamin. provitamina.
proximal. proximal.
proximal surface. superficie proximal.
prozone. prozona.
prunin. prunina.
pruriginous. pruriginoso.
pruritus ani. prurito ani o anal.
pruritus, itching. prurito [pruriginoso].
pruritus vulvae. prurito vulvar.
psammome. psamoma.
pseudoappendicitis. apendalgia.
pseudobulbar paralysis. parálisis seudobulbar.
pseudochromesthesia. seudocromestesia.
pseudocyesis. seudociesis.
pseudocyst. seudoquiste.
pseudodiphtheria. seudodifteria.
pseudohallucination. seudoalucinación.
pseudohemagglutination. seudohemaglutinación.
pseudohermaphrodism. seudohermafroditismo.
pseudohypertrophy. seudohipertrofia.
pseudohypertrophic muscular paralisys. parálisis seudohipertrófica.
pseudoleukemia. seudoleucemia.
pseudoleukemica. seudoleucémica.
pseudoluxation. seudoluxación.
pseudomania. seudomanía.
pseudomembrane. seudomembrana.
pseudonystagmus. seudonistagmo.
pseudoparalysis. seudoparálisis.
pseudopelade. seudopelada.
pseudophlegmon. seudoflemón.

pseudopod. seudópodo.
pseudoptosis. seudoptosis.
pseudoreaction. seudorreacción.
pseudoreduction. seudorreducción.
pseudosclerosis. seudosclerosis.
pseudotabes. seudotabes.
pseudotrichinosis. seudotriquinosis.
pseudoxanthoma. seudoxantoma.
psittacosis. psitacosis.
psoas. psoas.
psoitis. psoítis.
psoralen. psoraleno.
psoriasis. psoriasis [psiriásico].
psoriasis annularis. psoriasis anular.
psoriasis diffusa. psoriasis difusa.
psoriasis guttata. psoriasis guttata.
psoriasis gyrata. psoriasis gyrata.
psoriasis inveterata. psoriasis inveterada.
psoriasis nummularis. psoriasis numular.
psoriasis punctata. psoriasis punctata.
psoriasis universalis. psoriasis universalis.
psychalgia. psicalgía.
psychasthenia. psicastenía.
psyche. psique.
psychiatrist. psiquíatra.
psychiatry. psiquiatría.
psychic blindness. ceguera psíquica.
psychic contagio. contagio mental o psíquico.
psychic deafness, psychogenic deafness. sordera psíquica.
psychic trauma. trauma psíquico.
psychism. psiquismo.
psychoanalist. psicoanalista.
psychoanalysis. psicoanálisis.
psychoanalytic psychotherapy. psicoterapia analítica.
psychobiology. psicobiología.
psychochrome. psicocroma.
psychochromesthesia. psicocromestesia.
psychodelic, psychedelic. psicodélico.
psychodiagnosis. psicodiagnóstico.
psychodrama. psicodrama.
psychodynamics. psicodinámica.
psychodysleptic. psicodisléptico.
psychogalvanic reaction. reacción psicogalvánica.
psychogenesis. psicogénesis.
psychogram. psicograma.
psychograph. psicógrafo.
psychokinesia. psicocinesia (1.ª acep).
psychokinesis. psicocinesia (2.ª acep).
psycholepsy. psicolepsia.
psychological sex. sexo psicológico.
psychologist. psicólogo.
psychology. psicología.
psychometry. psicometría.
psychomotor. psicomotor.
psychoneurosis. psiconeurosis.
psychonosology. psiconosología.
psychopath. psicópata.
psychopathic. psicopático.
psychopathology. psicopatología.
psychopathy. psicopatía.
psychopharmacology. psicofarmacología.
psychophylaxis. psicofilaxis.
psychophysics. psicofísica.
psychophysiology. psicofisiología.
psychosensorial. psicosensorial.
psychosexual. psicosexual.
psychosis. psicosis.
psychosomatic. psicosomático.
psychosomatic medicine. medicina psicosomática.
psychosurgery. psicocirugía.
psychotechnics. psicotecnia.
psychotherapy. psicoterapia.
psychotic. psicótico.
psychroalgia. psicroalgía.
psychrometer. psicrómetro.
psychrophobia. psicrofobia.
psyllium. psilio.

pteridine. pteridina.
pterion. pterión.
pternalgia. pternalgia.
pteroic acid. ácido pteroico.
pteroylglutamic acid. ácido pteroilglutémico.
pterygium. pterigión.
pterygium colli. pterigión colli.
pterygoid. pterigoideo.
pterygoid tubercle. tubérculo pterigoideo.
pterygomaxillary ligament. ligamento pterigomaxilar.
pterygospinal ligament. ligamento pterigospinoso.
ptomaine. tomaína.
ptomainemia. tomainemia.
ptosis. ptosis.
ptyalagogue. tialagogo.
ptyalectasis. tialectasia.
ptyalin. tialina.
ptyalinogen. tialinógeno.
ptyalism. tialismo.
ptyalocele. tialocele.
ptyalogenic. tialogénico.
ptyalolith. tialito.
ptyalolithiasis. tialolitiasis.
ptyalorrhea. tialorrea.
ptyalose. tialosa.
puberty. pubertad.
pubescence. pubescencia.
pubescent. pubescente.
pubic symphysis. sínfisis púbica.
pubiotomy. pubiotomia.
pubis. pubis.
pudenda. pudenda.
puericulture. puericultura.
puerile. pueril.
puerpera. puérpera.
puerperal eclampsia. eclampsia puerperal.
puerperal fever. fiebre puerperal.
puerperal metritis. metritis puerperal.
puerperal peritonitis. peritonitis puerperal.
puerperal phlebitis. flebitis puerperal.
puerperal sepsis. sepsis puerperal.
puerperal tetanus. tétanos puerperal.
puerperal thrombosis. trombosis puerperal.
puerperium. puerperio.
pulicicide. pulicida.
pullulation. pululación.
pulmolith. pulmolito.
pulmometry. pulmometría.
pulmonary alveolar proteinosis. proteinosis alveolar pulmonar.
pulmonary circulation. circulación pulmonar.
pulmonary edema, edema of lung. edema pulmonar.
pulmonary embolism. embolia pulmonar.
pulmonary emphysema. enfisema pulmonar.
pulmonary hemorrhage. hemorragia pulmonar.
pulmonary hypertension. hipertensión pulmonar.
pulmonary infarction. infarto pulmonar.
pulmonary insufficiency. insuficiencia pulmonar.
pulmonary pleurisy. pleuresía pulmonar.
pulmonary transpiration. transpiración pulmonar.
pulmonary tuberculosis. tuberculosis pulmonar.
pulmonary valve. válvula pulmonar.
pulmonary ventilation. ventilación pulmonar.
pulmonic murmur, pulmonary murmur. soplo pulmonar.
pulp. pulpa.
pulpalgia. pulpalgia.
pulpectomy. pulpectomía.
pulpitis. pulpitis.
pulsating exophthalmos. exoftalmía pulsátil.
pulsation. pulsación.
pulse. pulso.
pulse wave. onda pulsátil.
pultaceous. pultáceo.
pulverization. pulverización.
pump. bomba.
pumpkin. calabaza.

puna. puna.
punctate cataract. catarata punteada.
punctate hemorrhage. hemorragia puntiforme.
punctate keratitis. queratitis punctata.
puncture. picadura, punción.
pupil. pupila.
pupillary reflex. reflejo pupilar.
pupillary zone. zona pupilar.
pupillatonia. pupilatonía.
pupillometer. pupilómetro.
pupillomotor. pupilomotor.
pupilloplegia. pupiloplejía.
pupillostatometer. pupilostatómetro.
pupillotonia. pupilotonía.
pure. puro.
purgation. purgación.
purgative. purgante.
purge. purga.
purification. purificación.
puriform. puriforme.
purine. purina.
purine base. base purínica.
purine nuclease. nucleasa purina.
purinemia. purinemia.
purinometer. purinómetro.
purpura. púrpura.
purpura abdominalis. púrpura abdominal.
purpura annularis telangiectodes. púrpura anular telangiectásica.
purpura rheumatica. púrpura reumática.
purpura senilis. púrpura senil.
purpura simplex. púrpura simple.
purpuriferous. purpurífero.
purpurin. purpurina.
purpurinuria. purpurinuria.
purpurogenous. purpurógeno.
purulence. purulencia.
purulent. purulento.
purulent conjunctivitis. conjuntivitis purulenta.
purulent meningitis. meningitis purulenta.
purulent ophthalmia. oftalmía purulenta.
purulent peritonitis. peritonitis purulenta.
purulent pleurisy. pleuresía purulenta.
purulent pneumonia. neumonía purulenta.
purulent rhinitis. rinitis purulenta.
purulent salpingitis. salpingitis purulenta.
purulent synovitis. sinovitis purulenta.
pus corpuscle. corpúsculo de pus.
pustular. pustular.
pustulation. pustulación.
pustule. pústula [pustuloso].
pustuliform. pustuliforme.
pustulosis. pustulosis.
putamen. putamen.
putrefaction. putrefacción o putrescencia.
pyarthrosis. piartrosis.
pycnic habit. hábito pícnico.
pyelectasis. pielectasia.
pyelins. pielitis.
pyelitis gravidarum. pielitis gravídica.
pyelocystitis. pielocistitis.
pyelocystostomosis. pielocistostomía.
pyelogram. pielograma.
pyelolithotomy. pielolitotomía.
pyelonephritis. pielonefritis.
pyeloplasty. pieloplastia.
pyeloplication. pieloplicación.
pyeloscopy. pieloscopia.
pyelostomy. pielostomia.
pyelotomy. pielotomía.
pyelovenous. pielovenoso.
pyemia. piemia.
pygopagus. pigópago.
pyknic. pícnico.
pyknic type. tipo pícnico.
pyknometer. picnómetro.
pyknomorphous. picnomorfo o picnomórfico.
pyknosis. picnosis.
pylephlebitis. pileflebitis.
pylethrombophlebitis. piletromboflebitis.
pylethrombosis. piletrombosis.
pyloralgia. piloralgia.
pylorectomy. pilorectomía.
pyloric gland. glándula pilórica.
pyloric insufficiency. insuficiencia pilórica.
pyloric sphincter. esfínter pilórico.
pyloric stenosis. estenosis pilórica.
pyloric valve. válvula pilórica.
pyloritis. piloritis.
pylorodiosis. pilorodiosis.
pyloroduodenitis. piloroduodenitis.
pylorogastrectomy. pilorogastrectomía.
pyloromyotomy. piloromiotomía.
pyloroplasty. piloroplastia.
pyloroscopy. piloroscopia.
pylorospasm. pilorospasmo.
pylorostenosis. pilorostenosis.
pylorostomy. pilorostomía.
pylorotomy. pilorotomía.
pyocele. piocele.
pyocelia. piocelia.
pyocephalus. piocefalia o piocéfalo.
pyochezia. pioquecia.
pyocolpocele. piocolpocele.
pyocolpos. piocolpos.
pyocyanase. piocianasa.
pyocyanin. piocianina.
pyocyte. piocito.
pyoderma. pioderma.
pyodermatitis. piodermatitis.
pyogenesis. piogénesis.
pyohemothorax. piohemotórax.
pyolabyrinthitis. piolaberintitis.
pyometra. piómetra.
pyomyositis. piomiitis o piomiositis.
pyonephritis. pionefritis.
pyonephrosis. pionefrosis.
pyopericarditis. piopericarditis.
pyoperitoneum. pioperitoneo.
pyopneumopericardium. pioneumopericardio.
pyopneumoperitoneum. pioneumoperitoneo.
pyopneumoperitonitis. pioneumoperitonitis.
pyopneumothorax. pioneumotórax.
pyorrhea. piorrea.
pyorrhea alveolaris. piorrea alveolar.
pyosalpingitis. piosalpingitis.
pyosalpingo-oophoritis. piosalpingovaritis.
pyosalpinx. piosalpinge.
pyosis. piosis.
pyostatic. piostático.
pyostomatitis. piostomatitis.
pyothorax. piotórax.
pyoureter. piouréter.
pyramid. pirámide.
pyramid of tympanum. pirámide del tímpano.
pyramid of vermis. pirámide del vermis.
pyramid of vestibule. pirámide del vestíbulo.
pyramidal. piramidal.
pyramidal cell. célula piramidal.
pyramidal decussation. decusación de las pirámides.
pyramidal eminence. eminencia papilar o piramidal.
pyramidal fiber. fibra piramidal.
pyramidal radiation. radiación piramidal.
pyramidotomy. piramidotomía.
pyran. pirán.
pyranose. piranosa.
pyrethrum. pelitre.
pyretic. pirético.
pyretogenesis. piretogénesis.
pyretology. piretología.
pyretolysis. piretólisis.
pyretotherapy. piretoterapia.
pyrexia. pirexia.
pyridine. piridina.
pyridoxine. piridoxina.
pyriform thorax. tórax piriforme.
pyrimethamine. pirimetamina.

pyrimidine base. base pirimidínica.
pyrimidine. pirimidina.
pyrogallol. pirogalol.
pyrogen. pirógeno.
pyrolysis. pirólisis.
pyromania. piromanía.
pyrometer. pirómetro.
pyronine. pironina.
pyrophosphoric acid. ácido pirofosfórico.
pyrosis. pirosis.
pyrrole. pirrol.
pyrrolin. pirrolina.
pyruvate. piruvato.
pyruvate decarboxylase. piruvato descarboxilasa.
pyruvic acid. ácido pirúvico.
pyuria. piuria.

Q

Q fever. fiebre Q.
quack. charlatán, curandero.
quadrant. cuadrante.
quadrantanopsia, quadrantanopia. cuadrantanopsia.
quadrate lobe. lóbulo cuadrado.
quadriceps. cuádriceps.
quadriceps test. prueba cuádriceps.
quadriceptor. cuadriceptor.
quadricuspid. cuadricúspide.
quadrigeminal pulse. pulso cuadrigémino.
quadrigeminum. cuadrigémino.
quadrilateral. cuadrilátero.
quadrilocular. cuadrilocular.
quadripara. cuadrípara.
quadriplegia. cuadriplejía.
quadripolar. cuadripolar.
quadrisection. cuadrisección.
quadruplet. cuadrúpleto.
quantimeter. cuantímetro.
quantum theory. teoría de los quanta.
quarantine. cuarentena.
quartan. cuartana.
quartan fever. fiebre cuartana.
quartz. cuarzo.
quassia. cuasia.
quaternary. cuaternario.
quebrachine. quebrachina.
quebracho. quebracho.
quinacrine. quinacrina.
quince. membrillo.
quinic acid. ácido quínico.
quinidine. quinidina.
quinine. quinina.
quininism. cinconismo.
quinism. quininisno.
quinoline. quinolina.
quintan. quintana.
quintan fever, quintana fever. fiebre quintana.
quintessence. quintaesencia.
quintipara. quintípara.
quintuplet. quintillizo.
quotidian. cotidiana.
quotidian fever. fiebre cotidiana.
quotient. cociente.

R

rabbeting. impactación.
rabbit. conejo.
rabicidal. rabicida.
rabies. rabia.
rabies vaccine, antirabic vaccine. vacuna antirrábica.
rabies virus. virus de la rabia.
race. raza.
racemic. racémico.
racemose. racemoso.

rachialgia. raquialgia.
rachianesthesia. raquianestesia.
rachicentesis. raquicentesis.
rachidial, radidian. raquídeo o raquidiano.
rachiodinia. raquiodinia.
rachiometer. raquiómetro.
rachiopagus. raquiópago.
rachiotome. raquítomo.
rachiotomy. raquitomía.
rachis. raquis.
rachischisis. raquisquisis.
rachitic pelvis. pelvis raquítica.
rachitic rosary. rosario raquítico.
rachitic thorax. tórax en quilla o raquítico.
rachitism. raquitismo.
racket amputation. amputación en raqueta.
rad. rad.
radectomy. radectomía.
radial. radial.
radial depression. depresión radial.
radial fossa of humerus. fosa radial.
radial reflex. reflejo radial.
radiate. radiado.
radiation. radiación.
radiation dermatitis, radiodermatitis. dermatitis radiográfica.
radiation of corpus callosum. radiación del cuerpo calloso.
radical. radical.
radical mastoidectomy. mastoidectomía radical.
radiculalgia. radiculalgia.
radicular cyst. quiste radicular.
radicular odontoma. odontoma radicular.
radicular syndrome. síndrome radicular.
radiculectomy. radiculectomía.
radiculitis. radiculitis.
radiculoganglionitis. radiculoganglionitis.
radiculoneuropathy. radiculoneuropatía.
radioactinium. radiactinio.
radioactive. radiactivo.
radioactive carbon. carbono radioactivo.
radioactive equilibrium. equilibrio radiactivo.
radioactive indicator. indicador radiactivo.
radioactive isotope. isótopo radiactivo.
radioactivity. radiactividad.
radiocalcium. radiocalcio.
radiocarbon. radiocarbono.
radiocardiography. radiocardiografía.
radiocarpal. radiocarpiano.
radiochemistry. radioquímica.
radiocinematograph. radiocinematógrafo.
radiodermitis. radiodermitis.
radiodiagnostics. radiodiagnóstico.
radioelectrocardiography. radioelectrocardiografía.
radioepidermitis. radioepidermitis.
radiogenic. radiógeno.
radiogram. radiograma.
radiography. radiografía.
radioimmunity. radioinmunidad.
radioimmunoassay. radioinmunoanálisis.
radioisotope. radioisótopo.
radiological anatomy. anatomía radiológica.
radiologist. radiólogo.
radiology. radiología.
radiolucent. radiolúcido.
radiometer. radiómetro.
radiomicrometer. radiomicrómetro.
radiomimetic. radiomimético.
radiomutation. radiomutación.
radion. radión.
radionecrosis. radionecrosis.
radioneuritis. radioneuritis.
radionuclide. radionúclido.
radiopacity. radiopacidad.
radiopaque. radiopaco.
radiopathology. radiopatología.
radiopelvimetry. radiopelvimetría.
radiophotography. radiofotografía.
radioplastic. radioplastia.

radioreaction. radiorreacción.
radioresistance. radiorresistencia.
radioscopy. radioscopia.
radiosensibility. radiosensibilidad.
radiotherapy. radioterapia.
radiotoxemia. radiotoxemia.
radirle. radícula.
radish. rábano.
radium. rádium.
radius. radio.
radix cochlearis, cochlear root of vestibulocochlear nerve. raíz coclear.
radon seed. semilla de radón.
raffinase. rafinasa.
raffinose. rafinosa.
raisin. pasa.
rale. estertor.
ramification. ramificación.
ramisection. ramisección.
ramulus. ramúsculo o rámulo.
ramus. rama.
ranula. ránula.
rape. estupro, colza, violación.
raphe. rafe.
raphe anococcygea. rafe anococcígeo.
raphe nuclei, nuclei raphes. núcleo del rafe.
raphe penis. rafe del pene.
rapidly progressive glomerulonephritis. glomerulonefritis subaguda.
raptus. rapto.
rarefaction. rarefacción.
rarefying osteitis. osteítis rarefaciente.
rash. rash.
raspberry. frambuesa.
rat. rata.
rat unit. unidad rata o ratón.
rate. tasa.
raticide. raticida.
ration. ración.
rational. racional.
rationalization. racionalización.
raw, crude. crudo.
ray. rayo.
razor. navaja.
reactance. reactancia.
reacting dose. dosis reaccionante.
reaction formation. formación reactiva.
reaction of degeneration. reacción de degeneración.
reaction time. tiempo de reacción.
reactivation. reactivación.
reactive depression. depresión neurótica.
reactivity. reactividad.
reagent. reactivo.
reagin. reagina.
real image. imagen real.
reality principle. principio de realidad.
Reaumur thermometer. termómetro de Reaumur.
recalcification. recalcificación.
receptor. receptor.
recesive. recesivo.
recession. recesión.
recessive character. carácter recesivo.
recessive gene. gen recesivo.
recidivism. recidividad.
reclination. reclinación.
recombination. recombinación.
recompression. recompresión.
recon. recón.
reconstitution. reconstitución.
recrudescence. recrudecimiento.
rectal prolapse. prolapso del recto.
rectal reflex. reflejo rectal.
rectal sinus, sinus anales. seno rectal.
rectal surgery. cirugía proctológica.
rectal touch. tacto rectal.
rectalgia. rectalgia.
rectectomy. rectectomía.
rectitis. rectitis.
rectocolitis. rectolitis.
rectoperineorrhaphy. rectoperineorrafia.
rectosigmoid. rectosigmoide.
rectostenosis. rectostenosis.
rectovaginal septum. tabique rectovaginal.
rectovesical septum. tabique rectovesical.
rectum. recto.
rectus. recto (2.ª acep.).
recumbent. recumbente.
recurrence. recurrencia.
recurrens. recidivante.
recurrent. recurrente.
recurrent bandage. vendaje recurrente.
recurrent fever, relapsing fever. fiebre recurrente.
recurrent nerve. nervio recurrente.
red hepatization. hepatización roja.
red induration. induración roja.
red nucleus, nucleus ruber. núcleo rojo.
red pepper. pimiento.
red thrombus. trombo rojo.
reddish. rubicundo.
redressement. enderezamiento.
reduced eye. ojo reducido.
reduced hemoglobin. hemoglobina reducida.
reducible hernia. hernia reductible.
reductase. reductasa.
reduction. reducción.
reduction en masse. reducción en masa.
reduction of chromosomes. reducción de los cromosomas.
reduplication. reduplicación.
reeducation. reeducación.
referred pain. dolor referido.
referred sensation, reflex sensación. sensación refleja o referida.
refining. refinación.
reflector. reflector.
reflex. reflejo.
reflex action. acción refleja.
reflex center. centro reflejo.
reflex cough. tos refleja o simpática.
reflex movement. movimiento reflejo.
reflex symptom. síntoma reflejo.
reflex tachycardia. taquicardia refleja.
reflexogenic. reflexógeno.
reflexograph. reflexógrafo.
reflexology. reflexología.
refractometry. refractometría.
refractory. refractario.
refractory period. período refractario.
refrigerant. refrigerante.
regional ileitis, terminal. ileítis terminal o regional.
regular. regular.
regulator gene. gen regulador.
reinnervation. reinervación.
reintubation. reintubación.
rejection. rechazo.
relapse. recaída, recidiva.
relapsing febrile, nonsuppurative paniculitis. paniculitis recidivante febril no supurativa.
relative humidity. humedad relativa.
relative leukocytosis. leucocitosis relativa.
relaxin. relaxina.
reluxation. redislocación.
REM sleep, rapid eye movement. sueño paradójico o rápido.
remineralization. remineralización.
remittent. remitente.
remittent fever. fiebre remitente.
renal ballottement. peloteo renal.
renal blockade. bloqueo renal.
renal calculus. cálculo renal.
renal colic. cólico renal.
renal cortex. corteza renal.
renal diabetes. diabetes renal.
renal edema. edema renal.
renal glycosuria. glucosuria renal.
renal hematuria. hematuria renal.
renal osteodystrophia. osteodistrofia renal.
renal pelvis. pelvis renal.

renal sinus. seno del riñón.
reniculus. renículo.
reniform. reniforme.
rennet. cuajo.
renninogen. reninógeno.
renography. renografía.
renotrophic. renotrófico.
reoxidation. reoxidación.
repellent. repelente.
replication. replicación.
replicon. replicón.
repressor gene. gen represor.
resectoscopy. resectoscopia.
reserpine. reserpina.
reserve air. aire de reserva.
reservoir. reservorio.
reservoir host. huésped reservorio.
reservoir of infection. reservorio de infección.
reservoir of virus. reservorio de virus.
resident. residente.
residual air. aire residual.
residual body. cuerpo residual.
resolvent. resolutivo.
resorcinol. resorcina.
respiration. respiración.
respiratory acidosis. acidosis respiratoria.
respiratory arrhythmia. arritmia respiratoria.
respiratory capacity. capacidad respiratoria.
respiratory center. centro de la respiración.
respiratory enzyme. enzima respiratoria.
respiratory murmur. soplo respiratorio.
respiratory pigment. pigmento respiratorio.
respiratory quotient. cociente respiratorio.
respiratory spasm. espasmo respiratorio.
respiratory syncytial virus. virus respiratorio sincitial.
respirometer. respirómetro.
rest. descanso.
restiform. restiforme.
restiform body, pedunculus cerebellaris inferior. cuerpo restiforme.
restless legs syndrome. síndrome de las piernas inquietas.
restlessness. inquietud.
resuscitation. reanimación.
retained placenta. placenta retenida.
retained testis. testículo retenido.
retention cyst. quiste por retención.
reticular activating system. sistema reticular activador.
reticular cell. célula reticular.
reticular fiber. fibra reticular.
reticular formation, formatio reticularis. formación reticular.
reticular membrane. membrana reticulada.
reticular tissue. tejido reticular o retiforme.
reticular zone. zona reticular.
reticuloendothelium. reticuloendotelio.
reticuloendotheliosis. reticuloendoteliosis.
reticuloendothelial system. sistema reticuloendotelial.
reticulosarcoma. reticulosarcoma.
retinal cone. cono retinal.
retinal embolism. embolia de la retina.
retinal image. imagen retiniana o retinal.
retinene. retineno.
retinitis haemorrhagica. retinitis hemorrágica.
retinitis pigmentosa. retinosis pigmentaria.
retinitis proliferans. retinitis proliferante.
retinochoroiditis. retinocoroiditis.
retinodialysis. retinodiálisis.
retinomalacia. retinomalacia.
retinopapillitis. retinopapilitis.
retinoschisis. retinosquisis.
retrocatheterism. retrocateterismo.
retrocession. retrocesión.
retroclusion. retroclusión.
retrocolic. retrocólico.
retrodeviation. retrodesviación.

retrograde. retrógrado.
retrograde amnesia. amnesia retrógrada.
retrograde extrasystole. extrasístole retrógrada.
retrograde memory. memoria retrógrada.
retrograde pyelography. pielografía ascendente o retrógrada.
retrograde urography. urografía retrógrada.
retrolental fibroplasia. fibroplasia retrolental.
retromammary abscess. absceso retromamario.
retromandibular fossa. fosa retromaxilar.
retroperitoneal fibrosis. fibrosis retroperitoneal.
retroperitoneal hernia. hernia retroperitoneal.
retroperitoneal space. espacio retroperitoneal.
retroperitonitis. retroperitonitis.
retropharyngeal. retrofaríngeo.
retropharyngeal space. espacio retrofaríngeo.
retropharynx. retrofaringe.
reverse transcriptase. transcriptasa inversa.
reversed peristalsis, retrograde peristalsis. peristalsis retrógrada o invertida.
revivification. revivificación.
reviviscence, revivification. reviviscencia.
revulsive. revulsivo.
Rh sensitization. sensibilización Rh.
rhabdocyte. rabdocito.
rhabdoid. rabdoide.
rhabdomyochondroma. rabdomiocondroma.
rhabdomyoma. rabdomioma.
rhabdomyomyxoma. rabdomiomixoma.
rhabdomyosarcoma. rabdomiosarcoma.
rhabdovirus. rabdovirus.
rhagade. rágade.
rhatany. ratania.
rheoencephalogram. reoencefalograma.
rheogram. reograma.
rheology. reología.
rheoscope. reoscopio.
rheotachygraphy. reotaquigrafía.
rheotome. reótomo.
rheotropism. reotropismo.
rheum. legaña.
rheumatic fever. fiebre reumática.
rheumatism of the heart. reumatismo cardíaco.
rheumatismal edema. edema reumático.
rheumatoid arthritis. artritis reumatoidea.
rheumatoid torticollis. tortícolis reumático.
rheumatologist. reumatólogo.
rheumatosis. reumatosis.
rhinism. rinismo.
rhinoantritis. rinoantritis.
rhinocephalus. rinocéfalo.
rhinocheiloplasty. rinoquilopastia.
rhinocleisis. rinocleisis.
rhinogenous. rinógeno.
rhinolalia aperta. rinolalia abierta.
rhinolalia clausa. rinolalia cerrada.
rhinolaryngitis. rinolaringitis.
rhinolaryngology. rinolaringología.
rhinologist. rinólogo.
rhinology. rinología.
rhinometer. rinómetro.
rhinommectomy. rinomectomía.
rhinopharyngitis. faringorrinitis.
rhinopharyngocele. rinofaringocele.
rhinopharyngolith. rinofaringolito.
rhinorrhagia. rinorragia.
rhinoscleroma. rinoscleroma.
rhinoscope. rinoscopio.
rhinosporidiosis. rinosporidiosis.
rhinostenosis. rinostenosis.
rhinotomy. rinotomía.
rhizoid. rizoide.
rhizomelic. rizomélico.
Rhodesian trypanosomiasis. tripanosomiasis rhodesiense.
rhodogenesis. rodogénesis.
rhodotoxin. rodotoxina.
rhomboid. romboide.
rhyluria. quiluria.

rhythmical. rítmico.
rhythmical nystagmus. nistagmo rítmico.
rib. costilla [costal].
ribonucleotide. ribonucleótido.
ribose. ribosa.
ribosome. ribosoma.
rice. arroz.
ricin. ricina.
rictus. rictus.
ridge. borde.
rifampin, rifampicin. rifampicina.
rifamycin. rifamicina.
right colic plexus. plexo cólico derecho.
right, dexter. diestro (2.ª acep.).
right heart. corazón derecho.
ring. anillo.
ring chromosome. cromosoma en anillo.
ring finger. dedo anular.
ringworm. tiña.
Rocky Mountain spotted fever. fiebre de las Montañas Rocosas.
rods. bastoncitos.
roentgenogram. roentgenograma.
roentgenography. roentgenografía.
roentgenologist. roentgenólogo.
roentgenology. roentgenología.
roentgenometry. roentgenometry.
roentgenoscopy. roentgenoscopia.
roentgenotherapy. roentgenoterapia.
root. raíz.
root anterior, radix ventralis. raíz anterior.
root of a tooth, radix dentis. raíz de los dientes.
root of lung. raíz del pulmón.
root of penis. raíz del pene.
root sheath. vaina radicular o epitelial.
rosaniline. rosanilina.
roseola infantilis. roséola infantil.
roseola typhosa. roséola tífica o tifóidica.
rostrum corporis callosi. rostro del cuerpo calloso.
rot. podredumbre.
rotary vertigo. vértigo rotatorio.
rotator. rotatorio (3.ª acep.).
rotatory. rotatorio (1.ª y 2ª acep.)
rotatory nystagmus. nistagmo rotatorio.
rotatory spasm. espasmo rotatorio.
rough colony. colonia rugosa.
round. redondo.
round cell sarcoma. sarcoma globocelular.
round ligament. ligamento redondo.
round window. ventana redonda.
roundworm. lombriz.
Roux-en-Y anastomosis. anastomosis en Y de Roux.
rubbing, friction. frotamiento o frote.
rubefacient. rubefaciente.
rubella embryopathy. embriopatía rubeólica.
rubella virus. virus de la rubéola.
rubella virus vaccine. vacuna antirrubéola.
rubeosis. rubeosis.
rubeosis iridis. rubeosis iris.
rubeosis retinae. rubeosis retiniana.
rubescent. rubescente.
rubidiol. rubidiol.
rubrospinal. rubrospinal.
rudimentary. rudimental o rudimentario.
ruga. arruga.
rump. rabadilla.
rut. celo.
rutin. rutina (2.ª acep.).
rye. centeno.
rye smut. cornezuelo del centeno.

S

sabinism. sabinismo.
saccharase. sacarasa.
saccharic acid. ácido sacárido.
saccharide. sacárido.
sacchariferous. sacarífero.
saccharobiose. sacarobiosa.
saccharolytic. sacarolítico.
saccharomyces. sacaromices.
saccharosuria. sacarosuria.
sacciform. sacciforme.
sacculated bladder. vejiga saculada.
sacral cornu. cuerno del sacro.
sacral ganglia. ganglio sacro.
sacral plexus. plexo sacro.
sacral triangle. triángulo sacro.
sacrectomy. sacrectomía.
sacrococcygeal. sacrococcígeo.
sacrodynia. sacrodinia.
sacroiliac symphysis. sínfisis sacroilíaca.
sacrotomy. sacrotomía.
safe period. período de seguridad.
safflower. cártamo.
saffron. azafrán.
sagittal. sagital.
sagittal plane. plano sagital.
sagittal section. sección sagital.
sagittal suture, sutura sagittalis. sutura sagital.
sailors's skin. piel de marinero.
salaam spasm. espasmo de salaam.
salbutamol, albuterol. salbutamol.
salicylamide. salicilamida.
salicylase. salicilasa.
salicylate. salicilato.
salicylazosulfapyridine. salicilazosulfapiridina.
salicylic acid. ácido salicílico.
salicyltherapy. saliciltherapia.
saligenin, saligenol. saligenina o saligenol.
salimeter. salímetro.
saline solution, salt solution. solución salina.
salivary calculus. cálculo salival.
salivary duct. conducto salival.
salivary gland. glándula salival.
Salk vaccine, inactivated poliovirus vaccine. vacuna antipoliomielítica de Salk.
salmonellosis. salmonelosis.
salol. salol.
salpingemphraxis. salpingenfraxis.
salpingocatheterism. salpingocateterismo.
salpingocele. salpingocele.
salpingocyesis. salpingociesis.
salpingolysis. salpingólisis.
salpingo-oophoritis. salpingoovaritis.
salpingo-oophorocele. salpingooforocele.
salpingoperitonitis. salpingoperitonitis.
salpingostaphyline. salpingostafilino.
salpingostomatomy. salpingostomatomía.
salpingotomy. salpingotomía.
saltatory spasm. espasmo saltatorio.
saluresis. saluresis.
saluretic. salurético.
salycil. salicilo.
samaderin. samaderina.
samarium. samario.
sand. arena.
sanguinaria. sanguinaria.
sanguine temperament, sanguineous temperament. temperamento sanguíneo.
sanguineous. sanguíneo.
santonin. santonina.
saphenous. safeno.
saprogenic, saprogenous. saprógeno.
saprophilous. saprófilo.
saprozoite. saprozoito.
sarcoenchondroma. sarcoencondroma.
sarcolysine. sarcolisina.
sarcomatoid. sarcomatoide.
sarcomere. sarcómera.
sarcoplasm. sarcoplasma.
sarcosporidiasis. sarcosporidiasis.
sarsaparilla. zarzaparrilla.
sartorius. sartorio.
saturated hydrocarbon. hidrocarburo saturado.
saturated solution. solución saturada.
saturation index. índice de saturación.

saw. sierra.
scab. escara.
scabicide. escabicida.
scabies. escabies.
scala. escala, rampa.
scalariform. escalariforme.
scalded skin syndrome. síndrome de la piel escaldada.
scalding. escaldadura.
scalenectomy. escalenectomía.
scalenotomy. scalenotomía.
scalenus. escaleno.
scalenus syndrome. síndrome del escaleno.
scalp. cuero cabelludo.
scalpel. escalpelo.
scammony. escamonea.
scandium. escandio.
scanner. escáner.
scanning. escansión.
scanning electron microscope. microscopio de barrido.
scaphocephaly. escafocefalia.
scaphohydrocephaly. escafohidrocefalia.
scaphoid. escafoides, escafoideo.
scaphoid scapula. escápula escafoidea.
scaphoiditis. escafoiditis.
scapula. escápula.
scapulalgia. escapulalgia.
scapular notch. escotadura escapular.
scapulodynia. escapulodinia.
scapulohumeral. escapulohumeral.
scapulopexy. escapulopexia.
scarification. escarificación.
scarificator. escarificador.
scarlatina. escarlatina.
scarlatiniform. escarlatiniforme.
scarlatiniform erythema. eritema escarlatiniforme.
scarlatinoid. escarlatinoide.
scatologic. escatológico.
scatology. escatología.
scatophagy. escatofagia.
scatophilia. escatofilia.
scatoscopy. escatoscopia.
schema. esquema.
schindylesis. esquindilesis.
schistasis. esquistasis.
schistocelia. esquistocelia.
schistocephalus. esquistocéfalo.
schistocormus. esquistocormo.
schistocystis. esquistocistis.
schistocyte. esquistocito.
schistocytosis. esquistocitosis.
schistomelia. esquistomelia.
schistoprosopia. esquistoprosopia.
schistorachis. esquistorraquis.
schistosis. esquistosis.
schistosome. esquistosoma.
schistosomia. esquistosomía.
schistosomiasis. esquistosomiasis.
schistosomus. esquistosomo.
schistothorax. esquistosterna.
schistotrachelus. esquistotraquelo.
schizogenic cycle. ciclo esquizogenético.
schizogyria. esquizogiria.
schizoid. esquizoide.
schizoid personality. personalidad esquizoide.
schizoidia. esquizoidia.
schizont. esquizonte.
schizophasia. esquizofasia.
schizophrenia. esquizofrenia.
schizoprosopia. esquizoprosopía.
schizotrichia. esquizotriquia.
schizotrypanosis. esquizotripanosis.
school. escuela.
sciatic. ciático.
sciatic notch. escotadura ciática.
sciatic scoliosis. escoliosis ciática.
sciatica. ciática.
scintigram. escintigrama.
scintigraphy. escintigrafía.
scintillating scotoma. escotoma centelleante.
scintillation. escintilación.
scirrhoid. escirroide.
scirrhous carcinoma. carcinoma escirro.
scirrhus. escirro.
scissiparity. fisiparidad.
scissors. tijera.
scissors leg. pierna en tijera.
sclera. esclerótica.
scleradenitis. escleradenitis.
scleral. escleral.
scleral staphyloma. estafiloma de la esclerótica.
sclerectasia. esclerectasia.
sclerectoiridectomy. esclerectoiridectomía.
sclerectoiridodialysis. esclerectoiridodiálisis.
sclerectome. escleréctomo.
sclerectomy. esclerectomía.
scleredema. escleredema.
sclerema. esclerema.
sclerencefalia. esclerencefalia.
scleriritomy. escleriritomía.
scleritis. esclerotitis.
scleroadipose. escleroadiposo.
sclerocataracta. esclerocatarata.
sclerochoroiditis. esclerocoroiditis.
scleroconjunctival. escleroconjuntival.
scleroconjunctivitis. escleroconjuntivitis.
sclerocornea. esclerocórnea.
sclerodactyly. esclerodactilia.
scleroderma. escleroderma o esclerodermia.
sclerodesmia. esclerodesmia.
sclerogenous, sclerogenic. esclerógeno.
scleroid. escleroide.
scleroiritis. escleroiritis.
sclerokeratitis. escleroqueratitis.
scleroma. escleroma.
scleromalacia. escleromalacia.
scleromere. esclerómera.
scleronychia. escleroniquia.
scleronyxis. escleronixis.
sclero-oophoritis. esclerooforitis.
sclerophthalmia. escleroftalmía.
scleroplasty. escleroplastia.
sclerosant. esclerosante.
sclerosarcoma. esclerosarcoma.
sclerosing injection. inyección esclerosante.
sclerosing keratitis. queratitis esclerosante.
sclerosis. esclerosis.
scleroskeleton. escleroesqueleto.
sclerostomy. esclerostomía.
sclerotherapy. escleroterapia.
sclerothrix, sclerotrichia. esclerotriquia.
sclerotic degeneration. degeneración esclerótica.
sclerotome. esclerotoma, esclerótomo.
sclerotomy. esclerotomía.
scolecoid. escolecoide.
scolex. escólex.
scoliokyphosis. escoliocifosis.
scoliometer. escoliómetro.
scoliosis. escoliosis.
scoliotic pelvis. pelvis escoliótica.
scopolamine. escopolamina.
scopoletin. escopoletina.
scopometry. escopometría.
scopulariopsosis. escopulariopsosis.
scorbutic gingivitis. gingivitis escorbútica.
scorpion. escorpión.
scotoma. escotoma.
scotomagraph. escotomatógrafo.
scotometer. escotómetro.
scotophobia. escotofobia.
scotopia. escotopía.
scotopic vision. visión escotópica.
scotopic. escotópico.
scotopsin. escotopsina.
scototherapy. escototerapia.
scratch. rascadura.
scrofula. escrófula.

scrofulide. escrofúlide.
scrofulosis. escrofulosis.
scrotal hernia. hernia escrotal.
scrotal hydrocele. hidrocele escrotal.
scrotal tongue. lengua escrotal.
scrotitis. escrotitis.
scrotocele. escrotocele.
scrotum. escroto.
scrupulosity. escrupulosidad.
scurvy. escorbuto.
scutulum. escútula.
scybalum. escíbalo.
season, station. estación.
seasoning. condimento.
seat. asiento.
sebaceous. sebáceo.
sebaceous adenoma. adenoma sebáceo.
sebaceous cyst. quiste sebáceo.
sebaceous follicle. folículo sebáceo.
sebaceous gland. glándula sebácea.
seborrheic dermatitis. dermatitis seborreica.
seborrheic wart. verruga seborreica.
seclusion. seclusión.
seclusion of the pupil. seclusión de la pupila.
secobarbital. secobarbital.
second. segundo.
secondary. secundario.
secondary abscess. absceso secundario.
secondary bronchitis. bronquitis secundaria.
secondary dentin. dentina adventicia.
secondary dentition. dentición secundaria.
secondary deviation. desviación secundaria.
secondary elaboration. elaboración secundaria.
secondary gain. beneficio secundario.
secondary gangrene. gangrena secundaria.
secondary generalized epilepsy. epilepsia generalizada secundaria.
secondary glaucoma. glaucoma secundario.
secondary hyperplastic. osteítis secundaria.
secondary identification. identificación secundaria.
secondary infection. infección secundaria.
secondary integration. integración secundaria.
secondary process. proceso secundario.
secondary ray. rayo secundario.
secondary sex character. carácter sexual secundario.
secondary spermatocyte. espermatocito secundario.
secondary suture. sutura secundaria.
secondary syphilid. sifílide secundaria o precoz.
secondary syphilis. sífilis secundaria.
secretagogue. secretagogo.
secretory nerve. nervio secretor.
section. sección.
secundigravida. secundigrávida.
secundipara. secundípara.
sedative. sedante.
sedentary. sedentario.
sedimentation index. índice de sedimentación.
sedimentation time. tiempo de sedimentación.
seeding. siembra.
segmental. segmentario.
segmental glomerulonefritis. glomerulonefritis segmentaria.
segmentary syndrome. síndrome segmentario.
segregation. segregación.
selenosis. selenosis.
self. sí mismo.
sella turcica. silla turca.
semantic aphasia. afasia semántica.
semicircular. semicircular.
semicircular duct. conducto semicircular.
semicoma. semicoma.
semilunar. semilunar (1.ª acep.).
semilunar fibrocartilage. fibrocartílago semilunar.
semilunar ganglion. ganglio semilunar.
semilunar valve. válvula semilunar o sigmoidea.
semilunare. semilunar (2.ª acep.).
semimembranous. semimembranoso.
seminal duct. conducto seminal.
seminal vesicle. vesícula seminal.
semiography. semiografía.
semipermeable. semipermeable.
semipermeable membrane. membrana semipermeable.
semitendinous. semitendinoso.
senescence. envejecimiento.
senile cataract. catarata senil.
senile dementia. demencia senil.
senile ectropion. ectropión senil.
senile keratoma. queratoma senil.
senile keratosis. queratosis senil.
senile melanoderma. melanoderma senil.
senile pruritus. prurito senil.
senile psychosis. psicosis senil.
senile vaginitis. vaginitis senil.
senile wart. verruga senil.
sensation. sensación.
sense of guilt. sentimiento de culpa o culpabilidad.
sensitive dentin. dentina sensible.
sensitized culture. cultivo sensibilizado.
sensitizing dose. dosis sensibilizante.
sensorial area. área sensorial.
sensorial region. región sensorial.
sensorimotor. sensitivomotor.
sensory aphasia. afasia sensorial.
sensory cell. célula sensorial.
sensory center. centro sensorial.
sensory ganglion. ganglio sensorial.
sensory image. imagen sensorial.
sensory nerve. nervio sensitivo.
sensory neuron. neurona sensorial.
septan. septana.
septectomy. septectomía.
septic. séptico.
septic abortion. aborto séptico.
septic peritonitis. peritonitis séptica.
septic phlebitis, suppurative phlebitis. flebitis séptica o supurativa.
septic shock. choque séptico.
septic wound. herida séptica.
septivalent. septivalente.
septometer. septómetro.
septoplasty. septoplastia.
septotomy. septotomía.
septum. tabique.
septum of frontal sinuses. tabique de los senos frontales.
septum pectiniforme. tabique pectiniforme.
septum scroti, septum of scrotum. tabique escrotal.
sequestrectomy. secuestrectomía.
sequestrum forceps. pinzas de secuestro.
serial section. sección en serie.
serine. serina.
seriograph. seriógrafo.
seriography. seriografía.
serious, grave. grave.
seroenteritis. seroenteritis.
serofibrinous. serofibrinoso.
serofibrinous pericarditis. pericarditis serofibrinosa.
serofibrinous pleurisy. pleuresía serofibrinosa.
serogenesis. serogénesis.
seroimmunity. seroinmunidad.
serology. serología.
seromucous. seromucoso.
seromucous gland. glándula seromucosa.
seromuscular. seromuscular.
seronegative. seronegativo.
seropositive. seropositivo.
serous. seroso.
serous albuminuria. albuminuria sérica.
serous cell. célula serosa.
serous cyst. quiste seroso.
serous gland. glándula serosa.
serous membrane. membrana serosa.
serous meningitis. meningitis serosa.
serous peritonitis. peritonitis serosa.
serous pleurisy. pleuresía serosa.

serous retinitis. retinitis serosa.
serrenoeud. lazo.
serum. suero.
serum eruption. erupción sérica.
serum protein. proteína del suero.
serum shock. choque sérico.
serum sickness. enfermedad del suero.
servomechanism. servosistema.
sesamoid bone. hueso sesamoideo.
sesamoid cartilage. cartílago sesamoideo.
sesamoiditis. sesamoiditis.
sesquioxide. sesquióxido.
sewage system. alcantarillado.
sewer. cloaca.
sex. sexo.
sex chromosome. cromosoma sexual.
sex cycle, sexual cycle. ciclo sexual.
sex hygiene. higiene sexual.
sex-linked character. carácter unido al sexo.
sex-linked gene. gen ligado al sexo.
sex-linked heredity. herencia ligada al sexo.
sexology. sexología.
sextan. sextana.
sextigravida. sextigrávida.
sextipara. sextípara.
sextuplet. sextillizo.
sexual cell. célula sexual.
sexual dwarf. enano sexual.
sexual generation. generación sexual.
sexual gland. glándula sexual.
sexual infantilism. infantilismo sexual.
sexual instinct. pulsión sexual.
sexual reproduction. reproducción sexual.
sexuality. sexualidad.
sheath. vaina.
sheath of styloid process. vaina de la apófisis estiloides.
shield. escudo.
shigellosis. shigelosis.
shir. espinilla.
shirt. camisa.
shiver. escalofrío.
shock. choque.
short. corto.
short bone. hueso corto.
short wave. onda corta.
shoulder. hombro.
shoulder-girdle. cintura escapular.
shoulder-girdle neuritis. neuritis aguda del hombro.
shoulder-hand syndrome. síndrome hombro-mano.
shoulder-joint, articulatio humeri. articulación del hombro.
shower. ducha.
shunt. shunt.
siagantritis. siagantritis.
sialadenitis. sialadenitis.
sialagogic. sialagogo.
sialoadenectomy. sialoadenectomía.
sialoangiectasis. sialoangiectasia.
sialoangiitis. sialoangitis.
sialogenous. sialógeno.
sialography. sialografía.
sialohea. sialorrea.
sialolith. sialolito.
sialolithiasis. sialolitiasis.
sialolithotomy. sialolitotomía.
sialophagia. sialofagia.
sialorrhea. sialismo.
sibilant. sibilante.
sibilant rale. estertor sibilante.
sickle cell. célula falciforme.
side. lado, costado.
side-to-side anastomosis. anastomosis laterolateral.
sideration. sideración.
sideroblast. sideroblasto.
sideroblastic anemia. anemia sideroblástica.
siderofibrosis. siderofibrosis.
siderophil. siderófilo.
siderosilicosis. siderosilicosis.
siderosis. siderosis.
sieving. tamización.
sigh. suspiro.
sight. vista.
sigma. sigma.
sigmatism. sigmatismo.
sigmoid. sigmoide o sigmoides.
sigmoid colon, colon sigmoideum. colon sigmoide.
sigmoid notch. escotadura sigmoidea.
sigmoid sinus, sinus sigmoideus. seno sigmoideo.
sigmoidectomy. sigmoidectomía.
sigmoiditis. sigmoiditis.
sigmoidopexy. sigmoidopexia.
sigmoidoproctostomy. sigmoidoproctostomía.
sigmoidoscope. sigmoidoscopio.
sigmoidoscopy. sigmoidoscopia.
sigmoidostomy. sigmoidostomía.
sigmoidovesical fistula. fístula sigmoidovesical.
sign. signo.
signet-ring cell carcinoma. carcinoma de células de anillo de sello.
silence. silencio.
silent area. área silenciosa.
silica. sílice.
silicate. silicato.
silicatosis. silicatosis.
silicic acid. ácido silícico.
silicon. silicio.
silicosiderosis. silicosiderosis.
silicosis. silicosis [silicótico].
silt. limo.
silver. plata.
simpathicomimetic. simpaticomimético.
simpathy. simpatía.
simple. simple.
simple chorea. corea simple.
simple fractura. fractura simple.
simple glaucoma. glaucoma simple.
simple inflammation. inflamación simple.
simple protein. proteína simple.
simple ulcer. úlcera simple.
simple urethritis. uretritis simple.
simple vesicle. vesícula simple.
simulation. simulación.
sinapism. sinapismo.
sinciput. sincipucio.
sinisirosis. sinistrosis.
sinistrocardia. sinistrocardia.
sinistrocerebral. sinistrocerebral.
sinistropedal. sinistropedal.
sinistrotorsion. sinistrotorsión.
sinoatrial. sinoatrial o sinoauricular.
sinoatrial node, sinus node. nódulo sinusal.
sinus. seno.
sinus arrhythmia. arritmia de seno.
sinus block, sinoatrial block. bloqueo sinoauricular.
sinus cavernosus, cavernous sinus. seno cavernoso.
sinus coronarius, coronary sinus. seno coronario.
sinus durae matris. seno de la duramadre.
sinus maxillaris, maxillary sinus. seno maxilar.
sinus of anterior chamber. seno de la cámara anterior.
sinus of venae cavae. seno de la vena cava.
sinus rectus. seno recto.
sinus rhythm. ritmo sinusal.
sinus tachycardia. taquicardia sinusal.
sinus venosus. seno venoso.
sinusitis. sinusitis.
sinusoid. sinusoide.
sinusoidal. sinusoidal.
sinusotomy. sinusotomía.
siphon. sifón.
sirenomelus. sirenomelo.
sistematized. sistematizado.
sistematology. sistematología.
sistemic. sistémico.
sitiomania. sitiomanía o sitomanía.
sitology. sitiología o sitología.

sitophobia. sitiofobia o sitofobia.
situation. situación.
sixth disease. enfermedad sexta.
sixth venereal disease. enfermedad sexta venérea.
sixth ventricle. ventrículo sexto.
skatole. escatol.
skeletal tissue. tejido esquelético.
skeletal traction. tracción esquelética.
skeletization. esqueletización.
skeletogenous. esqueletógeno.
skeletology. esqueletología.
skeleton. esqueleto.
skeleton hand. mano esquelética.
skenitis. esquenitis.
skeptophylaxis. esceptofilaxis.
skiascopy. esquiascopia.
skin. piel.
skin graft. injerto de piel.
skull. cráneo, calavera.
slaver. baba.
sleep. sueño.
sleep, dream. sueño.
slide. portaobjeto.
sling. cabestrillo, fronda.
slit lamp. lámpara de hendidura.
slope. inclinación.
slow pulse. pulso lento.
sludge. barro, fango.
small intestine. intestino delgado.
small pudendal lip, labium minus pudendi. labio menor o pequeño.
small sacrosciatic foramen. agujero sacrociático menor.
small-cell carcinoma, oat-cell carcinoma. carcinoma de células pequeñas.
smallpox. viruela [variólico].
smallpox vaccine. vacuna antivariólica.
smegma. esmegma.
smegmolith. esmegmolito.
smooth colony. colonia lisa.
snail. caracol.
snapping hip. cadera de resorte.
sneeze. estornudo.
snow. nieve.
soap. jabón.
social hygiene. higiene social.
social medicine. medicina social.
social psychiatry. psiquiatría social.
socialized medicine. medicina socializada.
sociology. sociología.
soda. sosa, soda.
sodium. sodio.
sodoku. sodoku.
sodomy. sodomía.
soft. blando.
soft chancre, chancroid. chancro blando.
soft palate. paladar blando.
soft pulse. pulso blando.
softening. reblandecimiento.
sol. sol.
solandrine. solandrina.
solanine. solanina.
solanoid. solanoide.
solar. solar.
solar spectrum. espectro solar.
solar urticaria. urticaria solar.
solarium. solario o solárium.
solation. solación.
solenoid. solenoide.
solenonychia. solenoniquia.
soleus. sóleo.
solid. sólido.
solubility. solubilidad.
soluble. soluble.
solute. soluto.
solution. solución.
solution of contiguity. solución de contigüidad.
solution of continuity. solución de continuidad.
solvate. solvato.

soma. soma.
somatalgia. somatalgia.
somatesthesia. somatestesia.
somatic. somático.
somatic death. muerte real.
somatic mutation. mutación somática.
somatic teniasis. teniasis somática.
somaticosplanchnic. somaticosplácnico.
somaticovisceral. somaticovisceral.
somatitis. estomatitis.
somatization. somatización.
somatoceptor. somatoceptor.
somatoderm. somatoderma.
somatodidymus. somatodídimo.
somatodymia. somatodimia.
somatogenesis. somatogénesis o somatogenia.
somatology. somatología.
somatome. somátomo.
somatomedin. somatomedina.
somatometry. somatometría.
somatopagus. somatópago.
somatoplasm. somatoplasma.
somatopsychic. somatopsíquico.
somatoscopy. somatoscopia.
somatostatin. somatostatina.
somatotropic. somatotrópico.
somatotropin. somatotropina.
somesthetic area. área somestésica.
somesthetic sensibility. sensibilidad somestésica.
somite. somita, somite o somito.
somnambulism. sonambulismo.
somnambulist. sonámbulo.
somniferous. somnífero.
somniloquy. somniloquia.
somnipathy. somnipatía.
somnolence. somnolencia.
sonometer. sonómetro.
sonorous rale. estertor sonoro.
soot. hollín.
sophistication. sofisticación.
sopor. sopor.
soporiferous. soporífero.
sorbitol. sorbita o sorbitol.
sorbose. sorbosa.
sorrel. acedera.
sotalol. sotalol.
souffle. soplo.
soul. alma.
sound. sonido.
soybean. soja.
space. espacio.
space medicine. medicina espacial.
space sense. sentido del espacio.
spaniomenorrhea. espanomenorrea.
sparganosis. esparganosis.
sparteine. esparteína.
spasm. espasmo.
spasm of accommodation. espasmo de acomodación.
spasmodic asthma. asma espasmódica.
spasmodic diathesis. diátesis espasmódica.
spasmodic mydriasis, spastic mydriasis. midriasis espasmódica o espástica.
spasmodic strabismus. estrabismo espasmódico.
spasmodic torticollis. tortícolis convulsivo, espasmódico o intermitente..
spasmolysis. espasmólisis.
spasmophilia. espasmofilia.
spastic dysphonia, dysphonia spastica. disfonía espasmódica o espástica.
spastic gait. marcha espasmódica.
spastic hemiplegia. hemiplejía espasmódica.
spastic ileus. íleo espástico.
spastic miosis, irritative miosis. miosis espasmódica, espástica o irritativa.
spastic paralysis. parálisis espasmódica.
spastic paraplegia. paraplejía espasmódica.
spastica. espástica.
spasticity. espasticidad.
spatula. espátula.

special sensation. sensación especial.
special sense. sentido especial.
specialist. especialista.
speciality. especialidad.
species. especie.
specific. específico.
specific action. acción específica.
specific dynamic action. acción dinamicoespecífica.
specific immunity. inmunidad específica.
specific inflammation. inflamación específica.
specific parasite. parásito específico.
specific therapy. terapéutica específica.
specific treatment. tratamiento específico.
specificity. especificidad.
specimen. espécimen.
spectacles. gafas, anteojos, lentes.
spectinomycin. espectinomicina.
spectrocolorimeter. espectrocolorímetro.
spectrophotometer. espectrofotómetro.
spectrophotometry. espectrofotometría.
spectropolarimeter. espectropolarímetro.
spectroscope. espectroscopio.
spectrum. espectro.
speculum. espéculo.
speech. habla, lenguaje.
speech center. centro del lenguaje.
sperm. esperma.
spermacrasia. espermacrasia.
spermatemphraxis. espermatenfraxis.
spermatic abscess. absceso espermático.
spermatic cord. cordón espermático.
spermaticide. espermaticida.
spermatide. espermátide.
spermatitis. espermatitis.
spermatocele. espermatocele.
spermatocyst. espermatocisto.
spermatocystectomy. espermatocistectomía.
spermatocystitis. espermatocistitis.
spermatocystotomy. espermatocistotomía.
spermatocytogenesis. espermatocitogénesis.
spermatogenesis. espermatogénesis.
spermatogonium. espermatogonio.
spermatoid. espermatoide.
spermatolysis. espermatólisis.
spermatomerite. espermatómera.
spermatopathia. espermatopatía.
spermatorrhea. espermatorrea.
spermatozoid. espermatozoide.
spermatozyte. espermatocito.
spermaturia. espermaturia.
spermectomy. espermectomía.
spermidine. espermidina.
spermine. espermina.
spermiogenesis. espermiogénesis.
spermiogram. espermiograma.
spermolith. espermolito.
spermoneuralgia. espermoneuralgia.
spermophlebectasia. espermoflebectasia.
spermosphere. espermosfera.
spermotoxin. espermotoxina.
spermwhale. cachalote.
sphacelus. esfacelo.
sphenion. esfenión.
sphenocephalus. esfenocéfalo.
sphenoethmoidal suture. sutura esfenoetmoidal.
sphenofrontal suture. sutura esfenofrontal.
sphenoid. esfenoideo.
sphenoidal. esfenoidal.
sphenoidal rostrum. rostro del esfenoides.
sphenoidal septum. tabique esfenoidal.
sphenoidal sinus. seno esfenoidal.
sphenoidale. esfenoides.
sphenoiditis. esfenoiditis.
sphenomaxillary suture. sutura esfenomaxilar.
sphenometer. esfenómetro.
sphenooccipital suture. sutura esfenooccipital.
sphenoorbital suture. sutura esfenoorbitaria.
sphenopalatine. esfenopalatino.
sphenopalatinum ganglion. ganglio esfenopalatino.
sphenoparietal sinus. seno esfenoparietal.
sphenoparietal suture. sutura esfenoparietal.
sphenopetrosal suture. sutura esfenopetrosa.
sphenorbital. esfenorbitario.
sphenosquamous suture. sutura esfenoescamosa.
sphenotic. esfenótico.
sphenoturbinal. esfenoturbinal.
sphenozygomatic suture. sutura esfenocigomática.
sphere. esfera.
spherical lens. lente esférica.
spherocyte. esferocito.
spherocytic anemia. anemia esferocítica.
spherocytosis. esferocitosis.
spherometer. esferómetro.
spheroplast. esferoplasto.
spherospermia. esferospermia.
spherule. esférula.
sphigmology. esfigmología.
sphincter. esfínter.
sphincter ani. esfínter del ano.
sphincter iridis. esfínter del iris.
sphincter oris. esfínter de los labios.
sphincter urethrae. esfínter de la uretra.
sphincter vaginae. esfínter de la vagina.
sphincter vesicae. esfínter de la vejiga.
sphincteralgia. esfinteralgia.
sphincterectomy. esfinterectomía.
sphincterismus. esfinterismo.
sphincteritis. esfinteritis.
sphincterolysis. esfinterólisis.
sphincteroplasty. esfinteroplastia.
sphincteroscope. esfinteroscope.
sphincteroscopy. esfinteroscopia.
sphincterotomy. esfinterotomía.
sphingolipid. esfingolípido.
sphingolipidosis. esfingolipidosis.
sphingomyelin. esfingomielina.
sphingosine. esfingosina.
sphygmic. esfígmico.
sphygmobologram. esfigmobolograma.
sphygmobolometer. esfigmobolómetro.
sphygmobolometry. esfigmobolometría.
sphygmocardioscope. esfigmocardioscopio.
sphygmochronograph. esfigmocronógrafo.
sphygmogram. esfigmograma.
sphygmograph. esfigmógrafo.
sphygmography. esfigmografía.
sphygmoid. esfigmoideo.
sphygmomanometer. esfigmomanómetro.
sphygmo-oscillometer. esfigmoscilómetro.
sphygmopalpation. esfigmopalpación.
sphygmophone. esfigmófono.
sphygmoplethysmograph. esfigmopletismógrafo.
sphygmoscope. esfigmoscopio.
sphygmoscopy. esfigmoscopia.
sphygmotonograph. esfigmotonógrafo.
sphygmoviscosimetry. esfigmoviscosimetría.
sphyrectomy. esfirectomía.
sphyrotomy. esfirotomía.
spica. espiga.
spica bandage. vendaje en espiga.
spice. especia.
spicule. espícula.
spider. araña.
spikenard. espicanardo.
spina. espina.
spina bifida. espina bífida.
spina bifida occulta. espina bífida oculta.
spina frontalis. espina frontal.
spina iliaca. espina ilíaca.
spina pubis. espina del pubis.
spina scapulae. espina del omóplato.
spina trochlearis. espina troclear.
spinal. espinal.
spinal anesthesia. anestesia espinal.
spinal caries. caries vertebral.
spinal embolism. embolia espinal.
spinal ganglion. ganglio espinal.
spinal hemianesthesia. hemianestesia espinal.

spinal hemiplegia. hemiplejía espinal.
spinal meningitis. meningitis espinal.
spinal mydriasis. midriasis espinal.
spinal pachymeningitis. paquimeningitis espinal.
spinal reflex. reflejo espinal.
spinal root, radices spinales. raíz raquídea.
spinal segment. segmento espinal.
spindle. huso.
spinifugal. espinífugo.
spinipetal. espinípeto.
spinocellular. espinocelular.
spinocerebellar. espinocerebeloso.
spinoglenoid ligament. ligamento espinoglenoideo.
spinthariscope. espinteroscopio.
spintherism. espinterismo o espinteropía.
spintherometer. espinterómetro.
spiral. espiral.
spiral bandage. vendaje espiral.
spiramycin. espiramicina.
spireme. espirema.
spirillicidal. espirilicida.
spirillolysis. espirilólisis.
spirillosis. espirilosis.
spirillotropic. espirilotrópico.
spirit. espíritu.
spirituous. espirituoso.
spirochaeta. espiroqueta.
spirocheticide. espiroqueticida.
spirochetolysis. espiroquetólisis.
spirochetosis. espiroquetosis.
spirogram. espirograma.
spirography. espirografía.
spirometer. espirómetro.
spirometry. espirometría.
spironolactone. espironolactona.
spiroscope. espiroscopio.
spittoon. escupidera.
splanchnectopia. esplacnectopia.
splanchnemphraxis. esplacnenfraxis.
splanchnesthesia. esplacnestesia.
splanchnic. esplácnico.
splanchnic mesoderm. mesodermo esplácnico.
splanchnic nerve. nervio esplácnico.
splanchnic wall. pared esplácnica.
splanchnicectomy. esplacnicectomía.
splanchnicotomy. esplacnicotomía.
splanchnoblast. esplacnoblasto.
splanchnocele. esplacnocele.
splanchnodiastasis. esplacnodiastasis.
splanchnography. esplacnografía.
splanchnolith. esplacnolito.
splanchnology. esplacnología.
splanchnomegaly. esplacnomegalia.
splanchnomicria. esplacnomicria.
splanchnopathy. esplacnopatía.
splanchnopleura. esplacnopleura.
splanchnoptosis. esplacnoptosis.
splanchnosclerosis. esplacnosclerosis.
splanchnoscopy. esplacnoscopia.
splanchnoskeleton. esplacnosqueleto.
splanchnotomy. esplacnotomía.
spleen. bazo.
splenadenoma. esplenadenoma.
splenalgia. esplenalgia.
splenatrophy. esplenatrofia.
splenectasis. esplenectasia.
splenectomy. esplenectomía.
splenectopia. esplenectopia.
splenemia. esplenemia.
splenemphraxis. esplenenfraxis.
splenial. esplenial.
splenic. esplénico.
splenic pulp. pulpa esplénica.
splenic puncture. punción esplénica.
splenic tissue. tejido esplénico.
splenitis. esplenitis.
splenium corporis callosi. esplenio (1.ª acep.).
splenius. esplenio (2.ª acep.).
splenization. esplenización.
splenocele. esplenocele.
splenocyte. esplenocito.
splenogenous. esplenógeno.
splenogram. esplenograma.
splenogranulomatosis. esplenogranulomatosis.
splenohepatomegalia. esplenohepatomegalia.
splenoid. esplenoide.
splenolymphatic. esplenolinfático.
splenolysis. esplenólisis.
splenoma. esplenoma.
splenomalacia. esplenomalacia.
splenomegaly. esplenomegalia.
splenomyelomalacia. esplenomielomalacia.
splenopexy. esplenopexia.
splenopneumonia. esplenoneumonía.
splenoportography. esplenoportografía.
splenoptosis. esplenoptosis.
splenorrhagia. esplenorragia.
splenorrhaphy. esplenorrafia.
splenotomy. esplenotomía.
splenule. esplénulo.
splint. férula.
splinter. esquirla.
splitting. desdoblamiento.
spondylalgia. espondilalgia.
spondylarthritis. espondilartritis.
spondylitis. espondilitis.
spondylitis deformans. espondilitis deformante.
spondylodymus. espondilodídimo.
spondylolisthesis. espondilolistesis.
spondylolysis. espondilólisis.
spondylomalacia. espondilomalacia.
spondylopathy. espondilopatía.
spondyloptosis. espondiloptosis.
spondyloschisis. espondilosquisis.
spondylosis. espondilosis.
spondylosis chronica, ankypopoietica, rhizomelic spondylosis. espondilosis crónica anquilopoyética o rizomélica.
sponge. esponja.
spongiform. espongiforme.
spongioblast. espongioblasto.
spongioblastoma. espongioblastoma.
spongiocyte. espongiocito.
spongioplasma. espongioplasma.
spongiositis. espongiositis.
spontaneous. espontáneo.
spontaneous abortion. aborto espontáneo.
spontaneous amputation. amputación espontánea.
spontaneous fracture. fractura espontánea.
spontaneous generation. generación espontánea.
spontaneous labor. parto espontáneo.
spontaneous movement. movimiento espontáneo.
spontaneous pneumothorax. neumotórax espontáneo.
spontaneous version. versión espontánea.
spoon. cuchara.
spoon nail. uña en cuchara.
spoonful. cucharada.
sporadic. esporádico.
sporangium. esporangio.
spore. espora.
sporicide. esporicida.
sporiferous. esporífero.
sporiparous. esporíparo.
sporoagglutination. esporoaglutinación.
sporoblast. esporoblasto.
sporocyst. esporocisto.
sporogenesis. esporogénesis.
sporogenic cycle. ciclo esporógeno.
sporogenous. esporógeno.
sporogony. esporogonia.
sporoplasm. esporoplasma.
sporotrichosis. esporotricosis.
sporozoite. esporozoito.
sporozoon. esporozoo.
sporozoosis. esporozoosis.
sporulation. esporulación.
spray. nebulización.

sprue. esprue.
spur. espolón.
spurge flax. torvisco.
spurious. espurio.
spurious polycythemia, relative polycythemia. policitemia relativa.
spurious torticollis. tortícolis falso.
sputum. esputo.
squama. escama.
squill. escila.
squizogenesis. esquizogénesis.
St. Vitu's dance. baile de San Vito.
stabilization. estabilización.
stable. estable.
stable isotope. isótopo estable.
stage. estadio.
stagnation. estancación.
stain. colorante.
staining. coloración.
staircase phenomenon, treppe. fenómeno de la escalera.
stammering. balbuceo.
standard solution. solución estándar.
standstill. detención.
stapedectomy. estapedectomía.
stapediotenotomy. estapediotenotomía.
stapediovestibular. estapediovestibular.
stapedius. estapedio.
stapes. estribo.
staphylectomy. estafilectomía.
staphyledema. estafiledema.
staphylematoma. estafilematoma.
staphyline. estafilino.
staphylion. estafilión.
staphylitis. estafilitis.
staphylocoagulase. estafilocoagulasa.
staphylococcemia. estafilococemia.
staphylococcosis. estafilococosis.
staphylococcus. estafilococo.
staphylococcus bronchitis. bronquitis estafilocócica.
staphyloderma. estafilodermatitis.
staphylodialysis. estafilodiálisis.
staphylokinase. estafilocinasa.
staphyloleukocidin. estafiloleucocidina.
staphylolysin. estafilolisina.
staphyloma. estafiloma.
staphyloma corneae, corneal staphyloma. estafiloma de la córnea.
staphyloncus. estafilonco.
staphylopharyngorrhaphy. estafilofaringorrafia.
staphyloplasty. estafiloplastia.
staphyloptosis. estafiloptosis.
staphylorrhaphy. estafilorrafia.
staphyloschisis. estafilosquisis.
staphylotomy. estafilotomía.
staphylotoxin. estafilotoxina.
staphylotropic. estafilotrópico.
star. estrella.
starch. almidón.
starch bandage. vendaje almidonado.
staris sign. signo de la escalera.
startling. sobresalto.
stasibasiphobia. estasibasifobia.
stasis. estasis.
state. estado.
static reflex. reflejo estático.
static scoliosis. escoliosis estática.
stationary. estacionario.
statistics. estadística.
statocyst. estatocisto.
statokinetic reflex. reflejo estatocinético.
statometer. estatómetro.
stature. estatura, talla.
staurion. estaurión.
steam. vapor.
steapsin. esteapsina.
steapsinogen. esteapsinógeno.
stearate. estearato.
stearic acid. ácido esteárico.
stearin. estearina.
steatitis. esteatitis.
steatocele. esteatocele.
steatogenous. esteatógeno.
steatolysis. esteatólisis.
steatoma. esteatoma.
steatomatosis. esteatomatosis.
steatonecrosis. esteatonecrosis.
steatorrhea. esteatorrea.
steatosis. esteatosis.
steel. acero.
stellate fracture. fractura estrellada.
stellate ganglion. ganglio estrellado.
stellate vein. vena estrellada.
stellectomy. estelectomía.
stem cell. célula madre.
stenion. estenión.
stenobregmatic. estenobregmático.
stenocardia. estenocardia.
stenocephalia, stenocephaly. estenocefalia.
stenochoria. estenocoria.
stenosal murmur. soplo estenótico.
stenosis. estenosis [estenótico].
stenostomia. estenostomía.
step. paso.
stephanion. estefanión.
stercobilin. estercobilina.
stercolith. estercolito.
stercoraceous. estercoráceo.
stercoraceous vomiting, fecal vomiting. vómito estercoráceo o fecaloideio.
stercoremia. estercoremia.
stercorome. estercoroma.
stereoarthrolysis. estereoartrólisis.
stereoauscultation. estereoauscultación.
stereochemical isomerism. isomería estereoquímica.
stereochemistry. estereoquímica.
stereognosis. estereognosis, estereoagnosia.
stereognostic sense. sentido estereognóstico.
stereoisomer. estereoisómero.
stereometry. estereometría.
stereophantoscope. estereofantoscopio.
stereopsis. estereopsia.
stereoradiography. estereorradiografía.
stereoscope. estereoscopio.
stereoscopic vision. visión estereoscópica.
stereotropism. estereotropismo.
stereotyped attitude. actitud estereotipada.
stereotypy. estereotipia.
sterid. estérido.
sterile. estéril.
sterile water. agua esterilizada.
sterility. esterilidad.
sterilization. esterilización.
sterilizer. esterilizador.
sternal. esternal.
sternal puncture. punción esternal.
sternalgia. esternalgia.
sternoclavicular. esternoclavicular.
sternoclavicular ligament. ligamento esternoclavicular.
sternocleidomastoid. esternocleidomastoideo.
sternocostal. esternocostal.
sternodymia. esternodimia.
sternodymus. esternódimo.
sternoid. esternoide.
sternomastoid. esternomastoideo.
sternopericardiac ligament. ligamento esternopericardíaco.
sternothyroid. esternotiroideo.
sternotomy. esternotomía.
sternovertebral. esternovertebral.
sternum. esternón.
steroid. esteroide.
steroid diabetes. diabetes esteroidea.
sterol. esterol.
sterolytic. esterolítico.

sterotaxy. esterotaxia.
stertorous respiration. respiración estertorosa.
stethography. estetografía.
stethometer. estetómetro.
stethophonometer. estetofonómetro.
stethoscope. estetoscopio.
stethoscopy. estetoscopia.
sthenic type. tipo esténico.
stibenyl. estibenilo.
stibialism. estibialismo o estibismo.
stibiated. estibiado.
stibophen. estibofén.
stigma. estigma.
stigmatism. estigmatismo.
stigmatization. estigmatización.
stilbestrol. estilbestrol.
stimulant. estimulante.
stimulation. estimulación.
stimulus. estímulo.
stoma. estoma.
stomach. estómago.
stomachic. estomáquico.
stomalgia. estomalgia o estomatalgia.
stomatitis. estomatitis.
stomatitis aphthosa, aphthous stomatitis. estomatitis aftosa.
stomatodynia. estomatodinia.
stomatolalia. estomatolalia.
stomatologist. estomatólogo.
stomatology. estomatología.
stomatomalacia. estomatomalacia.
stomatomycosis. estomatomicosis.
stomatopathy. estomatopatía.
stomatoplasty. estomatoplastia.
stomatorrhagia. estomatorragia.
stomatoschisis. estomatosquisis.
stomatoscope. estomatoscopio.
stomocephalus. estomocéfalo.
stone, calculus. piedra, pepita.
stop needle. aguja con tope.
storax. estoraque.
stove. estufa.
strabismology. estrabología.
strabismometer. estrabismómetro.
strabismus. estrabismo.
strabometry. estrabometría.
strabotome. estrabótomo.
strabotomy. estrabotomía.
straight. recto (1.ª acep.).
strain. cepa, estirpe, esfuerzo, esguince.
strait. estrecho.
stramonium. estramonio.
strangulated hemorrhoid. hemorroide estrangulada.
strangulated hernia. hernia estrangulada.
strangulation. estrangulación.
strangury. estranguria.
strap. esparadrapo.
stratification. estratificación.
stratified epithelium. epitelio pavimentoso.
stratified thrombus. trombo estratificado.
stratum. estrato.
stratum basale. estrato basal.
stratum compactum. estrato compacto.
stratum corneum epidermidis. estrato córneo.
stratum ganglionare. estrato ganglionar.
stratum granulosum. estrato granuloso.
stratum intermedium. estrato intermedio.
stratum lacunosum. estrato lagunar.
stratum lucidum epidermidis. estrato lúcido.
stratum opticum. estrato óptico.
stratum papillare corii. estrato papilar.
stratum pyramidale. estrato piramidal.
stratum radiatum. estrato radiado.
stratum reticulare corii. estrato reticulado.
stratum spinosum epidermidis. estrato espinoso.
strawberry. fresa.
streak. estría.
streptococcal bronchitis. bronquitis estreptocócica.
streptococcemia. estreptocemia.
streptococcus. estreptococo.
streptodornase. estreptodornasa.
streptokinase. estreptocinasa.
streptolysin. estreptolisina.
streptomycin. estreptomicina.
streptomycosis. estreptomicosis.
streptosepticemia. estreptosepticemia.
streptothricin. estreptotricina.
streptotrichosis. estreptotricosis.
stress. estrés.
stretcher. camilla.
stria medullaris thalami. estría medular del tálamo.
striae atrophicae. estría atrófica.
striate body, corpus striatum. cuerpo estriado.
striated muscle. músculo estriado.
stricture. estrechez.
stricturotomy. estricturotomía.
stridor. estridor.
stridulous. estriduloso.
stripe. raya.
stroboscope. estroboscopio.
stroboscopic disk. disco estroboscópico.
stroma. estroma.
strongyloidiasis. estrongiloidosis.
strongylosis. estrongilosis.
strongylus. estróngilo.
strontium. estroncio.
strophanthin. estrofantina.
strophantus. estrofanto.
strophocephaly. estrofocefalia.
strophulus. estrófulo.
structural gene. gen estructural.
structuralisme. estructuralismo.
structure. estructura.
struma. estruma.
strumiprivous. estrumiprivo.
strumite. estrumitis.
strychnine. estricnina.
strychnism. estricnismo.
stump. muñón.
stump hallucination. alucinación del muñón.
stump neuralgia. neuralgia del muñón.
stupefacient. estupefaciente.
stupidity. estupidez.
stupor. estupor.
stuttering. tartamudez.
stylet. estilete.
styliform. estiliforme.
styloglossus. estilogloso.
stylohyoid. estilohioideo.
stylohyoid ligament. ligamento estilohioideo.
styloid. estiloide.
styloiditis. estiloiditis.
stylolaryngeus. estilolaríngeo.
stylomastoid. estilomastoideo.
stylopharyngeus. estilofaríngeo.
styptic. estíptico.
sub-, under-. sub.
subabdominal. subabdominal.
subacidity. subacidez.
subacute. subagudo.
subacute thyroiditis, subacute granulomatous thyroiditis. tiroiditis subaguda.
subaponeurotic. subaponeurótico.
subarachnoid. subaracnoideo.
subarachnoid hemorrhage. hemorragia subaracnoidea.
subarachnoid space. espacio subaracnoideo.
subarachnoidal cistern, cisternae subarachnoidales. cisterna subaracnoidea.
subastringent. subastringente.
subaural. subaural.
subauricular. subauricular.
subaxial. subaxil o subaxial.
subaxillary. subaxilar.
subcallosal gyrus. circunvolución subcallosa.
subclavian. subclavio.
subclavicular murmur. soplo subclavicular.

subclinical. subclínico.
subclinical infection. infección subclínica.
subconsciousness. subconsciencia.
subcortex. subcórtex.
subcortical. subcortical.
subcostalgia. subcostalgia.
subcrepitant. subcrepitante.
subcrepitant rale. estertor subcrepitante.
subcutaneous. subcutáneo.
subcutaneous emphysema. enfisema subcutáneo.
subcutaneous tissue. tejido subcutáneo.
subcutaneous wound. herida subcutánea.
subdelirium. subdelirio.
subdiaphragmatic. subdiafragmático.
subduction. subducción.
subdural. subdural.
subdural space. espacio subdural.
subendothelium. subendotelio.
suberosis. suberosis.
subglossitis. subglositis.
subglottic. subglótico.
subglottic laringytis. laringitis subglótica.
subhepatic abscess. absceso subhepático.
subiliac. subilíaco.
subilium. subíleon.
subinflammation. subinflamación.
subintrant. subintrante.
subinvolution. subinvolución.
subject. suicidomanía.
subjective. subjetivo.
subjective symptom. síntoma subjetivo.
subjective vertigo. vértigo subjetivo.
sublimate. sublimado.
sublimation. sublimación.
sublimed sulfur. azufre sublimado.
subliminal. subliminal.
subliminal stimulus. estímulo subliminal.
sublingual. sublingual.
sublingual fossa. fosa sublingual.
sublingual gland. glándula sublingual.
sublingual ulcer. úlcera sublingual.
sublinguitis. sublingüitis.
sublobular. sublobular.
sublumbar. sublumbar.
subluxation. subluxación.
submammary. submamario.
submandibular ganglion. ganglio submandibular.
submandibular triangle, submaxillary triangle. triángulo submaxilar.
submaxillaritis. submaxilaritis.
submaxillary. submaxilar.
submaxillary fossa. fosa submaxilar.
submaxillary ganglion. ganglio submaxilar.
submaxillary gland. glándula submaxilar.
submental. submentoniano o submental.
submersion. sumersión.
submucosa. submucosa.
subnasal point. punto subnasal.
subneural. subneural.
subnitrate. subnitrato.
subnormal. subnormal.
subnormal temperature. temperatura subnormal.
subnucleus. subnúcleo.
suboccipital. suboccipital.
suboccluding ligature. ligadura suboclusiva.
suborbital. suborbitario.
subpapillary layer. capa subpapilar.
subpapillary network. red subpapilar.
subparietal. subparietal.
subpectoral. subpectoral.
subperiosteal. subperióstico.
subperiosteal fracture. fractura subperióstica.
subperitoneal. subperitoneal.
subpubic. subpubiano o subpúbico.
subpyramidal. subpiramidal.
subscapular. subescapular.
subsclerotic. subesclerótico.
subscription. subscripción.
subsplenial. subesplénico.

substance. sustancia.
substantia hyalina. sustancia hialina.
substantia innominata. sustancia innominada.
substantia vitrea. sustancia vítrea.
substitution. sustitución.
substitutive. sustitutivo.
substitutive medication. medicación sustitutiva.
substitutive therapy. terapéutica sustitutiva.
substrate. sustrato.
subtemporal. subtemporal.
subthalamic tegmentum. tegmento subtalámico.
subtotal hysterectomy. histerectomía subtotal.
subtrochanteric osteotomy. osteotomía subtrocantérea.
subtympanic. subtimpánico.
subvertebral. subvertebral.
subvolution. subvolución.
succedaneum. sucedáneo.
succinic acid. ácido succínico.
succinylcholine. succinilcolina.
succinylsulfathiazole. succinilsulfatiazol.
succussion. sucusión.
succussion sound. ruido de sucusión.
suction. succión.
suction drainage. drenaje por succión.
sudamina. sudamina o sudamen.
sudan. sudán.
sudanophilia. sudanofilia.
sudation. sudación.
sudoresis. sudoresis.
sudoriferous gland. glándula sudorípara.
sudorific. sudorífico.
sudoriparous. sudoríparo.
suffocating gas. gas sofocante.
suffocation. sofocación.
suffusion. sufusión.
sugar. azúcar.
sugar-coated pill. gragea.
suggestibility. sugestibilidad.
suggestion. sugestión.
suggillation. sugilación.
suicide. suicidio.
sulcus. surco.
sulcus tympanicus. surco timpánico.
sulfacetamide. sulfacetamida.
sulfacid. sulfácido.
sulfadiazine. sulfadiacina.
sulfaguanidine. sulfaguanidina.
sulfamerazine. sulfameracina.
sulfamethazine. sulfametacina.
sulfamine. sulfamina.
sulfanilamide. sulfanilamida.
sulfanilic acid. ácido sulfanílico.
sulfapyrazine. sulfapiracina.
sulfapyridine. sulfapiridina.
sulfarsphenamine. sulfarsfenamina.
sulfatase. sulfatasa.
sulfate. sulfato.
sulfatemia. sulfatemia.
sulfathiazole. sulfatiazol.
sulfatide. sulfátido.
sulfhemoglobin. sulfohemoglobina.
sulfhydrate. sulfhidrato.
sulfhydric acid. ácido sulfhídrico.
sulfhydryl. sulfhidrilo.
sulfite. sulfito.
sulfocyanate. sulfocianato.
sulfogel. sulfogel.
sulfoichthyolic acid. ácido sulfoictiólico.
sulfonamide. sulfonamida.
sulfone. sulfona.
sulfoparaldehyde. sulfoparaldehído.
sulfosalicylic acid. ácido sulfosalicílico.
sulfurated. sulfurado.
sulfuric acid. ácido sulfúrico.
sulfurous acid. ácido sulfuroso.
sulfuryl. sulfurilo.
sulphide. sulfuro.
sulphur. azufre.

summation. sumación.
sunflower. helianto.
superacidity. superacidez.
superactivity. sobreactividad.
superactivity. superactividad.
superalkalinity. superalcalinidad.
superciliary. superciliar.
superdistention. superdistensión.
super-ego. superyó.
superexcitation. sobreexcitación.
superextension. superextensión.
superfecundation. superfecundación.
superfetation. superfetación.
superficial. superficial.
superficial palmar arch. arco palmar superficial.
superficial pustular. perifoliculitis pustulosa.
superficial suture. sutura superficial.
superficie. superficie.
superflexion. superflexión.
superimpregnation. superimpregnación.
superinfection. superinfección.
superinvolution. superinvolución.
superior. superior.
superior carotid ganglion. ganglio carotídeo superior.
superior duodenal fossa. fosa duodenal superior.
superior frontal gyrus. circunvolución frontal media.
superior hemorrhoidal plexus. plexo hemorroidal superior.
superior mesenteric plexus. plexo mesentérico superior.
superior nasal concha. concha nasal superior, cornete superior.
superior orbital fissure. hendidura orbitaria superior.
superior parietal gyrus. circunvolución parietal ascendente.
superior temporal gyrus. circunvolución temporal superior.
superior thyroid plexus. plexo tiroideo superior.
superior tracheotomy. traqueotomía superior.
supernumerary. supernumerario.
supernumerary kidney. riñón supernumerario.
supernutrition. supernutrición.
superovulation. superovulación.
superparasitism. superparasitismo.
superpigmentation. superpigmentación.
supersaturated solution. solución supersaturada.
supersaturation. supersaturación.
supersecretion. supersecreción.
supersonic. supersónico.
supertemporal fissure. cisura supertemporal.
supination. supinación.
supinator. supinador.
supine. supino.
supine hypotensive syndrome. síndrome de hipotensión.
supplemental air. aire suplementario.
support. soporte.
supporting cell. célula de sostén.
supportive psychotherapy. psicoterapia de apoyo.
suppository. supositorio.
suppression. supresión.
suppuration. supuración.
suppurative. supurante o supurativo.
suppurative encephalitis, purulent encephalitis. encefalitis purulenta.
suppurative keratitis. queratitis purulenta.
suppurative pyelitis. pielitis supurada.
supraclavicular. supraclavicular.
supracostal. supracostal.
supradiaphragmatic. supradiafragmático.
supraglenoid tubercle. tubérculo supraglenoideo.
suprainguinal. suprainguinal.
supraliminal. supraliminal.
supraliminal stimulus. estímulo supraliminal.
supramammary. supramamario.
supraoptic commissure. comisura supraóptica.
supraorbital. supraorbitario.
supraorbital notch. escotadura supraorbitaria.
supraorbital point. punto supraorbitario.
suprapatellar reflex. reflejo suprarrotuliano.
suprapelvic. suprapélvico.
suprapubic. suprapúbico o suprapubiano.
suprarenal. suprarrenal.
suprarenal cortex. corteza suprarrenal.
suprarenal gland. glándula suprarrenal.
suprarenalectomy. suprarrenalectomía.
suprarenalism. suprarrenalismo.
suprarenalopathy. suprarrenalopatía.
suprarenoma. suprarrenoma.
suprarenostropic. suprarrenotrópico.
suprarenotropism. suprarrenotropismo.
suprascapular. suprascapular.
supraspinal ligament. ligamento supraspinoso.
supraspinous. supraspinoso.
suprasterol. suprasterol.
suprasylvian. suprasilviano.
supratympanic. supratimpánico.
supravaginal. supravaginal.
supravital staining. coloración supravital.
sural. sural.
surface biopsy. biopsia superficial.
surface tension. tensión superficial.
surfactant. surfactante.
surgeon. cirujano.
surgery. cirugía.
surgical. quirúrgico.
surgical anatomy. anatomía quirúrgica.
surgical biopsy. biopsia quirúrgica.
surgical diphtheria. difteria quirúrgica.
surgical emphysema. enfisema quirúrgico.
surgical erysipelas. erisipela quirúrgica.
surgical knife, bistoury. bisturí.
surgical microscope, operating microscope. microscopio operatorio.
surgical neck. cuello quirúrgico.
surgical pathology. patología quirúrgica.
surgical treatment. tratamiento quirúrgico.
surgical triangle. triángulo quirúrgico.
surgical tuberculosis. tuberculosis quirúrgica.
surinamine. surinamina.
surplus field. campo suplementario.
surra. surra.
sursumduction. sursunducción.
sursumvergence. sursunvergencia.
sursumversion. sursunversión.
survival. supervivencia.
susceptibility. susceptibilidad.
susceptible. susceptible.
suspension. suspensión.
suspension laryngoscopy. laringoscopia por suspensión.
suspensoid. suspensoide.
suspensory. suspensorio.
suspensory bandage. vendaje suspensorio.
suspensory ligament of clitoris. ligamento suspensorio del clítoris.
suspensory ligament of penis. ligamento suspensorio del pene.
sustentacular. sustentacular.
sustentacular tissue. tejido sustentacular.
susurrus. susurro.
suture. sutura.
suture forceps. pinzas de sutura.
swab. escobillón.
swallowing. deglución.
sweat. sudor.
sweet bay. laurel.
swelling, puffiness. abotagamiento.
swimmin-pool. piscina.
swollen. vultuoso.
sycosis. sicosis.
sylvian line. línea silviana.
sylvian point. punto silviano.
symbiosis. simbiosis [simbiótico].
symblepharon. simbléfaron.

symblepharopterygium. simblefaropterigión.
symbol. símbolo.
symbolism. simbolismo.
symbolization. simbolización.
sympathectomy. simpatectomia.
sympathetic. simpático.
sympathetic abscess. absceso simpático.
sympathetic nerve. nervio simpático.
sympathetic nervous system. sistema nervioso simpático.
sympathetic ophthalmia. oftalmía simpática.
sympatheticotonic type. tipo simpaticotónico.
sympathicopathy. simpaticopatía.
sympathicotonia. simpaticotonía.
sympathicotripsy. simpaticotripsia.
sympathicotrope. simpaticotrópico.
sympathicus. simpático.
sympathin. simpatina.
sympathism. simpatismo.
sympathixolytic. simpaticolítico.
sympathizer. simpatizador.
sympathizing eye. ojo simpatizante o secundario.
sympathoblast. simpatoblasto.
sympathoblastoma. simpatoblastoma.
sympathoma. simpatoma.
symphysiectomy. sinfisiectomía.
symphysiolysis. sinfisiólisis.
symphysiorrhaphy. sinfisiorrafia.
symphysiotome. sinfisiótomo.
symphysiotomy. sinfisiotomía.
symphysis. sínfisis.
symphysis mandibulae. sínfisis de la mandíbula.
symptom. sintoma.
symptomatic epilepsy. epilepsia sintomática.
symptomatic treatment. tratamiento sintomático.
symptomatology. sintomatología.
synadelphus. sinadelfo.
synalgia. sinalgia.
synapse. sinapsis [sináptico].
synaptic conduction. conducción sináptica.
synarthrodial joint. articulación sinartrodial.
synarthrosis. sinartrosis.
syncanthus. sincanto.
synchondrosis. sincondrosis.
synchondrotomy. sincondrotomía.
synchronism. sincronismo.
synchronous. sincrónico.
synchysis. sínquisis.
synclitism. sinclitismo.
syncope. síncope [sincopal].
syncope anginosa. síncope anginoso.
syncytial. sincitial.
syncytiolysin. sincitiolisina.
syncytioma. sincitioma.
syncytioma malignum. sincitioma maligno.
syncytium. sincitio.
syndactylia. sindactilia.
syndectomy. sindectomía.
syndesmitis. sindesmitis.
syndesmopexy. sindesmopexia.
syndesmoplasty. sindesmoplastia.
syndesmorrhaphy. sindesmorrafia.
syndesmotomy. sindesmotomia.
syndrome. síndrome.
syndrome of corpus striatum. síndrome del cuerpo estriado.
syndrome of crocodile tears. síndrome de las lágrimas de cocodrilo.
synechia. sinequia.
synechotomy. sinecotomía.
synencephalocele. sinencefalocele.
synencephaly. sinencefalia.
synergic muscle. músculo sinérgico.
synergy. sinergia.
synesthesia. sinestesia.
synesthesialgia. sinestesialgía.
syngenesioplastic. trasplante singenesioplástico.
synizesis. sinicesis.
synkaryon. sincarion.
synkinesia. sincinesis.
synkinetic movement. movimiento sincinético.
synonymous. sinónimo.
synophthalmia. sinoftalmía.
synophys. sinofris o sinofridia.
synopsy. sinopsia o sinopsis.
synorchism. sinorquidia o sinorquismo.
synostosis. sinostosis.
synovectomy. sinovectomía.
synovia. sinovia.
synovial membrane. membrana sinovial.
synovial osteochondromatosis. osteocondromatosis sinovial.
synovial sheath. vaina sinovial.
synovioma. sinovioma.
synovitis. sinovitis.
syntactial aphasia. afasia sintagmática.
syntactic. sintáctico.
synthesis. sintesis [sintético].
syntonia. sintonia.
syntopia. sintopia.
syntrophism. sintrofismo.
syntropy. sintropía.
syphilid. sifilide.
syphilis. sífilis.
syphilitic bubo. bubón sifilítico.
syphilitic node. nódulo sifilítico.
syphilitic rhinitis. rinitis sifilítica.
syphilitic roseola. roséola sifilítica.
syphiloderma. sifiloderma.
syphiloid. sifiloide.
syphiloma. sifiloma.
syringe. jeringa.
syringectomy. siringectomía.
syringitis. siringitis.
syringoadenoma. siringadenoma.
syringocele. siringocele.
syringocystadenoma. siringocistoadenoma.
syringomyelia. siringomielia.
syringomyelocele. siringomielocele.
syringomyelus. siringomielo.
syringopontia. siringobulbia.
syringotome. siringótomo.
syringotomy. siringotomía.
syrup. jarabe.
system. sistema.
systematic bacteriology. bacteriología sistemática.
systematized delusion. delirio sistematizado.
systemic circulation. circulación general.
systemic lupus erythematosus. lupus eritematoso sistémico.
systole. sístole.
systolic depression. depresión sistólica.
systolic murmur. soplo sistólico.
systolic pressure. presión sistólica.
systolometer. sistolómetro.

T

T-bandage. vendaje en T.
tabacosis. tabacosis.
tabagism. tabaquismo.
tabardillo. tabardillo.
tabes. tabes.
tabetic. tabético.
tabetic foot. pie tabético.
tabetic neuritis. neuritis tabética.
tabetiform. tabetiforme.
table. mesa, tabla.
tablet. comprimido, tableta.
taboo, tabu. tabú.
taboparesis. taboparálisis o taboparesis.
tacamahac. tacamaca.
tachogram. tacograma.
tachography. tacografía.
tachyarrhythmia. taquiarritmia.
tachyauxesis. taquiauxesis.
tachycardia. taquicardia.

tachycardia strumosa. taquicardia estrumosa.
tachylalia. taquilalia.
tachymeter. taquímetro.
tachyphagia. taquifagia.
tachyphrasia. taquifrasia.
tachypnea. taquipnea.
tachysystole. taquisistolia.
tactile amnesia. amnesia táctil.
tactile hair. pelo táctil.
tactile image. imagen táctil.
tactile papilla. papila táctil.
tactometer. tactómetro.
tactor. tactor.
tactus, touch. tacto.
taenia. tenia.
taenia cinerea. tenia cinérea.
taeniasis. teniasis.
taffeta. tafetán.
tail. cola.
tail of epipidymis, cauda epididymidis. cola del epidídimo.
talc. talco.
talcosis. talcosis.
talipedic. talipédico.
talipes. talipes.
talipes cavus. pie cavo.
talipes equinovalgus. pie equinovalgo.
talipes equinovarus. pie equinovaro.
talipes equinus. pie equino.
talipes planovalgus. pie planovalgo.
talipes valgus. pie valgo.
talipes varus. pie varo.
talocalcanean, talocalcaneal. talocalcáneo.
talocrural. talocrural.
talofibular. taloperoneal.
talonavicular. talonavicular o taloscafoideo.
talose. talosa.
tamarind. tamarindo.
tampicin. tampicina.
tampon, plug. tapón, tampón.
tamporade. taponamiento.
tangencial percussion. percusión tangencial.
tank. tanque.
tannate. tanato.
tannin. tanino.
tansy. tanaceto.
tantalum. tantalio.
tapeinocephaly. tapinocefalia.
tapir. tapir.
tapiroid. tapiroide.
tar. brea.
tarantism. coreomanía, tarantismo.
tarantula. tarántula.
tardive, late, tardy. tardío.
tare. tara (1.ª acep.).
target cell. leptocito.
tarsalgia. tarsalgia.
tarsectomy. tarsectomia.
tarsectopia. tarsectopia.
tarsitis. tarsitis.
tarsocheiloplasty. tarsoquiloplastia.
tarsoclasis. tarsoclasis.
tarsomalacia. tarsomalacia.
tarsomegaly. tarsomegalia.
tarsometatarsal. tarsometatarsiano.
tarsophalangeal. tarsofalángico.
tarsoplasty. tarsoplastia.
tarsoptosis. tarsoptosis.
tarsorrhaphy. tarsorrafia.
tarsotarsal. tarsotarsiano.
tarsotomy. tarsotomía.
tarsus. tarso.
tartar. tártaro.
tartaric acid. ácido tartárico.
tartarized, tartarated. tartarizado.
tartrate. tartrato.
taste. gusto.
taste corpuscle. corpúsculo del gusto.
tattooing. tatuaje.
taurine. taurina.
taurocholic acid. ácido taurocólico.
tautomeric. tautómero.
tautomerism. tautomería o tautomerismo.
taxidermy. taxidermia.
taxine. taxina.
taxis. taxis.
taxonomy. taxonomía.
tea. té, lágrima.
tear. desgarro.
technetium. tecnecio.
technique. técnica.
technology. tecnología.
technopsychology. tecnopsicología.
tectology. tectología.
tectorial. tectorial.
tectospinal. tectospinal.
tegmental radiation. radiación tegmentaria.
tegmental syndrome. síndrome tegmentario.
tegmentum. tegmento.
tegmentum auris. tegmento auricular.
tegument. tegumento.
teichopsia. teicopsia.
tela aranea. tela arácnea o de araña.
tela subcutanea. tela subcutánea.
telalgia. telalgia.
telangiectasia, telangiectasis. telangiectasia.
telangiectasia lymphatic. telangiectasia linfática.
telangiectatic. telangiectásico.
telangiectatic angioma. angioma telangiectásico.
telangiectodes. telangiectásica.
telangiitis. telangitis.
telangioma. telangioma.
telangiosis. telangiosis.
telecardiogram. telecardiograma.
telecardiography. telecardiografía.
telecardiophone. telecardiófono.
teleceptor. teleceptor.
telediastolic. telediastólico.
telekinesis. telecinesia o telecinesis.
telencephalon. telencéfalo.
teleopsia. teleopsia.
telepathy. telepatía.
teleradiography. telerradiografía.
telereceptor. telerreceptor.
telesthesia. telestesia.
telesthetoscope. telestetoscopio.
telesystolic. telesistólico.
teletherapy. telerradioterapia.
telluric. telúrico.
tellurism. telurismo.
tellurium. telurio.
telodendron. telodendrón.
telogen. telógeno.
telogen effluvium. efluvio telógeno.
telolecithal. telolecito.
telolemma. telolema.
telophase. telofase.
telosynapsis. telosinapsis.
telotism. telotismo (1.ª acep.).
temperament. temperamento.
temperance. templanza.
temperature. temperatura.
temperature curve. curva térmica.
temperature sense. sentido térmico.
template. patrón.
temple. sien.
tempolabile. tempolábil.
temporal. temporal (1.ª acep.).
temporal line. línea temporal.
temporal lobe epilepsy, psychomotor epilepsy. epilepsia del lóbulo temporal.
temporalis. temporal (2.ª acep.).
temporary tooth. diente temporal.
temporoauricular. temporoauricular.
temporohyoid. temporohioideo.
temporomaxillary. temporomaxilar.
temporo-occipital. temporooccipital.
temporoparietal. temporoparietal.

temporosphenoid. temporosfenoideo.
temporozygomatic. temporocigomático.
temporozygomatic suture. sutura temporocigomática.
tenacity. tenacidad.
tenaculum. tenáculo.
tenaculum forceps. pinzas tenáculo.
tenalgia. tenalgia.
tendinosuture. tendinosutura.
tendinous intersection. intersección tendinosa.
tendinous synovitis. sinovitis tendinosa.
tendolysis. tenólisis, tendólisis.
tendon. tendón.
tendon cell. célula tendinosa.
tendon graft. injerto tendinoso.
tendon reflex. reflejo tendinoso.
tendon transplantation. trasplante tendinoso.
tenectomy. tenonectomía.
tenesmus. pujo.
tenesmus, straining. tenesmo.
teniacide, tenicide. tenicida.
teniafuge. tenífugo.
teniform. teniforme.
teniotoxin. teniotoxina.
tenodesis. tenodesis.
tenodynia. tenodinia.
tenofibril. tenofibrilla.
tenometer. tenonómetro.
tenonitis. tenonitis.
tenontolemmitis. tenontolemitis.
tenontology. tenontología.
tenontomyoplasty. tenomioplastia.
tenontomyotomy. tenomiotomía.
tenoplasty. tenoplastia.
tenorrhaphy. tenorrafia.
tenositis. tenositis.
tenostosis. tenostosis.
tenosynovectomy. tenosinovectomía.
tenosynovitis. tendosinovitis.
tenosynovitis crepitans. tendosinovitis crepitante.
tenosynovitis granulosa. tendosinovitis granulosa.
tenosynovitis serosa. tendosinovitis serosa.
tenosynovitis stenosans. tendosinovitis estenosante.
tenotome. tenótomo.
tenotomy. tenotomía.
tense. tenso.
tense pulse. pulso tenso.
tensio-active. tensioactiva.
tensiometer. tensiómetro.
tension. tensión.
tension curve. curva de tensión.
tension pneumothorax. neumotórax hiperbárico.
tensor, stretcher. tensor.
tent. tienda.
tentacle. tentáculo.
tentorial. tentorial.
tentorial surface. superficie tentorial.
teratism. teratismo.
teratoblastoma. teratoblastoma.
teratogenesis. teratogénesis o teratogenia.
teratoid. teratoide.
teratology. teratología.
terbium. terbio.
terbutaline. terbutalina.
terebene. terebeno.
terebinthinism. terebintinismo.
terebrant pain. dolor terebrante.
terebrating. terebrante.
term, terminus. término.
terminal. terminal.
terminal artery, end artery. arteria terminal.
terminal bronchiole. bronquiolo terminal.
terminal bulb. bulbo terminal.
terminal sinus. seno terminal.
terminology. terminología.
termino-terminal anastomosis, end-to-end anastomosis. anastomosis terminoterminal.
ternary. ternario.
terpene. terpeno.
terpenism. terpenismo.
terpin. terpina.
terror. terror.
tertian. terciana.
tertian fever. fiebre terciana.
tertiary syphilide. sifílide tardía o terciaria.
tertiary syphilis. sífilis terciaria.
tertigravida. tercigrávida.
tertipara. tercípara.
test. prueba.
test meal. comida de prueba.
testaceous. testáceo.
testglass. probeta.
testicle. testículo.
testicular hormone. hormona testicular.
testiculoma. testiculoma.
testiculoma ovarii. testiculoma del ovario.
testopathy. testopatía.
testosterone. testosterona.
tetanic contraction. contracción tetánica o tónica.
tetanic spasm. espasmo tetánico.
tetaniform. tetaniforme.
tetanigenous. tetanígeno.
tetanism. tetanismo.
tetanization. tetanización.
tetanocannabin. tetanocanabina.
tetanoid. tetanoide.
tetanolysin. tetanolisina.
tetanometer. tetanómetro.
tetanospasmin. tetanospasmina.
tetanotoxin. tetanotoxina.
tetanus. tétanos.
tetanus antitoxin. antitoxina tetánica.
tetanus neonatorum. tétanos de los recién nacidos.
tetanus paradoxus. tétanos paradójico.
tetanus toxin. toxina tetánica.
tetanus toxoid. toxoide tetánico.
tetanus vaccine. vacuna antitetánica.
tetany. tetania.
tetartocone. tetartocono.
tetrabasic. tetrabásico.
tetrabrachius. tetrabraquio.
tetrabromophenolphthalein. tetrabromofenolftaleína.
tetracaine. tetracaína.
tetrachirus. tetráquiro.
tetrachlorethylene. tetracloretileno.
tetrachloromethane. tetraclorometano.
tetrachromic. tetracrómico.
tetracycline. tetraciclina.
tetrad. tétrada.
tetradactylous. tetradáctilo.
tetraethylammonium. tetraetilamonio.
tetragonum. tetrágono.
tetragonum lumbar. tetrágono lumbar.
tetrahydrocannabinol. tetrahidrocannabinol.
tetraiodophenolphthalein. tetrayodofenolftaleína.
tetralogy. tetralogía.
tetramastigote. tetramastigoto.
tetramazia, tetramastia. tetramastia o tetramazia.
tetrameric, tetramerous. tetrámero.
tetranopsia. tetranopaia.
tetraotus. tetraoto.
tetraploid. tetraploide.
tetraploidy. tetraploidía.
tetrapod. tetrápodo.
tetrapodisis. tetrapódisis.
tetrascelus. tetrascelo.
tetrasomic. tetrasómico.
tetraster. tetráster.
tetrastichiasis. tetrastiquiasis.
tetratomic. tetratómico.
tetravalent. tetravalente.
tetrelle. pezonera.
tetrose. tetrosa.
tetryl. tetrilo.
teucrin. teucrina.
teutlose. teutlosa.
textiform. textiforme.

textural. textil.
thalamencephalon. talamencéfalo.
thalamic radiation. radiación talámica.
thalamic syndrome. síndrome talámico.
thalamocoele. talamocelo.
thalamocortical. talamocortical.
thalamomamillary. talamomamilar.
thalamotomy. talamotomía.
thalamus. talamo.
thalassemia. talasemia.
thalassophobia. talasofobia.
thalassotherapy. talasoterapia.
thalleioquin. taleoquina.
thallitoxicosis. talotoxicosis.
thallium. talio.
thallophyte. talófita.
thanatoid. tanatoide.
thanatology. tanatología.
thanatomania. tanatomanía.
thanatophobia. tanatofobia.
thebaine. tebaína.
thebaism. tebaísmo.
theca. teca.
thecal abscess. absceso tecal.
thecal puncture. punción tecal.
thecitis. tecitis.
thecodont. tecodonto.
thecoma. tecoma.
theileriasis. teileriasis.
theine. teína.
theinism, theism. teinismo o teísmo.
thelarche. telarquía.
theleplasty. teleplastia.
theleretism. teleretismo.
thelitis. telitis.
thelium. telio o thelium.
thelorrhagia. telorragia.
thelothism, thelerethism. telotismo (2.ª acep.).
thematic apperception test. prueba de apercepción temática.
thenar. tenar.
thenar eminence. eminencia tenar.
theobromine. teobromina.
theolin. teolina.
theomania. teomanía.
theophylline. teofilina.
theoreme. teorema.
theory. teoría.
theotherapy. teoterapia.
therapeutic abortion. aborto terapéutico.
therapeutic incompatibility. incompatibilidad terapéutica.
therapeutics. terapéutica.
therapist. terapeuta.
thermal. termal.
thermal spectrum. espectro térmico.
thermal stimulus. estímulo térmico.
thermalgesia. termalgesia.
thermanesthesia. termoanestesia.
thermatology. termatología.
thermesthesia. termestesia.
thermhypesthesia. termohipestesia.
thermic. térmico.
thermion. termión.
thermoanalgesia. termoanalgesia.
thermocauterectomy. termocauterectomía.
thermocautery. termocauterio.
thermochemistry. termoquímica.
thermocoagulation. termocoagulación.
thermodynamics. termodinámica.
thermoelectricity. termoelectricidad.
thermoexcitory. termoexcitador.
thermogenesis. termogénesis.
thermogenic. termógeno.
thermogram. termograma.
thermograph. termógrafo.
thermography. termografía.
thermohyperesthesia. termohiperestesia.
thermoinhibitory. termoinhibidor.

thermolabile. termolábil.
thermolaryngoscope. termolaringoscopio.
thermolysis. termólisis.
thermomassage. termomasaje.
thermometer. termómetro.
thermometry. termometría.
thermopalpation. termopalpación.
thermopenetration. termopenetración.
thermophile. termófilo.
thermophobia. termofobia.
thermophore. termóforo.
thermoplegia. termoplejía.
thermopolypnea. termopolipnea.
thermoprecipitation. termoprecipitación.
thermoradiotherapy. termorradioterapia.
thermoregulation. termorregulación.
thermoregulator. termorregulador.
thermoregulatory center. centro termogénico.
thermoresistant. termorresistente.
thermostabile. termostábil o termostable.
thermostability. termostabilidad.
thermostat. termostato o termóstato.
thermotaxis. termotaxis.
thermotherapy. termoterapia.
thermotonometer. termotonómetro.
thermotropism. termotropismo.
thesaurismosis. tesaurismosis.
thesis. tesis.
theta rhythm. ritmo theta.
thiabendazole. tiabendazol.
thiamin. tiamina.
thiemia. tiemia.
thigh. muslo.
thigmotaxis. tigmotaxis.
thioalcohol. tioalcohol.
thiocyanate. tiocianato.
thiogenic. tiogénico.
thiol. tiol.
thionic. tiónico.
thionin. tionina.
thionyl. tionilo.
thiopental. tiopental.
thiopexy. tiopexia.
thioridazine. tioridacina.
thiosinamine. tiosinamina.
thiosulfuric acid. ácido tiosulfúrico.
thiosulsulphate. tiosulfato.
thiouracil. tiouracilo.
thiourea. tiourea.
thioxanthene. tioxanteno.
third ventricle. ventrículo medio.
thistle. cardo.
thixotropy. tixotropismo.
thoracalgia. toracalgia.
thoracectomy. toracectomía.
thoracentesis. toracentesis.
thoracic duct. conducto torácico.
thoracic ganglia, ganglia thoracica. ganglio torácico.
thoracoceloschisis. toracocelosquisis.
thoracocyllosis. toracocilosis.
thoracodelphus, thoradelphus. toracodelfos.
thoracodidymus. toracodídimus.
thoracodynia. toracodinia.
thoracogastrodidymus. toracogastrodídimo.
thoracograph. toracógrafo.
thoracolaparotomy. toracolaparotomía.
thoracolysis. toracólisis.
thoracomelus. toracomelo.
thoracometer. toracómetro.
thoracometry. toracometría.
thoracopagus. toracópago.
thoracopagus epigastricus. toracópago epigástrico.
thoracopagus parasiticus. toracópago parasitario.
thoracopathy. toracopatía.
thoracoplasty. toracoplastia.
thoracopneumograph. toraconeumógrafo.
thoracoschisis. toracosquisis.
thoracoscope. toracoscopio.

thoracoscopy. toracoscopia.
thoracostomy. toracostomía.
thoracotomy. toracotomía.
thorax. tórax.
thorax paralyticus. tórax paralítico.
thorium. torio.
thoron. torón.
thought. pensamiento.
thread, string. hilo.
threonine. treonina.
threshold. limen, umbral.
thrill. estremecimiento.
throat. garganta.
thrombasthenia. trombastenia.
thrombectomy. trombectomía.
thrombin. trombina.
thromboangiitis. tromboangitis.
thromboangiitis obliterans. tromboangitis obliterante.
thromboarteritis. tromboarteritis.
thrombocyst. trombocisto.
thrombocyte. trombocito.
thrombocytolysis. trombocitólisis.
thrombocytopathy. trombocitopatía.
thrombocytopenia. trombocitopenia.
thrombocytopoiesis. trombocitopoyesis.
thrombocytosis. trombocitosis.
thromboembolia. tromboembolia.
thrombogenesis. trombogénesis.
thrombogenic. trombógeno.
thromboid. tromboide.
thrombokinase. trombocinasa.
thrombolymphangitis. trombolinfangitis.
thrombolysis. trombólisis.
thrombopathy. trombopatía.
thrombopeny. trombopenia.
thrombophlebitis. tromboflebitis.
thromboplastic. tromboplásico.
thromboplastin. tromboplastina.
thrombopoiesis. trombopoyesis.
thrombosis. trombosis.
thrombossed hemorrhoid. hemorroide trombosada.
thrombostasis. trombostasis.
thrombotic thrombocytopenic purpura. púrpura trombótica o trombocitopénica.
thrombus. trombo.
thuja. tuya.
thulium. tulio.
thumb, first finger. dedo pulgar.
thyme. tomillo.
thymectomy. timectomía.
thymic. tímico.
thymicolymphatic. timicolinfático.
thymine. timina.
thymitis. timitis.
thymocyte. timocito.
thymokesis. timoquesis.
thymol. timol.
thymolysis. timólisis.
thymoma. timoma.
thymopathy. timopatía.
thymoprivous. timoprivo.
thymotoxic. timotóxico.
thymus. timo.
thyphbobacillosis. tifobacilosis.
thyphic. tífico.
thyphlocolitis. tiflocolitis.
thyphlodiciclitis. tiflodiciclitis.
thyphloempyema. tifloempiema.
thyphlolithiasis. tiflolitiasis.
thyphlology. tiflología.
thyphlomegaly. tiflomegalia.
thyphloptosis. tifloptosis.
thyphloureterostomy. tifloureterostomía.
thyphoid. tifoide, tifoidea.
thyroadenitis. tiroadenitis.
thyroaplasia. tiroaplasia.
thyroarytnoid. tiroaritenoideo.
thyrocardiac. tirocardíaco.
thyrocarditis. tirocarditis.
thyrocele. tirocele.
thyrochondrotomy. tirocondrotomía.
thyrocolloid. tirocoloide.
thyrocricotomy. tirocricotomía.
thyrogenic, thyrogenous. tirogénico o tirógeno.
thyroglobulin. tiroglobulina.
thyroglossal. tirogloso.
thyroglossal duct. conducto tirogloso.
thyrohyal. tirohial.
thyrohyoid. tirohioideo.
thyroid. tiroides.
thyroid cartilage. cartílago tiroides.
thyroid gland. glándula tiroides.
thyroid hormone. hormona tiroidea.
thyroid stimulating hormone. hormona tiroestimulante.
thyroidectomize. tiroidectomizado.
thyroidectomy. tiroidectomía.
thyroidism. tiroidismo.
thyroiditis. tiroiditis.
thyroidization. tiroidización.
thyroidomania. tiroidomanía.
thyroidotherapy. tiroidoterapia.
thyroidotomy. tiroidotomía.
thyroidotoxin. tiroidotoxina.
thyrolysin. tirolisina.
thyrolytic. tirolítico.
thyromegaly. tiromegalia.
thyroparathyroidectomy. tiroparatiroidectomía.
thyropathy. tiropatía.
thyroprivia. tiroprivia.
thyroprotein. tiroproteína.
thyroptosis. tiroptosis.
thyrotherapy. tiroterapia.
thyrotome. tirótomo.
thyrotomy. tirotomía.
thyrotoxic. tirotóxico.
thyrotoxicosis. tirotoxicosis.
thyrotoxin. tirotoxina.
thyrotropic. tirotrópico.
thyrotropic hormone. hormona tirotrópica.
thyrotropin. tirotropina.
thyrotropism. tirotropismo.
thyroxine. tiroxina.
thyroxinemia. tiroxinemia.
tibia. tibia.
tibial. tibial.
tibial crest. cresta de la tibia.
tibial tuberosity. tuberosidad de la tibia.
tibiocalcanean. tibiocalcáneo.
tibiofemoral. tibiofemoral.
tibiofibular. tibioperoneo.
tic. tic.
tick. garrapata.
tickling. cosquillas.
tigroid. tigroide.
tigrolysis. tigrólisis.
timbre. timbre.
timbre metallique. timbre metálico.
time. tiempo.
tin. estaño.
tincture. tintura.
tinder. yesca.
tinea circinata. tiña circinada.
tinea cruris. tiña crural o inguinal.
tinea favosa, favus. tiña favosa.
tinea imbricata. tiña imbricata.
tinea kerion. tiña querion.
tinea tonsurans. tiña tonsurante.
tinea versicolor. tiña versicolor.
tinnitus. tinnitus.
tiring. cerclaje.
tisane. tisana.
tissue. tejido [hístico].
tissue tumor. conectivo.
titanium. titanio.
titer. título.
titillation. titilación.

titillomania. titilomanía.
titraron. titulación.
titubatiom. titubeo.
tobacco. tabaco.
tobramycin. tobramicina.
tocodynamometer. tocodinamómetro.
tocograph. tocógrafo.
tocology. tocología.
tocopherol. tocoferol.
tocophobia. tocofobia.
toeography. tocografía.
togavirus. togavirus.
toilet. toilette.
tolerance. tolerancia.
tolerant. tolerante.
tolnaftate. tolnaftato.
toluene. tolueno.
toluidine. toluidina.
toluidine blue. azul de toluidina.
toluyl. tolilo.
tomato. tomate.
tomogram. tomograma.
tomograph. tomógrafo.
tomography. tomografía.
tone. tono.
tongue. lengua.
tongue depressor. depresor de la lengua.
tonic. tónico.
tonic spasm. espasmo tónico.
tonicity. tonicidad.
tonicoclonic. tonicoclónico.
tonofibril. tonofibrilla.
tonograph. tonógrafo.
tonography. tonografía.
tonometer. tonómetro.
tonometry. tonometría.
tonoplast. tonoplasto.
tonsillectomy. tonsilectomia.
tonsillitis. tonsilitis.
tonsillolith. tonsilolito.
tonsillopathy. tonsilopatía.
tonsilloscopy. tonsiloscopia.
tonus myogenic. tono miógeno.
tooth. diente [dentario].
tooth stump. raigón.
topalgia. topalgia.
topectomy. topectomía.
tophaceous gout. gota tofácea.
tophus. tofo.
topicum. tópico.
topoanesthesia. topoanestesia.
topographic anatomy, regional anatomy. anatomía topográfica.
topographic diagnosis. diagnóstico topográfico.
topography. topografía.
toponymy. toponimia.
topophobia. topofobia.
toric. tórico.
toric lens. lente tórica.
torpidity. embotamiento.
torpor. torpor.
torsiometer. torsiómetro.
torsion. torsión.
torsion forceps. pinzas de torsión.
torsion spasm. espasmo de torsión.
torticollis. tortícolis o torticolis.
tortuous. tortuoso.
torulopsosis. torulopsosis.
torulosis. torulosis.
torulus. tórulo.
torus. toro.
total aphasia. afasia total.
total hysterectomy. histerectomía total.
totem. tótem.
touching. toque.
tourniquet. torniquete.
toxalbumin. toxalbúmina.
toxemia. toxemia.
toxic, toxical. tóxico.

toxic amaurosis. amaurosis tóxica.
toxic cirrhosis. cirrosis tóxica.
toxic deafness. sordera tóxica.
toxic dose. dosis tóxica.
toxic epidermal necrolysis. necrólisis epidérmica tóxica.
toxic erythema. eritema tóxico.
toxic goiter. bocio tóxico.
toxic hemoglobinuria. hemoglobinuria tóxica.
toxic leukocytosis. leucocitosis tóxica.
toxic neuritis. neuritis tóxica.
toxic psychosis. psicosis tóxica.
toxic syndrome. síndrome tóxico.
toxic unit, toxin unit. unidad tóxica.
toxicide. toxicida.
toxicity. toxicidad.
toxicoderma. toxicodermia.
toxicodermatitis. toxicodermatitis.
toxicogenic. toxicogénico.
toxicologist. toxicólogo.
toxicology. toxicología.
toxicomania. toxicomanía.
toxicomaniac. toxicómano.
toxicopathy. toxicopatía.
toxicopexis. toxicopexia.
toxicosis. toxicosis.
toxigenicity, toxinogenicity. toxigenicidad.
toxin. toxina.
toxinemia. toxinemia.
toxinfection. toxiinfección.
toxinotherapy. toxinoterapia.
toxisterol. toxisterol.
toxoid. anafermento, toxoide.
toxone. toxona.
toxoplasmosis. toxoplasmosis.
toxuria. toxuria.
trabecula. trabécula.
tracer. trazador, trácer.
trachea. tráquea.
tracheaectasy. traquectasia.
tracheal cartilage. cartílago traqueal.
tracheal tampon. tapón traqueal.
trachealgia. traquealgia.
tracheitis. traqueítis.
trachelectomy. traquelectomía.
trachelematoma. traquelematoma.
trachelism. traquelismo.
trachelitis. traquelitis.
trachelocystitis. traquelocistitis.
trachelodynia. traquelodinia.
trachelokyphosis. traquelocifosis.
trachelology. traquelología.
trachelomyitis. traquelomiitis.
trachelopexy. traquelopexia.
tracheloplasty. traqueloplastia.
trachelorrhaphy. traquelorrafia.
tracheloschisis. traquelosquisis.
trachelosynringorhaphy. traquelosiringorrafia.
trachelotomy. traquelotomía.
tracheobronchial. traqueobronquial.
tracheobronchitis. traqueobronquitis.
tracheobronchoscopy. traqueobroncoscopia.
tracheocele. traqueocele.
tracheoesophageal. traqueoesofágico.
tracheofistulization. traqueofistulización.
tracheolaryngeal. traqueolaríngeo.
tracheolaryngotomy. traqueolaringotomía.
tracheomalacia. traqueomalacia.
tracheopathy. traqueopatía.
tracheopharyngeal. traqueofaríngeo.
tracheoplasty. traqueoplastia.
tracheorrhagia. traqueorragia.
tracheorrhaphy. traqueorrafia.
tracheoschisis. traqueosquisis.
tracheoscopy. traqueoscopia.
tracheostenosis. traqueostenosis.
tracheostoma. traqueostoma.
tracheostomy. traqueostomía.
tracheotome. traqueótomo.

tracheotomy. traqueotomía.
tracheotomy tube. tubo de traqueotomía.
trachoma. tracoma.
trachychromatic. traquicromático.
tracing. trazado.
tract. tracto.
traction. tracción.
tractor. tractor.
tragacanth. tragacanto.
tragus. trago.
tramitis. tramitis.
trance. trance.
tranquilizer, ataractic. tranquilizante.
transaction. transacción.
transaminase. aminoferasa, transaminasa.
transamination. transaminación.
transcortical. transcortical.
transcortical aphasia. afasia transcortical.
transcortin. transcortina.
transcriptase. transcriptasa.
transcription. transcripción.
transcutaneous, percutaneous. transcutáneo.
transdermic. transdérmico.
transduction. transducción.
transection. transección.
transfer. transferencia.
transferasa. transferasa.
transference neurosis. neurosis de transferencia.
transferrin. transferrina.
transfixion. transfixión.
transformation. transformación.
transformator. transformador.
transfusion. transfusión.
transillumination. transiluminación.
transinsular. transinsular.
transischiac. transisquiático.
transition zone. zona de transición.
transitional. transicional.
transitional epithelium. epitelio de transición.
translation. traslación.
translocation. translocación.
translucent. translúcido.
transmethylation. transmetilación.
transmigration. transmigración.
transmission. transmisión.
transmutation. transmutación.
transocular. transocular.
transparent. transparente.
transparent dentin. dentina transparente.
transperitoneal. transperitoneal.
transpirable. transpirable.
transpiration. transpiración.
transplacental. transplacentario.
transplantation. trasplante.
transpleural. transpleural.
transport. transporte.
transposition. transposición.
transposon. transposón.
transpyloric plane. plano transpilórico.
transsexualism. transexualismo.
transtemporal. transtemporal.
transthalamic. transtalámico.
transthoracotomy. transtoracotomía.
transubstantiation. transustanciación.
transudate. trasudado.
transudation. trasudación.
transurethral. transuretral.
transvaginal. transvaginal.
transverse, transversalis. transverso.
transverse colon, colon transversum. colon transverso.
transverse fracture. fractura transversa.
transverse ligament. ligamento transverso.
transverse myelitis. mielitis transversa.
transverse palatine suture. sutura palatina transversa.
transverse presentation. presentación transversa o de tronco.
transverse section. sección transversal.

transverse sinus, sinus transversus. seno transverso.
transverse suture. sutura transversa.
transverse wave. onda transversa.
transversectomy. transversectomía.
transversocostal. transversocostal.
transversotomy. transversotomía.
transversourethralis. transversouretral.
transvesical. transvesical.
transvestism. eonismo, transvestismo.
tranylcypromine. tranilcipromina.
trapezium. trapecio.
trapezius. trapecio (2.ª acep.).
trapezoid. trapezoide o trapezoideo.
trapezoid body, corpus trapezoideum. cuerpo trapezoide.
trauma. trauma.
traumatic amputation. amputación traumática.
traumatic asphyxia. asfixia traumática.
traumatic emphysema. enfisema traumático.
traumatic neuritis. neuritis traumática.
traumatic neuroma. neuroma traumático.
traumatic neurosis. neurosis traumática.
traumatic orchitis. orquitis traumática.
traumatic shock. choque traumático.
traumatic tetanus. tétanos traumático.
traumatic thrombus. trombo traumático.
traumatism. traumatismo.
traumatogenic. traumatógeno.
traumatologist. traumatólogo.
traumatology. traumatología.
traumatopathy. traumatopatía.
treatment. tratamiento.
tree. árbol.
trehalose. trehalosa.
trematodiasis. trematodiasis.
tremogram. tremograma.
tremograph. tremógrafo.
tremolabile. tremolábil.
tremor. temblor.
trench fever. fiebre de las trincheras.
trend. tendencia.
trepan. trépano.
trepanation. trepanación.
trephine. trefina.
trephocyte. trefocito.
trepidation. trepidación.
treponema. treponema.
Treponema pallidum inmobilization. prueba de la inmovilización treponémica.
treponematosis, treponemiasis. treponematosis.
treponemicidal. treponemicida.
trepopnea. trepopnea.
triacid. triácido.
triad. triada.
trial. tentativa.
trialistic theory. teoría trialista.
triamcinolone. triamcinolona.
triamine. triamina.
triamterene. triamtereno.
triangle. triángulo.
triangle of election, superior carotid triangle. triángulo de elección.
triangle of necessity, inferior carotid triangle. triángulo de necesidad.
triangular. triangular.
triangular fossa of auricle. fosa triangular.
triangular ligament. ligamento triangular.
triangular pelvis. pelvis triangular.
triatomic. triatómico.
tribade. tríbada.
tribadism. tribadismo.
tribasic. tribásico.
tribe. tribu.
triboluminescence. triboluminiscencia.
tribrachius. tribraquio.
tribromide. tribromuro.
tribromoethanol. tribromoetanol.
tributyrin. tributirina.

tricalcic. tricálcico.
tricephalus. tricéfalo.
triceps. tríceps.
triceps reflex. reflejo del tríceps.
triceps surae. tríceps sural.
triceptor. triceptor.
tricharrhexis. tricorrexis.
trichiasis. triquiasis.
trichina. triquina.
trichiniferous. triquinífero.
trichinization. triquinización.
trichinosis. triquinosis.
trichinous. triquinoso.
trichinous embolism. embolia triquinosa.
trichloride. tricloruro.
trichloroacetic acid. ácido tricloroacético.
trichloromonofluoromethane. tricloromonofluorometano.
trichlorophenol. triclorfenol.
trichoanesthesia. tricoanestesia.
trichobacteria. tricobacteria.
trichobezoar. tricobezoar.
trichocephalosis. tricocefaliasis.
trichoclasis. tricoclasis.
trichoepithelioma tricoepitelioma.
trichoesthesia tricostesia.
trichoesthesiometer. tricoestesiómetro.
trichofibroacanthoma. tricofibroacantoma.
trichofibroepithelioma. tricofibroepitelioma.
trichogen, trichogenous. tricógeno.
trichoglossia. tricoglosia.
trichohyalin. tricohialina.
trichoid. tricoide.
trichology. tricología.
trichomatosis. tricomatosis.
trichomoniasis. tricomoniasis.
trichomycosis. tricomicosis.
trichonocardiosis. triconocardiasis.
trichonosis. triconosis.
trichopathy. tricopatía.
trichophagy. tricofagia.
trichophytosis. tricofitosis.
trichopoliosis. tricopoliosis.
trichopolosis. tricoptilosis.
trichorrhexis invaginata. tricorrexis invaginada.
trichorrhexis nodosa. tricorrexis nudosa.
trichoschisis. tricosquisis.
trichosis. tricosis.
trichosporosis. tricosporia.
trichostrongyliasis. tricostrongiliasis.
trichotillomania. tricotilomania.
trichotomy. tricotomía.
trichotrophy. tricotrofia.
trichroic. tricroico.
trichromatic, trichromic. tricormático o tricrómico.
trichromatopsia. tricromatopsia.
trichuriasis. tricuriasis.
tricipital. tricipal.
tricorn. tricorne.
tricresol. tricresol.
tricrotic. tricoto o tricrótico.
tricrotic pulse. pulso tricrótico.
tricuspid. tricúspide.
tricuspid insufficiency. insuficiencia tricuspídea.
tricuspid murmur. soplo tricuspídeo.
tricuspid valve. válvula tricúspide.
trident, tridentate. tridente o tridentado.
trident hand. mano en tridente.
tridermic. tridérmico.
tridermona. tridermona.
tridymus. trídimo.
triethylamine. trietilamina.
trifacial neuralgia. neuralgia trifacial.
trifid. trífido.
trifid stomach. estómago trífido.
trifluoperazine. trifluoperacina.
trifluopromazine. trifluopromacina.
trifocal lens. lente trifocal.
trigastric. trigástrico.

trigeminal. trigémino (1.ª acep.).
trigeminal cough. tos trigémina.
trigeminal pulse. pulso trigémino.
trigeminus. trigémino (2.ª acep.).
trigger zone, dolorogenic zone. zona gatillo.
trigonal. trigonal.
trigone. trígono.
trigonitis. trigonitis.
trigonocephalus. trigonocéfalo.
trihexyphenidyl. trihexifenidilo.
trihybrid. trihíbrido.
tri-iniodymus. triiniodimo.
triiodide. triyoduro.
triiodothyronine. triyodotironina.
trilaminar. trilaminar.
trilobate. trilobado o trilobulado.
trilobectomy. trilobectomía.
trilocular. trilocular.
trilogy. trilogía.
trimastigote. trimastigoso.
trimensual. trimensual o trimestral.
trimethadione. trimetadiona.
trimethaphan. trimetafán.
trimethoprim. trimetoprim.
trimethylamine. trimetilamina.
trimipramine. trimeprimina.
trimorphous. trimorfo.
trinitroglycerin. trinitroglicerina.
trinitrotoluene. trinitrotolueno.
trinucleate. trinucleado.
triorchidism. triorquidia o triorquidismo.
triose. triosa.
trioxyde. trióxido.
tripeptide. tripéptido.
triphasic. trifásico.
triple quartan. cuartana triple.
triple vaccine. vacuna triple.
triplegia. triplejía.
triplet. triplete, trillizo.
triploblastic. triploblástico.
triploid. triplopía, triploide.
triploidy. triploidía.
triplokoria. triplocoria.
tripod. trípode.
triptych. tríptico (2.ª acep.).
triradius. trirradio.
trisaccharide. trisacárido.
trismus. trismo.
trisomic. trisómico.
trisomy. trisomía.
trisplanchnic. trisplácnico.
tristichia. tristiquia.
trisulcate. trisurcado.
trisulfide. trisulfuro.
tritanopia. tritanopía.
triticeous. tritíceo (1.ª acep.).
triticeum. tritíceo (2.ª acep.).
tritium. tritio.
tritocone. tritocono.
tritoconid. tritocónido.
triton. tritón.
trituration. trituración.
trivalence. trivalencia.
trivalent. trivalente.
trivalve. trivalvo.
trocar. trocar.
trochanter. trocánter.
trochantin. trocantin.
trochin. troquín.
trochiscus. trocisco.
trochiter. troquiter.
trochlea. tróclea.
trochlear. troclear.
trochleariform. trocleariforme.
trochocephaly. trococefalia.
trochoid. trocoide.
trombiculiasis. trombiculosis.
trombidiosis. trombidiosis.
trombocythemia trombocitemia.

tromophonia. tromofonía.
tropeine. tropeína.
tropeolin. tropeolina.
trophedema. trofoedema.
trophic. trófico.
trophic gangrene. gangrena trófica.
trophic lesion. lesión trófica.
trophic nerve. nervio trófico.
trophicity. troficidad.
trophism. trofismo.
trophoblast. trofoblasto.
trophoblastoma. trofoblastoma.
trophochromidia. trofocromidia.
trophocyte. trofocito.
trophoderm. trofoderma.
trophodynamics. trofodinámica.
trophology. trofología.
trophoneurosis. trofoneurosis.
trophoneurotic ulcer. úlcera trofoneurótica.
trophonucleus. trofonúcleo.
trophopathy. trofopatía.
trophoplast. trofoplasto.
trophospongia. trofospongia.
trophotropism. trofotropismo.
trophozoite. trofozoo.
tropical medicine. medicina tropical.
tropical sprue. esprue tropical.
tropical ulcer. úlcera tropical.
tropin. tropina.
tropism. tropismo.
tropometer. tropómetro.
tropomyosin. tropomiosina.
trouble. trastorno.
true. real.
true aneurysm. aneurisma verdadero.
true diverticulum. divertículo verdadero.
true hermaphroditism. hermafroditismo verdadero.
true mole. mola verdadera.
true rib. costilla verdadera.
true vertebra. vértebra verdadera.
truffle. trufa.
truncal. troncular.
trunci lumbales. tronco linfático lumbar.
truncus arteriosus communis. tronco arterioso.
truncus brachiocephalicus. tronco braquiocefálico anónimo o innominado.
truncus bronchiomediastinalis. tronco broncomediastínico derecho.
truncus costocervicalis. tronco costocervical.
truncus jugularis, jugular trunk. tronco yugular.
truncus subclavius, subclavian trunk. tronco subclavio.
truncus sympathicus, sympathetic trunk. tronco simpático.
trunk. tronco.
truss. braguero.
tryciclic antidepressant. antidepresivo tricíclico.
trypan blue. azul de trípano.
trypanocidal. tripanocida (1.ª acep.).
trypanocide, trypanosomicide. tripanocida (2.ª acep.).
trypanomastigote. tripanomastigote.
trypanosome. tripanosoma.
trypanosomiasis. tripanosomiasis.
trypanosomic. tripanosómico.
tryparsamide. triparsamida.
trypsin. tripsina.
trypsinogen. tripsinógeno.
tryptic. tríptico (1.ª acep.).
tryptolysis. triptólisis.
tryptone. triptona.
tryptophan. triptófano.
tsetse. tsetsé.
tsutsugamushi disease. enfermedad tsutsugamushi.
tuba. trompa.
tubal. tubárico o tubario.
tubal pregnancy. embarazo tubárico.
tube. tubo.
tube flap. colgajo tubular.

tubercle. tubérculo.
tubercle of zygoma, zygomatic tubercle. tubérculo cigomático.
tubercular. tubercular.
tubercular meningitis, tuberculous meningitis. meningitis tuberculosa.
tuberculate, tuberculated. tuberculado.
tuberculid. tubercúlide.
tuberculin. tuberculina.
tuberculinization. tuberculinización.
tuberculinotherapy. tuberculinoterapia.
tuberculirs. tuberculitis.
tuberculization. tuberculización.
tuberculocidal. tuberculocida.
tuberculoid leprosy. lepra tuberculoide.
tuberculoma. tuberculoma.
tuberculosilicosis. tuberculosilicosis.
tuberculosis. tuberculosis.
tuberculosis of intestines. tuberculosis intestinal.
tuberculosis of larynx. tuberculosis laríngea.
tuberculostatic. tuberculostático.
tuberculous pericarditis. pericarditis tuberculosa.
tuberculous peritonitis. peritonitis tuberculosa.
tuberculous pneumonia. neumonía tuberculosa.
tuberculous salpingitis. salpingitis tuberculosa.
tuberculous spondylitis. espondilitis tuberculosa.
tuberculous wart. verruga tuberculosa.
tuberosity. tuberosidad [tuberoso].
tuberosity of femur. tuberosidad del fémur.
tuberous sclerosis. esclerosis tuberosa.
tuboabdominal. tuboabdominal.
tuboabdominal pregnancy. embarazo tuboabdominal.
tubocurarine. tubocurarina.
tuboligamentary pregnancy. embarazo tuboligamentario.
tuboligamentous. tuboligamentario.
tubo-ovarian pregnancy. embarazo tuboovárico.
tubo-ovariotomy. tuboovariotomía.
tuboperitoneal. tuboperitoneal.
tubouterine. tubouterino.
tubouterine pregnancy. embarazo tubouterino.
tubovaginal. tubovaginal.
tubular gland. glándula tubular.
tubular respiration. respiración tubárica.
tubulature. tubuladura.
tubule. túbulo.
tubulocyst. tubulocisto.
tubulodermoid. tubulodermoide.
tuboloracemose. tubulorracemoso.
tumefaction. tumefacción.
tumescent. tumescente.
tumor. tumor.
tungiasis. tungiasis.
tungsten. tungsteno.
tunic. túnica.
tunica adventitia. túnica adventicia.
tunica albuginea. túnica albugínea.
tunica elastica. túnica elástica.
tunica intima. túnica íntima.
tunica media. túnica media.
tunica muscularis. túnica muscular.
tunica propia. túnica propia.
tunica serosa. túnica serosa.
tunica vaginalis testis. túnica vaginal.
tunica vasculosa. túnica vascular.
tunica vasculosa lentis. túnica vascular del cristalino.
tunnel. túnel.
tunnel anemia. anemia de los túneles.
tunnel disease. enfermedad de los túneles.
tunnel vision. visión túnel.
turacin. turacina.
turbidimeter. turbidímetro.
turbinal varix. varice turbinada.
turbinate. turbinado.
turbinectomy. turbinectomía.
turbinotomy. turbinotomía.
turf. turba.

turgescence. turgencia.
turgescent. turgente o túrgido.
turnover. recambio metabólico.
turpentine. trementina, turpetina.
turricephaly. turricefalia.
tussicula. tusicula.
tussilago. tusilago.
tussive. tusivo.
twin pregnancy. embarazo gemelar.
twins. gemelo.
tylion. tilión.
tyloma. tiloma.
tylophorine. tiloforina.
tylosis. tilosis.
tympanectomy. timpanectomía.
tympanic. timpánico.
tympanic bone. hueso timpanal o timpánico.
tympanic membrane. membrana timpánica.
tympanic plexus. plexo timpánico.
tympanic promontory. promontorio del tímpano.
tympanic sinus, sinus tympani. seno timpánico.
tympanion. timpanión.
tympanism. timpanismo.
tympanitic abscess, gas abscess. absceso timpánico.
tympanocentesis. timpanocentesis.
tympanoeustachian. timpanoeustaquiano.
tympanogram. timpanograma.
tympanohyal. timpanohial.
tympanolabyrinthopexy. timpanolaberintopexia.
tympanomastoiditis. timpanomastoiditis.
tympanoplasty. timpanoplastia.
tympanosclerosis. timpanosclerosis.
tympanosympathectomy. timpanosimpatectomía.
tympanotomy. timpanotomía.
tympanum. tímpano.
tyndallization. tindalización.
type. tipo.
typhemia. tifemia.
typhlectasis. tiflectasia.
typhlectomy. tiflectomía.
typhlitis. tiflitis.
typhlocele. tiflocele.
typhlopexy. tiflopexia.
typhlorrhaphy. tifiorrafia.
typhlostomy. tiflostomía.
typhlotomy. tiflotomia.
typhoid fever. fiebre tifoidea.
typhoid state. estado tifóidico.
typhoid vaccine. vacuna antitífica.
typhomania. tifomania.
typhoneumonia. tifoneumonía.
typhosepsis. tifosepsis.
typhus. tifus.
typical. típico.
typing. tipificación.
typology. tipología.
tyramine. tiramina.
tyrogenous. tirogénico o tirógeno.
tyroma. tiroma.
tyromatosis. tiromatosis.
tyrosinase. tirosinasa.
tyrosine. tirosina.
tyrosinosis. tirosinosis.
tyrosinuria. tirosinuria.
tyrosis. tirosis.
tyrothricin. tirotricina.
tyrotoxicosis. tirotoxicosis, tirotoxismo.
tyrotoxism. tirotoxismo.

U

udder. ubre.
ulatrophy. ulatrofia.
ulcer. úlcera.
ulceration. ulceración.
ulcerative. ulcerativo.
ulcerative colitis. colitis ulcerativa.
ulcerative endocarditis. endocarditis ulcerativa.
ulcerative stomatitis. estomatitis ulcerativa.
ulceromembranous. ulceromembranoso.
ulerythema. uleritema.
uletomy. uletomía.
ulitis. ulitis.
ulnar. ulnar.
uloid. uloide.
ulorrhea. ulorea.
ultrafiltration. ultrafiltración.
ultragaseous. ultragaseoso.
ultramicron. ultramicrón.
ultramicroscope. ultramicroscopio.
ultramicroscopic. ultramicroscópico.
ultrasonic microscope. microscopio ultrasónico.
ultrasound. ultrasonido.
ultraviolet. ultravioleta.
ultraviolet microscope. microscopio ultravioleta.
ultraviolet ray. rayo ultravioleta.
ultroceritrifugation. ultracentrifugación.
ululation. ululación.
umbilectomy. umbilectomía.
umbilical. umbilical.
umbilical cord. cordón umbilical.
umbilical cyst. vitelointestinal.
umbilical fissure. fisura umbilical.
umbilical hernia. hernia umbilical.
umbilical notch. escotadura umbilical.
umbilical plane. plano umbilical.
umbilical vesicle. vesícula umbilical.
umbilication. umbilicación.
unciforme, uncinate. unciforme (1.ª acep.).
unciform fasciculus, fasciculus uncinatus. fascículo unciforme.
uncinate epilepsy. epilepsia uncinada.
uncinate gyrus. circunvolución uncinada.
uncinatum. unciforme (2.ª acep.).
uncompensated acidosis. acidosis descompensada.
unconscious. inconsciente.
unction. unción.
undecylenate. undecilenato.
undecylenic acid. ácido undecilénico.
underfeeding. subalimentación.
undoing. anulación retroactiva.
undulant fever. fiebre ondulante.
ungual. unguinal.
unguiculate. unguiculado.
unhurt. ileso.
uniaxial. uniaxil.
unibasal. unibásico.
unicellular. unicelular.
uniceps. úniceps.
uniceptor. uniceptor.
unicornous. unicornio.
unicuspid. unicúspide.
uniflagellate. uniflagelado.
unifocal. unifocal.
unigeminal. unigeminal o unigémino.
unigerminal. unigerminal.
uniglandular. uniglandular.
unigravida. unigrávida.
unilateral. unilateral.
unilateral hemianopia, uniocular hemianopia. hemianopsia unilateral o uniocular.
unilobar. unilobular, unilobar.
unilocular cyst. quiste unilocular.
uninuclear. uninuclear.
union. unión.
uniovular. uniovular.
unipara. unípara.
unipolar. unipolar.
unipolar cell. célula unipolar.
unipolar neuron. neurona unipolar.
unipotential. unipotencial.
unisexual. unisexual.
unit. unidad.
unit membrane. membrana unitaria.
unitary. unitario.
unitary theory. teoría unitaria.

univalent. univalente.
univitelline. univitelino.
upper lip, labium superior. labio maxilar.
urachal. uracal.
urachal fistula. fístula del uraco.
urachovesical. uracovesical.
urachus. uraco.
uramil. uramilo.
uranin. uranina.
uranism. uranismo.
uranium. uranio.
uranoplasty. uranoplastia.
uranoplegia. uranoplejía.
uranorrhaphy. uranorrafia.
uranoschisis. uranosquisis.
urate. urato.
uratemia. uratemia.
uratolysis. uratólisis.
uratoma. uratoma.
uraturia. uraturia.
urea. urea.
urea clearance test. prueba de depuración ureica.
ureagenetic. ureagénico.
ureal. ureal.
ureametry. ureametría o ureometría.
urease. ureasa.
uremia. uremia.
uremic coma. coma urémico.
uremic eclampsia. eclampsia urémica.
ureometer. ureómetro.
uresis. uresis.
ureter. uréter.
ureteral. ureteral o uretérico.
ureteralgia. ureteralgia.
ureterectasis. ureterectasia.
ureterectomy. ureterectomía.
ureteric plexus. plexo uretérico.
ureteritis. ureteritis.
ureterocele. ureterocele.
ureterocolostomy. ureterocolostomía.
ureterocystanastomosis. ureterocistanastomosis.
ureterocystoscope. ureterocistoscopio.
ureterocystostomy. ureterocistostomía.
ureterocystotomy. ureterocistostomía.
ureteroenterostomy. ureteroenterostomía.
ureterography. ureterografía.
ureterohydronephrosis. ureterohidronefrosis.
ureterolith. ureterolito.
ureterolithiasis. ureterolitiasis.
ureterolithotomy. ureterolitotomía.
ureterolysis. ureterólisis.
ureteroneopyelostomy. ureteroneopielostomía.
ureteronephrectomy. ureteronefrectomía.
ureteroplasty. ureteroplastia.
ureteroproctostomy. ureteroproctostomía.
ureteropyelitis. ureteropielitis.
ureteropyelonephritis. ureteropielonefritis.
ureteropyeloplasty. ureteropieloplastia.
ureteropyosis. ureteropiosis.
ureterorectostomy. ureterorrectostomía.
ureterorrhagia. ureterorragia.
ureterorrhaphy. ureterorrafia.
ureterosigmoidostomy. ureterosigmoidostomía.
ureterostenosis. ureterostenosis.
ureterostoma. ureterostoma.
ureterostomy. ureterostomía.
ureterotomy. ureterotomía.
ureterotrigonoenterostomy. ureterotrigonoenterostomía.
ureterotrigonosigmoidostomy. ureterotrigonosigmoidostomía.
ureteroureteral. ureteroureteral.
ureteroureterostomy. ureteroureterostomía.
ureterouterine. ureterouterino.
ureterovaginal. ureterovaginal.
ureterovesical. ureterovesical.
ureterovesicostomy. ureterovesicostomía.
urethane. uretano.
urethra. uretra [uretral].
urethral. uretral.
urethral hematuria. hematuria uretral.
urethral papilla. papila uretral.
urethralgia. uretralgia.
urethratresia. uretratresia.
urethrectomy. uretrectomía.
urethremphraxis. uretrenfraxis.
urethreurynter. uretrurínter.
urethrism. uretrismo.
urethritis. uretritis.
urethrocele. uretrocele.
urethrocystitis. uretrocistitis.
urethrocystogram. uretrocistograma.
urethrocystography. uretrocistografía.
urethrograph. uretrógrafo.
urethrography. uretrografía.
urethrometer. uretrómetro.
urethropenile. uretropeneal o uretropeniano.
urethroperineal. uretroperineal.
urethroperineoscrotal. uretroperineoscrotal.
urethroplasty. uretroplastia.
urethroprostatic. uretroprostático.
urethrorectal. uretrorrectal.
urethrorrhagia. uretrorragia.
urethrorrhaphy. uretrorrafia.
urethrorrhea. uretrorrea.
urethroscope. uretroscopio.
urethroscopy. uretroscopia.
urethrospasm. uretrospasmo.
urethrostenosis. uretrostenosis.
urethrotome. uretrótomo.
urethrotomy. uretrotomía.
urethrotomy. uretrostomía.
urethrovaginal. uretrovaginal.
urethrovesical. uretrovesical.
uretic. urético.
uric. úrico.
uric acid. ácido úrico.
uricase. uricasa.
uricemia. uricemia.
uricocholia. uricocolia.
uricolysis. uricólisis.
uricometer. uricómetro.
uricopoiesis. uricopoyesis.
uricosuria. uricosuria.
uricoxidase. uricoxidasa.
uridrosis. uridrosis.
urinable. urinable.
urinarius. urinario.
urinary bladder. vejiga urinaria.
urinary calculus. cálculo urinario.
urinary cilinder, urinary cast. cilindro urinario.
urinary fistula. fístula urinaria.
urinary incontinence. incontinencia urinaria.
urinary meatus, meatus urinarius. meato urinario.
urinary output. gasto urinario.
urinary sediment. sedimento urinario.
uriniparous. urinífero, uriníparo.
urinogenous. urinógeno.
urinometer. urinómetro.
uritis. uritis.
urobilin. urobilina.
urobilinemia. urobilinemia.
urobilinogen. urobilinógeno.
urobilinuria. urobilinuria.
urocheras. arenilla.
urochrome. urocromo.
uroclepsia. uroclepsia.
urocrisis. urocrisia, urocrisis.
urocyanogen. urocianógeno.
urocystitis. urocistitis.
urodynia. urodinia.
urogenital. urogenital.
urogenital region. región urogenital.
urogenital sinus, sinus urogenitalis. seno urogenital.
urogenital system. sistema urogenital.
urogenital triangle. triángulo urogenital.
urogenous. urógeno.

uroglaucin. uroglaucina.
urogram. urograma.
urography. urografía.
urokinase. urocinasa.
urolith. urolito.
urolithology. urolitología.
urologist. urólogo.
uropathy. uropatía.
uropepsin. uropepsina.
uropoiesis. uropoyesis.
uroporphyrin. uroporfirina.
uropsammus. uropsamo.
urorectal septum. tabique urorrectal.
uroschesis. urosquesis.
uroscopy. uroscopia.
urosepsis. urosepsis.
urotoxic. urotóxico.
urticant. urticante.
urticaria. urticaria.
urtication. urticación.
uteralgia. uteralgia.
uterine. uterino.
uterine colic. cólico uterino.
uterine hernia. hernia uterina.
uterine neck. cuello uterino.
uterine plexus. plexo uterino.
uterine pregnancy. embarazo uterino.
uterine segment. segmento uterino.
uterine sinus. seno uterino.
uterine souffle. soplo uterino.
uterine tetanus. tétanos uterino.
uteroabdominal. uteroabdominal.
uterocervical. uterocervical.
uterocystostomy. uterocistostomía.
uterodynia. uterodinia.
uterography. uterografia.
uterolith. uterolito.
utero-ovarian. uteroovárico.
utero-ovarian varicocele. varicocele uteroovárico.
uteropelvic. uteropélvico.
uteropelvic ligament. ligamento uteropélvico.
uteroplacental. uteroplacental.
uteroplasty. uteroplastia.
uterorectal. uterorrectal.
uterosacral. uterosacro.
uterosacral ligament. ligamento uterorrectosacro o uterosacro.
uterosalpingography. uterosalpingografía.
uteroscopy. uteroscopia.
uterotubal. uterotubario.
uterovaginal. uterovaginal.
uterovaginal plexus. plexo uterovaginal.
uterovesical. uterovesical.
uterus. útero.
uterus bicornis. útero bicorne o bífido.
uterus bilocularis. útero bilocular.
uterus cordiformis. útero cordiforme.
uterus didelphys. útero didelfo.
uterus unicornis. útero unicorne.
utricle. utrículo.
utricular. utricular.
utriculitis. utriculitis.
utriculosaccular. utriculosacular.
utriculus prostaticus. utrículo prostático o uretral.
utriform. utriforme.
uvea. úvea.
uveal tract. tracto uveal.
uveitis. uveítis.
uveoparotiditis. uveoparotiditis.
uveoscleritis. uveoscleritis.
uviform. uviforme.
uviometer. uviómetro.
uvioresistant. uviorresistente.
uviosensitive. uviosensible.
uvula. úvula.
uvula cerebelli, uvula of cerebellum. úvula cerebelosa.
uvula vesicae. úvula vesical.
uvular. uvular.
uvulectomy. cionectomía, uvulectomía.
uvulitis. uvulitis.
uvuloptosis. uvuloptosis.
uvulotomy. uvulotomía.
uzara. uzara.

V

vacccine. vacuna.
vaccigenous. vaccígeno.
vaccination. vacunación.
vaccine. antitifoidea-antiparatifoidea.
vacciniform. vacciniforme.
vaccinogenous. vacunógeno.
vaccinotherapy. vacunoterapia.
vacuolar degeneration. degeneración vacuolar.
vacuole. vacuola.
vacuolization. vacuolización.
vacuum. vacío.
vagal. vagal.
vagina. vagina [vaginal].
vaginal. vaginal.
vaginal plexus. plexo vaginal.
vaginal touch. tacto vaginal.
vaginalectomy. vaginalectomía.
vaginalitis. vaginalitis.
vaginate. vaginado.
vaginectomy. vaginectomía.
vaginismus. vaginismo.
vaginitis. vaginitis.
vaginoabdominal. vaginoabdominal.
vaginodynia. vaginodinia.
vaginofixation. vaginofijación.
vaginogenic. vaginogénico.
vaginography. vaginografía.
vaginolabial. vaginolabial.
vaginomycosis. vaginomicosis.
vaginopathy. vaginopatía.
vaginoperineorrhaphy. vaginoperineorrafia.
vaginoperineotomy. vaginoperineotomía.
vaginoperitoneal. vaginoperitoneal.
vaginopexy. vaginopexia.
vaginoplasty. vaginoplastia.
vaginoscope. vaginoscopio.
vaginotomy. vaginotomía.
vaginovesical. vaginovesical.
vaginovulvar. vaginovulvar.
vagoglossopharyngeal. vagoglosofaríngeo.
vagolysis. vagólisis.
vagosympathetic. vagosimpático.
vagotomy. vagotomía.
vagotonia. vagotonía.
vagotonic type. tipo vagotónico.
vagotropic. vagotrópico o vagótropo.
vagotropism. vagotropismo.
vagus. vago.
vagus nerve. nervio vago.
valence. valencia.
valeral, valeraldehyde. valeral.
valeriana. valeriana.
valerianate. valerianato.
valeric acid. ácido valeriánico o valérico.
vallata. circunvalada.
value. valor.
valve. válvula.
valviform. valviforme.
valvular endocarditis. endocarditis valvular.
valvular insufficiency. insuficiencia valvular.
valvular pneumothorax. neumotórax sofocante o valvular.
valvular thrombus. trombo valvular.
valvulitis. valvulitis.
valvulotomy. valvotomía, valvulotomía.
vampire. vampiro.
vampirism. vampirismo.
vanadium. vanadio.
vanadiumism. vanadismo o vanadiuminismo.
vancomycin. vancomicina.

vanilla. vainilla.
vanillin. vainillina.
vaporisation. vaporización.
variable. variable.
variance. variancia.
variant. variante.
variation. variación.
varication. varicación.
varicella. varicela.
varicella gangrenosa. varicela gangrenosa.
varicella pustulosa. varicela pustulosa.
varicella-zoster virus. virus de la varicela-zoster.
varicellation. varicelación.
varicelliform. variceliforme.
variciform. variciforme.
varicocelectomy. varicocelectomía.
varicography. varicografía.
varicoid. varicoide.
varicomphalus. varicónfalo.
varicose aneurysm. aneurisma varicoso.
varicose ulcer. úlcera varicosa.
varicosis. varicosidad o varicosis.
varicula. varícula.
variety. variedad.
variola virus, smallpox virus. virus de la viruela.
variolar, variolic. variólico.
varioliform. varioliforme.
varioloid. varioloide.
variolous. varioloso.
variolovaccinia. variolovacuna.
varix. várice.
varnish. barniz.
varuocele. varicocele.
vasalgia. vasalgia.
vascular hypertension. hipertensión vascular.
vascular murmur. soplo vascular.
vascular myxoma. mixoma vascular.
vascular osteitis. osteítis vascular.
vascular reflex. reflejo vascular.
vascular system, circulatory system. sistema vascular, vascular sanguíneo.
vascular tonic. tónico vascular.
vascularity. vascularidad.
vascularizatiori. vascularización.
vasculature. vasculatura.
vasculitis. vasculitis.
vasculogenesis. vasculogénesis.
vasculum. vásculo.
vasectomy. vasectomía.
vaseline. vaselina.
vasiform. vasiforme.
vasitis. vasitis.
vasoconstriction. vasoconstricción.
vasoconstrictor. vasoconstrictor.
vasodilatation. vasodilatación.
vasodilator. vasodilatador.
vasoepididymostomy. vasoepididimostomía.
vasography. vasografía.
vasoinhibitor. vasoinhibidor.
vasoligation. vasoligadura.
vasomotor. vasomotor.
vasomotor center. centro vasomotor.
vasomotor rhinitis. rinitis vasomotora.
vasomotor system. sistema vasomotor.
vasomotricity. vasomotilidad.
vasopressin. vasopresina.
vasorrhaphy. vasorrafia.
vasosection. vasosección.
vasotomy. vasotomia.
vasotonic. vasotónico.
vasotrophic. vasotrófico.
vasovagal. vasovagal.
vasovagal syncope. síncope vasovagal.
vasovagal syndrome. síndrome vasovagal.
vasovasostomy. vasovasostomía.
vasovesiculectomy. vasovesiculectomía.
vastus. vasto.
vault. bóveda.
vection. vección.

vectorcardiogram. vectorcardiograma.
vectorial. vectorial.
vegetal pole, vegetative pole. polo vegetativo.
vegetarian. vegetariano.
vegetarianism. vegetarianismo o vegetarismo.
vegetation. vegetación.
vegetative. vegetativo.
vegetative life. vida vegetativa.
vehicle. vehículo.
veil. velo.
vein. vena.
velamentous. velamentoso.
velocity. velocidad.
velum palati. velo del paladar o palatino.
venation. venación.
veneniferous. venenífero.
venenous. venenoso.
venereal. venéreo.
venereal bubo. bubón venéreo.
venereal disease. enfermedad venérea.
venereal ulcer. úlcera venérea.
venereology. venereología.
Venezuelan equine encephalomyelitis virus. virus de la encefalomielitis de Venezuela.
venipuncture. venipuntura.
venoclysis. venoclisis.
venoperitoneostomy. venoperitoneostomía.
venostasis. venostasis.
venous blood. sangre venosa.
venous edema. edema venoso.
venous hemorrhage. hemorragia venosa.
venous insufficiency. insuficiencia venosa.
venous murmur. soplo venoso.
venous pressure. presión venosa.
venous pulse. pulso venoso.
venous thrombosis. trombosis venosa.
venous transfusion. transfusión venosa.
venovenostomy. venovenostomía.
ventilation. ventilación.
ventilator. ventilador.
ventouse. ventosa.
ventricle. ventrículo.
ventricle of heart. ventrículo del corazón.
ventricular. ventricular.
ventricular block. bloqueo ventricular.
ventricular complex. complejo ventricular.
ventricular depression. depresión ventricular.
ventricular extrasystole. extrasístole ventricular.
ventricular fibrillation. fibrilación ventricular.
ventricular gradient. gradiente ventricular.
ventricular puncture. punción ventricular.
ventricular rhythm. ritmo ventricular.
ventricular systole. sístole ventricular.
ventricular tachycardia. taquicardia ventricular.
ventricular wave. onda ventricular.
ventriculi. ventrículo.
ventriculitis. ventriculitis.
ventriculoatriostomy. ventriculoauriculostomía.
ventriculocisternostomy. ventriculocisternostomía.
ventriculocordectomy. ventriculocordectomía.
ventriculography. ventriculografía.
ventriculogram. ventriculograma.
ventriculometry. ventriculometría.
ventriculopuncture. ventriculopuntura.
ventriculoscopy. ventriculoscopia.
ventriculostomy. ventriculostomía.
ventrolateral mass. masa ventrolateral.
ventroptosis. ventroptosis.
ventrosuspension. ventrosuspensión.
veratririe. veratrina.
verbal. verbal.
verbal paraphasia. parafasia verbal.
verbigeration. verbigeración.
veriex. vértice.
vermian. vermiano.
vermicide. vermicida.
vermicular. vermicular.
vermicular movement. movimiento vermicular.
vermicular pulse. pulso vermicular.

vermiculose, vermiculous. vermiculoso.
vermiform. vermiforme.
vermifuge. vermífugo.
vermilion. bermellón.
vermis. vermis.
verruca acuminata. verruga acuminada.
verruca digitata. verruga digitada.
verruciform. verruciforme.
verrucoid nevus, nevus verrucosus. nevo verrugoso.
verrucous carcinoma. carcinoma verrugoso.
verrucous endocarditis. endocarditis vegetante o verrugosa.
versicolor. versicolor.
version. versión.
vertebra. vértebra.
vertebra prominens. vértebra prominente.
vertebral canal. canal vertebral.
vertebral formula. fórmula vertebral.
vertebral plexus. plexo vertebral.
vertebral pulp. pulpa vertebral.
vertebrate. vertebrado.
vertebrated catheter. sonda vertebrada.
vertebrectomy. vertebrectomía.
vertebrocostal. vertebrocostal.
vertebrodidymus. vertebrodídimo.
vertebrosacral. vertebrosacro.
vertebrosternal. vertebrosternal.
vertex presentation. presentación de vértice.
vertical. vertical.
vertical diplopia. diplopia vertical.
vertical hemianopia. hemianopsia vertical.
vertical nystagmus. nistagmo vertical.
vertical strabismus. estrabismo vertical.
vertical vertigo. vértigo vertical.
verticil. verticilo.
verticillate. verticilado.
vertigo. vértigo.
vesical diverticulum. divertículo vesical.
vesical hematuria. hematuria vesical.
vesical reflex. reflejo vesical.
vesical touch. tacto vesical.
vesicant. vesicante.
vesicatiori. vesicación.
vesicle. vesicula.
vesicocele. vesicocele.
vesicocervical. vesicocervical.
vesicointestinal. vesicointestinal.
vesicoperineal. vesicoperineal.
vesicoprostatic. vesicoprostático.
vesicorectal. vesicorrectal.
vesicorenal. vesicorrenal.
vesicosigmoid. vesicosigmoideo.
vesicosigmoidostomy. vesicosigmoidostomía.
vesicoureteral. vesicoureteral.
vesicourethral. vesicouretral.
vesicouterine. vesicouterino.
vesicouterovaginal. vesicouterovaginal.
vesicovaginorectal. vesicovaginorrectal.
vesicular. vesicular.
vesicular bronchitis. bronquitis vesicular.
vesicular exanthema. exantema vesicular.
vesicular keratitis. queratitis vesicular.
vesicular murmur. murmullo respiratorio.
vesicular nucleus. núcleo vesicular.
vesiculase. vesiculasa.
vesiculation. vesiculación.
vesiculectomy. vesiculectomía.
vesiculiform. vesiculiforme.
vesiculitis. vesiculitis.
vesiculobronchial. vesiculobronquial.
vesiculocavernous. vesiculocavernoso.
vesiculogram. vesiculograma.
vesiculography. vesiculografía.
vesiculopapular. vesiculopaputoso.
vesiculopustular. vesiculopustuloso.
vesiculotomy. vesiculotomía.
vesiculotubular. vesiculotubárico.
vessel. vaso.
vestibular nuclei. núcleo vestibular.
vestibular nystagmus. nistagmo vestibular.
vestibular root of vestibulocochlear nerve, radix vestibulares. raíz vestibular.
vestibule. vestíbulo.
vestibule of ear. vestíbulo del oído.
vestibule of larynx. vestíbulo de la laringe.
vestibule of mouth. vestíbulo de la boca.
vestibule of nose. vestíbulo de la nariz.
vestibule of omental bursa. vestíbulo de la bolsa omental.
vestibule of vagina, vestibulum vaginae. vestíbulo de la vagina o de la vulva.
vestibulotomy. vestibulotomía.
vestibulourethral. vestibulouretral.
vestibulovaginal bulb, bulb of vestibule of vagina. bulbo vestibulovaginal.
vestibulum vaginae. vulva.
vestige. vestigio.
veterinarian. veterinario.
veterinary. veterinaria.
veterinary anatomy. anatomía veterinaria.
veterinary medicine. medicina veterinaria.
viability. viabilidad.
viable. viable.
vial. vial.
vibratile. vibrátil.
vibration synovitis. sinovitis por vibración.
vibratiori. vibración.
vibrator. vibrador.
vibratory. vibratorio.
vibratory masage. masaje vibratorio.
vibratory sensibility. sensibilidad vibratoria.
vibrion. vibrión.
vibrionic abortion. aborto vibriónico.
vibrocardiogram. vibrocardiograma.
vibrometer. vibrómetro.
vicarious. vicario.
vicarious menstruation. menstruación vicariante.
vice. vicio.
vidian. vidiano.
vigil. vigília.
villiferous. villífero.
villose. velloso.
villositis. villositis.
villus. vellosidad.
villusectomy. villusectomía.
vinblastine. vinblastina.
vincristine. vincristina.
vinegar. vinagre.
vinic. vínico.
vinyl. vinilo.
violet. violeta.
viomycin. viomicina.
viosterol. viosterol.
viper. vibora.
viperine. viperino.
viraginity. viraginidad.
viral. viral, vírico.
viral hepatitis. hepatitis vírica.
viral meningitis. meningitis virásica.
viral pneumonia. neumonía vírica.
virginal. virginal.
virginity. virginidad.
virgiri. virgen.
virile. viril.
virilescence. virilescencia.
viriligenic. virilígeno.
virilism. virilismo.
virility. virilidad.
virion. virión.
viripotent. viripotente.
viroid. viroide.
virology. virología.
virosis. virosis.
virtual. virtual.
virtual focus. foco virtual.
virtual image. imagen virtual.
virucidal. viricida o virucida.

virulence. virulencia.
virulicidal. virulicida.
viruliferous. virulífero.
virus. virus.
virusemia. virusemia.
viscera. viscera.
visceralgia. visceralgia.
visceroinhibitory. visceroinhibitorio.
visceromotor. visceromotor.
viscerosensory. viscerosensorial.
viscerosomatic. viscerosomático.
viscerotomy. viscerotomía.
viscerotrophic. viscerotrófico.
viscerotropic. viscerotrópico.
viscosimetry. viscosimetría.
viscosity. viscosidad.
visible. visible.
visible spectrum. espectro visible.
visión. visión.
vision nul. visión nula.
vision obscure. visión oscura.
visual. visual.
visual cell. célula visual.
visual field. campo visual.
visual image. imagen visual.
visual plane. plano visual.
visual threshold. limen visual.
visual zone. zona visual.
visualization. visualización.
visualize. visualizar.
visuopsychic. visuopsíquico.
visuosensory. visuosensorial.
vital capacity. capacidad vital.
vital staining. coloración vital.
vitality. vitalidad.
vitamin. vitamina.
vitaminogenic. vitaminógeno.
vitaminoid. vitaminoide.
vitaminology. vitaminología.
vitellicle. vitelículo.
vitellin. vitelina.
vitelline. vitelino.
vitelline sac. saco vitelino.
vitellointestinal cyst, umbilical cyst. quiste umbilical o vitelointestinal.
vitiligo. vitíligo.
vitreocapsulitis. vitreocapsulitis.
vitreous. vitreo.
vitreous body. cuerpo vítreo.
vitreous chamber. cámara vítrea.
vitriol. vitriolo.
vitropression. vitropresión.
vivification. vivificación.
viviparous. vivíparo.
vivisection. vivisección.
vocal cord. cuerda vocal.
vocal fremitus. frémito vibratorio o vocal.
vocal muscle. músculo vocal.
vocal nodule. nódulo vocal.
voice. voz.
volar. volar.
volatile. volátil.
volatile oil. aceite volátil.
volatilization. volatilización.
volitiori. volición.
vollicular vulvitis. vulvitis folicular.
volsella forceps. pinzas volsella.
volt. voltio.
voltage. voltaje.
voltaic. voltaico.
voltampere. voltamperio.
voltmeter. voltímetro.
volume. volumen.
volumetric. volumétrico.
voluntary. voluntario.
voluntary muscle. músculo voluntario.
volvulosis. volvulosis.
volvulus. vólvulo.
vomer. vómer.
vomerobasilar. vomerobasilar.
vomeronasal. vomeronasal.
vomica. vómica.
vomit. emesia o emesis, vómito.
vomiting. fecaloideo.
vomitive. vomitivo.
vomiturition. vomiturición.
voracity. voracidad.
vortex. vórtice.
vulcanite. vulcanita.
vulcanization. vulcanización.
vulnerability. vulnerabilidad.
vulnerable. vulnerable.
vulnerary. vulnerario.
vulsella. vulsela.
vulva. vulva.
vulvar vaginismus. vaginismo anterior o vulvar.
vulvectomy. vulvectomía.
vulvitis. vulvitis.
vulvocrural. vulvocrural.
vulvouterine. vulvouterino.
vulvovaginal. vulvovaginal.
vulvovaginitis. vulvovaginitis.

W

waddling gait. marcha miopática.
waist. talle.
wall. pared.
walnut. nuez.
walnut tree. nogal.
wandering liver, floating liver. hígado errante o flotante.
wandering pain. dolor errático.
war gas. gas de guerra.
warblefly. tábano.
wart. verruga.
washed sulfur. azufre lavado.
wasp. avispa.
water balance, fluid balance. balance hídrico.
water diuresis. diuresis acuosa o hídrica.
waterhemlock. felandrio.
watt. vatio.
wax. cera.
waxy spleen, lardaceous spleen. bazo lardáceo.
weaning. destete.
wear. desgaste.
wedge. cuña.
weed-killer. herbicida.
weight. peso.
western equine encephalomyelitis virus. virus de la encefalomielitis equina del Oeste.
wet cough. tos blanda o húmeda.
whale. ballena.
wheal. habón, urtica.
wheat. trigo.
whim. antojo.
whisper. cuchicheo.
whistle. silbato.
white. blanco.
white line, linea alba. línea blanca.
white substance, substantia alba. sustancia blanca.
white thrombus. trombo blanco.
whole blood. sangre total.
will. voluntad.
window. ventana.
wine. vino.
wing. ala.
winged scapula, scapula alata. escápula alada.
winking. guiñada, guiño.
wire. alambre.
withdrawal symptom. síntoma de abstinencia.
wool. lana.
worm. gusano.
wormian bone. hueso wormiano.
wormwood. ajenjo.
wound. herida.

wound excision. desbridamiento.
wrist. muñeca, carpo.
writing. escritura.
wuchereriasis. wuchereriasis.

X

X-linked ichthyosis. ictiosis ligada al cromosoma X.
X-ray. rayos X.
X-ray tube. tubo de rayos X.
xanthelasma. xantelasma.
xanthematin. xantematina.
xanthemia. xantemia.
xanthic. xántico.
xanthic acid. ácido xántico.
xanthine. xantina.
xanthinuria. xantinuria.
xanthochromia. xantocromía.
xanthocyanopsia. xantocianopsia.
xanthodeenia. xantodermia.
xanthodont. xantodonte.
xanthogranuloma. xantogranuloma.
xanthoma. xantoma.
xanthoma multiplex. xantoma múltiple.
xanthoma palpebrarum. xantoma de los párpados.
xanthoma tuberosum. xantoma tuberoso.
xanthophane. xantófano.
xanthophore. xantóforo.
xanthoprotein. xantoproteína.
xanthopsia. xantopsia.
xanthopsin. xantopsina.
xanthosarcoma. xantosarcoma.
xanthosis. xantosis.
xenodiagnosis. xenodiagnosis.
xenogenesis. xenogenia o xenogénesis.
xenogenous. xenógeno.
xenon. xenón.
xenoparasite. xenoparásito.
xenophobia. xenofobia.
xenophonia. xenofonía.
xenophthalmia. xenoftalmía.
xeroderma. xeroderma.
xeroderma pigmentosum. xeroderma pigmentoso.
xerodesmo. xerodermia.
xeromammography. xeromamografía.
xerophagia. xerofagia.
xerophthalmia. xeroftalmia.
xeroradiography. xerorradiografía.
xerosis. xerosis.
xerostomia. xerostomia.
xerotripsis. xerotripsis.
xiloketose, xylulose. xilocetosa.
xiphocostal. xifocostal.
xiphodidymus. xifodídimo o xifodimo.
xiphodyrua. xifodinia.
xiphoid. xifoide, xifoides.
xyloidin. xiloidina.
xylol. xilol.
xylonite. xilonita.
xylose. xilosa.
xyster. xister.

Y

yawn. bostezo.
yeast. levadura.
yellow body, corpus luteum. cuerpo lúteo.
yellow fever. fiebre amarilla.
yellow fever vaccine. vacuna antiamarílica.
yellow fever virus. virus de la fiebre amarilla.
yellow hepatization. hepatización amarilla.
yellow ligament. ligamento amarillo.
yellow nail syndrome. síndrome de uñas amarillas.
yogurt. yogur.

yohimbe. yohimbé.
yohimbine. yohimbina o yohimbenina.
yolk. yema, vitelo.
youth. juventud.
yperite. yperita.
ytterbium. iterbio.
yucca. yuca.

Z

zime. zona.
zincalism. cincalismo.
zink. cinc.
zirconium. circonio.
zoanthropy. zoantropía.
zoetic. zoético o zoico.
zonesthesia. zonestesia.
zonifugal. zonífugo.
zonipetal. zonípeto.
zonula. zónula. femenino.
zonular layer. capa zonular.
zonulitis. zonulitis.
zonulolysis. zonulólisis.
zoo-agglutinin. zooaglutinina.
zoo-anaphylactogen. zooanafilactógeno.
zoobiology. zoobiología.
zooblast. zooblasto.
zoochemistry. zooquímica.
zoodermic. zoodérmico.
zooerastia. zooerastia.
zoogenous. zoógeno.
zoogeny. zoogénesis o zoogenia.
zoogeography. zoogeografía.
zooglea. zooglea.
zoogony. zoogonía.
zoography. zoografía.
zooid. zooide.
zoology. zoología.
zoonomy. zoonomía.
zoonosis. zoonosis.
zooparasite. zooparásito.
zoopathology. zoopatología.
zoophilism. zoofilismo.
zoophobia. zoofobia.
zoophyte. zoófito.
zooplasty, zoografting. zooplastia.
zooprophylaxis. zooprofilaxis.
zoopsychology. zoopsicología.
zoosis. zoosis.
zoospore. zoospora.
zootechnics. zootecnia.
zootomy. zootomía.
zootoxin. zootoxina.
zootrophic. zootrófico.
zosteriform. zosteriforme.
zygion. cigión.
zygoma. cigoma.
zygomatic. cigomático.
zygomatic arch. arco cigomático.
zygomatic fossa. fosa cigomática.
zygomaticofrontal suture. sutura cigomaticofrontal.
zygomaticomaxillary suture. sutura cigomaticomaxilar.
zygosis. cigosis.
zygote. cigoto.
zymase. cimasa.
zymocyte. cimocito.
zymogen. cimógeno.
zymogen granule. gránulo de cimógeno.
zymogenesis. cimogénesis.
zymogram. cimograma.
zymolisis. cimólisis.
zymophore. cimóforo.
zymosthenic. cimosténico.

GLOSARIO

FRANCÉS – ESPAÑOL

A

abarognose. abarognosia o abarognosis.
abaxial. abaxil o abaxial.
abcès. absceso.
abcès. absceso espermático.
abcès. absceso gangrenoso.
abcès accompaganant l'appendicite. tifloempiema.
abcès alvéolaire. absceso alveolar.
abcès amebic, abcès amibien. absceso amebiano.
abcès apical. absceso apical.
abcès appendiculaire. absceso apendicular.
abcès bilharzien. absceso bilharziótico.
abcès caséeux. absceso caseoso.
abcès chaud. absceso agudo.
abcès circonscrit. absceso circunscrito.
abcès de l'anus. absceso anorrectal.
abcès du cerveau. encefalopiosis.
abcès froid. absceso frío.
abcès gazeux. absceso timpánico.
abcès hemorragique. absceso hemorrágico.
abcès métastatique. absceso metastásico.
abcès migrateur. absceso errante.
abcès palatine. absceso palatino.
abcès prémammaire. absceso premamario.
abcès primaire. absceso primario.
abcès rétromammaire. absceso retromamario.
abcès secondaire. absceso secundario.
abcès sus-hépatique. absceso subhepático.
abcès sympathique. absceso simpático.
abcès thécal. absceso tecal.
abcès vermineux. absceso helmíntico.
abdominoscopie. abdominoscopia.
abducteur. abductor.
abduction. abducción.
abeille. abeja.
aberrant. aberrante.
aberration. aberración.
abétalipoprotéinémie. abetalipoproteinemia.
abiogenèse. abiogenesia, abiogénesis o abiogenia.
abiologie. abiología.
abiophysiologie. abiofisiología.
abiose. abiosis.
abiotrophie. abiotrofia.
ablastine. ablastina.
abiurétique. abiuret.
ablation chirurgicale. aforesis.
ablation d'une exostose. exostosectomía.
ablation de la langue. elinguación.
ablation du ganglion de Meckel. meckelectomía.
ablation du pénis. falectomía.
ablation du veru montanum. coliculectomía.
abléphane. ablefaria o abléfaron.
ablepsie. ablepsia.
abmortel. abmortal.
abomasum. abomaso.
abortif. abortivo.
abortine. abortina.
abouchement. abocamiento.
abouchement de l'intestin à la paroi. celioenterotomía.
aboulie. abulia.
abrachie. abraquia.
abrachiocéphale. abraquiocéfalo.
abrachiocéphalie. abraquiocefalia.
abrasion. desgaste.
abrasion des dents. odontotripsis.
abréaction. abreacción.
abrine. abrina.
abrisme. abrismo.
abroma. abroma.
abscence de rate. alienia.
abscisse. abscisa.
absconsio. absconsio.
absence d'activité fonctionnelle. anergasia.
absinthe. ajenjo.
absinthine. absintina.
absolu. absoluto.
absorbant. absorbente.
absorptiomètre. absorciómetro.
abstergent. abstergente.
abstinence. abstinencia.
aburétique. abiuret.
abus. abuso.
acanthesthésie. acantestesia.
acanthion. acantion.
acanthocéphale. acantocéfalo.
acanthocéphaliase. acantocefaliasis.
acanthocheilonémiase. acantoqueilonemiasis.
acanthocyte. acantocito.
acanthocytose. acantocitosis.
acanthoïde. acantoide.
acanthokératodermie. acantoqueratodermia.
acantholyse. acantólisis.
acanthome. acantoma.
acanthopelvis. pelvis espinosa.
acanthopelvis. acantopélix.
acanthose. acantosis.
acanthosis nigricans. queratosis nigricans.
acarbie. acarbia.
acardie. acardia.
acardiotrophie. acardiotrofia.
acare. acárido.
acaricide. acaricida.
acariose. acariasis o acaridiasis.
acarodermatite. acarodermatitis.
acarotoxique. acarotóxico.
acatalasie. acatalasia.
acatalepsie. acatalepsia.
acatastasie. acatastasia.
acathésie. acatisia.
acathexie. acatexia.
acaudé. acáudeo.
acaulinose. acaulinosis.
accélérateur. acelerador.
accélération. aceleración.
accentuation. acentuación.
accepteur. aceptor.
accessoire. accesorio.
accident. accidente.
accidentalisme. accidentalismo.
accipiter. accipiter.
acclimatation. aclimatación.
accommodation. acomodación.
accommodomètre. acomodómetro.
accouchement compliqué. parto complicado.
accouchement multiple. parto múltiple.
accouchement prématuré. parto prematuro.
accouchement prolongé. parto prolongado.
accouchement provoqué. parto artificial.
accrétion. acreción.
acellulaire. acelular.
acénesthésie. acenestesia.
acéphale. acéfalo.
acéphalie. acefalia.
acéphalie. acefalismo.
acéphalobrachie. acefalobraquia.
acéphalocardie. acefalocardia.
acéphalochirie. acefaloquiria.
acéphalocyste. acefalocisto.
acéphalogastrie. acefalogastria.
acéphalopodie. acefalopodia.
acéphalorachie. acefalorraquia.
acéphalostomie. acefalostomía.

acéphalothoracie. acefalotoracia.
acervule, acervulus. acérvulo.
acestome. acestoma.
cétabuloplastia. acetabuloplastia.
acétal. acetal.
acétamide. acetamida.
acétaminophène, paracètamol. acetaminofén.
acétanilide. acetanilida.
acétate. acetato.
acétazolamide. acetazolamida.
acétique. acético.
acetolase. acetolasa.
acétolyse. acetólisis.
acétone. acetona.
acétonémie. acetonemia.
acétonumérateur.D acetonumerador.
acetopyrine. acetopirina.
acétyl-coenzyme A. acetilcoenzima alemán
acétylation. acetilación.
acétylcholine. acetilcolina.
acétylcholinestérase. acetilcolinesterasa.
achromatisme. acromatismo.
achromatophile. acromatófilo.
achromatolyse. acromatólisis.
acétylcystéine. acetilcisteína.
acétyle. acetilo.
acétylène. acetileno.
acétylphosphatase. acetilfosfatasa.
acétylsulfadiazine. acetilsulfadiacina.
acétyltransférase. acetiltransferasa.
Achalasie. acalasia.
achélie. aqueilia.
achillobursite, achilléite. aquilobursitis.
achillodynie. aquilodinia.
achillorraphie. aquilorrafia.
achilloténotomie. aquilotenotomía.
achizogyrie. esquizogiria.
achloroblepsie. acloropsia.
acholie. acolia.
acholurie. acoluria.
achondrogenèse. acondrogénesis.
achondroplasie. acondroplasia.
achorèse. acoresis.
achromatique. acromático.
achromatopsie, dyschronatopsie. paracromatopsia.
achromaturie. acromaturia.
achromotrichie. acromotriquia.
achylie. aquilia.
achymose. aquimia.
aciculaire. acicular.
acidalbumine. acidalbúmina.
acide désoxyribonucléique. ácido desoxirribonucleico.
acide éthylénediaminetétracétique. ácido etilendiamidotetraacético.
acide glycérophosphorique. ácido glicerofosfórico.
acide inositol-hexaphosphorique, acide fytique. ácido inositohexafosfórico.
acide paraaminobenzoïque. ácido paraaminobenzoico.
acide acétique. ácido acético.
acide acétylsalicylique. ácido acetilsalicílico.
acide adénylique. ácido adenílico.
acide aminé essentiel, aminoacide essentiel. aminoácido esencial.
acide aminobenzoïque. ácido aminobenzoico.
acide -aminobutyrique. ácido gamma-aminobutírico.
acide aminocaproïque. ácido -aminocaproico.
acide arsanilique. ácido arsanílico.
acide ascorbique. ácido ascórbico.
acide asparaginique. ácido asparagínico.
acide barbiturique. ácido barbitúrico.
acide benzoïque. ácido benzoico.
acide biliaire. ácido biliar.
acide borique. ácido bórico.
acide bromique. ácido brómico.
acide butyrique. ácido butírico.
acide cacodylique. ácido cacodílico.
acide caprique. ácido cáprico.

acide caproïque. ácido caproico.
acide carbamique. ácido carbámico.
acide carbonique. ácido carbónico.
acide carminique. ácido carmínico.
acide cérotique. cerina.
acide chénodésoxycholique. ácido quenodesoxicólico.
acide chlorhydrique. ácido clorhídrico.
acide chlorique. ácido clórico.
acide cholanique. ácido colánico.
acide cholique. ácido cólico.
acide chromique. ácido crómico.
acide chrysophanique. ácido crisofánico.
acide cinnamique. ácido cinámico.
acide citrique. ácido cítrico.
acide cyanhydrique. ácido cianhídrico.
acide cytidylique. ácido citidílico.
acide décanoïque. ácido decanoico.
acide déhydrocholique. ácido deshidrocólico.
acide désoxycholique. ácido desoxicólico.
acide diacétique. ácido diacético.
acide diaminopimélique. ácido diaminopimélico.
acide docosanoïque. ácido docosanoico.
acide dodécanoïque. ácido dodecanoico.
acide édétique. ácido edético.
acide eicosanoïque. ácido eicosanoico.
acide élaïdique. ácido elaídico.
acide étacrynique. ácido etacrínico.
acide éthy-5 phényl-5 barbiturique, phénobarbital. ácido feniletilbarbitúrico.
acide fluorhydrique. ácido fluoshídrico.
acide folinique. ácido folínico.
acide folique. ácido fólico.
acide formique. ácido fórmico.
acide fumarique. ácido fumárico.
acide fusidique. ácido fusídico.
acide gadoléique. ácido gadoleico.
acide gallique. ácido gálico.
acide gentisique. ácido gentísico.
acide glucuronique. ácido glucurónico.
acide glutamique. ácido glutámico o glutamínico.
acide glycérique. ácido glicérico.
acide glycocholique. ácido glicocólico.
acide gras. ácido graso.
acide guanylique. ácido guanílico.
acide gymnésique. ácido gimnémico.
acide hexadécanoïque, acide palmitique. ácido hexadecanoico.
acide hippurique. ácido hipopúrico.
acide hircique. ácido hírsico.
acide homogentisique. ácido homogentísico.
acide hyaluronique. ácido hialurónico.
acide hypobromeux. ácido hipobromoso.
acide hypochloreux. ácido hipocloroso.
acide iodique. ácido yódico.
acide isovalérique. ácido isovaleriánico.
acide lactique. ácido láctico.
acide lipoïque. ácido lipoico.
acide lithocholique. ácido litocólico.
acide malique. ácido málico.
acide malonique. ácido malónico.
acide mandélique. ácido mandélico.
acide méconique. ácido mecónico.
acide métaphosphorique. ácido metasfosfórico.
acide mucique. ácido múcico.
acide muramique. ácido murámico.
acide myronique. ácido mirónico.
acide nalidixique. ácido nalidíxico.
acide naphtionique. ácido naftiónico.
acide nicotinique. niacina.
acide nicotinique. ácido nicotínico.
acide nitrique. ácido nítrico.
acide nitromuriatique. ácido nitromuriático.
acide nucléique. ácido nucleico.
acide oléique. ácido oleico.
acide orotique. ácido orótico.
acide osmique, anhydride osmique. ácido ósmico.
acide oxalique. ácido oxálico.
acide oxalurique. ácido oxalúrico.

acide palmitique. ácido palmítico.
acide pantothénique. ácido pantoténico.
acide paraaminosalicylique. ácido paraaminosalicílico.
acide parabanique. ácido parabánico.
acide paralactique. ácido paraláctico.
acide paralactique. ácido sarcoláctico.
acide péctique. ácido péctico.
acide pénicillique. ácido penicíllico.
acide perosmique, anhydride osmique. ácido perósmico.
acide phénylpyruvique. ácido fenilpirúvico.
acide phosphoreux. ácido fosforoso.
acide phosphorique. ácido fosfórico.
acide phosphotungstique. ácido fosfotúngstico.
acide phtalique. ácido ftálico.
acide picramique. ácido picrámico.
acide picrique. ácido pícrico.
acide pipecolique. ácido pipecólico.
acide ptéroïque. ácido pteroico.
acide ptéroylglutamique, acide folique. ácido pteroilglutámico.
acide pyrophosohorique. ácido pirofosfórico.
acide pyruvique. ácido pirúvico.
acide quinique. ácido quínico.
acide saccharique. ácido sacárido.
acide salicylique. ácido salicílico.
acide silicique. ácido silícico.
acide stéarique. ácido esteárico.
acide succinique. ácido succínico.
acide sulfanilique. ácido sulfanílico.
acide sulfhydrique. ácido sulfhídrico.
acide sulfoichthyolique. ácido sulfoictiólico.
acide sulfureux. ácido sulfuroso.
acide sulfurique. ácido sulfúrico.
acide tartrique. ácido tartárico.
acide taurocholique. ácido taurocólico.
acide thiosulfurique. ácido tiosulfúrico.
acide trichloroacétique. ácido tricloroacético.
acide undécylénique. ácido undecilénico.
acide urique. ácido úrico.
acide valérique. ácido valeriánico o valérico.
acide xanthique. ácido xántico.
acidification. acidificación.
acidimètre. acidímetro.
acidimétrie. acidimetría.
acidité. acidez.
acidophilisme. acidofilismo.
acidorésistant. acidorresistente.
acidose compensée. acidosis compensada.
acidose décompensée. acidosis descompensada.
acidose métabolique. acidosis metabólica.
acidose respiratoire. acidosis respiratoria.
acier. acero.
acil-coenzyme A. acil-coenzima alemán
acinésie. acinesia o acinesis.
aciniforme. aciniforme.
acinotubulaire. acinotubular.
aclasie. aclasia.
aclastique. aclástico.
acléistocardie. acleistocardia.
acmé. acmé.
acnémie, aknémie. acnemia.
acnitis. acnitis.
acocanthérine. acocanterina.
acologie. acología.
acognosie. acognosia.
aconit. acónito.
aconitine. aconitina.
acoprose. acoprosis.
acorée. acorea.
acorie. acoria.
acorine. acorina.
acoumètre. acúmetro.
acouophonie. acufonía.
acouphène. acusma.
acousmatagnosie. acusmatagnosia.
acousmatamnésie. acusmatamnesia.
acoustique. acústica.

acquis. adquirido.
acrânie. acrania.
acrânien. acranio.
acribomètre. acribómetro.
acridine. acridina.
acriflavine. acriflavina.
acrimonie. acrimonia.
acritique. acrítico.
acro-anesthésie. acroanestesia.
acro-asphyxie. acroasfixia.
acroagnosie. acroagnosis.
acroarthrite. acroartritis.
acroblaste. acroblasto.
acrobrachycéphalie. acrobaquicefalia.
acrobystiolithe. acrobistiolito.
acrobystite. acrobistitis.
acrocentrique. acrocéntrico.
acrocéphalie. acrocefalia.
acrocéphalosyndactylie. acrocefalosindactilia.
acrocinésie. acrocinesia.
acrocontracture. acrocontractura.
acrocyanose. acrocianosis.
acrodermatitis enteropathica. acrodermatitis enteropática.
acrodolichomélie. acrodolicomelia.
acrodonte. acrodonto.
acrodynie. quiropodalgia.
acroesthésie. acroestesia.
acrognosie. acrognosia.
acrohyperhidrose. acrohiperhidrosis.
acrohypothermie. acrohipotermia.
acrohystéro-salpingectomia. acrohisterosalpingectomía.
acrohératose. acroqueratosis.
acrokératose verruciforme. acroqueratosis verruciforme.
acroléine. acroleína.
acromacrie. acromacria.
acromastite. acromastitis.
acromatisme. acromatismo.
acromatolyse. acromatolósis.
acromatophile. acromatófilo.
acromégalogogantisme. acromagalogigantismo.
acromélique. acromélico.
acromial. acromial.
acromicrie. micromelia.
acropathologie. acropatología.
acrophobie. hipsofobia.
acrospirome. acroespiroma.
acrosclérose. acroscelrosis.
actinomycome. actinomicoma.
acydile. acidilo.
acyl-coenzyme A. acil-coenzima A.
acrotéalgie. acrostealgia.
acrotérique. acroacritérico.
acrotique. acrótico.
acrotrophodynie. acrotrofodinia.
acrylique. acrílico.
acte. acto.
actine. actina.
acting out. acting-out.
actinine. actinina.
actinisme. actinismo.
actinmycome. actinomicoma.
actinobacillose. actinobacilosis.
actinodermatose. actinodermatitis.
actinologie. actinnlogía.
actinomètre. actinómetro.
actinomycétine. actinomicetina.
actinomycine. actinomicina.
actinomycosine. actinomicotina.
actinon. actinón.
actinoscopie. actinoscopia.
action. acción.
action d'un astringent, constipation. astricción.
action dynamique spécifique. acción dinamicoespecífica.
action réflexe. acción refleja.
action spécifique. acción específica.

action tampon. acción tope.
activateur. activador.
activation. activación.
activité. actividad.
actomyosine. actomiosina.
acuité. agudeza.
acuminé. acuminado.
acupressure. acupresión.
acyanoblepsie. acianoblepsia o acianopsia.
acyclique. acíclico.
acylation. acilación.
acydile. acidilo.
acyl-coenzyme A. acil-coenzima A.
acyle. acilo.
acystie. acistia.
adamantin. adamantino.
adaptation. habituación.
adaptomètre. adaptómetro.
adaxial. adaxil.
additif. aditivo.
adducteur. aductor.
adélomorphe. adelomorfo.
adelphie. adelfia.
adénalgie. adenalgia.
adénase. adenasa.
adendritique. adéndrico.
adénectomie. adenectomía.
adénemphraxie. adenenfrasis.
adéniforme. adeniforme.
adénine. adenina.
adénisation. adenización.
adénite. adenitis.
adéno-lipomatose. adenolipomatosis.
adéno-myxome. mixadenoma.
adénoblaste. adenoblasto.
adénocarcinome. adenoepitelioma.
adenocarcinome. adenocarcinoma.
adénocèle. adenocele.
adénochondrome. adenocondroma.
adénocyte. adenocito.
adénodiastase. adenodiastasis.
adénofibroma. fibroadenoma.
adénofibrome. adenofibroma.
adénofibrose. adenofibrosis.
adénogène. adenógeno.
adénogenèse. adenogénesis.
adénographie. adenografía.
adénohypophyse. adenohipófisis.
adénohypophyse. antehipófisis.
adénoïdectomie. adenoidectomía.
adénoïdisme. adenoidismo.
adénoïdite. adenoiditis.
adénoléiomyofibrome. adenoliomiofibroma.
adénologie. adenología.
adénomalacie. adenomalacia.
adénomatose. adenomatosis.
adénome acidophile. adenoma acidófilo.
adénome basophile. adenoma basófilo.
adénome chromophobe. adenoma cromófobo.
adénome de la paupière. blefaroadenoma.
adénomégalie. adenomegalia.
adénome sébacé. adenoma sebáceo.
adénomyofibrome. adenomiofibroma.
adénomyomatose. adenomiomatosis.
adénomyome. adenomioma.
adénomyosarcome. adenomiosarcoma.
adénomyxome. adenomixoma.
adénopathie. adenopatía.
adénophlegmon. adenoflemón.
adénophtalmie. adenoftalmía.
adénosarcome. adenosarcoma.
adénose. adenosis.
adénosinase. adenosinasa.
adénosine-désaminase. adenosindesaminasa.
adénosine-diphosphate. adenosindifosfato.
adénosine-monophosphate. adenosinmonofosfato.
adénosine-triphosphatase. adenosintrifosfatasa.
adénosine-triphosphate. adenosintrifosfato.
adénotomie. adenotomía.

adénphraxie. adenenfraxis.
adénsation. adenización.
adénylcyclase. adenilciclasa.
adényle. adenilo.
adénylique. adenílico.
adermie. adermia.
adermogenèse. adermogénesis.
adhérence. adherencia.
adhérence de la paupière à la cornée. corneobléfaron.
adhésif. adhesivo.
adhésion interthalamique. masa intermedia.
adiabatique. adiabático.
adiadochocinésie. adiadococinesia.
adiaphorèse. adiaforesis.
adiastolie. adiastolia.
adipectomie. adipectomía.
adipeux. adípico.
adiaphorie. adiaforia.
adipogénie, adipogenèse. adipogenia.
adipolyse. adipólisis.
adipomètre. adipómetro.
adipopexie. adipopexia.
adiposis tuberosa simplex. adiposis tuberosa simple.
adiposite. adipositis.
adiposité, adipose. adiposidad.
adjuvant. adyuvante.
adonidine. adonidina.
adrénalectomie. adrenalectomía.
adrénalinurie. adrenalinuria.
adrénalite. adrenalitis.
adrénalone. adrenalona.
adrénarche. adrenarquia.
adrénochrome. adrenocromo.
adrénogramme. adrenograma.
adrénotrophine. adrenotropina.
adrénotrope. adrenotrópico.
adventice. adventicio.
aération. aeración.
aération . aireación.
aérobie. aerobio.
aérobie facultatif. aerobio facultativo.
aérobie obligatoire. aerobio obligado.
aérobiologie. aerobiología.
aérobioscope. aerobioscopio.
aérobiose. aerobiosis.
aérocolpos. aerocolpos.
aérocystographie. aerocistografía.
aéroembolisme. aeroembolismo.
aéroemphysème. aeroenfisema.
aérogastrie. aerogastria.
aérogel. aerogel.
aéromammographie. aeromamografía.
aérootite moyenne. aerotitis media.
aéropathie. aeropatía.
aeropiézothérapie. aeropiezoterapia.
aéroplancton. aeroplancton.
aérotaxie. aerotaxis.
aérotite moyenne. aerootitis media.
aérotropisme. aerotropipsmo.
affectant les extrémités. acral.
affecté. afectado.
affection des racines nerveuses et des nerfs. radiculoneuropatía.
affectivité. afectividad.
afférent. esódico.
affinité. afinidad.
afibrinogénémie. afibrinogenemia.
aflatoxine. aflatoxina.
agalactie. agalactia.
agammaglobulinémie. agammaglobulinemia.
agammaglobulinémie acquise. agammaglobulinemia adquirida.
agammaglobulinémie congénitale. agammaglobulinemia congénita.
agamogenèse. agamogénesis.
agaricine. agaricina.
agastrie. agastria.
âge. edad.

âge anatomique. edad anatómica.
âge chronologique. edad cronológica.
âge mental. edad mental.
âge osseux. edad ósea.
âge physiologique. edad fisiológica.
agénosomie. agenosomía.
agent paralysateur. parálisis paralizador (2.ª acepción).
agent alcoylant, alcoylant, alkylant. agente alquilante.
aggloméré. aglomerado.
agglutination de groupe. aglutinación de grupo.
agglutination immédiate. aglutinación inmediata.
agglutination médiate. aglutinación mediata.
agglutinine. sustancia aglutinable.
agglutinine de groupe. aglutinina de grupo.
agglutinine partielle. aglutinina menor.
agglutinine plaquettaire. aglutinina plaquetaria.
agglutinine spécifique. aglutinina mayor.
agglutinoscope. aglutinoscopio.
agglutomètre. aglutómetro.
aglossostomie. aglosostomía.
agnosie auditive. auditognosis.
agoisse flottante. angustia flotante, libre.
agoniste. agonista.
agrafe. ágrafe.
agraffe. grapa.
agrammatisme. disgramatismo.
agrégat. agregado.
agrégation. agregación.
agrégation plaquettaire. agregación plaquetaria.
agrypnotique. agripnótico.
aigreur. acor.
aigu. agudo.
aiguille. aguja.
aiguille à anévrisme. aguja de aneurisma.
aiguille à aspiration. aguja aspiradora.
aiguille à cataracte. aguja de cuchillo.
aiguille à discission. aguja de discisión.
aiguille à ligature. aguja de ligadura.
aiguille atraumatique. aguja atraumática.
aiguille avec butée d'arrêt. aguja con tope.
aiguille hypodermique. aguja hipodérmica.
ail. ajo.
ailé. alado.
aile. ala.
ailurophilie, gatophilie. gatofilia.
ailurophobie, gatophobie. gatofobia.
aimant. imán.
aine. ingle [inguinal].
air complémentaire. aire complementario.
air courant. aire funcional.
air de réserve. aire de reserva.
air résiduel. aire residual.
air supplémentaire. aire suplementario.
aire associative. área de asociación.
airecorticale réceptrice primaire. área sensorial.
aire motrice. área motora.
aire olfactive. área olfativa.
aire somesthésique. área somestésica.
aisselle. axila.
akaryocyte. acariocito.
akinétique. acinético.
alalie. alolalia.
alambic. alambique.
alanine. alanina.
albuginée. túnica albugínea.
albuginéotomie. albugineotomía.
albugo. albugo.
albuminate. albuminato.
albuminaturie. albuminaturia.
albuminifère. albuminífero.
albuminocholie. albuminocolia.
albuminoïde. albuminoide.
albuminone. albuminona.
albuminorrhée. albuminorrea.
albuminurie accidentelle. albuminuria adventicia.
albuminurie colliquative. albuminuria colicuativa.
albuminurie cyclique. albuminuria cíclica.

albuminurie cyclique. albuminuria paroxismal.
albuminurie fonctionelle. albuminuria funcional.
albuminurie hématogène. albuminuria hematógena.
albuminurie intrinsèque, albuminurie vraie. albuminuria sérica.
albuminurie physiologique. albuminuria fisiológica.
albuminurie orthostatique. albuminuria ortostática.
albuminurie post-rénale. albuminuria posrenal.
albuminurie prérénale. albuminuria prerrenal.
albumoscope. albumoscopio.
albumose. albumosa o albuminosa.
alcalémie. alcalemia.
alcali. álcali.
alcalifiant. alcalígeno.
alcalimètre. alcalímetro.
alcalimétrie. alcalometria.
alcalinisation. alcalinización o alcalización.
alcalinité. alcalinidad.
alcalinothérapie. alcaliterapia.
alcalinurie, alcalurie. alcalinuria.
alcaloïde. alcaloide.
alcalose. alcalosis.
alcane. alcano.
alcanna. alcamina.
alcaptone. alcaptona.
alcaptonurie. alcaptonuria.
alcool absolu. alcohol absoluto.
alcool dénaturé. alcohol desnaturalizado.
alcool éthylique. alcohol etílico.
alcool méthylique. alcohol metílico.
alcoolat. alcoholado.
alcoolature. alcoholato.
alcoolémie. alcoholemia.
alcoolique. espirituoso.
alcoolisation. alcoholización.
alcoolomanie. alcoholofilia.
alcooloque. espirituoso.
alcoolurie. alcoholuria.
alcoolyse. alcohólisis.
alcoosol. alcosol.
alcoylation alquilación.
alcuronium. alcuronio.
aldéhyde. aldehído.
aldéhyde valérique. valeral.
aldéhydase. aldehidasa.
aldohexose. aldohexosa.
aldopentose. aldopentosa.
aldose. aldosa.
aldostéronisme. aldosteronismo.
aldoxine. aldoxina.
aléthie. alecia.
aleuronate. aleuronato.
aleurone. aleurona.
alexie agnosique. alexia agnóstica.
alexipharmaque. alexifármaco.
algésichronomètre. algesicronómetro.
algésie. algesia.
algicide. algicida.
algide. álgido.
algidité. algidez.
algie des vaisseaux. vasalgia.
algine. algina.
algogène. algesiógeno.
algogenèse. algogénesis.
algomètre. algesímetro.
algophilie. algofilia o algomanía.
algoscopie. algoscopia.
algospasme. algospasmo.
alibile. alible.
aliénation mentale. alienación.
aliment. alimento.
alimentaire. alimentario.
alimentation exclusive à base d'oeufs. oofagia.
aliphatique. alifático.
alisphénoïde. alisfenoides.
alizarine. alizarina.
alkène. alqueno.
alkylamine. alquilamina.
alkyle. alquilo.

allaitement. lactancia.
allanto-chorion. alantocorion.
allantogenèse. alantogénesis.
allantoïde. alantoides.
allantoïne. alantoína.
alléle. alelo.
allélique. alélico.
allélisme. alelismo.
allélocatalyse. alelocatálisis.
allélotaxie. alelotaxia.
allergie. alergia.
allergie du tissu nerveux. neuroalergia.
allergisation. alergización.
allergologiste. alergista.
allergose. alergosis.
allitération. aliteración.
allo-antigène. aloantígeno.
allobiose. alobiosis.
allocentrique. alocéntrico.
allocinésie. alocinesia.
allocortex. alocorteza.
allodiploïde. alodiploide.
alloïne. aloína.
allokinétique. alocinético.
allolactose. alolactosa.
allomérisme. alomerismo.
allomorphisme. alomorfismo.
allongement des nerfs. neurectasia.
allopathe. alópata.
allopathie. alopatía.
alloplaste. aloplasto.
alloplastie. aloplastia.
allopolyploïde. alopoliploide.
alloprégnane. alopregnano.
allopsychique. alopsíquico.
allopurinol. alopurinol.
allorythmie. alorritmia.
allose. alosa.
allosome. alosoma.
allotherme. alotermo.
allotransplantation. alotrasplante.
allotriodontie. alotriodoncia.
allotriophagie. alotriofagia.
allotropie. alotropía.
alloxantine. aloxantina.
alloxazine. aloxacina.
alloxerémie. aloxuremia.
alloxine. aloxina.
alloxurie. aloxuria.
allyle. alilo.
aloès. áloe.
alogie. alogia.
aloïne. aloína.
alopécie areata. alopecia areata.
alopécie congénitale. alopecia congénita.
alpha-1-antitrypsine. alfa-1-antitripsina.
alpha-fœtoprotéine. alfa-fetoproteína.
altrose. altrosa.
alumine. alúmina.
aluminose pulmonaire. aluminosis.
alun. alumbre.
alvéolectomie. alveolectomía.
alvéolotomie. alveolotomía.
alymphocytose. alinfocitosis.
alymphoplasie. alinfoplasia.
amalgame. amalgama.
amande. almendra.
amanitine. amanitina.
amarine. amarina.
amasthénique. amasténico.
amastie. amastia.
amastigote. amastigote.
amatophobie. amatofobia.
amaurose central. amaurosis central.
amaurose toxique. amaurosis tóxica.
ambénonium. ambenonio.
amblyaphie. ambliafia.
amblyopie. afotestesia.
amblyoscope. amblioscopio.
ambre. ámbar.
ambulance. ambulancia.
âme. alma.
améiose. ameiosis.
amélie. amelia.
ameloblastofibrome. fibroma ameloblástico.
amenorrhée. amenorrea.
amer. amargo.
amétrie. ametria.
amétromètre. ametrómetro.
amétropie. ametropía.
amiante. amianto.
amibiase. amebiasis.
amibiase intestinale. entamebiasis.
amiboïsme. ameboidismo.
amibule. amébula.
amiburie. ameburia.
amicrobien. amicróbico.
amidase. amidasa.
amide. amida.
amidinase. enzima desamidizante.
amidoazotoluène. amidoazotolueno.
amidogène. amidógeno.
amidon soluble. amidulina.
amidopyrine. amidopirina.
amidoxine. amidoxina.
amiélinique. amielínico.
amimie. amimia.
aminase. aminasa.
amine. amina.
amino-acidémie. aminoacidemia.
aminoacide, acide aminé. aminoácido.
aminoacidurie. aminoaciduria.
aminopeptidase. aminopeptidasa.
aminophylline. aminofilina.
aminoptérine. aminopterina.
aminopurine. aminopurina.
aminose. aminosis.
aminoside, aminoglucoside. aminoglucósido.
aminotransférase. aminotransferasa.
aminoxydase, monoamine-oxydase. aminooxidasa.
amitose. amitosis.
amitriptyline. amitriptilina.
ammoniémie. amoniemia.
ammoniurie. amoniuria.
amnésie. amnesia [amnésico].
amnésie de fixation. amnesia de fijación.
amnésie rétrograde. amnesia retrógrada.
amnésie tactile. amnesia táctil.
amniocentèse. amniocentesis.
amniogenèse. amniogénesis.
amniographie. amniografía.
amniome. amnioma.
amniorrhée. amniorrea.
amniorrhexis. amniorrexis.
amnios. amnios [amniótico].
amnioscope. amnioscopio.
amnioscopie. amnioscopia.
amniotite. amnionitis.
amniotite. amniotitis.
amniotome. amniótomo.
amodiaquine. amodiaquina.
amoebiforme. ameboide.
amorphe. amorfo.
amorphus. amorfo (3.ª acepción).
amour. amor.
ampérage. amperaje.
ampère. amperio.
ampèremètre. amperímetro.
amphétamine. anfetamina.
amphiarkyochrome. anfiarquiocroma.
amphiarthrose. anfiartrosis.
amphiaster. anfiáster.
amphiblastule. anfiblástula.
amphicarcinogénique. anficarcinogénico.
amphicaryon. anficarion.
amphicranie. anficrania.
amphicréatine. anficreatina.
amphidiarthrose. anfidiartrosis.

amphiectopie. angiectopía.
amphigastrula. anfigástrula.
amphimixie. anfimixis.
amphimorula. anfimórula.
amphinucléus. anfinúcleo.
amphistomiase. anfistomiasis.
amphistomiase. gastrodisciasis.
amphitène. anfiteno.
amphithymie. anfitimia.
amphitriche. anfítrico.
amphocyte. anfocito.
amphodiplopie. anfodiplopía.
amphophile. anfófilo.
amphorique. anfórico.
amphoroloquie. anforiloquia o anforofonía.
amphotère. anficroico.
amphotère. anfótero.
amphotéricine. anfotericina.
amphotonie. anfotonía.
ampicilline. ampicilina.
amplexe. amplexo.
amplexion. ampleción.
amplification. amplificación.
amplitude. amplitud.
ampullite. ampullitis.
amputation. amputación.
amputation à deux lambeaux. amputación de doble colgajo.
amputation cinéplastique. amputación cinemática.
amputation congénitale. amputación congénita.
amputation diaclastique. amputación diaclástica.
amputation en raquette. amputación en raqueta.
amputation en section plane. amputación en guillotina.
amputation ostéoplastique. amputación osteoplástica.
amputation par transfixion. amputación por transfixión.
amputation spontanée. amputación espontánea.
amputation traumatique. amputación traumática.
amusie. amusia.
amyélencéphalie. amielencefalia.
amyèle. amielo.
amyélie. amielia.
amyélinique. amielínico.
amygdalectomie. amigdalectomía.
amygdaline. amigdalina.
amygdalolithe. amigdalolito.
amygdalopathie. amigdalopatía.
amygdalopathie. tonsilopatía.
amylacé. amiláceo.
amylase pancréatique. amilopsina.
amylasémie. amilemia.
amylasurie. amilasuria.
amyle. amilo.
amylène. amileno.
amyline. amilina.
amylodextrine. amilodextrina.
amyloïde. amiloide.
amylopectine. amilopectina.
amylorrhée. amilorrea.
amylose. amilosis.
amylose. amiloidosis.
amylosynthèse. amilosíntesis.
amylurie. amilosuria.
amyocardie. amiocardia.
anabasine. anabasina.
anabiose. anabiosis.
anacamptomètre. anacamptómetro.
anacastie. anancastia.
anacatadyme. anacatadídimo.
anacatesthésie. anacatestesia.
anachlorhydrie. aclorhidria.
anachorèse. anacoresis.
anaclase. anaclasis.
anacrote. anadicrótico.
anacrotisme. anacrotismo.
anadénie. anadenia.
anadidyme. anadídimo.

anadipsie. anadipsia.
anaérobie facultatif. anaerobio facultativo.
anaérobie. anaerobio.
anaérobie obligatoire. anaerobio obligado.
anaérophyte. anaerófito.
anagène. anágeno.
anagenèse. anagenesis.
anal. anal.
analbuminémie. analbuminemia.
analeptique. analéptico.
analgésie. analgesia.
analogie. analogía.
analogue. análogo.
analyse. análisis.
analyseur. analizador.
analyste. analista.
anamorphose. anamorfosis.
anancastie. anancastia.
anandrie. anandria.
anangioplasie. anangioplasia.
anapeiratique. anapeirático.
anaphase. anafase.
anaphorie. anaforia.
anaphrodisiaque. anafrodisíaco.
anaphrodisie. anafrodisia.
anaphylactogène. anafilactógeno.
anaphylatoxine. anafilatoxina.
anaphylaxie. anafilaxis.
anaphylodiagnose. anafilodiagnóstico.
anaplasmose. anaplasmosis.
anaplastie. anaplastia [anaplástico].
anaplérose. anaplerosis.
anapnéographe. anapnógrafo.
anarrhexis. anarrexis.
anastaltisme. anastalsis.
anastomose. anastomosis.
anastomose antipéristaltique. anastomosis antiperistáltica.
anastomose artério-veineuse. anastomosis arteriovenosa.
anastomose latérolatérale. anastomosis laterolateral.
anastomose latéroterminale. anastomosis lateroterminal.
anastomose terminolatérale. anastomosis lateroterminal.
anastomose terminotérminale. anastomosis terminoterminal.
anastomose d'une veine dans une veine. venovenostomía.
anastomose de l'anse sigmoïde et du rectum. sigmoidoproctostomía.
anastomose entre deux veines. flebofebostomía.
anastomose par convergence. anastomosis por convergencia.
anastomose post-costal. anastomosis poscostal.
anastomose précapillaire. anastomosis precapilar.
anastomose précostal. anastomosis precostal.
anatomie. anatomía.
anatomie appliquée. anatomía aplicada.
anatomie chirurgicale. anatomía quirúrgica.
anatomie comparée. anatomía comparada.
anatomie descriptive. anatomía descriptiva.
anatomie descriptive des dents. dentografía.
anatomie du système nerveux. neuroanatomía.
anatomie générale. anatomía sistemática.
anatomie macroscopique. anatomía macroscópica.
anatomie microscopique. anatomía microscópica.
anatomie phatologique. anatomía patológica.
anatomie physiologique. anatomía fisiológica.
anatomie radiologique. anatomía radiológica.
anatomie topographique. anatomía topográfica.
anatomie vétérinaire. anatomía veterinaria.
anatomiste. anatomista.
anatopisme. anatopismo.
anatoxine diphtérique. toxoide diftérico.
anatricrotique. anatricótico.
anaxone. anaxón.
anazoturie. anazoúria.

anconagra. anconagra.
anconite. anconitis.
ancrage. anclaje.
androgène. andrógeno.
androgenèse. androgénesis.
androgyne. andrógino.
androgynie. androginia.
androïde. androide.
andrologie. andrología.
andromedotoxyne. andromedotoxina.
andromorphe. andromorfo.
andropathie. andropatía.
androstane. androstano.
androstanediol. androstanodiol.
androstanedione. androstanodiona.
androstène. androsteno.
androstènediol. androstenodiol.
androstènedione. androstenodiona.
anémie à sphérocytes. anemia esferocítica.
anémie achlorhydrique. anemia aclorhídrica.
anémie achrestique. anemia acréstica.
anémie elliptocytaire. anemia eliptocítica.
anémie aplasique. anemia aplásica.
anémie des tunnels. anemia de los túneles.
anémie drépanocytaire. anemia drepanocítica.
anémie ferriprive. anemia ferropénica.
anémie hémolytique. anemia hemolítica.
anémie hémorragique. anemia hemorrágica.
anémie hyperchrome. anemia hipercroma.
anémie hypochrome. anemia hipocroma.
anémie hypoplastique. anemia hipoplásica.
anémie infantile pseudo-leucémique. anemia infantil seudoleucémica.
anémie leuco-érythroblastique. anemia leucoeritoblástica.
anémie macrocytaire. anemia macrocítica.
anémie méditerranée, anémie de Cooley. anemia mediterránea.
anémie mégaloblastique. anemia megaloblástica.
anémie métaplasique. anemia metaplásica.
anémie microcytaire. anemia microcítica.
anémie myélopathique. anemia mielopática.
anémie normochrome, anémie normocytaire. anemia normocítica.
anémie nutritionnelle. anemia alimentaria.
anémie pernicieuse, maladie de Biermer. anemia perniciosa.
anémie post-hémorragique, anémie hémorragique. anemia posthemorrágica.
anémie sidéroblastique, anémie sidéroachrestique. anemia sideroblástica.
anémophobie. anemofobia.
anéphrogenèse. anefrogénesis.
anépiploïque. anepiploico.
anépithymie. anepitimia.
anérgastique. anergástico.
anérythropoïèse. aneritropoyesis.
anesthésie. anestesia.
anesthésie en gant. anestesia en guante.
anesthésie intraveineuse. anestesia intravenosa.
anesthésie par inhalation. anestesia por inhalación.
anesthésie rachidienne, anesthésie spinale. anestesia espinal.
anesthésimètre. anestesímetro.
anesthésiologie. anestesiología.
anésthésiologiste. anestesiólogo.
anesthésique. anestésico.
anet. eneldo.
anéthol. anetol.
aneuploïde. aneuploide.
aneurine. aneurina.
anévrysme cirsoïde, varice artérielle. varice arterial.
anévrysme des artères d'un os. osteoaneurisma.
anévrysme variqueux. varice aneurismática.
anévrysme artério-veineux. aneurisma arteriovenoso.
anévrysme disséquant. aneurisma disecante.
anévrysme sacciforme. aneurisma saculado.
anévrysme variqueux. aneurisma varicoso.
anévrysme vrai. aneurisma verdadero.
anévrysmectomie. aneurismectomía.
anévrysmoplastie. aneurismoplastia.
anévrysmorraphie. aneurismorrafia.
anévrysmotomie. aneurismotomía.
anfractuosité. anfractuosidad.
angéite. angitis.
angélique. angélica.
angialgie. angialgia.
angiasthénie. angiastenia.
angiectasie. angiectasis.
angiectomie. angiectomía.
angiectopie. angiectopía.
angine de poitrine. angina de pecho.
anginose. anginosis.
angio-cardiopathie. angiocardiopatía.
angio-cardite. angiocarditis.
angioblaste. angioblasto.
angiocardiocinétique. angiocardiocinético.
angiocholécystite. angiocolecistitis.
angiocholite. angiocolitis.
angiocholite. colangitis.
angioclaste. angioclasto.
angiodermite. angiodermatitis.
angiodiascopie. angiodiascopia.
angiodystrophie. angiodistrofia.
angiofibrome. angiofibroma.
angiogliose. angiogliomatosis.
angiohyalinose. angiohialinosis.
angioïde. angioide.
angiokératome. angioqueratoma.
angiolipome. angiolipoma.
angiolithe. angiolito.
angiologie. angiología.
angiolupoïde. angiolupoide.
angiolyse. angiólisis.
angiome. angioma.
angiome caverneux. angioma cavernoso.
angiome cérébral. angiorreticuloma.
angiome télangiectasique. angioma telangiectásico.
angiome venosum racemosum. angioma venoso racemoso.
angiomégalie. angiomegalia.
angiomètre. angiómetro.
angiomyome. angiomioma.
angiomyosarcome. angiomiosarcoma.
angiomyxome. angiomixoma.
angionécrose. angionecrosis.
angioneurectomie, angionévrectomie. angioneurectomía.
angioneurotomie, angionévrotomie. angioneurotomía.
angionévrose. angioneurosis.
angiopastique. angiopástico.
angiopathie. angiopatía.
angioplastie. angioplastia.
angiopoïèse. angiopoyesis.
angiosarcome. angiosarcoma.
angioscopie. angioscopia.
angioscotome. angioscotoma.
angiosialite. angiosialitis.
angiospasme. angiospasmo.
angiospastique. angiospástico.
angiosténose. angiostenosis.
angiostaxis. angiostaxis.
angiostomie. angiostomía.
angiotensine. angiotensina.
angiotensinogène. angiotensinógeno.
angiotomie. angiotomía.
angiotomiexangiotensina. angiotomía.
angiotonie, vasotonie. angiotonía.
angiotribe. angiotribo.
angiotripsie. angiotripsia.
angiotrophique. angiotrófico.
angle. ángulo.
angle alpha. ángulo alfa.
angle céphalique. ángulo cefálico.
angle d'incidence. ángulo de incidencia.

angle de déviation. ángulo de desviación.
angle de réflexion. ángulo de reflexión.
angle de torsion. ángulo de torsión.
angle maxillaire. ángulo maxilar.
angoisse. angustia.
angoisse de castration. angustia de castración.
angoisse flottante. angustia flotante, libre.
anhédonie. anedonia.
anhélation. anhelación.
anhématopoïèse. anhematopoyesis.
anhidrose. anhidrosis [anhidrótico].
anhydrase. anhidrasa.
anhydre. anhidro.
anhydride carbonique. anhídrido carbónico.
anhydride carbonique. ácido dióxido de carbono.
anictérique. anictérico.
anide. anideo.
anilide. anilida.
anilinophile. anilinófilo.
anilisme. anilinismo.
animal. animal.
animisme. animismo.
anion. anión.
aniridie. aniridia.
anis. anís.
anisakiase. anisakiasis.
anisate. anisato.
aniséiconie. aniseiconía.
anisocorie. anisocoria.
anisodactylie. anisodactilia.
anisodonte. anisodonte.
anisogamie. anisogamia.
anisoleucocytose. anisoleucocitosis.
anisomélie. anisomelia.
anisomyopie. anisomiopía.
anisophorie. anisoforia.
anisopie. anisopía.
anisorythmie. anisorritmia.
anisosphygmie. anisosfigmia.
anisotropie. anisotropía.
anite. anitis.
anite. anusitis.
ankyloblepharon. anquilobléfaron.
ankylocolpe. anquilocolpos.
ankylodactylie. anquilodactilia.
ankyloglosse. anquiloglosia.
ankylomèle. anquilómelo.
ankylopoïétique. anquilopoyético.
ankyloproctie. anquiloproccia.
ankylorrhinie. anquilorrinia.
ankylose. anquilosis.
ankylostomiase. enfermedad de los mineros.
ankylostomiase. enfermedad de los túneles.
ankylostomiase. anquilostomiasis.
ankylourétrie. anquilouretria.
anneau d'emboîtement. ambo o ambón.
anneau fibreux du coeur. tendón coronario.
annexectomie. anexectomía.
annexes. anexos.
annexite. anexitis.
annexopexie. anexopexia.
annulaire. anular.
anochlésie. anoclesia.
anochromasie. anocromasia.
anode. ánodo.
anodin. anodino.
anodontie. anodoncia.
anodynie. anodinia.
anomalie de sécrétion de la glande pinéal. pinealismo.
anomaloscope. anomaloscopio.
ânonnement. angofrasia.
anonychie. anonicosis.
anophélicide. anofelicida.
anophtalmie. anoftalmía.
anoplastie. anoplastia.
anorchidie. anorquia o anorquidia.
Anorchus. anorco.
anorexie. anorexia [anorético].

anorexie nerveuse. anorexia nerviosa.
anorexigène. anorexígeno.
anorgasmie. anorgasmia.
anormal. anormal.
anosmie. anosmia.
anosognosie. anosognosia.
anote. anoto.
anotie. anotia.
anovarie. anovaria.
anovulation. anovulación.
anovulatoire. anovulatorio.
anoxémie. anoxemia o anoxihemia.
anphétamine. anfetamina.
anphotéricine. anfotericina.
ansérine. anserina.
ansiforme. ansiforme.
antacide. antiácido.
antagoniste. antagonista.
antécédent. antecedente.
antéflexion. anteflexión.
antéversion. anteversión.
anthélix. antehélix o antehélice.
anthelminthique des oxyures. oxiuricida.
anthelmintique. antihelmíntico.
anthracène. antraceno.
anthraco-silicose. antracosilicosis.
anthracose. antracosis.
anthraquinone. antraquinona.
anthropogenèse. antropogenia.
anthropographie. antropografía.
anthropoïde. antropoide.
anthropologie. antropología.
anthropométrie. antropometría.
anthropomorphisme. antropomorfismo.
anthroponomie. antroponomía.
anthropophobie. antropofobia.
anthropo-zoonose. antropozoonosis.
antiagglutinine. antiaglutinina.
antialcalin. antialcalino.
antianticorps. antianticuerpo.
antiantitoxine. antiantitoxina.
antibactérien. antibacteriano.
antibiogramme. antibiograma.
antibiose. antibiosis.
antibiotique. antibiótico.
antiblastique. antiblástico.
antiblennorragique. antiblenorrágico.
anticatalyseur. anticatalizador.
anticathode. anticátodo.
anticétogène. acetógeno.
anticholagogue. anticolagogo.
anticholinergique. anticolinérgico.
anticholinestérase. anticolinesterasa.
anticipation. anticipación.
anticoagulant. anticoagulante.
anticollagénase. anticolagenasa.
anticomplément. anticomplemento.
anticonceptionnel. anticoncepcional.
anticontagieux. anticontagioso.
anticorps antinucléaire, facteur antinucléaire. factor antinuclear.
anticorps hémolytique sérique acquis. hemolisina inmune.
antidépresseur tricyclique, antidépresseur imipraminique. antidepresivo tricíclico.
antidépresseur. antidepresivo.
antidiarrhéique. antidiarreico.
antidiastase. antidiastasa.
antidiphtérique. antitoxina diftérica.
antidiurétique. antidiurético.
antidote, contre-poison. toxicida.
antidromique. antidrómico.
antienzyme. antienzima.
antiescorbutique. antiescorbútico.
antiferment. antifermento.
antifibrinolysine. antifibrinolisina.
antiflatulent. antiflatulento.
antifonqique. antifúngico.
antigalactique. antigaláctico.

antigène. antígeno.
antigène de surface de l'hépatite B, antigène HBs
 antígeno de superficie de la hepatitis B.
antigène flagellaire. antígeno flagelar.
antigène HBc. antígeno central de la hepatitis B.
antigène hémolytique. antihemolítico.
antigène hétérophile. antígeno heterogénico.
antigène producteur d'opsonine. opsonógeno.
antihémolysine. antihemolisina.
antihémolytique. antihemolítico.
antihistaminique. antihistamínico.
antihyaluronidase. antihialurodinasa.
antihypnotique. antihipnótico.
antiimmun. antiinmune.
antiinfectieux. antiinfeccioso.
antiinflammatoire. antiinflamatorio.
antikinase. anticinasa.
antilactase. antilactasa.
antilewisite. antilewisita.
antilipotropique. antilipotrópico.
antilysine. antilisina.
antimétropie. antimetropía.
antimicrobien. antimicrobiano.
antimitotique. antimitótico.
antimydriatique. antimidriásico.
antinéoplasique. antineoplásico.
antinéphrétique. antinefrítico.
antinévralgique. antineurálgico.
antiodontalgique. antiodontálgico.
antiorgastique. antiosgástico.
antioxydase. antioxidasa.
antipaludique. antipalúdico.
antipédiculaire. antipedicular.
antipéristaltisme. antiperistalsis.
antiphagine. antifagina.
antiphagocytaire. antifagocítico.
antiphagocytique. antiestreptocócico.
antiplastique. antiplásico.
antipneumococcique. antineumocócico.
antiprécipitine. antiprecipitina.
antiprothrombine. antiprotrombina.
antipsorique. antipsórico.
antipsychotique. antipsicótico.
antipyrièse. antipiresis.
antipyrine. antipirina.
antirachitique. antirraquítico.
antirénine. antirrenina.
antirhumatismal. antirreumático.
antiscorbutique. antiescorbútico.
antiseptique. antiséptico.
antisérum. antisuero.
antisialagogue. antisialagogo.
antisialique. antisiálico.
antisocial. antisocial.
antispasmodique. antispasmódico.
antistaphylococcique. antiestafilocócico.
antistaphylolysine. antiestafilolisina.
antistreptolysine. antiestreptolisina.
antitétanique. antitetánico.
antithermique. antitérmico.
antityphoïdique. antitífico.
antitoxigène. antitoxígeno.
antitoxine. antitoxina.
antitoxine diphtérique. antitoxina diftética.
antitoxine tétanique. antitoxina tetánica.
antitoxique. antitóxico.
antitrypsine. antitripsina.
antituberculeux. tuberculocida.
antiuréase. antiureasa.
antivénérien. antivenéreo.
antivenin. antiveneno.
antiviral. antivírico.
antivitamine. antivitamina.
antixénique. antixénico.
anucléé. anucleado.
anus. ano.
anus artificiel. ano artificial.
anuscope. anoscopio.
anxiété. estado ansioso.
anxiété. ansiedad.
aortalgie. aortalgia.
aortectomie. aortectomía.
aortorraphie. aortorrafia.
aortosclérose. aortosclerosis.
aortotomie. aortotomía.
apancréatique. apancreático.
apareunie. apareunia.
aperception. apercepción.
apériodique. aperiódico.
aphagie. afagia.
aphakie. afaquia.
aphalangie. afalangiasis.
aphasie de conduction. afasia de conducción.
aphasie fonctionnelle. afasia funcional.
aphasie mixte. afasia mixta.
aphasie motrice. afasia motora.
aphasie sémantique. afasia semántica.
aphasie sensorielle. afasia sensorial.
aphasie syntactique. afasia sintagmática.
aphasie totale. afasia total.
aphasie transcorticale. afasia transcortical.
aphémie. afemia.
aphonie hystérique. apsitiria.
aphonogélie. afonogelia.
aphose. afosia.
aphosphorose. afosforosis.
aphrasie phototraumatique afrasia fototraumática.
aphrénie. afrenia.
aphrodisie. afrodisia.
aphtés nécrosants et mutilants. periadenitis mucosa necrótica recidivante.
aphtongie. aftongía.
aphtose. aftosis.
aphylaxie. afilaxis.
apical. apical.
apinéalisme. apinealismo.
apituitarisme. apituitarismo.
aplacentaire. aplacentario.
aplasie. aplasia [aplásico].
aplasie de la glande thyroïde. tiroaplasia.
apleurie. apleuria.
apochromatique. apocromático.
apocope. apócope.
apocrine. apocrino.
apodie. apodia.
apoferment. apoenzima.
apoferritine. apoferritina.
apomorphine. apomorfina.
aponéurose. aponeurosis.
aponéurotite. fascitis.
aponévrectomie. aponeurectomía.
aponévrorraphie. aponeurorrafia.
aponévrose prostato-péritonéale, fascia recto-vésical. tabique rectovesical.
aponévrose fémorale, fascia lata. fascia lata.
aponévrosite. aponeurositis.
aponévrotomie. aponeurotomía.
apophyse. apófisis.
apophyse basilaire. apófisis basilar.
apophyse odontoïde. apófisis odontoides.
apophyse ptérygoïde. apófisis pterigoides.
apophyse vaginale. vaina de la apófisis estiloides.
apophyse vertébrale accesoire. anapófisis.
apoplexie. apoplejía [apoplético].
apoprotéine. apoproteína.
apoplectiforme. apopletiforme.
aposthie. apósito.
appareil. aparato.
appareil de perception optique. oftalmencéfalo.
appareil destiné à maintenir la chaleur. termóforo.
appareil formé d'un prisme et d'une lente sphérique. prismofera.
appareil génito-urinaire. sistema urogenital.
appareil pour compter les colonies bactériennes. colonómetro.
appareil pour corriger le strabisme. quiroscopio.
appareil pour dilater l'urètre. uretrurínter.

appareil pour doser l'acide urique de l'urine. uricómetro.
appareil pour enregistrer les spasmes cloniques. clonógrafo.
appareil pour exercer les muscles de l'oeil. forótono.
appareil pour mesurer l'asthénie. astenómetro.
appareil pour mesurer l'intensité des rayons X. intensímetro.
appareil pour mesurer la déviation du rachis. raquiómetro.
appareil pour mesurer les rayons ultraviolets. uviómetro.
appareil pour mesurer les spasmes tétaniques. tetanómetro.
appareil utilisé pour déterminer la sensibilité olfactive. osmoscopio.
appartenant aux fesses, muscle fessier. glúteo.
appendice. apéndice.
appendice vermiculaire. apéndice vermicular.
appendicectasie. apendicectasia.
appendicectomie. apendicectomía.
appendicisme. apendicismo.
appendicocèle. apendicocele.
appendico-entérostomie. apendicoenterostomía.
appendicolithiase. apendicolitiasis.
appendicolyse. apendicolisis.
appendicopathie. apendicopatía.
appendicostomie. apendicostomía.
appétit. apetito.
appétit. orexia.
appréhension. aprehensión.
appréhension, crainte. aprensión.
apraxie. apraxia.
apraxie idéatoire. apraxia ideatoria.
apraxie idéomotrice. apraxia ideomotora.
aprosexie. aprosexia.
aprosodie. aprosodia.
apsychie. apsiquia.
aptyalisme. aptialia.
apudome. apudoma.
apyogénique. apiógeno.
apyrexie. apirexia.
aqueux. acuoso.
aquapuncture. acuapuntura.
aqueduc. acueducto.
aquocobalamine. acuocobalamina.
arabanase. arabanasa.
arabinose. arabinose.
arabinosurie. arabinosuria.
arabite. arabita.
arabitol. arabitol.
arachide. cacahuete.
arachnéphobie. aracnofobi.
arachnodactylie. aracnodactilia.
araignée. araña.
aranéisme. aracnoidismo.
ararachnolysine. aracnolisina.
arborisation. arborización.
arborisation terminale du cylindraxe. telodendrón.
arbovirus. arbovirus.
arc branchial. arco branquial.
arcade crurale. arco crural.
arcade palmaire superficielle. arco palmar superficial.
arcade palmaire profonde. arco palmar profundo.
arcade plantaire. arco plantar.
arcade zygomatique. arco cigomático.
archencéphale. arquencéfalo.
archentéron. arquenterón.
archicervelet. arquicerebelo.
archicortex, archipallium. arquicórtex.
archicyte. arquicito.
archicytula. arquicítula.
archigastre, archentéron. arquigastro.
archigastrula. arquigástrula.
archimorula. arquimórula.
archiplasme. arquiplasma.
arciforme. arciforme.

aréflexie. arreflexia.
arénation. amoterapia.
argile. arcilla.
arginase. arginasa.
arginine. arginina.
argininosuccinicacidurie, acidurie argininosuccinique. argininosuccinicaciduria.
argyrisme. argirismo.
argyrol. argirol.
argyrophile. argirófilo.
arhinie. arrinia.
arhinencéphalie. arrinencefalia.
aricine. aricina.
arrêt. detención.
arrêt de déveloupment des leucocytes. anacmesis.
arrhénoblastome. testiculoma del ovario.
arrhénogénique. arrenogénico.
arrière-cerveau. epencéfalo.
arrière-fond de la cavité cotyloïde. fosa acetabular.
arrow-root. arruruz.
arsacétine. arsacetina.
arsenicisme. arseniciasis.
arsenisation. arsenización.
arséniure. arseniuro.
arsénothérapie. arsenoterapia.
arsénoxide. arsenóxido.
arsphénamine. arsfenamina.
art de vivre longtemps. macrobiótica.
art pharmaceutique. farmacia.
artarine. artarina.
artéfact. artefacto.
artère. arteria.
artère aberrante. arteria aberrante.
artère azygos. arteria ácigos.
artère coronaire. coronaria.
artère médullaire. arteria medular.
artère nourricière. arteria nutricia.
artère terminale. arteria terminal.
artérialisation. arterialización.
artériel. arterioso.
artério-veineux. arteriovenoso.
arteriographie cérébrale. encefaloarteriografía.
artériolithe. arteriolito.
artériologie. arteriología.
artériomalacie. arteriomalacia.
artériomètre. arteriómetro.
artériomyomatose. arteriomiomatosis.
artérionécrose. arterionecrosis.
artériopathie. arteriopatía.
artérioplastie. arterioplastia.
artériopresseur. arteriopresor.
artériorragie. arteriorragia.
artériorrhexis. arteriorrexis.
artériosclérose oblitérante. arteriosclerosis obliterante.
artériosclerose. arteriosclerosis.
artériospasme. arteriospasmo.
artériosténose. arteriostenosis.
artériostéose. arteriosteosis.
artériotomie. arteriotomía.
artériotrepsie. arteriostrepsia.
artérite noueuse. arteritis nudosa.
artérite oblitérante. arteritis obliterante.
arthrempyèse. artempiesis.
arthrite aiguë. artritis aguda.
arthrite chronique. artritis crónica.
arthrite déformante. artritis deformante.
arthrite fongueuse. artritis fungosa.
arthrite goutteuse. artritis gotosa.
arthrite rhumatoïde. artritis reumatoidea.
arthritique. artrítico.
arthrocentèse. artrocentesis.
arthrochondrite. artrocondritis.
arthrodèse. artrodesis.
arthrogène. artrógeno.
arthrogrypose. artrogriposis.
arthrolithe. artrolito.
arthrologie. artrología.

arthromètre. artrómetro.
arthro-ophtalmopathie. artroftalmopatía.
arthropathologie. artropatología.
arthrophyma. artrofima.
arthropode. artrópodo.
arthrorise. artroereisis.
arthrosclérose. artrosclerosis.
arthroscope. artroscopio.
arthroscopie. artroscopia.
arthrospore. artrospora.
arthrosynovite. artrosinovitis.
arthrotyphoïde. artrotifus.
arthroxésis. artroxesis.
artichaut. alcachofa.
articulateur. articulador.
articulation condylienne. articulación condiloidea.
articulation costo-transversaire. articulación costo-transversa.
articulation coxo-fémorale. articulación coxofemoral.
articulation de l'épaule. articulación del hombro.
articulation du genou. articulación de la rodilla.
articulation du coude. articulación del codo.
articulation en pivot. ciclartrosis.
articulation intermétacarpienne. articulación intermetacarpiana.
articulation intermétatarsienne. articulación intermetatarsiana.
articulé. articulado.
artificiel. artificial.
aryténoïdectomie. aritenoidectomía.
aryténoïdite. aritenoiditis.
aryténoïdopexie. aritenoidopexia.
arythmie respiratoire. arritmia respiratoria.
arythmie sinusale. arritmia de seno.
arythmokinésie. arritmocinesis.
asacrie. asacria.
asa-foetida. asa fétida.
asbestiforme. asbestiforme.
asbestose. amiantosis.
asbestose. asbestosis.
ascaricide. ascaricida.
ascaride. ascáride.
ascomycètes. ascomicetos.
ascorbémie. ascorbicemia.
ascospore. ascospora.
asexué. asexual.
asexualisation. asexualización.
asidérose. asiderosis.
aspect laiteux du sang. galactemia.
aspect mitotique qui suit le diaster. dispiremia.
aspergilline. aspergilina.
aspergillose. aspergilosis.
aspermie. aspermia.
asphyxie locale. asfixia local.
asphyxie traumatique. asfixia traumática.
aspidosamine. aspidosamina.
aspidospermine. aspidospermina.
asplénie. asplenia.
asporogène. asporógeno.
asque. asco.
association de néphrite et de cystite. nefrocistitis.
association d'idées. asociación de las ideas.
association libres. asociación libre.
associaton de la palpation et de la percussion. palpatopercusión.
assoupissament. adormecimiento.
assuétude. adicción.
astasie-abasie. astasia abasia.
astatine. astatinio.
aster. áster.
aster. citáster.
astérion. asterión.
astérixis. asterixis.
astéroïde. asteroide.
asthénie neuro-circulatoire. astenia neurocirculatoria.
asthénobiose. astenobiosis.
asthénocorie. astenocoria.

asthénospermie. astenospermia.
asthme allergique. asma alérgica.
asthme bronchique. asma bronquial.
asthme cardiaque. asma cardíaca.
asthme extrinsèque. asma extrínseca.
asthme intrinsèque. asma intrínseca.
asthme vraie. asma espasmódica.
asthmogène. asmógeno.
asthrempyèse. artrempiesis.
astigmatisme hypermétropique. astigmatismo hipermetrópico.
astigmatisme myopique. astigmatismo miópico.
astigmomètre. astigmómetro.
astragale. astrágalo.
astragalectomie. astragalectomía.
astragalo-calcanéen. talocalcáneo.
astragalo-péronier. taloperoneal.
astragalo-tibial. talocrural.
astroblastome. astroblastoma.
astrocele. astrocele.
astrocinétique. astrocinético.
astthénobiose. astenobiosis.
astthénocorie. astenocoria.
asulfurose. asulfurosis.
asyllabie. asilabia.
asynclitisme. asinclitismo.
asynéchie. asinequia.
asynergie. asinergia.
ataraxie. ataraxia.
ataraxique. ataráxico.
ataxiagraphe. ataxiágrafo.
ataxie cérébelleuse congénitale. ataxia cerebelosa hereditaria.
ataxie héréditaire. ataxia familiar o hereditaria.
ataxie locomotrice progessive. ataxia locomotriz progresiva.
ataxie partielle. distaxia.
atélectasie. atelectasia.
atélencéphalie. atelencefalia.
atéliose. ateleiosis o ateliosis.
atélostomie. atelostomía.
athermane. atérmano.
athermosystaltique. atermosistáltico.
athéromateux. ateromatoso.
athéromatose. ateromatosis o aterosis.
athétoïde. atetoide.
athétose. espasmo móvil.
athétose. atetosis.
athrombasie. atrombasia, atrombia.
athymie. atimismo.
athyréose. ectireosis.
athyroïdie. atireosis o atiria.
atlas. atlas.
atlodyme. atlódimo.
atloïdien. atloideo.
atmocautère. atmocauterio.
atmographe. atmógrafo.
atmomètre. atmómetro.
atmosphère. atmos.
atocie. atocia.
atome. átomo.
atomicité. atomicidad.
atomisation. atomización.
atomiseur. atomizador.
atonie pupillaire. pupilatonía.
atonie vésicale, paralysie de la vessie. acistenuria.
atoxique. atóxico.
atransferrinémie. atransferrinemia.
atrésie du canal lacrymal. dacriagogatresia.
atrésie du vagin. colpatresia.
atrétocéphale. atretocéfalo.
atrétocystie. atretocistia.
atrétogastrie. atretogastria.
atrétolémie. atretolemia.
atrétométrie. atretometría.
atrétopsie. atretopsia.
atrétorrhinie. atretorrinia.
atrétostomie. atretostomía.
atrétourétrie. atretouretria.

atrio-ventriculaire. atrioventricular.
atriplicisme. atriplicismo.
atrophie de l'utérus. metratrofia.
atrophie de la moelle épinière. mielatrofia.
atrophie de la vessie. cistatrofia.
atrophie dentaire. odontatrofia.
atrophie gastrique. gastratrofía.
atrophie généralisée. panatrofia.
atrophie jaune aiguë du foie. atrofia amarilla aguda del hígado.
atrophie mammaire. mastatrofia.
atrophie musculaire progressive. atrofia muscular progresiva.
atrophie nerveuse. neuratrofia.
atrophie oculaire. oftalmatrofia.
atropinisation. atropinación.
atropine. atropina.
atropinisme. atropinismo.
atropisme. atropismo.
attaque. acceso.
attelle de Magnuson. férula de abaducción o en aeroplano.
attention. atención.
atthermisystaltique. atermosistáltico.
atticite. aticitis.
attico-antrotomie, antro-atticotomie. aticoanytotomía.
atticotomie. aticotomía.
attique. ático.
attitude. actitud.
attitude de crucifiement. actitud de cruicifijo.
attitude illogique. actitud ilógica.
attitude passionnelle. actitud pasional.
attitude stéréotypée. actitud estereotipada.
atypique. atípico.
audilogie. audiología.
audiogramme. audiograma.
audiomètre. audiómetro.
auditif. auditivo.
auditif. auditorio.
augmentation du taux de fibrine. fibrinacción.
auide. áuride.
aune. aliso.
aura auditive. aura auditiva.
aurantiasis cutis. aurantiasis.
aurantie. aurancia.
aurcoïde. autacoide.
auriculaire. auricular.
auricule. aurícula.
auriculo-ventriculaire. auriculoventricular.
auriscalpe. auriscalpo.
auromètre. aurómetro.
aurothioglucose. aurotioglucosa.
auscultation par tube oesophagien introduit dans l'estomac. endoauscultación.
autacoïde. autacoide.
autisme. autismo.
autisme infantile précoce. autismo infantil precoz.
auto-anticomplément. autoanticomplemento.
auto-immunisation. autoinmunización.
auto-infection. autoinfección.
auto-infusion. autoinfusión.
auto-inoculation. autoinoculación.
auto-intoxication. autointoxicación.
auto-isolysine, autolysine. autoisolisina.
auto-opsonine. autohemopsonina.
autoagglutinine. autoaglutinina.
autoanalyseur. autoanalizador.
autoanaphylaxie. autoanafilaxis.
autoanticorps. autoanticuerpo.
autoantitoxine. autoantitoxina.
autobactériophage. autobacteriófago.
autocatalyse. autocatálisis.
autocinétisme. autocinesis.
autoclasie. autoclasis.
autodiploïde. autodiploide.
autoécholalie. autoecolalia.
autofundoscope, autophtalmoscope. autofundoscopio.
autogène. autógeno.
autogènese. autogénesis.
autognosie. autognosis.
autogreffe. autoinjerto.
autolavage. autolavado.
autolysat. autolisado.
autolysine. autolisina.
automatographe. automatógrafo.
automutilation. autoquiria.
autonome. autónomo.
autophyte. autofito.
autoplastie. autoplastia.
autopolyploïde. autopoliploide.
autoprécipitine. autoprecipitina.
autoprotection. autoprotección.
autopsie. autopsia.
autorraphie. autorrafia.
autoscope. autoscopio.
autosensibilisation. autosensibilización.
autosérum. autosuero.
autosomatognosie. autosomatognosis.
autosomique. autosómico.
autosplénectomie. autosplenectomía.
autostérilisation. autosterilización.
autothérapie. autoterapia.
autotomie. autotomía.
autotoxine. autotoxina.
autotransplant. autotrasplante.
autotrophe. autotrófico.
autovaccin. autovacuna.
auxanogramme. auxanograma.
auxanographie. auxanografía.
auxine. auxina.
auxochrome. auxocromo.
auxocardie. auxocardia.
auxomètre. auxómetro.
auxotrophe. auxótrofo.
avant-bras. antebrazo.
avascularisation. avascularización.
avivement. avivamiento.
avortement accidentel. aborto accidental.
avortement ampullaire. aborto ampollar.
avortement épizootique. aborto contagioso.
avortement épizootique. aborto vibriónico.
avortement incomplet. aborto incompleto.
avortement provoqué. aborto provocado.
avortement séptique. aborto infectado.
avortement séptique. aborto séptico.
avortement spontané. aborto espontáneo.
avortement thérapeutique. aborto terapéutico.
avortement tubaire. aborto tubárico.
avortement. aborto.
avulsion. avulsión.
axanthopsie. axantopsia.
axe. eje.
axe basi-bregmatique. eje basibregmático.
axe basicrânien. eje basicraneal.
axe biauriculaire. eje auditivo.
axe basifacial. eje basifacial.
axe cérébro-spinal. eje cerebrospinal.
axe facial. eje basifacial.
axe optique. eje óptico.
axe pelvien. eje pélvico.
axénique. axénico.
axial. axil.
axifuge, centrifuge. axófugo.
axilemme. axilema.
axipète, centripète. axópeto.
axis. axis.
axolyse. axólisis.
axomètre. axonómetro.
axone. axón.
axone, filament axial. fibra axil.
axonge, beurre. manteca.
axonomètre. axonometro.
axopode. axopodio.
axostyle. axostilo.
ayant la forme d'un lierre. hederáceo o hederiforme.
ayant la forme dúne varice. variciforme.

ayant le pied bot talus. talipédico.
ayant les dent recouvertes dans l'alvéole. tecodonto.
ayant une structure spiralée. eiloide.
azaguanine. azaguanina.
azasérine. azaserina.
azathioprine. azatioprina.
azedarach. acederaque.
azérole. acerola.
azoimide. azoimida.
azoïque. azoico.
azoospermie. azoospermia.
azorophile. azurófilo.
azothermie. azotermia.
azurophile. azurófilo.
azydile. acidilo.

B

babésiose. babesiasis.
bacille. bacilo.
bacilliforme. baciliforme.
bacillipare. bacilíparo.
bacillogène. bacilógeno.
bacilloscopie. baciloscopia.
bacillose. bacilosis.
bacillurie. baciluria.
bacitracine. bacitracina.
bactéride. bactéride.
bactérie. bacteria.
bactérioagglutinine. bacterioaglutinina.
bactériocine. bacteriocina.
bactérioclasis. bacterioclasis.
bactériogène. bacteriógeno.
bactériologie. bacteriología.
bactériologie systématique. bacteriología sistemática.
bactériologiste. bacteriólogo.
bactériolysine. bacteriolisina.
bactériophage. bacteriófago.
bactériophagie. bacteriofagia.
bactérioprécipitine. bacterioprecipitina.
bactérioprotéïne. bacterioproteína.
bactérioscopie. bacterioscopia.
bactériostase. bacteriostasis.
bactériotoxine. bacteriotoxina.
bactériotropine. bacteriotropina.
bactériurie. bacteriuria.
bagassose. bagazosis.
baie. baya.
balanique. balánico.
balanite. balanitis.
balano-préputial. balanoprepucial.
balanoblennorrhée. balanoblenorrea.
balanocèle. balanocele.
balanochlamydite. balanoclamiditis.
balanoplastie. balanoplastia.
balanoposthite. balanopostitis.
balantidiase. balantidiasis o balantidiosis.
balbisme. balbuceo.
baleine. ballena.
balistique. balística.
balistocardiographie. balistocardiografía.
ballisme. balismo.
ballon. balón.
ballottement rénal. peloteo renal.
balnéologie. balneología.
balnéothérapie. balneoterapia.
bandage abdominal. vendaje abdominal.
bandage amidonné. vendaje almidonado.
bandage circulaire. vendaje circulae.
bandage compresif. vendaje compresivo.
bandage élastique. venda elástica.
bandage en biais. vendaje oblicuo.
bandage en figure de 8. vendaje en ocho.
bandage en spirale, spiral. vendaje espiral.
bandage en T, bandage triangulaire. vendaje en T.
bandage herniaire. braguero.
bandage immobile. vendaje inmóvil o inamovible.
bandage platré. vendaje enyesado.
bandage protecteur. vendaje protectivo.
bande. cinta.
bande d'absorption. banda de absorción.
bandelette. filete.
bandelette ilio-pectinée. ligamento iliopectíneo.
bandelette longitudinale du côlon. tenia del colon.
bandelette optique. tracto óptico.
bandelette semi-circulaire. tenia semicircular.
banque. banco.
baptisine. baptisina.
bar. bar.
baragnosie. baragnosis.
barbeau. barbo.
barbital. barbital.
barbiturique. barbitúrico.
barbiturisme. barbiturismo.
baresthésie. sentido de la presión.
baresthésie. barestesia.
baresthésiomètre. barestesiómetro.
barie. baria.
baroélectroesthésiomètre. baroelectrostesiómetro.
barognosie. barognosis.
baromètre. barómetro.
barorécepteur. barorreceptor.
baroscope. baroscopio.
barosinusite. aerosinusitis.
barrière hémato-encéphalique. barrera hematoencefálica.
barotaxie. barotaxis.
barotraumatisme. barotrauma.
bartholinite. bartolinitis.
bartonellose. bartoneliasis.
baryglossie, barylalie. bariglosia.
barymastie. barimastia.
baryphonie. barifonía.
baryte. barita.
barytose. baritosis.
basal. basal.
basaliome. basalioma.
base. base.
base du cerveau. base del cerebro.
base du coeur. base del corazón.
base du crâne. base del cráneo.
base du poumon. base del pulmón.
base hexonique. base hexona.
base purique. base purínica.
base pyrimidique. base pirimidínica.
basiarachnoïdite. basiaracnitis.
basichromatine. basicromatina.
basichromiole. basicromiolo.
baside. basidio.
basilemme. basilema.
basioglosse. basiogloso.
basion. basión.
basiotribe. basiotribo.
basique. básico.
basisphenoïde. basisfenoides.
basographe. basógrafo.
basophile. basófilo.
Basophilie. basofilia.
basophilisme. basofilismo.
basophobie. basofobia.
basorine. basorina.
bassin cordiforme. pelvis cordiforme.
bassin lordotique. pelvis lordótica.
bassin oblique ovalaire. pelvis oblicua.
bassin ostéomalacique. pelvis osteomalácica.
bassin ovale. pelvis antropoide.
bassin plat. pelvis plana.
bassin rachitique. pelvis raquítica.
bassin scoliotique. pelvis escoliótica.
bassin triangulaire. pelvis androide.
bassin triangulaire. pelvis triangular.
bassinet du rein. pelvis renal.
bathophobie. batofobia.
bathyanesthésie. batianestesia.
bathyhyesthésie. batiestesia.

bathyperesthésie. batihiperestesia.
batracoplastie. batracoplastia.
battement. latido.
battement ectopique. latido ectópico.
bébéerine. bebeerina.
bec de lièvre, fente labiopalatine. labio hendido o leporino.
bec du corps calleux. rostro del cuerpo calloso.
bec du sphénoïde. rostro del esfenoides.
béchique. béquico.
behaviorisme. conductismo.
bélemnoïde. belemnoides.
bémégride. bemegrida.
bénactyzine. benacticina.
bendrofluméthiazide. bendrofluometiacida.
bénéfice primaire de la maladie. beneficio primario.
bénéfice secondaire de la maladie. beneficio secundario.
bénin. benigno.
benthos. bentos.
benzaldéhyde. benzaldehído.
benzalkonium. benzalconio.
benzène. benceno.
benzestrol. bencestrol.
benzidine. bencidina.
benzine. bencina.
benzoate. benzoato.
benzocaïne. benzocaína.
benzodiazépine. benzodiacepina.
benzoïque. benzoico.
benzol. benzol.
benzothiazide. benzotiacida.
benzoyle. benzoilo.
benzyle. bencilo.
béphénium. befenio.
béquille. muleta.
bergamote. bergamota.
bérylliose. beriliosis.
béryllium. berilio.
besoin. necesidad.
bestialité. zooerastia.
béta. beta.
bétacisme. betacismo.
béta. betacismo.
bétaïne. betaína.
bétalactamase. cefalosporinasa.
bétalysine. betalisina.
bétaméthasone. betametasona.
béthanecol. betanecol.
bétanidine. betanidina.
bétatron. betatrón.
bétazole. betazol.
beurre. mantequilla.
bézoard. bezoar.
biauricuraire. biauricular.
bibasique. bibásico.
biberon. biberón.
bibliocleptomanie. bibliocleptomanía.
bibliomanie. bibliomanía.
bibliophobie. bibliofobia.
bicarbonate. bicarbonato.
bicarbonate standard. bicarbonatemia.
bicardiogramme. bicardiograma.
bicaudé. bicaudal.
bicellulaire. bicelular.
bicéphale. bicéfalo.
biceps. bíceps.
bichlorule. bicloruro.
bicilié. biciliado.
bicipital. bicipital.
bicorne. bicórneo.
bicuspide. bicúspide.
bière. cerveza.
bifide. bífido.
bifocal. bifocal.
bifurcation. bifurcación.
bigamie. bigamia.
bigéminisme. bigeminia.
bilabe. bilabio.

bilan. balance.
bilatéral. bilateral.
bile. bilis.
bilharziose. bilharziasis.
biliaire. biliar.
bilicyanine. bilicianina.
bilieux. bilioso.
biliflavine. biliflavina.
biligenèse, biligénie. bilificación.
biligénie. biligenia.
biline. bilina.
bilirribinémie. bilirrubinemia.
bilirubinurie. bilirrubinuria.
biliurie. biliuria.
biliverdine. biliverdina.
bilobulé. bilobular.
bimastoïdien. bimastoideo.
binaire. binario.
binauriculaire. binótico.
binocle. binocular.
binocle. binóculo.
binoculaire. binocular.
binophtalmoscope. binoftalmoscopio.
binoscope. binoscopio.
binuclée. binucleado.
bioblaste. bioblasto.
binucléolé. binucleolado.
biocatalyseur. biocatalizador.
biocénose. biocenosis.
biochimie. bioquímica.
biocycle, cycle biologique. biociclo.
biochimique. quimicobiológico.
biodégradable. biodegradable.
biodynamique. biodinámica.
bioélément. bioelemento.
bioénergétique. bioenergética.
biogènese. biogénesis.
biologie. biótica.
biologiste. biólogo.
bioluminescence. bioluminiscencia.
biomathématique. biomatemática.
biomécanique. biomecánica.
biomètre. biómetro.
biométrie. biometría.
bionique. biónica.
bionomie. bionomía.
bionose. bionosis.
biophore. bióforo.
biophotomètre. biofotómetro.
biophysique. biofísica.
bioplasme. bioplasma.
bioplasme. plasmógeno.
bioplaste. bioplasto.
biopsie. biopsia.
biopsie chirurgicale. biopsia quirúrgica.
biopsie de surface. biopsia superficial.
biopsie endoscopique. biopsia endoscópica.
biopsie par aspiration. biopsia por aspiración.
bios. bios.
bioscopie. bioscopia.
biosis. biosis.
biospectrométrie. biospectroscopia.
biosphère. biosfera.
biostatique. biostática.
biostatistique. bioestadística.
biota. biota.
biotaxie. biotaxia.
biotine. biotina.
biotique. biótico.
biotype. biotipo.
biotypologie. biotipología.
biovulaire. biovular.
bioycle, biologique. biociclo.
bipare. bípara.
bipariétal. biparietal.
bipède. bípedo.
bipenniforme. bipennado.
bipéridène. biperidina.
bipolaire. bipolar.

biraméal. birramoso.
bisacodyl. bisacodilo.
bisalbuminémie. bisalbuminemia.
biscuit. bizcocho.
bisexualité. bisexualidad.
bisexuel, bisexué. bisexual.
bishydroxycoumarine, dicoumarol. bishidroxicumarina.
bismuth. bismuto.
bismuthisme. bismutismo.
bistouri électrique. bisturí, bisturí eléctrico, acusector.
bisulfure de carbone, sulfure de carbone. disulfuro de carbono.
bitemporal. bitemporal.
bitrochantérien. bitrocantéreo.
bitter. bitter.
bituminose. bituminosis.
bivalence. bivalencia.
bivalve. bivalvo.
bivitellin. bivitelino.
bixine. bixina.
blastème. anlaje.
blastème. blastema.
blastine. blastina.
blastocèle. blastocele.
blastochyle. blastoquilo.
blastoderme. blastodermo.
blastoderme, blastodisque. disco blastodérmico.
blastogenèse. blastogénesis.
blastolyse. blastólisis.
blastome. blastoma.
blastomère. blastómero.
blastoneuropode. blastoneuroporo.
blastophore. blastóforo.
blastopore. blastoporo.
blastulation. blastulación.
blennadénite. blenadenitis.
blennorrhée. blenorrea.
bléomycine. bleomicina.
blépharisme. blefarismo.
blépharite. blefaritis.
blépharo-adénite. blefaradenitis.
blépharo-conjonctivite. blefaroconjuntivitis.
blépharoathérome. blefaroateroma.
blépharoclonus. blefaroclono.
blépharodermatite. blefarodermatitis.
blépharoedèma. blefaredema.
blépharomélasme. blefaromelasma.
blépharoncose. blefaroncosis.
blépharophimosis. blefarofimosis.
blépharoplaste. blefaroplasto.
blépharoplastie. blefaroplastia.
blépharoplégie. blefaroplejía.
blépharoptôse. blefaroptosis.
blépharorraphie. blefarorrafia.
blépharospasme. blefarospasmo.
blépharosphintérectomie. blefarosfinterectomía.
blépharostat. blefaróstato.
blépharosténose. blefarostenosis.
blépharosynéchie. blefarosinequia.
blessure. herida.
blessure par coup de feu. herida por arma de fuego.
blessure par incision. herida incisa.
blète, blette. acelga.
bleu de méthylène. azul de metileno.
bleu de toluidine. azul de toluidina.
bloc auriculo-ventriculaire. bloqueo auriculoventricular.
bleu de trypan. azul de trípano.
bloc cardiaque. bloqueo cardíaco.
bloc d'arborisations. bloqueo de arborización.
bloc de branche. bloqueo de rama.
bloc sino-auriculaire, arrêt sinusal. bloqueo sinoauricular.
blocage. blocaje.
blocage de la pensée. bloqueo del pensamiento.
blocage rénal. bloqueo renal.
blocage ventriculaire. bloqueo ventricular.

bobine. carrete.
boisson. bebida.
boîterie. claudicación.
boiterie. cojera.
bol. bolo.
boldine. boldina.
boldo. boldo.
borate. borato.
borax. bórax.
bord. borde.
borderline, état limite. limítrofe.
bore. boro.
borisme. borismo.
bornéol. borneol.
bosse. abolladura.
bosse. chichón.
bosse frontale. eminencia frontal.
bosse. giba.
bosse pariétale. eminencia parietal.
bothriocéphalose. botriocefaliasis.
bothriocéphalose. difilobotriosis.
botrhion. botrio.
botryomycose. botriomicosis.
botuline. botulina.
botulisme. alantiasis.
botulisme. botulismo.
bouche. boca [bucal, oral].
boue. fango.
bougie. bujía.
bougie. candelilla.
bouillon. caldo.
boule. bola.
boule. habón.
boule hystérique, globe hystérique. globo histérico.
boulimie. bulimia.
bourgeon, gemme. gema.
bourgeonnement, bourgeons charnus. granulación.
bourrelet cotyloïdien. ligamento cotiloideo.
bourrelet interurétéral. pliegue uretérico.
bourse. bolsa.
bourse pharyngienne. bolsa faríngea.
boursectomie. bursectomía.
bouteille. botella.
boutonniére. ojal.
brachial. braquial.
brachybasie. braquibasia.
brachycéphale. braquicéfalo.
brachyfacial. braquifacial.
brachygnathie. braquignatia.
brachymorphe. braquimorfo.
brachyoesophage. braquiesófago.
brachyphalangie. braquifalangia.
brachystaphylin. braquistafilino.
bradycardie nodale. bradicardia nodal.
bradycinésie. bradicinesia.
bradycrote. bradicrótico.
bradykinine. bradicinina.
bradylalie. bradilalia.
bradylexie. bradilexia.
bradypepsie. bradipepsia.
bradyphagie. bradifagia.
bradyphrénie. bradifrenia.
bradypnée. bradipnea.
bradypragie. bradipraxia.
bradypsychie. bradipsiquia.
bradyrythmie. bradirritmia.
bradysphygmie. bradisfigmia.
bradytéléokinèse. braditeleocinesia.
bradytocie. braditocia.
bradytrophie. braditrofia.
bradyurie. bradiuria.
brancard. camilla.
branche de prolongement cylindraxile. paraxón.
branchie. branquia.
branchiogène. branquiógeno.
branchiome. branquioma.
branchiomère. branquiómera.
braquimorphe. braquimorfo.
bras. brazo.

bregma. bregma.
brétylium. bretilio.
bréviligne. brevilíneo.
bride. brida.
brièveté du cou. brevicollis.
bromate. bromato.
bromatologie. bromatología.
bromatothérapie. bromatoterapia.
brome. bromo.
bromhidrose. osmidrosis.
bromique. brómico.
bromisme. bromismo.
bromodermie. bromoderma.
bromoforme. bromoformo.
bromosulfaléine. bromosulftaleína.
bronchectasie. bronquiectasia.
bronchiole. bronquiolo o bronquíolo.
bronchiole terminal. infundíbulo pulmonar.
bronchiole terminale. bronquiolo terminal.
bronchiolectasie. bronquiolectasia.
bronchiolite. bronquiolitis.
bronchite. bronquitis.
bronchite aiguë. bronquitis aguda.
bronchite capillaire. bronquitis capilar.
bronchite catharrhale. bronquitis catarral.
bronchite chronique. bronquitis crónica.
bronchite croupale, bronchite pseudo-membraneuse. bronquitis crupal.
bronchite épidémique capillaire. bronquitis epidémica capilar.
bronchite oblitérante. bronquitis obliterante.
bronchite sèche. bronquitis seca.
bronchite secondaire. bronquitis secundaria.
bronchite staphylococique. bronquitis estafilocócica.
bronchite streptocicique. bronquitis estreptocócica.
bronchite vesiculaire. bronquitis vesicular.
bronchoaspergillose. broncoasperigilosis.
bronchoblennorrhée. broncoblenorrea.
bronchogénique. bronquiogénico.
bronchogramme. broncograma.
bronchographie. broncografía.
broncholithe. broncolito.
broncholithiase. broncolitiasis.
bronchomycose. broncomicosis.
bronchopathie. broncopatía.
bronchophonie. bronquiloquia.
bronchoplastie. broncoplastia.
bronchoplégie. broncoplejía.
bronchopneumonie. bronconeumonía.
bronchorraphie. broncorrafia.
bronchorrhée. broncorrea.
bronchoscope. broncoscopio.
bronchoscopie. broncoscopia.
bronchospirochétose. broncospiroquetosis.
bronchospirométrie. broncoespirometría.
bronchosténose. broncostenosis.
bronchostomie. broncostomía.
bronchotome. broncótomo.
bronchotomie. broncotomía.
brucellose. brucelosis o bruceliasis.
brucine. brucina.
bruit cardiaque. tono cardíaco.
bruit clangoreux, clangor. timbre metálico.
bruit de drapeau. ruido de bandera.
bruit de moulin. ruido de molino.
bruit de parchemin. ruido de pergamino.
bruit de pot fêlé. ruido de olla cascada.
bruit de succussion. ruido de sucusión.
bruit métallique. ruido metálico.
bruit musculaire. ruido muscular.
brûlure. escozor.
brun. pardo.
brycomanie. bricomanía.
bryone dioïque. brionia.
bubon. bubón.
bubon chancrelleux. bubón chancroso.
bubon gonorrhéique. bubón gonorreico.
bubon syphilitique. bubón sifilítico.
bubon vénérien. bubón venéreo.
bubonalgie. bubonalgia.
bubonocèle. bubonocele.
buccal. bucal.
buccinateur. buccinador.
bucco-pharyngien. bucofaríngeo.
buforténine. bufotenina.
bulbaire. bulbar.
bulbe. bulbo.
bulbe aortique. bulbo de la aorta.
bulbe aortique. vestíbulo de la aorta.
bulbe duodénal. bulbo duodenal.
bulbe pileux. bulbo piloso.
bulbe rachidien. bulbo raquídeo.
bulbe terminal. bulbo terminal.
bulbe vestibulaire. bulbo vestibulovaginal.
bulbe-caverneux. bulbocavernoso.
bulbe-pontique. bulbopontino.
bulbite. bulbitis.
buphtalmie. buftalmía.
bupivacaïne. bupivacaína.
bursite de l'olécrâne. codo de los mineros.
busulfan. busulfán.
butane. butano.
butylène. butileno.
butyrine. butirina.
butyrique. butírico.
butyroïde. butiroso.
butyromètre. butirómetro.
butyrophénone. butiroferona.

C

cacao. cacao.
cachelot. cachalote.
cachexie. caquexia [caquéctico].
cachou. cato.
cacodylate. cacodilato.
cacogueusie. cacogeusia.
cacomélie. cacomelia.
cacosmie. cacosmia.
cacotrophie. cacotrofia.
cadavre. cadáver.
cadmium. cadmio.
caduque. caduca.
caecal. cecal.
caeco-sigmoïdostomie. cecosigmoidostomía.
caecocolostomie. cecocolostomía.
caecopexie. cecopexia.
caecostomie. cecostomía.
caecotomie. cecotomía.
caecum. ciego.
cafard, crenelat. cucaracha.
café. café.
caféisme. cafeísmo.
caillot. coágulo.
caillot. cuajarón.
caisse. caja.
cal. callo.
cal central. callo central.
cal definitif. callo definitivo.
cal osseux, ostéotyle. osteotilo.
cal provisionnel. callo provisional.
calabarine. calabarina.
calamine. calamina.
calamus. cálamo.
calcaire. calcáreo.
calcanéite. calcaneítis.
calcanéoapophysite. calcaneoapofisitis.
calcanéodynie. calcaneodinia.
calcaneum. calcáneo.
calcémie. calcemia.
calciférol. calciferol.
calcification. calcificación.
calcigène. calcígero.
calcimètre. calcímetro.
calcination. calcinación.
calcipénie. calcipenia.
calcipexie. calcipexia.

calciphilie - **caractère**

calciphilie. calcifilia.
calciprivation. calciprivia.
calcirrachie. calciorraquia.
calcithérapie. calciterapia.
calcitonine. calcitonina.
calcium. calcio.
calcoglobuline. calcoglobulina.
calcosphérite. calcosferita.
calcul. cálculo.
calcul arthritique. cálculo artrítico.
calcul biliaire. cálculo biliar.
calcul bronchique. cálculo bronquial.
calcul du nasopharynx. rinofaringolito.
calcul lacrymal. oftalmolito.
calcul pancréatique. cálculo pancreático.
calcul préputial. cálculo prepucial
calcul prostatique. cálculo prostático.
calcul pulmonaire. pulmolito.
calcul rénal, calcul néphritique. cálculo renal.
calcul salivaire. cálculo salival.
calcul spermatique, spermolithe. espermolito.
calcul urinaire. cálculo urinario.
calcul utérin. uterolito.
calculateur. ordenador.
calebasse. calabaza.
calenture. calentura.
calisthénie. calisténica.
caliciforme. caliciforme.
calleux. cuerpo calloso.
callosité. callosidad.
calmant, émolient. obtundente.
calorie. caloría.
calorifique. calorífico.
calorigène. calorígeno.
calorimètre. calorímetro.
calorimétrie. calorimetría.
caloriscope. caloriscopio.
calotte. calota.
calvitie. calvicie.
camomille. manzanilla.
campimètre. campímetro.
camptocormie. camptocormia.
camptodactylie. camptodactilia.
canal atrio-ventriculaire. canal auriculoventricular.
canal. canal.
canal artériel de Botal. conducto arterial.
canal biliaire. conducto biliar.
canal carotidien. conducto carotídeo.
canal carpien. canal carpiano.
canal cochléaire, limaçon membraneux. conducto coclear.
canal, conduit. conducto.
canal cranio-pharyngien médian, canal hypophysaire. conducto hipofisiario.
canal cystique. conducto cístico.
canal déférent. conducto deferente.
canal dentaire. canal dentario.
canal du col de l'utérus. conducto cervical.
canal éjaculateur. conducto eyaculador.
canal epididymaire. conducto central o del epidídimo.
canal ethmoïdal antérieur. agujero etmoidal anterior.
canal ethmoïdal postérieur. agujero etmoidal posterior.
canal galactophore. conducto galactóforo.
canal hépatique commun. conducto hepático.
canal hépato-cystique. conducto hepatocístico.
canal lacrymo-nasal. conducto lagrimal.
canal lacrymo-nasal, canal nasal. conducto nasal.
canal lymphatique. conducto linfático.
canal optique. canal óptico.
canal palatin antérieur, canal incisif. conducto incisivo.
canal pancréatique. conducto pancreático.
canal primitif. conducto mesonéfrico.
canal semi-circulaire. conducto semicircular.
canal thoracique. conducto torácico.
canal thyréo-glosse. conducto tirogloso.
canal veine lymphatique. conducto hemotorácico.
canal vertébral, canal rachidien. canal vertebral.
canalicule. dúctulo.
canalicule. canalículo [canalicular].
canaliculite. canaliculitis.
canalisation. canalización.
cancer. cáncer.
cancer alvéolaire du poumon. carcinoma bronquiolar.
cancer colloïde. coloma.
cancer *in situ.* carcinoma *in situ.*
cancer squirreux, carcinome squirreux. carcinoma escirro.
cancéreux. canceroso.
cancéricide. cancericida.
cancérisation. cancerización.
cancérogène. cancerígeno.
cancérologie. cancerología.
cancérophobie. carcinofobia.
cancérophobie. cancerofobia.
canine. canino.
canine. colmillo.
canitie. canicie.
cannabinol. canabinol.
cannabisme. canabismo.
cannabisme. cannabismo.
cannaux excréteurs de la prostate. conducto prostático.
cannaux salivaires. conducto salival.
canne. caña.
cannelé. acanalado.
canon. canon.
canthariase. cantariasis.
cantharide. cantárida.
cantharidine. cantaridina.
cantharidisme. cantaridismo.
canthectomie. cantectomía.
canthite. cantitis.
canthoplastie. cantoplastia.
canthorraphie. cantorrafia.
canthotomie. cantotomía.
canthus. canto.
canule. cánula.
canule de Trendelemburg. tapón traqueal.
caoutchouc. caucho.
capable de percevoir seulement six des sept couleurs. hexacrómico.
capacité. capacidad.
capacité de contraction ou dilatation d'un vaisseau. vasomotilidad.
capacité de production de toxines. toxigenicidad.
capacité de se contracter sous l'application d'un courant galvanique. galvanocontractilidad.
capacité pulmonaire vitale. capacidad vital.
capacité respiratoire. capacidad respiratoria.
capeline. capelina.
câpier. alcaparro.
capillaire. adianto.
capillaire. capilar.
capillarectasie. capilarectasia.
capillarite. telangitis.
capillarité. capilaridad.
capillarite. capilaritis.
capillaroscopie. capilaroscopia.
capnophile. capnófilo.
cappa cinerea. tenia cinérea.
capréomycine. capreomicina.
caprine. caprina.
capside. cápsida.
capsomère. capsómero.
capsulation. capsulación.
capsule glandulaire. glandilema.
capsulectomie. capsulectomía.
capsulite. capsulitis.
capsulorraphie. capsulorrafia.
capsulotome. capsulótomo.
capsulotomie. capsulotomía.
captation. captación.
caractère. carácter.

caractère acquis. carácter adquirido.
caractère dominant. carácter dominante.
caractère lié au sexe. carácter unido al sexo.
caractère récessif. carácter recesivo.
caractère sexuel primitif. carácter sexual primario.
caractère sexuel secondaire. carácter sexual sacundario.
caractérologie. caracterología.
caramel. caramelo.
carbamate. carbamato.
carbachol. carbacol.
carbamazépine. carbamacepina.
carbidopa. carbidopa.
carbimazol. carbimazol.
carbohémie. carbonemia.
carbohydrase. carbohidrasa.
carbolisme. carbolismo.
carbomètre. carbómetro.
carbomycine. carbomicina.
carbonate. carbonato.
carbone. carbono.
carbone radioactif. carbono radiactivo.
carbonisation. carbonización.
carbonométrie. carbonometría.
carbonyle. carbonilo.
carboxylase. carboxilasa.
carboxyle. carboxilo.
carboxyméthylcellulose. carboximetilcelulosa.
carboxypeptidase. carboxipeptidasa.
carbure. carburo.
carcinomectomie. carcinectomía.
carcinogenèse. carcinogénesis.
carcinogène. carcinógeno.
carcinoïde. carcinoide.
carcinoïde, argentaffinome. tumor carcinoide.
carcinomatose. carcinomatosis.
carcinome à cellules en bague. carcinoma de células de anillo de sello.
carcinome à cellules géantes. carcinoma de células gigantes.
carcinome adenoides cysticum. carcinoma adenoide quístico.
carcinome basaloïde. carcinoma basaloide.
carcinome basocellulaire. carcinoma basocelular.
carcinome bronchogène, épithélioma branchial. carcinoma broncógeno.
carcinome de l'os. osteocarcinoma.
carcinome de l'utérus. metrocarcinoma.
carcinome embryonnaire. carcinoma embrionario.
carcinome en cuirasse. carcinoma en coraza.
carcinome verruqueux. carcinoma verrugoso.
carcinosarcome. carcinosarcoma.
carcinose. carcinosis.
cardia. orificio cardial.
cardia. cardias [cardial].
cardialgie. cardialgia.
cardiectasie. cardiectasia.
cardiectomie. cardiectomía.
cardio-hépatomégalie. cardiohepatomegalia.
cardio-inhibiteur. cardioinhibitorio.
cardio-myopexie. cardiomiopexia.
cardio-omentopexie. cardiomentopexia.
cardio-péricardite. cardiopericarditis.
cardio-péricardopexie. cardiopericardiopexia.
cardio-pulmonaire. cardiopulmonar.
cardio-rénal. cardiorrenal.
cardio-sphygmographe. cardiosfigmógrafo.
cardio-vasculaire. cardiovascular.
cardioangiologie. cardioangiología.
cardiocairographe. cardiocairógrafo.
cardiocèle. cardiocele.
cardiocentése. cardiocentesis.
cardiocinétique. cardiocinético.
cardiodilatateur. cardiodilatador.
cardiogenèse. cardiogénesis.
cardiogramme. cardiograma.
cardiographe. cardiógrafo.
cardiographie. cardiografía.
cardiolithe. cardiolito.
cardiologie. cardiología.
cardiologue. cardiólogo.
cardiolyse. cardiólisis.
cardiolysine. cardiolisina.
cardiomalacie. cardiomalacia.
cardiomégalie. cardiomegalia.
cardiométrie. cardiometría.
cardionecteur. cardionector.
cardiopathe. cardiópata.
cardiopathie. cardiopatía.
cardiophobie. cardiofobia.
cardiophone. cardiófono.
cardioplastie. cardioplastia.
cardioplégie. cardioplejía.
cardiorrhexie. cardiorrexis.
cardioscope. cardioscopio.
cardiotachomètre. cardiotacómetro.
cardiothérapie. cardioterapia.
cardiotomie. cardiotomía.
cardiotonique. cardiotónico.
cardiotopométrie. cardiotopometría.
cardiotoxique. cardiotóxico.
cardiovalvulite, endocardite valvulaire. cardiovalvulitis.
cardiovalvulotome. cardiovalvulótomo.
cardioversion. cardioversión.
cardite. carditis.
carence. carencia.
carène. carina.
carie. caries.
carie avec fragments osseux dans une cavité suppurante. caries necrótica.
carie dentaire. caries dentaria.
carie vertébrale. caries vertebral.
carmin. carmín.
carminophile. carminófilo.
carnification. carnificación.
carnitine. carnitina.
carnivore. carnívoro.
carnosine. carnosina.
caroncule. carúncula.
caroténase. carotenasa.
carotène. caroteno.
caroténémie. carotinemia.
caroténose, caroténodermie. carotenosis.
carotide. carótida.
carpe. carpo.
carpectomie. carpectomía.
carphologie. carfología.
carpien. carpiano.
carpite. carpitis.
carpo-métacarpien. carpometacarpiano.
carpophalangique. carpofalángico.
carré des lombes. tetrágono lumbar.
carré, tétragone. tetrágono.
carthame. cártamo.
cartilage. cartílago [cartilaginoso].
cartilage articulaire. cartílago articular.
cartilage auriculaire. cartílago auricular.
cartilage costal. cartílago costal.
cartilage cricoïde. cartílago cricoides.
cartilage de conjugaison. cartílago conectivo.
cartilage de la trachée. cartílago traqueal.
cartilage épiphysaire. cartílago epifisario.
cartilage flottant. cartílago flotante.
cartilage hyalin. cartílago hialino.
cartilage permanent. cartílago permanente.
cartilage sésamoïde. cartílago sesamoideo.
cartilage temporaire. cartílago de osificación.
cartilage thyroïde. cartílago tiroides.
cartilage triticé. triticeo (2.ª acepción).
cartilaginoïde. cartilaginiforme.
carvacrol. carvacrol.
carve. alcaravea.
caryocinèse. cariocinesis.
caryocyte. cariocito.
caryogenèse. cariogénesis.
caryologie. cariología.
caryomère. cariómera.

caryophage. cariófago.
caryoplasme. carioplasma.
caryorexie, caryorrhexis. carioclasis.
caryorrexie. cariorrexis.
caryorrhexis, chromatinorrhexis. cromatinorrexis.
caryosome. cariosoma.
caryotype. cariotipo.
cas. caso.
cascara. cáscara.
caséase. caseasa.
caséeux. caseoso.
caséification. caseificación.
caséine. caseína.
caséinogène. caseinógeno.
caséose. caseosa.
cassave. casabe.
castoréum. castóreo.
casuistique. casuística.
catabasial. catabasial.
catabiose. catabiosis.
catabolique. catabólico.
catacrotisme. catacrotismo.
catadidyme. catadídimo.
catagène. catágeno.
catalepsie. catalepsia.
catalyse. catálisis [catalítico].
catalyseur. catalizador.
catamnèse. catamnesis.
cataphasie. catafasia.
cataphorèse. cataforesis.
cataphrénie. catafrenia.
cataphylaxie. catafilaxis.
cataplasme. cataplasma.
cataracte capsulaire. catarata capsular.
cataplexie. cataplejía.
cataracte capsulo-lenticulaire. catarata capsulolenticular.
cataracte congénitale. catarata congénita.
cataracte dure. catarata dura.
cataracte dure, sclérocataracte. esclerocatarata.
cataracte hypermûre. catarata hipermadura.
cataracte immature. catarata inmadura.
cataracte mûre. catarata madura.
cataracte périnucléaire. catarata perinuclear.
cataracte punctiforme. catarata punteada.
cataracte sénile. catarata senil.
cataracte zonulaire. catarata lamelar.
catarrhe. catarro.
catastaltique. catastáltico.
catatonie. catatonía.
catéchol, catéchine. catequina.
catécholamine. catecolamina.
caténoïde. catenoide.
catgut. catgut.
catharsis. catarsis.
cathartique. catártico.
cathéter. catéter.
cathétérisme. cateterismo.
cathétérisme de la trompe d'Eustache. salpingocateterismo.
cathode. cátodo.
cathodique. catódico.
cation. catión.
catophorie. cataforia.
caudal. caudal.
causalgie. causalgia.
cause. causa.
caustique. cáustico.
cautérisation. cauterización.
caverne. caverna.
caverneux. cavernoso.
cavernite. cavernitis.
cavernoscopie. cavernoscopia.
cavitaire. cavitario.
cavitation. cavitación.
cavité. cavidad.
cavité cotyloïde. acetábulo.
cavité du coeur. cámara del corazón.
cavité pneumatique. seno aéreo.
cavographie. cavografía.
ccyanurie. cianuria.
cébocéphalie. cebocefalia.
cécité corticale. ceguera cortical.
cécité glaucomateuse. glaucosis.
cécité nocturne. ceguera nocturna.
cécité partielle. obcecación.
cécité psychique. ceguera psíquica.
cèdre. cedro.
céfamandole. cefamandol.
céfoxitine. cefoxitina.
ceinture. cintura.
ceinture pelvienne. cintura pélvica.
ceinture scapulaire. cintura escapular.
celloïdine. celoidina.
cellophane. celofán.
cellulase. celulasa.
cellule. célula.
cellule alpha. célula alfa.
cellule amacrine, spongioblaste. amacrina.
cellule amiboïde. célula ameboide.
cellule argentaffine. célula argentafin.
cellule auditive. célula auditiva.
cellule basale. célula basal.
cellule basophile. célula basófila.
cellule bêta. célula beta.
cellule caliciforme. célula caliciforme.
cellule cartilagineuse, chondrocyte. célula cartilaginosa.
cellule chromaffine. célula cromafín.
cellule chromophobe. célula cromófoba.
cellule conjonctive. célula conjuntiva.
cellule de la caduque. loquiocito.
cellule de la neuroglie. célula glial.
cellule de soutien, cellule de Deiters. célula de sostén.
cellule en panier. célula en cesta.
cellule endothélioïde. célula endotelioide.
cellule épendymaire. célula ependimaria.
cellule épithélioïde. célula epitelioide.
cellule falciforme. célula falciforme.
cellule ganglionnaire. célula ganglionar.
cellule ganglionnaire de la rétine. optoblasto.
cellule géant. célula gigante.
cellule graisseuse, cellule adipeuse. célula adiposa.
cellule gustative. célula gustativa.
cellule hecatomère. célula hecatómera.
cellule hépatique. célula hepática.
cellule heteromère. célula heterómera.
cellule interstitielle. célula intersticial.
cellule mastoïsiennes. célula mastoidea.
cellule mère. célula madre.
cellule migratrice. célula migratoria.
cellule mitrale. célula mitral.
cellule motrice. célula motriz.
cellule multipolaire. célula multipolar.
cellule muqueuse. célula mucosa.
cellule musculaire. miocito.
cellule myoïde. célula mioide.
cellule myéloïde. célula mieloidea.
cellule nuclée. célula nucleada.
cellule nerveuse, neurone. célula nerviosa.
cellule neuro-musculaire. célula neuromuscular.
cellule olfactive. célula olfatoria.
cellule oxyphile. célula oxífila.
cellule pavimenteuse. célula pavimentosa.
cellule pigmentaire. célula pigmentaria.
cellule plasmatique, plasmocyte. célula plasmática.
cellule polychromatophile. célula policromática.
cellule polyplasique. célula poliplásica.
cellule pyramidale. célula piramidal.
cellule réticulaire. célula reticular.
cellule sensorielle. célula sensorial.
cellule séreuse. célula serosa.
cellule sexuelle. célula sexual.
cellule unipolaire. célula unipolar.
cellule visuelle. célula visual.
cellulicide. celulicida.
cellulifuge. celulífugo.

cellulipète. celulípeto.
cellulo-névrite. celuloneuritis.
celluloïd. celuloide.
cellulotoxique. celulotóxico.
célosome. celosomo.
cémentation. cementación.
cémenticule, cémento-exostese. cementoexostosis.
cémentite. cementitis.
cémentoblaste. cementoblasto.
cémentoclasie. cementoclasia.
cémentocyte. corpúsculo de cemento.
cémentome. cementoma.
cémentose. cementosis.
cendre. ceniza.
cénencéphalocèle. cenencefalocele.
cénesthésie. cenestesia.
cénesthésiopathie. cenestesiopatía.
cénesthopathie. cenestopatía.
cénotoxine. cenotoxina.
censeur. censor.
centaurée. centaura.
centésimal. centesimal.
centigramme. centigramo.
central. central.
centre. centro.
centre ano-spinal. centro anospinal.
centre auditif. centro acústico.
centre cardioaccélérateur. centro aceledador.
centre cardiomoteur, noeud de Tawara. centro cardiomotor.
centre cardio-inhibiteur. centro cardioinhibitorio.
centre cérébral. centro cerebral.
centre cilio-spinal. centro ciliospinal.
centre cortical. centro cortical.
centre cortical de la motilité de la face. centro facial.
centre de la miction. centro de la micción.
centre du langage. centro del lenguaje.
centre éjaculatoire. centro de la eyaculación.
centre ganglionnaire de la base. centro ganglionar.
centre génital, centre génito-spinal. centro genital.
centre glossokinesthésique. centro glosocinestésico.
centre gustatoire. centro gustatorio.
centre moteur. centro motor.
centre nerveux. centro nervioso.
centre optique. centro óptico.
centre réflexe. centro reflejo.
centre respiratoire. centro de la respiración.
centre sensoriel. centro sensorial.
centre thermorégulateur. centro termogénico.
centre vasomoteur. centro vasomotor.
centrifugation. centrifugación.
centrifuge. centrífugo.
centrifugeuse, centrifugeur. centrifugador.
centriole. centrosoma.
centripète. centrípeto.
centrocinétique. centrocinético.
centromère. centrómero.
centrosphère, centrosome. centrosfera.
céphalalgie. cefalalgia.
céphalée, céphalodynie. cefalodinia.
céphalématome. cefalohematoma.
céphaline. cefalina.
céphalique. cefálico.
céphalisation. cefalización.
céphalométrie. cefalometría.
céphalo-rachidien. cefalorraquídeo.
céphalocaudal. cefalocaudal.
céphalocyste. cefalocisto.
céphalodporiose. cefalosporiosis.
céphalodyme, crâniopage. cefalódimo.
céphalogenèse. cefalogénesis.
céphaloglycine. cefaloglicina.
céphalogyre. cefalógiro.
céphalohématocèle. cefalohematocele.
céphalohydrocèle. cefalohidrocele.
céphalomèle. cefalómelo.
céphalopage. craneópago.
céphalopathie. cefalopatía.
céphalo-pharyngien. cefalofaríngeo.
céphaloplégie. cefaloplejía.
céphaloridine. cefaloridina.
céphalosporine. cefalosporina.
céphalosporiose. cefalosporiosis.
céphalostyle. cefalóstilo.
céphalothoracique. cefalotorácico.
céphalothoracopage. cefalotoracópago.
céphalotine. cefalotina.
céphalotribe. cefalotribo.
céphalotripsie. cefalotripsia.
céramide. ceramida.
cérasine. cerasina.
cérasine, kérasine. querasina.
cérat. cerato.
cercaire. cercaria.
cerclage. cerclaje.
céréaline. cerealina.
cérébellifuge. cerebelífugo.
cérébellipète. cerebelípeto.
cérébellite. cerebelitis.
cérébello-spinal. cerebelospinal.
cérébration. cerebración.
cérébrifuge. cerebrífugo.
cérébripète. cerebrípeto.
cérébrite. cerebritis.
cérébro-spinal. encefalorraquídeo.
cérébromalacie. cerebromalacia.
cérébrome. cerebroma.
cérébrose. cerebrosa.
cérébroside. cerebrósido.
cérébrosidose. cerebrosidosis.
cérébrostomie. cerebrostomía.
cérébrotomie. cerebrotomía.
cerisier. cerezo.
cérium. cerio.
céruléoplasmine. ceruloplasmina.
cérumen. cerumen.
céruse. cerusa.
cerveau. cerebro.
cervical. cervical.
cervicectomie. cervicectomía.
cervicite. traquelocistitis.
cervico-occipital. cervicooccipital.
cervix. cérvix.
césium. cesio.
cestode, cestoïde. cestoideo.
céticé. ceguera o ceguedad.
cétogène. cetogenético.
cétogenèse. cetogénesis.
cétolyse. cetólisis.
cétone. cetona.
cétonémie. cetonemia.
cétonurie. cetonuria.
cétose. cetosa.
cétose. cetosis.
cétostéroïde. cetosteroide.
chaine. cadena.
chaîne fermée. cadena cerrada.
chaîne légère. cadena ligera.
chaîne lourde. cadena pesada.
chaîne ouverte. cadena abierta.
chaîne sympathique. tronco simpático.
chair. carne.
chalaze. chalaza.
chalazion. calacio.
chaleur. calor.
chalicose. calicosis.
chambre. cámara.
chambre antérieure de l'oeil. cámara anterior del ojo.
chambre antérieure et postérieure de l'oeil. cámara acuosa.
chambre hyperbarique. cámara hiperbárica.
chambre postérieure. cámara vítrea.
chambre postérieure de l'oeil. cámara posterior del ojo.
chancre mixte. chancro mixto.
chancre mou. chancro blando.

chaméprosope. cameprosopia.
champ. campo.
champ auditif. campo auditivo.
champ du microscope. campo microscópico.
champ magnétique. campo magnético.
champ supplémentaire. campo suplementario.
champ visuel. campo visual.
chancre. chancro.
chancre induré, chancre syphilitique. chancro duro.
chancriforme. chancriforme.
changement. cambio.
chapelet costal, chapelet rachitique. rosario raquítico.
charbon. carbunco.
charbon. carbuncosis.
charbon. carbón.
charlatan. charlatán.
charlatanisme. charlatanismo.
châtaignier. castaño.
chatouillement. cosquillas.
chaux. cal.
chéilite actinique. queilitis actínica.
chéilite commisurale. queilitis comisural.
chéilite exfoliatrice. queilitis exfoliativa.
chéilite glandulaire. queilitis glandular.
chéilite infectieuse. queilitis impetiginosa.
chéilite toxique. queilitis tóxica.
chéilo-gnathoschisis. queilognatosquisis.
chéilo-stomatoplastie. queilostomatoplastia.
chéilosis. queilosis.
chéirokinesthésie. quirocinestesia.
chélateur. agente quelante.
chélation. quelación.
chéloïdose. dermatoquelidosis.
chemise. camisa.
chemodectome. quemodectoma.
chêne. encina.
chenille. oruga.
cheval. caballo.
cheveu. cabello.
cheveu blanc. cana.
chèvrefeuille. madreselva.
chiasma optique. quiasma óptico.
chicorée. achicoria.
chiendent. grama.
chimie analytique. química analítica.
chimie biologique, biochimie. química biológica.
chimie inorganique. química inorgánica.
chimie médicale. química médica.
chimie médico-légale. química forense.
chimie organique. química orgánica.
chimie pharmaceutique. química farmacéutica.
chimio-immunologie. quimioinmunología.
chimiokinèse. quimiocinesis.
chimiophysiologique. quimicofisiológico.
chimiorésistance. quimiorresistencia.
chirugie plastique d'une aponévrose. fascioplastia.
chirugie plastique de la commissure des lèvres. calinoplastia.
chirugie plastique de la commissure. calinoplastia.
chirugie plastique du tarse. tarsoquiloplastia.
chirurgical. quirúrgico.
chirurgie. cirugía mayor.
chirurgie. cirugía.
chirurgie abdominale. cirugía abdominal.
chirurgie cinéplastique. cirugía cineplástica.
chirurgie dentaire. cirugía dental.
chirurgie esthétique. cirugía cosmética.
chirurgie générale. cirugía general.
chirurgie orthopédique. cirugía ortopédica.
chirurgie plastique. cirugía plástica.
chirurgie plastique du bord des paupières. marginoplastia.
chirurgie plastique du visage. facioplastia.
chirurgie proctologique. cirugía proctológica.
chirurgien. cirujano.
chlamydospore. clamidospora.
chloasma. cloasma.

chloral. cloral.
chloralisme. cloralismo.
chlorambucil. clorambucil.
chloramine. cloramina.
chloramphénicol. cloramfenicol.
chlorate. clorato.
chlorémie. cloremia.
chlordiazépoxide. clordiacepóxido.
chlorhydrate. clorhidrato.
chlorhydrie. clorhidria.
chloroforme. cloroformo.
chloroformisation. cloroformización.
chloroformisme. cloroformismo.
chloroguanide. cloroguanida.
chlorolabe. clorolabe.
chlorome. cloroma.
chloropénie. cloropenia.
chlorophane. clorófano.
chloroplaste. cloroplasto.
chloroprive. cloroprivo.
chloroprocaïne. cloroprocaína.
chloropsie. cloropía o cloropsia.
chloroquine. cloroquina.
chlorose. clorosis.
chlorotétracycline. clorotetraciclina.
chlorothiazide. clorotiacida.
chlorpromazine. clorpromacina.
chlorpropamide. clorpropamida.
chlorprothixène. clorprotixeno.
chlorrémie. cloremia.
chlortalidone. clortalidona.
chlorure. cloruro.
chlorurémie. cloruremia.
chlorurie. cloruria.
choane. coana.
choc anaphylactique. choque anafiláctico.
choc anaphylactique. choque sérico.
choc apexien, choc de la pointe. latido de la punta.
choc de pointe, choc systolique. choque del corazón.
choc électrique. choque eléctrico.
choc hémorragique. choque posthemorrágico.
choc histaminique. choque histamínico.
choc infectieux. choque séptico.
choc insulinique. choque hipoglucémico.
choc traumatique. choque traumático.
chocalat. chocolate.
cholagogue. colagogo.
cholangiectasie. colangiectasia.
cholangio-entérostomie. colangioenterostomía.
cholangiographie. colangiografía.
cholangiographie transpariétale. colangiografía peroperatoria.
cholangiole. colangiolo.
cholangiome. colangioma.
cholangiostomie. colangiostomía.
cholangiotomie. colangiotomía.
cholantrene. colantreno.
choléchromopoïèse. colecromopoyesis.
cholécystagogue. colecistagogo.
cholécystalgie. colecistalgia.
cholécystectasie. colecistectasia.
cholécystectomie. colecistectomía.
cholécystentérostomie. colecistoenterostomía.
cholécysto-colostomie. colecistocolostomía.
cholécysto-duodénostomie. colecistoduodenostomía.
cholécysto-jéjunostomie. colecistoyeyunostomía.
cholécysto-gastrostomie. colecistogastrostomía.
cholécystographie. colecistografía.
cholécysto-iléostomie. colecistoileostomía.
cholécystokinine. colecistoquinina.
cholécystolithotripsie. colecistolitotripsia.
cholécystonéphrostomie. colecistonefrostomía.
cholécystopexie. colecistopexia.
cholécystoptose. colecistoptosis.
cholécystorraphie. colecistorrafia.
cholécystose. colecistosis.
cholécystostomie. colecistostomía.
cholécystotomie. colecistotomía.

cholédocho-duodénostomie. coledocoduodenostomía.
cholédocho-entérostomie. coledocoenterostomía.
cholédocho-hépatostomie. coledocohepatostomía.
cholédocholithiase. coledocolitiasis.
cholédocholithotomie. coledocolitotomía.
cholédocholithotripsie. coledocolitotricia.
cholédochoplastie. coledocoplastia.
cholédochorraphie. coledocorrafia.
cholédochostomie. coledocostomía.
cholédochotomie. coledocotomía.
choledocectomie. coledocectomía.
cholédocite. coledocitis.
cholédoque. colédoco.
cholélithiase. colelitiasis.
cholélithotomie. colelitomía.
cholélithotripsie. colelitotricia.
cholémèse. colemesis.
cholémie. colemia.
cholémimétrie. colemimetría.
choléopoïèse. colepoyesis.
cholépathie. colepatía.
cholépéritoine. coleperitoneo.
choléra. cólera.
cholérèse. coleresis [colerético].
cholériforme. coleriforme.
cholérigène. colerígeno.
cholérine. colerina.
choléstanol. colestanol.
cholestéatome. colesteatoma.
cholestérinémie. colesteremia.
cholestérinurie. colesterinuria.
cholestérol. colesterol.
cholestérose. colesterosis.
cholestéatose. colesteatosis.
cholestéline. coletelina.
cholésthérapie. coleterapia.
cholinergique. colinérgico.
cholinestérase. colinesterasa.
cholopathie. colangia.
cholostase. colestasis [colestásico].
chondral. condral.
chondralgie. condralgia.
chondrectomie. condrectomía.
chondrification. condrificación.
chondrine. condrina.
chondrite. condritis.
chondro-costal. condrocostal.
chondro-sarcome. condrosarcoma.
chondroadénome. condroadenoma.
chondroangiome. condroangioma.
chondroblaste. condroblasto.
chondrocarcinome. condrocarcinoma.
chondroclaste. condroclasto.
chondrodermatite. condrodermatitis.
chondrodysplasie. condrodisplasia.
chondrodystrophie. condrodistrofia.
chondrofibrome, fibrochondrome. condrofibroma.
chondrogène. condrógeno.
chondrogenèse. condrogénesis.
chondrographie. condrografía.
chondroïde. condroide.
chondrolipome. condrolipoma.
chondrologie. condrología.
chondromalacie. condromalacia.
chondromatose. condromatosis.
chondrome. condroma.
chondromère. condrómera.
chondromucine, chondromucoïde. condromucina.
chondromyxome. condromixoma.
chondromyxosarcome. condromixosarcoma.
chondromyxosarcome. mixocondrosarcoma.
chondroplastie. condroplastia.
chondroporose. condroporosis.
chondroprotéine. condroproteína.
chondrosarcomatose. condrosarcomatosis.
chondrosarcome, enchondrosarcome. encondrosarcoma.
chondrotome. condrótomo.
chondrotomie. condrotomía.
chordite. corditis.
chordome. cordoma.
chorée. corea.
chorée de Huntington, chorée chronique. corea crónica progresiva.
chorée de Sydenham, chorée simple. corea simple.
choréiforme. coreiforme.
choréo-athétose. coreoatetosis.
choréophrasie. coreofrasia.
chorio-adénome. corioadenoma.
chorio-epithéliome. corioepitelioma.
chorio-rétinite. coriorretinitis.
chorioangiome. corioangioma.
choriomeningite. coriomeningitis.
choriomeningite lymphocytaire. coriomeningitis linfocítica.
chorion. corion [corial].
chorionite. corionitis.
choristome. coristoma.
choroïde. coroides.
choroïdérémie. coroideremía.
choroïdien. coroidal.
choroïdite. coroiditis.
choroïdo-cyclite. coroidociclitis.
choroïdo-iritis, uvéite. coroidoiritis.
chromaffinome. cromafín.
chromaffine. cromafinoblastoma.
chromatide. cromátide.
chromatine. mitoplasma.
chromatique. cromático.
chromatine. cromatina.
chromatisme. cromatismo.
chromatokinesis. cromatocinesis.
chromatologie. cromatología.
chromatomètre. cromatómetro.
chromatophage. cromatófago.
chromatoplasme. cromatoplasma.
chromatopsie. cromatopsia.
chromaturie. cromaturia.
chrome. cromo.
chromhidrose. cromhidrosis o cromidrosis.
chromidies. cromidio.
chromidies. cromíolo.
chromidiose. cromidiosis.
chromidrose. cromocrinia.
chromoblaste. cromoblasto.
chromoblastomycose. cromoblastomicosis.
chromocholoscopie. cromocoloscopia.
chromocystoscopie. cromocistoscopia.
chromocyte. cromocito.
chromodacryorrhée. cromodacriorrea.
chromodiagnostic. cromodiagnosis.
chromogène. cromógeno.
chromogenèse. cromogénesis.
chromomère. cromíolo.
chromopexie. cromopexia.
chromophile. cromófilo.
chromophobe. cromófobo.
chromophore. cromóforo.
chromophotothérapie. cromofototerapia.
chromoprotéide, chromoprotéine. cromoproteína.
chromoscope. cromoscopio.
chromoscopie. cromoscopia.
chromosome. cromosoma.
chromosome en anneau. cromosoma en anillo.
chromosome sexuel. cromosoma sexual.
chromothèrapie. cromoterapia.
chromotoxique. cromotóxico.
chronaxie. cronaxia.
chronaximètre. cronaxímetro.
chronobiologie. cronobiología.
chronognosie. crognosis.
chronographe. cronógrafo.
chronologie. cronología.
chronométrie. cronometría.
chronophobie. ccronofobia.
chrysothérapie. crisoterapia.
chuchotement. cuchicheo.

chute des dents. odontoptosis.
chylifère. quilífero.
chylification. quilifacción.
chylopéricarde. quilopericardio.
chylopéritoine. quiloperitoneo.
chymotrypsine. quimotripsina.
chymotrypsinogène. quimotripsinógeno.
cicatrice. cicatriz.
cicatrice chéloïdienne. cicatriz hipertrófica.
cicatriciel. cicatrizal.
cicatrisant. cicatrizante.
cicatrisation. cicatrización.
cicatrisation par première intention. curación por primera intención.
cicatrisation par deuxième intention. curación por segunda intención.
cicutine, coniine. coniina.
cicutoxine. cicutoxina.
cigare, cigarette. cigarro o cigarrillo.
cigüe. cicuta.
cil. cilio.
ciliaire. ciliar.
ciliariscope. ciliaroscopio.
ciliarotomie. ciliarotomía.
cilié. ciliado.
ciliectomie. ciliectomía.
ciliotomie. ciliotomía.
cilirotomie. ciliarotomía.
cillimation. colimación.
ciment. cemento.
cimétidine. cimetidina.
cimicide. cimicida.
cinchocaïne, dibucaïne. dibucaína.
cinchonidine. cinconidina.
cinchonine. cinconina.
cinédensigraphie. cinedensigrafía.
cinématographie. cinematrografía.
cinépathie. cinesia.
cinéplastie. cineplastia.
cinésialgie. cinesalgia.
cinésinévrose. cinesioneurosis.
cinésiomètre, kinésimètre. cinesímetro.
cinésithérapie. cinesiterapia.
cinesthésie. cinestesia.
cinétisme. cinetismo.
cinétogenique. cinetogénico.
cinétonucléus. cinetonúcleo.
cinquième lombaire. vértebra basilar.
cinquième ventricule, ventricule terminal de la moelle. ventrículo quinto.
cionite. cionitis.
cionoptose. cionoptosis.
circiné. circinado.
circonférence. circunferencia.
circonflexe. circunflejo.
circonscrit. circunscrito.
circonstancialité. circunstancialidad.
circonvolution. circunvolución.
circonvolution de l'hippocampe. circunvolución del hipocampo.
circonvolution du corps calleux. circunvolución callosa.
circonvolution frontale. circunvolución frontal ascendente.
circonvolution frontale inferieure. circunvolución frontal inferior.
circonvolution frontale moyenne. circunvolución frontal media.
circonvolution frontale supérieure. circunvolución frontal superior.
circonvolution géniculé. circunvolución geniculada.
circonvolution occipitale. circunvolución occipital.
circonvolution occipito-temporale latérale. circunvolución temporooccipital externa o lateral.
circonvolution occipito-temporale médiale. circunvolución temporooccipital interna o medial.
circonvolution olfactive externe. circunvolución olfatoria lateral.

circonvolution olfactive interne. circunvolución olfatoria medial.
circonvolution orbitaire. circunvolución orbitaria.
circonvolution pariétale ascendante. circunvolución parietal ascendente.
circonvolution pariétale inférieure. circunvolución parietal inferior.
circonvolution pariétale supérieure. circunvolución parietal superior.
circonvolution sous-calleuse. cuerpo paraterminal.
circonvolution sous-calleuse. circunvolución subcallosa.
circonvolution temporale inférieure. circunvolución temporal inferior.
circonvolution temporale moyenne. circunvolución temporal media.
circonvolution temporale supérieure. circunvolución temporal superior.
circuit. circuito.
circulaire. circular.
circulation. circulación.
circulation coronarienne. circulación coronaria.
circulation derivative. circulación derivativa.
circulation extracorporelle. by-pass extracórporeo.
circulation extracorporelle. circulación extracorpórea.
circulation générale. circulación general.
circulation lymphatique. circulación linfática.
circulation porte, système porte. circulación portal.
circulation pulmonaire. circulación pulmonar.
circumduction. circunducción.
circumpolarization. circumpolarización.
cire. cera.
cirrhose. cirrosis.
cirrhose alcoolique. cirrosis alcohólica.
cirrhose atrophine. cirrosis atrófica.
cirrhose biliaire. cirrosis biliar.
cirrhose du poumon. neumonocirrosis.
cirrhose graisseuse. cirrosis adiposa.
cirrhose périportal. cirrosis portal.
cirrhose toxique. cirrosis tóxica.
ciseau. escoplo.
ciseaux à craniotomie. tijera de craneotomía.
ciseaux canaliculaire. tijera canalicular.
cisterne. cisterna.
cisterne ambiante. cisterna de la vena magna del cerebro.
cisterne basale. cisterna basal.
cisterne cérébello-médullaire. cisterna magna.
cisterne chiasmatique. cisterna quiasmática.
cisternographie. cisternografía.
cistron. cistrón.
cisvestisme. cisvestismo.
citodiagnostic. citodiagnóstico.
citrate. citrato.
citrulline. citrulina.
citrinine. citrinina.
citron. limón.
citronade. limonada.
citrullinurie. citrulinuria.
cladosporiose. cladosporiosis.
clairance de l'urée. aclaramiento de insulina.
clairance de la créatinine. aclaramiento de creatinina.
clairance, épuration, clearance. aclaramiento.
clam, pince-clamp. pinzas clamps.
clamp. clamp.
claquement. ruido de chasquido.
clarifiant. aclarador.
clarification. clarificación.
classification. clasificación.
clastique. clástico.
claudication intermittente. claudicación intermitente.
claustrophobie. claustrofobia.
clavicule. clavícula.
clef. llave.
cléideo-crânien. cleidocraneal.
cléidocostal. cleidocostal.

cléidorrhexie. cleidorrexis.
cléidotomie. clavicotomía.
cléidotomie. cleidotomía.
cléidotripsie. cleidotripsia.
cleptolagnie. cleptolagnia.
cleptomanie. cleptomanía.
clic. clic.
clignotement. guiñada, guiño.
clignotement. palpebración.
clignotement. parpadeo.
climat. clima.
climatère. climaterio.
climatologie. climatología.
climatothérapie. climatoterapia.
climax. climax.
clindamycine. clindamicina.
clinicien. clínico.
clinique. clínico (1.ª y 2.ª acep.).
clinocéphalie. clinocefalia o clinocefalismo.
clinodactylie. clinodactilia.
clinoïde. clinoide.
clinomanie. clinomanía.
clinomètre. clinómetro.
clinostatique. clinostático.
clinothérapie. clinoterapia.
clitocybine. clitocibina.
clitoridectomie. clitoridectomía.
clitoridien. clitorídeo.
clitoridisme. clitorismo.
clitoridotomie. clitoridotomía.
clitoris. clítoris.
cloaque. cloaca.
cloche. campana.
clofibrate. clofibrato.
cloison des fosses nasales. tabique nasal o de las fosas nasales.
cloison nasale cartilagineuse. condroseptum.
cloison recto-vaginale. tabique rectovaginal.
clomifène. clomifeno.
clone défendu. clona prohibida.
clonie, clonisme. clonismo.
clonarchiase. clonorquisis.
clonus. clonus o clono.
clonus de la rotule. clonus patelar.
clonus du pied. clonus del pie.
clow. clavo de especia.
clownisme. clownismo.
cloxacilline. cloxacilina.
clozapine. clozapina.
clystère du côlon. coloclisis.
cnémite. cnemitis.
co-enzyme. coenzima.
coagglutinine. coaglutinina.
coagulable. coagulable.
coagulant. coagulante.
coagulase. coagulasa.
coagulateur. coagulativo.
coagulation. coagulación.
coagulation sanguine. coagulación sanguínea.
coagulopathie. coagulopatía.
coagulopathie de consommation, syndrome de coagulation intravasculaire disséminée. coagulopatía por consumo de factores.
coalescence. coalescencia.
coaltar. coáltar.
coaptation. coaptación.
coarctation. coartación o coarctación.
coarctation de l'aorte. coartación de la aorta.
coarctotomie. coartotomía.
cobalamine. cobalamina.
cobalt. cobalto.
cobaye. cobayo.
cobra. cobra.
cobraïsme. cobraísmo.
cobralysine. cobralisina.
cocaïnisation. cocainización.
cocaïnisme. cocainismo.
cocarboxylase. cocarboxilasa.
cocchléaire. cocleariforme.

coccidiose. coccidiosis.
coccidioïdomycose. coccidioidosis.
coccygectomie. coccigectomía.
coccygodynie. coccialgia.
coccygotomie. coccigotomía.
coccyx. cóccix.
cochenille. cochinilla.
cochléaire. cocleariforme.
cochlée. cóclea.
cochléite. cocleitis.
cocktail lytique. combinado lítico.
cocktail lytique, mélange neuroplégique. combinado lítico.
coction. cocción.
coctoprécipitine. coctoprecipitina.
coccygien. coccígeo.
code. código.
code génétique. código genético.
codéhydrogénase. codehidrogenasa.
codéine. codeína.
codon. codón.
coefficient. coeficiente.
coelialgie. celialgia.
coelioscope, péritonéoscope. celioscopio.
coeliotomie. celiotomía.
coelome. celoma.
coenobe. cenobio.
coepérite. cowperitis.
coenotype. cenotipo.
coeur. corazón.
coeur d'athlète. corazón atlético.
coeur droit. corazón derecho.
coeur en goutte. corazón en gota.
coeur gauche. corazón izquierdo.
coeur gras. corazón graso.
cognition. cognición.
cohabitation. cohabitación.
cohérent. coherente.
cohésion. cohesión.
coiffe. cofia.
coin. cuña.
coing. membrillo.
coït. coito.
coïtophobie. coitofobia.
col anatomique. cuello anatómico.
col chirurgical. cuello quirúrgico.
col de l'utérus. cuello uterino.
col de la vessie. cuello de la vejiga.
colectomie. colectomía.
coléoptose. coleoptosis.
coléotomie. coleotomía.
colibacillémie. colibacilemia.
colibacillose. colibacilosis.
colibacillurie. colibaciluria.
colipase. colipasa.
colique. cólico.
colique appendiculaire. cólico apendicular.
colique biliaire. cólico biliar.
colique de cuivre. cólico cúprico.
colique intestinale. cólico intestinal.
colique menstruelle. cólico menstrual.
colique rénale, colique néphrétique. cólico renal.
colique utérine. cólico uterino.
colique vésiculaire. cólico vesicular.
colistine. colistina.
colite. colitis.
colite muco-membraneuse. colitis mucosa.
colite ulcéreuse, recto-colite hémorragique. colitis ulcerativa.
colitis muco-membraneuse. colon inestable.
colitoxémie. colitoxemia.
colitoxicose. colitoxicosis.
coliurie. coliuria.
collagénase. colagenasa.
collagène. colágeno.
collagénose. colagenosis.
collapsothérapie. colapsoterapia.
collapsus. colapso.
collapsus pulmonaire. colapso pulmonar.

collatéral. colateral.
collier. collar.
collination. colimación.
colliquation. colicuación.
collision. colisión.
collodion. colodión.
colloïdal. coloideo.
colloïde de la glande thyroïde. tirocoloide.
colloïdine. coloidina.
colloïdopexie. coloidopexia.
collutoire. colutorio.
collyre. colirio.
colo-colostomie. colocolostomía.
colo-rectostomie. colorrectostomía.
colo-sigmoïdostomie. colosigmoidostomía.
colobome. coloboma.
colobome de l'iris, iridocolobome. iridocoloboma.
cololyse. colólisis.
colombo. colombo.
côlon. colon.
côlon ascendant. colon ascendente.
côlon descendant. colon descendente.
côlon embryonnaire. epigáster.
côlon iliopelvien. colon sigmoide.
côlon transverse. colon transverso.
colonalgie. colonalgia.
colonie. colonia.
colonie R. colonia rugosa.
colonie S. colonia lisa.
colopathie. colopatía.
colopexie. colopexia.
colopexotomie. colopexotomía.
coloplication. coloplicación.
coloquinte. coloquíntida.
colorant. colorante.
colorant acide. colorante ácido.
colorant basique. colorante básico.
colorant neutre. colorante neutro.
coloration différentielle. coloración de contraste.
coloration à l'hémalun-éosine. coloración de la hematoxilina-eosina.
coloration supravitale. coloración supravital.
coloration vitale. coloración vital.
colorectite. coloproctitis.
colorectite. colorrectitis.
colorimètre. colorímetro.
colorraphie. colorrafia.
colostomie. colostomía.
colostomie lombaire. lumbocolostomía.
colostrorrhée. calostrorrea.
colostrum. calostro.
colotomie abdominale, laparocolotomie. laparocolotomía.
colpectasie. colpectasia.
colpectomie. colpectomía.
colpite. colpitis.
colpo-cystite. colpocistitis.
colpo-périnéorraphie. colpoperineorrafia.
colpocèle. colpocele.
colpocleisis. colpocleisis.
colpocoeliotomie. colpoceliotomía.
colpocystocèle. colpocistocele.
colpocystotomie. colpocistotomía.
colpohyperplasie. colpohiperplasia.
colpohystérectomie. colpohisterectomía.
colpohystéropexie. colpohisteropexia.
colpohystérotomie. colpohisterotomía.
colpomyomectomie. colpomiomectomía.
colposcope. colposcopio.
colpopathie. colpopatía.
colpopathie. vaginopatía.
colpopérinéoplastie. colpoperineoplastia.
colpopexy. colpopexia.
colpoplastie. colpoplastia.
colpoptose. colpoptosis.
colporragie. colporragia.
colporraphie. colporrafia.
colporrhexis. colporrexis.
colpospasme, vaginisme. colpospasmo.

colpostat. colpóstato.
colposténose. colpostenosis.
colposténotomie. colpostenotomía.
colpotomie. colpotomía.
colpoxérose. colpoxerosis.
columelle. columella.
colza. colza.
coma. coma.
coma alcoolique. coma alcohólico.
coma apoplectique. coma apopléptico.
coma dépassé. coma sobrepasado.
coma diabétique. coma diabético.
coma hépatique. coma hepático.
coma urémique. coma urémico.
coma vigil. coma vigil.
coma vigil. semicoma.
combustion. combustión.
comédon. comedón.
commensalisme. comensalismo.
commissure bal nche antérieure. comisura cerebral anterior.
comminutif, comminutive. conminuto.
commissure interammonienne. comisura del hipocampo.
commissure. comisura.
commissure grise de la moelle. comisura gris.
commissure labiale. comisura labial.
commissure supraoptique. comisura supraóptica.
commissurotomie. comisurotomía.
commotion cérébrale. concusión del cerebro.
commotion cérébrale. conmoción cerebral.
commotion labyrinthique. concusión del laberinto.
commotion medullaire. concusión de la médula espinal.
compact. compacto.
comparateur. comparador.
compas. compás.
compatible. compatible.
compensation. compensación.
complément. complemento.
complémentaire. complementario.
complementophile. complementófilo.
complexe. complejo.
complexe auriculaire. complejo auricular.
complexe d'infériorité. complejo de inferioridad.
complexe de castration. complejo de castración.
complexe immun. complejo antígeno-anticuerpo.
complexe immun, immnun-complex. inmunocomplejo.
complexe ventriculaire, complexe QRST. complejo ventricular.
complexion. complexión.
compliance. compliancia.
complication. complicación.
comportement. comportamiento.
composé. compuesto.
compresse. compresa.
compresse cribiforme. compresa cribiforme.
compresse fenestré. compresa fenestrada.
compresse gradué. compresa graduada.
compression. compresión.
compression du cerveau. encefalotlipsis.
comprimé. comprimido.
compteur. contador.
compulsion. compulsión.
conation. conación.
concave. cóncavo.
concoction. concocción.
concentration ionique. concentración de iones de hidrógeno.
concentration. concentración.
concentré. concentrado.
concentrique. concéntrico.
concept. concepto.
conception. concepción.
conchotome. concótomo.
conclinaison. conclinación.
concombre. cohombro.
concomitant. concomitante.

concordance. concordancia.
concrescence. concrescencia.
concrétion. concreción.
concrétion dans une bourse. bursolito.
concretisme. concretismo.
condensateur paraboloïde. condensador paraboloide.
condensateur de champ obscur. condensador de campo oscuro.
condensation. condensación.
condenseur. condensador.
condiment. condimento.
condition normale du chyle. euquilia.
conditionnement clasique. condicionamiento clásico.
conditionnement opérant. condicionamiento operante.
conditionnement. condicionamiento.
conducteur. conductor.
conductibilité. conductancia.
conduction. conducción.
conduction aérienne. conducción aérea.
conduction aéro-tympanique. conducción aerotimpánica.
conduction en avalanche. conducción en alud o avalancha.
conduction osseuse. conducción ósea.
conduction osseuse. osteoacusis.
conduction synaptique. conducción sináptica.
conductivité. conductibilidad.
conduite. conducta.
condylarthrose. condilartrosis.
condyle. cóndilo.
condyle externe. ectocóndilo.
condylectomie. condilectomía.
condyloïde. condiloideo.
condylomatose. condilomatosis.
condylome acuminé. condiloma acuminado.
condylome acuminé. verruga acuminada.
condylome plat. condiloma plano.
condylotomie. condilotomía.
cône. cono.
confluent. confluente.
cône kératosique. cono queratótico.
cône rétinien. cono retinal.
cône visuel, cône oculaire. cono ocular.
confabulation. confabulación.
confection. confección.
configuration. configuración.
configuration. figura.
conflict. conflicto.
confluence. confluencia.
confluents. cisterna subaracnoidea.
conforme au moi. egosintónico.
confrontation. confrontación.
confusion. confusión [confuso].
congélation. congelación.
congénère. congénere.
congénital. congénito.
congestion. congestión.
congestion de la dure-mère et de l'arachnoïde. duroaracnitis.
congestion de la rate. esplenemia.
congestive. congestivo.
conglomérat, agglomeré, conglomeré. conglomerado.
conglutinine. conglutinina.
conidie. conidio.
conidiophore. conidióforo.
coniofibrose. coniofibrosis.
coniomètre. coniómetro.
coniose. coniosis.
coniotomie. coniotomía.
conisation. conización.
conjonctive. conjuntiva.
conjonctivite. conjuntivitis.
conjonctivite aiguë contagieuse. conjuntivitis aguda contagiosa.
conjonctivite allergique. conjuntivitis alérgica.
conjonctivite catarrhale. conjuntivitis catarral.
conjonctivite purulente. conjuntivitis purulenta.
conjugaison. conjugación.
conluent. confluente.
connexion. conexión.
conoïde. conoide.
conque. concha.
consanguinité. consanguinidad.
conscience double. conciencia doble.
conscience noétique. conciencia noética.
conscient. consciente.
consensuel. consensual.
conservation. conservación.
conserve. conserva.
consistance. consistencia.
consolidation. consolidación.
consomption. consunción.
constante. constante.
constellation. constelación.
constipation. estreñimiento.
constipation. obstipación.
constituant. componente.
constitution. constitución.
constitution où prédomine la glande thyroïde. tirotropismo.
constricteur. constrictor.
constriction. constricción.
constructif. constructivo.
consultation. consulta.
contact. contacto.
contact direct, contact immédiat. contagio directo o inmediato.
contact indirect. contagio mediato.
contactologie. contactología.
contactologiste. contactólogo.
contagion. vección.
contagion. contagio.
contagion mentale. contagio mental o psíquico.
contagiosité. contagiosidad.
contamination. contaminación.
contention. contención.
contenu. contenido.
contigüite. contigüidad.
continence. continencia.
continent. continente.
continu. continuo.
continuité. continuidad.
contorsion. contorsión.
contourné. convoluto.
contraception. contracepción.
contractilité. contractilidad.
contraction tétanique. contracción tetánica o tónica.
contraction. contracción.
contraction clonique. contracción clónica.
contraction du champ visuel. visión túnel.
contraction ectopique. impulso ectópico.
contraction isométrique. contracción isométrica.
contraction isotonique. contracción isotónica.
contraction myotatique. contracción miotática.
contraction paradoxale. contracción paradójica.
contraction tétanique. contracción tetánica o tónica.
contracture. contractura.
contracture hystérique. contractura funcional.
contracture ischémique. contractura isquémica.
contracture organique. contractura orgánica.
contracture pyramidale. rigidez hemipléjica.
contraste. contraste.
contre-coup. contragolpe.
contre-extension. contraextensión.
contre-ouverture. contraabertura.
contre-ouverture. contraincisión.
contre-stimulant. contraestimulante.
contreindication. contraindicación.
contretransférence. contratransferencia.
controlatéral. contralateral.
contusion. contusión.
convalescence. convalecencia.
convallaire. convalaria.
convallamarine. convalamarina.
convallarine. convalarina.

convexe. convexo.
convexobasie. convexobasia.
convulsivant. convulsionante.
copahu. copaiba.
copiopie, asthénopie. copiopía.
copragogue. copragogo.
coprécipitine. coprecipitina.
coprémie. copremia.
coproculture. coprocultivo.
coprolagnie. coprolagnia.
coprolalie. coprolalia.
coprolithe. fecalito.
coprolithe. coprolito.
coprologie. coprología.
coprologie, scatologie. escatología.
coprologique, scatologique. escatológico.
coprophagie. coprofagia.
coprophagie. escatofagia.
coprophilie. coprofilia.
coproporphyrine. coproporfirina.
coprostase. coprostasia o coprostasis.
copulation. copulación.
coqueluche. tos ferina.
cor pendulum. corazón péndulo.
coraco-brachial. coracobraquial.
coracoïde. coracoideo.
coracoïdite. coracoiditis.
coralliforme. coraliforme.
corde. cuerda.
corde vocale. cuerda vocal.
cordectomie. cordectomía.
cordée. encordamiento.
cordial. cordial.
cordite fibrineuse. corditis fibrinosa.
cordite granuleuse. corditis nudosa.
cordiforme. cordiforme.
cordon ombilical. cordón umbilical.
cordon ombilical inséré dans un repli de l'amnios. mesocordio.
cordon spermatique. cordón espermático.
cordopexie. cordopexia.
cordotomie. cordotomía.
corectopie. corectopia.
coréomètre. coreómetro.
coréométrie. coreometría.
coréoplastie. coreoplastia.
coréopraxie. coreopraxia.
coréopraxie, coréomorphose. coreomorfosis.
corestenome. corestenoma.
coriandre. cilantro.
cornage. huélfago.
corné. córneo.
corne. cuerno.
corne du sacrum. cuerno del sacro.
cornée. córnea.
cornet. cornete.
cornet inférieur. concha nasal inferior.
cornet infériure. cornete inferior.
cornet moyen. concha nasal media.
cornet moyen. cornete medio.
cornet supérieur. concha nasal superior.
cornet supérieur. cornete superior.
cornets de Bertin. esfenoturbinal.
coronaire. coronario.
coronal. coronal.
coronarite. coronaritis.
corps. cuerpo.
corps amyloïdes. corpúsculo amiláceo.
corps calleux. cuerpo calloso.
corps caverneux. cuerpo cavernoso.
corps cétoniques. cuerpo acetónico.
corps ciliaire. cuerpo ciliar.
corps d'inclusion. cuerpo de inclusión.
corps de Heinz. sustancia beta.
corps du sternum. cuerpo del esternón.
corps étranger. cuerpo extraño.
corps génouillé. cuerpo geniculado.
corps genouillés. metatálamo.
corps godronné de l'hippocampe. fascia dentada.

corps jaune. cuerpo lúteo.
corps marqué, marqueur. trácer.
corps métachromatique. cuerpo metacromático.
corps résiduaire. cuerpo residual.
corps restiforme. cuerpo restiforme.
corps strié. cuerpo estriado.
corps trapézoïde. cuerpo trapezoide.
corps vértebral. cuerpo vertebral.
corps vitré. cuerpo vítreo.
corpuscle. corpúsculo.
corpuscule basal. corpúsculo basal.
corpuscule de la lait. corpúsculo de la leche.
corpuscule du goût, bourgeon du goût. corpúsculo del gusto.
corpuscule nerveux. corpúsculo nervioso.
corpuscules génitaux. corpúsculo genital.
correctif. correctivo.
corrélation. correlación.
corrosion. corrosión.
corruption. corrupción.
corset. corsé.
cortex cérébral. corteza cerebral.
cortex. corteza.
cortex eénal. corteza renal.
cortex surrénal, corticosurrénale. corteza suprarrenal.
cortical. cortical.
corticifuge. corticífugo.
corticipète. corticípeto.
cortico-pleurite. corticopleuritis.
corticocérébrale. corticocerebral.
corticoïde, corticostéroïde. corticoide.
corticonachidien. corticospinal.
corticostérone. corticosterona.
corticosurrénale. corticoadrenal.
corticotrophine. corticotropina.
cortisol, hydrocortisone. cortisol.
cortisone. cortisona.
coryza. coriza.
cosmétique. cosmético.
cosmétologie. cosmética.
cosmétologie. cosmetología.
cosmique. cósmico.
costectomie. costectomía.
costiforme. costiforme.
costo-transversectomie. costotransvectomía.
costo-transversaire. costotransverso.
costo-vertébral. vertebrocostal.
costotome. costótomo.
costotomie. costotomía.
côte. costado.
côte. costilla [costal].
côté. lado.
côtes asternales, fausses côtes. costilla falsa.
côtes flottantes. costilla flotante.
côtes vraies. costilla verdadera.
coton. algodón.
cotyle, acétabulum. cotilo.
cotyloïdien. cotiloideo.
cou. cuello.
couche. capa.
couche basale de l'épiderme. capa mucosa.
couche basale, stratum basale. estrato basal.
couche carnée. panículo carnoso.
couche chorio-capillaire. coriocapilar.
couche claire, stratum lucidum. estrato lúcido.
couche cornée, stratum corneum. estrato córneo.
couche de alpighi, stratum spinosum. estrato espinoso.
couche de cellules ganglionnaires. capa de células ganglionares.
couche de fibres nerveuses. capa de fibras nerviosas.
couche des cônes et des bâtonnets de la rétine. capa basilar.
couche ganglionnaire. estrato ganglionar.
couche granuleuse. capa granulosa.
couche granuleuse, stratum granulosum. estrato granuloso.

couche intermédiaire de la rétine. mesorretina.
couche interne de la rétine. entorretina.
couche moléculaire. capa molecular.
couche plexiforme. capa plexiforme.
couche pyramidale. estrato piramidal.
couché, récliné. recumbente.
couche réticulaire, stratum spinosum. estrato reticulado.
couche vasculaire du chorion. capa subpapilar.
coude. codo.
coudure. acodadura.
coudure. flexura.
couleur. color.
coulisse. corredera.
coupes en série. sección en serie.
coupole du limaçon. cúpula del caracol.
courant. corriente.
courant alternatif. corriente alterna.
courant centrifuge. corriente centrífuga.
courant centripète. corriente centrípeta.
courant d'action. corriente de acción.
courant de basse fréquence. corriente de baja frecuencia.
courant de basse tension. corriente de baja tensión.
courant de haute fréquence. corriente de alta frecuencia.
courant de haute tension. corriente de alta tensión.
courant électrotonique. corriente electrotónica.
courant faradique. corriente farádica.
courant gelvanique. corriente galvánica.
courant galvanique, courant continu. corriente continua.
courant induit. corriente inducida.
courbe. curva.
courbe de tension. curva de tensión.
courbe dentaire. curva dental.
courbe thermique. curva térmica.
courbure. curvatura.
couronne. corona.
couronne de la dent. corona dentaria.
court. corto.
couteau à discission. aguja de discusión.
couteau. cuchillo.
couvade. covada.
couvre-objet. cubreobjeto.
coveuse. incubadora.
cowpérite. cowperitis.
coxalgie. coxalgia.
coxalgie, coxarthrocace. coxartrocace.
coxarthrite. coxitis.
coxarthropathie. coxartropatía.
coxotomie. coxotomía.
crachat. esputo.
crachoir. escupidera.
craie. creta.
crampe. calambre.
crampe de l'écrivain. grafospasmo.
crâne. calavera.
craniectomie. craniectomía.
cranio-rachischisis. craneorraquisquisis.
cranioaural. craneoaural.
cranio-cérébral. craneocerebral.
cranioclasie. craneoclasis.
cranioclaste. craneoclasto.
craniographe. craneógrafo.
craniographie. craneografía.
craniologie. craneología.
craniomalacie. craneomalacia.
craniomètre. craneómetro.
craniométrie. craneometría.
craniopage, craniodidyme. craneodídimo.
craniopathie. craneopatía.
craniopharyngiome. craneofaringioma.
cranioplastie. craneoplastia.
cranioschisis, diastématocrânie. diastematocrania.
craniosclérose. craneosclerosis.
cranioscopie. craneoscopia.
craniosténose. craneostenosis.
craniostose. craneostosis.
craniosynostose, craniosténose. craneosinostosis.
craniotabes. craneotabes.
craniotome. craneótomo.
craniotomie. craneotomía.
craniotonoscopie. craneotonoscopia.
craniotopographie. craneotopografía.
crase. crasis.
cratériforme. crateriforme.
cratérisation. craterización.
crayon. lápiz.
créatinase. creatinasa.
créatinémie. creatinemia.
créatinine. creatinina.
créatinurie. creatinuria.
créme. crema.
crème. nata.
crénelure. crenación.
crénelure. equinosis.
crénelure. muesca.
crénocytose. crenocitosis.
crénothérapie. crenoterapia.
créosote. creosota.
crépanocytémie. drepanocitemia.
crépitation. crepitación.
crépusculaire. crepuscular.
crésol. cresol.
cresson. berro.
crest dentaire. cresta dentaria.
crête. cresta.
crête acoustique. cresta acústica.
crête du péctine. línea pectínea.
crête du tibia. cresta de la tibia.
crête du tibia. espinilla.
crête iliaque. cresta ilíaca.
crête nasale. cresta nasal.
crête occipitale. cresta occipital.
crétinisme. cretinismo.
crevasse. grieta.
cri. grito.
criblage. cribación.
cribiforme. cribiforme.
crico-thyréctomie. cricotireotomía.
crico-thyroïdien. cricotiroideo.
cricoïde, cartilage cricoïde. cricoides.
cricoïdectomie. cricoidectomía.
cricotomie. cricotomía.
cricribriforme. cribiforme.
criminologie. criminología.
crin. crin.
crise. crisis.
crise oculogyre. crisis oculógira.
crispation. crispación o crispatura.
cristallin. humor cristalino.
cristallin. cristalino.
cristallisation. cristalización.
cristalloïde. cristaloide.
cristallurie. cristaluria.
crithidia, épimastigote. critidia.
critique. crítico.
crochet. gancho.
crochet. hamulus.
croisement. cruzamiento.
croissance. crecimiento.
croix. cruz.
crosse de l'aorte. cayado de la aorta.
crotale. crótalo.
crotaline. crotalina.
crotalisme. crotalismo.
crotalotoxine. crotalotoxina.
croup. crup diftérico.
croup. crup.
croup spasmodique, laryngite striduleuse. crup espasmódico o falso.
croupion, croupe. rabadilla.
cru. crudo.
croûte. costra.
cruentation. cruentación.
crural. crural.
cryoanesthésie. crioanestesia.

cryochirurgie. criocirugía.
cryogène. criógeno.
cryoglobuline. crioglobulina.
cryoglobulinémie. crioglobulinemia.
cryomètre. criómetro.
cryophile. criófilo.
cryoprotéine. crioproteína.
cryoscope. crioscopio.
cryostat. crióstato.
cryothérapie, frigothérapie. frigoterapia.
cryptococcose. criptococosis.
cryptogénique. criptogénico.
cryptogliome. criptoglioma.
cryptophtalmie. criptoftalmía.
cryptorchidie. criptorquidia.
cubilose. cubilosa.
cubital. cubital.
cubitus. cúbito.
cuboïde. cuboideo.
cuboïde, os cuboideum. cuboides.
cuillerée. cucharada.
cuir. cuero.
cuir chevelu, épicrâne. cuero cabelludo.
cuisse. muslo.
culdoscopie. culdoscopia.
culicifuge. culicífugo.
culdoscopie. celioscopia.
culmen. culmen.
culpabilité. culpabilidad.
culture. cultivo.
culture cellulaire. cultivo de células.
culture directe. cultivo directo.
culture formolée. anacultivo.
culture fractionnelle. cultivo fraccional.
culture sensibilisé. cultivo sensibilizado.
cunéohystérectomie. cunehisterectomía.
cunéiforme. cuneiforme.
cunnilingus. cunnilingus.
cupule. cúpula.
curare. curare.
curarine. curarina.
curcuma. curcuma.
cure de sommeil. hipnoterapia.
cure uvale. ampeloterapia.
curettage. legrado.
curettage d'une cavité. excocleación.
curette. cucharilla.
curette. legra.
curie. curie.
curie-heure. curie-hora.
curiethérapie. curieterapia.
cuscute. cuscuta.
cuspide externe des prémolaires inférieures. tritocónido.
cuspide externe des prémolaires supérieures. tritocono.
cuticule. cutícula.
cutine. cutina.
cutisation. cutización.
cuvette. cubeta.
cyanhydrine. cianidrina.
cyanogène. cianógeno.
cyanocobalamine. cianocobalamina.
cyanophile. cianófilo.
cyanose méthémoglobinémique héréditaire. cianosis hereditaria metahemoglobinúrica.
cyanurie. cianuria.
cyanure. cianuro.
cybernétique. cibernética.
cyclamate. ciclamato.
cyclamine. ciclamina.
cycle asexuel. ciclo asexual.
cycle cardiaque, révolution cardiaque. ciclo cardíaco.
cycle cytoplasmique. ciclo citoplasmático.
cycle endogène. ciclo endógeno.
cycle exogène. ciclo exógeno.
cycle intranucléaire. ciclo intranuclear.
cycle menstruel. ciclo menstrual.
cycle ovarien. ciclo ovárico.
cycle schizogène. ciclo esquizogenético.
cycle sexuel. ciclo sexual.
cycle sporogénique. ciclo esporógeno.
cyclique. cíclico.
cyclite. ciclitis.
cyclo-kératite. cicloqueratitis.
cyclocéphalie. ciclocefalia.
cyclodialyse. ciclodiálisis.
cyclodiathermie. ciclodiatermia.
cyclogramme. ciclograma.
cycloheximide. cicloheximida.
cycloïde. cicloide.
cyclomastopathie. ciclomastopatía.
cyclope. cíclope.
cyclopentanophénanthrène. ciclopentanofenantreno.
cyclophorie. cicloforia.
cyclophoromètre. cicloforómetro.
cyclophosphamide. ciclofosfamida.
cyclopropane. ciclopropano.
cyclosérine. cicloserina.
cyclostat. ciclóstato.
cyclothiazide. ciclotiacida.
cyclotone. ciclótomo.
cyclotron. ciclotrón.
cylindrarthrose. cilindrartrosis.
cylindre urinaire. cilindro urinario.
cylindroadénome. cilindroadenoma.
cylindroïde. cilindriforme.
cylindrurie. cilindruria.
cyllosome. cilósomo.
cymbocéphalie. cimbocefalia.
cynanche. cinanquia.
cynanthropie. cinantropía.
cynocéphale. cinocéfalo.
cypho-scoliose. escoliocifosis.
cyphose. cifosis [cifótico].
cyproheptadine. ciproheptadina.
cyprotérone. ciproterona.
cystectasie. cistectasia.
cystectomie. cistectomía.
cysticercoïde. cisticercoide.
cystéine. cisteína.
cysticercose. cisticercosis.
cysticerque. cisticerco.
cysticolithectomie. cisticolitectomía.
cysticotomie. cisticotomía.
cystine. cistina.
cystinémie. cistinemia.
cystinose. cistinosis.
cystique. cístico.
cystinurie. cistinuria.
cystite. urocistitis.
cystite. cistitis.
cystitome. cistítomo.
cysto-colostomie. cistocolostomía.
cysto-élytroplastie. cistoelitroplastia.
cysto-entérocèle. cistoenterocele.
cysto-pyélographie. cistopielografía.
cysto-rectostomie. cistorrectostomía.
cysto-urétrite. cistouretritis.
cysto-urétrographie. cistouretrografía.
cysto-urétroscope. cistouretroscopio.
cystoblaste. cistoblasto.
cystocarcinome. cistocarcinoma.
cystocèle. cistocele.
cystoépithéliome. cistoepitelioma.
cystofibrome. cistofibroma.
cystogramme. cistograma.
cystographie. cistografía.
cystoïde. cistoide.
cystolithe. cistolito.
cystolithiase, lithiase vésicale. cistolitiasis.
cystome. cistoma.
cystòmetre. cistómetro.
cystonephrose. cistonefrosis.
cystopexie. cistopexia.
cystophotographie. cistofotografía.

cystoplastie. cistoplastia.
cystoplégie. cistoplejía.
cystorraphie. cistorrafia.
cystosarcome. cistosarcoma.
cystoscope. cistoscopio.
cystoscopie. cistoscopia.
cystospasme. cistospasmo.
cystostomie. cistostomía.
cystotome. cistótomo.
cystotomie. cistotomía.
cystticercoïde. cistocercoide.
cysttique. cístico.
cytarabine. citarabina.
cytidine. citidina.
cytisine. citisina.
cyticisme. citisismo.
cytochrome. citocromo.
cytochrome-oxydase. citocromo-c-oxidasa.
cytodiérèse. citodiéresis.
cytogène. citógeno.
cytogénèse. citogénesis.
cytohyaloplasme. citohialoplasma.
cytologie. citología.
cytolysine. citolisina.
cytolysome. citolisosoma.
cytomégalovirus. citomegalovirus.
cytomère. citómera.
cytomètre. citómetro.
cytométrie. citometría.
cytopathologie. citopatología.
cytopénie. citopenia.
cytophagie, cytophagocytose. citofagia.
cytophile. citófilo.
cytophylaxie. citofilaxis.
cytopoïèse. citopoyesis.
cytosine. citosina.
cytosome. citosoma.
cytostatique. citostático.
cytotoxine. citotoxina.
cytotoxique. citotóxico.
cytotropisme. citotropismo.
cytozoïque. citozoico.

D

dacryagogue. dacriagogo.
dacrycystomie. dacriocistotomía.
dacryelcose. dacrielcosis.
dacryo-adénectomie. dacriadenectomía.
dacryoadénite. dacriadenitis.
dacryocystectasie. dacriocistectasia.
dacryocystectomie. dacriocistectomía.
dacryocystoptose. dacriocistoptosis.
dacryocystite. dacriocistitis.
dacryocystocèle. dacriocele.
dacryocystorhinosténose. dacriocistorrinostenosis.
dacryocystosyringotomie. dacriocistosiringotomía.
dacryocystorhinostomie. dacriocistorrinostomía.
dacryogène. dacriógeno.
dacryohémorragie. dacriohemorragia.
dacryolithe. dacriolito.
dacryome. dacrioma.
dacryon. dacrión.
dacryops. dacriops.
dacryopyorrhée. dacriopiorrea.
dacryopyose. dacriopiosis.
dacryorrhée. dacriorrea.
dacryosténose. dacriostenosis.
dactinomycine. dactinomicina.
dactylite. dactilitis.
dactylogie. quirología.
dactylogramme. dactilograma.
dactylographie. dactilografía.
dactylogrypose. dactilogriposis.
dactylomégalie. dactilomegalia.
dactylophasie. dactilofasia.
dactyloscopie. dactiloscopia.
daltonisme. acritocromacia.
daltonisme. daltonismo.
dantrolène. dantroleno.
dapsone, diaphénylsulfone. dapsona.
dartos. dartos.
darwinisme darwinismo.
d'aspect leucémique. leucemoide.
d'aspect nain. nanoide.
d'aspect squirrheux. escirroide.
datte. dátil.
daturisme. daturismo.
daturine. daturina.
daunorrubicina. daturismo.
daunorubicine. daunorrubicina.
débilitant. debilitante.
débilité. debilidad.
débit. gasto.
débit cardiaque. gasto cardíaco.
débit urinaire. gasto urinario.
décalcification. descalcificación.
décalvant. decalvante.
décaméthonium. decametonio.
décantation. decantación.
décapsulation. descapsulación.
décapsulation du rein. nefrocapsectomía.
décarbonisation. descarbonización.
décarboxylation. descarboxilación.
décentré. descentrado.
décérébration. descerebración.
décharge. descarga.
déchirure. herida lacerada.
déchirure. desgarro.
déchloruration. descloruración.
décibel. decibel.
déciduite. deciduitis.
déciduome. deciduoma.
déciduome malin. sincitioma maligno.
décinormale. solución decinormal.
déclinaison, déclin. declinación.
decoction. cocimiento.
décoction. decocción.
décollation, détroncation. detroncación.
décollement. despegamiento.
décollement. desprendimiento.
décompensation. descompensación.
décomposition. descomposición.
décompression. descompresión.
décontamination. descontaminación.
décortication. decorticación.
décrément. decremento.
décroissance. decrudescencia.
décubitus. decúbito.
décussation. decusación.
décussation des pyramides. decusación de las pirámides.
dédolation. dedolación.
dédoublement. desdoblamiento.
dédoublement. duplicación.
défaut. defecto.
défaut de perception. imparcepción.
défécation. defecación.
défectuosité du sperme, spermatorrhée. espermacrasia.
déféminisation. defeminación.
défense. defensa.
défense musculaire. defensa muscular.
déférent. deferente.
déférentectomie. deferentectomía.
déférentite. vasitis.
deferentite. deferentitis.
déféroxamine. desferoxamina.
défervescence. defervescencia.
défibrillation. desfibrilación.
défibrination. desfibrinación.
déficience. deficiencia.
déficience dans la nutrition du sang. anemotrofia.
déficience en calcium. acalcicosis.
déficience en matière colorant. oligoeritrocitemia.
déficience mentale. deficiencia mental.

déficience tactile. anafia.
déficit de nicotinamide. aniacinamidosis.
déficit. déficit.
déflexion. deflexión.
defluvium. defluvium.
déformant. deformante.
déformation. deformidad.
dégénérescence adipeuse. degeneración esclerótica.
dégénérescence casséuse, caséification. degeneración caseosa.
dégénerescence. degeneración.
dégénérescence adipeuse. degeneración adiposa.
dégénérescence casséuse. tirosis (1.ª acep.).
dégénérescence casséuse. degeneración caseosa.
dégénérescence colloïde. degeneración coloide.
dégénérescence fasciculaire. degeneración fascicular.
dégénérescence hyaline. degeneración hialina.
dégénérescence sclérotique. degeneración esclerótica.
dégénérescence vacuolaire. degeneración vacuolar.
déglution. deglución.
dégradation. degradación.
degré. grado.
déhiscence. dehiscencia.
déhydrocholestérol. deshidrocolesterol.
déhydrocorticostérone. deshidrocorticosterona.
déhydrogénase. deshidrogenasa.
déjà-entendu. ya oído.
déjà-vu. ya visto.
déjection. deyección.
délétère. deletéreo.
délétion. deleción.
déliquescence. delicuescencia.
délire. delirio ansioso.
délire. delirio.
délire aigu. delirio agudo.
délire de négation. delirio de negación.
délire de persécution. delirio de persecución.
délire systématisé. delirio sistematizado.
délomorphe. delomórfico.
deltoïde, 1.ª acep., deltoïdeu. deltoideo.
délusion. delusión.
démarcation. demarcación.
démarchespasmodique. marcha espasmódica o espástica.
démarche antalgique. marcha antálgica.
démarche ataxique. marcha atáxica.
démarche cérébelleuse. marcha cerebelosa.
démarche en ciseaux. pierna en tijera.
démarche festinante. marcha festinante.
démarche hélicopode, démarche hémiplégique. marcha hemipléjica.
démarche myopathique. marcha miopática.
démence. demencia.
démence présénile. demencia presenil.
démence sénile. demencia senil.
déméthylchlortétracycline. desmetilclortetraciclina.
demi. medio (1.ª acep.).
demi-membraneux, muscle demi-membraneux. semimembranoso.
demi-tendineux, muscle demi-tendineux. semitendinoso.
déminéralisation. desmineralización.
démographie. desmografía.
démographie. demografía.
démonomanie. demonomanía.
démonophobie. demonofobia.
démorphinisation. desmorfinización.
démyélinisation. desmielinación.
dénaturation. desnaturación.
dendraxe. dendraxón.
dendricepteur. dendriceptor.
dendriforme, dendritique. dendriforme.
dendrite. citodendrita.
dendrite. dendrita.
dendrophagie. dendrofagocitosis.
dengue. dengue.
dénitrification. desnitrificación.
densigraphie. densografía.
densimètre. densímetro.
dent. diente [dentario].
dent artificielle. diente artificial.
dent permanente. diente permanente.
dent temporaire. diente deciduo.
dent temporaire. diente temporal.
dent temporaire, dent de lait. diente de leche.
denté. dentado.
dentelure. indentación.
denticulé. denticulado.
denticule. dentículo.
dentine secondaire. dentina adventicia o secundaria.
dentine primaire. dentina primaria.
dentine sensible. dentina sensible.
dentine transparent. dentina transparente.
dentinostéïde. dentinostenoide.
dentition permanente. dentición secundaria.
dentiste. dentista.
dentition. dentición.
dentition temporaire. dentición primaria.
dentome coronaire. odontoma coronario.
dentome radiculaire. odontoma radicular.
denture. dentadura.
dénudation. denudación.
dénutrition. desnutrición.
déontologie. deontología.
dépancréatiser. despancreatización.
dépendance. dependencia.
dépersonalisation. despersonalización.
dépigmentation. despigmentación.
dépilation. depilación.
déplacement. desplazamiento.
déplacement d'un nerf. neurectopia.
déplacement d'un viscère. esplacnodiastasis.
déplacement d'une veine. flebectopia.
déplacement dún os. ostectopia.
déplacement dún os du tarse. tarsectopia.
déplacement extérieur de l'axe visuel. exocataforia.
dépolarisation. despolarización.
dépravation. depravación.
dépresseur. depresor.
dépresseur de la langue. depresor de la lengua.
dépression réactionnelle. depresión neurótica o reactiva.
dépression anaclitique. depresión anaclítica.
dépression endogène. depresión endógena.
dépression involutive. depresión involutiva.
dépression névrotique, dépression réactionnelle. depresión neurótica o reactiva.
dépression précordiale. depresión precordial.
dépression radiale. depresión radial.
dépression systolique. depresión sistólica.
dépression ventriculaire. depresión ventricular.
déprimé. deprimido.
dépuratif. depurador, depurante o depurativo.
déradelphe. deradelfo.
déradénite. deradenitis.
déréisme. dereísmo.
dérencéphalocèle. derencefalocele.
dérivation. derivación.
dermalgie. dermalgia.
dermatite factice artéfacts cutanés. dermatitis artefacta o artificial.
dermatite médicamenteuse. dermatitis medicamentosa.
dermatite actinique, coup de soleil. dermatitis actínica.
dermatite atopique infantile, eczéma atopique. dermatitis atópica.
dermatite aux rayons X, radiodermite. dermatitis radiográfica.
dermatite exfoliative. dermatitis exfoliativa.
dermatite professionelle. dermatitis profesional, ocupacional o industrial.
dermatite séborrhéique, eczéma séborrhéique. dermatitis seborreica.
dermatite tympanale. miringodermatitis.

dermatite végétante. dermatitis vegetante.
dermatochalasie. dermatochalasis.
dermatoconiose. dermatoconiosis.
dermatogène. dermatógeno.
dermatoglyphique. dermatoglifia.
dermatographe, dermographe. dermógrafo.
dermatohétéroplastie. dermatoheteroplastia.
dermatologie. dermatología.
dermatologue, dermatologiste. dermatólogo.
dermatome. dermatoma.
dermatome. dermátomo.
dermatome, dermatomère. dermatómera.
dermatomycose. micosis cutánea.
dermatomyosite. miositis primaria múltiple.
dermatoneurose. dermatoneurosis.
dermatophyte. dermatófito.
dermatoplastie. dermatoplastia.
dermatorrhexis. dermatorrexis.
dermatoscopie, capillaroscopie. dermatoscopia.
dermatose. dermatosis.
dermatose d'origine allergique. alergodermia.
dermatosome. dermatosoma.
dermatozoonose. dermatozoonosis.
dermolipome. dermolipoma.
dermolyse. dermólisis.
dermoblaste. dermoblasto.
dermographisme. dermografismo.
dermohypodermite. dermatocelulitis.
dermoïde. dermoide.
dermomyiase. dermamiiasis.
dermopathie. dermatopatía.
dermosynovite. dermosinovitis.
dermotrope. dermótropo.
dérotation. detorsión.
désaccoutumance. deshabituación.
désactivation. desactivación.
désagrégation. disgregación.
désalcoolisation. desalcoholización.
désamidation. desamidación.
désaminase. desaminasa.
désamination. desaminación.
désartérialisation. desarterialización.
désarticulation. desarticulación.
désarticulation. exarticulación.
désassimilation. desasimilación.
descémétite. descemetitis.
descémétocèle. descemetocele.
descendance. descendencia.
désensibilisation. desensibilización.
désherbant. herbicida.
déshydrogénation. deshidrogenación.
désinsectisation. depulización.
désinsectation. desinsectación.
désinsertion. desinserción.
désipramine. desipramina.
désir. deseo.
desmoïde. desmoide.
desmolase. desmolasa.
desmologie. desmología.
desmoplastique. desmoplásico.
desmorrhexie. desmorrexis.
desmostérol. desmosterol.
désodorisant. desodorante.
désordre menstruel. paramenia.
désorganisation. desorganización.
désorientation. desorientación.
désoxycortone, désoxycorticostérone. desoxicorticosterona.
désoxydation. desoxidación.
désoxyéphédrine. desoxiefedrina.
désoxygénation. desoxigenación.
désoxyribonucléase. desoxirribonucleasa.
desquamation. defurfuración.
desquamation. descamación.
désallergisation. desalergización.
dessicateur. desecador.
dessicatif. desecante.
dessiccation. desecación.
destructeur du virus rabique. rabicida.
destructif du gonocoque. gonococida.
déterminant. determinante.
détermination. determinación.
déterminisme. determinismo.
détersion. toilette.
détoxication. destoxicación o destoxificación.
détroit. estrecho.
détubage. destubación.
détumescence. detumescencia.
deuil. duelo.
deutérium. deuterio.
deutérotoxine. deuterotoxina.
deuton, deutéron. deuterón.
deutoplasme. deutoplasma.
dévascularisation. desvascularización.
développement. desarrollo.
développement d'excroissances calleuses. queratogénesis.
déviation. desviación.
déviation à droite. desviación a la derecha.
déviation à gauche. desviación a la izquierda.
déviation antérieure de la partie cervicale de la colonne vertébrale. traquelocifosis.
déviation conjuguée des yeux. desviación conjugada.
déviation latérale. laterodesviación.
déviation primaire. desviación primaria.
déviation secondaire. desviación secundaria.
dévitalisation. desvitalización.
dexaméthasone. dexametasona.
dexiocardie. dexiocardia.
dextrane. dextrán.
dextrinose, glycogénose type III. dextrinosis.
dextrinurie. dextrinuria.
dextrocardiogramme. dextrocardiograma.
dextrocérébral. dextrocerebral.
dextrooculaire. dextrocularidad.
dextroduction. dextroducción.
dextrogastrie. dextrogastria.
dextrogyre. dextrógiro.
dextrométhorphane. dextrometorfán.
dextromoramide. dextromoramida.
dextrosurie. dextrosuria.
dextrotorsion. dextrotorsión.
dextroversion. dextroversión.
diabète. diabetes.
diabète de la maturité. diabetes del adulto.
diabète insipide néphrogénique. diabetes insípida.
diabète insipide. diabetes nefrogénica.
diabète latent. diabetes latente.
diabète lipoatrophique. diabetes lipoatrófica.
diabète rénal. diabetes renal.
diabète stéroïde. diabetes esteroidea.
diabète sucré. diabetes mellitus.
diabétide. diabétide.
diabétographe. diabetógrafo.
diabétogène. diabetógeno.
diabétomètre. diabetómetro.
diacétémie. diacetemia.
diacéturie. diaceturia.
diacinésie. diacinesis.
diaclase. diaclasia.
diade. díada.
diadermique. diadérmico.
diadococinésie. diadococinesia.
diagnose. diagnóstico.
diagnostic différentiel. diagnóstico diferencial.
diagnostic anatomique. diagnóstico topográfico.
diagnostic biologique. diagnóstico biológico.
diagnostic clinique. diagnóstico clínico.
diagnostic cytologique. diagnóstico citológico.
diagnostic de laboratoire. diagnóstico de laboratorio.
dialyse. diálisis.
dialyse péritonéale. diálisis peritoneal.
dialyse dialysat. dializado.
dialyseur. dializador.
diamètre. diámetro.
diamidine. diamidina.

diamine. diamina.
diapason. diapasón.
diapédèse. diapédesis.
diaphane. diáfano.
diaphanoscope. diafanoscopio.
diaphanoscopie. diafanoscopia.
diaphysectomie. diafisectomía.
diaphorèse. diaforesis.
diaphragmalgie. diafragmalgia.
diaphragmatite. diafragmatitis.
diaphragmatocèle. diafragmatocele.
diaphragme. diafragma contraceptivo.
diaphragme. diafragma.
diaphragme pelvien. diafragma de la pelvis.
diaphragmodynie. diafragmodinia.
diaphyse. diáfisis.
diaphysite. diafisitis.
diaplacentaire. diaplacentario.
diapophyse. diapófisis.
diarrhée. diarrea.
diarrhée cholériforme. diarrea coleriforme.
diarrhée dysentérique. diarrea disenteriforme.
diarrhée infantile. diarrea infantil.
diarrhée muqueuse. diarrea mucosa.
diarrhée pancréatique. diarrea pancreática.
diarthrose. diartrosis.
diarthrose rotatoire. articulación rotatoria.
diaschisis. diasquisis.
diascope. diascopio.
diascopie. diascopia.
diastaltique. diastáltico.
diastaltisme. diastalsis.
diastase. diastasa.
diastasimétrie. diastasimetría.
diastasis. diastasis [diastásico].
diastasurie. diastasuria.
diaster. diáster.
diastole. diástole.
diathermie. terapéutica diatérmica.
diathermie. diatermia.
diathèse. diátesis.
diathèse hémorragique. diátesis hemorrágica.
diatomique. diatómico.
diazépam. diacepam.
diazone. diazona.
diazoxide. diazóxido.
dibasique. dibásico.
dibenzanthracène. dibenzantraceno.
diblastula. diblástula.
dicéphale. dicéfalo.
dicéphale, diplocéphale. diplocéfalo.
dicéphalie, diplocéphalie. diplocefalia.
dichloro-diphényl-trichloréthane, DDT. diclorodifeniltricloroetano.
dichloramine. dicloramina.
dichotomie. dicotomía.
dichroïsme. dicroísmo.
dichromatisme, dichromatopsie. dicromatopsia.
dichromophile. dicromófilo.
dichromophilie. dicromofilia.
dicloxacilline. dicloxacilina.
dicoumarol. dicumarol.
dicrocoeliose. dicroceliasis.
dicrotisme. dicrotismo.
dictyome. dictioma.
dictyosome. dictiosoma.
didymite. didimitis.
diebétographe. diabetógrafo.
diétothérapie. dietoterapia.
diélectrique. dieléctrico.
diélectrolyse. dielectrólisis.
diencéphale. diencéfalo.
diérèse. diéresis.
diète. dieta.
diète absolue. dieta absoluta.
diététicien. dietetista.
diététique. dietética.
diéthylamine. dietilamina.
diéthylcarbamazine. dietilcarbamacina.
diéthylstilbestrol. dietilestilbestrol.
diéthylstilbestrol, stilbestrol. estilbestrol.
diétotoxique. dietotóxico.
différenciation. diferenciación.
difficulté. dificultad.
difformité thoracique. toracocilosis.
diffraction. difracción.
diffluent. difluente.
diffus. difuso.
diffusiomètre. difusiómetro.
diffusion. difusión.
digastrique. digástrico.
digestif. digestivo.
digestion. digestión.
digital. digital.
digitaline. digitalina.
digitalisation. digitalización.
digitalisme. digitalismo.
digitation. digitación.
digitiforme. digitiforme.
digitonoside, digitonine. digitonina.
digitoxine. digitoxina.
diglycéride. diglicérido.
digoxine. digoxina.
diholoside, biose. biosa.
dihybride. dihíbrido.
dihydrostreptomycine. dihidroestreptomicina.
dihydrotachystérol. dihidrotaquisterol.
dihydroxyacétone. dihidroxiacetona.
dihydroxyphénylalanine. dihidroxifenilalanina.
diiodoforme. diyodoformo.
diiodotyrosine. diyodotirosina.
diiodure. diyoduro.
dilacération. dilaceración.
dilatateur. dilatador.
dilatation. dilatación.
dilatation de l'oesophage. esofagectasia.
dilatation de la trachée. traquectasia.
dilatation des sinus d'un ganglion lymphatique. linfadenectasia.
dilatation kystique se produisant dans un canal obstrué. tubulocisto.
dilatation utérine. metrectasia.
dilateur. dilatador.
diluent. diluente.
dilution. dilución.
dimercaprol. dimercaprol.
diméthylamine. dimetilamina.
diméthyléthylcarbinolchloral. amileno cloral.
diminution. de la anaforesis.
diminution des phosphates dans l'urine. oligofosfaturia.
dimorphisme. dimorfismo.
dinitrofluorobenzène. dinitrofluorobenceno.
dinitrophénol. dinitrofenol.
dinophobie. dinofobia.
dinucléotide. dinucleótido.
dioestrus. diestro (1.ª acep.).
dioptométrie. dioptometría.
dioptroscopie. dioptroscopia.
dioptrie. dioptría.
dioptrique. dióptrica.
diose. diosa.
dip. dip.
dipeptidase. dipeptidasa.
dipeptide. dipéptido.
diphallie. difalía.
diphasique. difásico.
diphenhydramine. difenhidramina.
diphénylamine. difenilamina.
diphtérie chirurgicale. difteria quirúrgica.
diphtérie cutané. difteria cutánea.
diphtérie digitaline. digitalina.
diphtérie laryngée. difteria laríngea.
diphtérie maligne. difteria maligna.
diphtérie nasale. difteria nasal.
diphtérie pharyngée. difteria faríngea.
diphtéroïde. difteroide.
diphyodonte. difiodonte.

diplégie. diplejía.
diplobacille. diplobacilo.
diploblastique. diploblástico.
diplocardie. diplocardia.
diplocoque. diplococo.
diplocorie. diplocoria.
diplocorie. dicoria.
diploé. diploe.
diplogenèse. diplogénesis.
diploïde. diploide.
diploïdie. diploidía.
diplomyélie. diplomielia.
diplonéma. diplonema.
diplopage. diplopago.
diplopie. diplopía.
diplopie hétéronyme, diplopie croisée. diplopía cruzada o heterónima.
diplopie homonyme. diplopía directa u homónima.
diplopie monoculaire. diplopía monocular.
diplopie verticale. diplopía vertical.
diplopiomètre. diplopiómetro.
diploscope. diploscopio.
diplosome. diplosoma.
diplotène. diploteno.
dipsomanie. dipsomanía.
dirigé vers le foie. hepatópeto.
dirigé vers le front. frontípeto.
disaccharide. disacárido.
discision. discisión.
discision de la cataracte. discisión de la catarata.
discision du col utérin. discisión del cuello uterino.
discite. discitis.
disclinaison. disclinación.
discoblastula. discoblástula.
discogastrula. discogástrula.
discoïde. discoide.
discordance. discordancia.
discret. discreto.
disjonction. disyunción.
diminution de la fièvre. piretólisis.
disodique. disódico.
dispersion. dispersión.
dispersité. dispersidad.
disposition des veines dans une région. venación.
disque. disco.
disque articulaire. disco interarticular.
disque germinatif. disco germinativo.
disque intervertébral. cartílago intervertebral.
disque intervertébral. disco intervertebral.
disque optique, papille optique. disco óptico.
disque proligère, membrane proligère. disco prolígero.
disque stroboscopique. disco estroboscópico.
dissecteur. disector.
dissection. disección.
dissimulation. disimulación.
dissociation albumino-cytologique. disociación albuminocelular o citológica.
dissociation auriculo-ventriculaire. disociación auriculoventricular.
dissociation microbienne. disociación bacteriana o microbiana.
dissociation. disociación.
dissolution. disolución.
dissolvant, solvant. disolvente.
distal. distal.
distance. distancia.
distance focale. distancia focal.
distensibilité. distensibilidad.
distension. distensión.
distension du vagin due à la rétention des loches. loquiocolpos.
distichiase. distiquia o distiquiasis.
distillation. destilación.
distomatose intestinale. heterofiasis.
distorsion. distorsión.
distraction. distracción.
distractivité. distractibilidad.
distribution. distribución.

districhiase. distriquia.
disulfirame. disulfiram.
diurèse. diuresis.
diurèse aqueuse. diuresis acuosa o hídrica.
diurèse osmotique. diuresis osmótica.
diurie. diuria.
diurétique. diurético.
divergence verticale. divergencia vertical negativa.
diverticulaire. diverticular.
diverticule. divertículo.
diverticule faux. divertículo falso.
diverticule vésical. divertículo vesical.
diverticule vrai. divertículo verdadero.
diverticulectomie. diverticulectomía.
diverticulopexie. diverticulipexia.
diverticulose. diverticulosis.
division. división.
division en quatre. cuadrisección.
divulseur. divulsor.
divulsion. divulsión.
divulsion digitale du pylore, opération de Loreta. pilorodiosis.
dméthylamine. dimetilamina.
docimasie. docimasia.
docteur. doctor.
dogmatiste. dogmatista.
doigt. dedo [digital].
doigt annulaire. dedo anular.
doigt auriculaire. dedo auricular o meñique.
doigt en marteua. dedo en martillo.
doigt hippocratiques. dedo hipocrático.
doigt index. dedo índice.
doigt médius. dedo del corazón.
doigt pouce. dedo pulgar.
dol. dol.
dolabriforme. dolabriforme.
dolichocéphale. dolicocefálico.
dolichocéphalie. dolicocefalia.
dolichodère. dolicodero.
dolichogastrie. dolicogastria.
dolichongmoïde. dolicosigma.
dolichosténomélie. dolicostenomelia.
dolorifique. dolorífico.
dominance. dominancia.
dominant. dominante.
donneur. donador.
dopa-oxydase. dopa-oxidasa.
dopamine dopamina.
dornase. dornasa.
dornase pancréatique. dornasa pancreática.
dors du pied. empeine.
dorsal. dorsal.
dorsalgie. dorsalgia.
dos. dorso.
dos. espalda.
dosage. dosificación.
dose. dosis.
dose absorbée. dosis absorbida.
dose curative. dosis curativa.
dose d'entretien. dosis de sostenimiento.
dose d'épilation. dosis epilante.
dose d'érythème. dosis eritema.
dose de réaction. dosis reaccionante.
dose journalière. dosis diaria.
dose létale. dosis letal.
dose maximale. dosis máxima.
dose minimale. dosis mínima.
dose optimale. dosis óptima.
dose sensibilisante. dosis sensibilizante.
dose toxique. dosis tóxica.
dosimètre. dosímetro.
dosimétrie. dosimetría.
double. doble.
douche. ducha.
douglassite. douglasitis.
douleur. dolor.
douleur à la région mastoïdienne. mastoidalgia.
douleur abdominale. abdominalgia.
douleur central. dolor central.

douleur dans la moelle épinière. mielalgia.
douleur dans le sac lacrymal. dacricistalgia.
douleur dans les muscles abdominaux. celiomialgia.
douleur dans l'oesophage. esofagalgia.
douleur dans une glande lacrymale. dacriadenalgia.
douleur de croissance. dolor del crecimiento.
douleur erratique. dolor errático.
douleur hépatique. hepatodinia.
douleur irradiée. dolor referido.
douleur lancinante. dolor lancinante.
douleur oculaire due à la hétérophorie. heteroforalgia.
douleur référée (1.ª acepción). telalgia (1.ª acepción).
douleur térébrante. dolor terebrante.
douleur vaginale. colpalgia.
dourine. durina.
doxépine. doxepina.
doxycycline. doxiciclina.
draconculose, dracontiase. dracontiasis.
dragée. gragea.
drain. dren.
drainage. drenaje.
drainage capillaire. drenaje capilar.
drainage d'aspiration. drenaje por succión.
drainage fermé. drenaje cerrado.
drainage postural. drenaje postural.
dramatisation. dramatismo.
drastique. drástico.
drépanocytémie. drepanocitemia.
drépanocytose. drepanocitosis.
drogue. droga.
droit. recto (1.ª acep.).
droit. diestro (2.ª acep.).
dromomanie. dromomanía.
dromotrope. dromotrópico.
dromotropisme. dromotropismo.
dru. crudo.
drusen. drusa.
dualisme. dualismo.
dulcite. dulcita.
duodénal. duodenal.
duodénectomie. duodenectomía.
duodénite. dodecadactilitis.
duodénite. duodenitis.
duodéno-cholangite. duodenocolangitis.
duodéno-cystostomie. duodenocistostomía.
duodéno-duodénal. duodenohepático.
duodéno-entérostomie. duodenoenterostomía.
duodéno-iléostomie. duodenoileostomía.
duodéno-jéjunostomie. duodenoyeyunostomía.
duodénoscopie. duodenoscopia.
duodénostomie. duodenostomía.
duodénotomie. duodenotomía.
duodénum. duodeno.
duplication. duplicación cromosómica.
duplication, doublement. reduplicación.
dur. duro.
dural. dural.
durcissement. gelosis.
durcissement. endurecimiento.
durcissement musculaire. miogelosis.
dureté. dureza.
durillon. clavo.
durillon. heloma.
dyalisé, dyalizat. dializado.
dyalise péritonéale. diálisis peritoneal.
dyaliseur. dializador.
dynamique. dinámico.
dynamogénie, activation. dinamogenia.
dynamomètre. dinamómetro.
dysacousie. disacusia o disacusma.
dysarthrie. disartria.
dysarthrie explosive. lenguaje explosivo.
dysarthrose. disartrosis.
dysautonomie. disautonomía.
dysbasie. disbasia.

dysbasie lordotique progressive, dystonie musculaire déformante. distonía muscular deformante.
dysboulie. disbulia.
dyschésie. disquecia o disquesia.
dyschirie, atopoesthésie. disquiria.
dyscholie. discolia.
dyschondrostéose. discondrosteosis.
dyschromatopsie. discromatopsia.
dyschronisme. discronismo.
dyschylie. disquilia.
dyscinésie. discinesia.
dyscorie. discoria.
dyscrasie. discrasia.
dyscromie. discromía.
dysdiadococinésie. disdiadococinesia.
dysdipsie. disdipsia.
dysembriome. disembrioma.
dysembryoplasie. disembrioplasia.
dysembryoplasie. hamartia.
dysencéphalie. disencefalia.
dysencéphalie splachnokystique. disencefalia esplacnoquística.
dysendocrinie. disendocrinia.
dysenterie. disentería.
dysenterie amibienne, amibiase. disentería amebiana.
dysenterie bacillaire. disentería bacilar.
dysenterie maline. disentería maligna.
dysentériforme. disenteriforme.
dysergasie. disergasia.
dysergie. disergia.
dysesthésie. disestesia.
dysfonction. disfunción.
dysfonctionnement cérébrale mineure. disfunción cerebral mínima.
dysgalactie. disgalactia.
dysgammaglobulinémie. disgammaglobulinemia.
dysgénésie. disgenesia o disgenia.
dysgénitalisme. disgenitalismo.
dysgerminome. disgerminoma.
dysglandulaire. disglandular.
dysglobulinémie. gammapatía.
dysgnathie. disgnatia.
dysgraphie. disgrafía.
dysgueusie. disgeusia.
dyshématopoïèse. dishematopoyesis.
dyshidrose. dishidrosis.
dysinspiratoire. disnea inspiratoria.
dyskératose. disqueratosis.
dyskinésie algique. discinesia álgera.
dyskinésie intermittente angiospastique. discinesia intermitente.
dyslalie. dislalia.
dyslexie. dislexia.
dyslipoïdose. dislipoidosis.
dyslogie. dislogia.
dysmaturité. dismadurez.
dysménorrhée. dismenorrea.
dysmétropsie. dismetropsia.
dysmimie. dismimia.
dysmorphie. dismorfismo.
dysopie. disopía o disopsia.
dysostose cléido-crânienne. disostosis cleidocraneal.
dysostose crânio-hypophysaire, maladie de Schüller-Christian. lipoidosis de colesterol.
dysparathyroïdisme. disparatiroidismo.
dyspareunie. dispareunia.
dyspepsie. dispepsia.
dyspepsie acide. dispepsia ácida.
dyspepsie atonique. dispepsia funcional.
dyspepsie colique. colodispepsia.
dyspepsie flatulente. dispepsia flatulenta.
dyspepsie gastrique. dispepsia gástrica.
dyspepsie intestinale. dispepsia intestinal.
dyspéristaltisme. disperistalsis.
dysphagie. disfagia.
dysphagocytose. disfagocitosis.
dysphasie. disfasia.

dysphonie spastique. disfonía espasmódica o espástica.
dysphorie. disforia.
dysphrasie. disfrasia.
dysphrénie. disfrenia.
dysplasie ectodermique. displasia ectodérmica hereditaria.
dysplasie. displasia.
dysplasie fibreuxe des os. displasia fibrosa poliostótica.
dyspnée. ahogo.
dyspnée expiratoire. disnea espiratoria.
dyspnée inspiratoire. disnea inspiratoria.
dyspraxie. dispraxia.
dysprosium. disprosio.
dysprosodie. disprosodia.
dysprotéinémie. disproteinemia.
dysraphie. disrafia.
dysrythmie. disritmia.
dyssynergie. disinergia.
dystasie. distasia.
dysthymie. distimia.
dysthyroïdie. distiroidismo.
dystocie. distocia.
dystocie foetal. distocia fetal.
dystocie maternelle. distocia materna.
dystonie. distonía.
dystonie musculaire. dismiotonía.
dystopie. distopia.
dystrophie musculaire progressive. distrofia muscular progresiva.
dystrophie. distrofia.
dystrypsie. distripsia.
dysurie. disuria.

E

E-viton. E-viton.
eau de Seltz. agua carbónica.
eau distillée. agua destilada.
eau lourde. agua pesada.
eau oxygénée. agua oxigenada.
eau stérillisée. agua esterilizada.
eau-de-vie. aguardiente.
ébauche jouant un rôle dans la formation d'un viscère. esplacnoblasto.
éblouissement. deslumbramiento.
ébullition. ebullición.
éburnation. eburnación.
écaille. escama.
eccentrochondrodysplasie. eccentroosteocondrodisplasia.
ecchymose cadavérique. equimosis cadavérica.
ecdémique. ecdémico.
ecdysis. ecdisis.
échancrure. escotadura cotiloidea.
échancrure sus-orbitaire. escotadura supraorbitaria.
échancrure. escotadura.
échancrure aortique. surco aórtico.
échancrure coracoïdienne. escotadura escapular.
échancrure intercondylienne. escotadura poplítea.
échancrure ischio-pubienne. escotadura cotiloidea.
échancrure jugulaire de l'occipital. escotadura yugular.
échancrure lacrymale. escotadura lagrimal.
échancrure nasale. escotadura nasal.
échancrure pancreatique. escotadura pancreática.
échancrure sciatique. escotadura ciática.
échancrure sigmoïde de la mandibule. escotadura mandibular.
échancrure vertébrale. escotadura intervertebral.
échancrure vertébrale inférieure et échancrure vértébrale supérieur. escotadura intervetebral.
échange. intercambio.
échantillon. muestra.
échantillonnage. muestreo.
échappement. escape.
écharpe. cabestrillo.

échaudure. escaldadura.
échelle. escala.
échinococcose. equinocococis.
échinococcotomie. equinococotomía.
échinocoque. equinococo.
échinoderme. equinodermo.
échinophtalmie. equinoftalmía.
écho. eco.
échoacousie. ecoacusia.
échocardiogramme. ecocardiograma.
échocardiographie. ecocardiografía.
échocinésie. ecocinesis.
échographie. ecografía (1.ª y 2.ª acep.).
écholalie. ecolalia.
échophonie. ecofonía.
échopraxie. ecopraxia.
éclampsie. eclampsia.
éclampsie puerpérale. eclampsia puerperal.
éclampsie urémique. eclampsia urémica.
éclampsisme. eclampsismo.
éclectique. ecléctico.
ecmnésie. ecmnesia.
école. escuela.
écologie. ecología.
écomanie. ecomanía.
économie. economía.
écorce cérébelleuse, cortex cérebelleux. corteza cerebelosa.
écosystème. ecosistema.
ecphyma. ecfima.
écouvillon. escobillón.
ecphoria. ecforia.
écran. pantalla.
écriture. escritura.
écriture en miroir. escritura en espejo.
ectasie. ectasia o ectasis.
ectasie aortique. aortectasis.
ectoantigène, exoantigène. ectoantígeno.
ectoblaste. ectoblasto.
ectocardie. ectocardia.
ectoderme. ectodermo.
ectodermose érosive pluriorificielle. ectodermosis erosiva pluriorificial.
ectodermose. ectodermosis.
ectoenzyme. ectoenzima.
ectogène. ectógeno.
ectogonie. ectogonía.
ectomère. ectómero.
ectomorphie. ectomorfia.
ectopage. ectópago.
ectoparasite. ectoparásito.
ectophyte. ectófito.
ectopie. ectopia.
ectopie cardiaque. ectopia cordis.
ectopie cristallinienne. ectopia lentis.
ectopie de l'utérus. metrectopia.
ectopie rénale. ectopia renal.
ectopie testiculaire. ectopia testicular.
ectopie vésicale. ectopia vesical.
ectopie viscérale. esplacnectopia.
ectoplacenta. ectoplacenta.
ectoplasme. ectoplasma.
ectoplasmique. ectoplástico.
ectorétine. ectorretina.
ectosphère. ectosfera.
ectothrix. ectotrix.
ectozoaire. ectozoario o ectozoo.
ectrodactylie. ectrodactilia.
ectromèle. ectromelo.
ectromélie. ectromelia.
ectropion sarcomateux. ectropión lujuriante o sarcomatoso.
ectropion. ectropión.
ectropion cicatriciel. ectropión cicatrizal.
ectropion de l'uvée. ectropión uveal.
ectropion paralytique. ectropión paralítico.
ectropion sénile. ectropión senil.
ectrosyndactylie. ectrosindactilia.
écu. escudo.

écume. espuma.
écxès de nitrites dans l'urine. nitrituria.
eczéma. eccema.
eczéma hypertrophique. eccema hipertrófico.
eczéma impétiginisé. eccema impetiginizado.
eczéma lichénifié. eccema liquenoide.
eczéma marginé. eccema marginado.
eczéma marginé de Hebra. tiña crural o inguinal.
eczéma nummulaire. eccema numular.
eczéma papuleux. eccema papuloso.
eczéma pustuleux. eccema pustuloso.
eczéma vésiculeux. eccema vesiculoso.
eczématide. eccemátide.
eczématisation. eccematización.
eczématoïde. eccematoide.
eczématose. eccematosis.
édenté. edentado.
édestine. edestina.
édétate. edetato.
édocéphale. edeocéfalo.
édrophonium. edrofonio.
éeffluve anagène. efluvio anágeno.
effecteur. efector.
efférent. eferente.
efférent. exódico.
effervescence. efervescencia.
effet. efecto.
effet placebo. efecto placebo.
effilure. hilas.
efflorescence. eflorescencia.
effluve. efluvio.
effluve anagène. efluvio anágeno.
effluve télogène. efluvio telógeno.
effort. esfuerzo.
effraction. efracción.
efussion. derrame.
effusion. efusión.
égocentrique. egocéntrico.
égophonie. egofonía.
égout. cloaca.
eidétisme. eideísmo.
eidogène. eidógeno.
eidoptométrie. eidoptometría.
eikonomètre. eiconómetro.
einsteinium. einstenio.
éjaculateur. eyaculador.
éjaculation. eyaculación.
élaboration. elaboración.
élaboration secondaire du rêve. elaboración secundaria.
élacéine. elacina.
élastase. elastasa.
élastinase. elastinasa.
élastine. elastina.
élastoïde. elastoide.
élastolyse. elastólisis.
élastomère. elastómero.
élastomètre. elastómetro.
élastomucine. elastomucina.
élastopathie. elastopatía.
élastose. elastosa.
élastose. elastosis.
élastorrhexie. elastorrexis.
élastique. elástico.
électif. electivo.
électricité. electricidad.
électrisation. electrización.
électroaffinité. electroafinidad.
électrobiologie. electrobiología.
électrobioscopie. electrobioscopia.
électrocardiographe. electrocardiografía, electrociardiógrafo.
électrocardiophonographe. electrocardiofonógrafo.
électrocardioscopie. electrocardioscopia.
électrocatalyse. electrocatálisis.
électrochimique. electroquímica.
électrochirurgie. electrocirugía.
électrochoc. electrochoque.
électrocoagulation. electrocoagulación.
électrocochléographie. electrocoleografía.
électrocontractibilité. electrocontractilidad.
électrocorticographie. electrocorticografía.
électrocution. electrocución.
électrode. electrodo.
électrode dépolarisant. electrodo despolarizante.
électrodessiccation. electrodesecación.
électroencéphalogramme. electroencefalograma.
électroencéphalographie. electroencefalografía.
électrofothérapie. electrofototerapia.
électrographie. electrografía.
électrohémostase. electrohemostasis.
électrolithotritie. electrolitotricia.
électromagnétisme. electromagnetismo.
électromassage. electromasaje.
électromètre. electrómetro.
électromyogramme. electromiograma.
électromyographie. electromiografía.
électronarcose. electronarcosis.
électronégatif. electronegativo.
électroneurolyse. electroneurólisis.
électronique. electrónica.
électronystagmographie. electronistagmografía.
électrooculographie. electrooculografía.
électropathologie. electropatología.
électrophore. electróforo.
électrophorèse. electroforesis.
electrophothérapie. electrofototerapia.
électrophysiologie. electrofisiología.
électroradiologie. electrorradiología.
électrorétinographie. electrorretinografía.
électroscope. electroscopio.
électrothérapie. electroterapia.
electrotome. electrótomo.
électrotomie. electrotomía.
électrotonus. electrotono.
électrotropisme. electrotropismo.
électuaire. electuario.
élédoïsine. eledoisina.
éléidine. eleidina.
élément. elemento.
éléoptène. eleopteno.
éléphantiasis. elefancía [elefanciaco].
éleuthère. cascarilla.
élévateur. elevador.
élévation. elevación.
élimination. eliminación.
élimination des sels de calcium dans l'urine. calcariuria.
ellébore. eléboro.
ellipse. elipsis.
ellipsoïde. elipsoide.
elliptocyte. eliptocito.
elliptocytose. eliptocitosis.
élongation. elongación.
élongation de la luette. estafiloptosis.
élution. elución.
élutriation. elutriación.
émaciation. emaciación.
émail. sustancia adamantina.
émail. sustancia vítrea.
émail. esmalte.
éman. eman.
émanation. emanación.
émancipation. emancipación.
émanothérapie. emanoterapia.
émasculation. emasculación.
embaumement. embalsamamiento.
embolectomie. embolectomía.
embolie. embolia.
embolie bactérienne. embolia bacilar.
embolie cérébrale. embolia cerebral.
embolie directe. embolia directa.
embolie gazeuse. embolia aérea.
embolie graisseuse. embolia grasosa.
embolie microscopique et multiples. embolia miliar.
embolie pulmonaire. embolia pulmonar.
embolie rétinienne. embolia de la retina.

embolie septique. embolia infectiva.
embolie spinale. embolia espinal.
embolie trichineuse. embolia triquinosa.
embolus. émbolo.
embrocation. embrocación.
embryoctonie. embrioctonía.
embryogenèse. embriogénesis.
embryogénie. embriogenia.
embryoïde. embrioide.
embryologie. embriología.
embryologiste. embriólogo.
embryome, tératome. embrioma.
embryome, tumeur embryonnée. tumor embrionario.
embryomorphe. embriomorfo.
embryoniforme. embrioniforme.
embryonné. embrionado.
embryopathie. embriopatía.
embryopathie rubéoleuse. embriopatía rubeólica.
embryopathologie. embriopatología.
embryoplastique. embrioplástico.
embryoscope. embrioscopio.
embryotome. embriótomo.
embryotomie. embriotomía.
embryotrophie. embriotrofía.
émergence. emergencia.
émétine. emetina.
éminence. eminencia.
éminence arcuata. eminencia arqueada.
éminence collatérale. eminencia colateral.
éminence cruciformis. eminencia cruciforme.
éminence frontale. eminencia frontal.
éminence hypothénar. eminencia antitenar.
éminence ilio-pectinée. eminencia iliopectínea.
éminence nasale. eminencia nasal.
éminence ronde, eminentia teres. eminencia teres.
éminence thénar. eminencia tenar.
eminentia arcuata. eminencia arqueada.
emissarium. emisario.
émission. emisión.
emménagogue. emenagogo.
emménologie. emenología.
emmétrope. emétrope.
emmétropie. emetropía.
émollient. emoliente.
émonctoire. emuntorio.
émotion. emoción.
émotivité. emotividad.
empathie. empatía.
emphysème alvéolaire. enfisema alveolar.
emphysème chirurgical. enfisema quirúrgico.
emphysème compensateur. enfisema compensador.
emphysème énolase. enolasa.
emphysème gangréneux, gangrène gazeuse. enfisema falso.
emphysème médiastinal. enfisema mediastínico.
emphysème pulmonaire interstitiel. enfisema intersticial.
emphysème pulmonaire. enfisema pulmonar.
emphysème sous-cutané. enfisema subcutáneo.
emphysème trumatique. enfisema traumático.
empirisme. empirismo.
emplâtre. emplasto.
emplâtre. parche.
emplâtre adhésif. esparadrapo.
empli, rempli, plein. lleno.
emploi thérapeutique des opsonines. opsonoterapia.
empoi abusif du son m. mimmación.
empoisonnement par le poivre. piperismo.
empoisonnement par le sélénium. selenosis.
empoisonnement par nourriture avariée. bromatoxismo.
empreinte. impronta.
empreinte plantaire. icnograma.
emprosthotonos. emprostótonos.
empyocèle. empiocele.
émulgent. emulgente.
émulsif. emulsivo.
émulsine. emulsina.
émulsion. emulsión.
émulsoïde. emulsoide.
en décubitus ventral en pronation. prono.
en forme d'enclume. incudiforme.
en forme de ténia. teniforme.
en forme de toit. tectorial.
en supination. supino.
énanthème. enantema.
énantiobiose. enantiobiosis.
énantiomère. enantiómero.
énantiopathie. enantiopatía.
énarthrite. enartritis.
énarthrose. enartrosis.
encanthis. encantis.
encens. incienso.
encéphale. encéfalo.
encéphalisation. corticalización.
encéphalite post-infectieuse. encefalitis postinfectiva.
encéphalite post-vaccinale. encefalitis posvacunal.
encéphalite. encefalitis.
encéphalite épidémique. encefalitis epidémica.
encéphalite infantile. encefalitis infantil.
encéphalite léthargique. encefalitis letárgica.
encéphalite périaxiale. encefalitis periaxil.
encéphalite purulente. encefalitis purulenta.
encéphalite purulente. encefalosepsis.
encéphalitogène. encefalitógeno.
encéphalo-méningocèle. encefalomeningocele.
encéphalo-myélite aiguë disséminée. encefalomielitis aguda diseminada.
encéphalo-myélite équine, maladie de Barna. encefalomielitis equina.
encéphalo-myélite granulomateuse. encefalomielitis granulomatosa.
encéphalo-myélopathie. encefalomielopatía.
encéphalo-myélo-radiculite. encefalomielorradiculitis.
encéphalo-spinal. encefalospinal.
encéphalocèle. encefalocele.
encéphalocystocèle. encefalocistocele.
encéphalogramme. encefalograma.
encéphaloïde. encefaloide.
encéphalomalacie. encefalomalacia.
encéphalome. encefaloma.
encéphalomètre. encefalómetro.
encéphalomyélite. encefalomielitis.
encéphalopsie. encefalopsia.
encéphalopathie démyélinisante. encefalopatía desmielinizante.
encéphalopathie hypertensive. encefalopatía hipertensiva.
encéphalopathie saturnine. encefalopatía saturnina.
encéphalopathie. cerebropatía.
encéphalopathie. encefalopatía.
encéphalorragie. encefalorragia.
encéphaloscopie. encefaloscopia.
encéphalose. encefalosis.
encéphalotomie. encefalotomía.
enchaîné. concatenado.
enchondromatose. encondromatosis.
enchondrome. encondroma.
enchondrome sarcomateux. sarcoencondroma.
enchylème. enquilema.
enclavement. enclavamiento.
encoprésie. encopresis.
endartérite. endarteritis.
endémie. endemia [endémico].
endémo-épidémique. endoepidémico.
endergique, endergonique. endérgico.
endo-ectothrix. endoectotrix.
endo-intoxication. endointoxicación.
endo-myocardite. endomiocarditis.
endo-péri-myocardite. endoperimiocarditis.
endoabdominal. endoabdominal.
endoappendicite. endoapendicitis.
endoblaste. endoblasto.

endoblastique. endoblástico.
endocardite. endocarditis.
endocardite bactérienne. endocarditis bacteriana.
endocardite maligne. endocarditis maligna.
endocardite maligne è évolution lente. endocarditis lenta.
endocardite pariétale. endocarditis parietal.
endocardite polypeuse. endocarditis poliposa.
endocardite ulcéreuse. endocarditis ulcerativa.
endocardite valvulaire. endocarditis valvular.
endocardite végétante. endocarditis vegetante o verrugosa.
endocellulaire, intracellulaire. endocelular.
endocervicite. endocervicitis.
endochondral, enchondral. endocondral.
endochorion. endocorion.
endocoeliaque. endocelíaco.
endocolite. endocolitis.
endocolpite, vaginite. endocolpitis.
endocorpusculaire. endocorpuscular.
endocrâne. endocráneo.
endocrânite. endocranitis.
endocrine. endocrino.
endocrinologiste. endocrinología.
endocrinologie. endocrinólogo.
endocrinose. endocrinosis.
endocrinothérapie. endocrinoterapia.
endocystite. endocistitis.
endocyte. endocito.
endocytose. endocitosis.
endodermoréaction. endodermorreacción.
endodiascopie. endodiascopia.
endodontie. endodoncia.
endoenzyme. endoenzima.
endoenzyme. enzima intracelular.
endogamie. endogamia.
endogastrique. endogástrico.
endogastrite. endogastritis.
endogène. endógeno.
endoglobulaire. endoglobular.
endognathion. endognatio.
endolabyrinthite. endolaberintitis.
endolaryngé. endolaríngeo.
endolymphe. endolinfa.
endolysine. endolisina.
endomastoïdite. endomastoiditis.
endomètre. endometrio.
endométrectomie. endometrectomía.
endométrie. endometría.
endométrioïde. endometrioide.
endométriome. endometrioma.
endométriose. endometriosis.
endométrite. endometritis.
endomitose. endomitosis.
endomixie. endomixis.
endomorphie. endomorfia.
endomycien, cryptodidyme. criptodídimo.
endonasal. endonasal.
endonèvre, endoneurium. endoneurio.
endonèvrite. endoneuritis.
endonucléaire. endonuclear.
endoparasite. endoparásito.
endophlébite. endoflebitis.
endophtalmie. endoftalmía o endoftalmitis.
endophyte. endófito.
endoplasme. endoplasma.
endorhinite. endorrinitis.
endoroxique. endotóxico.
endoroxoïde. endotoxoide.
endorphine. endorfina.
endosalpingite. endosalpingitis.
endoscope. endoscopio.
endoscopie. endoscopia.
endosmomètre. endosmómetro.
endosmose. endósmosis.
endosperme. endosperma.
endospore. endospora.
endosporium. endosporio.
endosquelette. endosqueleto.
endosquelette. neuroesqueleto.
endostéite. endosteítis.
endostéome. endosteoma.
endothélio-chondrome. condroendotelioma.
endothélioblastome. endotelioblastoma.
endothéliocyte. endoteliocito.
endothélioïde. endotelioide.
endothéliome. endotelioma.
endothéliose. endoteliosis.
endothélium. endotelio.
endotoxicose. endotoxicosis.
endotoxine. endotoxina.
endotosxique. endotóxico.
endotoxoïde. endotoxoide.
énergetique. energética.
énergie. energía.
énergie biologique. energía biótica.
énergie cinétique. energía cinética.
énergie de la cellule nerveuse. neuropotencial.
énergie nucleaire. energía atómica.
énergie potentielle. energía potencial.
énergobiose. bionergía.
énergomètre. energómetro.
énervation. enervación.
enfance. infancia.
enfance. niñez.
enfant. niño.
engagement. encajamiento.
engelure, érythème pernio. eritema pernio.
englobement. englobamiento.
engouement. antojo.
engourdissement. entumecimiento.
engramme. engrama.
engraphie. engrafia.
engrènement. impactación.
enjambement. entrecruzamiento genético.
enképhaline. encefalina.
enkystement. enquistamiento.
énolase. enolasa.
énophtalme. enoftalmía o enoftalmos.
énostose. enostosis.
énoxidase. enoxidasa.
ensemble des égouts. alcantarillado.
ensemble de schizocytes dans le sang. esquistocitosis.
ensiforme. ensiforme.
ensomphale. ensónfalo.
entéralgie. enteralgia.
entéramine. enteramina.
entérangiemphraxie. enterangienfraxis.
entérectasie. enterectasia.
entérectomie. enterectomía.
entérite. endoenteritis.
entérite allergique. enteritis alérgica o anafiláctica.
entérite cholériforme. enteritis coleriforme.
entérite diphtérique. enteritis diftérica.
entérite polypeuse. enteritis poliposa.
entéro-cholécystotomie. enterocolecistostomía.
entéro-épiplocèle. enteroepiplocele.
entéro-hépatocèle. enterohepatocele.
entéro-hydrocèle. enterohidrocele.
entéroanastomose. enteroanastomosis.
entérocèle. enterocele.
entéroclyse. enterocleisis.
entérocolite. enterocolitis.
entérocolite muco-membraneuse. enteritis mucosa.
entérocolostomie. enterocolostomía.
entérocoque. enterococo.
entérocystocèle. enterocistocele.
entéroentérostomie. enteroenterostomía.
entérogastrite. enterogastritis.
entérogastrone. enterogastrona.
entérogène. enterógeno.
entérographie. enterografía.
entérohépatite. enterohepatitis.
entérokinase. enterocinasa.
entérolithe. enterolito.
entérolithiase. enterolitiasis.
entérologie. enterología.

entérolyse. enterólisis.
entéromégalie. enteromegalia.
entéromère. enterómera.
entéromérocèle. enteromerocele.
entéromyase. enteromiiasis.
entéropathie. enteropatía.
entéropexie. enteropexia.
entéroplastie. enteroplastia.
entéroptôse. enteroptosis.
entérorragie. enterorragia.
entérorraphie. enterorrafia.
entérorraphie circulaire. enterorrafia circular.
entérorrhexie. enterorrexia.
entérospasme. enterospasmo.
entérosténose. enterostenosis.
entérostomie. enterostomía.
entérotome. enterótomo.
entérotomie. enterotomía.
entérotoxine. enterotoxina.
enthalpie. entalpía.
entérotrope. enterotrópico.
entité. entidad.
entomologie. entomología.
entonnoir. embudo.
entopique. entópico.
entoptique. entóptico.
entoptoscopie. entoptoscopia.
entorse. esguince.
entotique. entótico.
entozoaire. entozoo.
entrecroisement moteur, décussation des pyramides. decusación motora.
entropie. entropía.
énucléation. enucleación.
énurésie. enuresis.
enveloppe. envoltura.
enveloppe cellulo-adipeuse du rein. perinefrio.
envie. envidia.
envie. padrastro.
envie du pénis. envidia del pene.
enzima enzymo. enzimopatía.
enzootie. enzootia.
enzygotique. encigótico.
enzyme amylolytique. enzima amilolítica.
enzyme autolytique. enzima autolítica.
enzyme glycolytique. enzima glucolítica.
enzyme lipolytique. enzima esteatolítica o lipolítica.
enzyme mucolytique. enzima mucolítica.
enzyme protéolytique. enzima proteolítica.
enzyme respiratoire. enzima respiratoria.
enzymologie. enzimología.
enzymopathie. enzimopatía.
enzymolyse. enzimólisis.
enzymopathie. error congénito del metabolismo.
enzymurie. enzimuria.
éosine. eosina.
éosinopénie. hipoeosinofilia.
éosinopénie. eosinopenia.
éosinophile. eosinófilo.
éosinophilie. eosinofilia.
éotisme anal. erotismo anal.
épanchement muco-purulent dans l'oreille. otblenorrea.
épaule. hombro.
epécialité. especialidad.
épendymite. ependimitis.
épendymoblaste. ependimoblasto.
épendymocyte. ependimocito.
épendymome. ependimoma.
éperon. espiga.
éperon. espolón.
éperon périnéal, septum uro-rectal. urorrectal.
éperon trachéal. tabique bronquial.
éphébique. efébico.
éphébogenèse, androgenèse. efebogénesis.
éphébologie. efebología.
éphédrine. efedrina.
éphélide. efélide o efelis.
épiallopregnanolone. epialopregnanolona.
épiblaste. epiblasto.
épiblépharon. epibléfaron.
épibulbaire. epibulbar.
épicanthus. epicanto.
épicarde. epicardio.
épicardia. epicardias.
épicardiectomie. epicardiectomía.
épicaume. epicauma.
épice. especia.
épicome. epicomo.
épicondyalgie. epicondialgia.
épicondyle. epicóndilo.
épicondylite. epicondilitis.
épicondylite des joueurs de tennis. codo de tenis.
épicordal. epicordal.
épicostal. epicostal.
épicrâne. epicráneo.
épicrise. epicrisis.
épicritique. epicrítico.
épidémie. epidemia.
épidémiographie. epidemiografía.
épidémiologie. epidemiología.
épidermisation. epidermización.
épidermicule. epidermícula.
épidermique. epidérmico.
épidermodysplasie. epidermodisplasia.
épidermoïde. epidermoide.
épidermolyse bulleuse héréditaire. epidermólisis ampollar o vesicular hereditaria.
épidermique. epidérmico.
épidermome. epidermoma.
épidermomycose. epidermomicosis.
épidermomycose, épidermophytose. epidermofitosis.
épidermotrope. epidermotrópico.
épididymaire. epididimario.
épididyme. epidídimo.
épididymectomie. epididimectomía.
épididymite. epididimitis.
épididymo-déférentectomie. epididimodeferentectomía.
épididymo-orchite. epididimoorquitis.
épididymo-vasostomie. epididimovasostomía.
épididymotomie. epididimotomía.
épidural. epidural.
épigastralgie. epigastralgia.
épigastre. epigastrio.
épigastrocèle. epigastrocele.
épigenèse. epigénesis.
épiglectomie. epiglectomía.
épiglotte. epiglotis.
épiglottectomie. epiglectomía.
épiglottite. epiglotitis.
épignathe. epignato.
épilatoire. depilatorio.
épilemme. epilema.
épilepsie. epilepsia.
épilepsie autonome. epilepsia autonómica.
épilepsie centrencéphalique. epilepsia centroencefálica.
épilepsie corticale. epilepsia cortical.
épilepsie diurne. epilepsia diurna.
épilepsie. estado convulsivo.
épilepsie généralisée commune. epilepsia generalizada primaria.
épilepsie généralisée secondaire. epilepsia generalizada secundaria.
épilepsie jacksonienne. epilepsia jacksoniana.
épilepsie organique. epilepsia orgánica.
épilepsie partielle. epilepsia parcial.
épilepsie post-traumatique. epilepsia postraumática.
épilepsie secondaire. epilepsia generalizada secundaria.
épilepsie symptomatique. epilepsia sintomática.
épilepsie temporale. epilepsia del lóbulo temporal.
épilepsie uncinée. epilepsia uncinada.
épileptiforme. epileptiforme.
épileptogène. epileptógeno.

épileptoïde. epileptoide.
épileptologie. epileptología.
épiloïa. epiloia.
épimère. epimero.
épimérisation. epimerización.
épimorphose. epimorfosis.
épine. espina.
épine de l'omoplate. espina del omóplato.
épine du pubis. espina del pubis.
épine iliaque. espina ilíaca.
épine nasale du frontal. espina frontal.
épine trochléaire. espina troclear.
épingle. alfiler.
épiphénomène. epifenómeno.
epiphora. epífora.
épiphysaire. epifisario.
épiphyse. epífisis.
épiphysiodèse. epifisiodesis.
épiphysioïde. epifisioide.
épiphysiolyse. epifiólisis.
épiphysite. epifisitis.
épiphyte. epifito.
épiplo-entérocèle. epiplenterocele.
épiploïte. epiploítis.
épiploite. omentitis.
épiplomphalocèle. epiplonfalocele.
épiploon. epiplón.
épiploopexie. epiplopexia.
épiploplastie. epipoplastia.
épiploschéocèle. epiplosqueocele.
épisclérite. episcleritis o episclerotitis.
épisio-élytrorraphie. episioelitorrafia.
épisio-périnéorraphie. episioperineorrafia.
épisioplastie. episioplastia.
épisiorraphie. episiorrafia.
épisiosténose. episiostenosis.
épisiotomie. episiotomía.
épisode. episodio.
épisome. episoma.
épispadias. epispadias o epispadia.
épistaxis. epistaxis.
épistémologie. epistemología.
épisternum. episternón.
épitarse. epitarso.
épithalamus. epitálamo.
épithalasie. epitalaxis.
épithélioma basocellulaire. epitelioma basocelular.
épithélioblastome. epitelioblastoma.
épithélioïde. epitelioide.
épithéliolyse. epiteliólisis.
éphithélioma à petites cellules. carcinoma epidermoide.
épithélioma épidermoïde, carcinome épidermoïde. carcinoma epidermoide.
épithéliolysine. epiteliolisina.
épithélioma intraépidermique. carcinoma intraepidérmico.
épithélioma muco-épidermoïde. carcinoma mucoepiermoide.
épithélioma muqueux, épithélioma colloïde. carcinoma mucoso.
épithélioma. epitelioma.
épithéliomatose. epiteliomatosis.
épithèliose. epiteliosis.
épithéliotoxine. epiteliotoxina.
épithélisation. epitelización.
épithélium cylindrique. epitelio cilíndrico o columnar.
épithélium mésenchymateux. epitelio mesenquimatoso.
épithélium pavimenteux stratifié. epitelio pavimentoso estratificado.
épithélium. tejido epitelial.
épithélium. epitelio.
épithélium cilié. epitelio ciliado.
épithélium cubique. epitelio cúbico.
épithélium de transition. epitelio de transición.
épithélium du coelome. celario.

épithélium pavimenteux simple. epitelio pavimentoso simple.
épithème. epítema.
épitrichium. epitriquio.
épitrochlée. epitróclea.
épizoïcide. epizoicida.
épizootiologie. epizootiología.
éponge. esponja.
éponge de gélatine. esponja gelatinada absorbible.
éponge de fibrine. esponja de fibrina.
époophore. epoóforo.
époophorectomie. epooforectomía.
épreuve à l'antitripsine. prueba de la antitripsina.
épreuve à l'indole. prueba de indol.
épreuve à la palmitine. prueba de la palmitina.
épreuve anonyme, essai thérapeutique à l'insu. prueba a ciegas.
épreuve de fibrinogène. prueba del fibrinógeno.
épreuve de l'éther. prueba del éter.
épreuve de la conduction osseuse. prueba de la conducción ósea.
épreuve de la phloridizine. prueba de la floricina.
épreuve de Van Slyke, épreuve de l'épuration uréique. prueba de depuración ureica.
épreuve des trois verres. prueba de los tres vasos.
épreuve doigt-nez. prueba dedo-nariz.
épreuve doublement anonyme, essai thérapeutique à l'insu. prueba a ciegas doble.
épreuve du carmin d'indigo. prueba del indigocarmín.
épreuve du muscle quadriceps crural. prueba del cuádriceps.
épreuve talon-genou. prueba del talón-rodilla.
épuisement. extenuación.
épulis. épulis.
épulis congénitale. odontoblastoma.
equateur. ecuador.
équation. ecuación.
équation chimique. ecuación química.
équation personnelle. ecuación personal.
équilibration. equilibración.
équilibre protéinique. equilibrio nitrogenado o proteínico.
équilibre. equilibrio.
équilibre acido-basique. equilibrio acidobásico.
équilibre dynamique. equilibrio dinámico.
équilibre hydrique. balance hídrico.
équilibre physiologique. equilibrio fisiológico.
équilibre radioactif. equilibrio radiactivo.
équine. equino.
équivalent. equivalente.
équivalent chimique. equivalente químico.
équivalent épileptique. equivalente epiléptico.
erbium. erbio.
érecteur, muscle érecteur. erector.
érection. erección.
érepsine. erepsina.
éréthisme. eretismo.
erg. erg, ergio.
ergasie. ergasia.
ergasiomanie. ergasiomanía.
ergasiophobie. ergasiofobia.
ergastoplasme. ergastoplasma.
ergatoplasme. cinoplasma.
ergine. ergina.
ergocristine. ergocrisina.
ergodynamographe. ergodinamógrafo.
ergogramme. ergograma.
ergographe. ergógrafo.
ergonovine. ergonovina.
ergophore. ergóforo.
ergostérol. ergosterina o ergosterol.
ergot de seigle. cornezuelo del centeno.
ergot de seigle. centeno, Cornezuelo de.
ergotamine. ergotamina.
ergothérapie. ergoterapia.
ergotine. ergotina.
ergotisme. ergotismo.
ergotissé. ergotizado.

ergotoxine. ergotoxina.
érigne. erina.
ériometrie. eriometría.
érisiphaque. erisífaco.
érithrisme. eritrismo.
érogène, érotogène. erógeno.
érosion. erosión.
érosion. erosión dentaria.
érotisme. erotismo.
érotisme anal. erotismo anal.
érotisme oral. erotismo oral.
érotomane. erotomaníaco.
érotomanie. erotomanía.
érotophobie. erotofobia.
érption maculeuse. erupción macular.
erratique. errante o errático.
erreur. error.
éructation. eructo.
éruption. erupción.
éruption maculeuse. erupción macular.
éruption médicamenteuse. erupción medicinal.
éruption sérique. erupción sérica.
érysipèle chirurgical. eripela quirúrgica.
érysipèle gangréneux. erisipela gangrenosa.
érysipèle phlegmoneux. erisipela flemonosa.
érysipéloïde. erisipeloide.
érythème scarlatiniforme. eritema escarlatiniforme.
érythème annulaire centrifuge. eritema anular centrífugo.
érythème chronicum migrans. eritema crónico migratorio.
érythème dû aux radiations caloriques. eritema calórico.
érythème infectieux aigu. eritema infeccioso.
érythème marginé. eritema marginado.
érythème noueux. eritema nudoso.
érythème palmaire. eritema palmar.
érythème polymorphe. eritema polimorfo.
érythème solaire. eritema solar.
érythème toxique. eritema tóxico.
érythralgie. eritralgia.
érythrasma. eritrasma.
érythrémie. eritremia.
érythrisme. eritrismo.
érythro-kératodermie. eritroqueratodermia.
érythro-leucoblastose. eritroblastosis.
érythro-leucothrombocythémie. eritroleucotrombocitemia.
érythro-thrombomanoblaste. eritrotrombomonoblastosis.
érythroblaste. eritroblasto.
érythroblastome. eritroblastoma.
érythroblastose. eritroblastosis.
érythroblastose foetal. eritroblastosis fetal.
érythrochloropie. eritrocloropía.
érythrochromie. eritrocromía.
érythroconte. eritroconto.
érythrocyte orthochromatophile. eritrocito ortocromático.
érythrocyte polychromatophile. eritrocito policromático.
érythrocyte. eritrocito.
érythrocyte basophile, baso-érythrocyte. eritrocito basófilo.
érythrocyte crénelé. eritrocito crenado.
érythrocyte dépigmenté. eritrocito acrómico.
érythrocyte nuclée. eritrocito nucleado.
érythrocytolyse. eritrocitólisis.
érythrocytomètre. eritrocitómetro.
érythrocytopénie. eritropenia.
érythrocytorrhexis. eritrocitorrexis.
érythrocytose. eritrocitosis.
érythrocytotrope. eritrocitotrópico.
érythrodermie desquamative. eritrodermia descamativa.
érythrodermie ichtyosiforme congénitale. eritrodermia ictiosiforme congénita.
érythrodermie maculopapuleuse. eritrodermia maculopapular.
érythrodermie. eritrodermia.
érythrodermie ichtyosiforme. ictiosis.
erythroedème. eritredema.
érythrogène. eritrógeno.
érythrogenèse. eritrogénesis o eritrogenia.
érythroïde, rougeâtre. eritroide.
érythroïdine. eritroidina.
érythrol. eritrol.
érythrolabe. eritrolabe.
érythroleucémie. eritroleucemia.
érythrolysine, hémolysine. eritrolisina.
érythromélalgie. eritromelalgia.
erythromélie. eritromelia.
érythromycine. eritromicina.
érythron. eritrón.
érythrophagie. eritrofagia.
érythrophile. eritrófilo.
érythrophobie. eritrofobia.
érythrophore. eritróforo.
érythroplasie. eritroplasia.
érythropoïèse. eritropoyesis.
érythropoïétine. eritropoyetina.
érythroprosopalgie. eritroprosopalgia.
érythrose. eritrosis.
érythropsie. eritropsia.
érythrosine. eritrosina.
érythrotoxine. eritrotoxina.
erythronéocytose. eritroneocitosis.
escarrotique. escarótico.
eschare. escara.
ésocataphorie. esocataforia.
ésophorie. esoforia.
espace alvéolodentaire. espacio alveolodentario o apical.
espace épidural. espacio epidural.
espace intercostal. espacio intercostal.
espace lymphatique. espacio linfático.
espace palmaire. espacio palmar.
espace pérforé antérieur. espacio perforado anterior.
espace pérforé postérieur. espacio perforado posterior.
espace plantaire. espacio plantar.
espace poplité. espacio poplíteo.
espace prévertébral. espacio prevertebral.
espace prévésical. espacio prevesical.
espace rétropéritonéal. espacio retroperitoneal.
espace rétropharyngien. espacio retrofaríngeo.
espace rétropharyngien. retrofaringe.
espace sous-arachnoïdien. espacio subaracnoideo.
espace sous-dural. espacio subdural.
espace spartéine. esparteína.
espèce. especie.
esprit. espíritu.
esprit. mente.
essai. ensayo.
essaie biologique. bioensayo.
essence. esencia.
essence de térébenthine. aguarrás.
essentiel. esencial.
ester. éster.
estérase. esterasa.
esthésie. estesia.
esthésiogène. estesiógeno.
esthésiologie. estesiología.
esthésiomanie. estesiomanía.
esthésiomètre. estesiómetro.
esthésiothysiologie. estesiofisiología.
esthiomène. estiómeno.
estivation. estivación.
estomac. estómago.
estomac biloculaire. estómago bilocular.
estomac «en cascade». estómago «en cascada».
estomac trifide. estómago trífido.
estrogène. estrógeno.
étain. estaño.
état. estado.
état de mal épileptique. estado de mal epiléptico.
état de virago. viraginidad.
état hipnoïde. estado hipnóidico.

état hypnagogique. estado hipnagógico.
état marbré. estado marmóreo.
état nutritif morbide. metatrofia.
état où le sperme est coloré. cromospermia.
état pathologique du système chromaffine. cromafinopatía.
état pathologique produit par les piqûres des Hyménoptères. himenopterismo.
état rond et écaudé des spermatozoïdes. esferospermia.
état typhoïde. estado tifóidico.
éternuement. estornudo.
éthambutol. etambutol.
éthamivan. atamiván.
éthane. etano.
éthanolamine. colamina.
éther. éter.
éther acétique, acétate d'éthyle. éter acético.
éther anesthésique. éter anestésico.
éthéreterificación. etéreo.
éthérisation. eterización.
éthéromanie. eteromanía.
éthionamide. etioinamida.
éthique. ética.
éthique médicale. ética médica.
ethmoïde. etmoides.
ethmoïdectomie. etmoidectomía.
ethmoïdite. etmoiditis.
ethnographie. etnografía.
ethnologie. etnología.
éthopropazine. etopropacina.
éthosuximide.. etosuximida.
éthylamine. etilamina.
éthylène. etileno.
éthylidène. etilideno.
éthylique. etílico.
éthylisme. etilismo.
étiologie. etiología.
étoile. estrella.
etomidate. etomidato.
étouffement. opresión.
étourdissement. aturdimiento.
étradactyle. tetradáctilo.
étrier. estribo.
étude de l'hypnotisme. neurohipnología.
étude des excrétions. ecrinología.
étude des membranes. himenología.
Étude des sécrétions. crinología.
étuve. estufa.
eubiotique. eubiótica.
eucaïne. eucaína.
eucalyptol. eucaliptol.
eucalyptus. eucalipto.
eucapnie. eucapnia.
eucaryote. eucariota.
eucholïe. eucolia.
euchromatine. eucromatina.
eucinésie. eucinesia.
eucrasie. eucrasia.
eugénésie. eugenesia, eugénesis o eugenia.
eugénol. eugenol.
euménorrhée. eumenorrea.
eumycètes. eumicetos.
eunuchisme. eunucoidismo.
eunuque. eunuco.
euosmie. euosmia.
eupatorine. eupatorina.
eupepsie. eupepsia.
euphorbe. euforbia.
euphorie. euforia.
euploïde. euploide.
eupnée. eupnea.
eupraxie. eupraxia.
eurycéphale. euricéfalo.
euryopie. euriopía.
eurytermique. euritérmico.
eurythmie. eurritmia.
euthanasie. eutanasia.
euthyphorie. eutiforia.
euthyréose. eutireosis o eutiroidismo.
eutocie. eutocia.
eutopique. eutópico.
eutrophie. eutrofia.
évacuation. evacuación.
évacuation abondante de méconium. meconiorrea.
évagination. evaginación.
évaporation. evaporación.
éventration. eventración.
éversion. eversión.
éviration. eviración.
éviscération. evisceración.
évocateur. evocador.
évolutif. avolutivo.
évolution. evolución.
évulsion. evulsión.
exacerbation. exacerbación.
exageration. exageración.
exaltation. exaltación.
exaltation, joie. elación.
examen. examen.
examen des amygdales. tonsiloscopia.
examen des fèces. escatoscopia.
examen du pouls, enregistrament des battements du pouls. esfigmoscopia.
exanthème. exantema.
exanthème du typhus. roséola tífica o tifóidica.
exanthème subit. exantema súbito.
exanthème vésiculeux. exantema vesicular.
excavateur. excavador.
excavation. excavación.
excentrique. excéntrico.
excision d'un calcul de la vessie ou de la vésicule biliaire. cistolitectomía.
excision d'un ganglion. gangliosimpatectomía.
excision d'un kyste dermoïde. dermoidectomía.
excision d'un organe abdominal. caliectomía.
excision d'une facette. facetectomía.
excision d'une gonade. gonadectomía.
excision d'une hydrocèle. hidrocelectomía.
excision de l'angle interne de l'oeil. rinomectomía.
excision de l'enclume. incudectomía.
excision de l'extrémité. osteoartrotomía.
excision de l'ombilic. umbilectomía.
excision de l'utérus, des trompes et des ovaires. histerosalpingooforectomía.
excision de la racine d'un dent. radectomía.
excision de tissu lymphathique. linfoidectomía.
excision dentaire. odontectomía.
excision des calculs biliaires. hepatolitectomía.
excision des osselets sclérosé. otosclerectomía.
excision dúne varicocèle. varicocelectomía.
excision du marteau. esfirectomía.
excision d'une partie du manche du marteau. esfirotomía.
excision d'un os. ostectomía.
excitabilité. excitabilidad.
excitation. excitación.
excitométabolique. excitometabólico.
excitomoteur. excitomotor.
excitosécrétoire. excitosecretor.
exclusion. exclusión.
excoriation. excoriación.
excrément. excremento.
excrétion. ecrisis.
excrétion. excreción.
excroissance. excrecencia.
excroissance de chair. carnosidad.
exencéphale. exencéfalo.
exentération. exenteración.
exercice. ejercicio.
exérèse. exéresis.
exérèse d'un fibromyome et de l'utérus. histeromiomectomía.
exérèse des durillons. helotomía.
exfoliation. exfoliación.
exhalaison. hálito.
exhalation. exhalación.
exhibitionnisme. exhibicionismo.

exhumation. exhumación.
exocardie. exocardia.
exochorion. exocorion.
exocrine. exocrino.
exodontie. exodoncia.
exoenzyme. enzima extracelular.
exoenzyme. exoenzima.
exogamie. exogamia.
exogène. exógeno.
exohémophylaxie. exohemofilaxis.
exohystéropexie. exohieteropexia.
exophtalmie pulsatile. exoftalmía pulsátil.
exophtalmomètre. exoftalmómetro.
exosérose. exoserosis.
exosmose. exósmosis o exosmosis.
exospore. exospora.
exosquelette. exosqueleto.
exostose. exostosis.
exotique. exótico.
Exotoxine. exotoxina.
expanseur. expansor.
expansion. expansión.
expectation. expectación.
expectorant. expectorante.
expectoration. expectoración.
expérience. experiencia.
expérimentation. experimento.
expitation. espiración.
explorateur. explorador.
exploration. exploración.
explosion. explosión.
expression. expresión.
expressivité. expresividad.
expulsion. expulsión.
exsanguinotransfusion. exanguinotransfusión.
exsicosse. exicosis.
exstrophie. extrofia.
exstrophie, extroversion. extroversión.
exsudat. exudado.
exsudation. exudación.
extase. éxtasis.
extenseur. extensor.
extension. extensión.
extérieur. exterior.
externe. externo.
exterocepteur. exteroceptor.
extinction. extinción.
extirpation. extirpación.
extirpation des varices. cirsectomía.
extorsion. extorsión.
extra-parenchymateux. extraparenquimatoso.
extra-utérin. extrauterino.
extra-vaginal. extravaginal.
extra-vasculaire. extravascular.
extraarticulaire. extraarticular.
extrabulbaire. extrabulbar.
extracapsulaire. extracapsular.
extracardiaque. extracardíaco.
extracardiaque. soplo extracardíaco.
extracellulaire. ectocítico.
extracellulaire. extracelular.
extracorporel. extracorporal.
extracorpusculaire. extracorpuscular.
extracrânien. extracraneal.
extraction. extracción.
extractor. extractor.
extradural. extradural.
extraembryonnaire. extraembrionario.
extragénital. extragenital.
extrahépatique. extrahepático.
extrait. extracto.
extramedullaire. extramedular.
extranucléaire. ectonuclear.
extranucléaire. extranuclear.
extrapéritonéal. ectoperitoneal.
extrapulmonaire. extrapulmonar.
extrasystole auriculo-ventriculaire, extrasystole nodale. extrasístole auriculoventricular.
extrasystole interpolée. extrasístole interpolada.
extrasystole ventriculaire. extrasístole ventricular.
extrasystole. extrasístole.
extrasystole. extrasístole abortada.
extratubaire. extratubárico.
extravasation. extravasación.
extraventriculaire. extraventricular.
extrémité. extremidad.
extrinsèque. extrínseco.
extrophie vésicale. extrofia de la vejiga.
extubation. extubación.
exubérant. exuberante.
exulcération. exulceración.

F

face. cara.
face inférieure de la langue. hipoglotis.
facette. faceta.
faciès. facies.
faciès adénoïdien. facies adenoidea.
faciès bovin. facies bovina.
faciès hépatique. facies hepática.
faciès hippocratique. facies hipocrática.
faciès léonin. facies leonina.
faciès mitral. facies mitral.
faciès myopatique. facies miopática.
faciès parkinsonien. facies parkinsoniana.
facilitation. facilitación.
facteur. factor.
facteur extrinsèque. factor extrínseco.
facteur F. factor F.
facteur intrinsèque. factor intrínseco.
facteur plaquettaire. factor plaquetario.
facteur plasmetique. factor plasmático.
factoriel. factorial.
faculté. facultad.
faim. hambre.
faisceau longitudinal inférieur. fascículo longitudinal inferior.
faisceau longitudinal médial. fascículo longitudinal medio o posterior.
faisceau longitudinal supérieur. fascículo longitudinal superior.
faisceau pyramidal antérieur. fascículo piramidal cruzado o lateral.
faisceau descendant. tracto descendente o eferente.
faisceau. fascículo [fasciculado o fascicular].
faisceau ascendant. tracto aferente o ascendente.
faisceau du bourrelet. cíngulo.
faisceau pyramidal atérieur. fascículo piramidal anterior.
faisceau unciné. fascículo unciforme.
fait d'avoir une langue double. diglosia.
fait d'être un embryon. embrionismo.
falciforme. falciforme.
falsification. falsificación.
famille. familia.
fantasme. fantasma.
fantôme. fantoma.
farad. faradio.
faraday. faraday.
faradisation. faradización.
farine. harina.
fascia. fascia.
fascia cribiformis. fascia cribiforme.
fasciagraphie. fasciagrafía.
fasciculation. fasciculación.
fasciectomie. fasciectomía.
fasciodèse. fasciodesis.
fascioliase. fascioliasis.
fasciolopsiase. fasciolopsiasis.
fasciorraphie, aponévrorraphie. fascirrafia.
fasciotomie, aponévrotomie. fasciotomía.
fastigium, noyaux du toit du quatrième. fastigio.
fatigue. fatiga.
fausse membrane diphérique. membrana diftérica.
fausset. falsete.
faut. falta.

faux. espurio.
faux. falso.
faux. hoz.
faux du cerveau. hoz del cerebro.
faux du cervelet. hoz del cerebelo.
faux torticolis. tortícolis falso.
favisme. favismo.
fébricule. febrícula.
fébrifuge, antipyrétique. febricida.
fébrifuge, antipyrétique. febrífugo (1.ª y 2.ª acep.).
fébrigène. febrifaciente o febrífico.
fécal. fecal.
fécaloïde. fecaloide.
fécalome. fecaloma.
fécalome, coprome. coproma.
fécalurie. fecaluria.
fécondation. fecundación.
fécondité. fecundidad.
fécule. fécula.
féculent. feculento.
fécundation artificielle. fecundación artificial.
fellation. felatorismo.
femelle. hembra.
féminisation. efeminación.
féminisation. feminización.
féminité. feminidad, femineidad.
fémoral. femoral.
fémur. fémur.
fenestration. fenestración.
fenêtre. fenestrado.
fenêtre ovale. ventana oval.
fenêtre ronde. ventana redonda.
fenfluramine. fenfluramina.
fenouil. hinojo.
fente sphénoïdale. hendidura orbitaria inferior.
fente. hendidura.
fente branchiale. hendidura branquial.
fente du cou. esquistotraquelo.
fente palpébrale. hendidura palpebral.
fente sphénoïdale. hendidura orbitaria superior.
fer. hierro.
fermentation. fermentación.
ferredoxine. ferredoxina.
ferreux. ferroso.
ferrique. férrico.
ferritine. ferritina.
ferrocinétique. ferrocinética.
ferroporphyrine. ferroporfirina.
fertile. fértil.
férule. férula.
fesse. nalga.
festination. festinación.
fétichisme. fetichismo.
fétide. fétido.
feu. fuego.
feuille. hoja.
fève. haba.
fibre. fibra.
fibre adrénergique. fibra adrenérgica.
fibre anastomotique. fibra anastomótica.
fibre cérébrospinale. fibra cerebroespinal.
fibre cholinergique. fibra colinérgica.
fibre de projection. fibra de proyección.
fibre dendritique. fibra dendrítica.
fibre motrice. fibra motora.
fibre musculaire. fibra muscular.
fibre myélinisée. fibra medulada o de mielina.
fibre nerveuse. fibra nerviosa.
fibre pyramidale. fibra piramidal.
fibre réticulée. fibra reticular.
fibres arciformes. fibra arciforme o arqueada.
fibres cardioaccélératrices. fibra acelerante.
fibres d'association. fibra de asociación.
fibres post-ganglionaires. fibra posganglionar.
fibres préganglionaires. fibra preganglionar.
fibreux. escleroide.
fibrillation. fibrilación.
fibrillation auriculaire. fibrilación auricular.
fibrillation ventriculaire. fibrilación ventricular.

fibrille. fibrilla.
fibrillolyse. fibrilólisis.
fibrine. fibrina.
fibrinémie. fibrinemia.
fibrinogénase. fibrinogenasa.
fibrinogène. fibrinogénico.
fibrinogène. fibrinógeno.
fibrinogénémie. fibrinogenemia.
fibrinoïde. fibrinoide.
fibrinolyse. fibrinólisis.
fibrinolysine. fibrinolisina.
fibrinonurie. fibrinonuria.
fibrinopénie. fibrinopania.
fibrinoplastique. fibrinoplásico.
fibrinose. fibrinosis.
fibro-adénie. fibroadenia.
fibro-élastose. fibroelastosis.
fibro-élastose endocardique. fibroelastosis endocárdica.
fibro-séreux. fibroseroso.
fibroblaste. fibroblasto.
fibroblastome. fibroblastoma.
fibrocartilage interarticulaire. fibrocartílago interauricular.
fibrocartilage semi-lunaire. fibrocartílago semilunar.
fibrocartilage. fibrocartílago.
fibrocystique. fibrocístico.
fibrocystome. fibrocistoma.
fibroglie. fibroglia.
fibroïde. fibroide.
fibroïne. fibroína.
fibrolipome. fibrolipoma, lipofibroma.
fibromatose. fibromatosis.
fibromatose digitale. fibromatosis digital.
fibrome. fibroma.
fibrome caverneux. fibroma cavernoso.
fibrome chondro-myxoïde. fibroma condromixoide.
fibrome de l'utérus. metrofribroma.
fibrome non ostéogénique. fibroma no esteogénico.
fibrome ossifiant. fibroma osificante.
fibromecpathie. fibromectomía.
fibromectomie. fibroidectomía.
fibromyome. fibromioma.
fibromyome, myofibrome. miofibroma.
fibromyomectomie. fibromiectomía.
fibromyxome. fibromixoma.
fibromyxosarcome. fibromixosarcoma.
fibropapillome. fibropapiloma.
fibroplasie rétrocristallinienne. fibroplasia retrolental.
fibroplasie. fibroplasia.
fibrosarcome. fibrosarcoma.
fibrose néoplasique. fibrosis neoplásica o proliferativa.
fibrose rétropéritonéale. fibrosis retroperitoneal.
fibrose. fibrosis [fibrótico].
fibrose kystique du pancréas, mucoviscidose. fibrosis quística del páncreas.
fibrose nodulaire sous-épidermique. fibrosis nodular supepidérmica.
fibrosite. fibrositis.
fibrothorax. fibrotórax.
fiel. hiel.
hémorragique. fiebre ictérica o icterohemorrágica.
fièvre. fiebre [febril].
fièvre aphteuse. fiebre aftosa.
fièvre artificielle. fiebre artificial.
fièvre bilieuse hémoglobinurique. fiebre hemoglobinúrica.
fièvre boutonneuse. fiebre botonosa.
fièvre charbonneuse. fiebre carbuncular.
fièvre continue. fiebre continua.
fièvre de lait. fiebre láctica o de la leche.
fièvre des tranches. fiebre de las trincheras.
fièvre double quarte. cuartana doble.
fièvre éruptive. fiebre eruptiva.
fièvre fluviale du Japon. fiebre fluvial japonesa.

fièvre ganglionnaire, mononucléose infectieuse. fiebre ganglionar.
fièvre hectique. fiebre héctica.
fièvre hémorragique épidémique. fiebre hemorrágica aguda epidémica.
herpétique. fiebre herpética.
fièvre hystérique. fiebre histérica.
fièvre intermittente. fiebre intermitente.
fièvre intestinale. fiebre enteroidea.
fièvre jaune. fiebre amarilla.
fièvre ondulante. fiebre ondulante.
fièvre paratyphoïde. fiebre paratifoidea.
fièvre pernicieuse, accès pernicieux. paludismo álgido.
fièvre pourprée des Montagnes Rocheuses. fiebre de las Montañas Rocosas.
fièvre puerpéral, puerpérale. fiebre puerperal.
fièvre Q. fiebre Q.
fièvre quarte. fiebre cuartana.
fièvre quintane. fiebre quintana.
fièvre quotidienne. fiebre cotidiana.
fièvre récurrente. fiebre recurrente.
fièvre rémittente. fiebre remitente.
fièvre rhumatismale, rhumatisme articulaire aigu. fiebre reumática.
fièvre tierce. fiebre terciana.
fièvre triple quarte. cuartana triple.
fièvre typhoïde. fiebre tifoidea.
figue. higo.
figuier. higuera.
fil. hilo.
fil de fer. alambre.
filaricide. filaricida.
filariforme. filariforme.
filariose. filariasis o filariosis.
filiation. filiación.
filiforme. filiforme.
filopode. filopodio.
filtrat. filtrado.
filtration. filtración.
filtre. filtro.
fission. fisión.
fission nucléaire. fisión atómica o nuclear.
fissiparité. fisiparidad.
fissure. cisura.
fissure. fisura.
fissure buccale. estomatosquisis.
fissure congénitale de la joue. melosquisis.
fistule gastro-intestinale. fístula gastrointestinal.
fistule sigmoïdo-vésicale. fístula sigmoidovesical.
fistule. fístula.
fistule abdominale. esquistocelia.
fistule abdominale. fístula abdominal.
fistule anale. fístula anal o del ano.
fistule artérioveineuse. fístula arteriovenosa.
fistule biliaire. fístula biliar.
fistule borgne. fístula ciega.
fistule cervico-vaginale. fístula cervicovaginal.
fistule de l'ouraque. fístula del uraco.
fistule de la vessie. esquistocistis.
fistule dentaire. fístula dental o dentaria.
fistule gastrique. fístula gástrica.
fistule gastrique. gastrostoma.
fistule génito-urinaire. fístula genitourinaria.
fistule intestinale. fístula intestinal.
fistule lacrimale, seringue lacrymale. dacriosirinx.
fistule sacro-coccygienne. fístula coccígea.
fistule stercorale. fístula estercorácea o fecal.
fistule urinaire. fístula urinaria.
fistulectomie. fistulectomía.
fistulisation. fistulización.
fistulotomie. fistulotomía.
fixateur. fijador.
fixation. fijación.
fixation du complément. fijación del complemento.
fixé au complément. complementado.
flaccide. fláccido o flácido.
flaccidité. flaccidez.
flacon. frasco.
flagellation. flagelación.
flagellé. flagelado.
flagelle. flagelo.
flanc. ijada o ijar.
flatulence. flatulencia.
flatuosité. flato o flatosidad.
flavone. flavona.
flavoprotéine. flavoproteína.
fléchissement du poignet. carpoptosis.
flegme. flema.
fleur. flor.
flexibilité. flexibilidad.
flexibilité cireuse. flexibilidad cérea.
flexible. flexible.
fleximètre. flexímetro.
flocculus. flóculo.
floconeux. flocoso.
floculation. floculación.
flora. flora.
fluctuation. fluctuación.
flucytosine. flucitosina.
fluide. fluido.
fluocinolone. fluocinolona.
fluor. flúor.
fluorescéine. fluoresceína.
fluorescence. fluorescencia.
fluoro-uracile. fluorouracilo.
fluorographie. fluorografía.
fluoromètre. fluorómetro.
fluoroscope. fluoroscopio.
fluoroscope biplan. fluoroscopio biplano.
fluorose. fluorosis.
fluphénazine. flufenacina.
flurazépam. fluracepam.
flux. flujo.
fluxion. fluxión.
focal. focal.
focomètre. focímetro.
foetographie. fetografía.
foetométrie. fetometría.
foetus arlequin. feto arlequín.
foetus in foetus. feto *in fetu*.
foetus papyraceus. feto papiráceo.
foetus parasite. feto parásito.
foetus sanguinolentus. feto sanguinolento.
foetus-placentaire. fetoplacentario.
foie. hígado.
foie amyloïde. hígado amiloideo.
foie flottant. hígado errante o flotante.
foie gras. hígado adiposo.
foin. heno.
foliacé. foliáceo.
foliculine, estrone. foliculina.
folie. locura.
follicule. folículo.
follicule dentaire. folículo dentario.
follicule lymphatique. folículo linfático.
follicule pileux. folículo piloso.
follicule primordial. folículo primordial.
folliculite. foliculitis.
folliculitis ulerythematosa reticulata, atrophodermie vermiculée des joues. foliculitis urelitematosa reticulada.
folliculome. foliculoma.
folliculose. foliculosis.
fomentation. fomentación.
fonction. función.
fonctionnel. funcional.
fond. fondo.
fond de l'estomac, grosse tubérosité gastrique. fondo de estómago.
fond de l'oeil. fondo de ojo.
fond de l'utérus. fondo de útero.
fondiforme. fundiforme.
fongeux. fungoso.
fongistatique. fungistasis.
fongosité. fungosidad.
fongus. fungus.
fongus. hongo.

fontanelle. fontanela.
force. fuerza.
force électromotrice. fuerza electromotriz.
forceps. fórceps.
forceps bas. fórceps bajo.
forceps haut. fórceps alto.
forceps major. fórceps mayor.
forceps minor. fórceps menor.
forceps muni de crochets. vulsela.
forcipressure. forcipresión.
formation. formación.
formation de cartilage. cartilaginificación.
formation de cartilage, tumeur cartilagineuse. condrosis.
formation de kystes ovariens. ooforocistosis.
formation de l'epiderme. cuticularización.
formation de varices. varicación.
formation des otolithes. otolitiasis.
formation du sang. hematogénesis.
formation reactionnelle. formación reactiva.
formation réticulée. formación reticular.
formation réticulée grise. formación gis.
forme. forma.
formes L. forma L.
formication, fourmillement. formicación.
formilase. formilasa.
formulaire. formulario.
formule. fórmula.
formule chimique. fórmula química.
formule dentaire. fórmula dentaria.
formule moléculaire. fórmula molecular.
formule vértébrale. fórmula vertebral.
formyle. formilo.
fornication. fornicación.
fosse. fosa.
fosse. fóvea.
fosse. hueco.
fosse amygdalienne. fosa amigdalina.
fosse canine. fosa canina.
fosse cérébrale. fosa craneal.
fosse iléo-colique. fosa hipogástrica.
fosse nasale. fosa nasal.
fosse pituitaire. fosa pituitaria.
fosse rétro-maxilliaire. fosa retromaxilar.
fosse zygomatique, fosse ptérygo-maxillaire. fosa cigomática.
fossette condylienne. fosa radial.
fossette de la fenêtre du vestibule. pelvis oval.
fossette duodénale supérieure. fosa duodenal superior.
fossette duodénele inférieure. fosa duodenal inferior.
fossette iliaque esterna. fosa femoral.
fossette inguinale externe. fosa inguinal externa.
fossette inguinale interne. fosa inguinal interna.
fossette inguinale moyenne. fosa inguinal media.
fossette lacrymale. fosa lagrimal.
fossette lenticulaire. fosa lenticular.
fossette naviculaire. fosa navicular.
fossette pétreuse. fosa perosa.
fossette sous claviculaire. fosa infraclavicular.
fossette sous-maxillaire. fosa submaxilar.
fossette sublinguale. fosa sublingual.
fossette triangulaire, fossette de lánthélix. fosa triangular.
fou. loco.
fougère. helecho.
fourchette. horquilla.
fourmi. hormiga.
fourmillement. hormigueo.
foyer. foco.
foyer aplanatique. foco aplanático.
foyer conjugué. foco conjugado.
foyer principal. foco principal.
foyer virtuel. foco virtual.
fraction. fracción.
fractionnaire. fraccionarrio.
fracture. fractura.
fracture comminutive. fractura conminuta.
fracture complète. fractura completa.
fracture congénitale. fractura congénita.
fracture des boxeurs. fractura de los boxeadores.
fracture double. fractura doble.
fracture en ailes de papillon. fractura en mariposa.
fracture en bois vert. fractura incompleta.
fracture engrenée. fractura con impacto.
fracture épiphysaire. fractura epifisaria.
fracture multiple. fractura múltiple.
fracture oblique. fractura oblicua.
fracture ouverte. fractura abierta.
fracture simple. fractura simple.
fracture sous-périostée. fractura subperióstica.
fracture spontanée, fracture pathologique. fractura espontánea.
fracture stellaire. fractura estrellada.
fracture transverse. fractura transversa.
fragilité. fragilidad.
fragilité capillaire. fragilidad capilar.
fragment. fragmento.
fragment Fab. fragmento Fab.
fragment Fc. fragmento Fc.
fragmentation des globules rouges. eritrocitosquisis.
fraise. fresa.
framboesa. frambesia.
framboise. frambuesa.
francium. francio.
frange. fimbria.
frange. franja.
frein. frénulo.
frein. frenillo.
frémissement artérioso-veineux. frémito vibratorio o vocal.
frémissement. estremecimiento.
frémissement. frémito.
frémissement hydatique. frémito hidatídico.
frêne. fresno.
frénotomie. frenotomía.
fréquence. frecuencia.
freudien. freudiano.
friable. friable.
friction. fricción.
friction, onction. anatripsis.
frigidité. frigidez.
frigorifique. frigorífico.
froid. frío.
fronde. fronda.
front. frente.
frontal. frontal.
fronto-malaire. frontomalar.
fronto-maxilare. frontomaxilar.
fronto-nasal. frontonasal.
frottement. frémito por fricción.
frottement, bruit de va-et-vient. ruido de roce.
frottement, friction. frotamiento o frote.
frottement péricardique, bruit de cuir neuf. ruido de cuero nuevo.
fructosane. fructosán.
fructose. fructosa.
fructosurie. fructosuria.
fruit. fruto.
frustration. frustración.
fuchsine. fucsina.
fuchsine de Ziehl. carbolfucsina.
fuchsinophile. fucsinófilo.
fugotoxine. fugina o fugotoxine.
fugue. fuga.
fuguisme. fuguismo.
fuite des idée. fuga de ideas.
fulgurant. fulgurante.
fulguration. fulguración.
fulminant. fulminante.
fumarase. fumarasa.
fumigacine. fumigacina.
fumigation. fumigación.
fundique. fúndico.
fundusectomie. fundectomía.
funiculite. espermatitis.

funiculopexie. funiculopexia.
funiforme. funiforme.
fureur. furor.
furfuracé. furfuráceo.
furfural. furfural o furfurol.
furoncle. furúnculo.
furonculleux. furuncular.
furonculoïde. furunculoide.
furonculose. furunculosis.
furosémide. furosemida.
fuscine. fuscina.
fuseau. huso.
fuseau propioceptif des muscles. huso neuromuscular.
fusiforme. fusiforme.
fusion. fusión.
fuso-spirillose. fusospirilosis.
fuso-spirochétose. fusospiroquetosis.
fustigation. fustigación.
fætus. feto.

G

gadolinium. gadolinio.
gaïac, Guaiacum. guayaco.
gain. beneficio.
gaine. involucro.
gaine arachnoïdien. vaina aracnoidea.
gaine d'un tendon. peritenón.
gaine de ligament. peridesmio.
gaine de myéline. vaina medular.
gaine épithéliale du follicule pileux. vaina radicular o epitelial.
gaine fémorale. vaina femoral.
gaine synoviale. vaina sinovial.
galactagogue. galactagogo.
galactate. galactán.
galactoblaste. galactoblasto.
galactocèle. quiste láctico.
galactocèle. galactocele.
galactogène. galactógeno.
galactogue. galactogogo.
galactokinase. galactocinasa.
galactolipide. galactolípido o galactolipina.
galactomètre. galactómetro.
galactopexie. galactopexia.
galactophage. galactófago.
galactophore. galactóforo.
galactophorite. galactoforitis.
galactopoïse. galactopoyesis.
galactorrhée. galactorrea.
galactose. galactosa.
galactosémie. galactosemia.
galactoside. galactósido.
galactosodase. galactosidasa.
galactosurie. galactosuria.
galactothérapie. galactoterapia.
galactotoxine. galactotoxina.
galactotrophie. galactotrofia.
galactozymase. galactocimasa.
galacturie. galacturia.
galénique. galleína.
gallate. galato.
gallium. galio.
galvanisation. galvanización.
galvanisation, galvanisme. galvanismo.
galvanocautère. galvanocauterio.
galvanomètre. galvanómetro.
galvanotaxie, électrotaxie. electrotaxis.
galvanopuncture, électropuncture. electropuntura.
galvanothérapie. galvanoterapia.
gamasoïdose. gamasidiosis.
gamete. gameto.
gamètocide. gametocida.
gamétocyte. gametocito.
gamétogenèse. gametogénesis.
gamétogonie. gametogonia.
gamétophagie. gamofagia.
gamétotropique. gametotrópico.
gammacisme. gamacosmo.
gammaglobuline. gammaglobulina.
gampsodactylie. gamsodactilia.
ganation. gnatión.
gangliectomie. gangliectomía.
gangliforme. gangliforme.
ganglioblaste. gangliobasto.
gangliocyte. gangliocito.
gangliocytome. ganglioglioma.
gangliocytome. gangliocitoma.
gangliome. ganglioma.
ganglion acoustico-facial. ganglio acústico facial.
ganglion. ganglio [ganglionar].
ganglion cardiaque. ganglio cardíaco.
ganglion carotidien. ganglio carotídeo.
ganglion carotidien inférieur. ganglio carotídeo inferior.
ganglion carotidien supérieur. ganglio carotídeo superior.
ganglion cervicale. ganglio cervical.
ganglion coeliaque, ganglion semi-lunaire. ganglio semilunar.
ganglion de la base du cerveau. ganglio basal.
ganglion hypoglosse. ganglio hipogloso.
ganglion jugulaire. ganglio yugular.
ganglion lymphatique. ganglio linfático.
ganglion nerveux. neuroganglio.
ganglion otique. ganglio ótico.
ganglion pelvien, ganglion hypogastrique. ganglio hipogástrico.
ganglion phrénique. ganglio frénico.
ganglion sensoriel. ganglio sensorial.
ganglion sous-maxillaire. ganglio submaxilar.
ganglion sphéno-palatin. ganglio esfenopalatino.
ganglion spinal. ganglio espinal.
ganglion stellaire. ganglio estrellado.
ganglionectomie. ganglionectomía.
ganglioneuroblastome. ganglioneuroblastoma.
ganglioneurome. neuroma ganglionar.
ganglioneurome. ganglioneuroma.
ganglionite. ganglionitis.
ganglions sacrés. ganglio sacro.
ganglions thoraciques. ganglio torácico.
ganglioplégique. ganglioplájico.
ganglioside. gangliósido.
gangliosidose. gangliosidosis.
gangrène. gangrena.
gangrène diabétique. gangrena diabética.
gangrène gazeuse. gangrena gaseosa.
gangrène humide. gangrena húmeda.
gangrène primitive. gangrena primaria.
gangrène progressive. gangrena progresiva.
gangrène séche. gangrena seca.
gangrène secondaire. gangrena secundaria.
gangrène trophique. gangrena trófica.
gargarisme. gargarismo.
gargoylisme. gargolismo.
garrot. garrote.
gassérectomie. gaserectomía.
gastralgie. gastralgia.
gastrectasie. gastrectasia.
gastrectomie. gastrectomía.
gastrine. gastrina.
gastrite. esogastritis.
gastrite. gastritis.
gastrite atrophique. gastritis atrófica.
gastrite catarrhale. gastritis catarral.
gastrite folliculaire. gastritis folicular.
gastrite hypertrophique. gastritis hipertrófica.
gastrite phlegmoneuse. gastritis flemosa.
gastro-duodénectomie. gastroduodenectomía.
gastro-duodénoscopie. gastroduodenoscopia.
gastro-énteralgie. gastroenteralgia.
gastro-entérite. gastroenteritis.
gastro-entérologue. gastroenterólogo.
gastro-entéropathie. gastroenteropatía.
gastro-entéroplastie. gastroenteroplastia.
gastro-entérotomie. gastroenterotomía.

gastro-épiploïque. gastroepiploico.
gastro-oesophagostomie. gastroesofagostomía.
gastro-pancréatite. gastropancreatitis.
gastro-péritonite. gastroperitonitis.
gastro-phrénique. gastrofrénico.
gastro-pylorectomie. gastropilorrectomía.
gastro-splénique. gastrosplénico.
gastroadynamique. gastroadinámico.
gastrocèle. gastrocelo.
gastrocèle. gastrocele.
gastrocolique. gastrocólico.
gastrocolite. gastrocolitis.
gastrocoloptose. gastrocoloptosis.
gastrocolostomie. gastrocolostomía.
gastrodidyme. gastrodídimo.
gastroduodénite. gastroduodenitis.
gastroduodénostomie. gastroduodenostomía.
gastroélytrotomie, laparoélytrotomie. gastrocolpotomía.
gastroentérocolostomie. gastroenterocolostomía.
gastroentérostomie. gastroenterostomia.
gastrogastrostomie. gastroanastomosis.
gastrogène. gastrogénico.
gastrolithe. gastrolito.
gastrologie. gastrología.
gastrologue. gastrólogo.
gastrolyse. gastrólisis.
gastromalacie. gastromalacia.
gastromyxorrhée. gastromixorrea.
gastroparésie. gastroparesia.
gastropathie. gastropatía.
gastropexie. gastropexia.
gastrophotographie. gastrofotografía.
gastroplastie. gastroplastia.
gastroplégie. gastroplejía.
gastroplication. gastroplicación.
gastroptose. ventroptosis.
gastroptôse. gastroptosis.
gastrorraphie. gastrorrafia.
gastrorrhexis. gastrorrexis.
gastroschise. gastrosquisis.
gastroscope. gastroscopio.
gastroscopie. gastroscopia.
gastrose. gastrosis.
gastrospasme. gastrospasmo.
gastrospasme. gastrospasmo o gastropasmo.
gastrostomie. gastrotomía.
gastrostomie. gastrostomía.

gastrosuccorrhée. gastrosucorrea.
gastrothoracopage. gastrotoracópago.
gastrotomie par voie abdominale. celiogastrotomía.
gastrotonométrie. gastrotonometría.
gastrotrope. gastrotrópico.
gastrula. gástrula.
gastrulation. gastrulacion.
gâtisme. gatismo.
gauïacine. guayacina.
gauss. gausio.
gavage. gavaje.
gaz. gas.
gaz asphyxiant. gas sofocante.
gaz de combat. gas de guerra.
gaz hilarant, protoxyde d'azote. gas hilarante.
gaz lacrymogène. gas lacrimógeno.
gaz moutarde, ypérite. gas mostaza.
gaze. gasa.
gazeux. gaseoso.
gel. gel.
gélatinase. gelatinasa.
gélatine. gelatina.
gélatinifère. gelatinífero.
gélatinisation. gelatificación.
gélatinoïde. gelatinoide.
gélatose. gelatosa.
gelée. jalea.
gélification. gelación.
gelose. gelosa.
gémination. geminación.

géminé. geminado.
géminé. gémino.
gemmation. gemación.
gemmula. gémula.
gencive. encía.
gène. gen.
gène de structure. gen estructural.
gène dominant. gen dominante.
gène holandrique. gen holándrico.
gène létal. gen letal.
gène lié au sexe. gen ligado al sexo.
gène opérateur. gen operador.
gène récessif. gen recesivo.
gène régulateur. gen regulador.
gène répresseur. gen represor.
général. general.
généralisation. generalización.
génération. generación.
génération alternante, reproduction alternante. generación alternante.
génération asexuée. generación asexual.
génération sexuelle, reproduction sexué. generación sexual.
génération spontanée, abiogenèse. generación espontánea.
genèse. génesis.
génésique, génétique. genésico.
généticien. genestista.
génétique. genética.
genévrier. enebro.
geni-cubitale. genucubital.
geni-facial. genufacial.
géniculé. geniculado.
génie. genio.
génien, mentonnier. geniano.
génio-glosse. geniogloso.
génioplastie. genioplastia.
génital. genital.
génito-crural. genitocrural.
génito-urinaire. genitourinario.
génocide. genocidio.
génodermatose. genodermatosis.
génome. genoma.
génoplastie. geniplastia o genoplastia.
genre. género.
gentamicine. gentamicina.
géophagie. geofagia o geofagismo.
géotrichose. geotricosis.
géotropisme. geotropismo.
géranium. geranio.
gériatrie. geriatría.
germanium. germanio.
germe. germen.
germe dentaire. germen dentario.
germicide. germicida.
germination. germinación.
germogène. germógeno.
gérodermie. gerodermia.
gérontologie. gerontología.
gérontoxon. gerontoxon o gerontotoxon.
gestaltisme. gestaltismo.
gestation. fetación.
gestation. gestación.
gestose. gestosis.
giardose. giardiasis.
gibbosité. gibosidad.
gibbosité. joroba.
gigantisme eunuchoïde. gigantismo acromegálico.
gigantisme. gigantismo.
gigantisme. macrosomía.
gigantisme constitutionel. gigantismo normal.
gigantisme eunuchoïde. gigantismo eunucoide.
gigantoblaste. gigantoblasto.
gigantocyte. gigantocito.
gilbert. gilbertio.
gingembre. jengibre.
gingivectomie. gingivectomía.
gingivite. gingivitis.
gingivite hémorragique. gingivitis escorbútica.

gingivite ulcéreuse. gingivitis ulceromembranosa.
gingivo-glossite. gingivoglositis.
gingivo-labial. gingivolabial.
ginglymoïde. ginglimoide.
githagisme. gitanismo.
glabelle. glabela.
glabre. glabro.
glace. hielo.
glacial. glacial.
gland. glande.
glande. glándula.
glande à sécrétion externe. glándula de secreción externa.
glande à sécrétion interne. glándula de secreción interna.
glande accessoire. glándula accesoria.
glande acineuse. glándula acinosa.
glande apocrine. glándula apocrina.
glande buccale, glande jugale. glándula bucal.
glande circumanales. glándula anal.
glande coccygienne, glomus coccygien. glándula coccígea.
glande eccrine. glándula ecrina.
glande en tube, glande tubuleuse. glándula tubular.
glande endocrine. glándula endocrina.
glande excrétrice. glándula excretoria.
glande exocrine. glándula exocrina.
glande fundique. glándula fúndica.
glande gastrique. glándula gástrica.
glande hématopoïétique. glándula hematopoyética.
glande hétérocrine. glándula heterocrina.
glande holocrine. glándula holocrina.
glande lacrymale. glándula lagrimal.
glande mammaire. glándula mamaria.
glande mérocrine. merocrina.
glande mixte. glándula mixta.
glande ou capsule surrénale. adrenal.
glande parathyroïde, parathyroïde. paratiroides.
glande pinéale, épiphyse. glándula pineal.
glande pylorique. glándula pilórica.
glande salivaire. glándula salival.
glande sébacée. folículo sebáceo.
glande sébacée. glándula sebácea.
glande séreuse. glándula serosa.
glande séro-muqueuse. glándula seromucosa.
glande sexuelle. glándula sexual.
glande sous-maxillaire. glándula submaxilar.
glande sublinguale. glándula sublingual.
glande sudoripare. glándula sudorípara.
glande surrénale. glándula suprarrenal.
glande thyroïde, corps thyroïde. glándula tiroides.
glandes de Lieberkühn, cryptes intestinalis. folículo intestinal.
glandulaire. glandular.
glaucome. glaucoma.
glaucome absolu. glaucoma absoluto.
glaucome aigu. glaucoma agudo.
glaucome chronique. glaucoma crónico.
glaucome malin. glaucoma maligno.
glaucome primaire. glaucoma primario.
glaucome secondaire. glaucoma secundario.
glaucome simple. glaucoma simple.
glaucurie. glaucosuria.
glénoïde. glenoide.
glioblastome. glioblastoma.
gliomatose. gliomatosis.
gliome vascularisé. angioglioma.
gliomyome. gliomioma.
gliomyxome. gliomixoma.
glioneurome. glioneuroma.
gliosarcome. gliosarcoma.
gliose. gliosa.
gliose. gliosis.
gliosome. gliosoma.
glissonite. glisonitis.
globe. globo.
globe oculaire. globo ocular.
globine. globina.
globule. glóbulo.
globulicide. globulicida.
globuline. globulina.
globulinurie. globulinuria.
globulolysis, cytolysis. globulólisis.
globus pallidus, pallidum. globo pálido.
glomangiome, tumeur glossique. glomangioma.
glome. cuerpo carotídeo.
glomérule. glomérulo.
glomérulite. glomerulitis.
glomérulonéphrite. glomerulonefritis.
glomérulonéphrite aiguë. glomerulonefritis aguda.
glomérulonéphrite chronique. glomerulonefritis crónica.
glomérulonéphrite diffuse. glomerulonefritis difusa.
glomérulonéphrite focale. glomerulonefritis focal.
glomérulonéphrite segmentaire. glomerulonefritis segmentaria.
glomérulonéphrite subaiguë. glomerulonefritis subaguda.
glomus. glomo o glomus.
glossalgie. glosagra.
glossalgie, glossodynie. glosalgia.
glossectomie. glosectomía.
glossite. glositis.
glosso-palatin. glosopalatino (2.ª acep.).
glosso-pharyngien. faringogloso (1.ª acep.).
glosso-pharyngien. glosofaríngeo.
glossocèle. glosocele.
glossographe. glosógrafo.
glossokinesthésie. glosocinestesia.
glossolalie. glosolalia.
glossologie. glosología.
glossopathie. glosopatía.
glossophytie. melanoglosia.
glossoplastie. glosoplastia.
glossoplégie. glosoplejía.
glossoptôse. glosoptosis.
glossopyrosis, langue brûlante. glosopirosis.
glossorraphie. glosorrafia.
glossoscopie. glososcopia.
glossospasme. glosospasmo.
glossotomie. glosotomía.
glotte. glotis.
glucagon. glucagón.
glucase. glucasa.
glucide. glúcido.
glucocorticoïde, glucocorticostéroïde. glucocorticoide.
glucokinine. glucocinina.
glucosazone. glucosazona.
glucosidase. glucosidasa.
glucoside. glucósido.
glucosine. glucosina.
glucosone. glucosona.
glucotrope. glucotrópico.
glucuronidase. glucuronidasa.
glucuronide, glycuroconjugué. glucurónido.
glutaminase. glutaminasa.
glutamine. glutamina.
glutamyl-transférase. glutatamil transpeptidasa.
glutamyle. glutamil.
glutathion. glutatión.
glutéline. glutelina.
gluten. gluten.
glycémie. glucemia.
glycéride. glicérido.
glycériné. glicerinado.
glycérine. glicerina.
glycérolé. glicerado.
glycérophosphate. glicerofosfato.
glycérophospholipide. fosfoglicérido.
glycérose. glicerosa.
glycéryle. glicerilo.
glycine. glicina.
glycinurie. glinicinuria.
glycocholate. glicocolato.
glycocolle, acide aminoacétique. glicocola.
glycogenase. glucogenasa.
glycogène. glucógeno.

glycogenèse. glucogénesis.
glycogénolyse. glucogenólisis.
glycogénose type IV. amilopectinosis.
glycogeusia. glucogeusia.
glycol. glicol.
glycolyse. glucólisis.
glyconéogenèse. gluconeogénesis.
glycopolyurie. glucopoliuria.
glycoprotéine. glucoproteido o glucoproteína.
glycorachie. glucorraquia.
glycorénale. glucosuria renal.
glycorrhée. glucorrea.
glycosamine, glucosamine. glucosamina.
glycosomètre. glucosómetro.
glycosurie hyperglycémique. glucosuria hiperglucémica.
glycosurie orthoglycémique, glycosurie normoglycémique. glucosuria normoglucémica.
glycosurie. glucosuria.
glycosurie alimentaire. glucosuria alimentaria.
glycotaxie. glucotaxis.
glycuronurie. glucuronuria.
glycyle. glicilo.
glycyltryptophane. gliciltriptófano.
gnathite. gnatitis.
gnathocéphale. gnatocéfalo.
gnathodynamomètre. gnatodinamómetro.
gnathoplastie. gnatoplastia.
gnathoschise. gnatosquisis.
gnathostomiase. gnatostomiasis.
gnosie. gnosia o gnosis.
gnothobiologie, gnothoxénologie. gnotobiología.
gnothobiotique. gnotobiótico.
godet. hoyo.
godet favique. escútula.
goire. bocio.
goire. estruma.
goitre. tiromegalia.
goitre aberrant. bocio aberrante.
goitre adénomateux. bocio adenomatoso.
goitre aigu. bocio agudo.
goitre colloïde. bocio coloide.
goitre endémique. bocio endémico.
goitre exophtalmique. bocio exoftálmico.
goitre exophtalmique, tachycardia strumosa. taquicardia estrumosa o exoftálmica.
goitre fibreux. bocio fibroso.
goitre hyperplasique diffus. bocio difuso.
goitre multinodulaire. bocio multinodular.
goitre parenchymateux. bocio parenquimatoso.
goitre toxique. bocio tóxico.
goitrigène. bocígeno.
goitrine. goitrina.
gomme. goma.
gomme-résine des Indes Orientals. bedelio.
gomphose. gonfosis.
gonade. gónada.
gonadothérapie. gonadoterapia.
gonadotrope. gonadotrópico.
gonadotrophine. gonadotropina.
gonadotrophine chorionique. gonadotropina coriónica.
gonadotrophine équine, gonadotrophine sérique. gonadotropina equina.
gonadotrophine, hormone gonadotrope. hormona gonadotrópica.
gonadotrophine hypophysaire. gonadotropina pituitaria anterior.
gonagre. gonagra.
gonalgie. gonalgia.
gonarthrite. gonartritis.
gonarthrocace. gonartrocace.
gonatocèle. gonatocele.
gonécystite. gonecistitis.
gonflement, tuméfaction. abotagamiento.
gonidie. gonidia o gonidio.
gonion. gonión.
gonioscope. gonioscopio.
gonite. gonitis.
gonococcie. gonococia.
gonocoque. gonococo.
gonomérie. gonomería.
gonorrhée. gonorrea.
gonosome. gonosoma.
gonotome. gonótomo.
gorge. garganta.
gosier. fauces.
gossesse tubaire. salpingociesis.
gotte tophacée. gota tofácea.
gouge. gubia.
goundou. gundú.
goût. gusto.
goutte. gota.
goutte abarticulaire. gota abarticular.
goutte-à-goutte intraveineux. fleboclisis gota a gota.
goutte tophacée. gota tofácea.
gouttière carotidienne. surco carotídeo.
gouverne. guía.
gradient auriculo-ventriculaire. gradiente auriculoventricular.
gradient. gradiente.
gradient mitral. gradiente mitral.
gradient ventriculaire. gradiente ventricular.
gradué (1.ª acep.), diplôme (2.ª acep.). graduado.
grain. grano.
grain azurophile. gránulo azurófilo.
grain azurophile. gránulo kappa.
grain basophile. gránulo basófilo.
graine de lin. linaza.
graine de radon. semilla de radón.
grains chromophiles. gránulo cromófilo.
grains neutrophiles. gránulo épsilon.
graisse. grasa.
gram-négatif. gramnegativa.
gram-positif. grampositiva.
gramicine. gramicina.
gramme. gramo.
grand bassin. pelvis mayor.
grande cavité sigmoïde du cubitus. escotadura sigmoidea.
grande courbure de l'estomac. curvatura mayor del estómago.
grande échancrure sciatique. agujero sacrociático mayor.
grande lèvre. labio mayor o grande.
grande veine de Galien. vena cerebral magna.
grande veine lymphatique. conducto hemitorácico.
granulation. granulación.
granulations albuminoïdes. gránulo citoplásmico.
granule. gránulo.
granule bêta. gránulo beta.
granule de nucléole. nucleolino.
granule zymogénique. gránulo de cimógeno.
granules alpha, granules acidophiles. gránulo eosinófilo.
granuliforme. granuliforme.
granuloblaste, myéloblaste. granuloblasto.
granulocytopénie. granulocitopenia.
granulocytopoïèse. granulocitopoyesis.
granulomatose. granulomatosis.
granulome ulcérant des organes génitaux, granulome inguinal. granuloma ulcerativo de los genitales.
granulome. granuloma.
granulome bénin de la thyroïde. granuloma benigno del tiroides.
granulome coccidioïdien. granuloma coccidioide.
granulome dentaire. granuloma dentario.
granulome facial éosinophile. granuloma facial.
granulome infectieux. granuloma infeccioso.
granulopoïèse. granulopoyesis.
granulopoïétique. granuloplástico.
granulose. granulosa (1.ª y 2.ª acep.).
granulosis. granulosis.
graphesthésie, dermolexie. grafestesia.
graphique de mortalité. mortalograma.
graphoanalyse. grafoanálisis.
graphocatharsis. grafocatársis.

graphokinesthésique. grafocinestésico.
graphologie. grafología.
graphomoteur. grafomotor.
graphopathologie. grafopatología.
graphorrhée. graforrea.
gratification. gratificación.
grave. zoograve.
gravide. encinta.
gravidité. gravidez.
gravimètre. gravímetro.
gravité. gravedad.
greffe. encatarrafia.
greffe autodermique. injerto autodérmico.
greffe autologue, autogreffe. injerto autógeno.
greffe cutanée. injerto de piel.
greffe d'Ollier-Thiersch. injerto de Ollier-Thiersch.
greffe d'un nerf dans un muscle paralysé. reinervación.
greffe de la cornée, kératoplastie. injerto corneal.
greffe en timbre-poste. injerto en estampilla o sello de correos.
greffe hétérologue, hétérogreffe. injerto heterólogo.
greffe homologue, homogreffe. injerto homólogo.
greffe hyperplasique. injerto hiperplástico.
greffe lamellaire. injerto laminar.
greffe nerveuse. injerto de nervio.
greffe osseuse. injerto óseo.
greffe tendineuse. injerto tendinoso.
greffon en accordéon. injerto en acordeón.
greffon libre. injerto libre.
grenade. granada.
griffe. garra.
grillage. parrilla.
grio. gris.
grippe. gripe.
griséofulvine. griseofulvina.
gros intestin. intestino grueso.
groseille. grosella.
grosse tubérosité de l'humérus. tuberosidad mayor del húmero.
grossesse. enciesis.
grossesse tubo-abdominale. embarazo tuboabdominal.
grossesse abdominale. embarazo abdominal.
grossesse cervicale. embarazo cervical.
grossesse extra-utérine, grossesse ectopique. embarazo ectópico.
grossesse gémellaire. embarazo gemelar.
grossesse interstitïelle. embarazo tubouterino.
grossesse molaire. embarazo molar.
grossesse multiple. embarazo múltiple.
grossesse multiple. hiperciesis.
grossesse nerveuse. embarazo histérico.
grossesse nerveuse, fausse grossesse. embarazo falso.
grossesse prolongée. embarazo prolongado.
grossesse tubaire. embarazo tubárico.
grossesse tubaire dévelopée partiellement dans le ligament large. embarazo tuboligamentario.
grossesse tubo-ovarienne. embarazo tuboovárico.
grossesse utérine. embarazo uterino.
grossissement. magnificación.
groupe. grupo.
groupe de liaison, linkage. linkage.
groupe sanguin. grupo sanguíneo.
grumeau. grumo.
grypose. griposis o grifosis.
guanéthidine. guanetidina.
guanidase. guanidasa.
guanine. guanina.
guano. guano.
guanophore. guanóforo.
guanosine. guanosina.
guérison. curación.
guérissable. medicable.
gui. muérdago.
guimauve. malvavisco.
gulose. gulosa.
gustation. gustación.
gustométrie. gustometría.
guttural. gutural.
gymnastique. gimnasia.
gymnobactérie. gimnobacteria.
gymnospore. gimnospora.
gynatrésie. ginatresia.
gynécoïde. ginecoide.
gynécologie. ginecología.
gynécologue. ginecólogo.
gynécomastie. ginecomastia.
gynécopathie. ginecopatía.
gynéphobie. ginefobia.
gynoplastie. ginoplastia.

H

habénule. habénula.
habitat. hábitat.
habitude. hábito.
habitus apoplectique. hábito apoplético.
habitus asthénique. hábito leptosomático.
habitus physiologique. hábito fisiológico.
habitus pycnique, type pycnique. hábito pícnico.
hafnium. hafnio.
haleine. aliento.
halistérèse. halistéresis.
halitose. halitosis.
hallucination hypnopompique. alucinación hipnopómpica.
hallucination lilliputienne. alucinación liliputiense.
hallucination du goût. alucinación gustativa.
hallucination hypnagogique. alucinación hipnagoga.
hallucinogène. alucinógeno.
hallucinose. alucinosis.
haloïde. haloide.
halomètre. halómetro.
halophile. halófilo.
halothane. halotano.
hamartoma. hamartoma o hamartoblastoma.
hanche. cadera.
hanche à ressort. cadera de resorte.
haphalgésie. hafalgesia.
haplobactérie. haplobacteria.
haplodonte. haplodonto.
haploïde. haploide.
haplonte. haplonto.
haplophase. haplofase.
haploscope. haploscopio.
haptène. hapteno.
haptodysphorie. haptodisforia.
haptoglobine. haptoglobina.
haptophore. haptóforo.
harmonie. harmonía.
hébéphrénie. hebefrenia.
hébétude. hebetud.
hectogramme. hectogramo.
hectolitre. hectolitro.
hectomètre. hectómetro.
hédonisme. habromanía.
hédrocèle. hedrocele.
helcologie. helcología.
hélénine. helenina.
hélianthine. heliantina.
hélicin. helicino.
hélicine. helicina.
hélicoïdal, hélicoïde. helicoide.
hélicopode. helicópoda.
hélicotréma. helicotrema.
héliopathie. heliopatía.
héliophobie. heliofobia.
héliothérapie. helioterapia.
héliotrope. heliotropo.
héliotropisme. heliotropismo.
hélium. helio.
hélix. hélix.
helminthe. helminto.
helminthiase. helmintiasis.

helminthoïde. helmintoide.
helminthologie. helmintología.
hémacyanine. hematocianina.
hémagglutinine. hemaglutinina.
hémagiopéricytome. hemangiopericitoma.
hémangiectasie. hemangiectasia.
hémangioblaste. hemangioblastoma.
hémangioendothéliome. hemangioendotelioma.
hémangioma. hemangioma.
hémangiomatose. hemangiomatosis.
hématéine. hemateína.
hématémèse. hematemesis.
hématémèse noire. melanemesis.
hématencéphale. hematencéfalo.
hématidrose. hematidrosis.
hématie. hematíe.
hématimètre. hematímetro.
hématimètre. hematinómetro.
hématine. hematina.
hématinémie. hematinemia.
hémato-chylurie. hematoquiluria.
hémato-môle. hematomola.
hématobaromètre. hemabarómetro.
hématoblaste. eritrogonio.
hématoblaste. hematoblasto.
hématocatharsie. hematocatarsis.
hématocèle. hematocele.
hématocèle péritonéal. hematocelia.
hématochomètre permettant de photographier la vitesse. fotohemotacómetro.
hématochromatose, hémachromatose. hemacromatosis.
hématocolpos. hematocolpos.
hématocrite. hematócrito.
hématocyste. hematocistis.
hématogène. hematógeno.
hématogonie. hematogonia.
hématoïde. hematoide.
hématoïdine. hematoidina.
hématologie. hematología.
hématologue. hematólogo.
hématolymphangiome. hematolinfangioma.
hématome. hematoma.
hématome enkysté, kyste hématique. quiste hemorrágico.
hématomètre. hematómetra.
hématomphalocèle. hematonfalocele.
hématomyélite. hematomielitis.
hématophagie. hematofagia.
hématophobie. hemofobia.
hématopoïétique, hémopoïétique. hemopoyético.
hématoporphyrine. hematoporfirina.
hématorrachie. hematorraquis.
hématorrachis. hemorraquis.
hématosalpinx. hematosalpinx.
hématoscope. hematoscopio.
hématoscopie. hematoscopia.
hématose. hematosis.
hématospectrophotomètre. hematospectrofotómetro.
hématospermatocèle. hematospermatocele.
hématostatique. hematostático.
hématotoxine. hematotoxina.
hématoxyline. hematoxilina.
hématozoaire. hemacitozoo.
hématozoaire. hematozoo.
hématurie. hematinuria.
hématurie essentielle. hematuria angioneurótica o esencial.
hématurie. hematocituria.
hématurie. hematuria o hematuresis.
hématurie microscipique. hematuria microscópica.
hématurie rénale. hematuria renal.
hématurie urétral. hematuria uretral.
hématurie vésicale. hematuria vesical.
hème. hem.
héméralope. hemerálope.
héméralopie. hemeralopía.
hémérythrine. hemeritrina.

hémiacardien, hémicarde. hemiacardio.
hémiacéphale. hemiacéfalo.
hémiachromatopsie. hemiacromatopsia.
hémiagueusie. hemiageusia.
hémialgie. hemialgia.
hémiamblyopie. hemiambliopía.
hémianalgésie. hemianalgesia.
hémianesthésie. hemianestesia.
hémianesthésie cérébrale. hemianestesia cerebral.
hémianesthésie croisée. hemianestesia cruzada.
hémianesthésie spinale. hemianestesia espinal.
hémianopsie hétéronyme. hemianopsia cruzada o heterónima.
hémianopsie monoculaure. hemianopsia unilateral o uniocular.
hémianopsie. hemianopsia o hemianopía.
hémianopsie absolue. hemianopsia absoluta.
hémianopsie binasale. hemianopsia binasal.
hémianopsie bitemporale. hemianopsia bitemporal.
hémianopsie complète. hemianopsia completa.
hémianopsie homonyme. hemianopsia homónima.
hémianopsie horizontale. hemianopsia horizontal.
hémianopsie verticale. hemianopsia vertical.
hémianosmie. hemianosmia.
hémiapraxie. hemiapraxia.
hémiarthrose. hemiartrosis.
hémiataxie. hemiataxia.
hémiathétose. hemiatetosis.
hémiatrophie. hemiatrofia.
hémiballisme. hemibalismo.
hémicarde. hemicardia.
hémicaryon. hemicarion.
hémicellulase. hemicelulasa.
hémicellulose. hemicelulosa.
hémicéphalie. hemicefalia.
hémichorée. hemicorea.
hémichromosome. hemicromosoma.
hémicolectomie. hemicolectomía.
hémicranie. hemicránea.
hémicrâniose. hemicraniosis.
hémidesmosome. hemidesmosoma.
hémidiaphragme. hemidiafragma.
hémidrose. hemidrosis o hemidiaforesis.
hémidysesthésie. hemidisestesia.
hémidystrophie. hemidistrofia.
hémiépilepsie. hemiepilepsia.
hémifacial. hemifacial.
hémigastrectomie. hemigastrectomía.
hémiglossite. hemiglositis.
hémihyperesthésie. hemihiperestesia.
hémihypertonie. hemihipertonía.
hémihypertrophie. hemihipertrofia.
hémihypoalgésie. hemihipalgesia.
hémihypoesthésie. hemihipestesia.
hémihypotonie. hemihipotonía.
hémilaminectomie. hemilaminectomía.
hémilaryngectomie. hemilaringectomía.
hémilatéral. hemilateral.
hémimèle. hemimelo.
hémimélie. hemimelia.
hémine. hemina.
héminéphrectomie. heminefrectomía.
hémiopie, hémianopsis. hemiopía.
hémipage. hemípago.
hémiparésie. hemiparesia.
hémiparkinsonisme. hemiparkinsonismo.
hémiphalangectomie. hemifalangectomía.
hémiplégie spasmodique. hemiplejía espasmódica o espástica.
hémiplégie. hemiplejía.
hémiplégie alterne. hemiplejía alterna.
hémiplégie capsulaire. hemiplejía capsular.
hémiplégie cérébrale. hemiplejía cerebral.
hémiplégie spasmodique. hemiplejía infantil.
hémiplégie spinale. hemiplejía espinal.
hémipresthésie. hemiparestesia.
hémisacralisation. hemisacralización.
hémisphère. hemisferio.
hémisphère cérébral. hemicerebro.

hémisphérectomie. hemisferectomía.
hémisystolie. hemisístole.
hémithorax. hemitórax.
hémithyroïdectomie. hemitiroidectomía.
hémizygote. hemicigotia, hemicigótico.
hémo-agglutination. hemaglutinación.
hémoblaste. hemoblasto.
hémoblastose. hemoblastosis.
hémocholécyste. hemocolecisto.
hémochromatose. hemocromatosis.
hémochromatose. melanemia.
hémochrome. hemocroma.
hémochromogène. hemocromógeno.
hémochromoprotéine. hemocromoproteína.
hémoconcentration. hemoconcentración.
hémocytoblaste. hemocitoblasto.
hémocytolyse. hemocitólisis.
hémocytozoaire. hemocitozoo.
hemodialyse. hemodiálisis.
hémodiastase. hemodiastasa.
hémodynamique. hemodinámica.
hémodynamomètre. hemodinamómetro.
hémoendothélial. hemoendotelial.
hémoendothéliome. hemendotelioma.
hémoflagellé. hemoflagelado.
hémofuchsine. hemofuscina.
hémoglobine globulaire moyenne. hemoglobina corpuscular media.
hémoglobine réduite. hemoglobina reducida.
hémoglobinémie. hemoglobinemia.
hémoglobinifère. hemoglobinífero.
hémoglobinolyse. hemoglobinólisis.
hémoglobinomètre. globinómetro.
hémoglobinométrie. hemocronometría.
hémoglobinurie paroxystique. hemoglobinuria intermitente.
hémoglobinurie froide paroxystique. hemoglobinuria paroxística nocturna.
hémoglobinurie. hemoglobinuria.
hémoglobinurie toxique. hemoglobinuria tóxica.
hémoglonomètre. hemoglobinómetro.
hémogramme. hemograma.
hémohistioblaste. hemohistioblasto.
hémolisoïde. hemolisoide.
hémolymphangiome. hemolinfangioma.
hémolynphe. hemolinfa.
hémolyse. hematocitólisis.
hémolyse biologique. hemólisis biológica.
hémolysine. hemolisina.
hémolysine bactérienne. hemolisina bacteriana.
hémolytique. hemolítico.
hémomédiastin. hemomediastino.
hémométrie. hemometría.
hémopathie. hemopatía.
hémopéricarde. hemopericardio.
hémopéritoine. hemoperitoneo.
hémophagocytose. hemofagocitosis.
hémophile. hemófilo.
hémophilie. hemofilia.
hémopneumopéricarde. hemoneumopericardio.
hémopneumothorax. hemoneumotórax.
hémopoïèse. hemopoyesis.
hémopoïétine. hemopoyetina.
hémoptysie. hemorragia pulmonar.
hémopyélectasie. hemopielectasia.
hémorragie artérielle. hemorragia arterial.
hémorragie cérébrale. hemorragia cerebral.
hémorragie externe. hemorragia externa.
hémorragie interne. hemorragia interna.
hémorragie pétéchial. hemorragia petequial.
hémorragie pospartum. hemorragia posparto.
hémorragie rectale. hemoproccia o hemoproctia.
hémorragie sous-arachnoïdienne. hemorragia subaracnoidea.
hémorragie veineuse. hemorragia venosa.
hémorragipare. hemorragíparo.
hémorroïde. vaso hemorroidal.
hémorroïde étranglée. hemorroide estrangulada.
hémorroïde externe. hemorroide externa.
hémorroïde interne. hemorroide interna.
hémorroïde thrombotique. hemorroide trombosada.
hémorroïdectomie. hemorroidectomía.
hémorroïdes. hemorroide o hemorroides.
hémosidérine. hemosiderina.
hémosidérinurie. hemosideruria.
hémosidérose. hemosiderosis.
hémospermie. hemospermia.
hémostase. hemostasia o hemostasis.
hémostase par acupressure. retroclusión.
hémostatique. hemostático.
hémothérapie. hemoterapia.
hémothorax. hemotórax.
hémotoxine. hemotoxina.
hémotoxique. hemotóxico.
hémotrope. hemotrópico.
hémysyndrome. hemisíndrome.
henry. henrio.
héparinase. heparinasa.
héparine. heparina.
hépatalgie. hepatalgia.
hépatectomie. hepatectomía.
hépatico-duodénostomie. hepaticoduodenostomía.
hépatico-entérostomie. hepaticoenterostomía.
hépaticoliase. hepaticoliasis.
hépaticolithotripsie. hepaticolitotripsia.
hépaticostomie. hepaticostomía.
hépaticotomie. hepaticotomía.
hépatique. hepática.
hepatisation. hepatización.
hépatisation grise du poumon. hepatización gris.
hépatisation jaune du poumon. hepatización amarilla.
hépatisation rouge du poumon. hepatización roja.
hepatite. hepatitis.
hépatite anictérique. hepatitis anictérica.
hépatite chronique. hepatitis crónica.
hépatite virale. hepatitis vírica.
hépato-biliaire. hepatobiliar.
hépato-cholangiostomie. hepatocolangiostomía.
hépato-colique. hepatocólico.
hépato-cystique. hepatocístico.
hépato-duodénal. duodenohepático.
hépato-entérique. hepatoentérico.
hépato-néphromégalie. hepatonefromegalia.
hépato-splénique. hepatolineal.
hépato-splénographie. hepatosplenografía.
hépatocèle. hepatocele.
hépatocellulaire. hepatocelular.
hépatocirrhose. hepatocirrosis.
hépatodystrophie. hepatodistrofia.
hépatogène. hepatogénico.
hépatogramme. hepatograma.
hépatographie. hepatografía.
hépatoïde. hepatoide.
hépatolithe. hepatolito.
hépatologe. hepatólogo.
hépatologie. hepatología.
hépatolyse. hepatólisis.
hépatomalacie. hepatomalacia.
hépatome. hepatoma.
hépatomégalie. hepatomegalia.
hépatonéphrite. hepatonefritis.
hépatopathie. hepatopatía.
hépatopexie. hepatopexia.
hépatophage. hepatófago.
hépatoptose. hepatoptosis.
hépatorragie. hepatorragia.
hépatorraphie. hepatorrafia.
hépatorrhexie. hepatorrexis.
hépatoscopie. hepatoscopia.
hépatose. hepatosis.
hépatostomie. hepatostomía.
hépatothérapie. hepatoterapia.
hépatotomie. hepatotomía.
hépatotoxémie. hepatotoxemia.
hépatotoxine. hepatotoxina.
hépatotrope. hepatotrópico.
heptachromique. heptacrómico.

heptose. heptosa.
heptosurie. heptosuria.
herbacé. herbáceo.
herbe. hierba.
herbivore. herbívoro.
hérédité. herencia.
hérédité liée au sexe. herencia ligada al sexo.
hérédo-infection. heredoinfección.
hérédo-syphilis. heredosífilis.
hérédoataxie. heredoataxia.
hérédodégénérescence. heredodegeneración.
hérédofamilial. heredofamiliar.
hérédopathie. heredopatía.
hérédo-syphilis. heredolúes, heredosífilis.
hermaphrodisme. hermafroditismo verdadero.
hermaphrodisme. hermafroditismo o hermafrodismo.
hermaphrodite. hermafrodita.
hermesthésie. sentido térmico.
herniaire. herniario.
herniation. herniación.
hernie. hernia.
hernie abdominale. hernia abdominal.
hernie complete. hernia completa.
hernie congénitale. hernia congénita.
hernie crotale et du testicule. orquiosqueocele.
hernie crurale. hernia crural.
hernie de la trompe de Fallope. hernia de la trompa de Falopio.
hernie diaphragmatique. hernia diafragmática.
hernie discale intraspongieuse. herniación del núcleo pulposo.
hernie étranglée. hernia estrangulada.
hernie hiatale. hernia hiatal.
hernie imcomplète. hernia incompleta.
hernie inguinale. hernia inguinal.
hernie inguinale directe. hernia inguinal directa.
hernie inguinale indirecte. hernia inguinal indirecta.
hernie intermusculaire. hernia intermuscular.
hernie irréductible. hernia irreductible.
hernie ombilicale. hernia umbilical, exónfalo.
hernie périnéale. hernia perineal.
hernie purulente. piocele.
hernie réductible. hernia reductible.
hernie rétropéritonéale. hernia retroperitoneal.
hernie scrotale, orchocèle. hernia escrotal.
hernie utérine. hernia uterina.
hernio-entérotomie. hernioenterotomía.
hernio-laparotomie. herniolaparotomía.
hernioplastie. hernioplastia.
hernioplastie. herniorrafia.
herniotomie. herniotomía.
héroïne. heroína.
héroïnomanie. heroinismo, heroinomanía.
herpangine. herpangina.
herpès. herpe o herpes.
herpès circiné, trichophytie circinée. tiña circinada.
herpès facial. herpes facial.
herpès génital. herpes genital.
herpès labial. herpes labial.
herpétiforme. herpetiforme.
hertz. hercio.
hétéradelphie. heteradelfia.
hétéro-immun. heteroinmune.
hétéroagglutination. heterohemaglutinación.
hétéroagglutinine. heteroaglutinina.
hétéroagglutinine. heterohemaglutinina.
hétérocentral. heterocéntrico.
hétérocéphale. heterocéfalo.
hétérochromatine. heterocromatina.
hétérochrome. heterocromo.
hétérochromie. heterocromía.
hétérochromosome. heterocromosoma.
hétérochronie. heterocronía.
hétérocladique. heterocládico.
hétérocomplément. heterocomplemento.
hétérocyclique. heterocíclico.
hétérocytotoxine. heterocitotoxina.
hétérodermique. heterodérmico.
hétérodonte. heterodonto.
hétérodyme. heteródimo.
hétéroérotisme. heteroerotismo.
hétérogamétique. heterogamético.
hétérogamie. heterogamia.
hétérogène. heterogéneo.
hétérogenèse. heterogénesis.
hétérokinèse. heterocinesis.
hétérologue. heterólogo.
hétérolysine. heterolisina.
hétérolysine, hétérohémolysine. heterohemolisina.
hétéronome. heterónomo.
hétéronyme. heterónimo.
hétéropage. heterópago.
hétérophasie. heterofasia.
hétérophorie. heteroforia.
hétérophthalmie. heteroftalmía.
hétéroplasie. heteroplasia.
hétéroplastie. heteroplastia.
hétéroploïde. heteroploide.
hétéroploïdie. heteroploidía.
hétéropsie. heteropsia.
hétérosexualité. heterosexualidad.
hétérotopie. heterotopia.
hétérotrichie. heterotricosis.
hétérotrophe. heterótrofo.
hétérotrophie. heterotrofia.
hétérovaccin. heterovacuna.
hétéroxène. heteroxénico.
hétérozygote. heterocigoto.
hexestrol. hexestrol.
hexobarbital. hexobarbital.
hexosamine. hexosamina.
hexose. hexosa.
hexose-phosphate. hexosafosfato.
hexylamine. hexilamina.
hexylcaïne. hexilcaína.
hexyle. hexil.
hiatus. hiato [hiatal].
hibernation. hibernación.
hibernation artificielle. hibernación artificial.
hidradénite. hidradenitis.
hidradénome. hidradenoma.
hidrosadénite. hidrosadenitis.
hidrose. hidrosis.
hiéralgie. hieralgia.
hiérolisthésis. hierolistesis.
hile. hilio [hiliar].
hipercinèse. hipercinesia o hipercinesis.
hiperfibrinémie. inemia.
hiperrésonance vocale perçue à l'auscultation. pectorofonía.
hipertricosis. fetal.
hippocampe. hipocampo.
hippuricase. hipuricasa.
hircisme. hircismo.
hirsutisme. hirsutismo.
hirsutisme, virilisme pilaire. virilismo prosopiloso.
hirudine. hirudina.
histaminase. histaminasa.
histamine. histamina.
histaminémie. histaminemia.
histidase. histidasa.
histidine. histidina.
histiocytome. histocitoma.
histiocytose. histiocitosis o histocitosis.
histo-incompatibilité. histoincompatibilidad.
histocompatibilité. histocompatibilidad.
histogenèse. histogénesis o histogenia.
histologie. histología.
histologiste. histólogo.
histone. histona.
histoplasmose. histoplasmosis.
historadiographie. historradiografía.
historrhexie. historrexis.
histothérapie. histoterapia.
histotripsie. histotripsia.
histotrophique. histotrófico.

holmium. holmio.
holocrine. holocrino.
holodiastolique. holodiastólico.
hologamie. hologamia.
holoprotéine. proteína simple.
holosystolique. holosistólico.
homatropine. homatropina.
homéopathe. homeópata.
homéopathie. homeopatía.
homéostasie. homeostasia.
homicide. homicidio.
homme. hombre [humano].
homocyclique. homocíclico.
homodonte. homodonto.
homogamétique. homogamético.
homogène. homogéneo.
homogénéisation. homogeneización.
homogenèse. homogénesis.
homolatéral. homolateral.
homologue. homólogo.
homoplastie. homoplastia.
homosexualité. homosexualidad.
homosexuel. homosexual.
homotropisme. homotropismo.
homozygose. homocigosis.
homozygote. homocigoto.
hôpital. hospital.
hôpital de jour. hospital de día.
hôpital de nuit. hospital de noche.
hoquet. hipo.
horizontalisation du coeur. corazón horizontal.
hormion. hormión.
hormone. hormona.
hormone antéhypophysaire. hormona adenohipofisaria.
hormone antidiurétique. hormona antidiurética.
hormone corticosurrénale. hormona adrenocortical.
hormone folliculostimulante, gonadotrophine A. hormona foliculostimulante.
hormone lutéinisante. hormona luteinizante.
hormone oestrogène. hormona estrogénica.
hormone ovarienne. hormona ovárica.
hormone parathyroïdienne. hormona paratiroidea, paratormona.
hormone placentaire. hormona placentaria.
hormone post-hypophysaire, hormone neurohypophysaire. hormona neurohipofisaria.
hormone testiculaire. hormona testicular.
hormone thyréotrope, thyrotropine. hormona tiroestimulante.
hormone thyréotrope. hormona tirotrópica.
hormone thyroïdienne. hormona tiroidea.
hormonogenèse. hormonogénesis.
hormonopoïèse. hormonopoyesis.
hormonothérapie. hormonoterapia.
horripilation. horripilación.
hospitalisation. hospitalización.
hôte. huésped.
hôte définitif. huésped definitivo.
hôte intermédiaire. huésped intermediario.
houblon. lúpulo.
huile d'amandes. aceite de almendras.
huile d'olive. aceite de oliva.
huile de cade. aceite de cada.
huile de foie de morue. aceite de hígado de bacalao.
huile de lin. aceite de linaza.
huile de ricin. aceite de ricino.
huile gras. aceite graso.
huile volatil. aceite volátil.
huileux. oleoso.
humectant. humectante.
humectation. humectación.
humérus. húmero.
humeur. humor.
humeur aqueuse. humor acuoso.
humeur vitrée, corps vitré. humor vítreo.
humide, moite. húmedo.
humidité. humedad.
humidité absolue. humedad absoluta.
humidité relative. humedad relativa.
hyaline. hialina.
hyaline du poil, trichohyaline. tricohialina.
hyalinose. hialinosis.
hyalite. hialoiditis.
hyalite. vitreocapsulitis.
hyalite. hialitis.
hyalogène. hialógeno.
hyaloïde, hyaloïdien. hialoide.
hyaloplasme. hialoplasma.
hyalosérosite. hialoserositis.
hybridation. hibridación.
hydantoïne. hidantoína.
hydatide. hidátide.
hydatide pédiculée. apéndice auricular.
hydatide pédiculeé de Morgagni. apéndice.
hydatidose. hidatidosis.
hydatide pédiculée de Morgagni. apéndice del testículo.
hydatiforme. hidatidiforme.
hydatisme. hidatismo.
hydatoïde. hidatoide.
hydaturie. hidatiduria.
hydracide. hidrácido.
hydralazine. hidralacina.
hydramine. hidramina.
hydramnios. hidramnios.
hydrargyrisme. hidrargirismo.
hydrase, hydratase. hidrasa.
hydrastinine. hidrastinina.
hydratation. hidratación.
hydrate. hidrato.
hydrate de carbone. carbohidrato.
hydrate de carbone, glucide de carbone. hidratos de carbono.
hydrate de chloral. hidrato de cloral.
hydrazine. hidracina.
hydrazone. hidrazona.
hydrémie. hidremia.
hydrique. hídrico.
hydro-physomètre. hidrofisómetra.
hydro-uretère. hidrouréter.
hydroa. hidroa.
hydrocante. hexacanto.
hydrocarbure alicyclique. hidrocarburo alicíclico.
hydrocarbure aromatique. hidrocarburo aromático.
hydrocarbure saturé. hidrocarburo saturado.
hydrocèle. hidrocele.
hydrocéle congénitale. hidrocele congénito.
hydrocéle scrotale. hidrocele escrotal.
hydrocèle vaginale. hidrocele vaginal.
hydrocéphale. hidrocéfalo.
hydrocéphalie communicante. hidrocefalia comunicante.
hydrocéphalie. hidrocefalia.
hydrochlorophène. hexaclorofeno.
hydrochlorothiazide. hidroclorotiacida.
hydrocolloïde. hidrocoloide.
hydrocolpos. hidrocolpos.
hydrocortisone. hidrocortisona.
hydrocyste. hidrocisto.
hydrocystome. hidrocistoma.
hydrodactylie. hexadactilia.
hydrodynamique. hidrodinámica.
hydroélectrique. hidroeléctrico.
hydrogénase. hidrogenasa.
hydrogénation. hidrogenación.
hydrogène. hidrógeno.
hydrolase. hidrolasa.
hydrologie. hidrología.
hydrome. hidroma.
hydroméningite. hidromeningitis.
hydroméningocèle. hidromeningocele.
hydrométhonium. hexametomio.
hydromètre. hidrómetro.
hydromètre, hydrométrie. hidrómetra.
hydrométrie. hidrometría.
hydromphale. hidrónfalo.
hydromyélie. hidromielia.

hydromyélocèle. hidromielocele.
hydrone. hexano.
hydronéphrose. hidronefrosis.
hydropathie. hidropatía.
hydropéricarde. hidropericardio.
hydropéricardite. hidropericarditis.
hydropéritoine. hidroperitoneo.
hydrophile. hidrófilo.
hydrophobe. hidrófobo.
hydrophobie. hidrofobia.
hydrophtalmie. hidroftalmía o hidroftalmos.
hydropique. hidrópico.
hydropisie de l'ovaire. hidrovario.
hydropneumopéricarde. hidroneumopericardio.
hydropneumopéritoine. hidroneumoperitoneo.
hydropneumothorax. hidroneumotórax.
hydroponique. hidropónica.
hydroquinone. hidroquinona.
hydrorachis. hidrorraquis.
hydrorrhée. hidrorrea.
hydrosalpinx. hidrosalpinge o hidrosalpinx.
hydroscope. hidroscopio.
hydrostatique. hidrostática.
hydrothérapie. hidroterapia.
hydrothorax. hidrotórax.
hydrotomique. hexatómico.
hydrotympan. hidrotímpano.
hydroxy-5-tryptamine. 5-hidroxitriptamina.
hydroxyamphétamine. hidroxianfetamina.
hydroxyde. hidróxido.
hydroxyde de magnésium. leche de magnesia.
hydroxylamie. hidroxilamina.
hydroxyle. hidroxilo.
hydrurie. hidruria.
hygiène. higiene.
hygiène industrielle. higiene industrial.
hygiène mentale. higiene mental.
hygiène sexuelle. higiene sexual.
hygiène sociale. higiene social.
hygiéniste. higienista.
hygiologie. higiología.
hygrome. higroma.
hylome. hiloma.
hymen. himen.
hymen bifenestré. himen bifenestrado.
hymen circulaire. himen anular, circular.
hymen cribiforme. himen cribiforme.
hymen imperforé. himen imperforado.
hymen infundibuliforme. himen infundibuliforme.
hyménectomie. himenectomía.
hyménolépiase. himenolepiasis.
hyménorraphie. himenorrafia.
hyménotomie. himenotomía.
hyo-épiglottique. hioepiglótico.
hyo-pharyngien. hiofaríngeo.
hyoglosse. hiogloso.
hyoïde. hioide o hioideo.
hyoïde. hioides.
hyoscine. hioscina.
hyperacanthose. hiperacantosis.
hyperacidité. superacidez, hiperacidez.
hyperacousie. hiperacusia o hiperacusis.
hyperactivité. hiperactividad.
hyperactivité des glandes surrénales. suprarrenalismo.
hyperadiposité. hiperadiposis.
hyperadrénocorticisme. hiperadrenocorticalismo.
hyperalbuminose. hiperalbuminosis.
hyperalcalinité. hiperalcalinidad, superalcanilidad.
hyperaldostéronisme. hiperaldosteronismo.
hyperalgésie. hiperalgesia o hiperalgia.
hyperaminoacidémie. hiperaminocidemia.
hyperaphie. hiperafia.
hyperazotémie. hiperazoemia.
hyperazoturie. hiperazoúria.
hyperbarie. hiperbaria.
hyperblastose. hiperblastosis.
hypercalcémie. hipercalcemia o hipercalcinemia.
hypercalciurie. hipercalcinuria o hipercalcuria.
hypercapnie. hipercapnia.
hypercaroténémie. hipercarotinemia.
hypercémentose. hipercementosis.
hypercénesthésie. hipercenestesia.
hypercétonurie. hipercetonuria.
hypercétose. hipercetosis.
hyperchlorhydrie. hiperclorhidria.
hyperchloruration. hipercloruración.
hyperchlorurie. hipercloruria.
hypercholestérinocholie. hipercolesterolia.
hypercholie. hipercolia.
hyperchondroplasie. hipercondroplasia.
hyperchromaffinisme. hipercromafinismo.
hyperchromatopsie. hipercromatopsia.
hyperchromémie. hipercromemia.
hyperchromie. hipercromatismo.
hyperchromie. hipercromía.
hypercorticisme. hipercorticalismo.
hyperdactylie. hiperdactilia.
hyperdiurèse. hiperdiuresis.
hyperdynamie utérine. hiperdinámica uterina.
hyperémèse. hiperemesis o hiperémesis.
hyperémie. hiperemia.
hyperémotivité. hiperemotividad.
hyperencéphale. hiperencéfalo.
hyperergasie. hiperergasia.
hyperergie. hiperergia.
hyperérythrocytémie, polyglobulie. hipereritrocitemia.
hyperesthésie. hiperestesia.
hyperexophorie. hiperexoforia.
hyperextension. superextensión.
hyperextension. hiperextensión.
hyperflexion. hiperflexión.
hyperfolliculinémie. hiperestrogenemia.
hyperfonction. hiperfuncionamiento.
hypergalactie. hipergalactosis.
hypergammaglobulinémie. hipergammaglobulinemia.
hypergénitalisme. hipergenitalismo.
hypergénitalisme, hypergonadisme. hipergonadismo.
hyperglycinémie. hiperglicinemia.
hyperglycinurie. hiperglicinuria.
hyperglycogénolyse. hiperglucogenólisis.
hyperglycorachie. hiperglucorraquia.
hyperglycosurie. hiperglucosuria.
hypergueusie. hipergeusia.
hyperhémoglobinémie. hiperhemoglobinemia.
hyperhidrose. efidrosis, hiperhidrosis.
hyperidrose. dermatorrea.
hyperimmunisation. hiperinmunización.
hyperinsulinisme. hiperinsulinismo.
hyperinsulinisme. insulinismo.
hyperkaliémie. hipercaliemia.
hyperkaliémie. hiperpotasemia.
hyperkératose. hiperqueratosis.
hyperkeratosis follicularis. hiperqueratosis follicular.
hyperlactation. hiperlactación.
hyperlécithinémie. hiperlecitinemia.
hyperleucocytose. hiperleucocitosis.
hyperlipomatose. hiperliposis.
hyperlipoprotéinémie. hiperlipoproteinemia.
hyperlipoprotéinémie familiale. hiperlipoproteinemia familiar.
hypermanie. hipermanía.
hypermastie. hipermastia.
hypermature. hipermaduro.
hyperménorrhée. hipermenorrea.
hypermétabolisme. hipermetabolismo.
hypermétamorphose. hipermetamorfosis.
hypermétrie. hipermetría.
hypermétrope. hipermétrope.
hypermétropie. hipermetropía.
hypermimie. hipermimia.
hypermnésie. hipermnesia.
hypermorphe. hipermorfo.
hypermotilité. hipermovilidad.

hypernatrémie. hipernatremia.
hypernéalisme. hiperpinealismo.
hypernéphrome. hipernefroma.
hypernitrition. hipernutrición.
hypernormal. hipernormal.
hyperonychose. hiperonicosis o hiperoniquia.
hyperorchidie. hiperorquidia.
hyperosmie. hiperosmia.
hyperostose. hiperostosis.
hyperpallesthésie. hiperpalestesia.
hyperparasitisme. superparasitismo.
hyperparathyroïdie. hiperparatiroidismo.
hyperparotidie. hiperparotidismo.
hyperpathie. hiperpatía.
hyperpécolatémie. hiperpipecolatemia.
hyperpepsie. hiperpepsia.
hyperpéristaltisme. hiperperistaltismo.
hyperphalangie. hiperfalangismo.
hyperphonie. hiperfonía.
hyperphorie. hiperforia.
hyperphosphatasie. hiperfosfatasia.
hyperphosphatémie. hiperfosfatemia.
hyperphosphaturie. hiperfosfaturia.
hyperpiésie. hiperpiesia o hiperpiesis.
hyperpigmentation. hiperpigmentación.
hyperpigmentation. superpigmentación.
hyperpituitarisme. hiperpituitarismo.
hyperplasie. hiperplasia.
hyperplasie du tissu lymphoïde de la rate. esplenadenoma.
hyperploïdie. hiperploidía.
hyperpnée. hiperpnea.
hyperpolypeptidémie. hiperpolipeptidemia.
hyperréflexie. hiperreflexia.
hypersécrétion. hipersecreción.
hypersécrétion de cérumen. hipersecreción de cerumen.
hypérsécrétion de chyle. poliquilia.
hypersensibilité. hipersensibilización.
hypersplénie. hiperesplenismo.
hypersthénie. hiperestenia.
hypersthénurie. hiperestenuria.
hypersurrénalisme. hiperadrenalismo.
hypersystolie. hipersístole.
hypertélorisme. hipertelorismo.
hypertélorisme oculaire. hipertelorismo ocular.
hypertension artérielle maligne. hipertensión arterial maligna.
hypertension. hipertensión.
hypertensión artérielle. hipertensión vascular.
hypertension bénigne. hipertensión benigna.
hypertension essentielle. hipertensión esencial.
hypertension pulmonaire. hipertensión pulmonar.
hyperthermie. hipertermia.
hyperthymie. hipertimia.
hyperthyroxinémie. hipertiroxinemia.
hypertonie. hipertonía.
hypertonie musculaire. hipermiotonía.
hypertrichose. hipertricosis.
hypertrophie. hipertrofia.
hypertrophie de la rate. esplenectasia.
hypertrophie de la verge. macrofalo.
hypertrophie des muscles de la paroi intestinale. enterauxa.
hypertrophie des paupières. macroblefaria.
hypertrophie du thymus chez l'adulte. timoquesis.
hypertrophie mammaire. mastauxa.
hypertrophie musculaire. hipermiotrofia.
hypertrophie musculaire. miohipertrofia.
hypertrophie rénale. nefrauxa.
hyperuricémie. hiperuricemia.
hyperuricurie. hiperuricuria.
hyperventilation. hiperventilación.
hypervitaminose. hipervitaminosis.
hypervolhémie. hipervolemia.
hyphe. hifa.
hyphémie. hipoemia.
Hyphomycète. hifomiceto.
hypinose. hipinosis.

hypnagogique. hipnagógico.
hypnagogue, hypnotique. hipnagogo.
hypnoanalyse. hipnoanálisis.
hypnogène. hipnogénico.
hypnoïde. hipnoide.
hypnolepsie. hipnolepsia.
hypnologie. hipnología.
hypnonarcose. hipnonarcosis.
hypnopompique. hipnopómpico.
hypnose. hipnosis.
hypnotique. hípnico.
hypnotique. hipnótico.
hypo-ésophorie. hipoesoforia.
hypo-exophorie. hipoexoforia.
hypo-ovarie. hipovaría o hipovarismo.
hypoacidité. hipoacidez.
hypoacidité. subacidez.
hypoacousie. hipoacusia.
hypoactivité. hipoactividad.
hypoalbuminémie. hipoalbuminosis.
hypoalgésie. hipoalgesia.
hypoastringent. subastringente.
hypoazoturie. hipoazoúria.
hypobaropathie. hipobaropatía.
hypocapnie. hipocapnia.
hypochlorémie. hipocloremia.
hypochlorhydrie. hipoclorhidria.
hypochlorurie. hipocloruria.
hypocholestérolémie. hipocolesterolemia.
hypochromatique. hipocromático.
hypochromatose. hipocromatismo.
hypochromie. hipocromía.
hypochylie. hipoquilia.
hypocondre. hipocondrio.
hypocondrie. hipocondría.
hypocrinie. hipocrinia.
hypodactylie. hipodactilia.
hypoderme. hipodermis.
hypoderme, tela subcutanea. tela subcutánea.
hypoendocrinie. hipoendocrinia.
hypoesthésie. hipoestesia.
hypofonction. hipofunción.
hypogalactie. oligogalactia.
hypogalactie. hipogalactia.
hypogammaglobulinémie. hipogammaglobulinemia.
hypogénésie. hipogénesis o hipogenia.
hypogénitalisme. hipogenitalismo.
hypoglosse. hipogloso.
hypoglycémie. hipoglucemia.
hypoglycogénolyse. hipoglucogenólisis.
hypoglycorachie. hipoglucorraquis.
hypognate. hipognato.
hypogranulocytose. hipogranulocitosis.
hypogueusie. hipogeusia.
hypokaliémie. hipocaliemia.
hypokinésie. hipocinesia.
hypolipidémie. hipolipidemia.
hypolipomatose. hipoliposis.
hypolutéinémie. hipolutemia.
hypomanie. hipomanía.
hypomastie. hipomastia.
hypoménorrhée. hipomenorrea.
hypomère. hipómera.
hypométabolisme. hipometabolismo.
hypomotolité. hipomovilidad.
hyponatrémie. hiponatremia.
hypopepsie. hipopepsia.
hypopéristaltisme. hipoperistalsis.
hypophalangie. hipofalangismo.
hypopharynx. hipofaringe.
hypophobie. hipofobia.
hypophonie. hipofonía.
hypophorie. hipoforia.
hypophosphatasie. hipofosfatasia.
hypophosphatasie. hipofosfatasia congénita.
hypophosphate. hipofosfato.
hypophosphatémie. hipofosfatemia.
hypophyse. hipófisis.
hypophysectomie. hipofisectomía.

hypophysite. hipofisitis.
hypopinéalisme. hipopinealismo.
hypopituarisme. hipopituitarismo.
hypoplasie. hipoplasia.
hypoprothrombinémie. hipoprotrombinemia.
hyporéflexie. hiporreflexia.
hyposensibilisation. hiposensibilización.
hyposmie. hiposmia.
hypospadias. hipospadias o hipospadia.
hyposphyxie. hiposfixia.
hyposplénie. hipoesplenismo.
hypostase. hipostasis.
hyposthénurie. hipostenuria.
hyposurrénalisme. hipoadrenalismo, o hipoadremia.
hyposystolie. hiposistolia.
hypotaxie. hipotaxia.
hypotenseur. hipotensor.
hypotension. hipotensión.
hypotension orthostatique. hipotensión ortostática.
hypothalamus. hipotálamo.
hypothénar. hipotenar.
hypothermie. hipotermia.
hypothèse. hipótesis.
hypothrepsie. hipotrepsia.
hypothrombinémie. hipotrombinemia.
hypotonie. hipotonía.
hypotrichose. hipotricosis.
hypotrophie. hipotrofia.
hypovitaminose. hipovitaminosis.
hypovolhémie. hipovolemia.
hypoxémie. hipoxemia.
hypoxie. hipoxia.
hypsarythmie. hipsarritmia.
hystéralgie. histeralgia.
hystérectomie. histerectomía.
hystérectomie abdominale. abdominohisterectomía.
hystérectomie par voie abdominale. celiohisterectomía, laparohisterectomía.
hystérectomie subtotale. histerectomía subtotal.
hystérectomie totale. histerectomía total.
hystérie. histeria.
hystérie d'angoisse. histeria de angustia.
hystérie de conversion. histeria de conversión.
hystériforme. histeriforme.
hystéro-cervicotomie. histerocervicotomía.
hystéro-cystopexie. histerocistopexia.
hystéro-oophorectomie. histerooforectomía.
hystéro-salpingographie. histerosalpingografía.
hystéro-salpingostomie. histerosalpingostomía.
hystérocleisis. histerocleisis.
hystérocléisis vésical. histerocleisis vesical.
hystéroépilepsie. histeroepilepsia.
hystérogène. histerogénico.
hystérographie. metrografía, histerografía.
hystérométrie. histerometría.
hystéropathie. histeropatía.
hystéropexie. histeropexia.
hystéroptôse. histeroptosia o histeroptosis.
hystéroptôse. metroptosia o metroptosis.
hystérorraphie. histerorrafia.
hystérotomie. histerotomía.
hystérotomie abdominale. abdominohisterotomía.

I

iatrique. yátrico.
iatrochimie. yatroquímica.
iatrogène, iatrogénique. yatrógeno.
ibuprofène. ibuprofén.
ichor. icor.
ichthyose lié au sexe. ictiosis ligada al cromosoma X.
ichtyose congénitale. ictiosis congénita.
ichtyosisme. ictiotoxismo.
ichtyotoxine. ictiotoxina.
ictère. ictericia.
ictère acholurique. ictericia acolúrica.
ictère hémolytique. ictericia hemolítica.
ictère, jaunisse. ictericia.
ictère nucléaire. quernícteno.
ictère obstructif. ictericia obstructiva.
ictère physiologique. ictericia fisiológica.
ictérigène. icterógeno.
ictérique. ictérico.
ictéro-hémoglobinurie. icterohemoglobinuria.
idéal. ideal.
idéal du moi. ideal del yo.
idéalisation. idealización.
idéation. ideación.
idée. idea.
idée compulsive. idea compulsiva.
idée dominante. idea dominante.
idée fixe. idea fija.
identification secondaire. identificación secundaria.
identification. identificación.
identification primaire. identificación primaria.
idiochromatine. idiocromatina.
idiochromidie. idiocromidio.
idiochromosome. idiocromosoma.
idiopathie. idiopatía.
idioplasma. idioplasma.
idiosome. idiosoma.
idiosyncrasie. idiosincrasia.
idiotie. amencia.
idiotie. idiocia.
idoxuridine. idoxiuridina.
ignipuncture. ignipuntura.
île. isla.
iléite. ileítis.
iléite régional, iléite terminale. ileítis terminal o regional.
iléo-caecostomie. ileocecostomía.
iléo-colostomie. ileocolostomía.
iléo-iléostomie. ileoileostomía.
iléocolite. ileocolitis.
iléon. íleon.
iléostomie. ileostomía.
iléotomie. ileotomía.
iléus. íleo.
iléus dynamique, iléus spasmodique. íleo espástico.
iléus mécanique. íleo mecánico.
iléus méconial. íleo meconial.
iléus paralytique, adybamique. íleo adinámico o paralítico.
iliaque. ilíaco.
ilio-coccygien. iliococcígeo.
ilio-costal. iliocostal.
ilio-fémoroplastie. iliofemoroplastia.
ilio-hypogastrique. iliohipogástrico.
ilium. ilion.
illésé. ileso.
illumination. iluminación.
illuminisme. iluminismo.
illusion. ilusión.
illusion des amputés, algohallucinose. alucinación del muñón.
illusion des amputés, algohallucinose. dolor fantasma.
îlot. islote.
image. imagen.
image acoustique. imagen acústica.
image droite, image directe. imagen directa.
image eidétique. imagen eidética.
image fausse. imagen falsa.
image heterónyme. imagen heterónima.
image homonyme. imagen homónima.
image hypnagogique. imagen hipnagógica.
image hypnopompique. imagen hipnopómpica.
image mentale. imagen mental.
image optique. imagen óptica.
image persistante. espectro ocular.
image réelle. imagen real.
image rétinienne. imagen retiniana o retinal.
image sensoriale. imagen sensorial.
image tactile. imagen táctil.
image virtuelle. imagen virtual.
image visuelle. imagen visual.
imagination. imaginación.

imago. imago.
imbécillité. imbecilidad.
imbibition. imbibición.
imbrication. imbricación.
imbriqué. imbricado.
imcompatibilité physiologique. incompatibilidad fisiológica.
imidazole. imidazol.
imide. imida.
imipramine. imipramina.
imitation. imitación.
immature. inmaduro.
immersion. inmersión.
immobilisation. inmovilización.
immun. inmune.
immunisation. inmunización.
immunisation active. inmunización activa.
immunisation passive. inmunización pasiva.
immunité antibactérienne. inmunidad antibacteriana.
immunité acquise. inmunidad adquirida.
immunité active. inmunidad activa.
immunité antivirale. inmunidad antivírica.
immunité artificielle. inmunidad artificial.
immunité cellulaire. inmunidad celular.
immunité congénitale. inmunidad congénita.
immunité humarale. inmunidad humoral.
immunité naturelle. inmunidad natural.
immunité opsonique. inmunidad opsónica.
immunité passive. inmunidad pasiva.
immunité passive. seroinmunidad.
immunité spécifique. inmunidad específica.
immunoblaste. inmunoblasto.
immunochimie. inmunoquímica.
immunocyte. inmunocito.
immunodéficience. inmunodeficiencia.
immunodiagnose. inmunodiagnosis.
immunoélectrophorèse. inmunoelectroforesis.
immunofluorescence. inmunofluorescencia.
immunogène. inmunógeno.
immunogénétique. inmunogenética.
immunohématologie. inmunohematología.
immunologie. inmunología.
immunoréaction. inmunorreacción.
immunosuppression. inmunosupresión.
immunothérapie. inmunoterapia.
immunotransfusion. inmunotransfusión.
impact. impacto.
impaction. impacción.
impalpable. impalpable.
impaludation. impaludación.
impédance. impedancia.
impédance acoustique. impedancia acústica.
imperforation. imperforación.
imperméabilité à la chaleur, adiathermique. adiatermancia.
imperméable. impermeable.
impétiginisation. impetiginización.
impétigo. impétigo.
implantation. implantación.
impregnation. impregnación.
impression. impresión.
impubère. impúber o impúbero.
impuissance. impotencia.
impulsion. impulso.
impulsion nerveuse. impulso nervioso.
inaction. inacción.
inactivation. inactivación.
inactivation du complément, décomplémentation. inactivación del complemento.
inanition. inanición.
inappetence. inapetencia.
inarticulé. inarticulado.
incapacité. incapacidad.
incarcération. incarceración.
incarcération herniaire, hernie incarcérée. hernia incarcerada.
incarnation. encarnamiento.
inceste. incesto.

incidence. incidencia.
incinération. cremación.
incinération. incineración.
incision. incisión.
incision cruciale, incision cruciforme. incisión crucial.
incision de la sclérotique et de l'iris. esclerinitomía.
incision du cartilage thyroïdien. tirocondrotomía.
incision du clitoris. clitorotomía.
incision du col de la vessie. cistauquenotomía.
incision du marteau, sectionnement des ligaments fixés. maleotomía.
incision du prépuce. prepuciotomía.
incision médiane. incisión mediana supraumbilical.
incisión paramédiane. incisión paramedia o paramediana.
incision sus-pubienne de la vessie. epicistotomía.
incision totale du crâne. craneoanfitomía.
incisive. incisivo.
incisure. incisura.
incisure du ligament rond. escotadura umbilical.
inclinaison. inclinación.
inclusion. inclusión.
inclusion cellulaire. inclusión celular.
inclusion foetale. inclusión fetal.
incohérence. incoherencia.
incompatibilité chimique. incompatibilidad química.
incompatibilité thérapeutique. incompatibilidad terapéutica.
incompatibilité. incompatibilidad.
incompréhension. acatamatesia.
inconscient. inconsciente.
incontinence. incontinencia.
incontinence fécale. copracrasia.
incontinence par regorgement. incontinencia paradójica de orina.
incontinence urinaire. incontinencia urinaria.
incontinentia pigmenti. incontinencia pigmentaria.
incoordination. incoordinación.
incorporation. incorporación.
incrément. incremento.
incrustation. incrustación.
incubation. incubación.
incube. íncubo.
incurable. incurable.
incurie, négligence. malpraxis.
indican. indicán.
indicanémie. indicanemia.
indicanurie. indicanuria.
indicateur radioactif. indicador radioactivo.
indication. indicación.
indice, index. índice.
indice auriculo-pariétal. índice auriculoparietal.
indice chimiothérapique. índice quimioterapéutico.
indice basiculaire. índice basicular.
indice cardio-thoracique. índice cardiotorácico.
indice céphalique. índice cefálico.
indice de saturation. índice de saturación.
indice de sédimentation globulaire. índice de sedimentación.
indice facial. índice facial.
indice leucopénique. índice leucopénico.
indice opsonique. índice opsónico.
indice orbitaire. índice orbitario.
indice palatin. índice palatino o palatomaxilar.
indice pelvien. índice pélvico.
indigestion. indigestión.
indiglucine. indiglucina.
indigo. índigo.
indigurie. indiguria.
indirect. indirecto.
indium. indio.
individu. individuo.
individualité. individualidad.
indol. indol.
indolore. indoloro.
indométacine. indometacina.
indophénol. indofenol.

indophénol-oxydase. indofenoloxidasa.
indoxyle. indoxilo.
indoxylurie. indoxiluria.
inductance. inductancia.
inducteur. inductor.
induction. inducción.
induit. inducido.
induline. indulina.
induration. induración.
induration grise. induración gris.
induration noire. induración negra.
induration rouge. induración roja.
induré. indurado.
inerte. inerte.
inertie. inercia.
inertie utérine. inercia uterina.
inestable. tempolábil.
infanticide. infanticidio.
infantile. infantil.
infantilisme. infantilismo.
infantilisme du Lorain. infantilismo de Lorain.
infantilisme génital. infantilismo sexual.
infantilisme hypophysaire. infantilismo hipofisario.
infantilisme intestinal, maladie coeliaque. infantilismo intestinal.
infarctus. infarto.
infarctus du myocarde. infarto cardíaco.
infarctus pulmonaire. infarto pulmonar.
infecté. infecto.
infectieux. infectivo.
infection. infección [infeccioso].
infection aérogène. infección aérea.
infection aérogène. infección por gotitas.
infection crytogénétique. infección criptogénica.
infection due aux Hyphomycètes. hifomicosis.
infection endogène. infección endógena.
infection exogène. infección exógena.
infection focale. infección focal.
infection indirecte. infección indirecta.
infection latente. infección latente.
infection par contact direct. infección por contacto directa.
infection subclinique, infection inapparente. infección subclínica.
infectiosité. infecciosidad.
inférieur. inferior.
infériorité. inferioridad.
infestation. infestación.
infestation par les grégarines. gregarinosis.
infestation par les trématodes. trematodiasis.
infibulation. infibulación.
infiltration. infiltración.
infiltré. infiltrado.
infirmerie. enfermería.
inflammation aiguë. inflamación aguda.
inflammation catarrhale. inflamación catarral.
inflammation cérébrale consécutive à une otite. otoencefalitis.
inflammation chronique. inflamación crónica.
inflammation de l'antre de Highmore. siagantritis.
inflammation de l'articulation sterno-claviculaire. cleidartriris.
inflammation de l'iris et de la capsule du cristallin. iridocapsulitis.
inflammation de la cristalloïde. cristaloiditis.
inflammation de la couche péritonéale colique. exocolitis.
inflammation de la gaine des ligaments. peridesmitis.
inflammation de la gaine tendineuse. tecitis.
inflammation de la joue. melitis.
inflammation de la paroi externe de l'intestin. exenteritis.
inflammation de la séreuse de l'intestin grêle. seroenteritis.
inflammation de la tunique interne de l'aorte. andaortitis.
inflammation de tissu fibreux, tendinite. initis.
inflammation des cornets. conchitis.
inflammation des muscles abdominaux. celiomiositis.
inflammation des muscles du cou. traquelomiitis.
inflammation des muscles fessiers. glutitis.
inflammation des os du crâne. cranitis.
inflammation des tissus entourant l'amygdale. peritonsilitis.
inflammation des tissus situés devant la vessie. epicistitis.
inflammation des veines hépatiques. hepatoflebitis.
inflammation des veines de l'os. osteoflebitis.
inflammation du clitoris. clitoritis.
inflammation du col de la vessie. cistauquenitis.
inflammation du coude. olenitis.
inflammation du cristallin. lentitis.
inflammation du gosier. istmitis.
inflammation du myomètre. miometritis.
inflammation du nerf optique, de la choroïde et de la rétine. neurocoriorretinitis.
inflammation du neurilemme. neurilemitis.
inflammation du parenchyme utérin et de l'endomètre. metroendometritis.
inflammation du parenchyme de l'utérus. mesometritis.
inflammation du pénis. priapitis.
inflammation du périmysium. perimisitis.
inflammation du périoste orbitaire. periorbitis.
inflammation du scrotum. escrotitis.
inflammation du tissu adipeux. esteatitis.
inflammation du veru montanum. coliculitis.
inflammation d'un crypte. criptitis.
inflammation d'un ganglion nerveux. neuroganglitis.
inflammation d'une lame. laminitis.
inflammation d'une glande intestinale. enteradenitis.
inflammation d'une membrane muqueuse. mucitis.
inflammation d'une membrane muqueuse. mucositis.
inflammation d'une phalange. falangitis.
inflammation fongique du tympan. micomiringitis.
inflammation granulomateuse. inflamación granulomatosa.
inflammation sans exsudation ni formation de pus. inflamación simple.
inflammation spécifique. inflamación específica.
inflammatoire. inflamatorio.
inflexione. inflexión.
infraction. infracción.
infrarouge. infrarrojo.
infundibuliforme. infundibuliforme.
infundibulum. infundíbulo.
infundibulum ethmoïdal. infundíbulo del etmoides.
infusion. infusión.
ingesta. ingesta.
ingestion. ingestión.
ingrédient. ingrediente.
inhalateur. inhalador.
inhalation. inhalación.
inhérent. inherente.
inhibition. inhibición.
inhumation. inhumación.
inion. inión [iniaco o inial].
iniopage. iniópago.
injectable. inyectable.
injecté. inyectado.
injection. inyección.
injection dans l'espace sous-arachnoïdien. inyección intrarraquídea.
injection hypodermique, injection sous-cutanée. inyección hipodérmica.
injection intradermique. inyección intradérmica.
injection intramusculaire. inyección intramuscular.
injection intravasculaire. inyección intravascular.
injection intraveineuse. inyección intravenosa.
injection sclérosante. inyección esclerosante.
inmmédiat. inmediato.

innervation. inervación.
innominé. innominado.
inoculable. inoculable.
inoculation. inoculación.
inoculum. inóculo.
inoffensif. innocuo.
inopérable. inoperable.
inorganique. inorgánico.
inosine. inosina.
inositolurie, inositurie. inosituria.
inquiétude. inquietud.
insalivation. insalivación.
inscription. inscripción.
insecte. insecto.
insecticide. pulicida.
insecticide. insecticida.
insectifuge. insectífugo.
insémination. inseminación.
insémination artificielle. inseminación artificial.
insensibilité. insensibilidad.
insensible. insensible.
insertion. inserción.
insidieux. insidioso.
insight. insight.
insolation. insolación.
insoluble. insoluble.
insomnie. insomnio.
inspection. inspección.
inspiration. inspiración.
inspissation. inspisación.
instance. instancia.
instillation. instilación.
instinct. instinto.
instrument. instrumento.
instrument pour briser les adhérences de l'articulation du genou. genuclasto.
instrument pour inciser une fistule. siringótomo.
instrument pour l'extraction du cristallin. electrodiafaco.
instrument utilisé en symphyséotomie. sinfisiótomo.
instrumental. instrumental.
insuffisance. insuficiencia.
insuffisance aortique. insuficiencia aórtica.
insuffisance cardiaque. insuficiencia cardíaca.
insuffisance coronarienne. insuficiencia coronaria.
insuffisance mitrale. insuficiencia mitral.
insuffisance pulmonaire. insuficiencia pulmonar.
insuffisance pylorique. insuficiencia pilórica.
insuffisance tricuspidienne. insuficiencia tricuspídea.
insuffisance valvulaire. insuficiencia valvular.
insufflateur. insuflador.
insufflation. insuflación.
insula. ínsula.
insulinase. insulinasa.
insulinémie. insulinemia.
insulinome. insulinoma.
intégrateur. integrador.
intégration. integración.
intégration primaire. integración primaria.
intégration secondaire. integración secundaria.
intégrité. integridad.
intellectualisation. intelectualización.
intelligence. inteligencia.
intempérance. intemperancia.
intensif, intense. intensivo.
intensité. intensidad.
intention. intención.
interaction. interacción.
interauriculaire. interatrial o interauricular.
intercadence. intercadencia.
intercalé. epactal.
intercalé. intercalado.
intercostal. intercostal.
intercostohuméral. intercostohumeral.
intercricothyrotomie. intercricotirotomía.
interdigitation. interdigitación.
interépineux. interespinoso (1.ª acep.).

interférence. interferencia.
interférométrie. interferometría.
interféron. interferón.
intérieur. interior.
intermaxillaire. intermaxilar.
intermède. intermedio.
intermédiaire. intermediario.
intermédine. intermedina.
intermission. intermisión o intermitencia.
interne. interno (1.ª y 2.ª acep.).
interneurone, neurone intercalaire. interneurona.
interniste. internista.
internucléaire. internuclear.
interosseux. interóseo.
interpalpébral. interpalpebral.
interpariétal. interparietal.
interphase. interfase.
interprétation. interpretación.
intersection. intersección.
intersection tendineuse. intersección tendinosa.
intersegmentaire. intersegmentario.
intersexualité. intersexualidad.
intersexué. intersexual.
interstice. intersticio.
interstitiel. intersticial.
intersystole. intersístole.
intertransversaire. intertransverso (1.ª acep.).
intertrigo. intertrigo.
intervalle auriculo-ventriculaire, intervalle P-R. intervalo auriculoventricular.
intervalle post-sphygmique. intervalo postesfígmico.
intervalle. intervalo.
intervalle entre la diastole et la systole. peridiástole.
intervalle lucide. intervalo lúcido.
intervalle pré-sphygmique. intervalo presfígmico.
interventriculaire. interventricular.
intestin. intestino.
intestin, canal alimentaire. enteron.
intestin grêle. intestino delgado.
intima. íntima.
intimite, endartérite. intimitis.
intolérance. intolerancia.
intorsion. intorsión.
intoxication. intoxicación.
intoxication due à la sabine. sabinismo.
intoxication exogène. toxicosis exógena.
intoxication intestinale. toxemia alimentaria.
intoxication par arabinose. arabinosis.
intoxication par l'essence de térébenthine. terebintinismo.
intoxication par le vanadium. vanadismo o vanadiuminismo.
intoxication par le lait. galactotoxismo.
intoxication par physostigmine. fisostigminismo.
intraauriculaire. intraauricular.
intracavitaire. intracavitario.
intracérébelleux. intracerebeloso.
intracérébral. intracerebral.
intracrânien, intracérébral. intracefálico.
intracystique. intracístico.
intradermoréaction. intradermorreacción.
intrahépatique. intrahepático.
intramédullaire. intramedular.
intramyocardique. intramiocárdico.
intranucléaire. endonuclear.
intraorbitaire. intraorbitario.
intrapsychique. intrapsíquico.
intrarachidien. intrarraquídeo.
intraveineux. intravenoso.
intraventriculaire. intraventricular.
introït. introito.
introjection. introyección.
intromission. intromisión.
introspection. introspección.
intubateur. intubador.
intubation. intubación.
intubation nasale. intubación nasal.
intubation orale. intubación oral.

intumescence. intumescencia.
inulase. inulasa.
inuline. inulina.
invagination. invaginación.
invasion. invasión.
inverse. inverso.
inversion. inversión.
inversion, rotation interne. enstrofia.
invertase. invertasa.
investigation. investigación.
investissement. catexis.
involontaire. involuntario.
involution. involución.
iodé. yodado.
iodémie. yodemia.
iodométrie. yodimetría.
iodophile. yodófilo.
iodophtaléine. yodoftaleína.
iodopsine. yodopsina.
iodoventriculographie. yodoventriculografía.
iogramme. ionograma.
ion hydrogène. ion hidrógeno.
ion-gramme. gramo ion.
ionisation. ionización.
ionogène. ionógeno.
ionomètre. ionómetro.
ionométrie. ionometría.
ionophore. ionóforo.
ionothérapie. iontoforesis.
iotacisme. yotacismo.
ipéca, ipécacuanha. ipeca o ipecacuana.
iproniazide. iproniacida.
ipsilatéral. ipsolateral.
irascibilité. irascibilidad.
iridalgie. iridalgia.
iridauxésis. iridauxesis.
iridectome. iridéctomo.
iridectomédialyse. iridectomesodiálisis.
iridectomie. iridectomía.
iridectropion. iridectropión.
iridémie. iridemia.
iridencléisis, coréclisis. coreclisis.
iridenclésis. iridencleisis.
iridentropion. iridentropión.
iridérémie. irideremia.
iridescence. iridiscencia.
iridien. iridiano o irídico.
iridium. iridio.
irido-kératite. iridoqueratitis.
irido-kératite. queratoiritis.
irido-périphakite. iridoperifacitis.
irido-sclérotomie. iridosclerotomía.
iridocèle. iridocele.
iridochoroïdite. iridocoroiditis.
iridoconstricteur. iridoconstrictor.
iridocyclite. iridociclitis.
iridodésis. iridodesis.
iridodialyse. iridodiálisis.
iridodiastase. iridodiastasis.
iridomalacie. iridomalacia.
iridomoteur, iridokinétique. iridomotor.
iridoplégie. iridoplejía.
iridopsie, iriopsie. iridización.
iridoptose, prolapsus de l'iris. iridoptosis.
iridorrhexie. iridorrexis.
iridotomie. iridotomía.
iridotomédialyse, corétomedialyse. coretomediálisis.
iridodialyse, corédialyse. corediálisis.
iridodiastase, corédiastase. corediastasis.
iris. iris.
iritis. iritis.
irradiation. irradiación.
irréductible. irreductible.
irresponsabilité. irresponsabilidad.
irrigation. irrigación.
irritabilité. irritabilidad.
irritabilité de l'urètre. uretrismo.
irritable. irritable.

irritation. irritación.
ischémie. isquemia.
ischialgie. isqualgia.
ischio-coccygien. isquiococcígeo.
ischiodidyme, ischiopage. isquiodídimo.
ischion. isquion.
ischurie. iscuria.
iso-immunisation. isoinmunización.
isoagglutination. isoaglutinación.
isoagglutinine. isoaglutinina.
isoanaphylaxie. isoanafilaxis.
isoanticorps. isoanticuerpo.
isoantigène. isoantígeno.
isobare. isóbaro.
isocarboxazide. isocarboxacida.
isochromatique. isocromático.
isochromosome. isocromosoma.
isochrone. isócrono.
isochronisme. isocronía.
isocomplément. isocomplemento.
isocorie. isocoria.
isocortex. isocórtex.
isocyclique. isocíclico.
isocytose. isocitosis.
isodactylie. isodactilia.
isodonte. isodonto.
isoélectrique. isoeléctrico.
isoenzyme. isoenzima.
isofluorane. isofluorano.
isogamie. isogamia.
isohémolysine. isohemolisina.
isolé. aislado.
isolysine. isolisina.
isomérase. isomerasa.
isomérie. isomería o isomerismo.
isomérie de chaîne. isomería en cadena.
isomérie optique. isomería óptica.
isomérie spatiale, stéréisomérie. isomería estereoquímica.
isométrique. isométrico.
isométropie. isometropía.
isomorphe. isomorfo.
isoniazide. isoniacida.
isophorie. isoforia.
isoprécipitine. isoprecipitina.
isoprénaline. isoprenalina.
isoptère. isóptera.
isospore. isospora.
isosthénurie. isostenuria.
isotonie. isotonía.
isotonique. isotónico.
isotope. isótopo.
isotope radioactif. isótopo radioactivo.
isotope stable. isótopo estable.
isotransplantation. isotrasplantación.
isotrope. isotrópico.
isquiopage. isquiópago.
isthme. istmo.
isthme aortique. istmo de la aorta.
isthme de l'utérus. istmo del útero.
isthme du corps thyroïde. istmo del tiroides.
isthme du gosier. istmo de las fauces.
isthmectomie. istmectomía.
isthmoplégie. istmoplejía.
ivoire. marfil.
ivresse. ebriedad.
ivresse. embriaguez.
ixodisme, infestation par les tiques. ixodiasis.

J

jactation. jactación o jactitación.
jambe en baïonnette. pierna en bayoneta.
jargonaphasie. jargonafasia.
jarret. corva.
jasmin. jazmín.
jaune rétinien. xantopsina.
jéjunal. yeyunal.

jéjuno-coecostomie. yeyunocecostomía.
jeûne. ayuno.
jeunesse. juventud.
jigo-maxillaire. yugomaxilar.
jointure des doigts. nudillo.
joue. carrillo.
joue. mejilla.
joule. julio.
jour. día.
jugal. yugal.
jumeaux. gemelo.
jus. jugo.
jusquiame. beleño.
juxtaarticulaire. yuxtaarticular.
juxtaposition. yuxtaposición.
juxtapylorique. yuxtapilórico.
juxtaspinal. yuxtaspinal.

K

kala-azar. kala-azar.
kaliémie. caliemia.
kallicréine, callicréine. calicicreína.
kallicréinogène, callicréinogène. calicreinógeno.
kanamycine. kanamicina.
kaolin. caolín.
kélotomie. quelotomía.
kératinisation. cornificación.
kératinocyte. queratinocito.
kératite dendritique. queratitis dendriforme o dendrítica.
kératite herpétique. queratitis herpética.
kératite interstitielle. queratitis intersticial.
kératite marginale. queratitis marginal.
kératite neuroparalytique. oftalmía neuroparalítica.
kératite ponctuée. queratitis punctata.
kératite sclérosante. queratitis esclerosante.
kératite suppurée. queratitis purulenta o supurativa.
kératite vésiculaire. queratitis vesicular.
kérato-iridocyclite. queratoiridociclitis.
kératoacanthome. queratoacantoma.
kératolyse des nouveau-nés. queratólisis del recién nacido.
kératolyse exfoliatrice. queratólisis exfoliativa.
kératome malin congénital. queratoma maligno difuso congénito.
kératome sénile. queratoma senil.
kératomètre. queratómetro.
kératoplastie. queratoplastia.
kératoprotéine. queratoproteína.
kératorrhexis. queratorrexis.
kératose arsenicale. queratosis arsenical.
kératose folliculaire. queratosis folicular.
kératose obturante. queratosis obturante.
kératose palmaire et plantaire. queratosis palmar o plantar.
kératose sénile. queratosis senil.
kératotome. querátomo.
kérion de Celse. tiña querion.
kermès. quermes.
kétamine. ketamina.
kétène. queteno.
kilocalorie. kilocaloría.
kilogramme. kilogramo.
kilolitre. kilolitro.
kilomètre. kilómetro.
kilovolt. kilovoltio.
kinanesthésie. cinanestesia.
kinase. cinasa.
kinéscope. cinescopio.
kinésodique. cinesódico.
kinesthésiomètre. cinestesiómetro.
kinétoscopie. cinetoscopia.
kinine. cinina.
kitasamycine. kitasamicina.
koïlonychie. coiloniquia.
koumis. cumís o kumiss.

kraurosis. craurosis.
kuru. kuru.
kwashiorkor. kwashiorkor.
kyste bronchogénique. quiste branquiógeno.
kyste colloïde. quiste coloideo.
kyste d'involution. quiste de involución.
kyste de l'ependyme. quiste ependimario.
kyste de l'ovaire. quiste ovárico.
kyste dentigère. quiste dentígero.
kyste dermoïde. quiste dermoide o dermoideo.
kyste dermoïde sous-cutané par implantation. quiste por implantación.
kyste folliculaire. quiste folicular.
kyste hydatique. quiste hidatídico.
kyste lutéinique. quiste luteínico.
kyste mocïde. quiste mucoide.
kyste multiloculaire. quiste multilocular.
kyste muqueux. quiste mucoso.
kyste ombilical. quiste umbilical o vitelointestinal.
kyste par exsudation. quiste por exudación.
kyste paraovarien. quiste paraovárico.
kyste pilonidal. quiste pilífero o piloso.
kyste prolifère. quiste prolífero o proliferante.
kyste radiculaire. quiste radicular.
kyste rétentionnel. quiste por retención.
kyste sébacé. quiste ateromatoso, sebáceo.
kyste séreux. quiste seroso.
kyste uniloculaire. quiste unilocular.
kystectomie. quistectomía.

L

lab. lab.
labile. lábil.
labilité. labilidad.
laboratoire. laboratorio.
labyrinthe. laberinto.
labyrinthectomie. laberintectomía.
labyrinthite. laberintitis.
lac. lago.
lacération. laceración.
lacrymal. lagrimal.
lacrymation. lacrimación.
lacrymogène. lacrimógeno.
lacrymotome. lacrimótomo.
lacrymotomie. lacrimotomía.
lactacidémie. lactacidemia.
lactacidurie. lactaciduria.
lactase. lactasa.
lactate. lactato.
lactate-déshydrogénase. lactato deshidrogenasa.
lacté. lácteo.
lactifère. lactífero.
lactifuge. lactífugo.
lactique. láctico.
lactoglobuline immune. lactoglobulina inmune.
lactomètre, galactomètre. lactómetro.
lactone. lactona.
lactoprotéine. lactoproteína.
lactose. lactosa.
lactosérum. lactosuero.
lactosurie. lactosuria.
lactovégétarien. lactovegetariano.
lactucarium. lactucario.
lacunae latérales. seno parasinual.
lacune. laguna [lagunar].
lacune crânienne. craneolacunia.
lagophtalmie. lagoftalmía.
lait albuminé. leche albuminosa.
lait concentré. leche concentrada o condensada.
lait fortifié. leche fortificada.
lait homogénéisé. leche homogeneizada.
lait modifié. leche modificada.
laitue. lechuga.
lalopathie. lalopatía.
lalophobie. lalofobia.
laloplégie. laloplejía.
lallation. lalación.

lambda. lambda.
lambdacisme. lambdacismo.
lambeau. colgajo.
lambeau circulaire. colgajo circular.
lambeau creux. colgajo tubular.
lambeau cutané. colgajo celulocutáneo.
lambeau musculocutané. colgajo musculocutáneo.
lambeau pediculé. colgajo pediculado.
lambliase. lambliasis.
lame. lámina [laminar].
lame intermédiaire. mesodermo intermedio.
lamelle. laminilla.
laminé. laminado.
laminectomie. laminectomía.
laminotomie. laminotomía.
lampe. lámpara.
lampe à fente. lámpara de hendidura.
lanatoside. lanatósido.
lancéolé. lanceolado.
lancette. lanceta.
lancinat. lancinante.
langage. habla.
langage. lenguaje.
langue. lengua.
langue bifide. lengua bífida.
langue cérébriforme, langue plicaturée. lengua cerebriforme.
langue géographique. lengua geográfica.
langue hirsute, langue pileuse. glosotriquia.
langue noire. lengua negra.
langue scrotale. lengua escrotal.
langue villeuse. lengua pilosa.
lanoline. lanolina.
lanugo. lanugo.
laparectomie. laparectomía.
laparo-iléotomie. laparoileotomía.
laparocele. laparocele.
laparocolostomie. laparocolostomía.
laparocystectomie. laparocistectomía.
laparocystotomie. laparocistotomía.
laparoentérostomie. laparoenterostomía.
laparoentérotomie. laparoenterotomía.
laparogastroscopie. laparogastroscopia.
laparogastrotomie. laparogastrotomía.
laparorraphie. laparorrafia.
laparosalpingectomie. laparosalpingectomía.
laparoscope. laparoscopio.
laparoscopie. laparoscopia.
laparotomie. laparotomía.
lapin. conejo.
laque. laca.
lard. lardo.
lardacé. lardáceo.
lardacéine. lardaceína.
larme. lágrima.
larme de crocodile. lágrima de cocodrilo.
larva migrans. larva *migrans*.
larva migrans viscérale. larva *migrans* visceral.
larve. larva.
larvé. larvado.
larvicide. larvicida.
laryngectomie. laringectomía.
laryngien, laryngé. laríngeo.
laryngisme. laringismo.
laryngite aiguë catarrhale. laringitis aguda, catarral o simple.
laryngite. laringitis crónica o catarral crónica.
laryngite. laringitis.
laryngite sous-glottique. laringitis subglótica.
laryngite sous-glottique chronique. corditis vocal inferior.
laryngite striduleuse. laringitis estridulosa.
laryngo-trachéotomie. laringotraqueotomía.
laryngocèle. laringocele.
laryngocentèse. laringocentesis.
laryngographe. laringógrafo.
laryngographie. laringografía.
laryngologie. laringología.
laryngomalacie. laringomalacia.
laryngopathie. laringopatía.
laryngopharyngite. laringofaringitis.
laryngoplastie. laringoplastia.
laryngoplégie. laringoplejía.
laryngoptose. laringoptosis.
laryngorragie. laringorragia.
laryngoscope. laringoscopio.
laryngoscopie. laringoscopia.
laryngoscopie directe. laringoscopia directa.
laryngoscopie par suspension. laringoscopia por suspensión.
laryngoscopie indirecte. laringoscopia indirecta.
laryngospasme. laringospasmo.
laryngostat. laringóstato.
laryngostomie. laringostomía.
laryngotome. laringótomo.
laryngotomie. laringotomía.
laryngotrachéite. laringotraqueítis.
larynx. laringe.
laser. láser.
lassitude. lasitud.
latah. latah.
latence. latencia.
latent. latente.
latéral. lateral.
latéroflexion. lateroflexión.
latéropulsion. lateropulsión.
latérotorsion. laterotorsión.
latéroversion. lateroversión.
latex. látex.
lathyrisme. lipinosis.
lathyrisme. latirismo.
laudanum. láudano.
laurier. laurel.
lavage. lavado.
lavage d'estomac. lavado del estómago.
lavage du sang. lavado de la sangre.
lavement. enema.
lavement baryté. enema opaco.
laxité. laxitud.
lazaret. lazareto.
lécithinase. lecitinasa.
lécithine. lecitina.
lécithinémie. lecitinemia.
légal. legal.
leishmanie. leishmania.
leishmaniose. leishmaniasis o leishmaniosis.
lemniscus. lemnisco.
lénitif. lenitivo.
lente. liendre [liendroso].
lenticulaire. lenticular.
lenticulaire. sifílide lenticular.
lenticulo-strié. lenticulostriado.
lenticulo-thalamique. lenticulotalámico.
lentiginose. lentiginosis.
lentigo. lentigo.
lentigo malin. lentigo maligno.
lentigomélanose. lentigomelanosis.
lentille. lente.
lentille. lenteja.
lentille achromatique. lente acromática.
lentille apochromatique. lente apocromática.
lentille bifocale. lente bifocal.
lentille composée. lente compuesta.
lentille convergente. lente convergente.
lentille dispersive. lente dispersante.
leontiasis. leontiasis.
lépotrix, trichomycose axillaire. lepotrix.
lèpre. lepra.
lèpre indéterminée. lepra indeterminada.
lèpre lépromateuse. lepra lepromatosa.
lèpre tuberculoïde. lepra tuberculoide.
lepréchaunisme. leprechaunismo.
léprologie. leprología.
léprologue. leprólogo.
léprome. leproma.
léproserie. leprosería.
leptocéphale. leptocéfalo.
leptodactylie. leptodactilia.

leptodonte. leptodonto.
leptoméninge. piaracnoides.
leptoméninges. leptomeninge.
leptoméninges. aracnopía.
leptoméningite, arachnoïdite. piaracnitis.
leptomonas. leptomonas.
leptotène, satade leptotène. leptoteno.
leptotrichose. leptotricosis.
lesbianisme. lesbianismo.
lésion. lesión.
lésion centrale. lesión central.
lésion microscopique. lesión histológica.
lésion moléculaire. lesión molecular.
lésion organique. lesión orgánica.
lésion partielle. lesión parcial.
lésion primaire. lesión primaria.
lésion trophique. lesión trófica.
lessive. lejía.
létal. letal.
léthalité. letalidad.
léthargie. letargo.
leucanémie. leucanemia.
leucémide. leucémide.
leucémie à basophiles. leucemia basofílica.
leucémie à éosinophiles. leucemia eosinofílica.
leucémie aleucémique. leucemia aleucémica.
leucémie lymphatique. leucemia linfocítica.
leucémie lymphoblastique aiguë. leucemia linfocítica aguda.
leucémie monocytaire. leucemia monocítica.
leucémie myélobastique aiguë. leucemia mieloide aguda.
leucémie myéloïde chronique. leucemia granulocítica crónica.
leucémie promyélocytaire aiguë. leucemia promielocítica.
leucine. leucina.
leucine-aminopeptidase. leucinaminopeptidasa.
leucinose. leucinosis.
leucinurie. leucinuria.
leuco-encéphalite. leucoencefalitis.
leuco-érythroblastose. leucoeritroblastosis.
leucoagglutinine. leucoaglutinina.
leucoblaste. leucoblasto.
leucoblastose. leucoblastosis.
leucocidine staphylococcique. estafiloleucocidina.
leucocidine. leucocidina.
leucocorie. leucocoria.
leucocyte. leucocito.
leucocyte basophile, granulocyte basophile. leucocito basófilo.
leucocyte éosinophile, granulocyte acidophile. leucocito acidófilo o eosinófilo.
leucocyte neutrophile, granulocyte neutrophile. leucocito neutrófilo.
leucocytolyse. leucocitólisis.
leucocytolysine. leucocitolisina.
leucocytomètre. leucocitómetro.
leucocytopoïèse. leucopoyesis.
leucocytose. leucocitosis.
leucocytose absolue. leucocitosis absoluta.
leucocytose digestive. leucocitosis digestiva.
leucocytose relative. leucocitosis relativa.
leucocytose toxique. leucocitosis tóxica.
leucocyturie. leucocituria.
leucodermie. leucodermia.
leucodystrophie. leucodistrofia.
leucogramme, formule leucytaire. leucograma.
leucomaïne. leucomaína.
leucome. leucoma.
leucomyélite. leucomielitis.
leuconévraxite. leucomielopatía.
leuconychie. leuconiquia.
leucopathie. leucopatía.
leucopénie. leucopenia.
leucoplasie. leucoplasia.
leucopsine. leucopsina.
leucorrhée. leucorrea.
leucosis. leucosis.

leucotaxis. leucotaxis.
leucotome. leucótomo.
leucotomie. leucotomía.
leucotoxine. leucotoxina.
leucotrichie. leucotriquia.
leusocarcome. leucosarcoma.
lévigation. levigación.
lévitation. levitación.
lévocardiogramme. levocardiograma.
lévodopa. levodopa.
lévoduction. levoducción.
lévogyre. levógiro.
lévotorsion, torsion vers la gauche. levotorsión.
lévoversion. levoversión.
lèvre. labio.
lèvre inférieure. labio mandibular.
lèvre supérieure. labio maxilar.
lévulosémie. levulosemia.
lévulosurie. levulosuria.
levure. levadura.
léwisite. lewisita.
liasthénie. liastenia.
libération d'une jointure ankylosée. estereoartrólisis.
libido. libido.
libido d'objet. libido objetal.
libido du moi, libido narcocissique. libido narcisista o del yo.
lichen. liquen.
lichen myxoedematosus. liquen mixedematoso.
lichen plan. liquen plano.
lichen plan atrophique. liquen escleroso atrófico.
lichen striatus. liquen estriado.
lichénification. liquenificación.
lichenoïde. liquenoide.
lidocaïne. lidocaína.
lientérie. lientería.
lierre. hiedra.
lieu. lugar.
ligament. ligamento [ligamentario].
ligament acromio-claviculaire. ligamento acromioclavicular.
ligament acromio-coracoïdien. ligamento acromiocoracoideo.
ligament annulaire. ligamento anular.
ligament capsulaire. ligamento capsular.
ligament coraco-claviculaire. ligamento coracoclavicular.
ligament coraco-huméral. ligamento coracohumeral.
ligament costo-vertébral. ligamento costovertebral.
ligament costo-xiphoïdien. ligamento costoxifoideo.
ligament de la plante. ligamento plantrar.
ligament dentelé. ligamento dentado o denticulado.
ligament dorsal. ligamento dorsal.
ligament gléno-huméral. ligamento glenohumeral.
ligament glénoïdien. ligamento glenoideo.
ligament ilio-fémoral. ligamento ileofemoral.
ligament ilio-lombaire. ligamento iliolumbar.
ligament interarticulaire. ligamento interarticular.
ligament interépineux. ligamento interespinoso.
ligament interne du coude. ligamento branquiocubital.
ligament interosseux. ligamento interóseo.
ligament intertransversaire. ligamento intertransverso.
ligament ischio-fémoral. ligamento isquiofemoral.
ligament jaune. ligamento amarillo.
ligament palmaire. ligamento palmar.
ligament palpébral. ligamento palpebral.
ligament phrénico-colique gauche. ligamento costocólico.
ligament poplité. ligamento poplíteo.
ligament ptérygo-épineux. ligamento pterigospinoso.
ligament ptérygo-maxillaire. ligamento pterigomaxilar.
ligament rond. ligamento redondo.
ligament spino-glénoïdien. ligamento espinoglenoideo.

ligament sterno-claviculaire. ligamento esternoclavicular.
ligament sterno-péricardique. ligamento esternopericardíaco.
ligament stylo-hyoïdien. ligamento estilohioideo.
ligament surépineux. ligamento supraspinoso.
ligament suspenseur de la verge. ligamento del pene.
ligament suspenseur du clitoris. ligamento suspensorio del clítoris.
ligament transverse. ligamento transverso.
ligament triangulaire. ligamento triangular.
ligament utéro-ovarien. ligamento del ovario.
ligament utéro-pelvique. ligamento uteropélvico.
ligament utéro-sacré. ligamento uterorrectosacro o uterosacro.
ligament vésico-ombilical. pliegue epigástrico.
ligamentopexie. ligamentopexia.
ligaments alaires de la dent (1.ª acep.), ligaments alaires de Morris (2.ª acep.). ligamento alar.
ligase. ligasa.
ligature. ligadura.
ligature complète. ligadura oclusiva.
ligature du canal déférent, opération de Steinach. vasoligadura.
ligature élastique. ligadura elástica.
ligature en chaîne. ligadura catenaria o en cadena.
ligature incomplète. ligadura suboclusiva.
ligature temporaire. ligadura provisional.
ligne. línea.
ligne alvéolaire. línea alveolar.
ligne âpre du fémur. cresta femoral.
ligne blanche. línea blanca.
ligne épiphysaire. línea epifisaria.
ligne faciale. línea facial.
ligne innomiée. línea iliopectínea.
ligne iso-électrique. nivel isoélectrico.
ligne naso-labiale. línea nasolabial.
ligne oblique du tibia. línea poplítea.
ligne sylvienne. línea silviana.
ligne temporale. línea temporal.
limaille. limadura.
limaçon. caracol.
limbe. limbo.
lime. lima.
limitation. limitación.
limite. límite.
limite d'assimilation. límite de asimilación o de saturación.
limite d'audibilité. límite auditivo o de audibilidad.
limite de perception. límite de percepción visual.
limon. limo.
lin. lino.
lincomycine. lincomicina.
lingual. lingual.
linguatulose. linguatuliasis.
lingula. língula.
liniment. linimento.
linine. linina.
linite. linitis.
liodermie. lioderma.
liomyome. liomioma.
liomyosarcome. liomiosarcoma.
lipacidémie. lipacidemia.
lipacidurie. lipaciduria.
lipase. lipasa.
lipase pancréatique, stéapsine. esteapsina.
lipasurie. lipasuria.
lipectomie. lipectomía.
lipémie. lipemia.
lipochrome. lipocromo.
lipocyte. lipocito.
lipodystrophie. lipodistrofia.
lipofuscine. lipofuscina.
lipogenèse. lipogénesis.
lipogranulomatose. lipogranulomatosis.
lipogranulome. lipogranuloma.
lipoïde. lipoide.
lipoide. lípido.
lipoidose. lipoidosis.
lipoïdose à cérébrosides, maladie de Gaucher. lipoidosis cerebrósida.
lipoïdurie. lipoiduria.
lipolyse. lipólisis.
lipomaiose. lipomatosis.
lipome. lipoma.
lipomicron. lipomicrón.
lipomyome. lipomioma.
lipomyxome. mixoma lipomatoso.
lipophagie. lipofagia.
lipophanérose. lipofanerosis.
lipophilie. lipofilia.
lipoprotéine. lipoproteína.
liposoluble. liposoluble.
lipothymie. lipotimia.
lipotrophique. lipotrópico.
lipoxydase. lipoxigenasa.
lipurie. lipuria.
liquéfaction. licuación o licuefacción.
liqueur. licor.
liquide céphalo-rachidien. líquido cefalorraquídeo o cerebrospinal.
liquide. líquido.
liquide amniotique. líquido amniótico.
liquide interstitiel. líquido intersticial.
lis. lirio.
lisciviazione. lixiviación.
lisi. lisis.
lissencéphalie. lisencefalia.
listériose. listeriosis.
lit. cama.
litharge. litargirio.
lithiase. litiasis.
lithiase appendiculaire. litiasis apendicular.
lithiase biliaire. hepatolitiasis.
lithique. lítico.
lithogenèse. litogénesis.
litholapaxie. litolapaxia.
lithologie. litología.
litholyse. litólisis.
lithoscope. litoscopio.
lithotomie. litotomía.
lithotomie, lithocystotomie. litocistotomía.
lithotrésie. litotresis.
lithotriteur. litotritor.
lithotritie. litotricia.
lithotritie dans le canal cystique. cisticolitotripsia.
lithurèse. lituresis.
litio. litio.
litre. litro.
littrite. litritis.
lividité. lividez.
lividités cadavériques. lividez cadavérica.
livre. libra.
lobe azygos. lóbulo ácigo.
lobe carré. lóbulo cuadrado.
lobe caudé. lóbulo caudado.
lobe limbique de Broca. lóbulo límbico de Broca.
lobe olfactif. lóbulo olfatorio.
lobectomie. lobectomía.
lobéline. lobelina.
lobite. lobitis.
lobotomie. lobotomía.
lobule. lobulillo.
lobule biventer. lóbulo cuneado o cuneiforme.
lobule hépatique. lóbulo hepático.
lobule lingual. circunvolución infracalcarina.
lobule lingual. lóbulo lingual.
local. local.
localisateur. localizador.
localisation. localización.
lochies. loquios [loquial].
lochiométrie. loquiómetra.
lochiorrhée. loquirrea.
locomotion. locomoción.
logasthénie. logastenia.
logoclonie. logoclonía.
logocophose. logocofosis.

logopédie. logopedia.
logorrhée. lalorrea.
logorrhée. logorrea.
loi. ley.
loi de la conduction isolée. ley de la conducción aislada.
loi de la diffusion. ley de la difusión.
loi de la isodynamie. ley de la isodinamia.
loi de la relativité. ley de la relatividad.
loi de l'excitation. ley de la excitación.
loi de l'irritabilité spécifique. ley de la irritabilidad específica.
lombalgie. osfialgia.
lombe. lomo.
lombric. lombriz.
lombrical. lumbrical (1.ª acep.).
lombrical, muscles lombricaux. lumbrical (2.ª acep.).
longevite. longevidad.
loop. lazo.
loquacité. panglosia.
lordoscoliose. lordoscoliosis.
lotion. loción.
loupe. lupia.
lucide. lúcido.
lucidité. lucidez.
luette bifide. úvula.
lumbarization. lumbarización.
lumen. lumen.
lumière. luz.
lumière actinique. luz actínica.
lumière centrale. luz axil.
lumière diffuse. luz difusa.
lumière polarisée. luz polarizada.
luminescence. luminiscencia.
luminifère. luminífero.
luminosité. luminosidad.
lunaire. lunar (1.ª acep.).
lunatique. lunático.
lunettes. anteojos.
lunettes. gafas.
lunettes. lentes.
lunule. lúnula.
lupoïde. lupiforme.
lupome. lupoma.
lupus. lupus.
lupus érythémateux. lupus eritematoso.
lupus érythémateux discoïde. lupus eritematoso discoide crónico.
lupus érythémateux systémique, lupus érythémateux aigu disséminé. lupus eritematoso sistémico.
lupus miliaire, lupoïdes miliaires disséminées. lupus miliar diseminado facial.
lupus pernio. lupus pernio.
lupus vulgaire. lupus vulgar.
lussazione. luxación.
lussurioso. lujuriante.
lutéine. luteína.
lutéinisation. luteinización.
lutéinome. luteoma.
lutétium. lutecio.
luxation. dislocación.
lyase. liasa.
lycanthropie. licantropía.
lycopode. licopodio.
lymphadénectomie. linfadenectomía.
lymphadénie. linfadenia.
lymphadénite. linfadenitis.
lymphadénogramme. linfadenograma.
lymphadénographie. linfadenografía.
lymphadénoïde. linfadenoide.
lymphadénopathie. linfadenopatía.
lymphagogue. linfagogo.
lymphangiectasie. linfangiectasia.
lymphangio-phlébite. linfangioflebitis.
lymphangioendothéliome. linfangioendotelioma.
lymphangiologie. linfangiología.
lymphangiome. linfangioma.
lymphangiome caverneux. linfangioma cavernoso.
lymphangiome kystique. linfangioma quístico.
lymphangioplastie. linfangioplastia.
lymphangiosarcome. linfangiosarcoma.
lymphangite. linfangitis.
lymphatique. linfático.
lymphatisme. linfatismo.
lymphe. linfa.
lymphémie. linfemia.
lymphoblaste. linfoblasto.
lymphoblastome. linfoblastoma.
lymphoblastose. linfoblastosis.
lymphocèle. linfocele.
lymphocyte. corpúsculo linfático.
lymphocyte. corpúsculo del quilo.
lymphocyte. linfocito.
lymphocythénite. linfocitemia.
lymphocytomatose. linfocitomatosis.
lymphocytopénie. linfocitopenia.
lymphocytopoïèse. linfocitopoyesis.
lymphocytose. linfocitosis.
lymphodermie. linfodermia.
lymphoépithéliome. linfoepitelioma.
lymphogène. linfógeno.
lymphogenèse, lymphopoïèse. linfogénesis.
lymphogranulomatose. linfogranulomatosis.
lymphogranulomatose. linfogranuloma.
lymphogranulome vénérien. enfermedad quinta venérea.
lymphogranulome vénérien. enfermedad sexta venérea.
lymphogranulome vénérien. linfogranuloma inguinal o venéreo.
lymphoïde. linfoide.
lymphomatose. linfomatosis.
lymphome. linfoma.
lymphopathie. linfopatía.
lymphoréticulose bénigne d'inoculation, maladie des griffes de chat. enfermedad por arañazo de gato.
lymphoréticulose. linforreticulosis.
lymphosarcome. linfosarcoma.
lymphurie. linfuria.
lymphœdème. linfedema.
lyophilisation. liofilización.
lypase pancréatique. pancreatolipasa.
lypemanie. lipemanía.
lyre, commisure interammonienne. lira.
lysidine. lisidina.
lysine. lisina.
lysine agissant sur la cire. cerolisina.
lysine détruisant les pigments. pigmentolisina.
lysogénisation. lisogenización.
lysolécithine. lisolecitina.
lysosome. lisosoma.
lysotypie. tipificación por bacteriófagos.
lysozyme. lisozima.
lytique. lítico.

M

macération. maceración.
mâchoire. mandíbula.
mâchonnement. mascullamiento.
macis. macis.
macrencéphalie. macrencefalia.
macroblaste. macroblasto.
macrobrachie. macrobraquia.
macrocéphalie. macrocefalia.
macrochéilie. macroqueilia.
macrochirie. macroquiria.
macrocnémia. macrocnemia.
macrocôlon. macrocolia omacrocolon.
macrocyste. macrocisto.
macrocyte. macrocito.
macrocythémie. macrocitemia.
macrocytose. macrocitosis.
macrodactylie. macrodactilia.
macrodontie. macrodontia.

macrogamète. macrogameto.
macrogamétocyte. macrogametocito.
macrogastre. macrogastria.
macrogénitosomie. macrogenitosomía.
macroglobuline. macroglobulina.
macroglobulinémie. macroglobulinemia.
macroglossie. macroglosia.
macrolides. macrólidos.
macrolymphocyte. macrolinfocito.
macrolymphocytomatose. macrolinfocitosis.
macromastie. macromastia.
macromelie. macromelia.
macromère. macrómera.
macronucléus. macronúcleo.
macronychie. macroniquia.
macrophage. macrófago.
macrophtalmie. macroftalmía.
macropodie. macropodia.
macropolycyte. macropolicito.
macroprosopie. macroprosopia.
macropsie. macropsia.
macrorhinie. macrorrinia.
macroscopie. macroscopia.
macroskélie. macrosquelia.
macrosplanchnique. hipervegetativo.
macrosplanchnique. macrosplácnico.
macrostéréognosie. macrostereognosia.
macrostomie. macrostomía.
macrotie. macrotia.
macula lutea. mácula o macula lútea.
maculation. maculación.
maculo-papule. maculopápula.
madarose. madarosis.
magistral. magistral.
magma. magma.
magnésie. magnesia.
magnésiémie. magnesemia.
magnésite. magnesita.
magnésium. magnesio.
magnétisation. magnetización.
magnétisme. magnetismo.
maigreur. delgadez.
main. mano.
main d'accoucher. mano obstétrica.
main de prédicateur. mano de predicador.
main de singe. mano simiesca.
main de squelette, main de cadavre. mano esquelética.
main en griffe. mano en garra.
main en trident. mano en tridente.
mais. maíz.
maison. casa.
mal. mal.
mal de mer. mareo.
mal de montagne. puna.
malabsorption. malabsorción.
malacie. malacia.
malade. enfermo.
maladie. dolencia.
maladie. enfermedad.
maladie à membranes hyalines. enfermedad de la membrana hialina.
maladie aiguë. enfermedad aguda.
maladie auto-immune. enfermedad autoinmune.
maladie bronzée. piel bronceada.
maladie chronique. enfermedad crónica.
maladie coeliaque. enfermedad celíaca.
maladie coeliaque, allergie gluten. esprue nostras.
maladie contagieuse. enfermedad contagiosa.
maladie constitutionnelle. enfermedad constitucional.
maladie d'Addison. síndrome adisoniano.
maladie de la cavité buccale. estomatopatía.
maladie de Pick. esclerosis lobular.
maladie d'origine traumatique. traumatopatía.
maladie des bourses. bursopatía.
maladie des caissons. parálisis de los buzos.
maladie des chaînes lourdes. enfermedad de las cadenas pesadas.
maladie des glandes surrénales. suprarrenalopatía.
maladie des griffures de chat. fiebre por arañazo de gato.
maladie des inclusions cytomégaliques. enfermedad de inclusiones citomegálicas.
maladie du collagène, collagénose. enfermedad del colágeno.
maladie du pancréas. pancreatopatía.
maladie épiphysaire. epifisiopatía.
maladie fonctionnelle. enfermedad funcional.
maladie granulomateuse létale infantile. enfermedad granulomatosa crónica.
maladie hémolytique du nouveau-ne, érytroblastose foetale. enfermedad hemolítica de los recién nacidos.
maladie héréditaire. enfermedad hereditaria.
maladie idiopathique. enfermedad idiopática.
maladie inclusions cytomégaliques. enfermedad de inclusiones citomegálicas.
maladie infectieuse. enfermedad infecciosa.
maladie mentale, affection mentale. enfermedad mental.
maladie organique. enfermedad orgánica.
maladie ovarienne. ovariopatía.
maladie professionnelle. enfermedad ocupacional.
maladie professionnelle. enfermedad profesional.
maladie sérique. enfermedad del suero.
maladie testiculaire. testopatía.
maladie vénérienne. enfermedad venérea.
malaire. malar.
malaise. malestar.
malaria. malaria.
malariathérapie. malarioterapia.
malaxage. malaxación.
mále. macho.
malformation. cacomorfosis.
malformation. malformación.
maligne. maligno.
malléaire. malear.
malléine. maleína.
malléolaire. maleolar.
malléole. maléolo.
malocclusion. maloclusión.
malonyle. malonilo.
malt. malta.
maltase. maltasa.
maltoside. maltósido.
maltosurie. maltosuria.
mamelon. mamila.
mamiloplasne. mamiloplastia.
mamma. mama.
mammiferes. mamíferos.
mammographie. mamograma.
mammographie. mamografía.
mammoplastie. mamoplastia.
mammotrophine, mammotropine, hormone lutéotrope. mamotropina.
manche. mango.
manche. manubrio.
manchon. brazal.
manchot. monobraquio.
manchot. manco.
mandrin. mandril.
manganèse. manganeso.
manganisme. manganesismo o manganismo.
mangoustan. mangostán.
mangoustine. mangostina.
manie. manía.
manie égocentrique. egomanía.
maniérisme. manierismo o manerismo.
manioc. mandioca.
manipulation. manipulación.
mannitol. manitol.
mannitose. manitosa.
mannose. manosa.
manomètre. manómetro.
manteau. manto.
manteau des hémisphères, cortex cérébral. manto cerebral.

manuel. manual.
manuvre. maniobra.
marasmatique. marasmático.
marasme. marasmo.
marché à quatre pattes. tetrapódisis.
Marge. margen.
margination. marginación.
marihuana. marihuana.
marjolaine. orégano.
marjoram. mejorana.
marmoréen. marmóreo.
marmotte. marmota.
marnne. maná.
marron, brun. marrón.
marsupialisation. marsupialización.
marteau. martillo.
martial. marcial.
masculinité. masculinidad.
maser. máser.
masochisme. masoquismo.
masochiste. masoquista.
masque. máscara.
masque ecchymotique. máscara equimótica.
massage. masaje.
massage auditif. masaje auditivo.
massage cardiaque. masaje cardíaco.
massage vibratoire. masaje vibratorio.
masse. masa.
masse achromatique. masa acromática.
masse d'electron. masa electrónica.
masse sanguine. volumen sanguíneo.
masse ventro-latéral. masa ventrolateral.
massif. masivo.
massothérapie. masoterapia.
massue. maza.
mastectomie. mastectomía.
mastic. almáciga.
mastic. mástique.
mastication. masticación.
masticatoire. masticatorio.
mastite. mastadenitis.
mastite. mastitis.
mastite des nouveau-nés. mastitis del recién nacido.
mastite interstitielle. mastitis intersticial.
mastocyte. célula cebada.
mastocyte. mastocito.
mastocytose. mastocitosis.
mastodynie. mastalgia.
mastographie. mastografía.
mastographie. mastograma.
mastoïde. mastoides.
mastoidectomie. mastoidectomía.
mastoïdectomie radicale. mastoidectomía radial.
mastoïdien. mastoideo.
mastoïdite. mastoiditis.
mastoïdite otitique. otitis mastoidea.
mastoïdotomie. mastoidotomía.
mastopathie. mastopatía.
mastopathie chronique kystique. mastopatía escleroquística.
mastopexie. mastopexia.
mastoptose. mastoptosis.
mastorragie. mastorragia.
mastotomie. mastotomía.
masturbation. masturbación.
maté. mate (2.ª acep.).
matelas. colchón.
maternitè. maternidad.
matico. matico.
matité. matidez.
matité hépatique. tono jecoral.
matras. matraz.
matrice de l'ongle. matriz de la uña.
matrice, modèle. patrón.
maturation. maduración.
maturité. madurez.
mauve. malva.
maxillaire, machoire. maxilar.
maxillite. maxilitis.
maxillo-palatin. maxilopalatino.
méat. meato.
méat de l'urètre. meato urinario.
méat inférieur, moyen et supérieur des fosses nasales. meato nasal.
méatoscopie. meatoscopia.
méatotomie. meatotomía.
mécamylamine. mecamilamina.
mécanisme de défense. mecanismo de defensa.
mécanisme du accouchement. mecanismo del parto.
mécanothérapie. mecanogimnasia.
mécanothérapie. mecanoterapia.
méchanisme. mecanismo.
mèche. mecha.
méchloréthamine, chlorméthine. mecloretamina.
méconium. meconio.
médecin. médico.
médecin spécialisé en traumatologie. traumatólogo.
media. media.
médial. medial.
médial. mediano.
médial. mesial.
médiastin. mediastino.
médiastinite. mediastinitis.
médiastino-péricarditis. mediastinopericarditis.
médiastinotomie. mediastinotomía.
médiat. mediato.
médicament. fármaco.
médicamént. medicamento.
médication. medicación.
médication conservatrice. medicación conservadora.
médication ionique, ionothérapie. medicación iónica.
médication substitutive. medicación sustitutiva.
médicinal. medicinal.
medicine. medicina.
médicine aéronautique. medicina aeronáutica.
médicine clinique. medicina clínica.
médicine étatisée ou socialisée. medicina socializada.
médicine expérimentale. medicina esperimental.
médicine interne. medicina interna.
médicine légale. medicina legal.
médicine militaire. medicina militar.
médicine psychosomatique. medicina psicosomática.
médicine sociale. medicina social.
médicine spatiale. medicina espacial.
médicine tropicale. medicina tropical.
médicine vétérinaire. medicina veterinaria.
médicolégal. medicolegal.
médroxyprogestérone. medroxiprogesterona.
médullisation. medulación o medulización.
médulloblaste. meduloblasto.
médullofuge. espinífugo.
médullopète. espinípeto.
méga-uretère. megauréter.
méga-æsophage. megaesófago.
mégacardie, cardiomégalie. megacardia, megalocardia.
mégacardie, cardiomégalie. megalocardia.
mégacaryoblaste. megacarioblasto.
mégacaryocyte. megacariocito.
mégacôlon. megacolon.
mégacôlon acquis. megacolon adquirido.
mégacôlon congénital. megacolon aganglionar o aganglónico.
mégacurie. megacurie.
mégacycle. megaciclo.
mégalencéphalie. megalencefalia.
mégalérythème épidémique, cinquième maladie éruptive. quinta enfermedad.
mégaloblaste. megaloblasto.
mégalocéphalie. megalocefalia.
mégalocornée. megalocórnea.
mégalocyte. megalocito.
mégalocytose. megalocitosis.
mégalodontie, macrodontie. megadontismo.

mégalogastrie, mégagastrie. megagastria.
mégalomanie. megalomanía.
mégalomélie. megalomelia.
mégalophtalmie. megaloftalmía.
mégalopodie. megalopodia.
mégasigmoïde. megasigma o megasigmoide.
mégavolt. megavoltio.
meibomiite. meibomitis.
méiose. meiosis.
melaena des nouveau-nés, méléna des nouveau-nés. melena del recién nacido.
melaena spuria, méléna spuria. melena espuria o falsa.
mélalgie. melalgia.
mélancolie. melancolía.
mélancolie d'involution. melancolía involutiva.
mélange. mezcla.
mélange de deux liquides de différente densité. hidrodifusión.
mélanifère. melanífero.
mélanine. melanina.
mélanoblaste. melanoblasto.
mélanoblastome. melanoblastoma.
mélanocanthone. melanoacantoma.
mélanocarcinome. melanocarcinoma.
mélanocyte. melanocito.
mélanodermatite. melanodermatitis.
mélanodermie. melanoderma.
mélanodermie sénile. melanoderma senil.
mélanodermite. melanodermatitis.
mélanogène. melanógeno.
mélanomatose. melanomatosis.
mélanome juvénile. melanoma juvenil.
mélanome malin, mélanoblastome. melanoma maligno.
mélanonychie. melanoniquia.
mélanopathie. melanopatía.
mélanophage. melanófago.
mélanophore. melanóforo.
mélanoplakie. melanoplaquia.
mélanosarcome. melanosarcoma.
mélanose. melanosis.
mélanosome. melanosoma.
mélanostimuline. melanoforina.
mélanotrichie. melanotriquia.
mélanurie. melanuria.
mélasmes. melasma.
mélasse. melaza.
mélatonine. melatonina.
mélibiose. melibiosa.
mélicéris. melicera o meliceris.
mélioïdose. melioidosis.
mélisse. melisa.
mélitose, raffinose. melitosa.
méliturie. melituria.
méloplastie. meloplastia.
mélorhéostose. melorreostosis.
mélæna. melena.
membrana nucléaire. carioteca.
membrane. membrana.
membrane adamantine. capa adamantina.
membrane basale. membrana adventicia.
membrane basale. membrana basal.
membrane capsulopupillaire. membrana basilar.
membrane cellulaire. membrana celular.
membrane composée. membrana compleja.
membrane de Zeissl, stratum compactum. estrato compacto.
membrane du tympan, membrane tympanique. membrana timpánica.
membrane foetale. membrana fetal.
membrane hyaline. membrana hialina.
membrane hyaloïde. membrana hialoidosis.
membrane interosseuse. membrana interósea.
membrane kératogène. membrana queratógena.
membrane limitante. capa limitante.
membrane limitante. membrana limitante.
membrane nictitante. membrana nictitante.
membrane nucléaire. membrana nuclear.

membrane plasmatique. membrana plasmática.
membrane recouvrant l'éminence de Doyère. telolema.
membrane reticulée. membrana reticulada.
membrane semi-perméable. membrana semipermeable.
membrane séreuse, tunique séreuse. membrana serosa.
membrane synoviale, synoviale. membrana sinovial.
membrane unitaire. membrana unitaria.
membraniforme. membraniforme.
membranule. membranela.
membre. miembro.
memmocyte. lemmocito.
mémoire. memoria.
mémoire antérograde. memoria anterógrada.
mémoire immunologique. memoria inmunológica.
mémoire rétrograde. memoria retrógrada.
ménadiol. menadiol.
ménadione. menadiona.
ménarche. menarquia o menarquía.
méninge. meninge.
meningicérébral. cerebromeníngeo.
méningiomatose. meningiomatosis.
méningiome. meningioma.
méningisme. meningismo.
méningite. meningitis.
méningite avec thrombophlébite. meningosteoflebitis.
méningite basale, méningite de la base du cerveau. meningitis basilar.
méningite cérébrospinale. meningitis de la cerebrospinal.
méningite cérébrospinale épidémique. meningitis cerebrospinal epidémica.
méningite kystique, kyste arachnoïdien. quiste neural.
méningite lymphocytaire bénigne. meningitis aséptica aguda.
méningite séreuse. meningitis serosa.
méningite spinale. meningitis espinal.
méningite suppurée. meningitis purulenta.
méningite sympathique. meningitis simpática.
méningite tuberculeuse. meningitis tuberculosa.
méningite virale. meningitis virásica.
méningo-encéphalocèle. meningoencefalocele.
méningo-myélite. meningomielitis.
méningo-myélocèle. meningomielocele.
méningo-radiculite. meningorradiculitis.
méningoartérite. meningoarteritis.
méningoblastome. meningoblastoma.
méningocèle. meningocele.
meningocérébral. cerebromeníngeo.
méningococcémie. meningococia.
méningoencéphalite. encefalomeningitis.
méningoencéphalite. meningoencefalitis.
méningopathie. meningopatía.
méningorachidien. meningorraquídeo.
méningorragie. meningorragia.
méniscectomie. meniscectomía.
méniscite. meniscitis.
ménisque. menisco.
ménisque articulaire latéral du genou. menisco lateral.
ménisque articulaire médial du genou. menisco medial.
méno-métrorragie. menometrorragia.
ménopause. menopausia.
ménorragie. menorragia.
ménorrhée. menorrea.
menstruation. menstruación.
menstruation sans ovulation. menstruación anovular.
mensuration. mensuración.
mentagre. mentagra.
mentalité. mentalidad.
menthe. menta.
menthol. mentol.

mento-labial. mentolabial.
menton, barbe. barba.
menton. mentón.
mépéridine, péthidine. meperidina.
méphitique. mefítico.
mépivacaïne. mepivacaína.
méprobamate. meprobamato.
méralgie. meralgia.
méralgie paresthésique. meralgia parestésica.
mercaptan. mercaptán.
mercaptide. mercáptida o mercáptido.
mercapto-6-purine. 6-mercaptopurina.
mercure. mercurio.
mercurial. mercurial.
mercurialisation. mercurialización.
mercurique. mercúrico.
Mère. madre.
mérergasie. merergasia.
mérodiastolique. merodiastólico.
merogonie. merogonía.
mérosystolique. merosistólico.
mésangium. mesangio.
mésaticéphale, mésocéphale. mesaticéfalo.
mésatipelvique. mesatipélvico.
mescal. mescal.
mescaline. mescalina.
mescalisme. mescalismo.
mésectoderme. mesectodermo.
mésenchyme. mesénquima.
mésenchymome. mesenquimoma.
mesentère. mesenterio.
mésentérectomie. mesenterectomía.
mésentérite. mesenteritis.
mésentéron. mesénteron.
mésion. mesión.
mesmérisme, hypnotisme. mesmerismo.
méso-appendice. mesoapéndice.
méso-appendice. mesenteríolo.
mésoaortite. mesaortitis.
mésoblaste extraembryonnaire. mesodermo extraembrionario.
mésoblaste splanchnique. mesodermo esplácnico.
mésocarde. mesocardio.
mésocardie congénitale. mesocardia.
mésocarpien. mesocarpiano.
mésocólon. mesocolon.
mésocolopexie. mesocolopexia.
mésocyste. mesocisto.
mésoderme. mesodermo.
mésodiastolique. mesodiastólico.
mésoduodénum. mesoduodeno.
mésoépididyme. mesoepidídimo.
mésogastre. mesogastrio.
mésomélique. mesomélico.
mésomètre. mesometrio.
méson. mesotrón.
mésonéphrome. mesonefroma.
mésonévrite. mesoneuritis.
mésopexie. mesenteriopexia.
mésophlébite. mesoflebitis.
mésoporphyrine. mesoporfirina.
mésorectum. mesorrecto.
mésosalpinx. mesosalpinx.
mésosome. mesosoma.
mésosternum, corps du sternum. mesosternón.
mésosystolique. mesosistólico.
mésothélioma. mesotelioma.
mesothelium. mesotelio.
mésovarium. mesovario.
mestranol. mestranol.
mesure de la tension artérièlle et de la viscosité du sang. esfigmoviscosimetría.
mesure du degré de strabisme. estrabótomo.
métabiose. metabiosis.
métabolimètre. metabolímetro.
métabolisme basal. metabolismo basal.
métabolisme endogène. metabolismo endógeno.
métabolisme exogène. metabolismo exógeno.
métabolite. metabolito.

métacarpe. metacarpo.
métacarpien. metacarpiano.
métacarpo-phalangien. metacarpofalángico.
métacentrique. metacéntrico.
métachromasie. metacromasia.
métachromatique. metacromático.
métacièse. metacinesis.
métagastrula. metagástrula.
métagonimose. metagonimiasis.
métal. metal.
métallisation. metalización.
métalloide. metaloide.
métamère. intersegmento.
métamère. metámera.
métamérie. metamería.
métamorphopsie. metamorfopsia.
métamorphose. metamorfosis.
métamyélocyte. metamielocito.
métanéphros. metanefrón.
métaphase. metafase.
métaphyse. metáfisis.
métaplasie. metaplasia.
métapsychique. metapsíquica.
métapsychologie. metapsicología.
métaraminol. metaraminol.
métastase. metástasis [metastásico].
métatarsalgie. metatarsalgia.
métatarse. metatarso.
métatarsectomie. metatarsectomía.
métatarsien. metatarsiano.
métatarso-phalangien. metatarsofalángico.
metathèse. metátesis.
métencéphale. metencéfalo.
météorisme. meteorismo.
météoropathie. meteoropatía.
météororésistant. meteororresistente.
météorotrope. meteorotrópico.
méthacholine. metacolina.
méthadone. metadona.
méthane. metano.
méthémoglobinémie. metahemoglobinemia.
méthionine. metionina.
méthémoglobine. metahemoglobina.
méthocarbamol. metocarbamol.
méthode d'immunodiffusion. prueba de la inmunodifusión.
méthode. método.
méthode radio-immunologique, radio-immunoessai. radioinmunoanálisis.
méthodologie. metodología.
méthomanie. metomanía.
méthotrexate. metotrexato.
méthoxamine. metoxamina.
méthoxsalen. metoxaleno.
méthoxyflurane. metoxifluorano.
méthylamine. metilamina.
méthylation. metilación.
méthylatropine. metilatropina.
méthyldopa. metildopa.
méthylène. metileno.
méthylique. metílico.
méthylmarcaptan. metilmercaptán.
méthylmorphine, codéine. metilmorfina.
méthylprednisolone. metilprednisolona.
méthysergide. metisergida.
méticilline. meticilina.
méticulosité. escrupulosidad.
métis. mestizo.
métonymie. metonimia.
metopion. metopión.
métralgie. metrodinia.
métralgie. metralgia.
métreurynter. metreurinter.
métrite. metritis.
métrite disséquante. metritis disecante.
métrite puérpérale. metritis puerperal.
métro-péritonite. metroperitonitis.
métro-salpingite. metrosalpingitis.
métro-salpingographie. metrosalpingografía.

métrocolpocèle. metrocolpocele.
métromalacie. metromalacia.
métronidazole. metronidazol.
métronoscope. metronoscopio.
métropathie. metropatía.
métrophlébitc. metroflebitis.
métrorragie. metrorragia.
métrorrhée. metrorrea.
métroscope. metroscopio.
métroscopie. histeroscopia.
meurtre. asesinato.
meurtrissure. magulladura.
miasmes. miasma.
micelle. micela.
microangiopathie. micrangiopatía.
microbe. microbio.
microbicide. microbicida.
microbiologie. microbiología.
microblépharon. microblefaria.
microbrache. microbraquio.
microcalorie. microcaloría.
microcardie. microcardia.
microcaulie. microcaulia.
microcentre. microcentro.
microcéphale. microcéfalo.
microcéphalie. microcefalia.
microchéilie. microqueilia.
microchimie. microquímica.
microchirie. microquiria.
microchirurgie. microcirugía.
microcnémie. microcnemia.
microcôlon. microcolon.
microcoque. micrococo.
microcornée. microcórnea.
microcurie. microcurie.
microcyste. microcisto.
microcyte. microcito.
microcytémie. microcitemia.
microcytose. microcitosis.
microdactylie. microdactilia.
microdontisme. microdontismo.
microfarad. microfaradio.
microfilaire. microfilaria.
microfilament. microfilamento.
microgaméte. microgameto.
microgamétocyte. microgametocito.
microgamie. microgamia.
microgastrie. microgastria.
microgenèse. microgénesis.
microgénie. microgenia.
microgénitalisme. microgenitalismo.
microglie. microglia.
microglossie. microglosia.
micrognathie. micrognacia o micrognatia.
microgramme. microgramo.
micrographie. micrografía.
microgyrie. microgiria.
microlitre. microlitro.
micromanie. micromanía.
micromère. micrómera.
microméthode. micrométodo.
micrométre. micrómetro.
micrométrie. micrometría.
micron. micrón.
micronucléus. micronúcleo.
micronychie. microniquia.
microorganisme. microorganismo.
microphage. micrófago.
microphaquie. microfaquia.
microphtalmie. microftalmia.
microphysique. microfísica.
micropsie. micropsia.
micropupille. microcoria.
microradiographie. microrradiografía.
microrchidie. microorquia o microorquidea.
microrhinie. microrrinia.
microscope. microscopio.
microscope à contraste de phase. microscopio de contraste de fases.

microscope à fluorescence. microscopio fluorescente.
microscope à ultraviolets. microscopio ultravioleta.
microscope à balayage. microscopio de barrido.
microscope à ultrasons. microscopio ultrasónico.
microscope binoculaire. microscopio binocular.
microscope chirurgical. microscopio operatorio.
microscope électronique. microscopio electrónico.
microscopie. microscopia.
microscopie à fluorescence. microscopia fluorescente.
microscopie à immunofluorescence. microscopia inmunofluorescente.
microscopie clinique. microscopia clínica.
microsection. microsección.
microsonie. microsomía.
microsphérocyte, sphérocyte. microsferocito.
microsphérocytose, sphérocytose. microsferocitosis.
microsphygmie. microsfigmia.
microsporie. microsporia.
microsporose. microsporosis.
microstomie. microstomía.
microthélie. microtelia.
microthrombose. microtrombosis.
microthrombus. microtrombo.
microtie. microtia.
microtome. micrótomo.
microtomie. microtomía.
microtonomètre. microtonómetro.
microtubule. microtúbulo.
microvillosité. microvellosidad.
microvolt. microvoltio.
miction. micción.
miel. miel.
miéloblastome. mieloblastoma.
migraine ophtalmoplégique. migraña oftalmopléjica.
migraine. migraña.
migration anodique. migración anódica.
migration cathodique. migración catódica.
migration de l'ovule. migración del óvulo.
migrazione. migración.
miliaire. miliar.
miliaire rouge, lichen tropicus. liquen tropical.
miliairie. miliaria.
milieu. medio (2.ª acep.).
milieu de contraste. medio de contraste.
milieu de culture. medio de cultivo.
milieu de dispersion. medio de dispersión.
mille feuille. milenrama.
milliampère. miliamperio.
milliampèremètre. miliamperímetro.
millibar. milibar.
millicurie. milicurie.
milliéquivalent. miliequivalente.
milligramme. miligramo.
millilitre. mililitro.
millimicton. milimicrón.
mimétisme. mimesis.
mimétisme. mimetismo.
mimique. mímica.
minéral. mineral.
minéralcorticoïde. mineralcorticoide.
minime, minimum. mínimo.
minium. minio.
minocycline. minociclina.
minoxidil. minoxidilo.
miopragie. miopragia.
miracidium. miracidio.
mirage. espejismo.
miringotomie. auripuntura.
miroir. espejo.
miroir dentaire. odontoscopio.
misandrie. apandria.
misanthropie. misantropía.
miscible. miscible.
misocromie partielle. meromicrosomía.
misogynie. misoginia.

misonéisme. misoneísmo.
mithridatisme. mitridatismo.
mitochondrie. mitocondria.
mitosis. mitosis [mitótico].
mitral. mitral.
mixture. mixtura.
mnésique. mnémico.
mobile. movible o móvil.
mobilisation. movilización.
mobilité, motilité. movilidad.
modérateur. moderador.
modificateur. modificador.
modiole. modiolo.
modulation. modulación.
moelle. médula.
moelle épinière. médula espinal.
moelle osseuse. médula ósea.
mogilalie. mogilalia.
moi idéal. yo ideal.
moignon. muñón.
moisissure. moho.
moisissure, mildiou. mildeu.
mol, mole. mol.
molaire. molar.
molaire. muela.
molalité. molalidad.
molariforme. molariforme.
molarité. molaridad.
môle. mola [molar].
môle formée des restes se l'oeuf. mola verdadera.
môle hydatiforme. mola hidatídica o hidatidiforme.
môle maligne, chrorioadénome. mola maligna.
molécule. molécula.
molécule-gramme. gramo de molécula.
mollet. pantorrilla.
molluscum contagiosum. molusco contagioso.
molluscum fibrosum. molusco fibroso.
molluscum verrucosum. molusco verrugoso.
molybdène. molibdeno.
moment. momento.
momie. momia.
momification. momificación.
monade. mónada.
monarthrite. monartritis.
monaster, couronne équatoriale. monáster.
monaural. monaural.
monde. mundo.
mongolique. mongol o mongólico.
monilethrix. pelo moniliforme o nudoso.
monilethrix. moniletrix.
moniliase. moniliasis o moniliosis.
moniliforme. moniliforme.
monisme. monismo.
moniteur. monitor.
moniteur cardiaque. monitor cardíaco.
monoacide. monoácido.
monoamine-oxydase. monoaminooxidasa.
monoatomique. monatómico.
monoaxial. uniaxil.
monobasique. monobásico.
monobasique. unibásico.
monoblaste. monoblasto.
monoblepsie. monoblepsia.
monocéphalien. monocéfalo.
monochorionique. monocoriónico.
monochromasie. monocromasia.
monochromatique. monocromático.
monochromatophile. monocromófilo.
monocle. monóculo.
monocrotisme. monocrotismo.
monoculaire. monocular.
monocytopénie. monocitopenia.
monocytose. monocitosis.
monodactylie. monodactilia.
monogamie. monogamia.
monogenèse. monogénesis.
monomanie. monomanía.
mononucléaire. uninuclear.
mononucléose. mononucleosis.
mononucléose infectieuse. mononucleosis infecciosa.
mononucléotide. mononucleótido.
monoparésie. monoparesia.
monophasique. monofásico.
monophiodonte. monofiodonto.
monophobie. monofobia.
monophtalme. monoftalmo.
monoplégie. monoplejía.
monorchidie. monorquidia.
monosaccharide. monosacárido.
monosomien. monosomiano.
monosymptomatique. monosintomático.
monotonie. monotonía.
monovalent. monovalente.
monozygote. monocigótico.
monstre. monstruo.
monstre à quatre jambes. tetrascelo.
monstre qui a deux cous. diauquenos.
monstruosité. monstruosidad.
monstruosité double caracterisée par la fusion des troncs. somatodimia.
mont de Vénus. monte de Venus.
monticule. montículo.
morbide. mórbido.
morbidite. morbididad.
morbifique. morbífico o morbígeno.
morbilliforme. morbiliforme.
morcellement des tissus au moyen du bistouri électrique. electroscisión.
mordant. mordiente o mordente.
morgue. morgue.
moribond. moribundo.
moritification. mortificación.
morphée. morfea.
morphine. morfina.
morphinisme. morfinismo.
morphinomanie. morfinomanía.
morphogenèse. morfogénesis o morfogenia.
morphologie. morfología.
morsure. mordedura.
morsure. mordida.
morsure ouverte. mordida abierta.
mort. muerte.
mort apparente. muerte aparente.
mort cérébrale. muerte cerebral.
mort locale. muerte local.
mort réelle. muerte real.
mortalité actuelle. mortalidad actual.
mortalité infantile. mortalidad infantil.
mortalité néonatale. mortalidad neonatal.
mortalité périnatale. mortalidad perinatal.
mortier. mortero.
mortinatalité. natimortalidad.
morulation. morulación.
morve, farcin. muermo.
mosaïcisme. mosaicismo.
mosaïque. mosaico.
moteur. motor.
mou. blando.
mouche. mosca.
moule. molde.
moursure fermée. mordida cerrada.
mousse. musgo.
moustique. mosquito.
moût. mosto.
moutarde. mostaza.
moutarde azotée, chlorméthine. mostaza nitrogenada.
mouvement. movimiento.
mouvement actif. movimiento activo.
mouvement amiboïde. movimiento ameboideo.
mouvement associé. movimiento asociado.
mouvement automatique. movimiento automático.
mouvement brownien. movimiento browniano, pedesis.
mouvement passif. movimiento pasivo.
mouvement pendulaire. movimiento pendular.
mouvement réflexe. movimiento reflejo.
mouvement spontané. movimiento espontáneo.

mouvement syncinétique. movimiento sincinético.
mouvement vermiculaire. movimiento vermicular.
moxa. moxa.
moyen, milieu. medio.
mucase. mucasa.
mucification. mucificación.
muciforme. muciforme.
mucilage. mucílago o mucílago.
mucilagineux. mucilaginoso.
mucinase. mucinasa.
mucinogène. mucinógeno.
mucinoïde. mucinoide.
mucinose. mucinosis.
mucipare. mucífero.
muco-cutané. mucocutáneo.
muco-membraneux. mucomembranoso.
muco-purulent. mucopurulento.
mucocartilage. mucocartílago.
mucocèle. mucocele.
mucoide. mucoide.
mucolytique. mucolítico.
mucopolysaccharidose. mucopolisacárido.
mucoprotéine. mucoproteína.
mucormycose. mucormicosis.
mucosine. mucosin.
mucoviscidose. mucoviscidosis.
mucus. moco.
mue. muda.
muet. mudo.
mufle. hocico.
muguet. estomatitis micótica.
muguet. muguet.
muguet, oïdiomycose. estomatomicosis.
mulâtre. mulato.
multicellulaire. multicelular.
multicuspidé. multicúspide.
multiforme. multiforme.
multigeste. multigrávida.
multigeste. plurigrávida.
multipare. multípara.
multiple. múltiple.
multipolaire. pluripolar.
muqueuse. mucosa, membrana mucosa.
mûr. maduro.
mure. mora.
muréxine. murexina.
murier. moral.
murmure vésiculaire. murmullo respiratorio o vesicular.
murrina. murrina.
musc. almizcle.
muscarine. muscarina.
muscarinique. muscarínica.
muscarinisme. muscarinismo.
muscle. músculo.
muscle abducteur. músculo abductor.
muscle adducteur. músculo aductor.
muscle agoniste. músculo agonista.
muscle anconé, anconé. músculo ancóneo.
muscle chondro-glosse. músculo condrogloso.
muscle couturier. músculo sartorio.
muscle cremaster. músculo cremáster.
muscle droit. músculo recto (2.ª acep.).
muscle gastrocnémien. músculo gastrocnemio.
muscle glosso-pharingien, muscle pharyngo-glosse. músculo faringogloso (2.ª acep.).
muscle grand pectoral. músculo ectopectoral.
muscle inspiratoire. músculo inspiratorio.
muscle interépineux. músculo interespinoso (2.ª acep.).
muscle intertransversaire. músculo intertransverso (2.ª acep.).
muscle intrinseque. músculo intrínseco.
muscle involuntaire, muscle lisse. músculo involuntario.
muscle ischio-caverneux. músculo erector del pene.
muscle masséter. músculo masetero.
muscle orbiculaire des lèvres. músculo esfínter de los labios.
muscle pectiné. músculo pectíneo (2.ª acep.).
muscle péristaphylin interne. músculo petrostafilino (2.ª acep.).
muscle psoas iliaque. músculo iliopsoas.
muscle scalène. músculo escaleno.
muscle soléaire. músculo sóleo.
muscle splénius. músculo esplenio (2.ª acep.).
muscle sterno-cléido-mastoïdien. músculo esternocleidomastoideo.
muscle strié. músculo estriado.
muscle stylo-glosse. músculo estilogloso.
muscle synergiste. músculo sinérgico.
muscle thyroaryténoïdien inférieur. músculo vocal.
muscle transverse de l'urètre. músculo transversouretral.
muscle trapèze. músculo trapecio (2.ª acep.).
muscle voluntaire, muscle strié. músculo voluntario.
muscles arrecteurs des poils. músculos arrectores pili.
muscles spinaux. músculo erector de la espina dorsal.
musculature. musculación.
musculature. musculatura.
musculo-aponévrotique. musculoaponeurótico.
musculo-cutané. musculocutáneo.
musculo-phrénique. musculofrénico.
musculo-séreuse. seromuscular.
musicomanie. musicomanía.
musicothérapie. musicoterapia.
mussitation. musitación.
mutagène. mutagénico o mutágeno.
mutant. mutante.
mutase. mutasa.
mutation. mutación.
mutation somatique. mutación somática.
mutilation. mutilación.
mutisme. mutismo.
mutité. mudez.
muton. mutón.
mutualisme. mutualismo.
mutualiste. mutualista.
myalgie. mialgia.
myasthénie. miastenia.
myasthénie grave. síndrome miasténico.
myatonie. miatonía.
myatrophie. miatrofia.
mycélium. micelio.
mycétome. micetoma.
mycobactériose. micobacteriosis.
mycodermatite. micodermatitis.
mycologie. micología.
mycose. micosis.
mycose pulmonaire. neumomicosis.
mycose suppurée. acladiosis.
mycose tympanique. miringomicosis.
mycose vaginale. vaginomicosis.
mycosis fungoïde. micosis fungoide.
mydriase. midriasis.
mydriase, corectasie. corectasia.
mydriase alternante. midriasis alternante.
mydriase spastique. midriasis espasmódica o espásmica.
mydriase paralytique. midriasis paralítica.
mydriase spinale. midriasis espinal.
mydriatique. midriásico.
myectomie. miectomía.
myélémie. mielemia.
myélencéphale. mielencéfalo.
myélencëphalite. mielencefalitis.
myélencëphalite. mieloencefalitis.
myeline. mielina [mielínico].
myélinisation. mielinización.
myélinisation, myélogenèse. mielinogenia.
myélite. mielitis.
myélite ascendante. mielitis ascendente.
myélite transverse. mielitis transversa.
myélo-radiculite. mielorradiculitis.
myéloblaste. mieloblasto.
myéloblastémie. mieloblastemia.

myélocéle. mielocele.
myélocystocèle. mielocistocele.
myélocystoméningocèle. mielocistomeningocele.
myélocyte. mielocito.
myélocythémie. mielocitemia.
myélocytome. mielocitoma.
myélocytose. mielocitosis.
myélodysplasie. mielodisplasia.
myélogène. mielógeno.
myélogenèse. mielogénesis.
myélogramme. mielograma.
myélographie. mielografía.
myéloïde. mieloide.
myéloïdose. mieloidosis.
myélokyste. mielocisto.
myélomalacie. mielomalacia.
myélome. mieloma.
myélome multiple. mieloma múltiple.
myéloméningocèle. mielomeningocele.
myélomère. mielómera.
myélopathie. mielopatía.
myéloplaxe. mieloplaxa.
myélopoïèse. mielopoyesis.
myélopoïèse ectopique. mielopoyesis ectópica.
myélorragie. mielorragia.
myélosarcome. mielosarcoma.
myéloschisis. mielosquisis.
myéloschisis, diastématomyélie. diastematomielia.
myélosclérose. mielosclerosis.
myélose. mielosis.
myélose aleucémique. mielosis aleucémica.
myélose érythrémique. mielosis eritrémica.
myélose leucémique. mielosis leucémica.
myélotome. mielótomo.
myélotomie. mielotomía.
myélotomie commissurale. mielotomía comisural.
myiase. miiasis.
myiase oculaire. oftalmomiiasis.
mylo-hyoïdien. surco milohioideo.
myo-endocardite. mioendocarditis.
myo-péricardite. miopericarditis.
myo-ténosite. miotenositis.
myo-ténotomie, téno-myotomie. miotenotomía.
myo-ædème. mioedema.
myoblaste. mioblasto.
myoblastome. mioblastoma.
myocarde. miocardio.
myocardie. miocardia.
myocardiogramme. miocardiograma.
myocardiographe. miocardiógrafo.
myocardite. miocarditis.
myocardose. miocardosis.
myochondrome. condromioma.
myocinèse. miocinesis.
myoclonie. mioclonía.
myodésopsie. miodesopsia o miodopsia.
myodynamomètre. miostenómetro.
myofibrille. miofibrilla.
myogène. miogénico.
myoglobine. mioglobina.
myoglobinurie. mioglobulinuria.
myoglobuline. mioglobulina.
myogramme. miograma.
myographe. miógrafo.
myographie. miografía.
myoïde. miode.
myokinase. miocinasa.
myokymie. miocimia.
myolipome. miolipoma.
myologie. miología.
myolysis. miólisis.
myomalacie. miomalacia.
myomatose. miomatosis.
myome. mioma.
myome renfermant des kystes. cistomioma.
myomectomie. miomectomía.
myomectomie par voie abdominale. celiomiomectomía.
myomère. miómera.

myomètre. miómetro.
myomètre. miometrio.
myopathie. miopatía.
myope. miope.
myopie. miopía.
myopie chromique. miopía cromática.
myopie maligne. miopía maligna.
myoplasma. mioplasma.
myoplastie. mioplastia.
myorraphie. miorrafia.
myorrexis. miorrexis.
myosarcome. miosarcoma.
myosine. miosina.
myosinurie. miosinuria.
myosis. miosis.
myosis paralytique. miosis paralítica.
myosis spastique. miosis espasmódica, espástica o irritativa.
myositagmine. miostagmina.
myosite. miositis.
myosite oculaire. miositis ocular.
myosite ossifiante. miositis osificante.
myosite ossifiante progressive. miositis osificante progresiva.
myospasme. miospasmo.
myotique. miótico.
myotome. miótomo.
myotomie. miotomía.
myotonia. miotonía.
myotonie acquise. miotonía adquirida.
myotonie atrophique, dystrophie myotonique. distrofia miotónica.
myotonie congénitale. miotonía congénita.
myotonus. miotono.
myotrophie. miotrofia.
myotropique. miotrópico.
myricine. miricina.
myringectomie. miringectomía.
myringite. miringitis.
myringotome. miringótomo.
myringotomie. miringotomía.
myrinx. miringe.
myristicole. miristicol.
myristine. miristina.
myrrhe. mirra.
myrtiforme. mirtiforme.
myrtille. arándano.
myrtle. mirto.
mytacisme. mitacismo.
mythomanie. mitomanía.
mytogenèse. mitogenia o mitogénesis.
mytosome. mitosoma.
myxochondrome. mixocondroma.
myxocystome. mixocistoma.
myxocystome, myxome kystique. mixoma quístico.
myxoïde, mucoïde. mixoide.
myxomateux. mixomatoso.
myxomatose. mixomatosis.
myxome. mixoma.
myxome kystique. mixoma quístico, cistomixoma.
myxome, myxoblastome. mixoblastoma.
myxome télangiectasique. mixoma vascular.
myxorrhée. mixorrea.
myxosarcome. mixosarcoma.
myxædème. mixedema.

N

nacré. nacarado.
naevoïde. nevoide.
naevus. lunar (2.ª acep.).
naevus. nevo.
naevus bleu cellulaire. nevo azul celular.
naevus cellulaire ballonniforme. nevo celular baloniforme.
naevus flammeus. nevo flámeo o flamígero.
naevus géant pigmenté. nevo gigante pigmentado.

naevus intradermique, mélanone intradermique. nevo intradérmico.
naevus mixte. nevo compuesto.
naevus neurofibromateux. neuronevo.
naevus pigmentaire. nevo pigmentario.
naevus verruqueux. nevo verrugoso.
nafcilline. nafcilina.
nain avec développement sexuel normal. enano sexual.
nain bien proportionné. enano normal.
nain infantile. enano asexual.
nain micromélique. enano micromélico.
naissance. nacimiento.
naissant. naciente.
nalorphine. nalorfina.
naloxone. naloxona.
nanisme. enanismo.
nanisme hypophysaire. enanismo hipofisario.
nanogramme. nanogramo.
nanomèle. nanomelo.
nanomètre. nanómetro.
naphazoline. nafazolina.
naphta. nafta.
naphtalène. naftaleno o naftalina.
naphtol. naftol.
naphtolate. naftolato.
naproxen. naproxén.
narcissine, lycorine. narcisina.
narcissisme. narcisismo.
narcoanalyse. narcoanálisis.
narcoanesthésie, anesthésie de base. narcoanestesia.
narcohypnose. narcohipnosis.
narcolepsie. narcolepsia.
narcose. narcosis.
narcothérapie. narcoterapia.
narcotine, noscapine. narcotina.
narcotique. narcótico.
narcotisme. narcotismo.
narines antérieures. prenares.
nasal. nasal.
nasion. nasión.
naso-antrite. nasoantritis.
naso-lacrymal. nasolagrimal.
naso-sinusite. nasosinusitis.
nasomanomètre. nasomanómetro.
nasopharyngoscope. nasofaringoscopio.
nasopharynx. nasofaringe.
natal. natal.
natalité. natalidad.
natif. nativo.
natrémie. sodemia.
natrémie. natremia.
nature. naturaleza.
naturisme. naturalismo.
nausée. náusea.
nauséeux. nauseabundo.
naviculaire. navicular.
néarthrose. neartrosis.
nébuliseur. nebulizador.
nécatoriose. necatoriasis.
nécrobiose. necrobiosis.
nécrogène. necrogénico.
nécrolyse. necrólisis.
nécrolyse épidermique toxique. necrólisis epidérmica tóxica.
nécromimésie. necromimesis.
nécrophage. necrófago.
nécrophile. necrófilo.
nécrophilie. necrofilia.
nécrophobie. necrofobia.
nécropsie. necropsia.
nécrose. necrosis [necrótico].
nécrose aseptique. necrosis aséptica.
nécrose colliquative. necrosis colicuativa.
nécrose de coagulation. necrosis coagulativa.
nécrose embolique. necrosis embólica.
nécrose humide. necrosis húmeda.
nécrospermie. necrospermia.
nécrotomie. necrotomía.
néencéphalon. neoencéfalo.
négatif. negativo.
négation, dénégation. negación.
négativisme. negativismo.
négaton. negatrón.
négatoscope. negatoscopio.
neige carbonique. nieve carbónica.
némathelminthe. nematelminto.
nématocide. nematocida.
nématode. nematodo.
nématologie. nematología.
néoblastique. neoblástico.
néocérébellum. neocerebelo.
néocinchophène. neocincofén.
néocinétique. neocinético.
néocortex, néopallium. neocórtex.
néoformation. neoformación.
néogenèse. neogénesis.
néologisme. neologismo.
néomycine. neomicina.
néon. neón.
néopallium. neopalio.
néophobie. neofobia.
néoplasique. neoplásico.
néoplasme. neoplasma.
néoplasme vasculaire. angioneoplasia.
néostomie. neostomía.
néostriatum. neostriado.
néothalamus. neotálamo.
néotigmine. neostigmina.
néphélémètre. nefelómetro.
néphélion. nubécula.
néphélométrie. nefelometría.
néphélopie. nefelopía.
néphralgie. nefralgia.
néphrectasie. nefrectasia.
néphrectomie. nefrectomía.
néphrectomie par voie abdominale. laparonefrectomía.
néphrétique, néphritique. nefrítico.
néphrite. nefritis.
néphrite due á une lithiase renale. litonefritis.
néphrite interstitielle. nefritis intersticial.
néphro-cystoanastomose. nefrocinastanastomosis.
néphro-omentopexie. nefroomentopexia.
néphro-urétérectomie. nefroureterectomía.
néphroangiosclérose. nefroangiosclerosis.
néphroblastome. nefroblastoma.
néphrocalcinose. nefrocalcinosis.
néphrocèle. nefrocele.
néphrocolopexie. nefrocolopexia.
néphrocoloptose. nefrocoloptosis.
néphrogène. nefrógeno.
néphrogramme. nefrograma.
néphrolithe. nefrolito.
néphrolithiase. nefrolitiasis.
néphrolithotomie. nefrolitotomía.
néphrologie. nefrología.
néphrologue. nefrólogo.
néphrolyse. nefrólisis.
néphromalacie. nefromalacia.
néphrome. nefroma.
néphromégalie. nefromegalia.
néphron. nefrón, nefrona.
néphropexie. nefropexia.
néphroptôse. nefroptosis.
néphropyélolithotomie. nefropielolitotomía.
néphropyéloplastie. nefropieloplastia.
néphrorragie. nefrorragia.
néphrorraphie. nefrorrafia.
néphrosclérose. nefrosclerosis.
néphrose. nefrosis.
néphrostomie. nefrotresis o nefrotriesis.
néphrostomie. nefrostomía.
néphrotome. nefrotoma o nefrotomo.
néphrotomie. nefrotomía.
néphrotomographie. nefrotomografía.
neptunium. neptunio.

nerf afférent. nervio aferente.
nerf cardiaques du sumpathique. nervio acelerador.
nerf centrifuge. nervio centrífugo.
nerf centripète. nervio centrípeto.
nerf circonflexe. nervio circunflejo.
nerf cochléaire. nervio coclear.
nerf dorsal de la verge. nervio dorsal del pene.
nerf efférent. nervio eferente.
nerf mixte. nervio mixto.
nerf moteur. nervio motor.
nerf parasympatique. nervio parasimpático.
nerf périphérique. nervio periférico.
nerf pneumogastrique. nervio vago.
nerf récurrent. nervio recurrente.
nerf sécrétomoteur. nervio secretor.
nerf sensitif. nervio sensitivo.
nerf splanchnique. nervio esplácnico.
nerf sympathique. nervio simpático.
nerf trijumeau. trigémino (2.ª acep.).
nerf trophique. nervio trófico.
nerveuse. sutura nerviosa.
nerveux. nervioso.
nervosisme. nerviosidad o nervosidad.
neuraminidase. neuraminidasa.
neurapophyse. neurapófisis.
neurasthénie. neurastenia.
neurectomie. neurexéresis.
neurentérique. neurentérico.
neurilemmone, neurinome. neurilemoma.
neurine. neurina.
neurinome. neurinoma.
neuro-arthropathie. neuroartropatía.
neuro-choroïdite. neurocoroiditis.
neuro-cutanée. neurocutáneo.
neuro-épithélium. neuroepitelio.
neuro-musculaire. neuromuscular.
neuro-myélite. neuromielitis.
neuro-myélite optique. neuromielitis óptica.
neuro-psychique. neuropsíquico.
neuro-syphilis. neurosífilis.
neuroanastomose. neuroanastomosis.
neurobiologie. neurobiología.
neuroblaste. neuroblasto.
neuroblastome. neuroblastoma.
neurocentre. neurocentro.
neurochirurgie. neurocirugía.
neurocytome. neurocitoma.
neurodermatose. neurodermatosis.
neurodiagnostic. neurodiagnosis.
neuroépithélioma. neuroepitelioma.
neurofibromatose. neurofibromatosis.
neurofibrome. fibroneuroma.
neurofibrome. neurofibroma.
neurogène. neurógeno.
neurogenèse. neurogénesis.
neurogliomatose. neurogliomatosis o neurogliosis.
neurogliome. neuroglioma.
neurogramme. neurograma.
neurographie. neurografía.
neurohistologie. neurohistología.
neurohormone. neurohormona.
neurohypophyse. neurohipófisis.
neurokératine. neuroqueratina.
neurolabyrinthite. neurolaberintitis.
neuroleptanalgésie. neuroleptoanalgesia.
neuroleptique. neuroléptico.
neurolinguistique. neurolingüística.
neurologie. neurología.
neurologue. neurólogo.
neurolyse. neurólisis.
neurolysine. neurolisina.
neuromalacie. neuromalacia.
neuromatose. neuromatosis.
neuromère. neurómera.
neuromyosite. neuromiositis.
neurone. neurona.
neurone afférent. neurona aferente.
neurone ayant deux axes. diaxona.
neurone moteur périphérique. neurona motora periférica.
neurone, neurocyte. neurocito.
neurone post-ganglionnaire. neurona posganglionar.
neurone préganglionnaire. neurona preganglionar.
neurone projection. neurona de proyección.
neurone sensitif périphérique. neurona sensorial periférica.
neurone sensoriel. neurona sensorial.
neurone unipolaire. neurona unipolar.
neuronophage. neuronófago.
neuronophagie. neuronofagia.
neuroophtalmologie. neuroftalmología.
neurootologie. neurotología.
neuropapillite. neuropapilitis.
neuroparalysie. neuroparálisis.
neuropathie. neuropatía.
neuropathie interstitielle hypertrophique progressive. neuropatía hipertrófica progresiva.
neuropathologie. neuropatología.
neurophysiologie. neurofisiología.
neuropile. neurópilo.
neuroplasme. neuroplasma.
neuroplastie. neuroplastia.
neuropore. neuroporo.
neuroprobase. neuroprobasia.
neuropsychiatrie. neuropsiquiatría.
neuropsychologie. neuropsicología.
neuropsychopatie. neuropsicopatía.
neuroradiologie. neurorradiología.
neurorécepteur. neuroceptor.
neurorécidive. neurorrecidiva.
neurorétinite. neurorretinitis.
neurorraphie. neurorrafia.
neurosarcome. neurosarcoma.
neurosclérose. neurosclerosis.
neurosome. neurosoma.
neurotabès. neurotabes.
neurotendineux. neurotendinoso.
neurotisation. neurotización.
neurotome. neurótomo.
neurotonie. neurotonía.
neurotoxique. neurotóxico.
neurotripsie. neurotripsia.
neurotrophie. neurotrofia.
neurotropique. neurotrópico.
neurotropisme. neurotropismo.
neurovaccine. neurovacuna.
neurovégétatif. neurovegetativo.
neurula. néurula.
neutralisation. neutralización.
neutralisation d'un poison. toxicopexia.
neutre. neutro.
neutron. neutrón.
neutropénie. neutropenia.
neutropénie néonatale. neutropenia neonatal.
neutropénie périodique chronique. neutropenia periódica cíclica.
neutropénie splénique primitive. neutropenia esplénica primaria.
neutrophile. neutrófilo.
neutrophilie. neutrofilia.
névralgie. neurodinia.
névralgie. neuralgia.
névralgie dans le cordon spermatique. espermoneuralgia.
névralgie du moignon. neuralgia del muñón.
névralgie idiopathique. neuralgia idiopática.
névralgie testiculaire. orquioneuralgia.
névralgie trigéminée, névralgie du trijumeau, névralgie faciale. neuralgia trifacial.
névrectomie. neurectomía.
névrilème. neurilema.
névrite. neuritis.
névrite consécutive aux manipulations radiologiques. radioneuritis.
névrite erratique. neuritis migratoria.
névrite intestitielle. neuritis intersticial.

névrite optique. neuritis óptica.
névrite optique. oftalmoneuritis.
névrite tabétique. neuritis tabética.
névrite toxique. neuritis tóxica.
névrite traumatique. neuritis traumática.
névrodermie. prurito esencial.
névrodermite. neurodermatitis.
névrodocite. neurodocitis.
névroglie. neuroglia.
névrome. neuroma.
névrome d'amputation. neuroma de amputación o del muñón.
névrome myélinique. neuroma mielínico.
névrome traumatique. neuroma traumático.
névropathe. neurópata.
névrose. neurosis.
névrose d'angoisse. neurosis de angustia.
névrose de caractère. neurosis de carácter.
névrose de transfert. neurosis de transferencia.
névrose obsessionnelle. neurosis obsesiva.
névrose traumatique. neurosis traumática.
névrotique. neurótico.
névrotomie. neurotomía.
nez. nariz.
niacinamide. niacinamida.
niche. nicho.
nickel. níquel.
niclosamide. niclosamida.
nicotinamide. nicotinamida.
nicotinisme. nicotismo.
nictitation. nictación o nictitación.
nid. nido.
nidation. colonización.
nidation. innidación.
nidation. nidación.
niege. nieve.
nigrosine. nigrosina.
nihilisme. nihilismo.
ninhydrine. ninhidrina.
niobium. niobio.
niphablepsie. nifablepsia.
niridazole. niridazol.
nitrate. nitrato.
nitrazépam. nistracepam.
nitre. nitro.
nitreux. nitroso.
nitrification. nitrificación.
nitrite. nitrito.
nitritoïde. nitritoide.
nitrobactérie. nitrobacteria.
nitrobenzène. nitrobenzeno.
nitrocellulose. nitrocelulosa.
nitrofural. nitrofurazona.
nitrofurantoïne. nitrofurantoína.
nitrogénation. nitrogenización.
nitroglycérine. nitroglicerina.
nitron. nitrón.
niveau. nivel.
nocardiose. nocardiosis.
nociceptif. nociceptivo.
nodal. nodal.
nodosité. nudosidad.
nodule. nódulo [nodular].
nodule du vermis. nódulo de vermis.
nodule froid thyroïdien. nódulo frío tiroideo.
nodule syphilitique. nódulo sifilítico.
nodule vocaux. nódulo vocal.
noétique. noemático.
noeud sino-auriculaire, noeud sinusal de Kleith et Flack. nódulo sinusal.
noir. negro.
noise de coco. coco.
noix. nuez.
noma. noma.
nomade. nómada.
nombre. número.
nombre acide. número ácido.
nombre atomique. número atómico.
nombre des chromosomes. número cromosómico.
nomemclature. nomenclatura.
nomogenèse. nomogénesis.
nomographie. nomografía.
non-disjonction, ségrégation anormale. no-disyunción.
nona. nona.
noradrénaline. noradrenalina.
norépinéphrine, noradrénaline. norepinefrina.
noréthistérone. noretindroma.
norgestrel. norgestrel.
normale. normal.
normalisation. normalización.
normalité. normalidad.
norme. norma.
normoblaste. normoblasto.
normochrome. normocromo o normocrómico.
normochromie. normocromía.
normocyte. normocito.
normocytose. normocitosis.
normoglycémie. normoglucemia.
normosthénurie. normostenuria.
normothermie. normotermia.
normovolémie. normovolemia.
nortriptyline. nortriptilina.
noscapine. noscapina.
nosencéphale. nosencéfalo.
nosogéographie. geomedicina.
nosogéographie. nosogeografía.
nosographie. nosografía.
nosologie. nosología.
nosologie dentaire. odontonosología.
nosomanie. nosomanía.
nosométrie. nosometría.
nosonomie, nosographie. nosonomía.
nosoparasithe. nosoparásito.
nosophilie. nosofilia.
nosophobie. nosofobia.
nosophyte. nosófito.
nosotaxie. nosotaxia.
nostalgie. nostalgia.
notalgie. notalgia.
notencéphalie. notancefalia.
notocorde. notocordio o notocorda.
notomèle. notomelo.
nouveau-né. neonato.
novobiocine. novobiocina.
noyau. núcleo [nuclear].
noyau acoustique, noyau cochléaire. núcleo acústico.
noyau ambigu. núcleo ambiguo.
noyau amygdalien. núcleo amigdalino.
noyau caudé. núcleo caudado.
noyau colorable. cariocromatófilo.
noyau cunéiforme. núcleo cuneiforme.
noyau de l'aile grise, noyau dorsal du pneumogastrique. núcleo del ala cinérea.
noyau de l'hypoglosse. núcleo del hipogloso.
noyau de l'oeuf fécondé. genoblasto.
noyau dorsal du corps trapézoïde. núcleo dorsal del cuerpo trapezoide.
noyau du faîte. núcleo fastigii o fastigial.
noyau du nerf moteur oculaire commun. núcleo oculomotor.
noyau du raphé. núcleo del rafe.
noyau globuleux. núcleo globoso o globiforme.
noyau lenticulaire. núcleo lenticular.
noyau polymorphe. núcleo polimorfo.
noyau pulpex. pulpa vertebral.
noyau rouge. núcleo rojo.
noyau secondaire. subnúcleo.
noyau très chromatophile. traquicromático.
noyau ventral du corps trapézoïde. núcleo ventral del cuerpo trapezoide.
noyau vésiculaire. núcleo vesicular.
noyau vestibulaire. núcleo vestibular.
noyer. nogal.
nubile. viripotente.
nucine, juglandine. nucina.
nucléaire. nuclear.

nucléase. nucleasa.
nucléase purine. nucleasa purina.
nuclée. nucleado.
nucléide. nucleido.
nucléide. núclido.
nucléiforme. nucleiforme.
nucléine. nucleína.
nucléocapside. nucleocápsida.
nucléohistone. nucleohistona.
nucléoïde. nucleoide.
nucléole. nucléolo.
nucléoline. nucleolina.
nucléoloïde. nucleoloide.
nucléolonéma. nucleolonema.
nucléomicrosome. nucleomicrosoma.
nucléoprotéine. nucleoproteína.
nucléosidase. nucleosidasa.
nucléoside. nucleósido.
nucléotide. nucleótido.
nuclide radioactif, radionuclide. radionúclido.
nuisible. nocivo.
nullipare. nulípara.
nummulaire. numular o numiforme.
nunnation. numación.
nuque. nuca.
nutation. nutación.
nutriment, nutritif. nutriente.
nutrition. nutrición.
nutrition, diététique. nutriología.
nyctalgie. nictalgia.
nyctalope. nictálope.
nyctalopie. nictalopía.
nyctiphobie. nictofobia.
nyctophilie. nictofilia.
nycturie. nicturia.
nymphe. ninfa.
nymphectomie. ninfectomía.
nymphite. ninfitis.
nymphomanie. ninfomanía.
nymphotomie. ninfotomía.
nystagmiforme. nistagmiforme.
nystagmographe. nistagmógrafo.
nystagmographie. nistagmografía.
nystagmoïde. nistagmoide.
nystagmus. nistagmo.
nystagmus à ressort. nistagmo rítmico.
nystagmus latéral, nystagmus horizontal. nistagmo lateral.
nystagmus optocinétique. nistagmo optocinético.
nystagmus rotatoire. nistagmo rotatorio.
nystagmus vertical. nistagmo vertical.
nystagmus vestibulaire. nistagmo vestibular.
nystatine. nistatina.
nœud. nudo o nodo.

O

obélion. obelión.
obèse. obeso.
obésité. adiposis.
obésité. obesidad.
obésité endogène. obesidad endógena.
obésité exogène. obesidad exógena.
obésité exogène, obésité alimentaire. obesidad alimentaria.
obex. obex.
objectif. obituario.
objectif à immersion. objetivo de inmersión.
objectif achromatique. objetivo acromático.
objectif apochromatique. objetivo apocromático.
objet. objeto.
obligatoire. obligado.
oblique. oblicuo.
obliquité. oblicuidad.
oblitération. obliteración.
obnubilation. obnubilación.
obsession. obsesión.
obstacle à l'émission du sperme. espermatenfraxis.
obstétricien. tocólogo.
obstétricien, accoucheur. obstétrico.
obstétricien, accoucheur. partero.
obstétrique. obstetricia.
obstruction. obstrucción.
obstruction d'une trompe de Fallope, obstruction d'une trompe de Eustache. salpingenfraxis.
obstruction d'une veine. fleblenfraxis.
obstruction du pharynx. faringenfraxis.
obstruction intestinale. esplacnenfraxis.
obstruction nasale. rinocleisis.
obstruction vasculaire. angienfraxis.
obturateur. obturador.
obturation. obturación.
obtus. obtuso.
obtusion. obtusión.
occipital. occipital.
occipitalisation. occipitalización.
occipito-frontal. occipitofrontal.
occiput. occipucio.
occlusal. oclusal.
occlusif. oclusivo.
occlusion. oclusión.
occlusion de l'urètre. uretratresia.
occlusion de la pupile. oclusión de la pupila.
occlusion du larynx. laringenfraxis.
occlusion intestinale. obstrucción intestinal.
occulte. oculto.
ochrodermie. ocrodermia.
ochronose. ocronosis.
octane. octano.
octane fièvre. fiebre octana.
octavalent. octavalente.
octose. octosa.
oculaire. ocular.
oculiste. oculista.
oculo-cardiaque. oculocardíaco.
oculocephalogyre. oculocefalógiro.
oculogyre. oculógiro.
oculométroscope. oculometroscopio.
oculomoteur. oculomotor.
odeur. olor.
odontalgie. odontoneuralgia.
odontalgie. pulpalgia.
odontalgie. odontalgia.
odontalgie. odontodinia.
odontiase. odontiasis.
odontite. odontitis.
odontoblaste. fibriloblasto.
odontoblaste. odontoblasto.
odontoclaste. odontoclasto.
odontogène. odontógeno.
odontogénie. odontogénesis.
odontogramme. odontograma.
odontographe. odontógrafo.
odontographie. odontografía.
odontoïde. odontoide.
odontolite. odontolito.
odontologie. odontología.
odontologiste. odontólogo.
odontome. odontoma.
odontome améloblastique. odontoma adamantino.
odontonécrose. odontonecrosis.
odontopathie. odontopatía.
odontophopie. odontofobia.
odontorragia. odontorragia.
odontoscopie. odontoscopia.
odontothérapie. odontoterapia.
odontotomie. odontotomía.
odorat. olfato.
odoriférant. odorífero.
odynophagie. odinofagia.
oedématisation. edematización.
oedématogénique. edematígeno.
oedème. edema.
oedème angioneurotique. edema angioneurótico.
oedème cardiaque. edema cardíaco.
oedème cérébral. edema cerebral.

oedème de dénutrition, oedème de guerre. edema de guerra o hambre.
oedème de la papille, stasse papillaire. papiledema.
oedème de la tête, oedème cérébral. cefaledema.
oedème des doigts. dactiledema.
oedème inflammatoire. edema inflamatorio.
oedème laryngé. edema de la glotis.
oedème localisé aux extrémités. acroedema.
oedème lymphatique. edema linfático.
oedème néonatal. edema neonatorum.
oedème pulmonaire. edema pulmonar.
oedème rénal. edema renal.
oedème rhumatismal. edema reumático.
oeil. ojo [ocular].
oeil artificiel. ojo artificial.
oeil réduit. ojo reducido.
oeil sympathisant. ojo simpatizante o secundario.
oeil sympathisé. simpatizador.
oenomanie. enomanía.
oesophago-bronchoscopie. broncoesofagoscopia.
oesophage, sonde stomacale. tubo esofágico.
oesophagisme. esofagismo.
oesophago-jéjuno-gastrostomie. esofagoyeyunogastrostomosis.
oesophago-gastrostomie. esofagogastrostomía.
oesophagologie. esofagología.
oesophagomalacie. esofagomalacia.
oesophagoplastie. esofagoplastia.
oesophagospasme. esofagospasmo.
oesophagotomie. esofagotomía.
oeuf. huevo.
officinal. oficinal.
offuscation. ofuscación.
ohm. ohmio.
oïcophobie. ecofobia.
oicophobie. oicofobia.
oïdiomycose. oidiomicosis.
oignon. cebolla.
oime. olmo.
oléagineux. oleaginoso.
oléandomycine. oleandomicina.
oléase. oleasa.
oléate. oleato.
olécrânarthrocace. olecranartritis.
olécrane. olécranon.
oléine. oleína.
oléomètre, élaïomètre. eleómetro.
oléopathie. eleopatía.
oléorésine. oleorresina.
oléovitamine. oleovitamina.
olfactif. olfatorio.
olfaction. olfacción.
olfactologie. olfatología.
olfactomètre. olfatómetro.
olfactométrie. olfatometría.
oligémie. oligohemia.
oligo-élément. oligoelemento.
oligoamnios, oligohydramnios. oligohidramnios.
oligocholie. hipocolia.
oligocholie. oligocolia.
oligochromémie. oligocromemia.
oligocythémie. oligocitemia.
oligodendroglie. oligodendroglia.
oligodendrogliome. oligodendroglioma.
oligodipsie. oligodipsia.
oligoménorrhée. oligomenorrea.
oligomorphe. oligomórfico.
oligophrénie. oligofrenia.
oligophrénie phénylpyruvique. oligofrenia fenilpirúvica.
oligopnée. oligopnea.
oligosidérémie. oligosideremia.
oligospermie. oligospermatismo.
oligospermie, oligozoospermie. oligozoospermia.
oligotrichie. oligotriquia.
oligotrophie. oligotrofia.
oligurie. oliguria.
olivaire. olivar.
olive. oliva.
olive bulbaire. cuerpo olivar.
olivier. olivo.
omalgie. omalgitomiaa.
omarthrite. omartritis.
ombilic. ombligo.
ombilical. umbilical.
oméga. omega.
oméga mélancholique. omega melancólica.
omental. omental.
omentectomie. epiplectomía.
omentectomie. omentectomía.
omento-splénopexie. omentosplenopexia.
omentopexie. omentopexia.
omentoplastie. omentoplastia.
omentorraphie. omentorrafia.
omentotomie. omentotomía.
omnivore. omnívoro.
omo-claviculaire. omoclavicular.
omocéphale. omocéfalo.
omodynie. omodinia.
omohyoïdien. omohioide.
omoplate. omóplato.
omphalectomie. onfalectomía.
omphalite. onfalitis.
omphalome. onfaloma.
omphalopage. onfalópago.
omphalophlébite. onfaloflebitis.
omphalorragie. onfalorragia.
omphalorrhée. onfalorrea.
omphalorrhexie. onfalorrexis.
omphalosite. onfaloangiópago.
omphalotripsie. onfalotripsia.
ompkalotomie. onfalotomía.
onanisme. onanía o onanismo.
once. onza.
onchocercose. oncocerciasis.
oncocyte. oncocito.
oncogenèse. oncogénesis.
oncographie. oncografía.
oncologie. oncología.
oncologiste. oncólogo.
oncolyse. oncólisis.
oncométrie. oncometrífagíaa.
oncose. oncosis.
oncosphère. oncosfera.
oncotomie. oncotomía.
onction. inunción.
onde. onda.
onde courte. onda corta.
onde dicrote. onda dicrótica.
onde électromagnétique. onda electromagnética.
onde hertzien. onda hertziana.
onde longitudinale. onda longitudinal.
onde pulsatile. onda pulsátil.
onde trasversale. onda transversa.
onde ventriculaire. onda ventricular.
ondulation. ondulación.
ongle en cuiller. uña en cuchara.
ongle incarné. acrónix.
ongle incarné. uña encarnada.
onirique. onírico.
onirisme. onirismo.
oniroanalyse. oniroanálisis.
onirologie. onirología.
onomatologie. onomatología.
onomatomie. onomatomanía.
onomatopoïèse. onomatopoyesis.
ontogénie. ontogénesis.
onyalai. onialai o onyalai.
onycalgie. onicalgia.
onychatrophie. onicatrofia.
onychie. oniquia.
onychite. oniquitis.
onychoclasie. onicoclasis.
onychocryptose. onicocriptosis.
onychogrypose. onicogriposis.
onycholyse. onicólisis.
onychomalacie. onicomalacia.

onychome. onicoma.
onychomycose. onicomicosis.
onychopathie. onicopatía.
onychopathologie. onicopatología.
onychophagie. onicofagia.
onychoptose. onicoptosis.
onychorrhexie. onicorrexis.
onychoschisis. onicosquisis.
onychose. onicosis.
onychotomie. onicotomía.
onychotrophie. onicotrofia.
onysis. onixis.
oocyèse. oociesis.
oocyste. oocisto.
oocytase. oocitasa.
oophorectomie. ooforectomía.
oophorohystérectomie. ooforohisterectomía.
oophorosalpingectomie. laparosalpingooforectomía.
oophorostomie. ooforostomía.
oospore. oospora.
oosporose. oosporosis.
opacification. opacificación.
opacité aux rayons X. radiopacidad.
opaque. opaco.
opérable. operable.
opération césarienne extrapéritonéale, opération de Latzko. cesárea extraperitoneal.
opération césarienne. sección cesárea.
opération césarienne basse. cesárea baja.
opération césarienne haute. cesárea clásica.
opération césarienne suivie d'hystérectomie totale. histerectomía cesárea.
opération chirurgicale pour diminuer le calibre du l'oesophage. esofagoplicación.
opération d'une fistule vaginale avec fixation au col utérin. traquelosiringorrafia.
opération de la dure-mère. duraplastia.
opération de Roux. anastomosis en Y de Roux.
opération de Ruotte. venoperistoneostomía.
opération pour détacher l'utérus de ses adhérences. histerólisis.
opération pour faire une pupille artificielle. iridocistectomía.
opercule. opérculo.
opéron. operón.
ophidisme. ofidismo.
ophiotoxémie. ofiotoxemia.
ophryon. ofrión.
ophtalmalgie. oftalmalgia.
ophtalmectomie. oftalmectomía.
ophtalmie. oftalmía.
ophtalmie gonorrhéique. oftalmía blenorrágica.
ophtalmie noueuse, ophtalmie nodosa. oftalmía nudosa.
ophtalmie purulente. oftalmía purulenta.
ophtalmie purulente du noveau-nés. oftalmía del recién necido.
ophtalmie sympathique. oftalmía simpática.
ophtalmocèle. oftalmocele.
ophtalmodesmite. oftalmodesmitis.
ophtalmodiaphanoscopie. oftalmodiafanoscopio.
ophtalmodiastimètre. oftalmodiastímetro.
ophtalmodynamomètre. oftalmodinamómetro.
ophtalmodynie. oftalmodinia.
ophtalmographie. oftalmografía.
ophtalmoleucoscope. oftalmoleucoscopio.
ophtalmologie. oftalmología.
ophtalmologiste. oftalmólogo.
ophtalmomalacie. oftalmotisis.
ophtalmomalacie. oftalmomalacia.
ophtalmomélanose. oftalmomelanosis.
ophtalmomètre. oftalmómetro.
ophtalmométrie. oftalmometría.
ophtalmométroscope. oftalmometroscopio.
ophtalmomycose. oftalmomicosis.
ophtalmomyotomie. oftalmomiotomía.
ophtalmopathie externe. oftalmopatía externa.
ophtalmopathie interne. oftalmopatía interna.
ophtalmophacomètre. oftalmofacómetro.
ophtalmophlébotomie. oftalmoflebotomía.
ophtalmoplastie. oftalmoplastia.
ophtalmoplégie. oftalmoplejía.
ophtalmoplégie d'origine protubérantielle. oftalmoplejía fascicular.
ophtalmoplégie externe. oftalmoplejía externa.
ophtalmoplégie interne. oftalmoplejía interna.
ophtalmoplégie nucléaire. oftalmoplejía nuclear.
ophtalmoplégie orbitaire. oftalmoplejía orbitaria.
ophtalmoplégie par lésion de la base du cerveau. oftalmoplejía basicular.
ophtalmoplégie partielle. oftalmoplejía parcial.
ophtalmoptose. oftalmoptosis.
ophtalmoréaction. oftalmorreacción.
ophtalmorragie. oftalmorragia.
ophtalmorrhée. oftalmorrea.
ophtalmorrhéxie. oftalmorrexis.
ophtalmoscope binoculaire. oftalmoscopio binocular.
ophtalmoscopie. oftalmoscopia.
ophtalmoscopie directe. oftalmoscopia directa.
ophtalmoscopie indirecte. oftalmoscopia indirecta.
ophtalmostat. oftalmostato.
ophtalmostatomètre. oftalmostatómetro.
ophtalmostérésis. oftalmostéresis.
ophtalmotomie. oftalmotomía.
ophtalmotonométrie. oftalmotonometría.
ophtalmotrope. oftalmótropo.
ophyron. punto supraorbitario.
opiacé. opiáceo.
opiomanie. opiomanía.
opiophagie. opiofagia.
opisthion. opistión.
opisthogénie. opistogenia.
opisthogriathisme. opistognacia.
opisthotonos. opistótonos.
opodidyme. opodídimo.
opothérapie. opoterapia.
opothérapie pancréatique. pancurio.
oppareil. máquina.
oppilation. opilación.
opportuniste. oportunista.
opposant. oponente.
opsiurie. opsiuria.
opsomanie. opsomanía.
opsonine. hemopsonina.
opsonologie. opsonología.
opsonométrie. opsonometría.
opsonophore. opsonóforo.
opsonuie. opsonina.
optimisme. optimismo.
optimum. óptimo u optimum.
optique. óptica.
optique. óptico.
optogramme. optograma.
optomètre. dioptómetro.
optomètre. optómetro.
optométrie. optometría.
optométriste. optometrista.
optomyomètre. optomiómetro.
optophone. optófono.
or. oro.
orange. naranja.
oranger. naranjo.
orbiculaire. orbicular.
orbitaire. orbital.
orbite. órbita [orbitario].
orbitopage. orbítópago.
orbitotomie. orbitotomía.
orcéine. orceína.
orchalgie. orquialgia.
orchichorée. orquicorea.
orchidectomie. orquiecromía.
orchidopexie, cryptorchidopexie. criptorquidopexia.
orchidopexie. orquipexia.
orchidoplastie. orquioplastia.
orchidorraphie. orquiorrafia.
orchidothérapie. orquioterapia.

orchidotomie. orquiotomía.
orchiépididymite. orquiepididimitis.
orchioclle. orquiocele.
orchiopathie. orquiopatía.
orchite ourlienne. orquitis parotídea o paratídica.
orchite traumatique. orquitis traumática.
orcine. orcina.
ordonnée. ordenada.
ordre. orden.
oreille. oreja.
oreille externe. oído externo.
oreille interne. oído interno.
oreille moyenne. oído medio.
oreillons. papera.
orexigène. orexígeno.
orexomanie. oreximanía.
organe. órgano.
organe cellulaire. órgano celular.
organe du cément. órgano del cemento.
organe terminal des récepteurs sensoriels. orgánulo.
organelle, organite. organela.
organes des sens. sentido especial.
organicisme. organicismo.
organique. orgánico.
organisateur, organisateurs. organizador.
organisateur primaires. organizador primitivo.
organisatiori. organización.
organisme. organismo.
organogène. organógeno (2.ª acep.).
organogénésie. organogénesis.
organogénique. organogénico.
organographie. organografía.
organoïde. organoide.
organoleptique. organoléptico.
organométallique. organometálico.
organopathie. organopatía.
organopexie. organopexia.
organoscopie. organoscopia.
organothérapie. terapéutica orgánica.
organotrope. organotrópico.
organotropisme. organotropía u organotropismo.
orgasme. orgasmo.
orge. cebada.
orgelet. orzuelo.
orifice. orificio [orificial].
orifice aortique. agujero aórtico.
orifice aortique. orificio aórtico.
orifice de l'uretère, fistule urétéral. ureterostoma.
orifice du conduit auditif externe. agujero auditivo externo.
orifice du conduit auditif externe. poro acústico externo.
orifice inférieur du vagin. introito vaginal.
orifice interventriculaire. agujero interventricular.
orifice ischio-pubien. agujero cotiloideo.
orifice oesophagien. agujero esofágico.
origine. origen.
originé dans le vagin. vaginogénico.
ornithose. ornitosis.
oropharynx. orofaringe.
orotacidurie, orotique-acidurie congénitale. oroticoaciduria.
orthobiose. ortobiosis.
orthocéphale. ortocéfalo.
orthochromatique. ortocromático.
orthochromie. ortocromía.
orthocytose. ortocitosis.
orthodiagramme. ortodiagrama.
orthodiagraphie. ortodiagrafía.
orthodontie. ortodoncia [ortodóntico].
orthodontiste. ortodontista.
orthogenèse. ortogénesis.
orthognathe. ortognato.
orthognathisme. ortognatismo.
orthomorphie. ortomorfia.
orthopédie. ortopedia.
orthopédiste. ortopedista.
orthopercussion. ortopercusión.
orthophonie. ortofonía.
orthophorie. ortoforia.
orthopie. ortopía u ortopsia.
orthopnée. ortopnea.
orthoptique. ortóptica.
orthoptiste. ortoptista.
orthoscope. ortoscopio.
orthoscopie. ortoscopia.
orthostatique. ortostático.
orthostatisme. ortostatismo.
orthotique. ortóptico.
orthotonos. ortótonos.
orthotrope. ortotrópico.
ortie. ortiga.
os. hueso [óseo].
os carpein. hueso del carpo.
os court. hueso corto.
os crochu. unciforme (2.ª acep.).
os iliaque. hueso innominado.
os long. hueso largo.
os pétreux, rocher. hueso petroso.
os semi-lumaire. lunar (3.ª acep.).
os sésamoïde. hueso sesamoideo.
os tympanal. hueso timpanal o timpánico.
os wormiens. hueso wormiano.
osamine. osamina.
osazone. osazona.
oscheocèle. osqueocele.
oschéohydrocèle. osqueohidrocele.
oscillateur. oscilador.
oscillogramme. osciograma.
oscillographe. oscilógrafo.
oscillomètre. oscilómetro.
oscillométrie. osculometría.
oscillopsia. oscilopsia.
oscilloscope. osciloscopio.
oscillotion. oscilación.
oseille, surelle. acedera.
osmesthésie. osmestesia.
osmiate. osmato u osmiato.
osmium. osmio.
osmolalité. osmolalidad.
osmolarité. osmolaridad.
osmomètre. osmómetro.
osmophile. osmofílico.
osmorécepteur. osmorreceptor.
osmose. ósmosis.
osséine. oseína.
osselet. huesillo.
osselet, forme de stéthoscope. fonóforo.
osseux. óseo.
ossiculectomie. osiculectomía.
ossiculotomie. osiculotomía.
ossification d'un tendon. tenostosis.
ossification des valves des veines. diclidostosis.
ossification différent du squelett de soutien. escleroesqueleto.
ossification venant de la couche externe originaire du périchondre. ectostosis.
ossiforme. osiforme.
ostéite hyperplastique secondaire. osteítis secundaria hiperplásica.
ostéite multiple cystoïde. osteítis tuberculosa múltiple quística.
ostéite. osteítis.
ostéite chronique fongueuse. osteítis fungosa o granulosa.
ostéite condensante. osteítis condensante.
ostéite déformante. osteítis deformante.
ostéite fibro-kystique. osteítis fibroquística.
ostéite raréfiante. osteítis rarefaciente.
ostéite vasculaire. osteítis vascular.
ostéo-arthrite déformant endémique. osteoartritis endémica deformante.
ostéo-articulaire. osteoarticular.
ostéoarthrite. osteoartritis.
ostéoarthropathie. osteoartropatía.
ostéoarthrose. osteoartrosis.
osteoblaste. osteoblasto.

ostéocartilagineux. osteocartilaginoso.
ostéocèle. osteocele.
ostéochondrite disséquante. osteocondritis disecante.
ostéochondrite. osteocondritis.
ostéochondrodystrophie. osteocondrodistrofia.
ostéochondrofibrome. osteocondrofibroma.
ostéochondromatose. osteocondromatosis.
ostéochondromatose synoviale. osteocondromatosis sinovial.
ostéochondrome. osteocondroma.
ostéochondrosarcome. osteocondrosarcoma.
ostéoclasie. osteoclastia.
ostéoclastome. osteoclastoma.
osteocloste. osteoclasta.
ostéodentine. osteodentina.
ostéodesmose. osteodesmosis.
ostéodyastase. osteodiastasis.
ostéodynie, ostéalgie. osteodinia.
ostéodystro-phie. osteodistrofia.
ostéodystrophie rénale. osteodistrofia renal.
ostéofibrome. osteofibroma.
ostéogène. osteogénico.
ostéogènèse. osteogénesis u osteogenia.
ostéogènese imperfecta. osteogénesis imperfecta.
ostéographie. osteografía.
ostéoïde. osteoide.
osteolgie. ostalgia.
ostéolipochondrome. osteolipocondroma.
ostéolipome. osteolipoma.
ostéologie. osteología.
ostéolyse. osteólisis.
ostéoma spongieux. osteoma esponjoso.
ostéomalacie. osteomalacia.
ostéome. osteoma.
ostéome compact. osteoma compacto.
ostéométrie. osteometría.
ostéomyélite. osteomielitis.
ostéomyélodysplasie. osteomiolodisplasia.
ostéomyélographie. osteomielografía.
ostéone. osteón.
ostéonecrose. osteonecrosis.
ostéonévralgie. osteoneuralgia.
ostéopathie. osteopatía.
ostéopathie de famine. osteopatía de hambre.
ostéopathie myélogène. osteopatía mielogénica.
ostéopénie. osteopenia.
ostéopériostite. osteoperiostitis.
ostéophyte. osteófito.
ostéoplaste. osteoplasto.
ostéoplastie. osteoplastia.
ostéopoïkilosis. osteopoiquilia.
ostéoporose. osteoporosis.
ostéoporose adipeuse. osteoporosis adiposa.
ostéopsathyrose. osteopsatirosis.
ostéorragie. osteorragia.
ostéorraphie. osteorrafia.
ostéosarcome. osteosarcoma.
ostéosclérose. osteosclerosis.
ostéose. osteosis.
ostéose parathyroïdienne. osteosis paratiroidea.
ostéostéatome. osteosteatoma.
ostéosynovite. osteosinovitis.
ostéosynthèse. osteosíntesis.
ostéotome. osteótomo.
ostéotomie sous-trochantérienne. osteotomía subtrocantérea.
ostéotomie. osteotomía.
ostéotomie cunéiforme. osteotomía cuneiforme.
ostéotribe. osteotribo.
ostéotrophie. osteotrofia.
otalgia. otoneuralgia.
otalgie. otalgia.
oticodinose. oticodinia u oticodinosis.
otique. ótico.
otite barotraumatique. barotitis.
otite barotraumatique, otiete des aviateurs. otitis de los aviadores.
otite croupale. otitis crupal o diftérica.
otite externe. otitis externa.
otite externe foronculeuse. otitis furuncular.
otite interne. otitis interna.
otite moyenne. otitis media.
oto-antrite. otoantritis.
oto-laryngologie. otolaringología.
oto-mastoïdite. otomastoidites.
oto-pharyngé, oto-pharyngien. otofaríngeo.
oto-rhino-laryngologie. otorrinolaringología.
otocéphale. otocéfalo.
otocyste. otocisto.
otodynie. otodinia.
otogène. otogénico.
otographie. otografía.
otolithe. otolito.
otologie. otología.
otologiste. otólogo.
otomycose. otomicosis.
otoneurologie. otoneurología.
otopathie. otopatía.
otophone. otófono.
otoplastie. otoplastia.
otopyorrhée. otopiorrea.
otorragie. otorragia.
otorrhée. otorrea.
otosclerose. otosclerosis.
otoscope. otoscopio, endotoscopio.
otoscopie. otoscopia.
ototomie. ototomía.
ouabaïne. oubaína.
ouïe, oreille. oído.
ouracho-vésical. uracovesical.
ouverture chirurgicale sur una vaisseau lymphatique. linfaticostomía.
ouvre-bouche. abrebocas.
ovaire. ovario.
oval. oval.
ovalbumine. ovalbúmina.
ovalocyte. ovalocito.
ovalocytose. ovalocitosis.
ovarialgie. ovarialgia.
ovariectomie. ovariectomía.
ovario-salpingectomie. ovariosalpingectomía.
ovariocèle. ovariocele.
ovariocentèse. ovariocentesis.
ovariopexie. ovariopexia.
ovariothérapie. ovarioterapia.
ovariothérapie. ovoterapia.
ovariotomie. ovariotomía.
oviducte. oviducto.
ovigène. ovígeno.
ovigère. ovígero.
ovipare. ovíparo.
ovo-testis. ovotestis.
ovoblaste. ooblasto.
ovocentre. ovocentro.
ovocyte. ovocito.
ovocyte. oocito.
ovogenèse. ovogénesis.
ovolysine. ovolisina.
ovoplasme. ovoplasma.
ovovitelline. ovovitelina.
ovovivipare. ovovivíparo.
ovulation. ovulación.
ovulatoire. ovulatorio.
oxacilline. oxacilina.
oxalate. oxalato.
oxalémie. oxalemia.
oxalisme. oxalismo.
oxalose. oxalosis.
oxalurie. oxaluria.
oxamide. oxamida.
oxazépam. oxacepam.
oxprénolol. oxprenolol.
oxycéphalie. oxicarbonismo.
oxydase. oxidasa.
oxydation. oxidación.
oxyde. óxido.
oxygénase. oxigenasa.

oxygénation. oxigenación.
oxygène. oxigenado.
oxygène. oxígeno.
oxygène hyperbare. oxígeno hiperbárico.
oxygène lourd. oxígeno pesado.
oxyhémoglobine. hemoglobina oxigenada.
oxyhémoglobine. oxihemoglobina.
oxymel. oximiel.
oxymétrie. oximetría.
oxyréduction. oxirreducción.
oxytétracycline. oxitetraciclina.
oxytocie. oxitocia.
oxytocine. oxitocina.
oxyure. oxiuro.
oxyuriase, entérobiase. enterobiasis.
oxyurose. oxiuriasis.
ozène. ocena.
ozone. ozono.
ozoniseur. ozonizador.
ozonomètre. ozonómetro.
ozonoscope. ozonoscopio.

P

pacemaker. marcapaso.
pachyblépharose. paquibléfaron.
pachycéphalie. paquicefalia.
pachydactylie. paquidactilia.
pachydermatose. paquidermatosis.
pachydermie. paquidermia.
pachyglossie. paquiglosia.
pachyméningite. paquimeningitis.
pachyméningite cérébrale. paquimeningitis cerebral.
pachyméningite spinale. paquimeningitis espinal.
pachyonychie. paquioniquia o paquionixis.
pachypériostite. paquiperiostitis.
pachypleurite. paquipieoritis.
pachysalpingite. paquisalpingitis.
pachysalpingo-ovarite. paquisalpingoovaritis.
pachyvaginalite. paquivaginalitis.
pachyvaginite. paquivaginitis.
pain. pan.
paire. par.
palais. paladar.
palais. paladar duro.
palais. paladar óseo.
palais artificiel. paladar artificial.
palais gothique, palais ogival. paladar gótico.
palais mou, voile du palais. paladar blando.
palatal. palatal.
palatiforme. palatiforme.
palatin. palatino.
palato-glosse. palatogloso (1.ª y 2.ª acep.).
palato-maxillaire. palatomaxilar.
palato-pharyngé. palatofaríngeo.
palato-salpingien. palatosalpíngeo.
palato-staphylin. palatostafilino.
palatographie. palatografía.
palatoplastie. palatoplastia.
palatoschizis. palatosquisis.
paléencéphale. paleoencéfalo.
paléocérébellum. paleocerebelo.
paléocortex. paleocórtex.
paléokinétique. paleocinético.
paléontologie. paleontología.
paléostriatum. paleostriado.
paléothalamus. paleotálamo.
pâleur. palidez.
palicinésie. palicinesia.
palindromie. palindromia.
palinphrasie. palifrasia o palinfrasia.
palladium. paladio.
pallanesthésie. palanestesia.
palliatif. paliativo.
palmaire. palmar.
palmaire ou plantaire. volar.
palmitine. palmitina.

palpable. palpable.
palpation. palpación.
palpation bimanuelle. palapación bimanual.
palpation du pouls. esfigmopalpación.
palpébral. palpebral.
palpitation. palpitación.
paludique, paludéen. palúdico.
paludisme. paludismo.
paludisme provoqué. paludismo inducido.
paludologie. paludología.
paludothérapie. paludoterapia.
pamaquine. pamaquina.
panacée. panacea.
panagglutinine. panaglutinina.
panaris. panadizo.
panaris analgésique, maladie de Morvan. panadizo analgésico.
panartérite. panarteritis.
panarthrite. panartritis.
pancréas. páncreas.
pancréas accessoire. páncreas accesorio.
pancréas annulaire. páncreas anular.
pancréatalgie. pancreatalgia.
pancréatectomie. pancreatectomía.
pancréatine. pancreatina.
pancréatite. pancreatitis.
pancréatographie. pancreatografía.
pancréatolithe. pancreatolito.
pancréatolithectomie. pancreatolitectomía.
pancréatolyse. pancreólisis.
pancréatoprive. pancreoprivo.
pancréatotomie. pancreatomía.
pancréatotrope. pancreatotrópico.
pancuronium. pancuronio.
pancytopénie. pancitopenia.
pandaison. ahorcadura.
pandémie. pandemia.
panimmunité. paninmunidad.
panmixie. panmixia.
panmyélopathie. panmielopatía.
panmyélophtisie. panmielotisis.
pannicule. panículo.
pannicule adipeux. panículo adiposo.
panniculite. paniculitis.
panophtalmie. panoftalmía.
panoptique. panóptico.
panostéite. panosteítis.
panse. panza.
pansinusite. pansinusitis.
pantophobie. pantofobia.
pantrope. pantrópico.
panuvéite. panuveítis.
papainase. papaína.
papaye. papaya.
papier. papel.
papille caliciforme. papila caliciforme o circunvalada.
papille. papila.
papille dentaire. papila dentaria.
papille dermique. papila dérmica.
papille filiforme. papila filiforme.
papille interdentaire. papila interdentaria.
papille lacrymale, tubercule lacrymal. papila lagrimal.
papille optique. papila óptica.
papille tactile. papila táctil.
papille urétrale. papila uretral.
papillectomie. papilectomía.
papilles dermiques. capa papilar.
papillifère. papilífero.
papilliforme. papiliforme.
papillite. papilitis.
papillomatose. papilomatosis.
papillome. papiloma.
papillome malin, carcinome à excroissances papillaires. papilocarcinoma.
papillon. mariposa.
papillorétinite. papilorretinitis.
paprika. paprica.

papulation. papulación.
papule. pápula.
papulo-pustuleux. papulopustuloso.
papulo-vésiculeux. papulovesicular.
papulose. papulosis.
papulose atrophiante maligne. papulosis atrófica maligna.
papvérine. papaverina.
papyracé. papiráceo.
para-utérin. parauterino.
paraanalgésie. paranalgesia.
paraanalgésie. paraanalgesia.
paraanesthésie. paranestesia.
paraanesthésie. paraanestesia.
paraanesthésie unilatérale. hemiparanestesia.
parabiose. parabiosis.
parablaste. parablasto.
paraboulie. parabulia.
paracénesthésie. paracenestesia.
paracentèse. paracentesis.
paracentèse abdominale. abdominocentesis.
paracentèse abdominale. celioparacentesis.
paracentèse de l'apophyse mastoïde. mastoidocentesis.
paracentèse du côlon. colocentesis.
paracentral. paracentral.
paracholie. paracolia.
parachromatine. paracromatina.
paracoccidioïdomycose, blastomycose sud-américaine. paracoccidioidomicosis.
paracolpite. paracolpitis.
paracône. paracono.
paracousie. paracusia o paracusis.
paracystite. paracistitis.
paradidyme. paradídimo.
paradontose. paradentosis.
paradoxe. paradoja.
paraffine. parafina.
paraffinome. parafinoma.
paraformaldéhyde. paraformaldehído.
paragammacisme. paragamacismo.
paragangliome. paraganglioma.
paraglosse. paraglosis.
paraglossite. paraglositis.
paragnosie. paragnosis.
paragonimiase. paragonimiasis.
paragrammatisme. paragramatismo.
paragraphie. paragrafia.
paragueusie. parageusia.
parahormone. parahormona.
parakératose. paraqueratosis.
parakinésie. paracinesis.
paralambdacisme. paralambdacismo.
paraldéhyde. paraldehído.
paralexie. paralexia.
paralgésie. paralgesia o paralgia.
parallaxe. paralaje.
parallergie. paralergia.
paralogie. paralogía.
paralogisme. paralogismo.
paralysant. paralizante.
paralyse de l'estomac. gastroparálisis.
paralysie. parálisis.
paralysie agitante, maladie de Parkinson. parálisis agitante.
paralysie agigante juvénile de Hunt. parálisis agigante juvenil.
paralysie ascendante. parálisis ascendente.
paralysie brachiale. parálisis braquial.
paralysie brachio-faciale. parálisis braquifacial.
paralysie bulbaire. parálisis bulbar.
paralysie centrale. parálisis central.
paralysie corticale. parálisis cortical.
paralysie d'origine musculaire. parálisis de origen muscular.
Bparalysie de décubitus. parálisis por decúbito.
paralysie de l'accommodation. parálisis de la acomodación.
paralysie de l'intestin. enteroparálisis.

paralysie diphtérique. parálisis diftérica.
paralysie du plexus solaire. abepitimia.
paralysie faciale. parálisis facial.
paralysie flasque. parálisis flaccida.
paralysie générale progressive. parálisis general progresiva.
paralysie hystérique. parálisis histérica.
paralysie infantile, poliomyélite antérieure aiguë. parálisis infantil.
paralysie intestinale. parálisis intestinal, colicoplejía.
paralysie obstétricale. parálisis obstétrica.
paralysie par compression. parálisis por compresión.
paralysie per lésion cérébrale. parálisis cerebral.
paralysie périodique familiale. parálisis periódica familiar.
paralysie périphérique. parálisis periférica.
paralysie pseudo-bulbaire. parálisis seudobulbar.
paralysie pseudo-hypertrophique. parálisis seudohipertrófica.
paralysie spastique. parálisis espasmódica o espástica.
paralysie su sphincter anal. proctoplejía.
paramastite. paramastitis.
paramastoïdite. paramastoiditis.
paramédian. paramediano.
paraméthadione. parametadiona.
paraméthasone. parametasona.
paramètre. parámetro.
paramétrite. parametrio.
paramimie. paramimia.
paramnésie. paramnesia.
paramucine. paramucina.
paramyoclonus. paramioclono.
paramyoclonus multiplex. paramioclono múltiple.
paramyosinogène. paramiosinógeno.
paramyotonie. paramiotono.
paramyotonie. paramiotonía.
parancentèse du tympan, tympanotomie. timpanocentesis.
paranéphrome. paranefroma.
paraneural. paraneural.
paranglion. paraganglio.
paranoïa. paranoia.
paranoïde. paranoide.
paranomia. paranomia.
paranormal. paranormal.
paranucléine. procromatina.
paranucléole. paranucléolo.
paraombilical. paraumbilical.
paraphasie. parafasia.
paraphasie phonémique. parafasia fonémica.
paraphasie verbale. parafasia verbal.
paraphénylénediamine. parafenilendiamina.
paraphilie. parafilia.
paraphimosis. paraftmosis.
paraphonie. parafonía.
paraphrasie. parafrasia.
paraphrénie. parafrenia.
paraphyse. paráfisis.
paraplégie. paraplejía.
paraplégie flasque. paraplejía fláccida.
paraplégie spasmodique. paraplejía espasmódica o espástica.
parapraxie. parapraxia.
paraproctite. paraproctitis.
paraprotéine. paraproteína.
paraprotéinémie. paraproteinemia.
parapsoriasis. parapsoriasis.
parapsychologie. parapsicología.
parareflectivité. pararreflexia.
pararéphrite. paranefritis.
pararhotacisme. pararrotacismo.
pararthrie. parartria.
parasigmatisme. parasigmatismo.
parasite. parásito o parasito.
parasite accidentel. parásito accidental.
parasite cytozoaire. parásito citozoico.

parasite dihétéroxène. parásito diheteroxénico.
parasite facultatif. parásito facultativo.
parasite hématozoaire. hemozoico.
parasite incidental. parásito incidental.
parasite karyozoaire. parásito cariozoico.
parasite obligé. parásito obligado.
parasite spécifique. parásito específico.
parasiticide. parasiticida.
parasitisme. parasitismo.
parasitologie. parasitología.
parasitologiste. parasitólogo.
parasitose. enfermedad parasitaria.
parasitose. parasitosis.
parasomnie. parasomnia.
paraspadias. paraspadias.
paraspécifique. paraspecífico.
parastéatose. parasteatosis.
parasympathicolytique. parasimpaticolítico.
parasympathicomimétique. parasimpaticomimético.
parasympathique. parasimpático.
parasynovite. parasinovitis.
parasyphilis. parasífilis.
parasystole. parasístole.
parathion. paratión.
parathyréoïde. paratiroides.
parathyréoprive, syndrome parathyréoprive. paratiroprivia.
parathyréotrope. paratirotrópico.
parathyroïde. paratiroideo.
parathyroïdectomie. paratiroidectomía.
parathyroïdine. paratiroidina.
paratrophie. paratrofia.
paratyphlite. paratiflitis.
paratyphoïde. paratifoide.
paraunion latérale des chromosomes. parasinapsis.
paraurétre. parauretra.
paravaginal. paravaginal.
paravaginite. paravaginitis.
paraveineux. paravenoso.
paravertébral. paravertebral.
parégorique. paregórico.
parenchymatite. parenquimatitis.
parenchyme. parénquima.
parental. parental.
parentéral. parenteral.
parésie. paresia o paresis.
paresthésie. parestesia.
paresthésie localisée à un membre. monoparestesia.
parétique. parético.
paricine. paricina.
pariétal. parietal.
pariétite. parietitis.
pariéto-viscéral. parietovisceral.
parité. paridad.
parkinsonisme. parkinsonismo.
parodonte. parodontio.
parodontite. parodontitis.
paroi. pared.
paroi cellulaire. pared celular.
parole. palabra.
parole en miroir. lenguaje especular o en espejo.
paromomycine. paromomicina.
paronychia. paroniquia.
parophtalmie. paroftalmía o paroftalmitis.
parosmie. alotriosmia.
parosmie. parosmia.
parotide. parótida.
parotidectomie. parotidectomía.
parotidite. parotiditis.
parotidite épidermique, oreillons. parotiditis epidémica.
parotine. parotina.
parovaire, epoophore. parovario.
parovariotomie. parovariotomía.
parovarite. parovaritis.
paroxysm. paroxismo.
paroxysmal. paroxismal.

parricide. parricidio.
parthénogenèse. apogamia.
particule alpha. partícula alfa.
particule bêta. partícula beta.
particule colloïdale. partícula coloide.
partie de la chirurgie qui traite des hernies. herniología.
partie de la tête située entre l'occiput et le sommet du crâne. centripucio.
partie externe de la membrane basilaire. zona pectínea.
partie fluide du protoplasme. cinetoplasma.
partie réticulée interne du cortex de la capsule surrénale. zona reticular.
partie réticulée superficielle du cortex de la capsule surrénale. zona glomerular.
partigène. partígeno.
parvule. párvulo (2.ª acep.).
pascal. pascalio.
passif. pasivo.
patchouli. patchulí.
patellaire, rotulien. patelar.
pathétique. patético.
pathogénie. etiopatogenia.
pathographie. patografía.
pathologie cellulaire. patología celular.
pathologie chirurgicale, pathologie externe. patología quirúrgica.
pathologie clinique. patología clínica.
pathologie comparée. patología comparada.
pathologie du sang. hemopatología.
pathologie expérimentale. patología experimental.
pathologie générale. patología general.
pathologie interne. patología interna o médica.
pathologiste. patólogo.
patient. paciente.
paume. palma.
paupière. párpado [palpebral].
pause compensatrice, repos compensateur. pausa compensatoria.
pavillon. pabellón.
pavot, oeillette. adormidera.
peau. cutis.
peau du marin. piel de marinero.
peau marbrée. melanoleucodermia.
pectase. pectasa.
pectenite. pectenitis.
pectenose. pectenosis.
pecténotomie. pectenotomía.
pectiné, pubique. pectíneo (1.ª acep.).
pectiniforme. pectiniforme.
pectoral. pectoral.
pectoriloquie aphone. pectoriloquia áfona.
pédal. pedal.
pédiatre. pediatra.
pédiculaire. pedicular.
pédiculé. pediculado.
pédiculicide. pediculicida.
pédiculose, formation d'un pédicule. pediculación.
pédionalgie. pedionalgia.
pédographie. pedografía.
pédoncule du corps calleux. pedúnculo calloso o del cuerpo calloso.
pédoncule cérébelleux. pedúnculo cerebeloso.
pédoncule cérébral. pedúnculo cerebral.
pédoncule du flocculus. pedúnculo del flóculo.
pédoncule du thalamus. pedúnculo talámico.
pédoncule olfactif. pedúnculo olfatorio.
pédoncule olfactif. tracto olfatorio.
pédophilie. pedofilia.
pédophobie. pedofobia.
pellicule. caspa.
pelvi-céphalographie. pelvicefalografía.
pelvi-céphalométrie. pelvicefalometría.
pelvicellulite. pelvicelulitis.
pelvigraphie. pelvirradiografía.
pelvimétrie digitale. pelvimetría digital o manual.
pelvimétrie instrumentale. pelvimetría instrumental.

pelvimétrie combiné. pelvimetría combinada.
pelvimétrie externe. pelvimetría externa.
pelvimétrie interne. pelvimetría interna.
pelvioplastie. pelviplastia.
pelvirectal. pelvirrectal.
pelvitomie. pelvitomía.
pemphigoïde. penfigoide.
pemphigus aigu des nouveau-nés. pénfigo neonatorum.
pemphigus aigu fébrile. pénfigo agudo.
pemphigus contagieux. pénfigo contagioso.
pemphigus erythematodes, syndrome de Senear-Usher. pénfigo eritematoso.
pemphigus foliacé. pénfigo foliáceo.
pemphigus gangréneux. pénfigo gangrenoso.
pemphigus végétant. pénfigo vegetante.
pemphigus vulgaire. pénfigo vulgar.
pendaison. ahorcadura.
pénétrance. penetrancia.
pénicillamine. penicilamina.
pénicillinase. penicilinasa.
pénien. peneano.
pénitis. penitis.
penniforme. penniforme.
pentachromique. pentacrómico.
pentadactyle. pentadáctilo.
pentamère. pentámero.
pentaméthonium. pentametonio.
pentamidine. pentamidina.
pentaquine. pentaquina.
pentastomose. pentastomiasis.
pentatomique. pentatómico.
pentavalent. pentavalente.
pentazocine. pentazocina.
pentétrazol, pentylènetétrazole. pentilentetrazol.
pentobarbital. pentobarbital.
péotillomanie. peotilomanía.
péotomie. peotomía.
péplos. peplos.
pepsinurie. pepsinuria.
peptase, peptidase. peptasa, peptidasa.
peptidoglycane. mureína.
peptidoglycane. peptidoglicán.
peptique. péptico.
peptolytique. peptolítico.
peptotoxine. peptotoxina.
perchlorure. percloruro.
percussion au poing. percusión con el puño.
percussion auscultée, phonendoscopie. percusión auscultatoria.
percussion immédiate. percusión inmediata.
percussion indirecte, percussion médiate. percusión mediata.
percussion palpatoire. percusión palpatoria.
percussion paradoxale. percusión paradójica.
percussion plessimétrique. percusión instrumental.
percussion plessiométrique. percusión tagencial.
percutané. transcutáneo.
percutané. transdérmico.
perfectionnisme. perfeccionismo.
perforant. perforante.
perforé. perforado.
péri-unguéal. periungueal.
périambulatoire, ambulant. peripatético.
périartérite noueuse. periarteritis nodular o nudosa.
périauriculaire. periauricular.
périaxial. periaxil.
périaxiale. encefalitis periaxil.
périaxonal. periaxonal.
péribronchiolaire. peribronquiolar.
péribronchiolite. peribronquiolitis.
péribronchique. peribronquial.
péribulbaire. peribulbar.
pericaecal. pericecal.
péricardiocentèse. pericardicentesis.
péricardiolyse. pericardiólisis.
péricardiomediastinite, médiastino-péricardite. pericardiomediastinitis.
péricardiophrénique. pericardiofrénico.
péricardiorraphie. pericardiorrafia.
péricardite adhésive. pericarditis adhesiva.
péricardite carcinomateuse. pericarditis carcinomatosa.
péricardite fibreuse. pericarditis fibrosa.
péricardite hémorragique. pericarditis hemorrágica.
péricardite sèche. pericarditis seca.
péricardite séro-fibrineuse. pericarditis serofibrinosa.
péricardite symphysaire, symphyse cardiaque. pericarditis obliterante.
péricardite tuberculeuse. pericarditis tuberculosa.
péricaryone. pericarion.
péricholangite. pericolangitis.
pérididymite. perididimitis.
périencéphalite. periencefalitis.
périencéphalo-méningite. periencefalomeningitis.
périencéphalographie. periencefalografía.
périépendymaire. periependimario.
périfolliculaire. perifolicular.
périfolliculite. perifoliculitis.
périgastrite. exogastritis.
périgastrite. perigastritis.
périglossite. periglositis.
périhémangiopéricytome. peripepitelioma.
périhépatite. parahepatitis.
périjéjunite. periyeyunitis.
périlabyrinthite. perilaberintitis.
périlobaire. perilobular.
périlymphadénite. perilinfadenitis.
périlymphangite. perilaringitis.
périlymphaphangite. perilinfangitis.
périmastoïdite. extramastoiditis.
périmétrite. perimetritis.
périmuqueuse linguale. periglotis.
périmyélographie. perimielografía.
périnatal. perinatal.
périnéotomie. neotomía.
périnèvre. epineurio.
périnévrite. perineuritis.
périnucléaire. perinuclear.
période d'incubation. período de incubación.
période de sécurité. período de seguridad.
période isoélectrique. período isoeléctrico.
période menstruelle. período menstrual.
période réfractaire. período refractario.
périodique. periódico.
périoesophagite. periesofagitis.
périoincision du périoste. periostotomía.
périonychium. perioniquio.
périonyx. eponiquio.
périonyxis. perionixis.
périoptométrie. perioptometría.
périoste interne. endostio.
périostéome. periostoma.
périostéomyélite. periosteomielitis.
périostose. periostosis.
périostotome. periostótomo.
périovarite. periovaritis.
péripachyméningite. peripaquimeningitis.
péripancréatite. peripancreatitis.
péripéricardite. peripericarditis.
péripharyngé. perifaríngeo.
périphérique, acentrique. acéntrico.
périphrénite. perifrenitis.
péripleurite. peripleuritis.
périsalpingite. perisalpingitis.
périsalpingo-ovarite. perisalpingoovaritis.
périspondylite. perispondilitis.
péristaltisme contraire. peristalsis retrógrada o invertida.
péristaphylin. peristafilino.
périsystole. perisístole.
péritonéclyse. peritoneoclisis.
péritonéocentèse. peritoneocentesis.
péritonéotomie. peritoneotomía.
péritonisme. peritonismo.
péritonite adhésive. peritonitis adhesiva.
péritonite biliaire. peritonitis biliar.

péritonite diaphragmatique. peritonitis diafragmática.
péritonite diffuse. peritonitis difusa o general.
péritonite encapsulante. peritonitis encapsulante.
péritonite externe. ectoperitonitis.
péritonite hémorragique. peritonitis hemorrágica.
péritonite localisée aux trompes de Fallope. salpingoperitonitis.
péritonite pelvienne. peritonitis pélvica.
péritonite perpérale. peritonitis puerperal.
péritonite purulente. peritonitis purulenta.
péritonite septique. peritonitis séptica.
péritonite séreuse. peritonitis serosa.
péritonite tuberculeuse. peritonitis tuberculosa.
péritriche. peritriquial o peritriquio.
péritriche. perítrico.
pérityphlite. pericecitis.
périurétérite. periureteritis.
perlèche, stomatite angulaire. estomatitis angular.
pernicieux. pernicioso.
péronier. peroné.
peroxydase. peroxidasa.
peroxydase. catalasa.
péroxysome. peroxisoma.
perphénazine. perfenacina.
personnalité cyclothymique, cyclothymie. personalidad ciclotímica.
personnalité double. personalidad doble.
personnalité double. personalidad múltiple.
personnalité hystérique, constitution hystérique. personalidad histérica.
personnalité obsessionnal, caractère obsessionnal. personalidad obsesivocompulsiva.
personnalité paranoïaque. personalidad paranoide.
personnalité psychopatique. personalidad antisocial.
personnalité schizoïde. personalidad esquizoide.
persuasion. persuasión.
persulfate. persulfato.
perte de l'adaptation. desadaptación.
pétéchie. hemorragia puntiforme.
petie corne du coccyx. cuerno del cóccix.
petit bassin. pelvis menor.
petit doigt. meñique.
petit prolapsus de l'iris. micristalitis.
petit vaisseaux. vásculo.
petite chirurgie. cirugía menor.
petite courbure de l'estomac. curvatura menor del estómago.
petite échancrure sciatique. agujero sacrociático menor.
petite éminence. colículo.
petite lèvre. labio menor o pequeño.
petite tubérosité de l'humérus. tuberosidad menor del húmero.
petitesse anormale de la rate. microsplenia.
petitesse anormale du pénis. microfalo.
pétreux. petroso.
petrifaction. petrificación.
pétro-mastoïdien. petromastoideo.
pétro-pharyngien. petrofaríngeo.
pétro-sphénoïdal. petrosfenoidal.
pétrolisation. petrolización.
peuplier. álamo.
pexie. pexia o pexis.
peyotl. peyote.
pH. pH.
phacocèle. facocele.
phacocystectomie. facocistectomía.
phacocystite. facocistitis.
phacolyse. facólisis.
phacolysine. facolisina.
phacomalacie. facomalacia.
phacomatose. facomatosis.
phacome. facoma.
phacomètre. facómetro.
phacosclérose. facosclerosis.
phacoscope. facoscopio.
phage. fago.

phagédène. fagedeno.
phagocytaire. fagocitario o fagocítico.
phagocytoblaste. fagocitoblasto.
phagocytose des cellules névrogliques. gliofagia.
phagolyse. fagólisis.
phagosome. fagosoma.
phalange. falange.
phalangectomie. falangectomía.
phalangette. falangeta.
phalangisation. falangización.
phalliforme. faliforme.
phalline. falina.
phallique. fálico.
phallite. falitis.
phalloïde. faloide.
phalloplastie. faloplastia.
phallus. falo.
phanérogame. fanerógamo.
phanérogénétique. fanerogénico.
phanéroscope. faneroscopio.
phanérose. fanerosis.
pharmaceutique. farmacéutico (1.ª acep.).
pharmacie de secours. botiquín.
pharmacien. farmacéutico (2.ª acep.).
pharmacocinétique. farmacocinética.
pharmacologie. farmacología.
pharmacologiste. farmacólogo.
pharmacomanie. farmacomanía.
pharmacopédie. farmacopedia.
pharmacopée. farmacopea.
pharmacothérapie. farmacoterapia.
pharyngalgie, pharyngodynie. faringalgia.
pharyngectomie. faringectomía.
pharyngien. laringofaríngeo.
pharyngisme. faringismo.
pharyngite. faringitis.
pharyngite aiguë. faringitis aguda.
pharyngite chronique. faringitis crónica.
pharyngite folliculaire. faringitis folicular.
pharyngite gangréneuse. faringitis gangrenosa.
pharyngite granuleuse. faringitis granulosa.
pharyngite herpétique. faringitis herpética.
pharyngite membraneuse, pharyngite croupeuse. faringitis membranosa.
pharyngite ulcéreuse. faringitis ulcerosa.
pharyngoamygdalite. faringoamigdalitis.
pharyngocèle. faringocele.
pharyngolaryngite. faringolaringitis.
pharyngolithe. faringolito.
pharyngologie. faringología.
pharyngopathie. faringopatía.
pharyngoplégie. faringoplejía.
pharyngosalpingite. faringosalpingitis.
pharyngoscopie. faringoscopia.
pharyngospasme. faringospasmo.
pharyngosténose. faringostenosis.
pharyngotome. faringótomo.
pharyngotomie. faringotomía.
pharyngoxérose. faringoxerosis.
pharynx. faringe.
phase. fase.
phase. fase anal.
phase dirpersée, phase interne. fase externa.
phase dispersante, phase externe. fase de dispersión o interna.
phase fatigabilité. fatigabilidad.
phase lutéinique. fase luteínica.
phase négative. fase negativa.
phase positive. fase positiva.
phaséoline. faseolina.
phellandre. felandrio.
phellandrène. felandreno.
phénacaïne. fenacaína.
phénacétine. fenacetina.
phénanthène. fenantreno.
phénate. fenato.
phencyclidine. fenelciclidina.
phénelzine. fenelcina.
phénéthicilline. feneticilina.

phénétidine. fenetidine.
phénétidinurie. fenetidinuria.
phénétol. fenetol.
phenformine. fenformina.
phénolase. fenolasa.
phénolate. fenolato.
phénolisation. fenolización.
phénologie. fenología.
phénolphtaléine. fenolftaleína.
phénolsulfonephtaléine. fenolsulfonftaleína.
phénomène. fenómeno.
phénomène de l'escalier. fenómeno de la escalera.
phénomène dentaire. fenómeno dentario.
phénomène du phrénique. fenómeno frénico.
phenopathie. frenopatía.
phénothiazine. fenotiacina.
phénoxybenzamine. fenoxibenzamida.
phentanyle. fentanil.
phentolamine. fentolamina.
phénylanine. fenilalanina.
phénylbutazone. fenilbutazona.
phénylcétonurie. fenilcetonuria.
phényle. fenilo.
phényléphrine. fenilefrina.
phenylhydrazyne. fenilhidracina.
phénytoïne, diphénylhydantoïne. difenilhidantoína.
phéochrome. feocromo.
phéochromobaste. feocromoblasto.
phéochromocyte. feocromocito.
phérormone. feromonas.
philantropie. filantropía.
phimosis. fimosis.
phléasthénie. flebastenia.
phlebalgie. flebalgia.
phlébangiome. flebangioma.
phlébectasie. flebectasia.
phlébectomie. flebectomía.
phlébite. flebitis.
phlébite adhésive. flebitis adhesiva.
phlébite anémique. flebitis anémica.
phlébite nodulaire. flebitis necrótica o nodular.
phlébite puerpérale. flebitis puerperal.
phlébite supurée. flebitis séptica o supurativa.
phléboedème. edema venoso.
phlébogène. flebógeno.
phlébogramme. flebograma.
phlébographie. flebografía.
phlébolithe. flebolito.
phlébolithiase. flebolitiasis.
phlébologie. flebología.
phlébonarcose. flebanestesia.
phléboplastie. fleboplastia.
phléborraphie. fleborrafia.
phléborrhexie. fleborrexis.
phlébosclérose. flebosclerosis.
phlébosténose. flebostenosis.
phlébotome. flebótomo.
phlébotomie. flebotomía.
phlébotomie du foie. hepatoflebotomía.
phlegmasie. flegmasía.
phlegmon. flemón.
phlegmon diffus. flemón difuso.
phlobaphène. flobáfeno.
phlobogène, phlobogénétique. flogogénico.
phlogose. flogosis.
phloridzine. floricina.
phlycténule. flicténula.
phobie. fobia.
phobie de mouvement. cinesofobia.
phobie des objets pointus. ecmofobia.
phocomèle. enano focomélico.
phocomèle. focomelo.
phocomélie. focomelia.
phonasthénie. fonastenia.
phonation. fonación.
phone. fon.
phonème. fonema.
phonendoschiascope. fonendosquiascopio.

phonendoscope. fonendoscopio.
phonétique. fonética.
phoniatrie. foniatría.
phonisme. fonismo.
phonoauscultation. fonoauscultación.
phonocardiogramme. fonocardiograma.
phonograme. fonograma.
phonomanie. fonomanía.
phonomètre. fonómetro.
phonomyographie. fonomiografía.
phonophobie. fonofobia.
phonophotographie. fonofotografía.
phonorécepteur. fonorreceptor.
phonoscopie. fonoscopia.
phonostétographe. fonostetógrafo.
phorie. foria.
phoromètre. forómetro.
phorométrie. forometría.
phoroptère. foróptero.
phoroscope. foroscopio.
phosgène, chlorure de carbonyle. fosgeno.
phosphagène. fosfágeno.
phosphatasatée. fosfatasa.
phosphatase acide. fosfatasa ácida.
phosphatase alcaline. fosfatasa alcalina.
phosphate. fosfatado.
phosphate. fosfato.
phosphatémie. fosfatemia.
phosphatide, glycérophospholipide. fosfátido.
phosphatidose. fosfatidosis.
phosphaturie. fosfaturia.
phosphène. fosfeno.
phosphine. fosfina.
phosphocréatine. fosfocreatina.
phosphodiestérase. fosfodiesterasa.
phosphoglucoprotéine. fosfoglucoproteína.
phosphohexose-isomérase. fosfohexosa-isomerasa.
phospholipidose. lipoidosis fosfátida.
phosphonucléase. fosfonucleasa.
phosphoprotéine, phosphopretéide. fosfoproteína.
phosphore. fosforado.
phosphore. fósforo.
phosphorescence. fosforescencia.
phosphorisme. fosforismo.
phosphorolyse. fosforólisis.
phosphoropénie. fosfopenia.
phosphorylase. fosforilasa.
phosphorylation. fosforilación.
phot. fotio.
photalgie. fotalgia.
photallochromie. fotalocromía.
photisme. fotismo.
photoallergie. fotoalergia.
photobiologie. fotobiología.
photocauterisation. fotocauterización.
photochimie. fotoquímica.
photocoagulation. fotocoagulación.
photodermatose. fotodermatosis.
photoélectricité. fotoelectricidad.
photoélectron. fotoelectrón.
photoélément. fotoelemento.
photoérythème. fotoeritema.
photoestésie. fotestesia.
photokinétique. fotocinético.
photologie. fotología.
photoluminescence. fotoluminiscencia.
photolyse. fotólisis.
photolyte. fotólito.
photomagnétisme. fotomagnetismo.
photome. fotoma.
photomètre. fotómetro.
photométrie. fotometría.
photon. fotón.
photoptomètre. fotoptómetro.
photopathie. fotopatía.
photopéwrodisme. fotoperiodicidad.
photopharmalogie. fotofarmacología.
photophobie. fotofobia.
photophobie, photodysphorie. fotodisforia.

photophore. fotóforo.
photopie. fotopía.
photopsie. fotopsia.
photoptométrie. fotoptometría.
photoréaction. fotorreacción.
photorécepteur. fotoceptor.
photosensibilisation. fotosensibilización.
photostéthoscope. fotostetoscopio.
photosynthèse. fotosíntesis.
phototactisme. fototactismo.
photothérapie. fototerapia.
photothermie. fototermia.
phototropisme. fototropismo.
phrénalgie. frenalgia.
phrénasthénie. frenastenia.
phrénicectomie. frenicectomía.
phrénicectomie. frenectomía o frenicectomía.
phrénicoclasie, phrénicotripsie. freniclasia.
phrénicotomie. frenicotomía.
phrénique. frénico.
phrénite. frenitis.
phrénographe. frenógrafo.
phrénoplégie. frenoplejía.
phrénoptôse. frenoptosis.
phrénospasme, cardiospasme. frenospasmo.
phtaléine. ftaleína.
phtalylathiazol. ftalilsulfatiazol.
phthiriase. ftiriasis.
phylloérythrine. colehematina.
phylum. filo.
physaloptériase. fisalopteriasis.
physiogenèse. fisiogénesis.
physiognomique. fisiognómica.
physiologie. fisiología.
physiologie comparée. fisiología comparada.
physiologie générale. fisiología general.
physiologie humaine. fisiología humana.
physiologie pathologique. fisiología patológica.
physiologique salée. solución fisiológica.
physiologiste. fisiólogo.
physionomie. fisonomía.
physiopathologie. fisiopatología.
physiothérapie. fisioterapia.
physo-pyosalpinx. fisopiosalpinx.
physocèle. neumatocele.
physométrie. fisómetra.
phytine. fitina.
phytogène. firogenético.
phytogenèse. firogénesis.
phytolaque. fitolaca.
phytoparasite. firoparásito.
phytopathie. firopatía.
phytopathogène. firopatógeno.
phytothérapie. fitoterapia.
pian. pian.
picnomètre. picnómetro.
picnomorphe. picnomorfo o picnomórfico.
picofarad. picofaradio.
picogramme. picogramo.
picoline. picolina.
picomètre. picometro.
picornavirus. picornavirus.
picrocarmine. picrocarmín.
picroformol. picroformol.
picrotoxine. picrotoxina.
pied bot. talipes.
pied bot creux. pie cavo.
pied bot équin. pie equino.
pied bot valgus. pie valgo.
pied bot valgus équin. pie equinovalvo.
pied bot varus. pie varo.
pied bot varus équin. pie equinovaro.
pied d'athléte. pie de atleta.
pied plat. pie plano.
pied plat valgus. pie planovalgo.
pied tabétique. pie tabético.
piézesthésie. piesestesia.
piézomètre. piesímetro.
pigment biliaire. pigmento biliar.

pigment hématogène. pigmento hematógeno.
pigment hépatogène. pigmento hepatógeno.
pigment jaune des cônes de la rétine. xantófano.
pigment métabolique. pigmento metabólico.
pigment paludéen. pigmento palúdico.
pigment respiratoire. pigmento respiratorio.
pigment rétinien. cromófano.
pigmentation de la peau consécutive à l'usage de parfums. dermatitis de berloque.
pigmentation exogène. pigmentación extrínseca o extraña.
pigmentation hématogène. pigmentación hematógena.
pigmentolyse. pigmentólisis.
pigmentophage. pigmentófago.
pigmentophore. pigmentóforo.
pilier antérieur du trigone cérébral. pilar del fórnix.
pilier du diaphragme. pilar del diafragma.
piliforme. piliforme.
pilocarpine. pilocarpina.
pilonidal. pilonidal.
pimpinelline. pimpinelina.
pince à artères. pinzas arteriales.
pince à torsion. pinzas de torsión.
pince capsulaire. pinzas capsulares.
pince hémostatique. pinzas hemostáticas.
pinéal. pineal.
pinéalectomie. pinealectomía.
pinéalome. pinealoma.
pinène. pineno.
pinocyte. pinocito.
pinta. pinta.
pipérazine. piperacina.
pipéridine. piperidina.
pipérine. piperina.
piriforme. piriforme.
pisiforme. pisiforme.
pituitaire. pituitaria.
pituite. pituita.
pityriasis lichenoides. pitiriasis liquenoide.
pityriasis rubra. pitiriasis *rubra*.
pityriasis rubra pilaire. pitiriasis *rubra pilaris*.
pityriasis simplex. pitiriasis simple.
pityriasis versicolor. pitiriasis versicolor.
pityriasis versicolor. tiña versicolor.
placebo. placebo.
placenta foetal. placenta fetal.
placenta incarcéré. placenta incarcerada.
placenta incarcéré, placenta en rétention. placenta retenida.
placenta maternel. placenta materna.
placenta multilobé. placenta multilobulada.
placenta praevia. placenta previa.
placenta succenturié, placenta accessoire. placenta accesoria.
placentographie. placentografía.
placentolysine. placentolisina.
placentome. placentoma.
placentothérapie. placentoterapia.
plagiocéphalie. plagiocefalia.
plaie aseptique. herida aséptica.
plaie contuse. herida contusa.
plaie ouverte. herida abierta.
plaie pénétrante. herida penetrante.
plaie septique. herida séptica.
plaie sous-cutanée à ouverture réduite. herida subcutánea.
plan frontal. plano frontal.
plan horizontal. plano horizontal.
plan ombilical. plano umbilical.
plan orbitaire. plano orbitario.
plan sagittal. plano sagital.
plan transpylorique. plano transpilórico.
plan visuel. plano visual.
plan-concave. plano cóncavo.
plan-convexe. plano convexo.
planimètre. planímetro.
planta du pied. planta.

plantaire. plantar.
plantain. llantén.
plantalgie. plantalgia.
plasmaphérèse. plasmaféresis.
plasmide. plásmido.
plasminogène. plasminógeno.
plasmocytose. plasmacitosis.
plasmodicide. plasmodicida.
plasmodie. plasmodio.
plasmoditrophoblaste. plasmodiotrofoblasto.
plastie. plástica.
plastie du sein. mastoplastia.
plastie pharyngée. faringoplastia.
plastie tympanique. miringoplastia.
plastique. plástico.
platine. platina.
platyopie. platiopía.
platysténcéphalie. platistencefalia.
pléchromatisme. plecromático.
plégaphonie. plegafonía.
plépléomorphisme. pleomorfia opleomorfismo.
pléthysmogramme. pletismograma.
pléthysmographie. pletismografía.
pleurésie séro-fibrineuse. pleuresía serofibrinosa.
pleurésie aiguë. pleuresía aguda.
pleurésie chronique. pleuresía crónica.
pleurésie hémorragique. pleuresía hemorrágica.
pleurésie interlobaire. pleuresía interlobular.
pleurésie médiastinale. pleuresía mediastínica.
pleurésie periétale. pleuresía costal.
pleurésie plastique. pleuresía plástica.
pleurésie purulente. pleuresía purulenta.
pleurésie sèche. pleuresía adhesiva.
pleurésie sèche, pleurite. pleuresía seca.
pleurésie séreuse. pleuresía serosa.
pleurésie viscérale. pleuresía pulmonar.
pleurite. pleuritis.
pleuro-bronchite. pleurobronquitis.
pleuro-pariétopexie. pleuroparietopexia.
pleurodynie. costalgia.
pleurographie. pleurografía.
plèvre cervicale. pleura cervical.
plèvre costale. pleura costal.
plèvre médiastinale. pleura mediastínica.
plèvre péricardiaque. pleura pericardíaca.
plexalgie. plexalgia.
plexiforme. plexiforme.
plexo carotidien interne. plexo carotídeo interno.
plexo pudendalis. plexo pudendo.
plexus annulaire péricornéen. plexo anular.
plexus aortique. plexo aórtico.
plexus brachial. plexo braquial.
plexus cardiaque. plexo cardíaco.
plexus carotidien. plexo carotídeo.
plexus carotidien externe. plexo carotídeo externo.
plexus caverveux. plexo cavernoso.
plexus cervical. plexo cervical.
plexus choroïde. plexo coroideo.
plexus colique droit. plexo cólico derecho.
plexus colique gauche. plexo cólico izquierdo.
plexus coronaire. plexo coronario.
plexus hémorroïdal inférieur. plexo hemorroidal inferior.
plexus hémorroïdal moyen. plexo hemorroidal medio.
plexus hémorroïdal supérieur, nerf hémorroïdal supérieur. plexo hemorroidal superior.
plexus hypogastrique. plexo hipogástrico.
plexus iliaque. plexo ilíaco.
plexus inguinal. plexo inguinal.
plexus lingual. plexo lingual.
plexus lombaire. plexo lumbar.
plexus maxillaire interne. plexo maxilar interno.
plexus mésentérique inférieur. plexo mesentérico inferior.
plexus mésentérique supérieur. plexo mesentérico superior.
plexus ophtalmique. plexo oftálmico.
plexus ovarien. plexo ovárico.
plexus phayringien. plexo faríngeo.
plexus sacré. plexo sacro.
plexus solaire. plexo solar.
plexus thyroïdien inférieur. plexo tiroideo inferior.
plexus thyroïdien supérieur. plexo tiroideo superior.
plexus tympanique. plexo timpánico.
plexus utérin. plexo uterino.
plexus utéro-vaginal. plexo uterovaginal.
plexus vaginal. plexo vaginal.
plexus vertébral. plexo vertebral.
plicature. angulación.
pli aixillaire. pliegue axilar.
pli de la conjoctive. pliegue conjuntival.
pli fessier. pliegue glúteo.
pli génital. pliegue genital.
pli glosso-épiglottique. pliegue glosoepiglótico.
pli iléo-caecal. pliegue ileocólico.
pli malléolaire. pliegue maleolar.
pli neural. pliegue neural.
plombagine. plumbagina.
plumeux. plumoso.
pluriglandulaire. multiglandular.
pluriglandulaire. pluriglandular.
plurinucléaire. plurinuclear.
pluripare, multipare. plurípara.
pluripotent. pluripotente.
pneumacardie. neumatocardia.
pneumarthrose. neumartrosis.
pneumatisation. neumatización.
pneumatoscope. neumascopio.
pneumatose. neumatosis.
pneumaturie. neumaturia.
pneumectomie. neumectomía.
pneumo-gastrique, pneumogastrique. neumogástrico.
pneumo-hémopéricarde, hémo-pneumopéricardie. neumohemopericardio.
pneumo-hémothorax, hémo-pneumothorax. neumohemotórax.
pneumo-hydromètre, hémo-pneumohydromètre. neumohidrómeta.
pneumo-hydropéricarde, hydro-pneumopéricarde. neumohidropericardio.
pneumo-hydrothorax, hydro-pneumothorax. neumohidrotórax.
pneumo-médiastin. neumomediastino.
pneumocentèse. neumocentesis.
pneumocéphalie. neumocefalia.
pneumococcémie. neumococemia.
pneumococcique. neumocócico.
pneumococcose, pneumococcie. neumococosis.
pneumoconiose. neumoconiosis.
pneumoconiose due aux fibres du coton. lisinosis.
pneumoconiose par kaolin. caolinosis.
pneumoencéphalogramme. neumoencefalograma.
pneumoencéphalographie, encéphalographie gazeuse. neumoencefalografía.
pneumogastrographie. neumogastrografía.
pneumogramme. neumatograma, neumograma.
pneumographe. neumatógrafo, neumógrafo.
pneumographie. neumografía.
pneumolithe. neumolito.
pneumolithiase. neumolitiasis.
pneumologie. neumología.
pneumolyse. neumólisis.
pneumomassage, otomassage. neumomasaje.
pneumomètre. neumatómetro.
pneumométrie. neumatometría.
pneumomyélographie, myélographie gazeuse. neumomielografía.
pneumonie. neumonía [neumónico].
pneumonie à virus. neumonía vírica.
pneumonie apicale. neumonía de vértice.
pneumonie atypique. neumonía atípica primaria.
pneumonie caséeuse. neumonía caseosa.
pneumonie catarrhale, bronchopneumonie. neumonía bronquial.
pneumonie centrale. neumonía central.
pneumonie chronique. neumonía crónica.

pneumonie fibrineuse. neumonía fibrinosa.
pneumonie interstitielle. neumonía intersticial.
pneumonie interstitielle plasmacellulaire. neumonía intersticial plasmocelular.
pneumonie lobaire. neumonía lobular.
pneumonie massive. neumonía masiva.
pneumonie métastatique. neumonía metastásica.
pneumonie par aspiration, pneumonie de déglution. neumonía por aspiración.
pneumonie purulente. neumonía purulenta.
pneumonie tuberculeuse. neumonía tuberculosa.
pneumonose. neumonosis.
pneumopathie. neumopatía.
pneumopéricarde. neumopericardio.
pneumopéritoine. neumoperitoneo.
pneumopéritonite. neumoperitonitis.
pneumopexie. neumopexia.
pneumopyopéricarde. neumopiopericardio.
pneumopyothorax. neumopiotórax.
pneumorachis. neumorraquis.
pneumoradiographie. neumorradiografía.
pneumorein. neumopielografía.
pneumorétropéritoine. neumorretroperitoneo.
pneumorragie. neumorragia.
pneumothorax extrapleural. neumotórax extrapleural.
pneumothorax suffocant, pneumothorax à soupape. neumotórax sofocante o valvular.
pneumothorax. neumotórax.
pneumothorax à soupapape. neumotórax hiperbárico.
pneumothorax artificiel. neumotórax artificial.
pneumothorax ouvert. neumotórax abierto.
pneumothorax spontané. neumotórax espontáneo.
pneumotomie. neumotomía.
pneumotympan. neumotímpano.
pneumotyphus. neumotifoidea o neumotifus.
poche de Rathke. divertículo de la pituitaria.
pododynie. pododinia.
podogramme. podograma.
podologie. podología.
podophylline. podofilino o podofilina.
poids atomique, masse atomique. peso atómico.
poids moléculaire. peso molecular.
poignet. muñeca.
poïkiloblaste. poiquiloblasto.
poïkiloplastocyte. poiquiloplastocito.
poïkiloploïdie. poiquiloploidía.
poïkilothrombocyte. poiquilotrombocito.
poil auditif. pelo auditivo.
poil tactil. pelo táctil.
point auriculaire. punto auricular.
point cardinal. punto cardinal.
point central du bord antérieur du dos de la selle turcique. clitión.
point crâniométrique. punto craneométrico.
point d'ebullition. punto de ebullición.
point d'ossification. punto de osificación.
point d'un abcès. punta de un absceso.
point de congélation. punto de congelación.
point de fixation. punto de fijación.
point de fusion. punto de fusión.
point focal. punto focal.
point glénoïdien. punto glenoideo.
point jugal. punto yugal.
point lacrymal. punto lagrimal.
point nodal. punto nodal.
point où l'incisure pariétale du temporal reçoit le prolongament de l'angle mastoïdien. entomión.
point sous-nasal. punto subnasal.
point sylvien. punto silviano.
pointe postéro-interne d'une molaire inférieure. tetarconoide.
pointe postéro-interne d'une molaire supérieure. tetartocono.
poison caustique. veneno cáustico.
poison hémotrope. veneno hemotrópico.
poison irritant. veneno acre o irritante.
poison musculaire. veneno muscular.
poison narcotique. veneno narcótico.
poix. brea.
polariseur. polarizador.
pôle céphalique. polo céfalico.
pôle frontal. polo frontal.
pôle germinal. polo germinativo.
pôle négatif. polo negativo.
pôle occipital. polo occipital.
pôle pelvien. polo pélvico.
pôle positif. polo positivo.
pôle végétatif. polo vegetativo.
poliodystrophie. poliodistrofia.
polioencéphalopathie. polioencefalopatía.
poliomyélite antérieure aiguë. poliomielitis anterior aguda.
poliomyélopathie. poliomielopatía.
polioplasme. polioplasma.
poliovirus. poliovirus.
polité. poplíteo.
pollenogène. polenogénico.
pollination. polinación.
pollinose. polinosis.
polyadénomatose. poliadenomatosis.
polyadénome du gros intestin. colitis poliposa.
polyadénopathie. poliadenopatía.
polyandrie. poliandria.
polyartérite. poliarteritis.
polyarthrite. hamartritis.
polyarticulaire. multiarticular.
polyatomique. poliatómico.
polyavitaminose. poliavitaminosis.
polyaxone. poliaxón.
polycellulaire. policelular.
polycholie. policolia.
polychromatophile. policromatófilo.
polychromatose. policromatosis.
polychromie. policromía.
polyclonie. policlonía.
polycorie. policoria.
polycyclique. policíclico.
polycyèse. policiesis.
polycythémie relative. policitemia relativa.
polycythémie vraie, érythrémie. policitemia roja, rubra o vera.
polyganglionnaire. poliganglionar.
polygène. poligénico.
polygnathien. polignato.
polyhybride. polihíbrido.
polykaryocyte. policariocito.
polykystique. poliquístico.
polymélie. polimelia.
polymère. polímero.
polymérisation. polimerización.
polymicrobien. polimicrobiano.
polymorphe. polimorfo.
polymorphocellulaire. polimorfocelular.
polymorphonucléaire. polimorfonuclear.
polymyoclonie. polimioclonía.
polynucléaire, granulocyte. leucocito polinuclear.
polynucléaire. lobocito.
polynucléaire. polinucleado o polinuclear.
polynucléolaire. polinucleolar.
polynucléotide. polinucleótido.
polyopie monophthalmique. poliopía monocular.
polyorchidisme. poliorquia.
polyotie. poliotia.
polype adénomateux, polyadénome. pólipo adenomatoso.
polype cardiaque. pólipo cardíaco.
polype du rectum. proctopólipo.
polype fibrineux. pólipo fibrinoso.
polypeptide. polipéptido.
polypeptidorachie. polipeptidorraquia.
polyplastocytose, thrombocytose. poliplastocitosis.
polyploïde. poliploide.
polypnée due à la chaleur ou à la fièvre. termopolipnea.
polypodie. polipodia.

polypoïde. polipoide.
polypose gastrique. poliposis gástrica.
polypose intestinale. poliposis intestinal.
polypotome. polipótomo.
polyradiculaire. multirradicular.
polyradiculo-névrite, syndrome de Guillain-Barré. radiculoganglionitis.
polysaccharide. polisacárido.
polysaccharide bactérien, polyoside bactérien. polisacárido bacteriano.
polysaccharide capsulaire, polyoside capsulaire. polisacárido capsular.
polyscélie. poliscelia.
polysérite rhumatismale avec endocardite. reumatosis.
polysialie. polisilia.
polysome. polisomo.
polysomie. polisomía (1.ª y 2.ª acep.).
polysomique. polisómico.
polyspermie. polispermia.
polythène, polythylène. politeno.
polythyazide. politiacida.
polytzérisation. politzerización.
polyvalent. polivalente.
polyvinylpyrrolidone. polivinilpirrolidona.
pompe. bomba.
ponction abdominale. celiocentesis.
ponction cérébrale. cefalocentesis.
ponction crânien. craneopuntura.
ponction d'un ventricule. ventriculopuntura.
ponction d'une veine. venipuntura.
ponction dún kyste hydatique. hidatidostomía.
ponction encéphalique. encefalopuntura.
ponction exploratrice. punción exploradora.
ponction intestinale. enterocentesis.
ponction lombaire. punción lumbar o raquídea.
ponction sous-occipitale. punción cisternal.
ponction splénique. punción esplénica.
ponction sternale. punción esternal.
ponction ventriculaire. punción ventricular.
pondéral. ponderal.
pondo-statural. pondostatural.
pont, protubérance annulaire. protuberancia anular.
pontin, pontique. pontil o pontino.
pool. pool.
pore nucléairte. poro nuclear.
porion. porión.
porocéphalos. porocefaliasis.
porosité. porosidad.
porphine. porfina.
porphobilinogène. porfobilinógeno.
porphyrinémie. porfirinemia.
porphyrisation. porfirización.
porte-næud. portanudos.
portion du sphénoïde foetal. esfenótico.
portion osseuse de la cloison nasale. osteosepto u osteoseptum.
portographie. portografía.
pose d'une sonde rectale pour aider à l'expulsion des gaz. enema ciego.
positif. positivo.
position anatomique. posición anatómica.
position anglaise. posición lateral acostada.
position dorsale. posición dorsal.
position dorso-sacrée. posición dorsosacra.
position genu-cubitale. posición genucubital.
position genu-pectorale. posición genupectoral.
position ventrale. posición prona.
positon. positrón.
post-axial. postaxil.
post-critique. postepiléptico.
post-encéphalitique. postencefalítico.
post-hémorragique. poshemorrágico.
post-hypnotique. poshipnótico.
post-mature. posmaduro.
post-méiotique. posmeiótico.
post-opératoire. postoperatorio.
post-partum. posparto.
post-vaccinal. posvacunal.
posthioplastie. postioplastia.
pot de chambre. orinal.
potable. potable.
potamophobie. potamofobia.
potentiel bioélectrique. potencial bioeléctrico.
potentiel de membrane. potencial de membrana.
pou. ladilla.
pouce. dedo pulgar.
pouls allorythmique. pulso alorrítmico.
pouls alternant. pulso alternante.
pouls anacrote. pulso anacrótico.
pouls anacrote. pulso anadicrótico.
pouls artérioscléreux. pulso hipertenso.
pouls bigéminé. pulso bigémico.
pouls catadicrote. pulso catadicroto.
pouls dicrote. pulso dicrótico.
pouls dur. pulso duro.
pouls élastique. pulso elástico.
pouls filiforme. pulso filiforme.
pouls irrégulier. pulso irregular.
pouls lent. pulso lento.
pouls monocrote. pulso monocroto.
pouls mou. pulso blando.
pouls paradoxal. pulso paradójico.
pouls petit. pulso hipotenso.
pouls plein. pulso lleno.
pouls quadrigéminé. pulso cuadrigémino.
pouls rapide. pulso frecuente.
pouls tendu. pulso tenso.
pouls trigéminé. pulso trigémino.
pouls veineux. pulso venoso.
pouls veineux. pulso vermicular.
poxvirus. poxvirus.
PPD. tuberculina PPD.
pragmatique. pragmático.
pralidoxime. pralidoxima.
prandial. prandial.
pré-immunisation. preinmunización.
préaxial. preaxil.
précancéreux. precarcinomatoso.
précapillaire. metarteriola.
précipitation due à la chaleur. termoprecipitación.
précipitine du sang. hemoprecipitina.
précoce. precoz.
précoma. precoma.
précurseur. precursor.
prédentine. predentina.
prédiabète. prediabetes.
prédiastole. prediástole.
prednisolone. prednisolona.
prednisone. prednisona.
prégnandiol. pregnandiol.
prégnane. pregnano.
pregnène. pregneno.
prégnéninolone. pregneninolona.
prégnénolone. pregnenolona.
prégravidique. pregravídico.
préhépatique. prehepático o prehepaticus.
préinduction. preinducción.
préleucémie. preleucemia.
prémenstruel. premenstruo.
prémonitoire. premonitorio.
prénarcose, prémédication. prenarcosis.
prénéoplasique. preneoplásico.
préopératoire. preoperatorio.
préoptique. preóptico.
préparation. preparación.
préparé avec du tartre. tartarizado.
prépondérance. preponderancia.
prépsychotique. prepsicótico.
prépubertaire. prepubescente.
prépuce du clitoris, capuchon du clitoris. prepucio del clítoris.
préputial. cálculo prepucial.
prérectal. prerrectal.
prérénal. prerrenal.
presbyope. presbiope.
présécrétine. presecretina.

présence d'acide carbonique dans l'urine. carbonuria.
présence d'air dans les vaisseuaux sanguins. neumatemia.
présence d'emboles das le sang. embolemia.
présence de corps diaminés dans l'urine. diaminuria.
présence de ptomaïne dans le sang. tomainemia.
présence de quatre seins. tetramastia o tetramazia.
présence des néocytes dans le sang péripherique. neocitosis.
présénile. presenil.
présénilité. presenilidad.
présentation céphalique. presentación cefálica.
présentation de la face. presentación de cara.
présentation du siège. presentación de nalgas.
présentation du siège. presentación pelviana o pélvica.
présentation du siège complet. presentación de nalgas completa.
présentation du siège complet avec procidence des jambes. presentación podálica.
présentation du sommet. presentación de vértice.
présentation longitudinale. presentación longitudinal.
présentation transverse. presentación transversa o de tronco.
pression intra-abdominale. presión intraabdominal.
pression artérielle. presión arterial.
pression artérielle. presión sanguínea.
pression atmosphérique. presión atmósferica.
pression diastolique, pression minima. presión diastólica.
pression intracrânienne. presión intracraneal.
pression négative. presión negativa.
pression oncotique. presión oncótica.
pression osmotique. presión osmótica.
pression systolique, pression maxima. presión sistólica.
pression veineuse. presión venosa.
pressorécepteur, barorécepteur. presorreceptor.
présternum. presternón.
présure. cuajo.
prévalence. prevalencia.
prilocaïne. prilocaína.
primaire. primario.
primaquine. primaquina.
première génération et deuxième génération. generación filial.
primitif. primitivo.
primordial. primordial.
principe actif. principio activo.
principe antianémique. principio antianémico.
principe de Nirvâna. principio de Nirvana.
principe de réalité. principio de realidad.
principe du plaisir. principio del placer.
principe nuisible. noxa.
première spore produite par le parasite du paludisme dans le corps humain. enhematospora.
probabilité de survie, vie moyenne. expectativa de vida.
probant, propositus. propositus.
probénécide. probenecid.
procaïnamide. procainamida.
procatartique. procatártico.
procès ciliaire. proceso ciliar.
processus primaire. proceso primario.
processus secondaire. proceso secundario.
prochorion. procorion.
procidence de l'ombilic. acrónfalo.
procidence du cordon. prolapso del cordón.
proctectomie. retectomía.
proctite. arquitis.
proctite épidémique gangreneuse. proctitis epidémica gangrenosa.
procto-cystoplastie. proctocistoplastia.
procto-périnéoplastie. proctoperineoplastia.
procto-sigmoïdectomie. proctosigmoidectomía.
procto-sigmoïdite. proctosigmoiditis.
proctococcypexie. proctococcipexia.
proctocystotomie. proctocisatotomía.
proctogène. proctogénico.
proctologue. proctólogo.
proctoptose. proctoptosis.
proctosténose. proctostenosis.
proctostomie. proctostomía.
proctotome. proctótomo.
procursif. procursivo.
prodigiosine. prodigiosina.
producteur de graisse. esteatógeno.
producteur de mucine. mucígeno.
producteur de pepsine. pepsinífero.
producteur de squelette. esqueletógeno.
productif. productivo.
production d'hémolyse. hemolización.
production d'une sensation colorée associée à des sons. ecofotonía.
production de sérum. serogénesis.
production des effets physiologiques de la morphine. morfinización.
produit dans le fromage. tirogénico o tirógeno.
produit de décomposition. educto.
produit o formé par les cellules de la névroglie. gliógeno.
proencéphale. proencéfalo (1.ª y 2.ª acep.).
proéminent. prominente.
profonde. profundo.
progestatif. gestágeno.
progestatif. progestacional.
progestogène. progestógeno.
progressif. progresivo.
proinsuline. proinsulina.
prolamine. prolamina.
prolapsus de l'iris. prolapso del iris.
prolapsus de l'oesophage. prolapso del esófago.
prolapsus rectal. prolapso del recto.
prolifératif. prolífero.
prolifique. prolífico.
proligère. prolígero.
proline. prolina.
promastigote. promastigote.
prométhazine. prometacina.
promitosis. promitosis.
promonocyte. promonocito.
promontoire sacré. promontorio de la pelvis.
promontoire sacré. promontorio del sacro.
promontoire tympanique. promontorio del tímpano.
promyéloblaste. promieloblasto.
promyélocyte. premielocito, progranulacito.
pronateur. pronador.
pronéphros. arquinefron.
propane. propano.
propanidide. propanidina.
propanolol. propanolol.
propanthéline. propantelina.
propeptone, hémialbumine. propeptona.
properdine. properdina.
prophage. profago.
prophase. profase.
prophylactique. profiláctico.
proplasmocyte. proplasmacito.
proportion, taux. rata.
propoxyphène. propoxifeno.
propriocepteur. propioceptor.
proprioception. propiocepción.
propylène. propileno.
prosécrétine. prosecretina.
prosopage. prosópago.
prosopagnosie. prosopagnosia.
prosopothoracopage, hémipage. prosopotoracópago.
prostaglandine. prostaglandina.
prostatique. prostático.
prostato-cystite. prostatocistitis.
prostato-cystotomie. prostatocistotomía.
prostato-vésiculite. prostatovesiculitis.
prostatographie. prostatografía.
prostatolithe. prostatolito.
prostatomégalie. prostatomegalia.

prostatomyomectomie. prostatomiomectomía.
prostatotomie. prostatotomía.
prosthion. prostesón o prostión.
protactinium. protactinio.
protamine. protamina.
protanomalopie, protanomalie. protanomalopsia.
protanope. protanope.
protéase. proteasa.
protease des polynucléaires. leucoproteasa.
protéine. albúmina.
protéine C-réactive. proteína C-reactiva.
protéine derivé. proteína derivada.
protéine iodée de la glande thyroïde. tiroproteína.
protéine obtenue par hydrolyse d'une protéine. metaproteína.
protéine plasmatique. proteína del plasma.
protéine sérique. proteína del suero.
protéinogramme. proteinograma.
protéinose pulmonaire alvéolaire. proteinosis alveolar pulmonar.
protéinose lipoïdique. proteinosis lípida.
prothèse auditive. audífono.
prothèse dentaire. prótesis dentaria.
prothèse maxillo-faciale. prótesis maxilofacial.
prothèse oculaire. prótesis ocular.
protusion herniaire de la choroïde. coriocele.
protiste. protisto.
protocaryote. procariota.
protocône. protocono.
protogaster. protogáster.
protoneurone. protoneurona.
protoplasme du centrosome. centroplasma.
protoplaste. protoplasto.
prototrophe. protótrofo.
protoxoïde. protoxoide.
protoxyde. monóxido.
protozooaire. protozoo.
protozoologie. protozoología.
protozoose. protozoosis.
protriptyline. protriptilina.
protubérance. tórulo.
protubérance occipitale. eminencia occipital.
protusion du iris. hernia del iris.
provitamine. provitamina.
proximal. proximal.
prozone. prozona.
prune. ciruela.
prunine. prunina.
prurigineux. pruriginoso.
prurit anal. prurito ani o anal.
prurit sénile. prurito senil.
prurit vulvaire. prurito vulvar.
pseudo-calcification cérébrale. calcaroide.
pseudo-hallucination. seudoalucinación.
pseudo-hémagglutination. seudohemaglutinación.
pseudo-hypertrophie. seudohipertrofia.
pseudo-hypertrophie musculaire. seudohipertrofia muscular.
pseudo-kyste. quiste adventicio.
prosthon-kyste. seudoquiste.
pseudo-luxation. seudoluxación.
pseudo-ptosis. seudoptosis.
pseudo-réaction. seudorreacción.
pseudo-réduction. seudorreducción.
pseudoappendicite. apendalgia.
pseudobasedowisme. basedovoide o basedoide.
pseudocyèse. seudociesis.
pseudohermaphrodisme féminin. hermafroditismo femenino.
pseudohermaphrodisme masculin. hermafroditismo masculino.
pseudopode, lobopode. lobopodio.
psoas. psoas.
psorelène. psoraleno.
psoriasis annulaire. psoriasis anular.
psoriasis diffus. psoriasis difusa.
psoriasis généralisé. psoriasis *universalis*.
psoriasis guttata. psoriasis *guttata*.
psoriasis gyrata. psoriasis *gyrata*.
psoriasis inveterata. psoriasis inveterada.
psoriasis nummulaire. psoriasis numular.
psoriasis ponctué. psoriasis *punctata*.
psychalgie. algopsicalia.
psychanalyste. psicoanalista.
psychasthénie des aviateurs. aerastenia.
psychasthénie des aviateurs. aeroneurosis.
psychiatrie. psiquiatría dinámica.
psychiatrie communautaire. psiquiatría comunitaria.
psychiatrie existentielle. psiquiatría existencial.
psychiatrie légale. psiquiatría forense.
psychiatrie sociale. psiquiatría social.
psychisme. psiquismo.
psycho-sensoriel. psicosensorial.
psycho-sexuel. psicosexual.
psychochrome. psicocroma.
psychochromesthésie. psicocromestesia.
psychocinèse. psicocinesia (1.ª y 2.ª acep.).
psychodélique. psicodélico.
psychodiagnostic. psicodiagnóstico.
psychodynamique. psicodinámica.
psychodysleptique. psicodisléptico.
psychogenèse. psicogénesis.
psychogramme. psicograma.
psychographe, psychogramme. psicógrafo.
psychologie analytique. psicología analítica.
psychologie animale. psicología animal.
psychologie animale. zoopsicología.
psychologie clinique. psicología clínica.
psychologie comparée. psicología comparada.
psychologie criminelle. psicología criminal.
psychologie du comportement, béhaviorisme. psicología de la conducta.
psychologie dynamique. psicología dinámica.
psychologie évolutive. psicología evolutiva.
psychologie existentielle. psicología existencial.
psychologie expérimentale. psicología experimental.
psychologie génétique. psicología genética.
psychologie individuelle. psicología individual.
psychologie industrielle. tecnopsicología.
psychologie sociale. psicología social.
psychologue. psicólogo.
psychométrie. psicometría.
psychomoteur. psicomotor.
psychonosologie. psiconosología.
psychopathe. psicópata.
psychopathique. psicopático.
psychopharmacologie. psicofarmacología.
psychophylaxie. psicofilaxis.
psychophysique. psicofísica.
psychose alcoolique. psicosis alcohólica.
psychose maniaque dépressive. psicosis maniacodepresiva.
psychose puerpérale. psicosis posparto.
psychose sénile. psicosis senil.
psychose toxique. psicosis tóxica.
psychosomatique. psicosomático.
psychothérapie analytique. psicoterapia analítica.
psychothérapie comportementelle. psicoterapia conductista.
psychothérapie de famille. psicoterapia familiar.
psychothérapie de groupe. psicoterapia grupal o de grupo.
psychothérapie de soutien. psicoterapia de apoyo.
psychothérapie existentielle. psicoterapia existencial.
psychothérapie gestaltique. psicoterapia gestáltica.
psychotique. psicótico.
psychromètre. psicrómetro.
psyllium. psilio.
ptéréon, ptérion. pterión.
ptéridine. pteridina.
ptérygion du cou. pterigión colli.
ptérygoïde. pterigoideo.
ptôse du côlon. coloptosis.
ptôse splénique. esplenoptosis.
ptyalagogue, sialagogue. tialagogo.
ptyalinogène. tialinógeno.

ptyalisme. hipersalivación.
ptyalogène, sialogène. tialogénico.
ptyalolithiase, lithiase salivaire. tialolitiasis.
ptyalorrhée, ptyalisme. tialorrea.
ptyalose. tialosa.
puanteur. hedor.
puberté précoce. pubertad precoz.
pubescence. pubescencia.
pubescent. pubescente.
puéril. pueril.
pulpe. papilla.
pulpe dentaire. pulpa dentaria.
pulpe splénique. pulpa esplénica.
pulpectomie. pulpectomía.
pulpite. endodontitis.
pulsion de mort. pulsión de muerte.
pulsion de vie. pulsión de vida.
pulsion du moi. pulsión del yo.
pulsion sexuelle. pulsión sexual.
pulso intermittent. pulso intermitente.
pultacé. pultáceo.
pulverisation. nebulización.
punaise. chinche.
pupille artificielle. pupila artificial.
pupillomètre. pupilómetro.
pupillomoteur. pupilomotor.
pupilloplégie. pupiloplejía.
pupillostatomètre. pupilostatómetro.
pupillotonie. pupilotonía.
purine. purina.
purinémie. purinemia.
purinol. alopurinol.
purinomètre. purinómetro.
purpura thrombopénique. púrpura trombótica o trombocitopénica.
purpura thrombopénique idiopahique. púrpura trombopénica idiopática.
purpura abdominal. púrpura abdominal.
purpura annulaire télangiectasique. púrpura anular telangiectásica.
purpura factice. púrpura facticia.
purpura rhumatoïde. púrpura simple.
purpura rhumatoïde, purpura de Schöenlein-Henoch. púrpura reumática.
purpura sénile. púrpura senil.
purpurifère. purpurífero.
purpurine. purpurina.
purpurinurie. purpurinuria.
purpurogène. purpurógeno.
pustulation. pustulación.
pustuleux. pustular.
pustuliforme. pustuliforme.
pustulose. pustulosis.
pycnique. pícnico.
pyélite calculeuse. pielitis calculosa.
pyélite de la grossesse. pielitis gravídica.
pyélite hématogène. pielitis hematógena.
pyélite hémorragique. pielitis hemorrágica.
pyélite supurée. pielitis supurada.
pyélo-veineux. pielovenoso.
pyélocystostomose. pielocistostomía.
pyélographie ascendante. pielografía ascendente o retrógrada.
pyéloplastie. pieloplastia.
pyéloplicature. pieloplicación.
pyéloschisis, diastématopyélie. diastematopielia.
pyéloscopie. pieloscopia.
pygopage. pigópago.
pyléphlébite. flebepatitis.
pyléthrombophlébite. piletromboflebitis.
pyloralgie. piloralgia.
pylorectomie. pilorrectomía.
pylorite. piloritis.
pyloro-duodénite. piloroduodenitis.
pyloro-gastréctomie. pilorogastrectomía.
pyloromyotomie. piloromiotomía.
pyloroplastie. piloroplastia.
pyloroscopie. piloroscopia.
pylorospasme. pilorospasmo.
pylorosténose. pilorostenosis.
pylorostomie. pilorostomía.
pylorotomie. pilorotomía.
pyo-neumopéritoine. pioneumoperitoneo.
pyo-neumopéritonite. pioneumoperitonitis.
pyo-pneumopéricarde. pioneumopericardio.
pyo-uretère. piouréter.
pyocéphalie. piocefalia o piocéfalo.
pyocyanase. piocianasa.
pyocyanine. piocianina.
pyocyanique. piociánico.
pyocyte. corpúsculo de pus.
pyolabyrinthite. piolaberintitis.
pyomyosite. piomiitis o piomiositis.
pyonéphrite. pionefritis.
pyonéphrose. pionefrosis.
pyonéphrose. nefropiosis.
pyorrhée alvéolo-dentaire. pericementoclasia.
pyorrhée alvéolo-dentaire. piorrea alveolar.
pyosalpingite. piosalpingitis.
pyosalpingo-oophorite. piosalpingovaritis.
pyostatique. piostático.
pyramid du vestibule. pirámide del vestíbulo.
pyramidal. piramidal.
pyramide de la caisse du tympan. eminencia papilar o piramidal.
pyramide de la caisse du tympan. pirámide del tímpano.
pyramidotomie. piramidotomía.
pyramis, pyramid cérébelleuse. pirámide del vermis.
pyrane. pirán.
pyranose. pianosa.
pyrétique. pirético.
pyrétogènese. piretogénesis.
pyrétologie. piretología.
pyridine. piridina.
pyridoxine. piridoxina.
pyrimidina. pirimidina.
pyrogallol. pirogalol.
pyrolyse. pirólisis.
pyromètre. pirómetro.
pyronine. pironina.
pyroxyline. xiloidina.
pyrroline. pirrolina.
pyruvate. piruvato.
pyruvate-décarboxylase. piruvato descarboxilasa.

Q

quadrant. cuadrante.
quadrantanopsie, tétranopsie. cuadrantanopsia.
quadricepteur. cuadriceptor.
quadricuspidé. cuadricúspide.
quadrijumeaux. cuadrigémino.
quadrilatère. cuadrilátero.
quadriloculaire. cuadrilocular.
quadripare. cuadrípara.
quadriplégie. cuadriplejía.
quadripolaire. cuadripolar.
quantimètre. cuantímetro.
quarantaine. cuarentena.
quarte. cuartana.
quartz. cuarzo.
quassia. cuasia.
quaternaire. cuaternario.
quatrième maladie. cuarta enfermedad.
quatrième maladie vénérienne, lymphogranulome vénérien. cuarta enfermedad venérea.
quatrième ventricule. ventrículo cuarto.
québrachine, yohimbine. quebrachina.
québracho. quebracho.
queue. cola.
queue de cheval. cola de caballo.
queue de l'épididyme. cola del epidídimo.
qui peut être certifié. certificable.
qui peut transpirer. transpirable.
qui se modifie par les tremblements. tremolábil.

qui se rapporte à un embole septique. embolomicótico.
qui trasmet les sensations. estesódico.
quinacrine, mépacrine. quinacrina.
quinidine. quinidina.
quininisme. cinconismo.
quinisme. quininisno.
quinolèine. quinolina.
quintane. quintana.
quintipare. quintípara.
quintuplé, quintuplet. quintillizo.
quotidien. cotidiana.
quotient. cociente.
quotient albumineux. cociente de albúmina.
quotient de croissance. cociente de crecimiento.
quotient intellectuel. cociente de inteligencia.
quotient protéinique. cociente proteínico.
quotient respiratoire. cociente respiratorio.

R

rabétique. tabético.
raccourcissement du diamètre antéropostérieur produisant de l'hypermétropie. platimorfia.
racémeux. racemoso.
racémique. racémico.
rachicentèse. punción tecal.
rachipage. raquiópago.
rachitome. raquítomo.
rachitomie. raquitomía.
racine antérieure du nerf rachidien. raíz anterior.
racine de la dent. raíz de los dientes.
racine de la verge. raíz del pene.
racine inférieure du nerf auditif. raíz coclear.
racine postérieure du nerf rachidien. raíz posterior.
racine pulmonaire. raíz del pulmón.
racine rachidienne. raíz raquídea.
racine supérieure du nerf auditif. raíz vestibular.
rad. rad.
radiactinium. radiactinio.
radial. radial.
radiation acoustique. radiación acústica.
radiation de la calotte. radiación tegmentaria.
radiation optique. radiación occipitotalámica u óptica.
radiation pyramidale. radiación piramidal.
radiation thalamiques. radiación talámica.
radiations du corps calleux. radiación del cuerpo calloso.
radical acide. radical ácido.
radiculectomie. radiculectomía.
radié, rayonné. radiado.
radio-carpien. radiocarpiano.
radio-immunisation, radiorésistence acquise. radioinmunidad.
radioactif. radiactivo.
radiocalcium. radiocalcio.
radiocarbone. radiocarbono.
radiocardiographie. radiocardiografía.
radiocinématographe. radiocinematógrafo.
radiocinématographie. cinematorradiografía.
radioépidermite. radioepidermitis.
radiogène. radiógeno.
radiogène. radiogénico.
radiogramme. radiograma.
radiographie de l'oesophage. esofagograma.
radiologue. radiólogo.
radiologue. roentgenólogo.
radiomètre. radiómetro.
radiomicromètre. radiomicrómetro.
radiomimétique. radiomimético.
radiomutación. radiomutación.
radionécrose. radión.
radionécrose. radionecrosis.
radioopaque. radiopaco.
radiopathologie. radiopatología.
radiopelvimétrie. radiopelvimetría.
radiophotographie. radiofotografía.
radioplastie. radioplastia.
radioréaction. radiorreacción.
radiotoxémie. radiotoxemia.
raffinase. rafinasa.
raffinose. rafinosa.
rage. lisa.
râle. estertor.
râle bulleux. estertor de burbujas.
râle cavernuleux, râle caverneux. estertor cavernoso.
râle crépitant. estertor crepitante.
râle humide. estertor húmedo.
râle laryngien. estertor laríngeo.
râle ronflant. estertor sonoro.
râle sec. estertor seco.
râle sibilant. estertor sibilante.
râle sous-crépitant. estertor subcrepitante.
râles trachéaux, râle extra-thoracic. estertor extratorácico o gutural.
ramillissement buccal. estomatomalacia.
ramollissement anormal du poumon. neumomalacia.
ramollissement du tarse palpébral. tarsomalacia.
grande cavité sigmoïde du cubitus. escotadura sigmoidea.
râpe. xister.
raphé anococcygien. ligamento anococcígeo.
raphé de la verge. rafe del pene.
rash. rash.
rasoir. navaja.
rate. bazo.
rate lardacée. bazo lardáceo.
rate surnuméraire. bazo accesorio.
rate surnuméraire. esplénulo.
raticide. raticida.
rationalisation. racionalización.
rationnel. racional.
rauque, enroué. ronco.
rayon, radius. radio.
rayon actinique. rayo actínico.
rayon alpha. rayo alfa.
rayon bêta. rayo beta.
rayon cathodique. rayo catódico.
rayon cosmique. rayo cósmico.
rayon delta. rayo delta.
rayon dur, rayon pénétrant. rayo duro.
rayon gamma. rayo gamma.
rayon hertzien. rayo hertziano.
rayon infra-rouge. rayo infrarrojo.
rayon paracathodique. rayo paracatódico.
rayon ultra-violet. rayo ultravioleto.
rayon X. rayo X.
rayonnement électromagnétique. radiación electromagnética.
rayonnement primaire. rayo primario.
rayonnement secondaire. rayo secundario.
réaction à l'acide acétique. reacción del ácido acético.
réaction à la ninhydrine. reacción de la ninhidrina.
réaction à la oxidase. reacción de la oxidasa.
réaction alcaline. reacción alcalina.
réaction allergique. reacción alérgica.
réaction anamnestique. reacción anamnésica.
réaction antalgique. reacción antálgica.
réaction antigène-anticorps. reacción antígeno-anticuerpo.
réaction antitrypsique. reacción antitríptica.
réaction consensuelle. reacción consensual.
réaction d'alarme. reacción de alarma.
réaction de dégénération. reacción de degeneración.
réaction de la conglutination. reacción de la conglutinación.
réaction déciduale. reacción decidual.
réaction du biuret. reacción del biuret.
réaction IMViC. reacción IMViC.
réaction intradermique. reacción intradérmica.
réaction névrotonique. reacción neurotónica.
réaction ophtalmique. reacción oftálmica.

réaction percutanée. reacción percutánea.
réaction psychogalvanique. reacción psicogalvánica.
réagine. reagina.
recalcification. recalcificación.
récepteur somatique. somatoceptor.
récidivité. recidividad.
recombinaison. recombinación.
recombinaison génétique. recombinación genética bacteriana.
recompression. recompresión.
recon. recón.
rectalgie. rectalgia.
réction au latex. prueba del látex.
rectite gangréneuse épidémique. rectitis epidémica gangrenosa.
rectocolite. proctocolitis.
rectocoloscopie. proctocolonoscopia.
rectosigmoïde. rectosigmoide.
récurrent. recurrente.
redressement. enderezamiento.
réduction des chromosomes. reducción de los cromosomas.
réduction en masse. reducción en masa.
réduction par voie non sanglante. reducción cerrada.
réduction par voie sanglante. reducción abierta.
réflexe abdomino-cardiaque. reflejo abdominocardíaco.
réflexe auriculo-palpébral. reflejo auriculopalpebral.
réflexe achilléen. reflejo aquíleo.
réflexe acromial. reflejo acromial.
réflexe anal. reflejo anal.
réflexe auditif. reflejo auditivo.
réflexe bicipital. reflejo bicipital.
réflexe bregmo-cardiaque. reflejo bregmocardíaco.
réflexe bulbo-caverneux. reflejo bulbocavernoso.
réflexe cilio-spinal. reflejo ciliospinal.
réflexe cochléo-palpébral. reflejo cocleoorbicular.
réflexe cochléo-pupillaire. reflejo cocleopupilar.
réflexe conditionné. reflejo condicionado.
réflexe conjonctival. reflejo conjuntival.
réflexe consensuelle à la lumière. reflejo consensual luminoso.
réflexe coordonné. reflejo coordinado.
réflexe crémastérien. reflejo cremastérico.
réflexe croié. reflejo cruzado.
réflexe cuboïde-digital. reflejo cuboidigital.
réflexe cutané. reflejo cutáneo.
réflexe cutané abdominal. reflejo abdominal.
réflexe d'accommodation. reflejo de acomodación.
réflexe de défense. reflejo de defensa.
réflexe de posture. reflejo estático.
réflexe de posture. reflejo estatocinético.
réflexe des adducteurs. reflejo del aductor.
réflexe des palmaires. reflejo palmar.
réflexe épigastrique. reflejo epigástrico.
réflexe fémoral. reflejo femoral.
réflexe fessier, réflexe glutéal. reflejo glúteo.
réflexe gastro-colique. reflejo gastrocólico.
réflexe gastro-iliaque. reflejo gastroilíaco.
réflexe hépato-jugulaire. reflejo hepatoyugular.
réflexe hypocondrique. reflejo hipocondríaco.
réflexe interscapulaire. reflejo interescapular.
réflexe laryngé. reflejo laríngeo.
réflexe masséterin. reflejo masetérico.
réflexe naso-mentonnier. reflejo nasomentoniano.
réflexe oculo-pharyngé. reflejo oculocefalógiro.
réflexe oculo-pharyngé. reflejo oculofaríngeo.
réflexe palatin. reflejo palatino.
réflexe paradoxal. reflejo invertido.
réflexe pectoral. reflejo pectoral.
réflexe périosté. reflejo perióstico.
réflexe pharyngé. reflejo faríngeo.
réflexe pharyngé. reflejo faucial.
réflexe pilomoteur. reflejo pilomotor.
réflexe plantaire. reflejo plantar.
réflexe profond. reflejo profundo.
réflexe propioceptif. reflejo propioceptivo.
réflexe pupillaire. reflejo pupilar.
réflexe pupillaire paradoxal. reflejo pupilar paradójico.
réflexe radiopronateur. reflejo radial.
réflexe rectal. reflejo rectal.
réflexe rotulien. reflejo rotuliano.
réflexe spinal. reflejo espinal.
réflexe suprapatellaire. reflejo suprarrotuliano.
réflexe tendineux. reflejo tendinoso.
réflexe tricipital. reflejo del tríceps.
réflexe vasculaire. reflejo vascular.
réflexe vésical. reflejo vesical.
réflexogène. reflexógeno.
réflexographe. reflexógrafo.
réflexologie. reflexología.
réfractaire. refractario.
réfractométrie. refractometría.
réfrigérant. refrigerante.
régénérescence du tissu nerveux. neuranagénesis.
régime sédatif. dieta blanda.
région génito-urinaire. región urogenital.
région olfactive. región olfatoria.
région pariéto-temporal. región sensorial.
région précordial. precordio.
région précordiale. región precordial.
région rolandique. región motora.
règles vicariantes, menstruation vicariante. menstruación vicariante.
régulier. regular.
rein amyloïde, amylose rénale. riñón amiloideo.
rein artificiel. riñón artificial.
rein atrophique. riñón atrófico.
rein couturé de cicatrices. riñón cicatrizal.
rein en fer à cheval. riñón en herradura.
rein flottant. riñón ectópico o flotante.
rein granuleux. riñón cirrótico o contraído.
rein gras, dégénérescence graisseuse du rein. riñón adiposo.
rein moyen. mesonefros.
rein polykystique. riñón poliquístico.
rein surnuméraire. riñón supernumerario.
réintubation. reintibación.
relâchement de la luette. estafilodiálisis.
relaxine. relaxina.
reminéralisation. remineralización.
rémission. catabasis.
rémission. paracma o paracmé.
rémittent. remitente.
rénal. néfrico.
rénicule. renículo.
réniforme. nefroide.
reniforme. reniforme.
renninogène. renínógeno.
rénographie. renografía.
rénotrophique. renotrófico.
renouvellement. recambio metabólico.
réoxydation. reoxidación.
repas. comida.
repas d'épreuve. comida de prueba.
réphropathie. nefropatía.
réphrostoma. nefrostoma.
repli pituitaire. diafragma pituitario o de la silla turca.
repli aryténo-épiglottique. pliegue ariepiglótico.
réplication. replicación.
réplicon. replicón.
repos. descanso.
représentation photographique d'un essai physiologique. fotograma.
reproduction asexuée. reproducción asexual.
reproduction sexuée. reproducción sexual.
répulsif. repelente.
réseau achromatique. red acromática.
réseau acromial. red acromial.
réseau capillaire sous-cutané. red subpapilar.
réseau cellulaire. red celular.
réseau de l'intérieur du noyau. nucleorretículo.
résection d'une partie du canal déférent. espermectomía.

résection des plusieurs côtes et incision du diaphragme. polipleurodiafragmotomía.
résection du métacarpe, métacarpectomie. metacarpectomía.
résectoscopie. resectoscopia.
résercion par cautérisation. termocauterectomía.
réserpine. reserpina.
réserve alcaline. reserva alcalina.
réservoir. reservorio.
réservoir d'infection. huésped reservorio.
réservoir d'infection. reservorio de infección.
réservoir de virus. reservorio de virus.
résident. residente.
résidu foetal. resto embrionario o fetal.
résistent aux rayons ultraviolets. uviorresistente.
résolutif. resolutivo.
résonance amphorique. eco anfórico.
résonance métallique. eco metálico.
résorcinol. resorcina.
respiration abdominale. respiración abdominal.
respiration accèlèrèe. respiración acelerada.
respiration amphorique. respiración anfórica.
respiration artificielle. respiración artificial.
respiration bouche-à-bouche. respiración boca a boca.
respiration de Kussmaul. respiración dividida.
respiration diaphragmatique. respiración diafragmática.
respiration externe. respiración externa.
respiration foetale. respiración fetal.
respiration interne. respiración interna.
respiration méningitique, respiration de Biot et Savard. respiración meningítica.
respiration profonde. batipnea.
respiration saccadée. respiración interrumpida.
respiration stertoreuse. respiración estertorosa.
respiration superficielle et souflante. respiración cerebral.
respiration tubaire. respiración tubárica o tubular.
respiromètre. respirómetro.
ressemblant à la bouche du tapir. tapiroide.
ressemblant à la mort. tanatoide.
ressemblant à une embole. emboliforme.
ressemblant à une hernie. hernioide.
ressemblant à une varice. varicoide.
restiforme. restiforme.
retard. retardo.
retard mental. retardo mental.
réticulé. textiforme.
réticulé nucléaire. cariorretículo.
réticulo-endothéliose. reticuloendeteliosis.
réticulo-endothélium. reticuloendotelio.
réticulosarcome. reticulosarcoma.
réticulum endoplasmique. retículo endoplasmático.
retinéne. retineno.
rétinite actinique. retinitis actínica.
rétinite apoplectique. retinitis apoplética.
rétinite diabétique. retinitis diabética.
rétinite exsudative. retinitis exudativa.
rétinite gravidique. retinitis gravídica.
rétinite hémorragique. retinitis hemorrágica.
rétinite hypertensive. retinitis hipertensiva.
rétinite métastatique. retinitis metastásica.
rétinite pigmentaire. retinitis pigmentaria.
rétinite séreuse. retinitis serosa.
rétino-choroïdite. coroidorretinitis.
rétino-choroïdite. retinocoroiditis.
rétino-papillite. retinopapilitis.
rétinodialyse. retinodiálisis.
rétinomalacie. retinomalacia.
rétinophatie pigmentaire, rétinite pigmentaire. retinosis pigmentaria.
rétinoschisis. retinosquisis.
retour d'un tissu vers un type embryonnaire. embrionización.
retourné. vendaje recurrente.
retournement d'un lambeau. subvolución.
rétrécissement. estrechez.
rétrocathétérisme. retrocateterismo.
rétrocession. retrocesión.
rétrocolique. retrocólico.
rétrodéviation. retrodesviación.
rétrograde. retrógrado.
rétropéritonite. retroperitonitis.
rétropharyngien. retrofaríngeo.
revisvicence. reviviscencia.
reviviscence, revivification. revivificación.
révulsif. revulsivo.
rhabdocyte. rabdocito.
rhabdomyochondrome. quiste rabdomiocondroma.
rhabdomyomyxome. rabdomiomixoma.
rhabdovirus. rabdovirus.
rhéoencéphalogramme. reoencefalograma.
rhéogramme. reograma.
rhéologie. reología.
rhéoscope. reoscopio.
rhéotachygraphie. reotaquigrafía.
rhéotome. reótomo.
rheotrope. reótropo.
rhéotropisme. reotropismo.
rhinalgie. rinalgia.
rhinite. nasitis.
rhinite allergique. rinitis alérgica.
rhinite atrophique. rinitis atrófica.
rhinite catarrhale aiguë. rinitis catarral aguda.
rhinite catarrhale chronique. rinitis catarral crónica.
rhinite chronique hypertrophique. rinitis hipertrófica.
rhinite croupeuse, rhinite pseudo-membraneuse. rinitis crupal o fibrinosa.
rhinite purulente. rinitis purulenta.
rhinite spasmodique, coryza allergique. coriza alérgica.
rhinite syphilitique. rinitis sifilítica.
rhinite vasomotrice. rinitis vasomotora.
rhino-antrite. rinoantritis.
rhino-chéiloplastie. rinoquiloplastia.
rhino-laryngite. rinolaringitis.
rhino-laryngologie. rinolaringología.
rhino-pharyngite. faringorrinitis.
rhinocéphale. rinocéfalo.
rhinogène. rinógeno.
rhinolalie fermée. rinolalia cerrada.
rhinolalie ouverte. rinolalia abierta.
rhinologie. rinología.
rhinomètre. rinómetro.
rhinopharyngite mutilante, gangosa. gangosa.
rhinopharyngocèle. rinofaringocele.
rhinorragie. rinorragia.
rhinorrhée pigmentée. cromorrinorrea.
rhinorrhée-cérébro-spinale. rinorrea cerebrospinal.
rhinosclérome. rinoscleroma.
rhinoscope. nasoscopio.
rhinoscope. rinoscopio.
rhinoscopie postérieure. faringorrinoscopia.
rhinosténose. rinostenosis.
rhinotomie. rinotomía.
rhinovirus. virus del resfriado común.
rhizoïde. rizoide.
rhizomélique. rizomélico.
rhodogenèse. rodogénesis.
rhodotoxine. rodotoxina.
rhomboïde. romboide.
rhumatisme articulaire aigu. reumatismo articular agudo.
rhumatisme articulaire chronique. reumatismo articular crónico.
rhumatisme cardiaque, endocardite rhumatismale. reumatismo cardíaco.
rhumatisme cérébral. reumatismo cerebral.
rhumatisme musculaire. reumatismo muscular.
rhumatisme noueux. reumatismo nudoso.
rhumatisme oculaire. oftalmagra.
rhumatologue. reumatólogo.
rhume des foins. fiebre del heno.
ribonucléotide. ribonucleótido.
ribose. ribosa.

ribosome. ribosoma.
ricin. ricina.
rictus. rictus.
rifampicine. rifampicina.
rifamycine. rifamicina.
rigidité cadavérique. rigidez cadavérica.
rigidité décérébrée. rigidez de descerebración.
rire sardonique. prosopospasmo.
rire sardonique. risa canina o sardónica.
ritmo delta. ritmo delta.
riz. arroz.
roentgenogramme, röntgenogramme. roentgenograma.
roentgenographie, röntgenographie. roentgenografía.
roentgenologie, röntgenologie. roentgenología.
roentgenométrie, röntgenométrie. roentgenometry.
roentgenoscopie, röntgenoscopie. roentgenoscopia.
roentgenothérapie, röntgenothérapie. roentgenoterapia.
rond. redondo.
rosaniline. rosanilina.
roséole infantile, exanthème subit. enfermedad sexta.
roséole infantile, quatrième maladie. roséola infantil.
roséole syphilitique. roséola sifilítica.
rotateur. rotatorio (3.ª acep.).
rotatif, rotatoire. rotatorio (1.ª y 2.ª acep.).
rouille. orín.
routine, pratique. rutina (1.ª acep.).
roux, rubicond. rubicundio.
rubéfiant. rubefaciente.
rubéose. rubeosis.
rubéose de l'iris. rubeosis iris.
rubéose de la rétine. rubeosis retiniana.
rubéscent. rubescente.
rubidiol. rubidiol.
rubro-spinal. rubrospinal.
rudimentaire. rudimental o rudimentario.
rupture d'un ovaire. ovariorrexis.
rupture utérine. metrorrexis.
rut. celo.
rutine. rutina (2.ª acep.).
rythme alpha. ritmo alfa.
rythme auriculo-ventriculaire. ritmo auriculoventricular.
rythme bêta. ritmo beta.
rythme bigéminé. ritmo acoplado.
rythme de galop. ritmo de galope.
rythme foetal. embriocardia.
rythme idioventriculaire. ritmo idioventricular.
rythme nodal. ritmo nodal.
rythme pendulaire. ritmo pendular.
rythme sinusal. ritmo sinusal.
rythme thêta. ritmo theta.
rythme ventriculaire. ritmo ventricular.
rytmique. rítmico.

S

s'éloignant du foie. hepatófugo.
s'éloignant du noyau. nucleofugal.
sable. arena.
sable urinaire. arenilla.
sabutamol. salbutamol.
sac abdominal. saco abdominal.
sac conjonctival. saco conjuntival.
sac épiploïque, grand épiplon. saco omental o epiploico.
sac herniaire. saco herniario.
sac lacrymal. saco lagrimal.
sac vitellin. saco vitelino.
sac vitellin. vitelículo.
saccharase, invertase. sacarasa.
saccharide. sacárido.
sacchariffère. sacarífero.
saccharolytique. sacarolítico.
saccharomyces. sacaromices.
saccharose. sacarobiosa.
saccharosurie. sacarosuria.
sacciforme. sacciforme.
sacralgie, sacrodynie. sacrodinia.
sacrectomie. sacrectomía.
sacro-coccygien. sacrococcígeo.
sacro-vertébral. vertebrosacro.
sacrotomie. sacrotomía.
sage-femme. partera.
sage-femme. comadrón, na.
sagittal. sagital.
saillie de l'os temporal. eminencia articular.
saison, station. estación.
salicylamine. salicilamida.
salicylase. salicilasa.
salicylate. salicilato.
salicylazosulfapyridine. salicilazosulfapiridina.
salicyle. salicilo.
salidiurèse. saluresis.
salidiurétique. salurético.
saligénine, saligenol. saligenina.
salinomètre. salímetro.
salle d'opérations. quirófano.
salmonellose. salisalmonelosis.
salol. salol.
salpingectomie par voie abdominal. celiosalpingectomía.
salpingite blennorragique. salpingitis blenorrágica.
salpingite chronique végétante. salpingitis crónica vegetante.
salpingite hémorragique. salpingitis hemorrágica.
salpingite nodulaire. salpingitis nodular.
salpingite purulente. salpingitis purulenta.
salpingite tuberculeuse. salpingitis tuberculosa.
salpingo-oophorite. salpingoovaritis.
salpingo-oophorocèle. salpingooforocele.
salpingo-ovariectomie. tuboovariotomía.
salpingo-stphylin, muscle péristaphylin externe. salpingostafilino.
salpingolysis. salpingólisis.
salpingostomie. salpingostomatomía.
salpingotomie. salpingotomía.
salycylothérapie. salicilterapia.
samadérine. samaderina.
samarium. samario.
sang artériel. sangre arterial.
sang défriné. sangre desfibrinada.
sang occulte. sangre oculta.
sang total. sangre total.
sang veineux. sangre venosa.
sanguin. sanguíneo.
sanguin, hématique. hemihémico.
sanguinaire. sanguinaria.
santonine. santonina.
saphène. safeno.
sapin. abeto.
saprogène. saprógeno.
saprophile. saprófilo.
saprozoïte. saprozoito.
sarcolysine. sarcolisina.
sarcomateux. sarcomatoide.
sarcome à cellules rondes, oligodendrogliome. sarcoma globocelular.
sarcome lymphatique, lymphosarcome. sarcoma linfático.
sarcome médullaire. sarcoma medular.
sarcome myélogène. sarcoma mielógeno.
sarcome ostéoblastique, ostéosarcome ostéoblastique. sarcoma osteoblástico.
sarcomère. sarcomera.
sarcoplasme, sarcoplasma. sarcoma, sarcoplasma.
sarcopsyllose. tungiasis.
sarcosporidiose. sarcosporidiasis.
savon. jabón.
scabicide. escabicida.
scabies, gale. escabies.
scalénectomie. escalenectomía.
scalariforme. escalariforme.

scalénotomie. escalenotomía.
scalpel. escalpelo.
scammonée d'Alep. escamonea.
scandium. escandio.
scanographe, scanner. escáner.
scansion. escansión.
scaphocéphalie. escafocefalia.
scaphocéphalie consécutive à une hydrocéphalie. escafohidrocefalia.
scaphoïde. escafoides.
scaphoïdite. escafoiditis.
scapula alata, omoplate ailée. escápula alada.
scapula scaphoïde. escápula escafoidea.
scapulalgie. escapulodinia.
scapulalgie. escapulalgia.
scapule. escápula.
scapulectomie. escapulectomía.
scapulo-huméral. escapulohumeral.
scapulopexia. escapulopexia.
scarificateur. escarificador.
scarification. escarificación.
scarlatine. escarlatina.
scarlatiniforme. escarlatiniforme.
scarlatinoïde. escarlatiniforme.
scarrotique. escarótico.
scatol. escatol.
scatophilie. escatofilia.
schéma. esquema.
schéma corporel. imagen corporal.
schindylèse. esquindilesis.
schistase. esquistasis.
schistocéphale. esquistocéfalo.
schistocorme. esquistocormo.
schistose. esquistosis.
schistosome. esquistosoma.
schistosome. esquistosomo.
schistosomiase. esquistosomiasis.
schistosomie. esquistosomía.
schizocéphale. esquistocéfalo.
schizocyte, schistocyte. esquistocito.
schizogenèse. esquizogénesis.
schizogyrie. esquizogiria.
schizoïde. esquizoide.
schizoïdie. esquizoidia.
schizomélie, schistomélie. esquistomelia.
schizonte. esquizonte.
schizophasie. esquizofasia.
schizophrénie. esquizofrenia.
schizoprosopie, schistoprosopie. esquistoprosopia.
schizoprosopie. esquizoprosopía.
schizothorax, schistothorax. esquistosterna o esquistotórax.
schizothymie. esquizotimia.
schizotrichie. esquizotriquia.
schizotrypanosomiase. esquizotripanosis.
sciatique. ciático.
science de calculs urinaires. urolitología.
science de la reproduction. genesiología.
scintigramme. escintigrama.
scintigraphie, gammagraphie. gammagrafía.
scintillation. escintilación.
scissiparité, fissiparité. fisión binaria.
scissure amygdalienne. cisura amigdalina.
scissure calcarine. cisura calcarina.
scissure festonnée. cisura callosomarginal.
scissure interhémisphérique. cisura intercerebral.
scissure interhémisphérique. cisura longitudinal.
scissure temporale supériure. cisura supertemporal.
scistose. esquistosis.
scléradénite. escleradenitis.
scléral. escleral.
sclérectasie. esclerectasia.
sclérecto-iridectomie. esclerectoiridectomía.
sclérectome. escleréctomo.
sclérectomie et détachement de l'iris. esclerectoiridodiálisis.
sclérectomie. esclerectomía.
sclérème. esclerema.
sclérite. esclerotitis.
sclérite. logaditis.
sclérite annulaire. escleritis anular.
sclérite antérieur. escleritis anterior.
sclérite postérieur. escleritis posterior.
scléro-adipeux. escleroadiposo.
scléro-conjonctival. escleroconjuntival.
scléro-conjonctivite. escleroconjuntivitis.
scléro-iritis. escleroiritis.
sclérochoroïdite. esclerocoroiditis.
sclérodactylie. esclerodactilia.
sclérodesmie. esclerodesmia.
scléroedème. escleredema.
sclérogène. esclerógeno.
sclérokératite. escleroqueratitis.
scléromalacie. escleromalacia.
sclérome. escleroma.
scléromère. esclerómera.
scléronychie. escleroniquia.
scléroovarite. esclerooforitis.
sclérophtalmie. escleroftalmía.
scléroplastie. escleroplastia.
sclérosante. esclerosante.
sclérosarcome. esclerosarcoma.
sclérose. acrosclerosis.
sclérose familiale centrolobaire. esclerosis familiar centrolobular.
sclérose cardiaque. cardiosclerosis.
sclérose cérébrale. encefalosclerosis.
sclérose combinée. esclerosis combinada.
sclérose d'un kyste ou de la vessie. cistosclerosis.
sclérose diffuse. esclerosis difusa.
sclérose du tissu cérébral. esclerencefalia.
sclérose latérale amyotrophique. esclerosis lateral amiotrófica.
sclérose multiple, sclérose en plaques. esclerosis múltiple o en placas.
sclérose tubéreuse. esclerosis tuberosa.
sclérose visérale. esplacnosclerosis.
sclérostomie. esclerostomía.
sclérotique. esclerótica.
sclérotique et cornée. esclerocórnea.
sclérotome. esclerotoma.
sclérotome. esclerótomo.
sclérotomie. esclerotomía.
sclérotrichie. esclerotriquia.
scolex. escólex.
scoliose. escoliosis.
scoliose de Brissaud. escoliosis ciática.
scoliose ischiatique. escoliosis coxítica.
scoliose myopathique. escoliosis miopática.
scoliose ostéopathique. escoliosis osteopática.
scoliose paralytique. escoliosis paralítica.
scoliose statique. escoliosis estática.
scoliosomètre. escoliómetro.
scopolamine. escopolamina.
scopoletine. escopoletina.
scopométrie. escopometría.
scopophilie, scoptophilie. escoptofilia.
scopulariopsidose. escopulariopsosis.
scorbut. escorbuto.
scorpion. escorpión.
scotome. escotoma.
scotome absolu. escotoma absoluto.
scotome central. escotoma central.
scotome errant. escotoma móvil.
scotome limité a la moitie du champ visuel. hemiscotoma.
scotome négatif. escotoma negativo.
scotome périphérique. escotoma periférico.
scotome positif. escotoma positivo.
scotome scintillant. escotoma centelleante.
scotomètre. escotomatógrafo.
scotomètre. escotómetro.
scotophobie. escotofobia.
scotopique. escotópico.
scotopsie. escotopía.
scotopsine. escotopsina.
scotothérapie. escototerapia.

scrofule. escrófula.
scrofulide. escrofúlide.
scrofulose. escrofulosis.
scrotocèle. escrotocele.
scrotum. escroto.
se dit des fibres nerveuses réunissant des centres différents. heterodesmótico.
se rapportant au corps et aux viscères. somaticosplácnico o somaticovisceral.
se rapportant à l'étrier et au vestibule. estapediovestibular.
se rapportant à l'ouraque. uracal.
se rapportant à l'une ou l'autre aile du nez. alinasal.
se rapportant à l'utérus et à la vessie. histerocístico.
se rapportant à la dissolution de la gélatine. gelatinolítico.
se rapportant à la lipogenèse. lipogénico.
se rapportant à la lumière d'un vaisseau. luminal.
se rapportant à la nutrition des organes. organotrófico.
se rapportant à la peau d'un animal. zoodérmico.
se rapportant à la toux. tusivo.
se rapportant à une paroi. mural.
se rapportant au gosier. faucal.
se rapportant au gosier. faucial.
se rapportant au muscle splenius. esplenial.
se rapportant au nasion et à l'inion. nasioiníaco.
se rapportant au ponticule. ponticular.
se rapportant au testicule. órquico.
se rapportant au tissu nerveux et au muscle strié. neurosesquelético.
se rapportant aux couches optiques et aux corps mamillaires. talamomamilar.
se rapportant aux forces nerveuses. neurodinámico.
se rapportant aux nerfs et à la peau. neuroepidérmico.
se rapportant aux poignets et aux pieds. carpopedal.
se rapprochant du noyau. nucleópeto.
se rraportant au système vasculaire et au nerf vague. vasotrófico.
sébacé. sebáceo.
sécheresse du larynx. laringoxerosis.
séclusion. seclusión.
séclusion pupillaire. seclusión de la pupila.
sécobarbital. secobarbital.
second, deuxième. segundo.
secondaire. secundario.
secondipare. secundigrávida.
secondipare. secundípara.
secousse. concusión.
secousse abdominale. concusión abdominal.
sécrétagogue. secretagogo.
sécretion. secreción.
sécrétion antilytique. secreción antilítica.
sécrétion externe. secreción externa.
sécrétion interne. secreción interna.
sécrétion interne. increción.
sécrétion paralytique. secreción paralítica.
section frontal. sección frontal.
section longitudinal. sección longitudinal.
section sagittal. sección sagital.
section transversal. sección transversal.
sédatif. sedante.
sédentaire. sedentario.
sédiment urinaire. sedimento urinario.
sédimentation globulaire. eritrosedimantación.
sédimentation globulaire. sedimentación eritrocítica eritrocitaria.
segment crânial. segmento craneal.
segment inférieur de l'iléon. subíleon.
segment jugulaire du sinus latéral. seno sigmoideo.
segment médullaire. segmento medular.
segment spinal. segmento espinal.
segment utérin. segmento uterino.
segmentaire. segmentario.
ségrégation. segregación.
seigle. centeno.
sélection naturelle. selección natural.
selles sanguinolentes. hematoquecia.
semi-circulaire. semicircular.
semi-lulaire. semilunar (1.ª acep.).
semi-lunaire. semilunar (2.ª acep.).
semi-perméable, hémiperméable. semipermeable.
sémiographie. semiografía.
sens chromatique. sentido del color.
sens de l'espace. sentido del espacio.
sens kinesthésique. sentido de la posición.
sens musculaire. sentido muscular.
sens statique. sentido del equilibrio.
sens stéréognostique. sentido estereognóstico.
sensation externe. sensación externa.
sensation général. sensación general.
sensation interne. sensación interna.
sensation réflexe. sensación refleja o referida.
sensation retardée. sensación retardada.
sensation spécial. sensación especial.
sensation subjective de couleur. cromofosia.
sensibilisation active. sensibilización activa.
sensibilisation passive. sensibilización pasiva.
sensibilisation Rh. sensibilización Rh.
sensibilisine. anafilactina.
sensibilité articulaire. artrestesia.
sensibilité épicritique. sensibilidad epicrítica.
sensibilité pallesthésique. sensibilidad palestésica.
sensibilité profonde. sensibilidad profunda.
sensibilité propioceptive. sensibilidad propioceptiva.
sensibilité protopathique. sensibilidad protopática.
sensibilité somesthésique. sensibilidad somestésica.
sensibilité vibratoire, pallesthésie. sensibilidad vibratoria.
sensible aux rayons ultraviolets. uviosensible.
sensori-moteur. sensitivomotor.
sentiment d'infériorité. sentimiento de inferioridad.
séparation de l'iris de la cornée dans la synéchie antérieure. esfinterólisis.
septane. septana.
septectomie. setectomía.
septicémie streptococcique. estreptosepticemia.
septique. séptico.
septivalent. septivalente.
septomètre. septómetro.
septoplastie. septoplastia.
septotomie. septotomía.
septum bulbaire. tabique bulbar.
septum des sinus frontales. tabique de los senos frontales.
septum interauricolaire. tabique interauricular.
septum interventriculaire. tabique interventicular.
septum membraneux. tabique membranoso.
septum penis. tabique pectiniforme.
septum scrotal. tabique escrotal.
septum sphénoïdal. tabique esfenoidal.
séquestrectomie. secuestrectomía.
séreux. seroso.
série aliphatique. serie alifática.
série aromatique. serie aromática.
série homologue. serie homóloga.
sérine. serina.
sériographe. seriógrafo.
sériographie, radiographie en série. seriografía.
séro-fibrineux. serofibrinoso.
séro-muqueux. mucoseroso.
séro-muqueux. seromucoso.
sérologie. serología.
séronégatif. seronegativo.
séropositif. seropositivo.
serre-fine. pinzas de sutura.
sérum allergique. suero alérgico.
sérum anticholérique. suero anticólera.
sérum anticoquelucheux. suero antipertussis.
sérum antidiphtérique. suero antidiftérico.
sérum antiméningococcique. suero antimeningocócico.

sérum antipneumococcique. suero antineumocócico.
sérum antirabique. suero antirrábico.
sérum antistaphylococcique. suero antiestafilocócico.
sérum antistreptococcique. suero antiestreptocócico.
sérum antitétanique. suero antitetánico.
sérum antitoxique. suero antitóxico.
sérum antituberculeux. suero antituberculoso.
sérum contenant le complément. suero activo.
sérum de cheval. suero de caballo o equino.
sérum de convalescent. suero de convalesciente.
sérum hétérologue. heterólogo.
sérum humain normal. suero humano normal.
sérum hyperimmun. suero hiperinmune.
sérum immunisant, immunosérum. suero inmune.
sérum normal. suero normal.
sérum polyvalent. suero polivalente.
sérum sanguin. suero sanguíneo.
servo-système. servosistema.
sésamoïdite. sesamoiditis.
sesquioxyde. sesquióxido.
seuil. limen.
seuil absolu. limen absoluto.
seuil achromatique. limen acromático.
seuil de la perception acoustique, seuil d'audibilité. limen auditivo.
seuil lumineux, minimum visible. limen visual.
sevrage. destete.
sexe génétique, sexe chromosomique. sexo cromosómico.
sexe gonadique. sexo gonadal.
sexe nucléaire, sexe chromatinien. sexo nuclear.
sexe psychologique. sexo psicológico.
sexologie. sexología.
sextane. sextana.
sextipare. sextigrávida.
sexualite infantile. sexualidad infantil.
shéno-temporal. temporosfenoideo.
shigallose, dysenterie bacillaire. shigelosis.
shunt. shunt.
sialectasie. tialectasia.
sialodochite. sialoadenectomía.
sialogène. sialógeno.
sialolithiase. sialolitiasis.
sialolithotomie. sialolitotomía.
sialophagie. sialofagia.
SIDA. SIDA.
sidérofibrose. siderofibrosis.
sidéroblaste. sideroblasto.
sidérophile. siderófilo.
sidérosilicose, sidérosidérose. siderosilicosis.
sigma. sigma.
sigmatisme. sigmatismo.
sigmoïde. sigmoide o sigmoides.
sigmoïde. sigmoideo.
sigmoïdite. sigmoiditis.
sigmoïdoscope. sigmoidoscopio.
signe de l'escalier. signo de la escalera.
signe de la ligne. signo de la plomada.
signe de la roue dentée. signo de la rueda dentada.
signe de Revilliod. signo del orbicular.
signe du trou obturateur. signo del obturador.
signe objectif. signo objetivo.
silicate. silicato.
silicatose. silicatosis.
silicosidérose silicosiderosis.
sillon. surco.
sillon alvéo-lingual. surco alveolingual.
sillon antéro-latéral. surco anterolateral.
sillon auriculo-ventriculaire. surco auriculoventricular.
sillon basilaire. surco basilar.
sillon bicipital. surco bicipital.
sillon interventriculaire. surco interventricular.
sillon cutané dû au sarcopte de la gale. cunículo.
sillon du côlon. haustro.
sillon eptostrié. estría medular del tálamo.
sillon gingival. diastema.
sillon gingivo-labial. surco alveolabial.
sillon mento-labial. surco mentolabial.
sillon naso-labial. surco nasolabial.
sillon occipital. cisura occipital.
sillon pariétal. cisura interparietal.
sillon pariéto-occipitale. cisura parietooccipital.
sillon postéro-latéral. surco posterolateral.
sillon prérolandique. cisura precentral.
sillon tympanique. surco timpánico.
simple. simple.
sinéchotomie. sinecotomía.
sinistrocardie. sinistrocardia.
sino-auriculaire. sinoatrial.
sinus basilaire. seno basilar.
sinus carotidien. seno carotídeo.
sinus caverneux. seno cavernoso.
sinus circulaire. seno circular.
sinus coronaire. seno coronario.
sinus costo-diaphragmatique. seno costodiafragmático.
sinus costo-médiastinal. seno costomediastínico.
sinus crânien. seno cerebral.
sinus de la chambre antérieur de l'oeil. seno de la cámara anterior.
sinus de la dure-mère. seno de la duramadre.
sinus de la veine cave. seno de la vena cava.
sinus de Valsalva. seno aórtico.
sinus droit. seno recto.
sinus du rein. seno del riñón.
sinus ethmoïdal. seno etmoidal.
sinus frontal. seno frontal.
sinus latéral. seno transverso.
sinus longitudinal. seno longitudinal.
sinus maxillaire. seno maxilar.
sinus oblique du péricarde. seno oblicuo.
sinus occipital. seno occipital.
sinus paranasales. seno paranasal.
sinus pétreux. seno petroso.
sinus pilonidal, kyste pilonidal. seno pilonidal.
sinus piriforme. seno piriforme.
sinus pleural. seno pleural.
sinus sphéno-pariétal. seno esfenoparietal.
sinus sphénoïdal. seno esfenoidal.
sinus terminal. seno terminal.
sinus tympani. seno timpánico.
sinus uro-génital. seno urogenital.
sinus utérins. seno uterino.
sinus veineux. seno venoso.
sinusite. antritis.
sinusite maxillaire. antrocele.
sinusoïdal. sinusoidal.
sinusoïde. sinusoide.
sinusotomie. sinusotomía.
sirénomèle. sirenomelo.
sirop. jarabe.
situé sur l'ouïe. epiótico.
sitiologie. sitiología o sitología.
situé dans l'hémisphère cérébral gauche. sinistrocerebral.
situé devant l'oreille. proótico.
situé prés d'un sinus cérébral. parasinoidal o parasinusal.
situé sur un axe. epaxil.
situé sur une artère. eparterial.
sixième maladie, exanthème subit. sexta enfermedad.
skénite. esquenitis.
skératose. acroqueratosis.
smegma. esmegma.
smegmolitte. esmegmolito.
sociologie. sociología.
soda, soude. soda.
soi-même. sí mismo.
sol. sol.
solaire. solar.
solandrine. solandrina.
solanïde. solanoide.

solanine. solanina.
solation. solación.
solénoïde. solenoide.
solénonychie. solenoniquia.
soluté. soluto.
solution alcoolique. solución alcohólica.
solution aqueux. solución acuosa.
solution centinormale. solución centinormal.
solution colloïdale. solución coloidal.
solution de contiguité. solución de contigüidad.
solution de continuité. solución de continuidad.
solution éthéré. solución etérea.
solution hypertonique. solución hiperosmótica o hipertónica.
solution hypotonique. solución hiposmótica o hipotónica.
solution molaire. solución molar.
solution normale. solución normal.
solution saline. solución salina.
solution saturée. solución saturada.
solution standar. solución estándar.
solution sursaturée. solución supersaturada.
solvate. solvato.
somatalgie. somatalgia.
somatique. somático.
somatisation. somatización.
somato-psychique. somatopsíquico.
somatogenèse. somatogénesis o somatogenia.
somatologie. somatología.
somatome. somátomo.
somatomédine. somatomedina.
somatométrie. somatometría.
somatopage. somatodídimo.
somatopage. somatotópago.
somatopleure. somatoderma.
somatoscopie. somatoscopia.
somatostatine. somatostatina.
somatotrope. somatotrópico.
somatotrophine. somatotropina.
somatotrophine, hormone de croissance. hormona del crecimiento.
somesthésie. somatestesia.
sominant. dominante.
sommeil électrique. sueño eléctrico.
sommeil paradoxal. sueño paradójico o rápido.
somnanbule. sonámbulo.
somnipathie. somnipatía.
somnolence. hipnestesia.
somnolence. modorra.
sonde à trachéotomie. tubo de traqueotomía.
sonde oesophagienne. sonda esofágica.
sonde pour traitement litholytique. litólito.
sonde souple. sonda flexible.
sonomètre. sonómetro.
sorbite, sorbitol. sorbita o sorbitol.
sorbose. sorbosa.
sortie. alta.
sotalol. sotalol.
souche. estirpe.
soudan. sudán.
soudanophile. sudanofilia.
souffle amphorique, amphorisme. soplo anfórico.
souffle anémique. soplo anémico.
souffle anévrismal. soplo aneurismático.
souffle aortique. soplo aórtico.
souffle artériel. soplo arterial.
souffle cardiaque. soplo cardíaco.
souffle cardio-pulmonaire. soplo cardiopulmonar o cardiorrespiratorio.
souffle de l'artère pulmonaire. soplo pulmonar.
souffle de régurgitation. soplo indirecto.
souffle de rétrécissement. soplo estenótico.
souffle déjection. soplo directo.
souffle diastolique. soplo diastólico.
souffle diastolique à reforcement présystolique. soplo creciente o en *crescendo*.
souffle foetal. soplo fetal.
souffle fonctionnel. soplo funcional.
souffle mitral. soplo mitral.
souffle organique. soplo orgánico.
souffle placentaire. soplo placentario.
souffle prediastolique. soplo prediastólico.
souffle systolique. soplo sistólico.
souffle systolique de l'artère sous-clavière. soplo subclavicular.
souffle systolique innocent. soplo accidental.
souffle tricuspidien. soplo tricuspídeo.
souffle tubaire. soplo tubárico o bronquial.
souffle utérin. soplo uterino.
souffle vasculaire. soplo vascular.
souffle vésiculaire. soplo respiratorio.
soufre. azufre.
soufre lavé. azufre lavado.
soufre precipité. azufre precipitado.
soufre sublimé. azufre sublimado.
Sourcil. ceja.
sous-abdominal. subabdominal.
sous-alimentation. hipoalimentación.
sous-aponévrotique. subaponeurótico.
sous-arachnoïdien. subaracnoideo.
sous-auriculaire. subaural.
sous-auriculaire. subauricular.
sous-axillaire. subaxilar.
sous-claviculaire. infraclavicular.
sous-clavière. subclavio.
sous-cortical. subcortical.
sous-costalgie. subcostalgia.
sous-crépitant. subcrepitante.
sous-cutané. subcutáneo.
sous-diaphragmatique. hipodiafragmático.
sous-diaphragmatique. subdiafragmático.
sous-dural. subdural.
sous-endothélium. subendotelio.
sous-épineux. infraspinoso.
sous-glottique. subglótico.
sous-iliaque. subilíaco.
sous-lobaire. sublobular.
sous-lombaire. sublumbar.
sous-mammaire. submamario.
sous-maxillaire. submaxilar.
sous-maxillite. submaxilaritis.
sous-mentonnier. submentoniano o submental.
sous-neural. subneural.
sous-nitrate. subnitrato.
sous-occipital. suboccipital.
sous-orbitaire. suborbitario.
sous-pariétal. subparietal.
sous-pectoral. subpectoral.
sous-périosté. superióstico.
sous-péritonéal. subperitoneal.
sous-pubien. subpubiano o subpúbico.
sous-pyramidal. subpiramidal.
sous-scapulaire. subescapular.
sous-scapulaire. infrascapular.
sous-sclérotique. subesclerótico.
sous-splénique. subesplénico.
sous-temporal. subtemporal.
sous-tympanique. subtimpánico.
sous-vertébral. subvertebral.
souscription. subscripción.
spanioménorrhée. espanomenorrea.
sparganose. esparganosis.
spartéine. esparteína.
spasme. espasmo.
spasme accomodatif. espasmo de acomodación.
spasme athetoïde. espasmo atetoide.
spasme carpo-pédal. contracción carpopedia.
spasme carpo-pédal. espasmo carpopedal.
spasme clonique. espasmo clónico.
spasme d'un doigt. dactilospasmo.
spasme de l'utérus. histerospasmo.
spasme de la glotte, laryngospasme. espasmo de la glotis.
spasme de torsion. espasmo de torsión.
spasme du diaphragme ou des muscles respiratoires. espasmo respiratorio.
spasme facial. espasmo mímico.
spasme fonctionnel. espasmo funcional.

spasme infantile, spasme saltatoire. espasmo saltatorio.
spasme infantile, spasme de Salaam. espasmo de Salaam.
spasme phonatoire, dysphonie spastique. espasmo fonatorio.
spasme professionnel. coposdiscinesia.
spasme rotatoire. espasmo rotatorio.
spasme sthetoïde. espasmo atetoide.
spasme tétanique. espasmo tetánico.
spasme tonique. espasmo tónico.
spasmolyse. espasmólisis.
spasmophilie. diátesis espasmódica.
spasmophilie. espasmofilia.
spasticité. espasticidad.
spatule. espátula.
spécialiste. especialista.
spécialiste en rhinologie. rinólogo.
spécialité. especialidad.
spécificité. especificidad.
spécifique. específico.
spécimen, échantillon. espécimen.
spectinomycine. espectinomicina.
spectre. espectro.
spectre chimique. espectro químico.
spectre chromatique. espectro cromático.
spectre d'absorption. espectro de absorción.
spectre invisible. espectro invisible.
spectre solaire. espectro solar.
spectre thermique. espectro térmico.
spectre vésicule séminale, spematocyste. espermatocisto.
spectre visible. espectro visible.
spectrocolorimètre. espectrocolorímetro.
spectrophotomètre. espectrofotómetro.
spectrophotométrie. espectrofotometría.
spectropolarimètre. espectropolarímetro.
spectroscope. espectroscopio.
spéculum. espéculo.
spéculum nasale. concoscopio.
spermatocystectomie. espermatocistectomía.
spermatide. espermátide.
spermatocèle. espermatocele.
spermatocyte de deuxiéme ordre. espermatocito secundario.
spermatocyte de premier ordre. espermatocito primario.
spermatocytogenèse. espermatocitogénesis.
spermatogonie. espermatogonio.
spermatoïde. espermatoide.
spermatopathie. espermatopatía.
spermatorrhée. espermatorrea.
spermatomère. espermatómera.
spermatozoïde. espermatozoide.
spermaturie. espermaturia.
sperme. esperma.
spermicide. espermaticida.
spermidine. espermidina.
spermine. espermina.
spermiogenèse. espermiogénesis.
spermogramme. espermiograma.
spermophlébectasie. espermoflebectasia.
spermosphère. espermosfera.
spermotoxine. espermotoxina.
sphacèle. esfacelo.
sphénion. esfenión.
sphéno-orbitaire. esfenorbitario.
sphéno-palatin. esfenopalatino.
sphénocéphale. esfenocéfalo.
sphénoïdal. esfenoidal.
sphénoïde. esfenoideo.
sphénoïde. esfenoides.
sphénoïdite. esfenoiditis.
sphénomètre. esfenómetro.
sphère. esfera.
sphère attractive. esfera de atracción.
sphérocyte. esferocito.
sphérocytose. esferocitosis.
sphéromètre. esferómetro.

sphéroplaste. esferoplasto.
sphérule. esférula.
sphincter. esfínter.
sphincter du vagin. esfínter de la vagina.
sphincter externe de l'urètre. esfínter de la uretra.
sphincter externe de l'anus. esfínter del ano.
sphincter irien. esfínter del iris.
sphincter oesophagien. esfínter cardial.
sphincter prépylorique. esfínter prepilórico.
sphincter pylorique. esfínter pilórico.
sphincteraffèrent. esódico.
sphincter vésical. esfínter de la vejiga.
sphinctéralgie. esfinteralgia.
sphinctérectomie. esfinterectomía.
sphinctérite. esfinteritis.
sphinctéroscope. esfinteroscope.
sphinctérospasme. esfinterismo.
sphinctéroplastie. esfinteroplastia.
sphinctéroscopie. esfinteroscopia.
sphinctérotomie. esfinterotomía.
sphingolipide. esfingolípido.
sphingolipidose. esfingolipidosis.
sphingomyéline. esfingomielina.
sphingosine. esfingosina.
sphygmique. esfigmico.
sphygmobologramme. esfigmobolograma.
sphygmobolomètre. esfigmobolómetro.
sphygmobolométrie. esfigmobolometría.
sphygmocardiographe. esfigmocardioscopio.
sphygmogramme. esfigmograma.
sphygmographe. esfigmógrafo.
sphygmographe enregistreur. esfigmocronógrafo.
sphygmographie. esfigmografía.
sphygmoïde. esfigmoideo.
sphygmologie. esfigmología.
sphygmomanomètre. esfigmomanómetro.
sphygmooscillomètre. esfigmoscilómetro.
sphygmophone. esfigmófono.
sphygmopléthysmographe. esfigmopletismógrafo.
sphygmoscope. esfigmoscopio.
sphygmotonographe. esfigmotonógrafo.
spica. vendaje en espiga.
spicanard. espicanardo.
spichéticide. espiriqueticida.
spicule. espícula.
spina-bifida. espina bífida.
spina-bifida. esquistorraquis.
spina-bifida occulta. espina bífida oculta.
spinal, rachidien. espinal.
spino-cérébelleux. espinocereboloso.
spinocellulaire. espinocelular.
spintermètre. espinterómetro.
spinthariscope. espintariscopio.
spinthéropie. espinterismo o espinteropía.
spiramycine. espiramicina.
spirème. espirema.
spirillicide. espirilicida.
spirillolyse. espirilólisis.
spirillose. espirilosis.
spirillotropique. espirilotrópico.
spirochète. espiroqueta.
spirochétocide. espiroqueticida.
spirochétolyse. espiroquetólisis.
spirochétose. espiroquetosis.
spirogramme. espirograma.
spirographie. espirografía.
spiromètre. espirómetro.
spirométrie. pulmometría.
spirometrie. espirometría.
spironolactone. espironolactona.
spiroscope. espiroscopio.
splacchnicectomie. esplacnicectomía.
splachnopathie. esplacnopatía.
splachnoscopie. esplacnoscopia.
splachnosquelette. esplacnosqueleto.
splachnotomie. esplacnotomía.
splanchnesthésie. esplacnestesia.
splanchnicotomie. esplacnicotomía.
splanchnique. esplácnico.

splanchnocèle. esplacnocele.
splanchnographie. esplacnografía.
splanchnolithe. esplacnolito.
splanchnologie. esplacnología.
splanchnomégalie. esplacnomegalia.
splanchnomicrie. esplacnomicria.
splanchnoplèvre. pared esplácnica.
splanchnoplèvre. esplacnopleura.
splanchnoptôse. esplacnoptosis.
splénalgie. esplenalgia.
splénatrophie. esplenatrofia.
splénectopie. esplenectopia.
splénectomie. esplenectomía.
splénemphraxie. esplenenfraxis.
splénique. esplénico.
splénisation. esplenización.
splénite. esplenitis.
splenium corporis callosi, bourrelet du corps calleux. esplenio (1.ª acep.).
splénolymphatique. esplenolinfático.
spléno-hépatomégalie. esplenohepatomegalia.
spléno-myélomalacie. esplenomielomalacia.
splénocèle. esplenocele.
splénogène. esplenógeno.
splénogramme. esplenograma.
splénogranulomatose. esplenogranulomatosis.
splénographie. esplenografía.
splénoïde. esplenoide.
splénolyse. esplenólisis.
splénomalacie. esplenomalacia.
splénome. esplenoma.
splénomégalie congestive. esplenomegalia congestiva.
splénomégalie hémolytique. esplenomegalia hemolítica.
splénomégalie infectieuse. esplenomegalia infecciosa.
splénomégalie myéloïde idiopathique. mielosis crónica no leucémica.
splénomégalie. esplenomegalia.
splénopathie. esplenopatía.
splénopexie. esplenopexia.
splénopneumonie. esplenoneumonía.
splénoportographie. esplenoportografía.
splénotomie. esplenotomía.
spongiocyte. espongiocito.
spongoïde, spongiforme. espongiforme.
spondylalgie. espondilalgia.
spondylarthrite. espondilartritis.
spondylite. espondilitis.
spondylite ankylopoïétique. espondilitis anquilopoyética.
spondylite déformante. espondilitis deformante.
spondylite tuberculeuse. espondilitis tuberculosa.
spondylodidyme. espondilodídimo.
spondylodidyme, vertébrodidyme. vertebrodídimo.
spondylolisthésis. espondilolistesis.
spondylomalacie. espondilomalacia.
spondylopathie. espondilopatía.
spondyloptose. espondiloptosis.
spondyloschisis. espondilosquisis.
spondylose chronique ankylopoïétique. espondilosis crónica anquilopoyética o rizomélica.
spongieux. bíbulo.
spongioblaste. espongioblasto.
spongioblastome. espongioblastoma.
spongioplasma. espongioplasma.
spongiose. espongiosis.
spongiosite. espongiositis.
spontané. espontáneo.
sporadique. esporádico.
sporange. esporangio.
sporicide. esporicida.
sporifère. esporífero.
sporipare. esporíparo.
sporoagglutination. esporoaglutinación.
sporoblaste. esporoblasto.
sporocyste. esporocisto.
sporogène. esporógeno.
sporogenèse. esporogénesis.
sporogonie. esporogonia.
sporoplasme. esporoplasma.
sporotrichose. esporotricosis.
sporozoaire. esporozoo.
sporozoïte. esporozoito.
sporozoose. esporozoosis.
sporulation. esporulación.
sprue. esprue.
sprue. esprue tropical.
squelettisation. esqueletización.
squelettologie. esqueletología.
squiascopie. esquiascopia.
squirrhe. escirro.
stabilisation. estabilización.
stable. estable.
stade. estadio.
stade embryonaire postérieur à la blastule. parenquímula.
stade génital. fase genital.
stade oral. fase oral.
stade phallique. fase fálica.
stade prégénital. fase pregenital.
stagnation. estancación.
staphylectomie. estafilectomía.
staphylhématome. estafilematoma.
staphylin. estafilino.
staphylion. estafilión.
staphylite. estafilitis.
staphylo-pharyngorraphie. estafilofaringorrafia.
staphylocoagulase. estafilocoagulasa.
staphylococcémie. estafilococemia.
staphylococcie. estafilococosis.
staphylocoque. estafilococo.
staphylodermie, dermatite staphylococcique. estafilodermatitis.
staphylokinase. estafilocinasa.
staphylolysine. estafilolisina.
staphylome annulaire. estafiloma anular.
staphylome ciliaire. estafiloma ciliar.
staphylome cornéen. estafiloma de la córnea.
staphylome cornéen, staphylome antérieur. estafiloma anterior.
staphylome postérieur. estafiloma posterior.
staphylome scléral. estafiloma de la esclerótica.
staphyloplastie. estafiloplastia.
staphylorraphie. estafilorrafia.
staphyloschisis. estafilosquisis.
staphylotomie. estafilotomía.
staphylotoxine. estafilotoxina.
staphylotropique. estafilotrópico.
stase. estasis.
stase papillaire. estasis papilar.
stase veineuse. insuficiencia venosa.
stase veineuse. venostasis.
stase veineuse. flebostasia o flebostasis.
stationnaire. estacionario.
statistique. estadística.
statocyste. estatocisto.
statomètre. estatómetro.
stature. estatura.
staurion. esturión.
stéarate. estearato.
stéarine. estearina.
stéatocèle. esteatocele.
stéatolyse. esteatólisis.
stéatomatose. esteatomatosis.
stéatome. esteatoma.
stéatonécrose. esteatonecrosis.
stéatorrhée. esteatorrea.
stéatose. esteatosis.
stenion. estenión.
sténobregmatique. estenobregmático.
sténocardie. estenocardia.
sténocephalie. estenocefalia.
sténochorie. estenocoria.
sténose. estenosis [estenótico].
sténose cardiaque. estenosis cardíaca.
sténose cicatricielle. estenosis cicatrizal.

sténose de l'oesophage. esofagostenosis.
sténose du larynx. laringostenosis.
sténose pylorique. estenosis pilórica.
sténose urétral. uretrenfraxis.
sténostomie. estenostomía.
stéphanion. estefanión.
steppage. marcha equina.
stéapsinogène. esteapsinógeno.
stercobiline. estercobilina.
stercolithe. estercolito.
stercoral. estercoráceo.
stércorémie. estercoremia.
stercorome. estercoroma.
stéréo-isomère. estereoisómero.
stéréoagnosie, agnosie tactile. estéreo-agnosia.
stéréoauscultation. estereoauscultación.
stéréochimie. estereoquímica.
stéréognosie. estereognosis.
stéréométrie. estereometría.
stéréophoroscope. estereoforoscopio.
stéréopsie. estereopsia.
stéréoradiographie. estereorradiografía.
stéréoscope. estereoscopio.
stéreoscope avec disques giratoires. estereofantoscopio.
stéréotaxie. esterotaxia.
stéréotropisme. estereotropismo.
stéréotype. estereotipia.
stéride. estérido.
stérile. estéril.
stérilisateur. esterilizador.
stérilisation. esterilización.
stérilisation fractionnée. esterilización fraccionada.
stérilisation mechanique. esterilización mecánica.
stérilité. esterilidad.
stérilité. infertilidad.
stérilité feminine. esterilidad femenina.
stérilité masculine. esterilidad masculina.
sternal. esternal.
sternalgie. esternalgia.
sterno-claviculaire. esternoclavicular.
sterno-mastoïdien. esternomastoideo.
sterno-thyroïdien. esternotiroideo.
sterno-vértébral. esternovertebral.
sterno-vertébral. vertebrosternal.
sternocostal. esternocostal.
sternoïde. esternoide.
sternopage, sternodyme. esternódimo.
sternopagie. esternodimia.
sternotomie. esternotomía.
stéroïde. esteroide.
stérol. esterol.
stérolytique. esterolítico.
stéthographie. estetografía.
stéthomètre. estetómetro.
stéthophonomètre. estetofonómetro.
stéthoscope. estetoscopia.
stéthoscopie biauriculaire. estetoscopio biauricular.
stéthoscope différentiel. estetoscopio diferencial.
stibenyle. estibenilo.
stibialisme. estibialismo o estibismo.
stibié. estibiado.
stibophène. estibofén.
stigmate. estigma.
stigmatisation. estigmatización.
stigmatisme. estigmatismo.
stilet. estilete.
stimulant. estimulante.
stimulation. estimulación.
stimulus. estímulo.
stimulus adéquat. estímulo adecuado.
stimulus chimique. estímulo químico.
stimulus électrique. estímulo eléctrico.
stimulus hétérologue. estímulo heterólogo.
stimulus hétérotope. estímulo heterotópico.
stimulus liminal. estímulo liminal o mínimo.
stimulus mécanique. estímulo mecánico.
stimulus subliminal. estímulo subliminal.
stimulus supraliminal. estímulo supraliminal.
stimulus thérmique. estímulo térmico.
stomachique. estomáquico.
stomate. estoma.
stomatite aphteuse. estomatitis aftosa.
stomatite mercurielle. estomatitis mercurial.
stomatite supprurée. piostomatitis.
stomatite ulcéreuse. estomatitis ulcerativa.
stomatodynie. estomatodinia.
stomatodynie. estomalgia o estomatalgia.
stomatolalie. estomatolalia.
stomatologie. estomatología.
stomatologiste. estomatólogo.
stomatoplastie. estomatoplastia.
stomatorragie. estomatorragia.
stomatoscope. estomatoscopio.
stomocéphale. estomocéfalo.
strabisme. estrabismo.
strabisme absolu. estrabismo absoluto.
strabisme accomodatif. estrabismo acomodativo.
strabisme alternant. estrabismo alternante.
strabisme concomitant. estrabismo concomitante.
strabisme convergent. estrabismo convergente.
strabisme divergent. estrabismo divergente.
strabisme intermittent. estrabismo intermitente.
strabisme latent, hétérophorie. estrabismo latente.
strabisme mécanique. estrabismo mecánico.
strabisme monolatéral. estrabismo monolateral.
strabisme non concomitant. estrabismo no concomitante.
strabisme paralytique. estrabismo paralítico.
strabisme périodique. estrabismo periódico.
strabisme spasmodique. estrabismo espasmódico.
strabisme vertical. estrabismo vertical.
strabismomètre. estrabismómetro .
strabologie. estrabología.
strabotome. estrabometría.
strabotomie. estrabotomía.
stradiol. estradiol.
stragurie. estranguria.
stramoine. estramonio.
strane. estrano.
strangulation. estrangulación.
stratification. estratificación.
stratum. estrato.
stratum intermedium. estrato intermedio.
stratum lacunosum. estrato lagunar.
stratum opticum. estrato óptico.
stratum papillare. estrato papilar.
stratum radiatum. estrato radiado.
stratum zonale, couche zonale. capa zonular.
streptococcémie. estreptococemia.
streptocoque. estreptococo.
streptodornase. estreptodornasa.
streptokinase. estreptocinasa.
streptolysine. estreptolisina.
streptomycere. estreptomicosis.
strertotthricine. estreptotricina.
stress. estrés.
stricturotomie. estricturotomía.
stridor. estridor.
stridor laryngé. estridor congénito o laríngeo.
striduleux. estriduloso.
strie. estría.
strie acoustique. estría acústica.
stroboscope. estroboscopio.
stroma. estroma.
strone. estrona.
strongyloïdiose. estrondiloidisis.
strongylose. estrongilosis.
strontium. estroncio.
strophantine. estrofantina.
strophantus. estrofanto.
strophulus. estrófulo.
strphocéphalie. estrofocefalia.
structuralisme. estructuralismo.
structure. estructura.
structure d'aspect nucléolaire. hialosoma.
strumiprive. estrumiprivo.
strumite. estrumitis.

strychnisme. estricnismo.
sttérol. esterol.
stupéfiant. estupefaciente.
stupeur. estupor.
stupidité. estupidez.
styliforme. estiliforme.
stylo-hyoïdien, muscle stylo-hyoïdien. estilohioideo.
stylo-laryngien. estilolaríngeo.
stylo-mastoïdien. estilomastoideo.
stylo-pharyngien, muscle stylo-pharyngien. estilofaríngeo.
styloïde. estiloide.
styloïdite. estiloiditis.
subaigu. subagudo.
subaxial. subaxil o subaxial.
subclinique, infraclinique. subclínico.
subérose. suberosis.
subglossite. subglositis.
subinflammation. subinflamación.
subliminal. subliminal.
sublingual. sublingual.
sublinguite. sublingüitis.
subnormal. subnormal.
substance blanche. sustancia blanca.
substance chromatophile. sustancia cromófila.
substance cortical. sustancia cortical.
substance grise. sustancia gris.
substance grise du système nerveux. cinérea.
substance hémolytique. sustancia hemolítica.
substance hyaline. sustancia hialina.
substance hypertensive. sustancia presora.
substance hypotensive. sustancia depresora.
substance innominée. sustancia innominada.
substance médullaire. sustancia medular.
substance protoplasmique contractile des cônes de la rétine. conomioidina.
substance réticulaire des érythrocytes. sustancia alfa.
substitutif. sustitutivo.
suc gastrique. jugo gástrico.
suc intestinal. jugo intestinal.
suc pancréatique. jugo pancreático.
succédané du plasme. expansor del plasma.
succinylcholine. succinilcolina.
succinylsulfathiazol. succinilsulfatiazol.
sucre. azúcar.
sucre interverti. invertosa.
sudoripare. sudoríparo.
sueur colorée. blefarocromidrosis.
suggestibilité. simpatismo.
suggestibilité. sugestibilidad.
suggestion hynotique. sugestión hipnótica.
suggestion post-hypnotique. sugestión posthipnótica.
suie. hollín.
suintement sanguin de la muqueuse gastrique. gastrostaxis.
sulfacétamide. sulfacetamida.
sulfacide. sulfácido.
sulfadiazine. sulfadiacina.
sulfaguanidine. sulfaguanidina.
sulfamérazine. sulfameracina.
sulfaméthazine. sulfametacina.
sulfamide. sulfamina.
sulfanilamide. sulfanilamina.
sulfapyrazine. sulfapiracina.
sulfapyridine. sulfapiridina.
sulfatase. sulfatasa.
sulfate acide. sulfato ácido.
sulfate basique. sulfato básico.
sulfate conjugué. sulfato conjugado.
sulfate neutre. sulfato neutro o normal.
sulfatémie. sulfatemia.
sulfathiazol. sulfatiazol.
sulfatide. sulfátido.
sulfhydrate. sulfhidrato.
sulfhydryle, thiol. sulfhidrilo.
sulfocyanate. sulfocianato.
sulfogel. sulfogel.
sulfohémoglobine. sulfohemoglobina.
sulfonamide. sulfonamida.
sulfotep, dithio. ditio.
sulfuré. sulfurado.
sulfuryle. sulfurilo.
supérieur. superior.
superimprégnation, superfécondation. superimpregnación.
superovulation. superovulación.
supersonique. supersónico.
supinateur. supinador.
suppurant. supurante.
supraclaviculaire. supraclavicular.
supracostal. supracostal.
supradiaphragmatique. supradiafragmático.
suprainguinal. suprainguinal.
supraliminaire. supraliminal.
supramammaire. supramamario.
supraorbitaire. supraorbitario.
suprapelvien. suprapélvico.
suprapubien. suprapúbico.
suprascapulaire. suprascapular.
suprastérol. suprasterol.
suprasylvien. suprasilviano.
supratympanique. supratimpánico.
supravaginal. supravaginal.
supuration dans l'oreille. otopiosis.
suraigu. hiperagudo.
sural. sural.
surdétermination. sobredeterminación.
surdité cérumineuse. sordera ceruminosa.
surdité cortical. sordera cortical.
surdité corticale. sordera cerebral.
surdité de perception. sordera perceptiva.
surdité de transmission. sordera de trasmisión.
surdité hystérique. sordera histérica.
surdité labyrinthique. sordera laberíntica.
surdité psychique. sordera psíquica.
surdité totale. anacusis.
surdité toxique. sordera tóxica.
surface articulaire. superficie articular.
surface buccale. superficie bucal.
surface distale. superficie distal.
surface labiale. superficie labial.
surface linguale. superficie lingual.
surface occlusale. superficie de contacto.
surface occlusale. superficie oclusal.
surface proximale. superficie proximal.
surface tentorielle. superficie tentorial.
surfactant. surfactente.
surinamine. surinamina.
surinfection. infección secundaria.
surnuméraire. supernumerario.
surnutrition. supernutrición.
surpigmentation. cromatosis.
surra. surra.
surrénalite. epinefritis.
surrénalome. suprarrenoma.
surrénalotrope. suprarrenotropismo.
sursumduction. sursunducción.
sursumvergence. sursunvergencia.
sursumversion. sursunversión.
sus-épineux. supraspinoso.
suspension céphalique. suspensión cefálica.
suspension colloïdale. suspensión coloidea.
suspensoïde. suspensoide.
suspensoir. vendaje suspensorio.
sustentateur, qui support. sustentacular.
suture à point de matelassier. sutura de colchonero.
suture à points en 8. sutura en forma de 8.
suture à points separés. sutura interrumpida.
suture absorbable. sutura absorbible.
suture avec plastie des lambeaux. sutura plástica.
suture basilaire. sutura basilar.
suture circulaire. sutura circular.
suture coronale. sutura coronal o coronaria.
suture crânienne. sutura craneal o craneana.
suture d'un méat. meatorrafia.

suture de la paroi abdominale. celiorrafia.
suture de la rate. esplenorrafia.
suture de la vésicule biliaire ou de la vessie. cistendesis.
suture dentée. sutura dentada.
suture des méninges. meningeorrafia.
suture du mésentère. mesenteriorrafia.
suture du pelletier. sutura en guantero.
suture en boutonnière. sutura en botón.
suture en chaîne. sutura en cadena.
suture en surjet, surjet simple. sutura continua.
suture ethmoïde-maxillaire. sutura etmoidomaxilar.
suture fronto-ethmoïdale. sutura frontoetmoidal.
suture fronto-lacrymale. sutura frontolacrimal.
suture fronto-maxillaire. sutura frontomaxilar.
suture fronto-nasale. sutura frontonasal.
suture fronto-zygomatique. sutura frontocigomática.
suture harmonique. sutura plana.
suture implantée. sutura implantada.
suture incisive. sutura incisiva.
suture intermaxillaire. sutura intermaxilar.
suture intermaxillaire. sutura lacrimomaxilar.
suture internasale. sutura internasal.
suture intradermique. sutura intradérmica.
suture lacrymo-conchale. sutura lacrimoturbinal.
suture lacrymo-maxillaire. sutura lacrimomaxilar.
suture lambdoïde. sutura lambdoidea.
suture métopique, suture médio-frontale. sutura fontal.
suture naso-maxillaire. sutura nasomaxilar.
suture occipito-mastoïdienne. sutura occipitomastoidea.
suture palatine transverse. sutura palatina transversa.
suture palatine médiane, suture interpalatine. sutura palatina mediana.
suture palato-ethmoïdale. sutura palatoetmoidal.
suture palato-maxillaire. sutura palatomaxilar.
suture pariéto-mastoïdienne. sutura parietomastoidea.
suture présectionnelle. sutura preseccional.
suture primaire, suture primitive. sutura primaria.
suture primitive retardée. sutura diferida.
suture sagittale. sutura sagital.
suture secondaire. sutura secundaria.
suture shéno-ethmoïdale. sutura esfenoetmoidal.
suture shéno-squameuse, suture sphéno-temporale. sutura esfenoescamosa.
suture sous-orbitaire. sutura infraorbitaria.
suture sphéno-frontale. sutura esfenofrontal.
suture sphéno-maxillaire. sutura esfenomaxilar.
suture sphéno-occipitale. sutura esfenooccipital.
suture sphéno-orbitaire. sutura esfenoorbitaria.
suture sphéno-pariétale. sutura esfenoparietal.
suture sphéno-pétreuse. sutura esfenopetrosa.
suture sphéno-zygomatique. sutura esfenocigomática.
suture superficielle. sutura superficial.
suture temporo-zygomatique. sutura temporocigomática.
suture transversale. sutura transversa.
suture vasculaire. angiorrafia.
suture zygomato-frontale. sutura cigomaticofrontal.
suture zygomato-maxilliaire. sutura cigomaticomaxilar.
excision d'une partie du manche du marteau. esfirotomía.
excision du marteau. esfirectomía.
symbolisation. simbolización.
sympathectomie périartérielle. simpatectomía periarterial.
sympathectomie chimique. simpatectomía química.
sympathicopathie. simpaticopatía.
sympathicotripsie. simpaticotripsia.
sympathine, lévartérénol. simpatina.
sympathique. simpático.
symphyse cardiaque. cardiosínfisis.
symphyse mentonnière. sínfisis de la mandíbula.
symphyse pubienne. sínfisis púbica.
symphyséorrhaphie. sinfisiorrafia.
symphysesacro-iliaque. sínfisis sacroilíaca.
symphyseséparation d'une symphyse. sinfisiólisis.
symplépharon antérieur. simbléfaron anterior.
symplépharon associé à un ptérygion. simblefaropterigión.
symplépharon postérieur. simbléfaron posterior.
symptôme concomitant. síntoma concomitante.
symptôme consécutif. síntoma consecutivo.
symptôme d'abstinence. síntoma de abstinencia.
symptôme général. síntoma general.
symptôme local. síntoma local.
symptôme objectif. síntoma objetivo.
symptôme pathognomonique. síntoma patognomónico.
symptôme précurseur. síntoma precursor o premonitorio.
symptôme présent. síntoma presente.
symptôme réflexe. síntoma reflejo.
symptôme retardé. síntoma diferido.
symptôme subjectif. síntoma subjetivo.
synadelphe. sinadelfo.
synapsis des chromosomes bout à bout. telosinapsis.
synarthrose. articulación sinartrodial.
syncanthus. sincanto.
synchrone. sincrónico.
synchronisme. sincronismo.
syncope et angine de poitrine. síncope anginoso.
syncope vaso-vagotonique. síncope vasovagal.
syncytial. sincitial.
syncytiolysine. sincitiolisina.
syncytiome. sincitioma.
syndesmorrhaphie. sindesmorrafia.
syndrome adiposo-génital. síndrome adiposogenital.
syndrome adréno-génital. síndrome adrenogenital.
syndrome anxieux. síndrome de ansiedad.
syndrome auriculo-temporal, syndrome de Frey. síndrome auriculotemporal.
syndrome campomélique. síndrome campomélico.
syndrome capsulo-thalamique. síndrome capsulotalámico.
syndrome carcinoïde. síndrome carcinoide.
syndrome cérébelleux. síndrome cerebeloso.
syndrome cervical. síndrome cervical.
syndrome costo-claviculaire. síndrome costoclavicular.
syndrome d'abstinence. síndrome de abstinencia.
syndrome d'aspiration foetal. síndrome de aspiración fetal.
syndrome de dysfonction placentaire, syndrome de Ballantyne-Runge. síndrome de disfunción placentaria.
syndrome de la queue de cheval. síndrome de la cola de caballo.
syndrome de la côte cervicale, syndrome de Ballantyne-Runge. síndrome de la costilla cervical.
syndrome de la calotte. síndrome tegmentario.
syndrome de la ceinture scapulaire. neuritis aguda del hombro.
syndrome de la corne antérieure. síndrome del asta anterior.
syndrome de Louis-Bar, ataxie-télangiectasies. síndrome de ataxia-telangectasia.
syndrome de Lyell, épidermolyse bulleuse toxique. síndrome de la piel escaldada.
syndrome de malabsorption. síndrome de malabsorción.
syndrome de Vogt. síndrome del cuerpo estriado.
syndrome d'écrasement. síndrome de compresión.
syndrome d'écrasement, syndrome de Bywaters. síndrome de aplastamiento.
syndrome d'évacuation accélérée. síndrome del dumping.
syndrome des larmes de cocodrile. síndrome de las lágrimas de cocodrilo.
syndrome des jambes sans repos. síndrome de las piernas inquietas.

syndrome des enfants maltraités. síndrome del niño apaleado.
syndrome des ongles jaunes, lymphoedème. síndrome de uñas amarillas.
syndrome des ongles verts. síndrome de uñas verdes.
syndrome d'hypotension supine. síndrome de hipotensión supina.
syndrome du canal carpien. síndrome del canal carpiano.
syndrome du scalène antérieur. síndrome del escaleno.
syndrome du sinus carotidien. síndrome del seno carotídeo.
syndrome du sinus caverneux. síndrome del seno cavernoso.
syndrome épaule-main. síndrome hombro-mano.
syndrome extrapyramidal. síndrome extrapiramidal.
syndrome gastro-cardiaque. síndrome gastrocardíaco.
syndrome général d'adaptation. síndrome general de adaptación.
syndrome hypophysaire. síndrome hipofisario.
syndrome immunodéficitaire acquis. síndrome de insuficiencia adquirida.
syndrome myéloprolifératif. síndrome mieloproliferativo.
syndrome néphrotique. síndrome nefrótico.
syndrome pallidal. síndrome palidal.
syndrome parkinsonien. síndrome parkinsoniano.
syndrome postero-latéral. síndrome posterolateral.
syndrome radiculaire. síndrome radicular.
syndrome segmentaire, syndrome métamérique. síndrome segmentario.
syndrome su lait et des alcalins, syndrome des buveurs de lait. síndrome leche-alcalinos.
syndrome thalamique. síndrome talámico.
syndrome toxique. síndrome tóxico.
syndrome vaso-vagal. síndrome vasovagal.
synencéphalie. sinencefalia.
synencéphalocèle. sinencefalocele.
synizésis. sinicesis.
synonyme. sinónimo.
synophtalmie, cyclopie. sinoftalmía.
synopsie. sinopsia.
synorchidie. sinorquidia o sinooquismo.
synovectomie. villusectomía.
synovite purulente. sinovitis purulenta o supurada.
synovite dendritique. sinovitis dendrítica.
synovite par vibration. sinovitis por vibración.
synovite sèche. sinovitis seca.
synovite tendineuse. sinovitis tendinosa.
syntactique. sintáctico.
synthèse de l'eau. hidrosíntesis.
syntrophisme. sintrofismo.
syphilide papulo-squameux. sifílide papuloscamosa.
syphilide secondaire. sifílide secundaria o precoz.
syphilide annulaire. sifílide anular.
syphilide érythémateuse. sifílide eritematosa.
syphilide folliculaire. sifílide folicular.
syphilide héréditaire. sifílide congénita.
syphilide impétigineuse. sifílide impetiginosa.
syphilide palmaire. sifílide palmar.
syphilide pigmentaire. sifílide pigmentaria.
syphilide plantaire. sifílide plantar.
syphilide primaire. sifílide primaria.
syphilide secondaire. sifílide secundaria.
syphilide tertiaire. sifílide tardía o terciaria.
syphilide tertiaire. sifílide terciaria.
syphonome. cilindroma.
syringadénome. siringadenoma.
syringectomie. siringectomía.
syringite. siringitis.
syringocèle. siringocele.
syringomélie post-hémorragique. hematomieloporosis.
syringomyélocèle. siringomielocele.
systématique. sistematología.
systématisé. sistematizado.
appareil digestif. sistema digestivo o alimentario.
système international d'unités de mesure. sistema internacional de unidades.
système réticulé. sistema reticular.
système réticulo-endothélial. sistema reticuloendotelial.
système vasculaire. sistema vascular.
système APUD. sistema APUD.
système cérébro-spinal. sistema cerebrospinal.
système CGS. sistema cegesimal.
système chromaffine. sistema cromafín.
système cinétique. sistema cinético.
système d'association. sistema de asociación.
système de Harves. sistema harvesiano.
système de projection. sistema de proyección.
système dentinaire. sistema dentinal.
système des phagocytes mononuclées. sistema mononuclear fagocítico.
système endocrinien. sistema endocrino.
système extéroceptif. sistema exterocéptico.
système extérofectif. sistema exterofectivo.
système glandulaire. sistema glandular.
système hématopoïétique. sistema hemopoyético.
système hétérogène. sistema heterogéno.
système homogène. sistema homogéneo.
système interhaversien. sistema intermediario.
système intérofectif. sistema interofectivo.
système lymphatique. sistema linfático.
système musculaire. sistema muscular.
système nerveux. sistema nervioso.
système nerveux autonome. sistema nervioso autónomo.
système nerveux central. sistema nervioso central.
système nerveux parasymphatique. sistema nervioso parasimpático.
système nerveux périphérique. sistema nervioso periférico.
système porte. sistema porta.
système properdine. sistema properdina.
système pyramidal. sistema extrapiramidal.
système tampon. amortiguador.
système vasomoteur. sistema vasomotor.
systémique. sistémico.
systole auriculaire. sístole auricular.
systole ventriculaire. sístole ventricular.
systolomètre. sistolómetro.

T

tabac. tabaco.
tabétiforme. tabetiforme.
table. mesa.
tableau. cuadro.
tablier. delantal.
tabo-paralysie. taboparálisis o taboparesis.
tabou. tabú.
tacamaque. tacamaca.
tache. mancha.
tache mongolique. mancha mongólica.
taches criblées. mácula.
technologie. tecnología.
tachogramme, tachygramme. tacograma.
tachographie, tachygraphie. tacografía.
tachyarythmie. taquiarritmia.
tachyauxèse. taquiauxesis.
tachycardie auriculaire. taquicardia auricular.
tachycardie nodale. taquicardia auriculoventricular.
tachycardie paroxystique. taquicardia esencial paroxismal.
tachycardie orthostatique. taquicardia ortostática.
tachycardie réflexe. taquicardia refleja.
tachycardie sinusale. taquicardia sinusal.
tachycardie ventriculaire. taquicardia ventricular.
tachylalie, tachyphémie. taquilalia.
tachyphylaxie, skeptophylaxie. esceptofilaxis.
tachymètre. taquímetro.
tacteur. tactor.

tactomètre. tactómetro.
taie. nébula.
taille déficiente d'un organe ou d'un membre. anectasis.
talcose. talcosis.
talose. talosa.
tamis, filtre. colatorio.
tampicine. tampicina.
tampon. amortiguador.
tamponement du coeur. taponamiento cardíaco.
tanin. ácido galotánico.
tannate. tanato.
tapéinocéphalie. tapinocefalia.
tapir. tapir.
tarantisme. coreomanía.
tardif. tardío.
tare. tara (1.ª y 2.ª acep.).
tarso-métatarsien. tarsometatarsiano.
tarso-phalangien. tarsofalángico.
tarso-tarsien. tarsotarsiano.
tarsoclasie. tarsoclasis.
tarsomégalie. tarsomegalia.
tarsoplastie. tarsoplastia.
tarsotomie. tarsotomía.
tartrate acide. tartrato ácido.
tartrate normal. tartrato normal.
tatou. armadillo.
taurine. taurina.
tautomère. tautómero.
tautomérie. tautomería o tautomerismo.
taxidermie. taxidermia.
taxine. taxina.
technétium. tecnecio.
tecto-spinal. tectospinal.
tectologie. tectología.
tegmen tympani. tegmento auricular.
teigne tondante, trychophytie du cuir chevelu. tiña tonsurante.
teinture alcoolique. tintura alcohólica.
teinture ammoniacal. tintura amoniacal.
teinture de balladone. tintura de belladona.
teinture d'iode. tintura de yodo.
teinture glycériné. tintura glicerinada.
teinture hydro-alcoolique. tintura hidroalcohólica.
télangiectasie des vaisseaux d'un os. osteotelangiectasia.
télangiectasie lymphatique. telangiectasia linfática.
télangiectasique. telangiectásico.
télangiome. telangioma.
télangiose. telangiosis.
télécardiogramme. telecardiograma.
télécardiographie. telecardiografía.
télécardiophone. telecardiófono.
télécepteur. teleceptor.
télédiastolique. telediastólico.
télékinésie. telecinesia o telecinesis.
téléopsie. teleopsia.
téléradiographie. telerradiografía.
téléradiothérapie. telerradioterapia.
télérécepteur. telerreceptor.
téléstéthophone. telestetoscopio.
télésthésie. telestesia.
télésystolique. telesistólico.
tellurique. telúrico.
tellurisme. telurismo.
télogène. telógeno.
télolécithe. telolecito.
télophase. telofase.
télotisme. telotismo (1.ª acep.).
tempérament bilieux. temperamento bilioso.
tempérament bilieux. temperamento colérico.
tempérament lymphatique. temperamento linfático.
tempérament mélancolique. temperamento melancólico.
tempérament nerveux. temperamento nervioso.
tempérament sanguin. temperamento sanguíneo.
température absolue. temperatura absoluta.
température critique. temperatura crítica.
température minime. temperatura mínima.
température normale. temperatura normal.
température optime. temperatura óptima.
température sous-normale. temperatura subnormal.
température supérieure. temperatura máxima.
temporaire. temporal (1.ª y 2.ª acep.).
temporo-auriculaire. temporoauricular.
temporo-hyoïdien. temporohioideo.
temporo-maxillaire. temporomaxilar.
temporo-occipital. temporooccipital.
temporo-pariétal. temporoparietal.
temporo-zygomatique. temporocigomático.
temps de coagulation. tiempo de coagulación.
temps de prothrombine, temps de Quick. tiempo de protrombina.
temps de réaction. tiempo de reacción.
temps de saignement. tiempo de hemorragia.
temps de sédimentation, vitesse de sédimentation. tiempo de sedimentación.
tendance des cellules de s'orienter vers leur source de nutrition et d'activité. neurobiotaxis.
tendinite. desmitis.
tendinite, ténosite. tenontitis.
tendon conjoint. hoz inguinal.
tenette. pinzas de litotomía.
téniase somatique. teniasis somática.
téno-myoplastie. tenomioplastia.
téno-myotomie. tenomiotomía.
téno-synovite crépitante. tendosinovitis crepitante.
téno-synovite granuleuse. tendosinovitis granulosa.
téno-synovite sténosante. tendosinovitis estenosante.
téno-synovite. tenontolemitis.
téno-synovite séreuse. tendosinovitis serosa.
ténoctomie. tenonectomía.
ténofibrille. tenofibrilla.
ténolyse. tendólisis.
ténolyse. tenólisis.
ténomètre. tenonómetro.
ténontologie, ténologie. tenontología.
ténorraphie. tendinosutura.
ténosynovectomie. tenosinovectomía.
ténotome. tenótomo.
ténotomie. tenotomía.
ténotomie du muscle de l'étrier. estapediotenotomía.
ténotomie graduée. tenotomía graduada.
tensioactif. tensioactiva.
tensiomètre. tensiómetro.
tension artérielle. tensión arterial.
tension intraoculaire. tensión intraocular.
tension musculaire. tensión muscular.
tension superficielle. tensión superficial.
tente à oxigène. tienda de oxígeno.
tentoriel. tentorial.
tératoblastoma. teratoblastoma.
tératogenèse. teratogénesis.
tératoide. teratoide.
terbium. terbio.
terbutaline. terbutalina.
térébène. terebeno.
térébenthine. turpetina.
terminaison présynaptique de l'axone. neuromisor.
terminaisons axonals. neuropodio.
terminal. terminal.
ternaire. ternario.
terpène. terpeno.
terpénisme. terpenismo.
terpine. terpina.
terreur nocturne. terror nocturno.
tertipare. tercigrávida.
tertipare. tercípara.
test à la phénolsulfonephtaléine. prueba de la fenolsulfonftaleína.
test d'apercepcion infantile, CAT. prueba de percepción infantil.
test de floculation. prueba de la floculación.
test de projection. prueba proyectiva.
test d'immobilisation des tréponêmes. prueba de la inmovilización treponémica.

test du dessin de la famille. prueba del dibujo de la familia.
test de la fragilité capillaire. prueba de la fragilidad capilar.
test HTP. prueba de la casa-árbol-persona.
test thématique d'aperception, TAT. prueba de percepción temática.
testacé. testáceo.
testicule ectopique. testículo ectópico.
testicule ectopique. testículo retenido.
testicule inversé. testículo invertido.
testicule irritable de Cooper. testículo irritable de Cooper.
testostérone. testosterona.
tétanie latente. tetania latente.
tétanie parathyreoprive. tetania paratireopriva.
tétanie produite par un courant électrique continu appliqué â un muscle dégénéré. tetania duradera.
tétaniforme. tetaniforme.
tétanigène. tetanígeno.
tétanisme. tetanismo.
tétanocannabine. tetanocanabina.
tétanoïde. tetanoide.
tétanolysine. tetanolisina.
tétanos artificiel. tétanos artificial.
tétanos céphalique. tétanos céfalico.
tétanos cérébral. tétanos cerebral.
tétanos des nouveau-nés. tétanos de los recién nacidos.
tétanos d'origine traumatique. tétanos traumático.
tétanos localisé. tétanos localizado.
tétanos paradoxal. tétanos paradójico.
tétanos puerpéral. tétanos puerperal.
tétanos puerpéral. tétanos uterino.
tétanos retardé. tétanos crónico.
tétanospasmine. tetanospasmina.
tétanotoxine. tetanotoxina.
tête. cabeza.
tétrabasique. tetrabásico.
tétrabrachius. tetrabraquio.
tétracaïne. tetracaína.
tétrachirus. tetráquiro.
tétrachloroéthylène. tetracloretileno.
tétrachlorométhane. tetraclorometano.
tétrachromique. tetracrómico.
tétracycline. tetraciclina.
tétrade. tétrada.
tétraéthylammonium. tetraetilamonio.
tétrahydrocannabinol. tetrahidrocannabinol.
tétraiodophénolphtaléine. tetrayodofenolftaleína.
tétramastigote. tetramastigoto.
tétramère. tetrámero.
tétraploïde. tetraploide.
tétraploïdie. tetraploidía.
tétrapode. tetrápodo.
tétrasomique. tetrasómico.
tétraster. tetráster.
tétrastichiasis. tetrastiquiasis.
tétratomique. tetratómico.
tétravalent. tetravalente.
tétrose. tetrosa.
tetrotus. tetraoto.
tétryl. tetrilo.
téucrine. teucrina.
téutlose. teutlosa.
thalamencéphale. talamencéfalo.
thalamo-cortical. talamocortical.
thalamotomie. talamotomía.
thalassophobie. talasofobia.
thalléioquinine. taleoquina.
thallophyte. talófita.
thallotoxicose. talotoxicosis.
thanatologie. tanatología.
theilériose. teileriasis.
théine. teína.
théisme. teinismo o teísmo.
thélalgie, douleur référée. telalgia (2.ª acep.).
thélarche. telarquía.

thélion. telio o thelium.
théliplastie. teleplastia.
thélite. telitis.
thélotisme. teleretismo.
thélotisme. telotismo (2.ª acep.).
théobromine. teobromina.
théoline. teolina.
théophylline. teofilina.
théorie cellulaire. teoría celular.
théorie de l'avalanche. teoría del alud o la avalancha.
théorie d'Ehrlich. teoría de las cadenas laterales.
théorie des quanta. teoría de los quanta.
théorie ionique. teoría iónica.
théorie migratorie. teoría de la migración.
théorie monophylétique. teoría monofilética.
théorie neurogène. teoría nurogénica.
théorie polyphylétique. teoría polifilética.
théorie protéomorphique. teoría proteomórfica.
théorie trialistique. teoría trialista.
théorie uniciste. teoría unitaria.
théothérapie. teoterapia.
thérapeute. terapeuta.
thérapie biologique. terapéutica biológica.
thérapie de substitution. terapéutica sustitutiva.
thérapeutique empirique. terapéutica empírica.
thérapeutique non spécifique. terapéutica inespecífica.
thérapie occupationnelle. terapéutica ocupacional.
thérapeutique par ovules. encolpismo.
thérapeutique spécifique. terapéutica específica.
thermal. termal.
thermalisme. termatología.
thermion. termión.
thermique. térmico.
thermo-coagulation. termocoagulación.
thermo-électricité. termoelectricidad.
thermo-excitateur. termoexcitador.
thermo-radiothérapie. termorradioterapia.
thermochinie. termoquímica.
thermodynamique. termodinámica.
thermogène. termógeno.
thermogramme. termograma.
thermographe. termógrafo.
thermographie. termografía.
thermohyperesthésie. hipertermalgesia.
thermoleryngoscope. termolaringoscopio.
thermomassage. termomasaje.
thermomètre à air. termómetro de aire.
thermomètre à alcool. termómetro de alcohol.
thermomètre à maxima. termómetro de máxima.
thermomètre à mercure. termómetro de mercurio.
thermomètre à minima. termómetro de mínima.
thermomètre centigrade. termómetro centígrado.
thermomètre différentiel. termómetro diferencial.
thermomètre Fahrenheit. termómetro de Fahrenheit.
thermomètre médical. termómetro clínico.
thermomètre métallique. termómetro metálico.
thermomètre Réaumur. termómetro de Réaumur.
thermopalpation. termopalpación.
thermopénétration. termopenetración.
thermophile. termófilo.
thermophobie. termofobia.
thermorégulateur. termorregulador.
thermorégulation, régulation thermique. termorregulación.
thermorésistant. termorresistente.
thermostabilité. termostabilidad.
thermotonomètre. termotonómetro.
thermotropisme. termotropismo.
thiamine. tiamina.
thio-uracile. tiouracilo.
thio-urée. tiourea.
thioalcool. tioalcohol.
thiocyanate. tiocianato.
thiogène. tiogénico.
thiol. tiol.
thionine. tionina.

thionique. tiónico.
thionyle. tionilo.
thiopental. tiopental.
thioridazine. tioridacina.
thiosinamine. tiosinamina.
thiosulfate. tiosulfato.
thioxanthène. tioxanteno.
thisotropie. tixotropismo.
thoracocoe loschisis. toracocelosquisis.
thoracodelphe. toracodelfo.
thoracodidyme. toracodídimo.
thoracogastrodidyme. toracogastrodídimo.
thoracographe. toracógrafo.
thoracomèle. toracomelo.
thoracomètre. toracómetro.
thoracométrie. toracometría.
thoracopage. toracópago.
thoracopage épigastrique. toracópago epigástrico.
thoracopage parasitaire. toracópago parasitario.
thoracopathie. toracopatía.
thoracoplastie avec costoversion. toracoplastia con costoversión.
thoracopneumographe. toraconeumógrafo.
thoracoschisis. toracosquisis.
thoracoscope. toracoscopio.
thoracotomie. transtoracotomía.
thorax d'amazone. tórax de amazona.
thorax en carène. tórax en quilla o raquítico.
thorax en tonneau. tórax enfisematoso.
thorax en tonneau. tórax en tonel.
thorax paralytique. tórax paralítico.
thorax piriforme. tórax piriforme.
thréonine. treonina.
thricorrhexis nodosa. pelo bambú.
thrombectomie. trombectomía.
thromboartérite. tromboarteritis.
thrombocythémie hémorragique essentielle. trombocitemia hemorrágica esencial.
thrombocytolyse. trombocitólisis.
thrombocytopathie. trombocitopatía.
thrombocytopénie. trombocitopenia.
thrombocytopoïèse. trombocitopoyesis.
thrombocytose. trombocitosis.
thrombogène. trombógeno.
thrombogenèse. trombogénesis.
thromboïde. tromboide.
thrombokinase. trombocinasa.
thrombolymphangite. trombolinfangitis.
thrombolyse. trombólisis.
thrombophlébite. flebotrombosis.
thromboplastique. tromboplásico.
thrombopoïèse. trombopoyesis.
thrombose cardiaque. trombosis cardíaca.
thrombose coronaire. oclusión coronaria.
thrombose coronaire. trombosis coronaria.
thrombose dans un vaiseau dilaté. trombosis por dilatación.
thrombose infectieuse. trombosis infectiva.
thrombose marastique. trombosis marasmática.
thrombose placentaire. trombosis placentaria.
thrombose puerpérale. trombosis puerperal.
thrombose veineuse. trombosis venosa.
thrombostase. trombostasis.
thrombus annulaire. trombo anular.
thrombus blanc. trombo blanco.
thrombus calcifié. trombo calcificado.
thrombus de propagation. trombo propagado.
thrombus fibrineux. trombo fibrinoso.
thrombus hyalin. trombo hialino.
thrombus infectieux. trombo infectivo.
thrombus marastique. trombo marasmático.
thrombus oblitérant. trombo obliterante.
thrombus organisé. trombo organizado.
thrombus parasitaire. trombo parasitario.
thrombus pigmentaire. trombo pigmentario.
thrombus *post mortem*. trombo *post mortem*.
thrombus primitif. trombo primario.
thrombus rouge. trombo rojo.
thrombus stratifié. trombo estratificado.
thrombus traumatique. trombo traumático.
thrombus valvulaire. trombo valvular.
thromophonie. tromofonía.
thymine. timina.
thymo-lymphatique. timicolinfático.
thymocyte. timocito.
thymol. timol.
thymolyse. timólisis.
thymoprive. timoprivo.
thymotoxique. timotóxico.
thymyque. tímico.
thyréoptose. tiroptosis.
thyréotoxicose. tirotoxicosis, tirotoxismo.
thyréotoxique. tirotóxico.
thyréotrop. tirotropina.
thyréotrope. tirotrópico.
thyro-aryténoïdien. tiroaritenoideo.
thyro-cardiaque. tirocardíaco.
thyro-glosse. tirogloso.
thyro-hyoïdien. tirohioideo.
thyro-parathyroïdectomie. tiroparatiroidectomía.
thyroadénite. tiroadenitis.
thyrogène, thyréogène. tirogénico o tirógeno.
thyroglobuline. tiroglobulina.
thyrohyal. tirohial.
thyroïdectomisé. tiroidectomizado.
thyroïdes aberrantes. tiroides aberrante.
thyroïdes accessoires. tiroides accesorio.
thyroïdes linguale, goitre lingual. tiroides lingual.
thyroïdes rétrosternal. tiroides intratorácico.
thyroïdite aiguë. tiroiditis aguda.
thyroïdite subaiguë de Crile. tiroiditis subaguda.
thyroïdotomie. tiroidotomía.
thyroïdotoxine. tiroidotoxina.
thyrolyse. tirolisina.
thyrolytique. tirolítico.
thyroprivie. tiroprivia.
thyrosinase. tirosinasa.
thyrosine. tirosina.
thyrosinose. tirosinosis.
thyrosinurie. tirosinuria.
thyrothérapie. tiroidización.
thyrothérapie. tiroterapia.
thyrotome. tirótomo.
thyrotoxine. tirotoxina.
thyroxine. tiroxina.
thyroxinémie. tiroxinemia.
tibial. tibial.
tibio-calcanéen. tibiocalcáneo.
tibio-fémoral. tibiofemoral.
tibio-péronier. tibioperoné.
tierce. terciana.
tigroïde. tigroide.
tigrolyse. tigrólisis.
tinea flava, pityriasis versicolor tropical. tiña favosa.
tinea imbricata, tokelau. tiña imbricata.
tiphlite. cecitis.
tique. garrapata.
tissu adénoïde. tejido adenoideo.
tissu adipeux. sistema adiposo.
tissu adipeux. tejido adiposo.
tissu analogue. tejido análogo.
tissu cartilagineux. tejido cartilaginoso.
tissu cellulaire. tejido celular.
tissu chromaffine. tejido cromafín.
tissu cicatriciel. tejido cicatrizal.
tissu compact. tejido compacto.
tissu conjoctif entourant le vagin. paracolpio.
tissu conjontif. tejido conjuntivo o conectivo.
tissu dartoïde. tejido dartoideo.
tissu de granulation. tejido de granulación.
tissu de soutènement. tejido sustentacular.
tissu élastique. tejido elástico.
tissu embryonnaire indifférencié. tejido indiferente.
tissu embryonnaire membraneux. tejido lepídico.
tissu épiscléral. tejido esclerótico.
tissu érectile. tejido eráctil.

tissu fibreux. tejido fibroso.
tissu glandulaire. tejido glandular.
tissu hétérologue. tejido heterólogo.
tissu homologue. tejido homólogo.
tissu interstitiel. tejido intersticial.
tissu lardacé. tejido lardáceo.
tissu lymphoïde. tejido linfático.
tissu mésenchymateux. tejido mesenquimatoso.
tissu musculaire. tejido muscular.
tissu myéloïde. tejido mieloide.
tissu nerveux. tejido nervioso.
tissu nodal. tejido nodular.
tissu osseux. tejido óseo.
tissu ostéogène. tejido osteógeno.
tissu ostéoïde. tejido osteoide.
tissu parenchymateux. tejido parenquimatoso.
tissu réticulaire. tejido reticular o retiforme.
tissu sous-cutané. tejido subcutáneo.
tissu splénique. tejido esplénico.
tissu squelettique. tejido esquelético.
tissulaire. hístico.
tissulaire. textil.
titre d'aaglutination. título de aglutinación.
tobramycine. tobramicina.
tocodynamomètre. tocodinamómetro.
tocographe. tocógrafo.
Togavirus. togavirus.
tolérance croisée. tolerancia cruzada.
tolérance immunitaire. tolerancia inmunológica.
tolérant. tolerante.
tolie d'araignée. tejido tela arácnea o de araña.
tolnaftate. tolnaftato.
toluène. tolueno.
toluidine. toluidina.
tolyle. tolilo.
tomeur à cellules géantes, ostéoclastome. sarcoma gigantocelular.
tomeur testiculaire. testiculoma.
tomodensinométrie. TAC.
tomogramme. tomograma.
tomographe. tomógrafo.
tonico-clonique. tonicoclónico.
tonique amer. tónico amargo.
tonique cardiaque. tónico cardíaco.
tonique digestif. tónico digestivo.
tonique général. tónico general.
tonique vasculaire. tónico vascular.
tonographe. tonógrafo.
tonomètrie. tonografía.
tonométrie digitale. tonometría digital.
tonoplaste. tonoplasto.
tonsillite. tonsilitis.
tonsillotome. amigdalótomo.
tonsillotome. guillotina.
tonus myogène. tono miógeno.
tonus neurogène. tono neurógeno.
topoalgie. topalgia.
toponymie. toponimia.
torique. tórico.
torpeur. embotamiento.
torsiomètre. torsiómetro.
torsion vers la gauche. sinistrotorsión.
torticolis congénital. tortícolis congénito.
torticolis dermatogène, torticolis cutané. tortícolis dermatógeno.
torticolis mental. tortícolis mental.
torticolis myogène. tortícolis miógeno.
torticolis neurogène. tortícolis neurógeno.
torticolis rheumatoïde. tortícolis reumático.
tortueux. tortuoso.
torulopsidose. torulopsosis.
torus, tore. toro.
totem. tótem.
toucher double. tacto doble.
toucher rectal. tacto rectal.
toucher vaginal. tacto vaginal.
toucher vésical. tacto vesical.
tournesol. helianto.
toux. tos por compresión.
toux aboyante. tos perruna.
toux de l'anévrisme aortique accompagné de paralysie laryngée. tos aneurismática.
toux humide. tos blanda o humeda.
toux producive. tos productiva.
toux réflexe. tos refleja o simpática.
toux sèche. tos seca.
toux trigéminal. tos trigémina.
toxalbumine. toxalbúmina.
toxémie d'origen gonococcique. gonotoxemia.
toxemie hydatinien. toxemia hidatídica.
toxicodermie. toxicodermatitis.
toxicodermie, toxidermie. toxicodermia.
toxicogène. toxicogénico.
toxicologue. toxicólogo.
toxicomane. adicto.
toxicomane. toxicómano.
toxicopathie. toxicopatía.
toxicose alimentaire. toxicosis alimentaria.
toxine alimentaire. bromatotoxina.
toxine animale. toxina animal.
toxine attaquant le noyau cellulaire. nucleotoxina.
toxine bactérienne. toxina bacteriana.
toxine botulinique. toxina botulínica.
toxine diphtérique. difterotoxina.
toxine diphtérique. toxina diftérica.
toxine du ténia. teniotoxina.
toxine érythrogène. toxina eritrogénica.
toxine extracellulaire, exotoxine. toxina extracelular.
toxine fongique. micotoxina.
toxine gonococcique. gonotoxina.
toxine intracellulaire, endotoxine. toxina intracelular.
toxine normale. toxina normal.
toxine provenant de tissus vivants. biotoxina.
toxine tétanique. toxina tetánica.
toxinhémie. toxinemia.
toxistérol. toxisterol.
toxoide. anafermento.
trachéalgie. traquealgia.
trachéalgie. traquelodinia.
trachélectomie. traquelectomía.
trachelhématome. traquelematoma.
trachélisme. traquelismo.
trachélite. traquelitis.
trachélologie. traquelología.
trachélorraphie. histerotraquelorrafia.
trachéloschisis. traquelosquisis.
trachélotomie. traquelotomía.
trachéo-bronchique. traqueobronquial.
trachéo-bronchoscopie. traqueobroncoscopia.
trachéo-laryngien. traqueolaríngeo.
trachéo-laryngotomie. traqueolaringotomía.
trachéo-oesophagien. traqueoesofágico.
trachéo-pharyngien. traqueofaríngeo.
trachéofistulisation. traqueofistulización.
trachéomalacie. traqueomalacia.
trachéopathie. traqueopatía.
trachéoplastie. traqueoplastia.
trachéorragie. traqueorragia.
trachéoschisis. traqueosquisis.
trachéosténose. traqueostenosis.
trachéostome. traqueostoma.
trachéostomie. traqueostomía.
trachéotome. traqueótomo.
trachéotomie basse. traqueotomía inferior.
trachéotomie haute. traqueotomía superior.
trachome folliculaire. tracoma folicular.
traction axiale. tracción por el eje.
traction élastique. tracción elástica.
traction squelettique. tracción esquelética.
tractus uvéal. tracto uveal.
traitement actif. tratamiento activo.
traitement causal. tratamiento causal.
traitement chirurgical. tratamiento quirúrgico.
traitement conservateur. tratamiento conservador.
traitement curatif. tratamiento curativo.

traitement préventif. tratamiento preventivo o profiláctico.
traitement symptomatique. tratamiento sintomático.
traitement des maladies du pharynx. faringoterapia.
traitement des ulcères par greffe dermique. helcoplastia.
traitement diététique. tratamiento dietético.
traitement empirique. tratamiento empírico.
traitement par médicaments à base de fer. ferroterapia.
traitement spécifique. tratamiento específico.
tranchées utérines. entuertos.
tranquillisant. tranquilizante.
tranquillisant majeur, neuroleptique. tranquilizante mayor.
tranquillisant mineur, anxiolytique. tranquilizante menor.
transaminase glutamooxaloacétique, glutamate-oxaloacétate-transaminase. transaminasa glutamicooxalacética.
transaminase glutamopyruvique, glutamate-pyruvate-transaminase. transaminasa glutamicopirúvica.
transaminase. aminoferasa.
transamination. transaminación o trasaminación.
transcortical. transcortical.
transcortine. transcortina.
transcriptase. transcriptasa.
transcriptase réverse. transcriptasa inversa.
transcription. transcripción.
transduction. transducción.
transférase. transferasa.
transférine, sidérophiline. transferrina.
transformateur. transformador.
transformation bacterienne. transformación bacteriana.
transformation cellulaire. transformación celular.
transfusion foeto-maternelle. transfusión fetomaterna.
transfusion péritonéale. transfusión intraperitoneal.
transfusion intra-utérine. transfusión intrauterina.
transfusion immédiate. transfusión inmediata.
transfusion indirecte. transfusión indirecta.
transfusion médiate. transfusión mediada.
transfusion placentarie. transfusión placentaria.
transfusion sanguine par voie intra-artérielle. transfusión arterial.
transfusion sanguine par voie intraveineuse. transfusión venosa.
transfusion sanguine directe. transfusión directa.
transinsulaire. transinsular.
transischiatique. transisquiático.
transitionel. transicional.
translocation. translocación.
translucide. translúcido.
translucide aux rayons X. radiolúcido.
transméthylation. transmetilación.
transmission double. transmisión doble.
transoculaire. transocular.
transparent. transparente.
transpéritonéal. transperitoneal.
transpiration pulmonaire. transpiración pulmonar.
transplacentaire. transplacentario.
transplantation dans l'abdomen d'un testicule mal descendu. orquidocelioplastia.
transplantation d'un tendon. trasplante tendinoso.
transplantation hétérotopique. trasplante heterotópico.
transplantation orthotopique. trasplante homotópico.
transpleural. transpleural.
transport. transporte.
transport actif. transporte activo.
transposon. transposón.
transsexualisme. transexualismo.
transsubstantiation. transustanciación.
transtemporal. transtemporal.
transthalamique. transtalámico.
transurétral. transuretral.
transvaginal. transvaginal.
transverse. transverso.
transversectomie. transversectomía.
transverso-costal, costo-transversaire. transversocostal.
transversotomie. transversotomía.
transvésical. transvesical.
transvestisme. transvestismo.
transvestisme. eonismo.
tranylcypromine. tranilcipromina.
trapèze. trapecio.
trapézoïde. trapezoide o trapezoideo.
trauma. trauma.
trauma psychique, traumatisme psychique. trauma psíquico.
traumatogène. traumatógeno.
traumotologie. traumatología.
tréhalose. micosa.
tréhalose. trehalosa.
tremblement d'action. temblor de acción.
tremblement de repos. temblor postural o de reposo.
tremblement intentionnel. temblor intencional.
trémogramme. tremograma.
trémographe. tremógrafo.
trépanation. craneotripesis.
tréphocyte. trefocito.
tréponématose. treponematosis o treponemiasis.
tréponème. treponema.
tréponémicide. treponemicida.
trépopnée. trepopnea.
triacide. triácido.
triamine. triamina.
triamtérène. triamtereno.
triangle d'auscultation. triángulo de auscultación.
triangle carotidien supérieur. triángulo de elección.
triangle carotidien inférieur. triángulo de necesidad.
triangle céphalique. triángulo cefálico.
triangle chirurgical. triángulo quirúrgico.
triangle du sacrum. triángulo sacro.
triangle occipital. triángulo occipital.
triangle palatin. triángulo palatino.
triangle sous-maxillaire. triángulo submaxilar.
triangle uro-génital. triángulo urogenital.
triangulaire. triangular.
triatomique. triatómico.
tribachius. tribraquio.
tribade, lesbienne. tríbada.
tribasique. tribásico.
triboluminescence. triboluminiscencia.
tribromoéthanol. tribromoetanol.
tribromure. tribromuro.
tribu. tribu.
tributyrine, butyrine. tributirina.
tricalcique. tricálcico.
tricéphale. tricéfalo.
triceps. tríceps.
triceps sural. tríceps sural.
trichiné. triquinífero.
trichineux. triquinoso.
trichinisation. triquinización.
trichlorofluorométhane. tricloromonofluorometano.
trichlorure. tricloruro.
trichoanesthésie. tricoanestesia.
trichobactérie. tricobacterias.
trichoépithéliome. tricoepitelioma.
trichoépithéliome. tricofibroacantoma.
trichoépithéliome. tricofibroepitelioma.
trichoesthésie. tricostesia.
trichoesthésiomètre. tricoestesiómetro.
trichogène. tricógeno.
trichoglossie. tricoglosia.
trichoïde. tricoide.
trichologie. tricología.
trichomonase. tricomoniasis.
trichonocardiose, trichomycose axillaire. triconocardiasis.

trichonose, trichose. triconosis.
trichopathie. tricopatía.
trichopoliose, poliose. tricopoliosis.
trichorrhexis invaginée, cheveu en bambou. tricorrexis invaginada.
trichorrhexis nodosa, trichorrhexie noueuse. tricorrexis nudosa.
trichoschisis, schizotrichie. tricosquisis.
trichostrongylose. tricostrongiliasis.
trichotrophie. tricotrofia.
trichroïque. tricoico.
trichromatopsie, trichromatisme. tricromatopsia.
trichromique, trichromatisme. tricromático o tricrómico.
tricipital. tricipal.
tricotomie. tricotomía.
tricrésol. tricresol.
tricrote. tricoto o tricrótico.
tricuspide. tricúspide.
tridenté. tridente o tridentado.
tridermique. tridérmico.
tridermone, tératome tridermique. tridermona.
triéthylamine. trietilamina.
trifide. trífido.
trifluopérazine. trifluoperacina.
triflupromazine. trifluopromacina.
trigastrique. trigástrico.
trigonal. trigonal.
trigone cerebral. trígono cerebral.
trigone collatéral. trígono colateral.
trigonite. trigonitis.
trigonocéphale. trigonocéfalo.
trihexyphénidyle. trihexifenidilo.
trihybride. trihíbrido.
triiniodyme. triiniodimo.
triiodothyronine. triyodotironina.
triiodure. triyoduro.
trijumeau. trigémino (1.ª acep.).
trilobé. trilobado o trilobulado.
trilobectomie. trilobectomía.
triloculaire. trilocular.
trilogie. trilogía.
trimastigote. trimastigoso.
trimestriel. trimensual o trimestral.
triméthadione. trimetadiona.
triméthaphan. trimetafán.
triméthoprime. trimetoprim.
triméthylamine. trimetilamina.
trimipramine. trimeprimina.
trimorphe. trimorfo.
trinitroglycérine, nitroglycérine. trinitroglicerina.
trinuclée. trinucleado.
triorchidie. triorquia o triorquismo.
triose. triosa.
tripeptide. tripéptido.
triphasique. trifásico.
triplégie. triplejía.
triplés. trídimo.
triplés, triplets. trillizo.
triplet. triplete.
triploblastique. triploblástico.
triplocorie. triplocoria.
triploïde. triploide.
triploïdie. triploidía.
triplopie. triplopía.
triptyque. tríptico (2.ª acep.).
triradius. trirradio.
trirécepteur. triceptor.
trisaccharide, triholoside. trisacárido.
trisomie. trisomía.
trisomique. trisómico.
trisplanchnique. trisplácnico.
tristichiasis. tristiquia.
trisulfure. trisulfuro.
tritanopie. tritanopía.
triticé. tritíceo (1.ª acep.).
triton. tritón.
trivalence. trivalencia.
trivalent. trivalente.
trivalve. trivalvo.
trochléaire. troclear.
trochlée, trochléiforme. trocleariforme.
trochocéphalie. trococefalia.
trochoïde. trocoide.
troisième ventricule. talamocelo.
trombidiose. trombiculosis.
trombidiose. trombidiosis.
tronc artériel brachio-céphalique. tronco braquiocefálico anónimo o innominado.
tronc artériel commun. tronco arterioso.
tronc broncho-médiastinal. tronco broncomediastínico derecho.
tronc cérébral. tallo encéfalico o cerebral.
tronc cervico-intercostal. tronco costocervical.
tronc jugulaire. tronco yugular.
tronc lymphatique. conducto linfático.
tronc lombo-sacré. cordón lumbosacro.
tronc sous-clavier. tronco subclavio.
troncs lombaires. tronco linfático lumbar.
tronculaire. troncular.
tropéine. tropeína.
tropéoline. tropeolina.
trophicité. troficidad.
trophique. trófico.
trophisme. trofismo.
trophoblastime. trofoblastoma.
trophochromidie. trofocromidia.
trophocyte. trofocito.
trophoderme. trofoderma.
trophodynamique. trofodinámica.
trophologie. trofología.
trophonévrose vasculaire. angiotrofoneurosis.
trophonucléus, macronucléus. trofonúcleo.
trophosponge. trofospongia.
tropomètre. tropómetro.
tropomyosine. tropomiosina.
trou auditif externe. agujero auditivo interno.
trou auditif interne. poro acústico interno.
trou carotidien. agujero carotídeo.
trou condylien. agujero condiloideo.
trou conjugué. agujero conjugado.
trou costotransversaire. agujero costotransverso.
trou de Botal. agujero oval.
trou de conjugaison. agujero intervertebral.
trou déchiré antérieur. agujero rasgado anterior.
trou déchiré moyen. agujero rasgado medio.
trou déchiré postérieur. agujero rasgado posterior.
trou fronto-ethmoïdal. agujero frontoetmoidal.
trou fronto-ethmoïdal, trou borgne. agujero ciego.
trou incisif. agujero incisivo.
trou innominé. agujero innominado.
trou mastoïdien. agujero mastoideo.
trou mentonnier. agujero mentoniano.
trou obturateur. agujero obturador.
trou occipital. agujero magno.
trou olfactif. agujero olfatorio.
trou optique. agujero óptico.
trou vasculaire. agujero nutricio.
troubles surrénaliens. adrenalismo.
trypanocide, trypanosomicide. tripanocida (1.ª y 2.ª acep.).
trypanosome. tripanosoma.
trypanosomiase africaine. tripanosomiasis africana.
trypanosomiase africaine a Trypanosoma gambiense. tripanosomiasis gambiense.
trypanosomiase africaine à Trypanosoma rhodesiense. tripanosomiasis rhodesiense.
trypanosomique. tripanosómico.
tryparsamide. triparsamida.
trypomastigote. tripanomastigote.
trypsinogène. tripsinógeno.
trypsique. tríptico (1.ª acep.).
tryptolyse. triptólisis.
tryptone. triptona.
tryptophane. triptófano.
tsé-tsé. tsetsé.
tsutsugamushi, fièvre fluviale du Japon. enfermedad de tsutsugamushi.

tubaire. tubárico o tubario.
tube à rayons cathodiques. tubo de rayos catódicos.
tube à rayons X. tubo de rayos X.
tube cardiaque. tubo cardíaco.
tube digestif. tubo digestivo.
tube médullaire, tube neural. neurocele.
tube neural. tubo neural.
tube séminal. conducto seminal.
tuberculé. tuberculado.
tubercule acoustique. tubérculo acústico.
tubercule amygdalien. tubérculo amigdaloideo.
tubercule anatomique, verruca necrogena. tubérculo anatómico.
tubercule carotidien. tubérculo carotídeo.
tubercule cervical. tubérculo cervical.
tubercule condylien. tubérculo condiloideo.
tubercule du grand adducteur. tubérculo del aductor.
tubercule épiglottique. tubérculo epiglótico.
tubercule génien. tubérculo geniano.
tubercule génital. tubérculo genital.
tubercule jugulaire. tubérculo yugular.
tubercule mamillaire. tubérculo mamilar.
tubercule mentonnier. tubérculo mentoniano.
tubercule pharyngien. tubérculo faríngeo.
tubercule quadrijumeau. lóbulo óptico.
tubercule sous-glénoïdien. tubérculo infraglenoideo.
tubercule sus-glénoïdien. tubérculo supraglenoideo.
tubercule zygomatique. tubérculo cigomático.
tuberculeux. tubercular.
tuberculine purifiée. tuberculina nueva.
tuberculinisation. tuberculinización.
tuberculinothérapie. tuberculinoterapia.
tuberculisation. tuberculización.
tuberculose. tuberculosis laríngea.
tuberculose aérogène. tuberculosis aerógena.
tuberculose aviaire. tuberculosis aviaria.
tuberculose basale. tuberculosis basal.
tuberculose bovine. tuberculosis bovina.
tuberculose chirurgicale. tuberculosis quirúrgica.
tuberculose hilaire. tuberculosis hiliar.
tuberculose intestinale. tuberculosis intestinal.
tuberculose miliaire aiguë. tuberculosis miliar aguda.
tuberculose ouverte. tuberculosis abierta.
tuberculose primaire. tuberculosis primaria.
tuberculose pulmonaire. tuberculosis pulmonar.
tuberculose rénale. nefrotuberculosis.
tuberculosilicose. tuberculosilicosis.
tuberculostatique. tuberculostático.
tubérosité antérieur du tibia. tuberosidad de la tibia.
tubérosité bicipitale. tuberosidad bicipital.
tubérosité du fémur. tuberosidad del fémur.
tubérosité glutéale. tuberosidad glútea.
tubérosité iliaque. tuberosidad ilíaca.
tubérosité ischiatique. tuberosidad isquiática.
tubo-abdominal. tuboabdominal.
tubo-ligamentaire. tuboligamentario.
tubo-ovarien. tuboovárico.
tubo-péritonéal. tuboperitoneal.
tubo-utérin. tubouterino.
tubo-vaginal. tubovaginal.
tubocurarine. tubocurarina.
tuboracémeux. tubulorracemoso.
tubulure. tubuladura.
tuméfaction articulaire. artronco.
tuméfaction de la joue. melonco.
tumescent. tumescente.
tumeur à cellules géantes des os, ostéoclastome. tumor de células gigantes del hueso.
tumeur abdominale. celioma.
tumeur amyloïde. tumor amiloide.
tumeur bénigne. tumor benigno.
tumeur cellulaire. tumor celular.
tumeur cystique. tumor quístico.
tumeur de l'ombilic. onfalonco.
tumeur de la luette. estafilonco.
tumeur dermoïde. tumor dermoide.
tumeur dermoïde se produisant dans une structure tubulaire foetale. tubulodermoide.
tumeur desnoïde. tumor desmoide.
tumeur du testicule. orquionco.
tumeur du tissu conjonctif. tumor conjuntivo o del tejido conectivo.
tumeur due à la présence des vers parasites. helmintoma.
tumeur épithélial. tumor epitelial.
tumeur fibro-épithéliale. fibroepitelioma.
tumeur fibrocystique. fibroma cístico.
tumeur germinal. tumor germinal.
tumeur infiltrant. tumor infiltrante.
tumeur kystique de l'os. osteocistoma.
tumeur kystique qui a subi une dégénérescence graisseuse. ceroma.
tumeur leydigienne. tumor de células de Leydig.
tumeur maligne. tumor maligno.
tumeur mammaire. mastadenoma.
tumeur pancréatique. pancreatonco.
tumeur rénal. nefronco.
tumeur suppurante du vagin. piocolpocele.
tumeur villeuse. vegetación dendrífica.
tunique adventitielle. túnica adventicia.
tunique interne. túnica íntima.
tunique moyenne. túnica elástica.
tunique moyenne. túnica media.
tunique musculaire, tunique musculeuse. túnica muscular.
tunique prope. túnica propia.
tunique séreuse. túnica serosa.
tunique vaginale. periorquio.
tunique vaginale. túnica vaginal.
tunique vasculaire. túnica vascular.
tunique vasculaire du cristallin. túnica vascular del cristalino.
tunnel. túnel.
turacine. turacina.
turbidimètre. turbidímetro.
turbiné. turbinado.
turbinotomie, conchotomie. turbinotomía.
turgescent. turgente o túrgido.
turicéphalie. turricefalia.
tylion. tilión.
tylophorine. tiloforina.
tympanion. timpanión.
tympanique. timpánico.
tympanite et mastoïdite. timpanomastoiditis.
tympano-eustachien. timpanoeustaquiano.
tympano-labyrinthopexie. timpanolaberintopexia.
tympano-sympathectomie. timpanosimpatectomía.
tympanogramme. timpanograma.
tympanohyal. timpanohial.
tympanoplastie. timpanoplastia.
tympanosclérose. timpanosclerosis.
tyndallisation. tindalización.
typage. tipificación.
type asthénique. tipo asténico o leptosómico.
type athlétique. tipo atlético.
type de suture cutenée réalisant un affrontement parfait. sutura de aposición.
type de suture formant capitonnage. sutura de aproximación o afrontamiento.
type dysplastique. tipo displásico.
type pycnique. tipo pícnico.
type sthénique. tipo esténico.
type sympathicotonique. tipo simpaticotónico.
type vagotonique. tipo vagotónico.
typhique. tífico.
typhlectomie. cecectomía.
typhlite. cecitis.
typhlo-colite. tiflocolitis.
typhlo-diciclite. tiflodiciclitis.
typhlo-urétérostomie. tifloureterostomía.
typhlolithiase. tiflolitiasis.
typhlologie. tiflología.
typhlomégalie. tiflomegalia.
typhloptose. tifloptosis.
typhobacillose. tifobacilosis.

typhoïde. tifoide.
typhus exanthématique. tifus exantemático.
typhus murin. tifus murino.
typique. tiotípico.
typologie. tipología.

U

ulcératif. ulcerativo.
ulcération de l'ombilic. onfalelcosis.
ulcération de la vessie. cistelcosis.
ulcère athéromateux. úlcera ateromatosa.
ulcère atonique. úlcera atónica.
ulcère cancéreux. carcinelcosis.
ulcère chronique. úlcera crónica.
ulcère de décubitus, escarre de décubitus. úlcera por decúbito.
ulcère de la cornée. helcocoma.
ulcère duodénal. úlcera duodenal.
ulcère endémique. úlcera endémica.
ulcère fistuleux. úlcera fistulosa.
ulcère folliculaire. úlcera folicular.
ulcère gastrique. úlcera del estómago.
ulcère jéjunal. úlcera yeyunal.
ulcère peptique. úlcera péptica.
ulcère perforatif. úlcera perforante.
ulcère phagénédique. úlcera fagedénica.
ulcère simple. úlcera simple.
ulcère sous-lingual. úlcera sublingual.
ulcère variqueux. úlcera varicosa.
ulcère vénérien. úlcera venérea.
ulcéreux. helcoide.
ulcéro-membraneux. ulceromembranoso.
ulnarien-ulnaire. ulnar.
ultragaseux. ultragaseoso.
ultramicron. ultramicrón.
ultramicroscopique. ultramicroscópico.
ultraviolet. ultravioleta.
ululation. ululación.
unciforme. unciforme (1.ª acep.).
unciforme. coronoides.
unciforme, uncinulé. ganchoso.
uncus de l'hippocampe. circunvolución uncinada.
undécylénate. undecilenato.
unguéal. unguinal.
unguiculé. unguiculado.
unicellulaire. unicelular.
uniceps. úniceps.
unicepteur. uniceptor.
unicorne. unicornio.
unicuspidé. unicúspide.
uniflagellé. uniflagelado.
unifocal. unifocal.
unigerminal. unigerminal.
uniglandulaire. uniglandular.
uniloculaire. monocular.
uniovulaire. uniovular.
unipare. unigrávida.
unipare. unípara.
unipolaire. unipolar.
unipotent. unipotencial.
unisexué. unisexual.
unité absolute. unidad absoluta.
unité antitoxique. unidad antotóxica.
unité CGS. unidad CGS.
unité clinique. unidad clínica.
unité coronaire. unidad coronaria.
unité enzymatique. unidad enzimática.
unité hémolytique. unidad hemolítica.
unité international. unidad internacional.
unité MKS. unidad MKS.
unité motrice. unidad motriz o motora.
unité toxique. unidad tóxica.
unité-rat. unidad rata o ratón.
univalent. univalente.
univitellin. univitelino.
uramile. uramilo.
uranine. uranina.
uranisme. uranismo.
uranoplégie. palatoplejía.
urate oxydase, uricase. uricoxidasa.
uratémie. uratemia.
uratolyse. uratólisis.
uratome. uratoma.
uréique. ureal.
uréogénique. ureagénico.
uréomètre. ureómetro.
uréométrie. ureametría o ureometría.
urétéral. ureteral o uretérico.
urétéralgie. ureteralgia.
urétérectasie. ureterectasia.
urétérectomie. ureterectomía.
urétéro-colostomie. ureterocolostomía.
urétéro-cystoanastomose. ureterocistanastomosis.
urétéro-cystoscope. ureterocistoscopio.
urétéro-cystostomie. ureterocistostomía.
urétéro-hydronéphrose. ureterohidronefrosis.
urétéro-lithotomie. ureterolitotomía.
urétéro-néopyélostomie. ureteroneolopielostomía.
urétéro-néphrectomie. ureteronefrectomía.
urétéro-proctostomie. ureteroproctostomía.
urétéro-pyélite. ureteropielitis.
urétéro-pyélo-néphrite. ureteropielonefritis.
urétéro-pyéloplastie. ureteropieloplastia.
urétéro-rectostomie. ureterorrectostomía.
urétéro-sigmoïdostomie. ureterosigmoidostomía.
urétéro-urétéral. ureteroureteral.
urétéro-urétérostomie. ureteroureterostomía.
urétéro-utérin. ureterouterino.
urétéro-vaginal. ureterovaginal.
urétéro-vésical. ureterovesical.
urétéro-vésicostomie. ureterovesicostomía.
urétérographie. ureterografía.
urétérolithiase. ureterolitiasis.
urétérolyse. ureterólisis.
urétérorraphie. ureterorrafia.
urétérosténose. ureterostenosis.
urétérostomie cutanée. ureterostomía cutánea.
urétérotomie par incision des parois de la vessie et du vagin. colpocistoureterotomía.
uretic. urético.
urétral. uretral.
urétrite gonococcique. uretritis blenorrágica o gonorreica.
urétrite antérieure. uretritis anterior.
urétrite non spécifique. uretritis simple.
urétrite postérieure. uretritis posterior.
urétrite prophylactique. uretritis profiláctica.
urétro-cystite. uretrocistitis.
urétro-cystogramme. uretrocistograma.
urétro-cystographie. uretrocistografía.
urétro-pénien. uretropeneal o uretropeniano.
urétro-périnéal. uretroperineal.
urétro-périnéoscrotal. uretroperineoscrotal.
urétro-prostatique. uretroprostático.
urétro-vaginal. uretrovaginal.
urétro-vésical. uretrovesical.
urétrographe. uretrógrafo.
urétrographie. uretrografía.
urétromètre. uretrómetro.
urétrorectal. uretrorrectal.
urétrorragie. uretrorragia.
urétroscopie. uretroscopia.
urétrospasme. uretrospasmo.
urétrosténie. uretrostenosis.
urétrotomie externe. sección perineal.
urétrotomie externe. uretrotomía externa.
urétrotomie interne. uretrotomía interna.
uricase. uricasa.
uricocholie. uricocolia.
uricolyse. uricólisis.
uricopoïèse. uricopoyesis.
urinable. urinable.
urinifère. urinífero.
urinipare. uriníparo.
urique. úrico.
uro-génital. urogenital.

urobilinémie. urobilinemia.
urobilinogène. urobilinógeno.
urochrome. urocromo.
urocyanine. uroglaucina.
urocyanogène. urocianógeno.
urodynie. urodinia.
urogène. urinógeno.
urogène. urógeno.
urogramme. urograma.
urographie ascendante, urographie rétrograde. urografía ascendente o retrógrada.
urokinase. urocinasa.
urologue. urólogo.
uropathie. uropatía.
uropepsine. uropepsina.
uropoïèse. uropoyesis.
uroporphyrine. uroporfirina.
uroschèse. urosquesis.
urotoxique. urotóxico.
urticaire à frigore. urticaria al frío.
urticaire aiguë. urticaria aguda.
urticaire cholinergique. urticaria colinérgica.
urticaire chronique. urticaria crónica.
urticaire factice. urticaria facticia.
urticaire géante. urticaria gigante.
urticaire papuleuse. urticaria papulosa.
urticaire solaire. urticaria solar.
urticant. urticante.
urtication. urticación.
utéralgie. urteralgia.
utérin. uterino.
utéro-abdominal. uteroabdominal.
utéro-cervical. uterocervical.
utéro-cystostomie. uterocistostomía.
utéro-ovarien. uteroovárico.
utéro-pelvien. uteropélvico.
utéro-placentaire. uteroplacental.
utéro-rectal. uterorrectal.
utéro-sacré. uterosacro.
utéro-salpingographie. uterosalpingografía.
utéro-tubaire. uterotubario.
utéro-vaginal. uterovaginal.
utéro-vésical. uterovesical.
utérodynie. uterodinia.
utéroscopie, hystéroscopie. uteroscopia.
utérus arqué. útero arqueado.
utérus bicorne. útero bicorne o bífido.
utérus biloculaire. útero bilocular.
utérus cordiforme. útero cordiforme.
utérus didelphe. útero didelfo.
utérus foetal. útero fetal.
utérus gravide. útero grávido.
utérus infantile. útero infantil.
utérus, matrice. matriz.
utérus unicornis. útero unicorne.
utilisant préférablement le pied gauche. sinistropedal.
utriculaire. utricular.
utricule. utrículo del oído o del vestíbulo.
utricule prostatique. utrículo prostático o uretral.
utriculite. utriculitis.
utriculo-sacculaire. utriculosacular.
utriforme. utriforme.
uvéo-parotidite. uveoparotiditis.
uvéo-sclérite. uveoscleritis.
uviforme. uviforme.
uvula, uvula du vermis. úvula.
uvulaire. uvular.
uvule vésicale. úvula.
uvulectomie. cionectomía.
uvulite. uvulitis.
uvuloptose. uvuloptosis.
uzare. uzara.

V

V deltoïdien, empreinte deltoïdienne. cresta deltoidea.

vaccin antiamaril. vacuna antiamarílica.
vaccin anticholérique. vacuna anticolérica.
vaccin anticoquelucheux. vacuna anticoqueluchosa.
vaccin antidiphtérique. vacuna antidiftérica.
vaccin antigrippal. vacuna antigripal.
vaccin antimorbileux. vacuna antisarampión o antisarampionosa.
vaccin antiourlien. vacuna antiparotiditis.
vaccin antipoliomyélitique à virus tués, vaccin Salk. vacuna antipoliomielítica de Salk.
vaccin antipoliomyélitique à virus vivants atténués, vaccin Sabin. vacuna antipoliomielítica de Sabin.
vaccin antirabique. vacuna antirrábica.
vaccin antirubéolique. vacuna antirrubéola.
vaccin antitétanique. vacuna antitetánica.
vaccin antithypo-paratyphoïdique. vacuna antitifoidea-antiparatifoidea.
vaccin anti-typhoïdique. vacuna antitífica o antitifoidea.
vaccin antivariolique. vacuna antivariólica.
vaccin autogène. vacuna autógena.
vaccin BCG. vacuna BCG.
vaccin DT Coq. vacuna triple.
vaccin hétérogène. vacuna heteróloga.
vaccin polyvalent. vacuna multivalente o polivalente.
vacciniforme. vacciniforme.
vaccinogène. vaccígeno.
vaccinogène. vacunógeno.
vacuole contractile. vacuola contráctil o pulsátil.
vacuolisation. vacuolización.
vagal. vagal.
vaginalectomie. vaginalectomía.
vaginalite. vaginalitis.
vaginé. vaginado.
vaginé, vaginale. vaginal.
vaginectomie. vaginectomía.
vaginisme inférieur, vaginisme vulvaire. vaginismo anterior o vulvar.
vaginisme supérieur. vaginismo posterior.
vaginite diphtérique. vaginitis diftérica.
vaginite emphysémateuse, pachyvaginite kystique. vaginitis enfisematosa o gaseosa.
vaginite granuleuse. vaginitis granulosa.
vaginite granuleuse contagieuse. vaginitis granular contagiosa.
vaginite sénile. vaginitis senil.
vagino-abdominal. vaginoabdominal.
vagino-périnéorraphie. vaginoperineorrafia.
vagino-périnéotomie. vaginoperineotomía.
vagino-péritonéal. vaginoperitoneal.
vagino-vésical. vaginoesical.
vagino-vulvaire. vaginovulvar.
vaginofixation. vaginofijación.
vaginographie. vaginografía.
vaginolabial. vaginolabial.
vaginopexie. vaginopexia.
vaginoplastie. vaginoplastia.
vaginoscope, colposcope. vaginoscopio.
vaginotomie, colpotomie. vaginotomía.
vagissement. vagido.
vago-glossopharyngien. vagoglosofaríngeo.
vago-sympathique. vagosimpático.
vagotrope. vagotrópico o vagotropo.
vainille. vainilla.
vaisseau afférent. vaso aferente.
vaisseau chylifère. vaso quilífero.
vaisseau co collatéral. vaso colateral.
vaisseau efférent. vaso eferente.
vaisseau lymphatique. vaso absorbente.
vaisseau lymphatique. vaso linfático.
vaisseau nutritif. vaso nutricio.
vaisseau sanguin. vaso sanguíneo.
valence d'un antigène. valencia biológica.
valérate, valérianate. valerianato.
valeur globulaire. valor globular.
valviforme. valviforme.
valvule auriculo-ventriculaire. válvula auriculoventricular.

valvule de Morgagni. seno rectal.
valvule du sinus coronaire. válvula coronaria.
valvule iléo-colique. válvula ileocecal.
valvule mitrale. válvula mitral.
valvule pylorique. válvula pilórica.
valvule semi-lunaire, valvule sigmoïde. válvula semilunar o sigmoidea.
valvule semi-lunaire, valvule sigmoïde, valvule aortique. válvula aórtica.
valvule sigmoïde de l'artère pulmonaire. válvula pulmonar.
valvule tricuspide. válvula tricúspide.
valvulite. valvulitis.
valvulite, diclidite. dicliditis.
valvulotomie. valvulotomía.
vampire. vampiro.
vancomycine. vancomicina.
variable. variable.
variance. variancia.
variant. variante.
variation continue. variación continua.
variation de la composition du suc gastrique. heteroquilia.
variation méristique. variación merística.
variation phénotypique. variación impresa.
varice anastomotique. varice anastomótica.
varice de l'ombilic. varice gelatinosa.
varice de l'ombilic. varicónfalo.
varice lymphatique. varice linfática.
varice turbinale. varice turbinada.
varicelle gangréneuse. varicela gangrenosa.
varicelle suppurée. varicela pustulosa.
varicelliforme. variceliforme.
varicellisation. varicelación.
varicocèle tubo-ovarienne. varicocele ovárico.
varicocèle tubo-ovarienne. varicocele uteroovárico.
varicographie. varicografía.
varicosité. varicosidad o varicosis.
varicule, varicosité conjonctivale. varícula.
variole confluente. viruela confluente.
variole hémorragique. viruela hemorrágica.
varioleux. varioloso.
varioliforme. varioliforme.
variolique. variólico.
variolo-vaccine. variolovacuna.
vascularisation. vasculatura.
vascularisation. vasculogénesis.
vascularité. vascularidad.
vasectomie, gonangiectomie. gonangiectomía.
vasiforme. vasiforme.
vaso-vésiculectomie. vasovesiculectomía.
vaso-épididymostomie. vasoepididimostomía.
vaso-inhibiteur. vasoinhibidor.
vaso-vasostomie. vasovasostomía.
vasoconstricteur. vasoconstrictor.
vasoconstriction. vasoconstricción.
vasodilatateur. vasodilatador.
vasographie. vasografía.
vasomoteur. vasomotor.
vasorraphie. vasorrafia.
vasotomie. vasosección.
vasotonique. vasotónico.
vaste. vasto.
vecteur biologique. vector biológico.
vecteur mechanique. vector mecánico o pasivo.
vecteur passif. fomes.
vectocardiogramme. vectocardiograma.
vectoriel. vectorial.
végétarien. vegetariano.
végétarisme. vegetarianismo o vegetarismo.
végétatif. vegetativo.
végétations adenoïdes. vegetación adenoide.
véhicule. vehículo.
veine angulaire. vena angular.
veine artérieuse. vena arteriosa.
veine cardinale. vena cardinal.
veine cave. cava.
veine émissaire. vena emisaria.
veine étoilée. vena estrellada.
veine hémiazygos. vena hemiácigos.
veine innominée. vena innominada.
veine paraombilicale, veine du ligament rond. vena paraumbilical.
veineux. fleboide.
veineux. soplo venoso.
vélamenteux. velamentoso.
vénénifère. venenífero.
vénéréologie. venereología.
vénérien. venéreo.
ventilation pulmonaire. ventilación pulmonar.
ventral. hipaxil.
ventriculaire. ventricular.
ventricule du cerveau. ventrículo del cerebro.
ventricule du coer. ventrículo del corazón.
ventricule du trigome, ventricule de Verga. ventrículo sexto.
ventricule laryngé, ventricule de Morgagni. ventrículo laríngeo.
ventricule latéral. tricorne.
ventricule latéral. ventrículo lateral.
ventricule moyen, troisième ventricule. ventrículo medio.
ventriculite. ventriculitis.
ventriculo-cordectomie. ventriculocordectomía.
ventriculogramme. ventriculograma.
ventriculométrie. ventriculometría.
ventriculoscopie. ventriculoscopia.
ventriculostomie. ventriculostomía.
ventrofixation. ventrosuspensión.
ver. gusano.
ver cestoïde. cestodo.
verbal. verbal.
verge palmée. pene palmado.
vergetures. estría atrófica.
vermiculaire. vermicular.
vermiculaire, vermineux. vermiculoso.
vermien. vermiano.
vermiforme. escolecoide.
vermifuge, vermicide. lumbricida.
vermillon. bermellón.
vermis. vermis.
vernis. barniz.
verre cylindrique. lente cilíndrica.
verre de contact. lente de contacto.
verre sphérique. lente esférica.
verre torique. lente tórica.
verre trifocal, lentille trifocale. lente trifocal.
verres asphériques. lente de catarata.
verruciforme. verruciforme.
verrue filiforme. verruga digitada.
verrue peruviana. verruga peruana.
verrue plantaire. verruga plantar.
verrue séborrhéique. verruga seborreica.
verrue sénile. verruga senil.
verrue tuberculeuse, verruca necrogena. verruga tuberculosa.
versicolore. versicolor.
version bipolaire. versión bipolar.
version céphalique. versión cefálica.
version par manoeuvres externes. versión abdominal.
version par manoeuvres externes. versión externa o por maniobras externas.
version par manoeuvres internes. versión interna o por maniobras internas.
version par manoeuvres mixtes. versión combinada.
version podalique. versión podálica.
version spontanée. versión espontánea.
vertébré. vertebrado.
vertébrectomie. vertebrectomía.
vertèbres cervicale, dorsale ou lombaire. vértebra verdadera.
vertèbres cervicales. vértebra cervical.
vertèbres crâniennes. vértebra cefálica o craneal.
vertèbres dorsales. vértebra dorsal.
vertèbres lombaires. vértebra lumbar.
vertèbres proéminente. vértebra prominente.

vertical. vertical.
verticillé. verticilado.
verticillé. verticilo.
vertige. vértigo.
vertige antiopathique. vértigo angiopático.
vertige apoplectique. vértigo apoplético.
vertige auriculaire. vértigo auricular.
vertige cardiaque. vértigo cardíaco.
vertige cardio-vasculaire. vértigo cardiovascular.
vertige de position. vértigo horizontal.
vertige épileptique. vértigo epiléptico.
vertige essentiel. vértigo esencial.
vertige hystérique. vértigo histérico.
vertige labyrinthique. vértigo laberíntico.
vertige laryngé. vértigo laríngeo.
vertige latéral. vértigo lateral.
vertige mécanique. vértigo mecánico.
vertige objectif. vértigo objetivo.
vertige oculaire. vértigo ocular.
vertige organique. vértigo cerebral.
vertige rotatoire. vértigo rotatorio.
vertige subjectif. vértigo subjetivo.
vertige vertical. vértigo vertical.
vésico-cervical. vesicante.
vésico-cervical. vesicocervical.
vésico-intestinal. vesicointestinal.
vésico-périnéal. vesicoperineal.
vésico-prostatique. vesicoprostático.
vésico-rectal. vesicorrectal.
vésico-rénal. vesicorrenal.
vésico-sigmoïdien. vesicosigmoideo.
vésico-sigmoïdostomie. vesicosigmoidostomía.
vésico-urétéral. vesicoureteral.
vésico-urétral. vesicouretral.
vésico-utérin. vesicouterino.
vésico-utéro-vaginal. vesicouterovaginal.
vésico-vagino-rectal. vesicovaginorrectal.
vésicoclyse. vesicoclisis.
vésicule acoustique. vesícula acústica o auditiva.
vésicule allantoïdienne. vesícula alantoidea.
vésicule archoplasmique. vesícula arcoplásica.
vésicule biliaire. vesícula biliar.
vésicule blastodermique. vesícula blastodérmica.
vésicule cérébrale. vesícula cerebral o cefálica.
vésicule cristallinienne. vesícula del cristalino.
vésicule olfactive. vesícula olfatoria.
vésicule ombilicale. vesícula umbilical.
vésicule optique. vesícula ocular, oftálmica u óptica.
vésicule pituitaire. vesícula pituitaria.
vésicule prostatique. vesícula prostática.
vésicule séminale. gonecisto.
vésicule séminale. vesícula seminal.
vésicule séminale, spermatocyste. espermatocisto.
vésicule simple. vesícula simple.
vésiculectomie. vesiculectomía.
vésiculiforme. vesiculiforme.
vésiculite. vesiculitis.
vésiculite. espermatocistitis.
vésiculo-bronchial. vesiculobronquial.
vésiculo-bronchial. vesiculotubárico.
vésiculo-caverneux. vesiculocavernoso.
vésiculo-papuleux. vesiculopapuloso.
vésiculo-pustuleux. vesiculopustuloso.
vésiculogramme. vesiculograma.
vésiculographie. vesiculografía.
vésiculotomie. espermatocistotomía.
vésiculotomie. vesiculotomía.
vessie. vejiga.
vessie à cellules. vejiga saculada.
vessie automatique. vejiga automática.
vessie en colonnes. vejiga de columnas o fasciculada.
vessie irritable. vejiga irritable.
vessie irritable. vejiga nerviosa.
vessie, vessie urinaire. vejiga urinaria.
vestibule de la bouche. vestíbulo de la boca.
vestibule de l'arrière-cavité des épiploons. vestíbulo de la bolsa omental.
vestibule des cavités nasales. vestíbulo de la nariz.
vestibule du larynx. vestíbulo de la laringe.
vestibule du vagin. vestíbulo de la vagina o de la vulva.
vestibule membraneux, vestibule labyrinthique. vestíbulo del oído.
vestibulo-uréthral. vestibulouretral.
vestibulotomie. vestibulotomía.
vibratile. vibrátil.
vibratoire. vibratorio.
vibrion. vibrión.
vibrocardiogramme. vibrocardiograma.
vidien. vidiano.
vie animale, vie de relation. vida animal.
vie foetale. vida prenatal.
vie intra-utérine. vida intrauterina.
vie psychique. vida mental o psíquica.
vie végétative. vida vegetativa.
vieille tuberculine, tuberculine brute. tuberculina vieja o antigua.
vieillesse. vejez.
vieillissement. envejecimiento.
villeux. velloso.
villifère. villífero.
villosite. villositis.
villosités choriale. vellosidad placentaria o coriónica.
villosités intestinales. vellosidad intestinal.
villosités pleurale. vellosidad pleural.
vinblastine. vinblastina.
vincristine. vincristina.
vinyle. vínico.
viol. estupro.
violet cristallisé. violeta cristal.
violet de gentiane. violeta de genciana.
violet de méthyle. violeta de metilo.
viomycine. viomicina.
viostérol, calciférol. viosterol.
vipérin. viperino.
viral. viral.
viral. vírico.
virginal. virginal.
viril. viril.
virilisant. virilígeno.
virilisation. virilescencia.
virilisme surrénal. virilismo adrenal o suprarrenal.
virion. virión.
virocide. viricida o virucida.
viroïde. viroide.
virologie. virología.
virose. virosis.
virtuel. virtual.
virulifère. virulicida.
virus de la dengue. virus del dengue.
virus de la fièvre jaune. virus de la fiebre amarilla.
virus de la grippe, Myxovirus influenzae. virus de la gripe.
virus de la poliomyélite, poliovirus. virus de la poliomielitis.
virus de la rege. virus de la rabia.
virus de la rougeole, virus morbilleux. virus del sarampión.
virus de la rubéole. virus de la rubéola.
virus de la variole. virus de la viruela.
virus de la verrue humaine. virus de la verruga vulgar.
virus de l'encéphalite du Venezuela. virus de la encefalomielitis de Venezuela.
virus de l'encéphalite équine de l'Est. virus de la encefalomielitis equina del Este.
virus de l'herpes simplex. virus del herpes simple.
virus des oriellons, Myxovirus parotiditis. virus de la parotiditis epidémica.
virus des hépatites, virus de l'hépatite. virus de la hepatitis.
virus parainfluenza. virus parainfluenza.
virus respiratoire syncytial. virus respiratorio sincitial.
virus satéllites associés. virus adenosatélite.
virus varicelle-zona. virus de la varicela-zoster.
viscéralgie. viscealgia.
viscéro-inhibiteur. visceroinhibitorio.

viscéromoteur. visceromotor.
viscérosensitif. viscerosensorial.
viscérosomatique. viscerosomático.
viscérotomie. viscerotomía.
viscérotrope. viscerotrópico.
viscérotrophique. viscerotrófico.
viscosimétrie. viscosimetría.
vision. visión.
vision achromatique, achromatopsie. visión acromática.
vision binoculaire. visión binocular.
vision centrale, vision directe. visión central o directa.
vision chromatique, chromatopsie. visión cromática.
vision de cercles lumineux autour des points lumineux. visión iridiscente.
vision faciale. visión facial.
vision périphérique, vision indirecte. visión periférica.
vision photopique. visión fotópica.
vision scotopique. visión escotópica.
vision stéréoscopique. visión estereoscópica.
visualiser. visualizar.
visuel. visual.
visuo-psychique. visuopsíquico.
visuo-sensoriel. visuosensorial.
vitaminogène. vitaminógeno.
vitaminoïde. vitaminoide.
vitaminologie. vitaminología.
vitellin. vitelino.
vitelline. vitelina.
vitellus. vitelo nutritivo.
vitesse de sédimentation globulaire. reacción de sedimentación eritrocítica.
voile du palais. velo del paladar o palatino.
voix amphorique, voix caverneuse. voz anfórica o cavernosa.
voix bitonale, diphonie. difonía.
voix eunuchoïde. voz eunocoide.
voix nasale. rinismo.
volatil. volátil.
volontaire. voluntario.
voltage. voltaje.
voltampère. voltamperio.
volume atomique. volumen atómico.
volume corpusculaire moyen. volumen corpuscular medio.
volume sanguin minute, ventilation minute. volumen minuto.
volumétrique. volumétrico.
volvulose, onchocercose. volvulosis.
voméro-basilaire. vomerobasilar.
voméro-nasal. vomeronasal.
vomissement fécaloïde. vómito estercoráceo o fecaloideo.
vomissement. emesia o emesis.
vomissement biliaire. vómito bilioso.
vomissement cérébral, vomissement «en fusée». vómito cerebral.
vomissement cyclique ou vomissement périodique. vómito cíclico o periódico.
vomissement de matière fécale. copremesis.
vomissement fécaloïde. vómito seco.
voracité. voracidad.
voûte. bóveda.
voûte. fórnix.
voûte, arqué. fornicado.
voûte veineuse sus-pyramidale. vena arciforme.
vulnérable. vulnerable.
vulnéraire. vulnerario.
vultueux. vultuoso.
vulvectomie. vulvectomía.
vulvite folliculaire. vulvitis folicular.
vulvite leucoplasique. vulvitis leucoplásica.
vulvo-crural. vulvocrural.
vulvo-utérin. vulvouterino.
vulvo-vaginal. vulvovaginal.
vulvo-vaginite. vulvovaginitis.

W

watt. vatio.
wuchériose, filariose. wuchereriasis.

X

xanthématine. xantematina.
xanthémie. xantemia.
xanthinurie. xantinuria.
xanthique. xántico.
xanthodonte. xantodonte.
xanthogranulome. xantogranuloma.
xanthome diabétique. xantoma de los diabéticos.
xanthome disséminés. xantoma múltiple.
xanthome éruptif, xanthome tubéreux multiple. xantoma tuberoso.
xanthome plan, xanthélasma. xantoma de los párpados.
xanthoprotéine. xantoproteína.
xénogène. xenógeno.
xénogenèse, hétérogenèse. xenogenia o xenogenésis.
xénoparasite. xenoparásito.
xénophobie. xenofobia.
xénophonie. xenofonía.
xéroderma pigmentosum. xeroderma pigmentoso.
xéroderme. ictiosis vulgar.
xéromammographie. xeromamografía.
xérophagie. xerofagia.
xéroradiographie. xerorradiografía.
xérostomie. asialia.
xiphocostal. xifocostal.
xiphodidyme, xiphodyme. xifodídimo o xifodimo.
xiphoïdien. xifoide.
xiphopage, épigastrius. epigastrios.
xylonite. xilonita.
xylose. xilosa.
xylulose. xilocetosa.

Y

yogourt. yogur.
yohimbé. yohimbé.
yohimbine. yohimbina o yohimbenina.
ypérite. yperita.
ytterbium. iterbio.

Z

zinc. cinc.
zincalisme. cincalismo.
zoanthropie. zoantropía.
zoïque. zoético o zoico.
zone androgène. zona andrógena.
zone de cécité dans le champ visuel. visión nula.
zone de cécité dans le champ visuel. visión oscura.
zone épileptogène. zona epileptógena.
zone érogène. zona erógena o erotógena.
zone fasciculée du cortex de la capsule surrénale. zona fasciculada.
zone gachette. zona gatillo.
zone hypersthésique. zona hiperestésica.
zone motrice. zona motora.
zone muette. área silenciosa.
zone ophtalmique. zona oftálmico.
zone orbiculaire. zona orbicular.
zone pellucide, membrane pellucide. zona pelúcida o transparente.
zone polaire. zona polar.
zone pupillaire. zona pupilar.
zone transitionnelle. zona de transición.
zone visuelle. zona visual.
zonesthésie. zona zonestesia.

zonifugue. zonífugo.
zonipète. zonípeto.
zonulite. zonulitis.
zoo-agglutinine. zooaglutinina.
zoo-ananphylactogène. zooanafilactógeno.
zoobiologie. zoobiología.
zooblaste. zooblasto.
zoochimie. zooquímica.
zoogénie. zoogénesis o zoogenia.
zoogénique. zoógeno.
zoogéographie. zoogeografía.
zoogonie. zoogonía.
zoographie. zoografía.
zooïde. zooide.
zoologie expérimentale. zoología experimental.
zoonomie, zoobiologie. zoonomía.
zoonose. zoonosis.
zoonose. zoosis.
zooparasite. zooparásito.
zoopathologie. zoopatología.
zooplastie. zooplastia.
zooprophylaxie. zooprofilaxis.
zootechnie. zootecnia.
zootomie. zootomía.
zootoxine. zootoxina.
zootrophique. zootrófico.
zostériforme. zosteriforme.
prescription. prescripción.
zunololyse. zonulólisis.
zygion. cigión.
zygomatic. cigomático.
zygose. cigosis.
zymase. cimasa.
zymogenèse. cimogénesis.
zymogramme. cimograma.
zymolise. cimólisis.
zymophore. cimóforo.
zymosthénique. cimosténico.

CONSTANTES BIOLÓGICAS

Tomado de A. Balcells: La clínica y el laboratorio, 15.ª ed.

Sumario de constantes biológicas. Tablas de valores normales.

Hematología

	Valores normales.	
	Unidades convencionales	Unidades SI (sistema internacional)
Serie roja		
Hematíes		
Varón	4,5-5 millones/mm^3	
Mujer	4-4,5 millones/mm^3	
Hemoglobina (Hb)		
Varón	13-18 g/100 ml (90-120%)	8,1-11,2 mmol/l
Mujer	12-16 g/100 ml (85-110 %)	7,4-9,9 mmol/l
HCM	27-32 pg	1,7-2,0 pg
CCMH	33-37 %	0,32-0,36
VCM	86-98 fl	86-98 fl
Valor globular (índice colorimétrico)	0,9-1,1	
Resistencia globular (osmótica)		
Mínima (h. inicial)	0,45 % (ClNa)	
Máxima (h. completa)	0,30 % (ClNa)	
Siderocitos	0,1-1 ‰	
Reticulocitos	5-20 ‰ en cifras absolutas: 25.000-50.000/mm^3	0,005-0,025
Valor hematócrito (Hto)		
Varón	42-52%	0,42-0,52
Mujer	37-48%	0,37-0,48
VSG		
Varón	1-13 mm/h	
Mujer	1-20 mm/h	
Serie blanca		
Leucocitos	5.000-10.000/mm^3	4,3-10,8 x 10^9/l
Linfocitos*	23-35%	1.000-3.000/mm^3
Monocitos	4-8%	0-800/mm^3
Neutrófilos segmentados	55-65%	3.000-5.000/mm^3
Neutrófilos en cayado	0-5%	0-350/mm^3
Eosinófilos	0,5-4%	20-350/mm^3
Basófilos	0-2%	0-150/mm^3
Trombocitos	150.000-400.000/mm^3	150-350 x 10^9/l
Mielograma (cantidades límite)		
Serie roja	18,4-33,8 %	
Proeritroblastos	0,2-13 %	
Normoblastos	18-33 %	
Serie blanca	50,4-70,3 %	
Mieloblastos	0,2-1,5 %	
Promielocitos	2,1-4,1 %	
Mielocitos	8,4-14,0 %	
Metamielocitos	10-26,8 %	
Neutrófilos en cayado	9,5-15,3 %	

(% Cifras absolutas)

Sumario de constantes biológicas. Tablas de valores normales.

Hematología (Continuación)

	Valores normales.
Neutrófilos segmentados	6-12 %
Linfocitos	11-23 %
Monocitos	0-0,8 %
Células reticulares	0-0,9 %
Megacariocitos	0-0,4 %
Plasmocitos	0,4-3,9 %
Pruebas de coagulación y hemostasia	
Tiempo de coagulación	6-8 min. en tubo
Tiempo de sangría (o de hemorragia)	3-9,5 min.
Retracción del coágulo	Comienza en la 1^a - 2^a h
	Termina a las 18 h. (6-24 h)
Tiempo de protrombina	10-20 seg. (85-110%); < 2 seg. de diferencia con el control
Resistencia capilar	< 10 petequias
Consumo de protrombina	80% en 1 h.
Tiempo parcial de tromboplastina (PTT o de cefalina)	25-38 seg.
Tiempo de trombina	Control ± 5 seg.
Antitrombina III (AT-III)	20-24 mg/100 ml
Lisis de euglobulinas (test de von Kaulla)	> 2 h
PDF	< 10 µg/ml; reacción negativa a dilución > 1:4 (10 < mg/l)

* Linfocitos T 50-70 %; Linfocitos B 14-26 %.

Sumario de constantes biológicas. Tablas de valores normales.

Bioquímica de la sangre (electrólitos y metabolitos)

	Unidades convencionales		Unidades SI (sistema internacional)
Acetona	-	-	-
Acetona+acetoacetato	-	-	-
Acido d-aminolevulínico (ALA)	< 200 mg/100 ml	-	-
Acido ascórbico	0,4-1,50 mg/100 ml	-	23-85 µmol/l
Acidos biliares	0,2-3 mg/100 ml	1,6-9,2 µmol/l	-
Acido cítrico (citratos)	17,5 ± 4 mg/l	0,18-0,21 mmol/l	-
Acido fólico	6-20 ng/ml	-	9-41 nmol/l
Acidos grasos totales	190-420 mg/100 ml	-	7-15 mmol/l
Acidos grasos libres ('NEFA' o 'FFA')	8-25 mg/100 ml	0,09-0,6 mEq/l	0,25-0,98 mmol/l
Acido láctico (lactato)	5-20 mg/100 ml	0,6-1,8 mEq/l	0,6-1,8 mmol/l
Acido pirúvico (piruvato)	0,7-1,7 mg/100 ml	0-0,11 mEq/l	0-0,11 mmol/l
Acido úrico	3-6 mg/100 ml	-	150-400 µmol/l
Albúmina	3,5-5 g/100 ml	52-68%	35-50 g/l
Alcohol sanguíneo			
Normal	0,0-0,10 g/dl	-	< 21,7 mmol/l
Alegre	0,10-0,20 g/dl	-	-
Confusión	0,20-0,30 g/dl	-	87-109 mmol/l
Estupor	0,30-0,40 g/dl	-	109 mmol/l
Coma	0,40-0,50 g/dl	-	-
Alfa-amino-nitrógeno	3,0-5,5 mg/100 ml	-	2,1-3,9 mmol/l
Alfa-1-antitripsina	85-213 mg/100 ml	-	1,54-3,02 g/l
Alfa-1-fetoproteína	1-20 ng/ml	-	-
Alfa-2-macroglobulina	150-400 mg/100 ml	-	indetectable en adultos sanos 245-500 µmol/l
Aminoácidos (v. Alfa-amino-nitrógeno)			
Amoníaco	80-100 µg/100 ml	-	47-65 µmol/l
Aniones innominados	8-12 mEq/l	-	8-12 mmol/l
Antiestreptolisina	Hasta 250 U Todd	-	-
Antiestreptocinasa	< 160 U	-	-
Antitrombina II	17-30 mg/100 ml	-	0,17-0,3 g/l
Beta-2-microglobulina	1,64 ± 0,58 mg/l	-	-
Bicarbonatos	-	24-34 mEq/l	-
Bilirrubina total	0,2-1 mg/100 ml	-	hasta 17 µmol/l
Bilirrubina directa	0,05-0,4 mg/100 ml	-	hasta 5 µmol/l
Bilirrubina indirecta	0,1-0,5 mg/100 ml	-	-
Calcio (total)	8,5-10,5 mg/100 ml	4,5-5 mEq/l	2,1-2,6 mmol/l
Calcio iónico	4,2-5,2 mg/100 ml	2,2-2,4 mEq/l	1,0-1,3 mmol/l
Carotenoides	100-300 µg/100 ml	-	1,5-7,4 µmol/l
CEA	< 2,5 ng/ml	-	0-2,5 µg/l
C-péptido	1,5-2,6 ng/ml	-	-
Ceruloplasmina	20-35 mg/100 ml	-	1,8-2,5 µmol/l
Cloruros			
ClNa	550-650 mg/100 ml	-	-
Cloruros (Cl)	345-380 mg/100 ml	98-106 mEq/l	100-106 mmol/l
Cobre	88-150 µg/100 ml	-	16-21 µmol/l
CO_2 (dióxido de C)	-	24-30 mEq/l (20-26 mEq/l en niños)	24-30 mmol/l
Cociente A/G	1,5-3,1	-	-

Sumario de constantes biológicas. Tablas de valores normales.

Bioquímica de la sangre (electrólitos y metabolitos) (continuación)

	Unidades convencionales		Unidades SI (sistema internacional)
Colesterol total	150-250 mg/100 ml	-	3,10-6 mmol/l
Colesterol esterificado	60-80 % del total	-	-
Colesterol-HDL	55 mg/100 ml	-	-
Colesterol-LDL	< 150/100 ml	-	-
Complemento			
C3		80-140 mg/100 ml	-
C4		20-50 mg/100 ml	-
CH50	32-54 U/ml	-	-
Creatinina	0,5-1,3 mg/100 ml	-	35-105 µmol/l
Equilibrio ácido-básico			
pH	7,35-7,45	-	7,35-7,45
Pco_2	35-45 mmHg (Torr)	-	4,6-5,9 kPa
Bicarbonato actual		23-25 mEq/l	-
Bicarbonato estándar		21-27 mEq/l	21-27 mmol/l
Exceso de base		-3 a +3 mEq/l	-3 a +3 mmol/l
Base (total)		145-160 mEq/l	
Fenilalanina	0-2 mg/100 ml	-	0-120 µmol/l
Ferritina sérica	15-200 ng/ml	-	15-200 µg/l
Fibrinógeno	200-400 mg/100 ml	-	4-100 µmol/l
Fosfolípidos totales	150-250 mg/100ml	-	2,9-5,2 mmol/l
Fósforo de fosfolípidos	9-16 mg/100 ml	-	-
Fósforo inorgánico	2,5-5,0 mg/100 ml (adultos)	1,76-2,9 mEq/l	0,77-1,55 mmol/l
	4,0-7,0 mg/100 ml (niños)		
Galactosa	0-10 mg/100 ml	-	0-0,55 mmol/l
Gastrina en plasma	0-200 pg/ml	-	< 50 pmol/l
Globulinas	1,9-2,7 g/100 ml	-	23-35 g/l
Glucemia ("verdadera")	55-100 mg/100 ml	-	3,9-5,6 mmol/l
Glucosa (métodos clásicos)	80-110 mg/100 ml	-	-
Grasas naturales (v. Triglicéricos)			
Haptoglobina	70-220 mg/100 ml	-	0,7-2,2 g/l
Hemoglobina fetal	Menos de 2%	-	-
Hemoglobina glicoxilada	5,5-7,5%		
Hemoglobína sérica	2-3 mg/100 ml	-	1,2-1,9 µmol/l
Hemopexina	70-130 mg/100 mol		0,7-1,3 g/l
Hierro	80-150 µg/100 ml en varón		14-27 µmol/l
	64-127 µg/100 ml en mujer		11-19 µmol/l
Hierro-capacidad fijación	250-410 µg/100 ml	-	44,8-73,4 µmol/l
Indice ictérico	4-6 U	-	-
IgG	780-1500 mg/100 ml	-	7,8-15 g/l
IgA	140-290 mg/100 ml	-	1,4-2,9 g/l
IgM	70-250 mg/100 ml	-	0,7-2,5 g/l
IgD	0,3-40 mg/100 ml	-	3-400 mg/l
IgE	0,01-0,3 mg/100 ml	-	0,1-0,43 mg/l
Lipidograma			
Pre-alfa =	< 50 mg/100 ml	6-12%	-
Alfa-lip.=	120-240 mg/100 ml	25-35%	-
Pre-beta-lip.=	70-120 mg/100 ml	15-22%	-
Beta-lip.=	335-510 mg/100 ml	40-60%	-
Quilomicrones =	0	0%	-
Lípidos totales	450-850 mg/100 ml*	-	4,5-8 g/l
Lipoproteínas/alfa	1/3	-	-

Sumario de constantes biológicas. Tablas de valores normales.

Bioquímica de la sangre (electrólitos y metabolitos) (continuación)

	Unidades convencionales		Unidades SI (sistema internacional)
Lipoproteínas/beta	2/3	-	-
Cociente beta/alfa	1,8-3,6	-	-
Litio	-	0,05 mEq/l	0,05 mmol/l
Magnesio	1,8-3,6 mg/100 ml	1,5-2 mEq/l	0,8-1,3 mml/l
Metahemoglobina	Trazas (menos 3%)	-	-
Metanol	0	-	-
Mucoproteínas	36-70 mg/100 mol	-	-
N amínico	3-5,5 mg/100 ml	-	2,1-3,9 mmol/l
N no proteico (NPN)	15-35 mg/100 ml	-	14-21 mmol/l
N ureico (BUN)	10-20 mg/100 ml	-	2,9-8,9 mmol/l
Osmolalidad	285-295 mosmol/Kg H_2O	-	285-295 mmol/kg
Osmolaridad	280-300 mosmol/l	-	-
Oxígeno (saturación art.)	96-100 %	-	0,96-1,00
P_{CO_2}	35-45 mm Hg	-	4,7-6,0 kPa
pH	7,35-7,45	-	-
P_{O_2}	75-100 mm Hg	-	10,0-13,3 kPa
Plomo	Inferior a 20 µg/100 ml	-	< 1µmol/l
Potasio	14-20 mg/100 ml	3,5-5,1 mEq/l	3,5-5,1 mmol/l
Prostaglandina E	250-1300 ng/l	-	60-84 g/l
Proteínas totales	6,5-7,9 g/100 ml	-	-
Proteinograma			
Albúmina	3,5-5 g/100 ml	56 ± 6,5%	35-50 g/l
Alfa 1	0,2-0,4 g/100 ml	4 ± 1,2%	1,6-3,4 g/l
Alfa 2	0,4-0,7 g/100 ml	10 ± 2,6%	4,5-8,5 g/l
Beta	0,7-0,9 g/100 ml	12 ± 5,8%	5,3-10 g/l
Gamma	0,9-1,5 g/100 ml	17 ± 3%	9,1-17 g/l
Serotonina	0,10-0,32 µg/100 ml	-	0,5-1,7 µmol/l
Sideremina	Varón		
	80-150 µg/100 ml	-	9,0-26,9 µmol/l
	Mujer		
	60-140 µg/100 ml	-	-
Sodio	310-330 mg/100 ml	135-142 mEq/l	135-145 mmol/l
Sulfato	0,5-1,5 mg/100 ml	-	0,05-1,2 mmol/l
Transferrina	200-400 mg/100 ml	-	23-45 µmol/l
Triglicéridos	40-170 mg/100 ml	-	0,5-2,0 mmol/l
Urea	20-40 mg/100 ml	-	2,5-6,5 mmol/l
Vitamina A	0,15-0,6 µg/ml	-	0,5-2,1 µmol/l
Vitamina B_{12}	90-280 pg/ml	-	66-207 pmol/l
Yodo proteico (PBI)	4-8 µg/100 ml	-	-
Zinc	80-150 µg/100 ml	-	12-30 µmol/l

* Se admite hasta 1.000 en Estados Unidos.

Sumario de constantes biológicas. Tablas de valores normales.

Química de la orina *

	Unidades convencionales	Unidades SI (sistema internacional)
Acetona	0	0 mg/l
Acido delta-cunilo-le-vunílico	< 7 mq/24 h	
Acido úrico	0,5-1 g en 24 h	1,7-6,5 mmol/24 h
Acidez titulable	200-500 ml NaOH N/10 en 24 h	
	20-40 mEq/24 h	20-40 mmol/24 h
Albúmina (v. Proteínas)		
Aminoácidos (v. N. amínico)		
Amoniaco	20-70 mEq/l en 24 h	
	0,5 g en 24 h	
Bilirrubina	Ausente normalmente	
Calcio	< 300 mg en 24 h	< 7,5 mg en 24 h
Cloruros	110-250 mEq Cl en 24 h	100-250 mmol/24 h
	6-9 g Cl en 24 h	
	5-20 g ClNa en 24 h	
Cobre	0-100 µg/24 h	0-1,6 µmol/24 h
Coproporfirinas I y III (v. Porfirinas)	50-250 µg en 24 h	80-380 nmol/24 h
Creatina		
Adultos	Ausente o	< 0,75 mmol/24 h
	< 40 mg/24 h (varón)	
	< 100 mg/24 h (mujer)	
Niños	10-50 mg en 24 h	15-25 mg/kg en 24 h
	(4,2 mg/kg peso 24 h)	
	15-25 mg/kg en 24 h	
Creatinina	1-1,6 g en 24 h	0,13-0,22 mmol/kg/24 h
Cuerpos cetónicos	"Negativa" (< 0,05 g cada 24h)	
Fósforo	0,6-1,2 g en 24 h	32 mmol/24 h
Glucosa	"Negativa", normalmente (< 0,5 g en 24 h)	
N amínico (alfa)	64-199 mg en 24 h	4,6-14,2 mmol/24 h
N total	5-20 en 24 h	
N ureico	3-18 g/24 h	
Porfirinas:	50-300 µg en 24 h	
Coproporfirina	< 230 µg/24 h	
Uroporfirina	< 50 µg/24 h	
Porfobilinógeno	< 2 mg	
Potasio	25-100 mEq en 24 h	25-100 mmol/24 h
	2,5-3,5 g en 24 h	
Proteínas	"Negativa" (< 150 mg en 24 h)	< 0,15 g/24 h
Serotonina	31-296 µg/24 h	0,5-1,4 µmol/24 h
Sodio	4-6 g en 24 h	
	85-260 mEq en 24 h	85-260 mmol/24 h
Urea	20-25 g en 24 h	
Urobilinógeno	< 4 mg en 24 h	

* Excepto hormonas y enzimas

Sumario de constantes biológicas. Tablas de valores normales.

Determinaciones enzimáticas

	Unidades convencionales	Unidades SI (sistema internacional)
Aldolasa (plasma)	1,3-2,2 mU/ml	22-137 nmol/s/l
Amilasa (plasma)	4-25 mU/ml	15-53 nmol/s/l
Amilasa (orina)	24-76 mU/ml	
Colinesterasa (seudo)	3-8 mU/ml	
CPK (plasma)	32-162 mU/ml	0,08-0,58 µmol/s/l
Fosfatasa ácida (plasma)	< 11 mU/ml	36-175 nmol/s/l
	< 1,5 U Bodansky	
	0,5-5 U K-A	
Fracción prostática	< 4 mU/ml	
Fosfatasa alcalina (plasma)	30-110 mU/ml	0,22-0,65 µmol/s/l
	1,5-5 U Bodansky	
	5-15 U K-A	
Fracción termostable	22%	
GGT (plasma)	10-41 mU/ml	0,07-1 µmol/s/l
GlDH (plasma)	< 4 mU/ml	
GOT (plasma) o AST	5-32 mU/ml	0,08-0,32 µmol/s/l
	10-40 U Karmen/ml	
GPT (plasma) o ALT	7-33 mU/ml	0,05-0,43 µmol/s/l
	10-40 U Karmen/ml	
LCAT	51-11 nmol de colesterol esterificado/ ml de plasma/hora	
Lipasa (plasma)	< 2 U/ml	
Lipoproteinlipasa	2.339-5.695 nmol de ácido graso libre/ml de plasma/h	
LDH (plasma)	130-500 mU/ml	750-1500 µmol/s/l
5'-Nucleotidasa (plasma)	0,3-3,2 U Bodansky	17-183 nmol/s/l
Muramidasa o lizosima (plasma)	3-7 µg/ml	3-7 mg/l
Muramidasa o lisozima (orina)	0-2 µg/ml	0-2 mg/l
Trigliceridolipasa (hepática)	589-1.780 nmol de ácido graso libre/ml de plasma/h	
Tripsina IR	10-57 ng/ml	

Sumario de constantes biológicas. Tablas de valores normales.

Determinaciones hormonales

	Unidades convencionales	Unidades SI (sistema internacional)
ACTH (plasma)	15-70 pg/ml	3,3-15,4 pmol/l
ADH (plasma)	2,0 ± 0,9 ng/l	1,6 ± 0,7 pmol/l
Adrenalina (orina)	0,8-7,5 µg/24 h	4,3-30,9 mmol/24 h
Adrenalina (plasma)	97 ± 93 pg/ml	0,53 ± 0,51 nmol/l
Aldosterona (plasma)	10,5 ± 5,4 ng/100 ml	0,29 ± 0,15 nmol/l
Aldosterona (orina)	5-20 µg/24 h	14-55 nmol/24 h
Androsterona (orina)		
Varón	0,9-6,1 mg/24 h	
Mujer	0-3,1 mg/24 h	
Angiotensina II (plasma)		
Basal	< de 25 pg/ml	
De pie	50-80 pg/ml	
Calcitonina (plasma)	< 100 pg/ml	3,1-15,4 U/ml (0-8 pmol/l)
Catecolaminas (orina)	0-100 µg/24 h	<2,6 µmol/24 h
17-Cetosteroides (orina)		
Varón	10-20 mg/24 h	28-90 µmol/24 h
Mujer	5-15 mg/24 h	14-49 µmol/24 h
17-HO-Corticoides (orina)		
Varón	4-8 mg/24 h	11-22 µmol/24 h
Mujer	2-5 mg/24 h	5-13 µmol/24 h
Corticosterona (plasma)	0,13-2,3 µg/dl	3,75-66 nmol/l
Cortisol (plasma)		
7-8 a.m.	9-25 µg/100 ml	0,33-0,69 µmol/l
4-7 p.m.	3-12 µg/100 ml	
Cortisol (orina)	20-100 µg/24 h	55-250 nmol/24 h
Deshidroepiandrosterona + epiandrosterona (orina)		
Varón	1,2-3,5 mg/24 h	
Mujer	0,5-1,8 mg/24 h	
DHEA (plasma)		
Varón	0,5-5,5 ng/ml	1,7-19 nmol/l
Mujer	1,4-8 ng/ml	4,9-28 nmol/l
11-Desoxicortisol (plasma)	2-25 µg/l	5,8-72 nmol/l
DHA-S (plasma)		
Varón	1,99-4,3 µg/ml	5,1-8,6 µmol/l
Mujer	0,82-3,38 µg/ml	2,1-8,7 µmol/l
Dihidrotestosterona (DHI) (plasma)		
Varón	0,4-0,8 ng/ml	
Mujer	0,03-0,17 ng/ml	
DOCA (plasma)	4-12 ng/100 ml	0,05-0,36 nmol/l
Estrógenos totales (orina)		
Varón	4-25 µg/24 h	5-40 nmol/24 h
Mujer	5-100 µg/24 h	
Fase folicular		20-150 nmol/24 h
Fase luteínica		45-290 nmol/24 h

Sumario de constantes biológicas. Tablas de valores normales.

Determinaciones hormonales (Continuación)

	Unidades convencionales	Unidades SI (sistema internacional)
Estriol (orina)		
Varón	5-18 µg/24 h	15-60 nmol/24 h
Mujer		
Ovulación	28-99 µg/24 h	95-395 nmol/24 h
Fase luteínica	22-105 µg/24 h	75-365 nmol/24 h
Estrona (orina)		
Varón	3-8 µg/24 h	
Mujer	4-31 µg/24 h	
Estrona (plasma)		
Varón	30 ± 20 pg/ml	74-244 pmol/l
Mujer		
Fase folicular	25-120 pg/ml	92-444 pmol/l
Fase luteínica	50-200 pg/ml	185-740 pmol/l
17 β-Estradiol (plasma)		
Varón	< 60 pg/ml	< 184 pmol/l
Mujer (fase luteínica)	254 ± 94 pg/ml	0,93 ± 0,34 nmol/l
Etiocolanolona (orina)		
Varón	2,5-6 mg/24 h	
Mujer	1,8-4,5 mg/24 h	
Gastrina (plasma)	< 100 pg/ml	< 40 pmol/l
Glucagón (plasma)	150-250 pg/ml	< 50 pmol/l
Gonadotrofinas FSH (plasma)		
Varón	3-18 mU/ml	5 ± 2,5 U/l
Mujer		
Fase folicular	1,5-11 mU/ml	
Pico ovulatorio	1,6-18 mU/ml	1,3-18 U/l
Fase luteínica	1,5-100 mU/ml	
Menopausia	50-100 mU/ml	30-170 U/l
Gonadotrofinas LH (plasma)		
Varón	2,9-9,3 mU/ml	
Mujer		
Fase folicular	2,1-10 mU/ml	
Pico ovulatorio	8,3-40 mU/ml	8-40 U/l
Fase luteínica	1,5-13,5 mU/ml	
Menopausia	70-120 mU/ml	
HGH (v. STH)		
Hidroxiindolacético, ácido (orina)	5-8 mg/24 h	26-42 µmol/24 h
Insulina (plasma)	6-26 µU/ml	43-187 pmol/l
Metanefrinas (orina)	0,3-0,9 mg/24 h	< 2,45 µmol/24 h
Noradrenalina (orina)	15-20 µg/24 h	< 590 nmol/24 h
Noradrenalina (plasma)	253 ± 114 pg/ml	1,5 ± 0,67 nmol/l
Parathormona (PTH) (plasma)	< 25 pg/ml	< 2,94 pmol/l
PBI (plasma)	4-8 µg/100 ml	275-630 nmol/l
Péptido C (plasma)	2,10 ± 0,54 ng/ml	
Pregnandiol (orina)		
Mujer		
Fase folicular	0,5-1,5 mg/24 h	
Pico ovulatorio	0,4-3,8 mg/24 h	
Fase luteínica	1,5-5,5 mg/24 h	
Menopausia	0,2-0,8 mg/24	

Sumario de constantes biológicas. Tablas de valores normales.

Determinaciones hormonales (Continuación)

	Unidades convencionales	Unidades SI (sistema internacional)
PRL (plasma)	10,2 ± 4,8 ng/ml	0,08-6 nmol/l
Progesterona (plasma)		
Varón	0,15-0,40 ng/ml	< 3,2 nmol/l
Mujer		
Fase folicular	0,2-0,6 ng/ml	0,6-1,9 nmol/l
Pico ovulatorio	0,5-3 ng/ml	0,95-11 nmol/l
Fase luteínica	6,5-32 ng/ml	21-102 nmol/l
Menopausia	0,15-0,40 ng/ml	
Properdina	2,8 ± 0,4 mg/100 ml	127 ± 18 nmol/l
Renina (plasma)	1,1 ± 0,9 ng/ml/h	0,9 ± 0,6 nmol/l/h
Renina (de pie)	1,9 ± 1,7 ng/ml/h	1,5 ± 1,3 nmol/l/h
Somatomedina C	0,4-2 U/ml	
STH (plasma)	3,3 ± 2,8 ng/ml	6,6 ± 5,6 mU/l
Somatostatina	67 ± 29 pg/ml	6,6 ± 5,6 mU/l
TBG (plasma): capacidad	15-25 µg de T_4/100 ml	193-322 nmol/l
TBG (plasma): contenido	1,3-2 mg/100 ml	
T_3 total	75-195 ng/100 ml	1,16 nmol/l
T_3 captación (plasma)	25-35%	
T_3 (capacidad de fijación) en plasma	10 ± 0,04% total	
T_3 libre (plasma)	0,3% total = 0,6 ng/100 ml	
rT_3	13-53 ng/ml	0,2-0,8 nmol/l
Testosterona (plasma)		
Varón	4-11 ng/ml	10,4-38,1 nmol/l
Mujer	0,3-1,10 ng/ml	0,87-3,12 nmol/l
Tiroglobulina (Tg)	< 50 ng/ml	
Tiroxina (T_4) (plasma)	4-11 µg/100 ml	52-154 nmol/l
Tiroxina libre, índice (FT_4I)(plasma)	1-4 ng/100 ml	12-50 pmol/l
Transcortina (plasma)	120-280 ng/l	
TSH (plasma)	0,5-7,5 µU/ml	0,5-7,5 mU/l
Vanilmandélico, ácido (orina)	1,7-7,5 mg/24 h	8,6-38 µmol/24 h

Sumario de constantes biológicas. Tablas de valores normales.

Líquido cefalorraquídeo

	Valores normales
Presión (lumbar)	Gota a gota
	50-200 mm H_2O (decúbito)
	200-250 mm H_2O (sentado)
Proteínas	15-40 mg/100 ml
Células	0-5 linfocitos/mm^3
Glucosa	45-75 mg/100 mol
Cloruros	
ClNa	700-750 mg/100 ml
Cl	430-460 mg/100 ml
	120-130 mEq/l
Pandy, Nonne-Apelt	Negativo
Wassermann	Negativo

	Valores Normales	Curva paralítica ("desviación a la izquierda")	Curva luética	Curva meningítica ("desviación a la derecha")
Oro coloidal (Lange)	0000000000	5555541000 En la PGP y la esclerosis en placas	0124421000 En la sífilis meningovascular y la tabes dorsal	0000015542 1 En las meningitis supuradas

Derrames en las serosas

	Trasudados	Exudados
Densidad	1,008-1,015	Superior a 1,018
Proteínas	< 2,5 g/100 ml	> 3 g/100 ml
Prueba de Rivalta	Negativa	Positiva
Células	Escasas, endoteliales	Abundantes, linfocitos o polinucleares
Coagulación espontánea	Nunca	Frecuente

Sumario de constantes biológicas. Tablas de valores normales.

Líquido sinovial (normal)

Leucocitos: 200 ó menos por mm^3
Fórmula*

Polinucleares	7%
Linfocitos	25%
Monocitos	48%
Plasmacitos	10%
Fagocitos no clasificados	5%
Células sinoviales	3%
Células no clasificadas	2%
Eosinófilos o basófilos	0%

Hematíes: 0
Contenido proteico < 2,5% (Fisher)
Nitrógeno no proteico: 20-40 mg/100 ml
Fibrinógeno: 0
Mucina: 0,14-0,85%
Colesterina y ácidos grasos: 0
Glucosa, menos que en sangre (pero no < 20 mg/100 ml respecto del suero)
Cultivo, negativo
pH: 7,4
Densidad: 1,008-1,015. Por término medio 1,010
Viscosidad: 2,8 a 400. Promedio: 150

* Según Bauer y Cols.

ATLAS
COLOR

Tomado de F. H. Netter: Colección Ciba de Ilustraciones Médicas.

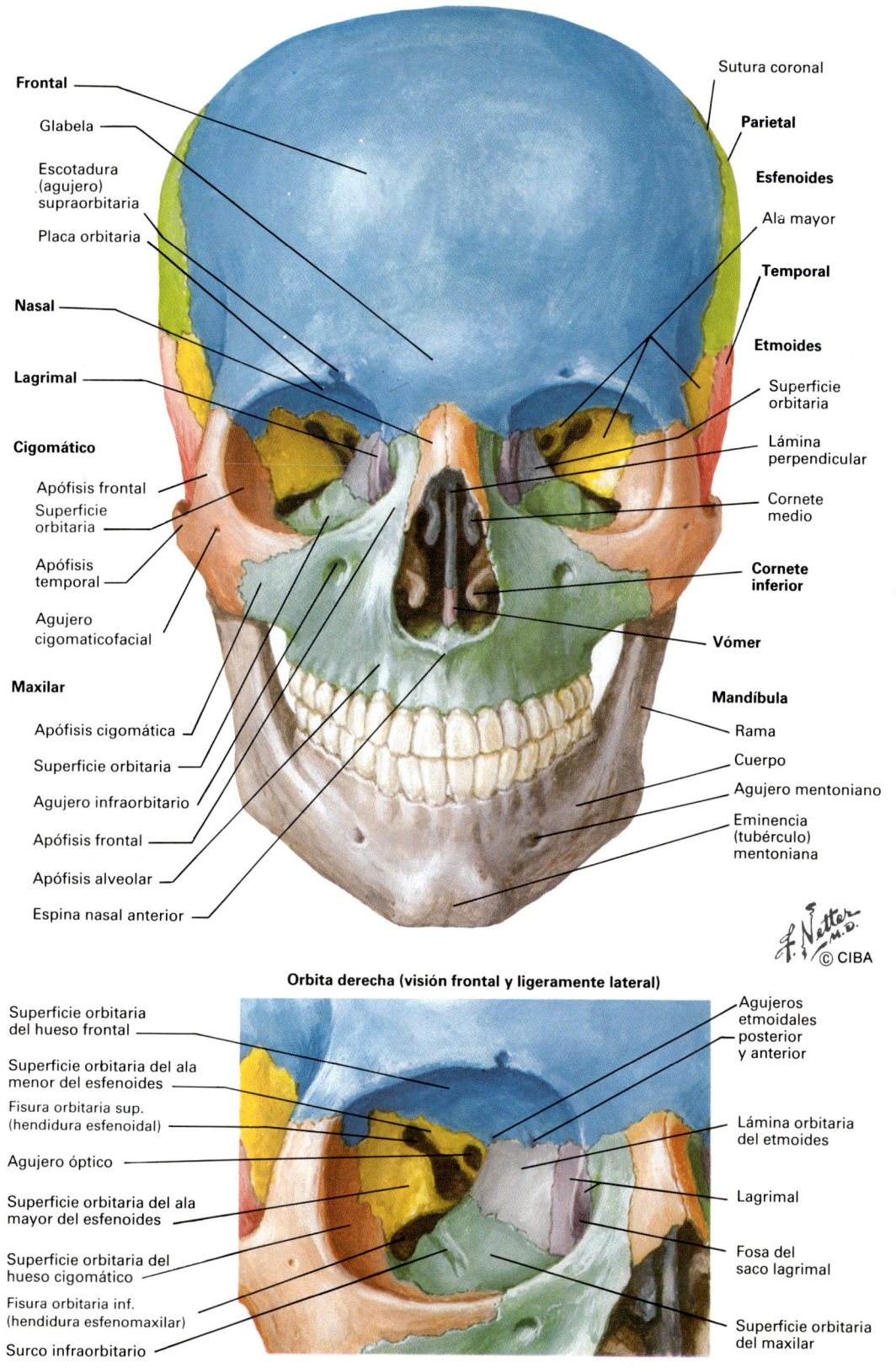

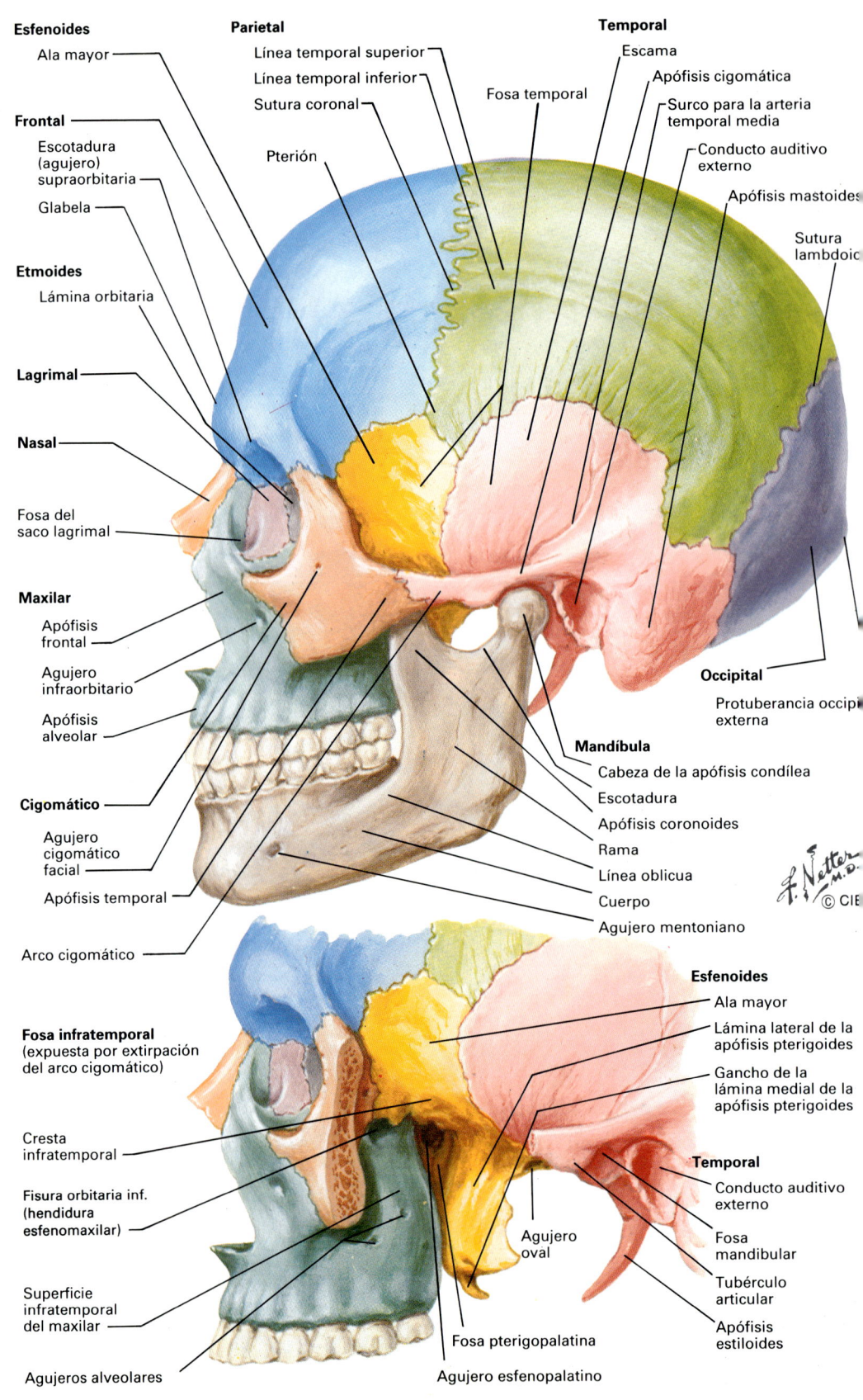

SUPERFICIE INFERIOR DEL CEREBRO

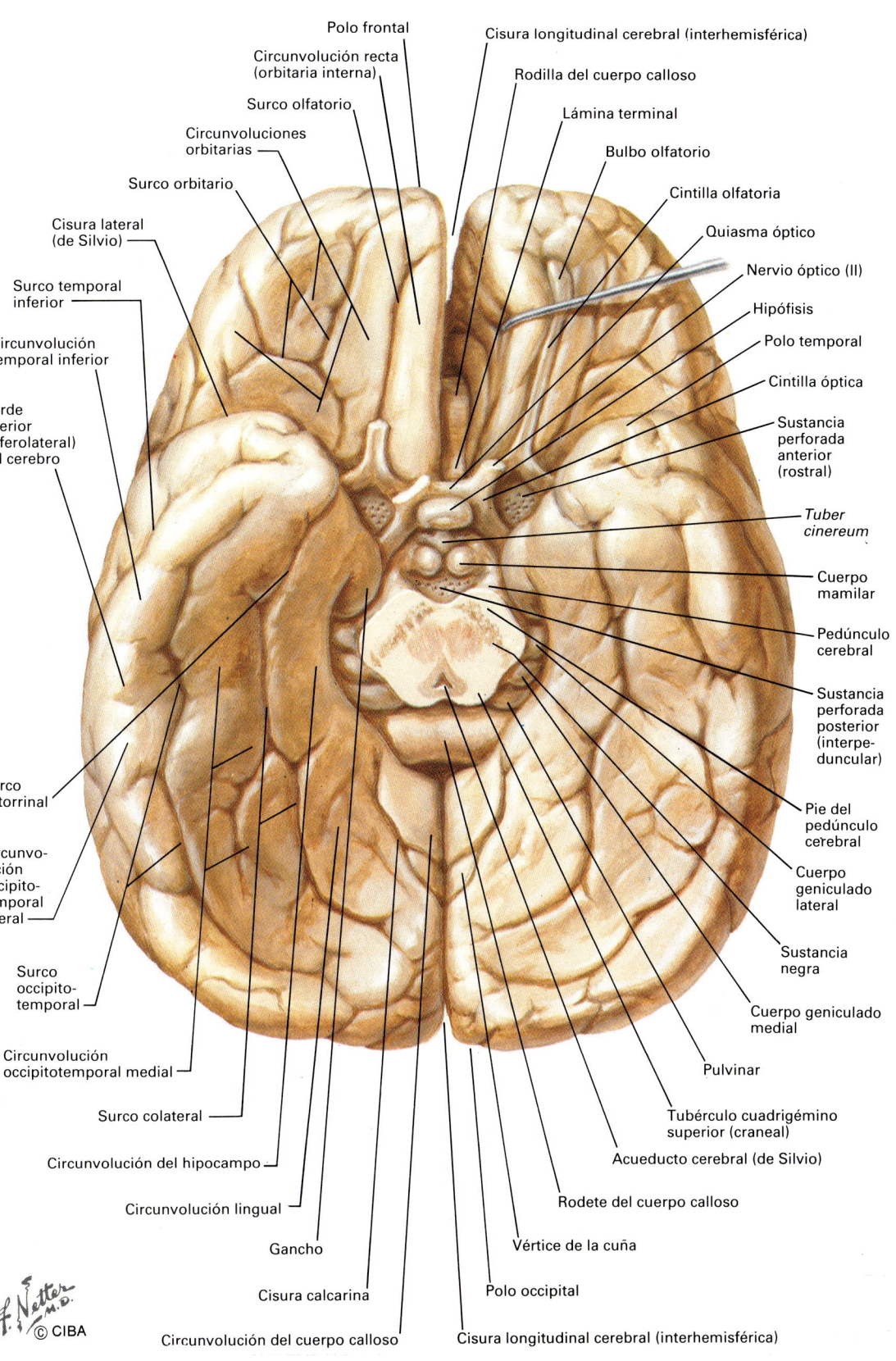

SUPERFICIE MEDIAL DEL CEREBRO

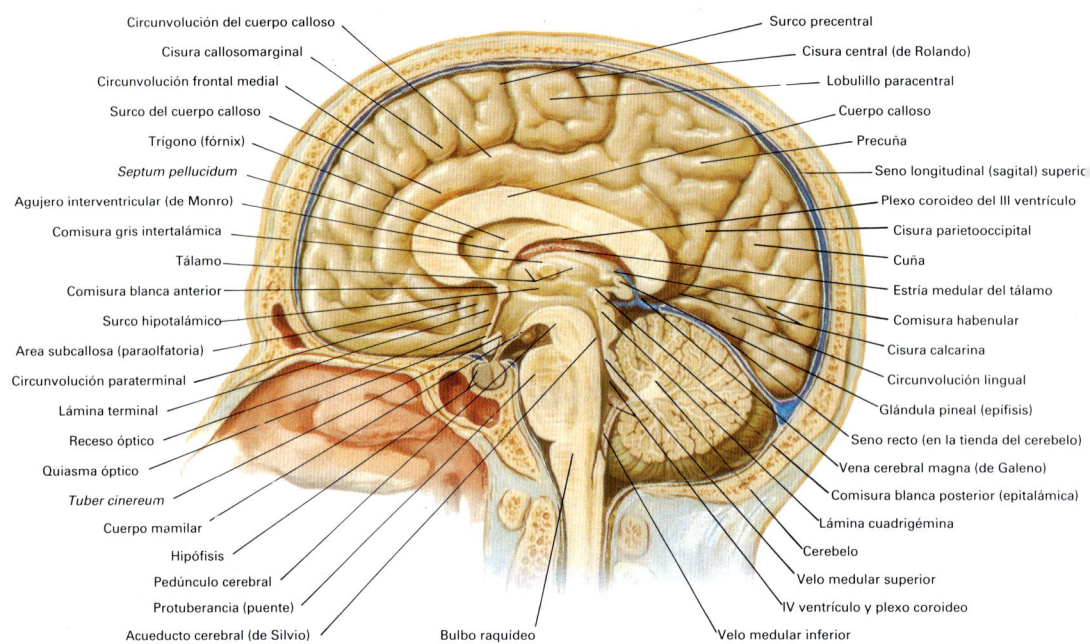

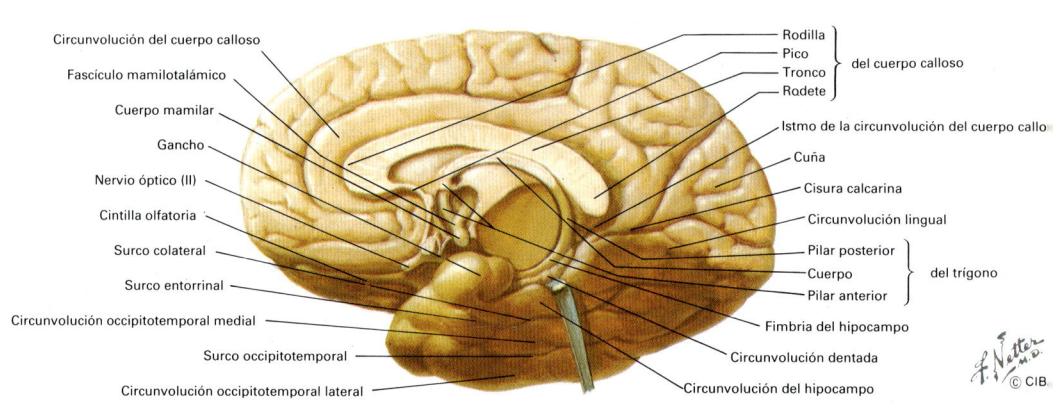

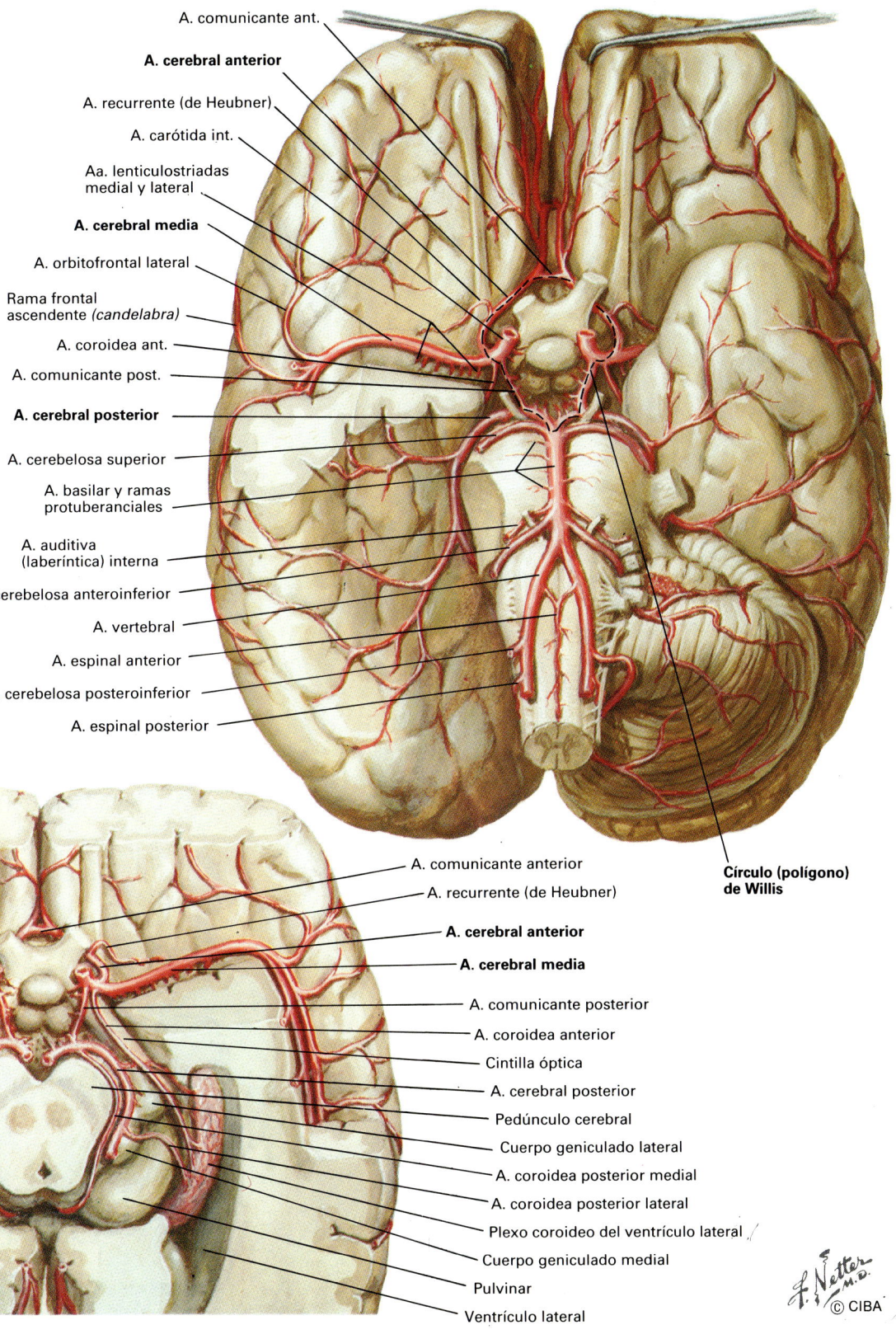

VENAS PROFUNDAS DEL CEREBRO

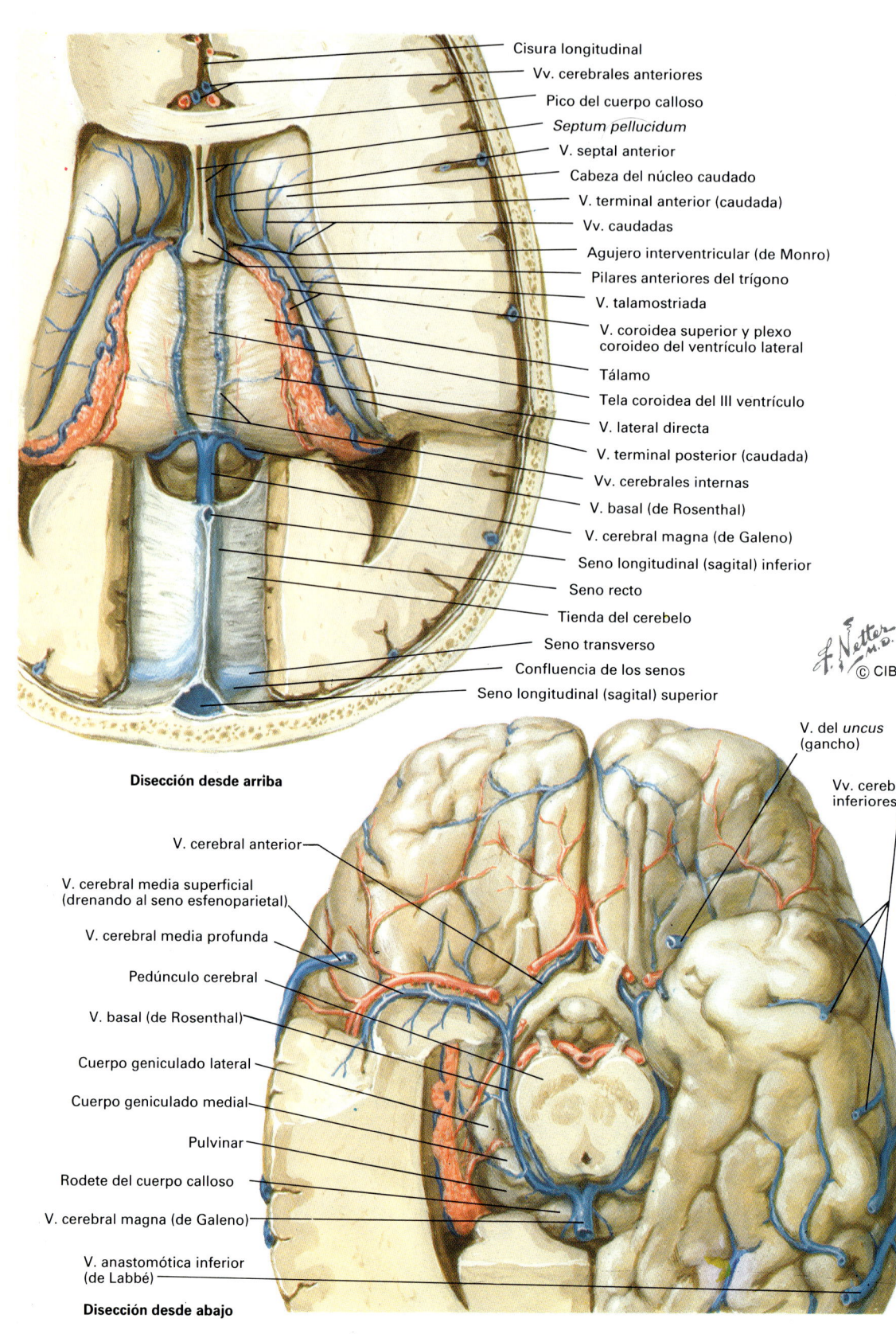

VASOS SANGUINEOS DEL CUERO CABELLUDO

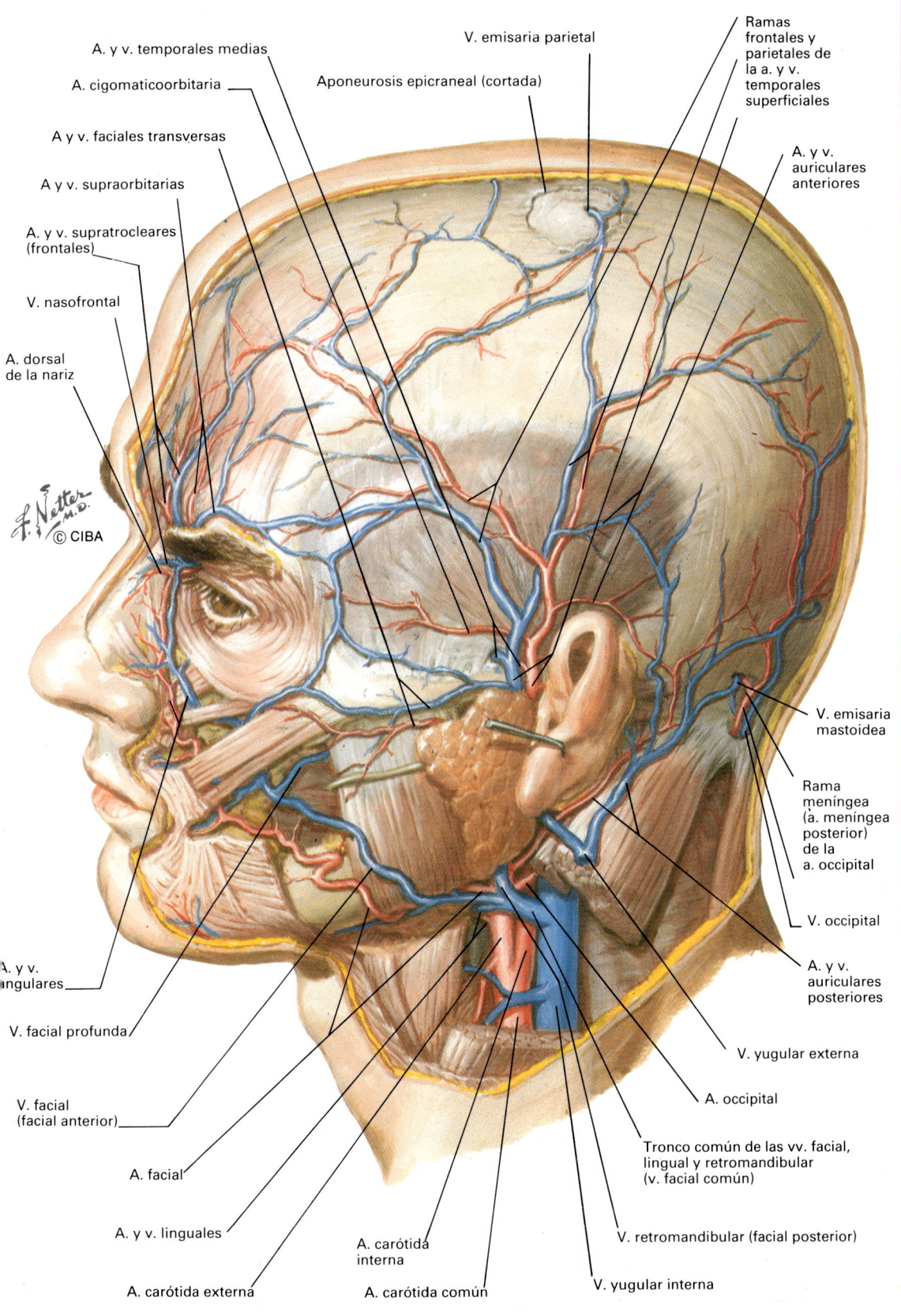

TRIANGULO SUBOCCIPITAL

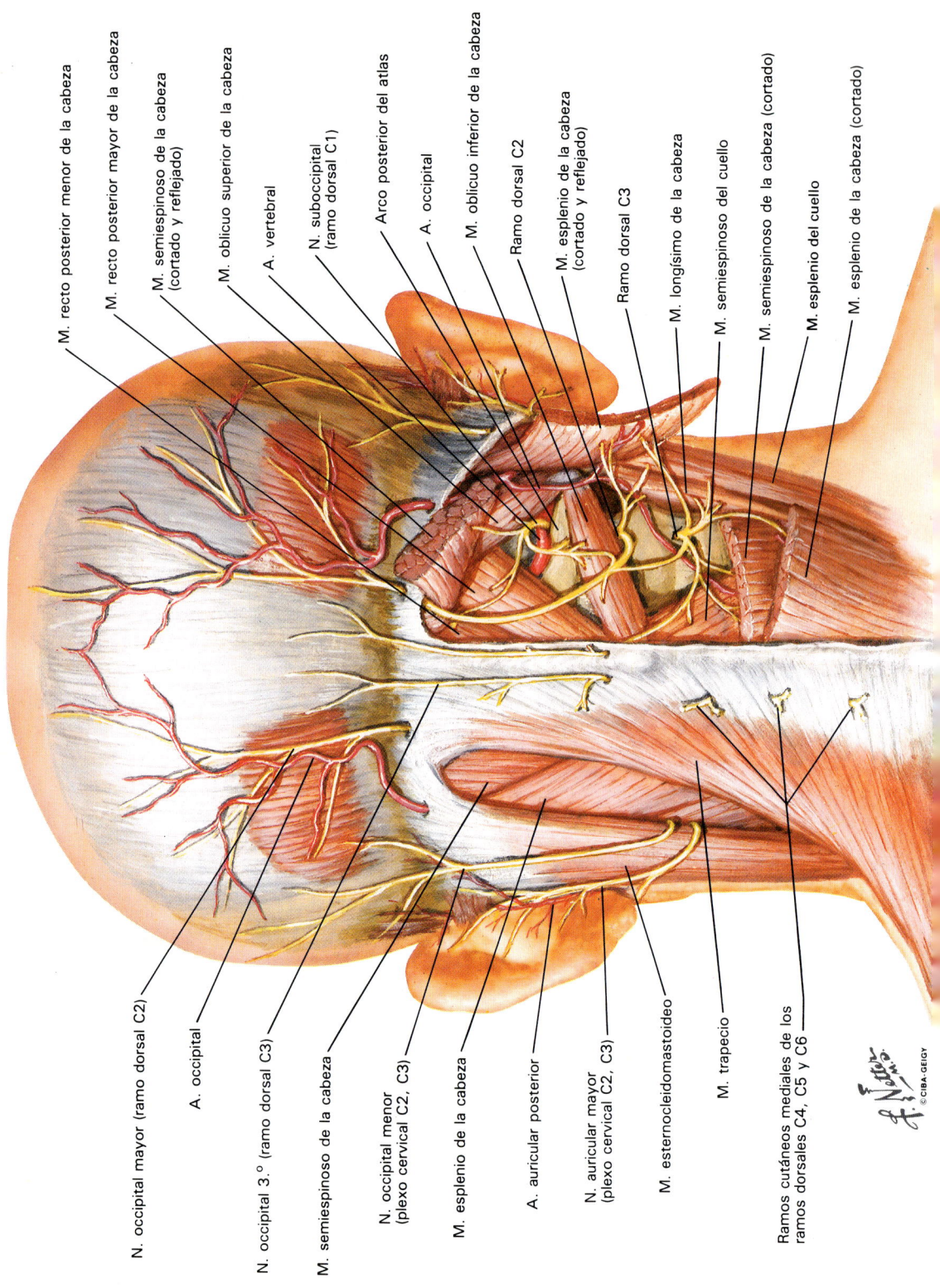

ARTERIAS DEL ENCEFALO Y MENINGES

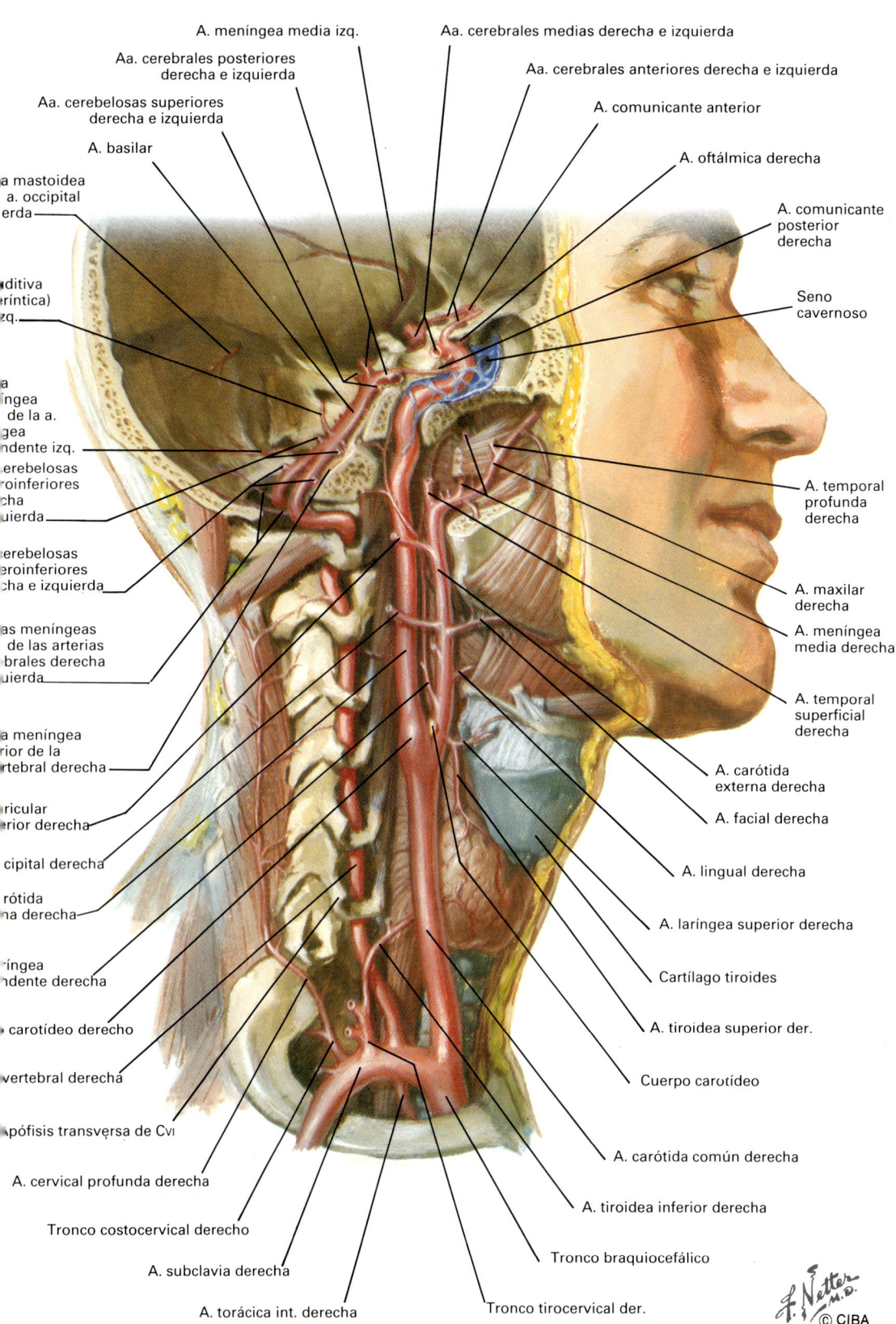

DRENAJE VENOSO DE LA BOCA Y DE LA FARINGE

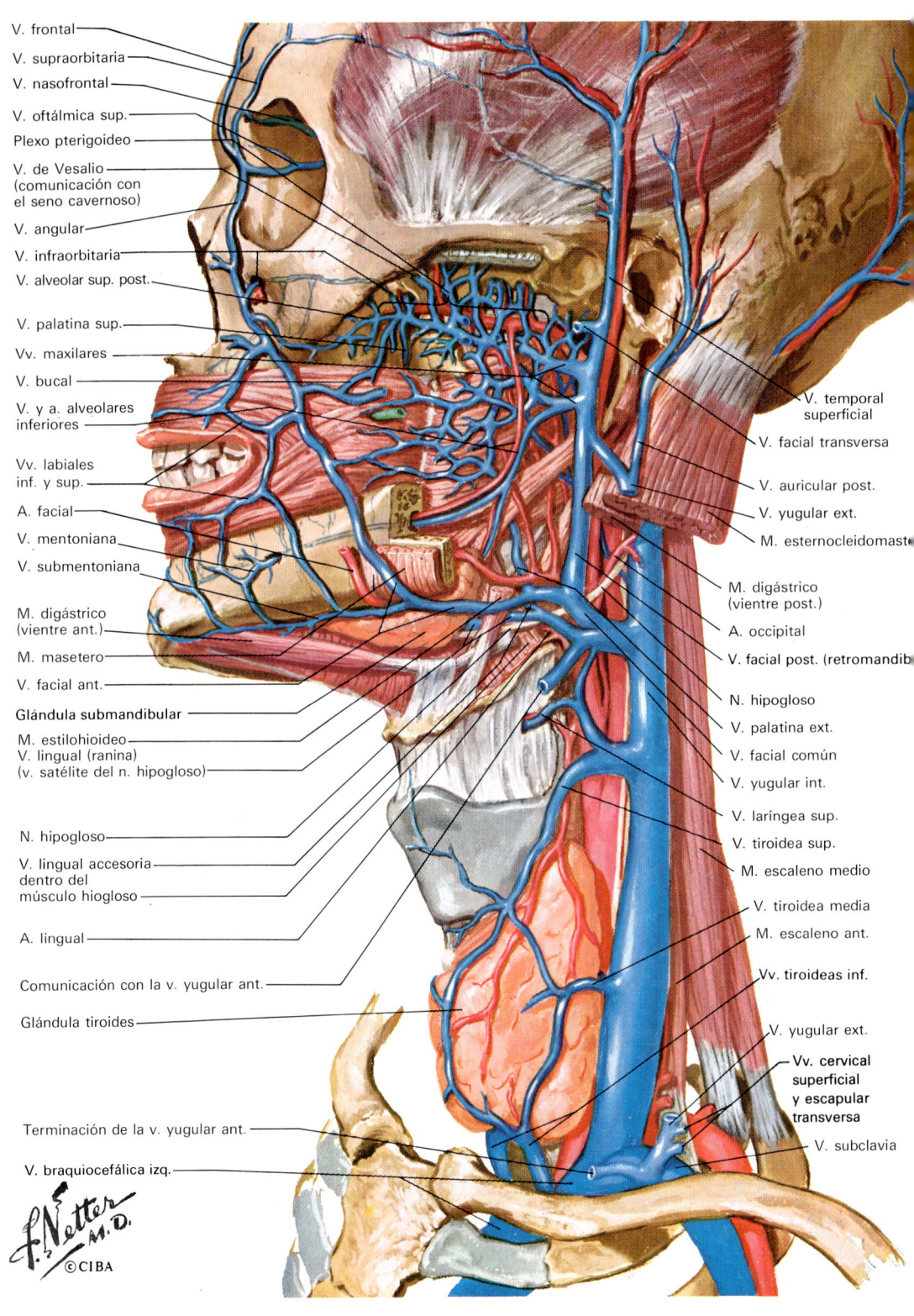

NERVIOS AUTONOMOS DE LA CABEZA

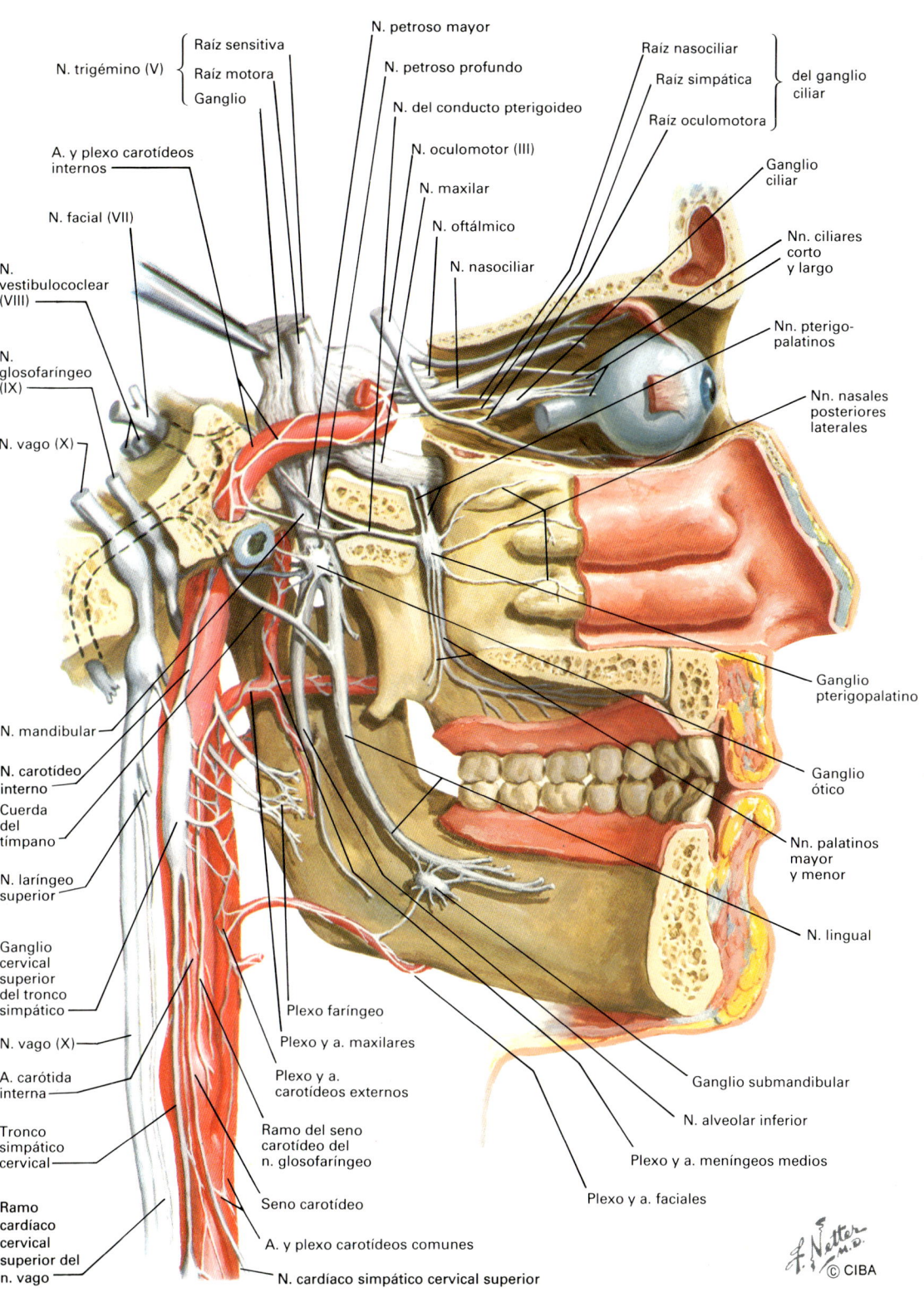

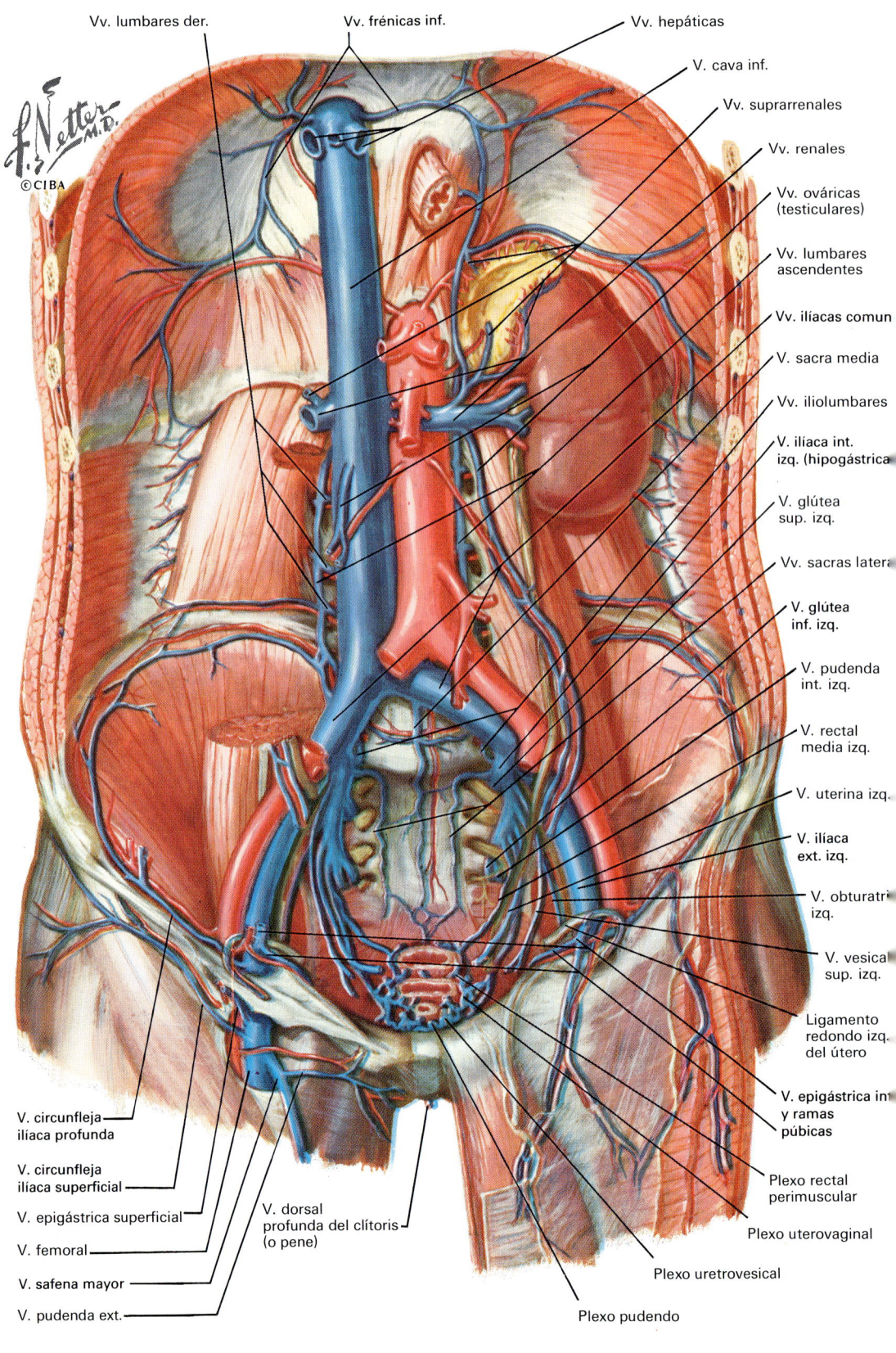

IRRIGACION SANGUINEA DEL ABDOMEN

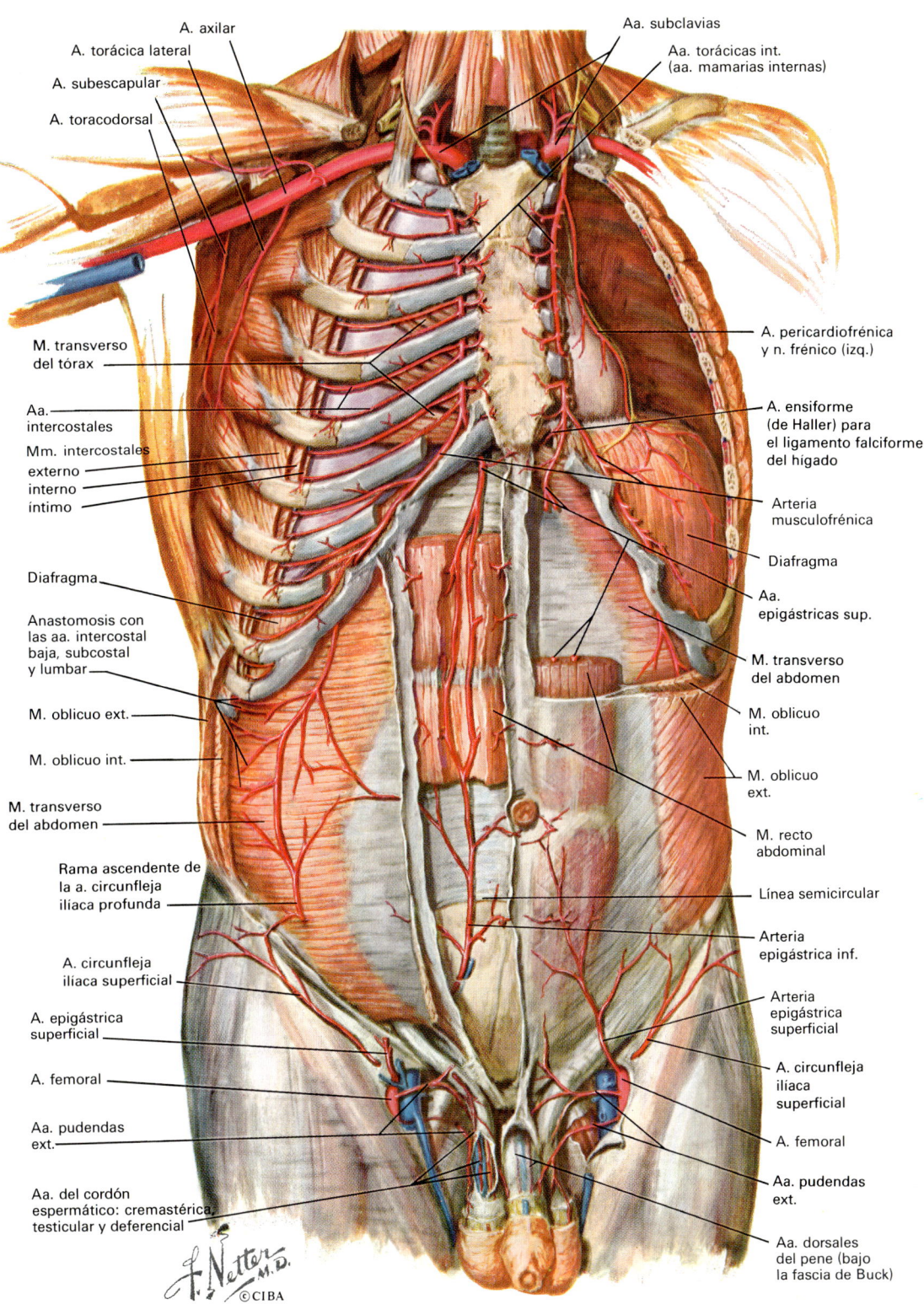

DRENAJE VENOSO DEL ABDOMEN

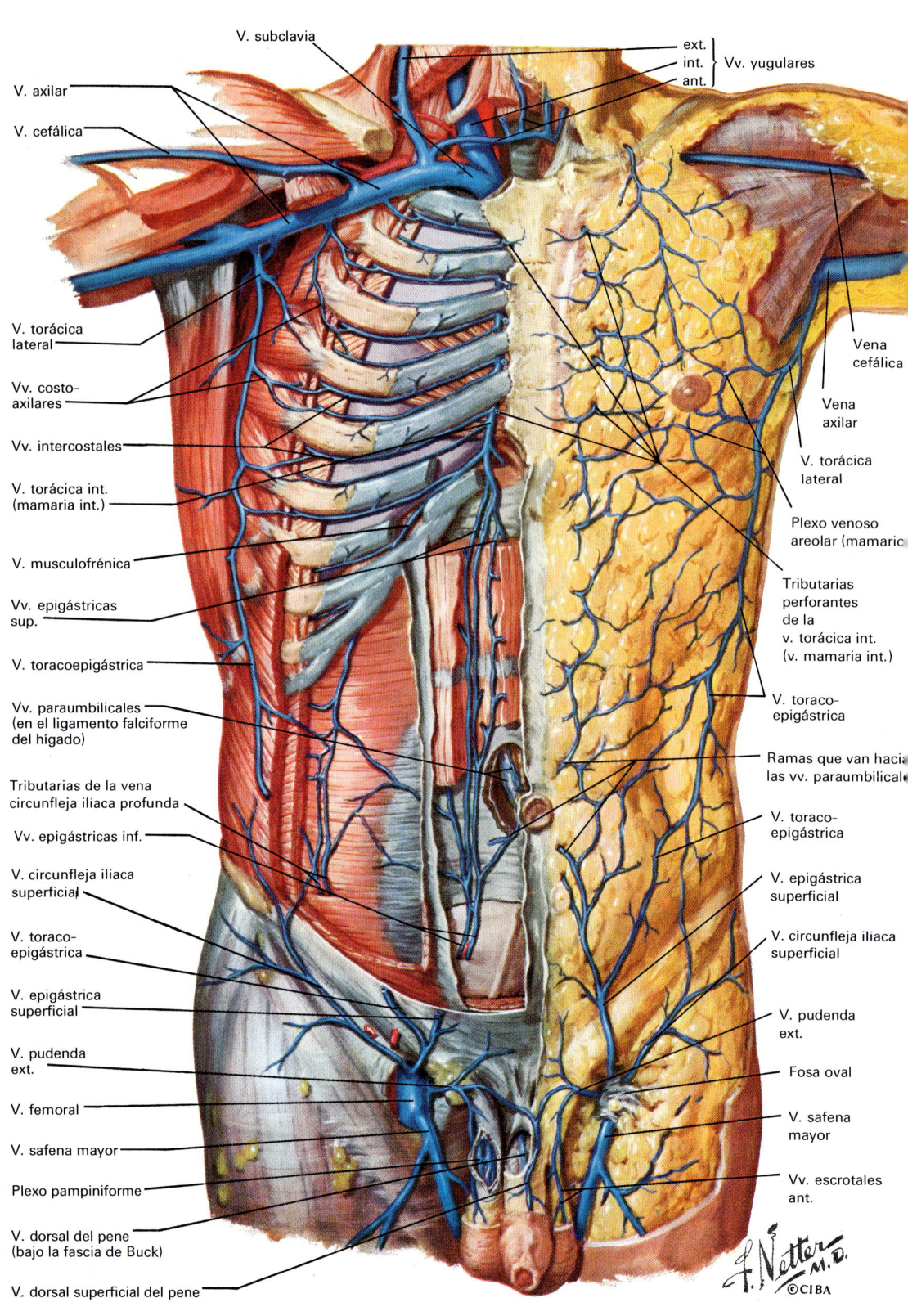

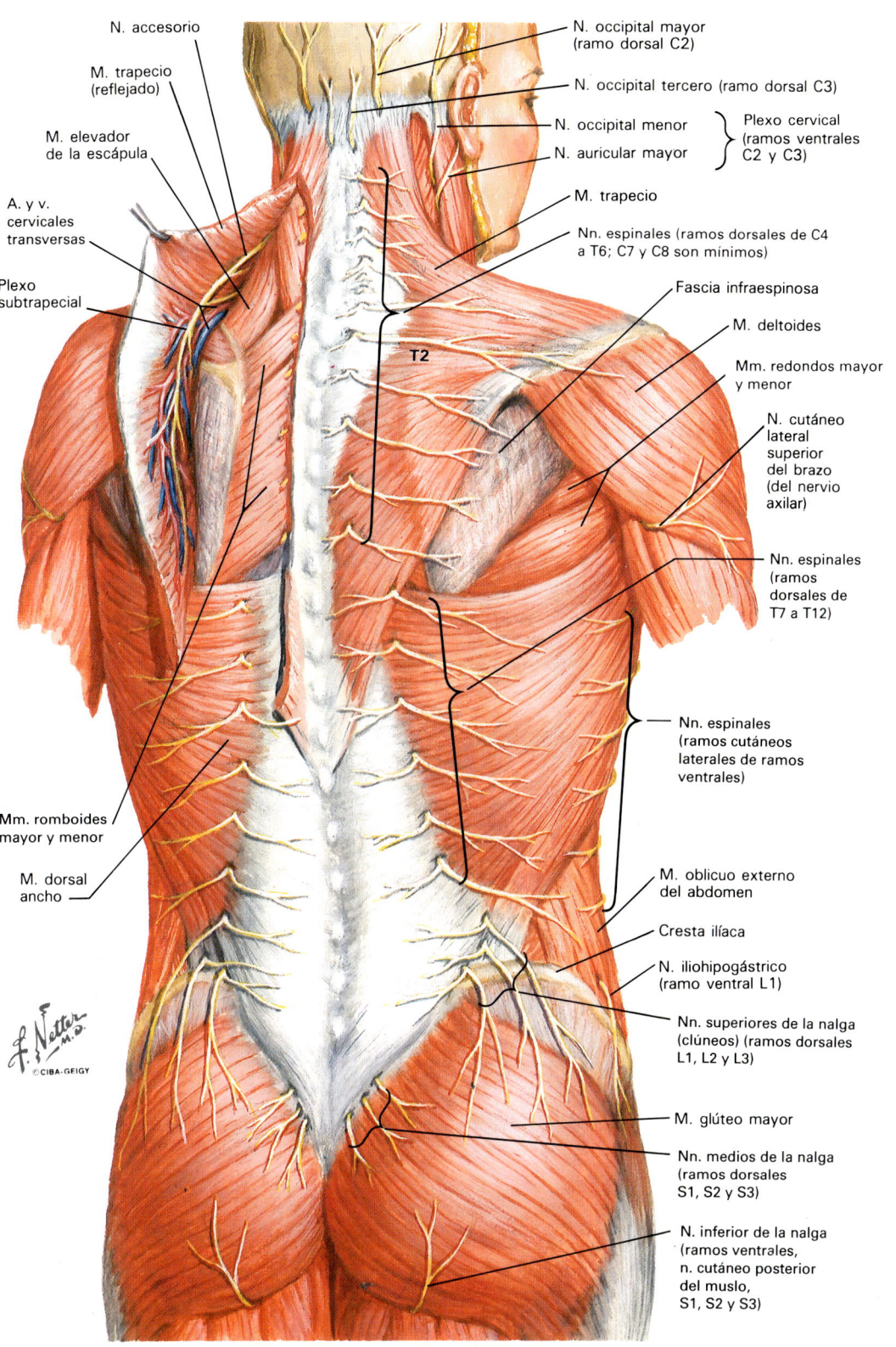

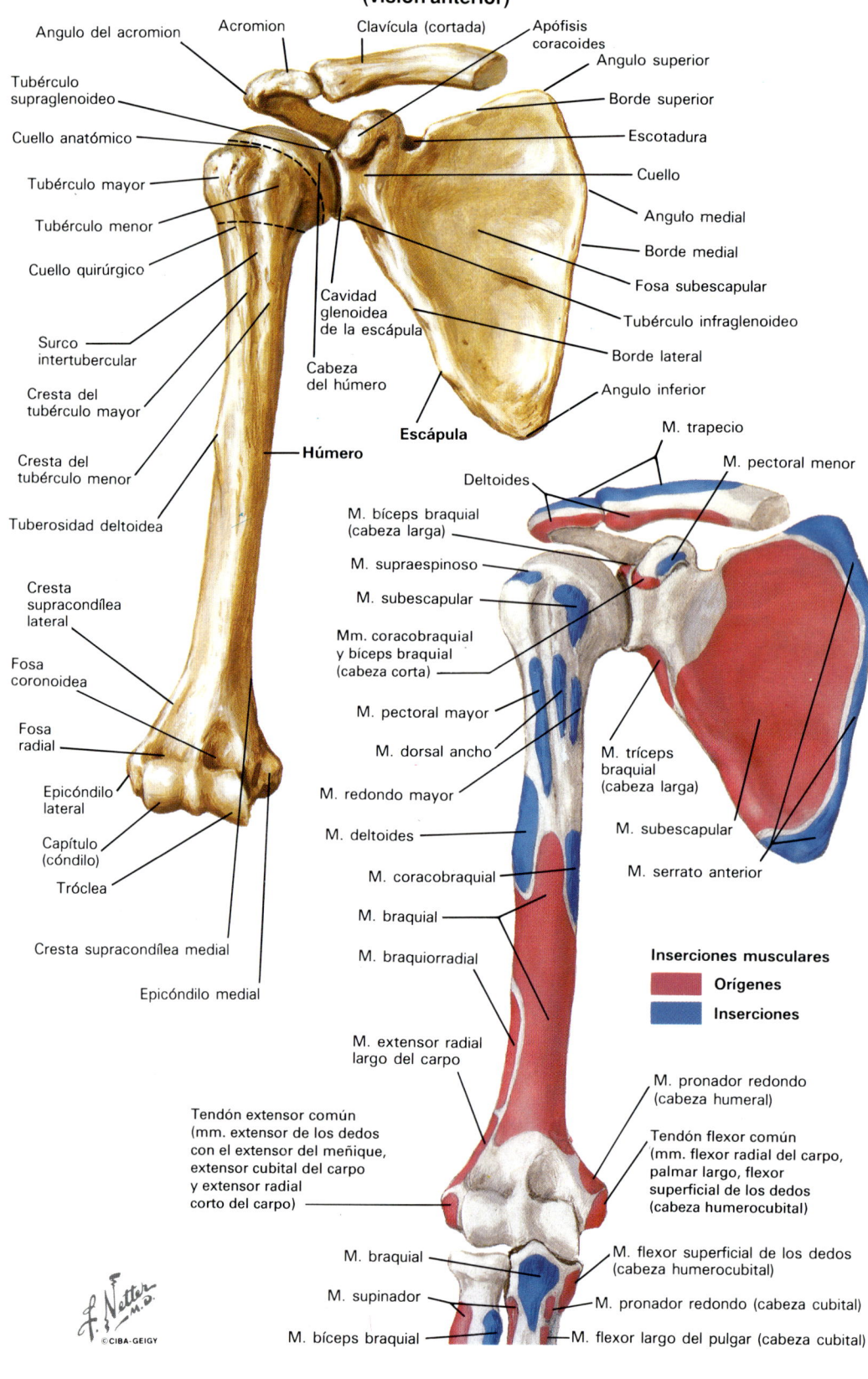

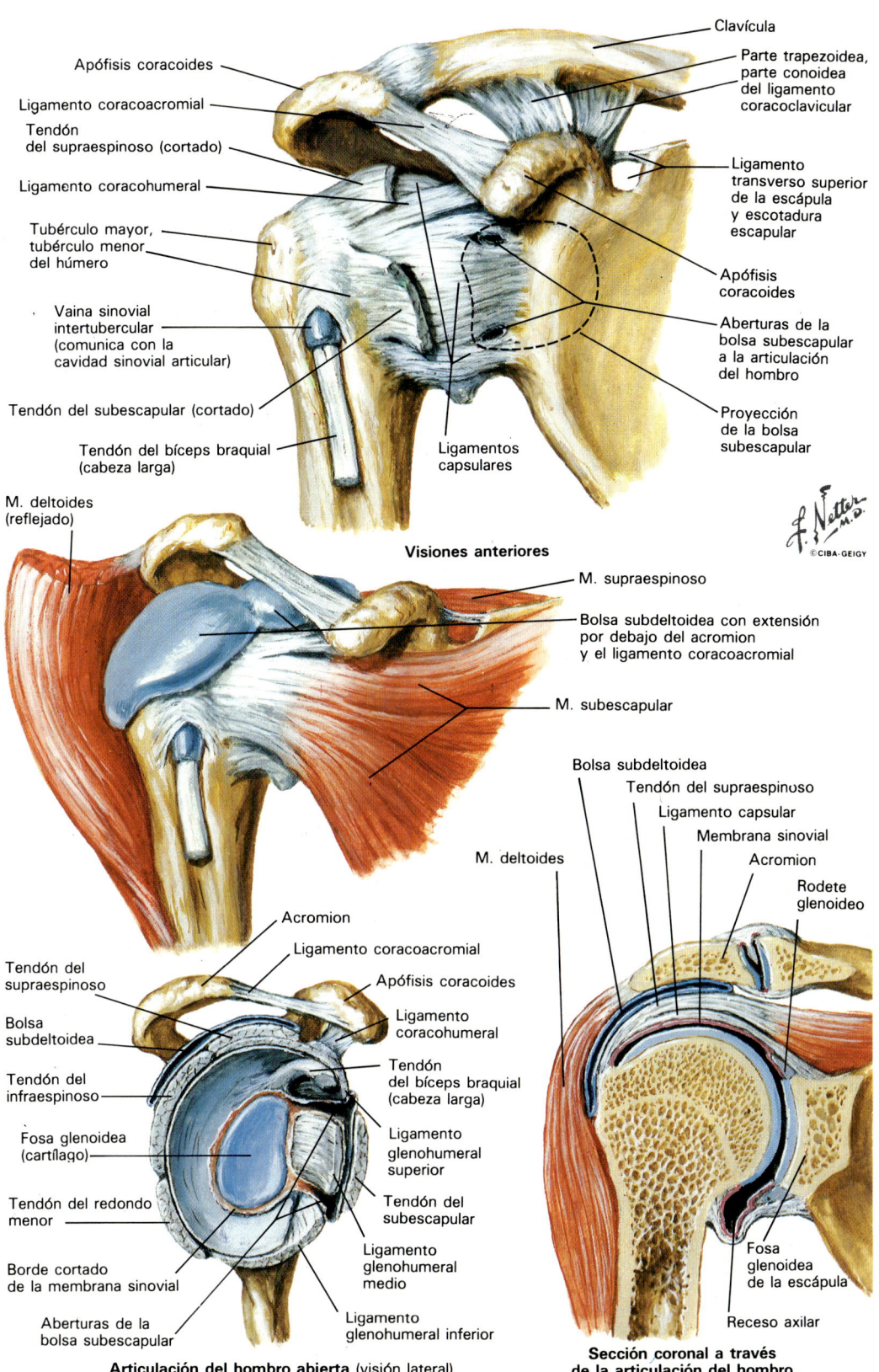

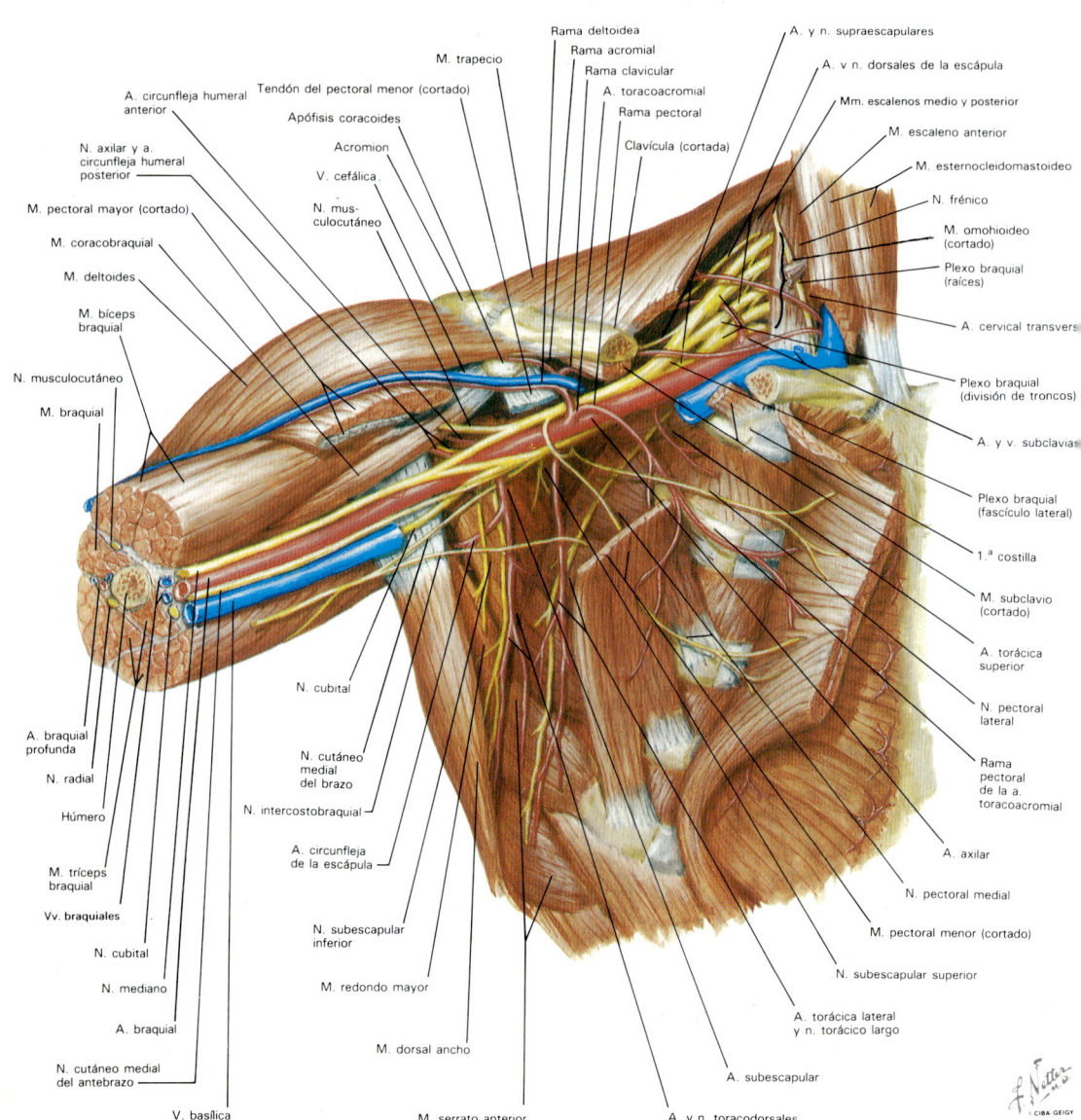
HOMBRO Y AXILA: DISECCION PROFUNDA
(visión anterior)

NERVIOS CUTANEOS Y VENAS SUPERFICIALES DEL HOMBRO Y BRAZO

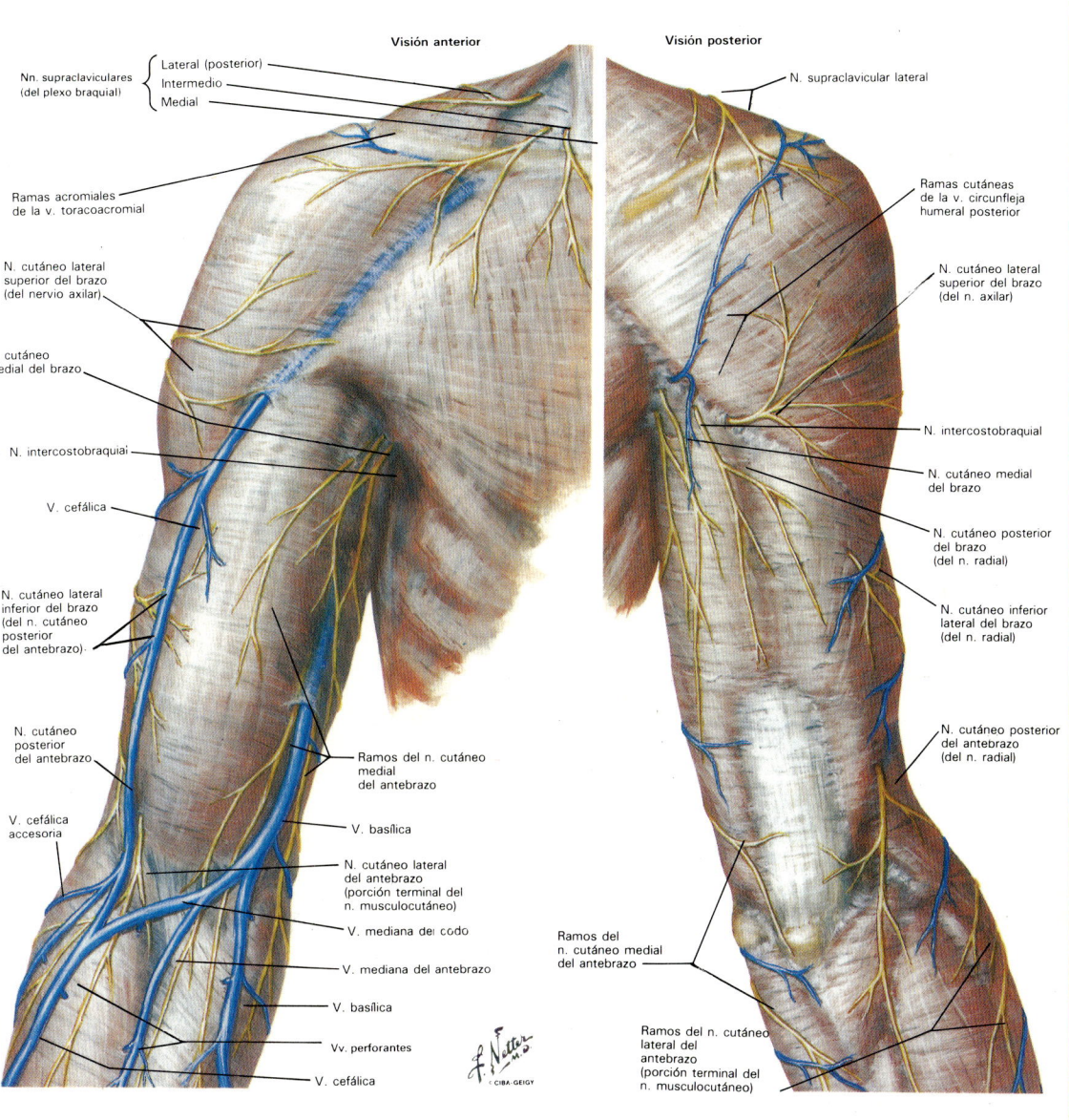

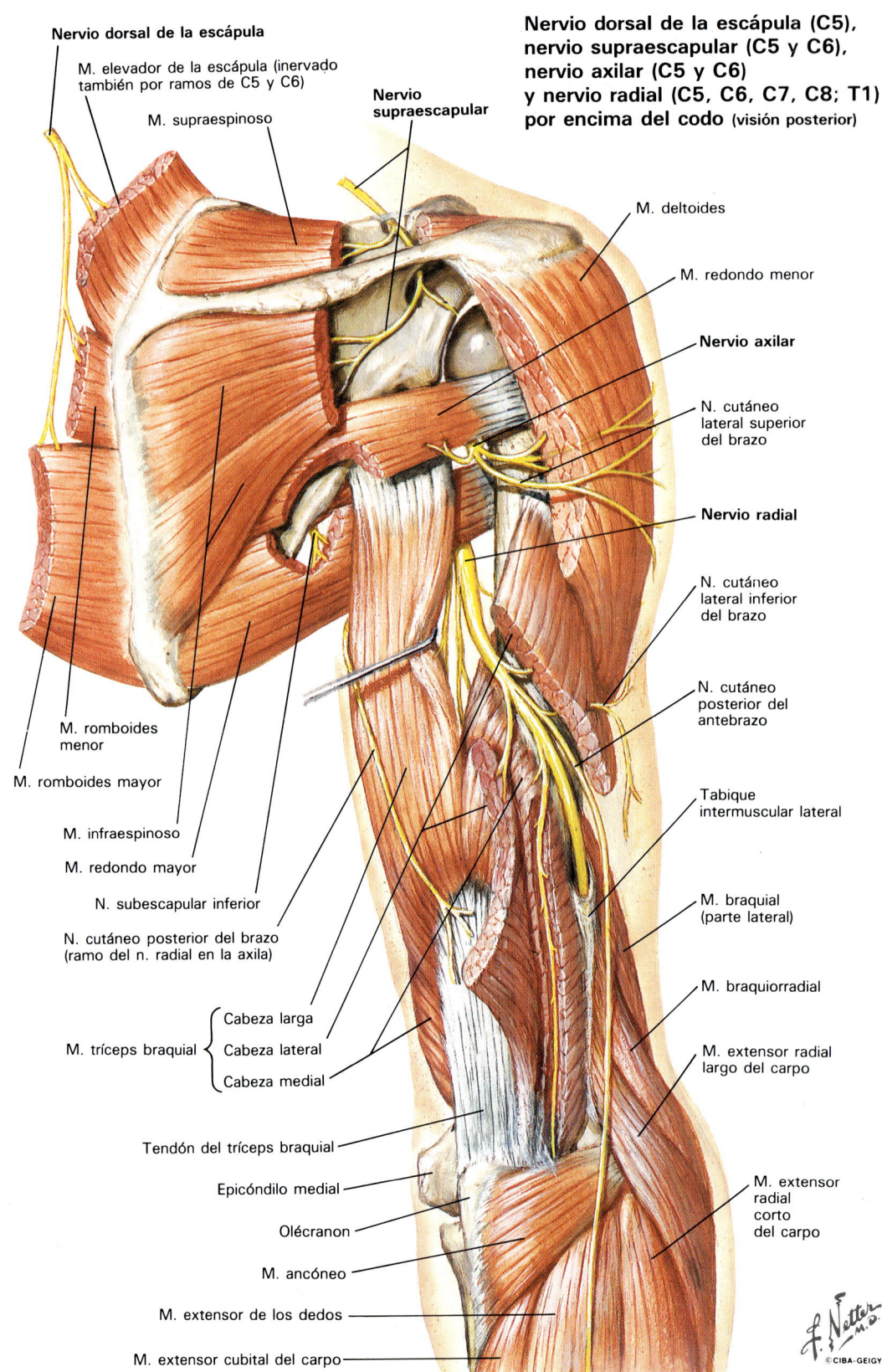

NERVIOS CUTANEOS Y VENAS SUPERFICIALES DEL ANTEBRAZO

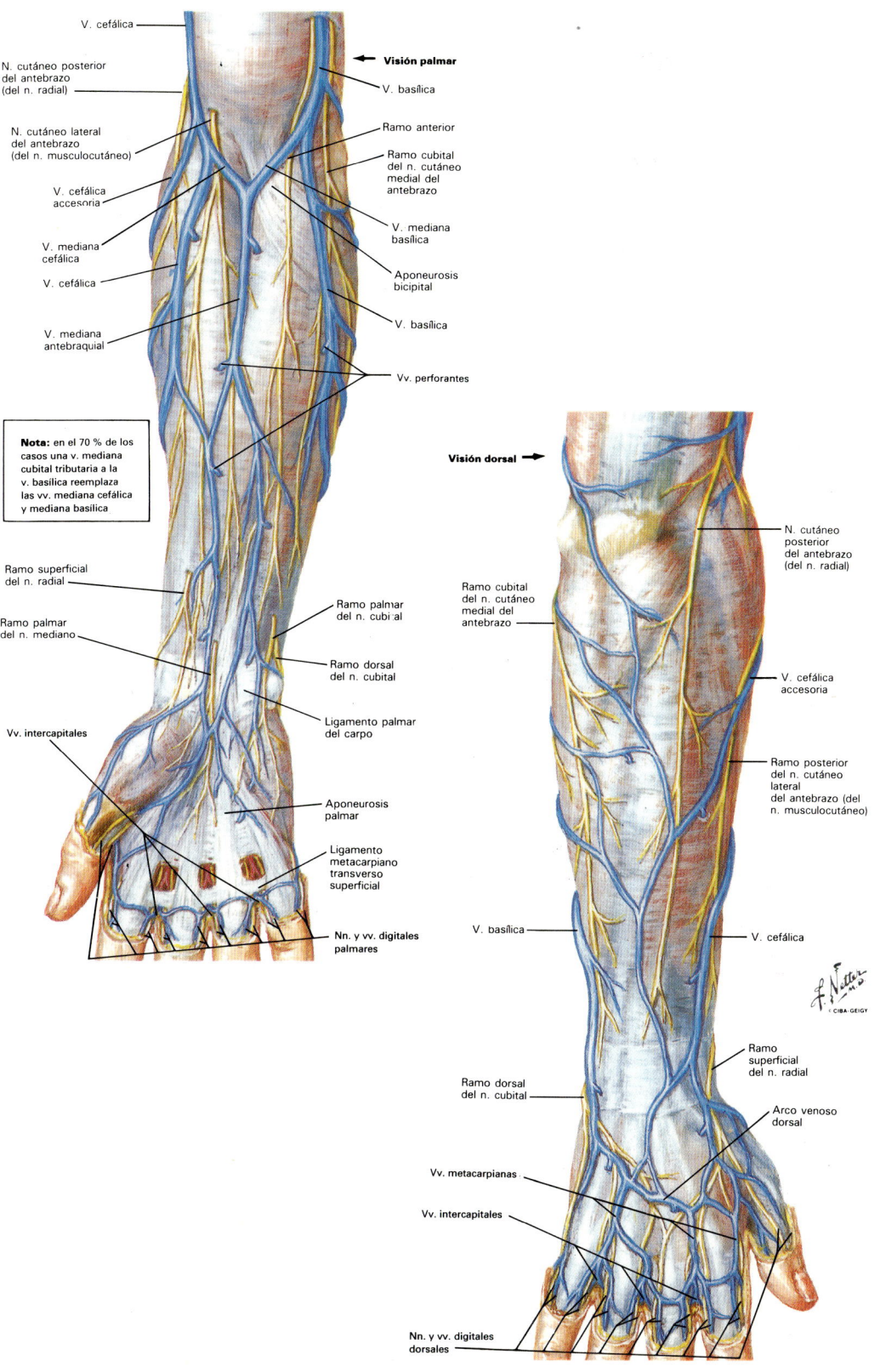

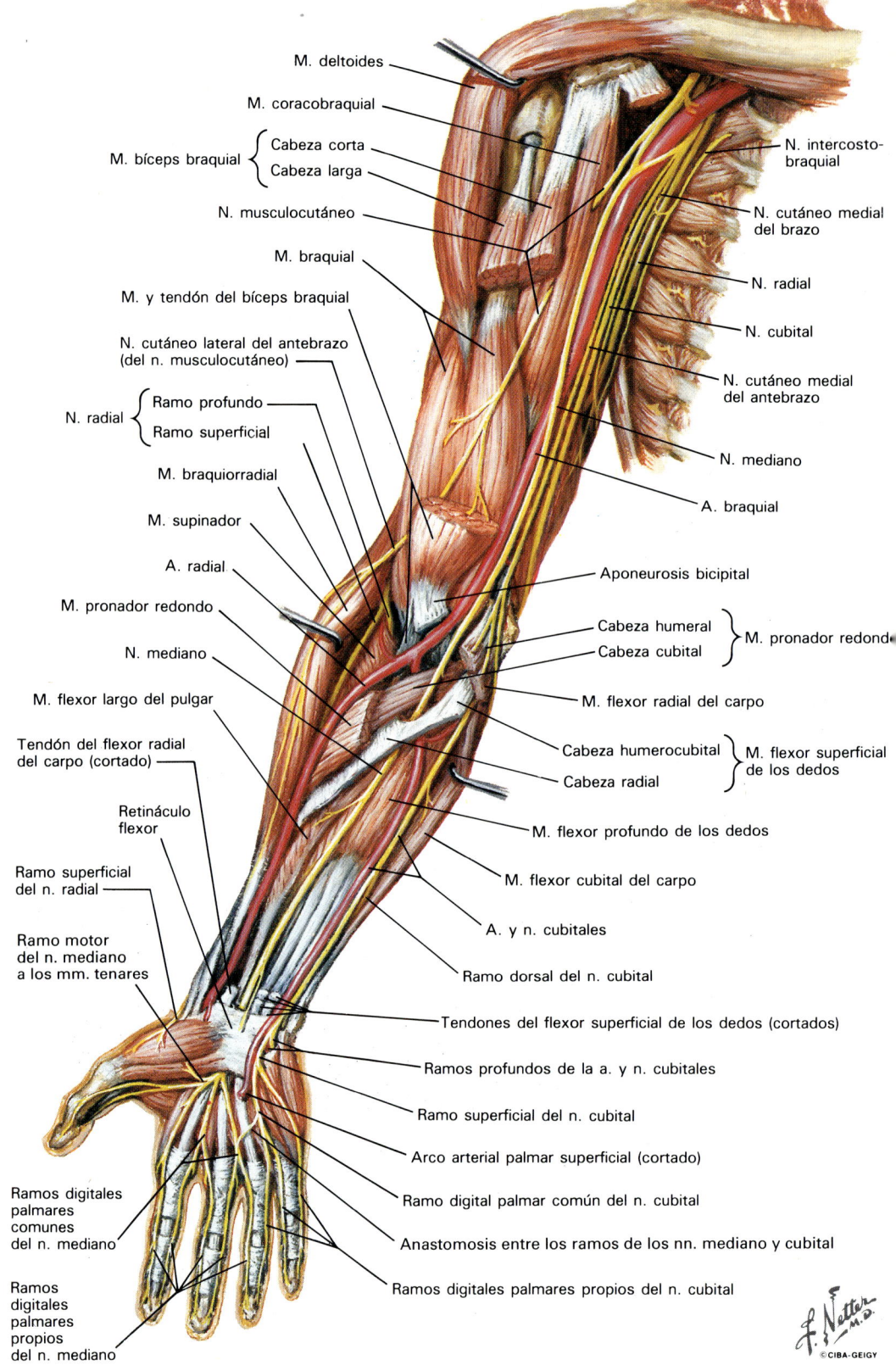

ARTERIAS Y NERVIOS DE LA MANO
(visión palmar)

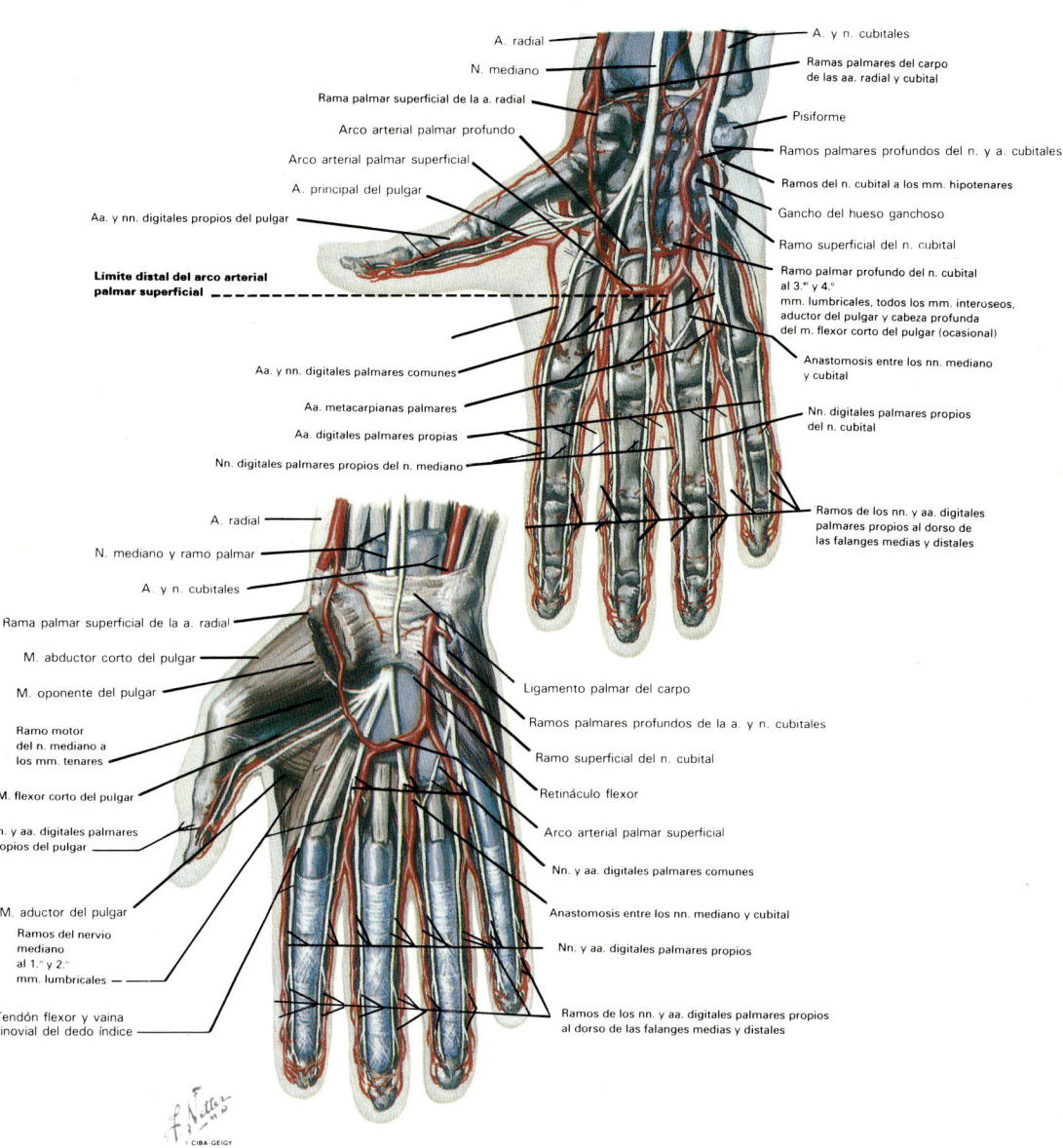

MUÑECA Y MANO: DISECCION PROFUNDA
(visión dorsal)

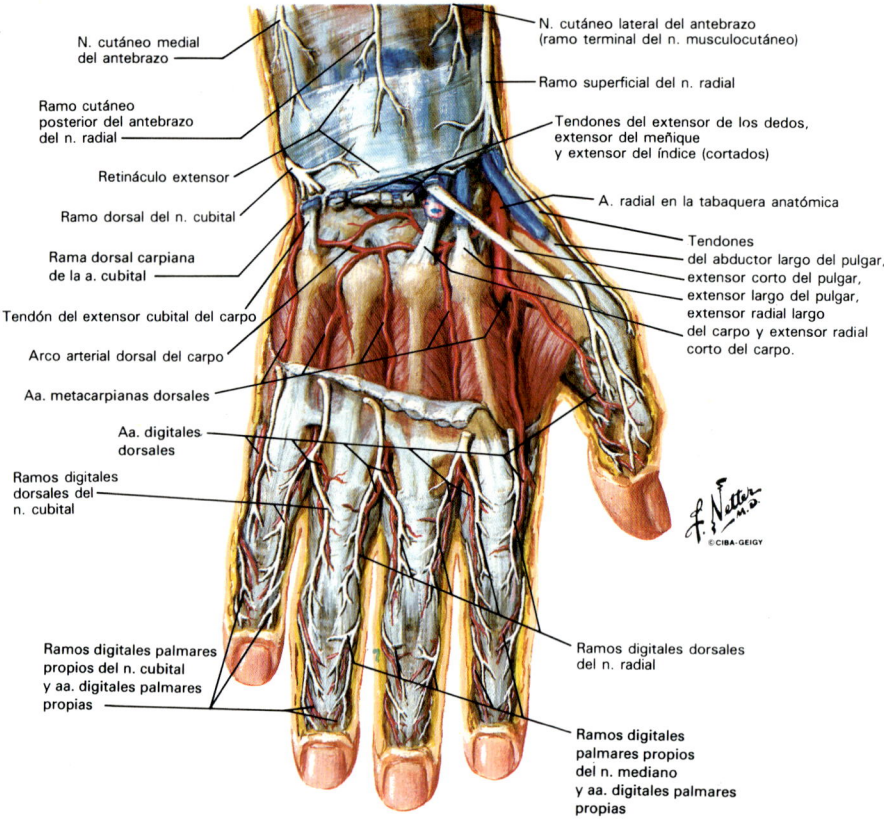

INERVACION CUTANEA DE LA MUÑECA Y MANO

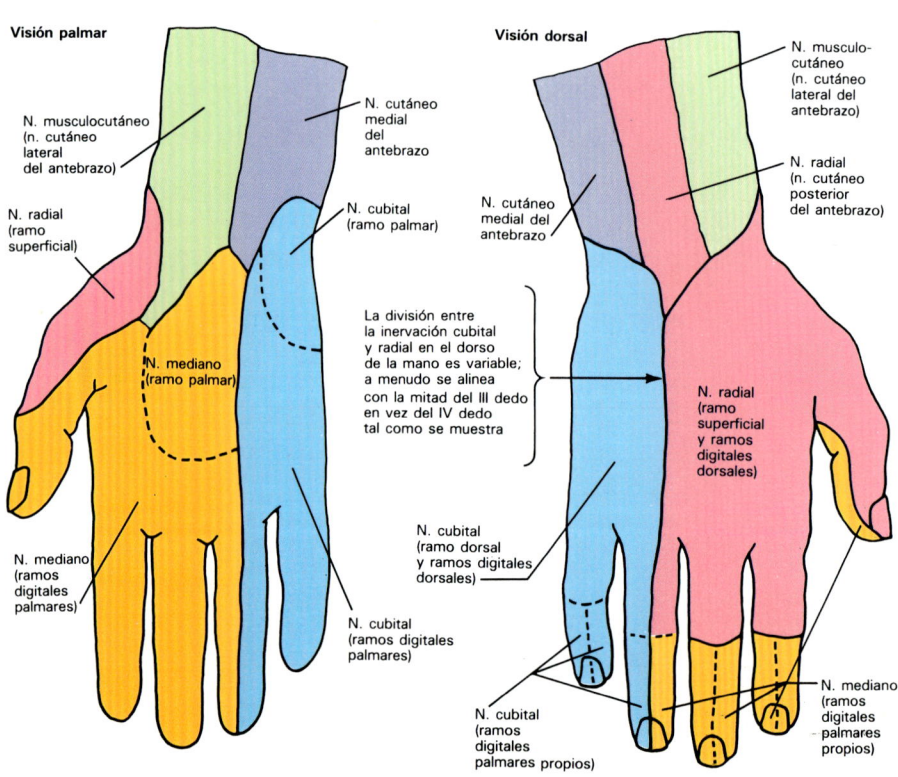

LIGAMENTOS CRUZADOS Y COLATERALES DE LA ARTICULACION DE LA RODILLA DERECHA

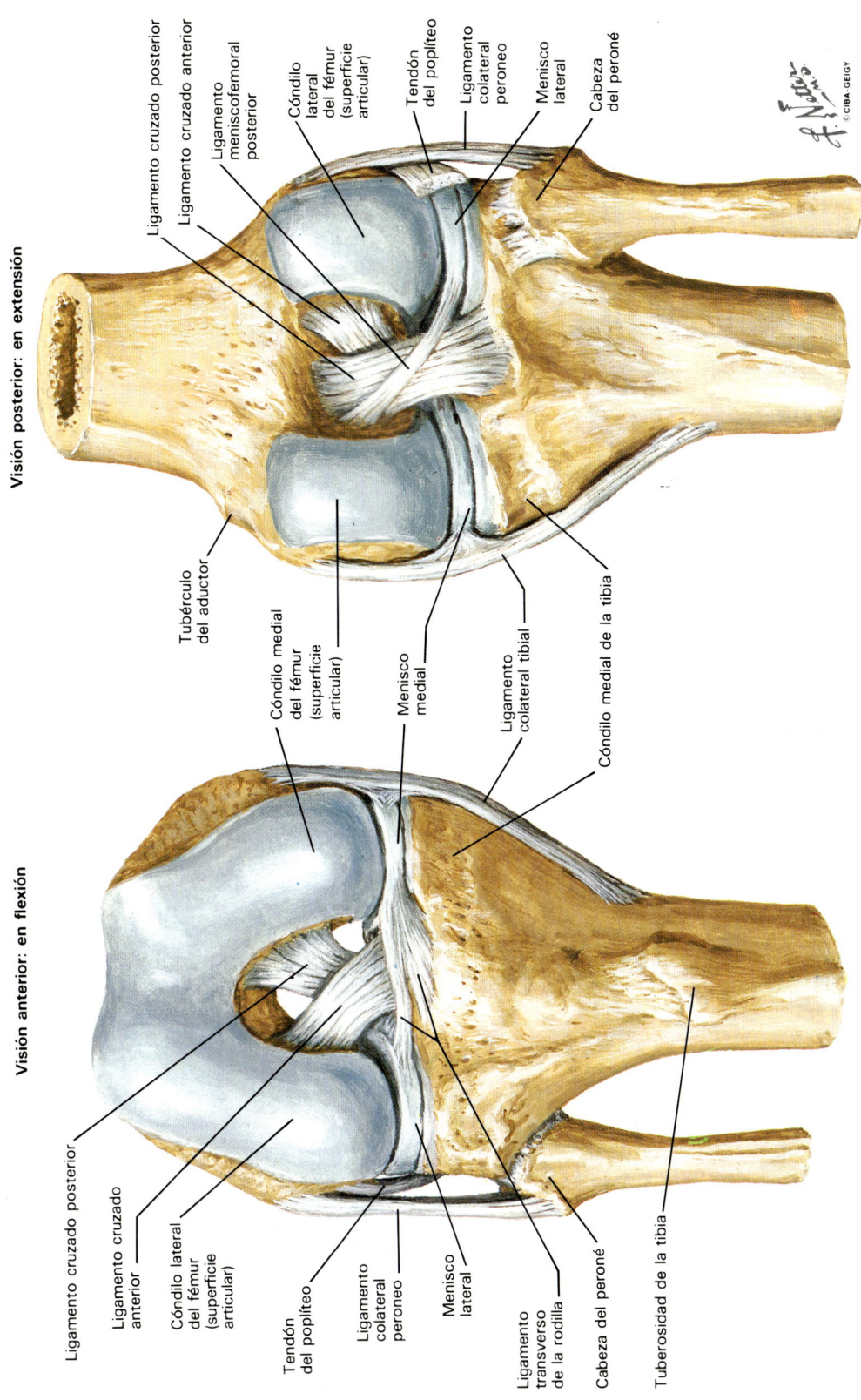

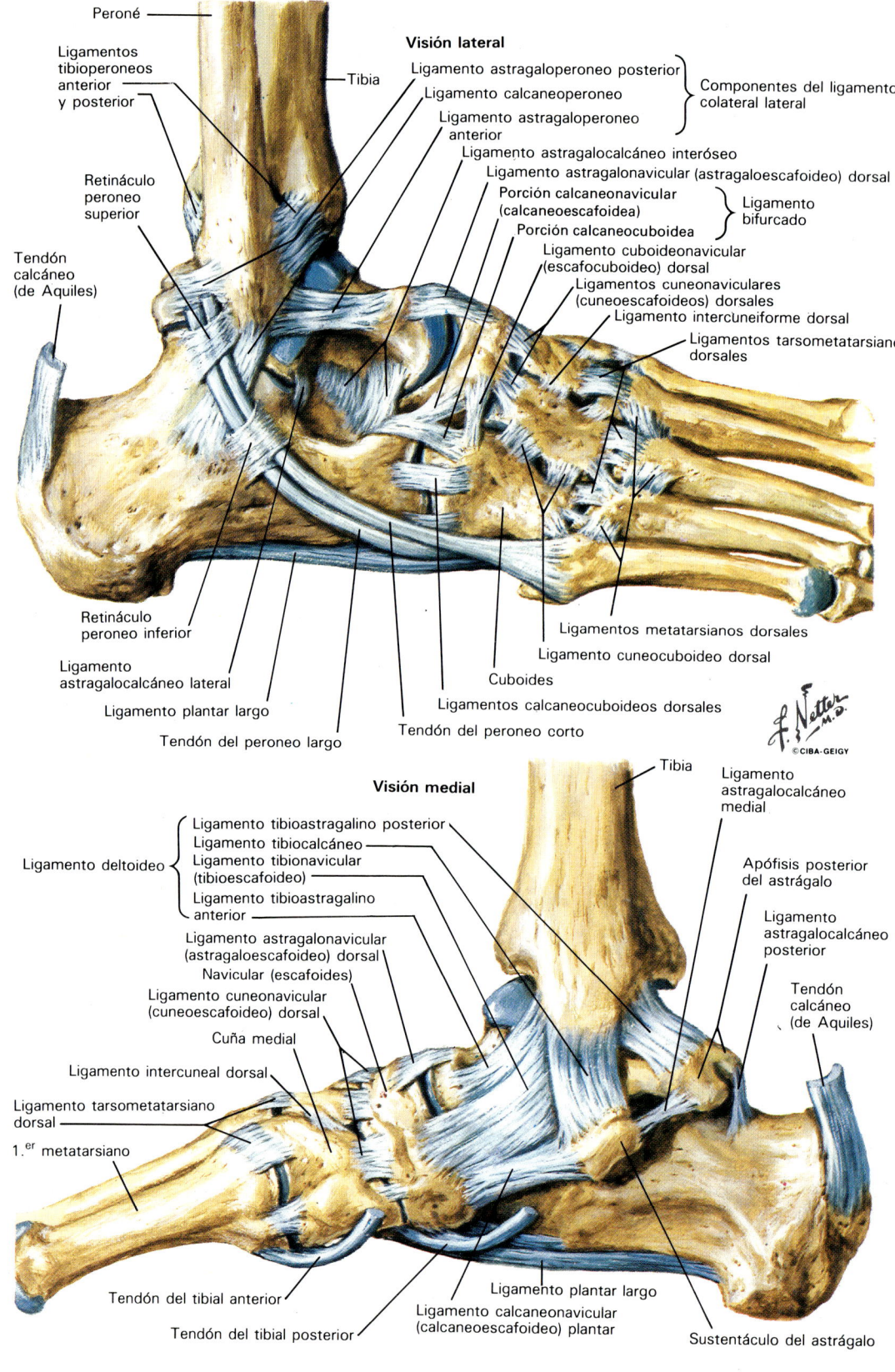

ARTERIAS Y NERVIOS DEL MUSLO: DISECCION PROFUNDA
(visión anterior)

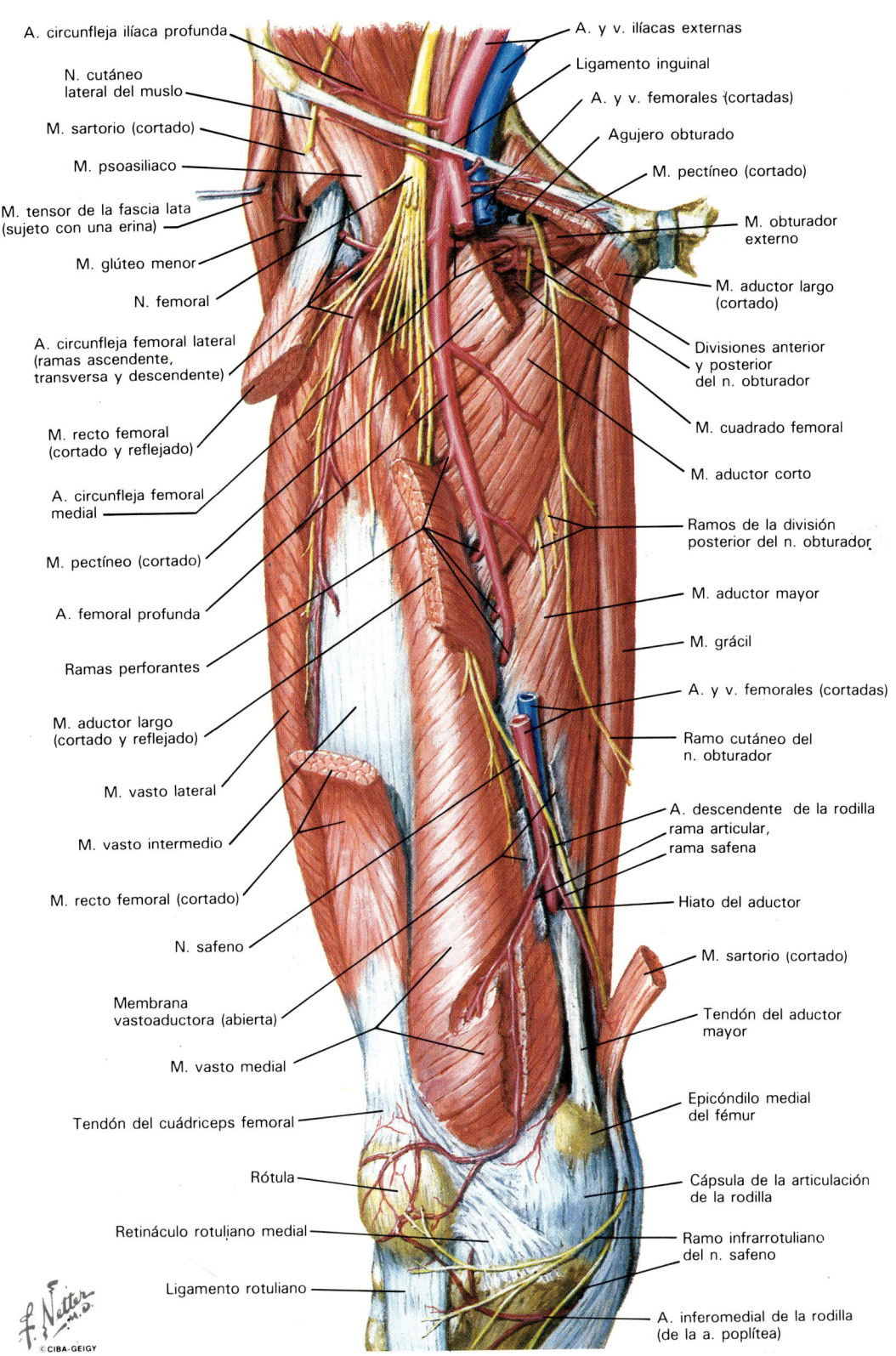

MUSCULOS ANTERIORES DE LA CADERA Y EL MUSLO

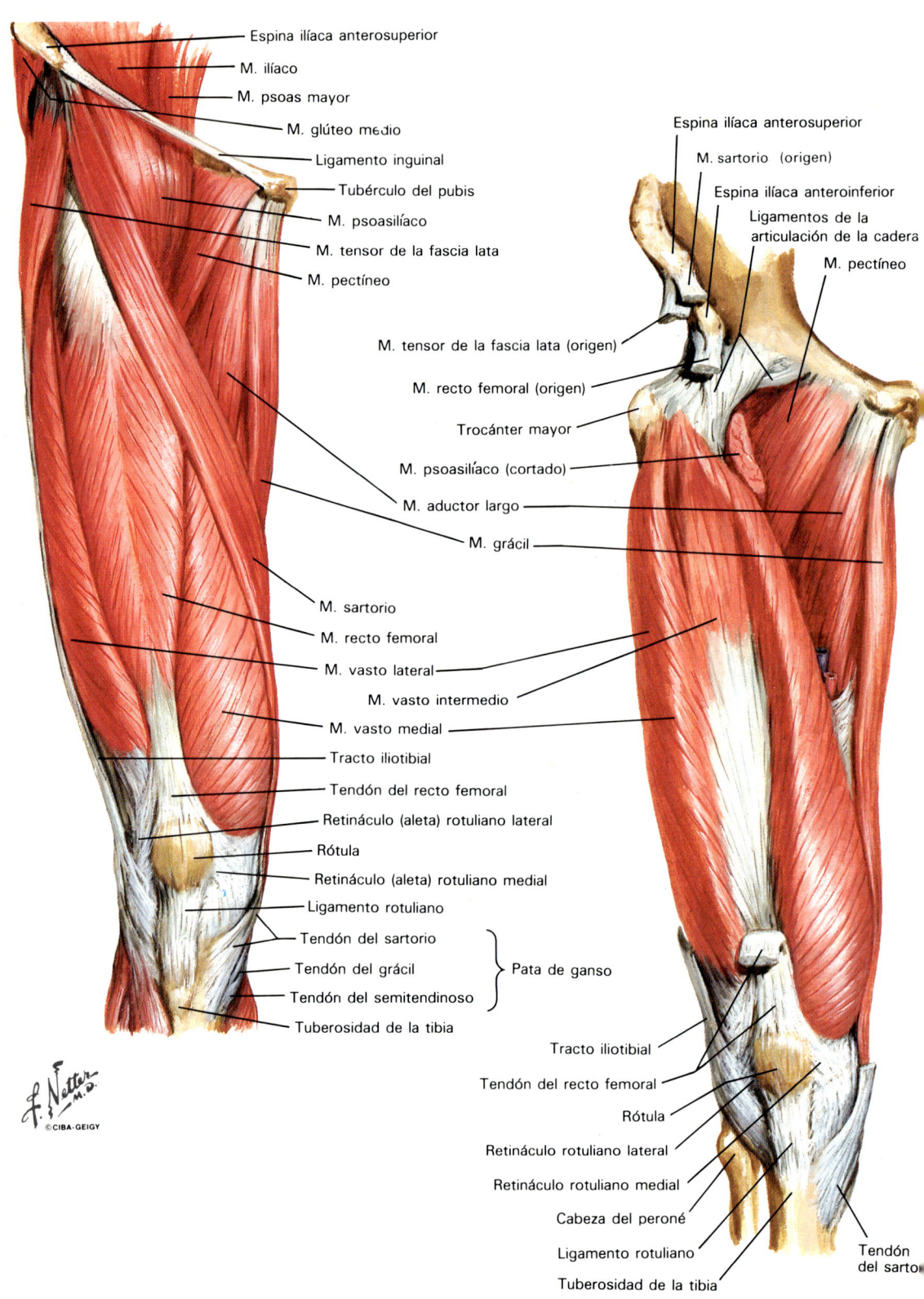

MUSCULOS, ARTERIAS Y NERVIOS DE LA PIERNA: DISECCION PROFUNDA
(visión anterior)

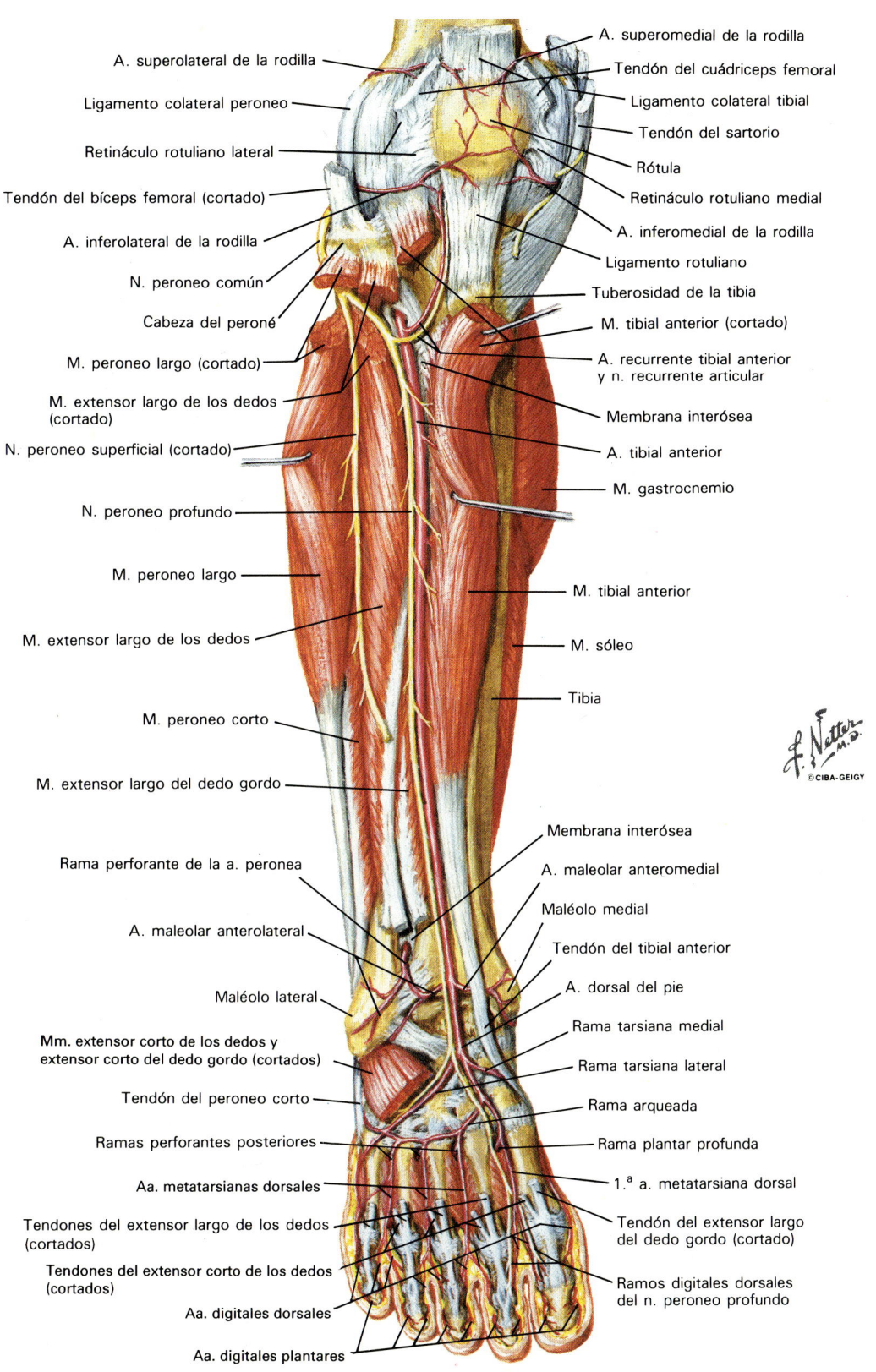

MUSCULOS, ARTERIAS Y NERVIOS DE LA PIERNA
(visión posterior)

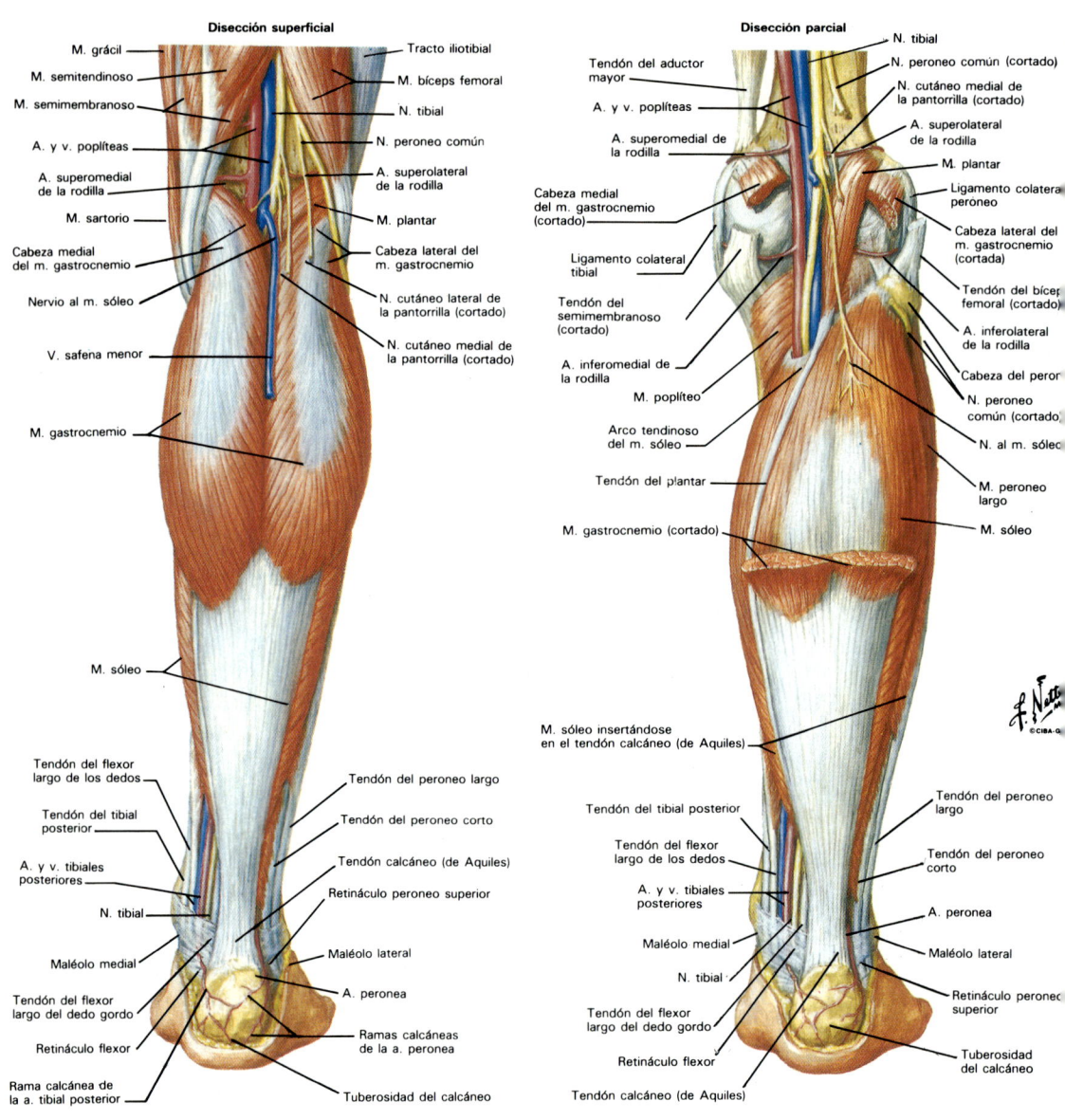

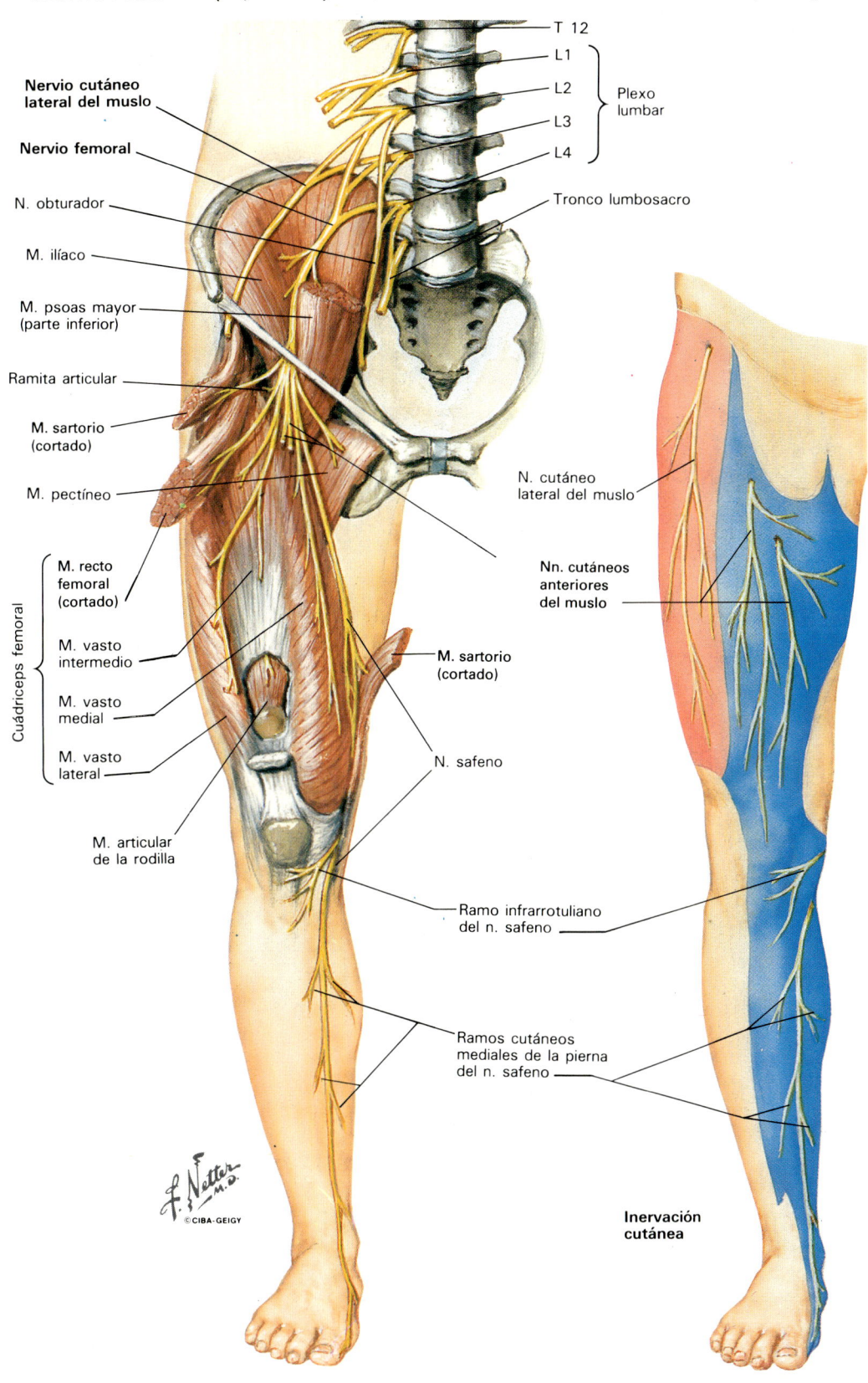

VENAS SUPERFICIALES Y NERVIOS CUTANEOS DEL MIEMBRO INFERIOR

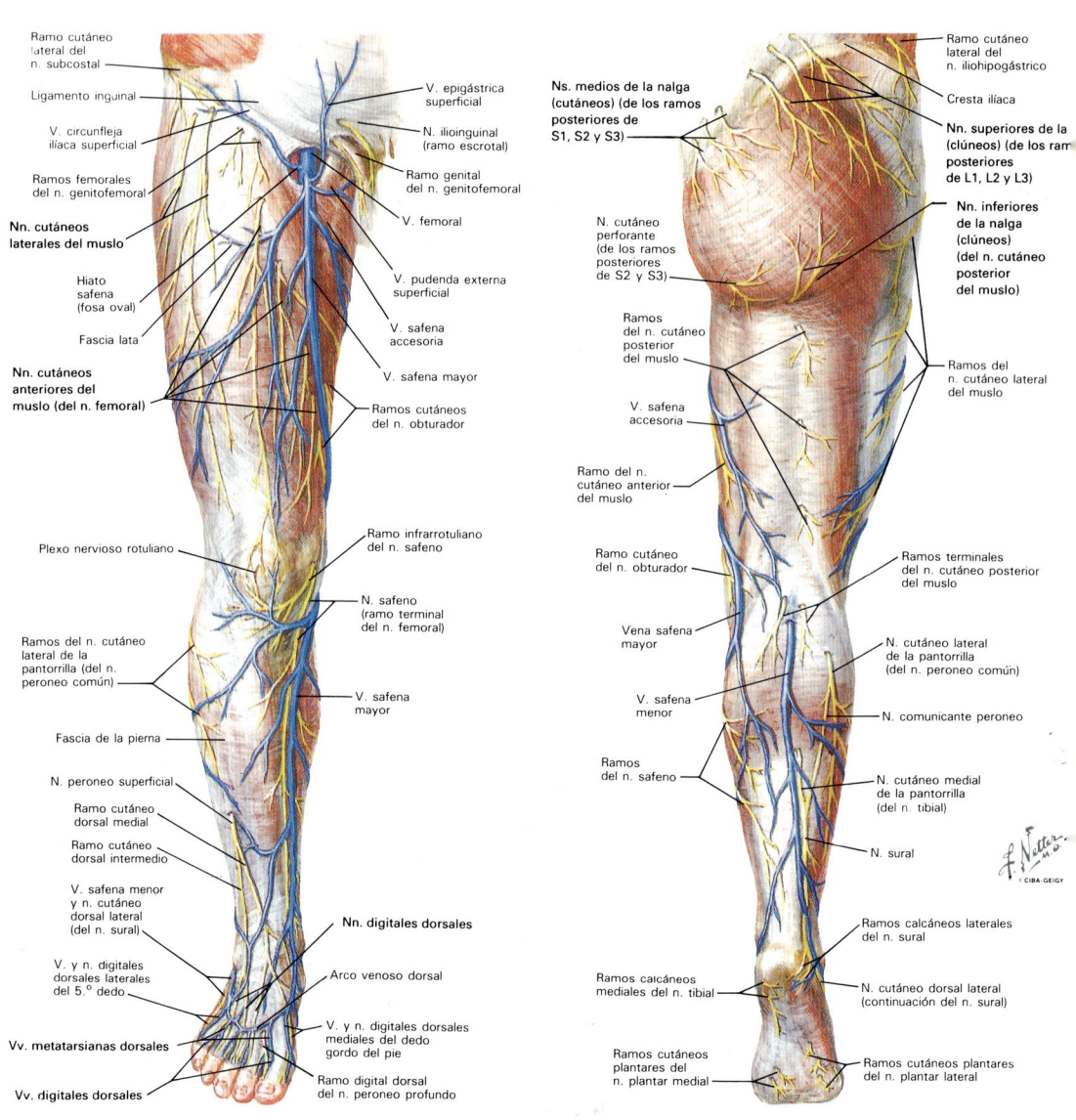

TOPOGRAFIA GENERAL DEL SISTEMA NERVIOSO AUTONOMO

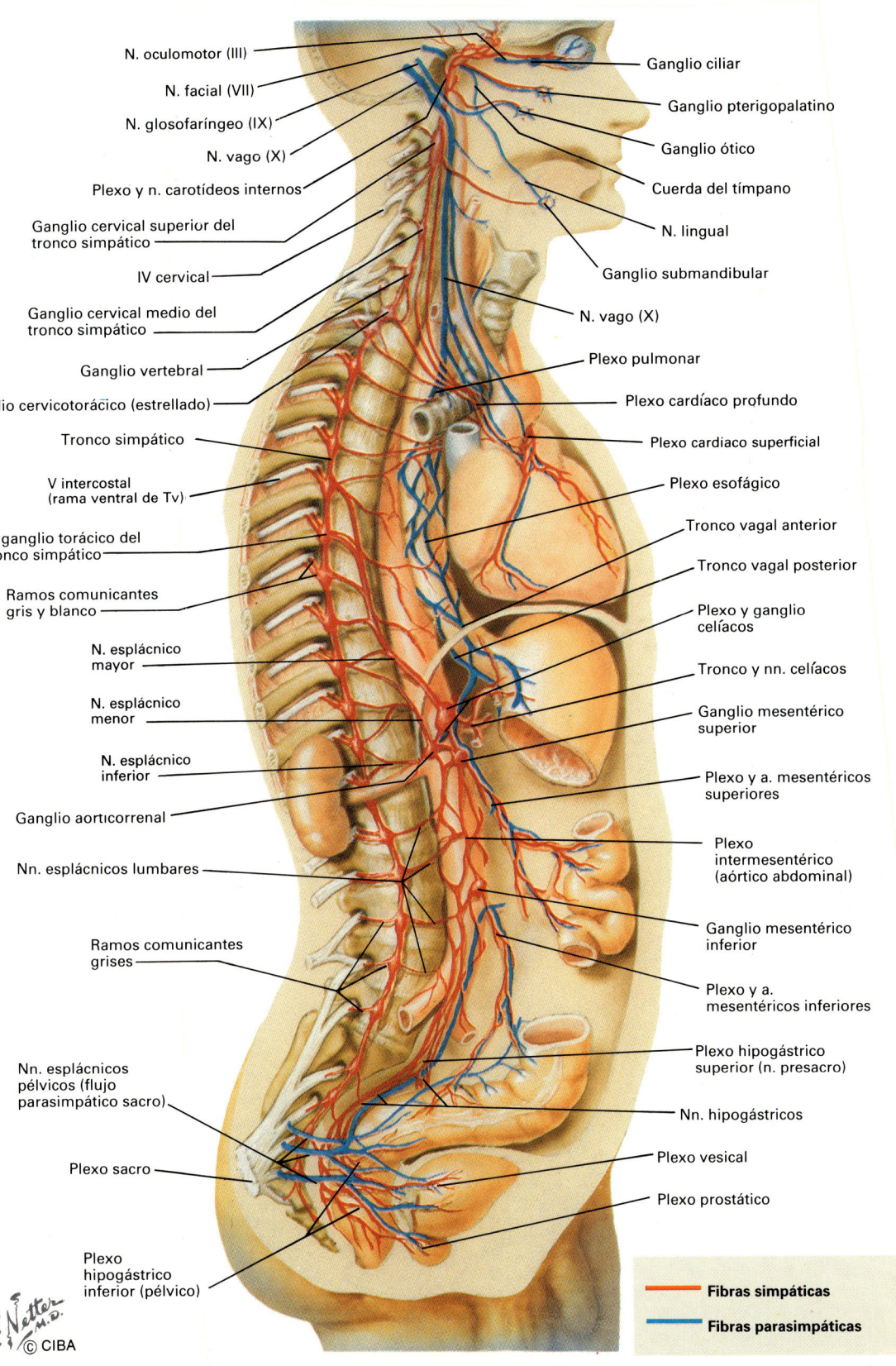

NERVIOS CRANEALES: DISTRIBUCION DE LAS FIBRAS MOTORAS Y SENSITIVAS

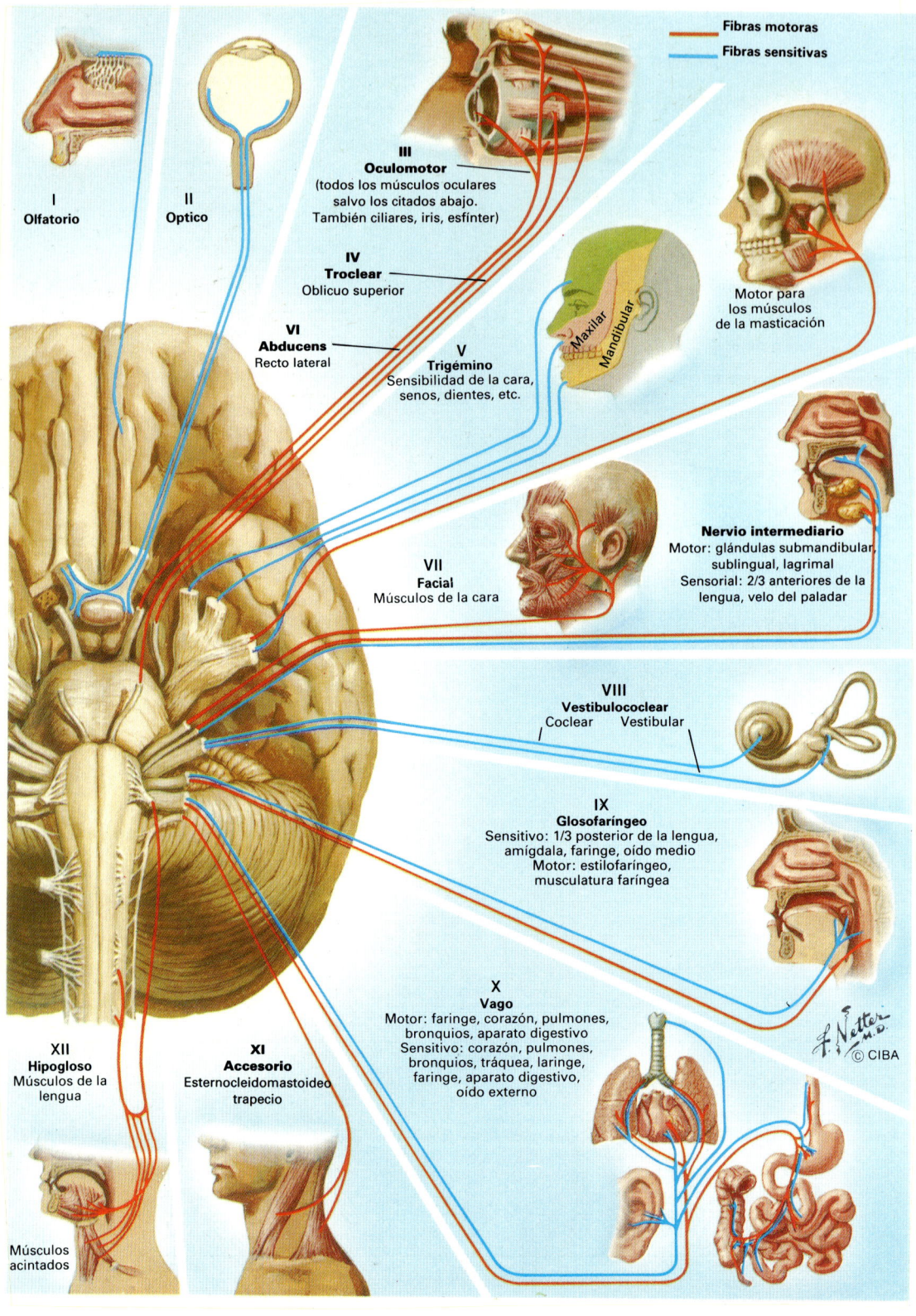

ESTRUCTURAS PELVICAS

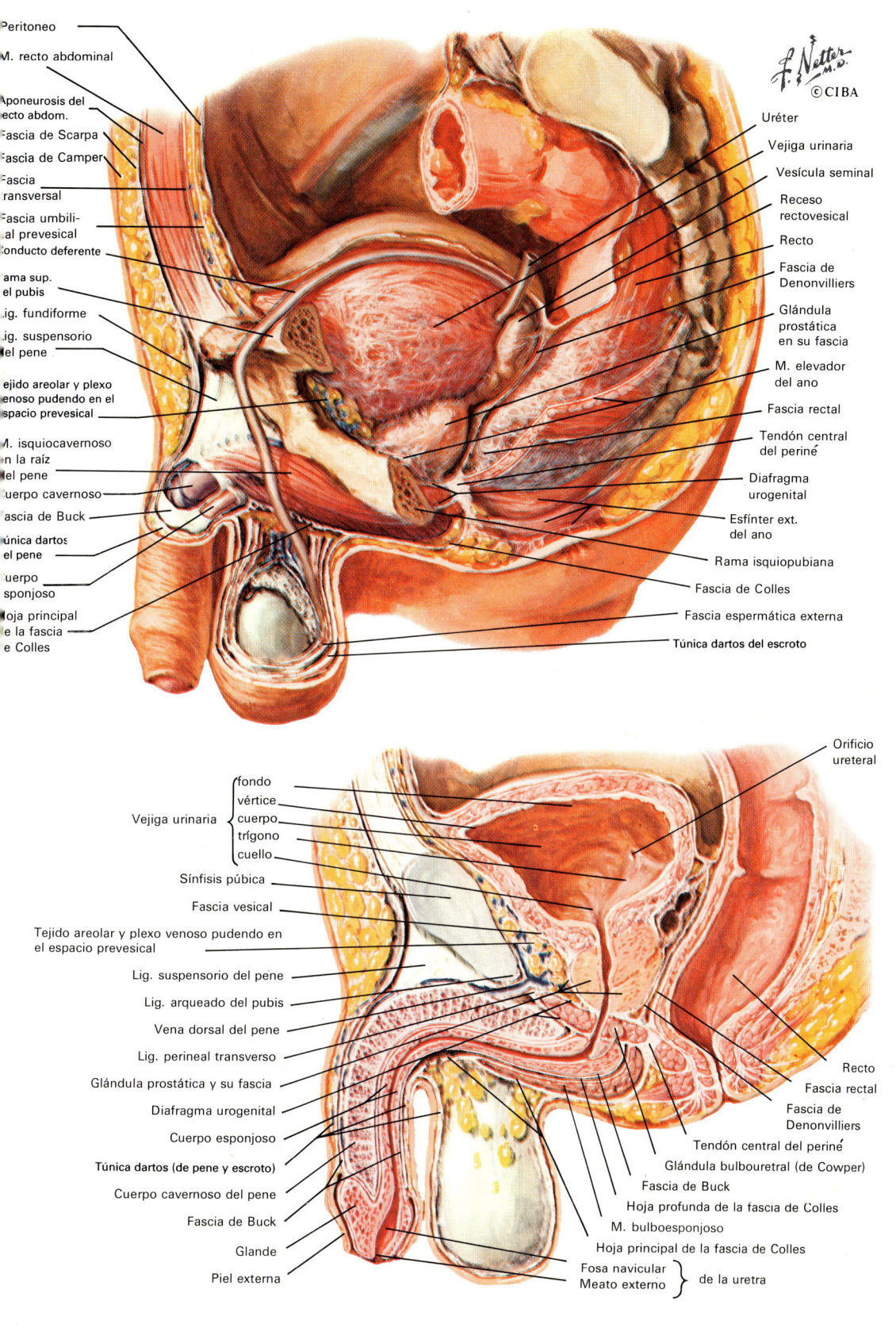

VISCERAS PELVICAS

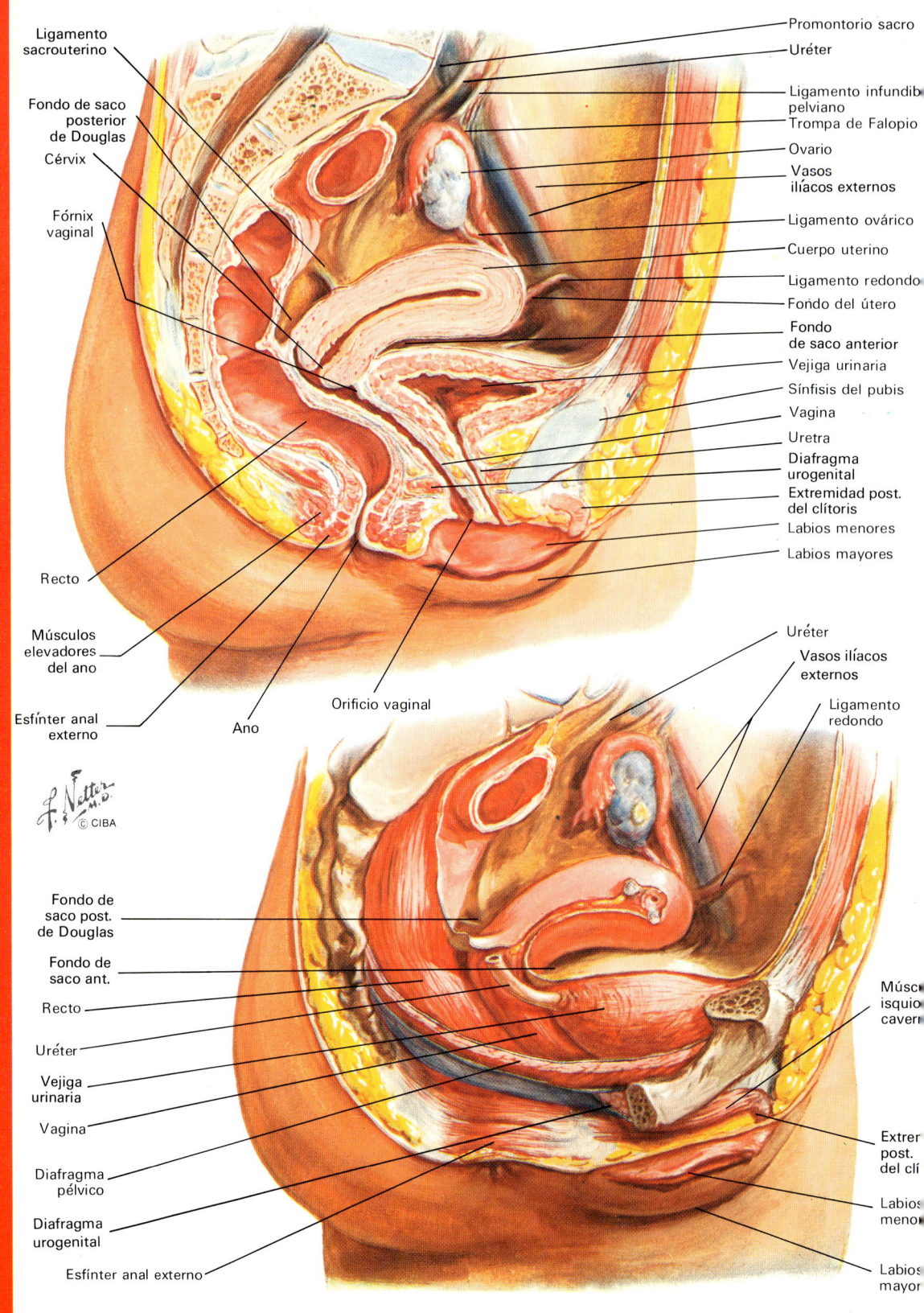

RIEGO SANGUINEO DEL ESTOMAGO Y DEL DUODENO

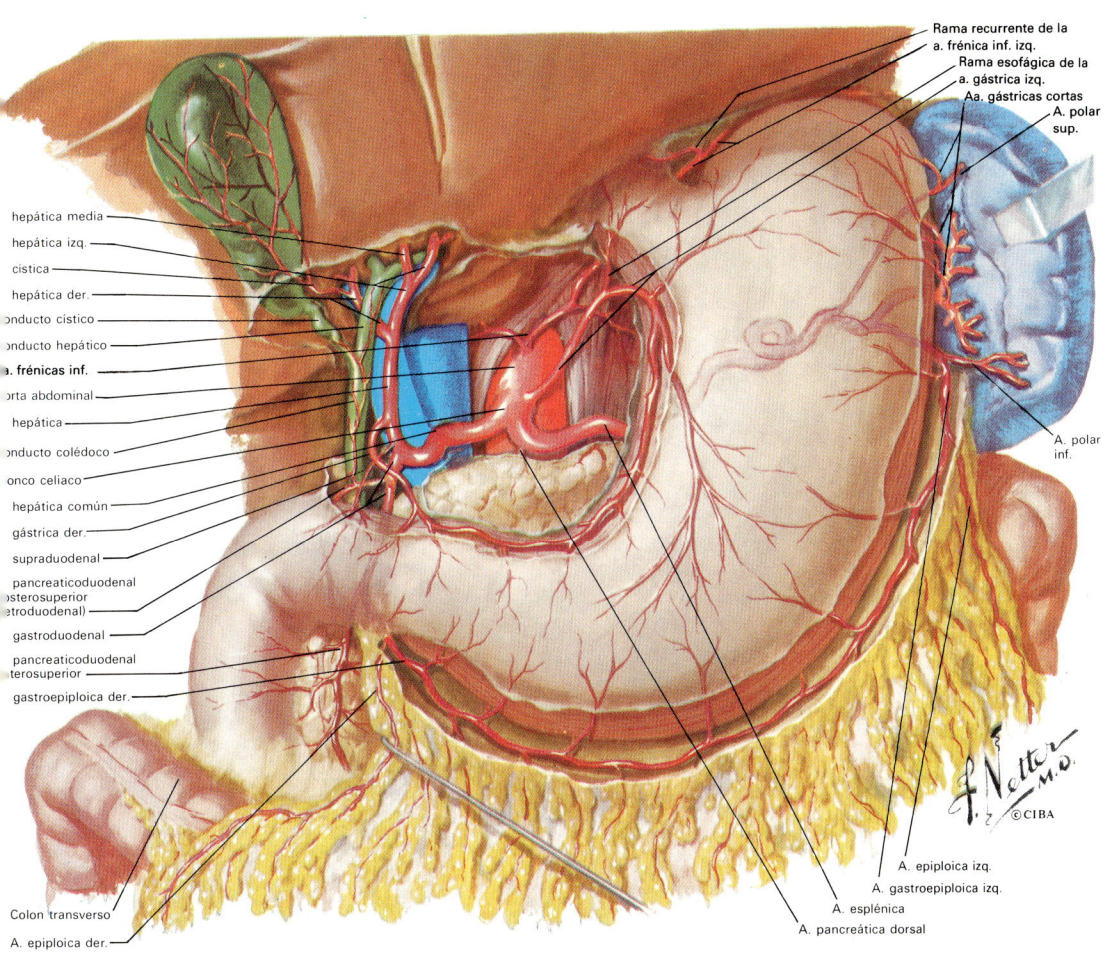

RIEGO SANGUINEO DEL ESTOMAGO Y DEL DUODENO

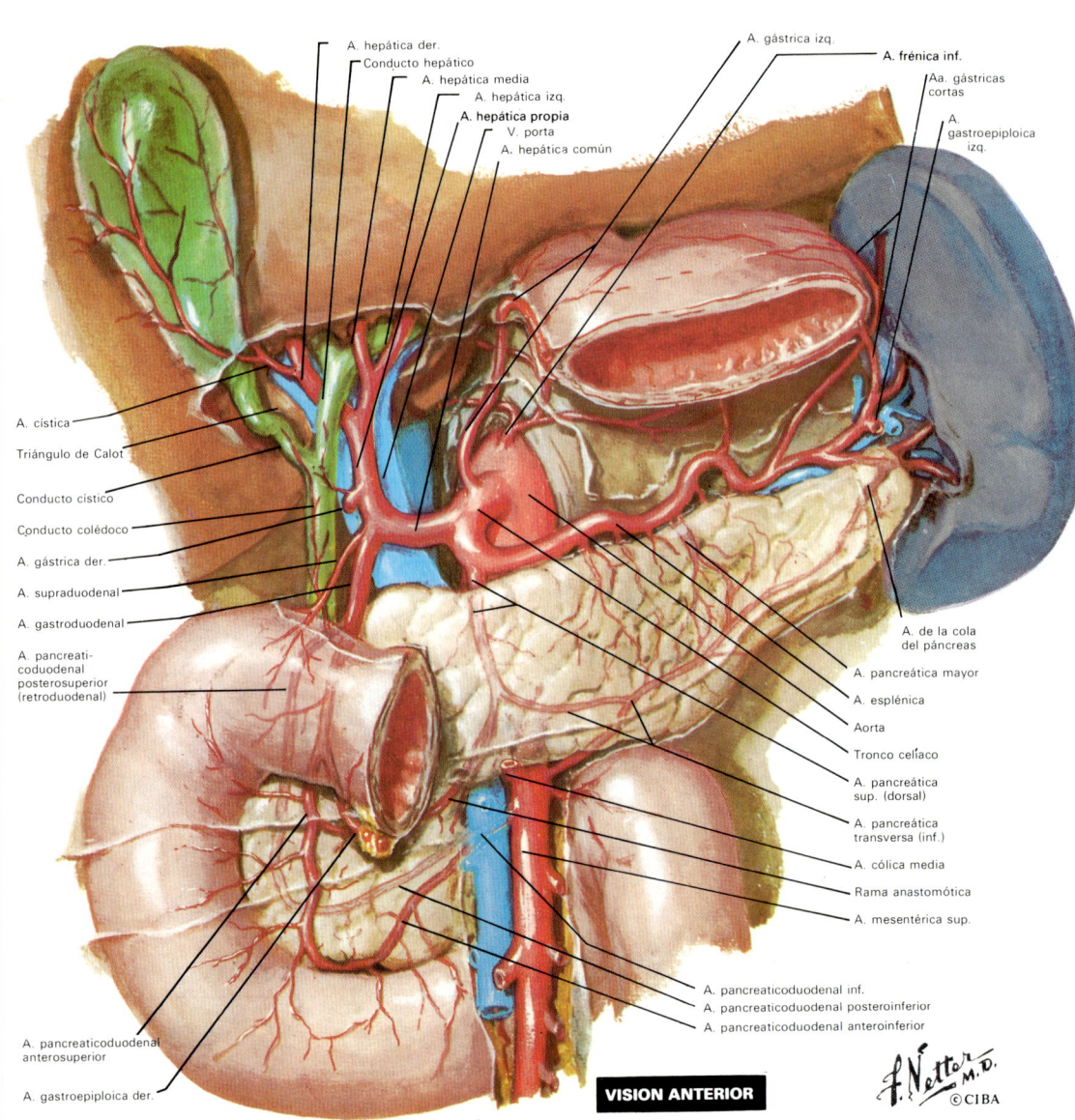

PERITONEO

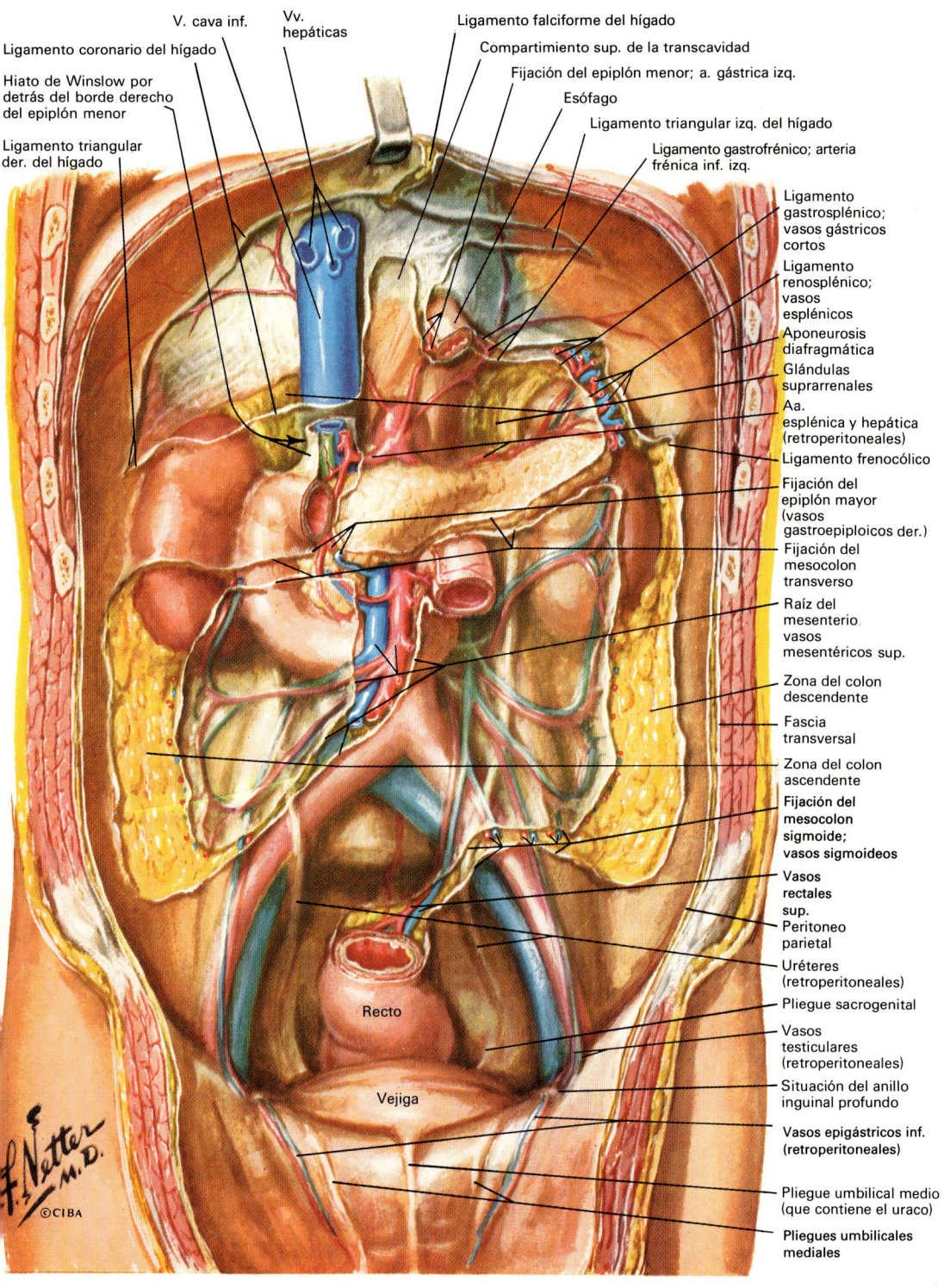

IRRIGACION DEL INTESTINO DELGADO Y GRUESO

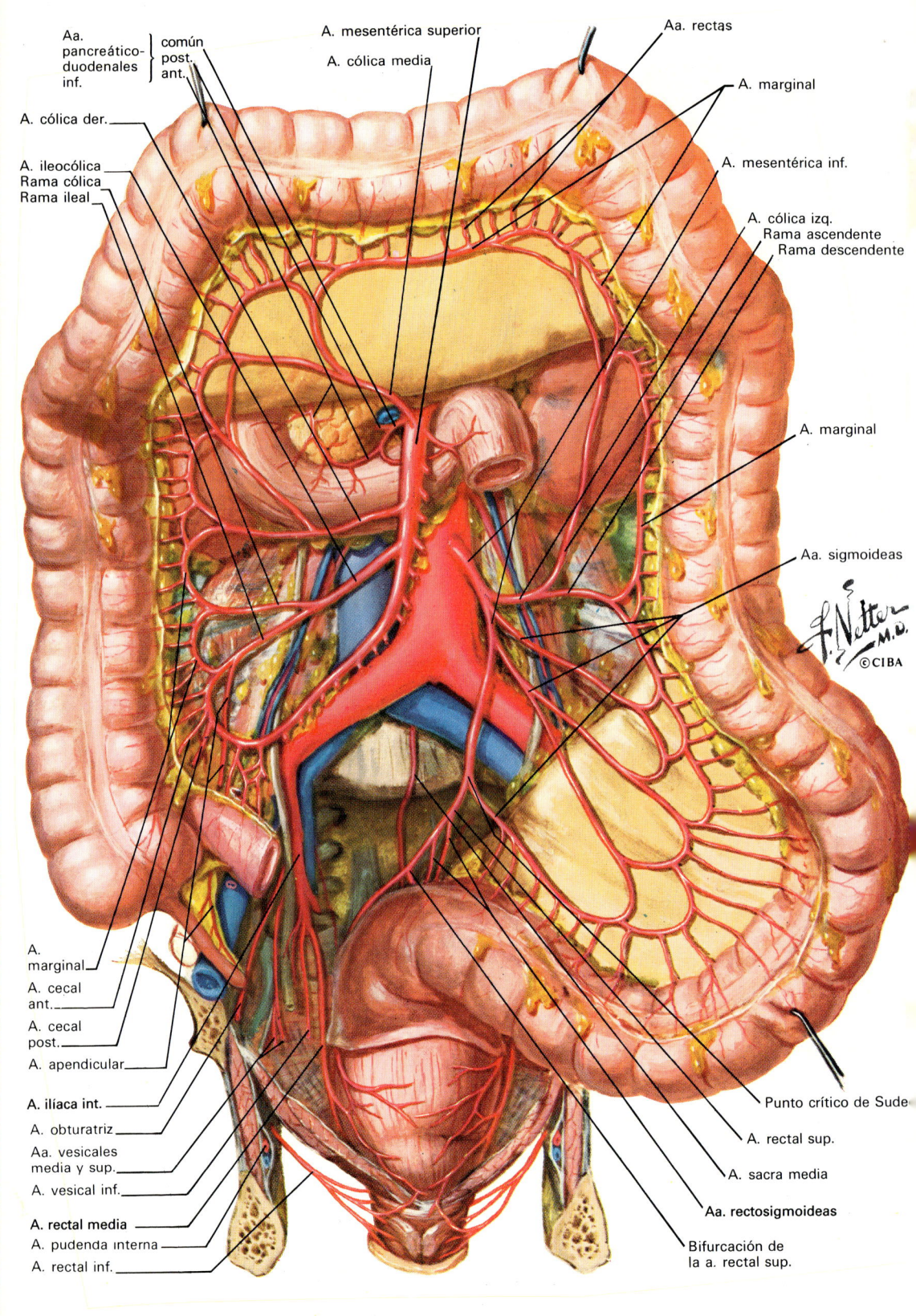

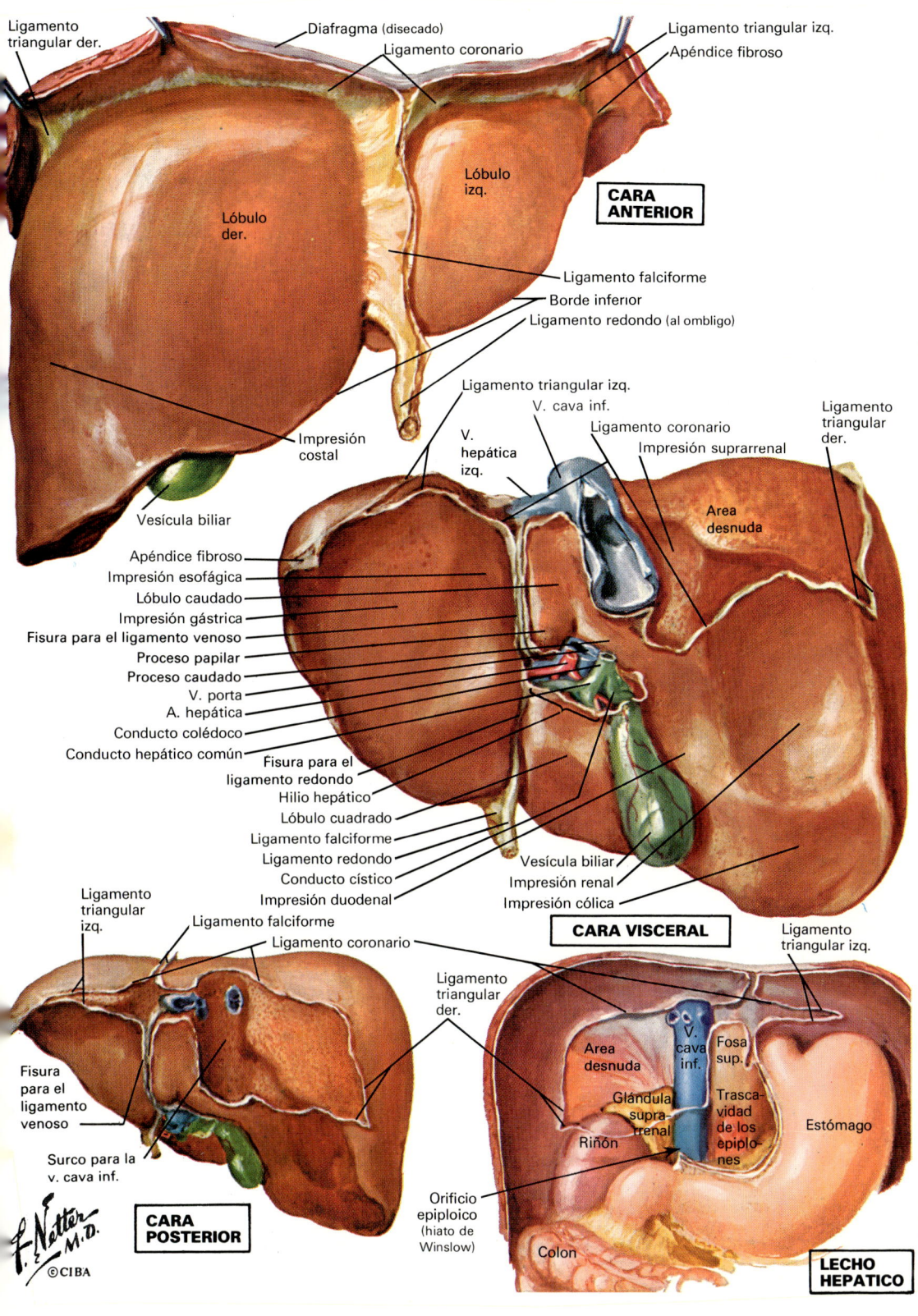

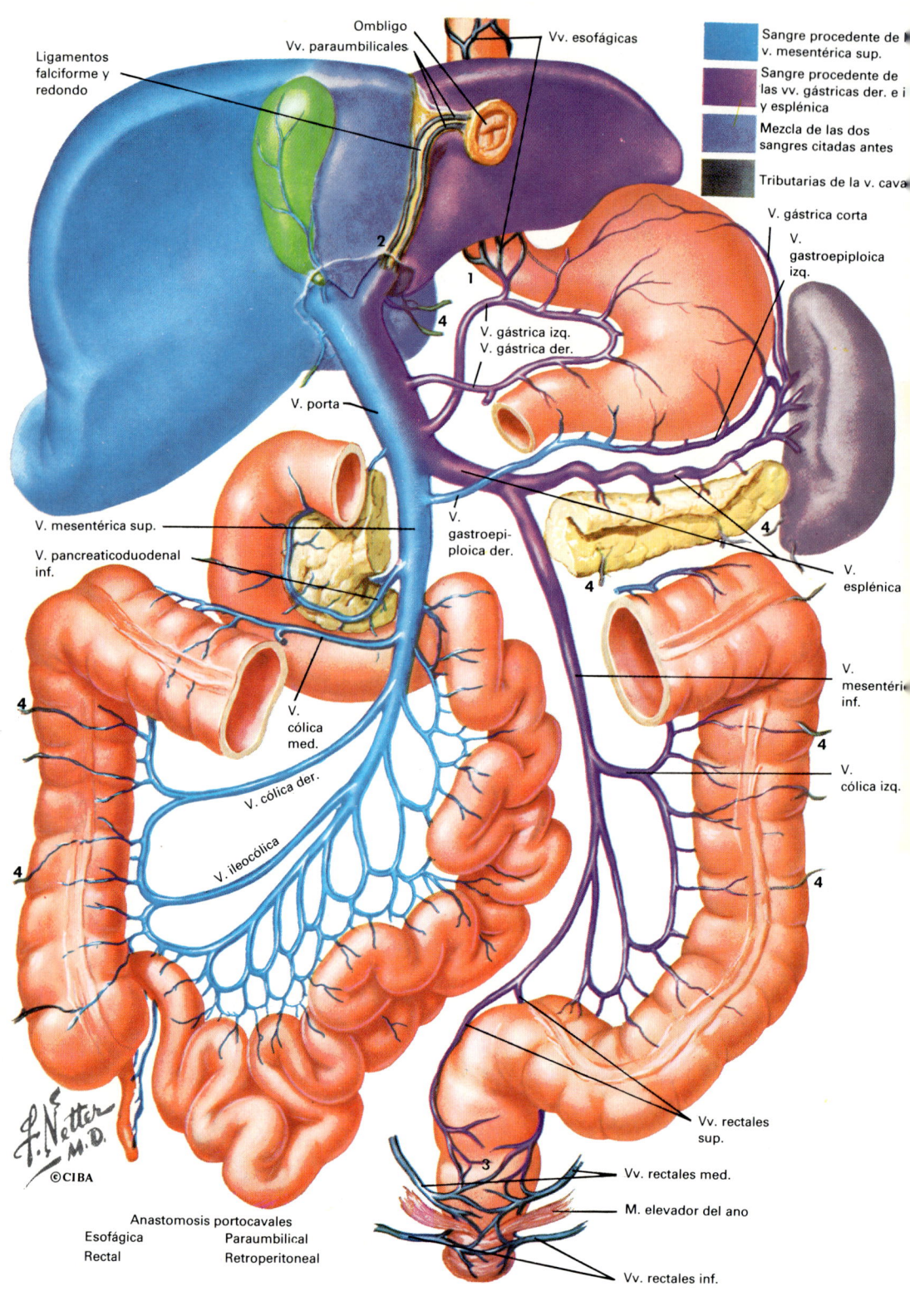

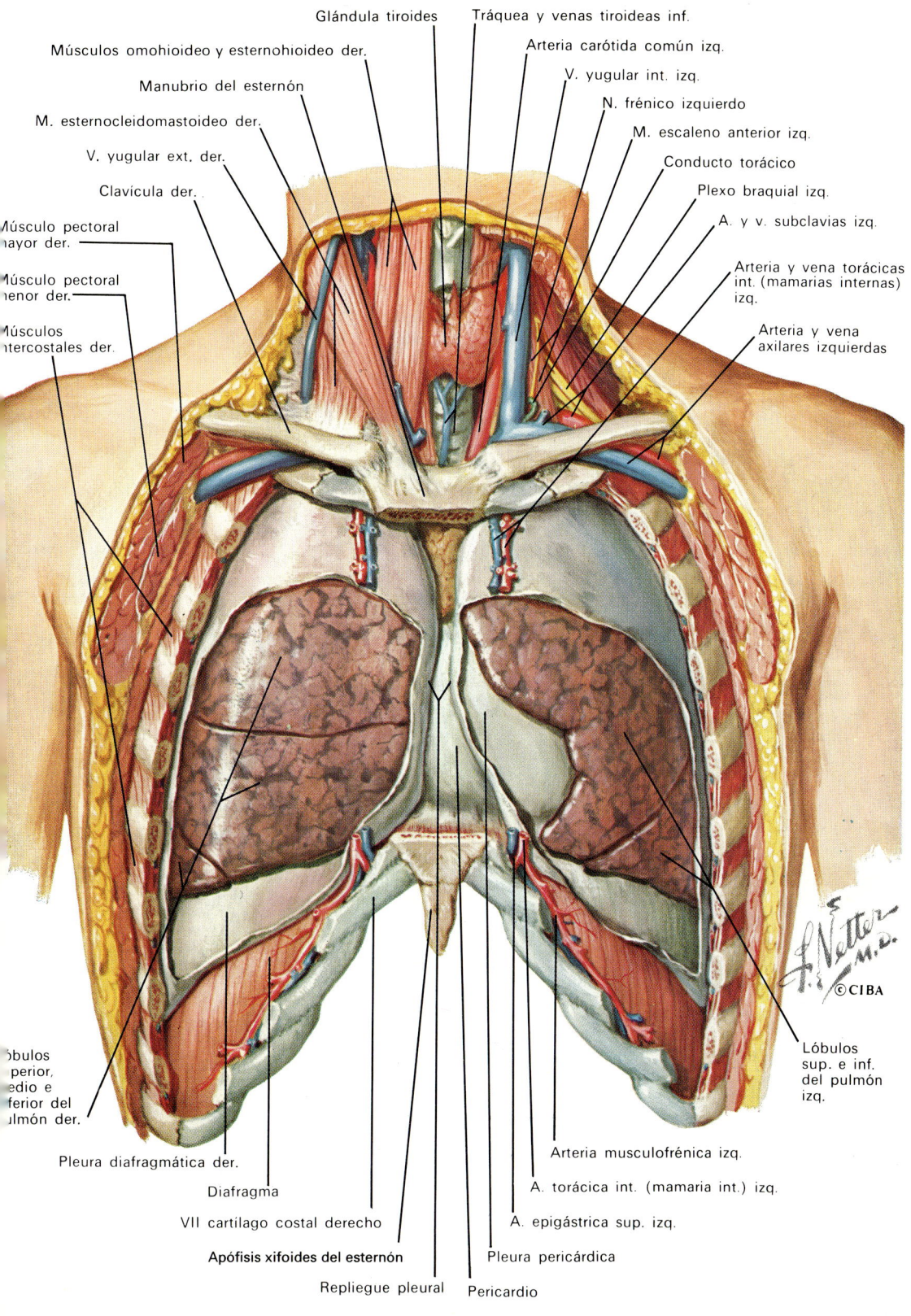

EXPOSICION DEL CORAZON

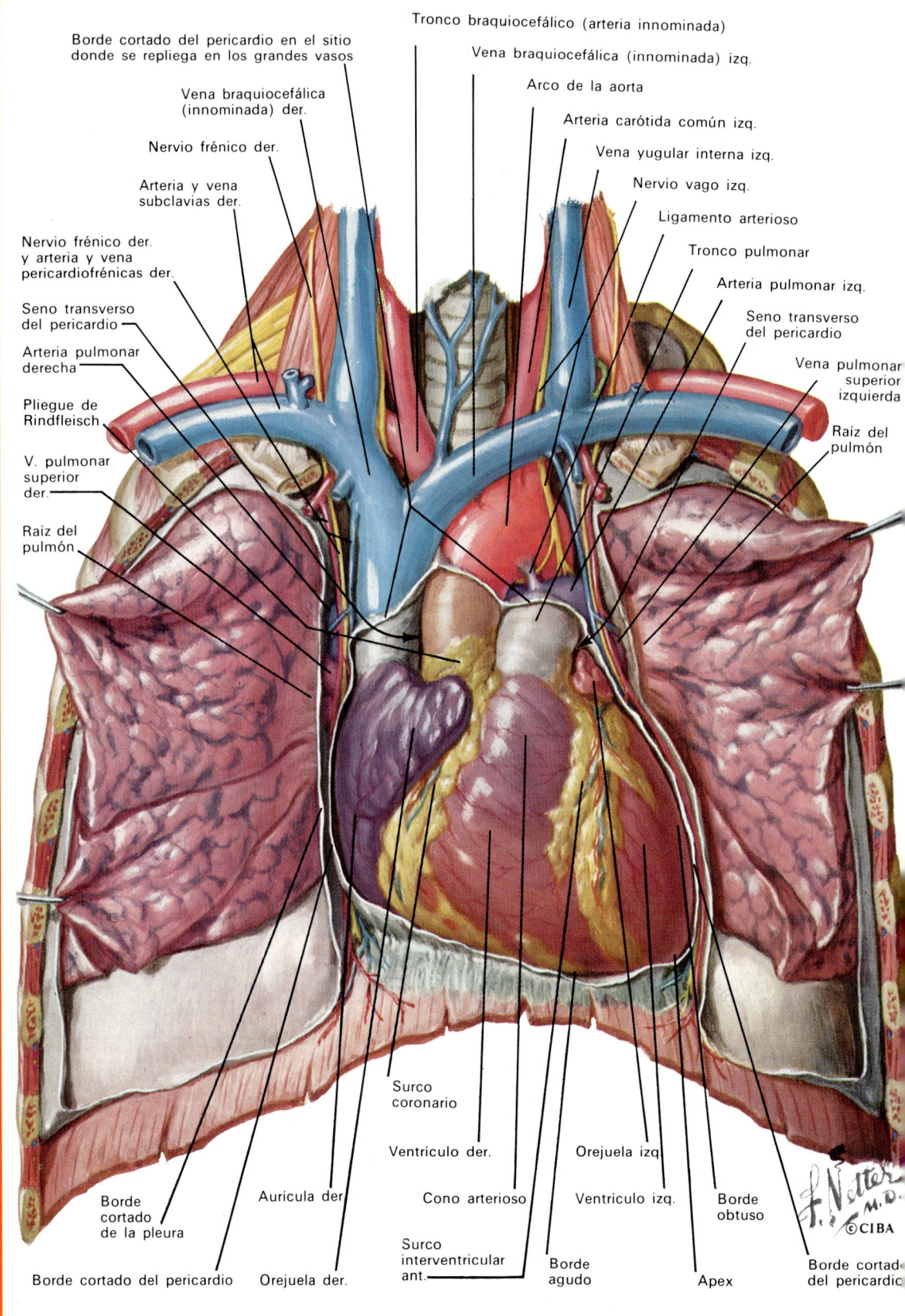

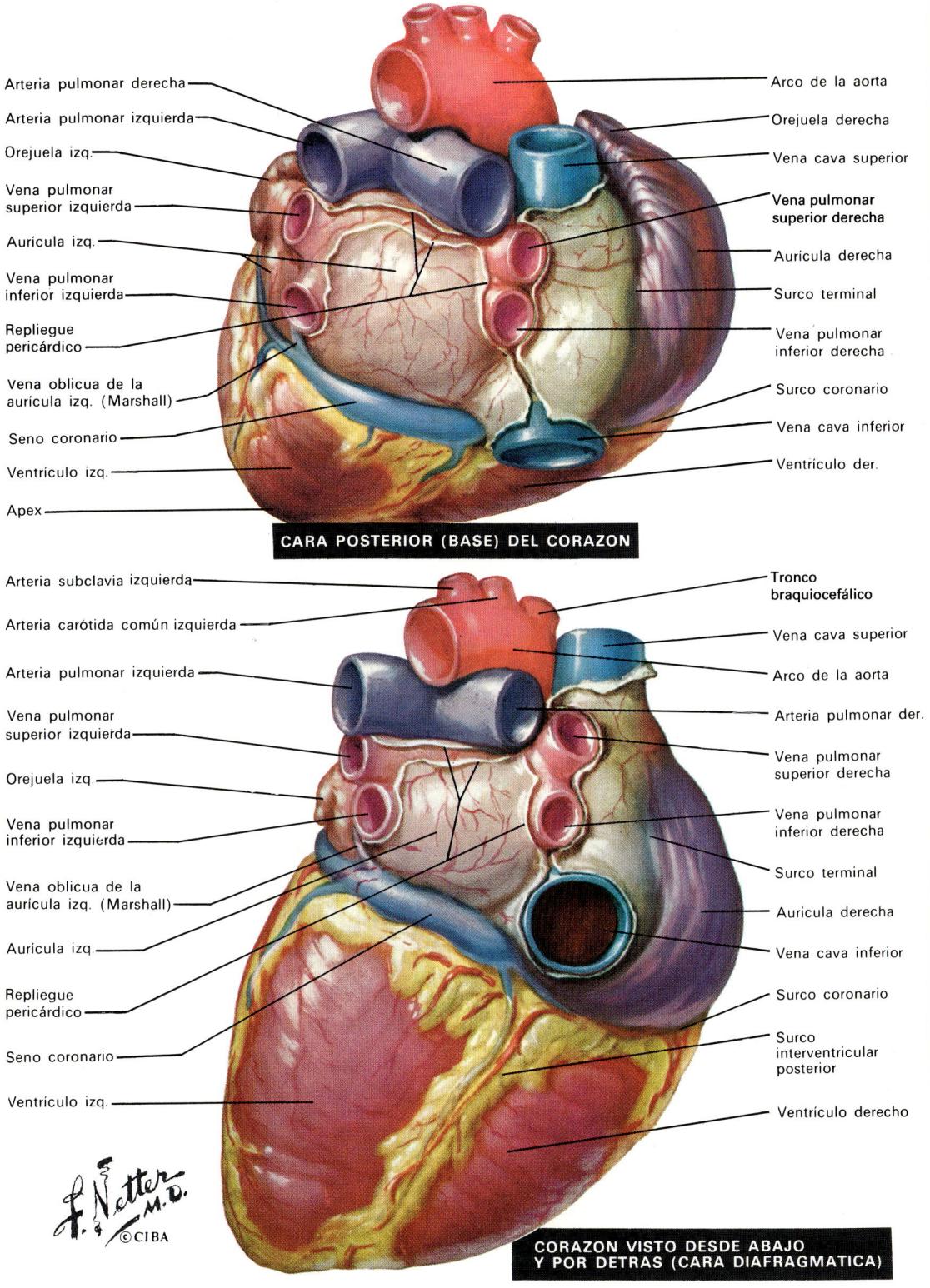

AURICULAS Y VENTRICULOS

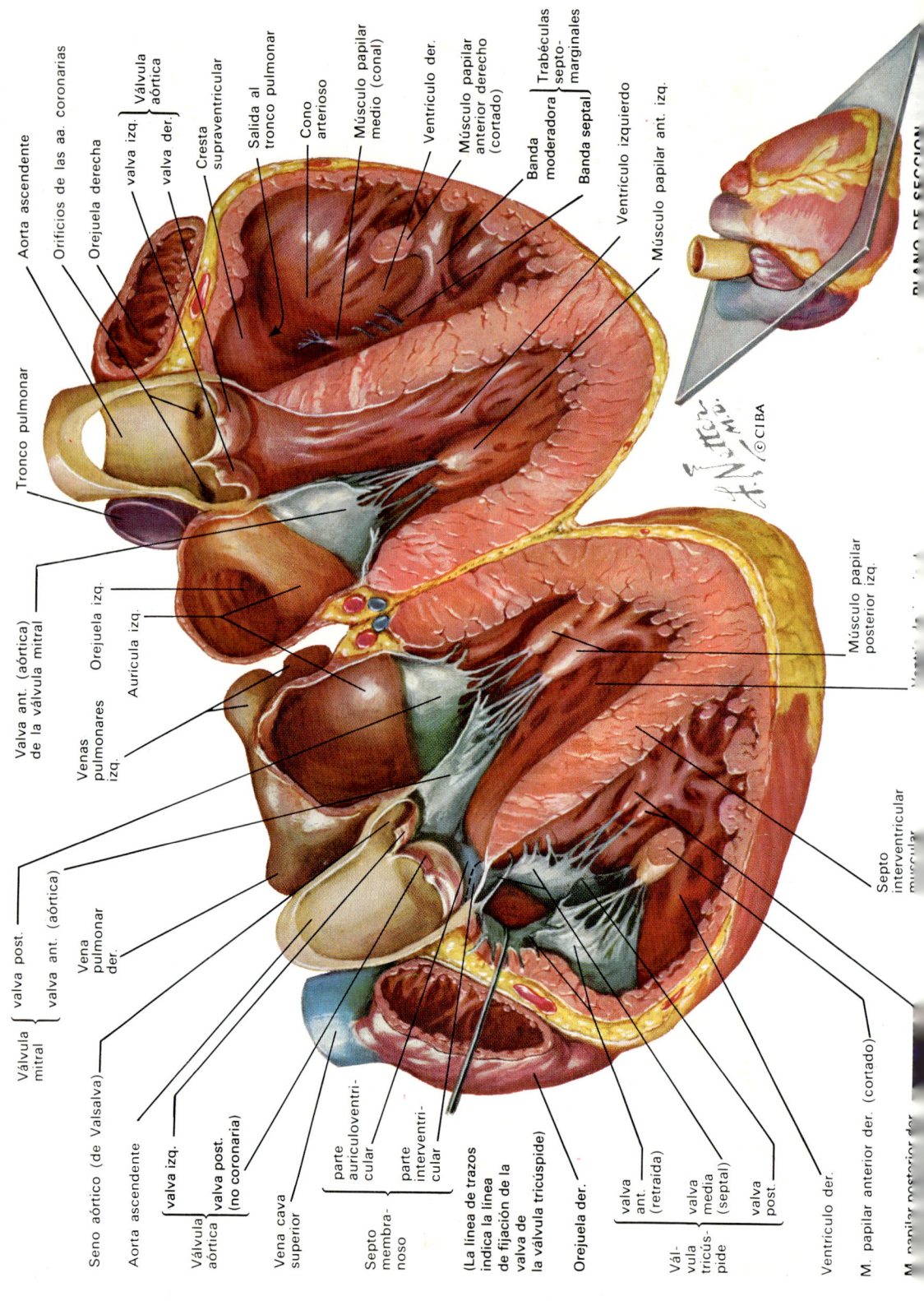

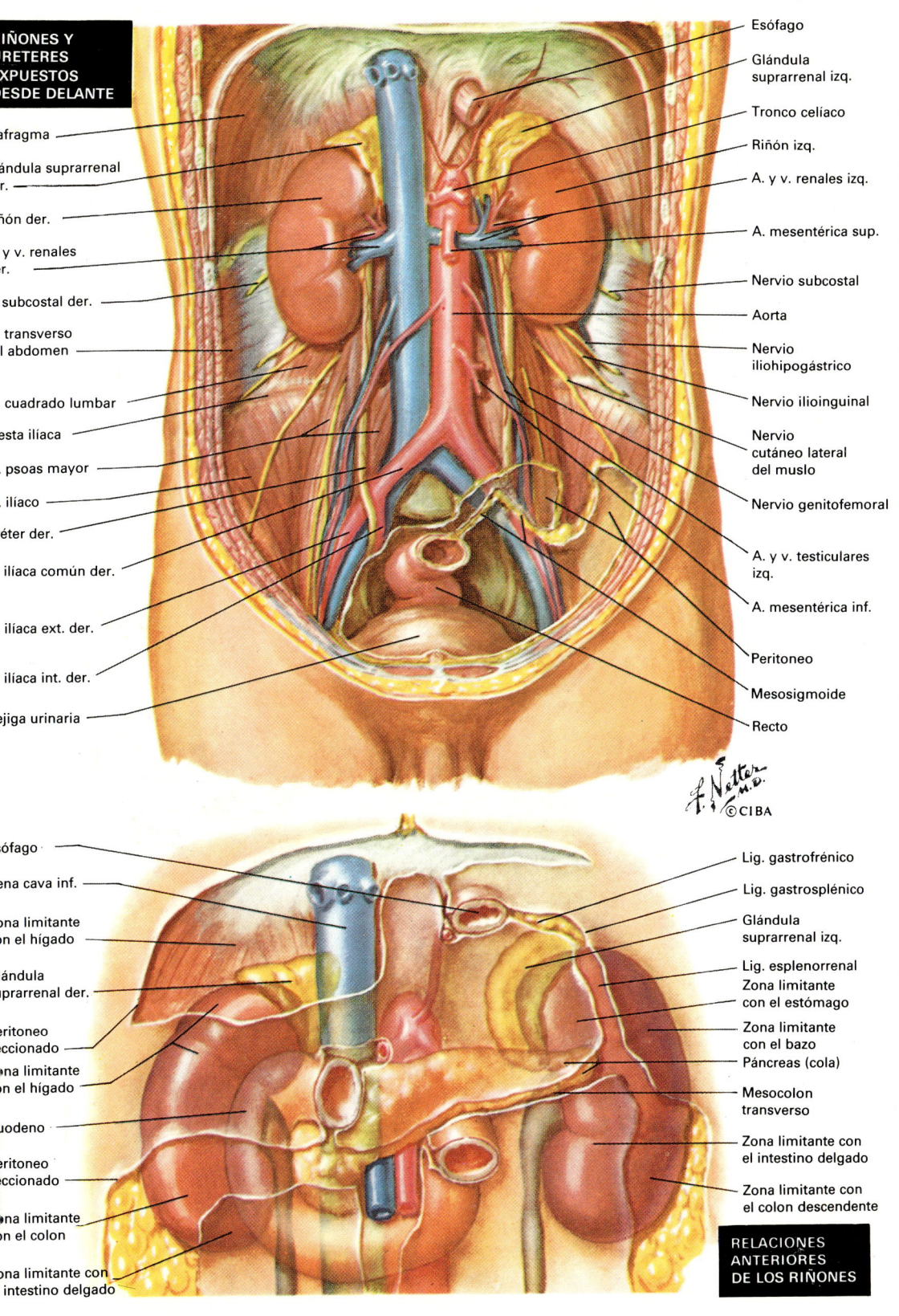

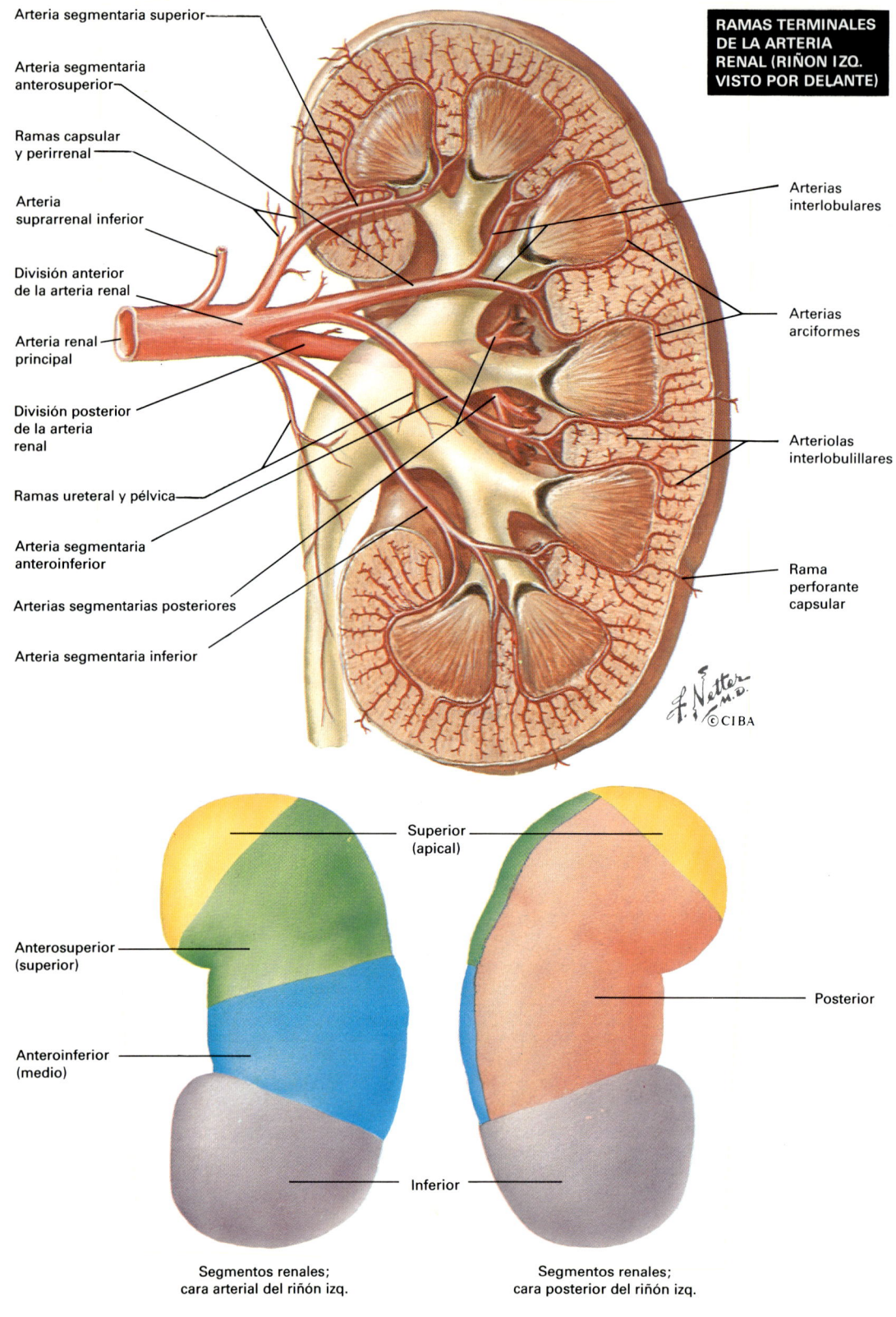